Online-Zugang

Ihr persönlicher Access Code:

Testzugang für 4 Wochen

AC2KW2011

Registrieren Sie sich auf www.pschyrembel.de/registrieren für Ihren Online-Zugang.

Sie benötigen dazu nur Ihre E-Mail-Adresse und den oben abgedruckten Access Code.

Wichtiger Hinweis:
Der Access Code muss vor Erscheinen der 263. Auflage des Pschyrembel Klinisches Wörterbuch eingegeben werden, sonst verfällt er.

Der Zugang zur Online-Version wird ausschließlich für den eigenen Gebrauch gewährt. Der Zugang darf nicht gemeinsam genutzt, verkauft oder weitergegeben werden.

Der Access Code schaltet die Online-Version des Pschyrembel Klinisches Wörterbuch frei:

- das gesamte Werk online
- wöchentliche Aktualisierungen
- mehr als 150 Videos
- viele zusätzliche Abbildungen und Stichwörter
- komfortable Suchmöglichkeiten
- personalisierbar: Lesezeichen, Notizen, Kommentare ...

www.pschyrembel.de

Pschyrembel
Klinisches Wörterbuch
2011

262., neu bearbeitete
und erweiterte Auflage

Pschyrembel
Klinisches Wörterbuch
2011

262., neu bearbeitete
und erweiterte Auflage

DE GRUYTER

Wichtiger Hinweis:
Der Verlag hat für die Wiedergabe aller in diesem Buch enthaltenen Informationen (Programme, Verfahren, Mengen, Dosierungen, Applikationen usw.) mit Autoren und Herausgebern große Mühe darauf verwandt, diese Angaben genau entsprechend dem Wissensstand bei Fertigstellung des Werkes abzudrucken. Trotz sorgfältiger Manuskriptherstellung und Korrektur des Satzes können Fehler nicht ganz ausgeschlossen werden. Autoren bzw. Herausgeber und Verlag übernehmen infolgedessen keine Verantwortung und keine daraus folgende oder sonstige Haftung, die auf irgendeine Art aus der Benutzung der in dem Werk enthaltenen Informationen oder Teilen davon entsteht.

Die Wiedergabe von Gebrauchsnamen, Handelsnamen, Warenbezeichnungen und dergleichen in diesem Buch berechtigt nicht zu der Annahme, dass solche Namen ohne weiteres von jedermann benutzt werden dürfen. Vielmehr handelt es sich häufig um gesetzlich geschützte, eingetragene Warenzeichen, auch wenn sie nicht eigens als solche gekennzeichnet sind.

ISBN 978-3-11-021152-8 Buch
ISBN 978-3-11-022877-9 Buch Plus Online

Library of Congress Cataloging-in-Publication Data

Pschyrembel klinisches Wörterbuch / edited by editorial office De Gruyter. — 262. Aufl.
    p. cm.
  ISBN 978-3-11-021152-8
  1. Medicine — Dictionaries — German.
  I. Pschyrembel, Willibald. II. Walter de Gruyter & Co. Editorial office. III. Title: Klinisches Wörterbuch.
  R121.P8 2010
  610.3—dc22
                                          2010019820

Bibliografische Information der Deutschen Nationalbibliothek
Die Deutsche Nationalbibliothek verzeichnet diese Publikation in der Deutschen Nationalbibliografie; detaillierte bibliografische Daten sind im Internet über http://dnb.d-nb.de abrufbar.

© 2010 by Walter de Gruyter GmbH & Co. KG, Berlin/New York
Einbandabbildung: Image Source/Getty Images
Druck: Parzeller Druck und Mediendienstleister

♾ Gedruckt auf säurefreiem Papier
MY STAR silk von Myllykoski, hergestellt aus PEFC-zertifiziertem Rohstoff aus nachhaltig bewirtschafteten und kontrollierten Wäldern.
Printed in Germany
www.degruyter.de

Vorwort

Sie halten die mittlerweile 262. Auflage des Klinischen Wörterbuchs in Ihren Händen: Die aktuelle, sorgfältig überarbeitete und erweiterte Ausgabe des seit Jahrzehnten bewährten Standardwerkes.

Entstehen kann dieses gebündelte Wissen nur durch das große Engagement unserer zahlreichen renommierten Autoren: Daher bedanken wir uns herzlich bei allen beteiligten Fachspezialisten, die sich auch für diese Ausgabe wieder bereitfanden, ihr exzellentes Fachwissen allen Interessierten kompakt und verständlich zu vermitteln. Die oftmals mühsame und zeitintensive Prüfung, Aktualisierung und Erweiterung der Inhalte wird von den Autoren neben ihrem intensiven klinischen Alltag unternommen und verdient umso mehr unsere besondere Anerkennung.

Begleitend zur Buchausgabe bieten wir seit einigen Jahren die Online-Datenbank des Klinischen Wörterbuchs und aller anderen Pschyrembel-Titel (www.pschyrembel.de) an, die Sie im Abonnement beziehen können. Diese Datenbank bietet über das Buch hinaus gehende Inhalte (Begriffe, Abbildungen, Videos, Internet-Links, ICD-10 Codes) und komfortable Suchoptionen und wird kontinuierlich up-to-date gehalten. Um Ihnen einen Einblick in die Online-Ausgabe zu geben, erhalten Sie mit dem Buchkauf dieser Auflage kostenlos einen 4-wöchigen Testzugang. Wir freuen uns über Ihren regen Zugriff darauf.

Und wie immer nehmen wir gern Ihre Rückmeldungen und Anregungen oder auch neue Stichwortvorschläge unter pschyrembel@degruyter.com entgegen.

Ihre Pschyrembel-Redaktion   Berlin, Mai 2010

Redaktion

Dipl.-Biol. Simone Witzel
Dr. med. Ulrike Arnold
Dr. med. Miriam Mailahn
Dr. rer. nat. Julia Vettin
Dr. med. Aydan Wilck
Tanja Paul, Ärztin (Medienredaktion)

unter der Leitung von
Dr. Martina Bach

Autoren

Abdominalchirurgie

Dr. med. Johannes Diermann
Nordlandssykehuset HF
Sekjonsoverlege Gastrokirurgi
Kirurgisk avdeling
8092 Bodø
Norwegen

Allergologie

Prof. Dr. med. habil. Bettina Wedi
Klinik für Dermatologie, Allergologie
und Venerologie
Medizinische Hochschule Hannover
Ricklinger Straße 5
30449 Hannover

Allgemeinmedizin

Prof. Dr. med. Vittoria Braun
Charité – Universitätsmedizin Berlin
Institut für Allgemeinmedizin
Campus Mitte
Charitéplatz 1
10117 Berlin

Andrologie

Dr. med. Christian Leiber
Prof. Dr. med. Ulrich Wetterauer
Chirurgische Universitätsklinik
Abteilung Urologie
Hugstetter Straße 55
79106 Freiburg

Anästhesiologie

Prof. Dr. med. Georg von Knobelsdorff
St. Bernward Krankenhaus Hildesheim
Klinik für Anästhesie, Intensivmedizin
und Schmerztherapie
Treibestraße 9
31134 Hildesheim

Dr. med. Hartmut Lotz
Asklepios Klinik Bad Wildungen
Abteilung für Anästhesiologie
und Intensivmedizin
Brunnenallee 19
34537 Bad Wildungen

Dr. med. Ralph U. Mletzko
Asklepios Klinik Nord – Heidberg
Abteilung für Kardiologie
Tangstedter Landstraße 400
22417 Hamburg

Dr. med. Heinzpeter Moecke
Asklepios Kliniken Verwaltungsgesellschaft mbH
Konzernbereich Medizin & Wissenschaft
Lohmühlenstraße 5, Haus W
20099 Hamburg

Angiologie

Prof. Dr. med. Curt Diehm
Akademisches Lehrkrankenhaus der Universität
Heidelberg
Innere Abteilung / Gefäßmedizin
Klinikum Karlsbad-Langensteinbach gGmbH
Guttmannstraße 1
76307 Karlsbad

Arbeitsmedizin – Umweltmedizin

Prof. Dr. med. Rainer Schiele
Universitätsklinikum Jena
Institut für Arbeitsmedizin, Sozialmedizin,
Umweltmedizin und -hygiene
Jahnstraße 3
07743 Jena

Augenheilkunde

Prof. Dr. med. Uwe Pleyer
Prof. Dr. med. Klaus Rüther
Charité – Universitätsmedizin Berlin
Universitäts-Augenklinik
Campus Virchow-Klinikum
Augustenburger Platz 1
13353 Berlin

Bewegungsapparat

Dr. med. Johannes Buttler
Klinikum Plau am See
Quetziner Straße 90
19395 Plau am See

Autoren

Biochemie

Prof. Dr. Reinhard Walther
Universitätsklinikum der Ernst-Moritz-Arndt-
Universität Greifswald
Institut für Medizinische Biochemie
und Molekularbiologie
Ferdinand-Sauerbruch-Straße
17487 Greifswald

Chirurgie (allgemeine)

PD Dr. med. Robert Pfitzmann
HELIOS Klinikum Emil von Behring
Klinik für Allgemein-, Viszeral- und
Gefäßchirurgie, Minimalinvasive Chirurgie
Walterhöferstraße 11
14165 Berlin

Dr. Sven-Christian Schmidt
Charité – Universitätsmedizin Berlin
Klinik für Allgemein-, Viszeral- und
Transplantationschirurgie
Campus Virchow-Klinikum
Augustenburger Platz 1
13353 Berlin

Dermatologie und Venerologie

Prof. Dr. med. Wolfram Sterry
Charité – Universitätsmedizin Berlin
Klinik für Dermatologie, Venerologie
und Allergologie
Campus Charité Mitte
Charitéplatz 1
10117 Berlin

Diabetologie

Dr. med. Brigitte M. Lobnig
Dr. med. Thomas Rotthoff
Prof. Dr. med. Werner A. Scherbaum
Universitätsklinikum Düsseldorf
Klinik für Endokrinologie, Diabetologie
und Rheumatologie
Moorenstraße 5
40225 Düsseldorf

Diätetik/Stoffwechsel/Ernährung

Dr. med. Thomas Bobbert
Dr. med. Knut Mai
Prof. Dr. med. Andreas F. H. Pfeiffer
Charité – Universitätsmedizin Berlin
Abteilung für Endokrinologie, Diabetes
und Ernährungsmedizin
Campus Benjamin Franklin
Hindenburgdamm 30
12200 Berlin

Dr. Martin O. Weickert
Deutsches Institut für Ernährungsforschung
(DIFE) Potsdam-Rehbrücke
Arthur-Scheunert-Allee 155
14558 Nuthetal

E-Health

Dr. med Karl Jähn
Allgemeinmedizinische Lehrpraxis
Dr. Kowalski – Dr. Jähn
Giesebrechtstraße 7
10629 Berlin

Embryologie

Prof. Dr. med. Jochen Fanghänel
Universitätsklinikum Regensburg
Poliklinik für Kieferorthopädie
Franz-Josef-Strauss-Allee 11
93053 Regensburg

Endokrinologie

Dr. med. Matthias Prager
PD Dr. med. Marcus Quinkler
Prof. Dr. med. Christian J. Strasburger
Charité – Universitätsmedizin Berlin
Klinische Endokrinologie, Medizinische Klinik
Campus Mitte
Charitéplatz 1
10117 Berlin

Gastroenterologie

Dr. med. Tanja Kühbacher
Prof. Dr. med. Stefan Schreiber
Universitätsklinikum Schleswig-Holstein
Campus Kiel
I. Medizinische Klinik
Institut für Medizinische Molekularbiologie
und Klinik für Allgemeine Innere Medizin
Schittenhelmstraße 12
24105 Kiel

Geburtshilfe und Perinatalmedizin

Prof. Dr. med. Joachim W. Dudenhausen
Dr. med. Christina Fotopoulou
Charité – Universitätsmedizin Berlin
Klinik für Geburtsmedizin
Campus Virchow-Klinikum
Augustenburger Platz 1
13353 Berlin

Gefäßchirurgie

PD Dr. med. Michael Heise
Petra Kirschner
Universitätsklinik Jena
Klinik für Chirurgie
Allgemein-, Viszeral- und Gefäßchirurgie
Erlanger Allee 101
07747 Jena

Gender-Medizin

Prof. Dr. Vera Regitz-Zagrosek
Charité – Universitätsmedizin Berlin
Institut für Geschlechterforschung
in der Medizin (GiM)
Hessische Straße 3–4
10115 Berlin

Genetik

Prof. Dr. Wolfgang Berger
Institut für Medizinische Genetik
der Universität Zürich
Lehrstuhl Medizinische Molekulargenetik
Schorenstraße 16
8603 Schwerzenbach
Schweiz

Geriatrie/Gerontologie

Dr. med. Anne-Grit Bialojan
Fachärztin für Innere Medizin/
Klinische Geriatrie
Schwalbensteg 9
14532 Stahnsdorf

Gerinnungsstörungen

Prof. Dr. med. Dr.-Ing. Holger Kiesewetter
Hämostaseologicum – Zentrum für
Blutgerinnungskrankheiten
Mohrenstraße 6
10117 Berlin

PD Dr. med. Jürgen Koscielny
Charité – Universitätsmedizin Berlin
Institut für Transfusionsmedizin
Charitéplatz 1
10117 Berlin

Prof. Dr. med. Gerhard Pindur
Universitätsklinikum des Saarlandes
Institut für Klinische Hämostaseologie
und Transfusionsmedizin
Gebäude 75
66421 Homburg/Saar

Gynäkologie

Prof. Dr. med. Dr. h. c. Wolfgang Straube
Blumenweg 5
18057 Rostock

Hämatologie/Onkologie

PD Dr. med. habil. Sebastian Fetscher
Sana Kliniken Lübeck GmbH
Medizinische Klinik III
Hämatologie, Onkologie, Immunologie
und Palliativmedizin
Kronsforder Allee 71–73
23560 Lübeck

Hepatologie

Prof. Dr. med. Mathias Plauth
Städtisches Klinikum Dessau
Klinik für Innere Medizin
Auenweg 38
06847 Dessau

Herz- und Thoraxchirurgie

Prof. Dr. med. D. h.c. mult. Roland Hetzer
Prof. Dr. Dr. med. Miralem Pasic
PD Dr. Matthias Bauer
Dr. Peter Bergs
Wolfgang Böttcher
Dr. Semih Buz
Dr. Thorsten Drews
Dr. Robert Hammerschmidt
Helge Haselbach
PD Dr. Christoph Knosalla
Dr. Marian Kukucka
Dr. Hans Lehmkuhl
Dr. Michele Musci
PD Dr. Ingo Paetsch
Dr. Natalia Solowjowa
Prof. Dr. Christoph Stamm
Dr. Axel Unbehaun
Carla Weber
Dr. Ernst Wellnhofer
Dr.med. Burkhart Zipfel
Deutsches Herzzentrum Berlin
Augustenburger Platz 1
13353 Berlin

HNO

Prof. Dr. med. Heinrich Iro
Dr. med. Frank Waldfahrer
Universitätsklinikum Erlangen
Hals-, Nasen-, Ohren-Klinik
Kopf- und Halschirurgie
Waldstraße 1
91054 Erlangen

Autoren

Humangenetik

Prof. Dr. med. Jürgen Kunze
Matterhonrstraße 30A
14129 Berlin

Hygiene

Prof. Dr. med. Klaus Fiedler
Am Treptower Park 21
12435 Berlin

Immunologie – Rheumatologie

Univ.-Prof. Dr. med. Thomas Dörner
Charité – Universitätsmedizin Berlin
& DRFZ Berlin
CC12 Medizinische Klinik mit Schwerpunkt
Rheumatologie und Klinische Immunologie
Charitéplatz 1
10098 Berlin

PD Dr. med. Eugen Feist
Charité – Universitätsmedizin Berlin
CC12 Medizinische Klinik mit Schwerpunkt
Rheumatologie und Klinische Immunologie
Charitéplatz 1
10098 Berlin

Dr. med. Dr. PH Timo Ulrichs
Koch-Metschnikow-Forum
Leiter der Sektion Tuberkulose
Langenbeck-Virchow-Haus
Luisenstraße 59
10117 Berlin
und
Bundesministerium für Gesundheit
Friedrichstraße 108
10117 Berlin

Infektionskrankheiten

Prof. Dr. med. Michael Gregor
Medizinische Universitätsklinik Tübigen
Abteilung Innere Medizin I
Gastroenterologie, Hepatologie,
Infektionskrankheiten
Otfried-Müller-Straße 10
72076 Tübingen

Intensiv- und Notfallmedizin

PD Dr. med. Oliver Detsch
Asklepios Klinik Nord – Heidberg
Anästhesiologie und operative Intensivmedizin
Tangstedter Landstraße 400
22417 Hamburg

PD Dr. med. Thoralf Kerner
Dr. med. Patricia Kruska
Asklepios Klinik Harburg
Abteilung für Anästhesiologie
und operative Intensivmedizin
Eißendorfer Pferdeweg 52
21075 Hamburg

PD Dr. med. Joachim Koppenberg
Gesundheitszentrum Unterengadin
Abteilung für Anästhesiologie, Schmerztherapie
und Rettungsmedizin
Center da Sandà Engiadina Bassa
Via da l'Ospidal
7550 Scuol
Schweiz

Prof. Dr. med. Christian K. Lackner
Dr. med. Bert Urban
Klinikum der Universität München
Institut für Notfallmedizin
und Medizinmanagement
Schillerstraße 53
80336 München

Dr. med. Jürgen Linzer
Asklepios Klinik Harburg
Zentrale Notaufnahme
Eißendorfer Pferdeweg 52
21075 Hamburg

Dr. med. Sebastian Wirtz
Asklepios Klinik Barmbek
Abteilung für Anästhesiologie
und operative Intensivmedizin
Rübenkamp 220
22291 Hamburg

Kardiologie

Dr. med. Gesine Dörr
Prof. Dr. med. Eckart Frantz
St. Josefs-Krankenhaus Potsdam-Sanssouci
Klinik für Innere Medizin
Allee nach Sanssouci 7
14471 Potsdam

Kinderchirurgie

Reinhard Bitterlich
DRK Kliniken Berlin / Westend
Spandauer Damm 130
14050 Berlin

Kinderpsychiatrie

Prof. Dr. med. Dipl.-Psych. Klaus Schmeck
Universitäre Psychiatrische Kliniken
Kinder- und Jugendpsychiatrische Klinik
Schaffhauserrheinweg 55
4058 Basel
Schweiz

Krankenhausmanagement

Dr. med. Manfred Georg Krukemeyer
Paracelsus Kliniken Deutschland
Sedanstraße 109
49076 Osnabrück

Krankenpflege

Prof. Dr. Sabine Bartholomeyczik
Universität Witten/Herdecke
Institut für Pflegewissenschaft
Stockumer Straße 12
58453 Witten

Labormedizin

PD Dr. med. Michael Steiner
Medizinisches Labor Rostock
Südring 81
18059 Rostock

Logopädie

Dietlinde Schrey-Dern
RWTH Aachen
Lehrbeauftragte im Studiengang
Lehr- und Forschungslogopädie
Segnistraße 23
52066 Aachen

Medizinische Statistik und Informatik

Prof. Dr. med. habil. J. Thürauf
Schulweg 2
25980 Sylt-Ost (Tinnum)

Medizinrecht

Dr. Martin Stellpflug, MA (Lond.)
DIERKS + BOHLE Rechtsanwälte
Walter-Benjamin-Platz 6
10629 Berlin

Mikrobiologie (Bakteriologie, Mykologie, Parasitologie, Technik)

Univ.-Prof. Dr. med. Eberhard Straube
Friedrich-Schiller-Universität Jena
Medizinische Universitätslaboratorien
Institut für Medizinische Mikrobiologie
Erlanger Allee 101
07740 Jena

Mikrotherapie

Prof. Dr. med. Dietrich H. W. Grönemeyer
Universität Witten/Herdecke
Lehrstuhl für Radiologie und Mikrotherapie
Grönemeyer-Institut für Mikrotherapie
Universitätsstraße 142
44799 Bochum

Mund-, Kiefer-, Gesichtschirurgie

Dr. Ilan Golan
Kieferorthopädie Zollikon
Alte Landstraße 62
8702 Zollikon
Schweiz

Prof. Dr. Dr. Torsten E. Reichert
Klinik und Poliklinik für Mund-, Kiefer- und Gesichtschirurgie
Universitätsklinikum Regensburg
Franz-Josef-Strauss-Allee 11
93053 Regensburg

Naturheilkunde

Dr. med. Dr. rer. nat. Bernhard Uehleke
Abteilung für Naturheilkunde der Charité
Campus Benjamin Franklin
Immanuel Krankenhaus
Königstraße 63
14109 Berlin

Nephrologie

Prof. Dr. med. Hans von Baeyer
Reichsstraße 38
14052 Berlin

Neuroanatomie

Dr. Ivo Chao
PD Dr. Michael Rickmann
Universität Göttingen
Zentrum Anatomie
Abteilung Neuroanatomie
Kreuzbergring 36
37075 Göttingen

Prof. Dr. Kerstin Krieglstein
Universität Freiburg
Institut für Anatomie und Zellbiologie
Albertstraße 17
79104 Freiburg

Autoren

Neurochirurgie

Prof. Dr. med. habil. Michael R. Gaab
Klinikum Region Hannover
Klinik für Neurochirurgie
Krankenhaus Nordstadt
Haltenhoffstraße 41
30167 Hannover

Neurologie

Univ.-Prof. Dr. med. Hans Christoph Diener
PD Dr. med. Marcus Gerwig
Dr. med. Oliver Kastrup
PD Dr. med. Zaza Katsarava
Dr. med. Susanne Koeppen
Universitätsklinikum Essen
Klinik für Neurologie
Hufelandstraße 55
45122 Essen

Neuropädiatrie

PD Dr. med. Arpad von Moers
Klinik für Kinder- und Jugendmedizin
DRK Kliniken Berlin Westend
Spandauer Damm 130
14050 Berlin

Neuropathologie

Dr. med. Christiane Blechschmidt
Prof. Dr. med. Hans-Hilmar Goebel
Dr. med. Anja Harder
Prof. Dr. med. Frank Heppner
PD Dr. med. Arend Koch
Dr. med. Stefan Prokop
PD Dr. med. Werner Stenzel
Charité – Universitätsmedizin Berlin
Institut für Neuropathologie
Campus Charité Mitte (CCM)
Charitéplatz 1
10117 Berlin

Nuklearmedizin

Dr. med. Ivayla Apostolova
Prof. Dr. med. Winfried Brenner
Prof. Dr. med. Ingrid Reisinger
Dr. med. Laura Teichgräber
Charité – Universitätsmedizin Berlin
Klinik für Nuklearmedizin
Campus Mitte
Charitéplatz 1
10117 Berlin

Orthopädie

PD Dr. med. Holger Mellerowicz
HELIOS Klinikum Emil-von-Behring
Klinik für Kinderorthopädie
Waltenhöferstraße 11
14165 Berlin

Pädiatrie

Dr. med. Susanne Niemann
PD Dr. med. Norbert Veelken
Asklepios Klinik Nord – Heidberg
Klinik für Kinder- und Jugendmedizin
Tangstedter Landstraße 400
22417 Hamburg

Pädiatrie (Endokrinologie) – Pädiatrie (Wachstum, Sozialpädiatrie)

Prof. Dr. med. Annette Grüters-Kieslich
Charité – Universitätsmedizin Berlin
Institut für Experimentelle Pädiatrische Endokrinologie
Campus Virchow-Klinikum
Augustenburger Platz 1
13353 Berlin

Pädiatrie (Gastroenterologie)

Dr. med. Henning Lenhartz
Kath. Kinderkrankenhaus Wilhelmstift gGmbH
Kindergastroenterologie
Liliencronstraße 130
22149 Hamburg

Pädiatrie (Hämatologie, Onkologie)

Prof. Dr. med. Dr. h. c. Günter Henze
Dr. med. Maria Lüth
Charité – Universitätsmedizin Berlin
Klinik für Pädiatrie
Abteilung für Onkologie / Hämatologie
Otto-Heubner-Centrum für Kinder- und Jugendmedizin
Campus Virchow Klinikum
Augustenburger Platz 1
13353 Berlin

Pädiatrie (Infektionskrankheiten)

Prof. Dr. med. Burghard Stück[†]

Pädiatrie (Kardiologie)

PD Dr. Lothar Schmitz
Charité – Universitätsmedizin Berlin
Abteilung für Kinderkardiologie
Campus Virchow-Klinikum
Augustenburger Platz 1
13353 Berlin

Pädiatrie (Knochen)

Prof. Dr. med. Gerd Horneff
Dr. Lutz-Rainer Schmidt
Asklepios Klinik St. Augustin
Zentrum für Allgemeine Kinderheilkunde
und Neonatologie
Arnold-Janssen-Straße 29
53757 Sankt Augustin

Pädiatrie (Leber/Galle)

Ahlke Willenborg
DRK Kliniken Berlin, Westend
Spandauer Damm 130
14050 Berlin

Pädiatrie (Neonatologie)

Prof. Dr. rer. nat. Evelyn Kattner
Kinderkrankenhaus Auf der Bult
Allgemeine Kinderheilkunde I – Neonatologie
Janusz-Korczak-Allee 12
30173 Hannover

Pädiatrie (Nephrologie/Urologie)

Prof. Dr. Margit Fisch
Universitätsklinikum Hamburg-Eppendorf
Klinik und Poliklinik für Urologie
Martinistraße 52
20246 Hamburg

Dr. med. Jürgen Linzer
Asklepios Klinik Harburg
Zentrale Notaufnahme
Eißendorfer Pferdeweg 52
21075 Hamburg

Pädiatrie (Pneumologie)

PD Dr. med. Christoph Grüber
Klinikum Frankfurt (Oder) GmbH
Kinderzentrum
Müllroser Chaussee 7
15236 Frankfurt (Oder)

Pädiatrie (Stoffwechselkrankheiten)

Prof. Dr. med. Eberhard Mönch
Charité – Universitätsmedizin Berlin
Medizinische Klinik – Stoffwechsel-Centrum
Campus Virchow-Klinikum
Augustenburger Platz 1
13353 Berlin

Palliativmedizin

Dr. med. Thomas Schindler
Deutsche Gesellschaft für Palliativmedizin
Aachener Straße 5
10713 Berlin

Pathologie

Christiane Blind
Sengül Boral
Scarlet-Fiona Brockmöller
Dr. med. Ann-Christin Buckendahl
Dr. med. Silvia Darb-Esfahani
Prof. Dr. med. Manfred Dietel
Dr. med. Barbara Ingold-Heppner
Dr. med. Frederick Klauschen
Prof. Dr. rer. nat. Dr. med. Hermann Lage
Dr. med. Lars Morawietz
Dr. med. Berit Müller
Dr. med. Anja Rieger
Dr. med. Albrecht Stenzinger
Dr. med. Eliane Taube
Dr. med. Andrea Ullrich
Dr. med. Daniel Wittschieber
Charité – Centrum für Diagnostische
und Präventive Labormedizin (CC5)
Institut für Pathologie
Charité Campus Mitte
Charitéplatz 1
10117 Berlin

Pharmakologie

Prof. Dr. med. Dipl.-Psych. Gerd Laux
Inn-Salzach-Klinikum
Gabersee 7
83512 Wasserburg am Inn

Regine Lehnert
Ahornweg 4
53604 Bad Honnef

PD Dr. Nicolas Lembert
Schwester-Salaberga-Weg 13
72108 Rottenburg

Prof. Dr. rer. nat. Andreas K. Nüssler
TU Munich, MRI
Department of Traumatology
Ismaninger Straße 22
81675 München

Autoren

Prof. Dr. Peter Ruth
Eberhard-Karls-Universität Tübingen
Pharmazeutisches Institut
Abteilung Pharmakologie und Toxikologie
Auf der Morgenstelle 8
72076 Tübingen

Dr. med. Thomas Stock
Sonnenhof 108
53119 Bonn

Physik

Prof. Dr. phil. Günter Springer, M. A.
Hoffeldstraße 270
70597 Stuttgart

Physikalische Medizin

Prof. Dr. med. Christine Uhlemann
Friedrich-Schiller-Universität Jena
Kompetenzzentrum Naturheilverfahren
Klinik für Innere Medizin II
Bachstraße 18
07740 Jena

Physiologie (Atmung)

Prof. Dr. Wolfgang Kübler
Charité – Universitätsmedizin Berlin
Institut für Physiologie
Campus Benjamin Franklin
Arnimallee 22
14195 Berlin

Physiologie (Blut)

Dr. Andreas Zakrzewicz
Charité – Universitätsmedizin Berlin
Department of Physiology
Campus Benjamin Franklin
Arnimallee 22
14195 Berlin

Physiologie (Endokrinologie)

Dr. med. Bergita Ganse
Unviersität zu Köln
Klinik für Orthopädie und Unfallchirurgie
Schwerpunkt Unfallchirurgie
Kerpener Straße 62
50924 Köln

Prof. Dr. med. Hanns-Christian Gunga
Charité – Universitätsmedizin Berlin
Zentrum für Weltraummedizin Berlin
Institut für Physiologie
Campus Benjamin Franklin
Arnimallee 22
14195 Berlin

Physiologie (Gastroenterologie)

Univ.-Prof. Dr. med. Michael Fromm
Charité – Universitätsmedizin Berlin
Institut für Klinische Physiologie
Campus Benjamin Franklin
Hindenburgdamm 30
12203 Berlin

Physiologie (Herz, Kreislauf)

Dr. med. Bergita Ganse
Unviersität zu Köln
Klinik für Orthopädie und Unfallchirurgie
Schwerpunkt Unfallchirurgie
Kerpener Straße 62
50924 Köln

Physiologie (Nephrologie, Nerven, Muskeln, Sinne, Zytologie)

Sebastian Straube, BM BCh, MA (Oxon), DPhil
Universitätsmedizin Göttingen
Abteilung Arbeits- und Sozialmedizin
Waldweg 37B
37073 Göttingen

Physiologie (Salz-Wasserhaushalt, Säure-Basenhaushalt)

Prof. Dr. med. Axel R. Pries
Charité – Universitätsmedizin Berlin
Institut für Physiologie
Campus Benjamin Franklin
Thielallee 71
14195 Berlin

Physiotherapie

Prof. Dr. Heidi Höppner
Fachhochschule Kiel
Fachbereich Soziale Arbeit und Gesundheit
Studiengang Physiotherapie
Sokratesplatz 2
24149 Kiel

Dörte Maren Hofmann-Kock
Physiotherapeutin B.Sc.
Knobelsdorffstraße 30
14059 Berlin

Phytotherapie

Prof. Dr. Jürgen Reichling
Universität Heidelberg
Institut für Pharmazeutische Biologie
und Molekulare Biotechnologie
Abteilung Biologie
Im Neuenheimer Feld 364
69120 Heidelberg

Plastische Chirurgie

Prof. Dr. Heinz-Herbert Homann
Helios-Klinikum Wuppertal
Klinik für Plastische, Ästhetische und
Rekonstruktive Chirurgie, Handchrirugie
Heusnerstraße 40
42283 Wuppertal

Pneumologie

Univ.-Prof. Dr. med. Christian Witt
Dr. med. Uta Liebers
Charité – Universitätsmedizin Berlin
Medizinische Klinik mit Schwerpunkt
Infektiologie und Pneumologie
Campus Charité Mitte
Charitéplatz 1
10117 Berlin

Prionkrankheiten

Dr. Beat Hörnlimann, MPH
BSE 71–92 Ltd. / Sviss Consulting on Animal
& Public Health
Hinterbergstraße 47
P.O. Box 513
6312 Steinhausen
Schweiz

Psychiatrie

Prof. Dr. med. Franz Müller-Spahn[†]
Dr. med. Dr. phil. Daniel Sollberger
Psychiatrische Klinik der Universität Basel
Wilhelm-Klein-Straße 27
4025 Basel
Schweiz

Psychologie

Dr. phil. Klaus Bader
lic. phil. Corina M. Hänny
Universitäre Psychiatrische Kliniken
Wilhelm-Klein-Straße 27
4025 Basel
Schweiz

Prof. Dr. Eni S. Becker
Dr. rer. nat. Mike Rinck
Radboud University Nijmegen
Clinical Psychology
P.O. Box 91 04
Montessorilaan 3
6500 HE Nijmegen
Niederlande

Prof. Dr. Dr. Andreas Maercker
Universität Zürich
Psychopathologie und Klinische Intervention
Binzmühlestraße 14/17
8050 Zürich
Schweiz

Prof. Dr. rer. soc. Jürgen Margraf
Prof. Dr. rer. nat. Silvia Schneider
Ruhr-Universität Bochum
Fakultät für Psychologie
Universitätsstraße 150
44801 Bochum

Prof. Dr. Tanja Michael
Universität des Saarlandes
Klinische Psychologie und Psychotherapie
Fachrichtung Psychologie
Postfach 15 11 50
66041 Saarbrücken

Prof. Dr. phil. Andreas U. Monsch
Universitätsspital
Memory Clinic – Neuropsychologiezentrum
Schanzenstraße 55
4031 Basel
Schweiz

PD Dr. phil. Simone Munsch
Universität Basel
Fakultät für Psychologie
Abteilung für Chinesische Psychologie
und Psychotherapie
Missionsstraße 60/62
4055 Basel
Schweiz

Prof. Dr. phil. Klaus Opwis
Universität Basel
Fakultät für Psychologie
Missionsstraße 60/62
4055 Basel
Schweiz

Prof. Dr. rer. nat. Rolf Stieglitz
Universitätsspital Basel
Psychiatrische Poliklinik
Petersgraben 4
4031 Basel
Schweiz

Psychosomatik

Prof. Dr. med. Martina de Zwaan
Universitätsklinikum Erlangen
Psychosomatische und Psychotherapeutische
Abteilung
Schwabachanlage 6
91054 Erlangen

Autoren

Radiologie/Radioaktivität/ Röntgenkontrastmittel

Dr. Peter Aikele
Radiologische Gemeinschaftspraxis Radebeul
Heinrich-Zille-Straße 13
01445 Radebeul

Dr. med. Steffen Haupt
Universitätsklinikum der TU Dresden
Institut und Poliklinik für Radiologische Diagnostik
Universitätsklinikum der TU Dresden
Fetscherstraße 74
01307 Dresden

Rechtsmedizin

Dr. med. Sibylle Banaschak
Univ.-Prof. Dr. med. Markus A. Rothschild
Uniklinik Köln
Institut für Rechtsmedizin
Melatengürtel 60–62
50823 Köln

Schlafmedizin

Dr. med. Peter Geisler
Prof. Dr. rer. soc. Jürgen Zulley
Klinik und Poliklinik für Psychiatrie, Psychosomatik und Psychotherapie der Universität am Bezirksklinikum Regensburg
Schlafmedizinisches Zentrum
Universitätsstraße 84
93042 Regensburg

Sozialmedizin

Dr. med. Silke Brüggemann
Dr. med. Helga Mai
Deutsche Rentenversicherung Bund
Geschäftsbereich Sozialmedizin und Rehabilitation
Ruhrstraße 2
10709 Berlin

Sportmedizin

Univ.-Prof. mult. Dr. med. Dr. h. c. Wildor Hollmann
Deutsche Sporthochschule Köln
Institut für Kreislaufforschung und Sportmedizin
Carl-Diem-Weg 6
50933 Köln

System- und Autoimmunerkrankungen

Prof. Dr. med. Thomas Dörner
Charité – Universitätsmedizin Berlin
Institut für Transfusionsmedizin
Klinische Hämostaseologie und Deutsches Rheuma-Forschungszentrum (DRFZ) Berlin
Campus Mitte Charitéplatz 1
10117 Berlin

Thoraxchirurgie

Dr. med. Mario Tönnies
HELIOS Klinikum Emil von Behring GmbH
Klinik für Thoraxchirurgie / Lungenklinik Heckeshorn
Walterhöferstraße 11
14165 Berlin

Toxikologie

Univ.-Prof. Dr. med. Christian Fleck
Friedrich-Schiller-Universität Jena
Institut für Pharmakologie und Toxikologie
Drackendorfer Straße 1
07740 Jena

Transfusionsmedizin

PD Dr. med. Axel Pruß
Charité – Universitätsmedizin Berlin
CC 14: Tumormedizin
Institut für Transfusionsmedizin
Campus Charité Mitte
Charitéplatz 1
10117 Berlin

PD Dr. med. Oliver Meyer
Charité – Universitätsmedizin Berlin
CC 14: Tumormedizin
Institut für Transfusionsmedizin
Campus Virchow-Klinikum
Augustenburger Platz 1
13353 Berlin

Transplantationsmedizin

PD Dr. med. Andreas Pascher
Charité – Universitätsmedizin Berlin
Klinik für Allgemein-, Viszeral- und Transplantationschirurgie
Campus Virchow-Klinikum
Augustenburger Platz 1
13353 Berlin

Traumatologie

Dr. med. Sebastian Hentsch
PD Dr. med. Erwin Kollig
Klinik für Unfall- und Wiederherstellungs-
chirurgie/Handchirurgie/Verbrennungsmedizin
Bundeswehrzentralkrankenhaus Koblenz
Rübenacher Straße 170
56072 Koblenz

Dr. med. P. Lülsdorf
Bundeswehrzentralkrankenhaus Koblenz
Abteilung für Radiologie
Rübenacher Straße 170
56072 Koblenz

Tropenmedizin

Prof. Dr. Jürgen Knobloch[†]

Urologie

Dr. med. Andreas Beck
Dr. med. Peter Dern
PD Dr. med. Alexander Frankenschmidt
Dr. med. Katrin Friedl
Dr. med. Jonas Fritzsche
Dr. med. Cordula Jilg
Dr. med. Arndt Katzenwadel
Dr. med. Christian Leiber
Dr. med. Arkadiusz Miernik
Dr. med. Martin Schönthaler
Prof. Dr. med. Wolfgang Schultze-Seemann
Dr. med. Malte Schwardt
Prof. Dr. med. Ulrich Wetterauer
Chirurgische Universitätsklinik
Abteilung Urologie
Hugstetter Straße 55
79106 Freiburg

Dr. med. Axel von Manitius
Arosastraße 16
8009 Zürich
Schweiz

Virologie

Prof. Dr. med. Wolfgang Preiser
Stellenbosch University
Faculty of Health Sciences
Division of Medical Virology
Tygerberg Campus
P. O. Box 190 63
7505 Tygerberg
South Africa

Zahn-, Mund- und Kieferheilkunde

Prof. Dr. med. dent. Michael Behr
Universitätsklinikum Regensburg
Poliklinik für Zahnärztliche Prothetik
Franz-Josef-Strauß-Allee 11
93053 Regensburg

Prof. Dr. med. dent. Rainer Biffar
Universitätsklinikum Greifswald
Poliklinik für Zahnärztliche Prothetik,
Alterszahnheilkunde und medizinische
Werkstoffkunde
Rotgerberstraße 8
17475 Greifswald

Prof. Dr. med. Jochen Fanghänel
Prof. Dr. Dr. Peter Proff
PD Dr. med. dent. Claudia Reicheneder
Universitätsklinikum Regensburg
Poliklinik für Kieferorthopädie
Franz-Josef-Strauss-Allee 11
93053 Regensburg

Dr. med. dent. Jutta Fanghänel
Prof. Dr. med. dent. Dr. h. c. Georg Meyer
Universitätsklinikum Greifswald
Poliklinik für Zahnerhaltung, Parodontologie
und Endodontie
Rotgerberstraße 8
17475 Greifswald

Prof. Dr. Dr. Torsten E. Reichert
Universitätsklinikum Regensburg
Klinik und Poliklinik für Mund-, Kiefer-
und Gesichtschirurgie
Franz-Josef-Strauss-Allee 11
93053 Regensburg

Prof. Dr. med. dent. Christian Splieth
Universitätsklinikum Greifswald
Poliklinik für Präventive Zahnmedizin
und Kinderzahnheilkunde
Rotgerberstraße 8
17475 Greifswald

Anhang

Intoxikationen

Dr. med. Herbert Desel
Georg-August-Universität –
Universitätsmedizin Göttingen
Giftinformationszentrum-Nord der Länder
Bremen, Hamburg, Niedersachsen
und Schleswig-Holstein
Universitätsmedizin Göttingen
37099 Göttingen

Hinweise zur Benutzung

Alphabetische Ordnung

Die Reihenfolge der Stichwörter erfolgt alphabetisch. Die Umlaute ä, ö und ü werden eingeordnet wie ae, oe und ue sowie ß wie ss.

Odynophagie
Ödem
offizinell

Dabei bleiben Zahlen, Bindestriche und Leerzeichen unberücksichtigt; ebenso Zahlen, Indizes und Exponenten.

17-Ketosteroide unter **K**

Griechische Buchstaben werden in der Regel ausgeschrieben, wenn sie fester Bestandteil des Stichworts sind.

Betalaktamasen unter **B**
Gammastrahlung unter **G**

Eine Ausnahme bilden Begriffe, für die eine festgelegte (z. B. chemische) Nomenklatur gilt.

β-Acetyldigoxin unter **A**
5α-Dihydrotestosteron unter **D**

Eigennamen mit Vorsilben werden nicht abgetrennt.

de-Ritis-Quotient unter **D**
McBurney-Punkt unter **M**

Stichwörter, die aus Adjektiv und Substantiv bestehen, sind unter dem Substantiv zu finden.

apallisches Syndrom unter **S**
basales Aneurysma unter **A**

Nur wenige feststehende Begriffe finden sich unter dem Adjektiv.

Akutes Abdomen
Multiple Sklerose

Schreibweise

Stichwörter sind groß, Adjektive klein geschrieben.

Hydrocele renis
inzisial

Stichwortgruppen (Wortnester)

Die anatomischen Begriffe Arteria, Articulatio, Musculus, Nervus und Vena sind zu so genannten Wortnestern zusammengefasst. Diese umfassen Stichwörter, deren erster Teil jeweils gleich ist und nur bei dem ersten Stichwort des Wortnestes ausgeschrieben wird. Alle weiteren Stichwörter schließen sich ohne Absatz an und enthalten den gemeinsamen Wortteil durch seinen Anfangsbuchstaben abgekürzt.

Nervus saccularis (↑) *m*: *Macula sacculi; s. Nervus vestibulocochlearis. **Nn. sacrales et nervus coccygeus** (↑) *m pl*: Spinalnerven* der 5 Kreuzsegmente (S 1–S 5); -→ Rr. postt. (syn. Rr. dorss.) mit R. med., lat., cutaneus post., Rr. antt. (syn. Rr. ventt.) bilden Plexus sacralis. **N. saphenus** (↑) *m*: sensorisch; *N. femoralis; ---| lateral der A. femoralis, im Canalis adductorius, durch das Septum intermusculare vastoadductorium, zur medialen Unterschenkelseite bis zum Fuß;

Abkürzungen

Allgemeine Abkürzungen sind im Abkürzungsverzeichnis aufgeführt (s. S. XXIII).
Spezifisch medizinische Abkürzungen sind in der entsprechenden Position im Alphabet verzeichnet.

ED
SSW

Adjektive auf -isch und -lich werden in der Regel abgekürzt.

ischäm. für ischämisch
künstl. für künstlich

Quellen der Abbildungen

Soweit zu Abbildungen Quellen genannt werden, finden sich Quellennummern in eckigen Klammern, die in einem Verzeichnis am Ende des Bandes aufgelöst werden (ab S. 2295 ff.).

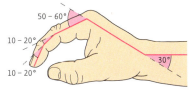

Immobilisierung der Hand   [17]

Sonderzeichen

Neben den üblichen mathematischen Symbolen und Sonderzeichen werden verwendet:

↑	Erhöhung eines Parameters
↓	Erniedrigung eines Parameters
→	Entwicklung, Abfolge, Reaktion in eine Richtung
⇌	Entwicklung, Abfolge, Reaktion in zwei Richtungen
⌀	Durchmesser
♀	weiblich
♂	männlich
≈	ungefähr

In den anatomischen Wortnestern Arteria, Musculus, Nervus, Vena werden folgende Symbole zur Kennzeichnung der anatomischen Verhältnisse verwendet:

*	Ursprung, Wurzelgebiet (jeweils vor der entsprechenden anatomischen Struktur)
---→	Verlauf
-→	Äste (Arterien, Nerven) bzw. Zuflüsse (Venen)
←--→	Verlauf von Muskeln zwischen Ursprung und Ansatz
⊣	Einmündung von Venen
↔	Verbindung von Ligamenten

Griechisches Alphabet

groß	klein	Name	Aussprache
Α	α	Alpha	a
Β	β	Beta	b
Γ	γ	Gamma	g
Δ	δ	Delta	d
Ε	ε	Epsilon	e
Ζ	ζ	Zeta	z
Η	η	Eta	e
Θ	θ, ϑ	Theta	th
Ι	ι	Jota	i
Κ	κ	Kappa	k
Λ	λ	Lambda	l
Μ	μ	My	m
Ν	ν	Ny	n
Ξ	ξ	Xi	x
Ο	ο	Omikron	o
Π	π	Pi	p
Ρ	ϱ	Rho	r
Σ	σ, ς	Sigma	s
Τ	τ	Tau	t
Υ	υ	Ypsilon	y
Φ	ϕ, φ	Phi	ph
Χ	χ	Chi	ch
Ψ	ψ	Psi	ps
Ω	ω	Omega	o

Hinweise zur Benutzung

Angi|ek|tasie (Angio-*; -ektasie*) f: (engl.) *angiectasis*; umschriebene Erweiterung von Blutgefäßen, z. B. Aneurysma*, Teleangiektasien *, Varizen*; vgl. Lymphangiektasie.

Angiitis (↑; -itis*) f: Gefäßentzündung, z. B. Arteriitis*, Thrombophlebitis*, Lymphangitis*.

Amaurose (gr. ἀμαυρός dunkel; -osis*) f: (engl.) *amaurosis, blindness*; totale Erblindung, bei der inf. Ausfalls sämtl. optischer Funktionen jegliche Lichtempfindung aufgehoben ist; objektives Kennzeichen: amaurotische Pupillenstarre*. Vgl. Blindheit; Rindenblindheit.

Graefe-Zeichen (Albrecht von G., Ophth., Berlin, 1828–1870): (engl.) *lid lag*; Zurückbleiben des oberen Lids bei Bewegung des Auges nach unten, so dass die Sklera sichtbar bleibt; Vork.: z. B. bei Hyperthyreose, retrobulbären Tumoren.

Erythro|kerato|dermia figurata variabilis (↑; Kerat-*; Derm-*) f: (syn. Mendez-Da Costa-Syndrom; autosomal-dominant vererbte Verhornungsstörung, die sich konnatal od. in früher Kindheit manifestiert; **Ätiol.:** Mutationen im Connexin-Gen GJB3 u. GJB4 (Genlocus 1p35.1); **Sympt.:** erythematöse, kleieförmig schuppende, zirzinär begrenzte, leicht brennende, symmetrische Herde von oft sich ändernder Gestalt; Ichthyose unterschiedl. Ausprägung mit bräunl. hyperkeratotischen Plaques; Verlauf lebenslang mit Remissionen; spontane Involution mögl.; **Histol.:** Orthyperkeratose; **Ther.:** lokal Harnstoffpräparate; Versuch mit Etretinat.

Mal|di|gestion: (↑; Digestion*) f: Störung der Verdauung* in Magen u. Duodenum inf. mangelnder Andauung od. Aufspaltung der Nahrung durch Pankreasenzyme bzw. Galle; **Urs.:** Magenresektion, exokrine Pankreasinsuffizienz*, fehlende konjugierte Gallensäuren bei Cholestase od. enteralem Gallensäureverlustsyndrom, Allergie gegenüber versch. Nahrungsmitteln, primäre (Fehlbildung der Lymphgefäße) od. sek. Gastroenteropathie; **Sympt.:** (s. Malassimilationssyndrom; (vgl. Malabsorption; Fibrose, zystische.

Wortteiltrenner

Betonungszeichen:
lang = untergesetzter Strich
kurz = untergesetzter Punkt
unter Vokal oder Diphthong

etymologische Angaben:
Erklärung der ursprünglichen Bedeutung bei Stichwörtern fremdsprachiger Herkunft oder Verweis auf ein Stichwort, bei dem diese Angaben verzeichnet sind

etymologische Angaben im vorangehenden Stichwort: Pfeil nach oben

englische Übersetzung

biographische Angaben bei Eponym

Synonym

Definition

Gliederung entsprechend der medizinischen Systematik

Verweis im Fließtext mit Asterisk (*)

Siehe-Verweis:
verweist an inhaltlich passender Stelle auf ein Stichwort mit weiterführenden Informationen

Vergleiche-Verweis:
verweist auf allgemeinere inhaltliche Bezüge

Abkürzungen

Medizinisch gebräuchliche Abkürzungen, die im folgenden Verzeichnis nicht aufgeführt sind, finden sich als Stichworteinträge. Vergleiche auch Hinweise zur Benutzung (S. XXI).

A

A:	Abfluss (Lymphknoten)
A.	Arteria
Aa.	Arteriae
a	annus (Jahr)
Abb.	Abbildung
abdom.	abdominalis
Abk.	Abkürzung
ätiol.	ätiologisch
Ätiol.	Ätiologie
allg.	allgemein
Allg.	Allgemeines
anästh.	anästhesiologisch
Anästh.	Anästhesiologie, -loge
anat.	anatomisch
Anat.	Anatomie, Anatom
androl.	andrologisch
Androl.	Andrologie, Androloge
angeb.	angeboren
anschl.	anschließend
ant. (antt.)	anterior, -ius (anteriores, -a)
anthrop.	anthropologisch
Anthrop.	Anthropologie, Anthropologe
Anw.	Anwendung
art.	arteriell
asc.	ascendens

B

Bact.	Bacterium
Bakt.	Bakterium
bakteriol.	bakteriologisch
Bakteriol.	Bakteriologie, Bakteriologe
bes.	besonders
best.	bestimmt
betr.	betrifft, betreffen, betreffend
bez.	bezeichnet
Bez.	Bezeichnung
Biochem.	Biochemie, Biochemiker
biol.	biologisch
Biol.	Biologie, Biologe
bot.	botanisch
bzgl.	bezüglich
bzw.	beziehungsweise

C

ca.	circa
Chem.	Chemie, Chemiker
chir.	chirurgisch
Chir.	Chirurgie, Chirurg
comm.	communis

D

d	dies (Tag)
dd	differentialdiagnostisch
DD	Differentialdiagnose
degen.	degeneriert
dermat.	dermatologisch
Dermat.	Dermatologie, Dermatologe
desc.	descendens
dext. (dextt.)	dexter, -a, -um (dextri, -ae, -a)
d. h.	das heißt
diagn.	diagnostisch
Diagn.	Diagnose, Diagnostik
Dim.	Diminutivum
dist. (distt.)	distalis, -e (distales, -ia)
dors. (dorss.)	dorsalis, -e (dorsales, -ia)

E

E:	Einzugsgebiet (Lymphknoten)
embryol.	embryologisch
Embryol.	Embryologie, Embryologe
endokrin.	endokrinologisch
Endokrin.	Endokrinologie, -loge
entspr.	entsprechend
Entw.	Entwicklung
Entz.	Entzündung
epidemiol.	epidemiologisch
Epidemiol.	Epidemiologie, Epidemiologe
Erkr.	Erkrankung
Err.	Erreger
evtl.	eventuell
ext. (extt.)	externus, -a, -um (externi, -ae, -a)

F

f	femininum
F:	Funktion (Muskeln)
Fam.	Familie
franz.	französisch
funkt.	funktionell

G

gastroenterol.	gastroenterologisch
gastrol.	gastrologisch
Gastrol.	Gastrologie, Gastrologe
geb.	geboren
gebh.	geburtshilflich
Gebh.	Geburtshilfe, Geburtshelfer
Gen.	Genitiv
Genet.	Genetik, Genetiker
ggf.	gegebenenfalls
gr.	griechisch
gyn.	gynäkologisch
Gyn.	Gynäkologie, Gynäkologe

H

h	hora (Stunde)
H:	Hilfsstrukturen
hämat.	hämatologisch
Hämat.	Hämatologie, Hämatologe
histol.	histologisch
Histol.	Histologie, Histologe

Abkürzungen

I

I:	Innervation (Muskel)
i. d. R.	in der Regel
i. e. S.	im engeren Sinne
immun.	immunologisch
Immun.	Immunologie, Immunologe
Ind.	Indikation
inf. (inff.)	1. (anat.) inferior, -ius (inferiores, -a); 2. infolge
Inf.	Infektion
Inj.	Injektion
Inkub.	Inkubationszeit
innerh.	innerhalb
insbes.	insbesondere
Insuff.	Insuffizienz
int.	1. (anat.) internus; 2. internistisch
Int.	Internist
i. R.	im Rahmen
i. S.	im Sinne
i. w. S.	im weiteren Sinne

K

kardiol.	kardiologisch
Kardiol.	Kardiologie, Kardiologe
Komb.	Kombination
Kompl.	Komplikation
Konz.	Konzentration
Kp.	Kochpunkt

L

L:	Lage
lat. (latt.)	1. lateralis, -e (laterales, -ia); 2. lateinisch
li.	links
Lj.	Lebensjahr
Lok.	Lokalisation

M

m	masculinum
maj.	major
max.	maximal, maximus
Math.	Mathematik, Mathematiker
med. (medd.)	1. (anat.) medialis, -e (mediales, -ia); 2. medizinisch
Med.	Medizin, Mediziner
Meth.	Methode
mikrobiol.	mikrobiologisch
Mikrobiol.	Mikrobiologie, Mikrobiologe
Mio.	Million
min	Minute
Min.	Minute
mind.	mindestens
Mon.	Monat
morphol.	morphologisch
Morphol.	Morphologie
Mrd.	Milliarde

N

n	neutrum
Nachw.	Nachweis
neurol.	neurologisch
Neurol.	Neurologie, Neurologe
Nll.	Noduli (Knötchen)

O

o. a.	oder anderes, oder anderem
oberh.	oberhalb
od.	oder
op.	operativ
ophth.	ophthalmologisch
Ophth.	Opthalmologie, -loge
org.	organisch
orthop.	orthopädisch
Orthop.	Orthopädie, Orthopäde
otol.	otologisch
Otol.	Otologie, Otologe

P

päd.	pädiatrisch
Päd.	Pädiatrie, Pädiater
Pat.	Patient
Path.	Pathogenese
pathol.	pathologisch
Pathol.	Pathologie, Pathologe
pharmak.	pharmakologisch
Pharmak.	Pharmakologie, Pharmakologe
pharmaz.	pharmazeutisch
Pharmaz.	Pharmazie, Pharmazeut
physik.	physikalisch
physiol.	physiologisch
Physiol.	Physiologie, Physiologe
pl	Plural
post. (postt.)	posterior, -ius (posteriores, -a)
prof.	profundus
progn.	prognostisch
Progn.	Prognose
proktol.	proktologisch
Proph.	Prophylaxe
prox.	proximalis
psychol.	psychologisch
Psychol.	Psychologie, Psychologe

Q

qual.	qualitativ
quant.	quantitativ

R

radiol.	radiologisch
Radiol.	Radiologie, Radiologe
re.	rechts
rel.	relativ
Rez.	Rezeptur
rezidiv.	rezidivierend
rhin.	rhinologisch
Rhin.	Rhinologie, Rhinologe
Rö.	Röntgen, Röntgenbild, Röntgenbefund
röntg.	röntgenologisch
Röntg.	Röntgenologie, Röntgenologe

S

s	Sekunde
s.	1. sive, seu (oder); 2. siehe
S:	Sammelgebiet (Venen)
S.	Seite
s. a.	siehe auch
Sek.	Sekunde
serol.	serologisch
Serol.	Serologie

sin. (sinn.)	sinister, -a, -um (sinistri, -ae, -a)	Urs.	Ursache
		usw.	und so weiter
Sing.	Singular	u. U.	unter Umständen
s. o.	siehe oben		
sog.	so genannt	**V**	
soziol.	soziologisch	V:	Versorgungsgebiet (Arterien, Venen)
Soziol.	Soziologie, Soziologe		
spez.	speziell	V. a.	Verdacht auf
Std.	Stunde	v. a.	vor allem
s. u.	siehe unten	ventr.	ventralis, -e
sup. (supp.)	superior, -ius (superiores, -a)	Verf.	Verfahren
superf. (superff.)	superficialis (superficiales)	versch.	verschieden
		Verw.	Verwendung
Sympt.	Symptom, Symptomatik	veterin.	veterinärmedizinisch
syn.	synonym	Veterin.	Veterinärmedizin
		vgl.	vergleiche
T		virol.	virologisch
Tab.	Tabelle	Virol.	Virologie, Virologe
Temp.	Temperatur	Vork.	Vorkommen
Ther.	Therapie		
therap.	therapeutisch	**W**	
toxikol.	toxikologisch	Wo.	Woche
Toxikol.	Toxikologie, Toxikologe		
		Z	
U		z. B.	zum Beispiel
u.	und	zool.	zoologisch
u. a.	1. unter anderem; 2. und anderes	Zool.	Zoologie, Zoologe
		z. T.	zum Teil
UAW	unerwünschte Arzneimittelwirkung	zus.	zusammen
		Zus.	Zusammenhang
unterh.	unterhalb	zw.	zwischen
urol.	urologisch	zytol.	zytologisch
Urol.	Urologie, Urologe	Zytol.	Zytologie, Zytologe

A

a: Vorsatzzeichen für Atto- (Faktor 10^{-18}); vgl. Einheiten.
A: 1. (ophth.) Abk. für Akkommodation*; 2. (biochem.) Abk. für Adenin*, Adenosin*, Alanin*; 3. (physik.) Einheitenzeichen für Ampere*; Formelzeichen für Aktivität*, Fläche*, Nukleonenzahl*.
A-: auch An-; Wortteil mit der Bedeutung Un-, -los, -leer; von gr. ἀ (privativum).
A_h: Blutgruppe A_h; s. Para-Bombay-Blutgruppen.
aa: auch ana, früher āā; (Rezept) Abk. für ana partes aequales; zu gleichen Teilen, gleich viel.
AAC: 1. Abk. für Antibiotika-assoziierte C(K)olitis*; vgl. Colitis pseudomembranacea; 2. Abk. für (engl.) *augmentative and alternative communication*; s. Kommunikation, unterstützte.
AAF: Abk. für Antiatelektasefaktor; veraltete Bez. für Surfactant*.
AAK: Abk. für Atemluftalkoholkonzentration; vgl. Alkoholbestimmung.
AAM: Abk. für angeborener Auslösemechanismus*.
AAR: Abk. für Antigen*-Antikörper-Reaktion.
Aarskog-Syn|drom (Dagfinn A., Päd., Humangenet., Norwegen, geb. 1928) *n*: (engl.) *Aarskog's syndrome*; syn. faziogenitodigitales Syndrom; meist geschlechtsgebunden rezessiv erbl. Erkr. (Genlocus Xp11.21, Mutationen im FGD1-Gen) mit geringer Expression bei Frauen; **Häufigkeit:** ca. 100 Fälle bekannt; **Sympt.:** Gedeihstörung, Kleinwuchs (mild bis mäßig) mit zunehmendem Verhältnis von Ober- zur Unterlänge; faziale Dysmorphie mit rundem Gesicht, maxillarer Hypoplasie, weitem Philtrum*, gebogenem linearem Grübchen unterhalb der Unterlippe, fleischigen Ohrläppchen u. schmaler Nase; Augenanomalien mit Hypertelorismus*, Ptosis, antimongoloide Lidachsen, Strabismus u. Hyperopie; odontoide Hypoplasie; sog. Geheimratsecken; Brachydaktylie* mit Vierfingerfurche*, Überstreckbarkeit der Fingergelenke u. partieller kutaner Syndaktylie; Pectus* excavatum, Skoliose; geistige Retardierung (ein Drittel der Fälle), Hyperaktivität; Inguinalhernien, Schalskrotum, Leistenhoden, verzögerte Pubertät, intakte Fertilität.
Aase-Syn|drom (Jon M. A., Päd., klin. Genet., Albuquerque, New Mexico, geb. 1936) *n*: Blackfan*-Diamond-Anämie.
AAV: Abk. für Adeno-assoziiertes Virus; s. Parvoviridae.
Ab-: auch Abs-, A-; Wortteil mit der Bedeutung entfernt von, weg von; von lat. a.

Abaca|vir (INN) *n*: (engl.) *abacavir*; Abk. ABC; Virostatikum* (nukleosidischer Reverse*-Transkriptase-Inhibitor); **Ind.:** HIV*-Infektion HLA-B5701-negativer Pat. als Teil einer antiviralen Kombinationstherapie*; **Kontraind.:** schwere Leberfunktionsstörung; **UAW:** lebensbedrohliche, z. T. tödl. Überempfindlichkeitsreaktion (bes. nach Reexposition; cave: signifikante Risikoerhöhung bei Nachweis von HLA-B5701), gastrointestinale Beschwerden, Laktatazidose.
Abadie-Zeichen (Charles A., Ophth., Paris, 1842–1932): Dalrymple*-Zeichen.
Abarelix *n*: (engl.) *abarelix*; synthet. Dekapeptid zur hormonalen Kastration bei Prostatakarzinom*; **Wirkungsmechanismus:** kompetitiver GnRH*-Antagonist mit reversibler Hemmung der Testosteronsynthese; **Anw.:** intramuskulär; **UAW:** u. a. Adynamie, anaphylaktoider Schock; cave: evtl. Verlängerung der QTc-Zeit (vgl. QT-Syndrom).
Abart: s. Varietas.
A|basie (A-*; Bas-*) *f*: (engl.) *abasia*; Unfähigkeit zu gehen; **Urs.:** Ataxie*, Beinlähmung, extrapyramidale Syndrome (z. B. Chorea Huntington, Wilson-Krankheit), ischäm. Schädigung von Basalganglien od. Thalamus, psychogen (i. R. von dissoziativen Störungen od. Konversionsneurosen); vgl. Dysbasie.
Abatacept *n*: (engl.) *abatacept*; Immunsuppressivum* zur i. v. Kurzinfusion (30 Min.); rekombinantes Arzneimittel* (Wirtszellen: Chinesische Hamster-Ovarialzellen); Fusionsprotein aus extrazellulärer Domäne von humanem CTLA*-4 u. einem modifizierten humanen IgG_1-Fc-Teil (s. Immunglobuline, Abb. dort); **Wirkungsmechanismus:** spezif. Bindung an CD 80 u. CD 86 Antigenpräsentierender Zellen*, damit selektive Hemmung der Kostimulation von T*-Lymphozyten; **Ind.:** rheumatoide Arthritis* (in Komb. mit Methotrexat*) bei Erwachsenen mit unzureichendem Therapieerfolg durch (bzw. Unverträglichkeit von) DMARD* einschließl. mind. 1 TNF*-Blocker; **Kontraind.:** v. a. Infektion, z. B. durch opportunistische Erreger*, Sepsis*; cave: Tuberkulose, Hepatitis B; **Wechselwirkung:** u. a. Schutzimpfung mit Lebendvakzinen (≤3 Mon. nach Anw. von A. kontraindiziert); **UAW:** u. a. neurol. (meist Kopfschmerz, Benommenheit), kardiovaskulär (meist art. Hypertonie, Flush), Husten, hepatisch (erhöhte Konz. von Leberenzymen im Blut), gastrointestinal (meist Bauchschmerz, Übelkeit, Diarrhö, funkt. Dyspepsie), dermat., immun. (Infektion der Atemwege, Harnwege, Herpes simplex u. a.); cave:

Abblassung, temporale

gelegentlich Neoplasie (z. B. Basalzellkarzinom od. Lungenkarzinom).

Abblassung, temporale: (engl.) *temporal pallor;* Abblassung der temporalen Hälfte der Sehnervenpapille inf. isolierter Schädigung des papillomakulären Bündels* i. R. einer partiellen Optikusatrophie*; **Vork.:** bei entzündl. Sehnervenerkrankungen (z. B. Neuritis* nervi optici, tox. od. hereditärer Optikusneuropathie sowie Makulopathien*.

Abbreviated Burn Severity Index: s. ABSI.

Abbreviated Injury Scale: Abk. AIS; Score* mit Erfassung von über 2000 Diagn. u. Sympt. zur Beurteilung der Schwere von Verletzungen bei Pat. mit Polytrauma*; siebenstellige Codierung jeder einzelnen Verletzung (nach Abschluss der Polytrauma-Primärdiagnostik) zur Berechnung eines Traumascores (z. B. Injury* Severity Score): Jede Verletzung wird einer von 9 AIS-definierten Körperregionen (Kopf, Gesicht, Hals, Brustkorb, Bauchraum, Rückenmark, Arme, Beine, äußere u. andere Verletzungen) zugeordnet u. die Verletzungsschwere jeder Einzelverletzung mit einer Punktzahl (AIS-Code; letzte Stelle des siebenstelligen AIS) von 1–6 (gering; mäßig; schwer, nicht lebensbedrohl.; schwer, lebensbedrohl.; krit., Überleben unsicher; max.) bzw. 9 (keine Angabe) Punkten bewertet.

Abbruch|blutung: (engl.) *withdrawal bleeding;* (gyn.) Auftreten einer uterinen Blutung inf. Abstoßung des Endometriums* (Lamina functionalis) durch Absinken der Östrogen- u./od. Progesteronkonzentration (sog. Hormonentzugsblutung); **Vork.:** bei anovulatorischem Zyklus*, nach Verabreichung weibl. Sexualhormone u. bei Extrauteringravidität*; i. w. S. stellt die Menstruation* eine physiol. A. dar. Vgl. Durchbruchblutung.

ABC: Abk. für **Ab**acavir*.

ABCDE-Schema *n:* (engl.) *ABCDE of resuscitation;* nach Prioritäten geordnete 5 Schritte des sog. Primary Survey (Erstbeurteilung) gemäß ATLS* zur schnellen Identifikation u. Ther. vitaler Verletzungen: **1.** Airway: Atemwegsmanagement (Freimachen der Atemwege, s. Esmarch-Heiberg-Handgriff) u. HWS-Stabilisierung, **2.** Breathing: Belüftung der Lungen/Beatmung* (s. Atemspende), **3.** Circulation: Kreislauf u. Blutungskontrolle (ggf. Herzdruckmassage* zur Gewährleistung eines Minimalkreislaufs durchführen), **4.** Disability: neurol. Defizite (neurol. Status) prüfen, **5.** Environment: entkleideten Pat. untersuchen, Erhalt der Körperwärme.

ABCD-Syn|drom *n:* Abk. für partieller Albinismus*, schwarze (**b**lack) Haarlocke, Störung der Zell (**c**ell)-Migration der Neurozyten des Darms u. Schwerhörigkeit (**d**eafness); autosomal-rezessiv erbl. (Genlocus 13q22, Mutation im Endothelin-B-Rezeptor-Gen EDNRB) Erkr., ggf. allelisch mit Waardenburg*-Syndrom. **Progn.:** Tod wenige Tage nach Geburt.

Abciximab (INN) *n:* (engl.) *abciximab;* Thrombozytenaggregations*-Hemmer zur i. v. Anw.; **Wirkungsmechanismus:** spezif. Bindung an Glykoprotein-IIb/IIIa-Rezeptoren (irreversibler Glykoprotein-IIb/IIIa-Rezeptor-Antagonist) u. dadurch Hemmung der Bindung von Fibrinogen, von-Willebrand-Faktor u. a. adhäsiven Substanzen an dieses thrombozytäre Integrin; zusätzl. Bindung an (thrombozytären u. endothelialen) Rezeptor für Vitronektin* (extrazelluläres Matrixprotein); **Ind.:** (zusätzlich zu Acetylsalicylsäure u. Heparin) **1.** instabile Angina pectoris (Akutes* Koronarsyndrom); **2.** PCI*; **UAW:** u. a. schwere Blutung, art. Hypotonie, Thrombozytopenie (<50 000/μl; sehr selten), Bradykardie, Fieber. Vgl. Eptifibatid; Tirofiban.

Ab|deck|test *m:* (engl.) *cover test;* syn. Cover-Test; Untersuchung einer Fehlstellung der Augen; **Formen: 1. einseitiger A.:** bei manifestem Schielen (Strabismus*) macht das abweichende Auge nach Abdecken des fixierenden Auges eine Einstellbewegung (Abk. EB) zur Fixation des beobachteten Gegenstands (Fixationsbewegung; Vorsicht bei hochgradiger Amblyopie*, exzentrischer Fixation); die Richtung, aus der die EB erfolgt, lässt erkennen, ob es sich um ein Einwärts- (s. Abb.), Auswärts- od. Höhenschielen handelt; EB bei Begleitschielen in allen Blickrichtungen gleich groß, bei Lähmungsschielen (s. Augenmuskellähmung) größter Schielwinkel bei Blick in Richtung des Wirkungsbereichs des gelähmten Muskels; **2. alternierender A.:** bei latentem Schielen (Heterophorie*) kommt es durch abwechselndes Abdecken des re. u. li. Auges (Unterbrechung des Binokularsehens) zu einer EB des freigegebenen Auges; **3. Aufdecktest:** Prüfung der Fusionsfähigkeit bei Heterophorie; beobachtet wird, ob u. wie rasch die durch alternierendes Abdecken provozierte Schielstellung überwunden werden kann.

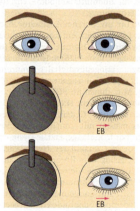

Abdecktest: einseitiger A. bei Einwärtsschielen des linken Auges (EB: Einstellbewegung)

Abderhalden-Fanconi-Syn|drom (Emil A., Physiol., Biochem., Zürich, 1877–1950; Guido F., Päd., Zürich, 1892–1979) *n:* Cystinose*.

Ab|domen (lat.) *n:* syn. Bauch, Unterleib; der Rumpfabschnitt zwischen Thorax u. Pelvis, der die Bauchhöhle (Cavitas* abdominis) enthält; vgl. Bauchregionen.

Ab|domen, akutes (↑) *n:* s. Akutes Abdomen.

Ab|domen|übersichts|aufnahme (↑): (engl.) *plain abdominal radiography;* Leeraufnahme* des Bauchraums (in Rückenlage, stehend od. in Linksseitenlage); **Ind.:** Verdacht auf Perforation gastrointes-

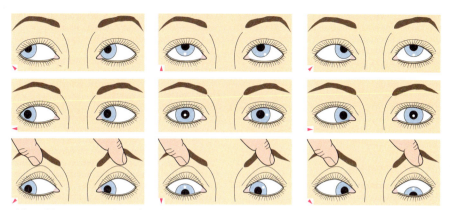

Abduzenslähmung: Untersuchung der 9 Blickrichtungen bei A. links

tinaler Organe (Nachw. freier Luft), Ileusdiagnostik (Flüssigkeitsspiegel, luftgefüllte, „stehende" Darmschlingen), Nachw. Schatten gebender Konkremente od. Verkalkungen (Galle, Pankreas, Nieren, Milz, Gefäße), Fremdkörpersuche. Vgl. Urographie.

ab|dominal (lat.): abdominalis; zum Bauch, Unterleib gehörig, Bauch-.

Ab|dominal|atmung (↑) syn. Zwerchfellatmung; s. Atmungstypen.

Ab|dominal|beschwerden, funktionelle (↑): (engl.) *functional abdominal complaints*; auch funktionelles Magen-Darm-Syndrom; Bez. für Bauchbeschwerden, für die sich kein pathol.-anat. Substrat an den intraabdominalen Organen nachweisen lässt; **Vork.:** eine der häufigsten gastrointestinalen Störungen, teilweise als Somatisierungsstörung* od. i. R. von Neurose od. Depression auftretend; s. Reizdarmsyndrom, Dyspepsie, funktionelle. Vgl. Funktionsstörung, somatoforme autonome.

Ab|dominal|gravidität (↑; Graviditas*) *f*: Bauchhöhlenschwangerschaft; s. Extrauteringravidität.

Ab|dominal|lavage (↑; Lavage*) *f*: s. Peritoneallavage; Etappenlavage.

Ab|dominal|trauma (↑; Trauma*) *n*: (engl.) *abdominal trauma*; syn. Bauchtrauma; Verletzung des Abdomens u. der im Abdomen befindlichen Organe durch Gewalteinwirkung; **Einteilung:** 1. stumpfes A. durch direkte Krafteinwirkung od. Dezeleration, z. B. Verkehrsunfall od. Sturz aus Höhe; 2. penetrierendes A. durch Stich, Schuss, Splitter, Pfählung; **Sympt.:** Schmerzen, Schock, Peritonismus; Eviszeration von Organen od. -teilen; **Diagn.:** klin. Untersuchung; Ultraschalldiagnostik, Rö.-Übersichtsaufnahme; (Kontrast-)CT; Peritoneallavage; diagn. Laparoskopie; **Ther.:** bei stumpfem A. explorative Laparotomie, selten konservative Intensivtherapie; bei penetrierendem A. op. (wenn kein sicherer Nachweis einer oberflächl. Verletzung). Vgl. Milzruptur; Zwerchfellruptur.

ab|ducens (lat. abducere wegführen): wegführend, von der Mittellinie wegziehend; vgl. Nervus abducens.

Ab|ductor-op|ponens-A|trophie (↑; lat. opponere entgegenstellen; Atrophie*) *f*: (engl.) *abductor opponens atrophy*; Atrophie des M. abductor pollicis brevis u. des M. opponens pollicis; **Urs.:** Wurzelkompressionssyndrom* im Bereich C 7, Schädigung des N. medianus, z. B. Karpaltunnelsyndrom*.

Ab|duktion (↑) *f*: (engl.) *abduction*; Wegführen eines Körperteils von der Medianebene; z. B. Heben des Arms nach außen, Bewegung des Auges zur Schläfe; vgl. Adduktion.

Ab|duktions|fraktur (↑; Fraktur*) *f*: s. Schenkelhalsfraktur.

Ab|duktions|kon|traktur (↑; Kontrakt-*) *f*: s. Kontraktur.

Ab|duktor (↑) *m*: abziehender Muskel; z. B. M. abductor hallucis.

Ab|duzens (↑): Kurzbez. für Nervus* abducens.

Ab|duzens|lähmung (↑): (engl.) *sixth nerve palsy*; Form der Augenmuskellähmung* inf. Schädigung des N. abducens (VI. Hirnnerv) mit Lähmung des von ihm versorgten M. rectus lateralis, der das Auge horizontal nach außen bewegt; das betroffene Auge bleibt beim Blick zur Seite der Lähmung zurück (s. Abb.). **Einteilung:** partielle A.: Abduzensparese; komplette A.: Abduzensparalyse; **Klin.:** ungekreuzte Doppelbilder, deren Abstand beim Blick zur Seite der A. zunimmt; **Urs.:** lokale Kompression durch Aneurysma, Megadolichobasilaris od. Tumor (im Nasopharynxbereich od. an der Schädelbasis, z. B. Chordom), entzündl. bedingt (z. B. bei basaler Meningitis, Syphilis, Lyme-Borreliose, Sarkoidose), Sinus-cavernosus-Affektion (Fistel zwischen A. carotis u. Sinus cavernosus, Kavernosusthrombose, Tolosa-Hunt-Syndrom), Trauma, erhöhter Hirndruck (einschließlich Pseudotumor cerebri), Durchblutungsstörung, Wernicke*-Enzephalopathie; A. inf. Hirnstammläsion geht im Allg. mit weiteren Lähmungen (horizontale Blicklähmung, periphere Fazialisparese, kontralaterale Hemiparese) einher.

Abernethy-Faszie (Fasc-*) *f*: (engl.) *Abernethy's fascia*; Pars iliaca der Fascia iliopsoas.

ab|errans (lat. aberrare abweichen): abweichend; z. B. Ductuli* aberrantes.

Ab|erration (lat. aberratio Ablenkung) *f*: 1. (genet.) s. Chromosomenaberrationen; 2. (physik.) s. Aberration, chromatische; 3. (physik.) s. Aberration, sphärische.

Ab|erration, chrom_a_tische (↑) *f*: (engl.) *chromatic aberration*; (physik.) opt. Abbildungsfehler von Linsen inf. der in Abhängigkeit von der Frequenz unterschiedl. Brechung des Lichts (farbige Bildränder als Spektrum, das durch die Farbenzerstreuung entsteht); Korrektur durch Achromat* od. Apochromat*.

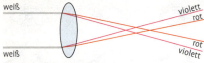
Aberration, chromatische

Ab|errati_o_nen, struktur_e_lle (↑) *f pl*: s. Chromosomenaberrationen.

Ab|erration, sph_ä_rische (↑) *f*: (engl.) *spheric aberration*; (physik.) opt. Abbildungsfehler inf. relativ stärkerer Brechung des Lichts in den Randpartien eines opt. Systems; Korrektur durch Linsenkombination.

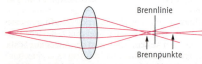
Aberration, sphärische

A|beta-Lipo|protein|äm_ie_ (A-*; Lip-*; Prot-*; -ämie*) *f*: (engl.) *abetalipoproteinemia*; syn. Bassen-Kornzweig-Syndrom; autosomal-rezessiv erbl. Erkr. (Genlocus 4q22-q24) mit Fehlen von Apolipoprotein B, Hypocholesterolämie u. Hypotriglyceridämie; s. Hypolipoproteinämie (Tab. dort).

Abfall, radio|aktiver: (engl.) *radioactive waste*; sog. Atommüll; sämtl. bei der Nutzung der Radioaktivität* in Kernindustrie, Forschung u. Nuklearmedizin anfallende radioaktive bzw. radioaktiv kontaminierte Substanzen u. Materialien, bei denen Dekontamination* bzw. Wiederverwendung nicht möglich ist; nach Atomgesetz ist r. A. schadlos zu verwerten bzw. geordnet zu beseitigen; Endlagerung muss durch geeignete Umschließung u. Isolation so gestaltet werden, dass Gefährdung von Mensch u. Umwelt für heute u. für alle Zukunft ausgeschlossen werden kann. Vgl. Dekontaminationsanlage.

Abformung: (engl.) *impression*; (zahnmed.) Verf. zur Herstellung eines Modells* der Mundsituation des Pat.; Abformmaterialien sind Gips, Silikone, Polyether, Polysulfide, Alginate, Hydrokolloide, Wachse u. Zink-Oxid-Eugenolpasten. **Formen: 1. Situationsabformung:** anat. A. der Zahnreihen; **2. Funktionsabformung:** A. der Kieferkämme od. Zahnreihen einschließl. der Bewegungen der angrenzenden Schleimhäute, der Zunge bzw. des Gaumens; **3. Kauabformung:** A. des zahnlosen Kiefers unter Kaubewegungen; **4. Schluckabformung:** A. des zahnlosen od. teilbezahnten Kiefers u. der angrenzenden Schleimhäute mit Schluckbewegungen; **5. phonet. A.:** A. unter Sprechbewegungen; **6. Korrekturabformung:** A. von Kronenstümpfen durch ein zweiphasiges, zweizeitiges Verf., bei dem die Erstabformung aus knetba-rem Silikon in einem 2. Arbeitsgang durch eine dünn fließende Silikonmasse korrigiert wird; **7. Doppelmischabformung:** Anw. von 2 Abformmaterialien (dünn fließend auf die Kronenstümpfe, schwer fließend mit Stempelwirkung); Variante: Einphasenabformung mit nur einem Material, oft mit thixotropen Eigenschaften.

Abführ|mittel: s. Laxanzien.

Abhängigkeit: (engl.) *dependence*; auch Sucht, Dependenz; Bez. für das Angewiesensein auf best. Substanzen od. Verhaltensweisen; **Formen: 1. physische** A.; Merkmale: **a)** Toleranz* bezüglich der konsumierten Substanz; **b)** substanzspezif. Entzugssyndrom* bei Aussetzen der Substanzzufuhr bzw. Einnahme der Substanz, um Entzugssymptome zu lindern od. zu vermeiden; **2. psychische** A.; Merkmale: **a)** starkes, gelegentlich übermächtiges od. zwanghaft auftretendes Verlangen, eine Substanz zu konsumieren, um sich positive Empfindungen zu verschaffen od. unangenehme zu vermeiden; **b)** verminderte Kontrollfähigkeit über Beginn, Beendigung u. Menge des Substanzgebrauchs einschließl. erfolgloser Versuche, diesen zu verringern; **c)** Einengung u. Anpassung der Alltagsaktivitäten auf die Möglichkeit od. Gelegenheit zum Substanzkonsum; Vernachlässigung wichtiger sozialer bzw. berufl. Interessen; **d)** fortgesetzter Substanzgebrauch trotz Wissens über dessen schädl. Folgen; **Einteilung: 1.** nach Stoffgruppen, die zur A. führen (multipler Substanzgebrauch mögl.): Alkohol, indirekt wirkende Sympathomimetika* (z. B. Amphetamin, Appetitzügler*), Cannabis sativa (s. Hanf, Indischer), Halluzinogene*, Inhalanzien (z. B. Lösungsmittel; vgl. Schnüffelsucht), Coffein*, Cocain*, Tabak* (Nicotin*), Opiate (s. Heroinabhängigkeit), Phencyclidin*, Sedativa* (z. B. Schlafmittel, Tranquilizer); auch in Zus. mit best. Handlungen u. Verhaltensweisen (z. B. pathologisches Spielen*); **2.** einfachere Einteilung: Alkohol- (A-Typ), Arzneimittel- (M-Typ) u. Rauschmittelabhängigkeit (R-Typ); **3.** Sonderform: sog. low dose dependence (trotz rel. niedriger Dosis u. geringer Dosissteigerung sind Betroffene nicht in der Lage, ohne die Substanz auszukommen); von der A. zu unterscheiden: gewohnheitsmäßiger Konsum best. Substanzen (typ. Merkmale physischer bzw. psychischer A. fehlen); **Urs.:** Neben der Verfügbarkeit u. pharmak. Wirkung der Droge sind für die Entw. einer A. die Struktur der Persönlichkeit sowie das soziale Lebensumfeld des Betroffenen von Bedeutung; häufig geht eine Phase des Missbrauchs* voraus. **Ther.:** s. Erziehung, Entwöhnung; evtl. begleitende Psychotherapie*.

Abhängigkeits|potential *n*: (engl.) *dependence potential*; Bez. für das Vermögen eines Stoffs od. eines Pharmakons, Abhängigkeit* zu induzieren.

Abhärtung: (engl.) *hardening*; Bez. aus der Naturheilkunde*, die i. e. S. Verbesserung der Abwehr gegen banale Infektionskrankheiten, i. w. S. eine Optimierung von Abwehr- u. Bewältigungsleistungen gegen physische u. psychische Stressoren durch die Anw. versch. Therapieverfahren (z. B. Hydrotherapie*, Klimatherapie*) umschreibt.

ABH-Substanzen (Substantia*) *f pl*: s. ABNull-Blutgruppen; Witebsky-Substanzen.

A-Bild-Methode *f*: (engl.) *A-scan*; A-Methode; Verfahren der Ultraschalldiagnostik*.

Abklatsch|krebs: s. Metastase.

Abklatsch|ulkus (Ulc-*) *n*: (engl.) *kissing ulcer*; syn. Abklatschgeschwür; durch Berührung zweier Schleimhäute übertragenes Ulkus; **Vork.:** bes. bei Primäraffekt i. R. einer Syphilis* u. bei Magen- od. Dünndarmulzera.

Abklatschung: (engl.) *slapping*; Verf. der Hydrotherapie* mit kurzen, kräftigen Schlägen auf den Rücken mit einem nasskalten (10–15 °C) Handtuch; **Wirkung:** reflektorisch gesteigerte kapilläre Durchblutung der Lunge; **Ind.:** bei Bettlägerigkeit (Pneumonieprophylaxe), Bronchitis, Pneumonie im Lösungsstadium; Anwendungsbeschränkung bei Kleinkind, Kachexie u. schwerer interstitieller Lungenkrankheit.

Abklatsch|verfahren: 1. (engl.) *impression method*; Meth. zum Nachw. von Bakt. an Oberflächen aller Art (z. B. Fußböden, Wände, Instrumente, Apparate, Klinikkleidung, Hände des Personals; s. Abb.) durch ein sog. Abklatschpräparat, bes. i. R. der Krankenhaushygiene zur Verhütung von Nosokomialinfektionen*; mit nähragarbeschichteten Folien, Petrischalen od. anderen Trägermaterialien werden Abdrücke der gewünschten Oberflächen genommen u. diese in Brutschränken* inkubiert, um evtl. vorhandene Keime anzuzüchten; **2.** (engl.) *impression preparation*; Aufdrücken eines Deckglases auf Oberflächenkolonien von Bakt. (sog. Abklatschpräparat), um die Lagerung der Keime im Kolonieverband mikroskop. zu untersuchen.

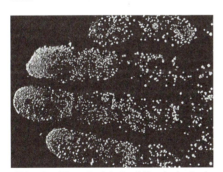

Abklatschverfahren: Ergebnis des Abklatschs der Handinnenfläche nach Kultur

Abkling|quote *f*: **1.** (engl.) *decay rate*; (pharmak.) Wirkungsverlust eines Arzneimittels pro Tag (Angabe in Prozent), z. B. von Herzglykosiden* (Digitoxin ca. 7 %, Digoxin ca. 30 %); **2.** (nuklearmed.) der prozentuale Anteil eines radioaktiven Stoffs, der sich aufgrund des radioaktiven Zerfalls in einer best. Zeit in ein anderes i. d. R. stabiles Nuklid* umwandelt; vgl. Kumulation; Halbwertzeit.

Ab|latio (lat. das Entfernen, Wegschaffen) *f*: **1.** Amputation*, Abtragung; z. B. A. mammae; **2.** Amotio, Ablösung; z. B. A. retinae.

Ab|latio choroideae (↑) *f*: Amotio* choroideae.

Ab|latio mammae (↑) *f*: s. Mastektomie.

Ab|latio placentae (↑) *f*: vorzeitige Plazentalösung*.

Ab|latio retinae (↑) *f*: (engl.) *detached retina, retinal detachment*; syn. Amotio retinae; Netzhautablösung; Trennung von Netzhaut u. Pigmentepithel durch subretinale Flüssigkeit; **Formen: 1.** rhegmatogene (rissbedingte, idiopathische) A. r. mit (hufeisenförmigem) Einriss der Netzhaut inf. degenerativer Veränderungen im Äquatorbereich bei entspr. Disposition (v. a. Myopie, Aphakie); **2.** nichtrhegmatogene A. r. ohne Einriss durch Zug von innen (Traktionsablatio) bei Glaskörperschrumpfung od. -verlust (z. B. inf. proliferativer Vitreoretinopathie* bei diabet. Retinopathie, nach Trauma od. Op.) bzw. Druck von hinten inf. pathol. Prozesse zwischen Retina u. Choroidea (Exsudation, Tumoren); **Sympt.:** prodromale Flusen, Blitze, dann Schatten, Schleier (Skotom*); vermindertes Rotlicht; ophthalmoskop. blass-graue Netzhaut mit Fältelungen (s. Abb.), Durchscheinen der roten Aderhaut im Lochbereich; **Ther.: 1.** prophylakt. Anheften von gefährdeten Arealen durch Hitze- (Photokoagulation*) od. Kälteanwendung; **2.** Annähern von Netz- u. Aderhaut durch eindellende Maßnahmen von außen (Plombe, Cerclage) mit Induktion einer Verklebung durch Kälteanwendung, evtl. in Komb. mit **3.** Vitrektomie* zur Beseitigung innerer Zugkräfte mit od. ohne innere Tamponade (Gas, Silikonöl); postop. Ruhigstellung durch Lochbrille.

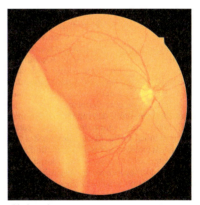

Ablatio retinae [166]

Ableitungen: 1. (kardiol.) s. EKG; Standardableitungen; EKG, intrakardiale; **2.** (neurol.) s. Elektromyographie; EEG.

Ableitungen, prä|kordiale: s. Brustwandableitungen.

A|blepharie (A-*; Blephar-*) *f*: (engl.) *ablephary*; angeborenes od. erworbenes vollständiges Fehlen des Augenlids; vgl. Ablepharie-Makrostoma-Syndrom; Mikroblepharie.

A|blepharie-Makro|stoma-Syn|drom (↑; ↑; Makro-*; Stoma*) *n*: (engl.) *ablepharon-macrostomia syndrome*; Abk. AMS; seltenes autosomal-rezessiv erbl. Fehlbildungssyndrom mit fehlendem Os zygomaticum, Ablepharie*, fehlenden Augenbrauen u. -wimpern, Kryptophthalmus*, Mikroblepharie*, Makrostoma (s. Gesichtsspalten), Mikrotie*, fehlenden od. rudimentären Brustwarzen, zwitterhaftem Genitale, fehlender Lanugo, trockener

Abmagerung

Haut u. fehlender bzw. verzögerter Sprachentwicklung.

Abmagerung: (engl.) *emaciation;* starker Gewichtsverlust, der durch ein starkes Ungleichgewicht zwischen Energieaufnahme u. -verbrauch entsteht; **Urs.:** Mangelernährung, Digestions- u. Resorptionsstörungen, psychogen v. a. bei Essstörung (z. B. Anorexia* nervosa), Malignome, chron. Infektionskrankheiten (z. B. AIDS), Alkoholkrankheit, schwere Herz- u. Niereninsuffizienz, Leberzirrhose*, endokrin z. B. bei Hypophysenvorderlappen*-Insuffizienz, Addison*-Krankheit, Diabetes* mellitus u. Hyperthyreose*; schwere Form der A. mit allg. Atrophie* wird als Kachexie* bezeichnet.

Abmagerungs|syn|drom, di|en|zephal-tumoröses *n*: (engl.) *diencephalic syndrome;* syn. Russell-Syndrom; Gedeihstörung mit starker Abmagerung innerh. der ersten 4 Lj.; **Ätiol.:** langsam wachsender Hirntumor am vorderen Hypothalamus od. Boden des 3. Ventrikels (meist Astrozytom, seltener Spongioblastom, Ependymom, Hamartom); **Klin.:** Kachexie trotz guter Nahrungsaufnahme; gesteigerter Hirndruck mit Erbrechen, Diabetes insipidus, Hypogonadismus, Hyperkinesie, Nystagmus, Doppelbilder, Gesichtsfelddefekte, vegetative Labilität (Schwitzneigung, verminderte Körpertemperatur, Blässe, Tachykardie); **Diagn.:** CCT, MRT; **Ther.:** Strahlentherapie bei älteren Kindern u. Erwachsenen; neurochir. Eingriff u. Chemotherapie bei Kleinkindern.

Abnabelung: (engl.) *cord clamping;* asept. Abtrennung der Nabelschnur* nach der Geburt, etwa 2 Finger breit vom kindl. Nabel entfernt, nachdem vorher beiderseits der Schnittstelle abgebunden bzw. abgeklemmt wurde; **Einteilung** nach dem Zeitpunkt der A.: **1.** Sofortabnabelung unmittelbar nach Entwicklung des Kindes; Ind.: Morbus* haemolyticus fetalis (zur Vermeidung des Übertritts von Plazentablut); **2.** Frühabnabelung nach ca. 1–1,5 Min.; i. d. R. beim reifen Kind; **3.** Spätabnabelung nach ca. 5 Min. (nach Übertritt des Plazentabluts), Steigerung des neonatalen Bluthämoglobingehaltes um bis zu 30 % möglich; Ind.: Anämierisiko bei Frühgeborenen u. Mehrlingen.

ABNull-Blut|grup|pen: (engl.) *ABO blood groups;* ABO-Blutgruppen; System klassischer Blutgruppen*, gekennzeichnet durch Vorhandensein regulärer Antikörper (sog. Alloagglutinine*) gegen diejenigen Blutgruppenantigene A od. B, die dem Individuum selbst fehlen (Landsteiner*-Regel); **Grundlagen:** Vererbung autosomal durch multiple Allele auf Chromosom 9; A u. B verhalten sich zueinander kodominant u. gegenüber stummem Allel 0 dominant, A_1 gegenüber A_2 dominant (6 Geno- u. 4 Phänotypen, sind bei Blutgruppe 0 u. AB ident.). Die Allele codieren Transferasen, die eine spez. glykosid. Bindung an terminale Kohlenhydrate der H*-Substanz katalysieren; antigene Determinante der Blutgruppe A ist N-Acetyl-D-Galaktosamin, der Blutgruppe B D-Galaktose. Durch das stumme (amorphe) Allel 0 wird die H-Substanz enzymat. nicht verändert u. wirkt selbst als H-Antigen (endständige L-Fucose). Volle A- u. B-Eigenschaft entwickelt sich in den ersten beiden Lebensjahren. Von den A- u. B-Antigenen sind versch. Varianten bekannt; wichtig sind die beiden häufigsten Subtypen A_1 u. A_2 als quant. Varianten von A (Antigenzahl pro Erythrozyt ca. 10×10^5 bzw. $2,5 \times 10^5$), daneben sind weitere A-Untergruppen (schwächere Varianten des A-Antigens mit geringerer Aktivität der jeweils codierten Transferase) beschrieben. Die ABH-Blutgruppenantigene kommen (als Glykolipide) nicht nur auf Erythrozyten, sondern auch auf anderen Zellen (Leuko- u. Thrombozyten, Epithel- u. Gewebezellen) u. (als lösl. Glykoproteine) im Serum sowie bei sog. Sekretoren (s. Sekretorsystem) auch in anderen Körperflüssigkeiten (Speichel, Sperma, Schweiß u. a.) vor. **Häufigkeit:** s. Tab.; **klin. Bedeutung: 1.** statist. Zus. zwischen ABNull-B. u. einigen Erkr.; überzufällig häufiges Vork. der Blutgruppe A bei Pat. mit Karzinomen des Dickdarms, Rektums, Uterus, Ovars u. der Mamma sowie mit ischäm. Herzkrankheiten, Gallenwegerkrankungen u. Cholezystitis, der Blutgruppe B bei Pat. mit Asthma bronchiale u. Meningeom, der Blutgruppe 0 bei Pat. mit Ulcus duodeni et ventriculi, der Blutgruppe AB bei Pat. mit malignen Speicheldrüsentumoren, Larynxkarzinom, chron. Leukämie u. Diabetes mellitus, der Blutgruppen A u. AB bei Pat. mit Kardiakarzinom, der Blutgruppen A, B u. AB bei Pat. mit Magenkarzinom, perniziöser Anä-

ABNull-Blutgruppen
Häufigkeit in Mitteleuropa

Blutgruppe	Erythrozyteneigenschaften	Häufigkeit	Alloagglutinine
0	[H]	≈ 40 %	Anti-A[1], Anti-B
A	A_1 ≈ 37 % A_2 ≈ 7,5 % (A_x) (selten)	≈ 44,5 %	Anti-B
B	B	≈ 10,5 %	Anti-A[1]
AB	A_1B ≈ 3,5 % A_2B ≈ 1,0 % (A_xB) (selten)	≈ 4,5 %	keine

[1] Individuen der Blutgruppen 0 und B besitzen regelmäßig A_1-Antikörper, der Titer gegen das Antigen A_2 ist dagegen variabel und meist niedrig.

mie u. Azoospermie; **2.** AB0-B. müssen bei Bluttransfusionen u. Transplantationen berücksichtigt werden; eine AB0-Imkompatibilität kann zu schweren Transfusionszwischenfällen* (bzw. Abstoßungsreaktionen) u. einem Morbus* haemolyticus neonatorum führen. **3.** Nutzung des AB0-Null-Systems für forensische Untersuchungen, z. B. Abstammungsbegutachtung od. Spurennachweise. Vgl. Blutgruppenbestimmung.

AB0-Null-Erythro|blasto͟se (Erythr-*; Blast-*; -osis*) *f*: s. AB0-Null-Inkompatibilität; Morbus haemolyticus neonatorum.

AB0-Null-In|kompati|bilität (In-*; Kompatibilität*) *f*: (engl.) *AB0 incompatibility*; syn. AB0-Inkompatibilität, AB0-Null-Erythroblastose; Unverträglichkeit versch. AB0-Null*-Blutgruppen, z. B. als Urs. von Transfusionszwischenfällen*, hervorgerufen durch entspr. Alloagglutinine* des Empfängers, od. (am häufigsten in Form einer 0/A-Inkompatibilität) als Urs. eines Morbus* haemolyticus neonatorum inf. Sensibilisierung der Mutter gegenüber abweichenden kindl. Blutgruppenantigenen.

Abnutzungs|quote *f*: (engl.) *consumption rate*; Summe der Verluste an körpereigenen Substanzen durch Abscheidung von Stoffwechselprodukten od. Zellen; ein Teil dieser Stoffe wird dem Aufbau körpereigener Substanzen wieder zugeführt (endogener Ersatz), der darüber hinausgehende Anteil muss den Nährstoffen entnommen werden (exogener Ersatz). Vgl. Eiweißminimum.

AB0-: s. AB0-Null-.

ab|o͟ral (Ab-*; Or-*): vom Mund wegführend.

Ab|o͟rt (lat. abortus Fehlgeburt, Frühgeburt) *m*: (engl.) *abortion*; Fehlgeburt; vorzeitige Beendigung der Schwangerschaft durch spontanen od. künstl. herbeigeführten Verlust des Fetus mit Gewicht <500 g vor Eintritt seiner extrauterinen Lebensfähigkeit (i. d. R. vor 24+0 SSW); **Urs.:** **1.** genet. Anomalien der Eltern od. der Fruchtanlage; **2.** lokale bzw. generalisierte Infektion (z. B. mit Chlamydia* trachomatis, Toxoplasma* gondii, Zytomegalie*-Virus); **3.** mütterl. Störungen od. Erkr. (z. B. Corpus-luteum-Insuffizienz, Uterusfehlbildung*, Diabetes* mellitus); **4.** immun. (z. B. Antiphospholipid*-Syndrom, Lupus* erythematodes); **5.** exogene Noxen (z. B. radioaktive Strahlung, Pflanzenschutzgifte, Arzneimittel); **6.** psychosoziale Faktoren (z. B. Krieg, Flucht, Trennung); **Formen: 1.** einzeitiger od. vollständiger A. (Abortus completus): i. d. R. früher Frühabort unter Ausstoßung des Eis (Embryo, Amnionsack u. Chorionhülle) in toto; **2.** zweizeitiger od. unvollständiger A. (Abortus incompletus): i. d. R. Spätabort unter geburtsähnl. Ausstoßung (Blasensprung, wehenartige Schmerzen) von Fetus u. Plazenta, von der häufig Teile in utero verbleiben; **Ther.:** Kürettage*. Es besteht keine standesamtl. Meldepflicht. Vgl. Frühgeburt; Lebendgeburt; Schwangerschaftsabbruch.

Ab|o͟rt, ein|zeitiger (↑) *m*: s. Abort.

Ab|o͟rt, habitue͟ller (↑) *m*: (engl.) *habitual abortion*; Abortus habitualis; mind. zum dritten Mal vorkommende spontane Fehlgeburt unklarer Urs.; **Formen: 1.** primärer h. A.: ≥3 Fehlgeburten ohne ausgetragene Schwangerschaft; **2.** sekundärer h. A.: ≥3 Fehlgeburten, unterbrochen durch Geburt.

Ab|o͟rt|in|duktion (↑; Induktion*) *f*: (engl.) *induced abortion*; Einleitung eines Schwangerschaftsabbruchs* mit Abortiva*.

ab|orti͟v (↑): (engl.) *abortive*; unfertig, abgekürzt verlaufend, z. B. Typhus, der ungewöhnl. früh u. schnell in Besserung übergeht.

Ab|orti͟va (↑) *n pl*: (engl.) *abortifacients*; Sammelbez. für Arzneimittel u. Substanzen, die zum Schwangerschaftsabbruch* führen; **Anw.:** v. a. Kontraktionsmittel (meist Prostaglandine*, seltener Instillation hyperton. Lösungen), Progesteron-Antagonisten (z. B. Mifepriston*) u. gelegentl. Folsäure-Antagonist Methotrexat*; früher verwendete Substanzen wie Ergotalkaloide*, Chinin* u. Pflanzenstoffe (z. B. Aloe*) sind wegen ihrer für Schwangere schädl. Nebenwirkungen obsolet.

Ab|orti͟v-Ei (↑): (engl.) *blighted ovum*; Molenschwangerschaft, Windei; befruchtetes, aber entwicklungsgestörtes Ei; häufiger bei männl. Embryonalanlage (m : w = 1,29 : 1); **Urs.: 1.** endogene Faktoren (genet. bedingte Schäden, z. B. Chromosomenaberrationen*); **2.** exogene Faktoren (u. a. Schäden inf. von Sauerstoffmangel, Intoxikationen, Infektionen, Strahlen). Vgl. Mole.

Ab|o͟rt, komplizi͟erter (↑) *m*: (engl.) *infected abortion*; Abort* mit Entz. von Gebärmutter u./od. Adnexen.

Ab|o͟rt|psycho͟se (↑; Psych-*; -osis*) *f*: (engl.) *post abortion psychosis*; Bez. für psychische Erkr. nach Fehlgeburt od. Schwangerschaftsabbruch*; i. e. S. symptomat. Psychose*, i. w. S. auch psychogene Depression* u. a. Störungen.

Ab|o͟rt, se͟ptischer (↑) *m*: (engl.) *septic abortion*; generalisierte Verlaufsform des Abortus* febrilis.

Ab|o͟rt, tuba͟rer (↑) *m*: s. Tubargravidität.

Ab|o͟rt, un|komplizi͟erter (↑) *m*: (engl.) *uncomplicated abortion*; Abort* ohne entzündl. Beteiligung der Nachbarorgane.

Ab|o͟rtus (↑) *m*: s. Abort.

Ab|o͟rtus artifici͟alis (↑) *m*: Schwangerschaftsabbruch*.

Ab|o͟rtus-Bang-In|fektio͟n (↑; Bernhard L. B., Bakteriol., Tierarzt, Kopenhagen, 1848–1932; Infekt-*) *f*: s. Brucellose.

Ab|o͟rtus cervica͟lis (↑) *m*: seltener, durch einen rigiden Muttermund (z. B. nach narbigen Veränderungen) verhaltener Abort*.

Ab|o͟rtus comple͟tus (↑) *m*: s. Abort.

Ab|o͟rtus crimina͟lis (↑) *m*: gesetzeswidriger Schwangerschaftsabbruch*.

Ab|o͟rtus febri͟lis (↑) *m*: (engl.) *febrile abortion*; fieberhafter Abort; **Formen: 1.** unkomplizierter A. f.: lokale Endometriuminfektion; **2.** komplizierter A. f. mit Adnexitis; **3.** sept. Abort mit Bakteriämie, Pelveoperitonitis, diffuser Peritonitis* u. Gefahr eines septischen Schocks*; als putrider A. f. mit Gasbildung.

Ab|o͟rtus habitua͟lis (↑) *m*: habitueller Abort*.

Ab|o͟rtus im|mi͟nens (↑) *m*: (engl.) *imminent abortion*; drohender bzw. bevorstehender Abort* mit vaginaler Blutung u./od. Wehen bei geschlossenem Zervikalkanal; Schwangerschaft ist unter günstigen Umständen zu erhalten.

Ab|o͟rtus in|ci͟piens (↑) *m*: (engl.) *incipient abortion*; beginnender, nicht aufzuhaltender Abort* mit vaginaler Blutung u. zervixwirksamen Wehen.

Ab|ortus in|completus (↑) *m*: s. Abort.
Ab|ortus spontaneus (↑) *m*: (engl.) *spontaneous abortion*; Spontanabort; Abort* ohne äußere Einwirkung.
Ab|ort, verhaltener (↑) *m*: s. missed abortion.
Ab|ort, zwei|zeitiger (↑) *m*: s. Abort.
ABPA: Abk. für allergische bronchopulmonale Aspergillose*.
ABPI: Abk. für (engl.) *ankle brachial pressure index*; s. Knöchel-Arm-Index.
Abräum|zellen (Zelle*): (engl.) *scavenger cells*; Makrophagen*, i. e. S. Hortega-Zellen (s. Neuroglia).
Ab|rasio (lat. abradere, abrasus abkratzen) *f*: (engl.) *abrasion*; Abschabung, Ausschabung; s. Kürettage.
Ab|rasio corneae (↑) *f*: (engl.) *abrasion of the cornea*; op. Abschabung des Hornhautepithels; z. B. bei rezidiv. Erosion.
Ab|rasio dentium (↑) *f*: (engl.) *tooth abrasion*; Abschleifen der Zahnaufflächen durch Reibung; physiol. Alterserscheinung, pathol. in Zus. mit bes. physik. Belastungen (z. B. Bruxismus*). Vgl. Demastikation.
Ab|rasions|zyto|logie (↑; Cyt-*; -log*) *f*: (engl.) *abrasion cytology*; zytol. Untersuchung von Zellen, die durch Bürstenbiopsie* gewonnen wurden. Vgl. Zytodiagnostik.
Ab|rasio uteri (↑) *f*: s. Kürettage.
Abreibung, nasse: (engl.) *wet rubbing*; Verf. der Hydrotherapie*, bei dem der ganze Körper od. Teile kurz in ein kaltes (10–15 °C) nasses Laken gehüllt, abgerieben u. anschließend abgetrocknet werden; **Wirkung:** reaktive Hyperämie* der Haut durch therm. u. mechan. Reizung; **Anw.:** u. a. zur Abhärtung*, bei hypotoner Kreislaufdysregulation. Vgl. Packung; Abklatschung; Waschung.
Abrikossoff-Tumor (Alexej I. A., Pathol., Moskau, 1875–1955; Tumor*) *m*: Granularzelltumor*.
Abriss|fraktur (Fraktur*) *f*: s. Fraktur.
Ab|ruptio graviditatis (lat. abruptio das Abreißen) *f*: s. Schwangerschaftsabbruch.
Ab|ruptio placentae (↑) *f*: vorzeitige Plazentalösung*.
Ab|scessus (lat. Eitergeschwür) *m*: s. Abszess.
Abscher|fraktur (Fraktur*) *f*: s. Fraktur.
Abschirmung: (engl.) *screen, shield*; Einrichtung aus strahlenabsorbierendem Material (z. B. Blei) zum Schutz vor ionisierender Strahlung*; vgl. Strahlenschutz.
Absence (franz.) *f*: (engl.) *absence, absence seizure*; Form eines epilept. Anfalls mit plötzlich einsetzender u. (meist nach 10–30 Sek.) abrupt endender Bewusstseinsstörung u. nachfolgender Amnesie*; zusätzlich können einem milde motor. Begleitsymptome (z. B. Lidzuckungen, Änderungen des Muskeltonus, Automatismen) u. vegetative Phänomene auftreten. **Diagn.:** generalisierte Spike-wave-Komplexe (2,5–4/s) im EEG*. Vgl. Epilepsie.
Absentismus *m*: (engl.) *absentism*; betriebl. Krankenstand einer Belegschaft in % pro Jahr; neben tatsächl. akuten u. chron. Krankheiten stark abhängig von z. B. Arbeitszufriedenheit u. konjunkturellen Einflüssen. Vgl. Arbeitsunfähigkeit.
ABSI: Abk. für (engl.) *Abbreviated Burn Severity Index*; von Tobiasen (1982) entwickelter weltweit üblicher progn. Score* (Tab. dort) bei Verbrennung*;

ABSI		
Kriterien		Punkte[1]
Geschlecht	weiblich	1
	männlich	0
Alter	≤20 Jahre	1
	21–40 Jahre	2
	41–60 Jahre	3
	61–80 Jahre	4
	81–100 Jahre	5
Verbrennung		
Tiefe	Grad ≥3	1
Fläche	1–10 % KOF	1
	11–20 % KOF	2
	21–30 % KOF	3
	31–40 % KOF	4
	41–50 % KOF	5
	51–60 % KOF	6
	61–70 % KOF	7
	71–80 % KOF	8
	81–90 % KOF	9
	91–100 % KOF	10
Inhalationstrauma		1

KOF: Körperoberfläche;
[1] Punktsumme (ABSI; in der Regel modifiziert duch zusätzliche Addition von je 1 Punkt pro signifikanter Begleiterkrankung bzw. Risikofaktor, z. B. Rauchen od. Alkoholkrankheit) korreliert (negativ) mit der Prognose.

Einteilung: entspr. Überlebenswahrscheinlichkeit (<50 % bei ABSI ≥9). Vgl. Baux-Score.
Absidia *n pl*: (engl.) *Absidia*; Pilzgattung der Ordnung Mucorales; A.-Arten sind Saprophyten; A. corymbifera ist fakultativ humanpathogen; Err. der Mucor*-Mykosen insbes. bei abwehrgeschwächten Patienten. Vgl. Mykosen (Tab. 3 dort).
Absiedelung: s. Metastase.
Absinthismus *m*: (engl.) *absinthism*; chron. Absinthintoxikation; s. Wermut.
ab|solut (lat. absolutus abgeschlossen, unabhängig): (engl.) *absolute*; vollkommen.
Absonderung: s. Quarantäne.
Ab|sorber (lat. absorbere aufsaugen) *m*: **1.** (engl.) *absorber*; (physik.) jede Materie, die eine Schwächung einer hindurchgehenden Strahlung wie z. B. ionisierende Strahlung* od. Röntgenstrahlung* bewirkt, z. B. durch Absorption*, Streuung*; **2.** (anästh.) Bez. für CO_2-Absorber (s. Atemkalk).
Ab|sorption (↑) *f*: **1.** (engl.) *absorption*; (physik.) Schwächung der Intensität nichtionisierender u. ionisierender Strahlung* beim Durchgang durch Materie durch Umwandlung der Strahlungsenergie in andere Energieformen, z. B. Wärme, chem. Energie od. Licht anderer Wellenlängen; die A. hängt von den Eigenschaften der Strahlung u. der durchstrahlten Materie ab u. nimmt mit der Dicke

des durchstrahlten Mediums zu (s. Streuung). Durch A. bestimmter Wellenlängen des weißen Lichts werden Farben sichtbar (s. Absorptionsspektrum). Das Prinzip der A. von Strahlung wird genutzt in der Radiologie u. Nuklearmedizin bei der Durchführung bildgebender Verf. (Rö., CT u. a.), dem Einsatz von Röntgenkontrastmitteln*, beim Nachw. ionisierender Strahlung mit geeigneten Detektoren für Untersuchungs- u. Strahlenschutzzwecke, zum Strahlenschutz für Pat. u. Personal (Strahlenschutzwände, Bleiglasfenster, Schutzkleidung, z. B. Bleischürzen) u. in der Labormedizin bei der Messung der Extinktion* zur Konzentrationsbestimmung von Analyten in Lösungen i. R. der Photometrie*; **2.** (chem.-physik.) Lösung, d. h. molekulare gleichmäßige Verteilung eines Gases in einer Flüssigkeit od. in einem festen Körper; Zunahme mit der Erhöhung des Drucks, Abnahme mit zunehmender Temperatur; vgl. Adsorption; **3.** (physiol.) in der Verdauungsphysiologie international gebräuchl. Bez. für den im deutschen Sprachraum übl. Begriff Resorption*; **4.** (serol.) Absättigung eines Antikörpers* mit dem homologen gelösten Antigen*; **5.** (pharmak.) s. Resorption.

Ab|sorptions|spektrum (↑; Spektrum*) *n*: (engl.) *absorption spectrum*; Spektrum* elektromagnet. Wellen nach dem Durchdringen von gasförmigen, flüssigen od. festen Substanzen unter Absorption best. Wellenlängen, die sich bei Gasen als schmale Linien (Linienspektrum od. Bandenspektrum), bei Flüssigkeiten u. festen Körpern als breite u. oft unscharf begrenzte Bereiche (kontinuierl. Spektrum) darstellen. Ein A. ist charakterist. für eine best. Substanz u. ermöglicht die qual. und quant. Analyse. Vgl. Emissionsspektrum.

Abstammungs|begutachtung: (engl.) *paternity assessment*; Bez. für gerichtsmed. Verfahren zur Klärung der biol. Abstammung (Mutterschafts-, Vaterschaftsfeststellung) durch eine vergleichende genet. Untersuchung; **Prinzip:** biostatist. Auswertung von STR-Polymorphismen (Mikrosatelliten; s. Marker, genetische) durch DNA*-Fingerprint-Methode (Abb. dort); hat die Blutgruppen- u. HLA-Typisierung weitgehend ersetzt. Verf. wird durch Richtlinien der Bundesärztekammer u. des Robert Koch-Instituts geregelt.

Abstammungs|lehre: s. Evolutionstheorie.

Abstands|quadrat|gesetz: (engl.) *inverse square law*; die Intensität der von einer (annähernd) punktförmigen Quelle ausgehenden Strahlung nimmt proportional zum Quadrat der Entfernung von der Strahlenquelle ab. Dies gilt für Licht ebenso wie für Röntgenstrahlung, die von einem kleinen Brennfleck (Fokus), bzw. Beta- od. Gammastrahlung, die von einem kleinen radioaktiven Präparat ausgesandt wird. Bei ionisierender Strahlung lautet das A. für die Energiedosisleistungen* $\dot{D}_1$ bzw. $\dot{D}_2$ in den jeweiligen Abständen r_1 bzw. r_2 (s. Abb.): $\dot{D}_1 : \dot{D}_2 = (r_2 : r_1)^2$.

Abstill|dys|pepsie (Dys-*; -pepsie*) *f*: (engl.) *ablactation dyspepsia*; ungenaue Bez. für akute Ernährungsstörung des Säuglings nach dem Abstillen*; **Urs.:** mikroökolog. Ungleichgewichte im Magen-Darm-Trakt (vgl. Bifidusflora), Infekte od. Nahrungsmittelunverträglichkeiten (z. B. Kuhmilchallergie*), Folge der Ernährung mit einer künstl., evtl. nicht altersgerechten Säuglingsnahrung; **Sympt.:** Blähungen, Speien, dünnflüssige Stühle, Unruhezustände u. Schreiattacken aufgrund kolikartiger Bauchschmerzen, selten Obstipation, langfristig Mangeldeihen; **DD:** infektiöse Gastroenteritis*, Invagination*, Pylorushypertrophie*, gastroösophagealer Reflux.

Abstillen: (engl.) *ablactation, weaning*; Übergang von der natürl. Brusternährung (Stillen*) zu künstl. Säuglingsernährung*; A. sollte wegen der Vorteile der Ernährung mit Muttermilch* für den Säugling möglichst nicht vor dem 5. Lebensmonat erfolgen. **Formen: 1.** primäres A.: Unterdrückung der Laktation, bevor sie eingesetzt hat; **2.** sekundäres A.: Unterdrückung einer bestehenden Laktation. **Ind.: 1.** kindlich (späte Fehlgeburt od. postnatal verstorbenes Kind, best. obligate Medikation od. Infektionskrankheit der Mutter, angeb. Stoffwechselstörungen des Kindes); **2.** mütterlich (Allgemeinerkrankung, Brusterkrankung od. -anomalie, Wunsch der Mutter); Übergang zur künstl. Nahrung erfolgt bei sekundärem A. meist schrittweise. Vgl. Dopamin-Rezeptor-Agonisten; Abstilldyspepsie.

Ab|stinenz (lat. abstinentia Enthaltsamkeit) *f*: (engl.) *abstinence*; Enthaltsamkeit, Enthaltung, z. B. von Speisen, Genuss- od. Arzneimitteln, sexueller Betätigung.

Ab|stinenz|erscheinungen (↑): s. Entzugssyndrom.

Abstoßungs|re|aktion *f*: (engl.) *rejection reaction*; Abk. AR; Zerstörung eines Transplantats inf. Immunantwort* des Empfängers (Host-versus-Graft-Reaktion); **Formen: 1.** (pathol.) **a)** Erstabstoßungsreaktion (engl. first set reaction) nach Ersttransplantation (ohne Sensibilisierung des Empfängers); Verlauf: Einheilungsphase (bis 5. Tag), beginnende Lymphozyten- u. Granulozyteninfiltration nach vollendeter Vaskularisierung, verstärkte Entzündungsreaktion ab 11. Tag, u. U. Abstoßung; **b)** Zweitabstoßungsreaktion (engl. second set reaction) nach vorangegangener Sensibilisierung durch den gleichen Spender (rasche A. mit kurzer Latenz; **c)** sog. weiße A. inf. ungenügender Vaskularisierung von Hautlappen*; **2.** (klin.) **a)** perakut verlaufende A. (hyperakute Rejektion): irreversibles, pharmak. nicht beeinflussbares Transplantatversagen (Nekrose*) innerh. von Std. bis wenigen Tagen i. d. R. inf. präformierter zytotox. Antikörper; **b)** akzelerierte A.: in der Frühphase nach Transplantation* mit schwerem, meist durch Glukokortikoide* allein nicht beeinflussbarem Verlauf (steroidresistente Rejektion); **c)** akute A.: am häufigsten 1 Woche bis 3 Monate nach Transplantation, später seltener bei zu niedrig dosierter

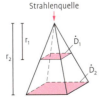

Abstandsquadratgesetz

Abstrich

Immunsuppression*; **d)** chronische A.: jenseits des 3. Monats mit über Monate bis Jahre fortschreitendem, pharmak. kaum beeinflussbarem Funktionsverlust des Transplantats; **Proph.** u. **Ther.: 1.** Induktionstherapie: perioperative Immunsuppression bei Organtransplantation mit Glukokortikoiden*, Ciclosporin* bzw. Tacrolimus*, Antimetaboliten* od. Antilymphozyten-Antikörpern; simultane u. sequentielle Therapieschemata sind gebräuchlich; **2.** Rejektionstherapie: hohe Dosen von Glukokortikoiden bei Rejektionsepisoden; bei Steroidresistenz auch monoklonale Antikörper (Anti-CD3), Tacrolimus od. Mycophenolatmofetil*; **3.** Basistherapie: i. d. R. lebenslange Immunsuppression nach Transplantation, meist als Kombinationstherapie mit Ciclosporin od. Tacrolimus, Prednisolon, Mycophenolatmofetil, Sirolimus od. Azathioprin; **4.** Langzeittherapie: bei stabiler Transplantatfunktion auf 1 od. 2 Immunsuppressiva* reduzierte Rejektionsprophylaxe. Vgl. Graft-versus-Host-Reaktion.

Abstrich: (engl.) *smear*; Entnahme von Untersuchungsmaterial von Haut- u. Schleimhautoberflächen od. Wunden zur mikrobiol. od. zytol. Diagnostik; vgl. Zytodiagnostik.

Ab|szęss (lat. abscęssus Eitergeschwür) *m*: (engl.) *abscess*; Ansammlung von Eiter* in einem nicht vorgebildeten, sondern durch Gewebeeinschmelzung (Verflüssigung einer Nekrose*) entstandenen abgeschlossenen Gewebehohlraum; wird i. d. R. innerhalb von 4 Wo. oft von einer bindegewebigen Abszessmembran umgeben; **Urs.:** vorwiegend Weichteilentzündung von Haut u. Unterhaut, Durchwanderung von Eitererregern durch Hohlorgane od. bei Perforation, postoperativ, postentzündl., posttraumat.; **Err.:** meist Staphylo-* od. Streptococcus*, Escherichia* coli; häufig Mischinfektion; **Lok.:** meist nahe der Körperoberfläche, seltener intrakorporal; **Sympt.:** typ. Entzündungszeichen, Fluktuation, pulssynchroner Klopfschmerz, ggf. spontane Perforation u. Eiterentleerung; **Ther.:** ovaläre Exzision, Entfernung der Abszessmembran, Antiseptika, Wundspülung, ggf. Inzision mit Gegeninzision u. Drainage*; **DD:** tuberkulöser, sog. kalter A. (ohne Rötung u. lokale Überwärmung), infizierte Zysten, erweichende Tumoren; im klin. Sprachgebrauch werden häufig auch abgekapselte Empyeme* als A. (z. B. subphrenischer Abszess*, Douglas*-Abszess) bezeichnet. Vgl. Senkungsabszess; Empyem; Phlegmone.

Ab|szęss, bartholinischer (↑) *m*: s. Bartholinitis.
Ab|szęss, intrahepatischer (↑) *m*: Leberabszess*.
Ab|szęss, paranephritischer (↑) *m*: (engl.) *paranephritic abscess*; Eiteransammlung in der Nierenfettkapsel; vgl. Paranephritis.
Ab|szęss, perianaler (↑) *m*: (engl.) *perianal abscess*; auch periproktitischer Abszess; durch eitrige Proktodealdrüseninfektion verursachter Abszess im Analbereich; bei chron. Verlauf Ausbreitung in die Verschiebeschichten des perianalen Raums u. Ausbildung einer Analfistel*; **Sympt.:** Schmerzen, fluktuierende Vorwölbung, Fieber; **Ther.:** ovaläre Exzision (evtl. mit Gegeninzision u. Drainage), ggf. Fistelspaltung; tägl. Wunddusche u. Verbandwechsel. Vgl. Kryptitis; Symptomenkomplex, analer.

Ab|szęss, peri|nephritischer (↑) *m*: (engl.) *perinephritic abscess*; Abszess zwischen Niere u. Nierenkapsel; vgl. Paranephritis; Perinephritis.
Ab|szęss, peri|typhlitischer (↑) *m*: (engl.) *perityphlitic abscess*; Abszess im Bereich des Caecums; **Vork.:** bei akuter, destruierender Komplikation.
Ab|szęss, pulmonaler (↑) *m*: s. Lungenabszess.
Ab|szęss, retro|mammärer (↑) *m*: (engl.) *retromammary abscess*; hinter der Brustdrüse zwischen den Blättern der Fascia superficialis u. Fascia profunda lokalisierter Abszess* (s. Abb.); vgl. Mastitis; Bardenheuer-Bogenschnitt.

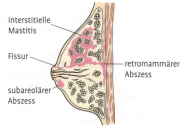

Abszess, retromammärer [112]

Ab|szęss, sub|hepatischer (↑) *m*: (engl.) *subhepatic abscess*; häufig iatrogen bedingter, unterhalb der Leber lokalisierter Abszess; vgl. Abszess, subphrenischer.
Ab|szęss, sub|phrenischer (↑) *m*: (engl.) *subphrenic abscess*; zwischen Leber u. Zwerchfell lokalisierter intraabdominaler Abszess*; **Lok.:** links häufiger als rechts auftretend: zwischen li. Leberlappen bzw. Magenfundus, li. Colonflexur od. Milz u. Zwerchfell; **Urs.:** meist vorhergehender chir. Eingriff im Bauchraum, Hohlorganperforation (Ulkus, Karzinom), destruierende Entz., lymphogene od. hämatogene Streuung von Bakt.; **Sympt.:** Fieber, Leukozytose, atemabhängige Schmerzen, Schulterschmerz; **Diagn.:** Ultraschalldiagnostik, CT, röntg. eingeschränkte Zwerchfellbeweglichkeit u. subdiaphragmale Gasansammlung; **Ther.:** op. Entlastung u. Drainage, transkutane sonograph. od. CT-gesteuerte Punktion u. Drainage-Einlage, ggf. auch op. bes. bei multiplen Abszessherden, Antibiotika; **Kompl.:** Pleuritis mit Pleuraerguss u. konsekutiver Kompressionspneumonie, Pleuraempyem, Sepsis; s. Abb.

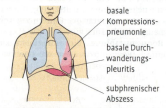

Abszess, subphrenischer: Darstellung der typischen Sekundärkomplikationen

Abt-Letterer-Siwe-Krankheit: s. Letterer-Siwe-Krankheit.
Abtötungs|zeit: (engl.) *death time*; bei der Sterilisation* Zeit vom Erreichen der Solltemperatur im

Kern des Sterilisierguts bis zur Abtötung der Mikroorganismen.

Abtreibung: s. Schwangerschaftsabbruch.

A|bulie (A-*; gr. βουλή Wille) *f*: (engl.) *abulia*; Willenlosigkeit; (psychiatr.) Entschluss- u. Entscheidungsunfähigkeit bei fehlendem Willen u. Antriebslosigkeit; **Vork.:** bei Depression, Schizophrenie, org. Hirnschäden, Frontalhirnerkrankungen.

Abundanz (lat. abundāre überströmen) *f*: (engl.) *abundance*; (ökolog.) Anzahl der Organismen einer Art od. absolute Zahl an Individuen pro Flächen- od. Raumeinheit (Populationsdichte); zur mikrobiol. Abschätzung der Wirkung von Antibiotika.

Ab|usus (lat.) *m*: Missbrauch*.

abutment (engl. Stützpfeiler): (zahnmed.) über die Schleimhaut ragender Aufbau auf einem im Knochen integrierten Dentalimplantat (s. Abb.) zur Befestigung von Suprastrukturen (z. B. Krone*) durch Schrauben od. Zementieren.

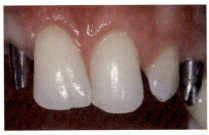

abutment [32]

Abwehr, humorale: s. Infektionsabwehr.

Abwehr|mechanismus *m*: **1.** (engl.) *defence mechanism*; (psychol.) Bez. für eine im Laufe der Persönlichkeitsentwicklung gelernte Methode zum Schutz vor Impulsen, Gefühlen u. Erfahrungen, die mit dem Bild von sich u. der Welt nicht übereinstimmen; im Gegensatz zum Coping* richtet sich ein A. gegen unbewusste Konflikte, Ängste u. Phantasien u. bleibt selbst unbewusst. **Formen:** z. B. Verdrängung*, Projektion*, Rationalisierung*, Reaktionsbildung (s. Reaktion), Regression*, Ungeschehenmachen, Wendung gegen die eigene Person, Isolierung, Introjektion, Verleugnung*, Verkehrung ins Gegenteil, Sublimierung*, Transformation*; **2.** (immun.) s. Immunantwort.

Abwehr|phase, mono|zytäre (Phase*) *f*: s. Leukozyten.

Abwehr|phase|re|flexe (↑; Reflekt-*) *m pl*: (engl.) *defence phase reflexes*; polysynaptische Reflexe* zum Schutz des Individuums; z. B. Fluchtreflex*.

Abwehr|spannung: (engl.) *muscular defense*; syn. (franz.) défense musculaire, Bauchdeckenspannung; Leitsymptom bei Akutem* Abdomen; reflektor. fortschreitende u. auch dauerhafte, zunächst lokal auf den Ort der Erkr. beschränkte, später auch generalisierte ständige Kontraktion der Bauchdeckenmuskulatur; palpator. brettharte Bauchdecke bzw. gummiartig bei retroperitonealer Urs. des Akuten Abdomens (vgl. Pankreatitis, akute); **Pathophysiol.:** peritoneale Reizung bewirkt Erregung der afferenten somatosensiblen Fasern des Reflexbogens u. damit als Reizantwort Erregung der efferenten motor. Fasern; **Sympt.:** gekrümmtes Laufen, Anziehen der Beine im Liegen zur Schmerzentlastung. Vgl. Peritonitis; Peritonismus.

Abwehr, zelluläre: s. Infektionsabwehr.

a. c.: (Rezept) *ante cibum* (*cibos*), vor dem Essen.

Ac: chem. Symbol für Actinium*.

Ac.: Abk. für Acidum (Säure).

A|caerulo|plasmin|ämie (A-*; lat. caeruleus bläulich; -plasma*; -ämie*) *f*: (engl.) *ceruloplasmin deficiency*; seltene autosomal-rezessiv erbl. Erkr. des Eisenstoffwechsels mit Eisenüberladung (auch der Leber) inf. eines defekten Eisentransports aus dem retikuloendothelialen System; **Urs.:** Mutation im Caeruloplasmin*-Gen (Genlocus 3q23-24); **Klin.:** Demenz, Dystonie, Diabetes mellitus, Retinadegeneration im Erwachsenenalter; nicht gleichzusetzen mit Erniedrigung der Caeruloplasminspiegel bei Wilson*-Krankheit. Vgl. Hämochromatose; Menkes-Syndrom.

ACAID: Abk. für (engl.) *anterior chamber associated immune-deviation*; Immuntoleranz* der Vorderkammer des Auges zur Unterdrückung von das Sehen bedrohende Immunreaktionen; das Immunprivileg ist auch im Glaskörper- u. subretinalen Raum nachweisbar; u. a. Ursache der guten Prognose der Keratoplastik*.

Acamprosat (INN) *n*: (engl.) *acamprosat*; NMDA-Rezeptor-Antagonist, der durch Blockade der NMDA-Rezeptoren u. agonist. Effekte an GABAergen Neuronen die neuronale Erregbarkeit vermindert; **Ind.:** Unterstützung u. Aufrechterhaltung der Abstinenz bei Alkoholkrankheit*; **Kontraind.:** Nieren- u. Leberinsuffizienz, Schwangerschaft- u. Stillzeit; **UAW:** u. a. Diarrhö, Pruritus, Libidoveränderungen.

Acanth|amoeba (Akanth-*; Amöben*) *f*: (engl.) *Acanthamoeba*; Gattung frei lebender Amöben mit fakultativ humanpathogenen Arten; *A*. der Amöben*-Meningoenzephalitis u. der Amöbenkeratitis; beherbergen Bakt. der Gattung Legionella, vegetative Form mit spitz auslaufenden Pseudopodien*; einkernige Zysten als Dauerform.

Acantho|cephala (↑; Keph-*) *n pl*: (engl.) *thorny-headed worms*; Kratzwürmer; zu den Nemathelminthes* gehörende Endoparasiten (systemat. Stellung umstritten, z. T. auch als eigener Tierstamm angesehen); darmlos (vgl. Cestodes) mit hakenbewehrtem, retraktilem Rüssel zur Verankerung in der Darmwand des Wirts; **Gattungen:** Moniliformis, Macracanthorhynchus; **Verbreitung:** Macracanthorhynchus hirudinaceus (Riesenkratzer, bis 60 cm lang) ist kosmopolit. Darmparasit vorwiegend bei Schweinen (sehr selten bei Menschen); kann Darmperforation u. Aszites* verursachen.

Acanthosis (↑; -osis*) *f*: s. Akanthose.

Acarbose (INN) *f*: (engl.) *acarbose*; als orales Antidiabetikum* wirkendes Pseudotetrasaccharid, das Alphaglukosidasen hemmt (Alphaglukosidase-Inhibitor), wodurch es zu verzögerter Verdauung von Kohlenhydraten (bes. Glukose) u. dadurch Verminderung des postprandialen Blutzuckeranstiegs kommt; **Ind.:** ergänzende Ther. zu Lebensstiländerung durch Ernährungsschulung u. körperl. Aktivität; bei Diabetes* mellitus; **Kontraind.:** chron. Darmerkrankung mit erhebl. Resorptions- u. Verdauungsstörungen sowie Erkr., die sich durch vermehrte Gasbildung im Darm verschlechtern können; Schwangerschaft u. Stillzeit; **UAW:** gastrointestinale Störungen.

A|cardius (A-*; Kard-*) *m*: nicht lebensfähiger Zwilling ohne eigenes Herz; **Häufigkeit:** ca. 1% aller eineiigen Zwillinge; **Formen: 1.** Holo-A.: vollständiges Fehlen des Herzens; **2.** Hemi-A.: teilweises Fehlen; häufig weitere frühembryonale Störungen (z. B. VATER*-Assoziation, Sirenomelie*, Holoprosenzephalie*).

Acarex-Test *m*: (engl.) *Acarex test*; Nachw. von Milbenantigenen im Hausstaub od. in anderen Materialien durch Enzym*-Immunoassay; vgl. Milben.

Acariasis (gr. ἀκαρί Milbe; -iasis*) *f*: (engl.) *acariasis*; durch Milben* hervorgerufene Hauterkrankung; s. Scabies; Trombidiose; Gamasidiose.

Acarida (↑) *m pl*: (engl.) *acarids*; Milben*; Ordnung der Spinnentiere (Arachnida); vgl. Arthropoden; Zecken.

Acarus siro (↑) *m*: syn. Sarcoptes scabiei; Krätzmilbe; s. Milben.

Acc-: s. a. Akz-.

ac|celerans (lat.): (engl.) *accelerating*; beschleunigend.

ac|cessorius (lat.): (engl.) *accessory*; hinzutretend, akzessorisch; z. B. Nervus* accessorius.

Ac|cretio peri|cardii (lat. Anwachsen) *f*: (engl.) *pericardial accretion*; lokale Verwachsung (sog. Perikardschwiele) des parietalen Blatts des Perikards* mit der Pleura im Bereich von Mediastinum, Brustbein, Zwerchfell od. der li. Lunge als Folge einer schweren Perikarditis*; häufig in Komb. mit Concretio* pericardii; ohne Concretio pericardii häufig asymptomat.; **Klin.:** negativer Herzspitzenstoß* mit systol. Einziehung der Interkostalräume in der Herzspitzenregion (Jaccoud-Zeichen) bei Beteiligung des apikalen Perikards; oft protodiastol. Herzgeräusch*; Pulsus* paradoxus inf. kardialer Restriktion mit inspirator. Verlagerung des interventrikulären Septums nach links bei hämodynam. relevanter Concretio pericardii; obere Einflussstauung je nach hämodynamischer Relevanz; vgl. Perikarditis.

ACD-Stabilisator *m*: (engl.) *ACD stabilizer*; Stabilisator* für Blutkonserven mit Zitronensäure (Acidum citricum), Natriumcitrat u. Dextrose als (wässrig gelösten) Bestandteilen; pH ca. 5,0; Mischungsverhältnis mit Blut ca. 1:4; weitgehend ersetzt durch Stabilisatoren mit Purinbasenzusatz (z. B. SAGM*-Additivlösung, PAGGS*-M-Additivlösung).

ACE: Abk. für Angiotensin*-converting-Enzym.

Ace|butolol (INN) *n*: s. Beta-Rezeptoren-Blocker.

Ace|clidin (INN) *n*: (engl.) *aceclidine*; direkt wirkendes Parasympathomimetikum*; **Ind.:** Glaukom*; **UAW:** Bindehautreizung, Kopfschmerz.

Aceclofenac (INN) *n*: (engl.) *aceclofenac*; Analgetikum*, nichtsteroidales Antiphlogistikum*; **Ind.:** aktivierte Arthrose, rheumatoide Arthritis, Spondylitis ankylosans; **Kontraind.:** Anw. in den letzten 3 Mon. der Schwangerschaft; kardiale (insbes. koronare Herzkrankheit), renale u. hepat. Insuffizienz; gastrointestinale u. akute Blutung; **UAW:** u. a. Stomatitis, Pruritus, Dermatitis, Gewichtszunahme.

ACE-Hemmer: (engl.) *ACE inhibitors*; Kurzbez. für Hemmstoffe der Angiotensin*-converting-Enzyme; Hemmer der Umwandlung von Angiotensin I in das (blutdruckwirksame) Angiotensin II (Vasokonstriktion), bewirkt Blutdrucksenkung u. Senkung der Vor- u. Nachlast des Herzens u. hemmt die Freisetzung von Aldosteron (Natrium- u. Wasserretention), wodurch der system. Gefäßwiderstand in der Folge abnimmt; z. B. Captopril, Enalapril, Fosinopril, Lisinopril, Moexipril, Ramipril, Zofenopril; **Ind.:** essentielle Hypertonie*, Herzinsuffizienz*, Sekundärprophylaxe nach Herzinfarkt; **Kontraind.:** u. a. Schwangerschaft u. Stillzeit, Nierenarterienstenose, Aortenklappenstenose; **UAW:** Schmeckstörung, Hautreaktion, chron. Husten, selten Granulozytopenie, cholestat. Ikterus; cave: starker Blutdruckabfall, reversible Einschränkung bzw. Verschlechterung der Nierenfunktion (z. B. bei Nierenarterienstenose*). Vgl. Antihypertensiva; vgl. AT$_1$-Rezeptor-Antagonisten (Abb. dort).

Ace|metacin (INN) *n*: Glykolsäureester des Indometacins; **Anw.:** s. Antiphlogistika, nichtsteroidale.

ACENDIO: Abk. für (engl.) *Association for Common European Nursing Diagnosis, Interventions and Outcomes*; s. NANDA.

Ace|sulfam *n*: (engl.) *acesulfam potassium*; synthet., hitzebeständiger u. kalorienfreier Süßstoff, dessen Süßkraft das 130–200-fache der Saccharose* beträgt; wird unverändert mit dem Harn ausgeschieden.

Acet-: s. a. Azet-.

Acetabulum (lat. Essignäpfchen) *n*: (engl.) *acetabulum*; Gelenkpfanne des Hüftgelenks (s. Articulatio coxae); wird gebildet von Darm-, Sitz- u. Schambein.

Acetabulum|fraktur (Acetabulum*; Fraktur*) *f*: s. Beckenfrakturen; dashboard injury.

Acet|aldehyd *m*: (engl.) *acetaldehyde*; Ethanal, CH_3CHO; im intermediärstoffwechsel entstehender Metabolit, z. B. bei der Glykolyse durch Decarboxylierung von Pyruvat, beim Abbau von Threonin od. bei der enzymat. Oxidation von Ethanol durch Alkoholdehydrogenase.

Acet|aldehyd|syn|drom *n*: (engl.) *acetaldehyde syndrome*; bei Einnahme von Disulfiram*, Verzehr best. Speisepilze (Hexenröhrlinge, Falten-Tintlinge) od. akzidenteller oraler Aufnahme von Kalkstickstoff u. gleichzeitigem Genuss von Alkohol auftretende Alkoholintoleranz; gehäuft bei Japanern u. Mongolen auftretend (genet. Polymorphismus); **Urs.:** Blockierung der Aldehyddehydrogenase* mit resultierender Hemmung der Oxidation des beim Alkoholabbau entstehenden Acetaldehyds*, tox. gesteigerte Bildung von Hydroxylradikalen; **Sympt.:** u. U. lebensgefährliches sekundäres Vergiftungssyndrom mit Übelkeit, Flush, Kopfschmerz, Schwindel, Blutdruckabfall, Tachykardie, Tachypnoe; evtl. spontane Rückbildung nach ca. 24 Stunden. Vgl. Antabus-Syndrom.

Acetat *n*: (engl.) *acetate*; Salz der Essigsäure*.

Acet|azol|amid (INN) *n*: s. Carboanhydrase-Hemmer.

Acet|essig|ester *m*: (engl.) *acetoacetic acid ester*; $CH_3-CO-CH_2-COO-C_2H_5$, Ethylester der Acetessigsäure*; farblose Flüssigkeit, wenig lösl. in H_2O; mit verdünnten Alkalien Ketonspaltung in Ethylalkohol, CO_2 u. Aceton; **Verw.:** u. a. Ausgangsmaterial für Synthesen von Heterocyclen (Arzneimittel u. Farbstoffe).

Acet|essig|säure: (engl.) *acetoacetic acid*; Betaketobuttersäure; $CH_3-CO-CH_2-COOH$; Ketonkörper*, der primär durch Ketogenese in der Leber als Produkt des Lipidstoffwechsels entsteht; vermehrt bei gestörtem Kohlenhydratmetabolismus (z. B. Diabetes* mellitus, Hunger, Fasten).

Aceto|acetyl-Co|enzym A *n*: Zwischenprodukt der Cholesterolbiosynthese u. der Ketogenese (s. Ketonkörper) u. a. beim Abbau von Lysin u. Tryptophan; Bildung durch Ketolyse* aus Acetoacetat u. mitochondrialem Succinyl-CoA.

Aceton *n*: (engl.) *acetone*; Dimethylketon ($H_3C-CO-CH_3$); farblose Flüssigkeit von obstartigem Geruch; Ketonkörper*, der in der Ketogenese durch Decarboxylierung* von Acetessigsäure entsteht u. bei Ketonurie* zum großen Teil im Urin u. mit der Atemluft ausgeschieden wird.

Acetum (lat.) *n*: (engl.) *acetum*; syn. Essig; klare, farblose bis gelbliche Flüssigkeit von saurem Geschmack u. typ. Geruch; Gewinnung durch Luftzutritt zu verdünnten alkoholhaltigen Flüssigkeiten bei Anwesenheit von Essigbakterien (Acetobacter aceti); durch die sog. Essigsäuregärung wird Ethanol zu Essigsäure* oxidiert.

Acetyl-: Wortteil bei chem. Verbindungen mit einer Acetylgruppe*.

Acetyl|cholin *n*: (engl.) *acetylcholine*; Abk. ACh; Essigsäureester des Cholins*, der als physiol. Neurotransmitter* an Nervenendigungen frei wird: 1. an efferenten Synapsen des Parasympathikus; 2. an allen prä- u. einigen postganglionären efferenten Synapsen des Sympathikus (Schweißdrüsen); 3. an motor. Endplatten. Biosynthese durch Cholinacetyltransferase; Speicherung in präsynaptischen Vesikeln; Freisetzung in synaptischen Spalt bei Nervenerregung (s. Abb.); Abbau durch Acetylcholin-

esterase* (schnell, daher Wirkungsdauer sehr kurz); **Wirkung:** Skelettmuskelkontraktion, Blutdrucksenkung durch Vasodilatation, Bronchokonstriktion, Tonussteigerung des Darms, Zunahme der Drüsensekretion, negativ chronotrop u. negativ inotrop; an cholinergen Rezeptoren*: 1. nicotinerge Rezeptoren: ACh bewirkt Öffnung der Kanäle u. Depolarisation der Membran; 2. muscarinerge Rezeptoren: u. a. Aktivierung der Phospholipase* C od. Hemmung der Adenylatcyclase*; **klin. Bedeutung:** Wirkungsminderung durch Botulinumtoxine*, Magnesium* u. Curare*; Wirkungsverstärkung durch Cholinesterase*-Hemmer.

Acetyl|cholin|chlorid (INN) *n*: (engl.) *acetylcholine chloride*; direkt wirkendes Parasympathomimetikum*; s. Acetylcholin.

Acetyl|cholin|esterase *f*: (engl.) *acetylcholinesterase*; Abk. AChE; eine insbes. im synaptischen Spalt (s. Synapse) vorkommende Cholinesterase, die sehr schnell Acetylcholin zu Cholin u. Acetat hydrolysiert; vgl. AChE-Test; Cholinesterase-Hemmer.

Acetyl|cholin|test *m*: 1. (engl.) *acetylcholine test*; **inhalativer A.:** unspezif. Provokationstest zur Ermittlung bronchialer Hyperreaktivität*; positiv bis zur Schwellendosis von 2 mg; vgl. Asthma bronchiale; Provokationstest, bronchialer; 2. **kutaner A.:** nicht mehr gebräuchliches Verf. zum Nachweis cholinerger Hyperreaktivität der Haut bei Verdacht auf atopisches Ekzem*; Bildung einer porzellanweißen Quaddel mit schmalem, erythematösem Saum (sog. Delayed-blanch-Phänomen) nach intradermaler Injektion 0,5–0,05 %iger Acetylcholinlösung.

Acetyl-CoA-Carb|oxylase *f*: erstes Enzym der Fettsäurebiosynthese*.

Acetyl-Co|enzym A *n*: Abk. Acetyl-CoA; aktivierte Form der Essigsäure; s. Coenzym A.

Acetyl|cystein (INN) *n*: syn. N-Acetyl-L-cystein; Mukolytikum (durch reduktive Spaltung von Disulfidbrücken der Mukoproteide; s. Expektoranzien) u. Antioxidans (über Glutathion-Synthese); **Ind.:** Mukolytikum bei Husten, Antidot u. a. bei Intoxikation mit Arsen, Chloroform, Paracetamol; **Kontraind.:** Schwangerschaft, Stillzeit; **UAW:** Überempfindlichkeitsreaktionen mit Hautreaktionen, z. B. Erythem, Pruritus, Quaddelbildung, selten Kopfschmerzen, Übelkeit, Erbrechen, Diarrhö. Vgl. Antioxidanzien.

β-Acetyl|digoxin *n*: (engl.) *β-acetyldigoxin*; Herzglykosid (halbsynthet. Digoxinderivat); s. Digitalisglykoside; **Ind.:** s. Herzglykoside.

Acetylen *n*: HC≡CH; Grundkohlenwasserstoff der Gruppe der Alkine*; großtechn. Zwischenprodukt, brennbares Gas, explosiv.

Acetyl|gruppe: (engl.) *acetyl group*; syn. Acetylrest, Essigsäurerest; Bez. für die Atomgruppierung H_3C-CO-.

Acetyl|salicyl|säure: (engl.) *acetylsalicylic acid* (Abk. ASA); Abk. ASS; Ester der Salicylsäure*; Thrombozytenaggregations*-Hemmer u. nichtsteroidales Antiphlogistikum*; **Wirkung:** Thrombozytenaggregation-hemmend sowie analget., antipyret. u. antiphlogistisch; **Wirkungsmechanismus:** irreversible Hemmung der Cyclooxygenase* (Acetylierung des aktiven Zentrums); **Anw.:** i. v. (Lysinace-

Acetylcholin: Vorgänge an der Synapse u. Möglichkeiten der Blockade: 1: Synthese durch die Cholinacetyltransferase; 2: Speicherung in Vesikeln; 3: Freisetzung in den synaptischen Spalt; 4: Bindung an Rezeptoren der postsynaptischen Membran, Ioneneinstrom u. Depolarisierung; 5: Spaltung durch Acetylcholinesterase; 6: Transport von Cholin durch die präsynaptische Membran

tylsalicylat in wässriger Lösung) od. p. o.; **Ind.:** 1. Akutes* Koronarsyndrom (sofort i. v., lebenslang p. o.), ischämischer Schlaganfall*; 2. Schmerzen, Fieber, Erkr. des rheumat. Formenkreises; 3. primäre Prävention* bei kardiovaskulären Risikofaktoren, sekundäre Prävention bei arterieller Verschlusskrankheit*; nach op. od. interventionellem art. gefäßchir. Eingriff; Antiphospholipid*-Syndrom ohne Thrombose (bis zur 36. SSW); **Kontraind.** u. **UAW:** s. Antiphlogistika, nichtsteroidale; Anwendungsbeschränkung bes. bei gleichzeitiger Gabe von anderen Thrombozytenaggregations-Hemmern, nichtsteroidalen Antiphlogistika (z. B. Ibuprofen*) od. Antikoagulanzien*; vgl. Reye-Syndrom.

ACh: Abk. für Acetyl**ch**olin*.

A|chalasie (A-*; Chalasie*) *f:* (engl.) *achalasia*; neuromuskuläre Störung glattmuskulärer Hohlorgane, die durch fehlende Erschlaffung der (Sphinkter-)Muskulatur gekennzeichnet ist; **Formen:** 1. Ösophagusachalasie*; 2. A. des M. sphincter vesicae internus bei Blasenatonie*.

Achard-Syn|drom (Emile Ch. A., Int., Paris, 1860–1944) *n:* bisher ungeklärt, ob es sich um ein eigenständiges od. um das Marfan*-Syndrom handelt; **Sympt.:** im Gegensatz zum Marfan-Syndrom breiter Brachyzephalus*, Mikrogenie*, fehlender Hochwuchs u. unauffällige Körperproportionen.

AChE: Abk. für Acetyl**ch**olinesterase*.

Achenbach-Syn|drom (Walter A., Int., Köln, geb. 1921) *n:* paroxysmales Fingerhämatom*.

AChE-Test *m:* (engl.) *acetylcholinesterase test*; kolorimetrische Bestimmung der Acetyl**ch**olinesterase* im Fruchtwasser; mittlere Aktivität bei normaler Schwangerschaft: 3 U/l (50 nkat/l); **Ind.:** Verdacht auf kindl. Anenzephalie* od. Spina* bifida.

Achilles|sehne: (engl.) *Achilles tendon*; Tendo calcaneus (Achilles); die am Tuber calcanei ansetzende Endsehne des M. triceps surae.

Achilles|sehnen|re|flex (Reflekt-*) *m:* Abk. ASR; s. Reflexe (Tab. 1 dort).

Achilles|sehnen|ruptur (Ruptur*) *f:* (engl.) *Achilles tendon rupture*; partielle (Achillessehnenpartialriss) od. vollständige Kontinuitätsunterbrechung der Achillessehne* durch plötzl. körpereigene Kraftanstrengung od. (selten) äußere Gewalteinwirkung; **Path.:** verminderte Belastbarkeit durch Vorschädigung, z. B. langzeitige Überlastung, Diabetes* mellitus, Hypercholesterolämie* mit Xanthomatose, Ehlers*-Danlos-Syndrom, rezidivierende Mikrotraumen od. intra- bzw. paratendinöse Glukokortikoidinjektionen; **Klin.:** bei kompletter A. lautes Rupturgeräusch (sog. Peitschenknall) u. starke Schmerzen; Bewegungsschmerz, Dellenbildung u. umschriebene Blutungen im Verlauf der Sehne, Wadenschwellung, Unfähigkeit des betroffenen Fußes zur Plantarflexion gegen Widerstand; **Diagn.:** positiver Thompson*-Test, Rö. des oberen Sprunggelenks, Ultraschalldiagnostik (Sonographie), MRT (s. Abb.); **Ther.:** konservativ-funktionelle od. operative Ther. (annähernd gleichwertige Resultate); Analgetika, Antiphlogistika, Thromboseprophylaxe, Kryotherapie, Spitzfußstellung zur narbigen Ausheilung; op. mit Sehnennaht* od. Sehnenplastik (V-Y-Plastik, Griffelschachtelplastik).

Achillo|bursitis (Burs-*; -itis*) *f:* (engl.) *achillobursitis*; Bursitis* am Achillessehnenansatz, z. B. bei Haglund*-Exostose.

Achill|odynie (-odynie*) *f:* (engl.) *achillodynia*; Schmerzustand im Bereich der Achillessehne; **Urs.:** Paratendinitis*, Tendovaginitis, Apophysitis* calcanei, Haglund*-Exostose, entzündl. Affektionen des Kalkaneus, Knick-Senkfuß. Vgl. Tarsalgie.

Achillo|teno|tomie (Teno-*; -tom*) *f:* (engl.) *achillotomy*; op. Durchtrennung u. Verlängerung der Achillessehne zur Korrektur eines Spitz- (Pes* equinus), Hohl- (Pes* cavus) od. Klumpfußes (Pes* equinovarus); je nach Befund subkutane od. offene Durchführung (Z-förmig, sagittal od. frontal).

A|chlor|hydrie (A-*; Chlor*; Hydr-*) *f:* s. Achylia gastrica.

A|cholie (↑; Chol-*) *f:* (engl.) *acholia*; fehlende Sekretion von Galle in den Darm bei Cholestase*; **Sympt.:** kalkfarbener Stuhl, der reich an nicht resorbierten Fetten u. Fettsäuren ist (Steatorrhö*). Vgl. Stuhluntersuchungen.

A|chondro|genesie (↑; Chondr-*; -genese*) *f:* (engl.) *achondrogenesis*; syn. Anosteogenesis; Sammelbez. für seltene, autosomal-rezessiv (z. B. Typ IA, Typ IB) od. autosomal-dominant erbl. (z. B. Typ II, Langer-Saldino; immer Neumutationen) schwere Skelettdysplasien mit fehlender od. nur geringer Verkalkung der Knochen; **Klin.:** Verkürzung u. Verformung der Extremitäten; **Diagn.:** (radiol.) Aplasie u. Hypoplasie der Gliedmaßenknochen; **Progn.:** prä- od. kurz postnatal zum Tod führend.

A|chondro|plasie (↑; ↑; -plasie*) *f:* (engl.) *achondroplasia*; syn. Chondrodystrophia fetalis, Parrot-Syndrom; autosomal-dominant erbl. Störung der Knorpelbildung inf. gestörter Knorpelwachstumszone mit stark verzögerter enchondraler Ossifikation* u. dadurch bedingtem disproportioniertem Kleinwuchs*; **Ätiol.:** Mutation im Fibroblastenwachstumsfaktor-Rezeptor-Gen3 (FGFR3) auf Chromosom 4 mit konsekutiver Störung der Knorpelbildung; zu 80 % Spontanmutationen; **Häufigkeit:** 10 : 100 000 Neugeborene, häufig Mikromelie; **Klin.:** kurze, plumpe Glieder (rhizomele Mikromelie) mit dichter Kortikalis (normale periostale Ossifikation); Spreizung zwischen 3. u. 4. Finger (sog. Dreizackhand); kurzer Hals, großer Schädel, schmales Mittelgesicht; durch gestörtes Wachstum der Schädelbasis evtl. Schädeldeformierungen mit engem Foramen magnum, daneben meist ein

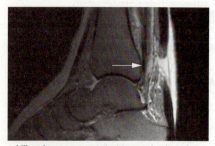

Achillessehnenruptur: Kontinuitätsunterbrechung bei kompletter A.; MRT, T2-Wichtung [1]

verengtes u. plattes Becken, Lordose* u. verminderte Interpedikularabstände mit Einengung des Spinalkanals; normale geistige Entw.; Endgröße für Männer ca. 135 cm, für Frauen ca. 125 cm. Krankheitsbild ist bei der Geburt voll ausgeprägt u. zeigt keine Progredienz. **Kompl.:** Atemstörungen durch adenoide Vegetationen u. schmalen Thorax sowie zervikomedulläre Kompression bei zu kleinem Foramen magnum.

A|chromat (↑; ↑) *m*: (engl.) *achromatic objective*; Linsensystem (z. B. Objektiv eines Mikroskops), das die chromatische Aberration* korrigiert; vgl. Aplanat; Apochromat.

A|chromat|opsie (↑; ↑; Op-*) *f*: s. Farbenblindheit.

A|chromo|bacter (↑; ↑; Bakt-*) *m*: (engl.) *achromobacter*; Gattung gramnegativer, aerober, metabol. inaktiver (Nonfermenter*), begeißelter Stäbchenbakterien der Fam. Alcaligenaceae; verursacht katheterassoziierte Infektion u. Sepsis; multiple Antibiotikaresistenz.

A|chromo|zyten (↑; ↑; Zyt-*) *m pl*: (engl.) *achromocytes*; syn. Halbmondkörper, Achromoretikulozyten; durch Giemsa*-Färbung im Blutausstrich darstellbare, halbmondförmige, blassrosa Zellschatten aus geschädigten Erythrozyten od. Retikulozyten ohne Hämoglobin; **Vork.:** bei Anämien unterschiedl. Genese.

Achsel|drüsen|ab|szess (Abszess*) *m*: s. Schweißdrüsenabszess.

Achsel|lymph|knoten (Lymph-*): (engl.) *axillary glands*; Nodi lymphoidei axillares; **1.** Nll. apicales: medial der V. axillaris bis in die Spitze der Axilla; **E:** Brustdrüse, sonstige A.; **A:** Truncus lymphaticus subclavius od. jugularis od. direkt in den Venenwinkel; **2.** Nll. humerales (syn. Nll. latt.): an der A. axillaris; **E:** Arm; **3.** Nll. subscapulares (syn. Nll. postt.): an der A. subscapularis; **E:** hintere Brust-, Schulter- u. Nackengegend; **4.** Nll. pectorales (syn. Nll. antt.): am seitl. Rand des M. pectoralis major; **E:** Brustdrüse, vordere u. seitl. Rumpfwand bis zum Nabel; **5.** Nll. centrales: im Axillafettkörper; **E:** Arm, sonstige Achsellymphknoten; **A:** Nll. apicales; **klin. Bedeutung:** z. B. bei Mammakarzinom* (s. Sentinel-Lymphknoten); **Einteilung:** in die Regionen Level I–III (s. Abb.).

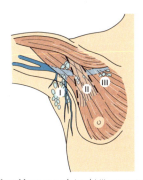

Achsellymphknoten: nach Level I-III getrennte Lymphknotenregionen; Level I: alle Lymphknoten lateral des M. pectoralis minor; Level II: alle Lymphknoten hinter M. pectoralis minor; Level III: alle Lymphknoten medial des M. pectoralis minor

Achsel|venen|thrombose (Vena*; Thromb-*; -osis*) *f*: Paget*-von Schrötter-Syndrom.

Achsen des Körpers: 1. (engl.) *axes of the body*; kranio-kaudale Hauptachse (Longitudinal- od. Vertikalachse); **2.** dorso-ventrale Nebenachse (Sagittalachse); **3.** quere Nebenachse (Transversal- od. Horizontalachse); s. Abb.; vgl. Ebenen des Körpers.

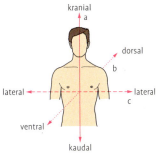

Achsen des Körpers: a: kranio-kaudale Hauptachse (Vertikalachse); b: dorso-ventrale Nebenachse (Sagittalachse); c: quere Nebenachse (Horizontalachse)

Achsen|fehler der Ex|tremitäten: (engl.) *angular limb deformity*; Krümmungsfehlstellung der Gelenk- od. Röhrenknochenschaftachse in der Frontal- (X- od. O-förmige Abweichung), Sagittal- (Ante-, Rekurvation) od. Horizontalebene (Ante-, Retrotorsion), Rotation, Verkürzung od. Translation; **Urs.: 1.** physiol. (z. B. <2 Jahre 10° Varus-, im Schulalter ≤10° Valgusstellung im Bereich des Kniegelenks; s. Genu varum, Genu valgum; **2.** Trauma: posttraumat. Achsfehlstellung nach Fraktur (s. Abb.), Bandruptur, Gelenkinstabilität, Epiphysenfugenverletzung; **3.** Entz.: Koxitis, Osteomyelitis*; **4.** asept. Knochennekrose*; **5.** degenerativ, rheumat., tumorbedingt, idiopath.; **6.** Systemerkrankung: Rachitis*, Osteomalazie*, Osteogenesis* imperfecta, Achondroplasie*, Marfan*-Syndrom, Down*-Syndrom, Ehlers*-Danlos-Syndrom; **Diagn.:** Rö., CT; **Ther.: 1.** konservativ: ggf. Einlagen, Schuhinnenranderhöhung, muskuläre Kräftigung der Antagonisten; bei Kindern: je nach Dimension der Abweichung u. ausstehendem Wachstumsschub weite Fähigkeit der Spontankorrektur (außer Rotationsfehler); **2.** operativ (ggf. Achsenkorrektur z. B. mit spez. Fixateur-externe-

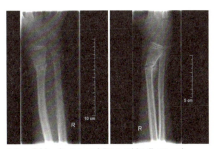

Achsenfehler der Extremitäten: Fehlstellung nach Fraktur des rechten Radius, Röntgenaufnahme in 2 Ebenen [88]

Achsensyndrom

Systemen): **a)** im Wachstumsalter Korrekturosteotomie*, asymmetr. Kallusdistraktion od. Hemikallotasis bei Beinlängendifferenz*; **b)** bei Erwachsenen Korrekturosteotomie (additiv, subtraktiv, ein- od. mehrdimensional), Endoprothese, Arthrodese od. Resektion-Interposition-Arthroplastik.

Achsen|syn|drom *n*: (engl.) *axis syndrome*; Bez. für Gruppe von Sympt., die bei best. Erkr. als Leit- od. Hauptsymptome regelmäßig auftreten.

A|chylia gastrica (A-*; Chyl-*) *f*: (engl.) *gastric achylia*; Magensaftmangel; Fehlen der gesamten Sekretbildung im Magen (Säure u. Enzyme); **Vork.:** bei perniziöser Anämie, chron. atrophischer Gastritis, Magenkarzinom; vgl. Anazidität.

A|chylia pan|creatica (↑; ↑) *f*: (engl.) *pancreatic achylia*; Fehlen des Pankreassekrets, meist inf. Verlegen der Pankreasausführungsgänge durch Tumor od. inf. exokriner Pankreasinsuffizienz (z. B. durch zystische Fibrose*, Shwachman*-Diamond-Syndrom, Pearson*-Syndrom); **Sympt.:** Diarrhö, mangelhafte Fett-, KH- u. Eiweißverdauung. Vgl. Steatorrhö.

A|ciclo|vir (INN) *n*: (engl.) *aciclovir*; Virostatikum*; Nukleosidanalogon*, das die virusspezif. DNA-Polymerase nach Aktivierung durch die virale Thymidinkinase hemmt; **Ind.:** Infektion mit Herpes-simplex- od. Varicella-Zoster-Virus; **Kontraind.:** Nierenfunktionsstörung, Stillzeit; **UAW:** Magen-Darm-Störung, Hautausschlag, gelegentl. leichter Anstieg von Harnstoff- u. Kreatininkonzentration im Blut; Nierenschäden bei schneller i. v. Gabe.

Acid-: s. a. Azid-.

Acidum (lat.) *n*: (engl.) *acid*; Säure.

Acidum aceticum (↑) *n*: Essigsäure*.

Acidum acetylo|salicylicum (↑) *n*: Acetylsalicylsäure*.

Acidum ascorbicum (↑) *n*: Ascorbinsäure*.

Acidum barbituricum (↑) *n*: Barbitursäure*; s. Barbiturate.

Acidum boricum (↑) *n*: Borsäure*.

Acidum carbolicum (↑) *n*: Carbolsäure*; s. Phenol.

Acidum carbonicum (↑) *n*: Kohlensäure*.

Acidum cholalicum (↑) *n*: Cholsäure (s. Gallensäuren); Choleretikum.

Acidum citricum (↑) *n*: Zitronensäure*.

Acidum formicicum (↑) *n*: Ameisensäure*.

Acidum hydro|chloricum (↑) *n*: Salzsäure*.

Acidum hydro|cyanicum (↑) *n*: Blausäure*.

Acidum lacticum (↑) *n*: Milchsäure*.

Acidum nicotinicum (↑) *n*: Nicotinsäure*.

Acidum nitricum (↑) *n*: Salpetersäure*.

Acidum nitrosum (↑) *n*: Salpetrige* Säure.

Acidum oxalicum (↑) *n*: Oxalsäure*.

Acidum phosphoricum (↑) *n*: Phosphorsäure*.

Acidum pi|crinicum (↑) *n*: Pikrinsäure*.

Acidum salicylicum (↑) *n*: Salicylsäure*.

Acidum sulfuricum (↑) *n*: Schwefelsäure*.

Acidum tannicum (↑) *n*: Gerbsäure, Tannin; s. Adstringenzien.

Acidum tartaricum (↑) *n*: Weinsäure*.

A|cineto|bacter (Bakt-*) *m*: (engl.) *Acinetobacter*; aerobes, gramnegatives Stäbchenbakterium aus der Fam. der Moraxellaceae (s. Bakterienklassifikation); 17 Genospecies, viele Stämme kapselbildend, metabol. inaktiv; Nosokomialinfektionen* v. a. durch A. calcoaceticus, A. baumannii; z. T. mit ausgeprägter Antibiotikaresistenz.

Acinus (lat. Weinbeere) *m*: (engl.) *acinus*; syn. Azinus; beerenförmiges Endstück seröser Drüsen*; **1. A.** in der **Lunge** (syn. respirator. Einheit): Verzweigungsgebiet eines Bronchiolus terminalis, bestehend aus Bronchioli respiratorii I., II. u. III. Ordnung, Ductuli u. Sacculi alveolares u. den Alveolen; vgl. Bronchiolen; **2. A.** in der **Leber***: Pfortaderläppchen; funktionelle Einheit aus einem Glisson-Dreieck (s. Periportalfelder) u. den daran angrenzenden Teilen benachbarter Lobuli.

Aci|tretin (INN) *n*: (engl.) *acitretine*; (orales) Vitamin-A-Säurederivat; **Ind.:** zur system. Behandlung schwerster, einer konventionellen Ther. nicht zugängl. Verhornungsstörungen wie Psoriasis*, Ichthyose* od. Darier*-Krankheit; Wirkungsmechanismus u. UAW: s. Retinoide.

ACKD: Abk. für (engl.) *acquired cystic kidney disease*; s. Zystennieren.

Acla|rubicin (INN) *n*: (engl.) *aclarubicine*; Antibiotikum* aus Streptomyces galilaeus; **Ind.:** als Zytostatikum* bei AML; **Kontraind.:** Schwangerschaft, Stillzeit, Herzerkrankungen; **UAW:** Magen-Darm-Beschwerden, Haarausfall, Kardiomyopathie.

ACLS: Abk. für (engl.) *Advanced Cardiac Life Support*; international gebräuchl. Ausbildungskonzept der American Heart Association zur Reanimation*; häufig synonym verwendet mit ALS (Abk. für engl. Advanced Life Support, erweiterte/ergänzende Reanimationsmaßnahmen). Vgl. PALS.

Acme (Acne*) *f*: s. Akme.

Acne (gr. ἀκμή Spitze, Blüte) *f*: s. Akne.

Acne aestivalis (↑) *f*: (engl.) *Mallorca acne*; syn. Mallorca-Akne; nach Exposition mit UV-Licht u. Gebrauch von Sonnencremes, meist zwischen 20. u. 40. Lj. auftretendes akneiformes Exanthem (kleine follikuläre Papeln mit entzündl. Randsaum); **Ätiol.:** evtl. Follikelverstopfung inf. epidermaler Hyperhydratation; **Ther.:** lokal Tretinoin, Isotretinoin.

Acne con|globata (↑) *f*: s. Acne vulgaris.

Acne cosmetica (↑) *f*: (engl.) *acne cosmetica*; nach langdauernder Anw. zu fetthaltiger Kosmetika (v. a. Nachtcreme) bei Frauen jenseits des Altersgipfels der Acne* vulgaris entstehendes akneiformes Exanthem mit kleinen, dicht stehenden Komedonen, v. a. im Gesicht; vgl. Acne venenata.

Acné excoriée des jeunes filles (↑; franz. excorier wund reiben; jeunes filles junge Mädchen): (engl.) *picker's acne*; syn. Acne artefacialis; durch zwanghaftes, dauerndes Ausdrücken od. Zerkratzen kleinster Akne-Effloreszenzen entstehende krustenbedeckte Exkoriationen u. eingezogene, hypopigmentierte Narben.

Acne fulminans (↑) *f*: (engl.) *acne fulminans*; seltene, schwere Akneform meist bei männl. Jugendlichen mit Acne conglobata (s. Acne vulgaris); **Klin.:** plötzl. Beginn mit Fieber, Leukozytose u. beschleunigter BSG, oft in Komb. mit Arthritiden; **Ther.:** Glukokortikoide, Isotretinoin. Vgl. Arthritis, Akne-assoziierte.

Acne in|versa (↑) *f*: (engl.) *acne inversa*; Form der Acne conglobata (s. Acne vulgaris) mit Entz. der Terminalhaarfollikel v. a. perianal, inguinal, axillär, an Nacken u. behaarter Kopfhaut, evtl. kombiniert mit Pilonidalsinus; **Kompl.:** chron. progredienter Verlauf, aufgrund der chron. Entz. maligne Entartung (Plattenepithelkarzinom), Assoziation mit Enteritis* regionalis Crohn; **Ther.:** Isotretinoin; möglichst früh Exzision des betroffenen Hautareals u. Deckung durch Transplantat; **DD:** Furunkel, Karbunkel, Tuberculosis cutis, Trichophytie, Analfistel.

Acne keloidalis nuchae (↑) *f*: Folliculitis* sclerotisans nuchae.

Acne necroticans (↑) *f*: (engl.) *acne necroticans*; syn. nekrotisierende lymphozytäre Follikulitis; chronisch rezidiv., akneartige Papeln u. Pusteln mit zentraler, hämorrhagischer Nekrose, die nach Abstoßung eine ausgestanzte, varioliforme Narbe hinterlässt; **Lok.:** bes. Stirn-Haar-Grenze, Kopfhaut u. Nacken; **Vork.:** meist bei Pat. mit Seborrhö jenseits des Aknealters; **Ätiol.** unbekannt.

Acne neo|natorum (↑) *f*: (engl.) *neonatal acne*; meist 2–4 Wo. nach der Geburt auftretende Komedonen u. Papulopusteln; **Urs.:** vermutl. erhöhte Empfindlichkeit der kindl. Talgdrüsen gegenüber Androgenen der Mutter; Jungen sind häufiger betroffen; Spontanheilung in Wo. bis Monaten.

Acne venenata (↑) *f*: (engl.) *contact acne*; syn. Kontaktakne; akneiforme Exantheme, die durch halogenierte Kohlenwasserstoffe (z. B. Chlorakne*), Schmieröle (Ölakne*), Teer u. Pech hervorgerufen werden; i. w. S. auch durch Arzneimittel (z. B. Brom, Iod, ACTH, Glukokortikoide, Androgene, Thiamin, Cobalamin, Isoniazid, Hydantoine, Phenobarbital). Vgl. Acne cosmetica.

Acne vulgaris (↑) *f*: (engl.) *common acne, simple acne*; in der Pubertät (selten später) auftretende, gelegentlich bis zum 30. Lj. anhaltende Hautkrankheit, bei der es an den Talgdrüsenreichen Hautbezirken (Gesicht, Nacken, Brust, Rücken) durch Talgdrüsenhyperplasie u. eine Verhornungsstörung der Follikel zu deren Verstopfung mit Bildung von Komedonen (für A. v. typische Effloreszenzen) kommt; **Formen:** 1. Acne comedonica: Auftreten von offenen u. geschlossenen Komedonen (s. Abb. 1); 2. Acne papulopustulosa: Übergang zu entzündl. Pusteln u. Papeln (Ruptur des Haarkanals od. der Talgdrüse); s. Abb. 2; 3. Acne conglobata (syn. Acne nodulocystica): schwerste Form der A. v. mit großen entzündl. Knoten, Abszessen, Fisteln, tiefen Narben u. Keloiden, auch an Extremitäten u. Gesäß; Männer sind häufiger betroffen als Frauen. **Ätiol.:** Zusammenwirken von genet. Disposition (vermutl. polygener Erbgang),

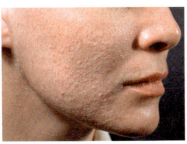

Acne vulgaris Abb. 1: Acne comedonica [3]

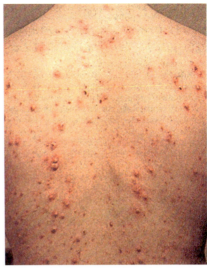

Acne vulgaris Abb. 2: Acne papulopustulosa [3]

Seborrhö, best. Bakt. (Propionibacterium acnes, Propionibacterium granulosum u. Propionibacterium avidum), hormonalen Einflüssen u. Immunreaktion auf Entzündungsreize; **Ther.:** lokal: keratolyt. mit Benzoylperoxid od. (Iso-)Tretinoin, antimikrobiell mit Erythromycin, Clindamycin od. Azelainsäure; system.: antimikrobiell mit Tetracyclinen, bei Frauen antiseborrhoisch mit Antiandrogenen (Cyproteronacetat) od. Östrogenen (Mestranol); völlige Abheilung nur mit Isotretinoin p. o. möglich (cave: teratogene Wirkung). Vgl. Acne fulminans; Arthritis, Akne-assoziierte.

Aconitase *f*: (engl.) *aconitase*; syn. Aconitathydratase; Hydrolasen des Citratzyklus*, die Citrat über cis-Aconitsäure zu Isocitrat isomerisieren.

Aconitin *n*: (engl.) *aconitine*; Hauptalkaloid im Blauen Eisenhut*; eines der giftigsten Alkaloide*; **Sympt.** der **Aconitinintoxikation:** anfangs Parästhesien, dann starke Schmerzen, Erbrechen, Koliken, Diarrhöen, Paresen, Absinken der Körpertemperatur; Tod durch Herzversagen u. Atemlähmung.

Aconit|säure: (engl.) *aconitic acid*; 1-Propen-1,2,3-tricarbonsäure; 1. als cis-A. Zwischenprodukt der Isomerisierung von Citrat zu Isocitrat im Citratzyklus*; 2. Pflanzeninhaltsstoff (z. B. Aconitum-, Achillea-Arten).

Aconitum napellus (lat.) *n*: Blauer* Eisenhut.

ACP: Abk. für Acyl-Carrier-Protein; s. Fettsäurebiosynthese.

ACPA: Rheumafaktor u. Autoantikörper u. a. gegen citrullinierte Antigene (s. Anti-Citrullin-Antikörper), z. B. Vimentin, Fibrinogen mit hoher diagn. Spezifität bei rheumatoider Arthritis*.

acquired immune deficiency syndrome (engl.) *n*: AIDS*.

acquisitus (lat.): (engl.) *acquired*; erworben.

acralis (Akr-*): (engl.) *acral*; die Akren betreffend.

Acridin|orange *n*: (engl.) *acridine orange*; 3,6-Tetramethyldiamino-Acridin; basischer Farbstoff, der in der Fluoreszenzmikroskopie* z. B. bei der Zytodiagnostik von Karzinomen* verwendet wird.

Acri|flavinium|chlorid (INN) *n*: (engl.) *acriflavinium chloride*; schwaches Antiseptikum*; **Wirkungsmechanismus:** viro- u. bakteriostatisch durch Vernetzung von Nukleinsäuren.

ACR-Kriterien *n pl*: (engl.) *ACR criteria*; früher ARA-Kriterien (Abk. für Kriterien der American Rheumatism Association); Kriterien des American College of Rheumatology zur Klassifikation u. Diagn. von Erkrankungen* des rheumatischen Formenkreises.

Acromion (Akr-*; gr. μος Schulter) *n*: (engl.) *acromion*; Schulterhöhe; äußeres Ende der Spina* scapulae.

Acryl|amid (lat. acer scharf) *n*: (engl.) *acrylamide*; Acrylsäureamid, Propenamid; $H_2C=CH-CONH_2$, C_3H_5NO; farblose Kristalle; leicht lösl. in Wasser, Ethanol u. Aceton; kann zu Polyacrylamid polymerisiert werden; im Tierversuch krebserregend u. erbgutverändernd, wird zu Glycidamid metabolisiert; Kanzerogen* Kategorie 2; entsteht beim Backen, Braten od. Frittieren von Speisen, die Zucker bzw. Stärke u. Asparagin enthalten; **Verw.:** bei der Herstellung von Farben u. Polymeren; in der Polyacrylamidgel*-Elektrophorese.

Acryl|harze: (engl.) *acrylic resins*; Polymere aus Acrylsäure-, Methacrylsäureestern bzw. anderen Acrylsäurederivaten; **Verw.:** z. B. für Lacke u. Materialien in der Chirurgie, Zahnmedizin u. Histologie. Vgl. Polymethylmethacrylat.

Acryl|säure: (engl.) *acrylic acid*; $CH_2=CH-COOH$; einfachste ungesättigte Fettsäure; stechend riechende Flüssigkeit (Oxidationsprodukt von Acrolein), durch Polymerisation entsteht ein glasartiger, sehr widerstandsfähiger Kunststoff.

ACS: 1. (kardiol.) Abk. für (engl.) *acute coronary syndrome*; s. Akutes Koronarsyndrom; **2.** (intensivmed.) Abk. für (engl.) *abdominal compartment syndrome*; s. Kompartmentsyndrom.

ACT: 1. Abk. für (engl.) *activated clotting time*; Vollblutgerinnungstest zur Point*-of-care-Diagnostik bei hochdosierter Heparinisierung* i. R. von Gefäßchirurgie*, Herzkatheterisierung* od. Hämodialyse*; **Prinzip:** Aktivierung des endogenen Weges der Blutgerinnung* durch Kontakt der Probe (Vollblut) mit Oberflächenaktivator (Kaolin, Celit); Messung der Gerinnungszeit durch Koagulometer zur automatisierten Analyse; Detektion der Thrombenbildung durch optische od. mechan. (nicht standardisierte) Messanordnung; cave: **a)** weniger präzise als aPTT*; **b)** durch viele Faktoren (z. B. Thrombozytenkonzentration, -funktion, Temperatur) beeinflusst; **c)** falsch-hohe Celit-basierte Messergebnisse durch Aprotinin. **2.** Abk. für autogene Chondrozytentransplantation*.

ACTH: Abk. für adrenocorticotropes Hormon; syn. Kortikotropin, Corticotropin; im Hypophysenvorderlappen aus Proopiomelanocortin* gebildetes Proteohormon aus 39 Aminosäuren (funktionell wirksam: die ersten 24 Aminosäuren); **Regulation:** Stimulation von Synthese u. Freisetzung durch CRH*, Kälte u. Stress (Adrenalin), Hemmung durch hohe Glukokortikoidspiegel im Serum (negativer Feedback-Mechanismus; vgl. Rückkopplung); zirkadianer Rhythmus* (höchste Werte am Morgen); **Wirkung:** Stimulation der Synthese v. a. der Glukokortikoide* in der Nebennierenrinde; Steigerung der Lipolyse* u. somit indirekt der Insulinausschüttung; **klin. Bedeutung:** erhöhte Serumkonzentration v. a. bei Nebennierenrindeninsuffizienz*, Cushing*-Syndrom; vgl. Tumormarker (Tab. 3 dort); **Ind.:** s. Tetracosactid.

ACTH-Stimulations|test *m*: (engl.) *ACTH stimulation test*; dynamischer Funktionstest der Nebennierenrinde (NNR); **Prinzip:** Bestimmung von Cortisol* bzw. Kortikoidmetaboliten (v. a. 17α-Hydroxyprogesteron) im Blut unmittelbar vor u. nach Stimulation der NNR mit parenteral (i. v. od. als Infusion) zugeführtem synthet. ACTH* (z. B. Tetracosactid*); z. B. als Kurztest über 60 Min.; **Ind.: 1.** Ausschluss einer Nebennierenrindeninsuffizienz* (fehlender Cortisolanstieg durch primäre Insuff. bzw. Atrophie bei langdauernder sekundärer Insuff.); **2.** adrenogenitales Syndrom* (v. a. bei heterozygoter Ausprägung überschießend ansteigendes 17α-Hydroxyprogesteron*); **Kontraind.:** Überempfindlichkeit gegenüber ACTH; vgl. Addison-Krankheit.

Actinium (gr. ἀκτίς, ἀκτῖνος Strahl) *n*: radioaktives Element, Symbol Ac, OZ 89, rel. Atommasse 227,028; zur Scandiumgruppe gehörendes Metall; ^{227}Ac, das stabilste bekannte Isotop, entsteht aus ^{235}U (Actinouran).

Actino|bacillus (↑; Bacill-*) *m*: (engl.) *actinobacillus*; Gattung gramnegativer, nicht sporender, unbewegl., mikroaerophiler Stäbchenbakterien der Fam. Pasteurellaceae (vgl. Bakterienklassifikation); mehrere Species; fakultativ pathogener Schleimhautkommensale der Mundhöhle; in Ausnahmefällen Err. einer Endokarditis; A. actomycetemcomitans ist häufiger Begleitkeim von Actinomyces* israelii; resistent gegen Penicillin.

Actinoide (↑) *n pl*: (engl.) *actinides*; früher Actinide; die Gruppe der im Periodensystem* der Elemente auf das Actinium folgenden 14 Elemente der Ordnungszahlen 90–103 (z. B. Thorium, Uran, Plutonium); bilden ca. 200 bisher bekannte Isotope, die sämtlich extrem toxisch sind u. radioaktiv zerfallen. Vgl. Transurane.

Actino|myces (↑; Myk-*) *m*: (engl.) *actinomycete*; Gattung grampositiver, unbewegl. Bakt. der Fam. Actinomycetaceae* (vgl. Bakterienklassifikation); obligat anaerob wachsend; wegen der Bildung verzweigter Fäden lange als Pilze angesehen; morphol. Ähnlichkeit zu Nocardia*; **Species:** A. bovis (Err. der Rinderaktinomykose), Actinomyces* israelii (Err. der Aktinomykose*); A. naeslundii, A. viscosus u. A. odontolyticus werden häufig als Err. milder Infektion der Tränenkanälchen isoliert u. sind an der Entstehung von Karies u. Parodontitis beteiligt.

Actino|myces israelii (↑; ↑) *m*: (engl.) *Actinomyces israelii*; Err. der Aktinomykose*; **Morphol.:** auffällig pleomorphe, gewellte Fäden bis 1 μm Dicke mit azidophilen Verzweigungen; **Kultur:** anaerobes, langsames Wachstum auf blut- od. serumhaltigen Nährböden; in Gewebe od. flüssigen Kulturen Bildung von Drusen*; **Epidemiol. u. Path.:** Kommensalen der Mundhöhle; Voraussetzung für das Entstehen einer Aktinomykose* sind anaerobe Gewebeverhältnisse (Quetschung, Fremdkörperein-

wirkung, chron. Entzündungsherde der Zähne od. Tonsillen) u. enzymat. Unterstützung durch Begleitkeime (v. a. Staphylokokken, anaerobe Species von Bacteroides, Fusobacterium, Propionibacterium u. Actinobacillus).
Actino|mycetaceae (↑; ↑) *f pl*: (engl.) *Actinomycetaceae*; Fam. grampositiver, unbewegl., fakultativ anaerober, fadenbildender Bakt. der Ordnung Actinomycetales (vgl. Bakterienklassifikation); säurelabil; keine Sporenbildung; fermentativer Kohlenhydratstoffwechsel; med. relevante Gattung ist u. a. Actinomyces*. **Verbreitung:** fakultativ pathogene Schleimhautkommensalen der Mundhöhle (selten Verdauungs- u. Genitaltrakt) des gesunden Erwachsenen u. a. warmblütiger Wirtsorganismen.
Actino|mycetales (↑; ↑) *n pl*: (engl.) *Actinomycetales*; taxonom. Ordnung (vgl. Bakterienklassifikation) grampositiver, unbewegl., aerober (Ausnahme Actinomycetaceae) Fadenbakterien (Ø 0,5-2 μm) mit echten Verzweigungen; **Verbreitung:** Boden u. (seltener) Wasserkeime; einige Arten sind Schleimhautparasiten von Warmblütern. A. umfassen 8 Fam.; humanpathogene Species finden sich v. a. in den Fam. Actinomycetaceae*, Mycobacteriaceae*, Nocardiaceae, Streptomycetaceae, Dermatophilaceae u. Micromonosporaceae.
Actino|mycin D (↑; ↑) *n*: Dactinomycin*.
Actino|mycine (↑; ↑) *n pl*: (engl.) *actinomycines*; Chromoproteide als Stoffwechselprodukte versch. Streptomyces-Stämme (aerobe Actinomyces*: Streptomyces chrysomallus, Streptomyces antibioticus u. a.) mit antibiot., aber auch zytotox. Wirkung (durch Einlagerung in die DNA-Doppelhelix zwischen 2 GC-Paaren); z. B. Dactinomycin*, Cactinomycin; **Wirkung:** hemmen in niedriger Konz. DNA-abhängige Synthese der RNA (Transkription*), in höherer auch die DNA-Replikation u. damit Zellwachstum in proliferierenden Geweben; **Anw.:** als Zytostatika* bei Chorionkarzinom*, Hodentumoren*, Wilms*-Tumor, Rhabdomyosarkom*.
Actino|quinol (INN) *n*: (engl.) *actinoquinol*; Derivat von Chinolin*; **Ind.:** in Augentropfen bei Blendungsstörungen, nächtl. Blendempfindlichkeit, abakteriellen Konjunktividen.
activities of daily living: Abk. ADL; körperorientierte motorische Selbstversorgungsaktivitäten (sich waschen, zur Toilette gehen, kontinent sein, essen, Transfer ausüben, sich ankleiden, laufen, Treppen steigen), auf Basis derer ein standardisiertes Assessmentinstrument (meist Barthel*-Index) entwickelt wurde; vgl. Pflegebedürftigkeit; Aktivitäten des täglichen Lebens.
acuminatus (lat.): (engl.) *acuminate*; spitz, gegipfelt.
ACVB: Abk. für (engl.) *aortocoronary venous bypass*; s. Bypass, aortokoronarer.
a|cyclisch (A-*; Zykl-*): (engl.) *acyclic*; syn. aliphatisch; (chem.) Bez. für Verbindungen mit offenen Kettenformen.
Acyl|carnitin *n*: (engl.) *acylcarnitine*; Fettsäureester von Carnitin*; mit Tandem*-Massenspektrometrie lassen sich die versch. Acylcarnitine (s. Tab.) trennen u. messen, z. B. i. R. des Neugeborenen*-Screenings auf angeb. Störungen der Betaoxidation* u. des Carnitinzyklus.

Acylcarnitin
Abkürzungen der verschiedenen Acylcarnitine

Abkürzung	Acylcarnitin
C0	freies Carnitin
C2	Acetylcarnitin
C3	Propionylcarnitin
C4	Butyrylcarnitin
C4OH	3-Hydroxybutyrylcarnitin
C4DC	Succinylcarnitin/Methylmalonylcarnitin
C5	Isovalerylcarnitin/2-Methylbutyrylcarnitin
C5OH	3-Hydroxyisovalerylcarnitin
C5DC	Glutarylcarnitin
C5:1	Tiglylcarnitin/Methylcrotonylcarnitin
C6	Hexanoylcarnitin
C6DC	Adipoylcyrnitin/Methylglutarylcarnitin
C8	Octanoylcarnitin
C8:1	Octenoylcarnitin
C8DC	Suberylcarnitin
C10	Decanoylcarnitin
C10:1	Decenoylcarnitin
C10:2	Decadienoylcarnitin
C12	Dodecanoylcarnitin (Lauroylcarnitin)
C12:1	Dodecenoylcarnitin
C14	Myristoylcarnitin
C14OH	3-Hydroxytetradecanoylcarnitin
C14:1	Tetradecenoylcarnitin
C14:2	Tetradecadienoylcarnitin
C16	Palmitoylcarnitin
C14OH	3-Hydroxypalmitoylcarnitin
C18	Stearylcarnitin
C18OH	3-Hydroxyoctadecalonylcarnitin
C18:1	Oleoylcarnitin
C18:1OH	3-Hydroxyoleoylcarnitin
C18:2	Linoleoylcarnitin
C18:2OH	3-Hydroxylinoleoylcarnitin

Acyl-CoA-De|hydro|genase-De|fekt, multipler *m*: syn. Glutarazidurie II; s. Glutarazidurie.
Acyl-CoA-De|hydro|genasen *f pl*: (engl.) *acyl-CoA dehydrogenases*; Oxidoreduktasen der Betaoxidation*.
Acyl|glycerole *n pl*: (engl.) *acylglycerols*; syn. Glyceride; Ester aus Glycerol u. Fettsäuren; je nach Zahl der veresterten Hydroxylgruppen Einteilung in Mono-, Di- u. Triacylglycerole; vgl. Triglyceride.
Acyl|rest: (engl.) *acyl group*; R—CO—; Grundskelett der Carbonsäurederivate; bekanntester A. ist die Acetylgruppe H_3C-CO-.
Ad-: auch App-, Acc-, Akk-; Wortteil mit der Bedeutung hinzu, nach; von lat. ad.

ADA: **1.** (biochem.) Abk. für **A**denosin**d**es**a**minase*; **2.** Abk. für **A**merican **D**iabetes **A**ssociation; wissenschaftliche Fachgesellschaft amerikanischer Diabetologen.

ad|äquat (lat. adaequare angleichen): (engl.) *adequate*; passend, angemessen.

A|daktylie (A-*; Daktyl-*) *f*: (engl.) *adactyly*; angeborenes Fehlen einzelner od. aller Finger bzw. Zehen; evtl. in Komb. mit anderen Fehlbildungen (z. B. Analatresie). Vgl. Dysmelie.

Adalimumab (INN) *n*: (engl.) *adalimumab*; rekombinanter humaner monoklonaler IgG$_1$-Antikörper zur s. c. Anw.; **Wirkungsmechanismus:** spezif. Bindung an TNF-α (TNF*-Blocker); **Ind.:** 1. rheumatoide Arthritis* (als Monotherapie od. in Komb. mit Methotrexat), Psoriasis*-Arthritis u. Spondylitis* ankylosans; jeweils bei unzureichendem Therapieerfolg von klass. Antirheumatika u. a. Basistherapeutika; 2. schwere aktive Enteritis* regionalis Crohn bei unzureichendem Therapieerfolg durch (bzw. Kontraind. für) Glukokortikoide od. Immunsuppressiva; 3. moderate bis schwere Plaque-Psoriasis*; **Kontraind.:** schwere Infektion (insbes. aktive Tuberkulose), mäßige bis schwere Herzinsuffizienz*; **UAW:** häufig Schmerzen u. lokale Reaktionen an der Injektionsstelle, ferner u. a. erhöhte Anfälligkeit für Infektionen; cave: selten Non-Hodgkin-Lymphom (hepatosplenales T-Zell-Lymphom).

Adamantinom (gr. ἀδάμας, ἀδάμαντος Stahl; -om*) *n*: Ameloblastom*.

adamantinus (↑): (engl.) *adamantine*; stahlhart.

Adamanto|blasten (↑; Blast-*) *m pl*: Enameloblasten*.

Adamkiewicz-Arterie (Arteria*) *f*: (engl.) *artery of Adamkiewicz*; A. radicularis anterior aus den Rr. spinales der Arteriae* intercostales posteriores.

Adams|apfel: (engl.) *adam's apple*; syn. Prominentia laryngea, Pomum Adami; der beim Mann stärker als bei der Frau hervortretende Schildknorpel des Larynx*; Vorwölbungsgrad abhängig von Androgen*.

Adams-Stokes-Syn|drom (Robert A., Chir., Dublin, 1791–1875; William St., Int., Dublin, 1804–1878) *n*: syn. Morgagni-Adams-Stokes-Anfall; Synkope* ohne Aura durch zerebrale Hypoxämie inf. akuter Herzrhythmusstörung* (hämodynam. relevante Bradykardie* od. Asystolie*); **Ätiol.:** kongenitale, arteriosklerot., entzündl. od. iatrogene Schädigung des Erregungsleitungssystems* mit konsekutivem Sinusknotenstillstand (Sinusknotenarrest), SA*-Block od. AV*-Block bei fehlendem Ersatzrhythmus*; **Vork.:** Herzinfarkt*, Karotissinus*-Syndrom, Sick*-Sinus-Syndrom, Arzneimittel (z. B. Digitalisintoxikation*), Ausfall eines künstl. Herzschrittmachers*; **Sympt.:** Schwindel, Synkope; **Kompl.:** plötzlicher Herztod* durch Herz*-Kreislauf-Stillstand; **Ther.:** Herzschrittmacher* nach Akuttherapie der ursächl. Herzrhythmusstörung (ggf. Reanimation*).

Adapalen (INN) *n*: (engl.) *adapalen*; Dermatikum, Retinoid*; **Ind.:** Acne* vulgaris; **UAW:** Hautreizungen, Juckreiz.

Ad|aptation (lat. adaptare anpassen) *f*: 1. (engl.) *adaptation*; auch Adaption; (physiol.) Anpassung, z. B. von Organen u. des Organismus an veränderte Bedingungen; 2. (engl.) *retinal adaptation*; (ophth.) Anpassung des Auges an versch. Leuchtdichteverhältnisse; s. Helladaptation; Dunkeladaptation; vgl. Akkommodation; 3. (chir.) Annäherung von getrenntem Gewebe zur primären Wundheilung*.

Ad|aptations|syn|drom (↑) *n*: allgemeines Anpassungssyndrom*.

Ad|aption (↑) *f*: s. Adaptation.

Ad|apto|meter (↑; Metr-*) *n*: Gerät zur Bestimmung des zeitl. Verlaufs der Dunkeladaptation* u. der Lichtempfindlichkeit (eines Areals) der Retina; **Anw.:** z. B. bei Verdacht auf Nyktalopie*.

ADCA: Abk. für autosomal-**d**ominante (**c**)zerebellare Ataxie; s. Ataxie, spinozerebellare.

ADCC: Abk. für (engl.) ***a**ntibody **d**ependent **c**ell-mediated **c**ytotoxicity*, antikörperabhängige zellvermittelte Zytotoxizität durch K-Zellen; s. Killerzellen.

Add-back-Therapie *f*: s. GnRH-Rezeptor-Agonisten.

Addison-Ebene (Sir Thomas A., Klin., London, 1793–1860): (engl.) *Addison's plane*; Planum transpyloricum; Transversalebene durch den Halbierungspunkt zwischen den Oberkanten von Manubrium sterni (s. Sternum) u. Symphyse*.

Addison-Krankheit (↑): (engl.) *Addison's disease*; sog. Bronzehautkrankheit; primäre chron. Nebennierenrindeninsuffizienz*; **Ätiol.:** meist (75 %) Autoimmunreaktion gegen NNR-Zellen (organspezifische Autoimmunkrankheit*), auch NNR-Infektion (Tuberkulose, AIDS), Arteriitis, Karzinommetastase od. primär maligne NNR-Tumoren, Hämochromatose, Amyloidose, Adrenoleukodystrophie, NNR-Blutung (hämorrhag. Diathese) od. andere Urs.; **Pathophysiol.:** primäre Nebennierenrindeninsuffizienz* mit vermehrter Ausschüttung von ACTH inf. verminderter negativer Rückkopplung auf die CRH-Sekretion; **Klin.:** Müdigkeit u. Schwäche (Adynamie), Übelkeit, Erbrechen, Gewichtsverlust, Hyperpigmentierung von Haut u. Schleimhäuten (s. Abb.), Vitiligo, orthostat. Hypotonie mit Kollapsneigung, Herzrhythmusstörungen (Tachykardie), Muskelkrämpfe od. Lähmungen, Atemstörungen (Hyperventilation), Apathie, Verwirrtheit (u. a. Bewusstseinsstörungen, Konvulsionen, Halluzinationen, u. U. org. Psychose), Muskelschwund; bei der Frau verminderte Sekundärbehaarung u. Libidoverlust durch Androgenmangel, Amenorrhö; gelegentlich abdominale Schmerzen, Salzhunger, Diarrhö, Obstipation;

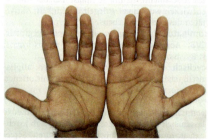

Addison-Krankheit: typ. Hyperpigmentierung der Handinnenflächen u. der Handlinien [107]

Kompl.: Addison*-Krise; **Diagn.:** Cortisolkonzentration im Serum sowie Ausscheidung von Cortisol u. Aldosteron im Harn vermindert, ACTH-Konz. im Serum u. Plasmareninaktivität erhöht, Ketoazidose; normozytäre Anämie, Leukopenie, Eosinophilie u. Lymphozytose; im EKG Zeichen der Hyperkaliämie, im EEG zerebrale Dysfunktion; Nachweis der NNR-Insuffizienz durch ACTH*-Stimulationstest; **Ther.:** Substitution der fehlenden Kortikoide u. Elektrolyte.

Addison-Krise (↑) *f:* (engl.) *Addisonian crisis;* lebensbedrohlich akute Nebennierenrindeninsuffizienz*; z. B. als Exazerbation einer Addison*-Krankheit inf. erhöhten Bedarfs an Nebennierenrindenhormonen (Stresshormone) bei Infektion, Trauma od. Op. (vgl. Postaggressionssyndrom); **Klin.:** Übelkeit, Erbrechen, kolikartige Bauchschmerzen, Bewusstseinsstörung, art. Hypotonie, hypovolämischer Schock* inf. Dehydratation* mit Hyponatriämie*, Hyperkaliämie* u. Azidose*, Hypoglykämie*, Hyperkalzämie*, Eosinophilie; **Ther.:** intensivmed. (u. a. Volumenersatz- u. Elektrolyttherapie sowie i. v. Kortikoid-Substitutionstherapie). Vgl. Krise, endokrine.

Ad|duktion (lat. add*u*cere heranführen) *f:* (engl.) *adduction;* Bewegung eines Körperteils in Richtung der Medianebene (bei der Hand zum Mittelfinger); vgl. Abduktion.

Ad|duktions|fraktur (↑; Fraktur*) *f:* s. Schenkelhalsfraktur.

Ad|duktions|kontraktur (↑; Kontrakt-*) *f:* s. Kontraktur.

Ad|duktoren (↑) *m pl:* (engl.) *adductors;* Adduktion* bewirkende Muskeln; insbes. Mm. adductor brevis, longus et magnus, M. adductor hallucis, M. adductor pollicis.

Ad|duktoren|kanal (↑; Canalis*): (engl.) *adductor canal;* Canalis adductorius Hunteri; Rinne zwischen den Mm. adductor longus et magnus u. dem M. vastus med. am Oberschenkel, überbrückt durch das Septum intermusculare vastoadductorium; enthält A. femoralis u. V. femoralis. Vgl. Adduktorenschlitz.

Ad|duktoren|re|flex (↑; Reflekt-*) *m:* Abk. ADR; s. Reflexe (Tab. 1 dort).

Ad|duktoren|schlitz (↑): (engl.) *opening in the adductor magnus;* Hiatus adductorius; Spalte zwischen dem sehnigen u. fleischigen Ansatz des M. adductor magnus für den Durchtritt der A. u. V. femoralis in die Kniekehle.

Ad|duktoren|spasmus (↑; Spas-*) *m:* (engl.) *adductor spasm;* Tonussteigerung u. Spastik der Adduktorenmuskeln an der Innenseite der Oberschenkel mit innenrotierten u. aneinander gepressten (evtl. überkreuzten) Beinen u. Gangstörungen* i. S. einer beidseitigen Zirkumduktion; **Ätiol.:** Störung des 1. motorischen Neurons, z. B. bei infantiler Zerebralparese*, Multipler* Sklerose; **Ther.:** Physiotherapie (Bobath*-Methode); pharmak. Baclofen, Benzodiazepine; lokale Injektion von Botulinumtoxin; ggf. Adduktorentenotomie.

Ad|duktoren|teno|tomie (↑; Teno-*, -tom*) *f:* (engl.) *adductor tenotomy;* korrektive Sehnendurchtrennung bei Hüftadduktionskontraktur (s. Adduktorenspasmus) zur Gangverbesserung sowie zur Proph. einer sekundärer spast. Hüftgelenkluxation*.

Adefovirdipivoxil *n:* (engl.) *adefovirdipivoxil;* Abk. ADV; orales Dipivaloyloxymethylester-Prodrug von Adefovir (INN), einem Nukleotidanalogon* von AMP (s. Adenosinphosphate); **Ind.:** chron. Hepatitis* B mit dekompensierter od. kompensierter Leberfunktion bei nachgewiesener aktiver Virusreplikation, kontinuierl. erhöhten ALT-Werten u. aktiver Leberentzündung u. -fibrose; **Kontraind.:** Stillzeit; strenge Indikationsstellung in der Schwangerschaft; **UAW:** Übelkeit, Flatulenz, Diarrhö, Dyspepsie, Asthenie, Bauch- u. Kopfschmerzen, Erhöhung des Kreatinin-Wertes, Niereninsuffizienz u. -versagen.

ADEM: Abk. für **a**kute **d**isseminierte **E**nzephalo**m**yelitis*.

Aden-: Wortteil mit der Bedeutung Drüse; von gr. ἀδήν, ἀδένος.

Adenin *n:* (engl.) *adenine;* Abk. A, Ade; 6-Aminopurin; Purinbase, Baustein in Adenosin* u. Adenosinphosphaten*; vgl. Purinbasen; Nukleinsäuren.

Adenitis (Aden-*, -itis*) *f:* (engl.) *adenitis;* Drüsenentzündung, z. B. Lymphadenitis, Dakryoadenitis*, Hidradenitis od. Sialadenitis.

Adeno|fibrom (↑; Fibr-*, -om*) *n:* (engl.) *adenofibroma;* benigner Mischtumor mit epithelialen u. mesenchymalen Anteilen, evtl. mit zyst. Ausweitung von epithelialen Elementen u. Bildung von serösem od. muzinösem Sekret (Kystadenofibrom); **Vork.:** v. a. im Ovar (s. Ovarialtumoren) u. der Brust (s. Mammatumoren), selten im Uterus (von der Zervixschleimhaut od. dem Endometrium ausgehend).

Adeno|hypo|physe (↑; Hypophyse*) *f:* s. Hypophyse.

adenoid (↑; -id*): drüsenähnlich.

adenoidal pharyngeal conjunctival viruses (engl. ↑; ↑; Pharyng-*; Conjunctiva*; Virus*): auch APC-Viren; v. a. die Schleimhäute der Mund- u. Rachenhöhle u. des Auges befallende Adenoviridae*.

Adenoide (↑; ↑) *n pl:* s. Vegetationen, adenoide.

Adeno|karzinom (↑; Karz-*, -om*) *n:* (engl.) *adenocarcinoma;* von Drüsen- od. Schleimhautepithelien ausgehender maligner, glandulär differenzierter Tumor; **Vork.:** zylinderzellhaltige Schleimhäute, z. B. als Bronchialkarzinom*, Magenkarzinom*, kolorektales Karzinom*, Gallengangkarzinom*, Uteruskarzinom (Korpuskarzinom*, selten Zervixkarzinom*); exokrine Drüsen, z. B. als Prostatakarzinom*, Mammakarzinom*, Karzinom der Speicheldrüsen (s. Speicheldrüsentumoren); seltener endokrine Drüsen; **Pathol.:** Nachahmung der drüsigen Struktur des Ausgangsgewebes, ggf. mit Lichtungen, Sekret- u. Schleimproduktion (extrazellulär: muzinöses A., intrazellulär: Siegelring-A.) sowie Expression von Hormon-Rezeptoren (z. B. Östrogen- u. Progesteron-Rezeptoren beim Mammakarzinom) od. Antigenen (z. B. PSA* beim Prostatakarzinom*); **Progn.:** abhängig vom Differenzierungsgrad (s. Tab.).

Adeno|kystom (↑; Kyst-*, -om*) *n:* s. Kystadenom.

Adeno|lymphom (↑; Lymph-*, -om*) *n:* s. Speicheldrüsentumoren.

Adenom (↑; -om*) *n:* (engl.) *adenoma;* Epithelioma adenomatosum; vom Epithelgewebe endokriner u.

Adenokarzinom
Differenzierungsgrad nach UICC-Klassifikation

Differenzierungsgrad	Morphologie	Prognose[1]
G1 (hoch differenziert)	Tumor ahmt das normale Drüsengewebe weitgehend nach; drüsenähnlich wachsende Tumorzellverbände zeigen Lichtungen mit Schleimbildung; Einzelzellen können den normalen, polar differenzierten Drüsenepithelien zytologisch sehr ähnlich sein	meist langsames Wachstum mit langen Überlebenszeiträumen und relativ später Metastasierung
G2 (mittelgradig oder mäßig differenziert)	nur noch angedeutete Drüsenbildungen, Schleimbildung nur fokal entwickelt; Tumorzellen mit deutlicher Atypie	zwischen G1 und G3
G3 (gering oder schlecht differenziert)	drüsige Genese des Tumors meist kaum noch erkennbar; solide, unstrukturierte Tumorzellformationen mit hoher zytologischer Atypie	meist schnelles Wachstum, frühe Metastasierung und damit schlechte Prognose

[1] im Einzelfall starke Abweichungen möglich; individuelle Beurteilung erforderlich

exokriner Drüsen* od. der Schleimhäute (z. B. des Magen-Darm- u. Respirationstrakts) ausgehendes, primär benignes Neoplasma, das maligne entarten kann (Adenokarzinom*, Adenosarkom*); z. T. Hormon produzierend, z. B. benigne gastroenteropankreatische neuroendokrine Tumoren* (Tab. dort), Prolaktinom*; **Formen:** 1. solides A. mit kompakter Wuchsform, häufig von endokrinen Organen (z. B. den Nebenschilddrüsen*, den pankreatischen Inseln i. S. eines Insulinoms*) ausgehend; 2. tubuläres A.: enthält mit Epithelgewebe ausgekleidete Kanäle; Vork. z. B. als Polyp* des Magen-Darm-Trakts; 3. trabekuläres A.: enthält solide, balkenförmig angeordnete Epithelstränge; Vork. z. B. bei adenomatösen Nebennierenrindentumoren; 4. follikuläres A. mit Bildung von Follikeln; Vork. z. B. als autonomes Schilddrüsenadenom*; 5. A. mit Ausbildung unterschiedl. flüssigkeits- od. schleimgefüllter Hohlräume; Vork. v. a. als Kystadenom* des Ovars; 6. Fibroadenom* mit Wachstum des Bindegewebes, Vork. v. a. in der weibl. Brust; 7. villöses A. mit Ausbildung zottiger Epithelproliferationen, spez. im Colon; 8. tubulovillöses A.: Mischform aus tubulärem u. villösem A.; 9. pleomorphes A. der Speicheldrüse als Mischform aus Stroma u. Epithelkomponenten. Vgl. Myxadenom; Adenofibrom; Cystosarcoma phylloides; Adenom-Karzinom-Sequenz.

Adenoma sebaceum (↑; ↑) *n*: engl. *adenoma sebaceum*; Angiofibrome (feste, hautfarbene, rötl. od. gelbl. Papeln u. Knötchen) im Bereich von Nase, Wangen u. Kinn; **Vork.:** selten isoliert, meist multipel, als dermat. Leitsymptom bei tuberöser Sklerose*; **Ther.:** Dermabrasion, Laserchirurgie.

Adenomatose der Brust|warze (↑; ↑; -osis*) *f*: engl. *nipple duct adenomatosis*; seltene benigne Veränderung der Mamille (benignes Adenom) mit Rötung, Epitheldefekten, Sekretion u. Krusten; häufig auf den Warzenhof übergreifend; Brustwarze im Ganzen rundlich verdickt; **DD:** Paget*-Krankheit, Ekzem*, Psoriasis*.

Adenomatose, multiple endo|kri|ne (↑; ↑; ↑) *f*: s. MEN-Syndrome.

Adenomatosis coli (↑; ↑; ↑) *f*: s. FAP.

Adenom-Karzinom-Sequenz (↑; ↑; Karz-*; -om*; Sequenz*) *f*: engl. *polyp-carcinoma sequence*; auch Polyp-cancer-Sequenz; Bez. für die Reihenfolge der genet. Veränderungen (Mutationen bzw. Verlust von Genen), durch die aus normaler Dickdarmschleimhaut ein kolorektales Karzinom* entsteht.

Adenom, meta|stasierendes (↑; ↑) *n*: s. Schilddrüsentumoren.

Adenom, nephro|genes (↑; ↑) *n*: engl. *nephrogenous adenoma*; benigner seltener Tumor, der wahrscheinl. aus persistierenden mesonephr. Zellresten entsteht; **Vork.:** Harnblase, Vagina, Urethra, Ovar, Cervix uteri.

Adenom, pleo|morphes (↑; ↑; -om*) *n*: s. Speicheldrüsentumoren.

Adenom, toxisches (↑; ↑) *n*: engl. *toxic thyroid adenoma*; klin. Bez. für dekompensiertes autonomes Schilddrüsenadenom*.

Adeno|myo|epitheliom (↑; My-*; Epithel*; -om*) *n*: s. Speicheldrüsentumoren.

Adeno|myom (↑; ↑; -om*) *n*: engl. *adenomyoma*; seltener benigner Mischtumor aus glattem Muskel- u. Drüsengewebe; **Vork.:** z. B. als Variante des Myoma* uteri.

Adeno|myo|matose (↑; My-*; -osis*) *f*: engl. *adenomyomatosis*; Adenomyose* in Myomknoten.

Adeno|myose (↑; ↑; -osis) *f*: engl. *adenomyosis*; syn. Adenomyosis uteri, Endometriosis genitalis interna; Form der Endometriose* mit ektopischer, diffuser od. umschriebener Ansiedlung von endometrialen Drüsen u. umgebendem Stroma im reaktiv hypertrophierten Myometrium; Auftreten bes. zwischen 35. u. 50. Lj.; meist fehlendes Ansprechen auf Progesteron*; **Ätiol.:** unklar, vermutlich Dislozierung basaler Endometriums inf. Hyperu. Dysperistaltik des Uterus sowie inf. erhöhten intrauterinen Drucks; **Sympt.:** meist asymptomatisch; evtl. Uterusvergrößerung, Menorrhagie, Dysmenorrhö, Sterilität; **Vork.:** 1. nach Endometriumablation zur Behandlung einer Menorrhagie; 2. in Komb. mit Myoma* uteri; 3. als histol. Nebenbefund bei anderweitig begründeter Hysterektomie; **Diagn.:** bimanuelle Untersuchung*, Vaginalsonographie*, MRT; **Ther.:** kausal nicht mögl.; meist Hysterektomie, evtl. unter Belassung der Ovarien; alternativ Gestagene, hormonale Kontrazeptiva, lokal Gestagen (Levonorgestrel) freisetzende Intrauterinpessare*.

Adeno|sarkom (↑; Sark-*; -om*) *n*: (engl.) *adenosarcoma*; maligner Mischtumor aus atyp. Drüsengewebe u. ähnlich wie beim Spindelzellsarkom aufgebautem Stroma; **Vork.:** z. B. im Endometrium* od. als Wilms*-Tumor in der kindl. Niere.

Adenose, sklerosierende (↑; -osis*) *f*: (engl.) *sclerosing adenosis*; Sonderform der Mastopathie* mit Überwiegen der Hyperplasie der Acinusepithelien, der kleinen Ausführungsgänge u. Myoepithelien bei auf die Läppchen begrenzter Zellproliferation; Zystenbildung nur diskret od. fehlend.

Adenosin *n*: (engl.) *adenosine*; Abk. A, Ado; Nukleosid aus Adenin* u. Ribose*; Baustein der RNA*; DNA* enthält Desoxyadenosin (Abk. dA; Nukleosid aus Adenin u. Desoxyribose). Aus Adeninnukleosiden entstehen durch Phosphorylierung Adenosinphosphate*. I. v. Applikation zur klin. Anw.; **Wirkung:** Vasodilatation (endotheliale u. glattmuskuläre A2-Rezeptoren) sowie negative Chrono-, Dromo- u. Inotropie (kardiale A1-Rezeptoren); **Ind.: 1.** (diagn.) pharmak. Stressechokardiographie*, DD der supraventrikulären Tachykardien*; **2.** (therap.) paroxysmale supraventrikuläre Tachykardie auf dem Boden eines den AV-Knoten beinhaltenden Reentry-Kreises (AVNRT, AVRT; s. AV-Knotentachykardie, WPW-Syndrom), die refraktär gegenüber vagale Manöver u. andere Pharmaka (z. B. Verapamil) sind; **Kontraind.:** COPD*, instabile Angina* pectoris, schwere Herzinsuffizienz* od. art. Hypotonie*, Links-Rechts-Shunt, Schlafapnoesyndrom*; **UAW:** thorakales Druckgefühl (Schmerz), zentralnervös (Kopfschmerz, Schwindel, innere Unruhe, intermittierender Hirndruckanstieg), gastrointestinal (Übelkeit), kardiovaskulär (Flush, Bradykardie, transitor. Asystolie, Sinuspause, AV-Block, Extrasystolen), respirator. (Dyspnoe, Bronchospasmus).

Adenosin|des|aminase *f*: Abk. ADA; Enzym, das Adenosin zu Inosin u. Desoxyadenosin zu Desoxyinosin desaminiert; inf. genet. Polymorphismus* gibt es mind. 3 Enzymgruppen* (ADA 1, ADA 2, ADA 2-1).

Adenosin|des|aminase|mangel: (engl.) *adenosine deaminase deficiency*; Abk. ADA-Mangel; autosomal-rezessiv erbl. Stoffwechseldefekt (Genlocus 20q13.11 mit zahlreichen Mutationen) mit Anhäufung von Desoxyadenosin, Hemmung der Thymidylatsynthetase u. damit der Zellteilung v. a. der T-Lymphozyten (A. oft Bestandteil eines schweren kombinierten Immundefekts*); **Klin.:** ab dem 2. Lj. Gedeihstörungen mit schweren Infekten; evtl. Dysostosis mit kurzgliedrigem Minderwuchs (DD Chondrodysplasia* metaphysaria); **Ther.:** Knochenmarktransplantation (gesunde Geschwister od. Eltern), evtl. Gentherapie durch Transfektion des ADA-Gens in einem retroviralen Vektor in die Lymphozyten des erkrankten Kindes; polyethylenglykolmodifizierte Adenosindesaminase parenteral (Enzymersatztherapie). Vgl. Immundefekte (Tab. dort).

Adenosin|phosphate *n pl*: (engl.) *adenosine phosphates*; Adeninnukleotide; Phosphorsäureester von Adenosin*; physiol. wichtig sind die an der 5′-OH-Gruppe der Ribose veresterten A.: **1.** Adenosin-5′-monophosphat (Abk. AMP); **2.** Adenosin-5′-diphosphat (Abk. ADP); **3.** Adenosin-5′-triphosphat (Abk. ATP), wichtigster Energielieferant der Zelle; die ATP-Synthese durch die ATP-Synthasen (s. ATPasen) findet an der inneren Membran der Mitochondrien durch oxidative Phosphorylierung* in der Atmungskette* od. durch Substratstufenphosphorylierung z. B. in der Glykolyse* statt. Die in ATP gespeicherte chem. Energie wird bei hydrolyt. Spaltung frei: **a)** ATP → ADP + Phosphat (P$_i$); das Phosphat wird bei Phosphorylierungen im Kohlenhydrat-, Lipid- u. Proteinstoffwechsel, bei Regenerierung von Triphosphaten aus Diphosphaten u. bei Regenerierung von Kreatinphosphat direkt auf ein Substrat übertragen (Phosphokinasen). **b)** ATP → AMP + Pyrophosphat (PP$_i$) mit anschl. Hydrolyse von PP$_i$ zu 2 P$_i$; dabei wird AMP, z. B. bei Aktivierung von Aminosäuren, Fettsäuren u. Ribose übertragen. **4.** Adenosin-3′,5′-monophosphat (cyclisches AMP, Cyclo-AMP, cAMP*); **5.** Desoxyadenosinphosphate sind dAMP, dADP u. dATP; vgl. Nukleotide, Nukleinsäuren.

Adenosin|tri|phosphatasen *f pl*: ATPasen*.

Adenosis (Aden-*; -osis*) *f*: **1.** (engl.) *adenosis*; syn. Adenopathie; Drüsenerkrankung, z. B. Whipple*-Krankheit; **2.** (hämat.) CLL*; **3.** (dermat.) Lymphadenosis* cutis benigna Bäfverstedt; **4.** (gyn.) obsolete Bez. für Endometriose*.

Adenosis Schimmelbusch (↑; ↑; Curt Sch., Chir., Berlin, 1860–1895) *f*: (engl.) *Schimmelbusch's disease*; sklerosierende Adenose*.

Adenosyl|methionin *n*: (engl.) *adenosylmethionine*; syn. S-Adenosylmethionin (Abk. SAM); sog. aktiviertes Methionin*, das aus Methionin u. ATP unter Abspaltung von Phosphat u. Pyrophosphat gebildet wird; Methylgruppendonator bei der Biosynthese von z. B. Adrenalin*, Kreatin*, Cholin*, Nukleotiden*.

Adeno|tomie (Aden-*; -tom*) *f*: (engl.) *adenotomy*; typischerweise im Kleinkindalter durchgeführte op. Abtragung einer hyperplast. Rachenmandel (s. Vegetationen, adenoide) mit dem Beckmann-Ringmesser in Vollnarkose.

adeno|trop (↑; -trop*): (engl.) *adenotropic*; auf Drüsen wirkend; z. B. adenotrope Hormone.

Adeno|viridae (↑; Virus*; Idio-*) *f pl*: (engl.) *Adenovirideae*; Familie kub. DNA-Viren ohne Hüllmembran (∅ 60–90 nm, 252 Kapsomere, linear-doppelsträngige DNA mit ca. 50 Genen, Affinität zum retikuloendothelialen System); **Einteilung:** in 2 Genera: Mastadenovirus (ca. 80 Serotypen, davon 32 humanpathogene Typen in den Subgenera A–F) u. Aviadenovirus (v. a. Geflügelviren); **Übertragung:** Schmier- u. Tröpfcheninfektion, iatrogen (Glaukomuntersuchung, Tonometer, Corneatransplantation); **klin. Bedeutung:** A. verursachen weltweit endem. (v. a. Typen 1, 2, 5 u. 6), epidem. (v. a. Typen 3, 4, 7, 7a, 14 u. 21) u. sporad. akute Infektion des Respirationstrakts meist mit leichten (häufig inapparenten) Verläufen u. Neigung zur Latenz. Einige Typen (v. a. Typen 12, 18, 31), die man v. a. bei Kindern mit Infektion des Magen-Darm-

Adenylatcyclase

Trakts findet, sind bei Versuchstieren onkogen. A. verursachen Pharyngokonjunktivalfieber* (v. a. Typen 3, 7 u. 7a) mit anginaähnlichem Verlauf, Keratoconjunctivitis* epidemica (Typ 8, meist benigner Verlauf) u. atypische Pneumonien* (Typen 1–4, 7, 14 u. 21, meist benigner Verlauf); seltener Lymphadenitis, Gastroenteritis u. akute hämorrhag. Zystitis. **Nachw.**: Viruskultur aus Rachenspülwasser, Abstrich od. Stuhl; Genom- od. Antigennachweis, serol. Antikörpernachweis; **Infektionsprophylaxe**: z. B. Chlorierung des Wassers in Schwimmbädern; strikte Praxishygiene (Ophthalomologie); derzeit keine Impfstoffe verfügbar.

Adenylat|cyclase f: (engl.) adenylate cyclase; membrangebundenes Enzym (Lyase*), das durch an Hormon*-Rezeptoren gekoppelte, trimere G*-Proteine reguliert wird u. ATP in cAMP* überführt.

Adenylat|kinase f: (engl.) adenylate kinase; Abk. AK; syn. Myokinase; Enzym, das die Umsetzung der Adenosinphosphate* (2 ADP → ATP + AMP) katalysiert u. damit der Bereitstellung von Energie dient; inf. genet. Polymorphismus* lassen sich mind. 3 Enzymmuster (AK 1, AK 2-1, AK 2) differenzieren.

Adeps (lat. adeps, adipis) m: (engl.) lard; Fett.

Adeps lanae an|hydricus (↑) m: (engl.) (anhydrous) lanolin; syn. Lanolinum anhydricum; Wollwachs; Bestandteil von Lanolin*.

Ader: (engl.) blood vessel; Blutgefäß (Arterie u. Vene).

Ader|figur: (engl.) Purkinje's figure; entoptische Wahrnehmung* der eigenen zentralen Netzhautgefäße bei seitlicher, wechselnder Beleuchtung.

Ader|geflechte: s. Plexus choroidei.

Ader|haut: Choroidea*.

Ader|lass: (engl.) bleeding; syn. Phlebotomie; therap. Blutentnahme (ca. 250–750 ml), i. d. R. durch Punktion, selten durch chir. Eröffnung (Venae* sectio) einer peripheren subkutanen Vene; **Ind.**: Hämochromatose* (Therapie der Wahl), polyzythämische Formen myeloproliferativer Erkrankungen*, beginnendes Lungenödem, symptomatische reaktive Polyglobulie (z. B. bei schwerer COPD*), drohende Urämie, Eklampsie*.

ADH: 1. Abk. für antidiuretisches Hormon; (engl.) antidiuretic hormone; syn. Adiuretin, Argininvasopressin; Vasopressin; in den supraopt. u. paraventrikulären Kernen des Hypothalamus* gebildetes u. im Hypophysenhinterlappen gespeichertes Nonapeptidhormon (beim Menschen 8-Arginin-Vasopressin); **Regulation**: Förderung der Sekretion durch Erhöhung des effektiven osmot. Drucks, Verminderung des extrazellulären Flüssigkeitsvolumens, Durst, best. Arzneimittel (z. B. Barbiturate) u. emotionale Einflüsse, Verringerung durch niedrigen effektiven osmot. Druck, erhöhtes extrazelluläres Flüssigkeitsvolumen u. Alkohol. **Wirkung**: a) Wasserretention u. Harnkonzentrierung durch Permeabilitätssteigerung bes. an distalen Tubuli u. Sammelrohren der Niere inf. Translokation von Aquaporin*-2 aus intrazellulären Vesikeln in die Zellmembran u. verstärkte Aquaporin-2-Expression nach Bindung von ADH an V₂-Rezeptoren (heterotrimerer G-Protein-gekoppelter Rezeptor; Abk. V für Vasopressin); Signaltransduktion: $G_{αs}$-vermittelte Aktivierung der Adenylatcyclase); b) V₁-Rezeptor-vermittelte Vasokonstriktion; c) gesteigerte Synthese u. Sekretion von Blutgerinnungsfaktor VIII; **Path.**: a) ADH-Mangel bei zentralem Diabetes* insipidus u. verminderte ADH-Wirkung bei renalem Diabetes insipidus; b) vermehrte ADH-Bildung bei Syndrom* der inadäquaten ADH-Sekretion; **Ind.**: a) (diagn.) ADH*-Test; b) (therap.) s. Desmopressin, Terlipressin, Felypressin; 2. Abk. für **Alkoholdehydrogenase***; 3. Abk. für **a**typische **d**uktale **H**yperplasie; s. Neoplasie, duktale intraepitheliale; Mammakarzinom.

ad|härent (lat. adhaerere anhaften): (engl.) adherent; verwachsen, angewachsen; s. Adhäsion.

Ad|häsine (↑) n pl: (engl.) adhesins; bakterielle Glykoproteine od. Glykolipide, die von Rezeptoren auf Epithelzellen erkannt u. die Adhäsion* von Bakterien an das Wirtsgewebe ermöglichen. Es besteht ein Gewebetropismus, d. h. die Rezeptoren der versch. Schleimhäute bevorzugen best. Bakterienspecies. A. sind entweder direkt auf der Bakterienzellwand (afimbriale A.) od. am distalen Ende von Fimbrien* od. Pili* lokalisiert.

Ad|häsio|lyse (↑; Lys-*) f: (engl.) adhesiolysis; therap. (operative od. endoskop.) Lösung von Adhäsionen*; **Einteilung**: 1. intraabdominale A: z. B. zwischen Darm, Bauchdecke u. inneren Genitalien bei rezidiv. Bauchschmerzen od. Ileus* nach rezidiv. Enteritis od. Oophoritis; 2. intrathorakale A.: sog. Pleurolyse zwischen Pleura* parietalis u. Pleura viszeralis; vgl. Perikard.

Ad|häsion (↑) f: 1. (engl.) adhesion; Anhaftung; (physik.-chem.) Haftung fester Stoffe od. Flüssigkeiten an festen Stoffen bzw. Haftung einzelner Moleküle an Phasengrenzflächen aufgrund molekularer Anziehungskräfte; 2. (pathol.) narbige bindegewebige Verwachsung (Bride*) od. fibrinöse Verklebung zwischen Organsystemen (s. Abb.), deren äußere Schichten mit seröser Haut* überzogen sind (Peritoneum*, Pleura*, Perikard*); **Urs.**: Entzündung, Trauma, Operation, Tumor; **Kompl.**: mechan. Ileus*; org. Dysfunktion (z. B. kardial bei Accretio* pericardii); 3. (hämat.) Anhaftung der Thrombozyten an endothelfreien bzw. -fremden Flächen (bes. an kollagenen Fasern); s. Thrombozytenaggregation; 4. (bakt.) Anhaftung von Bakt. an Epithelzellen als 1. Schritt einer Kolonisation od. Infektion; vgl. Adhäsine; 5. (immun.) syn. Immunadhärenz*; 6. Anhaftung adhärenter Zellen (z. B. Monozyten, Makrophagen) an Glas- u. Plastikoberflächen; im Gegensatz zu Zellen, die in Suspension bleiben.

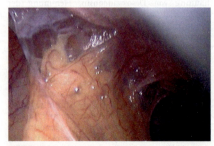

Adhäsion: intraabdominale Adhäsion, hier inf. Adnexitis (Laparoskopie) [147]

Ad|häsionen, intra|uterine (↑) *f pl*: Asherman*-Fritsch-Syndrom.

Ad|häsions|pro|teine (↑; Prot-*) *n pl*: Zelladhäsionsmoleküle*.

Ad|häsiv|prozess (↑) *m*: (engl.) *adhesive process*; (otol.) Zustand inf. chron. Tubenbelüftungsstörung* mit Verwachsung des Trommelfells mit der Wand des Promontoriums inf. des chron. Unterdrucks im Mittelohr; **Klin.**: Schallleitungsschwerhörigkeit; **Ther.**: ggf. Tympanoplastik*.

adherens junction (engl. 'adherens angewachsen; junction Verbindung): syn. Zonula adhaerens; Bestandteil des Schlussleistenkomplexes* von Epithel- od. Endothelzellen; verbindet die Aktinfilamente zweier Zellen u. bewirkt eine mechan. Verstärkung der Verbindung; a. j. konzentrieren sich an einer Stelle der Zellmembran u. liegen gürtelförmig vor; sie bestehen aus Cadherinen*, α- u. β-Catenin. Vgl. tight junction; Desmosom; gap junction.

Ad|hesio inter|thalamica (lat. adhaerere anhaften) *f*: (engl.) *interthalamic adhesion*; durch den 3. Hirnventrikel verlaufende Verwachsung beider Thalami*; keine funktionelle Brücke, keine Kommissur.

ADH-Methode *f*: (engl.) *alcohol dehydrogenase assay*; Meth. zur quantitativen Alkoholbestimmung* im Blut mit Alkoholdehydrogenase* im optischen Test*.

ADHS: Abk. für **A**ufmerksamkeits**d**efizit-**H**yperaktivitäts**s**törung; syn. hyperkinetische Störung; psych. Störung mit den Leitsymptomen Unaufmerksamkeit (Aufmerksamkeitsstörung, Ablenkbarkeit), Überaktivität (Hyperaktivität, motor. Unruhe) u. Impulsivität, die in einem für den Entwicklungsstand des Betroffenen abnormen Ausmaß situationsübergreifend auftritt, vor dem 6. Lj. beginnt u. in mind. 2 Lebensbereichen od. Situationen (z. B. in der Schule, in der Familie, in der Untersuchungssituation) konstant auftritt; häufig auch kombiniert mit Störungen des Sozialverhaltens; 3–5 % der Schulkinder (v. a. Jungen) sind betroffen. Biol. u. konstitutionelle Faktoren sind für die Entstehung, psychosoziale Faktoren für die Aufrechterhaltung verantwortlich. **Formen**: 1. vorwiegend unaufmerksamer Typus: Aufmerksamkeitsdefizite ohne hyperaktives od. impulsives Verhalten; 2. vorwiegend hyperaktiv-impulsiver Typus: hyperaktiv-impulsives Verhalten ohne Aufmerksamkeitsdefizite; 3. Mischtypus mit hyperaktiv-impulsivem Verhalten u. Aufmerksamkeitsdefiziten; **Ther.**: Pharmakotherapie mit Psychostimulanzien (z. B. Methylphenidat*) od. Atomoxetin* zur Behandlung der Kernsymptomatik, in Komb. mit Elterntraining u. Verhaltenstherapie (Aufmerksamkeits- u. Strategietraining), soziales Kompetenztraining; **Progn.**: häufig Abschwächung der Sympt. im jungen Erwachsenenalter; jedoch in 30–50 % Persistenz; unbehandelt Sekundärstörungen wie Substanzmissbrauch, affektive Störung* od. Persönlichkeitsstörung* möglich; **DD**: Störung des Sozialverhaltens, Intelligenzstörung, tief greifende Entwicklungsstörung, depressive Störung, psychotische Entwicklung (im Jugendalter).

ADH-Se|kretion, in|adäquate (Sekretion*) *f*: s. Syndrom der inadäquaten ADH-Sekretion.

ADH-Test *m*: 1. syn. Desmopressintest, 1-Desamino-8-D-arginin-vasopressin-Test (Abk. DDAVP-Test); Meth. zur DD zwischen zentralem u. renalem Diabetes* insipidus; **Prinzip**: nach Gabe von ADH* od. synthet. Analoga (z. B. Desmopressin*) kommt es bei zentralem Diabetes insipidus aufgrund der Substitution von fehlendem ADH zum Anstieg der Harnosmolalität; bei renalem Diabetes insipidus keine od. nur geringe Wirkung. Vgl. Durstversuch. 2. s. Lysin-Vasopressintest.

ADI: 1. Abk. für (engl.) *acceptable daily intake*; auch TDI (Abk. für engl. tolerable daily intake), auch DTA (Abk. für duldbare tägliche Aufnahmemenge); diejenige Dosis* einer in Lebensmitteln enthaltenen Substanz (z. B. eines Pestizids), die bei tägl. Aufnahme nach gegenwärtigem Kenntnisstand als für die Gesundheit unbedenkl. gilt; Festlegung durch die WHO als Quotient aus NOEL* u. einem Sicherheitsfaktor von mind. 100; 2. Abk. für **a**rtifizielle **d**onogene **I**nsemination*.

A|diadocho|kin|ese (A-*; gr. διάδοχος aufeinanderfolgend; Kin-*) *f*: (engl.) *adiadochokinesis*; Unfähigkeit, antagonist. Bewegungen, z. B. Pronation u. Supination (Einschrauben einer Glühbirne u. a.), Beugung u. Streckung der Finger schnell abwechselnd auszuführen; **Vork.**: bei Störungen der Koordination*, Lähmung*.

Adie-Syn|drom (William J. A., Neurol., England, 1886–1935) *n*: (engl.) *pupillotonic pseudotabes*; sporadisch auftretende, selten auch autosomal-dominant erbl. Erkr., gekennzeichnet durch zunächst einseitige, mit Anisokorie einhergehende Pupillotonie* u. Akkommodationslähmung* sowie Fehlen od. Abschwächung einzelner od. mehrerer Muskeleigenreflexe, zunächst distal an den Beinen; evtl. segmentale Hypo- od. Anhidrose u. Kollapsneigung (Ross-Syndrom); Manifestation im 30.–50. Lj., bes. bei Frauen (70 % der Fälle); **Ätiol.**: Funktionsstörung im Ganglion ciliare unklarer Genese; **Diagn.**: s. Pupillotonie.

Adipo-: Wortteil mit der Bedeutung Fett; von lat. adeps, adipis.

Adipo|cire (↑; franz. cire Wachs) *f*: (engl.) *adipocere*; sog. Fettwachs, veraltet Leichenwachs; Lipid, das bei Leichen nach längerer Liegezeit in Wasser od. Gräbern mit feuchtem Erdboden sowie bei Lagerung unter Luftabschluss inf. Spaltung des Neutralfetts des Unterhautfettgewebes in Glycerol u. Fettsäure entsteht; keine Wachsbildung, sondern Verseifungsreaktion (Saponifikation); Beginn

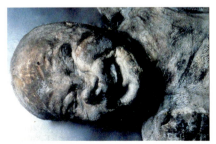

Adipocire [118]

Adipokine

meist 4–6 Wo. post mortem; der Zerfall des Körpers wird dadurch lange aufgehalten (s. Abb.).

Adipo|kine (↑) *fpl*: (engl.) *adipokines*; ausschließl. im Fettgewebe synthetisierte Hormone* mit zentraler u. peripherer Wirkung auf den Stoffwechsel; vermehrte u. verminderte Expression bei Vermehrung des Fettgewebes mögl. (s. Leptin, Adiponektin); anscheinend auch unterschiedl. Expression im viszeralen u. subkutanen Fett (s. Visfatin).

Adipo|necrosis e frigore (↑; Nekr-*; -osis*) *f*: Kältepannikulitis*.

Adipo|necrosis sub|cutanea neo|natorum (↑; ↑; ↑) *f*: (engl.) *pseudosclerema*; subkutane Fettgewebenekrose bei Neugeborenen an Körperstellen, die bes. Druck ausgesetzt sind; evtl. auch nach Trauma od. Asphyxie; plattenartige, mit der rötl. Oberhaut verbackene Induration in der Subkutis; meist spontane Rückbildung. Vgl. Pannikulitis.

Adipo|nektin (↑) *n*: (engl.) *adiponectine*; syn. 30-kDa adipocyte complement-related protein (Abk. Acrp30); anti-diabetisch, anti-atherogenisch u. anti-inflammatorisch wirkendes Peptidhormon der Fettzellen* (s. Adipokine), das aus einer C-terminalen globulären Domäne u. einer kollagenähnlichen Struktur am N-terminalen Ende besteht; erniedrigt bei Übergewicht u. Insulinresistenz (z. B. bei metabolischem Syndrom* od. Diabetes* mellitus Typ 2). **Wirkung:** zirkuliert als Oligomer im Blut u. aktiviert u. a. die Rezeptoren AdipoR1 u. AdipoR2, die AMP-Kinase u. den nukleären Transkriptionsfaktor PPAR-γ; führt zu erhöhter Oxidation der Fettsäuren u. zu erhöhter Insulinsensitivität; hoher A.-Spiegel im Blut ist mit günstiger Progn. bei Diabetes mellitus verbunden.

Adipos|algie (↑; -algie*) *f*: Dercum*-Krankheit.

Adipositas (lat. adeps, adipis Fett) *f*: (engl.) *adiposity*; syn. Obesitas; über das Normalmaß hinausgehende Vermehrung des Körperfetts mit Body*-mass-Index ≥30 kg/m² (nach WHO bei Erwachsenen) bzw. >97. alters- u. geschlechtsspezif. Perzentil (bei Kindern u. Jugendlichen); Risikofaktor für metabol. u. kardiovaskuläre Kompl. (s. u.), insbes. bei abdominaler A. (s. unter Einteilung); **Epidemiol.:**

> Häufigkeit in Deutschland u. a. Industrieländern kontinuierlich zunehmend, auch unter Kindern u. Jugendlichen

Prävalenz in Deutschland bei Männern ca. 18 % (Übergewicht*: ca. 50 %), bei Frauen ca. 20 % (Übergewicht: ca. 35 %), bei Kindern u. Jugendlichen (3.–17. Lj.) mit Lj. zunehmend, insgesamt ca. 6 % (>97. alters- u. geschlechtsspezif. BMI-Perzentil; Übergewicht: ca. 15 %, >90. alters- u. geschlechtsspezif. BMI-Perzentil) bei zunehmendem Ausmaß der A. (extreme A.: >99,5. alters- u. geschlechtsspezif. BMI-Perzentil); **Einteilung: 1.** in Schweregrade (nach WHO): s. Body-mass-Index (Tab. dort); **2.** in abdominale Adipositas bei Taillenumfang* ≥88 cm (Frauen) bzw. ≥102 cm (Männer); **Ätiol.:** multifaktoriell; u. a. Lebensstil (z. B. Hyperalimentation, Bewegungsmangel), familiäre Disposition bzw. erblich (z. B. Prader*-Willi-Syndrom), endokrin. (z. B. Hypothyreose*), UAW (z. B. Glukokortikoide*); **Kompl.:** häufig als metabolisches Syndrom*; **1.** metabol.: **a)** pathol. Glukosetoleranz (s. Glukosetoleranztest, Tab. dort) bzw. Diabetes* mellitus Typ 2; **b)** sekundäre Hyperlipoproteinämie* bzw. Dyslipidämie* i. e. S.; **c)** Hyperurikämie*; **2.** kardiovaskulär: Arteriosklerose*, Hypertonie*, Mikroalbuminurie, Herzinsuffizienz*, arterielle Verschlusskrankheit* (z. B. koronare Herzkrankheit*), Schlaganfall*; **3.** Hämostase: Hyperkoagulabilität* bei verminderter Fibrinolyse*; **4.** weitere: Fettleber*, Cholelithiasis*, erhöhter intraabdominaler Druck mit sekundärer Refluxkrankheit* u. erhöhtem Aspirationsrisiko (s. Aspiration), Varikose*, Schlafapnoesyndrom*, restriktive Ventilationsstörung*, Arthrose*, erhöhtes Malignomrisiko (Frauen: Endometrium, Zervix, Ovarien, Mamma, Niere, Colon; Männer: Prostata, Colon, Gallenblase, Pankres, Leber, Niere, Ösophagus); **Ther.:** Ernährungstherapie (Reduktion der Kalorienzufuhr), Erhöhung körperl. Aktivität, Verhaltenstherapie, Teilnahme an integrativen Gewichtsreduktionsprogrammen; ggf. sekundäre Maßnahmen: **1.** (pharmak.) Antiadiposita*; **2.** Adipositaschirurgie*; **Prävention:** Gewichtsstabilisierung (bzw. -senkung) durch Ernährungsberatung (ausgewogene Energiebilanz) u. regelmäßig körperl. Aktivität (Ausdauertraining). Vgl. Hunger; Leptin; Essstörungen.

Adipositas|chirurgie (↑; Chirurgie*) *f*: (engl.) *bariatric surgery*; syn. bariatrische Chirurgie; op. meist laparoskop. Verf. zur Gewichtsreduktion u. Prävention von Folgeerkrankungen bei Adipositas* Grad III (bzw. II mit schwerwiegenden Begleiterkrankungen) nach unzureichendem Erfolg der konservativen Ther. über 6–12 Mon.; **Einteilung: 1.** restriktive Verf. durch Verkleinerung des Magenreservoirs u. des Resevoirausgangs (s. Magenplastik): **a)** s. Magenband; **b)** Magenballon: endoskop. in den Magen eingebrachter Ballon, der durch Füllung mit 400–750 ml Flüssigkeit den Magenausgang verlegt; **c)** Sleeve-Resektion: meist laparoskop. durchgeführte Resektion des Magens; vom Pylorus* bis zum His*-Winkel des Magens wird durch Klammernahtgeräte entlang der kleinen Kurvatur des Magens ein schlauchförmiger Restmagen gebildet, dessen Fassungsvolumen nicht mehr als 100 ml beträgt; restlicher Magensack entfällt. **2.** malabsorbtive u. maldigestive Verf.: Verminderung der absorptiven u. digestiven Fläche des Dünndarms durch Verkürzung der Strecke gemeinsamer Dünndarm-Passage von Nahrung aus der sog. alimentären Schlinge u. den Verdauungssekreten aus der sog. bliopankreatischen Schlinge (s. Diversion, biliopankreatische); **3.** Mischformen: u. a. **a)** Magen*-Bypass; **b)** Duodenal*-Switch-Operation; **Hinweis:** nachgewiesen wurden Besserung von Komorbiditäten (Diabetes mellitus, arterielle Hypertonie, Schlafapnoesyndrom) u. Reduktion der Mortalität.

Adipositas-Oligo|menor|rhö-Par|otis-Syn|drom (↑; gr. μήν Monat, Olig-*; -rhö*; Par-*; Ot-*) *n*: (engl.) *adipositis oligomenorrhoea parotis syndrome*; Kurzbez. AOP-Syndrom; kombiniertes Auftreten von Adipositas* u. Oligomenorrhö* mit bilateraler, rezidiv., nichtinfektiöser Parotisschwellung; häufig zusätzl. rezidiv., intermittierende Hyperthermien (AHOP-Syndrom) u. a. endokrine Störungen (Hy-

pogenitalismus); **Urs.**: idiopath. Störung der Regio infundibularis des Hypothalamus, auch posttraumatisch od. tox. bedingt u. nach Meningoenzephalitis.
Adiposo|gigantismus (↑; gr. γίγας, γίγαντος Riese) *m*: (engl.) *adiposogenital puberal obesity*; konstitutionelle Adipositas; progn. benigne Sonderform der Adipositas* im Kindes- u. Jugendalter, gekennzeichnet durch überdurchschnittl. Körperlänge u. -gewicht bei normaler Genitalentwicklung.
adiposus (↑): (engl.) *adipose*; fettreich, verfettet, adipös.
Adipo|zele (↑; -kele*) *f*: (engl.) *adipocele*; Lipozele, Steatozele; Hernie* mit Fettgewebe als Bruchinhalt.
Adipo|zyten (↑; Zyt-*) *m pl*: Fettzellen*.
A|dipsie (A-*; gr. δίψα Durst) *f*: (engl.) *adipsia*; Durstlosigkeit.
Aditus (lat.) *m*: (engl.) *aditus*; Zugang, Eingang.
Aditus ad antrum mastoideum (↑) *m*: (engl.) *aditus to mastoid antrum*; in der hinteren Wand der Paukenhöhle gelegener Zugang zum Antrum* mastoideum.
Aditus laryngis (↑) *m*: (engl.) *laryngeal inlet*; Kehlkopfeingang; begrenzt von Kehldeckel (vorn), Plicae aryepiglotticae (seitl.), Incisura interarytenoidea (hinten unten).
Aditus orbitalis (↑) *m*: (engl.) *orbital opening*; vordere Öffnung der Augenhöhle; umrahmt von Stirn-, Joch- u. Oberkieferbein.
A|diuretin *n*: ADH*.
Ad|juvans (lat. adiuvare unterstützen, helfen) *n*: **1.** (engl.) *adjuvant*; (immun.) Substanz, die bei gemeinsamer Applikation (Injektion) mit einem Antigen die Antwort des Immunsystems* unspezif. verstärkt (z. B. erhöhte Bildung von Antikörpern) bzw. die Art der Immunantwort* verändert (z. B. Aufhebung einer Immuntoleranz*); als A. verwendet werden v. a. Aluminiumverbindungen, Mineralöle, inaktivierte Mykobakterien (z. B. Freund-A.), ISCOMs (Abk. für engl. *immune stimulatory complexes*) u. Liposomen; **2.** (pharmak.) Arzneimittel, das die Wirkung eines anderen Heilmittels unterstützt; vgl. Hilfsstoffe, pharmazeutische.
ad|juvant (↑): (engl.) *adjuvant*; unterstützend.
ADL: Abk. für (engl.) *activities* of *daily living*.
Ad|miniculum lineae albae (lat. adminiculum Stütze) *n*: (engl.) *posterior attachment of linea alba*; Anheftung der Linea alba an der Symphyse.
Ad|nexe (lat. adnectere, adnexus anknüpfen) *m pl*: (engl.) *adnexa, appendages*; Anhänge; **1. weibliche** A.: Tuben u. Ovarien; **2. männliche** A.: Prostata u. Bläschendrüse, i. w. S. auch Hoden, Nebenhoden u. Samenleiter.
Ad|nex|ek|tomie (↑; Ektomie*) *f*: Salpingoophorektomie*.
Ad|nexitis (↑; -itis*) *f*: (engl.) *adnexitis*; meist beidseitig auftretende Entz. von Eileiter (Salpingitis*) u. Eierstock (Oophoritis*).
Ad|nex|tumor (↑; Tumor*) *m*: (engl.) *adnexal tumor*; entzündl. od. echte Geschwulst des Eileiters bzw. des Eierstocks; vgl. Salpingitis; Ovarialtumoren.
Adoleszenten|kyphose (lat. adolescere heranwachsen) *f*: Scheuermann*-Krankheit.
Adoleszenz (↑) *f*: (engl.) *adolescence*; zeitlich nicht einheitl. definierter Lebensabschnitt zwischen (Beginn od. Ende) der Pubertät* u. dem Erwachsenenalter.
Adonis vernalis *f*: (engl.) *yellow pheasant's eye*; Adoniskraut, -röschen; Pflanze aus der Fam. der Hahnenfußgewächse, deren getrockneten oberird. Teile 0,2–0,5 % Herzglykoside* (insbes. Adonitoxin u. Cymarin) mit positiver inotroper Wirkung enthalten; **Verw.**: bei leichter Herzleistungsschwäche; bei gleichzeitiger Gabe von Chinidin, Calcium, Saluretika, Laxanzien u. bei Langzeittherapie mit Glukokortikoiden kann eine Wirkungssteigerung auftreten.
Ad|option (lat. adoptio Annahme) *f*: (engl.) *adoption*; Annahme als Kind (§§ 1741–1772 BGB); nimmt ein Ehepaar ein Kind an od. nimmt ein Ehegatte ein Kind des anderen Ehegatten an, so erlangt das Kind die rechtl. Stellung eines gemeinschaftl. Kindes der Ehegatten, in anderen Fällen erlangt das Kind die rechtl. Stellung eines Kindes des Annehmenden (§ 1754 BGB). Voraussetzungen einer A. u. ihr formeller Ablauf sind gesetzl. festgelegt.
ADP: Abk. für Adenosindiphosphat; s. Adenosindidhosphat.
ADPKD: Abk. für (engl.) *autosomal dominant polycystic kidney disease*; s. Zystennieren.
ad|renal (Ad-*; lat. ren, renis Niere): (engl.) *adrenal*; die Nebenniere(n) betreffend.
Ad|renal|ek|tomie (↑; ↑; Ektomie*) *f*: (engl.) *adrenalectomy*; syn. Epinephrektomie; op. Entfernung einer od. beider Nebennieren*, z. B. bei NNR-Hyperplasie od. NNR-Tumor, Phäochromozytom*, Conn*-Syndrom, therapierefraktärem Cushing*-Syndrom.
Ad|renalin (↑; ↑) *n*: (engl.) *adrenaline*; syn. Epinephrin (INN); physiol. Katecholamin*; **Biosynthese**: aus Tyrosin* über DOPA*, Dopamin* u. Noradrenalin* in chromaffinen Zellen* des Nebennierenmarks (Stimulation aus Sekretion über Nn. splanchnici) u. der Paraganglien*; **Wirkung**: Vermittlung über von G-Protein-gekoppelte adrenerge Rezeptoren* mit Affinität insbes. zu Beta*-Rezeptoren (v. a. Beta-2-Rezeptoren); **1.** (kardiovaskulär) Erhöhung von Herzfrequenz, Herzminutenvolumen u. systol. Blutdruck*; diastol. Blutdruck initial erniedrigt (beta-2-adrenerge Vasodilatation), in höherer Konz. diastol. u. mittlerer Blutdruck* erhöht (alpha-adrenerge Vasokonstriktion; vgl. Adrenalinumkehr); **2.** (metabol.) rasche Bereitstellung von Energie: Grundumsatzsteigerung durch Förderung des O_2-Verbrauchs; Hyperglykämie durch Mobilisierung von Glykogen (hepat. Glykogenolyse*); Steigerung der Lipolyse*; **3.** Erschlaffung der Bronchialmuskulatur; Verminderung der Darmperistaltik; Mydriasis u. a.; **Ind.**: schwere allerg. Akutreaktion (s. c., i. m., i. v.); Schock* (i. v.); i. R. der Reanimation*; zur Blutstillung (top.; Unterspritzung); als vasokonstriktor. Zusatz zu Lokalanästhetika* (cave: keine intravasale Applikation); notfallmed. Pseudokrupp* (inhalativ); **UAW**: s. Sympathomimetika. Vgl. Sympathikus.
Ad|renalin|glukos|urie (↑; ↑; Glyk-*; Ur-*) *f*: (engl.) *adrenogenic diabetes*; sog. Adrenalindiabetes; nach Adrenalininjektion einsetzende Zuckerausscheidung im Harn inf. Mobilisierung von Glykogendepots (Glykogenolyse*).

Ad|renalin|umkehr (↑; ↑): (engl.) *reverse epinephrine response*; Bez. für die nach Blockade der Alpha-Rezeptoren mit Phentolamin blutdrucksenkende („umgekehrte") Wirkung von Adrenalin* inf. der erhalten gebliebenen betasympathomimetischen vasodilatatorischen Wirkung.

Adrenalon (INN) *n*: Derivat des Adrenalin* mit sympathomimet. Wirkung; **Anw.:** top. bei Blutung im Nasenraum; s. Hämostatika.

Ad|ren|arche (Ad-*; lat. ren, renis Niere; gr. ἀρχή Anfang) *f*: (engl.) *adrenarche*; Beginn vermehrter Androgenproduktion in der Nebennierenrinde (Abk. NNR) während der Pubertät* mit Wachstum der Achsel- u. Schambehaarung; bei Mädchen fast ausschließlich durch die rel. schwachen NNR-Androgene, bei Jungen vorwiegend durch die testikulären Androgene bedingt. Vgl. Gonadarche.

ad|ren|erg (↑; ↑; Erg-*): (engl.) *adrenergic*; die Wirkung des Adrenalins* u. des Noradrenalins* betreffend; vgl. cholinerg.

ad|reno|kortikal (↑; ↑; Cortex*): (engl.) *adrenocortical*; zur Nebennierenrinde gehörig.

Ad|reno|leuko|dys|trophien (↑; ↑; Leuk-*; Dys-*; Troph-*) *f pl*: (engl.) *adrenoleukodystrophies*; Abk. ALD; angeborene peroxisomale Lipidspeicherkrankheiten mit identischen biochem. Veränderungen im Fettstoffwechsel (Störung im peroxisomalen Abbau sehr langkettiger Fettsäuren; C_{24}, C_{26}); **Häufigkeit:** 1–2 : 100 000 Neugeborene; **Formen:** Unterscheidung anhand der unterschiedl. Vererbung des Phänotyps u. des Manifestationsalters; **1.** konnatale A. (autosomal-rezessiv erbl., Genlocus 2p15, 22q11.21, 12p13.3, 7q21-q22); **2.** infantile/juvenile A. (klass. Form mit X-chromosomalem Erbgang, Genlocus Xq28 mit vielen Mutationen); **3.** A. im Erwachsenenalter, sog. Adrenomyeloneuropathie; **4.** olivo-ponto-zerebellare Form; **5.** nur die Nebennierenrinde betreffende A. bei Frauen; **6.** A. bei heterozygoten Frauen (3.–6. X-chromosomal erbl.); **Pathol.:** Atrophie der Nebennierenrinde, Entmarkung versch. Bezirke von Gehirn, Rückenmark u. peripheren Nerven; **Klin.:** Sympt. einer Addison*-Krankheit, neurol. Ausfälle (u. a. Seh- u. Hörstörungen, psychomotor. Retardierung, spast. Paresen, epilept. Anfälle u. Demenz im Endstadium); **Diagn.:** Analyse der überlangkettigen Fettsäuren im Serum; Genanalyse; **Ther.:** symptomatisch gegen Spastik*; ggf. Steroidhormone, Interferon, Lovastatin, Knochenmarktransplatation. Vgl. Lipidosen; Refsum-Syndrom.

Ad|reno|lytika (↑; ↑; gr. λυτικός fähig zu lösen) *n pl*: s. Sympatholytika.

Ad|reno|zeptor-Agonisten (↑; ↑; Rezeptor*; Agonist*) *m pl*: Sympathomimetika*.

Ad|reno|zeptor-Ant|agonisten (↑; ↑; Antagonismus*) *m pl*: s. Sympatholytika.

Adreno|zeptoren *m pl*: adrenerge Rezeptoren*.

Adria|mycin *n*: Doxorubicin*.

ADS: Abk. für Aufmerksamkeitsdefizitsyndrom; s. ADHS.

Adson-Test (Alfred W. A., Neurochir., Rochester, 1887–1951) *m*: s. Thoracic-outlet-Syndrom (Tab. dort).

Ad|sorbenzien (lat. adsorbere an sich binden) *n pl*: (engl.) *adsorbent agents, resins*; Granulate od. Pulver, die gelöste od. gasförmige Substanzen physik. binden (Adsorption*); v. a. Stoffe mit einer strukturbedingten großen Oberfläche u. spezif. od. selektiven Bindungsstellen zur Adsorption von unerwünschten, insbes. tox. Substanzen (Aktivkohle, Antazida, Dextransulfat, Talkum, Zirconium, Tonerde, Kieselgur, Kaolin u. a.); **Verw.:** z. B. bei der Hämoperfusion*.

Ad|sorption (↑) *f*: **1.** (engl.) *adsorption*; (physik.-chem.) Konzentrationsverschiebung einer gelösten Substanz im Grenzschichtbereich zweier benachbarter Phasen, als **positive** A. (Anreicherung) od. **negative** A. (Verdrängung); bes. stark an festen Stoffen mit großer Oberfläche (Adsorbenzien*); u. a. von der Konz. der Substanz in der Flüssigphase (Adsorbendum) u. der Temp. abhängig. Eine adsorbierte Substanz kann von einer anderen mit höherer Affinität zum Adsorbens verdrängt werden (Adsorptionsverdrängung). **2.** (biochem.) Aktivierung von Enzymen durch A. an oberflächenaktive Stoffe, die Enzym u. Substrat in räuml. Nähe bringen (sog. komplexe A.); **3.** (serol.) unspezif. Bindung von Antigenen od. Antikörpern an feste Phasen (aus org. od. anorg. Substanzen); z. B. an Latexpartikel beim Latextest*, an Aluminiumhydroxid zur Erhöhung der Depotwirkung von sog. Adsorbatimpfstoffen, an die Innenfläche von Teströhrchen (z. B. Radio*-Immunoassay), an Mikrotestplatten (z. B. Enzym*-Immunoassay), an Nitrozellulosemembranen (z. B. Western*-Blotting-Methode).

Ad|sorptions|chromato|graphie (↑; Chrom-*; -graphie*) *f*: (engl.) *adsorption chromatography*; Verf. der Chromatographie* zur Auftrennung von Stoffgemischen; **Prinzip:** unterschiedl. Adsorption* der Einzelkomponenten an ein Adsorbens (stationäre Phase).

Ad|stringenzien (lat. adstringere zusammenziehen) *n pl*: (engl.) *adstringent agents*; Substanzen, die durch Reaktion mit dem Eiweiß oberster Gewebeschichten zur Verdichtung des kolloidalen Gefüges mit Bildung einer fest zusammenhängenden oberflächl. Membran führen u. z. T. eine milde antibakt., antihydrotische u. juckreizstillende Wirkung haben; z. B. Tannin u. synthet. Gerbstoffe, best. Schwermetallsalze.

ad|ultus (lat.): (engl.) *adult*; erwachsen.

ad usum proprium (lat.): (Rezept) zum eigenen Gebrauch.

Ad|ventitia (lat. adventitius von außen hinzukommend) *f*: **1.** (engl.) *adventitia*; Tunica adventitia; lockere Bindegewebehülle, die Organe (z. B. Speiseröhre, Luftröhre, Harnleiter) verschiebbar mit der Umgebung verbindet u. ihnen Blutgefäße u. Nerven zuführt; **2.** auch als Tunica externa bez. äußerste, aus Bindegewebe aufgebaute Schicht der Blutgefäßwandung (s. Arterien, Venen).

Ad|ventitia|de|generation, zystische (↑; Degeneratio*) *f*: (engl.) *cystic adventitial degeneration*; zystische Degeneration zwischen Tunica media u. Tunica adventitia mit Verlegung des Gefäßlumens; insbes. Befall gelenknaher Arterien (z. B. A. poplitea). Die Angiographie zeigt meist eine halbmondförmige Eindellung im Gefäßlumen. Vgl. Mönckeberg-Sklerose.

Ad|ventitial|zellen (↑) *m pl*: Perizyten*.

Ad|versiv|anfall (lat. adversus entgegengesetzt): veraltete Bez. für Versivanfall*.
A|dynamia ep|isodica hereditaria (A-*; gr. δύναμις Kraft) *f*: periodische hyperkaliämische Lähmung*.
A|dynamie (↑; ↑) *f*: (engl.) *adynamia*; Schwäche, Kraftlosigkeit; vgl. Addison-Krankheit; Müdigkeitssyndrom, chronisches.
AE: Abk. für Antitoxineinheit*.
ÄAppO: Abk. für Approbationsordnung für Ärzte*.
AED: Abk. für automatisierter externer Defibrillator*.
Ae|des (gr. ἀηδής widrig) *f*: (engl.) *Aedes*; Wald- u. Wiesenmücke; Gattung der Culicidae, Ordnung Diptera (s. Mücken); Überträger versch. Tropenkrankheiten; blutsaugende Weibchen mit zapfenartigen Gebilden (Cerci) am Abdomenende; Stechaktivität tagsüber, meist morgens u. abends gehäuft. Eier werden am Boden abgelegt u. können viele Monate im Trockenen überdauern; Larven schlüpfen nach Überschwemmung des Eiablageplatzes; **klin. Bedeutung:** in Europa als Überträger des Tahyňa*-Virus (im Mittelmeerraum des Dengue*-Virus) u. des West-Nil-Virus (s. West-Nil-Virusinfektion); in warmen Ländern im menschl. Siedlungsbereich v. a. A. aegypti Überträger des Gelbfieber*-Virus u. von Filarien*; A. albopticus (sog. asiatischer Tigermoskito) in den USA, Brasilien u. Italien aus Südostasien eingeschleppt als Vektor des Dengue-Virus. Viren werden beim Stich mit dem Blut aufgenommen, passieren die Mückendarmwand u. erreichen nach 5–30 Tagen die Speicheldrüse; dann erst wird die Mücke infektiös. Weitere von A. übertragene Err.: Wuchereria* bancrofti, Brugia* malayi.
-ämie: Wortteil mit der Bedeutung Blut; von gr. αἷμα, αἵματος.
AEP: Abk. für akustisch evozierte Potentiale*.
Äpfel|säure: (engl.) *malic acid*; Acidum malicum; Monohydroxybernsteinsäure; Zwischenprodukt im Citratzyklus*; Salze: Malate.
Äquatorial|platte: (engl.) *equatorial plate*; Ansammlung der Chromosomen in der Meridianebene der Teilungsspindel während der Metaphase von Mitose* u. Meiose*.
Aequi-: auch Äqui-; Wortteil mit der Bedeutung gleich; von lat. aequus.
Äqui||librierung (lat. aequilibrium Gleichgewicht): (engl.) *equilibration*; Einstellen eines Verteilungsgleichgewichts, z. B. zwischen einer Flüssigkeit u. einem strömenden Gas (BGA*).
Äqui||librium (↑) *n*: Gleichgewicht; vgl. Dysäquilibriumsyndrom.
äqui|molar (Aequi-*; lat. moles Gewicht, Masse): (engl.) *equimolar*; von gleicher Stoffmengenkonzentration*.
Äqui|valent|dosis (↑; lat. valere wert sein; Dosis*) *f*: (engl.) *dose equivalent*; Formelzeichen H; im Strahlenschutz* verwendetes Maß für die biol. Wirkung ionisierender Strahlung*; wird ermittelt als Produkt aus der Energiedosis* u. dem dimensionslosen Bewertungsfaktor Q; als **effektive Dosis** wird eine aus der Ä. abgeleitete Messgröße bezeichnet, bei der die Ä. durch einen Gewebewichtungsfaktor* korrigiert wird, der ausdrückt, wie hoch das aus der Organexposition resultierende stochast. Risiko im Vergleich zum stochast. Risiko bei Ganzkörperexposition gegenüber der gleichen Ä. angesetzt wird. Die SI-Einheit ist Sievert (Sv); 1 Sv = 1 J/kg; frühere Einheit: Rem (1 Rem = 10^{-2} Sv). Vgl. Strahlungsmessgrößen.
Äqui|valent|dosis|leistung (↑; ↑; ↑): (engl.) *dose equivalent rate*; Formelzeichen Ė; Äquivalentdosis* pro Zeiteinheit; SI-Einheit Sievert* pro Sek. (Sv/s), auch mSv/h, μSv/min; vgl. Dosisleistung.
Äqui|valent, en|ergetisches (↑; ↑) *n*: (engl.) *energy equivalent*; syn. kalorisches Äquivalent, Wärmeäquivalent; bei der Umsetzung von Nährstoffen mit 1 l Sauerstoff frei werdende Energiemenge; für Kohlenhydrate 21 kJ (5,0 kcal)/l O_2, Fette 19,7 kJ (4,7 kcal)/l O_2 u. Proteine 19,3 kJ (4,6 kcal)/l O_2; der Mittelwert beträgt 20 kJ (4,8 kcal)/l O_2 bei normaler Zusammensetzung der Nahrung. Vgl. Grundumsatz; Brennwert, physiologischer.
Äqui|valenz|zone (↑; Zona*): s. Präzipitationsreaktion.
Aer-: auch Aero-; Wortteil mit der Bedeutung Luft, Nebel; von gr. ἀήρ, ἀέρος.
Aer|ämie (↑; -ämie*) *f*: (engl.) *aeremia*; Bildung von Gasbläschen im Blut; s. Ebullismus.
aerob (↑): (engl.) *aerobe*; Sauerstoff zum Leben brauchend.
Aero|bier (↑; Bio-*) *m pl*: (engl.) *aerobic bacteria*; Bakterienarten, die ihren Energiebedarf nur in Gegenwart von Sauerstoff decken u. demnach nur aerob wachsen können. Sauerstoff dient als Elektronenakzeptor in der Atmungskette*.
Aero|bilie (↑; Bili-*) *f*: (engl.) *aerobilia*; Vork. von Luft bzw. Darmgas in den Gallenwegen (s. Abb.); **Urs.:** Cholelithiasis* mit biliodigestiver Fistel*, iatrogen nach Papillotomie i. R. einer ERCP* od. nach Op. der Gallenwege (z. B. Kasai*-Operation).

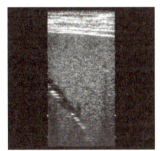

Aerobilie [105]

Aero|broncho|gramm *n*: (röntg.) Bronchopneumogramm*.
Aero|embolismus (↑; Embol-*) *m*: Caisson*-Krankheit.
aero|gen (↑; -gen*): (engl.) *airborne*; von der Luft ausgehend.
Aero|monas (↑; gr. μόνος einzeln) *f*: (engl.) *Aeromonas*; Gattung gramnegativer, fakultativ anaerober, gasbildender, monotrich begeißelter Stäbchenbakterien der Fam. Aeromonaceae (vgl. Bakterienklassifikation); **Vork.:** in Oberflächenwasser; Krankheitserreger bei Fischen, Amphibien u. Reptilien; **A. hydrophila:** gefährl. Err. von Nosokomialinfektionen* (Dialysegeräte, Spüllflüssigkeiten) u. opportunist. Err. von Hornhautulzera, Tonsillitiden, Wundinfektionen, Aspirationspneumonien

u. Durchfallerkrankungen; bei Abwehrgeschwächten peritonit. u. sept. Verläufe; A. ist sensitiv gegenüber Tetracyclinen, Aminoglykosid-Antibiotika, Cotrimoxazol.

Aero|monas shigelloides (↑; ↑) *f*: s. Plesiomonas shigelloides.

Aero|otitis (↑; Ot-*; -itis*) *f*: (engl.) *aero-otitis*; syn. Barootitis; Ödem der Mittelohrmukosa u. Paukenerguss durch Tubenverschluss u. konsekutiven Unterdruck im Mittelohr; **Urs.**: plötzliche Luftdruckänderung bei Flugzeuginsassen, Tauchern, Caisson-Arbeitern; **Klin.**: heftige Ohrenschmerzen, pulsatiler Tinnitus* aurium, Schwerhörigkeit, Schwindel. Vgl. Barotrauma; Caisson-Krankheit.

Aero|phagie (↑; Phag-*) *f*: (engl.) *aerophagia*; Luftschlucken; häufig unbewusst auftretendes, manchmal zur Gewohnheit werdendes Sympt. bei psych. od. vegetativen Störungen, aber auch i. R. org. Magenerkrankungen od. beim Säugling während des Trinkens.

Aero|sinus|itis (↑; Sinusitis*) *f*: (engl.) *barosinusitis*; Sinusitis* inf. einer durch Luftdruckschwankungen ausgelösten schwellungsbedingten Verlegung der Tubenostien.

Aero|sol (↑; lat. solvere lösen) *n*: (engl.) *aerosol*; Gas mit kolloidalem (Kolloid*), festem (Staub*) od. flüssigem (Nebel*) Schwebstoff; Teilchengröße ca. 10 μm bis 1 nm.

Aero|sol|therapie (↑; ↑) *f*: (engl.) *aerosol therapy*; Inhalationstherapie mit Einatmung gelöster, zu Nebel zerstäubter Arzneimittel (Teilchengröße <10 μm); bei der A. werden z. B. Dosieraerosole (Arzneimittel in Treibgas gelöst), Trockenaerosole (Arzneimittel in Pulverform), Düsen- u. Ultraschallvernebler, Respiratoren (s. IPPV) angewendet; als Arzneimittel werden z. B. Beta-2-Sympathomimetika, Anticholinergika, Glukokortikoide, Cromoglicinsäure (DNCG), Pentamidin, Lokalanästhetika (z. B. vor Bronchoskopie) u. Antibiotika eingesetzt. **Ind.**: z. B. obstruktive Atemwegerkrankungen*, Bronchiektasen, zystische Fibrose*; Prophylaxe der Pneumocystis*-Pneumonie bei AIDS (Pentamidin).

Aero|zele (↑; -kele*) *f*: (engl.) *aerocele*; luftgefüllte Zyste; z. B. Laryngozele*.

Aeruginocin *n*: (engl.) *aeruginocin*; Bakteriozin* (Pyozin) von Pseudomonas* aeruginosa.

Ärzte|kammer: (engl.) *General Medical Council*; Berufsorganisation, der jeder Arzt* als Pflichtmitglied angehört; die 17 Ärztekammern (1 pro Bundesland, 2 in Nordrhein-Westfalen) unterliegen als Körperschaften des öffentl. Rechts staatlicher Rechtsaufsicht; sie sind in der **Bundesärztekammer**, deren Hauptversammlung der **Deutsche Ärztetag** ist, zusammengeschlossen. Die Ä. regeln aufgrund der ihnen durch die Kammer- u. Heilberufsgesetze der Länder eingeräumten Satzungsgewalt in den Berufsordnungen u. weiterem Standesrecht die Berufsausübung (z. B. in Bezug auf das Verhalten der Ärzteschaft gegenüber Pat. od. untereinander u. im Hinblick auf die pflichtgemäße Fortbildung, sog. Continuing Medical Education, u. die freiwillige Weiterbildung u. überwachen die Einhaltung der Berufspflichten). Verstöße werden auf Antrag durch Berufsgerichte geahndet, die z. T. eigenen Gerichten der Ä., z. T. anderen Gerichten angeschlossen sind.

Aescin *n*: (engl.) *escin*; aus ca. 30 Einzelsubstanzen zusammengesetztes Saponingemisch aus den Samen der Rosskastanie*.

Aesculin *n*: (engl.) *esculin*; $C_{15}H_{16}O_9$; Cumarinderivat aus Rinde u. Samen der Rosskastanie*; weiße, bitter schmeckende Nadeln; **Verw.**: in Salben als Lichtschutz u. in der Bakteriol. als Nährbodenzusatz zur Differenzierung von Kokken.

Aesculus hippo|castanum *f*: s. Rosskastanie.

-ästhesie: Wortteil mit der Bedeutung Empfindung-, -empfindung; von gr. αἴσθησις.

Ästhesio|neuro|blastom (↑; Neur-*; Blast-*; -om*) *n*: Olfaktoriusneuroblastom*.

Ästhesio|neuro|epitheliom (↑; ↑; Epithel*; -om*) *n*: (engl.) *esthesioneuroepithelioma*; Olfaktoriusneuroblastom* mit zusätzl. glandulären Zellelementen.

aestivus (lat.): (engl.) *estival*; sommerlich, im Sommer auftretend.

Aetas (lat.) *f*: (engl.) *age*; Alter.

Äther (gr. αἰθήρ Himmelsluft) *m*: (engl.) *ether*; nach alter Nomenklatur Bez. für Ether*.

Aether aceticus (↑; lat. acetum Essig) *m*: (engl.) *ethyl acetate*; Essigether; korrekt: Essigsäureethylester; Riech- u. Lösungsmittel.

Äthinyl|östradiol *n*: Ethinylestradiol*.

Ätio|logie (gr. αἰτία Ursache; -log*) *f*: (engl.) *etiology*; die einer Krankheit zugrunde liegende Urache. bzw. Studium der od. Theorie über die Faktoren u. Gesamtheit der Ursachen, die Krankheiten verursachen.

Ätz|mittel: (engl.) *caustic agents*; syn. Kaustika; Substanzen (v. a. Metallsalze u. Säuren), deren gewebezerstörende Wirkung früher therap. genutzt wurde; z. B. $AgNO_3$ (sog. Höllenstein; s. Argentum nitiricum), Trichloressigsäure zum Entfernen von Warzen u. Tätowierungen.

Ätzung: (engl.) *cauterisation*; syn. Kauterisation, Kaustik; Gewebezerstörung durch Brenn- od. Ätzmittel*; vgl. Verätzung, Koagulation.

A-Fasern: s. Nervenfaser.

Affekt (lat. affectus Gemütsverfassung) *m*: (engl.) *affect*; zeitl. kurze u. intensive Gefühlsregung, i. d. R. mit physiol. (vegetativem) Korrelat (z. B. Wut, Freude).

Affekt|handlung (↑): (engl.) *affective, emotional act*; Kurzschluss- od. Explosivhandlung, Handlung aus einer unkontrollierten, intensiven Gemütsbewegung heraus mit heftiger Entladung eines Affektstaus; Affekte* mit meist aggressiv-destruktivem Inhalt können zu unbeherrschtem, unüberlegt-impulsivem Verhalten ohne Einsicht in die Folgen u. evtl. zu einer strafbaren Handlung (Affektdelikt) führen. Wenn nach vollbrachter A. der Affekt abgeklungen ist, wird das Verhalten meist krit. Einsicht zugänglich. Für die forens. Beurteilung ist wichtig, ob der Täter den Affektstau hätte vermeiden od. den Ablauf der Tat noch hätte steuern können.

Affekt|in|kontinenz (↑; Inkontinenz*) *f*: (engl.) *emotional incontinence*; syn. Affektdurchlässigkeit; verminderte Beherrschung der Affekte mit inadäquat starken Affektäußerungen (z. B. Tränen- od. Wutausbruch aus geringfügigem Anlass); **Vork.**: v. a. bei hirnorganischen Erkr.; vgl. Affektlabilität.

Affektion (lat. afficere einwirken, befallen) *f*: (engl.) *affliction*; Befall durch eine Krankheit.

Affektivität (↑) *f*: (engl.) *affectivity*; (psychol.) Gesamtheit des Gefühls- u. Gemütslebens mit Stimmungen, Emotionen u. Trieben; als Lebensgrundstimmung bestimmt die A. die persönl. Tönung des Erlebens. Die Grundstimmung beeinflusst auch das Ausmaß u. die Qualität der Affekte*.

Affekt|krämpfe, re|spiratorische (Affekt*): (engl.) *breath holding spells*; sog. Wutkrämpfe; bei Kleinkindern auf einen emotionalen Auslöser hin auftretende funktionelle Anfälle (i. d. R. ohne org. Grundlage) mit typischem Verlauf (initialer Schrei, Atemanhalten, Zyanose*, Bewusstlosigkeit*) u. einer Dauer <1 Min.; **Häufigkeit:** Prävalenz: 2–5 %; **DD:** Synkope*, Epilepsie*.

Affekt|labilität (↑; lat. labilis schwankend) *f*: (engl.) *affective instability*; Bez. für die Senkung der Schwelle zur Affektauslösung mit raschem Wechsel der emotionalen Stimmung (z. B. plötzl. Übergang zwischen Lachen u. Weinen); **Vork.:** z. B. bei org. Psychose*; vgl. Zwangsaffekte; Schwächezustand, hyperästhetisch-emotionaler.

Affekt|starre (↑): (engl.) *affective flattening*; Verminderung der affektiven Modulations- u. Schwingungsfähigkeit, herabgesetzte affektive Ansprechbarkeit; Zustand, bei dem Affektäußerungen unabhängig von der Situation beibehalten werden; **Vork.:** z. B. bei psychot. u. depressiven Störungen, posttraumat. Belastungsstörung.

Affen|hand: (engl.) *monkey paw*; characterist. Handform inf. Parese u. Atrophie aller kleinen Handmuskeln, insbes. der Daumenballenmuskulatur, die die Griffstellung zwischen Daumen u. Fingern unmögl. machen; **Urs.:** z. B. amyotrophische Lateralsklerose*, Medianuslähmung*, spinale Muskelatrophie*.

Affen|lücke: (engl.) *true diastema*; Primatenlücke; Bez. für physiol. Lücken im Milchgebiss (s. Milchzähne); im Oberkiefer zwischen seitl. Schneidezahn u. Eckzahn, im Unterkiefer zwischen Eckzahn u. 1. (Milch-)Molaren (s. Abb.).

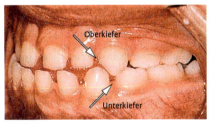

Affenlücke [109]

Affen|pocken|virus *n*: (engl.) *monkey-pox-virus*; Orthopoxvirus der Poxviridae*; Err. pockenähnlicher Erkr. auch des Menschen; **Vork.:** in West- u. Zentralafrika; Reservoir Nagetiere; wird sporad. auf den Menschen übertragen, z. B. durch Tierimport; **Infektionsprophylaxe:** Impfung mit Vacciniavirus*.

afferent (lat. afferens zuführend): (engl.) *afferent*; syn. afferens; hinführend; z. B. afferente Nerven, die Erregungen von peripheren Sensoren u. Rezeptoren zum ZNS leiten. Vgl. efferent.

Afferent-loop-Syn|drom (engl. ↑; loop Schlinge) *n*: s. Syndrom der zuführenden Schlinge.

Af|finität (lat. affinitas Verwandtschaft) *f*: **1.** (engl.) *affinity*; (histol.) Eigenschaft von Geweben, Zellen od. Zellbestandteilen, sich mit best. Farbstoffen färben zu lassen; vgl. Färbung; Zellen, chromaffine; **2.** (nuklearmed.) Eigenschaft eines Radiopharmakons*, sich entspr. der chem. bzw. biol. Eigenschaften in best. Körpergeweben bzw. -organen anzureichern (z. B. knochenaffin); vgl. Bioakkumulation; Elemente, knochenaffine; **3.** (immun.) Bindungsstärke zwischen Antikörper (Paratop) u. Antigen (Epitop) im primären Antigen-Antikörper-Komplex; messbar durch die Gleichgewichtskonstante für ein gegebenes Ag/Ak-System; **4.** (chem.) Bestreben von Atomen u. Molekülen, eine best. chem. Reaktion einzugehen.

Af|finitäts|chromato|graphie (↑; Chrom-*; -graphie*) *f*: (engl.) *affinity chromatography*; Methode zur Isolierung u. Reinigung von Makromolekülen, z. B. Enzymen; **Prinzip:** Ein Substrat od. -analogon mit hoher Affinität zu einem Makromolekül wird über eine sog. Spacer an eine inerte Matrix* gekoppelt. Bei der Chromatographie eines Gemischs wird nur das gewünschte Makromolekül vom matrixgekoppelten Substrat gebunden u. kann anschl. z. B. durch kompetitive Verdrängung eluiert werden.

af|fixus (lat.): (engl.) *fixed*; angeheftet.

af|fiziert (lat. afficere antun): (engl.) *affected*; ergriffen, befallen.

AFI: Abk. für Amniotic*-fluid-Index.

A|fibrino|gen|ämie (A-*; Fibr-*; -gen*; -ämie*) *f*: (engl.) *afibrinogenemia*; Fehlen von Fibrinogen* im Blut; **Formen: 1. kongenitale** A. (sehr selten); Ätiol.: autosomal-rezessiv erbl. Mutation (Genlocus 4q28) im FGA-, FGB- od. FGG-Gen, konsekutiv fehlende od. hochgradig verminderte Fibrinogensynthese; schwere Hämophilie* i. w. S.; **2. erworbene** A.: inf. erhöhten Fibrinogenverbrauchs (Hyperfibrinolyse*, z. B. bei Verbrauchskoagulopathie*) od. unzureichender Fibrinogensynthese (Leberinsuffizienz); **Klin.:** hämorrhag. Diathese*; bei kongenitaler A. häufig intrauteriner Fruchttod, postnatal verlängerte Nabelschnurblutung, verstärkte Verletzungs- u. Menstruationsblutung, auch (Schleim-)Haut- sowie spontane intrazerebrale Blutung, selten Gelenkblutung; **Diagn.:** (laborchem.) Fibrinogen im Plasma fehlend od. nur in Spuren nachweisbar; pathol. Blutgerinnungstests (TPZ, PTZ, PTT); bei kongenitaler A. Nachweis molukulargenet.; **Ther.:** Substitution (primär durch Fibrinogenkonzentrat, sekundär durch Plasmatransfusion); vgl. Gerinnungsfaktoren; Bluttransfusion; vgl. Blutkonserve (Tab. dort). Vgl. Hypofibrinogenämie; Dysfibrinogenämie.

Afla|toxine (Tox-*) *n pl*: (engl.) *aflatoxins*; von Aspergillus-Pilzgattungen (insbes. Aspergillus flavus, Aspergillus parasiticus) gebildete, in höherer Dosis (tierexperimentell) letal, in geringer Dosis toxisch u. kanzerogen wirkende Mykotoxine* (chem. Cumarinderivate); **Vork.:** Aflatoxin B_1 als stärkstes Gift dieser Gruppe wird v. a. auf Nüssen, Mandeln u. Getreide sowie auf Kastanien, geräuchertem Schinken u. daraus hergestellten Erzeugnissen (A. B_1, B_2, G_1, G_2 u. a.) gebildet. Durch Be-

AFP

fall von Futtermitteln können A. z. B. in Milch u. Milchprodukte gelangen. In Nahrungsmitteln enthaltene A. sind für den Verbraucher häufig nicht festzustellen u. außerdem sehr hitzeresistent. **Nachw.**: biol. (Kükenembryonen), chem. (Dünnschichtchromatographie*); vgl. Leberzellkarzinom, primäres.

AFP: Abk. für Alphafetoprotein*.

AFP-Surveillance *f*: Abk. für (engl.) *acute flaccid paralysis*; von der WHO empfohlene Überwachung zur Bestätigung einer nichtexistenten Polio-Wildviruszirkulation i. R. der weltweiten Eradikation von Poliomyelitis*; bei Kindern bis zum 15. Lj. mit akuter schlaffer Lähmung (ausgenommen sind Fazialis- u. traumatische Lähmungen) ist innerhalb von 14 Tagen eine virol. Untersuchung von 2 Stuhlproben im Abstand von 24–48 Std. durchzuführen; angestrebt wird eine Untersuchung pro 100 000 Kinder bis zum 15. Lj. In Deutschland ist nach dem Infektionsschutzgesetz* jede nicht traumat. bedingte Lähmung als Verdacht auf Poliomyelitis zu melden. Zusätzlich existiert in Deutschland ein Überwachungsprogramm, das auf Diagn. von Enterovirus bei akuten viralen Meningitiden u. Enzephalitiden basiert.

After-: s. a. Anal-, Ano-.

After *m*: Anus*.

After|jucken: Pruritus* ani.

After, künstlicher *m*: s. Anus praeternaturalis.

After|load (engl. Nachlast): **1.** (kardiol.) Nachlast*; **2.** (strahlentherap.) s. Afterloading-Verfahren.

After|loading-Verfahren (↑): (engl.) *afterloading technique*; sog. Nachladetechnik; Form der interstitiellen Strahlentherapie* mit Einlegen eines od. mehrerer leerer schlauchförmiger Applikatoren in das zu bestrahlende Körperteil u. anschl. automat. Einbringen des Radionuklids (meist Iridium*-192); ermöglicht durch schrittweise Fortbewegung der Strahlenquelle eine gezielte Bestrahlung des Tumors mit nur geringer Belastung des umliegenden Gewebes bei erhebl. verbessertem Strahlenschutz für das beteiligte Personal; **Ind.:** Tumoren in der Kopf-Hals-Region, an Ösophagus, Bronchien, Rektum; Anal-, Cervix-, Uterus-, Vaginal-u. Prostatakarzinome, Weichteilsarkome, Rekanalisierung endobronchial stenosierender Tumoren.

Ag: **1.** (immun., serol.) Abk. für Antigen*; **2.** (chem.) Symbol für Silber*.

A|galaktie (A-*; Galakt-*) *f*: (engl.) *agalactia*; syn. Alaktie; fehlende Milchsekretion während der Laktationsperiode* bei Anlage- u. Entwicklungsstörungen der Mamma od. Störungen im Hypothalamus-Hypophysen-System; **Vork.:** sehr selten, z. B. beim Sheehan*-Syndrom; meist nur scheinbare A. (Hypogalaktie*) inf. fehlenden Saugreizes.

Agalsidasen (INN) *f pl*: (engl.) *agalsidases*; rekombinante Formen der Alphagalaktosidase A; **Ind.:** Enzymersatztherapie bei Fabry*-Syndrom; **UAW:** allerg. Reaktionen mit Erythem, Schüttelfrost, Atemnot, selten Fieber.

A|gamma|globulin|ämie (A-*; Globuline*; -ämie*) *f*: (engl.) *agammaglobulinemia*; (weitgehendes) Fehlen der Gammaglobuline* im Blut; **Formen: 1.** sog. infantile, X-chromosomal-rezessiv erbl. A.: Bruton*-Syndrom; **2.** autosomal-rezessiv erbl. A. mit dem Bruton-Syndrom vergleichbarer klin. Manifestation; **3.** i. R. eines schweren kombinierten Immundefektes* auftretende A.; **4.** als sekundäre A. v. a. bei schweren Eiweißverlusten (z. B. exsudative Enteropathie, intestinale Lymphangiektasie, nephrot. Syndrom) od. inf. von Virusinfektionen (z. B. mit Epstein-Barr-Virus). **5.** Mutationen codierender Bereiche kostimulator. Moleküle, z. B. CD40 u. CD40L (CD154), ICOS u. ICOS-L sowie Mutationen von BAFF-Rezeptoren (Abk. BAFF für B-Zell-aktivierender Faktor), z. B. TACI. Vgl. Hypogammaglobulinämie, postnatale; vgl. Immundefekte (Tab. dort).

A|ganglionose (↑; Gangl-*; -osis*) *f*: (engl.) *aganglionosis*; Aplasie der intramuralen Ganglienzellen des Meissner*- u. Auerbach*-Plexus; meist im Bereich von Rektum u. Colon sigmoideum, selten des gesamten Colons; inf. einer sekundären Hyperplasie präganglionärer parasympath. Nervenfasern mit erhöhter Aktivität der Acetylcholinesterase in der Lamina propria der Mukosa u. der Muscularis mucosae kommt es zur Dauerkontraktion der betroffenen Darmabschnitte. Vgl. Megakolon, kongenitales; Zuelzer-Wilson-Syndrom; Dysplasie, neurointestinale.

Agar *m*: (engl.) *agar*; auch Agar-Agar; Polysaccharidkomplex, der aus Agarophyten (Rotalgen u. a.) extrahiert wird; besteht aus neutraler, gelbildender Agarose (Polysaccharid aus D-3,6-Anhydrogalaktose u. L-Galaktose) u. sulfatiertem Agaropektin, das nicht geliert. A. ist geruch- u. geschmacklos, durchsichtig, quillt in kaltem, löst sich in heißem Wasser. 1 %ige Lösung bildet ein starres Gel. A. hat keinen Nährwert u. wird zur Herstellung von Nährböden* für Mikroorganismen u. als Geliermittel in der Nahrungsmittelindustrie verwendet. Vgl. Fertignährböden; Trockennährböden.

Agar|dif|fusions|test (diffus*) *m*: **1.** (engl.) *agar diffusion method*; (serol.) Test mit Präzipitationsreaktion* von Antigen-Antikörper-Komplexen, bei dem Agar* als Trägersubstanz verwendet wird; vgl. Immundiffusion; **2.** (bakteriol.) syn. Bauer-Kirby-Test; früher gebräuchliche halbquant. Meth. zur Bestimmung der Empfindlichkeit von Bakt. gegen Antibiotika bzw. von antibakteriellen Hemmstoffen; ermöglichte Einstufung in empfindlich, intermediär od. resistent; vgl. Antibiogramm.

Agar|di|lutions|test (lat. diluere verdünnen) *m*: (engl.) *agar dilution test*; syn. Reihenverdünnungstest; Meth. zur Bestimmung der minimalen Hemmkonzentration* von Antibiotika* für Bakterien; Durchführung auf festen Nährmedien mit abgestuften Antibiotikakonzentrationen.

AGE: Abk. für (engl.) *advanced glycation endproduct*; nichtenzymat. glykosylierte Proteine (entstehen über Amadori*-Umlagerung) bzw. Lipide als irreversibles Endprodukt (enthalten Carboxymethyllysin); binden an **AGE-Rezeptoren: 1.** RAGE: Membranprotein der Ig-Superfamilie u. a. auf Monozyten, Endothelzellen; **2.** sRAGE: lösl. Form von RAGE im zirkulierenden Blut; **3.** Scavenger-RAGE: auf Makrophagen u. sinusoiden Leberzellen, endozytierte AGE werden lysosomal abgebaut; **4.** AGE-bindender Rezeptor auf glatter Muskelzelle; Aktivierung führt zu Sekretion von TGF-β u. Chemotaxis; **Vork.:** langfristig erhöhter Blutzuckerspiegel, v. a. bei Diabetes* mellitus; **patho-physiol. Bedeutung:** pathogenet. relevanter Faktor u. a. der diabet. Arteriosklerose* u. Cheiroarthropathie* durch Aktivierung proinflammatorischer Stoffwechselwege; evtl. Relation zu vielen Spätkomplikationen einschließl. kognitiver Funktionsstörungen, daher prolongierte hyperglykämische Phasen (erkennbar am HbA1c-Niveau) vermeiden.

A|genesie (A-*; -genese*) f: (engl.) agenesis; vollständiges Fehlen einer Gewebe- od. Organanlage als früheste u. schwerste Form einer Hemmungsfehlbildung.

A|genesie, sakro|kokzygeale (↑; ↑) f: s. Regression, kaudale.

A|genesis corporis callosi (↑; ↑) f: Balkenagenesie*.

A|genie (↑; gr. γένειον Kinn) f: (engl.) agenia; Fehlen eines od. beider Unterkieferäste- bzw. -bögen; vgl. Otozephalie.

Agenzien (lat. agere treiben, in Bewegung setzen) n pl: (engl.) agents; wirkende Mittel.

A|geusie (A-*; gr. γεῦσις Geschmack) f: (engl.) taste blindness, ageusia; Aufhebung der Schmeckempfindung; vgl. Hypogeusie.

Ag|glomeration (lat. agglomerare zusammenballen) f: (engl.) agglomeration; syn. Aggregation; unspezif. reversible Zusammenballung von (Blut-)Zellen; z. B. Geldrollenbildung* od. Pseudoagglutination* von Erythrozyten, Sludge*-Phänomen, reversible Thrombozytenaggregation*. Vgl. Agglutination.

Ag|glutination (lat. agglutinare anheften) f: (engl.) agglutination; durch spezif. od. unspezif. Agglutinine* hervorgerufene Verklumpung von Zellen (z. B. Erythro-, Leuko-, Thrombozyten, Bakterien) od. antigentragenden Partikeln (z. B. Latex-, Polystyrolpartikel); vgl. Hämagglutination; Antigen-Antikörper-Reaktion; Agglomeration.

Ag|glutinations|lysis|versuch (↑; Lys-*): Mikroagglutinationstest*.

Ag|glutinations|re|aktion (↑) f: (engl.) agglutination test; zu einer Agglutination* führende Antigen*-Antikörper-Reaktion; auch Bez. für entsprechende serol. Nachweisreaktion.

Ag|glutinin|absättigung (↑) f: s. Castellani-Agglutininabsättigung.

Ag|glutinine (↑) n pl: (engl.) agglutinins; Substanzen mit der Fähigkeit, korpuskuläre od. an eine feste Phase gebundene Antigene* zu verklumpen (Agglutination*); **Einteilung:** 1. spezif. A.: v. a. agglutinierende Antikörper*; 2. unspezif. A.: u. a. Lektine*. Vgl. Immunglobuline.

Ag|glutino|gene (↑; Gen*) n pl: (engl.) agglutinogens; zellspezif. antigene Oberflächenstrukturen (u. a. Rezeptoren*), z. B. auf Blutzellen od. lebenden wie auch toten Bakt., an die sich agglutinierende Antikörper* od. Lektine* binden u. dadurch eine Agglutination* auslösen können; vgl. Agglutinine.

Ag|gravation (lat. aggravare schwerer machen) f: im Verhältnis zum objektiven Befund übertriebene, u. U. zweckgerichtete Präsentation von Sympt. durch den Pat.; im Gegensatz zur Simulation* liegt ein pathol. Befund zugrunde.

Aggrecan n: Kurzbez. für (engl.) **aggre**gating proteoglycan; Proteoglykan, dessen Monomere (M_r ca. 230 000) im Knorpelgewebe an Hyaluronsäure*

binden u. hochmolekulare Aggregate bilden; vgl. Proteoglykane.

Ag|gre|gation (lat. aggregare versammeln) f: Agglomeration*.

Ag|gre|gations-Hemmer (↑): s. Thrombozytenaggregations-Hemmer.

Ag|gressine (lat. aggredi, aggressus angreifen) n pl: (engl.) aggressins; Virulenzfaktoren von Mikroorganismen; Exoenzyme, die die Interzellulärsubstanz des Bindegewebes abbauen u. so das Eindringen von Mikroorganismen begünstigen (z. B. Hyaluronidase*, Kollagenase*, Neuraminidasen*), Exotoxine u. immunreaktionshemmende Oberflächenkomponenten (z. B. Kapselpolysaccharide).

Ag|gression (lat. aggressio Angriff, Attacke) f: (engl.) aggression; allg. Bez. für jedes Angriffsverhalten des Menschen u. des Tiers, das gegen andere Lebewesen, sich selbst (Autoaggression) od. gegen Dinge gerichtet u. sowohl genet. angelegt als auch reaktiv auslösbar ist (z. B. bei Angst* od. drohendem Machtverlust); die **Entstehung** der A. wird unterschiedl. interpretiert: **1.** (psychoanalyt.) als Ausdruck des Narzissmus*; u. a. bei Frustration auftretend, oft verdeckt bzw. verdrängt (vgl. Trieb); **2.** (etholog.) als durch evolutionäre Selektionsmechanismen herausgebildetes, genet. verankertes Verhalten im Dienst der Selbst- u. Arterhaltung; dient z. B. als innerartl. A. dem Herausbilden u. Sichern einer Rangordnung in sozialen Gruppen, die u. a. durch aggressionsbegrenzende Signalhandlungen (z. B. Droh- u. Demutsgebärden) unter Kontrolle gehalten wird (vgl. Tötungshemmung); **3.** der Frustrationsaggressionshypothese (Miller, Dollard) zufolge als eine mögl. Reaktionsform auf Frustration* bei Wünschen u. Bedürfnissen; **4.** (lerntheoret.) als Folge von Lernprozessen, insbes. durch Lernen* am Erfolg (vgl. Konditionierung, Verstärkung) bzw. durch Lernen am Modell.

Ag|gressivität (↑) f: (engl.) aggressivity; relativ stabile Bereitschaft zur Aggression* i. S. individueller Persönlichkeitsdisposition.

Agieren (lat. agere handeln): **1.** (engl.) to act out; (psychoanalyt.) eine motor. Aktion als Abwehrmechanismus* gegen Bewusstwerdung u. sprachl. Bearbeitung; **2.** die Inszenierung einer belastenden od. konflikthaften Beziehungserfahrung in der Arzt-Patient-Beziehung, um Erinnerung zu vermeiden (s. Übertragung); **3.** (im Psychodrama*) ungerichtetes, Begegnung vermeidendes Handeln; **4.** i. w. S. neurot. determiniertes Handeln aufgrund unbewusster Impulse im tägl. Leben, z. B. als Symptombildung bei Konversionsstörung*.

agitans (lat. agitare antreiben): (engl.) agitating; erregend, agitiert, erregt.

Agitiertheit (↑): (engl.) agitation; syn. Agitatio; motor. Unruhe mit gesteigertem Bewegungsdrang, bei dem affektive Erregung unkontrolliert in Bewegung umgesetzt wird; **Vork.** z. B. bei Delir*, Katatonie*, Angststörung*, agitierter Depression*.

Agmatin n: (engl.) agmatin; biogenes Amin*, das aus Arginin* durch Decarboxylierung mit Arginindecarboxylase entsteht.

Agmatinase f: (engl.) agmatinase; Enzym in den Mitochondrien*, das die Hydrolyse von Agmatin* in Harnstoff* u. Putrescin* katalysiert.

Agni casti fructus *m*: s. Mönchspfeffer.

A|gnosie (A-*; -gnos*) *f*: (engl.) *agnosia*; Störung des Erkennens, die nicht durch Demenz*, Aphasie* od. Störung der elementaren Wahrnehmung verursacht ist; **Formen: 1. akustische** A.: sensorische Hörstummheit, sog. Seelen- od. Worttaubheit; Geräusche od. Töne werden gehört, in ihrem Zus. (z. B. als Melodie od. Tierstimme) jedoch nicht erkannt; v. a. bei Schädigung im Bereich der hinteren Schläfenlappen (Heschl-Windungen); **2. visuelle** A.: sog. Seelenblindheit, visuelle Amnesie; trotz normaler Sehleistung werden Zus. einzelner Details nicht erkannt (Simultanagnosie), z. B. Physiognomien (Prosopagnosie); Vork. bei Schädigung im Bereich der sekundären Sehrinde des Okzipitallappens; **3. Autotopagnosie**: Unfähigkeit, bei erhaltener Oberflächensensibilität Hautreize am eigenen Körper richtig zu lokalisieren; v. a. bei Läsionen des Parietallappens; **4. Stereoagnosie** od. **taktile** A. (sog. Tastlähmung): Unvermögen, trotz erhaltener epikritischer u. Tiefensensibilität ohne Sichtkontrolle Gegenstände durch Tasten zu erkennen; Vork. bei zerebraler Schädigung, aber auch bei Läsionen der Hinterstrangbahn im Halsmarkbereich. Vgl. Sensibilitätsstörungen.

-agoga: Wortteil mit der Bedeutung leitend, veranlassend; von gr. ἀγωγός.

Ago|melatin (INN) *n*: (engl.) *agomelatine*; Antidepressivum*; stereoisomer mit Melatonin* (Indolring durch metabol. stabileres Naphthalin-Gerüst ersetzt); Plasmahalbwertzeit bis 2 Std.; **Wirkungsmechanismus: 1.** selektiver Agonist an Melatonin-Rezeptoren MT$_1$ u. MT$_2$; **2.** kompetitiver Antagonist an Serotonin-5-HT$_{2C}$- u. 5-HT$_{2B}$-Rezeptoren; **Ind.:** Major* Depression bei Erwachsenen; **Kontraind.:** eingeschränkte Leberfunktion; Gabe von CYP1A2-Inhibitoren wie Fluvoxamin od. Ciprofloxacin; Demenz im höheren Alter; **UAW:** häufig Übelkeit, Schwindel, Müdigkeit; Anstieg der Transaminasen.

A|gonadismus (A-*; Gonaden*) *m*: (engl.) *agonadism*; seltene, wahrscheinl. autosomal-rezessiv erbl. Erkr. mit Fehlen der Gonaden bei normalen weibl. äußeren Genitale; eigenständig od. als Teil einer übergeordneten Erkr., z. B. **1. A. mit multiplen inneren Fehlbildungen:** a) 46,XY- bzw. 46,XX-Karyotyp; A. mit pulmonaler Hypoplasie, Hypoplasie der Pulmonalarterie, Omphalozele*, Zwerchfellhernie, Dextrokardie*; b) 46,XY-Karyotyp; A. mit renaler Agenesie, Omphalozele, Malrotation* des Colons, Kleinwuchs, Hypodontie, kurzem Hals, Skoliose, Hüftdysplasie, geistiger Retardierung u. normalem weibl. äußeren Genitale; **2. testikuläres Regressionssyndrom** mit A. (syn. familiäre Anorchie, XY gonadale Dysgenesie). Vgl. Gonadendysgenesie.

Agonie (gr. ἀγωνία Kampf) *f*: (engl.) *agony*; Sterbephase; Vorstadium des Exitus letalis mit reduzierten Lebensvorgängen. Vgl. Sterben.

Agonist (gr. ἀγωνιστής Wettkämpfer) *m*: **1.** (engl.) *agonist*; (anat.) Muskel, der eine best., einem Antagonisten* entgegengesetzte Bewegung bewirkt; **2.** (pharmak.) Mimetikum; Substanz (körpereigen od. körperfremd), die mit einem Rezeptor* in Wechselwirkung tritt u. dadurch eine bestimmte pharmak. Wirkung hervorruft. Vgl. Aktivität, intrinsische; Antagonismus.

Agora|phobie (gr. ἀγορά Marktplatz; Phob-*) *f*: (engl.) *agoraphobia*; Platzangst; Phobie*, bei der vermieden wird, sich auf öffentl. Straßen u. Plätzen od. in Menschenmengen aufzuhalten, öffentl. Verkehrsmittel zu benutzen od. einen schützenden Raum (Wohnung) zu verlassen; Folge einer Panikstörung*; **Ther.:** Verhaltenstherapie* (z. B. Konfrontation u. kognitive Therapie), tiefenpsychol. fundierte Psychotherapie (s. Tiefenpsychologie). Vgl. Phobie, soziale.

A|grammatismus (gr. ἀγράμματος ungebildet) *m*: (engl.) *agrammatism*; nach abgeschlossener Sprachentwicklung* in der Spontansprache auftretende Störung bei der Bildung von Sätzen; **Vork.:** bei Aphasie*; **Klin.:** einfache, unvollständige Sätze mit vereinfachter Syntax (Ein- od. Zwei-Wort-Sätze), Auslassung von Funktionswörtern (z. B. Artikel, Pronomen, Präpositionen), wenige od. fehlende Flexionsformen (z. B. Verben meist in der infiniten Form), bei schwerem A. ggf. Telegrammstil mit Aneinanderreihung von Inhaltswörtern (Nomen, Verben); **Ther.:** Ansätze zum Wiedererwerb grammat. Strukturen; bei schwerem A.: Versuch, durch bewusst eingesetzte reduzierte Satzstrukturen maximale Informationsvermittlung zu erreichen. Vgl. Paragrammatismus.

A|granulo|zytose (A-*; Granulum*; Zyt-*; -osis*) *f*: (engl.) *agranulocytosis*; Krankheitsbild, das durch eine hochgradige Granulozytopenie* u. das Auftreten meist bakterieller Infektionen gekennzeichnet ist; **Formen: 1.** auf einem Immunmechanismus beruhende dosisunabhängige Schädigung der neutrophilen Granulozyten od. der Knochenmarkvorläuferzellen durch best. Arzneimittel (z. B. Analgetika, Sedativa, Antidiabetika, Diuretika, Goldpräparate, Antibiotika) mit plötzl. Beginn im Anschluss an die Arzneimitteleinnahme u. selektiver Schädigung der Granulozytopoese; Rezidiv bei erneuter Exposition; **2.** dosisabhängige tox. Schädigung der Knochenmarkvorläuferzellen (z. B. durch Phenothiazine, Thiamazol); schleichender Beginn nach meist mehrwöchiger Therapiedauer, kontinuierl. Abfall der Leukozyten-, meist auch der Erythrozyten- u. Thrombozytenzahl; **Klin.:** schwere bakterielle Infektion mit Fieber, Schüttelfrost, Tachykardie, Krankheitsgefühl, Schleimhautnekrosen (Rachen, Tonsillen, Anal- u. Genitalbereich) mit lokalen Lymphknotenschwellungen, evtl. Nekrosen im Bereich des Respirations- u. Magen-Darm-Trakts; **Diagn.:** (hämat.) Leukopenie (<1000/mm^3) mit weitgehendem od. völligem Fehlen der Granulozyten, evtl. Anämie u. Verminderung der Thrombozyten; im Knochenmark isolierte Störung der Granulozytopoese bis zur Aplasie in Abhängigkeit vom Reifegrad der geschädigten Vorläuferzelle; das sog. Promyelozytenmark (deutl. Erhöhung des Anteils der Promyelozyten im Knochenmark) ist Ausdruck der bereits regenerierenden Granulozytopoese, die Regenerationsdauer korreliert mit dem Ausmaß der Schädigung; **Ther.:** Absetzen der auslösenden Arzneimittel, bei Infektion antimikrobielle Ther., evtl. G-CSF; **Progn.:** spontane Erholung der Hämatopoese innerh. von 1–2 Wo. nach Absetzen der Noxe; unter

adäquater supportiver Therapie Prognose deutlich gebessert. Vgl. Neutropenie, angeborene.
A|granulo|zytose, infantile (↑; ↑; ↑; ↑) *f*: Kostmann*-Syndrom.
A|graphie (↑; -graphie*) *f*: s. Dysgraphie.
Agrypnie (gr. ἀγρυπνία Schlaflosigkeit) *f*: Insomnie*.
AGS: Abk. für adrenogenitales Syndrom*.
Ag-System *n*: Serumprotein mit 10 häufigen Varianten, die zu den Betalipoproteinen* zählen u. einem genet. Polymorphismus* unterliegen; autosomal-dominant erbl. (codiert von mind. 4 Genloci); **klin. Bedeutung:** populationsgenetische Untersuchungen; evtl. besteht ein Zusammenhang zwischen bestimmten Ag-Typen u. der Disposition für Arteriosklerose* (erhöhte Cholesterol- u. Triglyceridwerte im Serum bei Individuen mit dem Merkmal Ag$_x$). Vgl. Serumgruppen.
AGW: **1.** Abk. für Arbeitsplatzgrenzwert; seit 1.1.2005 durch die Gefahrstoffverordnung* (GefStoffV) eingeführter Grenzwert für die zeitl. gewichtete durchschnittl. Konz. eines Stoffes in der Luft am Arbeitsplatz in Bezug auf einen gegebenen Referenzzeitraum, bei der akute od. chron. schädl. Auswirkungen auf die Gesundheit im Allg. nicht zu erwarten sind; der AGW berücksichtigt eine übl. 8-stündige Exposition an 5 Tagen in der Wo. während der Lebensarbeitszeit u. soll die bisherige max. Arbeitsplatzkonzentration (MAK*) u. techn. Richtkonzentration (TRK*) ersetzen. MAK- u. TRK-Werte können bis zur Einarbeitung des AGW in die Techn. Regeln für die Beurteilung der Gefährdung am Arbeitsplatz weiter angewendet werden. Die AGW werden in Deutschland mit Beratung durch den Ausschuss für Gefahrstoffe vom Bundesministerium für Arbeit u. Soziales festgelegt, in der Techn. Regel für Gefahrstoffe 900 (TRGS 900) veröffentlicht u. über das Bundesarbeitsblatt (BArbBl) bekannt gegeben; **2.** Abk. für Atemgrenzwert*.
A|gyrie (A-*; Gyrus*) *f*: (engl.) *agyria*; Fehlbildung des Gehirns mit Fehlen der Hirnwindungen u. mangelhafter Ausbildung der Schichten in der Hirnrinde; **Klin.:** schwere geistige u. motorische Retardierung, Krampfanfälle, Muskelschwäche; vgl. Pachygyrie.
A|hapto|globin|ämie (↑; gr. ἅπτων bindend; Globus*; -ämie*) *f*: (engl.) *ahaptoglobinemia*; weitgehendes Fehlen von Haptoglobin im Serum; selten genetisch bedingt (Allel Hp⁰), häufiger erworben (z. B. bei gesteigerter Hämolyse od. Lebererkrankungen).
AHB: **1.** Abk. für Anschlussheilbehandlung*; **2.** Abk. für antihämophiler Faktor **B**; Faktor IX der Blutgerinnung* (Tab. 1 dort). **klin. Bedeutung:** s. Hämophilie.
AHC: Abk. für antihämophiler Faktor **C**; Faktor XI der Blutgerinnung* (Tab. 1 dort).
AHF: Abk. für Antihämophiliefaktor; s. Globulin, antihämophiles.
AHG: **1.** Abk. für Antihumanglobulin; s. Antiglobulintest; **2.** Abk. für antihämophiles Globulin*.
AHG-Test *m*: Kurzbez. für Antihumanglobulin-Test; s. Antiglobulintest.
Ahlbäck-Krankheit: (engl.) *Ahlbäck's disease*; Form der aseptischen Knochennekrosen* (Abb. dort) des Erwachsenenalters; **Lok.:** medialer Femurkondylus.
Ahlfeld-Zeichen (Johann F. A., Gyn., Marburg, 1843–1929): **1.** (engl.) *Ahlfeld's sign*; s. Nabelschnurzeichen; **2.** Kontraktion des Uterus bei bimanueller gyn. Untersuchung als wahrscheinl. Schwangerschaftszeichen*.
AHM: Abk. für Anti*-Müller-Hormon.
Ahorn|rinden|schäler-Krankheit: (engl.) *maple bark stripper's disease*; syn. Towey-Krankheit; berufsbedingte exogen-allergische Alveolitis* mit Allgemeinsymptomen (Fieber, Gliederschmerzen) inf. Inhalation von Pilzsporen (Cryptostroma corticale); vgl. Sporen.
Ahorn|sirup|krankheit: (engl.) *maple syrup urine disease (Abk. MSUD)*; syn. Leucinose; autosomal-rezessiv erbl. Stoffwechselstörung (Häufigkeit <1:100 000) im Abbau der 3 verzweigtkettigen Aminosäuren Leucin, Isoleucin u. Valin (Verzweigtketten-α-Ketosäuren-Dehydrogenasemangel); die Verzweigtketten-α-Ketosäuren-Dehydrogenase besteht aus 4 Proteinen, deren Gene auf versch. Chromosomen lokalisiert sind (Genloci: E1α: 19q13.1-q13.2; E1β: 6q14; E2: 1p31; E3: 7q31-q32). **Pathol.:** Status* spongiosus der Substantia alba aufgrund defekter Myelinisierung; **Klin.:** bereits im Neugeborenenalter Trinkschwäche, Erbrechen, Muskelhypotonie, Opisthotonus, Atemstörungen, Krampfanfälle bis zum Koma; **Diagn.:** stark erhöhte Konz. von Leucin, Isoleucin, Valin u. Allo-Isoleucin sowie der dazugehörigen Ketosäuren in Blut u. Urin (typischer, durch die Ketosäuren bedingter u. an Ahornsirup erinnernder Uringeruch); Neugeborenen*-Screening empfohlen u. Pränataldiagnostik* möglich; **Ther.:** lebenslange Diät mit verminderter Zufuhr von verzweigtkettigen Aminosäuren.
Ahumada-Syn|drom (Juan Carlos A. Sotomayor, Gyn., Buenos Aires, 1890–1976) *n*: syn. Argonz-Ahumada-Castillo-Syndrom; s. Galaktorrhö-Amenorrhö-Syndrom.
Aicardi-Goutières-Syn|drom (Jean A., Päd. u. Neurol., Rambouillet, geb. 1926) *n*: autosomal-rezessiv erbl. Enzephalopathie* (Genlocus 3p21) mit Beginn in den ersten Lebensmonaten u. rascher Progredienz; **Sympt.:** Spastik, extrapyramidale Symptome, psychomotor. Regression, Mikrozephalie; **Diagn.:** Pleozytose* im Liquor; MRT (Leukodystrophie), CT (Basalganglienverkalkung u. Hirnstammatrophie); **Progn.:** Tod im 1. Lj. in 25 % der Fälle; **DD:** Pseudo*-TORCH-Syndrom.
Aicardi-Syn|drom (↑) *n*: (engl.) *Aicardi's syndrome*; X-chromosomal dominant erbl. Erkr. (Genlocus Xp22) mit Fehlbildungen des Gehirns u. der Augen, die bei Jungen als Letalfaktor wirkt; **Häufigkeit:** mehr als 450 Fälle; **Pathol.:** Balkenagenesie* od. -dysgenesie, chorioretinale Lakunen; Assoziation mit kortikalen Heterotopien, Mikrogyrie*, Pachygyrie*, ependymalen Zysten, Plexuspapillomen*, Mikrophthalmie*, Kolobom*, kostovertebralen Anomalien; **Sympt.:** pharmakoresistente schwere epileptische Anfälle innerhalb der ersten 6 Lebensmonate (West*-Syndrom); psychomotorische Retardierung. Vgl. Dandy-Walker-Fehlbildung, Arnold-Chiari-Syndrom.

AICD: Abk. für (engl.) *automatic implantable cardioverter-defibrillator*; s. Kardioverter-Defibrillator, implantierbarer.

AIDS: Abk. für (engl.) *acquired immune(o) deficiency syndrome*, erworbenes Immundefektsyndrom; erstmals 1981 beschriebenes Krankheitsbild, das durch eine ausgeprägte zelluläre Immunschwäche mit rezidiv. Infektionskrankheiten (Infektion mit opportunistischen Erregern* u. Parasiten*) sowie spezif. Malignomen wie Kaposi*-Sarkom u. Lymphomen gekennzeichnet ist; ausgelöst wird die zelluläre Immunschwäche durch die neuro- u. lymphotropen Viren HIV-1 u. HIV-2 (s. HIV). AIDS entspricht dem klin. Stadium C der HIV*-Erkrankung (CDC-Klassifikation).

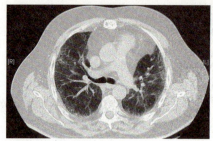

air trapping [167]

AIDS-De|menz (lat. dementia Wahnsinn) *f*: s. HIV-Enzephalopathie.

AIDS-Phobie (Phob-*) *f*: (engl.) *AIDS phobia*; mit unbegründeten heftigen Angstreaktionen einhergehende Form der hypochondrischen Störung* mit Krankheitswert, die durch die unkorrigierbare Auffassung gekennzeichnet ist, mit HIV* infiziert od. an AIDS* erkrankt zu sein; da auch wiederholt negative Testergebnisse häufig keine Änderung des Zustandsbildes bewirken, muss sich eine Psychotherapie v. a. auf die individuell zugrunde liegenden Störungen od. Konflikte richten. Vgl. Angststörung; Phobie.

Ainhum *n*: (engl.) *ainhum*; syn. Dactylolysis spontanea; bei afrikanischen u. südamerikanischen Schwarzen, sehr selten auch bei Hellhäutigen, vorkommende Erkrankung der Zehen; **Ätiol.:** unklar; evtl. erbl. Komponente; **Sympt.:** schmerzlose, ringförmige Einschnürung von Zehen u. Abstoßung ihres kolbig verdickten Endes (Spontanamputation); Beginn häufig bilateral an der Planta der 5. Phalanx; **Ther.:** Inzision des umschnürenden Bandes.

AiP: 1. Abk. für akute interstitielle Pneumonie; s. Lungenkrankheit, interstitielle (Tab. dort); **2.** Abk. für Arzt* im Praktikum.

Air-bloc-Technik *f*: s. Sklerotherapie.

Airport-Mal|aria (engl. airport Flughafen; italienisch mala aria schlechte Luft) *f*: (engl.) *airport malaria*; Malaria* bei heimischem Flughafenpersonal u. Personen, die nah an internationalen Flughäfen wohnen; **Err.:** infizierte (häufig Plasmodium* falciparum) Anopheles*-Mücken, die durch Flugzeuge importiert werden; **cave:** Gefahr der Fehldiagnose, da anamnest. diese Möglichkeit einer Exposition leicht übersehen werden kann.

air trapping (engl. Luftfalle): Kompression der kleinen Atemwege (Bronchialkollaps) inf. starker Erhöhung des intrathorakalen Drucks bei forcierter Exspiration, wodurch distal der komprimierten Bronchien bzw. Bronchiolen Luft in den Alveolen eingeschlossen bleibt (sog. trapped air). Während bei forcierter Exspiration der Druck im Pleuraspalt positive Werte annimmt u. sich gleichmäßig im Lungenparenchym verteilt, fällt der Druck entlang der Atemwege von den Alveolen zur Außenluft kontinuierlich ab. Proximal des Punktes, an dem der Druck im Parenchym u. der Druck innerhalb der Atemwege gleich groß ist (sog. equal pressure point), übersteigt der peribronchiale den intrabronchialen Druck. Während bei Lungengesunden der equal pressure point im Bereich der begrenzt komprimierbaren Segmentbronchien liegt, wandert er z. B. bei obstruktiven Ventilationsstörungen auf die Ebene der Bronchiolen, die in der Folge kollabieren. Dieser Mechanismus kann eine Vergrößerung der funktionellen Residualkapazität (s. Lungenvolumina) bewirken. **Vork.:** bei obstruktiven Atemwegerkrankungen*; bei älteren Menschen bereits bei normaler Exspiration; **Diagn.:** röntg. umschriebene Aufhellung umschriebener Lungenbezirke (gut darzustellen bei Aufnahme in max. Exspirationsstellung), CT (s. Abb.). Vgl. closing volume.

AIS: 1. (gebh.) Abk. für Amnioninfektionssyndrom*; **2.** (traumatolog.) Abk. für (engl.) *Abbreviated* Injury Scale.

Aitken-Klassifikation (William J. A., engl. Neurol., 1886–1935) *f*: (engl.) *Aitken's fracture classification*; Einteilung der gelenknaher u. gelenkbeteiligter Frakturen unter Beteiligung der Epiphysenfuge bei Kindern; s. Epiphysenfraktur.

Ajello|myces capsulatus (Myk-*) *m*: (engl.) *Ajellomyces capsulatus*; teleomorphe (sexuell reproduzierende) Form des anamorphen (asexuell reproduzierenden) Pilzes Histoplasma* capsulatum var. capsulatum; Err. der Histoplasmose*. Vgl. Mykosen.

Ajello|myces dermatitidis (↑) *m*: (engl.) *Ajellomyces dermatidis*; sexuelle Form des Pilzes Blastomyces* dermatitidis; Err. der nordamerikan. Blastomykose*.

Ajmalin *n*: (engl.) *ajmaline*; Alkaloid aus den Wurzeln von Rauwolfia* serpentina; Antiarrhythmikum* (Klasse I A) zur i. v. Applikation.

Ak-: s. a. Ac-.

Ak: 1. auch AK; Abk. für Antikörper*; **2.** Abk. für Adenylatkinase*.

A|kalkulie (A-*; lat. calculus Rechenstein, Berechnung) *f*: (engl.) *acalculia*; erworbene Störung im Umgang mit Zahlen nach primär intaktem Erwerb der Zahlenverarbeitung u. des Rechnens; **Urs.:** neurol. Störung (z. B. Schlaganfall*); li. temporoparietale Läsion: Alexie u. Agraphie von Zahlen, re. parietale Läsion: räuml. A., Läsion im bilateralen inferiorparietalen Cortex: Störungen im Ausführen von Rechenoperationen (Anarithmetrie); **Klin.:** Beeinträchtigung der Verarbeitung von Zahlen (Zahlenverständnis, Lesen u. Schreiben von Zahlen, regelhaftes Anordnen von Zahlen) u. Rechenzeichen, Störungen des Zählens, des mündl. u. schriftl. Rechnens u. des konzeptuellen math.

Wissens; **Diagn.**: Überprüfung aller Verarbeitungskomponenten anhand normierter Testverfahren; **Ther.**: gezieltes neuropsychol. u./od. sprachtherap. Training einzelner Komponenten der A., z. B. durch verstärktes systemat. Üben von Faktenwissen u. konzeptuellen Wissensaufbau anhand von Lösungsstrategien beim Training von Rechenoperationen. Vgl. Dyskalkulie.

Akanth-: auch Acanth-; Wortteil mit der Bedeutung Stachel, Dorn; von gr. ἄκανθα.

Akanth|amöben-Keratitis (↑; Amöben*; Kerat-*; -itis*) *f*: (engl.) *acanthamoeba keratitis*; durch das Protozoon Acanthamoeba* verursachte Keratitis*, häufig bei Kontaktlinsenträgern; **Sympt.**: schmerzhaftes, oft ringförmiges Ulcus* corneae (s. Abb.); **Diagn.**: Hornhautbiopsie; **Ther.**: pharmak. mit Chlorhexidin- od. Propamidin-Augentropfen, ggf. chir. (Keratoplastik*).

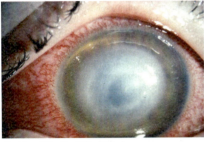

Akanthamöben-Keratitis [106]

Akantho|lyse (↑; Lys-*) *f*: (engl.) *acantholysis*; Lösung des interzellulären Verbands der Keratinozyten im Stratum spinosum der Epidermis; **Vork.**: z. B. Pemphigus* vulgaris, transitorische akantholytische Dermatose* u. Darier*-Krankheit.

Akantho**m** (↑; -om*) *n*: (engl.) *acanthoma*; benigner Tumor aus Keratinozyten der Haut; vgl. Keratoakanthom, Klarzellakanthom.

Akantho**ma fissur**a**tum** (↑; ↑) *n*: Granuloma* fissuratum.

Akantho**se** (↑; -osis*) *f*: (engl.) *acanthosis*; erhöhte Anzahl von Keratinozyten u. Verdickung des Stratum spinosum der Epidermis*.

Akantho**sis n**i**gricans** (↑; ↑) *f*: (engl.) *acanthosis nigrans*; Gruppe klin. ähnl. Hauterkrankungen unterschiedl. Ätiol. mit Hyperpigmentierung u. Papillomatose bes. an Achseln, Nacken (s. Abb.), Genitoanalbereich, Ellenbeugen u. Kniekehlen; oft auch hypertrophe Veränderungen an Handinnenflächen (sog. tripe palms); **Formen**: 1. **A. n.** b**enigna**: a) als UAW von Östrogenen, Nicotinsäureester u. a.; b) bei versch. endokrinen Störungen, z. B. Insulinresistenz; c) als unregelmäßig-dominant erbl. Erkr. od. in Zus. mit anderen Fehlbildungssyndromen (Bloom*-Syndrom, Dysostosis* craniofacialis, Prader*-Willi-Syndrom, Leprechaunismus*, Berardinelli*-Seip-Syndrom u. a.) auftretend; 2. **A. n. maligna**: paraneoplastisches Syndrom* bei Adenokarzinomen bes. im Bereich des Abdomens (90 %); meist mit der Tumorentwicklung synchron verlaufendes Auftreten im Erwachsenenalter, Befall auch der Handteller, Fußsohlen u. Mundschleimhaut; Rückbildung nach Entfernung des Tumors; **Path.**: Überproduktion von od. Überempfindlichkeit gegen IGF*; **Diagn.**: Anamnese, labordiagn. Bestimmung von Blutzucker, CEA* u. Alphafetoprotein*; röntg. u. endoskop. Untersuchung des Magen-Darm-Trakts, Laparotomie, Bronchoskopie; **Ther.**: Behandlung der zugrunde liegenden Erkr.; symptomat. mit Retinoiden. Vgl. Pseudoacanthosis nigricans.

Akantho|zyten (↑; Zyt-*) *m pl*: (engl.) *acanthocytes*; Erythrozyten mit kleinen, irregulären zapfenförmigen Randzacken (ähnl. Akanthusblättern) inf. in Relation zum Zellvolumen zu großer Zellmembran (Störung im Phospholipidmetabolismus); **Vork.**: im Blut u. a. bei Erythrozytenmembrandefekt*, sekundärer Hyperlipochromämie* bei hepat. od. renaler Insuffizienz; im Urin bei renaler (glomerulärer) Hämaturie* (Mikrohämaturie) als spez. Form dysmorpher Erythrozyten. Vgl. Stechapfelform.

Akari|zide (gr. ἀκαρί Milbe; -zid*) *n pl*: s. Pestizide.

A|katalas|ämie (A-*; -ämie*) *f*: (engl.) *acatalasemia*; syn. Takahara-Krankheit, Akatalasie; v. a. in Japan u. der Schweiz beobachtete autosomal-dominant erbl. Enzymopathie mit vollständigem Fehlen von Katalase* in Blut u. Geweben; **Sympt.**: maligne Stomatitis* ulcerosa mit Alveolarpyorrhö, progressiver Gangrän der Gingiva u. putridem Zerfall des Peridontiums inf. fehlender Spaltung des von vergrünenden Streptokokken in der Mundhöhle gebildeten Wasserstoffperoxids (H_2O_2), evtl. gangräneszierende Prozesse im Bereich der Tonsillen; **Diagn.**: Nachweis des Katalasemangels; Blut schäumt bei Zusatz von H_2O_2 nicht auf u. verfärbt sich schwarzbraun. **Ther.**: Zahnextraktion (führt meist zur Abheilung der nekrot. Prozesse).

A|kathisie (↑; gr. καθίζειν sitzen) *f*: (engl.) *acathisia*; Unvermögen, ruhig zu sitzen; klin. bedeutsame u. quälende Bewegungsunruhe (sog. Trippelmotorik); **Vork.**: v. a. als UAW von Neuroleptika* (extrapyramidales Symptom*), bei Neuralgien u. i. R. von Zwangsstörungen. Vgl. Tasikinesie; Hyperkinese.

A|kinese (↑; Kin-*) *f*: (engl.) *akinesia*; Bewegungslosigkeit, Bewegungsstarre; herabgesetzte od. fehlende Bewegung des Rumpfs, der Extremitäten sowie der Gesichtsmuskulatur (z. B. als fehlende unbewusste Mitbewegung der Arme beim Gehen, seltener Lidschlag u. Maskengesicht), i. e. S. vollständiges Fehlen von Bewegungen, auch von Schluck- u. Sprechbewegungen bei erhaltenen Blickbewegungen; **Vork.**: u. a. Parkinson*-Syn-

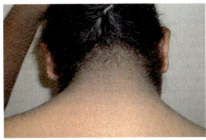

Akanthosis nigricans: Hyperpigmentierung u. Papillomatose [143]

drom, Wilson*-Krankheit, hypokinetisch-rigide Form der Chorea Huntington (s. Chorea), Multisystematrophie*. Vgl. Krise, akinetische.

A|kinesie (↑; ↑) f: (engl.) *akinesia*; Form der myokardialen (regionalen) Wandbewegungsstörung mit fehlender systol. Bewegung in der Herzwand; nachweisbar u. a. in der Echokardiographie*; **Vork.:** v. a. koronare Herzkrankheit*, Herzinfarkt*, Herzwandaneurysma*. Vgl. Hypokinesie; Dyskinesie.

A|kinesie, fetale (↑; ↑) f: (engl.) *fetal akinesia*; verringerte bzw. fehlende fetale Bewegung inf. Störung zentraler, spinaler od. muskulärer Strukturen; **Ätiol.:** Chromosomenaberrationen*, neuromuskuläre u. zentrale Krankheiten, exogene Noxen; **Sympt.:** Oligo- bzw. Polyhydramnion, postnatal Gelenkfehlstellung bzw. -versteifung, Lungenhypoplasie mit Asphyxie*, Gesichtsdysmorphie.

Ak|kommodation (lat. *accommodare* anpassen) f: **1.** (engl.) *accommodation*; Anpassung; (ophth.) Fähigkeit des Auges, den Brechwert* der Linse der Entfernung des fixierten Gegenstandes so anzupassen, dass er in der Netzhautebene (in der Fovea* centralis) scharf abgebildet wird (s. Abb. 1); dem passiven Streben der elast. Linse zur Kugelform (hoher Brechwert, Naheinstellung) steht die Zugwirkung der radiären Aufhängeapparats (Zonulafasern der Zonula Zinii) entgegen, die eine Abflachung der Linse bewirkt (Ellipsenform; geringer Brechwert, Ferneinstellung); durch aktive Kontraktion des Ziliarmuskels kommt es zur Erschlaffung der Zonulafasern (u. damit zur Scharfeinstellung im Nahbereich, s. Abb. 2); die Akkommodationsbreite (Akkommodationsvermögen) beträgt z. B. mit 10 Jahren 12 dpt, mit 30 Jahren 7,5 dpt, mit 60 Jahren 0 dpt (s. Presbyopie) evtl. inf. zunehmender Sklerosierung der Linse; vgl. Konvergenzreaktion; **2.** (nephrol.) Fähigkeit der Niere, die Osmolalität des Endharns abweichend von der des Primärfiltrats einzustellen (Harnkonzentrierungsfähigkeit); bei Verlust Isosthenurie*; **3.** (elektrophysiol.) Summe der der Zellmembrandepolarisation entgegengerichteten Prozesse; abhängig von der Spannungsänderung pro Zeiteinheit dU/dt; ist der Quotient klein (sog. Einschleichen der Reizspannung), kann die Membran akkommodieren, d. h. sich dem Reiz anpassen; **4.** (psychol.) in der entwicklungspsychol. Theorie (J. Piaget) funktionaler Prozess kognitiver Anpassung des Organismus an gegebene Umgebungsbedingungen i. S. der Anpassung bestehender Schemata an neue Erfahrungen; vgl. Assimilation.

Ak|kommodations|krampf (↑): (engl.) *accommodative spasm*; Spasmus des Ziliarmuskels mit dauernder od. zeitweiser extremer Naheinstellung, die ein scharfes Netzhautbild bei entfernten Objekten verhindert (Pseudomyopie); oft verbunden mit Miosis* u. inadäquat starker Konvergenz der Augachsen.

Ak|kommodations|lähmung (↑): (engl.) *paralysis of accommodation, cycloplegia*; Zykloplegie; teilweiser, selten vollständiger Ausfall des optosensor. Regelvorgangs der Akkommodation*; tritt häufig zus. mit Pupillotonie* auf; **Urs.:** Iridozyklitis, Glaukom, Erkr. des dorsalen Mesenzephalons (Tumor, Entz.), Myasthenia gravis pseudoparalytica, Botulismus, Tetanus, Diphtherie, Diabetes mellitus, Anticholinergika. Vgl. Okulomotoriuslähmung.

Ak|kommodations|trias (↑; Trias*) f: Konvergenzreaktion*.

Ak|kumulation (lat. *accumulare* anhäufen) f: (engl.) *accumulation*; Häufung, Ansammlung; z. B. von Zwischenprodukten des Stoffwechsels bei Stoffwechselanomalien*; (biol.) s. Bioakkumulation.

Akme (Acne*) f: (engl.) *acme, peak*; Höhepunkt im Verlauf einer (Fieber-)Kurve bzw. Krankheit.

Akne (Acne*) f: (engl.) *acne*; Acne; i. e. S. Acne* vulgaris; i. w. S. versch. Erkrankungen der Talgdrüsenfollikel mit Sekretions- u. Verhornungsstörungen, nachfolgender Entz. u. evtl. Vernarbung.

Akoasma (gr. ἄκουσμα das Gehörte) n: (engl.) *acoasma*; akust. Halluzination*, die in elementarer Form als Geräusch, Knallen, Zischen, Lispeln od. Wispern (nicht aber als eingebende Stimme) erlebt wird; **Vork.:** bei Schizophrenie*, epilept. Aura*, symptomat. Psychose*.

A|korie (A-*; gr. κόρη Pupille; ἄκορος unersättlich) f: (engl.) *acorea*; (ophth.) Fehlen der Pupille; vgl. Aniridie.

Akr-: auch Acro-, Acral-, Akral-; Wortteil mit der Bedeutung Spitze, Extremität; von gr. ἄκρον.

akral (↑): (engl.) *acral*; die Akren* betreffend.

A|kranie (A-*; Krani-*) f: (engl.) *acrania*; angeborenes vollständiges od. partielles Fehlen des knöchernen Hirnschädels (z. B. bei sog. parasitärem Zwilling); vgl. Anenzephalie.

Akren (Akr-*) n pl: (engl.) *acra*; die distalen Teile des Körpers wie Finger, Zehen, Hände, Füße, Nase, Kinn, Augenbrauen- u. Jochbögen u. a.; vgl. Akromegalie.

A|krinie (A-*; -krin*) f: (engl.) *acrinia*; Fehlen einer Sekretion*, z. B. bei chron. od. myoepithelialer Speicheldrüsenentzündung.

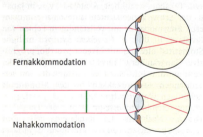

Fernakkommodation

Nahakkommodation

Akkommodation Abb. 1: Anpassung des Brechwerts

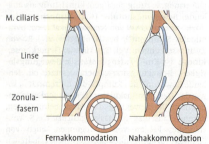

M. ciliaris

Linse

Zonulafasern

Fernakkommodation   Nahakkommodation

Akkommodation Abb. 2: Funktion des Ziliarmuskels

Akro|angio|dermatitis (Akr-*; Angio-*; Derm-*; -itis*) *f*: Pseudo*-Kaposi-Syndrom.

Akro|chordon (↑; gr. χορδή Darm) *n*: Fibroma* molle.

Akro|dermatitis chronica a|trophicans (↑; Derm-*; -itis*) *f*: syn. Akrodermatitis atrophicans Herxheimer; Hautmanifestation einer Lyme*-Borreliose; **Klin.:** Jahre nach Infektion kommt es bes. an den Extremitäten zu meist einseitiger, dunkler, livider, unscharf begrenzter Schwellung, die nach Mon. zur Atrophie des subkutanen Fettgewebes u. der übrigen Haut führt, mit blau-rötl., zigarettenpapierartiger Fältelung u. ausgeprägter Venenzeichnung. **Ther.:** Antibiotika. Vgl. Erythema migrans.

Akro|dermatitis continua suppurativa (↑; ↑; ↑) *f*: s. Psoriasis pustulosa.

Akro|dermatitis entero|pathica (↑; ↑; ↑) *f*: (engl.) *enteropathic acrodermatitis*; syn. Danbolt-Cross-Syndrom; veraltet Brandt-Syndrom; seltene, autosomal-rezessiv erbl. chron. Hauterkrankung mit Beteiligung des Colons inf. Zinkmalabsorption; **Ätiol.:** Mutation des intestinalen Zink-spezif. Transporterproteins SLC39A4 (Genlocus 8q24.3); die resultierende eingeschränkte T-Zell- u. Granulozyten-Funktion führt zu erhöhter Anfälligkeit gegenüber Hefepilzen. **Sympt.:** Manifestation im 1. Lj. (meist nach dem Abstillen*); chron.-rezidiv. periorifizielle u. akrale Hautveränderungen mit vesikulobullösen, später schorfbedeckten u. lamellös-schuppenden Effloreszenzen (s. Abb.), Konjunktivitis, Alopezie, Nagelatrophie, rezidiv. Durchfälle inf. einer erosiv-ulzerösen Kolitis; psychomotor. Entwicklungsstörung; häufig chron. mukokutane Candidose*; **Diagn.:** erniedrigte Konz. von Zink u. alkal. Phosphatase im Serum; **Ther.:** orale Substitution mit Zinksulfat; **Progn.:** bei adäquater Substitution gut.

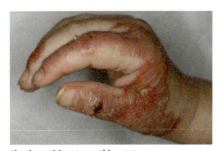

Akrodermatitis enteropathica [13]

Akro|dermatitis papulosa infantum (↑; ↑; ↑) *f*: Gianotti*-Crosti-Syndrom.

Akr|odynie (↑; -odynie*) *f*: (engl.) *acrodynia, erythredema polyneuropathy*; syn. Feer-Selter-Swift-Krankheit; toxisch-allerg. Stammhirnenzephalopathie inf. chron. Quecksilberintoxikation* durch Hg-haltige Arzneimittel, Thermometer od. Batterien bei Kindern bis zum 5. Lj.; **Klin.:** Wesensveränderung, Lichtscheu, Reizbarkeit, Weinerlichkeit, Depressivität, Schlafstörungen; profuse Schweißausbrüche, grob-lamellöse Schuppung u. blau-rötl. Verfärbung der Haut an Handinnenflächen u. Fußsohlen (Akrozyanose*), Schwellung u. troph. Störung der Akren; Hypotonie der Muskulatur, Gangstörungen, stechende Schmerzen an Händen u. Füßen; Hyperhidrose; Hyperglykämie, Blutdruckanstieg u. Tachykardie; **Ther.:** Dimercaptopropansulfonsäure*, Penicillamin*.

Akro|gerie Gottron (↑; gr. γέρων Alter, Greis; Heinrich Adolf G., Dermat., Tübingen, 1890–1974) *f*: s. Erythrokeratodermie, progressive symmetrische.

Akro|kerato|elastoidosis (↑; Kerat-*; gr. ἐλαστός dehnbar; -id*; -osis*) *f*: autosomal-dominant erbl. Hauterkrankung mit zusammenstehenden, weißl. Papeln am Übergang vom Handrücken zur Handfläche bzw. vom Fußrücken zur Fußsohle; **Pathol.:** Desaggregation elast. Fasern in der Kutis mit reaktiver Akanthose u. Hyperkeratose, evtl. ausgelöst durch chron. Sonnenbestrahlung u. Mikrotraumen.

Akro|keratose Bazex (↑; ↑; -osis*; J. B., Dermat., Frankreich) *f*: (engl.) *Bazex's acrokeratosis*; androtropes, paraneoplastisches Syndrom* mit rötl. violetter Hyperkeratose (bes. an den Akren) u. schweren Nagelveränderungen. **Vork.:** v. a. bei Karzinomen der oberen Atemwege u. des oberen Magen-Darm-Trakts.

Akro|keratosis verruci|formis Hopf (↑; ↑; ↑; Gustav H., Dermat., Hamburg 1900–1979) *f*: (engl.) *verruciform acrokeratosis Hopf*; Sonderform der Darier*-Krankheit, bei der umschriebene Keratosen an Hand- u. Fußrücken im Vordergrund stehen.

Akro|megalie (↑; Mega-*) *f*: (engl.) *acromegaly*; ausgeprägte selektive Vergrößerung der Akren nach dem Wachstumsalter; **Ätiol.:** Überproduktion von Somatotropin (STH*) in den eosinophilen, seltener chromophoben Zellen des Hypophysenvorderlappens (Abk. HVL) meist durch HVL-Adenome, gelegentl. reine Zellhyperplasie; auch ektope STH-Produktion i. R. eines paraneoplastischen Syndroms*; **Klin.:** charakterist. Vergrößerung der Gesichtszüge inf. vermehrten Wachstums insbes. von Gesichtsweichteilen u. -skelett (Nase, Ohren, Jochbeine, Supraorbitalränder, Ober- u. insbes. Unterkiefer, Lippen u. Zunge), Fehlbiss, Vergrößerung der Extremitätenakren u. des Kehlkopfs (tiefe kloßige Stimme), Gelenkknorpelwucherungen (Arthrosen), Viszeromegalie, Zunahme der Hautdicke, Hypertrichose, euthyreote Struma diffusa sowie endokrine Störungen (herabgesetzte Glukosetoleranz od. instabiler Diabetes mellitus, Abnahme von Libido u. Potenz, selten Amenorrhö, Galaktorrhö), in ca. 20–30 % der Fälle pathogenet. unklare art. Hypertonie*; häufig Kopf- u. Gliederschmerzen (bes. im Bereich der langen Röhrenknochen), Parästhesien an den Händen (Karpaltunnelsyndrom) u. Hyperhidrose; bei HVL-Adenom evtl. im Spätstadium Panhypopituitarismus* durch Verdrängung von Hypophysengewebe od. Chiasmasyndrom*; **Diagn.:** Nachweis eines Hypophysenadenoms (MRT, CT); Nachw. der erhöhten STH-Konz. im Blut, die durch orale Glukosebelastung nicht supprimiert werden kann, IGF*-1 erhöht, Überprüfung der anderen Hypophysenhormone; **Ther.:** 1. mikrochir. transsphenoidale selektive Adenomexstirpation (Ther. der Wahl); 2. Strahlentherapie: stereotakt. durch Linearbeschleuniger od. Gamma Knife; interstitiell durch Applikation

Akromelalgie

(s. Operation, stereotaktische) von Radionukliden; fraktionierte konventionelle Hochvolttherapie; **3.** pharmak. mit Somatostatinanaloga (z. B. Octreotid), ggf. kombiniert mit Dopamin*-Rezeptor-Agonisten (in 30–50 % Senkung der STH-Konz. im Blut durch Bromocriptin z. B.); Pegvisomant* s. c.; **4.** Korrektur des Fehlbisses durch kieferorthop. Operationen u. der Wachstumsüberschüsse des Gesichtsskeletts durch Korrekturosteotomien u. plast. Gesichtschirurgie; **Progn.**: unbehandelt insbes. zerebro- u. kardiovaskuläre Kompl., Lebenserwartung deutlich eingeschränkt; bei STH-Überproduktion vor Abschluss des Wachstums resultiert ein proportionaler Riesenwuchs (s. Gigantismus). Vgl. Polyadenomatose-Syndrome; MEN-Syndrome.

Akro|mel|algie (↑; -melie*; -algie*) *f* : Erythromelalgie*.

Akro|mikrie (↑; Mikr-*) *f* : (engl.) *acromicria*; abnorme Kleinheit der Akren u. des Skelettsystems (kleines Gesicht, kleine Hände) als Sympt. eines STH*-Mangels.

Akromio|klavikular|gelenk (↑; gr. μος Schulter; Clavicula*): s. Articulatio acromioclavicularis.

Akromio|klavikular|gelenk|arthrose (↑; ↑; ↑; Arthr-*; -osis*) *f* : (engl.) *arthrosis of the acromioclavicular joint*; Arthrose* im Bereich des Akromioklavikulargelenks (Abk. ACG); **Vork.**: idiopathisch od. sekundär nach Akromioklavikularluxation*; **Klin.**: Schulterschmerzen, lokaler Druckschmerz; **Diagn.**: Rö., Infiltrationstest, selten CT od. MRT; **Ther.**: konservativ einschließl. lokaler Injektionen; op.: offene od. arthroskopische ACG-Resektion, ggf. mit Resektionsarthroplastik; **DD**: Impingement*-Syndrom.

Akromio|klavikular|luxation (↑; ↑; ↑; Luxation*) *f* : (engl.) *acromioclavicular dislocation*; Kurzbez. AC-Luxation; Luxatio acromioclavicularis; durch

Akromioklavikularluxation Einteilung nach Rockwood (erweiterte Tossy-Einteilung)	
Rockwood	Charakteristika
I (Tossy I)	Distorsion der Ligamenta acromioclavicularia
II (Tossy II)	Ruptur der Ligamenta acromioclavicularia, Distorsion der Ligamenta coracoclavicularia, Subluxation der Clavicula
III (Tossy III)	Ruptur der Ligamenta acromio- und coracoclavicularia mit deutlichem Hochstand der Clavicula lateral, Klaviertastenphänomen
IV	wie Rockwood III, zusätzlich dorsale Einklemmung der Clavicula
V	wie Rockwood IV, zusätzlich Ruptur des Musculus deltoideus und/oder Musculus trapezius
VI	Luxation der lateralen Clavicula unter den Processus coracoideus

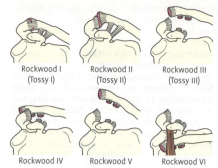

Akromioklavikularluxation Abb. 1: Einteilung nach Rockwood

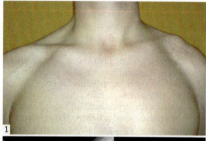

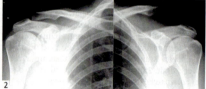

Akromioklavikularluxation Abb. 2: 1: Klavikulahochstand lateral bei Akromioklavikularluxation links; 2: gehaltene Röntgenaufnahme mit Belastung im Seitenvergleich [58]

Bandrupturen entstehende Luxation der Clavicula im Akromioklavikulargelenk; **Einteilung:** nach Rockwood (bzw. Tossy): s. Tab. u. Abb. 1; **Klin.:** Bewegungsschmerz, evtl. Schwellung, Klavikulahochstand lateral (s. Abb. 2), Klaviertastenphänomen*; **Diagn.:** Rö. (Frakturausschluss, gehaltene Aufnahmen mit 10 kg Belastung im Seitenvergleich, s. Abb. 2); **Ther.:** funktionelle Übungsbehandlung bei Rockwood I, ggf. kurzzeitige Ruhigstellung im Desault- od. Gilchrist-Verband bei Rockwood II, op. mit offener Reposition u. Retention, u. a. durch Zuggurtung, sog. Balser-Platte, Banding-Op. mit resorbierbaren Polydioxanon-Kordeln (sog. PDS-Kordeln, Abk. für engl. *polydioxane suture*) sowie Bandnaht bei Rockwood III–VI. Vgl. Schultergelenkluxation.

Akromion|fraktur (↑; ↑; Fraktur*) *f* : s. Skapulafraktur.

Akromio|plastik (↑; ↑; Plastik*) *f* : (engl.) *subacromial decompression*; syn. subakromiale Dekompression (Abk. SAD), Neer-Operation; Erweiterungsplastik des subakromialen Raumes durch offene od. arthroskop. Resektion der Akromionunterkante u. subakromiale Bursektomie; **Anw.**: Impingement*-Syndrom u. Rotatorenmanschettenruptur*.

Akro|neurosen (↑; Neur-*; -osis*) *f pl*: Angioneuropathien*.

Akro|osteo|lyse (↑; Ost-*; -lys*) *f*: (engl.) *acro-osteolysis*; Knochenschwund durch Strukturauflösung an den Endphalangen der Finger u. Zehen u. am distalen Klavikularende mit Deformierung u. Sensibilitätsstörung; **Vork.**: Maroteaux-Lamy-Syndrom u. Hajdu-Cheney-Syndrom, primärer Hyperparathyroidismus* u. progressive systemische Sklerose*, selten nach Langzeitexposition gegenüber Vinylchlorid*.

Akro|pachie (↑; Pachy-*) *f*: (engl.) *acropachy*; Periostproliferation mit Knochenverdickung u. Weichteilschwellung an Finger- u. Zehenendgliedern (vgl. Trommelschlägelfinger); **Urs.**: Hyperthyreose*, artikuläres paraneoplastisches Syndrom*, chron. Hypoxie, Pachydermoperiostose*.

Akro|par|ästhesie (↑; Par-*; -ästhesie*) *f*: (engl.) *acroparesthesia*; Parästhesie* (insbes. Kribbel- u. Taubheitsgefühl) im Bereich der Akren (Hände u. Zehen); **Vork.**: v. a. bei Polyneuropathie*, seltener bei vasomotorisch-trophischer Dysregulation des vegetativen Nervensystems; vgl. Cassirer-Syndrom.

Akrosin *n*: (engl.) *acrosin*; proteolytisches Enzym im Akrosom der Spermien; physiol. Bedeutung bei der Penetration der Zona* pellucida der Eizelle i. R. der Befruchtung*.

Akro|sklero|dermie (Akr-*; Skler-*; Derm-*) *f*: CREST*-Syndrom.

Akro|som (↑; Soma*) *n*: s. Spermien (Abb. 1 dort).

akro|zentrisch (↑; Centr-*): (engl.) *acrocentric*; Bez. für Chromosomen* mit endständigem Zentromer*; beim Menschen z. B. die Chromosomen 13, 14, 15, 21 u. 22; s. Karyogramm (Abb. dort).

Akro|zephalo|poly|syn|daktylie-Syn|drome (↑; ↑; Poly-*; Syn-*; Daktyl-*) *n pl*: (engl.) *acrocephalosyndactyly syndromes*; Oberbegriff für eine Gruppe von Fehlbildungssyndromen, die durch Akrozephalie, Polydaktylie u. Syndaktylie gekennzeichnet sind; vgl. Akrozephalosyndaktylie-Syndrome.

Akro|zephalo|syn|daktylie-Syn|drome (↑; ↑; Syn-*; Daktyl-*) *n pl*: (engl.) *acrocephalosyndactyly syndromes*; Abk. ACS; Bez. für eine Gruppe von Fehlbildungssyndromen mit Schädeldeformitäten u. Syndaktylie; **Einteilung**: 1. Apert*-Syndrom (ACS I), Apert-Crouzon-Syndrom (ACS II); 2. Nicht-Apert-Typen: Saethre*-Chotzen-Syndrom (ACS III), Pfeiffer*-Syndrom (ACS V); vgl. Akrozephalopolysyndaktylie-Syndrome.

Akro|zephalus (↑; Keph-*) *m*: s. Stenozephalie.

Akro|zyanose (↑; Zyan-*; -osis*) *f*: (engl.) *acrocyanosis*; periphere Zyanose* mit blauroter Verfärbung der Haut an den Akren bei Umgebungstemperaturen <18 °C; **Vork.**: meist bei jungen Frauen, oft familiär gehäuft, mit spontaner Rückbildungstendenz nach einigen Jahren; Wiederauftritt in der Menopause mögl.; **Urs.**: möglicherweise neurohormonale Regulationsstörung; Erweiterung des subpapillären Venenplexus bei max. Verengung der Arteriolen; **Sympt.**: kalte u. feuchte Haut (Hyperhidrose), gelegentl. teigige Schwellung u. Parästhesien; die Verfärbung lässt sich wegdrücken, beim Loslassen tritt sie von der Peripherie her wieder auf (sog. Irisblendenphänomen); oft mit Cutis* marmorata assoziiert; auf der minderdurchbluteten Haut entstehen leicht Warzen, Mykosen u. Pernionen. **DD**: symptomat. A. bei Herz- u. interstitielle rLungenkrankheit*, bei Kryoglobulinämie u. Kälteagglutininkrankheit.

Aktin (gr. ἀκτίς, ἀκτῖνος Strahl) *n*: (engl.) *actine*; Strukturprotein, das in Myofibrillen* u. Mikrofilamenten des Zytoskeletts* vorkommt; das Monomer mit M_r 42 000 (globuläres od. G-Aktin) steht im Gleichgewicht mit dem Polymer (filamentäres od. F-Aktin). Bei der Muskelkontraktion* verbindet sich A. mit Myosin* reversibel zum A.-Myosin-Komplex (s. Koppelung, elektromechanische).

aktinisch (↑): (engl.) *actinic*; durch Strahlen bewirkt.

Aktino|bazillus (↑; Bacill-*) *m*: s. Actinobacillus.

Aktino|mykose (↑; Myk-*; -osis*) *f*: (engl.) *actinomycosis*; sog. Strahlenpilzkrankheit; chron.-fortschreitende Infektionskrankheit; **Err.**: Actinomyces* israelii u. verwandte Arten, meist aerob-anaerobe Mischinfektion mit Staphylokokken u. Actinobacillus; **Hauptformen**: 1. zervikofaziale A.: Infektion von der Mundhöhle (z. B. durch Verletzung der Schleimhaut, kariöse Zähne) auf dem Lymphweg in die Haut der Wangen u. des Halses mit blau-roten, bretthartan, wulstförmigen Infiltraten, Abszess- u. multipler Fistelbildung (häufigste Form, über 90 %); 2. Lungenaktinomykose (Drusen im Sputum); 3. Darmaktinomykose (meist Ileozäkal, oft auch Appendix befallen); 4. selten A. anderer Organe, z. B. Haut, Knochen, Leber, Nieren, Hoden, Herzklappen u. Nervensystem (Hirnabszess); **Diagn.**: mikroskop. (Gram-Präparat aus Eiter, Quetschpräparat von Drusen*), kulturelle Anzucht (anaerobe Kultur); **Ther.**: chir. Eingriff, hochdosiert Penicilline* über Wo. od. Monate.

Aktino|myzetom (↑; ↑; -om*) *n*: (engl.) *actinomycetoma*; chron., granulomatös-eitrige Infektion der Haut u. des subkutanen Bindegewebes mit Neigung zu Befall von Periost u. Knochen; **Err.**: Actinomyces*, Nocardia*- u. Streptomyces*-Arten; **Übertragung**: Erregereintritt über Hautverletzungen; Befall v. a. der Beine; **Inkub.**: 1 Wo. bis mehrere Mon.; **Epidemiol.**: Hauptverbreitungsgebiet sind Tropen u. Subtropen; **Klin.**: am Ort der Erregerinokulation schmerzloses Knötchen, das größer wird u. eitrig einschmilzt; multiple Abszesse u. Fistelbildung, Schwellung des Organs, proliferative u. destruktive Knochenveränderungen; Aktinomyzetomeiter enthält drusenartige Körnchen ohne Begleitkeime; sog. Madurafuß der barfuß gehenden Bevölkerung; **Ther.**: Antibiotika, ggf. radikale chir. Sanierung. Vgl. Eumyzetom.

Aktions|potential (lat. actio Handlung) *n*: (engl.) *action potential*; Abk. AP; vorübergehende Änderung des Membranpotentials* einer erregbaren Zelle, die für jede Zellart (z. B. Nerven- od. Muskelzelle) immer gleichförmig u. nach dem Alles*-oder-Nichts-Gesetz verläuft; Auslösung u. Ablauf des A. beruhen auf einer raschen u. kurzzeitigen Veränderung der Membranleitfähigkeit v. a. für Na^+- u. K^+-Ionen nach Einwirkung eines überschwelligen Reizes (vgl. Reizschwelle), wenn das sog. Schwellenpotential erreicht wird; Ablauf: **1. Depolarisation**: Änderung des Membranpotentials innerh. von ca. 0,1 ms durch schnellen

Aktionsstrom

Na⁺-Einstrom in die Zelle von ca. −80 mV (Ruhemembranpotential*) auf bis +60 mV; **2. Repolarisation** inf. Zunahme der K⁺-Leitfähigkeit bis zur Wiederherstellung des Ruhemembranpotentials; **3.** ggf. **Hyperpolarisation***; **4.** Refraktärphase*.

Aktions|strom (↑): (engl.) *action current*; durch Spannungsänderung an den Membranen von Muskeln od. Nerven erzeugter elektr. Strom, der bei Ableitung mit 2 Elektroden durch den Erregungsverlauf zweiphasig erscheint; einphasige Potentiale z. B. bei Verhinderung der Weiterleitung durch Verletzung; bildet die Grundlage für EEG*, EKG*, Elektromyographie* u. Elektroneurographie*.

Aktivator (lat. *activus* tätig, handelnd) *m*: **1.** (engl.) *activator*; (chem.) Stoff, der ohne Katalysator* zu sein eine katalyt. Reaktion beschleunigt; **2.** (biochem.) Stoff, der eine Enzymreaktion auslöst od. beschleunigt; vgl. Allosterie, Cofaktoren, Plasminogenaktivatoren, Prothrombinaktivator; **3.** (kieferorthop.) herausnehmbares Behandlungsgerät zur Kieferregulierung, meist zur sagittalen Nachentwicklung des Unterkiefers, der in eine der neutralen Kieferstellung angenäherten (od. überkompensierten) Zwangshaltung geführt wird (s. Abb.); bei ausreichender Tragezeit kommt es aufgrund der Knochenremodellierungsvorgänge u. unter Ausnutzung des präpubertalen Wachstumsschubes zum skelettalen Ausgleich der Dysgnathie*. Wirkung auch auf die Zahnstellung, so dass Bissverbesserungen sowohl durch skelettale u. dentale Effekte erreicht werden; Anw. z. B. als Bionator*, Fränkel*-Funktionsregler.

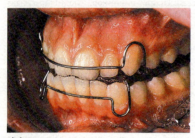

Aktivator [116]

Aktivierung (↑): (engl.) *activation*; (kernphysik.) Meth. zur Erzeugung v. a. künstl. Radionuklide* durch Beschuss stabiler Atomkerne mit Neutronen od. geladenen Teilchen, z. B. in Teilchenbeschleunigern*.

Aktivierungs|ana|lyse (↑; Analyse*) *f*: (engl.) *activation analysis*; (nuklearmed.) Analyseverfahren mit extrem hoher Nachweisempfindlichkeit durch Aktivierung* der Probe mit Neutronen, Protonen od. Deuteronen; Anw.: z. B. zur quant. Bestimmung von Spurenelementen*, wobei mit Hilfe der Gammaspektrometrie* eine präzise selektive Zuordnung der Strahlenenergie zu den gesuchten Atomarten mögl. ist (Nachweisgrenze bei 10^{-10}–10^{-12} g); wesentl. empfindlicheres Verf. als konventionelle chem.-analyt. Methoden.

Aktivi|meter (↑; Metr-*) *n*: (engl.) *activity ionisation chamber*; gasgefüllte Schachtionisationskammer zur Messung der Aktivität von Radionukliden*; vgl. Ionisationskammer.

Aktivine (↑) *n pl*: (engl.) *activins*; der TGF-β-Superfamilie zugehöriger, in Gonaden, Hypophyse u. Plazenta gebildeter parakriner Wachstumsfaktor*; **Grundstruktur:** dimere Glykoproteine aus 2 (mit denen der Inhibine* identischen) Beta-Untereinheiten (βA, βB); **Formen: 1.** Homodimer: Activin A (βAβA), Activin B (βBβB); **2.** Heterodimer: Activin AB (βAβB); **Wirkung:** Stimulierung der Synthese u. Sekretion von FSH* (im Gegensatz zu Inhibinen ohne Einfluss auf LH*-Biosynthese); beteiligt an Regulation des Ovarialzyklus*.

Aktivität (↑) *f*: **1.** (engl.) *activity*; (kernphysik.) SI-Einheit Becquerel* (Bq); Größe, die angibt, wieviele Atomkerne einer Substanz pro Zeiteinheit zerfallen (Formelzeichen A; s. Radioaktivität); ist proportional der Anzahl instabiler Kerne im Präparat; der Zus. zwischen der A. einer radioaktiven Substanz u. der durch diese in einem Organismus bei Bestrahlung von außen od. innen erzeugten Äquivalentdosis* muss für jede radioaktive Substanz einzeln ermittelt werden; vgl. Dosisfaktoren; **2.** (biochem.) Enzymaktivität; s. Enzyme.

Aktivitäten des täglichen Lebens (↑) *f pl*: (engl.) *activities of daily living*; Abk. ATL; Bez. für Tätigkeiten zur Befriedigung von phys. u. psych. menschlichen Grundbedürfnissen, die Grundlage vieler Pflegekonzepte u. -modelle sind; nach L. Juchli: **1.** atmen, **2.** essen u. trinken, **3.** ausscheiden, **4.** sich bewegen, **5.** Wachsein u. Schlafen, **6.** arbeiten u. spielen, **7.** Körpertemperatur regulieren, **8.** sich sauberhalten und kleiden, **9.** für eine sichere Umgebung sorgen, **10.** kommunizieren, **11.** Kind, Frau, Mann sein, **12.** Sinn finden im Werden, Sein, Vergehen. Diese Tätigkeiten umfassen weit mehr als die gleichlautend übersetzten *activities* of daily living (Abk. ADL). Pflegetheoretisch u. international hat sich eine unterschiedl. Terminologie, teils mit inhaltlichen Abweichungen u. Ergänzungen entwickelt, z. B. Lebensaktivitäten (Abk. LA) nach N. Roper in Großbritannien od. Aktivitäten u. existentielle Erfahrungen des Lebens (Abk. AEDL) nach M. Krohwinkel in Deutschland; s. Barthel-Index.

Aktivität, intrinsische (↑): (engl.) *intrisic activity*; Abk. IA; (pharmak.) Bez. für die agonist. Wirkung einer Substanz an einem Rezeptor als Maß der Wirkungsstärke (Substanzwirkung in Relation zur max. mögl. Wirkung durch Agonisten*); z. B. intrinsische sympathomimetische Aktivität* partieller Beta*-Rezeptoren-Blocker; **Einteilung:** IA: 0–1; **1.** reiner Antagonist*: IA = 0; **2.** reiner Agonist: IA = 1; **3.** partieller Antagonist (syn. partieller Agonist): IA > 0.

Aktivität, intrinsische sym|patho|mimetische (↑) *f*: (engl.) *intrinsic sympathomimetic activity*; Abk. ISA; (pharmak.) Bez. für die stimulierende Eigenwirkung einiger Beta*-Rezeptoren-Blocker, die als partielle Agonisten an einem nicht besetzten Rezeptoren wirken können (z. B. Pindolol).

Aktivität, optische (↑) *f*: (engl.) *optical activity*; Fähigkeit zur Änderung (Drehung) der Schwingungsebene des linear polisierten Lichts; Eigenschaft von Substanzen mit chiralen (asymmetrischen) C-Atomen (z. B. Zucker); s. Isomerie.

Aktivität, radio|aktive (↑) *f*: s. Aktivität.

Aktivitäts|hyper|trophie (↑; Hyper-*; Troph-*) *f*: (engl.) *exercise hypertrophy*; durch vermehrte Anforderung bedingte Größenzunahme, z. B. eines Muskels, einer Drüse; vgl. Sportherz.
Aktivität, spezifische (↑) *f*: (engl.) *specific activity*; (biochem.) Enzymaktivität pro mg Protein (U/mg); vgl. IU.
Aktiv|kohle (↑): (engl.) *activated charcoal*; syn. med. Kohle; Carbo medicinalis; eine aus pflanzl. Materialien gewonnene Substanz, die in Flüssigkeiten u. Gasen gelöste Teilchen absorbiert; 1 g A. besitzt eine innere Oberfläche von 1300 m²; **Ind.:** Verhinderung der Resorption u. Beschleunigung der Elimination bei Intoxikation mit Stoffen, die dem enterohepatischen Kreislauf unterliegen (z. B. Carbamazepin, Phenobarbital, Phenylbutazon, Theophyllin); Wundauflage (z. B. bei Ulcus cruris) zur Absorption von Partikeln, Bakterien, Zelldetritus u. a.; **cave:** bei innerlicher Anw. in Einzelfällen mechan. Ileus nach Gabe sehr hoher Dosen (Gegenmaßnahme: Laxanzien*).
Akto|graphie (gr. ἀκτίς, ἀκτῖνος Strahl; -graphie*) *f*: (engl.) *actography*; Verf. zur Erfassung u. Darstellung von Körperbewegungen mit elektronischem Gerät (Aktigraph), das am Körper (z. B. am Handgelenk) getragen wird; **Anw.:** z. B. zur Diagn. von Schlafstörungen* (s. Abb.), u. a. durch Bestimmung von globaler körperlicher Aktivität, Körperbewegungen, Schlaf-Wach-Rhythmus, Schlafmuster u. Schlafqualität; in der Bewegungs- u. Schlafforschung.

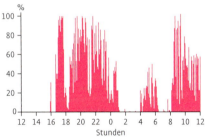

Aktographie: Beispiel für Befund bei Schlafstörungen mit Ruhephase zwischen 12 u. 16 Uhr u. Aktivitätsphase zwischen 4 u. 6 Uhr; Anzahl der gemessenen Impulse innerhalb eines Zwei-Minuten-Intervalls (in Prozent der maximal erreichbaren Impulsanzahl von 120 Impulsen pro Minute) in Abhängigkeit von der Zeit

Akto|myosin (Aktin*; My-*) *n*: syn. Aktin-Myosin-Komplex; s. Aktin; Myosin; Myofibrillen.
Aku|punktur (lat. acus Nadel; pungere stechen) *f*: (engl.) *acupuncture*; chinesische Originalbezeichnung Zhen, d. h. Nadelstechen u. Räuchern (Moxibustion); aus der Traditionellen Chinesischen Medizin (Abk. TCM) stammende Therapiemethode (ca. 20 versch. Techniken), bei der an charakterist. Punkten der Körperoberfläche an Meridianen entlang Akupunkturnadeln unterschiedlich tief eingestochen werden, wodurch „energetische Störungen" innerh. des Organismus ausgeglichen bzw. einzelne Organsysteme angeregt od. gedämpft werden sollen. Die TCM unterscheidet 14 Meridiane mit 361 Hauptakupunkturpunkten, die histol. eine Anhäufung rezeptiver Hautelemente (wie Merkel-Tastscheiben, Meissner-Tastkörperchen) aufweisen. Klassische A. setzt eine an TCM orientierte Diagn. u. Vorstellung von Krankheit voraus; neuere Interpretationen verstehen A. als lokalen Reiz mit reflexiver Wirkung entspr. neurophysiol. Grundlagen. **Anw.:** bei Schmerzsyndromen u. funktionellen Erkr. mit Störungen vegetativer Regelvorgänge. Vgl. Elektroakupunktur.
Akustikus|neurinom (gr. ἀκουστικός zum Hören; Neur-*; -om*) *n*: Vestibularisschwannom*.
akustisch (↑): (engl.) *acoustic*; auf das Gehör bezogen, Gehör-.
akut (lat. acutus scharf, bedrohlich): (engl.) *acute*; plötzlich auftretend, schnell, heftig verlaufend; Gegensatz chronisch.
Akute Galle (↑): (engl.) *acute gall-bladder disease*; klin. Bez. für akuten Symptomkomplex aus Spontanschmerz, Druckschmerz im re. Oberbauch, lokaler bzw. diffuser Abwehrspannung, palpabler Resistenz unter dem Rippenbogen, Leukozytose, Fieber u. evtl. Sklerenikterus (vgl. Charcot-Trias, Reynold-Pentade); Form des Akuten* Abdomens (Tab. dort); **Urs.:** akute Cholezystitis* mit od. ohne Pericholezystitis, eitrige Cholangitis*, Gallenblasenempyem* sowie freie od. gedeckte Gallenblasenruptur.
Akute-Phase-Proteine (↑; Phase*; Prot-*) *n pl*: (engl.) *acute phase proteins*; auch Akutphasenproteine; etwa 30, vorwiegend in der Leber gebildete Plasmaproteine* (s. Tab.), deren Serumkonzentrationen i. R. der Akute*-Phase-Reaktion (vorübergehend) erhöht sind; bis auf CRP* u. Serum-Amyloid-A-Protein (Abk. SAA) Glykoproteine*; als Negativ-Akute-Phase-Proteine (Albumin, Präalbumin, Transferrin, HDL, LDL) werden Plasmaproteine bez., deren Serumkonzentrationen i. R. der Akute-Phase-Reaktion (vorübergehend) vermindert sind. **Funktion:** bei Entz., Infektion od. Gewebeverletzung mit dem Ziel, Mikroben zu zerstören bzw. deren Wachstum zu hemmen, den Entzündungsherd einzugrenzen, Gerinnungsfaktoren zu hemmen u. die Immunantwort des Wirtes zu modulieren (s. Tab.).
Akute-Phase-Re|aktion (↑; ↑) *f*: (engl.) *acute phase reaction*; komplexe Allgemeinreaktion, die durch Gewebeschädigungen verschiedenster Art (Trauma bzw. Op.; Infektion bzw. akute Entzündung od. akute Phase einer chron. progredient verlaufenden entzündlichen Erkr.; Postaggressionssyndrom*) u. Überlagerung mit dagegen gerichteten frühen u. unspezif. Reaktionen des Organismus verursacht u. durch Zytokine* (z. B. IL-1, TNF) ausgelöst wird; häufig mit allg. (Fieber, Krankheitsgefühl, Inappetenz) od. lokalen Sympt. (Entzündung*, Nekrose); zelluläre Reaktionen: z. B. Leukozytose mit Linksverschiebung, Thrombozytenaggregation u. reaktive Thrombozytose, Permeabilitätserhöhung von Leukozytenmembranen u. Mastzelldegranulation mit Freisetzung von Mediatoren; humorale Reaktionen: u. a. Anstieg der Serumkonzentration von Akute*-Phase-Proteinen, die insgesamt zu einer Restitutio ad integrum beitragen.
Akutes Ab|domen (↑; Abdomen*) *n*: (engl.) *acute abdomen*; syn. Akuter Bauch; akut einsetzende bzw.

Akutes Abdomen

Akute-Phase-Proteine (Auswahl)

Protein	Referenzbereich (g/l)	Anstieg	Reaktionszeit (Std.)	Bedeutung im Entzündungsgeschehen
CRP	<0,01	bis 1000-fach	6 – 10	Opsonierung, Komplementaktivierung
Serum-Amyloid-A-Protein	<0,03			?
α_1-Antichymotrypsin	0,3 – 0,6	10-fach	10	Protease-Hemmer, Reduktion der Gewebeschädigung
saures α_1-Glykoprotein	0,5 – 1,4	2–3-fach	24 – 48	fördert Wachstum von Fibroblasten und interagiert mit Kollagen
α_1-Antitrypsin	1,9 – 3,5			Protease-Hemmer, Reduktion der Gewebeschädigung
Haptoglobin	0,7 – 3,8			Hämoglobinbindung und -transport
Fibrinogen	2,0 – 4,5			Blutgerinnung und Wundheilung
C3-Komplementfaktor	0,5 – 1,2	<2-fach	48 – 72	Opsonierung und Chemotaxis
C4-Komplementfaktor	0,2 – 0,5			
Caeruloplasmin	0,15 – 0,6			hemmt Bildung freier Sauerstoffradikale

rasch zunehmende abdominale Sympt. bei meist vital bedrohl. Erkr. im Bereich der Bauchhöhle;

klinischer Notfall

Klin.:

Leitsymptome:
1. heftiger Bauchschmerz
2. Abwehrspannung
3. Peristaltikstörung: Übelkeit, Erbrechen, Meteorismus, Störung der Darmentleerung u. Darmfunktion (Diarrhö, Paralyse); cave: Ileus
4. Kreislaufstörung; cave: Schock

Schmerzen u. Abwehrspannung* lokalisiert od. diffus (Peritonismus*), bei viszeralem Schmerz (dumpf, kolikartig intermittierend, diffus; Vork.: z. B. Spasmen abdominaler Hohlorgane u. Dehnung des Peritoneum viscerale) motor. Unruhe u. deutlich ausgeprägte vegetative Reaktion bzw. Schonhaltung u. -atmung bei somat. Schmerz (scharf, brennend, kontinuierlich, lokalisierbar; Vork.: Reizung des Peritoneum parietale bei Entz., Trauma, Embolie u. a.); Verschlechterung des AZ, evtl. mit Fieber; zusätzl. Sympt. je nach Urs. des A. A.; **cave:** Schock* (hypovolämisch bzw. septisch), Ileus* (paralytisch bzw. gemischt), diffuse Peritonitis* (somat. Schmerz); typ. Sympt. können z. T. auch fehlen, abhängig z. B. von Lebensalter u. Begleiterkrankung bzw. Arzneimittelwirkungen. **Urs.:** topograph. Einteilung: s. Tab.; path. Einteilung: 1. abdominal: a) Entz.: meist akute Appendizitis* od. akute Cholezystitis* (vgl. Akute Galle); b) Obstruktion: z. B. mechan. Ileus od. akute Nephrolithiasis; c) Perforation: gastrointestinal z. B. bei gastroduodenalem Ulkus* od. Divertikulitis*; d) vaskulär (Thrombose, Embolie, Blutung): z. B. akuter Mesenterialgefäßverschluss* od. Ruptur eines abdominalen Aortenaneurysmas*; e) Trauma: Perforation bzw. Ruptur, z. B. Leberruptur*, Milzruptur* od. Aortenruptur*; 2. extraabdominal lokalisiert, z. B. thorakal (Akutes* Koronarsyndrom, Lungenembolie* u. a.); 3. metabolisch (Urämie*, Addison*-Krise, ketoazidotisch diabetisches Koma*, akute intermittierende Porphyrie u. a.), toxisch (z. B. Blei*-Intoxikation), i. R. von Infektionen (z. B. Mononucleosis* infectiosa), hämolytischer Krise*, Vaskulitis* (z. B. systemischer Lupus* erythematodes, Panarteriitis* nodosa) u. a.; **Diagn.:** einschließl. dd Abklärung der Urs., schnellstmöglich; 1. klin.: Lok. typischer Sympt. (s. Peritonismus; s. Tab.; Ausstrahlung: s. Head-Zonen, Abb. dort), Schmerzqualität (z. B. typ. Kolik bei Choledocholithiasis), Patientenalter (z. B. Invagination od. Dünndarmvolvulus bei Säuglingen) u. Vorerkrankung (z. B. Diabetes mellitus, Ehlers-Danlos-Syndrom) bzw. evtl. Schwangerschaft (cave. atyp. Appendixlage inf. Verlagerung des Caecums); spez. körperl. Untersuchung (z. B. Murphy*-Zeichen; Psoaszeichen*, bei akuter Appendizitis* positiv zus. mit positivem Blumberg*-Zeichen, Rovsing*-Zeichen, Obturatoriuszeichen* u. a.; Kehr*-Zeichen; empfindl. Boas*-Druckpunkt); 2. labordiagn.: Nachweis von Entzündungsparametern (BSG beschleunigt, CRP*-Konz. im Blut erhöht; vgl. Akute-Phase-Reaktion) einschließl. Blutbild* sowie Bestimmung von Laktat (BGA),

Akutes Abdomen
Differentialdiagnose akuter abdominaler Symptome nach ihrer Lokalisation

Lokalisation	Erkrankung (Auswahl)
Oberbauch	
rechts	Appendizitis, Abszess (perinephritisch, subhepatische oder subphrenisch), Cholelithiasis, Cholezystitis, Gallenblasenperforation, Ulkusperforation, Pankreatitis, Nierenbeckenstein, Pyelitis, Leberruptur, Stauungsleber, Pleuritis, Pleuropneumonie
Mitte	Ulkusperforation, Pankreatitis, Ösophagusperforation, Magenvolvulus, Akutes Koronarsyndrom, Pleuritis, Pleuropneumonie,
links	Abszess (perinephritisch oder subphrenisch), Milzinfarkt oder -ruptur, Pankreatitis, Nierenbeckenstein, Pyelitis, Akutes Koronarsyndrom, Pleuritis, Pleuropneumonie
Unterbauch	
rechts	Adnexitis, Appendizitis, Enteritis regionalis Crohn, Gallenblasenperforation, Hodentorsion, Invagination, inkarzerierte Hernie, Lymphadenitis mesenterica, Meckel-Divertikel, stielgedrehte Ovarialzyste, Psoasabszess, Tubargravidität, Ureterstein
Mitte	Bauchaortenaneurysma, mechanischer Ileus, Mesenterialinfarkt
links	Adnexitis, Hodentorsion, inkarzerierte Hernie, stielgedrehte Ovarialzyste, Psoasabszess, Rektosigmoidkarzinom, Sigmadivertikulitis, Tubargravidität, Ureterstein
diffus	
	diffuse Peritonitis, Hämoperitoneum, hämolytische Krise (z. B. Sichelzellenanämie), Urämie, diabetisches Koma, Laktatazidose, familiäres Mittelmeerfieber

Glukose, Elektrolyten, Kreatinin (Nierendiagnostik), Gerinnungsparametern, Enzymdiagnostik (z. B. erhöhte Serumkonzentration von Lipase bei akuter Pankreatitis*) im Blut u. Urinstatus; 3. apparativ: Ultraschalldiagnostik*, Röntgendiagnostik (Abdomenübersicht, Thorax), CT (ggf. CT-Angiographie), EKG u.a.; 4. ggf. op. Exploration; **Ther.:** stets dringlich; je nach Urs. meist primär op. (cave: Blitzeinleitung* erforderlich, ggf. primär intensivmed.-internistisch (z. B. akute Pankreatitis ohne Komplikation).

Ak|u|tes Koronar|syn|drom (↑; ↑; Corona* n: (engl.) *acute coronary syndrome* (Abk. ACS); Sammelbez. für akute, unmittelbar lebensbedrohl. Phasen der koronaren Herzkrankheit (instabile Angina* pectoris u. alle Formen des Herzinfarkts*);

klinischer Notfall

Einteilung: s. Tab. 1; **1. ACS ohne persistierende ST-Hebung** im EKG: a) instabile Angina pectoris; keine laborchem. Erhöhung der Troponinkonzentration im Blut (s. unter Diagn.); b) Nicht-ST-Hebungs-Infarkt (Abk. NSTEMI für engl. non-ST-segment elevation myocardial infarction); typ. Herzinfarktsymptome mit Erhöhung infarkttyp. Laborparameter (v. a. Troponin-I, -T); entspricht der früheren Bez. nichttransmuraler Herzinfarkt; **2. ACS mit persistierender ST-Hebung** im EKG: ST-Hebungs-Infarkt (Abk. STEMI für engl. ST-segment elevation myocardial infarction); Herzinfarkt mit infarkttyp. ST-Streckenhebung (od. neu aufgetretenen Linksschenkelblock*) im EKG (s. unter Diagn.) u. Erhöhung der infarkttyp. Laborparameter (v. a. Troponin-I, -T); entspricht der früheren Bez. transmuraler Herzinfarkt; **Diagn.:** **1. klin. Sympt.:** s. Angina pectoris, Herzinfarkt; **2.** 12-Kanal-Oberflächen-EKG in Ruhe: v. a. signifikante persistierende Hebung der ST*-Strecke (≥0,1 mV in mind. 2 zusammenhängenden Extremitäten- bzw. Brustwandableitungen ≥0,2 mV) od. neu aufgetretener Schenkelblock* (Linksschenkelblock) bei ACS mit ST-Hebung (STEMI); EKG-Ableitung (ggf. Standardableitungen* erweiternd: Brustwandableitungen, Abb. 1 dort) sofort u. wiederholt im Verlauf; **3.** laborchem.: v. a. Konzentrationserhöhung von Troponin*-I u. -T im Blut, auch von herzmuskelspezif. Isoenzymen u. CRP; s. Herzinfarkt (Abb. 4 dort); bei unauffälligem Befund wiederholte Bestimmungen im Verlauf; **4.** evtl. Echokardiographie*: z. B. Wandbewegungstörung; **5.** möglichst frühzeitig Herzkatheterisierung zur diagn. Koronarangiographie* (ggf. mit PCI* bzw. Indikationsstellung für aortokoronaren Bypass*) bei Pat. mit erhöhtem Risiko innerhalb der nächsten 30 Tage (s. Tab. 2); **Ther.:** unter EKG-Monitoring, Blutdruckmessungen, Oberkörperhochlagerung (30°) u. Sauerstoffgabe; **1. ACS ohne ST-Hebung:** Nitroglycerol* sublingual (ggf. i. v.), Opioidanalgetikum (Morphin*), Acetylsalicylsäure* (Abk. ASS) i. v., Clopidogrel*, Heparin*, ggf. (bei Tachykardie) Beta*-Rezeptoren-Blocker od. (bei Bradykardie) Atropin*, bei NSTEMI evtl. Calcium*-Antagonisten vom Nicht-Dihydropyridintyp; möglichst frühzeitig (innerhalb 48 Std.) PCI* i. R. der diagn. Herzkatheterisierung, bei Risikopatienten mit zusätzl. Thrombozytenaggregationshemmung durch Glykoprotein-IIb/IIIa-Rezeptor-Antagonist periinterventionell; Dauertherapie der zugrunde liegenden KHK zur Proph. einer Angina pectoris: s. Herzkrankheit, koronare; **2. ACS mit ST-Hebung:** s. Herzinfarkt; umgehend Reperfusionstherapie zur Revaskularisation* (neben pharmak. Begleittherapie u. a. mit ASS u. Heparin i. v.) bei Dauer der klin. Sympt. ≤12 Std.; a) s. PCI; b) alternativ bei relevantem Zeitverlust

Akut-PCI

Akutes Koronarsyndrom — Tab. 1
Einteilung anhand diagnostischer Parameter

Form	EKG	Labor
STEMI	signifikante Hebung der ST-Strecke[1]: um ≥0,1 mV in mindestens 2 zusammenhängenden Extremitätenableitungen **oder** um ≥0,2 mV in mindestens 2 zusammenhängenden Brustwandableitungen	Konzentrationsanstieg kardialer Nekroseparameter (v. a. Troponin-I, Troponin-T und CK-MB) im Blut mit typischem Verlauf (s. Herzinfarkt, Abb. 3)
NSTEMI instabile Angina pectoris	keine signifikante ST-Streckenhebung	kein Hinweis auf kardiale Zellnekrose

[1] auch neu aufgetretener Linksschenkelblock;
STEMI: Abk. für engl. ST-segment elevation myocardial infarction (ST-Hebungs-Infarkt);
NSTEMI: Abk. für engl. non-ST-segment elevation myocardial infarction (Nicht-ST-Hebungs-Infarkt)

Akutes Koronarsyndrom — Tab. 2
Kriterien für Risikopatienten

erhöhtes Risiko innerhalb von 30 Tagen
- Konzentrationserhöhung von Troponin-I oder Troponin-T im Blut
- signifikante Senkung der ST-Strecke im EKG
- hämodynamische Instabilität (z. B. kardiogener Schock)
- Herzrhythmusstörungen (z. B. Kammertachykardie)
- Diabetes mellitus

erhöhtes Langzeitrisiko
- hohes Lebensalter
- anamnestisch: z. B. Herzinfarkt, Herzinsuffizienz, Diabetes mellitus
- laborchemisch: z. B. Konzentrationserhöhung von CRP, BNP, NT-proBNP sowie Verminderung der Kreatininclearance
- linksventrikuläre Insuffizienz
- koronarangiographisch: z. B. Hauptstammstenose, 3-Gefäß-KHK

durch Primär-PCI (≥90 Min. nach mögl. Thrombolyse-Beginn): (möglichst präklin.) system. koronare Thrombolyse*, ggf. mit Rescue-PCI; Ausnahme (Ind. für Primär-PCI): Kontraindikation für Thrombolyse, kardiogener Schock; **Progn.:** je nach Klin. u. Kompl. (z. B. linksventrikuläre Herzinsuffizienz*, Einteilung nach Killip: s. Herzinfarkt (Tab. dort); Ein-Jahres-Letalität bei erhöhter Konz. von NT-proBNP (s. Peptide, kardiale natriuretische) im Blut u. verminderter Kreatininclearance ungünstig; s. Tab. 2; **Prävention:** Reduktion beeinflussbarer kardiovaskulärer Risikofaktoren: s. Herzkrankheit, koronare (Tab. 1 dort).
Akut-PCI: Abk. für (engl.) *acute percutaneous coronary intervention*; Form der Facilitated-PCI; s. PCI.
Akz-: s. a. Acc-.
Ak|zeleration (lat. *accelerare* beschleunigen) *f*: **1.** (engl.) *acceleration*; Beschleunigung; (anthrop.) Beschleunigung der körperl. Entwicklung bei Kindern mit Zunahme der Endgröße bei beiden Geschlechtern; in Mitteleuropa durchschnittl. Zunahme der Körperlänge* um 5–10 cm seit ca. 150 Jahren, in den letzten Jahren stagnierend (**Wachstumsakzeleration**), meist in Verbindung mit dem um 1–2 Jahre früheren Eintritt der Pubertät* (**Entwicklungsakzeleration**) in industrialisierten Ländern; Urs.: u. U. veränderte Ernährung u. erhöhte vegetative, endokrine u. zerebrale Reaktionsbereitschaft aufgrund von Einflüssen des städt. Lebens; **2.** (gebh.) in Abhängigkeit von Wehen (**periodische A.**) od. Kindsbewegungen auftretende Steigerung der fetalen Herzfrequenz im CTG* um mind. 15/min über die Basalfrequenz*.
Ak|zelerin (↑) *n*: (engl.) *accelerin*; syn. Serumakzelerator; Faktor Va (aktivierte Form von Faktor V) bzw. VI der Blutgerinnung* (Tab. 1 dort); vgl. Proakzelerin.
Ak|zeptor (lat. *accipere, acceptus* annehmen) *m*: aufnehmende Substanz, Struktur (vgl. Hydrolyse) od. Individuum (vgl. Transfusionssyndrom, fetofetales).
ak|zessorisch (lat. *accedere, accessus* hinzutreten): (engl.) *accessory*; hinzutretend, z. B. akzessorische Mamma*.
Ak|zessorius (↑): Kurzbez. für Nervus* accessorius.
Ak|zessorius|lähmung (↑): (engl.) *accessory nerve paralysis*; Lähmung des Nervus* accessorius, führt zum Ausfall des M. sternocleidomastoideus u. M. trapezius; **Urs.:** Lymphknotenexstirpation bzw. -dissektion im Trigonum cervicale laterale; **Klin.** bei einseitiger A.: Neigung des Kopfs zur gesunden Seite, Drehung des Kinns zur kranken Seite (Schiefhals), Schwäche der Kopfdrehung zur gesunden Seite, Tiefstand des Schulterblatts mit Drehung der unteren Skapulaspitze nach außen (sog. Schaukelstellung), beeinträchtigte Schulterhebung; keine Sensibilitätsstörung.
ak|zidentell (lat. *accidere* zufällig vorkommen): (engl.) *accidental*; zufällig, unwesentlich; nicht zum Krankheitsbild gehörend.
Al: chem. Symbol für Aluminium*.
Ala (lat.) *f*: **1.** (engl.) *ala*; (anat.) Flügel; **2.** (engl.) *alanine*; (biochem.) Abk. für Alanin*.

ALA: Abk. für (engl.) δ-*aminolaevulic acid*; s. Deltaaminolävulinsäure.

Alagille-Syn|drom (Daniel A., Päd., Paris, geb. 1925) *n*: (engl.) *Alagille's syndrome*; syn. arteriohepatische Dysplasie; Abk. ALGS; autosomal-dominant erbl. Krankheitsbild (in 15–50 % Neumutationen) mit Hypoplasie der Gallengänge, Pulmonalstenose, Gesichtsdysmorphie, Wirbelkörperanomalien (in 95 % der Fälle); **Ätiol.: 1.** ALGS (syn. ALGS1): Genlocus 20p12, Mutationen im JAG1-Gen; **2.** ALGS2: Mutation im NOTCH2–Gen (Genlocus 1p13-p11); **Häufigkeit:** mehr als 100 Familien bekannt; **Klin.:** Ikterus, Pruritus, Embryotoxon* posterius, evtl. Xanthome der Haut; Rippenanomalien (95 % der Fälle), Leberkomplikationen (91 %; z. B. hepatozelluläres Karzinom, periportale Fibrosen (39 %), Herzanomalien (95 %), intrakranielle Blutungen u. Schlaganfall (14 %), Kleinwuchs (50–90 %), leichte mentale Retardierung (16 %), papilläres Schilddrüsenkarzinom*, renale Dysplasie mit Mesangiolipidose u. medullärer zystischer Dysplasie; **Ther.:** ggf. Lebertransplantation; **Progn.:** Verteilung der Sterblichkeit: Infektionen (43 %), kardiovaskuläre (29 %) od. hepat. (28 %) Ursachen.

A|laktasie (A-*; Lact-*) *f*: (engl.) alactasia; Laktoseintoleranz durch Laktasemangel; s. Kohlenhydratmalabsorption.

Ala lobuli cen|tralis cerebelli (lat. ala Flügel) *f*: Verbindung des Lobulus centralis des Vermis cerebelli mit den Hemisphären des Cerebellums*.

Ala major ossis sphenoidalis (↑) *f*: großer Keilbeinflügel.

Ala minor ossis sphenoidalis (↑) *f*: kleiner Keilbeinflügel.

Ala nasi (↑) *f*: Nasenflügel.

Alanin *n*: (engl.) *alanine*; Abk. Ala, A; α-Aminopropionsäure, 2-Aminopropansäure; proteinogene Aminosäure*.

Alanin|amino|trans|ferase *f*: (engl.) *alanine amino transferase*; Abk. ALT, ALAT; früher Glutamat-Pyruvat-Transaminase (Abk. GPT); Enzym, das die Reaktion L-Alanin + α-Ketoglutarat ⇌ L-Glutamat + Pyruvat katalysiert; **Bestimmung:** durch photometr. Messung der Pyruvatkonzentration (s. Pyruvate); **Vork.:** v. a. in der Leber; erhöhte Werte im Blut bei Lebererkrankung u. Cholestase als Zeichen der Leberzellläsion. Vgl. Referenzbereiche (Tab. dort); vgl. Leberfunktionstest; Transaminasen.

Ala ossis ilii (lat. ala Flügel) *f*: Darmbeinschaufel.

alaris (lat.): (engl.) *alar*; flügelförmig.

Alarm|re|aktion *f*: s. Anpassungssyndrom, allgemeines.

Alastrim (portugiesisch alastrarse sich ausbreiten) *n*: s. Variola.

ALAT: Abk. für **A**lanin**a**minotransferase*.

Alaun *m*: (engl.) *alum*; syn. Alumen; Doppelsalz der Schwefelsäure mit einem 1- u. 3-wertigen Metall; i. e. S. das als Styptikum u. Adstringens verwendete Kaliumaluminiumsulfat, KAl(SO$_4$)$_2$ · 12 H$_2$O.

Albarran-Hebel (Joaquin A. y Dominguez, Urol., Paris, 1860–1912): (engl.) *Albarran's lever*; kippbare Führungsschiene an der Spitze eines Operationszystoskops zum Dirigieren eines Ureterkatheters od. einer Koagulationssonde; vgl. Zystoskopie.

Albarran-Ormond-Syn|drom (↑; John K. O., Urol., Detroit, 1886–1978) *n*: syn. Ormond-Syndrom; idiopathische Retroperitonealfibrose*.

Albendazol (INN) *n*: (engl.) *albendazol*; Wurmmittel*; Benzimidazolderivat; **Wirkung:** Hemmung der Polymerisation von Mikrotubuli* durch spezif. Bindung an Beta-Tubulin bewirkt Absterben der Larvenstadien u. Eier; **Ind.:** u. a. zystische u. alveoläre Echinokokkose*, Trichinose* u. Befall mit Strongyloides stercoralis, Askariasis*; **UAW:** Anstieg der Leberenzymwerte, gastrointestinale Beschwerden, Kopfschmerz, Schwindel, Blutbildveränderungen.

Albers-Schönberg-Krankheit (Heinrich A.-Sch., Röntg., Chir., Hamburg, 1865–1921): s. Osteopetrose.

albicans (lat. albicare weiß machen): (engl.) *white*; weißlich.

Albinismus (lat. albus weiß) *m*: (engl.) *albinism*; Sammelbez. für angeb. Störungen in der Biosynthese der Melanine*; **Einteilung: 1. okulokutaner A.** (Abk. OCA): generalisierte, gänzl. mangelnde (Typ IA) od. mild ausgeprägte Hypopigmentierung von Haut, Haaren u. Iris; Prävalenz: 1 : 20 000; fast ausschließl. autosomal-rezessiver Erbgang; 14 Unterarten bekannt; **a) Typ I:** Mutation im Tyrosinase* codierenden TYR-Gen (Tyrosinase-negativ; Genlocus 11q14–q21) ohne (Typ IA) od. mit (Typ IB) erhaltener Tyrosinase-Restaktivität; **b) Typ II** (syn. Albinoidismus): Genlocus 15q11.2-q12 (Tyrosinase-positiv); **c) Typ III:** Mutation von Tyrosinase-asssoziiertem-Protein-1 (TYRP1-Gen; Genlocus 9q23); **d) Typ IV:** Mutation im MATP-Gen (Genlocus 5p13.3); Häufigkeit von Typ I u. II etwa gleich u. zusammen >99 % der Fälle; Sympt.: weißblonde Kopf- u. Körperbehaarung, hellrosa Haut u. Beteiligung der Augen; Typ IA: völliges Fehlen von Melanin u. Hautpigmentierung mit starker UV-Empfindlichkeit (Gefahr für Sonnenbrände, Lichtalterung, Hauttumoren), schwere Augensymptomatik, Sehnervschäden; bei Typ IB mildere Sympt., bei Typ IB u. Typ II dunkelt die Haut im Lauf der Jahre nach; Typ II (wie Typ IV): Nystagmus, reduzierte Sehkraft, Iris blaugrau bis lichtbraun, Haarfarbe (weiß, goldblond od. rot) dunkelt mit dem Alter nach, Hautfarbe dagegen weniger. Durch Sonnenexposition wird die Haut fleckig. Typ III: partieller A., Nystagmus, Strabismus, Haut ist weniger betroffen, retinale Pigmente sind vorhanden; Ther.: UV-Prophylaxe; rel. milde Hautsymptomatik bei Chediak*-Higashi-Syndrom, Hermansky*-Pudlak-Syndrom, Prader*-Willi-Syndrom; **2. okularer A.** (Abk. OA): angeb. Störung in der Melaninbiosynthese mit Melaninmangel v. a. in den Augen; X-chromosomal assoziierte Vererbung mit unterschiedl. Formen (OA-Typ I: Mutation im OA1-Gen mit Genlocus Xp22.3, OA-Typ II: Mutation im OA2-Gen mit Genlocus Xp11.4-p11.23; A.-Taubheit-Syndrom: Xq26.3-q27.1) sowie autosomal-rezessive Vererbung (Genlocus 6q13-q15); Sympt.: hellblaue od. rötl. Iris (Pigmentmangel von Retina u. Iris), Unterentwicklung der Macula lutea, Lichtscheu, Nystagmus u. verminderte Sehschärfe, erhöhter Anteil von im Chiasma opticum kreuzenden Sehnervenfasern, Störung im stereoskop. Sehen; Ther.: UV-Prophylaxe der Augen.

Albinoidismus (↑; -id*) *m*: syn. okulokutaner Albinismus* Typ II.

Albright-Butler-Bloomberg-Syn|drom (Fuller A., Arzt, Boston, 1900–1969; Allan Macy Bu., Päd., Harvard, 1894–1986; Esther Bl., amerikan. Ärztin) *n*: syn. chron. Phosphatdiabetes; s. Phosphatstörungen, primäre.

Albright-Osteo|dys|trophie, hereditäre (↑; Ost-*; Dys-*; Troph-*) *f*: s. Pseudohypoparathyroidismus.

Albright-Syn|drom (↑) *n*: s. McCune-Albright-Syndrom.

Albuginea (lat. *albugo* weißer Fleck) *f*: Kurzbez. für Tunica* albuginea.

Album-: Wortteil mit der Bedeutung das Weiße, Eiweiß; von lat. *albumen*.

Albumine (↑) *n pl*: (engl.) *albumins*; in der Leber synthetisierte, gut wasserlösl. globuläre Proteine (M$_r$ ca. 66 000) mit hohem Gehalt an schwefelhaltigen Aminosäuren, die ca. 52–62 % des Gesamteiweißes im Blutplasma (Plasmaproteine*) ausmachen (s. Elektrophorese, Abb. dort) u. in Körperflüssigkeiten (z. B. Liquor cerebrospinalis, Lymphe), als Laktalbumin* in Muttermilch sowie im Muskelgewebe vorkommen; **klin. Bedeutung:** v. a. Regelung des kolloidosmot. Drucks, Transportprotein für wasserunlösl. Stoffe (z. B. Bilirubin, freie Fettsäuren); **Nachw.** durch Fällungs- (z. B. mit Neutralsalzen) u. Farbreaktionen (z. B. Biuretreaktion). Vgl. Hypalbuminämie; Humanalbumin; Globuline; vgl. Referenzbereiche (Tab. dort).

Albumin|urie (↑; Ur-*) *f*: (engl.) *albuminuria*; Ausscheidung von Albumin* im Urin; **Referenzbereich:** s. Tab.; **klin. Bedeutung:** die **Mikroalbuminurie** (nachweisbar mit speziellen Tests) kann Anzeichen einer diabetischen Nephropathie* od. hypertensiver Endorganschäden (s. Hypertonie) sein; bei fortschreitender diabetischer Nephropathie kommt es zur manifesten Proteinurie*, **Makroalbuminurie** (nachweisbar mit herkömmlichen Urintestreifen) u. ggf. zum akuten Nierenversagen*. Mikroalbuminurie u. bes. Makroalbuminurie bei Diabetikern sind kardiovaskuläre Risiko-

faktoren. A. i. R. eines nephrotischen Syndroms* kann zur Hypalbuminämie* führen.

Albumin|urie, ortho|statische (↑; ↑) *f*: orthostatische Proteinurie*.

Alcalescens-Dispar-Bakterien (arab. al-kalij kalzinierte Asche; lat. *dispar* ungleich; Bakt-*) *f pl*: Veillonella alcalescens dispar; s. Veillonella.

Alcaligenes (↑, -gen*) *m*: (engl.) *Alcaligenes*; Gattung gramnegativer, bewegl., aerober, stäbchenförmiger od. kokkoider Bakterien der Fam. Alcaligenaceae (vgl. Bakterienklassifikation), peritrich begeißelt, Oxidase-positiv; **Verbreitung:** Wasser- u. Bodenkeim; Intestinaltrakt von Vertebraten; isoliert aus Wund- u. eitrigem Ohrsekret sowie Blut, Urin u. Spinalflüssigkeit; opportunistische Erreger* v. a. von Harnweginfektionen; klin. bedeutsame **Species:** A. faecalis.

Alcian|blau-Färbung: (engl.) *Alcian blue staining*; histol. Färbemethode insbes. zur Darstellung der Muzine*.

Alclo|metason (INN) *n*: (engl.) *alclometason*; halogeniertes Glukokortikoid* zur top. Anw.; **Ind.:** Ekzem u. Dermatitis; Langzeittherapie bei Psoriasis.

Alcock-Kanal (Thomas A., Chir., London, 1784–1833; Canalis*): (engl.) *Alcock's pudendal canal*; syn. Canalis pudendalis; Duplikatur der Fascia obturatoria in der Seitenwand der Fossa* ischioanalis; enthält die Vasa pudenda interna u. den N. pudendus. Vgl. Fascia pelvis.

Alcuronium|chlorid (INN) *n*: nichtdepolarisierendes peripheres Muskelrelaxans*.

ALD: **1.** Abk. für **Ald**olase*; **2.** Abk. für Adrenoleukodystrophien*.

Aldehyd *m*: (engl.) *aldehyde*; Kurzbez. für **A**lcoholus **dehyd**rogenatus; erstes Dehydrierungsprodukt primärer Alkohole, enthält als funkt. Gruppe die Aldehydgruppe (Carbonylgruppe) —CH=O; Benennung durch den Stammkohlenwasserstoff u. die Endung -al, häufig auch durch Trivialnamen, denen die lateinische Bez. der Carbonsäure zugrunde liegt, die bei Oxidation aus dem A. entsteht; z. B. Methanal, wird zu Acidum formicum (Ameisensäure) oxidiert u. daher auch als Formaldehyd* bezeichnet. A. besitzen ungesättigten Charakter durch das doppelgebundene Sauerstoffatom der funktionellen Gruppe u. dadurch die Fähigkeit zu Additions-, Kondensations- u. Polymerisationsreaktionen; sie sind Reduktions- u. wichtige Synthesehilfsmittel. Vgl. Dialdehyd.

Aldehyd|alkohole *m pl*: (engl.) *aldols*; Kurzbez. Aldole; syn. Hydroxyaldehyde; durch Oxidation von 3-, 4-, 5- u. 6-wertigen Alkoholen am C-1 entstandene Verbindungen; insbes. Aldehydzucker (Aldosen; s. Monosaccharide), z. B. Glyceral*.

Aldehyd|de|hydro|genase *f*: (engl.) *aldehyde dehydrogenase*; Molybdän(VI)-, Eisen/Schwefel- u. FAD-haltige Oxidoreduktase der Leber, die Aldehyde zu Carbonsäuren oxidiert; wichtig u. a. zum Abbau des aus Ethanol durch Alkoholdehydrogenase* gebildeten tox. Acetaldehyds; Hemmung durch Disulfiram*. Vgl. Acetaldehydsyndrom.

Aldehyd|oxidase *f*: (engl.) *aldehyde oxidase*; unspezif., molybdänhaltige Oxidoreduktase*, die die Oxidation von aromat. u. aliphat. Aldehyden unter Elektronenübertragung zu entsprechenden

Albuminurie Referenzbereich		
Einteilung	Referenzbereich[1] Sammelurin	Spontanurin
physiologische Albuminurie	<30 mg/24 h (<20 μg/min)	<20 mg/l (<20 mg/g Kreatinin)
Mikroalbuminurie	30–300 mg/24 h (20–200 μg/min)	20–200 mg/l (20–200 mg/g Kreatinin)
Makroalbuminurie	>300 mg/24 h (>200 μg/min)	>200 mg/l (>200 mg/g Kreatinin)

[1] in mindestens 2 Bestimmungen im Abstand von 2–4 Wochen

Säuren katalysiert; Cofaktoren sind FAD u. Häm; **Vork.:** Lebergewebe. Vgl. Aldehyddehydrogenase.

Aldehyd|zucker: syn. Aldose; s. Monosaccharide.

Aldermann-Nerv (Nervus*): (engl.) *auricular branch*; Ramus auricularis des Nervus* vagus.

Alder-Reilly-An|omalie (Albert A., Hämat., Aarau, 1888–1951; William A. R., amerikan. Päd., geb. 1901; Anomalie*) *f*: (engl.) *Alder's anomaly*; syn. Reilly-Granulationsanomalie; erbl. Anomalie der Leukozyten bei Störung des Stoffwechsels der Glykosaminoglykane* (Mukopolysaccharid*-Speicherkrankheit Typ VI); **Histol.:** auffallend große, dunkel od. rötl. gefärbte Granula (enzymphatol. Polysaccharidspeicherung in zytoplasmat. Einschlusskörperchen) in neutrophilen Granulozyten, aber auch Monozyten u. Lymphozyten.

Aldo|hexose *f*: (engl.) *aldohexose*; Aldose mit 6 C-Atomen; s. Monosaccharide.

Aldolase *f*: (engl.) *fructose diphosphate aldolase*; Abk. ALD; tetrameres Enzym (Lyase) der Glykolyse* u. des Fruktosestoffwechsels, dessen Untereinheiten aus 3 versch. Typen (A, B, C) 12 Isoenzyme bilden; Isoenzym A_4 (syn. Fruktose-1,6-bisphosphat-Aldolase) kommt v. a. im Muskelgewebe vor u. katalysiert die reversible Spaltung von Fruktose-1,6-bisphosphat in Glyceral-3-phosphat (Glycerolaldehyd-3-phosphat) u. Glyceron-3-phosphat (Dihydroxyacetonphosphat). Das in Leber u. Niere lokalisierte Isoenzym B_4 (syn. Fruktose-1-phosphat-Aldolase, 1-Phosphofruktolase) mit hoher Affinität zu Fruktose-1-phosphat spaltet dieses reversibel in Glyceral u. Glyceron-3-phosphat. Labordiagn. Bestimmung im optischen Test*.

Aldolase|mangel *f*: s. Fruktose-1,6-Bisphosphatasemangel; Fruktoseintoleranz.

Aldole *n pl*: Kurzbez. für Aldehydalkohole*.

Aldose *f*: syn. Aldehydzucker; s. Monosaccharide.

Aldo|steron *n*: (engl.) 11β,18-Epoxy-18,21-dihydroxy-4-pregnen-3,20-dion; wichtigstes Mineralokortikoid* der Nebennierenrinde, das i. R. des Renin*-Angiotensin-Aldosteron-Systems den Elektrolyt- u. Wasserhaushalt reguliert u. so Blutvolumen u. Blutdruck beeinflusst.

Aldosteron-Ant|agonisten *n pl*: (engl.) *aldosterone antagonists*; Substanzen, die kompetitiv die Bindung von Aldosteron* an intrazelluläre Mineralokortikoid-Rezeptoren hemmen, u. als milde Diuretika* wirken; die Wirksamkeit der A.-A. korreliert mit der endogenen Aldosteronkonzentration. Therap. Anw. finden Spironolacton*, Kaliumcanrenoat* u. Eplerenon*. **Ind.:** Hyperaldosteronismus*, art. Hypertonie*, arzneimittelinduzierte Hypokaliämie, Herzinsuffizienz* (Eplerenon: nach kürzl. aufgetretenem Herzinfarkt), bronchopulmonale Dysplasie*; **Kontraind.:** Niereninsuffizienz*, Hyperkaliämie, Hypovolämie; **UAW:** Hyperkaliämie (daher im Allg. Komb. mit Thiazid- od. Schleifendiuretika), orthostat. Dysregulation.

Aldo|steronismus *m*: Hyperaldosteronismus*.

Aldo|steron|mangel: s. Hypoaldosteronismus.

Aldo|steronom (-om*) *n*: (engl.) *aldosteronoma*; aldosteronproduzierendes Nebennierenrindenadenom (s. Conn-Syndrom), selten -karzinom od. Ovarialkarzinom; führt zum Hyperaldosteronismus*. Vgl. Nebennierenrindenhyperplasie.

Aldrich-Syn|drom (Robert A., Päd., Denver, geb. 1917) *n*: Wiskott*-Aldrich-Syndrom.

Alemtuzumab (INN) *n*: (engl.) *alemtuzumab*; Campath-1H; humanisierter monoklonaler Antikörper, der gegen das auf der Oberfläche von normalen u. maligne transformierten B- u. T-Lymphozyten exprimierte Glykoprotein CD 52 gerichtet ist u. zu Antikörper-abhängiger Zytotoxizität u. somit zur Lyse der Lymphozyten führt; **Ind.:** fortgeschrittene Fludarabin*-resistente CLL*; **UAW:** Schüttelfrost, Fieber, Hautrötungen, Übelkeit u. Erbrechen; erhöhte Gefahr für opportunist. Infektionen.

Alendron|säure (INN) *n*: (engl.) *alendronic acid*; potentes Bisphosphonat* der dritten Generation; **Ind.:** postmenopausale u. senile Osteoporose bzw. Osteopathie mit lokal od. generalisiert erhöhtem Knochenumbau (z. B. Ostitis* deformans Paget).

Aleppo|beule: s. Leishmaniasen.

A|lexie (A-*; gr. λέγειν lesen) *f*: s. Dyslexie.

A|lexi|thymie (↑; ↑; gr. θυμός Gefühl) *f*: (engl.) *alexithymia*; Unvermögen, Gefühle hinreichend wahrzunehmen, zu beschreiben u. von körperl. Folgen einer Belastungssituation zu unterscheiden; häufig bei Pat. mit somatoformer Störung*; **Urs.: 1.** (neuropsychol.) Werkzeugstörung i. S. einer Unfähigkeit, den emotionalen Gehalt in- od. externer Reize wahrzunehmen (Diskonnektionssyndrom); **2.** (lerntheoret.) frühe Defizite im Erlernen der zwischenmenschl. Affektkommunikation; **Ther.:** Psychotherapie; **DD:** Konversion*.

Alfa|calcidol (INN) *n*: (engl.) *alfacalcidol*; synthet. Calciferolmetabolit, der nach erster Leberpassage zu 1,25-Dihydroxycholecalciferol (Calcitriol*) aktiviert wird; **Ind.:** Prävention u. Ther. der renalen Osteopathie* u. Osteoporose*.

Alfentanil (INN) *n*: (engl.) *alfentanil*; Opioid* mit hoher analget. Potenz u. ultrakurzer Wirkungsdauer; vgl. Anästhesie, balancierte.

Alfuzosin (INN) *n*: (engl.) *alfuzosin*; Alpha-1-Rezeptoren-Blocker; **Ind.:** benignes Prostatasyndrom*; **UAW:** u. a. gastrointestinale Störung, Schwindel, orthostat. Hypotonie.

Algesie (-algie*) *f*: (engl.) *algesia*; physiol. Schmerzempfindung; vgl. Schmerz; Analgesie.

Algesio|logie (↑; -log*) *f*: (engl.) *algesiology*; Teilgebiet der Medizin, das sich mit Erforschung von Schmerzentstehung u. Schmerztherapie* befasst. Vgl. Analgesie.

-algie: auch -algesie; Wortteil mit der Bedeutung Schmerz, Leid; von gr. ἄλγος.

Alginat (lat. alga Tang, Seegras) *n*: (engl.) *alginate*; irreversibel elast. Werkstoff aus Rot- u. Braunalgen zur Abformung* der Mundsituation; Vernetzungsreaktion in wässrigem Milieu durch Zugabe von 2-wertigen Metallsalzen; geringe Lagerungsstabilität wegen des hohen Wasseranteils; **Verw.:** zur Herstellung von Situations-, Parodontal- u. Okklusionsmodellen.

Algin|säure (↑): (engl.) *alginic acid*; syn. Algensäure, E 400; aus Braunalgen gewonnene kolloidale Masse (hochmolekulares Polyuronid); **Ind.:** unterstützend bei der Diät zur Gewichtsreduktion (p. o. in fixer Komb. mit Gelbildner; cave: kein Wirksamkeitsnachweis); Blutstillung b. chir. Wundmanagement bei chron. Wunden, als Wundauflage; Anw. in der

A

Lebensmittelindustrie u. Pharmazie als Binde-, Emulgier- u. Verdickungsmittel. Vgl. Antiadiposita.

Al|glucosid̲a̲se alpha (INN): (engl.) *alglucosidase alpha*; rekombinante Form der sauren Alpha-1,4-Glukosidase zur i. v. Applikation; **Ind.**: langfristige Enzymersatztherapie bei Glykogenose* Typ II (Pompe-Krankheit); **UAW:** Infusionsreaktionen, v. a. Fieber, Erröten, Urtikaria, Exanthem, Tachykardie, Tachypnoe, Husten, verminderte Sauerstoffsättigung.

Algo|dys|trophi̲e̲, sym|pathische (-algie*; Dys-*; Troph-*) *f*: s. Schmerzsyndrome, komplexe regionale.

Algo|lagni̲e̲ (↑; gr. λαγνεία Wollust) *f*: (engl.) *algolagnia*; Lust am Schmerz, insbes. als Sadismus* od. sexueller Masochismus*.

Algo|pareuni̲e̲ (↑; Par-*; gr. πάρευνος Bettgefährte) *f*: Dyspareunie*.

A̲lgor (lat.) *m*: (engl.) *cold*; Kälte.

A̲lgor mo̲rtis (↑; lat. mo̲rs Tod) *m*: (engl.) *death chill*; Leichenkälte.

ALGS: Abk. für Alagille*-Syndrom.

Alg|uri̲e̲ (-algie*; Ur-*) *f*: (engl.) *pain with urination*; schmerzhafte Harnentleerung, z. B. bei Zystitis*.

ALI: Abk. für (engl.) *acute lung injury*; akute Lungenschädigung; Form der entzündl. akuten respirator. Insuffizienz mit diffuser Schädigung der alveolokapillären Membran* (v. a. in den abhängigen Lungenarealen) u. konsekutiver interstitieller u. alveolärer Exsudation (Lungenödem); **Urs., Pathol., Klin., Diagn, Ther.:** s. ARDS; im Vergleich zum ARDS geringeren Schweregrads: Verhältnis von art. Sauerstoffpartialdruck zu inspirator. Sauerstofffraktion (paO$_2$/FiO$_2$-Verhältnis) ≤300 mmHg. Vgl. CPIS (Tab. dort); vgl. Sepsis.

ALIF: Abk. für (engl.) *anterior lateral interbody fusion*; anterolaterale interkorporale Spondylodese* im Bereich der Lendenwirbelsäule; **Anw.:** z. B. bei Spondylolyse, Spondylolisthesis od. degenerativer LWS-Instabilität.

Ali-Krogius-Kapsel|plastik (Frans Ali K., Chir., Helsinki, 1864–1939; -plastik*) *f*: (engl.) *Ali-Krogius capsuloplasty*; Operationsmethode bei habitueller Patellaluxation*; **Prinzip:** laterale Vernähung eines aus dem geweiteten medialen Retinaculum entnommenen Streifens u. damit Medialisierung der Patella entgegen der lateralen Luxationstendenz; Verpflanzung des M. gracilis auf die Patella, wodurch die Patella bei Anspannung nach medial gezogen wird.

alimenta̲r̲ (lat. alimentum Nahrung): (engl.) *alimentary*; durch Nahrung hervorgerufen.

Alimenta̲r̲|psathyrose (↑; gr. ψαθυρός zerbrechlich; -osis*) *f*: alimentäre Osteopathie*.

Alimentati̲o̲n (↑) *f*: (engl.) *nutrition*; Ernährung.

Aliski̲r̲en *n*: Antihypertensivum* (Renininhibitor); **Wirkungsmechanismus:** selektive direkte Hemmung von Renin*; **Wirkung:** Senkung des diastol. u. systol. Blutdrucks* über Senkung der Plasmareninaktivität u. damit auch der Konz. von Angiotensin* II; **Anw.:** oral (einmal tägl.); **Pharmakokinetik:** orale Bioverfügbarkeit bei sehr fettreicher Nahrung vermindert; Elimination v. a. unverändert fäkal; **Ind.:** essentielle Hypertonie* (Monotherapie od. in Komb. mit anderen Antihypertensiva);

Kontraind.: 1. absolut: ≤18 Lj., Schwangerschaft, Stillzeit, Unverträglichkeit; **2.** relativ: Herzinsuffizienz, Niereninsuffizienz, Nierenarterienstenose; **UAW:** Diarrhö, Angioödem (selten), Hyperkaliämie (v. a. bei Komb. mit anderen Inhibitoren des Renin*-Angiotensin-Aldosteron-Systems, Niereninsuffizienz*, Herzinsuffizienz* od. Diabetes* mellitus; cave: bei Hypovolämie u./od. Hyponatriämie evtl. initial symptomat. art. Hypotonie*.

Ali|tretinoi̲n̲ *n*: (engl.) *alitretinoin*; Retinoid* (9-cis-Retinsäure) zur top. Anw.; **Ind.:** Kaposi*-Sarkom bei AIDS*; **Kontraind.:** Schwangerschaft u. Stillzeit.

Aliza|pri̲d̲ (INN) *n*: (engl.) *alizaprid*; Dopamin-Antagonist; **Anw.:** als Antiemetikum*.

Alkali|ämi̲e̲ (arabisch al-kalij kalzinierte Asche; -ämie*) *f*: Alkalose*.

Alkali̲e̲n (↑) *n pl*: (engl.) *alkalines*; die in Wasser lösl. Hydroxide der Alkali- u. Erdalkalimetalle.

Alkali|meta̲l̲le (↑) *n pl*: (engl.) *alkali metals*; Gruppenbez. für die 1-wertigen Elemente Lithium, Natrium, Kalium, Rubidium, Caesium u. Francium (I. Hauptgruppe des Periodensystems* der Elemente).

Alkali|rese̲r̲ve (↑) *f*: (engl.) *alkali reserve*; Plasmagehalt an basischen Ionen zur Pufferung*, v. a. Bicarbonat; der Bicarbonatgehalt wird nach Äquilibrierung* bei einem pCO$_2$-Partialdruck von 5,3 kPa (40 mmHg) gemessen; als Kenngröße zur Beurteilung des Säure-Basen-Gleichgewichts im Blut nicht mehr üblich, da andere Parameter (s. Basenabweichung, Standardbicarbonat) aussagekräftiger sind. Vgl. Säure-Basen-Status.

Alkaloi̲d̲e (↑; -id*) *n pl*: (engl.) *alkaloids*; meist alkal. reagierende, rel. kompliziert aufgebaute u. als kristalline Substanzen darstellbare stickstoffhaltige Naturstoffe, die in vielen Pflanzen (v. a. in tropischen u. subtropischen Dikotylen) fast ausschließlich aus den Aminosäuren Prolin bzw. Ornithin, Lysin, Phenylalanin u. Tryptophan gebildet werden u. ausgeprägte pharmak. Wirkungen besitzen; bisher sind mehr als 3000 A. bekannt. Die **Alkaloidbasen** sind meist lipophil u. optisch aktiv, die durch Anlagerung von Säuren an die Stickstoffatome gebildeten **Alkaloidsalze** hydrophil.

Alkalo̲s̲e (↑) *f*: (engl.) *alkalosis*; syn. Alkaliämie; Störung im Säure*-Basen-Haushalt mit Anstieg des art. pH über 7,44; Eintreten in Ausmaß abhängig von Kompensationskapazität (Gegenregulation); **Formen: 1. nicht respirator.** (metabol.) A.: positive Basenabweichung* mit Anstieg von Standardbicarbonat* über 25 mmol/l (u. aktuellem Bicarbonat); Urs.: als Additionsalkalose inf. übermäßiger Basenzufuhr (z. B. Bicarbonat, häufig iatrogen), als Subtraktionsalkalose inf. Verlusts an Protonen, z. B. durch Magensaftverlust bei Erbrechen, intrazelluläre Protonen-Umverteilung (Hypokaliämie*) od. endokrin. (z. B. Hyperaldosteronismus* od. iatrogen bei Kortikoidtherapie), als Transfusionsalkalose durch Bluttransfusion* mit gefrorenem Frischplasma*; **Kompensation:** respirator.: durch Hypoventilation* zur Erhöhung des art. pCO$_2$ u. damit Begrenzung der pH-Erhöhung; schnell aber limitiert durch art. Hypoxie*; Folgen: Hypokaliämie*, Hypokalzämie*, unzureichende Gewebeoxygenierung inf. Verschiebung der Sauer-

Alkoholdehydrogenase

stoff*-Dissoziationskurve, Hypovolämie*; **2. respirator.** A.: Abfall des CO_2*-Partialdrucks durch gesteigerte pulmonale Kohlendioxidabgabe inf. Hyperventilation*; Urs.: Hypoxie* (bei interstitieller Lungenkrankheit, Anämie, Höhenatmung u. a.), direkte Reizung des Atemzentrums (z. B. Enzephalitis*, Schädelhirntrauma*, Leberkoma, Hyperthyreose*, psych. Erregung) sowie u. U. (erwünscht) durch maschinelle Beatmung; **Kompensation:** nicht respirator. (metabol.): durch Pufferung* u. gesteigerte renale Bicarbonatelimination (u. damit negative Basenabweichung*); Klin.: Hyperventilationstetanie*, Bronchokonstriktion, bei chron. Hyperventilation Hyperchloridämie; **3. kombinierte** A.: Komb. von respirator. u. nicht respirator. A. (selten); art. pCO₂ erniedrigt, Basenüberschuss positiv; **Diagn.**: art. BGA*, Säure*-Basen-Status; **Ther.**: kausal (Beseitigung der Grundstörung); bei ausgeprägter nicht respirator. A. Substitution von Chlorid u. Kalium durch Kaliumchloridlösung i. v., evtl. Protonenzufuhr in Form von Argininhydrochlorid od. ggf. Salzsäure (0,1–0,2 mol/l) sowie Sauerstoffgabe mit hoher FiO_2 zur Proph. einer art. Hypoxie; bei Hyperventilationssyndrom Rückatmung. Vgl. Azidose.

Abschätzung des Säurebedarfs zur Korrektur einer nicht respirator. Alkalose: Säurebedarf (mmol) = positive Basenabweichung × 0,2 × kg Körpergewicht.

Alkalose, kon|genitale (↑) f: s. Chloriddiarrhö, familiäre.

Alk|apton|urie (↑; gr. ἅπτειν erfassen; Ur-*) f: (engl.) *alkaptonuria*; autosomal-rezessiv erbl. Anomalie des Aminosäurestoffwechsels (Genlocus 3q21-q23 mit vielen Mutationen); androtrope Erkr., bei der inf. verminderter od. fehlender Aktivität der Homogentisinat-1,2-dioxygenase (Abk. HGD) der Abbau von Tyrosin* nur bis zur Homogentisinsäure* erfolgt, die dann als ein bräunliches od. bläuliches Pigment im Bindegewebe abgelagert u. vermehrt im Urin ausgeschieden wird; **Häufigkeit:** regional unterschiedlich; 1 : 20 000–250 000; **Sympt.:** bei Säuglingen u. Kleinkindern dunkle Verfärbung der Windeln; Pigmentablagerung in bradytrophem Gewebe (Ochronose*) führt initial zu schwärzl. Verfärbung von Nase, Ohren u. Augen (Lidknorpel, Sklera, Hornhautrandgebiete; s. Abb.). Meist treten erst jenseits des 30. Lj. inf. Degeneration der Gelenkknorpel Schwellungen u. Bewegungseinschränkungen der großen Gelenke u. der Wirbelsäule sowie Verkalkungen der Aorten- u. Mitralklappe u. der Koronararterien mit Aortenklappendilatation auf. Schweiß kann Bekleidung verfärben. **Diagn.:** heller, frischer Harn, der sich nach Alkalizusatz od. an frischer Luft dunkelbraun färbt; erhöhte Homogentisinsäure-Spiegel im Urin; **Ther.:** thyrosinarme Kost; Ascorbinsäure; 2-(2-Nitro-4-Trifluoromethylbenzoyl)-1,3-Cyclohexanedion (Abk. NTBC) zur Blockierung der Synthese von Homogentisinsäure.

Alkene *n pl:* (engl.) *olefins*; syn. Olefine; ungesättigte, aliphat. Kohlenwasserstoffe der allg. Formel C_nH_{2n} (für offenkettige A.) u. C_nH_{2n-2} (für cyclische Alkene).

Alkine *n pl:* (engl.) *alkynes*; veraltet Acetylene; homologe Reihe von Kohlenwasserstoffen mit der allg. Summenformel C_nH_{2n-2}, mit einer funktionellen Gruppe mit Dreifachbindung (—C≡C—); zu Additionsreaktionen neigend; z. B. Acetylen*, Propin, Butin.

Alkohol *m*: **1.** (engl.) *alcohol*; (chem.) Bez. für Kohlenwasserstoffe, deren Wasserstoffatome durch Hydroxylgruppen ersetzt sind; **2.** Kurzbez. für Ethylalkohol (syn. Ethanol), C_2H_5OH, funktionelle Gruppe*; entsteht durch Gärung aus Mono-, Di- od. Polysacchariden u. kann aus Acetylen od. Ethen synthetisiert werden; **Verw.**: z. B. in Desinfektionsmitteln (Ethanol 70 Vol%, 96 Vol%), Getränken (Bier 2–6 Vol%, Wein 7–17 Vol%, Likör 30–40 Vol%, Schnaps ca. 45 Vol%, Rum 40–70 Vol%); klin. Anw. z. B. in der Dermatatologie (Einreibungen, Kühlung), als Lösungsmittel (Arzneimittel) u. zur chir. Händedesinfektion; **Metabolismus:** nach oraler Aufnahme Resorption in Magen u. Darm; Abbau durch Alkoholdehydrogenase* zu Acetaldehyd u. durch Aldehyddehydrogenase weiter zu Essigsäure; 3–8 % werden durch Oxygenasen in den Mikrosomen abgebaut. Die Eliminationsgeschwindigkeit ist (außer bei sehr niedrigen Konz.) konstant. **Wirkung:** zerebellare Sympt., psychische Sympt. (Euphorie, Alkoholpsychose, Rausch), in geringen Konz. Blutdruckanstieg, in höheren Konz. Blutdruckabfall, Vasodilatation, Hyperventilation u. Steigerung der Diurese. Vgl. Alkoholkrankheit; Antabus-Syndrom; Abhängigkeit.

Alkohol, ab|soluter *m*: (engl.) *absolute alcohol*; 100 %iger, wasserfreier Alkohol*.

Alkohol|bestimmung: (engl.) *alcohol assay*; Bestimmung der Konz. von Ethanol in Blut od. Atemluft; **Methoden: 1.** ADH*-Methode; **2.** Gaschromatographie*; **3.** colorimetrische Messung der reduzierten Chromverbindung, die bei Oxidation von Ethanol zu Acetaldehyd entstehen; auch als orientierender Schnelltest der Atemluft (Verfärbung von Teströhrchen); s. Widmark-Formel; **4.** physik. mit Atemtestgeräten. Bei Alkoholdelikten (z. B. § 316 StGB) wird A. aus der Atemluft von den Gerichten ohne weitere Beweisanzeigen zu Lasten des Täters zurzeit nicht als ausreichend zuverlässig anerkannt; bei Ordnungswidrigkeiten im Straßenverkehr ist A. zugelassen (§ 24 a Abs. 1 Straßenverkehrsgesetz).

Alkohol|de|hydrogenase *f*: (engl.) *alcohol dehydrogenase*; Abk. ADH; zinkhaltige Oxidoreduktase, die mit NAD⁺ als Coenzym Alkohole zu Aldehyden

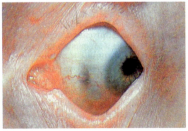

Alkaptonurie: Pigmentablagerungen in der Sklera [65]

Alkohole

oxidiert; labordiagn. Verw. zur Bestimmung des Blutalkoholgehalts; s. ADH-Methode.

Alkohole *m pl:* **1.** (engl.) *alcohols;* i. w. S. von Kettenkohlenwasserstoffen (Alkane, C_nH_{2n+2}) durch Ersatz eines od. mehrerer nicht am gleichen C-Atom stehender H-Atome durch Hydroxylgruppen abgeleitete Verbindungen; **2.** i. e. S. 1-wertige A. der Formel $C_nH_{2n+1}OH$, z. B. Ethylalkohol (C_2H_5OH); s. Alkohol.

Alkohol|embryo|pathie (Embryo-*; -pathie*) *f:* (engl.) *alcohol embryopathy;* syn. embryofetales Alkoholsyndrom, Embryofetopathia alcoholica; durch Alkoholkonsum der Mutter während der Schwangerschaft hervorgerufene pränatale Erkr. des Fetus; **Häufigkeit:** geschätzt 1–5 : 1000 Neugeborene; **Sympt.:** intrauterine u. postnatale Wachstumsretardierung, Mikrozephalie, Schädelfehlbildungen, typische Fazies mit breitem, kurzem Nasenrücken, kurzen Lidspalten, verstrichenem hohem Philtrum, schmalem Lippenrot u. Mandibularhypoplasie (s. Abb.), Ptosis*, statomotor. u. geistige Retardierung; häufig auch angeb. Herzfehler, Fehlbildungen an Skelett, Genitale u. inneren Organen (Fibrose*), selten Hirsutismus*; **Einteilung:** klin. in Schweregrade I (leichte Form)–III (fast alle aufgeführten Sympt. treten auf), fließende Übergänge.

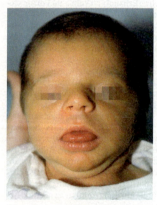

Alkoholembryopathie [49]

Alkohol|halluzinose (Halluzination*; -osis*) *f:* (engl.) *alcohol hallucinosis;* meist nach Alkoholexzess i. R. einer chron. Alkoholkrankheit* auftretende sympt. Psychose*; **Sympt.:** Angst, Verfolgungsideen, lebhafte akust. (beschimpfende), selten opt. od. taktile Halluzinationen* bei ungestörtem Bewusstsein.

Alkohol|hepatitis (Hepat-*; -itis*) *f:* alkoholische Fettleberhepatitis*.

Alkohol|in|toxikation (Intoxikation*) *f:* (engl.) *alcohol intoxication;* Ethanolintoxikation; akute Intoxikation durch orale Aufnahme von mehr als 100 g (Ethyl-)Alkohol; **Sympt.:** s. Tab.; **Ther.:** intensivmed. Überwachung u. Ther. (Aktivkohle nicht wirksam), evtl. Magenspülung (cave: Aspiration); cave: Entzugsdelir*; vgl. Alkoholkrankheit.

Alkohol|ismus *m:* s. Alkoholkrankheit.

Alkohol|krankheit: (engl.) *alcohol disease;* sog. Alkoholismus; Missbrauch* od. Abhängigkeit* von Al-

Alkoholintoxikation
Symptome einer (Ethyl-)Alkoholintoxikation

Blutkonzentration (‰)	Symptome
0,3	Gangstörungen, Hauttemperatur erhöht
0,4	beginnende Gesichtsfeldeinschränkung
0,5	Romberg-Versuch positiv, psychomotorische Erregung; Grenze der Fahrtüchtigkeit
0,6	beginnende Sprachstörungen, Kerntemperatur erniedrigt
0,7	leichter Nystagmus, Hyperventilation
1,0	moderater Rausch, Hypoglykämie
1,4	starker Rausch (sog. Parkbanklähmung)
2,0	sog. Filmriss, narkotische Wirkung (Koma)
4,0–5,0	letal für an Alkohol nicht Gewöhnte

Alkoholkrankheit
Einteilung des Trinkverhaltens nach Jellinek

Alphatrinker	Alkoholkonsum ohne Kontrollverlust zur Bewältigung psychischer oder körperlicher Probleme
Betatrinker	Alkoholkonsum aus Anpassung und Gewohnheit, evtl. körperliche Folgen
Gammatrinker	Alkoholkonsum mit Kontrollverlust, Abhängigkeit und körperlichen und sozialen Problemen
Deltatrinker	Alkoholkrankheit mit Abhängigkeit und Abstinenzunfähigkeit
Epsilontrinker	exzessiver Alkoholkonsum mit Kontrollverlust, evtl. wochen- und monatelanger Alkoholkonsum

kohol mit somatischen, psych. od. sozialen Folgeschäden; **Vork.:** in Deutschland 2,5–3 Mio. Alkoholkranke; **Urs.:** multifaktoriell; diskutiert werden best. genet. (Defekt der Alkoholdehydrogenase*), lerntheoret. (Modelllernen) u. sozialen (begünstigende Situation in unterprivilegierten Gruppen) u. psych. Faktoren (z. B. Krisensituationen); **Klin.:** Trinkverhalten: s. Tab.; neben den Sympt. der Abhängigkeit z. B. Rausch* u. Delirium* tremens; **Folgen: 1.** somatisch: alkoholische

Leberkrankheit*, Zieve-Syndrom, Pankreatitis, Ösophagitis, Gastritis, Mallory-Weiss-Syndrom, Kardiomyopathie, Polyneuropathie, Kleinhirnrindenatrophie, Wernicke-Enzephalopathie, hirnorg. Krampfanfälle; **2.** sozial: Probleme am Arbeitsplatz, Isolation, familiäre Konflikte, zivil- u. strafrechtl. Konsequenzen; **Diagn.:** klin. Bild, Eigen- u. Fremdanamnese, labordiagn. GGT, MCV, Ethylglukuronid* (im Urin) u. Desialotransferrin* (im Serum) erhöht; **Ther.:** mehrstufig; i. d. R. stationäre Entziehung* u. Entwöhnung*, Psychotherapie*.

Alkohol|leber|syn|drom *n*: s. Leberkrankheit, alkoholische.

Alkohol|missbrauch *m*: (engl.) *alcohol abuse*; schädl. Gebrauch von Alkohol; s. Alkoholkrankheit.

Alkohol|psychose (Psych-*; -osis*) *f*: (engl.) *alcohol psychosis*; org. Psychose* als Kompl. einer Alkoholkrankheit* od. bei pathol. Rausch*.

Alkohol|schmerz: (engl.) *alcohol induced pain*; bei Pat. mit Hodgkin*-Lymphom wenige Min. nach Genuss kleiner Alkoholmengen auftretende, bis Stunden dauernde schmerzhafte, brennende Empfindung in den erkrankten Geweben (bes. Lymphknoten u. Knochen); selten (<1 % der Hodgkin-Lymphom-Patienten); **Urs.:** unbekannt.

Alkohol|syn|drom, embryo|fetales *n*: Alkoholembryopathie*.

Alkyl *n*: einwertiger, frei nicht vorkommender aliphat. Rest (—C_nH_{2n+1}).

Alkylanzien *n pl*: (engl.) *alkylating agents*; syn. alkylierende Verbindungen; Gruppe zytotox. wirkender Stoffe (Zytostatika*) durch Alkylierung (Einbau von Alkylgruppen) von Phosphat-, Amino-, Sulfhydryl-, Carboxyl- u. Hydroxylgruppen der Nukleinsäuren sowie Proteine mit Hemmung der Zellteilung; wirken selbst kanzerogen; z. B. Stickstofflost (s. Lost), Chlorambucil*, Cyclophosphamid*, Busulfan*, Ifosfamid*.

Alkyl|phosphate *n pl*: aliphat. Phosphorsäureester*.

ALL: Abk. für akute lymphatische Leukämie; syn. Lymphoblastenleukämie; von der lymphatischen Zellreihe ausgehende Form der Leukämie* mit akutem Verlauf (unbehandelt in Wo. bis wenigen Mon. tödl.); überwiegende Leukämieform des Kindesalters (80 %), aber in jedem Lebensalter vorkommend; **Formen:** Unterteilung durch Immunphänotypisierung, zytogenet. u. molekularbiol. Untersuchungen; **1.** B-Vorläufer-ALL, Untergruppen: Pro-B-ALL, Common-ALL (c-ALL), Prä-B-ALL; **2.** Mature-B-ALL; **3.** T-ALL; FAB-Klassifikation der ALL (s. Tab.) nur zur Abgrenzung des FAB-Subtyps L3 (Burkitt-Typ) von den Subtypen L1 u. L2 gebräuchlich; **Klin.:** Zeichen der Knochenmarkinsuffizienz (Haut- u. Schleimhautblutungen, Infektanfälligkeit, Müdigkeit, Blässe, Lymphknotenschwellung, Fieber); lokalisierte Manifestationen: Knochen-, Bauchschmerzen (Hepato- u. Splenomegalie), Thymustumor, bei leukäm. Befall des ZNS (Meningeosis* leucaemica) Kopfschmerzen, Sehstörungen, Erbrechen, Hirnnervenläsionen; **Diagn.:** Blutbild (Gesamtleukozytenzahl in 50 % der Fälle erhöht, in 25 % normal u. in 25 % erniedrigt), Blutausstrich, Knochenmarkausstrich; **Ther.:** Remissionsinduktion mit Kombinationschemotherapie (i. d. R. Prednison, Vincristin u. Asparaginase; evtl. auch Anthrazykline*) u. anschließende Konsolidierungstherapie; bei Philadelphia-Chromosom-positiver ALL zusätzlich Tyrosinkinase*-Inhibitoren, z. B. Imatinib*; präventive Bestrahlung des ZNS (Meningeosis* leucaemica); **Progn.:** Fünf-Jahres-Überlebensrate bei Kindern 80 %; bei Erwachsenen ungünstiger, altersabhängige Remissionsrate (33–86 %) u. Heilungsrate (13–58 %); progn. ungünstig: Nachw. des Philadelphia-Chromosoms (Heilung nur durch allogene Stammzelltransplantation nach Induktionstherapie mit zusätzlicher Verwendung des Tyrosin-Kinase-Inhibitors Imatinib möglich).

All|ästhesie (Allo-*; -ästhesie*) *f*: (engl.) *allesthesia*; Form der qual. Sensibilitätsstörungen*, bei welcher der Reiz als ungewohnt, fremd od. schlecht zu beschreiben wahrgenommen wird.

All|ästhesie, visuelle (↑; ↑) *f*: (engl.) *visual allesthesia*; Wahrnehmung visueller Illusionen mit scheinbarer Verlagerung von Objekten von einer Gesichtsfeldhälfte in die andere; Vork. bei Migräne* u. Schädigung des Okzipitalhirns.

Allantoin *n*: (engl.) *allantoin, 5-ureidohydantoin*; Stickstoffspeicherverbindung einiger Pflanzen (z. B. Rosskastanie, Beinwell) u. Endprodukt des Purinabbaus bei einigen Wirbeltieren, die (im Gegensatz zu Menschen, Primaten, Vögeln u. a.) Harnsäure* durch Uratoxidase* spalten können; **Wirkung:** Förderung von Zellproliferation u. Epithelisierung, therap. **Anw.:** als Dermatikum u. a. in Wundsalben, Hautcremes, Sonnenschutzmitteln, Antihidrotika.

Allantois (gr. ἀλλᾶς, ἀλλᾶντος Wurst, Ballon) *f*: (engl.) *allantois*; (embryol.) etwa am 16. Tag entstehende blinde Ausstülpung des intraembryonalen Anteils des Dottersacks* in den Haftstiel am kaudalen Ende des Embryos, die sich z. T. zur embryonalen Kloake entwickelt; wird mit Vergrößerung der Blase zum Urachus*; aus den im Haftstielmesenchym entstehenden Allantoisgefäßen gehen die Plazentagefäße hervor.

Allele (gr. ἀλλήλων gegenseitig, zueinandergehörig) *n pl*: (engl.) *allelomorphs*; syn. Allelomorphe; Ausprägungen eines Gens* od. eines genetischen Markers*, die auf homologen Chromosomen am gleichen (Gen)Locus lokalisiert sind; von vielen Genen sind nur 2 unterschiedl. Formen bekannt. Häufig treten jedoch Serien multipler A. auf, die je nach Größe u. Nukleotidfolge in der DNA 3 u. mehr unterscheidbare Phänotypen hervorrufen. Ein Individuum mit diploidem Chromosomensatz kann nie mehr als 2 Gene haben, die zueinander im Verhältnis der Allele stehen. Von einem Allelenpaar eines Elternteils wird immer nur ein Allel

ALL	
Morphologische Einteilung nach FAB-Klassifikation	
FAB-Subtyp	Bezeichnung
L1	kleinzellige Lymphoblastenleukämie
L2	polymorphzellige Lymphoblastenleukämie
L3	Burkitt-Typ

an dasselbe Kind weitergegeben (Ausnahme: Chromosomenaberrationen*).

Allelie, multiple (↑) *f*: (engl.) *multiple allelomorphy*; Vorhandensein von unterschiedl. Basensequenzen eines Gens an einem best. Genlocus, die zu Veränderungen des Phänotyps führen können (s. Polymorphismus).

Allen-Masters-Syn|dr_om_ (William M. A., Gyn., St. Louis, geb. 1904; William H. M., Gyn., St. Louis, 1915–2001) *n*: (engl.) *Allen-Masters syndrome*; Bez. für durch Schwangerschaft u. Geburt entstandene peritoneale Einrisse des Lig. latum uteri; **Sympt.:** abdominale u. Kreuzschmerzen, Dysmenorrhö*, Dyspareunie*; **Ther.:** evtl. Peritonealnaht (Indikationsstellung umstritten, da fragl. Korrelation zu permanenten klin. Beschwerden).

Allen-Test (1. Dudley Peter A., Chir., Cleveland, 1852–1915; 2. Edgar V. A., 1892–1943) *m*: **1.** Methode zur Überprüfung der Funktion des Palmarkreislaufs vor Punktion der A. radialis zur invasiven Blutdruckmessung*; zunächst manuelle Kompression der A. ulnaris u. A. radialis unter Faustschluss bis zum Abblassen der Hand; beträgt die Dauer bis zum Eintritt der Wiederdurchblutung nach Freigabe der A. ulnaris mehr als 15 Sek. (negativer A.-T.), so ist eine unzureichende Funktion des Arcus palmaris anzunehmen u. eine Radialispunktion kontraindiziert; **2.** Methode zum Nachweis von Durchblutungsstörungen im Bereich des Unterarms bei pAVK*; ein diffuses Abblassen der Handfläche bei manueller Kompression der A. radialis od. A. ulnaris (u. Faustschluss) deutet auf einen Verschluss des nicht komprimierten Gefäßes hin.

All|ergen (Allo-*; Erg-*) *n*: (engl.) *allergen, sensitizer*; Antigen*, das eine allerg. Immunantwort hervorruft, die entweder durch Induktion der Synthese von IgE-Antikörpern eine allerg. Reaktion vom Soforttyp (Typ I) an Haut u. Schleimhaut od. zytotox. (Typ II), Immunkomplex vermittelte (Typ III) od. verzögerte, zellvermittelte Reaktionen (Typ IV) hervorruft; s. Allergie (Tab. dort). meist Polypeptide od. Proteine (M_r 5000–50 000), deren Sensibilisierungspotenz durch chem. Aufbau u. Komb. der allergenen Determinanten (Epitop*) bestimmt wird; abhängig von Häufigkeit, Bindungsaffinität zu basophilen Granulozyten u. Mastzellen sowie Stimulierungsfähigkeit der IgE-Synthese unterscheidet man bei der Allergie vom Soforttyp Major-, Intermediär- u. Minorallergene. Bei der Kontaktallergie wirken oft kleine Moleküle (sog. Haptene*, z. B. Nickel, Chromat) als A., die jedoch ein höhermolekulares Trägermolekül benötigen, um eine Immunantwort auszulösen. **Einteilung: 1.** nach Herkunft: Pflanzen, Tiere, Chemie, Pharmazie; **2.** nach Art der Allergenexposition des Organismus endogen (z. B. Proteine von Mikroorganismen) u. exogen: **a)** Inhalationsallergene (aerogene Allergene), die primär Atemweg-, sekundär auch Haut- u. Darmsymptome auslösen; z. B. Pollen, Pilzkonidien, tier. Epithelien, Federstaub, Speichel-, Schweiß-, Urin- u. Kotproteine, Milbenkot, Insektenschüppchen, Holz- u. Mehlstaub, auch kleinmolekulare Substanzen wie Kolophonium, Formaldehyd, Phthalsäureanhydrid, Isocyanate u. Platinsalze; **b)** Ingestionsallergene (Nahrungsmittelallergene), die oft erst durch enzymat. Abspaltung im Verdauungstrakt entstehen u. primär Obstipation, Brechdurchfall bzw. abdominale Koliken, auf hämatogenem Wege auch Haut- u. Atemwegsymptome verursachen; s. Nahrungsmittelallergie; **c)** Kontaktallergene, welche die epidermale Barriere passieren u. eine Sofort- od. Spättypreaktion auslösen; s. Kontakturtikaria; Protein-Kontaktdermatitis; Kontaktekzem; **d)** Injektionsallergene; insbes. tier. Gifte (von Bienen, Wespen, Feuerameisen, Quallen, Seeanemonen, Feuerkorallen) u. Arzneimittel (z. B. Penicilline). Das Allergenisierungsrisiko wird bei Typ-I-Reaktionen durch die genet. fixierte Prädisposition des Individuums (Atopieneigung), die Häufigkeit u. Intensität der Allergenexposition, die Allergenpotenz der betreffenden Substanz u. die aktuelle Abwehrlage der Körpergrenzflächen bestimmt.

All|ergie (↑; gr. ἔργον Verrichtung) *f*: (engl.) *allergy*; angeborene od. erworbene spezif. Änderung der Reaktionsfähigkeit des Immunsystems* gegenüber körperfremden, eigentlich unschädlichen u. zuvor tolerierten Substanzen, die als Allergen* erkannt werden; **Path.:** klin. stummer Erstkontakt, Sensibilisierungsphase (mind. 6 Tage), Auftreten von Überempfindlichkeitsreaktionen nach erneutem Allergenkontakt am individuell unterschiedl. Organsystemen (Haut, Konjunktiven, Nasen-, Rachen-, Bronchialschleimhaut, Magen-Darm-Trakt) od. am gesamten Gefäßsystem; mögl. Allergenexposition: topisch (allerg. Kontaktekzem*, Kontakturtikaria*, Proteinkontaktdermatitis), inhalativ (z. B. Rhinitis* allergica, allergisches Asthma* bronchiale), enteral (Nahrungsmittelallergie*), parenteral (z. B. s. c. od. i. v.) bei Insulinallergie* u. a.; **Einteilung: 1.** nach auslösendem Allergen: Arzneimittelallergie* (z. B. Penicillinallergie*), Pollinosis*, Latexallergie*, Kuhmilchallergie* u. a.; **2.** entspr. Typ der Überempfindlichkeitsreaktion nach Coombs u. Gell (s. Tab.) mit Unterteilung in eine antikörpervermittelte Reaktion vom Soforttyp (vgl. Schock, anaphylaktischer) u. eine durch T-Lymphozyten vermittelte Spätreaktion; klin. nicht immer isoliert verlaufend, z. T. Mischformen (Typ I u. Typ IV); häufigste Form: Typ I; **Vork.:** Inzidenz atopischer Erkr. (s. Atopie) ist zunehmend; diskutiert werden übertriebene Hygiene, Zivilisationsfaktoren, zu wenig Training des Immunsystems durch weniger Infekte. atop. Dermatitis betrifft bis zu 30 % der Kleinkinder, Sensibilisierungen gegen Inhalationsallergene bei fast 40 % der Grundschüler nachweisbar; **Urs.: 1.** genet. Faktoren: **a)** Typ I: Überwiegen der TH2-Zellen (s. T-Helferzellen) mit vermehrter IL-4-Produktion u. damit überschießende Bildung von Gesamt-IgE u. allergenspezif. IgE sowie Fixierung dieser Immunglobuline an Fcε-RI-Rezeptoren auf Gewebe- u. sog. Blutmastzellen (basophilen Granulozyten*); vgl. Atopie; **b)** Typ IV: HLA-assoziierte allerg. Reaktionsbereitschaft; allergspezif. T-Lymphozyten; **2.** nicht erbl. Faktoren: intensive Allergenexposition (sog. aufgezwungene A.), erhöhte Permeabilität der Haut- u. Schleimhautbarriere durch bakterielle od. virale Infektion od. chem. Irritation; veränderte Reaktionsbereitschaft von Mastzellen, Monozyten, basophilen u. eosino-

Allergologie

Allergie
Die 4 Typen der immunologischen Überempfindlichkeitsreaktion (nach Coombs und Gell)

Typ	Mechanismus	Reaktionszeit	klinisches Bild
Frühtyp (humoral)			
Typ I (Soforttyp, anaphylaktischer Typ)	nach Interaktion von IgE-Antikörpern mit Fcɛ-RI-Rezeptoren Freisetzung von verschiedenen Mediatoren (u. a. Histamin, Leukotriene C_4, D_4, E_4, Prostaglandine D_2 und E_2, Thromboxan A_2, Kallikrein, ECF, NCF, PAF) aus Basophilen und Mastzellen	Sekunden bis Minuten; evtl. zweite, sog. verzögerte Reaktion nach 4–6 Std.	allergische Konjunktivitis, Rhinitis allergica, allergisches Asthma bronchiale, allergische Urtikaria, Angioödem, anaphylaktischer Schock
Typ II (zytotoxischer Typ)	Interaktion von zellwandständigen Antigenen (z. B. Arzneimittel, Blutgruppenantigene) mit spezifischen IgG-, evtl. auch IgM-Antikörpern; durch Aktivierung von Komplement oder zytotoxischen Killerzellen kommt es zur Zytolyse körpereigener Zellen	wenige Minuten bis 12 Std.	hämolytische Anämien, Thrombozytopenie und Agranulozytose, Transfusionszwischenfälle
Typ III (Immunkomplextyp, Arthus-Typ)	Bildung gewebeständiger oder zirkulierender Immunkomplexe aus präzipitierenden Antikörpern (IgG, IgM) und Antigenen; Aktivierung von Komplementfaktoren, insbesondere C3a und C5a, führt zur Phagozytose der Immunkomplexe durch Granulozyten unter Freisetzung gewebeschädigender Enzyme (z. B. Elastase, Kollagenase, Myeloperoxidase)	6–12 Std.	Serumkrankheit, Immunkomplex-Vaskulitis, exogen-allergische Alveolitis, allergische bronchopulmonale Aspergillose
Spättyp (zellvermittelt)			
Typ IV (verzögerter Typ)	Freisetzung von Zytokinen aus spezifisch sensibilisierten T-Lymphozyten bei erneutem Kontakt mit Vollantigen (aus kleinmolekularem Hapten und großmolekularem Trägerprotein), die zur Aktivierung bzw. Proliferation von Makrophagen und mononukleären Zellen sowie deren Wanderung an den Ort der Antigenbelastung beitragen (Infiltration und Entzündungsreaktion)	12–72 Std.	allergisches Kontaktekzem, Tuberkulinreaktion, Arzneimittelexantheme, Transplantatabstoßung, persistierende granulomatöse Reaktion

philen Granulozyten bes. bei chron. Verlauf der A. vom Typ I; psych. Faktoren bei der allergenspezif. Sensibilisierung u. aktuellen Reaktionsbereitschaft; **Klin.:** je nach Typ der A. u. Lok. der allerg. Entzündungsreaktion; z. B. Conjunctivitis* vernalis, Conjunctivitis allergica, Rhinitis* allergica, exogen-allergische Alveolitis*, allergische Urtikaria, anaphylaktischer Schock*, Arzneimittelexanthem*; **Diagn.:** je nach Typ der A.; Nachweis der Sensibilisierung meist mit Hauttestung* u./od. Enzym*-Allergo-Sorbent-Test (evtl. CAST*, Basophilen*-Aktivierungstest, Lymphozytentransformationstest*), ggf. Nachweis der Allergie durch Provokationstest; **Ther.:** je nach Klin.; Antiallergika*, symptomat. Pharmakotherapie (z. B. top. Alphasympathomimetika*), spezifische Immuntherapie* u. a.; Prävention* durch Allergenkarenz; **Prävention:** bei genet. Prädisposition (sog. allergischer Diathese): **1.** primär: **a)** Säuglingsernährung*: ausschließl. Stillen* in den ersten 4 Lebensmonaten (alternativ hydrolysierte Säuglingsnahrung od. Sojanahrung*), Beginn der Beikost-Zufütterung nach den ersten 4 Lebensmonaten; **b)** Raumklima: ausreichend lüften, relative Luftfeuchtigkeit ≤70 %; **c)** Exposition gegenüber Tabakrauch (einschließl. pränatal) meiden; **2.** sekundär: zusätzl. Meiden von Hausstaubmilben (sog. Encasing) u. Katzen (Tierhaltung); **DD:** s. Pseudoallergie. Vgl. Kreuzallergie.

All|ergie|syn|drom, orales (↑; ↑) *n*: (engl.) *oral allergy syndrome*; Abk. OAS; häufig durch Kreuzallergie* bei saisonaler Rhinitis* allergica bedingte Schleimhautreaktion innerhalb weniger Minuten nach Ingestion mit Pollen assoziierter Nahrungsmittel (mit Birkenpollen assoziiert z. B. Walnüsse, Kern- u. Steinobst, Sellerie; mit Beifusspollen assoziiert z. B. Sellerie, Gewürze); **Sympt.:** Schwellung, Rötung, Angioödem*, Durchfall, Erbrechen, ggf. Urtikaria, Rhinitis, Asthma bronchiale, anaphylaktischer Schock*; **Ther.:** Karenz, Notfallarzneimittel (z. B. schnell wirksames orales Antihistaminikum, Glukokortikoid).

All|ergo|logie (↑; ↑; -log*) *f*: (engl.) *allergology*; Lehre von den immun., pharmak. u. biochem. Grundlagen, der Diagn. u. Ther. (Karenzmöglichkeiten, spezif. Immuntherapie, Pharmakotherapie) der allergischen Erkr. sowie der spez. Ökologie der Allergene; **Ausbildung:** 18-monatige ärztl. Weiterbildung (bis zu 12 Monate Anerkennung in den Bereichen HNO, Haut- u. Geschlechtskrankheiten, Innere Medizin u. Pneumologie od. Kinder- u. Jugendmedizin möglich).

Alles-oder-Nichts-Gesetz: 1. (engl.) *all-or-none law;* (physiol.) Bez. für die Gesetzmäßigkeit in der Reaktionsweise einer erregbaren Nerven- bzw. Muskelzelle i. S. eines sich entweder vollständig od. gar nicht ausbildenden Aktionspotentials* (Abk. AP) als Antwort auf einen Reiz*; wird das sog. Schwellenpotential (vgl. Reizschwelle) einer Zelle erreicht, läuft das AP je nach Zellart u. unabhängig von der Intensität des auslösenden überschwelligen Reizes i. d. R. gleichförmig u. vollständig ab; bei unterschwelligen Reizen kommt es nicht zur Ausbildung eines AP, auch nicht in abgeschwächter Form. **2.** (kardiol.) Bez. für die Gesetzmäßigkeit, mit der sich das Herz bei überschwelliger Reizbildung aufgrund der funktionellen Einheit der Herzmuskelzellen entweder vollständig erregt u. kontrahiert (die Glanzstreifen* zwischen den Herzmuskelzellen ermöglichen eine rasche u. verlustfreie Fortleitung der AP) od. nicht reagiert, falls der Reiz unterschwellig bleibt; vgl. Erregungsleitungssystem.

Allgemein|an|ästhesie (Anästhesie*) *f:* s. Narkose.

Allgemein|in|fektion (Infekt-*) *f:* s. Sepsis.

Allgemein|medizin *f:* (engl.) *general practice;* Grundversorgung aller Pat. mit körperl. u. seelischen Gesundheitsstörungen in Notfall-, Akut- u. Langzeitversorgung, in Prävention u. Rehabilitation sowie die ärztl. Betreuung von Gesunden, unabhängig von Alter u. Geschlecht, unter Berücksichtigung der Persönlichkeit, Familie u. sozialen Umwelt; **Arbeitsgrundlagen** sind eine auf Dauer angelegte Arzt*-Patient-Beziehung, die Anamnese u. der Umgang mit den epidemiol. Besonderheiten des unausgelesenen Patientenkollektivs mit den daraus folgenden spez. Bedingungen der Entscheidungsfindung (abwartendes Offenlassen*, Vermeidung abwendbar gefährlicher Verläufe*). **Arbeitsziel** ist eine qualitativ hochwertige Versorgung, die den Schutz der Pat. vor Fehl-, Unter- od. Überversorgung einschließt. **Aufgaben: 1.** primärärztliche Lotsen- u. Steuerfunktion: angemessene u. gegenüber Pat. u. Gesellschaft verantwortliche Stufendiagnostik u. Therapie unter Einbeziehung von Fachspezialisten; **2.** haus- u. familienärztliche Funktion: Betreuung des Pat. im Kontext seiner Familie od. sozialen Gemeinschaft, auch im häusl. Umfeld (Hausbesuch); **3.** Gesundheitsbildungsfunktion: Gesundheitsberatung u. -förderung für den Einzelnen u. in der Gemeinde; **4.** Koordinations- u. Integrationsfunktion: gezielte Zuweisung zu Spezialisten, Koordinierung zwischen den Versorgungsebenen, Zusammenführen u. Bewerten aller Ergebnisse u. deren kontinuierliche Dokumentation sowie Vermittlung von Hilfe für u. Pflege des Pat. in einem Umfeld **Familienmedizin** (Teil der A.) umfasst hausärztl. Behandlung u. gesundheitl. Betreuung von Familien od. familienähnl. Gruppen in somatischer, psychischer u. sozialer Hinsicht; Voraussetzung ist die Kenntnis der Beziehungen der Familienmitglieder untereinander u. zu ihrer Umwelt.

Allgemein|narkose (Nark-*) *f:* s. Narkose.

Alli|thiamine *n pl:* (engl.) *allithiamins;* Sammelbez. für lipidlösl. Derivate von Thiamin* (z. B. Befotiamin, Betiamin, Fursultiamin, Octotiamin); **Anw.:** als neurotrope Analgetika.

Allium (lat. Lauch) *n:* (engl.) *Allium;* Pflanzengattung der Fam. Alliaceae (Liliaceae) mit versch. arzneilich verwendeten Arten, z. B. A. cepa (Zwiebel), A. sativum (Knoblauch), A. ursinum (Bärlauch).

Allo-: Wortteil mit der Bedeutung anders (beschaffen), verschieden; von gr. ἄλλος.

Allo|agglutinine (↑; Agglutination*) *n pl:* (engl.) *alloagglutinins;* veraltet Isoagglutinine, Isohämagglutinine; Alloantikörper*, die gegen die auf den eigenen Erythrozyten nicht vorhandenen Blutgruppenantigene A bzw. B der ABNull*-Blutgruppen gerichtet sind (Landsteiner*-Regel) u. physiol. im Serum vorkommen (reguläre Antikörper*); **Anti-A** bei Blutgruppe 0 u. B, **Anti-B** bei Blutgruppe 0 u. A. Vgl. Blutgruppenantikörper.

Allo|anti|gen (↑; Antigen*) *n:* (engl.) *alloantigen;* veraltet Isoantigen; lösliches od. auf Zelloberflächen lokalisiertes Antigen*, das nicht bei allen Individuen einer Species vorkommt u. deshalb bei Individuen, denen dieses Antigen fehlt, eine Immunantwort* auslösen kann; s. Blutgruppenantigene; HLA-System.

Allo|anti|körper (↑; Anti-*): (engl.) *alloantibody;* veraltet Isoantikörper; gegen ein Alloantigen* gerichteter Antikörper; z. B. Blutgruppenantikörper*.

Allo|anti|serum (↑; ↑; Sero-*) *n:* (engl.) *alloantiserum;* zur Blutgruppenbestimmung* verwendetes Testserum*, das (meist monoklonale) Blutgruppenantikörper* einer best. Spezifität enthält.

Allo|arthro|plastik (↑; Arthr-*; -plastik*) *f:* (engl.) *alloarthroplasty;* Gelenkersatz durch Fremdmaterial aus z. B. Chrom-Cobalt-Molybdän- od. Titanlegierungen (s. Endoprothese; Totalendoprothese); vgl. Plastik.

Allo|cortex (↑; Cort-*) *m:* (engl.) *allocortex;* stammesgeschichtl. alte Areale der Großhirnrinde* mit gegenüber dem Isocortex* einfacherem u. atypischem zytoarchitektonischem Aufbau; umfasst **Palaeocortex** (ältester Anteil, an der basalen Oberfläche, bildet mit dem Bulbus* olfactorius u. der Riechbahn)" das Rhinencephalon); **Archicortex** (an der medialen Hemispärenwand gelegene stammesgeschichtl. alte Bezirke mit nur 3-schichtiger Lamination, umfasst Hippocampusformation (s. Hippocampus) u. Area* subcallosa.

Allo|dynie (↑; -odynie*) *f:* (engl.) *allodynia;* gesteigerte Schmerzempfindlichkeit, bei der Schmerz* bereits durch einen normalerweise nicht schmerzhaften Reiz, z. B. eine wiederholte leichte Berührung, ausgelöst wird; **Vork.:** z. B. diabet. Neuropathie*, inkomplette periphere Nervenverletzung, Thalamusläsion.

Allo|endo|prothese (↑; End-*; Prothese*) *f:* s. Endoprothese.

allo|gen (-gen*): früher homogen; s. Transplantation (Tab. 1 dort); s. Plastik.

Allo|im|munisierung (↑; immun*): (engl.) *isoimmunisation;* veraltet Isoimmunisierung; die durch ein

Alloantigen* induzierte Bildung von Alloantikörpern*, z. B. Sensibilisierung der Mutter durch fetale Erythrozyten (s. Blutgruppenantikörper).

Allo|im|mun|thrombo|zyto|penie, neo|natale und fetale (↑; ↑; Thromb-*; Zyt-*; -penie*) *f*: (engl.) *neonatal alloimmune thrombocytopenia* (Abk. NAIT), *fetal alloimmune thrombocytopenia* (Abk. FAIT); Thrombozytopenie* inf. Inkompatibilität von fetalem u. mütterl. HPA*-System; **Pathophysiol.:** Sensibilisierung der Mutter vor der 18. SSW mit IgG-Antikörperbildung (in 80 % Anti-HPA-1a, in 15 % Anti-HPA-5b); diaplazentarer Übertritt der IgG-Antikörper u. Abbau der fetalen Thrombozyten; Blutungsneigung beim Fetus bzw. Neugeborenen; **Häufigkeit:** Inzidenz klin. manifester Fälle: 1 : 2000 (–5000); **Klin.:** petechiale Blutungen, evtl. mit Ekchymosen u. Hämatomen (v. a. an mechan. belasteten Stellen), Melaena* neonatorum, blutige Aspiration (keine Hepatosplenomegalie); cave: intrazerebrale Blutung; u. U. bereits pränatal (Abk. FAIT für fetale Alloimmunthrombozytopenie); **Diagn.:** Thrombozytopenie (Blutbild), thrombozytenspezif. Antikörper (z. B. MAIPA*-Assay); **Ther.:** 1. pränatal: bei Thrombozyten <30 000/µl Gabe von kompatiblem Thrombozytapheresekonzentrat, Blutbestrahlung u. Ausschluss einer Zytomegalie-Virus-Infektion des Spenders (Zielwert: 300 000/µl); 2. postnatal: bei Verdacht auf intrazerebrale Blutung bzw. Thrombozyten <30 000/µl Gabe von kompatiblen mütterl. od. homologen Thrombozyten, ggf. Immunglobuline.

Allo|pathie (↑; -pathie*) *f*: (engl.) *allopathy*; aus der Homöopathie* stammende Bez. für Heilmethoden, die Erkr. mit Arzneimitteln entgegengesetzter Wirkung behandeln; A. wird daher synonym verwendet für Schulmedizin. Eine relativ hochdosierte Arzneimittelgabe unter der Annahme einer proportionalen Dosis*-Wirkungsbeziehung wird als allopathische Dosierung bezeichnet.

Allo|plasma (↑; Plasma*) *n*: s. Paraplasma.

Allo|plastik (↑; -plastik*) *f*: s. Plastik; Endoprothese; Implantate.

Allo|purinol (INN) *n*: (engl.) *allopurinol*; Analogon des Hypoxanthins*, das inf. Suizidhemmung der Xanthinoxidase* zur verminderten Harnsäuresynthese führt (Urikostatikum); **Ind.:** Hyperurikämie*, Gicht*; **UAW:** selten Unverträglichkeitsreaktionen (inf. relativer Überdosierung bei Niereninsuffizienz); **Wechselwirkung:** mit Azathioprin* (Dosisanpassung bei Kombinationsbehandlung erforderlich).

Allor|rhythmie (Allo-*; Rhythmus*) *f*: (engl.) *allorhythmia*; Allodromie; Form der Herzrhythmusstörung* inf. period. auftretender Extrasystolen (Abk. ES); pro Normalschlag eine (Bigeminie*), 2 (Trigeminie*) od. mehrere ES (Polygeminie*) bzw. Wenckebach*-Periodik.

allo|statisch (↑; statisch*): s. Transplantation (Tab. 1 dort).

Allo|sterie (↑; Stereo-*) *f*: (engl.) *allosterism*; Änderung der Konfiguration von Proteinen (z. B. Enzyme, Transportproteine) durch reversible Anlagerung eines Effektors am sog. allosterischen Zentrum; die Änderung der Quartärstruktur reguliert die Bindung von Substrat u. Enzym, so dass es zur Hemmung od. Steigerung der Enzymaktivität kommt; z. B. wird bei der Glykolyse die Aktivität der Phosphofruktokinase allosterisch durch Citrat od. ATP gehemmt bzw. durch ADP gesteigert.

Allo|trans|plantation (↑; Transplantation*) *f*: (engl.) *allotransplantation*; allogene Transplantation; s. Transplantation (Tab. 1 dort).

Allo|typie (↑) *f*: (engl.) *allotypy*; veraltet Isotypie; genet. Polymorphismus* von Proteinstrukturen innerh. einer Species (v. a. von Plasmaproteinen); z. B. allotypische Variationen in konstanten Regionen der H- u. L-Ketten der Immunglobuline* u. Serumgruppen*; xenogene Antiseren erfassbaren Epitope werden als allotypische Determinanten bezeichnet. Vgl. Idiotypie.

allo|vital (↑; vital*): s. Transplantation (Tab. 1 dort).

Alltags|kompetenz *f*: (engl.) *everyday competence*; Fähigkeit, den Anforderungen des Alltags (Ernährung, Hygiene, Kommunikation, Mobilität u. a.) gewachsen zu sein u. die Aktivitäten* des täglichen Lebens selbständig, unabhängig u. eigenverantwortlich zu erfüllen; wesentl. Kriterium zum Abschätzen der Pflegebedürftigkeit* u. des Rehabilitationspotentials. **Bestimmung:** Barthel*-Index.

ALM: Abk. für akrolentiginöses Melanom; s. Melanom, malignes.

Almo|triptan (INN) *n*: (engl.) *almotriptane*; selektiver Serotonin*-Agonist (5-HT₁-Rezeptor-Agonist); **Ind.:** Migräne mit u. ohne Aura; **UAW:** Übelkeit, Schwindel.

Aloe *f*: (engl.) *aloe*; eingedickter Saft der Blätter einiger Arten der Gattung A. mit stark bitterem Geschmack; Inhaltsstoffe: 1,8-Dihydroxyanthracenderivate (insbes. Aloin) u. Aloeresine; **Verw.:** dickdarmwirksames Laxans durch Blockade der Na^+-K^+-ATPase des Darmepithels (Hemmung der Wasser- u. Elektrolytresorption) sowie durch Steigerung der Wassersekretion in das Darmlumen; Bittermittel; **Kontraind.:** Subileus, Ileus, Schwangerschaft, Stillzeit, Hämorrhoiden, Nierenentzündung.

A|logie (A-*; -log*) *f*: (engl.) *alogia*; Unvermögen, grammatikalisch richtige u. in sich logische Sätze zu bilden; **Vork.:** bei Aphasie*, schweren Psychosen*, Intelligenzstörung*.

Alopecia andro|genetica (gr. ἀλωπεκία Fuchsräude, Haarausfall) *f*: (engl.) *androgenetic alopecia*; Alopezie* inf. Haarverlusts (telogenes Effluvium*) im Bereich der Kopfhaut aufgrund einer polygen erbl. erhöhten Androgenempfindlichkeit der Haarfollikel (erhöhte Anzahl der Androgen-Rezeptoren) bzw. einer Erhöhung des freien Testosterons im Blut; **Formen:** 1. **männl. Typ:** Beginn im frühen Erwachsenenalter, u. U. bereits in der Pubertät (Alopecia praematura), beiderseits frontotemporal, anfangs schnelle, später verlangsamte Ausdehnung über den Scheitelbereich u. Entstehung einer männl. Glatze (Calvities) mit Aussparung eines hinteren, seitl. Haarkranzes; 2. **weibl. Typ:** Beginn später als beim Mann, meist nach dem Klimakterium; diffuse Lichtung im Scheitelbereich mit Aussparung eines frontalen Haarstreifens; **Ther.:** bei Männern: 1. lokal Minoxidil* in 5 %iger Lösung, 17α-Estradiol; 2. system. 5α-Reduktase(Typ II)-Hemmer, z. B. Finasterid*; 3. u. U. Haartransplantation od. Reduktionsplastik der unbe-

Alopecia areata

haarten Kopfhaut; bei Frauen: **1.** lokal östrogenhaltige Haarwässer, 17α-Estradiol, Minoxidil in 2%iger Lösung; **2.** system. Kombination aus Östrogenen u. Antiandrogenen.

Alopecia areata (↑) *f*: (engl.) *alopecia areata;* syn. kreisrunder Haarausfall, Pelade; erworbener, nicht vernarbender Haarverlust an umschriebenen Stellen bes. der Kopfhaut, Generalisation möglich; **Ätiol.:** familiär gehäuftes Auftreten; möglicherweise Autoimmunkrankheit: Infiltrationen von Langerhans*-, T*-Helfer- u. Suppressorzellen, verstärkte Expression von Adhäsionsmolekülen wie das interzelluläre Adhäsionsmolekül (ICAM)-1, HLA-Klasse-I u. -Klasse-II-Molekülen auf Bulbusepithel u. in dermaler Papille des Haarfollikels; **Klin.:** plötzl. Entstehung einer od. mehrerer rund-ovaler, kahler Stellen mit kurzen, abgebrochenen Haaren am Herdrand, die sich zur Kopfhaut hin verjüngen (sog. Ausrufungszeichenhaare); gelegentl. Nagelveränderungen (Grübchen, Längsrillen) od. Vitiligo*; **Ther.:** Versuch u. a. mit top. Kortikoiden, Kontaktallergenen, Dapson, Zinksulfat od. -aspertat, PUVA*; **Progn.:** meist Spontanremission innerhalb von 3 Jahren; Rezidive in 50% der Fälle; **Sonderformen** mit ungünstiger Progn.: Ophiasis (breite, vom Nacken zur Schläfe ziehende kahle Streifen), Bevorzugung der parietalen Region (kranzförmig), A. a. totalis (völliger Verlust der Kopfbehaarung), A. a. universalis (Verlust der gesamten Körperbehaarung). Vgl. Alopezie.

Alopecia a|trophicans (↑) *f*: Pseudopelade* Brocq; s. Pseudopelade.

Alopecia climacterica (↑) *f*: (engl.) *climacteric alopecia;* Alopezie* durch Ausfall der Kopfhaare (telogenes Effluvium*) bei Frauen im Klimakterium inf. hormonaler Veränderungen; vgl. Alopecia androgenetica.

Alopecia hereditaria (↑) *f*: (engl.) *patternal alopecia;* autosomal-dominant od. -rezessiv erbl. kongenitale Alopezie* od. meist totales Effluvium während der Kindheit; **Vork.:** als isolierter Defekt (z. B. Alopecia universalis congenita, A. h. generalisierte Atrichie*, Genlocus 8p21.2), i. R. versch. Ektodermaldysplasie*-Syndrome od. weiterer 155 Krankheitsbilder genet. Ursachen (u. a. Verhornungsstörungen, Hormonstoffwechselstörungen, Aplasia cutis congenita).

Alopecia mechanica (↑) *f*: (engl.) *pressure alopecia;* syn. Alopecia traumatica; Haarausfall durch Druck (Tragen von Lasten auf dem Kopf, spez. Kopfbedeckungen, länger dauerndes Aufliegen des Kopfs z. B. während einer Op. od. als Dekubitalalopezie bei Säuglingen) od. Zug (straff gekämmte Frisuren, Trichotillomanie); selten Ausbildung einer irreversiblen Alopezie inf. Atrophie der Haarfollikel.

Alopecia medicamentosa (↑) *f*: (engl.) *drug alopecia;* reversibler, diffuser Ausfall der Kopf-, seltener auch der Körperhaare nach mehrwöchiger od. mehrmonatiger Einnahme von z. B. Zytostatika, Antikoagulanzien, Thyreostatika, Vitamin A (≥50000 IE/d) bzw. hochdosierten Retinoiden, Lipidsenkern (Nicotinsäure) u. Beta-Rezeptoren-Blockern.

Alopecia post|partualis (↑) *f*: (engl.) *postpartum alopecia;* Alopezie* inf. Haarausfalls (telogenes Effluvium*) 2–4 Mon. nach der Entbindung als Folge eines während der Schwangerschaft verminderten Haarwechsels; i. d. R. spontane Normalisierung nach einigen Monaten.

Alopecia prae|matura (↑) *f*: s. Alopecia androgenetica.

Alopecia seborrhoica (↑) *f*: (engl.) *seborrheic alopecia;* seborrhoische Form der Alopecia* androgenetica, Seborrhö* ist ein häufiges Begleitsymptom der Alopezie, aber kein ursächl. Faktor.

Alopecia specifica (↑) *f*: (engl.) *syphylitic alopecia;* Alopezie* bei Syphilis*; **Einteilung: 1.** diffuses Effluvium i. R. der Frühsyphilis; **2.** Alopecia areolaris specifica in der späten Phase der Frühsyphilis an Stellen abgeheilter Papeln; kleinfleckiger, disseminierter Haarausfall (wie von Motten zerfressen).

Alopezie (↑) *f*: (engl.) *alopecia;* Alopecia; Kahlheit als Folge eines vermehrten Haarausfalls (Effluvium capillorum); **Urs.: 1.** erbl.: Alopecia* hereditaria; **2.** erworben: pharmak. bzw. tox. induziert (s. Alopecia medicamentosa), hormonale Veränderungen (Alopecia climacteria, Alopecia postpartualis), Infektionskrankheiten (Mykosen, nekrotisierender Zoster, u. a.); **Einteilung:** nach Morphol. u. Pathophysiol.; **1.** herdförmige A.; **a)** vernarbend, z. B. bei Lichen ruber planus, Sarkoidose, Sclerodermia* circumscripta, Lymphom; Endzustand: sog. Pseudopelade* Brocq; **b)** nichtvernarbend, z. B. Alopecia* mechanica, Alopecia* areata; **2.** diffuse A., z. B. telogenes Effluvium*, Alopecia* androgenetica; **Diagn.:** Haarwurzelstatus*, Phototrichogramm. Vgl. Atrichie.

Alpers-Krankheit (Bernard J. A., Neurochir., Philadelphia, 1900–1981): (engl.) *Alpers disease;* syn. Alpers-Huttenlocher-Syndrom, Poliodystrophia progressiva corticalis, glioneurale juvenile Dystrophie; autosomal-rezessiv erbl. Degeneration der grauen Substanz der Großhirnrinde, des Kleinhirns u. der Basalganglien mit mitochondrialen Veränderungen (z. T. mit Störung der Atmungskette) auch in Muskeln, Herz u. Leber; **Ätiol.:** Mutation des POLG-Gens (codiert für mitochondriale DNA-Polymerase), Genlocus 15q25; **Klin.:** Beginn meist im Säuglingsalter mit fokalen Anfällen, Seh- u. Hörstörungen sowie zentralen Bewegungsstörungen (Spastik, Ataxie, Choreoathetose); Krankheitsdauer Monate bis Jahre; Tod in Enthirnungsstarre od. Status epilepticus.

Alpha|actinin *n*: (engl.) *alpha-actinine;* akzessor. Muskelprotein, welches das Aktinfilament (s. Aktin) stabilisiert.

Alpha|amylase *f*: s. Amylasen.

Alpha-1-Anti|proteinase *f*: Alpha*-1-Antitrypsin.

Alpha-1-Anti|trypsin (↑) *n*: (engl.) α_1-*antitrypsin;* Abk. α_1AT; in der Serum-Elektrophorese* mit der Alpha-1-Fraktion wanderndes Akute-Phase-Protein (Glykoprotein, M_r 54000) mit erbl. Polymorphismus (s. Pi-System); v. a. in Leber u. Lunge synthetisierter Protease*-Hemmer (vorwiegend Hemmer der Elastase aus Granulozyten), der in allen Geweben u. im Plasma vorkommt; erhöhte Konz. bei akuten u. chron. Entzündungen, vermindert bei Lungen- u. Lebererkrankungen; Bestimmung: Immunnephelometrie, -turbidimetrie, radiale Im-

mundiffusion. Vgl. Alpha-1-Antitrypsinmangel; vgl. Referenzbereiche (Tab. dort).
Alpha-1-Anti|trypsin|mangel: (engl.) *alpha₁-antitrypsin deficiency*; syn. Laurell-Eriksson-Syndrom, Protease-Inhibitor-(Pi-)Mangel; autosomal-rezessiv erbl. Stoffwechselstörung inf. Polymorphismus* des Protease-Inhibitors (s. Pi-System) Alpha-1-Antitrypsin (Pi^ZZ, Pi^SZ; Genlocus 14q32.1 mit sehr vielen Mutationen); **Häufigkeit:** 1:2500–5000; **Pathol.:** Proteolyse des Gewebes durch Proteasen v. a. aus neutrophilen Leukozyten; **Klin.:** bei schwerem A.-1-A. (meist Pi^ZZ) Hepatopathie mit Cholestase im Neugeborenenalter; in 10 % der Fälle Leberzirrhose* im Kindesalter (infantile Leberzirrhose); bei Erwachsenen: obstruktives panlobuläres Lungenemphysem* (bei Rauchern früher als bei Nichtrauchern), Hepatopathie mit späterer Leberzirrhose u. Entartungsneigung zum Leberzellkarzinom*; Assoziation mit Vaskulitis u. Pannikulitis (s. Panniculitis nodularis non suppurativa febrilis et recidivans); **Ther.:** Tabakrauchinhalation vermeiden, Alpha-1-Antitrypsin-Substitution (Lunge), Leber- bzw. Lungentransplantation.
Alpha-Blocker: Alpha*-Rezeptoren-Blocker.
Alpha|feto|protein (Fet-*; Prot-*) *n*: (engl.) *alpha-fetoprotein*; Abk. AFP; einkettiges Glykoprotein (M_r ca. 70 000), das im Dottersack, in der fetalen Leber u. in Zellen des Verdauungstrakts (auch im Erwachsenenalter) produziert wird u. in der Serumelektrophorese mit der Alpha-1-Fraktion wandert; biol. HWZ 4–5 Tage; im fetalen Serum ab der 4. SSW nachweisbar, Übertritt in das Fruchtwasser erfolgt durch fetalen Urin; **Bestimmung:** Immunoassay*; erhöhte Serumwerte: physiol. in der Schwangerschaft u. beim Säugling (Bedeutung unbekannt); pathol. im Serum der Schwangeren bei Dysrhaphiesyndromen*, bei denen AFP über den Liquor cerebrospinalis ins Fruchtwasser gelangt; schwangerschaftsunabhängig insbes. bei Lebererkrankungen (v. a. Leberzirrhose* u. chron. Hepatitis*) zur Diagn. des primären Leberzellkarzinoms*, auch bei Verdacht auf Keimzelltumor* (s. Tumormarker, Tab. 1 dort); verminderte Serumwerte bei Schwangeren: evtl. Hinweis auf Down*-Syndrom des Fetus. Vgl. AChE-Test.
Alpha|glukosidase (Glyk-*) *f*: s. Disaccharidasen.
Alpha|glukosidasen-Inhibitoren (↑; lat. inhibere hemmen) *m pl*: (engl.) *alpha-glucosidase inhibitors*; Substanzen, die in der Dünndarmmukosa lokalisierte Maltasen u. damit die Spaltung von Disacchariden hemmen; **Vertreter:** Acarbose*, Miglitol*; **Wirkung:** vermindern postprandialen Blutzuckeranstieg; **Ind.:** Diabetes mellitus Typ 2 (in Verbindung mit Diät). Vgl. Antidiabetika.
Alpha|hämo|lyse (Häm-*; Lys-*) *f*: s. Hämolysereaktionen.
Alpha-HBDH: Kurzbez. für Alpha**h**ydroxy**b**utyrat*-**D**ehydrogenase.
Alpha-2-H-Globulin (Globuline*) *n*: (engl.) *α2-H globulin*; Fetoprotein, dessen postnatales Auftreten im Serum eine tief greifende Störung des Eiweißstoffwechsels anzeigt; vgl. Alphafetoprotein.
Alpha|hydroxy|butyrat-De|hydro|genase *f*: (engl.) *α-hydroxybutyrate dehydrogenase*; Abk. α-HBDH; Sammelbez. für die bei Elektrophorese rasch wandernden Isoenzyme LDH₁ u. LDH₂ der Laktatdehydrogenase*; A.-D. katalysiert die Reaktion: Alphahydroxybutyrat + NAD⁺ ⇌ Alphaketobutyrat + NADH + H⁺
Vork.: v. a. in Herzmuskel, Gehirn u. Erythrozyten; Bestimmung im optischen Test* (wird nicht mehr durchgeführt); erhöhte Werte v. a. bei Herzinfarkt*.
Alpha|keto|glutar|säure: (engl.) *alpha-ketoglutaric acid*; syn. α-Ketoglutarsäure, 2-Oxoglutarsäure; Zwischenprodukt im Citratzyklus* u. beim Abbau von Glutaminsäure durch oxidative Desaminierung*.
Alpha|keto|säure-De|hydro|genasen *f pl*: (engl.) *alpha-keto acid dehydrogenases*; syn. 2-Oxosäure-Dehydrogenasen; Multienzymkomplexe, die die oxidative Decarboxylierung* von Alphaketosäuren u. die Übertragung des dabei gebildeten Acylrests auf Coenzym A katalysieren; weitere Coenzyme* sind Liponsäure, Thiamindiphosphat, NAD⁺ u. FAD; A.-D. sind z. B. die Pyruvatdehydrogenase* u. die Alphaketoglutarat-Dehydrogenase (s. Citratzyklus).
Alpha|keto|säuren: (engl.) *alpha-keto acids*; syn. α-Ketosäuren, 2-Oxocarbonsäuren; Carbonsäuren*, die an dem der Carboxylgruppe benachbarten C-Atom eine Ketogruppe (vgl. Ketone) besitzen; Zwischenprodukte des Aminosäurestoffwechsels* bei Transaminierung u. oxidativer Desaminierung.
Alpha|ketten|krankheit: s. Schwerkettenkrankheit.
Alpha|ketten|marker: s. Am-System.
Alpha|lipo|proteine (Lip-*; Prot-*) *n pl*: (engl.) *alphalipoproteins*; Fraktion der Lipoproteine*, die in der Elektrophorese mit den Alpha-1-Globulinen wandert u. den HDL* entspricht.
Alpha|methyl|dopa *n*: s. Methyldopa.
Alpha|moto|neurone (Mot-*; Neur-*) *n pl*: (engl.) *alpha motoneurons*; Ganglienzellen motor. Kerne von Hirnnerven* u. (i. e. S.) motor. Nervenzellen* in den Vorderhörnern* des Rückenmarks (motor. Vorderhornzellen), die mit ihren Axonen extrafusale Muskelfasern innervieren (efferente Alphafasern); vgl. Gammamotoneurone, Renshaw-Zellen.
Alpha-Re|zeptoren (Rezeptoren*) *m pl*: (engl.) *alpha receptors*; Form adrenerger Rezeptoren*; **Einteilung: 1.** Alpha-1-Rezeptoren: postsynaptisch, v. a. in glatter Muskulatur; Signaltransduktion (s. Abb.): G*-Protein-G_αq-vermittelte Aktivierung der Phospholipase* C; second* messenger: Inositoltrisphosphat*, Diacylglycerol*; molekular u. nach pharmak. Wirkungsspezifität weiter unterteilt in Subtypen A, B, D; **2.** Alpha-2-Rezeptoren: präsynaptisch u. postsynaptisch; Signaltransduktion: G-Protein-G_αi-vermittelte Hemmung der Adenylatcyclase* u. Aktivierung zellmembranärer Kaliumkanäle (intrazellulärer Fluss); molekular u. nach pharmak. Wirkungsspezifität weiter unterteilt in Subtypen A, B, C; **Wirkung:** s. Tab.; **klin. Bedeutung:** s. Alpha-Rezeptoren-Blocker, Alphasympathomimetika, Antisympathotonika. Vgl. Beta-Rezeptoren.
Alpha-Re|zeptoren-Blocker (↑): (engl.) *alpha receptor blockers*; syn. Alpha-Blocker; Sympatholytika*, die die Alpha*-Rezeptoren an den Erfolgsorganen blockieren; **Einteilung: 1.** nichtselektive A. (Al-

Alpharhythmus

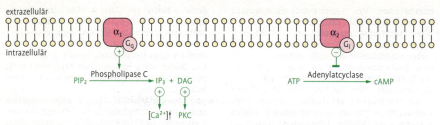

Alpha-Rezeptoren: Signaltransduktion; PIP$_2$: Abk. für Phosphatidylinositol-4,5-bisphosphat; IP$_3$: Abk. für Inositoltrisphosphat; DAG: Abk. für Diacylglycerol

Alpha-Rezeptoren		
Rezeptor	Lokalisation (Auswahl)	Wirkung
α_1	Gastrointestinaltrakt (glatte Muskulatur)	Abnahme der gastrointestinalen Motilität
	Auge	Mydriasis
	Leber	Glykogenolyse
α_{1A}	Prostata (glatte Muskulatur)	Kontraktion und Hypertrophie
	Harnblasensphinkter	Kontraktion
	Blutgefäße (v. a. viszerale Arterien)	Vasokonstriktion (Blutfluss)
α_{1B}	Blutgefäße (glatte Muskelzellen, Venolen)	Vasokonstriktion, Mitose
α_{1D}	große Arterien (Aorta, Arteria carotis)	Vasokonstriktion (vaskuläre Compliance)
	Skelettmuskulatur	
α_2	Pankreas	Inhibition der Insulinfreisetzung
		Induktion der Glukagonfreisetzung
α_{2A}	ZNS	Minderung des zentralen Sympathikotonus
		Sedierung, Analgesie (Locus caeruleus)
	synaptischer Spalt (präsynaptische Membran sympathischer Nervenfaserenden)	Hemmung der Noradrenalinausschüttung
	Thrombozyten	Aggregation
	Arteriolen, Venolen	Vasodilatation
	Fettgewebe	Hemmung der Lipolyse
	Niere	Hemmung der Reninfreisetzung
	gastrointestinale Sphinkteren	Kontraktion
α_{2B} α_{2C}		Funktionen nicht abschließend geklärt

pha-1- u. Alpha-2-Rezeptoren-Blocker): z. B. Phenoxybenzamin*, Prazosin*; **2.** alpha-1-selektive A.: z. B. Doxazosin*, Prazosin*.
Alpha|rhythmus (Rhythmus*) *m*: s. EEG.
Alpha|strahler: (engl.) *alpha radiators, alpha emitters*; Radionuklide* hoher Ordnungszahl, die bei der radioaktiven Kernumwandlung Alphateilchen* emittieren (s. Alphastrahlung).
Alpha|strahlung: (engl.) *alpha radiation, alpha rays*; syn. α-Strahlung; Korpuskularstrahlen*, die beim Alphazerfall von Radionukliden* hoher Ordnungszahl emittiert werden; gehört zur ionisierenden Strahlung*; besitzt im Weichteilgewebe eine von der Anfangsenergie abhängige Reichweite von einigen μm u. wegen der hohen Ionisationsdichte eine im Vergleich zur Betastrahlung* bzw. Gamma-strahlung* wesentl. höhere biol. Wirksamkeit. Vgl. Gewebe-Eindringtiefe.
Alpha|sym|patho|mimetika (Sympathikus*; mimetisch*) *n pl*: (engl.) *alpha sympathomimetics*; auch Alphamimetika, Alpha-Adrenozeptor-Agonisten; Sympathomimetika* mit überwiegender Wirkung auf Alpha-Rezeptoren; **Anw.:** topisch (aufgrund der vasokonstriktor. Wirkung) insbes. Imidazolinderivate (z. B. Naphazolin, Oxymetazolin, Xylometazolin) bei Rhinitis u. Konjunktivitis, als Mydriatika (Phenylephrin) u. Zusatz zu Lokalanästhetika* (Noradrenalin u. Adrenalin) sowie systemisch (z. B. Norfenefrin) bei art. Hypotonie; **cave:** bei nasaler Langzeitanwendung Schädigung des Schleimhautepithels mit Rhinitis* sicca.

Alpha|teilchen: (engl.) *alpha particles*; Korpuskeln*, die beim Alphazerfall* emittiert werden; bestehen aus 2 Protonen u. 2 Neutronen, sind 2-fach positiv geladen, besitzen annähernd die 4-fache Ruhemasse eines Protons u. entsprechen dem Kern des Heliumatoms.

Alpha|virus (Virus*) *n*: früher Viren der Gruppe A der Arboviren*; Genus von ca. 20 RNA-Viren (∅ ca. 60 nm) der Togaviridae*; weltweit verbreitet, v. a. in Afrika u. Asien; nicht wirtsspezifisch; **Übertragung:** v. a. durch Mücken (Anopheles u. Culicinae) zwischen Pferd, versch. Vogelarten u. Mensch; **klin. Bedeutung:** Alphaviren können bei Menschen endemisch-epidemisch u. sporadisch i. d. R. benigne fieberhafte Infektionskrankheiten* verursachen, z. T. mit Exanthem u. Polyarthritis, z. B. durch Chikungunya-Virus (s. Chikungunya-Fieber), Ross-River-Virus (s. Ross-River-Fieber), O'nyong-nyong-Virus (s. O'nyong-nyong-Fieber), Mayaro-Fieber-Virus, Sindbis-Virus (Sindbis*-Fieber), Semliki-Forest-Virus, Mucambo-Virus, Everglades-Virus); evtl. auch letale Infektion mit Beteiligung des ZNS (z. B. Pferdeenzephalitis*).

Alpha|wellen: s. EEG.

Alpha|zellen (Zelle*): **1.** (engl.) *alpha cells*; syn. A-Zellen der Langerhans*-Inseln; **2.** veraltete Bez. für die azidophilen Zellen des Hypophysenvorderlappens; vgl. Hypophyse.

Alpha|zerfall: (engl.) *alpha decay*; radioaktiver Zerfall schwerer Atomkerne, bei dem ein Alphateilchen* emittiert wird; durch die Emission geht der Kern in ein Isotop des Elements mit einer um 2 niedrigeren Ordnungszahl über.

Alport-Syn|drom (Arthur C. A., Arzt, Südafrika, 1880–1959) *n*: (engl.) *Alport's syndrome*; syn. hereditäre Nephritis; X-chromosomal-dominant (85 %; Genlocus Xq22.3: COL4A5-Genmutation), autosomal-rezessiv (Genlocus Xq37: COL4A3- od. COL4A4-Genmutation) od. selten autosomal-dominant erbl. Krankheit; **Klin.:** Hämaturie*, Proteinurie*, progressive Niereninsuffizienz*, bilaterale Innenohrschwerhörigkeit, selten auch Augenfehlbildungen (Lenticonus anterior, Katarakt*, Fundus albipunctatus); **Pathol.:** Glomerulopathie* mit lamellierten, unregelmäßig verbreiterten Basalmembranen (Innenohr, Glomerula der Nieren) aufgrund fehlgebildeter Kollagenfasern Typ IV; **Diagn.:** Haut-, ggf. Nierenbiopsie; **Progn.:** v. a. bei Männern häufig terminale Niereninsuffizienz*; **DD:** s. Makrothrombozytopenie, MYH9-assoziierte.

Alpr|azolam (INN) *n*: (engl.) *alprazolam*; Benzodiazepin* mit anxiolyt. Eigenschaften; **Ind.:** als Tranquilizer*.

Al|prosta|dil (INN) *n*: syn. Prostaglandin E₁; s. Prostaglandine.

Alp|traum: (engl.) *nightmare*; syn. Angsttraum; Angst erregender Traum, der zum Erwachen führt; sich wiederholende, Angst erregende Träume als eine Form der Parasomnie* wird als **Alptraumstörung** bezeichnet; **Vork.:** meist in der zweiten Nachthälfte; i. d. R. sofortige Erinnerung an den Trauminhalt; ca. 10–50 % der Kinder zwischen 2 u. 6 Jahren; bei Erwachsenen v. a. nach psych. Trauma, bei Depression od. pharmak. induziert; Barbiturat- u. Alkoholentzug können zu sog. REM-Schlaf-Rebound mit A. führen; **Diagn.:** Polysomnographie*: abruptes Aufwachen aus einer Phase des REM*-Schlafs; Betroffene sind nach dem Erwachen rasch orientiert (im Gegensatz zum Pavor* nocturnus). Vgl. Schlaf; Schlafstörung.

ALS: 1. Abk. für (engl.) *Advanced Life Support*; s. Reanimation; **2.** Abk. für **A**minol**ä**vulinsäure; s. Deltaaminolävulinsäure; **3.** Abk. für **a**myotrophische Lateralsklerose*; **4.** Abk. für **A**ntilymphozytenserum.

Alsever-Lösung (John Bellows A., Hämatol., New York, geb. 1908): (engl.) *Alsever's solution*; Antikoagulans zur Aufbewahrung von Testerythrozyten; 20,5 g/l Glukose, 4,2 g/l NaCl, 8 g/l Trinatriumcitrat, 0,55 g/l Zitronensäure in Aqua destillata.

ALT: (serol.) Abk. für **A**laninaminotransferase*.

Alten|pflege|berufe: Sammelbez. für die im „Gesetz über die Berufe in der Altenpflege" (Altenpflegegesetz, Abk. AltPflG) vom 17.11.2000 (BGBl. I S. 1513), zuletzt geändert am 17.07.2009 normierten Berufe Altenpfleger u. Altenpflegerin sowie Altenpflegehelfer u. Altenpflegehelferin; **Ausbildung:** 3-jährige Altenpflegeausbildung an Berufsfachschulen für Altenpflege; auch als Teilzeitausbildung bis zu 5 Jahren (§ 4 Absatz 5 AltPflG); Altenpflegehilfeausbildung richtet sich nach den jeweiligen Landesvorschriften u. dauert mind. 1 Jahr.

Alte|plase (INN) *f*: rt*-PA.

Alteration (lat. *alterare* anders machen) *f*: **1.** (engl.) *alteration*; ungewöhnliche Veränderung; (psychol.) Aufregung, starke Gemütserregung; **2.** (engl.) *alterative inflammation*; (pathol.) Veränderung von Zellen od. Gewebe, z. B. bei Entzündung*, Trauma od. Tumor*; **3.** (engl.) *alteration*; (genet.) Umlagerungen der DNA.

Altern: (engl.) *aging*; degenerativer biol. Prozess, der mit zunehmendem Lebensalter zu psych. u. phys. Abnutzungserscheinungen führt u. meist zwischen 50. u. 65. Lj. beginnt (Eugerie); Differenz zwischen sog. chronologischem (entspricht Geburtsurkunde) u. biol. Lebensalter (entspricht Körperfunktion u./od. intellektueller Leistung) beeinflussen v. a. sozioökonomische Bedingungen (v. a. Beruf, Lebensweise u. Ernährung), genet. Konstitution, emotionaler Umgang mit Problemen (s. Coping), lang dauernde Kontamination mit Schadstoffen (kann zu Akkumulation u. funktioneller Stoffwechselveränderung führen), chron. Erkr.; **Sonderformen: 1.** Progerie: genetisch bedingtes A. vor dem 20. Lj.; **2.** Proterogerie: exogen verursachtes A. vor dem 50. Lj.; **3.** Diatrigerie: genet. bedingtes verzögertes A. (nach dem 65. Lj.); **Folgen:** geringere Hormonproduktion (z. B. Altershypothyreose, PADAM), oxidativ geschädigte Enzyme, evtl. Verlangsamung geistiger Funktionen, bei beeinträchtigtem Kurzzeitgedächtnis Vergesslichkeit, evtl. soziale Isolierung, Verarmung, depressive Stimmung, verminderte Wasserspeicherung im Gewebe (mit evtl. Abnahme der Körperlänge), reduzierte Regenerationsfähigkeit, Elastizitätsverlust der Haut (s. Altershaut), spröde Knochen (s. Osteoporose), nachlassende Leistungsfähigkeit der inneren Organe, Nerven, Muskeln, Sinnesorgane, z. B. der Augen (s. Akkommodation, Presbyopie), des Gehörs (s. Hörgrenze, Altersschwerhörigkeit). Vgl. Lebensabschnitte; Altersaufbau; Senium.

alternans (lat.): (engl.) *alternating*; abwechselnd; z. B. Pulsus alternans (s. Pulsus irregularis), Hemiplegia alternans.

Alternaria *n pl*: (engl.) *Alternaria*; Gattung der Dematiaceae*; klin. bedeutsam als Allergen; sehr selten Err. einer Infektion (häufig therapieresistent).

Alternativ|medizin *f*: (engl.) *alternative medicine*; umstrittener u. unscharfer Sammelbegriff für diagn. u. therap. Verfahren, die anstatt der Meth. der sog. Schulmedizin* eingesetzt werden, von dieser i. d. R. aber nicht anerkannt sind; Vorbehalte betreffen die Wirksamkeit u. Unbedenklichkeit einzelner Methoden. Meist fehlen überzeugende Daten zur klin. Evaluation; die theoret. Erklärungsmodelle erscheinen spekulativ. Vgl. Heilverfahren, alternative; Komplementärmedizin; Naturheilkunde.

Alters|aufbau: (engl.) *age distribution*; syn. Altersstruktur; Besetzung der Altersklassen od. Altersgruppen (gemessen in 1-, 2-, 5-, od. 10-Jahresintervallen) einer betrachteten Population in absoluten od. relativen Zahlen, getrennt nach Geschlecht, graphisch durch die sog. Bevölkerungspyramide dargestellt; eine Bevölkerung, deren Bevölkerungspyramide eine breite Basis u. eine schmale Spitze hat, zeichnet sich durch hohe Fertilität aus. Die Bevölkerungspyramide Deutschlands ähnelt aufgrund abnehmender Geburtenrate u. demograph. Alterns einer Zwiebel (s. Abb.). Vgl. Altern; Lebenserwartung.

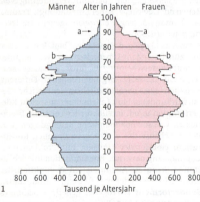

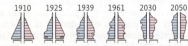

Altersaufbau: 1: Alter u. Geschlecht der Bevölkerung in Deutschland, Schätzung 2007; a: Geburtenausfall im Ersten Weltkrieg; b: Geburtenausfall während der Wirtschaftskrise um 1932; c: Geburtenausfall Ende des Zweiten Weltkriegs; d: Einführung der hormonalen Kontrazeption; 2: zum Vergleich der Altersaufbau für 1910, 1925, 1939 (Reichsgebiet) u. 1961 (Bundesgebiet) sowie Prognosen für 2030 u. 2050

Alters|dia|betes (Diabet-*) *m*: (engl.) *adult-onset diabetes*; veraltete Bez. für Diabetes* mellitus Typ 2.

Alters|flecken: s. Alterspigmentierungen.

Alters|gehirn: (engl.) *senile brain*; Gehirn im normalen Senium mit atroph. Veränderungen v. a. aufgrund des Verlusts von Nervenzellen (ab 20. Lj. ca. 20 000/d), verbunden mit relativer Flüssigkeitszunahme (s. Abb.); **Histol.:** senile Drusen, Neurofibrillen*u. Corpora* amylacea; vgl. Hirnatrophie.

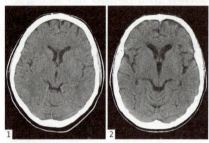

Altersgehirn: kranielles CT; 1: 42-jährige Frau; 2: 70-jähriger Mann [10]

Alters|haut: (engl.) *aging skin*; Bez. für die bei älteren Menschen auftretenden Veränderungen der Haut; **Formen: 1.** senile Atrophie: Verdünnung von Epidermis, Dermis u. Subkutis, Faltenbildung (s. Blepharochalasis) u. Abnahme des Hautturgors, Verminderung der Talg- u. Schweißsekretion (Austrocknung u. pityriasiforme Schuppung), der Sensibilität u. Wundheilung sowie verminderte entzündl. Reaktivität; vermehrt subkutane Blutungen (Purpura* senilis); unregelmäßige melanozytäre Pigmentbildungen (Alterspigmentierungen*); **2.** Lichtschädigung: s. Elastose, aktinische.

Alters|herz: (engl.) *senile heart*; Presbykardie; zusammenfassende ungenaue Bez. für im Alter gehäuft nachweisbare kardiale Veränderungen; klin. bedeutsamer alterstyp. Veränderung v. a. inf. myokardialer Ischämie mit z. B. bradykarder Herzrhythmusstörung*; funktionelle Charakteristika: z. B. verminderte Herzleistung unter Belastung, diastolische Dysfunktion, erniedrigte Herzfrequenzvariabilität. **Histol.:** Faseratrophie, Lipofuszin-Ablagerung, Zunahme des interstitiellen Bindegewebes, Zunahme des myokardialen Calciumgehalts u. Abnahme des Kaliumgehalts, Koronararteriensklerose, Myolysen, Herzklappen- u. Herzskelettsklerose, myogene Gefügedilatation.

Alters|hyper|thyreose (Hyper-*; Thyreo-*; -osis*) *f*: (engl.) *senile hyperthyroidism*; Überfunktion der Schilddrüse bei alten Menschen mit oligo- bis monosymptomat. Verlauf (z. B. nur Herzrhythmusstörungen od. retrosternale Struma); **Sympt.:** Depression, Schwäche, Gewichtsverlust, Herzrhythmusstörungen, Herzinsuffizienz, Myalgie, evtl. Obstipation, trockene Haut; rel. geringe Ausprägung der für Hyperthyreose* sonst typ. Sympt. (z. B. Agitiertheit, Tremor, Wärmeintoleranz u. Schweißneigung, erhöhte Stuhlfrequenz); **Diagn.:** bei funktioneller Schilddrüsendiagnostik* evtl. normale Konz. der Schilddrüsen(gesamt)hormone, aber rel. erhöhte Konz. (biol. aktiver) freier Hormone; **Prävention:** TSH-Screening beim älteren Patienten alle 12–24 Monate.

Alters|hypo|gonadismus des Mannes (Hyp-*; Gonaden*) *m*: (engl.) *late onset hypogonadism* (Abk.

LOH); veraltet PADAM, sog. Wechseljahre des Mannes; Testosteronmangelsyndrom beim alternden Mann (Konz. des Gesamttestosterons im Serum <8 nmol/l bzw. 230 ng/dl) inf. eines allmähl. einsetzenden Rückgangs der Testosteronproduktion u. LH-Ausschüttung; **Sympt.:** Beginn 45.–60. Lj.; vegetative Labilität, Neigung zu depressiver Verstimmung, Nachlassen der Leistungsfähigkeit, Abgeschlagenheit, Müdigkeit, Gewichtszunahme, Abnahme der Muskelmasse u. Knochendichte, Libido- u. Potenzschwäche; spermatogene Aktivität der Hoden bleibt bis ins hohe Alter erhalten. **Diagn.:** laborchem. durch Bestimmung der Testosteron- u. LH-Konz. im Blut; **Ther.:** Testosteronsubstitution u. psychol. stützende Maßnahmen.

Alters|hypo|thyreose (Hyp-*; Thyreo-*; -osis*) *f*: (engl.) *senile hypothyroidism*; Hypothyreose* bei alten Menschen; **Sympt.:** inf. geringen Schilddrüsenhormonmangels u. U. unspezifisch od. symptomarmer Verlauf; ggf. leichte Ermüdbarkeit, Antriebsarmut, allg. Schwäche, Kälteintoleranz, Depression, körperl. u. geistiger Leistungsabfall, therapierefraktäre Herzinsuffizienz, Obstipation; **Diagn.:** regelmäßig TSH-Screening beim älteren Menschen.

Alters|pigmentierungen (Pigmente*): (engl.) *senile pigmentation*; syn. Lentigo senilis, Lentigo solaris; Altersflecken; bei älteren Menschen auftretende, bis zu einigen cm große braune Hautflecken, evtl. gleichzeitig neben pigmentarmen Stellen; entsprechen histol. flachen Verrucae* seborrhoicae; **Lok.:** lichtexponierte Areale, bes. Handrücken (s. Abb.), Streckseiten der Unterarme, Gesicht; **Ther.:** ggf. Abtragung durch Laser- od. Kryotherapie.

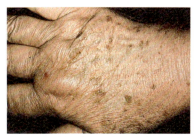

Alterspigmentierungen [55]

Alters|schwäche: (engl.) *frailty*; syn. Marasmus senilis; Bez. für allg. Abbauvorgänge im Alter; dd sollten immer behandelbare Erkr. (z. B. Depression, Dehydratation, Tuberkulose u. Tumorerkrankung) ausgeschlossen werden. Vgl. Altern.

Alters|schwer|hörigkeit: (engl.) *presbycusis*; syn. Presbyakusis; symmetr. Beeinträchtigung des Hörvermögens zunächst bei hohen, im weiteren Verlauf auch bei mittleren Frequenzen, die meist jenseits des 60. Lj. klinisch relevant wird; **Sympt.:** Kommunikationsprobleme v. a. bei Umgebungslärm u. bei mehreren am Gespräch beteiligten Personen (Gesellschaftstaubheit, sog. Cocktailparty-Effekt); **Urs.:** degen. Prozesse im Corti*-Organ (Haarzellen), überlagert durch die lebenslange Einwirkung anderer schädigender Einflüsse (Lärm, arteriosklerot. Mangeldurchblutung, ototoxische Arzneimittel, Stoffwechselerkrankungen)

u. genetische Faktoren; der alterungsbedingte Funktionsverlust im ZNS führt zu stärkerem Sprachgehör-(Diskriminations-)verlust als bei jungen Menschen mit gleicher Hörschwelle, verstärkter Verdeckbarkeit von Nutzschall (Sprache) durch Störschall, vermindertem Richtungs- u. Frequenzunterscheidungsvermögen, verlängerter Reaktions- u. Identifizierungszeit sowie geringerer Integrationsleistung (Komb. aus Bruchstücken); **Ther.:** Hörgeräte*; wegen der zentralen Komponente der Funktionsstörung u. Recruitment-Phänomenen kann der Effekt nicht immer befriedigen. Weitere Hilfen sind optische Wecker u. Alarmsignalgeber, tieffrequente Türglocke od. Summer, Telefonverstärker, Induktionsschleifen für Radio- u. Fernsehempfang, Kopfhörer. Vgl. Schwerhörigkeit.

Alters|sichtigkeit: s. Presbyopie.

Alters|standardisierung: (engl.) *age standardisation*; (statist.) Verf. zur Herbeiführung der Vergleichbarkeit von 2 od. mehr Untersuchungsgruppen mit unterschiedl. Alterszusammensetzung, die in Bezug auf ein altersabhängiges Merkmal (z. B. Vork. eines Tumors) verglichen werden sollen. **Einteilung: 1. direkte** A.: gewichtet altersspezif. Mortalitätsraten der beobachteten Bevölkerung mit der Altersklassenverteilung einer Standardbevölkerung; **2. indirekte** A.: gewichtet die altersspezifischen Mortalitätsraten der Standardbevölkerung mit der Altersklassenverteilung der beobachteten Bevölkerung; beide Verf. dienen dazu, altersabhängige Einflüsse zu eliminieren. Sie können auch zur Elimination anderer Einflüsse (z. B. Schweregrad, Expositionsgrad) eingesetzt werden. Vgl. Mortalität.

Alters|star (mittelhochdeutsch starblint blind): s. Katarakt.

Alters|stufen: s. Lebensabschnitte (Tab. dort).

Alters|ulkus des Magens (Ulc-*) *n*: (engl.) *senile gastric ulcer*; sog. Riesenmagengeschwür des alten Menschen; tritt nach dem 60. Lj. auf u. ist häufig im Kardia-Fornix-Bereich lokalisiert; die Größe des Ulcus* ventriculi steht im Gegensatz zu den geringen od. weitgehend fehlenden klin. Symptomen.

Alt|gedächtnis: s. Gedächtnis.

Althaea officinalis *f*: s. Eibisch.

Altherr-Uehlinger-Syn|drom (Franz A., Arzt, Schweiz, geb. 1909; Erwin U., Pathol., Zürich, 1899–1980) *n*: s. Polychondritis, rezidivierende.

Alt|insulin *n*: syn. Normalinsulin; s. Insulin.

Alt|lasten: (engl.) *residual pollutions, waste dumps*; Abfallablagerungen, Anlagenstandorte, an denen mit umweltgefährdenden Stoffen umgegangen wurde, od. durch diese kontaminierte Böden u. Grundwasserkörper, von denen erhebl. Gefahren für Mensch od. Umwelt ausgehen können; Bodenflächen, die mit tox. Stoffen kontaminiert sind, von denen ganze Gesundheitsgefährdungen ausgehen können (z. B. frühere Deponien od. stillgelegte Industriegebiete)

Alt|tuberkulin (Tuberkel*) *n*: s. Tuberkuline.

Alumen (lat.) *n*: s. Alaun*.

Aluminium (↑) *n*: (engl.) *aluminum*; chem. Element, Symbol Al, OZ 13, rel. Atommasse 26,982; zur Borgruppe gehörendes 3-wertiges Metall; Al-Salze

Aluminiumhydroxid

u. deren Lösungen dienen vorwiegend als Adstringenzien (z. B. Al-Acetat, essigsaure Tonerde) u. Antiseptika.

Aluminium|hydr|oxid (↑) *n*: s. Antazida.

Aluminium|lunge (↑): Aluminose*.

Aluminium-Magnesium-Silikate (↑) *n pl*: s. Antazida.

Aluminium|osteo|pathie (↑; Ost-*; -pathie*) *f*: (engl.) *aluminum osteopathy*; Mineralisationsstörung der Knochen i. S. einer Osteomalazie* durch tox. Wirkung von Aluminium (Al) auf die Osteoblasten*; **Urs.:** hoher Aluminiumgehalt der Spülflüssigkeit u. Einnahme aluminiumhaltiger Phosphatbinder bei Hämodialyse* bzw. langjährige hochdosierte Einnahme von aluminiumhaltigen Antazida; **Diagn.:** Al-Konzentration im Plasma >60 μg/l (Normwert 2–5 μg/l), Beckenkammbiopsie. Vgl. Osteopathie, renale.

Aluminium|phosphat (↑) *n*: s. Antazida.

Aluminose (↑; -osis*) *f*: (engl.) *aluminosis*; syn. Aluminiumlunge, Aluminosis pulmonum; Form der Pneumokoniosen* (persistierend od. progredient mit diffus interstitieller Lungenfibrose, evtl. Pneumothorax); **Urs.:** Einatmen von Aluminium u. seinen Verbindungen (z. B. Korund); ggf. berufsbedingt BK Nr. 4106. Vgl. Korundschmelzerlunge.

Alvarez-Wellen (Walter C. A., amerikan. Arzt, 1884–1978): s. Schwangerschaftswehen.

alveolär (lat. alveolus kleine Mulde): (engl.) *alveolar*; mit kleinen Fächern, Hohlräumen versehen; insbes. auf Lungenalveolen bezogen.

Alveolar|druck (↑): (engl.) *alveolar pressure*; Druck in den Alveolen*; die Differenz zwischen A. u. dem Druck der Umgebungsluft (atmosphär. Druck) bildet bei offenen Atemwegen die treibende Kraft für die Inspiration (Alveolardruck < Umgebungsdruck) u. Exspiration (Alveolardruck > Umgebungsdruck); s. Druck, intrapulmonaler.

Alveolar|fortsatz (↑): (engl.) *alveolar process*; Processus alveolaris; der am Kieferkörper sitzende, mit Alveolen versehene Knochenbogen.

Alveolar|fortsatz|tumor (↑; Tumor*) *m*: s. Epulis.

Alveolar|kamm (↑): (engl.) *alveolar crest*; die oft scharfe Restkante des zahnlosen Alveolarfortsatzes.

Alveolar|kamm|glättung (↑): (engl.) *alveolotomy*; chir. Abtragung scharfer Knochenkanten am zahnlosen Alveolarfortsatz.

Alveolar|luft (↑): (engl.) *alveolar gas*; Atemgasgemisch, das sich in den Alveolen befindet u. am Gasaustausch* teilnimmt; entspricht in seiner Zusammensetzung dem zuletzt ausgeatmeten (endexspiratorischen) Gasgemisch; wichtige mittlere Partialdrücke in der A.: pO$_2$ 100 mmHg, pCO$_2$ 40 mmHg, pH$_2$O 47 mmHg, pN$_2$ 573 mmHg. Vgl. Totraum.

Alveolar|makro|phage (↑; Makro-*; Phag-*) *m*: (engl.) *alveolar macrophage*; wandernder Makrophage* in der Lichtung der Alveolen*; entfernt Staubpartikel, Keime u. Zellen (z. B. Erythrozyten) aus der Lichtung; verlässt die Lunge über die Atemwege od. Lymphbahnen od. verbleibt im Lungengewebe. Vgl. Herzfehlerzellen.

Alveolar|proteinose (↑; Prot-*; -osis*) *f*: (engl.) *alveolar proteinosis*; seltene interstitielle Lungenkrankheit*, bei der die Alveolen mit milchigem, proteinu. phospholipidhaltigem Exsudat angefüllt sind, vermutl. inf. Dissekretion von Surfactant*; **Klin.:** erst bei fortgeschrittenem Krankheitsbild Dyspnoe, Husten u. viel Auswurf; **Diagn.:** positive PAS-Färbung des Sputumausstrichs; bilaterale wolkige Infiltrate im Röntgenbild; **Ther.:** in schweren Fällen Bronchiallavage*.

Alveolar|zell|karzinom (↑; Zelle*; Karz-*; -om*) *n*: (engl.) *alveolar cell carcinoma*; veraltete Bez. für bronchiolo-alveoläres Karzinom*.

Alveole (↑) *f*: **1.** (engl.) *alveolus*; **Alveolus pulmonis** (Lungenbläschen): seitl. Ausstülpungen der Ductuli alveolares, untereinander durch Poren der Alveolarwand (Kohn-Poren) verbunden; ⌀ 100–300 μm; Gesamtoberfläche 70–80 m^2; die A. sind von elast., interstitiellem Fasergerüst u. dem Kapillarnetz der A. pulmonalis umgeben. Das **Alveolarepithel** besteht zu 95 % aus Pneumozyten I (syn. Deckzellen), deren flache Zytoplasmaausläufer sich gegenseitig überlappen. Dazwischen liegen die Pneumozyten II (syn. Nischenzellen), die reich an Organellen u. zur Synthese von Surfactant* befähigt sind. Der Gasaustausch erfolgt durch Diffusion an der alveolokapillären Membran*. **2. Alveolus dentalis:** knöchernes Zahnfach im Alveolarfortsatz bzw. -teil des Ober- u. Unterkiefers; Teil des Zahnhalteapparates*; in der A. ist der Zahn* mit der Sharpey*-Fasern, die in ihrer Gesamtheit die Wurzelhaut bilden, aufgehängt. Benachbarte A. werden durch knöcherne Septa interalveolaria, die einzelnen Wurzeln mehrwurzeliger Zähne durch Septa interradicularia getrennt. Bei der physiol. Mesialwanderung wird Knochensubstanz an den mesialen Alveolarwänden resorbiert u. an den distalen Wänden angelagert.

Alveolitis (↑; -itis*) *f*: **1.** (engl.) *alveolitis*; (pulmol.) entzündl. Reaktion der Lungenalveolen u. des angrenzenden Interstitiums auf unterschiedl. Noxen (infektiös, allergisch, toxisch) od. i. R. immun. Systemerkrankungen; häufig idiopath. u. gelegentl. mit fam. Häufung; **Pathol.:** vermehrte Einwanderung von Entzündungszellen in die Alveolen (v. a. Alveolarmakrophagen, T- u. B-Lymphozyten u. neutrophile Granulozyten), über Mediatorfreisetzung Zerstörung von Parenchymzellen, Fibroblasteneinsprossung, bei diffus fibrosierender Alveolitis Übergang in Lungenfibrose*; **Sympt.:** trockener Husten, u. U. Fieber, Belastungsdyspnoe, Trommelschlägelfinger, Hypoxämie; **Diagn.:** Rö. u. hochauflösende CT (HRCT) vom Thorax

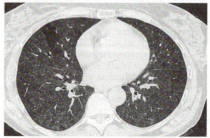

Alveolitis: diffuse interstitielle Zeichnungsvermehrung u. milchglasartige Verschattungen (HRCT) [109]

(s. Abb.), Serologie, Lungenfunktionsprüfung*, bronchoalveoläre Lavage*, Lungenbiopsie; **Ther.:** Glukokortikoide*, Sauerstoff; **2.** (engl.) *dry socket*; (zahnmed.) entzündl. Veränderung des Zahnfachs nach Zahnextraktion inf. mangelnder Stabilität des Koagulums u. trockener Alveole; **Ther.:** lokale Spülungen, desinfizierende Gazetamponaden; ggf. Antibiotikum, chir. Wundrevision u. -verschluss.

Alveolitis, exo|gen-all|ergische (↑; ↑) *f*: (engl.) *extrinsic allergic alveolitis*; Abk. EAA; sog. Hypersensitivitätspneumonitis; allerg. Reaktion der Alveolen vom Typ III u. IV (s. Allergie); **Vork.:** häufig berufsbedingt (BK Nr. 4201), z. B. als Farmerlunge*, Vogelzüchterlunge*, Befeuchterlunge* u. als allerg. Aspergillen-Alveolitis; **Urs.:** Inhalation org. Stäube (v. a. Actinomyces* u. tier. Proteine), selten Chemikalien (z. B. Isocyanate); **Klin.:** 3–12 Std. nach Allergenexposition Husten, Schüttelfrost, Fieber, zunehmende Dyspnoe u. thorakales Engegefühl; bei chron. Verlauf Übergang in Lungenfibrose*; **Diagn.:** Anamnese, Leukozytose, beschleunigte BSG, Gammaglobulinerhöhung, Nachw. präzipitierender Antikörper (IgG), verminderte Diffusionskapazität, respirator. Partialinsuffizienz, seltener restriktive od. obstruktive Ventilationsstörung, hochauflösende CT (HRCT) des Thorax, bronchoalveoläre Lavage, Lungenbiopsie, ggf. bronchialer Provokationstest*; **Ther.:** strikte Allergenkarenz, Glukokortikoide.

Alveus hippocampi (lat. alveus Mulde, Wanne) *m*: s. Hippocampus.

Alvus (lat.) *m*: (engl.) *alvus*; Inhalt des Abdomens mit den Eingeweiden.

Alzheimer-De|generations|fibrillen (Alois A., Neurol., Breslau, 1864–1915; Degeneratio*; Fibrilla*) *f pl*: veraltete Bez. für Neurofibrillen*.

Alzheimer-Krankheit (↑): (engl.) *Alzheimer's disease*; syn. Demenz vom Alzheimer-Typ (Abk. DAT); primär degen. Hirnerkrankung mit progredienter Demenz*;

häufigste Ursache einer Demenz

Epidemiol.: Beginn meist nach dem 65. Lj. (Spätform: late onset Alzheimer's disease, Abk. LOAD); seltener vor dem 65. Lj. (Frühform: early onset Alzheimer's disease, Abk. EOAD); bei Frauen doppelt so häufig wie bei Männern; in 5–10 % fam. Häufung (Abk. FAD für engl. familial Alzheimer disease); **Ätiol.:** unklar; bei FAD autosomal-dominant erbl. Genmutation z. B. von Presenilin-1 (Genlocus 14q24.3), Presenilin-2 (Genlocus 1q31-q42) od. Amyloid*-Precursor-Protein (Genlocus 21q21); **Pathol.: 1.** (makroskop.) Hirnatrophie (v. a. fronto-temporale u. parieto-okzipitale Hirnrinde, Hippocampus, Regio entorhinalis); **2.** (histol.) intrazelluläre Neurofibrillen* (vgl. Tauopathien); extrazelluläre Ablagerung von Amyloid* β; neuritische Degeneration mit Synapsen- u. Nervenzellverlust; biochem. u. a. Verminderung der Cholinacetyltransferase mit reduzierter Acetylcholinsynthese; **Klin.:** zu Beginn v. a. Gedächtnisstörung; im weiteren Verlauf zunehmend intellektuelles Defizit, Unruhe, Orientierungsstörung, Wortfindungsstörung, Agnosie, Apraxie, Stimmungslabilität, Wahn, Halluzination od. Depression; **Diagn.:** bei neurol. Untersuchung nur selten diskrete extrapyramidale Symptome od. Pyramidenbahnzeichen; unspezif. od. normales EEG, in der kranialen CT bzw. MRT innere u. äußere Hirnatrophie, in der PET typ. Hirnstoffwechselstörungszeichen; **Ther.: 1.** (pharmak.) Antidementiva* (Donepezil, Rivastigmin, Galantamin als Cholinesterase*-Hemmer; Memantin als Glutamatmodulator), ggf. Antidepressiva* (selektive Serotoninwiederaufnahme*-Hemmer) bzw. Neuroleptika; **2.** (nicht pharmak.) z. B. kognitiv-aktivierende Verfahren, psychosoziale Intervention, Physiotherapie; **DD:** Demenz* anderer Ätiologie.

Am: chem. Symbol für Americium*.

AMA: Abk. für antimitochondriale Antikörper*.

Amadori-Umlagerung: irreversible Umlagerung einer (zuvor bei nichtenzymat. Kondensation einer Aldose mit einem Protein entstandenen) Schiff*-Base (Aldimin) zu einem Ketoamin; **klin. Bedeutung:** Bildung von AGE* nach Kondensation von Glukose mit Proteinen (Proteinglykosylierung) bei chron. Hyperglykämie od. i. R. der Alterung.

Amalgam *n*: (engl.) *amalgam*; Legierung von Quecksilber* mit anderen Metallen; in der Zahnmedizin Anw. als Füllungsmaterial, das unter Verw. von Silber, Zinn u. Kupfer als Legierungspartner schnell aushärtet; moderne A. haben verbesserte mechan. Eigenschaften u. eine geringe Korrosionsanfälligkeit. Die Quecksilberfreisetzung aus A. erreicht auch bei zahlreichen großflächigen Füllungen nur einen Bruchteil der mittleren tägl. Quecksilberbelastung aus Nahrung u. Atemluft (20–25 μg), insbes. bei sorgfältiger Kondensation. Allerg. Reaktionen auf A. sind bekannt, jedoch sehr selten; der Austausch alter A.-Füllungen ist toxikol. nicht sinnvoll. Dentallegierung.

Amanita (gr. ἀμανῖται Erdschwämme) *f*: (engl.) *Amanita*; Wulstlinge; Gattung der Basidiomyzeten*, die Mykotoxine* bilden können; umfasst überwiegend giftige Arten, z. B. Amanita phalloides u. A. muscaria; s. Giftpilze.

Amanita muscaria (↑) *f*: Fliegenpilz; s. Giftpilze.

Amanita pantherina (↑) *f*: Pantherpilz; s. Giftpilze.

Amanita phalloides (↑) *f*: grüner Knollenblätterpilz; s. Giftpilze.

Amanitine (↑) *n pl*: s. Mykotoxine.

Aman|tadin (INN) *n*: (engl.) *amantadin*; Antiparkinsonmittel (dopaminerg sowie über NMDA-Rezeptor-Antagonismus anticholinerg; vgl. Glutamat) sowie Virostatikum gegen Influenza*-Virus Typ A; **Ind.:** Parkinson*-Syndrom; Grippeprophylaxe u. -therapie; **UAW:** u. a. Mundtrockenheit, Übelkeit, Harnretention (bei benignem Prostatasyndrom), orthostat. Dysregulation, Schwindel, Schlafstörung, Ataxie, Tremor, selten psych. Störungen.

A|mastie (A-*; Mast-*) *f*: (engl.) *amastia*; syn. Aplasia mammae; angeborenes ein- od. beidseitiges Fehlen der Brustdrüse bei fehlerhafter Entw. der Milchleiste*, evtl. kombiniert mit Fehlen der Brustwarze (Athelie); Menstruationszyklus* u. Konzeptionsfähigkeit sind normal; vereinzelt bei Müttern u. Töchtern in dominanter Erbfolge über mehrere Generationen beobachtet. Vgl. Hypomastie.

Amaurose (gr. ἀμαυρός dunkel; -osis*) *f*: (engl.) *amaurosis, blindness*; totale Erblindung, bei der inf. Ausfalls sämtl. optischer Funktionen jegliche Lichtempfindung aufgehoben ist; objektives Kennzeichen: amaurotische Pupillenstarre*. Vgl. Blindheit; Rindenblindheit.

Amaurose, hysterische (↑; ↑) *f*: (engl.) *hysterical blindness*; psychogene, meist reversible Sehstörung bzw. Erblindung i. R. einer Konversionsstörung*. Vgl. Hysterie; Blindheit, funktionelle.

Amaurose, kortikale (↑; ↑) *f*: s. Rindenblindheit.

Amaurosis fugax (↑; ↑) *f*: (engl.) *amaurosis fugax*; reversible, Sek. bis wenige Min. andauernde, meist einseitige Erblindung; **Urs.**: embolischer od. spastischer Verschluss der A. centralis retinae; Leitsymptom einer ipsilateralen Arteria*-carotis-interna-Stenose. Vgl. Schlaganfall.

Ambi|dextrie (lat. ambo beidseitig; dexter*) *f*: (engl.) *ambidexterity*; gleiche Geschicklichkeit beider Hände.

Ambi|tendenz (↑) *f*: (engl.) *ambitendency*; Bez. (Bleuler) für eine Ambivalenz* des Wollens mit gleichzeitigem Vorhandensein gegensätzl. Bestrebungen u. Antriebe u. daraus resultierend Abbruch einer Handlung od. Entschlussunfähigkeit; **Vork.**: v. a. bei Schizophrenie*.

Ambi|valenz (↑; Valenz*) *f*: (engl.) *ambivalence*; Nebeneinander gegensätzl. Vorstellungen, Wünsche od. Absichten, u. U. mit der Folge einer Handlungsunfähigkeit; **Vork.**: als normale Erlebensweise ohne pathol. Bedeutung (Sich-nicht-entscheiden-können); pathol. u. a. bei Schizophrenie*; vgl. Ambitendenz.

Ambly-: Wortteil mit der Bedeutung stumpf, schwach; von gr. ἀμβλύς.

Ambly|omma (↑; gr. ὄμμα Auge) *n*: Buntzecken; Gattung der Schildzecken; s. Zecken.

Ambly|opie (↑; Op-*) *f*: (engl.) *amblyopia*; Schwachsichtigkeit eines od. seltener beider Augen mit Veränderungen im Corpus geniculatum laterale u. Funktionsdefekten in der Sehrinde; A. ist die Folge einer Entwicklungsstörung des Sehvermögens entweder inf. sehr schlechter Abbildungsleistungen eines bzw. beider Augen od. inf. zentraler Unterdrückung der visuellen Informationen eines Auges bei massiven Differenzen zwischen den Netzhautbildern beider Augen; Ther. entspr. der zugrunde liegenden Störung nur bei rechtzeitigem Beginn im Kindesalter erfolgreich. **Formen: 1.** Deprivationsamblyopie: Amblyopia ex anopsia; entsteht durch Reizentzug während der Entwicklung des Sehsystems, z. B. durch Medientrübung (Hornhaut, Linse, Glaskörper), Ptosis od. Aphakie; Ther.: Beseitigung der Medientrübung, Brillenkorrektion; Okklusion; **2.** Refraktionsamblyopie: Amblyopia ex anisometropia; entsteht bei Anisometropie* am höher ametropen Auge u. bei beidseitig hoher Hyperopie; Ther. mit Brillenkorrektion; **3.** Schielamblyopie: entsteht bei Strabismus* am Schielauge; Ther. mit Okklusionstherapie* od. Penalisation*. Vgl. Intoxikationsamblyopie.

Amboss: (engl.) *incus, anvil*; Incus; das mittlere, zwischen Hammerkopf u. Steigbügel liegende Gehörknöchelchen.

Amboss|falte: Plica* incudalis.

Ambrisentan (INN) *n*: (engl.) *ambrisentan*; Endothelin*-1-Rezeptor-Antagonist (mit Selektivität für ET$_A$-Rezeptor) zur p. o. Anw.; **Ind.**: pulmonale Hypertonie* (PAH); **UAW**: u. a. Kopfschmerz, periphere Ödeme; cave: Leberfunktionsstörung. Vgl. Bosentan.

Am|broxol (INN) *n*: (engl.) *ambroxol*; Metabolit des Bromhexins* mit sekretolyt. u. sekretomotor. Wirkung; **Ind.**: als Expektorantium bei akuten u. chron. bronchopulmonalen Erkr.; **UAW**: selten Haut- u. Schleimhautreaktionen, gastrointestinale Störungen.

ambulant (lat. ambulare hin u. her gehen): (engl.) *outpatient*; ohne stationäre Aufnahme erfolgend.

Am|cinonid (INN) *n*: (engl.) *amcinonid*; halogeniertes Glukokortikoid* zur top. Anw.; **Ind.**: Ekzem, Lichen ruber planus, Psoriasis.

AMDP-System *n*: Kurzbez. für Arbeitsgemeinschaft für **M**ethodik u. **D**okumentation in der **P**sychiatrie; von der AMDP entwickeltes, auf der klin. Psychopathologie aufbauendes System zur Dokumentation psychiatr. Anamnese- u. Befunddaten; vgl. DSM.

AME: Abk. für atomare Masseneinheit*.

Ameisen|säure: (engl.) *formic acid*; syn. Acidum formicicum, Methansäure; HCOOH; einfachste Monocarbonsäure; Oxidationsprodukt des Formaldehyds*; farblose, stechend riechende, bei 100,5 °C siedende u. bei 8,4 °C erstarrende Flüssigkeit, **Vork.**: in Ameisen, Brennnesseln u. Prozessionsspinnerraupen; **Verw.**: Futtermittelzusatz, Konservierung von Lebensmitteln.

A|melie (A-*; -melie*) *f*: s. Dysmelie.

Amelo|blasten (engl. enamel Zahnschmelz; Blast-*) *m pl*: Enameloblasten*.

Amelo|blastom (↑; ↑; -om*) *n*: (engl.) *ameloblastoma*; syn. Adamantinom; von Enameloblasten* ausgehender, häufigster odontogener u. meist benigner Tumor unbekannter Urs. im Kieferbereich (v. a. im Bereich der Molaren der Mandibula bzw. im Unterkieferast); häufig expansives u. lokal infiltratives Wachstum od. Zystenbildung; Rezidivgefahr aufgrund der lokalen Infiltration; **Ther.**: chir.; **DD**: Kieferzyste*.

Amelo|genesis im|perfecta (↑; -genese*) *f*: (engl.) *hereditary brown enamel*; heterogene Gruppe von autosomal-dominant, autosomal-rezessiv od. X-chromosomal-gebunden vererbten u. a. syndromatischen Erkr. (z. B. Kohlschütter*-Syndrom) mit gestörter Bildung des Zahnschmelzes*; betroffen sind unterschiedl. Genloci mit definierten Genen. **Formen: 1.** A. i. 1 (hypoplastischer Typ): X-chromosomal-dominanter Erbgang; Mutation im Gen für Amelogenin (Kurzbez. AMELX-Gen; Genlocus Xp22.3-p22.1); **2.** A. i. 2 (hypoplastischer lokaler Typ): autosomal-dominanter (auch -rezessiver u. X-chromosomaler) Erbgang; Mutation im Gen für Enamelin (Kurzbez. ENAM-Gen; Genlocus 4q21); **3.** A. i. 3 (hypoplastischer Typ): X-chromosomaler Erbgang; Mutation im AIH3-Gen (Genlocus Xq22-q28); **4.** A. i. 4 (Hypomaturations-Hypoplasie-Typ mit Taurodontismus): autosomal-dominant erbl. Mutation im DLX3-Gen (Genlocus 17q21.3-q22); fehlerhafte Entw. des Zahnschmelzes inf. Hypoplasie od. Hypomineralisation wird als Hypomaturation; einwurzlige Molaren mit nach apikal zu-

Amenorrhö

Ätiologie und diagnostische Merkmale der verschiedenen Formen der Amenorrhö nach WHO

Formen	Ätiologie	Gestagen-test	Östrogen-Gestagen-Test	FSH	LH	Prolaktin	WHO-Gruppe
hypogonadotrope Amenorrhö	hypothalamohypophysäre Insuffizienz	negativ	positiv	niedrig bis normal	niedrig bis normal	normal	I
	hypothalamohypophysäre Insuffizienz infolge Tumor	negativ	positiv	niedrig bis normal	niedrig bis normal	normal	VII
normogonadotrope Amenorrhö	Endometriumdefekt (Uterusfehlbildungen, Asherman-Fritsch-Syndrom)	negativ	negativ	normal	normal	normal	VI
hypergonadotrope Amenorrhö	Ovarialinsuffizienz	negativ	positiv	stark erhöht	mäßig erhöht	normal	III
hyperprolaktinämische Amenorrhö	hypophysäres Prolaktinom	negativ	positiv	niedrig bis normal	niedrig bis normal	erhöht	V
	unbekannt	negativ	positiv	niedrig bis normal	niedrig bis normal	erhöht	IV
Amenorrhö u. a. Zyklusstörungen infolge hypothalamohypophysärer Dysregulation	Rückkopplungsdefekt	positiv	positiv	normal	normal	normal	II
	polyzystisches Ovarialsyndrom	positiv	positiv	normal	erhöht	normal	II

laufender riesiger Pulpa inf. ektodermaler Störung der Pulpa als Taurodontismus bezeichnet. **5. A. i. 5:** autosomal-rezessiv erbl. mit Kleinwuchs, Oligodontie, Platyspondylie* u. kleinen Intervertebralräumen; **6. A. i. 6:** autosomal-rezessiv erbl. A. i. vom hypoplast. Typ mit Nephrokalzinose*, Polyurie, Hypokalzurie*, Hypophosphaturie, Niereninsuffizienz, gelbbraunen Zähnen u. Gingivahypertrophie; **7. A. i. 7** (A. i. vom pigmentierten Hypomaturationstyp): autosomal-rezessiv erbl. Mutation im MMP20- (Genlocus 11q22.3-q23) od. KLK4-Gen (Genlocus 19q13.3-q13.4).

A|menor|rhö (A-*; gr. μονατ Monat; -rhö*) *f:* (engl.) *amenorrhea;* Ausbleiben der monatl. Regelblutung (Menstruation*); **Formen: 1. physiologische** A. vor der Menarche, während Schwangerschaft u. Laktation (sog. Laktationsamenorrhö*) u. nach der Menopause; **2. pathologische** A.: **a)** primäre A. bei Nichteintreten der Regelblutung über das vollendete 15. Lj. hinaus; zu einem Drittel bedingt durch chromosomale Anomalien (z. B. Turner*-Syndrom, Swyer*-Syndrom, Trisomie* X), zu zwei Drittel durch org. Störungen wie genitale Fehlbildungen (Gynatresie*), Gonadendysgenesie*, Ovarialhypoplasie* u. Intersexualität*; **b)** sekundäre A. bei Ausbleiben der Regelblutung über einen Zeitraum von 3 Zykluslängen bei Oligomenorrhö sowie von mehr als 3 (–6) Mon. nach vorherigem normalen Verlauf des Menstruationszyklus* ohne Vorliegen einer Schwangerschaft; meist als funktionelle Störung inf. hypothalamisch-hypophysärer Dys- od. Unterfunktion mit konsekutiver Ovarialinsuffizienz; **Einteilung: I.** ätiol. orientiert in versch. Formen der A. nach WHO: s. Tab.; **II.** nach dem Ort (Organ) der zugrunde liegenden Störung: **1.** zentral bedingte A.: **a)** hypothalamische A.: am häufigsten psychogen-psychoreaktiv inf. psychosomat. Funktionsstörungen bzw. Erkr. mit Hemmung der Gonadotropinfreisetzung (z. B. Notstandsamenorrhö, Anorexia* nervosa, Scheinschwangerschaft), auch rein funktionell bedingt (z. B. postpartale A., Oversuppression-Syndrom nach Beendigung hormonaler Kontrazeption, Chiari*-Frommel-Syndrom), selten org. Ursache (z. B. Hirntumoren, Entz., Traumen, Kallmann*-Syndrom); **b)** hypophysäre A.: i. d. R. organisch bedingt (z. B. Prolaktinom* u. a. Hypophysentumoren, Sheehan*-Syndrom); **2.** ovarielle A.: funktionell (z. B. Ovarialinsuffizienz*) od. org. bedingt (z. B. Ovarialhypoplasie*, Ovarialtumoren*, polyzyst. Ovarien*); **3.** uterine A.: org. verursacht (z. B. inf. Uterusfehlbildung, Asherman*-Fritsch-Syndrom); **4.** A. bei Erkr. anderer endokriner Organe, insbes. der Nebennierenrinde (v. a. Addison*-Krankheit, adrenogenitales Syndrom*, Nebennierenrindentumoren), Schilddrüse (Hypothyreose* u. Hyperthyreose*) u. bei Diabetes* mellitus; eine A. kann auch i. R. schwerer konsumierender Allgemeinerkrankungen u. als (u. U. erwünschter) Nebeneffekt einer Arzneimitteltherapie (z. B. mit Hormonpräparaten, Phenothiazinen, Reserpin, Sulpirid) auftreten; **Diagn.:** eingehende gyn. Untersuchung einschließlich Vaginalsonographie*, hormonale Diagn. zur Abklärung der endokrinen

Urs. mit Gestagentest*, Östrogentest, Östrogen*-Gestagen-Test, Clomifentest* u. a. Stimulationstests, ggf. Bestimmung der Sexualhormone u. von Prolaktin im Serum; **Ther.:** in Abhängigkeit von der Diagn., ggf. Östrogen-Gestagen-Substitution, Ovulationsinduktion*, stimulierende Ther. mit Gonadotropinen, Psychotherapie bzw. Behandlung der Grundkrankheit.

A|menor|rhoea traum<u>a</u>tica (↑; ↑; ↑) *f*: s. Asherman-Fritsch-Syndrom.

A|menor|rh<u>ö</u>-Galaktor|rh<u>ö</u>-Syn|dr<u>o</u>m (↑; ↑; ↑; Galakt-*; -rhö*) *n*: s. Galaktorrhö-Amenorrhö-Syndrom.

A|menor|rh<u>ö</u>, post|part<u>a</u>le (↑; ↑; ↑) *f*: (engl.) *postpartum amenorrhea*; postpartales persistierendes Ausfallen der Menstruation* über mehrere (meist >6) Monate nach der Geburt als evtl. Zeichen einer Regulationsstörung des hypothalam.-hypophysären Regelkreises; vgl. Chiari-Frommel-Syndrom; Sheehan-Syndrom.

A|m<u>e</u>ntia (↑; lat. m<u>e</u>ns Verstand) *f*: amentielles Syndrom*.

Amer<u>i</u>cium *n*: (engl.) *americium*; Symbol Am, OZ 95, rel. Atommasse 243; zur Gruppe der Actinoide* gehörendes künstl., radioaktives Element.

Ames-Test (Bruce N. A., Molekularbiol., Berkeley, geb. 1928) *m*: (engl.) *Ames assay*; Verf. zum Nachw. des mutagenen Effekts versch. Substanzen mit Hilfe einer histidinnegativen (his⁻) Mutante von Salmonella* Serovar Typhimurium; Anzahl der durch die mutagene Substanz erzeugten his⁺-Revertanten ist ein Maß für deren Mutagenität. Der Nährboden für die Bakt. enthält ein Rattenleberextrakt, um mögliche aktivierende Eigenschaften des Säugetierstoffwechsels auf die zu untersuchende Substanz mitzuerfassen. Da ein Zus. zwischen Mutagenität u. Kanzerogenität angenommen wird, soll dieser Test potentiell kanzerogene Substanzen (s. Kanzerogene) identifizieren; s. Mutagenitätsprüfung.

Ametho|pter<u>i</u>n *n*: Methotrexat*.

A|metr<u>o</u>pie (A-*; Metr-*; Op-*) *f*: (engl.) *ametropia*; Fehlsichtigkeit inf. Brechungsfehler (Refraktionsanomalie) des Auges bei abnormem axialem Durchmesser des Augapfels (Achsenametropie), seltener bei abnormem Brechwert von Hornhaut bzw. Linse (Brechungsametropie); der Brennpunkt parallel verlaufender Strahlen liegt im nicht akkommodierten Auge vor (Myopie*) od. hinter (Hypermetropie*) der Retina. Vgl. Astigmatismus; Aphakie.

Amez<u>i</u>nium|met<u>i</u>l|sulf<u>a</u>t (INN) *n*: (engl.) *amezinium metilsulphate*; indirekt u. überwiegend peripher wirkendes Sympathomimetikum*; **Ind.:** art. Hypotonie; **Kontraind.:** Schwangerschaft (1. Trimenon), Glaukom, Phäochromozytom.

Amfe|pram<u>o</u>n (INN) *n*: (engl.) *amfepramone*; syn. Diethylpropion; 2-Diethylaminopropiophenon; mit Amphetamin verwandter Appetitzügler*; **Ind.:** unterstützend bei Adipositas*.

AMG: Abk. für Arzneimittelgesetz*.

AMI: Abk. für akuter Myokardinfarkt; s. Herzinfarkt.

Am<u>i</u>dasen *f pl*: (engl.) *amidases*; Enzyme (Hydrolasen*), die aus Säureamiden NH₃ abspalten; z. B. Glutaminase, Asparaginase.

Am<u>i</u>de *n pl*: s. Säureamide.

Am<u>i</u>do|tri<u>z</u>oe|s<u>ä</u>ure: (engl.) *amidotrizoic acid*; iodhaltiges, wasserlösliches (ionisches) Röntgenkontrastmittel*; **Verw.:** Kontrastierung des Magen-Darm-Trakts (orale Anw.) für Röntgendiagnostik* u. CT* sowie der Harnwege (retrograde Urographie*); **NW:** Beschleunigung der Darmpassage.

Amifampr<u>i</u>din (INN) *n*: (engl.) *amifampridine*; (chem.) 3,4-Diaminopyridin (Abk. 3,4-DAP); durch EMA* als Orphan-Drug zur Ther. bei Lambert*-Eaton-Rooke-Syndrom zugelassener Kaliumkanalblocker zur p. o. Anw.; **Kontraind.:** Epilepsie; **UAW:** u. a. Parästhesie, Krampfanfälle.

Amifost<u>i</u>n (INN) *n*: (engl.) *amifostine*; Zytoprotektivum, das selektiv nicht tumorbefallene Zellen vor Strahlung u. Zytostatika* schützt; **Ind.:** Reduktion des Infektionsrisikos aufgrund Neutropenie* inf. Kombinationstherapie mit Cyclophosphamid u. Cisplatin bei Ovarialkarzinom; Schutz vor kumulativer Nierentoxizität bei Therapieschemata mit Cisplatin*; **UAW:** u. a. Hypotonie, Übelkeit, allerg. Reaktionen, Stevens*-Johnson-Syndrom, Lyell*-Syndrom.

Amika|c<u>i</u>n (INN) *n*: (engl.) *amikacine*; Aminoglykosid*-Antibiotikum (Derivat des Kanamycins); **Ind.:** bei Gentamicin*-Resistenz, bei Sepsis*; Alternative zu Streptomycin* bei Tuberkulose*.

Amilor<u>i</u>d (INN) *n*: (engl.) *amiloride*; kaliumsparendes Diuretikum*.

A|m<u>i</u>mie (A-*; mimetisch*) *f*: (engl.) *amimia*; Fehlen der Mimik* als pathol. Zustand; **Formen:** 1. motorische A.: Unbeweglichkeit in den Gesichtszügen, insbes. i. R. von extrapyramidalen Syndromen (z. B. Parkinson*-Syndrom); 2. sensorische A.: Unfähigkeit, Mimik u. Gestik (anderer) zu verstehen u. sich selbst darin auszudrücken (bei globaler Aphasie*). Vgl. Maskengesicht.

Am<u>i</u>ne *n pl*: (engl.) *amines*; Derivate des Ammoniaks (NH₃), bei denen ein od. mehrere H-Atome durch Alkyl- od. Arylreste ersetzt sind; **Einteilung:** 1. **primäre** A.: mit der Gruppe —NH₂ (Methylamin, CH₃—NH₂) durch Ersatz eines H-Atoms; 2. **sekundäre** A.: mit der Gruppe =NH (Dimethylamin, (CH₃)₂NH) durch Ersatz von 2 H-Atomen; 3. **tertiäre** A.: mit ≡N (Trimethylamin, (CH₃)₃N) durch Ersatz aller 3 H-Atome; 4. **quartäre** Ammoniumbasen* mit der Gruppe =N⁺= (Tetramethylammoniumhydroxid, (CH₃)₄N⁺OH⁻) leiten sich von Ammoniumhydroxid (NH₄OH) ab.

Amine, arom<u>a</u>tische *n pl*: (engl.) *aromatic amines*; chem. Derivate von Anilin*; z. B. Phenacetin, Cyclophosphamid*, Beta-2-Naphthylamin, Benzidin*, 4-Aminodiphenyl, 2-Cyclophosphamid* Acetylaminofluoren, 4-Chlor-o-Toluidin. o-Toluidin, p*-Phenylendiamin; **Vork.:** industriell v. a. zur Herstellung von Azofarbstoffen, enthalten in Arzneimitteln, Kosmetika, Pflanzen- u. Alterungsschutzmittel für Gummi, auch im Rauchrauch; **klin. Bedeutung:** einige der o. g. primären a. A. verursachen Urothelkarzinom*, Aminokrebs* (BK Nr. 1301); außerdem Methämoglobinämie* (BK Nr. 1304) u. Allergien* der Haut (BK Nr. 5101).

Amine, bio|g<u>e</u>ne *n pl*: (engl.) *biogenic amines*; durch Decarboxylierung* von Aminosäuren* entstehende Amine* mit vielfältigen physiol. Funktionen (s. Tab.); aus Tyrosin u. Tryptophan entstehen di-

Aminosäuren

Amine, biogene

biogenes Amin bzw. Derivat	biologische Bedeutung bzw. Vorkommen	Aminosäure
Tyramin, Dopamin, Noradrenalin, Adrenalin	Neurotransmitter, Hormone bzw. Gewebehormone	Tyrosin
Tryptamin, Serotonin, Melatonin	Neurotransmitter, Hormone bzw. Gewebehormone	Tryptophan
Histamin	Gewebehormon	Histidin
Cysteamin	CoA-Baustein	Cystein
Betaalanin	CoA-Baustein	Asparaginsäure
Gammaaminobuttersäure	Neurotransmitter	Glutaminsäure
Propanolamin	Cobalamin	Threonin
Colamin	Phosphatide	Serin
Cadaverin	bakterielles Abbauprodukt	Lysin
Spermidin, Spermin, Putrescin	Regulation der DNA-, RNA-Synthese, Zellproliferation	Ornithin
Agmatin	bakterielles Abbauprodukt	Arginin

rekte Decarboxylierungsprodukte sowie b. A. ihrer Derivate.
Amin|kolpitis (Kolp-*; -itis*) f: (engl.) bacterial vaginosis; Bez. für die durch eine atypische Scheidenflora* bedingte Freisetzung von Aminen aus der Vaginalflüssigkeit mit typ., durch Zusatz von Kalilauge verstärktem fischigem Geruch; s. Vaginose, bakterielle.
Amino|azid|urie (Azid-*; Ur-*) f: (engl.) aminoaciduria; Ausscheidung von Aminosäuren im Harn; physiol. 3 % der Gesamtstickstoffausscheidung. Vgl. Hyperaminoazidurie.
p-Amino|benzoe|säure: (engl.) p-aminobenzoic acid; Abk. PAB; para-Aminobenzoesäure; Bestandteil der Folsäure*; für zur Folsäurebiosynthese befähigte Mikroorganismen ist PAB als unentbehrl. Wuchsstoff bis zur Verdünnung von $1 \cdot 10^{-11}$ wirksam. Die für Bakterien selektiv toxischen Sulfonamide* blockieren als Antagonisten der PAB die bakterielle Folsäuresynthetase, so dass Bakteriostase* ohne Wirtschädigung eintritt. PAB ist ferner der Grundkörper einer Reihe von Lokalanästhetika*.
Amino|essig|säure: s. Glycin.

Amino|glykosid-Anti|biotika (Glyk-*; Anti-*; Bio-*) n pl: (engl.) aminoglycoside antibiotics; Sammelbez. für Antibiotika*, die aus untereinander sehr ähnl. glykosidisch verknüpften Aminozuckern, z. T. auch aus N-freien Zuckern, bestehen u. aus Streptomyces-Arten (Endung -mycin) od. Micromonospora-Arten (Endung -micin) gewonnen werden; **Wirkung:** bakterizid durch Anlagerung an 30 S-Untereinheiten der bakteriellen Ribosomen u. damit Fehlsteuerung der Proteinsynthese; **Wirkungsspektrum:** Enterobacter, Pseudomonas, Staphylococcus aureus, ferner Klebsiella, Serratia, E. coli u. Proteus; geringe orale Resorption (daher parenterale Anw.), geringe therap. Breite. Ältere A.-A. (Framycetin, Kanamycin, Neomycin, Paromomycin, Spectinomycin, Streptomycin) werden bei spez. Ind. eingesetzt u. sind weitgehend abgelöst durch A.-A. des Gentamicintyps (Amikacin, Gentamicin, Netilmicin, Sisomicin, Spectinomycin, Tobramycin). **UAW:** Ototoxizität, Nephrotoxizität, selten neuromuskuläre Blockade (bei lokaler Hochdosistherapie), allerg. Reaktionen. Vgl. Drugmonitoring, therapeutisches.
Amino|gruppe: —NH$_2$.
p-Amino|hippur|säure: (engl.) p-aminohippuric acid; Abk. PAH; para-Aminohippursäure; vgl. Clearance.
Amino|krebs: (engl.) amino carcinoma; nach Einwirkung von aromatischen Aminen* auftretendes Urothelkarzinom*; **Vork.:** v. a. bei Chemiearbeitern (BK Nr. 1301). Vgl. Blasenkarzinogene.
5-Amino|lävulin|säure: Deltaaminolävulinsäure*.
p-Amino|methyl|benzoe|säure: s. PAMBA.
Amino|peptidasen f pl: (engl.) aminopeptidases; metallhaltige Proteasen*, die von Peptiden u. Proteinen die N-terminale Aminosäure abspalten (z. B. Leucinaminopeptidase*); **Vork.:** z. B. in Darmmukosa, Niere, Leber, Augenlinse.
Amino|phyllin n: Theophyllin*-Ethylendiamin.
Amino|pterin-Embryo|pathie (Embryo-*; -pathie*) f: (engl.) aminopterin embryopathy; Embryopathie* mit zerebralen Anomalien (Hydrozephalus, Anenzephalie), fazialer Dysmorphie sowie Knochen- u. Extremitätenfehlbildungen nach Applikation von Folsäure*-Antagonisten (z. B. Aminopterin od. Methotrexat*) während der 4.–12. SSW.
Amino|säure|aryl|amidase f: (engl.) leucine aminopeptidase; Leucinaminopeptidase*.
Amino|säure|dia|betes (Diabet-*) m: (engl.) amino acid diabetes; s. Debré-Toni-Fanconi-Syndrom.
Amino|säuren: (engl.) amino acids; Carbonsäuren mit einer od. mehreren Aminogruppen; i. e. S. die 20 proteinogenen α-Aminocarbonsäuren, die die Primärstruktur der Peptide u. Proteine bilden; außer Glycin liegen sie in L-Form vor (s. Isomerie). Allg. Strukturformel:

$$\text{H}_2\text{N}-\underset{\underset{R}{|}}{\overset{\overset{COOH}{|}}{C}}-\text{H} \qquad \text{H}_3\text{N}^+-\underset{\underset{R}{|}}{\overset{\overset{COO^-}{|}}{C}}-\text{H}$$

Nomenklatur u. spez. Strukturformeln: s. Abb.; **Einteilung:** nach **1.** chem. Struktur (aliphat., aromat., heterocyclische u. S-haltige A.), **2.** Eigenschaften (saure u. bas. A.), **3.** Funktion (essentielle

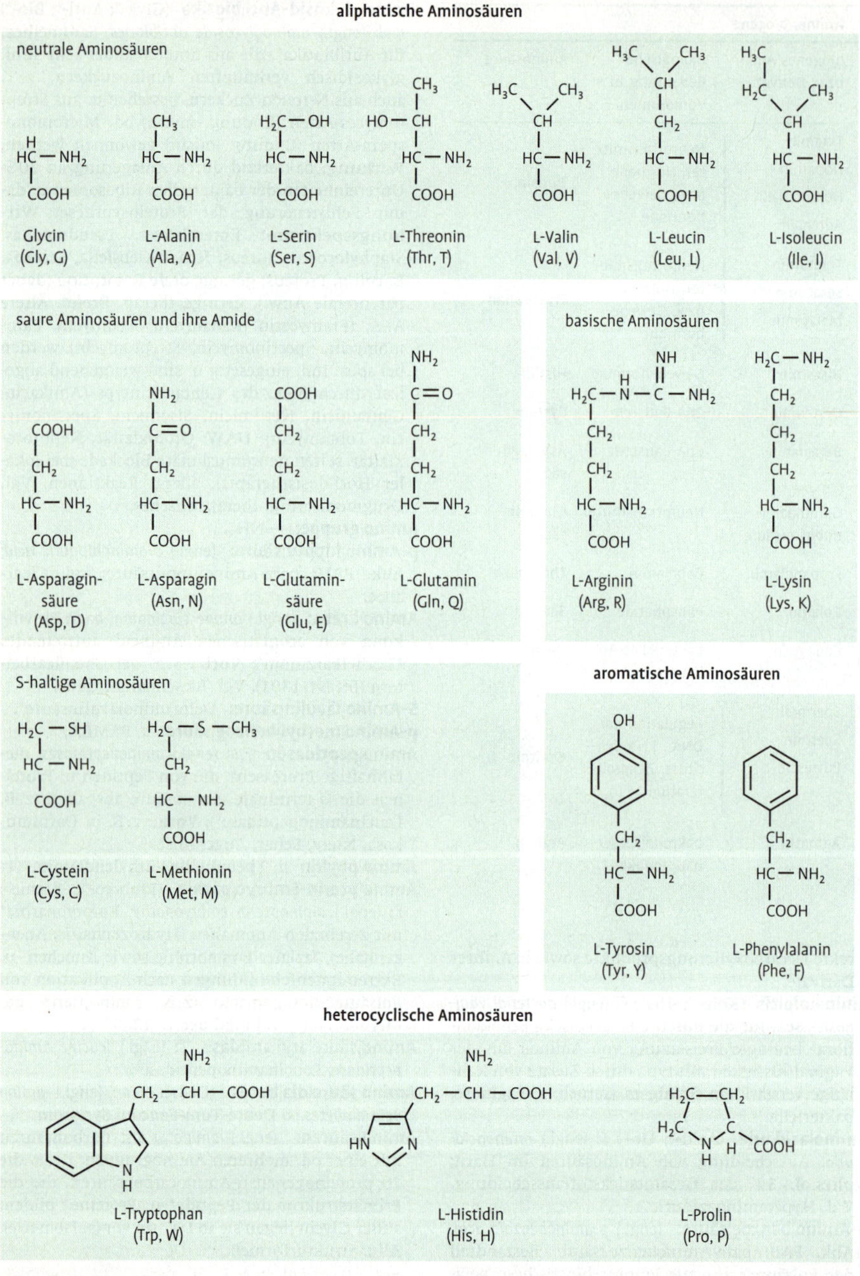

Aminosäuren, glukoplastische

aliphatische Aminosäuren

neutrale Aminosäuren

Glycin (Gly, G); L-Alanin (Ala, A); L-Serin (Ser, S); L-Threonin (Thr, T); L-Valin (Val, V); L-Leucin (Leu, L); L-Isoleucin (Ile, I)

saure Aminosäuren und ihre Amide

L-Asparaginsäure (Asp, D); L-Asparagin (Asn, N); L-Glutaminsäure (Glu, E); L-Glutamin (Gln, Q)

basische Aminosäuren

L-Arginin (Arg, R); L-Lysin (Lys, K)

S-haltige Aminosäuren

L-Cystein (Cys, C); L-Methionin (Met, M)

aromatische Aminosäuren

L-Tyrosin (Tyr, Y); L-Phenylalanin (Phe, F)

heterocyclische Aminosäuren

L-Tryptophan (Trp, W); L-Histidin (His, H); L-Prolin (Pro, P)

Aminosäuren

A.; s. Tab. 1); 4. katabol. Endprodukten (glukoplast., ketoplast. A.; s. Tab. 2); bei der Glukoneogenese* entsteht aus glukoplastischen Aminosäuren* Glukose; aus ketoplastischen Aminosäuren* entstehen Ketonkörper*.

Amino|säuren, gluko|plastische: (engl.) *glucoplastic amino acids;* Aminosäuren, die im katabolen Stoffwechsel zu Tri- u. Tetracarbonsäuren abgebaut werden, aus denen durch Glukoneogenese* Glukose entsteht; wichtig v. a. zur Aufrechterhaltung

Aminosäuren Tab. 1
Minimalbedarf an für den Menschen essentiellen Aminosäuren

Aminosäure	Minimalbedarf (g/d)
Isoleucin	0,7
Leucin	1,1
Lysin	0,8
Methionin	1,1
Phenylalanin	1,1
Threonin	0,5
Tryptophan	0,25
Valin	0,8
Arginin	} nur im Säuglingsalter essentiell
Histidin	
Tyrosin	abhängig von der Phenylalaninzufuhr

Die empfohlene Tageszufuhr beträgt die doppelte Menge.

Aminosäuren Tab. 2
Gluko- und ketoplastische Aminosäuren

Einteilung	Aminosäuren
glukoplastisch	Alanin, Arginin, Asparaginsäure, Cystein, Glutaminsäure, Glycin, Histidin, Methionin, Prolin, Serin, Threonin, Valin, Hydroxyprolin
ketoplastisch	Leucin, Lysin
gluko- und ketoplastisch	Isoleucin, Phenylalanin, Tryptophan, Tyrosin

$$H-\underset{R^1}{\overset{COO^-}{C}}-NH_3^+ + \underset{R^2}{\overset{COO^-}{C}}=O \rightleftharpoons \underset{R^1}{\overset{COO^-}{C}}=O + H-\underset{R^2}{\overset{COO^-}{C}}-NH_3^+$$

Transaminierung

$$H-\underset{R}{\overset{COO^-}{C}}-NH_3^+ \longrightarrow R-CH_2-NH_2 + CO_2$$

Decarboxylierung

$$H-\underset{R}{\overset{COO^-}{C}}-NH_3^+ \longrightarrow \underset{R}{\overset{COO^-}{C}}=O + NH_4^+$$

Desaminierung

Aminosäurestoffwechsel

des Blutzuckerspiegels bei lang dauernder unzureichender Kohlenhydratzufuhr (Hunger, Fasten); s. Aminosäuren (Tab. 2).
Amino|säuren, keto|plastische: (engl.) *ketoplastic amino acids*; Aminosäuren, die nach katabolem Abbau zu Acetoacetyl- u. Acetyl-CoA Ketonkörper* bilden; s. Aminosäuren (Tab. 2 dort).
Amino|säuren|sequenz (Sequenz*) *f*: (engl.) *amino acids sequence*; Primärstruktur der Peptide* u. Proteine*.
Amino|säure|oxido|re|duktasen *fpl*: (engl.) *amino acid oxidoreductases*; Enzyme, die die oxidative Desaminierung* von Aminosäuren katalysieren; physiol. von Bedeutung ist die Glutamatdehydrogenase (Abk. GLDH*). Vgl. Aminosäurestoffwechsel.
Amino|säure|stoff|wechsel: (engl.) *amino acid metabolism*; zusammenfassende Bez. für Reaktionen des katabolen u. anabolen Umbaus von Aminosäuren*; die wichtigsten **Formen: 1.** Transaminierung: von Transaminasen* katalysierter Austausch der Amino- durch eine Ketogruppe (vgl. Aspartataminotransferase, Alaninaminotransferase); dabei entstehende Ketocarbonsäuren werden z. T. zur Glukoneogenese* (glukoplastische Aminosäuren) u. Ketogenese (ketoplastische Aminosäuren) genutzt. **2.** Decarboxylierung*: Biosynthese biogener Amine*; **3.** oxidative Desaminierung (z. B. durch GLDH*): Bildung von Alphaketosäuren; das frei werdende NH_4^+ geht in den Harnstoffzyklus* ein.
p-Amino|salicyl|säure: (engl.) *para-amino salicylic acid*; para-Aminosalicylsäure (Abk. PAS); syn. 4-Aminosalicylsäure; Antituberkulotikum* der 2. Wahl in der Kombinationstherapie einer multiresistenten Tuberkulose*.
5-Amino|salicyl|säure: s. Mesalazin.
Amino|trans|ferasen *fpl*: Transaminasen*.
Amino|zucker: (engl.) *amino sugars*; Monosaccharide*, bei denen die Hydroxylgruppe am C-2 durch eine Aminogruppe ersetzt ist; biol. Bedeutung haben Glukosamin u. Galaktosamin, die meist in N-acetylierter Form vorliegen. N-Acetylglukosamin ist bei Insekten u. Krustentieren Baustein des Chitins, Bestandteil der bakteriellen Zellwand (vgl. Murein) u. bei Wirbeltieren zus. mit N-Acetylgalaktosamin Bestandteil der Glykosaminoglykane* u. Glykoproteine*; vgl. Mannosamin.
Amio|daron (INN) *n*: (engl.) *amiodaron*; repolarisationsverlängerndes Antiarrhythmikum* (Klasse III); **Ind.:** tachykarde (ventrikuläre u. supraventrikuläre) Herzrhythmusstörungen; i. R. der Reanimation bei Kammerflimmern u. pulsloser ventrikulärer Tachykardie nach 3 erfolglose Defibrillationsschocks; **Kontraind.:** Sinusbradykardie, Reizleitungsstörung, Schilddrüsenerkrankungen, Iodallergie u. a.; **UAW:** u. a. Pigmenteinlagerungen in Haut u. Cornea, Photosensibilisierung (cave Sonnenbestrahlung), Schilddrüsen- u. Leberfunktionsstörungen.
Amisulprid (INN) *n*: (engl.) *amisulprid*; atypisches Neuroleptikum*; selektiver Dopamin-D_2/D_3-Rezeptor-Antagonist; **UAW:** Insomnie, Angst, gastrointestinale Störungen.
A|mitose (A-*; gr. μίτος Faden) *f*: (engl.) *amitosis*; direkte Kernteilung; einfache Durchschnürung

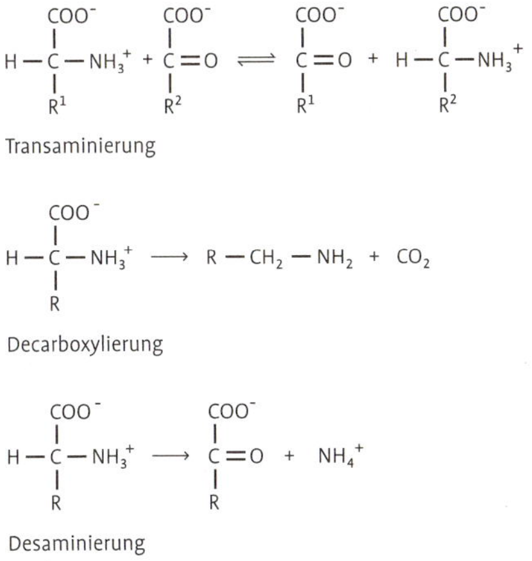

Amitriptylin

des Zellkerns u. Aufteilung des genet. Materials ohne vorangehendes Sichtbarwerden der Chromosomen; führt zu Mehrkernigkeit der Zelle, da die Teilung des Zellleibes meist unterbleibt; **Vork.:** in hochdifferenzierten, stoffwechselaktiven Geweben, z. B. Leber, Niere, Nebenniere, vegetativen Ganglienzellen, Herzmuskulatur. Vgl. Mitose.

Ami|tri|ptylin (INN) *n*: tricycl. Antidepressivum* (Dibenzocycloheptadien-Derivat) mit breitem Wirkungsspektrum; **Ind.:** Depression* (insbes. vom ängstl. agitierten Typ), Ther. chron. Schmerzen; **Kontraind.:** akute Intoxikation mit zentral dämpfenden Pharmaka od. Alkohol, akutes Delir, Engwinkelglaukom, Ileus, Stillzeit; **UAW:** u. a. Tachykardie, Mundtrockenheit, Obstipation, Akkommodationsstörungen.

AML: Abk. für akute **m**yeloische **L**eukämie; von der myeloischen Zellreihe ausgehende Form der Leukämie* mit akutem Verlauf (unbehandelt in Wo. bis wenigen Mon. tödl.); **Vork.:** in jedem Lebensalter, gehäuft bei Erwachsenen >60 Jahre; als Primärerkrankung od. sekundär nach myelodysplastischem Syndrom*; **Einteilung:** Klassifikation aufgrund des Knochenmarkbefunds nach den Kriterien Morphol., Anteil an Blasten, ausreifenden myeloischen Zellen u. der monozytären Reihe; Einteilung nach FAB*-Klassifikation in Typen M0 bis M7 (s. Tab. 1), bei M0 u. M7 zur Diagnosesicherung Immunphänotypisierung erforderl.; WHO-Klassifikation unter Berücksichtigung therapeutisch zunehmend relevanter zytogenet. Befunde: s. Tab. 2; **Klin.:** Zeichen der Knochenmarkinsuffizienz (Haut- u. Schleimhautblutungen, Infektanfälligkeit, Müdigkeit, Blässe, Lymphknotenschwellung, Fieber); lokalisierte Manifestationen: Knochen-, Bauchschmerzen (Hepato- u. Splenomegalie), Thymustumor, bei leukäm. Befall des ZNS (Meningeosis leucaemica*) Kopfschmerzen,

AML Tab. 1
Morphologische Einteilung nach FAB-Klassifikation

FAB-Subtyp	Bezeichnung
FAB-M0	minimale myeloische Differenzierung
FAB-M1	Myeloblastenleukämie ohne Ausreifung
FAB-M2	Myeloblastenleukämie mit Ausreifung
FAB-M2 Baso	Basophilenleukämie
FAB-M3	Promyelozytenleukämie
FAB-M3 V	Promyelozytenleukämie-Variante
FAB-M4	myelomonozytäre Leukämie
FAB-M4 Eo	myelomonozytäre Leukämie mit abnormen Eosinophilen
FAB-M5 a	Monoblastenleukämie
FAB-M5 b	Monozytenleukämie
FAB-M6	Erythroleukämie
FAB-M7	Megakaryoblastenleukämie

AML Tab. 2
WHO-Klassifikation

AML mit spezifischen zytogenetischen Aberrationen

AML mit t(8;21)(q22;q22), AML1(CBF-α)/ETO

akute Promyelozytenleukämie (AML mit t(15;17)(q22;q11-12) und Varianten, PML/RARα)

AML mit abnormen Knochenmarkeosinophilen (inv(16)(p13q22) oder t(16;16)(p13;q11), CBFβ/MYH11)

AML mit 11q23(MLL)-Anomalien

AML mit Multilinien-Dysplasie

AML mit vorangegangenem myelodysplastischem Syndrom

AML ohne vorangegangenes myelodysplastisches Syndrom

AML und myelodysplastisches Syndrom, Therapieassoziiert

Alkylanzien-assoziiert

Epipodophyllin-assoziiert (z. T. lymphoid)

andere Typen

AML ohne weitere Spezifizierung

minimal differenzierte AML

AML ohne Reifung

AML mit Reifung

akute myelomonozytäre Leukämie

akute monozytäre Leukämie

akute erythroide Leukämie

akute megakaryozytäre Leukämie

akute basophile Leukämie

akute Panmyelose mit Myelofibrose

Myelosarkom

akute biphänotypische Leukämie

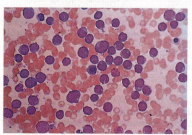

AML: Leukozytose mit überwiegend unreifen myeloischen Zellelementen, die feine Kernstruktur mit Nukleolen sowie basophiles Zytoplasma aufweisen, z. T. mit azurophiler Granulation u. vereinzelt Auer-Stäbchen; Blutausstrich (Pappenheim-Färbung) [57]

Sehstörungen, Erbrechen, Hirnnervenläsionen; **Diagn.:** Blutbild (Gesamtleukozytenzahl in 50 % der Fälle erhöht, in 25 % normal u. in 25 % erniedrigt), Blutausstrich (s. Abb.); Knochenmarkausstrich; **Ther.:** Remissionsinduktionstherapie

(Komb. eines Anthrazyklins mit Cytosinarabinosid); supportive Ther. wegen der Gefährdung der Pat. in der Phase der postzytostatischen Knochenmarkinsuffizienz (prophylaktische Gabe antimikrobieller Substanzen, G-CSF, parenterale Ernährung, Transfusion von Erythrozyten- u. Thrombozytenkonzentraten); zur Verbesserung der Remissionsqualität u. -dauer Doppelinduktionen, Konsolidierungs- u. zykl. Remissionserhaltungstherapie, ggf. allogene Stammzelltransplantation* bei progn. ungünstiger Zytogenetik od. schlechtem Ansprechen auf Induktionstherapie; **Progn.:** Remissionsrate bei Erwachsenen <65 Jahre ca. 60–70 %, >65 Jahre ca. 50 %; 5 Jahre rezidivfreies Überleben bei ca. 20 %; günstigere Progn. bei dem mit der Translokation 15;17 einhergehende Typ M3, dem mit der Inversion des Chromsoms 16 (inv (16), del (16q)) einhergehenden Typ M4-Eo sowie dem mit langen Auer-Stäbchen u. Translokation 8;21 einhergehendem Typ M2; ungünstiger bei Nachw. von Trisomie 8, Monosomie 5 od. 7 u. komplexen Chromosomenaberrationen.

Amlodipin (INN) *n*: Calcium*-Antagonist.

Ammoidin *n*: Methoxsalen*.

Ammoniak *n*: (engl.) *ammonia*; NH₃; farbloses Gas mit charakterist. stechendem Geruch, in Wasser als NH₄⁺ leicht lösl. (Salmiakgeist, reagiert alkalisch); Zellgift, das beim Menschen überwiegend durch Bildung von Harnstoff in der Leber (s. Harnstoffzyklus) eliminiert wird; bei oxidativer Desaminierung* freiwerdendes NH₄⁺ kann in die Synthese von Glutaminsäure (vgl. GLDH) u. Glutamin* (Leber, Skelettmuskulatur) eingehen. Das **1.** im Darm durch Stoffwechsel der Mukosa auch bei völlig entleertem Darm aus Glutamin, **2.** durch den Stoffwechsel der Niere aus Glutamin u. **3.** durch bakteriellen Proteinabbau im Colon gebildete NH₄⁺ gelangt über den Pfortaderkreislauf zur Leber. **Bestimmung:** enzymat. mit GLDH durch photometr. Messung der NADPH-Abnahme; erhöhte Werte v. a bei gestörter Harnstoffbiosynthese inf. Lebererkrankung, Umgehung des Leberkreislaufs, proteinreicher Diät od. Enzymdefekt (s. Hyperammonämie). Vgl. Referenzbereiche (Tab. dort); vgl. Enzephalopathie, hepatische.

Ammoniak|in|toxikation (Intoxikation*) *f*: s. Enzephalopathie, hepatische; Harnstoffzyklus, angeborener Enzymdefekt; Reye-Syndrom.

Ammonio|genese (-genese*) *f*: (engl.) *ammoniagenesis*; Fähigkeit der Nieren, aus Glutamin NH₄⁺ zu bilden, um Protonen u. Stickstoff auszuscheiden; **Referenzwert:** ca. 40–50 mmol/24 h; Zunahme im Fastenzustand u. bei nicht respirator. Azidose. Vgl. Azidogenese; Säure-Basen-Haushalt.

Ammonium *n*: NH₄⁺; nur bekannt als 1-wertige Gruppe od. Ion, während Ammoniak* (NH₃) ein elektroneutrales, für sich allein existenzfähiges Molekül ist.

Ammonium|basen, quartäre *fpl*: (engl.) *quaternary ammonium bases*; Abk. Quats; org. Basen od. Salze, bei denen alle H-Atome des Ammoniumions (NH₄⁺) durch org. Reste ersetzt sind; **Verw.:** als Detergenzien (Invertseifen), Konservierungs- u. Desinfektionsmittel.

Ammonium|bitumino|sulfonat *n*: s. Schieferöl, sulfoniertes.

Ammonium|magnesium|phosphat *n*: Magnesiumammoniumphosphat*.

Ammonium|salze: (engl.) *ammonium salts*; aus Ammoniak u. Säuren entstehende Salze; z. B. Ammoniumchlorid (NH₃ + HCl → NH₄Cl).

Ammons|horn (nach dem ägyptischen Gott Ammon): Cornu ammonis; s. Hippocampus.

Ammons|horn|sklerose (Skler-*; -osis*) *f*: (engl.) *Ammon's horn sclerosis*; syn. Hippocampussklerose; Nervenzellverlust u. Gliose* im Hippocampus* mit Verhärtung u. weißl. Verfärbung; **Vork.:** bei langjähriger Temporallappenepilepsie; **Einteilung:** nach Schweregraden entsprechend der Stärke des Nervenzellverlusts u. der betroffenen Sektoren CA1–4; vgl. Epilepsie.

A|mnesie (A-*; -mnese*) *f*: (engl.) *amnesia*; quantitative Gedächtnisstörung* mit zeitl. od. inhaltl. definierter Erinnerungsbeeinträchtigung aufgrund organischer od. psychogener (s. Amnesie, dissoziative) Urs.; **Einteilung: 1.** retrograde Amnesie*; **2.** anterograde Amnesie*; **3.** kongrade Amnesie*; **4.** transiente globale Amnesie*; **Vork.:** oft nach Bewusstseinsstörung* (z. B. nach Schädelhirntrauma) u. bei symptomat. Psychose*, auch nach Hirntrauma, epilept. Anfall, Intoxikation, schwerer psychosozialer Traumatisierung od. bei Demenz.

A|mnesie, antero|grade (↑; ↑) *f*: (engl.) *anterograde amnesia*; Amnesie* für eine best. Zeit nach einem schädigenden Ereignis; nach dem Erwachen aus der Bewusstlosigkeit können die Pat. trotz a. A. ansprechbar sein u. unauffällig reagieren; Vork. bei Unfällen mit Schädelhirntrauma*.

A|mnesie, dis|soziative (↑; ↑) *f*: (engl.) *dissociative amnesia*; psychogene Amnesie; zu den dissoziativen Störungen* gehörende Form einer meist unvollständigen u. selektiven Amnesie*, die sich i. d. R. auf best., häufig traumat. Ereignisse (z. B. Unfälle) bezieht. Vgl. Belastungsreaktion, akute.

A|mnesie, kon|grade (↑; ↑) *f*: (engl.) *congrade amnesia*; Amnesie* für die Zeit der eigentl. Bewusstlosigkeit.

A|mnesie, psycho|gene (↑; ↑) *f*: s. Amnesie, dissoziative.

A|mnesie, retro|grade (↑; ↑) *f*: (engl.) *retrograde amnesia*; Amnesie* für den Zeitraum (Sek. bis Tage od. Wochen) vor Eintritt eines schädigenden Ereignisses; meist kürzer als die anterograde Amnesie*; vgl. Commotio cerebri; Schädelhirntrauma.

A|mnesie, transiente globale (↑; ↑) *f*: (engl.) *transitory global amnesia*; Abk. TGA; Episode (1–24 Std., meist 6–8 Std.) akuter Gedächtnisstörung* mit retrograder u. anterograder Amnesie u. Orientierungsstörung unbekannter Urs. (evtl. im Hippocampus); Rezidive mögl.; **Vork.:** Migräne*.

a|mnestisch (↑): (engl.) *amnestic*; die Amnesie* betreffend.

Amnion (gr. ἀμνίον Schafhaut, Haut um die Leibesfrucht) *n*: (engl.) *amnion*; (embryol.) im Stadium der zweiblättrigen Keimscheibe* zwischen Trophoblast* u. Ektoderm entstehende Zellschicht, die zus. mit dem Ektoderm des Keims die Amnionhöhle bildet; während der weiteren Embryogenese stülpt sich das A. von dorsal nach ventral über den späteren Embryo u. bildet so die innerste der Eihäute*; Amnionzellen sezernieren Amnionflüssigkeit (Fruchtwasser*).

Amnion|in|fekti̱o̱ns|syn|drom (↑; Infekt-*) n: (engl.) amniotic infection syndrome; Abk. AIS; syn. Chorioamnionitis; unspezifische Infektion der Eihöhle, Plazenta, Eihäute u. evtl. des Fetus während Schwangerschaft od. Geburt; **Vork.**: bes. bei vorzeitigem Blasensprung u. protrahiertem Geburtsverlauf; **Ätiol.**: aszendierende Infektion aus den Geburtswegen, v. a. mit aeroben u. anaeroben Bakterien (Chlamydien u. Gonokokken, selten Mykoplasmen); **Sympt.**: Fieber u. Leukozytose, Anstieg des CRP*, fötid riechendes Fruchtwasser; bei Erkr. des Kindes (nicht regelmäßig) fetale Tachykardie*; **Kompl.**: Puerperalfieber* u. Gefährdung des Neugeborenen (evtl. Allgemeininfektion bis zur Sepsis); **Ther.**: i. v. Antibiotika, engmaschige Kontrollen der Vital- u. Laborparameter der Mutter u. CTG, bei drohender Frühgeburt Lungenreifeinduktion*; bei Exazerbation der mütterl. od. fetalen Sympt. Entbindung.

A̱mnion|in|fusion (↑; Infusion*) f: (engl.) amnioinfusion; Auffüllen eines Oligohydramnions* mit physiol. Kochsalzlösung; **1.** präpartal: zur Vermeidung von Gelenkversteifungen u. Lungenhypoplasie des Fetus z. B. bei vorzeitigem Blasensprung; **2.** intrapartal: zur Vermeidung von Nabelschnurkompression u. Mekoniumaspiration.

Amnion|in|fusi̱o̱ns|syn|drom (↑; ↑) n: Fruchtwasserembolie*.

Amnioni̱tis (↑; -itis*) f: entzündl. Veränderung des Amnions bei Amnioninfektionssyndrom*.

A̱mnion|nabel (↑): (engl.) amniotic umbilicus; s. Nabelanomalien.

Amnio|skopi̱e̱ (↑; -skopie*) f: (engl.) amnioscopy; Fruchtwasserspiegelung; Methode zur Besichtigung des Fruchtwassers* am unteren Eipol durch die intakten Eihäute mit einem durch Vagina u. Zervix eingeführten Endoskop (Amnioskop); **Ind.**: Überschreitung des Geburtstermins; klin. Relevanz der A. wird durch den Einsatz von CTG u. Doppler-Sonographie zur Beurteilung des fetalen Wohlbefindens zunehmend eingeschränkt; **Ergebnis**: klares od. durch Emulsion von Vernix milchig aussehendes Fruchtwasser wird als Zeichen eines normalen Schwangerschaftsverlaufs gewertet; Verfärbung des Fruchtwassers als Zeichen einer Gefährdung des Kindes: Grünverfärbung durch Mekoniumbeimengung, Gelbverfärbung durch Hämoglobinabbaustoffe.

Amniotic-fluid-i̱n|dex (↑; Index*) m: (engl.) amniotic fluid index; Abk. AFI; Maß zur Beurteilung der Fruchtwassermenge im letzten Drittel der Schwangerschaft; **Bestimmung**: in den 4 Quadranten der Cavitas uteri wird die ventro-dorsale Ausdehnung des jeweils größten Fruchtwasserdepots sonographisch gemessen u. addiert; **Referenzbereich**: 8–18 cm; Hydramnion*: >18 cm, Oligohydramnion*: 5–8 cm, Anhydramnion: <5 cm. Vgl. Fruchtwasserdiagnostik.

Amnio|zente̱se (↑; Kent-*) f: (engl.) amniocentesis; syn. Amnionpunktion; Punktion der Amnionhöhle zur Gewinnung von Fruchtwasser* für diagn. od. therap. Zwecke; meist transabdominal (durch die Bauchdecken der Mutter) od. transzervikal (bei Geburtsbeginn durch den Zervikalkanal); **Anw.**: **1.** zur Pränataldiagnostik* (ca. 16. SSW) **2.** zur Bestimmung der Bilirubinkonzentration als Maßstab für die Schwere eines Morbus* haemolyticus fetalis (s. Fruchtwasser-Spektrophotometrie); **3.** zur Amnioninfusion*; **4.** als Entlastungspunktion, z. B. bei Hydramnion* od. fetofetalem Transfusionssyndrom*; **Kompl.**: vorzeitiger Blasensprung, vaginale Blutungen, Infektion, vorübergehender Fruchtwasserabgang; Verletzungen von Fetus, Nabelschnurgefäßen od. Plazenta (<1 % der A.), fetomaternale Transfusion; lassen sich auf ein Minimum reduzieren, wenn die A. unter Ultraschallsicht erfolgt; bei A. vor der 14. SSW Risiko für Fehlgeburten deutl. erhöht.

Amö̱ben (gr. ἀμοιβός wechselnd) fpl: (engl.) amoebae; Protozoen* der Klasse Rhizopoda, die sich durch ständige Formveränderung u. Ausbildung von Pseudopodien* fortbewegen; zur Ordnung Amoebida gehörend mit den **Gattungen** Entamoeba, Endolimax, Pseudolimax, Dientamoeba, Iodamoeba, Acanthamoeba, Hartmannella, Naegleria u. a. Die meisten Arten leben im Süßwasser, teils aber auch im menschl. Darmtrakt; nur wenige sind fakultativ pathogen; s. Entamoeba histolytica.

Amö̱ben-Meningo|en|zephali̱tis (↑; Mening-*; Enkephal-*; -itis*) f: (engl.) amoebic meningo-encephalitis; primäre Amöben-Menigoenzephalitis (PAME); seltene, akut verlaufende nekrotisierende od. granulomatöse primäre Meningoenzephalitis*; **Err.**: Amöben* der Gattungen Naegleria*, Acanthamoeba* od. Balamuthia*; **Übertragung: 1.** über den Nasen-Rachen-Raum, meist beim Baden in freien Gewässern od. auch in Hallenbädern (Naegleria*); **2.** über die Atemwege od. Hautwunden (Acanthamoeba*, Balamuthia); **Ther.**: Versuch mit Amphotericin* B in hoher Dosierung (i. v. u. intrathekal), kombiniert mit Rifampicin; **Progn.**: meist tödl. Verlauf.

Amö̱ben|ruhr (↑): s. Amöbiasis.

Amöbi̱a̱sis (↑; -iasis*) f: (engl.) amoebiasis; Infektion mit dem fakultativ pathogenen Darmprotozoon Entamoeba* histolytica; **Epidemiol.**: weltweit verbreitet, in warmen Ländern weit häufiger als in gemäßigtem Klima; mangelnde Hygiene begünstigt Verbreitung; **Inkub.**: wenige Tage bis Jahre, meist 2–4 Wo.; **Formen: 1.** sog. **Darmlumeninfektion** ohne Gewebeinvasion, meist symptomlos; **2. intestinale invasive** A. mit intestinalen u. extraintestinalen Kompl.; **Übertragung**: orale Aufnahme von Amöbenzysten; **Entw.**: im Dickdarmlumen entwickeln sich die Amöbenzysten zu kommensalen Trophozoiten (Minutaform), die sich durch Teilung vermehren, wiederum Zysten bilden u. mit dem Stuhl ausgeschieden werden (epidemiol. wichtige Infektionsquelle. Durch bisher unbekannte Faktoren kann sich die Minutaform zur invasiven Magnaform (hämatophager Trophozoit) entwickeln. Diese führt zu Zellnekrosen der Dickdarmmukosa, Ulzerationen u. klin. zum Bild der **Amöbenruhr** (Amöbendysenterie). **Klin.**: Beginn meist langsam u. ohne Fieber; Obstipation od. leichter Durchfall, zunächst kotig, später evtl. glasig-schleimig, nichteitrig mit Blut- u. Schleimbeimengungen, Tenesmen, flüssig-eitrige Durchfälle durch begleitende bakterielle Superinfektion verschleiern das Bild. **Diagn.**: Nachw. der Magnaformen im frischen Stuhl; Nachw. der Zysten u.

Minutaformen (mikroskop. nicht zu unterscheiden von Entamoeba dispar u. Entamoeba moshkovskii) bei symptomlosen Ausscheidern durch MIFC* u. a. Anreicherungsverfahren, Nachw. aller Formen durch PCR*; Serol. bei intestinaler A. ohne Gewebeinvasion zweifelhaft; DD: Darmamöben Entamoeba* dispar, Entamoeba moshkovskii, Entamoeba* coli, Entamoeba* hartmanni, Iodamoeba* bütschlii, Dientamoeba* fragilis, Endolimax* nana; Ther.: Metronidazol, Eradikation der Darmlumenformen mit Paromomycin; intestinale Kompl.: Neigung zu Chronizität u. Rezidiven; granulomatöse Infiltrate (Amöbom), Darmblutung, Perforation, Kolonfistel, toxisches Megakolon*; **3. extraintestinale** A.: a) unspezif. Leberbeteiligung im Verlauf einer akuten intestinalen A.; hämatogene embol. Verschleppung der Err. (auch bei klin. symptomarmer Amöbenruhr) in die Leber führt zu herdförmigen Kolliquationsnekrosen (sog. Amöbenleberabszess) vorwiegend im re. Leberlappen; Verlauf: ruhend chron., invasiv perakut mit Perforationsgefahr od. Durchwanderung in Pleurahöhle, Perikard od. Peritoneum; Diagn.: s. Leberabszess; Ther.: Metronidazol, Ornidazol; zur Beseitigung der oft gleichzeitig bestehenden Darmlumeninfektion Paromomycin; **b)** seltene extraintestinale Kompl.: A. des Perikards, des Gehirns, der Haut u. a. Organe.

Amoebida (↑) *n pl*: s. Amöben.

amöboid (↑, -id*): (engl.) *amoeboid*; amöbenähnlich; z. B. die durch chemotaktische Reize ausgelöste Zellbewegung von Leukozyten u. Makrophagen.

Amok: (engl.) *amuck*; reaktiver Erregungszustand, bei dem es zu plötzl. ungerichteten Gewaltausbrüchen (massive fremd- u. autoaggressive Handlungen) mit Hypermotorik (sog. Bewegungssturm) kommt, denen ein schwerer Erschöpfungszustand folgt; meist mit Amnesie für die Episode; **Vork.:** bei cholerischen, leicht zu kränkenden Personen u. entspr. Persönlichkeitsstörungen*. Vgl. Störungen, dissoziative

Amor|bogen (lat. *amor* Liebe): (engl.) *Cupid's bow*; syn. Kupidobogen; der geschwungene Bogen der Oberlippe.

Amorolfin (INN) *n*: (engl.) *amorolfin*; Antimykotikum* zur top. Anw. bei Infektion mit Dermatophyten od. Hefen; **Wirkungsmechanismus:** erhöht die Permeabilität der mykotischen Zellwand durch Hemmung der Ergosterolsynthese; **Ind.:** Dermatophytose, Candidose; **Kontraind.:** Alkoholabhängigkeit, Schwangerschaft; **UAW:** Brennen, Pruritus, Erythem.

a|morph (A-*; -morph*): (engl.) *amorphous*; formlos, unkristallin, ohne scharfe Begrenzung.

Amoss-Zeichen (Harold L. A., Int., Baltimore, 1886–1957): Dreifußzeichen*.

A|motio (Ab-*; Mot-*) *f*: syn. Ablatio; Ablösung.

A|motio choroideae (↑; ↑; Chorio-*; -id*) *f*: (engl.) *choroidal detachment*; syn. Ablatio choroideae; Aderhautabhebung; **Urs.:** Exsudation unter die Choroidea* bei länger andauerndem niedrigem Augeninnendruck* (z. B. nach Glaukomoperation), Entz. der Aderhaut od. Sklera, Unterblutung (inf. Op., Trauma).

Amoxi|cillin (INN) *n*: (engl.) *amoxicillin*; halbsynthet. Breitband-Penicillin* (Ampicillin*-Derivat*).

AMP: 1. (biochem.) Abk. für **A**denosin**m**ono**p**hosphat; s. Adenosinphosphate; vgl. cAMP; **2.** (pharmaz.) Abk. für **A**rznei**m**ittel**p**rüfung*.

Ampere (André Marie Ampère, Phys., Mathematiker, Paris, 1775–1836) *n*: (engl.) *ampere*; SI-Basiseinheit der elektrischen Stromstärke*; Einheitenzeichen A; 1 A ist die Stärke eines durch 2 im Vakuum parallel im Abstand von 1 m angeordneten Leitern von vernachlässigbar kleinem Querschnitt kontinuierl. fließenden elektr. Stroms, der zwischen den Leitern pro Meter Leiterlänge eine Kraft von $F = 2 \cdot 10^{-7}$ Newton hervorruft; vgl. Einheiten.

Ampere|sekunde: (engl.) *ampere-second*; Abk. As; s. Coulomb.

Amphet|amin *n*: (engl.) *amphetamine*; Phenylethylaminderivat; nicht im Handel befindl. indirekt wirkendes Sympathomimetikum*; **Wirkung:** wie Noradrenalin*; cave: Missbrauch (Psychostimulans*, Doping*), Abhängigkeit*. Vgl. Ecstasy.

Amphi-: Wortteil mit der Bedeutung beidseitig, ringsum; von gr. ἀμφί.

Amphi|arthrosis (↑; Arthr-*; -osis*) *f*: s. Gelenkformen.

amphi|bol (gr. ἀμφίβολος): (engl.) *amphibolic*; zweideutig, schwankend.

amphi|trich (Amphi-*; Trich-*): (engl.) *amphitrichous*; Form der Begeißelung von Bakt., bei der sich die Geißeln* an den gegenüber liegenden Polen des Bakt. befinden; z. B. bei Spirillen; vgl. lophotrich; peritrich; monotrich.

Amphi|zyten (↑; Zyt-*) *m pl*: s. Mantelzellen.

Ampho|lyte *n pl*: Kurzbez. für **ampho**tere Elektro**lyte**; amphotere Stoffe*.

Ampho|tericin B (INN) *n*: (engl.) *amphotericin B*; Antimykotikum* aus der Gruppe der Polyene zur top. u. system. Anwendung; **Ind.:** Candidose, trop. Mykosen durch Histoplasma capsulatum var. capsulatum, Coccidioides immitis, Blastomyces-Arten u. Paracoccidioides brasiliensis, Sporothrix-Mykose, Cryptococcus-Mykose u. Systemmykosen durch Schimmelpilze der Gattung Aspergillus u. der Ordnung Mucorales; Verw. auch in Komb. mit Flucytosin*; **UAW:** Fieber, Schüttelfrost, Kopfschmerz, Blutbildveränderungen, Nephro-, Neuro- u. Hepatotoxizität.

Ampi|cillin (INN) *n*: (engl.) *ampicillin*; syn. D-(-)-α-Aminobenzylpenicillin; halbsynthet. Breitband-Penicillin* (Betalaktam*-Antibiotikum*); **Ind.:** bei akuten u. chron. bakteriellen Infektionen mit Ampicillin empfindl. Erregern, z. B. Sepsis, Meningitis, Infektion des HNO-Bereichs, der Atemwege, des Urogenital- u. Magen-Darm-Trakts; **Wirkungsspektrum:** grampositive Bakterien (Ausnahme: Penicillinasebildner), gramnegative Kokken, Haemophilus, E. coli, Salmonellen u. Shigellen; **Kontraind.:** Penicillinallergie; **UAW:** Fieber, gastrointestinale Störungen, allerg. Reaktionen, Ampicillinexanthem.

Ampi|cillin|ex|anthem (Exanthem*) *n*: (engl.) *ampicillin rash*; pathogenet. unklares, makulöses (nicht IgE-vermitteltes) Exanthem*, das zu 5–20% während od. nach Ampicillintherapie auftritt (bei Niereninsuffizienz od. CLL); begünstigt durch gleichzeitige Gabe von Allopurinol, zu fast 100% bei gleichzeitiger Mononucleosis* infectiosa u. Zytomegalie-Virus-Infektion); Abklingen meist unter

Amplifikation

der Ther.; wiederholte Gabe mögl., da keine Allergisierung; nicht ident. mit Penicillinallergie*.

Am|pli|fi|kation (lat. amplifica̱re erweitern) *f*: **1.** (engl.) *amplification*; (molekulargenet.) Vervielfältigung einer Basensequenz* (eines DNA-Abschnitts), z. B. molekularbiol. i. R. der PCR* od. in vivo im Tumorgewebe; **2.** (psychoanalyt.) in der Psychoanalyse* Erweiterung des Trauminhalts durch assoziativen Vergleich der Traumbilder mit myth. od. religiösen Bildern.

Amplitu̱de (lat. amplitu̱do Umfang, Größe, Weite) *f*: (engl.) *amplitude*; größter vorkommender Momentanwert einer Wechselgröße; bei Schwingungen u. Wellen max. Auslenkung aus der Ruhelage (Schwingungsweite), z. B. Blutdruckamplitude*.

Amprena|vi̱r (INN) *n*: (engl.) *amprenavir*; Abk. APV; Virostatikum* (Protease*-Hemmer); **Ind.**: bei Infektion mit HIV* als Teil einer antiviralen Kombinationstherapie*; **Kontraind.**: zeitgleiche Behandlung mit Substanzen, die eine geringe therap. Breite besitzen u. Substrat des Zytochrom-P-450-3A4-Isoenzyms der Leber sind; **UAW:** gastrointestinale Störungen, z. T. schwerwiegende Hautausschläge; **cave:** vielfältige Wechselwirkungen mit anderen Substanzen aufgrund der Beeinflussung des Leberstoffwechsels.

Ampu̱lla (lat.) *f*: (engl.) *ampulla*; bauchiges Gefäß, Kolben; (anat.) Erweiterung.

Ampulla canali̱culi lacrima̱lis (↑) *f*: (engl.) *ampulla of lacrimal canaliculus*; kleine Erweiterung an der Umbiegungsstelle der Tränenkanälchen.

Ampulla ductus de|fe̱rentis (↑) *f*: (engl.) *ampulla of ductus deferens*; Erweiterung des Ductus* deferens vor dem Übergang in den Ductus ejaculatorius.

Ampulla epi|phre̱nica (↑) *f*: (engl.) *epiphrenic ampulla*; Erschlaffung des unteren Ösophagussegments zu einer etwa 1,5–2,5 min. nach dem Schluckakt röntg. sichtbaren ampullären Figur; kein pathol. Befund; **DD:** Hiatushernie*.

Ampulla hepato|pan|crea̱tica (↑) *f*: (engl.) *hepatopancreatic ampulla*; Erweiterung des gemeinsamen Endstücks des Ductus choledochus u. Ductus pancreaticus innerh. der Papilla duodeni major.

Ampulla membrana̱cea ante̱rior, latera̱lis, poste̱rior (↑) *f*: (engl.) *anterior, lateral, posterior membranous ampulla*; Erweiterung der häutigen Bogengänge in der Nähe des Utriculus; vgl. Innenohr.

Ampulla o̱ssea ante̱rior, latera̱lis, poste̱rior (↑) *f*: (engl.) *anterior, lateral, posterior bony ampulla*; Erweiterung der Crura ampullaria der knöchernen Bogengänge; vgl. Innenohr.

Ampulla re̱cti (↑) *f*: (engl.) *rectal ampulla*; erweiterter Abschnitt des Rektums* oberh. des Canalis analis; vgl. Darm.

Ampulla tu̱bae uteri̱nae (↑) *f*: (engl.) *ampulla*; erweiterter Abschnitt des Eileiters zwischen Tubentrichter u. Tubenenge.

Ampu̱lle (↑) *f*: (engl.) *ampule*; (pharmaz.) Glasbehältnis mit Hals für zu injizierende Arzneimittel.

Amputa̱t (lat. amputa̱re ringsum abschneiden) *n*: (engl.) *amputated limb*; durch traumat. od. chirurgische Amputation* abgetrennter Teil eines Organs od. einer Extremität, v. a. nach Größe des A., Amputationshöhe u. Transportbedingungen (v. a. Temperatur) besteht eine unterschiedl. Ischämiezeit (s. Ischämietoleranz), innerh. derer eine Replantation* in Abhängigkeit weiterer Faktoren (z. B. Weichteiltraumatisierung, Polytrauma) nach traumat. A. erfolgreich sein kann.

Amputa̱tion (↑) *f*: (engl.) *amputation*; syn. Ablatio, Absetzung; Absetzen von Körperteilen; **Formen: 1.** traumat. bedingtes Absetzen (Verlust) von Gliedmaßen(teilen); auch subtotal (partiell) mit Durchtrennung wichtiger anat. Strukturen, v. a. der Gefäße u. Nerven, unter Erhalt einer Restgewebebrücke; **2.** chir. Absetzen eines Körperteils od. einer Gliedmaße bei nicht rekonstruktionsfähiger art. Durchblutungsstörungen, Tumorerkrankungen od. schweren Verletzungen (s. Abb.); **a)** Grenzzonenamputation: A. in Höhe der Demarkation von durchblutetem Gewebe zur Nekrose; **b)** Gliedmaßenamputation: A. einer Extremität; Lok. auch abhängig von der Weichteilverblutung; A. einer Gliedmaße im Gelenk: Exartikulation*.

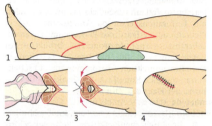

Amputation: 1: Amputationshöhen bei Ober- u. Unterschenkelamputation; 2: chir. Absetzen aller anat. Strukturen einschließl. Durchtrennung des Femurs; 3: Adaptation der Weichteile; 4: abschließende Hautnaht

Amputations|neurom (↑; Neur-*; -om*) *n*: s. Neurom.

AMS: 1. Abk. für Ablepharie*-Makrostoma-Syndrom; **2.** Abk. für Antikörpermangelsyndrom*.

Am|sacrin (INNv) *n*: (engl.) *amsacrine*; Zytostatikum*; **Ind.**: nach Versagen konventioneller Ther. Induktions- u. Erhaltungstherapie bei AML* u. ALL* bei Erwachsenen; **UAW:** Knochenmarkschädigung, Leberfunktionsstörung, Magen-Darm-Beschwerden.

Amsler-Netz (Marc A., Ophth., Schweiz, 1891–1968): (engl.) *Amsler's chart*; syn. Gitternetz; kleiner Testschirm mit Raster zur Prüfung des zentralen Sehens i. R. der Diagn. von Zentralskotomen (s. Skotom) u. Metamorphopsien*.

Am-System *n*: Kurzbez. für Alphakettenmarker-System; genet. Polymorphismus* der Alpha-2-Ketten der IgA$_2$-Immunglobuline; die sich in ihrer Aminosäuresequenz unterscheidenden Varianten A$_2$m (1) u. A$_2$m (2) werden autosomal-kodominant vererbt; Häufigkeit von A$_2$m (1) bei Weißen fast 100 %, bei Asiaten 50–80 %, bei Schwarzen 30–50 %. Vgl. Serumgruppen.

Amts|arzt: (engl.) *medical officer*; übliche, nicht rechtl. kodifizierte Bez. für den ärztl. Leiter eines Gesundheitsamts mit folgenden Aufgaben: Aufsicht über Einrichtungen u. Berufe des Gesundheitswesens, gesundheitl. Vorsorge, Beratung od. Begutachtung, Tätigkeit als Gerichtsarzt od. Vertrauensarzt; sog. amtsärztl. Zeugnisse können auch von anderen entspr. qualifizierten Ärzten des Gesundheitsamts ausgestellt werden. **Ausbildung:** Facharzt (Gebietsbezeichnung, Weiterbildung im Gebiet Öffentliches Gesundheitswesen, Vermittlung von Lehrinhalten an Akademien für Öffentliches Gesundheitswesen).

AMV: Abk. für At**em**minutenvolumen*.

Amygdala (gr. ἀμυγδάλη) *f*: Mandel; s. Corpus amygdaloideum.

Amygdalae oleum (↑) *n*: s. Mandelöl.

Amygdalin (↑) *n*: (engl.) *amygdalin*; cyanogenes pflanzl. Glykosid aus Mandelsäurenitril u. Gentiobiose (z. B. in Bittermandeln, Steinobstkernen, Bambussprossen, Maniok); Emulsin* u. bakterielle Glykosidasen* hydrolysieren A., dabei entstehen Glukose, Benzaldehyd u. Blausäure (HCN); **cave:** Aufnahme von 5–10 bitteren Mandeln ist für Kleinkinder tödlich. Vgl. Blausäureintoxikation.

Amylasen (gr. ἄμυλον Stärkemehl) *f pl*: (engl.) *amylases*; Enzyme (Hydrolasen), die alpha-1,4-glykosidische Bindungen von Stärke* (Amylum) u. Glykogen* intramolekular spalten; **1.** Alphaamylasen (syn. Endoamylasen) hydrolysieren im Inneren der Polyglukosekette; Dextrine*, Maltose* u. Isomaltose entstehen als Endprodukte; Vork. beim Menschen v. a. im Pankreas- u. Parotissekret; Bestimmung im Blut (früher auch Urin) zur Diagn. von Pankreatitis u. Parotitis mit zusammengesetztem optischem Test*; **2.** Betaamylasen (syn. Exoamylasen) spalten vom nichtreduzierenden Ende Maltose ab; Vork. nur in Pflanzen (z. B. Getreidekeimen) u. Mikroorganismen; **3.** Gammaamylase (Exo-1,4-α-Glukosidase, syn. Glukoamylase, saure Maltase): spaltet vom nichtreduzierenden Molekülende Glukose ab; Vork. v. a. in den Lysosomen von Leber- u. Nierenzellen. Vgl. Referenzbereiche (Tab. dort); vgl. Isoenzyme.

Amylin *n*: (engl.) *amyline, islet amyloid polypeptide* (Abk. IAPP) syn. Insel-Amyloid-Polypeptid; Polypeptid (37 Aminosäuren), das mit Insulin zusammen in den B-Zellen der Langerhans*-Inseln gespeichert wird (Amylin:Insulin 1:100); physiol. Funktion: z. T. noch unklar; verlangsamt die Magen-Darm-Passage, hemmt die Glukagonfreisetzung; **klin. Bedeutung:** verursacht wahrscheinl. Ablagerungen von Amyloid* bei Pat. mit Diabetes* mellitus Typ 2; Sekretion vermindert bei Diabetes mellitus.

Amyl|nitrit *n*: (engl.) *amyl nitrite*; Ester der Salpetrigen Säure; flüchtige, explosive Flüssigkeit mit gefäßerweiternder, kurzfristig blutdrucksenkender u. spasmolytischer Wirkung; Anw. früher zur Inhalation bei Angina pectoris, Asthma bronchiale u. Migräne; missbräuchlich zur sexuellen Stimulation (sog. Poppers).

Amylo-1,6-Glukosidase (gr. ἄμυλον Stärkemehl; Glukosidasen*) *f*: (engl.) *amylo-1,6-glucosidase*; Debranching*-Enzym.

Amyloid (↑, -id*) *n*: (engl.) *amyloid*; hyaliner, mikrofibrillärer Protein-Polysaccharid-Komplex mit charakterist. lichtmikroskop. Färbeverhalten u. Beta-Faltblattstruktur; **Histol.:** Affinität zu Kongorot u. grüne Doppelbrechung im polarisierten Licht; elektronenmikroskopisch starre, unverzweigte Fibrillen (∅ ca. 10–15 nm, Länge ca. 1000 nm) in antiparalleler Beta-Faltblattstruktur (Beta-Amyloid, 42 Aminosäuren); **Formen:** bisher >26 bekannt; Bildung aus membranständigem Vorläuferprotein Amyloid*-Precursor-Protein durch Spaltung mit Gamma-Sekretase, die aus 2 Untereinheiten (Presenilin 1 u. 2) besteht; Beta-Amyloid aggregiert extrazellulär (evtl. unter Beteiligung von ApoE4); **Vork.:** extrazellulär ubiquitär (lokal od. generalisiert) möglich; asymptomat. od. klin. manifest (Amyloidose*); **1.** physiol. i. R. des Alterungsprozesses (seniles A.), z. B. Akkumulation von Aβ (Beta-Amyloid) im Altersgehirn* als senile Plaques*; **2.** pathol. Akkumulation von A.: s. Amyloidose (Tab. dort).

Amyloid|angio|pathie (↑; Angio-*; -pathie*) *f*: (engl.) *cerebral amyloid angiopathy (CAA)*; syn. kongophile Angiopathie, zerebrovaskuläre Amyloidose; Form der lokal (zerebral) begrenzten Amyloidose* mit Ablagerung von Beta-Amyloid (Aβ-40) in meningealen u. kortikalen Gefäßwänden (Media); **Vork.:** v. a. höheres Lebensalter (>70. Lj.); z. T. hereditär (Mutation im Gen für Amyloid*-Precursor-Protein, bei Assoziation mit Alzheimer*-Krankheit häufig als Duplikation); **Klin.:** rezidiv., v. a. lobäre intrazerebrale Blutungen*. Vgl. Amyloid.

Amyloidom (↑, -om*) *n*: (engl.) *amyloidoma*; tumorförmige Ablagerungen von Amyloid*; s. Amyloidose.

Amyloidose (↑, -osis*) *f*: Sammelbez. für Erkr. durch Ablagerung von Amyloid*; klin. Bez. mit Kennzeichnung durch Buchstabencode: 1. Stelle: A (Abk. für Amyloid); 2. Stelle: Abk. für (Vorläufer-)Protein; s. Tab.; **Ätiol.:** 1. hereditär (meist ATTR-Amyloidose; Amyloidose, systemische); 2. erworben i. R. verschiedener Grunderkrankungen mit vermehrter Produktion von Amyloid-Vorläuferprotein, z. B. bei chron. Entz. (AA-A.; s. Amyloidose, systemische) od. Hormon produzierendem Tumor (z. B. Insulinom*, C*-Zellkarzinom); **Pathol.:** 1. (makroskop.) konsistenzvermehrte, speckig glänzende, glasig-wachsartige Vergrößerung von amyloidhaltigem Gewebe (z. B. sog. Speckniere bzw. Speckleber, Schinkenmilz* od. Sagomilz*); 2. (mikroskop.) s. Amyloid (Histol.); **Einteilung:** 1. lokal begrenzte A.: u. a. **a)** zerebrale A.: Aβ-A. (Vorläuferprotein: Amyloid*-Precursor-Protein) bei Alzheimer*-Krankheit, Amyloidangiopathie*, Boxerenzephalopathie*, Down*-Syndrom; APrP-A. (Prion-Protein) bei Prionkrankheit* (transmissible zerebrale A.); **b)** kardiale A.: sekundäre Kardiomyopathie*, meist isolierte Herzvorhofamyloidose (AANF-A.; Klin.: Vorhofflimmern*; Vorläuferprotein: ANF; s. Peptide, kardiale natriuretische); **c)** AIAPP-A. (Vorläuferprotein: Inselamyloid-Polypeptid; s. Amylin): A. der Langerhans*-Inseln (Klin.: Diabetes* mellitus od. bei Insulinom*; 2. generalisierte A.: s. Amyloidose, systemische; **Klin.:** variabel je nach Lok. der Amyloidablagerung; z. B. 1. Gehirn: kognitive Störung, Demenz*; 2. peripheres Nervensystem: Polyneuropathie* (einschließl. autonome Dysregulation), Karpaltunnelsyndrom*; 3. Herz: Kardiomyopathie* mit Herzinsuffizienz*, Herzrhythmusstörungen*; 4. Blutgefäße: Arteriosklerose* (Apolipoprotein*-A$_I$); 5. Auge: Hornhautdystrophie, Glaskörpertrübung, Glaukom; 6. Niere: nephrot. Syndrom*, Niereninsuffizienz*; 7. Magen-Darm-

Amyloidose, systemische

Amyloidose
Einteilung nach Art des beteiligten Amyloids

Amyloid	(Vorläufer-) Protein	Verteilung	Ätiologie	Vorkommen/ Grunderkrankung/ Amyloidose
Aβ (syn. β-Amyloid)	Amyloid-Precursor-Protein(APP)	lokal	vererbt/ erworben	Alzheimer-Krankheit (v. a. Aβ-42), Down-Syndrom, Altersgehirn, Amyloidangiopathie (v. a. Aβ-42),
APrP	Prion-Protein	lokal	vererbt/ erworben	Prionkrankheiten
ACys	Cystatin C	systemisch	vererbt	familiäre Amyloidose (Island Typ)
ABri	ABriPP (od. Bri-L)	systemisch	vererbt	familiäre Demenz (Britischer Typ)
ADan	ADanPP (od. Bri-D)	lokal	vererbt	Heredopathia ophthalmo-oto-encephalica (Dänischer Typ)
ACal	(Pro)Calcitonin	lokal	erworben	C-Zellkarzinom
Aβ$_2$M	β-2-Mikroglobulin	systemisch	erworben	Dialyse-Arthropathie
AL	Immunglobulin-L-Ketten (λ oder κ)	systemisch oder lokal	erworben	Gammopathien, AL-Amyloidose, AL-Amyloidom
AH	Immunglobulin-H-Ketten	systemisch oder lokal	erworben	Gammopathien, AL-Amyloidose, AL-Amyloidom
AA	Serum-Amyloid-A (SAA)	systemisch	erworben	reaktive AA Amyloidose
ATTR	Transthyretin	systemisch	vererbt	familiäre Amyloidpolyneuropathie, senile kardiovaskuläre Amyloidose
AApoA-I	Apolipoprotein A-I	systemisch	vererbt	hereditäre systemische Amyloidose
AApoA-II	Apolipoprotein A-II	systemisch	vererbt	hereditäre renale Amyloidose
AGel	Gelsolin	systemisch	vererbt	familiäre Amyloidpolyneuropathie (Finnischer Typ), gittrige Hornhautdystrophie
AIAPP	Amylin	lokal	erworben	Langerhans-Inseln, Insulinom
AANF	atriales natriuretisches Peptid	lokal	erworben	Herzvorhof
APro	Prolaktin	lokal	erworben	Hypophyse, Hypophysenadenome
AMed	Lactadherin	lokal	erworben	Aortenmedia
AKer	Keratoepithelin	lokal	erworben	Kornea, gittrige Hornhautdystrophie
ALac	Laktoferrin	lokal	erworben	Kornea (Trichiasis)
ASeg	Semenogilin I	lokal	erworben	Samenblase
ALys	Lysozym	systemisch	vererbt	familiäre viszerale Amyloidose
AFib	Fibrinogen Aα-Kette	systemisch	vererbt	hereditäre systemische Amyloidose

Trakt: Diarrhö*, Malabsorption*, gastrointestinale Blutung*; **8.** Leber: Hepatomegalie, Leberinsuffizienz*; **9.** Milz: Splenomegalie* mit Rupturgefahr; **Diagn.:** Biopsie amyloidhaltigen Gewebes (z. B. Suralisbiopsie* bei Polyneuropathie) für histol. Nachweis (Kongorotfärbung in polarisiertem Licht, Immunhistochemie, Aminosäuresequenzierung), ggf. mit molekulargenet. Mutationsnachweis; **Ther.:** symptomat. (z. B. bei kardialer A. ggf. implantierbarer Kardioverter*-Defibrillator), kausal je nach Grunderkrankung.

Amyloidose, systemische (↑; ↑; -osis*) *f*: (engl.) *systemic amyloidosis*; Systemerkrankung mit generalisierter (bindegewebiger u. perivaskulärer) Ablagerung von Amyloid*; **Formen:** s. Amyloidose (Tab. dort); **1. erworben:** u. a. **a)** AA-Amyloidose (Kurzbez. für Amyloid-A-Amyloidose; früher sekundäre Amyloidose): Bildung von Amyloid-A aus Vorläuferprotein Serum-Amyloid-A-Protein (Akute*-Phase-Protein, Tab. dort) i. R. chron. Entzündung, z. B. bei entzündl.-rheumat. Erkr. (ca. 70 %, v. a. rheumatoide Arthritis*), bakt. Infektion (z. B. Tu-

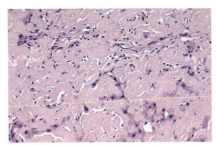

Amyloidose, systemische: Leberbiopsie (Histologie)

berkulose), entzündl. Darmerkrankung (v. a. Enteritis* regionalis Crohn), maligner Neoplasie, hereditärem periodischem Fiebersyndrom*; **b)** AL-Amyloidose (Kurzbez. für Amyloid-Leichtketten-Amyloidose; früher primäre Amyloidose): Bildung von Amyloid-L aus Immunglobulin*-L-Kette als Vorläuferprotein bei klonaler Plasmazellerkrankung (monoklonale Gammapathie*; MGUS*, ca. 80 %; multiples Myelom*, ca. 20 %); **2.** hereditär: meist ATTR-Amyloidose (früher fam. Amyloidpolyneuropathie) inf. Mutation im Gen für Präalbumin* (Genlocus18q11.2-q12.1) mit regional unterschiedl. Inzidenz u. klin. Ausprägung; **Klin.:** typ. Manifestation: **1.** AA Amyloidose: Niere, Leber, Milz; **2.** AL-Amyloidose: Niere, Herz, Magen-Darm-Trakt, peripheres Nervensystem, seltener Zunge (Makroglossie pathognomon.); **3.** ATTR-Amyloidose: peripheres Nervensystem, Herz, Magen-Darm-Trakt, Auge; **Diagn.:** organspezif. Funktionsdiagnostik (z. B. laborchem., sonograph.); Nachweis histol. nach Fettaspirationsbiopsie (einfach, Sensitivität gering), Biopsie von Rektumschleimhaut (Standard, Sensitivität ca. 85 %), Magen, Duodenum o. a. Geweben (s. Abb.) u. Gendiagnostik bei hereditärer s. A.; **Ther.:** Pharmakotherapie von Grunderkrankung u. Organkomplikation, selten op. (s. Tab.); **Progn.:** abhängig von Form u. Organbefall; mittlere Überlebensdauer bei AL-Amyloidose <1 Jahr, bei AA-Amyloidose 24 Monate, bei ATTR-Amyloidose 10–15 Jahre.

Amyloidosis cutis (↑; ↑; ↑; Cut-*) *f:* (engl.) *cutaneous amyloidosis;* Amyloidablagerung in der Haut; **Vork.: 1.** primär kutan als Lichen amyloidosus (stark juckende, graubraune Papeln meist an den Unterschenkeln) od. makulöse Hautamyloidose (juckende, hyperpigmentierte, ovale Flecken); **2.** sekundär kutan in Hauttumoren od. altersbedingten Hautveränderungen; **3.** i. R. einer systemischen Amyloidose*.

Amyloid-Pre|cursor-Protein (↑) *n:* (engl.) *amyloid precursor protein;* syn. Amyloid-Vorläuferprotein, Amyloid-Beta-A 4-Precursor-Protein, Aβ-Vorläuferprotein, Aβ-Proteinvorstufe; Abk. APP, AβPP; integrales, v. a. zerebral vorkommendes Membranprotein; physiol. Bedeutung möglicherweise für Neuroprotektion u. Synapsenbildung; Genlocus 21q21; posttranslationale Proteolyse nicht-amyloidogen durch α-Sekretase (Kathepsin* B) od. amyloidogen (Freisetzung von Aβ, vgl. Amyloid) durch β- u. γ-Sekretase (Carboxypeptidasen*); **klin. Bedeutung:** Akkumulation z. B. bei Einschlusskörperchenmyositis*; APP-Genmutation mit konsekutiver Beta-Amyloid-Akkumulation u. a. bei hereditärer Amyloidangiopathie* u. autosomal-dominant erbl. familiärer Alzheimer*-Krankheit Typ 1.

Amylo|pektin (↑) *n:* (engl.) *amylopectin;* der inf. alpha-1,6-glykosidischen Bindungen verzweigte Anteil der Stärke* neben Amylose*; in Kartoffel- u. Kornstärke zu 70–80 % enthalten; Spaltung durch Maltase (s. Disaccharidasen) u. Isomaltase.

Amylose (↑) *f:* linear alpha-1,4-glykosidisch verknüpfte Polyglukose; Bestandteil von Stärke* u. Glykogen*; Spaltung durch Amylasen*.

Amylum (↑) *n:* (engl.) *amylum;* Stärke*.

A|myo|plasia con|genita (A-*; My-*; -plasie*) *f:* (engl.) *amyoplasia congenita;* sporadisch auftretende eigenständige klin. Erscheinungsform der Arthrogryposis*-multiplex-congenita mit weitgehendem Fehlen der Muskulatur.

A|myo|tonie (↑; ↑; Ton-*) *f:* (engl.) *amyotonia;* syn. Myatonie; verringerter bis fehlender Muskeltonus; vgl. floppy infant.

A|myo|trophie (↑; ↑; Troph-*) *f:* s. Muskelatrophie.

-an: Endung, die in der systemat. Nomenklatur der org. Chemie das Vorliegen eines gesättigten Koh-

Amyloidose, systemische

Amyloidprotein	Therapie	Therapieziel
AL oder AH	Melphalan mit Dexamethason; alternativ autogene Stammzelltransplantation	zytostatische Behandlung des ursächlich verantwortlichen B-Zell-Tumors: Beseitigung klonaler Plasmazellen als Quelle für Immunglobuline
AA	Behandlung der Grunderkrankung: Therapie der Entzündung oder Infektion; Colchicin bei familiärem Mittelmeerfieber	reduzierter Siegel an Serum-Amyloid-A
ATTR	Lebertransplantation	Quelle für mutantes Präalbumin eliminieren
AFib	Leber-Nieren-Transplantation	Quelle für Fibrinogen-α-Kette eliminieren (Leber), betroffenes Organ ersetzen (Niere)
AAppoA-I und II	Nierentransplantation	betroffenes Organ ersetzen

An-

lenwasserstoffs anzeigt; z. B. Butan: CH$_3$—CH$_2$—CH$_2$—CH$_3$; vgl. -en; -in.

An-: auch A-; Wortteil mit der Bedeutung Un-, -los, -leer; von gr. ἀ (privativum).

ANA: Abk. für anti**n**ukleäre Antikörper*.

Ana-: Wortteil mit der Bedeutung auf(wärts), nochmals; von gr. ἀνά.

Anabolika (gr. ἀναβάλλειν aufwerfen) *f pl*: (engl.) *anabolics*; Substanzen, die eine positive Stickstoffbilanz* erzielen u. Wachstumsprozesse beschleunigen; werden häufig zum Muskelaufbau (s. Doping) missbraucht; **Einteilung: 1.** A. i. e. S.: von Androgenen* abgeleitete (anabole) Steroide*, z. B. Nandrolon, Metenolon, Prasteron; **2.** Aromatase*-Hemmer; **3.** Betasympathomimetika*, z. B. Clenbuterol*; **Ind.:** Anabole Steroide sind in Deutschland nur bei aplastischer Anämie* zugelassen. **Kontraind.:** Schwangerschaft, Prostatakarzinom, Leberfunktionsstörung; **UAW:** Virilisierung bei Frauen, Hodenatrophie u. Azoospermie bei Männern, Leberfunktionsstörung, Aggressivität.

Ana|bolismus (↑) *m*: (engl.) *anabolism*; syn. Assimilation; Aufbaustoffwechsel; i. e. S. Proteinaufbau; Gegenteil: Katabolismus; vgl. Stoffwechsel.

Ana|chorese (gr. ἀναχώρησις Rückzug) *f*: **1.** (engl.) *anachoresis*; (infektiolog.) Absiedelung pathol. Mikroorganismen an einem bereits sanierten Herd; **2.** (psychiatr.) Rückzug od. Abkapselung von der Mitwelt; vgl. Kontaktstörung.

An|aemia perniciosa (Anämie*) *f*: s. Anämie, perniziöse.

An|ämie (gr. ἀν- -los, -leer; αἷμα Blut) *f*: (engl.) *anemia*; sog. Blutarmut; Verminderung von Hämoglobinkonzentration, Erythrozytenzahl u./od. Hämatokrit unter die altersentsprechenden u. geschlechtsspezif. Referenzwerte (s. Blutbild, Tab. dort); nach WHO nur abhängig von der Hämoglobinkonzentration definiert (s. Tab. 1); gleichzeitige Bestimmung aller 3 Parameter erforderl., da sich diese nicht immer gleichsinnig verändern; Verminderung eines dieser Parameter nur Zeichen für A. bei normalem Blutvolumen (meist bei chron. A), nicht jedoch bei akuten starken Blutverlusten (z. T. anfangs noch falsch normaler Hämoglobinwert), hypertoner Dehydratation* (Pseudopolyglobulie) u. Hydrämie* (Pseudoanämie); **Einteilung: 1.** nach Morphol. u. Hämoglobingehalt: durch Berechnung der Erythrozytenindizes (MCV, MCH, MCHC) in mikro-, normo- od. makrozytär, hypo-, normo- od. hyperchrom; ergibt in Verbindung mit der Retikulozytenzahl einen Hinweis

Anämie Tab. 1
Definition nach WHO

Patientengruppe	Hämoglobinwert
Kinder von 6 Monaten bis 6. Lj.	<11 g/dl
Kinder vom 7–14 Lj.	<12 g/dl
Frauen >15 Jahre	<12 g/dl
Schwangere	<11 g/dl
Männer >15 Jahre	<13 g/dl

Anämie Tab. 2
Einteilung nach der Pathogenese

Anämien durch übermäßigen Blutverlust
 akute Blutungsanämie
 chronische Blutungsanämie

Anämien infolge verminderter oder ineffektiver Erythrozytopoese
 hypochrome mikrozytäre Anämien
  Eisenmangelanämie
  Anämie bei Eisentransportstörungen durch Atransferrinämie
  Anämie bei Eisenverwertungsstörungen (sideroachrestische Anämie)
  Anämie bei Eisenwiederverwertungsstörungen infolge chronischer Krankheiten
 normochrome normozytäre Anämien
  hypoproliferative Anämie
   Anämie bei Nierenkrankheiten (renale Anämie)
   Anämie bei Endokrinopathien (Myxödem) und Hypophysenunterfunktion
   Anämie bei Eiweißmangel (Eiweißmangelanämie)
  hypoplastische oder aplastische Anämie
   Anämie bei Erkrankungen des hämatopoetischen Systems
 megaloblastäre Anämien
  Anämie durch Vitamin-B$_{12}$-Mangel (perniziöse Anämie)
  Anämie durch Folsäuremangel (Behandlung mit Folsäure-Antagonisten)
  Anämie durch Ascorbinsäure-Mangel
  Anämie bei chronischer Erkrankung (Abk. ACD für engl. anemia of chronic disease)

Anämien infolge übermäßigen Erythrozytenabbaus (hämolytische Anämien)
 hämolytische Anämien durch vorwiegend extraerythrozytäre Störungen
  Anämie infolge Hyperaktivität des Monozyten-Makrophagen-Systems
  Anämie infolge Hypersplenismus, Splenomegalie
  immunhämolytische Anämie
   immunologisch bedingte hämolytische Anämie
   autoimmunhämolytische Anämie
    durch Wärmeantikörper
    durch Kälteantikörper
     Kälteagglutininkrankheit
     paroxysmale Kältehämoglobinurie
  Anämie infolge mechanischer Schädigungen der Erythrozyten
   traumatische hämolytische Anämie (mikroangiopathische hämolytische Anämie)
   Hämolyse durch Infektionserreger

Anämie
Einteilung nach der Pathogenese

hämolytische Anämien durch vorwiegend intraerythrozytäre Defekte
- Anämien durch Veränderungen an der Erythrozytenmembran
  - angeborene Erythrozytenmembrandefekte
    - erythropoetische Porphyrie
    - hereditäre Sphärozytose
    - hereditäre Elliptozytose
  - erworbene Erythrozytenmembrandefekte
    - Stomatozytose
    - Anämie infolge Hypophosphatämie
    - paroxysmale nächtliche Hämoglobinurie (durch Komplementaktivierung)
- Anämien infolge Störungen des Erythrozytenstoffwechsels bei angeborenen Erythrozytenenzymopathien
  - Defekte der Glykolyse
  - Defekte des Pentosephosphatwegs (Glukose-6-phosphat-Dehydrogenasemangel)
- Anämien durch genetische Hämoglobinvarianten und Hämoglobinsynthesestörungen (Hämoglobinopathien)
  - Sichelzellenanämie
  - Hämoglobin-C-Krankheit
  - Hämoglobin-S-C-Krankheit
  - Hämoglobin-E-Krankheit
  - Thalassämien
  - Hämoglobin-S-Betathalassämie

auf die Pathogenese; 2. nach der Ätiol.: z. B. Mangelanämie*, posthämorrhag. A., Schwangerschaftsanämie*, Anämie* bei chron. Erkrankung; 3. nach der Pathogenese: bewährtes Instrument im differentialdiagnostischen Entscheidungsprozess, s. Tab. 2; **Klin.:** bei akuter Entw. (z. B. Blutverlust) Sympt. des Schocks*; bei chron. Entw. oft langsam progredienter Verlauf mit Leistungsbeeinträchtigung, Müdigkeit, Depression, Ruhe- u. Belastungsdyspnoe, Tachykardie, großer Pulsamplitude u. funktionellen systol. Herzgeräuschen, selten Angina pectoris, Claudicatio intermittens u. Zeichen einer Herzinsuffizienz inf. reduzierten art. Sauerstoffgehalts (anäm. Hypoxie*); vgl. Sauerstoffkapazität.

An|ämie, alimentäre (↑; ↑) *f*: s. Mangelanämien.

An|ämie, a|plastische (↑; ↑) *f*: (engl.) *aplastic anemia*; syn. aplastisches Syndrom, Panmyelophthise; aregeneratorische Anämie, früher Panmyelopathie; seltene Form der Knochenmarkinsuffizienz mit Störung aller 3 Zellreihen der Hämatopoese*; **Epidemiol.:** Inzidenz in Deutschland ca. 2 Fälle pro Million Einwohner u. Jahr; **Ätiol.:** 1. idiopath. (kein ätiol. relevantes Ereignis zu eruieren; ca. 70 % aller Fälle); 2. toxisch (<20 %) nach Exposition gegenüber exogenen Noxen, insbes. Chemikalien (z. B. Benzol) od. myelotoxische Arzneimitteln (Chloramphenicol, Phenylbutazon, Methimazol, Goldpräparate u. a.; die dosisabhängige mit i. d. R. passagere Knochenmarkinsuffizienz nach Verabreichung obligat myelotox. Substanzen wie Zytostatika* od. Einwirkung ionisierender Strahlung* wird nicht als a. A. bezeichnet); 3. erbl. (Fanconi*-Anämie); 4. postinfektiös (selten), z. B. nach Virushepatitis; **Path.:** Reduktion der Anzahl u. Einschränkung der Funktion der pluripotenten hämopoet. Stammzellen inf. Autoimmunmechanismus od. tox. Schädigung, seltener durch Schädigung des Markstromas; **Einteilung:** s. Tab.; **Klin.:** abhängig vom Ausmaß der Panzytopenie: Blässe von Haut u. Schleimhäuten, Leistungsschwäche, Dyspnoe, Tachykardie (Anämiesymptomatik), Neigung zu lokalen u. septischen Infektionen (Granulozytopenie), hämorrhag. Diathese* (Thrombozytopenie); Verlauf meist monate- od. jahrelang, selten akut (dann oft tödl.); sehr selten Übergang in AML*; **Diagn.:** 1. (hämat.) Knochenmarkbiopsie*; zellarmes Knochenmark (Fettmark) mit wenigen Retikulum-, Plasmazellen u. Lymphozyten; trotz gelegentl. herdförmiger Hyperplasie von hämopoet. Markgewebe immer ineffektive Erythropoese mit normochromer, normo- od. makrozytärer Anämie u. verkürzter Erythrozytenlebensdauer* sowie niedriger Retikulozytenzahl im peripheren Blutbild; 2. (laborchem.) erhöhte Serumferritinkonzentration in Blut, Konz. von Erythropoetin charakteristischerweise kompensativ in Serum u. Urin stark erhöht; **DD:** perniziöse Anämie od. Folsäuremangel, myelodysplastisches Syndrom*, Leukämie, paroxysmale nächtl. Hämoglobinurie, Hypersplenismus; **Ther.:** allogene Stammzelltransplantation* von einem HLA-ident. Spender; immunsuppressive Ther. z. B. mit Antilymphozytenglobulin, Ciclosporin A u. Prednisolon; suppor-

Anämie, aplastische
Schweregrad nach Zellanzahl

Schweregrad	Zellanzahl/µl Blut		
	Granulozyten	Thrombozyten	Retikulozyten
moderate aplastische Anämie (Abk. nSAA für engl. non severe aplastic anemia)	<1500	<50 000	<60 000
schwere aplastische Anämie (Abk. SAA für engl. severe aplastic anemia)	<500	<20 000	<20 000
sehr schwere aplastische Anämie (Abk. vSAA für engl. very severe aplastic anemia)	<200	<20 000	<20 000

Anämie, autoimmunhämolytische

tive Therapiemaßnahmen (z. B. Bluttransfusionen, Infektionsprophylaxe bei hochgradiger Granulozytopenie); **Progn.**: unbehandelt hohe Letalität (ca. 70 %); nach allogener Stammzelltransplantation in ca. 80 % stabile Langzeitremission (>10 Jahre); nach immunsuppressiver Therapie ca. 50 % Remissionen, aber häufiger hämatolog. Spätkomplikationen (v. a. Entwicklung einer Myelodysplasie; bei ca. 1 % der Pat. pro Jahr); sehr selten Spontanremission.

An|ämie, auto|im|mun|hämo|lytische (↑; ↑) *f*: s. Anämie, hämolytische.

An|ämie bei chronischer Erkrankung (↑; ↑) *f*: (engl.) *anemia of chronic disease* (Abk. *ACD*); i. R. chronischer Erkr. (Infektion, Autoimmunkrankheit, maligne Erkrankung) auftretende, hyporegeneratorische Anämie*; zweithäufigste Anämieform weltweit; **Path.**: Störung der Erythropoese durch vermehrt gebildete inflammatorische Zytokine* (TNF-alpha, Interleukin 1-alpha, Interleukin 1-beta, Interleukin 6, Interferon-gamma u. a.), die Homöostase des Eisenstoffwechsels u. Proliferation der roten Progenitorzellen stören; außerdem gestörte Synthese von Erythropoetin u. verkürzte Überlebenszeit der Erythrozyten (v. a. vermittelt durch das Typ II Akute-Phase-Protein Hepcidin*); **Klin.**: Sympt. chron. Anämie, u. U. durch Sympt. der Grunderkrankung kaschiert; **Diagn.**: Ausschlussdiagnose durch fehlenden Nachweis anderer Anämieformen; laborchem. Anämiediagnostik: MCH u. MCV meist normal (normochrom, normozytär), evtl. auch leichtgradig vermindert; Morphologie der Erythrozyten: Anisozytose, Poikilozytose, Retikulozytenzahl normal od. vermindert, Retikulozyten oft hypochrom; Erhöhung von BSG, Fibrinogen, CRP, Haptoglobin, Ferritin, freier Transferrin-Bindungskapazität; Erythropoetin oft normwertig (kein der Anämie angemessener Anstieg der Erythropoetin-Produktion); **Ther.**: Ther. der Grunderkrankung; evtl. symptomat. Anämiebehandlung unter Berücksichtigung der Gesamtprognose (evtl. palliativ) durch Transfusion von Erythrozytenkonzentraten, Gabe von intravenösen Eisenpräparaten (Eisen-(III)-Gluconat, Eisendextran, Eisen-(III)-Hydroxid-Glucose und Eisen-(III)-Carboxymaltose); orale Eisengaben unwirksam) u. ggf. Erythropoetin (bei niedrigem Erythropoetinspiegel u. Hb <11 g/dl).

An|ämie, dys|erythro|poetische (↑; ↑) *f*: kongenitale dyserythropoetische Anämie*.

An|ämie, enzymo|penische (↑; ↑) *f*: (engl.) *enzyme deficiency hemolytic anemia*; Anämie inf. von Erythrozytenenzymopathien*.

An|ämie, hämo|lytische (↑; ↑) *f*: (engl.) *hemolytic anemia*; Anämie inf. pathol. intra- od. extravasaler Hämolyse* (beschleunigter Erythrozytenabbau bzw. verkürzte Erythrozytenlebensdauer) mit kompensator. gesteigerter Erythrozytopoese*); **Formen**: 1. **erythrozytär** bedingte h. A. (syn. korpuskulär bedingte h. A.); a) Erythrozytenmembrandefekte*, paroxysmale nächtliche Hämoglobinurie*; b) Erythrozytenenzymopathien*; c) genet. Hämoglobinvarianten, z. B. Sichelzellanämie u. a. Hämoglobinopathien*; d) Störungen der Hämoglobinsynthese, z. B. Thalassämie*; 2. **extraerythrozytär** bedingte h. A. (syn. extrakorpuskulär bedingte h. A.); a) bei Infektionen, z. B. Malaria; b) physik. bedingt, z. B. nach Verbrennungen, Herzklappenersatz, bei Marschhämoglobinurie; c) chem. bedingt, z. B. durch Arsenwasserstoff, Phenylhydrazin, bei Methämoglobinämie; d) immun. bedingte h. A. durch reguläre (Alloagglutinine*) od. irreguläre Blutgruppenantikörper* (sog. serogene erworbene h. A.), z. B. bei Morbus haemolyticus, paroxysmaler Kältehämoglobinurie, Kälteagglutininkrankheit, Transfusionshämolyse; e) autoimmun. bedingte h. A. durch antierythrozytäre Autoantikörper*; Vork. in ca. 50 % symptomat., z. B. bei Kollagenosen, CLL als. als idiopath. autoimmunhämolyt. Anämie mit inkompletten, meist gegen Rhesus-Blutgruppenantigene gerichteten Wärmeantikörpern; selten akut verlaufend mit Fieber, abdominalen Schmerzen, Oligurie u. günstiger Progn., häufiger als chron. makrozytäre h. A. (Typ Dyke-Young) mit schleichender Entw., oft Splenomegalie, evtl. Normoblasten im Blutausstrich, häufig Erythrozytenphagozytose im Sternalpunktat u. sehr variablem Verlauf; f) immun. bedingte, pharmak. induzierte h. A. inf. einer Induktion von antierythrozytären Antikörpern durch best. Arzneimittel bzw. von Antikörpern, die gegen den Erythrozyten-Arzneimittel-Komplex gerichtet sind od. durch Immunadsorption von komplementbindenden Immunkomplexen (Arzneimittel-Antikörper-Komplexe) an die Erythrozytenoberfläche; kann z. B. auftreten nach therap. Anw. von Alphamethyldopa u. Penicillinen, Stibophen, Chinin, Chinidin, PAS, Phenacetin, Antistin, Sulfonamiden, INH, Chlorpromazin, Pyramidon, Dipyron; der zeitl. Zus. mit der Arzneimittelanwendung ist wichtig (Antikörpernachweis meist nur während dieser Zeit mögl.); die pharmak. induzierte h. A. ist nur selten stark ausgeprägt u. bildet sich i. d. R. nach Absetzen des auslösenden Arzneimittels spontan zurück. **Diagn.**: Hämoglobin, Hämatokrit, Erythrozyten u. Erythrozytenüberlebenszeit bei allen Formen der h. A. erniedrigt, LDH, HBDH, indirektes Bilirubin*, Kalium u. ggf. Calcium im Serum erhöht (vermehrter Zelluntergang), Retikulozyten durch kompensator. gesteigerte Erythropoese erhöht (Retikulozytose*); selten reaktive Leukozytose u. Thrombozytose (je nach Ätiol.); bei intravaskulärer Hämolyse erniedrigtes Haptoglobin*, bei extravaskulärer Hämolyse Verminderung des Haptoglobins nur, wenn die Abbaukapazität des retikulohistiozytären Systems erschöpft ist u. freies Hämoglobin intravaskulär auftritt (z. B. bei hämolytischer Krise); evtl. Hämoglobinämie, je nach Ausprägung mit rötl. verfärbtem Serum od. Hämoglobinurie* (bei Überschreiten der tubulärer Reabsorptionskapazität für Hämoglobin); Verminderung von Hämopexin* erst, wenn bei starker intravaskulärer Hämolyse Haptoglobin unter die Messbarkeitsgrenze abfällt; bei artifizieller Hämolyse der Blutprobe, z. B. bei falscher Blutentnahmetechnik, normwertiger Haptoglobinspiegel.

An|ämie, hyper|chrome (↑; ↑) *f*: s. Anämie.
An|ämie, hypo|chrome (↑; ↑) *f*: s. Anämie.
An|ämie, kon|genitale dys|erythro|poetische (↑; ↑) *f*: (engl.) *congenital dyserythropoetic anemia* (Abk. *CDA*); syn. dyserythropoetische Anämie; seltene,

fam. vorkommende, therap. nicht beeinflussbare Anämie mit hochgradig ineffektiver Erythrozytopoese*, bei qualitativer Funktionsstörung der Erythrozyten; häufig zusammen mit hämolyt. Zeichen; **Einteilung** nach der Morphologie der Erythroblasten: **1. CDA Typ I:** Megaloblasten* mit internukleären Chromatinbrücken; autosomal-rezessiv erbl.; Mutation im CDAN I-Gen (Genlocus 15q15); **2. CDA Typ II** (syn. HEMPAS-Erkr., Kurzbez. für engl. hereditary erythroblastic multinuclearity with a positive acidified serum test): Vielkernigkeit u. Karyorrhexis der Erythroblasten* ohne megaloblastäre Veränderungen; autosomal-rezessiv erbl. Mutation (Genlocus 20q11.2); häufigste Form mit mehr als 300 beschriebenen Fällen; **3. CDA Typ III:** Megalozyten* im Blut u. Auftreten von vielkernigen Gigantoblasten im Knochenmark; autosomal-dominant erbl. Mutation (Genlocus 15q21); **Klin.:** unterschiedl. schwer ausgeprägte Anämie, intermittierender Ikterus* sowie Hepato- u. Splenomegalie; **Ther.:** symptomatisch.

An|ämie, leuko|erythro|blastische (↑; ↑) *f*: (engl.) *leukoerythroblastic anemia*; normo- bis hypochrome Anämie bei Myelofibrose* od. Knochenmarkkarzinose*; im Blut Vorstufen der Granulo- u. Erythrozytopoese inf. extramedullärer Hämatopoese.

An|ämie, megalo|blastäre (↑; ↑) *f*: (engl.) *megaloblastic anemia*; hyperchrome, makrozytäre Anämie mit Megaloblasten* bei ineffektiver Erythrozytopoese* inf. Folsäuremangels* bzw. Cobalaminmangels; s. Anämie, perniziöse. Vgl. Imerslund-Gräsbeck-Syndrom.

An|ämie, nephrogene (↑; ↑) *f*: renale Anämie*.

An|ämie, perniziöse (↑; ↑) *f*: (engl.) *pernicious anemia*; syn. Morbus Biermer, Perniziosa, Vitamin-B$_{12}$-Mangelanämie; megaloblastäre Anämie* als Folge eines Mangels an Cobalamin* (physiol. Serumkonzentration: s. Referenzbereiche, Tab. dort); **Path.:** v. a. verminderte Cobalaminresorption inf. verminderter od. fehlender Sekretion von Intrinsic*-Faktor durch Magenschleimhautatrophie (autoimmun. bedingt bei Gastritis* Typ A) u. nach Gastrektomie, auch beim Syndrom* der blinden Schlinge, Infektion durch den Fischbandwurm Diphyllobothrium* latum, Ileitis*, selten bei chron. Pankreatitis*, Malabsorptionssyndrom sowie pharmak. bedingt (z. B. durch p*-Aminosalicylsäure, Biguanide*), sehr selten auch durch unzureichende Zufuhr bei streng vegetarischer Ernährung; **Klin.:** Manifestation meist nach dem 45. Lj., selten als juvenile p. A. im Kindesalter (bei isolierter Störung der Intrinsic-Faktor-Produktion, angeb. selektiver Cobalaminresorptionsstörung im Ileum od. Resorptionsstörung durch einen biol. inaktiven Intrinsic-Faktor; vgl. Imerslund-Gräsbeck-Syndrom); meist langsam progrediente Entw. der Anämiesymptomatik; u. U. Hepatosplenomegalie, Hunter*-Glossitis (häufiges Frühsymptom), gastrointestinale Beschwerden (Inappetenz, intermittierende Durchfälle, Obstipation, diffuse Bauchschmerzen), gelbl. Hautkolorit u. neurol. Sympt. (funikuläre Myelose*); häufig Gewichtsverlust, selten Fieber; **cave:** gehäuftes Vork. eines Magenkarzinoms* u. bestimmter Autoimmunerkrankungen, z. B. Hashimoto-Thyroiditis*; Assoziation mit Hypogammaglobulinämie; **Diagn.: 1.** labor-chem.: makrozytäre Anämie (MCV >100 fl); im Blutausstrich Megalozyten, Aniso- u. Poikilozytose, basophile Tüpfelung der Erythrozyten, Jolly-Körperchen, verminderte Retikulozytenzahl, übersegmentierte neutrophile Granulozyten, erhöhte LDH, verminderter Vitamin-B$_{12}$-Spiegel im Serum; im fortgeschrittenen Stadium selten auch Thrombozytopenie u. Leukozytopenie (damit sehr selten Vollbild der Panzytopenie*); Hyperbilirubinämie; in ca. 90 % der Fälle Autoantikörper gegen Parietalzellen der Magenschleimhaut u. Intrinsic-Faktor sowie antithyroidale Antikörpe rim Serum nachweisbar; **2.** Knochenmarkpunktion: im hyperplast. Knochenmark zahlreiche Megaloblasten* bei gesteigerter Erythrozytopoese; **3.** Gastroskopie mit Biopsie zum Nachweis einer Gastritis, bei Magensaftuntersuchung histaminrefraktäre Achlorhydrie; **Ther.:** parenterale Substitution von Cobalamin; evtl. lebenslange Erhaltungstherapie, wenn die Urs. der Resorptionsstörung nicht beseitigt werden kann; die alleinige Zufuhr von Folsäure ist kontraindiziert (evtl. Verschlechterung der neurol. Symptome).

An|ämie, refraktäre (↑; ↑) *f*: (engl.) *refractory anemia*; Form des myelodysplastischen Syndroms* (Tab. dort), die durch eine gesteigerte, ineffektive Erythrozytopoese* gekennzeichnet ist; dysplast. Veränderungen betreffen ausschließl. erythropoet. Zellreihe.

An|ämie, renale (↑; ↑) *f*: (engl.) *renal anemia*; syn. nephrogene Anämie; Anämie* (Tab. 2 dort) bei chron. Niereninsuffizienz*, deren Schwere mit dem Ausmaß der Nierenfunktionseinschränkung korreliert; **Path.:** v. a. verminderte Produktion von Erythropoetin* in den Fibroblasten der Nierenrinde; zusätzl. Faktoren: Eisenverlust bei Dialyse*-Behandlung, Folsäuremangel*, verkürzte Erythrozytenlebensdauer (Hämolyse); **Ther.:** rekombinantes Erythropoetin, Eisensubstitution (therapiebedürftig bei Hämatokrit <30 %).

An|ämie, sidero|a|chrestische (↑; ↑) *f*: (engl.) *sideroblastic anemia*; Sammelbez. für meist hypochrome mikrozytäre Anämien mit gesteigerter partiell ineffektiver Erythrozytopoese* inf. einer Eisenverwertungsstörung; **Urs.:** Störung beim Einbau von Eisen in den Protoporphyrinring od. Störung der Protoporphyrinsynthese; **Formen: 1. angeborene**, geschlechtsgebunden-rezessiv erbl. s. A.; Mutation im ALA2-Gen (codiert für Deltaaminolävulinsäure*-Synthase-2), Genlocus Xp11.21; **2. erworbene** s. A.: **a)** primär (idiopath.), refraktäre Anämie mit Ringsideroblasten (Abk. RARS) u. refraktäre Zytopenie mit multilineärer Dysplasie u. Ringsideroblasten (Abk. RCMD-RS), s. Syndrom, myelodysplastisches (Tab. dort); **b)** sekundär (symptomat.), ausgelöst durch Pyridoxinmangel, Alkoholkrankheit, Blei-Intoxikation, Arzneimittel (z. B. Antituberkulotika, Chloramphenicol); bei rheumat. Erkr., Tumorerkankung od. Knochenmarkschädigung durch multiples Myelom* od. Myelofibrose*; auch i. R. anderer Anämien (Thalassämie). bei chron. entzündl. Erkrankungen; **Diagn.:** mikrozytäre hypochrome od. makrozytäre Anämie, im Knochenmarkausstrich erythropoet. Hyperplasie mit Vermehrung von Ringsideroblasten >15 %, erhöhtes Serumferritin, histol.

Anämie, sideroblastische

Eisenablagerungen im Gewebe (z. B. Hämosiderose der Leber); **Ther.**: bei positivem Tryptophanbelastungstest* Pyridoxin oral, evtl. Eisenentzugsbehandlung mit Deferoxamin, evtl. Bluttransfusion; cave: keine Eisensubstitution.

An|ämie, sidero|blastische (↑; ↑) *f*: sideroachrestische Anämie*.

An|ämie Typ Dyke-Young (↑; ↑; Sidney C. D., Pathol., Großbritannien; Freida Y., Mitarbeiterin von D.) *f*: (engl.) *Dyke-Young anemia*; chron. verlaufende Form der idiopathischen autoimmun. bedingten hämolytischen Anämie*.

an|aerob (An-*; Aer-*; Bio-*): (engl.) *anaerobic*; ohne Sauerstoff lebend.

An|aerobier (↑; ↑; ↑) *m pl*: (engl.) *anaerobes*; Bez. für Bakterienarten, die ausschließlich in Abwesenheit von Sauerstoff (obligate A.) wachsen können; die Energiegewinnung erfolgt durch Gärung. Fakultative A. sind sowohl unter Sauerstoffabschluss als auch in dessen Gegenwart lebensfähig; Sauerstoff wird über Flavinenzyme* als Elektronenakzeptor verwendet.

An|aero|biose (↑; ↑; ↑; -osis*) *f*: (engl.) *anaerobiosis*; syn. Anoxybiose; Leben unter absolutem Sauerstoffmangel mit Vergärung von Kohlenhydraten (s. Gärung); z. B. bei Mikroorganismen im Darm; bei Warmblütern 3,5–5 Min. ohne irreversible Organschäden mögl. (führt zu Milchsäureanhäufung im Blut; Tod inf. Herzinsuffizienz), Toleranzzeit kann durch Hypothermie* verlängert werden.

An|aesthesia dolorosa (Anästhesie*) *f*: (engl.) *anesthesia dolorosa*; lokaler Schmerz trotz völligen Ausfalls der Oberflächensensibilität im gleichen Areal; Vork. bei vollständiger Unterbrechung der Nervenleitung (z. B. bei Spinalnervenwurzelausriss).

An|ästhesie (gr. ἀναισθησία Unempfindlichkeit) *f*: (engl.) *anesthesia*; völlige Unempfindlichkeit gegen Schmerz-, Temperatur- u. Berührungsreize; **Formen: 1.** iatrogen (reversibel): **a)** allgemeine A. i. R. der Narkose*; **b)** lokale A. i. R. der Lokalanästhesie*; **c)** Komb. aus allgemeiner (Hypnose, Reflexdämpfung) u. lokaler (Analgesie) i. R. der Kombinationsanästhesie*; **2.** pathol.: inf. Störung des peripheren od. zentralen Nervensystems (vgl. Sensibilitätsstörungen). Vgl. Prämedikation; Analgesie; Anästhesiologie.

An|ästhesie, balancierte (↑) *f*: (engl.) *balanced anesthesia* (Abk. BAL); Narkose* durch (balancierte) Komb. unterschiedl. Wirkstoffe: **1.** Narkotika: Injektionsnarkotika*, Inhalationsanästhetika*; **2.** Analgetika*: Opioide (häufig Fentanyl*); **3.** ggf. neuromuskulär blockierende periphere Muskelrelaxanzien*; heute v. a. durchgeführte Form der Narkose (häufig als opioidsupplementierte Inhalationsnarkose* od. lachgassupplementierte intravenöse Narkose*), da bei guter Regulierbarkeit der einzelnen Narkosekomponenten durch die Komb. über eine Dosisreduktion der Einzelsubstanzen die UAW verringert werden. Vgl. Mononarkose.

An|ästhesie, rücken|mark|nahe (↑) *f*: syn. zentrale Leitungsanästhesie*; s. Periduralanästhesie; Spinalanästhesie.

An|ästhesio|logie (↑; -log*) *f*: (engl.) *anesthesiology*; Teilgebiet der Medizin, das sich mit den wissenschaftl. Grundlagen u. prakt. Erfordernissen (einschließl. Vor- u. Nachbehandlung) der Narkose* u. Regionalanästhesie* bzw. Lokalanästhesie* sowie Sicherung u. Erhaltung von Vitalfunktionen* befasst; **Aufgaben** des Anästhesiologen: **1.** präoperative Untersuchung des Pat. (s. Prämedikation), Wahl u. Durchführung des geeigneten Anästhesieverfahrens, Überwachung u. Versorgung des Pat. während der Anästhesie u. postoperativ sowie bei diagn. Eingriffen (z. B. Endoskopie; s. Stand-by); **2.** Tätigkeiten der Notfallmedizin*, Intensivmedizin* u. Schmerztherapie*. Vgl. Anästhesie.

An|ästhetika (↑) *n pl*: (engl.) *anesthetics*; Substanzen zur Erzeugung einer lokalen od. allgemeinen Anästhesie; **Einteilung: 1.** s. Lokalanästhetika; **2.** Allgemeinanästhetika: s. Narkotika.

Ana|gen|haare (Ana-*; -gen*): (engl.) *anagen hairs*; Haare in der Wachstumsphase (mit Wurzelscheide); vgl. Haarwurzelstatus.

Ana|grelid (INN) *n*: (engl.) *anagrelide*; Imidazol-Chinazolin-Derivat zur Senkung der Thrombozytenkonzentration; **Wirk**: Störung der Thrombozytopoese* (u. a. Hemmung der Megakaryozytenreifung); **Ind.**: Risikopatient mit essentieller Thrombozythämie* bei Unverträglichkeit od. unzureichendem Erfolg der bisherigen Therapie; **Kontraind.**: schwere Leber-, Nierenfunktionsstörung, Schwangerschaft, Stillzeit; cave: Herzerkrankung (wirkt als cAMP-PDE-III-Hemmer positiv inotrop u. vasodilatierend); **UAW**: Kopfschmerzen, Herzpalpitation, Flüssigkeitsretention, Übelkeit, Diarrhö, Müdigkeit, Blutbildveränderungen.

An|akinra (INN) *n*: (engl.) *anakinra*; synthet. hergestellter IL-1-Rezeptor-Antagonist zur Blockade von IL-1 (s. Interleukine); **Ind.**: rheumatoide Arthritis* in Komb. mit Methotrexat bei Pat., die nur unzureichend auf eine Monotherapie mit Methotrexat ansprechen; **UAW**: häufig Reaktionen an der Einstichstelle (Erythem, Entzündung, Schmerzen).

Ana|krotie (Ana-*; gr. κροτεῖν klopfen, schlagen) *f*: (engl.) *anacrotism*; Schwankung bzw. Erhebung im aufsteigenden (anakroten) Schenkel der art. Blutdruckkurve (s. Blutdruck, Abb. 1 dort); z. B. als sog. Hahnenkammphänomen bei valvulärer Aortenstenose*. Vgl. Dikrotie; Katakrotie; Polykrotie.

An|akusis (An-*; gr. ἀκούειν hören) *f*: Taubheit*.

Anal-: Wortteil mit der Bedeutung zum After gehörend, den After betreffend; von lat. anus.

Anal|ab|szess (↑; Abszess*) *m*: s. Abszess, perianaler.

Anal|a|tresie (↑; Atresie*) *f*: (engl.) *anal atresia*; angeb. Verschluss des Anorektums, Häufigkeit ca. 1 : 5000; s. Fehlbildung, anorektale.

An|albumin|ämie (An-*; Album-*; -ämie*) *f*: (engl.) *analbuminemia*; seltene rezessiv erbl. Anomalie (Mutationen im ALB-Gen; Genlocus 4q11-q13) mit Fehlen der Albumine* im Blutplasma; kaum klin. Erscheinungen; bei Frauen Neigung zu periodisch, meist prämenstruell, auftretenden Ödemen, gelegentl. Hydrops* fetalis.

Anal|ek|zem (Anal-*; Ekzem-*) *n*: (engl.) *anal eczema*; akute (s. Abb.) bis chron. Dermatitis* im Analbereich, meist mit Juckreiz; **Urs.**: Hämorrhoidalleiden mit Begleitproktitis, Candidose, Analprolaps, Proktitis, Analfistel, chron. Enteritis, Enterobiasis, Kontaktallergie gegen Salben u. a.; prädisponierend ist auch ein besonders tief eingezogener Anus. **Ther.**: Behandlung der Urs., Analhygiene,

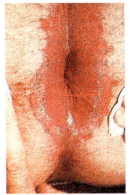

Analekzem: akute Form [3]

Analfalte trocken halten; **DD:** u. a. Psoriasis*, extramammäre Paget*-Krankheit.

Ana|leptika (gr. ἀναληπτικός erfrischend) *n pl*: (engl.) *analeptics*; Substanzen mit direkt zentral erregender Wirkung auf best. Funktionszentren (Atem-, Vasomotorenzentrum) od. das ZNS, z. B. Pentetrazol; in höherer Dosierung sind A. Krampfgifte*.

Anal|falten, hyper|trophe (Anal-*): s. Mariksen.

Anal|fissur (↑; Fissur*) *f*: (engl.) *anal fissure*; schmerzhafter, längsverlaufender Einriss der Analkanalhaut, meist im Bereich der hinteren Kommissur, mit Blutung u. Sphinkterkrampf (s. Abb.); bei Chronifizierung Ausbildung eines fibrot. Hautanhangs am äußeren Ende der A.; **Urs.:** vermutl. zu harte Stuhlkonsistenz, Spasmus des Sphinkters, Infektion; **Ther.:** bei akuter A. anästhesierende u. antiphlogist. Salben u. Suppositorien, Stuhlregulierung mit Laxanzien; evtl. Injektion von Lokalanästhetika; bei Persistenz u. Chronifizierung Analdehnung, Sphinkterotomie* od. Injektion von Botulinumtoxin*.

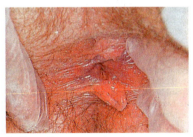

Analfissur [3]

Anal|fistel (↑; Fistel*) *f*: (engl.) *anal fistula*; syn. Fistula ani; Anorektalfistel; **Formen: 1.** komplette A., führt von der Darmschleimhaut zur äußeren Haut; **2.** inkomplette A. mit nur einer Mündung, als äußere (Mündung nach der Hautseite) od. innere Fistel (Mündung nur nach der Schleimhautseite); man unterscheidet ferner subkutane, intersphinktäre sowie ischio- u. pelvirektale A. (s. Abb. 1 u. 2); **Urs.:** meist proktodeale Infektion mit perianalem Abszess*, seltener Enteritis regio-

Analgetika

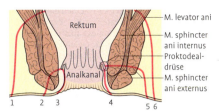

Analfistel Abb. **1:** 1: komplette pelvirektale (extrasphinktäre) A.; 2: komplette intermuskuläre (intersphinktäre) A.; 3: komplette subkutane A.; 4: inkomplette subkutane A.; 5: komplette ischiorektale (transsphinktäre) A.; 6: inkomplette pelvirektale A.

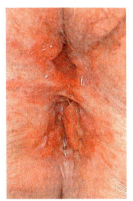

Analfistel Abb. 2 [3]

nalis Crohn, Colitis ulcerosa, Diabetes mellitus; **Sympt.:** Nässen, Pruritus ani, Inkontinenz; **Diagn.:** Sondierung, Fisteldarstellung, Rektoskopie; **Ther.:** op., falls mögl. einzeitige Fistelspaltung bzw. -exzision, ggf. sog. Setong-Ligatur zur Gewährleistung des Sekretablaufs. Vgl. Darmfistel; Goodsall-Regel.

An|algesie (An-*; -algie*) *f*: (engl.) *analgesia*; Schmerzlosigkeit; Aufhebung der Schmerzempfindung; **Formen: 1.** iatrogen: i. R. von Anästhesie* (i. e. S. Antinozizeption*), Analgosedierung* bzw. Schmerztherapie*; Erfassung des erreichten Analgesiegrads bzw. Quantifizierung der Schmerzintensität zur standardisierten Schmerzerfassung: subjektiv durch Selbsteinschätzung des Pat. (v. a. numerische Ratingskala* u. visuelle Analogskala*) bzw. bei Sedierung* durch Behavior* Pain Scale (Tab. dort) sowie vegetative Parameter (z. B. schmerzbedingte Tachykardie, Tachypnoe, art. Hypertonie, Schweiß- u. Tränensekretion, Mydriasis u. Mimik) u. ggf. apparativ (EEG*, akustisch evozierte Potentiale*); **2.** pathol.: rein funktionelle od. durch Schädigung sensibler Leitungsbahnen des zentralen od. peripheren Nervensystems (Form der quantitativen Sensibilitätsstörung*).

An|algesie, patienten|gesteuerte (↑; ↑) *f*: s. PCA.

An|algetika (↑; ↑) *n pl*: (engl.) *analgetics*; schmerzstillende Arzneimittel mit zentralem od. peripherem Angriffspunkt zur pharmak. Schmerztherapie*; **Einteilung: 1.** Nichtopioid-A.: können zusätzl.

antipyretisch (Antipyretika*) u. antiphlogistisch wirken; **a)** Anilinderivate, z. B. Paracetamol*; **b)** nichtsteroidale Antiphlogistika*; **c)** andere Nichtopioid-A.: Flupirtin; **2.** Opioid-A.: im Allg. Opiat-Agonisten, die an Opioid*-Rezeptoren endogene Opioidpeptide imitieren; Ind.: Tumorschmerzen, starke postop. Schmerzen, i. R. der Narkose; cave: Abhängigkeit; **a)** natürl. Opiumalkaloide; **b)** halb- u. vollsynthet. Analoga des Morphins; vgl. Opioide; Opiate.

An|algetika-Asthma (↑; ↑; Asthma*) *n*: s. Asthma bronchiale.

An|algetika-In|toleranz (↑; ↑; Intoleranz*) *f*: (engl.) *NSAID (nonsteroidal antiinflammatory drugs) intolerance*; pseudoallergische, nichtimmun. bedingte Haut-, Schleimhaut- u./od. Kreislaufreaktion nach system. od. topischer Anw. von Acetylsalicylsäure u. a. nichtsteroidalen Antiphlogistika*; **Sympt.:** imitieren Verlauf einer Allergie* vom Soforttyp (Urtikaria, Rhinitis, Asthma bronchiale, Schock); **Urs.:** wahrscheinl. chem. Hemmung der Cyclooxygenase* mit nachfolgender Überproduktion von Leukotrienen*; daher meist ausgelöst durch Cyclooxygenase-I-Hemmer. Vgl. Pseudoallergie; Intoleranz; Samter-Syndrom.

An|algetika-Kopf|schmerz (↑; ↑): (engl.) *analgesic headache*; veraltete Bez. für durch Arzneimittel induzierten Dauerkopfschmerz*.

An|algetika-Nephro|pathie (↑; ↑; Nephr-*; -pathie*) *f*: (engl.) *analgesic nephropathy*; interstitielle Nephropathie inf. kontinuierlichen Missbrauchs peripher wirkender Analgetika vom Typ der Cyclooxygenase-Inhibitoren (COX-1 u. -2) über mind. 5 Jahre mit einer konsumierten Gesamtmenge von 3000 Tabletten; **Vork.:** bes. bei Frauen (7 : 1); **Klin.:** chron. interstitielle Nephritis* mit Nierenpapillennekrose, Entw. von Schrumpfnieren u. einer dialysepflichtigen terminalen Niereninsuffizienz*, evtl. eines Urothelkarzinoms.

An|algo|sedierung (↑) *f*: (engl.) *conscious sedation*; (anästh.) Komb. von Analgetika* mit Sedativa* zur Minimierung der Belastung des Pat. bei kleinen diagn. od. op. Eingriffen (z. B. Endoskopie od. Reposition) od. (intensivmed.) kontrollierter Beatmung*; **Durchführung:** (meist i. v.) Applikation von Opioid (z. B. Remifentanil*, Fentanyl*, Sufentanil*, Piritramid* od. Morphin*) od. Ketamin* zur Analgesie* (intensivmed. auch Regionalanästhesie*, v. a. PDA) u. Benzodiazepine (v. a. Midazolam*), Propofol* (cave: Propofolinfusionssyndrom*) od. Clonidin* zur Sedierung* (ohne Induktion einer zentralen Atemdepression* u. bei erhaltener Erweckbarkeit des Pat.); cave: Reduktion der erforderl. Opioiddosierung (sog. opioidsparender Effekt) durch Nicht-Opioid-Analgetika, Ketamin, Clonidin; **Monitoring:** häufig Ziel RSS 2(–3); s. Ramsay Sedation Scale (Tab. dort); s. Sedierung; Analgesie. Vgl. Narkose.

analis (lat.): (engl.) *anal*; zum After gehörend, anal.

Anal|karzinom (Anal-*; Karz-*; -om*) *n*: (engl.) *anal carcinoma*; am Analrand bzw. Analkanal lokalisiertes Karzinom*; zu über 90 % Plattenepithelkarzinom mit frühzeitiger lymphogener Metastasierung in inguinale (Analrand u. Analkanalkarzinome), perirektale u. iliakale Lymphknoten (Analkanalkarzinome); **Epidemiol.:** gehäuft nach dem 60. Lj.; **Häufigkeit:** ca. 0,5 Erkrankte auf 100 000 Einwohner, 1–3 % aller Tumoren des unteren Verdauungstrakts; **Sympt.:** Juckreiz, Inkontinenz, Schmerzen, Blutungen; **Diagn.:** Inspektion, Palpation, Proktoskopie mit Biopsie, Endosonographie, CT, MRT; **Ther.:** kombinierte Radiochemotherapie, kleine Karzinome ohne Metastasierung evtl. primär chir.; bei großen Tumoren chir. Tumorverkleinerung u. anschl. Radiochemotherapie; **Progn.:** Fünf-Jahres-Überlebensrate 85–100 %. Vgl. Karzinom, kolorektales.

Analogon (gr. ἀνάλογος übereinstimmend) *n*: **1.** analogon **2.** chem. nur minimal modifiziertes Derivat* einer physiol. Substanz; z. B. Nukleosidanaloga*, Insulinanaloga (s. Insulin).

Ana|log|präparate (gr. ἀνάλογος übereinstimmend; lat. praeparare zubereiten) *n pl*: (engl.) *analogous preparation*; Fertigarzneimittel*, die molekular von bereits existierenden Arzneimitteln (Leitsubstanz) minimal abweichen u. damit patentierbar sind; pharmak. Wirkung vergleichbar mit der der Leitsubstanz. Vgl. Generika; Biosimilars.

Analog|skala, visuelle (↑) *f*: (engl.) *visual analogue scale*; Abk. VAS; eindimensionale, semiquantitative Skala zur standardisierten Erfassung der Schmerzintensität durch subjektive Selbsteinschätzung des Pat.; Markierung auf einer 10 cm langen kontinuierl. Leiste zwischen den beiden Endpunkten kein Schmerz* sowie Schmerz maximal vorstellbarer Ausprägung (s. Abb.). Vgl. Ratingskala, numerische; Analgesie.

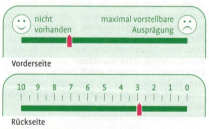

Analogskala, visuelle: Die vom Pat. geschätzte Schmerzintensität ist auf der Rückseite der Skala numerisch ablesbar.

Anal|papille, hyper|trophe (Anal-*; Papilla*) *f*: Analpolyp*.

An|alpha-Lipo|protein|ämie (An-*; Lip-*; Prot-*; -ämie*) *f*: (engl.) *analphalipoproteinemia*; syn. Tangier-Krankheit; seltene, autosomal-rezessiv erbl. Fettstoffwechselstörung (Genlocus 9q22-q31), die vermutl. auf einem intrazellulären Fetttransportdefekt mit verminderter Synthese von Apolipoprotein A_1 beruht u. zu Mangel an HDL*, Hypocholesterolämie u. Cholesterolablagerungen in versch. Organen (bes. Monozyten*-Makrophagen-System) führt; allele Mutation des gleichen Gens führt zur primären Hypoalpha-Lipoproteinämie. **Klin.:** langsam progredienter Verlauf mit Beginn im Kindes- bzw. Erwachsenenalter; Hepatosplenomegalie, periphere Polyneuropathie mit Muskelatrophie, stark vergrößerte Tonsillen. Vgl. Hypolipoproteinämie (Tab. dort).

Anal|phase (Anal-*; Phase*) *f*: s. Entwicklungsphasen.

Anal|polyp (↑; Polyp*) *m*: (engl.) *anal polyp*; syn. hypertrophe Analpapille; reaktive Vergrößerung von Proktodealmembranresten (histol. Analfibrom); **Urs.**: Hämorrhoiden, partieller Analprolaps, Papillitis; **Ther.**: Polypektomie, Hämorrhoidektomie. Vgl. Symptomenkomplex, analer.

Anal|prolaps (↑; Prolaps*) *m*: (engl.) *anal prolapse*; Vorfall der Analschleimhaut; **Urs.**: Hämorrhoiden* 3. u. 4. Grades, Analsphinkterschwäche, mangelnde Fixation der Analhaut auf dem Schließmuskel; **Klin.**: Schleimhautvorfall mit typ. radiärer Schleimhautfältelung (s. Abb.), Pruritus ani, Stuhlinkontinenz; **Ther.**: bes. im Kindesalter Sklerosierungstherapie, sonst Hämorrhoidektomie. Vgl. Rektumprolaps.

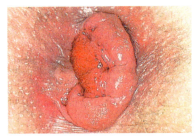

Analprolaps [3]

Anal|pruritus (↑; Pruritus*) *m*: s. Pruritus ani.
Anal|re|flex (↑; Reflekt-*) *m*: s. Reflexe (Tab. 2 dort).
Anal|rhagaden (↑; Rhagade*) *f pl*: (engl.) *anal fissures*; oberflächl., strichförmige, meist radiär zum Anus verlaufende, oft schmerzende, brennende u. juckende Epitheldefekte; nicht selten in Komb. mit Analekzem, Hämorrhoiden od. Pilzinfektionen (v. a. Candidose); **DD**: Analfissur*.
Anal|stenose (↑; Steno-*; -osis*) *f*: s. Fehlbildung, anorektale.
Anal|thrombose (↑; Thromb-*; -osis*) *f*: (engl.) *anal thrombosis*; syn. Analvenenthrombose, perianale Thrombose, Perianalthrombose; i. R. von Hämorrhoiden* durch erhöhten Druck auf den Anus entstehende, häufig schmerzhafte Thrombose* im Bereich des Plexus haemorrhoidalis; **Ther.**: akut: Analgesie; Inzision der thrombosierten Vene u. Ausräumen des Blutgerinnsels; abschwellende Maßnahmen.
Anal|verkehr (↑): (engl.) *anal sex*; anogenitaler Geschlechtsverkehr* mit Einführen des Penis in den Anus.
Ana|lyse (gr. ἀναλύειν auflösen) *f*: **1.** (engl.) *analysis*; (chem.-physik.) Zerlegung, Untersuchung; Ermittlung der Zusammensetzung eines Stoffgemisches durch chem. od. physik. Methoden; **2.** (engl.) *psychoanalysis*; (psychoanalyt.) Kurzbez. für Psychoanalyse*.
Analyt (↑) *m*: (engl.) *analyte*; der in einer (chemischen, serol., immun.) Analyse nachzuweisende od. zu bestimmende Stoff.
Ana|mnese (gr. ἀνάμνησις Erinnerung) *f*: (engl.) *anamnesis*; Krankengeschichte; Vorgeschichte einer Erkrankung; zusammen mit der klin. Untersuchung werden durch die A. 70 % der Diagnosen gestellt. **Formen**: **1.** Eigenanamnese: Erhebung durch Gespräch mit Pat.; **2.** Fremdanamnese: Erhebung indirekt, z. B. durch Gespräch mit Angehörigen des Pat.; **Einteilung**: nach zeitl. Ablauf (möglichst standardisiert, um möglichst alle krankheitsrelevanten Informationen zu erhalten); z. B. **1.** allgemeine Patientendaten (z. B. Alter); **2.** aktuelle Symptome: Lokalisation (ggf. Ausstrahlung), Qualität, Intensität, Beginn, Verlauf, Begleitzeichen, beeinflussende Faktoren; **3.** Organsysteme (systemat.): kardiovaskulär, respirator., gastrointestinal, urogenital, Immunsystem, Blutgerinnung (s. Blutungsanamnese), Nervensystem, Arzneimittel (sog. Arzneimittelanamnese) u. a.; **4.** spez. Vorgeschichte: z. B. Krankheiten, Op., Unfälle; **5.** Familienanamnese (z. B. Krankheiten in Verwandtschaft); **6.** Sozialanamnese, Arbeitsanamnese (Beruf, Schichtdienst u. a.). Vgl. Prämedikation; Allgemeinmedizin.

ana|mnestisch (↑): (engl.) *anamnestic*; in Bezug auf die Krankengeschichte*.
Ananase *f*: s. Bromelaine.
Anand|amid *n*: s. Endocannabinoide.
Anankasmus (gr. ἀνάγκη Zwang) *m*: (engl.) *anancasm*; Bez. für ängstliches u. äußerst gewissenhaftes Verhalten; i. e. S. Auftreten von Zwangsphänomenen (Zwangsgedanken* od. Zwangshandlung*), die als unsinnig od. unnötig erkannt werden; **Vork.**: bei Zwangsstörung*, auch bei Schizophrenie u. a. psych. Störungen.
Ana|phase (Ana-*; Phase*) *f*: s. Mitose; Meiose.
Ana|phylatoxine (↑; gr. φύλαξις Schutz; Tox-*) *n pl*: (engl.) *anaphylatoxins*; Komplementspaltprodukte (C3a, C5a), die bei anaphylakt. Reaktion (s. Anaphylaxie) durch die Aktivierung von Komplement* aus C3 u. C5 entstehen; **Wirkung**: Freisetzung von Mediatoren aus Mastzellen, Einwanderung von Entzündungszellen u. Kontraktion der glatten Muskulatur.
Ana|phylaxie (↑; ↑) *f*: (engl.) *anaphylaxis*; durch Antikörper* der Klasse IgE vermittelte maximale Überempfindlichkeitsreaktion vom Soforttyp (Typ I der Allergie*), die nach einer Sensibilisierungsphase (6–10 Tagen bei Menschen) bei erneutem Kontakt mit dem spezif. Allergen* auftritt. Vgl. Atopie; Schock, anaphylaktischer.
Ana|phylaxie, passive kutane (↑; ↑) *f*: (engl.) *passive cutaneous anaphylaxis* (Abk. PCA); tierexperimentelle Auslösung einer lokalen anaphylaktischen Reaktion mit Nachw. von IgE-Antikörpern; **Meth.**: intrakutane Injektion des zu untersuchenden Serums bei artgleichem Versuchstier; nach Latenzperiode von 4–24 Std., in der IgE-Antikörper im Gewebe fixiert werden, wird das spezif. Antigen zusammen mit einem Farbstoff (z. B. Evans-Blau) i. v. injiziert, der bei positiver Reaktion aufgrund der lokal erhöhten Gefäßpermeabilität in das umliegende Gewebe austritt (Anfärbung im Bereich der Injektionsstelle). Bei der **umgekehrten** p. k. A. wird das Antigen intrakutan u. die Serumprobe i. v. injiziert.
Ana|plasie (↑; -plasie*) *f*: (engl.) *anaplasia*; Übergang höher differenzierter Zellen in weniger differenzierte; vgl. Metaplasie, Prosoplasie.
An|arthrie (↑; gr. ἀρθροῦν artikulieren) *f*: s. Dysarthrie.
Ana|sarka (↑; Sark-*) *f*: (engl.) *anasarca*; ausgedehntes, lagerungsabhängiges Ödem* (z. B. Lid-, Ge-

Anaspadie

sichts-, Flankenödem) in der Subkutis v. a. inf. einer Herzinsuffizienz*, eines nephrotischen Syndroms* od. sonstigen Eiweißmangels (z. B. inf. eines Tumors).

Ana|spadie (↑; gr. σπαδών Spalte) *f*: (engl.) *anaspadias*; Harnröhrenmündung auf dem Rücken des Penis; vgl. Epispadie; Hypospadie.

Ana|stomose (gr. ἀναστόμωσις Einmündung, Öffnung) *f*: **1.** (engl.) *anastomosis*; (anat.) natürl. Verbindung zwischen Blut- (z. B. arteriovenöse A.) od. Lymphgefäßen; **2.** (chir.) op. angelegte Verbindung von Hohlorganen (z. B. Enteroanastomose, Gastroenterostomie, Choledochojejunostomie) od. Blut- (z. B. gefäßchir. Shunt zur Hämodialyse u. Lymphgefäßen; **Formen:** s. Abb.); **1.** End-zu-End-A.: Wiedervereinigung von Hohlorganstümpfen nach Teilresektion bzw. zur Interposition (z. B. Dünndarmanastomose, Gallenganganastomose); **2.** End-zu-Seit-A.: seitl. Einnähen eines endständigen Hohlorganstumpfs in einen anderen Organabschnitt od. in ein anderes Hohlorgan (z. B. Hepatikojejunostomie, Gastrojejunostomie); **3.** Seit-zu-Seit-A.: op. Verbindung von 2 jeweils seitl. eröffneten Hohlorganabschnitten (z. B. Darmanastomose, Gallenganganastomose, Pankreatikojejunostomie).

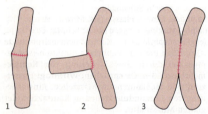

Anastomose: des Gastrointestinaltrakts; 1: End-zu-End-Anastomose; 2: End-zu-Seit-Anastomose; 3: Seit-zu-Seit-Anastomose

Ana|stomose, arterio|venöse (↑) *f*: (engl.) *arteriovenous anastomosis*; physiol. Kurzschlussverbindung zwischen Arterien u. Venen ohne Zwischenschaltung eines Kapillarnetzes; die beteiligten Gefäße weisen anat. Besonderheiten wie Längsmuskelwülste im Bereich der Intima zur Steuerung der Durchblutung (sog. Sperrarterien, Sperr- od. Drosselvenen) sowie epitheloide Zellen innerh. der Media auf; **Lok.:** u. a. Schwellkörper, inkretor. Organe, Lunge, Magen, Darm, Uterus, Haut (s. Glomusorgan). Vgl. Fistel, arteriovenöse; Shunt.

Ana|stomose, bilio|digestive (↑) *f*: (engl.) *biliodigestive anastomosis*; op. Verbindung zwischen Gallengängen bzw. Gallenblase u. Jejunum (z. B. Choledochojejunostomie) od. Duodenum (z. B. Choledochoduodenostomie), selten Magen; **Ind.:** v. a. Abflussbehinderungen im Bereich der Papille duodeni major od. des Gallengangs durch (maligne) Tumoren von Ductus choledochus, Papille od. Pankreas, Narbenstrikturen im Bereich der Gallenwege. Vgl. Dreiecklappenplastik.

Ana|stomose, gastro|duo|denale (↑) *f*: s. Magenteilresektion.

Ana|stomose, kavo|pulmonale (↑) *f*: s. Fontan-Operation; Glenn-Operation.

Ana|stomosen|in|suffizienz (↑; Insuffizienz*) *f*: (engl.) *anastomotic leak*; syn. Nahtinsuffizienz; Nahtundichtigkeit einer Anastomose* inf. Mangeldurchblutung, Nahtverbindung unter Spannung, hoher Druckbelastung postoperativ, Anlagefehler.

Ana|stomosen, inter|kavale (↑) *f pl*: (engl.) *intercaval anastomoses*; (anat.) Anastomosen zwischen Vena* cava superior u. Vena* cava inferior; z. B. über Vv. thoracoepigastricae u. V. epigastrica inferior bzw. V. epigastrica superficialis od. über die V. lumbalis ascendens dextra bzw. V. lumbalis ascendens sinistra u. V. azygos bzw. V. hemiazygos.

Ana|stomosen|karzinom (↑; Karz-*; -om*) *n*: (engl.) *anastomotic carcinoma*; an der Anastomose* gelegenes intraluminales Tumorrezidiv nach Op. eines Karzinoms von Hohlorganen; **Urs.:** mikroskop. kleine Tumoraussaat in die Abtragungsebene des Hohlorgans, mangelnder Sicherheitsabstand vom Tumor, rezidiv. Entzündungen mit der Entw. eines Karzinoms als Spätfolge. Vgl. Magenstumpfkarzinom.

Ana|stomosen, porto|kavale (↑) *f pl*: **1.** (engl.) *portocaval anastomoses*; (anat.) Anastomosen zwischen Ästen der V. portae u. Ästen der V. cava superior u. V. cava inferior (s. Abb.); können bei portaler Hypertension* einen extrahepat. Kollateralkreislauf (klin. v. a. als Ösophagusvarizen*, Fundusvarizen*, Caput* medusae u. Hämorrhoiden*) ausbilden, ermögl. dadurch den Abfluss des gestauten Pfortaderbluts u. sind die pathophysiol. Voraussetzung für die Entw. einer hepatischen Enzephalopathie*, daneben bestehen in der zirrhot. umgebauten Leber multiple intrahepat. p. A.; **2.** (chir.) s. Shunt, portosystemischer; i. R. einer therap. Maßnahme: s. Shunt, transjugulärer intrahepatischer portosystemischer.

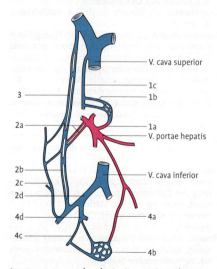

Anastomosen, portokavale: 1a: Vv. gastricae; 1b: Vv. oesophageales; 1c: V. azygos; 2a: Vv. paraumbilicales; 2b: V. epigastrica inferior; 2c: V. epigastrica superficialis; 2d: V. iliaca communis; 3: Vv. thoracicae internae; 4a: V. rectalis superior; 4b: Plexus venosus rectalis; 4c: V. pudenda interna; 4d: V. iliaca interna [159]

Ana|stom_o_sen|ulkus (↑; Ulc-*) *n*: (engl.) *anastomotic ulcer*; (Rezidiv-)Ulkus in der Anastomosenregion als postoperative Kompl. einer gastroduodenalen bzw. -jejunalen Anastomosierung (Ulcus pepticum jejuni) nach Gastroenterostomie* bzw. Magenteilresektion* (s. Abb.); **Urs.**: ungenügende Resektion (verbleibende Antrumschleimhaut), Kontamination mit Helicobacter pylori, erhöhter Gallereflux in den Magen (bes. bei Magenteilresektion nach Billroth II u. fehlender Braun-Enteroanastomose sowie Ausbildung einer Anastomositis), extragastrale Faktoren (Hyperparathyroidismus, Zollinger-Ellison-Syndrom); **Sympt.**: häufig asymptomat.; evtl. Schmerzen, Erbrechen, Blutung; **Kompl.**: Narbenstenose, Penetration, Perforation, gastrojejunokolische Fistel; **Diagn.**: Endoskopie, Röntgenkontrastuntersuchung; **Ther.**: Protonenpumpen*-Hemmer, Eradikationstherapie, u. U. Nachresektion des Magens, Umwandlung einer Magenteilresektion nach Billroth II in eine Roux*-Operation mit Gastrojejunostomie.

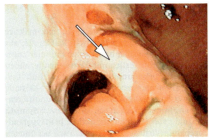

Anastomosenulkus: Zustand nach Billroth II [25]

Ana|stom_o_se, spleno|ren_a_le (↑) *f*: syn. splenorenaler Shunt; s. Shunt, portosystemischer (Abb. dort).
Ana|stomos_i_tis (↑; -itis*) *f*: (engl.) *anastomositis*; Entzündung einer op. angelegten Anastomose* bes. von Hohlorganen.
Anastroz_o_l (INN) *n*: (engl.) *anastrozole*; Aromatase*-Hemmer p. o.; **Ind.**: Mammakarzinom* bei Frauen in der Postmenopause: bei fortgeschrittenem Mammakarzinom u. bei nicht fortgeschrittenem, östrogen-rezeptor-positivem Mammakarzinom (adjuvante Ther., auch nach Vorbehandlung mit Tamoxifen); **Kontraind.**: schwere Leber- u. Nierenfunktionsstörung, Prämenopause, Schwangerschaft u. Stillzeit; **UAW**: u. a. Hitzewallungen, Verringerung der Knochendichte bzw. Osteoporose.
Ana|tom_i_e (gr. ἀνατέμνειν zerschneiden) *f*: (engl.) *anatomy*; Lehre vom Bau der Körperteile; Kunst des Zergliederns.
Ana|tom_i_e, topo|gr_a_phische (↑) *f*: (engl.) *topographic anatomy*; Beschreibung der Körpergegenden u. der gegenseitigen Lageverhältnisse der Organe.
Ana|tox_i_n (Ana-*; Tox-*) *n*: **1.** (engl.) *anatoxine*; Alkaloidtoxin der Bakterienspecies Cyanobacteria (anabaena flos-aquae); starkes Neurotoxin; **Wirkung: 1.** irreversible Bindung an nicotinergen Acetylcholin-Rezeptor, wirkt dadurch als ACh-Agonist; **2.** Hemmung der Acetylcholinesterase mit ausbleibender Inaktivierung des natürlich freigesetzten Acetylcholins; in der Folge Überstimlation der Muskel mit nachfolgender schlaffer Paralyse einschließl. der Atemmuskulatur u. Tod; **2.** s. Toxoide.

An|azidit_ä_t (An-*; Azid-*) *f*: (engl.) *anacidity*; syn. Inazidität; Fehlen von freier Salzsäure* im Magensaft*; **Vork.**: bei zahlreichen chron. Magenkrankheiten (u. a. Magenkarzinom*); die A. wird als Pentagastrin-(Histamin-)negativ, refraktär, absolut od. komplett bez., wenn auch nach Gabe von Pentagastrin* keine Säureproduktion einsetzt. Bei perniziöser Anämie* ist A. ein obligates Symptom. Vgl. Azidität; Achylia gastrica; Magensaftuntersuchung.
An|azido|gen_e_se (↑; ↑; -genese*) *f*: (engl.) *anacidogenesis*; Unfähigkeit der Nieren, Wasserstoffionen auszuscheiden u. Bicarbonat-Ionen aus dem Primärfiltrat rückzuresorbieren (s. Azidogenese); vgl. Azidose, renale tubuläre.
ANCA: Abk. für (engl.) *antineutrophil cytoplasmic antibodies*; Autoantikörper* zur serol. Diagn. autoimmuner Vaskulitiden; **Einteilung:** entspr. des Musters, das durch indirekte Immunfluoreszenz auf humanen Leukozyten (neutrophile Granulozyten) erzeugt wird: **1.** zytoplasmat. ANCA (Abk. cANCA): gegen Proteinase-3 gerichtet; Vork. insbes. bei Wegener*-Granulomatose in Korrelation mit der Krankheitsaktivität; **2.** perinukleäre ANCA (Abk. pANCA): u. a. gegen Peroxidasen myeloischer Zellen gerichtet; krankheitsunspezif. Vork. u. a. bei system. Vaskulitis, insbes. Churg*-Strauss-Syndrom, mikroskop. Polyangiitis; **3.** atyp. ANCA (Abk. xANCA): z. B. gegen Elastase, Laktoferrin, Lysozym, Kathepsin G gerichtet (nicht gegen Proteinase-3 u. Peroxidasen); krankheitsunspezif. Vork. z. B. bei chronisch-entzündl. Darmerkrankungen, primär sklerosierender Cholangitis*; **Nachw.**: klass. indirekter Immunfluoreszenztest*, ELISA mit rekombinanten Antigenen.
Anchy-: s. a. Anky-.
anconeus (gr. ἀγκών Ellenbogen): (engl.) *anconeus*; zum Ellenbogen gehörend; z. B. Musculus anconeus; vgl. cubitalis.
Ancylo|stoma (Stoma*) *n*: (engl.) *Ancylostoma*; Hakenwurm, zu den Nematodes* gehörender Dünndarmparasit; Err. der Ankylostomiasis (s. Hakenwurmkrankheit); **1.** humanpathogen ist **A. duodenale:** neben Necator* americanus auch als Grubenwurm bezeichneter, blutsaugender Parasit im Duodenum u. oberen Jejunum des Menschen; Ver-

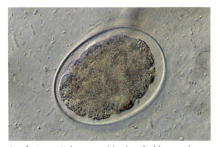

Ancylostoma: Hakenwurmei in einer Stuhlsuspension, Länge ca. 60 µm [4]

Androgene
Physiologische Wirkungen

Funktion, Organ	Wirkung
Stoffwechsel	allgemein: anabole Wirkung durch vermehrte Nukleinsäure- und Proteinsynthese in Zielorganen: Stimulation spezifischer Stoffwechselleistungen
männliches Genitale	Beeinflussung der Ausbildung von Penis, Samenleiter, Samenblase und Prostata Förderung bestimmter Stadien der Spermatogenese
Haut, Haare	Ausbildung des virilen Behaarungstyps (bei Frauen evtl. Hirsutismus) Beeinflussung von Acne vulgaris u. a. Hauterkrankungen
Skelett	in niedriger Dosis: Proliferation des epiphysären Knorpels, Förderung des Längenwachstums in höherer Dosis: Schluss der Epiphysenfugen und Kalzifizierung
Zentralnervensystem	Rückkopplung auf die hypophysäre Gonadotropinsekretion
Enzyme	Expression geschlechtsspezifischer Enzymmuster in verschiedenen Organen und Beeinflussung der Differenzierung des Sexualzentrums in der Embryonalperiode und postnatal

breitung insbes. in Nordafrika u. Südostasien; ♂ mit glockenförmiger Ausweitung des Hinterendes, ♀ mit spitz zulaufendem Hinterende; Eiausscheidung mit dem Stuhl (s. Abb.), Eier auch im Duodenalsaft nachweisbar; Larvenentwicklung im Erdboden (2 Häutungen); Infektion (meist beim Barfußgehen) durch perkutanes Eindringen der Larven; gelangen durch die Blutbahn über Lunge, Trachea, Pharynx in obere Darmabschnitte, wo die Ansiedlung u. die Entw. bis zur Geschlechtsreife erfolgt; 2. tierpathogen sind **A. brasiliense** (Hunde u. Katzen) u. **A. canium** (Hunde), deren Larven beim Menschen (Fehlwirt) als Larva* migrans (cutanea) auftreten können. A.-Eier sind von Necator-Eiern nicht zu unterscheiden. **Vork.:** in den Tropen u. Subtropen.

Andersch-Ganglion (Carolus Samuel A., deutscher Anat., 1732–1777; Gangl-*) *n*: s. Nervus glossopharyngeus.

Andersch-Nerv (↑; Nervus*): s. Nervus tympanicus.

Andersen-Krankheit (Dorothy H. A., Pathol., New York, 1901–1963): (engl.) *Andersen disease;* syn. Glykogenose Typ IV; s. Glykogenosen (Tab.).

Anderson-Klassifikation (Lewis D. A., amerikan. Arzt, 1930–1997) *f*: s. Dens-axis-Fraktur.

Andrews-Bakterid (George C. A., Dermat., New York, 1891–1934; Bakt-*; -id*) *n*: (engl.) *palmoplantar pustulosis;* Pustulosis* palmaris et plantaris.

Andro-: Wortteil mit der Bedeutung Mann; von gr. ἀνήρ, ἀνδρός.

Andro|blastom (↑; Blast-*; -om*) *n*: (engl.) *androblastoma;* seltener, aus unreif gebliebenem bzw. männl. angelegtem Keimepithel hervorgehender Keimstrangtumor; z.T. hormonproduzierend, überwiegend Androgene* (ca. 10–20 % der A.), seltener auch Östrogene*; **Vork.:** v. a. zwischen 20. u. 30. Lj., nur 10 % nach dem 45. Lj.; **Lok.:** Hoden, Ovar (meist einseitig); **Einteilung:** nach Ursprungsgewebe in Leydig-Zelltumoren, Sertoli-Zelltumoren, Sertoli-Leydig-Zelltumoren; **Pathol.:** von sexuell differenzierten Zellen des Gonadenstromas (Leydig-Zwischenzellen, Sertoli-Zel-

len, Thekazellen, luteinisierte u. enzymaktive Stromazellen) ausgehend; versch. Reifegrade; gut differenzierte Formen bestehen aus tubulär angeordneten Sertoli*-Zellen mit dazwischenliegenden Gruppen großer amphophiler Zellen ähnl. Leydig*-Zwischenzellen; in ca. 10 % Reinke*-Kristalle nachweisbar; maligne Entartung v. a. undifferenzierter Formen möglich (ca. 10 % der A.); **Sympt.:** abhängig von Hormonproduktion; bei Hyperandrogenämie Virilisierung* weibl. Pat., bei Jungen evtl. Pseudopubertas* praecox (v. a. bei Leydig-Zelltumoren; in ca. 20 % Virilisierung; bei Sertoli-Zelltumoren meist Hyperöstrogenismus, bei Sertoli-Leydig-Zelltumoren in 50–80 % Virilisierung (bei hoch differenzierten Tumorformen seltener als bei weniger differenzierten); **DD:** adrenogenitales Syndrom*; **Ther.:** op. Entfernung (bei Frauen unter Erhalt von Uterus u. kontralateralem Ovar); **Progn.:** bei wenig differenziertem Tumor in 7–27 % lokales Rezidiv u./od. Metastasen. Vgl. Ovarialtumoren; Hodentumoren.

Andro|gene (↑; -gen*) *n pl*: (engl.) *androgens;* Sammelbez. für männl. Sexualhormone* (C19-Steroidhormone*), u. a. Testosteron (höchste Serumkonzentration) u. seine Metaboliten 5α-Dihydrotestosteron (wirksame Form), Androstendion u. Androsteron; im Blut zu ca. 98 % an SHBG* gebunden; physiol. HWZ ca. 12 Min.; **Biosynthese:** in Hoden (Leydig-Zwischenzellen), Nebennierenrinde u. in kleiner Menge im Ovar; **Regulation:** durch LH* (s. Hormon-Rezeptoren, Hypothalamus-Hypophysen-System); **Abbau:** zu 80 % in der Leber sowie in Haut u. Prostata; renale Ausscheidung v. a. in Form der 17-Ketosteroide* Androsteron* u. Etiocholanolon* bzw. nach Glukuronierung, bei Kindern in sulfatierter Form; **Wirkung:** s. Tab.; **klin. Bedeutung:** s. Hyperandrogenämie; Androgenmangel: s. Hypogonadismus; Altershypogonadismus des Mannes.

Andro|genisierung (↑; ↑): (engl.) *androgenisation;* Sammelbez. für Folgen verstärkter Wirkung von Androgenen*; **Urs.:** erhöhte periphere Umsetzung von Androgenvorstufen, Sensitivität der Zielorgane, Androgenbiosynthese in Ovar u. Nebennierenrinde, verminderte Androgenbindung an Serumproteine, iatrogener Einfluss, Doping; **Klin.**: s. Virilisierung; **Diagn.**: Bestimmung von Testosteron u. DHEAS (s. Dehydroepiandrosteron) im Serum zum Ausschluss von androgenproduzierenden Tumoren od. adrenogenitalem Syndrom*; **Ther.**: symptomat. mit Antiandrogenen*.

Andro|gen|re|sistenz (↑; ↑; Resistenz*) *f*: s. Feminisierung, testikuläre.

Andro|gynie (↑; Gyn-*) *f*: (engl.) *androgyny*; **1.** (klin.) veraltete Fachbez. für das Vorhandensein des weibl. Genitale u. der sekundären Geschlechtsmerkmale bei Individuen mit männlichem chromosomalem Geschlecht (Pseudohermaphroditismus, s. Hermaphroditismus; Gegensatz Gynandrie; **2.** (sexol.) auf beide Geschlechter anwendbare Bez. für eine uneindeutig gemischte Ausprägung von psych. Merkmalen, die als typ. männlich bzw. weiblich gelten.

Andro|logie (↑; -log*) *f*: (engl.) *andrology*; Männer(heil)kunde; Lehre von Bau u. Funktion des männl. Genitales, hauptsächl. in Bezug auf die Zeugungs- u. Fortpflanzungsfähigkeit u. deren Störungen; androl. Untersuchung umfasst Sexualanamnese, Beurteilung des Körperbaus u. Behaarungsmusters, morphol. u. funktionelle Untersuchung der Genitalorgane, Bestimmung der Basiswerte von Testosteron, LH u. FSH sowie evtl. dynam. Hormontests, Spermauntersuchung*, Karyogramm* mit Bestimmung des Kerngeschlechts u. Hodenbiopsie* mit histol. Untersuchung.

Andro|stendion (↑) *n*: (engl.) *androstenedione*; 4-Androsten-3,17-dion; schwach androgenes Steroidhormon*, das in geringer Menge in Nebennierenrinde u. Ovar durch Reduktion von Dehydroepiandrosteron* entsteht; kann im peripheren Fettgewebe, bes. bei primärem polyzystischem Ovarialsyndrom*, im Klimakterium* u. durch best. Karzinome zu Estron* metabolisiert werden. Vgl. Androgene.

Andro|steron (↑) *n*: (engl.) *androsterone*; 3α-Hydroxy-5α-androstan-17-on; Metabolit beim Abbau von Testosteron*; vgl. Androgene.

Andro|tropie (↑; -trop*) *f*: (engl.) *androtropism*; syn. Androtropismus; gehäuftes Vork. bestimmter Krankheiten u. (erbl.) Syndrome bei Männern; vgl. Gynäkotropie.

An|e|jakulation (An-*; Ejaculatio*) *f*: Aspermie*.

An|elektro|tonus (↑; Elektro-*; Ton-*) *m*: s. Elektrotonus.

An|enzephalie (↑; Enkephal-*) *f*: (engl.) *anencephaly*; sog. Froschkopf, Krötenkopf; schwerste, rel. häufige Fehlbildung (ca. 1 : 1000 Lebendgeborene, Gynäkotropie*) mit Fehlen des Schädeldachs (Akranie) u. Fehlen od. Degeneration wesentl. Teile des Gehirns inf. des ausbleibenden Verschlusses des Neuralrohrs in der Gehirnregion (Neuroporus anterior); der Defekt setzt sich fast immer mit einer Spaltbildung im Zervikalbereich fort. Da die Reflexmechanismen für den Schluckakt fehlen, tritt in den letzten beiden Monaten der Schwangerschaft meist ein Hydramnion* auf.

An|eosino|philie (↑; Eosin*; -phil*) *f*: (engl.) *aneosinophilia*; Fehlen der eosinophilen Granulozyten im Blut; **Vork.**: selten bei Infektionskrankheiten, insbes. Typhus* abdominalis. Vgl. Eosinopenie.

An|ergie (↑; Erg-*) *f*: **1.** (engl.) *anergy*; (immun.) fehlende Immunantwort nach Antigenexposition; vgl. Allergie; **2.** (psychol.) Energielosigkeit u. Fehlen von Initiative; vgl. Abulie.

An|ethol *n*: (engl.) *anethole*; Bestandteil des Anisöls (80–90 %) u. des Fenchelöls (50–60 %); **Anw.**: Sekretolytikum; s. Expektoranzien.

An|ethol|tri|thion *n*: (engl.) *anethole trithione*; syn. Trithioanethol; Choleretikum, Sekretomotorikum; wirkt stimulierend auf die Sekretion der Glandula submandibularis; führt evtl. zu intensiver Gelbfärbung; **Ind.**: pharmak. bedingte Mundtrockenheit in Zus. mit Strahlentherapie*, Sjögren*-Syndrom.

Aneto|dermie (gr. ἄνετος schlaff; Derm-*) *f*: (engl.) *anetoderma*; syn. Dermatitis atrophicans maculosa; durch umschriebenen Schwund der elast. Fasern in der Dermis bedingte rundl. od. ovale, bis markstückgroße, anfangs rötl., später weiße Herde mit verdünnter, zigarettenpapierartiger Haut; u. U. hernienartige Vorwölbung des Fettgewebes; **Formen: 1.** idiopath.: A. Schwenninger-Buzzi; **2.** entzündl.: A. Jadassohn-Pellizari; **Ther.**: bei neuen Herden evtl. Kortikoide.

An|eu|ploidie (An-*; Eu-*; -ploid*) *f*: (engl.) *aneuploidy*; Abweichung vom euploiden Chromosomensatz (s. Euploidie), bei der einzelne Chromosomen nicht in normaler Anzahl vorhanden sind; Genommutation; wichtiger Parameter in der morphol. Tumordiagnostik (DNA*-Zytophotometrie). Vgl. Monosomie; Disomie; Trisomie.

A|neurin *n*: Thiamin*.

An|eurysma (gr. ἀνεύρυσμα Erweiterung) *n*: (engl.) *aneurysm*; umschriebene Ausweitung eines Blutgefäßes (meist art., seltener venös) od. der Herzwand inf. angeb. od. erworbener Wandveränderung; **Einteilung: 1.** nach **Morphol.: a)** sackförmig (A. sacciforme); **b)** spindelförmig (A. fusiforme sive cylindricum); **c)** kahnförmig (A. naviculare sive cuneiforme); **d)** geschlängelt (A. serpentinum); **e)** Trauben- od. Rankenaneurysma (A. cirsoideum sive racemosum); **2.** nach **Path.: a)** A. verum (echtes A.) mit Ausdehnung aller Wandschichten bei erhaltener Gefäßwandkontinuität; **b)** A. spurium (falsches A.), bei dem ein perivasales, z. T. endothelialisiertes u. organisiertes Hämatom mit der Gefäßlichtung in Verbindung steht; Entstehung aus dem Extravasat* nach Gefäßwandeinriss, perforierendem Trauma (häufigste Urs.: iatrogen nach Punktion der Arteria femoralis) od. als blutgefüllter Adventitiasack nach stumpfen Arterientrauma mit partiellem Einriss der Gefäßwand von innen nach außen (traumatische Aortenruptur*); **c)** A. dissecans inf. Einrisses der Intima mit Wühlblutung, Kanalisierung innerh. der Gefäßwand (Einblutung zwischen Intima u. Media), evtl. distale Wiedereinmündung in das Gefäßlumen; z. B. Aortendissektion (Abb. 1 dort); **d)** A. arteriosum inf. aneurysmatischer Verbindung zwischen Arterie u. Vene (Sonderform der arteriovenösen Fistel*); **3.** nach **Lok.**: z. B. Aortenaneurysma* (Abb. 1 dort; häufigste Lok., v. a. infrarenal), intrakranielles Aneurysma*, kardial als Herzwandaneurysma* od. die Koronararterien betreffend, sowie visceral u. peripher (Arteria subclavia, Arte-

Aneurysma, intrakranielles

ria femoralis und Arteria poplitea; Arteria carotis; supraaortal); **Ätiol.:** multifaktoriell; am häufigsten (90 %) Arteriosklerose* (v. a. Aorta abdominalis u. Beckenarterien); angeb. Fehlbildung, v. a. im Bereich der Hirnbasisarterien, aber auch anderer Lok. (z. B. lienal, renal od. koronar); Medianekrose*; genet. Bindegewebeerkrankungen (z. B. Marfan*-Syndrom, Ehlers*-Danlos-Syndrom); entzündl. abakterielle Erkr. (inflammatorisches A.), z. B. bei system. Vaskulitis* (z. B. Periarteriitis nodosa); bakterielle Inf. (sog. mykotisches A.), hämatogen ud. per continuitatem fortgeleitet, z. B. bei Syphilis* (Mesaortitis luica) od. rheumatischem Fieber*; hämodynamisch (A. der Aorta ascendens) bei bikuspider Aortenklappe od. Aortenklappenstenose; bei Arrosion von außen (z. B. der Aorta bei perforierendem Ulcus ventriculi); postoperativ (z. B. Naht- und Prothesenaneurysma nach prothetischem Gefäßersatz) od. posttraumatisch (scharfe od. stumpfe Gewalteinwirkung); poststenotisch (Atrophie der Media); schwangerschaftsassoziiert (durch hormonbedingte Auflockerung des Bindegewebes); idiopathisch; **Klin.:** häufig asymptomat. (Zufallsbefund); je nach Lok. evtl. Pulsation u. Kompressionserscheinungen (bei großem A.), Schmerzen inf. rascher Expansion (z. B. in Abdomen od. Thorax ausstrahlende Rückenschmerzen bei Aortenaneurysma) od. inf. Durchblutungsstörungen wegen zunehmender Thrombosierung (bei Beteiligung der Koronararterien Angina* pectoris, der Viszeralarterien Angina* abdominalis, der A. renalis art. Hypertonie, der Arteria poplitea Claudicatio, selten akuter Aortenverschluss), als absteigendes Ischämiesyndrom inf. Verlegung von Seitenästen der Aorta bei dissezierendem Aortenaneurysma; Nicoladoni*-Israel-Branham-Zeichen bei A. arteriovenosum; subfebrile Temperatur bei bakterieller Genese; **Kompl.:** Thrombosierung u. periphere art. Embolie*; Ruptur mit vital bedrohl. Blutung (z. B. intrakranielle Aneurysmen als häufige Ursache der Subarachnoidalblutung*; Akutes* Abdomen, Pleuraerguß od. hämorrhagischer Schock bei Aortenruptur*), Perforation in Nachbarstrukturen (z. B. Aorto-duodenale od. Aortoösophageale Fistel mit gastrointestinaler Blutung bei mykotischem A.); **Diagn.:** Palpation (pulsierender Tumor), Auskultation (Gefäßgeräusch inf. Strömungsturbulenz), Ultraschalldiagnostik, Röntgen, CT, CT*-Angiographie, Angio-MRT, ergänzend Angiographie; **Ther.:** je nach Größe, Lok. u. Klin.; Behandlung der Grunderkrankung; ggf. chir. Ersatz des aneurysmatischen Gefäßabschnitts mit Interponat (Gefäßprothese*, homologe Vene bei peripherem A.), Aorten-Autograft; selten (z. B. popliteales A.) Gefäßumleitung (Bypass); endovaskulärer Stent*. Vgl. Mikroaneurysma.

An|eurysma, intra|kranielles (↑) *n*: (engl.) *intracranial aneurysm*; Aneurysma* innerh. des Schädels; i. e. S. arterielles i. A.; selten venös als Fehlbildung der Vena* magna cerebri (Galeni) mit Störung der Liquorpassage (Hydrozephalus*); **Lok.:** v. a. an der Schädelbasis (basales Aneurysma) im Bereich des Circulus* arteriosus cerebri (Abb. dort); ca. 90 % im Stromgebiet der A. carotis interna, bes. an den Aufzweigungen (z. B. an der A. carotis interna oft am Abgang der A. communicans posterior, an der

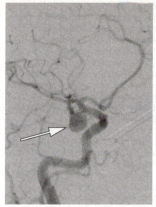

Aneurysma, intrakranielles Abb. 1: großes basales Aneurysma der A. carotis interna rechts am Abgang der A. communicans posterior (Angiographie) [42]

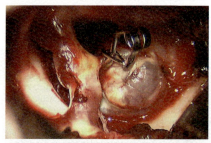

Aneurysma, intrakranielles Abb. 2: großes basales Aneurysma der A. carotis interna rechts; mikrochirurgischer Verschluss des Aneurysmahalses mit (Titan-)Clip (intraoperatives Mikro-Foto) [42]

A. cerebri media meist in der Mediabifurkation); seltener vertebrobasilär bzw. hintere Schädelgrube (Vertebralisaneurysma, oft am Abgang der A. cerebelli inferior posterior; Basilarisaneurysma, meist an der Bifurkation in die Aa. cerebri posteriores); multiple Lok. in ca. 20–30 % der Fälle; **Vork.:** inzidentiell (Häufigkeit 2–4 %), z. T. familiär gehäuft (z. B. bei autosomal-dominant erbl. polyzystischer Nierenerkrankung mit einer Häufigkeit von ca. 10 %; bei Ehlers*-Danlos-Syndrom); **Sympt.:** meist asymptomat. bis zur Ruptur (s. Kompl.) od. ischämischem Schlaganfall* durch Embolien aus teilthrombosiertem Aneurysma; Zeichen intrakranieller Raumforderung durch Größenwachstum möglich: z. B. Okulomotoriuslähmung* durch Aneurysma der Arteria* communicans posterior (sog. plegisches Aneurysma), Hydrozephalus bei vertebrobasilärer Lok.; **Kompl.:** Ruptur mit hoher Letalität (Subarachnoidalblutung*, intrazerebrale Blutung*); erhöhtes Rupturrisiko mit zunehmender Größe bei vertebrobasilärer Lok. u. a. Risikofaktoren (art. Hypertonie*, Nicotin-, Alkoholkonsum). **Diagn.:** v. a. kraniale CT*-Angiographie (3D*-Rekonstruktion) od. MRT* (MR-Angiographie), ggf. intraarterielle DSA* (s. Abb. 1); **Ther.:** bei Ruptur frühzeitig (innerhalb 24–48 Std.); ggf. prophylaktisch bei nichtrupturiertem Aneurysma (Risikoabwägung); **1.** mikrochir.: **a)** Clipping: Verschluss mit Clip am Hals eines sackförmigen i. A. (s. Abb. 2; **b)** Trapping: Ausklemmen eines fusiformen i. A. mit Clips, ggf. zusätzl. Bypass-Operation; **c)** Wrapping: Ummantelung eines fusiformen i. A., z. B. mit Durastreifen; **2.** (zunehmend) interventionell-neuroradiol. durch Coiling (s. Embolisation, therapeutische): Ausschaltung mit metall. Spiralen (Coils; z. B. nach Guglielmi aus Platin); bei venösem Aneurysma der Vena Galeni interventionell-neuroradiol. Embolisation der zuführenden art. Shuntgefäße. Vgl. Ventrikulostomie.

ANF: 1. (immun.) Abk. für **a**nti**n**ukleäre **F**aktoren; neuere Bez. ANA; s. Antikörper, antinukleäre; **2.** (physiol.) Abk. für **a**trialer **n**atriuretischer **F**aktor; s. Peptide, kardiale natriuretische.

Anfall, dis|soziativer: psychogener Anfall*.

Anfall, epi|leptischer: s. Epilepsie.

Anfall, fokaler: (engl.) *focal attack*; s. Epilepsie.

Anfall, fokal-motorischer: (engl.) *focal motor seizure*; epileptischer Anfall mit Muskeltonuserhöhung, Myoklonien* od. klonischen Bewegungen; je nach Lok. des Fokus in der kontralateralen Zentralregion (motorische Hirnrinde) sind best. Körperabschnitte (z. B. Finger, Hand, Gesicht) betroffen. Bei Auftreten der epilept. Erregung in unteren Teil der Zentralregion der dominanten Hemisphäre treten Artikulationsstörungen od. (als Hemmungsphänomen) Sprechunfähigkeit (sog. speech arrest) auf, bei Ausbreitung über die gesamte Zentralregion kommt es zum *march** of *convulsion* bis zum Halbseitenanfall (vgl. Jackson-Anfall). Bei Mastikatoriusanfall (fokaler Anfall der kontralateralen Kaumuskulatur) setzen schnelle Mahl-, Leck- u. Kaubewegungen der Kiefer bei klarem Bewusstsein ein. Ein epilept. Nystagmus kann bei fokalen Entladungen in versch. Hirnregionen vorkommen. Ein- u. beidseitige tonische Extremitätenbewegungen (sog. posturale od. Haltungsanfälle) werden im Frontalhirn ausgelöst. Häufig folgt auf einen f.-m. A. eine vorübergehende Lähmung der betreffenden Muskeln (sog. Todd-Lähmung). Vgl. Versivanfall; Epilepsie.

Anfall, komplex-partieller: (engl.) *complex partial seizure*; früher psychomotor. Anfall, veraltet Dämmerattacke; fokaler epilept. Anfall (s. Epilepsie) mit Bewusstseinsstörung, der durch die Sympt. od. den Beginn der Anfallsaktivität im EEG auf die initiale Aktivierung eines umschriebenen Neuronensystems einer Hirnhemisphäre hinweist; Entw. zu einem sekundär-generalisierten Anfall mit ton.-klon. Konvulsionen möglich; **Sympt.:** häufig mit charakterist., stadienhaftem Ablauf: zunächst Aura* (sensor., sensibel, motor., psych., vegetativ), danach unterschiedl. starke paroxysmale Bewusstseinstrübung mit unwillkürl. Bewegungsabläufen (z. B. orale, gestische od. sprachl. Automatismen*), an die sich allmähl. eine Minuten od. länger dauernde Reorientierungsphase anschließt.

Anfall, psycho|gener: (engl.) *psychogenic seizure*, *pseudoepileptic seizure*; syn. dissoziativer Anfall; Bez. für nichtepilept. Anfall mit psych. Urs. (Persönlichkeitsstörung, Erlebniskonflikt); **Sympt.:**

i. d. R. motorisch (z. B. Arc* de cercle); im Gegensatz zum epilept. Anfall (s. Epilepsie) häufig geschlossene Lider, Dauer über mehrere Min., evtl. Sprechen im Anfall, unkoordinierte Kloni; bei hyster. Anfall (vgl. Hysterie) ist der theatralische Ablauf u. das Vermeiden von Verletzungen auffallend.

Anfall, sensorischer einfach-partieller: (engl.) *simple partial sensory seizure*; epilept. Anfall (s. Epilepsie) mit abnormen Sinnesempfindungen (visuell, auditiv, olfaktorisch, gustatorisch, vertiginös) als Ausdruck der fokalen Entladung in sensor. Arealen des zerebralen Cortex

Anfall|serie *f*: (engl.) *repeated seizures*; (neurol.) in kurzen Abständen aufeinanderfolgende epilept. Anfälle (s. Epilepsie) bei zwischenzeitl. erhaltenem Bewusstsein; **DD:** Status epilepticus.

Anfalls|leiden: i. e. S. zerebrales A.; s. Epilepsie.

Anfall, somato|sensorischer einfach-partieller: (engl.) *simple partial somatosensory seizure*; syn. sensibler Anfall; epilept. Anfall (s. Epilepsie) inf. fokaler Anfallsaktivität im Postzentralregion (sensible Projektionsfelder im Parietallappen des Cortex cerebri); **Sympt.:** sensible Reiz- od. Ausfallsymptome (Kribbeln, Taubheitsgefühl), i. d. R. *march** of *convulsion*; vgl. Jackson-Anfall.

Anfall, supplementär-motorischer: (engl.) *supplementary motor seizure*; einfach-partieller epilept. Anfall (s. Epilepsie) bei erhaltenem Bewusstsein mit Erregungsbildung in der supplementär-motor. Region im Frontallappen; **Sympt.:** kurze (10–40 Sek. dauernde) Anfälle mit ton., schablonenhaften Bewegungen, Vokalisationen od. Sprechhemmung u. vegetativen Symptomen.

Anfall, vestibulärer epi|leptischer: Vertigo* epileptica.

angeboren: (engl.) *inborn*; zum Zeitpunkt der Geburt vorhanden; angeb., biol. prädeterminierte Merkmale, Krankheiten od. Defizitsyndrome sind **kongenital** (d. h. durch Schädigung bzw. Fehlerhaftigkeit des genet. Materials entstanden) od. **konnatal** (d. h. intrauterin od. während des Geburtsvorgangs durch äußere Noxen entstanden).

Angehörigen|gruppe: (engl.) *relatives group*; Bez. für eine Gruppe Angehöriger von an einer best. Erkr. Leidenden, in der die Teilnehmer die im Zus. mit der Erkr. entstehenden Probleme besprechen u. Entlastung erfahren können; besteht als Angebot einer therap. Institution (dann meist unter professioneller Leitung) od. als Selbsthilfegruppe*.

Angelchik-Prothese (Prothese*) *f*: Antirefluxprothese*.

Angel|haken|form: (engl.) *J-shape*; Hakenmagen; Formvariante des kontrastgefüllten Magens im Röntgenbild des stehenden Pat. (s. Abb.).

Angelhakenform

Angelman-Syn|drom (Harry A. A., Päd., Birkenhead, 1915–1996) *n*: (engl.) *Angelman's syndrome*; psychomotor. Retardierung mit spezif. Verhaltensauffälligkeiten; **Ätiol.**: in 60-80 % Deletion im proximalen Abschnitt des langen Arms des mütterl. Chromosoms 15 (Genlocus 15q11.2-q13); in 6 % Imprinting-Mutationen, in 5 % UBE3A-Gen-Mutationen, in 1 % paternale Disomien*, in 1 % chromosomale Strukturanomalien; in 20 % keine nachweisbaren Störungen des Erbguts. **Häufigkeit:** 1 : 15-20 000 Neugeborene; **Sympt.**: fehlende Sprachentwicklung, steifer, breitbeiniger Gang, verminderter Muskeltonus, unmotiviertes Lachen, Epilepsie, Mikrozephalie, Schädel- u. Gesichtsdysmorphien, evtl. Optikusatrophie od. Pigmentstörungen von Choroidea u. Iris; typische EEG-Veränderungen. Vgl. Prader-Willi-Syndrom; Imprinting, genomisches.

Anger-Kamera (Hal O. A., amerikan. Elektroingenieur, 1920–2005) *f*: Gammakamera*.

Angi|ek|ta|sie (Angio-*; -ektasie*) *f*: (engl.) *angiectasis*; umschriebene Erweiterung von Blutgefäßen, z. B. Aneurysma*, Teleangiektasien*, Varizen*; vgl. Lymphangiektasie.

Angiitis (↑, -itis*) *f*: (engl.) *angiitis*; Gefäßentzündung, z. B. Vaskulitis*, Arteriitis*, Thrombophlebitis*, Lymphangitis*.

Angiitis, kutane leuko|zyto|klastische (↑; ↑) *f*: Vasculitis* allergica.

Angina (lat. angere verengen, erdrosseln) *f*: (engl.) *angina*; Enge, Beklemmung; i. e. S. A. tonsillaris (s. Tonsillitis); vgl. Angina pectoris; Angina abdominalis.

Angina ab|dominalis (↑) *f*: (engl.) *abdominal angina*; syn. Angina intestinalis, Ortner-Syndrom II, Claudicatio intermittens abdominalis, Dysbasia intestinalis, Angina mesenterica, Symptomatik bei chron. intestinaler Durchblutungsstörung; meist aufgrund einer Arteriosklerose* der A. mesenterica sup., A. mesenterica inf. od. des Truncus coeliacus, auch beim sog. Truncus*-coeliacus-Kompressionssyndrom; **Stadieneinteilung:** 1. asymptomat., Zufallsbefund; 2. intermittierende postprandial auftretende Schmerzen; 3. wechselnder Dauerschmerz mit Hyperperistaltik, Meteorismus u. Abmagerung; 4. Akutes* Abdomen mit paralyt. Ileus, Durchwanderungsperitonitis u. Darmgangrän. Vgl. Mesenterialgefäßverschluss.

Angina a|granulo|cyt|otica (↑) *f*: (engl.) *agranulocytic angina*; Schultz-Angina; nekrotisierende Tonsillitis* mit starkem Foetor ex ore bei Agranulozytose*; häufig in Verbindung mit anderen Sympt. der Agranulozytose (z. B. Fieber).

Angina intestinalis (↑) *f*: Angina* abdominalis.

Angina Ludovici (↑; Wilhelm F. von Ludwig, Chir., Stuttgart, Tübingen, 1790–1865) *f*: (engl.) *Ludwig's angina*; Phlegmone* des Mundbodens; **Urs.**: Infektion von Rhagaden im Bereich der Mund- od. Zungenschleimhaut, fortgeleitete dentogene Infektion, abszedierende Entz. der Glandula submandibularis, evtl. Fremdkörper; **Err.**: Staphylokokken, Streptokokken, Anaerobier u. a.; **Sympt.**: plötzlicher Beginn mit starken Schluckbeschwerden, Schmerzen bei Zungenbewegung, Schwellung des Mundbodens, evtl. Atembeschwerden; **Kompl.**: Ödem am Kehlkopfeingang, Mediastinitis*; **Diagn.**: Sonographie, CT; **Ther.**: Antibiotika i. v., Abszesseröffnung von submental; **DD:** Aktinomykose*, Gumma*, Malignom. Vgl. Mundbodeninfektion.

Angina mes|enterica (↑) *f*: Angina* abdominalis.

Angina pectoris (↑) *f*: (engl.) *angina pectoris*; früher Stenokardie, sog. Brustenge, Herzenge; Bez. für typ. Sympt. der akuten Koronarinsuffizienz*; **Ätiol.**: Missverhältnis von myokardialem Sauerstoffangebot u. -bedarf bei koronarer Herzkrankheit* (Abk. KHK), meist inf. Koronarsklerose* mit akuter Plaqueruptur od. -erosion u. konsekutiver Thrombosierung (häufig krit. Koronarstenose*) od. seltener durch Koronarspasmus* od. bei dilatativer Koronaropathie*; selten kommen A.-p.-ähnl. Anfälle inf. Störung der Hämodynamik vor, z. B. bei Aortenstenose*, art. Hypertonie* (Kompl. der hypertensiven Krise*), art. Hypotonie* od. Herzrhythmusstörung*. **Sympt.**: plötzlich einsetzender, Sek. bis Min. (<20 Min.) anhaltender Thoraxschmerz (meist retrosternal), der in die linken (seltener rechten) Schulter-Arm-Hand-Region bzw. in die Hals-Unterkiefer-Region sowie auch in den Rücken od. Oberbauch ausstrahlt (Schmerzlokalisationen wie bei Herzinfarkt*, Abb. 1 dort), häufig mit gürtelförmigem thorakalem Engegefühl mit Atemnot u. Erstickungsanfall bis zu Vernichtungsgefühl u. Todesangst; ausgelöst durch körperliche bzw. emotionale Belastung, Kälte, schwere Mahlzeit od. auch in Ruhe auftretend (A. p. höheren Grades); **Einteilung:** nach Klin.: 1. **stabile** A. p.: bei körperl. od. psych. Belastung reproduzierbar auftretend, nicht progredient, Nitroglycerol-sensibel; Einteilung in klin. Schweregrade nach der Canadian Cardiovascular Society (Abk. CCS): s. Tab. 1; 2. **instabile** A. p.: entweder neu od. an Häufigkeit, Dauer od. Intensität progredient od. in Ruhe auftretend; meist verzögert Nitroglycerol-sensibel od. -refraktär u. von vegetativen Sympt. begleitet; gehört als lebensbedrohl. potentielle Vorstufe des Herzinfarkts zum Akuten* Koronarsyndrom (fließender Übergang zu NSTEMI) u. ist entspr. zu behandeln; Einteilung in klin. Schweregrade nach Braunwald: s. Tab. 2; 3. **Prinzmetal-Angina**: s. Koronarspasmus; **Kompl.**: Herzinfarkt*; **Diagn.**: s. Herzkrankheit, koronare;

Angina pectoris Tab. 1
Schweregrade der stabilen Angina pectoris (Canadian Cardiovascular Society, Abk. CCS)

CCS-Grad	Belastungstoleranz	Auftreten der Angina pectoris
I	hoch	nur bei sehr großer Belastung (z. B. Dauerlauf)
II	gering eingeschränkt	bei großer Belastung (z. B. Bergaufgehen)
III	deutlich eingeschränkt	bei leichter Belastung (z. B. Gehen)
IV	hochgradig eingeschränkt	bei geringster Belastung

Angina pectoris Tab. 2
Schweregrade der instabilen Angina pectoris nach Braunwald

Klasse	Kriterien
I	neu aufgetretene, schwere oder zunehmende Angina pectoris; keine Beschwerden in Ruhe
II (subakute Ruhe-Angina-pectoris)	in Ruhe auftretende Angina pectoris innerhalb des letzten Monats, aber nicht in den letzten 48 Stunden
III[1] (akute Ruhe-Angina-pectoris)	in Ruhe auftretende Angina pectoris innerhalb der letzten 48 Stunden

Bestimmung des **Schweregrads** durch zusätzliche Unterteilung der 3 Klassen jeweils in A–C:
A: sekundäre instabile Angina pectoris (Verstärkung durch extrakardiale Ursache);
B: primäre instabile Angina pectoris (ohne extrakardiale Ursache);
C: instabile Angina pectoris innerhalb von 2 Wochen nach Herzinfarkt (postinfarziell);
[1] weitere Unterteilung des Schweregrads III B in Troponin-negativ (ohne laborchemischen Anstieg der Troponinkonzentration im Blut; prognostisch günstiger) und Troponin-positiv

Koronarangiographie* bei therapierefraktärer stabiler A. p. CCS-Grad III–IV sowie instabiler A. p. (s. Akutes Koronarsyndrom); **Ther.:** stabile A. p.: Nitroglycerol* sublingual zur Anfallstherapie (häufig prompte Besserung), bei koronarspast. Komponente Calcium*-Antagonisten (Nicht-Dihydropyridine), ggf. Komb. mit Ranolazin*; Akuttherapie der instabilen A. p.: s. Akutes Koronarsyndrom; Dauertherapie der zugrunde liegenden KHK zur Proph. der A. p.: s. Herzkrankheit, koronare; **Prävention:** Reduktion beeinflussbarer kardiovaskulärer Risikofaktoren: s. Herzkrankheit, koronare (Tab. 1 dort); **DD:** u. a. funktionelle Herzbeschwerden, Herzrhythmusstörungen, Aneurysma* dissecans der thorakalen Aorta, hypertensive Herzkrankheit*, Tako*-Tsubo-Kardiomyopathie, Pleuritis sicca, Pleuraerguss, Spontanpneumothorax, Interkostalneuralgie, Tietze*-Syndrom, Roemheld*-Syndrom. Vgl. Syndrom X; small vessel disease; Bland-White-Garland-Syndrom.
Angina Plaut-Vincent (↑) *f:* s. Plaut-Vincent-Angina.
Angina tonsillaris (↑) *f:* Tonsillitis*.
Angina, vaso|spastische (↑) *f:* s. Koronarspasmus.
Angio-: auch Angi-; Wortteil mit der Bedeutung Gefäß; von gr. ἀγγεῖον.
Angio-CT (↑): Kurzbez. für CT*-Angiographie.
Angio|dys|plasie (↑; Dys-*; -plasie*) *f:* (engl.) *angiodysplasia*; angeborene Gefäßfehlbildung*, z. B. Hypertrophie od. Fehlen von Gefäßen (art., venös, lymphat., auch kombiniert) od. Gefäßteilen (z. B. Fehlen der Venenklappen); vgl. Angiophakomatosen; Syndrom, angiodysplastisches.

Angio|endo|theliom (↑; Endothel*, -om*) *n:* s. Hämangiosarkom.
Angio|genese (↑; -genese*) *f:* (engl.) *angiogenesis*; Neubildung von Blutgefäßen aus bereits bestehenden Blutgefäßen; **Formen:** 1. physiol. A.: Ausgewogenheit zwischen Angiogenese-Stimulatoren, z. B. Fibroblastenwachstumsfaktor (FGF*), vaskulärer endothelialer Wachstumsfaktor (VEGF*) u. Angiopoietine, u. Angiogenese*-Hemmern (z. B. Angiostatin, Interferon-α), z. B. bei Wundheilung; 2. exzessive A.: Überwiegen von Angiogenesestimulatoren mit Ausbildung unphysiol. Blutgefäße, z. B. Tumorangiogenese, diabetische Retinopathie*, feuchte Makuladegeneration*, Psoriasis*, rheumatoide Arthritis*; 3. insuffiziente A.: inadäquates Wachstum von Blutgefäßen, z. B. bei koronarer Herzkrankheit*, zerebrovaskulären Erkrankungen, chron. Wunden.
Angio|genese-Hemmer (↑; ↑): (engl.) *angiogenetic inhibitors*; pharmak. Sammelbez. für Hemmstoffe der Vaskularisation*; **Wirkungsmechanismus:** Hemmung angiogenet. Faktoren (z. B. VEGF* u. a. Wachstumsfaktoren*); **Wirkung:** u. a. 1. antineoplastisch (Zytostatika* i. w. S.) durch antiangiogenetische Wirkung auf Neoplasien (Hemmung der neoplast. Neovaskularisation bzw. Tumorangiogenese); 2. Hemmung der chorioidalen Neovaskularisation; **Vertreter:** Bevacizumab*, Ranibizumab*, Pegaptanib*. Vgl. Tyrosinkinase-Inhibitoren.
Angio|graphie (↑; -graphie*) *f:* (engl.) *angiography*; röntg. Darstellung der (Blut-)Gefäße nach Injektion eines Röntgenkontrastmittels* direkt über eine perkutan ins Gefäß eingebrachte Punktionsnadel od. (häufiger) über nach perkutaner Gefäßpunktion unter Anw. der Seldinger*-Methode selektiv in das interessierende Gefäße mit Hilfe eines Führungsdrahtes vorgeschobenen Katheters (z. B. Pigtail*-Katheter); **Formen:** 1. **Arteriographie:** Zugangswege die A. femoralis, A. brachialis, A. radialis, selten auch A. carotis, A. axillaris u. A. poplitea; Ind.: v. a. prä- od. periinterventionell bei art. Verschlusskrankheiten, Mesenterialarterienverschluss, Aortenaneurysma, Nierentumoren (s. Renovasographie); zur Darstellung extra- u. intrakranieller Hirngefäße (s. Abb.) vor od. während Interventionen an zerebralen (Gefäß-)Prozessen u. (selten) zur Feststellung des Hirntods; thorakale A. v. a. bei angeb. od. erworbenen Anomalien des Herzens, der Herzklappen u. Koronararterien (als Koronarangiographie*), des Aortenbogens u. der brachiozephalen Gefäße; 2. **Phlebographie** (Venographie): Darstellung der Venen nach direkter Punktion einer Hand- od. Fußrückenvene bzw. als Kavographie*; Ind.: v. a. Thrombosen bzw. Störung des venösen Abflusses durch Stenosen od.

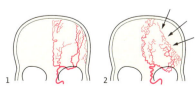

Angiographie: 1: normales Karotisangiogramm; 2: Angiogramm eines chronischen subduralen Hämatoms

Angiohämophilie

Kompression des Gefäßes von außen; **3. Lymphographie:** Darstellung der Lymphgefäße u. Lymphknoten nach direkter Punktion zuvor operativ (i. d. R. am Fußrücken) freigelegter Lymphgefäße; nur noch selten durchgeführt; **Technik:** konventionelle Durchführung od. als DSA*; **Kontraind.:** Kontrastmittelallergie, hämorrhagische Diathese, schwere Niereninsuffizienz u. dekompensierte Herzinsuffizienz; **Kompl.:** anaphylaktischer Schock, Blutungen, Gefäßwanddissektion, Thromboembolie. Vgl. Ultraschalldiagnostik; CT-Angiographie; MRT.

Angio|hämo|philie (↑; Häm-*; -phil*) *f*: von*-Willebrand-Jürgens-Syndrom.

angioid streaks (engl.): gefäßähnl. Streifen; meist i. R. von Systemerkrankungen (z. B. Pseudoxanthoma* elasticum) auftretende Veränderungen des Augenhintergrunds* mit Einrissen der Bruch*-Membran u. des retinalen Pigmentepithels (evtl. mit subretinalen Gefäßneubildungen); bei Befall der Macula* lutea Beeinträchtigung der zentralen Sehschärfe.

Angio|kardio|graphie (Angio-*; Kard-*; -graphie*) *f*: (engl.) *angiocardiography*; Röntgenkontrastuntersuchung der Herzhöhlen u. der großen Gefäße nach Herzkatheterisierung*; v. a. früher übl. radiol. Verf. zur Beurteilung von Form, Größe u. Veränderungen der Herzhöhlen, Herzklappen sowie der großen Gefäße; **Formen: 1. selektive Dextrokardiographie:** Kontrastmittelinjektion in die Spitze des re. Ventrikels od. in den Einflusstrakt des re. Herzens über einen venösen Herzkatheter; **2. selektive Pulmonalarteriographie** zur Darstellung von Pulmonalarterien u. Lungenvenen bei angeb. Herzfehlern, zum Nachweis u. evtl. interventioneller Thrombolyse* großer Emboli (s. Lungenembolie) sowie zum Ausschluss der Gefäßarrosion durch zentrale Bronchialkarzinome; **3. selektive Lävokardiographie:** a) retrograde art. Lävokardiographie; nach Punktion der A. femoralis (evtl. auch der A. brachialis) Vorschieben des Katheters entgegen dem Blutstrom durch die Aorta in den li. Ventrikel; **b)** transseptale Lävokardiographie; nach Einführung in den re. Vorhof Punktion des Vorhofseptums mit einem venösen Herzkatheter, der in den li. Vorhof u. weiter durch die Mitralklappe in den li. Ventrikel vorgeschoben wird, wo die Kontrastmittelinjektion erfolgt; **c)** direkte perkutane Lävokardiographie (sehr selten). Vgl. Kinekardiographie; Koronarangiographie; Echokardiographie.

Angio|kardio|pathie (↑; ↑; -pathie*) *f*: (engl.) *angiocardiopathy*; veraltete Bez. für Erkr. des Herz-Kreislauf-Systems; vgl. Herzfehler; Herzfehler, angeborene.

Angio|keratom (↑; Kerat-*; -om*) *n*: (engl.) *angiokeratoma*; sog. Blutwarze; Kapillarerweiterung in der oberen Dermis mit sekundärer Hyperkeratose*; vgl. Hämangiom, kavernöses.

Angio|keratoma circum|scriptum (↑; ↑; ↑) *n*: syn. verruköses Hämangiom; meist angeb., solitäres, streifen- u. netzförmig angeordnetes, blaurotes Knötchen mit Hyperkeratose*, bes. an den Beinen, selten an gesamter Extremität (s. Abb.); **DD:** Kaposi*-Sarkom, Melanom*, Livedo*-Vaskulitis.

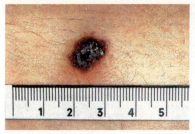

Angiokeratoma circumscriptum [3]

Angio|keratoma cor|poris diffusum (↑; ↑; ↑) *n*: Fabry*-Syndrom.

Angio|keratoma Mibelli (↑; ↑; ↑; Vittorio M., Dermat., Parma, 1860–1910) *n*: (engl.) *angiokeratoma of Mibelli*; autosomal-dominant erbl., bis stecknadelkopfgroße, dunkelrote, warzenähnl. Angiome*, bes. bei weibl. Jugendl. mit Akrozyanose*; **Lok.:** stets symmetr., bes. Finger- od. Zehenrücken, selten Nasenspitze, Ohrläppchen u. Mammae; **Progn.:** langsame Progredienz, gelegentl. Rückbildung im Erwachsenenalter.

Angio|keratoma scroti (↑; ↑; ↑) *n*: (engl.) *angiokeratoma of scrotum*; syn. Angiokeratoma Fordyce; ab dem 4. Lebensjahrzehnt auftretende, bis stecknadelkopfgroße Angiome im Bereich des Skrotums mit geringer Hyperkeratose; histol. ektatische Venen; keine pathol. Bedeutung.

Angio|keratoma vulvae (↑; ↑; ↑) *n*: (engl.) *angiokeratoma vulvae*; dem Angiokeratoma* scroti entspr. Hauterscheinungen bei der Frau.

Angio|lipom (↑; Lip-*; -om*) *n*: (engl.) *angiolipoma*; anfangs meist druckschmerzhafte Form des Lipoms* mit ausgeprägter hämangiomatöser Komponente; kann solitär od. multipel u. familiär gehäuft auftreten.

Angio|lipo|matosis (↑; ↑; ↑; -osis*) *f*: (engl.) *angiolipomatosis*; autosomal-rezessiv erbl. Erkr. mit Auftreten multipler gelenknaher Angiolipome* in der Subkutis u. Knochendeformationen nahe der betroffenen Gelenke, v. a. an Hand, Knie u. Fußknöchel; Beginn in der frühen Adoleszens.

Angio|logie (↑; -log*) *f*: (engl.) *angiology, vascular medicine*; Lehre von den Blut- u. Lymphgefäßen; Schwerpunktfach der Inneren Medizin.

Angiolo|pathien (↑; -pathie*) *fpl*: (engl.) *angiolopathies*; die Endstromgefäße betreffende Krankheiten u. Störungen; **Urs.: 1.** organisch: diabetische, hypertonische, entzündliche od. lokale (z. B. durch Kälte) Schädigung der Gefäße; **2.** funktionell: essentielle Akrozyanose, Erythrozyanose, Erythromelalgie, Livedo reticularis; **3.** nicht vaskulär bedingt: Erythrozytenaggregation (Sludge*-Phänomen) od. -agglutination (Kälteagglutinine), Thrombozytenaggregation (Thrombozytose) u. Leukämie.

Angio|lupoid (↑; lat. lupus Wolf; -id*) *n*: (engl.) *angiolupoid*; syn. Lupus pernio; bohnengroßer, halbkugeliger, blauroter Knoten im Nasenbereich als Hautmanifestation der Sarkoidose*.

Angiom (↑; -om*) *n*: (engl.) *angioma*; durch Gefäßsprossung entstandene geschwulstartige Neubildung von Gefäßgewebe (s. Lymphangiom; Hämangiom).

Angioma senile (↑; ↑) *n*: eruptives Hämangiom*.
Angioma serpiginosum (↑; ↑) *n*: (engl.) *Hutchinson's disease*; im Kindesalter bes. an den Beinen auftretende, bis glasstecknadelkopfgroße, hell- bis dunkelrote, scharf begrenzte Punkte, die in Gruppen, Ringen u. Wirbeln liegen, unter Glasspateldruck erblassen, aber nicht verschwinden; histol. Kapillarektasien; Gynäkotropie.
Angiomatose, bazilläre (↑; ↑; -osis*) *f*: (engl.) *bacillary angiomatosis*; syn. epitheloide Angiomatose, Peliosis hepatis; überwiegend durch Bartonella* henselae, selten durch Bartonella quintana hervorgerufene Infektionskrankheit; **Vork.**: bei immungeschwächten Pat. (mit HIV*-Erkrankung); **Sympt.**: einzelne od. multiple, rotblaue Papeln od. Knoten an Haut u. Schleimhäuten sowie inneren Organen (bes. Leber); Knochenläsionen; Lymphadenopathie; Hepatosplenomegalie; Fieber u. Schüttelfrost; **Diagn.**: histol. angiomatöse Konvolute mit durch Spezialfärbung (Warthin-Starry), Kultur u. PCR-Analyse nachweisbaren Err.; **Ther.**: Makrolid-Antibiotika, Tetracycline. Vgl. Kaposi-Sarkom.
Angiomatosis en|cephalo|facialis (↑; ↑; ↑) *f*: Sturge*-Weber-Krabbe-Syndrom.
Angio-MR (↑): Kurzbez. für MR-Angiographie; s. MRT.
Angiom, venöses (↑; -om*) *n*: (engl.) *venous angioma*; Gefäßfehlbildung* venöser Blutgefäße mit niedrigem Blutfluss u. dünner Gefäßwand, der die normale glatte Muskulatur fehlt; z. T. assoziiert mit kavernösem Hämangiom*; **Klin.**: abhängig von der Lok.; Schwellung in Haut od. Schleimhaut (z. T. von der Körperlage abhängig), je nach Tiefenausdehnung mit bläulicher bis dunkelblauer Verfärbung; im ZNS (v. a. hintere Schädelgrube; auch in Form einer einzelnen atypischen Vene als verbliebene embryol. Variante der venösen Drainage) meist asymptomatisch (Zufallsbefund), selten epilept. Anfälle; **Kompl.**: Thrombose, selten Blutung (zerebral, gastointestinal); **Diagn.**: Angiographie, (Angio-)CT u. MRT (atypische, aber kaum dilatierte Venen); **Ther.**: therap. Embolisation od. op. Entfernung; keine Therapieindikation bei zerebralem v. A. (sofern nicht mit kavernösem Hämangiom einhergehend) wegen möglicher Störung des venösen Abflusses.
Angio|neo|genese (↑; Neo-*; -gen*) *f*: (engl.) *angioneogenesis*; Neubildung von Gefäßen, hervorgerufen durch Ischämie bzw. experimentell durch Wachstumsfaktoren; vgl. Kollateralkreislauf.
Angio|neuro|pathien (↑; Neur-*; -pathie*) *fpl*: (engl.) *angioneuropathies*; syn. Gefäßneurosen, Akroneurosen, zirkulator. Dystonie; durch spast. Dysregulation der Endstrombahn* bedingte Durchblutungsstörungen; z. B. Raynaud*-Syndrom, i. w. S. Akroparästhesie, Akrozyanose, Angioödem; **Ätiol.**: evtl. konstitutionelle Faktoren, nervale u. hormonale Fehlregulation.
Angio|ödem (↑; Ödem*) *n*: (engl.) *angioedema*; veraltet angioneurotisches Ödem; syn. Quincke-Ödem; bis zu mehreren Tagen anhaltende, subkutane Schwellungen von Haut u. Schleimhaut; oft mit Spannungsgefühl od. Schmerz; **Formen: 1.** A. bei Urtikaria* (in ca. 50 %): plötzl. auftretende Schwellung, häufig im Gesicht; Diagn. u. Ther. wie bei Urtikaria; **2.** physik. (Druck od. Vibration) verursachtes A.; vgl. Urtikaria, physikalische; **3.** hereditäres A. (selten); Einteilung: **a)** Typ I u. II: autosomal-dominant erbliche Erkr. inf. Mutation des Gens für C1-Esterase-Inhibitor (C1-INH; s. Komplement), Genlocus 11q11-q13.1; Typ I: geringe Produktion von C1-INH; Typ II: Bildung eines dysfunktionalen C1-INH; **b)** Typ III (sehr selten): hereditäres A. mit normaler C1-INH-Konzentration u. -Funktion, z. T. inf. gain-of-function Mutation des Gens für Hagemann*-Faktor (Genlocus 5q33-qter); Vork. insbes. bei hohem Östrogenspiegel (z. B. während Schwangerschaft; Gynäkotropie); Klin.: rezidiv., meist spontan, häufig durch Trigger (z. B. Op., emotionale Belastung) ausgelöste akute Anfälle mit Schwellungen v. a. an den Extremitäten; bei Schwellung der Bauchorgane anhaltende (über Tage) kolikartige Schmerzen, Übelkeit u. Erbrechen; Erstickungsgefahr bei Larynxödem; Erstmanifestation i. d. R. vor 30. Lj.; Diagn.: bei Typ I u. II deutl. erniedrigte C1-INH u. C4-Komplement-Serumspiegel (auch in anfallfreier Zeit u. im Nabelschnurblut); Ther.: bei Typ I u. II prophylakt. Danazol (cave: UAW u. Kontraindikationen beachten), Tranexamsäure (oft nicht hinreichend wirksam), im Anfall C1-INH-Konzentrat i. v. od. Icatibant s.c.; zur kurzfristigen Proph. 1 Std. vor Op. u. Zahnbehandlungen C1-INH-Konzentrat i. v.; **4.** erworbenes A. durch C1-INH-Mangel aufgrund von Antikörpern gegen C1-INH u. erhöhtem C1-INH-Verbrauch; oft assoziiert mit lymphoproliferativen od. Autoimmunkrankheiten*; Erstmanifestation i. d. R. nach 30. Lj.; Diagn.: erniedrigter C1-, C1q- u. C4-Spiegel, verminderte C1-INH-Aktivität; Ther.: Icatibant, ggf. C1-INH-Konzentrat; **5.** bei lymphoproliferativen Erkr. mit normalem C1-INH-Spiegel; **6.** A. als pharmak. UAW (keine Allergie) der ACE*-Hemmer (Inzidenz ca. 0,5 %); **7.** episodische A. mit Hypereosinophilie; **8.** Carboxypeptidase-N-Mangel (erworben od. familiär).
Angio|pathia retinae traumatica (↑; -pathie*) *f*: (engl.) *traumatic retinal angiopathy*; syn. Purtscher-Netzhautschädigung; Mischbild von Netzhautblutung, Glaskörperblutung, Netzhautveränderung (ähnlich Cotton-wool-Herden), Gefäßspasmus u. Netzhautödem; **Urs.**: vermutlich nicht direkt das Auge betreffende Gewalteinwirkung, z. B. bei Polytrauma mit Thoraxkompression.
Angio|pathie (↑; ↑) *f*: (engl.) *angiopathy*; Angiopathia; syn. Vaskulopathie; Oberbegriff für Gefäßkrankheiten.
Angio|pathie, dia|betische (↑; ↑) *fpl*: (engl.) *diabetic angiopathy*; durch Diabetes* mellitus verursachte Gefäßerkrankung; **Formen: 1.** diabet. Mikroangiopathie* als Urs. v. a. von diabetischer Retinopathie*, diabetischer Nephropathie*, diabetischer Neuropathie* sowie diabetischem Fuß*; **2.** diabet. Makroangiopathie*: früh einsetzende, verstärkte Arteriosklerose*.
Angio|phako|matosen (↑; Phako-*; -osis*) *fpl*: (engl.) *angiophakomatoses*; Fehlbildungskrankheiten mit kongenitalen Gefäßveränderungen an Haut, Augen, ZNS u. a. Organen; z. B. von*-Hippel-Lindau-Syndrom, Klippel*-Trénaunay-Weber-Syndrom, Maffucci*-Syndrom, Sturge*-Weber-Krabbe-Syn-

Angioplastie

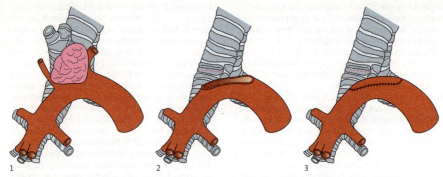

Angioplastik Abb. 1: angioplastisch erweiterte Oberlappenresektion rechts; 1: die A. pulmonalis dextra (teilweise) infiltrierender Tumor des rechten Lungenoberlappens; 2: Tumorresektion (Oberlappenresektion) mit tangentialer Gefäßresektion; 3: Patch-Plastik zur Wiederherstellung der vaskulären Kontinuität

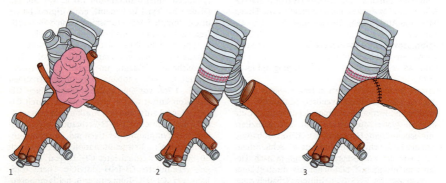

Angioplastik Abb. 2: angioplastisch u. bronchioplastisch erweiterte Oberlappenresektion rechts; 1: die A. pulmonalis dextra zirkulär infiltrierender Tumor des Lungenoberlappens; 2: Tumorresektion (Lungenoberlappenresektion) mit Bronchoplastik (klass. Bronchusmanschette) u. manschettenförmiger Gefäßresektion; 3: End-zu-End-Anastomose zur Wiederherstellung der vaskulären Kontinuität

drom, tuberöse Sklerose*, Ataxia* teleangiectatica, Osler*-Rendu-Weber-Krankheit.
Angio|plastie (↑; -plastik*) *f*: (engl.) *angioplasty*; interventionelles Verf. der Gefäßchirurgie* zur Beseitigung kurz- u. mittelstreckiger Gefäßstenosen u. -verschlüsse; ggf. Komb. mit Thrombolyse*, Thrombektomie* u./od. Einlage eines Stents*; **Formen:** nach Art des Verf.: **1.** intravasale Gefäßaufdehnung durch wiederholtes Einbringen von Kathetern mit zunehmendem Durchmesser (Dotter-Technik); **2.** Ballonangioplastie unter Verw. von Ballonkathetern, deren Ballon in kollabiertem Zustand im Bereich der Gefäßstenose platziert u. dort durch Auffüllen mit Kochsalzlösung u./od. Kontrastmittel unter Druck entfaltet wird, was zu Erweiterung des Gefäßvolumens u. Glättung der Gefäßinnenwand führt; **3.** Rotablationsangioplastie zur Beseitigung der Stenose mit Laser od. Ultrafräse; nach Wahl des Zugangs: **1.** perkutane transluminale (geschlossene, indirekte) A. (Abk. PTA) i. R. einer Angiographie*; **2.** intraoperative (offene, direkte) A.: Zugang zum Gefäß wird op. freigelegt; **Ind.:** u. a. Koronarstenosen* i. R. der koronaren Herzkrankheit (PTCA; s. PCI), Stenosen u. Verschlüsse i. R. art. Verschlusskrankheiten* der Becken- u. Beinarterien, der Aa. subclaviae (z. B. bei Subclavian*-steal-Syndrom), der Mesenterialarterien, der Nierenarterien sowie der extra- u. intrakraniellen Hirngefäße; **Kompl.:** Nachblutung, Thrombosierung (daher im Anschluss von A. Antikoagulanzientherapie zur Prävention von Thrombosierungen erforderlich), Embolie*, Perforation, Dissektion, Restenose. Vgl. Rekanalisierung.
Angio|plastik (↑; ↑) *f*: (engl.) *angioplaty*; Gefäßplastik; vaskuläre Plastik* mit op. Wiederherstellung der vaskulären Kontinuität (direkte Naht, End-zu-End-Anastomose od. Interponat* bzw. Patch*-Plastik) nach tangentialer od. manschettenförmiger Gefäßresektion (Manschettenresektion*); **Formen: 1.** (thoraxchir.) lungenparenchymsparende angioplast. Resektion betroffener Pulmonalgefäße i. R. einer pulmonalen Tumorresektion, isoliert (s. Abb. 1) od. zusammen mit Bronchoplastik* (s. Abb. 2); **2.** (herzchir.) angioplast. Erweiterung i. R. der Waldhausen*-Operation.
Angio|rezeptoren (↑; Rezeptoren*) *m pl*: s. Angiosensoren.
Angio|sarkom (↑; Sark-*; -om*) *n*: (engl.) *angiosarcoma*; Hämangiosarkom*.

Angio|sensoren (↑; Sensoren*) *m pl*: (engl.) *angiosensors*; früher Angiorezeptoren; Pressosensoren* u. Chemosensoren* (nervale Reizempfänger) in Blutgefäßen (v. a. Aorta u. Karotis).

Angio|skopie (↑; -skopie*) *f*: (engl.) *angioscopy*; visuelle Beurteilung von Gefäßen; i. e. S. Endoskopie* der rechten Herzkammer, des Pulmonalarteriensystems sowie der großen Koronararterien mit flexiblem Spezialendoskop, das über periphere Vene od. Arterie in das Gefäßsystem eingeführt wird (s. Endosonographie); selten (meist zusätzl. zur Koronarangiographie); vgl. CT-Angiographie; Kapillarmikroskopie.

Angio|spasmus (↑; Spas-*) *m*: s. Vasospasmus.

Angio|strongylus (↑; gr. στρογγύλος rund, sphärisch) *m*: (engl.) *Angiostrongylus*; parasitische Nematode* in Blutgefäßen von Ratten; **A. cantonensis**: Ratten-Lungenwurm; lebt in den Lungenarterien; verursacht im Fehlwirt* Mensch eosinophile Meningoenzephalitis*; Larvenentwicklung z. T. in Schnecken; Befall des Menschen nach Verzehr roher infizierter Schnecken od. anderer infizierter Tiere (z. B. Krebse); Vork.: Südostasien u. Pazifische Inseln. **A. costaricensis**: lebt in den Mesenterialgefäßen; Larven werden von Schnecken ausgeschieden u. über kontamierte Salate u. Gemüse vom Menschen aufgenommen; Befall betrifft das terminale Ileum u. verursacht Bauchschmerzen, Übelkeit u. tastbare Schwellungen (eosinophile Granulome) im unteren rechten Quadranten des Abdomens; Vork.: tropische Areale Südamerikas.

Angio|tensin-converting-En|zym (↑; Tend-*; engl. to convert umwandeln; Enzyme*) *n*: (engl.) *angiotensin-converting enzyme*; Abk. ACE; Peptidyl-Dipeptidase A, sog. Konversionsenzym; Hydrolase (Endoprotease; s. Proteasen) mit Zn^{2+} als Cofaktor*, die durch Abspaltung des C-terminalen Dipeptids Angiotensin I in das vasokonstriktor. wirkende Angiotensin II umwandelt (s. Angiotensine); ident. mit der Kininase II, die das vasodilatierend wirkende Bradykinin* inaktiviert; **Vork.**: zellmembrangebunden (v. a. Endothel, glatte Muskelzellen): im Blut, lokal bes. in Lunge, Herz, Niere, Nebenniere, Leber, u. Gehirn. Vgl. Renin-Angiotensin-Aldosteron-System; ACE-Hemmer; AT_1-Rezeptor-Antagonisten.

Angio|tensine (↑; ↑) *n pl*: (engl.) *angiotensins*; Gruppe von Peptidhormonen des Renin*-Angiotensin-Aldosteron-Systems (Abb. dort); **Formen: 1. Angiotensin I**: (wahrscheinlich biol. inaktives) Dekapeptid; entsteht durch proteolyt. Spaltung (katalysiert durch Renin*) aus Angiotensinogen*; **2. Angiotensin II** (syn. Hypertensin): durch Angiotensin*-converting-Enzym aus Angiotensin I gebildetes Oktapeptid; Wirkung: stark vasokonstriktorisch (direkt an Arteriolen), renal durch Verminderung der Durchblutung Abnahme der glomerulären Filtrationsrate; Stimulierung der adrenalen Freisetzung von Aldosteron*; HWZ 1–2 Min.; **3. Angiotensin III** (u. a. inaktive Peptide): Abbauprodukt von Angiotensin II (katalysiert durch Angiotensinasen).

Angio|tensin-II-Blocker (↑; ↑): AT_1*-Rezeptor-Antagonisten.

Angio|tensino|gen (↑; ↑; -gen*) *n*: (engl.) *angiotensinogen*; syn. Reninsubstrat; in Leber u. Fettgewebe gebildetes Alpha-2-Globulin, aus dem Renin* Angiotensin I abspaltet; erhöhte Werte z. B. in der Schwangerschaft, bei hormonaler Kontrazeption u. hochgradiger Hypertonie; erniedrigt z. B. bei Lebererkrankung. Vgl. Angiotensine.

Angle-Klassifikation (Edward Hartley A., Kieferorthop., Minneapolis, 1855–1930) *f*: (engl.) *Angle classification*; kieferorthop. Einteilung der sagittalen Lagebeziehungen der Zahnbögen zueinander; **Klassen: I**: Neutralbiss*; **II/1**: Distalbiss* mit protrudierter oberen Front; **II/2**: Distalbiss mit Steilstand der oberen Front; **III**: Mesialbiss*.

Angry-back-Syn|drom (engl. angry verärgert; back Rücken) *n*: (engl.) *angry back syndrome, excited skin syndrome*; Abk. ABS; sog. Syndrom der gereizten Rückenhaut; Bez. für mehrere (häufig mehr als 5) falsch positive Mitreaktionen beim Epikutantest* in der Nachbarschaft einer stark positiven Reaktion mit Streuphänomenen (s. Abb.) od. bei gleichzeitig vorhandenem ausgeprägtem Ekzem anderer Körperregionen, die bei isolierter Nachuntersuchung u. nach Abheilung der Ekzeme nicht reproduzierbar sind.

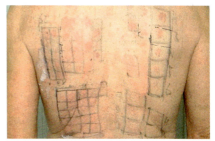

Angry-back-Syndrom [161]

Angst: (engl.) *anxiety, fear*; unangenehm empfundener, eine Bedrohung od. Gefahr signalisierender Gefühlszustand; erhält u. U. Krankheitswert (s. Angststörung), wenn A. ohne erkennbaren Grund bzw. inf. inadäquater Reize ausgelöst u. empfunden wird. A. kann in unterschiedl. Schweregraden u. mit versch. psych. u. physischen Sympt. auftreten; **Sympt.**: Unsicherheit, Unruhe, Erregung (evtl. Panik), Bewusstseins-, Denk- od. Wahrnehmungsstörungen, Anstieg von Puls- u. Atemfrequenz, verstärkte Darm- u. Blasentätigkeit, Übelkeit, Zittern, Schweißausbruch; **Formen: 1.** realistische A. (Furcht) als Reaktion des Ich auf eine objektive Gefahr; nach Extremsituationen ggf. Traumatisierung u. bei wiederholter Konfrontation mit der Gefahr Auftreten der A. als sog. Signalangst, die Abwehrmechanismus* u. Coping* auslöst; **2.** frei flottierende A.: nicht auf ein best. Objekt od. eine best. Situation gerichtet; **3.** neurotische A.: stammt aus einem unbewussten Konflikt* u. tritt i. R. neurot. Störungen (z. B. bei Phobie*) auf. A. kommt bei fast allen Psychosen vor. **Ther.**: Psychotherapie*, insbes. Verhaltenstherapie*; u. U. Anxiolytika, Antidepressiva.

Angst-Glück-Psychose (Psych-*; -osis*) *f*: s. Psychose, zykloide.

Angst|neurose (Neur-*; -osis*) *f*: s. Angststörung.

Ångström (Anders J. Å., Astronom u. Phys., Uppsala, 1814–1874) *n*: (engl.) *angstrom*; Einheitenzeichen Å; nicht mehr zugelassene Längeneinheit; Umrechnung: 1 Å = 0,1 nm = 10^{-10} m.

Angst|störung: (engl.) *anxiety disorder*; veraltet Angstneurose; psych. Störung mit im Vordergrund stehenden Sympt. der Angst*; häufig zusammen mit Vermeidungsverhalten (v. a. bei Phobie* u. Zwangsstörung*) u. körperl. Sympt. einschließlich ihrer katastrophisierenden Fehlinterpretation (v. a. bei Panikstörung*); **Ther.**: kognitive u. verhaltenstherap. Verfahren (Konfrontation*); Anxiolytika u. Antidepressiva.

Angst|störung, generalisierte: (engl.) *generalized anxiety disorder*; exzessive Furcht od. Sorgen von mind. 6 Mon. Dauer in versch. Lebensbereichen; **Sympt.**: erhöhtes Erregungsniveau, Nervosität, Anspannung, Hypervigilanz, vegetative Beschwerden; **Ther.**: Verhaltenstherapie, psychotherap. Entspannungsverfahren, Gesprächspsychotherapie, u. U. Antidepressiva; **DD**: Depression, soziale Phobie, Panik- u. Zwangsstörung.

Angst|störung im Kindes|alter: (engl.) *childhood anxiety disorder*; häufige psych. Störung des Kindesalters mit alterstypischer od. -untypischer übermäßig ausgeprägter unrealist. Angst*; Beginn ab 3. Lj.; ca. 10 % der Schulkinder sind betroffen, konstitutionelle u. psychosoziale Faktoren sind für Entstehung u. Aufrechterhaltung verantwortl.; häufige **Formen:** Störung* mit Trennungsangst, Schulangst, Phobie*, generalisierte Angststörung*; **Ther.**: Verhaltenstherapie* (Psychoedukation, Konfrontation, operante Verf.); **Progn.**: evtl. Vorläufer psych. Störungen des Erwachsenalters, insbes. Angststörungen, affektive Störungen, substanzbezogene Erkrankungen.

Angularis|syn|drom (Angulus*) *n*: (engl.) *angular gyrus syndrome*; dem Gerstmann*-Syndrom ähnl. Erkr. mit zusätzlicher amnestischer Aphasie u. Alexie.

Angulus (lat.) *m*: (engl.) *angle*; Winkel.

Angulus in|fectiosus oris (↑) *m*: (engl.) *perlèche*; syn. Perlèche; Cheilitis angularis; sog. Faulecke; schmerzhafter, schlecht heilender Einriss in den Mundwinkeln, der ulzerieren u. mit Krusten bedeckt sein kann; **Urs.**: bei Erwachsenen häufig Infektion mit Candida albicans, bei Kindern mit Streptokokken; gefördert durch Diabetes mellitus, Eisenmangelanämie, Riboflavin-Mangel, Zahnlosigkeit (Faltenbildung), schlecht sitzendem Zahnersatz; **Ther.:** Behandlung der Grunderkrankung, Antimykotika, austrocknende Maßnahmen.

Angulus infra|sternalis (↑) *m*: (engl.) *subcostal angle*; epigastrischer Winkel, zwischen rechtem u. linkem Rippenbogen.

Angulus irido|cornealis (↑) *m*: s. Kammerwinkel; Fontana-Räume.

Angulus oculi (↑) *m*: (engl.) *angle of eye*; äußerer (lateralis) u. innerer (medialis) Augenwinkel.

Angulus oris (↑) *m*: (engl.) *angle of mouth*; Mundwinkel.

Angulus sterni (↑) *m*: (engl.) *sternal angle*; syn. Ludwig-Winkel; tast- u. sichtbarer Knick zwischen Manubrium u. Corpus des Brustbeins, Ansatz der 2. Rippe.

Angulus sub|pubicus (↑) *m*: (engl.) *subpubic angle*; der vom rechten u. linken Ramus inf. des Schambeins gebildete spitze Winkel (70–75°) am männl. Becken; vgl. Arcus pubicus.

Angulus venosus (↑) *m*: (engl.) *venous angle*; syn. Venenwinkel; gebildet durch den Zusammenfluss der V. subclavia u. der V. jugularis interna; Mündungsstelle des Ductus thoracicus (links) u. des Ductus lymphaticus dexter (rechts).

angustus (lat.): eng.

An|hidrose (An-*; Hidr-*; -osis*) *f*: (engl.) *anhydrosis*; fehlende Perspiratio* sensibilis mit Gefahr von Hitzeintoleranz, im Sommer evtl. Fieber u. Kollapsneigung; **Urs.**: **1.** angeb. Fehlen der merokrinen Schweißdrüsen (Christ*-Siemens-Touraine-Syndrom); **2.** Okklusion der Schweißdrüsenausführungsgänge bei schweren Dermatosen (Ichthyosen*, ausgedehnte Ekzeme*); **3.** bleibende Schäden an Schweißdrüsen z. B. nach tox. epidermaler Nekrolyse (Lyell*-Syndrom); **4.** idiopath. z. B. bei Sklerodermie*, Sjögren*-Syndrom, Fabry*-Syndrom; **5.** segmentale A. nach Miliaria* od. bei Ross-Syndrom (s. Adie-Syndrom). Vgl. Hypohidrose.

An|hidrosis hypo|trichotica (↑; ↑; ↑) *f*: Christ*-Siemens-Touraine-Syndrom.

An|hydrid *n*: (engl.) *anhydride*; chem. Verbindung, die durch Wasserentzug aus 1 od. 2 Molekülen entsteht; i. e. S. **Säureanhydrid** ($H_2SO_4 \to SO_3 + H_2O$) u. **Basenanhydrid** ($Ca(OH)_2 \to CaO + H_2O$). In der org. Chemie entstehen Säureanhydride entweder aus 2 Molekülen Monocarbonsäuren od. aus 1 Molekül Dicarbonsäure unter Wasseraustritt (z. B. das cycl. Maleinsäureanhydrid).

Anidulafungin *n*: (engl.) *anidulafungine*; halbsynthet. Lipopeptid (Echinocandin); Antimykotikum* zur i. v. Infusion; **Wirkungsmechanismus:** selektive Hemmung der 1,3-β-D-Glukansynthase (pilzspezif. Enzym der Zellwandsynthese); **Ind.:** invasive (tiefe) Candidose* (ohne Neutropenie*); **Kontraind.:** Kinder, Jugendliche, Schwangerschaft; **UAW:** v. a. Koagulopathie, Kopfschmerz, Krampfanfall, Übelkeit, Erbrechen, Diarrhö, Hautreizung, -ausschlag, Pruritus, Hypokaliämie, erhöhte Konz. von Kreatinin, AST, ALT, AP, γ-GT u. Bilirubin im Blut.

an|ikterisch (An-*; Ikterus*): (engl.) *anicteric*; ohne Ikterus* verlaufend.

Anilin *n*: (engl.) *aniline*; Phenylamin; $C_6H_5NH_2$, Aminobenzol; aromat., primäres Amin mit charakterist. Geruch; giftig, reagiert basisch, bildet mit anorg. u. org. Säuren kristallisierende Salze; **Verw.:** Grundsubstanz zur Synthese von Arzneimitteln u. Farbstoffen (Fuchsin, Methylenblau, Gentianaviolett u. a.); MAK: 2 ppm; BAT: 100 μg/l Blut; vgl. Anilinintoxikation.

Ani|lingus (Anal-*; lat. lingere lecken) *m*: (engl.) *anilinction*; auch Anilinctus; anooraler Sexualkontakt* mit oraler Stimulation des Anus.

Anilin|in|toxikation (Intoxikation*) *f*: (engl.) *aniline poisoning*; Intoxikation mit Anilin* od. dessen Derivaten (z. B. Paracetamol); **Vork.:** früher meist in der Farben-, Pharma- u. Gummiindustrie; selten z. B. beim Reinigen von kontaminierten Tanks; **Formen: 1. akute** A.: rauschähnl. Sympt. (sog.

Anilin-Pips: zentrale Erregung, graublaue Verfärbung der Haut, Fieber, Kopfschmerzen, Bewusstseinsverlust); Sympt. der Methämoglobinämie*; **2. chron.** A.: hypochrome Anämie, Zyanose, Bradykardie, Magen-Darm-Symptome, Blasenpapillome*, Anilinkrebs der Harnblase, Hämaturie, evtl. Paresen, Bildung von Heinz*-Innenkörperchen; berufsbedingt BK Nr. 1304. Vgl. Amine, aromatische.
Anima (lat.) *f*: (engl.) *anima*; Seele.
An|ionen (Ana-*; gr. ἰών wandernd) *n pl*: (engl.) *anions*; negativ geladene Ionen(komplexe), die bei Anlegen einer elektr. Spannung zur positiven Elektrode (Anode) wandern; bei Säuren u. Salzen z. B. Cl^-, NO_3^-, SO_4^{2-}; bei Basen OH^-; s. Ionen.
An|ionen|lücke (↑; ↑): (engl.) anion gap; Bez. für rechnerisch ermittelte Konz. der im Plasma nicht routinemäßig gemessenen Anionen (z. B. Proteinate, Salze org. Säuren); **Bestimmung:** zur orientierenden Beurteilung (v. a. dd bei nicht respirator. Azidose); **1.** $[Na^+] - ([Cl^-] + [HCO_3^-])$; **2.** $([Na^+] + [K^+]) - ([Cl^-] + [HCO_3^-])$; **Referenzbereich:** ältere Werte (Flammenphotometrie): 12 ± 4 mmol/l, neuere Werte (ionenselektive Elektroden): 7 ± 4 mmol/l; Vergrößerung bei Urämie*, Ketoazidose*, Laktatazidose*, Salicylatintoxikation u. a.; Verkleinerung z. B. bei Hypalbuminämie, multiplem Myelom*, Bromismus; normal bei hyperchloräm. nicht respirator. Azidose*. Vgl. Elektrolythaushalt; vgl. Flüssigkeitskompartimente (Abb. dort).
An|ionen|tauscher (↑; ↑): s. Ionenaustauscher.
An|iridie (An-*; Irid-*) *f*: (engl.) *aniridia*; vollständiges od. teilweises Fehlen der Iris; **Formen: 1. angeborene** A.: autosomal-dominant erbl. od. sporadisch auftretende, nicht erbl. Fehlbildung; häufig zus. mit Glaukom, Mikrocornea, Katarakt, Makula- u. Optikushypoplasie mit Nystagmus, gelegentl. assoziiert mit Wilms*-Tumor (vgl. WAGR-Syndrom); **Häufigkeit:** 1 : 100 000 Neugeborene, 2 Genloci sind bekannt: 11p13 (PAX6-Gen) u. Chromosom 2; bei Homozygotie entsteht ein Anophthalmus* congenitus; **2. traumatisch** bedingte Aniridie.
Anis *m*: (engl.) *anise*; Pimpinella anisum; Pflanze aus der Fam. der Doldengewächse mit Spaltfrüchten (Anisi fructus), die expektorierend, spasmolytisch u. antibakteriell wirkendes ätherisches Öl (Anethol) enthalten; **Verw.:** dyspeptische Beschwerden, Bronchitis; **NW:** allerg. Reaktionen der Haut, der Atemwege u. des Magen-Darm-Trakts.
Ani|sak|iasis (-iasis*) *f*: (engl.) *anisakiasis*; Heringswurmkrankheit; **Err.:** Larven von Anisakis* u. verwandten Nematoden; **Klin.:** eosinophiles Granulom des Magen-Darm-Trakts mit Ileus*, Abszess*, Schleim- u. Blutabgang, mögl. Perforation des Darms; **DD:** maligner Tumor.
Ani|sakis *f*: (engl.) *Anisakis*; Heringswurm; Gattung der Nematodes* mit mehreren Arten; Darmparasit von fischfressenden Meeressäugern; Larven in Fischen (z. B. Hering, Makrele) od. Krebsen (Zwischenwirt); durch Genuss roher od. ungenügend konservierter Fische (Gefahr beim Selbsträuchern) auf Menschen (Fehlwirt) übertragbarer Err. der Anisakiasis*; **Vork.:** Japan, Europa, Amerika.

An|is|eikonie (Aniso-*; gr. εἰκών Bild) *f*: (engl.) *aniseiconia*; störende, zu Doppelbildern führende ungleiche Bildgröße beider Netzhautbilder, meist als Folge größerer Refraktionsunterschiede (Anisometropie über 3–4 dpt bzw. einseitige Aphakie); geringere Größenunterschiede können durch Fusion* ausgeglichen werden.
An|iso-: Wortteil mit der Bedeutung ungleich; von gr. ἄνισος.
An|iso|chromie (↑; Chrom-*) *f*: (engl.) *anisochromia*; unterschiedl. Anfärbbarkeit der Erythrozyten*; vgl. Hyperchromasie; Hypochromasie.
An|is|odontie (↑; Odont-*) *f*: Heterodontie*.
An|iso|gamie (↑; gr. γαμεῖν heiraten) *f*: (engl.) *anisogamy*; Fortpflanzung durch morphol. ungleiche Gameten*; vgl. Isogamie.
An|iso|karyose (↑; Karyo-*; -osis*) *f*: Kernpolymorphie*.
An|iso|korie (↑; gr. κόρη Pupille) *f*: (engl.) *anisocoria*; seitendifferente Weite der Pupillen (s. Abb.); **Ätiol.: 1.** angeb. Anomalie (sog. essentielle od. physiol. A.; Pupillendifferenz selten >0,6 mm); Vork. bei 10–20 % aller Menschen; **2.** Störung der parasympathischen Efferenz (Sphinkterstörung) bei Okulomotoriuslähmung*, Pupillotonie* od. Anw. lokaler Parasympatholytika; **3.** Störung der sympathischen Efferenz (Dilatatorstörung) bei Horner*-Syndrom; **4.** ophth. Erkr. (z. B. Iritis, Glaukom, traumat. Läsion des M. sphincter pupillae). Vgl. Pupillenprüfung.

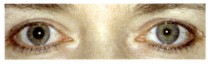

Anisokorie [126]

An|iso|makro|zytose (↑; Makro-*; Zyt-*; -osis*) *f*: (engl.) *anisomacrocytosis*; Vorherrschen großer Erythrozyten* im Blutausstrich bei Anisozytose*.
An|iso|metropie (↑; Metr-*; Op-*) *f*: (engl.) *anisometropia*; ungleiche Refraktion* beider Augen, z. B. bei einseitiger Aphakie*.
an|iso|trop (↑; -trop*): (engl.) *anisotropic*; Bez. für physik. Eigenschaften best. Substanzen od. Körper, die richtungsabhängig veränderlich sind; neben der elektr. od. Wärmeleitfähigkeit z. B. die Änderung der Geschwindigkeit des Lichts in Abhängigkeit von der Ausbreitungsrichtung in doppeltbrechenden Kristallen.
An|iso|zytose (↑; Zyt-*; -osis*) *f*: **1.** (engl.) *anisocytosis*; (zytol.) Vielgestaltigkeit des Zytoplasmaleibs; häufiges Merkmal maligner Tumoren; vgl. Tumorzellen; **2.** (hämat.) Vorhandensein unterschiedl. großer Erythrozyten im Blutausstrich als unspezif. Zeichen einer gestörten Erythrozytopoese*; Vork. bei vielen Anämien*.
Anitschkow-Zellen (Nikolaj N. A., Pathol., Moskau, 1885–1964; Zelle*): (engl.) *Anitschkow cells*; basophile mononukleäre Zellen histiozytären Ursprungs mit eigenartig spiraligem Chromatinfaden im Zellkern (sog. Eulenauge); **Vork.:** rheumat. Myokarditis*, selten auch in anderen rheumatoiden Granulomen der Gelenke od. Weichteile.
Anker|krone: s. Krone.

Ankleide|a|praxie (Apraxie*) *f*: s. Apraxie.
Anky-: auch Anchy-; Wortteil mit der Bedeutung **1.** gekrümmt, verschlungen; von gr. ἀγκύλος; **2.** Ellenbogen; von gr. ἀγκύλη.
Ankylo|blepharon (↑; Blephar-*) *n*: angeb. Verkürzung der Lidspalte inf. Verwachsung der Lidränder, meist der temporalen Seite; häufig mit anderen Fehlbildungen des Auges kombiniert.
Ankylo|daktylie (↑; Daktyl-*) *f*: (engl.) *ankylodactyly*; syn. hereditäre Ankylose; angeb. Versteifung der Finger od. Zehen (sehr selten auch größerer Gelenke) in Streckstellung (Geradfingerigkeit) inf. Aplasie od. Hypoplasie der Gelenke; **Vork.:** meist symmetr. in den Interphalangealgelenken III–V (auch mit Ankylose der Gehörknöchelchen, humero-radialer Synostose u. mandibulärer Ankylose), bei Jugendlichen Synchondrosen*, nach der Pubertät Synostosen*; symptomat. bei Arthrogryposis*-multiplex-congenita.
Ankylo|glosson (↑; Gloss-*) *n*: (engl.) *ankyloglossia*; auch Ankyloglossum; Verwachsen der Zunge mit dem Boden der Mundhöhle; **Urs.:** angeb. bedingt durch ein zu kurzes Zungenbändchen od. erworben durch Narben; **Ther.:** ggf. op. Korrektur (z. B. Z-Plastik) bei Artikulationsbehinderungen.
Ankylo|glossum-superius-Syn|drom (↑; ↑) *n*: (engl.) *ankyloglossia superior syndrome*; oroakraler Fehlbildungskomplex* mit peripherem Ansetzen des Zungenbändchens.
Ankylose (↑, -osis*) *f*: (engl.) *ankylosis*; fibröse od. knöcherne Versteifung von Gelenken mit vollständigem Bewegungsverlust; vgl. Ankylodaktylie; Kontraktur; Spondylitis ankylosans.
Anlage/Umwelt-Pro|blem *n*: (engl.) *nature-nurture-problem*; syn. Erbe/Umwelt-Problem; (psychol.) Bez. für die Schwierigkeit einer eindeutigen kausalen Zuordnung z. B. psychischen Erlebens, Reagierens u. Verhaltens zur genet. Anlage bzw. zur Umwelt des Individuums. Vgl. Zwillingsmethode.
Ann-Arbor-Klassifikation *f*: (engl.) *Ann-Arbor classification*; klin. Stadieneinteilung der Non*-Hodgkin-Lymphome; s. Tab.
Annelida *n pl*: (engl.) *Annelida*, *annelids*; Ringelwürmer; med. bedeutsam sind Vertreter der Hirudinea* (Blutegel), z. B. Hirudo medicinalis.
An|nex (lat. *annectere* anknüpfen, verbinden) *m*: (engl.) *annex*; Anhang; s. Adnexe.
An|nihilations|strahlung (lat. *nihil* nichts): Vernichtungsstrahlung*.
Annulus (lat. *anulus*) *m*: (engl.) *annulus*; auch Anulus; Ring.
Ano-: Wortteil mit der Bedeutung Ring od. After; von lat. *anus*.
An|ode (gr. ἄνοδος Aufweg) *f*: positive Elektrode des elektr. Stromkreises, die Elektronen* u. Anionen* anzieht; vgl. Kathode.
An|odontie (An-*; Odont-*) *f*: (engl.) *anodontia*; angeb. Zahnlosigkeit, die meist gemeinsam mit ektodermalen Entwicklungsstörungen auftritt, z. B. Christ*-Siemens-Touraine-Syndrom; die echte A. (Anodontia vera) ist zu trennen von der scheinbaren A. (Anodontia spuria), bei der die Zahnkeime angelegt, aber nicht durchgebrochen sind. Bei der **Hypodontie** fehlen einige u. bei der **Oligodontie** eine größere Anzahl von Zähnen.

Ann-Arbor-Klassifikation

Stadium	Lokalisation
I	einzelne Lymphknotenregion
I (E)	einzelnes extralymphatisches Organ/Bezirk
II	≥2 Lymphknotenregionen auf der gleichen Zwerchfellseite
II (E)	einzelne Lymphknotenregion und lokalisierter Befall eines einzelnen extralymphatischen Organs/Bezirks
III	Lymphknotenregionen auf beiden Seiten des Zwerchfells befallen
III (E)	zusätzlicher Befall eines einzelnen extralymphatischen Organs/Bezirks
III (S)	Milzbefall
III (ES)	beides
IV	diffuser Befall von extralymphatischem Organ/Bezirk mit oder ohne Befall der Lymphknotenregionen

Alle Stadien werden zusätzlich durch die Parameter A oder B gekennzeichnet:
A: ohne Gewichtsverlust, Fieber und Nachtschweiß;
B: mit Gewichtsverlust, Fieber und Nachtschweiß

An|omalie (gr. ἀνωμαλία Ungleichheit) *f*: (engl.) *anomaly*; Unregelmäßigkeit, von der Regel abweichend.
An|omalo|skop (↑; Skop-*) *n*: (engl.) *anomaloscope*; spektraler Farbenmischapparat zur Prüfung auf Farbenfehlsichtigkeit* (für Rot od. Grün) mit Einstellung einer farbidentischen Mischung von spektralem Rot ($\lambda = 671$ nm) u. Grün ($\lambda = 546$ nm) mit definiertem Gelbton ($\lambda = 589$ nm); das eingestellte Mischungsverhältnis Grün/Rot wird als Anomalquotient angegeben (normal 0,7–1,4; protanomal 0,02–0,6; deuteranomal 2,0–20,0). Vgl. Nagel-Farbtäfelchen.
An|omal|quotient (↑) *m*: Abk. AQ; s. Anomaloskop.
An|onychie (An-*; Onych-*) *f*: (engl.) *anonychia*; Fehlen der Nägel als Ausdruck einer anlagebedingten Agenesie bei Epidermolysis* bullosa hereditaria, Dyskeratosis* congenita od. inf. tox. epidermaler Nekrolyse (Lyell*-Syndrom).
An|onyma (gr. ἀνώνυμος unbenannt) *f*: (engl.) *anonyma*; A. anonyma, unbenannte Schlagader; neue Bez.: Truncus brachiocephalicus; neue Bez. für Vv. anonymae: Vv. brachiocephalicae.
Anonymisierung (↑): (engl.) *anonymisation*; Trennung personenbezogener Daten* von Identifizierungsdaten (z. B. Name, Geburtsdatum, Adresse), so dass Einzelangaben über persönliche od. sachliche Verhältnisse nicht mehr einer bestimmten od. bestimmbaren natürl. Person zugeordnet werden können; vgl. Datenschutzgesetze.
An|opheles (gr. ἀνωφελής schädlich) *f*: (engl.) *Anopheles*; Gabelmücke, Fiebermücke, Malariamücke; weltweit verbreitete Stechmücke; zur Gattung der Culicidae, Ordnung der Diptera gehörend; Überträger von Tropenkrankheiten (Malaria*, Fi-

lariosen* u. Viruserkrankungen, z. B. O'nyong*-nyong-Fieber); versch. Arten als Imago morphol. oft nicht zu unterscheiden, im Gegensatz zu anderen Stechmücken sitzt die Imago jedoch mit von der Unterlage weggestrecktem Abdomen; zur gezielten Vektorbekämpfung ist die Artbestimmung durch moderne taxonom. Methoden (Zytotaxonomie, Isoenzymelektrophorese, DNA-Hybridisierung) erforderlich. **Entw.:** Der Entwicklungszyklus der A. ist an stehende Gewässer gebunden; Eier mit Schwimmeinrichtung; die Larve haftet mit wasserabstoßenden Haaren an der Wasseroberfläche. Adulte ♂ leben von Pflanzensäften; ♀ saugen menschl. (anthrophil) od. tier. (zoophil) Blut, das sie in der Dämmerung u. in der Nacht im Haus (endophil) od. Freien (exophil) aufnehmen. Vgl. Mücken.

An|ophthalmus con|genitus (An-*; Ophthalm-*) *m*: seltene Embryopathie mit völligem Fehlen meist beider Augäpfel sowie des N. opticus u. Tractus opticus; höhere Anteile der Sehbahn sind manchmal angelegt.

Ano|plastik (Ano-*; -plastik*) *f*: **1.** (engl.) anoplasty; syn. Proktoplastik; Sammelbez. für op. Techniken zur Deckung von Substanzdefekten im Analkanal durch perianale Haut od. Transplantat; **2.** op. Anlage einer Anaöffnung bei anorektaler Fehlbildung* des Neugeborenen.

An|oplura *f pl*: s. Läuse.

An|opsie (An-*; Op-*) *f*: (engl.) anopia; syn. Anopie; völliger od. partieller Ausfall des Sehsinns; s. Sehbahn (Abb. dort); s. Amaurose; Hemianopsie.

An|orchie (↑; Orch-*) *f*: (engl.) anorchia; angeb. Fehlen von Hodengewebe od. dessen Residuen bei genet. männl. Individuen mit normal entwickeltem äußerem Genitale; **Häufigkeit:** bilaterale A. ca. 1:20000, unilaterale A. ca. 1:5000; **DD:** Retentio testis abdominalis (s. Maldescensus testis); vgl. HCG-Test. Vgl. Testesagenesie; Hodenatrophie.

ano|rektal (Ano-*; Rect-*): (engl.) anorectal; After u. Rektum betreffend.

An|orektika (gr. ἀνορεξία ohne Appetit sein) *n pl*: Appetitzügler*.

Ano|rekto|plastik, posteriore sagittale (Ano-*; Rect-*; Plastik*) *f*: Abk. PSARP; Standardoperation nach Pena u. de Vries bei hohen u. intermediären Formen der Analatresie*; nach perinealem (bzw. bei hohen Formen auch abdominalem) Zugang anatomiegerechte Verlagerung des Darms in die Mitte der Kontinenzmuskeln u. simultaner Fistelverschluss.

An|orexia nervosa (gr. ἀνορεξία ohne Appetit sein) *f*: (engl.) anorexia nervosa; auch Magersucht, Pubertätsmagersucht; Essstörung* mit beabsichtigtem, selbst herbeigeführtem Gewichtsverlust; **Vork.:** v. a. junge Frauen (geschätzte Prävalenz: 0,3–1 % weibl. u. 0,03–0,1 % männl. Pat.), Altersgipfel: 10.–25. Lj.; **Einteilung: 1.** restriktiver Typ: absichtlicher Gewichtsverlust (u. U. vital bedrohl. Kachexie) od. unzureichende Gewichtszunahme ausschließl. durch Nahrungsrestriktion u. verstärkte körperl. Aktivität; **2.** bulimischer Typ (Bulimarexie): Essanfälle (vgl. Binge-Eating-Störung) u. zusätzl. gewichtsreduzierende Maßnahmen (Erbrechen, Laxanzien- u. Diuretikamissbrauch; sog. Purging); vgl. Bulimia nervosa; **Klin.:** Erkran-

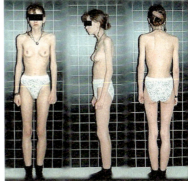

Anorexia nervosa: 16-jähriges Mädchen mit deutlicher Kachexie (BMI 16,4 kg/m^2) [114]

kungsbeginn meist in Pubertät od. frühem Erwachsenenalter; extrem langsames u. auffälliges Essverhalten (kalorienreiche Speisen werden gemieden), Rituale beim Essen, Horten von Lebensmitteln; z. T. exzessive körperl. Betätigung; exzessive Gewichtskontrolle; gestörtes Körperschema*, u. a. blasse, trockene, raue Haut, Haarausfall, Lanugobehaarung, Bradykardie, Hypotonie, Durchblutungsstörungen der Akren, Akrozyanose, Obstipation, Leukopenie, Wachstumsstopp, Osteopenie u. ggf. Osteoporose; Amenorrhö über mind. 3 aufeinander folgende Zyklen (nicht bei pharmak. Hormonsubstitution), Libidoverlust, ausbleibende Brustentwicklung, Körpergewicht unter 85 % der Norm (10. Perzentile des altersbezogenen Body*-mass-Index bzw. BMI ≤17,5 kg/m^2, gültig ab 16. L.; s. Abb.); **Ther.:** Gewichtsrestitution, Psychotherapie, bei jüngeren Pat. Einbeziehung der Familie; **Progn.:** Letalität ca. 5 % (höher bei bulimischem Typ, v. a. Suizid, kardiale Arrhythmie nach Elektrolytentgleisung), Übergang in Bulimia* nervosa möglich; **Hinweis:** Bez. bei fehlenden Kernsymptomen: atypische A. nervosa.

An|orexia senilis (↑) *f*: (engl.) senile anorexia; im Alter auftretende Anorexie*; **Vork.:** z. B. bei Depression od. zerebrovaskulärer Insuffizienz mit herabgesetztem Hunger- u. Durstempfinden.

An|orexie (↑) *f*: (engl.) anorexia; Inappetenz, Herabsetzung des Triebs zur Nahrungsaufnahme; meist als Anorexia* nervosa, auch z. B. bei Mund-, Magen-, Darm-, Infektionskrankheit, Schwangerschaft.

an|orexigen (↑; -gen*): (engl.) anorexigenous; appetitmindernd; vgl. Hunger.

An|orgasmie (An-*; Orgasmus*) *f*: (engl.) anorgasmia; sexuelle Funktionsstörung* mit Fehlen des Orgasmus beim Geschlechtsverkehr od. bei der Masturbation; **Vork.:** häufiger bei Frauen; **Formen: 1.** primäre A.: besteht seit jeher u. immer; **2.** sekundäre (situative) A.: besteht nur in best. Situationen bzw. mit best. Partnern; **Ther.:** Sexualtherapie*, bei sekundärer A. im Allg. bessere Prognose.

An|ortho|ploidie (↑; Ortho-*; -ploid*) *f*: s. Polyploidie.

Ano|skopie (Ano-*; -skopie*) *f*: (engl.) *anoscopy*; Inspektion des Analkanals mit einem (seitl. gefensterten) Darmspekulum (s. Spekulum); vgl. Proktoskopie.

An|osmie (An-*; gr. ὀσμή Geruch) *f*: (engl.) *anosmia*; Verlust des Riechvermögens; **Vork.:** meist nach traumat. od. infektiöser Schädigung des Sinnesepithels (Grippe*) od. der Riechbahn (Meningitis*), selten bei Hirntumoren im Bereich von Stirnhirn, Olfaktoriusrinne u. Sella turcica, bei Olfaktoriusneuroblastom* od. Kallmann*-Syndrom. Vgl. Hyperosmie.

A|noso|gnosie (A-*; Noso-*; -gnos*) *f*: **1.** (engl.) *denial of illness, anosognosia*; Unfähigkeit, eine eigene Erkr. od. Funktionsausfälle zu erkennen; **Vork.:** selten, v. a. i. R. einer org. Hirnschädigung bei Läsionen im dorsalen Teil der nichtsprachdominanten Hemisphäre, z. B. als Nichtwahrnehmen einer Hemiparese nach Schlaganfall* od. beim Anton*-Syndrom; **2.** i. w. S. auch Nicht-wahrhaben-Wollen einer Krankheit od. Störung. Vgl. Agnosie.

An|otie (An-*; Ot-*) *f*: (engl.) *anotia*; angeb. Anomalie des äußeren Ohrs mit ein- od. beidseitig rudimentärer od. fehlender Ohrmuschel (s. Ohrmuscheldysplasie); meist verbunden mit einer Atresia auris congenita (s. Gehörgangatresie); **Vork.:** z. B. bei Retinoid*-Embryopathie.

An|oxie (↑; Ox-*) *f*: (engl.) *anoxia*; (weitgehendes) Fehlen von Sauerstoff; kann den Gesamtorganismus od. Teile desselben betreffen; führt auf Zellebene rasch zum Zelltod durch Zusammenbruch der Energieversorgung (inf. Schädigung der Mitochondrien) u. anschließende hydrop. Schwellung des Zellleibes. Vgl. Hypoxie; Nekrose.

An|oxy|biose (↑; ↑; Bio-*) *f*: Anaerobiose*.

ANP: Abk. für **a**triales **n**atriuretisches **P**eptid; s. Peptide, kardiale natriuretische.

Anpassungs|störung: (engl.) *adjustment disorder*; veraltet reaktive Depression; nach ICD-10 Bez. für subjektive Bedrängnis u. emotionale Beeinträchtigung (mit Behinderung sozialer Funktionen), die im Allg. innerh. eines Mon. nach kritischen Lebensereignissen* auftreten u. meist nicht länger als 6 Mon. dauern; **Sympt.:** Angst, Depression, Trauer, Dissoziation. Vgl. Belastungsreaktion, akute; Belastungsstörung, posttraumatische.

Anpassungs|syn|drom, allgemeines *n*: (engl.) *general adaptation syndrome*; syn. Adaptationssyndrom, Selye-Syndrom; Bez. für Anpassungsmechanismus des Organismus auf starke äußere Reize (Anstrengung, Trauma, Hitze, Bestrahlung, Infektion u. a.) mit mögl. pathol. Folgeerscheinungen; **Wirkung: 1.** lokal am Angriffsorgan; **2.** hauptsächl. durch die Nebennierenrindenaktivität bestimmte Allgemeinreaktionen mit 3 Phasen: Alarmreaktion (vergrößerte NNR, erhöhte Ausscheidung von ACTH u. Glukokortikoiden, evtl. Schock*), Widerstandsstadium (vermehrte Sekretion von STH u. Mineralokortikoiden, Zunahme der entzündl. Reaktion), Erschöpfungsstadium (regressive Transformation der NNR bei ausbleibender Heilung im Widerstandsstadium); **klin. Bedeutung:** bei ungünstigem od. überschießendem Reaktionsausmaß Anpassungskrankheiten wie gastrointestinale Ulzera u. Panarteriitis nodosa. Vgl. Postaggressionssyndrom; Stress; Psychosomatose.

Anregung: (engl.) *stimulus*; durch Energiezufuhr (Licht, Wärme, ionisierende Strahlung*) erfolgende Anhebung von Elektronen im äußeren Teil der Hülle eines Atoms aus energet. tieferen in Zustände höherer Energie (höhere Schalen); die zugeführte Energie wird im Allg. beim Rücksprung des Elektrons in einen energet. tieferen od. den ursprüngl. Energiezustand wieder abgegeben (z. B. als Lichtquant).

Anreicherung: s. Bioakkumulation.

Anreicherungs|nähr|medien *n pl*: (engl.) *enrichment culture media*; bakteriol. Nährböden* zur Wachstumsförderung schwer kultivierbarer Bakterien durch Zusatz von Blut, Serum, Hefeextrakt, Vitaminen od. Aktivkohle; ermöglichen auch selektive Anreicherung best. Mikroorganismen, z. B. Salmonellen in Tetrathionatbouillon, Shigellen in Selenitbouillon.

Anreicherungs|verfahren: (engl.) *enrichment processes*; (bakteriol.) Meth. zum Nachw. schwierig erkennbarer Mikroorganismen; **1. mechanisch:** a) Zentrifugation; b) Membranfiltration; **2. biologisch:** a) s. Anreicherungsnährmedien; b) im Tierversuch* bei wissenschaftl. Fragestellungen (z. B. zu Pneumokokken); **3.** Anreicherung bei best. Inkubationstemperatur (z. B. Kälteanreicherung von Listerien bei 4 °C).

ANS: Abk. für **A**tem**n**ot**s**yndrom* des Neugeborenen.

Ansa (lat.) *f*: (engl.) *ansa*; Schleife, Schlinge.

Ansa cervicalis (↑) *f*: (engl.) *ansa cervicalis*; motorisch; Nervenschlinge an der Außenseite der großen Halsgefäße; *Plexus cervicalis, Radix sup. aus C 1, C 2 über den N. hypoglossus, Radix inf. aus C 1–C 3(4); → R. thyrohyoideus; **V:** untere Zungenbeinmuskeln.

Ansa lenticularis (↑) *f*: (engl.) *ansa lenticularis*; Bahnen vom Globus* pallidus zum Thalamus, Nucleus subthalamicus u. den Kernen des extrapyramidalen Systems im Mes- u. Rhombencephalon.

Ansa peduncularis (↑) *f*: (engl.) *ansa peduncularis*; Hirnschenkelschlinge; Fasern vom medialen Thalamus* im inneren Teil der Capsula interna zur Verbindung mit dem Lobus temporalis.

Ansa sub|clavia (↑) *f*: (engl.) *ansa subclavia*; Schlinge von Nervenfasern des Truncus* sympathicus um die Arteria* subclavia.

Anschlag|zeit: (engl.) *time of onset*; (anästh.) Zeitintervall zwischen i. v. Applikation eines neuromuskulär blockierenden peripheren Muskelrelaxans* u. dessen max. Wirkung. Vgl. DUR.

Anschluss|heilbehandlung: (engl.) *attached rehabilitative aftercare*; Abk. AHB; Bez. für die von den Trägern der Gesetzlichen Rentenversicherung* od. Krankenversicherung* zu erbringenden med. Leistungen der Rehabilitation* bei best. Erkr. im Anschluss an eine Krankenhausbehandlung; Einleitung einer AHB erfolgt bereits im Krankenhaus; AHB muss spätestens 14 Tage nach dem Krankenhausaufenthalt beginnen.

Anschoppung: (engl.) *congestion*; erstes Stadium der lobären Pneumonie*; Auskulationsbefund: Crepitatio* index.

Anspannungs|phase (Phase*) *f*: s. Systole.

Ansteckung: s. Infektion.

Ansteckungs|verdächtigter: (engl.) *infection suspect*; nach Infektionsschutzgesetz* (§ 2 Nr. 7) eine Person, von der anzunehmen ist, dass sie Krankheitserreger aufgenommen hat, ohne krank, krankheitsverdächtig od. Ausscheider* zu sein.

Anstrengungs|asthma (Asthma*) *n*: s. Asthma bronchiale.

Anstrengungs|urtikaria (Urtica*) *f*: s. Urtikaria, cholinergische.

Antabus-Syn|drom *n*: inf. der Einnahme von Disulfiram* (Präparat Antabus) bei gleichzeitigem od. nachfolgendem Genuss von Alkohol auftretendes Acetaldehydsyndrom*.

Ant|agonismus (gr. ἀνταγωνιστής Gegner) *m*: (engl.) *antagonism*; entgegengesetzte Wirkung von 2 funktionellen Einheiten (Agonist*/Antagonist*); **1.** (anat.) Muskeln (Extensor/Flexor); **2.** (physiol.) Nerven (Sympathikus/Parasympathikus); **3.** (pharmak.) Hemmung od. Aufhebung der Wirkung eines (physiol.) Transmitters durch ein Pharmakon*; **Formen: 1. kompetitiver** A. (kompetitive Hemmung): Blockierung von Rezeptoren* durch Substanzen mit hoher Affinität zum Rezeptor, die jedoch keine zelluläre Reaktion auslösen (kompetitive Antagonisten), bewirkt je nach Rezeptortyp Hemmung od. Steigerung der Zellaktivität, Konzentrationserhöhung des Agonisten führt zu Verdrängung der kompetitiven Antagonisten vom Rezeptor; **2. nichtkompetitiver** A. (nichtkompetitive Hemmung): Veränderung der molekularen Rezeptorstruktur verhindert eine Reaktion der Zelle, die Bindung des Agonisten an den Rezeptor bleibt unbeeinflusst; **3. funktioneller** A.: Zwei verschiedene Mechanismen lösen am gleichen Organ(system) über unterschiedliche Angriffspunkte entgegengesetzte Wirkungen aus.

Ant|agonist (↑) *m*: **1.** (anat.) Gegenspieler eines Agonisten* in einem dualen funktionellen System (z. B. Flexion/Extension); **2.** (pharmak.) Pharmakon*, das aufgrund seiner Struktur an eine inaktive Konformation eines Rezeptors* angepasst ist u. dadurch seine Aktivierung verhindert (vgl. Antagonismus); vgl. Aktivität, intrinsische.

Ant|agonisten-Tremor (↑; Tremor*) *m*: s. Tremor.

Ant|azida (Anti-*; Azid-*) *n pl*: (engl.) *antacids*; Pharmaka zur Neutralisation u. Adsorption der Magensalzsäure; enthalten meist Hydroxide (z. B. Magaldrat) od. Carbonate (z. B. Hydrotalcit) von Aluminium, Magnesium od. Calcium, z. T. in Komplexverbindungen; **Ind.:** v. a. symptomat. bei Ulkuskrankheit*, Sodbrennen* u. a. säurebedingten Magenbeschwerden sowie i. R. der Aspirationsprophylaxe*.

Ante-: Wortteil mit der Bedeutung vor, vorn; von lat. *ante*.

Ante|brachium (↑; Brachi-*) *n*: Vorderarm, Unterarm; vgl. Brachium.

Ante|flexio uteri (↑; lat. *flectere* biegen) *f*: s. Flexio uteri.

Ante|kurvation (↑; Kurvatur*) *f*: (engl.) *anterior bowing*; Verbiegung nach vorn, z. B. des Femurs od. der Tibia; **Vork.:** bei Rachitis*, Paget*-Krankheit, als Fehlstellung nach Frakturen.

ante|ponierend (lat. *anteponere* vorsetzen): (engl.) *occuring prematurely*; verfrüht auftretend.

Ante|positio uteri (Ante-*; lat. *positio* Stellung, Lage) *f*: s. Positio uteri.

anterior (lat.): (engl.) *anterior*; Abk. ant.; vorderer.

Anterior-cord-Syn|drom (↑): Verletzung der anterioren Anteile (zwei Drittel) des Rückenmarks; **Sympt.:** vorwiegend motor. Ausfälle u. Sensibilitätsstörungen* (Schmerz- u. Temperaturempfindung); vgl. Arteria-spinalis-anterior-Syndrom.

antero|grad (↑; lat. *gradi* laufen, schreiten): **1.** (engl.) *anterograde*; zeitl. (z. B. anterograde Amnesie*) od. örtl. zurückliegend, von vorn her (z. B. anterograde Cholezystektomie*); **2.** (kardiol., neurol.) orthodrom*. Vgl. retrograd.

Ante|systolie (Ante-*; Systole*) *f*: Präexzitationssyndrom*.

Ante|torsion (↑; Torsion*) *f*: (engl.) *antetorsion*; abgewinkelte Stellung der Schenkelhalsachse gegenüber der Achse der Femurkondylen in der Transversalebene; Bestimmung des Winkels durch röntg. Spezialaufnahme (AT-Aufnahme) od. CT; altersabhängige Veränderung (s. Tab.); u. a. vergrößerter Winkel (s. Abb.) bei angeb. Hüftgelenkluxation* od. Hüftdysplasie*.

Antetorsion	
Altersabhängige Änderung des Antetorsionswinkels	
Altersklasse	Winkel
Neugeborenes	30°–50°
Kleinkind	30°–45°
Schulkind	25°–30°
Jugendlicher	15°
Erwachsener	12°

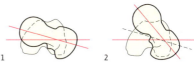

Antetorsion: des Schenkelhalses; 1: normal; 2: vermehrt

Ante|versio-ante|flexio uteri (↑; lat. *vertere* wenden; *flectere* biegen) *f*: (engl.) *anteversion-anteflexion of the uterus*; Bez. für die physiol. Lage des Uterus im Becken; s. Uteruslagen.

Ante|version (↑; ↑) *f*: **1.** (engl.) *anteversion*; Anteversio; Drehen des Arms im Schultergelenk od. des Beins im Hüftgelenk um eine Achse in der Frontalebene nach vorn, d. h. Anheben des Arms od. des Beins nach vorn (Flexion im Schultergelenk bzw. im Hüftgelenk); **2.** Neigung (z. B. der Gebärmutter) nach vorn; s. Versio uteri.

Ante|versio uteri (↑; ↑) *f*: s. Versio uteri.

Ant|helminthika (↑; Helminthes*) *n pl*: (engl.) *anthelminthics*; s. Wurmmittel.

Anthracen *n*: (engl.) *anthracene*; kondensierter, tricycl. aromat. Kohlenwasserstoff; $C_{14}H_{10}$.

Anthra|chinon *n*: (engl.) *anthraquinone*; Oxidationsprodukt des Anthracens*; Wirkstoff in vielen pflanzl. Abführmitteln (Senna, Rheum, Aloe u. a.) u. Grundsubstanz versch. Farbstoffe. Vgl. Emodine.

Anthrakose (gr. ἄνθραξ Kohle; -osis*) *f*: (engl.) *anthracosis, black lung*; syn. Kohlenstaublunge, Anthracosis pulmonum; Form der persistierenden, nichtkollagenösen Pneumokoniosen* inf. Ablagerung von Kohlenstaub od. anderen verbrennungsassoziierten Partikeln in den Alveolen; **Formen: 1.** einfache A.: in Abhängigkeit von der Luftverschmutzung bei allen Menschen nachweisbar, ohne pathol. Bedeutung; **2.** A. der Kohlenarbeiter: Vork. nach massiver Kohlenstaubinhalation mit Bildung von Kohlenstaubmakulae an den Bronchiolen, die zur Vernarbung u. Ausbildung fokaler Emphyseme* führen; im Allg. keine Berufskrankheit* i. S. der BKV (ggf. BK Nr. 4111); **3.** A. bei Arbeiten mit Rußentwicklung (z. B. Verbrennungsanlagen, offene Öfen); **4.** A. bei starken Rauchern.

Anthrako|silikose (↑; lat. silex Kiesel, Feuerstein; -osis*) *f*: (engl.) *anthracosilicosis*; Mischstaub-Pneumokoniose* v. a. der Bergarbeiter durch Inhalation von Kohlen- u. Quarzstaub (s. Abb.); BK Nr. 4101. Vgl. Silikose.

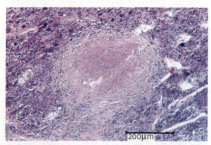

Anthrakosilikose: Mischstaubgranulom: hyalinschwieliges Zentrum mit pigmentspeichernden Makrophagen in der Umgebung [95]

Anthranil|säure|derivate *n pl*: s. Antiphlogistika, nichtsteroidale.

Anthrax (gr. ἄνθραξ Kohle) *m*: Milzbrand*.

Anthra|zykline *n pl*: (engl.) *anthracyclines*; Antibiotika* aus Kulturen von Streptomyces* peuceticus mit antineoplastischen (zytostat.) Eigenschaften; z. B. Daunorubicin*, Doxorubicin*, Idarubicin*, Epirubicin*, Aclarubicin*, Mitoxantron*; **UAW:** u. a. Kardiotoxizität; vgl. Zytostatika.

Anthropo|logie (gr. ἄνθρωπος Mensch; -log*) *f*: (engl.) *anthropology*; allg. Bez. für die Wissenschaft vom Menschen; **Einteilung: 1.** naturwissenschaftl. A. erforscht Entstehung u. Entwicklung des Menschen; **2.** Sozial- u. Kulturanthropologie untersucht die Wirkung der Gesellschaft auf das Individuum u. dessen Verhalten; **3.** philosophische A. strebt nach der Erkenntnis vom Wesen des Menschen, seiner Aufgabe u. Stellung in der Welt.

Anthropo|metrie (↑; Metr-*): (engl.) *anthropometry*; Messung des menschl. Körpers zwischen anat. u. nach biomechan. Daten festgelegten Punkten; **Formen: 1.** Somatometrie*; **2.** Kephalometrie*; **3.** Nekrometrie: Messungen an der Leiche. Die Auslegung von Gebrauchsgegenständen u. Arbeitsplätzen in der nationalen u. internationalen Normung beziehen sich im Allg. auf Körpermaße von Erwachsenen vom 6.–95. Perzentil; Sicherheits- u. Schutzmaßnahmen berücksichtigen i. d. R. das 2.–99. Perzentil. Körpermaßwerte sind in DIN 33402 ausgewiesen; Einflüsse der Akzeleration* sind ggf. zu addieren (z. B. bei Körperhöhe/Jahrzehnt ca. 10–20 mm).

Anthropo|nose (↑; Noso-*) *f*: (engl.) *anthroponosis*; syn. Monoanthroponose; Infektionskrankheit, deren Erreger nur den Menchen befallen u. die deshalb nur von Mensch zu Mensch übertragen werden kann; Gegensatz: Anthropozoonose*.

Anthropo|zoo|nose (↑; gr. ζῷον Tier; Noso-*) *f pl*: (engl.) *anthropozoonosis*; Infektionskrankheit, die vom Tier auf den Menschen od. umgekehrt übertragbar ist; s. Zoonosen.

Anti-: Wortteil mit der Bedeutung gegen, entgegen; von gr. ἀντί.

Anti-A (↑): s. Alloagglutinine.

Anti-A₁ (↑): s. Blutgruppenantikörper.

Anti|adiposita (↑; Adipo-*) *n pl*: (engl.) *anorectics*; Arzneimittel zur Ther. von Übergewicht* u. Adipositas*; **Vertreter:** Appetitzügler*; Orlistat*; Guar*; Alginsäure*.

Anti|adren|ergika (↑; adrenal*; Erg-*) *n pl*: (engl.) *antiadrenergic*; syn. Adrenozeptor-Blocker; s. Sympatholytika.

Anti|all|ergika (↑; Allergie*) *n pl*: (engl.) *antiallergics*; Substanzen, die auf Teile der allerg. Reaktionskaskade einwirken u. den klin. Sympt. vorbeugen, sie abschwächen od. unterdrücken; z. B. Histamin*-H₁-Rezeptoren-Blocker, Cromoglicinsäure*, Glukokortikoide*, Leukotrien*-Rezeptor-Antagonisten (z. B. Montelukast*), Immunmodulatoren (z. B. Ciclosporin A), i. w. S. auch Allergenextrakte zur spezifischen Immuntherapie*.

Anti|andro|gene (↑; Andro-*; -gen*) *n pl*: (engl.) *antiandrogens*; die Wirkung von Androgenen* an den Erfolgsorganen hemmende Substanzen; z. B. Cyproteron*, Flutamid*, Nilutamid u. Bicalutamid*; **Ind.:** Androgenisierung der Frau; beim Mann Pubertas* praecox, Prostatakarzinom, Behandlung Transsexueller, bei Straftätern zur (reversiblen) Dämpfung des Sexualtriebs (sog. chem. Kastration*), nach erfolgloser Sozio- u. Psychotherapie.

Anti|angio|genese (↑; Angio-*; -genese*) *f*: s. Angiogenese-Hemmer.

Anti|ar|rhythmika (↑; A-*; Rhythmus*) *n pl*: (engl.) *antiarrhythmics*; (kardiol.) Sammelbez. für über versch. Mechanismen antiarrhythm. wirksame Substanzen; **Einteilung: 1.** (am weitesten verbreitet) nach Vaughan Williams (s. Tab.) entspr. dem elektrophysiol. Wirkungsspektrum; **2.** sicilian gambit: nach der Task Force of the Working Group on Arrhythmias of the European Society of Cardiology in Sizilien entwickelte neue Einteilung unter Berücksichtigung von Wirkungsort (z. B. Natriumkanal, Kaliumkanal, Alpha-Rezeptoren, Beta-Rezeptoren, Na⁺/K⁺-ATPase), Wirkungsstärke (niedrig, moderat, hoch), Wirkungseintrittsgeschwindigkeit der Natriumkanalblockade (schnell, mittel, langsam) sowie klin. Effekten (linksventrikuläre Funktion, Herzfrequenz, EKG-Veränderungen, extrakardiale Wirkungen) der einzelnen A.; **Ind.:** Akuttherapie u. Rezidivprophylaxe von Herzrhythmusstörungen* (zusätzl. zur Beseitigung mögl. ursächl. Faktoren, z. B. UAW, Elektrolytstörung); **UAW:** Herzrhythmusstörungen (v. a. Klasse I nach Vaughan Williams). Vgl. Adenosin;

Antibiotika

Antiarrhythmika
Einteilung nach elektrophysiologischen Wirkungen

Klasse	elektrophysiologische Wirkungen	Stoffe (Beispiele)
I	membranstabilisierende Antiarrhythmika; Natriumkanalblockade: Leitungsverzögerung	
I A	verlängerte Aktionspotentialdauer und effektive Refraktärperiode	Chinidin
I B	verkürzte Aktionspotentialdauer und verlängerte effektive Refraktärperiode	Lidocain, Mexiletin
I C	Dauer des Aktionspotentials und effektive Refraktärperiode kaum beeinflusst	Flecainid, Propafenon
II	Beta-Rezeptoren-Blocker	Propranolol
III	repolarisationsverlängernde Antiarrhythmika (verlängern Dauer des Aktionspotentials)	Amiodaron, Sotalol
IV	Calcium-Antagonisten	Verapamil, Diltiazem

Digitalisglykoside; Betasympathomimetika; Parasympatholytika.
Anti-ASGPR-Anti|körper (↑): Kurzbez. für Anti-**As**ialoglyko**p**rotein-**R**ezeptor-Antikörper; gegen Asialoglykoprotein-Rezeptor (Membran-Rezeptor von Leberzellen) gerichtete Autoantikörper*; **Vork.:** bei autoimmuner Hepatitis u. viralen Hepatitiden; beschriebene Korrelation mit Krankheitsaktivität; **Nachw.:** ELISA, Western-Blotting-Methode; vgl. Hepatitis, chronische.
Anti|a|tel|ektase|faktor (↑; gr. ἀτελής unvollständig; -ektasie*) *m*: (engl.) *pulmonary surfactant*; Abk. AAF; veraltete Bez. für Surfactant*.
Anti|azido**tika** (↑; Azid-*) *n pl*: (engl.) *antiacidotics*; alkalisierende Mittel zur Korrektur einer (nicht respirator.) Azidose*; v. a. Natriumbicarbonat* (cave bei Erkr., die eine restriktive Natriumzufuhr erfordern, z. B. Herzinsuffizienz u. Ödeme) sowie Tris*-Puffer.
Anti-B (↑): s. Alloagglutinine.
Anti|baby|pille (↑): (engl.) *birth control pill*; umgangssprachliche Bez. für oral wirksame Ovulations-Hemmer zur hormonalen Kontrazeption*.
Anti|basal|membran-Anti|körper (↑; Bas-*; Membran*): (engl.) *anti basement membrane antibodies*; gegen die glomeruläre, alveoläre u. epidermale Basalmembran gerichtete Autoantikörper*; Zielepitop u. a. die Alpha-3-Kette des Kollagens Typ IV; **Vork.:** z. B. bei best. Formen der Glomerulopathie* (Goodpasture*-Syndrom, rapid-progressive Glomerulonephritis) u. bullösen Hauterkrankungen (bullöses Pemphigoid*, Epidermolysis* bullosa acquisita); **Nachw.:** indirekter Immunfluoreszenztest*.
Anti|bio|gramm (↑; Bio-*; -gramm*) *n*: (engl.) *antibiotic sensitivity pattern*; Ergebnis versch. bakteriol. Untersuchungsmethoden zur Resistenzbestimmung von Bakterien; **Methoden: 1. a) Reihenverdünnungstest:** Chemotherapeutika od. Antibiotika werden in unterschiedl. Konz. in festen od. flüssigen Nährmedien gelöst, die mit einer definierten Keimzahl beschickt werden; Auswertung durch Vergleich mit einem Kontrollmedium, das keine Chemotherapeutika enthält. Als minimale

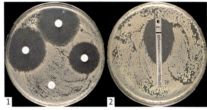

Antibiogramm: Agardiffusionstest: 1: qualitativ; 2: quantitativ. Der Teststreifen enthält ein zu prüfendes Antibiotikum in aufsteigender Konzentration. [146]

Hemmkonzentration (Abk. MHK) gilt die Konz., bei der nach 20 Std. kein sichtbares Wachstum nachweisbar ist; die minimale bakterizide Konzentration (Abk. MBK) ist die Konz., bei der nach 20 Std. keine lebensfähigen Bakterien mehr nachweisbar sind. **b) Breakepoint-Methode:** Reihenverdünnungstest mit nur 3–4 Antibiotikakonzentrationen, die im Bereich der Resistenzgrenze liegen. **2. Agardiffusionstest, Hemmhoftest:** Arzneimittel werden in Form von imprägniertem Filterpapier (Blättchentest) auf die Nährböden aufgebracht, die mit Bakterien beschickt wurden. Die Substanzen diffundieren in den Nährboden; bei Empfindlichkeit der Err. bilden sich um die aufgelegten Filterpapierblättchen Hemmhöfe. Die Größe der Hemmhöfe korreliert mit der Empfindlichkeit der Erreger. Der Agardiffusionstest kann auch verwendet werden, um die Konz. antibakterieller Substanzen in Körperflüssigkeiten zu bestimmen. Vgl. Resistenz; Untersuchungsmethoden, bakteriologische.
Anti|bio**se** (↑; ↑) *f*: (engl.) *antibiosis*; Wachstumshemmung od. Abtötung von Mikroorganismen durch Stoffwechselprodukte anderer Bakt., Pilze u. z. T. auch höherer Pflanzen; biol. Grundlage für die Anw. von Antibiotika*; Gegensatz Symbiose*.
Anti|bio**tika** (↑; ↑) *n pl*: (engl.) *antibiotics*; antibakterielle Chemotherapeutika* zur Ther. bakterieller Infektionen; **Wirkung: 1. Wirkungstyp: a)** bakteriostatisch: Verhinderung der Bakterienvermeh-

Antibiotikaprophylaxe

rung ohne Abtötung; z. B. Oxazolidinone*, Tetracycline*, Chloramphenicol*, Makrolid*-Antibiotika; **b)** bakterizid: Abtötung von sich vermehrenden (sekundär bakterizid) od. auch von ruhenden Bakterien (primär bakterizid); z. B. Penicilline*, Cephalosporine*, Aminoglykosid*-Antibiotika, Polymyxine*; **2. Wirkungsmechanismus: a)** Hemmung der Zellwandsynthese (Mureinsynthese), z. B. durch Penicilline, Cephalosporine; **b)** Beeinflussung der Zellmembran (Permeabilität), z. B. durch Polymyxine; **c)** Hemmung der DNA- u. RNA-Synthese, z. B. durch Chinolone u. Rifampicin; **d)** Hemmung der Proteinsynthese, z. B. durch Aminoglykosid-Antibiotika, Tetracycline, Makrolid-Antibiotika; **e)** Antimetabolitenwirkung, z. B. durch Trimethoprim; **Ind.:** bakterielle Infektionskrankheiten; in eindeutigen Fällen erfolgt die Anw. von A. klin.-empirisch nach der Wahrscheinlichkeit des Erregers (z. B. Err. der Tonsillitis acuta meist betahämolysierende Streptokokken), sonst nur nach bakteriol. Diagnostik u. Resistenzbestimmung der Bakterien (vgl. Antibiogramm); prophylakt.: s. Antibiotikaprophylaxe; **cave:** Fieber allein ist keine Indikation für eine Antibiotikagabe. Die lokale Anw. von A. ist bei den meisten Infektionen nicht indiziert. Vgl. Cilastatin.

Anti|bio̱tika|pro|phylaxe (↑; ↑; Prophylaxe*) *f*: (engl.) *antibiotic prophylaxis*; kurzzeitige (oft einmalige, single shot), perioperative Gabe von Antibiotika* bei elektiven Eingriffen am Verdauungstrakt u. bei Implantation von alloplastischen Gefäß- od. Gelenkprothesen zur Vermeidung lokaler postoperativer Infektionen; **cave:** strenge Indikationsstellung bei Gefahr der Entwicklung einer Resistenz*; vgl. Chemoprophylaxe.

Anti|bio̱tika|resiste̱nz (↑; ↑; Resistenz*) *f*: (engl.) *antibiotic resistance*; Resistenz* von Bakterien gegenüber Antibiotika*; vgl. Mehrfachresistenz, infektiöse.

Anti|ca̱rdio|lipi̱n-Anti|körper (↑; Cardio-*; Lip-*): (engl.) *anti-cardiolipin antibodies*; s. Antiphospholipid-Antikörper; Antiphospholipid-Syndrom.

Anti|ca̱rdio|lipi̱n-Syn|dro̱m (↑; ↑; ↑) *n*: Antiphospholipid*-Syndrom.

Anti-CCP-Anti|körper (↑): Kurzbez. für Anti-**c**yclisches **c**itrulliniertes **P**eptid-Antikörper; zu den Anti*-Citrullin-Antikörpern u. ACPA* gehörender hochspezif. Autoantikörper gegen cyclische citrullinierte Peptide; **Vork.:** bei rheumatoider Arthritis* (Abk. RA); **Nachw.:** ELISA*; **Anw:** diagn. zum Nachweis RA im Frühstadium; Spezifität ca. 85 %, Sensitivität ca. 60 %.

Anti|choli̱n|e̱rgika (↑; Chol-*; Erg-*) *n pl*: (engl.) *anticholinergics*; Substanzen, die die Wirkung von Acetylcholin* unterdrücken; **Einteilung: 1.** Parasympatholytika* blockieren die Acetylcholineffekte in postganglionären parasympath. Nervenendigungen (Muscarin-Rezeptor-Antagonisten); **2.** Ganglien*-Blocker blockieren intermediäre Ganglien durch Angriff an nicotinischen Acetylcholin-Rezeptoren; vgl. Nicotin; **3.** curareartige Muskelrelaxantien blockieren die Acetylcholineffekte an der motor. Endplatte.

Anti-Citrulli̱n-Anti|körper (↑): Autoantikörper gegen citrullinierte Antigene, bei gleichzeitigem Nachw. von Rheumafaktor* prognostisch hochspezif. diagnostischer Marker für rheumatoide Arthritis* (Spezifität: 98 %, Sensitivität: 55–75 %). Vgl. Anti-CCP-Antikörper.

Anti|co̱don (↑; engl. code Verschlüsselung) *n*: (engl.) *anticodon*; zum Codon* der mRNA* komplementäres Triplett der tRNA*; vgl. Proteinbiosynthese.

Anti|deme̱ntiva (↑; lat. dementia Wahnsinn) *n pl*: (engl.) *anti-dementia drugs*; Gruppe von Arzneimitteln, die bei zerebralen Funktionsstörungen (z. B. Gedächtnis-, Konzentrations- u. Denkfähigkeitsstörungen) eingesetzt werden; wichtige **Vertreter: 1.** Cholinesterase*-Hemmer: z. B. Donezepil*, Galantamin*, Rivastigmin*; **2.** Glutamatmodulatoren (NMDA-Rezeptor-Antagonisten): z. B. Memantin*; **3.** phytotherapeutisch relevante A.: Ginkgo*-biloba-Extrakt; **4.** Nootropika* (Wirksamkeit umstritten); **Ind.:** Demenz*, insbes. Alzheimer-Krankheit u. hirnorganisches Psychosyndrom.

Anti|depressi̱va (↑; Depression*) *n pl*: (engl.) *antidepressants*; chem. heterogene, antriebsteigernd od. -dämpfend, stimmungsaufhellend u. anxiolytisch wirkende Psychopharmaka*; **Einteilung: 1.** nichtselektive Monoaminwiederaufnahme-Hemmer (Abk. NSMRI für engl. non selective monoamine reuptake inhibitors): tricyclisch: Amitriptylin, Clomipramin, Desipramin, Doxepin, Dosulepin, Imipramin, Nortriptylin, Trimipramin; **2.** nichttricyclische A. (Trazodon) bzw. tetracyclische A.: Maprotilin, Mianserin, Mirtazapin; **3.** selektive Serotoninwiederaufnahme*-Hemmer (Abk. SSRI für engl. selective serotonin reuptake inhibitors); **4.** selektive Noradrenalinwiederaufnahme-Hemmer (Abk. SNRI für engl. selective norepinephrin reuptake inhibitors): Reboxetin; **5.** selektive Serotonin- u. Noradrenalinwiederaufnahme-Hemmer (Abk. SSNRI für engl. selective serotonin norepinephrin reuptake inhibitors) bzw. selektiv noradrenerg-serotonerge Substanzen (dual wirksame A.): Duloxetin, Mirtazapin, Venlafaxin; **6.** Monoaminoxidase*-Hemmer; **7.** pflanzl. A.: Hypericum-Extrakt (Johanniskraut); **Wirkungsmechanismus:** u. a. Hemmung der Wiederaufnahme od. des Abbaus von Noradrenalin od. Serotonin im ZNS; **Ind.: 1.** alle Formen der Depression*; **2.** Panikstörung, generalisierte Angststörung u. Phobie (SSRI, Venlafaxin od. MAO-Hemmer); **3.** Zwangsstörung (serotonerge A., z. B. Clomipramin, Paroxetin); **4.** chron. Schmerzsyndrom (Clomipramin, Amitriptylin, Duloxetin) u. a.; **Kontraind.:** akute Intoxikation mit zentral wirkenden Pharmaka; bei v. a. anticholinerg wirksamen (tricyclischen) Antidepressiva: Harnverhalt, benignes Prostatasyndrom, Pylorusstenose, Engwinkelglaukom, Überleitungsstörungen im EKG; bei Monoaminoxidase-Hemmern schwere Leber- u. Nierenschäden; **Wechselwirkung:** bei Komb. von SSRI mit Monoaminoxidase-Hemmern (daher kontraindiziert) erhöhte Gefahr eines Serotoninsyndroms; **UAW:** je nach Wirkungsmechanismus, z. B. bei tricyclischen NSMRI anticholinerg (Blutdrucksenkung, Tremor, Mundtrockenheit, Blasenentleerungsstörungen); **cave:** insbes. bei Kindern u. Jugendlichen (≤25. Lj.) suizidales Verhalten od. Suizidgedanken.

Anti-D-Hilfe|gesetz (↑): (engl.) *Anti-D-Aid Law*; Abk. AntiDHG; „Gesetz über die Hilfe für durch Anti-

D-Immunprophylaxe mit dem Hepatitis-C-Virus infizierte Personen" vom 2.8.2000 (BGBl. I S. 1270), zuletzt geändert am 13.12.2007 (BGBl. I, S. 2904); gewährleistet allen Frauen, die inf. einer 1978 u. 1979 in der ehemaligen DDR mit best. Chargen durchgeführten Anti-D-Immunprophylaxe mit Hepatitis-C-Virus infiziert wurden (sowie deren Kontaktpersonen u. Hinterbliebenen) Behandlung u./od. finanzielle Hilfe. Vgl. HIV-Hilfegesetz.

Anti|diab<u>e</u>tika (↑; Diabet-*) *n pl*: (engl.) *antidiabetics*; Blutzucker senkende Wirkstoffe zur Ther. des Diabetes* mellitus; **Einteilung:** 1. Insulin*; 2. orale A.: **a)** Sulfonylharnstoffe*; **b)** Alphaglukosidase*-Inhibitoren; **c)** Biguanide*; **d)** Thiazolidindione*; **e)** Glinide*; **f)** DPP*-4-Inhibitoren; 3. andere parenterale A. (ohne Insulin):Exenatide*, Liraglutid*.

Anti|diarrh<u>o</u>ika (↑; Dia-*; -rhö*) *n pl*: (engl.) *antidiarrheals*; gegen Diarrhö wirksame Arzneimittel, z. B. Quellstoffe (Pektine*, Mucilaginosa), Adsorbenzien (Aktivkohle* u. a.), Adstringenzien (Tannin u. a.), Peristaltik-Hemmer (Loperamid* u. a.); bei bakterieller Diarrhö Darmdesinfizienzien u. Antibiotika.

Anti|diur<u>e</u>se (↑; Diurese*) *f*: (engl.) *antidiuresis*; geringe, aber physiol. angepasste Harnausscheidungsrate (ca. 1,5 l/d) bei wenig Flüssigkeitszufuhr; verursacht durch ADH* u. AQP-2 (s. Aquaporine) vermittelte, hohe Wasserresorption* im Sammelrohr; die Harnosmolarität kann bis zu 1200 mosmol/l betragen.

Anti-DNA-Anti|körper (↑): (engl.) *anti-DNA antibodies*; im Serum vorkommende antinukleäre Antikörper*; **Formen:** 1. Anti-dsDNA-Antikörper gegen doppelsträngige DNA; Vork. spezif. bei systemischem Lupus* erythematodes; Bestimmung mit ELISA od. indirektem Immunfluoreszenztest*; 2. Anti-ssDNA-Antikörper gegen einzelsträngige DNA; krankheitsunspezif. Vork. bei systemischem Lupus* erythematodes u. Arzneimittel induziertem Lupus* erythematodes, rheumatoider Arthritis* u. a. chron.-entzündlichen Erkrankungen.

Anti-DNase-B-Test (↑) *m*: (engl.) *anti-DNase B test*; syn. Antistreptodornase-B-Test; Nachw. von Antikörpern gegen das Isoenzym* DNase-B von Streptococcus pyogenes; hohe Antikörperkonzentrationen bes. nach Haut- u. Wundinfektionen, Erysipel* u. nekrotisierender Fasziitis*.

Anti|d<u>o</u>t (gr. ἀντίδοτος dagegen gegeben) *n*: (engl.) *antidote*; Antidotum; Gegengift; Substanz zur Behandlung von Intoxikationen*, die ein Gift direkt (durch chem. od. physik. Reaktion) inaktiviert, die Wirkungen des Giftes an Rezeptoren u. Organen herabsetzt od. aufhebt bzw. Giftstoffe mobilisiert u. zur Ausscheidung bringt; **Anw.:** v. a. gegen Schwermetalle, Insektizide, Opiate u. Hämotoxine (s. Tab. u. Tab. im Anhang Intoxikation); im sog. **Antidotarium** gelistet. Cave: Nicht für alle Gifte sind spezif. Gegenmittel bekannt. Daher müssen viele Intoxikationen ausschließlich symptomorientiert behandelt werden. Vgl. Antitoxine.

Anti-D-Pro|phyl<u>a</u>xe (Anti-*; Prophylaxe*) *f*: (engl.) *anti-D-prophylaxis*; Verhinderung der Rhesus-Sensibilisierung einer Rh-negativen Frau in der Schwangerschaft durch parenterale (i. m. od. i. v.) Verabreichung von Anti-D-Immunglobulin (IgG);

Antidot
Substanzen bei ausgewählten Intoxikationen

Gifte	spezifische Antidote
Antidiabetika	Glucagon
tricyclische Antidepressiva	Natriumhydrogencarbonat
Atropin	Physostigmin
Benzodiazepine	Flumazenil
Beta-Rezeptoren-Blocker	Glucagon
Blausäure	Dimethylaminophenol, Hydroxycobalamin, Natriumthiosulfat u. a.
Cumarine	Phytomenadion (Vitamin K)
Detergenzien	Simeticon
Eisenverbindungen	Deferoxamin
Ethylenglykol	Ethanol, 4-Methylpyrazol
Fluorid	Calciumsalze
Herzglykoside	Digitalis-Antitoxin (Fab-Fragment)
Heparin	Protamin
Insulin	Glukose
Knollenblätterpilz	Silibinin
Kohlenmonoxid	Sauerstoff
Kupfer	Penicillamin
Methanol	Ethanol, 4-Methylpyrazol
Methämoglobinbildner	Toloniumchlorid
Morphin u. ähnliche Opiate	Naloxon, Naltrexon
Neuroleptika	Biperiden
Organophosphate	Atropin, Obidoximchlorid
Paracetamol	N-Acetylcystein
Paraquat	Aktivkohle
Säuren	Antazida
Schlangen- und Spinnengifte	spezifische Antiseren
Schwermetalle	Chelatbildner (z. B. EDTA, DMPS)

Prinzip: D-Antigene der in den mütterl. Kreislauf eingeschwemmten kindl. Erythrozyten werden durch die blockierenden Anti-D-Antikörper besetzt, wodurch eine Basisimmunisierung der Mutter verhindert wird, die bei einer erneuten Rhesus-

antidrom

inkompatiblen Schwangerschaft wegen des Booster*-Effekts zu einer Anti-D-bedingten Schädigung eines Rh-positiven Kindes i. S. eines Morbus* haemolyticus fetalis bzw. Morbus* haemolyticus neonatorum führen kann; **Anw.: 1.** 300 μg IgG prophylakt. in der 28.–30. SSW (routinemäßig gemäß Mutterschafts*-Richtlinien bei negativem Anti-D-Nachweis in der 24.–27. SSW); **2.** 300 μg IgG je 30 ml geschätzten transfundierten fetalen Blutes innerh. von 72 Std. nach Geburt des Rh-positiven Kindes; auch bei Extrauteringravidität*, nach Schwangerschaftsabbruch*, Abort* od. Frühgeburten*, Amniozentese*, Chorionpunktion, Nabelschnurpunktion, nach Wendung* sowie bei fehlerhafter, Rhesus-inkompatibler Bluttransfusion. Vgl. Rhesus-Blutgruppen.

anti|drom (↑; gr. δρόμος Lauf): (engl.) *antidromic*; gegenläufig; i. e. S. die Erregungsleitung in einem Nerv od. einer Leitungsbahn des Erregungsleitungssystems* entgegen der natürl. Leitungsrichtung. Vgl. orthodrom; retrograd.

Anti|emetika (↑; gr. ἐμεῖν erbrechen) *n pl*: (engl.) *antiemetics*; Sammelbez. für Substanzen zur Proph. u. symptomat. Therapie von Übelkeit u. Erbrechen*; **Einteilung:** nach Wirkungsmechanismus; **1.** Antagonisten am Dopamin-D$_2$-Rezeptor; **a)** Prokinetika*; z. B. Metoclopramid* (auch Agonist an peripheren Serotonin-5-HT$_4$-Rezeptoren), Domperidon*, **b)** Neuroleptika*; z. B. Phenothiazinderivate (Perphenacin* u. a.), Butyrophenone (Haloperidol* u. a.); **2.** Histamin*-H$_1$-Rezeptoren-Blocker, z. B. Diphenhydramin, Dimenhydrinat; **3.** Serotonin*-Antagonisten (selektiv an Serotonin-5-HT$_3$-Rezeptoren), z. B. Tropisetron*, Ondansetron*; Wirkungsverstärkung durch Glukokortikoide*); **4.** Parasympatholytika* (Muscarin-Rezeptor-Antagonisten): Scopolamin* (nur transdermale Anw.); **5.** Neurokinin*-NK$_1$-Rezeptor-Antagonist Aprepitant*; **Ind.:** Kinetose*, Hyperemesis* gravidarum, Urämie*, Zytostatika*, Strahlentherapie, PONV*.

Anti|epi|leptika (↑; Epilepsie*) *n pl*: (engl.) *antiepileptics*; syn. Antikonvulsiva; Arzneimittel, welche die neuronale Aktivität vermindern u. dadurch epilept. Anfälle (s. Epilepsie) unterdrücken od. deren Entstehung verhindern können; **Einteilung:** nach Substanzklassen; **1.** Barbiturate*, z. B. Phenobarbital*, Primidon*; **2.** Benzodiazepine*, z. B. Clonazepam*, Diazepam*); **3.** Carboxamidderivate, z. B. Carbamazepin*, Oxcarbazepin*; **4.** Hydantoine*, z. B. Phenytoin*; **5.** Fettsäurederivate, z. B. Valproinsäure* (strenge Indikationsstellung in der Schwangerschaft; s. Antiepileptika-Embryofetopathie), Tiagabin*, Vigabatrin*; **6.** Succinimidderivate, z. B. Ethosuximid*, Mesuximid*; **7.** andere: Gabapentin*, Pregabalin*, Lamotrigin*, Topiramat*, Felbamat*, Levetiracetam*; **Wirkungsmechanismus:** Erhöhung der Krampfschwelle ohne signifikante Beeinträchtigung der normalen motorischen Erregbarkeit durch **1.** Blockade spannungsabhängiger Na$^+$-Kanäle, hemmt konsekutiv die Ausbreitung exzitatorischer Impulse durch Glutamatfreisetzung (z. B. Carbamazepin, Phenytoin, Valproat, Lamotrigin und Topiramat); **2.** Verstärkung der GABA*-Hemmwirkung durch erhöhte GABA-Freisetzung od. verzögerten Abbau (Barbiturate, Benzodiazepine, Tiagabin, Vigabatrin, Topiramat) od. GABA-Analoga (Gabapentin, Pregabalin); **3.** Erhöhung der zerebralen GABA-Konzentration durch selektive, irreversible Hemmung der GABA-Transaminase (Vigabatrin); **4.** Hemmung des Ca^{2+}-Einstrom in die Nervenzelle (Ethosuximid).

Anti|epi|leptika-Embryo|feto|pathie (↑; ↑); Embryo-*; Fet-*; -pathie*) *f*: (engl.) *fetal hydantoin (valproate) syndrome*; seltenes Fehlbildungssyndrom* durch Exposition des Fetus mit Antiepileptika* (z. B. Hydantoine, Phenobarbital, Carbamazepin, Valproat, Trimethadion); **Sympt.:** intrauterine u. frühkindl. Wachstumsverzögerung, Neuralrohrdefekte, kleine Anomalien im Gesicht, Minderwuchs, Lippen-Kiefer-Gaumenspalte u. Meningomyelozele (durch Valproinsäure u. Carbamazepin), Herzfehler, Hypoplasien der Nägel u. Fingerendphalangen (durch Hydantoine), psychomotor. Störungen, geistige Retardierung; **Proph.:** Monotherapie u. keine Einnahme von Hydantoinen, Valproinsäure od. Trimethadion während der Schwangerschaft; zusätzl. Gabe von Folsäure.

Anti-Faktor-Xa-Aktivitäts|test (↑; lat. activus tätig, handelnd) *m*: (engl.) *anti factor Xa activity test*; syn. Faktor-Xa-Test; funkt. Gerinnungstest zur Bestimmung der (z. B. durch Heparinoide*, Heparin* od. Fondaparinux* inhibierten) Aktivität von dem Blutplasma zugesetzten aktiviertem Faktor X der Blutgerinnung*; **Prinzip:** nach Zugabe von Faktor Xa u. chromogenem Substrat, aus dem Faktor Xa p-Nitroanilin abspaltet, photometr. Messung der p-Nitroanilin-Bildung bei 405 nm (umgekehrt proportional zur pharmak. Inhibition von Faktor-Xa); zusätzl. Plasmazugabe von Dextransulfat (Hemmung der Bindung von Plättchenfaktor* 4 an Heparin; **Referenzbereich:** physiol. <0,1 IE/ml Plasma; unter Heparinisierung* (Maximalwert 4 Std. nach s. c. Applikation): therap. 0,5–0,8 IE/ml, prophyl. 0,2–0,4 IE/ml.

Anti|fibrillanzien (↑; Fibrilla*) *n pl*: (engl.) *antifibrillatory drugs*; Arzneimittel, die die Erregbarkeit des Herzens herabsetzen u. zur Behandlung des Vorhof- u. Kammerflimmerns eingesetzt werden; s. Antiarrhythmika.

Anti|fibrino|lysine (↑; Fibr-*; Lys-*) *n pl*: Antiplasmine*.

Anti|fibrino|lytika (↑; ↑; gr. λυτικός fähig zu lösen) *n pl*: Fibrinolyse*-Inhibitoren.

Anti-α-Fodrin-Anti|körper (↑): gegen α-Fodrin gerichtete IgG- u. IgA-Autoantikörper; **Vork.:** z. B. Sjögren*-Syndrom; **Nachw.:** ELISA.

Anti|gen (↑; -gen*) *n*: (engl.) *antigen*; Abk. Ag; Substanz, die von einem Organismus als fremd erk. eigen erkannt wird u. eine spezif. Immunantwort (Bildung von Antikörpern* od. spez. T-Lymphozyten) bzw. eine Immuntoleranz* (Selbstantigen) auslöst. Ein Ag verfügt i. d. R. über mehrere antigene Determinanten (Epitope), die mit den induzierten Immunprodukten reagieren (z. B. Antigen*-Antikörper-Reaktion od. Interaktion des über MHC-Moleküle präsentierten antigenen Peptids mit dem spez. T-Zell-Rezeptor). Vgl. Hapten; Allergen.

Anti|gen-Anti|körper-Kom|plex (↑; ↑) *m*: s. Immunkomplexe.

Anti|gen-Anti|körper-Re|aktion (↑; ↑) *f*: (engl.) *antigen-antibody reaction*; Abk. AAR; Anlagerung des Paratops eines Antikörpers* (Abk. Ak) an das Epitop des Antigens* (Abk. Ag), das seine Bildung induziert hat, od. an ein Ag mit ähnl. Struktur (Kreuzreaktion*); **1.** primäre AAR: schnelle, reversible, nichtkovalente Bindung über Wasserstoffbrücken durch elektrostat. u. Van-der-Waals-Kräfte sowie hydrophobe Interaktionen; **2.** sekundäre AAR: bei Bivalenz von Ag u. Ak Entstehung von irreversiblen, unlösl. Immunkomplexen*, die i. d. R. die Elimination des Ag induzieren, z. B. durch Präzipitation, Agglutination, Opsonisierung, Immobilisation od. Lyse von Zellen u. Mikroorganismen, durch Aktivierung von Komplement u. Stimulation der Phagozyten des Monozyten-Makrophagen-Systems. **Klin. Bedeutung:** AAR als Prinzip diagn. Tests (vgl. Immunoassay) zur Bestimmung der Konz. eines Antigens od. Antikörpers.

Anti|gen, carcino|em|bryon|ales (↑; ↑) *n*: s. CEA.

Anti|gen|drift (↑; ↑) *f*: (engl.) *antigen drift*; allmähl., über Jahre entstehende, meist nur geringgradige Veränderung der Struktur eines Antigens*, wodurch i. R. einer vorausgegangenen Immunisierung gebildete Antikörper* ihre Spezifität für das Antigen u. damit ihre Schutzwirkung verlieren können; beim Influenza*-Virus z. B. entstehen durch punktuelle Mutationen in der Aminosäuresequenz des Hämagglutinins* neue Varianten desselben Subtyps. Vgl. Antigenshift; Antigenwechsel.

Anti|gene, familiäre (↑; ↑) *n pl*: (engl.) *private antigens*; auch private od. infrequente Antigene; Alloantigene* auf Erythrozyten, die selten (nur bei einzelnen Individuen od. in Familien) vorkommen; z. B. erbl. Blutgruppenantigene, die keinem der bekannten Blutgruppensysteme zugeordnet werden können; können nach Bluttransfusion sowie bei Schwangerschaft die Bildung von Antikörpern induzieren, die ihrerseits u. U. Transfusionszwischenfälle* od. einen Morbus* haemolyticus neonatorum u. Totgeburten verursachen können.

Anti|gene, hetero|gen|etische (↑; ↑) *n pl*: s. Antigene, heterophile.

Anti|gene, hetero|phile (↑; ↑) *n pl*: (engl.) *heterophil antigens*; auch heterogenetische Antigene; Antigene* von nicht artverwandten Tieren od. Pflanzen mit partiell ident. Antigenstrukturen, z. B. Forssman*-Antigen. Entstehung der Alloagglutinine* beruht wahrscheinl. auf der partiellen Antigengemeinschaft zwischen Blutgruppensubstanzen u. Darmbakterien (Kreuzreaktion*); **klin. Bedeutung:** labordiagn. u. a. bei Weil*-Felix-Reaktion u. Paul*-Bunnell-Reaktion.

Anti|gene, onko|fet|ale (↑; ↑) *n pl*: s. Tumorantigene.

Anti|gene, thymus|abhängige (↑; ↑) *n pl*: (engl.) *T cell dependent antigens* (Abk. TD); Antigene* (bes. Proteine), die nur unter Zusammenwirken von B- u. T-Lymphozyten zu einer Immunantwort* führen.

Anti|gene, thymus|un|abhängige (↑; ↑) *n pl*: (engl.) *T cell independent antigens* (Abk. TI); Antigene*, die ohne Mitwirkung von T-Lymphozyten (T*-Helferzellen) durch direkte Stimulation von B-Zellen eine Immunantwort* (meist IgM-Synthese) auslösen; v. a. Polysaccharide u. D-Aminosäure-Polymere mit zahlreichen gleichartigen antigenen Determinanten.

Anti|gene, tumor|assoziierte (↑; ↑) *n pl*: s. Tumorantigene.

Anti|gene, ubiquitäre (↑; ↑) *n pl*: (engl.) *ubiquitous antigens*; (serol.) bei nahezu allen Menschen vorkommende Antigene* auf Erythrozyten, die keiner der bekannten Blutgruppen* zuzuordnen sind; spezif. Antikörper gegen einige dieser u. A. können (selten) i. R. einer Schwangerschaft u. nach Bluttransfusion gebildet werden u. einen Morbus* haemolyticus neonatorum od. Transfusionszwischenfälle* verursachen.

Anti|gen|gemeinschaft (↑; ↑): (engl.) *antigen sharing*; gemeinsames Vork. eines anteiligen Antigenbestands bei versch. Bakterienspecies (Partialantigene, Epitope); gegen eine Bakterienart gewonnene diagn. Seren reagieren dann auch mit Stämmen anderer Arten; vgl. Castellani-Agglutininabsättigung.

Anti|gen, pro|stata|spezifisches (↑; ↑) *n*: PSA*.

Anti|gen|prozessierung (↑; ↑): (engl.) *antigen processing*; komplexer Prozess, der die Umwandlung von Antigenen* aus Zytosol od. Extrazellulärraum in kleine Peptide, die Beladung von Antigen-präsentierenden Molekülen (z. B. HLA-Moleküle der Klassen I od. II; s. HLA-System) mit diesen Peptiden u. die Ausschleusung der Komplexe auf die Zelloberfläche von antigenpräsentierenden Zellen* umfasst.

Anti|gen|shift (↑; ↑; engl. shift Verschiebung) *m*: (engl.) *antigen shift*; plötzlich auftretende, meist erhebl. Veränderung der Struktur eines Antigens* bei Mikroorganismen (insbes. Viren), wodurch neue Subtypen entstehen können; z. B. wird beim Influenza*-Virus (Typ A) durch den Austausch von RNA-Segmenten zwischen 2 Subtypen (s. Reassortment) ein A. ausgelöst, der i. d. R. zu einer neuen Pandemie führt (s. Grippe). Vgl. Antigendrift; Antigenwechsel.

Anti|gen|wechsel (↑; ↑): (engl.) *antigen variation*; syn. Antigenvariabilität; Änderung der Antigenstruktur von Bakt. u. Viren i. S. einer Variation*; **Einteilung: 1.** bei **Bakt.: a) S-R-Formenwechsel:** Übergang der Glattform (engl. smooth) mit O-spezif. Seitenkette in die Rauform (engl. rough) ohne O-spezif. Seitenkette; serol. S-R-Formen entsprechen nicht immer den morphol. Glatt-Rau-Formen; Glattform: feuchte, glänzende, glatte Kolonie; Rauform: trockene, matte, gezackte Kolonie; **b) S-M-Formenwechsel:** Übergang der Glattform in die Mukosusform (Schleimform) mit M-Antigen u. Verlust des H-Antigens (gleichbleibendes O-Antigen); morphol. Schleim- od. Schleimwallkolonie; **c) O-Formenwechsel:** Änderungen innerh. der O-Antigene, z. B. bei Borrelia* recurrentis; **d) Phasenwechsel:** Übergang der spezif. H-Phase des H-Antigens in die unspezif. H-Phase u. umgekehrt; auch bei der Fimbrienexpression versch. Bakt. (E. coli, Gonokokken) beobachtet; **e)** Variation von Peptidketten in der Glykokalyx von Trypanosoma führt bei der Err. der afrikanischen Trypanosomiasis* zum A.; **2.** bei **Viren:** Veränderung virusspezif. Antigene in der viralen Hülle durch Reassort-

Antigestagen

ment*; s. Influenza-Virus. Vgl. Antigendrift; Antigenshift.

Anti|gestagen (↑; lat. gestare tragen; -gen*) *n*: (engl.) *antigestagen*; Progesteron- u. Glukokortikoid-Rezeptoren kompetitiv hemmende Substanz (Mifepriston*), die sich von 19-Norsteroiden ableitet.

Anti|globuline (↑; Globuline*) *n pl*: (engl.) *antiglobulins*; gegen (art)fremde Serumglobuline gerichtete Antikörper* (i. e. S. Antikörper gegen Immunglobuline); werden u. a. eingesetzt bei der indirekten Hämagglutination* (z. B. im Antiglobulintest*) u. beim indirekten Immunfluoreszenztest*.

Anti|globulin|test (↑; ↑) *m*: (engl.) *Coombs' test*; Test nach Coombs, Mourant u. Race, Antihumanglobulin-Test (Abk. AHG-Test); serol. Nachweis gegen menschl. Erythrozyten gerichteter inkompletter Antikörper* (inkomplette Hämagglutinine) mit Antiglobulinen*, die gegen die beteiligten Antikörper (Ak) gerichtet sind; **Formen:** s. Abb.; **1. direkter** A. durch Agglutination* von Patientenerythrozyten nach Zusatz von Antiglobulinen als Nachw. von bereits an die Erythrozytenoberfläche gebundenen Antikörpern (z. B. bei hämolyt. Anämie, Morbus haemolyticus neonatorum; Spezifizierung der inkompletten Antikörper durch entspr. Antiglobuline mögl.); **2. indirekter** A. unter Verw. von zunächst mit Patientenserum od. -plasma (od. Eluat aus einer Antikörperelution*) inkubierten Testerythrozyten (Sensibilisierung mit Ak) zum Nachw. zirkulierender (bzw. eluierter) Antikörper (Ausflockung der sensibilisierten Testerythrozyten mit AHG-Serum); z. B. bei einer Rh-sensibilisierten Mutter, i. R. des Majortests bei der Kreuzprobe* od. der Spezifizierung von bereits nachgewiesenen Antikörpern). Vgl. Gelzentrifugationstest.

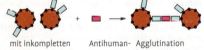

mit inkompletten Antikörpern beladene Patientenerythrozyten (nicht agglutinierend) — Antihuman-Immunglobulin (hier bivalent) — Agglutination bei positivem Test

direkter Antiglobulintest

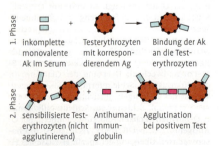

1. Phase: inkomplette monovalente Ak im Serum + Testerythrozyten mit korrespondierendem Ag → Bindung der Ak an die Testerythrozyten

2. Phase: sensibilisierte Testerythrozyten (nicht agglutinierend) + Antihuman-Immunglobulin → Agglutination bei positivem Test

indirekter Antiglobulintest

Antiglobulintest

Anti-H (↑): (engl.) *anti-H*; auch Anti-0, Anti-H0; gegen die H*-Substanz gerichtete Antikörper, z. B. als irreguläre Blutgruppenantikörper* (Kälteagglutinine) im Serum von Individuen mit der Blutgruppe A_1, A_1B u. B, als komplementbindende Wärmeantikörper bei der seltenen Bombay*-Blutgruppe, auch als Autoantikörper; i. w. S. Agglutinine pflanzl. (Lektine*) od. tierischer Herkunft (z. B. im Aalserum) mit entspr. Spezifität. Anti-H kann bei der Blutgruppenbestimmung von A-Untergruppen als Anti-A_2 verwendet werden.

Anti|hämo|philie|faktor (↑; Häm-*; -phil*) *m*: antihämophiles Globulin*.

Anti-HBs (↑): (engl.) *anti-HBs*; Antikörper gegen HBsAg; s. Hepatitis-Viren.

Anti-HD-Test (↑) *m*: Kurzbez. für Anti*-Hyaluronidase-Test.

Anti|helix (Anti-*; Helix*) *f*: (engl.) *antihelix*; der Helix der Ohrmuschel gegenüber liegende Windung; s. Ohr, äußeres.

Anti|heparin|faktor (↑) *m*: (engl.) *antiheparin factor*; syn. Plättchenfaktor 4; s. Plättchenfaktoren (Tab. dort).

Anti|hidrotika (↑; Hidr-*) *n pl*: (engl.) *antiperspirants*; Mittel gegen übermäßige Schweißsekretion, z. B. Aluminiumsalze (Aluminiumchlorid, Aluminiumchloridhexahydrat), Tannin, Anticholinergika (Propanthelinbromid).

Anti|hist|aminika (↑; Hist-*) *n pl*: (engl.) *antihistamines*; syn. Histamin-Antagonisten, Histamin-Rezeptoren-Blocker; pharmak. Substanzen, welche die Wirkungen von Histamin* abschwächen bzw. aufheben, indem sie die Histaminrezeptoren reversibel blockieren (kompetitive Hemmung; s. Antagonismus); **Formen:** 1. Histamin*-H_1-Rezeptoren-Blocker; 2. Histamin*-H_2-Rezeptoren-Blocker.

Anti-Histon-Anti|körper (↑): (engl.) *anti-histone antibodies*; antinukleäre Antikörper* ohne Krankheitsspezifität; **Vork.:** bei Arzneimittel induziertem Lupus* erythematodes; s. Autoantikörper (Tab. dort).

Anti|hormone (↑; Horm-*) *n pl*: (engl.) *antihormones*; natürl. od. synthet. Antagonisten der Hormone, die Hormon*-Rezeptoren blockieren od. hemmen; z. B. Aldosteron*-Antagonisten, Antiandrogene*.

Anti|human|globulin (↑; Human-*; Globuline*) *n*: Abk. AHG; s. Antiglobulintest.

Anti-Hyal|uronidase (↑; Hyal-*) *f*: (engl.) *anti-hyaluronidase*; gegen die Hyaluronidase* hämolysierender Streptokokken gebildeter Antikörper.

Anti-Hyal|uronidase-Test (↑; ↑) *m*: (engl.) *antihyaluronidase test*; Abk. Anti-HD-Test; serol. Reaktion zum Nachw. von Hyaluronidase-Antikörpern, die die von hämolysierenden Streptokokken der Gruppen A, B, C, G, H u. L gebildete Hyaluronidase* hemmen; **Prinzip:** Verminderung des Hyaluronidase-vermittelten Hyaluronsäureabbaus durch die im Patientenserum enthaltenen Hyaluronidase-Antikörper; **Bedeutung:** zur Ergänzung der Titerbestimmung von Antistreptolysin*.

Anti|hyper|tensiva (↑; Hyper-*; Tend-*) *n pl*: (engl.) *antihypertensives*; syn. Antihypertonika; Wirkstoffe, die durch Hemmung von Renin* das Renin*-Angiotensin-Aldosteron-System hemmen u. zur Senkung eines pathol. erhöhten Blutdrucks*, insbes. zur symptomat. Behandlung einer arteriellen Hypertonie* eingesetzt werden; **Einteilung:** s. Tab.

Anti|hyper|tonika (↑; ↑; Tonika*) *n pl*: Antihypertensiva*.

Antihypertensiva
Einteilung nach Wirkungsmechanismus

Diuretika
Thiazide und wirkungsgleiche Stoffe (z. B. Hydrochlorothiazid)
Schleifendiuretika (z. B. Furosemid)
kaliumsparende Diuretika (z. B. Triamteren)
Aldosteron-Antagonisten (z. B. Spironolacton)

Sympatholytika
postsynaptische Alpha-Rezeptoren-Blocker (z. B. Prazosin)
Beta-Rezeptoren-Blocker (z. B. Metoprolol, Bisoprolol, Carvedilol, Propranolol)
Antisympathotonika (z. B. Clonidin)

Calcium-Antagonisten
z. B. Nifedipin, Verapamil, Diltiazem

ACE-Hemmer
z. B. Captopril, Enalapril, Fosinopril, Lisinopril

AT₁-Rezeptor-Antagonisten
z. B. Losartan, Valsartan, Candesartan, Irbesartan

Renininhibitor
Aliskiren

Vasodilatatoren
z. B. Kaliumkanalöffner (Diazoxid, Minoxidil), Dihydralazin; Nitroprussidnatrium

Anti|infekti̱va (↑; Infekt-*) *n pl*: s. Chemotherapeutika.
Anti-Jo1-Syn|dro̱m (↑) *n*: Überlappungssyndrom bei Kollagenosen* mit Leitantikörper Anti-Jo1 (Anti-Histidyl-tRNA-Synthetase-Antikörper); s. Antisynthetase-Syndrom.
Anti|ko|agula̱nzien (↑; Koagul-*) *n pl*: (engl.) *anticoagulants*; Hemmstoffe der Blutgerinnung*; **Ind.:** Proph. od. Ther. von Thrombose* od. Embolie*; **Vertreter:** Heparin*, Fondaparinux*, Rivaroxaban*, Heparinoide*, Hirudin*, Argatroban*, Dabigatranetexilat*, Cumarinderivate*. Vgl. Antikoagulanzien in vitro; Antithrombotika.
Anti|ko|agula̱nzien in vi̱tro (↑; ↑) *n pl*: (engl.) *anticoagulants in vitro*; gerinnungshemmende Substanzen für entnommenes Blut; v. a. als Chelatbildner Salze der Zitronensäure (Citratblut*) für Gerinnungstests (z. B. aPTT*, Thromboplastinzeit* nach Quick, Fibrinogen*; vgl. Blutgerinnung) sowie wasserlösl. Dinatrium- od. Dikaliumsalz der Ethylendiamintetraessigsäure (EDTA*) für hämatol. Untersuchungen; auch Hirudin* als Antithrombin für die Gewinnung von Plasma, Heparinate (z. B. Lithiumheparinat); vgl. Heparin; Heparinoide.
Anti|körper (↑): (engl.) *antibodies*; Abk. Ak; zu den Gammaglobulinen gehörende heterogene Gruppe von Glykoproteinen (Immunglobuline*), die als mögl. Antwort des Immunsystems nach Kontakt des Organismus mit Antigenen* von B*-Lymphozyten u. Plasmazellen* gebildet u. in Körperflüssigkeiten sezerniert werden u. mit dem entspr. Antigen spezif. (selektiv) reagieren (Antigen*-Antikörper-Reaktion). Ak besitzen 2 (bivalente Ak, z. B. IgG) bis 10 (sog. multivalente Ak, z. B. IgM) Antigenbindungsstellen; monovalente Ak kommen natürlicherweise nicht vor. **Funktion:** als Träger der humoralen Immunität* v. a. Bindung von fremden (v. a. pathogene Mikroorganismen) u. körpereigenen Antigenen (z. B. Tumorzellen) mit Neutralisation (Präzipitationsreaktion*) z. B. von Toxinen u. Viren, Agglutination* od. Lyse korpuskulärer Antigene durch Aktivierung von Komplement* od. Stimulation der Phagozytose* durch Opsonisierung der Antigene sowie Freisetzung biol. wirksamer Mediatoren* aus aktivierten Mastzellen* (durch zytophile Ak). Ak können (häufig sekundär) auch nachteilige Auswirkungen auf den Organismus haben u. spielen z. B. in der Pathogenese der Allergie* vom Soforttyp, bei Immunkomplexkrankheiten*, Autoimmunkrankheiten*, Abstoßungsreaktionen nach einer Transplantation* u. Transfusionszwischenfällen* sowie bei Morbus* haemolyticus fetalis u. Morbus* hamolyticus neonatorum eine Rolle. Vgl. Autoantikörper.
Anti|körper, anti|mito|chondria̱le (↑): (engl.) *antimitochondrial antibodies*; Abk. AMA; Autoantikörper* der IgG-, IgA- u. IgM-Klasse, die gegen an der inneren Mitochondrienmembran lokalisierte Alphaketosäure*-Dehydrogenasen gerichtet sind; hohe diagn. Sensitivität u. Spezifität von AMA-M2 bei primär biliärer Zirrhose*.
Anti|körper, anti|nukle̱ä̱re (↑): (engl.) *antinuclear antibodies*; Abk. ANA; syn. antinukleäre Faktoren (Abk. ANF); Autoantikörper* gegen Zellkernbestandteile (z. B. DNA, Nucleolus-RNA, Ribonukleoproteine, Histone, Nichthistone); dd **Bedeutung** bei Kollagenosen* u. Autoimmunkrankheiten*; bei ca. 5–10 % der Gesunden treten ANA nach dem 60. Lj. auf; **Nachw.:** mit indirektem Immunfluoreszenztest*, selten mit Western*-Blotting-Methode od. ELISA*.
Anti|körper, anti|ribosoma̱le (↑): (engl.) *antiribosomal antibodies*; Autoantikörper*, die v. a. die Phosphoproteine P0, P1 u. P2 der ribosomalen 60-S-Untereinheit als Antigene erkennen; hohe diagn. Spezifität, aber geringe Sensitivität bei systemischem Lupus* erythematodes mit ZNS-Beteiligung, Assoziation auch zu Leber- u. Nierenbeteiligung.
Anti|körper, bi|spezi̱fische (↑): (engl.) *bispecific antibodies*; experimentell hergestellte, meist monoklonale Antikörper*, die 2 versch. Paratope* besitzen u. damit 2 versch. Epitope* od. Antigene erkennen u. binden können.
Anti|körper, bi|vale̱nte (↑): (engl.) *bivalent antibodies*; komplette od. inkomplette Antikörper* (v. a. der Klasse IgG) mit 2 Bindungsstellen (Paratope*) für die antigenen Determinanten (Epitope*).
Anti|körper, blockie̱rende (↑): s. Antikörper, inkomplette.
Anti|körper, chimä̱re (↑): (engl.) *chimeric antibodies*; gentechnisch veränderte monoklonale Antikörper*, deren variable Bereiche der L- u. H-Ketten von der Maus, alle anderen Domänen vom Menschen stammen; s. Antikörper, monoklonale (Abb. dort); **Ind.:** s. Abciximab, Basiliximab, Cetuximab,

Antikörperelution

Infliximab, Rituximab. Vgl. Arzneimittel, rekombinante.

Anti|kör|per|e|lution (↑; Eluat*) *f*: (engl.) *elution of antibodies*; Trennung reversibel gebundener Antikörper von der Erythrozytenmembran unter Anw. von Wärme, Säure od. Ether (z. B. Kälteantikörper durch Inkubation bei 0–4 °C u. anschl. rascher Erwärmung); dient i. d. R. der Folgediagnostik bei positivem direktem Antiglobulintest*. Die im Eluat vorliegenden Antikörper können differenziert werden.

Anti|körper, hetero|ge|netische (↑): (engl.) *heteroantibodies*; s. Antikörper, heterophile.

Anti|körper, hetero|loge (↑): **1.** (engl.) *heteroantibodies*; auch Xenoantikörper; gegen artfremde Antigene* gerichtete spezif. Antikörper; vgl. Antikörper, homologe; **2.** von einer anderen Tierspecies stammende Antikörper.

Anti|körper, hetero|phile (↑): (engl.) *heterophilic antibodies*; heterogenetische Antikörper; spezif. Antikörper*, die mit partiell ident. (heterophilen) Antigenen (z. B. Forssman*-Antigen) einer anderen Species reagieren können.

Anti|körper, hetero|zyto|trope (↑): s. Antikörper, zytophile.

Anti|körper, homo|loge (↑): **1.** (engl.) *homologous antibodies*; gegen arteigene Antigene* gerichtete Antikörper*; **2.** mit dem korrespondierenden Antigen spezif. reagierende Antikörper.

Anti|körper, homo|zyto|trope (↑): s. Antikörper, zytophile.

Anti|körper, humanisierte (↑): (engl.) *humanized antibodies*; gentechnisch veränderte monoklonale Antikörper*, deren L- u. H-Kette des Antikörpers überwiegend vom Menschen u. nur die direkten Antigenbindungsstellen von der Maus stammen; s. Antikörper, monoklonale (Abb. dort); die Humanisierung soll eine Immunantwort des Pat. gegen die als fremd erkennbaren Maus-Antikörper verhindern. **Ind.:** s. Alemtuzumab, Bevacizumab, Natalizumab, Omalizumab, Palivizumab, Trastuzumab. Vgl. Arzneimittel, rekombinante.

Anti|körper, in|kom|plette (↑): (engl.) *incomplete antibodies*; auch blockierende od. konglutinierende Antikörper; bivalente Antikörper* (häufig der Klasse IgG), die sich mit nur einer Antigenbindungsstelle an das entspr. Antigen* anlagern (es „blockieren" u. dadurch z. B. eine allerg. Reaktion verhindern); benötigen in physiol. Kochsalzlösung ein Supplement zur sichtbaren Agglutination; **Einteilung:** v. a. in inkomplette Agglutinine* (z. B. inkomplette Hämagglutinine, Wärmeautoantikörper bei der autoimmunhämolyt. Anämie, indirekter Antiglobulintest) u. inkomplette Präzipitine*; **Nachw.:** durch Antiglobulintest*, im kolloidalen Milieu durch Kolloidtest* od. Enzymtest*.

Anti|körper, ir|reguläre (↑): (engl.) *isoantibodies*; sog. Immunantikörper; durch nachweisbare Immunisierung* gebildete Antikörper*; blutgruppenserol. v. a. irreguläre Alloantikörper gegen Alloantigene der Erythrozyten (Rhesus-, Kell-, Duffy-System u. a.; s. Blutgruppenantikörper) nach Übertragung von fremdem, im ABNull-System jedoch verträgl. Blut; bei einer 2. Bluttransfusion mit dem gleichen Alloantigen können sie zu einem Transfusionszwischenfall* führen; während der Schwangerschaft bei hohem Titer Gefährdung des Fetus; **Nachw.:** Antikörpersuchtest*.

Anti|körper, kom|plette (↑): (engl.) *complete antibodies*; bi- od. multivalente Antikörper* (z. B. Klasse IgM), die nach Bindung ihres homologen Antigens* Sekundärreaktionen wie Agglutination, Präzipitation od. Zytolyse in Gang setzen; werden auch als Kochsalz- od. saline Antikörper bezeichnet, da sie im Milieu physiol. Kochsalzlösung eine sichtbare Reaktion hervorrufen; **Nachw.:** einfache Agglutinationsreaktion (Trübung od. Präzipitatbildung).

Anti|körper|mangel|syn|drom (↑) *n*: (engl.) *antibody deficiency syndrome*; Abk. AMS; angeb. Immundefekt* mit Immunglobulinmangel* aufgrund einer Fehlentwicklung der B-Lymphozyten.

Anti|körper, mono|klonale (↑): **1.** (engl.) *monoclonal antibodies*; Abk. mAK, MAK; von einem Klon reaktiv (benigne) od. autonom (neoplast.) proliferierter Plasmazellen* gebildete Antikörper* bei monoklonaler Gammopathie*; **2.** mit Hybridom-Zellklonen (meist murinen Ursprungs) hergestellte, homogene u. monospezif. Antikörper (s. Abb.); **Ind.:** 1. diagn. zum qual. u. quant. Antigen- u. Antikörpernachweis mit versch. Immunoassays* u. nach radioaktiver Markierung zur Tumorlokalisation in vivo; 2. therap. als Biologika* zur Hemmung chron. Entzündungsreaktionen u. bei hämat./onkolog. Erkrankungen auch in Form von Immunotoxinen u. Immunzytostatika; Einsatz muriner MAK mit verbleibender Immunogenität (Endung: -momab), chimärer MAK (Endung: -ximab), humanisierter MAK (Endung: -zumab) od. humaner MAK; s. Abciximab, Adalimumab, Alemtuzumab, Basiliximab, Bevacizumab, Cetuximab, Ibritumomab-Tiuxetan, Yttrium-90-markiertes; Infliximab, Natalizumab, Omalizumab, Palivizumab, Rituximab, Tocilizumab, Trastuzumab.

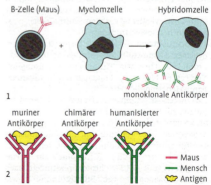

Antikörper, monoklonale: 1: Herstellung monoklonaler Antikörper mit Hybridomtechnik; 2: Übersicht [152]

Anti|körper, mono|valente (↑): (engl.) *univalent antibodies*; univalente Antikörper; Antikörper mit nur einem (z. B. Fab-Fragmente) od. 2 versch. Paratopen* (bispezifische Antikörper).

Anti|körper, natürliche (↑): s. Antikörper, reguläre.

Anti|körper, poly|klonale (↑): (engl.) *polyclonal antibodies*; Abk. pAK; durch unterschiedl. B-Zell-Klone (Plasmazellen*) gebildete, gegen versch. (hetero-

gene) antigene Determinanten eines Antigens gerichtete Antikörper*; können allen Klassen der Immunglobuline* angehören. Vgl. Antiserum.
Anti|körper, reguläre (↑): (engl.) *normal antibodies*; auch natürliche Antikörper, Normalantikörper; ohne nachweisbare Immunisierung im Serum Gesunder regelmäßig vorkommende Antikörper* v. a. der Klasse IgM; primär v. a. gegen bakterielle Antigene aus keimbesiedelten Körperregionen (insbes. der Darmflora) gerichtet; werden in den ersten Lebensmonaten gebildet u. reagieren mit best. körpereigenen Antigenen (Alloantigene, insbes. Blutgruppenantigene; s. Kreuzreaktion); vgl. Alloagglutinine.
Anti|körper-Spezifitäts|index (↑; Index*) *m*: ASI*.
Anti|körper|such|test (↑) *m*: (engl.) *antibody detection test*; Methode zum Nachw. kompletter u. inkompletter irregulärer Blutgruppenantikörper* im Serum, die für Transfusionszwischenfälle od. die Entstehung eines Morbus* haemolyticus fetalis bzw. Morbus* haemolyticus neonatorum relevant sein können; **Testverfahren**: s. Kolloidtest, Enzymtest, Antiglobulintest; bei positivem Ergebnis Antikörperdifferenzierung durch Prüfung der Reaktion mit best. Erythrozytenantigenen; **Anw.**: v. a. vor Bluttransfusionen, in der Schwangerenvorsorge. Vgl. Kreuzprobe.
Anti|körper|über|schuss (↑): s. Präzipitationsreaktion.
Anti|körper, uni|valente (↑): s. Antikörper, monovalente.
Anti|körper, zyto|phile (↑): (engl.) *cytophilic antibodies*; Antikörper*, die sich mit ihrem nichtantigenbindenden Molekülende (Fc-Fragment) über spezif. Fc-Rezeptoren an Zellen (u. a. Mastzellen, Makrophagen) der gleichen (homozytotrope Antikörper) od. einer anderen Species (heterozytotrope Antikörper) anlagern können u. dabei ihre Fähigkeit zur Bindung von Antigen behalten; z. B. Immunglobuline vom Typ IgE. Die Quervernetzung membrangebundener IgE-Moleküle durch Antigenbindung bewirkt eine Degranulation der Mastzellen. Vgl. Anaphylaxie.
Anti|körper, zyto|toxische (↑): (engl.) *cytotoxic antibodies*; syn. zytolytische Antikörper, Zytolysine; Antikörper*, die antigentragende Zellen unter Verbrauch von Komplement* lysieren; gegen körpereigene Zellen gerichtete z. A. werden als Autolysine bezeichnet.
Anti|kon|vulsiva (↑; Konvulsion*) *n pl*: Antiepileptika*.
Antikus|lähmung (lat. anticus vorderer): (engl.) *laryngoplegia*; s. Kehlkopflähmung (Abk. dort).
Anti-La/SS-B-Anti|körper (Anti-*): (engl.) *anti-La/SS-B antibodies*; antinukleäre Antikörper*, die gegen ein RNA-bindendes Ribonukleoprotein (M_r 48 000) in Zellkern u. Zytoplasma gerichtet sind; diagn. Bedeutung bei primärem Sjögren*-Syndrom, subakutem kutanem Lupus* erythematodes u. neonatalem Lupus* erythematodes (häufig zus. mit Anti*-Ro/SS-A-Antikörpern).
Anti-LC1-Anti|körper (↑): (engl.) *anti-LC1 antibodies*; Kurzbez. für Anti-Leber-Z(**C**)ytosol-Antigen Typ 1-Antikörper; gegen Formiminotransferase-Cyclodeaminase gerichtete Autoantikörper*; **Vork.**: bei autoimmuner Hepatitis Typ 2 (bei ca. 30 % der Pat.,

häufig koinzident mit Anti*-LKM-Antikörper, nur in 10 % alleiniger Marker), Titer korreliert evtl. mit Krankheitsaktivität; **Nachw.**: indirekte Immunofluoreszenz, Western-Blotting-Methode. Vgl. Hepatitis, chronische.
Anti|lipid|ämika (↑; Lip-*; -ämie*) *n pl*: Lipidsenker*.
Anti-LKM-Anti|körper (↑): (engl.) *anti-LKM antibodies*; Autoantikörper*, die sich gegen Leber- u. Nieren- (engl. kidney) Mikrosomen richten; **Formen**: 1. Anti-LKM1-A. erkennen Zytochrom-P450-IID6 als Antigen, typisch bei autoimmuner Hepatitis Typ 2, auch bei chron. Hepatitis C; 2. Anti-LKM2-A. können nach Arzneimittel induzierter Hepatitis auftreten; 3. Anti-LKM3-A. richten sich gegen die UDP-Glukuronyltransferase; **Vork.**: bei autoimmuner Hepatitis Typ 2 u. chron. Hepatitis D; vgl. Hepatitis, chronische.
Anti-MAS-Anti|körper (↑): bei autoimmuner Myositis* nachweisbare gegen 4S-rRNA gerichtete Autoantikörper*.
Anti|meta|boliten (↑; metabolisch*) *m pl*: (engl.) *antimetabolites*; Substanzen, die aufgrund struktureller Ähnlichkeit mit Metaboliten die Fähigkeit zur Bindung einen Stoffwechselprozess blockieren od. beeinträchtigen; **Einteilung**: 1. strukturähnl. A.: konkurrieren aufgrund chem. Ähnlichkeit mit dem Metaboliten ohne Übernahme der Funktion; 2. strukturverändernde A.: binden den Metaboliten, was dessen Funktion od. Resorption verhindert od. den Metaboliten chem. modifiziert; 3. indirekt wirkende A.: beeinträchtigen die Funktion des Metaboliten z. B. über Bindung von Ionen; **Anw.**: als Folsäure*-Antagonisten, Aminosäure-Antagonisten sowie Purin- u. Pyrimidin-Antagonisten, spez. in der Chemotherapie maligner Tumoren; vgl. Zytostatika.
Anti-Mi2-Anti|körper (↑): (engl.) *anti-Mi2 antibodies*; gegen nukleäre Helikase u. ATPase gerichtete Autoantikörper*; **Vork.**: autoimmune Myositis* (insbes. Dermatomyositis); **Nachw.**: ELISA*, Western*-Blotting-Methode, indirekter Immunfluoreszenztest* auf Hep-2–Zellen (feingranuläres, nukleäres Fluoreszenzmuster mit Aussparung der Nucleoli).
Anti|mitotika (↑) *n pl*: Mitosehemmstoffe*.
Antimon *n*: (engl.) *antimony*; Stibium; Symbol Sb; rel. Atommasse 121.75, OZ 51; zur Stickstoffgruppe gehörendes, 3- u. 5-wertiges unedles Metall; Anreicherung in der Leber (bis zu 20-fach) u. in der Schilddrüse (bis zu 200-fach); biol. HWZ bezogen auf Knochen u. Lungen 100, auf versch. andere Organe 4–40 u. auf den ganzen Körper durchschnittl. ca. 40 Tage; **Verw.**: begrenzt als Legierungsbestandteil; med. Anw.: 5-wertige Antimonverbindungen wie Natrium*-Stibogluconat u. Meglumin-Antimonat bei Leishmaniasen* (spez. Kala-Azar); wegen ihrer Toxizität jedoch nur als 3. Wahl nach liposomalem Amphotericin B u. Miltefosin.
Antimon|in|toxikation (Intoxikation*) *f*: (engl.) *antimony poisoning*; seltene, der Arsenintoxikation* sehr ähnl. Vergiftungsform nach Einnahme von Antimon*; nach chron. Inhalation sog. Antimonstaublunge (sog. Antimonose); vgl. Pneumokoniose.

Anti-Müller-Hormon (Anti-*; Johannes P. M., Physiol., Anat., Berlin, 1801–1858; Horm-*) *n*: (engl.) *anti mullerian hormone*; Abk. AHM; Hormon, das während der fetalen sexuellen Differenzierung die Ausbildung der Müller*-Gänge bei männlichen Individuen verhindert.

Anti|muta|gene (↑; lat. *mutare* verändern; -gen*) *n pl*: (engl.) *antimutagens*; Agenzien mit der Fähigkeit, die spontane od. induzierte Mutationsrate* herabzusetzen; **Hauptgruppen: 1.** Sulfhydrylverbindungen; **2.** stark reduzierend wirkende Substanzen; **3.** Alkohole; **4.** Salze von Carbonsäuren*.

Anti|mykotika (↑; Myk-*) *n pl*: (engl.) *antimycotics*; Wachstum u. Vermehrung von Pilzen hemmende (fungistatisch wirkende) bzw. Pilze abtötende (fungizid wirkende) Substanzen, die zur top. u./od. system. Behandlung lokaler u./od. system. Mykosen* eingesetzt werden; **Einteilung: I.** Hemmstoffe der Ergosterin-Biosynthese (wesentlich für den Aufbau der Zellwand): **1.** Azole (fungistatisch bis fungizid): **a)** Imidazole, z. B. Bifonazol*, Clotrimazol*, Miconazol*, Econazol*, Ketoconazol* (top.); s. Imidazolderivate; **b)** Triazole, z. B. Itraconazol*, Fluconazol* u. Voriconazol* (system.); **2.** Allylamine: Squalenepoxidase-Hemmer, z. B. Naftifin*, Terbinafin* (top.); Breitband-A. mit fungizider Wirkung, insbes. gegenüber Dermatophyten, weniger wirksam gegenüber Hefepilzen; **II.** Echinocandine: hemmen 1,3-Beta-D-Glukan-Enzym-Komplex (bei der Zellwandsynthese von Bedeutung), z. B. Anidulafungin*, Caspofungin*, Micafungin*; **III.** Polyene (fungizid): erhöhen Durchlässigkeit der Pilz-Zellmembranen (auch der Patientenzellen, deshalb tox. UAW möglich), z. B. Nystatin*, Natamycin* (top.), Amphotericin* B (system.); **IV.** Antimetabolite als Hemmstoffe der DNA-Synthese: Flucytosin* (system.); **V.** Bildung reaktiver Sauerstoffverbindungen: Ciclopiroxolamin* (top.); **VI.** Hemmung des Spindelapparats bei Kernteilung: Griseofulvin* (fungistatisch, topisch); **Ind.:** Haut-, Schleimhaut- u. Systemmykosen* (s. Candidose); bei Dermatophyten bevorzugt top., bei schwerem Befall auch system. Behandlung mit Breitband-A.; in vielen Fällen ermöglicht die mikroskop. Untersuchung zus. mit dem klin. Bild eine vorläufige Zuordnung zu einer Erregergruppe u. damit die Wahl des Antimykotikums. Basistherapeutikum als Breitband-A. ist Fluconazol. Eine Bestätigung durch kulturellen Erregernachweis ist mit wenigen Ausnahmen (z. B. Malassezia furfur) stets erforderl. (s. Pilzdiagnostik). Für die lokale u. perorale Behandlung von Mykosen ist das enge therap. Wirkungsspektrum einiger A.-Klassen zu berücksichtigen. Die nephro- u. ototox. Wirkung von Amphotericin B wird durch liposomales Amphotericin B reduziert bei günstigerer Pharmakokinetik. Zusatz eines Cyclodextrinderivats als Lösungsvermittler ermöglicht die orale od. intravenöse Gabe des lipophilen Itraconazol. **Kontraind.:** bei systemischer Anw. u. a. Schwangerschaft u. Stillzeit, Allergie, schwere Lebererkrankung; **UAW:** bei system. Anw. selten gastrointestinale Störungen (Azolderivate, Flucytosin, Griseofulvin); häufig Fieber, Schüttelfrost, Kopfschmerz, Übelkeit, Erbrechen, Blutbildveränderung, seltener Nephro- u. Neurotoxizität u. a. (Amphotericin B); Leberzellschädigung, Thrombou. Neutropenie, vereinzelt Agranulozytose (Flucytosin); Kopfschmerz, Photosensibilisierung (Griseofulvin); bei top. Anw. vorwiegend lokale Reaktionen.

Anti|neutrino (↑; lat. *neuter* keiner von beiden) *n*: (engl.) *antineutrino*; Antiteilchen des Neutrinos*; Elementarteilchen*, das beim radioaktiven Betaminus-Zerfall (s. Betazerfall) entsteht.

Anti|nozi|zeption (↑; Nozizeption*) *f*: (engl.) *antinociception*; spezif. Blockade des nozizeptiven Systems (s. Schmerzleitung), z. B. durch Narkose*; vgl. Analgesie; Nozizeption.

Anti-Null (↑): s. Anti-H.

Anti|östro|gene (↑; Östr-*; -gen*) *n pl*: (engl.) *antiestrogens*; Östrogen-Rezeptor-Antagonisten; hemmen Wirkung der Östrogene* an den Erfolgsorganen durch partielle (Tamoxifen*, Toremifen*) od. vollständige (Fulvestrant*) Blockade des Östrogen-Rezeptors sowie zusätzl. durch Verhinderung der Bindung von 2 Östrogen-Rezeptoren untereinander u. Beschleunigung des Östrogen-Rezeptor-Abbaus; **Ind.:** Mammakarzinom*; **UAW:** Hitzewallung, Übelkeit, vaginale Blutung, Thromboembolien. Vgl. Hormon-Rezeptoren.

Anti|oxidanzien (↑; Ox-*) *n pl*: (engl.) *antioxidants*; leicht oxidierbare Stoffe, die durch ihr niedriges Redoxpotential andere Stoffe (z. B. in Lebensmitteln) vor unerwünschter Oxidation* schützen; natürl. A. sind z. B. Tocopherole*), Ascorbinsäure*, Selen*, Schwefeldioxid; zu den synthet. A. zählen z. B. Butylhydroxyanisol u. Butylhydroxytoluol. **Verw.:** Da A. inf. ihrer antioxidativen Wirkung u. U. die Entstehung von Freien* Radikalen verhindern können, wird ihnen eine präventive Funktion hinsichtlich best. Erkr. zugeschrieben. Konservierungsstoffe für Lebensmittel u. Kosmetika.

Anti-PCNA-Anti|körper (↑): (engl.) *anti-PCNA antibodies*; antinukleäre Antikörper*, die gegen im Zellzyklus während des Übergangs der G_1- zur S-Phase exprimierte Antigene (engl. *proliferating cell nuclear antigen*), u. a. gegen das Hilfsprotein der DNA-Polymerase delta u. Zyklin, gerichtet sind; **Vork.:** bei systemischem Lupus* erythematodes u. a. Kollagenosen*.

Anti|peri|staltik (↑; Peristaltik*) *f*: (engl.) *antiperistalsis*; syn. Anisoperistaltik; der von oral nach anal gerichteten Peristaltik* entgegengesetzte Bewegung des Verdauungstrakts; **Vork.:** v. a. vom Colon ascendens bis zum Colon transversum.

Anti|phlogistika (↑; Phlogistika*) *n pl*: (engl.) *antiphlogistics*; i. w. S. Mittel mit entzündungshemmender Wirkung (einschließlich Kortikoide*); i. e. S. nichtsteroidale Antiphlogistika*.

Anti|phlogistika, nicht|steroidale (↑; ↑) *n pl*: (engl.) *nonsteroidal antiinflammatory drugs* (Abk. NSAID); syn. nichtsteroidale Antirheumatika (Abk. NSAR); antiphlogist., analgetisch u. antipyretisch wirkende Derivate org. Säuren; Salicylsäure- (z. B. Acetylsalicylsäure) u. Pyrazolonderivate* (z. B. Phenylbutazon) wirken v. a. antipyret.; Derivate der Arylessigsäure, Arylpropionsäure (z. B. Naproxen, Diclofenac, Ibuprofen, Indometacin, Ketoprofen, Tiaprofensäure), Anthranilsäure, Oxicame* u. selektive Cyclooxygenase*-2-Inhibitoren wirken v. a. antiphlogist.; **Wirkung:** Hemmung der an der Prostaglandinsynthese beteiligten Cyclooxygenase*; **Ind.:** entzündl. u. schmerzhafte Erkr. (system. u. lokale Applikation); s. Antirheumatika; **Kontraind.:** Störungen der Hämatopoese; cave bei Magen- u. Duodenalulzera, Analgetikaintoleranz, Asthma bronchiale, Leber- u. Niereninsuffizienz, Hypertonie u. Herzinsuffizienz, Schwangerschaft u. Stillzeit; **UAW:** gastrointestinale Störungen (signifikant weniger häufig bei Cyclooxygenase-2-Inhibitoren) unterschiedl. Schweregrads (u. U. Ulcus ventriculi, evtl. parallele Gabe von Prostaglandin-E-Analoga od. H$_2$-Rezeptoren-Blocker, Protonenpumpen*-Hemmer); Asthma-Anfälle, Kopfschmerz, Ödeme, Störungen der Hämatopoese, Thrombozytopathie*, Leber- u. Nierenfunktion (selten nephrot. Syndrom), Überempfindlichkeitsreaktionen (Exanthem, Bronchospasmus, Blutdruckabfall, Ödeme, selten Schock), kardiovaskuläre Kompl. (z. B. Herzinfarkt, Schlaganfall) bei langfristiger hochdosierter Einnahme.

Anti|phospho|lipid-Anti|körper (↑; Phosphor*; Lip-*; -id*): (engl.) *antiphospholipid antibodies*; Abk. APA; Autoantikörper* der IgG-, IgA- u. IgM-Klasse, die sich gegen Phospholipide* im Komplex mit Beta-2-Glykoprotein I u. Prothrombinkomplex richten; klin. assoziiert mit primär od. sekundär bedingtem Antiphospholipid*-Syndrom; **Nachw.:** im ELISA (Anticardiolipin-Antikörper) od. funktionell durch verlängerte partielle Thromboplastinzeit (vgl. Lupusantikoagulans).

Anti|phospho|lipid-Syn|drom (↑; ↑; ↑; ↑) *n*: (engl.) *antiphospolipid syndrome*; Abk. APS; syn. Anticardiolipin-Syndrom; eigenständiges od. bei Kollagenosen* (v. a. bei systemischem Lupus* erythematodes) vorkommendes Krankheitsbild (meist bei jungen Frauen) mit Auftreten von Antiphospholipid*-Antikörpern; **Sympt.:** habituelle Aborte (inf. Plazentainfarkt, nach 10. SSW), art. u. venöse Verschlusskrankheiten*, rezidiv. Thromboseneigung (Hypertonie, Schlaganfall, Lungenembolie, Herzinfarkt, Niereninsuffizienz, Beinvenenthrombose, Migräne, psychiatr. Störungen, Epilepsie, Demenz), Hautveränderungen (Livedo racemosa, Raynaud*-Syndrom, Purpura, Ekchymosen, periunguale Splitterblutungen, Ulcus cruris, periphere Gangrän); vom Gefäßverschluss ist bei Rezidiven meist der gleiche Abschnitt (arteriell od. ve-

nös) betroffen; **Diagn.:** Kriterien (mind. 1 klin. u. 1 Laborkriterium) zur Diagnosestellung: s. Tab.; positiver Anticardiolipin-Antikörper-Test in 20 % konkordant mit Lupus-Inhibitor (verlängerter aPTT* auf >50 Sek.), 40 % mit falsch positivem VDRL*-Test; evtl. weitere auffällige Anomalien sind meist SLE bedingt; Kontrolle der pathol. Laborparameter im Abstand von 12 Wo.; **Sonderform:** Sneddon*-Syndrom; **Ther.:** lebenslange Thromboseprophylaxe mit oralen Antikoagulanzien* nach Gefäßverschluss; bei akuten Verschlüssen Thrombolyse; bei primären Erkr. Glukokortikoide u. a. Immunsuppressiva (nicht auf Dauer); bei habituellem Abort ASS evtl. kombiniert mit Heparin*. Vgl. Thrombophilie; Faktor-XII-Mangel.

Anti|plasmi̱ne (↑; -plasma*) *n pl*: (engl.) *antiplasmins*; syn. Antifibrinolysine; körpereigene intrinsische (plasmat.) Inhibitoren der Fibrinolyse*; **Wirkungsmechanismus:** Komplexbildung mit Plasmin, dadurch Hemmung der fibrino- bzw. proteolytischen Wirkung von Plasmin; **Formen: 1.** spontane Inhibitoren: Alpha-2-Antiplasmin (vgl. PAP-Komplex), Alpha-2-Makroglobulin; **2.** progressive Inhibitoren: Alpha-1-Antitrypsin, Alpha-1-Antiplasmin; **3.** Antithrombin* (früher Antithrombin III). Vgl. Blutgerinnung; Fibrinolyse-Inhibitoren.

Anti-PM/Scl-Anti|körper (↑): (engl.) *anti-PM/Scl antibodies*; Kurzbez. für Anti-**P**oly**m**yositis/**Scl**erodermie (engl. **scl**eroderma)-Antikörper; antinukleäre Antikörper* gegen PM/Scl-Partikel (sog. Exosomen); diagn. Bedeutung bei Überlappungssyndrom* aus Polymyositis u. systemischer Sklerose.

Anti|port (↑) *m*: s. Transport.

Anti|proto|zoen|mittel (↑): (engl.) *antiprotozoals*; antiparasitäre Chemotherapeutika* zur Behandlung von Protozoonosen (s. Protozoen); **Vertreter:** z. B. Chloroquin*, Lumefantrin*, Cotrimoxazol*, Metronidazol*, Natrium*-Stibogluconat, Nifurtimox*, Paromomycin*, Pentamidin*, Pyrimethamin*, Sulfadiazin*, Suramin*.

Anti|pyretika (↑; gr. πῦρ Fieber) *n pl*: (engl.) *antipyretics*; symptomat. Pharmaka gegen Fieber*; **Einteilung: 1.** Analgetika*; **2.** nichtsteroidale Antiphlogistika*; **Wirkungsmechanismus:** entweder über eine Hemmung der Prostaglandin-E-Synthese (unwirksam bei Hyperthermie*) od. (wie die Anilinderivate, z. B. Paracetamol) wahrscheinl. über die Hemmung eines Isoenzyms im Gehirn.

Anti|re|flux|plastik (↑; Reflux*; -plastik*) *f*: **1.** (engl.) *antireflux plasty*; (urol.) antirefluxive Ureterreimplantation; op. Korrektur des intramuralen Ureterverlaufs mit Ureterozystoneostomie* zur Verhinderung eines vesikoureterorenalen Refluxes*; **Formen:** z. B. Lich*-Grégoir-Operation, Politano*-Leadbetter-Operation, ureterale Ostiumunterspritzung; **2.** (chir.) op., meist laparoskop. viszeralchirurgisches Verf. zur Behebung der gastroösophagealen Refluxkrankheit*; vgl. Antirefluxprothese; Fundoplicatio.

Anti|re|flux|pro|these (↑; ↑; Prothese*) *f*: (engl.) *antireflux prosthesis*; syn. Angelchik-Prothese; Meth. zur Behandlung der Refluxösophagitis* bei Hiatushernie*; ein Silikonschlauch wird kragenförmig um den distalen Ösophagus platziert. Vgl. Fundoplicatio.

Antiphospholipid-Syndrom
Diagnosekriterien

Klinik
- venöse Thrombosen
- arterielle Thrombosen
- habituelle Aborte (Plazentainfarkte)
- Spätaborte

Laborbefund
- Lupus-Inhibitor (verlängerte partielle Thromboplastinzeit)
- Anticardiolipin-Antikörper (IgG, IgM) u./od.
- Anti-β2 GPI Antikörper (IgG, IgM); Nachweis mindestens 2-mal im Abstand von 12 Wochen

Antirheumatika

Anti|rheum<u>a</u>tika (↑; gr. ῥεῦμα das Fließen) *n pl*: (engl.) *antirheumatic drugs*; Arzneimittel zur Behandlung von Erkrankungen* des rheumatischen Formenkreises mit unterschiedl. Therapieansätzen; **1.** zur symptomatischen Ther. v. a. nichtsteroidale Antiphlogistika*, Analgetika* (kurzzeitig!), u. U. Muskelrelaxanzien u. Lokalanästhetika; **2.** Glukokortikoide*; **3.** Basistherapeutika (DMARD*) zum Verzögern des chron.-progredienten Verlaufs (z. B. Goldpräparate, Hydroxychloroquin, Penicillamin, Sulfasalazin) sowie Immunsuppressiva* (z. B. Methotrexat, Azathioprin, Ciclosporin, Cyclophosphamid, Leflunomid); **4.** sog. (immunsuppressiv wirkende) Biologika (DCART*): Antikörper gegen Entzündungsmediatoren u. Rezeptoren (Anakinra u. die TNF*-Blocker Infliximab, Etanercept, Abatacept, Adalimumab); **5.** kausale Ther., z. B. Antibiotika bei Infektion, harnsäuresenkende Mittel bei Gicht.

Anti-Rh-S<u>e</u>rum (↑; Sero-*) *n*: s. Anti-D-Prophylaxe.

Anti-Ro/SS-A-Anti|körper (↑): (engl.) *anti-Ro/SS-A antibodies*; antinukleäre Antikörper*, die sich gegen 2 in Zellkern u. Zytoplasma lokalisierte Ribonukleoproteine richten; **Einteilung** nach M_r: Anti-Ro/SS-A-52- u. Anti-Ro/SS-A-60-kDa-Antikörper; diagn. **Bedeutung** bei primärem Sjögren*-Syndrom, neonatalem Lupus* erythematodes (meist zus. mit Anti*-La/SS-B-Antikörpern), systemischem Lupus* erythematodes u. subakut kutanem Lupus* erythematodes (häufiger Anti-Ro/SS-A-60-kDa-Antikörper).

Anti-Scl70-Anti|körper (↑): (engl.) *anti-Scl70 antibodies*; antinukleäre Antikörper*, die sich gegen DNA-Topoisomerase I (denaturiert M_r 70 000) richten; hochspezif. u. sensitiv zur Diagn. der progressiven systemischen Sklerose*.

<u>A</u>nti|sense-Nukleot<u>i</u>de (↑) *n pl*: (engl.) *antisense nucleotides*; kurzer synthet. DNA- od. RNA-Einzelstrang (ca. 15–25 Nukleotide), der sich sequenzspezif. an RNA*, in einer Tripelhelix an doppelsträngige DNA* od. unspezif. an Proteine anlagert u. die Entstehung best. Proteine bzw. ihre Wirkung blockiert; **Anw.:** experimentell in der Tumortherapie u. bei HIV- od. Zytomegalie-Virus-Infektion zur Bindung viraler Nukleinsäuren.

Anti|s<u>e</u>psis (↑; Sepsis*) *f*: (engl.) *antisepsis*; auch Antiseptik; Maßnahmen zur Abtötung, irreversiblen Inaktivierung u. Wachstumshemmung von an lebenden Geweben haftenden Mikroorganismen unter Verw. chem. Substanzen; dient der Proph. u. Bekämpfung von Infektionen. Vgl. Antiseptika; Asepsis; Desinfektion.

Anti|s<u>e</u>ptika (↑; ↑) *n pl*: (engl.) *antiseptics*; mikrobizide od. viruzide Wirkstoffe zur prophylakt. Antisepsis auf Haut- u. Schleimhäuten sowie zur Ther. lokaler Infektionen (auch mikrobiostat. wirkende Substanzen); vgl. Desinfektionsmittel.

Anti|s<u>e</u>rum (↑; Sero-*) *n*: (engl.) *antiserum*; Serum, das Antikörper gegen ein (monospezifisches A.) od. mehrere (polyspezifisches A.) best. Antigene bzw. Epitope enthält; wird gewonnen bei spez. zu diesem Zweck immunisierten Tieren od. von Menschen, die eine best. Erkr. durchgemacht haben. Aufgrund der Heterogenität des Immunantwort enthält das A. gegen ein Antigen unterschiedl. Antikörper (von versch. Plasmazellklonen produziert, sog. polyklonale Antikörper*). **Anw.:** zur Diagn. (z. B. Blutgruppenbestimmung*, Identifizierung von Krankheitserregern), Serumprophylaxe* u. Serumtherapie*, i. R. von Transplantationen (z. B. als Antithymozytenglobulin*). Vgl. Serumkrankheit; Antikörper, monoklonale.

Anti|skabi<u>o</u>sa (↑; Scabies*) *n pl*: (engl.) *scabiecides*; Mittel gegen Scabies*; z. B. Permethrin, Benzylbenzoat*, Crotamiton*, Schwefel (10 %).

Anti-SLA/LP-Anti|körper (↑): (engl.) *anti-SLA/LP antibodies*; spezif. Autoantikörper* gegen lösliches Leberantigen/Leber-Pankreas-Antigen (engl. **s**oluble **l**iver **a**ntigen/**l**iver **p**ancreatic antigen, Abk. SLA/LP); als SLA/LP wurde das UGA-Suppressor-tRNA-assoziierte Protein identifiziert; **Vork.:** bei autoimmuner Hepatitis Typ 1/Typ 3; Sensitivität 15–30 %, Nachw. assoziiert mit ungünstiger Prognose (höhere Mortalität, häufiger Lebertransplantationen); **Nachw.:** ELISA, Western-Blotting-Methode. Vgl. Hepatitis, chronische.

Anti-SMA-Anti|körper (↑): (engl.) *anti-SMA antibodies*; gegen glatte Muskulatur (engl. **s**mooth **m**uscle **a**ntigen) gerichtete Autoantikörper*, die v. a. F-Aktin als Antigen erkennen; **Vork.:** u. a. autoimmune Hepatitis, Virushepatitis, Postmyokardinfarktsyndrom*, Postkommissurotomiesyndrom*.

Anti|spasm<u>o</u>dika (↑; Spas-*) *n pl*: Spasmolytika*.

Anti-Sp<u>e</u>rmien-Anti|körper (↑): (engl.) *anti-sperm antibodies*; Abk. ASA; im Serum, im Seminalplasma od. direkt an Spermien gebundene Antikörper, im Ejakulat vorwiegend Antikörper der Klasse IgG u. IgA; führen ggf. zu einer Störung der Fertilität durch Beeinträchtigung der Motilität der Samenzellen sowie deren Fähigkeit zur Penetration im Zervikalschleim. Auch können ASA mit der Akrosomreaktion u. mit der Spermienbindung an die Zona pellucida interferieren.

Anti-SRP-Anti|körper (↑): (engl.) *anti-SRP antibody*; gegen das Ribonukleoprotein **s**ignal **r**ecognition **p**article gerichteter antinukleärer Antikörper*; **Vork.:** spezif. bei Myositis*; assoziiert mit schwerer Verlaufsform einer Polymyositis; **Nachw.:** Western-Blotting-Methode, indirekter Immunfluoreszenztest auf Hep-2-Zellen (nukleoläres u. granulär zytoplasmat. Fluoreszenzmuster).

Anti|staphylo|lys<u>i</u>n (↑; gr. σταφυλή Traube; Lys-*) *n*: (engl.) *antistaphylohemolysin*; Antikörper* gegen Staphylolysin (Alphahämolysin der Staphylokokken); **Nachw.:** nach Infektion mit Staphylokokken im Serum.

Anti|strepto|dorn<u>a</u>se-B-Test (↑; Strept-*) *m*: Anti*-DNase-B-Test.

Anti|strepto|kin<u>a</u>se (↑; ↑; Kin-*) *f*: spezif. Antikörper gegen Streptokinase*; Erfassung im Streptokinaseresistenztest*.

Anti|strepto|lys<u>i</u>n (↑; ↑; Lys-*) *n pl*: (engl.) *antistreptolysins*; Abk. ASL; früher ASO; gegen Toxine (Streptolysine*, v. a. Streptolysin O) von (hämolysierenden) Streptokokken der serol. Gruppen A, C u. G gerichtete neutralisierende Antikörper*; Angabe des Antistreptolysintiters (Abk. AST) in Antistreptolysineinheiten (Abk. ASE); erhöht bei Streptokokkeninfektion (z. B. Tonsillitis, Scharlach) u. Folgeerkrankung (z. B. rheumat. Fieber, Glomerulonephritis); Bestimmung der A. im Serum zum

Nachw. einer Infektion od. als Verlaufsparameter. Vgl. Rheumatest..

Anti|sympatho|tonika (↑; Sympathikus*; Tonika*) *n pl*: (engl.) *antisympathotonic agents*; Sympatholytika*, die die Aktivität noradrenerger Neurone im ZNS od. den peripheren Sympathikotonus herabsetzen; **Wirkungsmechanismus: 1.** Entspeicherung od. Hemmung der Wiederaufnahme von Noradrenalin* in die Vesikel der präsynapt. sympath. Nervenendigungen (z. B. Reserpin*); **2.** Verhinderung der Freisetzung von Noradrenalin durch Hemmung der Weiterleitung der Impulse vom Zellkörper zur Nervenendigung (z. B. Guanethidin); **3.** zentrale α_2-adrenerg vermittelte Hemmwirkung auf Sympathikusneurone (z. B. Methyldopa*, Clonidin*); **4.** Ganglien*-Blocker; **Anw.:** u. a. als Antihypertensiva*.

Anti|synthetase-Anti|körper (↑): (engl.) *anti-synthetase antibodies*; Autoantikörper* gegen Transfer-RNA-Synthetasen; am häufigsten ist Anti-Jo1, der sich gegen Histidyl-tRNA-Synthetase richtet; diagn. spezif. bei Antisynthetase*-Syndrom.

Anti|synthetase-Syndrom (↑) *n*: (engl.) *antisynthetase syndrome*; Überlappungssyndrom bei Kollagenosen*, benannt nach den gegen verschiedene tRNA-Synthetasen gerichteten Leitantikörpern (z. B. Überlappung mit Polymyositis* u. progressive systemische Sklerose* mit Nachw. von Anti-Jo1); Gynäkotropie (w : m = 3 : 1).

Anti|teilchen (↑): (engl.) *antiparticles*; zu jedem Elementarteilchen* existierendes Teilchen gleicher Masse u. unterschiedl. Ladung bzw. Richtung des magnet. Moments (bei Teilchen ohne Ladung); nicht beständig, zerstrahlt zus. mit dem entspr. Elementarteilchen (Paarvernichtung*).

Anti|thrombine (↑; Thromb-*) *n pl*: (engl.) *antithrombins*; Abk. AT; im Plasma physiol. vorhandene Substanzen, die Thrombin* inaktivieren u. dadurch die Blutgerinnung* hemmen; **Einteilung: 1.** AT I: aus Fibrinogen entstehendes Fibrin, das Thrombin adsorptiv anlagert; **2.** AT II (syn. Heparincofaktor II): Cofaktor für Heparin u. Dermatansulfat; **3.** AT III (heute klin. i. d. R. als Antithrombin bezeichnet; syn. Heparincofaktor): bindet Thrombin im TAT*-Komplex; bildet einen Komplex mit Heparin (essentiell für die Heparinwirkung), der die AT-III-Wirkung (auf Thrombin) beschleunigt u. die Blutgerinnungsfaktoren VIIa, Xa, IXa, XIa, u. Plasmin* inaktiviert (vgl. Antiplasmine); **4.** AT IV: aus Prothrombin entstehendes AT; **5.** AT V: Gammaglobulin **6.** AT VI: Fibrinspaltprodukte*; **7.** AT VII: Alpha-2-Makroglobulin. Vgl. AT-Test.

Anti|thrombin-Mangel (↑; ↑): (engl.) *antithrombin deficiency*; früher Antithrombin-III-Mangel; hereditäre od. erworbene Thrombophilie* inf. Mangels an Antithrombin* III; **Häufigkeit:** ca. 0,3 % aller Thrombosen od. Embolien; **Ätiol.: 1.** hereditär: autosomal-dominant erbl. Mutation im Gen für Antithrombin (Genlocus 1q23-q25); Vork. v. a. bei jungen Erwachsenen; Prävalenz 1 : 5000; **a)** Typ I: serol. Antithrombinkonzentration <70 % des Normalwertes; **b)** Typ IIa: gerinnungsphysiol. Aktivität von Antithrombin <70 % der Norm bei normaler serol. Konz. u. erhaltener Heparinbindungsstelle; **c)** Typ IIb: gerinnungsphysiol. Aktivität von Antithrombin <70 % der Norm mit defekter serol. Konz. u. defekter Heparin-Bindungsstelle; **d)** Typ III: verminderte gerinnungsphysiol. Aktivität u. Antithrombinkonzentration; **2.** erworben: z. B. inf. Leberzirrhose, bei Verbrauchskoagulopathie u. Sepsis; **Klin.:** rezidiv. Thrombose u. Embolie.

Anti|thrombose|strumpf (↑; ↑; -osis*): s. Thromboseprophylaxe.

Anti|thrombotika (↑; ↑) *n pl*: (engl.) *antithrombotics*; Sammelbez. für Antikoagulanzien* u. Thrombozytenaggregations*-Hemmer. Vgl. Thromboseprophylaxe; Embolieprophylaxe.

Anti|thymo|zyten|globulin (↑; Thymus*; Zyt-*; Globus*) n: (engl.) *antithymocyte globulin*; Abk. ATG; veraltet Antilymphozytenserum; gegen T*-Lymphozyten gerichtetes Antiserum; wird durch Immunisierung von Tieren (z. B. Pferde) gegen humane Lymphozyten gewonnen u. ist v. a. gegen zirkulierende T-Lymphozyten gerichtet, die wahrscheinl. unter Beteiligung von Komplement zerstört u. durch Phagozytose* eliminiert werden (Unterdrückung insbes. der zellvermittelten Immunität*); **Ind.: 1.** Unterdrückung der Transplantatabstoßung (s. Abstoßungsreaktion); **2.** Behandlung von (zellvermittelten) Autoimmunkrankheiten* (z. B. aplastische Anämie); **UAW:** durch Schwächung der immun. Abwehr ggf. Entw. bakterieller u. viraler Infektionen u. Tumoren; Gefahr der Entw. einer Serumkrankheit* gemindert durch alleinige Verabreichung der Gammaglobulinfraktion des ATG. Vgl. Immunsuppression.

Anti|toxine (↑; Tox-*) *n pl*: (engl.) *antitoxins*; (immun.) Bez. für mikrobielle, pflanzl. od. tierische Toxine neutralisierende Antikörper* (meist Immunglobuline* der Klasse IgG); **Nachw.:** durch Schutzversuch am Tier od. Präzipitation; therap. **Anw.:** bei Botulismus, Diphtherie, Gasbrand, Tetanus od. gegen Schlangengift.

Anti|toxin|einheit (↑; ↑): (engl.) *antitoxin unit*; Abk. AE; auch Immunitätseinheit (Abk. IE); die Serummenge, die aufgrund ihres Gehalts an spezif. Antitoxinen* 100 tödl. Dosen eines best. Toxins (bei Diphtherietoxin z. B. bezogen auf ein 250 g schweres Meerschweinchen) neutralisieren kann. Als Standard dient lyophilisiertes Trockenserum mit bekanntem Antitoxingehalt.

Anti|tragus (↑; Tragus*) *m*: (engl.) *antitragus*; Gegenbock; dem dem Tragus* gegenüber liegende Teil der Ohrmuschel zwischen Antihelix u. Ohrläppchen; s. Ohr, äußeres.

Anti-Trendelenburg-Lagerung (↑; Friedrich T., Chir., Rostock, Bonn, Leipzig, 1844–1924): (engl.) *anti-Trendelenburg's position*; syn. Fußtieflagerung; Schräglagerung des Pat. (ca. 20–30°) mit hoch gelagertem Kopf u. Oberkörper sowie tiefliegenden Beinen; **Ind.:** u. a. pAVK* der unteren Extremität; Spinalanästhesie* mit hyperbarer Lokalanästhetikalösung; evtl. zur Aspirationsprophylaxe* i. R. der Blitzeinleitung*. Vgl. Trendelenburg-Lagerung; Lagerung.

Anti|trypsin (↑) *n*: s. Alpha-1-Antitrypsin; Trypsin-Inhibitoren.

Anti|tuberkulotika (↑; Tuberkel*) *n pl*: (engl.) *antituberculotics*; syn. Tuberkulostatika; Chemotherapeutika mit bakteriostat. bis bakterizider Wirkung gegen Mycobacterium* tuberculosis u. atyp. Mykobakterien; **Einteilung: 1.** Arzneimittel der 1. Wahl, z. B. Isoniazid, Rifampicin, Pyrazinamid, Ethambutol, Streptomycin; **2.** Arzneimittel der 2. Wahl, z. B. Protionamid, Ciprofloxacin, Teridizon, p-Aminosalicylsäure; **3.** in Deutschland nicht im Handel befindl. Substanzen Capreomycin, Cycloserin, Ethionamid, Thioacetazon; **Ind.:** Tuberkulose*; Einsatz mehrerer Arzneimittel in Komb. zur gleichzeitigen Erfassung unterschiedl. Bakterienpopulationen hinsichtl. Wachstum (schnell bzw. langsam, in saurem bzw. neutralem Milieu) u. Lage (extra- bzw. intrazellulär) u. damit Vorbeugung von Resistenzentwicklung; Einsatz der Arzneimittel der 2. Wahl u. ggf. der in Deutschland nicht im Handel befindl. Substanzen z. B. bei Resistenzen gegen die Arzneimittel der 1. Wahl, bei komplizierten Rezidivbehandlungen, bei multiplen Unverträglichkeiten sowie in der Ther. von Infektionen mit atypischen Mykobakterien*.

Anti|tussiva (↑; Tussis*) *n pl*: (engl.) *antitussives*; hustenhemmende Arzneimittel; **Vertreter: 1.** zentral wirkende A. (Hemmung der reflektor. Erregbarkeit des Hustenzentrums in Medulla oblongata; wirken auch analget. u. atemdepressiv sowie in unterschiedl. Maß suchterzeugend): Opioide, z. B. Codein* u. Derivate (Dihydrocodein*, Hydrocodon*), sowie (nicht am Opioid-Rezeptor, sondern am zentralen Sigma-Rezeptor bindend, daher kaum atemdepressiv) Noscapin* u. Dextromethorphan; **2.** peripher wirkende A. (vermindern Empfindlichkeit der Husten-Rezeptoren der tracheobronchialen Schleimhäute; vgl. Hustenreflex): Pentoxyverin, Benproperin*; UAW: gastrointestinale Beschwerden, Müdigkeit, selten Krampfanfälle u. Atemdepression, Beeinträchtigung der Fähigkeit zur Teilnahme am Straßenverkehr; **3.** pflanzl. Hustenmittel: z. B. Efeuextrakte, Eibisch u. Isländisches Moos; **Ind.:** unproduktiver, trockener Husten*.

Anti-U1-RNP-Anti|körper (↑): (engl.) *anti-U1 RNP antibodies*; antinukleäre Antikörper*, die in dem am Spleißen beteiligten U1-Ribonukleoproteinkomplex Antigene erkennen; **Vork.:** bei Kollagenosen*, bes. bei Überlappungssyndromen*, z. B. Sharp*-Syndrom.

Anti|vitamine (↑; lat. vita Leben) *n pl*: (engl.) *antivitamins*; Vitamin*-Antagonisten.

Anti-Zentro|mer-Anti|körper (↑; Centr-*; gr. μέρος Teil, Anteil): (engl.) *anti-centromer antibodies*; gegen Zentromere* gerichtete antinukleäre Antikörper*; diagn. Bedeutung beim CREST*-Syndrom. Vgl. Autoantikörper.

Anti|zipation, genetische (lat. anticipere vorwegnehmen) *f*: (engl.) *genetic anticipation*; Bez. für das bei einigen genet. Krankheiten (z. B. myotonische Dystrophie*, Syndrom* des fragilen X-Chromosoms) vorkommende Phänomen, das durch immer früheres Auftreten od. schwerere Ausprägung der Sympt. in nachfolgenden Generationen gekennzeichnet ist.

Antoni-Typen *m pl*: (engl.) *Antoni type neurilemmomas*; histologisch unterschiedliche Wachstumsmuster (Antoni-Typ A u. B) innerhalb eines Neurinoms*.

Anton-Syn|drom (Gabriel A., Neurol., Graz, Halle, 1858–1933) *n*: (engl.) *Anton's syndrome*; Anosognosie* einer kortikalen Blindheit durch zusätzl. Läsionen v. a. in der rechten parietotemporalen Hemisphäre.

Antr-: Wortteil mit der Bedeutung Höhle; von lat. antrum.

antral (↑): das Antrum* pyloricum betreffend.

Antrieb: (engl.) *impulse*; innere treibende Kraft i. S. von Energie u. Initiative zur zielgerichteten Aktivität als Voraussetzung psych. u. phys. Leistungen; vgl. Antriebsstörung.

Antriebs|störung: (engl.) *drive disorder*; (psych.) Änderung des Antriebsverlaufs, z. T. als typ. Bestandteil best. psych. Erkrankungen; **Formen: 1.** Antriebssteigerung bei Manie* u. maniformen Zustandsbildern od. org. Psychose*; **2.** Antriebsminderung bei Depression* (bis hin zu völliger Antriebshemmung) u. Residualzuständen schizophrener Erkr. (z. B. schizophrenes Residuum).

Antritis (Antr-*; -itis*) *f*: Entz. des Antrum* mastoideum; s. Mastoiditis, okkulte.

Antro|skopie (↑; -skopie*) *f*: (engl.) *antroscopy*; Form der Sinuskopie* zur endoskop. Untersuchung der Kieferhöhle, entweder vom unteren Nasengang aus od. über die Fossa canina im Mundvorhof; durch die CT-Diagnostik als Routinemethode weitgehend abgelöst.

Antro|tomie (↑; -tom*) *f*: (engl.) *antrotomy*; op. Erweiterung des Antrum* mastoideum als Minimalvariante der Mastoidektomie*, z. B. als sog. Antrumkontrolle bei der Op. eines Cholesteatoms*.

Antrum (lat.) *n*: (engl.) *antrum*; Höhle.

Antrum mastoideum (↑) *n*: (engl.) *mastoid antrum*; mit Schleimhaut ausgekleideter Hohlraum, der mit den Cellulae* mastoideae des Warzenfortsatzes u. über den Aditus* ad antrum mastoideum mit der Paukenhöhle verbunden ist.

Antrum pyloricum (↑) *n*: (engl.) *pyloric antrum*; an der Incisura angularis der kleinen Magenkurvatur beginnender, präpylor. Abschnitt der Pars pylorica gastricae; vgl. Magen; Gastrin.

Anulo|plastik (lat. anulus Ring; -plastik*) *f*: (engl.) *anuloplasty*; chir. od. interventionelle Verkleinerung einer erweiterten u. insuffizienten Mitral-, Trikuspidal od. Aortenklappe durch Naht (Raffung) od. Implantation einer offenen od. geschlossenen Ringprothese; **Formen:** Merendino-Technik, de Vega-Plastik, Gerbode-Plastik. Vgl. Valvuloplastik.

Anulo|zyten (↑; Zyt-*) *m pl*: (engl.) *anulocytes*; Bez. für ringförmige Erythrozyten* inf. Hämoglobinmangels bei Eisenmangelanämie*.

Anulus (lat.) *m*: (engl.) *ring*; Ring.

Anulus femoralis (↑) *m*: (engl.) *femoral ring*; Schenkelring; medial in der Lacuna vasorum gelegener, durch das bindegewebige Septum femorale verschlossener Eingang in den Canalis* femoralis, begrenzt von Lig. inguinale, Pecten ossis pubis, Lig. lacunare u. V. femoralis; Inhalt: Rosenmüller-Cloquet-Lymphknoten.

Anulus fibrosus (↑) *m*: **1.** (engl.) *anulus fibrosus*; Faserknorpelring um den Nucleus pulposus der Bandscheibe*; **2.** (engl.) *fibrous ring*; bindegewebiger Faserring an der Herzostien, an denen die Segelklappen entspringen; vgl. Herzskelett.

Anulus inguinalis (↑) *m*: (engl.) *inguinal ring*; Leistenring; Pforte (Öffnung) des Canalis* inguinalis:

1. innere: A. i. profundus (syn. A. i. internus; innerer Leistenring): kranial des Ligamentum inguinale u. lateral der A. u. V. epigastrica inferior (Plica* umbilicalis lateralis) im Bereich der Fossa* inguinalis lateralis; **2. äußere:** A. i. superficialis (syn. A. i. externus; äußerer Leistenring): Sehnenlücke im M. obliquus ext. abdominalis, medial der A. u. V. epigastrica inferior im Bereich der Fossa* inguinalis medialis. Vgl. Leistenhernie.

Anulus lymphaticus cardiae (↑) *m*: (engl.) *nodes around cardia*; inkonstanter lymphatischer Ring um die Kardia*.

Anulus tendineus communis (↑) *m*: (engl.) *common tendinous ring*; Sehnenring um den Canalis opticus, Teil der Fissura orbitalis sup., Ansatz äußerer Augenmuskel.

Anulus umbilicalis (↑) *m*: Nabelring; s. Nabel.

An|urie (An-*; Ur-*) *f*: (engl.) *anuria*; Harnausscheidung unter 100 ml/24 h (häufig nach Oligurie*); **Urs.:** 1. pathol.: **a)** prärenal, z. B. Schock*, Exsikkose, Hypovolämie, Crush*-Syndrom der Niere; **b)** renal (echte A.), z. B. Glomerulopathie*, akute Pyelonephritis*, hypertensive Schwangerschaftserkrankungen*, Intoxikation* (z. B. mit Quecksilber); **c)** postrenal, bei Obstruktion der Ureteren (sog. falsche A.); 2. physiol.: am ersten Lebenstag des Neugeborenen (in Zus. mit postpartaler Adaptation, keine Ther. erforderlich); **Klin.:** Retention harnpflichtiger Substanzen, Entw. einer Urämie*; Störungen im Elektrolyt*-, Säure*-Basen- (Hyperkaliämie mit Herzrhythmusstörungen) u. Wasserhaushalt* (Überwässerung mit Lungenödem); Gerinnungsstörung (hämorrhagische Diathese*), allg. Mattigkeit, Durst, trockene bräunl. Zunge, Foetor uraemicus, Kopfschmerz, Meteorismus, Übelkeit, Erbrechen, Somnolenz; bei Normalisierung der Harnausscheidung i. d. R. passager Polyurie*; **Diagn.:** Messung der Harnausscheidung, Blasenkatheterisierung, Ultraschalldiagnostik (Harnstauung, Form- u. Größenveränderung der Nieren); **Progn.:** abhängig von Urs. u. Verlauf (insbes. akutes Nierenversagen* od. chron. Niereninsuffizienz*).

Anus (lat. anus Ring) *m*: (engl.) *anus*; syn. After; untere Öffnung des Magen-Darm-Kanals.

Anus perinealis (↑) *m*: s. Fehlbildung, anorektale.

Anus praeter|naturalis (↑) *m*: (engl.) *artificial anus, preternatural anus*; künstl. Darmausgang, sog. Stoma, Kunstafter, Kotfistel; op. angelegter, doppelläufiger od. endständiger Darmausgang (äußere Darmfistel*; s. Abb. 1) im Bereich des Abdomens mit unterschiedl. Lok. (s. Abb. 2 u. 3) zur Stuhl-

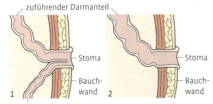

Anus praeternaturalis Abb. 1: 1: doppelläufig, v. a. bei zeitweise angelegtem A. p.; 2: endständig, v. a. bei bleibendem A. p.

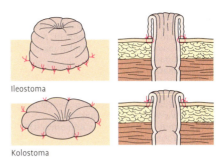

Anus praeternaturalis Abb. 2: Technik in Abhängigkeit von der Lokalisation

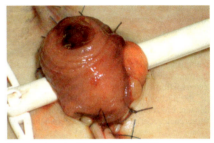

Anus praeternaturalis Abb. 3: doppelläufige Ileostomie [25]

lentleerung in einen Auffangbeutel; **Ind.:** v. a. zur Entlastung od. passageren Ausschaltung eines Darmabschnitts (z. B. bei Ileus, Peritonitis, nach Darmresektion) bzw. als permanenter A. p. zur definitiven Stuhlableitung (z. B. bei inoperablem Kolon- u. Rektumkarzinom, nach Rektumexstirpation). Vgl. Enterostomie; Stomaplatte.

Anus vesti|bularis (↑) *m*: (engl.) *anus vestibularis*; s. Fehlbildung, anorektale.

ANV: Abk. für akutes Nierenversagen*.

Anwendungs|beobachtung: Abk. AWB; (engl.) *case series*; Beobachtungsstudie zur Sammlung von Erkenntnissen bei der Anw. verkehrsfähiger Arzneimittel; Form des klinischen Wirksamkeitsnachweises* zur Klärung von Fragestellungen, die sich mit Fallberichten* od. einer klin. Studie nicht od. nicht ausreichend beantworten lassen; **Ziel:** prospektive Beobachtung von Behandlungsmaßnahmen in der routinemäßigen Anw. durch Arzt u. Patient.

Anxio|lytika (lat. anxius angstvoll; gr. λυτικός fähig zu lösen) *n pl*: (engl.) *anxiolytics*; z. T. syn. mit Tranquilizer* verwendete Bez. für Arzneimittel, die bei best. Angst- u. Spannungszuständen lösend u. dämpfend wirken; vgl. Benzodiazepine.

Anzapf|syn|drom *n*: s. Steal-Phänomen.

Anzeige|recht: (engl.) *right to disclose*; Recht des Arztes, z. B. im Rahmen des Krebsregistergesetzes* unter Befreiung von der Schweigepflicht*, Krankheitsfälle u. relevante Daten an die registerführende Stelle zu übermitteln, sofern der Pat. unterrichtet wurde u. nicht widerspricht; ausnahmsweise

AO-Klassifikation

darf die Unterrichtung des Pat. über die Übermittlung der Daten unterbleiben, solange zu erwarten ist, dass dem Pat. dadurch gesundheitl. Nachteile entstehen könnten. Vgl. Offenbarungspflicht; Selbstbestimmungsrecht.

AO-Klassifikation *f*: (engl.) *AO classification*; international gebräuchl. Klassifikation der Arbeitsgemeinschaft für **O**steo**s**ynthesefragen zur Einteilung von Frakturen* des Stütz- u. Bewegungsapparats sowie Weichteilverletzungen.

AOP-Syn|drom *n*: Kurzbez. für **A**dipositas*-**O**ligomenorrhö-**P**arotis-Syndrom.

Aorta (gr. ἀορτή Schlauch, Schlagader) *f*: (engl.) *aorta*; von der linken Herzkammer abgehende große Körperschlagader; **Einteilung:** in Abschnitte; **1.** Pars asc. (aufsteigende A.): teilweise innerhalb des Herzbeutels mit Bulbus aortae, durch die Sinus* aortae bedingte Erweiterung; physiol. ⌀ 21 mm/m² Körperoberfläche; **2.** Arcus aortae: Aortenbogen (s. Abb.); Übergang in Pars desc. mit inkonstanter Enge (Isthmus* aortae) proximal des Ansatzes des Ligamentum* arteriosum; vgl. Aortenbogenanomalien; **3.** Pars desc.: **a)** Pars thoracica (thorakale Aorta) vom Isthmus* aortae bis zum Zwerchfelldurchtritt; physiol. ⌀ 16 mm/m² Körperoberfläche mit Zunahme um 1 mm pro Lebensdekade; **b)** Pars abdom. (Bauchaorta), unterteilt in suprarenale (oberhalb des Nierenarterienabgangs), iuxtarenal (im Bereich der Nierenarterien) u. infrarenale (darunter) Bauchaorta; kaudal reichend bis zur Bifurcatio aortae in Höhe des 4. Lendenwirbels, hier Aufteilung in A. iliaca comm. dextra, sinistra.

Aorten|an|eurysma (↑; Aneurysma*) *n*: (engl.) *aortic aneurysm*; umschriebene Ausweitung der Aorta* auf >3 cm; **Einteilung: 1.** nach Lok.; **a)** abdominales A. (Bauchaortenaneurysma): häufigste Lok., v. a. infrarenal (60–85 % aller A.; s. Abb. 1), seltener supra- od. juxtarenal; **b)** thorakales A. (Abk. TA; ca. 3 %; s. Abb. 2): Ascendensaneurysma (45 % der thorakalen A.), Descendensaneurysma (35 %), Bogenaneurysma; auch kombiniert, z. B. Ascendensbogenaneurysma; **c)** thorakoabdominales A. (Abk. TAA; <3 %); in 10-15% Befall mehrerer Aortenabschnitte (polyaneurysmatische Aorta); **2.** nach Path. (z. B. Aneurysma verum od. dissecans) u. Morphologie (z. B. sack- u. spindelförmig): s. Aneurysma; **3.** Klassifikation nach Stanford u. De-

Aorta: Aortenbogen; Abgänge u. topographische Anatomie

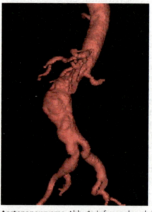

Aortenaneurysma Abb. 1: infrarenales abdominales A. (dreidimensionale, kontrastmittelgestützte MR-Angiographie) [170]

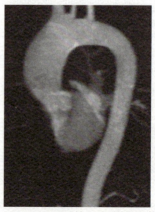

Aortenaneurysma Abb. 2: thorakales A. (dreidimensionale, kontrastmittelgestützte MR-Angiographie) [101]

Aortenanzapfsyndrom, diastolisches

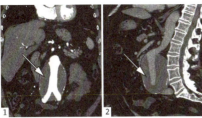

Aortenaneurysma Abb. 3: abdominales A.; CT; 1: a.p., 2: seitlich [56]

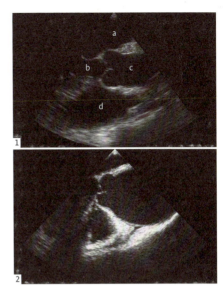

Aortenaneurysma Abb. 4: 1. normales Lumen; a: linker Vorhof; b: LVOT des linken Ventrikels; c: Aorta ascendens; d: rechter Ventrikel; 2. Aneurysma der Aorta ascendens (∅ 6,2 cm); transösophageale Echokardiographie [81]

Bakey der Aortendissektion* (Abb. 2 dort); **Epidemiol.:** Inzidenz ca. 40:100 000 Einwohner/Jahr; Altersgipfel >65 Jahre (geschätzte Häufigkeit infrarenaler B. in dieser Grupe: 9%); deutl. Androtropie (6:1); **Urs.:** Arteriosklerose* (>50%), angeb. Bindegewebeerkrankung, Mönckeberg*-Sklerose, selten inflammatorisch (s. Aneurysma*); **Klin.:** 1. thorakales A.: häufig asymptomat. od. s. Aortendissektion; evtl. Heiserkeit bei Bogenaneurysma; 2. abdominales A.: häufig asymptomat. Größenzunahme mit Nachw. einer pulsierenden Resistenz im Mittelbauch; Schmerzen inf. rascher Expansion (Rücken- u. Flankenschmerzen, in Abdomen od. Thorax ausstrahlend; cave: Hinweis auf Rupturgefahr); evtl. Pulsus* differens; **Kompl.:** Aortenruptur*: Risiko steigt mit zunehmendem Durchmesser u. Wachstumsrate des A. (ca. 3% bei <5 cm auf ca 60% bei >7 cm); Aortenklappeninsuffizienz bei Aszendensaneurysma; **Diagn.:** Sonographie (Erstdiagnose u. Verlaufskontrolle), CT (Form, Lage u. Operationsplanung; s. Abb. 3), Angiographie, Echokardiographie (s. Abb. 4).

Ind. für Op: 1. notfallmäßig jedes rupturierte A.; 2. dringlich (innerhalb von 24 Std.) jedes sympt. A.; 3. elektiv in Abhängigkeit von Größe (ab 5,5–6 cm bei thorakalem bzw. 4,5–5 cm bei abdominalem A.), Wachstumsrate u. Urs. (z. B. hohe Rupturgefahr bei Marfan-Syndrom)

Ther.: 1. offene Op. unter Abklemmung des betroffenen Segments mit partieller Resektion u. Ersatz durch Gefäßprotheseninterposition (Kunststoffprothese, Homograft) od. Patchplastik; entspr. Lok. ggf. unter Einsatz der Herz*-Lungen-Maschine (bei Bogenaneurysma mit komplettem Kreislaufstillstand u. retrograder od. antegrader Kopfperfusion bei Eingriffen an Aorta descendens u. thorakoabdominaler Aorta zur Durchblutung der Organe stromabwärts der Abklemmung; bei Bauchaortenaneurysma nicht erforderl.) u. tiefer Hypothermie (16°–18°C rektal); ggf. Reimplantation lebenswichtiger Arterien in die Prothese (z. B. Koronararterien, Nierenarterie); bei Aszendensaneurysma häufig auch Ersatz od. Rekonstuktion der Aortenklappe erforderl. (z. B. Implantation einer klappentragenden Rohrprothese); **Kompl.:** (v. a. bei thorakoabdominaler Aneurysmaoperation) Niereninsuffizienz, spinale Ischämie mit Querschnittlähmung (Paraparese); zur Organprotektion temporäre selektive Organperfusion u.

Links-Herz-Bypass, zur spinalen Protektion perioperative Liquordrainage u. distale Aortenperfusion; 2. endovaskuläre Stentprothesenimplantation (Abk. EVAR für engl. endovascular aneurysm repair) über Leisten- od. Beckengefäße, ggf. auch über Bauchaorta od. Aorta ascendens, mit Ausschaltung des A. (ohne Resektion) bzw. Rekanalisierung des wahren Lumens bei Aortendissektion (abhängig von Konfiguration u. Lage zu abgehenden Gefäßen), v. a. im Bereich der Aorta descendens thoracalis u. bei Bauchaortenaneurysma (gerade o. als Y-Stentprothese) angewendet, auch als Stentprothese mit Seitenarmen, z. B. für die Viszeralarterien bei thorakoabdominalem A.; niedrigere postoperative Sterblichkeit als bei offener Op., aber höhere Komplikationsrate im Verlauf (Prothesendislokation, Endoleck*); Voraussetzung für das Verf. sind ausreichend gesunde Aortenabschnitte zur Verankerung der Prothese, ohne dass lebenswichtige Arterien dadurch verschlossen werden); Nachsorge: Antikoagulation mit Thombozytenaggregations-Hemmern, CT-Kontrolle alle 1–2 Jahre (bei Stentprothese alle 6 Monate); **Progn.:** perioperative Letalität bei elektiver Op. infrarenaler Aneurysmen 2–4%, bei suprarenalen abdominalen A. 5–17% Letalität bei Bauchaortenaneurysmaruptur 40–80%.

Aorten|anzapf|syn|drom, dia|sto|lisches (↑) *n*: (engl.) *diastolic aortic-run-off syndrome*; Bez. für ein Steal-Syndrom (s. Steal-Phänomen) bei angeb. (z. B. Ductus* arteriosus apertus) od. erworbenem (z. B. iatrogen nach op. Anlegen eines aortopulmonalen Anastomose i. R. einer modifizierten Blalock*-Taussig-Operation) Defekt im Aortenbogen (s. Aorta) mit diastol. Blutabfluss inf. Links-

Aortenbifurkationssyndrom

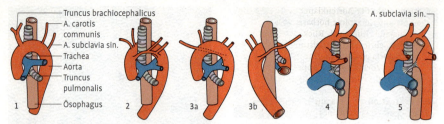

Aortenbogenanomalien: 1: normale Konfiguration; 2: doppelter Aortenbogen; 3: Linksabgang der rechten A. subclavia (A. lusoria) a: von vorn u. b: von hinten; 4 u. 5: rechter Aortenbogen ohne Gefäßring (4; sog. Spiegelbildform) u. mit Gefäßring (5) durch retroösophageal abgehende A. subclavia sinistra aus Divertikel des distalen Aortenbogens (Kommerell-Divertikel)

Rechts-Shunt; **Klin.:** Pulsus celer et altus, kontinuierl. systol.-diastol. Herzgeräusch*, Linksherzhypertrophie, Sympt. der koronaren od. zerebralen Minderperfusion (Angina pectoris, Schwindel, Bewusstseinstrübung u. a.); bei Frühgeborenen evtl. abdominale Sympt. (nekrotisierende Enterokolitis).

Aorten|bi|furkations|syn|drom (↑; Bi-*; lat. furca Gabel) n: Leriche*-Syndrom.

Aorten|bogen (↑): (engl.) *aortic arch*; Arcus aortae; s. Aorta.

Aorten|bogen|an|omalien (↑; Anomalie*) *fpl:* (engl.) *aortic arch anomalies*; angeb. Variationen der normalen Aortenbogenentwicklung (Aortenfehlbildung) bei Entwicklungsstörung der 4. Kiemenbogenarterien (oft unter Beteiligung des aus der 6. Kiemenbogenarterie hervorgehenden Ductus* arteriosus bzw. des Ligamentum* arteriosum); **Häufigkeit:** ca. 1% der angeborenen Herzfehler*; **Einteilung:** s. Abb.; **1.** doppelter Aortenbogen (Arcus aortae duplex), häufig mit unterschiedl. weiten Gefäßlumina; **2.** linker (normaler) Aortenbogen (Arcus aortae sinister) mit aberrierenden Arterien, v. a. des Truncus brachiocephalicus od. der rechten A. subclavia (sog. Arteria* lusoria); **3.** rechter Aortenbogen (hohe Rechtslage, Arcus aortae dexter) mit (in ca. 80% ohne assoziierte Herzfehler) od. ohne Gefäßring (z. B. bei Fallot*-Tetralogie); **4.** im distalen Abschnitt retroösophageal zur Gegenseite ziehender linker od. rechter Aortenbogen (Arcus aortae circumflexus); **5.** seltene A., z. B. Unterbrechung des Aortenbogens inf. segmentaler Aplasie, häufig bei Mikrodeletion 22q11.2 (DiGeorge*-Syndrom); **Klin.:** u. U. Beschwerdefreiheit (Zufallsbefund), ggf. Dysphagie, Husten, Heiserkeit, in- u. exspirator. Stridor bis schwere Dyspnoe u. Apnoeanfälle inf. Verlagerung u. Einengung von Trachea u. Ösophagus; **Diagn.:** Ösophagographie, Aortographie, MRT, Angiographie, evtl. Tracheoskopie; **Ther.:** Ind. zur Op. bei Auftreten typ. Sympt. (u. U. lebensbedrohl. Notfall im Neugeborenen-, Säuglings- u. Kindesalter); op. Durchtrennung meist des linken vorn gelegenen Bogens bei doppeltem Aortenbogen, bei den anderen Anomalien Durchtrennung u. Resektion des funktionell jeweils unbedeutendsten Abschnitts des einengenden Gefäßrings.

Aorten|bogen|syn|drom (↑) *n:* (engl.) *aortic arch syndrome*; klin. Oberbegriff für stenosierende bzw. obliterierende Prozesse an einer od. mehreren vom

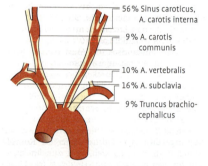

Aortenbogensyndrom: Häufigkeitsverteilung supraaortaler Stenosen

Aortenbogen abgehenden Stammarterien (Truncus brachiocephalicus bzw. A. carotis communis u. A. subclavia; s. Abb.), die zu art. Hypotonie im Bereich der oberen u. Hypertonie im Bereich der unteren Körperhälfte führen (Syndrom der umgekehrten Aortenisthmusstenose, sog. umgekehrtes Koarktationssyndrom); **Urs.:** obliterierende Arteriosklerose* (Schultergürteltyp der pAVK*), selten Syphilis (Mesaortitis luica), schwere Thoraxtraumen, dissezierendes thorakales Aortenaneurysma, Kompression von außen (mediastinale Tumoren); bei jüngeren Frauen (v. a. in Asien) häufig chron. unspezif. Aortitis (Autoimmunkrankheit) mit Mediazerstörung, Intimaproliferation u. sekundärer thrombot. Gefäßverschlüssen (Thrombarteriitis obliterans subclavio-carotica, Arteriitis brachiocephalica, Takayasu-Ateriitis, Martorell-Fabré-Syndrom); **Klin.:** progrediente zerebrale Durchblutungsstörungen (s. Schlaganfall) u. der oberen Extremitäten (Beschwerden ähnl. einer Claudicatio* intermittens); bei Thrombarteriitis meist schwere Beeinträchtigung des AZ u. stark beschleunigte BSG; **Diagn.:** palpator. abgeschwächte od. fehlende Karotis- u. Armpulse, auskultator. Gefäßgeräusch im Halsbereich; Blutdruckmessung, Ultraschalldiagnostik, Aortographie; **Ther.:** bei Arteriitis Glukokortikoide, Antikoagulanzien; evtl. rekonstruktive Gefäßchirurgie; **DD:** intrakranieller Gefäßverschluss, Zervikobrachialsyndrom*, Thoracic*-outlet-Syndrom, Tumor.

Aorten|dehnungs|ton (↑): (engl.) *aortic ejection sound*; syn. aortaler Ejektionsklick; über dem Auskultationspunkt der Aortenklappe (s. Herzauskultation) bis zur Herzspitze hörbarer zusätzl. Herzton* (frühsystol. Klick; vgl. Klick, systolischer) als Zeichen vermehrter Auswurfleistung des li. Ventrikels in die Aorta durch verstärkte Anspannung der Aortenwand; **Vork.:** Aortenklappenfehler, aortale Dilatation. Vgl. Pulmonaldehnungston; Herzgeräusche.

Aorten|dis|sektion (↑; dissecans*) f: (engl.) aortic dissection; syn. dissezierendes Aortenaneurysma*; Aneurysma dissecans der Aorta; Aortenaneurysma durch Riss der aortalen Tunica intima od. Tunica media u. Eindringen des Blutes in die tieferen Wandschichten (s. Abb. 1); Trennung der Schichten kann sich meist distal u. in die Seitenäste der Aorta fortsetzen, evtl. auch distal in das Gefäßlumen wiedereinmünden u. zu akutem art. Verschluss führen. **Epidemiol.:** jährliche Inzidenz: 3–10 pro 100 000 Einwohner, m : w = 10 : 1, Durchschnittsalter: 65 Jahre; **Lok.:** 70 % Aorta ascendens, 20 % Aorta descendens, 10 % Aortenbogen; **Urs.:** u. a. arterielle Hypertonie, Medianekrose, bikuspidale Aortenklappe, Aortenwurzeldilatation, Coarctatio* aortae, anuloaortale Dilatation, chromosomale Anomalien (Turner*-Syndrom, Noonan*-Syndrom), Aortenbogenhypoplasie, aortale Arteriitis, genetische Erkr. (Marfan*-Syndrom, Ehlers*-Danlos-Syndrom), Hypertension in Präeklampsie, Kokainmissbrauch; iatrogen nach Herz- od. endovaskulärer Operation; **Einteilung: 1.** nach Dauer der Sympt.: akut (≤14 Tage), chronisch (>14 Tage); **2.** nach Lok. der Einrissstelle der Intima u. Ausdehnung (DeBakey-Klassifikation) bzw. nach beteiligten Aortenabschnitten (Stanford-Klassifikation): s. Abb. 2; **Klin.:** heftige Schmerzen im Rücken, Thorax u. Epigastrium; hypertensive Krise; **Kompl.:** Ischämie durch Obstruktion von Gefäßabgängen, z. B. Schlaganfall (A. carotis, Truncus brachiocephalicus), Querschnittlähmung (Spinalarterien), Ischämie von Niere, Leber, Darm (Viszeralarterien) od. Extremitäten (periphere Arterien), Herzinfarkt (Koronararterien, meist RCA); akute Aortenklappeninsuffizienz (durch Ablösung der

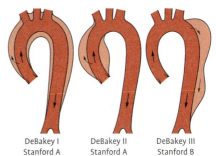

Aortendissektion Abb. 2: Stanford-Klassifikation: Typ A: jede Aortendissektion mit Beteiligung der Aorta ascendens, Typ B: Dissektion der Aorta descendens ohne Beteiligung der Aorta ascendens (zusätzlich: Non-A, Non-B-Aortendissektion: isolierte Dissektion des Aortenbogens); Klassifikation nach DeBakey; Typ I: Beginn in Aorta ascendens, Ausdehnung in Arcus aortae, Aorta descendens und große Äste; Typ II: Beschränkung auf Aorta ascendens; Typ III: Beginn in Aorta descendens nach Abgang der A. subclavia sinistra (IIIa oberhalb, IIIb unterhalb des Zwerchfells)

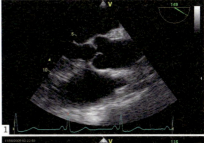

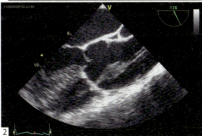

Aortendissektion Abb. 3: Stanford-Typ A-Dissektion (transösophageale Echokardiographie); 1: normal konfigurierte Aortenklappe u. Aorta ascendens; 2: A. mit Dissektionsmembran in der Aorta ascendens [81]

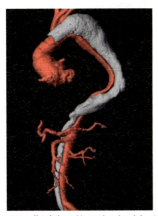

Aortendissektion Abb. 1: thorako-abdominale Stanford-Typ B-Dissektion (3D-Rekonstruktion einer MR-Angiographie); rot: wahres Lumen; grau: falsches Lumen [101]

Kommissuren der Klappe durch Dissektion), Herzversagen, Perikardtamponade (bei Stanford Typ A), Aortendilatation u. Aneurysmabildung im Verlauf (Aortenbogen u. Aorta descendens); Aortenruptur*; **Diagn.:** Echokardiographie (s. Abb. 3 u. 4) od./u. CT (s. Abb. 5); selten Koronarangiographie o. Aortographie erforderl.; evtl. MR-Angiographie (s. Abb. 6); **DD:** Herzinfarkt, Lungenembolie, Pneumonie, Pneumothorax; **Ther.: 1.** bei Stanford Typ A sofortige Op.; **Verf.:** Aortenklap-

Aortendruckkurve

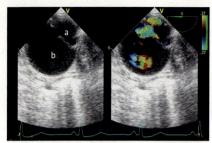

Aortendissektion Abb. 4: Stanford-Typ B-Dissektion der Aorta descendens (transösophageale Echokardiographie); Dialatation der Aorta descendens auf 5,0 cm; in der Farbdoppler-Sonographie Darstellung des Blutflusses im Entry-Bereich vom wahren (a) in das falsche (b) Lumen [81]

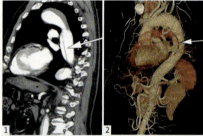

Aortendissektion Abb. 5: thorakale A. mit Membran; 1: Kontrastmittel-gestütztes CT; 2: 3D-Rekonstruktion [56]

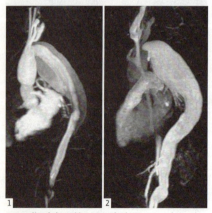

Aortendissektion Abb. 6: Stanford-Typ B-Dissektion der thorako-abdominalen Aorta (3D-kontrastmittelgestützte MR-Angiographie); 1: prominente Kontrastierung des wahren Lumens während der initialen Kontrastmittelpassage; 2: prominente Kontrastierung des falschen Lumens 15 Sek. später [101]

penrekonstruktion bzw. -ersatz mit suprakoronarem Aszendensersatz od. Implantation einer klappentragenden Rohrprothese mit Reimplantation der Koronarien in die Prothese od. Aszendensbogenersatz (op. Letalität 10–30 %, bei Dissektion mit Komplikationen 30–50 %); **2.** bei Stanford Typ B konservativ (antihypertensive Ther.), op. notfallmäßig bei Kompl. (Ruptur, Ischämie von Bauchorganen od. Beinen) od. aneurysmatischer Erweiterung der Aorta thoracalis descendens im Verlauf; Verfahren: **a)** möglichst minimal-invasive Op., z. B. katheterinduzierte Fenestrierung, Penetration der Dissektionsmembran, Ballonkatheter od. (falls möglich) endovaskuläre Stentprothese (eine od. mehrere; op. Letalität 20–80 %); **b)** klassischer Deszendensersatz mit Rohrprothese, durch seitliche Thorakotomie links, mit Herz*-Lungen-Maschine (femoro-femoraler Anschluss) u. Kreislaufstillstand, meistens in tiefer Hypothermie (Prävention der Querschnittlähmung); **Progn.:** Mortalitätsrate bei Spontanverlauf der Typ-B-Dissektion 36–72 %; Ein-Jahres-Überlebensrate asymptomatischer konservativ behandelter Stanford-Typ-B-Dissektionen 94, Fünf-Jahres-Überlebensrate 86 %; in 30–40 % der Fälle chronische Expansion von Aortendissektionen als Spätkomplikation.

Aorten|druck|kurve (↑): (engl.) *aortic pressure curve*; Verlauf des art. Blutdrucks* (Abb. 2 dort) in der Aorta; Aufzeichnung i. R. Herzkatheterisierung*; Druckanstieg mit Öffnung der Aortenklappe, Inzisur* beim Schluss der Aortenklappe, danach langsamer Druckabfall; vgl. Karotispulskurve; Dikrotie.

Aorten|fehl|bildungen (↑): s. Aortenbogenanomalien.

Aorten|herz (↑): s. Aortenkonfiguration.

Aorten|in|suffizienz (↑; Insuffizienz*) *f*: s. Aortenklappeninsuffizienz.

Aorten|isthmus (↑; Isthm-*) *m*: s. Isthmus aortae; Aorta.

Aorten|isthmus|stenose (↑; ↑; Steno-*; -osis*) *f*: (engl.) *stenosis of the aortic isthmus*; Isthmusstenose der Aorta (Abk. ISTA); angeborene pathol. Verengung im Bereich des Isthmus* aortae; **Häufigkeit:** häufigste Form der Coarctatio* aortae (Abb. dort); ca. 7 % der angeborenen Herzfehler*; **Vork.:** häufig mit zusätzl. kardialen Fehlbildungen (Ductus* arteriosus apertus in ca. 60 %, bikuspidale Aortenklappe in 50–80 %, Ventrikelseptumdefekt in 30–50 %, Vorhofseptumdefekt in 6–13 %, Transposition der großen Arterien in 2,5–17 %) assoziiert; in Komb. mit extrakardialen Fehlbildungen z. B. bei Turner*-Syndrom; **Einteilung** nach Lok.: **1.** präduktaler Typ: proximal der Einmündung des Ductus* arteriosus; **2.** postduktaler Typ: distal der Einmündung; **Sympt.:** Zeichen der Herzinsuffizienz; Kopfschmerzen, Nasenbluten, Wadenschmerzen; **Klin.:** prästenot. Erhöhung des art. Blutdrucks* (Blutdruckmessung an beiden Armen wegen mögl. Einbeziehung der li. A. subclavia in den Stenosebereich); bei obliteriertem Ductus arteriosus Blutdruckerniedrigung distal der Stenose (oszillometr. Bestimmung auch bei Neugeborenen mögl.); Minderperfusion der unteren Körperhälfte bei höhergradiger ISTA mit Kollateralkreislauf v. a. über die Aa. thoracicae internae u. Aa. intercostales (s. Abb., führt zu Rippenusuren*); bei offenem Ductus arteriosus u. präduktaler ISTA Mischungszyanose der unteren Körperhälfte inf.

Aortenklappeninsuffizienz

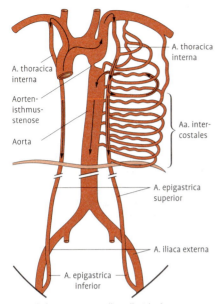

Aortenisthmusstenose: Kollateralkreislauf

Rechts-Links-Shunt bei fast normalem Blutdruck; bei offenem Ductus arteriosus u. postduktaler ISTA Links-Rechts-Shunt mit Volumen- u. Druckbelastung des Lungenkreislaufs (s. Hypertonie, pulmonale); bei Koarktationssyndrom u. U. bereits in den ersten Lebenswochen kardiale Dekompensation mit Lungenödem, Hepatosplenomegalie u. Ödemen; **Kompl.:** (inf. art. Hypertonie) Arteriosklerose, Aneurysmabildungen, intrakranielle Blutungen, bakterielle Endokarditis, Linksherzinsuffizienz bis kardiogener Schock (bei Neugeborenen); **Diagn.:** 1. vergleichende Palpation von A. radialis u. A. femoralis bzw. A. dorsalis pedis u. A. tibialis posterior, ggf. palpator. verstärkte Pulsationen der erweiterten Interkostalarterien; Blutdruckmessung; Herzauskultation: uncharakterist. systol. Herzgeräusche; **2.** EKG: häufig normal od. Zeichen einer Links- bzw. Rechtsherzhypertrophie (s. Herzhypertrophie, Tab.) bei Säuglingen mit Koarktationssyndrom; **3.** (präoperativ) Nachweis durch Echokardiographie* u. kardiale MRT* od. (i. d. R. nur bei geplanter Ballonangioplastie) Herzkatheterisierung* mit Angiokardiographie bzw. Aortographie; **Ther.: 1.** chir.: op. Resektion mit End-zu-End-Anastomosierung (bei kürzeren Stenosen) od. Überbrückung durch Gefäßtransplantat od. Kunststoffprothese, ggf. Flickenerweiterung durch die eigene A. subclavia (Waldhausen*-Operation) bzw. Kunststoff; **2.** interventionell (v. a. bei postoperativer Restenose): Ballonangioplastie, Stentimplantation; **DD:** (Neugeborene) Sepsis*, septischer Schock*. Vgl. Pseudocoarctatio aortae; Aortenbogensyndrom; Linksherzhypoplasie-Syndrom.

Aorten|klappe (↑): s. Herz.
Aorten|klappen|fehler (↑): syn. Aorten(klappen)vitium; s. Aortenstenose; Aortenklappeninsuffizienz.

Aorten|klappen|in|suffizienz (↑; Insuffizienz*) *f*: (engl.) *aortic valve insufficiency*; Abk. AI; Herzklappenfehler* mit Schlussunfähigkeit der Aortenklappen; **Pathophysiol.:** diastol. Regurgitation aus der Aorta in die li. Herzkammer (s. Abb. 1), damit erhöhte linksventrikuläre Volumenbelastung, Dilatation u. Hypertrophie (mit Zahn*-Tasche) sowie Linksherzinsuffizienz*, meist mit rel. Mitralklappeninsuffizienz*; cave: Zunahme des linksventrikulären Drucks bei Bradykardie*; **Ätiol.:** meist erworben; entzündl. Schrumpfung der Klappentaschen nach Endokarditis*, kongenital u. a. bei Marfan*-Syndrom (mit od. ohne Ascendensaneurysma); aortoanuläre Ektasie; akute Aortendissektion Stanford Typ A; bikuspide Aortenklappe; sekundär bei Kardiomyopathie; (selten) Mesaortitis luica (s. Syphilis) u. a.; **Klin.:** chron. AI jahrelang asymptomat., dann rasch progredient; orthostat. Kollaps, Schwindel, Angina* pectoris, positives Musset*-Zeichen, Pulsus celer et altus (sog. Wasserhammerpuls*), Kapillarpuls*, Müller*-Zeichen, vergrößerte Blutdruckamplitude* mit raschem Druckanstieg bei erhöhtem systol. u. niedrigem diastol. Blutdruck, Zeichen der Linksherzinsuffizienz (erst rel. spät, oft trotz fortgeschrittener AI klin. nur diskret); **Diagn.:** Graduierung in Schweregrade erfolgt anhand klin., echokardiographischer u. hämodynam. Werte (Herzkatheterisierung*). **1.** Auskultation (Herzauskultation*; periphere Arterien): normaler 1. Herzton*, leiser 2. Herzton, frühdiastol., decrescendoförmiges, leises Herzgeräusch* (hochfrequentes Gießen) mit p.m. im 3. ICR li. parasternal, meist zusätzl. mesosystolisches Herzgeräusch durch rel. Aortenklappenstenose, 3. Herzton, Aortendehnungston*; bei hochgradiger Insuffizienz Flint*-Geräusch durch rel. Mitralklappenstenose*; Traube*-Doppelton, Duroziez*-Doppelgeräusch; **2.** Echokardiographie*: u. a. dopplersonograph. Quantifizierung mit Darstellung des Insuffizienzjets (Regurgitationsjet, s. Abb. 2), Bestimmung von Regurgitationsöffnung u. -volumen, diastol. Oszillation (Flattern) des anterioren Mitralklappensegels od. Septums (entspr. Flint-Geräusch), bei hochgradiger AI retrograder Fluss in Aorta descendens, A. carotis communis, A. femoralis; **3.** EKG: Zeichen der Linksherzhypertrophie (s. Herzhypertrophie, Tab. dort), später zunehmende Erregungsrückbil-

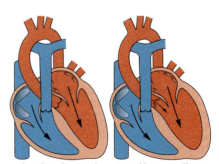

physiologische Diastole   Aortenklappeninsuffizienz

Aortenklappeninsuffizienz Abb. 1: linksventrikuläre Volumenbelastung

Aortenklappenöffnungsfläche

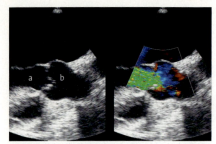

Aortenklappeninsuffizienz Abb. 2: schwere A. (transösophageale Echokardiographie); während der Diastole nimmt der Insuffizienzjet (grün) 80 % des Ausflusstrakts des linken Ventrikels (a) ein; b: Aorta [81]

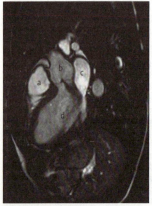

Aortenklappeninsuffizienz Abb. 3: Jet mit dunkelgrau bis schwarzer Signalintensität; a: rechter Vorhof; b: Aorta; c: linker Vorhof, d: linker Ventrikel; diastolisches Standbild einer Cine-MR-Aufnahme [101]

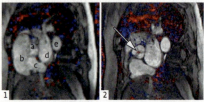

Aortenklappeninsuffizienz Abb. 4: farbcodierte Phasenkontrastaufnahmen der Aortenklappe während des kardialen Zyklus; 1: Endsystole; 2: Enddiastole mit Regurgitationsjet (Pfeil); [101]

dungsstörungen; 4. bildgebende Verf.: Röntgen-Thorax-Aufnahme (Aortenkonfiguration* mit Dilatation der li. Herzkammer u. der Aorta ascendens durch Pendelblut); evtl. CT od. MRT (s. Abb. 3 u. 4); **Ther.:** (je nach Schweregrad) prothet. mechanischer od. biol. Herzklappenersatz (s. Herzklappe, künstliche; vgl. Herzchirurgie); Herzklappenrekonstruktion; Proph. von Endokarditis*.

Aorten|klappen|öffnungs|fläche (↑): Abk. AÖF; s. Klappenöffnungsfläche; Aortenstenose.

Aorten|klappen|stenose (↑; Steno-*; -osis*) *f*: valvuläre Aortenstenose*.

Aorten|knopf (↑): (engl.) *aortic knob*; (röntg.) Teil der Herzsilhouette (s. Herzformen), der dem Aortenbogen entpricht; betont bei Aortenkonfiguration*.

Aorten|ko|arktation (↑; lat. coarctatio Zusammenpressen) *f*: Coarctatio* aortae.

Aorten|kon|figuration (↑) *f*: (engl.) *aortic configuration*; syn. Linksherzkonfiguration, aortale Konfiguration; sog. Aortenherz; (röntg.) charakterist. Herzsilhouette (s. Abb.) bei Aortenvitium mit Linksherzvergrößerung u. Erweiterung der Aorta ascendens; genaue Diagn. erfolgt durch Echokardiographie*. Vgl. Herzformen; Holzschuhherz.

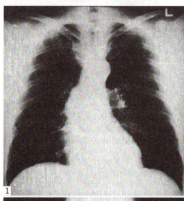

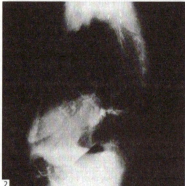

Aortenkonfiguration: Aortenklappeninsuffizienz; 1: Röntgen-Thorax-Aufnahme in a.-p.; 2: in seitlichem Strahlengang [158]

Aorten|ruptur (↑; Ruptur*) *f*: (engl.) *aortic rupture*; Zerreißung der Aorta; **Urs.:** Ruptur eines Aortenaneurysma* (meist infrarenal bei Bauchaortenaneurysma; bei Aortendissektion* u. mykotischem Aneurysma* häufig auch suprarenal); traumat. bei Hochenergietrauma, z. B. Dezelerationstrauma (selten, dann meist Aorta descendens); **Einteilung:** s. Tab. **Klin.:** abhängig von Lok.; freie od. gedeckte innere Blutung mit heftigem, akut einsetzendem Rücken-, Thorax- u./od. Bauchschmerz, Akutem* Abdomen, hämorrhagischem Schock; Hämoperikard mit od. ohne Perikardtamponade, Pleuraerguss, Hämatothorax (meistens links); bei Ruptur ins Bronchialsystem od. Öso-

Aortenruptur
Einteilung der traumatischen A. in Schweregrade nach Parmley

Grad	Bedeutung
1	subintimale Einblutung, Intima intakt
2	Einriss der Intima mit subintimaler Einblutung
3	Einriss der Media
4	falsches Aneurysma
5	kompletter Einriss der Aortenwand
6	kompletter Einriss mit paraaortaler Blutung

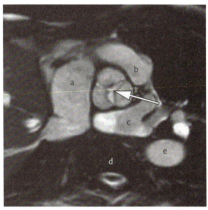

Aortenstenose Abb. 2: deutlich eingeschränkte Separation einer trikuspidalen Aortenklappe (Standbild einer Cine-MR-Aufnahme; Kurzachsenblick der Aortenklappe) [101]

phagus Atemnot, Schock, Aspiration, Bluterbrechen, Husten; **Diagn.:** Ultraschalldiagnostik, CT des Knochenmarks; **Ther.:** sofortige Op. mit Interposition einer Gefäßprothese, bei gedeckter Ruptur auch endovaskuläre Stentprothesenimplantation (vgl. Aortenaneurysma); perioperative Letalität bei offener Op. bis 30 %, bei endovaskulärem Verf. 10–15 %; postoperative Paraparese nach offener Op. bei bis 10 %, nach endovaskulärem Verf. <5 %; **Progn.:** Letalität bei gedeckter Ruptur <20 %, bei freier Ruptur >90 %.
Aorten|schlitz (↑): Hiatus* aorticus.
Aorten|sklerose (↑; Skler-*; -osis*) *f*: (engl.) *aortic sclerosis*; Arteriosklerose* der Aorta; **Lok.:** in ca. 15 % im Aortenbogen, in ca. 85 % im Bereich der Bauchaorta.
Aorten|stenose (↑; Steno-*; -osis*) *f*: (engl.) *aortic stenosis*; Abk. AS; angeborene (ca. 4 % der angeborenen Herzfehler*) od. erworbene Einengung des aortalen Ausflusstrakts; **Formen: 1. valvuläre** A. (syn. Aortenklappenstenose; s. Abb. 1 u. 2): Herzklappenfehler* der Aortenklappe mit Einengung der Aortenklappenöffnungsfläche (Abk. AÖF); häufigste Form der A. bei Erwachsenen (als kombiniertes Aortenklappenvitium bei funktioneller Aortenklappeninsuffizienz*); **Ätiol.:** Arteriosklerose*, degenerativ od. entzündl. durch Endokarditis* u. a.) od. angeboren (ca. 75 % der angeborenen A. mit deutlicher Androtropie, m : w = 4 : 1), häufig

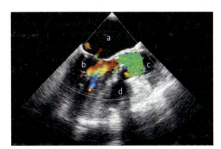

Aortenstenose Abb. 1: Valvuläre A. mit stenotischem Jet (grün) in der Systole unmittelbar nach der Aortenklappe (transösophageale Echokardiographie, Farbdoppler-Sonographie); a: linker Vorhof, b: linker Ventrikel, c: Aorta ascendens, d: rechter Ventrikel [81]

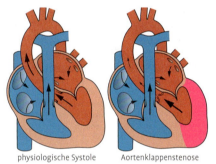

physiologische Systole   Aortenklappenstenose

Aortenstenose Abb. 3: linksventrikuläre Druckbelastung bei Aortenklappenstenose

mit deformierten (bikuspidalen) Herzklappen; **Pathophysiol.:** vermehrte linksventrikuläre Druckbelastung zur Aufrechterhaltung des systol. art. Blutdrucks* mit konzentr. Herzhypertrophie* (Linksherzhypertrophie; s. Abb. 3) u. sekundärer Koronarinsuffizienz*; cave: Zunahme der LVEDP (Abk. für linksventrikulärer enddiastol. Druck) mit Abnahme der LVEF (Abk. für linksventrikuläre EF) bei Tachykardie* (daher vermeiden); **Klin.:** rel. lange Symptomfreiheit, Manifestation häufig mit Schwindelattacken od. Synkopen, Herzinsuffizienz, Lungenödem, Herzrhythmusstörungen (cave: plötzl. Auftreten von Kammerflimmern* bei körperl. Belastung); kleine Blutdruckamplitude* mit verzögertem Druckanstieg u. sägezahnähnl. Schwingungen (sog. Hahnenkammphänomen) im anakroten Schenkel der art. Blutdruckkurve, Pulsus parvus et tardus, Karotisschwirren*; **Diagn.:** auskultator. leiser 1. u. 2. Herzton* mit paradoxer Doppelung des 2. Herztons bei höhergradiger Klappenstenose, lautes holosystol., spindelförmiges Austreibungsgeräusch (s. Herzgeräusche) mit p. m. im Bereich der Aortenklappe (s. Herzauskultation, Abb. 2 dort) mit Fortleitung in die Karoti-

Aortenulkus, penetrierendes

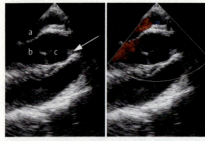

Aortenstenose Abb. 4: supravalvuläre A. oberhalb der Aortenklappe in der Enddiastole (transösophageale Echokardiographie); a: linker Vorhof, b: LVOT des linken Ventrikels, c: Aorta ascendens [81]

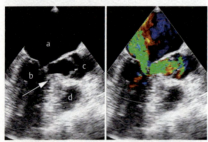

Aortenstenose Abb. 5: subvalvuläre A. mit Mitralklappeninsuffizienz bei hypertropher obstruktiver Kardiomyopathie; anteriore Mitralklappensegel blockieren Ausflussbahn des linken Ventrikels; a: linker Vorhof, b: linker Ventrikel, c: Aorta ascendens, d: rechter Ventrikel [81]

den, Aortendehnungston*; Echokardiographie* zur Beurteilung der Klappenmorphologie (Verdickung, Echodichte) u. Graduierung der AS (Verminderung der AÖF, intrastenot. Flussbeschleunigung, mittlerer Druckgradient); EKG: Zeichen der Linksherzhypertrophie; s. Herzhypertrophie (Tab. dort); Röntgen-Thorax: Vergrößerung der li. Kammer, evtl. poststenot. Ektasie der Aorta ascendens (Aortenkonfiguration*); **cave**: erschwerte Diagn. bei eingeschränkter linksventrikulärer Ejektionsfraktion; **Ther.**: mech. od. biol. prothet. Herzklappenersatz (s. Herzklappen, künstliche), transapikaler od. transfemoraler Klappenersatz, Ross*-Operation (bes. Kinder, Frauen im gebärfähigen Alter); bei Kindern palliativ Ballonvalvuloplastie*; Proph. von Endokarditis*; **2. supravalvuläre** A. (s. Abb. 4): ringförmige Stenose od. diffuse Hypoplasie der Aorta ascendens; ca. 5 % der angeborenen A.; **Ätiol.**: autosomal-dominant erbl. inf. Mutation im Gen für Elastin (Genlocus 7q11.2), Leitsymptom bei Williams*-Beuren-Syndrom; **Klin.**: häufig bereits im Kindesalter Sympt. (s. valvuläre A.); **Diagn.**: Echokardiographie (verminderter Durchmesser der Aorta ascendens, Bestimmung der intra- u. poststenot. max. Flussgeschwindigkeiten zur Graduierung); **Ther.**: chir. (plastische Aortenerweiterung); **3. subvalvuläre** A. (s. Abb. 5): fibröser Membranring (membranöse Subaortenstenose; Abk. SAS) od. fibromuskuläre SAS (fixiert); ca. 20 % der angeborenen A.; **Klin.**: ähnlich der funktionell bedingten muskulären Stenose (dynam. SAS) bei hypertropher obstruktiver Kardiomyopathie*; **Diagn.**: Echokardiographie (fixierte SAS mit frühsystol. Klappenschlussbewegung; Druckgradient säbelartig bei dynamischer SAS); im Gegensatz zur valvulären A. fehlender Aortendehnungston; **Ther.**: bei membranöser SAS. chir. Entfernung der Membran, bei fibromuskulärer SAS chir. Resektion u. U. mit Aortoventrikuloplastik nach Konno (plast. Erweiterung des linksventrikulären Ausflusstrakts u. Ersatz der Aortenklappe). Vgl. Aortenisthmusstenose.

Aorten|ulkus, penetrierendes (↑; Ulc-*) *n*: (engl.) *penetrating aortic ulcer*; Abk. PAU; durch das Aufbrechen eines arteriosklerotischen Plaques entstandenes Ulkus* der Aortenwand, das die inneren Wandschichten durchbricht; führt meist zu einem intramuralen Hämatom*; **Klin.**: thorakale Schmerzen durch Einblutung in die Gefäßwand; Aussackung u. Ausdünnung der Gefäßwand an der betroffenen Stelle, evtl. rezidivierende Thromboembolien, selten Aortendissektion od. -ruptur; **Lok.**: in ca. 80 % der Fälle Aorta descendens; häufig suprarenal; **Diagn.**: Angio-CT; **Ther.**: operativ (endovaskuläre Stentimplantation od. offene Operation mit Aortenprothese).

Aorten|verschluss, totaler ab|dominaler (↑): s. pAVK.

Aortitis (↑; -itis*) *f*: (engl.) *aortitis*; Entz. der Aorta* durch Übergreifen einer Endo- od. Perikarditis auf den Anfangsteil der Aorta od. bei einer entzündl. Allgemeinerkrankung.

Aorto|graphie (↑; -graphie*) *f*: s. Angiographie.

AOX: (engl.) *AOX*; Abk. für **a**dsorbable **o**rganic halogen compounds, adsorbierbare organische Halogenverbindungen im Wasser; Analyseverfahren u. Meßgröße als Leitparameter für industrielle Kontaminationen v. a. von Abwasser u. Grundwasser mit organischen Halogenverbindungen bzw. Halogenkohlenwasserstoffen (**X** steht in der organischen Chemie für die Halogene v. a. Chlor, aber auch Fluor, Brom u. Iod); aufgrund sehr unterschiedlicher toxikol. Eigenschaften der Einzelverbindungen können die Messwerte nur grobe Hinweise zum Grad der Gefährdung geben.

a. p.: Abk. für ante partum; vor der Geburt.

a.-p.: Abk. für (röntg.) anterior-posterior; Strahlengang von vorn nach hinten.

AP: 1. Abk. für **a**lkalische **P**hosphatase*; 2. Abk. für **A**ktions**p**otential*.

APA: Abk. für **A**nti**p**hospholipid*-Antikörper.

APACHE: Abk. für (engl.) *Acute Physiology And Chronic Health Evaluation*; progn. Scoringsystem der Intensivmedizin* zur Beurteilung des Schweregrads von Erkr.; **Formen**: ursprüngl. (**APACHE I**) aus Acute Physiology Score (Abk. APS) mit Punktewert für 34 physiol. Parameter innerh. der ersten 36 Std. (Summe max. abweichender Parameter) sowie Chronic Health Evaluationen (Abk. CHE) mit Einteilung durch Fragebogen in A (gut) bis D (extrem schlecht) bestehend; **APACHE II** (max. APACHE-Score 71 Punkte) mit Berechnung des APS aus 12 physiol. Parametern (unter Berücksichtigung der Letalität) innerh. der ersten 24 Std., CHE unter Berücksichtigung von Vorerkrankung (Herz, Lunge, Leber, Niere od. Immunsystem) u. Aufnahmeart auf Intensivstation (postoperativ geplant bzw. nichtgeplant; medizinisch) sowie zusätzl. Lebensalter; **APACHE III** (Modifikation zur präziseren Progn., z. B. durch zusätzl. Berücksichtigung von Vorbehandlungen) hat sich bisher nicht durchgesetzt.

Ap|alliker (A-*; gr. πάλλειν schwingen) *m*: (engl.) *apallic*; Bez. für einen Pat. mit apallischem Syndrom*.

A|pathie (gr. ἀπάθεια Fühllosigkeit) *f*: (engl.) *apathy*; Teilnahmslosigkeit, Leidenschaftslosigkeit, Abwesenheit von Affekten.

a|patho|gen (A-*; Patho-*; -gen*): (engl.) *non-pathogenic*; nicht krank machend.

Apatite *n pl*: (engl.) *apatites*; Mineralien, die aus tertiärem Calciumphosphat ($Ca_3(PO_4)_2$) u. Calciumfluorid od. Calciumhydroxid (Doppelsalze) bestehen; Knochenasche setzt sich zu 80 % aus Apatit u. zu 20 % aus Calciumcarbonat zusammen. Vgl. Hydroxylapatit.

APC: **1.** Abk. für (engl.) *antigen presenting cells*; s. Zellen, Antigen-präsentierende; **2.** Abk. für aktiviertes Protein* C.

APC-Re|sistenz (Resistenz*) *f*: (engl.) *APC resistance*; Kurzbez. für Resistenz gegen aktiviertes Protein* C; autosomal-dominant erbl. Thrombophilie*;

> häufigster genet. bedingter Risikofaktor für die Entw. von Thromboembolien

Ätiol.: in >95 % Faktor-V-Leiden-Mutation: Transition von Guanin zu Adenin am Codon 1691 (1691G-A) des Faktor-V-Gens (Genlocus 1q32), in der Folge Aminosäureaustausch von Arginin zu Glutamin (R506Q-Punktmutation) im Faktor V der Blutgerinnung* (Abb. 1 dort); **Häufigkeit:** Prävalenz 3–8 %; Träger der Faktor-V-Leiden-Mutation in Europa: ca. 5 % heterozygot, 0,05–0,5 % homozygot; **Pathophysiol.:** verminderte proteolyt. Inaktivierbarkeit des Faktors Va durch aktiviertes Protein C; **Klin.:** sehr häufig familiär (60 %) u. in Schwangerschaft auftretende Thrombose*, Thromboembolie; habituelle Aborte*; thrombembol. Risiko bei heterozygoter Faktor-V-Leiden-Mutation 5–10-fach, bei homozygoter 50–100-fach erhöht; **Diagn.:** PCR; **Ther.:** prophylakt. (s. Thromboseprophylaxe) u. ggf. symptomat. (bei Thrombose od. Thromboembolie). Vgl. Protein-C-Mangel.

APC-Viren (Viren*) *n pl*: Abk. für (engl.) *adenoidal* pharyngeal conjunctival viruses*; s. Adenoviridae.

Aperto|gnathie (lat. aperire, apertum öffnen; gr. γνάθος Kinnbacke) *f*: offener Biss*.

Apert-Syn|drom (Eugène A., Päd., Paris, 1868–1940) *n*: (engl.) *Apert's syndrome*; den Akrozephalosyndaktylie*-Syndromen zugeordneter autosomal-dominant erbl. Fehlbildungskomplex (Genlocus 10q26, Mutationen im FGFR2-Gen); **Häufigkeit:** 1 : 130 000 Neugeborene; **Sympt.:** Turmschädel inf. prämaturer Synostose* der Koronarnähte, multiple Gesichtsdeformierung (flache Orbitae mit Exophthalmus, Hypertelorismus, Gaumenspalte), komplexe Syndaktylie* an Händen (oft Löffelhände) u. Füßen (s. Abb.) mit Synostose,

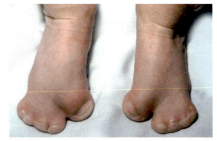

Apert-Syndrom: totale Syndaktylie der Füße [82]

Symphalangismus*, Brachydaktylie*; oft gemeinsame Fingernägel; geistige Behinderung (in 80 %; IQ bei op. Schädeldekompression vor dem 1. Lj. >70 bei 50 % der Kinder gegenüber 7 % bei späterer Op.); **Ther.:** op. Schädelnahtsprengung, Syndaktylietrennung, sekundäre Stellungskorrektur der Finger u. Großzehe.

Apertura (lat.) *f*: (engl.) *aperture*; Öffnung.

Apertura canaliculi cochleae (↑) *f*: (engl.) *opening of cochlear canaliculus*; Öffnung des Canaliculus cochleae* an der äußeren Schädelbasis.

Apertura canaliculi vestibuli (↑) *f*: (engl.) *opening of vestibular canaliculus*; Öffnung des Aqueductus vestibuli an der Hinterfläche der Felsenbeinpyramide.

Apertura lateralis ventriculi quarti (↑)*f*: (engl.) *lateral aperture*; Luschka-Foramen (Foramen Luschkae), Key-Retzius-Foramen; paarige seitl. Öffnungen, durch die der 4. Hirnventrikel* mit der Cisterna* pontocerebellaris verbunden ist.

Apertura mediana ventriculi quarti (↑) *f*: (engl.) *median aperture*; Magendie-Foramen (Foramen Magendii); unpaare mediane Öffnung, durch die der 4. Hirnventrikel* mit der Cisterna* cerebellomedullaris in Verbindung steht.

Apertura pelvis inferior (↑) *f*: (engl.) *pelvic outlet*; syn. Beckenausgang; längsovale Öffnung, begrenzt durch Os coccygis, Arcus pubicus, Ligg. sacrotuberalia; muskulär durch den Beckenboden* verschlossen.

Apertura pelvis superior (↑) *f*: (engl.) *pelvic inlet*; querovaler Beckeneingang, begrenzt durch die Linea terminalis.

Apertura piri|formis (↑) *f*: (engl.) *piriform aperture*; vordere birnenförmige Öffnung der knöchernen Nasenhöhle.

Apertura sinus frontalis (↑) *f*: (engl.) *opening of frontal sinus*; in den mittleren Nasengang mündende Öffnung der Stirnhöhle.

Apertura sinus sphenoidalis (↑)*f*: (engl.) *opening of sphenoidal sinus*; in den Recessus* sphenoethmoidalis mündende Öffnung der Keilbeinhöhle.

Apertura thoracis (↑) *f*: (engl.) *thoracic aperture*; untere (inferior) bzw. obere (superior) Öffnung des Brustkorbs.

Apertura tympanica canaliculi chordae tympani (↑) *f*: (engl.) *tympanic aperture of canaliculus for chorda tympani*; am hinteren Trommelfellrand gelegene knöcherne Öffnung für die Chorda* tympani in der Paukenhöhle.

Apex

APGAR-Schema

Beurteilungskriterium	Bewertung 0 Punkte	1 Punkt	2 Punkte
Atembewegungen	keine	flach, unregelmäßig	gut, Schreien
Puls	nicht wahrnehmbar	langsam (<100)	>100
Grundtonus (Muskeltonus)	schlaff	wenige Beugungen der Extremitäten	aktive Bewegung
Aussehen (Kolorit)	blau, blass	Körper rosa, Extremitäten blau	vollständig rosa
Reflexerregbarkeit	keine Reaktion	Schrei	kräftiger Schrei

Apex (lat.) *m*: (engl.) *apex*; Spitze, bei vielen Organen deren spitze Ausziehung.
Apex auriculae (↑) *m*: Darwin*-Höcker.
Apex cordis (↑) *m*: (engl.) *apex of heart*; die von der li. Herzkammer gebildete Herzspitze.
Apex cornu posterioris medullae spinalis (↑) *m*: Spitze des Hinterhorns des Rückenmarks*.
Apex linguae (↑) *m*: (engl.) *tip of tongue*; Spitze der Zunge*.
Apex nasi (↑) *m*: (engl.) *tip of nose*; Nasenspitze.
Apex ossis sacri (↑) *m*: Spitze des Kreuzbeins.
Apex partis petrosae ossis temporalis (↑) *m*: (engl.) *apex of petrous part*; Spitze des Felsenbeins.
Apex patellae (↑) *m*: (engl.) *apex of patella*; Spitze der Kniescheibe.
Apex pro|statae (↑) *m*: (engl.) *apex of prostate*; Spitze der Vorsteherdrüse.
Apex pulmonis (↑) *m*: (engl.) *apex of lung*; Lungenspitze, ragt in die Oberschlüsselbeingrube.
Apex radicis dentis (↑) *m*: (engl.) *root apex*; Wurzelspitze des Zahns* (Abb. dort); enthält Öffnung, die in die Pulpahöhle mündet u. dem Durchtritt der den Zahn versorgenden Gefäße u. Nerven dient.
APGAR-Schema (Virginia Apgar, Anästh., 1909–1974) *n*: (engl.) *APGAR-score*; Punkteschema für die Zustandsdiagnostik* des Neugeborenen unmittelbar nach der Geburt (s. Tab.); Bez. mnemotechn. als Abk. für **A**tmung, **P**uls, **G**rundtonus, **A**ussehen, **R**eflexe; der sog. **APGAR-Index** wird 1, 5 u. 10 Min. nach der Geburt bestimmt; optimal: 9–10 Punkte pro Erhebungszeit; <7 Punkte: Depressionszustand* des Neugeborenen; bei Frühgeborenen nur eingeschränkt verwendbar; keine Korrelation zur späteren neurol. Entwicklung.
A|phagie (A-*; Phag-*) *f*: (engl.) *aphagia*; Unvermögen zu schlucken; **Urs.**: meist Bolusobstruktion der Speiseröhre im Bereich des Schatzki*-Rings od. diffuser Ösophagospasmus*; **cave**: Ösophaguskarzinom. Vgl. Dysphagie.
A|phakie (↑; Phako-*) *f*: (engl.) *aphakia*; Fehlen der Linse im Auge nach Verletzung od. Op. (v. a. Staroperation*); **Ther.**: 1. Linsenimplantation*; 2. Kontaktlinsen*; 3. Starglas*.
A|phasie (↑; gr. φάσις Sprechen) *f*: (engl.) *aphasia*; zentrale Sprachstörung* nach (weitgehend) abgeschlossener Sprachentwicklung*; **Urs.**: Schädigung der Sprachregion* (meist der li. Hemisphäre), z. B. bei Schlaganfall, intrazerebralem Hämatom, Schädelhirntrauma, Hirntumoren, Hirnatrophie, Enzephalopathie; A. kann in unterschiedl. Ausprägung auftreten u. versch. Komponenten des Sprachsystems (Phonologie, Syntax, Lexikon, Semantik) betreffen, meist sind Sprachverstehen u. Sprachproduktion beeinträchtigt. Sprachabhängige Leistungen wie Lesen, Schreiben u. Rechnen können beeinträchtigt sein (s. Dyslexie, Dysgraphie, Akalkulie), evtl. Komb. mit Apraxie*, Agnosie* od. Dysarthrie*. **Klassifikation**: nach dem neoklassischen Syndromansatz (z. B. Aachener Schule) hinsichtl. der pathol.-anat. Befunde: **1. Standardsyndrome: a)** motorische A. (Broca-A., vorwiegend expressive Sprachstörung): Läsionen im Versorgungsgebiet der A. precentralis führen zu stark gestörter, verlangsamter u. mühsamer Sprachproduktion, undeutl., oft dysarthrische Artikulation, Agrammatismus*, eingeschränktem Wortschatz u. phonemat. Paraphasie* bei nur leicht gestörtem Sprachverständnis; **b)** sensorische A. (Wernicke-A., vorwiegend rezeptive Sprachstörung): Läsionen im Versorgungsgebiet der A. temporalis post. verursachen starke Störung des Sprachverständnisses bei flüssiger, jedoch paraphasisch u. semant. gestörter Sprachproduktion (bis zur Logorrhö*), meist gut erhaltener Artikulation, Paragrammatismus*, semant. u. phonolog. Paraphasie u. Verw. von Neologismen* bis zum Jargon*; **c)** amnestische A.: temporoparietale Läsionen führen zu Wortfindungsstörung*, Paraphasie u. leicht gestörtem Sprachverständnis bei meist flüssiger Sprachproduktion; **d)** globale A.: Läsionen im Versorgungsgebiet der A. cerebri media verursachen starke Störung des Sprachverständnisses u. der Sprachproduktion, bei der häufig nur einzelne Wörter, aber auch Paraphasien, Neologismen u. sog. Sprachautomatismen (vgl. Automatismen) vorkommen. **2. andere Syndrome: a)** Leitungsaphasie (Nachsprechaphasie): eingeschränkte Fähigkeit nachzusprechen, Sprachverständnis im Allg. erhalten, Sprachproduktion v. a. phonematisch gestört; **b)** transkortikal-sensorische A.: ausgeprägte Neigung zu Perseveration* u. Echolalie*, Spontansprache u. Sprachverständnis entsprechen der sensor. A.; **c)** transkortikal-motorische A.: Störung der Spontansprache wie bei der motorischen A., jedoch erhaltene Fähigkeit nachzusprechen u. gutes Sprachverständnis. **Sonderform**: Bei Kindern auftretende A. unterscheidet sich in Pathogenese u. Verlauf von Erwachsenenformen; differen-

zierte Formen sind selten, die Rückbildungsfähigkeit ist besser. **Diagn.:** dd Abgrenzung der versch. Urs. hirnlokaler Syndrome*; Token-Test: Test zur Messung des Sprachverstehens, ermöglicht Aussagen über Schweregrad einer Leistungsstörung bei A.; Aachener Aphasietest (Abk. AAT): psychometr. Test zur Beurteilung sprachl. Fähigkeiten; **Ther.:** Behandlung der Grunderkrankung; logopädische Ther. (Reorganisation des Sprachsystems, Wiedererlernen von laut- u. schriftsprachl. Fähigkeiten, Verbesserung der Kommunikationsfähigkeit), entspr. der Form der A. unter Anw. direkter, störungsspezifischer od. indirekter, stimulierender Methoden, z. B. mit Deblockierung durch Verbindung von beeinträchtigten mit intakten Leistungen u. das Einüben von Umwegmethoden.

A|pherese (↑; gr. φέρεσθαι sich fortbewegen, hingetragen werden) *f*: s. Plasmapherese.

A|phonie (↑; Phono-*) *f*: (engl.) *aphonia*; Stimmlosigkeit; **Urs.:** u. a. Entz., Tumoren, Stimmlippenlähmungen, psychogen (funktionelle Aphonie*); **Ther.:** logopäd. Übungsbehandlung, evtl. auch operativ. Vgl. Dysphonie.

A|phonie, funktionelle (↑; ↑) *f*: (engl.) *functional aphonia*; auch psychogene Aphonie; psychogene Stimmstörung, die sich als Tonlosigkeit od. Schonstimme manifestiert; **Urs.:** psych. Belastung, Stress od. Schreckerlebnisse; **Formen:** 1. hypofunktionelle Aphonie mit entspannten Taschenfalten u. Glottis; 2. hyperfunktionelle Aphonie mit krampfartiger Kontraktur von Taschenfalten u. Glottis; **Diagn.:** (laryngolog.) fehlender Stimmlippenschluss bei Phonationsversuch bei intakten Strukturen; **Ther.:** Logopädie mit Stimm- u. Atemübungen, Entspannungsübungen, Psychotherapie. Vgl. Dysphonie.

Aphrodisiaka (gr. ἀφροδίσιος die sinnliche Liebe betreffend) *n pl*: (engl.) *aphrodisiacs*; den Geschlechtstrieb u. die Potenz stärkende Mittel.

Aphthen (gr. ἄφθα Mundausschlag) *f pl*: (engl.) *aphthae*; schmerzhafte, von entzündl. Randsaum umgebene Erosionen der Mundschleimhaut mit weißl. Fibrinbelag (s. Abb.); selten Majorform (Mikulicz-Aphthen): >1 cm große, tief u. derb infiltrierte Ulzera mit wallartig erhabenem Rand u. lang dauernder Abheilung unter Narbenbildung; **Vork.:** 1. i. R. infektiologischer od. immunologischer Erkr., z. B. Gingivostomatitis* herpetica, Hand*-Fuß-Mund-Krankheit, Zoster*, Behçet*-Krankheit, Maul*- und Klauenseuche; 2. sporadische od. rezidivierende benigne A. unbekannter Urs. (Stomatitis aphthosa recurrens); evtl. Immunreaktion gegen Schleimhautgewebe, gefördert durch best. Hormone, Nahrungsmittel, Trauma od. Infektion; meist narbenlose Abheilung nach Tagen bis Wochen; evtl. im Frühstadium Therapieversuch mit lokalen Kortikoiden od. Desinfektionsmitteln; vgl. Bednar-Aphthen.

Aphthoid Pospischill-Feyrter (↑; -id*; Friedrich F., Pathol., Göttingen, 1895–1973) *n*: schwere Verlaufsform der Gingivostomatitis* herpetica bei Kleinkindern, die durch Masern, Röteln, Varizellen, Mumps u. a. geschwächt sind; **Klin.:** Allgemeinbefinden stark beeinträchtigt; Aphthen an Mundschleimhaut, Pharynx u. Ösophagus, dickwandige Bläschen im Gesicht, an Fingern u. Genitale; **Ther.:** Analgetika, Antiphlogistika, Virostatika; ausreichende Flüssigkeitszufuhr (evtl. Infusion).

A|phthongie (A-*; gr. φθόγγος Stimme, Klang) *f*: (engl.) *aphthongia*; fehlerhafte Anspannung der Zungen- u. Schlundmuskulatur mit Sprechbehinderung; **Urs.:** tonisch-klon. Krämpfe der Zunge (N. hypoglossus); vgl. Glossospasmus.

apikal (Apex*): (engl.) *apical*; den Scheitel, die Spitze (in der Zahnmedizin die Wurzelspitze) betreffend.

Apiol|in|toxikation (Intoxikation*) *f*: (engl.) *apiol intoxication*; Vergiftung nach Aufnahme von Petersilienkampfer (Hauptbestandteil des äther. Öls der Petersilienfrüchte, Apiol); s. Trikresylphosphatintoxikation.

A|planat *m*: (engl.) *aplanatic system*; Linsensystem, bei dem die Abbildungsfehler der Einzellinsen so korrigiert werden, dass das System streng punktförmig (aplanatisch) abbildet, z. B. Mikroskopobjektiv mit hoher Apertur (Auflösungsvermögen); vgl. Achromat; Apochromat.

A|plasia cutis con|genita (A-*; -plasie*) *f*: (engl.) *aplasia cutis congenita, epitheliogenesis imperfecta*; bei der Geburt scharf begrenzte Hautdefekte (Ø 1–2 cm), nach Epithelisierung als narbiger, haarfreier, unter dem umgebenden Hautniveau liegender Herd; **Lok.:** bes. in der Nähe der kleinen Fontanelle od. paramedian am Hinterkopf; meist einzeln, selten 2 Herde z. B. symmetr. an den Schläfen; **Vork.:** z. B. bei Trisomie 13.

A|plasia unguinis con|genita totalis seu partialis (↑; ↑) *f*: angeb. vollständiges od. partielles Fehlen der Finger- u. Zehennägel inf. funktionsunfähiger Nagelmatrix; weitere ektodermale Auffälligkeiten (z. B. Zahnanomalien) können assoziiert sein. Vgl. Anonychie.

A|plasie (↑; ↑) *f*: (engl.) *aplasia*; Bez. für das angeborene Fehlen eines Gewebes od. einer Organanlage od. für eine vorhandene Gewebe- od. Organanlage mit ausgebliebener Entwicklung (s. Abb.); vgl. Agenesie; Atresie.

A|plasie des Vas de|ferens, kon|genitale bi|laterale (↑; ↑) *f*: (engl.) *congenital bilateral absence of vas deferens*; Abk. CBAVD; angeb. beidseitiges Fehlen des Ductus* deferens; **Vork.:** isoliert od. als Teilmanifestation der zystischen Fibrose*, wobei die alleinige beidseitige Duktusaplasie meist eine Minimalform dieser darstellt.

Apley-Zeichen: (engl.) *Apley sign*; Auftreten von Schmerzen bei Innenrotation des Knies (Urs. Außenmeniskusriss) od. bei Außenrotation (Urs. In-

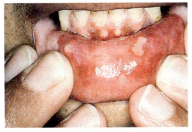

Aphthen: weißlich belegte, flache Ulzera an der Schleimhaut der Unterlippe [55]

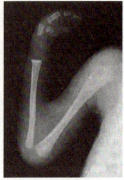

Aplasie: der Ulna u. der ulnaren Anteile des Handskeletts (hemimele Extremitätenanlage) [163]

nenmeniskusriss); dabei wird das Knie in Bauchlage rechtwinklig gebeugt u. ein axialer Druck auf die Fußsohlen in Richtung Knie ausgeübt. Vgl. Meniskusriss.

APMPPE: Abk. für (engl.) *acute posterior multifocal placoid pigment epithelopathy*, akute posteriore multifokale plakoide Pigmentepithelopathie; meist beidseitig auftretende Entz. des retinalen Pigmentepithels mit unterschiedl. Graden der Visusminderung; **Diagn.:** klinisches Bild, Fluoreszenzangiographie*; **Ther.:** nicht bekannt; **Progn.:** im Allg. gut, evtl. Abheilung unter Narbenbildung.

A|pnoe (gr. ἄπνους atemlos) *f*: (engl.) *apnea*; Atemstillstand* über mind. 10 Sekunden.

A|pnoe-Hypo|pnoe-In|dex (↑; Index*) *m*: (engl.) *respiratory disturbance index (Abk. RDI)*; Zahl der Episoden aller Apnoen (obstruktiv, zentral od. gemischt) pro Std. Schlaf, aufgezeichnet durch Polysomnographie*.

A|pnoe|test (↑) *m*: (engl.) *apnea test*; erst nach Ausfall der Hirnstammreflexe durchzuführendes Verf. zur Prüfung des Atemstillstands i. R. der Feststellung des Hirntods*; nach Beatmung des Pat. mit 100 % Sauerstoff wird das Ventilationsvolumen auf ca. ein Viertel des Ausgangswerts reduziert, bis der arterielle CO_2-Partialdruck mind. 60 mmHg erreicht hat; unter Zuführung von Sauerstoff in den Endotrachealtubus wird der Pat. vom Beatmungsgerät getrennt. Treten innerh. einer best. Frist keine spontanen Atemzüge auf, ist die Apnoe* bewiesen.

Apo-: Wortteil mit der Bedeutung Ab-, Weg-; von gr. ἀπό.

Apo|chrom<u>at</u> (↑; Chrom-*) *n*: (engl.) *apochromatic system*; Linsensystem (z. B. Objektiv eines Mikroskops), das die chromatische Aberration* (insbes. die Farbabhängigkeit der Brennweite) für mind. 3 Spektralbereiche des sichtbaren Lichts korrigiert; vgl. Achromat; Aplanat.

Apo|en|zym (↑; gr. ἐν hinein, innerhalb; ζύμη Sauerteig) *n*: s. Coenzyme.

Apo|ferrit<u>in</u> (↑; lat. ferrum Eisen) *n*: (engl.) *apoferritin*; Protein, das 3-wertiges Eisen binden kann (z. B. in Mukosazellen des Dünndarms) u. in diesem Zustand Ferritin* genannt wird.

apo|kr<u>in</u> (↑; -krin*): (engl.) *apocrine*; ausscheidend, absondernd; vgl. Drüsen.

Apo|lipo|prote<u>in</u>e (↑; Lip-*; Prot-*) *n pl*: (engl.) *apolipoproteins*; Proteinkomponenten der Lipoproteine*, die nach immun. Eigenschaften, Aminosäurensequenz u. Kohlenhydratanteil differenziert werden können. Alle A. kommen in unterschiedl. Mengen in den versch. Lipoproteinen vor. Apo-A_I: v. a. in HDL* u. Chylomikronen*; Apo-A_{II}: v. a. in HDL; Apo-B: v. a. in LDL*; Apo-C: v. a. in VLDL* u. in Chylomikronen, auch in HDL; Apo-D: v. a. in HDL; Apo-E: v. a. in VLDL u. in Chylomikronen, auch in HDL. In geringerer Konz. sind weitere A. (Apo-A_{IV}, Apo-F, Apo-G u. a.) nachweisbar. **Funktion:** Strukturproteine der Lipoproteine, Beteiligung an Lipidresorption, Aktivierung der Lipoproteinlipase, Steuerung der Lipolyse. Vgl. Hyperlipoproteinämien; Hypolipoproteinämie; vgl. Referenzbereiche (Tab. dort).

Apo|morph<u>in</u> *n*: (engl.) *apomorphine*; tetracycl. Dibenzochinolinderivat, das durch säurekatalyt. Umlagerung von Morphin* entsteht u. nicht an Opioid-Rezeptoren bindet; **Wirkung:** 1. dopaminerg im Nucleus paraventricularis; 2. emetisch; **Ind.:** 1. v. a. Parkinson*-Syndrom mit behindernden Kompl. (On-Off-Phänomene); 2. als Emetikum* bei akuter Intoxikation (nicht bei Kindern <6 Jahre; cave: hypotone Krise, Flüssigkeitsverlust, Aspiration). **Kontraind.:** instabile Angina pectoris, schwere Herzinsuffizienz, Herzinfarkt, schwere Hypotonie; **UAW:** lokale Verhärtungen u. Knotenbildung an Injektionsstelle, Erbrechen, Übelkeit, Schläfrigkeit, Kopfschmerz, Schwindel, orthostatische Dysregulation.

Apo|neur<u>ose</u> (Apo-*; Neur-*) *f*: (engl.) *aponeurosis*; Sehnenhaut, flächenhafte Sehne.

Apo|neurosis epi|cran<u>ialis</u> (↑; ↑) *f*: s. Galea aponeurotica.

Apo|neurosis l<u>inguae</u> (↑; ↑) *f*: (engl.) *lingual aponeurosis*; derbe kollagenfaserige Platte unter der Zungenschleimhaut; dient der Zungenbinnenmuskulatur zum Ansatz.

Apo|neurosis m<u>u</u>sculi bic<u>i</u>pitis br<u>a</u>chii (↑; ↑) *f*: (engl.) *bicipital aponeurosis*; syn. Lacertus fibrosus; oberfläch. nach ulnar in die Fascia antebrachii einstrahlende Nebensehne des M. biceps brachii.

Apo|neurosis palat<u>i</u>na (↑; ↑) *f*: (engl.) *palatine aponeurosis*; Gaumensehne, v. a. durch M. tensor veli palatini gebildet.

Apo|neurosis palm<u>aris</u> (↑; ↑) *f*: (engl.) *palmar aponeurosis*; sehnige Platte unter der Haut der Hohlhand; s. Palmaraponeurose.

Apo|neurosis plant<u>aris</u> (↑; ↑) *f*: (engl.) *plantar aponeurosis*; sehnige Platte unter der Haut der Fußsohle.

Apo|phän<u>ie</u> (gr. ἀποφαίνειν ans Licht bringen) *f*: (engl.) *apophenia*; Bez. (K. Conrad) für die veränderte subjektive Erlebensweise des Kranken bei beginnender akuter Schizophrenie* i. S. einer Wahnwahrnehmung od. eines wahnhaften Bedeutungserlebens.

Apo|ph<u>yse</u> (gr. ἀπόφυσις Auswuchs) *f*: (engl.) *apophysis*; bei der Ossifikation* epiphysennah-metaphysär auftretende Nebenkerne; entwickeln sich zu Knochenvorsprüngen, die meist als Ansatz von Muskeln u. Bändern dienen; z. B. Dornfortsatz,

Gelenkfortsatz der Wirbelkörper. Die A. verschmelzen später mit dem Hauptknochenkern (Diaphyse*). Vgl. Epiphyse.

Apo|physen|lösung (↑) *f*: (engl.) *apophysial avulsion*; syn. Apophyseolyse; traumat. Lösung des Apophysenknorpels von der Diaphyse* bei Jugendlichen. Vgl. Epiphyseolyse.

Apo|physeo|nekrosen, a|septische (↑; Nekr-*; -osis*) *fpl*: s. Knochennekrosen, aseptische.

Apo|physeosen (↑; -osis*) *fpl* (engl.) *apophyseopathy*; Verknöcherungsstörungen der Apophyse* im Wachstumsalter mit lokalisierter Schmerzhaftigkeit ohne stärkere röntg. Veränderungen; vgl. Epiphyseosen.

Apo|physe, per|sistierende (↑) *f*: (engl.) *persistent apophysis*; Ausbleiben der physiol. Verschmelzung einer Apophyse* mit der Diaphyse*; oft als traumat. Knochenausrisse verkannt.

Apo|physitis calcanei (↑; -itis*) *f*: (engl.) *Sever's disease*; syn. Sever-Krankheit; Entz. des Achillessehnenansatzes mit Schmerz u. Schwellung; **Vork.**: bei Jugendlichen, bes. bei Knickfußbildung (s. Achillodynie); **Diagn.**: (röntg.) Verbreiterung des Apophysenspalts, Sklerose od. klumpige Knochenverdichtung u. vermehrte Fragmentierung des Apophysenkerns (evtl. Vergleichsbilder der anderen Seite); bei geringen od. fehlenden röntg. Veränderungen am Apophyseosen*, sonst den asept. Knochennekrosen* zuzurechnen; **Ther.**: symptomat., evtl. zeitl. begrenzte Absatzerhöhung; **Progn.**: Restitutio* ad integrum.

Apo|plexia cerebri (gr. ἀποπληξία Schlag, -anfall) *f*: s. Schlaganfall.

Apo|plexia papillae (↑) *f*: s. Optikusneuropathie, anteriore ischämische.

Apo|plexia spinalis (↑) *f*: (engl.) *spinal apoplexy*; durch Rückenmarkblutung od. -ischämie verursachtes Syndrom, das einer Querschnittläsion* entspricht; s. Hämatomyelie; Myelomalazie; Arteria-spinalis-anterior-Syndrom.

Apo|plexia uteri (↑) *f*: (engl.) *uterine apoplexy*; symptomarme Rissblutung in der Basal- od. Myometriumschicht des Uterus in der Postmenopause; evtl. Ausbreitung in das Beckenbindegewebe (Apoplexia uteroparametrica); **Urs.**: wahrscheinl. permanente Hypoperfusion des senilen Uterus, die zu passiver Hyperämie führt u. mit dem Ausmaß der Arterienstenose assoziiert ist. Vgl. Couvelaire-Syndrom.

Apo|plexie (↑) *f*: s. Schlaganfall.

Apo|plexie, utero|plazentare (↑) *f*: Couvelaire*-Syndrom.

Apo|proteine (Apo-*; Prot-*) *n pl*: (engl.) *apoproteins*; Proteine ohne ihre prosthetische Gruppe* (im Allg. biol. inaktiv); z. B. Apolipoproteine*, Apoferritin*.

Apo|ptose (↑; -ptose*) *f*: (engl.) *apoptosis*; sog. programmierter Zelltod; Zelluntergang, der im Gegensatz zur Nekrose* durch genet. Informationen der betroffenen Zelle selbst ausgelöst u. reguliert wird; A. ist die Grundlage einer geregelten Embryogenese* (Absterben überflüssiger Organanlagen), Gewebehomöostase (Schutz vor Neubildungen) u. Funktion des Immunsystems (Auslösung von A. bei Zielzellen durch zytotox. T*-Lymphozyten u. natürl. Killerzellen*) u. wird durch versch. Mechanismen ausgelöst, z. B. durch Bindung von TNF*-α od. Fas-Liganden an entspr. Rezeptoren u. anschl. Aktivierung von Zytochrom* c u. Caspasen*; Regulation der A. durch hemmende (z. B. Bcl-2-Proteine) u. fördernde Faktoren (z. B. Bax-Proteine); A. spielt auch eine Rolle bei der Zytostatikawirkung bzw. -resistenz, Strahlentherapie* u. anderen therap. Prinzipien.

Apo|trans|ferrin *n*: eisenfreies Transferrin*.

APP: **1.** Abk. für (engl.) *abdominal perfusion pressure*; s. Perfusionsdruck, abdominaler; **2.** Abk. für (engl.) *Amyloid*-Precursor-Protein*.

Apparat, juxta|glomerulärer (lat. apparare bereitmachen, ausrüsten) *m*: (engl.) *juxtaglomerular apparatus*; zelluläres System der Nieren*; anat. **Einteilung**: s. Abb.; **1.** sog. Macula-densa-Zellen (schlanke Zellen mit großen Zellkernen), die im aufsteigenden Teil der Henle-Schleife im distalen Tubulus lokalisiert sind u. in engem räuml. Kontakt zum Gefäßpol des zum gleichen Nephron* gehörenden Glomerulus* stehen; **2.** in der Wand des Vas afferens (u. Vas efferens) als Kontaktzone zum distalen Tubulus liegende granulahaltigen epitheloiden Zellen, die Renin* produzieren; **3.** dazwischen liegendes extraglomeruläres Mesangium (Goormaghtigh-Zellen); **Funktion**: Regulation der glomerulären Durchblutung u. des Filtrationsdrucks, Hauptbildungsort von Renin.

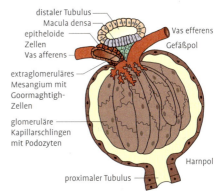

Apparat, juxtaglomerulärer

Apparat, ortho|pädischer (↑) *m*: (engl.) *orthopedic apparatus*; s. Orthese.

Apparatus (↑) *m*: (engl.) *apparatus*; Organsystem; Organe mit gleichgerichteter Funktion.

Apparatus lacrimalis (↑) *m*: (engl.) *lacrimal apparatus*; Tränenapparat; dient dem Feuchthalten der Cornea u. Conjunctiva; **1.** Tränendrüse (Glandula lacrimalis); **2.** Tränenabflusssystem (Canaliculus u. Saccus lacrimalis, Ductus nasolacrimalis); durch den Lidschlag wird die Tränenflüssigkeit auf der Bulbusvorderfläche verteilt.

ap|parent (lat. apparere sichtbar werden): **1.** (engl.) *apparent*; manifest; **2.** (engl.) *evident*; sichtbar (vom Verlauf einer Krankheit); z. B. Infektion.

Append-: Wortteil mit der Bedeutung Anhang, Anhängsel; von lat. appendix.

Append|ek|tomie (↑; Ektomie*) *f*: (engl.) *appendectomy*; op. Entfernung der Appendix* vermiformis bei Appendizitis*; **Meth.**: Abtragung an der Basis

Appendices epiploicae

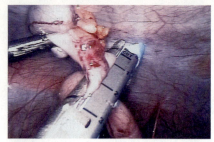

Appendektomie: Absetzungslinie der Appendix vermiformis mit Klammernahtgerät i. R. einer laparoskopischen Appendektomie [25]

u. Versenkung des Stumpfs z. B. durch Tabakbeutelnaht (s. Abb.,); auch i. R. einer Laparoskopie möglich.

Appendices epi|plo̱icae (↑; sing Appe̱ndix) *f pl*: (engl.) *omental appendices*; syn. A. e. omentales; kleine fettgefüllte Ausstülpungen der Serosa des Dickdarms.

Appendices vesiculo̱sae epo̱ophori (↑) *f pl*: (engl.) *vesicular appendices*; gestielte Bläschen an der Mesosalpinx; Rudimente der Urniere.

Appendici̱tis (↑; -itis*) *f*: s. Appendizitis.

Appendici̱tis larva̱ta (↑; ↑) *f*: (engl.) *larvate appendicitis*; symptomarme, chron. Appendizitis*.

Appe̱ndix (↑) *f*: (engl.) *appendix*; Anhangsgebilde; i. e. S. Appendix* vermiformis.

Appe̱ndix epi|di̱dymidis (↑) *f*: (engl.) *appendix of epididymis*; gestieltes Bläschen (Hydatide) am Nebenhodenkopf; Rest des Urnierengangs (Wolff*-Gang).

Appe̱ndix te̱stis (↑) *f*: Morgagni*-Hydatide.

Appe̱ndix|tumo̱ren (↑; Tumor*) *m pl*: (engl.) *tumors of the appendix*; Tumoren der Appendix* vermiformis; v. a. neuroendokrine Tumoren*.

Appe̱ndix vermi|fo̱rmis (↑) *f*: (engl.) *vermiform appendix*; Wurmfortsatz des Blinddarms; Abgangsstelle an der medialen Seite des Caecums*, unterh. des Ostium ileale (s. Abb.); entspricht auf der Bauchwand dem Sonnenburg-(Lanz-)Punkt (s. Appendizitis); sehr variabel in Form, Größe u. Lage (z. B. retrozäkal). Die 3 Tänien des Dickdarms setzen sich als geschlossene Längsmuskelschicht auf der A. v. fort, daher Aufsuchen durch Verfolgen der Taenia libera des Colon ascendens. A. v. wird von Serosa umfasst, die an der Anheftungsstelle in die Duplikatur der Mesoappendix (Mesenteriolum) übergeht. Vgl. Darm.

Appendizi̱tis (↑; -itis*) *f*: (engl.) *appendicitis*; Appendicitis; Entz. des Appendix* vermiformis; **Ätiol.:** meist enterogene (selten hämatogene) Infektion, begünstigt durch Stauung des Wurmfortsatzinhalts inf. Verengung od. Verlegung des Appendixlumens durch Abknickung, Narbenstränge, entzündl. Schleimhautschwellung, Kotsteine, Würmer od. Fremdkörper (selten); **Formen: 1. akute A.:** häufigste akut chir. Abdominalerkrankung (Akutes* Abdomen); **Vork.:** meist im Kindes- u. Jugendalter; **Pathol.:** katarrhalische, phlegmonöse, ulzerierende, eitrig abszedierende od. nekrotisierende (gangränöse) Verlaufsformen (s. Abb. 1); **Klin.:** initial Inappetenz, Übelkeit, Erbrechen, kolikartige Bauchschmerzen (meist im Epigastrium bzw. periumbilikal beginnend, nach Stunden übergehend zu somat. Schmerzen im re. Unterbauch), belegte Zunge, Fieber (häufig Differenz zwischen rektaler u. axillärer Körpertemperatur* erhöht); cave: symptomfreies Intervall möglich; bei Kindern u. Pat. hohen Lebensalters (>60. Lj.) u. U. geringe Sympt.; **Kompl.:** gedeckte od. freie Perforation* (perakuter Schmerz u. anschl. vorübergehend Schmerzerleichterung) mit umschriebener od. diffuser Peritonitis* bzw. Durchwanderungsperitonitis*; Abszessbildung (z. B. perityphlitischer Abszess*, Douglas*-Abszess, pylephlebitischer Leberabszess*); Verwachsungen mit Nachbarorganen (Adhäsionen*), Ileus*; **Diagn.:** v. a. klinisch; Schmerzen im re. Unterbauch bei Erschütterung (Klopfschmerz) u. Palpation (Druckschmerz) an typ. Punkten innerhalb des Sherren*-Dreiecks (s. Abb. 2; cave: wegen großer Lagevariabilität des Appendix vermiformis nicht immer zuverlässig; atypische Schmerzlokation u. a. bei Kleinkindern u. atypische Appendixlage, z. B. höhere Schmerzlokalisation bei Schwangeren, Situs inversus viscerum*: im Bereich der Verbindungslinie zwischen Nabel u. re. Spina iliaca ant. sup. am McBurney*-Punkt, Morris*-Punkt u. Kümmell*-Punkt, in der Verbindungslinie der beiden Spinae iliacae ant. sup. am Lanz*-Punkt u. Lenzmann*-Punkt; Blumberg*-Zeichen, Rovsing*-Zeichen u. positives Psoaszeichen* re. (Schonhaltung) u. Dehnungsschmerz (Sitkowski*-Zeichen, evtl. Ten*-

Appendix vermiformis: histologischer Schnitt; a: Tunica mucosa mit Lymphfollikeln (Noduli lymphoidei aggregati); b: Tela submucosa; c: Tunica muscularis; d: Tunica serosa; e: Mesoappendix (Mesenteriolum)

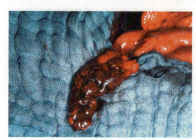

Appendizitis Abb. 1: hämorrhagisch-nekrotisierende A. [104]

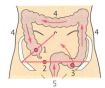

Appendizitis Abb. 2: typische Palpationsbefunde:
1: Schmerzen am McBurney-Punkt; 2: Schmerzen am Lanz-Punkt; 3: Loslassschmerz (Blumberg-Zeichen); 4: Rovsing-Zeichen; 5: Schmerzen bei rektaler Untersuchung

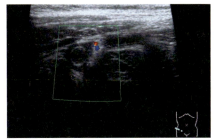

Appendizitis Abb. 5: Querschnitt, Wandschichtung erhalten [149]

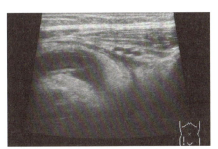

Appendizitis Abb. 3: Längsschnitt durch die Appendixspitze mit unterbrochener Wand und Netzreaktion [149]

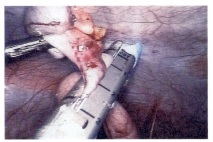

Appendizitis Abb. 6: Absetzungslinie der Appendix vermiformis mit Klammernahtgerät i. R. einer laparoskopischen Appendektomie [25]

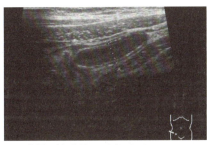

Appendizitis Abb. 4: Längsschnitt [149]

Horn-Zeichen) sowie Obturatoriuszeichen*; digitale rektale Untersuchung* mit Schmerzempfindung v. a. bei Appendixlage im kleinen Becken u. Douglas-Abszess (fluktuierend); cave: lokale Abwehrspannung* fehlt bei Empyem (Druckschmerz), Lage des Appendix im kleinen Becken u. retrozökaler Lage (Lumbalspannung, Psoaskontraktur); labordiagn. mit Entzündungsparametern (häufig Leukozytose mit rel. Lymphopenie, CRP anfangs nur mäßig erhöht od. unauffällig) sowie dd Untersuchungen (z. B. Urinstatus); apparativ: v. a. abdominale Ultraschalldiagnostik (Abszessnachweis, Ausschluss anderer Abdominalerkrankungen), entzündl. Veränderungen der A. (Wandverdickung, s. Abb. 3; Kokarde, s. Abb. 4 u. 5) selten darstellbar; op. Sicherung der Diagn. (histopathol. u. mikrobiol. mit Resistenzbestimmung; cave: neuroendokriner Tumor*); **Ther.:** Appendektomie* (i. d. R. laparoskop. s. Abb. 6), möglichst Frühoperation im akuten Stadium innerh. der ersten 48 Std., ggf. unter Antibiotikaprophylaxe*

(z. B. Mezlocillin u. Sulbactam als single shot); zusätzl. Ther. je nach Kompl., z. B. bei Perforation op. Spülung, Drainagen u. perioperativ Antibiotika (initial kalkuliert, dann gezielt nach Antibiogramm); **Progn.:** Letalität <1%, bei Perforation u. eitriger Peritonitis <10%; **DD:** Akutes* Abdomen (Tab. dort) anderer Urs.; Ausschluss einer sog. Pseudoappendizitis i. R. einer akuten Entz. im Bereich der oberen Atemwege (Brenneman*-Syndrom), durch enterale Yersiniosen* bzw. Lymphadenitis* mesenterialis acuta; Enteritis* regionalis Crohn; stenosierendes Rektosigmoidkarzinom (alte Pat.); Gastroenteritis*, Harnweginfektion*, Invagination*, basale Pneumonie re., prämenstruelle Beschwerden, Extrauteringravidität u. a.; **2. chronische** (rezidiv.) A.: Folgezustand nach akuter A. bei chronischer enteraler Yersiniose od. i. R. chronisch entzündl. Darmerkrankungen; **Sympt.:** uncharakterist., intermittierende Beschwerden im re. Unterbauch; **Diagn.:** (sonographisch) evtl. Darstellung einer verdickten Appendix; Laparoskopie; Ausschluss einer chronisch entzündl. Darmerkrankung, auch durch Histol. nach Appendektomie*; **Ther.:** Appendektomie.

Ap|perzeption (Ad-*; Perzeption*) *f*: (engl.) *apperception*; bewusste Erfassung äußerer u. innerer Eindrücke.

Ap|petenz|störungen, sexuelle (lat. appetere verlangen): (engl.) *appetency disorders*; Libidostörung, sog. Lustlosigkeit, früher Alibidinie; nach DSM-IV (ähnl. auch ICD-10) anhaltender od. wiederkehrender Mangel an sexuellen Phantasien u. Verlangen nach sexueller Aktivität, i. e. S. mit daraus ent-

Appetenzverhalten

stehendem Leidensdruck u. ohne zugleich bestehende psych. Störungen, körperl. Krankheiten od. Wirkungen chem. Substanzen; **Vork.**: bei Frauen häufiger als bei Männern; **Einteilung: 1.** sexueller Appetenzmangel od. -verlust: allgemein od. situativ (z. B. gegenüber best. Partnern od. best. Formen sexuellen Handelns); **2.** sexuelle Aversion bzw. Sexualangst mit ausgeprägtem Widerwillen gegen best. Formen od. jede Art von sexueller Aktivität, evtl. mit Sympt. einer Panikstörung* u. ausgeprägter Sexualvermeidung; vgl. Phobie; **Ther.**: Psychotherapie, Paartherapie.

Ap|petenz|verhalten (↑): (engl.) *appetent behavior*; (psychol.) unruhiges, aber zielstrebiges Suchen nach einem Objekt zur Reduktion einer Bedürfnisspannung; vgl. Bedürfnis; Trieb.

Ap|petit (↑) *m*: (engl.) *appetite*; Allgemeingefühl, das durch das Bedürfnis nach Nahrungsaufnahme gekennzeichnet ist; Regulation durch endogene u. exogene orexigene u. anorexigene Faktoren (s. Hunger).

Ap|petit|zügler (↑): (engl.) *appetite depressants*; syn. Anorektika; (pharmak.) zentralnervös anorexigen wirkende indirekte Sympathomimetika*; Wirkung vermutl. direkt auf (wahrscheinl. im Hypothalamus gelegenes) appetitregulierendes Zentrum; **Vertreter:** Sibutramin*; Norpseudoephedrin*, Phenylpropanolamin*, Amfepramon*; **Ind.:** unterstützende Ther. bei ernährungsbedingtem Übergewicht* mit einem BMI >27 kg/m² bzw. Adipositas*; **UAW:** u. a. zentrale Erregung, art. Hypertonie, Tachykardie, Beeinträchtigung der Schlafbereitschaft; cave: Tachyphylaxie*, Abhängigkeit*. Vgl. Antiadiposita.

Ap|planations|tono|meter (Ad-*; lat. pl_a_nus eben, flach; Ton-*; Metr-*) *n*: (engl.) *applanation tonometer*; Gerät zur Bestimmung des Augeninnendrucks*; misst die Kraft, die erforderlich ist, um mit einem planen Messkörperchen (Radius = 3 mm) die gekrümmte, zentrale Hornhaut in gleicher Größenordnung zur Abflachung zu bringen (s. Abb.); zuverlässiges Messverfahren, bei welchem die Rigidität des Auges vernachlässigt werden kann. Vgl. Tonometrie.

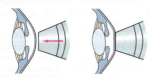

Applanationstonometer

Ap|plikation (lat. applic_a_re anlegen, verwenden) *f*: (engl.) *application*; Verabreichung (Anwendung) eines Arzneimittels*; **Formen: 1.** zur system. Wirkung: (je nach system. Bioverfügbarkeit*) **a)** oral: peroral (Pulver, Tabletten, Saft, Tropfen, Kapseln u. a.) zur gastrointestinalen Resorption; sublingual (z. B. Sublingualtablette*) zur Resorption über die Mundschleimhaut; **b)** rektal in Form von Zäpfchen, Lösungen (Klistier*, rektale Instillation*), Rektalschaum u. a. zur Resorption aus dem Rektum; **c)** parenteral durch Injektion* od. Infusion* einer Lösung; **d)** Inhalation* eines Aerosols* zur Resorption durch die Lunge; **e)** transdermal zur Resorption über die Haut (s. TTS); **f)** intranasal zur Resorption über die Nasenschleimhaut, z. B. Desmopressin*; **2.** zur lokalen Wirkung: top. A. an Haut oder Schleimhaut (u. a. konjunktival, oral, rektal, pulmonal), z. B. in Form von Salben, Pflastern, Umschlägen (Pasten), Bädern, Spülungen, Gurgelflüssigkeiten.

Ap|plikations|test, wieder|holter offener (↑) *m*: s. ROAT.

Ap|position (lat. appos_i_tio das Hinzusetzen) *f*: Auflagerung, Anbau (Anlagerung).

Ap|positions|thrombose (↑; Thromb-*; -osis*) *f*: Pfropfthrombose*.

Ap|prehensions|test (lat. apprehendere anfassen, ergreifen) *m*: (engl.) *apprehension test*; Luxationserwartungstest; Stabilitätsprüfung i. R. der funktionellen Schultergelenkuntersuchungen*; durch Erwartungsangst unbewusst behinderte schmerzhafte Subluxation des Humeruskopfs in der Articulatio* humeri bei passiver Abduktion u. Außenrotation des Arms mit Druck auf den Glenoidalrand; z. B. bei Schulterinstabilität; vgl. Schultergelenkluxation.

Ap|probation (lat. approb_a_tio Zustimmung, Anerkennung) *f*: (engl.) *licence to practise medicine*; staatl. Erlaubnis zur Ausübung des Berufs als Arzt*, Zahnarzt, Psychologischer Psychotherapeut*, Kinder- u. Jugendlichenpsychotherapeut, Apotheker u. Tierarzt; fachl. Anforderungen für die Erteilung der Approbation sind für Ärzte in § 3 der Bundesärzteordnung (BÄO) u. der Approbationsordnung für Ärzte (ÄAppO vom 27.7.2002, BGBl. I S. 2405, zuletzt geändert am 30.7.2009, BGBl. I S. 2495), für Psychotherapeuten in § 2 des Psychotherapeutengesetzes (PsychThG vom 16. 06.1998, BGBl. I S. 1311, zuletzt geändert am 2.12.2007, BGBl. I S. 2686) geregelt.

Ap|probations|ordnung (↑): s. Arzt; Approbation.

ap|proximal (Ad-*; lat. pr_o_ximus sehr nahe): (engl.) *approximal*; (zahnmed.) benachbart.

Apra|clonidin (INN) *n*: (engl.) *apraclonidin*; alpha-2-agonistisch wirkendes, den Augeninnendruck senkendes Alphasympathomimetikum* zur Anw. als Augentropfen; **Ind.:** als Zusatztherapeutikum bei primär chron. Offenwinkelglaukom (s. Glaukom); **Kontraind.:** schwere Herz-Kreislauf-Erkrankungen; **UAW:** häufig Hyperämie, Augenirritationen.

A|praxie (gr. ἀπραξία Untätigkeit) *f*: (engl.) *apraxia*; Störung der Ausführung willkürlicher, zielgerichteter u. geordneter Bewegungen bei intakter motor. Funktion; **Urs.: 1.** erworbene Störung: Apraxie i. e. S. durch Erkr. od. Schädigungen des Gehirns od. der Kommissurenbahnen*; **2.** umschriebene Koordinations- u. Entwicklungsstörung (klin. meist als Dyspraxie bezeichnet): ca 8–10 % aller Kinder, häufiger bei Jungen; **Formen: I. ideomotorische A.:** Bewegungen werden fragmentarisch ausgeführt od. durch fehlerhafte ersetzt (Parapraxie), evtl. besteht zusätzl. Aphasie; v. a. bei Läsionen des Parietallappens u. der Kommissurenbahnen; **II. ideatorische A.:** komplexe u. differenzierte Handlungen können inf. einer Störung des Bewegungsentwurfs (Ideation) nicht richtig aneinandergereiht werden; v. a. bei Läsion der temporoparietalen Region der dominanten Hemisphäre; **III. Sonderformen: 1.** gliedkinetische A. als zentrale Bewegungsstörung (zentrale motor. Lähmung inf. kontralateraler Schädigung des motor. Gyrus präcentralis); **2.** okulomotorische A. als Störung willkürl. od. visuell ausgelöster rascher Augenbewegungen (Sakkaden) mit Kompensation durch entsprechende, ruckartige Kopfbewegungen; angeb. als Cogan*-Syndrom II, erworben z. B. bei Chorea* Huntington, Hirnstammtumor, Gaucher*-Krankheit, bilateraler frontoparietaler Läsion; **3.** Beeinträchtigungen der visuell-räuml. Orientierung v. a. bei Läsionen des Parietallappens der nicht sprachdominanten Hemisphäre; **a)** konstruktive A.: bei gestaltenden Handlungen unter visueller Kontrolle (z. B. Zeichnen) misslingt die räuml. Formgebung, ohne dass eine Beeinträchtigung elementarer Bewegungsabläufe vorliegt; **b)** sog. Ankleideapraxie: Störung der Fähigkeit, räuml. Beziehungen zwischen Objekt u. eigenem Körper herzustellen; **c)** buccofaziale A.: Parapraxie der Gesichts- u. Zungenmuskulatur; **4.** Sprechapraxie*; **Diagn.:** Beobachtungen von Bewegungsausführungen, die sprachl. od. imitatorisch vorgegeben werden; **Ther.:** Übungsbehandlung mit kontrollierten Bewegungen zum Aufbau komplexerer Handlungen. Vgl. Agnosie; Gedächtnisstörung; Syndrom, hirnlokales.

Aprepitant (INN) *n*: (engl.) *aprepitant*; Antiemetikum* zur p. o. Anw.; **Wirkungsmechanismus:** selektiver Antagonismus an humanen Substanz-P-Neurokinin-1(NK₁)-Rezeptoren (hochaffin); **Ind.:** **1.** Zytostatika induzierte Übelkeit u. Erbrechen (Anw. in Komb. mit Kortikoid u. Serotonin-5-HT₃-Rezeptor-Antagonist); **2.** PONV*; **Kontraind.:** Stillzeit; strenge Indikationsstellung in der Schwangerschaft; **UAW:** Singultus, Müdigkeit, erhöhte ALT-Werte, Obstipation, Kopfschmerz, Appetitlosigkeit. Vgl. Fosaprepitant.

A|pros|exie (A-*; gr. πρόσεξις Aufmerksamkeit) *f*: (engl.) *attention defect*; Aufmerksamkeitsschwäche i. S. einer Störung von Vigilität* od. Tenazität*; **Vork.:** z. B. bei org. Psychose* od. bei Kindern, deren Nasenatmung inf. adenoider Vegetationen* behindert ist. Vgl. Hyperprosexie.

Aprotinin (INN) *n*: (engl.) *aprotinine*; polyvalenter Proteinasen-(Kallikrein-)Inhibitor; **Wirkungsmechanismus:** Hemmung der Gerinnungsfaktoren XIIa, XIa, VIIIa sowie von Plasmin u. Plasminaktivatoren, Trypsin, Chymotrypsin u. Kallikrein (Fibrinolyse*-Inhibitor); **Anw.:** Bestandteil (Komponente 1) von Fibrinklebern*; als (parenterales) Monopräparat wegen V. a. erhöhte Rate von postoperativem Nierenveragen u. erhöhter Mortalität nicht mehr im Handel; frühere Anw. u. a. bei Hyperfibrinolyse, i. R. einer Chemonukleolyse*, intraoperativ lokal bei infektiöser Peritonitis u. Bridenileus, in Herz- u. Leberchirurgie prophylakt. zur Verminderung von Blutverlust, in der Neurochirurgie nach Subarachnoidalblutung zur Verhinderung einer Nachblutung (wegen erhöhten Vasospasmusrisikos obsolet).

APRV: Abk. für (engl.) *airway pressure release ventilation*; s. Beatmung (assistierte).

APS: Abk. für Antiphospholipid*-Syndrom.

aPTT: Abk. für (engl.) *activated partial thromboplastin time*; aktivierte partielle Thromboplastinzeit; Parameter zum Nachw. von Störungen im endogenen Weg der Blutgerinnung* (Faktor I, II, V, VIII, IX, X, XI, XII, Fletcher*-Faktor u. HMW*-Kininogen); **Bestimmung:** Messung der Zeit bis zur Fibrinbildung (Gerinnungszeit) nach Inkubation von Citratplasma mit Oberflächenaktivator (z. B. Kaolin), partiellem Thromboplastin* (z. B. Cephalin) u. Calcium-Ionen; **Ind.:** v. a. Hämophilie*, Überwachung einer Heparin- od. Fibrinolytikatherapie, Suche nach pathol. Inhibitoren der Blutgerinnung; **Referenzbereich:** s. Blutgerinnung (Tab. 2 dort).

aPTT, Lupus-sensitive: funkt. Screening für den Nachw. von Lupusantikoagulans*; **Prinzip:** Bestimmung der aPTT* mit 2 Reagenzien unterschiedl. Lupussensitivität; bei Lupusantikoagulans-positiver Probe: deutl. aPTT-Verlängerung mit Lupus-sensitivem Reagenz bei fehlender aPTT-Verlängerung mit gering Lupus-sensitivem Reagenz.

A|ptya|lismus (A-*; -ptoe*) *m*: (engl.) *aptyalism*; fehlende Speichelsekretion; s. Xerostomie.

Apudom (-om*) *n*: s. Tumor, neuroendokriner.

APUD-System *n*: Abk. für (engl.) *amine precursor uptake and decarboxylation*; s. System, disseminiertes neuroendokrines.

APV: Abk. für Amprenavir*.

AQ: Abk. für Anomaloquotient; s. Anomaloskop.

Aqua (lat.) *f*: (engl.) *water*; Wasser.

Aqua bi|destillata (↑) *f*: (engl.) *double distilled water*; doppelt destilliertes Wasser.

Aqua destillata (↑) *f*: (engl.) *distilled water*; destilliertes Wasser.

Aquä|dukt|stenose (↑; Steno-*; -osis*) *f*: (engl.) *aqueductal stenosis*; Einengung des Aqueductus mesencephali; s. Hydrozephalus.

Aquä|dukt|syn|drom (↑) *n*: (engl.) *sylvian aqueduct syndrome*; syn. dorsales Mittelhirnsyndrom; vertikale Blickparese, insbes. nach oben (Parinaud-Syndrom), u. Licht*-Nah-Dissoziation, häufig zus. mit Lidretraktion, klon. Konvergenzspasmus od. Konvergenz-Retraktionsnystagmus; **Urs.:** Läsionen in der dorsalen Haube des Mesencephalons, im Bereich der Commissura posterior, meist durch Hirntumoren* od. Hydrozephalus*.

Aqua|porine *n pl*: (engl.) *aquaporins*; Abk. AQP; multimere Membranproteine (AQP-1, -2, -4, -5, -6), die Kanäle in der Zellmembran bilden, um selektiv Wasser u. kleine ungeladene Moleküle (z. B. Glycerol, Harnstoff; AQP-3, -7, -9) durch die Zellmembran zu transportieren; **Lok.:** AQP-0 ist in der Augenlinse lokalisiert, Mutationen führen zu Katarakt*. AQP-2 (Genlocus 12q13) ist fast ausschließl. im Sammelrohr der Niere lokalisiert; Einbau in die apikale Zellmembran wird durch ADH* stimuliert. AQP-2 bewirkt Antidiurese*, AQP-2-Mangel verursacht Wasserdiurese*. Mutationen im AQP-2-Gen Störungen od. der ADH-Bildung führen zu Diabetes* insipidus.

Aqueductus (lat.) *m*: (engl.) *aqueduct*; Wasserleitung.

Aqueductus cerebri (↑) *m*: s. Aqueductus mesencephali.

Aqueductus cochleae (↑) *m*: (engl.) *cochlear aqueduct*; veraltet Ductus perilymphaticus; Verbindung des Perilymphraums (spez. Scala tympani) des Innenohrs* mit dem Subarachnoidalraum.

Aque|ductus mes|en|cephali (↑) *m*: (engl.) *aqueduct of midbrain*; syn. Aqueductus cerebri; Sylvius-Leitung; im Mesencephalon* gelegene Verbindung zwischen 3. u. 4. Hirnventrikel*.

Aque|ductus vestibuli (↑) *m*: (engl.) *vestibular aqueduct*; Kanälchen im Felsenbein; enthält den Ductus* endolymphaticus.

Ar: chem. Symbol für Argon*.

Arabane *n pl*: aus L-Arabinose 1,5- u. 1,3-glykosidisch aufgebaute, verzweigte, hochmolekulare Polysaccharide aus der Gruppe der Pentosane; weit verbreitet als Bestandteil von Hemizellulosen* in Pflanzen.

Arabinose *f*: s. Pentosen.

Arabin-Pessar (Hans A., Gyn., Siegen, 1920–1990; Pessar*) *n*: (engl.) *Arabin's pessary*; Pessar aus weichem Kunststoff; **Anw.:** v. a. als Würfelpessar zur Behandlung des Descensus* uteri et vaginae u. als Urethrapessar bei leichtem Deszensus u. Harninkontinenz; ggf. auch als Cerclage-Pessar bei Zervixinsuffizienz*; vgl. Pessarbehandlung (Abb. dort).

Arachidon|säure: (engl.) *arachidonic acid*; Eikosatetraensäure (ω-6); $C_{19}H_{31}COOH$; 4-fach ungesättigte Fettsäure; Zwischenprodukt in der Biosynthese der Leukotriene*, Prostaglandine*, Thromboxane*; Bestandteil der Phospholipide* (bes. Phosphatidylinositol-4,5-bisphosphat, aus dem die second* messenger Diacylglycerol* u. Inositoltrisphosphat* durch die Rezeptor-aktivierte Phospholipase Cβ generiert werden können); **Vork.:** in Membranen, tier. Fett; endogene Synthese aus Linolsäure* u. Linolensäure* möglich. Vgl. Endocannabinoide; Omegafettsäuren.

Arachnida (gr. ἀράχνη Spinne; -id*) *f pl*: (engl.) *Arachnida*; Spinnentiere; taxonom. Klasse der Chelicerata (s. Arthropoden); med. bedeutsam: Zecken* u. Milben*.

Arachno|daktylie (↑; Daktyl-*) *f*: (engl.) *arachnodactyly*; sog. Spinnenfingerigkeit; Vork. i. R. genetischer Syndrome (z. B. Marfan*-Syndrom, kontrakturelle Arachnodaktylie) u. als isolierte familiäre Besonderheit.

Arachno|daktylie, kon|trakturelle (↑; ↑) *f*: (engl.) *contractural arachnodactyly*; syn. Beals-Hecht-Syndrom, Arthrogryposis distalis Typ 9; autosomaldominant erbl. Erkr. mit multiplen (reversiblen) Gelenkkontrakturen, progredienter (Kypho-)Skoliose, grazilen, leicht frakturierenden Röhrenknochen, Arachnodaktylie, Ohrhelixanomalien sowie u. U. angeborenen Herzfehlern; **Häufigkeit:** mehr als 100 betroffene Familien bekannt; **Ätiol.:** Fibrillin-2-Defekt; Mutationen im FBN2-Gen (Genlocus 5q31-23). Vgl. Arthrogryposis-multiplex-congenita.

Arachnoidal|zyste (↑; -id*; Kyst-*) *f*: (engl.) *arachnoid cyst*; syn. Subarachnoidalzyste; liquorgefüllte Duplikatur der Arachnoidea* mater mit z. T. raumforderndem Charakter; **Ätiol.:** meist kongenital (Ausbildung oft nach der Geburt), auch postentzündl. als meningeale Verklebung, selten traumatisch.

Arachnoidea mater (↑; ↑) *f*: (engl.) *arachnoid mater*; Arachnoidea, Spinnwebenhaut; bindegewebige Membran, die über die Furchen u. Windungen des Gehirns (A. m. cranialis) u. Rückenmarks (A. m. spinalis) hinwegzieht; äußerer Teil der Leptomeninx*; **Anat.:** Die Außenfläche der A. m. liegt der Dura* mater an u. begrenzt von innen her den kapillaren Subduralspalt. Die Innenfläche ist mit der Pia* mater durch ein bindegewebiges Bälkchenwerk verbunden. Zwischen A. m. u. Pia mater befindet sich der Subarachnoidalraum*; vgl. Cisterna. **Klin. Bedeutung:** Der Deckzellenüberzug der Außenfläche neigt zu kugeligen Zellverdichtungen (Granulationes arachnoideae, Pacchioni-Granulationen), von denen Meningeome* ausgehen können.

Arachnoiditis (↑; ↑; -itis*) *f*: (engl.) *arachnitis*; auch Arachnitis; Entz. der Arachnoidea* mater, z. B. bei Syphilis.

Arachnoiditis optico-chiasmatica (↑; ↑; ↑) *f*: (engl.) *opticochiasmatic arachnoiditis*; umschriebene, meist produktiv-hyperplast. basale Meningitis* im Bereich der Cisterna chiasmatis mit Narbenbildung u. Kompression von Chiasma opticum u. N. opticus; **Ätiol.:** meist unklar, evtl. Syphilis od. Trauma; **Klin.:** binasale (sonst selten!) od. bitemporale Hemianopsie*, Abnahme der Sehfunktion u. beginnende Stauungspapille beiderseits, Übergang in Optikusatrophie; **Ther.:** Prednison, Antiphlogistika; neurochir. Beseitigung des arachnoiden Entzündungs- u. Narbengewebes.

Arachnoiditis ossi|ficans (↑; ↑; ↑) *f*: (engl.) *ossifying arachnoiditis*; verkalkende Entz. der Arachnoidea mater mit Bevorzugung der Thorakolumbalregion.

Aräo|meter (gr. ἀραιός dünn; Metr-*) *n*: (engl.) *hydrometer*; einfaches Messgerät zur Bestimmung der Dichte* von Flüssigkeiten anhand der (dichteabhängigen) Eintauchtiefe; Anw. z. B. als Urometer*.

Aran-Duchenne-Muskel|a|trophie (François A. A., Arzt, 1817–1861; Guillaume D., Neurol., Paris, 1806–1875; Musculus*; A-*; Troph-*) *f*: s. Muskelatrophie, spinale.

Arantius-Band (Giulio Cesare Aranzio, Anat., Bologna, 1530–1589): Ligamentum* venosum.

Arantius-Knötchen (↑): (engl.) *nodules of Arantius*; syn. Valsalva-Knötchen; Noduli valvularum semilunarium der Aortenklappe.

ARAS: Abk. für **a**ufsteigendes **r**etikuläres **a**ktivierendes **S**ystem*.

Arbeit: (engl.) *work*; (physik.) Formelzeichen W (von engl. *work*); Produkt aus Kraft* (F) u. Weg (s); W = F · s; bei inkonstanter Kraft über den Weg wird A. als Integral definiert; abgeleitete SI-Einheiten: Joule* (J), Newtonmeter (Nm); 1 J = 1 Nm. Vgl. Energie; Leistung.

Arbeits|hyper|trophie (Hyper-*; -troph*) *f*: s. Aktivitätshypertrophie.

Arbeits|medizin *f*: (engl.) *occupational medicine*; syn. Betriebsmedizin; vorwiegend präventiv orientierte med. Fachdisziplin in Forschung, Lehre u. Praxis, die sich mit Untersuchung, Bewertung, Begutachtung u. Beeinflussung der Wechselbeziehungen zwischen Anforderungen, Bedingungen u. Organisation der Arbeit einerseits u. dem Menschen, seiner Gesundheit, Arbeits- u. Beschäftigungsfähigkeit u. seinen Krankheiten andererseits befasst; **Aufgabe** ist die Förderung, Erhalt u. Mitwirkung bei der Wiederherstellung von Gesundheit sowie der Arbeits- u. Beschäftigungsfähigkeit des Menschen; Vorbeugung, Erkennung, Behandlung u. Begutachtung arbeits- u. umweltbedingter Erkrankungen u. Berufskrankheiten*, Verhütung arbeitsbedingter Gesundheitsgefährdungen einschließl. individueller u. betriebl. Gesundheitsberatung, Vermeidung von Arbeitserschwernissen sowie berufsfördernde Rehabilitation; ärztl. Beratung von Arbeitgebern, Arbeitnehmern sowie Personalvertretungen zu allen Fragen der Wechselwirkungen zwischen Arbeit u. Mensch bei ganzheitl. Betrachtung des arbeitenden Menschen unter Berücksichtigung aller somat., psychischen u. sozialen Prozesse u. Einbezug von Fachgebieten wie Arbeitshygiene, Arbeitstoxikologie, Arbeitsphysiologie u. Arbeitspsychologie. Ein umfangreiches Gesetzes- u. Regelwerk staatl. u. berufsgenossenschaftl. Vorschriften bildet die jurist. Basis für das prakt. Handeln. Vgl. Betriebsarzt.

Arbeits|platz|grenz|wert: AGW*.

Arbeits|platz|konzentration, maximale *f*: MAK*; s. AGW.

Arbeits|schutz: (engl.) *industrial safety*; integrierter sicherheitstechnischer u. arbeitsmedizinischer Schutz der Beschäftigten bei der Arbeit; umfasst alle Maßnahmen u. Verhaltensregeln zur Verhütung von Unfällen bei der Arbeit u. arbeitsbedingten Gesundheitsgefahren einschl. Maßnahmen der menschengerechten Gestaltung der Arbeit; geregelt im Arbeitsschutzgesetz*; vgl. Arbeitsmedizin; AGW; Arbeitssicherheitsgesetz; Arbeitsstättenverordnung; Arbeitszeitgesetz; Behinderung; Berufskrankheiten; Biostoffverordnung; Druckluftverordnung; Gefahrstoffverordnung; MAK; Mutterschutzgesetz; Röntgenverordnung; Strahlenschutzverordnung; Unfallversicherung; Vorsorgeuntersuchungen; Working Level Month.

Arbeits|schutz|gesetz: (engl.) *Health and Safety at Work Act*; Abk. ArbSchG; auf dem „Gesetz zur Umsetzung der EG-Rahmenrichtlinie Arbeitsschutz u. weiterer Arbeitsschutz-Richtlinien" vom 7.8.1996 (BGBl.I S.1246) beruhendes, am 21.8.1996 in Kraft getretenes „Gesetz über die Durchführung von Maßnahmen des Arbeitsschutzes zur Verbesserung der Sicherheit u. des Gesundheitsschutzes der Beschäftigten bei der Arbeit", zuletzt geändert durch Gesetz vom 5.2.2009 (BGBl.I S.160); ergänzt bereits bestehende spez. Vorschriften zum Arbeitsschutz durch arbeitsschutzrechtl. Grundregeln zugunsten nahezu aller Beschäftigter (Arbeitnehmer mit Ausnahme der in privaten Haushalten Beschäftigten, Auszubildenden, Beamten u.a.); verpflichtet jeden Arbeitgeber zur kontinuierl. Vornahme aller erforderl. Maßnahmen zur Verhütung von Arbeitsunfällen u. arbeitsbedingten Gesundheitsgefahren sowie zur menschengerechten Gestaltung der Arbeit; insbes. Erste Hilfe- u. sonstige Notfallmaßnahmen sowie arbeitsmed. Vorsorgeuntersuchungen* der Beschäftigten (§§ 10 u. 11); ArbSchG begründet Mitverantwortung der Beschäftigten für ihre Arbeitssicherheit (§§ 15 ff.).

Arbeits|sicherheits|gesetz: (engl.) *Safety at Work Act*; Abk. ASiG; „Gesetz über Betriebsärzte, Sicherheitsingenieure u. andere Fachkräfte für Arbeitssicherheit" vom 12.12.1973 (BGBl.I S. 1885), zuletzt geändert durch Verordnung vom 31.10.2006 (BGBl.I S. 2407); verpflichtet Arbeitgeber, sofern dies nach Art od. Umfang ihres Betriebs zur Gewährleistung der Arbeitssicherheit erforderl. ist, zur Bestellung von Betriebsärzten u. a. Fachkräften für Arbeitssicherheit (od. Inanspruchnahme entspr. überbetribl. Dienste) mit den Aufgaben der Beratung u. Beobachtung der Durchführung von Arbeitsschutz- u. Unfallverhütungsmaßnahmen sowie der Durchführung u. Auswertung arbeitsmed. Untersuchungen der Beschäftigten. Vgl. Arbeitsschutz.

Arbeits|stätten|verordnung: (engl.) *Workplace Regulation*; Abk. ArbStättV; Durchführungsverordnung zur Gewerbeordnung vom 20.3.1975 (BGBl. I S. 729; zuletzt geändert durch Verordnung vom 18.12.2008, BGBl. I S. 2768), nach der Betriebe verpflichtet sind, Gesundheitsgefährdungen von den Beschäftigten fernzuhalten, z. B. durch vorgeschriebene max. Schallpegel (s. Lärm); vgl. Druckluftverordnung; Gefahrstoffverordnung.

Arbeits|stoffe, bio|logische (Bio-*; -log*): (engl.) *biological working material*; nach Biostoffverordnung* Bez. für Mikroorganismen*, einschließl. gentechn. veränderter Mikroorganismen, Zellkulturen u. humanpathogener Endoparasiten, die bei Kontakt i. R. einer berufl. Tätigkeit beim Menschen Infektion od. sensibilisierende bzw. tox. Reaktionen hervorrufen können; dazu zählen auch mit Prionkrankheiten* assoziierte Agenzien.

Arbeits|stoff|toleranz, bio|logische *f*: Abk. BAT*.

Arbeits|therapeut *m*: s. Ergotherapeut.

Arbeits|therapie *f*: s. Ergotherapie.

Arbeits|toxiko|logie (Tox-*; -log*) *f*: Gewerbetoxikologie*.

Arbeits|unfähigkeit: (engl.) *inability to work*; Abk. AU; liegt vor, wenn der Betreffende bedingt durch Krankheit sofort u. gegenwärtig nicht in der Lage ist, vertragsgemäß seiner bisher ausgeübten Erwerbstätigkeit nachzugehen, od. die Gefahr besteht, dass sich durch weitere Arbeit in absehbarer Zeit sein gesundheitl. Status verschlechtert; AU wird von einem Arzt unter Angabe ihrer voraussichtl. Dauer befristet bescheinigt. Krankenstände variieren nach Alter u. Geschlecht, arbeitsrechtl. Status u. der Nationalität der Versicherten, nach Beschäftigungsbereichen u. Arbeitsmarktsituation. Geregelt in den Richtlinien über die Beurteilung der A. u. Maßnahmen zur stufenweisen Wiedereingliederung des Gemeinsamen Bundesausschusses vom 1.12.2003, zuletzt geändert am 19.9.2006. Vgl. Absentismus; Berufskrankheiten; Berufsunfähigkeit; Erwerbsminderung; Unfallversicherung.

Arbeits|unfall: (engl.) *occupational accident*; Unfall* eines in der Gesetzlichen Unfallversicherung* Versicherten (Arbeitnehmer, Auszubildende, Kinder an Tageseinrichtungen, Schüler, Studenten u.a.) im Zus. mit einer der nach §§ 2, 3 od. 6 SGB VII versicherten Tätigkeit; als A. gilt außerdem der Versicherungsfall auf dem Weg nach od. von dem Ort der versicherten Tätigkeit (Wegeunfall, § 8 Abs. 2 SGB VII); Behandlung erfolgt durch D*-Arzt od. H*-Arzt u. umfasst nach Abschluss der Akut- u. Rehabilitationstherapie Reintegration in das Arbeitsleben.

Arbeits|zeit|gesetz: (engl.) *Working Hours Act*; Abk. ArbZG; auf „Gesetz zur Vereinheitlichung und

arborescens

Flexibilisierung des Arbeitszeitrechts" vom 6.6.1994 (BGBl. I S. 1170) beruhende, zuletzt durch Gesetz vom 15.7.2009 (BGBl. I S. 1939) geänderte Rechtsvorschrift mit verbindl. Vorgaben für max. Dauer der werktägl. Arbeitszeit von Arbeitnehmern (§ 3: 8 Std., unter bes. Voraussetzungen bis zu 10 Std.), Mindestruhezeit nach Beendigung der tägl. Arbeitszeit (§ 5: 11 Std.), Nacht- u. Schichtarbeit u. Sonn- u. Feiertagsruhe sowie für Mindestruhepausen während der Arbeitszeit (§ 4: 30 bzw. 45 Min. bei Arbeitszeit von mehr als 6 bzw. 9 Std.). ArbZG gilt mit Modifikationen (§ 5 Abs. 2 u. 3: Möglichkeit zur Verkürzung der Mindestruhezeit um bis zu 1 Std. bei anderweitigem Ausgleich; Ausgleich von Kürzungen der Ruhezeit während Rufbereitschaft) auch für med. Personal in Krankenhäusern u. anderen Einrichtungen zur Behandlung, Pflege u. Betreuung von Personen (mit Ausnahme der Chefärzte, vgl. § 18 Abs. 1 Nr. 1).

arborescens (lat.): (engl.) *arborescent*; baumartig wachsend.

Arborisations|block (↑): (engl.) *arborization block*; Verzweigungsblock*.

Arborisations|phänomen (↑) *n*: Farnkrautphänomen*.

Arbor vitae (lat. arbor Baum; vita Leben) *f*: auf dem Sagittalschnitt des Cerebellums* erkennbare Verästelung des Kleinhirnmarks, die in einem blattartigen Aussehen der angeschnittenen Kleinhirnrinde (Folia, Blätter) resultiert.

Arbo|viren (Viren*) *n pl*: Kurzbez. für (engl.) *arthropode-borne viruses*; (engl.) *ARBO viruses*; Viren, die vorwiegend durch Biss od. Stich blutsaugender Arthropoden* (z. T. auch hämatogen) auf Wirbeltiere übertragen werden; unterlaufen sowohl in den Epithelzellen des Darms od. den Speicheldrüsen der Insekten u. Spinnentiere als auch in Säugetierzellen einen produktiven Infektionszyklus; ca. 400 (80 humanpathogene) A. sind bekannt; virol. uneinheitlich; **Klassifikation:** Genus Alphavirus* der Togaviridae (früher A. der Gruppe A; z. B. Sindbis-Virus, Ross-River-Virus), Genus Flavivirus* der Flaviviridae (früher Arboviren der Gruppe B, z. B. Gelbfieber-Virus, Dengue-Virus, FSME-Virus), Genus Coltivirus der Reoviridae* (Coloradotick-fever-Virus) u. Genera Bunya-, Nairo- u. Phlebovirus der Bunyaviridae* (z. B. CCHF-Virus). I. w. S. werden auch (nicht durch Arthropoden übertragene) Viren der Arenaviridae*, Filoviridae* u. Rhabdoviridae* als A. bezeichnet. **Vork.:** v. a. Subtropen u. Tropen, auch Steppen u. Savannengebiete; Vögel sind häufig natürl. Wirte u. tragen zur weltweiten Verbreitung bei.

Arbo|virosen (↑, -osis*) *f pl*: (engl.) *arthropode-borne virus diseases*; endemisch-epidem., sporad., manchmal saisonal gehäuft auftretende Infektion, verursacht durch Arboviren* (s. Tab.); Auftreten meist im Verbreitungsgebiet entspr. Vektoren; vgl. Gelbfieber; Dengue-Fieber; FSME.

ARC: Abk. für (engl.) *AIDS-related complex*; auf einem durch HIV bedingten Krankheitsbild, das der Erkr. an AIDS zeitlich vorausgehen kann; **Diagn.:** HIV-Infektion u. mind. 2 der Sympt.: chron. Lymphknotenschwellungen (>2 Mon.) an mind. 2 Körperpartien, chron. Diarrhö (>7 Tage), Gewichtsverlust (>10 % des Körpergewichts), anhaltende od. schubweise auftretende (sub-)febrile Temp., Nachtschweiß u. Allgemeinsymptome wie Müdigkeit, Leistungsabfall. Bez. ist obsolet u. durch CDC-Kategorie B der HIV*-Erkrankung ersetzt.

Arc de cercle (franz. Kreisbogen): (engl.) *hysterical arching*; Aufstützen des Hinterkopfs u. der Fersen unter gleichzeitigem Emporheben der Körpermitte; **Vork.:** selten, i. R. eines psychogenen Anfalls*. Vgl. Opisthotonus.

Arche|typ (gr. ἀρχή Anfang) *m*: s. Psychologie, analytische.

Archi|cortex (↑; Cort-*) *m*: s. Allocortex.

Archo|plasma (↑; -plasma*) *n*: s. Zentrosphäre.

Arcus (lat.) *m*: (engl.) *arch*; Bogen.

Arcus alveolaris mandibulae, maxillae (↑) *m*: (engl.) *alveolar arch*; freier Randbogen des Alveolarfortsatzes des Ober- u. Unterkiefers.

Arcus aortae (↑) *m*: s. Aorta.

Arcus costalis (↑) *m*: (engl.) *costal arch*; Rippenbogen, Verschmelzung der 7.–10. Rippenknorpel.

Arcus dentalis mandibularis (↑) *m*: (engl.) *mandibular dental arcade*; syn. Arcus dentalis inferior; Zahnbogen des Unterkiefers.

Arcus dentalis maxillaris (↑) *m*: (engl.) *maxillary dental arcade*; syn. Arcus dentalis superior; Zahnbogen des Oberkiefers.

Arcus ilio|pectineus (↑) *m*: (engl.) *iliopectineal arch*; von der Unterseite des Ligamentum inguinale zur Eminentia iliopubica ziehender Verstärkungszug der Fascia iliaca; trennt Lacuna musculorum u. Lacuna vasorum.

Arcus lipoides corneae (↑) *m*: (engl.) *arcus lipoides corneae*; ringförmige, weißl. Trübung der Hornhautperipherie, die durch eine klare Zone vom Limbus corneae abgesetzt ist (s. Abb.); **Urs.:** Lipid- u. Kalkeinlagerung; **Formen:** 1. Arcus lipoides juvenilis, Embryotoxon*; 2. Arcus lipoides senilis, Gerontoxon*.

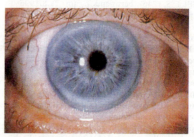

Arcus lipoides corneae [98]

Arcus lipoides senilis (↑) *m*: s. Arcus lipoides corneae.

Arcus palato|glossus (↑) *m*: (engl.) *palatoglossal arch*; syn. Plica anterior faucium; vorderer Gaumenbogen, Gaumenzungenbogen.

Arcus palato|pharyngeus (↑) *m*: (engl.) *palatopharyngeal arch*; syn. Plica posterior faucium; hinterer Gaumenbogen, Gaumenschlundbogen.

Arcus palmaris profundus (↑) *m*: (engl.) *deep palmar arch*; tiefer Hohlhandbogen; *Anastomose zwischen A. radialis u. Ramus palmaris profundus der A. ulnaris; ---> auf den Mm. interossei palmares;

Arcus palmaris profundus

Arbovirosen
Wichtige Arboviren, ihre Überträger und die durch sie verursachten Krankheitsbilder (Übersicht)

Virus-Familie	Gattung	Art (Species)	Verbreitung	Überträger[1]	Klinik[2]
Togaviridae	Alphavirus	Chikungunya-Virus	Afrika, SO-Asien	M (Aedes, Mansonia)	A
		O'nyong-nyong-Virus	Afrika	M (Anopheles)	A
		Ross-River-Virus	Australien, Ozeanien	M (Aedes, Culex)	A[3]
		Sindbis-Fieber-Virus	Afrika, Australien, Indien, Skandinavien	M (Culex)	A
		Mayaro-Fieber-Virus	Südamerika	M (Mansonia)	A
		Pferdeenzephalitis-Viren			
		östliche (EEE)	östliche USA, Karibik	M (Mansonia, Aedes)	B (C)
		westliche (WEE)	westliche USA, Argentinien	M (Culex)	B
		venezolanische (VEE)	Mittel-, Südamerika	M (Culicinae)	A (B)
	Flavivirus	Murray-Valley-Virus	Australien, Neuguinea	M (Culex)	B
		St.-Louis-Enzephalitis-Virus	USA, Karibik, Argentinien	M (Culex)	B
		japanische B-Enzephalitis-Virus	Ostasien, Westpazifik	M (Culex)	B
		Rocio-Enzephalitis-Virus	Südamerika	M (Culex)	B
		Gelbfieber-Virus	Zentralafrika, -amerika	M (Aedes aegypti, Haemagogus)	Gelbfieber
		Dengue-Virus (1-4)	SO-Asien, Afrika, Amerika, Indien	M (Aedes aegypti, Culicinae)	A, C[4]
		West-Nil-Fieber-Virus	Afrika, Naher Osten	M (Culex)	A
		FSME-Virus	Europa	Z (Ixodes)	B
		RSSE-Virus	Osteuropa, Sibirien	Z (Ixodes, Dermacentor)	B[5]
		Louping-ill-Virus	Irland, Wales, England	Z (Ixodes)	B[6]
		Powassan-Virus	Nordamerika	Z (Ixodes, Dermacentor)	B
		Kyasanur-Forest-Virus	Indien	Z (Ixodes, Haemaphysalis)	C
		Omsk-hämorrhagisches Fieber-Virus	Westsibirien	Z (Dermacentor)	C
Reoviridae	Orbivirus	Colorado-tick-Virus	USA	Z (Dermacentor)	A
Bunyaviridae	Bunyavirus	Bunyamwera-Virus	Afrika	M (Culicinae)	A
		Oropouche-Virus	Amazonien	M (Culicoides)	A
		California-Enzephalitis-Virus	USA	M (Aedes)	A (B)
	Phlebovirus	Sandfliegen-Virus	Afrika, Asien, Südeuropa	M (Phlebotomus)	A[7]
		Rifttal-Fieber-Virus	Afrika	M (Aedes)	A
	Nairovirus	Krim-Kongo-hämorrhagisches Fieber-Virus	Afrika, Nordasien, Südosteuropa	Z (Hyalomma)	C
	Hantavirus	Hantaan-Virus	Nordeuropa, -asien	Nager	C[8]
Arenaviridae	Arenavirus	LCM-Virus	Amerika, Europa	Nager	A (B)[9]
		Lassa-Fieber-Virus	Zentral-, Westafrika	Nager	Lassafieber
	Tacaribevirus	Machupo-Virus	Bolivien	Nager	C
		Junin-Virus	Argentinien	Nager	C

Fortsetzung nächste Seite

Arboviren
Wichtige Arboviren, ihre Überträger und die durch sie verursachten Krankheitsbilder (Übersicht)

Virus-Familie	Gattung	Art (Species)	Verbreitung	Überträger[1]	Klinik[2]
Filoviridae		Ebola-Virus	Sudan, Zaire	Mensch	C
		Marburg-Virus	Afrika, Europa	Affe (Grüne Meerkatze)	C
Rhabdoviridae	Lyssavirus	Tollwut-Virus	weltweit	Fuchs, Hund	Tollwut

[1] Abk. für Überträger: M: Mücken; Z: Zecken; [2] Krankheitsbilder werden in Gruppen zusammengefasst: A: benigner Verlauf, akutes Fieber von kurzer Dauer, mitunter biphasisch; Kopfschmerz, Myalgien; häufig Exantheme, Arthralgien, Lymphadenopathie; nur ausnahmsweise Hämorrhagien oder ZNS-Beteiligung; B: akute Infektion des ZNS (milde Meningoenzephalitis bis letale Enzephalitis oder Enzephalomyelitis); C: hämorrhagisches Fieber; [3] epidemische Polyarthritis; [4] Dengue-Fieber, Dengue-hämorrhagisches Fieber; [5] sog. Sommerenzephalitis; [6] sog. Springseuche; [7] Pappatacifieber, sog. Dreitagefieber; [8] hämorrhagisches Fieber mit renalem Syndrom; [9] Choriomeningitis

→ Aa. metacarpales palmares, Rr. perforantes; **V:** Mittelhand.

Arcus palmaris super|ficialis (↑) *m*: (engl.) *superficial palmar arch*; oberflächlicher Hohlhandbogen; *Anastomose zwischen A. ulnaris u. Ramus palmaris superficialis der A. radialis; ---→ zwischen Palmaraponeurose u. Beugersehnen; → Aa. digitales palmares comm.; **V:** Mittelhand, Finger.

Arcus palpebralis (↑) *m*: (engl.) *palpebral arch*; Anastomose zwischen den Aa. palpebrales latt. u. Aa. palpebrales medd. auf dem Tarsus des Unterlids (inferior) bzw. des Oberlids (superior).

Arcus pedis longitudinalis (↑) *m*: (engl.) *longitudinal arch of foot*; Längswölbung des Fußes.

Arcus pedis trans|versus (↑) *m*: (engl.) *transverse arch of foot*; Querwölbung des Fußes.

Arcus plantaris (↑) *m*: (engl.) *plantar arch*; Sohlenbogen; Anastomose zwischen Arteria plantaris lat. u. Ramus plantaris prof. der A. dorsalis pedis; zwischen Mm. interossei plantares u. Caput obliquum des M. adductor hallucis.

Arcus plantaris profundus (↑) *m*: (engl.) *deep plantar arch*; tiefer arterieller Sohlenbogen; *A. plantaris lateralis mit Verbindung zur A. plantaris profundus; ---→ zwischen Mm. interossei plantares u. schrägem Kopf des M. adductor hallucis; → Aa. metatarsales plantares; **V:** tiefer Mittelfuß, Plantarflächen der Zehen.

Arcus plantaris superficialis (↑) *m*: (engl.) *superficial plantar arch*; (inkonstant) oberflächlicher arterieller Sohlenbogen, gelegentlich Verbindung zwischen A. plantaris med. u. A. plantaris lateralis.

Arcus pubicus (↑) *m*: (engl.) *pubic arch*; Schambogen; der von den Rami inff. des Schambeins gebildete stumpfe Winkel (100°) des weibl. Beckens; vgl. Angulus subpubicus.

Arcus super|ciliaris (↑) *m*: (engl.) *superciliary arch*; Knochenwulst der Stirnbeinschuppe oberh. des Augenhöhlenrands.

Arcus tendineus fasciae pelvis (↑) *m*: (engl.) *tendinous arch of pelvic fascia*; Verstärkungszug der Fascia pelvis, in dem Gefäße die Beckenwand verlassen.

Arcus tendineus musculi levatoris ani (↑) *m*: (engl.) *tendinous arch of levator ani*; Sehnenzug von der Symphyse zur Spina ischiadica; dient Teilen des Musculus* levator ani als Ursprung.

Arcus tendineus musculi solei (↑) *m*: (engl.) *tendinous arch of soleus*; Sehnenbogen des M. soleus zwischen Tibia u. Fibula.

Arcus venae azygos (↑) *m*: (engl.) *arch of azygos vein*; Venenbogen auf dem re. Hauptbronchus vor Einmündung in die V. cava superior.

Arcus venosus dorsalis pedis (↑) *m*: (engl.) *dorsal venous arch of foot*; Venenbogen auf dem Fußrücken, anastomosiert mit Rete venosum dors. pedis; → Vv. metatarsales dorss.; ⊣ V. saphena parva u. magna, Vv. tibiales antt.; **S:** Fuß.

Arcus venosus jugularis (↑) *m*: (engl.) *jugular venous arch*; suprasternale Verbindung zwischen li. u. re. V. jugularis ant.; ⊣ V. jugularis anterior.

Arcus venosus palmaris profundus (↑) *m*: (engl.) *deep venous palmar arch*; Begleitvene des arteriellen Arcus palmaris prof.; ⊣ Vv. radiales, Rete venosum dorsale manus.

Arcus venosus palmaris super|ficialis (↑) *m*: (engl.) *superficial venous palmar arch*; Begleitvene des arteriellen Arcus palmaris superf.; ⊣ Vv. ulnares, Rete venosum dorsale manus.

Arcus venosus plantaris (↑) *m*: (engl.) *plantar venous arch*; Venenbogen, begleitet arteriellen Arcus plantaris prof.; ⊣ V. saphena magna, Vv. tibiales posteriores.

Arcus vertebrae (↑) *m*: (engl.) *vertebral arch*; Wirbelbogen.

Arcus zygomaticus (↑) *m*: (engl.) *zygomatic arch*; Jochbogen; gebildet vom Proc. zygomaticus des Schläfen- u. Proc. temporalis des Jochbeins.

ARD: Abk. für (engl.) *acute respiratory diseases*; syn. ARE (Abk. für akute respirator. Erkrankung); s. Adenoviridae.

ARDS: Abk. für (engl.) *adult respiratory distress syndrome*; engl. akutes Lungenversagen, akutes Atemnotsyndrom, Schocklunge; Form der entzündl. akuten respiratorischen Insuffizienz* mit diffuser Schädigung der alveolokapillären Membran* (v. a. in den abhängigen Lungenarealen) u. konsekutiver interstitieller u. alveolärer Exsudation (Lungenödem); **Urs.:** schwere Sepsis*, Schock*, Aspiration*, Polytrauma*, Verbrennung, Verbrauchskoagulopa-

Arenaviridae

ARDS: ausgeprägtes Lungenödem mit beginnendem Pleuraerguss beidseits, Röntgen-Thorax-Aufnahme mit mobilem Röntgengerät [1]

thie, Massentransfusion, Hypoxie u. a.; **Pathol.:** 1. akutes (exsudatives) Stadium: Schädigung der alveolokapillären Membran mit Permeabilitätsstörung (Störung der Diffusion; s. Atmung), interstitiellem bzw. intraalveolärem Lungenödem, Ausbildung hyaliner Membranen, Mikroatelektasen u. -thromben durch Freisetzung vasoaktiver Substanzen (freie Sauerstoffradikale, proteolyt. Enzyme, Prostaglandine, Gerinnungsfaktoren, Komplement) aus zerfallenen Leukozyten u. Thrombozyten; 2. subakutes od. chron. (proliferatives) Stadium: Ersatz der Pneumozyten Typ I durch Typ II, Ausbildung von Infiltraten aus mononukleären Zellen u. Alveolarmakrophagen; 3. Endstadium: Lungenfibrose*; Verminderung der pulmonalen Compliance, massiver Rechts-Links-Shunt, Erhöhung des alveolären Totraums u. pulmonalvaskulären Widerstands* inf. Lungenödem, Atelektasen u. Mikrozirkulationsstörung; **Klin.:** akuter Beginn von Tachypnoe*, Dyspnoe* (u. Zyanose*); initial leichte Hypoxämie* u. Hyperventilation* mit respirator. Alkalose*; später zunehmende Hypoxämie mit respirator. Azidose* u. Hyperkapnie*; **Diagn.:** 1. art. BGA: Verhältnis von art. Sauerstoffpartialdruck zu inspirator. Sauerstofffraktion (paO_2/FiO_2-Verhältnis) ≤200 mmHg (nicht inf. linksventrikulärer Dysfunktion); 2. Röntgenaufnahme des Thorax: bilaterale Infiltrate; anfangs perivaskuläres Ödem mit typ. Schmetterlingsfigur, später diffuse Infiltrationen (s. Abb.), bei Rückbildung netzartige Strukturen; 3. Wedge*-Druck <18 mmHg (bzw. kein Hinweis auf Linksherzversagen; Ausschluss z. B. durch Echokardiographie*); **Ther.:** 1. Beatmung*: möglichst frühzeitig lungenprotektiv druckkontrolliert mit PEEP*, Plateaudruck (s. Beatmungsdruck) <30 cm H_2O u. geringem Atemzugvolumen (max. 6 ml/kg KG-standardisiert), ggf. IRV*; Lagerungswechsel mit Bauchlagerung u. 135° Seitenlagerung (dorsoventrale Wechsellagerung) bei bes. niedrigem paO_2/FiO_2-Verhältnis (<88 mmHg); evtl. Rekrutierungsmanöver nach Lachmann zur Eröffnung kollabierter Lungenareale (kurzfristige Beatmungs-Druckerhöhung bis max. 60 cm H_2O bei gleichzeitiger Erhöhung des PEEP; unter BGA/ SpO_2-Kontrolle dann stufenweiser Reduktion auf Spitzendrucke unter 30 cm H_2O u. Einstellung des niedrigstmöglichen PEEP, der noch einen Alveolarkollaps verhindert; cave: Absenkung des HZV u. systol. Blutdrucks durch intrathorakale Druckerhöhung, Pneumothoraxgefahr); evtl. Hochfrequenzbeatmung od. venovenöse ECMO* als Ultima Ratio; cave: frühzeitig Extubation anstreben (vgl. Weaning); 2. pharmak.: Heparinisierung (Thrombembolieprophylaxe), evtl. Surfactant*, Antibiotika (u. ggf. op. Fokussanierung; vgl. Sepsis); **Progn.:** Letalität 30–90 %, abhängig von Dauer der respirator. Insuffizienz. Vgl. ALI.

Area (lat.) *f*: (engl.) *area*; Fläche, Feld, umschriebener Bezirk.

Area cribrosa papillae renalis (↑) *f*: (engl.) *cribriform area of renal papilla*; durch die Mündungen der Harnkanälchen siebartig durchlöcherte Oberfläche der Nierenpapillen.

Areae gastricae (↑) *f pl*: (engl.) *gastric areas*; durch flache Furchen netzartig begrenzte Felder der Magenschleimhaut.

Areale, stumme (↑) *n pl*: (engl.) *silent areas*; Bezirke der Großhirnrinde*, die keine spezif. Leistungen repräsentieren u. bei Verletzungen keine hirnlokalen Syndrome* zur Folge haben.

Area nuda faciei dia|phragmaticae hepatis (↑) *f*: (engl.) *bare area of the diaphragmatic surface of the liver*; bauchfellfreie Verwachsungsfläche der Facies diaphragmatica der Leber mit dem Zwerchfell.

Area para|olfactoria (↑) *f*: (engl.) *paraolfactory area*; an der medialen Stirnhirnoberfläche vor dem Rostrum corporis callosi gelegenes, zum limbischen System* gehörendes Rindenfeld.

Area striata (↑) *f*: (engl.) *striate area*; zur Sehrinde* gehörendes Gebiet der Großhirnrinde um den Sulcus* calcarinus mit Unterteilung der inneren Körnerschicht durch eine zellfreie Zone der makroskop. sichtbaren Tangentialfaserschicht (Vicq*-d'Azyr-Streifen) u. resultierender erhöhter Schichtenzahl (heterotyp. Rinde).

Area sub|callosa (↑) *f*: (engl.) *subcallosal area*; an der medialen Stirnhirnoberfläche vor dem Genu corporis callosi gelegenes, zum Archicortex der Großhirnrinde* gehörendes Rindenfeld; Teil des limbischen Systems*.

Area vestibularis (↑) *f*: (engl.) *vestibular area*; seitl. der Fossa rhomboidea gelegene Vorwölbung, die durch die darunter liegenden Kerne der Pars vestibularis des Nervus* vestibulochochlearis hervorgerufen wird.

Area vestibularis inferior meatus acustici interni (↑) *f*: (engl.) *inferior vestibular area of internal acoustic meatus*; Durchtrittsöffnung am Grund des inneren Gehörgangs für den N. saccularis.

Area vestibularis superior meatus acustici interni (↑) *f*: (engl.) *superior vestibular area of internal acoustic meatus*; Durchtrittsöffnung am Grund des inneren Gehörgangs für den N. utriculoampullaris.

Areca catechu *f*: s. Betelnuss.

A|reflexie (A-*; Reflekt-*) *f*: (engl.) *areflexia*; Fehlen aller od. einzelner Eigenreflexe; vgl. Reflexe.

Arena|viridae (lat. arena Sand; Virus*; Idio-*) *f pl*: (engl.) *arena viruses*; Fam. pleomorpher, 50–300 nm großer RNA-Viren mit Hüllmembran u. einzelsträngiger, segmentierter RNA negativer Polarität;

im Innern der Virionen befinden sich „sandige" Körnchen (∅ 20–30 nm), die als Ribosomen der Wirtszelle identifiziert wurden. **Einteilung:** aufgrund der geograph. Verteilung in **1.** Viren der „alten" Welt: Lassa-Virus u. LCM*-Virus als einziges in Europa vorkommendes humanpathogenes Virus dieser Fam.; **2.** Viren der „neuen" Welt: Tacaribe*-Viren; **klin. Bedeutung:** A. werden durch Tiere auf den Menschen übertragen (virale Zoonose), verursachen fieberhafte, hämorrhagische Erkr.; s. Lassa-Fieber.

Areol-: Wortteil mit der Bedeutung kleiner Hof; von lat. areola.

Areola (↑) *f*: (engl.) *areola*; kleiner Hof; vgl. Halo.

Areola mammae (↑) *f*: (anat.) Warzenhof; die gerunzelte pigmentierte Umgebung der Brustwarze*; 10–15 im Kreis angeordnete kleine Erhebungen (Tubercula areolae) werden durch die Glandulae areolares (apokrine, merokrine u. Talgdrüsen) aufgeworfen, die während der Laktation* die Haut vermehrt befeuchten u. einfetten.

Areolitis (↑; -itis*) *f*: (engl.) *areolitis*; Entz. des Brustwarzenhofs; Auftreten meist im Puerperium*, ggf. bei Scabies*; **DD:** Entz. der Montgomery*-Drüsen, Paget*-Krankheit, Ekzem*, Psoriasis*.

Arg: Abk. für Arginin*.

Argasidae (gr. ἀργᾶς Schlangenart; -id*) *fpl*: (engl.) *Argasidae*; Lederzecken; s. Zecken; med. bedeutsam als Vektoren von Bakterien, Viren, Rickettsien u. Helminthen.

Argatroban (INN) *n*: (engl.) *argatrobane*; niedermolekularer synthet. direkter Thrombin*-Inhibitor zur i. v. Anw.; **Ind.:** parenterale Antikoagulation (Ziel-aPTT 1,5–3-fach u. <100 Sek.; vgl. aPTT) bei Heparin induzierter Thrombozytopenie* Typ II; **Kontraind.:** schwere Leberinsuffizienz. Vgl. Antikoagulanzien.

Argent|af|finität (lat. argentum Silber; Affinität*) *f*: (engl.) *argentaffinity*; Eigenschaft best. Strukturelemente der Zellen u. Gewebe, ammoniakal. Silbernitratlösung von sich aus ohne Anw. eines weiteren Reduktionsmittels zu reduzieren, wobei ein schwarzer Silberniederschlag entsteht. Vgl. Argyrophilie.

Argentum (↑) *n*: Silber*.

Argentum|katarrh (↑; Katarrh*) *m*: (engl.) *silver conjunctivitis*; auch Silberkatarrh; Bez. für spontan heilende, chem. bedingte Konjunktivitis* des Neugeborenen als Folge der Credé*-Prophylaxe; **DD:** bakterielle Konjunktivitis. Vgl. Blennorrhö.

Argentum nitricum (↑) *n*: (engl.) *silver nitrate*; Silbernitrat, Lapis infernalis, sog. Höllenstein; AgNO₃; als leicht lösl. Kristalle od. in Stiftform (sog. Höllensteinstift) gegossen zur Anw. als Antiseptikum*; vgl. Credé-Prophylaxe.

Arginase *f*: (engl.) *arginase*; Hydrolase des Harnstoffzyklus*, die Arginin zu Ornithin u. Harnstoff umsetzt; vgl. Argininämie.

Arginin *n*: (engl.) *arginine*; Abk. Arg, R; α-Amino-δ-guanidinovaleriansäure, 2-Amino-5-guanidinopentansäure; stark basische, proteinogene u. glukogene Aminosäure*; Zwischenprodukt im Harnstoffzyklus*; Ausgangsstoff der Biosynthese von Stickstoffmonoxid*.

Arginin|ämie (-ämie*) *f*: (engl.) *argininemia*; syn. Hyperargininämie, Argininemangel; sehr seltene angeborene Störung des Harnstoffzyklus*; autosomal-rezessiv erbl. (Genlocus 6q23); **Klin.:** Entwicklungsrückstand, episodenhaftes Erbrechen, selten schwere Hyperammonämie*; **Diagn.:** Messung von Arginin im Blut u./od. der Arginaseaktivität in Erythrozyten; Pränataldiagnostik* aus fetalen Erythrozyten möglich; **Ther.:** protein- u. argininarme Diät.

Arginin|bernstein|säure-Krankheit: (engl.) *argininosuccinic aciduria*; seltene autosomal-rezessiv erbl. Stoffwechselstörung des Harnstoffzyklus* (Mangel an Argininosuccinatlyase) mit Anhäufung von Argininosuccinat (meist auch von Citrullin u. Orotsäure) in Plasma, Urin u. Liquor sowie Hyperammonämie*; Genlocus 7cen-q11.2 mit vielen Mutationen; **Klin.:** versch. Manifestationsformen; geistige Retardierung, Entwicklungsrückstand, Krämpfe, Hepatomegalie, häufig Trichorrhexis nodosa (s. Haarveränderungen); s. Hyperammonämie; **Ther.:** proteinarme Diät, Citrat- u. Argininsubstitution.

Arginin-Harn|stoff-Zyklus *m*: Harnstoffzyklus*.

Argino|succinat *n*: (engl.) *argininosuccinate*; syn. Argininbernsteinsäure; Zwischenprodukt im Harnstoffzyklus*.

Argino|succinat|syn|thetase-Mangel: s. Citrullinämie.

Argininvaso|pressin *n*: syn. Vasopressin; ADH*.

Argon (gr. ἀργός träge) *n*: (engl.) *argon*; chem. Element, Symbol Ar, OZ 18, rel. Atommasse 39,948; Edelgas; **Verw.:** Schweiß- u. inertes Schutzgas.

Argon|ko|agulation (↑; Koagul-*) *f*: s. Gaskoagulation.

Argon-Laser (↑): s. Laser.

Argonz-Ahumada-Castillo-Syn|drom (J. Ar., Arzt, Argentinien; Juan Carlos Ah. Sotomayor, Gyn., Buenos Aires, 1890–1976; Enrique B. del C., Endokrin., Mendoza, 1897–1969) *n*: (engl.) *del Castillo syndrome*; idiopathische Form des Galaktorrhö*-Amenorrhö-Syndroms.

Argyll-Robertson-Phänomen (Douglas A.-R., Ophth., Edinburgh, 1837–1909): (engl.) *Argyll Robertson pupil*; syn. Argyll-Robertson-Pupille; klass. Pupillenzeichen bei 60–70 % der Pat. mit Neurosyphilis*; beeinträchtigte Licht- bei erhaltener Konvergenzreaktion; Licht*-Nah-Dissoziation u. Miosis, anfangs unilateral (mit einhergehender Anisokorie), später bilateral.

Argyrie (gr. ἄργυρος Silber) *f*: (engl.) *argyria*; syn. Argyrose; Ablagerung von Silbersalzen in Haut, Schleimhaut, Fingernägeln (nicht Zehennägeln) u. versch. Organen (z. B. Niere); irreversible schiefergraue Verfärbung v. a. nach Anw. silberhaltiger Arzneimittel; lokale A. u. a. durch Schmuck, nach Akupunktur.

Argyro|philie (↑; -phil*) *f*: (engl.) *argyrophilia*; Neigung versch. Substanzen, sich bei den übl. Silberimprägnationsmethoden durch Einwirkung eines Reduktionsmittels zu schwärzen; z. B. Neurofibrillen, Gitterfasern. Vgl. Argentaffinität.

Argyrose (↑; -osis*) *f*: Argyrie*.

A|rhin|enzephalie (A-*; Rhin-*; Enkephal-*) *f*: (engl.) *arhinencephaly*; Fehlen von Riechbahn* u. Rhinencephalon* sowie häufig auch der Stirnlappen des Gehirns durch frühzeitige Entwicklungsstörungen nach Schluss des Neuralrohrs; **Vork.:** z. B. bei

Holoprosenzephalie*, Trisomie* 13 od. Trisomie* 18, Zellweger*-Syndrom.

Arias-Stella-Phänomen (Javier A.-S., Pathol., Peru, geb. 1924) *n*: (engl.) *Arias-Stella phenomenon*; Bez. für atypische Zellkernveränderungen (Hyperchromasie, Pleomorphismus, gesteigerte Mitoseaktivität, Hypertrophie) in hoch sezernierendem Drüsenepithel des Endometriums als Folge einer erhöhten Gonadotropinstimulation; gelegentl. Verwechslung mit Karzinomzellen; **Vork.:** bei Abort* bzw. intrauterinem Fruchttod* mit Weiterproliferation des Trophoblasten, Extrauteringravidität*, Trophoblasttumoren* od. nach Gonadotropintherapie.

Aribo|flavinose *f*: (engl.) *ariboflavinosis*; durch Mangel an Riboflavin* ausgelöste Stoffwechselerkrankung; **Vork.:** trop. Länder; **Ätiol.:** meist durch Resorptionsstörungen (chron. Gastroenteritis, Zöliakie*, Antibiotikatherapie) od. Leberkrankheiten); **Klin.:** Anämie, Vaskularisierung der Cornea, Katarakt*, Dermatitis, Cheilitis vulgaris, Glossitis; während der Schwangerschaft Fehlbildungen des Fetus (z. B. Gesichtsspalten, Syndaktylie); **Diagn.:** Bestimmung des Riboflavingehalts der Erythrozyten, der Riboflavinausscheidung im Urin u. der FAD-Aktivierbarkeit der Glutathionreduktase in den Erythrozyten, Tryptophanbelastungstest*; **Ther.:** ausreichende Zufuhr von Riboflavin.

Aripi|prazol (INN) *n*: (engl.) *aripiprazol*; atypisches Neuroleptikum* mit partiellem Agonismus an D_2- u. $5-HT_{1A}$- sowie Antagonismus an $5-HT_{2A}$-Rezeptoren; **UAW:** Benommenheit, Insomnie, Akathisie, Tremor, verschwommenes Sehen, gastrointestinale Symptome, Kopfschmerzen, Asthenie.

Arithm|a|sthenie (gr. ἀριθμός Zahl; Asthenie*) *f*: s. Dyskalkulie.

Arizona arizonae *f*: (engl.) *Arizona arizonae*; syn. Salmonella enterica Serovar Arizonae; Subgenus III der Bakteriengattung Salmonella*; Err. akuter infektiöser Gastroenteritiden*.

Arlt-Re|position (Benno A., Chir., Klagenfurt, geb. 1874; Reposition*) *f*: (engl.) *Arlt's method*; Verf. zur Reposition einer vorderen Schultergelenkluxation* in sitzender Haltung des Patienten; **Prinzip:** verletzter Arm wird auf gepolsterter Stuhllehne gelagert, Reposition durch Dauerzug am Arm bei gebeugtem Ellenbogen (s. Abb.).

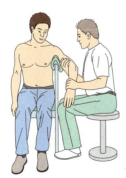

Arlt-Reposition

Armaturen|brett|verletzung: s. dashboard injury.

Arm-Bein-In|dex (Index*) *m*: Abk. ABI; Knöchel*-Arm-Index.

Armillifer (lat. *armilla* Armreif) *m*: (engl.) *Armillifer*; syn. Porocephalus; zu den Pentastomida* gehörender Zungenwurm; **Formen: 1.** A. armillatus: Lungenparasit von Schlangen (Python, Bitis) in Afrika; ♀ 10 cm, ♂ 4 cm lang. Larven in Nagetieren, nicht selten im Menschen (Fehlwirt*), wo sie zunächst im Darm u. von dort aus in Leber u. a. Organe (auch Auge) eindringen, Zysten bilden u. schließl. verkalken (afrikan. Pentastomiasis; s. Porozephalose); diskreter Befall bleibt meist symptomlos, massiver Befall stört Funktion befallener Organe durch Bildung multipler, teils großer Zysten; **Vork.:** häufig in Äquatorialafrika, im Mittleren Osten, in Südostasien u. weniger häufig in Amerika od. Südeuropa; **2.** A. moniliformis im trop. Asien.

Arm|lösung, klassische: (engl.) *classic arm delivery*; heute selten durchgeführtes gebh. Verf. zur Entw. der Schultern u. Arme bei der vaginalen Entbindung bei Beckenendlage* (s. Abb.).

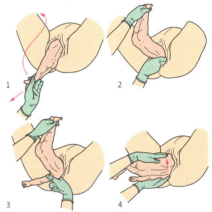

Armlösung, klassische: 1: Erfassen der Füße des bis zu den Schultern geborenen Kindes u. kräftiges Strecken des Kindes bodenwärts; 2: kräftiges Hineinschieben der Beine in die entsprechende Schenkelbeuge; 3: Schienen des Oberarms mit mindestens 2 Fingern u. Herausstreifen durch eine wischende Bewegung über die Brust; 4: stopfende Bewegungen u. Drehung um 180°, um den vorderen Arm nach hinten in die Kreuzbeinhöhle zu bringen (anschl. analoge Entwicklung) [112]

Arm|ödem (Ödem*) *n*: s. Lymphödem; Paget-von Schrötter-Syndrom.

Arm|plexus (Plexus*) *m*: s. Plexus brachialis.

Arm|plexus|an|ästhesie (↑; Anästhesie*) *f*: (engl.) *brachial plexus anesthesia*; Plexusanästhesie* der oberen Extremität mit Blockade des Plexus* brachialis durch Injektion eines Lokalanästhetikums in umgebende Gefäßnervenscheide bzw. in unmittelbare Nähe des Plexus; **Formen:** u. a. **1.** axilläre Plexusanästhesie (auch Axillarisblock): häufigste u. komplikationsärmste Form mit perivaskulärer Punktion im Bereich der Axilla bei abduziertem Oberarm; Ind.: Op. im Bereich von Hand u. Unterarm; **2.** vertikale infraklavikuläre Plexusblockade (Abk. VIP): Punktion dicht unterhalb des Schlüs-

Armplexuslähmung

selbeins in senkrechter Richtung; Ind.: wie 1., auch bei fehlender Abduzierbarkeit; Kompl.: (selten) Pneumothorax; **3.** infraklavikuläre Plexusblockade nach Raj (Borgeat): Punktion ähnl. VIP, aber in laterale Richtung (Vorteil: Pneumothorax seltener) u. bei Abduktion; **4.** Interskalenusblock: Punktion zervikal (z. B. nach Maier) durch hintere Skalenuslücke*; Ind.: Op. im Bereich von proximalem Oberarm u. Schulter; Kompl.: (selten, meist bei Punktion nach Winnie) hohe PDA, totale Spinalanästhesie; **5.** supraklavikuläre A. (z. B. nach Kulenkampff): Punktion über dem Schlüsselbein; Kompl.: Pneumothorax.

Arm|plexus|lähmung (↑): (engl.) *brachial plexus paralysis;* sog. Brachialislähmung; Lähmung durch Läsion des Plexus* brachialis; **Urs.:** z. B. Geburtstrauma, Unfall (oft bei Motorradfahrern), Schlüsselbeinfraktur, Röntgenbestrahlung wegen Mammakarzinom u. Tumoren; **Formen: 1.** obere A. (syn. Erb- od. Duchenne-Erb-Lähmung, C 5–C 6): Lähmung von Abduktion u. Außenrotation im Schultergelenk, Flexion im Ellenbogengelenk u. Sensibilitätsstörung über dem M. deltoideus u. an der Radialseite des Unterarms; erweiterte obere A. (C 5–C 7): zusätzl. Lähmung von Flexion u. Extension im Ellenbogen u. der Finger sowie Dorsalextension der Hand; **2.** untere A. (syn. Klumpke- od. Déjerine-Klumpke-Lähmung, C 8–Th 1): Lähmung der Fingerbewegungen u. Sensibilitätsstörung an der Ulnarseite des Unterarms, evtl. kombiniert mit Horner*-Syndrom.

Arm|pro|these, e|ek|trische (Prothese*) *f:* s. Handersatz, myoelektrischer.

Arm|tonus|re|aktion (Ton-*; Re-*; lat. actio Handlung) *f:* (engl.) *brachial tonicity reaction;* syn. Armvorhalteversuch; Test zur Gleichgewichtsprüfung* u. bei Verdacht auf zentrale Parese, bei dem der Proband beide Hände mit den Handflächen nach oben horizontal ausstreckt u. dabei die Augen schließt; einseitiges Absinken ist Hinweis auf z. B. Schädigung des homolateralen Labyrinths (d. h. der gleichen Seite wie das Absinken) od. eine latente zentrale Parese.

Arm|vorfall: (engl.) *arm prolapse;* Vorfall eines Arms unter der Geburt bei gesprungener Fruchtblase (s. Abb.); **Vork.:** häufiger bei Mehrgebärenden u. bei Querlage*, selten bei Kopflage.

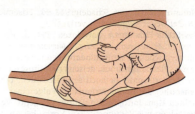

Armvorliegen: Vorfall des rechten Arms bei linker Schädellage

ARN: Abk. für akute retinale Nekrose; s. Retinanekrose, akute.

Arndt-Schulz-Gesetz (Rudolf A., Psychiater, Greifswald, 1835–1900; Hugo Sch., Pharmak., Greifswald, 1853–1932): (engl.) *Arndt-Schulz law;* sog. biol. Grundgesetz, wonach kleine Reize fördern, große hemmen u. größte lähmen.

Arneth-Leuko|zyten|schema (Joseph A., Hämat., Münster, 1873–1955; Leuk-*; Zyt-*) *n:* (engl.) *Arneth's formular;* Schema zur Einteilung der granulopoet. Reifungsreihe in Myelozyten, leicht u. stark eingebuchtete, nichtsegmentierte u. segmentierte Granulozyten u. in zahlreiche Unterklassen.

Ar̲nika *f:* (engl.) *wolfsbane;* Arnica montana; Bergwohlverleih; Pflanze aus der Fam. der Korbblütler, deren Blütenköpfe, auch von Arnica chamissonis (Arnicae flos), Sesquiterpene vom Helenanolidtyp, Flavonoide, ätherische Öle, Phenolcarbonsäuren u. Cumarine mit antiphlogistischer, antiseptischer u. granulationsfördernden Wirkung enthalten; **Verw.:** äußerl. bei Entz. von Haut, Mund- u. Rachenschleimhaut, Prellung, Quetschung, rheumatischen Muskel- u. Gelenkbeschwerden, oberflächl. Phlebitis; **Kontraind.:** Arnikaallergie, Anw. bei Kindern; **NW:** bei langer Anw. od. hoher Dosierung ödematöse Dermatitis mit Bläschenbildung, evtl. Ekzem od. Nekrose.

Arnold-Chiari-Syn|drom (Julius A., Pathol., Heidelberg, 1835–1915; Hans Ch., Pathol., Straßburg, 1851–1916) *n:* (engl.) *Arnold-Chiari malformation;* Verschiebung von Kleinhirnteilen sowie Medulla oblongata durch das Foramen magnum in den Spinalkanal mit mögl. Entstehung eines Hydrocephalus internus occlusivus (s. Hydrozephalus); Hy-

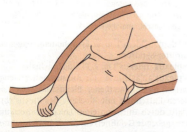

Armvorfall: Vorfall des rechten Arms bei linker Schädellage

Arm|vorliegen: (engl.) *low lying arm;* (gebh.) regelwidrige Lage von Arm od. Hand neben bzw. vor dem vorangehenden Kindsteil bei noch nicht gesprungener Fruchtblase (s. Abb.); vgl. Armvorfall.

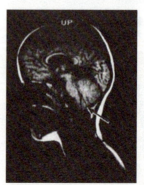

Arnold-Chiari-Syndrom: Herniation von Teilen des Cerebellums (Pfeil) durch das Foramen magnum (MRT) [21]

poplasie der hinteren Schädelgrube; Einteilung in 4 versch. Typen (je nach verlagerten Anteilen); **Vork.:** bes. bei Meningomyelozele*; **Klin.:** Hirnnervenausfälle, Atemstörung, Herzrhythmusstörungen, Nystagmus, Daumenballenatrophie; **Diagn.:** MRT (s. Abb.), Schädelsonographie, somatosensibel evozierte Potentiale des N. medianus, akustisch evozierte Potentiale, Polysomnographie*.

Arnold-Ganglion (↑; Gangl-*) *n*: s. Ganglion oticum.

Arnold-Nerven (↑; Nervus*): **1.** (engl.) *Arnold's nerves;* Ramus meningeus recurrens n. ophtalmici (s. Nervus ophthalmicus); **2.** Ramus auricularis n. vagi (s. Nervus vagus); **3.** Nervus* occipitalis major.

Arnold-Strang (↑): (engl.) *tract of Arnold;* Tractus frontopontinus; s. Capsula interna (Abb. dort).

Aromat *m*: (engl.) *aromatic compound;* cyclische, planare, organische Verbindung mit ringförmig konjugierten Doppelbindungssystemen, die ein niedriges Energieniveau u. damit eine hohe chem. Stabilität bewirken; **Vertreter:** Benzol*, Naphthalin*, Anthracen*; **Verw.:** als Grund- u. Rohstoff in der chem. u. pharmaz. Industrie.

Aromatase *f*: (engl.) *aromatase;* Zytochrom-P-450-abhängiges Enzym, das die Synthese von Östrogenen durch Aromatisierung androgener Steroidhormone (z. B. Testosteron, Androstendion) katalysiert; vgl. Zytochrom-P-450-Isoenzyme.

Aromatase-Hemmer: (engl.) *aromatase inhibitors;* Substanzen, die durch Hemmung der Aromatase* Östrogenbiosynthese unterbinden u. damit als Antiöstrogene* (endokrin wirksame Zytostatika*) wirken; **Vertreter:** A.-H. der 3. Generation: Anastrozol*, Letrozol*, Exemestan* (steroidal); **Ind.:** Mammakarzinom*.

Aroma|therapie *f*: (engl.) *aromatherapy;* innerl., äußerl. u. inhalative Anw. von ätherischen Ölen* versch. Pflanzen; Grundlage der A. i. e. S. ist die Annahme von olfaktor. Einflüssen auf das limbische System* auch bei niedriger Dosierung.

Arousal (engl. Erregung, Erweckung) *n*: zentralnervöse Aktivierung; Grad der Angeregtheit des ZNS, v. a. nach sensorischer Stimulation; typ. zugehörige Merkmale sind Reaktionsbereitschaft u. Vigilanz; bei sehr geringem u. sehr hohem A. besteht eine niedrige Leistungsfähigkeit, beste Leistungsfähigkeit bei mittlerem A. Vgl. System, aufsteigendes retikuläres aktivierendes; Formatio reticularis.

Arousal-Ef|fekt (↑; lat. *efficere, effectus* hervorbringen) *m*: (engl.) *arousal effect;* auch Weckreaktion; mit EEG* bzw. Polysomnographie* festgestellter abrupter Wechsel von einem tieferen zu einem leichteren Stadium des Schlafs (Frequenzbeschleunigung des EEG), hervorgerufen durch äußere od. innere Reize; je nach Begleitreaktion (phasische Muskelaktivität bzw. transiente Veränderung vegetativer Parameter, z. B. der Herzfrequenz) Unterscheidung in sog. motorisches bzw. vegetatives Arousal.

ARPKD: Abk. für (engl.) *autosomal recessive polycystic kidney disease;* s. Zystennieren.

Array (engl. Anordnung): Bez. für die räumliche Anordnung von mehreren Schallkopfelementen (linear, ringförmig, kreisförmig) bei der B-Bild-Methode der Ultraschalldiagnostik* od. von mehreren Spulenelementen in der MRT*.

Array-De|tektor (↑; lat. *detegere, detectus* entdecken) *m*: (engl.) *array detector;* flächige Anordnung mehrerer Festkörperdetektoren zur digitalen Erfassung von Bildinformationen; **Anw.:** digitale Projektionsradiographie* u. Mehrschicht-CT.

Ar|rector (lat. *arrigere, arrectum* aufrichten) *m*: Aufrichter; z. B. Musculus* arrector pili.

Arrhen-: Wortteil mit der Bedeutung männlich, stark; von gr. ἄρρην.

Ar|rhythmia ab|soluta (A-*; gr. ῥυθμός Takt, Gleichmaß) *f*: (engl.) *continuous arrhythmia;* syn. absolute Arrhythmie; Abk. AA; Bez. für absolut arrhythm. Kammererregungen (völlig regellose Abstände zwischen den einzelnen QRS-Komplexen im EKG) bei Vorhofflimmern*; klin. Pulsus* irregularis mit Pulsdefizit*; **Einteilung:** nach Kammerfrequenz (AV-Überleitungszeit); **1.** Bradyrhythmia absoluta (Abk. BAA): bradykardes Vorhofflimmern (mit bradykarder Überleitung), Kammerfrequenz unter 60/min; vgl. Bradyarrhythmie; **2.** normfrequente AA: normfrequentes Vorhofflimmern (mit normfrequenter Überleitung), Kammerfrequenz 60–100/min; **3.** Tachyarrhythmia absoluta (Abk. TAA): tachykardes Vorhofflimmern (mit tachykarder Überleitung), Kammerfrequenz über 100/min; vgl. Tachyarrhythmie.

Ar|rhythmie (↑; ↑) *f*: (engl.) *arrhythmia;* unregelmäßiger od. fehlender Rhythmus, i. e. S. zeitl. Unregelmäßigkeit der elektr. Herz- od. Hirntätigkeit; s. Herzrhythmusstörungen; EEG.

Ar|rosion (lat. *arrodere, arrosus* benagen, annagen) *f*: sog. Annagen, Anfressen; Zerstörung von Organen, bes. von Gefäßwänden u. Knochen, durch Entzündungsvorgänge, Geschwüre, Aneurysmen*, maligne Tumoren.

Arsen *n*: (engl.) *arsenic;* Symbol As, OZ 33, rel. Atommasse 74,92; zur Stickstoffgruppe gehörendes 3- u. 5-wertiges Element; Spurenelement; wichtigste anorg. Verbindung: weißes Arsenik*; **Vork.:** früher Bestandteil von Pestiziden (Weinbau), Farben, Beizmitteln u. Arzneimitteln zur Ther. von Anämien, Tuberkulose u. Psoriasis; Gift im Mittelalter; der evtl. durch Säuren aus Metallen (z. B. Zink) od. Laugen freigesetzte Arsenwasserstoff (AsH_3) ist kein Kanzerogen*, sondern eine starkes Hämolysegift. Vgl. Arsenik; Arsenintoxikation.

Arsenik, weißes *n*: (engl.) *white arsenic;* Acidum arsenicosum; As_2O_3 (od. As_4O_6), Arsentrioxid, auch Giftmehl; weißes, geschmack- u. geruchloses Pulver; **Wirkung:** in sehr kleinen Dosen Steigerung der Oxidation (Gewichtszunahme), Anregung der Harnbildung; bei größeren, längeren Arsenikgaben: Gewichtsabnahme, Organverfettung, Gewebezerfall, bes. in Leber, Niere u. Blutkapillaren; tox. Arsenikdosis 0,01–0,05 g; tödl. Dosis 0,1–0,3 g (bei Gewöhnung mehr); **cave:** kanzerogene Wirkung (Plattenepithelkarzinom von Bronchien, Leber u. Haut, Bowen-Karzinom nach Arsenhyperkeratose). Vgl. Arsen; Arsenintoxikation.

Arsen|in|toxikation (Intoxikation*) *f*: (engl.) *arsenic poisoning;* Vergiftung insbes. durch hochgiftiges weißes Arsenik*; **Formen: 1.** akute A.: ca. 2 Std. nach peroraler bzw. inhalativer Aufnahme einsetzende Sympt., v. a. Schleimhautreizungen (Augen,

Arsenkeratosen

Respirationstrakt), heftiger Bauchschmerz, blutige Diarrhö, evtl. Erbrechen, Wadenkrämpfe, inf. von starkem Wasser-, Elektrolyt- u. Proteinverlust Schock u. akutes Leber- u. Nierenversagen, evtl. tötl. Koma u. zentrale Atemlähmung; **Ther.**: induziertes Erbrechen, Magenspülung (außer bei Kollapsneigung), Dimercaptopropansulfonsäure*, Elektrolyt- u. Wassersubstitution, evtl. künstl. Beatmung; **2. chronische A.** (gewerbliche A., früher insbes. sog. Winzerkrebs; BK Nr. 1108): Arsenmelanose (gesteigerte Melaninsynthese mit dunkelbrauner Pigmentierung bes. des Stamms), Arsenkeratosen*, Leukonychie*, akneartige Gesichtsefloreszenzen, evtl. Tumoren der Haut (Basaliome, Bowen*-Krankheit, Plattenepithelkarzinom*) u. a. Organe (Lunge, Leber, Pankreas, Niere), Polyneuropathie*, Enzephalopathie*, ischäm. Nekrosen.

Arsen|keratosen (Kerat-*; -osis*) *f pl*: (engl.) *arsenic keratoses*; nach längerer Einnahme von anorg. Arsen* (Latenzzeit bis zu 30 Jahre) auftretende warzenartige Hyperkeratosen bes. an Handflächen u. Fußsohlen bzw. flächenhafte Hyperkeratosen mit Rhagaden; Arsen gilt als Kanzerogen für Rumpfhautbasaliom (s. Basalzellkarzinom), Bowen*-Krankheit, Plattenepithelkarzinom* (auch an Schleimhautepithel innerer Organe).

Arsen-Poly|neuro|pathie (Poly-*; Neur-*; -pathie*) *f*: (engl.) *arsenic polyneuropathy*; durch Arsen* hervorgerufene toxische Polyneuropathie*.

Arsine *n pl*: (engl.) *arsines*; chem. Verbindungen, abgeleitet durch Ersatz eines od. mehrerer H-Atome des Arsenwasserstoffes AsH$_3$ durch org. Substituenten; z. B. Diphenylarsinchlorid (sog. Blaukreuz, Gaskampfstoff): $(C_6H_5)_2AsCl$.

Art.: Abk. für Articulatio (pl Artt.).

Arte|fakt (lat. ars, artis Kunst; facere machen) *n*: **1.** (engl.) *artifact*; Kunstprodukt; Auffälligkeit in einem Untersuchungsbefund ohne physiol. bzw. pathol. Korrelat; **2.** Trauma, bes. Hautveränderung, durch Selbstbeschädigung; vgl. Münchhausen-Syndrom.

Artem|ether (INN) *m*: (engl.) *artemether*; Antiprotozoenmittel; Derivat von Artemisinin*; **Wirkung**: Eingriff in die Umwandlung von Häm, einem für Plasmodien tox. Stoffwechselprodukt des Hämoglobinabbaus, in das nicht tox. Malariapigment Hämazoin; **Ind.**: Malaria* tropica in Komb. mit Lumefantrin; **Kontraind.**: vorbestehende Herzerkrankung, komplizierte Verlaufsform der Malaria, gleichzeitige Anw. von Zytochrom-P-450-3A4-Inhibitoren od. Zytochrom-P-450-2D6-Substraten; **UAW**: Kopfschmerzen, Schwindel, Schlafstörungen, Palpitationen, abdominale Beschwerden, Anorexie.

Arte|misia absinthium *f*: Wermut*.

Arte|misinin (INN) *n*: (engl.) *artemisinin*; syn. Arteannuin, Qinghaosu; Gesamtextrakt aus Artemisia annua (einjähriger Beifuß); Antiprotozoenmittel; schizontozid wirkend; halbsynthet. Derivate sind u. a. Artemether*, Arteether*, Artesunat; **Ind.**: komplizierte Malaria* tropica (Artesunat i. v.) u. unkomplizierte Malaria tropica (Artemether/Lumefantrin oral); **UAW**: Fieberreaktionen, ggf. zentralnervöse Störungen.

Arteri-: Wortteil mit der Bedeutung Schlagader; von gr. ἀρτηρία.

Arteria (gr. ἀρτηρία) *f*: (engl.) *artery*; Abk. A.; Schlagader; s. Arterien.

Arteria alveolaris inferior (↑) *f*: *A. maxillaris; ---→ im Canalis mandibulae; -→ Rr. dentales, Rr. peridentales, R. mentalis, R. mylohyoideus; **V**: Mandibula, untere Zähne u. Zahnfleisch, Mundboden, Kinn, Unterlippe. **Aa. alveolares superiores anteriores** (↑) *f pl*: vordere Oberkieferschlagadern; *A. infraorbitalis; ---→ Knochenkanälchen im Oberkiefer; -→ Rr. dentales, Rr. peridentales; **V**: vordere obere Zähne, Zahnfleisch. **A. alveolaris superior posterior** (↑) *f*: *A. maxillaris; ---→ Facies infratemporalis maxillae, durch die Foramina alveolaria; -→ Rr. dentales, Rr. peridentales; **V**: Mahl- u. Vormahlzähne des Oberkiefers, Zahnfleisch, Kieferhöhle, Maxilla. **A. angularis** (↑) *f*: *Endast der A. facialis; **V**: innerer Augenwinkel. **A. appendicularis** (↑) *f*: *A ileocolica ---→ im Mesoappendix; **V**: Wurmfortsatz. **A. arcuata** (↑) *f*: inkonstant; *A. dorsalis pedis; ---→ auf den Basen der Mittelfußknochen; **V**: Fußrücken u. Zehen. **Aa. arcuatae renis** (↑) *f pl*: *A. interlobaris; ---→ an der Markrindengrenze; -→ Aa. interlobulares, Arteriolae rectae; **V**: Nierenmark u. -rinde. **A. ascendens** (↑) *f*: *A. mesenterica inf., Anastomose zur A. marginalis coli der A. mesenterica superior. **A. auricularis posterior** (↑) *f*: *A. carotis ext.; ---→ mit dem M. stylohyoideus aufsteigend, zwischen Warzenfortsatz u. Ohrmuschel; -→ A. stylomastoidea, A. tympanica post., R. auricularis, R. occipitalis, R. parotideus; **V**: Paukenhöhle, Innenfläche des Trommelfells, Cellulae mastoideae, M. stapedius, Hinterfläche der Ohrmuschel, Warzenfortsatz, Glandula parotidea, Muskeln des Warzen- u. Griffelfortsatzes. **A. auricularis profunda** (↑) *f*: *A. maxillaris; ---→ nach hinten an dem Kiefergelenk; **V**: Kiefergelenk, äußerer Gehörgang, Trommelfell. **A. axillaris** (↑) *f*: *Fortsetzung der A. subclavia vom Unterrand der Clavicula bis Unterrand des M. pectoralis major, danach A. brachialis; ---→ in der Fossa axillaris umgeben von Sekundärsträngen des Plexus brachialis; -→ Rr. subscapulares, A. thoracica suprema, A. thoracoacromialis, A. thoracica lat., A. subscapularis, A. circumflexa humeri ant. et post.; **V**: Muskeln von seitl. Brustwand, Schultergegend u. Oberarm. **A. azygos vaginae** (↑) *f*: *Rr. vaginales der A. uterina; inkonstant; **V**: Vagina. **A. basilaris** (↑) *f*: *durch Vereinigung der 2 Aa. vertebrales; ---→ zwischen Pons u. Clivus, Aufteilung in 2 Aa. cerebri postt.; -→ A. inf. ant. cerebelli, Aa. pontis, Aa. mesencephalicae, A. sup. cerebelli, R. med. et lat.; **V**: Pons, Innenohr, Teile von Kleinhirn u. Mesencephalon. Vgl. Subclavian-steal-Syndrom.

Arteria-basilaris-Stenose (↑; Bas-*; Stenose*) *f*: s. Durchblutungsstörung, vertebrobasiläre.

Arteria-basilaris-Thrombose (↑; ↑; Thromb-*; -osis*) *f*: (engl.) *basilar artery thrombosis*; syn. Basilaristhrombose; Thrombose* (bzw. embolischer Verschluss) der A. basilaris; führt zu ischäm. Insult des Hirnstamms u. der Okzipitallappen (lebensbedrohlich); **Sympt.**: akut auftretende Hirnnervenausfälle, Blickparesen, Bewusstseinsstörung, Hemianopsie, kortikale Blindheit, evtl. Locked*-in-Syndrom; **Diagn.**: zerebrale Angiographie, CT; **Ther.**: bei frischen Verschlüssen lokale intraarterielle Fibrinolyse* mit Plasminogenaktivatoren. Vgl.

Schlaganfall; Durchblutungsstörung, vertebrobasiläre.
Arteria brachialis (↑) *f*: *Fortsetzung der A. axillaris ab Unterrand des M. pectoralis major bis zur Aufteilung in A. radialis u. A. ulnaris; ---→ Sulcus bicipitalis medialis; -→ A. profunda brachii, A. collateralis ulnaris sup. et inf.; **V**: Oberarm. **A. brachialis super|ficialis** (↑) *f*: inkonstant; A. brachialis liegt auf statt unter dem N. medianus. **A. buccalis** (↑) *f*: Wangenschlagader; *A. maxillaris; ---→ auf dem M. buccinator; **V**: Wange, Zahnfleisch. **A. bulbi penis** (↑) *f*: *A. pudenda interna; ---→ am Hinterrand des Diaphragma urogenitale; **V**: Bulbus penis, Urethra, Glandula bulbourethralis, M. transversus perinei profundus. **A. bulbi vestibuli** (↑) *f*: *A. pudenda interna; ---→ am Hinterrand des Diaphragma urogenitale; **V**: Bulbus vestibuli. **A. caecalis anterior** (↑) *f*: *A. ileocolica; ---→ in der Plica caecalis vascularis zur Vorderfläche des Caecums. **A. caecalis posterior** (↑) *f*: *A. ileocolica; ---→ hinter dem Ileum; **V**: Caecumrückfläche. **A. callosa mediana** (↑) *f*: s. Arteria cerebri anterior. **A. calloso|marginalis** (↑) *f*: s. Arteria cerebri anterior; -→ Rr. frontales, R. cingularis, Rr. paracentrales. **A. canalis pterygoidei** (↑) *f*: 2 anastomisierende Arterien: *A. maxillaris, *A. carotis int. (Pars petrosa); ---→ Canalis pterygoideus; -→ R. pharyngeus; **V**: Tuba auditiva, Paukenhöhle, Rachen. **Aa. carotico|tympanicae** (↑) *fpl*: *A. carotis int. (Pars petrosa); **V**: Paukenhöhle. **A. carotis communis** (↑) *f*: (engl.) *common carotid artery*; gemeinsame Halsschlagader; *rechts: Truncus brachiocephalicus, links: Arcus aortae; ---→ beiderseits von Luftröhre u. Kehlkopf, im Mediastinum sup., in Vagina carotica, bis zur Bifurcatio carotidis in Höhe des vierten Halswirbels (65 %); -→ A. carotis ext. et int.; **V**: Teile des Halses, Kopf. **A. carotis externa** (↑) *f*: *A. carotis communis; ---→ in Vagina carotica, unter dem M. stylohyoideus u. dem hinteren Bauch des M. digastricus, in der Gandula parotidea (Fossa retromandibularis); -→ A. thyroidea sup., A. lingualis, A. facialis, A. occipitalis, A. pharyngea ascendens, A. auricularis post., A. temporalis superficialis, A. maxillaris; **V**: Schädel, Gesicht, Teile von Schilddrüse, Kehlkopf u. Pharynx.
Arteria-carotis-externa-Stenose (↑; Carotis*; externus*; Steno-*; -osis*) *f*: s. Durchblutungsstörung, zerebrale; Schlaganfall; Arteria-carotis-interna-Stenose.
Arteria carotis interna (↑) *f*: *A. carotis communis; ---→ 4 Abschnitte: Pars cervicalis im Spatium lateropharyngeum ohne Äste, Pars petrosa im Canalis caroticus des Os temporale, Pars cavernosa im Sinus cavernosus, Pars cerebralis intradural nach Durchbohrung der Dura mater neben dem Proc. clinoideus ant. bis zur Aufteilung in A. cerebri ant. u. A. media; -→ Pars petrosa: Aa. caroticotympanicae, A. canalis pterygoidei; Pars cavernosa: R. basalis tentorii, R. marginalis tentorii, R. meningeus, R. sinus cavernosi, A. hypophysialis inferior, Rr. ganglionares trigeminales, Rr. nervorum; Pars cerebralis: A. ophthalmica, A. hypophysialis sup., A. communicans post., A. choroidea ant., A. uncalis, Rr. clivales, R. meningeus; **V**: Paukenhöhle, Hirnhaut, Ganglion trigeminale, Hypophyse, Augenhöhle einschließlich Bulbus, Teile des Gehirns, vordere Teile der Nasenhöhle, Stirn.
Arteria-carotis-in|terna-Stenose (↑; Carotis*; internus*; Steno-*; -osis*) *f*: (engl.) *internal carotid artery stenosis*; Stenose* der A. carotis interna, meist im Bereich von Karotisgabel u. -siphon; **Urs.**: v. a. Arteriosklerose* mit arterio-arterieller Embolie (vgl. Durchblutungsstörung, zerebrale); **Sympt.**: inf. Mangeldurchblutung der A. ophthalmica u. A. cerebri media Amaurosis* fugax, Parese der kontralateralen Gesichts- u. Körperhälfte, Sensibilitätsstörungen; **Diagn.**: auskultator. Stenosegeräusche, Doppler- u. Duplexsonographie, evtl. Angiographie; **Ther.**: pharmak. Prävention (Thrombozytenaggregations*-Hemmer), chir. Revaskularisation bei symptomat. Stenose (Stenosierungsgrad >70 %) mit intramuraler Desobliteration* od. perkutaner transluminaler Angioplastie*.
Arteria caudae pancreatis (↑) *f*: *Rr. pancreatici der A. splenica, von deren distalem Ende; **V**: Pankreasschwanz. **Aa. centrales antero|laterales** (↑) *fpl*: früher Arteriae thalamostriatae anterolaterales; s. Arteria cerebri media. **Aa. centrales antero-mediales** (↑) *fpl*: früher Aa. thalamostriatae anteromediales; s. Arteria cerebri anterior, Arteria communicans anterior. **A. centralis brevis** (↑) *f*: *A. cerebri ant., Pars precommunicalis; ---→ medialer Teil der Substantia perforata ant.; **V**: Chiasma opticum. **A. centralis longa** (↑) *f*: s. Arteria striata medialis distalis. **Aa. centrales postero|laterales** (↑) *fpl*: s. Arteria cerebri posterior. **Aa. centrales postero|mediales** (↑) *fpl*: s. Arteria cerebri posterior. **A. centralis retinae** (↑) *f*: *A. ophthalmica; ---→ Pars extraocularis tritt 1 cm hinter dem Bulbus in den Sehnerv ein, Pars intraocularis nach Durchtritt durch Discus n. optici; **V**: Netzhaut des Auges. **Aa. cerebri** (↑) *fpl*: Gehirnschlagadern; Endhirnarterien; *A. carotis interna u. A. vertebralis; s. Arteria cerebri anterior, Arteria cerebri media, Arteria cerebri posterior. **A. cerebri anterior** (↑) *f*: *A. carotis int.; ---→ 3 Abschnitte: Pars precommunicalis (Segmentum A1), A. communicans ant., Pars postcommunicalis (Segmentum A2), -→ Pars precommunicalis: Aa. centrales anteromediales, Aa. striatae medd. proximales, A. supraoptica, Aa. perforantes antt., Aa. preopticae; A. communicans ant.: Aa. centrales anteromediales mit A. suprachiasmatica, A. commissuralis mediana, A. callosa mediana; Pars postcommunicalis: A. striata med. dist., A. frontobasalis med. (syn. A. oribitofrontalis med.), A. polaris frontalis, A. callosomarginalis, A. pericallosa; **V**: mediale Hirnoberfläche, basale Teile von Tel- u. Diencephalon. **A. cerebri media** (↑) *f*: Sylvius-Arterie; *A. carotis int; ---→ 4 Abschnitte: Pars sphenoidalis (syn. Pars horizontalis, Segmentum M1) zur Ala minor ossis sphenoidalis parallel verlaufend, Pars insularis (syn. Segmentum M2) auf der Insel ziehend, Rr. terminales inff. (syn. Rr. corticales inff., Segmentum M2), Rr. terminales supp. (syn. Rr. corticales supp., Segmentum M2); -→ Pars sphenoidalis: Aa. centrales anterolaterales mit Rr. proximales latt. striati, Rr. distales latt. striati, A. uncalis (inkonstant), A. polaris temporalis, A. temporalis ant.; Pars insularis: Aa. insulares; Rr. terminales inff.: R. temporalis ant., medius et post., R. temporooccipitalis, R. gyri

angularis; Rr. terminales supp.: A. frontobasalis lat. (syn. A. orbitofrontalis lat), A. prefrontalis, A. sulci precentralis, centralis et postcentralis, A. parietalis ant. et post.; **V:** seitl. Hirnoberfläche. **A. cerebri posterior** (↑) *f*: *A. basilaris; ---→ 4 Abschnitte: Pars precommunicalis (syn. Segmentum P1), Pars postcommunicalis (syn. Segmentum P2), A. occipitalis lat. (Segmentum P3), A. occipitalis medialis (syn. Segmentum P4); -→ Pars precommunicalis: Aa. centrales posteromedd., Aa. circumferentiales breves, A. thalami perforans, A. collicularis (syn. A. quadrigeminalis); Pars postcommunicalis: Aa. centrales posterolatt., A. thalamogeniculata, Rr. choroidei postt. medd. et latt., Rr. pedunculares; A. occipitalis lat.: Rr. temporales antt., intermedii et postt.; A. occipitalis med.: R. corporis callosi dors., R. parietalis, R. parietooccipitalis, R. calcarinus, R. occipitotemporalis; **V:** Hinterhauptlappen, basale u. mediale Fläche des Schläfenlappens. **A. cervicalis ascendens** (↑) *f*: *Truncus thyrocervicalis; ---→ auf dem M. scalenus ant.; -→ Rr. spinales; **V:** Wirbelkanal, Rückenmarkhäute, tiefe Hals- u. Nackenmuskeln. **A. cervicalis profunda** (↑) *f*: *Truncus costocervicalis; ---→ zwischen dem Querfortsatz des 7. Halswirbels u. der 1. Rippe nach dorsal, auf dem M. semispinalis aufwärts; **V:** Nackenmuskeln. **A. choroidea anterior** (↑) *f*: *A. carotis int. (Pars cerebralis); ---→ zwischen Crus cerebri u. Schläfenlappen; -→ Rr. choroidei ventriculi lat., Rr. choroidei ventriculi tertii (inkonstant), Rr. substantiae perforatae ant., Rr. chiasmatici, Rr. tractus optici, Rr. corporis geniculati lat., Rr. genus capsulae int., Rr. cruris post. capsulae int., Rr. partis retrolentiformis capsulae int., Rr. globi pallidi, Rr. caudae nuclei caudati, Rr. hippocampi, Rr. uncales, (inkonstant), Rr. corporis amygdaloidei, Rr. tuberis cinerei (inkonstant), Rr. nucleorum hypothalami (inkonstant), Rr. nucleorum thalami, Rr. substantiae nigrae, Rr. nuclei rubri, Rr. cruris cerebri; **V:** Tela choroidea der Seitenventrikel, Strukturen der Hirnbasis, Rindenanteile des Telencephalons, Kerne von Tel-, Di- u. Mesencephalon. **Aa. ciliares anteriores** (↑) *fpl*: *Aa. musculares; ---→ durch die Sklera zur Choroidea; **V:** Sklera, Choroidea, Corpus ciliare. **Aa. ciliares posteriores breves** (↑) *fpl*: *A. ophthalmica; ---→ neben dem Sehnerveneintritt durch die Sklera; **V:** Choroidea. **Aa. ciliares posteriores longae** (↑) *fpl*: *A. ophthalmica; ---→ zwischen Sklera u. Choroidea; **V:** Corpus ciliare, Iris. **Aa. circumferentiales breves** (↑) *fpl*: Arteria* cerebri posterior. **A. circum|flexa femoris lateralis** (↑) *f*: *A. profunda femoris; ---→ unter dem M. rectus femoris nach lateral zum Trochanter major; -→ R. ascendens, R. descendens, R. transversus; **V:** vordere Oberschenkelmuskeln. **A. circum|flexa femoris medialis** (↑) *f*: *A. prof. femoris; ---→ zwischen M. iliopsoas u. M. pectineus nach dorsal zur Fossa trochanterica femoris; -→ R. superficialis, R. profundus, R. acetabularis, R. ascendens, R. descendens; **V:** Adduktoren u. Flexoren des Oberschenkels, Hüftgelenk. **A. circum|flexa humeri anterior** (↑) *f*: *A. axillaris; ---→ unter dem M. coracobrachialis u. dem kurzen Bizepskopf vor dem Collum chirurgicum humeri, Anastomose mit A. circumflexa humeri post.; **V:** M. deltoideus, Humerusperiost, Schultergelenk. **A. circum|flexa humeri posterior** (↑) *f*: *A. axillaris; ---→ durch die laterale Achsellücke hinter dem Collum chirurgicum humeri; **V:** M. deltoideus, M. trizeps brachii, Schultergelenk. **A. circum|flexa ilium profunda** (↑) *f*: *A. iliaca externa; ---→ hinter dem Ligamentum inguinale, entlang des Darmbeinkamms nach dorsal; -→ R. ascendens; **V:** seitliche Bauchmuskulatur. **A. circum|flexa ilium super|ficialis** (↑) *f*: *A. femoralis; ---→ unterh. des Ligamentum inguinale zur Spina iliaca ant. sup.; **V:** Haut u. Faszien der Leistengegend. **A. circum|flexa scapulae** (↑) *f*: *A. subscapularis; ---→ durch die mediale Achsellücke in die Fossa infraspinata, Anastomose mit A. suprascapularis; **V:** M. subscapularis, M. teres minor, M. teres major, M. infraspinatus. **A. colica dextra** (↑) *f*: *A. mesenterica sup.; ---→ nach rechts zum oberen Teil des Colon ascendens; **V:** Colon ascendens. **A. colica media** (↑) *f*: *A. mesenterica sup.; ---→ im Mesocolon transversum; **V:** Colon transversum. **A. colica sinistra** (↑) *f*: *A. mesenterica inf.; ---→ nach links; **V:** Colon descendens. **A. col|lateralis media** (↑) *f*: *A. prof. brachii; ---→ unter dem medialen Trizepskopf zum Rete articulare cubiti; **V:** M. triceps brachii, Ellenbogengelenk. **A. col|lateralis radialis** (↑) *f*: *A. profunda brachii; ---→ mit dem N. radialis durch das Septum intermusculare brachii lat. zum Rete articulare cubiti; **V:** M. triceps brachii, Ellenbogengelenk. **A. col|lateralis ulnaris inferior** (↑) *f*: *A. brachialis; ---→ auf dem M. brachialis durch das Septum intermusculare brachii med. zum Rete articulare cubiti; **V:** Ellenbogengelenk. **A. col|lateralis ulnaris superior** (↑) *f*: *A. brachialis; ---→ mit dem N. ulnaris zum Rete articulare cubiti; **V:** Ellenbogengelenk, M. brachialis, medialer Trizepskopf. **A. collicularis** (↑) *f*: s. Arteria cerebri posterior. **A. comitans nervi ischiadici** (↑) *f*: Begleitschlagader des N. ischiadicus; *A. glutea inf.; **V:** N. ischiadicus. **A. comitans nervi mediani** (↑) *f*: *Arteria interossea anterior; **V:** N. medianus. **A. commissuralis mediana** (↑) *f*: s. Arteria communicans anterior. **A. communicans anterior** (↑) *f*: *verbindet Aa. cerebri antt. beider Seiten; Teil des Circulus* arteriosus cerebri; -→ Aa. centrales anteromediales mit A. suprachiasmatica, A. commissuralis mediana, A. callosa mediana; **V:** basale Teile von Tel- u. Diencephalon. **A. communicans posterior** (↑) *f*: *A. carotis int., Verbindung zur A. cerebri post.; -→ Aa. centrales posteromedd. mit Rr. antt. et postt., R. chiasmatis, Aa. tuberis cinerei mit Rr. medd. et latt., A. thalamotuberalis, R. hypothalamicus, Aa. mammillares, R. n. oculomotorii; **V:** basale Anteile des Diencephalons. **Aa. conjunctivales anteriores** (↑) *fpl*: *Aa. musculares; **V:** Bindehaut. **Aa. con|junctivales posteriores** (↑) *fpl*: *Aa. palpebrales mediales; **V:** Bindehaut. **A. coronaria dextra** (↑) *f*: rechte Koronararterie* (Abb. 1 dort); *Sinus aortae, gegenüber der re. Semilunarklappe der Valva aortae; -→ zwischen Conus arteriosus u. re. Herzohr, im Sulcus coronarius, im Sulcus interventricularis post.; -→ Rr. atrioventriculares, R. coni arteriosi, R. nodi sinuatrialis, Rr. atriales, R. marginalis dext., R. atrialis intermedius, R. interventricularis post. mit Rr. interventriculares septales, R. nodi atrioventricularis, R. posterolateralis dext. (inkonstant); **V:** (bei ausgeglichenem Versorgungstyp) re. Vorhof u. Kammer, Teil der Hinterwand der li. Kammer u. des Kammerseptums, Sinusknoten, Atrioventrikularknoten, Hauptstamm des Erregungsleitungssystems. **A. coronaria sinistra** (↑) *f*: linke Koronararterie* (Abb. 1 dort); *Sinus aortae, gegenüber der li. Semilunarklappe der Valva aortae; ---→ zwischen Truncus pulmonalis u. li. Herzohr; -→ R. interventricularis ant. (im Sulcus interventricularis ant.) mit R. coni arteriosi, R. lateralis, Rr. interventriculares septales; R. circumflexus (im Sulcus coronarius) mit R. atrialis anastomoticus, Rr. atrioventriculares, R. marginalis sin., R. atrialis intermedius, R. posterior ventriculi sin., R. nodi sinuatrialis (inkonstant), R. nodi atrioventricularis (inkonstant), Rr. atriales; **V**: (bei ausgeglichenem Versorgungstyp) li. Vorhof u. Kammer, vorderer Teil des Kammerseptums, Teil der Vorderwand der re. Kammer, Schenkel des Erregungsleitungssystems. **A. cremasterica** (↑)*f*: *A. epigastrica inf.; ---→ mit dem Funiculus spermaticus durch den Canalis inguinalis; **V**: M. cremaster, Funiculus spermaticus. **A. cystica** (↑)*f*: *R. dexter der A. hepatica propria; **V**: Gallenblase. **A. descendens genus** (↑)*f*: *A. femoralis; ---→ aus dem Canalis adductorius durch das Septum intermusculare vastoadductorium zum Kniegelenk; -→ R. saphenus, R. articularis; **V**: M. vastus med., Kniegelenk. **Aa. digitales dorsales manus** (↑) *fpl*: *Aa. metacarpales dorsales; **V**: Rücken der Grund- u. Mittelglieder des 2.–5. Fingers. **Aa. digitales dorsales pedis** (↑) *fpl*: *Aa. metatarsales dorsalis pedis; **V**: Dorsalflächen der Zehen. **Aa. digitales palmares communes** (↑) *fpl*: *Arcus palmaris superficialis; -→ Aa. digitales palmares propriae; **V**: gesamte Palmarfläche u. Dorsalfläche der Mittel- u. Endglieder des 2.–5. Fingers. **Aa. digitales palmares propriae** (↑)*fpl*: s. Arteriae digitales palmares communes. **Aa. digitales plantares communes** (↑)*fpl*: *Aa. metatarsales plantares; ---→ zwischen den Köpfen der Mittelfußknochen; -→ Aa. digitales plantares communes. **Aa. digitales plantares propriae** (↑) *fpl*: *Aa. digitales plantares communes; ---→ gegenüber liegende plantare Ränder der Zehen; **V**: Plantarfläche der Zehen. **A. dorsalis clitoridis** (↑)*f*: *A. pudenda interna; **V**: Klitoris. **A. dorsalis nasi** (↑)*f*: syn. A. nasi externa; *A. ophthalmica; ---→ durch den M. orbicularis oculi zur äußeren Nase; **V**: Nasenrücken, Anastomose mit A. facialis. **A. dorsalis pedis** (↑) *f*: *Fortsetzung der A. tibialis ant.; ---→ lateral der Sehne des M. extensor hallucis longus; -→ A. tarsalis lat., Aa. tarsales medd., A. arcuata (inkonstant), Aa. metatarsales dorss.; **V**: Fußrücken, Verbindung zum Arcus plantaris der Fußsohle. **A. dorsalis penis** (↑) *f*: *A. pudenda int.; ---→ zwischen Lig. transversum perinei u. Lig. pubicum inf. subfaszial auf dem Penisrücken; **V**: Peniswurzel, Skrotum, Glans u. Preputium penis. **A. dorsalis scapulae** (↑)*f*: *A. subclavia (wenn nicht als R. profundus aus A. transversa colli); ---→ zus. mit N. dorsalis scapulae; **V**: Mm. rhomboidei. **A. ductus deferentis** (↑) *f*: *A. iliaca int.; ---→ am Blasengrund, am Samenleiter; **V**: Bläschendrüsen, Funiculus spermaticus, Canalis inguinalis. **A. epigastrica inferior** (↑) *f*: *A. iliaca ext.; ---→ medial des inneren Leistenrings, in der Plica umbilicalis lat.;

-→ R. pubicus m. R. obturatorius bzw. A. obturatoria accessoria (inkonstant; vgl. Corona mortis), A. cremasterica bzw. A. ligamenti teretis uteri; **V**: M. rectus abdominis, Os pubis, Funiculus spermaticus u. Skrotum bzw. rundes Mutterband u. große Schamlippen. **A. epi|gastrica super|ficialis** (↑)*f*: *A. femoralis; ---→ durch den Hiatus saphenus zur vorderen Bauchwand; **V**: Bauchhaut u. -faszien bis zum Nabel. **A. epi|gastrica superior** (↑)*f*: *A. thoracica int.; ---→ hinter dem M. rectus abdominis in der Rektusscheide; **V**: Zwerchfell, M. rectus abdominis. **Aa. epi|sclerales** (↑) *fpl*: *Aa. musculares; **V**: Sklera. **A. ethmoidalis anterior** (↑)*f*: *A. ophthalmica; ---→ durch das Foramen ethmoidale ant. in die vordere Schädelgrube, dann durch Lamina cribrosa ossis ethmoidalis zur Nasen- u. Stirnhöhle u. vorderen Siebbeinzellen; -→ R. meningeus ant., Rr. septales antt., Rr. nasales antt. ant.; **V**: Dura mater, Nasennebenhöhlen, Nasenseptum u. seitl. Nasenwand. **A. ethmoidalis posterior** (↑)*f*: *A. ophthalmica; ---→ durch das Foramen ethmoidale post. zu den hinteren Siebbeinzellen; **V**: Siebbeinzellen, seitl. Nasenwand. **A. facialis** (↑)*f*: Gesichtsschlagader; *A. carotis ext.; ---→ im Trigonum caroticum, unter M. stylohyoideus u. hinterem Bauch des M. digastricus, medial der Glandula submandibularis, über dem Unterkieferrand, vor dem Masseteransatz zur Wange u. medialem Augenwinkel; -→ A. palatina asc., R. tonsillaris, A. submentalis, Rr. glandulares, A. labialis inf., A. labialis sup., R. lateralis nasi, A. angularis; **V**: oberer Teil des Pharynx, Gaumenbögen, Tonsilla palatina, M. mylohyoideus, Glandula submandibularis, Lippen, vorderer Teil des Nasenseptums, äußere Nase, Teile der mimischen Muskulatur u. der Gesichtshaut. **A. femoralis** (↑) *f*: Oberschenkelschlagader; *Fortsetzung der A. iliaca externa, vom Ligamentum inguinale bis zum Hiatus adductorius (s. Arteria poplitea); ---→ im Trigonum femorale, unter dem M. sartorius, im Canalis adductorius; -→ A. epigastrica superficialis, A. circumflexa ilium superficialis, A. pudenda ext., A. superficialis et profunda, A. descendens genus, A. prof. femoris; **V**: Bein, äußere Genitalien, Bauchhaut. **A. fibularis** (↑)*f*: Arteria* peronea. **A. flexurae dextrae** (↑) *f*: *A. mesenterica sup.; **V**: rechte Kolonflexur. **A. fronto|basalis lateralis** (↑) *f*: s. Arteria cerebri media. **A. fronto|basalis medialis** (↑) *f*: s. Arteria cerebri anterior. **A. gastricae breves** (↑)*fpl*: *A. splenica; **V**: Magenfundus. **A. gastrica dextra** (↑) *f*: *A. hepatica comm.; ---→ Pars pylorica des Magens, im kleinen Netz an der kleinen Magenkurvatur; **V**: Magen. **A. gastrica posterior** (↑) *f*: *A. splenica; **V**: Magenhinterwand. **A. gastrica sinistra** (↑) *f*: *Truncus coeliacus; ---→ in der Plica gastropancreatica zur Pars cardiaca des Magens, an der kleinen Magenkurvatur; -→ Rr. oesophageales; **V**: Magen. **A. gastro|duodenalis** (↑) *f*: *A. hepatica communis; ---→ hinter dem Pylorus; -→ A. supraduodenalis (inkonstant), A. pancreaticoduodenalis sup., post. et ant., Aa. retroduodenales, A. gastroomentalis dextra; **V**: Duodenum, Pankreas, Magen, großes Netz. **A. gastro|epi|ploica dextra** (↑) *f*: Arteria* gastroomentalis dextra. **A. gastro|epi|ploica sinistra** (↑)*f*: Arteria* gastroomentalis sinistra. **A. gastroomentalis dextra** (↑)*f*: syn.

A. gastroepiploica dextra; *A. gastroduodenalis; ---> im großen Netz an der großen Magenkurvatur; V: Magen, großes Netz. A. gastroomentalis sinistra (↑) f: syn. A. gastroepiploica sinistra; *A. splenica; ---> im großen Netz zur großen Magenkurvatur; -> R. gastrici, Rr. omentales; V: Magen, großes Netz. A. glutea inferior (↑) f: *A. iliaca int.; ---> unter dem M. piriformis durch das Foramen ischiadicum majus; -> A. comitans nervi ischiadici; V: Hüftmuskeln, N. ischiadicus. A. glutea superior (↑) f: *A. iliaca int.; ---> über dem M. piriformis durch das Foramen ischiadicum majus; -> R. superficialis u. prof.; V: Hüftmuskeln, Hüftgelenk, Hüftbein. A. gyri angularis (↑) f: *A. cerebri media, Rami terminales inferiores; V: Gyrus angularis. Aa. helicinae (↑) fpl: *A. profunda penis; ---> gewunden im Corpus cavernosum penis; V: Penisschwellkörper. A. hepatica communis (↑) f: *Truncus coeliacus; ---> nach rechts zum Lig. hepatoduodenale; -> A. gastroduodenalis, A. gastrica dextra, A. hepatica propria; V: Leber, Magen, Duodenum, Pankreas, Gallenwege, großes Netz. A. hepatica propria (↑) f: *A. hepatica comm.; ---> im Lig. hepatoduodenale zur Leberpforte; -> R. dexter mit A. cystica, A. lobi caudati, A. segmenti anterior et posterior, R. sinister mit A. lobi caudati, A. segmenti medialis et lateralis, R. intermedius; V: Leber, Gallenblase. A. hyaloidea (↑) f: Glaskörperschlagader (nur beim Fetus); *A. centralis retinae; ---> durch den Glaskörper zur Linse. A. hypo|physialis inferior (↑) f: *A. carotis int. (Pars cavernosa); V: Hypophysenhinterlappen. A. hypophysialis superior (↑) f: *A. carotis int. (Pars cerebralis); V: Hypophysenstiel mit Infundibulum, unterer Hypothalamus. Aa. ileales (↑) fpl: *A. mesenterica sup.; ---> im Mesenterium; V: Ileum. A. ileo|colica (↑) f: *A. mesenterica sup.; ---> Caecum; -> A. caecalis ant. et post., A. appendicularis, R. ilealis, R. colicus; V: Endteil des Ileums, Blinddarm, Wurmfortsatz, unterster Teil des Colon ascendens. A. iliaca communis (↑) f: *an der Bifurcatio aortae in Höhe des 4. Lendenwirbels (Höhe des Bauchnabels), Teilung in A. iliaca int. et ext. vor der A. sacroiliaca; V: Bauchwand, Becken, untere Extremität. A. iliaca externa (↑) f: *A. iliaca comm.; ---> am medialen Rand des M. psoas major, zur Lacuna vasorum retroinguinalis; -> A. epigastrica inf., A. circumflexa ilium profunda; V: M. psoas major, Bauchwandmuskeln, Funiculus spermaticus, Skrotum bzw. große Schamlippen. A. iliaca interna (↑) f: *A. iliaca comm.; ---> in das kleine Becken; -> A. iliolumbalis, Aa. sacrales latt., A. obturatoria, A. glutea sup. et inf., A. umbilicalis, A. vesicalis inf., A. uterina, A. vaginalis, A. rectalis media, A. pudenda int.; V: Eingeweide des kleinen Beckens, äußere Genitalien, Beckenwand, Gesäßregion; Adduktoren des Oberschenkels. A. ilio|lumbalis (↑) f: *A. iliaca int.; ---> hinter dem M. psoas major in der Fossa iliaca; -> R. lumbalis, R. spinalis, R. iliacus; V: Hüftmuskeln, Darmbein, Wirbelkanal. A. inferior anterior cerebelli (↑) f: *A. basilaris; -> A. labyrinthi; V: vordere untere Kleinhirnfläche, Innenohr. A. inferior lateralis genus (↑) f: *A. poplitea; V: Rete articulare genus. A. inferior medialis genus (↑) f: *A. poplitea; V: Rete articulare genus. A. inferior posterior cerebelli (↑) f: *A. vertebralis (Pars intracranialis), -> A. spinalis post., R. tonsillae cerebelli, R. choroideus ventriculi quarti; V: hintere untere Fläche des Kleinhirns. A. infra|orbitalis (↑) f: *A. maxillaris; ---> Fossa pterygopalatina, Fissura orbitalis inferior, Canalis infraorbitalis; -> Aa. alveolares supp. antt.; V: Augenhöhle, Kieferhöhle, Oberkiefer, Wange. Aa. insulares (↑) fpl: s. Arteria cerebri media. Aa. inter|costales posteriores (↑) fpl: *Pars thoracica aortae; ---> im Sulcus der 3.-11. Rippe; zwischen M. intercostales intt. u. extt.; -> R. dorsalis (mit Ästen für Haut, Wirbelkanal), R. collateralis (im Zwischenrippenraum), R. cutaneus lat.; V: Rückenmuskeln, Wirbelkanal, Rückenmark, Interkostalräume, Haut, Brustdrüse. A. inter|costalis posterior prima, secunda (↑) f: s. Arteria intercostalis suprema. A. inter|costalis suprema (↑) f: *Truncus costocervicalis; ---> vor dem Hals der 1. u. 2. Rippe in die beiden obersten Interkostalräume; -> A. intercostalis posterior prima et secunda, letztere mit Rr. dorsales und spinales; V: tiefe Hals- u. Rückenmuskeln, erster, zweiter Zwischenrippenraum, Wirbelkanal. A. inter|lobares renis (↑) fpl: *A. renalis; ---> zwischen den Nierenpyramiden; -> Aa. arcuatae, interlobulares; V: Nierenparenchym. Aa. inter|lobulares hepatis (↑) fpl: Äste der A. hepatica propria zwischen den Leberläppchen, verlaufen zusammen mit den Vv. u. Ductuli interlobulares. Aa. inter|lobulares renis (↑) fpl: *A. arcuata; ---> radiär zwischen den Markstrahlen der Niere; -> A. intralobularis, Arteriolae glomerulares afferentes. A. inter|ossea anterior (↑) f: *A. interossea comm.; ---> Vorderfläche der Membrana interossea antebrachii; -> A. comitans nervi mediani; V: Beuger des Unterarms, Handgelenk. A. inter|ossea communis (↑) f: *A. ulnaris; ---> zwischen M. flexor digitorum prof. u. M. flexor pollicis long. auf der Membrana interossea antebrachii; -> A. interossea ant. et post.; V: Unterarmknochen, tiefe Unterarm- u. Handmuskeln. A. inter|ossea posterior (↑) f: *A. interossea comm.; ---> durch die Membrana interossea antebrachii, zwischen oberfläch. u. tiefen Streckmuskeln; -> R. perforans, A. interossea recurrens; V: Streckmuskeln am Unterarm, Handwurzel, Ellenbogengelenk. A. inter|ossea recurrens (↑) f: *Arteria interossea posterior; ---> unter dem M. anconeus zum Rete articulare cubiti; V: M. anconeus, Ellenbogengelenk. Aa. intra|renales (↑) fpl: Verzweigungen der Segmentarterien der A. renalis in der Niere. Aa. jejunales (↑) fpl: *A. mesenterica sup.; ---> im Mesenterium; V: Jejunum. A. labialis inferior (↑) f: *A. facialis; ---> zwischen M. orbicularis oris u. Schleimhaut der Unterlippe; V: Unterlippe. A. labialis superior (↑) f: *A. facialis; ---> zwischen M. orbicularis oris u. Schleimhaut der Oberlippe; V: Oberlippe, vordere untere Nasenscheidewand. A. labyrinthi (↑) f: *A. inf. ant. cerebelli; ---> im Meatus acusticus int.; V: Innenohr. A. lacrimalis (↑) f: *A. ophthalmica; ---> am oberen Rand des M. rectus lat. bulbi zur Tränendrüse -> R. anastomoticus cum a. meningea med., Aa. palpebrales latt.; V: Augenmuskel, Tränendrüse, lateraler Augenwinkel mit Bindehaut. A. laryngea inferior (↑) f: *A. thyroidea inf.; ---> durchbohrt den M. constrictor pharyngis inf.; V: Hinterfläche des Kehlkopfs, M.

cricoarytenoideus post., M. constrictor pharyngis inf., oberer Teil des Ösophagus. **A. laryngea superior** (↑) ƒ: *A. thyroidea sup.; ---→ durch die Membrana thyrohyoidea in den Kehlkopf; **V:** Schleimhaut u. Muskeln des Kehlkopfs, untere Zungenbeinmuskeln. **A. lienalis** (↑) ƒ: Arteria* splenica. **A. ligamenti teretis uteri** (↑) ƒ: *A. epigastrica inf.; ---→ durch den Canalis inguinalis; **V:** Lig. teres uteri, große Schamlippen. **A. lingualis** (↑) ƒ: Zungenschlagader; *A. carotis ext.; ---→ im Trigonum caroticum am großen Zungenbeinhorn, medial des M. hyoglossus u. lateral des M. genioglossus zur Zungenspitze; -→ R. suprahyoideus, Rr. dorsales linguae, A. sublingualis, A. prof. linguae; **V:** obere Zungenbeinmuskeln, Glandula sublingualis, Mundbodenschleimhaut u. Zahnfleisch, Zunge, Kehldeckel.
Arterialisation (↑) ƒ: (engl.) *arterialization;* (physiol.) Bez. für Umwandlung venösen Bluts in art. (Oxygenierung*) i. R. der Atmung* (Diffusion) od. (künstl.) im Oxygenator*; auch Maß für den Grad der Sauerstoffsättigung im Blut nach Lungenbzw. Oxygenatorpassage (max. 20–22 Vol.%). Vgl. Shunt.
Arteria lobi caudati (↑) ƒ: s. Arteria hepatica propria. **Aa. lumbales** (↑) ƒpl: *Pars abdominalis aortae; ---→ über die 4 oberen Lendenwirbelkörper nach lateral, hinter den M. psoas major zwischen M. transversus u. M. obliquus int. abdominis; -→ R. dorsalis et spinalis, A. medullaris segmentalis; **V:** Bauch- u. Rückenmuskeln, Wirbelkanal. **Aa. lumbales imae** (↑) ƒpl: *A. sacralis mediana; ---→ zum M. iliopsoas; **V:** M. iliopsoas.
Arteria lusoria (↑) ƒ: abnorm aus der Pars desc. aortae (s. Aorta) entspringende A. subclavia dextra mit retro- od. präösophagealem od. prätrachealem Verlauf; **Häufigkeit:** 0,4–2,6 %; **Vork.:** oft zus. mit anderen angeborenen Herzfehlern* sowie mit kongenitaler Ösophagusatresie od. ösophagotrachealer Fistel. Vgl. Aortenbogenanomalien (Abb. dort), vgl. Dysphagia lusoria.
Arteriae malleolares anteriores (↑) ƒpl: *A. tibialis ant.; ---→ zum Rete malleolare lat. (A. malleolaris ant. lateralis) bzw. med. (A. malleolaris ant. medialis); **V:** Gegend des äußeren bzw. inneren Knöchels, oberes Sprunggelenk. **A. malleolaris anterior lateralis** (↑) ƒ: *A. tibialis ant.; **V:** äußerer u. innerer Knöchel, oberes Sprunggelenk. **A. malleolaris anterior medialis** (↑) ƒ: *A. tibialis ant.; **V:** äußerer u. innerer Knöchel, oberes Sprunggelenk.
A. mammaria interna (↑) ƒ: s. Arteria thoracica interna. **A. marginalis coli** (↑) ƒ: syn. A. juxtacolica, Arcus marginalis coli; *A. mesenterica sup., Anastomose zur A. ascendens der A. mesenterica inferior. **A. masseterica** (↑) ƒ: *A. maxillaris; ---→ durch die Incisura mandibulae; **V:** M. masseter. **A. maxillaris** (↑) ƒ: Oberkieferschlagader; *A. carotis ext.; ---→ in der Glandula parotidea, in der Fossa infratemporalis med. od. lat. des M. pterygoideus lat., in die Fossa pterygopalatina; -→ A. auricularis prof., A. tympanica ant., A. alveolaris inf., A. meningea media, A. pterygomeningea, A. masseterica, A. temporalis prof. ant., A. temporalis prof. post., A. buccalis, A. alveolaris sup. post., A. infraorbitalis, A. canalis pterygoidei, A. palatina desc., A. sphenopalatina; **V:** äußerer Gehörgang, Trommelfell, Paukenhöhle, Kiefergelenk, Dura mater, Schädelknochen, Zähne, Unter- u. Oberkiefer, Zahnfleisch, Mundschleimhaut, Kiefer- u. Nasenhöhle, Kaumuskeln, Gaumen, Tonsillen. **A. media genus** (↑) ƒ: *A. poplitea; **V:** Kreuzband. **A. medullaris segmentalis** (↑) ƒ: *A. vertebralis (Pars transversaria), Aa. intercostales postt., Aa. lumbales; **V:** segmentale Zuflüsse zum art. Längssystem des Rückenmarks. **A. meningea media** (↑) ƒ: *A. maxillaris; ---→ durch das Foramen spinosum in die mitlere Schädelgrube; -→ R. accessorius, R. frontalis, R. orbitalis, R. parietalis, R. petrosus, A. tympanica sup., R. anastomoticus cum a. lacrimali; **V:** Hauptarterie der Dura mater, Schädelknochen, Paukenhöhle, Ganglion trigeminale, M. tensor tympani, Antrum mastoideum. Vgl. Epiduralhämatom. **A. meningea posterior** (↑) ƒ: *A. pharyngea asc.; ---→ durch das Foramen jugulare in die hintere Schädelgrube; **V:** Dura mater. **Aa. mes|encephalicae** (↑) ƒpl: *A. basilaris; **V:** Mesencephalon. **A. mesenterica inferior** (↑) ƒ: *Pars abdominalis aortae, unpaar in Höhe des 3.–4. Lendenwirbels; ---→ nach links; -→ A. ascendens, A. colica sin., Aa. sigmoideae, A. rectalis sup.; **V:** Colon descendens, Sigmoideum, Rektum. **A. mesenterica superior** (↑) ƒ: *Pars abdominalis aortae; ---→ unpaar 1 cm unter dem Truncus coeliacus entspringend, hinter dem Pankreaskopf, vor der Pars inferior duodeni, im Mesenterium; -→ A. pancreaticoduodenalis inf., Aa. jejunales, Aa. ileales, A. ileocolica, A. colica dextra, A. flexurae dext.; A. colica media, A. marginalis coli; **V:** untere Teile von Duodenum u. Pankreas, Jejunum, Ileum, Colon bis zur linken Flexur, hier Anastomose mit A. mesenterica inferior. **Aa. meta|carpales dorsales** (↑) ƒpl: *Rete carpalis dors. der A. radialis; ---→ auf den Mm. interossei dorss.; -→ A. digitales dorsales; **V:** Rücken der Mittelhand, des Grund- u. Mittelglieds der Fingerrücken. **Aa. meta|carpales palmares** (↑) ƒpl: *Arcus palmaris prof.; ---→ auf den Mm. interossei palmares; -→ Rr. perforantes; verbinden sich meist mit den A. digitales palmares communes. **Aa. meta|tarsales dorsales** (↑) ƒpl: *A. dorsalis pedis; ---→ auf den Mm. interossei dorsales; **V:** Dorsalflächen der Zehen. **Aa. meta|tarsales plantares** (↑) ƒpl: *Arcus plantaris prof.; ---→ auf den Mm. interossei plantares; -→ Rr. perforantes, -→ A. digitales plantares communes; **V:** Plantarfläche von Mittelfuß u. Zehen, Dorsalflächen der Zehenmittel- u. -endglieder. **Aa. musculares** (↑) ƒpl: *A. ophthalmica; ---→ Aa. ciliares antt., Aa. conjuctivales antt., Aa. episclerales; **V:** äußere Augenmuskeln. **A. musculo|phrenica** (↑) ƒ: *A. thoracica int.; ---→ auf den Rippenansätzen des Zwerchfells nach lateral; **V:** Zwerchfell, untere Interkostalräume, Ansätze der Bauchmuskeln. **Aa. nasales posteriores laterales** (↑) ƒpl: *A. sphenopalatina; **V:** Schleimhaut der hinteren lateralen Nasenwand. **A. nasi externa** (↑) ƒ: Arteria* dorsalis nasi. **A. nutricia** (↑) ƒ: syn. Arteria nutriens; der Ernährung von Knochen dienende Arterie, bes. bei Röhrenknochen u. großflächigen platten Knochen. Die Bez. wird ergänzt um den Namen des Knochens. **Aa. nutriciae femoris** (↑) ƒpl: syn. Aa. nutrientes femoris; *Aa. perforantes; **V:** Femur. **A. nutricia fibulae** (↑) ƒ: syn. A. nutriens fibulae; *A. peronea; **V:** Wadenbein.

Aa. nutriciae humeri (↑) *fpl*: syn. Aa. nutritientes humeri; *A. prof. brachii; V: Knochenmark des Humerus. **A. nutricia radii** (↑) *f*: syn. A. nutriens radii; *A. radialis; V: Knochenmark des Radius. **A. nutricia tibiae** (↑) *f*: syn. A. nutriens tibiae; *A. tibialis post.; ---→ unter der Linea m. solei in die Tibia; V: Tibia. **A. nutricia ulnae** (↑) *f*: syn. A. nutriens ulnae; *A. ulnaris; V: Knochenmark der Ulna. **A. obturatoria** (↑) *f*: *A. iliaca int.; ---→ an der Innenwand des kleinen Beckens, durch den Canalis obturatorius; -→ R. pubicus (vgl. Corona mortis), R. acetabularis, R. anterior, R. posterior; V: M. psoas major, Symphyse, tiefe Hüftmuskeln, Hüftgelenk, Adduktoren des Oberschenkels. **A. obturatoria ac|cessoria** (↑) *f*: gelegentl. aus dem R. pubicus der A. epigastrica entspringende Arteria* obturatoria. **A. occipitalis** (↑) *f*: Hinterhauptschlagader; *A. carotis ext.; ---→ unter hinterem Bauch des M. digastricus, über Massa lat. des Atlas, medial des Warzenfortsatzes unter den Ansatz des M. splenius capitis, durchbohrt M. trapezius, zum Hinterhaupt; -→ R. mastoideus, R. auricularis, Rr. sternocleidomastoidei, Rr. occipitales, R. meningeus (inkonstant), R. desc.; V: Nacken- u. Kopfschwartenmuskulatur, Hinterfläche der Ohrmuschel, Haut des Hinterhaupts, Diploe u. Dura mater. **A. occipitalis lateralis** (↑) *f*: s. Arteria cerebri posterior. **A. occipitalis medialis** (↑) *f*: s. Arteria cerebri posterior. **A. ophthalmica** (↑) *f*: *A. carotis int. (Pars cerebralis); ---→ medial des Proc. clinoideus ant., unter dem Sehnerv durch den Canalis oticus in die Orbita, den Sehnerv kreuzend nach medial unter den M. obliquus sup. bulbi; -→ A. centralis retinae, A. lacrimalis, Aa. palpebrales latt., R. meningeus recurrens, Aa. ciliares postt. breves et longae, Aa. musculares, A. supraorbitalis, A. ethmoidalis ant. et post., Aa. palpebrales medd., A. supratrochlearis, A. dors. nasi; V: Dura mater, Auge, Augenhöhle, Tränenapparat, Augenmuskeln, Siebbeinzellen, Stirnhöhle, vorderer Teil der Nasenhöhle, Oberlid, Stirnhaut. **A. ovarica** (↑) *f*: *Pars abdominalis aortae; ---→ retroperitoneal auf dem M. psoas major schräg abwärts, Ureter u. A. iliaca ext. überkreuzend; im Lig. latum uteri zum Eierstock; Anastomosen mit A. uterina; -→ Rr. unterici, Rr. tubarii; V: Ovarium, Tuba uterina. **A. palatina ascendens** (↑) *f*: *A. facialis; ---→ an der Seitenwand des Pharynx; V: oberer Teil des Pharynx, Gaumenbögen, Tonsilla palatina, Tuba auditiva. **A. palatina descendens** (↑) *f*: *A. maxillaris; ---→ Fossa pterygopalatina, Canalis palatinus major; -→ A. palatina major, Aa. palatinae minores, R. pharyngeus; V: Gaumen, Rachen. **A. palatina major** (↑) *f*: *A. palatina descendens; ---→ durch das Foramen palatinum majus; V: harter Gaumen, Zahnfleisch. **Aa. palatinae minores** (↑) *fpl*: *A. palatina descendens; ---→ durch die Foramina palatina minora; V: weicher Gaumen. **Aa. palpebrales laterales** (↑) *fpl*: *A. lacrimalis; V: laterale Augenlider, Anastomosen zur Aa. palpebrales medd.; vgl. Arcus palpebralis. **Aa. palpebrales mediales** (↑) *fpl*: *A. ophthalmica; -→ Aa. conjunctivales postt., Arcus palpebralis inf. et sup.; V: Augenlider. **A. pancreatica dorsalis** (↑) *f*: *Rr. pancreatici der A. splenica; ---→ hinter dem Pankreashals abwärts; V: Corpus pancreatis. **A. pancreatica inferi**or (↑) *f*: *Rr. pancreatici der A. splenica; ---→ hinter dem Pancreas abwärts; V: Corpus pancreatis. **A. pancreatica magna** (↑) *f*: *Rr. pancreatici der A. splenica; ---→ abwärts auf der Rückseite des Pankreaskörpers; V: Pankreas. **A. pancreatico|duodenalis inferior** (↑) *f*: *A. mesenterica superior; ---→ hinter dem Pankreas entspringend, zwischen diesem u. Duodenum aufsteigend; -→ R. anterior, R. posterior; V: Pankreas, Duodenum. **A. pancreatico|duodenalis superior anterior** (↑) *f*: *A. gastroduodenalis; ---→ zwischen Pankreaskopf u. Duodenum; -→ Rr. pancreatici, Rr. duodenales; V: Pankreaskopf, Duodenum. **A. pancreatico|duodenalis superior posterior** (↑) *f*: *A. hepatica comm.; ---→ hinter dem Pankreas, dem Duodenum folgend; Anastomose mit A. pancreaticoduodenalis inferior; -→ Rr. pancreatici, Rr. duodenales; V: Pankreaskopf, Duodenum. **A. para|centralis** (↑) *f*: *A. callosomarginalis; V: Gyrus paracentralis, prä- u. postzentrale Mantelkante. **A. parietalis anterior, posterior** (↑) *f*: *Pars insularis u. Rami terminales superiores der Arteria* cerebri media; V: vordere u. hintere Teile des Lobus parietalis, obere Hälfte des Gyrus postcentralis, Lobulus parietalis inferior. **Aa. perforantes** (↑) *fpl*: *A. prof. femoris; ---→ durch die Adduktorenansätze nach dorsal; -→ Aa. nutriciae femoris; V: Muskeln u. Haut der Oberschenkelrückseite, Femur. **Aa. per|forantes anteriores** (↑) *fpl*: s. Arteria cerebri anterior. **Aa. perforantes penis** *fpl*: *A. pudenda int.; V: Schwellkörper. **A. peri|callosa** (↑) *f*: s. Arteria cerebri anterior; -→ Rr. paracentrales (inkonstant), Rr. precuneales, Rr. parietooccipitales. **A. peri|cardiaco|phrenica** (↑) *f*: *A. thoracica int.; ---→ mit dem N. phrenicus an der Seitenwand des Herzbeutels; V: Herzbeutel, Zwerchfell. **A. perinealis** (↑) *f*: *A. pudenda int.; ---→ auf od. unter dem Diaphragma urogenitale; V: M. bulbospongiosus, M. ischiocavernosus. **A. peronea** (↑) *f*: syn. A. fibularis; *A. tibialis post.; ---→ an der inneren Kante der Fibula; -→ R. perforans, R. communicans, Rr. malleolares latt. mit Rr. calcanei; V: tiefe Beugermuskeln des Unterschenkels, laterale Knöchel, Fersenbein. **A. pharyngea ascendens** (↑) *f*: *A. carotis ext.; ---→ an seitl. Pharynxwand; -→ A. meningea post., Rr. pharyngeales, A. tympanica inf.; V: Pharynxmuskulatur, Tuba auditiva, Rachenmandel, Paukenhöhle, Dura mater der hinteren Schädelgrube. **A. phrenica inferior** (↑) *f*: *Pars abdominalis aortae; ---→ paarig unter dem Hiatus aorticus; -→ Aa. suprarenales supp.; V: Zwerchfell, Nebennieren. **Aa. phrenicae superiores** (↑) *fpl*: *Pars thoracica aortae; V: obere Fläche des Zwerchfells. **A. plantaris lateralis** (↑) *f*: *A. tibialis post.; ---→ zwischen M. flexor digitorum brevis u. M. quadratus plantae; -→ Arcus plantaris prof., Arcus plantaris superf. (inkonstant); V: laterale Fußsohlenseite. **A. plantaris medialis** (↑) *f*: *A. tibialis post.; ---→ zwischen M. abductor hallucis u. M. flexor digitorum brevis; -→ R. superficialis, R. profundus; V: Muskeln u. Haut der Fußsohleninnenseite. **A. plantaris profunda** (↑) *f*: *A. metatarsalis dors.; ---→ perforiert Raum zwischen Metatarsalknochen zur Verbindung mit dem Arcus plantaris; V: Fußsohle. **A. polaris frontalis** (↑) *f*: s. Arteria cerebri anterior. **A. polaris temporalis** (↑) *f*: s. Arteria cerebri media. **Aa. pontis** (↑)*fpl*: *A. basilaris; ---> Rr. medd. et latt.; **V**: Pons. **A. poplitea** (↑)*f*: *Fortsetzung der A. femoralis vom Hiatus adductorius bis zur Aufteilung am M. popliteus; ---> Fossa poplitea; ---> A. sup. lat. et med. genus, A. media genus, Aa. surales, A. inf. lat. et med. genus; **V**: Beuger am Oberschenkel, Kniegelenk, Unterschenkel, Fuß. **A. pre|cunealis** (↑) *f*: *A. cerebri ant., Pars postcommunicalis callosi; **V**: Teile des Gyrus cinguli, Precuneus. **A. pre|frontalis** (↑) *f*: s. Arteria cerebri media. **Aa. pre|opticae** (↑) *fpl*: s. Arteria cerebri anterior. **A. pre|pancreatica** (↑) *f*: *Rr. pancreatici der A. splenica; ---> zwischen Corpus u. Proc. uncinatus pancreatis zur Vorderfläche des Pankreas, Anastomose mit A. pancreaticoduodenalis sup. ant.; **V**: Proc. uncinatus pancreatis. **A. princeps pollicis** (↑)*f*: *A. radialis; ---> unter dem M. opponens pollicis; **V**: Daumen. **A. profunda brachii** (↑) *f*: *A. brachialis; ---> im Sulcus n. radialis unter dem lateralen Trizepskopf; ---> Aa. nutriciae humeri, R. deltoideus, A. collateralis media et radialis; **V**: M. triceps brachii, Humerus, Ellenbogengelenk. **A. profunda clitoridis** (↑) *f*: *A. pudenda int.; **V**: in den Schwellkörpern. **A. profunda femoris** (↑)*f*: *A. femoralis; ---> variabel zwischen Adduktoren u. M. vastus med.; ---> A. circumflexa femoris lat. u. med., Aa. perforantes; **V**: Oberschenkel. **A. profunda linguae** (↑)*f*: *A. lingualis; ---> lateral des M. geniglossus; **V**: Zunge, Anastomose zur Gegenseite. **A. profunda penis** (↑)*f*: *A. pudenda int.; ---> im Corpus cavernosum; **V**: Corpus cavernosum. **A. pterygo|meningea** (↑)*f*: *A. maxillaris (A. meningea med.); ---> durch das Foramen ovale; **V**: Mm. pterygoidei, M. tensor veli palatini, Tuba auditiva, Ganglion trigeminale, Dura mater. **A. pudenda externa profunda** (↑)*f*: *A. femoralis; ---> durch den Hiatus saphenus; ---> Rr. labiales bzw. scrotales antt.; **V**: äußeres Genitale. **A. pudenda externa super|ficialis** (↑)*f*: *A. femoralis; ---> durch den Hiatus saphenus; **V**: äußeres Genitale. **A. pudenda interna** (↑)*f*: *A. iliaca int.; ---> unter dem M. piriformis durch das Foramen ischiadicum majus, durch das Foramen ischiadicum minus in den Canalis pudendalis; ---> A. rectalis inf., A. perinealis, Rr. labiales bzw. scrotales posteriores, A. urethralis, A. bulbi vestibuli bzw. penis, A. dorsalis clitoridis bzw. penis, A. profunda clitoridis bzw. penis, Aa. perforantes penis; **V**: Anus u. Dammregion, äußere Genitalien, Harnröhre. **A. pulmonalis dextra, sinistra** (↑)*f*: rechte u. linke Lungenschlagader, führen sauerstoffarmes Blut zu den Lungen; *Truncus pulmonalis; ---> rechts hinter der Aorta asc. u. V. cava sup., links vor der Aorta descendens zum Lungenhilum; ---> Aa. lobares der Lungenlappen, weitere Aufteilung in Aa. segmentales; vgl. Truncus anterior. **Arteria-pulmonalis-Katheter** (↑; Pulmo*; Katheter*) *m*: s. Pulmonaliskatheter. **Arteria quadrigeminalis** (↑)*f*: s. Arteria cerebri posterior. **A. radialis** (↑) *f*: *A. brachialis; ---> über den M. pronator teres, zwischen M. brachioradialis u. M. flexor carpi radialis, unter den Sehnen der Mm. abductor pollicis longus u. extensor pollicis brevis, durch den M. interosseus dorsalis I zur Hohlhand; ---> A. recurrens radialis, A. nutricia radii, R. carpalis palmaris, R. palmaris superficialis, R. carpalis dorsalis, A. princeps pollicis, A. radialis indicis, Arcus palmaris profundus; **V**: benachbarte Muskeln des Unterarms u. der Hand, Finger; s. Arcus palmaris profundus, Arcus palmaris superficialis. **A. radialis indicis** (↑)*f*: *A. radialis; **V**: ulnare Seite des Zeigefingers. **A. radicularis anterior** (↑) *f*: *R. dorsalis der Aa. intercostales postt.; **V**: vordere Spinalnervenwurzel. **A. radicularis posterior** (↑)*f*: *R. dorsalis der Aa. intercostales postt.; **V**: hintere Spinalnervenwurzel. **A. rectalis inferior** (↑)*f*: *A. pudenda int.; ---> in der Fossa ischioanalis zum Anus; **V**: Haut u. Muskeln des Anus. **A. rectalis media** (↑)*f*: *A. iliaca int.; ---> oberh. des M. levator ani; ---> Rr. vaginales, Rr. prostatici; **V**: M. levator ani, Bläschendrüsen u. Prostata bzw. unterer Teil der Scheide, Rektum. **A. rectalis superior** (↑)*f*: *A. mesenterica inf.; ---> hinter dem Rektum; **V**: Hauptarterie für das Rektum. **A. recurrens** (↑)*f*: s. Arteria striata medialis distalis. **A. recurrens radialis** (↑)*f*: *A. radialis; ---> rückläufig zwischen M. brachialis u. M. brachioradialis aufsteigend, zum Rete articulare cubiti; **V**: M. brachialis, M. brachioradialis, Ellenbogengelenk. **A. recurrens tibialis anterior** (↑) *f*: *A. tibialis ant.; **V**: Kniegelenk. **A. recurrens tibialis posterior** (↑) *f*: inkonstant; *A. tibialis ant.; **V**: Kniegelenk. **A. recurrens ulnaris** (↑) *f*: *A. ulnaris; ---> vor bzw. hinter dem Epicondylus med. humeri ins Rete articulare cubiti; ---> R. anterior et posterior; **V**: Ellenbogengelenk. **A. renalis** (↑) *f*: *Pars abdominalis aortae, in Höhe des 1. Lendenwirbels; ---> rechts hinter der V. cava inf., links hinter dem Pankreaskörper; ---> Rr. capsulares, A. suprarenalis inf., R. ant. mit A. segmenti sup., A. segmenti ant. sup., A. segmenti ant. inf., A. segmenti inf., R. post. mit A. segmenti post., Rr. ureterici, Aa. intrarenales; **V**: Niere, Nebenniere, Harnleiter; **klin. Bedeutung**: s. Nierenarterienstenose. **Aa. retro|duodenales** (↑)*fpl*: *A. gastroduodenalis; ---> Rückfläche von Duodenum u. Pankreaskopf, kreuzen Ductus choledochus; **V**: Gallengang. **Aa. sacrales laterales** (↑) *fpl*: *A. iliaca int.; ---> seitl. an der Vorderfläche des Kreuzbeins nach unten; ---> Rr. spinales; **V**: Kreuz-, Steißbein, Wirbelkanal, Beckenmuskulatur. **A. sacralis mediana** (↑)*f*: *mediane Fortsetzung der Pars abdominalis aortae; ---> vor dem Kreuzbein zur Spitze des Steißbeins; ---> Aa. lumbales imae, Rr. sacrales latt.; **V**: Kreuz- u. Steißbein. **A. segmenti anterioris hepatici** (↑) *f*: s. Arteria hepatica propria. **A. segmenti anterioris inferioris renalis** (↑) *f*: s. Arteria renalis. **A. segmenti anterioris superioris renalis** (↑)*f*: s. Arteria renalis. **A. segmenti inferioris renalis** (↑) *f*: s. Arteria renalis. **A. segmenti lateralis hepatici** (↑) *f*: s. Arteria hepatica propria. **A. segmenti medialis hepatici** (↑)*f*: s. Arteria hepatica propria. **A. segmenti posterioris hepatici** (↑)*f*: s. Arteria hepatica propria. **A. segmenti posterioris renalis** (↑)*f*: s. Arteria renalis. **A. segmenti superioris renalis** (↑)*f*: s. Arteria renalis. **Aa. sigmoideae** (↑)*fpl*: *A. mesenterica inf.; ---> nach links abwärts; **V**: Colon sigmoideum. **A. spheno|palatina** (↑)*f*: *A. maxillaris; ---> durch das Foramen sphenopalatinum; ---> Aa. nasales postt. latt., Rr. septales postt.; **V**: hintere Nasenhöhlenschleimhaut. **A. spinalis anterior** (↑) *f*: *A. vertebralis (Pars intracranialis); ---> vor

Arteria-spinalis-anterior-Syndrom

der Fissura mediana ant. des Rückenmarks; **V:** Rückenmark, -häute.

Arteria-spinalis-anterior-Syn|drom (↑; Spina*; anterior*) n: (engl.) anterior spinal artery syndrome; Ischämie* des Rückenmarks inf. Verschlusses der A. spinalis ant.; **Urs.:** meist Arteriosklerose*, evtl. Kompression der A. spinalis ant. durch Bandscheibenvorfall* od. Rückenmarktumoren*; **Sympt.:** Schmerzen, dissoziierte Sensibilitätsstörung, Paraplegie, Blasen- u. Rektumstörungen.

Arteria spinalis posterior (↑) ƒ: *A. inf. post. cerebelli; - - → im Sulcus posterolateralis des Rückenmarks; **V:** Rückenmark, -häute. **A. splenica** (↑) ƒ: syn. A. lienalis; *Truncus coeliacus; ---→ am Oberrand des Pankreas zur Milz; -→ Rr. pancreatici, A. gastro-omentalis sin., Aa. gastricae breves, Rr. splenici, A. gastrica post.; **V:** Pankreas, Magen, Milz, großes Netz. **A. striata medialis distalis** (↑) ƒ: Arteria centralis longa, Arteria recurrens, rekurrente Heubner-Arterie; *A. cerebri ant. im Bereich der A. communicans ant.; ---→ zurück zur Substantia perforata ant.; **V:** Teile der Substantia perforata, des Nucleus lentiformis, Kopf des Nucleus caudatus, vorderer Schenkel der Capsula interna. Vgl. Arteria cerebri anterior. **Aa. striatae mediales proximales** (↑) ƒpl: s. Arteria cerebri anterior. **A. stylo|mastoidea** (↑) ƒ: *A. auricularis post.; ---→ durch das Foramen stylomastoideum, im Canalis nervi facialis; **V:** Schleimhaut von Paukenhöhle u. Cellulae mastoideae, M. stapedius. **A. sub|clavia** (↑) ƒ: *rechts: Truncus brachiocephalicus, links: Arcus aortae; ---→ Mediastinum sup., über der Pleurakuppel, zwischen M. scalenus ant. u. M. scalenus med., zwischen 1. Rippe u. Clavicula, Fortsetzung in der A. axillaris; -→ A. vertebralis, A. thoracica int., Truncus thyrocervicalis, Truncus costocervicalis; **V:** Teile von Kopf, Gehirn, Hals, Rückenmark, Brust, Arm; **klin. Bedeutung:** proximale Stenose od. Verschluss führt zum Subclavian*-steal-Syndrom. **A. sub|costalis** (↑) ƒ: *Pars thoracica aortae; ---→ unter der 12. Rippe; **V:** Bauchwandmuskeln. **A. sub|lingualis** (↑) ƒ: Unterzungenschlagader; *A. lingualis; ---→ zwischen M. mylohyoideus u. Glandula sublingualis; **V:** Mundbodenmuskeln, Glandula sublingualis, Mundbodenschleimhaut u. Zahnfleisch. **A. sub|mentalis** (↑) ƒ: *A. facialis; ---→ an der Unterseite des M. mylohyoideus; **V:** Mundbodenmuskeln, Glandula submandibularis, Mandibula. **A. sub|scapularis** (↑) ƒ: *A. axillaris; ---→ um den Unterrand des M. subscapularis; -→ A. thoracodorsalis, A. circumflexa scapulae; **V:** Mm. subscapularis, latissimus dorsi, teres major. **A. sulci centralis** (↑) ƒ: s. Arteria cerebri media. **A. sulci post|centralis** (↑) ƒ: s. Arteria cerebri media. **A. sulci pre|centralis** (↑) ƒ: s. Arteria cerebri media. **A. superior cerebelli** (↑) ƒ: *A. basilaris; ---→ unter dem Tentorium cerebelli; -→ R. med. et. lat.; **V:** obere Fläche des Kleinhirns. **A. superior lateralis genus** (↑) ƒ: *A. poplitea; **V:** Rete articulare genus. **A. superior medialis genus** (↑) ƒ: *A. poplitea; **V:** Rete articulare genus. **A. supra|chiasmatica** (↑) ƒ: s. Arteria communicans anterior. **A. supra|duodenalis** (↑) ƒ: *A. gastroduodenalis; ---→ Pars pylorica des Magens, Duodenum. **A. supra|optica** (↑) ƒ: s. Arteria cerebri anterior. **A. supra|orbitalis** (↑) ƒ: *A. ophthalmica; ---→ unter dem Orbitadach durch die Incisura supraorbitalis zur Stirn; -→ R. diploicus; **V:** Os frontale, Stirn. **A. supra|renalis inferior** (↑) ƒ: *A. renalis; **V:** Nebenniere. **A. supra|renalis media** (↑) ƒ: *Pars abdominalis aortae; **V:** Nebenniere. **Aa. supra|renales superiores** (↑) ƒpl: *A. phrenica inf.; **V:** Nebenniere. **A. supra|scapularis** (↑) ƒ: *Truncus thyrocervicalis; ---→ vor dem M. scalenus ant., unter der Clavicula, über das Lig. transversum scapulae superius in die Fossa supra- u. infraspinata; -→ R. acromialis; **V:** Acromion, M. supra- u. infraspinatus. **A. supra|trochlearis** (↑) ƒ: *A. ophthalmica; ---→ durch die Incisura frontalis zur Stirn; **V:** Weichteile der Stirn. **Aa. surales** (↑) ƒpl: *A. poplitea; **V:** Wadenmuskeln. **A. tarsalis lateralis** (↑) ƒ: *A. dorsalis pedis; ---→ unter dem M. extensor digitorum brevis; **V:** M. extensor digitorum brevis, laterale Zehen. **Aa. tarsales mediales** (↑) ƒpl: *A. dorsalis pedis; ---→ unter der Sehne des M. extensor hallucis longus; **V:** medialer Fußrand. **A. temporalis anterior** (↑) ƒ: *Pars sphenoidalis der A. cerebri media; **V:** Gyri temporales. **A. temporalis media** (↑) ƒ: *A. temporalis superf.; ---→ oberhalb des Jochbogens unter den M. temporalis, auf der Schläfenbeinschuppe; **V:** M. temporalis, Periost der Schläfenbeinschuppe. **A. temporalis profunda anterior, posterior** (↑) ƒ: *A. maxillaris; ---→ im M. temporalis aufwärts; -→ Rr. pterygoidei; **V:** M. temporalis, laterale Augenhöhlenwand, Mm. pterygoidei. **A. temporalis super|ficialis** (↑) ƒ: *A. carotis ext.; ---→ in der Glandula parotidea, vor dem äußeren Gehörgang, über dem Jochbogen, auf der Fascia temporalis; -→ R. parotideus, A. transversa faciei, Rr. auriculares anteriores, A. zygomaticoorbitalis, A. temporalis media, R. frontalis, R. parietalis; **V:** Glandula parotidea, mimische Muskeln, vorderer Teil der Ohrmuschel, äußerer Gehörgang, Schläfe. **A. testicularis** (↑) ƒ: *Pars abdominalis aortae; ---→ retroperitoneal auf dem M. psoas major schräg abwärts, Ureter u. A. iliaca ext. überkreuzend, im Funiculus spermaticus durch den Canalis inguinalis; -→ Rr. ureterici, Rr. epididymales; **V:** Ureter, Hoden, Nebenhoden. **A. thalami per|forans** (↑) ƒ: s. Arteria cerebri posterior. **A. thalamo|geniculata** (↑) ƒ: s. Arteria cerebri posterior. **A. thoracica interna** (↑) ƒ: auch A. mammaria interna (Abk. IMA); *A. subclavia; ---→ parallel dem Brustbeinrand zwischen Pleura u. Rippenknorpeln, am 7. Rippenknorpel durch Trigonum sternocostale des Zwerchfells, weiter als A. epigastrica sup.; -→ Rr. mediastinales, Rr. thymici, Rr. bronchiales (inkonstant), Rr. tracheales (inkonstant), A. pericardiacophrenica, Rr. sternales, Rr. perforantes mit Rr. mammarii medd., R. costalis lat. (inkonstant), Rr. intercostales antt., A. musculophrenica, A. epigastrica sup.; **V:** Thymus, Mediastinum ant., Brustdrüse, Brustwand, Zwerchfell, M. rectus abdominis; **klin. Bedeutung:** Verw. als arterieller Bypass-Graft (meist linke A. mammaria interna, Abk. LIMA; s. Bypass, aortokoronarer). **A. thoracica lateralis** (↑) ƒ: *A. axillaris; ---→ am lateralen Rand des M. pectoralis minor, auf dem M. serratus ant.; -→ Rr. mammarii latt.; **V:** M. pectoralis minor, M. serratus ant., Brustdrüse. **A. thoracica superior** (↑) ƒ: *A. axillaris; ---→ unter dem M. subclavius; **V:** M. subclavius, Mm. intercostales I,

II, M. serratus anterior. **A. thoraco|acromi̱alis** (↑) ƒ: *A. axillaris; ---→ im Trigonum deltopectorale; -→ R. acromialis, Rete acromiale; R. clavicularis, R. deltoideus, Rr. pectorales; **V:** Acromion, Schultergelenk, Schlüsselbein, Mm. deltoideus, serratus ant., pectoralis major. **A. thoraco|dors̱alis** (↑) ƒ: *A. subscapularis; ---→ zwischen M. serratus ant. u. M. teres major zum M. latissimus dorsi; **V:** M. serratus ant., M. teres major, M. latissimus dorsi. **A. thyroi̱dea i̱ma** (↑) ƒ: *Truncus brachiocephalicus od. *Arcus aortae; Vork. inkonstant (bei ca. 10 %); **V:** Schilddrüse. **A. thyroi̱dea infe̱rior** (↑) ƒ: *Truncus thyrocervicalis; ---→ vor dem 6. Halswirbel unter der A. carotis comm. nach medial u. abwärts, kreuzt N. laryngeus recurrens; -→ A. laryngea inf., Rr. glandulares, Rr. pharyngeales, Rr. oesophageales, Rr. tracheales; **V:** Schilddrüse, Kehlkopf, Pharynx, Ösophagus, Trachea. **A. thyroi̱dea supe̱rior** (↑) ƒ: *A. carotis ext.; ---→ bogenförmig abwärts zu Oberrand u. Vorderfläche der Schilddrüse; -→ R. infrahyoideus, R. sternocleidomastoideus, A. laryngea sup., R. cricothyroideus, R. glandularis ant., R. glandularis post., R. glandularis lat.; **V:** Zungenbein, Zungenbeinmuskeln, M. sternocleidomastoideus, Kehlkopf, Schilddrüse. **A. tibi̱alis ante̱rior** (↑) ƒ: *A. poplitea; ---→ durch die Membrana interossea cruris, auf deren Vorderfläche zwischen M. tibialis ant. u. extensor hallucis longus; -→ A. recurrens tibialis ant., post. (inkonstant), Aa. malleolaris ant. lat. et med.; **V:** Kniegelenk, Unterschenkelvorderfläche, Fußrücken. **A. tibi̱alis poste̱rior** (↑) ƒ: *A. poplitea; ---→ unter dem Arcus tendineus m. solei, am medialen Rand des M. tibialis post. hinter den medialen Knöcheln; -→ R. circumflexus fibularis, Rr. malleolares medd., Rr. calcanei, A. nutricia tibiae; **V:** Kniegelenk, Tibia, Unterschenkelbeugeseite, Fußsohle. **A. trans|versa ce̱rvicis** (↑) ƒ: Arteria* transversa colli. **A. trans|versa co̱lli** (↑) ƒ: *Truncus thyrocervicalis; ---→ oft zwischen Primärsträngen des Plexus brachialis zum Angulus sup. scapulae; -→ R. superf. mit R. asc. u. desc., R. prof. (A. dors. scapulae, wenn separat entspringend); **V:** Schulterblatt- u. benachbarte Nackenmuskeln. **A. trans|versa faci̱ei** (↑) ƒ: *A. temporalis superf.; ---→ in der Glandula parotidea, unterhalb des Jochbogens; **V:** Glandula parotidea, mimische Muskeln. **A. tympa̱nica ante̱rior** (↑) ƒ: *A. maxillaris; ---→ durch die Fissura sphenopetrosa zur Paukenhöhle; **V:** Kiefergelenk, Paukenhöhle. **A. tympa̱nica infe̱rior** (↑) ƒ: *A. pharyngea asc.; ---→ durch den Caniliculus tympanicus; **V:** Paukenhöhle. **A. tympa̱nica poste̱rior** (↑) ƒ: *A. auricularis post.; ---→ durch den Caniliculus chordae tympani; **V:** Schleimhaut von Paukenhöhle u. Cellulae mastoideae. **A. tympa̱nica supe̱rior** (↑) ƒ: *A. meningea media; ---→ durch den Hiatus canalis n. petrosi minoris in die Paukenhöhle; **V:** Paukenhöhle. **A. ulna̱ris** (↑) ƒ: *A. brachialis; ---→ zwischen M. pronator teres u. M. flexor digitorum prof., mit dem M. flexor carpi ulnaris zur Hohlhand; -→ A. recurrens ulnaris, Rete articulare cubiti, A. nutricia ulnae, A. interossea comm., R. carpalis dors. R. carpalis palmaris, R. palmaris prof., Arcus palmaris superf., Aa. digitales palmares communes; **V:** Ellenbogengelenk, Palmarseite von Unterarm, Hand u. Fingern; s. Arcus palmaris superficialis. **A. umbilica̱lis** (↑) ƒ: syn. Nabelarterie; paarig angelegte Arterie, die im fetalen Kreislauf das Blut zur Plazenta führt (s. Blutkreislauf, Abb. dort); *A. iliaca int.; obliteriert nach der Geburt partiell (Pars occlusa) zur Chorda* arteriae umbilicalis; Pars patens bleibt arteriell durchströmt (-→ A. ductus deferentis, Rr. ureterici, Aa vesicales supp.); **V:** (Pars patens) Harnblasenscheitel, Harn- u. Samenleiter. **A. unca̱lis** (↑) ƒ: *A. carotis int. (Pars cerebralis); **V:** Uncus des Gyrus parahippocampalis. **A. urethra̱lis** (↑) ƒ: *A. pudenda int.: ---→ im Corpus spongiosum penis bis zur Glans; **V:** Harnröhre, Penis. **A. ute̱rina** (↑) ƒ: *A. iliaca int.; ---→ in der Basis des Lig. latum uteri zur Cervix uteri, geschlängelt am seitlichen Uterusrand aufwärts; -→ Rr. helicini, Rr. vaginales, R. ovaricus, R. tubarius; **V:** Uterus, Ovarium, Tuba uterina, Vagina. **A. vagina̱lis** (↑) ƒ: *A. iliaca int.; ---→ an der Cervix uteri; **V:** oberer Bereich der Scheide. **A. ve̱rmis supe̱rior** (↑) ƒ: *R. medialis der A. sup. cerebelli; **V:** Wurm des Kleinhirns. **A. vertebra̱lis** (↑) ƒ: *A. subclavia; ---→ 4 Abschnitte: Pars prevertebralis durch die tiefe Halsfaszie, Pars transversaria (syn. Pars cervicalis) durch Foramina transversaria vertebrae cervicales 6–1 (90 %), Pars atlantica im Sulcus arteriae vertebralis des Atlas, nach medial durch die Membrana atlantooccipitalis post., Pars intracranialis nach Durchtritt durch das Foramen magnum; -→ Pars transversaria: Rr. spinales mit Rr. radiculares, A. medullaris segmentalis, Rr. musculares; Pars intracranialis: Rr. meningei, A. inf. post. cerebelli, A. spinalis ant., Rr. medullares medd. et latt.; **V:** Halsmuskeln, Wirbelkanal, Rückenmark, Dura mater, Unterfläche des Cerebellums. Vgl. Subclavian-steal-Syndrom.

Arteria-vertebra̱lis-Stenose (↑; Vertebra*; Stenose*) ƒ: s. Durchblutungsstörung, vertebrobasiläre.

Arteria vesicae fe̱lleae (↑) ƒ: *Arteria* cystica. **A. vesica̱lis infe̱rior** (↑) ƒ: *A. iliaca comm.; ---→ lateral der Bläschendrüsen zum Harnblasengrund; -→ Rr. prostatici; **V:** Bläschendrüsen, Prostata, Harnblase. **A. vesica̱lis supe̱rior** (↑) ƒ: *A. umbilicalis, später A. iliaca int.; **V:** oberer u. mittlerer Bereich der Harnblase, Beckenabschnitt des Harnleiters. **A. zygoma̱tico|orbita̱lis** (↑) ƒ: *A. temporalis superf.; ---→ über den Jochbogen zum seitlichen Augenhöhlenrand; **V:** M. orbicularis oculi.

Arteri|ekta̱sie (↑; -ektasie*) ƒ: (engl.) arteriectasia; diffuse Arterienerweiterung im Gegensatz zur lokalisierten (Aneurysma*).

Arte̱rien (↑) ƒpl: (engl.) arteries; Arteriae; Schlagadern, Pulsadern; Blutgefäße mit vom Herzen wegleitender Strömungsrichtung; führen im Körperkreislauf (s. Abb. 1) oxygeniertes u. im Lungenkreislauf desoxygeniertes Blut (vgl. Blutkreislauf, Abb. dort); **Histol.:** von innen nach außen: **1.** Tunica interna (Intima); **a)** einschichtiges Endothel; **b)** Stratum subendotheliale: lockeres Bindegewebe; **c)** Membrana elastica interna: bei A. des muskulären Typs (periphere A.) deutlich ausgeprägt (s. Abb. 2); **2.** Tunica media (Media): bei A. des muskulären Typs aus dichtgefügten Lagen ringod. schraubenförmig angeordneter glatter Muskelzellen u. feinen elast. u. kollagenen Fasern, bei A. des elast. Typs (große herznahe A.) aus zahlrei-

Arterien

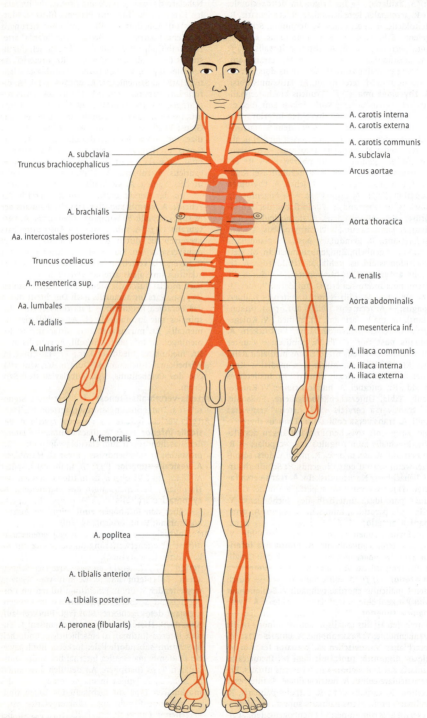

Arterien Abb. 1: große Arterien des Körperkreislaufs [159]

Arterienverschluss, akuter

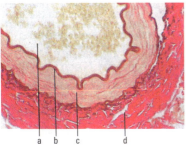

Arterien Abb. 2: histologischer Schnitt durch eine Arterie vom muskulären Typ (Kombination von Elastica- u. Gieson-Färbung); a: Lumen; b: Membrana elastica interna; c: Tunica media; d: Tunica externa (Adventitia)

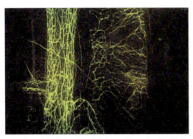

Arterien Abb. 3: Im Vergleich zur Vene ist die kleinkalibrigere Arterie von einem viel dichteren perivaskulären Nervengeflecht umgeben (Glyoxylsäurefluoreszenz). [115]

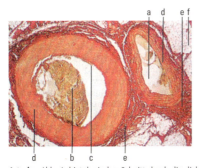

Arterien Abb. 4: histologischer Schnitt durch die dickwandige Arteria radialis u. dünnwandige Vena radialis (Gieson-Färbung); a: Venenlumen; b: Arterienlumen; c: Membrana elastica interna; d: Tunica media; e: Tunica externa (Adventitia); f: univakuoläres Fettgewebe [47]

chen gefensterten elast. Membranen u. eingelagerten glatten Muskelzellen (Spannmuskeln) u. kollagenen Fasern; **3.** Tunica externa (Adventitia): kollagenes Bindegewebe u. elast. Fasern; enthält nutritive Gefäße (Vasa vasorum) u. Gefäßnerven (s. Abb. 3). Zwischen Media u. Adventitia kann eine Membrana elastica externa ausgebildet sein. Vergleich zwischen A. u. Venen*: s. Abb. 4; **klin. Bedeutung:** s. Arteriosklerose, Arterienver-

schluss, akuter; vgl. Blutkreislauf; Endarterien; Arteriola.

Anatomische Bezeichnung der Arterien siehe unter Arteria.

Arterien|chirurgie (↑; Chirurgie*) *f*: s. Gefäßchirurgie.
Arterien|geräusch (↑): syn. Strömungsgeräusch; s. Gefäßgeräusch.
Arterien|klemme (↑): s. Gefäßklemme.
Arterien|verkalkung (↑): umgangssprachl. Bez. für Arteriosklerose*.
Arterien|verschluss, aorto|iliaka|ler (↑): s. pAVK.
Arterien|verschluss, ak|uter (↑): (engl.) *acute arterial occlusion*; plötzl. Verlegung eines Arterienlumens mit konsekutiver Ischämie* im Versorgungsgebiet (Gewebe bzw. Organbezirk) der betroffenen Arterie u. akuter arterieller Verschlusskrankheit*; **Urs.:** Embolie*, v. a. Thromboembolie*; Thrombose*; selten Aneurysma dissecans, Gerinnungsstörungen mit Thrombophilie*, z. B. Heparin induzierte Thrombozytopenie* Typ II; Vasospasmus, Trauma; **Klin.:** abhängig von der Lok.; **1.** zerebral: s. Schlaganfall; **2.** Gefäßverzweigungen (v. a. Femoralis-, Iliaka- u. Aortenbifurkation) u. Extremitätenarterien (v. a. A. poplitea u. A. brachialis):

Arterienverschluss, akuter
Klinische Symptomatik (sog. 6P-Regel nach Pratt)

1. Pain (Schmerz)
2. Palor (Blässe)
3. Pulselessness (Pulsverlust)
4. Paresthesia (Sensibilitätsstörung)
5. Paralysis (Bewegungsunfähigkeit)
6. Prostration (Schock)

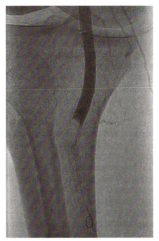

Arterienverschluss, akuter Abb. 1: A. poplitea bei akutem embolischem Verschluss mit Kuppelphänomen (invasive, konventionelle Röntgenangiographie) [101]

Arterienverschluss, supraaortaler

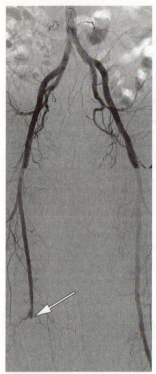

Arterienverschluss, akuter Abb. 2 [56]

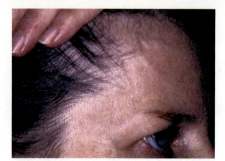

Arteriitis temporalis Abb. 1: geschwollene u. indurierte Temporalarterien [106]

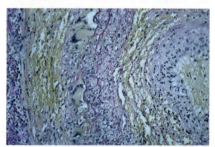

Arteriitis temporalis Abb. 2: granulomatöse Entz. mit Riesenzellen in der Intima (Biopsie der A. temporalis, Färbung: Elastica-van-Gieson, Abk. EvG) [106]

plötzl. heftige Schmerzen, Blässe, Abkühlung u. Verfärbung (Marmorierung) der Haut distal des Gefäßverschlusses, Taubheitsgefühl, Ruheschmerzen inf. Mangeldurchblutung der Muskulatur, fehlende periphere Arterienpulse, bei kompletter Ischämie sensomotorisches Defizit, Schock durch Hypovolämie (sog. 6P-Regel nach Pratt, s. Tab.); Azidose u. Einschwemmung von Proteinzerfallsprodukten bei Reperfusion; 3. viszeral (bes. A. mesenterica superior, Truncus coeliacus, A. renalis): s. Mesenterialgefäßverschluss, Nierenembolie; **Diagn.:** klin. Befund; Doppler-Sonographie mit Bestimmung des Knöchel*-Arm-Index; farbkodierte Duplexsonographie*; CT- od. MR-Angiographie, invasive Angiographie (s. Abb. 1 u. 2), Ultraschalldiagnostik; **Ther.:** Embolektomie* bzw. Thrombendarteriektomie* od. Bypass*-Operation, Heparinisierung, Analgesie, Hämodilution, Fibrinolyse*, postop. Embolieprophylaxe*; **Progn.:** abhängig von Ischämietoleranz*, Kollateralkreislauf* u. Dauer (bei Extremitätenembolie Amputationsrate innerh. 6 Std. ca. 4%, innerh. 48 Std. ca. 25%).

Art<u>e</u>rien|verschluss, supra|aort<u>a</u>ler (↑): s. Aortenbogensyndrom; pAVK.

Arter<u>ii</u>tis (↑; -itis*) *f*: (engl.) *arteritis;* Entzündung einer Arterie; vgl. Vaskulitis.

Arter<u>ii</u>tis brachio|cephalica (↑; ↑) *f*: s. Aortenbogensyndrom.

Arter<u>ii</u>tis tempor<u>a</u>lis (↑; ↑) *f*: (engl.) *cranial arteritis;* syn. Arteriitis cranialis, Morbus Horton, Horton-Magath-Brown-Syndrom; granulomatöse Arteriitis der Aorta u. ihrer großen Äste mit bevorzugtem Befall extrakranieller Äste der A. carotis, bes. der A. temporalis; **Vork.:** häufig assoziiert mit Polymyalgia* rheumatica; i. d. R. nach dem 50. Lj.; **Häufigkeit:** 17 : 100 000, m : w = 1 : 2; **Path.:** autoimmun (Genese unklar), assoziiert mit viraler Infektion (Influenza, Hepatitis B); **Sympt.:** Kopfschmerz (75%), Visusstörung (Schleiersehen, einod. beidseitiger Gesichtsfeldausfall), Kauschmerz, geschwollene u. indurierte Temporalarterien (s. Abb. 1) mit reduzierter od. fehlender Pulsation, Fieber, Schwäche, Gewichtsverlust; **Kompl.:** plötzl. Erblindung, Schlaganfall; **Diagn.:** Hinweis durch stark erhöhte BSG; Nachweis durch bilaterale Biopsie der A. temporalis (granulomatöse Panarteriitis mit Riesenzellgranulomen od. Infiltration mit CD4[+]-T-Lymphozyten, s. Abb. 2), farbcodierte Duplexsonographie* (Halo-Effekt bei Stenosierung), PET;

> bereits der Verdacht ist ein med. Notfall

Ther.: Glukokortikoide (Prednison, Prednisolon); Immunsuppressiva, z. B. Methotrexat od. Azathioprin bei Therapieresistenz; **Progn.:** bei rechtzeitiger Ther. meist gut. Vgl. Riesenzellarteriitis; Vaskulitis.

Arteri<u>o</u>|graph<u>ie</u> (↑; -graphie*) *f*: (engl.) *arteriography;* röntg. Darstellung von Arterien; s. Angiographie.

Arter<u>io</u>la (dim ↑) (*pl Arteriolae*) *f*: (engl.) *arteriole;* Arteriole; letzter Gefäßabschnitt der Arterien*, dem Kapillaren folgen; reguliert als Widerstandsgefäß den Blutfluss in der Kreislaufperipherie; **Histol.**: Endothel, Gitterfasernetz sowie einschichtig u. zirkulär angeordnete, glatte Muskelzellen; myoendotheliale Kontakte wegen fehlender Membrana elastica interna.

Arteriolae mediales retinae (↑) *fpl*: (engl.) *medial arterioles of retina*; Äste der A. centralis retinae für den zwischen dem Discus nervi optici u. der Macula liegenden Teil der Retina.

Arteriolae rectae renis (↑) *fpl*: (engl.) *straight arterioles of kidney*; Äste der Aa. arcuatae u. der Vasa efferentia; versorgen das Nierenmark.

Arteriola glomerularis afferens renis (↑) *f*: (engl.) *afferent glomerular arteriole of kidney*; aus der A. interlobularis kommendes, zuführendes Gefäß der Nierenglomeruli.

Arteriola glomerularis efferens renis (↑) *f*: (engl.) *efferent glomerular arteriole of kidney*; abführendes Gefäß der Nierenglomeruli, geht über in das Gefäßnetz zwischen den Tubuli contorti.

Arteriola macularis inferior, media et superior (↑) *f*: (engl.) *inferior, media and superior macular arteriole*; *A. centralis retinae; **V**: Macula.

Arteriola nasalis retinae inferior et superior (↑) *f*: (engl.) *inferior and superior nasal retinal arteriole*; *A. centralis retinae; **V**: nasale Netzhautanteile.

Arteriola temporalis retinae inferior et superior (↑) *f*: (engl.) *inferior/superior temporal retinal arteriole*; *A. centralis retinae; **V**: temporale Anteile der Retina*.

Arteriole (↑) *f*: s. Arteriola.

Arteriolo|sklerose (↑; Skler-*; -osis*) *f*: (engl.) *arteriolosclerosis*; Atherosklerose (Hyalinisierung) der Arteriolen mit Verdickung der Intima; **Lok.**: kleinste Arterien in Gehirn, Niere, Pankreas, Milz, Retina u. periphere Arterien; **Vork.**: art. Hypertonie*, Diabetes* mellitus, vgl. subkortikale arteriosklerotische Enzephalopathie*, art. genuine arteriolosklerot. Schrumpfniere. Vgl. Arteriosklerose.

Arterio|pathia calci|ficans in|fantum (↑, -pathie*; Calc-*; lat. facere machen; infans Kind) *f*: sehr seltene, angeb. Verkalkung der Membrana elastica interna kleinerer u. größeren Arterien (insbes. der Koronararterien*); **Ätiol.**: unklar, vereinzelt fam. Häufung; **Klin.**: schwere art. Hypertonie mit meist foudroyantem Verlauf; **Progn.**: häufig Herzinfarkt u. Tod im 1. Lj.; **DD**: Bland*-White-Garland-Syndrom.

Arterio|sklerose (↑; Skler-*; -osis*) *f*: (engl.) *arteriosclerosis*; syn. Atherosklerose; umgangssprachl. Arterienverkalkung; wichtigste u. häufigste pathol. Veränderung der Arterien mit Verhärtung, Verdickung, Elastizitätsverlust u. Lumeneinengung; **Ätiol.**: zahlreiche exogene u. endogene Noxen bzw. Erkr. als auslösende bzw. aktivierende (atherogene) Faktoren (Risikofaktor*): z.B. arterielle Hypertonie*, Hyperlipidämie, Hyperfibrinogenämie, Diabetes* mellitus, Toxine, Nicotin, Antigen-Antikörper-Komplexe, Entzündungen, Hypoxie*, Wirbelbildungen der Blutströmung; psych. Stress, Alter, fam. Belastung; Zeichen der Entzündung (u.a. CRP, Interleukin-6, -18, TNF-α, 5-Lipoxygenase, best. Zelladhäsionsmoleküle, z.B. sICAM-1, sVCAM-1, P-Selektin), oxidative Stressfaktoren (z.B. oxidiertes LDL), Faktoren der Hämostase (z.B. D*-Dimere, PAI-1; s. Plasminogenaktivator-

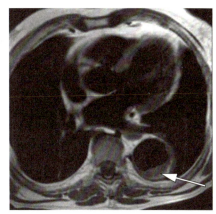

Arteriosklerose Abb. 1: ausgedehnte Plaquebildung in der abdominellen Aortenwand (MRT) [101]

Inhibitoren), des Stoffwechsels (z.B. Lipoprotein* (a), Homocystein*) sowie vaskuläre (z.B. VEGF) u. genet. Faktoren (z.B. Mutation der 5,10-Methylentetrahydrofolat-Reduktase, Abk. MTHFR; s. Homocysteinämie); **Path.**: endotheliale Schädigung (Endotheldysfunktion) der art. Intima; monozytäre Zelladhäsion, Einwanderung in Intima u. Differenzierung zu ortsständigen Makrophagen; Aufnahme von LDL über transmembranäre LDL-Rezeptoren u. von oxidiertem LDL über Scavenger-Rezeptoren der Makrophagen mit intimaler Entzündungsreaktion, nachfolgend auch Myozyten der Media betroffen; Umwandlung der mit Cholesterol überladenenen Makrophagen zu Schaumzellen (Xanthomzellen) als Bestandteil der entstehenden arteriosklerotischen Plaques (Atherome) mit Einwanderung von Fibroblasten, Fibrosierung u. myozytärer Proliferation; konsekutiv: Verdickung der Arterienwand u. Stenose (s. Abb. 1); **Kompl.**: akuter Arterienverschluss (z.B. Herzinfarkt) durch Plaqueruptur u. -erosion u. Thrombosierung in der Folge; Theorien der Histogenese: **1.** Veränderungen des Gefäßinhalts (Druck, Wirbel, Hyperlipidämie usw.) bewirken Läsionen des Endothels, gesteigerten Stoffeinstrom (Infiltrationstheorie; Perfusionstheorie) u. dadurch ausgelöste metabol. u. zelluläre Reaktionen der Gefäßwand: Intimaödem, Synthesesteigerung von Glykosaminoglykanen*, Ausfällung von Lipoproteinen*, Fibrinogen* u. Albumin*, Proliferation von Bindegewebe- u. Muskelzellen mit gesteigerter Kollagen- u. Elastinsynthese (Fibrose, Elastose), evtl. Hyalinose; zunehmende Lipidose, oft Nekrose*, Ulzeration u. Verkalkung; **2.** primäre Veränderungen der Intima (Endothelläsion) mit Ablagerungen von Blutplättchen u. Fibrin sowie Bindegewebeproliferation in der Folge; sklerot. Plaque als organisierte parietale Thromben; Lipidose der Gefäßwand usw. als sekundäre Veränderungen; **3.** A. als Folge einer primären krankhaften Veränderung der Gefäßwand (Disposition); Blutdruckerhöhung u. Hyperlipidämie können den Prozess intensivieren; die intimalen Myozyten bzw. Bindegewebezellen proliferieren aus unbe-

arteriosus

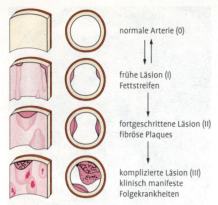

- normale Arterie (0)
- frühe Läsion (I) Fettstreifen
- fortgeschrittene Läsion (II) fibröse Plaques
- komplizierte Läsion (III) klinisch manifeste Folgekrankheiten

Arteriosklerose Abb. 2: Stadieneinteilung nach WHO

kannter Ursache u. bilden vermehrt kollagene Fasern, Glykosaminoglykane* sowie Lipide mit sog. fatty* streaks; **4.** Wechselwirkung zwischen Thrombozyten* (Hyperaktivität) u. Gefäßwand; **5.** s. Chlamydophila pneumoniae; **Histol.:** Einteilung in Stadien (WHO): s. Abb. 2; **Klin.:** art. Durchblutungsstörung*; je nach Lok. z. B. koronar (s. Herzkrankheit, koronare; Durchblutungsstörung, zerebrale; Durchblutungsstörung, vertebrobasiläre) od. pAVK*; **Prävention:** frühzeitig Ausschalten bzw. Reduktion atherogener Noxen/Risikofaktoren (evtl. Rückbildung der Frühstadien). Vgl. Arteriolosklerose; Mönckeberg-Sklerose; Aortensklerose.

arteriosus (↑): **1.** (engl.) *arterial*; reich an Arterien; **2.** zur Arterie gehörend, arteriös.

Arterio|tomie (↑; -tom*) *f*: (engl.) *arteriotomy*; op. Eröffnung einer Arterie, z. B. zur Embolektomie*.

Arthr-: Wortteil mit der Bedeutung Gelenk, Glied; von gr. ἄρθρον.

Arthr|algie (↑; -algie*) *f*: (engl.) *joint pain, arthralgia*; Gelenkschmerz, z. B. bei Arthrose*.

Arthr|ek|tomie (↑; Ektomie*) *f*: (engl.) *arthrectomy*; vollständige od. teilweise Resektion eines Gelenks* (z. B. von Kapsel- od. Knochenanteilen).

Ar|thritis (↑; -itis*) *f*: (engl.) *arthritis*; Gelenkentzündung; entzündliche Gelenkerkrankung; **Pathol.:** Synovialitis*; **Urs.: 1.** infektiöse A.: **a)** direkte Infektion durch penetrierende Wunde (sept. A., Gelenkempyem), z. B. Trauma od. iatrogen durch Punktion od. Injektion; häufigste Err.: Staphylokokken; **b)** septisch-metastatisch (hämatogen) bei versch. Infektionskrankheiten (Gonorrhö, Tuberkulose, Infektion mit Pilzen, Brucellen, Parasiten), bei Sepsis: Streuung von infektiösen Herden; **2.** parainfektiöse A.: zeitgleich mit einer Allgemeininfektion auftretende, durch Immunkomplexe bzw. Zytokine bedingte Begleitarthritis ohne Nachw. lebender Err. im Gelenk; Vork. i. R. bakterieller Infektionen (meist akute Mon- od. Oligoarthritis, z. B. bei Yersinien- od. Chlamydieninfektion), bei Virusinfektionen (oft eher subakute Polyarthritiden, insbes. bei Hepatitis B) od. bei Infektion mit Parasiten (v. a. Filarien); **3.** postinfektiöse A.: reaktive Arthritis* inf. persistierender Immunaktivierung; **4.** A. bei lokalen Störungen innerh. des betroffenen Gelenkes: **a)** A. bei Erkr. des Gelenkknorpels: sog. aktivierte Arthrosen, Chondropathia* patellae, freie Gelenkkörper (v. a. Osteochondrosis* dissecans), rezidivierende Polychondritis*; **b)** (post-)traumat. A. (auch postop. Synovialitis); **c)** neoplast. A. durch primäre Gelenktumoren: benignes (villonoduläre Synovialitis) od. malignes Synovialom (Synovialsarkom) od. Chondromatose; **d)** A. bei Gelenkblutungen inf. Störungen der Blutgerinnung, z. B. bei Koagulopathie (Blutergelenk* bei Hämophilie) u. Antikoagulanzientherapie; **5.** A. bei Erkr. des rheumat. Formenkreises (meist chronische A.): rheumatoide Arthritis*, juvenile idiopathische Arthritis*, Spondylarthritis* (v. a. Spondylitis ankylosans u. A. psoriatica), A. bei Kollagenosen* (v. a. bei systemischem Lupus* erythematodes) u. Vaskulitiden (z. B. Purpura* Schoenlein-Henoch, Panarteriitis* nodosa, Behçet*-Krankheit); **6.** enteropathische A. (meist als Spondylarthritis) bei entzündl. Darmerkrankungen, z. B. Enteritis* regionalis Crohn, Colitis* ulcerosa, Whipple*-Krankheit; auch nach intestinaler Bypass-Operation u. Magenteilresektion nach Billroth II (Polyarthritis, episod. Fieber, Hautläsionen ähnlich dem Sweet*-Syndrom); **7.** A. in Verbindung mit Stoffwechselerkrankungen u. ernährungsbedingten Störungen: z. B. versch. Kristallarthropathien*: A. urica (s. Gicht), A. bei Chondrokalzinose: Chondrokalzinose*-Arthropathie, Hydroxylapatitkristall*-Ablagerungskrankheit; A. bei Hyper- u. Hypothyreose, Hyper- u. Hypoparathyroidismus, Diabetes mellitus, Cushing-Syndrom, Akromegalie, Phäochromozytom, Hämochromatose, Hyperlipoproteinämien (v. a. familiäre Formen, Typ II: hohes Fieber, wandernde Polyarthritis kleiner u. großer Gelenke, Xanthome), Ochronose (vgl. Arthropathia alcaptonurica), Lipoidkalzinogranulomatose (Teutschländer); Osteochondropathia endemica (Kaschin-Beck), Amyloidose (vgl. Dialyse-Arthropathie); **8.** allergische A.: häufig durch Arzneimittel, Beginn 1–2 Wo. nach Einnahmebeginn; Vork. häufig in Komb. mit allerg. Vaskulitis (vgl. Arzneimittelallergie); **9.** A. bei anderen extraartikulären Grunderkrankungen (i. d. R. ohne Gelenkschwellung): **a)** A. bei granulomatösen Erkr.: z. B. bei Sarkoidose* (akut: Löfgren*-Syndrom) u. Langerhans*-Zell-Histiozytose; **b)** A. bei Erkr. des hämatopoet. Systems: z. B. hämolytische Anämie* (Sichelzellenanämie, Thalassämie) u. Leukämie* (reaktiv ohne synoviale leukämische Infiltration); **c)** A. bei Neuropathien: z. B. bei diabet. Neuropathie, hereditärer sensibler Neuropathie, angeb. Analgesie, Lepra od. als Arthropathia* neuropathica (bei Tabes dorsalis, Syringomyelie od. Spina bifida mit Meningomyelozele); **d)** neoplast. A.: synoviale Infiltration bei malignen Systemerkrankungen, v. a. bei Leukämie u. malignem Lymphom (bei Kindern v. a. ALL); **e)** paraneoplast. A.: v. a. bei multiplem Myelom, Bronchial-, Prostata-, Mammakarzinom; **f)** A. bei familiärem Mittelmeerfieber*; **g)** A. bei pustulösen, abszedierenden, nekrotisierenden od. neutrophilen Dermatosen: v. a. Sweet*-Syndrom, Akne-assoziierte Arthritis*; **Einteilung: 1.** nach **Anzahl** betroffener Gelenke (s. Abb. u. Tab.): Monarthritis*, Oligoarthritis*, Polyarthritis*; **2.** nach **Lok.:** z. B. Go-

Arthritis, juvenile idiopathische

Arthritis
Ursachen mono-, oligo- und polyartikulärer Formen

monartikulär	oligoartikulär (2–5 Gelenke)	polyartikulär (>5 Gelenke)
infektiöse Arthritis	seronegative Spondylarthritiden (reaktive Arthritiden)	rheumatoide Arthritis
Lyme-Arthritis	juvenile idiopathische Arthritis	Kollagenosen (systemischer Lupus erythematodes)
aktivierte Arthrose	Löfgren-Syndrom	Vaskulitiden
Gicht, Pseudogicht	Hämochromatose, zumeist asymmetrisch	Polyarthrose
aseptische Knochennekrose		Psoriasis-Arthritis
Tumoren		

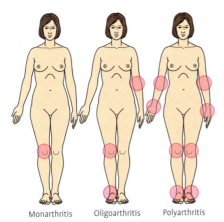

Monarthritis   Oligoarthritis   Polyarthritis
Arthritis: Befallmuster

narthritis*, Spondylarthritis*, Sakroiliitis*; **3.** nach **Verlauf: a)** akute A. (v. a. septische A., kristallinduzierte A., reaktive Arthritis*, akute Sarkoidose); **b)** subakute A. (v. a. bei Kollagenosen u. Vaskulitiden); **c)** chronische A. (v. a. rheumatoide Arthritis*, seronegative Spondylarthritis*); **Klin.:** akute Formen: Schmerzen, Schwellung, Überwärmung u. Bewegungseinschränkung der betroffenen Gelenke in Ruhe, Entlastungsschonhaltung, Gelenkerguss* (seröse Formen), Gelenkempyem (eitrige Formen), Rötung, Fieber; bei allerg. A.: zusätzl. Tachykardie, Kopfschmerz, Übelkeit, Bauchschmerzen, Lymphadenopathie, Exanthem; bei chron. Verlauf: v. a. Funktionsverlust des betroffenen Gelenkes; **Kompl.:** Destruktion von Knorpel u. Weichteilen, nachfolgend auch des Knochens, Fehlstellung, Kontraktur u. Ankylose; **Diagn.:** klin., serol. (Rheumafaktor, CRP, Erregerserologie), bakteriell (Erregernachweis) u. ggf. radiologisch; bei bakt. akuter A. BSG oft stark erhöht, granulozytäre Leukozytose; bei viralen A. normale Leukozytenzahlen od. Leukopenie, rel. Lymphozytose; bei parasitären: Leitsymptom: Eosinophilie; bei durch Arzneimittel bedingter A.: BSG normal, evtl. Leukopenie, Eosinophilie; **Ther.: 1.** pharmak.: je nach Ätiol., z. B. Antibiotika nach Antibiogramm, Antirheumatika* o. a. Ther. der Grundkrankheit; **2.** ggf. op.: arthroskop. Spülung od. offene Revision, jeweils mit Synovektomie, ggf. Resektionsarthroplastik, sekundär ggf. Implantation einer Totalendoprothese; **3.** frühzeitig Physiotherapie, continuous passive motion.

Ar|thritis, Akne-assoziierte (↑; ↑) *f*: (engl.) *acne associated arthritis*; mit hohem Fieber einhergehende asymmetr., selten erosiv verlaufende Oligoarthritis* (bes. der Kniegelenke) bei entzündl. Formen der Acne* vulgaris (Acne papulopustulosa, Acne conglobata, Acne fulminans); daneben Sakroiliitis, entzündl. Beteiligung von Wirbelsäule (Spondylitis, Spondylodiszitis) u. sterno-kosto-klavikulären Knochenverbindungen; (labordiagn.) Nachw. von beschleunigter BSG u. Leukozytose; **Progn.:** Rückbildung mit Besserung der Akne.

Ar|thritis, Chlamydien in|duzierte (↑; ↑) *f*: s. Arthritis, reaktive; Chlamydien.

Ar|thritis dysenterica (↑; ↑) *f*: s. Arthritis, reaktive.

Ar|thritis gonor|rhoica (↑; ↑) *f*: s. Gonorrhö.

Ar|thritis, juvenile idiopathische (↑; ↑) *f*: (engl.) *juvenile idiopathic arthritis*; Abk. JIA; veraltet juvenile chronische Arthritis (Abk. JCA), veraltet juvenile rheumatoide Arthritis (Abk. JRA); Sammelbez. für chron. Gelenkentzündung im Kindes- u. Jugendalter mit Beginn vor dem 16. Lj.; **Häufigkeit:** ca. 1 : 1000 Kinder u. Jugendliche; **Einteilung:** nach Art u. Umfang des Gelenkbefalls u. des Vorhandenseins extraartikulärer Organmanifestationen in 7 Subtypen; **1.** seronegative (ohne Rheumafaktor*) Polyarthritis (10–15 % der Fälle): Erkrankungsbeginn ab frühem Kleinkindalter; symmetr. Arthritis* unter mögl. Beteiligung sämtl. Extremitätengelenke (mind. 5 Gelenke in den ersten 6 Erkrankungsmonaten), der Kiefergelenke u. der HWS; unterschiedl. stark ausgeprägte radiol. Veränderungen, keine Beteiligung innerer Organe; **2.** seropositive Polyarthritis (ca. 3–5 %): Erkrankungsbeginn im 2. Lebensjahrzehnt, v. a. Mädchen betroffen; klin. Ähnlichkeit mit rheumatoider Arthritis* des Erwachsenen, oft erosiver Verlauf mit funktionell ungünstiger Progn.; **3.** systemische Arthritis (ca. 10–15 %): Still*-Syndrom; **4.** Oligoarthritis*; **5.** Enthesitis-assoziierte Arthritis (15 %): Erkrankungsbeginn um das 10. Lj., v. a. Jungen betroffen mit Befall v. a. der unteren Ext-

Arthritis mutilans

remitäten, häufig enthesiopath. Sympt. (Tarsitis, Achillodynie* u. a.); Sakroiliitis*; häufig Nachw. von HLA-B27; oft akute Iridozyklitis* (meist Abheilung ohne Dauerschäden); **6. juvenile Psoriasis*-Arthritis** (5–10 %): Komb. von Psoriasis* u. Arthritis od. Arthritis in Komb. mit mind. 2 der folgenden 3 Kriterien: Daktylitis*, Nagelbefall od. Psoriasis bei erstgradig Verwandten; in 50 % tritt zuerst Arthritis auf, bei 50 % zuerst Psoriasis; Rheumafaktor negativ; **7. ohne eindeutige Subklassifizierung**; **Kompl.:** Erblindungsgefahr bei Uveitis*, daher engmaschige augenärztl. Kontrolle auch bei Symptomfreiheit obligat; **Ther.:** in Abhängigkeit der Manifestation individuell u. mehrdimensional in Zusammenarbeit mit Kinderrheumatologen: Physiotherapie, Ergotherapie, lokale physik. Anw.; Kortikoide systemisch u. intraartikulär, nichtsteroidale Antiphlogistika, Analgetika u. a. (langwirkende) Antirheumatika*, bei schwerem Verlauf u. ungünstiger Progn. Immunsuppresiva (Methotrexat*), Biologika (TNF*-Blocker, IL-1- u. IL-6-Blocker); präventive u. rekonstruktive rheumachir. Eingriffe; rehabilitative Maßnahmen.

Ar|thritis mutilans (↑; ↑) *f*: (engl.) *arthritis mutilans*; Arthritis mehrerer kleiner Gelenke mit schweren Schädigungen, die zu Verkrüppelungen u. Verstümmelungen der Hände u. Füße führen; **Urs.:** z. B. rheumatoide Arthritis*, Psoriasis*-Arthritis, Arthropathia* neuropathica.

Ar|thritis psoriatica (↑; ↑) *f*: Psoriasis*-Arthritis.

Ar|thritis, re|aktive (↑; ↑) *f*: (engl.) *reactive arthritis*; syn. postinfektiöse Arthritis*; durch extraartikuläre Infektion ausgelöste entzündl. Gelenkerkrankung (nichtsept. Arthritis) ohne nachweisbaren Err. im Gelenk; **Vork.:** HLA-B27-assoziiert (bei 60–90 % der Pat.); häufiger bei jungen Männern als bei Frauen; **Path.:** molekulare Mimikry* durch Erregerpersistenz (Synovialflüssigkeit enthält gegen Bakterienantigen, HLA-B27 u. Autoantigene, z. B. Hitzeschockproteine, gerichtete T-Zellen) bei epidem. Dysenterie (Arthritis dysenterica) inf. enteraler Infektion mit gramnegativen Bakt. (z. B. Yersinia, Salmonella, Shigella) bzw. endem. sexuell übertragbarer Infektion z. B. mit Chlamydia trachomatis (Arthritis durch sexuell übertragbare Erreger; Abk. SARA); **Klin.:** 1–4 Wo. nach Infektion, z. T. nach beschwerdefreiem Intervall, akute bis subakute Arthritis mit steriler Synovialitis; meist asymmetr. Gelenkbefall v. a. der unteren Extremitäten u. Iliosakralgelenke, bei HLA-B27-positiven Pat. häufig Beteiligung des Achsenskletts; häufig Enthesiopathie u. extraartikuläre Begleitmanifestation, z. B. als Reiter-Krankheit (auch Fiessinger-Leroy-Syndrom, urethro-okulosynoviales Syndrom) mit sog. Reiter-Trias aus steriler Arthritis, unspezif. (nicht gonorrhoischer) Urethritis od. Zervizitis (eingetrübter Ausfluss, gelegentl. milde Prostatitis u. Zystitis) u. bilateraler Konjunktivitis (Beteiligung der Uvea sowie Iridozyklitis möglich), Beginn häufig mit hohem Fieber; Balanitis erosiva circinata (Leitsymptom), außerdem papulopustulöse parakeratot. Exantheme bes. an Fußsohlen (s. Abb.) u. Handinnenflächen (Keratoma blennorrhagicum; subunguale Keratosen, Onycholyse, Onychodystrophie; **Diagn.:** BSG-Beschleunigung, CRP-Erhöhung, nega-

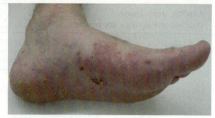

Arthritis, reaktive: Exanthem der Fußsohle bei Reiter-Krankheit [33]

tiver Rheumafaktor, Synoviaanalyse, serol. od. mikrobiol. Nachweis der Infektion, Antikörper gegen Hitzeschockproteine (s. Stressproteine); **Ther.:** Sanierung der Infektion, Tetracycline bei Chlamydiennachweis in der Urethra; symptomat. durch nichtsteroidale Antiphlogistika*, evtl. Sulfasalazin, Methotrexat, Ciclosporin, TNF-Blocker; **Progn.:** oft günstig, häufig Spontanheilung; chron. Verlauf möglich.

Ar|thritis, rheumatoide (↑; ↑) *f*: (engl.) *rheumatoid arthritis*; Abk. RA; syn. chronische Polyarthritis (Abk. cP); entzündl. Allgemeinerkrankung mesenchymaler Gewebe, meist Manifestation als Synovialitis*; **Ätiol.:** bisher ungeklärt (evtl. Autoimmunkrankheit); bei 50–80 % genet. Prädisposition

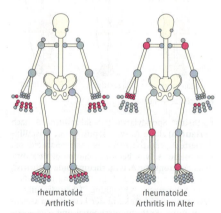

Arthritis, rheumatoide Abb. 1: Verteilungsmuster des Gelenkbefalls

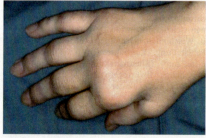

Arthritis, rheumatoide Abb. 2: typische Schwellung der Fingergelenke [27]

Arthritis syphilitica

Arthritis, rheumatoide	Tab. 1
Diagnostische Kriterien des American College of Rheumatology (ACR-Klassifikation)	

1. Morgensteifigkeit von wenigstens 1 Stunde Dauer[1]
2. Gelenkschwellungen an ≥3 von 14 möglichen Gelenkregionen (rechte und linke Fingermittel-, Fingergrund- und Handgelenke, Ellenbogen, Knie, obere Sprunggelenke, Zehengrundgelenke)[1]
3. wenigstens eine Schwellung im Bereich der genannten Handregionen[1]
4. symmetrischer Befall von Gelenkregionen[1]
5. Rheumaknoten
6. Rheumafaktor im Serum
7. typische radiologische Veränderungen im Bereich der Hände (wenigstens unzweifelhafte gelenknahe Osteoporose)

Die Diagnose gilt als gesichert bei Vorliegen von mindestens 4 der 7 Kriterien.
[1] seit wenigstens 6 Wochen vorhanden

mit HLA-DR4-Expression u. a. immungenetischen Merkmalen; **Häufigkeit:** Punktprävalenz zwischen 0,5 u. 1,0 %, 1 Neuerkrankungsfall je 2000 Einwohner u. Jahr; Manifestationsgipfel im 4. Lebensjahrzehnt, w:m = 3:1; **Klin.:** Arthralgien, Morgensteifigkeit, Inappetenz, Abgeschlagenheit u. Myalgien als Leitsymptome; charakteristisch symmetr. Arthritis* kleiner stammferner Gelenke (v. a. Fingergrund- u. -mittelgelenke, Zehengrundgelenke; im Alter evtl. auch asymmetr. Gelenkbefallsmuster unter Einbeziehung großer Gelenke; s. Abb. 1) mit weichen fluktuierenden, oft spindelförmigen Gelenkschwellungen (s. Abb. 2); extraartikuläre Organmanifestationen: Pleuritis, Lungenfibrose, Perimyokarditis, Polyneuropathie, Hepatitis, Keratoconjunctivitis sicca, Lymphadenopathie, Rheumaknoten* (hochspezifisch), generalisierte Vaskulitis (evtl. lebensbedrohlich); **Kompl. u. Folgekrankheiten:** zervikale Myelopathie, Osteoporose, Sepsis, AA-Amyloidose, gastrointestinale Ulzera, mutilierende Sonderform; **Diagn.:** Kriterien: s. Tab. 1; **1.** (labordiagn.) erhöhte BSG u. Akute-Phase-Proteine, Anämie, Thrombozytose; bei 50 % der Fälle Nachw. von Anti*-Citrullin-Antikörper u. Rheumafaktor*; **2.** (röntg.) gelenknahe Osteoporose, Gelenkspaltverschmälerung, Arrosionen, Erosionen (s. Tab. 2); **3.** (histol.) Synovialis: selten (pathognomon.) Granulome, sonst Fibrinexsudation, Hyperplasie der Synovialdeckzellschicht (Pannusformation), Rundzellinfiltrate, Vaskulitis, villöse Hyperplasie, Proliferation unreifer Zellverbände (pannöse Destruktion); **Ther.:** Physiotherapie (dosierte Bewegung, Kryotherapie), Ergotherapie; pharmak.: kurzfristig Analgetika (z. B. Paracetamol), nichtsteroidale Antiphlogistika (z. B. Diclofenac, Ibuprofen), selektive Cyclooxygenase-2-Inhibitoren, Glukokortikoide, langfristig klass. Antirheumatika (z. B. Chloroquin, Sulfasalazin, Goldverbindungen), Immunsuppressiva (z. B. Methotrexat, Leflunomid, Azathioprin, Ciclosporin A), Antizytokin-Therapie: z. B. TNF-Blocker, Anakinra*, Rituximab*, Abatacept* (nach Versagen der Anti-TNF-Therapie), prophylakt. u. rekonstruktive Op. (Synovektomie*, Arthrodese); **Progn.:** unvorhersehbarer Verlauf, meist chronisch-progredient, z. T. mit ausgeprägten Schüben, selten Totalremission; in 10–15 % maligner Verlauf mit rascher Invalidität; relatives Mortalitätsrisiko ca. 3 %; frühzeitige Ther. (3–6 Mon. nach Beschwerdebeginn unter Kontrolle von DAS* 28 als Aktivitätsparameter) kann Verlaufsschwere substantiell vermindern u. ggf. zu Totalremission führen.

Ar|thri̱tis syphi̱li̱tica (↑; ↑) *f*: (engl.) *syphilitic arthritis*; Arthritis bei Syphilis*.

Arthritis, rheumatoide				Tab. 2
Stadieneinteilung nach Steinbrocker et al.				
Stadium	Klinik	Funktion	Röntgenbefund	
I	geringe Schwellungen	keine Beeinträchtigung bei alltäglichen Anforderungen	höchstens gelenknahe Entkalkung	
II	konstante Synoviitiden, keine Gelenkdeformierungen	leichte Behinderung durch Bewegungseinschränkung eines oder mehrerer Gelenke, jedoch ausreichende Funktionskapazität bei normalen Tätigkeiten	gelenknahe Entkalkung, beginnende Knorpel- und Knochendestruktion	
III	Gelenkdeformierungen, Muskelatrophien, Tendinitiden (Rheumaknoten)	eingeschränkte Funktionskapazität mit erheblicher Behinderung bei den Tätigkeiten in Beruf, Haushalt und bei der Selbstversorgung	Knochendestruktionen, Osteoporose, Subluxationen	
IV	ausgeprägte Gelenkdeformierungen, Gelenkinstabilität, Ankylosen	hochgradige Einschränkung der Funktionskapazität, Rollstuhlabhängigkeit oder Bettlägerigkeit; geringe Selbstversorgungsmöglichkeiten, ständiges Angewiesensein auf fremde Hilfe	fortgeschrittene Gelenkzerstörungen und -deformierungen, Gelenkluxationen, -instabilitäten, Ankylosen (bindegewebig oder knöchern)	

Eine Progression muss nicht zeitgleich alle 3 genannten Ebenen betreffen.

Arthritis tuberculosa

Ar|thritis tuberculo̱sa (↑; ↑) *f*: (engl.) *tuberculous arthritis*; Gelenktuberkulose; Arthritis* als sekundäre Organmanifestation einer Tuberkulose*, ausgehend von einer gelenknahen Knochentuberkulose* od. hämatogen entstanden; **Lok.:** v. a. im Bereich der Wirbelsäule u. an den unteren Extremitäten (insbes. Hüft- u. Kniegelenke), bei Erwachsenen meist Einzelläsion, bei Kindern häufig Hände u. Füße (Daktylitis); **Klin.:** häufig mäßige Gelenkschwellung u. Bewegungseinschränkung bei primär chron. Verlauf; **Kompl.:** kalter Senkungsabszess*; **Diagn.:** röntg. anfangs Weichteilverschattung, später Trias aus juxtaartikulärer Osteoporose, marginalen Erosionen, Gelenkspaltverschmälerung; Knochendestruktion; histol. u. mikrobiol. Untersuchung des Synoviums einschließl. PCR*; **Ther.:** Antituberkulotika, ggf. Synovektomie, Herdausräumung, Arthroplastik, Arthrodese; **Progn.:** bei frühzeitiger Behandlung Erhalt der Gelenkfunktion möglich.

Ar|thritis u̱rica (↑; ↑) *f*: s. Gicht.

Arthro|de̱rma (↑; Derm-*) *f*: Pilzgattung; s. Dermatophyten.

Arthro|de̱se (↑; gr. δέσις das Binden) *f*: (engl.) *arthrodesis*; op. Gelenkversteifung in funktionell günstiger Position bei meist fortgeschrittener Gelenkzerstörung; **Ziel:** Erhaltung einer belastungsfähigen Gliedmaße, Ausschaltung der Urs. für chron. Schmerzen; Achsenkorrektur (sog. Korrekturarthrodese); **Formen:** extraartikuläre, intraartikuläre u. kombinierte A.; Durchführung mit Fixateur* externe, Platten, Schrauben, Fixateur* interne an der Wirbelsäule (s. Spondylodese); **Anw.:** Ultima Ratio z. B. bei Schlottergelenken, schmerzhaften Gelenkreizungen inf. posttraumat. Veränderungen, Entz. od. schweren Arthrosen* (s. Abb.), wenn andere Maßnahmen zur Gelenkwiederherstellung (z. B. Endoprothese*) gescheitert od. nicht (mehr) möglich sind. Vgl. Triplearthrodese.

Arthro|graphi̱e (↑; -graphie*) *f*: (engl.) *arthrography*; nur noch selten angewendetes Verf. der Röntgenkontrastuntersuchung einer Gelenkhöhle durch Injektion von negativem (z. B. Luft) od. positivem (wasserlösl.) Röntgenkontrastmittel* bzw. durch Doppelkontrastmethode*; heute weitgehend durch MRT ersetzt; **Ind.:** u. a. Verdacht auf Meniskusschäden, Bandverletzungen (v. a. des oberen Sprunggelenks), Periarthropathia humeroscapularis, Rotatorenmanschettenläsionen, Gelenkchondromatose, Baker-Zyste. Vgl. Arthroskopie.

Arthro|gry̱posis (↑; Gryposis*) *f*: Versteifung eines Gelenks in Beugestellung; vgl. Arthrodese.

Arthro|gry̱posis-mu̱ltiplex-con|geni̱ta (↑; ↑; lat. multiplex vielfach; Co-*; genitus geboren) *n*: (engl.) *congenital multiple arthrogryposis*; Abk. AMC; Gruppe erbl. od. sporadisch auftretender Erkr. mit angeb., meist symmetr. Gelenkfehlstellungen u. -versteifungen; **Vork.: 1.** intrauterine Hypokinesie-Sequenz; **2.** Amyoplasia* congenita; **3.** fetale Akinesie*; **4.** kongenitale Muskeldystrophie*; **5.** Werdnig-Hoffmann-Krankheit; **6.** oto-palato-digitales Syndrom*; **7.** Arthrogryposis-distalis (Abk. DA): **a)** Typ 1 (syn. distale Arthrogryposis multiplex congenita Typ 1, Abk. AMCD 1); Ätiol.: autosomal-dominant erbl. Mutation im TPM2-Gen (codiert für Beta-Tropomyosin, Genlocus 9p13.2-p13.1); **b)** Typ 2 A (syn. Dysplasia* craniocarpo-tarsalis); **c)** Typ 2 B (syn. Freeman-Sheldon-Syndrom-Variante, AMCD Typ 2 B); Ätiol.: autosomal-dominant erbl. Mutation im TNNT2- (codiert für Troponin I, Genlocus 11p15.5) od. TNNT3-Gen (codiert für Troponin T3, Genlocus 11p15.5); **d)** Typ 3 (syn. Gordon*-Syndrom); **e)** Typ 7 (syn. Hecht-Syndrom, Trismus-Pseudokamptodaktylie-Syndrom); Ätiol.: autosomal-dominant erbl. Mutation im MYH8-Gen (Genlocus 17p13.1); **f)** Typ 8 (syn. autosomal-dominantes, multiples Pterygium-Syndrom); **g)** Typ 9 (syn. kontrakturelle Arachnodaktylie*); **h)** autosomal-rezessiv erbl. DA mit Hypopituirarismus, fazialen Anomalien u. geistiger Retardierung; **i)** autosomal-rezessiv od. X-chromosomal erbl. DA mit charakterist. Gesicht u. Hydronephrose*; **j)** X-chromosomal erbl. AMCD (syn. letale infantile spinale Muskelatrophie); Ätiol.: Mutation mit Genlocus Xp11.3-q11.2; vgl. Muskelatrophie, spinale (Tab. dort).

Arthro||lith (↑; Lith-*) *m*: s. Gelenkkörper, freier.

Arthro||ly̱se (↑; Lys-*) *f*: (engl.) *arthrolysis*; op. Lösung posttraumat., postoperativer od. postinfektiöser

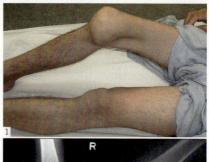
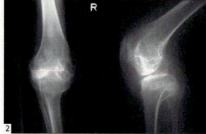
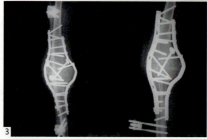

Arthrodese: 1: schwere postinfektiöse Arthrose des rechten Kniegelenks; **2:** präoperative Röntgenaufnahmen in 2 Ebenen; **3:** Kniegelenkarthrodese mit Doppelplattenosteosynthese [58]

Kontrakturen*, verursacht durch intra- od. extraartikuläre Verwachsungen; Verbesserung der Gelenkfunktion; nur sinnvoll in Komb. mit intensiver physio- u. schmerztherap. Nachbehandlung; **Formen:** arthroskop. A. zur Adhäsiolyse; offene A.: z. B. bei ausgeprägten fibrösen Verklebungen od. zur Entfernung periartikulärer Ossifikationen.

Arthro|osteitis, pustulöse (↑; Ost-*; -itis*) f: SAPHO*-Syndrom.

Arthro|pathia (↑; -pathie*) f: s. Arthropathie.

Arthro|pathia alc|apton|urica (↑; ↑) f: (engl.) alcaptonuric arthropathy; chron. Arthropathie* bei Alkaptonurie* inf. Ablagerung von Homogentisinsäure* im Knorpel.

Arthro|pathia neuro|pathica (↑; ↑) f: (engl.) neuropathic arthropathy; Arthropathie* mit schwerster atrophischer od. hypertrophischer Gelenkverformung; **Urs.:** mechan. Gelenkschädigung durch rezidiv. Traumatisierung bei Verlust der schützenden Schmerzempfindung u. Propriozeption, u. U. auch troph. Störungen; Polyneuropathie*; **Sympt.:** schmerzlose Gelenkschwellungen, Bandlockerung, Gelenkinstabilität, rasch progrediente Knorpel- u. Knochenzerstörung; **Formen: 1.** Arthropathia myelodysplastica: starke Gelenkverformung, insbes. der Füße, mit Geschwürbildung (Malum* perforans pedis); z. B. bei Spina* bifida; **2.** Arthropathia syringomyelica: meist hypertroph. Gelenkveränderungen u. troph. Ulzera v. a. an den oberen Extremitäten (Schulter, Ellenbogen, Hand) bei Syringomyelie*; **3.** Arthropathia tabica: Gelenkveränderungen bes. an den unteren Extremitäten mit Neigung zu Schlottergelenkbildung, Frakturen u. Myositis ossificans circumscripta bei Tabes* dorsalis. Vgl. Arthritis.

Arthro|pathia psoriatica (↑; ↑) f: s. Psoriasis-Arthritis.

Arthro|pathie (↑; ↑) f: (engl.) arthropathy; Gelenkkrankung mit heterogenen entzündl. u. nichtentzündl. Komponenten; v. a. bei metabolischen, hämostaseologischen, hämatopoetischen u. neuropath. Störungen (vgl. Arthritis); **Formen: 1.** vorwiegend nichtentzündl. Typ: zunehmende Knorpel- u. Knochendestruktion, osteophytäre Randanbauten, wie bei destruierenden Formen der Arthrose*; Vork. bei Tabes* dorsalis, Syringomyelie*, Diabetes* mellitus mit auffallender Diskrepanz zwischen ausgedehnter Destruktion u. Schmerzlosigkeit; **2.** vorwiegend entzündl. Typ: chronischproliferierende Synovialitis* mit Pannusbildung, oft Nebeneinander von erosiven u. proliferativen Veränderungen, Periostitis; Vork. v. a. bei Hämophilie* (sog. Blutergelenk*). Vgl. Psoriasis-Arthritis; Osteoarthropathie, hyperostotische.

Arthro|plastik (↑; -plastik*) f: (engl.) arthroplasty; Gelenkersatz durch Schaffung eines künstl. Gelenks; **Formen: 1.** Alloarthroplastik mit Endoprothese*; **2.** nicht mehr gebräuchl. Autoarthroplastik mit körpereigenem Gewebe (Faszie, Fett, Haut) als Interponat zwischen neugebildeten Gelenkflächen.

Arthro|pode-borne diseases (engl.): durch Arthropoden übertragene Erkr. aufgrund einer Infektion mit Viren (s. Arboviroses) od. Bakterien (z. B. Lyme*-Borreliose).

Arthro|poden (Arthr-*; gr. πούς, ποδός Fuß) m pl: (engl.) arthropods; Gliederfüßer; formenreichster Tierstamm; wechselwarme Bewohner von Land u. Wasser, v. a. warmer u. feuchter Regionen; bilateral-symmetr., segmentäre Körper; Gliedmaßen mit Gelenken, Außenskelett aus Chitin; keine echte Leibeshöhle, kein geschlossenes Blutgefäßsystem; Atmung über Körperoberfläche, Kiemen bzw. Tracheen u. Stigmen; **Entw.:** Mehrzahl der A. legt Eier (lebendgebärend z. B. Skorpion, Tsetsefliege); da Wachstum des Außenskeletts nicht mögl., Häutungen im Larvenstadium u. bei Übergang zu Nymphe bzw. Imago, evtl. mit Einschalten eines Puppenstadiums u. Metamorphose bei Insekten. Für den Menschen wichtige Parasiten, Zwischenwirte od. Krankheitsüberträger in folgenden Unterstämmen: **1. Diantennata** (Krebstiere, Branchiata, Crustacea; Dreiteilung des Körpers: Kopf, Thorax, Abdomen; Wasseratmer mit Kiemen, Spaltfüßen u. 2 Antennenpaaren): Zwischenwirte sind z. B. Krabben* (für Lungenegel) u. Hüpferlinge* (für Dracunculus medinensis). **2. Chelicerata** (Fühlerlose; Zweiteilung des Körpers: Cephalothorax u. Abdomen; Luftatmer mit Tracheen u. Tracheenlunge; 4 Beinpaare): Giftig sind Biss bzw. Stich einiger Vertreter der Ordnungen Araneae (Webspinnen) u. Scorpiones (Skorpione); Acari (Milben*) sind wichtige Parasiten bzw. Krankheitsüberträger. **3. Tracheata** (Antennata; durch Tracheen atmend, 1 Antennenpaar): Giftig ist der Biss einiger Myriapoden (Doppel- od. Hundertfüßer). Wichtigste Parasiten u. Krankheitsüberträger der Tracheata sind Insekten (Hexapoden, 3 Körperabschnitte, 3 Beinpaare am Thorax) in den Ordnungen Anoplura (Läuse*), Heteroptera (Wanzen*), Siphonaptera (Flöhe*) u. Diptera (Zweiflügler; Mücken* u. Fliegen*). Auch zu den A. zählende Parasiten des Respirationstrakts von Wirbeltieren sind Pentastomida*.

Arthro|rise (↑; gr. ἔρεισις das Stützen, Schieben) f: (engl.) arthro-ereisis; Arthroereisis; Hemmung der Gelenkbeweglichkeit in einer Richtung durch op. Bildung einer Anschlagsperre durch Einsetzen eines Knochenspans (s. Abb.); **Anw.:** bes. am oberen Sprunggelenk bei Lähmungs-, Spitz- od. Hackenfuß od. als A. mit Spacer (meist kortikaler Knochen) in den Sinus tarsi zur Aufrichtung von Senkfüßen bei Kindern.

Arthrorise: In die Oberkante des Tuber calcanei wird ein Knochenspan eingebolzt, der eine Plantarflexion des oberen Sprunggelenks verhindert.

Arthrose (↑; -osis*) f: (engl.) osteoarthritis; syn. Arthrosis deformans; degenerative Gelenkerkrankung, die vorwiegend bei einem Missverhältnis zwischen Beanspruchung u. Belastbarkeit der einzelnen Ge-

Arthrosis deformans

lenkanteile u. -gewebe entsteht (Form-Funktions-Störung); **Epidemiol.**:

häufigste Gelenkerkrankung

Prävalenz altersabhängig (bei 20-Jährigen ca. 9%, bei 34-Jährigen bis 17%, steigt bei über 65-Jährigen bis auf über 90% an); **Lok.**: meist Hüft- (Koxarthrose*), Knie- (Gonarthrose*) od. Fingergelenke; **Einteilung: I. primäre** Formen: Ätiol./Pathogenese unbekannt; Prädispositionsfaktoren sind körperl. Schwerarbeit, Sport, hohes Körpergewicht od. Verminderung der Leistungsfähigkeit der bradytrophen Gewebe durch endogene Veränderungen: Alterung, Stoffwechselstörung, Überbeanspruchungsschäden; **II. sekundäre** Formen: **1.** bei kongenitalen dysplast. Zuständen: **a)** flache Pfannenbildung (Coxa valga luxans); **b)** Subluxation (Hüfte, Knie); **c)** Luxation (versch. Gelenke, v. a. Hüfte); **d)** Folge einer Wachstumsstörung im Epiphysenbereich (z. B. Osteochondrosis deformans juvenilis coxae, Scheuermann*-Krankheit; Osteochondrosis dissecans*, Epiphyseolyse*); **2.** bei erworbener Gelenkdeformierung: **a)** Folge von entzündl. Gelenkkrankheiten; **b)** nach rheumat. Gelenkerkrankung; **c)** posttraumatisch nach Verletzung von Gelenkweichteilstrukturen (z. B. Menisci) od. des Gelenkknorpels, intraartikulären Frakturen; **d)** nach Gelenkachsenverschiebung (Skoliose*, Beckenschrägstand, Coxa vara, Genu valgum, Knick- u. Plattfuß); **e)** Folge chron., nichtentzündl. Arthropathie*; **Pathophysiol.**: mechan. Stress verändert Chondrozytenmetabolismus (verstärkter Proteoglykanabbau, erhöhte Aktivität der Matrixmetalloproteinasen); durch Mikrofrakturen u. Erosion des degenerierten Gelenkknorpels werden Knorpelpartikel durch Druck u. Reibung bei Gelenkbewegung mobilisiert u. führen zu schmerzhafter Synovialitis*. **Pathol./Anat.**: Auffaserung, Demarkierung der Knorpelsubstanz, Hyalinisierung, Abschliff bis zum vollständigen Aufrieb; im subchondralen Knochengewebe Sklerosierungen u. Zystenbildungen; reaktive osteophytäre Wucherungen, degen. Kapselveränderungen (Atrophie, Hyalinose, obliterierende Gefäßprozesse); **Klin.**: anfangs Spannungsgefühl u. Steifigkeit in den Gelenken, später Einlauf-, Belastungs- u. Dauerschmerz; schmerzhafte Bewegungseinschränkung bis Kontraktur, Fehlstellungen, Muskelatrophien, Gelenkinstabilität, Gelenkgeräusche; **Diagn.**: (röntg.) Gelenkspaltverschmälerung, Inkongruenz der Gelenkflächen, subchondrale Sklerosierungen, Zystenbildungen, Randwülste (s. Abb.); **Ther.**: **1.** konservativ: Gewichtsreduktion, Bewegungsübungen (Physiotherapie, Radfahren, Schwimmen, Wandern), Massage, ggf. Wärmeanwendung (z. B. Balneotherapie, Elektrothermotherapie), Kryotherapie nur bei aktiver A.; pharmak. durch Analgetika bzw. (nichtsteroidale) Antiphlogistika; Glukokortikoide (intraartikulär) nur bei strenger Indikationsstellung; u. U. Myotonolytika, Superoxiddismutase od. ggf. Chondroprotektiva; orthop. Hilfsmittel (Gehstock, Schuhzurichtung, Orthese); **2.** op. nach erfolgloser konservativer Ther.: **a)** gelenknahe Umstellungsosteotomie (bei Achsenfehler* der Extremitäten auch

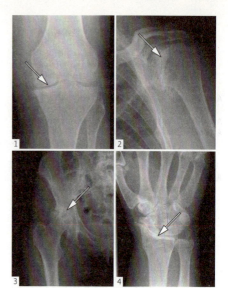

Arthrose: 1: Gonarthrose links; **2:** Omarthrose links; **3:** Koxarthrose rechts; **4:** Handgelenkarthrose rechts [88]

frühzeitig); **b)** Arthroskopie* mit Spülung, sog. Gelenktoilette (Cheilotomie), Pridie-Bohrung (Eröffnung des subchondralen Markraums mit Induktion eines Ersatzknorpels), Abrasionsarthroplastik; **c)** bei umschriebenen Läsionen u. jüngeren Patienten ggf. Knorpeltransplantation (s. Knorpelersatz), dreidimensionale Chondrozyten-Transplantation (Abk. 3D-ACT), AMIC (Abk. für autogene matrixinduzierte Chondrogenese; chir. Technik bei Schädigung des Gelenkknorpels: Geweberegeneration durch ein mit körpereigenen Stammzellen angereichertes Milieu auf der Knorpeloberfläche); **d)** ggf. anteiliger od. vollständiger endoprothet. Oberflächenersatz (s. Endoprothese); **e)** Röntgenbestrahlung; Radiosynoviorthese* nur bei häufigen Schüben i. S. einer Synovialitis; **f)** Arthrodese* als Ultima Ratio; **Prävention:** Vermeidung bzw. Beseitigung beeinflussbarer Risikofaktoren für A.; z. B. frühzeitige Diagn. u. Ther. kongenitaler Dysplasien (z. B. Hüftdysplasie* durch Hüftgelenksonographie* neonatal), Prävention u. Ther. der Adipositas* sowie Vermeidung artikulärer Über- u. Fehlbelastungen (z. B. beruflich). Vgl. Arthritis.

Arthro|sis deformans (↑; ↑) *f*: (engl.) *osteoarthritis*; s. Arthrose.

Arthrosis mutilans (↑; ↑) *f*: (engl.) *arthritis mutilans*; s. Arthritis mutilans.

Arthro|skopie (↑, -skopie*) *f*: (engl.) *arthroscopy*; invasive Untersuchung eines Gelenkraums mit einem spez. Endoskop* (Arthroskop), das nach Auffüllen des Gelenks mit Flüssigkeit (Ringer-Lösung), selten auch Gas (CO_2), über eine Stichinzision in Lokalanästhesie od. Narkose eingeführt wird; **Ind.**: **1.** therap.: arthroskopische Op. in Komb. mit Verf. der minimal-invasiven Chirurgie* u. Einführung spez. Instrumente in das Gelenk durch zusätzl. Stichinzision, s. Tab.; **2.** diagn. (sel-

Articulatio atlantoaxialis mediana

Arthroskopie
Beispiele für arthroskopische Therapien

Gelenk	Erkrankung	therapeutischer Eingriff
Kniegelenk	Gelenkknorpelläsion	Refixation oder Enfernung eines Knorpeldissekats
	Meniskusverletzung	Meniskusteilresektion oder -naht, Einbringen eines Meniskustransplantates oder Meniskusersatzes (z. B. Kollagenmatrix)
	Kreuzbandschaden	Kreuzbandplastik
	posttraumatische Hämarthrose	Entlastung, Spülung
	Gonarthrose	Abrasionsarthroplastik, Plicaresektion, Synovektomie
	Kniegelenkinfektion	Synovektomie, Spülung
	Fraktur (z. B. Tibiakopffraktur)	arthroskopisch assistierte Osteosynthese
Schultergelenk	Impingement-Syndrom	Akromioplastik, Bursektomie
	Bankart-Läsion	Labrumrefixation, Kapsuloraphie
	Rotatorenmanschettenläsion	arthroskopische Naht
oberes Sprunggelenk	Osteochondrosis dissecans	Enfernung des Dissekats
	Synovialitis, Arthrose	Synovektomie
	Exostosen an Talus und Tibia	Abrasionsarthroplastik
Ellenbogen	Exostosen, Synovialitis	Synovektomie, Abrasionsarthroplastik, Entfernung des Knorpeldissekats
Handgelenk	Arthrose, Diskusläsion	Synovektomie, Naht
Hüftgelenk	Impingement	Synovektomie, Abrasionsarthroplastik

ten) bei unklaren Gelenkbeschwerden, auch zur Probeexzision aus der Synovialis; **Kompl.:** Knorpelverletzung, Infektion, Kompartmentsyndrom, Gasemphysem.
Arthro|sono|graphie (↑; Sonographie*) *f*: (engl.) *arthrosonography*; Ultraschallverfahren zur Diagn. von Gelenkerkrankungen (z. B. Pannus, Bursitis, Verkalkung, Sehnenruptur, Synovialitis), zur Lok. von Ergüssen u. Weichteilprozessen sowie vor Punktion od. Injektion. Vgl. Ultraschalldiagnostik.
Arthro|sporen (↑; Spora*) *fpl*: (engl.) *arthrospores*; syn. Arthrokonidien; entstehen bei Pilzen durch Zerfall vegetativer Hyphen u. sind im Gegensatz zu Blastosporen* zylindrisch geformt; vgl. Sporen.
Arthro|tomie (↑; -tom*) *f*: (engl.) *arthrotomy*; op. Eröffnung eines Gelenks über eine größere Inzision als Zugang für intraartikuläre Eingriffe, z. B. Beseitigung von Gelenkschäden (Reposition von intraartikulären Frakturfragmenten vor Osteosynthese, Entfernung freier Gelenkkörper, Meniskusresektion bzw. -teilresektion, Knorpelglättung, Knorpelplastik u. a.) od. Synovektomie, gelegentlich auch als rein diagn. Eingriff; im Bereich der Knorpel- u. Meniskuschirurgie heute weitgehend durch die Arthroskopie* abgelöst.
Arthus-Re|aktion (Nicolas M. A., Physiol., Lausanne, 1862–1945) *f*: (engl.) *Arthus reaction*; auch Arthus-Phänomen; Form der Überempfindlichkeitsreaktion nach Coombs u. Gell (s. Allergie) vom Arthus-Typ (Typ III); durch Injektion ausreichender Mengen eines Antigens* in die Haut eines spezif. sensibilisierten Organismus hervorgerufene Immunkomplexvaskulitis mit lokalen Entzündungsreaktionen (max. Ausprägung nach 4–10 Std.) inf. intravasaler Bildung von Immunkomplexen* zwischen den Antigenen u. zirkulierenden präzipitierenden Antikörpern* (IgG u. IgM), Aktivierung von Komplement* u. chemotakt. induzierter paravaskulärer Infiltration mit neutrophilen Granulozyten u. Mastzellen, die bei Phagozytose der Immunkomplexe lysosomale Enzyme u. Entzündungsmediatoren freisetzen; **Sympt.:** lokales Ödem u. Hämorrhagie, evtl. Ulzeration u. Nekrose inf. Thrombosierung von Blutgefäßen.
Arti|cain (INN) *n*: s. Lokalanästhetika.
Articul-: Wortteil mit der Bedeutung Gelenk, Knöchel; von lat. *articulus*.
Articulatio (↑) (*pl Articulationes*) *f*: Abk. Art. (pl Artt.); s. Gelenk.
Articulatio acromio|clavicularis (↑) *f*: laterales Schlüsselbeingelenk; **L:** zwischen Acromion scapulae u. Facies articularis acromialis claviculae; **H:** Lig. acromioclaviculare, Lig. coracoclaviculare (mit Lig. trapezoideum, Lig. conoidum), Discus articularis (inkonstant); **F:** Heben, Senken, Vor- u. Zurückschieben, Kreiseln der Schulter. **A. atlantoaxialis lateralis** (↑) *f*: unteres Kopfgelenk, seitl. Abteilung; **L:** zwischen unteren Gelenkflächen des Atlas u. oberen Gelenkflächen des Axis; **F:** Kopfdrehen. **A. atlanto|axialis mediana** (↑) *f*: unteres Kopfgelenk, mittlere, unpaare Abteilung; **L:** zwischen Dens axis u. Fovea dentis des vorderen Atlasbogens; **H:** Lig. alaria, Lig. apicis dentis, Lig.

Articulatio atlantooccipitalis

cruciforme atlantis, Membrana tectoria; F: Kopfdrehen. **A. atlanto|occipitalis** (↑) f: oberes Kopfgelenk; L: zwischen Hinterhauptkondylen u. oberen Gelenkflächen des Atlas; H: Membrana atlantooccipitalis ant., post., Lig. atlantooccipitale lat.; F: Seitwärtsneigung, Nickbewegungen des Kopfes. **A. calcaneo|cuboidea** (↑) f: Teil der Chopart-Gelenklinie; L: zwischen Calcaneus u. Os cuboideum; F: gering beweglich. **A. capitis costae** (↑) f: mediale Abteilung der Artt. costovertebrales; L: Fovea costalis sup., inf. übereinandergelegener Wirbel einschließlich Zwischenwirbelscheibe (1., 11., 12. Rippe nur mit einem Brustwirbelkörper) u. Rippenköpfchen; H: Lig. capitis costae radiatum, Lig. capitis costae intraarticulare; F: durch Drehung um die Achse des Rippenhalses: Heben u. Senken der Rippen. **Artt. carpi** (↑) fpl: syn. Articulationes intercarpales; Handwurzelgelenke; zwischen den Handwurzelknochen der proximalen u. der distalen Reihe. **Artt. carpo|meta|carpales** (↑) fpl: Handwurzelmittelhandgelenke; L: zwischen distaler Handwurzelknochenreihe u. Ossa metacarpalia II–V; H: Ligg. carpometacarpalia dorss., palmaria; F: kaum beweglich. **A. carpo|meta|carpalis pollicis** (↑) f: Daumensattelgelenk; L: zwischen Os trapezium u. Os metacarpale I; F: Ab- u. Adduktion, Opposition u. Reposition des Daumens. **A. composita** (↑) f: aus mehr als 2 Knochen zusammengesetztes Gelenk. **Artt. costo|chondrales** (↑) fpl: Verbindungen zwischen knöchernem u. knorpeligem Rippenteil ohne Gelenkspalt. **A. costo|transversaria** (↑) f: laterale Abteilung der Artt. costovertebrales; L: zwischen Tuberculum costae der 1.–10. Rippe u. Brustwirbelquerfortsatz; H: Lig. costotransversarium superius., lat.; F: durch Drehung um die Achse des Rippenhalses: Heben u. Senken der Rippen. **Artt. costo|vertebrales** (↑) fpl: Rippenwirbelgelenke; bestehen aus Art. capitis costae u. Art. costotransversaria.
Articulatio coxae (↑) f: (engl.) hip joint; syn. Articulatio coxofemoralis; Hüftgelenk; L: zwischen Acetabulum ossis coxae u. Caput femoris; H: Labrum acetabuli, Zona orbicularis, Ligg. iliofemorale, ischiofemorale, pubofemorale, transversum acetabuli, capitis femoris; F: Beugung u. Streckung, Ab- u. Adduktion, Innen- u. Außenrotation.
Articulatio crico|arytenoidea (↑) f: zylindr. Gelenk zwischen Ringknorpelplatte u. Stellknorpel; verbunden durch Ligg. cricoarytenoideum, cricopharyngeum; Dreh- u. Gleitbewegungen führen zu Öffnung bzw. Verengung u. Schluss der Stimmritze. **A. crico|thyroidea** (↑) f: zwischen Ringknorpel u. den unteren Hörnern des Schildknorpels; verbunden durch Ligg. ceratocricoideum, crichothyroideum medianum, cricotracheale; Kippbewegungen zwischen Ring- u. Schildknorpel führen zur Spannung bzw. Entspannung der Stimmbänder. **A. cubiti** (↑) f: Ellenbogengelenk; zusammengesetztes Gelenk, 3 Teilgelenke; L: 1. Art. humeroulnaris zwischen Trochlea humeri u. Incisura trochlearis ulnae, 2. Art. humeroradialis zwischen Capitulum humeri u. Fovea articularis radii, 3. Art. radioulnaris proximalis zwischen Circumferentia articularis radii u. Incisura radialis ulnae; H: Ligg. collaterale ulnare radii, anulare radii, quadratum, Recessus sacciformis; F: Beugung u. Streckung, Pro- u. Supination. **A. cuneo|navicularis** (↑) f: Gelenk der Fußwurzel; L: zwischen Os naviculare u. Ossa cuneiformia; F: gering beweglich. **A. ellipsoidea** (↑) f: Ellipsoid- od. Eigelenk. **A. genus** (↑) f: Kniegelenk; L: zwischen Femurkondylen, Meniscus med., lat., Facies artt. supp. der Tibiakondylen u. Patella; H: Ligg. meniscofemorale ant. u. post., transversum genus, cruciatum ant. u. post., collaterale fibulare u. tibiale, popliteum obliquum u. arcuatum, patellae, Plica synovialis infrapatellaris (mit Plica alares), Retinaculum patellae med. et lat., Corpus adiposum infrapatellare; F: Beugung u. Streckung, bei Beugung: Innen- u. Außenrotation. **A. humeri** (↑) f: syn. Articulatio glenohumeralis; Schultergelenk; L: zwischen Humeruskopf u. Facies glenoidalis scapulae; H: Labrum glenoidale, Ligg. glenohumeralia, coracohumerale, transversum humeri; F: Ab- u. Adduktion, Ante- u. Retroversion, Innen- u. Außenrotation. **A. humero|radialis** (↑) f: s. Articulatio cubiti. **A. humero|ulnaris** (↑) f: s. Articulatio cubiti. **A. incudo|mallearis** (↑) f: Verbindung zwischen Hammerkopf u. Ambosskörper. **A. incudostapedialis** (↑) f: Verbindung zwischen Proc. lenticularis des langen Ambossfortsatzes u. dem Steigbügelkopf. **Artt. inter|carpales** (↑) fpl: Articulationes* carpi. **Artt. inter|chondrales** (↑) fpl: meist zwischen 6.-9. Rippenknorpel gelegene Gelenke. **Artt. inter|meta|carpales** (↑) fpl: Gelenke zwischen den Basen der Mittelhandknochen; H: Ligg. metacarpalia dorss., palmaria, interossea. **Artt. inter|phalangeae manus** (↑) fpl: Mittel- u. Endgelenke zwischen den Fingergliedern; F: Beugung u. Streckung. **Artt. inter|phalangeae pedis** (↑) fpl: Mittel- u. Endgelenke zwischen den Zehengliedern; H: Ligg. collateralia, plantaria; F: Beugung u. Streckung. **A. lumbo|sacralis** (↑) f: einem Wirbelgelenk entspr. Verbindung; L: zwischen 5. Lendenwirbel u. Os sacrum; H: Lig. iliolumbale; F: Rotation, Vor- u. Rückwärts- sowie geringfügige Seitwärtsneigung. **Artt. manus** (↑) fpl: Handgelenke; 1. Art. radiocarpalis (proximales Handgelenk); 2. Art. mediocarpalis (distales Handgelenk). **A. medio|carpalis** (↑) f: distales Handgelenk; L: zwischen Ossa scaphoideum, lunatum, triquetrum u. Ossa trapezium, trapezoideum, capitatum, hamatum; H: Ligg. carpi radiatum, intercarpalia dorss., palmaria, interossea; F: Dorsal- u. Palmarflexion. **Artt. meta|carpo|phalangeae** (↑) fpl: Fingergrundgelenke, Daumengrundgelenk; L: zwischen Köpfen der Mittelhandknochen u. Basen der proximalen Phalangen; H: Ligg. collateralia, palmaria, metacarpale transversum prof.; F: Beugung, Streckung, Ab- u. Adduktion, geringfügige Rotation; Daumengrundgelenk: nahezu reines Scharniergelenk (Beugung u. Streckung). **Artt. meta|tarso|phalangeae** (↑) fpl: Zehengrundgelenke; L: zwischen den Köpfen der Mittelfußknochen u. den Basen der Grundphalangen; H: Ligg. collateralia, plantaria, metatarsale transversum prof.; F: Beugung u. Streckung, Ab- u. Adduktion, geringfügige Rotation. **Artt. ossiculorum auditus** (↑) fpl: Gelenke zwischen den Gehörknöchelchen; 1. Art. incudomallearis; 2. Art. incudostapedialis. **A. ossis pisi|formis** (↑) f: Gelenk zwischen Os triquetrum u. Os pisiforme; H: Lig. pisohamatum.

Artischockenblätter

Artt. pedis (↑) *fpl*: Fußgelenke; **1.** Art. talocruralis (oberes Sprunggelenk); **2.** Art. subtalaris (hinterer Teil des unteren Sprunggelenks); **3.** Art. tarsi transversa (Chopart-Gelenklinie) mit **4.** Art. talocalcaneonavicularis (vorderer Teil des unteren Sprunggelenks) u. **5.** Art. calcaneocuboidea; **6.** Art. cuneonavicularis; **7.** Artt. intercuneiformes; **8.** Artt. tarsometatarsales; **9.** Artt. intermetatarsales; **10.** Artt. metatarsophalangeae (Zehengrundgelenke); **11.** Artt. interphalangeae pedis. **A. plana** (↑) *f*: Gelenk mit ebenen Gelenkflächen. **A. radiocarpalis** (↑) *f*: proximales Handgelenk; **L:** zwischen Ossa scaphoideum, lunatum, triquetrum u. Facies articularis carpalis radii, Discus articularis; **H:** Ligg. radiocarpale dors., palmare, ulnocarpale dors., palmare, collaterale carpi ulnare, radiale; **F:** Palmar- u. Dorsalflexion, Ulnar- u. Radialabduktion. **A. radio|ulnaris distalis** (↑) *f*: distales Radioulnargelenk; **L:** zwischen Incisura ulnaris radii u. Circumferentia articularis ulnae; **H:** Discus articularis (verankert Radius u. Ulna aneinander), Recessus sacciformis; **F:** Pro- u. Supination. **A. radioulnaris proximalis** (↑) *f*: s. Articulatio cubiti. **A. sacro|coccygea** (↑) *f*: Verbindung zwischen Kreuz- u. Steißbein, teils auch als Knorpelhaft; **H:** Ligg. sacrococcygeum anterius, laterale, posterius superficiale u. profundum. **A. sacro|iliaca** (↑) *f*: Kreuzbein-Darmbeingelenk; **L:** zwischen den Facies auriculares beider Knochen; **H:** Ligg. sacroiliaca ant., interosseum, post., sacrotuberale, sacrospinale; **F:** nahezu unbeweglich. **A. sellaris** (↑) *f*: Sattelgelenk. **A. simplex** (↑) *f*: einfaches, von zwei Knochen gebildetes Gelenk. **A. spheroidea** (↑) *f*: Kugelgelenk. **A. sterno|clavicularis** (↑) *f*: mediales Schlüsselbeingelenk; **L:** zwischen Incisura clavicularis sterni u. Facies articularis sternalis claviculae; **H:** Discus articularis, Ligg. sternoclaviculare ant., post., costoclaviculare, interclaviculare; **F:** Heben, Senken, Vor- u. Zurückschieben, Kreiseln der Schulter. **Artt. sterno|costales** (↑) *fpl*: Brustbein-Rippengelenke; **L:** zwischen Rippenknorpel u. Incisurae costales; **H:** Ligg. sternocostale intraarticulare, sternocostalia radiata, costoxiphoidea, Membrana sterni; **F:** Heben u. Senken der Rippen. **A. sub|talaris** (↑) *f*: syn. Articulatio talocalcanea; hinterer Teil des unteren Sprunggelenks; **L:** zwischen Talus u. Calcaneus; **H:** Ligg. talocalcaneum lat., med. u. post.; **F:** Pro- u. Supination; s. Articulatio talocalcaneonavicularis. **A. talo|calcaneo|navicularis** (↑) *f*: vorderer Teil des unteren Sprunggelenks; **L:** zwischen Taluskopf u. Calcaneus, Os naviculare, Lig. calcaneonaviculare plantare; **F:** Pro- u. Supination; s. Articulatio subtalaris. **A. talo|cruralis** (↑) *f*: oberes Sprunggelenk; **L:** zwischen Malleolengabel (Tibia, Fibula) u. Trochlea tali; **H:** Ligg. collaterale med. u. lat.; **F:** Dorsal- u. Plantarflexion. **A. tarsi trans|versa** (↑) *f*: Chopart*-Gelenklinie; **L:** zwischen Talus, Calcaneus u. Ossa cuboideum, naviculare; **H:** u. a. Lig. bifurcatum; **F:** gering beweglich. **Artt. tarso|meta|tarsales** (↑) *fpl*: Fußwurzelmittelfußgelenke, Lisfranc-Gelenklinie; **L:** zwischen Ossa cuneiforme, Os. cuboideum u. Basen der Mittelfußknochen; **H:** Ligg. tarsometatarsalia dorss., plantaria, interossea; **F:** gering beweglich. **A. temporo|mandibularis** (↑) *f*: Kiefergelenk; **L:** zwischen Os temporale mit Fossa mandibularis, Tuberculum articulare (Os temporale) u. Caput mandibulae (Condylus mandibulae); **H:** Discus articularis, Ligg. lat. med., sphenomandibulare, stylomandibulare; **F:** Kieferöffnung. **A. tibiofibularis** (↑) *f*: Schienbein-Wadenbeingelenk; **L:** zwischen Caput fibulae u. Condylus lat. tibiae; **H:** Ligg. capitis fibulae ant. u. post.; **F:** nahezu unbeweglich. **A. trochoidea** (↑) *f*: Rad- od. Drehgelenk. **Artt. zygapo|physiales** (↑) *fpl*: Wirbelbogengelenke; Wirbelgelenke; **L:** zwischen den Proc. articulares übereinanderliegender Wirbel; **F:** Rotation, Vor- u. Rück- sowie Seitwärtsneigung in den versch. Abschnitten der Wirbelsäule in unterschiedl. Ausmaß möglich

arti|fiziell (lat. artificialis): (engl.) *artificial*; künstlich, künstlich entstanden.

Artikulation (Articul-*) *f*: **1.** (engl.) *articulation*; (anat.) gelenkige Verbindung von Knochen, Articulatio*; **2.** (logopäd.) Sprechlautbildung; die bei der Phonation* gebildeten Töne werden durch Veränderung des Mund-Nase-Rachen-Raums (sog. Ansatzrohr) unter Beteiligung der Zunge u. a. Artikulatoren wie Lippen, Zähne, Gaumen, Gaumensegel, Gaumenzäpfchen, Rachenhöhle u. Nasenraum sowie Kehlkopf u. Atmungsorganen moduliert in Sprechlaute umgeformt. Vgl. Artikulationsstörung.

Artikulations|störung (↑): (engl.) *articulation disorder*; funktionelle Aussprachestörung, Lautbildungsstörung; Form der Sprechstörung* mit verminderter Fähigkeit, Phone (Sprachlaute) isoliert u. unabhängig von der sprachl. Umgebung sprechmotorisch korrekt zu bilden; im Kindesalter: Bez. (ICD) für Form der Entwicklungsstörung des Sprechens u. der Sprache; phonetische Störung (peripher-motorische Genese), im Gegensatz zu meist zentral bedingten phonolog. Störungen; **Formen: 1.** entwicklungsbedingt: Dyslalie*; häufigste Manifestationen: Sigmatismus*; **2.** erworben: Dysarthrie*, Dysglossie*; **Diagn.:** Spontansprache; Screening zur Erfassung der Phone u. Fehlbildungen; **Ther.:** logopädische Behandlung.

Artikulator (↑) *m*: (engl.) *articulator*; zahnmed. Gerät, mit dem anhand individuell montierter Ober- u. Unterkiefergipsmodelle (s. Abb.) statische u. dynamische Okklusionen* nachgeahmt werden können; **Anw.:** Kaufunktionsdiagnostik u. indirekt herzustellender Zahnersatz.

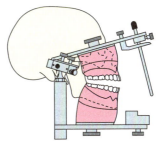

Artikulator

Artischocken|blätter: (engl.) *artichoke leaves*; Cynarae folium; Blätter von Cynara cardunculus ssp. flavescens, die u. a. Phenolcarbonsäuren, Bitterstoffe u. Flavonoide enthalten; **Wirkung:** choleretisch, hepatoprotektiv, lipidsenkend; **Anw.:** dyspept. Beschwerden.

ARVD: Abk. für arrhythmogene rechtsventrikuläre Dysplasie; (engl.) arrhythmogenic right ventricular dysplasia; Form der rechtsventrikulären Kardiomyopathie*; **Pathol.:** segmentaler Ersatz rechtsventrikulären Myokards durch Fett- u. Bindegewebe im Bereich (Dysplasie-Dreieck) der freien rechtsventrikulären Herzwand zwischen Conus* arteriosus, rechtsventrikulärem Ausflusstrakt u. apikalem rechtem Ventrikel (lateral); regionale Dyskinesien* in der Folge; **Vork.:** selten, meist bei Jugendlichen; in einem Drittel der Fälle autosomal-dominant erbl. (familiäre ARVD): bisher 11 Typen mit unterschiedl. Genmutationen bekannt, z. B. Typ 1 mit Mutationen im TGFB3-Gen (codiert für TGF-β-3, Genlocus 14q24); **Klin.:** tachykarde ventrikuläre Herzrhythmusstörungen* (z. B. monomorphe Kammertachykardie* mit typ. LSB-konfigurierten QRS-Komplexen im EKG), häufig durch Sympathikusaktivierung ausgelöst; **Kompl.:** plötzlicher Herztod*; **Diagn.:** Nachweis der Wandverdünnung im betroffenen Bereich des rechten Ventrikels sowie rechtsventrikuläre Dysfunktion (Dyskinesie, reduzierte Auswurffraktion) mit erhöhten rechtsventrikulären enddiastolischen Volumina durch Echokardiographie u. Kardio-MRT (s. MRT); **Ther.:** pharmak., elektr. (Katheterablation, implantierbarer Kardioverter*-Defibrillator).

Ary|knorpel: (engl.) arytenoid cartilage; Cartilago* arytenoidea.

Arytenoid|ek|tomie (gr. ἀρύταινα Gefäß für Flüssigkeiten; -id*; Ektomie*) *f*: (engl.) arytenoidectomy; op. Entfernung eines Stellknorpels, z. B. bei beidseitiger Stimmlippenlähmung zur Glottiserweiterung.

aryteno|ideus (↑; ↑): gießbeckenartig; z. B. Cartilago arytenoidea.

Arznei|buch: (engl.) pharmacopoeia; Pharmakopoe; amtl. Vorschriftensammlung für die Zubereitung, Qualität, Prüfung, Bezeichnung, Lagerung u. Abgabe einer best. Auswahl von Arzneimitteln* (sog. offizinelle Mittel); in Deutschland sind gültig: Deutsches Arzneibuch (10. Ausgabe, DAB2009), Europäisches Arzneibuch (Pharmacopoea Europaea, 6. Ausgabe, Ph.Eur.6), Homöopathisches Arzneibuch (HAB2008), Deutscher Arzneimittel-Codex (DAC86, aktuelle Ausgabe DAC2009).

Arznei|formen: (engl.) drug forms; Zubereitungen von Arzneistoffen; im Allg. in Komb. mit pharmaz. Grund- u. Hilfsstoffen*; vgl. Arzneimittel; Galenik.

Arznei|mittel: (engl.) medicinal products, drugs; Pharmaka; Medikamente; zu diagn., therap. u. prophylaktischen Zwecken verwendete, aus natürl. Grundstoffen od. synthet. hergestellte u. ggf. (pharmaz.) spez. zubereitete Wirksubstanzen (sog. echte A.) sowie chir. Nahtmaterial, Desinfektionsmittel, Diagnostika u. versch. Hilfsmittel*, z. B. Herzschrittmacher u. Kontaktlinsen (sog. fiktive A.); Herstellung u. Umfang sind geregelt im Arzneimittelgesetz* u. in der Apothekenbetriebsordnung. A. sind insbes. vor Kindern zu sichern, Arzneimittelreste als Sondermüll zu behandeln. Orphan Drugs sind A. zur Ther. seltener Erkr. (Häufigkeit <5:10 000) u. damit von geringer Wirtschaftlichkeit, deren Forschung, Entw. u. Einführen in den Handel mit der Orphan Drug Verordnung der Europäischen Union gefördert wird. Das zentralisierte Verf. für das Inverkehrbringen bei der EMA* wird für diese A. angewendet, der Investor kann von der für die Beurteilung von A. zu entrichtenden Gebühr befreit werden. EMA-Zulassung für ein Orphan Drug bedeutet 10 Jahre Alleinvertriebsrecht für dieses Arzneimittel. Vgl. Wirkstoff; Radiopharmaka; Heilmittel; Medizinprodukte

Arznei|mittel|abhängigkeit: auch Pharmakomanie; s. Abhängigkeit.

Arznei|mittel|all|ergie (Allergie*) *f*: (engl.) drug allergy; immunologisch bedingte Arzneimittelüberempfindlichkeit*; manifestiert sich an zahlreichen Geweben u. Organen, in ca. 80 % der Fälle an Haut u. Schleimhäuten; **Einteilung:** 1. A. vom **Soforttyp (Typ I)**, z. B. nach Einnahme von Penicillinen, klin. als Urtikaria*, Angioödem* u./od. Anaphylaxie*; 2. Arzneimittelüberempfindlichkeit vom **zytotox. Typ (Typ II)**, z. B. durch Sulfonamide, Thiazide, klin. u. a. als thrombotisch-thrombozytopen. Purpura, hämolyt. Anämie, Leukopenie, Agranulozytose; 3. Arzneimittelüberempfindlichkeit vom **Immunkomplextyp/Arthus-Typ (Typ III)**, z. B. durch Penicilline, Sulfonamide, Salicylate, Barbiturate, klin. u. a. als Serumkrankheit, Vasculitis allergica, Purpura anaphylactoides, Purpura Schoenlein-Henoch (vgl. Arthus-Reaktion); 4. A. vom **verzögerten Typ (Typ IV)**, z. B. nach Anw. von Externa als Kontaktekzem, nach Einnahme von u. a. Betalaktam- od. anderen Antibiotika wie Sulfonamiden od. Analgetika als Arzneimittelexanthem*, auch als photoallerg. Reaktion (s. Lichtdermatosen); 5. **Mischformen** aus Typ I u. IV (z. B. Angioödem u. Exanthem nach Penicillin); **Diagn.:** 1. Typ I u. IV: Nachw. der spezif. Sensibilisierung mit Hauttestung*, Enzym*-Allergo-Sorbent-Test (evtl. CAST*, Basophilen*-Aktivierungstest, Lymphozytentransformationstest*), bei unklarer u. nicht schwerwiegender Anamnese sowie fehlendem Nachw. einer Sensibilisierung ggf. Provokationstestung; 2. Typ II: nur im Akutstadium durch Antiglobulintest* mögl.; 3. Typ III: nur im Akutstadium Nachw. von Immunkomplexen möglich; **Ther.:** wiederholte Exposition v. a. bei Typ I u. IV vermeiden; Antihistaminika*, Glukokortikoide hochdosiert system.; Plasmapherese*. Vgl. Allergie; Intoleranz.

Arznei|mittel, erektions|fördernde: (engl.) erection-promoting drugs; Sammelbez. für Arzneimittel, die über unterschiedl. Wirkungsmechanismen das Zustandekommen, die Dauer bzw. die Qualität einer Erektion positiv beeinflussen; **Einteilung:** nach Wirkungsort bzw. Wirkungsmechanismus: 1. Phosphodiesterase*-Hemmer (PDE-5-Hemmer); 2. zentral wirksame Substanzen, z. B. Apomorphin*, Naltrexon*, Yohimbin*; 3. in den Penisschwellkörper zu injizierende Substanzen, z. B. Alprostadil (Prostaglandin* E_1), Papaverin*, VIP*; 4. Substanzen mit unterschiedl. Angriffspunkten, z. B. Bamethan, Trazodon*; auch best. Aphrodisiaka* wirken erektionsfördernd.

Arzneimittelikterus

Arznei|mittel|ex|antheme (Exanthem*) *n pl*: (engl.) *drug rashs*; unerwünschte Arzneimittelwirkungen an Haut u. Schleimhäuten aufgrund Arzneimittelallergie*, -pseudoallergie, -intoleranz od. -idiosynkrasie mit makulösen bzw. makulopapulösen, urtikariellen, morbilli-, scarlatini- od. rubeoliformen, ekzematösen u. bullösen Exanthemen (s. Abb. 1, 2 u. 3); **Vork.:** Auftreten bei erstmaliger Arzneimitteleinnahme (z. B. von Penicillinen, Sulfonamiden, Barbituraten, Pyrazolonderivaten) meist zwischen 7. u. 12. Behandlungstag, bei vorheriger Sensibilisierung bereits innerh. 48 Std.; best. Arzneimittel (z. B. Phenothiazinderivate, Sulfonylharnstoffe, Nalidixinsäure, Tetracycline) können zu Photosensibilität führen.

Bei unklaren Exanthemen ist auch an Arzneimittelexantheme zu denken.

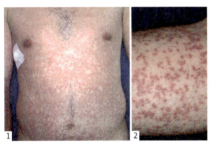

Arzneimittelexantheme Abb. 1: morbilliformes Arzneimittelexanthem [161]

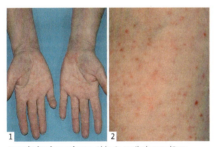

Arzneimittelexantheme Abb. 2: vesikulopapulöses Arzneimittelexanthem [161]

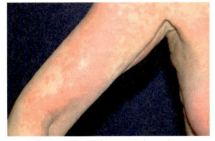

Arzneimittelexantheme Abb. 3: makulopapulöses Arzneimittelexanthem [161]

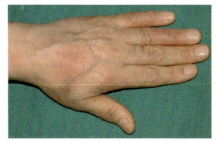

Arzneimittelexantheme Abb. 4: fixes A. mit braun-rötl. Maculae an Handrücken u. distalem Klein- u. Ringfinger [161]

fixe A.: rundliche, münzen- bis handtellergroße, violette bis tiefrote, leicht ödematöse (blasige) Exantheme, die bei erstmaliger Arzneimitteleinnahme häufig solitär, bei wiederholter Arzneimitteleinnahme oft an mehreren (u. stets gleichen) Körperstellen auftreten (spezif. sensibilisierte Gewebe) u. bei Abheilung eine schiefergraue Pigmentierung hinterlassen (s. Abb. 4). **Lok.:** A. beginnen häufig am Rumpf mit Ausbreitung auf die Extremitäten; fixe A. häufig Mund-, Genital- u. Analbereich sowie an den distalen Extremitäten; **Diagn.:** Intrakutantest* mit Spätablesung; Epikutantest*, ggf. Lymphozytentransformationstest*, Provokationstest. Bei fixen A. ist der Epikutantest nur im Bereich der ausgeheilten Herde in einem Teil der Fälle positiv. **DD:** Exanthem* bei Scharlach*, Syphilis*, Masern*, Röteln* u. a. Virusinfektionen. Bei Schleimhautbeteiligung sind Stevens*-Johnson-Syndrom bzw. Lyell*-Syndrom abzugrenzen. Vgl. Erythema nodosum; Erythema exsudativum multiforme; Lupus erythematodes, Arzneimittel induzierter.

Arznei|mittel|gesetz: (engl.) *German Drugs Act*; Abk. AMG; „Gesetz über den Verkehr mit Arzneimitteln" vom 24.8.1976 (BGBl. I S. 2445) in der Fassung der Bekanntmachung vom 12.12.2005 (BGBl. I S. 3394), zuletzt geändert durch Gesetz vom 28.9.2009 (BGBl. I S. 3578); AMG enthält insbes. Vorschriften für Herstellung, Prüfung, Zulassung, Registrierung, Kontrolle, Verschreibung u. Abgabe von Arzneimitteln* sowie für Verbraucheraufklärung (Packungsbeilage gemäß § 11) u. die (verschuldensunabhängige) Gefährdungshaftung pharmaz. Unternehmer (§ 84). §§ 40 ff. beinhalten an der Deklaration* von Helsinki orientierte Maßgaben zum Schutz von Personen, die an einer klin. Arzneimittelprüfung* teilnehmen. Vgl. Betäubungsmittelgesetz; Standardzulassung.

Arznei|mittel|hepatitis (Hepat-*; -itis*) *f*: durch Arzneimittel toxisch, allerg. od. idiosynkrat. verursachte Leberparenchymschädigung, die in Abgrenzung zur arzneimittelbedingten Cholestase* meist als akute Hepatitis*, aber auch chronische Hepatitis* bis zur Ausbildung einer Leberzirrhose* verlaufen kann; **Häufigkeit:** 8 % der Leberwerterhöhungen unklarer Ursache. Vgl. Arzneimittelikterus.

Arznei|mittel|ikterus (Ikterus*) *m*: (engl.) *drug-induced jaundice*; Ikterus* als Symptom einer durch

Arzneimittelinkompatibilität

tox. od. allerg. Arzneimittelwirkungen (z. B. durch Phenothiazine, Clavulansäure, Östrogene) ausgelösten degenerativen od. cholestat. Leberparenchymschädigung. Vgl. Hepatitis, akute; Arzneimittelhepatitis; Cholestase.

Arznei|mittel|in|kompatibilität *f*: s. Inkompatibilität.

Arznei|mittel|inter|aktion (Inter-*; lat. agere, actus bewegen, treiben) *f*: s. Interaktion.

Arznei|mittel|inter|ferenz *f*: s. Interferenz.

Arznei|mittel|prüfung: (engl.) *drug study*; Abk. AMP; vor Erst- od. erweiterter Zulassung (s. Arzneimittelzulassung) durch zuständige Bundesoberbehörde (§ 77 AMG; i. d. R. Bundesinstitut für Arzneimittel u. Medizinprodukte) stattfindende Prüfung von Arzneimitteln* zu dem Zweck, über einzelnen Anwendungsfall hinaus Erkenntnisse über deren therap. Wert, insbes. hinsichtl. ihrer Wirksamkeit u. Unbedenklichkeit zu gewinnen (§ 4 Abs. 23 AMG, definiert die klin. Prüfung am Menschen). Bei ihrer Durchführung müssen sowohl die Teilnehmerschutzvorschriften der §§ 40 ff. des Arzneimittelgesetzes* als auch die Regeln der Verordnung über gute klin. Praxis des Bundesministeriums für Gesundheit u. soziale Sicherung („Good Clinical Practice"-Verordnung, GCP-V vom 9.8.2004, BGBl. I S. 2081, zuletzt geändert durch Gesetz vom 3.11.2006, BGBl. I, S. 25) beachtet werden. Nach Arzneimittelgesetz* (§ 40 Abs. 1 S. 2 u. 3) darf bei Menschen klin. A. grundsätzlich nur begonnen werden, wenn diese zuvor von öffentl.-rechtl. Ethik*-Kommission zustimmend bewertet u. von der zuständigen Bundesoberbehörde genehmigt worden ist. Nach erfolgreichem Abschluss der vorklin. Untersuchungen (In-vitro-Tests, Zellkultur, Versuchstiere) erfolgt **klin. Prüfung** in 4 Phasen: **Phase I:** erstmalige Anw. am Menschen bei geringer Anzahl gesunder Versuchspersonen (<100); umfasst mehrere klin. Studien insbes. zur Verträglichkeit u. zur Pharmakokinetik; **Phase II:** Anw. an Patienten (ca. 100–500) in ausgesuchten Kliniken; im Vordergrund steht der Nachw. der Wirksamkeit u. einer Überlegenheit gegenüber der Standardtherapie. **Phase III:** breit angelegte, bis zu 3 Jahre dauernde Studie in Kliniken u. bei niedergelassenen Ärzten (>1000 Patienten) zur Erfassung von UAW u. Interaktionen sowie Besonderheiten bei Begleiterkrankungen (z. B. Niereninsuffizienz). Nach erfolgreichem Abschluss der Phase III kann das neue Präparat zur Zulassung eingereicht werden. **Phase IV:** Drugmonitoring; nach erfolgter Zulassung erfolgt eine weitere Beobachtung zur möglichst frühzeitigen Erfassung seltener UAW, die evtl. erst nach längerem Gebrauch manifest werden. Paul-Ehrlich-Institut ist zuständig für Sera, Impfstoffe, Blutzubereitungen, Knochenmarkzubereitungen, Gewebezubereitungen, Gewebe, Allergene, xenogene Arzneimittel, gentechnisch hergestellte Blutbestandteile u. Arzneimittel für neuartige Therapien (§ 77 Abs. 2 AMG). Arzneimittel mit hohem sog. medical need (Behandlungsoptionen für Erkr., für die bisher nur unzureichende Therapieansätze vorhanden sind, z. B. AIDS, Malaria) können ggf. verkürzte A. durchlaufen. Vgl. Blindversuch.

Arznei|mittel, re|kom|bin|ante: (engl.) *recombinant drugs*; gentechnolog. gewonnene Biomoleküle (Proteine, DNA) u. a. zur Impfung, Substitutions-, Tumor- u. Gentherapie (z. B. HBV-Impfstoff, Humaninsulin, Interferone, Interleukine, Wachstumsfaktoren); das codierende Gen bzw. die cDNA wird in Expressionsvektoren (s. Plasmide) kloniert, in Wirtszellen eingebracht, vermehrt, exprimiert u. translatiert; das so entstehende r. A. wird aus den Wirtszellen isoliert. Vgl. Biosimilars; Rekombination; Gentechnologie.

Arznei|mittel|sucht: (engl.) *drug addiction*; s. Abhängigkeit.

Arznei|mittel|überempfindlichkeit: (engl.) *drug hypersensitivity*; durch Arzneimittel ausgelöste Überempfindlichkeitsreaktion; **Einteilung: 1.** Arzneimittelallergie*; **2. A.** durch unbekannte Mechanismen, z. B. bei tox. epidermaler Nekrolyse (s. Lyell-Syndrom) od. Pseudoallergie*.

Arznei|mittel|versorgungs-Wirtschaftlichkeitsgesetz: Abk. AVWG; Arzneimittel-Spargesetz; „Gesetz zur Verbesserung der Wirtschaftlichkeit in der Arzneimittelversorgung" vom 26.4.2006, in Kraft getreten am 1.5.2006 mit dem Ziel einer sofortigen Senkung der Arzneimittelausgaben u. der nachhaltigen Stabilisierung der Arzneimittelversorgung in der GKV; **1.** Einführung eines zweijährigen Preisstopps für Arzneimittel, die zu Lasten der GKV verordnet werden; **2.** Neujustierung der Festbetragsregelung (u. a. deren Absenkung) sowie gesetzl. Definition echter Innovationen (d. h. Arzneimittel, die einen therapierelevanten höheren Nutzen als andere Arzneimittel dieser Wirkstoffgruppe haben), die von den Festbeträgen freigestellt werden; **3.** Zuzahlungsbefreiung für Arzneimittel mit Preisen von 30 % u. mehr unterhalb des Festbetrags; **4.** Rabatt in Höhe von 10 % des Herstellerabgabepreises für patentfreie Arzneimittel; **5.** sog. Bonus-Malus-Regelung: Ärzte haften mit ihrem Honorar, wenn die festgelegten Durchschnittskosten pro Tagesdosis für Arzneimittelverordnungen um 10 % überschritten werden: Der Arzt muss gestaffelt nach der Höhe der Überschreitung 20–50 % der entstandenen Kosten selbst zahlen (Malus-Regelung). Wenn die Vertragsärzte einer KV bei der Arzneimittelversorgung Kosteneinsparungen erzielen, erhalten die KV, nicht die Ärzte selbst, einen Bonus. Der Bonus kann nur durch die Verordnung preisgünstiger Arzneimittel erreicht werden, nicht aber durch die Verweigerung von Verordnungen, da nur tatsächlich verordnete Arzneimittel in die Berechnung der Durchschnittswerte eingehen (Bonus-Regelung). Ärzte können also nicht unter Hinweis auf die Bonus-Malus-Regelung eine Verordnung verweigern.

Arznei|mittel|wirkung, unerwünschte: (engl.) *adverse drug reaction(s)*; Abk. UAW; die Wirkung eines Pharmakons, die (neben der erwünschten Hauptwirkung) diesem Arzneimittel ebenfalls eigentüml., aber nicht erwünscht ist und u. U. zur Änderung od. Absetzung der Ther. zwingen kann. Häufigkeitseinteilung sind: sehr häufig (≥1/10); häufig (≥1/100, <1/10); gelegentlich (≥1/1000, <1/100); selten (≥1/10 000, <1/1000); sehr selten (<1/10 000 einschließlich gemeldeter Einzelfälle).

Im Unterschied zur Nebenwirkung* ist bei der UAW (noch) keine Bewertung des Kausalzusammenhangs mit der Anw. des Arzneimittels vorgenommen worden.

Arznei|mittel|zulassung: (engl.) *market authorisation of drugs*; geregelt durch das Arzneimittelgesetz*; zuständige Behörden sind das Bundesinstitut* für Arzneimittel und Medizinprodukte, das Paul-Ehrlich-Institut (Zulassung von Sera u. Impfstoffen) bzw. Bundesamt* für Verbraucherschutz und Lebensmittelsicherheit (Zulassung von Tierarzneimitteln); für die A. im sog. zentralisierten Verfahren ist die EMA* zuständig; dies betrifft bestimmte, im Anhang der Verordnung (EG) Nr. 726/2004 konkretisierte biotechnologisch hergestellte Arzneimittel, Tierarzneimittel, Humanarzneimittel mit neuen Wirkstoffen sowie Orphan Drugs. Als **Zulassungserweiterung** wird die Zulassung eines bereits eingeführten Arzneimittels für eine andere Indikation bezeichnet. Vgl. Off-Label-Use.

Arznei|stoff|freisetzung: (engl.) *drug release*; Abgabe des Arzneistoffs aus einem Arzneimittel*, die von der Darreichungsform abhängig ist; vgl. Galenik.

Arzt: (engl.) *physician*; A. u. Ärztin sind geschützte Berufsbezeichnungen für diejenigen Personen, die nach Krankenpflegedienst von 3 Mon., Ausbildung in Erster Hilfe, Medizinstudium von 6 Jahren (einschl. 4-monatiger Famulatur), von dem im letzten Ausbildungsjahr 48 Wo. auf eine zusammenhängende prakt. Ausbildung in einer Krankenanstalt entfallen müssen (sog. Praktisches Jahr) u. nach Bestehen aller Prüfungen entspr. **Bundesärzteordnung** (Abk. BÄO; Berufszulassungsrecht) u. der **Approbationsordnung für Ärzte** (Abk. ÄAppO) staatl. Zulassung zur Ausübung des ärztlichen Heilberufs erhalten haben. Berufsausübung wird durch die Ärztekammer* geregelt, der jeder Arzt angehört; bei vertragsärztl. Tätigkeit ist die Zugehörigkeit zur Kassenärztlichen* Vereinigung obligatorisch. Laut Gesundheitsministerium war im Jahr 2008 die Ärzte-Einwohner-Relation bei 1:252 in den alten Bundesländern u. 1:292 in den neuen Bundesländer. In Hamburg kommen auf einen Arzt 174 Einwohner, in Brandenburg 306. Vgl. Amtsarzt; Belegarzt; D-Arzt; Gewerbearzt; Vertragsarzt; Vertrauensarzt; Arzt im Praktikum.

Arzt|gelöbnis: (engl.) *physician's oath*; Genfer Gelöbnis; inhaltlich von dem Hippokratischen* Eid abgeleitete Gelöbnisformel, vom Weltärztebund in Genf (1948) beschlossen u. verpflichtender Bestandteil der ärztlichen Berufsgruppe: „Bei meiner Aufnahme in den ärztlichen Berufsstand gelobe ich, mein Leben in den Dienst der Menschlichkeit zu stellen. Ich werde meinen Beruf mit Gewissenhaftigkeit und Würde ausüben. Die Erhaltung und Wiederherstellung der Gesundheit meiner Patienten soll oberstes Gebot meines Handelns sein. Ich werde alle mir anvertrauten Geheimnisse auch über den Tod des Patienten hinaus wahren. Ich werde mit allen meinen Kräften die Ehre und die edle Überlieferung des ärztlichen Berufes aufrechterhalten und bei der Ausübung meiner ärztlichen Pflichten keinen Unterschied machen weder nach Religion, Nationalität, Rasse noch nach Parteizugehörigkeit oder sozialer Stellung. Ich werde jedem Menschenleben von der Empfängnis an Ehrfurcht entgegenbringen und selbst unter Bedrohung meine ärztliche Kunst nicht in Widerspruch zu den Geboten der Menschlichkeit anwenden. Ich werde meinen Lehrern und Kollegen die schuldige Achtung erweisen. Dies alles verspreche ich auf meine Ehre".

Arzt|haftung: (engl.) *physician's liability*; Bez. für die den Arzt od. Krankenhausträger aus dem Arzt- od. Krankenhausvertrag (§§ 611 ff. BGB) u. aus unerlaubter Handlung (§§ 823 ff. BGB) namentl. bei Vorliegen eines Behandlungsfehlers* od. eines Einwilligungsmangels (s. Aufklärungspflicht; Einwilligung) kumulativ od. alternativ nach Verschuldensprinzip treffende Schadensersatzpflicht. Vertrags- u. Deliktshaftung unterscheiden sich hinsichtl. des Einstehenmüssens für Hilfspersonen (§§ 278, 831 BGB) u. des Umfangs des Schadensersatzes (§ 844 BGB: Ersatz für Unterhaltsverlust bei Tod kann nur auf deliktischer Grundlage verlangt werden).

Arzt, hygiene|beauftragter: (engl.) *hygienist*; in Hygiene u. Mikrobiologie bes. aus- u. fortgebildeter Arzt, der insbes. den Krankenhaushygieniker* unterstützt u. Maßnahmen zur Verhütung u. Bekämpfung von Nosokomialinfektionen* im zugewiesenen Krankenhausbereich durchführt.

Arzt im Praktikum: (engl.) *preregistration house officer*; Abk. AiP; früher Bez. für Ärzte, die nach erfolgreichem Abschluss des 3. Abschnitts der Ärztlichen Prüfung Erlaubnis zur vorübergehenden Ausübung der Funktion als Arzt u. a. in Krankenhäusern od. hierzu ermächtigten Arztpraxen erhielten u. unter Aufsicht von approbierten Ärzten (§ 35 Approbationsordnung a. F.) ärztlich tätig werden durften. 18-monatige Tätigkeit war Voraussetzung für Erteilung der Approbation als Arzt. Mit Änderung der Bundesärzteordnung seit 1.10.2004 ist AiP abgeschafft, Vollapprobation wird mit Bestehen des 3. Abschnitts der Ärztlichen Prüfung erteilt.

Arzt-Patient-Beziehung (Patient*): (engl.) *doctor-patient-relationship*; Verhältnis zwischen Arzt u. Patient im Allg., im Besonderen i. S. einer therapeutischen Beziehung*, die von einer zunehmend aktiven Patientenbeteiligung geprägt ist; Entscheidungsprozesse geprägt ist; die A.-P.-B. lässt sich nach vorliegenden theoretischen Modellen mit Bez. wie Compliance* (Verordnungstreue), Adherence (Therapietreue), Empowerment (gestärkte Eigenverantwortlichkeit des Pat.), Shared Decision Making (partizipative Entscheidungsfindung) od. Informed* Consent charakterisieren. Somit kann die A.-P.-B. asymmetrisch (traditionell paternalistisch) od. symmetrisch (partnerschaftlich an der Autonomie des Pat. orientiert) gestaltet sein. Die Reflexion der A.-P.-B. ist zentraler Bestandteil der Gespräche i. R. der Balint*- od. IFA*-Gruppe u. Supervision*. Die sog. **Gesundheitsorientierte Gesprächsführung** (Abk. GOG) führt zum ressourcen- u. lösungsorientierten Ansatz im Arzt-Patient-Gespräch; die Haltung des Arztes ist dabei von Respekt gegenüber dem individuellen Patienten getragen. Ziel ist es, dem Pat. die oft verborgenen eigenen Ressourcen wieder sichtbar werden zu las-

Arztrolle

sen u. damit seinen Entfaltungsspielraum zu erweitern. Vgl. Arztrolle, Patientenrolle.

Arzt|rolle: (engl.) *doctor's role*; soziale Rolle* des Arztes, die u. a. fachliche Kompetenz, funktionelle Spezifität seiner Handlungen gegenüber dem Pat., affektive Neutralität sowie Hilfsbereitschaft ohne Unterschiede der Person beinhaltet; vgl. Patientenrolle.

As: 1. (chem.) Symbol für Arsen*; 2. (physik.) Abk. für Amperesekunde; s. Coulomb.

ASA: 1. (anästh.) Abk. für (engl.) *American Society of Anesthesiologists*; s. Narkoserisiko (Tab. dort); 2. (immun.) Abk. für Anti*-Spermien-Antikörper.

ASAT: Abk. für Aspartataminotransferase*.

ASB: Abk. für (engl.) *assisted spontaneous breathing*; Form der unterstützten Spontanatmung, s. Beatmung.

Asbest (gr. ασβεστος unauslöschlich) *m*: (engl.) *asbestos*; Sammelbez. für 2 Gruppen faserförmiger silikat. Mineralien (Serpentinasbeste u. Amphibolasbeste); seit 1993 besteht in Deutschland für A. Import- u. Verwendungsverbot; Gefährdung bei Abbruch-, Sanierungs- u. Instandhaltungsarbeiten; häufigste Verw. fand Chrysotil (Weißasbest; magnesiumhaltiger Serpentinasbest; aufgrund von Hitzebeständigkeit, Festigkeit, Elastizität, Laugenbeständigkeit u. Spinnbarkeit wurde A. verbreitet eingesetzt, z. B. als Feuerschutz- u. Isoliermaterial, Asbestzement, in Autoreifen, Brems- u. Kupplungsbelägen. Durch Bearbeitungs- u. Verschleißvorgänge entsteht Asbestfaserstaub mit fibrogenen u. v. a. kanzerogenen Eigenschaften (s. Kanzerogene). **klin. Bedeutung:** s. Asbestose, Pleuramesotheliom, Bronchialkarzinom, Kehlkopfpräkanzerose, Larynxkarzinom.

Asbest|körperchen (↑): (engl.) *asbestos body*; Asbestfaser mit (insbes.) polständiger eisenhaltiger Proteinhülle u. aufgereihten Makrophagen in Hantel-, Bambusrohr- od. Schaschlikspießform als Indikator einer Asbestexposition in der Lungenhistologie, bronchoalveolären Lavage* od. im Sputum, z. B. bei Asbestose*.

Asbestose (↑; -osis*) *f*: (engl.) *asbestosis*; syn. Asbeststaublunge, Bergflachslunge; Form der progredienten, kollagenösen Pneumokoniose* durch Inhalation asbestfaserhaltiger Feinstäube*; ggf. BK Nr. 4103, 4104, 4105; bei berufsbedingter Exposition werden zur Abschätzung von Gesundheitsrisiken individuell sog. Faserjahre* berechnet. **Pathol.:** 1. pulmonale A.: diffuse, interstitielle Lungenfibrose* v. a. basal, meist mit Schrumpfungsneigung; 2. pleurale A.: diffuse Pleuraverdickungen, hyaline bzw. verkalkte Plaques (s. Abb.) u. rezidiv. Pleuraergüsse (sog. Asbestpleuritis), wird durch Ablagerung eingeatmeter Asbestfasern in der Pleura parietalis (sog. Pleurotropie) hervorgerufen u. kann der pulmonalen A. vorausgehen od. gleichzeitig auftreten; **Klin.:** Dyspnoe, trockener Husten, spärl. Auswurf (kann Asbestkörperchen* enthalten); terminal Entw. einer respirator. Insuffizienz u. eines Cor* pulmonale; **Kompl.:** Bronchialkarzinom*, Larynxkarzinom* u. Mesotheliome der Pleura (Pleuramesotheliom*, Abb. dort), des Peritoneums od. Perikards kommen in Verbindung mit A. (95 % ursächl.) gehäuft vor. **Diagn.:** Röntgen-Thorax-Aufnahme (s. ILO-Klassifikati-

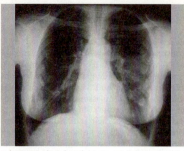

Asbestose: pleurale Asbestose mit Kalkplaques bilateral und diaphragmal [145]

on), CT, Lungenfunktionsprüfung* (restriktive Ventilationsstörung*).

Asbest|warze (↑): (engl.) *asbestos wart*; durch eingespießte Asbestfasern hervorgerufene Hautwarze; keine Präkanzerose*.

ASCA: Abk. für Anti-Saccharomyces cerevisiae Antikörper (IgG u. IgA); **Vork.:** nachweisbar bei 60–70 % der Pat. mit Enteritis* regionalis Crohn; **Nachw.:** ELISA; **Anw.:** zur DD einer Colitis* ulcerosa.

A-Scan *m*: Kurzbez. für Amplituden-Scan; s. Ultraschalldiagnostik.

Ascaris lumbricoides (gr. ἀσκαρίς Spulwurm; lat. lumbricus Regenwurm; -id*) *f*: (engl.) *Ascaris lumbricoides*; Spulwurm (Stamm Nemathelminthes*); ♂ 15–17 cm, ♀ 20–25 cm lang, bleistiftdick, an den Enden zugespitzt; **Entw.:** über Organwechsel; geschlechtsreife Form im Dünndarm des Menschen (Hauptorgan), Eier vom begatteten Weibchen gelangen ins Freie; Entw. zu infektionsfähigen Larven je nach Außentemperatur in wenigen Wo., unter +8 °C Stillstand; **Infektion** des Menschen (Askariasis*) oral durch larvenhaltige Eier (mit Gartenerde verschmutzte Hände, verunreinigtes Trinkwasser, Gemüse usw.; Fliegen übertragen Eier von Kot auf Lebensmittel; keine Autoinfektion); **Larvenwanderung:** Larven verlassen im Dünndarm die Eihüllen, durchbohren die Darmwand u. wandern auf dem Blutweg durch die Leber in die Lunge (Zwischenorgan; eosinophile Infiltrate als Reaktion auf die Parasiten 10–15 Tage nach Infektion röntg. nachweisbar) u. nach Eindringen in das Alveolarlumen über Trachea u. Pharynx erneut in den Dünndarm; nach mehreren Häutungen Auswachsen zum geschlechtsreifen Parasiten 6–8 Wo. nach Infektion; Lebensdauer wenigstens 1 Jahr; **Nachw.:** 1. Stuhl: makroskop. Wurmnachweis*, mikroskop. Wurmeiernachweis*; 2. Sputum: Larven (selten).

ascendens (lat.): (engl.) *ascending*; aufsteigend.

Asc|helminthes (gr. ἀσκός Schlauch; Helminthes*) *f pl*: Nemathelminthes*.

Ascher-Syn|drom (Karl W. A., Ophth., Cincinnati, 1887–1971) *n*: (engl.) *Ascher syndrome*; gemeinsames Auftreten von Blepharochalasis*, Doppellippe*, chron. Lippenödem u. (meist euthyreoter) Struma mit fraglich genet. Ursache.

Aschoff-Geipel-Knötchen (Ludwig A., Pathol., Freiburg, 1866–1942): (engl.) *Aschoff-Geipel nodules*; Granulom* aus großkernigen Riesenzellen

Askosporen

mit zentraler fibrinoider Nekrose*, umgebenden Infiltraten aus Aschoff- u. Anitschkow*-Zellen, Lymphozyten*, eosinophilen Leukozyten* sowie Plasmazellen mit finaler Narbenbildung; **Ätiol.**: immunpathol. Reaktion gegen Streptococcus* (M-Protein); **Vork.:** v. a. Myokarditis i. R. eines rheumatischen Fiebers* im interstitiellen Gewebe des Herzmuskels als perivaskulär gelegene Granulome.

Aschoff-Tawara-Knoten (↑; Sunao T., Pathol., Tokio, Marburg, 1873–1952): (engl.) *Aschoff-Tawara node*; syn. Nodus atrioventricularis, AV-Knoten; s. Erregungsleitungssystem.

Ascites (gr. ἀσκίτης Bauchwassersucht) *m*: s. Aszites.

Asco|myc̲e̲tes (gr. ἀσκός Schlauch; Myk-*) *m pl*: Askomyzeten*.

Ascorb̲i̲n|säure (INN): (engl.) *ascorbic acid*; Acidum ascorbicum; syn. Vitamin C; wasserlösl., leicht oxidierbares Vitamin, das L-Threo-hex-2-enono-1,4-lacton u. dessen Derivate mit gleicher biol. Wirkung umfasst; **Vork.:** in pflanzl. u. tier. Lebensmitteln; **biochem. Funktion:** Radikalfänger; Cofactor bei Hydroxylierungen (z. B. in der Kollagen-, Carnitin-, Tyrosin-, Katecholamin- u. Steroidbiosynthese), beteiligt am mikrosomalen Elektronentransport, fördert Eisenresorption, hemmt Nitrosaminbildung u. stärkt evtl. das Immunsystem; **Bedarf:** Erwachsene 100 mg/d; vgl. Nährstoffzufuhr, empfohlene (Tab. dort); **klin. Bedeutung:** 1. Mangelerscheinungen: Skorbut* bei Fehlod. Mangelernährung (z. B. einseitige Ernährung bei Alkoholkrankheit), erhöhtem Bedarf (z. B. inf. Schwangerschaft, Dialyse, Nicotinkonsum) u. Malabsorption; 2. Hypervitaminose: Oxalatsteinbildung in ableitenden Harnwegen nach lang dauernder Einnahme hoher Dosen (>1 g/d) möglich.

ASD: Abk. für A**t**rium**s**eptum**d**efekt; s. Vorhofseptumdefekt.

ASE: Abk. für A**t**ati**s**treptolysin**e**inheiten; s. Antistreptolysine.

A|semie (A-*; Semen*) *f*: Aspermie*.

A|sepsis (↑; Sepsis*) *f*: (Prinzip der) Keimfreiheit zur Vermeidung einer Infektion* od. Kontamination* durch Aseptik*; vgl. Antisepsis; Nosokomialinfektionen.

A|septik (↑; ↑) *f*: (engl.) *asepsis, asepticism*; Bez. für Maßnahmen der Keimverminderung od. Herstellung von Keimfreiheit (Asepsis*) zur Verhinderung von Kontamination* u. Infektion*; s. Desinfektion; Sterilisation.

ASH: Abk. für a**l**koholische **S**teato**h**epatitis; s. Fettleberhepatitis.

Asherman-Fritsch-Syn|dr̲o̲m (Joseph G. A., Gyn., Tel-Aviv, geb. 1889; Heinrich F., Gyn., Breslau, 1844–1915) *n*: (engl.) *Asherman's syndrome*; syn. intrauterine Adhäsionen; partielle od. totale Synechien* im Bereich des Zervikalkanals u. der Cavitas uteri durch Bildung bindegewebiger, z. T. vaskularisierter Narbenzüge; **Urs.:** v. a. nicht kunstgerechte, aggressive Kürettage*; selten inf. missed* abortion, Endometritis* od. Genitaltuberkulose*; auch nach Myomenukleation*, Metroplastik* od. Schnittbindung*; **Einteilung:** Grad I: einzelne Synechien; Grad II: ≤50 % des Cavum uteri von Synechien durchsetzt; Grad III: >50 % Synechien bis

zur kompletten Verödung; **Sympt.:** Infertilität, Sterilität, Hypo-* bzw. Amenorrhö* (Amenorrhoea traumatica), Dysmenorrhö*; **Diagn.:** Hysteroskopie*, Hysterosalpingographie*; **Ther.:** op. Hysteroskopie, ggf. unter laparoskop. Kontrolle, hormonale Nachbehandlung mit Kombinationspräparat, Einlage eines Intrauterinpessars* zur Rezidivvermeidung.

ASI: Abk. für A**ntikörper-S**pezifitäts**i**ndex; auch Antikörperindex (Abk. AI), auch organismenspezifischer Antikörperindex (Abk. OSAI); Verhältnis zwischen erregerspezif. Antikörperquotient (Liquor/Serum) u. Immunglobulinquotient (Gesamt-IgG im Liquor/Gesamt-IgG im Serum) zur Diagn. einer Infektion des ZNS, z. B. mit Herpes-simplex-, Varicella-Zoster-, Cytomegalie-Virus od. Treponema pallidum. Ein ASI >1,5 weist auf eine erregerspezif. Antikörpersynthese im ZNS hin. **Bestimmung:** Immunoassay. Vgl. MRZ-Reaktion; Eiweißquotient.

ASIA Impairment Scale: ASIA-Schema, auch Frankel-Schema; von der **A**merican **S**pinal **I**njuries **A**ssociation modifizierte Klassifikation nach Frankel zur Einteilung des neurol. Defizits nach Wirbelsäulenverletzung* in Grad A–E; s. Querschnittsläsion (Tab. dort).

A|sialie (A-*; Sial-*) *f*: (engl.) *asialia*; fehlende Speichelsekretion; s. Xerostomie.

Askariasis (gr. ἀσκαρίς Spulwurm; -iasis*) *f*: (engl.) *ascariasis*; Befall des Menschen mit dem Spulwurm Ascaris* lumbricoides; **Übertragung:** alimentär durch Aufnahme der sehr widerstandsfähigen Wurmeier; **Epidemiol.:** weltweit verbreitet, v. a. in ländl. Gebieten mit Gemüseanbau, Kopfdüngung u. Oberflächenberieselung; in den Tropen eine der häufigsten Wurmerkrankungen*; **Sympt.:** kaum Beschwerden bei einzelnen Askariden (selten Austritt eines Wurms aus Mund, Nase od. Anus als 1. Zeichen); Massenbefall führt zu klin. Sympt.: 1. tox.-allerg. Wirkung durch Stoffwechselprodukte der Askariden bes. während der Lungenpassage der Larven; Bronchitis, eosinophiles Lungeninfiltrat, Magen-Darm-Störungen, Eosinophilie; 2. mechan. Störungen durch Verstopfung der Gallen- (sog. biliäre Askariasis) bzw. Pankreasgänge, des Dünndarms, bes. des terminalen Ileums (Askaridenileus); 3. Einbohren in die Darmmukosa u. Vereiterung, Abszesse, Pankreatitis, Cholangitis in der Folge; **Ther.:** Mebendazol*, alternativ Ivermectin*, Pyrantel* od. Albendazol*.

Asken (gr. ἀσκός Schlauch) *m pl*: (engl.) *asci*; zylindrische, keulen- od. kugelförmige Zellen, die sich meist innerh. von Fruchtkörpern der Schlauchpilze (Askomyzeten*) entwickeln; in den A. entstehen nach sexueller Vermehrung die Askosporen*. Vgl. Fungi.

Asko|myz̲e̲ten (↑; Myk-*) *m pl*: (engl.) *ascomycetes*; syn. Ascomycetes, Schlauchpilze; Klasse der Ascomycota; mit Thallus aus septierten Hyphen; bilden auf sexuellem Weg die Hauptfruchtform (Askosporen*) u. asexuell die Nebenfruchtform (Konidiosporen*). Vgl. Fungi.

Askorb̲i̲n|säure: s. Ascorbinsäure.

Asko|sporen (gr. ἀσκός Schlauch; Spora*) *f pl*: (engl.) *ascospores*; Hauptfruchtform der Askomyzeten; im

Sporenschlauch gebildete geschlechtl. Sporen*; s. Asken.

Ask-Upmark-Niere (Erik A.-U., Arzt, Schweden, 1901–1985): (engl.) *Ask-upmark kidney*; seltene, gynäkotrope Form der Nierenfehlbildungen* mit segmentaler Hypoplasie einer Niere u. Hypertonie.

ASL: Abk. für Antistreptolysine*.

Asn: Abk. für Asparagin*.

ASO: Abk. für Antistreptolysin O; s. Antistreptolysine.

Asp: Abk. für Asparaginsäure*.

Asparagin (gr. ἀσπάραγος Spargel) *n*: (engl.) *asparagine*; Abk. Asn od. Asp(NH$_2$), N; 2-Aminobernsteinsäure-4-amid; proteinogene Aminosäure*, Semiamid der Asparaginsäure; freies A. kommt z. B. im Spargel vor.

Asparaginase (↑) *f*: (engl.) *asparaginase*; syn. L-Asparaginamidohydrolase, Colaspase; Enzym, das die Hydrolyse von L-Asparagin zu L-Asparaginsäure u. Ammoniak katalysiert; Zytostatikum*; **Wirkung:** Hemmung der späten S-Phase des Zellzyklus* durch L-Asparagin-Mangel in Tumorzellen (essentielle Aminosäure wegen defekter Asparaginsynthetase); **Ind.:** ALL* (i. R. einer antineoplast. Kombinationstherapie), Non-Hodgkin-Lymphom (Kind). Vgl. Pegaspargase.

Asparagin|säure (↑): (engl.) *aspartic acid*; Abk. Asp, D; α-Aminobernsteinsäure, 2-Aminobutandisäure; saure proteinogene Aminosäure*; Aminogruppendonor bei Transaminierung (wichtig im Harnstoffzyklus* u. zur Biosynthese der Purin- u. Pyrimidinbasen); s. Aminosäurestoffwechsel.

Aspartam *n*: (engl.) *aspartame*; L-Aspartyl-Phenylalanin-Methylester; synthet. Süßstoff (ca. 200-fach süßer als Glukose); nicht kalorienfrei (16,7 kJ/g bzw. 4 kcal/g); evtl. gesteigerter Appetit bei regelmäßiger Zufuhr; **Verw.:** diätetisch bei Diabetes* mellitus u. Fettstoffwechselstörungen; nicht geeignet bei Phenylketonurie*.

Aspartat *n*: (engl.) *aspartate*; Salz der Asparaginsäure*; als exzitatorischer Neurotransmitter* dem Glutamat* eng verwandt (Ligand der Glutamat-Rezeptoren).

Aspartat|amino|trans|ferase *f*: (engl.) *aspartate transaminase*; Abk. AST, ASAT; früher Glutamat-Oxalacetat-Transaminase (Abk. GOT); Enzym, das die Aminogruppe von Aspartat auf Alphaketoglutarsäure überträgt, so dass Oxalacetat u. L-Glutamat entstehen; **Vork.:** in Leber, Herz, Skelettmuskel, Niere, Gehirn (Isoenzyme); **Bestimmung:** im gekoppelten optischen Test*; erhöhte Werte u. a. bei Leberzellläsionen, Herzmuskelschädigung. Vgl. Referenzbereiche (Tab. dort); vgl. Transaminasen; Leberfunktionstest; de-Ritis-Quotient.

Asperger-Syn|drom (Hans A., Päd., Wien, 1906–1980) *n*: (engl.) *Asperger's syndrome*; Form des Autismus* mit Kontaktstörung, eingeschränktem Repertoire an Interessen u. sich in gleicher Weise wiederholenden Aktivitäten u. Verhaltensweisen; im Gegensatz zum frühkindlichen Autismus* keine klin. eindeutige allg. u. schwerwiegende Verzögerung der gesprochenen od. rezeptiven Sprache u./od. der kognitiven Entwicklung; **Häufigkeit:** 0,1–0,5 %; **Vork.:** v. a. bei Jungen (m : w = 8 : 1); **Urs.:** wahrscheinl. genet.; **Ther.:** symptomat. durch Verhaltenstherapie u. soziales Kompetenztraining; kausal bislang nicht möglich; wesentlich ist ein früher Behandlungsbeginn.

Aspergillom (lat. aspergillum Gefäß zum Besprengen; -om*) *n*: (engl.) *aspergilloma*; lokalisierte Infektion mit Aspergillus* unter Ausbildung eines Hyphengeflechts in einer präformierten Höhle der Lunge (z. B. Kaverne, Zyste, Bronchiektase, Abszess); **Klin.:** rezidiv. Hämoptysen, reduzierter AZ; **Diagn.:** Lungenkrankheit in der Anamnese; in Röntgen-Thorax-Aufnahme typ. halbmondförmige Luftsichel über einem Rundherd (image en grelot); Aspergillusserologie; im Sputum u. Bronchialsekret häufig kein Aspergillus nachweisbar; **Ther.:** chir. Segment- od. Lappenresektion. Vgl. Lungenmykosen; Myzetom; Aspergillose.

Aspergillose (↑, -osis*) *f*: (engl.) *aspergillosis*; syn. Aspergillus-Mykose; opportunistische Infektion des stark abwehrgeschwächten Organismus (v. a. nach Knochenmarktransplantation), meist durch Aspergillus* fumigatus; **Lok.:** am häufigsten (z. T. abszedierender) Befall der Lungen (im Gegensatz zum Aspergillom* disseminiert; s. Abb.), des ZNS od. Magen-Darm-Trakts, seltener von Herz, Leber u. Haut; **Ther.:** Antimykotika*; **Progn.:** trotz rechtzeitiger Diagnose u. Ther. Sepsis* mit letalem Ausgang möglich.

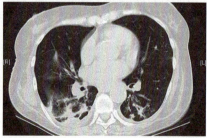

Aspergillose [167]

Aspergillose, all|ergische broncho|pulmon|ale (↑; ↑) *f*: (engl.) *allergic bronchopulmonary aspergillosis* (Abk. ABPA); Erkr. der Lunge u. der Bronchien durch eine duale allerg. Reaktion (Typ I, Typ III; s. Allergie) auf die Besiedlung des Bronchialsystems mit Aspergillus*; **Vork.:** meist bei Pat. mit langjährigem Asthma* bronchiale; **Klin.:** schubweiser Krankheitsverlauf mit Fieber, bräunl. purulentem Auswurf u. U. mit festen Schleimpfröpfen (mucoid* impaction), Thoraxschmerzen, selten Hämoptysen; **Diagn.:** (röntg.) rezidiv., z. T. wandernde Infiltrate, zentrale Bronchiektasen; Nachw. von Aspergillus im Bronchialsekret, Eosinophilie in Blut u. Sputum, hohes Gesamt-IgE u. allergenspezif. IgE im Serum (Enzym*-Allergo-Sorbent-Test); präzipitierende IgG-Antikörper auf Aspergillus positiv; **Ther.:** Bronchialtoilette, Glukokortikoide, Bronchodilatatoren, Mukolytika.

Aspergillus (↑) *m*: Gattungsbegriff für weit verbreitete Fungi* imperfecti mit kolbenförmigen Anschwellungen der Konidienträger (Gießkannen-Schimmelpilz) und strahlenförmig angeordneten Konidiosporen*; opportunistische Erreger*; Saprophyten* auf org. Stoffen, die Aflatoxine* produzieren; einzelne Arten bilden z. T. Antibiotika*.

Aspergillus flavus (↑; lat. flavus gelb) *m*: (engl.) *aspergillus flavus*; Gießkannen-Schimmelpilz, der auf Sabouraud-Glukoseagar mit unterschiedl. Farbton wächst (gelb, gelb-grün bis braun); Err. von Dermato-, Pneumo- u. Keratomykosen; Aflatoxine* werden nur von wenigen Isolaten gebildet. Vgl. Mykosen.

Aspergillus fumigatus (↑; lat. fumus Rauch) *m*: (engl.) *Aspergillus fumigatus*; rauchgrauer Gießkannen-Schimmelpilz, der mit rauchgrauer bis brauner Koloniefärbung auf Sabouraud-Glukoseagar bei 37 °C u. mit dunkelgrüner Färbung bei 28 °C wächst (s. Abb.); häufigster opportunistischer Err. von Aspergillosen u. des Aspergilloms*.

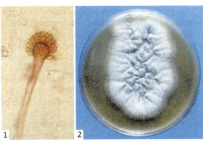

Aspergillus fumigatus: 1: Mikroskopie eines Konidienträgers mit Konidiosporen; 2: Kultur

Aspergillus niger (↑; lat. niger schwarz) *m*: (engl.) *aspergillus niger*; schwarzer Gießkannen-Schimmelpilz; schwarz bis schwarz-braun gefärbte Konidienköpfe; verursacht Sensibilisierung der tiefen Atemwege; gelegentl. Err. von Aspergillose* der Haut (Dermatomykose), des Gehörganges (Otomykose) u. der Lunge; dient der industriellen Herstellung von Zitronen- u. Kojisäure.

A|spermie (A-*; Sperm-*) *f*: (engl.) *aspermia*; syn. Asemie, Anejakulation; fehlende Ejakulation trotz Orgasmus; **Urs.:** neurofunktionelle od. org. Störung, z. B. bei Läsion der sympath. Innervation des Genitales durch radikale Tumorchirurgie im kleinen Becken (abdominoperineale Rektumamputation, radikale Zystoprostatektomie, retroperitoneale Lymphadenektomie) od. bei retrograder Ejakulation*.

A|sphyxie (gr. ἀσφυξία Aufhören des Pulsschlags) *f*: (engl.) *asphyxia*; Atemstillstand* (Apnoe) mit konsekutivem Herz*-Kreislauf-Stillstand; Ind. zur sofortigen Reanimation*; **Formen:** u. a. fetale A. (vgl. fetal distress; Azidose, intrauterine), Neugeborenenasphyxie (vgl. Depressionszustand des Neugeborenen).

A|spiration (lat. aspirare anhauchen) *f*: **1.** (engl.) *aspiration*; (physik.) Ansaugen von Gasen od. Flüssigkeiten (z. B. mit Injektionsspritze*); **2.** (klin.) Eindringen flüssiger od. fester Stoffe (v. a. Mageninhalt, Blut, Fremdkörper; vgl. Fremdkörperaspiration) in die Atemwege während der Inspiration; **Urs.:** unzureichende Schutzreflexe (v. a. Husten- u. Schluckreflex); **Vork.: a)** Bewusstseinsstörung*, Dysphagie*, Refluxkrankheit*, Regurgitation*, Erbrechen*; **b)** als Kompl. einer Anästhesie*; v. a. durch Regurgitation von Mageninhalt während der Einleitung einer Narkose* mit erhöhtem **Aspirationsrisiko:** z. B. Notfall-Op., unzureichende präoperative Nahrungs- u. Flüssigkeitskarenz, Störung der gastrointestinalen Motilität (Refluxkrankheit, Hiatushernie; Ileus, Peritonitis u. a. Formen des Akuten* Abdomens, Erhöhung des intraabdominalen Drucks (Schwangerschaft ab 2. Trimenon, hochgradige Adipositas), schwere Blutung im HNO-Bereich; vgl. PONV; **Klin.:** asymptomat. (stille A.) od. symptomat. (Husten, Dyspnoe); **Kompl.:** Verlegung der Atemwege (Obstruktion), respiratorische Insuffizienz*, Aspirationspneumonie*, Mendelson*-Syndrom, ARDS*; **Proph.:** (anästh.) s. Aspirationsprophylaxe. Vgl. Bolusobstruktion.

A|spirations|bi|opsie (↑; Bio-*; Op-*) *f*: (engl.) *aspiration biopsy*; Biopsie* mit Gewinnung von Zellmaterial durch Aspiration nach Gewebepunktion (z. B. Feinnadelbiopsie*) bzw. Sondierung von Hohlorganen (s. Saugbiopsie); **Anw.:** z. B. bei diagn. Pleurapunktion*, Lymphknotenpunktion*, Knochenmarkpunktion*.

A|spirations|em|bol|ek|tomie, per|kutane (↑; Embol-*; Ektomie*) *f*: (engl.) *percutaneous aspiration embolectomy*; Katheterverfahren, bei dem Anteile eines Gefäßthrombus durch großlumige Katheter abgesaugt werden; Anw. meist in Komb. mit Thrombolyse*; vgl. Angioplastie.

A|spirations|kürettage (↑; Kürettage*) *f*: (engl.) *aspiration curettage*; nach dem Prinzip der Saugkürettage* mit einer Aspirationskürette durchgeführte Kürettage der Cavitas uteri zu diagn. Zwecken; kann ohne Narkose u. Dilatation des Zervikalkanals ambulant ausgeführt werden; **Nachteil:** fehlende Lokalisationsmöglichkeit, z. B. bei Karzinomen u. unvollständiger Kürettage; vorherige Hysteroskopie* erhöht die Treffsicherheit. Vgl. Strichkürettage.

A|spirations|pneumonie (↑; Pneum-*) *f*: (engl.) *aspiration pneumonia*; Pneumonie* durch Aspiration*; **Formen: 1.** akute A., z. B. durch Erbrochenes bei Bewusstseinstrübung, Bewusstlosigkeit (Intoxikation, Schlaganfall, Epilepsie u. a.), als Mendelson*-Syndrom bei Narkose, durch Wasser bei Ertrinken od. Petroleum bei Feuerschluckern; **2.** chron. A., z. B. bei Ösophagusachalasie*, Ösophagotrachealfistel* od. Bulbärparalyse*. Vgl. ARDS.

A|spirations|pro|phylaxe (↑; Prophylaxe*) *f*: (engl.) *aspiration prophylaxis*; (anästh.) Bez. für (im Allg. präoperative Maßnahmen zur Vermeidung einer Aspiration* bzw. Milderung deren Folgen; **Formen: 1.** präoperative Nahrungs- u. Flüssigkeitskarenz (ausgenommen wenige Schlucke Wasser ohne Kohlensäure zur Prämedikation*), ggf. Verschieben elektiver Op; **2.** bei erhöhtem Aspirationsrisiko (s. Aspiration) zusätzl.: **a)** Prämedikation mit flüssigem Antazidum (Schnittentbindung), Histamin-H$_2$-Rezeptoren-Blocker (z. B. Ranitidin), Protonenpumpen-Hemmer (z. B. Pantoprazol) od. Prokinetikum (Metoclopramid), evtl. Antiemetika; **b)** Anti*-Trendelenburg-Lagerung; **c)** Absaugen des Mageninhalts vor Narkose über Magensonde (cave: Regurgitationsleitschiene, daher vor Narkoseneinleitung entfernen); **d)** Regionalanästhesie* (Aspirationsrisiko niedriger als bei Narkose*) bzw.

Aspirationszytologie

Intubationsnarkose* mit Blitzeinleitung* od. Einleitung mit fiberopt. Intubation* des wachen Pat. (s. Narkose); cave: Extubation* nur bei sicheren Schutzreflexen.

A|spirations|zytologie (↑; Zyt-*; -log*) *f*: Punktionszytologie*.

A|spiration, trans|tracheale (↑) *f*: (engl.) *transtracheal aspiration*; selten durchgeführtes diagn. Verf. zur Gewinnung von Bronchialsekret* ohne Kontamination durch oropharyngeale Keime; invasiver als (häufiger durchgeführte) bronchoalveoläre Lavage*; **Prinzip:** Injektion steriler Kochsalzlösung u. Aspiration von Bronchialsekret über einen nach Punktion durch das Lig. cricothyroideum 10–15 cm tief eingeführten Kunststoffkatheter; **Kontraind.:** Störung der Blutgerinnung, Kehlkopftiefstand, unstillbarer Husten, Struma.

A|splenie (A-*; Splen*) *f*: (engl.) *asplenia*; Fehlen der Milz; **Formen:** angeb. bei Milzagenesie od. erworben nach Splenektomie. Vgl. OPSI-Syndrom.

ASR: 1. Abk. für Achillessehnenreflex; s. Reflexe; 2. Abk. für Antistreptolysinreaktion; s. Antistreptolysine.

ASS: Abk. für Acetylsalicylsäure*.

Assessment (engl.): Abschätzung; Bez. für standardisierte Verfahren, Meth. u. Instrumente zur Beantwortung med., funktionaler od. psychosozialer Fragestellungen, z. B. bei Schlaganfall, seniler Demenz, nach wiederholten Stürzen od. zur Beurteilung der Selbständigkeit älterer Menschen (s. Aktivitäten des täglichen Lebens), der Pflegebedürftigkeit* bzw. Notwendigkeit einer Heimunterbringung u. zur Planung, Steuerung u. Ergebnisdokumentation im Rehabilitationsbereich.

As|similation (lat. *assimilare* angleichen) *f*: 1. (engl.) *assimilation*; (physiol.) anaboler Stoffwechsel; unter Energieverbrauch erfolgende Umwandlung körperfremder Ausgangsstoffe in körpereigene Substanzen; i. e. S. Aufbau körpereigener Substanzen aus Bestandteilen, die nach der Verdauung* von Nahrungsstoffen resorbiert wurden. Vgl. Dissimilation, Stoffwechsel. 2. (psychiatr.) Angleichen neuer Bewusstseinsinhalte an vorhandene Vorstellungen (C. G. Jung); 3. (psychol.) in der entwicklungspsychol. Theorie (J. Piaget) funktionaler Prozess kognitiver Anpassung des Organismus an gegebene Umgebungsbedingungen i. S. der Anpassung neuer Erfahrungen an bestehende Erfahrungsschemata; vgl. Akkomodation.

As|similations|becken (↑): (engl.) *assimilation pelvis*; durch Einbeziehung des letzten Lumbal- bzw. des ersten Sakralwirbels entstandene Beckenanomalie; Grundlage des Trichterbeckens*; vgl. Beckenformen.

As|similations|wirbel (↑): s. Übergangswirbel.

As|sistent, pharmazeutisch-technischer (lat. *assistere* helfen, beistehen) *m*: (engl.) *pharmaceutical medical technician*; Abk. PTA; im „Gesetz über den Beruf des pharmazeutisch-technischen Assistenten" (PharmTAG, vom 23.9.1997 (BGBl. I, S. 2349), zuletzt geändert am 30.9.2008 (BGBl. I, S. 1910) u. in der entspr. Ausbildungs- u. Prüfungsverordnung geregelter Assistenzberuf zur Unterstützung der Tätigkeiten eines Apothekers durch Beratung u. Aufklärung von Patienten u. Kunden in einer Apotheke, Laboruntersuchungen, Bestellung u. Buchhaltung; **Ausbildung:** 4 Semester an einer staatl. anerkannten Lehranstalt für PTA, 4-wöchiges Praktikum in einer Apotheke, Ausbildung in Erster Hilfe (16 Doppelstunden), praktische Ausbildung von 6 Monaten in einer Apotheke. Vgl. Assistenzberufe, medizinisch-technische.

As|sistenz|berufe, medizinisch-technische (↑): (engl.) *medical assisting professions*; Bez. für die (bis 1972) unter medizinisch-technischer Assistent (Abk. MTA) zusammengefassten Berufe, für die es seitdem getrennte Ausbildungsgänge gibt; Ausübende der m.-t. A. sind med.-techn. Laboratoriumsassistenten (Abk. MTLA), med.-techn. Radiologieassistenten (Abk. MTR, RTA), med.-techn. Assistenten für Funktionsdiagnostik u. die veterinärmed.-techn. Assistenten (Abk. VTA); **Ausbildung:** 3-jährig an staatl. anerkannten, meist an einem Krankenhaus eingerichteten Schulen; Ausbildung u. Prüfung sind geregelt im „Gesetz über technische Assistenten in der Medizin" (Abk. MTAG, vom 2.8.1993, BGBl. I S. 1402, zuletzt geändert durch Gesetz vom 2.12.2007, BGBl. I S. 2686); Tätigkeiten, deren Ergebnisse der Erkennung einer Krankheit u. der Beurteilung ihres Verlaufs dienen, dürfen von Angehörigen der m.-t. A. nur auf Anforderung eines Arztes od. Heilpraktikers ausgeübt werden (§ 9 Abs. 3 MTAG). Vgl. Assistent, pharmazeutisch-technischer; Dokumentationsassistent, medizinischer.

Assmann-Herd (Herbert A., Int., Königsberg, 1882–1950): s. Frühinfiltrat.

As|soziation (lat. *associare* verbinden) *f*: 1. (engl.) *association*; Verknüpfung; (chem.) Zusammenlagern gleichartiger Moleküle zu Aggregaten durch ionische od. hydrophobe Wechselwirkung, Van-der-Waals-Kräfte od. koordinative Bindung; z. B. Cluster in H_2O inf. Wasserstoffbrückenbindung, Zusammenlagern monomerer Proteine; 2. (psychol.) Verknüpfung von Gedächtnisinhalten (z. B. Ideen, Vorstellungen, Gefühle od. Bewegungen); das Auftreten eines Inhalts begünstigt die Erinnerung an assoziierte Inhalte. 3. (genet.) Fehlbildungskomplex inf. organübergreifender Defekte der zellulären Musterbildung, z. B. VATER*-Assoziation.

As|soziations|bahnen (↑): (engl.) *association pathways, tracts*; Nervenfasern, die sowohl benachbarte (kurze A.) als auch weit auseinander liegende Hirnbezirke (lange A.) derselben Hirnhemisphäre miteinander verbinden; vgl. Gehirn.

As|soziations|felder (↑): (engl.) *association areas*; Rindenfelder* ohne direkte Verbindung zu motorischen od. sensiblen Bahnen; über Assoziationsbahnen* miteinander verbunden; dienen der Integration u. Bewertung eingehender Informationen u. damit auch höheren geistigen u. seelischen Funktionen des ZNS. Vgl. Großhirnrinde.

As|soziations|versuch (↑): (engl.) *association test*; projektives psychol. Testverfahren zur Beurteilung von Assoziationsvermögen (s. Assoziation), Vorstellungsablauf u. Erkennung von Komplexen. Beim verbalen A. soll der Proband auf ein Reizwort mit dem ersten ihm einfallenden Wort reagieren (sog. freie Assoziation) od. mit einem gegensätzl. Begriff antworten (sog. kontrollierte Assoziation). Ausgewertet werden Reaktionszeit u. Inhalt der Antwort.

AST: 1. (serol.) Abk. für **As**partataminotransferase*; **2.** (immun.) Abk. für **A**nti**s**treptolysin**t**iter; s. Antistreptolysine.

A|stasie (A-*; -stase*) *f*: (engl.) *astasia*; völlige Unfähigkeit zu stehen; **Urs.**: meist psychogen, auch zerebellar (vgl. Abasie) od. thalamisch.

Astat *n*: (engl.) *astatine*; auch Astatin(um); radioaktives Element, Symbol At, OZ 85, rel. Atommasse 210; Halogen.

A|steatose (A-*; Stear-*; -osis*) *f*: (engl.) *asteatosis*; fehlende Talgdrüsenabsonderung; vgl. Sebostase.

Aster (gr. ἀστήρ Stern) *m*: **1.** s. Astrosphäre; **2.** sternförmige Gruppierung der Chromosomen während der Metaphase der Mitose*; vgl. Diaster.

A|sterixis (gr. ἀστήρικτος nicht stillhaltend) *f*: (engl.) *asterixis*; sog. Flattertremor, Flügelschlagen; Abfolge arrhythm. Unterbrechungen des Haltetonus der Muskulatur von jeweils 35–200 ms Dauer mit unregelmäßigen Korrekturbewegungen (sog. negativer Myoklonus; kein Tremor* i. e. S.); **Vork.**: bei metabol. od. tox., insbes. hepatischer Enzephalopathie, Wilson*-Krankheit, strukturellen Hirnläsionen od. als UAW z. B. von Phenytoin, Valproat.

A|sthenie (gr. ἀσθένεια Schwäche) *f*: (engl.) *asthenia*; schnelle Ermüdbarkeit, Kraftlosigkeit, Schwäche (auch psychisch); als Asthenisierung wird eine durch Extremsituationen ausgelöste allg. Schwächung bezeichnet; vgl. Adynamie; Müdigkeitssyndrom, chronisches; KZ-Syndrom.

A|sthen|opie (↑; Op-*) *f*: (engl.) *asthenopia*; okular bedingte Störungen des Sehens u. des Allgemeinbefindens, die bei Entlastung des Sehsystems nachlassen; **Urs.**: nicht od. falsch korrigierte Refraktionsanomalien, Missverhältnis zwischen akkommodativer Konvergenz u. Akkommodation*, Heterophorie*, beginnende Presbyopie*.

A|stheno|zoo|spermie (↑; gr. ζῷον Lebewesen; Sperm-*) *f*: (engl.) *asthenospermia*; herabgesetzte Beweglichkeit der Spermien: <50 % Spermatozoen mit progressiver Beweglichkeit (Kategorie a u. b nach WHO) u. <25 % Spermatozoen mit Motilität der Kategorie a; s. Spermauntersuchung (Tab. dort).

Asthma (gr. ἄσθμα das schwere Atemholen, Atemnot) *n*: (engl.) *asthma*; anfallsweise auftretende hochgradige Atemnot; vgl. Asthma bronchiale; Asthma cardiale.

Asthma bronchiale (↑) *n*: (engl.) *bronchial asthma*; syn. Bronchialasthma; entzündl. obstruktive Atemwegerkrankung mit anfallsweise auftretender Dyspnoe inf. variabler u. reversibler Bronchialverengung u. bronchialer Hyperreaktivität*; **Epidemiol.**: eine der häufigsten chron. Erkr.; betrifft bis zu 10 % der Kinder (mind. 70 % <5. Lj.) u. ca. 4–5 % der Erwachsenen bei insgesamt zunehmender Inzidenz; **Path.:** Trias Bronchospasmus, Schleimhautschwellung u. Dyskrinie, ausgelöst durch versch. Mechanismen (Allergene, Infektion, chem.-physik. Inhalationsreize) auf unterschiedl. Reaktionswegen (IgE-vermittelte Sofortreaktion, Freisetzung von Histamin, Leukotrienen, PAF u. a. Mediatoren aus Mastzellen u. a. Entzündungszellen, direkte nervale Wirkung); **Formen: 1.** allergisches A. b. (syn. extrinsisches A. b.): IgE-vermittelte Sofortreaktion durch Inhalation von Allergenen* (meist Pollen sowie Hausstaubmilben, Tierhaare u. -schuppen, Bettfedern u. Schimmelpilzsporen), seltener durch Nahrungsmittel, Arzneimittel, Insektengifte u. Hautkontakt mit Allergenen; **2.** infektbedingtes A. b. (syn. intrinsisches A. b., endogenes A. b.): erstmals auftretend im Anschluss an einen bronchopulmonalen Infekt; direkte Stimulierung sensibler Nervenendigungen durch Viren u. Bakt.; **3.** gemischtförmiges A. b.: Bez. für das gleichzeitige Vorhandensein mehrerer Auslösemechanismen, z. B. infektbedingte Exazerbation eines allergischen A. b.; **4.** analgetikabedingtes A. b.: nach Einnahme von Acetylsalicylsäure od. anderen in den Prostaglandinstoffwechsel eingreifende Antiphlogistika; **5.** anstrengungsbedingtes A. b. (engl. exercise induced asthma): während bis ca. 5 Min. nach Ende einer körperl. Belastung auftretend; **6.** berufsbedingtes A. b.: durch Inhalation allergisierender, chem.-irritativ od. toxisch wirkender Substanzen am Arbeitsplatz (s. Bäckerasthma, Pilzasthma, Isocyanate); **Klin.:** rezidiv. Episoden von Dyspnoe (Atemnot), Husten, zäher Auswurf (enthält eosinophile Granulozyten, Curschmann*-Spiralen, Charcot*-Leyden-Kristalle); verlängertes Exspirium, Tachypnoe, trockene Rasselgeräusche (Giemen u. Brummen, evtl. auch auf Distanz zu hören), hypersonorer Klopfschall; in schweren Fällen Status* asthmaticus; **Einteilung:** klin. unter Berücksichtigung des therap. Ansprechens; **1.** kontrolliertes A. b.: keine Symptome, uneingeschränkte Belastbarkeit, normale Lungenfunktion; **2.** teilweise kontrolliertes A. b.: Symptome u./od. Einsatz der Bedarfsmedikation häufiger als 2-mal/Woche, FEV_1 od. exspirator. Peak*-Flow <80 %, Einschränkung der körperlichen Aktivität, nächtliches Erwachen, Exazerbationen >1-mal/Jahr; **3.** unkontrolliertes A. b. (3 oder mehr Kriterien des teilweise kontrollierten A. b. zutreffend od. Exazerbation ≥1-mal/Woche); **Diagn.:** typ. Sympt. u. Nachweis einer reversiblen Atemwegsobstruktion mit Lungenfunktionsprüfung* einschließl. Reversibilitätsprüfung mit inhalativem Bronchodilatator (Bronchospasmolysetest*) bzw. Glukokortikoid: reversible Minderung des Atemflusses in der Fluss*-Volumen-Kurve (reversible Obstruktion: in allen Volumenbereichen Atemflussreduktion mit Normalisierung nach Inhalation eines Beta-2-Sympathomimetikums) sowie von Sekundenkapazität* (FEV_1/VK <70–75 %), Vitalkapazität u. exspirator. Peak*-Flow; bei allerg. A. b. zusätzl. ausführl. Anamnese, Hauttestung, Bestimmung von Gesamt-IgE u. spezif. IgE (s. Enzym-Allergo-Sorbent-Test); **Ther.:** Vermeidung der auslösenden Noxe, Allergenkarenz; Akuttherapie des Asthmaanfalls je nach Schweregrad (FEV_1, art. BGA, Sauerstoffsättigung, Atemfrequenz, Herzfrequenz): Oberkörperhochlagerung, Sauerstoffgabe (Nasensonde, ggf. Intubation u. Beatmung), Beta-2-Sympathomimetika inhalativ u. ggf. parenteral (s. c. od. kontinuierlich i. v.), Glukokortikoid (z. B. Prednisolon) system. (wiederholt i. v., evtl. p. o.), Theophyllin kontinuierlich i. v. (cave: Dosierung entspr. Serumspiegel wegen geringer therap. Breite); vgl. Drugmonitoring, therapeutisches) sowie Volumentherapie; evtl.

Asthma cardiale

Bronchoskopie; pharmak. Langzeittherapie nach Stufenschema (ab 5. Lj.) mit Ziel der vollständigen Asthmakontrolle: **1.** kurzwirksame Beta-2-Sympathomimetika bei Bedarf; **2.** Basistherapie mit inhalativem Glukokortikoid niedrig dosiert od. Leukotrien-Rezeptor-Antagonist (Montelukast*); **3.** additiv zur Basistherapie der Stufe 2 langwirksame Beta-2-Mimetika od. retardiertes Theophyllin od. inhalatives Glukokortikoid mittlerer Dosierung; **4.** hochdosiertes inhalatives Glukokortikoid kombiniert mit langwirksamen Beta-2-Mimetika u./od. retardiertem Theophyllin u./od. Leukotrien-Rezeptor-Antagonist; **5.** additiv zu Stufe 4 systemische Glukokortikoide, spezifische Immuntherapie* (sog. Anti-IgE-Therapie); **Progn.:** bei Kindern u. Jugendlichen häufig spontane Remissionen, bei Erwachsenen meist chron. Verlauf, u. U. Übergang in obstruktives Lungenemphysem* mit Cor* pulmonale.

Asthma cardiale (↑) *n*: (engl.) *cardiac asthma*; Herzasthma; Bez. für anfallsweise, bes. nachts auftretende Atemnot bei kardial bedingter Stauungslunge* (Stauungsbronchitis), evtl. von reflektor. Bronchospasmus* begleitet; **Vork.:** v. a. bei Linksherzinsuffizienz* od. Mitralklappenstenose*; **Klin.:** Orthopnoe*, starker Husten mit dünnflüssigem, manchmal blutig tingiertem Auswurf, verlängerte Ausatmungszeit; Lungenauskultation: trockene Rasselgeräusche (reflektor. Brochospasmus), basal überwiegend feuchte, feinblasige Rasselgeräusche (interstitielle u. intraalveoläre Flüssigkeitsansammlung durch Stauung in der Pulmonalstrombahn).

Astigmatismus (A-*; Stigma*) *m*: (engl.) *astigmatism*; Brennpunktlosigkeit, Stabsichtigkeit; Sehstörung aufgrund eines nicht rotationssymmetr. Brechwertes von Hornhaut od. Linse, wodurch parallel einfallende Strahlen nicht in einem Brennpunkt vereinigt werden (s. Abb.); **Formen: 1.** regulärer A.: häufigste Form; die einzelnen Meridiane der Hornhautoberfläche besitzen untereinander versch., jedoch in sich gleichmäßige Krümmungen mit jeweils definierter Brennlinie (unterschiedl. Brennweiten); **2.** irregulärer A.: die Wölbung der Hornhaut ist auch in einem festen Meridian nicht gleichmäßig, so dass jeder einzelne Meridian keine feste Brennlinie hat. **Urs.:** Infiltration, Ulzeration od. Narben der Hornhaut, Keratokonus*, vorausgegangene Op.; **Diagn.:** Messung der Krümmungsradien mit dem Ophthalmometer*; **Ther.:** Zylindergläser, in extremen Fällen v. a. bei irregulärem A. Kontaktlinsen* od. perforierende Keratoplastik* erforderlich.

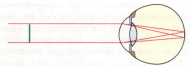

Astigmatismus: Punkte bilden sich auf der Netzhaut als Strich ab.

A-Streifen: s. Myofibrillen.

A-Streptokokken (Strept-*; Kokken*) *f pl*: s. Streptococcus.

Astro|blastom (gr. ἄστρον Stern; Blast-*; -om*) *n*: (engl.) *astroblastoma*; seltener neuroepithelialer Hirntumor* (Tab. dort) mit radiärer Anordnung GFAP (Abk. für engl. glial fibrillary acidic protein)-positiver Tumorzellen um (häufig sklerosierte) Blutgefäße; **Vork.:** bei Kindern u. jungen Erwachsenen; **Ther.:** abhängig vom Grading*; niedrigmaligne Formen operativ, bei höhermalignen Formen altersabhängig Chemotherapie bzw. Radiochemotherapie.

Astro|sphäre (↑; sphaericus*) *f*: (engl.) *astrosphere*; Polstrahlen; typ. Anordnung von Mikrotubuli* in der Umgebung des Zentriols während der Prophase der Mitose*.

Astro|virus (↑; Virus*) *n*: (engl.) *astrovirus*; sphärisches RNA-Virus der Fam. Astroviridae (∅ 28–30 nm), Kapsid ohne Hülle; **Vork.:** bei Vögeln u. Säugetieren; **klin. Bedeutung:** Humane Astroviren sind Err. von gastrointestinalen Infektionen.

Astro|zyten (↑; Zyt-*) *m pl*: s. Neuroglia.

Astro|zytom (↑; ↑; -om*) *n*: (engl.) *astrocytoma*; von astroglialen Zellen abstammender Tumor des ZNS; **Formen: 1.** niedrigmaligne: pilozytisches A. (WHO-Grad I, Vork. v. a. im Kindes- u. Jugendalter; s. Abb. 1) u. A. WHO-Grad II (syn. diffuses A.; neigt zu Rezidiven u. maligner Progression); deskriptive Einteilung in diffuse, fibrilläre, gemischtzytische u. protoplasmatische A.; **2.** hochmaligne: A. WHO-Grad III (anaplastisches A.; neigt zu Rezidiven u. maligner Progression) u. Grad IV (Glioblastom*; Gliosarkom); s. Hirntumoren (Tab. dort); **Path.:** u. a. Mutation im p53*-Gen (v. a. niedrigmalignes A.) u. Amplifikation des EGFR*-Gens (v. a. Glioblastom); vgl. Onkogene; **Lok.:** Großhirnhemisphären (s. Abb. 2; v. a. diffuses u. anaplastisches A., Glioblastom), Kleinhirn (v. a. pilozytisches A.), Sella-Region (Optikusgliom*); seltener spinal (s. Rückenmarktumoren). **Ther.:** abhängig von Lage, Abgrenzbarkeit u. Anaplasietendenz bzw. -grad (Grading); i. d. R. primär operativ unter Anw. von Neuronavigation*, mikrochir. fluoreszenzgestützter Tumorchirurgie*, intraoperativer MRT od. frühpostoperativ (<72 Std. nach Op., vor signifikanter durch Op. induzierter Störung der Blut-Hirn-Schranke) MRT mit ggf. Sekundäroperation; **1.** A. WHO-Grad I: bei inoperablem A. evtl. zunächst Verlaufsbeobachtung (langsames Wachstum), bei Symptom- od. Größenzunahme evtl. Strahlentherapie (fraktionierte stereotaktische Präzisionsstrahlentherapie v. a. bei Kindern >5. Lj.; interstitielle Bestrahlung, z. B. stereo-

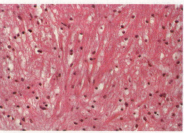

Astrozytom Abb. 1: pilozytisches A., histol. zellarmer Tumor mit Rosenthal-Fasern [31]

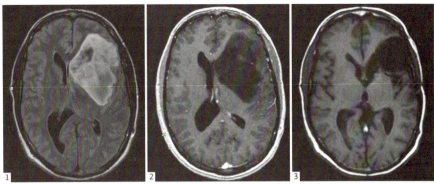

Astrozytom Abb. 2: großes A. (WHO-Grad III) der linken Insel bis fronto-temporal; 1: MRT (Flair); 2: MRT (T1 mit Kontrastmittel); 3: Kontrollaufnahme nach navigationsgestützter Resektion (MRT, T1 ohne Kontrastmittel) [42]

taktisch mit Iod-125, bei Tumoren <4 cm; ggf. kombiniert mit Mikrochirurgie zur Tumorverkleinerung) od. Chemotherapie (z. B. Carboplatin, Vincristin); **2.** A. WHO-Grad II: bei inoperablem Tumor evtl. zunächst Verlaufsbeobachtung (MRT, Spektroskopie, PET-CT/MRT; Biopsie Anaplasieverdächtiger Bereiche) u. Ther. bei Progression zu WHO-Grad III od. IV; bei teilresezierten Tumoren evtl. auch primär Strahlentherapie; **3.** A. WHO-Grad III u. IV: standardmäßig postoperative Radiochemotherapie (Bestrahlung u. Temozolomid) unter Berücksichtigung von Tumorhistologie u. Methylierung des O^6-Methylguanin-DNA-Methyltransferase (MGMT)-Gens im Tumorgewebe (DNA-Reparatur-Gen, das die Wirkung alkylierender Chemotherapie hemmt; bei aktivem MGMT-Promotor vom Standardschema abweichende Temozolomiddosierung, Therapieintervalle u. -dauer sowie bei Rezidiv unter Temozolomid evtl. andere Chemotherapeutika); ausgedehnte Primärbestrahlung (Ganzhirn) wegen früher Ausbreitung anaplastischer Zellen durch das Neuropil erforderl.; bei Lokalrezidiven ≤ 2 cm ggf. auch nach vorangehender Bestrahlung Boost mit Präzisionsstrahlentherapie (Gamma-Knife-Radiochirurgie, Einzeitbestrahlung, stereotakt. Linearbeschleuniger bzw. Cyber Knife); **Progn.:** abhängig von Grading, Lokalisation, Ausdehnung u. Lebensalter; bei WHO-Grad I u. II of günstiger Lage (z. B. Kleinhirn) kurative Resektion mögl. (bei Grad II Verlaufskontrolle über mind. 5 Jahre, wegen Rezidivgefahr mit maligner Progression); bei nicht resektablem, diffusen Tumor v. a. im Hirnstamm, Zwischenhirn od. Optikusbereich nicht heilbar, allerdings oft langsame Progression; bei anaplastischem A. WHO-Grad III unter Chemotherapie begleitend od. nach Strahlentherapie Zwei-Jahres-Überlebensrate ca. 37 %; vgl. Glioblastom.

Astrup-Methode (Poul B. A., Chem., Kopenhagen. 1915–2000) *f*: (engl.) *Astrup's method*; sog. Äquilibriermethode; Verf. zur indirekten Erfassung des CO_2*-Partialdrucks einer Blutprobe mit dem Nomogramm nach Siggaard-Andersen; ersetzt durch direkte Messung mit Elektroden; vgl. BGA; Säure-Basen-Status.

A|symbolie (A-*; gr. σύμβολον Kennzeichen, Merkmal) *f*: (engl.) *asymbolia*; Störung des Erkennens od. Gebrauchs von Symbolen bzw. Zeichen; **Formen:** s. Aphasie, Apraxie, Dyslexie, Dysgraphie.

a|sym|ptoma̱tisch (↑; gr. σύμπτωμα Begleiterscheinung): (engl.) *asymptomatic*; ohne Krankheitserscheinungen, ohne Symptome.

A|syn|ergie (↑; Syn-*; Erg-*) *f*: (engl.) *asynergy*; Störung der Koordination*, bei der das exakte Zusammenspiel versch. Muskelgruppen zur Durchführung einer best. Bewegung nicht mehr gelingt; vgl. Ataxie; Symptome, zerebellare.

A|syn|kliti̱smus (↑; gr. συγκλίνειν zusammenliegen) *m*: (engl.) *asynclitism*; (gebh.) Lateralflexion des kindl. Schädels (Scheitelbeineinstellung) als Anpassungsvorgang bei engem Becken*; **Formen:** 1. regelrechter vorderer A. (Naegele-Obliquität): leichter Grad einer Vorderscheitelbeineinstellung; bei Mehrgebärenden häufig; bei pathol. Beckenformen bessere Chance für vaginale Geburt; 2. vorderer A. (verstärkte Naegele-Obliquität, Vorderscheitelbeineinstellung); 3. regelrechter hinterer A. (Litzmann-Obliquität): leichter Grad einer Hinterscheitelbeineinstellung; selten; Gefahr der verzögerten Eröffnung, Einklemmung der Muttermundlippe u. a.; 4. hinterer A. (verstärkte Litzmann-Obliquität, Hinterscheitelbeineinstellung): bei hochgradig verengtem Becken stellt sich u. U. das hintere Scheitelbein als Leitstelle* ein; bedingte Geburtsunmöglichkeit, da Scheitelbein, Schulter usw. hinter der Symphyse festhaken können. Vgl. Synklitismus.

A|systoli̱e (↑; Systole*) *f*: (engl.) *asystoly*; Form des Herz*-Kreislauf-Stillstands inf. fehlender elektr. Herzaktivität u. konsekutiv fehlender Kontraktion des Herzens; **Urs.:** respirator. (z. B. Lungenembolie*, Spannungspneumothorax, Lungenödem*), kardial (z. B. Herzinfarkt*, Sinusknotenstillstand ohne Ersatzrhythmus*), reflektor. (Vagusreizung, Karotissinus*-Syndrom), Elektrolytstörung (z. B. Hypokaliämie*), Hypothermie* u. a. **Diagn.:** Pulslosigkeit, keine elektr. Aktivität im Oberflächen-EKG (in allen Ableitungen); **Ther.:** sofortige Reanimation*. Vgl. Adams-Stokes-Syndrom; Herzschrittmacher.

aszendi̱erend (lat. ascendere hinaufsteigen): (engl.) *ascending*; aufsteigend.

Aszites (gr. ἀσκίτης Bauchwassersucht) *m*: (engl.) *ascites*; Ascites; syn. Hydrops abdominis; Ansamm-

At

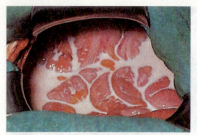

Aszites Abb. 1: chylöser A. (Operationssitus) [23]

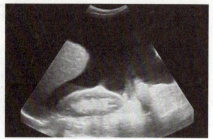

Aszites Abb. 3 [105]

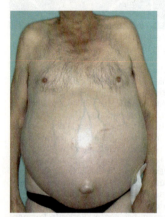

Aszites Abb. 2 [105]

lung von Flüssigkeit in der freien Bauchhöhle; **Urs.:** Störung des Gleichgewichts zwischen portalem Blutdruck u. Lymphproduktion sowie Lymphabstrom u. kolloidosmotischem Druck*; **Einteilung:** entspr. des Albumingradienten (Abk. AG), der sich aus der Differenz zwischen Serum- u. Aszitesalbuminkonzentration ergibt; **1.** A. mit AG ≥1,1 g/dl; **a)** bei vaskulärer Genese bei portaler Hypertension* (syn. portaler A.); **b)** bei erniedrigtem onkotischem Druck bei Hypalbuminämie* (Malabsorption, Malnutrition); **2.** A. mit AG <1,1 g/dl maligner (z. B. bei Peritonealkarzinose*, Pseudomyxom*, Meigs*-Syndrom) od. entzündl. Genese (z. B. bei Tuberkulose, Chlamydien- od. Gonokokkeninfektion, eosinophiler Gastroenteritis, biliärer Erkrankung, Vaskulitis, Pankreatitis u. eitriger Peritonitis*) sowie bei extremem Eiweißverlust (z. B. nephrotisches Syndrom*); **3.** Sonderformen: **a)** Bakteriaszites mit AG ≥1,1 g/dl ohne wesentl. Entzündungsreaktion (<250 Granulozyten/mm³) als Kompl. bei portalem A.; **b)** spontan bakterielle Peritonitis mit AG ≥1,1 g/dl u. Entzündungsreaktion (>250 Granulozyten/mm³); häufige Kompl. bei portalem A.; **c)** A. bei Peritonealdialyse*; **d)** chylöser A. (s. Abb. 1) meist inf. einer Lymphfistel od. Trauma; Cholaskos* inf. Galleleckage; **e)** hämorrhagischer A. durch Einblutung in vorbestehenden A. bei Peritonealkarzinose, Tuberkulose, Gerinnungsstörungen, Verletzungen; **Diagn.:** Messung des zunehmenden Bauchumfangs (s. Abb. 2); Perkussion (Dämpfung) u. Ultraschall-

diagnostik* (s. Abb. 3; auch zum Nachweis kleiner Aszitesmengen); evtl. Parazentese* (Bauchpunktion) zur Bestimmung des Proteingehalts sowie zytol. u. bakteriol. Diagn.; **Ther.:** je nach Form; bei Leberzirrhose Kochsalz- u. Flüssigkeitsrestriktion, Spironolacton (evtl. in Komb. mit Schleifendiuretika), therap. großvolumige Parazentese (Aszitespunktion) mit Volumenersatz durch Albumin od. Kolloidlösung; bei therapierefraktärem portalem A. Anlage eines transjugulären intrahepatischen portosystemischen Shunts* bzw. Lebertransplantation*.

At: (chem.) Symbol für Astat*.
AT: **1.** Abk. für Alttuberkulin; **2.** Abk. für Aortenton; s. Herztöne; **3.** Abk. für Antithrombine*; **4.** Abk. für Adenotomie*; **5.** Abk. für Austauschtransfusion*; **6.** Abk. für Autogenes* Training.
a|taktisch (gr. ἄτακτος ungeordnet): (engl.) *ataxic*; unregelmäßig; s. Ataxie.
A|taraktika (gr. ἀτάρακτος nicht beunruhigt) *n pl*: s. Tranquilizer.
Atavismus (lat. atavus Vorfahre) *m*: (engl.) *atavism*; Rückschlag; spontanes Auftreten von phylogenet. frühen Formbildungen (starke Körper- u. Gesichtsbehaarung, Polymastie, Uterus duplex, Uterus bicornis usw.) als Folge des Erbgangs entspr. der Mendel*-Gesetze od. durch Mutationen; vgl. Degeneration.
A|taxia tele|angi|ectatica (gr. ἀταξία Unordnung) *f*: (engl.) *ataxia teleangiectasia*; syn. Louis-Bar-Syndrom; autosomal-rezessiv erbl. Erkr. (Genlocus 11q23.3, sog. ATM-Gen) mit Defekt von Reparatursystemen* der DNA u. erhöhter spontaner Chromosomenbrüchigkeit; **Häufigkeit:** 1 : 50 000 Lebendgeborene; Genfrequenz 1,4 %; **Klin.:** früh beginnende progrediente zerebellar-extrapyramidal-motor. Störungen, okulokutane Teleangiektasien*, Pigmentflecken, Polyneuropathie*, kombinierter Immundefekt mit Immunglobulinmangel* (Serum- u. sekretor. IgA, IgE, evtl. IgG) u. Störung der zellvermittelten Immunität* inf. eines Defekts der T-Helferzellen, Lymphome; wichtiges **Frühsymptom:** Augenbewegungsstörungen (okulare Apraxie, internukleäre Ophthalmoplegie, Fixationsnystagmus); i. d. R. erhöhte Konz. von Alphafetoprotein* im Serum, bei einigen Pat. Anti-IgA-Autoantikörper; **Kompl.:** häufig rezidiv. Sinusitiden u. bronchopulmonale Infektion mit Ausbildung von Bronchiektasen u. respirator. Insuffizienz; Prädisposition zu malignen Neubildungen (bei Heterozygoten 5-mal häufiger als bei

Gesunden) v. a. des Monozyten-Makrophagen-Systems; bei Frauen fakultativ Gonadeninsuffizienz, Hypogenitalismus u. Disposition für Dysgerminom*; **Ther.:** konsequente antibiot. Behandlung bakterieller Infektionen, evtl. Substitution von Immunglobulinen; **Progn.:** bei initial normaler Intelligenz zunehmende geistige Retardierung; Tod meist zwischen 20. u. 30. Lj.; **Prävention:** genetische Beratung*. Vgl. Phakomatosen; Symptome, zerebellare.

A|taxie (↑) *f*: **1.** (engl.) *ataxia*; Störung der Koordination* von Bewegungsabläufen; **Klin.:** A. der Extremitäten mit Dysmetrie*, Asynergie*, Dysdiadochokinese*, kinetischem Tremor, Greifunsicherheit u. Makrographie; Stand-, Gang-, Rumpfataxie*; Störung der Augenbewegungen: Nystagmus, sakkadierte Blickfolge; Dysarthrie; pathol. Koordinationsprüfungen (z. B. Finger*-Nase-Versuch, Knie*-Hacken-Versuch, Romberg*-Versuch), bei sensibler A. insbes. bei Wegfall der visuellen Kontrolle (Augenschluss, Dunkelheit); **Einteilung:** nach Lok. der Läsion: **1.** zerebellare A. (vgl. Symptom, zerebellares): i. d. R. unabhängig von visueller Kontrolle (Ausnahme: Läsion des Kleinhirnvorderlappens); Urs.: z. B. Schlaganfall, Hirntumor od. degenerative Erkr. des Kleinhirns; **2.** sensible (afferente) A: Störung der Propriozeption*; meist lokomotorische A., insbes. bei Wegfall der visuellen Kontrolle; **a)** als Hinterstrangsymptom* bei Läsion der Hinterstrangbahnen des Rückenmarks (spinale A.), z. B. bei funikulärer Myelose*, Tabes* dorsalis, Multipler* Sklerose; **b)** inf. Läsion peripherer Nerven bei Polyneuropathie*; **3.** vestibuläre A.: inf. Schädigung des Vestibularapparats (akuter Labyrinthausfall*); bei nichtfokalen Erkr. häufig Mischformen, z. B. spinozerebellare Degeneration (z. B. bei Friedreich*-Ataxie); **2.** Sammelbez. für nichtfokale Erkr. des Kleinhirns od. seiner (z. B. spinalen) Verbindungen, deren Leitsymptom eine progressive od. episodische A. ist; **Formen: 1.** erblich (Heredo-Ataxien); **a)** autosomal-dominant: spinozerebellare Ataxie*, episodische Ataxie*; **b)** autosomal-rezessiv, z. B. Friedreich*-Ataxie, Ataxia* teleangiectatica, autosomal-rezessive A. mit okulomotorischer Apraxie (Abk. AOA) Typ 1 u. 2, autosomal rezessive A. Charlevoix-Saguenay (Abk. ARSACS), Vitamin*-E-Mangelataxie, Abeta*-Lipoproteinämie, Refsum*-Syndrom, zerebrotendinöse Xanthomatose*, früh beginnende zerebellare A. (Abk. EOCA für engl. early onset ataxia); **c)** X-chromosomal, z. B. Fragiles*-X-Tremor-Ataxie-Syndrom; **1.** nicht erblich; **1.** im Erwachsenenalter auftretende sporadische Ataxie* unbekannter Genese; **2.** Multisystematrophie* (zerebellarer Typ, MSA-C); **3.** erworbene Erkr., z. B. alkoholische Kleinhirndegeneration, paraneoplastische zerebellare Degeneration*.

A|taxie, episodische (↑) *f*: (engl.) *episodic ataxia*; Abk. EA; seltene autosomal-dominant erbl. degenerative Ataxie* mit paroxysmaler Symptomatik; **Formen:** 6 Typen bekannt (EA 1–6), häufigste Formen sind Typ 1 (EA-1; Kaliumkanal-Genmutation mit Genlocus 12p13) u. 2 (EA-2; Calciumkanal-Genmutation mit Genlocus 19p13); **Klin.: 1.** Typ 1: Dauer der Ataxie-Episoden sehr kurz (Sek. bis Min.), provozierbar (z. B. durch Schreck, körperl. Aktivität) u. mit zunehmendem Alter seltener; Myokymien* (Gesicht, Hand) im Ataxie freien Intervall nachweisbar; **2.** Typ 2: Dauer der Ataxie-Episoden länger (15 Min. bis mehrere Tage) als bei Typ 1 u. häufig zusammen mit Schwindel, Übelkeit u. Erbrechen; provozierbar (Stress, körperl. Aktivität); zusätzl. in ca. 50 % der Fälle Migräne, selten Epilepsie; im Intervall fast immer Nystagmus, im Verlauf leichtes, progredientes zerebellares Syndrom möglich; **Diagn.:** Molekulagenetik; EMG (bei EA-1 spontane repetitive Entladungen), cMRT (bei EA-2 z. T. Atrophie des Vermis cerebelli); **Ther.:** Provokationsfaktoren vermeiden; Acetazolamid (Off-Label-Use; bei EA-2 besser wirksam als bei EA-1); 4-Aminopyridin (individueller Heilversuch).

A|taxie, spino|zerebellare (↑) *f*: (engl.) *spinocerebellar ataxia* (Abk. SCA); früher autosomal-dominante zerebellare Ataxie (Abk. ADCA), veraltet Nonne-Pierre-Marie-Krankheit; autosomal-dominant erbl. progrediente degenerative Ataxien* mit Kleinhirnatrophie* u. ggf. extrazerebellärer Beteiligung; **Ätiol.:** bisher 30 versch. Genloci beschrieben (SCA 1–8, SCA 10–28), bei 17 SCA-Formen verantwortl. Gene lokalisiert bzw. Mutationen identifiziert, v. a. Trinukleotid-Repeat- (z. B. bei SCA 3 verlängertes Cytosin-Adenin-Guanin-Repeat, >60 mal), z. T. auch Ionenkanalerkrankungen; bei unbekanntem Gendefekt z. T. Verwendung der veraltete Bez. ADCA; häufigste Formen: SCA 1, 2, 3 u. 6; **Klin.:** Erkrankungsbeginn bei SCA 1, 2 u. 3 meist im 3., bei SCA 6 im 5. Lebensjahrzehnt; neben Ataxie häufig auch extrazerebelläre Sympt.: **1.** SCA 1: Pyramidenbahnzeichen, Neuropathie, Dysphagie; **2.** SCA 2: Sakkadenverlangsamung u. Neuropathie; **3.** SCA 3 (Machado-Joseph-Krankheit): Pyramidenbahnzeichen, Ophthalmoplegie, periphere Neuropathie, Dystonie, Restless-Legs-Syndrom, Inkontinenz, Hohlfußbildung; **4.** SCA 6: fast rein zerebellar, Migräne; **5.** SCA 7: Retinadegeneration; **6.** SCA 17: Dystonie, Demenz; **Diagn.:** cMRT (Atrophie von Kleinhirn u. Hirnstamm in unterschiedlichem Ausmaß), molekulargenet. (v. a. SCA 1–3, 6 u. 17); **Ther.:** ursächlich nicht mögl.; symptomat. z. B. Physiotherapie, Logopädie, Pharmakotherapie (z. B. bei Spastik, Restless-Legs-Syndrom).

A|taxie, sporadische (↑) *f*: (engl.) *sporadic ataxia*; sp. A. des Erwachsenenalters unbekannter Genese (sporadic adult onset ataxia, Abk. SAOA), früher idiopathische cerebellare Ataxie (Abk. IDCA); sporadisch auftretende neurodegenerative Erkr. unbekannter Ätiol. mit progressiver zerebellarer Ataxie* im Erwachsenenalter; z. T. auch extrazerebelläre Begleitsymptome; Unterscheidung von Multisystematrophie* (MSA-C) bei Erkrankungsbeginn nicht immer möglich; **Diagn.:** cMRT (Kleinhirnatrophie); Ausschluss erbl. (v. a. spinozerebellare Ataxien* vom Typ 6) u. erworbener Urs.; **Ther.:** ursächl. nicht möglich; symptomat. Physiotherapie, Logopädie, ggf. Pharmakotherapie (z. B. bei Restless*-Legs-Syndrom, Pollakisurie).

Ata|zanavir (INN) *n*: (engl.) *atazanavir*; Abk. ATV; azapeptidischer HIV-1-Protease*-Hemmer mit relativ geringem Einfluss auf den Lipidstoffwechsel; **Ind.:** HIV-1-Infektion mit antiretroviraler Vorbehandlung; **Anw.:** p.o. 1-mal tägl. i. R. einer antiretroviralen Kombinationstherapie; **UAW:** u.a. Übelkeit, Kopfschmerzen, Ikterus; vgl. HIV-Erkrankung.

ATC-Klassifikation *f*: (engl.) *ATC classification*; Kurzbez. für Anatomisch-Therapeutisch-Chemische Klassifikation; Einteilung von Wirkstoffen in versch. Indikationsgruppen mit Zuordnung einer definierten Tagesdosis (s. DDD); DIMDI veröffentlich seit 2004 jählich die amtl. deutsche Fassung mit dem Ziel, Kostenvergleiche zwischen Arzneimitteln zu erleichtern.

A|tel|ektase (gr. ἀτελής unvollständig; -ektasie*) *f*: (engl.) *atelectasis*; nicht entfalteter od. kollabierter Alveolarraum der Lunge; in der Folge ödematöse Entz. u. Fibrosierung; **Formen: 1. primäre** (fetale od. angeb.) A.: Lunge der Neugeborenen vor dem ersten Atemzug nicht lufthaltig (Schwimmprobe negativ); auch bei Ersticken ante- od. postnatal inf. Verlegung der Atemwege z. B. durch aspirierten Schleim, bei Schädigung des Atemzentrums (meningeale Blutung), Zwerchfellhernie* od. Surfactantmangel*-Syndrom; **2. sekundäre** (erworbene) A.: v. a. **a)** Resorptionsatelektase: Kollaps der Lunge durch Resorption der in den Alveolen enthaltenen Luft nach Verschluss der zuführenden Atemwege (z.B. durch angesammelten Schleim bei Bronchitis*, zystischer Fibrose*; bei zur Unterdrückung des Hustenreizes führenden Thoraxschmerzen z. B. inf. Rippenfraktur od. nach Thorakotomie; bei Tumoren od. Fremdkörperaspiration); **b)** Kompressionsatelektase inf. Drucks von außen durch Ergüsse, Tumoren, große Bullae, Pneumothorax*, starke Herzvergrößerung, Zwerchfellhochstand nach Laparotomien inf. Zwerchfellatonie mit hypostat. Anschoppung basaler Lungenteile; **c)** Kontraktionsatelektase inf. pulmonaler Fibrosierung (Vernarbung); **Diagn.:** Dämpfung des Lungenschalls u. auskultator. abgeschwächtes Atemgeräusch im betroffenen Lungenbereich (ggf. initiale Knistergeräusche); röntg. verdichteter, nicht transparenter Bezirk mit verringertem Volumen, z. B. als Plattenatelektase* od. Rundatelektase* (Abb. dort); **Ther.:** bei Resorptionsatelektase bronchoskop. Absaugung (Fremdkörper); **Proph.:** Atemphysiotherapie, Schmerzbehandlung, Mukolyse. Vgl. Dystelektase.

Atem|äqui|valent (lat. aequivalere ebenso stark sein, ebensoviel Gewicht haben) *n*: (engl.) *ventilatory equivalent*; syn. Ventilationsäquivalent; wichtiges leistungsdiagn. Kriterium der Spiroergometrie*; **Formen: 1. A.** für Sauerstoff: Quotient aus Atemminutenvolumen u. Sauerstoffaufnahme; **2. A.** für Kohlendioxid: Quotient aus Atemminutenvolumen u. Kohlendioxidabgabe; jeweils in ml/min; **Referenzbereich:** A. steigt mit zunehmender körperl. Belastung an; je größer das A. auf gegebenen Arbeitsstufen, umso geringer die noch vorhandene Leistungsreserve (physiol. 28 ± 5 in Körperruhe); Ausdauertrainierte haben gegenüber Untrainierten auf allen Belastungsstufen ein niedrigeres Atemäquivalent. Vgl. Ventilation, spezifische.

Atem|antriebe: (engl.) *respiratory stimuli*; Faktoren, die über ihre Wirkung auf das Atemzentrum eine Zunahme der Ventilation bewirken; **Einteilung:** **1. rückgekoppelte A.:** wirken über zentrale bzw. periphere Chemosensoren* u. werden durch die Zunahme der Ventilation selbst wieder vermindert; hierzu zählen: Erhöhung des art. u. zentralen CO_2*-Partialdrucks (vermittelt über Veränderung des Liquor-pH), Erhöhung der art. Wasserstoffionenkonzentration* (z. B. bei nicht respiratorischer Azidose), Verminderung des art. Sauerstoffpartialdrucks*; **2. nicht rückgekoppelte A.:** werden von der Zunahme der Ventilation nicht beeinflusst (z. B. Schmerz, Emotion, Mitinnervation des respirator. Netzwerks bei körperl. Arbeit).

Atem|arbeit: (engl.) *respiratory work*; während der Atmung* geleistete Druck-Volumen-Arbeit, die von den Atemmuskeln gegen visköse (Strömungs-, nichtelastische Gewebe- u. Trägheitswiderstände) u. elast. Widerstände (der Lunge u. des Thorax) v. a. bei der Inspiration erbracht wird (physiol. Exspiration passiver Vorgang, nur bei forcierter Exspiration wird aktive A. geleistet); durch Flächenberechnung aus dem Druck*-Volumen-Diagramm zu ermitteln.

Atem|beutel: s. Handbeatmungsbeutel.

Atem|de|pression, zentrale (Depression*) *f*: (engl.) *central respiratory depression*; verminderte Ansprechbarkeit des Atemzentrums* auf Atemantriebe*; **Urs.:** v. a. **1.** pharmak.: z. B. Benzodiazepine, Barbiturate, Opioide; vgl. Überhang; **2.** neurol.: z. B. Schädigung des Atemzentrums bei Arteriabasilaris-Thrombose, Tumor od. Blutung im Bereich der Medulla oblongata bzw. Schädelhirntrauma* u. a. Erkr. des ZNS. Vgl. Atemlähmung.

Atem|frequenz (Frequenz*) *f*: (engl.) *respiratory rate*; Zahl der Atemzüge pro Zeiteinheit; vom Lebensalter abhängig; beträgt in Ruhe beim Neugeborenen ca. 50/min, beim 6 Mon. alten Säugling 40/min, beim 1-jährigen Kind 35/min, beim 6-jährigen Kind 20–22/min, beim Erwachsenen 12–16/min; Verhältnis von Pulsfrequenz* zu A. beträgt vom 3. Lj. an ca. 4:1. Vgl. Dyspnoe.

Atem|gas|ana|lyse (Analyse*) *f*: (engl.) *analysis of respiratory gases*; Messung der Partialdrücke von Kohlendioxid, Sauerstoff u. Stickstoff in der Ausatemluft, deren endexspirator. Anteil der Alveolarluft* entspricht; **Meth.:** Mikrogasanalyse nach Scholander, Wärmeleitverfahren (meist mit Helium als Testgas), Ultrarotabsorption (Abk. URAS), Massenspektralanalyse; **Anw.:** z. B. in der Leistungsdiagnostik (Spiroergometrie*).

Atem|gas|fraktionen (lat. fractio Bruch, Bruchstück) *f pl*: (engl.) *fractions of respiratory gases*; Volumenanteile von Sauerstoff, Kohlendioxid, Stickstoff u. Edelgasen im inspirator. (20,9 % O_2; 0,03 % CO_2; 78,1 % N_2; 1 % Edelgase, v. a. Ar), alveolären (14 % O_2; 5,6 % CO_2; 79 % N_2; 1 % Edelgase) u. exspirator. (16 % O_2; 4 % CO_2; 79 % N_2; 1 % Edelgase) Gasgemisch unter Standardbedingungen (STPD*); vgl. Atemspende; Partialdruck.

Atem|geräusche: (engl.) *breath sounds*; Befund der pulmonalen Auskultation*; **Einteilung:** s. Abb.; **1. Vesikuläratmen:** Bläschenatmen; Atmen von schlürfendem Charakter (Inspiration klingt wie „f", Exspiration wie „w"); über normalen Lungenteilen, beim Gesunden nur bei der Inspiration zu hören; abgeschwächt bei Emphysem, Pleuritis u. Schwartenbildung; verschärft bei Bronchitis; ver-

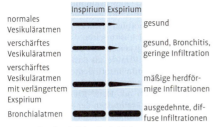

Atemgeräusche: bei der Auskultation

schärft u. (im Exspirium) verlängert bei Erschwerung des Luftaustritts, z. B. bei Asthma bronchiale u. obstruktiver Bronchitis; **2.** pueriles Atmen: normales Atmen v. a. bei schlanken Kindern mit deutl. hörbarem Exspirium inf. geringer Dicke der Thoraxwand; **3.** Bronchialatmen: sog. Röhrenatmen; hauchendes Geräusch (klingt bei In- u. Exspiration wie „ch"), in In- u. Exspiration gleich stark od. bei Exspiration stärker; physiol. über luftröhrennahen Abschnitten (Larynx, Trachea, interskapular); pathol. bei luftarmen Lungenabschnitten inf. Infiltration (Pneumonie); **4.** sakkadiertes Atmen: abgehackte A., häufig harmlos, manchmal bei Pleuritis (sicca) od. Bronchitis; **5.** amphorisches Atmen: sog. Höhlenatmen, Krugatmen; sausendes, metall. klingendes Atemgeräusch (ähnl. dem Geräusch, das entsteht, wenn man über die Öffnung einer großen Flasche bläst); pathognomon. für glattwandige Kavernen; **6.** Bronchophonie*; **7.** Nebengeräusche: v. a. Rasselgeräusche*, Reibegeräusche*, Stridor*.

Atem|gifte: **1.** (engl.) *respiratory poisons*; über die Lunge in Gas-, Dampf- od. Aerosolform aufgenommene Substanzen mit lokal schädigender Wirkung auf Atemwege u. Lungenparenchym (Reizgase wie Ammoniak, Schwefeldioxid, Stickoxide, nitrose Gase, Phosgen, Chlor, Ozon, Isocyanate, Lost) u. Gefahr des tox. Lungenödems* (s. ARDS, RADS); **2.** Stoffe, die durch orale, parenterale, pulmonale od. perkutane Aufnahme das Atemzentrum (s. Atemdepression, zentrale), den Sauerstofftransport (z. B. Kohlenmonoxid, Schwefelwasserstoff, Blausäure) hemmen od. die Sauerstoffaufnahme beeinträchtigen.

Atem|grenz|wert: (engl.) *maximum voluntary ventilation, maximal breathing capacity*; Abk. AGW; durch willkürl. Mehrventilation (theoretisch) max. erreichbares Atemminutenvolumen*; **Bestimmung:** mit Spirometrie*; Proband ventiliert maximal für 6, 10 od. 12 Sek., das Ergebnis wird auf 1 Min. extrapoliert; **Referenzbereich:** abhängig von Alter, Größe, Geschlecht u. Ethnizität; Sollwert errechnet sich aus Alter u. Körperoberfläche, Sollvitalkapazität od. absoluter Einsekundenkapazität; bei jungen, gesunden Männern 100–180 l/min; erniedrigte Werte bei Ventilationsstörungen*.

Atem|hilfs|muskeln (Musculus*) *f pl*: (engl.) *auxiliary respiratory muscles*; Muskeln, die bei forcierter Atmung (Auxiliaratmung) als Atemmuskeln* (i. w. S.) aktiviert werden; **1.** inspirator. A.: Mm. scaleni, Mm. sternocleidomastoidei u. Mm. pectorales; evolutionär (klin. ohne Bedeutung) auch die Muskulatur der Alae nasi (vgl. Nasenflügeln); **2.** exspirator. A.: äußere Bauchmuskulatur; **klin. Bedeutung:** Aktivierung v. a. bei Dyspnoe* bzw. bei Lähmung eines Teils der Atemmuskeln (i. e. S.), z. B. bei neuromuskulären Erkr. (Zwerchfellparese*, Guillain*-Barré-Syndrom, amyotrophische Lateralsklerose* u. a.) od. Querschnittläsion; vgl. Atemlähmung.

Atem|in|suffizienz (Insuffizienz*) *f*: (engl.) *respiratory insufficiency*; Bez. für alle Formen eines Versagens der Atmung mit Störung des Gasaustauschs im menschl. Organismus; **1.** Störung der inneren Atmung* (Zellatmung) bei Anämie od. Vergiftung des Sauerstofftransportsystems (Kohlenmonoxidintoxikation*) od. der Enzyme der Atmungskette (z. B. Blausäureintoxikation*); **2.** Störung der äußeren Atmung: s. Insuffizienz, respiratorische.

Atem|kalk: (engl.) *carbon dioxide absorbent lime*; (anästh.) Bez. für v. a. aus Ca(OH)$_2$ u. H$_2$O bestehende, harte, poröse, weiße Granula im Atemkalkbehälter (CO$_2$-Absorber) des Narkosesystems mit Rückatmung (s. Narkoseapparat) bzw. des Respirators* zur chem. Bindung (exotherme Reaktion) des exspirator. CO$_2$ u. (nach O$_2$-Zugabe) Wiederverwendung der ausgeatmeten Luft beim nächsten Atemzug; u. a. mit Zusatz von Silikaten zur Stabilisierung der staubfreien Granulatform u. Farbstoffindikator zur sichtbaren Erschöpfung des A.; **cave:** Reagibilität des A. (v. a. geringer Feuchtigkeit) mit Inhalationsanästhetika* zu tox. Substanzen, z. B. mit Sevofluran zu Compound* A, Methanol* u. Formaldehyd* bzw. mit Des-, En-, Isofluran wegen der Difluoromethoxy-Gruppe zu Kohlenmonoxid*; daher regelmäßig (mind. alle 7 Tage) frühzeitiger Wechsel des A. erforderl., z. B. bei Austrocknung, nachlassender Erwärmung od. Farbumschlag (violett) des Farbstoffindikators (ungenauer Hinweis); **Formen: 1.** zur Reduktion der Reagibilität des A. zu tox. Reaktionspodukten: **a)** Calciumhydroxidkalk, hauptsächl. bestehend aus Ca(OH)$_2$ u. H$_2$O, in geringerer Menge auch CaCl$_2$ u. CaSO$_4$; **b)** kaliumhydroxidfreier Natriumkalk, aus Ca(OH)$_2$ u. H$_2$O sowie zusätzl. NaOH bestehend; **2.** früher: Natriumkalk i. e. S. (soda lime) aus Ca(OH)$_2$ u. H$_2$O mit zusätzl. NaOH u. KOH bzw. v. a. in den USA Bariumhydroxidkalk (barium hydroxide lime) mit Ba(OH)$_2$ anstelle NaOH.

Atem|lähmung: (engl.) *respiratory paralysis*; Ausfall der Atembewegung (Ventilation); mögl. Urs. eines Atemstillstands; **Formen: 1. zentrale** A. inf. zentraler Atemdepression*; **2. periphere** A. inf. Lähmung der Atemmuskeln, z. B. bei Querschnittläsion* (ab einschließl. C 4), Myasthenia* gravis pseudoparalytica, Polyneuropathie, Poliomyelitis od. pharmak. Muskelrelaxation*; **Ther.:** s. Atemstillstand. Vgl. Überhang.

Atem|luft|befeuchter: (engl.) *respiratory humidifier*; Vorrichtung zum Anfeuchten der Inspirationsluft; z. B. bei länger dauernder Beatmung* zur Vermeidung der Austrocknung der oberen u. unteren Atemwege; **Formen:** künstliche Nase*, Verdampfer*, Vernebler*.

Atem|maske: (engl.) *respiratory mask*; syn. Beatmungsmaske; Nasen- u. Mundöffnung dicht umschließende Gesichtsmaske aus Kunststoff (Silikon)

Atemminutenvolumen

od. Gummi unterschiedl. Größe u. Form (z. B. Rendell*-Baker-Maske) mit eingearbeitetem Anschlussstück für Handbeatmungsbeutel* od. Faltenschlauch (für Narkoseapparat* bzw. Respirator*) bzw. spez. Adapter zur fiberopt. Intubation* in Narkose; i. w. S. auch z. B. Nasenmaske (nCPAP, nBIPAP; s. BIPAP, Abb. dort); **Anw.: 1.** Beatmung* (z. B. Maskenbeatmung* im Notfall); **2.** Narkose*: Präoxygenierung*; Maskenbeatmung während Einleitung (sog. Zwischenbeatmung; cave: nicht bei Blitzeinleitung*) u. bei Maskennarkose*; **3.** Atemtherapie* (z. B. CPAP).

Atem|minuten|volumen (Volumen*) *n*: (engl.) *minute volume*; Abk. AMV; Luftvolumen, das in einer Minute geatmet wird; rechner. Produkt aus Atemzugvolumen (s. Lungenvolumina, Abb. dort) u. Atemfrequenz; **Referenzbereich:** in Ruhe ca. 7 l, unter 50 Watt Belastung 20–25 l, unter 100 Watt 40–45 l. Vgl. Lungenfunktionsprüfung.

Atem|mittel|lage: Atemruhelage*.

Atem|muskeln (Musculus*) *m pl*: (engl.) *respiratory muscles*; Muskeln, die bei Inspiration eine aktive Vergrößerung u. bei Exspiration eine Verkleinerung des Thoraxinnenraums bewirken; bei der Atmung unwillkürl. aktive A. (i. e. S.) sind inspirator. v. a. Zwerchfell u. Mm. intercostales externi, exspirator. v. a. Mm. intercostales interni u. M. transversus thoracis. Vgl. Atemhilfsmuskeln.

Atem|not: (engl.) *respiratory distress*; sog. Lufthunger; bedrohl. empfundene Luftnot (Zwang zu atmen); s. Dyspnoe.

Atem|not|syn|drom des Neugeborenen *n*: (engl.) *infant respiratory distress syndrome* (Abk. IRDS); Abk. ANS; syn. neonatales Atemnotsyndrom; Bez. für alle mit Zyanose, Dyspnoe od. Tachypnoe einhergehenden Zustände des Neugeborenen; häufig syn. mit Surfactantmangel*-Syndrom verwendet; **Urs.:** Erkr. des Respirationstrakts (z. B. Surfactantmangel-Syndrom, Wet*-lung-Syndrom, Fruchtwasser- od. Mekoniumaspiration, Pneumothorax, Pneumonie), Zwerchfellhernie, Phrenikuslähmung, auch Choanalatresie, angeb. Herzfehler, zerebrale Störungen u. a.; **Sympt.:** Tachypnoe (Atemfrequenz >60/min), Zyanose, Einziehungen des Thorax u. Abdomens, Nasenflügeln, exspirator. Stöhnen. Vgl. Depressionszustand des Neugeborenen, Hyperoxietest.

Atem|phasen|zeit-Verhältnis (Phase*): (engl.) *inspiratory-expiratory time ratio* (Kurzbez. I : E ratio); syn. Inspirations-Exspirationsverhältnis (Kurzbez. I : E-Verhältnis); Verhältnis von Inspirationszeit (T_{insp}) zur Exspirationszeit (T_{exp}); bei Spontanatmung in Ruhe ca. 1:2, bei obstruktiver Ventilationsstörung* Verlängerung der T_{exp}; bei maschineller Beatmung* nach Bedarf (Lungenfunktion), meist 1:2; umgekehrt bei IRV*. Vgl. Beatmungsdruck (Abb. dort).

Atem|reserve *f*: (engl.) *respiratory reserve*; Differenz zwischen Atemgrenzwert* u. Atemminutenvolumen* in Ruhe.

Atem|ruhe|lage: (engl.) *resting expiratory position*; syn. Atemmittellage; Zustand des Atemapparats (Lunge u. Thorax) am Ende einer normalen Exspiration, bei dem sich die elast. Rückstellkräfte von Lunge u. Thorax im Gleichgewicht befinden; intrapulmonales Luftvolumen in A.: funktionelle Residualkapazität (s. Lungenvolumina); der intrapulmonale Druck in A. ist gegenüber dem Umgebungsdruck (atmosphär. Druck) gleich Null, der intrapleurale Druck ist negativ.

Atem|spende: (engl.) *mouth-to-mouth respiration*; Beatmung* ohne Hilfsmittel als Basismaßnahme der Reanimation*; **Ind.:** insuffiziente bzw. vollständig fehlende Spontanatmung (Atemstillstand*, Schnappatmung*) od. Herz*-Kreislauf-Stillstand; **Durchführung:** Freimachen der Atemwege durch Überstrecken des Kopfes u. Anheben des Kinns (s. Esmarch-Heiberg-Handgriff), 1 Sek. lang Insufflation der eigenen Ausatemluft (Sauerstoffgehalt ca. 17 %) ohne vorher zu tief einzuatmen, beim Erwachsenen mit 600 ml Tidalvolumen u. Beatmungsfrequenz 10–12/min (cave: Hyperventilation vermeiden) über den Mund bei zugehaltener Nase des Pat. (Mund-zu-Mund-Beatmung, s. Abb.), über die Nase (Mund-zu-Nase-Beatmung; dabei Mund zuhalten) od. ggf. über ein Tracheostoma*; anschl. Entweichenlassen der Luft vor der nächsten Insufflation; bei Wirksamkeit die A. gerade noch sichtbares Heben (während Insufflation) u. anschl. Senken des Thorax; A. auch unter Verw. eines Pharyngealtubus* mögl.; A. bei Säuglingen (meist Mund-zu-Mund-Nase-Beatmung) u. Kleinkindern: über Mund u. Nase mit verringertem Volumen u. erhöhter Frequenz: initiale A. mit 1–1,5 Sek. pro Tidalvolumen, bei Neugeborenen mit 2–3 Sek. pro Tidalvolumen (zur ausreichenden Blähung der neonatalen Lunge); **Kompl.:** Überblähung des Magens bei zu hohem Insufflationsdruck (ab 15 cm H_2O); **cave:** Bei Vorliegen von Kontaktgiftintoxikationen od. Infektionskrankheiten ist auf adäquaten Schutz des Helfers zu achten.

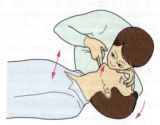

Atemspende: Mund-zu-Mund-Beatmung

Atem|still|stand: (engl.) *respiratory arrest*; fehlende Atemströmung über Mund u. Nase; führt zu Hypoxie*, Hyperkapnie* u. Zyanose*; funktioneller A. bei Schnappatmung*; **Urs.: 1.** obstruktive Apnoe*: Verlegung der Atemwege z. B. bei Fremdkörperaspiration*; **2.** zentrale Apnoe: Atemlähmung* z. B. iatrogen bei Narkose*; **3.** Komb.; **Ther.:** sofortiges Freimachen u. Freihalten der Atemwege sowie Beatmung* (bei fehlenden Hilfsmitteln als Atemspende*) i. R. der Reanimation* (s. Abb.). Vgl. Asphyxie; Atmungstypen; Hypopnoe; Schlafapnoesyndrom.

Atem|stoß|test *m*: Tiffeneau*-Test.

Atem|test: s. Alkoholbestimmung; Kohlenstoff-13-Exhalationstest; Wasserstoff-Exhalationstest.

Atem|therapie *f*: (engl.) *respiratory therapy*; Verf. zur Besserung od. Aufrechterhaltung der Atemfunkti-

Atenolol

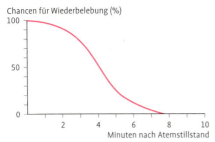

Atemstillstand: Erfolgschancen einer Reanimation nach Atemstillstand in Abhängigkeit von der Dauer des Atemstillstands

on; **Formen: 1.** konservativ i. R. der Physiotherapie: Atemschulung, Bewegungstherapie* u. physik. Therapie (Klopfmassage*, Vibration, PEP*, Mobilisation bzw. Lagerung u. a.); **2.** apparativ (bzw. pharmak.): z. B. Aerosoltherapie*, CPAP* od. kontrollierte Beatmung*; **Ind.:** je nach Form der A.; z. B. bei bronchopulmonalen Erkr. (chron. Bronchitis, Bronchiektasen, zystische Fibrose u. a.), Thorax- u. Wirbelsäulendeformität, prä- u. postoperativ sowie i. R. der Schwangerschaftsgymnastik zur Ökonomisierung der Atemarbeit u. Bronchialdrainage (Proph. der Pneumonie) bzw. kontrollierte Beatmung bei respiratorischer Insuffizienz*.

Atem|weg|druck: s. Beatmungsdruck.

Atem|wege: (engl.) *respiratory tract*; Respirationstrakt bis zu den Alveolen; **Einteilung: 1.** obere A.; umfassen die Nasenhöhle mit ihren Nebenhöhlen u. den Rachen, wo sich der Luftweg mit dem Nahrungsweg kreuzt; **2.** untere A.; umfassen Kehlkopf, Luftröhre u. Aufzweigung des Bronchialbaums* (Abb. dort). Vgl. Atemwege, schwierige.

Atem|weg|erkrankungen, ob|struk|ti|ve: (engl.) *obstructive airways diseases*; Sammelbez. für Erkr. des bronchopulmonalen Systems mit obstruktiver Ventilationsstörung*; **Formen: 1.** reversibel: z. B. Asthma* bronchiale; **2.** nicht vollständig reversibel: COPD*.

Atem|wege, schwierige: (engl.) *difficult respiratory passages*; (anästh.) Bez. für erschwerte (bzw. unmögl.) Maskenbeatmung*, pharyngeale Atemwegsicherung (s. Pharyngealtubus) od. Intubation* (Laryngoskopie); **Risikofaktoren** (Ermittlung i. R. der präoperativen Visite; s. Prämedikation): **1. funktionell: a)** Einschränkung der atlantookzipitalen bzw. HWS-Beweglichkeit (Reklination <80°); z. B. bei Spondylitis* ankylosans od. Diabetes* mellitus (Hinweis an Händen: prayer* sign); **b)** eingeschränkte Mundöffnung: Abstand zwischen Ober- u. Unterkanten der Schneidezähne (bzw. Alveolarkämme* bei Zahnlosen) bei max. Mundöffnung <3 cm (Intubation) bzw. <2 cm (pharyngeale Atemwegsicherung); **c)** Klassifikation der oropharyngealen Sicht bei max. Mundöffnung u. herausgestreckter Zunge nach Mallampati in I–IV (IV: minimal, Uvula nicht sichtbar) zur einfachen Prädiktion (grobe Orientierung; Sensitivität u. Spezifität niedrig) einer erschwerten Intubation (Laryngoskopie); **2. anat.: a)** kurzer, dicker Hals: kleiner Abstand zwischen Incisura thyroidea superior u. Kinn (thyromental; <6–7 cm) bzw. Sternum (thyrosternal; <8 cm) bei geschlossenem Mund u. max. überstrecktem Atlantookzipitalgelenk; **b)** Dysgnathie* (z. B. Mikrogenie, maxilläre Prognathie); **c)** Makroglossie*; **d)** Zahnlosigkeit (erschwerte Maskenbeatmung); **3.** anamnest. (z. B. Intubationsschwierigkeit). Erhöhung der Sensitivität u. Spezifität der Prädiktion sch. A. durch Komb. mehrerer Risikofaktoren mit unterschiedl. Scores (z. B. modifizierter Multifaktor-Risiko-Index); vgl. Narkoserisiko; **cave:** Narkose* bzw. Beatmung* bei sch. A.; ausreichende Präoxygenierung* vor Einführen eines entspr. Hilfsmittels zur Atemwegsicherung, ggf. Larynxmaske* statt Endotrachealtubus* bzw. bei erforderl. Intubation z. B. fiberopt. Wachintubation (s. Narkose; auch in Narkose mögl.: s. Intubation) od. bei Intubation mit Laryngoskop spez. Hilfsmittel (z. B. Führungsstab; s. Mandrin) u. Krikoiddruck (s. Sellick-Handgriff) einsetzen (vgl. Blitzeinleitung), evtl. alternative Verf. zur Atemwegsicherung (z. B. ösophagotrachealer Kombinationstubus).

Atem|weg|widerstand: (engl.) *airway resistance*; Resistance; Symbol R_{aw}; Strömungswiderstand in den Atemwegen, den der Luftstrom bei der Atmung überwinden muss; **Bestimmung:** Ganzkörperplethysmographie* od. Oszillometrie*; **Referenzbereich:** <3,0 cm $H_2O/l/s$ (0,3 kPa/l/s), abhängig von Alter u. Körpergewicht; erhöht bei obstruktiven Atemwegerkrankungen*. Vgl. Ventilationsstörungen.

Atem|zeit|volumen (Volumen*) *n*: (engl.) *breathing time volume*; Abk. AZV; Luftvolumen, das pro Zeiteinheit (s. Atemminutenvolumen) geatmet wird.

Atem|zentrum *n*: (engl.) *respiratory center*; in der Formatio reticularis der Medulla oblongata gelegenes Netzwerk von Neuronen, deren oszillierendes Aktivitätsniveau (bei retrograder Hemmung u. anterograder Aktivierung bzw. Disinhibition) zu einer rekurrent kreisenden Erregung führt, die Rhythmus u. Automatie der Atmung* bewirkt; **Einteilung: 1.** inspiratorische Neurone: bewirken Inspiration* durch Erregung der spinalen motorischen Neurone der inspiratorischen Atemmuskeln* (v. a. Zwerchfell); **2.** postinspiratorische Neurone: beenden die Inspiration durch Hemmung der inspiratorischen Neurone u. leiten die passive Exspiration ein, d. h. keine aktive Betätigung der exspiratorischen Atemmuskeln (in Ruhe); **3.** exspiratorische Neurone: bewirken bei forcierter Atmung die aktive Exspiration* durch Erregung der spinalen motorischen Neurone der exspiratorischen Atemmuskeln. Enge anat. Verbindungen zu den zentralen Chemosensoren* an der Ventralseite der Medulla oblongata betonen die Bedeutung des art. CO_2*-Partialdrucks u. des pH im zerebrospinalen Liquor für die Regulation der Atmung; arterieller pH u. Hypoxämie wirken dagegen nur auf periphere Chemosensoren. Vgl. Atemantriebe; Hering-Breuer-Reflex; Atemdepression, zentrale.

Atem|zug|volumen (Volumen*) *n*: (engl.) *tidal air*; syn. Atemvolumen, Atemzugtiefe, Atemhubvolumen, Tidalvolumen; s. Lungenvolumina.

Atenolol (INN) *n*: (engl.) *atenolol*; (relativ) beta-1-selektiver Beta*-Rezeptoren-Blocker.

ATG: Abk. für Antithymozytenglobulin*.
A|thelie (A-*; gr. θηλή Brustwarze) *f*: s. Amastie.
Ather|ek|tomie (gr. ἀθήρη Mehlbrei; Ektomie*) *f*: (engl.) *atherectomy*; (chir.) Herausschneiden atheromatösen Materials aus Arterien; offen (gefäßchirurgisch) od. interventionell, ggf. in Komb. mit Ballonangioplastie* u./od. Implantation eines Stents*. Vgl. Rekanalisierung.
athero|gen (↑, -gen*): (engl.) *atherogenic*; arteriosklerot. Gefäßveränderungen fördernd; s. Arteriosklerose.
Atherom (↑, -om*) *n*: **1.** (engl.) *atheroma*; Bez. für atherosklerot. Plaque*; vgl. Arteriosklerose; **2.** sog. Grützbeutel; Bez. für Zysten der Epidermis im Bereich der Haarfollikel mit unterschiedlicher Ätiol. u. Histol.; vgl. Epidermalzyste; Trichilemmalzyste; Steatokystom; Milien.
Atheromatose (↑; ↑; -osis*) *f*: (engl.) *atheromatosis*; Intimaveränderungen bei Arteriosklerose*.
Athero|sklerose (↑; Skler-*; -osis*) *f*: (engl.) *atherosclerosis*; syn. Bez. für Arteriosklerose* mit Betonung der histopathol. Veränderungen (Atherom*).
Athero|thrombose (↑; Thromb-*; -osis*) *f*: (engl.) *atherothrombosis*; arterielle Thrombose* durch Aufbrechen eines arteriosklerot. Plaques u. nachfolgender Aktivierung der Thrombozyten; mögl. Urs. für Herzinfarkt, Schlaganfall, Claudicatio intermittens.
Athetose (gr. ἄθετος nicht an seiner Stelle; -osis*) *f*: (engl.) *athetosis*; Erkr. des extrapyramidalen Systems mit langsamen, bizarr geschraubten Bewegungen v. a. an den distalen Extremitätenabschnitten (s. Abb.), evtl. mit Hyperextension od. Subluxation; tritt sowohl bei willkürl. als auch bei unwillkürl. Bewegungen auf; **Urs.:** Schädigung von Putamen, Nucleus caudatus od. Pallidum, z. B. inf. Kernikterus* bei prolongiertem Icterus neonatorum, nach intrazerebraler Blutung*, Hypoxie od. ischämischem Schlaganfall* (häufig einseitig als Hemiathetose), od. inf. Intoxikation; oft in Komb. mit anderen extrapyramidalen Bewegungsstörungen (s. Symptome, extrapyramidale), z. B. als Choreoathetose*. Vgl. Athétose double.

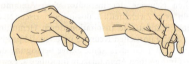

Athetose

Athétose double (franz. ↑; ↑) *f*: (engl.) *double athetosis*; syn. Hammond-Syndrom; beidseitig auftretende Athetose*; **Urs.:** v. a. frühkindlicher Hirnschaden*, z. B. durch Kernikterus*; vgl. Status marmoratus.
A|thyreose (A-*; Thyreo-*; -osis*) *f*: (engl.) *athyreosis*; Schilddrüsenaplasie; angeborenes völliges Fehlen von Schilddrüsengewebe (Agenesie*); **Vork.:** isoliert (s. Hypothyreose) od. selten i. R. eines angeb. Syndroms (z. B. Bamforth*-Lazarus-Syndrom).
ATL: Abk. für Aktivitäten* des täglichen Lebens.
Atlas (gr. Ατλας der Träger des Himmelsgewölbes in der griechischen Sage) *m*: (engl.) *atlas*; oberster Halswirbel (C I) mit Massa lateralis, Arcus anterior u. Arcus posterior; im Gegensatz zu übrigen Wirbeln ohne Wirbelkörper (s. Vertebra). Vgl. Axis.
Atlas-Axis|gelenk (↑; lat. axis Achse): (engl.) *atlantoaxial joint*; unteres Kopfgelenk; Articulatio* atlantoaxialis mediana u. gleichnamige laterale Gelenke.
Atlas|dys|plasie (↑; Dys-*; -plasie*) *f*: (engl.) *atlantal dysplasia*; auch Atlasdissimilation; Fehlbildung des Atlas*.
Atlas|fraktur (↑; Fraktur*) *f*: s. Jefferson-Fraktur.
ATLS: Abk. für (engl.) *Advanced Trauma Life Support*; registriertes u. geschütztes international gebräuchl. Ausbildungskonzept des American College of Surgeons zum standardisierten prioritätenorientierten diagn. u. therap. Vorgehen bei Pat. mit Polytrauma* im Schockraum* u. damit Sicherstellung einer gleichbleibend hohen Qualität der med. Versorgung.
Atmen, amphorisches: s. Atemgeräusche.
Atmen, meningitisches: s. Biot-Atmung. geprüft
Atmen, pueriles: s. Atemgeräusche
Atmung: 1. (engl.) *respiration*; **äußere** A. (Lungenatmung, Respiration): Gastransport u. -austausch; **a)** Ventilation: Belüftung der Lungenalveolen im Wechsel von Inspiration* u. Exspiration*; Steuerung durch Atemzentrum*; **b)** Perfusion: der Ventilation regional angepasste Durchblutung der Alveolarkapillaren; vgl. Euler-Liljestrand-Reflex; **c)** Diffusion: Sauerstoffaufnahme u. Kohlendioxidabgabe über die alveolokapilläre Membran*; **2. innere** A. (Zellatmung, Gewebeatmung): sauerstoffabhängige Stoffwechselprozesse in der Zelle, die der Bereitstellung von Energie dienen; insbes. durch Redoxreaktionen u. oxidative Phosphorylierung* in den Mitochondrien* (s. Atmungskette); unter Verbrauch von 6 Mol O_2 liefert z. B. 1 Mol Glukose 6 Mol CO_2, 6 Mol H_2O u. 38 Mol ATP.
Atmung, in|verse: (engl.) *inverted breathing*; syn. thorakoabdominale paradoxe Atmung*, Schaukelatmung, Czerny-Atmung; Zwerchfell-Thorax-Antagonismus, umgekehrte Atmung; passive paradoxe max. Thoraxexkursionen ohne suffiziente Ventilation: abdominale Vorwölbung bei thorakaler Senkung während der (ineffektiven) Inspiration sowie abdominales Einziehen bei thorakaler Hebung während der (ineffektiven) Exspiration; funktioneller Atemstillstand* (Atemgeräusche fehlen); **Urs.: 1.** max. Zwerchfellkontraktion bei hochgradiger Ermüdung der Atemmuskulatur o. Atemwegobstruktion im Bereich von Kehlkopf od. Luftröhre durch Fremdkörper, Schwellung od. Laryngospasmus; **2.** reine Zwerchfellatmung bei peripherer (Teil-)Atemlähmung* durch hochthorakale bis tiefzervikale Querschnittläsion*. Vgl. Atmungstypen; Flankenatmung.
Atmung, para|doxe: (engl.) *paradoxical respiration*; Störung der physiol. synchronen u. symmetr. Atemexkusionen von Thorax u. Abdomen; **Formen: 1.** thorakale p. A. (sog. Brustwandflattern, Flatterbrust, engl. flail chest): inspirator. Einwärts- u. exspirator. Auswärtsbewegung eines pathol. bewegl. Thoraxwandanteils durch Rippenserienfraktur* mit Pendelluft* (s. Abb.) u. damit respiratorischer Insuffizienz*; **2.** diaphragmale p. A.: inspirator. Senkung der gesunden u. Hebung der kranken Zwerchfellhälfte bei Phrenikuslähmung*;

Atmungskette

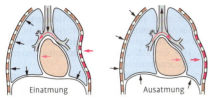

Atmung, paradoxe: thorakale paradoxe Atmung mit Mediastinalflattern u. Pendelluft bei thorakaler Instabilität durch einseitige Rippenserienfraktur

3. thorakoabdominale p. A.: s. Atmung, inverse; 4. Wechsel von Zwerchfellatmung u. thorakaler Atmung (sog. respirator. Alternans) meist bei zentralnervöser Störung. Vgl. Atmungstypen.

Atmung, peri|odische: (engl.) *periodic respiration;* Atmung mit abwechselnd auftretend mehreren tiefen Atemzügen u. darauf folgender kurzer apnoischer Pause als Zeichen einer Regelabweichung des bulbären Atemzentrums*; **Vork.:** meist pathol. (z. B. Biot*-Atmung, Cheyne*-Stokes-Atmung), beim Neugeborenen auch als normale Atmung im Schlaf. Vgl. Atmungstypen.

Atmungs|kette: (engl.) *respiratory chain;* in Mitochondrien* lokalisiertes Multienzymsystem mit versch. Redoxsystemen*, das die Übertragung von Reduktionsäquivalenten u. Elektronen auf Sauerstoff mit Energiegewinn in Form von ATP (oxidative Phosphorylierung*) koppelt; **Komponenten:** s. Abb.; **1.** Komplex I: Transmembrankomplex NADH-Ubichinon-Oxidoreduktase; katalysiert die Reduktion des löslichen Elektronen-Carriers Ubichinon* zu Ubichinol unter Oxidation von NADH (s. Pyridinnukleotid-Coenzyme); Cofaktoren: FMN u. proteingebundene Eisen-Schwefel-Zentren (Abk. FeS); **2.** Komplex II: Membranenzymkomplex Succinat-Ubichinon-Oxidoreduktase; katalysiert Ubichinon-Reduktion mit Succinat als Reduktionsmittel; Cofaktoren: u. a. FAD; **3.** Komplex III: Transmembrankomplex Ubichinon-Zytochrom-c-Oxidoreduktase; katalysiert Ubichinol-Oxidation unter Reduktion des löslichen Elektronen-Carriers Zytochrom* c; Cofaktoren: u. a. Zytochrom b u. c_1; **4.** Komplex IV: Transmembrankomplex Zytochrom-c-Oxidase (Zytochrom-c-O_2-Oxidoreduktase, s. Zytochromoxidase); katalysiert Reduktion von Sauerstoff zu Wasser unter Zytochrom-c-Oxidation; Cofaktoren: u. a. Zytochrom a. Während des horizontalen Elektronentransports in der Membran werden vertikal dazu in den Komplexen I, III u. IV jeweils 4 Protonen in den Intermembranraum transportiert, so dass an der inneren Mitochondrienmembran ein Protonengradient (pH- u. elektr. Gradient) aufgebaut wird, dessen Ausgleich zur Phosphorylierung von ADP (s. ATPasen) genutzt wird. Einige Substanzen (z. B. Dinitrophenol, Thyroxin, Triiodthyronin) führen zur Entkoppelung von Elektronentransport u. ATP-Bildung, es entsteht nur Wärme (physiol. Entkopplung in neonatalem braunem Fettgewebe sowie bei Winterschläfern über membanären Einbau eines Entkopplungsproteins, engl. encoupling protein). Toxische **Hemmstoffe** der A. sind Rotenon, Amytal, Antimycin A, Cyanide

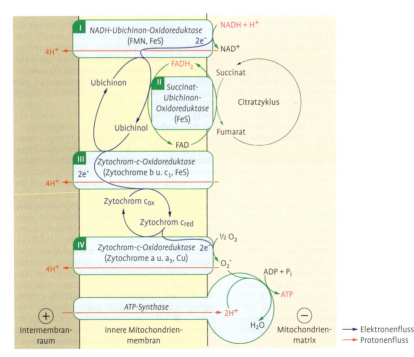

Atmungskette: Energiegewinnung in Form von ATP aus NADH + H^+ u. $FADH_2$

Atmungstypen

(vgl. Blausäureintoxikation), Kohlenmonoxid (vgl. Kohlenmonoxidintoxikation) u. Azid.

Atmungs|typen: (engl.) *patterns of respiration*; Formen der äußeren Atmung*; **1. physiol. A.:** Eupnoe; unbewusste Ruheatmung des Erwachsenen mit regelmäßigen Atemzügen gleicher Atemtiefe; bei Zunahme des Atemantriebs* (z. B. Arbeit, Fieber) kommt es durch Hyperpnoe* u. Tachypnoe* zu einem Anstieg des Atemminutenvolumens* (Mehrventilation). **Respirationstypen:** Bauchatmung (syn. Zwerchfellatmung, Abdominalatmung) u. Brustatmung (syn. Thorakalatmung, Kostalatmung). **2. pathol. A.:** Dyspnoe*, Orthopnoe*; Kussmaul*-Atmung, Schnappatmung*, paradoxe Atmung*, inverse Atmung*, Bradypnoe*; periodische Atmung (z. B. Cheyne*-Stokes-Atmung, Biot*-Atmung; s. Abb.); Apnoe: s. Atemstillstand.

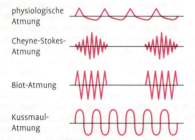

Atmungstypen: schematische Darstellung verschiedener pathologischer Atmungsformen im Vergleich zur normalen Atmung; Exkursionen spirometrischer Kurven proportional der Atemtiefe

Atom (gr. ἄτομος unteilbar) *n*: (engl.) *atom*; kleinste mit chem. Meth. herstellbare Einheit der Materie; besitzt noch die typ. chem. Eigenschaften des betreffenden Elements* u. ist mit physik. Meth. weiter in Elementarteilchen* zerlegbar, wobei die elementtyp. Eigenschaften des A. verlorengehen; nach Rutherford u. Bohr besteht das A. aus einem positiv geladenen Kern, der fast die gesamte Masse enthält u. einer negativen Elektronenhülle. Der Durchmesser des A. liegt in der Größenordnung von 10^{-10} m, der des Kerns bei 10^{-14} m. **Aufbau: 1. Atomkern:** besteht aus Protonen* u. Neutronen*; die Anzahl der Protonen (Kernladungszahl*) ist bestimmend für die chem. Eigenschaften u. die Stellung im Periodensystem* der Elemente (Ordnungszahl). A. mit gleicher Protonen-, aber unterschiedl. Neutronenzahl gehören zum gleichen Element u. werden als Isotope* bezeichnet; vgl. Kernspaltung. **2. Atomhülle** (Elektronenhülle des A.): in ihr befinden sich beim neutralen A. genauso viele Elektronen wie Protonen im Kern, so dass sich die Ladungen gegenseitig kompensieren; die Elektronen können nach dem Bohr*-Sommerfeld-Atommodell bzw. dem Bändermodell versch. Energieniveaus einnehmen. In der Atomhülle finden u. a. die Vorgänge statt, die mit chem. Bindung, Emission* u. Absorption* von Licht, Emission u. Absorption* von Licht, Emission v. charakterist. Röntgenstrahlung*, Anregung* u. Ionisierung* durch Wechselwirkungsprozesse zwischen energiereicher Strahlung u. Materie sowie mit der Strahlenwirkung* auf biol. u. biochem. Vorgänge zusammenhängen. Die Masse eines A. wird durch die **relative Atommasse** A_r (früher Atomgewicht) beschrieben; sie gibt an, um welchen Faktor ein A. eines Elements schwerer ist als 1/12 der Masse eines Kohlenstoff-12-Atoms; vgl. Masseneinheit, atomare.

Atom|ab|sorptions|spektro|skopie (↑; Absorption*; lat. spectrum Erscheinung, Bild; -skopie*) *f*: (engl.) *atomic absorption spectrometry*; Abk. AAS; Atomabsorptionsspektrometrie; Konzentrationsbestimmung von in die Gasphase überführten Atomen best. Substanzen durch Messung des von ihnen absorbierten Lichts; Analyseverfahren mit hoher Empfindlichkeit u. guter Spezifität bzw. Selektivität; **Anw.:** bes. zur Analyse von Metallen, die als Spurenelemente in Körperflüssigkeiten, Geweben (z. B. Haare) u. Ausscheidungen vorliegen. Vgl. Spektralanalyse.

Atom|bindung (↑): s. Bindung, chemische.

Atom|gewicht (↑): (engl.) *atomic weight*; frühere Bez. für relative Atommasse; s. Atom.

Atom|masse, relative (↑): s. Atom.

Atomo|xetin (INN) *n*: (engl.) *atomoxetine*; Noradrenalinwiederaufnahme-Hemmer, der selektiv den präsynapt. Noradrenalin-Transporter hemmt u. indirekt die Dopaminaktivität im präfrontalen Cortex beeinflusst; **Ind.:** ADHS* (≥6. Lj.); **Kontraind.:** Engwinkelglaukom, Komb. mit Monoaminoxidase-Hemmern, Vorsicht bei Leberschäden; **UAW:** Schlafstörungen, Mundtrockenheit, Appetitlosigkeit, abdominale Beschwerden, Kopfschmerzen; sehr selten suizidales u. aggressives Verhalten, emotionale Labilität.

A|tonia uteri (gr. ἀτονία Abspannung, Schlaffheit) *f*: (engl.) *uterine atony*; mangelhafte Kontraktion der Gebärmutter unter u. nach der Geburt mit dadurch bedingter atonischer Nachblutung*; **Risikofaktoren:** Mehrgebärende, Mehrlingsschwangerschaft, protrahierter Geburtsverlauf, vorzeitige Plazentalösung, Placenta percreta od. Placenta accreta; **Ther.:** Oxytocin (i. v. od. intramural), Sulproston i. v., Misoprostol (Off-Label-Use); Ultima Ratio: Hysterektomie.

A|tonie (↑) *f*: (engl.) *atonia*; Schlaffheit, Erschlaffung inf. fehlender Gewebespannung; vgl. Hypotonie.

A|topie (A-*; gr. τόπος Stelle, Ort) *f*: (engl.) *atopy*; Bez. für genet. Prädisposition* für versch. klin. Manifestationen der Überempfindlichkeitsreaktion vom Soforttyp (Typ I der Allergie*); **Vork.:** in unterschiedl. starker Ausprägung bei 10–15 % der Bevölkerung; **Ätiol.:** polygene Vererbung (z. B. Koppelung der A. an die Betakette des hochaffinen Fcε-Rezeptors FcεR I); **Path.:** Dominieren einer über TH2-Zellen (s. T-Helferzellen) gesteuerten Immunantwort mit entspr. verstärkter IL-4/IL-13-Produktion u. Überreaktion des IgE-abhängigen Immunsystems; Mediatorenfreisetzung aus Mastzellen nach Bindung von Allergen-spezif. IgE-Molekülen an deren FcεR I-Rezeptoren; chron. Entzündung mit Infiltration von TH1-Zellen u. Makrophagen; **Klin.:** moduliert durch zahlreiche Faktoren (z. B. Infektion, Stress, saisonabhängige Allergenexposition, Luftfeuchtigkeit); atopisches Ekzem*, Rhinitis* allergica, exogen-allerg. Asthma* bronchiale, allerg. Konjunktivitis, allerg. Enteritis, selten Urtikaria*.

A|topie-Patch-Test (↑; ↑; engl. patch Flicken) *m*: (engl.) *atopy patch-test*; syn. Aeroallergen-Patch-Test; Epikutantest* mit Typ-I-Allergenen (v. a. Aeroallergene, z. B. Hausstaubmilben, Tierepithelien, Pollen u. Nahrungsmittelallergene); bei Atopie* (kutane Manifestation) können sich innerh. von 24–72 Std. nach Exposition Typ-IV-Kontaktreaktionen (s. Allergie) entwickeln (s. Abb.); **Anw.**: häufig bei Säuglingen u. Kleinkindern, da nicht invasiv; Zuverlässigkeit u. Reproduzierbarkeit umstritten.

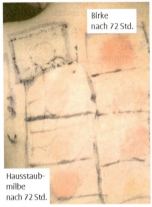

Atopie-Patch-Test: Ekzemreaktion 72 Std. nach Atopie-Patch-Test mit Hausstaubmilben- bzw. Birkenpollenallergenen bei einem Kleinkind [161]

A|topie-Score (↑; ↑; Score*) *m*: (engl.) *atopic score*; Punktebewertungssystem zur Erkennung einer Atopie* (kutane Manifestation) als Kriterium bei der arbeitsmed. Beurteilung von Handekzemen.
Ato|pobium vaginae *n*: (engl.) *Atopobium vaginae*; grampositives kokkoides unbewegl. sporenloses u. obligat anaerobes Stäbchenbakterium (vgl. Bakterienklassifikation); **Vork.**: im Vaginalsekret bei bakterieller Vaginose* (nicht Bestandteil der physiol. Scheidenflora*); wegen natürl. Resistenz gegen Metronidazol* häufig Grund für Therapieversagen bei bakterieller Vaginose.
Atorvastatin (INN) *n*: (engl.) *atorvastatin*; Lipidsenker* aus der Gruppe der HMG-CoA-Reduktase-Hemmer; **Wirkung**: Senkung der Konz. an Gesamtcholesterol, LDL-Cholesterol, Apolipoprotein-B u. Triglyceriden im Plasma; **Ind.**: Hypercholesterolämie* (in Verbindung mit Diät), Primärprophylaxe bei hohem kardiovaskulärem Risiko; vgl. Herzkrankheit, koronare (Tab. 1 dort).
Atosiban (INN) *n*: (engl.) *atosiban*; Oxytocin-Antagonist, der als Oxytocinanalogon kompetitiv myometriale u. deziduale Oxytocin-Rezeptoren hemmt; **Ind.**: vorzeitige Wehentätigkeit; s. Tokolyse.
Atovaquon (INN) *n*: (engl.) *atovaquon*; Antiprotozoenmittel; Hydroxynaphtochinon; **Ind.**: Pneumocystis*-Pneumonie, zerebrale Toxoplasmose*, Proph. u. Ther. von Malaria* tropica durch Wirkung auf Leberschizonten; **UAW**: Anstieg der Transaminasen, Exanthem, Übelkeit, Diarrhö,

Kopfschmerz, Erbrechen, Fieber, Neutropenie, Anämie.
ATP: Abk. für Adenosintriphosphat; s. Adenosinphosphate.
ATPasen *f pl*: (engl.) *adenosine triphosphatases*; Kurzbez. für Adenosintriphosphatasen; Enzyme, die ATP zu ADP u. anorg. Phosphat (P_i) spalten (energieliefernde Reaktion); **membranständige** ATPasen katalysieren Auf- od. Abbau von ATP gekoppelt mit dem Transport von Teilchen (Ionen, kleine Moleküle, Proteine) von einer Seite der Zell- od. Organellmembran zur anderen. Beispiel für ATPasen: Natrium-Kalium-ATPase, Dynein*, Myosin*, Phosphofruktokinase; **Bedeutung**: u. a. 1. aktiver Transport* durch Membranen: membranständige ATPasen, v. a. Na^+/K^+-ATPase (sog. Natrium-Kalium-Pumpe; Transport von Na^+ aus u. K^+ in die Zelle; wichtig für Osmoregulation* u. Membranpotential*), Ca^{2+}-ATPase (Epithelien, Muskel; wichtig z. B. für Muskelkontraktion*; vgl. Koppelung, elektromechanische), H^+/K^+-ATPase (Magen, Kolon) u. H^+-ATPase (Nieren, Darm); 2. mitochondriale ATPase: s. Atmungskette. Vgl. ATP-Synthasen.
ATP-Syn|thasen *f pl*: (engl.) *adenosine triphosphate synthases*; F_OF_1-ATPase; Enzyme, die aus ADP u. P_i mit der protonenmotorischen Kraft ATP (s. Adenosinphosphate) synthetisieren (Energiebereitstellung); Transmembranprotein mit Funktion einer Protonenpumpe u. ATPase*; am häufigsten vorkommende ATPase; ATP-Synthese unter Zufuhr von Energie: ADP + Phosphat → ATP ΔH = ca. 45 kJ/mol (unter physiol. Bedingungen); ATP-S. koppelt ATP-Bildung mit energetisch begünstigtem Transport von Protonen (od. anderen Ionen) entlang eines Protonengefälles über eine Membran. **Aufbau**: aus 8–20 Untereinheiten in 2 Komplexen: der wasserlösl. Komplex F_1 katalysiert die Bildung von ATP, der wasserunlösliche, in eine Membran eingebaute Komplex F_O transportiert Protonen; **Bedeutung**: ATP wird bei Tieren, Pflanzen u. den meisten Bakterien durch die ATP-S. regeneriert; **Vork.**: in der Plasmamembran von Prokaryoten, in der inneren Mitochondrienmembran von Eukaryoten, in der Thylakoidmembran der Chloroplasten von Pflanzenzellen.
ATRA: Abk. für (engl.) *all-trans retinoid acid*; all-trans-Retinsäure; s. Retinoide.
Atra|curium|besilat (INN) *n*: nichtdepolarisierendes peripheres Muskelrelaxans*.
A|trans|ferrin|ämie (A-*; Trans-*; lat. ferrum Eisen; -ämie*) *f*: (engl.) *atransferrinemia*; erworbener od. angeb. (dominant erbl.) Mangel an bzw. Fehlen von Transferrin* im Serum; führt inf. von Eisentransportstörung zu einer normo- bis hypochromen Anämie (Eisenmangelanämie*) u. zur Überladung von Leber, Milz, Pankreas, Nieren u. Herzmuskel mit Eisen (Hämosiderose*).
A|tresia auris con|genita (gr. ἄτρητος ohne Öffnung) *f*: s. Gehörgangatresie.
A|tresie (↑) *f*: 1. (engl.) *atresia*; angeborener Verschluss von Hohlorganen od. natürl. Körperöffnungen, z. B. Darmatresie*, Ösophagusatresie*, Choanalatresie*, Gallengangatresie*; 2. physiol. Untergang von in die Entw. eingetretener, nicht zur Ovulation gelangender Follikel im Ovar.

A|tresie, hymenale (↑) *f*: s. Fehlbildung, vaginale.
A|tresie, jejunale (↑) *f*: (engl.) *apple peel syndrome*; autosomal-rezessiv erbl. Erkr. mit mesenterialer Atresie, Obliteration der Arteria mesenterica superior u. Verschlingung des distalen Darmes um die marginale Arterie.
A|tresie, multiple in|testinale (↑) *f*: (engl.) *multiple intestinal atresia*; autosomal-rezessiv erbl. Fehlbildungssyndrom mit multiplen Blindverschlüssen u. Stenosen im Verdauungstrakt sowie Hydramnion*; **DD:** jejunale Atresie*, Megazystis*-Mikrokolon-Hypoperistalsis-Syndrom.
AT₁-Re|zeptor-Ant|agonisten (Rezeptoren*; Antagonismus*): (engl.) *AT₁ receptor antagonists*; syn. AT₁-Blocker, AT₁-Antagonisten, Angiotensin-II-Rezeptor-Antagonisten, Angiotensin-II-Blocker; Sartane; Antihypertensiva* (z. B. Losartan, Valsartan) mit kompetitiver Hemmung von Angiotensin II am AT₁-Rezeptor (s. Abb.). Vgl. Renin-Angiotensin-Aldosteron-System; ACE-Hemmer.

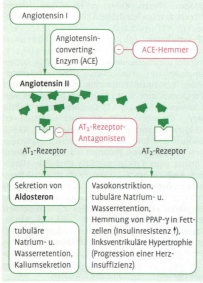

AT₁-Rezeptor-Antagonisten: pharmakologische Wirkungsmechanismen von AT₁-Rezeptor-Antagonisten u. ACE-Hemmern; die blutdruckregulierenden Wirkungen des Angiotensin II werden über den AT₁-Rezeptor-Subtyp vermittelt.

atrialis (lat. *atrium* Vorhof): den Vorhof (i. e. S. des Herzens) betreffend, atrial.
A|trichie (A-*; Trich-*) *f*: (engl.) *atrichia*; angeb. Fehlen der Haare; vgl. Alopezie.
atrio|ventrikulär (lat. *atrium* Vorhof; *Ventriculus**): (engl.) *atrioventricular*; Abk. AV; zwischen. Herzvorhof u. Herzkammer gelegen bzw. beide betreffend.
Atrio|ventrikular|bündel (↑; ↑): (engl.) *atrioventricular bundle*; syn. His-Bündel; s. Erregungsleitungssystem.
Atrio|ventrikular|klappen (↑; ↑): (engl.) *atrioventricular valves*; Herzklappen zwischen Vorhöfen u. Kammern (Mitral- u. Trikuspidalklappe); s. Herz.

Atrio|ventrikular|knoten (↑; ↑): (engl.) *atrioventricular node*; (anat.) Nodus atrioventricularis; s. Erregungsleitungssystem.
Atrio|ventrikular|rhythmus (↑; ↑; Rhythmus*) *m*: s. AV-Rhythmus.
Atrium (↑) *n*: (engl.) *atrium*; Vorhof; A. cordis dextrum et sinistrum: rechter u. linker Vorhof des Herzens*.
Atrium|septum|de|fekt (↑; Septum*; Defekt*) *m*: Vorhofseptumdefekt*.
Atropa bella|donna (gr. Ἄτροπος Parze, die den Lebensfaden abschneidet) *f*: s. Tollkirsche.
A|trophia gyrata (gr. ἀτροφία Ernährungsmangel) *f*: (engl.) *gyrate atrophy*; seltene chorioretinale Dystrophie; **Ätiol.:** autosomal-rezessiv erbl. Mutation im Gen für das mitochondriale Matrixenzym Ornithin-delta-Aminotransferase (Abk. OAT) mit Genlocus 10q26; **Sympt.:** Nachtblindheit, konzentr. Gesichtsfeldeinengung, Sehschärfeminderung; **Diagn.:** charakterist. Augenhintergrund (s. Abb.), Hyperornithinämie; **Ther.:** Reduktion der Plasmaornithinkonzentration durch eine argininarme Diät, in Einzelfällen auch durch Pyridoxin möglich.

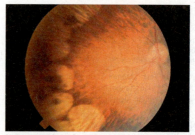

Atrophia gyrata: Augenhintergrund mit girlandenförmigen Atrophiearealen [106]

A|trophia nervi optici (↑) *f*: s. Optikusatrophie.
A|trophia spinalis progressiva (↑) *f*: s. Muskelatrophie, spinale.
A|trophie (↑) *f*: (engl.) *atrophy*; Rückbildung eines Organs od. Gewebes; **pathol.-anat.** als einfache A. mit reversibler Verkleinerung der Zellen (Hypotrophie) od. als numerische (hypoplastische) A. mit Abnahme der Zellzahl; klin. **Einteilung: 1.** physiol. A. (z. B. Altersatrophie) od. Involution (z. B. des Thymus in der Pubertät); **2.** pathol. A.; **a)** generalisierte A., z. B. metabol. bedingt bei Unterernährung od. endokrin bedingt bei Hypophysenvorderlappen*-Insuffizienz; **b)** lokalisierte A., z. B. inf. Ischämie*, Kompression (als Druckatrophie), als Inaktivitätsatrophie* od. Innervationsatrophie bei zerebralen od. nervalen Schäden.
A|trophie blanche (franz. ↑) *f*: Capillaritis* alba.
A|trophie, dentato|rubro-pallido|lysische (↑) *f*: (engl.) *dentatorubral-pallidoysian atrophy*; Abk. DRPLA; seltene autosomal-dominant erbl. neurodegenerative Systemerkrankung variabler Ausprägung; **Ätiol.:** (z. T. sporadisch auftretende) Mutation im DRPLA-Gen (Trinukleotid-Repeatvermehrung), Genlocus 12p13.31; **Klin.:** dystone od. choreoathetotische Bewegungsstörungen, Myoklonien, Demenz, Epilepsie; progrediente zerebellare Ataxie*.

A|trophie, horizontale (↑) *f*: (engl.) *horizontal atrophy*; syn. Höhenabbau; (zahnmed.) gleichmäßiger Abbau der Alveolenwand an Zähnen bei marginalen Zahnbetterkrankungen; im Röntgenbild liegen die Kuppen aller interdentalen Knochensepten auf einer Ebene, die mehr od. weniger senkrecht zu den Zahnachsen verläuft (s. Abb.). Vgl. Atrophie, vertikale.

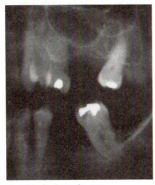

Atrophie, horizontale [32]

A|trophie, olivo|ponto|zerebellare (↑) *f*: (engl.) *olivopontocerebellar atrophy*; Abk. OPCA; veraltete Bez. für Multisystematrophie* mit zerebellarer Ataxie u. autonomer Dysregulation bei Degeneration von Hirnstamm (Pons, untere Oliva) u. Kleinhirn.

A|trophie, spino|zerebellare (↑) *f*: s. Ataxie, spinozerebellare.

A|trophie, vertikale (↑) *f*: (engl.) *vertical atrophy*; syn. Knocheneinbruch, Knochentasche; (zahnmed.) trichterförmiger Abbau der Alveolenwand bei marginalen Zahnbetterkrankungen; im Röntgenbild imponieren dreieckige durchscheinende Abbaubereiche, die apikalwärts gerichtet sind (s. Abb.). Vgl. Atrophie, horizontale.

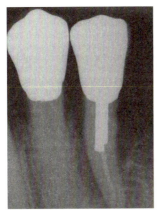

Atrophie, vertikale [32]

A|tropho|dermia idio|pathica Pasini-Pierini (↑; Derm-*; Agostino Pa., Dermat., Mailand, 1875–1944; Luis Pi., Dermat., Argentinien, 1899–1987) *f*: s. Sclerodermia circumscripta.

A|tropho|dermia vermiculata (↑; ↑) *f*: (engl.) *atrophoderma vermicularis*; im Kindesalter auftretende Erkr. mit stecknadelkopfgroßen, meist follikulären, netz- u. streifenförmig angeordneten, wurmstichartigen Einsenkungen an den Wangen; **Verlauf:** chron. progredient; **Ther.:** evtl. Dermabrasion.

Atropin *n*: (engl.) *atropine*; DL-Hyoscyamin; Tropansäureester des basischen sekundären Alkohols Tropin; Antagonist der muscarinartigen Wirkung des Acetylcholins* (Parasympatholytikum); kommt neben dem L-Hyoscyamin u. Hyoscin (Scopolamin) u. a. Tropanalkaloiden in Solanaceae (Nachtschattengewächse) vor, z. B. in der Tollkirsche (Atropa belladonna), im Stechapfel (Datura stramonium) u. Bilsenkraut (Hyoscyamus niger); **Anw.:** vorwiegend als Atropinsulfat; **Wirkung: 1. Auge:** Pupillenerweiterung, Akkommodationslähmung, Steigerung des Augeninnendrucks möglich, Lähmung des M. sphincter pupillae u. des M. ciliaris; **2. Drüsen:** Hemmung der Speichel- u. Schweißsekretion; **3. Bronchien:** Erweiterung, Spasmolyse; **4. Herz:** Steigerung der Sinusknotenfrequenz u. der AV-Überleitung (bei höheren Dosen auch Frequenzsenkung, Auftreten von Vorhofarrhythmien u. AV-Dissoziation); **5. Magen** u. **Darm:** Peristaltikhemmung; **6. Harnblase** u. **Rektum:** Spasmolyse; **7. ZNS:** zentrale vagale Erregung.

Atropin|in|toxikation (Intoxikation*) *f*: (engl.) *atropine poisoning*; durch Atropin* verursachte Vergiftung mit individueller tox. Atropindosis (Kinder reagieren empfindlicher als Erwachsene); **Vork.:** akzidentell v. a. bei Kindern, z. B durch Verzehr von Früchten der Tollkirsche* od. orale Einnahme von lokal anzuwendenden atropinhaltigen Tropfen, auch iatrogen; **Sympt.:** trockene Schleimhäute (Sprech- u. Schluckstörung), weite starre Pupillen (Akkommodationslähmung, Lichtempfindlichkeit), trockene gerötete Haut, Fieber, Tachykardie, Blasen- u. Darmatonie, zentralnervöse Erregung (Ruhelosigkeit, Verwirrtheit, evtl. Halluzinationen u. Krämpfe), später Somnolenz, Koma u. Atemstillstand; bei Kindern Verwechslung mit Infektionskrankheit möglich; **Ther.:** Magenspülung, pharmak. mit Physostigmin*. Vgl. Syndrom, anticholinerges zentrales.

Attachment (engl. Befestigung): **1.** (zahnmed.) bindegewebige Verankerung des Zahns* im Alveolarknochen über die Fasern der Wurzelhaut*; Abschluss nach koronal über die dentogingivale Verbindung des inneren Saumepithels mit der Zahnoberfläche; **2.** (zahnmed.) temporäre Kunststoffapplikationen zur Erhöhung der Friktion bei der Schienentherapie.

Attachment|verlust (↑): (engl.) *loss of attachment*; Rückgang aller parodontalen Strukturen einschließl. der dentogingivalen Verbindung (s. Abb.); **Ther.:** evtl. durch gesteuerte Geweberegeneration*.

At|tacken, trans|itorische isch|ämische *f pl*: Abk. TIA; s. Schlaganfall.

At|tenuierung (lat. *attenuere* dünn machen, schwächen): (engl.) *attenuation*; Abschwächung der Virulenz* von Krankheitserregern unter Erhaltung der antigenen Eigenschaften, z. B. durch häufige Kulturpassagen, Tierpassagen od. chemisch; Verf. zur

Attest

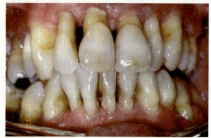

Attachmentverlust: generalisierte, chron. Parodontitis [32]

Herstellung von Lebendimpfstoffen (Masern-, Röteln-, Mumps-, Gelbfieber-Impfstoff, BCG-Stamm zur Tuberkuloseschutzimpfung u. a.). Vgl. Schutzimpfung.

Attest (lat. attestari bezeugen) *n*: (engl.) *certificate*; Gesundheitszeugnis; ärztl. Bescheinigung über den Gesundheitszustand einer Person/eines Pat., insbes. über den Untersuchungsbefund im Krankheitsfall; nach § 25 der (Muster-)Berufsordnung hat der Arzt bei Ausstellung eines A. mit der notwendigen Sorgfalt zu verfahren u. nach bestem Wissen seine ärztl. Überzeugung innerh. einer angemessenen Frist auszusprechen. Ausstellen unrichtiger A. od. von Gefälligkeitsattesten ist gemäß § 278 StGB strafbar. Vgl. Arbeitsunfähigkeit.

AT-Test *m*: Abk. für Antithrombin-Test; (engl.) *AT test*; Verf. zur Bestimmung der Aktivität von Antithrombin* III im Blut; **Meth.:** 1. mit chromogenen Substraten; 2. koagulometr. Messung der Gesamtthrombinaktivität od. der Umsatzgeschwindigkeit; 3. (immun.) radiale Immundiffusion*, nephelometrischer Immunoassay*, Immunelektrophorese.

Attiko|antro|tomie (gr. ἀττική von athenischer Art; Antr-*, -tom*) *f*: s. Cholesteatom.

Attikus (↑) *m*: (engl.) *attic*; syn. Recessus epitympanicus; Kuppelraum der Paukenhöhle*.

Attribution *f*: (engl.) *attribution*; Zuschreibung; (psychol.) Prozess, durch den einem Verhalten, Handlungsresultat od. einer Emotion ein Motiv (Finalattribution) od. eine Urs. (Kausalattribution) zugeschrieben wird. **1. internale A.:** Urs. od. Motiv werden auf die eigene Person zurückgeführt; **2. externale A.:** Urs. od. Motiv werden auf die Umwelt zurückgeführt. Attributionsstile sind individuell verschieden u. beeinflussen wesentl. das Verhalten; z. B. tendieren Pat. mit Depression dazu, negativen Ereignissen Internalität, Unveränderbarkeit u. Globalität zuzuschreiben. Durch Änderung der A. (Reattribution) wird u. U. eine bessere Kontrolle der Realität erreicht. Vgl. Verhaltenstherapie.

Attrition (lat. attritio Abreibung) *f*: (engl.) *attrition*; Form der Abrasio* dentium, bei der Zahnhartsubstanzverlust durch reflektorischen Kontakt mit anderen Zähnen entsteht.

A|typie (A-*; gr. τύπος Geprägtes) *f*: (engl.) *atypia*; vom Normalen abweichend, nicht der typischen Form entsprechend; i. e. S. **zelluläre A.** mit zytol. Veränderungen von Zellkern (z. B. Kernatypie*) u. Zytoplasma (z. B. pathol. intrazelluläre Einlagerung von Pigmenten) od. **epitheliale A.** mit Veränderungen im Aufbau des Zellverbandes (z. B. im Bereich einer Umwandlungszone* od. bei maligner Entartung). Vgl. Zytodiagnostik; Zytohistologie; Tumorzellen.

A|typika (↑; ↑) *n pl*: s. Neuroleptika.

Au: chem. Symbol für Gold*.

Au^a: dominant erbl. Blutgruppenantigen, kommt bei ca. 82 % der Weißen vor; vgl. Lutheran-Blutgruppen.

AU: Abk. für Arbeits**un**fähigkeit*.

Audi-: auch Audio-; Wortteil mit der Bedeutung hören, vernehmen; von lat. aud*i*re.

Audi|mutitas (↑; Mutismus*) *f*: (engl.) *audimutism*; s. Sprachstörung, zentrale.

Audio|gramm (↑; -gramm*) *n*: (engl.) *audiogram*; graph. Darstellung der Hörschwelle* in Abhängigkeit von der Frequenz; vgl. Audiometrie.

Audio||logie (↑; -log*) *f*: (engl.) *audiology*; Teilgebiet der Hals-Nasen-Ohren-Heilkunde, das sich mit der Erforschung u. Funktion (auditive Wahrnehmung) sowie den Störungen des Gehörorgans (s. Dysakusis) befasst; A. nutzt die Methoden der Audiometrie*. Vgl. Phoniatrie; Pädaudiologie.

Audio|metrie (↑; Metr-*) *f*: (engl.) *audiometry*; Verf. zur Prüfung der Gehörfunktion mit elektroakust. Ton- od. Klickgeneratoren, die Einzelfrequenzen od. Klickreize von definierter Lautstärke erzeugen (Audiometer); **1. Tonaudiometrie, Tonschwellenaudiometrie:** bei best. Frequenzen im Bereich von 0,125–10 kHz werden die Lautstärkepegel in Dezibel (dB) bestimmt, die beim Untersuchten gerade eine Hörempfindung hervorrufen. Die nötigen Lautstärken bei Luft- bzw. Knochenleitung werden getrennt ermittelt, im Audiogramm eingetragen u. mit einer Nulllinie (Normalschwelle) verglichen (s. Abb.). Die Hörschwelle bei Knochenleitung (Schallempfindung) erlaubt eine Beurteilung der Innenohrleistung, die Kurve der Luftleitung (Schallleitung) Aussagen über Mittelohrveränderungen. **2. Überschwellige tonaudiometrische Prüfungen:** ermöglichen bei Schallempfindungsschwerhörigkeit die Differenzierung zwischen einer Schädigung der Haarzellen des Labyrinths (Knalltrauma, Lärmschwerhörigkeit) od. des Hörnervs u. der Hörbahn (retrokochleäre Schwerhörigkeit; z. B. beim Vestibularisschwannom); **a) Fowler-Test:** Lautstärkevergleich bei einseitiger Schwerhörigkeit; Voraussetzung: Schwellendifferenz mind. 30 dB; bei positivem Recruitment* wird bei schrittweiser Erhöhung der Intensität des gleichen Tons beiderseits auf dem schwerhörigen Ohr eine geringere Verstärkung benötigt, um z. B. bei 90 dB den gleichen Lautheitseindruck hervorzurufen; die Lautheitsempfindung wird mit zunehmender Tonintensität ausgeglichen (Lautheitsausgleich); typisch für einen Innenohrschaden; bei retrokochleären Hörstörungen (z. B. durch Hörnervschaden, Vestibularisschwannom) ist das Recruitment negativ. **b) Geräuschaudiometrie** nach Langenbeck bei Schallempfindungsstörung mit überwiegendem Hochtonverlust: Tonschwellenbestimmung bei genau definierten Frequenzen, gleichzeitig einwirkendem Hintergrundgeräusch (Breitbandgeräusch od. Schmal-

Audiometrie

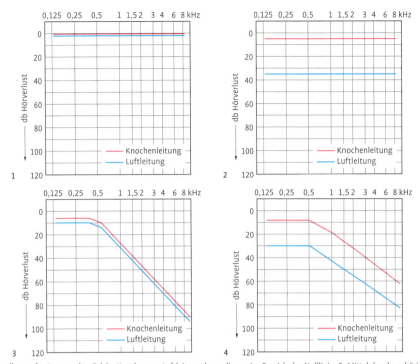

Audiometrie: 1: normales Gehör; Knochen- u. Luftleitungskurve liegen im Bereich der Nulllinie; 2: Mittelohrschwerhörigkeit (Schallleitungsschwerhörigkeit); die Luftleitungskurve liegt unter der Knochenleitungskurve (Otosklerose); 3: Innenohrschwerhörigkeit (Schallempfindungsschwerhörigkeit); Luft- u. Knochenleitungskurve verlaufen in Deckung (z. B. Altersschwerhörigkeit, Hörsturz, Lärmtrauma); 4: kombinierte Schwerhörigkeit

bandgeräusche mit etwa gleicher Mittelfrequenz wie der Testton; eine Tonempfindung wird normalerweise durch ein gleichzeitig einwirkendes Geräusch verdeckt); Messbereich: Frequenz 1000–4000 Hz, Lautstärke ca. 60 dB; bei Normalhörenden verläuft die Geräuschtonschwelle in Höhe der gewählten Geräuschlautstärke (der Ton taucht plötzlich aus dem Geräusch auf; sog. Klartonpunkt); bei Innenohrschwerhörigkeit mit Hochtonsenke mündet die Geräuschtonschwelle im Senkenbereich in die Tonschwelle ein. Bei retrokochleärer Schwerhörigkeit ist die Verdeckungswirkung des Geräuschs größer als bei Innenohrschädigung; die Geräuschschwelle liegt um 10 dB od. mehr über der gewählten Geräuschintensität. **c) SISI-Test** (Abk. für engl. short increment sensitivity index): Lautstärkeschwankungen werden von Innenohrgeschädigten scheinbar deutlicher wahrgenommen als von Normalhörenden; Messpunkt i. d. R. 20 dB über der Schwelle für die jeweilige Frequenz; 1-dB-Lautstärkeerhöhungen (increments) von 250 ms Dauer werden im Abstand von 5 Sek. (insgesamt 20) angeboten; werden 80–100 % erkannt, spricht das für einen Innenohrschaden, bei 0–20 % kann eine retrokochleäre Schwerhörigkeit vorliegen. **3. Sprachaudiometrie: a)** Über Kopfhörer werden dem Pat. von einem Tonträger Gruppen (je 10) von mehrsilbigen Zahlen od. einsilbigen Wörtern (meist Freibur-

ger Sprachverständlichkeitstest) von definiertem Sprachschallpegel angeboten; gewählter Lautstärkepegel u. Prozentsatz der verstandenen Testwörter werden in ein entspr. Diagramm eingetragen. **b)** Bestimmung des dB-Wertes, bei dem 50%iges Zahlenverständniss erreicht wird; **c)** Prüfung des Einsilbenverständnisses bei 60, 80 u. 100 dB; **4. objektive Hörprüfungen:** audiometrische Verf., die ohne Mitwirkung des Untersuchten Informationen über die Hörschwelle erlauben: **a)** Impedanzaudiometrie* mit Stapediusreflexmessung*; **b)** Ableitung otoakustischer Emissionen*; **c)** Ableitung akustisch evozierter Potentiale* durch ERA*; **5. Simulationsproben,** bes. bei Begutachtungsfällen; haben durch objektive Hörprüfungen an Bedeutung verloren: **a) Lombard-Test** zur Überprüfung einer behaupteten beidseitigen Taubheit: während der Untersuchte einen Text laut vorliest, wird über Kopfhörer ein starkes Geräusch zugeschaltet. Wegen Wegfall der Eigenkontrolle verstärkt der normal Hörende seine Stimme; bei Ertaubung hingegen erfolgt keine Veränderung des Leseflusses. **b) Lee-Test** zur Überprüfung bzw. zum Nachweis einer beidseitigen Taubheit: Der Untersuchte liest einen Text laut vor u. bekommt mit zeitl. Verzögerung denselben Text über Kopfhörer eingespielt; ein normal Hörender wird dadurch beim Lesen gestört. **c) Stenger-Versuch** zur Überprüfung bzw. zum

Nachweis einer einseitigen Taubheit od. Schwerhörigkeit: Dem als taub angegebenen Ohr wird ein Ton mit großer Lautstärke angeboten, dem gesunden Ohr der gleiche Ton mit etwas geringerer Lautstärke; bei einseitiger Hörstörung wird nur auf der gesunden Seite gehört; eine behauptete, aber nicht vorhandene Hörstörung dagegen zeigt sich in der Behauptung des Untersuchten, gar nichts zu hören (Annahme, nur das als taub angegebene Ohr werde überprüft). Vgl. Pädaudiologie.

auditivus (↑): (engl.) *auditory*; zum Gehörorgan gehörend, dem Hören dienend.

Auditus (lat.) *m*: (engl.) *audition*; Gehör.

Auerbach-Plexus (Leopold A., Anat., Breslau, 1828–1897; Plexus*) *m*: (engl.) *myenteric plexus*; (lat.) Plexus myentericus; flächenhaft ausgebreitetes Nervennetz mit zahlreichen zu Ganglien zusammengelagerten Nerven- u. Gliazellen zwischen Längs- u. Ringmuskelschicht der Tunica* muscularis des Magen*-Darm-Trakts; vgl. Nervensystem, enterisches.

Auer-Stäbchen (John A., Pharmak., St. Louis, 1875–1948): (engl.) *Auer rods*; stäbchenförmige, bei Pappenheim*-Färbung rotviolette Zellorganellen, die aus azurophilen Granula gebildet werden; Enzymgehalt u. Struktur der A.-St. gleichen Lysosomen. **Vork.:** bei ALL* u. refraktärer Anämie mit Exzess von Blasten-2 (s. Syndrom, myelodysplastisches; Tab. dort); in Bündeln bei akuter Promyelozytenleukämie*.

Aufbewahrungsfrist: (engl.) *period for safekeeping*; gesetzlich festgelegter Zeitraum, innerhalb dessen Daten nicht vernichtet werden dürfen; ergibt sich für Krankengeschichten u. a. ärztliche Aufzeichnungen aus § 10 Abs. 3 der (Muster)Berufsordnung u. beträgt 10 Jahre (nach Abschluss der Behandlung), es sei denn, eine längere A. ist nach ärztl. Erfahrung geboten od. nach anderen (gesetzl.) Bestimmungen wie der Röntgen- u. der Strahlenschutzverordnung (30 Jahre nach der letzten Strahlenbehandlung, 10 Jahre nach der letzten Untersuchung) vorgeschrieben. A. enthalten ferner das Infektionsschutzgesetz* (10 Jahre für Behandlungsunterlagen) u. die Betäubungsmittel*-Verschreibungsverordnung (3 Jahre für Teil III des ausgefertigten u. die Teile I–III des fehlerhaft ausgefertigten Betäubungsmittelrezepts); weitere A. sind landesrechtl. od. einrichtungsspezif. festgelegt. Bei gleichzeitiger Geltung mehrerer Vorschriften gilt die längste Aufbewahrungsfrist. Vgl. Dokumentationspflicht.

Aufbissbehelf: (engl.) *splint*; syn. Bissplatte, Knirscher-, Okklusions-, Relaxierungsschiene; zwischen Ober- u. Unterkieferzahnbogen wirkende, den Zähnen individuell angepasste Kunststoffplatte; **Ind.:** Festigung gelockerter Zähne, Entlastung einzelner Zähne od. Zahngruppen; Gelenkschonung bei Kieferarthropathie*; Ausgleich kaufunktioneller, insbes. okklusaler Interferenzen, um dadurch bedingte Parafunktionen (z. B. Bruxismus*) auszuschalten (umstritten).

Aufdecktest *m*: s. Abdecktest.

Auffrischungsimpfung: s. Booster-Effekt.

Aufhärtung: (engl.) *hardening*; (radiol.) Bez. für die Veränderung der Röntgenstrahlung* durch die Röntgenröhre sowie zusätzl. Filter; die energieärmeren Anteile der Röntgenbremsstrahlung (weiche Strahlung) werden stärker geschwächt als die energiereichen, wodurch der rel. Anteil hochenerget. Strahlung steigt.

Aufklärungspflicht: (engl.) *obligation to inform*; ethische u. rechtliche Verpflichtung des Arztes zur Information u. Aufklärung des Pat. über alle relevanten Umstände seiner Erkr. u. ihrer Behandlung aus therap. u. rechtl. Gründen (§ 8 (Muster)Berufsordnung); Pflicht zur **Aufklärung über therap. Maßnahmen u. diagn. Verfahren** (od. Sicherungsaufklärung) ergibt sich aus der ärztl. Fürsorgepflicht; der Arzt muss dem Pat. erläutern, welche Besonderheiten mit seiner Erkr. verbunden sind u. welche Maßnahmen zu ihrer Beseitigung ärztlicherseits u. seitens des Pat. erforderl. sind, um drohende Schäden von ihm abzuwenden. Von der therap. Aufklärung zu unterscheiden ist die im Interesse der verfassungsrechtl. gewährleisteten Entschlussfreiheit des Pat. liegende **Selbstbestimmungsaufklärung:** Die Erfüllung der A. ist Voraussetzung für die Wirksamkeit der Einwilligung* in den ärztl. Eingriff, von deren Vorliegen die Rechtmäßigkeit des Eingriffs abhängt (s. Körperverletzung). Ohne ausreichende Aufklärung ist ein Eingriff auch bei Einwilligung des Pat. rechtswidrig, weil dieser eine sinnvolle Entscheidung nur treffen kann, wenn er über deren Bedeutung u. Tragweite hinreichend aufgeklärt worden ist. Ein sog. therap. Privileg hat die Rechtsprechung bislang nicht anerkannt; ein Unterlassen der Aufklärung wird vielmehr nur dann für zulässig gehalten, wenn die ernste Gefahr eines schweren seel. od. körperl. Schadens besteht. Der Umfang der A. richtet sich nach deren Zweck, dem Pat. eine abwägende Wahrnehmung seines Selbstbestimmungsrechts* zu ermöglichen; die A. bezieht sich mithin nicht nur auf die Risiken des „Ob", sondern auch auf das „Wie" des Eingriffs: Sie muss z. B. den Hinweis auf erhebl. Schmerzen einschließen. Der Pat. muss ggf. über mehrere, konkret zur Wahl stehende Behandlungsmöglichkeiten u. deren Für u. Wider unterrichtet werden. Generell ergibt sich die Intensität der A. aus den Umständen des Einzelfalls; maßgebend sind dabei die Schwere der Auswirkungen, ferner die sachl. u. zeitl. Notwendigkeit des Eingriffs, die allg. Bekanntheit der Eingriffsumstände u. -folgen, der Bildungs- u. Erfahrungsstand sowie die Sprachkenntnisse des Patienten (ggf. Dolmetscher). Die Vermittlung eines im Großen u. Ganzen zutreffenden Bildes von Schwere u. Risiko reicht aus, wenn der Pat. dadurch in die Lage versetzt wird, weitere Informationen gezielt abzufragen. Nicht die prozentuale Komplikationsdichte eines mit einer Therapie verbundenen Risikos entscheidet letztl. über das Ausmaß der A., sondern die Bedeutung, die dieses Risiko für den Pat. haben kann. Auch bei einer vital indizierten Therapie, bei der ein Risiko selten ist u. sich bei Nichtanwendung der Therapie krankheitsbedingt voraussichtl. mit höherer Wahrscheinlichkeit verwirklichen wird, kann daher eine A. bestehen, wenn das Risiko im Falle seiner Verwirklichung den Pat. schwer belastet u. trotz seiner Seltenheit für den Eingriff spezifisch, für den Laien überraschend ist. Eine erhöhte A. gilt

Augenhintergrund

insbes. bei diagn. Eingriffen ohne therap. Eigenwert. Bes. Maßgaben gelten im Bereich der sog. Neulandmedizin. Will der Arzt keine allseits anerkannte Standardmethode, sondern eine relativ neue u. noch nicht allgemein eingeführte Methode mit neuen, noch nicht abschließend geklärten Risiken anwenden, so hat er den Pat. auch darüber aufzuklären u. darauf hinzuweisen, dass unbekannte Risiken derzeit nicht auszuschließen sind. Der Arzt muss schließlich wissen, dass ihn im Haftpflichtprozess die Beweislast dafür trifft, dass der Pat. genügend aufgeklärt worden ist; Versäumnisse bei der therap. Aufklärung hat indessen grundsätzl. der Pat. nachzuweisen. Der Arzt hat so frühzeitig wie möglich u. außer in Not- u. Sonderfällen, jedenfalls so rechtzeitig aufzuklären, dass der Pat. noch im Besitz seiner Erkenntnisfähigkeit ist u. ihm bis zum Eingriff eine unter Berücksichtigung der konkreten Umstände ausreichende Bedenkzeit zur Abwägung der für u. gegen den Eingriff sprechenden Gründe u. zur Wahrung seiner Entscheidungsfreiheit bleibt. Weitere bes. Informations- u. Auskunftspflichten ergeben sich für den Arzt u. U. im Hinblick auf wirtschaftl. Bewandtnisse u. in Zus. mit der Datenverarbeitung (s. Auskunftsanspruch). Bei begründetem Verdacht eigener Fehler mit nicht nur unwesentl. Folgen trifft den Arzt nach vordringender Rechtsauffassung eine Offenbarungspflicht*, die i. d. R. mit dem Ende des Vertragsverhältnisses entfällt; nachträglich hat er dagegen nur dann zu informieren, wenn dem unwissenden Pat. schwere Gesundheitsgefahren drohen.

Auflicht|mikro|skopie (Mikr-*; -skopie*) *f*: (engl.) *dermoscopy*; syn. Epilumineszenzmikroskopie; Mikroskopie mit auffallendem Licht, bei der die Feinstruktur von Oberflächen untersucht wird; primär in der Dermat. eingesetztes Verf. zur Unterscheidung von benignen u. malignen Hauttumoren (Beurteilung der Pigmentationsmuster); auch zur Diagn. von Skabiesmilben in der Haut.

Aufmerksamkeits|defizit-Hyper|aktivitäts|störung (lat. Defizit*; Hyper-*; activus handelnd): s. ADHS.

Aufstoßen: s. Ruktus.

Aufwach|epi|lepsie (Epilepsie*) *f*: (engl.) *awakening epilepsy*; meist idiopathisch bedingte, generalisiert auftretende epileptische Anfälle in der Aufwachphase mit günstiger Progn.; s. Epilepsie (Tab. 2 dort).

Aufwach|raum: (engl.) *recovery room*; Überwachungsraum für Frischoperierte (ohne zu erwartende Kompl.) zur postoperativen (i. e. S. nach Narkose*) Überwachung u. ggf. Sauerstoffgabe* (meist Inhalation über Nasensonde) u. a. erforderl. Maßnahmen (z. B. zur postoperativen Analgesie* u. Volumentherapie). Vgl. Wachstation.

Aufwach|temperatur (Temperatur*) *f*: Basaltemperatur*.

AUG: 1. Abk. für Ausscheidungsurographie; s. Urographie; **2.** Codon für Methionin*, Startcodon der Proteinbiosynthese; vgl. Code, genetischer.

Aug|apfel|prellung: s. Contusio bulbi.

Auge: (engl.) *eye*; Oculus; in der knöchernen Augenhöhle (Orbita) liegendes Sehorgan; **Anat.:** besteht aus dem Bulbus oculi (Augapfel, annähernd kugel-

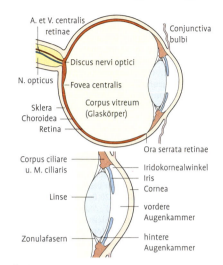

Auge

förmig, ⌀ 2,4 cm) mit dem N. opticus (II) sowie den Hilfsstrukturen: **1.** äußere Augenmuskeln (Mm. externi bulbi oculi); **2.** Augenbrauen (Supercilia); **3.** Augenlider (Palpebrae); **4.** Bindehaut (Tunica conjunctiva); **5.** Tränenapparat (Apparatus lacrimalis); **6.** sonstige bindegewebige Strukturen der Augenhöhle; s. Abb.; **klin. Bedeutung:** s. Glaukom, Ablatio retinae, Makuladegeneration sowie Retinopathie (z. B. diabetische Retinopathie*). Vgl. Sklera; Cornea; Iris; Retina; Choroidea; Ziliarkörper; Augeninnendruck.

Augen-: s. a. Ophthalmo-.

Augen|abstand: (engl.) *interpupillary distance*; Entfernung der Hornhautmittelpunkte beider Augen; beim Mann im Mittel 63 mm, bei der Frau 61 mm; gemessen wird die sog. Pupillendistanz (Abstand der Pupillenmitten), die inf. individueller anat. Besonderheiten nicht immer mit der Hornhautmitte identisch sein muss; wichtig bei Brillenanpassung.

Augen|bewegungen: (engl.) *eye movements*; Okulomotorik; willkürliche od. unwillkürliche Bewegungen der Augen, die i. d. R. gleichzeitig verlaufen u. die Fixierung eines Gegenstands ermöglichen; **Formen: 1.** konjugierte A.: a) Sakkade*; b) Folgebewegung; c) optokinetischer Nystagmus*; d) vestibulärer Nystagmus; **2.** nichtkonjugierte A.: Vergenzbewegungen (Konvergenz, Divergenz); **3.** pathol. A. (z. B. Opsoklonus*, pathol. Nystagmus, Blicklähmung*) kommen u. a. bei zerebellaren u. Hirnstammsyndromen sowie bei Augenmuskellähmung* vor. Vgl. Strabismus.

Augen|bohren: s. Phänomen, okulodigitales.

Augen|durch|leuchtung, dia|skler|ale: s. Diaphanoskopie.

Augen|fundus (Fundus*) *m*: Augenhintergrund*.

Augen, halonierte: (engl.) *halo eyes*; tiefliegende, von ringförmigen Schatten umgebene Augen, z. B. bei Dehydratation*.

Augen|hinter|grund: (engl.) *ocular fundus*; Fundus oculi; syn. Augenfundus; innere Oberfläche des

Augapfels (s. Auge); **Untersuchung** mit indirekter u. direkter Ophthalmoskopie* unter Beurteilung von Retina, retinalem Pigmentepithel, Choroidea, Discus nervi optici u. Macula lutea; direkte Visualisierung der Mikrozirkulation durch Gefäßbeobachtung (vgl. Fluoreszenzangiographie); wichtig für die Verlaufsbeobachtung zahlreicher Allgemeinerkrankungen (z. B. Diabetes mellitus, Arteriosklerose, arterielle Hypertonie, Erkr. des ZNS; vgl. Retinopathie, diabetische, Fundus arterioscleroticus, Fundus hypertonicus, Stauungspapille).

Augen|innen|druck: (engl.) *intra-ocular pressure*; syn. intraokularer Druck; der auf der Augeninnenwand lastende Druck; beträgt beim Gesunden durchschnittlich 17 ± 3 mmHg (gemessen mit dem Applanationstonometer*) u. ist bei Pat. mit Glaukom* häufig erhöht (Mittelwert 20,8 ± 2,9 mmHg).

Augen|kammern: 1. (engl.) *chambers of eyeball*; (anat.) Camerae bulbi; vordere Kammer (Camera ant. bulbi oculi) zwischen Hornhaut, Iris u. Linse; mit Kammerwasser* (Humor aquosus) gefüllt; **2.** hintere Augenkammer (Camera post. bulbi oculi) zwischen Iris, Ziliarkörper, Linse u. Glaskörper (Corpus* vitreum); mit Kammerwasser (Humor aquosus) gefüllt; **3.** Camera postrema, vom Glaskörper gefüllter Raum innerh. des Bulbus oculi, hinter der Linse. Vgl. Auge (Abb. dort).

Augen|lid: (engl.) *eyelid, lid*; Lid; s. Palpebrae.

Augen|muskel|lähmung (Musculus*): (engl.) *ocular muscle paralysis*; Ophthalmoplegie; Lähmung eines od. mehrerer Augenmuskeln, bei der durch den reduzierten Zug des gelähmten Muskels Lähmungsschielen (Strabismus paralyticus), meist mit Diplopie*, resultiert; der Schielwinkel nimmt in Blickrichtung des gelähmten Muskels zu (Inkomitanz); zur Vermeidung von Doppelbildern wird die Blickrichtung bevorzugt, in der keine Abweichung besteht (Torticollis ocularis). **Urs.:** gestörte Innervation von Augenmuskeln (Abduzenslähmung*, Trochlearislähmung*, Okulomotoriuslähmung*), als angeb. Störung (z. B. Aplasie der Augenmuskelkerne bei Stilling*-Türk-Duane-Syndrom) od. erworbene neurol. Erkr. (z. B. Hirntumor, Schlaganfall, Polyneuropathie, Multiple* Sklerose, Enzephalitis, Meningitis, Schädelhirntrauma), bzw. muskulär (z. B. Myositis, endokrine Ophthalmopathie*); **Einteilung:** nach Lok. der Störung; **1.** nukleäre A.; zentral im Bereich der Kerngebiete des betroffenen Hirnnerven (sog. Augenmuskelkerne); **2.** faszikuläre A.; zentral im Bereich der nervalen Fasersysteme (z. B. Fasciculus* longitudinalis medialis); **3.** periphere A.; peripher im Bereich der betroffenen Hirnnerven bzw. Augenmuskeln. Vgl. Blicklähmung.

Augen|muskeln (↑) *m pl*: (engl.) *ocular muscles*; 6 **äußere** A. (4 gerade, 2 schräge): Musculus* rectus sup. bulbi, Musculus* rectus inf. bulbi, Musculus rectus med. et obliquus inf. (Innervation durch N. oculomotorius), Musculus* rectus lat. bulbi (N. abducens), Musculus obliquus sup. (N. trochlearis); 3 **innere** A.: Musculus ciliaris mit meridional verlaufenden Müller-Fasern (vollzieht über dem Mechanismus der Linsenkrümmungsänderung die Akkommodation*), Musculus* sphincter pupillae (N. oculomotorius) sowie den sympath. innervierten Musculus* dilatator pupillae (Pupillenbewegung u. zu einem kleinen Teil auch Akkommodation).

Augen|reiz|stoffe: (engl.) *eye irritants*; flüssige od. feste Substanzen, die im Auge sofort Tränenfluss, Brennen, Lidkrampf u. Lidschluss verursachen, z. B. Bromaceton, Benzylbromid, Cyanide, Chlorbzw. Bromacetophenon, Chlorpikrin* sowie Bromessigester, Xylylbromid u. Acrolein (z. T. als Tränengas verwendet); Abklingen der Beschwerden in reiner Luft; Augenschädigungen bei höherer Konzentration.

Augen|spiegel: (engl.) *ophthalmoscope*; syn. Ophthalmoskop (nach Helmholtz); Instrument zur Untersuchung des Augenhintergrunds*; zur direkten Ophthalmoskopie* i. d. R. mit elektrischer Lichtquelle, evtl. mit vorschaltbaren Lochmasken bzw. Filtern; zum Ausgleich von Refraktionsfehlern des Pat. od. des Arztes ist die Vorschaltung von Linsen vor die Sichtöffnung möglich.

Augen|wurm: s. Loa loa.

Auge, trockenes: (engl.) *dry eye*; unzureichende Benetzung der Augen durch Sekretionsstörung einer od. mehrerer Phasen des Tränenfilms mit möglicher Entw. einer Keratoconjunctivitis* sicca; **Formen: 1.** Störung der Schleimschicht (Xerophthalmie*); **2.** Störung der wässrigen Phase inf. verminderter Tränensekretion (trockenes Auge i. e. S.), z. B. bei Sjögren*-Syndrom; **3.** Störung des Lipidfilms (z. B. bei Entz. der Meibom-Drüsen); **4.** verfrühtes Aufreißen des Tränenfilms (z. B. inf. Lidfehlstellung od. Veränderung der Bindehaut- u. Hornhautoberfläche).

Augmentation (lat. augmentum Vermehrung) *f*: (engl.) *augmentation*; (pharmak.) **1.** Verstärkung der Wirkung eines Arzneimittels durch zusätzl. Gabe einer anderen Substanz; **2.** bei Restless*-Legs-Syndrom rasche Zunahme der Beschwerden unter Medikation trotz Dosissteigerung.

Augmentations|plastik (↑; -plastik*) *f*: (engl.) *augmentation*; plast. Op. zur Defektfüllung v. a. im Gesichtsbereich zum Aufbau eines atrophierten Kiefers, auch zum Mammaaufbau (s. Mammaplastik); vgl. Plastik.

Augmentations|zysto|plastik (↑; Zyt-*; Plastik*) *f*: Blasenerweiterungsplastik*.

AUL: Abk. für akute undifferenzierte Leukämie; s. Stammzellenleukämie.

Aur-: Wortteil mit der Bedeutung Ohr; von lat. auris.

Aura (gr. αὔρα Hauch) *f*: **1.** (engl.) *aura*; Bez. für die sensiblen (z. B. Taubheitsgefühl, Kribbeln), sensor. (z. B. Geruchs- od. Geschmacksaura), vegetativen (epigastrische A.) od. psychischen (Glücks-, Angstgefühl, Déjà-vu-Erlebnis) Wahrnehmungen unmittelbar vor einem epilept. Anfall (s. Epilepsie); **2.** Bez. für neurol. Symptome (z. B. Seh- od. Sensibilitätsstörungen, Paresen, Aphasie), die zu Beginn einer Migräne* auftreten können.

Aura con|tinua (↑) *f*: (engl.) *aura continua*; Stunden bis Tage anhaltender, im EEG nachweisbarer einfach-partieller Anfall; entspricht einem nonkonvulsiven Status epilepticus; s. Epilepsie.

aural (Aur-*): (engl.) *aural*; zum Ohr gehörend, auf das Ohr bezogen.

Auranofin (INN) *n*: (engl.) *auranofin*; Goldpräparat zur oralen Anw.; **Ind.**: rheumatoide Arthritis*; **UAW**: u. a. Chrysose*. Vgl. Antirheumatika.

Aurantiasis cutis (lat. aur_a_re vergolden, -iasis*) *f*: Carotinikterus*.

Aurantii amari epi|carpium et meso|carpium *n*: s. Pomeranzenschale.

Auriasis (lat. _au_rum Gold; -iasis*) *f*: Chrysose*.

Auricula (lat.) *f*: (engl.) *auricle*, Ohrmuschel, auch Ohrläppchen; s. Ohr, äußeres (Abb. dort).

Auricula atrii dextra (↑) *f*: (engl.) *right auricle of heart*; rechtes Herzohr*.

Auricula atrii sinistra (↑) *f*: (engl.) *left auricle of heart*; linkes Herzohr*.

Aurikular|anhänge (↑): (engl.) *auricular appendages*; angeb. Fehlbildung des äußeren Ohrs im Bereich des Tragus; meist einseitige Hautduplikaturen, z. T. mit Knorpeleinlagerungen (s. Abb.); evtl. Komb. mit Ohrfistel* od. Aplasie bzw. Hypoplasie der Ohrmuschel (selten); **Vork.**: bei 0,2–0,5 % aller Neugeborenen; häufig bei kraniomandibulofazialen Dysmorphien (z. B. Dysostosis* mandibulofacialis, Goldenhar*-Symptomenkomplex). Vgl. Darwin-Höcker.

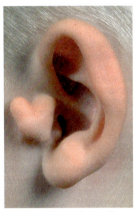

Aurikularanhänge: mit Haut überzogenes Knorpelstück am Vorderrand des Tragus [160]

Aurikulo|temporal|punkt (↑; temporal*): (engl.) *auriculotemporal point*; Druckpunkt (vor dem Ohr in Höhe des Jochbogens) bei Trigeminusneuralgie*.

Auris (lat.) *f*: (engl.) *ear*; Ohr; Gehörorgan*; **1.** Auris externa: s. Ohr, äußeres; **2.** Auris media: s. Mittelohr; **3.** Auris interna: s. Innenohr.

Auro|thio|glukose *f*: (engl.) *aurothioglucose*; syn. Goldthioglykose; Goldpräparat zur parenteralen Anw.; **Ind.**: rheumatoide Arthritis* u. a. Arthritiden; **UAW**: u. a. Chrysose*. Vgl. Antirheumatika; Antiphlogistika.

Ausdauer|training *n*: (engl.) *endurance training*; zentrale Maßnahme in der präventiven, kurativen u. rehabilitativen Medizin zur Aufrechterhaltung u. Steigerung der Leistungsfähigkeit von Herz-Kreislauf-, Atemsystem u. Stoffwechsel sowie zur Beeinflussung der psychischen Verfassung (z. B. bei somatoformer Störung u. Depression); **Prinzip: 1.** allg. A.: Einsatz von Muskelgruppen, die mehr als 1/6 der gesamten Skelettmuskulatur ausmachen; z. B. mehr als ein Bein; **2.** aerobes A.: direkte Deckung des Sauerstoffbedarfs durch das Sauerstoffangebot in der Skelettmuskulatur (bei anaerobem Ausdauertraining hingegen kompensatorische Bildung von Laktat zur Deckung des Energiebedarfs); **3.** dynamisches A.: u. a. Laufen, Radfahren.

Ausfluss: (engl.) *vaginal discharge*; Fluor; i. e. S. Fluor* genitalis.

Ausguss|stein: (engl.) *staghorn calculus*; die Lichtung des Nierenbeckens u. der -kelche ausfüllender korallenförmiger Nierenstein (s. Abb.) aus Magnesiumammoniumphosphat*; entsteht bei bakteriell-entzündl. Nierenerkrankungen durch bakterielle Urease* (z. B. von Proteus) u. kann zu Urosepsis* führen. Vgl. Blasenstein; Nephrolithiasis.

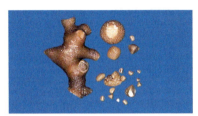

Ausgussstein: Struvit-A. aus dem linken Nierenbecken [6]

Auskultation (lat. auscult_a_re horchen) *f*: (engl.) *auscultation*; Abhorchen der im Körper entstehenden Geräusche u. Töne mit einem Stethoskop; **Formen: 1.** Herzauskultation*; **2.** vaskuläre A.: z. B. Strömungsgeräusch bei Karotisstenose od. Duroziez*-Doppelgeräusch; vgl. Gefäßgeräusch; **3.** Lungenauskultation: s. Atemgeräusche; **4.** abdominale A. zur Beurteilung der Peristaltik* (i. R. der Diagn. des Ileus* u. a.).

Auskunfts|anspruch: (engl.) *right to demand information*; Recht des Pat. auf Auskunft über Inhalte ihn betreffender Krankenunterlagen, einhergehend mit Einsichtsrecht* in die ihn betreffenden Krankenunterlagen; besteht bei EDV-gestützter u. auch bei manueller Patientendokumentation, sofern die Patientendaten auf einheitl. u. gleichartig aufgebauten Karteikarten erfasst werden, nach den geltenden Datenschutzgesetzen* (vgl. u. a. §§ 19, 34 Bundesdatenschutzgesetz BDSG). Rechtsgrundlage ist das Selbstbestimmungsrecht* des Pat. sowie eine vertragliche Nebenpflicht aus dem Behandlungsvertrag*; das Einsichtsrecht folgt zudem berufsrechtlich aus den landesrechtlichen Umsetzungen der Musterberufsordnungen (§ 11 MBO-PP/KJP, § 10 MBO-Ä), reicht jedoch inhaltl. nur so weit, wie sich angefertigte Unterlagen i. R. der Dokumentationspflicht* bewegen. Die Auskunftspflicht umfasst insbes. die Tatsache der Datenspeicherung, den Inhalt der gespeicherten Daten, ferner die Herkunft u. Empfänger der Daten sowie den Zweck der Speicherung. Für Sozialdaten (s. Sozialdatenschutz) folgt der A. des Versicherten gegenüber dem speichernden Sozialversicherungsträger aus § 83 SGB X. Vgl. Datenschutz.

Auskunfts|pflicht: s. Auskunftsanspruch; Offenbarungspflicht.

Auslöse|mechanismus, angeborener *m*: (engl.) *inborn releasing mechanism*; Abk. AAM; physiol. Mechanismus, der bei einer spezif. Reizsituation eine i. d. R. adäquate Reaktion auslöst; z. B. Pflegeverhalten bei Konfrontation mit dem sog. Kindchenschema*.

Auslöse|situation *f*: **1.** (psychoanalyt.) psych. Belastungssituation in zeitl. Zusammenhang mit der Manifestation einer (psychogenen) somatoformen Störung*, durch die ein unbewusster Konflikt od. ein Trauma reaktualisiert werden; **2.** (verhaltenstherap.) Teil eines Reiz-Reaktions-Prozesses in ätiol. Modellen (neben prädisponierenden Faktoren u. aufrechterhaltenden Bedingungen), in dem ein Reiz auf gegebene physiol. Bedingungen eines Organismus trifft u. physiol., emotionale u. kognitive Reaktionen auslöst.

Ausnutzungs|ko|ef|fizient *m*: (engl.) *absorption ratio*; Verhältnis der im Darm resorbierten zur Gesamtmenge der mit der Nahrung aufgenommenen Nährstoffe; vgl. Verdauung.

Auspitz-Phänomen (Heinrich A., Dermat., Wien, 1835–1886) *n*: s. Psoriasis.

Ausräumung, digitale: (engl.) *curage*; Entleerung der Rektumampulle mit dem Finger, z. B. bei hartnäckiger Obstipation* mit Bildung von Kotstein*.

Ausschabung: s. Kürettage.

Ausschäl|plastik (-plastik*) *f*: s. Thrombendarteriektomie.

Ausscheider: (engl.) *carrier*; laut § 2 Nr. 6 Infektionsschutzgesetz* Bez. für eine Person, die durch Ausscheidung von Krankheitserregern eine Infektionsquelle darstellt, ohne selbst krank od. krankheitsverdächtig zu sein; A. bestimmter Err. (z. B. Hepatitis-A-Viren, Salmonella, Shigella) müssen dem Gesundheitsamt gemeldet werden. Vgl. Dauerausscheider; Keimträger; Meldepflicht.

Ausscheider|system *n*: s. Sekretorsystem.

Ausscheidungs|uro|graphie (Ur-*; -graphie*) *f*: s. Urographie.

Ausschlag: s. Exanthem.

Außen|band|ruptur (Ruptur*) *f*: **1.** (engl.) *lateral ligament rupture*; i. e. S. Bänderriss des oberen Sprunggelenks; durch Umknicken mit dem Fuß (Supination) entstehende isolierte od. kombinierte Zerreißung des Lig. fibulotalare anterius, Lig. fibulocalcaneare, evtl. des Lig. fibulotalare posterius; häufigste Bandverletzung des Bewegungsapparats; **Klin.:** Schwellung, Hämatom u. Druckschmerz am Außenknöchel; **Diagn.:** (röntg.) Frakturausschluss, evtl. gehaltene Aufnahmen (Taluskippung u. -vorschub); **Ther.: 1.** frische A.: fast ausschließl. konservativ-funktionell: initial Ruhigstellung u. abschwellende Maßnahmen, Ausbehandlung in sog. Sprunggelenkorthesen über 6–8 Wo. bei Vollbelastung; **2.** chron. Instabiltät: kontinuierl. orthet. Sicherung, evtl. op. (Bandplastik); **2.** i. w. S. Ruptur der Außenbänder anderer Gelenke (z. B. Knie, Daumen, Finger, Ellenbogen); s. Bandruptur.

Außen|rotations|gang (lat. rotatio Umdrehung, Kreisbewegung): s. Gangstörungen.

Ausstrich|prä|parat (lat. praeparatum zubereitet) *n*: s. Untersuchungsmethoden, bakteriologische.

Austastung: (engl.) *palpation*; Palpation* des Abdomens od. von Körperhöhlen ohne Sichtkontrolle; z. B. rektale od. vaginale Untersuchung.

Austausch|trans|fusion (Transfusion*) *f*: (engl.) *exchange transfusion*; Bluttransfusion* mit dem Ziel der Entfernung schädigender Bestandteile im Patientenblut durch dessen weitgehenden Ersatz mit Spenderblut; erfolgt als Einwegmethode (Blutzufuhr u. -entnahme im Wechsel aus dem gleichen, meist venösen Gefäß) od. Zweiwegmethode (kontinuierl. Blutentnahme aus einem anderen Blutgefäß; **Anw.:** v. a. bei Morbus* haemolyticus fetalis bzw. Morbus* haemolyticus neonatorum mit Hyperbilirubinämie* des Neugeborenen (Zugang über die Nabelgefäße, v. a. Gabe von Erythrozytenkonzentrat der Blutgruppe 0 u. AB-Plasma, sog. Matchblut unter Berücksichtigung der mütterl. Antikörper; evtl. auch bei schweren Intoxikationen, Infektionen, Transfusionszwischenfällen, hepat. Koma u. Hyperleukozytose*. Vgl. Plasmapherese.

Austin-Flint-Geräusch: Flint*-Geräusch.

Austin-Syn|drom (James A., amerikan. Neurol., geb. 1925) *n*: s. Sulfatasemangel, multipler.

Australia-Anti|gen (Antigen*) *n*: (engl.) *Australia antigen*; frühere Bez. für HBsAg; s. Hepatitis-Viren.

Austreibungs|geräusch: s. Herzgeräusche.

Austreibungs|phase (Phase*) *f*: **1.** (kardiol.) s. Systole; **2.** syn. Austreibungsperiode; (gebh.) s. Geburt.

Austreibungs|wehen: s. Wehen.

Ausweich|expositions|test *m*: Expositionstest* unter kontrollierten Bedingungen mit Substanz(en) bei gesicherter Überempfindlichkeitsreaktion z. B. gegenüber Arzneimitteln.

Auswurf: s. Sputum.

Auswurf|fraktion (lat. fractio Bruch, Bruchstück) *f*: (engl.) *ejection fraction* (Abk. EF); syn. Ejektionsfraktion; Anteil des Schlagvolumens* (Abk. SV) an der Blutmenge, die sich am Ende der Diastole in der Herzkammer befindet (enddiastol. Volumen, Abk. EDV); rechnerisch: A. = SV/EDV; Kardinalparameter für die linksventrikuläre Pumpfunktion; **Bestimmung:** Echokardiographie*, Herzkatheterisierung*, CT*-Angiographie; **Referenzbereich:** ca. 50–70 %; **Pathol.:** vermindert bei Herzinsuffizienz* (eingeschränkte linksventrikuläre systol. Funktion), erhöht bei hypertropher Kardiomyopathie* (hyperkinet.). Vgl. Residualfraktion, Restvolumen.

Aut|akoide *n pl*: (engl.) *autacoids*; Gruppe vom Endothel gebildeter lokaler Gewebehormone* zur Regulation des Gefäßdurchmessers; **Formen:** z. B. EDRF*, Prostacyclin* I$_2$ (PGI$_2$) u. EDHF*.

aut idem (lat. oder ein Gleiches): Zusatzangabe auf Rezept, der es dem Apotheker i. d. R. erlaubt, anstelle des verordneten, ein anderes, wirkstoffgleiches Arzneimittel* abzugeben; Aut-idem-Substitution durch das Arzneimittelausgaben-Begrenzungsgesetz vom 15.2.2002 (BGBl. I, S. 684) im System der gesetzlichen Krankenversicherung Regelfall. Gemäß § 129 Abs. 1 SGB V ist der Apotheker zur Abgabe eines preisgünstigeren Arzneimittels verpflichtet, wenn der verordnende Arzt nur den Wirkstoff angegeben od. die Ersetzung des verordneten Arzneimittels nicht ausgeschlossen hat. **Voraussetzungen:** ident. Wirkstärke u. Packungsgröße, Zulassung für gleichen Indikationsbereich, gleiche od. austauschbare Darreichungsform. Die Umsetzung der Aut-idem-Regelung wurde zwischen Deutschem Apothekerverband u. Spitzenverbänden der Krankenkassen am 5.4.2004 in einem Rahmenvertrag (aktuelle Fassung vom 17.1.2008) vereinbart.

Autismus (gr. αὐτός für sich) *m*: (engl.) *autism*; Kontaktstörung* mit qualitativen Auffälligkeiten der gegenseitigen sozialen Interaktion, der Kommunikation u. Sprache sowie repetitiven, restriktiven u. stereotypen Verhaltensmustern; **Einteilung:** 1. frühkindlicher Autismus*; 2. Asperger*-Syndrom; 3. atypischer Autismus; 4. Autismus-Spektrum-Störung; **Vork.:** 0,1–1 % (je nach Breite der Definition); **Urs.:** wahrscheinl. genet.; **Ther.:** kausale Behandlung bislang nicht möglich; symptomatisch Verhaltenstherapie, Aufbau sozialer Kompetenzen, Elternberatung; wesentlich ist ein früher Behandlungsbeginn. Vgl. Denken, autistisches.

Autismus, früh|kindlicher (↑) *m*: (engl.) *early infantile autism*; veraltet Kanner-Syndrom; Form des Autismus*, manifestiert sich vor dem 3. Lj. als tief greifende Entwicklungsstörung; **Vork.:** v. a. Jungen (m : w = 3–6 : 1); Hinweise auf ursächl. genet. Faktoren; **Sympt.:** qualitative Auffälligkeiten der gegenseitigen sozialen Interaktion, der Kommunikation u. Sprache, repetitive, restriktive u. stereotype Verhaltensmuster (intellektuelle Behinderung in 50–75 %), häufig Komorbidität (ADHS*, Tic*, Aggressivität, Selbstverletzung); **Ther.:** früh einsetzende, hochfrequente Förderung von kommunikativem Verhalten u. sozialer Integration mit spezifischen (verhaltenstherap.) Trainingsprogrammen; Elternberatung. Vgl. Asperger-Syndrom.

Auto-: Wortteil mit der Bedeutung selbst, unmittelbar; von gr. αὐτός.

Auto|ag|glutinine (↑; Agglutination*) *n pl*: s. Autohämagglutinine.

Auto|aggression (↑; Aggression*) *f*: **1.** (immun.) s. Autoimmunkrankheiten; **2.** (psychol.) gegen sich selbst gerichtete Aggression*.

Auto|anti|körper (↑; Anti-*): (engl.) *autoantibodies*; gegen körpereigene Antigene versch. zellulärer Strukturen (z. B. Oberflächenantigene, Rezeptoren, Nukleinsäuren, Proteine, Glykoproteine) gerichtete Antikörper*; **Entstehung:** multifaktoriell; genet. (z. B. HLA-Typ), immun. (z. B. defekte Apoptose, Kreuzreaktivität) u. exogene (z. B. Infektion, molekulare Mimikry*, chron. Entz., Arzneimittel) Faktoren; nachweisbar A. bei Autoimmunkrankheiten* (s. Tab.); vgl. Autoimmunität.

Auto|augmentation (↑; lat. *augmentum* Vergrößerung) *f*: s. Blasenerweiterungsplastik.

autochthon (gr. αὐτόχθων eingeboren): (engl.) *autochthonous*; an Ort u. Stelle bzw. ohne äußere Einwirkung entstanden; vgl. Rückenmuskulatur, autochthone.

Auto|erotik (Auto-*; gr. ἔρως Liebe) *f*: (engl.) *autoerotism*; auf den eigenen Körper gerichtete sexuelle Aktivität, bei der sexuellen Stimulation u. Befriedigung ohne Beteiligung anderer Personen erfolgen, z. B. Masturbation*.

Auto|fluoreszenz|broncho|skopie (↑; engl. *fluorescence* das Schillern; Bronchi-*; -skopie*) *f*: (engl.) *autofluorescence bronchoscopy*; bronchoskop. Verf. zur Früherkennung des Bronchialkarzinoms*; **Prinzip:** Laserlichtbestrahlung der Bronchialschleimhaut, die je nach Oberflächenbeschaffenheit Autofluoreszenzlicht unterschiedlicher Wellenlänge bzw. Farbe emittiert u. somit verdickte Schleimhaut (Metaplasien, Carcinoma in situ) sichtbar macht. Vgl. Bronchoskopie.

auto|gen (↑; -gen*): (engl.) *autogenous*; früher autolog; s. Transplantation (Tab. 1 dort).

Auto|genes Training (↑; ↑) *n*: (engl.) *autogenous training*; konzentrative Selbstentspannung u. Selbsthypnose (s. Hypnose) nach J. H. Schultz, bei der durch verbale Affirmation das Empfinden von Schwere, Kühle, Wärme, Luftströmung u. ä. eingeübt u. dadurch eine Entspannung herbeigeführt wird; **Anw.:** i. R. der psychosomat. Grundversorgung bei den meisten psychogenen Störungen (z. B. psychogene Schlaf-, Somatisierungs- od. Angststörung) u. als Entspannungsmethode in der Stimmtherapie (bei Stimmstörungen). A. T. kann nach Einübung auch ohne Arzt bzw. Therapeut durchgeführt werden. Vgl. Entspannungsverfahren, psychotherapeutisches.

Auto|häm|agglutinine (↑; Häm-*; Agglutination*) *n pl*: (engl.) *autohemagglutinins*; Autoagglutinine; Autoantikörper*, die körpereigene Erythrozyten agglutinieren; z. B. Kältehämagglutinine*; können hämolyt. (erworbene) Anämie verursachen.

Auto|hämo|lysine (↑; ↑; Lys-*) *n pl*: (engl.) *autohemolysins*; hämolysierende Autoantikörper*.

Auto|im|mun|hepatitis (↑; immun*; Hepar*; -itis*) *f*: s. Hepatitis, chronische.

Auto|im|munität (↑; ↑): (engl.) *autoimmunity*; syn. Autosensibilität; gegen körpereigene antigene Substanzen (Autoantigene) gerichtete Immunreaktion (Sensibilisierung*) mit Bildung von Autoantikörpern* u. spezif. autoreaktiven B*- u. T*-Lymphozyten; kann zur Schädigung von Organsystemen u. des Gesamtorganismus führen (vgl. Autoimmunkrankheiten). **Urs.:** 1. Aufhebung der normalerweise gegenüber körpereigenen Geweben bestehenden Immuntoleranz (sog. Selbsttoleranz) inf. von Störungen der Selbst-Erkennung bzw. der Kontroll- u. Regulationsmechanismen des Immunsystems* zur Begrenzung von Autoimmunreaktionen (v. a. durch regulator. T-Zellen); **2.** Kontakt mit körpereigenen antigenen Substanzen (z. B. bei Verletzung, Entz.), gegen die keine Selbsttoleranz besteht, da sie normalerweise vom Kontakt mit dem Immunsystem ausgeschlossen sind (z. B. Augenlinsenproteine, Gehirnbestandteile) bzw. erst nach der Embryonalentwicklung entstehen (z. B. Spermien); **3.** Veränderung körpereigener Substanzen durch Arzneimittel od. Mikroorganismen i. S. von Autoantigenen od. Bildung neuer Proteine i. R. von Neoplasien; **4.** Kontakt mit körperfremden Antigenen (z. B. Mikroorganismen) u. molekulare Mimikry* mit Kreuzreaktion*.

Auto|im|mun|krankheiten (↑; ↑): (engl.) *autoimmune diseases*; syn. Autoaggressionskrankheiten; i. e. S.

Autoimmunneutropenie

Erkrankungen durch Autoimmunreaktionen; **Vork.**: familiär gehäuft, oft mit HLA*-System assoziiert; **Einteilung: 1. organspezifische** A. mit Immunreaktion ausschließl. gegen spezif. Antigene eines Organs bzw. Organsystems, v. a. von Schilddrüse (s. Thyroiditis), Magen (z. B. perniziöse Anämie, chron. Gastritis), Pankreas (z. B. Diabetes mellitus Typ 1) u. Nebenniere (z. B. Addison-Krankheit); **2. nicht organspezifische** A. (Erkr. des rheumatischen Formenkreises) mit Immunreaktion gegen Autoantigene versch. Körpergewebe u. system. Ablagerung der Immunkomplexe* v. a. in Gelenken (z. B. bei rheumatoider Arthritis), Niere (z. B. system. Lupus erythematodes), Haut (z. B. Sklerodermie) u. Muskel (z. B. Dermatomyositis); **3.** Misch- od. Übergangsformen, z. B. Goodpasture-Syndrom, Myasthenia gravis pseudoparalytica, Pemphigus vulgaris, bullöses Pemphigoid, Ophthalmia sympathica, phakogene Uveitis, autoimmunhämolyt. Anämie, Werlhof-Krankheit, primäre biliäre Zirrhose, chron.-aggressive Hepatitis, Colitis ulcerosa, Sjögren-Syndrom, evtl. Multiple Sklerose; **Diagn.**: immun. Nachweis von Autoantikörpern* (Tab. dort), z. B. mit Immunfluoreszenztest*, bzw. Immunkomplexen; **Ther.: 1.** organspezif. A.: häufig pharmak. (Substitutionsbehandlung, nichtsteroidale Antiphlogistika); ggf. operativ: Implantation (z. B. Endoprothese) od. Transplantation (z. B. Niere); **2.** system. A.: Immunsuppressiva*. Vgl. Immunkomplexkrankheiten.

Auto|im|mun|neutro|penie (↑; ↑; neutral*; -penie*) *f*: (engl.) *autoimmune neutropenia*; Abk. AIN; Verminderung der neutrophilen Granulozyten* durch Autoantikörper gegen versch. mono- u. polymorphe Antigene der Granulozytenoberfläche; häufigstes Antigen ist CD16 (z. B. HNA*-1a); **Vork.**: am häufigsten bei Kleinkindern (Alter 1–2 Jahre) u. spontan nach 1,5–52 Mon. ausheilend (als sog. primäre AIN); seltener chron. in höherem Lebensalter (meist als sekundäre AIN bei Grundkrankheiten wie autoimmunhämolytischer Anämie, Kollagenose, Virusinfektion, Leukämie); **Klin.**: häufig Hautinfektion, Otitis media, Mastoiditis, Infektion der oberen Atemwege, selten Pneumonie, nekrotisierende Enterokolitis od. Sepsis; **Diagn.**: Granulozytopenie*, normale od. gesteigerte Myelopoese im Knochenmark, Autoantikörpernachweis; **Ther.**: ggf. G-CSF* od. hoch dosiertes IgG (wenn Infektion eine Grundkrankheit od. einen op. Eingriff komplizieren); häufig engmaschige Beobachtung u. ggf. Antibiotikaprophylaxe od. -therapie erforderl.; keine Granulozytentransfusion.

Auto|im|mun|syn|drom, poly|glandulä̱res (↑; ↑) *n*: (engl.) *auto-immune polyglandular syndrome*; Abk. PAS; Kurzbez. PGA-Syndrom; syn. pluriglanduläre Insuffizienz, Autoimmun-Polyendokrinopathie; autoimmun. bedingte Insuffizienz mehrerer endokriner Drüsen; **Formen: 1. Typ I**: Vork.: v. a. in Finnland; Ätiol.: autosomal-dominant u -rezessiv erbl. (ohne HLA-Assoziation; Genlocus 21q22.3, Mutationen im Autoimmunregulatorgen AIRE); Sympt.: im Kindesalter Hypoparathyroidismus u. mukokutane Candidose, später (im Mittel 12.–13. Lj.) Nebennierenrindeninsuffizienz; z. T. Hypogonadismus, Hypothyreose, Diabetes mellitus Typ 1, sowie nicht endokrine Sympt (z. B. chron. Hepatitis, perniziöse Anämie, Milzagenesie, Malabsorption, Tetanie, Krämpfe, Vitiligo, totale Alopezie, T-Lymphozytendefekt); **2. Typ II** (syn. Schmidt-Syndrom): primäre Manifestation als Addison*-Krankheit, zusätzlich Hashimoto-Thyroiditis u. Basedow-Krankheit (s. Thyroiditis), Diabetes mellitus Typ 1, Vitiligo, perniziöse Anämie, Alopezie, Myasthenia gravis pseudoparalytica, Werlhof-Krankheit, Sjögren-Syndrom u. rheumatoide Arthritis; **3. Typ III**: Hashimoto-Thyroiditis u. weitere Endokrinopathien ohne Nebennierenrindeninsuffizienz; **4. Typ IV** (X-gebundene Polyautoimmunendokrinopathie): Diabetes mellitus, Autoimmunthyroiditis, Diarrhö, Anämie; Ätiol.: Mutation im FOXP3-Gen (Genlocus Xp11.23-q13.3); Tod im frühen Säuglings- od. Kleinkindesalter. Vgl. MEN-Syndrome.

Autoim|mun|thyroiditis (↑; ↑; Thyreo-*; -id*; -itis*) *f*: auch Immunthyroiditis; s. Thyroiditis.

Auto|infektion (↑; Infekt-*) *n*: (engl.) *autoinfection*; Selbstübertragung; Wiedereindringen von bereits im Körper vorhandenen apathogenen od. pathogenen Mikroorganismen u. Auftreten von Symptomen; vgl. Infektion.

Auto|in|toxikation (↑; Intoxikation*) *f*: (engl.) *autointoxication*; Selbstvergiftung durch Stoffwechselprodukte des eigenen Körpers, z. B. bei schwerer Leber*- u. Niereninsuffizienz* od. diabetischem Koma*; vgl. Intoxikation.

Auto|klav (↑; lat. *clavis* Schlüssel, Riegel) *m*: (engl.) *autoclave*; Hochdrucksterilisator; Druckkessel zur Sterilisation* im gespannten u. gesättigten Wasserdampf; Richtwerte der Einwirkungszeit (Abtötungszeit* u. Sicherheitszuschlag): 121 °C bei 1 bar Überdruck für 15–20 Min. od. 134 °C bei 2 bar für 5 Min.

auto|log (↑; -log*): (engl.) *autologous*; veraltete Bez. für autogen; s. Transplantation (Tab. 1 dort).

Auto|lyse (↑; Lys-*) *f*: (engl.) *autolysis*; Selbstverdauung; Abbau von Organprotein u. lokale Gewebeeinschmelzung durch freigewordene Zellenzyme, z. B. bei autodigestiver Pankreatitis*.

Auto|lysine (↑; ↑) *n pl*: s. Antikörper, zytotoxische.

Auto|matie (gr. αὐτόματος aus eigenem Antrieb) *f*: s. Herzautomatie; Autorhythmie.

Auto|matismen (↑) *m pl*: (engl.) *automatisms*; unkontrollierte, nicht bewusst intendierte Handlungen od. Sprachäußerungen, z. T. auf einen auslösenden Reiz hin automatisch ablaufend; **Formen: 1.** Bewegungsautomatismen (auch Bewegungsstereotypien; s. Stereotypien), z. B. als orale (Schlucken, Kauen, Schlecken, Schnalzen), mimisch-gestische (Wischen, Nesteln, Grimassieren) od. ambulatorische (Gehen od. Weglaufen) A.; z. B. beim komplex-partiellen Anfall*, als Tic*, Echopraxie* od. Befehlsautomatie*; **2.** Sprachautomatismen, z. B. Echolalie*, Recurring* utterances; **3.** spinale A. als reflexartige Bewegungsphänomene nach Querschnittläsion*.

Auto|phonie (Auto-*; Phono-*) *f*: (engl.) *autophony*; Tympanophonie; Widerhall der eigenen Stimme bei Offenstehen der Ohrtrompete inf. Schwundes des die Ohrtrompete umgebenden Fettkörpers; **Vork.**: typ. bei extremer Gewichtsabnahme (z. B. Anorexia nervosa, Tumorkachexie). Vgl. Tinnitus aurium.

Auto|plastik (↑; -plastik*) *f*: s. Plastik.
Aut|opsie (↑; Op-*) *f*: Sektion*.
Auto|radio|graphie (↑; Radio-*; -graphie*) *f*: (engl.) *autoradiography*; photographisches Verf. zum Nachw. von Radioaktivität in (biol.) Proben od. Objekten; das sich nach Entw. der photographischen Schicht ergebende Schwärzungsbild (Autoradiogramm) spiegelt die Häufigkeit u. lokale Verteilung der radioaktiven Atome wider (s. Abb.). Eine radioaktive Markierung* von Proben erfolgt gewöhnl. mit Alpha- od. Betastrahlern, da Photoemulsionen gegenüber Gammastrahlen relativ unempfindlich sind. **klin. Bedeutung:** u. a. zur histol. Untersuchung von Geweben nach Speicherung eines für das zu untersuchende Gewebe selektiven Radionuklids; werden dünne Gewebeschnitte in direkten Kontakt mit einer photograph. Schicht gebracht (Kontaktverfahren der A.), entsteht eine exakte Abbildung der lokalen Häufigkeitsverteilung des Radionuklids, die funktionelle histol. Aussagen gestattet. U. a. auch zur Untersuchung von Stoffwechselvorgängen (z. B. nach Applikation von tritiummarkierten Substanzen) u. lokalen Durchblutungsverhältnissen (in Komb. mit der Densitometrie*).

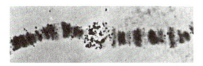

Autoradiographie: Sichtbarmachen eines transkriptionsaktiven Bereichs (Chromosomenpuff) in den Riesenchromosomen der larvalen Speicheldrüsen von Drosophila virilis durch Einbau von Tritium-markiertem Uridin in die neu synthetisierte RNA. Nach Überzug des Präparats mit einer Photoemulsion kann man an den entstehenden Silberkörnern erkennen, wo die RNA-Synthese stattfand (Chromosomenbreite ca. 10 µm). [78]

Auto|rhythmie (↑; Rhythmus*) *f*: (engl.) *automatic rhythmicity*; auch Automatie; Fähigkeit, ohne Einwirkung eines äußeren Reizes rhythmische Erregungen auszulösen; zur A. sind z. B. die Neuronen des Atemzentrums* u. die spezif. Herzmuskelzellen des Erregungsleitungssystems* des Herzens (s. Herzautomatie) befähigt.
Auto|sit *m*: (engl.) *autosite*; Teil einer asymmetrischen Doppelfehlbildung od. Mehrfachbildung, der nahezu normal ausgebildet ist u. dem der Parasit* anhängt; Verbindungen zwischen A. u. Parasit befinden sich bes. im Gesicht (Junctura gnathalis parasitica), am Thorax (Junctura thoracoepigastrica parasitica) sowie am Abdomen (Junctura abdominalis parasitica).
Auto|skopie (Auto-*; -skopie*) *f*: direkte Laryngoskopie*.
Auto|somen (↑; Soma*) *n pl*: (engl.) *autosomes*; Bez. für alle Chromosomen*, die keine Geschlechtschromosomen (Gonosomen*) sind; der Mensch besitzt 22 homologe Autosomenpaare u. 2 Geschlechtschromosomen: weibl. Karyotyp: 46, XX; männl. Karyotyp: 46, XY.
Auto|splen|ek|tomie (↑; Splen*; Ektomie*) *f*: (engl.) *autosplenectomy*; nicht korrekte Bez. für Zerstörung der Milz (funktionelle Asplenie*) durch Infarkte, Blutungen, Fibrosierung u. Involution v. a. bei Pat. mit Sichelzellenanämie*.
Auto|stereo|typ (↑; Stereo-*) *n*: s. Stereotyp.
Auto|top|a|gnosie (↑; gr. τόπος Ort; A-*; -gnos*) *f*: s. Agnosie.
Auto|trans|fusion (↑; Transfusion*) *f*: **1.** (engl.) *autotransfusion*; klin. Bez. für Blutumverteilung von peripheren zu zentralen venösen Blutgefäßen durch spez. Lagerung* (Anheben der Beine bzw. Kopftieflagerung; s. Trendelenburg-Lagerung) bei orthostatat. Hypotonie* od. hypovoläm. Schock*; **2.** autogene Transfusion*.
Auto|trans|plantation (↑; Transplantation*) *f*: s. Transplantation.
auto|troph (↑; Troph-*): Bez. für Organismen, die sich von anorg. Stoffen (z. B. CO_2) ernähren bzw. aufbauen, z. B. durch Photosynthese.
Auxiliar|atmung (lat. auxiliaris helfend): (engl.) *auxiliary breathing*; forcierte Atmung mit Aktivierung der Atemhilfsmuskeln* bei schwerer Dyspnoe* u. Orthopnoe*.
Auxo|chrome (gr. αὔξη Ausdehnung, Vermehrung; Chrom-*) *n pl*: (engl.) *auxochromes*; (physik.-chem.) farbverstärkende Gruppen im Molekül einer farbigen Substanz.
Auxo|logie (↑; -log*) *f*: (engl.) *auxology*; interdisziplinäre Fachrichtung, die sich endokrin., genet., sozioökonomischen, med. u. therap. Aspekten des menschl. Wachstums widmet, z. B. Akzeleration* u. Wachstumsstörungen*.
auxo|troph (↑; Troph-*): (engl.) *auxotrophic*; Bez. für Mikroorganismen, bei denen durch Genmutation bestimmte, für die Synthese von Körperbausteinen notwendige Enzyme nicht mehr gebildet werden können, so dass entspr. Stoffwechselzwischenprodukte mit der Nahrung zugeführt werden müssen; Gegensatz: prototroph*; vgl. Mangelmutante.
a.-v.: Abk. für arteriovenös.
AV-Block: (engl.) *atrioventricular block*; Kurzbez. für atrioventrikulärer Block; Abk. AVB; bradykarde Herzrhythmusstörung* inf. Erregungsleitungsstörung* zwischen Vorhöfen u. Kammern des Herzens durch atrioventrikuläre Überleitungsstörung (vgl. AV-Überleitungszeit); **Vork.:** Herzgesunde in Ruhe (nicht unter körperl. Belastung) inf. Vagotonie* bzw. Sportherz* (AV-B. I. Grades od. II. Grades Typ Wenckebach, s. unter Einteilung); pathol. u. a. bei Koronarinsuffizienz*, Herzinfarkt*, Kardiomyopathie*, UAW (Herzglykoside*, Beta*-Rezeptoren-Blocker, Intoxikation, Myokarditis*, angeborenem Herzfehler* (z. B. ASD); **Einteilung:** s. Abb.; **1. AV-Block I. Grades** (Abk. AVB I°): Leitungsverzögerung; EKG*: PQ*-Zeit >0,2 s, alle

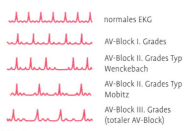

normales EKG
AV-Block I. Grades
AV-Block II. Grades Typ Wenckebach
AV-Block II. Grades Typ Mobitz
AV-Block III. Grades (totaler AV-Block)

AV-Block

AV-Bündel

P*-Wellen werden übergeleitet; evtl. Überlagerung von T- u. P-Welle. **2. AV-Block II. Grades** (Abk. AVB II°): intermittierende Leitungsunterbrechung; EKG: **a)** Typ Wenckebach (früher Mobitz Typ 1) mit progredient zunehmender PQ*-Zeit bis zum Ausfall einer Herzaktion (Wenckebach*-Periodik); **b)** Typ Mobitz (früher Mobitz Typ 2) mit meist regelmäßig intermittierender Blockierung der AV-Überleitung, nur jede zweite (2:1-), dritte (3:1-) od. vierte (4:1-Block) Erregung wird weitergeleitet. **3. AV-Block III. Grades** (Abk. AVB III°, syn. totaler AVB): vollständige Leitungsunterbrechung (meist Folge einer schweren kardialen Schädigung); EKG: P-Wellen ohne QRS*-Komplexe (nicht zu unterscheiden von einem trifaszikulären Block; s. Schenkelblock); klin. resultiert (bei fehlendem Ersatzrhythmus*) pulslose elektr. Aktivität (s. Herz-Kreislauf-Stillstand), nach Einsetzen eines Ersatzrhythmus (junktional od. ventrikulär) Dissoziation zwischen Vorhof- u. Kammeraktionen (voneinander unabhängige P-Wellen u. schenkelblockartig deformierte QRS-Komplexe); **Sympt.:** asymptomat. (AVB I°), höhergradiger AVB: Palpitation, Schwindel, Herzinsuffizienz (bei Herzfrequenz <40/min), Synkope (Adams*-Stokes-Syndrom bei zu langer Latenz bis zum Einspringen eines tiefergelegenen Automatiezentrums; s. Herzautomatie); **Diagn.:** Ruhe-EKG, Langzeit*-EKG, His-Bündel-EKG (s. EKG, intrakardiale); **Ther.:** je nach AVB-Grad u. Klin.; akut (symptomat.): Atropin i. v., Orciprenalin i. v., passagere Schrittmacherstimulation (temporäre ventrikuläre Stimulation; alternativ transthorakale Elektrostimulation); Implantation eines künstl. Herzschrittmachers* (50 % aller Schrittmacherindikationen) bei wiederholtem Auftreten symptomat. höhergradigen AVB trotz Ther. der Grunderkrankung.

AV-Bündel: syn. His-Bündel; s. Erregungsleitungssystem.

AV-De|fekt (Defekt*) *m*: Kurzbez. für atrioventrikulärer Septumdefekt*.

AV-Dis|soziation (Dissoziation*) *f*: (engl.) *AV dissociation*; Kurzbez. für atrioventrikuläre Dissoziation; Form der Pararhythmie*, bei der Vorhöfe u. Kammern des Herzens mit ähnl. niedriger Frequenz für einige Herzaktionen voneinander unabhängig schlagen; Vorhoffrequenz abhängig vom (langsamen) Sinusknoten (s. Erregungsleitungssystem), Kammerfrequenz vom heterotopen Erregungsbildungszentrum im AV-Knoten od. Ventrikel (s. Herzautomatie); **Vork.:** bei Vagotonie* bzw. Sportherz* i. d. R. nicht behandlungsbedürftig; Vork. auch bei Hirndrucksteigerung*. Vgl. Parasystolie, Interferenzdissoziation, VA-Dissoziation.

avDO₂: Abk. für arteriovenöse Sauerstoffdifferenz*.

AVED: Abk. für Ataxie mit isoliertem Vitamin-E-Defizit; Vitamin*-E-Mangelataxie.

Avellis-Stellung (Georg A., Laryngol., Frankfurt a. M., 1864–1916): (engl.) *Avellis position*; Kopfstellung des Pat. bei indirekter Laryngoskopie*; Seitwärtsneigung zur Inspektion des subglott. Raums u. seitlicher Kehlkopfanteile.

Avellis-Syn|drom (↑) *n*: s. Hirnstammsyndrome (Tab. dort).

AV-Fistel (Fistel*) *f*: Kurzbez. für arteriovenöse Fistel*.

Avidität (lat. *avidus* begierig) *f*: (engl.) *avidity*; Bindungskraft; (immun.) die Stärke, mit der polyklonale Antikörper (Antiserum*) ein multivalentes Antigen binden; die A. von Antikörpern gegen einen Err. nimmt mit der Dauer der Infektion zu: je höher die A. (spez. Antikörper der Klasse Ig), desto älter die Infektion (vgl. Aviditätsbestimmung). Vgl. Affinität.

Aviditäts|bestimmung (↑): (engl.) *avidimetry*; Verf. zur Messung der Avidität* von Antikörpern; **Prinzip:** Antikörper können durch Harnstoff vom entspr. Antigen wieder abgelöst werden, die benötigte Harnstoffkonzentration ist proportional der Avidität der Antikörper. **Anw.:** v. a. zum Ausschluss frischer Infektion in der Schwangerschaft, z. B. Röteln, Toxoplasmose.

AV-Inter|vall (Intervall*) *n*: AV*-Überleitungszeit.

A|vitaminose (A-*; Vita*) *f*: (engl.) *avitaminosis*; schwere Form des Vitaminmangels (leichte Form: Hypovitaminose*); **Urs.: 1.** ungenügende Zufuhr bei Malnutrition* (z. B. Beriberi*); **2.** Störung der Resorption (starke Durchfälle, Darmresektion z. B. bei perniziöser Anämie*, Schleimhautatrophie mit Fehlen von Intrinsic*-Faktor, Zerstörung der Darmflora, z. B. durch Antibiotika, Zufuhr von Vitamin-Antagonisten); **3.** unzureichende Umwandlung in die aktive Wirkform (z. B. Calciferol bei renaler Osteopathie*). Vgl. Vitamine.

A|vitaminosen, tropische (↑; ↑) *fpl*: (engl.) *tropic avitaminoses*; aufgrund schlechter Ernährungslage in den trop. u. subtrop. Entwicklungsländern häufig vorkommende Mangelerscheinungen vorwiegend bei Kindern; wichtigste t. A. sind Ariboflavinose*, Beriberi*, Pellagra* u. Xerophthalmie*. Rachitis* ist trotz der starken Sonnenstrahlung in den Tropen u. Subtropen sehr viel häufiger als in Ländern mit gemäßigtem Klima (bessere Lebensbedingungen). Skorbut* ist in den Tropen sehr selten.

AVK: Abk. für arterielle Verschlusskrankheiten*.

AV-Kanal (Canalis*): (engl.) *atrioventricular canal*; Kurzbez. für Atrioventrikularkanal; s. Septumdefekt, atrioventrikulärer.

AV-Klappen: Kurzbez. für Atrioventrikularklappen; s. Herz.

AV-Knoten: Kurzbez. für Atrioventrikularknoten; s. Erregungsleitungssystem.

AV-Knoten|rhythmus (Rhythmus*) *m*: AV*-Rhythmus.

AV-Knoten|tachy|kardie (Tachy-*; Kard-*) *f*: Kurzbez. für Atrioventrikularknotentachykardie; (engl.) *atrioventricular nodal tachycardia*; im Bereich des AV-Knotens (s. Erregungsleitungssystem) entstehende Form der supraventrikulären Tachykardie* (Abk. SVT); **Formen: 1. AV-Knoten-Reentry-Tachykardie** (Abk. AVNRT für atrioventrikuläre nodale Reentry-Tachykardie): häufigste Form der paroxysmalen SVT (Frequenz 180–220/min); **Urs.:** Reentry*-Mechanismus durch funktionell getrennte Anteile des AV-Knotens mit unterschiedl. Erregungsleitungsgeschwindigkeiten u. Refraktärzeiten (elektrophysiol. Längsdissoziation); **a)** typ. AVNRT (Slow-fast-Form): häufigste Form; anterograde Erregungsleitung (orthodrom; atrioventrikulär) über die langsame Leitungsbahn (slow pathway) mit kurzer Refraktärzeit u. retrograd (antidrom; ventrikuloatrial) über die schnelle (fast pathway); daher zeitgleiche Erregung von Vorhöfen u. Kammern mit meist nicht sichtbaren P*-Wellen im EKG (Überlagerung durch QRS*-Komplex) od. P-Wellen kurz vor bzw. hinter QRS-Komplex mit verdrehter P-Achse (retrograde Vorhoferregung); **b) atyp.** AVNRT (Fast-slow-Form): selten (<10% aller AVNRT); anterograde Erregungsleitung über den schnellen Leitungsweg mit kürzerer Refraktärzeit (als im langsamen) u. retrograde über den langsamen; damit atriale Erregung zeitl. nach ventrikulärer mit P-Welle (Achse verdreht) deutl. nach QRS-Komplex (RP>PR) im EKG; **2. AV-junktionale ektope Tachykardie:** sehr selten; nichtparoxysmale (chron.-permanente) SVT (Herzfrequenz 100–130/min); Urs.: gesteigerte Automatie (s. Erregungsbildungsstörungen), Herzglykosid induziert durch getriggerte Aktivität (späte Nachpotentiale); hiervon zu unterscheiden sind AV-Reentry-Tachykardien (Abk. AVRT), die auf akzessor. Leitungsbahnen beruhen (vgl. Präexzitationssyndrom). **Sympt.:** Palpitation, sog. Froschzeichen (unangenehmes pulssynchrones Klopfen im Hals mit deutl. prominentem Jugularvenenpuls) bei Vorhofkontraktion gegen geschlossene AV-Klappen (s. Vorhofpfropfung); u. U. Herzinsuffizienz, kardiogener Schock, Angina pectoris; **Ther.:** 1. AVNRT: **a)** akut: Vagusreizung (z. B. Valsalva-Versuch, Karotissinus-Druckversuch), pharmak. (v. a. Adenosin od. Verapamil; auch Beta-Rezeptoren-Blocker, Ajmalin u. a.), ggf. elektr. Kardioversion*; **b)** Dauertherapie zur Proph. bei rezidiv. symptomat. AVNRT: Katheterablation* (transvenöse Hochfrequenz-AV-Knoten-Modulation), pharmak. (Verapamil od. Beta-Rezeptoren-Blocker); **2. AV-junktionale ektope Tachykardie:** pharmak. (Verapamil, Beta-Rezeptoren-Blocker, Adenosin), Katheterablation (kurative Fokusablation). Vgl. Vorhofflimmern.

AVNRT: Abk. für **a**trio**v**entrikuläre **n**odale **R**eentry-**T**achykardie; s. AV-Knotentachykardie.

Avogadro-Konstante (Lorenzo R. A. C. A. di Quaregna e Ceretto, Phys., Turin, 1776–1856): (engl.) *Avogadro's constant*; syn. Loschmidt-Zahl; die Konstante N$_A$, die die Zahl der Atome od. Moleküle in einem Mol* angibt; N$_A$ = 6,023 · 10^{23} mol^{-1}; z. B. enthalten 18 g Wasser 6,023 · 10^{23} Moleküle.

AVP: Abk. für **A**rginin**v**aso**p**ressin; s. ADH.

AV-Re|entry-Tachy|kardie (Tachy-*; Kard-*) *f*: s. WPW-Syndrom.

AV-Rhythmus (Rhythmus*) *m*: Kurzbez. für **A**trio**v**entrikularrhythmus;; (engl.) *nodal rythm*; syn. AV-Knotenrhythmus, junktionaler Rhythmus; auch Knotenrhythmus; vom AV-Knoten als sekundäres Automatiezentrum (s. Herzautomatie) gesteuerter Ersatzrhythmus* (z. B. bei Sinusknotenausfall), meist mit einer Frequenz von 40–60/min; bei gesteigerter junktionaler Automatie (s. Erregungsbildungsstörung) mit höherer Frequenz (>100/min: tachykarder AV-R.; 60–100/min: rel. AV*-Knotentachykardie; vgl. Tachykardie); Erregungen werden antegrorad in die Kammern u. retrograd in die Vorhöfe des Herzens weitergeleitet. EKG*: QRS*-Komplex schmal, P*-Welle fällt in den QRS-Komplex u. ist daher nicht sichtbar (mittlerer AV-R.) od. erscheint auf den Kopf gestellt (inf. verdrehter P-Achse, sog. retrograde P-Welle) kurz vor (oberer AV-R.) bzw. nach dem QRS-Komplex in der ST*-Strecke (unterer AV-R.). **Vork.:** Sportherz*, kardiale Erkr., UAW (Herzglykoside*). Vgl. Rhythmus, idioventrikulärer.

AVRT: Abk. für **AV-R**eentry-**T**achykardie; s. WPW-Syndrom.

AVSD: Abk. für **a**trio**v**entrikulärer **S**eptum**d**efekt*.

AV-Überleitungs|störungen: s. AV-Block.

AV-Überleitungs|zeit: (engl.) *atrioventricular conduction time*; syn. Überleitungszeit, AV-Intervall; Kurzbez. für atrioventrikuläre Überleitungszeit; Zeit zwischen Erregungsbeginn der Vorhöfe u. der Kammern; entspricht der PQ*-Zeit im EKG*.

A|vulsio bulbi (lat. avellere, avulsum ausreißen) *f*: Ausriss des Augapfels (z. B. durch Unfall).

A|vulsio nervi optici (↑) *f*: Ausriss der Sehnerven.

AVWG: Abk. für **A**rzneimittel**v**ersorgungs*-**W**irtschaftlichkeits**g**esetz.

Axenfeld-An|omalie (Karl Th. A., Ophth., Freiburg, 1867–1930; Anomalie*) *f*: s. Embryotoxon.

Axenfeld-Schürenberg-Syn|drom (↑) *n*: s. Okulomotoriuslähmung.

axial (lat. axis Achse): (engl.) *axial*; in Richtung der Achse.

Axilla (lat.) *f*: (engl.) *axilla*; Achsel.

Axillaris|block (↑): s. Armplexusanästhesie.

Axillaris|lähmung (↑) *f*: (engl.) *axillary paralysis*; Lähmung des N. axillaris; führt zum Ausfall des M. deltoideus (Atrophie, Wegfall der Schulterwölbung, Behinderung der Armhebung über die Horizontale hinaus) u. des M. teres minor (Schwächung der Außenrotation des Arms) sowie zu sensiblen Ausfällen an der Außenseite des proximalen Drittels des Oberarms; **Vork.:** u. a. nach Schultergelenkluxation, Fraktur des Collum chirurgicum humeri; **DD:** Ruptur der Rotatorenmanschette, arthrogene Muskelatrophie.

Axillar|linien (↑): (engl.) *axillary lines*; Orientierungslinien an der seitl. Brustwand; **1.** Linea axillaris media: Senkrechte vom höchsten Punkt der Achselgrube nach kaudal; **2.** Linea axillaris anterior u. posterior: Senkrechte durch die Punkte, an denen sich M. pectoralis major bzw. M. latissimus dorsi bei abduziertem Arm von der Brustwand abheben; s. Linea (Abb.).

Axis (lat. Achse) *m*: (engl.) *axis*; (anat.) zweiter Halswirbel (C II); besitzt auf dem Wirbelkörper den Zahn (Dens axis) mit Gelenkflächen für das untere Kopfgelenk u. ragt in den vorderen Umfang des Wirbellochs des Atlas*. Vgl. Vertebra.

Axis externus bulbi oculi (↑) *m*: (engl.) *external axis of eyeball*; äußere Augenachse; verbindet den vorderen u. den hinteren Augenpol.

Axis|fraktur (↑; Fraktur*) *f*: s. Dens-axis-Fraktur; Hanged-man-Fraktur.

Axis internus bulbi oculi (↑) *m*: (engl.) *internal axis of eyeball*; innere Augenachse; verbindet Hornhautinnenfläche u. Netzhautvorderfläche.

Axis lentis (↑) *m*: (engl.) *axis of lens*; Linsenachse; Verbindungslinie zwischen vorderem u. hinterem Linsenpol.

Axis opticus (↑) *m*: (engl.) *optic axis*; Sehachse; durch die Krümmungsmittelpunkte von Hornhaut, Linse u. Glaskörper führende Linie, die zwischen Discus* nervi optici u. Fovea centralis auf die Netzhaut trifft.

Axis pelvis (↑) *m*: Führungslinie* des Beckens.

Axo|lemm (↑; gr. λέμμα Schale, Rinde) *n*: s. Axon.

Axon (↑) *m*: (engl.) *axone*; syn. Neurit; veraltet Achsenzylinder; zylindr. Fortsatz der Nervenzelle*, der Nervenimpulse zu anderen Zellen weiterleitet; bildet zusammen mit der Schwann*-Scheide die Nervenfaser*. Die Zellmembran wird als Axolemm, das v. a. längs verlaufende Neurofibrillen* u. Mikrotubuli* enthaltende Zytoplasma als Axoplasma bezeichnet. Vgl. Nerven.

Axono|tmesis (↑; gr. τμῆσις Schnitt) *f*: (engl.) *axonotmesis*; schwere Schädigung eines Nervs durch Kontinuitätsunterbrechung endoneuraler Strukturen u. der Axone bei erhaltener Nervenhülle; distal der Schädigung unterliegen die Nervenfasern einer Waller*-Degeneration, die Bedingungen für eine Regeneration sind jedoch wegen der erhaltenen Hüllstrukturen günstig. Vgl. Neurapraxie; Neurotmesis.

Axon|re|flex (↑; Reflekt-*) *m*: (engl.) *axon reflex*; antidrome Impulsübertragung innerh. eines Nervs über dessen Verzweigungen nach peripher, ohne Überschreiten einer Synapse (kein Reflex i. e. S.); z. B. die nach starker mechan. Reizung der Haut als Teilreaktion des Dermographismus* ruber auftretende Arteriolendilatation (diffuse Rötung) od. das Reflexerythem bei Urtica inf. antidromer Erregungsübertragung auf Nervenverbindungen zwischen afferenten Hautnerven u. den Blutgefäßen.

Axo|plasma (↑; -plasma*) *n*: s. Axon.

Ayre-T-Stück: (engl.) *Ayre's T-piece*; ventilloses Verbindungsstück (Faltenschlauch) im halboffenen Narkosesystem (s. Kuhn-System) zur flussgesteuerten Verhinderung der Rückatmung. Vgl. Nichtrückatmungsventil; Narkoseapparat.

AZ: Abk. für Allgemeinzustand.

Azacitidin (INN) *n*: (engl.) *azacitidine*; 5-Azacytidin; Zytostatikum* (Antimetabolit*, Pyrimidinanalogon) mit schwacher antibiot. Aktivität; chem. Analogon von Cytidin*; Orphan Drug; **Wirkungsmechanismus:** Einbau als Antimetabolit während Replikation in DNA u. Transkription in RNA, hemmt DNA- bzw. RNA-Methyltransferasen; dadurch Demethylierung in Sequenz, was die Proteine der Zellregulation beeinflusst, die an DNA/RNA-Substrat binden; **Ind.:** bei Erwachsenen, für die eine Knochenmarktransplantation nicht geeignet ist: myelodysplastisches Syndrom*, CMML* mit 10–29 % Knochenmarkblasten ohne myeloproliferative Störung, AML mit 20–30 % Blasten u. Mehrlinien-Dysplasie; **Kontraind.:** fortgeschrittene maligne Lebertumoren; Schwangerschaft; **UAW:** Überempfindlichkeitsreaktionen, Thrombozytopenie, Neutropenie, Leukopenie, gastrointestinale Beschwerden, selten Nierentoxizität; **cave:** engmaschige Kontrolle von Serumkreatinin, Blutbild u. Leberwerten.

Azalide *n pl*: (engl.) *azalide*; Untergruppe der Makrolid*-Antibiotika mit einem Stickstoffatom* im Makrolaktonring; mit günstigen pharmakokinet. Eigenschaften (hohe Gewebegängigkeit, metabol. Stabilität, gute Verträglichkeit) u. breiterem Wirkungsspektrum; **Vertreter:** s. Azithromycin*.

Azan-Färbung: s. Heidenhain-Färbung.

Aza|thioprin (INN) *n*: (engl.) *azathioprine*; syn. Azothioprin; Antimetabolit (Purinanalogon, Imidazol- derivat von 6-Mercaptopurin) zur Hemmung der zellulären Immunantwort (Immunsuppressivum*); **Ind.:** Immunsuppression* nach Transplantation* od. bei Autoimmunkrankheiten* (z. B. als Antirheumatikum*); **Kontraind.:** Schwangerschaft u. Stillzeit, schwere Knochenmarkdepression, Leber- u. Nierenfunktionsstörung; **UAW:** Störung der Hämatopoese (Leuko-, Thrombozytopenie), gastrointestinale Beschwerden u. a.; **Wechselwirkung:** Komb. mit Allopurinol* führt zu tox. Abbauprodukten.

Azelain|säure (INN): (engl.) *azelaic acid*; 1,7-Heptandicarbonsäure; melanotoxische Substanz (von Malassezia furfur gebildet u. verantwortl. für das Leukoderm bei Pityriasis* versicolor); wirkt antikomedogen u. antimikrobiell; **Ind.:** Lokaltherapeutikum bei milden Formen von Acne* vulgaris; **UAW:** irritative Dermatitis v. a. bei Behandlungsbeginn.

Azelastin (INN) *n*: (engl.) *azelastine*; Histamin*-H_1-Rezeptoren-Blocker der 2. Generation; **Ind.:** Rhinitis* allergica (topisch od. p. o.), allerg. Konjunktivitis (topisch); **UAW:** bei p. o. Anw. selten Müdigkeit, Mundtrockenheit.

A-Zellen (Zelle*): s. Langerhans-Inseln.

Azet-: s. a. Acet-.

Azetabulo|plastik (Acet-*; -plastik*) *f*: (engl.) *acetabuloplasty*; Pfannendachplastik; op. Verfahren zur Verbesserung der knöchernen Überdachung des proximalen Femurs bei Hüftdysplasie* u. Hüftgelenkluxation* durch Beckenosteotomie.

Azetyl-: s. Acetyl-.

Azid *n*: (engl.) *azide*; Salz der Stickstoffwasserstoffsäure (HN_3).

Azid-: auch Acid-; Wortteil mit der Bedeutung sauer, scharf; von lat. acidus. Vgl. Azid.

Azid|ämie (Azid-*; -ämie*) *f*: Azidose*.

Azid|amfenicol (INN) *n*: (engl.) *azidamfenicol*; Antibiotikum (Derivat des Chloramphenicols*) zur lokalen Anw.; **Ind.:** bakterielle Infektion von Konjunktiven u. Cornea.

Azidität (Azid-*) *f*: (engl.) *acidity*; Säuregrad; **1.** wahre A. (aktuelle Reaktion) entspr. der Wasserstoffionenkonzentration*; **2.** stöchiometrische A.: durch Titration* bestimmte A.; **3.** potentielle A.: ausgedrückt durch die dissoziierbare Wasserstoffionenkonzentration; Beziehung: stöchiometrische A. + wahre A. + potentielle Azidität.

Aziditäts|bestimmung (↑): s. Magensaftuntersuchung.

Azido|cillin (INN) *n*: (engl.) *azidocilline*; penicillinaseempfindliches, halbsynthet. Oralpenicillin (s. Penicilline).

Azido|genese (Azid-*; -genese*) *f*: (engl.) *acidogenesis*; Elimination von freien u. gebundenen Wasserstoffionen aus dem Intermediärstoffwechsel durch Ausscheidung im Urin; **Mechanismus:** nach Sekretion von H^+ in den Tubulusharn Bindung in Form von Kohlensäure (dissoziiert sofort zu CO_2 u. H_2O), primären Phosphationen u. Ammoniumionen; s. Abb.; der Anteil der dissoziierten H^+-Ionen bestimmt den Urin-pH. Neben der renalen Elimination von fixen (nichtflüchtigen) Säuren durch A. (70–100 mmol tägl.) wird eine erheblich größere Säuremenge in Form von CO_2 über die

Azidose, intrauterine

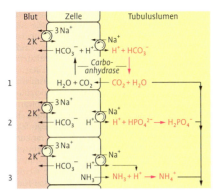

Azidogenese: Schema der renalen Elimination saurer Valenzen: 1: im Bicarbonat-Puffersystem mit Bildung von CO_2; 2: als Phosphat; 3: als Ammoniumionen; jeweils mit Reabsorption von HCO_3^- u. Na^+

Lungen eliminiert (≥12 mol tägl.). Vgl. Ammoniogenese; Pufferung; Säure-Basen-Haushalt.

azido|phil (↑; -phil*): (engl.) *acidophilic*; syn. oxyphil; mit sauren Farbstoffen anfärbbar.

Azido|phile (↑; ↑) *m pl*: s. Granulozyten.

Azidose (↑; -osis*) *f*: (engl.) *acidosis*; syn. Azidämie; Störung im Säure*-Basen-Haushalt mit Abfall des art. pH unter 7,36; Ausmaß abhängig von Kompensationskapazität (Gegenregulation zur Verhinderung einer Entgleisung); **Formen: 1. nicht respirator.** (metabol.) A.: negative Basenabweichung* mit Abfall von Pufferbasen* u. Standardbicarbonat* (u. aktuellem Bicarbonat); **Urs.: a)** Additionsazidose: vermehrte Zufuhr od. Produktion von Säuren im Stoffwechsel (nicht respirator. A. i. e. S.), z. B. Ketoazidose*, Laktatazidose*; **b)** Subtraktionsazidose: vermehrter Basenverlust (Bicarbonat durch Galle- od. Pankreasfisteln, Diarrhö*, Ileus* u. a.); **c)** renale A. (Retentionsazidose): Einschränkung der renalen Wasserstoffionenelimination (Nierenversagen, renal-tubulär Störung); **d)** pharmak. (u. a. Salicylate, Diuretika), Drogen (Alkohol, Methanol, Glykol); **e)** Verteilungsazidose: hyperkaliäm. A. durch Austausch von H^+ aus dem intrazellulären Raum gegen K^+ inf. von extrazellulärem Kaliumüberschuss; **f)** Verdünnungsazidose (Dilutionsazidose) durch unphysiol. hohe Zufuhr an neutralen Lösungen u. damit rel. Verminderung der Bicarbonatkonzentration im Blut; **g)** Transfusionsazidose durch Bluttransfusion* (v. a. Massivtransfusion bei reduzierter Kompensationskapazität) mit Erythrozytenkonzentrat*; **Kompensation:** s. Abb.; respirator. (schnell) durch Hyperventilation* zur Begrenzung der pH-Abweichung über vermehrte pulmonale CO_2-Elimination u. Reduktion des art. pCO_2; **Klin.:** vertiefte Atmung (Kussmaul*-Atmung), Blutdruckabfall, Schock u. a.; **2. respirator. A.:** Hyperkapnie* durch Hypoventilation*; **Urs.:** u. a. zentrale Atemdepression, Behinderung der Ventilation (z. B. bei Rippenserienfrakturen, neuromuskulären Erkr.), Pickwick*-Syndrom, Lungenkrankheit mit Störungen der pulmonalen Diffusion; **Kompensation:** nicht respirator. (langsam) durch vermehrte renale Bicarbonatresorption bei chron. respirator. A. (benötigt 1–2 Tage zur max. Wirksamkeit) u. damit positiver Basenabweichung*; **Klin.:** Zyanose*, Dyspnoe*, Tachykardie* u. a.; **3. kombinierte A.:** Zusammenwirken respirator. u. nicht respirator. Faktoren (z. B. Hypoventilation u. Nierenversagen); art. pCO_2 erhöht, Basenüberschuss negativ; **Diagn.:** art. BGA*, Säure*-Basen-Status; **Ther.: 1. nicht respirator. A.:** Puffersubstanzen (Natriumbicarbonat, Tris-Puffer) i. v.; cave: (Rebound-)Alkalose*, daher nur teilweise pH-Korrektur; **2. respirator. A.:** Steigerung der Ventilation, bei akuter respirator. A. ggf. kontrollierte Beatmung, bei chron. Störungen (z. B. inf. obstruktiven Ventilationsstörungen) v. a. Bronchospasmolyse, Sekretolyse.

> Abschätzung des Bedarfs an Pufferbasen zur Korrektur einer nicht respirator. Azidose:
> **1.** Bicarbonatbedarf (mmol) = negative Basenabweichung (mmol/l) × 0,3 × kg Körpergewicht
> **2.** Trispufferbedarf (ml) = negative Basenabweichung × kg Körpergewicht

vgl. Azidose, intrauterine; Alkalose.

Azidose|atmung (↑; ↑): s. Kussmaul-Atmung.

Azidose, intra|uterine (↑; ↑) *f*: (engl.) *intrauterine acidosis*; durch Fetalblutuntersuchung* nachweisbare fetale Azidose* (pH <7,25); **Formen: 1.** nicht respirator. i. A.: Störung des Säure-Basen-Haushalts mit Absinken der O_2-Konz. im Blut u. Stimulation des anaeroben, glykolyt. Stoffwechsels; **2.** respirator. i. A.: Erhöhung des CO_2-Partialdrucks auf >45 mmHg durch eingeschränkte CO_2-

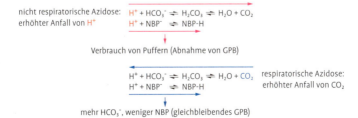

Azidose: respiratorische Azidose durch Erhöhung des CO_2 Partialdrucks: Gleichgewicht verschiebt sich in Richtung HCO_3^- u. H^+, entstehende Protonen werden ausschließlich durch Nicht-Bicarbonat-Basen (NPB) gepuffert, so dass die Gesamtpufferbasen (GPB) gleich bleiben; Protonen nichtflüchtiger Säuren bei **nicht respiratorischer Azidose** werden von beiden Puffersystemen abgefangen, so dass die GPB sinken.

Abgabe; bei gleichzeitigem Vorliegen beider Formen: intrauterine Asphyxie; **Urs.:** verminderte Versorgung mit Sauerstoff vor u. während der Geburt, z. B. inf. Plazentainsuffizienz*, Nabelschnurkomplikation*, unregelmäßiger Gabe von Wehenmitteln, Vena*-cava-inferior-Syndrom, langer Geburtsdauer.

Azidose, kon|genitale (↑; ↑) *f*: s. Azidose, renale tubuläre.

Azidose, renale tubuläre (↑; ↑) *f*: (engl.) *renal tubular acidosis (Abk. RTA)*; syn. nephrogene Azidose; uneinheitl. Gruppe von Störungen, bei denen durch Anazidogenese* der renalen Tubuli eine nicht respiratorische Azidose mit verminderter Ausscheidung von freien Wasserstoffionen (pH des Urins >7,0) u. vermehrter Ausscheidung von Bicarbonat entsteht; als inkomplett bezeichnet bei verminderter Fähigkeit, den Urin anzusäuern (manifest durch Säurebelastung: pH-Wert des Urins >5,3), normaler Plasmabicarbonatkonzentration u. fakultativ Azidose; **Ätiol.:** primär erbl. od. sekundär erworben, u. a. bei Autoimmunerkrankungen mit renaler Manifestation, Hyperkalzurie, Nephrokalzinose*, tubulointerstitiellen Nierenerkrankungen, versch. genet. Erkrankungen mit renaler Beteiligung (z. B. Debré*-Toni-Fanconi-Syndrom, Cystinose*, Lowe*-Syndrom, Dent*-Erkrankungskomplex, Glykogenosen*), induziert durch Arzneimittel od. Quecksilber; **Formen:** nach Lok. der Störung in den Tubuli: **1. Typ I:** distale (klassische) Form mit Hypokaliämie; es kann kein ausreichend großer pH-Gradient zwischen Blut u. Urin aufrechterhalten werden; H^+-Ionen u. Ammoniumionen sind im Urin trotz Blutazidose erniedrigt; Pathophysiol. ungeklärt; **a)** primär (distale renale tubuläre Azidose, Abk. DRTA): autosomal-dominant (Genlocus 17q21-q22) od. autosomal-rezessiv erbl. (Genlocus 17q21-q22 od. 7q33-q34); Sonderform: DRTA mit bilateraler Taubheit (Genlocus 2cen-q13); **b)** sekundär: inf. systemischer od. renaler Erkrankungen, die das distale Tubulussystem beeinträchtigen (häufigste Urs.: interstitielle Nierenerkrankungen); **2. Typ II:** proximale Form mit isolierter Beeinträchtigung der Bicarbonatrückresorption (Bicarbonatverlust im Urin) od. in Verbindung mit zusätzl. proximal-tubulären Transportdefekten der Glukose-, Aminosäuren- u. Phosphatrückresorption (Debré*-Toni-Fanconi-Syndrom); **a)** primär (proximale renale tubuläre Azidose, Abk. PRTA): autosomal-rezessiv erbl. (Genlocus 4q21); weitere Sympt.: bilateral Glaukom, Katarakt, bandförmige Keratopathie; **b)** sekundär: inf. Hyperparathyroidismus, tox. tubulärer Nephropathie, nephrotischen Syndroms u. a.; **3. Typ III:** proximale Form bei chron. Niereninsuffizienz mit Verminderung der NH_4^+-Ausscheidung, mit Bicarbonatverlust durch herabgesetzte Plasmabicarbonatschwelle u. später auch durch Bicarbonatbildungsstörung als Folge des Parenchymverlustes; **4. Typ IV:** distale Form mit Hyperkaliämie; H^+-Ionen u. Ammoniumionen sind im Urin trotz Blutazidose erniedrigt; generalisierte Dysfunktion der distalen Tubuli in Verbindung mit Hypoaldosteronismus od. Aldosteronresistenz; Vork.: bei hyper- od. hyporeninämischem Hypoaldosteronismus, bei überdosierter Gabe von ACE-Hemmern od. Aldosteron-Antagonisten; **Klin.:** Beginn im Säuglingsalter (infantile RTA) od. später (Erwachsenenform); periodische Lähmung u. Muskelschwäche (Hypokaliämie), rezidiv. Nephrolithiasis* (Hyperkalzurie), Nephrokalzinose* (in 50 % der Fälle), Osteomalazie od. Rachitis (Calciummangel, Calciferol-Stoffwechselstörung), Kleinwuchs, Hypophosphatämie u. Hyperchloridämie; **Ther.:** Alkalisierung mit Natriumbicarbonat od. Natriumcalciumcitrat; Behandlung der Hypokaliämie, Osteomalazie u. Harnweginfektion; **Progn.:** abhängig von der Grunderkrankung; bei Nephrokalzinose* zunehmende Niereninsuffizienz (v. a. bei Typ II), kann durch konsequente Dauertherapie verhindert od. verzögert werden. Vgl. Stoffwechselanomalien; Säure-Basen-Haushalt.

Azido|thymidin *n*: Abk. AZT; Zidovudin*.

Azinus (lat. acinus Weinbeere) *m*: Acinus*.

Azinus|zell|karzinom (↑; Karz-*; -gen*) *n*: (engl.) *acinus-cell tumor*; typischer, von den speichelbildenden Zellen der Endstücke ausgehender Speicheldrüsentumor*, selten auch in Mamma, exokrinem Pankreas u. Lunge.

Azithro|mycin (INN) *n*: (engl.) *azithromycine*; partialsynthetisch abgewandeltes orales Makrolid*-Antibiotikum als einziger Vertreter der Azalide; **Wirkung:** bakteriostat. (ähnlich wie Erythromycin, aber höhere Wirksamkeit gegen einige gramnegative Bakt., insbes. Hämophilus influenzae); lange Halbwertzeit; keine Hemmung der Cytochrom-450-abhängigen Monooxygenasen*; **Wirkungsmechanismus:** bindet an die 50S-Untereinheit des bakteriellen Ribosoms, hemmt die Translation der mRNA, interferiert mit der Proteinsynthese u. hemmt dadurch das Bakterienwachstum; **UAW:** Diarrhö (5 %), Übelkeit (3 %), Bauchschmerzen (3 %) u. Erbrechen.

Azo|farb|stoffe: (engl.) *azo dyes*; Gruppe med. wichtiger Farbstoffe u. Arzneimittel; z. B. Chrysoidin*, Kongorot*, Benzidin*, Scharlachrot mit seinem Derivat Pellidol u. die chemotherap. wirksamen Farbstoffe Trypanrot u. Trypanblau mit ihrem Derivat Suramin*.

A|zoo|spermie (A-*; gr. ζῷον Lebewesen; Sperm-*) *f*: (engl.) *azoospermia*; Fehlen reifer Spermien im Sperma; s. Spermauntersuchung (Tab. dort).

Azot|ämie (franz. azote Stickstoff; -ämie*) *f*: (engl.) *azotemia*; pathol. Vermehrung stickstoffhaltiger Proteinstoffwechselprodukte im Blut bzw. Serum (Reststickstoff* >12 mmol/l); **Formen: 1.** Produktionsazotämie (metabolische, extrarenale A.), meist nur vorübergehende Erhöhung der Harnstoffproduktion; Urs.: indirekt inf. vermehrter Proteinbiosynthese (z. B. bei Cushing*-Syndrom) od. bei erhöhtem Proteinabbau (z. B. nach schweren Blutungen, Verbrennungen, Bestrahlungen, Crush*-Syndrom); **2.** Retentionsazotämie inf. Niereninsuffizienz mit stark eingeschränkter Ausscheidung von Harnstoff im Urin (vgl. Urämie).

Azo|thioprin *n*: Azathioprin*.

Azot|urie (franz. azote Stickstoff; Ur-*) *f*: (engl.) *azoturia*; übermäßige Stickstoffausscheidung (>20 g/d, bes. als Harnstoff) im Harn inf. Hyperkatabolismus z. B. beim Postaggressionssyndrom*.

AZT: Abk. für **Azido**thymidin; s. Zidovudin.

Az|trẹonam (INN) *n*: (engl.) *aztreonam*; synthet. Betalaktam*-Antibiotikum aus der Gruppe der Monobactame* zur parenteralen Anw.; **Wirkungsspektrum:** bakterizid gegen aerobe gramnegative Erreger; **UAW:** allerg. Hautreaktionen, lokale Reaktion an der Injektionsstelle, Candidiasis, Kopfschmerz, Schwindel, EKG-Veränderungen.

Azur *m*: (engl.) *azure*; Farbstoff der Thioninreihe, der sich in alkal. Methylenblaulösungen bildet u. Metachromasie* bewirkt (Romanowsky*-Effekt). Eine bes. Anfärbbarkeit mit A. (Azurophilie) besitzen u. a. Protozoen, Spirochäten, Mastzellen, Thrombozyten, Chromatin, Granula im Zytoplasma von Mono- u. Lymphozyten; vgl. Giemsa-Färbung.

Azur|granula (Granula*) *n pl*: (engl.) *azurophilic granules*; mit Azur* rötl. färbbare Körnchen in Lymphozyten, Monozyten u. Vorstufen der Granulozyten; entsprechen spez. Lysosomen*; werden mit Romanowsky*-Giemsa-Färbung sichtbar.

a|zyklisch (A-*; Zykl-*): **1.** (engl.) *acyclic*; nicht periodisch auftretend; **2.** (chem.) s. acyclisch.

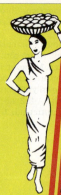

B

B: chem. Symbol für Bor*.
B$_h$: Blutgruppe B$_h$; s. Para-Bombay-Blutgruppen.
Ba: chem. Symbol für Barium*.
BAA: Abk. für Bauchaortenaneurysma; s. Aneurysma.
Baastrup-Zeichen (Christian I. B., Röntg., Kopenhagen, 1885–1950): (engl.) *kissing syndesmophytes, kissing spine*; syn. Diarthrosis interspinalis; (radiol.) Berührung der verbreiterten lumbalen Dornfortsätze (s. Abb.) sowie Ausbildung reaktiver Sklerosen u. Nearthrosen mit schmerzhaften lokalen Irritationen inf. verstärkter Lordosierung u. (verschleißbedingter) Bandscheibenverschmälerung; i. w. S. Bez. für Rückenschmerzen inf. Quetschung des interspinalen Bandapparats (sog. Baastrup-Syndrom, syn. Ligamentitis interspinalis). Vgl. Osteochondrosis intervertebralis.

Baastrup-Zeichen

Babcock-Methode (William W. B., Chir., Philadelphia, 1872–1963) *f*: s. Varizenstripping.
Babès-Ernst-Körperchen (Viktor B., Bakteriol., Bukarest, 1854–1926; Paul E., Pathol., Zürich, Heidelberg, 1859–1937): Volutin*.
Babesia (↑) *f*: (engl.) *Babesia*; Gattung der Sporozoa (s. Protozoen); durch Zecken* übertragene intraerythrozytäre Parasiten; Err. der Babesiose* bei Tieren; ausnahmsweise (z. B. nach Splenektomie) humanpathogen sind B. microti, B. divergens.
Babesiose (↑) *f*: (engl.) *babesiosis*; syn. Piroplasmose; durch Babesia* ausgelöste malariaähnl. Infektion; **Inkub.:** 1–4 Wo.; **Klin.:** Fieber, Anämie, Hämoglobinurie, Ikterus; bei splenektomierten Pat. kann es zu schweren Verläufen mit Nierenversagen u. tödl. Ausgang kommen; **Ther.:** Komb. von Chinin* u. Clindamycin*, alternativ Azithromycin* in Komb. mit Atovaquon* (jeweils für 7–10 Tage), evtl. Austauschtransfusion.
Babès-Knötchen (↑): (engl.) *Babès' nodules*; Ansammlung von Gliazellen um degenerierende Ganglienzellen im Rückenmark; **Vork.:** bei Tollwut* u. a. Virusenzephalitiden.

Babinski-Nageotte-Syn|drom (Joseph F. B., Neurol., Paris, 1857–1932; Jean N., Anat., Paris, 1866–1948) *n*: s. Hirnstammsyndrome (Tab. dort).
Babinski-Zeichen (↑): syn. Babinski-Reflex; s. Pyramidenbahnzeichen (Tab. dort).
Babkin-Re|flex (Boris Petrovich B., russ. Neurol., 1877–1950; Reflekt-*) *m*: (engl.) *Babkin's reflex*; Hand*-Mund-Reflex.
Bachmann-Bündel (Jean George B., amerikan. Physiol., 1877–1959): (engl.) *Bachmann's bundle*; auch Interaurikularbündel; zwischen den beiden Herzohren verlaufende Leitungsbahn des Erregungsleitungssystems*.
Bacill-: auch Bazill-; Wortteil mit der Bedeutung Stäbchen; von lat. bacillus.
Bacillaceae (↑) *f pl*: (engl.) *Bacillaceae*; Fam. grampositiver, Sporen bildender Stäbchenbakterien u. a. mit der med. bedeutsamen Gattung Bacillus*; vgl. Sporen; Plectridiumform; Bakterienklassifikation.
Bacille-Calmette-Guérin (franz. ↑; Albert C., Bakteriol., Paris, 1863–1933; Camille G., Bakteriol., Paris, 1872–1961) *m*: Abk. BCG*; s. Schutzimpfung.
Bacilli (↑) *m pl*: **1.** (engl.) *bacilli*; (pharmaz.) zylindr. Arzneistäbchen (Cereoli, Wundstäbchen; Styli medicati, Ätzstifte) zum Einführen in enge Körperöffnungen (Urethra, Vagina, Nase, Gehörgang, Wundkanäle, Schnitte); **2.** (bakt.) Bazillen; s. Bacillus.
Bacillus (↑) *m*: (engl.) *Bacillus*; Gattung grampositiver, in der Mehrzahl bewegl., aerob od. fakultativ anaerob wachsender Sporenbildner der Fam. Bacillaceae* mit 48 Species; wichtige Funktion bei der Umsetzung org. Substanzen in der Mikrobiol. des Bodens; med. bedeutsam: Bacillus* anthracis, Bacillus* cereus, Bacillus* subtilis. B. polymyxa bildet Polymyxin-Antibiotika (s. Polymyxine); weitere für die mikrobiol. DD wichtige apathogene Vertreter: B. mesentericus (Kartoffelbazillus), B. megaterium, B. mycoides (Wurzelbazillus).
Bacillus anthracis (↑) *m*: (engl.) *Bacillus anthracis*; syn. Milzbrandbazillus; Err. des Milzbrands*; **Morphol.:** sehr große unbewegl., grampositive Stäbchen; in der Mitte bambusstäbähnl. verjüngt; Lagerung meist in Ketten u. Fäden; mittelständige Sporen; **Charakteristika:** obligat aerobes Wachstum, keine od. nur geringe Hämolyse auf Blutagar, biochem. sehr aktiv (s. Bunte Reihe), Kapselbildung; auch pathogen für Mäuse u. a. Säugetiere (Nachw. sehr geringer Sporenmengen im Tierversuch, bei einem für die PCR durch Hemmung der Taq-Polymerase ungeeigneten Medium); **Epide-

Bacillus cereus

miol.: Zoonose*; Weiterverbreitung v. a. durch sporenhaltige Ausscheidungen Pflanzen fressender Säugetiere (u. a. Rinder, Schweine, Schafe); Anwesenheit der extrem resistenten B.-a.-Sporen auch in Fellen, Häuten, Haaren u. Wolle; Erkr. beim Menschen in Zus. mit Behandlung, Beförderung, Lagerung u. Verarbeitung erkrankter Tiere bzw. von Tierprodukten; **Nachw.:** v. a. in Zusammenhang mit Bioterrorismus nur mit PCR*; Nachw. der Sporen im Ascoli-Test wegen Kreuzreaktion unsicher.

Bacillus cereus (↑) *m*: (engl.) *Bacillus cereus*; grampositives, bewegl., Hämolysin bildendes Stäbchen; ubiquitärer Bodenkeim; häufiges Vork. in versch. Nahrungsmitteln, bes. Reisprodukten; produziert 2 Enterotoxine*; verursacht bei massenhaftem Vork. Lebensmittelvergiftung mit wässriger Diarrhö, Tenesmen, Nausea u. Erbrechen; gelegentl. auch Urs. von Wund- u. Augeninfektionen, Pneumonie, Endokarditis u. Meningitis; resistent gegen Penicillin aufgrund Bildung von Betalaktamasen*.

Bacillus stearo|thermophilus (↑) *m*: (engl.) *Bacillus stearothermophilus*; thermophiles Bakterium (Wachstumsoptimum bei 55 °C, unter 30 °C kein Wachstum) mit sehr hitzeresistenten Sporen, die zur Prüfung von Sterilisatoren dienen.

Bacillus subtilis (↑) *m*: (engl.) *Bacillus subtilis*; syn. Heubazillus; weit verbreitete Stäbchen, die auf Blutagar in matten, trockenen Kolonien mit starker Hämolyse wachsen; einzelne Stämme sind Antibiotikabildner (s. Bacitracin); früher als apathogen, heute als opportunistischer Erreger* betrachtet, der häufig bei unspezif. Lebensmittelvergiftung isoliert wird; bei Augenverletzung durch Stroh kann B. s. zur Erblindung führende Entz. hervorrufen; **Verw.:** zum Nachweis von Hemmstoffen u. Antibiotika in Körperflüssigkeiten.

Bacitracin (INN) *n*: (engl.) *bacitracin*; bakterizid wirkendes Polypeptid-Antibiotikum aus Kulturen von Bacillus* subtilis; **Wirkungsspektrum:** grampositive Bakt., Neisserien u. Haemophilus influenzae; **Ind.:** wegen erhebl. Nephrotoxizität nur äußerl. zur Lokalbehandlung bakterieller Infekte (bei stark verschmutzten Wunden, Brandwunden, oberflächl. Hautwunden, Entz. des äußeren Ohres).

Bacitracin-Test *m*: (engl.) *bacitracin test*; Verf. zur diagn. Differenzierung von betahämolysierenden Streptokokken der serol. Gruppe A (sensitiv gegenüber Bacitracin*) u. Streptococcus agalactiae (Gruppe B) od. anderen betahämolysierenden Streptokokken (resistent gegenüber Bacitracin).

Backen|zähne: (engl.) *grinders*; Prämolaren* u. Molaren*.

Baclofen (INN) *n*: (engl.) *baclofen*; zentrales Muskelrelaxans* (bei zerebral u. spinal ausgelöster Spastik).

Bact-: s. a. Bakt-.

Bacterium (Bakt-*) *n*: s. Bakterien.

Bacteroidaceae (↑; -id*) *fpl*: (engl.) *Bacteroidaceae*; Fam. gramnegativer, sporenloser, obligat anaerober Stäbchenbakterien (vgl. Bakterienklassifikation); Gattung Bacteroides* mit bes. Bedeutung für die klin. Medizin; Produktion org. Säuren (Succinat, Lactat, Format, Propionat, Buttersäure).

Bacteroides (↑; ↑) *m*: (engl.) *Bacteroides*; Gattung gramnegativer, unbewegl., sporenloser, obligat anaerober Stäbchenbakterien der Fam. Bacteroidaceae* mit 39 Species, die in die Bacteroides-fragilis-Gruppe u. die der pigmentbildenden Bacteroides-Arten unterteilt werden (vgl. Bakterienklassifikation); **Charakteristika:** Produktion org. Säuren (gewöhnlich keine Buttersäure, DD Fusobacterium*); Aufbau von Sphingolipoiden; optimales Wachstum bei 37 °C, pH 7,0; **Verbreitung:** Körperflora von Mensch u. Tier, Insekten u. Abwasser.

Bacteroides fragilis (↑; ↑) *m*: (engl.) *Bacteroides fragilis*; kleines, nicht pleomorphes Stäbchenbakterium; Namensgeber der Bacteroides-fragilis-Gruppe (vgl. Bacteroides); **Kultur:** auf eiweißhaltigen Nährböden mit Zusatz best. Antibiotika zur Unterdrückung der Begleitflora; **Verbreitung:** wichtiger Bestandteil der Dickdarmflora des Menschen, auch auf der Gingiva u. a. Schleimhäuten nachweisbar; außerhalb seines physiol. Standorts echter bzw. opportunistischer Erreger*; isoliert aus Blut, Eiterproben von Hirnabszessen, Pleuraempyemen, Adnexitiden u. Osteomyelitiden meist in Mischkultur; sensitiv gegenüber z. B. Clindamycin, Metronidazol; resistent gegen Penicilline.

Bacteroides melanino|genicus (↑; ↑) *m*: (engl.) *Bacteroides melaninogenicus*; veraltet Prevotella melaninogenica; unbewegliche, kaum Kurzstäbchen oft mit deutl. Polfärbung; Fadenbildung möglich; **Kultur:** hohe Nährstoffansprüche (Hämin- u. Vitamin-K-Zusatz); glatte, konvexe, runde Kolonien verfärben sich auf Blutagar braun-schwarz; übel riechend; starke Betahämolyse; große Enzymaktivität; **Verbreitung:** beim Menschen in Mundhöhle, Dickdarm, äußerem Genitale u. Zwischenzehenraum; verursacht Aspirationspneumonie*, Lungen- u. Hirnabszesse, Pleuraempyem, beteiligt an Path. der Parodontitis; sensitiv gegenüber Penicillin, Cephalosporin.

Bade|dermatitis (Derm-*, -itis*) *f*: **1.** (engl.) *swimmer's itch*; (balneolog.) entzündl. Hautreaktion, die nach einer Serie von Heilbädern, insbes. Sole- u. Schwefelbädern langer Dauer (ab ca. 1 Std.), als Zeichen einer Überdosierung auftreten kann; vgl. Kurkrise; **2.** (tropenmed.) Zerkariendermatitis*; s. Schistosomiasis.

Bade|meister, medizinischer: s. Masseur.

Bade|otitis (Ot-*; -itis*) *f*: s. Otitis externa.

Bade|tod: (engl.) *sudden death in water*; Tod im Wasser aus innerer Urs. (v. a. plötzl. Herz*-Kreislauf-Stillstand od. Bewusstseinsstörung*); meist kein Hinweis auf Ertrinken*; vgl. Wasserleiche.

Bad, in|differentes: (engl.) *neutral bath*; Bad mit indifferenter Temperatur, ohne Reize der thermophysik. Eigenschaften des Bademediums abhängig ist (Wasserbad 36 °C; Luftbad 25 °C, bekleidet 20 °C, Moorbad 38 °C); die Thermoregulation wird dabei nicht verändert (kein Wärmeaustausch zwischen Bademedium u. Körper); **Prinzip:** badebedingte kardiale Hypervolämie (Einwirkung des hydrostatischen Drucks mit Verlagerung der Körperflüssigkeit aus der Peripherie u. vermehrter Füllung aller Herzkammern; ca. 800 ml mehr im Vollbad) führt zu Diurese (vgl. Gauer-Henry-Reflex) mit ausschwemmender u. blutdrucksenkender Wirkung über verminderte Aktivierung des Renin-*

Angiotensin-Aldosteron-Systems u. Sympathikolyse; **Kontraind.:** Herz- od. Niereninsuffizienz.

Bäcker|asthma (Asthma*) *n*: (engl.) *baker's asthma*; syn. Bäckerkrankheit; allerg. Asthma durch Inhalation von Mehl- u. Kleiestaub, Backhilfsstoffen, Schimmelpilzen, Verunreinigungen (z. B. durch Insekten); **Klin.:** Beginn meist als Rhinitis* allergica (sog. Bäckerrhinitis) mit Übergang zum Asthma* bronchiale (sog. Etagenwechsel), häufig folgt Entw. einer unspezif. bronchialen Hyperreaktivität*; BK Nr. 4301.

Bäcker|ekzem (Ekzem-*) *n*: (engl.) *baker's eczema*; durch Aroma-, Backhilfs- u. Konservierungsstoffe sowie Mehle od. Mehlmilben (Tyrophagus putrescentiae, sog. Bäckerkrätze) verursachtes Kontaktekzem* der Hände u. Unterarme; BK Nr. 5101.

Bäcker|karies (Karies*) *f*: (engl.) *baker's caries*; syn. Zuckerbäckerkaries; Sonderform der Zahnkaries* mit außergewöhnl. Intensität u. rascher Genese bes. an Front- u. Schneidezähnen bei Bäckern u. Konditoren; **Urs.:** Gärungsprozesse in der Mundhöhle, bei denen durch berufsbedingte Zucker- u. Mehlstaubablagerungen Karies induzierende Milch-, Butter- u. Brenztraubensäure entstehen; Vork. aufgrund verbesserter Zahnpflege u. entspr. Arbeitsschutzmaßnahmen (Be- u. Entlüftung) nur noch selten. Vgl. Zahnschäden, berufliche.

Bändelungs|operation *f*: Pulmonalis*-Banding.

Bänder|modell *n*: (engl.) *band theory*; Erweiterung des für ein ungestörtes Einzelatom geltenden Bohr*-Sommerfeld-Atommodells zur Beschreibung der mögl. Energiezustände von Elektronen in einem Kristallgitter; dient insbes. zur Darstellung der Leitfähigkeitsverhältnisse in Halbleitern.

Bänder|riss: Bandruptur*.

Bären|tatzen: (engl.) *grouped congenital hypertrophy of the retinal pigment epithelium*; Gruppe kleiner ovaler, umschriebener Hypertrophien des retinalen Pigmentepithels in der Fundusperipherie (s. Abb.); bei Beidseitigkeit Assoziation mit FAP möglich.

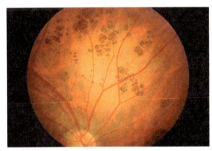

Bärentatzen [106]

Bären|traube: (engl.) *bearberry*; Arctostaphylos uva-ursi; Strauch aus der Fam. der Heidekrautgewächse, dessen Laubblätter (Uvae ursi folium) Hydrochinonderivate (Arbutin) enthalten, die nach Umwandlung zu Hydrochinon-Glukuroniden u. -Schwefelsäureestern in alkal. Harn bakteriostatisch wirken; **Verw.:** bei entzündl. Erkr. der ableitenden Harnwege; **Kontraind.:** Schwangerschaft u. Stillzeit; **NW:** gelegentl. Übelkeit u. Erbrechen.

Baer-Hand|griff (Joseph L. B., Gyn., Chicago, 1880–1954): (engl.) *Baer's method*; Handgriff zum Herauspressen der gelösten Plazenta* durch Verkleinerung des Bauchraums, indem man die Bauchdecken beidhändig in der Mittellinie rafft.

Bagassose (franz. bagasse ausgepresstes Zuckerrohr; -osis*) *f*: (engl.) *bagassosis*; syn. Zuckerrohrlunge; Form der exogen-allergischer Alveolitis* bei Zuckerrohrarbeitern durch Inhalation von Sporen der in feuchtem Zuckerrohrstroh (Bagasse) wachsenden Thermoaktinomyzeten*; BK Nr. 4201.

Bag-in-bottle-System (engl. bag Sack, Beutel; bottle Flasche) *n*: (engl.) *bag-in-bottle system*; aus einer druckfesten Kammer (engl. bottle) u. einem darin befindl. Beatmungsbalg (engl. bag) bestehender Teil des Respirators* mit vollständiger Trennung von Antriebs- (Druckluft) u. Beatmungseinheit; **Prinzip:** inspirator. Zuführung des Beatmungsgas(gemischs) zum Pat. durch Entleerung des mit Beatmungsgas(gemisch) gefüllten Beatmungsbalgs über inspirator. Zufuhr von Druckluft (pneumat. Antrieb) in die Kammer (Druckanstieg).

Bagolini-Licht|schweif|test (Bruno B., Ophth., Rom, geb. 1924) *m*: (engl.) *Bagolini striated lenses*; Prüfung des beidäugigen Sehens im freien Raum mit Plangläsern mit für beide Augen senkrecht zueinander verlaufenden Streifen; **Anw.:** Testung der Binokularfunktionen i. R. der Diagn. eines Strabismus*.

Bag-Technik (↑) *f*: (engl.) *bag method*; (gyn.) Verf. zur Bergung von z. B. Ovarialtumoren* i. R. laparoskop. Operationen mit einem Kunststoffbeutel, um eine Streuung von Tumorzellen zu vermeiden.

Bahn, motorische: (engl.) *motor tract*; Bez. für pyramidale u. extrapyramidale Leitungsbahnen*, die vom motorischen Zentrum im Gehirn bis zu den Erfolgsorganen in der peripheren Muskulatur verlaufen; vgl. Alphamotoneurone.

Baillarger-Streifen (Jules G. B., Psychiater, Paris, 1809–1890): (engl.) *Baillarger's stripes*; tangentiale Lage markhaltiger Nervenfasern in der 4. u. 5. Schicht (äußerer u. innerer B.-S.) des Isocortex* der Großhirnrinde.

Bail|out-PCI: Kurzbez. für (engl.) *bailout percutaneous coronary intervention*; s. PCI.

Bainbridge-Re|flex (Francis A. B., Physiol., London, 1874–1921; Reflekt-*) *m*: (engl.) *Bainbridge reflex*; reflektor. Verminderung des Vagotonus bei Stauung u. damit Druckerhöhung in den herznahen Venen u. dem re. Vorhof, wodurch es zu einer Erhöhung der Herzfrequenz (s. Sinusarrhythmie) kommt; **Mechanismus:** Stimulation der Typ A-Vorhofrezeptoren führt zur Erhöhung der peripheren sympath. Nervenaktivität, verbunden mit Tachykardie; **Vork.:** Volumensubstitution, Bluttransfusion; vgl. Bezold-Jarisch-Reflex; Gauer-Henry-Reflex.

Baird-Parker-Medium (lat. medium das Vermittelnde) *n*: (engl.) *Baird-Parker medium*; Elektivnährboden* zur Isolierung u. Zählung koagulasepositiver Staphylokokken in Lebensmitteln.

Bajonett|stellung: 1. (engl.) *bayonet deformity*; (traumatol.) bei distaler Radiusfraktur* klin. (s. Abb.) u. in der Röntgenaufnahme erkennbare Abwinkelung u. stufenförmige Verschiebung des

BAK

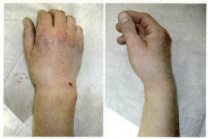

Bajonettstellung: Winkelbildung u. stufenförmige Verschiebung nach (dorso-)radial [58]

distalen Fragments nach (dorso-)radial; **2.** (traumatolog.) durch Schlag od. Stoß auf die gestreckten Finger bedingte Luxation* meist in den Interphalangealgelenken mit federnder Fixation; **3.** (orthop.) bajonettartige Abknickung der Hand nach volar bei Madelung*-Deformität; **4.** (neurol.) Stellungsanomalie der Finger mit Überstreckung im Grund- u. Mittelgelenk bei leichter Beugung der übrigen Gelenke; häufig Zeichen einer Hirnstammschädigung.

BAK: Abk. für Blutalkoholkonzentration; s. Alkoholbestimmung.

Baker-Zyste (William M. B., Chir., London, 1839–1896; Kyst-*) *f*: (engl.) *Baker's cyst*; auch Poplitealzyste; Ausstülpung der dorsalen Gelenkkapsel am Kniegelenk (Synovialhernie) zwischen M. gastrocnemius u. M. semimembranosus (s. Abb.), meist inf. einer Läsion des medialen Meniskus; **Sympt.:** Schwellung, Fluktuation; **Diagn.:** Ultraschalldiagnostik, MRT; **Ther.:** Resektion;

Keine Zystenoperation ohne arthroskopische oder arthrographische Abklärung einer Kniegelenkbinnenläsion.

DD: Zyste der Bursa musculi semimembranosi, Phlebothrombose.

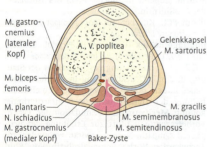

Baker-Zyste: Transversalschnitt durch das Kniegelenk mit einer Baker-Zyste, die sich lateral des M. semimembranosus u. M. semitendinosus entwickelt

Bakt-: auch Bact-; Wortteil mit der Bedeutung Stab, Stock; von gr. βακτηρία.

Bakter|aszites (Bakt-*; Aszites*) *m*: s. Aszites.

Bakteri|ämie (↑; -ämie*) *f*: (engl.) *bacteremia*; zeitweiliges Vorhandensein von Bakt. im Blut, u. a. nach bestimmten diagn. u. therap. Eingriffen auftretend, wobei es definitionsgemäß weder zur Vermehrung der Bakt. im Blut noch zur Absiedelung der Infektion in andere Organe kommt; Übergang einer B. in septische Infektion kann nicht ausgeschlossen werden. Je nach Zahl u. Virulenz der Err. u. der Abwehrlage des Organismus entwickeln sich Folgekrankheiten. Vgl. Pyämie; Sepsis.

Bakterien (↑) *fpl*: (engl.) *bacteria*; einzellige Kleinlebewesen ohne echten Zellkern, die das Organismenreich der Procaryotae bilden (vgl. Prokaryot); morphol. Kugeln (Kokken), Stäbchen u. Schrauben (s. Abb. 1) mit äußerer Membran (bei gramnegativen B., s. Gram-Verhalten), Murein, Zytoplasmamembran, Zytoplasma u. Kernäquivalenten (Nukleoid); z. T. Geißeln u. Kapseln (s. Abb. 2); autotropher od. heterotropher, aerober od. anaerober Stoffwechsel; vielfältige Enzymsysteme, daher auf künstl. unbelebten Nährböden züchtbar. Fortpflanzung durch Querteilung nach Längenwachstum, z. T. Sporenbildung. Das Reich der Procaryotae wird seit 1984 in 4 Divisiones (I Gracilicutes, II Firmicutes, III Tenericutes, IV Mendosicutes) eingeteilt. Zu den Gracilicutes rechnen gramnegative Bakterien, u. a. die med. wichtigen Fam. Enterobacteriaceae, Pseudomonadaceae, Neisseriaceae, Bacteroidaceae, Rickettsiaceae u. Chlamydiaceae, u. zu den Firmicutes grampositive Bakterien (u. a. die Fam. Micrococcaceae u. Mycobacteriaceae sowie die Gattungen Clostridium, Actinomyces u. Nocardia). In der Division Tenericutes sind zellwandlose bakterienähnliche Einzeller (u. a. Mycoplasma- u. Ureaplasma-Arten), in der Division Mendosicutes die neu abgegrenzte Klasse der Archaeobacteria (thermophile Bakterien mit atypischem Zellwandaufbau) klassifiziert. Vgl. Bakterienklassifikation (Tab. dort).

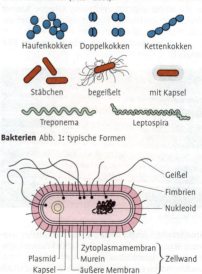

Bakterien Abb. 1: typische Formen

Bakterien Abb. 2: Schema des Aufbaus gramnegativer Stäbchenbakterien

Bakterien-Ant|agonismen (↑; Antagonismus*) *m pl*: (engl.) *bacterial antagonisms*; Bez. für gegenseitige Entwicklungshemmung von Bakterien durch de-

ren Stoffwechselprodukte (ggf. Toxine), z. B. Bakteriozine* od. Antibiotika* zur Regulation der Bakterienflora; vgl. Antibiose.
Bakterien|em|bolie (↑; Embol-*) *f*: s. Sepsis; Embolie.
Bakterien|en|zyme (↑; Enzyme*) *n pl*: (engl.) *bacterial enzymes*; von Bakterien* gebildete Enzyme, die ihrem Stoffwechsel dienen; das Vorkommen u. Fehlen best. Enzyme gestattet eine Unterscheidung versch. Bakteriengruppen: z. B. Laktose spaltende u. nicht spaltende, Urease-positive u. -negative, Indol bildende, Plasmakoagulase-positive, Oxidase-positive Bakterien (vgl. Bunte Reihe); best. Antibiotika* hemmen B., z. B. Chinolone*.
Bakterien|flora (↑; lat. Flora röm. Blumengöttin) *f*: (engl.) *bacterial flora*; physiol. Besiedlung der Körperoberfläche (Standort- u. Anflugflora der Haut) sowie best. Körperhöhlen (Mundhöhle, Nasen-Rachen-Raum) bzw. Hohlorgane (Jejunum, Ileum, Colon, Urethra, Vagina) des gesunden Makroorganismus mit versch. Mikroorganismen; in der Mehrzahl apathogene Bakterien, aber auch pathogene Keime, die unter best. Voraussetzungen (z. B. Veränderung der natürl. Standortbedingungen, Schwächung des Wirtsorganismus, Antibiotikatherapie) selektiert werden können; **Bedeutung:** Schutz- u. Barrierefunktion (sog. Kolonisationsresistenz), Stimulierung unspezif. Abwehrfaktoren; vgl. Bifidusflora; Darmbakterien; Darmflora; Hautflora; Mundflora; Scheidenflora.
Bakterien|klassifikation (↑) *f*: (engl.) *bacteriological classification*; Teilgebiet der systematischen Bakteriologie; umfasst Nomenklatur, Identifizierung, Beschreibung u. Ordnung der Bakt. in hierarchischem System (s. Tab.) nach ihren Verwandtschaftsbeziehungen, beruhend auf morphol., färberischen, physiol., biochem. (s. Bunte Reihe), antigenen u. genet. Merkmalen (DNA-Homologie u. a.); med. wichtig, weil auf einer genauen B. die Genauigkeit der Erregeridentifizierung beruht. **Beispiel:** Salmonella enterica: **Reich** (Bacteria), **Phylum** (Proteobacteria), **Klasse** (Gammaproteobacteria), **Ordnung** (Enterobacteriales), **Familie** (Enterobacteriaceae), **Gattung** (Salmonella), **Species** (enterica). Eine Species (Art) ist in **Serovarianten** (z. B. Salmonella enterica Serovar Typhi) od. in **Biovare** (z. B. Vibrio cholerae Biovar eltor) unterteilbar. Benennung folgt International Code of Nomenclature of Bacteria. Vgl. Taxonomie.
Bakterien, meso|phile (↑) *f pl*: s. Mesothermobakterien.
Bakterien|poly|saccharide (↑; Poly-*; gr. σάκχαρ Zucker; -id*) *n pl*: (engl.) *bacterial polysaccharides*; Bauelement vieler Bakterienkapseln, das die Spezifität der Bakterientypen bedingt; vgl. Polysaccharide.
Bakterien, psychro|phile (↑) *f pl*: s. Psychrobakterien.
Bakterien|ruhr (↑): Shigellose*.
Bakterien, säure|feste (↑) *f pl*: (engl.) *acid-fast bacteria*; von einer dicken Lipidschicht (Mykolsäuren, Wachse) umhüllte Bakt., die die üblichen Farblösungen (z. B. Gentianaviolett) nur schlecht od. langsam annehmen bzw. einmal angenommene Farblösungen bei Behandlung mit starken Entfärbungsmitteln (Salz-Schwefelsäure, Salzsäure-Alko-

Bakterien, säurefeste

Bakterienklassifikation
Morphologische und biologische Merkmale

Ordnungen
Familien — medizinisch bedeutsame Gattungen

I. **Bakterien mit dünner Zellwand (Gracilicutes, meist gramnegativ)**

1. Spirochäten
Spirochaetales
Leptospiraceae	Leptospira
Spirochaetaceae	Borrelia
	Treponema
	Spirochaeta

2. andere spiralige Bakterien
Campylobacteriaceae	Campylobacter
	Acrobacter
Helicobacteraceae	Helicobacter
Spirillaceae	Spirillum

3. aerobe Stäbchen und Kokken
Flavobacteriaceae	Flavobacterium
	Capnocytophaga
	Chryseobacterium
Legionellaceae	Legionella
Coxiellaceae	Coxiella
Neisseriaceae	Neisseria
	Chromobacterium
	Eikenella
	Kingella
Pseudomonadaceae	Pseudomonas
Moraxellaceae	Moraxella
	Acinetobacter
Xanthomonadaceae	Stenotrophomonas
Cardiobacteriaceae	Cardiobacterium
Francisellaceae	Francisella
Burkholderiaceae	Burkholderia
	Pandoraea
	Ralstonia
Alcaligenaceae	Alcaligenes
	Achromobacter
	Bordetella
Comamonadaceae	Comamonas

4. fakultativ anaerobe Stäbchen
Enterobacteriaceae	Escherichia
	Cedecea
	Citrobacter
	Edwardsiella
	Enterobacter
	Ewingella
	Erwinia
	Hafnia
	Klebsiella
	Kluyvera
	Morganella
	Pantoea
	Plesiomonas
	Proteus
	Providencia
	Rahnella
	Salmonella

Fortsetzung nächste Seite

Bakterienklassifikation
Morphologische und biologische Merkmale

Ordnungen Familien	medizinisch bedeutsame Gattungen
	Serratia
	Shigella
	Tatumella
	Yersinia
Pasteurellaceae	Actinobacillus
	Haemophilus
	Pasteurella
Vibrionaceae	Vibrio
Aeromonaceae	Aeromonas
5. anaerobe Stäbchen	
Fusobacteriaceae	Fusobacterium
	Leptotrichia
	Streptobacillus
Bacteroidaceae	Bacteroides
Porphyromonadaceae	Porphyromonas
6. anaerobe Kokken	
Peptostreptococcaceae	Peptostreptococcus
Peptococcaceae	Peptococcus
Acidaminococcaceae	Veillonella
7. Rickettsiales	
Rickettsiaceae	Rickettsia
	Orienta
Anaplasmataceae	Anaplasma
	Ehrlichia
	Wolbachia
8. Rhizobiales	
Bartonellaceae	Bartonella
Brucellaceae	Brucella
9. Sphingomonadales	
Sphingomonadaceae	Sphingomonas
10. Chlamydiales	
Chlamydiaceae	Chlamydia
	Chlamydophila
Simkaniaceae	Simkania
Waddliaceae	Waddlia
II. Bakterien mit fester Zellwand (Firmicutes, meist grampositiv)	
1. aerobe und fakultativ anaerobe Kokken	
Staphylococcaceae	Staphylococcus
	Gemella
Micrococcaceae	Micrococcus
	Rothia
Streptococcaceae	Streptococcus
	Lactococcus
Enterococcaceae	Enterococcus
Leuconostocacceae	Leuconostoc
2. Endosporenbildner	
Bacillaceae	Bacillus
Clostridiaceae	Clostridium
3. aerobe und fakultativ anaerobe Stäbchenbakterien	
Lactobacillaceae	Lactobacillus
	Pedicoccus
Listeriaceae	Listeria
Erysipelotrichaceae	Erysipelothrix
4. unregelmäßig geformte Stäbchen	
Corynebacteriaceae	Corynebacterium
Eubacteriaceae	Eubacterium
Propionibacteriaceae	Propionibacterium
5. verzweigung- oder fadenbildende Bakterien	
Actinomycetaceae	Actinomyces
Cellulomonadaceae	Tropheryma
Streptomycetaceae	Streptomyces
6. andere, morphologisch variabel	
Bifidobacteriacea	Gardnerella
	Bifidobacterium
Mycobacteriaceae	Mycobacterium
Nocardiaceae	Nocardia
	Rhodococcus
III. Bakterien ohne feste Zellwand (Tenericutes)	
Mycoplasmatales	
Mycoplasmataceae	Mycoplasma
	Ureaplasma
IV. Bakterien mit defekter Zellwand (Mendosicutes)	
Gruppe phylogenetisch alter Bakterien (Archaebacteria) mit Zellwänden ohne Murein, z. T. aerob, meist anaerob, z. T. extrem thermophil, azidophil, halophil oder methanogen; Bakterien v. a. extremer ökologischer Bereiche	

hol) kaum wieder abgeben (vgl. Ziehl-Neelsen-Färbung); Nachw. von Säurefestigkeit v. a. bei Species der Gattungen Mycobacterium*, Nocardia*, Rhodococcus*.

Bakterien, thermo|phile (↑) *fpl*: s. Hyperthermobakterien.

Bakterien|wachstum, dys|gonisches (↑): (engl.) *dysgonic bacterial growth*; auch Dysgonie; typisches Wachstum von Mycobacterium* bovis auf festen Spezialnährböden (flache, zarte, feuchtglänzende, konfluierende, nicht pigmentierte Kolonien), das durch Zusatz von Glycerol* zum Nährboden gehemmt werden kann; vgl. Eugonie.

Bakteriid (↑; -id*) *n*: (engl.) *bacterid*; auch Bakterid; s. Id-Reaktion.

Bakterio|logie (↑; -log*) *f*: (engl.) *bacteriology*; Lehre von den Bakterien*; vgl. Mikrobiologie.

Bakterio|lysine (↑; ↑) *n pl*: (engl.) *bacteriolysins*; Bez. für spezif. Antikörper*, die Bakt. unter Aktivierung von Komplement* lysieren.

Bakterio|phagen (↑; Phag-*) *m pl*: (engl.) *bacteriophages*; syn. Phagen; Viren*, die sich in Bakterien* vermehren; beschränktes Wirtsspektrum; spez. **Rezeptor** erforderl., der durch Mutation* verloren gehen kann. Nach der Anhaftung wird die Nukleinsäure (DNA od. RNA) in das Bakterieninnere eingeschleust, die Phagenhülle (das Phagenprotein) verbleibt an der Zellwand (s. Abb.). Die Phagen-

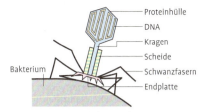

Bakteriophagen: Schema des Anheftens eines Phagen (hier T2-Phage) auf einer Bakterienkapsel; durch Kontraktion der Scheide wird die DNA in die Bakterienzelle eingeschleust.

nukleinsäure führt zur Produktion phageneigener Proteine u. Nukleinsäuren als Phagenbestandteile (pro Zelle 100–300). Unter dem Einfluss von Lysozym* platzt die Bakterienzelle, die reifen Phagenpartikel werden frei u. können sich an eine neue Bakterienzelle anheften (virulenter Zyklus). Neben diesen sog. **virulenten Phagen** (vgl. Virulenz) gibt es sog. **temperente Phagen**, deren Nukleinsäure sich nach dem Eindringen in die Zelle in das Bakterienchromosom integriert u. synchron mit dem Chromosom vermehrt u. vererbt wird. Bakterienzellen mit solchen Phagen werden lysogen genannt, der Vorgang selbst Lysogenie* u. die Phagen-Nukleinsäuren Prophagen*. Diese bilden einen Repressor, der die Vermehrung neu eindringender Phagen derselben Art verhindert u. den Zustand der Integration im Bakterienchromosom aufrechterhält. Nach Inaktivierung des Repressors (z. B. mit Hilfe von UV-Strahlen) können Prophagen wieder zu virulenten Phagen werden u. sich in der Bakterienzelle vermehren. Beim Lösen aus dem Chromosom können Prophagen bakterieneigene Gene mitnehmen u. diese in neue Bakterienzellen übertragen. Diese Transduktion* ist an das Wirtsspektrum des Phagen gebunden. Mit Hilfe best. Phagen können die zugehörigen Wirtsbakterien erkannt werden (Bakteriendiagnostik). Das Verfahren wird Lysotypie* (Phagentypisierung) genannt; eine therap. Anw. zur Behandlung bakterieller Infektion befindet sich noch im Versuchsstadium.

Bakterio|stase (↑; -stase*) *f*: (engl.) *bacteriostasis*; konzentrationsabhängige Fähigkeit einer chem. Substanz (Bakteriostatikum) zur Verhinderung der Keimvermehrung ohne Abtötung; die geschädigten Keime vermehren sich wieder nach Einbringen in frische Nährmedien. Vgl. Bakterizidie; Antibiose.

Bakterio|zine (↑) *n pl*: (engl.) *bacteriocins*; spezif. Proteine als Stoffwechselprodukte von Bakterien, die für andere Stämme derselben od. einer nah verwandten Bakterienart abtötend wirken; **Einteilung: 1. Kolizine** aus E. coli, über 20 bekannt; haben z. B. jeweils hohe antibakterielle Spezifität; **2. Pyozine** aus Pseudomonas aeruginosa; **3. Megazine** aus Bacillus megaterium; **4. Monozine** aus Listeria monocytogenes; **5. Streptozine** aus Streptococcus pyogenes; **6. Enterozine** aus Enterokokken; **7.** B. aus zahlreichen Bakterienarten, die neuerdings meist mit der lateinischen Speciesbezeichnung charakterisiert werden; B. werden von extrachromosomalen Erbträgern (Plasmiden*)

determiniert u. können für die Taxonomie von Bakterienstämmen wichtig sein (s. Bakterienklassifikation).

Bakteri|urie (↑; Ur-*) *f*: (engl.) *bacteriuria*; Ausscheidung von Bakt. im Urin; **Vork.:** v. a. bei Harnweginfektion*; signifikant ab Keimzahlen >10^5/ml (bei Spontanurin mögl. bakterielle Kontamination des physiol. sterilen Blasenurins durch Bakterienflora* von Urethra od. äußerem Genitale); **Diagn.:** Harnuntersuchung*, bei bakterieller Zersetzung des Harns häufig Trübung, unangenehmer Geruch (scharf, fade); Antibiogramm*; grobe Keimzahlbestimmung mit handelsüblichen Eintauchnährboden möglich (s. Eintauchverfahren), s. Abb. 1 u. 2; **Ther.:** i. d. R. nur Steigerung der Diurese durch erhöhte Trinkmenge bei asymptomatischer B.; in der Schwangerschaft wegen Gefahr aszendierender Infektion (v. a. Pyelonephritis*) u. bei klin. Manifestation (s. Harnweginfektion) antibiotisch. Vgl. Harngewinnung.

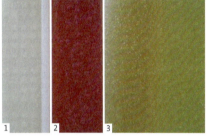

Bakteriurie Abb. 1: Keimzahlbestimmung durch Eintauchverfahren; 1: Cetrimidagar (negativ); 2: MacConkey-Agar (positiv, ++); 3: CLED-Agar, Cystein-Laktose-Elektrolyt-defizienter Agar mit Andrade-Indikator (positiv, +++); Cetrimidagar lässt vorwiegend grampositive Bakterien wachsen, die beiden anderen Agarsorten lassen vorwiegend gramnegative Bakterien wachsen; quantitative Bewertung der Koloniezahl auf den Nährbodenflächen: +: vereinzelt; ++: zahlreich; +++: massenhaft [134]

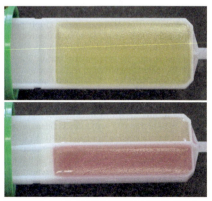

Bakteriurie Abb. 2: Eintauchnährböden mit verschiedenen Agarsorten, bewachsen mit Escherichia coli, Keimzahl größer 10^5/ml [146]

Bakterizidie (↑; -zid*) *f*: (engl.) *bacteriocidity*; Fähigkeit einer chem. Substanz (Bakterizid), Bakterien abzutöten; sekundäre B.: Abtötung sich in Vermehrung befindlicher Bakterien; primäre B.: Abtötung auch ruhender Bakterien. Messungen der B. dienen zur Beurteilung der Wirksamkeit antibakterieller Substanzen. Antibiotika gelten als bakterizid wirksam, wenn sie in therap. erreichbarer Konzentration Bakterien ihres Wirkspektrums abtöten. Vgl. Bakteriostase.

BAL: 1. (toxikol.) Abk. für **b**ritish **a**nti-**l**ewisit; ursprüngl. als Schutzmittel gegen das arsenhaltigen Kampfstoff Lewisit entwickelt; bei Schwermetallintoxikation* Antidot durch die Bildung sehr fester Verbindungen mit versch. Metallen (Quecksilber, Gold, Cadmium, Wismut, Chrom, Kupfer), aufgrund schwerer UAW nicht mehr system. angewendet; ersetzt durch Dimercaptopropansulfonsäure*; **2.** (pulmol.) Abk. für **b**ronchoalveoläre **La**vage*; **3.** (anästh.) Abk. für (engl.) *balanced anesthesia*; s. Anästhesie, balancierte.

Balamuthia (William Balamuth, Parasitologe, 1931–1964) *fpl*: (engl.) *Balamuthia*; Gattung freilebender Amöben* mit der einzigen Species B. mandrillaris; **Vork.:** weltweit, insbes. in wärmeren Regionen; **klin. Bedeutung:** verursacht beim Menschen opportunistische Lungen- u. Hautinfektionen, nach hämatogener Streuung primäre granulomatöse Amöben*-Meningoenzephalitis; **Nachw.:** mikroskop. bioptisch von Trophozoiten u. Zysten, Antiserum, PCR.

Balanitis (gr. βάλανος Eichel; -itis*) *f*: (engl.) *balanitis*; Entz. der Glans penis, meist mit Entz. des inneren Vorhautblatts (Balanoposthitis); **Epidemiol.:** bei erwachsenen Männern 1:500, bei Kindern 1:140; **Urs.:** prädisponierende Faktoren, z. B. Phimose (mit/ohne Vorhautadhärenz), mechan. Noxen (z. B. Masturbation), mangelnde Hygiene (Smegmaverhalt mit B. seborrhoica) od. häufiges Reinigen u. Auftragen von Desinfektionsmitteln (sog. Reinlichkeitsbalanitis), Diabetes mellitus (B. diabetica, meist durch Candida albicans), kardial bedingtes Ödem bei kongestiver Herzinsuffizienz, Leberzirrhose, Adipositas, genitale Infektion u. STD, Peniskarzinom; auch als fixes Arzneimittelexanthem*, v. a. nach Anw. von Tetracyclinen u. Sulfonamiden (B. medicamentosa); als Sympt. der Reiter-Krankheit (s. Arthritis, reaktive) mit polyzykl., durch einen weißl. Randsaum begrenzten Erythemen u. Erosionen an der Glans penis (B. erosiva circinata); als spez. Manifestation der Syphilis* (B. specifica syphilitica) 8–28 Tage p. i. mit Nachw. von Treponema* pallidum im Sekret; **Klin.:** penile Schmerzen, Pruritus; Unfähigkeit der Vorhautretraktion, Miktionsbeschwerden, Impotenz, rezidiv. Harnweginfektionen (bei Kindern); präputiales od. glanduläres Ödem u./od. Erythem, meataler od. präputialer Ausfluss, Ballonierung der Vorhaut bei Miktion, Ulzeration der Glans penis, penile od. glanduläre Plaquebildung, Meatusstenose, suprapubische Schmerzen, inguinale Lymphknotenvergrößerung; **Diagn.:** klin. Befund, Harnuntersuchung* (mit mikrobiol. Urinkultur u. Urinmikroskopie), Serumglukosetest, serol. Syphilistest, Candida-Abstrich, HIV u. Humanpapillomaviren-Titerbestimmung; **DD:** u. a. Psoriasis*, Stevens*-Johnson-Syndrom, Kontaktallergie gegen Kondome, Balanitis plasmacellularis Zoon; **Ther.:** bei Erwachsenen Retraktion der Vorhaut u. Reinigung des Präputialspalts, evtl. antimikrobielle Salbe, Genitalhygiene, bei rezidiv. Balanitis Zirkumzision; bei Kindern bei unauffälliger Miktion Sitzbäder u. genitale Körperhygiene bis zur Abheilung (cave: keine forcierte Retraktion der Vorhaut), im Intervall Zirkumzision, bei apparentem Smegmaverhalt notfallmäßige Evakuation des Verhalts, bei Vorhautverschluss notfallmäßige dorsale Inzision des Präputiums, ggf. Zirkumzision; i. R. anderer Erkr. Ther. der Grunderkrankung.

Balanitis plasma|cellularis Zoon (↑; ↑; Johannes J. Z., Dermat., Holland, 1902–1958) *f*: (engl.) *Zoon plasma cell balanitis*; Zoon-Krankheit; vorwiegend im 5.–8. Lebensjahrzehnt auftretende rotbraune, lackartig glänzende, glatte Herde an der Glans penis bzw. am inneren Vorhautblatt; **Histol.:** atrophierte, ödematöse Epidermis u. milde plasmazelluläre Infiltrate mit kleinen Blutungen u. Hämosiderinablagerungen; **Ätiol.:** unklar, evtl. chron. Reizfaktoren; **DD:** Erythroplasie* Queyrat, Bowen*-Krankheit.

Balanitis xerotica ob|literans (↑; ↑) *f*: s. Lichen sclerosus.

Balano|posthitis (↑; Posthitis*) *f*: s. Balanitis.

Balantidiose (gr. βαλαντίδιον kleiner Beutel; -osis*) *f*: (engl.) *balantidiosis*; syn. Balantidiasis, Balantidienruhr; durch das Protozoon Balantidium* coli hervorgerufene Infektion des Colons; mit Schweinen assoziierte Zoonose; **Vork.:** in den Tropen häufiger, in gemäßigten Zonen selten; **Klin.:** häufig symptomlos; gelegentl. Entw. einer ulzerösen Kolitis mit Tenesmen u. schleimig-blutigen Stühlen, die denen bei Amöbiasis* ähneln; bei Immundefekt auch extraintestinale Manifestationen, z. B. als Peritonitis od. Pneumonie; **Diagn.:** Nachw. der Balantidienzysten, seltener der Trophozoiten im Stuhl od. Gewebebioptat; **Ther.:** Tetracycline*, Paromomycin*, Metronidazol*.

Balantidium coli (↑) *n*: (engl.) *Balantidium coli*; eiförmiges, Zilien tragendes Protozoon*, 20–50×50–100 μm; runde Zysten (Ø 50 μm); Dickdarmkommensale des Schweins, beim Menschen Err. der Balantidiose* (gelegentl. auch harmloser Dickdarmparasit); **Übertragung:** oral durch zystenkontaminierte Nahrungsmittel; Infektionsquelle Schwein, daher v. a. Befall von Schweinezüchtern u. Schlachtern; **Nachw.:** mikroskop. **1.** in frischen, noch körperwarmen Stuhlproben (spärl. Vork. der Trophozoiten sowie ihrer Zysten in geformten Stühlen, daher diarrhoische Stühle bzw. durch Klistiere od. Laxanzien provozierte, dünnflüssige Stühle untersuchen); Nativpräparat; Ausstrichpräparat nach Eisenhämatoxylin-Färbung; Zystennachweis mit Konzentrationstechniken; **2.** in Aspirationsmaterial aus koloskop. sichtbaren Läsionen.

Balbuties (lat. balbutio) *f*: Stottern*.

Baldrian: (engl.) *valerian*; Valeriana officinalis; Staude aus der Fam. der Baldriangewächse, deren Wurzeln (Valerianae radix) ätherisches Öl mit Mono- u. Sesquiterpenen sowie Phenolcarbonsäuren enthalten; **Verw.:** bei Unruhezuständen, Einschlafstörungen.

Balint-Gruppe (Michael B., Psychoanalytiker, Biochem., Budapest, London, 1896–1970): (engl.) *Balint's group*; Gesprächsgruppe, in der sich Ärzte u. Angehörige helfender Berufe über einen längeren Zeitraum zusammenfinden, um unter psychotherapeutisch orientierter Supervision* Fälle aus der eigenen Praxis zu diskutieren; im Mittelpunkt stehen Gespräche über die Beziehung zwischen dem Behandelnden u. seinen Pat. hinsichtl. aufgetretener Störmomente u. positiver Einflüsse. Der Gruppenprozess (Reaktionen, Einfälle, Phantasien anderer Gruppenteilnehmer) dient dazu, sich eigener Haltungen u. Reaktionen in Bezug auf den Pat. bewusst zu werden. Vgl. Gruppendynamik; Arzt-Patient-Beziehung.

Balint-Syn|drom (↑) *n*: (engl.) *Balint's syndrome*; Störung der visuellen, räumlichen Aufmerksamkeit u. Orientierung mit opt. Ataxie, okularer Apraxie (Danebengreifen) u. Simultanagnosie inf. Läsion parieto-okzipitaler Leitungsbahnen v. a. der rechten Hemisphäre; vgl. Rindenblindheit.

Balkan-Grippe: Q*-Fieber.

Balkan-Nephro|pathie (Nephr-*; -pathie*) *f*: (engl.) *Balkan nephritis*; syn. chron. endemische Nephropathie; chron.-interstitielle, sehr langsam progrediente Nephropathie; im Balkan regional (Flusstäler Donau, Save, Morave) endemisch; **Ätiol.:** bisher unbekannt; vermutet wird eine chron. Intoxikation mit dem Mykotoxin Ochratoxin* A (v. a. in Getreideprodukten); **Pathol./Anat.:** Fibrose der äußeren Nierenrinde mit Hyalinisierung der Glomeruli, Nekrose der Tubulusepithelien, im Interstitium Narben u. Rundzelleninfiltrate; **Klin.:** langsamer Beginn nach dem 20. Lj. mit Müdigkeit, Kopf- u. Oberbauchschmerzen; häufig Beschwerden wie bei Nierensteinkoliken; häufig geringe Hämaturie* u. tubuläre Proteinurie* (Alpha-1- u. Beta-2-Mikroglobulin); selten Hypertonie u. Ödeme*; hochgradige normochrome Anämie*, die nicht mit dem Grad der Niereninsuffizienz* (ab 30. Lj.) korreliert; häufig Komb. mit Tumoren der ableitenden Harnwege; Fortschreiten der Erkr. bis zur terminalen Niereninsuffizienz.

Balken: s. Corpus callosum.

Balken|a|genesie (A-*; -genese*) *f*: (engl.) *callosal agenesis*; syn. Agenesis corporis callosi, Balkenmangel; angeb. vollständiges od. teilweises Fehlen des Corpus* callosum; **Ätiol.:** meist sporad., manchmal autosomal-dominant od. X-chromosomal-rezessiv erbl.; **Vork.:** häufig assoziiert mit weiteren Fehlbildungen des Gehirns, z. B. bei Meningomyelozele*, i. R. einer septooptischen Dysplasie* od. eines Aicardi*-Syndroms; **Sympt.:** variabel; zerebrale Krampfanfälle, Koordinationsstörungen, evtl. geistige Retardierung; bei isoliertem B. häufig symptomlos; **Diagn.:** MRT, Schädelsonographie.

Balken|arterien (Arteri-*) *fpl*: (engl.) *trabecular branches of splenic artery*; syn. Trabekelarterien; innerh. der bindegewebigen Milzbalken (Trabekel) verlaufende Äste der A. splenica.

Balken|blase: (engl.) *trabeculated bladder*; syn. Trabekelblase, Pseudodivertikelblase; stark erweiterte, nicht mehr vollständig kontraktionsfähige Harnblase* mit kompensator. Hypertrophie der Blasen-

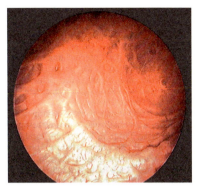

Balkenblase Abb. 1: endoskopischer Befund mit deutlicher Trabekulierung der Blasenwand (Zystoskopie) [131]

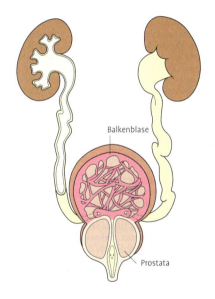

Balkenblase Abb. 2: angehobener Blasenboden u. beginnende Harnstauung beidseits bei histol. benigner Prostatahyperplasie

muskulatur; **Pathol.:** netzartige, sich in das Blaseninnere vorwölbende Muskelbündel (Bälkchen) mit dazwischen liegenden Schleimhautmulden (Pseudodivertikel, s. Abb. 1); **Urs.:** lang bestehende mechan. Harnabflussbehinderung, z. B. benignes Prostatasyndrom* (s. Abb. 2), Sphinktersklerose*, Harnröhrenstriktur*; Blasendysfunktion*.

Balken|venen (Vena*) *fpl*: (engl.) *trabecular veins*; syn. Trabekelvenen; Lage wie die der Balkenarterien*; B. haben keine muskuläre Media, münden in die Äste der V. splenica.

Ballance-Zeichen (Sir Charles A. B., Chir., London, 1856–1936): (engl.) *Ballance's sign*; perkutor. Dämpfung in der linken Flanke bei Milzruptur*.

Ballard-Score (Score*) *m*: Punktsystem zur Ermittlung des Gestationsalters auf Basis des neuromuskulären Entwicklungsstatus beim Neugeborenen

Ballaststoffe

(Prüfung der Position u. Flexionsmöglichkeit der Extremitäten) in Komb. mit einer phys. Reifebewertung (Haut, Lanugobehaarung, plantare Falten, Brustwarzen, Augen u. Ohren, äußeres Genitale); die Zuordnung der Untersuchungsergebnisse der 12 Kategorien zu Punktwerten (–1 bis 5) ermöglicht eine Abschätzung der Schwangerschaftsdauer (20.–44. SSW). Vgl. Reifezeichen des Neugeborenen; Petrussa-Index.

Ballast|stoffe: (engl.) *dietary fibres*; Gesamtheit der im Dünndarm unverdaulichen Nahrungsbestandteile, z. B. Polysaccharide als Zellwandbestandteile von Pflanzen (z. B. Zellulose*, Hemizellulosen*), Lignin*, resistente Stärke, Chitin, Suberin, Cutin, Pflanzenschleime, Zellwandbestandteile von Algen u. Hefen; evtl. Fermentierbarkeit im Dickdarm mit Bildung von kurzkettigen Fettsäuren. **Wirkung: 1.** wasserlösliche, viskose B.: können postprandiale Blutzuckerwerte sowie die Gesamt- u. LDL-Cholesterinwerte verbessern, zeigen jedoch keine Assoziation mit vermindertem Risiko für Diabetes mellitus Typ 2 od. kardiovaskuläre Erkrankungen; **2.** wasserunlösliche B. (v. a. Cereal Fibres aus Getreide): sind über bisher ungeklärte Mechanismen mit einem verringerten Risiko für Diabetes mellitus Typ 2 u. kardiovaskuläre Erkrankungen assoziiert. Außerdem anregende Wirkungen einiger B. auf die Darmperistaltik (Volumeneffekt) u. Förderung des Transportes des Darminhalts; Mangel an B. begünstigt Obstipation* u. verschiedene Erkr. des Magen-Darm-Trakts; empfohlene tägl. Aufnahmemenge mind. 30 g; Oligofruktoside als lösl. B.: s. Inulin.

Ballen|hohl|fuß: s. Pes cavus.
Ballen|zeh: s. Hallux valgus.
Ball-Falten (Sir Charles Bent B., Chir., Irland, 1851–1916): Valvulae* anales.
Ballismus (gr. βαλλισμός das Tanzen) *m*: (engl.) *ballism*; meist einseitig (Hemiballismus), selten beidseitig (Paraballismus) vorkommende Hyperkinese*, die vorwiegend die proximale Extremitätenmuskulatur betrifft; **Urs.:** Schädigung im Bereich des Nucleus subthalamicus inf. Schlaganfall, Enzephalitis od. Kernikterus, seltener bei Hirntumoren; **Sympt.:** plötzlich einsetzende u. mit großer Kraft ablaufende Schleuderbewegungen der Arme od. Beine; vgl. Symptome, extrapyramidale.
Ballon|angio|plastie (Angio-*, plast-*) *f*: (engl.) *balloon angioplasty*; Form der Ballondilatation*; s. Angioplastie.
Ballon|atrio|septo|stomie (atrialis*; Septum*; -stomie*) *f*: (engl.) *balloon atrioseptostomy*; interventionelle Herstellung eines Defekts im Vorhofseptum i. R. einer Herzkatheterisierung; **Ind.:** palliativ v. a. bei Neugeborenen mit Transposition* der großen Arterien, Trikuspidalatresie*, totaler Lungenvenenfehlmündung* od. fortgeschrittener pulmonaler Hypertonie* mit Hämoptysen u. Synkopen*; **Prinzip:** unter echokardiograph. od. angiograph. Kontrolle leer über V. cava inferior (od. V. umbilicalis) u. rechten Vorhof durch Foramen ovale in linken Vorhof vorgeschobener Ballonkatheter wird in flüssigkeitsgefülltem Zustand durch das Septum ruckartig zurückgezogen. Durch Vergrößerung des interatrialen Blutaustauschs kommt es zu Verbesserung der art. Sauerstoffsättigung. Vgl. Blalock-Hanlon-Operation.

Ballon|dilatation (Dilatation*) *f*: (engl.) *balloon dilatation*; Verf. zur Erweiterung der Stenose eines Gefäßes od. Hohlorgans mit Erweiterung des Lumens durch einen Ballonkatheter*, der nach Einführung in die Stenose kurzzeitig kontrolliert aufgeblasen wird; der erweiterte Durchmesser wird ggf. durch einen Stent* offen gehalten; **Ind.:** z. B. interventionell bei Herzklappen- od. Gefäßstenose i. R. einer Herzkatheterisierung*: Ballonvalvuloplastie*, Ballonangioplastie (s. Angioplastie).
Ballon|gegen|pulsation, intra|aortale (pulsans*) *f*: (engl.) *intra-aortic balloon counterpulsation*; Abk. IABP; Verf. der Intensivmedizin*, bei dem ein Ballon, der am distalen Ende eines Katheters über die A. femoralis in der Aorta descendens platziert wird, EKG-gesteuert (getriggert) in der Diastole aufgeblasen u. in der Systole entleert wird; **Wirkung:** diastol. Anstieg des art. Drucks u. verbesserte Durchblutung der Koronararterien, systolisch Senkung der Nachlast; insgesamt ergibt sich eine verbesserte Entleerung des li. Herzkammer u. eine Erhöhung des Herzminutenvolumens um 10–20 %. **Ind.:** mit anderen Mitteln nicht beeinflussbarer kardiogener Schock*, akutes Herzversagen (z. B. bei Ventrikelseptumdefekt*, Papillarmuskelabriss inf. Herzinfarkt*), nach Herzoperation bei fortbestehender Abhängigkeit von der Herz*-Lungen-Maschine.
Ballon|katheter (Katheter*) *m*: (engl.) *balloon catheter*; Katheter aus Kunststoff mit meist endständigem aufblasbarem Ballonsegment; **Formen:** z. B. Fogarty*-Ballonkatheter, Grüntzig*-Katheter; **Anw.:** i. R. der Herzkatheterisierung* (Ballondilatation*, Ballonvalvuloplastie*, Transkatheter-Aortenklappenimplantation), als Pulmonaliskatheter*, Blasenkatheter* u. a.; vgl. Ballonsonde.
Ballon|sonde *f*: (engl.) *balloon probe*; Sonde* mit endständigem aufblasbarem od. mit Flüssigkeit füllbarem Ballonsegment (als Ein- od. Doppelballonsonde); **Anw.:** zur Blockierung best. Intestinalabschnitte (z. B. als Duodenalsonde* zur Gewinnung von Darminhalt od. als Ablaufsonde), v. a. zur notfallmäßigen Ballontamponade bei akuter Ösophagusvarizenblutung* (temporäre Blutstillung für 24–28 Std. bei limitiertem Kompressionsdruck von 35–40 mmHg, sonst Gefahr der Ulzeration od. Perforation) unter Verw. einer Doppelballonsonde (**Sengstaken-Blakemore-Sonde** mit unterem Ballon zur Sondenfixierung im Magen u. oberem Ballon zur Kompression) od. einer birnen-

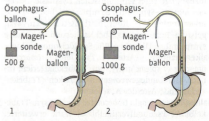

Ballonsonde: 1: Sengstaken-Blakemore-Sonde; 2: Linton-Nachlas-Sonde

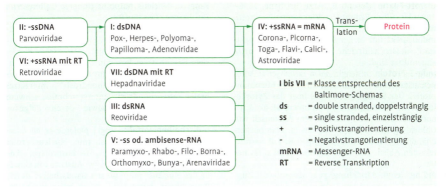

Baltimore-Schema [170]

förmigen Einballonsonde (**Linton-Nachlas-Sonde**, zur gleichzeitigen Kompression u. Fixierung in der Kardiaregion) insbes. bei Blutungen im Bereich des Fundus ventriculi. Eine zusätzl. Fixierung beider Sondentypen erfolgt durch kontinuierl. Gewichtzug von außen (s. Abb.). Über die Magensonde ist zusätzl. das Absaugen von (blutigem) Mageninhalt (zur Prophylaxe eines hepatischen Komas), die Zufuhr von Therapeutika sowie eine Sondenernährung möglich. Vgl. Ballonkatheter.

Ballon|valvulo|plastie (lat. valvula kleine Klappe; Plast-*) *f*: (engl.) *balloon valvuloplasty*; syn. perkutane transluminale Ballondilatation*; Sprengung bzw. Dilatation einer valvulären Aortenstenose* (ohne Klappenverkalkung), Pulmonalstenose* od. Mitralklappenstenose* durch einen Ballonkatheter i. R. der therap. Herzkatheterisierung*.

Ballottement (franz. Hin- u. Herschütteln, -rollen): (engl.) *ballottement*; tastbare Beweglichkeit eines in einem flüssigkeitsgefüllten Raum eingeschlossenen festen Körpers; z. B. sog. tanzende Patella bei Kniegelenkserguss od. der kindl. Kopf vor der Geburt bei Anw. des 3. Leopold*-Handgriffs.

Balneo|logie (lat. balneum Bad; -log*) *f*: (engl.) *balneology*; Wissenschaft von den Grundlagen, Methoden u. Wirkungen der Balneotherapie*.

Balneo|therapie (↑) *f*: (engl.) *balneotherapy*; Behandlung mit Bädern unter Verw. natürlich vorkommender Heilmittel (sog. natürl. Heilbad), z. B. Heilwasser*, Heißes u. kaltes Quellwasser, dem Heilwirkung zugeschrieben wird, ohne dass es den für die Definition als Heilwasser erforderl. Mindestgehalt an Wirkstoffen aufweist) u. Erden (s. Peloid); i. w. S. auch Seebäder (Thalassotherapie*), Trinkkuren u. Inhalationen. Vgl. Hydrotherapie.

Baló-Krankheit (József B., Neuropathol., Budapest, geb. 1896): (engl.) *Baló's disease*; syn. konzentrische Sklerose, Leucoencephalitis periaxialis concentrica; Entmarkungskrankheit (wahrscheinl. Sonderform der chron. progredienten Multiplen* Sklerose), bei der die Entmarkungsherde schichtförmig-konzentrisch um Blutgefäße im zentralen Marklager beider Großhirnhemisphären liegen; **Klin.**: anfangs evtl. fokale Ausfälle, im weiteren Verlauf rasch progrediente Paresen u. Demenz; **Progn.**: infaust.

Balsamum peruvianum *n*: (engl.) *balsam of Peru*; Peru-Balsam; braune, zähflüssige Masse, die aus geschwelten Stämmen des in Mittelamerika beheimateten Baums Myroxylon balsamum var. pereirae gewonnen wird u. ein Estergemisch, insbes. von Benzylestern der Benzoe- u. Zimtsäure (typ. Geruch) mit antibakterieller, antiseptischer, antiparasitärer (bes. gegen Krätzemilben) u. granulationsfördernder Wirkung enthält; **Verw.**: zur äußeren Anw. (nicht länger als 1 Wo.) bei infizierten u. schlecht heilenden Wunden, Verbrennungen, Dekubitus, Pernio*, Ulcus* cruris, Prothesendruckstellen, Hämorrhoiden; **NW**: allerg. Hautreaktionen.

BALT: Abk. für (engl.) *bronchus associated lymphoid tissue*; Immunsystem* des Respirationstrakts; vgl. MALT.

Baltimore-Schema *n*: (engl.) *Baltimore classification*; Schema zur molekularbiol. Einteilung der Virusfamilien in 7 Klassen entsprechend ihres Genoms (DNA od. RNA) u. Replikationsmodus (s. Abb.); zur Translation viraler Proteine wird immer Einzelstrang-RNA in Positivstrangorientierung synthetisiert. Das B.-S. ist heute zunehmend ungebräuchlich; aktuell werden Viren nach der Virus-Taxonomie des International Committee on Taxonomy of Viruses (Abk. ICTV) klassifiziert.

Bamberger-Zange (Heinrich von B., Int., Würzburg, 1822–1888): (engl.) *Bamberger forceps*; Geburtszange* mit automatischer Begrenzung der Anpresskraft u. Fixierung der Zangenlöffelweite (Divergenzzange).

Bambus|stab|wirbel|säule: s. Spondylitis ankylosans.

Bambuterol (INN) *n*: (engl.) *bambuterol*; beta-2-selektives Betasympathomimetikum* zur p. o. Anw.; Bronchospasmolytikum*; **Ind.**: obstruktive Atemwegerkrankung*; **UAW**: s. Sympathomimetika.

Bamforth-Lazarus-Syn|drom *n*: (engl.) *Bamforth Lazarus syndrome*; syn. Bamforth-Syndrom; sehr seltene autosomal-rezessiv erbl. Erkr. mit kongenitaler Hypothyreose* (meist Athyreose*), Haaranomalie u. Gaumenspalte; **Ätiol.**: Mutation im Gen für Transkriptionsfaktor FOXE1, Genlocus 9q22.

Bamipin (INN) *n*: (engl.) *bamipine*; Histamin*-H$_1$-Rezeptoren-Blocker zur top. Anw. auf der Haut; **Ind.**: lokale Reaktion nach Insektenstich.

Bancroft-Filarie (Joseph B., Arzt, Brisbane, 1836–1894; lat. filum Faden) *f*: s. Wuchereria bancrofti.
Band: s. Ligament.
Banden|spektrum *n*: (engl.) *band spectrum*; Spektrum*, dessen zahlreiche Spektrallinien bandartig angeordnet sind.
Bande-3-Protein *n*: (engl.) *anion exchanger 1*; Anionenaustauscher 1; Abk. AE1; integrales Membranprotein der Erythrozyten*, das über das Zytoskelett in der Plasmamembran verankert ist; als Antiporter (s. Transport) dient es dem Austausch von Chlorid- gegen Bikarbonationen (s. Hamburger-Phänomen); Autoantikörper gegen B.-3-P. vermitteln den Abbau gealterter Erythrozyten; s. Hämolyse.
banding (engl. Bändelung) *f*: s. Magenband; Zuggurtungsosteosynthese; Pulmonalis-Banding.
Band|in|suffizienz (Insuffizienz*) *f*: (engl.) *ligament insufficiency*; syn. Bandlaxität; Bandschlaffheit mit pathol. Zunahme des Bewegungsspielraums eines Gelenks; **Urs.:** 1. posttraumat. durch unzureichende Adaptation der gerissenen Bänder inf. mangelhafter Ruhigstellung od. inadäquater op. Rekonstruktion; 2. chron. Überdehnung durch unphysiol. Beanspruchung, z. B. des Außenbands des Kniegelenks bei Genu varum; 3. angeb. (z. B. Ehlers-Danlos-Syndrom); **Folgen:** Neigung zu uni- bis multidirektionalen Gelenkinstabilitäten, (Sub-)Luxationen u. sekundärer Arthrose*; **Ther.:** externe Schienung (s. Orthese), ggf. Bandplastik*; Arthrodese* als Ultima Ratio.
Band|kerato|pathie (Kerat-*; -pathie*) *f*: (engl.) *band keratopathy*; bandförmige, am Limbus beginnende Hornhauttrübung im Lidspaltenbereich durch Kalkeinlagerungen in die Bowman*-Membran; **Urs.:** chron. Augenerkrankungen (z. B. Iridozyklitis*, Glaukom*), Verletzungen u. Hyperkalzämie.
Bandl-Kon|traktions|ring (Ludwig B., Gyn., Wien, Prag, 1842–1892; Kontrakt-*): (engl.) *Bandl's ring*; aufgrund starker Kontraktion des oberen Uterinsegments entstehender, häufig durch die Bauchdecke sichtbarer Wulst auf der Grenze zum unteren Uterinsegment; Emporsteigen des B.-K. zeigt drohende Uterusruptur* an.
Band|plastik (-plastik*) *f*: (engl.) *ligament reconstruction*; plastische Op. am Bandapparat zur Beseitigung einer chron. Gelenkinstabilität od. Bandruptur* unter Verw. auto- od. allogenen (selten auch xenogenen) Materials; z. B. bei Skidaumen*, wenn keine nahtfähigen Sehnenstümpfe mehr vorhanden sind. Vgl. Plastik.
Band|ruptur (Ruptur*) *f*: (engl.) *ligament rupture*; syn. Bänderriss; durch indirekte Gewalteinwirkung auf ein Gelenk entstehende komplette od. teilweise Zerreißung einer, oft mehrerer Bandstrukturen mit charakterist. Untersuchungsbefunden bei Gelenkinstabilität; **Formen:** Außenbandruptur*, Kniegelenkbandruptur*, Skidaumen*. Vgl. Distorsion.
Band|scheibe: (engl.) *intervertebral disc*; syn. Zwischenwirbelscheibe; Discus intervertebralis, Fibrocartilago intervertebralis; Bez. für die knorpelige Verbindung zwischen 2 Wirbelkörpern, korrekte Bez.: Wirbelsynchondrose; besteht aus Anulus fibrosus (bindegewebiger u. knorpeliger äußerer Ring) u. Nucleus pulposus (innerer Gallertkern); **Funktion:** elast. Puffer.
Band|scheiben|operation: s. Nukleotomie; Bandscheibenvorfall.
Band|scheiben|schaden: (engl.) *intervertebral disc lesion*; Diskopathie; Bez. für alle degen. u. (selten) traumat. Veränderungen im Bandscheibenbereich (Bandscheibenvorfall*, Chondrosis* intervertebralis, Osteochondrosis* intervertebralis, schwere Wirbelsäulenfrakturen) sowie deren Folgezustände.
Band|scheiben|vorfall: (engl.) *prolapse of an intervertebral disk*; syn. Diskushernie, Nucleushernie; auch Bandscheibenprolaps, Diskusprolaps, Nucleusprolaps; Verlagerung bzw. Austritt von Gewebe des Nucleus* pulposus der Bandscheibe* durch Risse (meist degenerativ, selten traumatisch) im Anulus* fibrosus; **Einteilung:** in Schweregrade (s. Abb. 1); 1. Protrusion: Vorwölbung des Anulus fibrosus; 2. Prolaps: i. d. R. noch vom ausgezogenen Längsband (Lig. longitudinale posterius) gedeckter raumfordernder Vorfall, meist nach mediolateral unter den Wurzelabgang der Spinalnerven, ggf. bis in die Foramina* intervertebralia (selten bis extraspinal) bzw. (seltener) nach medial in den Spinalkanal nach Perforation des Lig. longitudinale posterius; 3. Sequestration: (sequestrierter) Prolaps ohne Verbindung der prolabierten Anteile (Sequester) mit der Bandscheibe, ggf. perforiert durch Längsband; **Lok.:** am häufigsten (97 %) lumbal/lumbosakral: L IV/L V, L V/S I u. L III/L IV; in >2 % der Fälle HWS (C V/C VI od. C VI/C VII); cave: betroffene Spinalnerven(wurzel) je nach Lok. des B. in der Horizontalebene (z. B. medial, mediolateral); **Klin.:** Bewegungseinschränkung der Wirbelsäule* u. schmerzbedingte Schonhaltung, oft mit akut u. nach mechan. Belastung auftretenden Sympt., die v. a. durch Irritation (Wurzelirritationssyndrom*) od. Kompression (Wurzelkompres-

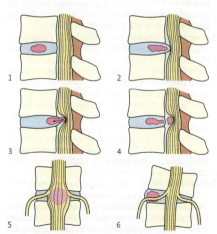

Bandscheibenvorfall Abb. 1: Ansicht von lateral (1–4) u. dorsal (5–6); 1: Normbefund; 2: Protrusion; 3: pendelnder (mobiler) Prolaps, subligamentär; 4: Sequestration, perforiert; 5: medialer (dorsomedialer) B.; 6: (medio-)lateraler B.: intraspinal (bis intraforaminal) od. extraforaminal-extraspinal; ggf. in Kombination

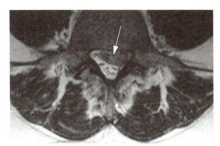

Bandscheibenvorfall Abb. 2: lumbale MRT (T2); sequestrierter großer Bandscheibenprolaps (Pfeil) links mediolateral [42]

sionssyndrom*) von Wurzeln der Spinalnerven* verursacht werden: Schmerzen (radikulär mit typ. Nervendehnungsschmerz), Sensibilitätsstörung* im betroffenen Dermatom*, Abschwächung der Reflexe*, evtl. Lähmung* u. Atrophie der Kennmuskeln*; je nach Lok.: lumbal/lumbosakral als Lumbago*, radikuläres Schmerzsyndrom des N. ischiadicus (lateraler bzw. mediolateraler Prolaps; Ischiassyndrom*) od. bei medialem Prolaps Kaudasyndrom*, bei höherer Lok. (Th XI–L II) als Konussyndrom* (selten); zervikal als Brachialgie* od. Zervikobrachialsyndrom* bei lateralem Prolaps, cave: medulläre Kompression (chronisch mit progredienter, meist seitenbetonter Paraspastik, akut als zervikale Querschnittläsion*) bei medialem Prolaps; Kompl.: irreversible Druckschädigung von Nervenwurzeln (sog. Wurzeltod: rasche Schmerzabnahme bei Ausfall der Nervenwurzelfunktion), Kaudasyndrom, Brown*-Séquard-Syndrom, Querschnittläsion; Diagn.: bei lumbalem B. meist Lasègue*-Zeichen u. Schober*-Zeichen positiv, Valleix*-Punkte druckschmerzhaft; radiol. Nachweis v. a. mit MRT* (s. Abb. 2), alternativ CT*, sehr selten Myelographie* mit CT (Myelo-CT), v. a. bei Rezidiv od. zur Differenzierung gegenüber narbigen Veränderungen; Ther.: konservativ (in >80 % der Fälle erfolgreich): analgetisch u. funktionell durch Wärme, Massage, Physiotherapie (initial mit isometr. Anspannung der Nacken- u. Rückenmuskel zur Extension der WS, frühestens nach 1–2 Wo. bei eingetretener Schmerzreduktion zusätzl. aktive Bewegungstherapie* u. Rückenschule*), evtl. in Komb. mit nichtsteroidalen Antiphlogistika, zentral wirkenden Analgetika, Muskelrelaxanzien, Tranquilizern, Injektion von Lokalanästhetika u. Glukokortikoiden, z. B. als periradikuläre Therapie*; bei einfacher Lumbalgie* auch Akupunktur; operativ: primär bei progredienter sensibler od. motor. Parese (drohender Wurzeltod) u. ggf. bei Sequestration, als Notfall-Op. bei Querschnittläsion u. Kaudasyndrom (mit Sphinkterstörungen von Blase u. Rektum), sekundär bei unzureichendem Erfolg der konservativen Ther. innerhalb 3–6 Wo.; 1. Nukleotomie*: a) lumbal: v. a. mikrochir. od. endoskop. minimalinvasiv stabilitätserhaltend mit interlaminärer Fensterung* i. d. R. über dorsalen Zugang, selten Hemilaminektomie*; bei Lok. L III/L IV od. L IV/L V ggf. (B. weich u. nicht zu stark abgerutscht) von lateral transforaminär endoskop.; b) zervikal: über ventralen Zugang (mediale u. mediolaterale Vorfälle, oft mit ebenfalls kompressionswirksamer Osteochondrose, sog. hard disc), meist mit zusätzl. Stellungskorrektur u. Stabilisierung durch Alloimplantat (Cage*) od. (selten) autogen durch Beckenkammdübel (s. Zervikobrachialsyndrom; Cloward-Operation); bei weichem lateral-intraforaminalem Vorfall od. reiner Foramenstenose mit reiner Radikulopathie dorsal-zervikale mikrochir. Wurzelkanaleröffnung nach (Teil-)Facettektomie*; bei noch bewegl. Segment bzw. jungen Pat. auch Implantation einer beweglichen künstl. Bandscheibe von ventral; c) thorakal: Kostotransversektomie* von dorsolateral od. transthorakal-endoskop. von ventral, ggf. mit Plattenosteosynthese; cave: keine Laminektomie*; 2. alternativ perkutan (i. d. R. in Lokalanästhesie): a) Chemonukleolyse* bei nichtsequestriertem B. (noch mobile Protrusion); b) perkutane Nukleotomie* bei noch mobiler Protrusion; c) transforaminäre endoskop. Diskusresektion u. Foraminoplastie von lateral bei weichem lumbalen Prolaps (s. o); auch in Narkose; d) translaminäre endoskop. Diskusresektion bei weichem B. v. a. bei Lok. L IV/L V u. L III/L IV (einschließl. leichter Stenose); schwieriger bei L V/S I wegen Beckenkamm; auch in Narkose; DD: Schädigung peripherer Nerven, Rückenmarktumoren*, andere Wirbelsäulenaffektionen*.

Band|würmer: s. Cestodes.
Band|wurm|an|ämie (Anämie*) *f*: s. Diphyllobothriose.
Band|wurm|befall: Taeniasis*.
Band|wurm|mittel: s. Wurmmittel.
Bang-Krankheit (Bernhard L. B., Arzt, Tierarzt, Kopenhagen, 1848–1932): (engl.) brucellosis; frühere Bez. für Brucellose*.
Bankart-Fragment (Arthur S. B., Chir., London, 1879–1951; Fragment*) *n*: (engl.) *Bankart's fragment*; Ausbruch eines knöchernen Fragments aus dem vorderen unteren Pfannenanteil bei vorderer Schultergelenkluxation*; Diagn.: Rö., CT; Ther.: wegen der Gelenkbeteiligung i. d. R. offene od. arthroskop. assistierte Refixation, bei Fragmenten größer als ein Fünftel der Gelenkfläche (u. resultierender Instabilität) op. durch (Schrauben-)Osteosynthese*.
Bankart-Läsion (↑; Läsion*) *f*: (engl.) *Bankart's lesion*; Abriss des Labrum glenoidale bei der vorderen u. unteren Schultergelenkluxation*; häufig mit erhöhter Wahrscheinlichkeit einer Rezidivluxation (DD: habituelle Schultergelenkluxation) assoziiert; Ther.: meist op.: offene (Bankart-Oeration) od. arthroskop. Refixation durch Naht(anker), z. T. auch konservativ mit intermittierender Ruhigstellung u. Bewegungslimitierung.
Bannayan-Riley-Ruvalcava-Syn|drom (George A. B., amerikan. Arzt, geb.1931; Harris D. R., amerikan. Arzt, geb. 1925; Rogelio H. R., amerikan. Päd., geb. 1934) *n*: (engl.) *Bannayan-Riley-Ruvalcaba syndrome*; autosomal-dominant erbl. Krankheitsbild mit Mutationen im PTEN-Gen (Genlocus 10q23.31); allelisch zu Cowden*-Syndrom; Sympt.: Megalenzephalie*, verdicktes Corpus callosum, Hamartome*, Polyposis* intestinalis, Pigmentanomalien des Penis, Makropenis u. -testes,

Bannwarth-Syndrom

Hochwuchs im Kindesalter, Makrodaktylie, Skoliose, Akanthosis* nigricans, Angiokeratome*, Lipome*, Hämangiome, Lipidspeichermyopathie, Hashimoto-Thyroiditis*, verzögerte psychomotor. Entw. mit Sprachverzögerung, Krampfanfälle, muskuläre Hypotonie; **DD:** Neurofibromatose*.

Bannwarth-Syn|drom (Alfred B., Neurol., München, 1903–1970) *n*: nichteitrige, lymphozytäre Meningoradikulitis (s. Abb.) mit Beteiligung des peripheren Nervensystems u. bes. schmerzhaftem u. langwierigem Verlauf als Manifestation einer Infektion mit Borrelia* burgdorferi nach Zeckenstich (s. Lyme-Borreliose); vgl. Meningitis.

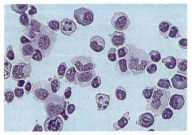

Bannwarth-Syndrom: mikroskopischer Liquorbefund mit lymphoplasmazellulärer Pleozytose, einzelnen Granulozyten u. Monozyten [31]

Banti-Syn|drom (Guido B., Pathol., Florenz, 1852–1925) *n*: (engl.) *Banti's syndrome*; primär od. sekundär splenogen bedingter, mit Spleno- u. Hepatomegalie einhergehender Symptomenkomplex; Splenomegalie in Folge einer Behinderung des Blutabflusses aus der Milz (z. B. Milzvenenthrombose, Pfortaderthrombose*, portale Hypertension*) unterschiedlicher Genese (Gefäßfehlbildung, Gerinnungsstörung, Trauma, Lebererkrankung, Myeloproliferation); **Klin.:** Müdigkeit, Aszites, Anämie, Leuko- u. Thrombozytopenie, gastrointestinale Blutung.

BAO: Abk. für (engl.) *basal acid output*; Basalsäuresekretion des Magens; s. Magensaftuntersuchung.

Bar: Einheitenzeichen bar; Einheit des Drucks*: 1 bar = 10^5 Pa.

Bárány-Lärm|trommel (Robert B., Otol., Wien, Uppsala, 1876–1936): (engl.) *Bárány's noise box*; historischer Apparat zur Erzeugung von Lärm i. R. von Hörprüfungen*; durch Ausschaltung der akust. Wahrnehmung eines Ohrs ist die isolierte Prüfung des Gegenohrs möglich. Vgl. Lombard-Zeichen.

Bárány-Versuch (↑): (engl.) *Bárány's test*; thermische Prüfung der Labyrinthfunktion; s. Gleichgewichtsprüfungen.

Bárány-Zeige|versuch (↑): (engl.) *Bárány's pointing test*; (neurol.) Test zur Prüfung der vestibulo-spinalen Funktion; der Pat. hält bei offenen Augen den gestreckten Arm senkrecht nach oben u. senkt ihn dann langsam nach vorn in die Horizontale. Wiederholung bei geschlossenen Augen führt bei einseitiger akuter vestibulärer Störung (vgl. Vestibularisschädigung) zu einer seitlichen Abweichung zur betroffenen Seite.

Barba (lat.) *f*: (engl.) *barba*; Bart.

Barbiturate *n pl*: (engl.) *barbiturates*; Derivate der Barbitursäure (Diureide) mit sedierender, hypnot. u. narkot. Wirkung; unterschieden werden lang wirkende (z. B. Phenobarbital) u. kurz wirkende (z. B. Methohexital, Thiopental) B.; **Ind.:** Injektionsnarkotika* (kurz wirkende B.) u. Antiepileptika* (hemmen Freisetzung erregender Überträgerstoffe u. steigern die Hemmwirkung von GABA*); **UAW:** u. a. Sedierung, Schwindel, Amnesie, Übelkeit, Erbrechen, Hautreaktionen, Leberfunktionsstörungen; **cave:** Abhängigkeit bei Langzeitbehandlung; bei Entzug können Übererregbarkeit, Angst u. Krampfanfälle auftreten; die Vergiftung mit B. führt zu Atem- u. Herzstillstand.

Barbitur|säure: (engl.) *barbituric acid*; syn. Malonylharnstoff; Ureid der Malonsäure; schwer wasserlösl. Grundsubstanz vieler Schlafmittel, selbst nicht hypnot. wirkend (s. Barbiturate).

Barbotage (franz. Plätschern) *f*: (engl.) *barbotage*; Injektionstechnik bei der Spinalanästhesie* mit wiederholter Aspiration von Liquor u. (isobarem) Lokalanästhetikum* zur schnelleren u. höheren (cave) Ausbreitung bei kleinstmöglicher Dosierung.

Bardenheuer-Bogen|schnitt (Bernhard B., Chir., Köln, 1839–1913): (engl.) *Bardenheuer's incision*; halbkreisförmiger Hautschnitt etwas oberh. der submammären Falte zur Freilegung eines durch Mastitis* bedingten retromammären Abszesses mit postop. kosmet. günstigen Narben; vgl. Schnittführung.

Bardet-Biedl-Syn|drom (Georges Ba., Arzt, Frankreich, geb. 1885; Arthur Bi., Pathol., Endokrin., Wien, Prag, 1869–1933) *n*: (engl.) *Bardet-Biedl syndrome*; Abk. BBS; komplexes, autosomal-rezessiv erbl. Fehlbildungssyndrom; **Sympt.:** postaxiale (ulnare Seite der Hand) Polydaktylie, Adipositas, Hypogonadismus*, Retinopathia* pigmentosa (bis zum 5. Lj. in 15 % der Fälle retinale Dystrophie, im 20. Lj. in 73 % Blindheit); art. Hypertonie, Diabetes mellitus, Kleinwuchs, mentale Retardierung u. terminale Niereninsuffizienz (in 9 % der Fälle). **Ätiol.:** genetisch heterogen; bekannt sind 8 verschiedene Genloci (20p12, 11q13, 14q32.1, 16q21, 3p13-p12, 15q22.3-q23, 2q31, 4q27). Für die Manifestation sind mind. 2 Mutationen der BBS-Gene erforderlich. Vgl. Laurence-Moon-Syndrom; Fröhlich-Syndrom.

bare metal stent: konventioneller Koronarstent; s. Stent.

Barium (gr. βαρύς schwer) *n*: (engl.) *barium*; chem. Element, Symbol Ba, OZ 56, rel. Atommasse 137,33; 2-wertiges Erdalkalimetall; biol. Halbwertzeit durchschnittl. 65 Tage; alle lösl. Ba-Verbindungen sind giftig; med. wichtigste Ba-Verbindung: **Bariumsulfat** (BaSO$_4$), B. sulfuricum (purissimum), unlösl. auch in Salzsäure, ungiftig; **Anw.:** Bariumsulfat als Röntgenkontrastmittel* zur Untersuchung des Ösophagus u. Magen-Darm-Trakts in Doppelkontrastmethode* nach oraler, rektaler od. intestinaler (über Sonde) Applikation (NW: Obstipation); muss chem. rein u. frei von lösl. Ba-Verbindungen sein; **cave:** akute Intoxikation meist wegen Verwechslung von B. sulfuricum mit lösl. Ba-Salzen (Sympt.: Erbrechen, Di-

arrhö, Schwindel, Blutdruckabfall, Extrasystolen, Kammerflimmern); MAK: 0,5 mg/m³.
Barizität *f*: s. Lokalanästhetika.
Barkan-Membr<u>an</u> (Otto B., Ophth., San Francisco, 1887–1958) *f*: (engl.) *Barkan's membrane*; bei Hydrophthalmus* mit der Spaltlampe u. Gonioskopielinse zu beobachtende membranartige Struktur im Kammerwinkel; histol. keine echte Membran, sondern inf. einer mesektodermalen Reifungsstörung plumpes uveales Maschenwerk.
Barlow-Syn|dr<u>o</u>m (John Brereton B., Kardiol., Südafrika, geb.1924) *n*: **1.** Mitralklappenprolapssyndrom*; **2.** s. Möller-Barlow-Krankheit.
Baro|sensoren (gr. βάρος Schwere, Gewicht; Sensoren*) *m pl*: früher Barorezeptoren; s. Pressosensoren.
B<u>a</u>ro|trauma (↑; Trauma*) *n*: (engl.) *barotrauma*; durch plötzl. Luftdruckveränderungen bei mangelndem Druckausgleich verursachte Verletzung; **Formen: 1. pulmonales** B.: z. B. bei Schädigung des Lungengewebes durch Explosionsdruckwelle (sog. blast lung, ggf. mit zusätzl. Verletzungen gasgefüllter Organe, z. B. Darm; hohe Letalität) od. bei Beatmung* mit hohem Druck; Klin.: Schädigung der Lungenstrukturen, Störung des Gasaustauschs, pulmonale Dekompensation mit Notwendigkeit der Langzeitbeatmung; Kompl.: ARDS; Ther.: intensivmed. Ther., lungenprotektive Beatmung, Prostacycline, NO-Zusatz bei Beatmung, evtl. extrakorporale Oxygenierung; **2. B. des Ohres:** z. B. Trommelfellruptur*; s. Trauma, akustisches. B. u. dadurch ausgelöste Erkr. (z. B. Aerootitis*, Aerosinusitis*) sind z. B. bei Tauchern (s. Caisson-Krankheit) u. Beschäftigten im Tunnelbau anerkannte Berufskrankheiten (BK Nr. 2201).
Barré-Liéou-Syn|dr<u>o</u>m (Jean A. B., Neurol., Straßburg, 1880–1967; Yang-Choen L., Neurol., Frankreich) *n*: Migräne* cervicale.
Barré-Syn|dr<u>o</u>m (↑) *n*: Guillain*-Barré-Syndrom.
Barrett-Öso|phagus (Norman R. B., Chir., London, 1903–1979) *m*: (engl.) *Barrett's esophagus*; Bez. für die Defektheilung der Speiseröhre bei chron. Refluxösophagitis* durch Umwandlung der Schleimhaut von Plattenepithel in Zylinderepithel vom Magentyp; **Epidemiol.:** Vork. bei 10–20 % aller Pat. mit Refluxkrankheit*; Prävalenz 7,5 : 1000 Einwohner; 90 % der Pat. haben gleichzeitig eine Hiatushernie; Präkanzerose* mit hohem Krebsrisiko, da ein Drittel aller Pat. mit hochgradigen Dysplasien ein Karzinom entwickeln; **Kompl.:** Barrett*-Ulkus, Striktur*; **Diagn.:** endoskopisch u. pathohistol. (Nachw. der Veränderung u. des Grades der Dysplasie), regelmäßige endoskop. Kontrollen; **Ther.:** je nach Schweregrad konsequente Antirefluxtherapie, Mukosektomie, Ösophagusresektion.
Barrett-U̲lkus (↑; Ulc-*) *n*: (engl.) *Barrett's ulcer*; im Übergangsbereich zwischen Ösophagus u. Magen durch Refluxkrankheit* od. durch lokale Säureproduktion von dislozierten Parietalzellen entstehendes Ulkus als Kompl. i. R. des Barrett*-Ösophagus; **Kompl.:** Blutung, Striktur.
Barr-Körper (Murray L. B., Anat., Ontario, 1908–1995): Geschlechtschromatin*; s. Kerngeschlecht.

Bartonella

Bársony-Teschendorf-Syn|dr<u>o</u>m (Theodor B., Röntg., Budapest, 1887–1942; Werner T., Röntg., Köln) *n*: s. Ösophagospasmus, diffuser.
Bart|flechte: s. Folliculitis barbae; Trichophytie.
Barthel-I̲n|dex (Index*) *m*: (engl.) *Barthel index*; Score* zur Erfassung grundlegender Alltagsfunktionen (s. Tab.); vgl. activities of daily living.
Bartholin-Ab|sz<u>e</u>ss (Caspar B., Anat., Kopenhagen, 1655–1738; Abszess*) *m*: s. Bartholinitis.
Bartholin-Drüsen (↑): (engl.) *Bartholin's glands*; syn. Glandulae vestibulares majores; 2 kleine, tubulöse, muköse Drüsen im unteren Drittel der großen Labien; Sekretdrüsen für das Vestibulum vaginae; Ausführungsgänge münden auf der Grenze zwischen unterem u. mittlerem Drittel der kleinen Labien; B.-D. entsprechen Cowper-Drüsen beim Mann (Glandulae* bulbourethrales). Vgl. Genitale.
Bartholin-Gang (↑): (anat.) Ductus* sublingualis major.
Bartholin<u>i</u>tis (↑, -itis*) *f*: (engl.) *bartholinitis*; meist einseitige Entz. der Bartholin*-Drüsen u. ihrer Ausführungsgänge; Ausbildung eines bis hühnereigroßen Empyems (Eiteransammlung im Drüsengang) bzw. Bartholin-Abszesses (Ausbreitung in die Umgebung) im unteren Drittel der großen od. kleinen Schamlippe durch entzündl. Verklebung des Ausführungsgangs; bei chronisch rezidiv. B. Entwicklung einer Bartholin*-Zyste; **Err.:** meist polymikrobiell (Staphylococcus* aureus, Escherichia* coli, Anaerobier*), selten primäre Infektion mit Neisseria* gonorrhoeae; **Ther.:** Marsupialisation*; präoperativ Rotlicht zur Beschleunigung des Einschmelzung, postoperativ Sitzbäder, feuchte Umschläge mit Kamillenblütenauszug od. Phenolsulfonsäure; Antibiotika nur bei Gonokokken-Nachweis.
Bartholin-Zyste (↑; Kyst-*) *f*: (engl.) *Bartholin's cyst*; Retentionszyste* inf. Sekretansammlung im Ausführungsgang der Bartholin-Drüse (Pseudozyste); Endzustand einer Bartholinitis*; **Vork.:** meist während der Geschlechtsreife; **Sympt.:** meist einseitige, im unteren Drittel der großen, vorwiegend aber der kleinen Labie lokalisierte, kugelige, mobile, prallelast. u. nicht druckdolente Schwellung bis zu Hühnereigröße;

> Bei einer Schwellung der Bartholin-Drüse in der Postmenopause muss ein Karzinom ausgeschlossen werden!

Ther.: einfache Inzision (hohe Rezidivquote), Inzision u. Einlage eines kurzen Ballonkatheters bzw. Streifens; klassische chir. Therapie (Marsupialisation*).
Bart|mücken: Culicoides; Gattung der Ceratopogonidae*.
Barton<u>e</u>lla (Alberto L. Barton, Lima, 1871–1950) *f*: (engl.) *Bartonella*; Gattung gramnegativer, kugel-, stäbchen- od. diskusförmiger Bakt. der Fam. Bartonellaceae (Ordnung Rickettsiales; vgl. Bakterienklassifikation) mit 3 pathogenen Species (Err. von Bartonellosen*): B. bacilliformis, B. quintana u. B. henselae; **Charakteristika:** in Giemsa*-Färbung rot-violett; in Kultur monotrich begeißelt; Vermehrung im Innern von Erythrozyten u. Endo-

Bartonellosen

Barthel-Index
Erhebungsbogen

Alltagsfunktion	Punkte
essen	
unabhängig, isst selbständig, benutzt Geschirr und Besteck	10
braucht etwas Hilfe, z. B. Fleisch oder Brot schneiden	5
nicht selbständig, auch wenn oben genannte Hilfe gewährt wird	0
Bett-/(Roll-)Stuhltransfer	
unabhängig in allen Phasen der Tätigkeit	15
geringe Hilfen oder Beaufsichtigung erforderlich	10
erhebliche Hilfe beim Transfer; Lagewechsel, Liegen/Sitzen selbständig	5
nicht selbständig, auch wenn oben genannte Hilfe gewährt wird	0
waschen	
unabhängig beim Waschen von Gesicht, Händen; Kämmen, Zähne putzen	5
nicht selbständig bei oben genannten Tätigkeiten	0
Toilettenbenutzung	
unabhängig in allen Phasen der Tätigkeit (einschließlich Reinigung)	10
benötigt Hilfe, z. B. wegen unzureichenden Gleichgewichts oder Kleidung/Reinigung	5
nicht selbständig, auch wenn oben genannte Hilfe gewährt wird	0
baden	
unabhängig bei Voll- und Duschbad in allen Phasen der Tätigkeit	5
nicht selbständig bei oben genannter Tätigkeit	0
gehen auf Flurebene bzw. Rollstuhl fahren	
unabhängig beim Gehen über 50 m, Hilfsmittel erlaubt, nicht aber Gehwagen	15
geringe Hilfe oder Überwachung erforderlich, kann mit Hilfsmittel 50 m gehen	10
nicht selbständig beim Gehen, kann aber Rollstuhl selbständig bedienen, auch um Ecken herum und an einen Tisch heranfahren; Strecke mindestens 50 m	5
nicht selbständig beim Gehen oder Rollstuhl fahren	0
Treppen steigen	
unabhängig bei der Bewältigung einer Treppe (mehrere Stufen)	10
benötigt Hilfe oder Überwachung beim Treppensteigen	5
nicht selbständig, kann auch mit Hilfe nicht Treppen steigen	0
an- und auskleiden	
unabhängig beim An- und Auskleiden (ggf. auch Korsett oder Bruchband)	10
benötigt Hilfe, kann aber 50 % der Tätigkeit selbständig durchführen	5
nicht selbständig, auch wenn oben genannte Hilfe gewährt wird	0
Stuhlkontrolle	
ständig kontinent	10
gelegentlich inkontinent, maximal 1-mal/Woche	5
häufiger/ständig inkontinent	0
Urinkontrolle	
ständig kontinent, ggf. unabhängig bei Versorgung mit Dauerkatheter/Cystofix	10
gelegentlich inkontinent, maximal 1-mal/Tag, Hilfe bei externer Harnableitung	5
häufiger/ständig inkontinent	0
Summe:	

thelzellen; sensitiv gegenüber Penicillin, Oxytetracyclin, Streptomycin.

Bartonellosen (↑; -osis*) *f pl*: (engl.) *bartonelloses*; Infektionskrankheiten, die durch Bakt. der Gattung Bartonella* hervorgerufen werden; **Err.: 1.** Bartonella bacilliformis: Carrión-Krankheit, Bartonellose i. e. S.; Oroyafieber* u. Verruga* peruana; Vork.: Anden, Bolivien, Ecuador, Kolumbien, Peru, Chile; **2. Bartonella quintana:** wolhynisches Fieber*, bazilläre Angiomatose* u. evtl. eine kultur-negative Endokarditis; **3. Bartonella henselae:** Katzenkratzkrankheit*, bazilläre Angiomatose, Endokarditis u. Sepsis; **Diagn.:** mikroskop. Erregernachweis in spezialgefärbten Gewebeproben, spezif. DNA-Amplifikation in Gewebe od. Blut durch PCR mit anschl. Sequenzierung, ELISA u. Immunfluoreszenztest zum Nachw. von Antikörpern, bakterielle Spezialkulturen; **Ther.:** Tetracycline, Chloramphenicol, Penicillin, Streptomycin, Cotrimoxazol, Erythromycin, Fluorchinolone.

Barton-Fraktur (John R. B., Chir., Philadelphia, 1794–1871; Fraktur*) *f*: (engl.) *Barton's fracture*; Form der distalen Radiusfraktur* (Abb. 1 dort) mit Abscherung der dorsalen (Barton I-Fraktur) bzw. palmaren (Barton II-Fraktur, reverse B.-F.) Gelenklippe des distalen Radius mit Gelenkbeteiligung, (Sub-)Luxation u. Dislokation der Handwurzel nach dorsal bzw. palmar u. proximal; **Ther.:** geschlossene od. offene (meist bei instabilen B.-F.) Reposition.

Bartter-Schwartz-Syn|drom (Frederic B., Endokrin., Bethesda, 1914–1983; William Sch., Kardiol., Boston, geb. 1922) *n*: (engl.) *Bartter syndrome*; s. Syndrom der inadäquaten ADH-Sekretion.

Bartter-Syn|drom (↑) *n*: (engl.) *Bartter syndrome, juxtaglomerular cell hyperplasia*; seltene, autosomal-rezessiv erbl. Funktionsstörung der Nieren, die sich als hypokaliämisch-alkalotische Salzverlust-Tubulopathie mit sekundärem Hyperaldosteronismus manifestiert; **Ätiol.:** versch. Defekte transmembranaler Ionentransporter an den distalen Tubuluszellen im dicken Teil der aufsteigenden Henle-Schleife; **Formen: Typ I:** antenatales B.-S.; Genlocus 15q15-q21.1; Defekt des Na^+-K^+-$2Cl^-$-Cotransporters; **Typ II:** antenatales B.-S.; Genlocus 11q24-25; Defekt des passiven K^+-Transporters; **Typ III:** klass. Erwachsenenform; Genlocus 1p36; Defekt des passiven Cl^--Transporter (ClC-Ka u. ClC-Kb) an der basolateralen Membran der distalen Tubuluszellen; **Typ IV:** infantiles B.-S. mit Taubheit; Genlocus 1p31; Defekt in einer essentiellen Untereinheit (sog. Barttin) der passiven Cl^--Transporter ClC-Ka u. ClC-Kb an der basolateralen Membran der distalen Tubuluszellen u. an der die Endolymphe begrenzenden Membran des Innenohrs; **Klin.:** hypokaliämische Alkalose mit Salzverlustniere (Na^+-, K^+-, Ca^{2+}-, Mg^{2+}-, NH_4^+-Ionen); Polyurie, Polydipsie; hyperreninämischer Hyperaldosteronismus* mit Aktivierung des Kallikrein*-Kinin-Systems u. Synthesesteigerung der Prostaglandine* (PGE_2); antenatal: Hydramnion*; **Histol.:** Hyperplasie des juxtaglomerulären Apparats; **Ther.:** supportiv; Indometacin zur Suppression der gesteigerten Prostaglandinsynthese. Vgl. Pseudo-Bartter-Syndrom; Gitelman-Syndrom; Renin-Angiotensin-Aldosteron-System.

Baryonen (gr. βαρύς schwer) *n pl*: (engl.) *baryons*; Gruppe schwerer Elementarteilchen* mit Ruhemassen >1800×Elektronenmasse u. halbzahligem Kernspin, z. B. Nukleonen*.

Barytose (↑; -osis*) *f*: (engl.) *barytosis*; syn. Barytstaublunge, Schwerspatstaublunge; Form der persistierenden, nicht kollagenösen Pneumokoniosen* durch Inhalation von Barytstaub ($BaSO_4$); **Diagn.:** in Röntgen-Thorax-Aufnahme u. U. kleine, strahlendichte Fleckschatten ohne Beeinträchtigung der Lungenfunktion.

Bary|trauma (↑; Trauma*) *n*: (engl.) *barytrauma*; Bez. für schwere lebensbedrohl. Einzelverletzung; **Ther.:** s. Polytrauma.

Bas-: auch -basie, Basal-; Wortteil mit der Bedeutung Schritt, Grundlage; in Zusammensetzungen: an der Grundfläche eines Organs od. Körperteils liegend, grundlegend; von gr. βάσις.

basal (↑): **1.** (engl.) *basal*; an der Basis (z. B. des Gehirns) liegend; **2.** den Ausgangswert bezeichnend; z. B. bei Temperatur; **3.** (zahnmed.) schädelbasiswärts.

Basal|fibroid (↑; Fibr-*; -id*) *n*: s. Nasenrachen-Angiofibrom.

Basal|frequenz (↑; Frequenz*) *f*: (engl.) *baseline rhythm*; auch Basisfrequenz; Mittelwert der fetalen Herzfrequenz außerhalb der Wehe; **Referenzbereich:** 110–150/min. Vgl. CTG; Tachykardie, fetale; Bradykardie, fetale.

Basal|ganglien (↑; Gangl-*) *n pl*: **1.** (engl.) *basal ganglia*; syn. Stammganglien; (entwicklungsgeschichtl.) aus dem Ganglienhügel entstehende subkortikale Kerne: Nucleus caudatus u. Putamen (Corpus* striatum), Claustrum*, Corpus* amygdaloideum, Globus* pallidus; **2.** (funktionell) subkortikale Kerne des motorischen Systems: Nucleus* caudatus, Putamen*, Globus pallidus; aufgrund der engen funktionellen Beziehung häufig hinzugerechnet: Nucleus subthalamicus, Nucleus ruber, Substantia nigra; anat. Kerngebiete des extrapyramidalen Systems*.

Basaliom (↑; -om*) *n*: Basalzellkarzinom*.

Basalis (↑) *f*: s. Endometrium.

Basal|körperchen (↑): s. Kinetosomen.

Basal|membran (↑; Membran*) *f*: **1.** (engl.) *basement membrane*; (histol.) lichtmikroskop. homogenes Häutchen als Grenzfläche zwischen Epithelien od. Endothelien u. Bindegewebe (Grundhäutchen); elektronenmikroskop. in 2–3 Schichten geteilt; Aufbau v. a. aus Kollagen (Typ IV), Glykoproteinen (Laminin, Fibronektin, Entaktin) u. sauren Proteoglykanen (Heparansulfat); **2.** (engl.) *basal membrane*; (ophth.) Lamina basalis; spezialisierte, bes. dicke Membranen im Bulbus oculi; **a)** Descemet-Membran (12 µm dick) als B. des Hornhautendothels; **b)** Linsenkapsel (15–20 µm) als B. des Linsenepithels; **c)** Teile der Bruch-Membran (s. Choroidea).

Basal|platte (↑): s. Plazenta.

Basal|sekretion (↑; Sekretion*) *f*: (engl.) *basal acid output* (Abk. BAO); Bez. für die nicht stimulierte (basale) Säuresekretion der Magendrüsen; Bestimmung i. R. der Magensaftuntersuchung*.

Basal|streifung (↑): (engl.) *basal striation*; basale Zytoplasmastreifung mancher Drüsen- u. Nierentubuluszellen durch Plasmalemmeinfaltungen u. Mitochondrien.

Basal|temperatur (↑; Temperatur*) *f*: (engl.) *basal temperature*; Abk. BT; syn. Aufwachtemperatur, Morgentemperatur; nach dem Erwachen vor dem Aufstehen vaginal, rektal od. oral gemessene Körpertemperatur der Frau mit typ. Schwankungen; Anstieg um ca. 0,4–0,6 °C etwa einen Tag nach der Ovulation als Zeichen des sog. thermogenet. Ef-

Basalzellen

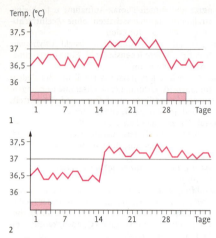

Basaltemperatur: 1: normaler Verlauf; 2: Verlauf bei Schwangerschaft

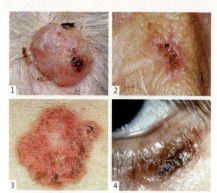

Basalzellkarzinom: Formen: 1: Knoten mit kleinen hämorrhagischen Krusten auf der behaarten Kopfhaut; 2: an der Nase mit zentraler Einschmelzung und Verkrustung sowie perligem Randsaum; 3: typisches Rumpfhautbasalzellkarzinom mit zentraler Abheilung und Vernarbung sowie feinen perlschnurartigen Erhebungen im Randbereich; 4: stark pigmentiertes Basalzellkarzinom am Unterlid [3]

fekts des Progesterons* (bei 10–15 % der Frauen nicht nachweisbar), gleichbleibende Erhöhung in der Sekretionsphase des Menstruationszyklus* u. Abfall kurz vor der Menstruation* mit niedrigem Niveau in der Proliferationsphase (biphas. Zyklus; s. Abb.); globaler, unsicherer Parameter zur Diagn. u. Ther. von Zyklusstörungen* u. Sterilität* (s. Zyklus, anovulatorischer, Abb. dort) u. Voraussetzung für die Temperaturmethode* zur Konzeptionsverhütung (als alleinige Methode zum Zyklusmonitoring ungeeignet); bei Ausfall der Menstruation u. fehlendem Temperaturabfall ist mit großer Wahrscheinlichkeit eine Schwangerschaft eingetreten. Vgl. Kalendermethode.

Basal|zellen (↑; Zelle*): (engl.) *basal cells;* mit der Basalmembran* verbundene Zellen im mehrschichtigen Epithel, die teilungsaktiv sind u. der Epithelregeneration dienen.

Basal|zell|karzinom (↑; ↑; Karz-*; -om*) *n:* (engl.) *basal cell carcinoma;* semimaligner Tumor der Haut, ausgehend vom embryonalen Haarkeim, mit langsamem, infiltrierendem Wachstum ohne Metastasierung, meist an chron. lichtexponierten Stellen; **Formen:** vielgestaltige Ausprägungen (s. Abb.), z. B. **1.** knotiges, solides B.: durchscheinende, wachsgelbe bis graurötliche, halbkugelige Tumoren, überzogen von Teleangiektasien u. umgeben von perlschnurartig aufgereihten kleinen Knoten; evtl. zentrale Ulzeration; **2.** oberflächliches B. (Rumpfhautbasaliom): erythematöse, mit Schüppchen bedeckte Oberfläche, von feinknotigem Saum begrenzt; Auftreten am Rumpf auch schon im jungen Erwachsenenalter; ätiol. Faktor für multiple Rumpfhautbasaliome kann neben UV-Licht eine Arsenexposition sein; **3.** pigmentiertes B.: stark pigmentiertes knotiges od. oberflächliches B.; DD: malignes Melanom; **4.** sklerosierend wachsendes B. (Basalioma cicatricans): narbenähnliche Herde mit kleinen Knoten im Randbereich, die häufig rezidivieren; **5.** exulzerierend wachsendes B. (Ulcus rodens): oberflächl. exulzerierende Ausbreitung ohne Infiltration tieferer Strukturen; **6.** destruierend wachsendes B. (Ulcus terebrans): in die Tiefe einbrechend, Zerstörung von Knorpel, Knochen, Dura mater u. a.; **7.** Sonderform: Pinkus*-Tumor. **Ther.:** chir. Exzision im Gesunden, evtl. Röntgenbestrahlung, photodynamische Therapie*.

Basal|zell|nävus|syn|drom (↑; ↑; Nävus*) *n:* (engl.) *basal cell nevus syndrome;* syn. Gorlin-Goltz-Syndrom; sog. 5. Phakomatose; autosomal-dominant erbl. Form der Phakomatosen* (Genloci 9q31, 9q22.3, Mutationen im PTCH-Gen); **Inzidenz:** mehr als 300 Fälle in den letzten 10 Jahren; **Sympt.:** meist schon in frühester Jugend im Gesicht u. am Stamm auftretende zahlreiche Basalzellnävi (oberflächl. Basalzellkarzinome), die später in echte Basalzellkarzinome übergehen, sowie kardiale Fibrome, Magen-Hamartome*, Ovarialfibrome* u. -karzinome; punktierte, grübchenförmige Keratosen der Palmae u. Plantae; Skelettveränderungen (Kieferzysten, Rippen- u. Wirbelanomalien); Augenveränderungen mit Strabismus, Hypertelorismus*, Iriskolobom (s. Kolobom), Katarakt*, Glaukom* u. subkonjunktivalen Epithelzysten; org. Gehirnveränderungen; faziale Dysmorphien mit breitem Gesicht, frontaler Protrusion, mandibulärer Progenie*, breiter Nasenwurzel u. odontogenen Kieferzysten.

BASDAI: Abk. für: (engl.) *bath ankylosing spondylitis disease activity index;* Arthritis-Score für Studien bei Spondylitis* ankylosans.

Basedow-Koma (Karl A. von B., Arzt, Merseburg, 1799–1854; Koma*) *n:* thyreotoxisches Koma*.

Basedow-Krankheit (↑): (engl.) *Basedow's disease, Graves' disease;* syn. Morbus Basedow; s. Thyroiditis.

base excess (engl. Basenüberschuss): Abk. BE; s. Basenabweichung.

baseline (engl. Grundlinie): (gebh.) s. Basalfrequenz.

Basen (Bas-*) *fpl:* (engl.) *bases;* syn. Laugen; alkal. (basisch) reagierende Verbindungen, die in wässriger Lösung negativ geladene OH⁻-Ionen* abspalten können u. mit Säuren basische, neutrale od. saure Salze bilden, wobei Wasser entsteht. **Lewis-Basen** sind i.w.S. Verbindungen, die mit Ihrem freien Elektronenpaar eine Bindung mit einer Lewis-Säure (Elektronenpaarakzeptor) eingehen können. B. färben rotes Lackmuspapier blau, Phenolphthaleinlösung rot (alkal. Reaktion, pH >7); auch Sammelbez. für Purin- u. Pyrimidinbasen; vgl. Pufferbasen.

Basen|abweichung (↑) *f*: (engl.) *base excess* (Abk. BE); syn. Basenüberschuss; überschüssiger Basengehalt der Extrazellulärflüssigkeit in mmol/l; ermittelt unter Sauerstoffsättigung u. einem CO_2-Partialdruck von 5,3 kPa (40 mmHg) bei 37 °C durch Titration mit starker Säure od. Base auf pH 7,4; **Referenzbereich:** ±3 mmol/l; **Bestimmung:** heute meist durch Berechnung bei Ermittlung des Säure*-Basen-Status u. wichtiger Parameter zur Bestimmung nicht respirator. Faktoren bei Störungen im Säure*-Basen-Haushalt. Vgl. Standardbicarbonat.

Basen|analoga (↑; Analogon*) *n pl*: (engl.) *base analogues*; den Purinbasen* bzw. Pyrimidinbasen* chem. ähnl. Verbindungen, die natürlicherweise nicht in Nukleinsäuren vorkommen; bei Zufuhr anstelle natürl. Basen werden sie in Nukleinsäuren eingebaut od. wirken als Hemmstoffe der DNA-Synthese. Viele B. leiten sich von natürl. Basen durch Ersatz der H-Atome durch Halogene ab od. eines Ring-C-Atoms durch Stickstoff (sog. Aza-Verbindungen). Der Einbau von B. in die DNA führt zur Erhöhung der Mutationsrate*. **Anw.:** z.B. Bromuracil bzw. Bromdesoxyuridin zur Dichtemarkierung von DNA; als Antimetaboliten* werden z.B. Fluoruracil, Cytarabin u. Mercaptopurin (Zytostatika), Azathioprin (Immunsuppressivum) u. Fluorcytosin (Antimykotikum) genutzt.

Basen|paarung (↑): (engl.) *base pairing*; Ausbildung von Wasserstoffbrückenbindungen zwischen 2 komplementären Basen; stabilisiert sekundäre bzw. räuml. Struktur der Nukleinsäuren; in DNA kombinieren ausschließl. best. Basen der beiden Stränge (Adenin mit Thymin, Guanin mit Cytosin). In RNA besteht intramolekulare B. (bevorzugt Adenin mit Uracil u. Guanin mit Cytosin; auch andere Basenpaare möglich), die je nach Verknäuelung des RNA-Moleküls zwischen einzelnen, in der Sequenz weit auseinanderliegenden, Basen möglich ist (s. tRNA). Wasserstoffbrückenbindungen können auch zwischen 3 Basen hergestellt werden (Basentripel). Basenpaare bilden sich während der Reduplikation* der DNA, der Transkription*, der Proteinbiosynthese* (Codon-Anticodon) u. zwischen den komplementären Basen eines DNA- u. RNA-Strangs bei der Hybridisierung*.

Basen|sequenz (↑; Sequenz*) *f*: (engl.) *base sequence*; Aufeinanderfolge von Purinbasen* u. Pyrimidinbasen* in DNA* u. RNA*; codiert die spezif. Information eines Gens; vgl. Codon; Code, genetischer.

Basen|triplett (↑) *n*: (engl.) *triplet*; Codon*.

Basen|überschuss (↑): Basenabweichung*.

Basidien (↑; Idio-*) *n pl*: (engl.) *basidia*; Fruchtkörper von Basidiomyzeten*, in denen nach Karyogamie u. Meiose Basidiosporen entstehen; vgl. Fungi; Sporen.

Basidio|myzeten (↑; ↑; Myk-*) *m pl*: (engl.) *basidiomycetes*; syn. Basidiomycetes; Ständerpilze; Klasse der Basidiomycota; z.B. viele Speisepilze, Giftpilze u. Antibiotikaproduzenten; bilden in Basidien* Sporen (Basidiosporen); vgl. Fungi.

basilaris (↑): (engl.) *basilaris*; zur Basis gehörend.

Basilaris|stenose (↑; Stenose*) *f*: s. Durchblutungsstörung, vertebrobasiläre.

Basilaris|thrombose (↑; Thromb-*; -osis*) *f*: Arteria*-basilaris-Thrombose.

Basilar|membran (↑) *f*: (engl.) *basilar membrane*; Lamina basilaris ductus cochlearis; Bindegewebeplatte zwischen Scala tympani u. Ductus cochlearis, die Corti*-Organ trägt.

Basiliximab (INN) *n*: (engl.) *basiliximab*; rekombinanter murin-/human-chimärer monoklonaler Antikörper, gegen CD25-Antigen (Interleukin-2-Rezeptor) auf T-Lymphozyten gerichtet; **Wirkung:** immunsuppressiv durch Hemmung der Proliferation von zytotox. T-Lymphozyten; **Ind.:** in Komb. mit Ciclosporin* u. Glukokortikoiden* zur Proph. der akuten Nierentransplantatabstoßung bei Pat. mit weniger als 80% lymphozytotoxischen Antikörpern.

Basis (gr. βάσις) *f*: Grund, Grundlage, -fläche.

Basis cerebri (↑) *f*: s. Gehirn.

Basis cordis (↑) *f*: (engl.) *base of heart*; Herzbasis; der Herzspitze (Apex* cordis) gegenüber liegender, nach oben, rechts u. hinten gerichteter Pol des Herzens, von dem Aorta* u. Pulmonalarterie ausgehen.

Basis cranii externa (↑) *f*: äußere Schädelbasis.

Basis cranii interna (↑) *f*: innere Schädelbasis.

Basis|einheiten (↑): (engl.) *base units*; Einheiten*, die in einem Einheitensystem unabhängig von anderen Einheiten dieses Systems sind; B. des Système International d'Unités (Abk. SI): Meter, Kilogramm, Sekunde, Kelvin, Ampere, Candela, Mol.

Basis|frequenz (↑; Frequenz*) *f*: s. Basalfrequenz.

Basis|immunität (↑; immun*) *f*: (engl.) *basic immunity*; Empfänglichkeit bzw. Unempfänglichkeit des Makroorganismus gegenüber antigenen Reizen; vgl. Antigen; Infektion.

Basis mandibulae (↑) *f*: (engl.) *base of mandible*; unterer Teil des Corpus* mandibulae.

Basis prostatae (↑) *f*: (engl.) *base of prostate*; dem Blasengrund anliegende obere Fläche der Prostata*, in dem Bläschendrüsen u. Ductus ejaculatorii in die Prostata ziehen; entspricht im McNeal-Modell (s. Prostata, Abb. 1 dort) v.a. der zentralen Zone.

Basis pulmonis (↑) *f*: (engl.) *base of lung*; Zwerchfellfläche der Lunge*.

baso|phil (↑; -phil*): (engl.) *basophilic*; mit basischen Farbstoffen anfärbbar.

Baso|philen-Aktivierungs|test: (engl.) *basophil activation test*; Abk. BAT; zelluläre In-vitro-Diagnostik zum Nachw. einer IgE-vermittelten Sensibilisierung der Soforttyp (Typ I; s. Allergie), evtl. auch von Pseudoallergie*; **Meth.:** Stimulation von Leukozytensuspensionen od. Vollblut mit versch. Konzentrationen des Antigens; Identifikation der Basophilen in der Durchflusszytometrie* durch anti-FcεRIα-Oberflächenexpression u. Messung der Aufregulation eines Basophilen-Aktivierungsmarkers (CD63 od. CD203c) im Vergleich zur Negativkontrolle; **Anw.:** bei Arzneimittelallergie*, Nahrungsmittelallergie* bzw. -überempfindlichkeit, Hymenopterengiftallergie*.

Baso|philen|leuk|ämie (↑; ↑; Leuk-*; -ämie*) *f*: syn. akute basophile Leukämie; (engl.) *acute basophilic leukemia*; seltene Form einer AML (Typ M2 der FAB-Klassifikation; s. AML, Tab. dort) mit primärer Differenzierung in basophile Granulozyten, die vermehrt sind; einige Fälle mit t (9;22) u. BCR-ABL-Positivität; vgl. Philadelphia-Chromosom.

Baso|philie (↑; ↑) *f*: **1.** (engl.) *basophilia*; (hämat.) Vermehrung der basophilen Leukozyten im Blut; Vork.: bei CML* u. Polycythaemia* vera, auch bei Diabetes mellitus, Colitis ulcerosa, Myxödem, Nephrose u. bei Basophilenleukämie* (stark erhöhte Werte); **2.** (zytol.) Anfärbbarkeit von Zellen od. Gewebe mit basischen Farbstoffen; vgl. Polychromasie.

Bassen-Kornzweig-Syn|drom (Frank A. B., amerikan. Arzt, geb. 1903; Abraham L. K., amerikan. Arzt, geb. 1900) *n*: syn. Abeta*-Lipoproteinämie; s. Hypolipoproteinämie (Tab. dort).

Bassini-Operation (Eduardo B., Chir., Padua, 1844–1924) *f*: (engl.) *Bassini's operation*; weitestgehend von der Hernioplastik* mit spannungsfrei eingesetzten Kunststoffnetzen abgelöste Meth. zum op. Bruchpfortenverschluss bei Leistenhernie*; Reposition des Bruchinhalts in die Bauchhöhle, Resektion des Bruchsacks (Herniotomie), Rekonstruktion des Canalis inguinalis durch Fixation des M. obliquus internus, des M. transversus abdominis sowie der Fascia transversalis an das Ligamentum inguinale; **Modifikationen: 1.** (nach Kirschner) Verlagerung des Funiculus spermaticus in die Subkutis durch Verschluss der Externusaponeurose unterh. desselben; **2.** (nach Hackenbruch) wie bei 1., jedoch unter zusätzl. Faszkendoppelung der Externusfaszie; **3.** (nach Girard) Doppelung der Externusfaszie über dem Funiculus spermaticus; **Nachteil:** Rekonstruktion unter Zug auf die Muskulatur, daher höhere Rezidivrate. Vgl. Shouldice-Operation; Lichtenstein-Operation.

Bassi-Vene (G. B., Phlebologe, Italien, geb. 1914; Vena*) *f*: (engl.) *Bassi's communicating perforating vein*; chir. wichtige Vena* perforans, die sich am dorsolateralen Unterschenkel 5 cm über dem Fersenbein befindet u. die V. saphena parva mit der V. peronea verbindet; chir. Ausschaltung der insuffizienten B.-V. zusammen mit V. saphena parva bei chronisch-venöser Insuffizienz*.

BAT: 1. Abk. für **B**asophilen*-**A**ktivierungs**t**est; **2.** Abk. für **b**iologischer **A**rbeitsstoff-**T**oleranz-Wert; Richtwert für die höchstzulässige Menge von Arbeitsstoffen bzw. Arbeitsstoffmetaboliten od. die durch sie ausgelöste Abweichung eines sog. Beanspruchungsindikators in biol. Proben, die auch bei regelmäßiger Exposition keine Gesundheitsschäden verursacht; dient der Abschätzung des individuellen Gesundheitsrisikos bei Belastung mit Gefahrstoffen am Arbeitsplatz. Vgl. AGW; EKA; MAK; TRK; Gefahrstoffverordnung; BGW.

Batavia|fieber: (engl.) *Weil's syndrome*; zu den Leptospirosen* gehörende Erkr.; **Err.:** u. a. Leptospira bataviae, Leptospira interrogans, Leptospira borgpetersenii (s. Leptospira); Trägertiere sind Ratten, Katzen, Hunde; **Epidemiol.:** in Europa meist anikter., außerhalb dagegen ikter. Verlauf (sog. indonesische Weil-Krankheit); in Italien als Reisfeldfieber bekannt (durch Mäuse übertragen).

Bateman-Funktion *f*: (engl.) *Bateman function*; mathemat. Beschreibung der Konz. als Funktion der Zeit bei einer Folgereaktion vom Typ A → B → C; wird beim radioaktiven Zerfall u. bes. in der Pharmakokinetik* (offenes Einkompartimentmodell* mit Resorption u. Elimination nach 1. Ordnung) verwandt.

bathmo|trop (gr. βαθμός Schwelle; -trop*): (engl.) *bathmotropic*; die Reizschwelle des Herzens verändernd; **positiv** bathmotroper Effekt: die Reizschwelle herabsetzend (Erregbarkeit steigernd), **negativ** bathmotroper Effekt: die Reizschwelle heraufsetzend (Erregbarkeit mindernd).

Batista-Operation (Randas J. B., brasilianischer Herzchirurg) *f*: (engl.) *Batista procedure*; partielle linksventrikuläre Ventrikulektomie (Myokardresektion) mit Volumenreduktion des linken Ventrikels (Masse u. Durchmesser) bei dilatativer Kardiomyopathie* zur Verbesserung der Pumpleistung des Herzens; hat sich wegen des hohen perioperativen Risikos u. postop. Komplikationen (z. B. Herzrhythmusstörungen) nicht etabliert.

Batracho|toxin (gr. βάτραχος Frosch; Tox-*) *n*: Steroidalkaloid; Gift des südamerikan. Pfeilgiftfrosches; wirkt an spannungsabhängigen Natriumkanälen der Nervenfasern, die es für Natriumionen durchlässig macht; Antagonist: Tetrodotoxin*.

Batroxobin *n*: (engl.) *batroxobin*; syn. Reptilase; die Blutgerinnung förderndes Gemisch proteolyt. Enzyme u. thromboplastin- u. thrombinartiger Faktoren aus dem Gift der Schlange Bothrops atrox; vgl. Reptilasezeit.

Batroxobin|zeit: s. Reptilasezeit.

Battarismus (gr. βατταρίζειν sich überstürzen) *m*: s. Poltern.

Batten-Krankheit (Frederic E. B., Neurol., Päd., London, 1865–1918): s. Zeroidlipofuszinose, neuronale.

battered child syndrome (engl.): s. Kindesmisshandlung.

BAuA: Abk. für **B**undesanstalt* für **A**rbeitsschutz **u**nd **A**rbeitsmedizin.

Bauch: (anat.) Abdomen*.

Bauch, akuter: s. Akutes Abdomen.

Bauch|aorta *f*: s. Aorta.

Bauch|aorten|an|eurysma *n*: s. Aortenaneurysma.

Bauch|decken|ab|szess (Abszess*) *m*: (engl.) *abdominal wall abscess*; subkutan od. subfaszial gelegener Abszess* im Bereich der Bauchdeckenmuskulatur; **Urs.:** posttraumat. bzw. postoperativ bei infizierter Wunde, infiziertem Hämatom, Serom od. nach Injektionen.

Bauch|decken|a|plasie-Syn|drom (A-*; -plasie*) *n*: Prune*-belly-Syndrom.

Bauch|decken|desmoid (desmal*; -id*) *n*: (engl.) *abdominal desmoid*; Desmoid* im Bereich der Aponeurose* der Bauchmuskulatur, v. a. des M. rectus abdominis; **Vork.:** v. a. bei Mehrgebärenden zwischen 30. u. 50. Lebensjahr.

Bauch|decken|fistel (Fistel*) *f*: (engl.) *abdominal wall fistula*; syn. Bauchwandfistel; in der Bauchwand lokalisierte äußere Fistel*; **Urs.:** Entzündung, Tumor, postoperative Kompl. bei subfaszial od. intraabdominal gelegenem Abszess, Anastomoseninsuffizienz od. Vorhandensein von Fremdkörpern.

Bauch|decken|haken: s. Fritsch-Bauchdeckenhaken; Roux-Bauchdeckenhaken.

Bauch|decken|halter: (engl.) *abdominal retractor*; Bauchdeckenretraktor; sog. runder Rahmen; chir. Instrument zum Auseinanderspreizen der Bauchdecken bei der Operation.

Bauch|decken|spannung: s. Abwehrspannung.

Bauch|fell: s. Peritoneum.

Bauch|fell|entzündung: s. Peritonitis.

Bauch|haut|re|flex (Reflekt-*) *m*: (engl.) *abdominal reflex*; Abk. BHR; syn. kutaner Bauchdeckenreflex; s. Reflexe (Tab. 2 dort).

Bauch|hoden: s. Maldescensus testis.

Bauch|höhle: Cavitas* abdominis.

Bauch|höhlen|schwangerschaft: s. Extrauteringravidität.

Bauchhöhlen|spülung: s. Peritoneallavage.

Bauch|presse: (engl.) *abdominal press*; Zusammendrücken des Bauchinhalts durch Kontraktion der Bauchmuskeln bei festgestelltem Zwerchfell (inspirator. geblähte Lunge, Schluss der Stimmritze) zur Unterstützung der Austreibung des Inhalts der abdominalen Hohlorgane (Darm, Blase, Uterus).

Bauch|punktion (Punktion*) *f*: s. Parazentese.

Bauch|regionen *fpl*: (engl.) *abdominal regions*; Regiones abdominales; **Einteilung: 1.** Regio hypochondriaca dextra, Regio hypochondriaca sin.; **2.** Regio epigastrica (Epigastrium); **3.** Regio umbilicalis; **4.** Regio lateralis dextra, Regio lateralis sin.; **5.** Regio pubica (Hypogastrium); **6.** Regio inguinalis dextra, Regio inguinalis sin.; vgl. Regio (Abb. dort).

Bauch|schnitt: Laparotomie*.

Bauch|speichel|drüse: s. Pankreas.

Bauch|spiegelung: s. Laparoskopie.

Bauch|wand: (engl.) *abdominal wall*; den Bauchraum umschließende Strukturen; anat. Aufbau: s. Abb.

Bauch|wand|bruch: Hernia ventralis; s. Hernie; Narbenhernie.

Bauch|wasser|sucht: s. Aszites.

Baudelocque-Durch|messer (Jean-Louis B., Geburtshelfer, Paris, 1746–1810): (engl.) *Baudelocque's diameter*; syn. Conjugata externa; Distanz zwischen Symphyse u. Dornfortsatz des 5. Lendenwirbels ; s. Beckenmaße.

Bauer-Kirby-Test *f*: s. Agardiffusionstest.

Bauhin-Klappe (Caspar B., Anat., Basel, 1560–1624): (engl.) *Bauhin's valve*; syn. Ostium ileale; 2 Schleimhautfalten an der Mündung des Dünndarms in den Dickdarm, normalerweise nur in Richtung Dickdarm durchgängig; vgl. Caecum.

Baumgarten-Syn|drom (Paul C. von B., Pathol., Tübingen, 1848–1928) *n*: s. Cruveilhier-Baumgarten-Krankheit; Cruveilhier-Baumgarten-Syndrom.

Bauxịt|fibrose (Fibr-*; -osis*) *f*: Korundschmelzerlunge*.

Baux-Score (Score*): (engl.) *Baux score*; syn. Baux-Index; progn. Score* bei Verbrennung*; Summe aus Patientenalter (in Jahren) u. betroffener Körperoberfläche* (prozentualer Anteil); **Einteilung:**

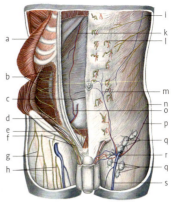

Bauchwand: a: M. obliquus externus abdominis; b: Nn. intercostales IX, X, XI; c: N. intercostalis XII (N. subcostalis); d: N. iliohypogastricus; e: N. ilioinguinalis; f: R. femoralis u. R. genitalis des N. genitofemoralis; g: N. cutaneus femoris lateralis; h: Rr. cutanei anteriores des N. femoralis; i: R. cutaneus lateralis eines N. intercostalis; k: Vasa epigastrica superiora; l: Rr. cutanei anteriores; m: V. epigastrica superficialis; n: R. cutaneus des N. iliohypogastricus; o: Vasa epigastrica inferiora; p: Vasa circumflexa ilium superficialia; q: Nodi lymphatici inguinales superficiales; r: Vasa pudenda externa; s: V. saphena magna [159]

nach Überlebenswahrscheinlichkeit, z. B. gering (<10 %) bei B.-S. >100 (sog. Hunderterregel).

Baxter-Regel (Charles F. B., Dallas, 1930–2005): s. Parkland-Formel.

Bayliss-Ef|fękt (Sir William M. B., Physiol., London, 1860–1924; lat. efficere, effęctus hervorbringen) *m*: (engl.) *Bayliss effect*; reaktive Kontraktion der glatten Muskulatur der Gefäßwände bei intravasaler Druckerhöhung; Faktor der Autoregulation des Blutkreislaufs*; vgl. Hagen-Poiseuille-Gesetz.

Bazịllen (Bacill-*) *fpl*: s. Bacillaceae.

Bazịllen|ruhr (↑): Shigellose*.

Bazin-Krankheit (Antoine P. B., Dermat., Paris, 1807–1878): s. Tuberkulid.

BBB-Syn|drǫm *n*: Hypertelorismus*-Hypospadie-Syndrom.

B-Bild-Methode *f*: (engl.) *B-mode*; Verfahren der Ultraschalldiagnostik* zur Darstellung zweidimensionaler Ultraschallbilder.

BCG: Abk. für **B**acille-**C**almette-**G**uérin; Bez. für durch Kulturpassagen attenuierten Lebendimpfstoff aus Mycobacterium* bovis zur Schutzimpfung* gegen Tuberkulose; wird auch zur lokalen u. adjuvanten Therapie bei z. B. Blasenkarzinom* eingesetzt.

BCNU: Abk. für (engl.) **b**is-**c**hloro**n**itroso**u**rea; s. Carmustin.

BCR-ABL: Abk. für (engl.) **b**reakpoint **c**luster region-**A**belson oncogene; s. Philadelphia-Chromosom.

BD: Abk. für **B**lut**d**ruck*.

Bdello|vịbrio (gr. βδέλλα Blutegel, Schmarotzer; Vibrio*) *m*: Bakteriengattung gramnegativer, aerober, monotrich begeißelter Vibrionen (vgl. Bakterienklassifikation), die in anderen Bakt. (v. a.

Pseudomonas- u. Enterobacter-Species) parasitieren; charakterist. biphasischer Entwicklungszyklus (Ruhephase u. intrazelluläre Reproduktionsphase); nicht humanpathogen; **B. bacteriovorus** befällt u. lysiert im Unterschied zu Bakteriophagen* auch nicht wachsende Zellen.
BDSG: Abk. für Bundesdatenschutzgesetz; s. Datenschutzgesetze.
BE: 1. Abk. für Broteinheit*; 2. Abk. für Beckenendlage*; 3. Abk. für Bethesda-Einheit; s. Bethesda-Test; 4. Abk. für (engl.) base excess; s. Basenabweichung.
Be: chem. Symbol für Beryllium*.
Beals-Hecht-Syn|drom (Rodney K. B., Orthop., Oregon, geb. 1931; Frederick H., Genet., Tempe, Arizona, geb. 1930) *n*: kontrakturelle Arachnodaktylie*.
Beam's-eye-view (engl. to beam abstrahlen; eye Auge; to view erblicken): Bez. für die Darstellung des Bestrahlungsfelds im durchstrahlten Gewebe des Pat. aus der Perspektive des Strahlenquellpunktes zur Vorbereitung einer Strahlentherapie*.
Beanspruchungs|formen, motorische: (engl.) *motoric stress forms*; dem Körper mögliche Formen der Beanspruchung (Koordination, Flexibilität, Kraft, Schnelligkeit u. Ausdauer) mit unterschiedl. akuten Reaktionen u. Adaptationen durch Belastung.
Bean-Syn|drom (William B., Int., Iowa-City, 1909–1989) *n*: Blue*-rubber-bleb-nevus-Syndrom.
Beatmung: (engl.) *artificial ventilation*; Verf. zur pulmonalen Belüftung (Ventilation) u. Sauerstoffgabe* bei fehlender od. insuffizienter Spontanatmung; Einteilung: ohne Hilfsmittel: Atemspende*; mit Hilfsmittel: **A. manuelle B.**: mit Handbeatmungsbeutel*; meist Maskenbeatmung*, auch kurzfristig bei invasiver B. mit Schwierigkeit bei maschineller B.; **B. maschinelle B.**: mit Respirator* (vgl. Atemkalk; Erwärmung u. Befeuchtung: s. Atemluftbefeuchter); I. nach Zugang zu Atemwegen: 1. nichtinvasive B. (Abk. NIV für engl. noninvasive ventilation) über Atemmaske* (Gesichtsmaske, Nasenmaske); z. B. als nCPAP od. nBIPAP (BIPAP: s. u.) zur apparativen Atemtherapie* bei Pickwick-Syndrom; 2. invasive B. über Endotrachealtubus* bzw. Trachealkanüle*; cave: regelmäßige Bronchialtoilette* erforderl.; ggf. Doppelpellumentubus* zur seitengetrennten B. (Abk. ELV für Einlungenventilation; cave: nosokomiale Pneumonie (s. Kompl.) häufiger als bei nichtinvasiver B.; II. nach Dauer der B.: Kurzzeit-, Langzeitbeatmung*; III. nach Anteil der vom Respirator übernommenen Atemarbeit: Beatmungsformen (s. Tab.): 1. **kontrollierte B.** (mandator. B.; Abk. CMV für engl. controlled mechanical ventilation): gesamte Atemarbeit durch Respirator mit bedarfsgerechter Voreinstellung für FiO_2, Atemfrequenz*, Dauer der Inspiration (T_{insp}) u. Exspiration (T_{exp}) bzw. Verhältnis von T_{insp} zu T_{exsp} (I : E-Verhältnis, s. Atemphasenzeit-Verhältnis, IRV), Atemzugvolumen (fix bei volumenkontrollierter B., Abk. VCV für engl. volume controlled ventilation; veränderl. bei druckkontrollierter B., Abk. PCV für engl. pressure controlled ventilation, durch Voreinstellung des inspirator. Drucks P_{insp}), inspirator. Flow* sowie endexspirator. Druck (PEEP* bei CPPV*; bei IPPV* Null, d. h. atmosphärisch; drucklimitierte volumenkontrollierte B. (PL-VCV, Abk. für engl. pressure limited VCV) bei Überschreiten des voreingestellten oberen Grenzwerts P_{max} durch inspirator. Spitzendruck (s. Beatmungsdruck, Abb. dort); zusätzl. evtl. Seufzeratmung*; Inspiration bei kontrollierter B. (im Gegensatz zur physiol. Atmung) durch Erzeugung eines Überdrucks zwischen Beatmungsgerät u. Lungenalveolen, Exspiration passiv durch thorakale u. pulmonale elast. Rückstellkräfte; Durchführung bei Apnoe* (z. B. Koma, Narkose), ggf. (Gegenatmen, Husten usw.) Analgosedierung* bzw. Narkose vertiefen; 2. **assistierte B.** (augmentierte B.): Teil der Atemarbeit durch Respirator; a) synchronisierte (volumen- od. druck-)kontrollierte B. (engl. assist/control ventilation, Kurzbez. A/C ventilation: S-IPPV ohne, S-CPPV mit PEEP) mit voreingestelltem mandator. Atemzugvolumen (u. a. voreingestellten Beatmungsparametern, s. o.) synchronisiert mit Inspiration des (spontanatmenden) Pat. (Triggerschwelle einstellbar), cave: Hyperventilation; **b)** synchronisierte intermittierende mandator. (kontrollierte) B. (SIMV) mit Triggerung nur innerhalb eines best. Erwartungszeitfensters sowie Sicherung eines Mindest-AMV (Voreinstellung: minimale Atemfrequenz u. minimales Atemzugvolumen) ggf. durch (volumen- od. druck-)kontrollierte B.; **c)** mandator. Minutenvolumenbeatmung (MMV) mit B. bei Unterschreiten der Mindest-AMV, auch in Komb. (z. B. mit CPAP*); **d)** BIPAP: druckkontrollierte B. mit oberem (inspirator.) u. unterem (exspirator.) Druckniveau bei jederzeit mögl. Spontanatmung (CPAP) u. synchronisiertem Druckwechsel (Triggerschwelle regulierbar); **e)** B. mit nichtsynchronisierter druckkontrollierter Inspiration bei Exspiration durch period. sehr kurzzeitige Druckentlastung (APRV); **f)** druckunterstützte **Spontanatmung** (ASB; syn. pressure support ventilation, Abk. PSV) mit druckkontrollierter B. ausschließl. bei Inspiration des Pat., auch in Komb. (z. B. mit MMV, SIMV od. BIPAP); auch manuell mögl. (z. B. bei Narkose durch atemsynchrone Kompression des Atembeutels); **g)** CPAP*; 3. **Hochfrequenzbeatmung** (Abk. HFV für engl. high frequency ventilation): B. mit Atemzugvolumen kleiner als anat. Totraum* sowie sehr hoher Atemfrequenz (>60/min) v. a. bei RDS sowie zur Narkosebeatmung i. R. der Trachealchirurgie; **a)** Hochfrequenz-Überdruckbeatmung (Abk. HFPPV für engl. high frequency positive pressure ventilation): B. über ein Y-Stück als Endotrachealtubus mit Atemzugvolumen 2–4 ml/kg KG u. Atemfrequenz 1–2 Hz); **b)** Hochfrequenz-Jetbeatmung (Abk. HFJV für engl. high frequency jet ventilation): B. über Jetkatheter (Kanüle); Atemzugvolumen 2–4 ml/kg KG, Atemfrequenz 2–10 Hz); evtl. in Komb. mit konventioneller Form der B. (s. o.) als CHFV (Abk. für engl. combined HFV) bzw. mit HFV als SHFJV (Abk. für engl. superimposed HFJV); **c)** Hochfrequenz-Oszillationbeatmung (Abk. HFOV für engl. high frequency oscillation ventilation): B. über ein T-Stück mit Oszillator (u. dadurch oszillierendem Atemgas). **Monitoring** der B. durch wiederholte art. BGA* sowie kontinuierlich durch Pulsoxymet-

Beatmung
Maschinelle Beatmungsformen (Auswahl)

Abkürzung	englische Bezeichnung; deutsche Bezeichnung
kontrollierte Beatmung[1]	
CMV	controlled mechanical ventilation; kontrollierte Beatmung
IPPV	intermittent positive pressure ventilation; intermittierende Überdruckbeatmung
CPPV	continuous positive pressure ventilation; kontinuierliche Überdruckbeatmung
IRV	inversed ratio ventilation; Beatmung mit umgekehrtem Atemphasenzeit-Verhältnis
assistierte Beatmung[1]	
A/C ventilation	assist/control ventilation; assistierte kontrollierte Beatmung (S-IPPV, S-CPPV)
SIMV	synchronized intermittent mandatory ventilation; synchronisierte intermittierende mandatorische (kontrollierte) Beatmung
MMV	mandatory minute volume (ventilation); mandatorische (kontrollierte) Minutenvolumenbeatmung
BIPAP	biphasic (bi-level) positive airway pressure; biphasischer positiver Atemwegdruck
APRV	airway pressure release ventilation; Beatmung mit Atemwegdruckabfall
unterstützte Spontanatmung	
ASB	assisted spontaneous breathing; druckunterstützte Spontanatmung
PSV	pressure support ventilation; druckunterstützte Spontanatmung
CPAP	continuous positive airway pressure; kontinuierlicher positiver Atemwegdruck
EPAP	expiratory positive airway pressure; positiver exspiratorischer Atemwegdruck
Hochfrequenzbeatmung	
HFV	high frequency ventilation; Hochfrequenzbeatmung
HFPPV	high frequency positive pressure ventilation; Hochfrequenz-Überdruckbeatmung
HFJV	high frequency jet ventilation; Hochfrequenz-Jetbeatmung
HFOF	high frequency oscillation ventilation; Hochfrequenz-Oszillationbeatmung

[1] möglich als bzw. Beatmungsmuster:

NIV	noninvasive ventilation; nichtinvasive Beatmung
PC- (V)	pressure controlled (ventilation); druckkontrolliert
VC- (V)	volume controlled (ventilation); volumenkontrolliert
S- (V)	synchronized (ventilation); synchronisiert
PEEP	positive endexpiratory pressure; positiver endexspiratorischer Druck

rie*, Kapnometrie (etCO$_2$, Kurzbez. für endtidales CO$_2$; s. Kapnographie) u. Beatmungsdruckmonitoring u. a.; **Ind.:** v. a. respiratorische Insuffizienz* (Tachypnoe >35/min, muskuläre Erschöpfung mit Einsatz der Atemhilfsmuskulatur, Vigilanzstörung, unter max. Sauerstoffinhalation art. Sauerstoffsättigung <90 % bzw. art. Sauerstoffpartialdruck paO$_2$ <60 mmHg), z. B. bei schwerer pulmonaler Erkr. od. Atemlähmung*, ggf. als Notfallmaßnahme bei Reanimation*; Narkose* (Narkosebeatmung); ggf. zur Reduktion der Atemarbeit* nach Op. (Nachbeatmung) od. schwerem Trauma; **NW: 1.** hämodynam.: Reduktion der Vorlast* u. Nachlast* mit konsekutiv reduzierter Organperfusion (auch CPP); mit mittlerem Beatmungsdruck*, Inspirationsdauer u. PEEP zunehmend; **2.** pulmonal: **a)** Pneumothorax, Emphysem o. a. mechan. Schäden, v. a. bei hohem endinspirator. Beatmungsdruck (Barotrauma*) od. Volumen; **b)** tox. O$_2$-Wirkung (s. Sauerstofftoxikose), v. a. bei Langzeitbeatmung mit FiO$_2$ >0,6; **Kompl.:** u. a. nosokomiale Ventilator-assoziierte (beatmungsassoziierte) Pneumonie* (Abk. VAP) bei Langzeitbeatmung*. Vgl. Weaning; Analgosedierung.

Beatmungs|beutel: s. Handbeatmungsbeutel.
Beatmungs|druck (↑): (engl.) *airway pressure*; Atemwegdruck (Formelzeichen p$_{aw}$) bei Beatmung*; Messung am oralen Ende des Endotrachealtubus* (bei geschlossenem Inspirations- u. Exspirationsventil des Respiratorkreissystems; vgl. Narkoseapparat); Einteilung: s. Abb.; **1.** Inspirationsdruck (inspirator. B.; p$_{insp}$): **a)** Spitzendruck (p$_{peak}$): max. p$_{insp}$ nach vollständiger Applikation des Atemzugvolumens; **b)** Plateaudruck (p$_{plateau}$): endinspirator. B.; entspricht alveolärem Druck (s. Druck, intrapulmonaler) u. kann daher zur Berechnung der stat. Compliance* herangezogen werden; Höhe korreliert mit Vork. mechan. Lungenschäden bei Beatmung; **2.** Atemwegmitteldruck (Abk. MAP für engl. *mean airway pressure*): mittlerer p$_{aw}$ über die gesamte Atemphase; korreliert mit (unerwünschter) hämodynam. Wirkung der Beatmung (Behinderung des venösen Rückstroms mit Abnahme des Herzminutenvolumens). Vgl. PEEP; Atemwegwiderstand.
Beatmungs|gerät: Respirator*.
Beatmungs|maske: Atemmaske*.
Beau-Reil-Quer|furchen (Joseph H. B., Int., Paris, 1806–1865): (engl.) *Beau's lines*; rissartige, von einem zum anderen Rand über alle Nägel hinweg verlaufende Vertiefungen nach schweren Infektionen (Pneumonie, Typhus), Intoxikationen (Thallium, Arsen, Zytostatika) od. akuten Schüben einer Hautkrankheit inf. Unterbrechung des Nagelwachstums; bei Säuglingen normal gegen Ende des ersten Monats.

Becaplermin

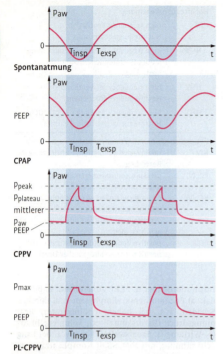

Beatmungsdruck: typ. Kurvenverlauf des Atemwegdrucks (p_{aw}) bei Spontanatmung, CPAP sowie volumenkontrollierter Beatmung (CPPV) ohne u. mit Drucklimitierung (PL-CPPV; Abk. PL für engl. pressure limited) bei Überschreiten des oberen Grenzwerts p_{max}; Atemphasenzeit-Verhältnis (zwischen inspirator. Zeitdauer T_{insp} u. exspirator. Zeitdauer T_{exsp}) ca. 1 : 2

Becaplermin (INN) *n*: (engl.) *becaplermine*; rekombinanter humaner thrombozytärer Wachstumsfaktor (PDGF*) zur top. Anw.; **Wirkung:** stimuliert Fibroblasten, Makrophagen, Kollagensynthese u. Bildung von Granulationsgewebe. **Ind.:** chron. diabet. Ulkus (≤5 cm²; in Verbindung mit zusätzl. Wundbehandlung); **Kontraind.:** maligne Erkr., Wundinfektion.

Becher|zellen (Zelle*): (engl.) *goblet cells*; schleimbildende Drüsenzellen im Epithel des Darmkanals, respiratorischem Flimmerepithel der Atemwege u. der Conjunctiva.

Bechterew-Kern (Wladimir M. von B., Neurol., St. Petersburg, 1857–1927): syn. Nucleus superior; s. Nuclei vestibulares.

Bechterew-Strümpell-Marie-Krankheit (↑; Adolf v. S., Int., Leipzig, 1853–1925; Pierre M., Neurol., Paris, 1834–1950): Spondylitis* ankylosans.

Beck-Bohrung (1. Karl B., HNO-Arzt, Heidelberg, 1880–1942; 2. Alfred B., Chir., Kiel, geb. 1889): **1.** (engl.) *Beck's operation*; (otorhinolaryng.) Anlage eines Bohrlochs in der Vorderwand der Stirnhöhle zur Drainage, Spülung od. Instillation von Arzneimitteln nach Einsetzen einer stumpfen Kanüle od. zur Sinuskopie*; **2.** (engl.) *Beck's method*; (chir.) Methode zur Anregung der Ossifikation* durch Anbringen multipler kleiner Bohrlöcher bei verzögerter Kallusbildung od. Pseudarthrose* nach Frakturen, auch bei asept. Knochennekrosen.

Beck-De|pressions|inventar (Aron Temkin B., Psychiater, Psychotherapeut, geb. 1921; Depression*) *n*: (engl.) *Beck's depression inventory*; psychol. Selbstbeurteilungsverfahren mit 21 Merkmalen zur Quantifizierung des depressiven Syndroms*.

Becken: (engl.) *pelvis*; Pelvis; Knochenring aus unpaarigem Os* sacrum u. paarigem Os* coxae; Os sacrum u. Os coxae stehen über die nahezu unbewegl. Articulatio sacroiliaca, die beiden Ossa coxae über die Symphysis pubica in Verbindung; die Linea terminalis, am Promontorium ossis sacri beginnend u. nach vorn zum Tuberculum pubicum der Symphyse verlaufend, grenzt das oberh. gelegene große Becken (Pelvis major) vom kleinen Becken* (Pelvis minor) ab; nach oben ist das Becken über die Apertura pelvis superior zur Bauchhöhle offen, die untere Öffnung (Apertura pelvis inferior) ist durch den muskulären Beckenboden verschlossen.

Becken|achse: s. Führungslinie des Beckens.

Becken|anomalien (Anomalie*) *fpl*: s. Beckenformen.

Becken|arterio|graphie (Arteri-*; -graphie*) *f*: (engl.) *pelvic arteriography*; Röntgenkontrastuntersuchung der Beckenarterien, meist als Becken-Bein-Arteriographie (s. Angiographie) durchgeführt (Mituntersuchung der Beinarterien); Zugang meist transfemoral (Seldinger*-Methode). **Ind.:** u. a. pAVK*, arterielle Embolie*, periinterventionell (perkutane transluminale Angioplastie, Stentimplantation, Tumor-Embolisation).

Becken|ausgang: (anat.) Apertura* pelvis inferior.

Becken|binde|gewebe: (engl.) *pelvic connective tissue*; Bindegewebepfeiler, die von der seitl. Beckenwand zu den Beckenorganen ziehen u. Blutgefäße u. Nerven heranführen: Paracystium (zur Harnblase), Paracolpium (zur Scheide), Parametrium* (zur Gebärmutter), Paraproctium (zum Rektum).

Becken|boden: (engl.) *pelvic floor*; muskulöser Verschluss des Beckenausgangs (s. Abb.); gebildet durch Diaphragma pelvis (Musculus* levator ani, M. coccygeus) u. M. transversus perinei superficialis sowie quergestreiftem M. transversus perinei profundus (beim Mann) bzw. glatten M. compressor urethrae u. M. sphincter urethrovaginalis (bei der Frau), die sich von kaudal dem Spalt zwischen Mm. levatores ani (Levatortor: Durchtritt von Darm, Harn- u. Geschlechtswegen) anlagern. Vgl. Saccus subcutaneus perinei; Compartimentum superficiale perinei; Saccus profundus perinei.

Becken|boden|training: (engl.) *pelvic floor exercise*; Spannungs- u. Entspannungsübungen der Beckenbodenmuskulatur, ggf. unter Anleitung eines Physiotherapeuten; **Anw.: 1.** prophylaktisch vor u. nach Geburt; **2.** bei Op. im Beckenbereich; **3.** unterstützend bei Stress- u. Dranginkontinenz*; **4.** nach op. Prostataentfernung; auch in Komb. mit Biofeedback (Beckenboden-EMG-Kontrolle) od. Elektrostimulation (Vaginal- od. Rektalelektrode).

Becken|durch|messer: (engl.) *pelvic diameter*; (gebh.) **1. querer B.:** a) schräger B. (von li. vorn nach re. hinten); **b)** schräger B. (von re. vorn nach li. hin-

Beckenfrakturen

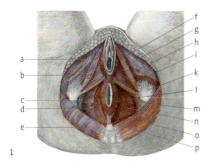

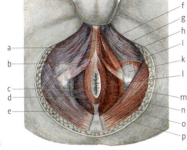

Beckenboden: Muskulatur der Frau (1) u. des Mannes (2), vom Damm aus gesehen; in der linken Bildhälfte jeweils die Faszien; a: Fascia lata; b: Fascia diaphragmatis urogenitalis inferior; c: Fascia obturatoria mit Alcock-Kanal; d: Fascia diaphragmatis pelvis inferior; e: Fascia glutea; f: M. bulbospongiosus; g: M. ischiocavernosus; h: M. transversus perinei profundus; i: M. transversus perinei superficialis; k: M. semitendinosus u. M. biceps femoris; l: M. sphincter ani externus; m: M. obturatorius internus; n: M. levator ani; o: M. gluteus maximus; p: Ligamentum anococcygeum [159]

ten); **2. gerader B.:** von vorn nach hinten; s. Kindslage (Abb. 2 dort).
Becken|dys|tokie (Dys-*; Toko-*) *f*: s. Dystokie.
Becken|ebenen: (engl.) *pelvic planes*; Ebenen des (weiblichen) Beckens*; s. Abb.; **1.** Beckeneingangsebene: obere Schoßfugenrandebene (Abk. O-Ebene); **2.** untere Schoßfugenrandebene (Abk. U-Ebene); **3.** Interspinalebene (Abk. I-Ebene); **4.** Beckenausgangsebene (Abk. BA). Vgl. Beckenmaße.

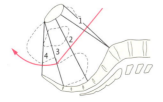

Beckenebenen: medianer Sagittalschnitt durch das Becken mit klassischem Ebenensystem; Führungslinie des Beckens durch Pfeil veranschaulicht; 1: Beckeneingang; 2: Beckenweite (Beckenmitte); 3: Beckenenge; 4: Beckenausgang [112]

Becken|eingang: Apertura* pelvis superior.
Becken|end|lage: (engl.) *breech presentation*; Kindslage*, bei der das Beckenende vorausgeht (3–5 % aller Termingeburten); **Einteilung** nach dem vorangehenden Teil: reine Steißlage/Steißfußlage, Fußlage u. Knielage; **Urs.:** Ausbleiben der kindl. Drehung in utero, Frühgeburt, Uterus-, Weichteil- u. Beckenanomalien, Zwillinge, tief sitzende Plazenta; **Ther.:** 1. Versuch der äußeren Wendung* ab der vollendeten 37. SSW unter Tokolyse* in Sectio-Bereitschaft (Erfolgsquote ca. 26–44 % bei Erstgebärenden, 71–80 % bei Mehrgebärenden); **2.** alternative od. Naturheilverfahren (Moxibustion, Akupunktur*, indische Brücke); **3.** vaginale Entbindung mit Manualhilfe* od. Schnittentbindung*.

Becken, enges: (engl.) *narrow pelvis*; (gebh.) bezogen auf die Kopfgröße des Kindes zu geringe Beckenmaße der Mutter; kann sowohl durch die Kopfgröße u. -form (funktionell e. B.) als auch durch Beckenverengung (anatomisch e. B.) bedingt sein; häufige Urs. regelwidriger Geburten; evtl. durch Roederer*-Kopfeinstellung kompensierbar; s. Beckenformen.

Becken|formen: (engl.) *pelvic types*; **1.** normales Becken; **2.** allg. verengtes Becken als infantiles bzw. juveniles Becken, Zwergbecken (Kleinwuchs), viriles, androides Becken, hohes Assimilationsbecken*; **3.** gerade verengtes Becken als plattes Becken (bei Rachitis, Osteomalazie), Wirbelgleitbecken (spondylolisthet. Becken); **4.** allg. verengtes u. plattrachitisches Becken als Komb. von 2. u. 3.; **5.** schräg verengtes Becken bei Koxitis, Skoliose, Rachitis, Luxation, Naegele*-Becken, Klaudikationsbecken, (einseitig) ankylot. od. ostitisch-synostotisches Becken; **6.** quer verengtes Becken als Robert-Becken (beidseitige Ankylose der Iliosakralgelenke), Protrusionsbecken; **7.** unregelmäßig verengtes Becken bei Osteomalazie*, Osteodystrophie, Exostosen, Frakturen, Rachitis*; **8.** Trichterbecken*, Verengung im Beckenausgang bei infantilem Becken, virilem Becken, Kyphose*; s. Abb.; vgl. Michaelis-Raute; Beckenmaße; Becken, enges.

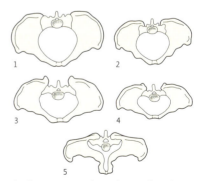

Beckenformen: 1: normales Becken; 2: allgemein verengt; 3: gerade verengt; 4: allgemein verengt u. plattrachitisch; 5: unregelmäßig verengt

Becken|frakturen (Fraktur*) *fpl*: (engl.) *pelvic fractures*; Frakturen des Beckens* durch indirekte od. direkte Krafteinwirkung (Verkehrsunfall, Sturz

Beckenhörnersyndrom

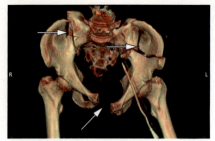

Beckenfrakturen Abb. 1: Beckenringfraktur Typ C (mit linksseitig liegendem Gefäßzugang); CT-3D-Rekonstruktion [88]

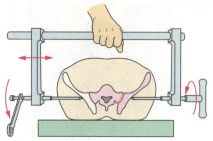

Beckenfrakturen Abb. 2: Beckenzwinge zur temporären Stabilisierung

aus der Höhe, Überrolltrauma), selten Apophysenabrisse durch Muskelkontraktion bei Adoleszenten u. Sportlern; **Einteilung: I. Beckenringfrakturen:** AO-Klassifikation, Modifizierung durch Lok. der Verletzungsregion (transsymphysär, transpubisch, transazetabulär, transiliakal, transiliosakral, transsakral) möglich; **1. Typ A:** dorsale Strukturen stabil, Abrisse Beckenrand, Beckenschaufel-, Schambein- od. Sakrumquerfrakturen; **2. Typ B:** dorsaler Ring partiell verletzt, horizontale Rotationsinstabilität; B1: Open-book-Verletzung, Symphysensprengung* (Abb. dort) bei Außenrotationstrauma; B2: Innenrotationstrauma mit Fraktur des vorderen Beckenrings, ggf. auch des ventralen Sakrums; B3: bilaterale Innenu./od. Außenrotationsverletzung; **3. Typ C:** Vertical-shear-Verletzung, vollständige (vertikale u. horizontale) dorsale Instabilität (s. Abb. 1); **II. Acetabulumfrakturen:** durch seitl. Gewalteinwirkung od. dashboard* injury entstehende Frakturen; **1.** Fraktur des dorsokranialen Pfannenrands; **2.** Fraktur des dorsalen Pfeilers; **3.** Fraktur des ventralen Pfeilers; **4.** Querfraktur der Pfanne; **Klin.:** Prellmarken, Hämatome im Schambereich, Beinlängenunterschied od. -fehlstellung, Blutung aus den Körperöffnungen, Störung der Perfusion, Motorik od. Sensibilität beider Beine, Beckenkamminstabilität; bei Acetabulumfraktur Trochanterdruckschmerz; hochsitzende Prostata bei rektal-digitaler Untersuchung; **Kompl.:** u. a. Verletzung von Gefäß- u. Nervensystem, ableitendem Harnsystem, Darm; bei dorsalen Acetabulumfrakturen evtl. Läsion des N. ischiadicus, v. a. bei kombinierten Acetabulumfrakturen Gefahr der posttraumat. Koxarthrose; **Diagn.:** Rö.-Übersichtsaufnahme a.-p., Inlet- u. Outletaufnahme bei Ringfrakturen, Ala- u. Obturatoraufnahme bei Acetabulumfrakturen, CT (meist als Kontrast-CT), selten MRT, Ausschluss von Begleitverletzungen von Gefäßen, Harnsystem, Darm (z. B. rektale Untersuchung, retrograde Zysto- u. Urethrographie); **Ther.: 1. Beckenringfrakturen: a)** Typ A: meist frühfunktionell-konservativ, selten Osteosynthese (Abrisse, große Schaufelfrakturen); **b)** Typ B u. C: Notfallversorgung mit Beckenzwinge (s. Abb. 2), Beckenschlaufe, Fixateur* externe zur Blutungskontrolle; Mitversorgung von Begleitverletzungen (Hohlorganversorgung, Becken-Packing als Eingriff i. S. des damage* control); op. perkutane Verschraubungen, spinopelvine Abstützosteosynthesen od. offene Verf. (Plattenosteosynthese u. a.); **2. Acetabulumfrakturen:** bei fehlender Dislokation konservativ mögl.; op.: suprakondyläre Femurextension, Plattenosteosynthese; **Progn.:** Kompl., Komorbidität u. Letalität abhängig von Begleitverletzungen, insbes. bei Beckenringfraktur Typ C Gefahr lebensbedrohl. Blutung.

Becken|hör|ner|syn|drom n: Nagel*-Patella-Syndrom.

Becken|kamm|lappen: (engl.) *iliac bone flap*; knöchernes, auch osteokutanes Gewebetransplantat aus der Beckenkammregion; **Verw.:** bei rein knöcherner Zusammensetzung u. kleiner Knochenmasse als freies Transplantat ohne Gefäßversorgung (Augmentationsplastik*); als osteokutaner Lappen od. bei größerer Knochenmasse durch mikrochir. Gefäßanastomose mit der A. u. V. circumflexa ilium profunda zur Lappenplastik* in der plast. Gesichtschirurgie.

Becken|kamm|punktion (Punktion*) f: s. Knochenmarkpunktion.

Becken, kleines: (engl.) *minor pelvis*; gebh. wichtigster Teil des Beckens*; nach kranial begrenzt durch Linea terminalis, nach kaudal durch Beckenausgang.

Becken|lymph|knoten (Lymph-*): (engl.) *pelvic lymph nodes*; Sammelgebiete u. Abfluss: s. Abb.; **klin. Bedeutung:** bei malignen Tumoren des weibl. Genitale.

Becken|maße: (engl.) *pelvic measurements*; Maße des (weiblichen) Beckens*; **Einteilung:** s. Abb.; **1. äußere B.:** Maße des großen Beckens, geben Hinweise auf die Verhältnisse im gebh. wichtigen kleinen Becken; **a)** Distantia interspinosa (Abstand der beiden vorderen oberen Darmbeinstachel) 25–26 cm; **b)** Distantia intercristara (größter Abstand der Darmbeinkämme) 28–29 cm; **c)** Distantia intertrochanterica (Abstand der Trochanteren) ca. 31 cm; **d)** Conjugata externa: Diameter Baudelocque (oberer Rand der Symphyse bis letzter Lendenwirbeldorn) 18–21 cm. **2. innere B.: a)** Conjugata anatomica (Promontorium bis Symphysenoberrand); **b)** Conjugata vera: engste Stelle zwischen Promontorium u. Symphyse, 11 cm; **c)** Conjugata diagonalis: Verbindungslinie vom untersten Rand der Symphyse, Promontorium ca. 13 cm; **d)** Diameter obliqua (12,5 cm) zwischen Articulatio sacroiliaca u. Eminentia iliopubica der Gegenseite (Diameter obliqua prima von rechts hinten nach links vorn,

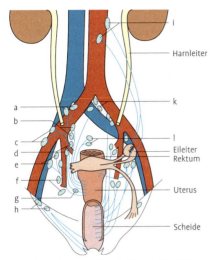

Beckenlymphknoten: a, b, c: Nodi lymphoidei (Abk. Nll.) iliaci communes, Nll. iliaci interni, Nll. iliaci externi; d: Nll. gluteales superiores; e: Nll. interiliaci; f: Nll. gluteales inferiores; g: Nl. parauterinus; h: Nll. inguinales superficiales; i: Nll. lumbales; k: Nll. subaortici; l: Nll. sacrales

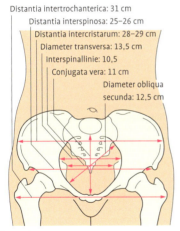

Beckenmaße

Diameter obliqua secunda von links hinten nach rechts vorn); e) Diameter transversa (13,5 cm): größter Abstand zwischen beiden Lineae terminales (s. Becken). Die B. sind in ihrem Verhältnis zu den Kopfmaßen* des Fetus von bes. klin. Bedeutung für den mechan. Geburtsverlauf; vgl. Becken, enges; Geburtshinderniss.

Becken|neigung: s. Inclinatio pelvis.
Becken|niere: (engl.) *pelvic kidney;* im Becken lokalisierte Niere (pelvine Dystopie), häufig als (fehlgebildete) Einzelniere, evtl. mit atyp. Gefäßversorgung, meist aber ausreichender Funktion; oft in Komb. mit genitalen Fehlbildungen (z. B. Mayer*-von-Rokitansky-Küster-Hauser-Syndrom); **Ätiol.:** fehlender embryonaler Aszensus; beide Nieren können zur sog. Kuchenniere verschmelzen; **Kompl.:** Entz., Hydronephrose*, Nephrolithiasis*, bei Frauen evtl. Geburtshindernis. Vgl. Nierenfehlbildungen.
Becken|osteo|tomie (Ost-*; -tom*) *f*: s. Chiari-Operation; Pemberton-Operation; Salter-Operation.
Becken|ring|fraktur (Fraktur*) *f*: s. Beckenfrakturen.
Becken|ring|lockerung: (engl.) *widening of pelvic ligaments;* physiol., hormonal bedingte Lockerung des Beckenrings im Bereich der Symphyse u. der Iliosakralgelenke in der Schwangerschaft als natürl. Vorbereitung auf die Geburt*.
Becken|schief|stand: (engl.) *pelvis obliquity;* Fehlstellung des Beckens inf. angeb. Hypoplasie* einer Beckenhälfte u. einseitiger Beinverkürzung (z. B. angeb. Hüftgelenkluxation*, Coxa* vara) od. erworbener (Krankheit, Verletzung) od. scheinbarer einseitiger Beinverkürzungen (z. B. Poliomyelitis*, mit Verkürzung od. Achsenfehlstellung verheilte Frakturen, Koxitis*); **Folge:** stat. Skoliose*. Vgl. Beinlängendifferenz.
Becken|venen|sporn (Vena*): (engl.) *iliac vein proliferation;* auch May-Thurner-Beckenvenensporn; fibröse Intimaproliferation der V. iliaca communis sinistra aufgrund chron., pulssynchroner Reizung der Venenwand durch Einklemmung zwischen der kreuzenden A. iliaca communis dextra u. Lendenwirbel; **Klin.:** Behinderung des Blutflusses mit Gefahr der linksseitigen Beckenvenenthrombose*; **Ther.:** Gefäßdilatation mit Stent-Implantation.
Becken|venen|thrombose (↑; Thromb-*; -osis*) *f*: (engl.) *iliac vein thrombosis;* ein- od. beidseitige Thrombose* der großen Beckenvenen (V. iliaca interna u. V. iliaca externa) mit Gefahr durch mögl. Lungenembolie*; **Urs.:** aszendierende Oberschenkelvenenthrombose, Kompression bzw. Wandinfiltration von Tumoren (z. B. Lymphknotenmetastasen), paraneoplastisch, Beckenvenensporn*, Vena*-cava-inferior-Syndrom od. Einschwemmung thromboplastinhaltigen Materials bei Entbindung (aus Plazenta u. Dezidua); **Sympt.:** leichte Blaufärbung, Schwellung des Oberschenkels, Spontan- u. Druckschmerz des betroffenen Beins, Druck- u. Völlegefühl im Unterbauch; evtl. Miktions- u. Defäkationsstörungen, Mahler*-Zeichen, erhöhte Temperatur; **Kompl.:** schnelles Thrombenwachstum deszendierend in die V. femoralis (bis zur Phlegmasia* coerulea dolens) u. (seltener) aszendierend in die V. cava inferior, Lungenembolie, postthrombotisches Syndrom*; **Diagn.:** serol. Bestimmung der D*-Dimere, farbkodierte Duplexsonographie*, Phlebographie (selten indiziert); CT; **Ther.:** Bettruhe, sofortige Heparinisierung*/Antikoagulation, ggf. Thrombolyse* (strenge Indikationsstellung); bei erfolgloser Lyse od. Kontraind. venöse Thrombektomie*, evtl. mit Korbhenkel-Shunt (s. Palma-Operation).
Becken|zwinge: Ganz-Beckenzwinge; s. Beckenfrakturen (Abb. 2 dort).
Becker-Melanose (Samuel W. B., amerikan. Arzt, geb. 1924; Melan-*; -osis*) *f*: (engl.) *Becker's nevus;* syn. Becker-Nävus, Melanosis naeviformis; oft

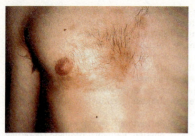

Becker-Melanose: großer behaarter Pigmentfleck rechts neben dem Brustbein, kleine Flecke unter der rechten Brust [55]

mehr als handtellergroßer, behaarter Pigmentfleck (s. Abb.); entsteht meist bei Männern zwischen 10. u. 20. Lj., einseitig im Bereich der Schulter; tritt deutl. hervor nach Sonnenbestrahlung.

Becker-Muskel|dys|trophie (Peter E. B., Humangenet., Göttingen, 1908–2000; Musculus*; Dys-*; Troph-*) *f*: (engl.) *Becker's muscular dystrophy*; X-chromosomal-rezessiv erbl. Form der progressiven Muskeldystrophien* inf. Mangel an Dystrophin* (Genlocus Xp21.2); **Klin.:** proximal betonte Mukelschwäche mit Beginn zwischen 5. u. 20. Lj. u. langsamer Progredienz, Verlust der Gehfähigkeit meist zwischen 20. u. 40. Lj.; evtl. schwere Kardiomyopathie; leicht verkürzte Lebenserwartung.

Becker-Myo|tonie (My-*; Ton-*) *f*: s. Myotonia congenita.

Beck-Trias (Claude B., Chir., Cleveland, 1894–1971; Trias*) *f*: (engl.) *Beck's triad*; Symptomentrias bei Perikardtamponade* u. Pericarditis constrictiva (s. Perikarditis): leise Herztöne, erniedrigter art. u. erhöhter venöser Blutdruck.

Béclard-Knochen|kern (Pierre A. B., Chir., Paris, 1785–1825): (engl.) *Béclard's nucleus*; distaler Epiphysenkern des Femurs, der ab Anfang des 9. Fetalmonats im Röntgenbild nachweisbar ist u. bei mindestens 5 mm Durchmesser als sicheres forensisches Reifezeichen* des Neugeborenen gilt; vgl. Ossifikationskern.

Beclo|metason (INN) *n*: (engl.) *beclometason*; halogeniertes Glukokortikoid* zur top. Anw.; **Ind.:** Asthma* bronchiale, Rhinitis* allergica.

Becquerel (Henri-Antoine B., Phys., Paris, 1852–1908) *n*: Einheitenzeichen Bq; SI-Einheit der Aktivität* radioaktiver Substanzen; 1 Bq = 1 Zerfall pro Sekunde (1 Bq = 1 s^{-1}); nicht mehr zugelassene Einheit: Curie* (Ci); 1 Ci = 3,7 · 10^{10} Bq. Vgl. Radioaktivität.

BED: Abk. für (engl.) *binge eating disorder*; s. Binge-Eating-Störung.

Bedeutungs|erlebnis, wahnhaftes: (engl.) *interpretative delusion*; Wahnphänomen, bei dem Gegenständen u. Ereignissen eine neue, meist auf die eigene Person bezogene Bedeutung beigemessen wird; **Vork.:** z. B. zu Beginn einer Schizophrenie*. Vgl. Wahn; Wahnwahrnehmung.

Bednar-Aphthen (Alois B., Päd., Wien, 1816–1888; Aphthen*) *f pl*: (engl.) *Bednar's aphthae*; traumatisch verursachte aphtöse Epitheldefekte der Mundhöhle bei Säuglingen (z. B. als Sauggeschwüre, durch Auswischen des Mundes); häufig schmetterlingsförmige (nicht kreisrunde) Aphthen*; **DD:** Epstein*-Perlen.

Bednar-Parrot-Pseudo|para|lyse (↑; Joseph Marie P., Päd., Paris, 1839–1883; Pseud-*; Par-*; Lys-*) *f*: (engl.) *Bednar-Parrot's pseudoparalysis*; ein- od. beidseitige, schmerzhafte Bewegungseinschränkung bzw. Lähmungserscheinungen an Beinen od. Armen inf. syphilitischer Osteochondritis, Periostitis bzw. Osteomyelitis sofort nach der Geburt bei intrauterin erworbener Syphilis*.

Bednar-Tumor (↑): s. Dermatofibrosarcoma protuberans.

Bedside Teaching (engl.): klin. Unterricht am Krankenbett; Bestandteil der Ärzteausbildung mit Fokus auf praktische Ausbildung.

Bedside-Test (engl.): Kontrolle der ABNull*-Blutgruppen von Spender- u. Empfängerblut unmittelbar vor einer Transfusion erythrozytenhaltiger Blutkonserven (i. d. R. Erythrozytenkonzentrate*) am Krankenbett insbes. zur Vermeidung von Verwechslungen; das Patientenblut (Testung obligat) ist direkt aus dem venösen Zugang, das Spenderblut (Testung fakultativ, bei Eigenblutkonserven obligat) aus dem Transfusionsbesteck der vorbereiteten Blutkonserve zu entnehmen. Die Blutgruppenbestimmung* erfolgt meist mit kommerziell erhältl. Testkits (sog. Identitätskarten; Dokumentation der Ergebnisse in der Patientenakte). Vgl. Kreuzprobe.

Bed|sonien *f pl*: s. Chlamydien.

Bedürfnis: (engl.) *need*; mit dem Erleben von Mangel verbundener intrapsych. Spannungszustand, der über das Streben (z. B. als Appetenzverhalten*) nach Beseitigung des Mangels zu Entspannung führt (sog. Bedürfnisbefriedigung); ein primäres B. ist physiol. bedingt (z. B. Hunger, Durst); ein sekundäres B. ist erlernt bzw. kulturell geformt (z. B. B. nach Anerkennung). Vgl. Trieb; Motiv.

Befehls|auto|matie *f*: (engl.) *command automatism*; Bez. für das unkritische Ausführen befohlener Handlungen (auch gegen den eigenen Willen) od. ein mechan. Handeln i. S. einer Echolalie* od. Echopraxie*; **Vork.:** z. B. bei Schizophrenie* od. unter Drogeneinfluss; vgl. Automatismen.

Befeuchter|lunge: (engl.) *humidifier lung*; Bez. für eine exogen-allergische Alveolitis*, ausgelöst durch Inhalation von bakteriellen od. Schimmelpilzallergenen, die über kontaminierte Luftbefeuchter, Wasserverdunster, Klimaanlagen od. Kühlsysteme in die Atemluft gelangen.

Befruchtung: (engl.) *fertilisation*; Fecundatio; Verschmelzung haploider Geschlechtszellen (Spermium u. Eizelle)* zu diploider Zygote*; i. e. S. Verschmelzung der Gametenkerne (Konjugation, Karyogamie); nach Imprägnation (aktives Eindringen des Spermiums in das Ei) vollendet der Kern der Eizelle die 2. Reifeteilung mit Ausstoßung eines Polkörperchens (s. Abb.); der Spermienkopf wandelt sich zum Vorkern um. Nach der Konjugation liegt die entwicklungsfähige Zygote mit diploidem Chromosomensatz vor.

Befruchtung, extra|korporale: s. In-vitro-Fertilisation; ICSI; Embryotransfer.

Begattung: (engl.) *copulation*; Koitus* zum Zweck der Befruchtung*.

Begleit|arthritis (Arthr-*; -itis*) *f*: s. Arthritis.

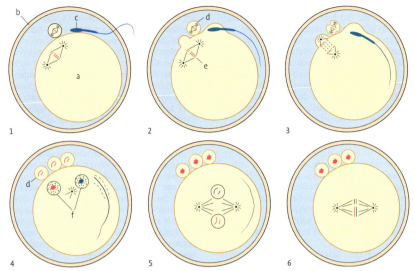

Befruchtung: 1–2: Imprägnation; 3: 2. Reifeteilung; 4: Bildung der Vorkerne; 5: Konjugation; 6: Einleitung der 1. mitotischen Teilung; a: Eizelle; b: Zona pellucida; c: Spermium; d: Polkörper; e: Teilungsspindel; f: männl. u. weibl. Vorkern

Begleit|otitis (Ot-*; -itis*) *f*: (engl.) *accompanying otitis*; im Säuglings- u. Kleinkindesalter häufig symptomarme Otitis* media i. R. anderer Infektionskrankheiten (z. B. Masern, Grippe); vgl. Mastoiditis, okkulte.
Begleit|venen (Vena*) *f pl*: Venae comitantes.
Behaarung, ab|norme: s. Hypertrichose; Alopezie.
Behandlung, ex|spektative: (engl.) *watchful expectancy*; abwartendes Offenlassen* von Symptomen u. Symptomengruppen während evtl. weiterlaufender Diagnostik*; die Behandlung beschränkt sich auf Beobachtung des weiteren Verlaufs, auf Diät sowie allg. bzw. symptomat. Maßnahmen (um einen abwendbar gefährlichen Verlauf* nicht zu verschleiern) u. kann bei entspr. Indikation od. nach Diagnosestellung z. B. in eine spezif. od. andere bes. Behandlung übergehen.
Behandlung, gnoto|biotische: (engl.) *gnotobiotic treatment*; Behandlung in kompletter Isolation, bei der die (noch) vorhandenen Krankheitserreger bekannt sind; Bez. wird v. a. in Bezug auf Labortiere benutzt. Behandlung von Pat. mit angeb. Immundefekt, Knochenmarktransplantation u. Hochdosischemotherapie: s. life island.
Behandlung, kon|servative: (engl.) *conservative treatment*; nichtoperative Behandlung; i. w. S. auch schonende chir. Behandlung unter weitgehender Erhaltung z. B. verletzter Organe od. Gliedmaßen; vgl. Methoden, invasive.
Behandlung, palliative: (engl.) *palliative treatment*; lindernde Behandlung im Gegensatz zur kurativen Behandlung; z. B. bei schmerzhaften Sympt. im Verlauf unheilbarer Krankheiten; vgl. Palliativmedizin.
Behandlungs|fehler: (engl.) *treatment error*; der Arzt begeht einen B., wenn er bei Diagn., Therapie od. einer sonstigen med. Maßnahme (z. B. Einsatz med.-techn. Geräte) die nach den Erkenntnissen der med. Wissenschaft unter den jeweiligen Umständen objektiv erforderl. Sorgfalt außer Acht lässt, d. h. diejenige Sorgfalt, die der Verkehr von einem ordentl., pflichtgetreuen Facharzt in der konkreten Situation erwartet. Die übliche Sorgfalt hingegen reicht nicht aus, wenn sie den geforderten Standard nicht erreicht. Verfügt der Arzt über den zu verlangenden Standard hinaus über Spezialkenntnisse, so hat er diese einzusetzen. Soweit allgemein anerkannte Regeln der med. Wissenschaft gelten, hat der Arzt grundsätzlich danach zu handeln. Handlungsempfehlungen u. Hilfen für den sorgfältig handelnden Arzt geben die Leitlinien für Diagnostik u. Therapie der wissenschaftlichen med. Fachgesellschaften, sofern sie an den med. Fortschritt angepasst sind u. den aktuellen Stand ärztl. Wissens widerspiegeln. Leitlinien besitzen keinen Gesetzescharakter, so dass sie weder haftungsbefreiend noch -begründend wirken. Vielmehr kommt ihnen bei der Frage, ob eine vorgenommene Behandlung einen B. darstellt, eine indizielle Bedeutung zu. Während ihre Befolgung ein pflichtgemäßes, sorgfältiges Verhalten indiziert, liegt bei einem Verstoß gegen die Leitlinie umgekehrt die Annahme einer Verletzung der erforderlichen Sorgfalt nahe. Methodenfreiheit besteht nur innerhalb enger Grenzen. Anw. neuer Behandlungsmethoden verpflichtet zu gesteigerter Sorgfalt u. intensiver u. umfassender Aufklärung. Eine Sorgfaltspflichtverletzung begeht der Arzt, der eine Behandlung übernimmt, die sein Können überfordert (sog. Übernahmeverschulden). Der Arzt schuldet höchste Sorgfalt auch beim arbeitsteiligen Dienst. Soweit es sich um die Zusammenarbeit gleichrangiger Ärzte handelt (horizontale Arbeitsteilung, z. B. zwischen Anästhesist u. Chirurg), gilt der Vertrauensgrundsatz. Danach darf jeder Beteiligte darauf vertrauen, dass der Partner seine Aufgaben mit der gebotenen Sorgfalt erfüllt, solange nicht konkrete Umstände

Anlass zu Zweifeln geben. Bei der vertikalen Arbeitsteilung, die das hierarch. Prinzip der fachlichen Über- u. Unterordnung prägt, gilt der Vertrauensgrundsatz nur eingeschränkt: Der leitende Arzt hat Überwachungs- u. Weisungspflichten gegenüber seinen nachgeordneten ärztl. u. nichtärztl. Mitarbeitern wahrzunehmen. Zu den Sorgfaltspflichten des Arztes gehört auch die berufliche Fortbildung. Ein B., der durch Tun od. Unterlassen zum Tod führte, stellt eine nichtnatürliche Todesart* dar. Vgl. Medizin, evidenzbasierte.

Behandlungs|freiheit: (engl.) *therapeutic freedom*; grundsätzlich ist der Arzt in der Ausübung seines Berufs frei u. kann ärztl. Behandlung, sofern sie ihm unzumutbar erscheint, ablehnen, insbes. dann, wenn er der Überzeugung ist, dass das notwendige Vertrauensverhältnis zwischen Arzt u. Pat. nicht besteht. Vgl. Behandlungspflicht.

Behandlung, spezifische: (engl.) *specific treatment*; Kausalbehandlung; Ther. mit Heilmitteln od. Maßnahmen, die gegen die Urs. einer Erkr. wirksam sind.

Behandlungs|pflege: (engl.) *nursing treatment*; Pflegemaßnahmen, die nach ärztl. Anordnung erfolgen (Delegation ärztl. Aufgaben); vgl. Grundpflege; Krankenpflege, häusliche.

Behandlungs|pflicht: (engl.) *obligation to treat*; Einschränkung der Behandlungsfreiheit* des Arztes; u. a. die Verpflichtung, gemäß § 323 c StGB in Notfällen zu helfen u. aufgrund besonderer gesetzl. Bestimmungen Maßnahmen im Interesse der Allgemeinheit durchzuführen, z. B. diagn. Maßnahmen zur Bekämpfung übertragbarer Krankheit (nach § 26 Infektionsschutzgesetz) sowie Entnahme einer Blutprobe (nach § 81 a StPO od. § 372 a ZPO). Daneben trifft den Vertragsarzt mit der Zulassung zur Teilnahme an der vertragsärztl. Versorgung auch die Pflicht zur Behandlung von Sozialversicherten nach den Vorschriften des Vertragsarztrechts (Umkehrschluss aus § 13 Abs. 6 bzw. Abs. 7 der Bundesmantelverträge). Damit trägt er allerdings nicht die Pflicht, alle Kassenpatienten, die zu ihm kommen, zu behandeln; eine gewünschte Behandlung kann er jedoch nur in begründeten Fällen ablehnen, etwa bei Überlastung. Ähnliches wie für die Behandlungsübernahme gilt für die Weiterbehandlung. Nach erfolgter Behandlungsübernahme (eine letzte. Konsultation ist hierfür u. U. bereits ausreichend) kann den Arzt eine Besuchspflicht treffen. Für **Krankenhäuser** besteht nach den Krankenhausgesetzen der Bundesländer i. R. ihrer planerischen Aufgabenstellung u. Leistungsfähigkeit alle. Aufnahme- u. Versorgungspflicht, sofern bei einem Pat. stationäre Behandlungsbedürftigkeit vorliegt. Die nach § 108 SGB V zugelassenen Kliniken sind darüber hinaus i. R. ihres Versorgungsauftrags zur ambulanten u. stationären Krankenhausbehandlung (i. S. von § 39 Abs. 1 SGB V) sozialversicherter Personen verpflichtet.

Behandlungs|vertrag: (engl.) *contract governing medical treatment*; Bez. für einen zivilrechtlichen Dienstvertrag (§ 611 BGB) zwischen Pat. u. Arzt, Psychotherapeut od. Krankenhausträger über med. Behandlung, der zu Beginn einer Behandlung auch ohne schriftl. Vereinbarung (z. B. auch bei telefon. Beratung) abgeschlossen wird; begründet wechselseitige **Pflichten: 1.** des Arztes od. Psychotherapeuten: Vornahme einer Behandlung entspr. des Standes der med. Erkenntnisse u. dem Grundsatz der Nichtschädigung; hieraus ergeben sich die allgemeine Aufklärungspflicht* u. Informationspflicht. Von Notfällen ausgenommen ist der Arzt/Psychotherapeut frei in der Entscheidung, ob er einen B. abschließt. **2.** des Pat.: Beachtung u. Mitwirkung am therap. Bemühen sowie Entgelt. Der Vertrag beinhaltet Art u. Umfang der Behandlung; oft ist dies nicht schriftl. Aufklärung über die Risiken der Behandlung Gegenstand des Vertrags. Er kann nur von einem geschäftsfähigen Pat. abgeschlossen werden (§ 104 BGB). Ist der Betroffene nicht geschäftsfähig, kann ein gesetzl. Vertreter (sorgeberechtigte Eltern, Betreuer, Vormund) od. ein Bevollmächtigter für die Gesundheitssorge des Betroffenen den B. wirksam schließen. Der Pat. kann von dem B. i. d. R. ohne Angabe von Gründen zurücktreten. Der Arzt bzw. Psychotherapeut kann von diesem Vertrag nur in Ausnahmefällen zurücktreten (z. B. wiederholte Nichtbefolgung ärztl. Anweisungen od. bei Rufschädigung, soweit eine weitere Behandlung des Pat. gesichert ist). Vgl. Schweigepflicht; Offenbarungspflicht.

Behandlung, symptomatische: (engl.) *symptomatic treatment*; Beeinflussung einzelner Krankheitssymptome bei Erkr. bekannter od. unbekannter Urs., wenn keine spezif. Heilmittel verfügbar sind.

Behaviorismus (engl. *behavior* Verhalten) m: (engl.) *behaviorism*; in den USA begründete psychol. Schule (Watson, Skinner), die zugrunde legt, dass das Verhalten von Menschen u. Tieren mit den Methoden der Naturwissenschaft untersucht werden kann u. die Bedeutung des Lernens* in den Mittelpunkt rückt. Der methodolog. B. ist durch das Festlegen von Prinzipien (bzgl. Suche nach Gesetzmäßigkeiten, Beobachtbarkeit, Operationalisierbarkeit, experimentelle Prüfung) in der empir. Psychologie* etabliert u. betont im Gegensatz zur Ethologie* die Bedeutung standardisierter Laborexperimente. Vgl. Konditionierung; Verhaltenstherapie.

Behavior Pain Scale: Abk. BPS; (intensivmed.) Punktebewertungssystem zur Quantifizierung der (iatrogenen) Analgesie* (auch tief) sedierter Pat. (s. Tab.); vgl. Analgosedierung.

Behçet-Krankheit (Hulusi B., Dermat., Istanbul, 1889–1948): (engl.) *Behçet's disease*; syn. (franz.) *grande aphthose Touraine*; schubartig verlaufende system. Vaskulitis* mit Befall venöser u. art. Gefäße bes. der Haut, Schleimhaut u. am Auge; gehäuftes Auftreten in der Türkei, im Iran, in China, Korea u. Japan, durch Zuwanderung bedingt auch in Deutschland, Manifestationsgipfel zwischen 20. u. 35. Lj.; **Einteilung:** nach betroffenem Organ od. Gewebe: **1.** mukokutaner Typ: orale, evtl. genitale (sog. bipolare) Aphthen, Erythema nodosum, Follikulitis, akneiforme Papulopusteln, gastrointestinale Beteiligung (z. B. Symptome wie Dysphagie); **2.** arthrit. Typ: Arthritis, Oligoarthritis; **3.** neurol. Typ: selten ZNS-Beteiligung, s. Devic-Krankheit; **4.** okularer Typ: rezidiv. posteriore u. anteriore Uveitis, Iridozyklitis, Katarakte, Glaukom, Neuri-

Behavior Pain Scale
Quantitative Schmerzerfassung i. R. der Analgosedierung

Kriterien	Punkte[1]
Gesichtsausdruck	
entspannt	1
z. T. angespannt	2
stark angespannt	3
Grimassieren	4
obere Extremität	
keine Bewegung	1
z. T. Bewegung	2
Anziehen mit Bewegung der Finger	3
ständiges Anziehen	4
Beatmung mit Respirator	
wird toleriert	1
seltenes Husten	2
Gegenatmen (sog. Kämpfen)	3
kontrollierte Beatmung nicht möglich	4

[1] Die Punktsumme ergibt den Behavior Pain Scale.

tis nervi optici; **Ätiol.**: unklar; HLA-B51-Assoziation; Komplex aus Leukozytenfunktionsstörung, Thromboseneigung aufgrund abnormer Gerinnungsneigung u. Fibrinolyse i. d. R. ohne Embolisation; evtl. Überempfindlichkeitsreaktion mit molekularer Mimikry* (Herpes-Viren, Streptokokken); **Kompl.**: Erblindung, Meningoenzephalitis, Aneurysmaruptur, Darmperforation, Amyloidose, Phlebothrombose; **Diagn.**: rezidiv. orale Aphthen* (Major- u. Minorform, herpetiforme Aphthen) mind. 3-mal pro Jahr; sog. Pathergie-Phänomen mit Bildung einer Pustel od. Papel 24–48 Std. nach intrakutaner NaCl-Injektion (positiv in 60 %); **Ther.**: Glukokortikoide, Immunsuppression (z. B. mit Ciclosporin, bes. im Anfangsstadium, Azathioprin od. Cyclophosphamid), Chlorambucil (bei Augenbeteiligung); Colchicin (bei Erythema nodosum u. Arthritis), Sulfasalazin (bei gastrointestinaler Manifestation), TNF-Blocker (als sog. Add-on-Therapie bei posteriorer Uveitis bei Versagen konventioneller Ther.; Erfahrungen v. a. mit Infliximab u. Etanercept, auch mit Adalimumab), bei Therapieresistenz Interferon alfa-2a; **Progn.**: ungünstig bei frühem Manifestationsalter u. bei Männern; sonst meist nach Jahren Stillstand bzw. Spontanheilung; **DD**: Reiter-Krankheit, Stevens*-Johnson-Syndrom, systemischer Lupus* erythematodes, Wegener*-Granulomatose, chronisch-entzündl. Darmerkrankung.

Behen|säure: (engl.) *behenic acid*; Dokosansäure; $C_{23}H_{43}COOH$; gesättigte nichtessentielle Fettsäure, die in Pflanzensamen u. Sphingolipiden* vorkommt; pathol. vermehrt bei Lipidosen*.

Behinderung: 1. (engl.) *disability*; (allg.) Bez. für Einschränkung des Wahrnehmungs-, Denk-, Sprach-, Lern- u. Verhaltensvermögens; 2. (engl.) *impairment*; von der WHO in Impairment (Schädigung), Disability (Funktionsbeeinträchtigung) u. Handicap (Benachteiligung, Behinderung) differenzierte Bez.; 3. (engl.) *impairment*; im rechtl. Sinn die Auswirkung einer od. mehrerer regelwidriger, d. h. vom alterstyp. Zustand abweichender Funktionsbeeinträchtigungen von mind. 6-monatiger Dauer, die (unabhängig vom Grad der Minderung* der Erwerbsfähigkeit sowie i. d. R. ohne Rücksicht auf die Urs. der B.) zur Folge hat, dass der Betroffene Hilfe braucht, um diesen Zustand zu beseitigen, zu mindern, Verschlimmerungen zu verhüten od. Folgen zu mildern, insbes. die Teilhabe am Arbeitsleben zu sichern (vgl. § 4 Abs. 1 SGB IX). B. wird entsprechend „Anhaltspunkte für die ärztliche Gutachtertätigkeit im sozialen Entschädigungsrecht u. nach dem Schwerbehindertenrecht" festgestellt; Grad der Behinderung (Abk. GdB) wird nach Zehnergraden abgestuft von 20–100 bestimmt. Bei mehreren B. wird ggf. auswirkungsgemäß ein Gesamt-GdB festgestellt. Vgl. Pflegebedürftigkeit; Rehabilitation; Normalisierungsprinzip.

Behinderung, geistige: (engl.) *mental retardation, mental handicap*; Oligophrenie, veraltet Schwachsinn; angeborene od. frühzeitig erworbene Intelligenzstörung*, die mit einer Beeinträchtigung des Anpassungsvermögens einhergeht; **Epidemiol.**: Prävalenz in der Gesamtbevölkerung: 0,5–1,5 %; häufig in Zus. mit anderen (psych. od. körperl.) Störungen; **Einteilung** nach dem Schweregrad der Intelligenzstörung: leichte (veraltet Debilität), mittelgradige (veraltet Imbezillität) bis schwerste (veraltet Idiotie) g. B. entspr. des Intelligenzquotienten; **Urs.**: genetisch (z. B. angeb. Stoffwechselstörung, Chromosomenaberration), traumatisch, toxisch (z. B. Alkoholembryopathie), infektiös (z. B. Embryopathia rubeolosa) od. sozial (Deprivation); eindeutige Zuschreibung teils unmögl.; **Klin.**: Beinträchtigung von Kognition, Sprache, sozialen Fähigkeiten u. Motorik; psychiatrische Komorbidität 3–4-mal häufiger als in Normalbevölkerung; **Ther.**: Frühförderung, Training lebenspraktischer Fertigkeiten, soziale Integration, Behandlung komorbider Störungen, ggf. Stoffwechselkorrektur (möglichst frühzeitiger Beginn); Pharmakotherapie bei komorbiden Störungen; **Progn.**: Entscheidend für die individuelle Entw. bei g. B. sind rechtzeitige Diagnosestellung (s. Kinderfrüherkennungsuntersuchungen) u. Frühförderungsmaßnahmen. Vgl. Normalisierungsprinzip; Besonderungsprinzip.

Behinderung, psychische: (engl.) *psychogenic disability*; syn. seelische Behinderung; durch eine psych. Störung bedingte chron. Beeinträchtigung der Alltagsbewältigung, der Erwerbstätigkeit u. der sozialen Integration; die p. B. ist rechtl. der körperlichen bzw. geistigen Behinderung gleichgestellt.

Bei|eier|stock: s. Paroophoron.
Beihilfe zum Sui|zid: (Suizid*): s. Sterbehilfe.
Bei|hoden: s. Paradidymis.
Bein|bewegungen, peri|odische: (engl.) *periodic limb movements* (Abk. PLM); Serien von uni- od. bilateralen, unwillkürl. Bewegungen der Gliedmaßen unterschiedl. Intensität (meist Beine, seltener Arme u. Beine); Auftreten während des Schlafs, z. T.

auch im ruhigen Wachzustand alle 5–90 Sek. in stereotypem Muster von 0,5–10 Sek. Dauer u. in Serien von mind. 4 Bewegungen; Ausmaß sehr variabel von Anspannung des M. tibialis anterior ohne Bewegungseffekt bis zu abrupter Beugung von Sprung-, Knie- u. Hüftgelenk mit Streckung u. Spreizung der Zehen; führen z. T. zu kurzem Arousal*-Effekt; Messung in der Polysomnographie*; **Vork.**: häufig bei Restless*-Legs-Syndrom, Periodic* Limb Movement Disorder, Schlafapnoesyndrom*, Narkolepsie*; bei Gesunden ohne Krankheitswert, wenn nicht mit Schlafstörung* assoziiert.

Bein|geschwür: s. Ulcus cruris.

Bein|längen|differenz *f*: (engl.) *limb length discrepancy*; angeb. (z. B. bei partiellem Riesenwuchs) od. erworbener (z. B. bei Lähmungen, nach Frakturen mit Beteiligung der Wachstumsfuge, Gelenkerkrankungen wie Hüftgelenkluxation*, Perthes*-Calvé-Legg-Krankheit, Koxitis*, Epiphyseolyse*, Hüftkopfnekrosen*) Unterschied der Beinlänge; **Folge:** Beckenschiefstand*, Skoliose*, Spitzfußstellung des gesunden Beins; **Formen: 1.** echte B.: absolute Beinverkürzung, Verkürzung des Abstands Hüftkopfmitte – Mitte des oberen Sprunggelenks auf der röntg. Ganzaufnahme des Beins; **2.** scheinbare B.: z. B. bei Hüftluxation durch Verkürzung des Abstands Hüftkopf – Beckenkamm; **3.** funktionelle B.: bei Hüft- u. Kniebeugekontraktur, Adduktionskontraktur der Hüfte, Genu recurvatum; **Ther.:** abhängig von Ausmaß der B. u. Alter des Pat.; konservativ durch Schuheinlage bzw. -erhöhung, orthop. Schuhe; operativ u. U. durch (komb.) Beinverlängerung od. -verkürzung.

Bein|plexus|lähmung: (engl.) *lumbosacral plexus paralysis*; Lähmung* inf. Schädigung des Plexus lumbosacralis; z. B. mütterliche Entbindungslähmung*.

Bein|test *m*: (engl.) *leg sign*; Methode zum Nachweis einer psychogenen Lähmung eines Beins am liegenden Pat.; das angebl. paretische Bein zeigt bei Hochhalten des anderen Beins gegen Widerstand die volle Kraft der unwillkürl. Abstützung auf der Unterlage.

Bein|venen|thrombose (Vena*; Thromb-*; -osis*) *f*: (engl.) *phlebothrombosis of the leg*; (oberflächl.) Thrombophlebitis* od. (tiefe) Phlebothrombose; s. Thrombose.

Bein|well: (engl.) *comfrey*; Symphytum officinale; Staude aus der Fam. der Raublattgewächse, deren Wurzel (Symphyti radix) Allantoin*, Gerbstoffe, Rosmarinsäure, Triterpene u. Pyrrolizidinalkaloide enthält; entzündungshemmende, antimitotische, granulationsfördernde u. wundheilende Wirkung; **Verw.:** zur äußerlichen Anw. bei Prellung, Zerrung, Verstauchung; **cave:** Pyrrolizidinalkaloide wirken hepatotoxisch u. kanzerogen, daher strenge Dosiseinhaltung; **Kontraind.:** Schwangerschaft.

Bei|schlaf: (engl.) *cohabitation*; syn. Koitus*; (jurist.) eingeschränkt verwendet für das (auch unvollständige) Eindringen des Penis in die Vagina, nicht unbedingt mit Ejakulation.

Bejel (arab.): endemische Syphilis*.

Békésy-Hör|theorie (György von B., Biophysiker, Boston, 1899–1974) *f*: (engl.) *Békésy's theory*; Theorie zur Erklärung der beim Hören im Innenohr* ablaufenden hydromechan. Prozesse; die vom Schall ausgelösten Wellen (sog. Wanderwellen) in der Endolymphe wandern vom Stapes in Richtung Helicotrema u. lenken die Basilarmembran des Corti*-Organs aus; entspr. ihrer Frequenz wird an einer best. Stelle ein Amplitudenmaximum aufgebaut (**Dispersionstheorie**), das dort die Sinneszellen erregt (**Einorttheorie**). Schallwellen hoher Frequenzen haben dieses Maximum in der Nähe des Stapes, solche niedriger Frequenzen im Bereich des Helicotremas*. Vgl. Helmholtz-Resonanztheorie.

Belastung: (engl.) *maximum permissible load*; kurz- od. längerfristiger Kontakt des Organismus mit Schadstoffen od. Strahlung; **Formen: 1.** äußere B.: durch Einwirkung von außen; **2.** innere B.: durch Einwirkung vom Körperinneren aus (abhängig von Konz. u. Verweildauer des Schadstoffs od. der Strahlungsquelle im Körper); Risikoabschätzung für den Organismus beruht auf Kenntnissen des Wirkungsmechanismus, der Toxikokinetik* u. der Dosis/Wirkungsbeziehung*; der Zufuhrweg, über den Fremdstoff in den Organismus gelangt (z. B. inhalativ, dermal, oral, über Luft, Nahrung, Wasser, Boden) wird als **Belastungspfad** bezeichnet.

Belastungs|blut|druck: (engl.) *exercise blood pressure*; systolischer u. diastolischer Blutdruck* während körperl. Arbeit; Untersuchung z. B. auf dem Fahrradergometer mit dosierter Belastung (s. Ergometrie); ein relativ zu hoher systolischer B. ist oft ein erster Hinweis auf eine später zu erwartende Ruhehypertonie (s. Hypertonie).

Belastungs|echo|kardio|graphie (gr. ἠχώ Ton, Schall; Kard-*; -graphie*) *f*: Stressechokardiographie*.

Belastungs-EKG: (engl.) *exercise electrocardiography*; Form der Ergometrie* (meist Fahrradergometrie im Sitzen od. Liegen) zur nichtinvasiven, kardiol. Diagn. (v. a. Detektion myokardialer Ischämien bei koronarer Herzkrankheit* u. von Herzrhythmusstörungen*); **Prinzip:** Vor, während u. nach dosierter, zunehmender u. reproduzierbarer körperl. Belastung (Ziel: Erreichen der submaximalen Herzfrequenz) zur Steigerung des myokardialen Sauerstoffverbrauchs erfolgen unter Beachtung von Abbruchkriterien (z. B. Angina* pectoris) Aufzeichnung von (Oberflächen-)EKG* sowie (nichtinvasive) Blutdruckmessungen mit Beurteilung von Sympt., Erregungsrückbildung u. Herzrhythmus sowie Blutdruckverhalten. Auslösung von Angina pectoris u. pathol. Senkung der ST*-Strecke im EKG sind die wichtigsten Zeichen einer KHK (s. Abb.). Horizontale od. deszendierende ST-Stre-

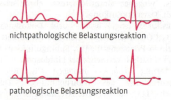

nichtpathologische Belastungsreaktion

pathologische Belastungsreaktion

Belastungs-EKG

ckensenkungen von gesenktem Abgang >0,1 mV (60–80 ms nach J*-Punkt) sind pathol., ≥0,2 mV hochpathol. (Abbruchkriterium). Cave: Einfluss von Arzneimitteln, z. B. falsch positives B.-EKG bei Erregungsrückbildungsstörung durch Herzglykoside*; **Kontraind.:** u. a. instabile Angina pectoris, unzureichend eingestellte art. Hypertonie* mit systol. Blutdruck in Ruhe über 180(–200) mmHg bzw. diastol. über 100(–110) mmHg, manifeste Herzinsuffizienz*, akuter Herzinfarkt*, symptomat. schwere Aortenstenose*. Vgl. Stressechokardiographie.

Belastungs|in|kontinenz (Inkontinenz*) *f*: (engl.) *stress incontinence*; auch Stressinkontinenz, Sphinkterinkompetenz; unwillkürlicher Urinabgang bei intraabdominaler Druckerhöhung als häufigste Form der weibl. Harninkontinenz*; **Urs.:** Versagen des Verschlussmechanismus der Urethra inf. intrinsischer Muskelschwäche, Hormonmangels bzw. Insuffizienz der Beckenbodenmuskulatur; **Einteilung:** Grad I: Harnverlust bei schwerer Belastung, z. B. Husten u. Niesen; Grad II: bei leichter Belastung, z. B. Aufstehen u. Gehen; Grad III: in Ruhe; **Diagn.:** Provokationstests (Husten, Pressen, Lagewechsel), Windeltest*, Bonney*-Probe, ggf. Messung des Urethradruckprofils*; **Ther.:** Beckenbodentraining*, lokale od. system. Östrogentherapie, Alphasympathomimetika*; Elektrostimulation, evtl. op. Rekonstruktion (s. Schlingenoperation; Kolposuspension). Vgl. Descensus uteri et vaginae.

Belastungs|re|aktion, akute *f*: (engl.) *acute stress reaction*; Auftreten von typ. Angstsymptomen als Reaktion auf ein traumat. Ereignis (z. B. Unfall, Naturkatastrophe, Kriegserlebnis) innerh. des ersten Monats nach dem traumat. Erlebnis (anhaltende traumabedingte Sympt.: posttraumatische Belastungsstörung*); **Sympt.:** Dissoziation (beeinträchtigte emotionale Reaktionsfähigkeit od. Beeinträchtigung der bewussten Wahrnehmung, Derealisation, Depersonalisation, dissoziative Amnesie), Wiedererleben des traumat. Ereignisses, Vermeidung von Reizen, die an das traumat. Erlebnis erinnern, Übererregbarkeit; **Ther.:** kognitive Therapie*, Verhaltenstherapie*; ggf. SSRI.

Belastungs|störung, post|trau|ma|tische: (engl.) *post-traumatic stress disorder (Abk. PTSD)*; Abk. PTBS; psych. Störung nach extrem belastendem Ereignis (z. B. Folter, Vergewaltigung, Unfall, Katastrophe), die mit starker Furcht u. Hilflosigkeit einhergeht u. frühestens ein Monat nach dem traumat. Erlebnis diagnostiziert werden kann (innerh. des ersten Monats: akute Belastungsreaktion*); **Klin.:** häufiges u. intensives Wiedererleben des traumat. Erlebnisses (drängende Erinnerungen, Alp- u. Tagträume, phobische Ängste), emotionale Taubheit (bes. Teilnahms- u. Freudlosigkeit, Gleichgültigkeit) bei gleichzeitig erhöhter Erregung (mit Schlafstörung, Reizbarkeit, Schreckhaftigkeit, Vigilanzsteigerung), Vermeiden von Erinnerungsstimuli; **Kompl.:** depressives Syndrom*, Suizidalität; **Ther.:** kognitive Therapie*, Verhaltenstherapie*, EMDR*, ggf. SSRI. Vgl. KZ-Syndrom.

Beleg|arzt: (engl.) *visiting consultant*; in Privatpraxis od. als Vertragsarzt* tätiger niedergelassener Facharzt, dem ein Krankenhausträger auf vertragl. Basis Belegbetten zur stationären Behandlung von eigenen Pat. (Belegpatienten) zur Verfügung stellt; rechnet direkt mit Pat. od. der Kassenärztlichen* Vereinigung (Abk. KV) u. den Sozialleistungsträgern ab. Hinsichtl. der ärztl. Leistungen ist der B. alleiniger Vertragspartner des Pat., während das Krankenhaus die sonstigen stationären Leistungen (insbes. Krankenpflege, Verpflegung u. Unterkunft) schuldet. Für belegärztl. Tätigkeit benötigt der Vertragsarzt eine Anerkennung als B. durch die jeweilige KV.

Beleg|knochen: (engl.) *membrane bones*; syn. Deckknochen; Knochen, die sich ohne knorpeligen Vorläufer direkt aus Bindegewebe entwickeln (desmale Ossifikation*), z. B. Stirn- u. Scheitelbein, Schlüsselbein; vgl. Desmocranium.

Beleg|zellen (Zelle*): parietale Zellen*; s. Magen.

Beleuchtung, fokale: (engl.) *focal illumination*; Untersuchungsmethode für die vorderen Teile des Auges mit schmalem Lichtbündel od. -punkt, die mit Hilfe einer seitl. aufgestellten Lampe u. einer starken Konvexlinse (13 dpt) erzeugt werden.

Beleuchtungs|stärke: (engl.) *luminous intensity*; Formelzeichen E; abgeleitete SI-Einheit Lux (lx); photometr. Maß für den auftreffenden Lichtstrom* (in Lumen*, lm) pro Fläche (in m²).

Bella|donna *f*: s. Tollkirsche.

Bell-Lähmung (Sir Charles B., Chir., London, 1774–1842): (engl.) *Bell's palsy*; idiopathische periphere Fazialisparese*.

Bell-Magendie-Regel (↑; François M., Physiol., Paris, 1783–1855): (engl.) *Bell-Magendie law*; die überwiegende Mehrzahl der sensiblen afferenten Bahnen tritt durch die hinteren Wurzeln der Spinalnerven* in das Rückenmark ein, die der motor. efferenten Bahnen durch die vorderen Wurzeln aus.

Bell-Nerv (↑; Nervus*): Nervus* thoracicus longus.

Bellocq-Tamponade (Jean-Jacques B., Chir., Paris, 1730–1807) *f*: (engl.) *Bellocq's technique*; auch Choanaltamponade; hintere Nasentamponade* bei Epistaxis* mit Blutungsquelle in den hinteren Nasenabschnitten, in Komb. mit vorderer Nasentamponade; Einführen eines Gaze- od. Schaumstofftampons vom Mund aus bevorzugt in Intubationsnarkose (s. Abb.); **Kompl.:** Drucknekrosen; einfacher u. für den Pat. weniger belastend ist die Tamponade unter Verw. eines speziellen Ballon*- od. im Notfall eines Blasenkatheters*.

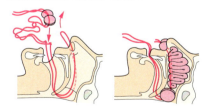

Bellocq-Tamponade

Bell-Phänomen (Sir Charles B., Chir., London, 1774–1842) *n*: (engl.) *Bell's phenomenon*; Sichtbarwerden des nach oben rotierten Augapfels (physiol. Schutzfunktion) durch die beim Versuch, das Auge zu schließen, offen gebliebene Lidspalte der gelähmten Gesichtshälfte bei peripherer Fazialisparese* (Abb. 2 dort).

Bemetizid (INN) *n*: (engl.) *bemetizid*; Thiaziddiuretikum; s. Diuretika.

Bence-Jones-Plasmo|zytom (Henry B.-J., Arzt, London, 1813–1873; -plasma*; Zyt-*; -om*) *n*: (engl.) *Bence-Jones myeloma*; seltene Form des multiplen Myeloms* mit Bildung eines ausschließl. aus leichten Ketten der Immunglobuline bestehenden niedermolekularen Paraproteins*, Bence*-Jones-Proteinurie u. häufig früher Nierenschädigung.

Bence-Jones-Protein|urie (↑; Prot-*; Ur-*) *f*: (engl.) *Bence-Jones proteinuria*; Ausscheidung niedermolekularer, nephrotoxischer Paraproteine* im Urin (leichte Ketten der Immunglobuline* vom κ- u./od. λ-Typ); Nachweis im Urin durch Acetatfolienelektrophorese, Immunfixation*, Immunelektrophorese*; **Vork.**: bei ca. 60–70 % der Pat. mit multiplem Myelom*, Makroglobulinämie*, AL-Amyloidose (s. Amyloidose, systemische); **Kompl.**: Leichtketten-Nephropathie mit progredienter Niereninsuffizienz* inf. Glomerulosklerose u. Verlegung der distalen Tubuli durch präzipitierte Proteinkomplexe aus Leichtketten-Polypeptiden u. Tamm*-Horsfall-Mukoprotein; Infiltrate mit Granulozyten u. Monozyten; Entstehung einer Myelomniere (interstitielle Nephropathie); akutes Nierenversagen durch intrarenale Obstruktion; durch chronische proximal-tubuläre Schädigung verursachtes sekundäres Debré*-Toni-Fanconi-Syndrom; erhöhte Empfindlichkeit der Nierenfunktion gegenüber Hypovolämie u. a. nephrotoxischen Einflüssen.

Bendro|flume|thiazid (INN) *n*: (engl.) *bendroflumethiazid*; Thiaziddiuretikum; s. Diuretika.

Benedikt-Syn|drom (Moritz B., Neurol., Wien, 1835–1920) *n*: s. Hirnstammsyndrome (Tab. dort).

Benfo|tiamin (INN) *n*: s. Allithiamine.

benigne (lat. *benignus* gutmütig): (engl.) *benign*; gutartig.

Bennet-Bewegung (Sir Norman G. B., Kieferchir., London, 1870–1947): (engl.) *Bennet's movement*; körperl. Seitversatz des Unterkiefers bei Seitwärtsbewegungen (physiol.), bei denen der Gelenkkopf auf der Mediotrusionsseite (s. Okklusion) nach innen unten u. vorn u. gleichzeitig der Gelenkkopf der Laterotrusionsseite nach außen geht.

Bennett-Luxations|fraktur (Edward H. B., Chir., Dublin, 1837–1907; Luxation*; Fraktur*) *f*: (engl.) *Bennett's fracture-dislocation*; Form der Mittelhandfraktur*; Luxationsfraktur an der Basis des Metakarpale I (MC I) durch Stauchung des adduzierten Daumens in seiner Längsachse; der Schaft wird durch Zug des M. abductor pollicis longus nach proximal-radial disloziert, während ein Fragment mit ligamentärem Anschluss an die Mittelhand an seiner normalen Stelle am ulnaren Rand der Basis bleibt (s. Abb.). **Ther.**: Reposition durch Komb. aus Längszug, Adduktion der Schaftbasis u. Abduktion des MC I distal, Immobilisierung in dieser Position; wegen dynam. Instabilität i. d. R. offene (ORIF* mit Mini-Implantaten) od. geschlossene (perkutane Bohrdrahtung mit temporärer Transfixation des MC I auf MC II nach Moberg) Stabilisierung erforderlich. Vgl. Rolando-Fraktur.

Benninghoff-Spann|muskel (Alfred B., Anat., Kiel, Marburg, 1890–1953; Musculus*): (engl.) *aortic tensor*; glatte Muskelzellen in der Media der Aorta*, die die Wandspannung regulieren.

Benommenheit: (engl.) *numbness*; leichte Form der quant. Bewusstseinsstörung* mit verlangsamtem Denken, Handeln u. erschwerter Orientierung.

Ben|peridol (INN) *n*: (engl.) *benperidol*; Neuroleptikum*; Butyrophenonderivat, das die prä- u. postsynapt. Dopamin-Rezeptoren blockiert (spezif. Dopamin-Antagonist).

Ben|properin (INN) *n*: (engl.) *benproperin*; Antitussivum* mit peripherer u. zentraler Wirkung; **UAW**: Beeinflussung des Reaktionsvermögens.

Ben|serazid (INN) *n*: (engl.) *benserazid*; DOPA-Decarboxylasehemmstoff, der die katalyt. Umsetzung von DOPA* in Dopamin in der Peripherie verhindert, so dass die Konz. von DOPA im Blut steigt; **Anw.**: in Komb. mit Levodopa bei Parkinson*-Syndrom.

Ben|tiamin (INN) *n*: s. Allithiamine.

Bentley-Filter: s. Bluttransfusionsfilter.

Benz|alkonium|chlorid (INN) *n*: (engl.) *benzalkonium chloride*; quarternäre Ammoniumverbindung (Invertseife) mit oberflächendesinfizierender Eigenschaft; **Ind.**: als Antiseptikum; aufgrund dermaler Resorption keine großflächige Anw. u. keine Wundbehandlung. Vgl. Desinfektionsmittel.

Benzathin-Peni|cillin G *n*: Benzylpenicillin*-Benzathin.

Benz|bromaron (INN) *n*: (engl.) *benzbromaron*; Urikosurikum*; **Ind.**: Hyperurikämie*, Gicht*.

B-En|zephalitis (Enkephal-*; -itis*) *f*: s. Enzephalitis, japanische.

Benz|ethonium|chlorid (INN) *n*: (engl.) *benzethonium chloride*; quarternäre Ammoniumverbindung mit oberflächendesinfizierender Eigenschaft; vgl. Benzalkoniumchlorid.

Benzidin *n*: (engl.) *benzidine*; Diphenyldiamin; kanzerogene Substanz, Stammsubstanz wichtiger Farbstoffe (z. B. Kongorot); früher Verw. als Reagenz zum Blutnachweis.

Benzin *n*: (engl.) *petrol, benzine*; bei Erdöldestillation zwischen 50 u. 180 °C in Dampfform übergehendes Gemisch gesättigter aliphat. (v. a. Pentane, Hexane, Heptane u. Oktane) u. geringer Anteile ungesättigter u. aromat. Kohlenwasserstoffe (ca. 1,5 % Benzol*, im Kraftstoff für Otto-Motoren); wasserklare, äußerst feuergefährl. u. leicht verdunstende Flüssigkeit; **Verw.**: u. a. als Lösungs-

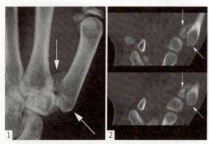

Bennett-Luxationsfraktur: 1: Röntgenaufnahme a.-p. bei Bennett-Luxationsfraktur des linken Daumens; 2: CT, 2 Schichten; Pfeile zeigen auf das in Position verbleibende Fragment u. das dislozierte Metakarpale I [88]

mittel (Fett-, Öl- u. Harz lösend), Extraktionsmittel, Kraftstoff, Brennstoff; med. als Wasch- u. Lösungsmittel; **Benzinintoxikation: 1. akut:** durch Inhalation (gewerbl. u. häusl. Exposition) bzw. orale Aufnahme (Kinder); Sympt.: Übelkeit u. Erbrechen, Störung der Wärmeregulation, rauschähnl. Zustände (Euphorie), zentralnervöse Exzitationen u. generalisierte Krämpfe, Bewusstlosigkeit, Atemlähmung; bei Aspiration Benzinpneumonie (evtl. mit Lungenödem); LD: 10–50 g; **2. chronisch:** bes. durch Missbrauch zu Rauschzwecken (sog. Benzinsucht; s. Schnüffelsucht) u. Missbrauch zur Körperreinigung (perkutane Resorption); Sympt.: u. a. Kopfschmerz, Übelkeit, Anämie, Koronarschäden, Polyneuritis, Zwangslachen, Gedächtnisschwund, Verfall der Persönlichkeit; Ekzem bei Einwirkung auf die Haut; **Ther.:** bei oraler Intoxikation akut Paraffinöl (provoziertes Erbrechen kontraindiziert), sonst symptomatisch.

Benz|nid|azol (INN) *n*: (engl.) *benznidazol*; Imidazolderivat*; **Ind.:** Chagas*-Krankheit; **UAW:** photoallerg. Exantheme, diffuse Erytheme, selten: exfoliative Dermatitis, gastrointestinale Störungen, periphere Neuropathie, Thrombozytopenie, reversible Leukopenie.

Benzo|cain (INN) *n*: s. Oberflächenanästhetika; Lokalanästhetika.

Benzo|diazepin|e *n pl*: (engl.) *benzodiazepins*; Psychopharmaka aus der Gruppe der Tranquilizer* mit anxiolyt., sedativer, muskelrelaxierender u. antikonvulsiver Wirkung; **Wirkung:** verstärken über die alloster. Veränderung des GABA$_A$-Rezeptors die hemmende Funktion GABAerger Neurone; **Vertreter:** Alprazolam, Bromazepam, Chlordiazepoxid, Clobazam, Clorazepat, Diazepam, Flunitrazepam, Flurazepam, Lorazepam, Medazepam, Oxazepam, Prazepam, Tetrazepam; **Ind.:** Angst- u. Spannungszustände, Schlafstörungen*; in der Anästhesie z. B. zur Prämedikation* od. als Injektionsnarkotikum* bzw. mit Ketamin* zur Blitzeinleitung*; in der Neurologie Anw. als Antiepileptika*, zentrale Muskelrelaxanzien* u. a.; **Kontraind.:** Myasthenia gravis pseudoparalytica, Schlafapnoesyndrom, spinale u. zerebellare Ataxien, akute Vergiftung mit Alkohol od. zentral dämpfenden Pharmaka; **UAW:** allg. Apathie, Schläfrigkeit, anterograde Amnesie, Verwirrtheit u. a., ferner sog. paradoxe Phänomene wie Euphorie, Agitiertheit, Insomnie u. Erregung; nach abruptem Absetzen können als Entzugssymptome Verwirrtheitzustände, Angst, Schlaflosigkeit, Erbrechen, Kopfschmerz, Unruhe, Tremor, selten Krampfanfälle u. a. auftreten. Cave: Gebrauch von B. kann zu Abhängigkeit* führen. Antagonist: Flumazenil*.

Benzoe|säure: (engl.) *benzoic acid*; Acidum benzoicum (C_6H_5COOH); fungizides u. bakterizides Konservierungsmittel (für Lebensmittel) u. Antiseptikum, Ausgangsstoff wichtiger Lokalanästhetika*; früher auch Anw. als Expektorans; vgl. Konservierung.

Benzol *n*: (engl.) *benzene*; Cyclohexatrien, C_6H_6; leicht entzündl., wasserhelle, giftige Flüssigkeit, Grundkörper der aromatischen Verbindungen*, die sich vom B. durch Ersatz von H-Atomen durch Nitro-, Sulfo-, Carboxylgruppen usw. ableiten. Bei Disubstitutionsprodukten des Sechsrings (Benzolring, Benzolkern) treten jeweils 3 Isomere auf. Man bezeichnet die Stellung 1,2 (1,6) als Ortho-Stellung (o-), 1,3 (1,5) als Meta-Stellung (m-) u. 1,4 als Para-Stellung (p-). **Verw.:** Beimischung zu Motorkraftstoffen; Rohstoff für die chem. Industrie zur Herstellung von Textilien, Arznei-, Farb- u. Kunststoffen.

Benzol|in|toxikation (Intoxikation*) *f*: (engl.) *benzene poisoning*; Vergiftung mit Benzol* durch Inhalation, Hautresorption od. Ingestion; **Sympt.: 1. akute B.:** Haut-, Schleimhautreizung, Erbrechen, Rauschzustand, u. U. Koma, zentrale Atemlähmung, Herzrhythmusstörungen (LD: 0,2 g/kg KG); **2. chron. B.** (meist als Berufskrankheit, BK Nr. 1303): Kopfschmerz, Schwindel, Erbrechen. Nahezu alle gut- u. bösartigen Erkr. des Bluts, des hämatopoetischen u. des lymphatischen Systems (mit Ausnahme des Hodgkin*-Lymphoms) können nach einer relevanten berufl. Exposition durch Benzol als BK Nr. 1318 anerkannt werden, z. B. Thrombozytopenie*, Panmyelopathie, myelodysplastisches Syndrom*, Hämoblastosen*, Leukämie*, Non-Hodgkin-Lymphome. **Ther.:** bei akuter B. Aktivkohle u. Paraffinöl (verminderte Resorption).

Benzo|pyren *n*: (engl.) *benzopyrene*; syn. Benzapyren, Benzo[a]chrysen; veraltet Benzpyren; $C_{20}H_{12}$; polyzyklischer aromatischer Kohlenwasserstoff* (Abk. PAK), bestehend aus 5 Benzolkernen, der bei unvollständiger Verbrennung von organ. Material (Pyrolyse) entsteht; Benzanthrenderivat mit höchster bekannter kanzerogener Wirkung; **Vork.:** u. a. im Steinkohlenteer, Kokereirohgasen, Abgasen, Dieselruß, Tabakteer u. Gegrilltem; **Verw.:** zur tierexperimentellen Erzeugung von Tumoren; **klin. Bedeutung:** Leitsubstanz für das gesamte Spektrum Krebs erzeugender PAK, die Hautkrebs u. Bronchialkarzinome verursachen können (BK Nrn. 4110, 4113, 4114); s. Kanzerogene.

Benzo|thia|diazin|derivate *n pl*: (engl.) *benzothiadiazines*; Kurzbez. Thiazide; syn. Thiaziddiuretika; Sulfonamidderivate, entwickelt aus Carboanhydrase-Hemmern; s. Diuretika.

Benz|oxonium|chlorid (INN) *n*: (engl.) *benzoxonium chloride*; quarternäre Ammoniumverbindung (Invertseife) mit oberflächendesinfizierender Eigenschaft; **Ind.:** als Antiseptikum, Desinfektionsmittel*.

Benzoyl|per|oxid *n*: (engl.) *benzoyl peroxide*; syn. Benzoylsuperoxid, Dibenzoylperoxid; oxidierende Substanz, wirkt antimikrobiell, antiseptisch u. sebostatisch; **Ind.:** als Lokaltherapeutikum bei (milden Formen von) Acne* vulgaris; **UAW:** irritative Dermatitis.

Benz|pyren *n*: s. Benzopyren.

Benzyd|amin (INN) *n*: (engl.) *benzydamine*; topisches Antiphlogistikum; **Ind.:** z. B. initiale Kurzzeittherapie bei akuter Kolpitis* (als Lösung zur Vaginalspülung).

Benzyl|alkohol (INN) *m*: (engl.) *benzyl alcohol*; syn. Phenylcarbinol, α-Hydroxytuluol, Phenylmethanol; Desinfektionsmittel*; **Anw.:** zur Desinfektion von Haut u. Händen.

Benzyl|benzoat *n*: (engl.) *benzylbenzoate*; Benzoesäurebenzylester; **Verw.**: als Lösungsmittel in Chemikalien, als Hilfsstoff zur Konservierung; med. Anw. als Benzylbenzoat-Schaum zur Bekämpfung von Milben* (Behandlung von Polstermöbeln, Matratzen, Teppichen, Kleidung).

Benzyl|bromid (Brom*) *n*: s. Augenreizstoffe.

Benzyl|nicotinat *n*: (engl.) *benzyl nicotinate*; Nicotinsäurebenzylester; **Wirkung**: lokal hyperämisierend nach Spaltung des perkutan transportierbaren Esters; **Ind.**: s. Nicotinsäure.

Benzyl|peni|cillin (INN) *n*: syn. Penicillin G; s. Penicilline.

Benzyl|peni|cillin-Benz|athin (INN) *n*: (engl.) *benzathine benzylpenicillin*; syn. Benzathin-Penicillin G, Benzathin-Benzylpenicillin; Salz des Benzylpenicillins mit Dibenzylethylendiamin; Depotpenicillin (s. Penicilline).

Benzyl|peni|cillin-Pro|cain *n*: (engl.) *benzathine procaine*; Salz des Benzylpenicillins mit Procain*; Depotpenicillin (s. Penicilline).

Beobachtung: (engl.) *observation*; (soziol.) planmäßige Erfassung sinnlich wahrnehmbarer Vorgänge u. Umstände; im Gegensatz zu anderen Datenerhebungsverfahren wie Interview* u. Experiment verhält sich der Beobachter weitgehend rezeptiv, greift nicht steuernd in das beobachtete soziale Geschehen ein u. vermeidet, durch verbale u. nonverbale Reize best. Reaktionen auszulösen; **Formen**: 1. teilnehmende B.: Beobachter nimmt die Rolle eines regulären Mitglieds der beobachteten sozialen Situation ein u. 2. nichtteilnehmende B.: Position außerhalb des Handlungsablaufs. Beide Verf. können jeweils kontrolliert (unter Anleitung durch einen Beobachtungsplan) od. unkontrolliert (Beobachter fühlt sich nur der allg. gestellten Untersuchungsfrage verpflichtet) erfolgen.

Beobachtungs|studie: (engl.) *observational study*; epidemiologische Studie ohne Intervention zur Beschreibung von Zuständen od. Häufigkeiten von Ereignissen; Personen werden beobachtet od. zu Risikofaktoren*, Symptomen u. Krankheiten befragt; z. B. Surveys* (Ermittlung der Prävalenz* einer interessierenden Variable) od. Kohortenstudien* (zur Ermittlung von Inzidenzen*).

BERA: Abk. für (engl.) *brainstem evoked response audiometry*; s. ERA.

Berardinelli-Seip-Syn|drom (W. B., Endokrin., Rio de Janeiro, 1903–1956; M. S., Päd., Oslo, geb. 1921) *n*: (engl.) *congenital lipoatrophic diabetes*; syn. progressive Lipodystrophie; autosomal-rezessiv erbl., hormonal-metabolische Erkr. (Genloci 9q24.3 u. 11q13, Mutationen im AGPAT2-Gen u. BSCL2-Gen) mit hypothalamischer bzw. hypophysärer Störung; **Klin.**: Manifestation im frühen Kindesalter; Hochwuchs mit athlet. Konstitution, Akromegalie u. Muskelhypertrophie; polyzystische Ovarien, Hyperlipidämie, Lipodystrophie, Hepatosplenomegalie, akzelerierte Knochenentwicklung, insulinresistenter, aketotischer Diabetes mellitus mit Acanthosis nigricans; **DD**: Leprechaunismus*.

Beratung, genetische (Gen*): (engl.) *genetic counselling*; Beratungsprozess zwischen: 1. Eltern u. Arzt mit dem Ziel, den Eltern eine individuelle Hilfe bei der Entscheidung zu bieten, bei einem Risiko für das gewünschte Kind entw. auf eigene Kinder zu verzichten (ggf. eine heterologe Insemination* vornehmen zu lassen bzw. ein Kind zu adoptieren) od. das Risiko zu akzeptieren; 2. einem Arzt u. einer Person, in deren Verwandtschaft genet. Krankheiten bekannt sind od. vermutet werden, um herauszufinden, ob sie selbst eine genet. Krankheit bekommen kann; unter Berücksichtigung familienanamnest. Daten bzgl. angeb. Fehlbildungen, genet. Krankheiten, nichterbl. Krankheitsbilder, der Mendel*-Gesetze, der exakten bzw. empir. Erkrankungswahrscheinlichkeiten, der Prognose v. a. seltener Krankheitsbilder, der möglichen diagn. u. ggf. mögl. (häufig geringen) therap. Maßnahmen ist insbes. die Vielzahl der genet. Krankheiten (zurzeit sind ca. 16 000 monogenetische Krankheitsbilder bekannt) u. die unterschiedliche soziale u. med. Situation der zu Beratenden (z. B. Herkunft, Überzeugungen, Ausbildung u. Qualifikation, Religionszugehörigkeit, Vorurteile, aber auch fortgeschrittenes Alter u. a.) in Betracht zu ziehen. Vgl. Risikofamilien, genetische; Pränataldiagnostik; Präimplantationsdiagnostik; Blutsverwandtschaft.

Beratungs|ursache: allgemeinmed. Bez. für diejenigen Beschwerden u. Krankheitszeichen, die den Pat. zum Arztbesuch veranlassen; 1. **multiple** B. bei derselben Konsultation (2 od. mehr voneinander unabhängige Gesundheitsstörungen); 2. **vorgeschobene** B. bezeichnen Beschwerden, über die anfangs geklagt wird, wobei der wahre Grund für den Arztbesuch zunächst unerwähnt bleibt.

Bereitschafts|dienst, ärztlicher: ärztlicher Notfalldienst*.

Bereitschafts|potential *n*: (engl.) *readiness potential*; (neurophysiol.) vor Ausführung einer Bewegung elektroenzephalographisch ableitbares ansteigendes Potential, das mit dem Entwurf eines Bewegungsprogramms im motor. Cortex in Zus. steht; vgl. Erwartungspotential.

Berger-Ef|fekt (Hans B., Psychiater, Jena, 1873–1941; lat. *efficere*, *effectus* hervorbringen) *m*: (engl.) *Berger's effect*; Unterdrückung der okzipitalen Alphawellen in der EEG* bei Augenöffnen (On-Effekt) u. Aktivierung derselben bei Augenschluss (Off-Effekt); vgl. Reagibilität, visuelle.

Berger-Nephritis (Jean B., Pathol., Paris; Nephr-*; -itis*) *f*: syn. IgA-Nephropathie; s. Glomerulopathie.

Berger-Rhythmus (Hans B., Psychiater, Jena, 1873–1941; Rhythmus*) *m*: (engl.) *Berger's rhythm*; Bez. für den Alpharhythmus (ca. 10 Hz) in der EEG*.

Berg|krankheit: (engl.) *altitude sickness*; syn. Höhenkrankheit, d'Acosta-Syndrom; Oberbegriff für psychische u. physische Symptome, die bei Aufenthalt in Höhen ab ca. 3000 m auftreten können u. wahrscheinl. durch Hypoxie* bedingt sind; **Sympt.**: Kopfschmerz, Reizbarkeit, Erbrechen u. Übelkeit, Insomnie, Atemnot, evtl. Bewusstseinsstörungen; die Sympt. treten in Abhängigkeit von Akklimatisation u. Geschwindigkeit des Aufstiegs auf. Vgl. Höhenreaktion; Monge-Krankheit; Höhenlungenödem.

Bergonié-Tribondeau-Gesetz (Jean Alban B., Radiol., Bordeaux, 1857–1925; L. M. T., Radiol., 1872–1918): (engl.) *Bergonié-Tribondeau law*; Zellen mit schneller Proliferation u. niedrigem Differenzierungsgrad reagieren empfindl. auf ionisierende Strahlung als Zellen mit langsamer Proliferation u. hohem Differenzierungsgrad; vgl. Strahlensensibilität.

Bergstrand-Syn|dr͟om (Hilding B., Pathol., Stockholm, 1886–1967) n: s. Osteoidosteom.

Beriberi f: (engl.) *beriberi*; Thiamin-Mangelkrankheit insbes. infolge ausschließl. Ernährung mit maschinell geschältem u. poliertem Reis; **Vork.:** früher vorwiegend in Plantagen, Minen u. Gefängnissen Südost- u. Ostasiens, in Europa gelegentl. im Winter bei ausschließl. Ernährung mit weißem Mehl; **Klin.: 1.** allg.: Übelkeit, Erbrechen, Müdigkeit, geistige Störungen, Muskelschwund; **2.** akute Säuglingsberiberi: bei brustgestillten Kindern von Müttern mit Thiaminmangel; führt zur akuten Herzinsuffizienz* (häufig mit letalem Ausgang); **3.** chron. B.: charakterisiert durch Ödeme, periphere Nervenlähmung u. Herzinsuffizienz; **4.** zerebrale B.: neurol. Symptomatik, Wernicke*-Enzephalopathie, häufig auch als Kompl. der chron. Alkoholkrankheit*. Vgl. Avitaminosen, tropische.

Berkelium n: (engl.) *berkelium*; Symbol Bk, OZ 97, rel. Atommasse 247; zur Gruppe der Actinoide* gehörendes radioaktives Element.

Berliner Blau: (engl.) *Berlin-blue*; syn. Preußisch Blau; Eisen(III)hexacyanoferrat(II), $Fe_4[Fe(CN)_6]_3$; unlösl. blaues Salz; **Verw.:** als Antidot bei Thalliumintoxikation*, zur Verhinderung der Resorption von Radiocäsium (anschließend Gabe von Laxanzien zum Abführen entstehender Metallkomplexe); Berliner*-Blau-Reaktion zum Nachweis von (Nichthämoglobin-)Eisen.

Berliner-Blau-Re|akti͟on f: (engl.) *Berlin-blue reaction*; zytochem. Methode zum Nachw. von Eisen in Makrophagen u. zur Darstellung von Sideroblasten* u. Siderozyten*; **Prinzip:** mit Kaliumhexacyanoferrat(II) entsteht bei Anwesenheit von Ferrisalzen das Eisen(III)-Salz der Hexacyanoeisen(II)-Säure; Blut- od. Knochenmarkausstriche werden mit Kaliumhexacyanoferrat-Salzsäurelösung überschichtet, in den rötl. gefärbten Zellen sind blaue Eisengranula od. -schollen bzw. das diffus verteilte Eisen gut sichtbar; mit der gleichen Reaktion (andere Technik) auch Eisennachweis in Herzfehlerzellen* möglich.

Berlin-Ödem (Rudolf B., Ophth., Rostock, 1833–1897; Ödem*) n: (engl.) *Berlin's edema*; grau-weißliche Verfärbung der zentralen od. peripheren Retina* nach stumpfem Augentrauma (Contusio* bulbi), s. Abb.; kein echtes Ödem, sondern Verfärbung durch Untergang der Außenglieder der Photosensoren; führt zu vorübergehender, selten bleibender Sehschärfenminderung; mögl. Spätfolgen: Netzhautlöcher u. Ablatio* retinae.

Berloque-Dermatitis (franz. *berloque* Uhrkettenanhänger; Derm-*; -itis*) f: s. Lichtdermatosen.

Bernard-Soulier-Syn|dr͟om (Claude B., Physiol., Paris, 1813–1878; Jean P. S., Hämat., Paris, geb. 1915) n: makrothrombozytäre Thrombozytopathie*.

Bernoulli-Gleichung (Daniel B., Schweizer Mathematiker u. Phys., 1700–1782): (engl.) *Bernoulli's equation*; in idealen Flüssigkeiten od. Gasen ist die

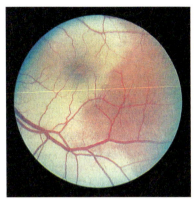

Berlin-Ödem: ausgedehntes Berlin-Ödem nach Contusio bulbi [166]

Summe aus stat. Druck, dynam. Druck u. Schweredruck konstant u. gleich dem Gesamtdruck.

Bernstein|säure: (engl.) *succinic acid*; $C_4H_6O_4$, Butandisäure; Salze: Succinate; Vork. in Pflanzen, tier. u. menschl. Zellen als Metabolit im Fett- u. Kohlenhydratstoffwechsel; Oxidation zu Fumarsäure* durch Succinatdehydrogenase*. Vgl. Citratzyklus.

Berry-Band: (engl.) *Berry's ligament*; Lig. suspensorium glandulae thyroideae; Teil der Lamina pretrachealis der Fascia* cervicalis.

Bertin-Band (E. J. B., franz. Anat., 1712–1781): s. Ligamentum iliofemorale.

Bertin-Knochen (↑): (engl.) *sphenoidal concha*; Concha* sphenoidalis; Teil des Keilbeinkörpers.

Bertin-Säulen (↑): s. Columnae renales.

Berufs|geheimnis: s. Schweigepflicht.

Berufs|genossenschaft: (engl.) *employers' liability insurance fund*; Träger der Gesetzlichen Unfallversicherung*.

Berufs|gericht: s. Ärztekammer.

Berufs|krankheiten: (engl.) *occupational diseases*; Abk. BK; durch bes. Einwirkungen (z. B. chemische, physik., infektiöse) bei berufl. Tätigkeiten verursachte od. wesentl. verschlimmerte, meist chron. Erkr. insbes. von Haut, Halte- u. Bewegungsapparat, Atemwegen u. Innenohr, die als Versicherungsfälle i. S. der Gesetzlichen Unfallversicherung* (§ 9 Abs. 1 SGB VII) gelten u. den Unfallversicherungsträger zur Gewährung med. Behandlung sowie zu Rehabilitations- u. Entschädigungsleistungen verpflichten; bei begründetem Verdacht auf das Vorliegen einer BK besteht für den behandelnden Arzt Anzeigepflicht beim Unfallversicherungsträger od. der für den med. Arbeitsschutz* zuständigen Stelle (§ 202 SGB VII); eine Rente setzt eine Minderung* der Erwerbsfähigkeit von mind. 20 % voraus (§ 56 SGB VII). B. (sog. Quasi-B.) sind auch berufl. verursachte Erkr., die vom Unfallversicherungsträger wie eine BK anzuerkennen sind, sofern zum Zeitpunkt der Entscheidung, nach neuen Erkenntnissen der med. Wissenschaft, die Voraussetzungen für eine Bez. nach § 9 Satz 1 erfüllt sind (§ 9 Abs. 2 SGB VII);

Berufskrankheiten-Verordnung

s. Berufskrankheiten-Verordnung. Vgl. Arbeitsschutzgesetz.

Berufs|krankheiten-Verordnung: (engl.) *ordinance on occupational diseases*; Abk. BKV; Verordnung vom 31.10.1997 (BGBl. I S. 2623), zuletzt geändert durch die Verordnung zur Änderung der Berufskrankheiten-Verordnung (BKV-ÄndV) vom 11.6.2009 (BGBl. I S. 1273), die das Berufskrankheitenverfahren regelt u. in einer Anlage ein Verzeichnis der Berufskrankheiten* enthält (s. Tab.); vgl. Unfallversicherung.

Berufs|krebs: (engl.) *occupational cancer*; Bez. für eine als Berufskrankheit* anerkannte maligne Neubildung, die v. a. durch kanzerogene Stäube (z. B. Asbestose* mit ca. 70 % aller entschädigten Fälle von B.), Gefahrstoffe (z. B. Aminokrebs*) u. ionisierende Strahlung (z. B. Schneeberger* Lungenkrebs) verursacht wird; vgl. Berufskrankheiten-Verordnung; TRK; EKA.

Berufs|ordnung, ärztliche: (engl.) *medical association's professional code of conduct*; standesethischer u. -rechtlicher Verhaltenskodex für Ärzte, dessen Regelungen für die Berufsausübung ergänzend zum allgemeinen Recht verbindlich sind; enthält die Regelungen über das Arztgelöbnis*, ärztl. Berufspflichten (Verantwortlichkeit, Gewissenhaftigkeit, Schweige-, Fortbildungs-, Qualitätssicherungs- u. Dokumentationspflicht) gegenüber dem Pat. (Sorge für dessen Gesundheit, Ehrfurcht vor dem Leben, Leiden lindern, Sterbebeistand, Erhaltung natürlicher Lebensgrundlagen) u. Berufsausübung; wird als Satzung durch die zuständige Landesärztekammer erlassen. **Muster-Berufsordnung für die deutschen Ärztinnen u. Ärzte** (Abk. MBO-Ä) wird vom Deutschen Ärztetag als Empfehlung für die Ärztekammern beschlossen. Die Satzungsgewalt der jeweiligen Ärztekammern folgt aus den Heil- od. Kammergesetzen der Länder. Verstöße gegen die Berufsordnung werden von den Berufsgerichten bestraft.

Berufs|recht: syn. Standesrecht; s. Ärztekammer.

Berufs|stigmata (Stigma*) *n pl*: (engl.) *characteristic occupational marks*; auf fortgesetzte gleichartige Belastung i. S. einer extremen Beanspruchung der physiol. Anpassung zurückzuführende lokale körperl. Veränderung, die für einen Beruf od. eine Tätigkeit charakterist. ist; **Formen: 1.** Abnutzung od. Untergang von Geweben: Zahnabschliffe bei Schneidern, Dekorateuren, Nasenseptumperforation durch Chromate bei Galvaniseuren; **2.** Verfärbung der Haut: z. B. Argyrose bei Juwelieren; **3.** Vermehrung von Körpergewebe: Muskelhypertrophie bei Bauarbeitern, Melkerschwielen.

Berufs|unfähigkeit: (engl.) *occupational disability*; seit 1.1.2001 in der Gesetzlichen Rentenversicherung durch den Begriff der Erwerbsminderung* ersetzte Bez.; bestand nach der bis zum 31.12.2000 gültigen Fassung des § 43 SGB VI bei einem Versicherten in der Gesetzlichen Rentenversicherung*, wenn dessen Erwerbsfähigkeit durch Krankheit od. Behinderung auf weniger als die Hälfte der Erwerbsfähigkeit eines gesunden Versicherten mit ähnl. Ausbildung u. gleichwertigen Kenntnissen u. Fähigkeiten abgesunken war. Vgl. Arbeitsunfähigkeit; Erwerbsunfähigkeit.

Berufskrankheiten-Verordnung
Auflistung der Berufskrankheiten

BK Nr.	Krankheiten
1	**durch chemische Einwirkungen verursachte Krankheiten**
11	**Metalle oder Metalloide**
1101	Erkrankungen durch Blei oder seine Verbindungen[1]
1102	Erkrankungen durch Quecksilber oder seine Verbindungen[1]
1103	Erkrankungen durch Chrom oder seine Verbindungen[1]
1104	Erkrankungen durch Cadmium oder seine Verbindungen[1]
1105	Erkrankungen durch Mangan oder seine Verbindungen[1]
1106	Erkrankungen durch Thallium oder seine Verbindungen[1]
1107	Erkrankungen durch Vanadium oder seine Verbindungen[1]
1108	Erkrankungen durch Arsen oder seine Verbindungen[1]
1109	Erkrankungen durch Phosphor oder seine anorganischen Verbindungen[1]
1110	Erkrankungen durch Beryllium oder seine Verbindungen[1]
12	**Erstickungsgase**
1201	Erkrankungen durch Kohlenmonoxid[1]
1202	Erkrankungen durch Schwefelwasserstoff[1]
13	**Lösemittel, Schädlingsbekämpfungsmittel (Pestizide) u. a. chemische Stoffe**
1301	Schleimhautveränderungen, Krebs oder andere Neubildungen der Harnwege durch aromatische Amine
1302	Erkrankungen durch Halogenkohlenwasserstoffe
1303	Erkrankungen durch Benzol, seine Homologe[1] oder Styrol
1304	Erkrankungen durch Nitro- oder Aminoverbindungen des Benzols oder seiner Homologe oder ihrer Abkömmlinge[1]
1305	Erkrankungen durch Schwefelkohlenstoff[1]
1306	Erkrankungen durch Methylalkohol (Methanol)[1]
1307	Erkrankungen durch organische Phosphorverbindungen[1]
1308	Erkrankungen durch Fluor oder seine Verbindungen[1]
1309	Erkrankungen durch Salpetersäureester[1]
1310	Erkrankungen durch halogenierte Alkyl-, Aryl- oder Alkylaryloxide
1311	Erkrankungen durch halogenierte Alkyl-, Aryl- oder Alkylarylsulfide
1312	Erkrankungen der Zähne durch Säuren
1313	Hornhautschädigungen des Auges durch Benzochinon

Berufskrankheiten-Verordnung
Auflistung der Berufskrankheiten

BK Nr.	Krankheiten
1314	Erkrankungen durch para-tertiär-Butylphenol
1315	Erkrankungen durch Isocyanate, [1][2]
1316	Erkrankung der Leber durch Dimethylformamid
1317	Polyneuropathie oder Enzephalopathie durch organische Lösungsmittel oder deren Gemische
1318	Erkrankungen des Blutes, des hämatopoetischen und des lymphatischen Systems durch Benzol
2	**durch physikalische Einwirkungen verursachte Krankheiten**
21	**mechanische Einwirkungen**
2101	Erkrankungen der Sehnenscheiden oder des Sehnengleitgewebes sowie der Sehnen- oder Muskelansätze, [2]
2102	Meniskusschäden nach mehrjährigen andauernden oder häufig wiederkehrenden, die Kniegelenke überdurchschnittlich belastenden Tätigkeiten
2103	Erkrankungen durch Erschütterung bei Arbeit mit Druckluftwerkzeugen oder gleichartig wirkenden Werkzeugen oder Maschinen
2104	vibrationsbedingte Durchblutungsstörungen an den Händen, [2]
2105	chronische Erkrankungen der Schleimbeutel durch ständigen Druck
2106	Druckschädigung der Nerven
2107	Abrissbrüche der Wirbelfortsätze
2108	bandscheibenbedingte Erkrankungen der Lendenwirbelsäule durch langjähriges Heben oder Tragen schwerer Lasten oder durch langjährige Tätigkeiten in extremer Rumpfbeugehaltung, [2]
2109	bandscheibenbedingte Erkrankungen der Halswirbelsäule durch langjähriges Tragen schwerer Lasten auf der Schulter, [2]
2110	bandscheibenbedingte Erkrankungen der Lendenwirbelsäule durch langjährige, vorwiegend vertikale Einwirkung von Ganzkörperschwingungen im Sitzen, [2]
2111	erhöhte Zahnabrasionen durch mehrjährige quarzstaubbelastende Tätigkeit
2112	Gonarthrose durch eine Tätigkeit im Knien oder vergleichbare Kniebelastung mit einer kumulativen Einwirkungsdauer während des Arbeitslebens von mindestens 13 000 Std. und einer Mindesteinwirkungszeit von eine Stunde pro Schicht
22	**Druckluft**
2201	Erkrankungen durch Arbeit in Druckluft
23	**Lärm**
2301	Lärmschwerhörigkeit
24	**Strahlen**
2401	grauer Star durch Wärmestrahlung
2402	Erkrankungen durch ionisierende Strahlen
3	**durch Infektionserreger oder Parasiten verursachte Krankheiten sowie Tropenkrankheiten**
3101	Infektionskrankheiten, wenn der Versicherte im Gesundheitsdienst, in der Wohlfahrtspflege oder in einem Laboratorium tätig oder durch eine andere Tätigkeit der Infektionsgefahr in ähnlichem Maße besonders ausgesetzt war
3102	von Tieren auf Menschen übertragbare Krankheiten
3103	Wurmkrankheit der Bergleute, verursacht durch Ankylostoma duodenale oder Strongyloides stercoralis
3104	Tropenkrankheiten, Fleckfieber
4	**Erkrankungen der Atemwege und der Lungen, des Rippenfells und Bauchfells**
41	**Erkrankungen durch anorganische Stäube**
4101	Quarzstaublungenerkrankung (Silikose)
4102	Quarzstaublungenerkrankung in Verbindung mit aktiver Lungentuberkulose (Silikotuberkulose)
4103	Asbeststaublungenerkrankung (Asbestose) oder durch Asbeststaub verursachte Erkrankung der Pleura
4104	Lungenkrebs oder Kehlkopfkrebs in Verbindung mit Asbeststaublungenerkrankung (Asbestose) in Verbindung mit durch Asbeststaub verursachter Erkrankung der Pleura oder bei Nachweis der Einwirkung einer kumulativen Asbestfaserstaubdosis am Arbeitsplatz von mindestens 25 Faserjahren {25 · 10^6 [(Fasern/m³) · Jahre]}
4105	durch Asbest verursachtes Mesotheliom des Rippenfells, des Bauchfells oder des Perikards
4106	Erkrankungen der tieferen Atemwege und der Lungen durch Aluminium oder seine Verbindungen
4107	Erkrankungen an Lungenfibrose durch Metallstäube bei der Herstellung oder Verarbeitung von Hartmetallen
4108	Erkrankungen der tieferen Atemwege und der Lungen durch Thomasmehl (Thomasphosphat)
4109	bösartige Neubildungen der Atemwege und der Lungen durch Nickel oder seine Verbindungen
4110	bösartige Neubildungen der Atemwege und der Lungen durch Kokereirohgase

Fortsetzung nächste Seite

Berylliose

Berufskrankheiten-Verordnung
Auflistung der Berufskrankheiten

BK Nr.	Krankheiten
4111	chronische obstruktive Bronchitis oder Emphysem von Bergleuten unter Tage im Steinkohlebergbau bei Nachweis der Einwirkung einer kumulativen Dosis von in der Regel 100 Feinstaubjahren [(mg/m^3) · Jahre]
4112	Lungenkrebs durch die Einwirkung von kristallinem Siliciumdioxid (SiO$_2$) bei nachgewiesener Quarzstaublungenerkrankung (Silikose oder Siliko-Tuberkulose)
4113	Lungenkrebs durch polyzyklische aromatische Kohlenwasserstoffe bei Nachweis der Einwirkung einer kumulativen Dosis von mindestens 100 Benzo[a]pyren-Jahren [(μg/m^3) x Jahre]
4114	Lungenkrebs durch das Zusammenwirken von Asbestfaserstaub und polyzyklischen aromatischen Kohlenwasserstoffen bei Nachweis der Einwirkung eine kumulativen Dosis, die einer Verursachungswahrscheinlichkeit von mindestens 50 Prozent nach der Anlage 2 entspricht
4115	Lungenfibrose durch extreme und langjährige Einwirkung von Schweißrauchen und Schweißgasen (Siderofibrose)
42	**Erkrankungen durch organische Stäube**
4201	exogen-allergische Alveolitis
4202	Erkrankungen der tieferen Atemwege und der Lungen durch Rohbaumwoll-, Rohflachs- oder Rohhanfstaub (Byssinose)
4203	Adenokarzinome der Nasenhaupt- und Nasennebenhöhlen durch Stäube von Eichen- oder Buchenholz
43	**obstruktive Atemwegerkrankungen**
4301	durch allergisierende Stoffe verursachte obstruktive Atemwegerkrankungen (einschließlich Rhinopathie), [2]
4302	durch chemisch-irritativ oder toxisch wirkende Stoffe verursachte obstruktive Atemwegerkrankungen, [2]
5	**Hautkrankheiten**
5101	schwere oder wiederholt rückfällige Hauterkrankungen[2]
5102	Hautkrebs oder zur Krebsbildung neigende Hautveränderungen durch Ruß, Rohparaffin, Teer, Anthracen, Pech oder ähnliche Stoffe
6	**Krankheiten sonstiger Ursache**
6101	Augenzittern der Bergleute

[1] Zu den Nummern 1101 bis 1110, 1201 und 1202, 1303 bis 1309 und 1315: ausgenommen sind Hauterkrankungen. Diese gelten als Krankheiten im Sinne dieser Anlage zur BKV nur insoweit, als sie Erscheinungen einer Allgemeinerkrankung sind, die durch Aufnahme der schädigenden Stoffe in den Körper verursacht werden, oder nach Nummer 5101 zu entschädigen sind.

[2] die zur Unterlassung aller Tätigkeiten gezwungen haben, die für die Entstehung, die Verschlimmerung oder das Wiederaufleben der Krankheit ursächlich waren oder sein können

Berylliose (Beryllium*; -osis*) *f*: (engl.) *berylliosis*; Form der persistierenden Pneumokoniosen* durch Inhalation von Beryllium* u. dessen Verbindungen; akut kommt es zu Nasopharyngitis, Tracheobronchitis u. tox. Pneumonie; bei chron. Einwirkung Entw. einer Lungengranulomatose, die sich pathol.-anat. nicht von der Sarkoidose* unterscheidet u. auch von der Klin. die gleichen Sympt. u. Befunde bietet. Übergang in Lungenfibrose* wie bei Sarkoidose mögl.; evtl. Leber- u. Nierenbeteiligung sowie Knochenveränderungen; **Klin.:** Dyspnoe, trockener Husten, Spontanpneumothorax, Gewichtsverlust u. allg. Schwäche, Fieber; **Ther.:** symptomatisch; BK Nr. 1110.

Beryllium (gr. βήρυλλος Halbedelstein) *n*: (engl.) *beryllium*; chem. Element, Symbol Be, OZ 4, rel. Atommasse 9,012; 2-wertiges, sehr leichtes, aber hartes Erdalkalimetall mit hohem Wärmeleitvermögen; **Anw.** von Berylliumsalzen, -oxiden u. -legierungen; in der keram. Industrie, Reaktor- u. Raketentechnik, früher auch zur Leuchtstoffröhrenherstellung. Vgl. Berylliose.

Beryllium|fenster (↑): (engl.) *beryllium shield*; absorptionsarmes Strahlenaustrittsfenster an Röntgenröhren zur Erzeugung einer sehr weichen Strahlung*; bes. vor Spezialröhren mit Molybdänanode in Geräten zur Mammographie*.

BES: Abk. für **B**inge*-**E**ating-**S**törung.

Beschäftigungs|neuritis (Neur-*; -itis*) *f*: (engl.) *occupational neuritis*; Beschäftigungsneuropathie; durch best. repetitive Tätigkeiten auftretende mechan. Irritation od. Läsion peripherer Nerven (z. B. Ulnaris*- od. Radialislähmung*, Karpaltunnelsyndrom*).

Beschäftigungs|therapeut *m*: s. Ergotherapeut.
Beschäftigungs|therapie *f*: s. Ergotherapie.
Beschleuniger: s. Teilchenbeschleuniger.
Beschleunigung: (engl.) *acceleration*; Formelzeichen a; SI-Einheit m/s^2; Änderung der Geschwindigkeit (Δv, in m/s) pro Zeit (Δt, in s): a = Δv/Δt; eine spez. B. ist die Erdbeschleunigung g (9,81 m/s^2).

Beschleunigungs|trauma der Hals|wirbel|säule (Trauma*) *n*: (engl.) *whiplash injury*; syn. Halswirbelsäulen-Schleudertrauma, HWS-Distorsion, Whiplash-Syndrom; Auslenkung der HWS über das physiol. Maß hinausgehend mit Überdehnung von Bändern u. Bandscheiben durch plötzl., unkontrollierte Beschleunigung des Kopfes (Komb. von abrupter Retro- u. Anteflexionsbewegung, sog. Peitschenschlagphänomen) gegenüber dem Rumpf nach Einwirkung von axialen od. von Scherkräften; **Vork.:** fast ausschließl. nach Verkehrsunfall mit Heckaufprall; **Klassifikation:** s. Tab.; **Klin.:** z. T. erst nach beschwerdefreiem Intervall (Std. bis Tage), z. B. paravertebrale Schmerzen mit Aus-

Beschleunigungstrauma der Halswirbelsäule
Modifizierte Klassifikation der whiplash-associated disorders (Abk. WAD) nach Spitzer (1995)

Grad der Störung (WAD)	klinisches Erscheinungsbild
0	keine Nackenbeschwerden keine objektivierbaren Ausfälle
I	Nackenbeschwerden (Schmerzen, Steifigkeitsgefühl, Druckempfindlichkeit) keine objektivierbaren Ausfälle
II	Nackenbeschwerden wie unter I muskuloskeletale Befunde (Bewegungseinschränkung, palpatorische Überempfindlichkeit)
III	Nackenbeschwerden wie unter I neurologische Befunde (abgeschwächte oder aufgehobene Muskeleigenreflexe, Paresen, sensible Defizite)
IV	Nackenbeschwerden wie unter I Fraktur oder Dislokation im Bereich der Halswirbelsäule

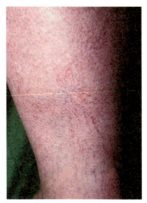

Besenreiservarizen: typische, von einem zentralen Punkt ausgehende, oberflächliche Venenbildung am Bein [24]

strahlung in Kopf u. Schulter, Muskelhypertonus, vegetative Sympt.; **Diagn.:** Anamnese u. Sympt., Rö. der HWS, ggf. MRT (zeitnah zum Unfall); **Ther.:** 1. ohne morphol. Korrelat (häufig): lokale Wärmeapplikation, Analgetika, Antiphlogistika, Myotonolytika; frühzeitige u. gezielte Physiotherapie; keine Ruhigstellung bei WAD I u. WAD II; Soziotherapie bei Schmerzverarbeitungsstörung; 2. mit morphol. Korrelat (bei WAD III u. IV): Fusionsoperation (z. B. Spondylodese, Verschraubung), Haloextension.

Beschneidung: s. Zirkumzision; Klitoridektomie.

Besen|reiser|varizen (Varix*) *f pl*: **1.** (engl.) *spider veins*; (dermat.) dicht unter der Haut fast parallel verlaufende, erweiterte kleinste Venen (s. Abb.), bes. am Oberschenkel, v. a. bei Frauen; **Ther.:** Farbstofflaser, Sklerotherapie; **2.** (neuroradiol.) dünne Gefäße im Bereich einer intrazerebralen Raumforderung, pathognomon. für ein malignes Gliom*.

Besnier-Boeck-Schaumann-Krankheit (Ernst B., Dermat., Paris, 1831–1909): s. Sarkoidose.

Besonderungs|prinzip *n*: (engl.) *principle of special treatment*; Bez. für ein den Umgang von Menschen mit Behinderungen regelnden Grundsatz, der fordert, die besondere Situation der behinderten Menschen zu berücksichtigen; z. B. die Forderung nach Ermöglichung individueller Lernprozesse; nach Aufhebung der Isolation in sozialen Systemen (z. B. Familie, Schulen, Heime) u. deren behinderungsgerechte Gestaltung zur Ermöglichung der Entw. normaler Fähigkeiten. Vgl. Behinderung; Rehabilitation.

Bestätigungs|re|aktion *f*: (engl.) *verification reaction*; syn. Bestätigungsanalyse; in der serol. u. toxikol. Diagnostik angewendeter Test, der den im Screening* gefassten Verdacht erhärten od. beweisen soll.

Best-Krankheit: (engl.) *Best macular dystrophy*; syn. vitteliforme Makuladegeneration; autosomal-dominant erbl. Makuladegeneration (Mutation im VMD2-Gen, das für Bestrophin codiert); **Sympt.:** zunächst sog. eidotterförmige Läsionen am hinteren Augenpol, später sog. Spiegeleistadium u. Übergang in ein Narbenstadium mit deutl. Sehminderung; multilokulare Formen möglich; **Diagn.:** Funduskopie, Elektrookulographie*; **Ther.:** nicht bekannt; **Progn.:** oft vergrößernde Sehhilfen erforderlich.

Bestrahlung: s. Strahlentherapie.

Bestrahlung, fraktionierte: (engl.) *fractionated radiation*; Strahlentherapie* mit mehreren (2–65), in festgelegten zeitl. Abständen applizierten Teildosen.

Bestrahlung, iso|zentrische: (engl.) *isocentric radiation*; Form der Strahlentherapie* mit konstantem Abstand zwischen Strahlenfokus u. festem Punkt im Pat., der bei Teilchenbeschleunigern i. d. R. 1 m beträgt.

Bestrahlungs|plan: (engl.) *radiation schedule*; Teil der strahlentherap. Verordnung, der die Dokumentation zur Dosisverteilung u. Durchführung der Strahlentherapie* beinhaltet.

Bestrahlungs|planung: (engl.) *radiation therapy planning*; in der Strahlentherapie* Voraussetzung für die Durchführung einer Bestrahlung; **Vorgehen:** 1. rechtfertigende Indikation zur Bestrahlung, Zielvolumina u. Risikoorgane mit klin. Befunden u. bildgebenden Verf. festlegen; 2. geeignete Bestrahlungstechniken unter Nutzung eines 3-D-Bestrahlungsplanungssystems finden; 3. Bestrahlungstechnik anhand der Dosisverteilung, der therap. Zielstellung u. techn. Möglichkeiten bewerten u. auswählen; 4. Dokumentation der Bestrahlungsanweisung (Bestrahlungsplan*); bei der **inversen** B. werden nach Vorgabe der Dosisverteilung im Planungszielvolumen* u. den Risikoorganen die erforderl. Dosisprofile der intensitätsmodulierten Bestrahlungsfelder berechnet.

Beta|amino|iso|butter|säure-Ausscheidung: (engl.) *urinary excretion of beta-aminoisobutyric acid*; rel. häufiger, autosomal-rezessiv erbl. Stoffwechseldefekt ohne klin. Relevanz; **DD:** erhöhte Ausscheidung von Betaaminoisobuttersäure inf. vermehrten Zellkernzerfalls (z. B. bei entzündl. Erkr., Leukämie), Störung des tubulären Transports der Betaaminosäuren (Hyperbetaaminoazidurie) bzw. Pyridoxinmangel; vgl. Stoffwechselanomalien.
Beta|amylase *f*: s. Amylasen.
Beta-Blocker: Kurzbez. für Beta*-Rezeptoren-Blocker.
Beta|caroten (INN) *n*: β-Carotin; Provitamin von Vitamin* A; **Ind.:** erythropoetische Protoporphyrie*, polymorphe Lichtdermatosen*, Vitiligo*.
Betäubung: s. Lokalanästhesie; Narkose.
Betäubungs|mittel: (engl.) *anesthetics*; Abk. BtM, BTM; Sammelbez. für die in Anlage I–III des Betäubungsmittelgesetzes* aufgeführten Wirkungssubstanzen mit psychotropen, Bewusstsein u. Stimmung verändernden Wirkungen, die zu physischer u. psych. Abhängigkeit führen können u. daher Anwendungsverboten bzw. -beschränkungen unterliegen; Anlage I: nicht verkehrsfähige B., Anlage II: verkehrs-, jedoch nicht verschreibungsfähige B. u. Anlage III: verkehrs- u. verschreibungsfähige Betäubungsmittel.
Betäubungs|mittel|gesetz: (engl.) *Narcotics Act*; Abk. BtMG; „Gesetz über den Verkehr mit Betäubungsmitteln" in der Fassung der Bekanntmachung vom 1.3.1994 (BGBl. I S. 358), zuletzt geändert am 29.07.2009; stellt den ungesetzlichen Gebrauch von in den Anlagen zum Gesetz abschließend aufgezählten Betäubungsmitteln* unter Strafe u. regelt zusammen mit der Betäubungsmittel*-Verschreibungsverordnung die ärztl. indizierte Anw. von Betäubungsmitteln.
Betäubungs|mittel|rezept (Rezept*) *n*: (engl.) *prescription form for controlled drugs*; gesetzlich (Betäubungsmittelgesetz*, Betäubungsmittel*-Verschreibungsverordnung) vorgeschriebenes dreiteiliges amtliches Formblatt zum Verschreiben von Betäubungsmitteln*; die nummerierten Vordrucke werden mit der BtM-Nummer des Arztes u. dem Ausgabedatum versehen vom Bundesinstitut* für Arzneimittel u. Medizinprodukte auf Anforderung ausgegeben u. sind vom Arzt gegen Entwendung zu sichern; Teil I u. II werden dem Apotheker vorgelegt (Teil II dient der Abrechnung), Teil III verbleibt beim Arzt; für ihn gilt eine 3-jährige Aufbewahrungsfrist*, auf Verlangen muss er den zuständigen Behörden zugesandt od. vorgelegt werden; gleiches gilt für Teil I–III bei fehlerhaft ausgefertigten Betäubungsmittelrezepts.
Betäubungs|mittel-Verschreibungs|verordnung: Abk. BtMVV; „Verordnung über das Verschreiben, die Abgabe u. den Nachweis des Verbleibs von Betäubungsmitteln" vom 20.1.1998 (BGBl. I S. 74, 80); zuletzt geändert durch Artikel 3 des Gesetzes vom 15.7.2009; regelt mit dem Betäubungsmittelgesetz* (Abk. BtMG) u. a. die Verschreibungsmodalitäten der in der Anlage III zum BtMG aufgelisteten verschreibungsfähigen Betäubungsmittel durch einen Arzt (§ 2) od. Zahnarzt (§ 3); insbes. sind für die jeweiligen Substanzen Höchstmengen festgesetzt, auch wird ein spez. Betäubungsmittel-

rezept* vorgeschrieben. Für das Verschreiben von Substitutionsmitteln durch den Arzt gelten besondere Maßgaben (§ 5).
Beta|galaktosidase *f*: syn. Laktase; s. Disaccharidasen.
Beta|globuline (Globuline*) *n pl*: s. Elektrophorese.
Beta|gluk|uronidase|mangel: syn. Mukopolysaccharidose Typ VII; s. Mukopolysaccharid-Speicherkrankheiten (Tab. dort).
Beta|hämo|lyse (Häm-*; Lys-*) *f*: s. Hämolysereaktionen.
Beta-HCG *n*: β-HCG; Kurzbez. für Beta-**h**umanes **C**horion**g**onadotropin; spezif., aus 145 Aminosäuren bestehende Untereinheit des HCG*, die während der Frühschwangerschaft in schnell ansteigender Menge vom Trophoblast zur Stimulation des mütterl. Corpus luteum gebildet wird; erhöht bei Trophoblasttumoren; **Nachw.:** Immunoassay* (z. B. ELISA). Vgl. Tumormarker.
Beta|histin (INN) *n*: (engl.) *betahistine*; mit Histamin strukturverwandter Vasodilatator*; **Wirkung:** Diaminoxidase-Hemmer, Antiemetikum*; **Ind.:** Menière-Krankheit.
Beta|hydr|oxy|butter|säure: (engl.) *β-hydroxybutyric acid*; CH_3—CH(OH)—CH_2—COOH; Ketonkörper*, der als physiol. u. pathol. Metabolit bes. beim Abbau von Fett u. ketoplastischen Aminosäuren entsteht (i. R. der Betaoxidation* od. durch Reduktion von Acetessigsäure*); vgl. GABA.
Betain *n*: Orphan Drug zur p. o. Anw.; **Ind.:** adjuvante Ther. der Homocystinurie* (Senkung der Homocysteinkonzentration im Blut umso stärker je ausgeprägter die Homocysteinämie ist); **UAW:** u. a. Hypermethioninämie, Depression, Diarrhö, Haarausfall; cave: Hirnödem (reversibel nach Absetzen).
Beta|laktam-Anti|biotika (Anti-*; Bio-*) *n pl*: (engl.) *beta-lactam antibiotics*; Antibiotika* mit Betalaktamring; **Wirkungsmechanismus: 1.** inf. selektiver Hemmung der Mureinbiosynthese bakterizide Wirkung auf wachsende Bakterien durch Penicilline*, Cephalosporine*, Monobactame* u. Carbapeneme*; **2.** kompetitive Hemmung von Betalaktamasen* durch Betalaktamasen*-Inhibitoren.
Beta|lakt|amasen *f pl*: (engl.) *beta lactamases*; meist durch Penicillin selbst induzierte Bakterienenzyme (Penicillinasen), die den Betalaktamring von Betalaktam*-Antibiotika hydrolyt. öffnen u. dadurch dessen Wirkung aufheben; die genet. Information kann im Bakterienchromosom od. extrachromosomal in Plasmiden* lokalisiert sein. Sog. **B. mit erweitertem Wirkspektrum** (Abk. ESBL für engl. *extended spectrum betalactamase*) bedingen Resistenz gegen sonst B.-feste Penicilline, Cephalosporine u. Aztreonam; verbreitet bei Klebsiella, Enterobacter, Escherichia u. Proteus. Vgl. Betalaktamasen-Inhibitoren.
Beta|lakt|amasen-In|hibitoren *m pl*: (engl.) *beta-lactamase inhibitors*; zu den Betalaktam*-Antibiotika gehörende Substanzen (Clavulansäure, Sulbactam, Tazobactam), die kaum antibakterielle Aktivität aufweisen u. irreversibel best. Betalaktamasen* hemmen; **Ind.:** in Komb. mit Betalaktam*-Antibiotika bei mittelschweren u. schweren Infektionen mit Betalaktamasen bildenden Erregern.

Beta|lipo|proteine (Lip-*; Prot-*) *n pl*: (engl.) *beta-lipoproteins*; Lipoproteine*, die in der Elektrophorese im Bereich der Betaglobuline wandern u. zu den low density lipoproteins (Abk. LDL*) zählen. Vgl. Hyperlipoproteinämien; Hypolipoproteinämie.

Beta|methason (INN) *n*: (engl.) *betamethason*; fluoriertes Glukokortikoid* ohne relevante mineralokortikoide Wirkung mit langer Halbwertzeit.

Beta|methyl|digoxin *n*: s. Metildigoxin.

Beta-2-Mikro|globulin (Mikr-*; Globuline*) *n*: (engl.) *beta-2 microglobulin*; Protein (M_r 11 815), das auf der Zellmembran kernhaltiger Zellen vorkommt u. dort als leichte Kette zusammen mit einer schweren Kette das HLA-Klasse-I-Molekül bildet (s. HLA-System); Auftreten als freies Protein im Serum inf. natürl. Zellabbaus, Ausscheidung überwiegend renal; Bestimmung mit Immunoassay; **Referenzbereich:** 0,8–2,4 mg/l Serum; **klin. Bedeutung:** erhöht bei aktivem Tumorwachstum, bes. bei Non*-Hodgkin-Lymphom u. multiplem Myelom* (Höhe des Wertes bei Erstdiagnose auch von prognostischer Bedeutung), Abstoßungsreaktion nach Transplantation sowie bei Infekten (durch erhöhte Aktvität der Immunabwehr) u. progredienter HIV*-Erkrankung; Bestimmung im Harn zur Erfassung der tubulären Proteinurie (cave: Instabilität im Urin).

Beta|oxidation (Ox-*) *f*: (engl.) *beta oxidation*; Hauptweg des enzymat. Fettsäureabbaus in den Mitochondrien in 6 zyklisch aufeinanderfolgenden Schritten mit Spaltung der Fettsäuren* zu Acetyl-CoA, das entweder für Biosynthesen verwendet od. in Citratzyklus* u. Atmungskette* vollständig zu CO_2 u. H_2O oxidiert wird: **1. Acyl-CoA-Synthetase:** ATP-abhängige Aktivierung der Fettsäure zu Acyl-CoA; **2. Carnitin-Acyltransferase:** Carnitin* übernimmt den Acylrest u. schleust ihn in die Mitochondrien ein. Die Einschleusung kurzkettiger Acyl-CoA (<10 C-Atome) erfolgt ohne Carnitin. **3. Dehydrierung** durch FAD-abhängige spezif. Acyl-CoA-Dehydrogenasen zu ungesättigten Fettsäuren mit trans-ständiger Doppelbindung; **4. Hydratisierung** durch Enoyl-CoA-Hydratase (syn. Crotonase), die H_2O an die Doppelbindung addiert, so dass 3-Hydroxyacyl-CoA entsteht; **5. Dehydrierung** durch 3-Hydroxyacyl-CoA-Dehydrogenase mit NAD^+; **6. thioklastische Spaltung** des entstehenden Ketoacyl-CoA mit Betaketothiolase (syn. Thiolase) in Acetyl-CoA u. den um 2 C-Atome kürzeren Acylrest; dieser wird auf CoA übertragen u. kann erneut oxidiert werden. Die vollständige Oxidation eines Moleküls Steroyl-CoA liefert 148 Moleküle ATP. In Peroxisomen unterliegen Fettsäuren mit >20 C-Atomen einer modifizierten, weniger Energie liefernden B., bei der im 3. Schritt H_2O_2 entsteht, das durch Katalase* abgebaut wird. **Störung:** Beim Zellweger*-Syndrom reichern sich wegen fehlerhafter Assemblierung der Peroxisomen C_{26}- bis C_{30}-Fettsäuren v. a. im Gehirn an. Vgl. Fettstoffwechsel.

Beta-Re|zeptoren (Rezeptoren*) *m pl*: (engl.) *beta receptors*; Form adrenerger Rezeptoren*; **Einteilung: 1. Beta-1-Rezeptor:** v. a. kardial u. renal (juxtaglomerulärer Apparat); Signaltransduktion

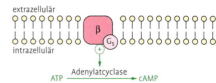

Beta-Rezeptoren

(s. Abb.): G*-Protein-$G_{\alpha s}$-vermittelte Aktivierung der Adenylatcyclase*; dadurch über cAMP* als second* messenger Aktivierung von PKA* u. vemehrter Ca^{2+}-Einstrom in die Zelle über zellmembranäre Calcium-Kanäle (positiv ino-, chrono- u. dromotrop) sowie in sarkoplasmatisches Reti-

Beta-Rezeptoren		
Rezeptor	Lokalisation (Auswahl)	Wirkung
β_1	Herz[1]	positiv ino-, chrono- u. dromotrop
	Niere	Reninfreisetzung
	Fettgewebe[2]	Lipolyse
	Leber[2]	Glukoneogenese
	Speicheldrüsen[2]	Sekretion
β_2	Tracheobronchialsystem	Bronchodilatation, Aktivierung der mukoziliären Clearance
	Uterus	Relaxation
	Blutgefäße	Vasodilatation
	Herz[1]	positiv ino-, chrono- u. dromotrop
	Leber[2]	Glykogenolyse, Glukoneogenese
	Skelettmuskulatur	erhöhte Kontraktionsgeschwindigkeit durch anaerobe Glykolyse (mit Laktatbildung) und Vasodilatation sowie Glykogenolyse
	Fettgewebe[2]	Lipolyse
	Gastrointestinaltrakt	reduzierte Motilität durch glattmuskuläre Relaxation bei Kontraktion der Sphinkteren
	Pankreas	Insulinsekretion
	Speicheldrüsen[2]	Sekretion
	Harnblasensphinkter	Relaxation
β_3	braunes Fettgewebe	Lipolyse
	Skelettmuskulatur	Thermogenese

[1] v. a. β_1-Rezeptoren
[2] v. a. β_2-Rezeptoren

Beta-Rezeptoren-Blocker

kulum* (positiv lusitrop); **2. Beta-2-Rezeptor:** u. a. auf glatten Muskelzellen; Signaltransduktion v. a. wie Beta-1-Rezeptor, auch geringe G*-Protein-$G_{\alpha i}$-vermittelte Hemmung der Adenylatcyclase*; glattmuskuläre Relaxation über Senkung der intrazellulären Calcium-Konz. durch vermehrten Einstrom in das sarkoplasmatische Retikulum; **3. Beta-3-Rezeptor** (Struktur u. Funktion nicht abschließend geklärt); **Wirkung:** s. Tab.; funktioneller Antagonismus* durch gleichzeitiges Vork. unterschiedl. Rezeptoren u. Rezeptor-Subtypen an einem Erfolgsorgan; **klin. Bedeutung:** s. Beta-Rezeptoren-Blocker; Betasympathomimetika. Vgl. Alpha-Rezeptoren.

Beta-Rezeptoren-Blocker (↑): (engl.) *beta blockers*; syn. Beta-Blocker, Beta-Sympatholytika, Beta-Adrenolytika; Sympatholytika*, die den sympathomimet. wirkenden Neurotransmitter Noradrenalin u. Adrenalin an den zellulären Beta-Rezeptoren des jeweiligen Erfolgsorgans kompetitiv hemmen; bes. stark ausgeprägte Wirkung bei hohem Sympathikotonus; **Einteilung: 1.** (relativ) **Beta-1-selektive** B.-R.-B. (sog. kardioselektive B.-R.-B., z. B. Acebutolol, Atenolol, Betaxolol, Bisoprolol, Metoprolol); **2. nichtselektive** B.-R.-B. (z. B. Oxprenolol, Pindolol, Propranolol, Sotalol); **3.** einige B.-R.-B. mit sympathomimet. „Restaktivität" (sog. intrins. sympathomimet. Aktivität, Abk. ISA), begründet durch Strukturverwandtschaft mit Sympathomimetika* (z. B. Acebutolol, Pindolol); **Wirkung:** am **Herzen** (überwiegend Beta-1-Rezeptoren) Verminderung der Kontraktilität (negative Inotropie), Abnahme der Herzfrequenz (Hemmung der Reizbildung, negative Chronotropie), Verlangsamung von Sinusknotenrhythmus u. Überleitungsgeschwindigkeit im AV-Knoten (negative Dromotropie) sowie Abnahme der Erregbarkeit des Myokards (negative Bathmotropie); an der **Niere** (Beta-1-Rezeptoren) Verminderung der Freisetzung von Renin* aus dem juxtaglomerulären Apparat*; an der **glatten Muskulatur** (überwiegend Beta-2-Rezeptoren) Erhöhung des Muskeltonus (z. B. als Konstriktion von Bronchien, peripheren Gefäßen u. Uteruskontraktion); an **Leber u. Skelettmuskel** (Beta-2-Rezeptoren) Verminderung der Glykogenolyse, am **Fettgewebe** Hemmung der katecholaminabhängigen Lipolyse, am **Auge** Senkung der Kammerwasserproduktion; **Ind.:** v. a. koronare Herzkrankheit*, arterielle Hypertonie* (Mechanismus der antihypertensiven Wirkung: Verminderung des Herzminutenvolumens u. Hemmung der Reninfreisetzung), ferner tachykarde Herzrhythmusstörungen, hyperkinet. Herzsyndrom, stabile leichte u. mittelschwere chron. Herzinsuffizienz zusätzl. zur Standardtherapie bei Pat. ≥70 Jahre (Nebivolol), Hyperthyreose, prophylakt. bei Migräne, lokal bei Glaukom*; **Kontraind.:** u. a. obstruktive Atemwegerkrankungen, ausgeprägte Bradykardie, Hypotonie, schwere Herzinsuffizienz, AV-Block II. od. III. Grades; **UAW:** u. a. Bradykardie, Müdigkeit, gastrointestinale Beschwerden, bei Diabetikern erhöhte Gefahr einer Hypoglykämie, selten Exantheme, Verschlechterung einer Herzinsuffizienz, periphere art. Durchblutungsstörungen, Reizleitungsstörungen, obstruktive Atemwegerkrankungen.

Beta|strahlung: (engl.) *beta radiation*; syn. β-Strahlung; Korpuskularstrahlen* in der Größe von Elektronen, die beim Betazerfall* von Radionukliden* emittiert werden; je nach Zerfallsvorgang (abhängig von der Neutronenzahl) entsteht Beta-minus-Strahlung od. Beta-plus-Strahlung (nur bei künstl. hergestellten Radionukliden). B. gehört wegen ihrer Ladung zu den direkt ionisierenden Strahlen, wegen der geringen Korpuskelmasse zu den locker ionisierenden Strahlen u. besitzt im Weichteilgewebe eine von der Anfangsenergie unabhängige Reichweite von einigen mm u. prakt. gleiche relative biologische Wirksamkeit* wie Gammastrahlung*. Aus Beta-plus-Strahlung entsteht wegen der Paarzerstrahlung der Beta-plus-Teilchen immer Gammastrahlung mit 511 keV Quantenenergie (Vernichtungsstrahlung*).

Beta|sym|patho|lytika (Sympathikus*; gr. λυτικός fähig zu lösen) *n pl*: s. Sympatholytika; Beta-Rezeptoren-Blocker.

Beta|sympatho|mimetika (↑; mimeticum*) *n pl*: (engl.) *beta sympathomimetics*; auch Betamimetika; Sympathomimetika* mit überwiegender Wirkung auf die Beta-Rezeptoren; am Herzen (Beta-1-Rezeptoren) mit positiv chronotroper, dromotroper u. inotroper Wirkung durch Zunahme des Calciumeinstroms bei Steigerung des myokardialen Sauerstoffverbrauchs; führen an der glatten Muskulatur (Beta-2-Rezeptoren) zur Erschlaffung, damit zur Bronchodilatation u. Uterusrelaxation; **Ind.:** bradykarde Herzrhythmusstörungen* (z. B. Orciprenalin), beta-2-selektive Sympathomimetika (z. B. Fenoterol, Salbutamol, Terbutalin) als Bronchospasmolytika* u. Wehenhemmer (s. Tokolyse).

Beta|teilchen: (engl.) *beta particles*; negativ bzw. positiv geladene Korpuskeln*, die bei radioaktiver Kernumwandlung emittiert werden; **Beta-minus-Teilchen** (β$^-$-Teilchen) sind Elektronen*, **Beta-plus-Teilchen** (β$^+$-Teilchen) sind Positronen*, die beim Betazerfall* von Radionukliden entstehen.

Beta|thalass|ämie (gr. θάλασσα Meer; -ämie*) *f*: s. Thalassämie.

Beta|thrombo|globulin (Thromb-*; Globulin*) *n*: in den Alphagranula der Thrombozyten* enthaltenes Protein, das die Prostacyclinsynthese der Endothelzellen hemmt; vermehrte Freisetzung (erhöhte Plasmakonzentration) bei Thrombozytenaggregation i. R. einer Verbrauchskoagulopathie, Gefäßerkrankung od. Thrombose.

Betatron *n*: (engl.) *betatron*; syn. Kreisbeschleuniger; Teilchenbeschleuniger* zur Erzeugung hochenerget. Elektronen u. (mit Streufolien) von Gammastrahlen (s. Abb.); wegen u. a. zu geringer Gammadosisleistung wird das B. in der Strahlentherapie* heute in zunehmendem Maß vom Linearbeschleuniger* abgelöst. Vgl. Röntgenstrahlung.

Beta|wellen: s. EEG.

Beta|xolol (INN) *n*: (engl.) *betaxolol*; (relativ) beta-1-selektiver Beta*-Rezeptoren-Blocker; **Ind.:** Glaukom*.

Beta|zellen (Zelle*): **1.** (engl.) *beta cells*; syn. B-Zellen der Langerhans*-Inseln; **2.** veraltete Bez. für B*-Lymphozyten; **3.** veraltete Bez. für eine Untergruppe der basophilen Zellen des Hypophysenvorderlappens; vgl. Hypophyse.

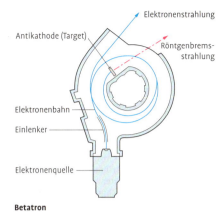

Betatron

Beta|zerfall: (engl.) *beta decay*; radioaktiver Zerfall, bei dem ein negatives (Beta-minus-Zerfall) od. positives (Beta-plus-Zerfall) Betateilchen* emittiert u. evtl. Gammastrahlung* abgegeben wird.

Betel|nuss: (engl.) *betel nut*; syn. Semen arecae; Samen der Betelnusspalme (Areca catechu, Südostasien), enthält das Hauptalkaloid Arekolin, das beim Kauen der Nuss zus. mit Betelblättern u. Kalk zu Arekaidin mit zentral stimulierender Wirkung verseift wird; tox. **NW:** Entw. eines Oropharynxkarzinoms*.

Bethesda-Test *m*: (engl.) *bethesda test*; quantitative Best. des Faktor VIII- od. Faktor-IX-Hemmkörpers zur Diagn. u. Verlaufskontrolle bei Hemmkörperhämophilie*, meist modifiziert als Nijmegen-Bethesda-Test; **Prinzip:** Mischung von (in geometr. Verdünnungsreihe verdünntem) Patientenplasma u. Imidazol-gepuffertem Normalplasma (Pool od. Standard) im Verhältnis 1:1; nach Inkubationszeit (Inaktivierung von Faktor VIII der Blutgerinnung in Abhängigkeit der Aktivität des Hemmkörpers) Best. der Faktor-VIII-(Rest-)Aktivität aPTT-basiert, Angabe in Relation (%) zu Faktor-VIII-Aktivität in Kontrolle (Faktor-VIII-Mangelplasma anstelle Patientenplasma) u. Umrechnung unter Berücksichtigung des Verdünnungsfaktors in Bethesda-Einheit (BE; 1 BE ≙ 50 % Faktor-VIII-Restaktivität); **Referenzbereich:** ≤0,6 BE/ml.

Betreuung: (engl.) *care*; Bez., die nach dem Betreuungsgesetz* seit dem 1.1.1992 an die Stelle von Entmündigung, Vormundschaft u. Pflegschaft über Volljährige getreten ist; die Bestellung eines Betreuers kommt gemäß § 1896 BGB grundsätzl. nur für Volljährige in Betracht, die aufgrund einer psych. Krankheit od. einer körperl., geistigen od. seel. Behinderung ihre Angelegenheiten ganz od. teilweise nicht besorgen können; sie erfolgt auf Antrag od. von Amts wegen durch das Betreuungsgericht. Umfang u. Dauer der B. bestimmen sich nach dem konkret Erforderlichen; die Bestellung eines Betreuers im Aufgabenkreis der Gesundheitsbetreuung wird dabei insbes. dann notwendig sein, wenn beim Betroffenen wegen der oben genannten gesundheitlichen Defizite die Einsicht in die Behandlungsbedürftigkeit fehlt. Die Angelegenheiten des Betreuten sind vom Betreuer so zu besorgen, wie es dessen Wohl entspricht, wobei den Wünschen u. Fähigkeiten des Betreuten soweit als möglich u. zumutbar zu entsprechen ist. Dem Betreuer kommt die Stellung eines gesetzl. Vertreters zu (§ 1902 BGB); auf die Geschäftsfähigkeit des Betreuten hat die Betreuung grundsätzl. keinen Einfluss. Fehlt einem leidenden od. kranken Betreuten die natürl. Einwilligungsfähigkeit (s. Einwilligung), so willigt der Betreuer, sofern dessen Aufgabenkreis die Gesundheitsbetreuung umfasst, in die erforderlichen diagn. u. therap. Maßnahmen ein. Begründen diese die ernstl. od. konkrete Gefahr, dass der Betreute aufgrund der Maßnahmen stirbt od. einen schweren od. länger dauernden gesundheitl. Schaden erleidet, so bedarf die Einwilligung des Betreuers nach § 1904 BGB der Genehmigung des Vormundschaftsgerichts. Bes. Vorschriften gelten für die Sterilisation* u. die Unterbringung* eines Betreuten.

Betreuungs|gesetz: Abk. BtG; „Gesetz zur Reform des Rechts der Vormundschaft u. Pflegschaft für Volljährige" vom 12.9.1990 (BGBl. I S. 2002), in Kraft getreten am 1.1.1992; regelte Voraussetzungen der Betreuung*, Aufgaben u. Stellung der Betreuer, Unterbringungsverfahren u. Tätigkeit der Betreuungsbehörden. **Hinweis:** Das BtG wurde nach Umsetzung aller Übergangsvorschriften durch Art. 11 des Gesetzes vom 19.4.2006 (BGBl. I S. 866) mit Wirkung zum 25.4.2006 aufgelöst. Das materielle Betreuungsrecht ist nunmehr geregelt in den §§ 1896–1908i BGB.

Betreuungs|verfügung: (engl.) *care directive*; Erklärung einer Person zu Wünschen i. R. eines künftigen Betreuungsverfahrens, z. B. zur Person des Betreuers od. zur Art der Versorgung im Pflegefall. Vgl. Betreuung; Patientenverfügung.

Betriebs|arzt: (engl.) *company physician*; Arzt mit Gebietsbezeichnung Arbeitsmedizin* od. Zusatzbezeichnung Betriebsmedizin, der auf der Grundlage des Arbeitssicherheitsgesetzes* sowie staatl. u. berufsgenossenschaftl. Vorschriften (s. Unfallverhütungsvorschriften) arbeitsmed. Aufgaben für ein Unternehmen ausführt; wird durch das Unternehmen bestellt, ist jedoch weisungsfrei in seinen Entscheidungen u. nur seinem ärztl. Beruf verpflichtet; alle Informationen unterliegen der ärztl. Schweigepflicht*. **Aufgabe:** Beratung des Arbeitgebers u. der zuständigen Personen zu Arbeitsschutz*, Unfallverhütung* u. Gesundheitsschutz; Untersuchung, Beurteilung u. Beratung der Arbeitnehmer; Unterstützung der Durchführung von Arbeitsschutzmaßnahmen u. Unfallverhütung durch regelmäßige Begehungen der Arbeitsstätten.

Bett|nässen: s. Enuresis.
Bett|wanzen: s. Wanzen.
Betulae folium *n pl*: s. Birke.
Bet|urie (Ur-*) *f*: s. Chromurie.
Betz-Zellen (Wladimir A. B., Anat., Kiew, 1834–1894; Zelle*): (engl.) *Betz's cells*; Riesenpyramidenzellen im motor. Teil der Großhirnrinde*.
Beuge|kon|traktur (Kontrakt-*) *f*: s. Kontraktur.
Beuge|reflex (Reflekt-*) *m*: (engl.) *flexor reflex*; physiol. Schutzreflex; eine Aktivierung von Schmerzsensoren im Fuß bewirkt über spinale Verschal-

tung der Afferenzen eine Erregung von Motoneuronen der ipsilateralen Beugemuskeln u. der kontralateralen Streckmuskeln (sog. gekreuzter Streckreflex) sowie eine Hemmung von Motoneuronen der ipsilateralen Streckmuskeln u. der kontralateralen Beugemuskeln des Beins; Ergebnis dieses Fremdreflexes (s. Reflexe) ist eine Entlastung des betroffenen Fußes.

Beugung: 1. (engl.) *diffraction*; (physik.) syn. Diffraktion; Abweichung von der geradlinigen Ausbreitungsrichtung von Wellen inf. Interferenz* beim Auftreffen auf Hindernisse od. spaltförmige Öffnungen (z. B. eines opt. Gitters), insbes. wenn deren Abmessungen in der Größenordnung der Wellenlänge od. darunter liegen; vgl. Spektrum; 2. (engl.) *flexion*; (anat.) syn. Flexion; aktive (mit Hilfe der Beugemuskulatur durchgeführte) od. passive Bewegung einer Extremität in einem Gelenk.

Beulen|pest: s. Pest.

Bevacizumab *n*: (engl.) *bevacizumab*; rekombinanter, humanisierter, monoklonaler IgG$_1$-Antikörper gegen VEGF*; **Wirkung:** hemmt Tumorwachstum durch antineoangiogenet. Wirkung aufgrund Neutralisierung von VEGF; vgl. Angiogenese-Hemmer; **Ind.:** First-line-Therapie des metastasierten kolorektalen Karzinoms* in Fluoropyrimidin-basierenden Kombinationstherapien; First-line-Therapie des metastasierten Mammakarzinoms* (in Kombination mit Paclitaxel*); zusätzlich zu einer Platin-haltigen First-line-Therapie des inoperablen fortgeschrittenen, metastasierten od. rezidivierenden, nicht kleinzelligen Bronchialkarzinoms (ausgenommen vorwiegende Plattenepithel-Histologie); in Kombination mit Interferon alfa-2a First-line-Therapie des fortgeschrittenen u./od. metastasierten Nierenzellkarzinoms; **Kontraind.:** Überempfindlichkeit u. a. gegen CHO (Chinesische Hamster Ovarialzellen)-Zellprodukte od. andere rekombinante humane od. humanisierte Antikörper, Schwangerschaft; **UAW:** u. a. arterielle Hypertonie.

Bewältigungs|verhalten: (psychol.) s. Coping.

Bewegungs|bad: (engl.) *kinetotherapeutic bath*; Wasserbad mit Bewegungstherapie*; durch Wärme, Auftrieb u. Viskosität (Abnahme der Eigenschwere) v. a. bei Pat. mit Einschränkungen der körperl. Beweglichkeit vorteilhaft gegenüber der Trockengymnastik; **Anw:** bei entzündlichen, degen. u. neurol. Erkrankungen des Bewegungssystems sowie i. R. der Rehabilitation nach Unfall od. Operation.

Bewegungs|bestrahlung: s. Strahlentherapie.

Bewegungs|krankheiten: s. Kinetosen.

Bewegungs|re|flexe (Reflekt-*) *m pl*: s. Labyrinthreflexe.

Bewegungs|schiene: (engl.) *dynamic splint*; Extremitätenlagerungsschiene mit Halterungsgestell zur postop. frühfunktionellen Übungsbehandlung u. Kontrakturenprophylaxe* durch kontinuierl. passive Gelenkbewegung; vgl. continuous passive motion.

Bewegungs|therapie *f*: (engl.) *exercise therapy*; syn. Kinesiotherapie; zahlreiche Verf. der Physiotherapie* zur Steigerung der Belastbarkeit u. Wiederherstellung normaler Körperfunktionen von Pat. durch einen systemat. u. individuell angepassten Behandlungsprozess; **Meth.:** z. B. Bobath*-Methode, Vojta*-Methode, PNF*, manuelle Therapie*, Atemtherapie*, Gangschule, B. im Bewegungsbad*; **Anw.:** i. R. von Rehabilitation*, Kuration u. präventiv. Vgl. Körpertherapie.

Bewegungs|unruhe: s. Akathisie.

Bewertungs|maß|stab, einheitlicher: (engl.) *standard schedule of fees*; Abk. EBM; zwischen Kassenärztlicher Bundesvereinigung u. Spitzenverbänden der gesetzlichen Krankenkassen in gemeinsamem Gremium (Bewertungsausschuss) vereinbartes System zur Bewertung ärztl. Leistungen für Abrechnungszwecke (§ 87 Abs. 1 SGB V); EBM definiert Inhalt abrechnungsfähiger Leistungen u. deren (in Bewertungspunkten ausgedrücktes) Verhältnis zueinander (Abrechnung von Vertragsärzten*) sowie Kriterien zur Überprüfung der Leistungserbringung (§ 87 Abs. 2d SGB V). Vgl. Gebührenordnung.

Bewusstlosigkeit: (engl.) *unconsciousness*; Form der quantitativen Bewusstseinsstörung* mit Fehlen jedes bewussten psych. Geschehens u. aufgehobener Kontakt- sowie erhebl. eingeschränkter Reaktionsfähigkeit bei erhaltenen somat. Funktionen; **Formen:** Synkope* (kurzdauernd), Koma* (länger andauernd); iatrogen i. R. der Narkose*. Vgl. Seitenlagerung, stabile; Reanimation.

Bewusstsein: (engl.) *consciousness*; Sensorium; die Gesamtheit von Bewusstseinsinhalten (z. B. Wahrnehmungen, Gedanken) i. S. von Wissen um die umgebende Welt sowie um das Selbst (Ich) als Träger der Bewusstseinsinhalte (Selbst- bzw. Ich-B.); zu den Qualitäten des B. werden z. B. Wachheit, Orientierung (zu Zeit, Ort, Situation u. Person), Zielgerichtetheit, Aktivität, Aufmerksamkeit, Auffassung, Denkablauf u. Merkfähigkeit gerechnet. Grade des B. reichen von klarem B. über Bewusstseinstrübung* bis zur Bewusstlosigkeit*.

Bewusstseins|einengung: (engl.) *narrowed consciousness*; Form der qualitativen Bewusstseinsstörung* mit Fokussierung des Denkens, Fühlens u. Wollens auf wenige Themen u. verminderter Ansprechbarkeit auf Außenreize; **Vork.:** bei Dämmerzustand*, Hypnose*, posttraumatischer Belastungsstörung* u. intensiver Konzentration.

Bewusstseins|spaltung: s. Schizophrenie.

Bewusstseins|störung: (engl.) *disorder of consciousness*; Störung des Bewusstseins*, d. h. der Gesamtheit von Bewusstseinsinhalten wie Wahrnehmungen u. Gedanken; **Formen:** 1. qualitativ: Bewusstseinstrübung*, Bewusstseinseinengung* od. Bewusstseinsverschiebung*, v. a. bei org. Psychose; 2. quantitativ: Störung der Vigilanz* (Minderung bis Bewusstlosigkeit*): Synkope*, Benommenheit*, Somnolenz*, Sopor* od. Koma*; intrakraniell bedingt (z. B. bei Schädelhirntrauma, Schlaganfall, intrakranieller Blutung od. Tumor) od. inf. Stoffwechsel- od. Regulationsstörungen bzw. Vergiftungen; quantifizierbar durch Glasgow* Coma Scale. Nach B. besteht eine Amnesie*. Vgl. Hypnose; Störungen, dissoziative; Syndrom, hirnlokales.

Bewusstseins|trübung: (engl.) *clouding of consciousness*; Form der qualitativen Bewusstseinsstörung* mit Beeinträchtigung der Bewusstseinsklarheit u. damit der Fähigkeit, versch. Aspekte der eigenen

Person u. der Umwelt zu erfassen, sie sinnvoll miteinander zu verbinden, entsprechend zu handeln u. sich mitzuteilen; **Vork.:** bei Delir*, Oneirismus* od. Dämmerzustand*, i. R. symptomat. Psychosen* od. Intoxikationen*.

Bewusstseins|verschiebung: (engl.) *displacement of consciousness*; Form der qualitativen Bewusstseinsstörung* mit subjektivem Erleben gesteigerter Wachheit sowie erweiterter, intensivierter Wahrnehmung von Raum u. Zeit, Sinnesempfindungen u. Erfahrungshorizont; **Vork.:** bei Schizophrenie*, Manie*, Intoxikation*, Meditation, Hypnose.

Bexaroten (INN) *n*: (engl.) *bexarotene*; Retinoid* zur Behandlung von kutanen T*-Zell-Lymphomen im fortgeschrittenen Stadium nach Versagen vorangehender system. Therapie; **Kontraind.:** Schwangerschaft u. Stillzeit; Pankreatitis, Leberfunktionsstörung; **UAW:** sehr häufig Hyperlipidämie, Hypothyreose, Leukopenie, exfoliative Dermatitis, Pruritus, Exanthem.

Beza|fibrat (INN) *n*: (engl.) *bezafibrat*; Lipidsenker* aus der Gruppe der Fibrate; **Ind.:** Hyperlipoproteinämie* (in Verbindung mit Diät).

Beziehungs|wahn: (engl.) *delusion of reference*; Wahn*, in dem objektiv belanglose Ereignisse auf die eigene Person bezogen werden u. ihnen eine bes. Bedeutung beigemessen wird, meist i. S. einer Beeinträchtigung, Beeinflussung; **Vork.:** z. B. bei Schizophrenie*, org. Psychose* od. wahnhafter Depression*.

Beziehungs|wahn, sensitiver: (engl.) *sensitive delusion of reference*; bei sensitiver (d. h. selbstunsicherer, leicht kränkbarer, affektiv gehemmter, aber auch anerkennungsbedürftiger) Persönlichkeitsstruktur inf. situativer Einflüsse (z. B. Insuffizienzerlebnisse, berufl. od. soziale Fehlleistungen) reaktiv auftretende Wahnentwicklung. Vgl. Wahn.

Beziehung, therapeutische: (engl.) *therapeutical relationship*; (psychol.) Interaktion zwischen Therapeut u. Pat. mit großem Einfluss auf den Therapieerfolg; Maßnahmen zur Etablierung od. Verbesserung der th. B. sind glaubwürdiger Erklärungsansatz für Störung u. Intervention u. positive Rückmeldungen; krit. Situationen (Reaktanz*, Widerstand*) werden gelöst, wenn der Therapeut den Pat. in seinem Erfahrungszustand anerkennt u. nicht überfordert.

Bezoar *m*: (engl.) *bezoar*; syn. Gastrolith; Fremdkörper aus einem Knäuel verschluckter unverdaubarer Materialien im Magen (auch im Dünn- u. Dickdarm); **Formen:** 1. Laktobezoar aus geronnener, eingedickter Milch (bei Säuglingen); 2. Trichobezoar aus verschluckten Haaren (i. R. psychischer Erkr.); 3. Phytobezoar aus ungenügend gekauten Pflanzenfasern (bei schlechtem Gebiss); 4. Arzneimittelbezoar: Vork. bes. i. R. einer Ther. mit Antazida*, **Kompl.:** Ileus*.

Bezold-Jarisch-Re|flex (Albert von B., Physiol., Jena, Würzburg, 1836–1868; Adolf J., Physiol., Wien, Innsbruck, 1891–1965; Reflekt-*) *m*: (engl.) *Bezold-Jarisch reflex*; sog. Depressorreflex, Schonreflex; reflektor. arterielle Hypotonie* inf. Vasodilatation (verminderter peripherer Widerstand) u. Bradykardie bei Erregung von Dehnungs- u. Chemosensoren des ventrikulären Myokards; adäquate Reize können Hypoxie, Substanzen (u. a. Nicotin, 5-HT$_3$-Rezeptor-Antagonisten wie Serotonin u. Phenylbiguanide) sowie die Dehnung durch Volumenzunahme sein. **Mechanismus:** unmyelinisierte vagale Efferenzen im li. Ventrikel (bes. inferioposteriore Wand) führen zu generalisierter Inhibition des sympath. Vasokonstriktortonus; kardioprotektiv durch Workload-Reduktion des Herzens; ANP erhöht die Reflexantwort. **Vork.:** u. a. Herzversagen inf. Herzinfarkt u. Myokarditis.

Bezold-Mastoid|itis (Friedrich B., Otol., München, 1842–1908; Mast-*; -id*; -itis*) *f*: Komplikation der akuten Mastoiditis* mit Durchbruch des Eiters im Bereich der Mastoidspitze (Ansatz des M. sternocleidomastoideus); **Vork.:** bei älteren Jugendlichen u. Erwachsenen nach Pneumatisation der Mastoidspitze; **Sympt.:** entzündl. Schiefhals (Schonkontraktur), Schwellung u. Druckschmerz im oberen seitl. Halsbereich.

Bezugs|pflege: deutsche Form des sog. Primary Nursing; patientenorientiertes Pflegesystem, bei dem die Verantwortung für die Pflege vollständig von einem Pflegenden (Primary Nurse) für einen Pat. während des gesamten stationären Aufenthalts übernommen wird; in Abwesenheit der Primary Nurse übernimmt eine andere Pflegekraft die Pflege, hält sich dabei aber an den von ihr aufgestellten Pflegeplan. Vgl. Gruppenpflege; Funktionspflege.

BfArM: Abk. für **B**undesinstitut* für **A**rzneimittel und **M**edizinprodukte.

B-Fasern: s. Nervenfaser.

BGA *f*: Abk. für **B**lut**g**as**a**nalyse; Messung der Partialdrücke der Atemgase (Sauerstoffpartialdruck*, CO$_2$*-Partialdruck) u. des pH* im art., u. U. auch im kapillären od. zentral- bzw. gemischtvenösen Blut möglichst unmittelbar nach anaerober Blutentnahme; i. d. R. mit Bestimmung von Sauerstoffsättigung*, Basenabweichung*, Bicarbonatkonzentration (Standardbicarbonat*) u. Hämoglobinkonzentration sowie häufig Laktat*; **Referenzbereich:** s. Tab.; vgl. Referenzbereiche (Tab. dort); **Ind.:** Beurteilung von respirator. Funktion (s. Atmung) u. Säure*-Basen-Haushalt bei best. Erkr. bzw. zur Überwachung bei Beatmung*.

BgVV: Abk. für **B**undesinstitut* für **g**esundheitlichen **V**erbraucherschutz und **V**eterinärmedizin.

BGW: Abk. für **b**iologischer **G**renzwert; mit der Novellierung der Gefahrstoffverordnung* seit 1.1.2005 eingeführter Begriff, der analog zum AGW* die bisherigen BAT*-, EKA*- u. BL-Werte (s. BLW) ersetzt.

BHI: Abk. für **b**iosynthetisches **H**uman**i**nsulin*.

BHR: Abk. für **B**auch**h**aut**r**eflex; s. Reflexe (Tab. 2 dort).

Bi: chem. Symbol für Bismut*.

B I: Abk. für Billroth I; s. Magenteilresektion.

Bi-: Wortteil mit der Bedeutung zweifach, doppelt; von lat. bis.

Bias (engl. Verzerrung) *n*: (statist.) einseitige Verzerrung von Studienergebnissen vom theoret. Wert, der Ergebnis einer perfekten Messung wäre (sog. wahrer Wert); verursacht durch Störgrößen od. fehlerhafte Messtechnik; z. B. Selektionsbias durch ungewollte Selektion von Patienten, wodurch systematische Unterschiede zwischen den zu vergleichenden Gruppen entstehen können,

Bibliotherapie

BGA
Referenzbereiche im arteriellen Blut des Erwachsenen

Parameter	SI-Einheit			konventionelle Einheit		
pH				7,35	–	7,45
Standardbicarbonat	22	– 26	mmol/l	22	– 26	mmol/l
Basenabweichung	–2	– 3	mmol/l	–2	±3	mmol/l
pO$_2$ (arteriell)	9,3	– 13,9	kPa	80	– 104	mmHg
pCO$_2$	4,7	– 6,0	kPa	35	– 45	mmHg
Sauerstoffsättigung	0,95	– 0,99	%	95	– 99	%

z. B. durch die Selektion von besonders gesunden od. gesundheitsbewussten Personen, die sich freiwillig zur Teilnahme an Präventionsstudien melden. Vgl. Confounder.

Biblio|therapie (gr. βίβλος Buch) *f*: (engl.) *bibliotherapy*; Form der Psychotherapie*, bei der der Pat. durch die Lektüre einer gezielten Auswahl geeigneter Literatur darin unterstützt werden soll, seine Probleme besser zu verstehen u. zu bewältigen.

Bibro|cathol (INN) *n*: (engl.) *bibrocathol*; wismuthaltiges Antiseptikum*; **Ind.**: u. a. Blepharitis* (lokal).

Bicalut|amid (INN) *n*: (engl.) *bicalutamide*; nichtsteroidales Antiandrogen*; **Ind.**: fortgeschrittenes Prostatakarzinom; **UAW:** Hitzewallung, verminderte Libido, Potenzstörung, Gynäkomastie.

Bi|carbonate *n pl*: (engl.) *bicarbonates*; syn. Hydrogencarbonate, doppelkohlensaure Salze; saure, wasserlösliche Salze der Kohlensäure, z. B. Natriumbicarbonat (NaHCO$_3$).

Bi|carbonat-Ion *n*: (engl.) *bicarbonate ion*; HCO$_3^-$; bildet als Base mit H$^+$-Ionen die Säure H$_2$CO$_3$; Haupttransportform des im Gewebe anfallenden CO$_2$. Vgl. Standardbicarbonat.

Bi|carbonat|puffer: (engl.) *bicarbonate buffer*; wichtiges Puffersystem aus Kohlensäure (H$_2$CO$_3$), Bicarbonat (HCO$_3^-$) u. H$^+$ mit pK 6,1; **Funktion:** im art. Blut starke Dämpfung von Abweichungen des pH vom Normalwert (7,35–7,45) durch Abatmung von CO$_2$ (sog. offenes System); Bicarbonatkonzentration (24 mmol/l) wird durch Sekretion u. Resorption (Niere, Leber) reguliert. Vgl. Pufferung; Säure-Basen-Status; Carboanhydrase.

Bi|ceps (lat. doppelköpfig, zweigipfelig) *m*: Bizeps; Kurzbez. für Musculus* biceps brachii; zweiköpfiger Armmuskel.

Bi|ceps-brachii-Re|flex (↑; Reflekt-*) *m*: s. Reflexe (Tab. 1 dort).

Bichat-Fett|pfropf (Marie François B., Anat., Paris, 1771–1802): Corpus* adiposum buccae.

Bichel-Bing-Harboe-Syn|drom *n*: Bing*-Neel-Syndrom.

bi|cipitalis (lat.): zum Biceps gehörend.

Bickenbach-Arm|lösung (Werner B., Gyn., München, 1900–1974): (engl.) *Bickenbach's arm delivery*; gebh. Handgriff zur Entw. der Schultern u. Arme bei Beckenendlage*; Komb. von klass. Armlösung* zur Entw. des hinteren Arms u. der Müller*-Armlösung zur Entw. des vorderen Arms. Vgl. Manualhilfe.

Bickerstaff-En|zephalitis (Enkephal-*; -itis*) *f*: (engl.) *Bickerstaff brainstem encephalitis*; syn. benigne Hirnstammenzephalitis; umschriebene Enzephalitis* des Hirnstamms mit günstiger Progn.; **Ätiol.:** unklar, oft postinfektiös; **Klin.:** Ophthalmoplegie, Ataxie; **DD:** Fisher*-Syndrom, Hirnstammenzephalitis infektiöser Genese.

bi|cuspidalis (Bi-*; lat. cuspis Spitze): zweizipfelig; z. B. Valva bicuspidalis, Mitralklappe.

Bidder-Haufen (Heinrich F. B., Anat., Dorpat, 1810–1894): s. Remak-Ganglien.

Biedl-Syn|drom (Arthur B., Pathol., Endokrin., Wien, Prag, 1869–1933) *n*: s. Bardet-Biedl-Syndrom.

Biegungs|fraktur (Fraktur*) *f*: s. Fraktur.

Bielschowsky-Färbung (Max B., Neuropathol., Berlin, 1869–1940): (engl.) *Bielschowsky's staining*; Silberimprägnationsmethode zur histol. Darstellung von Neurofibrillen*.

Bielschowsky-Körper (↑): (engl.) *Bielschowsky's bodies*; zytoplasmat. neuronale Polyglukosaneinschlüsse*, die bei degen. neuronale Erkr. der Basalganglien* histol. nachweisbar sind.

Bielschowsky-Krankheit (↑) *n*: syn. Jansky-Bielschowsky-Krankheit; s. Zeroidlipofuszinose, neuronale.

Bielschowsky-Zeichen (↑): (engl.) *Bielschowsky head-tilt phenomenon*; Abweichung des paretischen Auges nach oben u. Auftreten vertikaler Doppelbilder als Zeichen einer Trochlearislähmung* bei Kopfneigung zur betroffenen Seite.

Bienen|gift: (engl.) *bee venom*; Gift der Honigbiene (Apis mellifica), das Proteine (z. B. Phospholipase A$_2$, Hyaluronidase, saure Phosphatase), Peptide (z. B. Melittin*, Apamin), biogene Amine (Histamin, Dopamin) sowie Lipidmediatoren (Leukotriene B$_4$ u. C$_4$) enthält u. eine Allergie* vom Typ I (Hymenopterengiftallergie*) auslösen kann; vgl. Wespengift.

Bier-Block (August B., Chir., Berlin, 1861–1949): (engl.) *Bier's local anesthesia*; syn. intravenöse Regionalanästhesie (Abk. IVRA); Form der Regionalanästhesie* mit Injektion des Lokalanästhetikums* in eine distale Vene einer Extremität in Esmarch*-Blutleere.

Bier|hefe: s. Faex medicinalis.

Biermer-An|ämie (Anton B., Int., Bern, Breslau, 1827–1892; Anämie*) *f*: s. Anämie, perniziöse.

Bietti-Fundus|dys|trophie, kristalline (Giambattista B., Ophth., Rom; Fundus*; Dys-*; Troph-*) *f*:

(engl.) *Bietti critalline retinopathy*; seltene, meist autosomal-rezessiv erbl. degenerative Erkr. der Retina (Genlocus 4q35.1, Mutation im CYP4V2-Gen) mit charakterist. beidseitigen kristallinen Einlagerungen am hinteren Pol der Retina u. progressiver Atrophie des retinalen Pigmentepithels u. der Aderhaut; **Sympt.:** Nyktalopie, periphere Gesichtsfeldausfälle, Sehschärfeverlust; **Diagn.:** Ophthalmoskopie, Perimetrie, Elektroretinographie; **Ther.:** nicht bekannt; **Progn.:** zunehmende konzentr. Gesichtsfeldeinengung.

Bietti-Syn|drom (↑) *n*: (engl.) *Bietti syndrome*; ätiol. unklarer Symptomenkomplex mit Xerophthalmie*, Pupillenverformung inf. mesodermaler Stränge zwischen Iris u. Cornea u. sekundärem Glaukom*; vgl. Rieger-Syndrom.

Bi|fido|bacterium (bifidus*; Bakt-*) *n*: (engl.) *Bifidobacterium*; syn. Bifidusbakterien; Gattung grampositiver, unbewegl., sporenloser, überwiegend anaerober Stäbchenbakterien der Familie Bifidobacteriaceae; Ähnlichkeit mit Corynebakterien; spalten Kohlenhydrate unter Bildung von Essig- u. Milchsäure im Verhältnis 3:2; 11 Species. Zur Normalflora von Intestinaltrakt, Appendix u. Vagina bzw. zur Muttermilch gehören B. bifidum (früher Lactobacillus bifidus), B. adolescentis, B. breve, B. longum u. B. infantis; keine Pathogenität. Vgl. Bifidusflora.

bi|fidus (lat. in zwei Teile gespalten): zweigeteilt.

Bi|fidus|flora (↑; *Flora* röm. Blumengöttin) *f*: traditioneller Name für intestinale Arten von Bifidobacterium*, die in allen Altersstufen des Menschen einen quantitativ großen Anteil der bakteriellen Darmflora bilden; bei muttermilchernährtem Säugling ist Bifidobacterium infantis neben Bifidobacterium bifidum vorherrschend; der Stuhl des mischkosternährten Kindes u. Erwachsenen enthält vorwiegend Bifidobacterium longum. Vgl. Bakterienflora.

Bi|fokal|gläser (Bi-*; Focal-*): s. Brillengläser.

Bi|fonazol (INN) *n*: (engl.) *bifonazol*; Antimykotikum* zur top. Anw.; Imidazolderivat*; **Ind.:** Hautmykosen, v. a. Tinea pedis; **UAW:** Rötung, Brennen der Haut.

Bi|furcatio carotidis (Bi-*; lat. furca Gabel) *f*: (engl.) *carotid bifurcation*; Teilungsstelle der A. carotis communis; vgl. Glomus caroticum; Sinus caroticus.

Bi|furkation (↑; ↑) *f*: (engl.) *bifurcation*; Gabelung; z. B. Bifurcatio tracheae: Gabelung der Luftröhre in die beiden Hauptbronchien in Höhe des 4. Brustwirbelkörpers.

Bi|furkations|syn|drom (↑; ↑) *n*: Leriche*-Syndrom.

Bi|furkations|winkel (↑; ↑): (engl.) *bifurcation angle*; Winkel zwischen linkem u. rechtem Hauptbronchus nach Aufteilung der Trachea*; normal 70–75°, verbreitert bei Lymphknotenvergrößerung im Bifurkationsbereich, Herzvergrößerung, Tumorwachstum.

Bigelow-Band (Henry Jacob B., Chir., Boston, 1818–1890): s. Ligamentum iliofemorale.

Bi|geminie (Bi-*; lat. geminus doppelt) *f*: (engl.) *bigeminy*; Doppelschlägigkeit; Herzrhythmusstörung*, bei der mehrmals hintereinander auf eine normale Herzaktion regelmäßig eine (meist ventrikuläre) Extrasystole*) folgt; diese fällt zeitl. vor der zu erwartenden nächsten regulären Systole ein, so dass auf je 2 dicht aufeinanderfolgende Herzaktionen (v. a. bei ventrikulären Extrasystolen) eine postextrasystol. kompensatorische Pause* folgt. Vgl. Trigeminie; Polygeminie; Pulsus irregularis.

Bi|guanide *n pl*: (engl.) *biguanides*; orale Antidiabetika*; **Vertreter:** Metformin; **Wirkung:** Blutzuckersenkung durch Verzögerung der enteralen Glukoseresorption (inf. Hemmung der mitochondrialen Pyruvatverwertung), Hemmung der hepat. Glukoneogenese, Stimulierung der Glykolyse u. Aufnahme von Glukose in Skelettmuskulatur u. Fettgewebe; cave: u. U. lebensbedrohl. Laktatazidose* durch Hemmung der Atmungskette; **Ind.:** Diabetes* mellitus Typ 2; **Kontraind.:** Zustände, die zur Gewebehypoxie disponieren, z. B. schwere Herzod. Niereninsuffizienz, Gangrän; **UAW:** Magen-Darm-Beschwerden, selten Laktatazidose (erhöhtes Risiko u. a. bei Niereninsuffizienz, Mangelernährung u. Alkoholabhängigkeit).

Bi|kuspidal|klappe (Bi-*; lat. cuspis Spitze): syn. Mitralklappe; s. Herz.

Bilanzierung: (engl.) *equilibration*; syn. Flüssigkeitsbilanzierung; Sicherstellung eines ausgeglichenen Wasserhaushalts* u. Elektrolythaushalts* mit Erstellen eines individuellen Einfuhrplans (bzw. Infusionsplan) für jeweils 24 Std. durch rechner. Gegenüberstellung der Einfuhr (Gesamtwasseraufnahme einschließl. parenterale Applikation) u. Ausfuhr (Gesamtwasserabgabe). Vgl. Hyperhydratation; Dehydratation.

Bilanz|suizid (Suizid*) *m*: (engl.) *balance suicide*; als bewusst vollzogene Willenshandlung beschriebener Suizid*, der ausgeführt wird, nachdem die Bilanz des bisherigen Lebens im Zus. mit der gegenwärtigen Lebenssituation so negativ ausfällt, dass ein Weiterleben nicht sinnvoll erscheint. Es wird diskutiert, ob der B. tatsächl. aus freiem Willen begangen wird od. nicht situative Bedingungen bzw. seelische Erkr. ausschlaggebend sind.

bi|lateral (Bi-*; lateral-*): (engl.) *bilateral*; beidseitig.

Bild|erleben, kata|thymes: s. Psychotherapie, katathym-imaginative.

Bild, inneres: (engl.) *inner picture*; Vorstellungsbild; s. Imagination.

Bild|schirm|arbeit: (engl.) *work with screen*; Tätigkeit an Bildschirmgeräten unter Beanspruchung insbes. der Augen; mögl. Folgen: Augenbeschwerden u. Auftreten von Verspannungen der Nacken- u. Schultermuskulatur, Beschwerden an oberen Extremitäten; Regelungen zur B. in der **Bildschirmarbeitsverordnung** vom 4.12.1996 (BildscharbV; BGBl. I S. 1841): regelmäßige Unterbrechung durch andere Tätigkeiten od. Pausen (Anteil an Gesamtarbeitszeit nicht definiert); angemessene Augenuntersuchung vor Aufnahme der Beschäftigung u. in regelmäßigen Zeitabständen; ggf. spez. Sehhilfen bereitstellen; ergonom. Gestaltung der Bildschirmarbeitsplätze.

Bild|verstärker: s. Röntgenbildverstärker.

Bild|wandler: (engl.) *image converter*; elektron. Einrichtung, die ein Bild aus einem für das Auge nicht sichtbaren Wellenlängenbereich in ein Bild im sichtbaren Bereich umwandelt; Beispiele aus

Bilhämie

dem med. Bereich: Thermographie* u. Röntgenbildverstärker*.

Bil|hämie (Bili-*; -ämie*) *f*: (engl.) *cholemia*; Vork. von Galle in der Blutbahn; selten nach Bauchtrauma mit Verletzung im Bereich der Leber. Vgl. Hämobilie.

Bilharziose (Theodor M. Bilharz, Arzt, Kairo, 1825–1862; -osis*) *f*: Schistosomiasis*.

Bili-: Wortteil mit der Bedeutung Galle, Gallenflüssigkeit; von lat. bilis.

biliär (↑; engl.) *biliary*; Galle betreffend, durch Gallenwegerkrankung bedingt.

bili|fer (↑; lat. ferre tragen): Galle leitend.

Bili|fuszin (↑; Fuszin*) *n*: (engl.) *bilifuscin*; bakterielles Abbauprodukt von Bilirubin* im Darm, das aus der farblosen Vorstufe Bilileukan entsteht u. dem Stuhl seine normale Farbe gibt. Vgl. Gallenfarbstoffe.

Bili|leukan (↑; Leuk-*) *n*: s. Bilifuszin.

Bili|rubin (↑; lat. ruber rot) *n*: (engl.) *bilirubin*; Abbauprodukt des Häms*; das aus dem primär anfallenden Biliverdin (s. Gallenfarbstoffe) durch Reduktion entstehende wasserunlösliche **unkonjugierte** B. (indirektes B.) wird reversibel an Albumin gebunden u. in der Leber (nach Bindung an Ligandin od. Z-Protein durch mikrosomale UDP-Glukuronyltransferase mit Glukuronsäure) konjugiert. Das **konjugierte** B. (direktes B., Bilirubindiglukuronid) ist wasserlöslich u. wird durch aktiven Transport mit der Galle ausgeschieden. B. wirkt antioxidativ, da es 2 Hydroperoxyradikale aufnehmen kann u. dabei zu Biliverdin oxidiert. Im Darm erfolgt die reduktive Spaltung des Bilirubindiglukuronids zu Mesobilirubin, das zu Urobilinogen* reduziert wird. Urobilinogen wird weiter zu Urobilin* u. über Sterkobilinogen* auch zu Sterkobilin abgebaut, die mit dem Stuhl ausgeschieden bzw. zu geringen Anteilen auch rückresorbiert (enterohepatischer Kreislauf*, ca. 20 %) od. über die Niere eliminiert werden (Urobilinogen). Konjugiertes B. wird teilweise auch in Dipyrrole (Mesobilileukan, Bilileukan u. Bilifuszin), die dem Stuhl ihre normale gelbbraune Farbe verleihen, umgesetzt. Störungen im Bilirubinabbau od. vermehrte Entstehung von B. führen zu Hyperbilirubinämie* u. Ikterus*. Bei Hyperbilirubinämie inf. erhöhten konjugierten B. (z. B. bei Verschluss- u. Parenchymikterus) tritt kovalent an Albumin gebundenes **Deltabilirubin** im Blut auf. **Bestimmung** im Blut: 1. direkt durch Spektralphotometrie bei 2 Wellenlängen (um evtl. vorhandenes Hämoglobin auszuschließen) bei Neugeborenen; später interferieren im Plasma vorhandene Carotine. 2. Diazoreaktion; Prinzip: B. ergibt mit diazotierter Sulfanilsäure einen Azofarbstoff mit Indikatoreigenschaften (rot bei neutralem, blau bei alkalischem pH). Konjugiertes B. u. Deltabilirubin reagieren sofort (daher Bez. als direktes B.), unkonjugiertes B. erst nach Zusatz eines Akzelerators (z. B. Methanol od. Coffein/Natriumacetat); unkonjugiertes B. u. Deltabilirubin sind bei Gesunden im Serum nicht vorhanden, jedoch kann durch Messungenauigkeit ein Wert von max. 5,1 µmol/l (0,30 mg/dl) vorgetäuscht werden. Deltabilirubin ist wegen seiner Halbwertzeit von 18 Tagen lange nachweisbar.

Vgl. Bilirubinurie; vgl. Referenzbereiche (Tab. dort).

Bili|rubin|en|zephalo|pathie (↑; ↑; Enkephal-*; -pathie*) *f*: Kernikterus*.

Bili|rubin|urie (↑; ↑; Ur-*) *f*: (engl.) *bilirubinuria*; Ausscheidung von Bilirubin im Harn, die auftritt, wenn Bilirubin* im Blut über 34 µmol/l (2 mg/dl) erhöht ist. Der Urin ist dunkelbraun u. gibt beim Schütteln gelben Schaum. **Vork.**: bei hepatozellulärem u. cholestat. Ikterus*, Dubin*-Johnson-Syndrom, Rotor*-Syndrom; ohne gleichzeitige Urobilinogenurie bei vollständigem Gallenwegverschluss (s. Cholestase). **Nachw.**: mit Schnelltestverfahren u. Diazoreaktion. Vgl. Urobilin.

Bilis (lat.) *f*: (engl.) *gall*; Galle*, Gallenflüssigkeit.

Bili|verdin (↑; lat. viridis grün) *n*: s. Bilirubin; Gallenfarbstoffe.

Billings-Ovulations|methode (John u. Evelyn B., Ärzte, Australien; Ov-*) *f*: (engl.) *Billings' method*; syn. Zervixschleimmethode; Meth. der natürlichen Empfängnisverhütung durch Beobachtung des Zervixschleims* zur Bestimmung fruchtbarer (Beginn fadenziehender Schleimabsonderung bis 4 Tage nach deren Höhepunkt) u. unfruchtbarer Tage innerh. des Menstruationszyklus*; bei alleiniger Anw. unzuverlässig (s. Pearl-Index, Tab. dort). Vgl. Kontrazeption, natürliche.

Billroth-Magenteil|re|sektion (Christian B., Chir., Zürich, Wien, 1829–1894; Resektion*) *f*: s. Magenteilresektion.

Bi|lob|ek|tomie (Bi-*; lobär*; Ektomie*) *f*: (engl.) *bilobectomy*; Resektion* zweier benachbarter Lungenlappen; **Formen**: 1. obere B. (rechter Ober- u. Mittellappen); 2. untere B. (rechter Mittel- u. Unterlappen). Vgl. Bronchoplastik; Lungenresektion.

bi|locularis (↑; lat. loculus Kästchen, Fach): zweikammerig.

Bilsenkraut, Schwarzes: (engl.) *black henbane*; Hyoscamus niger; Pflanze aus der Fam. der Nachtschattengewächse, deren Blätter (Hyoscyami folium) die Alkaloide Hyoscyamin u. Scopolamin* enthalten; **Verw.**: früher bei Spasmen im Magen-Darm-Trakt.

Bimato|prost (INN) *n*: (engl.) *bimatoprost*; Antiglaukomatosum; Prostaglandin* $F_{2\alpha}$-Derivat zur Verstärkung des Kammerwasserabflusses über die Balkenarterien*; **Ind.**: Glaukom* (okuläre Hypertension u. primäres Glaukom mit offenem Kammerwinkel); **UAW**: Wachstum der Augenwimpern, Augenjucken, Hyperämie der Bindehaut.

Binde|gewebe: (engl.) *connective tissue*; v. a. aus dem mittleren Keimblatt (Mesoderm*) hervorgegangenes Gewebe, das weitmaschige Zellverbände mit viel Interzellulärsubstanz bildet; **Bestandteile**: 1. Zellen: a) ortsständig (Mesenchymzellen, Fibroblasten, Fibrozyten, Retikulumzellen, Fettzellen, Sehnenzellen); b) mobil (Makrophagen, Monozyten, Histiozyten, Mastzellen, Plasmazellen, Granulozyten, Lymphozyten); 2. **Interzellulärsubstanz**: a) Grundsubstanz (Glykosaminoglykane); b) kollagene, retikuläre u. elast. Fasern; **Einteilung**: 1. embryonales B. (Mesenchym*); 2. gallertiges B.: Wharton-Sulze der Nabelschnur, Zahnpulpa; 3. retikuläres B.: lymphat. Organe, Knochenmark; 4. Fettgewebe; 5. kollagenes B.: a) lockeres (interstitielles) B.; b) straffes B.: geflechtartig als Faszien u. Organkapseln od. parallelfaserig als Bänder, Aponeurosen, Sehnen; 6. elastisches B.: Ligamenta* flava.

Binde|gewebe|massage *f*: (engl.) *connective tissue massage*; Form der Reflexzonenmassage* mit spezifischer Grifftechnik (tangentialer Zugreiz mit einer Fingerkuppe); **Prinzip:** durch Reizung von Rezeptoren in Haut u. subkutanem Bindegewebe segmental-reflektor. Beeinflussung innerer Organe (vgl. Reflexe, viszerokutane), Senkung des Sympathikotonus u. Beeinflussung der peripheren art. Durchblutung; Detonisierung sklerodermieformer Hautveränderungen. Vgl. Segmenttherapie.

Binde|gewebe|nävus (Nävus*) *m*: (engl.) *connective tissue nevus*; syn. Pflastersteinnävus; angeb. od. im Kindesalter auftretende, einzeln od. gruppiert stehende Knötchen in der Dermis (s. Abb.); **Vork.:** isoliert od. i. R. von erbl. Syndromen (z. B. Buschke*-Ollendorff-Syndrom, tuberöse Sklerose*).

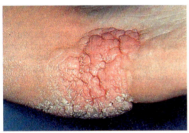

Bindegewebenävus: Befund an der Ulnarseite der Handinnenfläche [3]

Binde|haut: s. Conjunctiva.
Binde|haut|blutung: s. Hyposphagma.
Binde|haut|chemose *f*: s. Chemosis.
Binde|haut|deckung: (engl.) *conjunctival flap*; op. Überdeckung von Cornea u. Sklera mit Teilen der Conjunctiva bulbi bei schlecht heilenden entzündl. od. trophischen ulzerativen Hornhauterkrankungen (sog. Bioverband).
Binde|haut|entzündung: s. Konjunktivitis.
Binde|haut|phlyktäne *f*: s. Keratoconjunctivitis phlyktaenulosa.

Bindung, chemische: (engl.) *chemical bond*; Anziehungskräfte zwischen Atomen, Ionen u. Molekülen, die für die Entstehung chem. Verbindungen verantwortl. sind. **1. Ionenbindung** (syn. heteropolare Bindung): starke u. ungerichtete elektrostatische Anziehungskräfte (Coulomb-Kräfte; s. Coulomb-Gesetz) zwischen Ionen*; typ. Verbindungen mit Ionenbindungen sind Halogenide der Alkali- u. Erdkalimetalle (z. B. NaCl); Vork. meist in Form sehr stabiler kristalliner Gitterstrukturen, die gut wasserlösl. sind u. elektr. Strom leiten; **2. Atombindung** (syn. homöopolare Bindung, kovalente Bindung): gerichtete ch. B. zwischen Nichtmetallatomen, die durch Überlappung von Molekülorbitalen der Bindungspartner zustande kommt; bei der apolaren Atombindung haben die Partner die gleiche Elektronegativität u. die Elektronenladung ist symmetr. verteilt (z. B. H$_2$); bei der polaren Atombindung zwischen Partnern versch. Elektronegativität entstehen positive u. negative Teilladungen, die zur Bildung eines permanenten Dipols* führen (z. B. H$_2$O); typ. Verbindungen mit Atombindungen sind die Gase Wasserstoff, Sauerstoff u. Stickstoff, Wasser u. Kohlenwasserstoffe*; sie leiten keinen elektr. Strom. **3. Metallische Bindung:** ch. B. zwischen Metallatomen eines chem. Elements, die ihre Valenzelektronen in Form eines sog. Elektronengases dem entstehenden Metallgitter aus Metallkationen zur Verfügung stellen; hohe elektr. Leitfähigkeit; **4. Wasserstoffbindung** (syn. Wasserstoffbrückenbindung) nichtkovalente inter- od. intramolekulare Bindung zwischen H-Atomen in OH- od. NH-Gruppen (Wasserstoff- bzw. Protonendonatoren) u. Sauerstoff- od. Stickstoffatomen (Wasserstoff- bzw. Protonenakzeptoren) inf. elektrostat. Anziehung zwischen dem positiv polarisierten Donator-H-Atom u. dem freien Elektronenpaar des negativ polarisierten Akzeptors. Außer bei H$_2$O finden sich Wasserstoffbindungen auch bei Alkoholen, Carbonsäuren, Aminen u. Säureamiden; sie bedingen die Wasserlöslichkeit von hydrophilen Stoffen u. die räuml. Anordnung (Sekundärstruktur) von Peptiden u. Proteinen. **5. Van-der-Waals-Kräfte:** schwache elektrostat. Anziehungskräfte zwischen temporären Dipolen, die aus Fluktuationen der ansonsten symmetr. Ladungsdichteverteilungen in den Elektronenhüllen resultieren u. zwischen allen Atomen, Ionen u. Molekülen nur über sehr kurze Distanzen wirksam werden.

Bindung, en|ergie|reiche: (engl.) *high-energy bond*; (chem.) Bindung z. B. in Phosphorsäureestern, bei deren Spaltung Energie frei wird:
ATP → ADP + Phosphat + 29,3 kJ/mol.

Binet-Klassifikation (Jacques-Loius B., Hämat., Paris, geb. 1932) *f*: (engl.) *Binet classification*; klinische Stadieneinteilung der CLL* (Tab. dort).

binge eating (engl.): s. Essanfall s. Binge-Eating-Störung.

Binge-Eating-Störung: (engl.) *binge eating disorder* (Abk. BED); Abk. BES; Form der Essstörungen* (DSM-IV), bei der subjektiv unkontrollierbare Essanfälle* an mind. 2 Tagen pro Woche über 6 Mon. auftreten; in kurzer Zeit wird schnell, viel u. wahllos gegessen bis zu unangenehmem Völlegefühl, das von Schuld- u. Schamgefühlen begleitet ist; im Gegensatz zur Bulimia* nervosa erfolgt kein Erbrechen od. Fasten, um das Gewicht zu halten; **Häufigkeit:** ca. 2,5 % (Allgemeinbevölkerung), bis zu 30 % bei adipösen Personen in Behandlung, keine Geschlechtspräferenz; **Vork.:** oft in Komb. mit Übergewicht od. Adipositas u. depressiver Episode; **Ther.:** kognitive Verhaltenstherapie*, interpersonelle Psychotherapie, behaviorales Gewichtsreduktionsprogramm, Selbsthilfeprogramm mit therap. Unterstützung, ggf. Antidepressiva.

Bing-Horton-Syn|drom (Robert B., Neurol., Basel, 1878–1956; Bayard T. H., Int., Rochester, 1895–1980) *n*: Cluster*-Kopfschmerz.

Bing-Neel-Syn|drom (Jens B., Int., Kopenhagen, geb. 1906; Axel van N., Psychiater, Kopenhagen) *n*: veraltete Bez. für neurol. Veränderungen bei Makroglobulinämie*.

Bing-Re|flex (Robert B., Neurol., Basel, 1878–1956; Reflekt-*) *m*: s. Pyramidenbahnzeichen (Tab. dort).

Bin|oculus (Bi-*; lat. oculus Auge) *m*: (engl.) *binocular occlusion*; beidseitiger Augenverband zur Ruhigstellung der Augen; vgl. Monoculus.

Bin|okular|sehen (lat. b̲ini je zwei; Ocularis*): s. Sehen, binokulares.

Bin|okulus|verband (↑; lat. o̲culus Auge): (engl.) *binocular bandage*; Verband über beide Augen zu deren Ruhigstellung; vgl. Lochbrille.

Binswanger-Krankheit (Otto B., Nervenarzt, Jena, 1852–1929): s. Enzephalopathie, subkortikale arteriosklerotische.

Bio-: Wortteil mit der Bedeutung Leben, Lebensvorgänge; von gr. βίος.

Bio|äqui|val̲enz (↑; Aequi-*; Valenz*) *f*: (engl.) *bioequivalence*; therap. Identität bzw. Identität der Bioverfügbarkeit* von Arzneimitteln*; B. kann nur durch klin. Studien ermittelt werden.

Bio|ak|kumulati̲on (↑; lat. accumula̲re anhäufen) *f*: (engl.) *bioaccumulation*; Anreicherung chem. Substanzen in belebten Komponenten des Ökosystems, wobei steigende Konz. der Substanzen resultieren; meist i. S. selektiver Aufnahme unphysiol. od. toxischer Elemente od. chem. Verbindungen aus der unbelebten Natur u. Weitergabe über Nahrungskette* (Pflanze, Tier, Mensch); **Voraussetzung:** relativ lange Verweildauer der Substanzen im Organismus (lange biol. Halbwertzeit*) bzw. insgesamt geringe od. selektive Elimination (z. B. Speicherung in best. Organen od. Elimination über die Milch); für B. relevante chem. Substanzen: Cadmium (s. Itai-Itai-Krankheit), Quecksilber (s. Minamata-Krankheit) u. a. Schwermetalle, polychlorierte Biphenyle (s. Yusho-Krankheit) u. a. halogenierte Kohlenwasserstoffe (z. B. DDT*), die z. T. über Muttermilch in konzentrierter Form ausgeschieden werden; B. von Radionukliden* führt über Nahrungsketten u. U. zu deutl. Steigerung der inkorporierten Aktivität u. entspr. hoher Strahlenexposition*, z. B. durch Iod, das in der Schilddrüse selektiv gespeichert wird (vgl. Organdosis); z. B. knochenaffine Radioisotope (s. Elemente, knochenaffine), Radioistope von Caesium werden bes. in Muskelgewebe, Cadmium bes. in Nieren- u. Lebergewebe gespeichert. Vgl. Umwelttoxikologie.

Bio|aktivierung (↑): (engl.) *activated efficacy*; Umwandlung eines unschädl. Fremdstoffes im Organismus (z. B. über Enzyme) in einen tox. od. kanzerogenen Metaboliten; vgl. Giftung.

Bio|chemie (↑) *f*: (engl.) *biochemistry*; physiol. Chemie, biol. Chemie; Grundlagenwissenschaft, die mit chem., biol. u. physik. Methoden die Basis der Lebensvorgänge untersucht; umfasst Teilgebiete der Zellbiologie, Molekularbiologie u. -genetik, da sich B. mit den chem. Bestandteilen der Zellen u. den darin ablaufenden Reaktionen beschäftigt.

Bio|chirurgie (↑) *f*: (engl.) *biosurgery*; syn. Madentherapie; Einsatz von Fliegenmaden (z. B. der Species Lucilia sericata) zur Reinigung von Wunden; das Speichelsekret der Maden löst Nekrosen u. Wundbeläge u. frischt die Wundoberfläche an; **Ind.:** Ulkus am diabetischen Fuß*, Dekubitus mit Gewebedefekt, arteriell u. venös bedingte Ulzeration der Haut.

Bio|feed|back (↑; engl. feedback Rückkopplung) *n*: (engl.) *biofeedback*; apparative Rückmeldung von Körperfunktionen, die normalerweise bewusster Wahrnehmung unzugängl. sind, z. B. Herz- u. Atemfrequenz, Blutdruck, EEG-, EMG-, EKG-Signale, Hauttemperatur u. -widerstand; operante Konditionierung* dient als Erklärungsmodell der therap. Wirksamkeit. **Anw.:** in Psychophysiologie u. Verhaltenstherapie* (z. B. bei Migräne, essentieller Hypertonie, neuromuskulärer Verspannung, psychosomat. Erkrankungen). Vgl. Verhaltensmedizin.

Bio|film (↑): (engl.) *biofilm*; strukturierte Gemeinschaft von Mikroorganismen (Bakterien, Pilze, Protozoen u. a.), die an Grenzflächen (z. B. Fest- u. Flüssigphasen) in einer Matrix (aus Exopolysacchariden, DNA, Protein) auf Fremdkörpern u. belebten Oberflächen eingebettet sind, untereinander kommunizieren (Quorum* sensing) u. sogent. Material austauschen können; im Gegensatz zur Wachstumsphase sind die Mikroorganismen im Biofilmstadium metabolisch nicht sehr aktiv, vermehren sich nur wenig u. sind gegenüber Antibiotika weniger empfindl.; Err. schützen sich durch Bildung von B. vor dem Immunsystem des Wirtes. **Klin. Bedeutung:** Ablösen größerer Bakterienansammlungen führt zur metastatischen Verbreitung in geschütztem Verband u. zu septischen Metastasen bei bakterieller Endokarditis. Von bes. Bedeutung sind Fremdkörper-assoziierte Infektionen (sog. Biofilm-assoziierte Implantatinfektionen), die mikrobielle Kontamination u. Besiedlung von Kathetern, Implantaten u. med. Instrumenten (z. B. Venenkatheter, künstl. Herzklappen, Gelenkprothesen u. Endotrachealtubi). Wegen der Affinität versch. Mikroorganismen zu den Oberflächen von Biomaterialien sind etwa die Hälfte der Nosokomialinfektionen* auf chir. Implantate zurückzuführen, häufig verursacht durch Staphylococcus* epidermidis u. Staphylococcus* aureus, auch Pseudomonas* aeruginosa, Enterobakterien, Anaerobier u. Candida albicans.

Bio|generika (↑) *n pl*: Biosimilars*.

Bio|kata|lysatoren (↑; gr. καταλύειν auflösen) *m pl*: (engl.) *biocatalysts*; Substanzen, die eine Reaktion im lebenden Organismus anregen od. beschleunigen; zu den B. zählen Enzyme*, Hormone*, Vitamine*, Wuchsstoffe u. Spurenelemente.

Bio|klimato|logie (↑; gr. κλίμα Gegend, Landstrich; -log*) *f*: (engl.) *bioclimatology*; Wissenschaft, die sich mit der Wirkung des Klimas u. Wetters auf Menschen, Tiere u. Pflanzen befasst. Vgl. Umweltmedizin.

Bio|logie (↑, -log*) *f*: (engl.) *biology*; Wissenschaft von den Lebensvorgängen.

Bio|logika (↑) *n pl*: (engl.) *biologicals*; syn. Biologicals; Oberbegriff für biotechnologisch hergestellte Arzneimittel, die als pharmak. aktive Eiweißmoleküle Rezeptoren od. Signalmoleküle blockieren (z. B. monoklonale Antikörper* od. Fusionsproteine); z. B. TNF*-Blocker, IL-1-Rezeptor-Blocker (Anakinra*), CD3- (Antithymozytenglobulin*) bzw. CD20-Depletion (Rituximab*), CTLA-4-Ig (s. Abatacept).

Bio|lumines̲z̲enz (↑; lat. lu̲men Licht) *f*: s. Lumineszenz.

Bio|mathematik (↑) *f*: (engl.) *biomathematics*; Wissenschaft von Theorie u. Anwendung mathematischer Methoden in Biologie u. Medizin; vgl. Biometrie; Biostatistik.

Bio|metrie (↑; Metr-*) *f*: **1.** (engl.) *biometry*; Zählung u. Messung an Lebewesen; **2.** Wissenschaft von den Methoden der Planung, Durchführung u. statistischen Auswertung von Studien in Biologie u. Medizin; vgl. Biostatistik.

Bio|monitoring (↑; Monitoring*): Messung von Schadstoffen od. deren Metaboliten in biol. Proben (Blut, Serum, Muttermilch, Harn, Haare, Ausatmungsluft u. a.) bzw. von biol. Parametern, deren Änderungen sich aus Exposition mit Schadstoffen od. Belastung durch chem., physik. oder biol. Faktoren (z. B. Blei-, Lärm-, Strahlen-, Dioxinbelastung) ergeben; Untersuchung sowohl einzelner Personen, bei denen Belastungen vermutet werden, als auch von Bevölkerungsgruppen i. R. epidemiol. Studien. **Bestimmung:** Human*-Biomonitoring, BAT*. Vgl. Umwelttoxikologie.

Bi|omphalaria (Bi-*; Omphal-*) *f*: s. Schistosoma.

Bionator *m*: (engl.) *bionator*; herausnehmbarer od. festsitzender kieferorthopädischer Apparat (Zahnspange) zur Kieferregulierung insbes. für Kinder u. Jugendliche; Modifikation des Aktivators*; die grazilere Konstruktion ermöglicht eine geringere Interferenz mit dem Sprechen u. deutl. erhöhten Tragekomfort.

Bi|opsie (Bio-*; Op-*) *f*: (engl.) *biopsy*; Entnahme einer Gewebeprobe am Lebenden u. a. durch Punktion* mit einer Hohlnadel, unter Anw. spez. Instrumente (Zangen, Stanzinstrumente, Biopsiesonden, Bürsten, Schlingen u. a.) od. operativ mit dem Skalpell (Probeexzision*); B. kann ungezielt (sog. Blindpunktion) od. gezielt unter Ultraschall- od. Röntgenkontrolle (CT) bzw. i. R. einer Endoskopie* od. Laparoskopie* durchgeführt werden (Vorteil: makroskop. Organbeurteilung mit Auffinden verdächtiger Bereiche, geringeres Blutungsrisiko); z. B. Feinnadelbiopsie*, Knipsbiopsie*, Stanzbiopsie*, Aspirationsbiopsie*, Bürstenbiopsie*, transbronchiale Zangenbiopsie*, als endoskopische Polypektomie*. Das gewonnene biopt. Material kann histol., zytol. (Punktionszytologie*), immunhistol. (z. B. bei Nieren-* od. Mammabiopsie*), histochem. (z. B. bei Muskelbiopsie*) od. gentechnolog. (z. B. bei Chorionbiopsie*) untersucht werden. Vgl. Kürettage.

Bio|pterin *n*: s. Tetrahydrobiopterin.

Bio|similars (Bio-*): (engl.) *biogenerics*; syn. Biogenerika, Follow-on Biologics; biotechnologisch hergestellte Generika*, die den Wirkstoffen der Originalpräparate ähneln, jedoch nicht identisch sind; Mikroheterogenität entsteht v. a. durch posttranslationale Modifikationen.

Bio|statistik (↑) *f*: (engl.) *biostatistics*; Lehre von Theorie u. Anw. statistischer Meth. in Biologie u. Medizin; vgl. Biomathematik; Biometrie.

Bio|stoff|verordnung (↑): Abk. BioStoffV; „Verordnung über Sicherheit u. Gesundheitsschutz bei Tätigkeiten mit biol. Arbeitsstoffen" vom 27.1.1999 (BGBl. I S. 50), zuletzt geändert am 31.10.2006 (BGBl. I S. 2407); Einteilung von Tätigkeiten mit biologischen Arbeitsstoffen* in „gezielte" (Arbeitsstoff bekannt, Tätigkeit unmittelbar darauf gerichtet, Exposition abschätzbar) u. „nicht gezielte" (mind. eine Bedingung nicht erfüllt); Einstufung biol. Arbeitsstoffe in 4 Risikostufen u. entspr. Zuordnung von Schutzstufen mit zu ergreifenden Sicherheitsmaßnahmen für „gezielte" Tätigkeiten; nach Möglichkeit analoge Maßnahmen für „nicht gezielte" Tätigkeiten, mind. aber allg. Hygienemaßnahmen; Regelung einer Anzeige- u. Aufzeichnungspflicht sowie arbeitsmed. Vorsorge (Untersuchungen, ggf. Schutzimpfungen).

Bio|syn|these (↑; Synthese*) *f*: (engl.) *biosynthesis*; Aufbau org. Verbindungen durch lebende Zellen zur Aufrechterhaltung der physiol. Funktionen des Gesamtorganismus; vgl. Stoffwechsel.

Biot-Atmung (Camille B., franz. Arzt, 1774–1862): (engl.) *Biot's respiration*; auch intermittierende Atmung; Form der periodischen Atmung*; kräftige Atemzüge von gleicher Tiefe werden von plötzl. auftretenden Atempausen unterbrochen. **Vork.:** bei Störungen des Atemzentrums durch direkte Hirnverletzung od. erhöhten intrakraniellen Druck (z. B. inf. intrakranieller Blutungen, Meningoenzephalitis*, Hirnödem); bisweilen bei gesunden Neugeborenen, bes. Frühgeborenen; s. Atmungstypen (Abb. dort).

Biotin *n*: (engl.) *biotin*; 2'-Keto-3,4-imidazolin-2-tetrahydrothiophen-n-valeriansäure; wasserlösliches Vitamin; cyclisches Harnstoffderivat mit einem Thiophanring u. 3 asymmetr. C-Atomen; nur D-(+)-Biotin ist biol. aktiv; Biosynthese durch die Darmflora; Vork. in Nahrungsmitteln häufig nur in geringer Konzentration; B. ist Coenzym u. Carboxycarrier der Carboxylasen*, an die es amidartig an ε-Lysinrest gebunden ist. Bei der Katalyse entsteht unter ATP- u. Hydrogencarbonatverbrauch N-Carboxybiotin. Bei Glukoneogenese (Pyruvatcarboxylase), Fettsäurebiosynthese (Acetyl-CoA-Carboxylase) u. Betaoxidation ungeradzahliger Fettsäuren (Propionyl-CoA-Carboxylase) werden COO^--Gruppen übertragen. **Bedarf:** inf. mikrobieller Biosynthese schlecht schätzbar; bis 200 µg/d werden je zur Hälfte über Urin u. Faeces ausgeschieden; vgl. Nährstoffzufuhr, empfohlene (Tab. dort). **Mangelerscheinungen:** Bei extremer Ernährung, z. B. häufigem Verzehr roher Eier (inf. des im Eiklar enthaltenen Avidins, das B. bindet), Alkoholkrankheit u. parenteraler Ernährung (gestörte Darmflora) kann die Bedarfsdeckung nicht erfolgen. Folgen: Dermatitis, Haarausfall, Anorexie, Übelkeit u. Depressionen. Angeb. Mangel an Holocarboxylase-Synthase (bindet B. an den Lysinrest) führt zu multiplem Carboxylasemangel. **Hypervitaminose:** weder alimentär noch bei therap. Anwendung hoher Dosierungen bekannt.

Biotinidase|de|fekt *m*: (engl.) *biotinidase deficiency*; Biotinidasemangel; autosomal-rezessiv erbl. Stoffwechselanomalie mit ungenügender Biotinidaseaktivität (Genlocus 3p25); die Spätform wird auch als multipler Carboxylasedefekt* bezeichnet. **Sympt.:** bereits im Säuglingsalter zerebrale Krampfanfälle, muskuläre Hypotonie, Alopezie, Hörverlust (Akustikusatrophie), Ataxie, Laktazidämie, Propionazidämie; **Diagn.:** Bestimmung der Biotinidaseaktivität in Erythrozyten; pränatale Diagn. ist möglich. Neugeborenen*-Screening empfohlen; **Ther.:** Gabe von Biotin*.

Bio|trans|formation (Bio-*; Transformation*) f: (engl.) biotransformation; v. a. in der Leber stattfindende Metabolisierung durch enzymat. Umsetzung von lipophilen körpereigenen Stoffen, Pflanzeninhaltsstoffen, mikrobiellen Abbauprodukten (in Lebensmitteln enthalten od. durch Eiweißfäulnis* entstanden) u. Xenobiotika* (z. B. Pharmaka, Konservierungsstoffe, Pestizide) in wasserlösl. Metaboliten, die mit Galle od. Harn ausgeschieden werden; B. führt zur Abschwächung u. Entgiftung* einer Substanzwirkung, aber auch zu ihrer Aktivierung (sog. Giftung*); genet. Polymorphismus* bedingt unterschiedl. Abbau von Pharmaka (z. B. schnelle u. langsame Acetylierer) u. führt zu Abweichungen in Wirkstärke u. -dauer von Arzneimitteln. **Einteilung: Phase 1:** Oxidation (z. B. von Alkohol, Barbituraten, Anilinderivaten) v. a. durch Zytochrom*-P-450-Isoenzyme, Alkoholdehydrogenase*, Aldehydoxidase u. Monoaminoxidase*; auch Reduktion (z. B. von Aldehyden, Azo- u. Nitroverbindungen) u. Hydrolyse (z. B. von Estern, Amiden, Epoxiden, Glykosiden); **Phase 2:** Konjugation durch Koppelung mit v. a. aktivierter Glukuron- (s. Glukuronide), Schwefel- od. Essigsäure, mit N-Adenosylmethionin, Glutathion, Glycin od. Glutamin; in beiden Phasen können sich tox. Metaboliten bilden, die bei hoher Dosierung, eingeschränkter Leber- od. Nierenfunktion zu hepat. Koma od. Urämie führen können. Best. Substanzen führen zur Enzyminduktion* u. beschleunigen die B., inhibitor. Substanzen (z. B. zus. verabreichte Arzneimittel od. Grapefruitprodukte) verlangsamen sie (Arzneimittelinteraktion; s. Interaktion) u. können so z. B. die Wirkung eines Arzneimittels steigern (bei Arzneimitteleinnahme beachten).
Bio|typ (↑): s. Biovar.
Bio|var (↑) n: **1.** (genet.) Bakterienstamm mit einem Phänotypus* aus Individuen eines Genotypus*; **2.** (biochem.) Bakterienstämme, die durch biochem. Untersuchungsmethoden voneinander abgegrenzt werden können. Vgl. Varietas.
Bio|verfügbarkeit (↑): (engl.) bioavailability; Bez. für Geschwindigkeit u. Ausmaß, in denen der therap. wirksame Anteil eines Arzneimittels* aus den jeweiligen Arzneiformen* freigesetzt u. resorbiert bzw. am Wirkungsort verfügbar wird; als **absolute** B. mit Bezug auf i. v. Gabe als Referenz u. als **relative** B. mit Bezug auf die Gabe einer Vergleichsarzneiform als Referenz; lässt sich durch Messung der Arzneistoffkonzentration in den Körperflüssigkeiten sowie des akuten pharmak. Effekts bestimmen; vgl. Bioäquivalent.
Bio|zide (↑; -zid*) n pl: (engl.) biocide; Wirkstoffe od. Zubereitungen mehrerer Wirkstoffe, die u. a. Viren, Bakterien, Pilze, Schädlinge abtöten; **Anw.:** zur Vorbeugung von Infektionskrankheiten u. Lebensmittelverderb sowie zur Schädlingsbekämpfung; Desinfektionsmittel haben in ausreichenden Konz. meist biozide Wirkung; **Einteilung:** je nach abzutötendem Organismus u. a. in Viruzide, Bakterizide, Fungizide, Insektizide, Molluskizide (gegen Schnecken), Rodentizide (gegen Nagetiere).
BIPAP: Abk. für (engl.) biphasic positive airway pressure; s. Beatmung (assistiert); über Nasenmaske

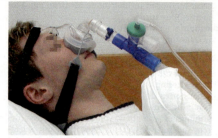

BIPAP: nichtinvasive Beatmung (nBIPAP) [9]

(vgl. Atemmaske) als nBIPAP (Abk. für engl. nasal BIPAP, s. Abb.).
bi|partitus (lat.): in 2 Teile geteilt.
Biperiden (INN) n: (engl.) biperiden; vorwiegend zentral wirkendes Anticholinergikum*; **Ind.:** Parkinson*-Syndrom, durch z. B. Neuroleptika bedingte extrapyramidale Symptome u. a.; s. Parasympatholytika.
Bi|phenyle, poly|chlorierte n pl: (engl.) polychlorinated biphenyls; Abk. PCB; $C_{12}H_{10-n}Cl_n$; stabile, öl- bis wachsartige fettlösl. Substanzen mit Chlorgehalt von 20–60 %; hohe Persistenz in der Umwelt u. Bioakkumulation*; Herstellung u. Verw. in Deutschland verboten; früher vielfach in der Industrie verwendet (als Transformator- u. Kondensatorflüssigkeit, Weichmacher für Lacke u. Klebstoffe, plast. Fugendichtungen); **klin. Bedeutung:** p. B. verursachen Chlorakne* u. Leberschäden; vgl. Yusho-Krankheit.
bi|polaris (Bi-*; gr. πόλος Achsenende, Pol): (engl.) bipolar; mit 2 Polen, Fortsätzen.
Birdshot-Retino|pathie (engl. bird shot feiner Schrot; Retina*; -pathie*) f: (engl.) birdshot retinopathy; auch Schrotschussretinopathie; HLA-A29-assoziierte Erkr. mit multifokaler Entz. von Retina, Pigmentepithel u. Choroidea (s. Abb.); **Sympt.:** Sehminderung unterschiedl. Ausmaßes, z. T. ausgedehnte narbige Fundusveränderungen; **Diagn.:** klinisches Bild, HLA-Typisierung, Fluoreszenzangiographie; **Ther.:** antiinflammatorisch, kann Progredienz häufig vermindern.

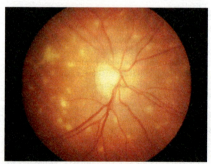

Birdshot-Retinopathie [106]

Birke: (engl.) birch; Betula pendula (Hängebirke), Betula pubescens (Moorbirke); Baum aus der Fam. der Birkengewächse, dessen Blätter (Betulae folium) Flavonoide, Saponine, Gerbstoffe u. ätherische Öle enthalten; aquaretische Wirkung; **Verw.:** bei bakteriellen u. entzündl. Erkrankungen der Harnwege, Nierengrieß, unterstützend bei rheumat. Beschwerden.

Birkhäuser-Tafeln: s. Sehprobentafeln.

Bisabolol *n*: s. Levomenol.

Bisacodyl (INN) *n*: (engl.) *bisacodyl*; Laxans* aus der Gruppe der Triarylmethane.

Bi|sexualität (Bi-*; Sexual-*) *f*: (engl.) *bisexuality*; auch Ambisexualität; Bez. für sexuelle Aktivität, Erregbarkeit u. Orientierung gegenüber Frauen u. Männern ohne deutl. Präferenz eines Geschlechts; bis Ende der Pubertät ist B. die Regel (psychoanalyt. wird eine sog. prinzipielle B. des Menschen angenommen); bei Erwachsenen im Vergleich zu überwiegend heterosexuellem od. überwiegend homosexuellem Verhalten eher die Ausnahme.

Bisgaard-Zeichen: (engl.) *Bisgaard's sign*; Kulissendruckschmerz retromalleolär bei Thrombose* (Abb. dort) der Beinvenen.

Bishop-Koop-Ana|stomose (Anastomose*) *f*: (engl.) *Bishop-Koop anastomosis*; Verf. zur Wiederherstellung der Darmpassage nach Mekoniumileus* mit ausgeprägtem Kalibersprung zwischen proximal u. distal des Propfs gelegenem Ileum (s. Abb.); Resektion u. End-zu-Seit-Anastomose* mit Ileostoma zur Dekompression u. um Spülungen zu ermöglichen.

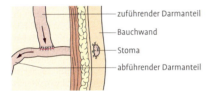

Bishop-Koop-Anastomose

Bishop-Score *m*: gebh. Index zur progn. Beurteilung des Geburtsverlaufs, in den Position, Länge u. Konsistenz der Portio, Muttermundweite u. Höhe der kindl. Leitstelle* eingehen.

Bismut *n*: (engl.) *bismuth*; syn. Wismut; chem. Element, Symbol Bi, OZ 83, rel. Atommasse 208,98; zur Stickstoffgruppe gehörendes 2-, 3- u. 5-wertiges Halbmetall.

Bismuth-Klassifikation (H. B., Chir., Paris) *f*: s. Gallengangkarzinom.

Bismut|in|toxikation (Intoxikation*) *f*: (engl.) *bismuth poisoning*; syn. Bismutismus, Bismutose, Wismutintoxikation; Vergiftung durch Bismut* u. seine Verbindungen; selten, da schlechte enterale Resorption; **Sympt.:** ähnl. der Quecksilberintoxikation* bzw. Blei*-Intoxikation; typ. sind Wismutsaum (s. Stomatitis), Durchfälle u. Nierenschäden (Wismutnephropathie).

2,3-Bis|phospho|glycerat-Zyklus *m*: (engl.) *2,3-bisphosphoglycerate cycle*; syn. Rapoport-Luebering-Shunt; Umgehung der durch Phosphoglyceratkinase* katalysierten Reaktion der Glykolyse*; 1,3-Bisphosphoglycerat wird durch eine Mutase in Anwesenheit von 3-Phosphoglycerat zu 2,3-Bisphosphoglycerat (Abk. 2,3-BPG) umgesetzt, von dem durch eine Phosphatase ein Phosphatrest abgespalten wird. Das entstandene 3-Phosphoglycerat geht in die Glykolyse ein. In Erythrozyten reguliert 2,3-BPG als allosterischer Effektor des Hämoglobins den Sauerstofftransport (vgl. Sauerstoff-Dissoziationskurve).

Bis|phosphonate *n pl*: (engl.) *bisphosphonates*; pharmak. Substanzgruppe mit struktureller Ähnlichkeit zur Pyrophosphorsäure*; B. reichern sich in der Knochenmatrix an u. werden während des Abbauprozesses von Osteoklasten* aufgenommen; **Wirkung:** Hemmung der Reifung u. Funktion von Osteoklasten u. damit der Knochenresorption; **Vertreter:** Alendronsäure*, Clodronsäure*, Etidronsäure*, Ibandronsäure*, Risedronsäure*, Zoledronsäure*; **Ind.:** Knochentumoren*, Hyperkalzämiesyndrom (s. Hyperkalzämie), Ostitis* deformans Paget u. Osteoporose*.

Biss|an|omalie (Anomalie*) *f*: (engl.) *malocclusion*; angeborene od. erworbene Fehlstellung der Zähne od. Kiefer; vgl. Kopfbiss; Kreuzbiss.

Biss|höhe: (engl.) *vertical dimension*; Entfernung des Unterkiefers zum Oberkiefer bei Schlussbiss*; durch Zahnverlust kann die B. deutl. absinken.

Biss|lage: (engl.) *occlusion*; Verhältnis der Zahnbögen zueinander in sagittaler, transversaler u. vertikaler Ebene.

Biss, offener: (engl.) *open bite*; syn. Hiatodontie, Apertognathie; Lückenbildung zwischen den Zahnreihen; **Einteilung: 1.** dental o. B.; **Urs.:** Zungenlage, Lutschgewohnheiten; **2.** skelettal o. B.; **Urs.:** Divergenz der Kieferbasen; rachit. Deformierung der Kiefer (heute selten).

Biss|sperre: (engl.) *closed bite*; syn. Kiefersperre; vollständiges od. teilweises Auseinandersperren der Zahnreihen inf. totaler Kieferluxation* ohne Reposition od. Kieferfehlbildungen.

Biss|verletzung: (engl.) *bite injury*; durch Menschen- od. Tierbiss zugefügte Körperverletzung* mit obligater Kontamination der Wunde durch die orale Bakterienflora*; **Klin.:** Komb. aus Riss- u. Quetschverletzung mit unregelmäßigen Wundrändern, große Variabilität der Wundformen mit hoher Infektionsrate (s. Abb.); **Diagn.:** großzügige Wundexploration operativ (cave: Kulissenbildung, übersehene Verletzung tieferer Strukturen), mikrobiol. Abstrich, ggf. Rö.; Ausschluss von Tollwut, Hepatitis, HIV u. a., Kontrolle des Tetanus-Impfstatus; **Ther.:** Wundexploration u. -débridement (s. Wundmanagement), Drainage, kein primärer Verschluss, Ruhigstellung; ggf. i. v. Antibiose, bei Gifttieren ggf. Antiserum; Postexpositionsprophy-

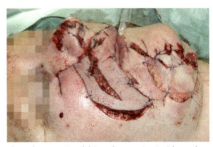

Bissverletzung: Hundebissverletzung im Gesicht nach Primärversorgung mit Adaptationsnähten [58]

laxe bei HIV-Infektion; engmaschige klin. Kontrolle.
Bitot-Flecke (Pierre A. B., Arzt, Bordeaux, 1822–1888): (engl.) *Bitot's spots*; mattweiße, schaumartige Flecken im Lidspaltenbereich der Conjunctiva (meist am temporalen Kornealrand) bei Xerophthalmie*.
Bitter|klee: (engl.) *buckbean*; Fieberklee; Menyanthes trifoliata; Sumpfpflanze der Fam. Menyanthaceae, deren Laubblätter (Menyanthis folium, Trifolii fibrini folium) Bitterstoffe enthalten, die die Magen- u. Speichelsekretion fördern; **Verw.:** bei Appetitlosigkeit u. dyspeptischen Beschwerden.
Bitter|salz: Magnesiumsulfat*.
Bitumino|sulfonat *n*: s. Schieferöl, sulfoniertes.
Bi|uret *n*: (engl.) *biuret*; NH_2—CO—NH—CO—NH_2; farblose, feste Verbindung; entsteht bei trockenem Erhitzen aus 2 Molekülen Harnstoff unter Abspaltung eines Moleküls Ammoniak (Harnstoffnachweis durch Geruch des NH_3).
Bi|uret|re|aktion *f*: (engl.) *biuret reaction*; sog. allg. Eiweißreaktion; Substanzen, die wie Biuret* 2 Peptidbindungen od. mehr besitzen, bilden in alkal. Lösung mit Kupferionen einen rosa-roten bzw. blau-violetten Komplex, dessen Farbintensität ihrer Konz. proportional ist; **Anw.:** quant. Proteinbestimmung*.
Bi|valirudin (INN) *n*: (engl.) *bivalirudin*; Hirudin*-Analogon zur i. v. Antikoagulation i. R. einer PCI*; Therapiekontrolle durch aPTT* u. Ecarinzeit*. Vgl. Antikoagulanzien.
Bi|zeps|re|flex (lat. biceps zweiköpfig; Reflekt-*) *m*: syn. Biceps-brachii-Reflex; s. Reflexe (Tab. 1 dort).
Bi|zeps|sehnen|re|flex (↑; Reflekt-*) *m*: Abk. BSR; syn. Biceps-brachii-Reflex; s. Reflexe (Tab. 1 dort).
Bi|zeps|syn|drom (↑) *n*: (engl.) *biceps muscle syndrome*; Bizeps-brevis-Syndrom, Bizeps-longus-Syndrom; s. Periarthropathia humeroscapularis.
Bjerrum-Schirm (Jannik B., Ophth., Kopenhagen, 1829–1892): (engl.) *tangent screen*; zur Kampimetrie* verwendeter schwarzer Tuchschirm mit zentralem Fixierpunkt u. konzentr. (weißen) Ringen.
Bjerrum-Skotom (Jannik Petersen B., Ophth., Kopenhagen, 1851–1920; gr. σκότος Dunkelheit; -om*): (engl.) *Bjerrum's scotoma*; syn. Bjerrum-Zeichen; durch Druckschädigung von Nervenfaserbündeln am Papillenrand bei Glaukom* auftretendes, ring- od. bogenförmiges Skotom*.
BK: Abk. für Berufskrankheit*.
Bk: chem. Symbol für Berkelium*.
BK-mole-Syn|drom (engl. *mole* Muttermal) *n*: Kurzbez. für Nävusdysplasie*-Syndrom; benannt nach den Initialen der Familiennamen der ersten 2 beschriebenen, verwandten Patienten.
BKV: Abk. für Berufskrankheiten*-Verordnung.
BK-Virus (Virus*) *n*: s. Polyomavirus.
Blackfan-Diamond-An|ämie (Kenneth D. B., Päd., Boston, 1883–1941; Louis K. D., Päd., Boston, 1902–1999; Anämie*) *f*: (engl.) *Blackfan-Diamond anemia*; syn. Aase-Syndrom, Diamond-Blackfan-Anämie; angeb. chron. Form der pure* red cell aplasia (Störung der Erthrozytopoese*); **Häufigkeit:** mehr als 200 Fälle bekannt; **Urs.:** Mutation im Gen für das ribosomale Protein S19 (Abk. RPS19) mit autosomal-rezessivem (Genlocus 19q13.2) bzw. autosomal-dominantem (Genlocus 8p23.3–p22) Erbgang; **Sympt.:** kongenitale aplastische Anämie*, Wachstumsretardierung, Daumentriphalangie, radiale Hypoplasie, verspäteter Verschluss der Fontanellen, parietale Foraminae, Agenesie der Claviculae, bifide thorakale Wirbelkörper, Hypoplasie von Sakralwirbeln, Os coccygis u. Os ileum, VSD, Coarctatio* aortae.
black heel (engl. schwarze Ferse): syn. Basketballferse, Tennisferse; Bez. für intrakoriale Hämatome*, die bei best. Sportarten (Tennis, Basketball) nach wiederholten kleinen Traumen an den Fersen auftreten.
Black|out (engl. Verdunkelung): plötzl. einsetzendes, kurzfristiges Aussetzen der Gedächtnis-, Sprach- u. Denkfunktion bei starker psych. Anspannung bis hin zur Bewusstlosigkeit*; vgl. Amnesie.
Blähungen: s. Flatulenz.
Bläschen|atmen: s. Atemgeräusche.
Bläschen|drüse: (engl.) *seminal gland*; Glandula vesiculosa, Glandula seminalis, Vesicula seminalis; Samenbläschen; beim Mann zwischen Blasengrund u. Rektum gelegene paarige blindsackförmige Ausstülpungen lateral von der Ampulle des Samenleiters; ihr Ausführungsgang (Ductus excretorius) mündet zusammen mit dem Samenleiter als Ductus ejaculatorius in die Pars prostatica der Harnröhre; **Funktion:** Produktion eines alkal., fruktosereichen Sekrets, das dem Sperma* (Tab. dort) beigemischt wird; enthält u. a. das zinkbindende Protein Seminogelin* I.
Bläschen|drüsen|a|plasie (A-*; -plasie*) *f*: (engl.) *aplasia of the seminal vesicle*; ein- od. beidseitiges Fehlen der Bläschendrüsen*; oft mit gleichzeitigem Fehlen des Ductus deferens (Duktusaplasie).
Bläschen|drüsen|entzündung: s. Vesikulitis.
Bläschen|drüsen|fistel (Fistel*) *f*: (engl.) *cysto-seminal fistula*; von den Bläschendrüsen* ausgehende Fistel mit variabler Endung (häufig Rektum od. Harnblase); **Vork.:** z. B. nach Op., Pfählungsverletzung, Beckenfraktur; **Klin.:** chron. rezidiv. Vesikulitis*, Entleerung von Bläschendrüsensekret mit Urin oder Stuhl; **Diagn.:** Ejakulat- u. Urinuntersuchung, transrektale Ultraschalluntersuchung, MRT, Koloskopie, Zystoskopie; **Ther.:** Antibiotika, op. Fistelverschluss.
Bläschen|drüsen|tumor (Tumor*) *m*: (engl.) *tumor of the seminal vesicle*; Neubildung im Bereich der Bläschendrüsen; sehr selten primäres Karzinom, Sarkom od. Metastase, meist Infiltration eines Blasen- od. Prostatakarzinoms.
Blässe, peri|orale: (engl.) *circumoral pallor*; für Scharlach* charakterist. Blässe um den Mund herum.
Blakemore-Sonde (Arthur H. B., Chir., New York, 1897–1970) *f*: (engl.) *Sengstaken-Blakemore tube*; Sengstaken-Blakemore-Sonde; s. Ballonsonde.
Blalock-Hanlon-Operation (Alfred B., Chir., Baltimore, 1899–1964) *f*: (engl.) *Blalock-Hanlon operation*; Atrioseptektomie; op. Herstellung eines Defekts im Vorhofseptum; **Ind.:** palliativ bei Transposition* der großen Arterien, Trikuspidalatresie*, Linksherzhypoplasie*. Vgl. Ballonatrioseptostomie.

Blalock-Taussig-Operation (↑; Helen B. Taussig, amerikan. Päd., 1898–1986) *f*: (engl.) *Blalock-Taussig operation*; op. Verfahren mit End-zu-Seit-Anastomosierung einer A. subclavia mit dem gleichseitigen Hauptast der A. pulmonalis (s. Abb.) jenseits der Stenose bei angeb. zyanot. Herzfehlern mit verminderter Lungendurchblutung, z. B. Fallot*-Tetralogie od. Trikuspidalatresie*, um einen Teil des hypoxäm. Aortenbluts erneut der Lunge zuzuführen (Besserung der pulmonalen Perfusion); meist modifiziert durch Implantation eines Interponats* zwischen A. subclavia u. A. pulmonalis od. durch zentralen aortopulmonalen Shunt (zwischen Aorta ascendens u. A. pulmonalis). Vgl. Aortenanzapfsyndrom, diastolisches.

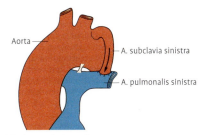

Blalock-Taussig-Operation

blande (lat. blandus schmeichelnd, freundlich): (engl.) *bland*; nicht entzündlich, mild verlaufend.

Blandin-Nuhn-Drüse (Philippe F. B., Chir., Paris, 1798–1849; Anton N., Anat., Heidelberg, 1814–1889): s. Glandula lingualis anterior.

Bland-White-Garland-Syn|drom (Edward F. B., amerikan. Kardiol., geb. 1901; Paul D. W., Kardiol., Boston, 1886–1973; Hugh G., amerikan. Kardiol.) *n*: (engl.) *Bland-White-Garland syndrome*; Kurzbez. BWG-Syndrom; seltener angeborener Herzfehler* mit Ursprung der A. coronaria sin. aus der A. pulmonalis; **Klin.:** (nach 1- bis 2-monatigem unauffälligem Verlauf) Angina* pectoris u. rezidiv. anteroseptaler Herzinfarkt*; **Ther.:** op. Koronarreimplantation in die Aorta; **Progn.:** ohne op. Korrektur oft letaler Ausgang im 2. Lebenshalbjahr; bei ausreichender Kollateralentwicklung jahrzehntelange Beschwerdefreiheit möglich.

Blaschko-Linien (Alfred B., Dermat., Berlin, 1858–1922): (engl.) *Blaschko lines*; Liniensystem der Haut, das durch die Auswanderung des Ektoderms entsteht u. dessen Verlauf viele kongenitale Dermatosen (z. B. epidermaler Nävus*, Ichthyosen*, ILVEN*, KID*-Syndrom, Incontinentia* pigmenti, Goltz*-Gorlin-Syndrom, Porokeratosis* Mibelli) folgen.

Blase: 1. (engl.) *bulla*; (dermat.) Bulla*; 2. (engl.) *bladder*; (anat.) Kurzbez. für Harnblase*; vgl. Gallenblase.

Blasen|a|tonie (Atonie*) *f*: (engl.) *atonic bladder*; veraltete Bez. für unterschiedliche urodynam. Entitäten: 1. Detrusorareflexie*; 2. Harnverhalt im akuten Stadium einer Blasenlähmung*; vgl. Blasenentleerungsstörung.

Blasen|auslass|obstruktion (Obstructio*) *f*: (engl.) *bladder outlet obstruction* (Abk. BOO); Behinderung des Urinflusses am Übergang von Blase zur Urethra (sog. Blasenauslass); **Urs.:** Veränderungen von Blasenhals (s. Blasenhalsstenose*), Schließmuskel (Detrusor*-Sphinkter-Dyssynergie) od. Prostata, v. a. im Rahmen des benignen Prostatasyndroms* als BPO (Abk. für engl. benign prostatic obstruction); **Klin.:** s. Blasenentleerungsstörung.

Blasen|auto|matie (Automatismen*) *f*: s. Reflexblase.

Blasen|auto|nomie (gr. αὐτόνομος selbständig) *f*: s. Blasenlähmung.

Blasen|di|vertikel (Divertikel*) *n*: (engl.) *bladder diverticulum*; sackartige Ausstülpung der Blasenwand mit reduziertem M. detrusor vesicae od. nur der Blasenschleimhaut (Pseudodivertikel; z. B. Uretermündungsdivertikel*) mit versch. weiten Verbindungen zum Blasenlumen; **Urs.:** 1. idiopath.; 2. erworbene Blasenwandschwäche inf. mechan. Blasenentleerungsstörung (Striktur der Urethra, Blasenhalsstarre, chron. Prostatitis, benignes Prostatasyndrom*), postoperativ durch ungenügenden Verschluss der Blasenmuskulatur od. narbigen Zug benachbarter Organe (postoperativ od. posttraumatisch); 3. selten kongenital, z. B. Blasenscheiteldivertikel (Reste des Urachus); **Klin.:** oft asymptomatisch; evtl. Harnweginfektionen, seltener Harnstrahlabschwächung, zweizeitige Miktion; bei Uretermündungsdivertikel* (Abb. dort) oft in Komb. mit vesikoureterorenalem Reflux*; **Kompl.:** Restharnbildung, Steinbildung, Kompression von Ureter od. Urethra; **Diagn.:** Palpation, Ultraschalldiagnostik, Zystoskopie, Miktionszystourethrographie, retrograde Zystographie (s. Abb.); **Ther.:** bei Beschwerden op. Entfernung; **DD:** Balkenblase* mit divertikelähnlichen Veränderungen der Harnblasenwand.

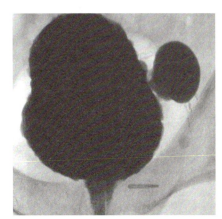

Blasendivertikel: der linken Seitenwand (retrograde Zystographie) [131]

Blasen|drainage (Drainage*) *f*: (engl.) *bladder drainage*; künstl. Harnableitung bei persistierender od. passagerer Blasenentleerungsstörung* mit transurethralem od. suprapubischem Blasenkatheter*.

Blasen|druck: (engl.) *bladder pressure*; Innendruck der Harnblase, hervorgerufen durch Abdominaldruck u. Druck des M. detrusor vesicae; s. Zystomanometrie.

Blasendysfunktion

Blasen|dys|funktion (Dys-*; Functio*) *f*: (engl.) *bladder dysfunction*; Sammelbez. für Blasenspeicher-* u. Blasenentleerungsstörung*.

Blasen|ek|strophie (Ekstrophie*) *f*: (engl.) *bladder exstrophy*; Blasenspalte, Spaltblase; seltene Entwicklungsstörung der Genitalhöcker u. der Kloakenmembran mit konsekutiver Spaltbildung der Bauchwand zwischen Nabel u. Genitale, des knöchernen Becken (klaffende Symphyse), der Blase u. des stark verkürzten, dorsal flektierten Penis (Epispadie*) bzw. der Klitoris u. der kleinen Labien; Blasenplatte liegt offen, hat sich nicht zum Hohlorgan verschlossen u. ist Teil der Bauchdecke (s. Abb.), die Urethra ist eine offene Rinne; **Vork.:** evtl. zusammen mit weiteren Fehlbildungen (z. B. Retentio testis, Inguinalhernie, anorektaler Defekt, persistierende Kloake); **Häufigkeit:** 1:10 000–50 000 Lebendgeburten; Androtropie (m:w = 2:1); **Ther.:** Blasenaufbauplastik mit Harnröhren- u. Sphinkterrekonstruktion, Penisaufbau, Becken- u. Bauchdeckenverschluss (ein- od. mehrzeitig); alternativ mit primärer kontinenter Harnableitung (Conduit*) od. katheterisierbarer Pouch*). Vgl. Blasenfehlbildungen; Epispadie-Ekstrophie-Komplex.

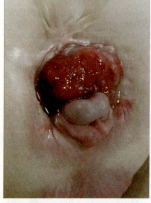

Blasenekstrophie: männlicher Säugling mit offen liegender Blasenplatte u. epispadem Genital [36]

Blasen|ek|topie (Ek-*; gr. τόπος Ort) *f*: (engl.) *ectopy of the bladder*; Ektopia vesicae; Blasenfehllage; für Blasenekstrophie* typ. Muskel- u. Skelettdefekt mit tief stehendem u. lang gezogenem Nabel u. Blasenverlagerung unter die Bauchhaut, jedoch ohne Defekt am unteren Harntrakt.

Blasen|endo|metriose (End-*; gr. μήτρα Gebärmutter; -osis*) *f*: (engl.) *endometriosis of the bladder*; Endometriose* der Harnblase*; **Sympt.:** zykl. Hämaturie, Dysurie; **Diagn.:** Zystoskopie* mit Biopsie, transvaginale od. transabdominale Sonographie (Ausschluss Harnstau), selten MRT; **Ther.:** operativ (Exzision der Endometrioseherde, ggf. Teilzystekomie) u./od. Pharmakotherapie; s. Endometriose.

Blasen|entleerungs|störung: (engl.) *voiding dysfunction*; Sammelbez. für Miktionsstörungen mit bezüglich Blasendruckentwicklung, Koordination, Sensorik u./od. Effektivität der Entleerung gestörter Funktion des unteren Harntrakts mit Dysurie*, Harnverhalt* u. Bildung von Restharn*; **Einteilung:** 1. Detrusor-vesicae-bedingte B.: inf. myogener, neurogener, psychogener od. idiopath. Detrusorhypokontraktilität*; 2. Blasenauslass-bedingte B.: z. B. bei mechan. (z. B. Harnröhrenenge) od. funktioneller (z. B. Detrusor*-Sphinkter-Dyssynergie) Obstruktion od. benignem Prostatasyndrom* (s. Blasenauslassobstruktion*); 3. Mischformen.

Blasen|entzündung: s. Zystitis.

Blasen|ersatz, ortho|toper: (engl.) *orthotopic bladder substitution*; Bildung einer Ersatzblase zur Harnspeicherung in einer der Harnblase entsprechenden Position; Ziel ist ein niedriger Reservoir-Innendruck u. Erhaltung der Kontinenz (im Gegensatz zum Conduit*); **Formen:** meist Dünndarmersatzblase*.

Blasen|erweiterungs|plastik *f*: (engl.) *bladder augmentation*; syn. Augmentationszystoplastik; op. Verf. zur Erweiterung der Harnblase; **Ind.:** zum langfristigen Erhalt der Nierenfunktion u. Harninkontinenzbehandlung bei Erkr. mit verminderter Blasenkapazität u./od. reduzierter Dehnbarkeit (angeborene Fehlbildung, z. B. Blasenekstrophie, od. erworben, z. B. als Schrumpfblase* od. neurogen bei Multipler Sklerose, Meningomyelozele); **Formen:** 1. Erweiterung der detubularisierten (an der von der Gefäßversorgung abgewandten Seite eröffneten u. zu einer Platte geformen) Darmsegmenten od. Magenwand; 2. Autoaugmentation (Schaffung eines Divertikels nach teilweiser Entfernung der fibrosierten Muskulatur am Blasendach).

Blasen|fehl|bildungen: (engl.) *malformations of the urinary bladder*; angeb. Fehlbildungen der Harnblase; **Formen:** 1. Blasenekstrophie*; 2. Blasenektopie*; 3. Blasenfistel*; 4. Doppel- od. Sanduhrblase (Vesica duplex od. Vesica partita), Blase mit vollkommener od. unvollkommener Scheidewand; 5. Aplasie bzw. Agenesie der Blase, sehr selten.

Blasen|fistel (Fistel*) *f*: (engl.) *bladder fistula*; Verbindung zwischen Harnblase u. Körperoberfläche (äußere B.) od. anderen Hohlorganen (innere B.); **Vork.:** 1. (selten) angeboren, z. B. als Urachusfistel od. Fissura vesicalis superficialis; 2. erworben inf. Trauma, Entz., Tumor od. nach Op.; vgl. Urogenitalfistel, Darmfistel; 3. therap. i. R. künstlicher Harnableitung*; vgl. Blasenpunktion, suprapubische.

Blasen|geschwür: s. Ulcus vesicae.

Blasen|hals: (engl.) *bladder neck*; cervix vesicae; sich trichterförmig verjüngender Teil der Harnblase*, aus dem die Urethra* hervorgeht; beinhaltet inneren Blasenschließmuskel (Musculus* sphincter urethrae internus) u. Ostium urethrae internum.

Blasen|hals|sklerose (Skler-*; -osis*) *f*: s. Blasenhalsstenose.

Blasen|hals|stenose (Steno-*; -osis*) *f*: (engl.) *bladder neck stenosis*; syn. Blasenhalsobstruktion; mechan. od. funktionelle Verengung des Blasenhalses mit Behinderung des Harnflusses; **Urs.:** 1. angeb. Fehlbildung (Klappen od. Engen); vgl. Harnröhrenfehlbildungen; 2. vernarbende Entz. (z. B. Blasenhalssklerose inf. chron. Prostatitis, vgl. Sphinkterklerose); 3. postop. Narbenkontraktur (sog. Prostatalogenstriktur); **Klin.:** häufig Blasenentleerungsstörung* mit zunehmendem Restharn*. Vgl. Blasenauslassobstruktion.

Blasen|hernie (Hernie*) *f*: (engl.) *hernia of the bladder*; Hernie* mit Harnblasenanteilen im Bruchsack; **Vork.:** v. a. bei direkter Leistenhernie des Mannes u. Schenkelhernie der Frau.

Blasen|in|kontinenz (Inkontinenz*) *f*: s. Harninkontinenz.

Blasen|in|stabilität *f*: (engl.) *unstable bladder*; ungewollte, nicht unterdrückbare Kontraktionen des M. detrusor vesicae in der Füllungsphase der Blase (idiopath. Detrusorhyperaktivität*); vgl. Dranginkontinenz.

Blasen|in|stillation (Instillation*) *f*: (engl.) *bladder instillation*; therap. Einbringen von Flüssigkeit in die Harnblase; **Anw.:** z. B. bei Blasenkarzinom*, unstillbarer Blasenblutung (vgl. Formalininstillation, intravesikale).

Blasen|karzino|gene (Karz-*; -gen*) *n pl*: (engl.) *bladder carcinogen*; auf das Urothel (entsprechend der Oberflächenverteilung v. a. in der Harnblase) karzinogen wirkende Substanzen; u. a. aromatische Amine*.

Blasen|karzinom (Karz-*; -om*) *n*: (engl.) *bladder carcinoma*; Karzinom* der Harnblase; **Epidemiol.:** typ. Erkrankungsalter nach dem 60. Lj.; m : w = 3 : 1; **Urs.:** u. a. aromat. Amine (s. Blasenkarzinogene), chron. Zystitis (z. B. bei Schistosomiasis*); **Pathol.:** histol. meist papilläres Urothelkarzinom,

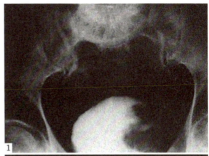

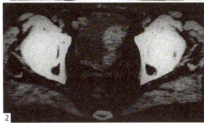

Blasenkarzinom: 1: Karzinom der linken Seitenwand im Infusionsurogramm, 2: im CT [6]

seltener anaplast. Karzinom, Plattenepithel- od. Adenokarzinom; Metastasierung in regionäre Lymphknoten u. hämatogen in Leber, Lunge, Skelett u. Peritoneum; **Einteilung:** nach TNM-Klassifikation (s. Tab.); **Klin.:**

Leitsymptom: schmerzlose Hämaturie*

evtl. Dysurie u. Pollakisurie, Pyurie, Schmerzen in der Lendengegend, Harnstauung bei Verlegung eines Ureterostiums; **Diagn.:** Harnzytologie, bimanuelle Untersuchung (evtl. in Narkose), bildgebende Verf. (s. Abb.), Zystoskopie; transurethrale Biopsie; **Ther.:** je nach Stadium transurethrale Resektion bei oberflächl. B. od. radikale Zystektomie* mit Lymphadenektomie bei muskelinfiltrierendem B.; Immuntherapie mit BCG zur Senkung der Rezidivrate bei oberflächl. Tumor, Blaseninstillation von Zytostatika* (z. B. Mitomycin, Doxorubicin, Epirubicin) od. Radio-Chemotherapie im fortgeschrittenem Stadium; **Progn.:** je nach Stadium, Eindringtiefe (Überschreiten der Lamina propria), Differenzierung der Karzinomzellen u. Ther.; Fünf-Jahres-Überlebensrate bei infiltrierendem B. ohne Fernmetastasen nach radikaler Zystektomie ca. 45 %. Vgl. Blasentumor.

Blasen|katheter (Katheter*) *m*: (engl.) *bladder catheter*; Instrument zur künstl. Harnableitung* aus der Blase; **Ind.:** therap.: Harnretention, Spülbehandlung (über zusätzl. Kanal des B.); diagn.: z. B. Restharnbestimmung; perioperative bzw. intensivmed. Flüssigkeitsbilanzierung; **Formen:** s. Abb.; **1. transurethraler** B.: a) Katheter zum Einmal- bzw. intermittierenden Katheterismus* mit abgerundeter, gerader od. gebogener Spitze aus Gummi od. PVC, mit od. ohne Hydrogelbeschichtung; b) Katheter zur temporären od. permanenten Ableitung (sog. Dauerkatheter, Blasen-

Blasenkarzinom
TNM-Klassifikation

Kategorie[1]	Bedeutung
Ta	nicht invasives papilläres Karzinom
Tis	Carcinoma in situ
T1	Tumor infiltriert subepitheliales Bindegewebe
T2	Tumor infiltriert Muskulatur
T2 a	oberflächlich
T2 b	tief
T3	Tumor infiltriert perivesikales Fett
T3 a	mikroskopisch
T3 b	makroskopisch
T4	Tumor infiltriert Nachbarorgane
T4 a	Prostata bzw. Uterus oder Vagina
T4 b	Becken- oder Bauchwand
N1	Metastasen in einem solitären Lymphknoten ≤2 cm
N2	Lymphknotenmetastase(n) >2 cm, aber <5 cm
N3	Lymphknotenmetastase(n) >5 cm

T: Primärtumor; N: regionäre Lymphknoten; M: Fernmetastasen

[1] für alle Tumoren einheitlich definierte Kategorien (z. B. N0: keine Evidenz für Befall regionärer Lymphknoten, NX: regionäre Lymphknoten nicht beurteilbar): s. TNM-Klassifikation

Blasenlähmung

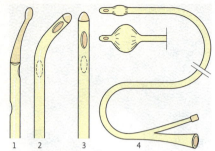

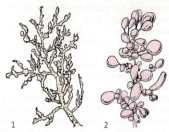

Blasenmole: 1: normales Zottenbäumchen; 2: entartetes Zottenbäumchen bei B.

Blasenkatheter: Katheterspitzenform: für den Mann: 1: Tiemann-Katheter; 2: Mercier-Katheter; für die Frau: 3: Nélaton-Katheter; 4: Ballonkatheter; Katheterlänge entspr. dem Verwendungszweck; Katheterstärken: 6–26 Charrière

verweilkatheter) mit selbsthaltendem aufblasbarem Ballon (Foley-Katheter) aus Latex (meist beschichtet; cave: Latexallergie*) od. Silikon; **2. suprapubische** B. zur temporären od. permanenten Ableitung (suprapubischer Fistelkatheter) mit od. ohne selbsthaltenden Ballon aus Polyurethan, Silikon od. Latex; ersetzen weitgehend die Casper- u. Pezzer-Katheter; Einführung in die Harnblase über suprapubische Blasenpunktion*; **Kompl.:** z. B. Katheterfieber*; präventiv: Beachtung von Aseptik bzw. Antiseptik, Wechselintervallen u. Regeln der Harnableitung (Verw. von geschlossenen Schlauch-Beutel-Systemen mit Rückschlagventil u. Bodenablass), Intimpflege*.

Blasen|lähmung: (engl.) *vesical paralysis*; partielle od. vollständige Lähmung der Harnblasenmuskulatur inf. Querschnittläsion* des Rückenmarks; **Urs.:** Läsion im sakralen Miktionszentrum (S 2–S 4), in Cauda equina od. Plexus hypogastricus inferior inf. Trauma, Bandscheibenvorfall, Rückenmarktumor, Querschnittmyelitis od. nach radikaler Tumorchirurgie im kleinen Becken; **Klin.:** im akuten Stadium (spinaler Schock*) Schockblase* mit Harnverhalt (veraltet Blasenatonie); nach 6–12 Wo. je nach Höhe der Querschnittläsion Reflexblase* (veraltet Blasenautomatie, sog. obere Läsion oberh. S 2) od. persistierende Blasenareflexie (veraltet Blasenautonomie, sog. untere Läsion im sakralen Miktionszentrum in S 2–S 4) od. bei inkomplettem Querschnitt teilweise B. mit Detrusorhypokontraktilität*.

Blasen|mole (Mole*) *f*: (engl.) *cystic mole*; Mola hydatiformis; Traubenmole; partielle od. komplette hydropisch-ödematöse Degeneration der Chorionzotten der Plazenta* unter Umwandlung in bis traubengroße u. traubenförmig angeordnete, mit heller Flüssigkeit gefüllte Bläschen (s. Abb.) bei gleichzeitiger Proliferation des Zyto- u. Synzytiotrophoblasten unterschiedl. Ausprägung (Form der Trophoblasttumoren*); bei Bestehenbleiben der normalerweise auf die Phase der Nidation begrenzten invasiven Eigenschaften des Trophoblasten* kann sich eine **destruierende** B. (Chorioadenoma* destruens) entwickeln; **Urs.: 1. komplette** B.: Befruchtungsstörung inf. kernloser Eizelle u. Verdopplung des eingedrungenen Chromosomensatzes od. durch Eindringen von 2 Spermien; Fetus plus Plazenta sind ein komplett väterl. Transplantat mit entspr. immun. Reaktionen des mütterl. Organismus; zytogenetisch meist 46,XX-Chromosomensatz; **2. partielle** B.: in über 90 % Triploidie (Karyotyp 69,XXX, 69,XXY u. selten 69,XYY), zwei Drittel des Genoms stammen vom Vater (sog. androgenetischer Ursprung); **Sympt.:** gegenüber der Norm vergrößerter Uterus (Fundusstand*), bei kompletter B. Fehlen kindl. Herztönen u. Kindsbewegungen; uterine Blutungen mit evtl. Abgang von Bläschen; erhöhte Serumkonzentration von HCG* in Serum u. Urin; bei etwa einem Drittel Ausbildung von Luteinzysten* im Ovar; evtl. Zeichen hypertensiver Schwangerschaftserkrankung*; **Diagn.:** sonographisch poröse, meist vergrößerte Plazenta, fehlende (komplette B.) od. unterschiedl. schwer fehlgebildete (Partialmole) Fruchtanlage, begleitende Ovarialzysten*, Metastasen in Leber u. Nieren; bei kompletter B. hohe persistierende Beta*-HCG-Werte; **Ther.:** bei Partialmole Kürettage u. sequentielle Beta-HCG-Kontrolle alle 2–3 Wo. für 3–6 Mon.; bei kompletter B. vollständige Uterusentleerung durch Prostaglandin induzierte Ausstoßung u. nachfolgende Aspirationskürettage* bei i. v. Gabe von Oxytocin* unter Bereitstellung von Erythrozytenkonzentrat* (cave: Uterusperforation, massive Blutungen); primäre Hysterektomie als Ultima Ratio nur bei lebensbedrohl. Blutungen; Nachsorge: regelmäßige Beta-HCG-Kontrollen für mind. 1 Jahr kombiniert mit (hormonaler) Kontrazeption*. Vgl. Chorionkarzinom.

Blasen|papillom (Papilla*; -om*) *n*: (engl.) *bladder papilloma*; Papilloma vesicae; vom Urothel der Harnblase ausgehendes benignes Papillom*; **Formen: 1. invertiertes** B.: v. a. im Bereich von Trigonum u. Blasenhals lokalisiert, histol. Unterscheidung in trabekuläre (leiten sich von der Basalzellschicht ab) u. glanduläre Formen (vom Zylinderepithel, z. T. auch von Becherzellen ausgehend); geringes Entartungsrisiko; **2. exophytisches** B.: schmalblasiger papillärer Tumor aus regelhaft geschichtetem Urothel mit typ. oberfläch. Deckzellen (sog. Umbrellazellen); **Klin.:** Leitsymptom schmerzlose Hämaturie*; **Diagn.:** s. Blasentumor; **Ther.:** transurethrale Resektion.

Blasen|punktion, supra|pubische (Punktion*) *f*: (engl.) *suprapubic bladder puncture*; Punktion der Harnblase durch die Bauchdecke (s. Abb.); **Prinzip:** nach Ermittlung des Blasenstands (palpable

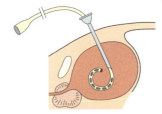

Blasenpunktion, suprapubische

Blase, u. U. Ultraschallkontrolle) Desinfektion u. ggf. Lokalanästhesie der Einstichstelle; Einstich mit Kanüle od. Trokar (10–12 Charr) senkrecht zur Bauchdecke 1–2 Querfinger vom oberen Rand der Symphyse; **Ind.: 1.** (diagn.) zur (sterilen) Harngewinnung*; **2.** (therap.) als Entlastungspunktion bei Harnverhalt, zur künstlichen Harnableitung* (Dauerdrainage mit über das Lumen der Hohlnadel eingeführtem Blasenkatheter*) bei Harnabflussbehinderung unterhalb der Blase od. zur Harnblasenspülung; **Kontraind.:** ungenügend gefüllte Blase, Narben im Unterbauch, Frühschwangerschaft, Blutungsneigung, Harnblasenkarzinom (Gefahr von Impfmetastasen), ausgeprägter Aszites.

Blasen|ruptur (Ruptur*) *f*: (engl.) *bladder rupture*; Riss der Harnblasenwand; **Urs.:** stumpfe Gewalteinwirkung auf die gefüllte Blase (Schlag, Stoß, Fall); Eindringen von Knochensplittern (z. B. bei Beckenfraktur) o. a. Fremdkörper (Pfählung, Stich, Schuss); spontan bei Cystitis necroticans; **Einteilung:** intra- (meist in Komb. mit Unterbauchtrauma) u. extraperitoneale B. (s. Abb.); **Sympt.:** Hämaturie*, Miktions- u. Unterbauchschmerz, Anurie, bei intraperitonealer B. evtl. Urinaszites mit Peritonitis*, Akutem* Abdomen u. Anstieg der Serumharnstoffkonz. durch Resorption; **Diagn.:** Sonographie, Zystographie, Ausscheidungsurographie, CT; **Ther.:** bei isolierter extraperitonealer B. evtl. Katheterableitung über 10–21 Tage ausreichend; ansonsten op. Verschluss, Harnableitung u. Wunddrainage. Vgl. Harninfiltration.

Blasen|scheiden|fistel (Fistel*) *f*: syn. Fistula vesicovaginalis; s. Urogenitalfistel.

Blasen|speicher|störungen: (engl.) *urine storage disorder*; Sammelbez. für Störungen der Speicherfunktion der Blase inf. Harnblasenveränderungen; **Urs.:** Hypersensitivität (überaktive Blase*), Detrusorhyperaktivität (autonome Detrusoraktionen), Hypokapazität (Schrumpfblase* od. insuffizienter Kontinenzapparat inf. mechan. Schädigung des M. sphincter urethae externus, funkt. od. neurogener Störung, Descensus* uteri et vaginae, (selten) extraurethrale Inkontinenz, z. B. bei vesikovaginaler Fistel (s. Urogenitalfistel); vgl. Harninkontinenz.

Blasen|spiegelung: s. Zystoskopie.

Blasen|sprengung: (engl.) *amniotomy;* syn. Amniotomie; vaginale Sprengung der Fruchtblase* unter der Geburt, z. B. mit sog. Blasensprenger (langer Plastikstab mit einem Haken am Ende) od. Handschuh mit scharfem Ende am Zeigerfinger.

Blasen|sprung: (engl.) *rupture of the fetal membranes;* (gebh.) Zerreißen der Eihäute mit nachfolgendem

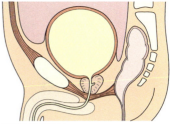

intakte Harnblase

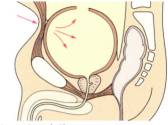

intraperitoneale Blasenruptur

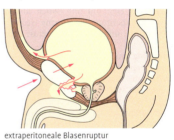

extraperitoneale Blasenruptur

Blasenruptur: Einteilung

Abfließen des Fruchtwassers*; **Einteilung: 1.** nach dem Zeitpunkt: **a)** rechtzeitiger B.: (regelrecht) am Ende der Eröffnungsperiode (s. Geburt); **b)** frühzeitiger B.: während der Eröffnungsperiode; **c)** vorzeitiger B.: vor Wehenbeginn (cave: Amnioninfektionssyndrom*); früher vorzeitiger B.: vor der 37. SSW; **d)** verspäteter B.: während der Austreibungsperiode; **2.** weitere Formen: hoher (oberh. des unteren Eipols), doppelter (zweizeitiger B., Einriss am unteren Eipol nach hohem B.) u. falscher B. (vorübergehender, wieder verklebender Einriss nur des Chorions). Vgl. Vorwasser.

Blasen|stein: (engl.) *bladder stone;* syn. Calculus vesicae; Konkrement in der Harnblase; **Einteilung:** nach Entstehung: **1.** primär: z. B. bei subvesikaler Harnabflussbehinderung* mit Restharnbildung, in Divertikeln (mit Begleitinfektion), als Fremdkörperstein (nicht resorbierbare Fäden, abgerissenes Katheterstück); **2.** (meist) sekundär nach Bildung in der Niere u. Abgang in die Blase; **Sympt.:** Pollakisurie*, Hämaturie*, intermittierende Miktion*, Schmerzen; **Diagn.:** Ultraschalldiagnostik, Rö., Zystoskopie (s. Abb.); **Ther.:** transurethrale Lithotripsie*, Zystotomie. Vgl. Nephrolithiasis; Urolithyolyse.

Blasen|stottern: s. Miktion, intermittierende.

Blasentamponade

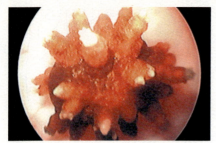

Blasenstein: endoskopischer Befund [131]

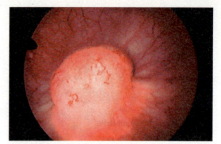

Blasentumor Abb. 2: breitbasig aufsitzender infiltrativer B. (Zystoskopie) [131]

Blasen|tamponade (Tampon*) f: (engl.) *vesical tamponade*; vollständige Ausfüllung der Harnblase durch geronnenes Blut mit Verstopfung des Blasenausgangs; **Urs.:** Blutung aus Blase, oberen Harnwegen od. Prostata; **Sympt.:** akuter Harnverhalt; **Ther.:** Absaugen der Blutgerinnsel durch weitlumigen Katheter od. Resektoskopschaft.

Blasenteil|re|sektion (Resektion*) f: (engl.) *partial cystectomy*; partielle Exzision veränderter Harnblasenabschnitte unter Belassen von Blasenboden, Sphinkter u. Trigonum mit Ostien über einen trans- od. extraperitonealen Zugang (Sectio* alta); **Ind.:** Tumoren, umschriebene ulzeröse Prozesse, Fisteln.

Blasen|training n: (engl.) *bladder training*; Maßnahmen zur Unterstützung od. Wiederherstellung der kontrollierten Blasenentleerung; z. B. Miktion nach der Uhr, Miktionsverzögerung, Harndrangunterdrückung; auch in Komb. mit Beckenbodentraining*; **Ind.:** zentral u./od. peripher bedingte Blasendysfunktion*, evidenzbasiert empfohlen bei Harninkontinenz* u. kompetenter Kognition.

Blasen|tumor (Tumor*) m: (engl.) *bladder tumor*; Tumor der Harnblase*; Häufigkeitsmaximum zwischen 60. u. 70. Lj.; meist vom Urothel ausgehend; **Formen:** v. a. Blasenpapillom* u. Blasenkarzinom*, seltener Fibrom, Myom, Neurofibrom od. embryonales Rhabdomyosarkom; **Lok.:** häufig im Fundus vesicae; auch multiples Vork. möglich; **Klin.:** Hämaturie*, Harnweginfektionen*, Pollakisurie*, evtl. Schmerzen od. Druckgefühl; **Diagn.:** Harnzytologie, Ultraschalldiagnostik, bimanuelle Untersuchung (evtl. in Narkose), Zystoskopie (s. Abb. 1 u. 2), transurethrale Biopsie, CT; **DD:** Prostatakarzinom*, benignes Prostatasyndrom*

mit nekrot. infiziertem Mittellappen, Blasensteine, Endometriose der Blase, penetrierende gyn. Tumoren, penetrierendes Rektumkarzinom.

Blase, über|aktive: (engl.) *overactive bladder* (Abk. OAB); früher Reizblase; zu den somatoformen autonomen Funktionsstörungen* zählender Symptomenkomplex aus Pollakisurie*, imperativem Harndrang u. Nykturie* mit od. ohne Dranginkontinenz* bei Abwesenheit von Harnweginfektion u. lokalen pathol. Faktoren; **Ther.:** Blasentraining*, Anticholinergika*, Antispasmatika, Biofeedback-Training, Elektrostimulation, bei Therapieresistenz ggf. transurethrale Botulinumtoxin*-A-Injektion in den Detrusor; **DD:** Zystitis, Blasensteine, Blasenkarzinom.

Blast-: auch Blasto-; Wortteil mit der Bedeutung Spross, Trieb; von gr. βλαστός.

Blastem (gr. βλάστημα Keim) n: (engl.) *blastema*; indifferentes Keimgewebe aus teilungsfähigen Stammzellen, aus dem sich in der Embryonalentwicklung od. bei Regenerationsvorgängen differenziertes Gewebe bildet.

Blasten (↑; Zelle*): (engl.) *blasts*; (hämat.) v. a. in der Hämatoonkologie verwendete Bez. für unreife, nicht näher charakterisierte Zellen der Hämatopoese*; **Vork.: 1.** physiol.: im Knochenmark bis zu einem Blastenanteil von 5 % bei unauffälliger Morphologie (im peripheren Blut keine B.); **2.** pathol.: vermehrte bzw. morphol. auffällige B. in Knochenmark u. peripherem Blut, z. B. bei Leukämie, leukämischem malignen Lymphom u. myelodysplastischem Syndrom*; passageres Vork. von B. im peripheren Blut auch bei Hyperleukozytose* mit überschießender Linksverschiebung* z. B. bei schwerer bakterieller Infektion; **Einteilung:** nach FAB*-Klassifikation; **1.** Typ-I-Blasten: Zellen, die sich nicht von Myeloblasten unterscheiden bis hin zu unklassifizierbaren Zellen unterschiedl. Größe mit meist prominenten Nucleoli, feinem Chromatingerüst, ohne Granula; **2.** Typ-II-Blasten: im Gegensatz zu Typ-I-Blasten mit wenigen azurophilen Granula, niedriger Kern-Plasma-Relation u. zentraler Zellkernposition.

Blasten|krise, terminale (↑; ↑) f: (engl.) *terminal blast crisis* (Abk. BC); syn. Blastenschub; Zunahme des Anteils zirkulierender Blasten* im peripheren Blut im fortgeschrittenen Stadium der CML*.

Blasten|schub (↑; Krisis*) f: terminale Blastenkrise*; s. Myeloblastenschub.

blast lung (↑): s. Barotrauma.

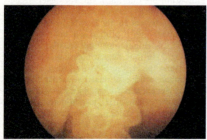

Blasentumor Abb. 1: oberflächlicher papillärer B. im endoskopischen Bild

Blasto|cystis hominis (↑; Zyst-*) *f*: (engl.) *Blastocystis hominis*; strikt anaerobes Protozoon*, kommensal im Darm des Menschen vorkommend od. fakultativ pathogen (s. Blastozystose); Verwechslung mit Zysten von Flagellaten (v. a. Trichomonas u. Giardia lamblia) u. Amöben möglich.

Blasto|genese (↑; -genese*) *f*: (engl.) *blastogenesis*; Keimentwicklung; (embryol.) Entwicklung der Zygote* u. Blastozyste* zwischen 1. u. 15. Gestationstag, d. h. bis zum Beginn der Embryogenese*; vgl. Morula.

Blastom (↑; -om*) *n*: (engl.) *blastoma*; echte Geschwulst i. S. eines eigenständigen, ungehemmten Wachstums von körpereigenem Gewebe od. organismusfremdem, parasitärem Gewebe.

Blastomatose (↑; ↑; -osis*) *f*: (engl.) *blastomatosis*; Krankheitsbild mit Auftreten zahlreicher echter Geschwülste, z. B. Geschwulsterkrankung eines Organsystems (Hämoblastose*, Hodgkin*-Lymphom).

Blasto|meren (↑; gr. μέρος Teil) *fpl*: (engl.) *blastomeres*; (embryol.) durch Furchung* der Zygote* entstehende Zellen; teilen sich äquatorial u. meridional ohne Wachstum u. werden so bei jeder Teilung kleiner; das Plasma/Kern-Verhältnis verschiebt sich zugunsten der Kerne.

Blasto|myces dermatitidis (↑; Myk-*) *m*: (engl.) *blastomyces dermatitidis*; veraltet Endomyces dermatitidis, Zymonema dermatitidis; primär pathogener, dimorpher Pilz; Err. der nordamerikan. Blastomykose*; Nebenfruchtform von Ajellomyces dermatitidis, die bei 22 °C in der saprophytären Myzelphase u. bei 37 °C in der parasitären Hefephase wächst.

Blasto|mykosen (↑; ↑; -osis*) *fpl*: (engl.) *blastomycoses*; chron., oft schwer verlaufende Systemmykosen*; **Formen: 1.** nordamerikanische B.: Err.: Blastomyces dermatitidis; befallen werden primär Lungen, sekundär durch hämatogene Streuung andere Organe u. die Haut (Papeln, Ulzerationen). Krankheit beginnt als schleichende Bronchopneumonie; bei Generalisierung u. Entw. einer Systemmykose progrediente Kachexie mit nicht selten tödl. Ausgang; **2.** südamerikanische B. (Paracoccidioides-Mykose): Err.: Paracoccidioides brasiliensis; vielgestaltige Hauterscheinungen nach hämato- od. lymphogener Dissimination (s. Abb.), Mundschleimhautgeschwüre, die meist nach primärem Befall der Lungen auftreten; unbehandelt fast immer letal; Risikogruppe in Europa: immunsupprimierte Mittel- und Südamerikareisende; **Diagn.:** mikroskop. u. kultureller Erregernachweis, Antikörpertiter in der KBR; **Ther.:** Itraconazol (langfristig), Ketoconazol, Amphotericin B.

Blasto|pathie (↑; -pathie*) *f*: (engl.) *blastopathy*; intrauterine Entwicklungsstörung der Frucht in den ersten 2 Wo. nach der Konzeption; führt i. d. R. zu tief greifenden Fehlbildungen des Keims, unvollständigen Teilungen (Entstehung der Mehrfachbildungen; z. B. Doppelfehlbildung*) od. intrauterinem Fruchttod; Restitutio ad integrum durch hohes Reparationsvermögen möglich.

Blasto|sporen (↑; Spora*) *fpl*: (engl.) *blastospores*; sog. Knospensporen; asexuell aus vegetativen Pilzhyphen (s. Fungi) durch Knospung entstandene Sporen*; vgl. Candida.

Blasto|zyste (↑; Kyst-*) *f*: (engl.) *blastocyst*; Keimblase, die sich etwa am 4. Tag nach Befruchtung aus der Morula* bildet; Blastozystenhöhle, äußere Zellschicht (Trophoblast*) u. innere Zellmasse (Embryoblast*) können unterschieden werden; außen liegt die Zona* pellucida (s. Abb.).

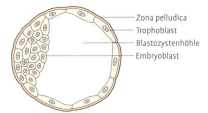

Blastozyste: Struktur etwa am 4. Tag der Entwicklung

Blasto|zystose (↑; ↑; -osis*) *f*: (engl.) *blastocystosis*; Infektion mit Blastocystis* hominis, bes. i. R. einer HIV*-Erkrankung; **Übertragung:** fäkal-oral durch kontaminiertes Wasser, spez. in trop. Regionen; **Sympt.:** Diarrhö, abdominale Schmerzen, Gewichtsverlust, Obstipation, Blähungen; **Ther.:** Metronidazol, Iodoquinol, Furazolidon.

Blattern: Variola*.

Blatt|film|kamera *f*: (engl.) *recording camera*; bei der Röntgendurchleuchtung* verwendetes Aufnahmegerät zur Dokumentation von Befunden.

Blau|an|omalie (Anomalie*) *f*: s. Farbenfehlsichtigkeit.

Blaue-Windeln-Syn|drom *n*: s. Blue-diaper-Syndrom.

Blau|säure: (engl.) *hydrocyanic acid*; Acidum hydrocyanicum; syn. Cyanwasserstoff; HCN; farblose, bei 26 °C siedende Flüssigkeit mit Bittermandelgeruch (für 20–50 % der Menschen geruchlos; im Amygdalin* von Bittermandeln, Steinobstkernen od. Bucheckern enthalten); schon in niedriger Dosierung (1 mg/kg KG) tödl. Gift durch Blockierung der Zytochromoxidase; **Verw.:** zur Schädlingsbekämpfung, Raumdurchgasung (10 g/m³ Raumluft für 1–3 Std.).

Blau|säure|in|toxikation (Intoxikation*) *f*: (engl.) *cyanide poisoning*; syn. Cyanidintoxikation; Vergiftung durch Einatmen, Eindringen in die Haut od. orale Aufnahme von Blausäure od. deren Verbindungen (Cyanide, Glykoside); **Sympt.:** rosiges Aussehen, Bittermandelgeruch des Atems, Erbrechen, Krämpfe, Bewusstlosigkeit (sog. apoplektiforme tödl. Vergiftung innerhab von Sek.), Atemnot,

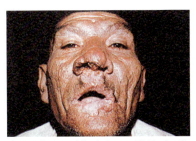

Blastomykosen: Befall mit Paracoccidioides brasiliensis im Gesicht [86]

Blausehen

u. U. inneres Ersticken durch Blockade des Eisens der Zytochromoxidase (Venenblut hellrot); **Ther.:** Sauerstoffüberdruckbeatmung, Natriumthiosulfat i. v., Dimethylaminophenol, Hydroxycobalamin (sog. Cyano-Kit).
Blau|sehen: s. Zyanopsie.
Blau|sucht: (engl.) *cyanosis*; Morbus caeruleus; s. Zyanose.
Bleb: s. emphysema like changes.
Blei: (engl.) *lead*; chem. Element, Symbol Pb (Plumbum), OZ 82, rel. Atommasse 207,2; zur Kohlenstoffgruppe gehörendes 2- u. 4-wertiges, blaugraues, weiches u. dehnbares Schwermetall (Dichte 11,34 g/cm³, Schmelzpunkt 327,4 °C, Siedepunkt 1751 °C); ubiquitäres, jedoch nicht lebenswichtiges Element; Verw.: **1.** (radiol.) zur Abschirmung* gegen ionisierende Strahlung* (s. Bleigleichwert, Gonadenschutz); **2.** (kernphysik.) zur Abschirmung in kerntechn. Versuchs- u. Leistungsanlagen; **3.** (techn.) in der Akkumulatorenindustrie, für Kabelummantelungen u. Formgussteile; **Toxikol.:** Bei Aufnahme über Verdauungstrakt, Atemwege, Haut u. Schleimhäute sind Pb u. seine Derivate akut giftig; auch Langzeitinkorporation geringer Dosen, z. B. aus Bleirohren, ist toxisch (s. Blei-Intoxikation); bereits Spuren führen zu Beeinträchtigung der Hämatopoese, der glatten Muskulatur u. Funktion des Nervensystems. Pb reichert sich als Summationsgift im Organismus an u. wirkt embryotoxisch. In Deutschland werden zurzeit durchschnittl. 200–300 µg Pb/d oral mit der Nahrung aufgenommen, von denen 10 % resorbiert werden (von der WHO vorgeschlagener Grenzwert ca. 430 µg/d oral); dazu kommen tägl. ca. 6–12 µg über die Atemwege resorbiertes Pb. Das vom Organismus resorbierte Pb wird zu 90 % in den Knochen abgelagert. Biol. Halbwertzeit bezogen auf Knochengewebe: 10 Jahre (s. Elemente, knochenaffine). MAK: 0,1 mg/m³.
Blei|an|ämie (Anämie*) *f*: (engl.) *lead poisoning anemia*; normo- od. evtl. hypochrome Anämie* bei Blei-Intoxikation inf. partieller Blockierung der Synthese von Häm* (stark erhöhte Ausscheidung von Deltaaminolävulinsäure im Harn, Anhäufung von Protoporphyrin in den Erythrozyten) u. einer verstärkten Hämolyse; basophile Tüpfelung* der Erythrozyten, Polychromasie*, Anisozytose* u. Nachw. von Siderozyten* im Blutausstrich; blassfahles Hautkolorit (Bleikolorit) inf. zusätzl. bleibedingter Gefäßspasmen; Encephalopathia saturnina bei Befall der Meningealgefäße bzw. Amblyopia saturnina unter Beteiligung der Netzhaut.
Blei|en|zephalo|pathie (Enkephal-*; -pathie*) *f*: s. Enzephalopathie.
Blei|gleich|wert: (engl.) *lead equivalent*; syn. Schwächungsgleichwert; strahlenschutztechn. Begriff zur Kennzeichnung der Abschirmwirkung eines Materials in Abhängigkeit von der Strahlenqualität*; gibt diejenige Dicke einer Bleischicht in Millimetern an, die für Photonenstrahlung die gleiche Schwächung der Dosisleistung* hervorruft wie die betrachtete Materialschicht (z. B. Türen od. Wände in der Umgebung von Röntgeneinrichtungen).
Blei-In|toxikation (Intoxikation*) *f*: (engl.) *lead poisoning*, sog. Saturnismus; Vergiftung v. a. durch chron. Inhalation von bleihaltigem Staub, Rauch od. Dampf (Schmelztemperatur 327,4 °C) in Zink- u. Bleihütten, Akkumulatorfabriken u. bei Arbeiten mit Bleifarben u. -glasuren sowie Bleistabilisatoren in der Kunststoffindustrie u. aus alten Wasserrohren; tox. Effekt von Blei* beruht auf Inaktivierung von Enzymen; Angriffsorte sind Erythrozytopoese, glatte Muskulatur, Nerven; Kanzerogenität (tierexperimentell) wird vermutet (Gruppe 3B der MAK-Liste); **Sympt.:** **1.** Vorstadium (Bleiträger): klin. stumm; **2.** krit. Anfangsstadium (Präsaturnismus): Müdigkeit, Inappetenz, Magendruck, Kopf- u. Gliederschmerzen; **3.** ausgeprägte B.-I.: zusätzl. Obstipation, gastrointestinale Koliken u. blass-fahles Hautkolorit (Bleikolorit); **4.** Spätkrankheiten: Entw. von Schrumpfnieren, Angina pectoris, Gangrän der Akren, chron. Encephalopathia saturnina, am wachsenden Skelett Spongiosaverdichtung an den Schaftenden der langen Röhrenknochen (Bleibänder, Bleilinien), beim Erwachsenen Bleiosteosklerose mit Gelenkschmerzen (sog. Bleigicht); oft auch Lähmungen peripherer Nerven, insbes. Radialis-, selten Peroneuslähmung (Bleipolyneuropathie*), Porphyrie* u. Kachexie; bei Resorption von Bleitetraethyl* auch akuter Verlauf; **Diagn.:** schwarzblauer bis schiefergrauer Bleisaum des Zahnfleischs (Bleisulfid) als Expositionszeichen, Anämie (s. Bleianämie), erhöhte Deltaaminolävulinsäure-Ausscheidung im Urin (obere Normgrenze 6 mg/l, BAT 400 µg/l Blut, Frauen <45 Jahre 100 µg/l Blut); **Ther.:** EDTA*, Penicillamin*, Dimercaptopropansulfonsäure*; BK Nr. 1101.
Blei|lähmung: Bleipolyneuropathie*.
Blei|poly|neuro|pathie (Poly-*; Neur-*; -pathie*) *f*: (engl.) *lead neuropathy*; syn. Bleilähmung; Polyneuropathie* inf. Blei*-Intoxikation mit charakterist. Verlauf der Lähmung von den Händen zu Oberarmen u. Schultern; meist führende Hand zuerst betroffen; bei Jugendlichen häufig auch einseitige Beinlähmung.
Blei|saum: s. Blei-Intoxikation.
Blei|stift|kot: (engl.) *ribbon stool, pencil-shaped stool*; durch Stenosen* im Rektumbereich (z. B. bei Karzinom*) entstehende Stuhlform.
Blei|tetra|ethyl *n*: (engl.) *tetraethyl lead*; Pb(C$_2$H$_5$)$_4$; farblose ölige Flüssigkeit; **Verw.:** früher als Antiklopfzusatz in Treibstoffen; Intoxikation durch Resorption über Atemwege u. Haut, akut mit Blutdruck- u. Temperaturabfall, Psychose (motorische Unruhe, Verwirrtheit, Delir u. Koma), häufig Tod; bei chron. Intoxikation Schlafstörung, Kopfschmerz, Hypotonie, Abmagerung, Lähmungen u. Parkinson-Syndrom. Bei Verbrennung von B. entstehen anorg. Bleiverbindungen (Bleichlorid, -bromid, -oxid), die Bedeutung als Umweltgifte haben. MAK: 0,075 mg/m³. Vgl. Blei-Intoxikation.
Blende: (engl.) *diaphragm, aperture*; konstruktive Komponente radiol. Apparaturen zur variablen Eingrenzung des Strahlenbündels auf die erforderl. sog. Feldgröße; nicht erwünschte Strahlenanteile werden von Metalllamellen der B. absorbiert. Zum Einstellen der B. wird die gewünschte Feldgröße durch ein entspr. Lichtbündel simuliert. Feste, nicht verstellbare B. werden als Tubus* od. Kollimator* bezeichnet. Vgl. Streustrahlenraster.

Blendung: (engl.) *glare*; meist reversible Minderung des Sehvermögens inf. eines dem Adaptationszustand des Auges (v. a. bei Dunkeladaptation) unangemessenen Lichteinfalls zu hoher Leuchtdichte*; Dauerschäden der Netzhaut bei starker B. (Retinopathia* actinica).

Blenn-: Wortteil mit der Bedeutung Schleim; von gr. βλέννος.

Blennor|rhö (↑; -rhö*) *f*: **1.** (engl.) *blennorrhea*; (allg.) schleimige bzw. eitrige Schleimhautabsonderung; **2.** (ophth.) Ophthalmoblennorrhö; schleimige bzw. eitrige Bindehautentzündung (s. Abb.); bei Neugeborenen als Gonoblennorrhö*, bakterielle Konjunktivitis* durch andere Err., Dakryozystitis, Einschlusskonjunktivitis od. Argentumkatarrh*.

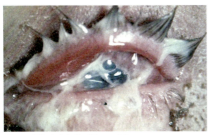

Blennorrhö: Ophthalmoblennorrhö [106]

Blennor|rhoea neo|natorum (↑; ↑) *f*: Gonoblennorrhö*.

Bleo|mycin (INN) *n*: (engl.) *bleomycine*; Gemisch von Glykopeptiden aus Kulturen von Streptomyces verticillus mit antibiot. u. zytotox. Wirkung durch spezif. Bindung an DNA, die zu DNA-Fragmentierung u. Strangbruch führt; **Ind.:** Non-Hodgkin-Lymphome, Hodentumoren, maligne Pleuraergüsse (intrapleurale Anw.); **UAW:** gelegentl. interstitielle plasmazelluläre Pneumonie, hohes Fieber, schwere Überempfindlichkeitsreaktionen u. a.; vgl. Zytostatika.

Blephar-: Wortteil mit der Bedeutung Augenlid; von gr. βλέφαρον.

Blepharitis (↑; -itis*) *f*: (engl.) *palpebritis*; Entz. der Lidränder (s. Abb. 1) inf. mechan. Reizung (Rauch, Staub), Seborrhö* od. bakterieller Besiedlung (meist Staphylokokken); **Formen: 1.** B. squamosa mit trockener Schuppung am Wimperngrund u. Ausfall der Wimpern (Madarosis); s. Abb. 2; evtl. Übergang in **2.** B. ulcerosa mit entzündl. verdickten, oft von Borken besetzten Lidrändern, mit Ma-

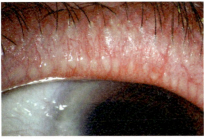

Blepharitis Abb. 1 [106]

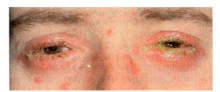

Blepharitis Abb. 2 [98]

darosis bzw. Fehlstellung der nachwachsenden Wimpern (Trichiasis); **Sonderform:** B. angularis: s. Diplobakterienkonjunktivitis; **Ther.:** je nach Urs. Vermeiden der Exposition (Schutzbrille), Schuppenentfernung, desinfizierende Augensalben, ggf. lokal Antibiotika; **DD:** Talgdrüsenkarzinom der Lider.

Blepharo|chalasis (↑; Chalasie*) *f*: (engl.) *blepharochalasis, dermatolysis palpebrarum*; Atrophie u. Erschlaffung der Lidhaut, die über den Lidrand hängt u. die Pupillen verdecken kann; **Vork.:** sekundär nach entzündl. Hauterkrankung, idiopathisch, i. R. des Ascher*-Syndroms, im Senium; **Ther.:** Blepharoplastik*. Vgl. Cutis laxa.

Blepharo|phimose (↑; Phimose*) *f*: (engl.) *blepharophimosis*; angeb. (z. B. Waardenburg*-Syndrom) od. erworbene Verengung der Lidspalte in horizontaler Richtung, z. B. bei Trachom* u. Pemphigoid durch Narbenzug.

Blepharo|plastik (↑; -plastik*) *f*: (engl.) *blepharoplasty*; Straffung des Lids durch Ausschneidung überschüssiger Haut bei Blepharochalasis*; **Einteilung:** in Oberlid- u. Unterlidstraffung; ggf. mit Raffung der Muskulatur, Entfernung od. Änderung der Position von Fettgewebe. **Kompl.:** Ektropium*, insbes. am Unterlid.

Blepharo|rhaphie (↑; Raphe*) *f*: Tarsorrhaphie*.

Blepharo|spasmus (↑; Spas-*) *m*: (engl.) *blepharospasm*; Lidkrampf; Krampf des M. orbicularis oculi u. des M. corrugator supercilii (u./od. Inhibition des M. levator palpebrae superioris); **Vork.: 1.** einseitig (od. beidseitig): bei Reizerscheinungen am Auge (z. B. durch Ultraviolettstrahlung od. Erkr. der vorderen Augenabschnitte); **2.** beidseitig: als extrapyramidales Symptom (klonisch od. tonisch; insbes. als fokale Dystonie*; häufig verbunden mit oromandibulärer Dystonie*), idiopathisch, selten psychogen; **Ther.:** Injektion von Botulinumtoxin in den M. orbicularis oculi, evtl. Suspensionsoperation; **DD:** Spasmus* facialis. Vgl. Niktation.

Blick|feld: (engl.) *field of gaze*; der bei unbewegtem Kopf durch Blickbewegungen optisch (maximal) erfassbare Teil des Raums; als monokulares od. als binokulares B. mit dem im Überlagerungsbereich gelegenen gemeinsamen B., in dem stereoskopisches Sehen* möglich ist. Vgl. Gesichtsfeld.

Blick|krampf: (engl.) *oculogyric crisis*; syn. okulogyre Krise; Min. bis Std. andauerndes unwillkürl. Verdrehen der Augen i. S. einer tonischen Blickdeviation, meist nach oben (franz. *déviation verticale*) od. nach einer Seite; **Vork.:** als Sonderform einer Neuroleptika induzierten Frühdyskinesie, bei Erkr. des extrapyramidalen Systems od. postenzephalitischem Parkinson*-Syndrom.

Blick|lähmung: (engl.) *gaze palsy*; Beeinträchtigung od. Verlangsamung konjugierter Augenbewegungen; **Urs.:** Schädigung supranukleärer Strukturen, meist inf. von Durchblutungsstörungen, entzündl. Prozessen (z. B. Multiple* Sklerose) od. Tumoren; **Formen: 1.** diskonjugierte B.: **a)** Konvergenzlähmung (s. Konvergenzschwäche); **b)** Divergenzlähmung*; **2.** konjugierte B.: **a)** horizontale B. bei ipsilateraler Läsion der Pons (paramediane Formatio reticularis; im akuten Stadium mit déviation* conjuguée nach kontralateral); **b)** vertikale B. bei Läsion des Mesencephalons (z. B. i. R. des Steele*-Richardson-Olszewski-Syndroms od. bei Parinaud-Syndrom).

Blick|lähmung, pro|gressive supra|nukleäre: Steele*-Richardson-Olszewski-Syndrom.

Blick|richtungs|nystagmus (Nystagmus*) *m*: s. Nystagmus.

Blind|bremse: s. Chrysops.

Blind|darm: s. Caecum.

Blind|darm|entzündung: (engl.) *appendicitis*; Typhlitis*; umgangssprachl. (nicht korrekt) für Appendizitis*.

Blindheit: (engl.) *blindness*; Caecitas; i. e. S. angeborenes od. erworbenes völliges Fehlen des Sehvermögens (Amaurose*); i. w. S. starke Sehschwäche od. hochgradige Gesichtsfeldeinschränkung, durch die sich Personen in unvertrauter Umgebung nicht zurechtfinden; häufigste **Urs.** erworbener B.: senile Makuladegeneration*, Glaukom*, diabetische Retinopathie* u. a. retinale Gefäßerkrankungen. Blinde haben u. a. Anspruch auf Rehabilitationsmaßnahmen nach SGB IX, z. B. Erlernen der Blindenschrift, Mobilitätstraining, bei Spätschädigung ggf. Umschulungen. Vgl. Farbenfehlsichtigkeit.

Blindheit, funktionelle: (engl.) *functional blindness*; psychogen bedingte Blindheit ohne objektivierbaren pathol. Befund am Auge od. Sehbahn; **Vork.:** z. B. bei Schock* od. i. R. einer Konversionsstörung*. Vgl. Agnosie; Amaurose, hysterische.

Blindheit, kortikale: s. Rindenblindheit.

Blindheit, psycho|gene: s. Blindheit, funktionelle.

Blind|schlingen|syn|drom *n*: s. Syndrom der blinden Schlinge.

Blind|versuch: (engl.) *blind trial*; Versuchsanordnung z. B. bei einer klin. Therapiestudie (Interventionsstudie*), bei der zur Vermeidung unbewusster u. ungewollter Verfälschungen der Ergebnisse die Probanden od. Pat. nicht wissen, welche der getesteten Mittel (z. B. Wirksubstanz od. Placebo) bei ihnen angewendet werden. Beim **Doppelblindversuch** kennt auch der Versuchsleiter die Zuordnung Mittel/Versuchsteilnehmer nicht; sie wird ihm erst nach Studienabschluss bekannt (Studienzentrale muss sicherstellen, dass ggf. Patientenstatus jederzeit aufgedeckt werden kann). Die Zuteilung der Probanden od. Pat. zur Test- od. Kontrollgruppe erfolgt nach dem Zufallsprinzip (s. Randomisierung) anhand besonderer statist.-mathemat. Auswahlverfahren. Die Zulässigkeit des B. ist u. a. von der Einwilligung* des Versuchsteilnehmers abhängig. Vgl. Arzneimittelprüfung.

Blitz|einleitung: (engl.) *rapid sequence induction* (Abk. *RSI*); syn. schnelle Einleitung, Ileuseinleitung; Form der Narkoseeinleitung zur Aspirationsprophylaxe*; **Ind.:** Narkose* bei hohem Aspirationsrisiko (s. Aspiration); **Prinzip:** Einleitung der Narkose mit Verzicht auf Zwischenbeatmung (keine Maskenbeatmung* wegen Gefahr der Mageninsufflation) sowie schnellstmöglicher Intubation*; **Vorgehen: 1.** evtl. Oberkörperhochlagerung (Anti*-Trendelenburg-Lagerung); **2.** Präoxygenierung*; **3.** Präcurarisierung*; **4.** i. v. Bolusapplikation rasch hintereinander: **a)** evtl. Opioid* (cave: Dilatation des unteren Ösophagussphinkters) bzw. (bei Ketamin* als Injektionsnarkotikum) Benzodiazepin*; **b)** schnell wirksames Injektionsnarkotikum* (meist Etomidat od. Thiopental, zur präklin. Narkose häufig Ketamin); **c)** depolarisierendes peripheres Muskelrelaxans* (cave: ausreichende Narkosetiefe erforderl.); **5.** Sellick*-Handgriff (von Applikation des Narkotikums bis Endotrachealtubus* sicher geblockt; s. Cuff); **6.** laryngoskop. endotracheale Intubation* durch Endotrachealtubus (z. B. Magill-Tubus) mit Führungsstab (s. Mandrin) u. sofortiges Blocken; **cave:** sofortiges Absaugen (u. Oberkörpertieflagerung) bei Regurgitation*; ggf. Modifikation der B. (z. B. Rocuroniumbromid bei Kontraind. gegen depolarisierendes peripheres Muskelrelaxans*; Alternative zur B.: fiberopt. (Wach-)Intubation (s. Narkose). Bei Kindern (geringe Apnoetoleranz wegen niedriger FRC) im Gegensatz zur klassischen B. i. d. R. ohne Sellick-Handgriff (NW) u. mit nichtdepolarisierendem peripherem Muskelrelaxans sowie ggf. Zwischenbeatmung (Beatmungsdruck <10 cm H$_2$O; Ziel: schnellstmögl. ausreichende Narkosetiefe u. optimale Oxygenierung für sichere endotracheale Intubation). Vgl. Atemwege, schwierige.

Blitz-Nick-Salaam-Krämpfe: (engl.) *salaam seizure, infantile spasms*; Kurzbez. BNS-Krämpfe; syn. West*-Syndrom.

Blitz|schlag: s. Elektrounfall.

Blitz|star: (engl.) *electric cataract*; Cataracta electrica; meist stationäre, selten reversible Trübung der Linsenkapsel u. der äußeren Rinde Wochen nach Blitzschlag od. Einwirkung von Starkstrom (s. Elektrounfall); vgl. Katarakt.

Bloch-Sulzberger-Syn|drom (Bruno B., Dermat., Basel, Zürich, 1878–1933; Marion Baldur S., Dermat., New York, 1895–1983) *n*: Incontinentia* pigmenti.

Bloch-Zeichen (Martin B., Neurol., Berlin, 1866–1908): (engl.) *Bloch's sign*; das unwillkürl. Emporziehen der Kniescheibe beim Stehen mit geschlossenen Augen; Vork. bei Ataxie*.

Block: (engl.) *block*; Unterbrechung einer Leitung bzw. einer Leitungsfunktion; **1.** Herzblock; s. Erregungsleitungsstörung; **2.** Strömungshindernis in einem Gefäß, i. e. S. Behinderung des venösen Blutstroms im Leberkreislauf; s. Hypertension, portale; **3.** Unterbrechung einer Nervenleitung (Leitungsblock, -blockade); s. Leitungsanästhesie.

Block, alveolo|kapillärer: (engl.) *alveolocapillary block*; Verlängerung der Diffusionsstrecke für Sauerstoff in der Lunge mit der Folge einer pulmonalen Diffusionsstörung*; **Urs.:** Verdickung der Alveolar- u. Kapillarwand z. B. durch interstitielles Ödem (od. Fibrose), intraalveoläres Ödem; **Sympt.:** Dyspnoe, Hyperpnoe, herabgesetzte Vitalkapazität, Zyanose durch verminderte art. O$_2$-Sättigung; **Vork.:** bei Lungenfibrose*, Sarkoidose*, Alveolitis*, chron. Stauungslunge* u. a.; **Diagn.:**

durch Lungenfunktionsprüfung*, insbes. art. BGA in Ruhe u. bei körperl. Belastung.
Block, atrio|ventrikulärer: s. AV-Block.
Block, bi|faszikulärer: s. Schenkelblock.
Blockierung: (engl.) *block*; reversible Sperre des Bewegungsablaufes im Gelenk, die eine oder mehrere Bewegungsrichtungen betrifft u. nicht durch eine Kontraktur* bedingt ist (reversible segmentale od. artikuläre Dysfunktion im Sinne der Hypomobilität).
Block, intra|ventrikulärer: s. Erregungsleitungsstörung.
Block|re|sektion (Resektion*) *f*: s. En-bloc-Resektion.
Block, sinu|atrialer: s. SA-Block.
Block, sinu|auriculärer: s. SA-Block.
Block, tri|faszikulärer: s. Schenkelblock.
Block, uni|faszikulärer: s. Schenkelblock.
Block|wirbel: (engl.) *fused vertebrae*; vollständige od. unvollständige Verschmelzung zweier Wirbelkörper unter entspr. Verlust des Wirbelsynchondrosengewebes; **Urs.:** angeb. durch Störung der Chordaentwicklung bei intrauterinem Sauerstoffmangel, bei genet. Krankheiten, Systemerkrankungen (s. Klippel-Feil-Syndrom) od. erworben nach Spondylitis* u. Spondylodiszitis*.
Bloom-Syn|drom (David B., Dermat., New York, geb. 1892) *n*: (engl.) *Bloom's syndrome*; seltene, autosomal-rezessiv vererbte Erkr. (Genlocus 15q26.1; Mutation im BLM-Gen, das für das RecQ-Proteinlike-3 codiert) mit teleangiektat. Erythem im Gesicht (Schmetterlingsform) bereits im 1. Lj.; **Klin.:** Lichtempfindlichkeit, proportionierter Kleinwuchs (Mikrozephalie*), verstärkte Anfälligkeit gegenüber Infekten (partielle Hypogammaglobulinämie), Chromosomenanomalien in peripheren Leukozyten mit Austauschfiguren homologer Chromosomen u. erhöhter Schwesterchromatid-Austauschrate; häufig spätere Erkr. an Karzinomen, Lymphomen od. Leukämie vor dem 20. Lj.; ichthyosiforme Hautbeschaffenheit, Naevi spili; Knochenanomalien, charakterist. Facies, Infertilität, Hypogonadismus; von bisher 165 Pat. sind 90 % Ashkenasi-Juden. Vgl. Poikilodermie.
Blount-Krankheit (Walter P. B., orthop. Chir., Milwaukee, 1900–1992): (engl.) *Blount's disease*; Tibia vara infantum; aseptische Knochennekrose* der medialen, proximalen Tibiametaphyse mit Wachstumsstörung (Genu* varum) u. gelegentl. vorzeitigem Wachstumsfugenverschluss; **Ätiol.:** unbekannt, evtl. lokale Vaskularisationsstörungen, Überlastung bei vorbestehendem Genu varum, genet. Faktoren; **Diagn.:** Rö., MRT; **Ther.:** bei geringer Deformität Nachtliegeschalen, bei älteren Kindern Oberschenkel-Gehorthesen; bei starker Deformität ggf. Korrekturosteosynthesen, temporäre Epiphysiodese, Interpositionsplastik; **DD:** Rachitis, Skelettdysplasie, Crus varum congenitum.
Blount-Schlinge (↑): Cuff*-and-collar-Verband.
blow out (engl. *to blow out* herausbrechen, -schlagen): Bez. für die Aussackung des Abgangsbereiches einer insuffizienten Perforansvene durch Blutfluss vom tiefen ins oberflächliche Venensystem; s. Varizen (Abb. dort).
Blow-out-Fraktur (↑; Fraktur*) *f*: (engl.) *blow-out fracture*; Fraktur* des Orbitabodens durch meist di-

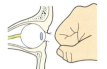

Blow-out-Fraktur: Frakturmechanismus

rekte Gewalteinwirkung (z. B. Squash- od. Tennisball, Faustschlag) mit mögl. Einklemmung von Orbitainhalt u. Absinken des Orbitabodens in die Kieferhöhle (s. Abb.); **Klin.:** Enophthalmus*, Doppelbilder, eingeschränkte Augenbeweglichkeit (Einklemmung des M. rectus inf.), Monokelhämatom, u. U. Mitverletzungen des Auges; **Diagn.:** Rö. von Gesichtsschädel u. Nasennebenhöhlen, CT; **Ther.:** bei persistierenden Doppelbildern u. Irritation des N. infraorbitalis op. Reposition u. Stabilisierung mit lyophilisierter Dura od. durch Platzieren eines Kunststoffstempels in die Kieferhöhle.
BLS: Abk. für (engl.) *Basic Life Support*; lebensrettende Sofortmaßnahmen; Basismaßnahmen der Reanimation*.
BLTx: Abk. für (engl.) *bilateral lung transplantation*; s. Lungentransplantation.
blue baby (engl. blue blau): s. Zyanose.
blue bloater (↑; engl. *to bloat* schwellen): bronchit. Typ bei COPD* u. Lungenemphysem* mit Zyanose, Dyspnoe, Hypoxämie, Hyperkapnie, erhöhtem Hämatokrit u. Polyglobulie* durch Atemwegobstruktion u. respirator. Globalinsuffizienz inf. chron. Bronchitis*; vgl. pink puffer.
Blue-diaper-Syn|drom (↑; engl. *diaper* Windel) *n*: syn. Blaue-Windeln-Syndrom, Tryptophanmalabsorptionssyndrom; sehr seltene, autosomal-rezessiv erbl. intestinale Resorptionsstörung von Tryptophan*; Blaufärbung der Windeln durch Indigoblau (oxidative Konjugation von 2 Molekülen Indikan zu Indigoblau) führte zum Namen des Syndroms. **Klin.:** Gedeihstörungen mit rezidiv. Fieberschüben, Hyperkalzämie*, Nephrokalzinose*.
blue dot sign (engl. *blue dot* blauer Fleck): pathognomischer klin. Befund bei Hydatidentorsion* (Abb. dort).
Blue-rubber-bleb-nevus-Syn|drom *n*: (engl.) *blue rubber bleb nevus syndrome*; syn. Blaue-Gummiblasen-Nävus-Syndrom, Bean-Syndrom; seltene, sporadisch auftretende od. autosomal-dominant erbl. Erkr. mit versch. großen, an blaue Gummiblasen erinnernden, ausdrückbaren, kavernösen Häman-

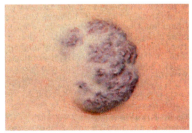

Blue-rubber-bleb-nevus-Syndrom: medaillongroße, irreguläre, knotige Vermehrung der Gefäße [3]

Blue-toe-Phänomen

giomen* der Haut (s. Abb.), des Magen-Darm-Trakts mit Hämatemesis, Meläna u. Anämie, selten von ZNS, Lungen, Leber, Milz, Harntrakt u. Bewegungsapparat; Hämangiome nehmen in der Kindheit zu, treten selten erst im Erwachsenenalter auf; **DD:** Maffucci*-Syndrom, Osler*-Rendu-Weber-Krankheit, periphere u. generalisierte Glomustumoren*. Vgl. Polyadenomatose-Syndrome.

Blue-toe-Phänomen (engl. blue blau; toe Zeh) n: (engl.) *blue toe phenomenon*; durch akrale Durchblutungsstörung hervorgerufene Blauverfärbung einer od. mehrerer Zehen (s. Abb.); **Vork.:** z. B. bei Embolien (kardiale, arterio-arterielle, Cholesterolkristall-Embolie), pAVK, paraneoplastisch (durch gestörte Hämorrheologie) od. als UAW einer Ther. mit Ciclosporin.

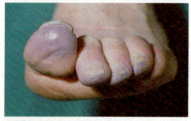

Blue-toe-Phänomen [24]

Blumberg-Zeichen (Jacob M. B., Chir., Berlin, London, 1873–1955): (engl.) *Blumberg's sign*; Schmerzempfindung im re. Unterbauch (Ileozäkalregion) bei Eindrücken der Bauchdecke im li. Unterbauch mit anschl. schnellem Loslassen (kontralateraler Loslassschmerz*, Erschütterungsschmerz); **Vork.:** Appendizitis* (Abb. 2 dort). Vgl. Peritonismus.

Blumen|kohl|ohr: s. Othämatom.

Blumenbach-Hügel (Johann F. B., Physiol., Göttingen, 1752–1840): Clivus* Blumenbachii.

Blumensaat-Linie: (engl.) *Blumensaat's line*; im seitl. Röntgenbild des Kniegelenks sichtbare linienartige Sklerosierung, die durch den Sulcus intercondylicus bedingt ist; bei 30° Beugung schneidet deren Verlängerung normalerweise den unteren Patellarpol (s. Abb.); zur Diagn. des Patellahochstands bei habitueller Patellaluxation* geeignet.

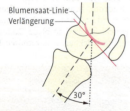

Blumensaat-Linie

Blut: (engl.) *blood*; Sanguis; in den Blutgefäßen zirkulierende Körperflüssigkeit; dient der Versorgung des Gewebes mit Sauerstoff u. Nährstoffen, dem Abtransport von Kohlendioxid u. Stoffwechselprodukten, der Verteilung von Enzymen, Hormonen, sowie u. a. der Wärmeregulation sowie u. a. der Verteilung von Enzymen, Hormonen; die normale Blutmenge des Erwachsenen beträgt ca. 1/12 des Körpergewichts, bei einem 70 kg schweren Menschen also ca. 5–6 l; pH unter Normalbedingungen 7,41, Temp. 37 °C; kolloidosmotischer Druck* des Serums bei 37 °C ca. 2,7–4,7 kPa (20,6–35 mmHg); rel. Dichte gegenüber Wasser 1,05–1,06; Gefrierpunkterniedrigung 0,56 °C; **Einteilung: 1.** arterielles B.; in Arterien des Körperkreislaufs u. Lungenvenen zirkulierend (s. Blutkreislauf, Abb. dort), durch Oxygenierung heller als venöses B. (Sauerstoffgehalt bei normaler Hämoglobinkonzentration u. 100 %iger Sauerstoffsättigung* ca. 200 ml/l Blut); **2.** venöses B., in Venen des Körperkreislaufs u. Lungenarterien zirkulierend; **Bestandteile: 1. Blutplasma** (55 % des Gesamtblutvolumens): enthält **a)** Proteine (7–8 %; bekannt sind >4000 zirkulierende Proteine mit z. T. noch nicht geklärter Funktion, v. a. Albumine (60–80 %), Globuline (20–40 %) u. Fibrinogen (ca. 4 %); Blutplasma ohne Fibrinogen wird als **Blutserum** bez.; Aufgaben: Wasserbindung, Transport-, Puffer- u. Immunfunktionen; **b)** Wasser; **c)** Ionen: Na, Ca, K, Cl, Mg, Fe, Br, I, Kohlen-, Phosphor- u. Schwefelsäure; **d)** Transportstoffe: u. a. Nahrungsstoffe (Aminosäuren, Kohlenhydrate, Fette), Rest-N, Hormone, Enzyme; vgl. Referenzbereiche (Tab. dort); **2. korpuskuläre Bestandteile:** Blutkörperchen (Erythrozyten*, Leukozyten*, Thrombozyten*), ca. 45 % des Gesamtblutvolumens (sog. Hämatokrit*); vgl. Blutbild (Tab. dort).

Blut-Alkali|agar m: (engl.) *blood-alkali agar*; Dieudonné-Nährboden; Nährboden zur Züchtung von Choleravibrionen (Vibrio* cholerae).

Blut|alkohol|konzentration f: (engl.) *blood alcohol concentration*; s. Alkoholbestimmung.

Blut|armut: s. Anämie.

Blut|ausstrich m: (engl.) *blood smear*; gleichmäßige dünne Verteilung von Blut mit einem geschliffenen Deckglas auf einem Objektträger (s. Abb.) zur mikroskop. Beurteilung u. Blutbilddifferenzierung nach Färbung.

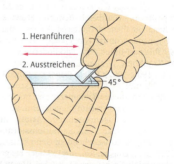

Blutausstrich

Blut|austausch: s. Austauschtransfusion.

Blut|bestrahlung: (engl.) *blood radiation*; Bestrahlung von Blutprodukten* (nach Leukozytendepletion) mit Gammastrahlen (30 Gy) zur Verhinderung einer mit einer Bluttransfusion* assoziierten Graft*-versus-Host-Reaktion; **Wirkung:** führt durch DNA-Schädigung zur Teilungs- bzw. Proliferationsunfähigkeit immunkompetenter Spenderlymphozyten im Blutprodukt; **Anw.:** bei fehlender Immunkompetenz (z. B. Fetus bei intrauteriner Transfusion, Frühgeborene, i. R. einer Hoch-

Blutbild
Referenzbereiche für Erwachsene

Parameter	SI-Einheit			konventionelle Einheit			
Erythrozyten							
Männer	4,6	–	6,2	Tpt/l	4,6	– 6,2 Mio.	/µl
Frauen	4,2	–	5,4	Tpt/l	4,2	– 5,4 Mio.	/µl
Retikulozyten	5	–	21	Gpt/l	5	– 24	‰
Thrombozyten	150	–	400	Gpt/l	150 000	– 400 000	/µl
Leukozyten	4,8	–	10	Gpt/l	4800	– 10 000	/µl
stabkernige neutrophile Granulozyten	0,03	–	0,05		3	– 5	%
	0	–	0,7	Gpt/l		– 700	/µl
segmentkernige neutrophile Granulozyten	0,5	–	0,7		50	– 70	%
	1,8	–	7,8	Gpt/l	1800	– 7800	/µl
eosinophile Granulozyten	0,01	–	0,05		1	– 5	%
	0	–	0,45	Gpt/l		<450	/µl
basophile Granulozyten			<0,01			<1	%
	0	–	0,2	Gpt/l		<200	/µl
Lymphozyten	0,25	–	0,4		25	– 40	%
	1	–	4,8	Gpt/l	1000	– 4800	/µl
Monozyten	0,02	–	0,08		2	– 8	%
	0	–	0,8	Gpt/l		<800	/µl
Hämoglobin (Hb)							
Männer	8,7	–	11,2	mmol/l	14	– 18	g/dl
Frauen	7,5	–	10	mmol/l	12	– 16	g/dl
mittleres zelluläres Hämoglobin (MCH, früher Hb$_E$)	1,7	–	2,0	fmol/Zelle	28	– 32	pg/Zelle
mittlere korpuskuläre Hämoglobinkonzentration (MCHC)	20	–	22	mmol/l	32	– 36	g/dl
mittleres zelluläres Volumen (MCV)	80	–	96	fL	80	– 96	µm^3
Hämatokrit (Hk)							
Männer	0,4	–	0,52		40	– 52	%
Frauen	0,35	–	0,47		37	– 47	%

pt: Partikel

dosis-Chemotherapie od. Knochenmarktransplantation) od. gerichteten Blutspenden von genetisch Verwandten.

Blut|bild: (engl.) *blood count*; aus einer Blutprobe errechnete Erythrozyten-, Leukozyten- u. Thrombozytenwerte sowie die durch mikroskop. Auszählung eines Blutausstrichs (Differentialblutbild*) ermittelten Prozentzahlen kernhaltiger Blutkörperchen u. Retikulozyten; durch Messung von Hämoglobin können das mittlere zelluläre Hämoglobin (MCH), das mittlere zelluläre Volumen (MCV) u. der Hämatokrit (Hk) errechnet werden; **Referenzbereiche**: s. Tab.

Blut|bild|differenzierung: s. Differentialblutbild.

Blut|bild, leuko|erythro|blastisches: (engl.) *leuko-erythroblastic blood count*; Auftreten unreifer granulopoet. (Myeloblasten bis Myelozyten) u. erythropoetischer (Erythroblasten) Zellen im Blut bei extramedullärer Hämatopoese*, z. B. infolge Knochenmarkkarzinose*.

Blut|bild, pseudo|re|generatives (Pseud-*; Regeneration*): (engl.) *pseudoregeneration*; Blutbild bei der Pelger*-Huët-Kernanomalie.

Blut|bildung: Hämatopoese*.

Blut-Dextrose-Zystin|agar *m*: (engl.) *blood-dextrose-cystine agar*; Nährboden zur Züchtung von Francisella* tularensis; s. Zuckernährböden.

Blut|doping (Doping*) *n*: (engl.) *blood doping*; Anw. versch. Methoden, die durch eine Steigerung der Sauerstoffbindungsfähigkeit des Blutes zur unerlaubten Leistungssteigerung (insbes. der Ausdauerleistungsfähigkeit) im Sport führen; **Formen:** 1. autogene Transfusion*; 2. Fremdbluttransfusion; 3. Transfusion von Blutersatzstoffen; 4. Injektion von Erythropoetin*. Vgl. Doping.

Blut|druck: (engl.) *blood pressure* (Abk. p); Abk. BD; Druck* in Blutgefäßen u. Herzkammern; i. e. S. der in bzw. an (indirekte Blutdruckmessung*) einer peripheren Arterie in mmHg od. kPa (1 mmHg = 133,322 Pa) gemessene art. B., der die

Blutdruckamplitude

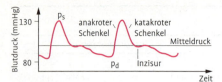

Blutdruck Abb. 1: phasischer (pulsatorischer) Verlauf des peripher art. Blutdrucks mit physiol. Dikrotie (Inzisur im katakroten Schenkel)

Blutdruck			
Referenzbereiche für Kinder und Jugendliche			
Alter	systolisch (mmHg)		diastolisch (mmHg)
0–3 Monate	70 – 86		—
3–12 Monate	86 – 93		60 – 62
1–9 Jahre	95 – 101		65 – 69
9–14 Jahre	101 – 110		68 – 74

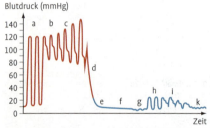

Blutdruck Abb. 2: Druckkurve in einzelnen Kreislaufabschnitten: a: li. Ventrikel; b: Aorta; c: periphere Arterie; d: Arteriole; e: Kapillare; f: zentraler Venendruck (V. cava); g: re. Vorhof; h: re. Ventrikel; i: pulmonalarterieller Druck; k: li. Vorhof

Blutzirkulation bewirkt, abhängig von Herzminutenvolumen* u. Tonus u. Elastizität der Gefäßwand (Kreislaufwiderstand*) ist u. durch die Blutdruckregulation* gesteuert wird; art. Druckkurve (s. Abb. 1) mit anakrotem (aufsteigendem) u. katakrotem (absteigendem) Schenkel u. **systol.** B. (Abk. p_s) als höchstem Punkt (während Systole) sowie **diastol.** B. (Abk. p_d) als niedrigstem Punkt (während Diastole); art. Mitteldruck (s. Blutdruck, mittlerer) u. Blutdruckamplitude* sind klin. wichtige abgeleitete Größen. Angaben des gemessenen B. werden in der Reihenfolge systol. B./diastol. B. gemacht. **Referenzbereich: 1.** abhängig von Lebensalter: Kinder u. Jugendliche: s. Tab., Erwachsene: s. Hypertonie (Tab. dort); im Alter steigt der systol. B. zunehmend an, der diastol. dagegen bis zu einem Maximum (Frauen um 70. Lj., Männer um 60. Lj.), um dann inf. verminderter aortaler Elastizität (Windkesselfunktion*, s. u.) wieder abzufallen. **2.** abhängig vom einzelnen Kreislaufabschnitt (s. Abb. 2): Die vom li. Ventrikel (s. Ventrikeldruck) erzeugten pulsator. Druckschwankun-

gen (ca. 16/1,6 kPa bzw. 120/12 mmHg) werden durch die Windkesselfunktion* der Aorta gedämpft (ca. 16/10,7 kPa bzw. 120/80 mmHg). In den peripheren Arterien wird die pulsator. Druckschwankung größer, der systol. Druck steigt durch Wellenreflexion an, diastol. B. u. art. Mitteldruck nehmen geringgradig ab. In den Arteriolen findet inf. der Vergrößerung des Gesamtquerschnitts der Gefäße ein steiler Druckabfall statt, der sich in den Kapillaren fortsetzt. Der B. fällt in den großen Venen weiter ab, in den Hohlvenen tritt ein Venenpuls* (Abb. dort) auf, im re. Vorhof besteht der zentrale Venendruck* (vgl. Venendruck, peripherer). Die Kontraktion des re. Ventrikels (ca. 2,9/0,7 kPa bzw. 22/5 mmHg) treibt das Blut durch die A. pulmonalis (PAP*; ca. 2,9/1,3 kPa bzw. 22/10 mmHg) u. das Lungengefäßbett in den li. Vorhof, in dem ca. 1,1 kPa bzw. 8 mmHg als Fülldruck (enddiastol. Ventrikeldruck, Abk. EDP) für den li. Ventrikel (LVEDP; s. Wedge-Druck) vorhanden sind. Vgl. Blutdruckmessung, invasive; Belastungsblutdruck; Puls; vgl. Herzzyklus (Abb. dort).

Blut|druck|amplitude (Amplitude*) f: (engl.) amplitude of blood pressure; Differenz zwischen systol. u. diastol. Blutdruck* einer Herzaktion; B. in peripheren Arterien (höher als in zentraler Arterie inf. stärker ausgeprägter Membrana elastica interna) entspricht der Puls(druck)amplitude; physiol. <50 mmHg; Höhe abhängig v. a. von: **1.** Schlagvolumen*: erhöht bei Aortenklappeninsuffizienz*, Hyperthyreose, Fieber; erniedrigt bei Aortenstenose*, hämodynam. wirksamem Perikarderguss*, Schock*; **2.** Elastizität der Gefäßwand (s. Windkesselfunktion): erhöht bei Arteriosklerose* (erhöhtes kardiovaskuläres Risiko bei hoher B. vermutlich inf. gestörter Bildung von EDRF* in arterioklerot. verändertem Endothel). Vgl. Pulsqualitäten; Pulsus magnus.

Blut|druck|krise (Krisis*) f: hypertensive Krise*.

Blut|druck|messung, direkte: (engl.) invasive blood pressure monitoring; syn. blutige bzw. direkte Blutdruckmessung; intravasale Druckmessung, i. e. S. des (peripher art.) Blutdrucks* über einen intraarteriell (z. B. A. radialis, A. dorsalis pedis, A. femoralis) liegenden Katheter i. R. der intensivmed. kardiovaskulären Überwachung (Monitoring); Vorteil: größere Messgenauigkeit als bei nichtinvasiver Blutdruckmessung sowie kontinuierl. Messung. **Prinzip:** Registrierung des phasischen Blutdruckverlaufs durch Elektromanometrie: Druckbedingte Verbiegung der Membran eines entsprechend Wheatstone-Brücke aufgebauten mechanoelektr. Drucknehmers* (Membrandruckwandler; an intravasalen Katheter extrakorporal angeschlossener Transducer od. direkt an Katheterspitze intravasal befindl. Katheterspitzmanometer*) ändert proportional den elektr. Widerstand im Schaltkreis; die gemessene Spannung entspr. nach Eichung (sog. Nullabgleich) dem Blutdruck. Vgl. Allen-Test; Venendruck, zentraler; Venenkatheter, zentraler; Wedge-Druck; Pulmonaliskatheter.

Blut|druck|messung, nicht|invasi̱ve: (engl.) indirect sphygmomanometry; syn. unblutige Blutdruckmessung; nichtinvasive Messung des (peripher art.) Blutdrucks*; klin. meist manuell mit einer Stauungsmanschette nach der Methode von Riva Rocci

(Abk. RR): Eine um den Oberarm in Herzhöhe angelegte aufblasbare Gummimanschette (Breite entspr. Umfang der Extremität, an der gemessen wird), die mit einem Manometer verbunden ist, wird aufgepumpt bis der Puls an der A. radialis nicht mehr tastbar ist. Bei langsamer Verminderung des Manschettendrucks durch das Ablassen von Luft wird der systol. Blutdruck durch Palpation des Radialispulses (erster Pulsschlag tastbar, wenn der art. Blutdruck den Manschettendruck gerade überwindet) gemessen. Analog werden systol. u. diastol. Blutdruck durch Auskultation (Standardmethode) des Korotkow*-Tons an der A. cubitalis bzw. oszillometrisch od. dopplersonographisch ermittelt. Die Selbstmessung durch den Pat. mit semiautomat. Messgerät erfolgt oszillometrisch, die automat. diskontinuierl. Messung über einen längeren Zeitraum i. R. der Anästhesiologie u. Intensivmedizin oszillometrisch od. dopplersonographisch. Die ambulante Langzeit-Blutdruckmessung (diskontinuierl. oszillometrische Registrierung über 24 Std.) ermöglicht die Beurteilung des Blutdruckverlaufs unter für den Pat. nahezu normalen Alltagsbedingungen; cave: Blutdruckdifferenz zwischen Extremitäten (vgl. Hypertonie; Subclavian-steal-Syndrom; Aortenisthmusstenose).

Blut|druck, mittlerer: (engl.) *mean arterial blood pressure (Abk. MAP)*; syn. mittlerer arterieller Druck (Abk. MAD), arterieller Mitteldruck; Formelzeichen p_m; zu berechnender Wert, der die Größe des Blutdrucks* als treibende Kraft im Körperkreislauf (Perfusion*) angibt; abhängig von Herzminutenvolumen* u. peripherem Widerstand*; **Bestimmung:** 1. planimetrisch: Integration der art. Druckkurve über die Zeit; peripher (i. R. invasiver Blutdruckmessung*): s. Blutdruck (Abb. 1 dort); zentral (i. R. Herzkatheterisierung*): s. Herzzyklus (Abb. dort); 2. arithmetisch (annähernd genau): aus systol. (p_s) u. diastol. (p_d) Blutdruck, in herznahen (zentralen) Arterien arithmetisches Mittel, in herzfernen (peripheren) Arterien etwas niedriger: **a)** zentral: $1/2 \cdot (p_s + p_d)$; **b)** peripher: $p_d + 1/3 \cdot (p_s - p_d)$.

Blut|druck|regulation (lat. regula Richtschnur, Norm): (engl.) *blood pressure regulation*; komplexes Regelsystem (vgl. Regelkreis) zur Einstellung des arteriellen Blutdrucks* u. a. durch Pressosensoren*, Volumenregulation, Renin*-Angiotensin-Aldosteron-System, Kallikrein*-Kinin-System.

Blut|druck|senkung, kontrollierte: (engl.) *controlled lowering of the blood pressure*; syn. kontrollierte art. Hypotonie; gezielte pharmak. Senkung des art. Blutdrucks (durch Nitroprussidnatrium, Glyceroltrinitrat, Isofluran u. a.) i. d. R. zur Verringerung des op. Blutverlusts (z. B. in der Neurochirurgie, plast. Chir., Mikrochirurgie); Senkung des art. mittleren Blutdrucks* nicht unter 50 mmHg, bei art. Hypertonie* maximal um ein Drittel des Ausgangswerts; intensives kardiovaskuläres Monitoring mit invasiver Blutdruckmessung* sowie Überwachung von Diurese u. Körpertemperatur erforderl.; Narkosebeatmung mit $FiO_2 > 0,4$ (vgl. Narkose); **Kontraind.:** u. a. zerebrovaskuläre Insuffizienz, koronare Herzkrankheit, Hypovolämie.

Blut|druck|wellen: (engl.) *blood pressure waves*; rhythmische Schwankungen des arteriellen Blutdrucks*; **Einteilung:** 1. Ordnung: pulsatorisch (systolisch-diastolisch), synchron mit der Herzaktion; 2. Ordnung: respiratorisch (inspiratorisch-exspiratorisch), synchron mit der Atmung; cave: müssen bei der nichtinvasiven Blutdruckmessung* als mögl. Urs. von Fehlmessungen berücksichtigt werden; 3. Ordnung: vasomotorisch im Rhythmus von ca. 10 s (sog. Hering-Traube-Meyer-Wellen).

Blut|egel: s. Hirudinea; Hirudo medicinalis; Haementeria officinalis.

Blut|entnahme: (engl.) *blood sampling*; Blutgewinnung zu diagn. Zwecken; **Einteilung:** 1. kapillär durch Einstich mit einer sterilen Lanzette zum Einmalgebrauch in Fingerbeere od. Ohrläppchen für geringe Mengen; 2. venös durch Punktion; 3. arteriell durch Punktion, im Allg. zur BGA*; z. B. aus der A. femoralis.

Blut|erbrechen: s. Hämatemesis.

Bluter|gelenk: (engl.) *hemophilic arthropathy*; syn. hämophile Arthropathie; allmähl. Zerstörung von Knorpel u. Knochen mit Gefahr der Gelenkversteifung in Fehlstellung (Beugekontrakturen) inf. rezidivierender intraartikulärer Blutungen bei Hämophilie*; **Lok.:** v. a. Knie u. Ellenbogen; **Klin.:** meist chron.-destruierender Verlauf mit rezidiv. entzündl. Schüben. Vgl. Arthritis.

Blut|erguss: s. Hämatom.

Bluter|krankheit: s. Hämophilie.

Blut|ersatz: s. Hämotherapie.

Blut|farb|stoff: s. Hämoglobin.

Blut|fluss|messung: s. Doppler-Sonographie.

Blut|formel *f*: (engl.) *serotype*; syn. Serotyp; Gesamtheit der bei einem Individuum gefundenen erblichen Erythrozyten-, Plasmaprotein- u. Enzymeigenschaften; meist verwendet in Zus. mit Blutgruppenbestimmung.

Blut|gas|ana|lyse (Analyse*) *f*: BGA*.

Blut|gase: (engl.) *blood gases*; Gase, die im zirkulierenden Blut in gebundener bzw. physik. gelöster Form vorhanden sind, hauptsächl. O_2, CO_2.

Blut|gefäße: s. Arterien; Venen; Blutkapillaren, Arteriola; Venulen.

Blut|gerinnsel: (engl.) *blood clot*; syn. Blutkoagulum; geronnenes Blut, das aus einem Fibrinnetz mit eingelagerten Blutkörperchen besteht; **Formen:** 1. Thrombus*; 2. Cruor sanguinis (Blutkuchen): rotes, überwiegend Erythrozyten* enthaltendes B.; entsteht in vitro od. direkt postmortal; 3. Cruor phlogisticus (Speckhautgerinnsel, Leichengerinnsel): gelbl. weißes, überwiegend Thrombozyten* u. Leukozyten* enthaltendes B., das i. R. der langsamen postmortalen Blutgerinnung entsteht.

Blut|gerinnsel|re|traktion (Retraktion*) *f*: (engl.) *blood clot retraction*; in der Nachphase der Blutgerinnung* erfolgende Zusammenziehung des Blutgerinnsels unter Auspressung von Serum durch die Wirkung von Thrombasthenin*; abhängig v. a. von Thrombozytenzahl u. -funktion sowie Fibrinpolymerisation; Verstärkung durch Thrombin u. Adrenalin, Hemmung durch Antithrombine.

Blut|gerinnung: (engl.) *blood coagulation*; sekundäre Hämostase*; komplexe plasmat. Reaktionskaskade (s. Abb. 1), die durch physiol. u. pathol. Prozesse

Blutgifte

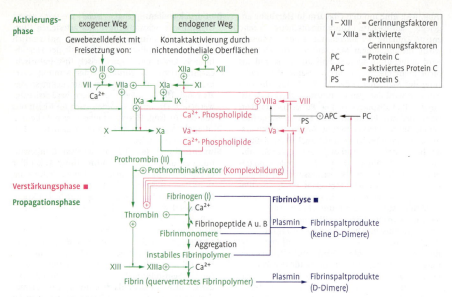

Blutgerinnung Abb. 1: Aktivierung der Gerinnungsfaktoren in Form einer Kaskade bis zur Bildung des (unlösl.) quervernetzten Fibrins sowie Fibrinolyse mit D-Dimer-Bildung; physiol. Hemmung der B. über APC

ausgelöst wird u. in vivo v. a. der Blutstillung dient; beteiligte Gerinnungsfaktoren u. Regulatoren: s. Tab. 1; **Einteilung: 1. Aktivierungsphase** (syn. Initiationsphase): Durch spontane Hydrolyse liegt ca. 1 % von Faktor VII ständig in aktiver Form (VIIa) im Plasma vor. Nach Gewebeverletzung od. Aktivierung von Endothelzellen (bzw. von Monozyten bei Verbrauchskoagulopathie* bei Sepsis) bindet Faktor VIIa unter Beteiligung von Calcium an den membranständigen Gewebefaktor*. Der entstandene Komplex aktiviert durch limitierte Proteolyse Faktor VII u. Faktor X (exogener Weg, engl. tissue factor pathway; Beurteilung durch Thromboplastinzeit*) sowie Faktor IX (Josso-Schleife), der ebenfalls Faktor X aktiviert. Die Aktivierungsphase wird durch den tissue factor pathway inhibitor (Abk. TFPI*) beendet. In vitro (unter pathophysiol. Bedingungen auch in vivo) kann die B. alternativ durch Kontaktaktivierung von Faktor XII gestartet werden. Faktor XIIa aktiviert Faktor XI, Faktor XIa aktiviert Faktor IX (endogener Weg). Weil dieser Weg in vitro isoliert aktivierbar ist, spielt er für die Labordiagnostik eine Rolle (vgl. aPTT). **2. Verstärkungsphase** (syn. Amplifikationsphase; s. Abb. 2): Aktivierter Faktor X bildet mit Faktor V, Phospholipiden bzw. Zellmembranen u. Calcium-Ionen einen Komplex (Prothrombinaktivator), der Prothrombin in Thrombin umwandelt (1. Phase der Thrombinbildung). Thrombin spaltet Faktor V zu Va (u. verstärkt so den Prothrombinaktivator) sowie Faktor VIII zu VIIIa u. aktiviert Faktor XI zu XIa (Aktivator des Faktor IX, s. o.). Die Faktoren IXa u. VIIIa bilden vermittelt über Calcium-Ionen auf Zellmembranen einen Komplex, der Faktor X aktiviert. Die dadurch erhöhte Aktivität des Prothrombinaktivators führt zu weiterer Thrombinbildung (2. Phase der Thrombinbildung). Zusätzl. aktiviert Thrombin Thrombozyten*, die weitere Gerinnungsfaktoren freisetzen u. deren Membran als Matrix für die Reaktionen dient, sowie (nach Bindung an Thrombomodulin*) TAFI*. **3. Propagationsphase:** Unter Abspaltung der Fibrinopeptide A u. B führt Thrombin Fibrinogen in Fibrinmonomere über, die spontan über Wasserstoffbrücken Fibrinpolymere bilden. Thrombin aktiviert Faktor XIII, der die (in Monochloressigsäure noch lösl.) Fibrinpolymere durch Bildung kovalenter Bindungen in das unlösl. (quervernetzte) Fibrin umwandelt. **4. Nachphase:** Blutgerinnselretraktion*; **Regulation: 1. physiol.** Hemmung durch intaktes Gefäßendothel, TFPI*, Thrombomodulin zus. mit Protein* C u. S, Antithrombin, Fibrinspaltprodukte, Heparin* bzw. Heparansulfate, α2-Makroglobulin, C1-Esterase-Inhibitor; vgl. Fibrinolyse; Fibrinolyse-Inhibitoren; **2. pharmak.** Hemmung durch Antikoagulanzien* u. Fibrinolytika*; vgl. Antikoagulanzien in vitro; **Bestimmung: 1.** labordiagn. Verfahren u. Parameter der G.: s. Thromboplastinzeit; Thromboplastinzeit, aktivierte partielle; Anti-Faktor-Xa-Aktivitätstest; Reptilasezeit; Blutungszeit; Blutungszeit, in vitro; D-Dimere; Thrombinzeit; Hep-Test; Thrombinkoagulasezeit; **2.** Referenzbereich: s. Tab. 2. Vgl. Thrombozytenaggregation; Thrombophilie; Diathese, hämorrhagische; APC-Resistenz; Verbrauchskoagulopathie; Kallikrein-Kinin-System.

Blut|gifte: s. Hämotoxine.

Blut|gruppen: (engl.) *blood groups*; erbl., meist stabile strukturelle Eigenschaften (antigene Determinanten) von Blutbestandteilen, die aufgrund eines genet. Polymorphismus* bei Individuen bzw. Gruppen (z. B. Familien, ethnische Gruppen) unterschieden u. mit Hilfe spezif. Antikörper nach-

Blutgerinnung Tab. 1
Blutgerinnungsfaktoren

I	Fibrinogen
II	Prothrombin
III	Gewebefaktor
IV	Calcium-Ionen (Ca^{2+})
V	Proakzelerin, Plasma-Akzelerator-Globulin, labiler Faktor
VI	Akzelerin (syn. Faktor Va)
VII	Prokonvertin, stabiler Faktor, Prothrombinogen, serum prothrombin conversion accelerator (Abk. SPCA)
VIII	antihämophiles Globulin (Abk. AHG), antihämophiler Faktor (Abk. AHF)
IX	Christmas-Faktor, plasma thromboplastin component (Abk. PTC), antihämophiles Globulin B, antihämophiler Faktor B (Abk. AHB)
X	Stuart-Prower-Faktor
XI	Rosenthal-Faktor, plasma thromboplastin antecedent (Abk. PTA), antihämophiler Faktor C (Abk. AHC)
XII	Hageman-Faktor
XIII	fibrinstabilisierender Faktor (Abk. FSF), Laki-Lorand-Faktor, Fibrinoligase
PF 3	Plättchenfaktor 3 (Phospholipide)

Die Faktoren II, VII, IX, X, XI, XII, XIII und Plasmapräkallikrein sind Proenzyme, die (in Gegenwart von HMW-Kininogen) zu den **enzymatischen Faktoren** II a, VII a, IX a, X a, XI a, XII a, XIII a und Plasmakallikrein aktiviert werden können. I, III, V, VI, VIII, PF 3 sind **Substratfaktoren** (Proteine oder Lipide). Enzymatische Faktoren und Substratfaktoren bilden in Gegenwart von Ca^{2+} gerinnungsaktive Komplexe.

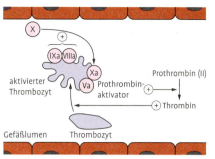

Blutgerinnung Abb. 2: Amplifikation auf Zellmembran aktivierter Thrombozyten (Komplex aus Faktoren IXa u. VIIIa sowie Prothrombinaktivator) in der Verstärkungsphase; zuvor Aktivierung von Prothrombin zu Thrombin durch (sub-)endothelial lokalisierten Prothrombinaktivator; initiale Thrombozytenaktivierung durch in der Aktivierungsphase gebildetes Thrombin

Blutgerinnung Tab. 2
Referenzbereiche

Parameter	Referenzbereich			
Antithrombin III	80	–	120	%
Reptilasezeit			<22	s
Blutungszeit (nach Ivy)	120	–	360	s
Blutungszeit, in vitro				
Kollagen/Epinephrin			<165	s
Kollagen/ADP			<118	s
D-Dimer			<0,5	mg/l
Faktor II–XIII	>60	–	70	%
Fibrinogen	2	–	4	g/l
Protein C	70	–	120	%
Protein S				
gesamt	70	–	120	%
frei	30	–	60	%
Thrombinzeit (TZ)	18	–	22	s
aPTT	25	–	38	s
Thromboplastinzeit (TPZ, PT)			12	s
Quick-Wert				
normal	70	–	125	%
bei Cumarintherapie	13	–	35	%
INR				
normal			um 1	
bei Cumarintherapie	2,0	–	4,0	
von-Willebrand-Faktor	50	–	160	%

gewiesen (Blutgruppenbestimmung*) werden können; i. e. S. Blutgruppenantigene* auf der Oberfläche von Erythrozyten (s. Tab.), i. w. S. auch erbl. polymorphe Serumproteine (Serumgruppen*), intrazelluläre Komponenten (v. a. Enzymgruppen*) u. membranassoziierte Glykoproteine (HLA*-System); **klin. Bedeutung: 1.** Transfusions- u. Transplantationsmedizin: zur Vermeidung von Transfusionszwischenfällen bzw. einer primären Transplantatabstoßung Prüfung der Kompatibilität der B. des Spenders mit der des Empfängers vor jeder Bluttransfusion u. Transplantation (in abnehmender Bedeutung insbes. ABNull-B., Rhesus-B., Kell-B., Duffy-B. u. MNSs-B.); **2.** Geburtshilfe: Morbus haemolyticus fetalis bzw. Morbus haemolyticus neonatorum bei Blutgruppeninkompatibilität zwischen einer Schwangeren u. ihrem ungeborenen Kind (s. ABNull-Inkompatibilität; Rhesus-Inkompatibilität); **3.** Autoantikörper gegen eigene Blutgruppenantigene (Autohämagglutinine, Auto-

Blutgruppenantigene

Blutgruppen
Übersicht

ABNull-Blutgruppen

Bombay-Blutgruppen

Cartwright-Blutgruppen

Colton-Blutgruppen

Diego-Blutgruppen

Dombrock-Blutgruppen

Duffy-Blutgruppen

Gerbich-Blutgruppe

Kell-Blutgruppen

Kidd-Blutgruppen

Lewis-Blutgruppen

Lutheran-Blutgruppen

MNSs-Blutgruppen

P-Blutgruppen

Rhesus-Blutgruppen

Scianna-Blutgruppen

Vel-Blutgruppe

Wright-Blutgruppen

Xg-Blutgruppe

hämolysine) als pathogenet. Faktor autoimmunhämolyt. Anämien; **4.** forensisches Blutgruppengutachten* zur Vaterschaftsuntersuchung u. Spurenanalyse; **5.** für genet. u. anthrop. Untersuchungen.

Blut|gruppen|anti|gene (Antigen*) *n pl*: (engl.) *blood group antigens*; sog. Blutgruppenmerkmale; genet. determinierte, auf der Zellmembran von Erythrozyten (häufig auch anderen Blut- u. Gewebezellen) lokalisierte makromolekulare Substanzen (v. a. Phospho- u. Glykolipide u. -proteine) mit spezif. antigenen Eigenschaften, die durch serol. Methoden nachweisbar u. für die einzelnen Blutgruppen* charakteristisch sind; spielen als sog. Rezeptoren bei der Bindung von Viren, Bakterien od. Parasiten eine Rolle. Vgl. Leukozytenantigene; Thrombozytenantigene.

Blut|gruppen|anti|körper: (engl.) *blood groups antibodies*; gegen Blutgruppenantigene* gerichtete Alloantikörper*; Vork.: **1.** als **reguläre** Antikörper* der ABNull*-Blutgruppen die sog. natürlichen Alloagglutinine* Anti-A u. Anti-B; **2.** als **irreguläre** Antikörper*, die inf. Immunisierung v. a. durch Blutgruppen-inkompatible Bluttransfusionen u. Schwangerschaften gebildet werden; z. B. Anti-D, Anti-M, Anti-N, Anti-K, Anti-IK(a), Anti-Fy(a). Als irreguläre ABNull-B. werden auch Anti-A$_1$ (relativ häufig im Serum bei Blutgruppe A$_2$ u. A$_2$B) u. Anti*-H (selten bei Blutgruppe A$_1$, A$_1$B u. B) bezeich-

net. **Klin. Bedeutung:** B. können Transfusionszwischenfälle* u. Morbus haemolyticus neonatorum verursachen; vor einer Bluttransfusion müssen v. a. irreguläre B. durch Kreuzprobe* erfasst bzw. durch Antikörpersuchtest* nachgewiesen werden, i. R. einer Schwangerschaft erfolgt serol. Schwangerenvorsorge.

Blut|gruppen|bestimmung: (engl.) *typing of the blood*; Bestimmung von Blutgruppen* durch serol. Nachw. der Blutgruppenantigene* auf den Erythrozyten mit Hilfe spezif. Testseren od. Testreagenzien (z. B. Lektine, Phythämagglutinine); wird von einem Arzt bzw. qualifiziertem med. Assistenzpersonal unter ärztl. Aufsicht durchgeführt, es besteht Dokumentationspflicht*. Bestimmung der ABNull*-Blutgruppen erfolgt meist als Agglutinationsreaktion im Milieu physiol. Kochsalzlösung (s. Abb.) unter gleichzeitiger Prüfung auf Vorhandensein der nicht korrespondierenden Alloagglutinine* Anti-A bzw. Anti-B im Serum mit Hilfe von Testerythrozyten der Blutgruppe A$_1$, A$_2$ u. B (sog. Serumkontrolle od. umgekehrte Typisierung; Negativkontrollen mit 0-Testerythrozyten bzw. AB-Testserum obligat). Zum Nachw. irregulärer Blutgruppenantikörper* im Serum dient der Antikörpersuchtest*. Vor jeder Bluttransfusion* sind zusätzl. die Kreuzprobe* u. der sog. Bedside*-Test durchzuführen.

Blut-gruppe	Testseren			Agglutination durch
	Anti-B	Anti-A	Anti-A und Anti-B	
A	○	●	●	B- und 0-Serum
B	●	○	●	A- und 0-Serum
AB	●	●	●	A-, B- und 0-Serum
0	○	○	○	kein Serum

● keine Agglutination   ● Agglutination

Blutgruppenbestimmung: Bestimmung der ABNull-Blutgruppen mit Testseren

Blut|gruppen|gutachten: (engl.) *analysis of blood groups*; i. R. einer Abstammungsbegutachtung* od. Spurenanalyse erstelltes Gutachten mit serol. Nachw. der genet. bestimmten Eigenschaften von Blutgruppen*, i. w. S. auch von Serumgruppen* u. Enzymgruppen* mit statistischer Auswertung der Befunde (sog. serostatistisches Gutachten); Blutgruppensysteme eignen sich bes. für die Begutachtung aufgrund günstiger Häufigkeitsverteilung der Allele des polymorphen Genlocus, gesicherten Erbgangs, bei großer Seltenheit von Ausnahmen im Erbgang, Umweltstabilität der Merkmale u. günstiger method. Voraussetzungen. I. R. einer Vaterschaftsfeststellung* können Ausschlüsse bewertet werden (Vaterschaft unwahrscheinlich, sehr unwahrscheinlich, offenbar unmöglich) u. >99 % der Nichtväter identifiziert werden. Die Erhöhung der Ausschlusssicherheit (>99,99 %) ist durch Analyse des genetischen Materials mit der DNA*-Fingerprint-Methode möglich.

Blut|gruppen|in|kom|patibilität (In-*; Kompatibilität*) *f*: (engl.) *blood group incompatibility*; Unverträglichkeit von Spender- u. Empfängerblutgruppe; vom Empfänger gebildete Antikörper richten sich gegen Antigene der Spendererythrozyten; z. B. ABNull*-Inkompatibilität, Rhesus*-Inkompatibilität.

Blut|gruppen, klassische: s. ABNull-Blutgruppen.

Blut|gruppen|sero|logie (Sero-*; -log*) *f*: (engl.) *blood group serology*; Teilgebiet der Serologie*, das sich mit den immun. Eigenschaften der versch. Blutgruppen*, i. w. S. auch mit erbl. Serumgruppen* u. Enzymgruppen* befasst.

Blut|gruppen|substanzen (Substantia*) *fpl*: (engl.) *blood group substances*; Blutgruppenantigene*; i. e. S. die H*-Substanz mit den spezif. Zuckern für die A- u. B-Substanzen der ABNull*-Blutgruppen.

Blut-Hirn-Schranke: (engl.) *blood-brain barrier*; selektiv durchlässige Schranke zwischen Blut u. Hirnsubstanz, durch die der Stoffaustausch mit dem ZNS einer aktiven Kontrolle unterliegt; als morphol. Substrat werden Kapillarendothel u. perivaskuläre Gliastrukturen (Membrana limitans gliae perivascularis) angesehen. **Funktion:** Schutzeinrichtung, die schädl. Stoffe von den Nervenzellen abhält; **klin. Bedeutung:** erhöhte Durchlässigkeit durch Bakterientoxine, Fieber*, Hypoxie* sowie im Bereich mancher Hirntumoren*. Vgl. Blut-Liquor-Schranke.

Blut|hoch|druck: s. Hypertonie.

Blut-Hoden-Schranke: (engl.) *testicular-blood barrier*; Barriere zwischen Blutgefäßen u. Lumina der Hodenkanälchen; wahrscheinlich vermittelt durch Sertoli*-Zellen; verhindert u. a. die Bildung von Autoantikörpern gegen Spermien.

Blut|husten: s. Hämoptyse; Hämoptoe.

Blut im Stuhl, ok|kultes: (engl.) *occult blood in faeces*; Bez. für nicht sichtbare Blutbeimengungen im Stuhl; **Vork.:** v. a. bei kolorektalen Neoplasien (z. B. Darmpolyp, kolorektales Karzinom), manifestiert sich i. d. R. lange vor dem Auftreten sichtbarer Blutbeimengungen od. einer Anämie; **Nachw.:** v. a. FOBT (Guajakprobe*), häufig i. R. der Krebsfrüherkennungsuntersuchungen*; cave: falsch positive Ergebnisse z. B. bei Zahnfleischbluten od. nach Verzehr von Fleisch. Vgl. Blutstuhl; Stuhluntersuchungen.

Blut|kapillaren (Capillus*) *fpl*: (engl.) *capillaries*; Vasa capillaria; Haargefäße mit ⌀ 4–20(–30) μm; **Wandaufbau:** Endothel, dem außen die Basalmembran* u. Perizyten* aufliegen; oft mit Poren. Vgl. Endstrombahn.

Blut|ko|agulum (Koagul-*) *n*: Blutgerinnsel*.

Blut|körperchen: (engl.) *blood cell*; geformte Bestandteile des Blutes; Erythrozyten*, Leukozyten* (Granulozyten, Lymphozyten, Monozyten) u. Thrombozyten*.

Blut|körperchen|senkung: BSG*.

Blut|körperchen|zähl|gerät *n*: (engl.) *blood cell counter*; Gerät zur automatisierten Zählung von Blutkörperchen unter Verw. von Verf. der Durchflusszytometrie* (v. a. Impedanzsignalzählung u. photoelektron. Zählung; vgl. Zählkammer; FACS; Differentialblutbild.

Blut|kom|partiment (Kompartiment*) *n*: **1.** (engl.) *blood compartment*; definierter Verteilungsraum der zirkulierenden Blutmenge (Intravasalraum) für Arzneimittel od. Stoffwechselmetaboliten; **2.** Teil des Dialysators*.

Blut|konserve *f*: (engl.) *stored blood*; unter sterilen Bedingungen gewonnenes menschl. (Voll-)Blut, das nach Auftrennung in Komponenten (Erythrozyten, Thrombozyten, Plasma) unter definierten Temperaturbedingungen in geeigneten Behältnissen (im Allg. Kunststoffbeutel) aufbewahrt wird; zur Konservierung erfolgt der Zusatz gerinnungshemmender u. stoffwechselerhaltender Substanzen (z. B. CPD*-Stabilisator). **Verw.:** je nach Indikation zur Bluttransfusion* u. Substitution best. Blutbestandteile (s. Tab.).

Blut|kreislauf: (engl.) *blood circulation*; (physiol.) aus den Gefäßen (Arterien, Venen, Kapillaren) bestehendes Strömungssystem für das Blut zur Versorgung der Körpergewebe (künstl. B.: s. Kreislauf, extrakorporaler); **Formen:** s. Abb.; **1. postnataler B.:** Vom re. Vorhof des Herzens fließt das Blut durch die Trikuspidalklappe in die re. Herzkammer, die es in den Truncus pulmonalis mit seinen rechten u. linken Ästen (Aa. pulmonales) pumpt. In den Lungenkapillaren erfolgt der Gasaustausch; das oxygenierte Blut gelangt dann durch die Vv. pulmonales zum li. Vorhof (kleiner od. Lungenkreislauf). Von diesem gelangt es durch die Mitralklappe in die li. Herzkammer, die das Blut in die Aorta u. ihre Verzweigungen pumpt. Nach Sauerstoffabgabe u. Kohlendioxidaufnahme im Kapillargebiet der Organe u. Gewebe fließt das Blut durch die Venen zu den Vv. cavae u. dem re. Vorhof zurück (großer od. Körperkreislauf). **2. pränataler B.:** Das in der Plazenta oxygenierte Blut gelangt über die Nabelvene u. den Ductus venosus (Arantii), z. T. durch die Pfortaderkreislauf, in die V. cava inferior u. zum re. Vorhof. Hier vereinigt sich dieser Strom mit dem aus der V. cava superior aus der Kopfgegend u. gelangt zum größten Teil durch das offene Foramen ovale* in den li. Vorhof u. die li. Kammer u. zur Aorta, um sich über die Karotiden zum Kopf, die Aorta desc. zur unteren Körperhälfte u. die Nabelarterien (Aa. umbilicales) zurück zur Plazenta zu verteilen. Das in die re. Herzkammer gelangte Blut läuft über den Truncus pulmonalis zu einem kleinen Teil in die Lungen u. zum größten Teil durch den Ductus* arteriosus (Botalli) ebenfalls in die Aorta. Ductus arteriosus u. Foramen ovale schließen sich innerh. weniger Std. postnatal, wodurch Lungen- u. Körperkreislauf getrennt werden. Unter pathol. Bedingungen (O₂-Mangel) können die pränatalen Kreislaufverhältnisse für mehrere Tage nach der Geburt persistieren u. eine PPHN* verursachen. Vgl. Blutdruck; Hämodynamik.

Blut|kuchen: Cruor sanguinis; s. Blutgerinnsel.

Blut|kultur (lat. cultura Züchtung) *f*: (engl.) *blood culture*; Keimanzüchtungsversuch aus venöser Blutprobe nach peripherer Venenpunktion unter sterilen Bedingungen zum Nachw. einer Bakteriämie* od. Sepsis*; das wegen des schubweisen Auftretens der Err. evtl. mehrfach u. möglichst bei Fieberanstieg u. Schüttelfrost entnommene Blut wird in flüssigem Nährmedium jeweils aerob u.

Blutlanzette

Blutkonserve
Auswahl gebräuchlicher Blutkonserven und Blutpräparationen

Bezeichnung	Lagerungsdauer	Lagerungstemperatur	Indikationen (Auswahl)
leukozytendepletiertes Erythrozytenkonzentrat	42–49 Tage (bei In-line-Filtration)	2–6 °C	chronisch transfusionsbedürftige Patienten, CMV-negative Patienten unter Immunsuppression, aplastische Anämie, Leukämien, Osteomyelofibrose, Knochenmarkempfänger, Organtransplantation, Transfusion bei Frühgeborenen, intrauterine Transfusion
bestrahltes Erythrozytenkonzentrat	max. 14 Tage nach Bestrahlung	2–6 °C	Knochenmarktransplantation, schweres Immundefektsyndrom, Hochdosis-Chemotherapie, intrauterine Transfusion, Frühgeborene, gerichtete Blutspenden aus der engen Familie
Einzelspender-Thrombozytenkonzentrat	max. 5 Tage	20–24 °C; unter ständiger Agitation (sog. Schüttler)	als Ersatz für Thrombozytapheresekonzentrate
Thrombozytapheresekonzentrat	max. 5 Tage	20–24 °C; unter ständiger Agitation (sog. Schüttler)	Thrombozytopenien infolge Bildungsstörungen, Massivtransfusion, in Ausnahmefällen für Thrombozytenfunktionsstörungen
gefrorenes Frischplasma	1 Jahr, nach Auftauen unverzügliche Transfusion	unter –30 °C	komplexe Störungen des Hämostasesystems, Verlust- und/oder Verdünnungskoagulopathie, DIC, thrombotisch-thrombozytopenische Purpura, Austauschtransfusion, Faktor V- und XI-Mangel
Granulozytenkonzentrat	max. 3–5 Stunden	20–24 °C	adjuvante Behandlung bei schweren Neutropenien und gleichzeitigen therapieresistenten lebensbedrohlichen, nicht viralen Infektionen

anaerob bei 37 °C inkubiert. B. von Blut, das während einer Antibiotikatherapie entnommen wurde, führt meist nicht zum Bakteriennachweis, da die mit Aktivkohle od. Kunstharz versehene Blutkulturmedien Antibiotika nur unzureichend absorbieren.

Blut|lanzette *f*: (engl.) *blood lancet*; kleines lanzettförmiges Instrument in steriler Einmalpackung zur Blutentnahme* (nach Michaelis).

Blut|laugen|salze *n pl*: (engl.) *prussiate (salts)*; Cyankomplexsalze; **1.** gelbes Blutlaugensalz; Kaliumhexacyanoferrat II, $K_4[Fe(CN)_6]$; Verw. z. B. bei der Berliner*-Blau-Reaktion; **2.** rotes Blutlaugensalz; Kaliumhexacyanoferrat III, $K_3[Fe(CN)_6]$; Verw. z. B. bei der Hämoglobinbestimmung*.

Blut|leere: s. Esmarch-Blutleere; Blutsperre.

Blut-Liquor-Schranke (lat. *liquor* Flüssigkeit): (engl.) *blood-cerebrospinal fluid barrier*; in den Plexus choroidei u. den Blutgefäßen des ZNS lokalisierte funktionelle Barriere zwischen Blut u. Liquor* cerebrospinalis, die für die Liquorzusammensetzung mitbestimmend ist; in die Blutbahn eingebrachte Stoffe erscheinen nur z. T. u. dann meist in anderer Konz. im Liquor. **Klin. Bedeutung:** Auf die unterschiedl. Liquorgängigkeit muss bei der Verabreichung von Arzneimitteln (z. B. Antibiotika) geachtet werden. Durch z. B. entzündliche Erkr., Tumoren u. Hirninfarkte kann es zu einer veränderten Durchlässigkeit u. zum Übertritt von Substanzen aus dem Blutplasma kommen (Protein, Zellen). Vgl. Blut-Hirn-Schranke; Liquorstopp.

Blut-Luft-Schranke: (engl.) *blood gas barrier*; Alveolarmembran; s. Membran, alveolokapilläre; Alveole.

Blut|mole (Mole*) *f*: (engl.) *blood mole*; toter Embryo od. Fetus, der in den ersten 12 SSW gestorben ist, nicht abgestoßen wurde u. von Blut umhüllt ist; durch Hämolyse mit Auslaugen des Blutfarbstoffs entsteht die sog. Fleischmole, sehr selten durch Kalkablagerung die sog. Steinmole. Vgl. Abortivei; missed abortion.

Blut|nachweis *m*: (engl.) *blood test*; Nachw. von Blut u. Blutbestandteilen in Harn, Stuhl, Liquor cerebrospinalis u. a. Proben sowie (rechtsmed.) von Blutspuren; **Verf.:** **1.** Farbreaktionen: Guajakprobe*, Berliner*-Blau-Reaktion, Luminol-Test (Chemilumineszenz); **2.** mikroskop. Nachw. von Teichmann*-Kristallen; **3.** Blutgruppenbestimmung* mit Hilfe spezif. Antiseren.

Blut|patch, epi|dur|aler (engl. *patch* Blutfleck): (engl.) *epidural blood patch*; Verf. zur Analgesie bei postpunktionellem Kopfschmerz (postpunktionelles Syndrom; s. Liquorunterdrucksyndrom) nach Spinalanästhesie*, diagn. Lumbalpunktion* od.

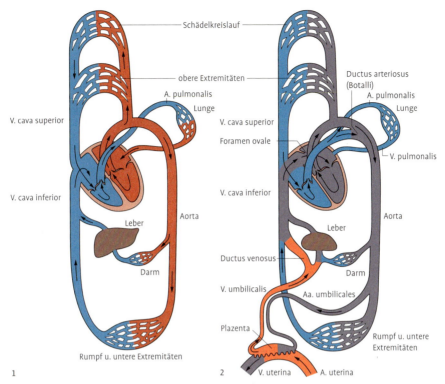

Blutkreislauf: 1: postnataler Blutkreislauf; 2: pränataler Blutkreislauf

akzidenteller Duraperforation bei Periduralanästhesie*; **Prinzip:** epidurale Injektion von 10–20 ml Blut des Pat. (autogen) nahe der Duraperforation (Verschluss durch Verklebung).
Blut|plättchen: s. Thrombozyten.
Blut|plättchen|mangel: s. Thrombozytopenie.
Blut|plasma (-plasma*) *n*: s. Blut.
Blut|pool|phase (engl. pool Pfütze, Teich, Ansammlung; Phase*) *f*: (engl.) *bloodpool phase*; syn. Weichteilphase; Szintigraphie* i. d. R. des Skeletts (2. Phase der Dreiphasen-Skelettszintigraphie* bzw. 1. Phase der Zweiphasen-Skelettszintigraphie) 2–5 Min. nach i. v. Injektion des Radiopharmakons zur Darstellung einer Weichteilbeteiligung bei ossären Prozessen (z. B. bei aktivierter Arthrose, rheumatoider Arthritis, Osteomyelitis); Darstellung der frühen Verteilung eines Radiopharmakons i. R. biokinetischer Studien.
Blut|pool|szinti|graphie (engl. pool Pfütze, Teich, Ansammlung; Szinti-*; -graphie*) *f*: (engl.) *bloodpool szintigraphy*; Szintigraphie*, bei der nach radioaktiver Markierung patienteneigener Erythrozyten (i. d. R. in vivo mit ^{99m}Technetium*) eine intravasale Gleichverteilung der Aktivität erzielt wird u. damit der Blutpool dargestellt werden kann; **Ind.:** Bestimmung der kardialen Pumpfunktion (s. Radionuklidventrikulographie*), Diagn. von Hämangiomen, Suche nach Blutungsquelle.

Blut|probe: (engl.) *blood sample*; kleine Menge (ca. 0,1–50 ml) venös, arteriell od. kapillär entnommenen Bluts, die mit versch. labormed. Methoden auf ihre Inhaltsstoffe u. korpuskulären Bestandteile untersucht werden kann; i. e. S. Blutentnahme zum Nachweis von Alkohol im Blut. Vgl. Alkoholbestimmung; ADH-Methode; Fetalblutuntersuchung.
Blut|produkte: (engl.) *blood products*; i. S. des Arzneimittelgesetzes* Blutzubereitungen (aus Blut gewonnene Blut-, Plasma- od. Serumkonserven, Blutbestandteile od. Zubereitungen aus Blutbestandteilen mit arzneilich wirksamen Bestandteilen) u. Sera aus Blut mit spezif., therap. einzusetzenden Antikörpern.
Blut|reinigungs|verfahren: (engl.) *blood purification methods*; Verf. zur Entfernung von harnpflichtigen, toxischen od. pathogenen Substanzen aus dem Blut; hierzu gehören Peritonealdialyse*, Hämodialyse*, Hämofiltration* u. Hämodiafiltration* (Anwendung v. a. bei Nierenerkrankungen), Plasmapherese* (z. B. bei immun. Erkrankungen) u. Hämoperfusion* (v. a. bei Intoxikationen). Vgl. Leberperfusion, extrakorporale; LDL-Apherese.
Blut|schande: s. Inzest.
Blut|schatten *m pl*: (engl.) *blood shadow*; enthämoglobinisierte Erythrozyten im Blut bzw. Urin; erscheinen bei mikroskop. Betrachtung als kleine

blasse Ringe; vgl. Gumprecht-Schatten; Achromozyten.
Blut|schwamm: s. Hämangiom, kavernöses.
Blut|senkung: s. BSG.
Blut|serum (Sero-*) *n*: s. Blut.
Blut-Sludge (engl. sludge Schlamm) *m*: s. Sludge-Phänomen.
Blut|sperre: (engl.) *blood barrier*; Herstellen verminderter Blutfülle durch Anheben u. Ausstreichen einer Extremität ohne Auswickeln mit einer Binde u. anschl. Aufpumpen einer Manschette, um den Blutzufluss zu unterbinden; **Ind.:** Op. bei Infektionen, Arthroskopien u. Tumoren. Vgl. Esmarch-Blutleere.
Blut|spiegel *m*: (engl.) *blood level*; Konzentration physiol. od. körperfremder (z. B. pharmak. od. tox.) Substanzen im Blut, Blutplasma od. -serum.
Blut|spucken: s. Hämatemesis; Hämoptyse; Hämoptoe.
Blut|spuren: (forens.) s. Blutnachweis; Blutgruppenbestimmung; Präzipitine.
Blut|stamm|zell|trans|plantation (Transplantation*) *f*: s. Stammzelltransplantation.
Blut|stillung: (engl.) *haemostasis*; syn. Stypsis; (therap.) Beenden einer Blutung; **Formen: 1. mechan.-physik.:** allgemein durch Hochlagerung, digitale Kompression, Druckverband; chir. bzw. endoskopisch durch Packing, Gefäßligatur (Faden, Gummiband, Naht, Gefäßklemme, Clip u. a.), Unterspritzung (Kochsalz), Koagulation*; **2. pharmak.:** Hämostatika*, z. B. lokal durch op. Einlage von Kollagenvlies od. endoskop. Unterspritzung, Sklerotherapie*; **3. interventionell:** therapeutische Embolisation*. Vgl. Blutducksenkung, kontrollierte; Hämostase.
Blut|stuhl: (engl.) *bloody stool*; Meläna; Blutbeimengung im Stuhl mit roter Färbung bei Blutungen aus unteren bzw. starken Blutungen in höheren Darmabschnitten od. mit schwärzl. Färbung (Teerstuhl*) bei Blutung in oberen Abschnitten des Verdauungstrakts; **Urs.:** s. Blutung, gastrointestinale; rötl. bis schwärzl. Stuhlverfärbung kann auch durch pflanzl. Farbstoffe (z. B. in Roten Beten, Spinat, Heidelbeeren, Rotkohl) verursacht werden sowie nach Einnahme best. Arzneimittel (z. B. Eisen- u. Wismut-haltige Präparate, Carbo medicinalis) auftreten. Vgl. Melaena neonatorum; Stuhluntersuchungen; Blutnachweis; Blut im Stuhl, okkultes.
Blut|sturz: (engl.) *hemorrhage*; Hämatorrhö; starke (meist plötzl. auftretende) Blutung; s. Hämoptoe; Hämatemesis.
Bluts|verwandtschaft: (engl.) *consanguinity*; syn. Konsanguinität; Gemeinsamkeit von Erbfaktoren; **Einteilung: 1. Grades** zwischen Eltern u. Kindern bzw. Geschwistern; **2. Grades** zwischen Onkeln, Tanten u. Neffen, Nichten bzw. Halbgeschwistern; **3. Grades** zwischen Cousins u. Cousinen. Für Kinder aus den Verbindungen dieser Verwandtschaftsgrade besteht ein erhöhtes Risiko für geistige Behinderungen od. Fehlbildungen, insbes. bei B. 1. Grades mit über 50 %; bei B. 2. u. 3. Grades mit 4 % bzw. 2 % zusätzlich zum normalen Risiko von 3 %.
Blut-Tellurit|agar (lat. tellus, telluris Erdboden) *m*: s. Clauberg-Nährböden.

Blut|trans|fusion (Transfusion*) *f*: (engl.) *blood transfusion*; Übertragung von Blutbestandteilen, die aus Vollblut eines (menschl.) Blutspenders präpariert u. konserviert wurden, auf einen anderen Menschen (Empfänger) durch i. v. Infusion; Voraussetzung ist die Blutgruppenkompatibilität zwischen Spender u. Empfänger (s. Blutgruppenbestimmung; Kreuzprobe); **Ind.:** z. B. akuter u. chron. Blutverlust (v. a. mit Hypovolämie u. hämorrhagischem Schock), Anämie, Hämoblastose, Blutgerinnungsstörung (Substitution von Blutgerinnungsfaktoren); **Kompl.:** Transfusionszwischenfälle*, pulmonale Transfusionsreaktionen (z. B. TRALI*, transfusionsbedingte Herzinsuffizienz inf. Volumenüberladung, engl. transfusion-associated circulatory overload, Abk. TACO, transfusionsassoziierter Asthma-bronchiale-Anfall), Hämosiderose* bei häufigen B.; Übertragung von Krankheitserregern, z. B. Hepatitis-Viren (sog. Transfusionshepatitis durch Hepatitis-C- od. -B-Virus), Treponema pallidum, Malariaplasmodien, HIV; Sensibilisierung des Empfängers gegen Alloantigene (v. a. Blutgruppenantigene) des Spenders, allerg. Reaktionen auf Plasmaproteine. Vgl. Blutkonserve (Tab. dort); vgl. Universalempfänger; Universalspender; Austauschtransfusion.
Blut|trans|fusion, fetale (↑) *f*: (engl.) *intrauterine blood transfusion*; intra- od. transuterine Bluttransfusion von 0-Rh-negativem Spenderblut; **Formen: 1.** Transfusion in die freie Bauchhöhle des in utero befindl. Fetus; die Rh-negativen Erythrozyten, die durch Rh-Antikörper der Mutter nicht zerstört werden können, gelangen über den peritonealen Lymphabfluss in die Blutbahn des Fetus; **2.** intravasale Transfusion in die Nabelschnurvene; **Ind.:** bei Verdacht auf Anämie eines Kindes bei Morbus* haemolyticus fetalis z. B. inf. Rhesus*-Inkompatibilität od. Parvovirus-B19-Infektion. Vgl. Fruchtwasser-Spektrophotometrie.
Blut|trans|fusions|filter (↑): **1.** (engl.) *transfusion filter*; Filter im Transfusionsbesteck zur Verhinderung der Transfusion größerer Zellaggregate od. Gerinnsel (Porengröße von Standardfiltern 170–230 μm); **2.** Spezialfilter, die zur Leukozytendepletion* dienen u. während der Herstellung der Blutkonserve (sog. In-line-Filtration) verwendet werden.
Blutung: (engl.) *bleeding*; Hämorrhagie; Austritt von Blut aus den Gefäßen in das umgebende Gewebe od. an die Körperoberfläche; **Formen: 1. Rhexisblutung** (Zerreißungsblutung) als Folge von Gefäßeinrissen, bedingt durch Traumen (s. Wunde), Arrosion*, Gefäßwanderkrankungen (z. B. Arteriosklerose*), Ruptur inf. starker Druckunterschiede (z. B. bei Hypertonie*); **2. Diapedeseblutung** (sog. Durchtrittsblutung): Austritt von Blutbestandteilen durch die äußerl. intakte Gefäßwand inf. Hämostase* bei hämorrhagischer Diathese*; **Sympt./Diagn.:** bei äußerer B. sichtbar: **1.** arterielle B.: helles, pulssynchron spritzendes Blut; **2. venöse B.:** dunkelrotes fließendes Blut; **3. parenchymatöse B.** bei flächenhaften Schnitt- od. Risswunden mit B. aus allen eröffneten Gefäßen bei innerer B. (z. B. gastrointestinale Blutung*) Blutdruckabfall inf. von Volumenverlust, Tachykardie*, Hb-Abfall, evtl. hämorrhagischer Schock;

4. bei chron. B. Anämie* als Leitsymptom; **Ther.:** lokale Blutstillung*, ggf. Volumenersatz* u. Behandlung der zugrunde liegenden Störung. Vgl. Hautblutungen; Nachblutung.
Blutung, an|ovulato̲rische: s. Abbruchblutung.
Blutung, a|to̲nische: s. Nachblutung.
Blutung, a̲|zyklische: s. Metrorrhagie.
Blutung, dys|funktione̲lle: (engl.) *dysfunctional bleeding*; durch hormonale Störungen (in Hypothalamus*, Hypophyse* od. Ovarien) verursachte uterine Blutung; **Vork.:** v. a. bei Follikelpersistenz*, im Klimakterium*, als sog. juvenile Blutung*.
Blutung, epi|dura̲le: s. Epiduralhämatom.
Blutung, funktione̲lle: normale Menstruation*; s. Eumenorrhö.
Blutung, gastro|in|testina̲le: (engl.) *gastro-intestinal hemorrhage*; auch Magen-Darm-Blutung; okkulter bis massiver Blutabgang aus dem Verdauungstrakt; **Formen:** nach Lok. der Blutungsquelle: 1. obere g. B. mit Blutungsquelle oberh. der Flexura duodenojejunalis (Ösophagus, Magen, Duodenum, i. w. S. auch Pharynx); Urs. v. a. Ösophagusvarizen, Ulcus duodeni bzw. Ulcus ventriculi, erosive Gastritis, Mallory-Weiss-Syndrom; 2. untere g. B. mit Blutungsquelle aboral der Flexura duodenojejunalis (bes. im Dickdarm); Urs. v. a. Polypen, Hämorrhoiden, Divertikel, Angiodysplasien, Karzinome, Kolitis, Proktitis, Analfissur; **Klin.:** je nach Schweregrad Anämie*, okkultes Blut* im Stuhl, Blutstuhl*, Teerstuhl*, Hämatemesis*, Hypotonie*, hypovolämischer Schock*; **Diagn.:** Nachw. der Blutungsquelle meist durch Endoskopie (vgl. Forrest-Klassifikation); Röntgenkontrastuntersuchung, Angiographie, Szintigraphie, selten Laparotomie; **Ther.:** häufig endoskop. Blutstillung*.
Blutung, in|testina̲le: s. Blutung, gastrointestinale.
Blutung, intra|abdomina̲le: (engl.) *intra-abdominal bleeding*; Blutung in die freie Bauchhöhle.
Blutung, intra|kranie̲lle: s. Hämatom, intrakranielles.
Blutung, intra|kranie̲lle geburts|trauma̲tische: (engl.) *perinatal cerebral hemorrhage*; sog. geburtstraumatische Hirnblutung; traumat. intrakranielle Blutungen (subdural, subarachnoidal, intraventrikulär, intrazerebral) von Neugeborenen (v. a. Frühgeborenen*) als Geburtsschaden* (Tentoriumriss*); **Klin.:** v. a. Herzrhythmusstörungen mit Asphyxie, Schnappatmung*, u. U. Atemstillstand; daneben Zeichen erhöhten Hirndrucks (Erbrechen, Krampfneigung, Opisthotonus*); **DD:** in der Schwangerschaft entstandene Hirnblutungen u. a. Hirnschäden, z. B. inf. intrauteriner Infektion od. fetaler immun. bedingter Thrombozytopenie. Vgl. Depressionszustand des Neugeborenen.
Blutung, intra|ventrikulä̲re: Ventrikelblutung*.
Blutung, intra|zerebra̲le: (engl.) *intracerebral bleeding*; Abk. ICB; Hirnblutung; intraparenchymatöse Blutung im Gehirn (einschließl. Ventrikelblutung*);

zweithäufigste Urs. eines Schlaganfalls*

Pathol.: hirnparenchymverdrängendes Hämatom* (vgl. Hämatom, intrakranielles), u. a. Hirnödem* in der Folge; **Vork.:** 1. spontan: **a)** (meist) art. Hypertonie*, v. a. in hohem Lebensalter (Path.: Mikroangiopathie*, Arteriolosklerose*; Lok.: meist Basalganglien*; auch Hirnstamm*, häufig Pons*), auch bei Konsum sympathomimetischer Rauschmittel*; **b)** intrakranielles Aneurysma*, Angiom (v. a. arteriovenöses Hämangiom, kavernöses Hämangiom*) u. a. vaskuläre Malformation; **c)** Amyloidangiopathie*; **d)** Hirntumor*; **e)** hämorrhagische Diathese*, iatrogen z. B. als UAW von Antikoagulanzien* od. Kompl. einer Thrombolyse*; **f)** Sinusthrombose* u. a.; 2. traumat.: i. R. eines Schädelhirntraumas* (Contusio* cerebri; vgl. Duret-Berner-Blutung); **Klin.:** in Abhängigkeit von Lok. u. Größe; Schlaganfall* u. Hirndrucksteigerung* ggf. mit Bewusstseinsstörung*, Beginn meist mit (häufig zunehmendem) Kopfschmerz od. auch epilept. Anfall (lobäre i. B.); **Kompl.:** z. B. Hydrozephalus* (s. Ventrikelblutung), Einklemmung*; **Diagn.:** neurol. Untersuchung mit Glasgow* Coma Scale (Tab. dort); Nachweis radiol.: CCT (akut), MRT (v. a. im Verlauf); Angiographie* (DSA, CT*-Angiographie, MR-Angiographie) zur Nachw. der Blutungsquelle u. Nachw. von Gefäßverlagerungen u. -aussparungen; **Ther.:** 1. konservativ intensivmed. (Stroke* Unit) Sicherung von Vitalfunktionen* u. zerebralem Perfusionsdruck* mit Senkung des erhöhten Hirndrucks* u. ggf. pharmak. Blutdrucksenkung (Urapidil, Clonidin), zusätzl. kausal (z. B. Substitution bei angeb. Gerinnungsfaktormangel u. symptomat. nach Klin. u. Kompl.; 2. bei signifikanter Raumforderung neurochir.: op. Hämatomausräumung, Blutstillung (je nach Blutungsquelle, z. B. Angiom- bzw. Aneurysmaoperation) u. Drainage; **Progn.:** Letalität 35–50 %; progn. ungünstige Faktoren: Massenblutung*, Ventrikelblutung, initiales Koma, hohes Lebensalter. Vgl. Blutung, intrakranielle geburtstraumatische.
Blutung, juveni̲le: (engl.) *juvenile bleeding*; unregelmäßig auftretende, häufig lang andauernde u. sehr starke uterine Blutung bei jungen Mädchen inf. ovarieller Dysfunktion (Follikelpersistenz*) in den ersten Jahren nach der Menarche*; vgl. Zyklus, anovulatorischer.
Blutung, klimakte̲rische: (engl.) *climacteric bleeding*; während des Klimakteriums* auftretende uterine Blutung, in der Prä- u. frühen Postmenopause oft als dysfunktionelle Blutung* bei anovulatorischem Zyklus inf. glandulärer Hyperplasie; dd u. bes. bei Wiederauftreten nach der Menopause ist org. Ursache auszuschließen (Zervixkarzinom*, Korpuskarzinom*, Myom*, Polyp*, Endometritis*).
Blutung, post|menstrue̲lle: (engl.) *postmenstrual bleeding*; Schmierblutung im Anschluss an die eigentl. Menstruation*; **Urs.:** 1. hormonal, z. B. Östrogenmangel bei Zyklusbeginn, verspätete Rückbildung des Corpus* luteum; 2. organisch, z. B. Myoma* uteri, Endometritis, Endometriose*, Korpuskarzinom*, Korpuspolyp* sowie bei mangelhafter Regeneration des Endometriums (z. B. nach wiederholter Kürettage*) u. bei Muskelschwäche mit ungenügender Blutstillung bei Uterushypoplasie. Vgl. Zyklusstörungen.
Blutung, prä|menstrue̲lle: (engl.) *premenstrual bleeding*; Vorblutung; bis zu 10 Tage vor Beginn

Blutungsanamnese

der eigentl. Menstruation* einsetzende, meist leichte Blutung (Schmierblutung) aus den Spiralarterien des Endometriums; **Urs.**: meist Corpus-luteum-Insuffizienz im Prämenstruum; vorzeitiger Rückgang der Östrogenbildung; **Diagn.**: bei Verdacht auf org. Ursache fraktionierte Kürettage*. Vgl. Zyklusstörungen.

Blutungs|anamnese (Anamnese*) f: (engl.) hemorrhagic anamnesis; Anamnese* zur Erfassung von Störungen der Hämostase* mit höchster Prädiktivität (insbes. präoperativ bzw. -interventionell); einschließl. Erfragen von Arzneimitteln (sog. Arzneimittelanamnese). Vgl. Prämedikation.

Blutungs|krankheiten: s. Diathese, hämorrhagische.

Blutung, spinale f: (engl.) spinal bleeding; Spinalblutung, Hämatorrhachis; Sammelbez. für Blutungen im Spinalkanal; z. B. spinale Subarachnoidalblutung*, spinales Epiduralhämatom* od. Hämatomyelie*; **Urs.:** Trauma, spinales Angiom, Rückenmarktumor, iatrogen (z. B . rückenmarknahe Leitungsanästhesie bei hämorraghischer Diathese); **DD:** Meningitis, Abszess, Myelitis, Spondylodiszitis.

Blutungs|schock: s. Schock, hypovolämischer.

Blutung, sub|durale: s. Subduralhämatom.

Blutungs|zeit f: (engl.) bleeding time; Abk. BZ; syn. in vivo B.; Zeit zwischen Stichinzision u. Blutungsstillstand (primäre Hämostase*; globaler Suchtest bei hämorrhag. Diathese*; **Bestimmung:** visuell; **1.** B. nach Ivy: querer Schnitt an Innenseite des Unterarms (ca. 1 mm tief, 5 mm lang) bei Stauung am Oberarm mit 40–50 mmHg (Gummimanschette); Abtupfen des Bluts mit Filterpapier (seitlich, ohne den Wundrand zu berühren) bis die Blutung sistiert u. Fibrinfäden auftreten (Referenzbereich bis 6 Min. bei Erwachsenen); **2.** B. nach Duke: Abtupfen des blutenden Ohrläppchens bis zum Auftreten von Fibrinfäden (Referenzbereich 3–4 Min.); **3.** subaquale B. nach Marx: Eintauchen des blutenden Ohrläppchens bzw. Fingers in eine Wasserschale, bis der sich bildende Blutfaden abreißt (Referenzbereich des 6 Min. bzw. 2 Min.); **Beurteilung:** verlängert bei Störung der primären Hämostase*, v. a. Thrombozytopathie*, Thrombozytopenie*, von*-Willebrand-Jürgens-Syndrom. Vgl. Blutungszeit, in vitro.

Blutungs|zeit, in vitro (engl.) in vitro bleeding time; in vitro simulierte Blutungszeit*; **Bestimmung:** standardisiert apparativ (PFA); Ansaugen von Citratblut* durch Kapillare mit 2-fach beschichteter Membran (Kollagen u. Adrenalin bzw. ADP), damit Thrombozytenaggregation* an Membranöffnung; Messung der Verschlusszeit (Zeit zwischen Beginn des Blutflusses sowie Verschluss der Membranöffnung); **Referenzbereich:** s. Blutgerinnung (Tab. 2 dort); **Beurteilung:** verlängert bei Thrombozytopathie*, Thrombozytopenie*, von*-Willebrand-Jürgens-Syndrom.

Blutungs|zysten (Kyst-*) f pl: s. Geröllzysten.

Blutung, zerebrale: s. Blutung, intrazerebrale; Ventrikelblutung; Blutung, intrakranielle geburtstraumatische.

Blut|vergiftung: s. Sepsis; Lymphangitis.

Blut|volumen (Volumen*) n: (engl.) blood volume; Abk. BV; Gesamtmenge des zirkulierenden Bluts*; setzt sich zus. aus Plasmavolumen* u. Volumen der korpuskulären Blutbestandteile (entspricht annähernd dem Erythrozytenvolumen*); **Referenzbereich:** Frauen 57–64 ml/kg KG, Männer 69–70 ml/kg KG.

Blut|wäsche: s. Hämodialyse.

Blut|warze: s. Angiokeratom.

Blut|zucker: (engl.) blood sugar; Abk. BZ; Glukose im (venösen) Vollblut, Kapillarblut, Blutplasma od. -serum; s. Referenzbereiche (Tab. dort).

Blut|zucker-Belastungs|probe: s. Glukosetoleranztest.

Blut|zucker-Bestimmungs|methoden f pl: (engl.) blood sugar assays; enzymat. Meth. zur Bestimmung der Glukosekonzentration im Blut; **Formen:** **1.** semiquantitativer Schnelltest (Teststreifen), evtl. mit reflexionsphotometr. Auswertung (Prinzip: Glukoseoxidase-Peroxidase-Methode); **2.** quantitative B.-B.: **a)** Hexokinasemethode: optischer Test* nach Umsetzung von Glukose durch Hexokinase* u. Glukose*-6-phosphat-Dehydrogenase; **b)** Glukose-Dehydrogenase-Meth.: opt. Test nach Umsetzung mit Glukose-Dehydrogenase (akzeptiert als Substrat nur β-D-Glukose); **c)** Glukoseoxidase-Peroxidase-Meth.: Nachw. von H_2O_2 (entsteht bei Umsetzung von Glukose durch Glukoseoxidase*) mit einer Peroxidase-gekoppelten Farbreaktion; **d)** Glukoseoxidase-Meth.: amperometr. Bestimmung von H_2O_2, das von membrangebundener Glukoseoxidase in einer Durchflusszelle gebildet wird. Vgl. Referenzbereiche (Tab. dort).

BLW: Abk. für **b**iologischer **L**eit**w**ert; wird für jene gefährl. Stoffe festgelegt, für die kein arbeitsmed.-toxikol. begründeter BAT*-Wert aufgestellt werden kann, z. B. für versch. krebserzeugende bzw. krebsverdächtige Stoffe.

B-Lympho|zyten (Lymph-*; Zyt-*) m pl: (engl.) B lymphocytes; Kurzbez. B-Zellen; Kurzbez. für **B**ursa-abgeleitete Lymphozyten bzw. **b**one-marrow-derived lymphocytes (engl. für Knochenmark, das Bursaäquivalent der Säugetiere); Lymphozyten*, die sich ab der 8.–9. Entwicklungswoche im hämatopoetischen Gewebe der fetalen Leber, später im Knochenmark entwickeln u. sich danach in den sekundären Organen des lymphatischen Systems* ansiedeln. Sie tragen charakterist. Zellmarker* auf der Zelloberfläche (CD19 u. CD20) u. können sich bei Stimulation durch das entspr. Antigen über eine klonale Expansion zu antikörperbildenden Plasmazellen* od. sog. Gedächtniszellen (memory* cells) entwickeln. Vgl. Bursa Fabricii; CD-Nomenklatur.

BMI: Abk. für Body*-**m**ass-**I**ndex.

BMP: Abk. für (engl.) **b**one **m**orphogenic **p**roteins; s. TGF.

BMR: Abk. für (engl.) **b**asal **m**etabolic **r**ate; s. Grundumsatz.

BMS: Abk. für Burning*-Mouth-Syndrom.

BNP: Abk. für (engl.) **b**rain **n**atriuretic **p**eptide; s. Peptide, kardiale natriuretische.

BNS-Krämpfe: Kurzbez. für **B**litz-**N**ick-**S**alaam-Krämpfe; West*-Syndrom.

Boari-Plastik (Achille B., Chir., Italien; -plastik*) f: (engl.) Boari's operation; Ersatz des distalen Ureters

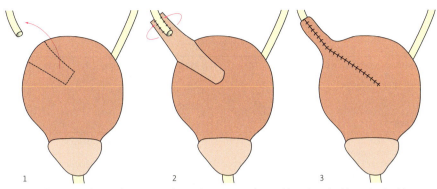

Boari-Plastik: 1: Anzeichnen und Präparation des Boari-Lappens aus der Harnblase; 2: Hochschlagen des Boari-Lappens und Einnähen des Harnleiterendes; 3: Verschluss der Harnblase und des Boari-Lappens zu einem Rohr

durch einen gestielten röhrenförmigen Lappen aus der Blasenvorderwand (s. Abb.); **Ind.:** langstreckige prävesikale Ureterdefekte od. -stenosen, Verletzungen; **Kompl.:** Harnleiterstriktur mit/ohne konsekutivem Harnstau, vesikoureterorenaler Reflux, Harnblasenentleerungsstörung.

Boas-Druck|punkt (Ismar I. B., Arzt, Berlin, 1858–1938): (engl.) *Boas' point*; druckempfindl. Bereich des Rückens links neben dem 10.–12. BWK bei Ulcus* ventriculi; vgl. Head-Zonen.

Bobath-Methode (Karel B., Neurol., London, 1905–1991; Berta B., Krankengymnastin, London, 1907–1991) *f*: (engl.) *Bobath method*; interdisziplinäres therap. Verfahren, welches Lagerungs- u. Mobilisationskonzepte bei Pat. mit zentralen sensomotorischen Regulationsstörungen integriert (z. B. Bobath-Lagerung bei Hemiparese*, Abb. dort, nach Schlaganfall) u. zur konservativen Behandlung der infantilen Zerebralparese* entwickelt wurde; **Prinzip:** komplexe Bewegungsgestaltung u. Bewegungslernen, Selbstorganisation u. Patientenmitgestaltung, Anpassungsentwicklung an die Umwelt u. Lebensweltorientierung, konzeptuelle Beziehung von Befund u. Behandlung, Interdisziplinarität. Vgl. Physiotherapie.

Boca|virus, humanes *n*: Abk. HBoV; unbehülltes Virus mit einzelsträngiger DNA (ssDNA) aus der Familie der Parvoviridae*; 2005 in Zusammenhang mit Atemweginfektionen bei Kindern entdeckt; **Übertragung:** durch Schmier- bzw. Tröpfcheninfektion über die Atemwege; Infektion verursacht ggf. Rhinitis, Pharyngitis, Husten u. evtl. obstruktive Bronchitis, Bronchiolitis, Pneumonie u. Fieber >39°C.

Bochdalek-Blumen|körbchen (Vincent A. B., Anat., Prag, 1801–1883): (engl.) *flower spray of Bochdalek*; durch die Aperturae laterales ventriculi quarti in die Cisterna pontocerebellaris ragende Teile des Plexus* choroideus des 4. Hirnventrikels.

Bochdalek-Dreieck (↑): (engl.) *Bochdalek's triangle*; Trigonum lumbocostale; dreieckige Spalte zwischen Pars lumbalis u. Pars costalis des Zwerchfells*.

Bochdalek-Foramen (Vincent A. B., Anat., Prag, 1801–1883; ↑) *n*: Hiatus pleuroperitonealis; s. Bochdalek-Dreieck; Zwerchfellhernie.

Bochdalek-Hernie (↑; Hernie*) *f*: (engl.) *Bochdalek's hernia*; Zwerchfellhernie* mit Bruchpforte im (meist linken) Bochdalek*-Dreieck;

häufigste Form der Zwerchfellhernie

Vork.: insbes. neonatal; im Erwachsenenalter selten; **Klin.:** bereits intrauterin Verlagerung von Darm-, Milz- u. Leberteilen in den Thorax; Kompressionsatelektase, Verdrängung von Herz u. Mediastinum auf die Gegenseite u. pulmonale Entwicklungsstörung (Lungenhypoplasie) in der Folge, postnatal symptomatisch als Atemnotsyndrom* des Neugeborenen (selten beim Kleinkind); **Diagn.:** klin. (z. B. Auskultation) u. apparativ (z. B. Röntgendiagnostik, sonographisch auch pränatal); **Ther.:** intensivmed. symptomat. (Beatmung, pharmak. Kreislaufstabilisierung u. a.), bei klin. Stabilisierung op. Korrektur (Zwerchfellverschluss, ggf. mit Patch).

Bochdalek-Zyste (↑; Kyst-*) *f*: (engl.) *Bochdalek's cyst*; nicht zurückgebildeter Teil des Ductus thyroglossalis im Bereich des Foramen caecum linguae*; kann zu Atem- u. Schluckbeschwerden führen.

Bockhart-Krankheit (Max B., Dermat., Wiesbaden, 1883–1921): s. Folliculitis staphylogenes superficialis.

Bocks|beutel|form: (röntg.) Herzform* bei ausgeprägtem Perikarderguss* od. hochgradiger Herzdilatation*.

BODE-Index (Index*) *m*: Abk. für (engl.) *Body-mass-Index, obstruction, dyspnoea, exercise capacity*; multidimensionaler Score* (s. Tab.) zur Schweregrad-Einteilung der COPD* unter Berücksichtigung von Body*-mass-Index, Obstruktion der Atemwege (FEV$_1$; s. Sekundenkapazität), körperl. Belastbarkeit (Sechs-Minuten-Gehtest; s. Gehtest) u. Ausmaß der Dyspnoe (modifizierter MRC*-Score, Tab. dort).

Body-mass-In|dex (engl. body mass index Körper-Gewichts-Index) *m*: Abk. BMI; syn. Quetelet-Index; Verhältniszahl zur Beurteilung des Körpergewichts*; **Bestimmung:** durch Berechnung:

$$\text{BMI} = \frac{\text{Körpergewicht [kg]}}{(\text{Körperlänge [m]})^2}$$

Body-Plethysmographie

BODE-Index

Kriterien	Punkte[1]			
	0	1	2	3
Sechs-Minuten-Gehtest (m Gehstrecke)	>350	250–349	150–249	≤149
modifizierter MRC-Score	0–1	2	3	4
FEV_1 (% Soll)	≥65	50–64	36–49	≥35
BMI (kg/m²)	>21	≤21		

MRC-Score: Medical-Research-Council-Score; FEV_1: forciertes exspiratorisches Volumen in einer Sekunde (Einsekundenkapazität); BMI: Body-mass-Index
[1] Punktsumme (0–10) ergibt den BODE-Index; Einteilung in Quartile: 0–2, 3–4, 5–6, 7–10 (korrelieren positiv mit COPD-bedingter Mortalität)

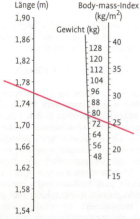

Body-mass-Index Abb. 1: Nomogramm zur Ermittlung des BMI durch Verlängerung der Geraden, die sich durch Körperlänge u. -gewicht ergibt

Body-mass-Index
Einteilung in Unter-, Normal- und Übergewicht bei jungen Erwachsenen (WHO-Klassifikation)

Kategorie	BMI (kg/m²)
Untergewicht	<18,5
Normalgewicht	18,5 – <25
Übergewicht	≥25
Präadipositas	25 – <30
Adipositas	≥30
Grad I	30 – <35
Grad II	35 – <40
Grad III (Adipositas per magna)	≥40

od. mit Hilfe eines Nomogramms (s. Abb. 1); ggf. mit Hilfe von Rechnern od. Schiebern; **Referenzbereich:** alters- u. geschlechtsabhängig; **1.** junge Erwachsene: nach WHO zwischen 18,5 u. <25 kg/m² (s. Tab.); cave: zunehmende BMI-Grenzwerte in hohem Lebensalter (z. B. sind bereits BMI-Werte unter 20 kg/m² im Alter prognostisch ungünstig u. als Untergewicht* zu werten); **2.** Kinder- u. Jugendl.: BMI-Werte über der 10. u. unter der 90. alters- u. geschlechtsspezif. Perzentile* (s. Abb. 2); vgl. Adipositas (Epidemiol.). Vgl. Taillenumfang; Taille-Hüft-Quotient.

Body-Plethysmo|graphie (engl. body Körper; Plethysmographie*) f: s. Ganzkörperplethysmographie.

Boeck-Krankheit (sprich buhk; Karl Wilhelm B., Dermat., Oslo, 1808–1875): s. Sarkoidose.

Böhler-Aufrichtungs|behandlung (Lorenz B., Chir., Wien, 1885–1973): (engl.) *Böhler's traction*; ventraler bzw. dorsaler Durchhang zur Aufrichtung eines komprimierten Wirbels; heute meist durch funktionelle Übungsbehandlung ersetzt; vgl. Extensionsmethoden; Wirbelsäulenverletzungen.

Böhler-Geh|bügel (↑): (engl.) *Böhler's stirrup*; U-förmiges Bandeisen zum Schutz des Gehgipsverbandes; vgl. Gehverband.

Böhler-Hüft|gelenk|re|position (↑; Reposition*) f: (engl.) *Böhler's manœuvre*; Manöver zur Reposition* einer traumat. Hüftgelenkluxation* oder Luxation einer Totalendoprothese* des Hüftgelenkes; **Prinzip:** Der Pat. liegt angegurtet u. narkotisiert, häufig relaxiert auf einer festen Unterlage (s. Abb.), ein Tuch od. Gurt dient als Schlinge, die achterförmig den Hals des Arztes u. das Knie des luxierten Oberschenkels umfasst. Aufrichten des Oberkörpers des Arztes bewirkt bei rechtwinklig gebeugtem Hüft- u. Kniegelenk des Pat. einen gleichmäßigen Zug, der bei gleichzeitiger Rotation im Hüftgelenk die Reposition ermöglicht.

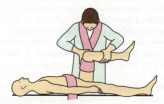

Böhler-Hüftgelenkreposition

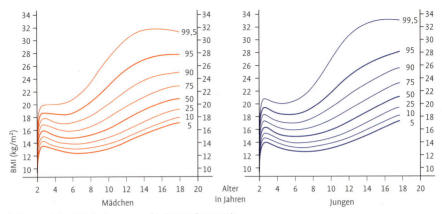

Body-mass-Index Abb. 2: alters- u. geschlechtsspezif. Perzentile

Böhler-Mieder (↑): s. Gipskorsett.
Böhler-Schiene (↑): (engl.) *Böhler's splint*; gepolsterte Drahtschiene zur präklin. Immobilisation z. B. bei Unterarm- od. Unterschenkelfraktur.
Böhler-Zeichen (↑): (engl.) *Böhler's meniscus sign*; Ab- od. Adduktionsschmerz bei gestrecktem Kniegelenk inf. Läsion des Außen- bzw. Innenmeniskus od. des lateralen bzw. medialen Kollateralbandes. Vgl. Meniskusriss.
Boenninghaus-Syn|drom (Hans-Georg B., HNO-Arzt, Heidelberg, 1921–2005) *n*: sog. akustischer Unfall; Schwerhörigkeit* (Innenohrschwerhörigkeit) durch Lärmeinwirkung von >90 dB(A) bei gleichzeitiger Minderdurchblutung des Ohrs durch Torsion der Halswirbelsäule, z. B. mit Lärm verbundene Tätigkeit bei ungünstiger Körperhaltung.
Boerhaave-Syn|drom (Hermann B., Arzt, Leiden, 1668–1738) *n*: (engl.) *Boerhaave's syndrome*; Ösophagusruptur* mit Wandeinrissen meist im unteren Drittel des Ösophagus inf. eines massiven intraösophagealen Druckanstiegs (bis zu 200–400 mmHg) während explosionsartigem Erbrechen; schwerste Form des Mallory*-Weiss-Syndroms; **Vork.:** meist männl. Alkoholabhängige ≥50. Lj., häufig nach opulenter Mahlzeit; **Sympt.:** plötzl. Erbrechen, retrosternaler Vernichtungsschmerz, Dyspnoe, Zyanose, Schock, Abwehrspannung, Haut- u. Mediastinalemphysem; **Diagn.:** 1. Thorax- u. Abdomenübersichtsaufnahme (meist ösophageale Perforation nach intrathorakal, selten intraabdominal, dann im Stehen Luftsichel unter beiden Zwerchfellkuppen); 2. Ösophagoskopie bzw. -graphie; **Ther.:** 1. in den ersten Stunden Thorakotomie, Naht des Einrisses u. Sicherung durch plast. Deckung (Einscheidung z. B. durch Zwerchfell, Pleura od. Lunge); 2. später VATS*, Drainagespülbehandlung, parenterale Ernährung; **Progn.:** Letalität 20–40 %; **DD:** Spontanpneumothorax, Herzinfarkt, Aortendissektion, Ulkusperforation, akute Pankreatitis, inkarzerierte Hiatus- bzw. Zwerchfellhernie.
Börjeson-Forssman-Lehmann-Syn|drom (Mats G. B., Päd., Stockholm, geb. 1922; Hans F., Psychiater, Ulleraker; Orla L., Pathol., Göteborg, geb. 1927) *n*: (engl.) *Börjeson-Forssman-Lehmann syndrome*; X-chromosomal-rezessiv erbl. Syndrom (Genlocus Xq26.3, Mutationen im PHF6-Gen); **Sympt.:** schwerste geistige Retardierung, Mikrozephalie*, Hypogonadismus*, postpubertale Gynäkomastie, Mikropenis, atrophe Testes, Kleinwuchs*, Epilepsie, Myxödem* u. morphol. Besonderheiten mit großen Ohrmuscheln, buschigen Augenbrauen, prominenten Supraorbitalwülsten, Ptosis, mongoloider Lidachse, verdicktem Cranium, Skoliose, Kyphose, Genu* valgum, kurzen Zehen, Sandalenlücke*, hypoplastischen mittleren u. distalen Phalangen sowie weichen, fleischigen Händen; **DD:** Prader*-Willi-Syndrom, Bardet*-Biedl-Syndrom.
Bogaert-En|zephalitis (Ludo Baron van B., Neuropathol., Amsterdam, 1897–1989) *f*: subakute sklerosierende Panenzephalitis*.
Bogaert-Scherer-Epstein-Krankheit (↑; Hans Joachim Sch., deutscher Arzt, 1906–1945; Emil E., Experimentalpathol., Wien, 1875–1951): zerebrotendinöse Xanthomatose*.
Bogen: (engl.) *arch*; (anat.) Arcus.
Bogen|gang|apparat *m*: (engl.) *semicircular canals and ducts*; zum Vestibularapparat* des Innenohrs* gehörendes System; gebildet von den senkrecht aufeinander stehenden 3 knöchernen Bogengängen (Canalis semicircularis ant., post., lat.), in denen die vom Utriculus* ausgehenden häutigen Bogengänge (Ductus semicirculares ant., post., lat.) exzentr. aufgehängt sind; die Bogengänge bestehen aus einem einfachen (Crus simplex) u. einem kolbig erweiterten (Crus ampullare) Schenkel. Crus simplex des vorderen u. hinteren Bogengangs sind zum Crus commune verschmolzen. In jeder häutigen Ampulle befindet sich eine quere, ins Lumen vorspringende Leiste (Crista* ampullaris), die das Stütz- u. Sinnesepithel des Gleichgewichtsorgans trägt. **Klin. Bedeutung:** Der paarig angelegte B. vermittelt die Wahrnehmung von Winkelbeschleunigungen. Bei der therm. Labyrintherregbarkeitsprüfung (s. Gleichgewichtsprüfung) wird der laterale Bogengang, der dem äußeren Gehörgang am nächsten liegt, gereizt u. die hierdurch ausgelösten horizontalen Nystagmen* beobachtet. Der benigne paroxysmale Lagerungs-

schwindel* wird durch eine Versprengung von Otokonien in den hinteren Bogengang verursacht.

Bogen|schnitt: (engl.) *curved incision*; bogenförmiger Hautschnitt, z. B. Kocher*-Kragenschnitt, Bardenheuer*-Bogenschnitt, Radiärschnitt*. Vgl. Schnittführung.

Bogros-Raum (Annet Jean B., franz. Anat., 1786–1823): (engl.) *Bogros' space*; Spatium retroinguinale; Teil des Spatium extraperitoneale (s. Cavitas abdominis).

Bohn-Drüsen (Heinrich B., Päd., Königsberg, 1832–1888): (engl.) *Bohn's epithelial pearls*; syn. Bohn-Perlen, Epithelperlen; bei Neugeborenen parallel der Gaumennaht liegende Schleimretentionszysten.

Bohr-Ef|fekt (Christian B., Physiol., Kopenhagen, 1855–1911; lat. efficere, effectus hervorbringen) *m*: (engl.) *Bohr effect*; Abhängigkeit des Verlaufs der Sauerstoff*-Dissoziationskurve von pH u. CO_2-Partialdruck des Bluts; sinkt der pH od. steigt der CO_2-Partialdruck, nimmt die Affinität des Sauerstoffs zum Hämoglobin (prozentuale Sättigung) ab u. umgekehrt. Der B.-E. erleichtert die Sauerstoffbindung im Lungenkreislauf u. die Sauerstoffabgabe im Gewebe sowie die Sauerstoffaufnahme des Feten über die Plazenta.

Bohr-Sommerfeld-Atom|modell (Niels B., Phys., Kopenhagen, 1885–1962; Arnold S., Phys., München, 1868–1951) *n*: (engl.) *Bohr-Sommerfeld model of the atom*; Modell, das in seiner ersten Version die in der Elektronenhülle des Wasserstoffatoms vorliegenden Energieverhältnisse beschreibt (Bohr, 1913); für komplexere Atome wurde das Modell erweitert (Sommerfeld, 1915). Danach können sich Elektronen nur auf diskreten, stationären Bahnen um den positiv geladenen Atomkern bewegen. Diese Bahnen werden auch als Energieniveaus od. Schalen bez., durch die sog. Hauptquantenzahl n = 1, 2, 3, ... beschrieben u. mit den Buchstaben K (für n = 1), L (für n = 2), M, N usw. benannt. Auf einer Schale mit der Hauptquantenzahl n können sich höchstens $2n^2$ Elektronen aufhalten, d. h. auf der K-Schale 2, auf der L-Schale 8 Elektronen usw. Zur genaueren Unterscheidung der Elektronenzustände innerh. der einzelnen Schalen dienen weitere Nebenquantenzahlen. Elektronen in der K-Schale sind am stärksten an den Atomkern gebunden; diese Bindung nimmt zur L-, M-, N-Schale hin ab. Um ein Elektron auf eine Schale mit einer höheren Hauptquantenzahl zu heben, muss Energie aufgewendet werden. Wenn ein Elektron auf einen freien Platz in einer tieferen Schale springt, wird die Energiedifferenz zwischen diesen beiden Energieniveaus in Form elektromagnetischer Wellen* abgegeben. Je nach dem frei werdenden Energiebetrag ist dies u. a. Licht*, Ultraviolettstrahlung* od. charakterist. Röntgenstrahlung*. Vgl. Elementarteilchen; Spektrum; Bändermodell.

BOLD-Imaging: Kurzbez. für (engl.) ***b***lood ***o***xygen ***l***evel ***d***ependent *imaging*; s. MRT.

Bolus (gr. βῶλος Klumpen) *m*: **1.** Bissen; **2.** große Arzneistoffmenge, die (schnell) appliziert wird (z. B. Bolusinjektion); **3.** (pharmak.) große Pille; **4.** (pharmaz.) Kurzbez. für Bolus* alba.

Bolus alba (↑) *f*: (engl.) *kaolin*; Argilla, weißer Ton; wasserhaltiges Aluminiumsilikat unterschiedl. Zusammensetzung; **Verw.:** als Pillenmasse u. Adsorbens.

Bolus|in|jektion (↑; Injektion*) *f*: (engl.) *bolus injection*; syn. Schnellinjektion; i. v. Injektion* innerh. weniger Sekunden.

Bolus|ob|struktion (↑; Obstructio*) *f*: (engl.) *bolus obstruction*; Verlegung der Speise- od. Luftröhre durch einen großen Fremdkörper (vgl. Fremdkörperaspiration); **Sympt.:** heftige retrosternale u. epigastr. Schmerzen, übermäßige Speichelabsonderung bzw. Luftnot; u. U. Bolustod*; **Ther.:** manuelle (ggf. mit Magill-Zange als Hilfsmittel) od. endoskop. Bolusentfernung, evtl. Heimlich*-Handgriff; vgl. Aspiration.

Bolus|tod (↑): (engl.) *bolus death*; Tod bei Verlegung der oberen Atemwege (Bolusobstruktion* bzw. Aspiration) durch großen Fremdkörper (z. B. Zahnersatz, große Bissen); reflektor. Herz*-Kreislauf-Stillstand durch Reizung des N. laryngeus superior u. N. vagus, gekennzeichnet durch blitzartiges Zusammenbrechen; Vork. häufig bei Alkoholmissbrauch. Vgl. Heimlich-Handgriff.

Bolus|toko|lyse (↑; Toko-*; Lys-*) *f*: s. Tokolyse.

Bombay-Blut|gruppe: (engl.) *Bombay blood group*; Blutgruppe 0_h, Null$_h$; seltene Blutgruppe, die durch das rezessive Allel h am H/h-Genlocus gesteuert wird; Individuen mit der Blutgruppe 0_h (Genotyp h/h) fehlt nicht nur das H-Antigen, sondern auch die Blutgruppenantigene A u. B (s. H-Substanz; ABNull-Blutgruppen) im gesamten Organismus, es sind sog. Non-Sekretoren (Genotyp se/se; s. Sekretorsystem); dem kommen die regulären Alloagglutinine* Anti-A u. Anti-B sowie Anti*-H als komplementbindende Wärmeantikörper vor; exakte Blutgruppenbestimmung u. Auswahl geeigneter Blutkonserven problemat. (cave: akute intravasale Hämolyse bei inkompatibler Transfusion). Vgl. Para-Bombay-Blutgruppen.

Bombesin *n*: (engl.) *bombesine*; aus Krötenhaut isoliertes Peptidhormon (14 Aminosäuren), das in ähnl. chem. Struktur (27 Aminosäuren) in Zellen des disseminierten neuroendokrinen Systems* vorkommt u. die Sekretion von Magensäure, Cholecystokinin u. Gastrin anregt.

bone bruise (engl.): syn. transiente Osteoporose; schmerzhafte, nach einer Ischämie (z. B. inf. Trauma od. Entz.) lokal auftretende Knochenhyperämie, oft im Bereich der Hüfte; **Ätiol.:** umschriebene Knochennekrosen mit Regeneration; **Diagn.:** sog. Ödemmuster im MRT (hohes Signal in T2-Wichtung, erniedrigtes Knochensignal in T1-Wichtung).

bone splitting (engl. bone Knochen; to split spalten): Verf. der Osteotomie* zur Verbreiterung des Kieferknochens, meist als Vorbereitung zur Implantateinbringung.

Bonnet-Dechaume-Blanc-Syn|drom (Paul B., franz. Arzt, 1884–1959; Jean D., franz. Arzt, 1896–1968; E. B., franz. Arzt) *n*: (engl.) *Bonnet's syndrome*; angeborene Gefäßanomalien mit intrakranieller u. retinaler Aneurysmabildung; **Sympt.:** unilateraler (pulsierender) Exophthalmus, variable neurol. Symptomatik (Hemianopsie, Paresen der Hirnnerven III, VI, VII u. VIII), im Ge-

sichtsbereich Angiome, Teleangiektasien sowie subkutane arteriovenöse Aneurysmen; **DD:** von*-Hippel-Lindau-Syndrom, Sturge*-Weber-Krabbe-Syndrom.
Bonnet-Zeichen (Amédée B., Chir., Lyon, 1802–1858): (engl.) *Bonnet's sign*; s. Ischiassyndrom.
Bonnevie-Ullrich-Syn|drom (Kristine B., Zool., Oslo, 1872–1950; Otto U., Päd., Bonn, 1894–1957) *n*: (engl.) *Bonnevie-Ullrich syndrome*; syn. Pterygiumsyndrom; veraltete Bez. für unterschiedl. Fehlbildungskomplexe mit Pterygium* colli als Leitsymptom; vgl. Noonan-Syndrom; Turner-Syndrom.
Bonney-Probe (William Francis Victor B., Gyn., London, 1872–1953): (engl.) *Bonney's test*; syn. Marshall-Bonney-Test; orientierender klin. Test bei Belastungsinkontinenz* zur Abschätzung des Risikos einer larvierten Harninkontinenz vor u. nach op. Therapie bei Descensus* uteri et vaginae u. zur Indikationsstellung einer Kolposuspension*; **Prinzip:** Anheben der Blasenhalsregion mit in den Fornix vaginae eingeführten, gespreizten Fingern od. gestieltem Tupfer; bei positiver B.-P. wird so unwillkürlicher Urinabgang (Provokation z. B. durch Husten) verhindert.
Bonus-Malus-Regelung: s. Arzneimittelversorgungs-Wirtschaftlichkeitsgesetz.
BOO: Abk. für (engl.) *bladder outlet obstruction*; s. Blasenauslassobstruktion.
Boost (engl. to boost verstärken): lokale Strahlendosiserhöhung, die sich hochkonformal auf den makroskop. Tumor konzentriert; Ziel ist die Erhöhung der Tumorkontrollraten u. die Reduzierung der Nebenwirkungsraten bei gleichzeitiger Schonung der umliegenden Normalgewebe: **Anw.:** u. a. bei Brachytherapie*, stereotakt. B., Elektronen-, Protonen- bzw. Schwerionenboost.
Booster-Ef|fekt (↑; lat. efficere, effectus hervorbringen) *m*: (engl.) *booster effect*; Sekundärantwort, Erinnerungsreaktion; verstärkte u. im Gegensatz zur Primärantwort des Immunsystems beschleunigte sekundäre Immunantwort* bei wiederholtem, nach einer Latenzzeit erfolgendem Antigenkontakt inf. Wiedererkennung des Antigens durch die für das sog. immun. Gedächtnis verantwortl. memory* cells. Der B.-E. wird z. B. bei Auffrischungsimpfungen zur Erhöhung der Immunität gegenüber best. Erkr. ausgenutzt. Vgl. Schutzimpfung.
Bor *n*: (engl.) *boron*; chem. Element, Symbol B, rel. Atommasse 10,81; OZ 5; 3-wertiges, schwarzgraues Halbmetall (Dichte 2,34 g/cm^3), nach dem Diamant das härteste Element; natürl. Vork. als Borsäure (H$_3$BO$_3$) u. deren Salze (Borate), z. B. Borax (Na$_2$B$_4$O$_7$ · 10 H$_2$O).
Borborygmus (gr. βορβορυγμός Bauchknurren) *m*: kollernde u. gurrende Darmgeräusche, bedingt durch die Bewegungen des aus Gas u. Flüssigkeit gemischten Darminhalts; **Vork.:** bes. bei Maldigestion*; fehlt bei paralyt. Ileus. Vgl. Meteorismus.
Borchardt-Syn|drom *n*: (engl.) *Borchardt's syndrome*; bes. im 1. Trimenon u. Schulkindalter auftretende Magenkompression u. -torsion durch Fehlinsertion u. Fehlrotation des sigmoidalen Übergangs mit sekundärer Ausbildung eines Megakolons* u. Kompression des Colon transversum.
Borderline (engl. Grenzfall): Grenzlinie; Bereich zwischen normal u. pathologisch; i. e. S. Gewebe an der Grenze zum Malignen, z. B. Borderline*-Tumor des Ovars.
Borderline-Hyper|tonie (↑; Hyper-*; Ton-*) *f*: Grenzwerthypertonie*.
Borderline-Lepra (↑) *m*: s. Lepra.
Borderline-Persönlichkeits|störung (↑) *f*: (engl.) *borderline personality disorder*; Bez. für pathol. Persönlichkeitsorganisation mit struktureller Schwäche des Ich (Identitätsdiffusion), die sich durch ein tief greifendes Muster von Instabilität in zwischenmenschl. Beziehungen u. den Affekten zeigt; psychodynam. charakterisiert durch Schwierigkeit od. Unmöglichkeit des Entwurfs eines kohärenten Selbstbildes u. entspr. Handelns, Vorherrschen von unreifen Abwehrmechanismen* u. erhaltener Realitätsprüfung (in Abgrenzung gegenüber psychot. Störungen); **Sympt.:** Impulsivität, häufig scheiternde Beziehungen, die durch den Wechsel von Idealisierung u. Entwertung gekennzeichnet sind, Selbstverletzungstendenzen, Wutanfälle, dissoziative Symptome. Vgl. Persönlichkeitsstörung.
Borderline-Syn|drom (↑) *n*: (engl.) *borderline disorder*; akute psych. Erkr., die durch Dekompensation einer Borderline*-Persönlichkeitsstörung entsteht; **Sympt.:** frei flottierende Angst, Affektlabilität, Kontaktinstabilität, Autoaggression, Zwangshandlung, Konversionsreaktion, dissoziative Bewusstseinsstörung, ggf. Panneurose; im Gegensatz zur Psychose* ist die Realitätsprüfung nur erschwert, nicht aufgehoben. **Ther.:** dialektisch-behaviorale Ther., übertragungsfokussierte Psychotherapie, Schematherapie; u. U. stationär.
Borderline-Tumor (↑) *m*: (engl.) *borderline carcinoma*; klin. Bez. für einen nichtinvasiven Tumor mit potentieller Malignität; z. B. das Kystadenom*, das von atypischem, jedoch einer (noch) intakten Basalmembran aufsitzendem Epithel ausgekleidet ist. Vgl. Präkanzerose, Carcinoma in situ.
Bordetella *f*: (engl.) *Bordetella*; Gattung gramnegativer, i. d. R. unbeweglicher, kokkoider Kurzstäbchen der Fam. Alcaligenaceae (vgl. Bakterienklassifikation); **Kultur:** strikt aerob; Temperaturoptimum 35–37°C; Kolonien auf Bordet-Gengou-Agar sind weiß, leicht konvex, perlig, fast durchsichtig; leichte Betahämolyse; Bildung versch. Toxine; **Verbreitung:** Säugetierparasiten; Vermehrung an epithelialen Zilien des Respirationstrakts; bedeutsame **Species:** B. pertussis (Err. des Keuchhustens), B. parapertussis, B. bronchiseptica u. B. holmesii (Err. von Infektionen des tiefen Respirationstrakts).
Bordetella bronchi|septica *f*: (engl.) *Bordetella bronchiseptica*; früher Brucella bronchiseptica, Haemophilus bronchisepticus; ein Bordetella* pertussis ähnl., aber bewegl. (peritrich begeißeltes) Stäbchenbakterium; **Vork.:** bei Nagern, Hunden (Zoonose); beim Menschen selten isolierter Err. einer dem Keuchhusten ähnl. Erkrankung.
Bordetella para|pertussis *f*: syn. Haemophilus parapertussis; Err. der Parapertussis*.
Bordetella per|tussis *f*: (engl.) *Bordetella pertussis*; syn. Haemophilus pertussis; früher Bordet-Gengou-Bakterium; Err. des Keuchhustens*; **Morphol.:** kokkoide, unbewegl., gramnegative Stäbchen, ähnl. Haemophilus* influenzae; **Kultur:** ae-

Bordet-Gengou-Agar

rob (nur erfolgreich als bedside culture); für die Erstkultur Kartoffel*-Glycerol-Blutagar; grau-weiße kleine glänzende Kolonien (wie Quecksilbertropfen); zarte Hämolyse; **Nachw.:** ELISA*, direktmikroskop. mit fluoreszierenden Antikörpern, PCR*.

Bordet-Gengou-Agar (Jules J. B., Bakteriol., Brüssel, 1870–1961; Octave G., Bakteriol., Brüssel, 1875–1957) *m*: Kartoffel*-Glycerol-Blutagar.

Bordet-Gengou-Bakterien (↑; ↑; Bakt-*) *f pl*: frühere Bez. für Bordetella* pertussis.

Bore|out-Syn|drom (engl. bore langweilen) *n*: (engl.) *boreout syndrome*; Zustand beruf. Unterforderung u. Unzufriedenheit mit Arbeitsaufgaben bei gleichzeitiger Vortäuschung von hoher Geschäftigkeit u. Arbeitsbelastung mit reduzierter Leistungsfähigkeit u. emotionaler Erschöpfung; ähnliche Sympt. wie Burnout*-Syndrom, jedoch unterschiedl. Ursache.

Borg-Skala (Skala*) *f*: s. Dyspnoe.

Bornaprin (INN) *n*: vorwiegend zentral wirkendes Anticholinergikum; **Ind.:** u. a. Parkinson*-Syndrom; s. Parasympatholytika.

Borna|viridae *f pl*: Fam. von RNA-Viren mit Hüllmembran (⌀ 90 nm, helikales Nukleokapsid, einzelsträngige RNA); weltweit verbreitet v. a. in Pferden, Schafen, Ziegen, Katzen u. Rindern, aber auch in anderen Säugetieren (Nager, Rhesusaffen) u. Vögeln; **Übertragung:** Tröpfcheninfektion; **klin. Bedeutung:** Bornavirus verursacht bei Pferden u. Schafen eine plötzl. auftretende Enzephalomyelitis mit Lethargie, Adipositas u. Blindheit, die bis zu Lähmungen, Koma u. Tod führen kann (sog. Borna-Krankheit); Humanpathogenität u. Verantwortlichkeit als Urs. für manisch-depressive Sympt. umstritten.

Borneol *n*: $C_{10}H_{17}OH$, Alkohol der Camphenreihe; Bestandteil versch. ätherischer Öle*, entweder als (−)-B. z. B. in Fichtennadelöl od. als (+)-B. z. B. in Rosmarin od. Lavendelöl.

Bornholmer Krankheit: epidemische Pleurodynie*.

Borrelia (Amédée Borrel, Bakteriol., Strasbourg, 1867–1936) *f*: (engl.) *Borrelia*; Gattung großer, bewegl., schraubenförmiger Bakt. der Fam. Spirochaetaceae mit relativ breiten, unregelmäßigen Windungen; nach Giemsa gut anfärbbar; Kultur mit spez. Nährmedien; **1. B. recurrentis** (syn. Spirochaeta obermeieri): Err. des epidem. Läuserückfallfiebers (s. Rückfallfieber); Morphol.: 4–10 flache Windungen; im Nativpräparat* (Dunkelfelduntersuchung) lebhafte, schlangenartige Bewegung; Nachw.: direkte Züchtung in Kultur gelingt selten; indirektes Verf. durch Vermehrung entspr. des Läusetests (s. Xenodiagnose) bei Rickettsiosen; Agglutinationsreaktion; Epidemiol.: globale Verbreitung, Übertragung durch Läuse; Epidemien v. a. in Notzeiten. **2. B. duttoni** (syn. Spirochaeta duttoni): Err. des endem. Zeckenrückfallfiebers; Morphol., Kultur u. Serol. wie B. recurrentis; statt Läusetest Vermehrung in Zecken; Tierversuch: intraperitoneale Injektion von Patientenblut in junge Ratten od. Mäuse; Epidemiol.: Übertragung des Err. durch zahlreiche Zeckenarten; auf wärmere Länder beschränkt. **3. B. burgdorferi** (sensu lato): B. burgdorferi (sensu stricto), B. afzelii, B. garinii, B. valeisiana, B. lusitaniea, B. spielmanii; Err. der Lyme*-Borreliose, Übertragung durch Zeckenstich; **4.** zahlreiche weitere ortsständige Borreliaspecies (in allen Erdteilen), die Rückfallfieber auslösen können; **5. B. vincenti** (syn. Treponema vincentii): s. Treponema.

Borreliosen (↑; -osis*) *f pl*: (engl.) *borrelioses*; durch Bakt. der Gattung Borrelia* verursachte Infektion des Menschen; s. Lyme-Borreliose; Rückfallfieber.

Borrowing-lending-Phänomen (engl. to borrow entleihen; to lend verleihen) *n*: Blutverteilungsstörung mit Verminderung der Zirkulation in einem durchblutungsgestörten Areal; diese kann dadurch auftreten, dass bei einer allg. Vasodilatation (z. B. durch Arzneimittel induziert) gleichzeitig eine Blutdrucksenkung verursacht wird u. für den gefäßgeschädigten Bezirk ein ungünstiger Druckgradient entsteht, ggf. sogar i. S. eines Steal*-Phänomens.

Bor|säure: (engl.) *boric acid*; Acidum boricum; schwache Säure, in ca. 3 %iger wässriger Lösung schwaches Antiseptikum*; Perborate, z. B. $NaBO_2 \cdot H_2O_2 \cdot 3 H_2O$ od. Perborax ($Na_2B_4O_7 \cdot H_2O_2 \cdot 9 H_2O$) dienen als Bleichmittel; borsäurehaltige Pflegepräparate dürfen nach der Kosmetikverordnung* aufgrund der Resorptionstoxizität nicht für Säuglinge u. Kleinkinder verwendet werden.

Bortezomib (INN) *n*: (engl.) *bortezomib*; Zytostatikum* (Inhibitor des 26S-Proteasoms); **Ind.:** multiples Myelom*; **Kontraind.:** Überempfindlichkeit gegenüber B. u. Bor, schwere Leberfunktionsstörungen, diffuse u. infiltrative pulmonale u. perikardiale Erkr.; **UAW:** sehr häufig Herpes zoster, Thrombozytopenie, Neutropenie, Anämie, Appetitminderung, periphere (insbes. sensorische) Neuropathien, Dyspnoe, Erbrechen, Diarrhö, Übelkeit, Obstipation, Myalgie, Müdigkeit, Fieber.

Bosentan (INN) *n*: (engl.) *bosentan*; dualer Endothelin*-1-Rezeptor-Antagonist (ET_A- u. ET_B-Rezeptor) zur oralen Anw.; **Ind.:** pulmonale Hypertonie* (PAH); **UAW:** Kopfschmerz, Ödeme; cave: Hepatotoxizität.

Boston-Korsett *n*: (engl.) *Boston brace*; nur noch selten gebräuchl. wachstumslenkende Orthese* in Modulbauweise mit individuellen Druckpelotten zur Derotation einer lumbal betonten Thorakolumbalskoliose; **Ind.:** lumbale u. dorsolumbale Skoliose* (Cobb-Winkel 20–45°, Progredienz >5° innerh. der letzten 6 Mon. sowie ausreichende Wachstumspotenz); muss Tag u. Nacht getragen werden, hochthorakale Fehlkrümmungen bleiben unbeeinflusst.

Botallo-Band (Leonardo B., Anat., Chir., Paris, 1515–1588): s. Ligamentum arteriosum.

Botallo-Foramen (↑; Foramen*) *n*: s. Foramen ovale (am Herzen).

Botallo-Knoten (↑): s. Nodus lymphoideus ligamenti arteriosi.

Bothrio|zephalose (gr. βόθρος Loch, Grube; Keph-*; -osis*) *f*: Diphyllobothriose*.

Botryo|mykom (gr. βότρυς Weintraube; Myk-*; -om*) *n*: s. Granuloma pyogenicum.

Botulinum|toxine (lat. botulus Darm, Wurst; Tox-*) *n pl*: (engl.) *botulinum toxins*; Neurotoxine* von Clostridium* botulinum; **Anw.: 1. Botulinumtoxin A** bei Blepharospasmus*, Torticollis* spasmodicus, spast. Paresen, Hyperhidrose*; kosmet. Anw. (in stark verdünnter Konz.); **2. Botulinumtoxin B** bei Torticollis* spasmodicus (Applikation in den betroffenen Muskel); vgl. Muskelrelaxanzien, periphere.

Botulismus (↑) *m*: (engl.) *botulism*; durch Neurotoxine von Clostridium* botulinum verursachte Intoxikation; meist durch toxinhaltige, unzureichend erhitzte Fleisch- u. Gemüsekonserven als Lebensmittelvergiftung*, auch durch Inhalation des reinen Toxins mögl.; selten Wundbotulismus durch Besiedelung von Wunden mit Clostridium botulinum od. Säuglingsbotulismus durch Aufnahme von Sporen mit der Nahrung (z. B. Honig), die nach Auskeimung im Darm Toxin produzieren; **Klin.:** 18–36 Std. nach Ingestion u. <1 Std.–36 Std. nach Inhalation zunächst gastroenteritische Sympt. (Übelkeit, Erbrechen, abdominale Krämpfe, frühzeitig Diarrhö u. typischerweise später im Verlauf Obstipation), dann okulomotorische u. bulbäre Paresen (Ptose, Doppelbilder, Dysarthrie, Dysphagie) sowie autonome Sympt. (Mydriasis, Mundtrockenheit) ohne sensible Ausfälle gefolgt von schlaffer symmetrischer, meist absteigender Tetraparese; hohe Letalität inf. zentraler Atemlähmung* (meist nach ca. 8 Tagen); **Diagn.:** Toxinnachweis aus Serum u. Stuhl, Mageninhalt od. ggf. in asservierten kontaminierten Lebensmitteln mit Maus-Inokulationstest; meldepflichtige Krankheit bei Krankheitsverdacht, Erkrankung od. Tod; **Ther.:** Ergebnis der diagn. Tests nicht abwarten, bei hinreichendem Verdacht sofort Therapie einleiten, sofortige Applikation von antitox. Botulismus*-Serum u. Einweisung in intensivmed. Abteilung; antibakterielle Chemotherapie ist wirkungslos.

Botulismus-Serum (↑; Sero-*) *n*: (engl.) *botulism antitoxin*; polyvalentes Immunserum mit neutralisierenden Antikörpern gegen Botulinumtoxine (s. Clostridium botulinum); vgl. Serumtherapie.

Bouchard-Arthrose (Charles J. B., Pathol., Paris, 1837–1915; Arthr-*; -osis*) *f*: (engl.) *Bouchard's nodes*; Arthrose* der proximalen Interphalangealgelenke unbekannter Ätiol. mit diffuser, knöcherner Auftreibung des Fingers (Osteophyten), evtl. Gelenkkapselschwellung (Begleitsynovitis); häufig zus. mit Heberden*-Polyarthrose; **DD:** rheumatoide Arthritis*.

Bouchet-Gsell-Krankheit: Schweinehüterkrankheit*.

Bougierung (franz. bougie Kerze): (engl.) *bougienage*; Aufdehnen u. Weiten narbiger Strikturen u. tumorbedingter Verengungen bzw. Verlegungen von Hohlorganen unter Verw. konisch zulaufender, flexibler Kunststoffstäbe, von Ballonkathetern (sog. pneumatische B.) od. starren Metallstäben; vgl. Hegar-Stift.

Bouillon (franz. Bakteriennährlösung) *f*: s. Nährbouillon.

Bouin-Lösung (Pol A. B., franz. Anat., 1870–1962): (engl.) *Bouin's solution*; Mischung aus Pikrinsäure*, Formalin u. Eisessig u. a. zur Fixierung* von Biopsiematerial aus Hoden od. endokrinen Organen u. zur Elektronenmikroskopie.

Bourgery-Band: syn. Winslow-Band; s. Ligamentum popliteum obliquum.

Bourneville-Pringle-Syn|drom (Désiré-Magloire B., franz. Neurol., 1840–1909; John J. P., brit. Dermat., 1855–1922) *n*: tuberöse Sklerose*.

Boutonneuse-Fieber (franz. boutonneux pickelig): (engl.) *boutonneuse fever*; syn. Mittelmeer-Zeckenbissfieber, Kenia-Fieber, Afrikanisches Zeckenbissfieber, Indisches Zeckenbissfieber; durch Rickettsia conorii (s. Rickettsiosen) verursachte u. durch Schildzecken (meist Rhipicephalus od. Haemophysalis) übertragene Infektionskrankheit; **Epidemiol.:** Mittelmeerraum, Ost- u. Südostafrika, Indien; **Sympt.:** plötzl. Fieber, Kopf- u. Gliederschmerzen, Konjunktivitis, makulopapulöses Exanthem, Gelenkschmerzen u. Lymphadenitis; Krankheitsbezeichnung aufgrund des Primäraffekts an der Zeckenstichstelle (schwarzes Ulkus mit rotem Hof, sog. Eschar od. franz. tâche noire); **Ther.:** Chloramphenicol, Doxycyclin, Ciprofloxacin; **Progn.:** i. d. R. gut.

Boutonnière (franz. Knopfloch) *f*: s. Knopflochdeformität.

Bouveret-Syndrom (Léon B., Arzt, Paris, 1850–1929): Sonderform des Gallensteinileus*.

bovin (lat. bos, bovis Rind): zum Rind gehörend, aus dem Rind stammend.

bovine pustular stomatitis virus (engl. bovine Rinder-; pustule Eiterpickel; Stoma*, -itis*; Virus*): s. BPSV.

Bowditch-Ef|fekt (Henry Pickering B., amerikan. Physiol. 1840–1911; lat. efficere, effectus hervorbringen) *m*: (engl.) *(Bowditch) staircase phenomenon*; syn. Treppe-Phänomen; Steigerung der myokardialen Kontraktilität bei Steigerung der Herzfrequenz durch Verkürzung der Diastolendauer u. konsekutiver Erhöhung der intrazellulären Calciumkonzentration; abgeschwächt od. fehlend bei Herzinsuffizienz* (u. U. Abnahme der Kontraktilität). Vgl. Frank-Starling-Mechanismus.

Bowen-Karzinom (John T. B., Dermat., Boston, 1857–1941; Karz-*; -om*) *n*: (engl.) *Bowen's carcinoma*; aus der Bowen*-Krankheit hervorgegangenes Karzinom* mit infiltrierendem, destruierendem Wachstum u. Potential zu lymphogener Metastasierung; vgl. Plattenepithelkarzinom.

Bowen-Krankheit (↑): (engl.) *Bowen's disease*; syn. Morbus Bowen; obligates Carcinoma* in situ der Epidermis mit histol. zahlreichen Kern- u. Zellatypien; **Ätiol.:** berufl. od. iatrogene Arsenexposition, UV-Licht, evtl. Humanpapillomaviren (s. Papillomavirus) sowie sporadisch; **Klin.:** zunächst über Jahre langsam, dann sehr schnell u. invasiv wachsender, scharf begrenzter, ein bis mehrere Zentimeter großer, entzündl. geröteter Herd mit psoriasiformer Schuppung bes. an Stamm, Gesicht, Hand- u. Fingerrücken, auch an der Schleimhaut; Übergang in invasives Bowen-Karzinom mit Metastasierungsneigung; häufig zus. mit internen Tumoren auftretend; **Ther.:** Exzision im Gesunden, Kryotherapie, lokale Zytostatikatherapie, Röntgenweichstrahlentherapie. Vgl. Erythroplasie Queyrat.

Bowman-Drüsen (Sir William B., Anat., Chir., Ophth., London, 1816–1892): s. Glandulae olfactoriae.

Bowman-Kapsel (↑): (engl.) *Bowman's capsule*; Capsula glomeruli; der den Glomerulus* der Niere umgebende becherförmige Anfang des Harnkanälchens mit äußerem u. innerem Blatt; vgl. Malpighi-Körperchen.

Bowman-Membran (↑) *f*: (engl.) *lamina limitans anterior corneae*; Lamina limitans anterior der Cornea*.

Bowman-Sonde (↑) *f*: (engl.) *Bowman's probe*; Instrument zum Sondieren des Tränenkanals.

Boxer|en|zephalo|pathie (Enkephal-*; -pathie*) *f*: (engl.) *punch drunk encephalopathy*; syn. Dementia pugilistica; chron. Enzephalopathie* mit neuraler Degeneration inf. traumat. Hirnschädigung durch häufige Kopftreffer bei Boxern, evtl. auch nach einem schweren Schädelhirntrauma*; **Pathol.**: zerebrale Einblutung, diffuse axonale Verletzung (sog. Scherverletzung), Amyloidablagerung; **Klin.**: langsam progrediente Gedächtnisminderung bis zur Demenz, extrapyramidale Sympt.; Auftreten meist Jahre nach Beendigung der Sportkarriere mit progressivem Verlauf.

Boxer-Muskel: (anat.) s. Musculus serratus anterior.

Boxer|stellung: (engl.) *left anterior oblique position*; (röntg.) Bez. für die Position, die der Pat. bei der Röntgen-Thorax-Aufnahme in LAO-Projektion einnimmt (Strahlengang im 2. schrägen Durchmesser; von rechts hinten nach links vorn, s. Abb.); gute Beurteilbarkeit des linken Ventrikels; vgl. Koronarangiographie (Abb. dort); vgl. Fechterstellung; Röntgendiagnostik.

rechts links

Boxerstellung: Strahlengang bei LAO-Projektion; Pat. um 60° gedreht, linke Schulter röntgenfilmnah

Boyden-Sphinkter, vier|teiliger (Sphinkter*) *m*: (engl.) *four-part sphincter of Boyden*; Musculus* sphincter ductus choledochi (inf., sup.), Musculus* sphincter ampullae hepatopancreaticae, Musculus* sphincter ductus pancreatici.

Boyden-Technik *f*: (engl.) *Boyden's test*; indirekte Hämagglutination* zum Nachweis von Autoantikörpern* mit Hilfe von Testerythrozyten, die nach Tanninbehandlung mit Gewebeantigenen beladen wurden.

Boyd-Vene (A. M. B., Phlebol., England; Vena*) *f*: (engl.) *Boyd's communicating perforating vein*; Perforansvene der V. saphena magna in Höhe der Tuberositas tibiae, medial, handbreit unterhalb des Kniegelenks; s. Venae perforantes.

Boyer-Bursa *f*: (engl.) *Boyer's bursa*; Bursa retrohyoidea; Schleimbeutel zwischen Zungenbein u. Lig. thyrohyoideum medianum.

Boyle-Mariotte-Gesetz (Sir Robert B., engl. Phys., 1627–1691; Edme M., Phys., Dijon, Paris, 1620–1684): (engl.) *Boyle's law*; das Produkt aus Druck (p) u. Volumen (V) eines idealen Gases bleibt konstant, wenn sich die Temp. nicht ändert. Vgl. Isotherme; Isobare.

BPE: Abk. für (engl.) *benign prostatic enlargement*; benigne Prostatavergrößerung; vgl. Prostatasyndrom, benignes; pBPH.

BPH: Abk. für benigne Prostatahyperplasie*.

BPO: Abk. für (engl.) *benign prostatic obstruction*; s. Blasenauslassobstruktion.

BPS: 1. Abk. für benignes Prostatasyndrom*; 2. Abk. für (engl.) *Behavior* Pain Scale*.

BPSV: Abk. für (engl.) *bovine pustular stomatitis virus*; Parapoxvirus* bovis 1; Stomatitis-pustulosa-Virus des Rindes, das Erkr. ähnlich der Maul*- und Klauenseuche verursacht; Infektion des Menschen beschrieben.

Bq: Einheitenzeichen für Becquerel*.

Br: chem. Symbol für Brom*.

brace (engl. Bandage): s. Schiene.

Brachi-: Wortteil mit der Bedeutung Arm; von lat. brachium.

Brachi|algia par|aesthetica nocturna (↑; -algie*) *f*: Beschwerdebild, das in seiner typ. Ausprägung pathognomon. für ein Karpaltunnelsyndrom* ist; **Sympt.:** Erwachen aus dem Nachtschlaf mit diffusem Schwellungsgefühl u. Parästhesien der Hand (evtl. ausstrahlend in den gesamten Arm) sowie Steifigkeit der Finger, wobei Ausschütteln der Hand Erleichterung verschafft.

Brachi|algie (↑; ↑) *f*: (engl.) *brachialgia*; Schmerzen im Bereich des Armes; i. e. S. Bez. für neuralgiforme Schmerzen, verursacht durch eine Irritation der zervikalen Spinalnervenwurzeln i. R. von degen. Halswirbelsäulenveränderungen, zervikalem Bandscheibenvorfall* (Zervikobrachialsyndrom*) od. bei Erkr. des Plexus brachialis (z. B. neuralgische Schulteramyotrophie*) bzw. durch Schädigung eines peripheren Nervs (z. B. bei Karpaltunnelsyndrom*).

Brachialis|lähmung (↑): s. Armplexuslähmung.

Brachio|radialis|re|flex (↑; radiär*; Reflekt-*) *m*: s. Reflexe (Tab. 1 dort).

Brachium (lat.) *n*: Arm, Oberarm; im ZNS: Bindearm (Brachium conjunctivum).

Brachium colliculi inferioris (↑) *n*: von den Colliculi inferiores des Tectum mesencephali nach lateral zum Corpus geniculatum verlaufende markhaltige Faserstränge des Mittelhirndaches; enthalten Anteile der Hörbahn*.

Brachium colliculi superioris (↑) *n*: von den Colliculi superiores des Tectum mesencephali zum Corpus geniculatum lat. ziehende Bahnen für die Pupillenreaktion*; Teil der Sehbahn*.

Brachmann-de-Lange-Syn|drom (Winfried R. B., deutscher Arzt; Cornelia de L., Päd, Niederlande, 1871–1950) *n*: s. Cornelia-de-Lange-Syndrom.

Bracht-Hand|griff (Erich F. B., Gyn., Berlin, 1882–1969): (engl.) *Bracht's maneuver*; (gebh.) Handgriff bei Entw. der Beckenendlage*; Umfassen u. Zusammenhalten des Rückens u. der hochgeschlagenen Beine des schon geborenen Teils des Kindes (s. Abb.), wobei gleichzeitig von oben her kräftig gedrückt werden muss u. der Körper des Kindes um die Symphyse rotierend auf den Bauch der Mutter geführt wird; Entw. von Armen u. Kopf oft ohne weitere Manualhilfe möglich.

Brachy-: Wortteil mit der Bedeutung kurz, klein; von gr. βραχύς.

Brachytherapie

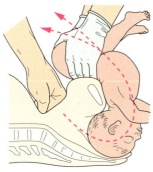

Bracht-Handgriff [112]

Brachy|basie (↑; Bas-*) *f*: (engl.) *brachybasia*; trippelnder kleinschrittiger Gang; z. B. beim Parkinson*-Syndrom.

Brachy|daktylie (↑; Daktyl-*) *f*: (engl.) *brachydactyly*; Oberbegriff für autosomal-dominant erbl. Verkürzungen einzelner od. mehrerer Finger od. Zehen, meist seitensymmetrisch; **Vork.:** isoliert od. in Komb. mit Fehlbildungen anderer Organe; **Einteilung:** in mehrere Typen (A1–6, B–E) mit versch. weiteren Deformationen der Phalangen: **Typ A1** (syn. Farabee Typ): Mutation im IHH-Gen (Genlocus 2q33-q35) u. BDA1B-Gen (Genlocus 5p13.3-p13.2); Phänotyp: Kleinwuchs, B., hypoplast. Mittelphalangen, gelegentl. terminaler Symphalangismus*, kurze proximale Phalangen des 1. Fingers; **Typ A2** (syn. Brachymesophalangie II, Mohr-Wriedt Typ): Mutation im BMPR1B-Gen (Genlocus 4q23-q24); Phänotyp: normaler Wuchs, B., hypoplast. Mittelphalangen des Zeigefingers u. der 2. Zehe, radiale Abweichung des Zeigefingers distal, Klinodaktylie* des 5. Fingers, radiol. Delta-Phalanx; **Typ A3**: normaler Wuchs, B., hypoplast. Mittelphalangen des 5. Fingers mit Klinodaktylie, Klinomikrodaktylie, rhomboide/trianguläre mittlere Phalangen des 5. Fingers; **Typ A4**: normaler Wuchs, B., hypoplast. Mittelphalangen, Brachymesophalangie des 2. u. 5. Fingers, fehlende Mittelphalangen der 4. Zehen, Pes* equinovarus; **Typ A5**: normaler Wuchs, generalisierte Nageldysplasie, B., fehlende Mittelphalangen, verdoppelte terminale Phalangen des Daumens; **Typ A6** (syn. Osebold-Remondini-Syndrom): Kleinwuchs, mesomale Extremitätenverkürzung, kurze, breite, verbogene Finger, hypoplast. od. fehlende Mittelphalangen der Finger u. Zehen, radiale Deviation der terminalen Phalanx des Zeigefingers, fusioniertes Os hamatum mit Os capitatum; **Typ B1**: Mutation im ROR2-Gen (Genlocus 9q22); Phänotyp: hypoplast. od. fehlende terminale Mittelphalangen, Symphalangismus, milde Syndaktylie, deformierte Daumen u. Großzehen; **Typ C** (syn. B. Typ Haws): Mutationen im GDF5-Gen (Genlocus 20q11.2); Phänotyp: Madelung*-Deformität, eingeschränkte Flexion der distalen Interphalangealgelenke, B., dysproportionierte Verkürzung des 2. u. 3. Fingers, kurze 2. u. 3. Mittelphalangen, Hypersegmentierung der proximalen u. mittleren 2. u. 3. Fingerphalangen, Polydaktylie*, Klinodaktylie des 5. Fingers, kurze 1., 4. u. 5. Metacarpalia, Valgus-Varus-Stellung der Füße; allelisch mit Chondrodysplasie* Typ Grebe, fibularer Hypoplasie mit komplexer B. (syn. Du-Pan-Syndrom) u. akromesomaler Dyplasie Typ Hunter-Thompson; **Typ D**: Mutation im HOXD13-Gen (Genlocus 2q31-q32); Phänotyp: ähnl. Typ E, B., kurze, breite distale Phalangen von Daumen u. Großzehe; **Typ E**: Mutation im HOXD13-Gen (Genloci 2q37 u. 2q31-q32); Phänotyp: ähnl. Typ D, mäßiger Kleinwuchs, B., kurze Metacarpalia, variable kurze Metatarsalia, rundes Gesicht, multipel zusammenstehende Zähne, gerade, kurze Claviculae; radiol. nicht vom Pseudohypoparathyroidismus* zu unterscheiden.

Brachy|gnathie (↑; gr. γνάθος Kinnbacke) *f*: s. Mikrogenie.

Brachy|menor|rhö (↑; gr. μήν, μηνός Monat; -rhö*) *f*: (engl.) *brachymenorrhea*; verkürzte u. meist schwache Menstruation (Hypomenorrhö*) über wenige Stunden bis 1,5 Tage; vgl. Zyklusstörungen.

Brachy|meta|podie (↑; Met-*; gr. πούς, ποδός Fuß) *f*: (engl.) *brachymetapody*; angeborene Verkürzung der Mittelhand- od. -fußknochen.

Brachy|ösophagus (↑; Ösophagus*) *m*: (engl.) *short esophagus*; abnorme Kürze des Ösophagus* mit Verlagerung des gastroösophagealen Übergangs in das untere Mediastinum (s. Abb.); meist bei Kardiainsuffizienz; **Urs.:** meist sekundär nach entzündl. bedingter Längsschrumpfung der Speiseröhre; beim seltenen angeb. B. fehlt der Peritonealüberzug dem oberh. des Zwerchfells lokalisierten Magenanteil; wird wie der Ösophagus von Segmentarterien aus der Aorta versorgt; **DD**: Endobrachyösophagus*, Hiatushernie*. Vgl. Barrett-Ösophagus.

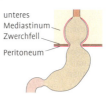

Brachyösophagus

Brachy|olmie (↑) *f*: (engl.) *brachyolmia*; syn. Dreyfus-Syndrom; seltenes, autosomal-rezessiv erbl. Kleinwuchssyndrom mit generalisierter Platyspondylie*; **Klin.:** Manifestation im Kleinkindesalter zur Zeit des Laufenlernens mit Verstärkung der physiol. Sagittalkrümmungen der Wirbelsäule (Kyphose, Hyperlordose) u. Rückenschmerzen; Verkürzung der Wirbelsäule bei normaler Extremitätenlänge; **Typ I** (Hobaek-Toledo): Platyspondylie*, Verkürzung des Interpedunkularabstandes; **Typ II** (Maroteaux): zusätzl. Abrundung der Wirbelkörper, Höhenminderung der Bandscheibenfächer; **Typ III**: zusätzl. schwere zervikale Platyspondylie.

Brachy|phalangie (↑; Phalanx*) *f*: (engl.) *brachyphalangia*; Verkürzung der Phalangen der Finger; Vork. bei versch. erbl. Fehlbildungssyndromen.

Brachy|therapie (↑) *f*: (engl.) *brachytherapy*; therap. Verfahren mit präziser gezielter Applikation von ionisierender Strahlung auf kurze Entfernung bei optimaler Schonung umliegender Gewebe; **Ind.:** **1.** Tumor (kurativ od. palliativ): interstitiell meist mit temporären od. permanenten Implantaten (seeds); **2.** (kardiol.) In-Stent-Restenose: intrakoronar mit i. R. der PCI* (Reintervention, Re-PCI) gezielt eingeführter Strahlenquelle; **Einteilung: 1.** nach Dosisleistung in LDR (Abk. für engl. low dose rate; 0,4–2 Gy/h), MDR (Abk. für engl. middle dose rate; 2–12 Gy/h) u. HDR (Abk. für engl. high dose rate; >12 Gy/h); **2.** nach Strahlungsart u. verwendeten Radionukliden (^{125}I, ^{103}Pd, ^{192}Ir, ^{133}Cs, ^{60}Co). Vgl. Afterloading-Verfahren; Strahlentherapie; Telestrahlentherapie; Boost.

Brachy|zephalus (↑; Keph-*) *m*: (engl.) *brachycephaly*; Bez. für Kurz- od. Rundkopf mit abgeflachtem Hinterkopf mit u. ohne Koronarnahtsynostose; **Vork.:** primär bei vielen genet. Erkrankungen (z. B. Down*-Syndrom), sekundär bei Kindern mit Bewegungsstörungen, die in den ersten Lebensjahren häufig auf dem Rücken liegen. Vgl. Dyszephalie (Abb. dort).

Brackets (engl. Träger): kieferorthop. Behandlungsmittel aus Stahl, Keramik od. Kunststoff zum Aufkleben auf die Zähne, mit Schlitzen versehen für die Aufnahme von Drahtbögen zur Korrektur von Zahnfehlstellungen; **selbstligierende B.** mit integriertem Drahtbogenhaltemechanismus; **linguale B.** mit Befestigung an der lingualen Seite eines Zahns. Vgl. Multibandapparatur.

Braden-Skala (Skala*): (engl.) *Braden scale*; Instrument zur Beurteilung des Risikos eines Dekubitus* bei mobilitätsbeeinträchtigten Pat.; sensor. Empfindungsvermögen, Feuchtigkeit, Aktivität, Mobilität, Ernährung, Reibungs- u. Scherkräfte werden mit jeweils 1–4 Punkten beurteilt; ≤18 Punkte gelten als Gefährdung.

Brady-: Wortteil mit der Bedeutung langsam, träge; von gr. βραδύς.

Brady|ar|rhythmie (↑; A-*; gr. ῥυθμός Takt, Gleichmaß) *f*: (engl.) *bradyarrhythmia*; Bez. für arrhythm. Bradykardie, meist als Bradyarrhythmia absoluta (s. Arrhythmia absoluta) bei Vorhofflimmern*. Vgl. Tachyarrhythmie.

Brady|dia|docho|kinese (↑; gr. διάδοχος aufeinanderfolgend; Kin-*) *f*: (engl.) *bradydiadochokinesia*; verlangsamte Diadochokinese*; vgl. Adiadochokinese.

Brady|kardie (↑; Kard-*) *f*: (engl.) *bradycardia*; Herzrhythmusstörung* mit Abfall der Herzfrequenz* unter 60/min; **Formen:** Sinusbradykardie*, AV*-Rhythmus, Bradyarrhythmie*, idioventrikulärer Rhythmus*, Blockierung der intrakardialen Erregungsleitung (s. Erregungsleitungsstörung*); **Vork.:** Sportherz*, als UAW (negativ chrono- u. dromotrope Wirkung) durch Herzglykoside*, Calcium*-Antagonisten (Nicht-Dihydropyridine, z. B. Verapamil) od. Beta*-Rezeptoren-Blocker, Elektrolytstörung (z. B. Hyperkaliämie*), kardiale (Herzinfarkt*, Sick*-Sinus-Syndrom u. a.) od. neurol. Grunderkrankung (z. B. Hirndrucksteigerung*), Schlafapnoesyndrom* u. a.; **Sympt.:** Schwindel, Synkope, Übelkeit, Adams*-Stokes-Syndrom; **Diagn.:** EKG, v. a. Langzeit*-EKG; **Ther.:** bei symptomat. B.; akut: Atropin*, ggf. Herzschrittmacher* (temporäre Elektrostimulation); Herzschrittmacherimplantation (permanent) bei bleibender symptom. B. trotz Beseitigung der zugrunde liegenden Ursache. Vgl. Tachykardie.

Brady|kardie, fetale (↑; ↑) *f*: (engl.) *fetal bradycardia*; mit CTG* nachweisbare Absenkung der fetalen Herzfrequenz (<110/min über mehr als 3 Min.); Hinweis auf schwere fetale Beeinträchtigung.

Brady|kardie|re|aktionen (↑; ↑) *fpl*: s. Nicoladoni-Israel-Branham-Zeichen; Karotissinus-Druckversuch.

Brady|kardie-Tachy|kardie-Syn|drom (↑; ↑; Tachy-*) *n*: s. Sick-Sinus-Syndrom.

Brady|kinese (↑; Kin-*) *f*: (engl.) *bradykinesia*; allg. Verlangsamung der Bewegungsabläufe; s. Hypokinese; Parkinson-Syndrom.

Brady|kinin (↑; ↑) *n*: (engl.) *bradykinin*; syn. Kallidin I, Kinin 9; zu den Kininen* zählendes Nonapeptid, das im Plasma durch proteolyt. Spaltung entsteht; **Wirkung:** Gefäßerweiterung, Blutdrucksenkung u. langsame Kontraktion glatter Muskulatur (z. B. in Uterus, Bronchien, Magen-Darm-Trakt).

Brady|pnoe (↑; -pnoe*) *f*: (engl.) *bradypnea*; niedrige Atemfrequenz* (4–8/min); **Vork.:** z. B. bei Opiatvergiftung (vgl. Überhang). Vgl. Atmungstypen.

Brady|teleo|kinese (↑; Tele-*; Kin-*) *f*: (engl.) *bradyteleokinesia*; unwillkürl. vorzeitige Verlangsamung einer beabsichtigten Bewegung; **Vork.:** bei Kleinhirnerkrankungen; Prüfung durch Finger-Finger- od. Finger-Nase-Versuch.

brady|troph (↑; Troph-*): s. Gewebe, bradytrophes.

Brady|zoïten (↑; gr. ζῷον Lebewesen) *m pl*: s. Toxoplasma gondii.

Bragard-Gowers-Zeichen (Karl B., Orthop., München, 1890–1973; Sir William R. G., Int., Neurol., London, 1845–1915): s. Ischiassyndrom.

Brain|mapping (engl. *brain* Gehirn; *map* Landkarte): bildliche Darstellung der durch EEG* über den einzelnen Hirnregionen abgeleiteten Frequenzkomponenten (Anteile einzelner Frequenzbänder am Gesamtfrequenzspektrum) od. evozierten Potentiale; den unterschiedl. Intensitäten der Komponenten bzw. Amplituden der evozierten Potentiale werden best. Farben zugeordnet.

Branchial|bögen (gr. βράγχια Kiemen): Kiemenbögen*.

Branchiata (↑) *n pl*: (engl.) *arthropods*; Krebstiere; s. Arthropoden.

Branching-En|zym (engl. *to branch off* abzweigen; gr. ἐν hinein, innerhalb; gr. ζύμη Sauerteig) *n*: (engl.) *1,4-α-glucan branching enzyme*; syn. Amylo-1,4→1,6-Transglykosidase; Enzym (Transferase), die bei der Glykogenese* die Verzweigung im Glykogenmolekül katalysiert; vgl. Debranching-Enzym.

Brand: s. Gangrän.

Brand|blase: (engl.) *blister*; subepidermal gelegene Blase bei Verbrennung* mind. 2. Grades.

Brand-Meyer-Test *m*: (engl.) *nitroprusside test*; früher Brand-Probe; Nachw. von Cystin* im Harn als orientierende Untersuchung bei Verdacht auf Cystinurie*; **Prinzip:** Aufspaltung der Disulfidbindung mit Natriumcyanid; die Sulfhydrylgruppen des entstehenden Cysteins ergeben mit Nitroprussidnatrium eine Purpurfärbung.

Brand|narben|karzinom (Karz-*; -om*) *n*: (engl.) *burn scar carcinoma*; Plattenepithelkarzinom* in alten Verbrennungsnarben.

Brand|pilze: (engl.) *smuts*; Getreideschädlinge, die schwarze Sporen bilden (Klasse Ustomycetes); produzieren Mykotoxine* u. verursachen Pilzekzeme u. Pilzasthma bei Erntearbeitern (spez. Malassezia*); vgl. Fungi.

Brand|stiftung, patho|logische: Pyromanie*.

Brandt-Syn|drom (Thore E. B., Dermat., Malmö, geb. 1901) *n*: s. Akrodermatitis enteropathica.

Brand|verletzung: s. Verbrennung.

Branhamella catarrhalis *f*: s. Moraxella catarrhalis.

Braun-Entero|ana|stomose (Heinrich B., Chir., Göttingen, 1847–1911; Enter-*; Anastomose*) *f*: (engl.) *Braun's entero-anastomosis*; syn. Braun-Fußpunktanastomose; Seit-zu-Seit-Anastomose* zwischen zu- u. abführendem Schenkel einer Jejunumschlinge bei Gastroenterostomie* u. Magenteilresektion* nach Billroth II.

Braun-Schiene (Heinrich F. B., Chir., Zwickau, 1862–1934): (engl.) *Braun's frame*; Schiene (meist aus Schaumstoff) zur Lagerung der unteren Extremität mit funktionsgerechter Stellung des Kniegelenks (20° Beugung) u. Neutralstellung im oberen Sprunggelenk zur Vermeidung einer Spitzfußstellung; **Anw.:** perioperativ od. bei konservativer Therapie.

Braunwald-Klassifikation (Eugene B., amerikan. Kardiol., geb. 1929) *f*: s. Angina pectoris (Tab. 2 dort).

Braxton-Hicks-Kontraktionen (John B.-H., Gyn., London, 1825–1897; Kontrakt-*) *fpl*: s. Schwangerschaftswehen.

Break|point-Methode (engl. breakpoint Bruchstelle) *f*: s. Antibiogramm.

Brech|durch|fall: s. Gastroenteritis.

Brech|durch|fall des Säuglings: (engl.) *infantile dyspepsia*; Dyspepsie, veraltet Säuglingstoxikose; akute infektionsbedingte Ernährungsstörung des Säuglings mit rezidiv. Erbrechen u. wässrigen Durchfällen sowie der Gefahr einer schweren Exsikkose mit pathol. Elektrolytverschiebungen; **Urs.:** bes. virale Infektion v. a. durch Rota- u. Adenoviren, bakteriell durch Staphylokokken u. E. coli; **Klin.:** Dehydratation* mit Exsikkosezeichen, nicht respiratorische Azidose mit Kussmaul*-Atmung, Elektrolytverschiebung, u. U. hypovolämischer Schock* u. (dyspeptisches) Koma, Krampfanfälle, sehr selten Fechterstellung*. Vgl. Ernährungsstörung des Säuglings; Gastroenteritis, infektiöse.

Brech|mittel: s. Emetika.

Brechungs|fehler: s. Ametropie.

Brechungs|gesetz: (engl.) *law of refraction*; (opt.) Gesetz über die Lichtbrechung beim Übergang von einem durchsichtigen Medium in ein anderes in Abhängigkeit vom Brechungsindex* n; für den Winkel α zwischen einfallendem Licht u. Einfallslot u. für den Winkel β zwischen gebrochenem Strahl u. Einfallslot sowie die Brechungsindizes der 2 Medien (n_1, n_2) gilt: $\sin\alpha/\sin\beta = n_2/n_1$; s. Abb. (s. Brechwert). Vgl. Dispersion.

Brechungs|in|dex (Index*) *m*: (engl.) *refractive index*; Formelzeichen n; physik. Größe, die die Verlangsamung der Lichtgeschwindigkeit (c) beim Übertritt vom Vakuum (c_0) in ein Medium (c_M) beschreibt; abhängig von der Materialbeschaffenheit des Mediums sowie der Frequenz des Lichts; es gilt $n = c_0/c_M$; vgl. Brechungsgesetz.

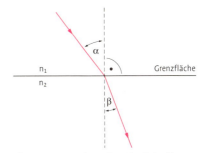

Brechungsgesetz: Brechung des Lichts beim Übergang von einem Medium in ein anderes ($n_2 > n_1$)

Brech|wert: (engl.) *refractive power*; Formelzeichen D; Kehrwert der Brennweite* (f) eines opt. Systems, z. B. einer Linse*; D = 1/f; SI-Einheit 1/Meter (m^{-1}); weitere Einheit: Dioptrie* (dpt); der B. von Sammellinsen wird als positiv, der von Zerstreuungslinsen als negativ bezeichnet. Bei einer Sammellinse mit f = 0,2 m ist D = 1/0,2 m = +5 dpt; vgl. Refraktion.

Brechwurz: s. Ipecacuanha.

Brech|zentrum *n*: (engl.) *vomiting center*; in der Formatio* reticularis der Medulla oblongata nahe dem Atemzentrum gelegenes, Erbrechen* koordinierendes Zentrum.

Bregma (gr.) *n*: (engl.) *bregma*; Vorderkopf; nach Aristoteles Schnittpunkt von Kranz- u. Pfeilnaht.

bregmaticus (↑): (engl.) *bregmatic*; zum Scheitel gehörend.

Brei|kost: (engl.) *pap, puree*; Bestandteil der Säuglingsernährung*; Beginn im 4.–6. Lebensmonat; milchfreier Brei besteht meist aus Gemüse od. Obst. Die Milchbreie (Milch-Getreide-Breie) werden nach ihrem Milchgehalt als Halb- (Milch u. Wasser zu gleichen Teilen) od. Vollmilchbreie bezeichnet. Die breiige Konsistenz erhalten sie durch Zusatz von z. B. Stärke, Grieß, Mehl.

Breit|band-Anti|bio|tika (Anti-*; Bio-*) *npl*: (engl.) *broad-spectrum antibiotics*; syn. Breitspektrum-Antibiotika*; Antibiotika* mit breitem Wirkungsspektrum gegen die Mehrzahl der grampositiven u. gramnegativen Bakt. sowie z. T. Chlamydien u. Mykoplasmen; z. B. Tetracycline*, Chloramphenicol*, viele Cephalosporine* u. Acylaminopenicilline.

Breite, therapeutische: (engl.) *therapeutic index*; syn. therapeutischer Index; Begriff der klin. Pharmakologie, der den Abstand der Dosis/Wirkungskurven (s. Dosis/Wirkungsbeziehung) eines Arzneimittels* für seine therap. u. tox. Wirkung kennzeichnet; wegen der Unterschiede in der Steilheit der Dosis/Wirkungskurven empfiehlt es sich, zur Beurteilung der th. B. den Quotienten LD_{25}/ED_{75} (anstelle LD_{50}/ED_{50}) heranzuziehen; s. Dosis.

Bremsen: Tabanidae; s. Fliegen.

Brems|strahlung: s. Röntgenstrahlung.

Brenneman-Syn|drom (Joseph B., Päd., Chicago, 1872–1944) *n*: i. R. einer akuten Entz. im Bereich der oberen Atemwege bei Kindern auftretende Bauchschmerzen inf. Begleitreaktion mesenterialer u. retroperitonealer Lymphknoten (Pseudoappendizites); **DD:** Appendizitis*.

Brenner-Tumor (Fritz B., Pathol., Frankfurt, 1877–1969; Tumor*) *m*: (engl.) *Brenner tumor*; dem Granulosazelltumor* verwandter, i. d. R. (95 %) benigner, meist einseitiger, evtl. endokrin aktiver Ovarialtumor* (Östrogenbildung); **Histol.**: urothelähnliche Zellen u. Walthard*-Zellinseln gemischt mit faserreichem Stroma.

Brenn|fleck: (engl.) *focus*; (radiol.) Fläche auf der Anode einer Röntgenröhre (s. Röntgenstrahler), von der Röntgenstrahlung* emittiert wird; der Mittelpunkt des B. wird als Fokus bezeichnet.

Brenn|nessel|kraut: (engl.) *nettle herbage*; Urticae herba; die oberirdischen Teile von Urtica dioica, Urtica urens u. deren Hybriden, die Mineralsalze (v. a. Kalium- u. Calciumsalze, Kieselsäure) u. Kaffeoyläpfelsäuren enthalten; **Verw.:** als Aufguss od. in anderer Zubereitung zus. mit reichl. Flüssigkeitszufuhr bei entzündl. Erkr. der ableitenden Harnwege sowie zur Proph. u. Ther. von Nierengrieß; zur unterstützenden Behandlung rheumat. Beschwerden.

Brenn|nessel|wurzel: (engl.) *nettle root*; Urticae radix; die unterirdischen Teile der Brennnessel, die 3-β-Sitosterol u. Scopoletin enthalten; **Verw.:** zur Erhöhung des Miktionsvolumens u. max. Harnflusses sowie zur Erniedrigung der Restharnmenge gegen Miktionsbeschwerden bei benignem Prostatasyndrom* (Stadium I u. II); **NW:** evtl. leichte Magen-Darm-Beschwerden.

Brenn|punkt: (engl.) *focal point, focus*; (physik.) Schnittpunkt achsenparalleler Strahlen nach Brechung od. Reflexion durch ein sphärisches optisches System (Linse od. Spiegel); vgl. Brennweite.

Brenn|weite: (engl.) *focal distance*; syn. Fokaldistanz; Formelzeichen f, Entfernung des Brennpunkts* von der Hauptebene des brechenden Systems; Einheit Meter (m); übl. ist die Angabe in Millimetern (mm); bei dünnen Linsen gleich der Entfernung des Brennpunkts von der Linsenmitte. Vgl. Brechwert.

Brenn|wert, physikalischer: (engl.) *physical fuel value*; bei vollständiger Reaktion eines (Nähr-)Stoffs mit O_2 zu CO_2 u. H_2O frei werdende Energie; **Bestimmung:** anhand der Wärmebildung im sog. Verbrennungskalorimeter; bei Fetten u. Kohlenhydraten ident. mit dem physiologischen Brennwert*; bei Proteinen geringer, da das Endprodukt der Proteinstoffwechsels (Harnstoff) selbst noch einen ph. B. besitzt.

Brenn|wert, physiologischer: (engl.) *physiological caloric value*; für den Organismus verfügbarer Energiegehalt der Nährstoffe; beträgt für 1 g Protein 17,5 kJ (4,2 kcal), für 1 g Kohlenhydrate 17,5 kJ (4,2 kcal), für 1 g Fett 38,5 kJ (9,2 kcal). Vgl. Äquivalent, energetisches.

Brenz|katechin *n*: (engl.) *catechol*; 1,2-Dihydroxybenzol, o-Diphenol; chem. Grundgerüst der Katecholamine*; katalyt. Entstehung durch pflanzl. u. tier. Phenoloxidasen; sekundärer Pflanzeninhaltsstoff (z. B. in Harzen).

Brenz|trauben|säure: (engl.) *pyruvic acid*; 2-Oxopropionsäure, Propanonsäure, Alphaketopropansäure; $CH_3-CO-COOH$; Salze: Pyruvate; Endprodukt der Glykolyse*; Verbindungsglied zwischen Aminosäuren- u. Glukosestoffwechsel; Pyruvatdehydrogenase* katalysiert die Umwandlung von B. in Acetyl-Coenzym A, das in den Citratzyklus* eingeht. Bei der Glukoneogenese* wird B. Biotin-abhängig zu Oxalacetat carboxyliert.

Breschet-Venen (Gilbert B., Anat., Paris, 1784–1845; Vena*) *f pl*: s. Venae diploicae.

Brescia-Cimino-Fistel (Michael J. B., amerikan. Nephrologe, geb. 1933; James E. C., amerikan. Nephrologe, geb. 1928; Fistel*) *f*: s. Shunt zur Hämodialyse.

brevis (lat.): kurz.

BRIC: Abk. für **b**enigne **r**ezidivierende **i**ntrahepatische **C**holestase*.

Bricker-Blase (Eugene M. B., amerikan. Chir., 1908–2000): Ileum*-Conduit.

Bride (franz. Zügel) *f*: bindegewebiger Verwachsungsstrang, z. B. an Darmschlingen; vgl. Adhäsion.

Briden|ileus (↑; Ileus*) *m*: (engl.) *adhesive ileus*; Adhäsionsileus; s. Ileus.

Bridging (engl. bridge Brücke): **1.** klin. Bez. für (perioperativ bzw. -interventionell) überbrückende Umstellung eines Cumarinderivats* auf ein Antikoagulans* mit niedrigerer Halbwertzeit (Heparin*; häufig niedermolekulares, dann Off*-Label-Use); **Prinzip:** bessere Steuerbarkeit bei therap. erforderlicher Antikoagulation. **2.** (transplantationsmed.) Bez. für **a)** temporäre Leberersatztherapie* zur Überbrückung der Zeit bis zur Lebertransplantation*; **b)** Implantation eines Kunstherzes* zur Überbrückung der Zeit bis zur Herztransplantation*.

Brightness-Scan (engl. brightness Helligkeit; to scan abtasten, -suchen) *m*: sog. B-Scan; Verf. der Ultraschalldiagnostik*.

Brillant|kresyl|blau: (engl.) *brilliant cresyl blue*; künstl. Farbstoff; bes. zur Vitalfärbung*, z. B. von Retikulozyten*; vgl. Retikulozytenfärbung.

Brille (gr. βήρυλλος Halbedelstein): (engl.) *glasses, spectacles*; vor den Augen getragenes, mit Brillengläsern* versehenes opt. Hilfsmittel; **Formen: 1.** B. zur Korrektur von Brechungsfehlern des Auges, bestehend aus Konvexgläsern (Sammel- od. Plusgläsern) zur Korrektur von Hypermetropie* od. Presbyopie*, Konkavgläsern (Zerstreuungs- od. Minusgläsern) zur Korrektur der Myopie*, Zylindergläsern bei Astigmatismus*, Prismengläsern bei Motilitätsstörungen (v. a. Höhenabweichungen); Bifokal- u. Trifokalbrille mit separatem Nah- u. Fernteil; Gleitsichtbrille mit stufenlosem Übergang zwischen Nah- u. Fernteil; Starbrille zur Korrektur der Aphakie*; Fernrohr- od. Lupenbrille zur opt. Vergrößerung bei hochgradiger Sehschwäche; **2.** Lochbrille, v. a. zur Ruhigstellung des Auges, z. B. bei Ablatio* retinae; **3.** Schutzbrille aus unzerbrechl. Glas mit Seitenschutz gegen Fremdkörper od. Zugwind; mit farbigen od. partiell absorbierenden Gläsern gegen Strahleneinwirkung; **4.** B. für diagn. Zwecke, z. B. Frenzel*-Brille zur Nystagmusprüfung, Rot-Grün-B. zur Prüfung des stereoskop. Sehens; **5.** spez. Sehhilfe für Bildschirmarbeit*. Vgl. Kontaktlinsen; Linse.

Brillen|gläser (↑): (engl.) *lenses*; opt. wirksame Teile der Brille*, die entspr. ihres Brechwertes* u. ihrer prismat. Wirkung bezeichnet werden; **Einteilung: 1.** Einfachbrillengläser, bestehen aus einer Glasart; beide Durchblickseiten bilden jeweils eine einheitl. Fläche; **2.** Bifokal- od. Trifokalbrillengläser mit Fern- u. Nahteil, bestehen aus einer Glasart, bei der eine Durchblickseite in 2 bzw. 3 Flächen aufgeteilt ist, od. aus Gläsern mit einheitl. Durchblickfläche, die aber eine od. mehrere kleinere Linsen einer anderen Glasart einschließen; **3.** Gleitsichtbrillengläser mit fließendem Übergang zwischen Fern- u. Nahteil. Vgl. Kontaktlinsen; Zylindergläser.

Brillen|hämatom (↑; Häm-*, -om*) *n*: (engl.) *bilateral periorbital hematoma*; Hämatom* im Bereich der Ober- u. Unterlider; **Formen:** ein- (Monokelhämatom) od. beidseitig; **Vork.:** Schädelbasisfraktur* (pathognomonisch nach Trauma), retrobulbäres Neuroblastom*.

Brill-Symmers-Krankheit (Nathan E. B., Int., New York, 1860–1925; Douglas S., Pathol., New York, 1879–1952): s. Lymphom, follikuläres.

Brill-Zinsser-Krankheit (↑; Hans Z., Bakteriol., Boston, 1878–1940): (engl.) *Brill-Zinsser disease*; mildes, sporad. auftretendes Spätrezidiv des epidemischen Fleckfiebers*.

Brimonidin (INN) *n*: (engl.) *brimonidin*; Agonist von Alpha-2-Rezeptoren; **Ind.:** lokal zur Senkung des Augeninnendrucks* bei Offenwinkelglaukom od. okulärer Hypertension; **UAW:** okuläre Hyperämie, Augenbrennen.

Brinzolamid (INN) *n*: (engl.) *brinzolamid*; Carboanhydrase*-Hemmer; **Ind.:** Glaukom* (okuläre Hypertension u. Offenwinkelglaukom), als Monotherapie od. in Komb. mit einem Beta-Rezeptoren-Blocker; **UAW:** gelegentl. Schmeckstörungen.

Brisement (franz. briser zerbrechen): (engl.) *brisement*; (geschlossene) Mobilisation eines (teil-)eingesteiften Gelenks in Narkose durch passiv erzwungene Bewegung der Extremität; **Anw.:** bes. im Bereich von Schulter- u. Kniegelenk, z. B. bei Periarthropathia* humeroscapularis ankylosans; **Formen: 1.** B. moderé: Mobilisierung mit wenig Kraftaufwand; **2.** B. forcé: gewaltsame Mobilisation, heute weitgehend obsolet; **cave:** bei starker Inaktivitätsatrophie des Knochens Fraktur- u. Fettemboliegefahr. Vgl. Arthrolyse.

Brissaud-Skoliose (P. Edouard B., Pathol., Paris, 1852–1909; gr. σκολιός krumm, gebogen; -osis*) *f*: (engl.) *Brissaud's scoliosis*; Schonhaltung der Wirbelsäule bei Ischiassyndrom* durch reflektor. Ausweichen zur Entspannung der gereizten Nervenwurzel.

Brissaud-Syn|drom (↑) *n*: s. Hirnstammsyndrome (Tab. dort).

Brittle-Diabetes (engl. brittle labil; Diabet-*) *m*: (engl.) *brittle diabetes*; veraltete Bez. für seltene Form von Diabetes* mellitus Typ 1 mit Wechsel zwischen Hyper- u. Hypoglykämie; therap. schwer beeinflussbar, kann auch als schwer einstellbarer Diabetes mellitus Typ 1 aufgefasst werden.

Brivudin (INN) *n*: (engl.) *brivudin*; Virostatikum* (Nukleosidanalogon*); **Ind.:** Infektion mit Herpessimplex- od. Varicella-Zoster-Virus.

Broad-beta disease (engl. broad breit; disease Krankheit): syn. Hyperlipoproteinämie Typ III; s. Hyperlipoproteinämien (Tab. dort).

Broca-A|phasie (Pierre P. B., Chir., Anthropol., Paris, 1824–1880; Aphasie*) *f*: s. Aphasie.

Broca-Band, diagonales (↑): (engl.) *Broca's diagonal band*; Stria diagonalis; markhaltige Fasern auf der Substantia perforata anterior.

Broca-Zentrum (↑) *n*: (engl.) *Broca's area*; motorische Sprachregion* im unteren Bereich des Gyrus frontalis inferior (Brodmann-Areale 44 u. 45) der dominanten Hemisphäre des Gehirns (s. Abb.).

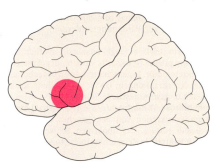

Broca-Zentrum

Brodie-Bursa (Sir Benjamin C. B., Chir., London, 1783–1862) *f*: s. Bursa musculi semimembranosi.

Brodie-Knochen|ab|szess (↑; Abszess*) *m*: (engl.) *Brodie's abscess*; chron. verlaufender, umschriebener Herd einer hämatogenen Osteomyelitis* in der Metaphyse eines langen Röhrenknochens; Vork. meist bei jungen Patienten; **Ther.:** Ausmuldung des Herdes u. Spongiosaplastik* od. Auffüllen mit Knochenzement; Einlegen einer Antibiotikakette; bei infizierter Defektpseudarthrose herdferne externe Fragmentfixation.

Brodmann-Areale (Korbinian B., Neurol., Berlin, 1868–1918; Area*) *n pl*: (engl.) *Brodmann's areas*; fortlaufend nummerierte Gebiete der Großhirnrinde*, die entspr. einer unterschied. Zytoarchitektur gegliedert sind; die Zuordnung der Hirnfunktionen (s. Rindenfelder) zu B.-A. ist nur sehr begrenzt möglich; Beispiel: B.-A. 3: sensible Rinde, B.-A. 4 u. 6: motorische Rinde, B.-A. 17: Sehrinde, B.-A. 41 u. 42: Hörrinde (s. Abb.).

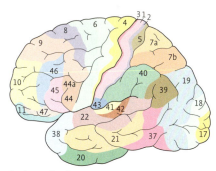

Brodmann-Areale

Brom (gr. βρῶμος Gestank) *n*: (engl.) *bromine*; 1-, 3- u. 5-wertiges Element aus der Gruppe der Halogene, Symbol Br, OZ 35, rel. Atommasse 79,90; sehr giftig; vgl. Bromide.

Brom|akne (↑; Acne*) *f*: (engl.) *bromine acne*; syn. Acne bromica; akneähnl. Erscheinungen im Gesicht

Bromazepam

u. am Oberkörper nach längerer Einnahme von Bromsalzen; vgl. Acne venenata; Bromoderma tuberosum.

Brom|azepam (INN) *n*: (engl.) *bromazepam*; Benzodiazepin* mit mittellanger Halbwertzeit; **Anw.:** als Tranquilizer*.

Bromelaine (INN) *n pl*: (engl.) *bromelaine*; Gemisch von proteolytischen Enzymen (Bromelin, Ananase, Extranase) aus Ananas comosus; **Ind.:** Substitutionstherapie zur Verdauungsförderung; Antiphlogistikum.

Brom|hexin (INN) *n*: (engl.) *bromhexin*; synthet. Derivat des pflanzl. Wirkstoffs Vasicin mit sekretolyt. u. sekretomotor. Eigenschaften; **Ind.:** bronchopulmonale Erkrankungen; **UAW:** selten allerg. Reaktionen u. gastrointestinale Störungen.

Brom|hidrose (Brom*; Hidr*; -osis*) *f*: (engl.) *bromhidrosis*; Sekretion von unangenehm riechendem Schweiß (insbes. der apokrinen Schweißdrüsen) durch bakterielle Zersetzung inf. mangelnder Hygiene.

Bromide *n pl*: (engl.) *bromides*; Salze der Bromwasserstoffsäure, z. B. KBr, NaBr; nicht mehr gebräuchl. Sedativa.

Bromismus (Brom*) *m*: (engl.) *bromism*; Zustand akuter od. (häufiger) chron. Überdosierung bromhaltiger Pharmaka (früher oft Schlafmittel) bei einer Plasmabromidkonzentration von >6 mmol/l (Referenzwert: 0,125 mmol/l); **Sympt.:** in leichten Fällen Nachlassen der Merkfähigkeit, Konzentrationsabnahme, Insomnie, Bromakne; in schweren Fällen Verwirrtheitszustände, Delir, Halluzinationen, Tremor, Stottern, Gangunsicherheit.

Bromo|criptin (INN) *n*: (engl.) *bromocriptine*; Dopamin*-Rezeptor-Agonist (halbsynthet. Ergotalkaloid*-Derivat) mit hoher Affinität zu D_2-Rezeptoren (s. Dopamin-Rezeptoren); **Wirkung:** Hemmung der Sekretion von Prolaktin u. bei Akromegalie* von STH*; **Ind.:** Parkinson*-Syndrom (zus. mit Levodopa), Akromegalie* (zur zusätzl. Ther.), Abstillen*, Galaktorrhö*-Amenorrhö-Syndrom, Mastitis*, Prolaktinom*; **UAW:** bei hoher Dosis u. a. Übelkeit u. Erbrechen, Appetitlosigkeit, Kopfschmerz, Schwindel, Müdigkeit, bei Langzeittherapie gelegentl. Durchblutungsstörungen in Zehen u. Fingern.

Bromo|derma tuberosum (Brom*; Derm-*; lat. tuber Höcker, Auswuchs) *n*: (engl.) *bromoderma tuberosum*; rotbrauner bis bräunlich schwarzer, weicher, plateauförmiger Granulationstumor, der zentral einschmelzen kann; **Lok.:** bes. Streckseiten der Beine, Gesicht; **Urs.:** lang andauernde Bromeinnahme (Arzneimittel).

Brom|peridol (INN) *n*: Neuroleptikum*; Butyrophenonderivat mit dem Haloperidol weitgehend vergleichbaren Eigenschaften.

Brom|uracil *n*: (engl.) *bromouracil*; Abk. 5′-BU; chem. Mutagen, das als Basenanalogon statt Thymin in Desoxyribonukleinsäure (DNA) eingebaut werden kann; **Anw.:** zur Dichtemarkierung der DNA od. zur Selektion von Mutanten*.

Bronchi-: Wortteil mit der Bedeutung Luftröhre; von gr. βρόγχος.

Bronchial-: s. a. Bronchus-.

Bronchial|adenom (Bronchi-*; Aden-*; -om*) *n*: (engl.) *bronchial adenoma*; von der Wand der großen Bronchien ausgehender, benigner, epithelialer Tumor mit unterschiedl. histol. Aufbau u. sehr langsamem Wachstum; kann zum Verschluss des Bronchiallumens mit retrostenot. Pneumonie* führen. Vgl. Bronchialkarzinom.

Bronchial|asthma (↑; Asthma*) *n*: Asthma* bronchiale.

Bronchial|atmen (↑): s. Atemgeräusche.

Bronchial|baum (↑): (engl.) *bronchial tree*; Gesamtheit der sich verzweigenden Bronchialäste (vgl. Bronchus); **Einteilung:** s. Abb.; **I.** re. u. li. Hauptbronchus (Bronchus principalis dexter et sinister) für die re. u. li. Lunge: zwischen Bifurcatio tracheae (vor dem 4. Brustwirbelkörper) u. Abgang des re. bzw. li. Oberlappenbronchus (Bronchus lobaris superior dexter et sinister); **II.** Lappenbronchien

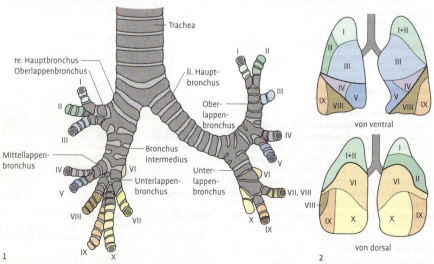

Bronchialbaum: 1: Abgänge; 2: zugehörige Lungensegmente

(Bronchi lobares) für die Lungenlappen (links 2, rechts 3); der Bronchusabschnitt zwischen Abgang des rechten Oberlappenbronchus u. der Gabelung in Mittellappen- u. Unterlappenbronchus (inkl. B VI) wird als Bronchus intermedius bez. (Länge ca 4 cm); **1. re.: a)** Oberlappenbronchus (Bronchus lobaris superior dexter); **b)** Mittellappenbronchus (Bronchus lobaris medius dexter); **c)** Unterlappenbronchus (Bronchus lobaris inferior dexter); **2. li.: a)** Oberlappenbronchus (Bronchus lobaris superior sinister); **b)** Unterlappenbronchus (Bronchus lobaris inferior sinister); **III.** Segmentbronchien (Bronchi segmentales): Aufzweigungen der Lappenbronchien für die Lungensegmente*Abb. dort.

Bronchial|karzinom (↑; Karz-*; -om*) *n*: (engl.) *bronchial carcinoma*; syn. bronchogenes Karzinom, Lungenkarzinom; Karzinom der Lunge*; **Vork.:** meist zwischen 50. u. 70. Lj.; **Häufigkeit:**

häufigster letaler maligner Tumor des Mannes

in Deutschland dritthäufigster maligner Tumor; Männer: ca. 14,9 % aller malignen Erkr., höchste Mortalität (ca. 26,3 % aller maligner Tumoren als Todesursache); Inzidenz insbes. bei Frauen zunehmend (2002: ca. 6,1 % aller maligner Tumoren), dritthäufigste Todesursache bei malignem Tumor; **Urs.:** sog. Inhalationskarzinogene, v. a. im Tabakrauch (Raucher 10–20-mal häufiger betroffen als Nichtraucher, Risiko steigt mit kumulativer Tagesdosis, ausgedrückt in sog. Packungsjahren*; cave: erhöhtes Risiko auch durch passive Inhalation, sog. Passivrauchen*), Asbest, Arsen, 6-wertige Chromate, Nickel, PAK (Leitsubstanz: Benzopyren*), Radon u. a. radioaktive Stoffe (Uranbergbau); **Einteilung: 1.** histol.: s. Tab. 1; **a)** kleinzelliges B. (engl. small-cell lung cancer, Abk. SCLC; 20 % der Fälle) **b)** nichtkleinzelliges B. (engl. non-small-cell lung cancer, Abk. NSCLC; ca. 80 %) mit Subtypen, z. B. Plattenepithelkarzinom u. Adenokarzinom (je ca. 40 % der NSCLC); **2.** TNM-Klassifikation: s. Tab. 2; **Klin.:** abhängig von Lok. u. Größe; initial Reizhusten u. evtl. Hämoptysen* (cave: länger als 3 Wo. dauernder Husten), später Leistungsknick, Gewichtsverlust, Nachtschweiß, Fieber, Thoraxschmerzen, Dyspnoe; evtl. poststenotische Pneumonie*, Horner*-Syndrom (Pancoast*-Tumor), Vena*-cava-superior-Syndrom, Rekurrensparese (meist links) u. paraneoplastisches Syndrom*; Metastasierung v. a. in regionäre Lymphknoten im Bereich des Hilus u. des Mediastinums, in umgebende Strukturen (Pleura, Perikard, andere Lungenabschnitte) sowie hämatogen bes. in Leber, Nebennieren, Skelett (s. Abb. 1) u. Gehirn; **Diagn.:** v. a. bildgebende Verfahren (s. Abb. 2),) Bronchoskopie (zentrales B. sichtbar, peripheres nicht) u. Histologie; Vorgehen: s. Tab. 3; ca. ein Drittel der Fälle werden zytologisch diagnostiziert; **Ther.:** abhängig von Tumorstadium u. -zelltyp sowie kardiopulmonalem AZ; **1.** NSCLC: Stadium I A bis III A primär chirurgisch, (Lobektomie, Bilobektomie, Pneumektomie; vgl. Lungenresektion), bei N –Stadium adjuvante Chemotherapie, Stadium III B neoadjuvante Chemotherapie mit nachfolgender Resektion, alterna-

Bronchialkarzinom Tab. 1
Histologische Klassifikation (WHO)

Plattenepithelkarzinom
  papillär
  klarzellig
  kleinzellig
  basaloid

kleinzelliges Karzinom
  kombiniert kleinzelliges Karzinom

Adenokarzinom
  gemischte Subtypen
  azinär
  papillär
  bronchioloalveolär
  muzinös
  solide mit Schleimbildung

großzelliges Karzinom
  großzelliges neuroendokrines Karzinom
  kombiniertes großzelliges Karzinom
  basaloides Karzinom
  lymphoepitheliomartiges Karzinom
  klarzelliges Karzinom
  großzelliges Karzinom mit rhabdoidem Phänotyp

adenosquamöses Karzinom

sarkomatoides Karzinom
  pleomorphes Karzinom
  Spindelzellkarzinom
  Riesenzellkarzinom
  Karzinosarkom
  pulmonales Blastom

Karzinoidtumor
  typisch
  atypisch

Bronchialdrüsenkarzinom
  adenoid-zystisch
  mukoepidermoid
  andere Formen

unklassifiziertes Karzinom

tiv kombinierte Radio-Chemotherapie; Stadium IV Kombinationschemotherapie mit platinbasiertem Schema u. Drittgenerationszytostatikum (Vinorelbin, Gemzitabin, Paclitaxel, bei Adenokarzinom vorzugsweise Pemetrexed) u. ggf. Bevazizumab; bei Nicht-Plattenepithel-Histologie u. nachgewiesener EGRF-Mutation Gefitinib als primäre Ther. mögl., second line: Monotherapie mit Pemetrexed, Doxetacel, Erlotinib; **2.** SCLC: bei Stadium T1–2 u./od. N0–1, M0 (limited disease) Lobektomie u. andjuvante Chemotherapie; bei Stadium T3–4 u./od. N2–3, M0 (limited disease) hyperfraktionierte akzelerierte simultane Chemostrahlenthera-

Bronchialkarzinom

Bronchialkarzinom Tab. 2
TNM-Klassifikation (Kurzfassung) und Stadieneinteilung

Kategorie[1]	Bedeutung
TX	Primärtumor kann nicht beurteilt werden oder positive Zytologie
Tis	Carcinoma in situ
T1	Hauptbronchus und viszerale Pleura frei
T1a	Tumor ≤2 cm
T1b	Tumor ≤3 cm
T2	Tumor >3 cm und ≤7cm oder Tumor im Hauptbronchus ≥2 cm distal der Carina oder Invasion der viszeralen Pleura oder tumorassoziierte Atelektase oder Ausbreitung in Hilusregion
T2a	Tumor >3 cm und ≤5cm
T2b	Tumor >5 cm und ≤7cm
T3	Tumor > 7cm oder Infiltration von Brustwand, Zwerchfell, Perikard oder mediastinaler Pleura oder Tumor im Hauptbronchus <2 cm distal der Carina oder totale Atelektase einer Lunge mehrere getrennte Tumorherde im selben Lappen
T4	Infiltration von Mediastinum, Herz, großen Gefäßen, Trachea, Speiseröhre, Wirbelkörper oder Carina oder maligner Erguss oder weitere Tumorherde in einem anderen ipsilateralen Lungenlappen
N1	ipsilaterale peribronchiale und/oder hiläre Lymphknoten
N2	ipsilaterale mediastinale und/oder subkarinale Lymphknoten
N3	kontralaterale mediastinale oder hiläre, ipsi- oder kontralaterale Skalenus- oder supraklavikuläre Lymphknoten
M1a	Pleura- oder Perikarderguss, Pleurakarzinose, Tumorherde in kontralateraler Lunge
M1b	Fernmetastasierung

Stadium	0	TX	N0	M0
		Tis	N0	M0
	IA	T1	N0	M0
	IB	T2	N0	M0
	IIA	T1	N1	M0
	IIB	T2	N1	M0
		T3	N0	M0
	IIIA	T3	N1	M0
		T1–3	N2	M0
	IIIB	jedes T	N3	M0
		T4	jedes N	M0
	IV	jedes T	jedes N	M1

T: Primärtumor; N: regionäre Lymphknoten; M: Fernmetastasen
[1] für alle Tumoren einheitlich definierte Kategorien (z. B. N0: keine Evidenz für Befall regionärer Lymphknoten; NX: regionäre Lymphknoten nicht beurteilbar): s. TNM-Klassifikation

pie od. simultane Chemostrahlentherapie mit konventioneller RT-Fraktionierung, bei Pat. >75 Jahre konsekutive Chemo- u. Radiotherapie; prophylaktische Schädelbestrahlung bei Remission; bei Stadium T1–4 u./od. N0–3, M1 (extended disease) Kombinationschemotherapie mit Cisplatin od. Carboplatin/Etoposid, prophylaktische Schädelbestrahlung bei Remission, second line: Chemotherapie Cisplatin/Topotecan od. Irinotecan; **3. symptomatisch, palliativ:** Schmerztherapie, Pleurapunktion (bei Pleuraerguss), endoskopische Rekanalisierung der zentralen Atemwege, Bronchialarterienembolisation bei Hämoptysen, Antitussiva, u. a.; **Progn.:** abhängig von Tumorstadium u. -zelltyp.

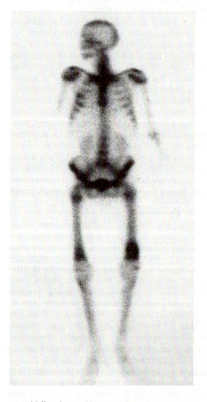

Bronchialkarzinom Abb. 1: Knochenszintigramm mit symmetrischer Anreicherung des Radionuklids im Bereich des distalen Femurs [74]

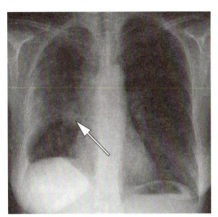

Bronchialkarzinom Abb. 2: zentraler Tumor (Pfeil); Röntgen-Thorax-Aufnahme [167]

Bronchialkarzinom Tab. 3
Diagnostisches Vorgehen bei Verdacht auf Bronchialkarzinom

Lokalisationsdiagnostik und Metastasensuche

Röntgen-Thorax-Aufnahme in 2 Ebenen, thorakale CT mit Tumornachweis bei einer Größe von ca. 1,5 cm; cave: eine unauffällige Röntgen-Thorax-Aufnahme schließt ein Bronchialkarzinom nicht aus

Bronchoskopie mit Biopsie bei zentralem Tumor; evtl. transthorakale Feinnadelbiopsie bei peripherem Tumor, Pleurapunktion, Thorakoskopie

CT mit Kontrastmittel von Thorax und Abdomen (evtl. alternativ abdominale Ultraschalluntersuchung)

bei neurologischer Symptomatik und bei Adenokarzinom kraniale MRT oder CT

evtl. PET oder Pet-CT (Schädeldach bis Hüftkopf sowie Beurteilung des mediastinalen Lymphknotenstatus bei chirurgischer Therapieoption)

bei V. a. Knochenmetastasen Skelettszintigraphie

selten Mediastinoskopie, Probethorakotomie, Biopsie metastasenverdächtiger Herde

Artdiagnostik

histologische Untersuchung von Gewebe, das durch Bronchoskopie, Punktion oder Thorakotomie gewonnen wird

Funktionsdiagnostik der Lunge

Spiroergometrie vor chirurgischer Therapie

Bronchial|katarrh (↑; Katarrh*) *m*: (engl.) *bronchial catarrh*; veraltete Bez. für akute Bronchitis*.

Bronchial|kollaps (dim ↑; Kollaps*) *m*: (engl.) *bronchiolar collapse*; durch intrapulmonale Drucksteigerung bei forcierter Exspiration* hervorgerufene Kompression der Bronchien mit komplettem Verschluss, der die Ausatmung behindert; s. air trapping; Kollapssyndrom, tracheobronchiales.

Bronchial|lavage (↑; Lavage*) *f*: (engl.) *bronchial lavage*; Spülung der Bronchien i. R. einer Bronchoskopie* mit physiol. Kochsalzlösung, evtl. unter Zusatz von Sekretolytika; **Ind.: 1.** therap. bei Alveolarproteinose*, Aspiration größerer Mengen ätzender Flüssigkeiten, mucoid* impaction, u. U. Status* asthmaticus; **2.** diagn. bei bronchialer Infektion. Vgl. Lavage, bronchoalveoläre.

Bronchial|lymph|knoten (↑; Lymph-*): (engl.) *bronchopulmonary lymph nodes*; Nodi* lymphoidei bronchopulmonales, Nodi lymphoidei tracheobronchiales inff. u. supp.; Sammelgebiete u. Abfluss: s. Abb.

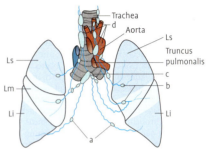

Bronchiallymphknoten: Schema der trachealen u. bronchialen Lymphbahnen; a: Nll. prepericardiaca; b: Nll. intrapulmonales; c: Nll. tracheobronchiales; d: Nll.paratracheles; Ls: Lobus superior, Lm: Lobus medius, Li: Lobus inferior der Lunge [159]

Bronchial|lymph|knoten|tuberkulose (↑; ↑; Tuberkel*; -osis*) *f*: (engl.) *hilar tuberculosis*; syn. Hilustuberkulose; Tuberkulose* der Lymphknoten, die um die Bronchien an der Lungenpforte (Hilus) liegen; symptomarme Einbrüche der B. in den Bronchus mögl.; die Lymphknoten können spontan abheilen u. sind später als Narbe, häufig mit Kohlestaub pigmentiert, bronchoskop. nachweisbar (s. Abb.). Vgl. Lungentuberkulose.

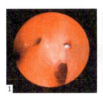 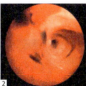

Bronchiallymphknotentuberkulose: 1: frischer Durchbruch eines tuberkulösen Lymphknotens; 2: narbige Abheilung mit typischer Kohlestaubeinlagerung [74]

Bronchial|muskel|tonus (↑; Musculus*; Ton-*) *m*: (engl.) *bronchial tone*; Spannungszustand der Bronchialmuskulatur, der (neben dem Schwellungszustand der Schleimhaut) den Durchmesser des Bronchuslumens bestimmt u. sich aus dem Zusammenwirken bronchokonstriktor. u. -dilatator. Kräfte ergibt; **Senkung** des B. durch Substanzen, die den Gehalt an cAMP in der Muskelzelle erhöhen (Betasympathomimetika*, Adenosin-A1-Rezeptor-Antagonisten, Phosphodiesterase*-Hemmer), **Erhöhung** des B. durch Substanzen, die den Gehalt an cAMP senken bzw. die intrazelluläre

Bronchialsekret

Ca^{2+}-Konz. erhöhen (Parasympathomimetika*). Vgl. Bronchospasmolytika; Asthma bronchiale.

Bronchial|sekret (↑; Sekret*) *n*: (engl.) *bronchial secretion*; schleimiges Produkt sezernierender Zellen der unteren Atemwege (Clara*-Zellen, Becherzellen, submuköse Bronchialdrüsen); dient der Reinigung des Bronchialsystems von inhalierten Partikeln (mukoziliäre Clearance*) sowie dem Schutz der Bronchialschleimhaut vor Austrocknung; enthält Effektorstoffe der Immun- u. Infektabwehr (IgA, Lysozym, Laktoferrin, Rhodanidionen); **klin. Bedeutung:** 1. obstruktive Ventilationsstörung* durch übermäßige od. hochvisköse Produktion von B. (z. B. Bronchitis*, zystische Fibrose*); 2. diagn. Gewinnung von B. (u. a. zum mikrobiol. Erregernachweis bei Pneumonie*) durch bronchoskop. Aspiration (vgl. Bronchiallavage) od. (kontaminationsärmer) durch bronchoalveoläre Lavage* bzw. i. R. einer bronchoskop. Bürstenbiopsie mit geschützter Bürste (Abk. PSB für engl. protected specimen brush), kontaminationsfrei (aber invasiver) durch transtracheale Aspiration*. Vgl. Sputum.

Bronchial|toilette (↑; franz. Pflege, Waschung) *f*: (engl.) *bronchial toilet*; Bez. für tracheobronchiales Absaugen (Bronchialsekret* bzw. Trachealsekret) bei Störung der bronchialen Selbstreinigung bzw. invasiver Beatmung*; blind über Trachealtubus, Tracheostoma* od. gezielt (unter bronchoskop. Sicht).

Bronchi|ektasen (↑; -ektasie*) *f pl*: (engl.) *bronchiectases*; irreversible, zylindrische, sackförmige (zyst.) od. variköse (Übergang zwischen zylindrisch u. sackförmig) Erweiterungen der Bronchien (s. Abb. 1); **Formen: 1. erworbene B.** inf. chron. Bronchitis*, Bronchiolitis* od. Pneumonie*, Masern*, Keuchhusten* u. a. kindl. Atemweginfekten bzw. einer lang bestehenden bronchialen Stenose (Fremdkörper, benigne Tumoren, tuberkulöse Lymphknoten, allergische bronchopulmonale Aspergillose*); **2. angeborene B.** inf. unvollständiger fetaler Differenzierung der Bronchien (u. a. beim Williams*-Campbell-Syndrom), angeborener Abwehrschwäche od. genet. bedingten anderen Fehlbildungen u. Funktionsstörungen (z. B. bei

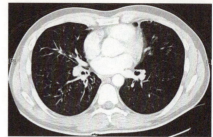

Bronchiektasen Abb. 2: hochauflösende Thorax-CT [167]

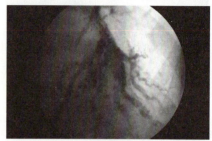

Bronchiektasen Abb. 3: Bronchographie [167]

IgA- u. IgG-Mangel, Kartagener*-Syndrom od. zyst. Fibrose*); **Sympt.:** chron. Husten mit Auswurf, häufig mit Hämoptysen*; rezidiv. Fieber, Schwäche, Trommelschlägelfinger*; die klass. maulvolle Expektoration* mit dreischichtigem Sputum ist durch Antibiotikatherapie seltener geworden; **Diagn.:** hochauflösende Thorax-CT (s. Abb. 2), Bronchographie* (s. Abb. 3); **Ther.:** bei klar abgrenzbarer Lok. op. Resektion, sonst konservativ (Atemtherapie*, Drainagelagerung, pharmak. wie bei Bronchitis*).

Bronchien (↑) *f pl*: s. Bronchus.

Bronchiolen (dim ↑) *f pl*: (engl.) *bronchioles*; Bronchioli; feinere Verzweigungen der Bronchien; ⌀ 0,7–1 mm; Wand knorpel- u. drüsenfrei, enthält reichl. elast. Fasern u. schraubig angeordnete glatte Muskulatur; Auskleidung durch einreihiges Flimmerepithel ohne Becherzellen, das in den Bronchioli respiratorii in kub. Epithel übergeht; **Bronchioli terminales** (syn. Sternbronchi) teilen sich dichotom. in **Bronchioli respiratorii** (I., II., III. Ordnung), deren Wand bereits vereinzelt mit Alveolen (s. Abb.) besetzt ist. **Klin. Bedeutung:**

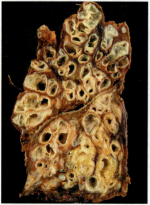

Bronchiektasen Abb. 1: sakkuläre Bronchiektasen der gesamten linken Lunge [74]

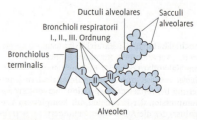

Bronchiolen

entzündl. Erkr. der B. sind häufig (s. Bronchiolitis), ihr Nachw. mit klin. Meth. ist schwierig. Vgl. Acinus.

Bronchiolitis (dim ↑; -itis*) f: (engl.) *bronchiolitis*; akute Entz. der kleinen u. kleinsten Bronchien; **Formen: 1. infektiöse B.**: meist viral ausgelöst (v. a. durch Respiratory*-syncytial-virus, Abk. RSV); betroffen sind v. a. Säuglinge u. Kleinkinder; Sympt.: schweres, lebensbedrohl. Krankheitsbild mit rasch zunehmender Dyspnoe, Hypoxämie u. Hyperkapnie, Nasenflügelatmen, Fieber, Somnolenz; Diagn.: (auskultator.) Knisterrasseln u. verschärftes Atemgeräusch, hypersonorer Klopfschall; (röntg.) u. U. Überblähung u. flaue Verschattungen beiderseits basal; Ther.: O_2-Zufuhr, bei respirator. Insuffizienz Beatmung; Antibiotika, Glukokortikoide, Bronchospasmolytika; bei Risikopatienten mit RSV-Infektion evtl. anfangs Ribavirin*; **2. toxische B.**: 4–6 Wo. nach Inhalation tox. Dämpfe (z. B. Chlor, Chlorwasserstoff) auftretende B. mit oft letalem Verlauf; **3. B. obliterans**: **a)** meist viral ausgelöste Atemwegobstruktion bei kollagenen Gefäßkrankheiten; **b)** i. R. interstitieller Lungenkrankheiten*; **c)** als Abstoßungsreaktion* nach Lungentransplantation* od. Graft*-versus-Host-Reaktion nach Knochenmarktransplantation; **d)** i. R. eines Stevens*-Johnson-Syndroms; **e)** B. obliterans mit organisierender Pneumonie (Abk. BOOP): B. mit Epitheldestruktion u. fibrinreichem Exsudat in Bronchiolen u. angrenzenden Alveolen (s. Abb.); **f)** viral ausgelöste Entz. des Atemwegepithels mit fibröser Obstruktion der Bronchiolen.

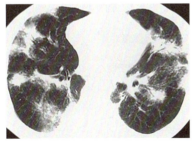

Bronchiolitis: B. obliterans mit organisierender Pneumonie [74]

Bronchitis (Bronchi-*; ↑) f: (engl.) *bronchitis*; durch versch. exogene Reize (infektiös, allerg., chem.-irritativ, tox.) ausgelöst Entz. der Bronchialschleimhaut; **Formen: 1. akute B.**: **a)** infektiös meist in Verbindung mit Rhinitis*, Laryngitis* u. Tracheitis* i. R. einer viralen Infektion mit Myxoviren*, ECHO*-Viren, Adenoviridae* od. Rhinoviren*; bakterielle B. häufig inf. bakterieller Superinfektion einer vorbestehenden B. v. a. mit Streptococcus* pneumoniae, Haemophilus* influenzae, Moraxella* catarrhalis, selten primär; Vork. auch i. R. von Masern*, Keuchhusten*, Varizellen*, Scharlach*, Diphtherie*, Typhus* abdominalis; Bronchitiden durch Pilze (z. B. Candida*) v. a. bei Immunsuppression; **b)** nichtinfektiös: allergisch (s. Asthma bronchiale), toxisch (Inhalation von z. B. Schwefeldioxid, nitrosen Gasen*, Ozon, Kohlenwasserstoffen) od. durch akute Linksherzinsuffizienz (Stauungsbronchitis); Klin.: Husten mit Auswurf, Sputum zäh, zunächst weißl. schleimig, später gelbl. (Granulozyten*, Eosinophile) od. grünl. (Bakterien), evtl. bräunl. durch Blutbeimengung (hämorrhag. B.); leichte Erhöhung der Körpertemperatur, Thoraxschmerzen; auskultator. trockene Rasselgeräusche, bei starker Sekretion auch feuchte, mittel- bis grobblasige Rasselgeräusche; Ther.: Flüssigkeitszufuhr, Expektoranzien, evtl. Bronchospasmolytika, ggf. Antibiotika; bei Fortbestehen über 2–3 Wo. weitere Diagn. dringlich (Röntgen-Thorax-Aufnahme, Bronchoskopie*; cave: Bronchialkarzinom*, Tuberkulose*); **2. chronische B.**: nach WHO (1966) Husten u. Auswurf an den meisten Tagen während mind. je 3 Mon. in 2 aufeinander folgenden Jahren; Urs.: insbes. Rauchen; berufl. od. umweltbedingte Noxen; Path.: Zunahme der Becherzellen mit Hyperkrinie, Abnahme der Zahl u. Beweglichkeit der Zilien bei erhöhter Viskosität des Sputums (Dyskrinie); inf. Störung von Sekretschichtung u. -transport (s. Clearance, mukoziliäre) bakterielle Superinfektionen begünstigt; durch die i. R. der entzündl. Vorgänge freigesetzten Mediatoren kann eine obstruktive Ventilationsstörung entstehen, die zu respirator. Partial- od. Globalinsuffizienz führt (s. blue bloater; Lungenemphysem); **a)** einfache (nichtobstruktive) chronische B.: Husten mit u. ohne Auswurf (weißlich schleimig), normale Lungenfunktion; **b)** chronisch-obstruktive B.: unter COPD* zusammengefasst; vgl. Peak-Flow (Abb. dort); **c)** mukopurolente chronische B.: rezidiv. eitrig-schleimiger Auswurf; auskultator. trockene u. feuchte Rasselgeräusche.

Broncho|dilatatoren m pl: (engl.) *bronchodilators*; Bronchospasmolytika*.

Broncho|graphie (↑; -graphie*) f: (engl.) *bronchography*; röntg. Darstellung des Bronchialsystems in mind. 2 Ebenen durch Injektion eines iodhaltigen Kontrastmittels in die zu untersuchenden Bronchialabschnitte zum Nachw. von Bronchiektasen*; heute weitgehend durch hochauflösende CT* (HRCT) ersetzt; **Meth.**: Kontrastmittel-Injektion über halbstarren Katheter (z. B. Metras*-Katheter), Doppellumentubus* (z. B. Carlens-Tubus) od. flexibles Bronchoskop; durch Einblasen von Luft Doppelkontrastdarstellung des Bronchialbaums.

Broncho|kon|striktions|test (↑; Konstriktion*) m: s. Provokationstest, bronchialer.

Broncho|lith (↑; Lith-*) m: (engl.) *bronchial calculus*; Bronchialstein, der durch Verkalkung abgestoßener Epithelien, Schleimmassen u. Bakterienhaufen entsteht, bes. in Bronchiektasen*.

Broncho|logie (↑; -log*) f: (engl.) *bronchology*; Bronchiologie; Lehre von den Erkrankungen der großen (einsehbaren) Atemwege (Trachea*, Bronchien bis auf Subsegmentebene, s. Bronchialbaum, Abb. dort) deren Diagnostik u. Therapie; z. B. Wiederherstellung der Durchgängigkeit der Atemwege durch Prothese, Stent od. Laserrekanalisation (rekonstruktive B.).

Broncho|phonie (↑; Phono-*) f: (engl.) *bronchophony*; sog. Bronchialstimme; auskultator. deutl. Fortleitung der Sprache des Pat. über die Brustwand (v. a. höherer Frequenzen wie beim Flüstern von „66");

Bronchoplastik

entsteht bei Verdichtung des zwischenliegenden Lungengewebes (z. B. Infiltrat bei Pneumonie*). Vgl. Atemgeräusche; Fremitus.

Broncho|plastik (↑) *f*: (engl.) *bronchoplastic*; Bronchusplastik; (thoraxchir.) Plastik* mit op. Wiederherstellung der bronchialen Kontinuität nach Manschettenresektion* eines Bronchusabschnitts (Sleeve; od. bronchialer Keilexzision) i. R. einer lungenerhaltenden parenchymsparenden Lungenresektion* (bronchoplast. erweiterte Lobektomie* od. Bilobektomie*, selten Segmentresektion); **Ind.:** (Vermeidung einer Pneumektomie*) meist bei Tumorresektion (s. Abb. 1), auch bei Resektion einer narbigen Stenose (z. B. nach Tuberkulose*); **Formen:** 1. klass. Bronchusmanschette (Sleeve): mit Kontinuitätswiederherstellung durch End-zu-End-Anastomose; 2. partielle Bronchusmanschette (s. Abb. 2): mit bronchialer Keilexzision (Kipp-Plastik; wedge bronchoplasty); 3. Y-Manschette (s. Abb. 3): bronchiale Manschette bei unterer Bilobektomie (untere Manschettenbilobektomie) mit End-zu-End-Anastomose zwischen re. Oberlappen- u. re. Hauptbronchus, häufig mit Angioplas-

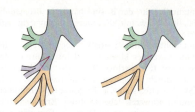

Bronchoplastik Abb. 2: partielle Bronchusmanschette; Mittellappenresektion mit Kipp-Plastik

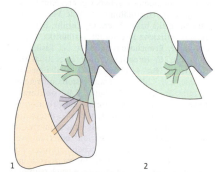

Bronchoplastik Abb. 3: Y-Manschette (untere Manschettenbilobektomie); 1: präoperativ; 2: postoperativ

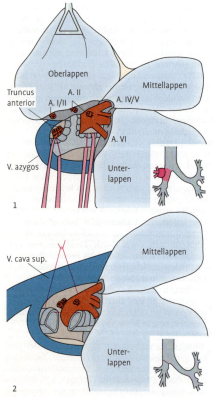

Bronchoplastik Abb. 1: klassische Manschettenresektion (Bronchusmanschette) bei Oberlappenresektion rechts (1) mit Reanastomosierung von rechtem Hauptbronchus u. Bronchus intermedius durch End-zu-End-Anastomose (2) bei lungenerhaltender Resektion eines zentralen Bronchialkarzinoms

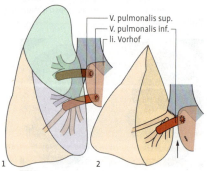

Bronchoplastik Abb. 4: Transpositionslobektomie mit Transposition der V. pulmonalis inferior

tik*; **4. Doppelmanschette:** bronchiale u. vaskuläre Manschette jeweils mit End-zu-End-Anastomose; **5. Transpositionslobektomie** (s. Abb. 4): angioplastisch erweiterte obere Manschettenbilobektomie mit End-zu-End-Anastomose zwischen re. Unterlappen- u. re. Hauptbronchus bei Unterlappenmobilisation nach kranial durch Perikardiotomie* u./od. Transposition der Vena pulmonalis inferior in die Vorhofmündung an die Stelle der (resezierten) V. pulmonalis superior.

Broncho|pneumonie (↑; Pneum-*) *f*: s. Pneumonie.

Broncho|skopie (↑; -skopie*) *f*: (engl.) *bronchoscopy*; endoskop. Untersuchung des Tracheobronchialsystems mit starrem od. flexiblem Endoskop* (Fiberbronchoskopie) in Lokalanästhesie od. Vollnarkose (Beatmungsbronchoskopie); **Ind.: 1.** diagn.:

Bronchusfistel

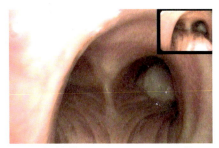

Bronchoskopie Abb. 1: Metastase eines Nierenzellkarzinoms mit Verlegung des rechten Hauptbronchus [167]

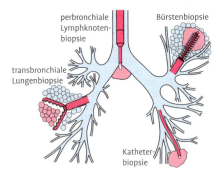

Bronchoskopie Abb. 2: Möglichkeiten der Gewebeentnahme

bei unklarer interstitieller Lungenkrankheit* (Tumor, s. Abb. 1, Infektion, obstruktive od. restriktive Lungenkrankheit, Verletzung) durch direkte Betrachtung (als Weißlichtbronchoskopie od. ggf. als Autofluoreszenzbronchoskopie*, u. a. zur Tumorfrüherkennung) u. Materialgewinnung mit Hilfe von Spezialzangen, -nadeln, -bürsten od. -absaugkathetern (s. Abb. 2); perbronchiale Lymphknoten- od. Tumorpunktion ggf. unter Durchleuchtung, sonographischer Kontrolle (endobronchialer Ultraschall*) od. CT-gestützt; zur Instillation eines Röntgenkontrastmittels zur Bronchographie*, v. a. bei Verdacht auf Bronchiektasen*; **2. therap.:** z. B. zur Fremdkörperentfernung, Blutstillung (Ballonkatheter), Stenteinlage bei Stenosen, Abtragung von Tumoren (mechan. od. mit Laser*), zur bronchoskop. Lungenvolumenreduktion*, zur endobronchialen Bestrahlung (Afterloading*-Verfahren) u. zum Absaugen von Sekret, z. B. bei beatmeten Intensivpatienten; vgl. Bronchiallavage; Lavage, bronchoalveoläre; Bronchialsekret.

Broncho|spasmo|lyse|test (↑; Spas-*; Lys-*) m: Bestimmung von Sekundenkapazität* (FEV$_1$) u. Atemwiderstand vor u. ca. 10 Min. nach Inhalation von Bronchospasmolytika*; positiver B., wenn sich FEV$_1$ um mindestens 15 % u. 200 ml verbessert; **Ind.:** dd Abgrenzung von reversiblen Obstruktionen (Bronchospasmus*, Asthma* bronchiale) von partiell reversiblen (COPD*) u. irreversiblen Atemwegobstruktionen (Lungenemphysem*); cave: Mischformen möglich.

Broncho|spasmo|lytika (↑; ↑; ↑) n pl: (engl.) bronchospasmolytic agents; Stoffe, die den Bronchialmuskeltonus* herabsetzen, z. T. die Freisetzung von Mediatorsubstanzen aus den Mastzellen hemmen u. die mukoziliäre Clearance steigern; **1.** Beta-2-Sympathomimetika (s. Betasympathomimetika); **2.** Methylxanthine (Theophyllin); **3.** Parasympatholytika*. Vgl. Therapie, antiobstruktive; Asthma bronchiale; Bronchitis.

Broncho|spasmus (↑; ↑) m: (engl.) bronchospasm; Krampf der Bronchialmuskeln v. a. bei Asthma* bronchiale u. obstruktiver Bronchitis*; vgl. Asthma cardiale.

Broncho|tomie (↑; -tom*) f: (engl.) bronchotomy; op. Eröffnung eines Bronchus i. R. thoraxchirurgischer Eingriffe.

Bronchus (↑) m pl: (engl.) bronchus; Teil der Atemwege* distal der Trachea*; **Formen:** Hauptbronchus, Lappenbronchus (in der rechten Lungenseite mit Bronchus intermedius), Segmentbronchus (s. Bronchialbaum, Abb. dort); **Wandbau:** Flimmerepithel* mit Becherzellen auf dicker Basalmembran, glatte, zirkuläre, in kleinen Bronchien schraubig angeordnete Muskulatur, Knorpelplatten, zahlreiche gemischte Drüsen; **klin. Bedeutung:** s. Bronchitis; Bronchiektasen; Bronchialkarzinom. Vgl. Bronchiolen.

Bronchus|blockade (↑) f: (engl.) bronchial block; isolierte Blockade eines Bronchus mit Ballonkatheter* (z. B. Fogarty*-Ballonkatheter); **Anw.:** z. B. zur Blutstillung.

Bronchus|fistel (↑; Fistel*) f: (engl.) bronchial fistula; bronchiale Lungenfistel*; **Formen: 1.** innere B. (bei intakter Wand des Thorax); z. B. bronchopleural (in die Pleurahöhle einmündend; s. Abb.), bronchoösophageal, bronchomediastinal, bronchoperikardial; **2.** äußere B.: Kommunikation zur Körperoberfläche (sehr selten); **Urs.:** u. a. Ruptur einer tuberkulösen Kaverne*, Perforation einer eitrigen Entz. der Lunge (Lungenabszesses*, Pleuraempyem*), Thoraxtrauma, Bronchusstumpfinsuffizienz* (bei Empyema* necessitatis als Kompl. zus. mit äußerer Bronchusfistel), Tumor, Tumoreinschmelzung nach Strahlen- od. Chemotherapie;

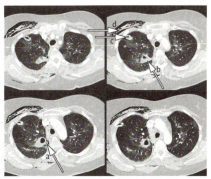

Bronchusfistel: bronchopleurale Fistel (a) bei perforierter Lungenmetastase (b, nekrotisch) mit liegender Thoraxdrainage (c) im Bereich des Weichteilemphysems (d); thorakales CT; palliative Resektion zur Therapie der Fistel u. des konsekutiven Empyems [151]

Klin.: Dyspnoe, Husten (insbes. nach Trinken), Thoraxschmerzen; **Kompl.:** Spannungspneumothorax, Pleuraempyem*; **Diagn.:** 1. (indirekt) a) Pneumothorax* mit Spiegelbildung in der Röntgen-Thorax-Aufnahme; b) anhaltender Luftaustritt über liegende Thoraxdrainage*, bes. beim Husten; c) Hustenreiz u. salziger Geschmack bei Spülung der Pleurahöhle mit physiol. Kochsalzlösung; 2. (direkt) a) Röntgenkontrastuntersuchung mit wasserlösl. Kontrastmittel; b) Bronchoskopie* (bei Bronchusstumpfinsuffizienz od. wenn größere Bronchien betroffen sind); **Ther.:** konservativ (Drainage) insbes. bei Pleuraempyem; operativ (Fistelverschluss durch Naht od. Nachresektion bei Empyem mit Deckung durch gut durchblutetes Gewebe, z. B. Muskel, Omentum majus, perikardiales Fett bzw. Perikard) bei ausbleibendem Verschluss der Fistel; Stenteinlage bei tracheo- od. bronchoösophagealer Fistel. Vgl. Fistel.

Bronchus|manschette: s. Bronchoplastik.

Bronchus|riss (↑): (engl.) *bronchial rupture*; Ein- od. Abriss eines Bronchus; **Vork.:** stumpfes Thoraxtrauma (v. a. Verschüttungstrauma), häufig Kindesalter; **Lok.:** meist linker Hauptbronchus; **Klin.:** Mediastinalemphysem*, Hautemphysem* od. Pneumothorax*; bei inkomplettem Abriss oft narbige Stenose mit Atelektase* des nachgeschalteten Lungenlappens in der Folge; **Diagn.:** Bronchoskopie; **Ther.:** Sicherung der Atemwege (bronchoskop. gestützte Intubation*; Bronchusblockade*) u. schnellstmögl. operative Versorgung innerhalb 8 Std.; bei kleinem B. (<1/3 der Zirkumferenz) ggf. zunächst nur Verlaufsbeobachtung.

Bronchus|stenose (↑; Steno-*; -osis*) *f*: (engl.) *bronchostenosis*; Verengung eines Bronchus durch Tumor, Fremdkörper, narbige Schrumpfung bei Infektion od. postoperativ; vgl. Trachealstenose.

Bronchus|stumpf|in|suffizienz (↑; Insuffizienz*) *f*: (engl.) *bronchial stump insufficiency*; nach Lungenresektion als Kompl. auftretende spontane Eröffnung eines zuvor op. verschlossenen Bronchus; in der Folge Pneumothorax* u. Pleuraempyem* nach Übertritt von Luft, Sekret u. Keimen über innere Bronchusfistel*; selten gedeckt bei Spätinsuffizienz.

Bronze-Baby-Syn|drom *n*: (engl.) *bronze baby syndrome*; Bez. für eine dunkle, grau-braune Verfärbung der Haut, die bei Neugeborenen mit direkter Hyperbilirubinämie* (Erhöhung des konjugierten Bilirubins durch z. B. Cholestasesyndrom od. Hepatitis) während der Phototherapie* auftreten kann.

Bronze|dia|betes (Diabet-*) *m*: (engl.) *bronze diabetes*; Spätsymptom der Hämochromatose* mit Bronzefärbung der Haut; aufgrund der Eisenablagerung im Pankreas kommt es zur Pankreasfibrose u. zum pankreopriven Diabetes* mellitus, der sich meist schwer mit Insulin einstellen lässt.

Bronze|haut|krankheit: s. Addison-Krankheit.

Brooke-Formel, modifizierte: (engl.) *modified Brooke's formula*; Formel zur rechner. Abschätzung des Flüssigkeits- u. Elektrolytbedarfs in den ersten 24 Std. nach Verbrennung* (Grad 2 od. 3): 2 ml Ringer-Laktat-Lösung je kg Körpergewicht u. je Prozent verbrannter Körperoberfläche; Gabe nach Baxter-Regel (s. Parkland-Formel).

Brooke-Spiegler-Syn|drom (Henry A. B., Dermat., Manchester, 1854–1919; Eduard S., Dermat., Wien, 1860–1908) *n*: s. Epithelioma adenoides cysticum Brooke.

Brot|einheit: (engl.) *bread exchange unit*; Abk. BE; syn. Berechnungseinheit; Maßeinheit zur Ermittlung des Gesamtkohlenhydratgehalts der Nahrung; laut gültiger Diätverordnung die Menge von insgesamt 12 g Monosacchariden, verdaulichen Oligo- u. Polysacchariden sowie Sorbit u. Xylit (verdauliche Oligo- u. Polysaccharide sind als Monosaccharide zu berechnen); erleichtert Austausch entsprechender Lebensmittel i. S. eines ausgewogenen u. abwechslungsreichen Diätplans bei Diabetes* mellitus. In der Praxis ist die verwertbare Kohlenhydratmenge (i. S. der Blutzuckerwirksamkeit) ausschlaggebend; s. Kohlenhydrateinheit (Abk. KE). Brot = 1 BE = 1 KE.

Broti|zolam (INN) *n*: (engl.) *brotizolam*; Benzodiazepin*; **Anw.:** als Schlafmittel*.

Browne-Schiene (Sir Denis J. B., Chir., London, 1892–1967): (engl.) *Denis Browne splint*; orthop. Hilfsmittel zur aktiven funktionellen Behandlung best. Formen des angeb. Pes* equinovarus; die Füße werden in Überkorrekturstellung auf sohlenförmigen, durch Querstreben miteinander verbundenen Metallplatten befestigt; Strampeln des Säuglings bewegt die Schiene, die bei gebeugten Kniegelenken in Fußhöhe hängt.

Brown-Séquard-Syn|drom (Charles E. B.-S., Physiol., Neurol., Paris, 1817–1894) *n*: (engl.) *Brown-Séquard's paralysis*; halbseitige Querschnittläsion* des Rückenmarks mit spast. Lähmungen u. Störung der Tiefensensibilität distal der Unterbrechung auf der Seite der Läsion sowie Herabsetzung od. Aufhebung der Schmerz- u. Temperaturempfindung (dissoziierte Sensibilitätsstörung) auf der Gegenseite. Die Berührungsempfindung ist meist beiderseits ungestört.

Brown-Syn|drom (Harold W. B., Ophth., New York, geb. 1898) *n*: (engl.) *Brown's syndrome*; syn. Jaensch-Brown-Syndrom; eingeschränkte Hebung des Auges in Adduktion inf. angeb. od. erworbener Störung des Gleitens der Sehne des M. obliquus superior in der Trochlea; evtl. mit ruckartiger Aufwärtsbewegung des Auges nach Überwindung eines Widerstandsmaximums (sog. Obliquus-superior-Klick-Syndrom).

Brucella (Sir David Bruce, Mikrobiol., London, 1855–1931) *f*: (engl.) *Brucella*; Gattung gramnegativer, aerober, unbewegl., ellipsoider od. kokkoider Stäbchen der Fam. Brucellaceae (vgl. Bakterienklassifikation); 6 Species bekannt; B. abortus, B. canis, B. melitensis u. B. suis sind Err. von Zoonosen, die vom erkrankten Tier auf den Menschen übertragen werden (Brucellosen*); **Charakteristika:** auf Blutagar kultivierbar, Katalase-positiv, Voges-Proskauer-Reaktion negativ; Endotoxinbildung; intrazelluläre Parasiten; wichtigstes Erregerreservoir bilden landwirtschaftliche Nutztiere.

Brucella abortus (↑) *f*: (engl.) *Bang's bacillus*; syn. Bang-Bakterium; Err. der Bang-Krankheit (s. Brucellosen); einzige Brucella-Species, die durch den B.-a.-spezif. Bakteriophagen Tb (Tbilisi) lysiert werden kann; **Epidemiol.:** wichtigstes Erregerreservoir ist das Rind. Der Mensch infiziert sich direkt an kranken Tieren od. deren Ausscheidungen. Auch kontaminierte Lebensmittel sind potentielle Infektionsquellen. Pasteurisieren* tötet B. a. ab. Bes. gefährdet sind Landwirte, Tierärzte, Melker, Metzger, Laborangestellte, Tierpfleger u. Schäfer (meldepflichtige Berufskrankheit). **Nachw.:** meist nur serol. möglich; **Kultur:** unter 5–10 %iger CO_2-Atmosphäre u. Zusatz von Thiamin, Nicotinamid u. Biotin.

Brucẹlla cạnis (↑) f: Brucella*-Species, deren Erregerreservoir Hunde sind u. die beim Menschen nur äußerst selten eine Brucellose* hervorruft.

Brucẹlla melitẹnsis (↑) f: syn. Bacterium melitense, Maltafieber-Bakterium; Err. des Maltafiebers (s. Brucellosen); wichtigstes Erregerreservoir: Schaf u. Ziege.

Brucẹlla sụis (↑) f: syn. Bacterium abortus suis; Err. von Brucellosen*; wichtigstes Erregerreservoir: Schwein.

Brucellọsen (↑; -osis*) fpl: (engl.) brucelloses; Sammelbez. für subakut-rezidiv. Infektionskrankheiten bei Mensch u. Tier, die durch Brucella* ausgelöst werden; **Err.:** die beim Menschen beobachteten B. haben das undulierende Fieber als einheitl. Krankheitsbild u. werden in Mitteleuropa am häufigsten durch Brucella* melitensis (Maltafieber), vereinzelt auch durch Brucella* abortus (Abortus-Bang-Infektion) u. nur sehr selten durch Brucella suis (Schweinebrucellose) hervorgerufen; bisher kein gesicherter Nachw. von Brucella ovis (Schafbrucellose) u. Brucella neotomae (Nagetierbrucellose) beim Menschen; **Epidemiol.:** weltweit verbreitet u. pathogen für zahlreiche Haustiere wie Rind, Schaf, Ziege, Schwein, Pferd, Hund u. Katze, die die Hauptinfektionsquelle für den Menschen darstellen; B. sind meist Lebensmittelinfektionen (s. Lebensmittelvergiftung) bzw. Berufskrankheiten, die in einigen trop. u. subtrop. Regionen häufiger als in gemäßigten Zonen auftreten. **Pathol.:** generalisierte Granulomatose od. lokalisierte Form; **Inkub.:** 1–3 Wo.; **Klin.:** häufig schleichender Beginn; Fieber, rel. Bradykardie, allg. Krankheitsgefühl, Schweißausbrüche, bisweilen Hepatosplenomegalie, Lymphadenopathie; Infektion mit Brucella melitensis sind meist klin. schwerwiegender als andere B.; Verlauf akut, subakut od. chron.; lang andauernde (Mon., Jahre) generalisierte Infektionen sind bei inadäquater Chemotherapie mögl.; Err. können intrazellulär persistieren; **Diagn.:** Erregernachweis durch Blutkultur* od. aus Biopsiematerial, serol. (Agglutinationsreaktion nach Widal, Komplementbindungsreaktion*); meldepflichtige Krankheit; **Ther.:** Doxycyclin kombiniert mit Streptomycin, Gentamicin od. Rifampicin, alternativ Ofloxacin od. Ciprofloxacin kombiniert mit Rifampicin.

Bruce-Septik|ämie (↑; Sepsis*; -ämie*) f: syn. Maltafieber; s. Brucellosen.

Bruch: 1. (engl.) fracture; Knochenbruch, Fraktur*; **2.** (engl.) hernia; Eingeweidebruch, Hernie*; **3.** Muskelbruch, Muskelhernie*.

Bruch|einklemmung: s. Inkarzeration.

Bruch-Membrạn (Karl W. L. B., Anat., Basel, 1819–1884) f: (engl.) Bruch's membrane; Lamina basalis der Choroidea*; trennt die Choroidea von der Retina*.

Bruch|operation f: s. Herniotomie; Hernioplastik.

Bruch|pforte: s. Hernie.

Bruch|sack: s. Hernie.

Brudzinski-Nacken|zeichen (Józef von B., Päd., Warschau, 1874–1917): (engl.) Brudzinski's sign; syn. Nackenzeichen; am liegenden Pat. reflektor. Beugung der Beine in den Knie- u. Hüftgelenken bei passivem Vorbeugen des Kopfs; positiv bei Meningitis, Subarachnoidalblutung, evtl. bei Enzephalitis.

Brücke: 1. (anat.) s. Pons; **2.** (zahnmed.) s. Brückenzahnersatz.

Brücke-Muskel (Ernst W. von B., Physiol., Königsberg, Wien, 1819–1892; Musculus*) m: (engl.) Brücke's muscle; Fibrae meridionales; Faserpartie des glatten Musculus* ciliaris.

Brücken|hauben|syn|drom n: s. Hirnstammsyndrome (Tab. dort).

Brücken|kallus (Kallus*) m: (engl.) bridging callus; mit Funktionseinschränkung verbundene Ausbildung einer Synostose* zwischen 2 nebeneinander liegenden Knochen nach Fraktur* im Bereich des Unterarms od. -schenkels; **Urs.:** überschießende Kallusbildung mit Verknöcherung der Membrana interossea; **Ther.:** frühzeitige Resektion (durch Schrumpfung der Membrana interossea schlechtes funktionelles Ergebnis bei später Op.), zur Rezidivprophylaxe Interpositionsplastik mit synthet. Folien, z. B. aus Hyaluronsäurederivaten. Vgl. Frakturheilung.

Brücken|kolobom (Kolobom*) n: (engl.) bridge coloboma; von normal gebildetem Gewebe unterbrochenes Kolobom* der Netz- bzw. Aderhaut, meist im nasalen unteren Quadranten lokalisiert.

Brücken|lappen: s. Hautlappen.

Brücken|syn|drom n: s. Hirnstammsyndrome (Tab. dort).

Brücken|zahn|ersatz: (engl.) bridge; Brücke, Brückenersatz; i. d. R. festsitzender, durch Überkronung noch vorhandener Zähne bzw. aufgebauter Zahnwurzeln od. implantierter, alloplast. Pfeiler verankerter Zahnersatz; Variante: herausnehmbarer B., der durch teleskopierende Elemente (Kronen, Geschiebe, Stege) an noch vorhandenen Zähnen, Zahnwurzeln, Implantaten verankert ist.

Brueghel-Syn|drom (Pieter B. der Ältere, flämischer Maler, 1525-1569) n: Meige*-Syndrom.

Brugada-Syn|drom n: (engl.) Brugada syndrome; syn. plötzl. unerklärter nächtl. Tod; Erkr. mit charakterist. EKG-Veränderungen u. hoher Inzidenz plötzl. Todesfälle bei unauffälliger kardialer Morphol.; **Ätiol.:** genet. heterogen; u. a. autosomal-dominant erbl. Mutation des SCN5A-Gens (Genlocus 3p21), das für die Alphauntereinheit des spannungsabhängigen Na^+-Kanals Typ V codiert; vgl. QT-Syndrom (LQTS 3); **Klin.:** Herzrhythmusstörungen (z. B. Vorhofflimmern, AVNRT, WPW-Syndrom, Kammerflimmern, polymorphe Kammertachykardie, plötzlicher Herztod* (v. a. im Erwachsenenalter); **Diagn.:** familienanamnest. plötzl. Herztod gehäuft; EKG: v. a. Hebung der ST*-Strecke in Brustwandableitungen* V_{1-3} (bes. unter pharmak. Natriumkanalblockade z. B. durch Procain), auch Rechtsschenkelblock*; elektrophysiologische Untersuchung*; **Ther.:** implantierbarer Kardioverter*-Defibrillator zur Proph. des plötzl. Herztods.

Brugia malayi *f*: (engl.) *Brugia malay*; syn. Wuchereria malayi, Filaria malayi; Malayenfilarie; zu den Nematodes* gehörender Parasit im Lymphgefäßsystem des Menschen; ♂ bis 22 mm, ♀ bis 55 mm lang; Mikrofilarien* treten meist nachts im peripheren Blut auf (Microfilaria nocturna); **Übertragung:** Stechmücken (Mansonia*, Anopheles*, Aedes*); **Vork.:** Süd- u. Südostasien. Vgl. Filariose, lymphatische.

Brugia timori *f*: (engl.) *Brugia timori*; mit Brugia* malayi nahe verwandter Parasit des Menschen auf den Kleinen Sunda-Inseln (Indonesien); Err. der lymphatischen Filariose*.

Bruit (franz.): Geräusch.

Bruit de diable (↑): Nonnensausen*.

Bruit de moulin (↑): Mühlradgeräusch*.

Bruit de rappel (↑): Mitralöffnungston*.

Bruit du pot fêlé (↑): (engl.) *cracked-pot resonance*; Geräusch des gesprungenen Topfes; s. Münzenklirren.

Brunhilde-Stamm: s. Poliomyelitis-Viren.

Brunner-Drüsen (Johann C. B., Anat., Mannheim, Heidelberg, 1653–1727): (engl.) *Brunner's glands*; Glandulae duodenales; mukoide Drüsen* in der Submukosa des Duodenums*, die einen alkal. Schleim produzieren.

Brunneriom (↑, -om*) *n*: (engl.) *Brunner's gland tumor*; von den Brunner*-Drüsen im Bulbus duodeni ausgehendes Adenom*, das ca. 90 % aller benignen Duodenaltumoren ausmacht; **Klin.:** meist asymptomat., evtl. Blutung, Behinderung der Darmpassage; **Diagn.:** Duodenoskopie; **Ther.:** bei Beschwerden op. Exzision.

Brushfield-Flecken (Thomas B., Arzt, London, 1858–1937): (engl.) *Brushfield's spots*; kleine weiße Flecken der Iris*; **Vork.:** häufig bei Down*-Syndrom.

Brust|bein: s. Sternum.

Brust|bein|punktion (Punktion*) *f*: s. Knochenmarkpunktion.

Brust|drüse: (engl.) *mammary gland*; Glandula mammaria; (anat.) s. Mamma.

Brust|drüse, ak|zessorische: s. Mamma, akzessorische.

Brust|drüsen|bestrahlung: (engl.) *irradiation of the mammary gland*; Elektronbestrahlung der Brustdrüse; **Ind.:** beim Mann zur Proph. einer Gynäkomastie* vor Östrogentherapie bei Prostatakarzinom*. Vgl. Strahlentherapie.

Brust|drüsen|entzündung: s. Mastitis.

Brust|ernährung: Stillen*.

Brust|fell: (anat.) s. Pleura.

Brust|fell|entzündung: s. Pleuritis.

Brust|höhle: (engl.) *thoracic cavity*; (anat.) Cavitas thoracis; s. Cavea thoracis.

Brust|korb: s. Cavea thoracis.

Brust|korb|prellung: (engl.) *chest contusion*; (lat.) Contusio thoracis; Brustkorbquetschung; stumpfes Thoraxtrauma* mit Atemnot u. evtl. Herzrhythmusstörungen (bei Herzkontusion*); inf. plötzl. Druckerhöhung im Thorax bei reflektor. Verschluss der Glottis kann es zum akuten Blutrückstau in die Hals- u. Kopfvenen mit petechia-

len Hautblutungen, subkonjunktivalen Blutungen, u. U. intraokularen Einblutungen kommen; evtl. auch Lungenkontusion*; **Ther.:** symptomatisch (Analgetika), ggf. Sauerstoffzufuhr u. Behandlung meist vorhandener Begleitverletzungen.

Brust|krebs: s. Mammakarzinom.

Brust|lymph|knoten (Lymph-*): (engl.) *thoracic lymph nodes*; (anat.) Nodi lymphoidei pectorales; s. Achsellymphknoten (Abb. dort); s. Sorgius-Lymphknotengruppe.

Brust|milch|gang: (anat.) s. Ductus thoracicus.

Brust|muskeln: (anat.) Mm. pectorales.

Brust|nerven: (anat.) Nervi* thoracici.

Brust|suchen, reflektorisches: s. Reflexe, frühkindliche.

Brust|umfang, kindlicher: (engl.) *chest circumference of the child*; Körperumfang auf der Höhe der Mamillen; bei Säuglingen kleiner als der kindliche Kopfumfang*, am Ende des 1. Lj. etwa gleich (ca. 46 cm); danach raschere Zunahme.

Brust|wand|ableitungen: (engl.) *precordial leads*; Abk. BWA; auch präkordiale Ableitungen; Registrierung eines EKG* durch Ableitung des Erregungsablaufs (Potentialdifferenzen) in der Horizontalebene mit Hilfe von auf die Brustwand aufgesetzten Elektroden (meist Saugelektroden); **Einteilung: 1.** Wilson-Ableitungen: unipolare Ableitungen; Standardableitungen* i. R. eines Oberflächen-12-Kanal-EKG: V_{1-6} (s. Tab.); ggf. zusätzl. V_{7-9} (Verlängerung der V_{4-6}-Linie auf der post. Thoraxwand), V_R (rechtsthorakale B.: V_{3R-4R}, ggf. bis V_{9R}) sowie z. B. 2 ICR höher (V″, auch V_{C2-3} für kraniale Ableitung zwischen 2. u. 3. Rippe, z. B. V_{2C2-3} entspr. B. V_2); s. Abb. 1; **2.** Nehb-Ableitungen: bipolare Ableitungen (D, A, I; s. Abb. 2); bilden das sog. kleine Herzdreieck; zusätzl. EKG-Ableitungen v. a. zur Beurteilung der Herzhinterwand. Vgl. Frank-Ableitungen; Extremitätenableitungen.

Brustwandableitungen		
Elektrodenlokalisationen für die Wilson-Ableitungen V_{1-6}		
Wilson-Ableitungen	Lokalisation horizontal	vertikal
V_1	rechts parasternal	4. ICR
V_2	links parasternal	
V_3	zwischen V_2 und V_4	5. Rippe
V_4	linke MCL	5. ICR
V_5	vordere linke Axillarlinie	
V_6	mittlere linke Axillarlinie	
ICR: Interkostalraum; MCL: Medioklavikularlinie		

Brust|wand|flattern: s. Atmung, paradoxe.

Brust|wand|tumoren (Tumor*) *m pl*: (engl.) *chest wall tumors*; im Bereich der Brustwand lokalisierte, in ca. 60 % maligne Tumoren; **Einteilung: 1.** von den Weichteilen ausgehende B.: **a)** benigne: Adenom* (z. B. Haut, Mamma, Lipom*, Rhabdomyom, Fibrom*, Neurinom*, Angiom*; **b)** maligne:

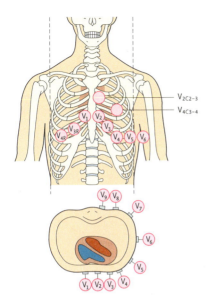

Brustwandableitungen Abb. 1: unipolare B. nach Wilson; V_{1-6} i. R. eines Standard-Oberflächen-EKG; ggf. zusätzl. posteriore (V_7 in hinterer Axillarlinie, V_8 in Skapularlinie, V_9 in li. Paravertebrallinie), rechtsthorakale (z. B. V_{3R-4R}) sowie kraniale Ableitungen, z. B. im 2. ICR (V_{C2-3}, hier in Höhe V_2) od. 3. ICR (V_{C3-4}, hier in Höhe V_4)

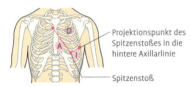

Brustwandableitungen Abb. 2: bipolare B. nach Nehb; D: dorsal; A: anterior; I: inferior

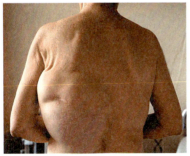

Brustwandtumoren: Pleuramesotheliom mit großem Rezidivtumor bei Zustand nach Thorakoskopie (siehe Narbe); der Tumor wächst, ausgehend vom Rippenfell, durch die alte Narbe nach außen. [74]

malignes Melanom*, Sarkom*, Metastasen; **2.** von Lunge u. Pleura ausgehende B.: peripheres Bronchialkarzinom* (sog. Ausbrechertumor; vgl. Pancoast-Tumor), Mesotheliom* (s. Abb.); **3.** vom Skelett ausgehende B.: **a)** benigne: Chondrom*, Osteochondrom*, Riesenzelltumor*, Knochenzyste*, benigne Knochentumoren*; **b)** maligne: osteogenes Sarkom, Ewing*-Sarkom, Myelom*, Metastasen; **Diagn.:** Palpation, Rö. (spez. CT, MRT), Biopsie u. histol. Untersuchung.

Brust|warze: (engl.) *mamilla*; (anat.) Papilla mammaria; Mamilla, Mamille; etwas unterh. der Brustmitte gelegene, meist leicht nach oben-außen gerichtete gerunzelte pigmentierte Erhebung, umgeben vom Warzenhof (Areola* mammae); nahe der helleren Warzenspitze münden die 12–20 Milchgänge (Ductus* lactiferi) in die sog. Milchporen. Gefäßfüllung u. Kontraktion glatter Muskelzellen unter B. u. Warzenhof führen zur Erektion der Brustwarze.

Brust|warzen|plastik (-plastik*) *f*: (engl.) *theleplasty*; rekonstruierende Mamillenplastik*, z. B. nach Mastektomie*.

Brust|wirbel: (engl.) *thoracic vertebrae*; (anat.) Vertebrae thoracicae (thoracales); s. Vertebra.

Bruton-Syn|drom (Ogden C. B., Päd., Washington, 1908–2003) *n*: (engl.) *Bruton's agammaglobulinemia*; X-chromosomal-rezessiv erbl. Antikörpermangelsyndrom (Typ der Agammaglobulinämie*, Genlocus Xq21.3-q22, Mutationen im Bruton-Agammaglobulinämie-Tyrosin-Kinase-Gen) mit Fehlen von B-Lymphozyten u. spezif. Antikörpern aller Immunglobulinklassen in Blut u. Organen sowie von Plasmazellen im Knochenmark; **Häufigkeit:** 1:50 000 Neugeborene; **Klin.:** Manifestation mit rezidiv., überwiegend bakterieller Infektion (Otitis media, Sinusitis, eitrige Bronchitis, Pneumonie, Meningitis u. a.) meist erst im 6.–9. Lebensmonat (vorher wahrscheinl. immun. Schutz durch diaplazentar übertragene mütterl. Antikörper; virale Infektionen können trotz intakter Funktion der T-Lymphozyten schwerer verlaufen; eine Schutzimpfung gegen Poliomyelitis mit Lebendvakzine ist kontraindiziert. **Diagn.:** Pränataldiagnostik durch Fetoskopie u. fetale Nabelschnurvenenpunktion möglich; IgG-Serumkonzentration <1 g/l; IgA, IgM u. IgE fehlen; **Ther.:** regelmäßige i. v. Substitution aller Immunglobulinklassen in 4–6-wöchigem Abstand (Gesamtserumkonzentration sollte nicht unter 4 g/l abfallen).

Brut|schrank *m*: (engl.) *incubator*; Wärmeschrank mit thermostat. Regulation z. B. zur Aufbewahrung von Blut- u. Zellkulturen od. zur Bakterienanzüchtung; vgl. Inkubator.

Bruxismus (gr. βρυγμός das Knirschen) *m*: (engl.) *bruxism, grinding of teeth*; syn. Zähneknirschen; unbewusstes, meist nächtliches Aneinanderreiben der Zähne von Ober- u. Unterkiefer; Non*-REM-Schlaf-assoziierte Form der Parasomnie*; **Epidemiol.:** Vork. bei ca. 90 % der Bevölkerung; therapiebedürftig in 2–3 %; cave: Zähneknirschen im Alter von 8 Monaten bis 3 Jahren ist physiol., dient im Milchzahngebiss der Anpassung der Zähne aneinander u. dem Abschleifen der Kauflächen; gelegentl. Tagesschläfrigkeit; **Urs.:** psych. Belastungssituationen (z. B. Stress), selten lokale anat. Faktoren (z. B. kaufunktionell durch Okklusionshindernisse) od. i. R. orthopädischer (z. B. zu Schiefhaltungen führende Skeletterkrankungen) od. neurol. (z. B. Multiple Sklerose) Erkr.; **Klin.:** Kaumuskulatur- u. Kiefergelenkschmerzen

Bryant-Dreieck

(s. Dysfunktion, kraniomandibuläre); evtl. Schädigungen an Zähnen u. Kiefergelenken; **Diagn.:** zahnärztl. Untersuchung (Zahnschmelzverlust u. Zahndestruktionen); in der Polysomnographie* rhythm. Aktivität der Kiefermuskulatur ohne begleitende epilepsietypische Potentiale; **Ther.:** Behandlung der Grunderkrankung, u. U. Psychotherapie, Aufbissbehelf*, Physiotherapie.

Bryant-Dreieck (Sir Thomas B., Chir., London, 1828–1914): (engl.) *Bryant's triangle*; nahezu gleichschenkliges Dreieck aus Verbindungslinie Spina iliaca anterior superior – Trochanterspitze, Verlängerungslinie der Femurachse über den Trochanter hinaus u. einer Senkrechten von der Spina auf diese Linie (s. Abb.) zur Messung des Trochanterstands; bei Trochanterhochstand (z. B. bei Hüftgelenkluxation*) ist die durch die Femurachse gebildete Kathete verkürzt. Vgl. Roser-Nélaton-Linie; Shoemaker-Linie.

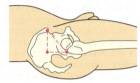

Bryant-Dreieck

Bryce-Smith-Salt-Tubus (Tubus*) *m*: s. Doppellumentubus.

BSA: Abk. für bovines Serumalbumin*.

B-Scan (engl. to scan absuchen, -tasten) *m*: Abk. für Brightness-Scan; s. Ultraschalldiagnostik.

BSE: Abk. für (engl.) *bovine spongiform encephalopathy*; sog. Rinderwahnsinn; bei Rindern vorkommende Form der Prionkrankheiten*; **Epidemiol.:** seit 1985 epidem. Auftreten v. a. in Großbritannien; Übertragung erfolgte höchstwahrscheinlich durch die Verfütterung von Tiermehl u. evtl. durch an Kälber verfütterte Milchersatzprodukte inf. kontaminierten Rückenmark- u. Hirnlipiden. Die Tiermehlfütterung wurde aus diesem Grund in den letzten Jahren sukzessive verboten; in der EU wurde 2001 ein weitreichendes BSE-Überwachungsprogramm beschlossen; Rückgang der Neuerkrankungen: Peak in Großbritannien 1992 mit 37 280 Fällen; 2005 dort 225, in Deutschland 32 Fälle, 2006 in Deutschland 16 Fälle, 2008 u. 2009 jeweils 2 Fälle; in Deutschland insgesamt (Stand März 2010) 412 bestätigte Fälle. Die Übertragung von Tier auf Mensch (durch den Verzehr insbes. von sog. spezifizierten Rinderschlachtprodukten, v. a. Gehirn, Rückenmark) u. von Mensch zu Mensch z. B. durch Bluttransfusion ist wahrscheinl. der Hintergrund der neuen Variante der Creutzfeldt*-Jakob-Krankheit. Vgl. Kuru.

BSG: Abk. für Blutkörperchensenkungsgeschwindigkeit; auch Blutkörperchensenkungsreaktion (Abk. BSR); Bez. für die Sedimentationsgeschwindigkeit von Erythrozyten* in ungerinnbar gemachtem Blut; **Prinzip:** In eine 2 ml-Spritze od. ein vorgeformtes BSG-Röhrchen wird 1 Teil einer 3,8 %igen Natriumcitratlösung mit 4 Teilen Blut aufgezogen u. nach dem Vermischen in ein graduiertes, senkrecht aufgestelltes Röhrchen gefüllt; die BSG wird in mm nach 1 Std. u. 2 Std. abgelesen. **Referenzbereich:** (Ein-Stunden-Wert): Männer unter 50 Jahren <15 mm; Männer über 50 Jahren ≤20 mm; Frauen unter 50 Jahren ≤20 mm; Frauen über 50 Jahren ≤30 mm; **klin. Bedeutung:** beschleunigte BSG u. a. bei Entz., Tumor, Paraproteinämie*, systemischer Amyloidose*, vielen rheumat. Erkr., z. T. auch unspezifische Ursachen; verlangsamte BSG (selten) bei Polyglobulie*, Polycythaemia* vera u. Anomalien der Erythrozytenform.

BSHG: Abk. für Bundessozialhilfegesetz*.

BSR: Abk. für Bizepssehnenreflex; s. Reflexe.

B-Streptokokken (Strept-*; Kokken*) *f pl*: Streptococcus* agalactiae.

B-Symptomatik *f*: (engl.) *B-symptoms*; Fieber >38 °C, Nachtschweiß u. Gewichtsverlust von >10 % des Körpergewichts in den letzten 6 Mon.; i. e. S. Parameter für die Stadieneinteilung maligner Lymphome, s. Ann-Arbor-Klassifikation (Tab. dort); i. w. S. auch verwendet für unspezifische Begleitsymptomatik bei konsumierender Erkr. (z. B. maligner Tumor, schwere subakute Infektion wie Tuberkulose).

BT: 1. Abk. für Basaltemperatur*; 2. Abk. für Beschäftigungstherapie; s. Ergotherapie.

BTEX: Abk. für Benzol*, Toluol*, Ethylbenzol, Xylol*; aromat. Kohlenwasserstoffe als Rückstände aus der petrochem. Industrie od. der Verw. als org. Lösungsmittel, Benzinkomponenten od. Autoabgasen, die Wasser, Boden od. Luft kontaminieren können.

BtM: auch BTM; Abk. für Betäubungsmittel*.

BtMG: Abk. für Betäubungsmittelgesetz*.

BtMVV: Abk. für Betäubungsmittel*-Verschreibungsverordnung.

BTPS: Abk. für (engl.) *body temperature pressure, saturated*; Volumenmessbedingungen, die für Gasgemisch in der Lunge gelten: T = 310 K, P = aktueller Barometerdruck, Wasserdampfpartialdruck = 47 mmHg. Vgl. STPD.

BU: Abk. für Berufsunfähigkeit*.

Bubble-Oxygenator (engl. bubble Blase, Bläschen; Ox-*; -gen*) *m*: s. Oxygenator.

Bubo (gr. βουβών Leistengegend) *m*: (engl.) *bubo*; entzündl. Schwellung der Lymphknoten in der Leistenbeuge; z. B. bei Syphilis* (B. indolens, nicht schmerzhaft), Ulcus* molle, Lymphogranuloma* venereum.

Bubonenpest (↑): (engl.) *bubonic plague*; syn. Beulenpest; s. Pest.

Bucca (lat. Mund, Backe) *f*: (engl.) *cheek*; syn. Wange; erstreckt sich von Mundwinkel u. Ohr zu Jochbogen u. Unterrand der Mandibula, seitl. vom Vestibulum oris begrenzt; passiv u. aktiv bewegl. durch den zur mimischen Muskulatur gehörigen Musculus* buccinator; durch Erhöhung des Luftdrucks in der Mundhöhle kann die Wange stark gedehnt werden (sog. Pausbacken). Aus dieser Stellung kann durch Kontraktion des M. buccinator ein gut dosierbarer Luftstrom erzeugt werden (sog. Trompetermuskel).

Buccinator (lat. Hornbläser) *m*: Kurzbez. für Musculus* buccinator.

Buck-Faszie (Gordon B., Chir., New York, 1807–1877; Fasc-*) *f*: **1.** (engl.) *Buck's fascia*; derbes fibröses Gewebe, das die Corpora cavernosa u. das Corpus spongiosum des Penis als Fascia penis umgibt; **2.** (anat.) Fascia* perinei.

Bucky-Tisch (Gustav P. B., Radiol., Berlin, New York, 1880–1963): (engl.) *Bucky table*; Röntgenaufnahmetisch mit beweglicher (sog. schwimmender) Tischplatte u. eingearbeitetem, bewegtem Streustrahlenraster*; Verw. in Komb. mit einer Übertischröhre.

Buday-Krankheit (Kálmán B., Chir., Budapest, 1863–1937): (engl.) *Buday's disease*; syn. Bogdan-Buday-Erkrankung; veraltete Bez. für ein mit multiplen Leber-, Lungen-, Milz- u. Muskelabszessen einhergehendes septisches Krankheitsbild, das sich durch Eindringen von Bacterium pyogenes anaerobium über Knochenverletzungen, entzündete Tonsillen od. puerperalen Uterus in die Blutbahn entwickelt; **Verlaufsformen:** akut (i. d. R. letal), subakut bis chron. (günstige Progn.); **Ther.:** Penicillin.

Budd-Chiari-Syn|drom (George B., Int., London, 1808–1882; Hans Ch., Pathol., Strasbourg, 1851–1916) *n*: (engl.) *Budd Chiari syndrome*; sog. posthepatischer Block bei struktureller Abflussstörung (z. B. Thrombose) im Bereich der Vv. hepaticae als Ursache einer portalen Hypertension*; **Urs.:** z. B. Thrombophilie, Schwangerschaft, Tumor, Vaskulitis, Trauma, Infektionen (z. B. Pertussis, Peritonitis), Arzneimittel (z. B. Chemotherapeutika, Thioguanin, Azathioprin, pflanzl. Alkaloide), Strahlentherapie; **Sympt.:** akute Form mit Übelkeit, Erbrechen, Hämatemesis, Schmerzen im Oberbauch, Aszites*, Lebervergrößerung; chron. Form mit Zirrhose, Ösophagusvarizen(-Blutung); **Diagn.:** Sonographie, MRT, diagn. Parazentese*; **Ther.:** Antikoagulation, Thrombolyse, TIPS, portosystemischer Shunt, Lebertransplantation.

Budesonid (INN) *n*: (engl.) *budesonid*; Glukokortikoid* zur topischen od. system. Anw.; **Ind.:** Asthma* bronchiale (inhalativ), Rhinitis* allergica (nasal), Colitis* ulcerosa (rektal), Enteritis* regionalis Crohn (system.).

Budipin (INN) *n*: (engl.) *budipine*; Antiparkinsonmittel, das durch Blockade der Muscarin- u. NMDA-Rezeptoren v. a. den Tremor verbessert; **Ind.:** Kombinationstherapie beim Parkinson*-Syndrom; **UAW:** typ. anticholinerg, z. B. Miktionsbeschwerden, Mundtrockenheit, Schwindel.

Büdinger-Ludloff-Läwen-Syn|drom (Konrad B., Chir., Wien, 1867–1944; Karl Lu., Chir., Breslau, 1864–1945; Arthur Lä., Chir., Marburg, 1876–1958) *n*: (engl.) *Büdinger-Ludloff-Läwen syndrome*; als aseptische Knochennekrose* interpretierte monotope Chondromalacia* patellae mit Abtrennung od. Fragmentation des unteren Patellapols bei Jugendlichen, gelegentl. mit Verkalkungen im Ansatzbereich des Lig. patellae; **Sympt.:** belastungsabhängige Schmerzen, gelegentl. intraartikuläre Ergussbildung sowie rezidiv. Luxationen. Vgl. Larsen-Johansson-Krankheit.

Bühler-Test *m*: (engl.) *Buehler test*; prädiktiver subchron. Toxizitätstest* an Meerschweinchen, bestimmt die lokale Reizung der Haut.

Bülau-Drainage (Gotthard B., Int., Hamburg, 1835–1900; Drainage*) *f*: (engl.) *siphon drainage*; Thoraxdrainage* mit lateralem Zugangsweg, ursprünglich als Einflaschensystem (Heberdrainage*); mit od. ohne Sog anwendbar.

Bündel, papillo|makuläres: (engl.) *papillomacular bundle*; von den Ganglienzellen der Macula lutea der Retina* zum Discus nervi optici ziehende Nervenfasern, die geschlossen axial im Sehnerv weiterziehen u. sich teils gekreuzt, teils ungekreuzt bilateral auf die Sehrinde projizieren; vgl. Sehbahn; Abblassung, temporale.

Büngner-Bänder (Otto von B., Chir., Hanau, 1858–1905): Hanken*-Büngner-Bänder.

Bürette (franz. buire Kanne) *f*: (engl.) *burette*; durch Hahn verschließbare, graduierte Glasröhre zur Maßanalyse.

Bürger-Grütz-Krankheit (Max B., Int., Leipzig, 1885–1966; Otto G., Dermat., Bakteriol., Elberfeld, Bonn, 1886–1963): syn. primäre Hyperlipoproteinämie Typ I; s. Hyperlipoproteinämien (Tab. dort).

Buerger-Syn|drom (Leo B., Chir., Wien, New York, 1879–1943) *n*: s. Thrombangiitis obliterans.

Bürger-Zeichen (Max B., Int., Leipzig, 1885–1966): (engl.) *Burger's sign*; schmerzhafte Schwellung des Ductus* parotideus, z. B. bei Virusinfektionen; vgl. Parotitis epidemica.

Bürker-Zähl|kammer (Karl B., Physiol., Gießen, Tübingen, 1872–1957): s. Zählkammer.

Bürsten|bi|opsie (Bio-*; Op-*) *f*: (engl.) *brush biopsy*; Biopsie* mit Gewinnung von Zellmaterial insbes. aus Hohlorganen (Bronchien, Ösophagus, Magen, Ureter, Nierenbecken u. a.) zur zytol. Untersuchung unter Anw. kleiner Kunststoff- od. Stahlbürsten, die über einen Führungskatheter bzw. den Instrumentenkanal eines Endoskops in das Organ eingeführt werden.

Bürsten|saum: (engl.) *brush border*; an der freien Oberfläche resorbierender Epithelzellen (z. B. von Darm, Gallenblase, Nierentubuli) rasenartig angeordnete Mikrovilli*; dienen der Oberflächenvergrößerung, sind mit Enzymen u. Mikrofilamenten ausgestattet.

Bürsten|schädel: (engl.) *hair-on-end appearance*; Verbreiterung der Schädelkalotte mit Verschmälerung der Substantia corticalis (s. Knochengewebe) u. erhebl. Erweiterung der Diploe*; **Vork.:** bes. bei Thalassaemia major (s. Thalassämie), selten bei hereditärer Sphärozytose*, Sichelzellenanämie*; **Diagn.:** (röntg.) radial angeordnete streifenförmige Trabekelzeichnung (radiäre Knochenbälkchen) zwischen der beiden Kompaktalamellen, bedingt durch schon im Kindesalter vorhandene Zunahme des hämatopoet. aktiven Knochenmarks.

Bufexamac (INN) *n*: (engl.) *bufexamac*; topisches Antiphlogistikum; **Ind.:** u. a. Ekzeme; **UAW:** u. a. gelegentl. Überempfindlichkeitsreaktionen, gastrointestinale Störungen.

buffy coat (engl. buffy lederfarben; coat Überzug): Schicht aus Leukozyten u. Thrombozyten zwischen Plasma u. (sedimentierten) Erythrozyten, z. B. in einer frischen Vollblutkonserve; bildet sich nach längerem Stehen od. Zentrifugieren von ungerinnbar gemachtem Blut; vgl. Blutkonserve.

Buflo|medil (INN) *n*: (engl.) *buflomedil*; Vasodilatator*; **Ind.:** periphere art. Durchblutungsstörungen; **Kontraind.:** u. a. schwere art. Blutungen;

UAW: u. a. Kopfschmerz, Blutdruckabfall, Schwindel.
bukkal (lat. bucca Wange): (engl.) *buccal*; Wangen-, wangenwärts.
Bulbär|hirn|syn|drom, akutes (gr. βολβός Zwiebel) *n*: (engl.) *acute bulbar syndrome*; Abk. BHS; zu den Dezerebrationssyndromen* gehörendes Krankheitsbild inf. schwerer diffuser Schädigung der Medulla* oblongata; evtl. Entw. aus einem akuten Mittelhirnsyndrom*; **Einteilung:** (nach Schweregrad) BHS I: tiefes Koma bei erloschener Spontanmotorik u. fehlender Reaktion auf Schmerzreize, abnehmender Muskeltonus, zunehmende Pupillenerweiterung, flache unregelmäßige Atmung, erloschener okulozephaler Reflex; **BHS II:** völlige Reglosigkeit bei allg. muskulärer Atonie, Pupillen max. erweitert, Areflexie, Atemstillstand; rascher Übergang in den Hirntod*. Vgl. Syndrom, apallisches.
Bulbär|para|lyse (↑; Paralyse*) *f*: (engl.) *bulbar paralysis*; Sammelbegriff für neurol. Krankheitsbilder, die durch umschriebene bilaterale Schädigung motor. Hirnnervenkerne in der Medulla oblongata entstehen; **Formen:** 1. akute B. inf. Blutung bzw. Embolie (apoplektische B.) od. Entzündung; 2. familiäre infantile B.: im Allg. zwischen 2. u. 12. Lj. beginnende progressive B.; selten, wahrscheinlich autosomal-rezessiv erbl.; 3. progressive B. (Duchenne-Krankheit): Erkr. des höheren Lebensalters durch degen. Veränderung im Kerngebiet des N. hypoglossus, N. glossopharyngeus, N. vagus, N. facialis u. des motor. N. trigeminus; **Sympt.:** Dysarthrie, Aphonie, Störung der Schluck- u. Kaubewegungen, Zungenatrophie; Vork. bulbärer Sympt. auch bei neurogener Muskelatrophie, amyotrophischer Lateralsklerose, Poliomyelitis, Medullatumoren, Neurosyphilis u. Botulismus; **DD:** Myasthenia gravis pseudoparalytica. Vgl. Pseudobulbärparalyse.
Bulbär|para|lyse, infektiöse (↑; ↑) *f*: Pseudowut*.
bulbi|formis (↑; -formis*): zwiebelförmig, auch bulboides, bulboideus.
Bulbo|spongiosus|re|flex (↑; gr. σπογγιά Schwamm; Reflekt-*) *m*: (engl.) *bulbocavernous reflex*; Fremdreflex mit an der Peniswurzel tastbarer Kontraktion des M. bulbospongiosus durch Reizung der Penishaut über afferente sensible Fasern des N. dorsalis penis u. efferente motorische Fasern des N. pudendus; fällt bei Läsion der Rückenmarksegmente S 1–S 4 u. dient der DD von neurol. u. urol. Blasenstörungen; vgl. Ejakulationsreflex.
Bulbo|urethral|drüsen (↑): s. Glandulae bulbourethrales.
Bulbus (↑) *m*: (neuroanat.) s. Medulla oblongata.
Bulbus aortae (↑) *m*: s. Aorta.
Bulbus-cavernosus-Re|flex (↑) *m*: (engl.) *bulbo-cavernosus-reflex*; Abk. BCR; Reflex, der zur Prüfung der Leitungsbahnen zwischen Penis u. sakralem Erektionszentrum ausgelöst werden kann; über Ringelektroden wird am Penisschaft ein elektr. Impuls appliziert u. die Reflexantwort seitengetrennt über 2 Nadelelektroden in die Musculi bulbocavernosi abgeleitet.

Bulbus duo|deni (↑) *m pl*: (engl.) *duodenal cap*; der kurze erste Abschnitt (Pars superior) des Duodenums*.
Bulbus inferior venae jugularis (↑) *m*: (engl.) *inferior bulb of jugular vein*; Erweiterung der V. jugularis int. vor dem Venenwinkel, kranialwärts durch eine Klappe verschlossen.
Bulbus oculi (↑) *m*: syn. Augapfel; s. Auge.
Bulbus olfactorius (↑) *m*: (engl.) *olfactory bulb*; auf der Lamina cribrosa des Siebbeins gelegene Anschwellung am Beginn des Tractus olfactorius; nimmt die Nn. olfactorii auf; vgl. Riechbahn.
Bulbus penis (↑) *m*: (engl.) *bulb of penis*; dem Diaphragma urogenitale anliegender Anfangsteil des Corpus spongiosum penis.
Bulbus pili (↑) *m*: (engl.) *hair bulb*; Haarzwiebel; s. Haare.
Bulbus superior venae jugularis (↑) *m*: (engl.) *superior bulb of jugular vein*; Erweiterung der V. jugularis int. im Foramen jugulare.
Bulbus vestibuli (↑) *m*: (engl.) *bulb of vestibule*; paariger, dem unpaaren männl. Corpus* spongiosum penis entspr. Schwellkörper an der Basis der kleinen Schamlippen.
Bulbus|zeichen (↑): (engl.) *eyeball sign*; verminderte Druckempfindlichkeit des Augapfels bei Tabes* dorsalis.
Bulimia nervosa (gr. βουλιμία Heißhunger) *f*: Esssucht, umgangssprachl. Fresssucht; Essstörung*, bei der subjektiv unkontrollierbare Essanfälle* mind. 2-mal pro Woche über 3 Mon. auftreten u. anschl. Maßnahmen ergriffen werden, um das Körpergewicht in einem (sub-)normalen Rahmen zu halten (z. B. period. Fasten, exzessive körperl. Aktivität, selbstinduziertes Erbrechen, Laxanzien- u. Diuretikamissbrauch mit entspr. Kompl.); gestörtes Körperschema; Selbstwertgefühl übermäßig von Figur u. Gewicht abhängig; häufig gehen Übergewicht od. Anorexia* nervosa voraus. Vork.: v. a. Frauen (geschätzte Präv.: 1–3 % der Frauen, ca. 0,01 % der Männer zwischen 18.–35. Lj.); **Einteilung:** 1. B. n. mit Erbrechen u. Gewichtskontrolle durch Arzneimittel (sog. Purging-Typ); 2. B. n. ohne Erbrechen mit Gewichtskontrolle durch Fasten u. Bewegung (sog. Non-purging-Typ); **Ther.:** Psychotherapie (z. B. Verhaltenstherapie), ggf. Antidepressiva.
Bulimie (↑) *f*: (engl.) *bulimia*; Hyperorexie, Kynorexie; Heißhunger, vieldeutiges Sympt. mit org. (z. B. Hypoglykämie) od. psychischen Urs.; z. B. Leitsymptom der Bulimia* nervosa. Vgl. Essstörungen.
Bulinus *m*: s. Schistosoma.
Bulla (lat.) *f*: 1. (engl.) *bulla*; syn. Blase; (dermat.) primäre Effloreszenz* (Abb. 2 dort) als über der Hautniveau erhabener, mit Flüssigkeit gefüllter Hohlraum; entsteht durch einfache Spaltung der Hautschichten, meist einkammerig; mind. 5 mm groß; **Einteilung: nach Lok.:** 1. subkorneale B.: unter der Hornschicht; 2. intraepidermale B.: in der Epidermis; 3. subepidermale B.: zwischen Epidermis u. Dermis; 4. akantholyt B.: in der Epidermis durch Auflösung der Zellverbindungen; **nach Urs.:** 1. B. inflammatoris: entzündl. Blase durch u. a. tox. Noxen, Infektionen, allerg. Reaktionen; 2. B. mechanica: durch mechan. Trauma bei Epi-

dermolysis; **3. B. actinica:** durch Sonnenstrahlen, z. B. bei Hydroa vacciniformia; **2.** (pneumonolog.) s. Lungenemphysem; emphysema like changes.

Bulla ethmo|idalis (↑) *f*: (engl.) *ethmoidal bulla*; bes. große vordere Siebbeinzelle, die sich unter der mittleren Nasenmuschel vorwölbt.

Bulla rodens (↑) *f*: syn. Bulla repens; eitrig gefüllte Blase unter verhornter Haut, die sich zur Peripherie hin ausbreiten kann; **Err.:** Staphylococcus* aureus, selten Streptococcus; **Lok.:** meist an Handinnenfläche od. Fußsohle od. um den Nagel herum (sog. Umlauf) als periunguales Panaritium*; vgl. Paronychie.

BUN: Abk. für (engl.) *blood urea nitrogen*; Stickstoff aus dem Blut-Harnstoff; normal 10–20 mg/dl (7,1–14,2 mmol/l); vgl. Harnstoffbestimmung; vgl. Referenzbereiche (Tab. dort).

Bunazosin (INN) *n*: (engl.) *bunazosin*; Alpha-1-Rezeptoren-Blocker; **Ind.:** Hypertonie*.

Bundes|ärzte|kammer: s. Ärztekammer.

Bundes|ärzte|ordnung: s. Arzt; Approbation.

Bundes|amt für Verbraucher|schutz und Lebensmittel|sicherheit: (engl.) *Federal Office of Consumer Protection and Food Safety*; Abk. BLV; nationale selbstständige Bundesoberbehörde im Geschäftsbereich des Bundesministeriums für Ernährung, Landwirtschaft u. Verbraucherschutz mit Sitz in Braunschweig; **Aufgaben:** Risikomanagement u. bundeseinheitl. Lebensmittelüberwachung; Mitwirkung an der Erstellung von Verwaltungsvorschriften u. Koordination von Überwachungsprogrammen der Länder; Beteiligung an europäischem Schnellwarnsystem für gefährl. Lebens- u. Futtermitteln; i. R. des Krisenmanagements einschließl. der Prävention koordinative u. fachliche Aufgaben; Betrieb des Europäischen u. Nationalen Referenzlabors für Rückstände, Dokumentation u. Berichterstattung des Lebensmittel-Monitorings der Länder; Erfassung von Mängeln beim grenzüberschreitenden Tiertransport, Zulassung von Pflanzenschutzmitteln, Beratung bei Fragen der Sicherheit in der Gentechnik, Zulassung von Tierarzneimitteln. Vgl. Bundesinstitut für Risikobewertung.

Bundes|anstalt für Arbeits|schutz und Arbeitsmedizin: Abk. BAuA; 1996 durch Fusion der Bundesanstalt für Arbeitsschutz u. der Bundesanstalt für Arbeitsmedizin als nicht rechtsfähige Anstalt des öffentlichen Rechts mit Hauptsitz in Dortmund errichtete Bundesoberbehörde im Geschäftsbereich des Bundesministeriums für Arbeit u. Soziales; berät das Ministerium in allen Fragen des Arbeitsschutzes, einschließl. des med. Arbeitsschutzes; **Aufgaben:** nationale u. internationale Kooperationen, Forschungen, Analysen, Veröffentlichungen, Veranstaltungen auf dem Gebiet der Arbeitsmedizin* u. des Arbeitsschutzes*.

Bundes|forschungs|institut für Tiergesundheit: Friedrich-Loeffler-Institut (Abk. FLI); Bundesoberbehörde im Geschäftsbereich des Bundesministeriums für Ernährung, Landwirtschaft u. Verbraucherschutz zur Forschung auf dem Gebiet der Infektionskrankheiten landwirtschaftl. Nutztiere u. verwandter Wissenschaften mit Hauptsitz auf der Ostseeinsel Riems.

Bundes|gesundheits|amt: (engl.) *Federal Health Office*; Abk. BGA; 1994 aufgelöste Bundesbehörde, gegliedert in eine Zentralabteilung u. zuletzt 6 wissenschaftliche Einrichtungen; Nachfolgeeinrichtungen sind u. a Bundesinstitut* für Arzneimittel und Medizinprodukte, Robert* Koch-Institut, Bundesamt* für Verbraucherschutz und Lebensmittelsicherheit, Umweltbundesamt beim Bundesministerium für Umwelt, Naturschutz u. Reaktorsicherheit.

Bundes-Im|missions|schutz|gesetz (Immision*): (engl.) *Immission Control Act*; Abk. BImSchG; „Gesetz zum Schutz vor schädlichen Umwelteinwirkungen durch Luftverunreinigungen, Geräusche, Erschütterungen u. ähnliche Vorgänge"; vom 26.9.2002 (BGBl. I S. 3830), zuletzt geändert durch Gesetz vom 11.8.2009 (BGBl. I S. 2723, S. 2727); mit Vorschriften zu Genehmigung, Betrieb u. Überwachung von umweltgefährdenden Anlagen.

Bundes|institut für Arznei|mittel und Medizinprodukte *n*: (engl.) *Federal Institute for Drugs and Medical Devices*; Abk. BfArM; selbständige Bundesoberbehörde im Geschäftsbereich des Bundesministeriums für Gesundheit mit Sitz in Bonn; zuständig bes. für Arzneimittelprüfung* u. Arzneimittelzulassung*, Registrierung homöopathischer Arzneimittel, Risikobewertung von Arzneimitteln u. Medizinprodukten (z. B. Herzschrittmacher, Implantate, Computertomographen) sowie Überwachung des legalen Verkehrs mit Betäubungsmitteln u. Grundstoffen. Vgl. Arzneimittelgesetz; Arzneimittelprüfung; Betäubungsmittelrezept; Medizinproduktegesetz.

Bundes|institut für gesundheitlichen Verbraucher|schutz und Veterinär|medizin *n*: Abk. BgVV; i. R. der Neuordnung des gesundheitl. Verbraucherschutzes u. der Lebensmittelsicherheit mit Wirkung vom 1.11.2002 aufgelöstes Institut, dessen Aufgaben nun vom Bundesamt* für Verbraucherschutz u. Lebensmittelsicherheit, von der Bundesforschungsinstitut* für Tiergesundheit u. dem Bundesinstitut* für Risikobewertung wahrgenommen werden.

Bundes|institut für Risiko|bewertung: (engl.) *Federal Institute for Risk Assessment*; Abk. BfR; Anstalt des öffentl. Rechts im Geschäftsbereich des Bundesministeriums für Ernährung, Landwirtschaft u. Verbraucherschutz mit Sitz in Berlin; **Aufgaben:** gesundheitl. Verbraucherschutz durch biol. Sicherheit, Lebensmittelsicherheit, Chemikaliensicherheit, Produktsicherheit, z. B. Bewertung von Bedarfsgegenständen, der gesundheitl. Risiken von Pflanzenschutzmitteln, Chemikalien, wissenschaftl. Beratung anderer Bundesministerien sowie des Bundesamtes* für Verbraucherschutz u. Lebensmittelsicherheit u. Zusammenarbeit mit internationalen Einrichtungen u. Institutionen (z. B. Europäische Behörde für Lebensmittelsicherheit) sowie Forschung. Durch Gesetz vom 6.8.2002 als eine der Nachfolgeorganisationen des Bundesinstituts für gesundheitlichen Verbraucherschutz u. Veterinärmedizin errichtet.

Bundes|seuchen|gesetz: s. Infektionsschutzgesetz.

Bundes|sozial|hilfe|gesetz: (engl.) *Federal Social Assistance Act*; Abk. BSHG; seit 1.1.2005 durch das SGB XII (s. Sozialgesetzbuch) ersetztes Gesetz (Gesetz zur Einordnung des Sozialhilferechts in das Sozialgesetzbuch vom 27.12.2003, BGBl. I S. 3022; zuletzt geändert durch Gesetz vom 30.7.2009, BGBl. I S. 2495); regelte in der Fassung vom 23.3.1994 (BGBl. I S. 646, 2975) die Ansprüche Bedürftiger auf Hilfe zum Lebensunterhalt (auch in bes. Lebenslagen) u. umfasste z. B. vorbeugende Gesundheits- u. Krankenhilfe sowie Hilfe bei Sterilisation, zur Familienplanung, Pflege.

Bunnell-Re|aktion (Walls W. B., Arzt, Farmington, 1902–1966) *f*: s. Paul-Bunnell-Reaktion.

Bunnell-Sehnennaht (Sterling B., amerikan. Chir., 1882–1957): s. Sehnennaht.

Bunte Reihe: (labormed.) Bez. für Meth. zur Identifizierung von Bakterien anhand biochem. Leistungen wie Kohlenhydratspaltung unter Säurebildung, Aminosäurenabbau (z. B. Indolbildung aus Tryptophan), Hydrolaseaktivität usw.); Indikatoren als Zusatz in den meist flüssigen Nährböden* reagieren durch Farbumschlag (z. B. inf. pH-Verschiebung) bzw. durch Farbreaktion (s. Abb.). Neben konventionell hergestellten Nährsubstraten sind im Handel sog. miniaturisierte Systeme erhältlich, die Codierung der Reaktionsausfälle u. computergestützte Auswertung ermöglichen.

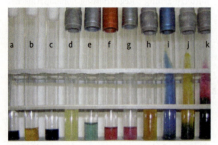

Bunte Reihe: Typisierung von Salmonella enterica durch biochemische Reaktionen; a: Laktose-Vergärung (-); b: Glukose-Vergärung (+) u. CO$_2$-Bildung (+); c: Saccharose-Vergärung (-); d: Indol-Bildung aus Tryptophan (-); e: Malonat-Abbau (-); f: Lysindecarboxylase (+); g: Ornithindecarboxylase (+); h: Mannit-Abbau u. Beweglichkeit (-/+); i: Zitratverwertung (+); j: Dextrose-Harnstoff-Agar (+/-); k: Kligler-Medium (Lactose -, Glucose +, H$_2$S +) [146]

Bunyamwera-Virus (Virus*) *n*: (engl.) *Bunyamwera virus*; Bunyavirus der Fam. Bunyaviridae*; **Vork.:** Süd- u. Ostafrika; **Übertragung:** Mücken* (Culicinae); **Sympt.:** akutes Fieber, Kopfschmerz, Myalgie; häufig verbunden mit Exanthem, Arthralgie, Lymphadenopathie, nur selten mit Hämorrhagie od. ZNS-Beteiligung (sog. Bunyamwera-Fieber).

Bunya|viridae (↑, Idio-*) *fpl*: (engl.) *Bunyaviridae*; Fam. kubischer RNA-Viren mit Membranhülle (∅ 90–100 nm, zykl., segmentierte einzelsträngige RNA, hexagonal angeordnete Oberflächenprojektionen); bisher werden den B. ca. 350 Virustypen zugerechnet; **Vork.:** weltweit, v. a. Tropen u. Subtropen; Nachw. bei Wirbeltieren u. Arthropoden (v. a. Mücken, Zecken), die die hauptsächl. Vektoren sind; **Einteilung:** in 5 Genera: Orthobunyavirus (ca. 145 Viren in 16 serol. Untergruppen), Phlebovirus (ca. 36 Viren), Nairovirus (8 Viren), Hantavirus* u. Tospovirus (pflanzenspezif.); **hu-manpathogene Vertreter:** Bunyamwera-, California-Enzephalitis-, Rift-Tal-Fieber-, Sandmücken-Fieber-, Krim-Kongo-hämorrhagisches-Fieber-, Seoul-, Puumala-, Sin-Nombre- u. Hantaan-Virus; **klin. Bedeutung:** B. können beim Menschen fiebrige Infekte verursachen, z. T. mit Hämorrhagien u. Beteiligung des ZNS. Vgl. Arboviren.

Buphenin (INN) *n*: (engl.) *buphenin*; Betasympathomimetikum*; **Ind.:** periphere Durchblutungsstörungen; als Wehen-Hemmer; **UAW:** s. Sympathomimetika.

Bu|phthalmus (gr. βοῦς Rind, Ochse; Ophthalm-*) *m*: Hydrophthalmus*.

Bupiva|cain (INN) *n*: s. Lokalanästhetika.

Bu|pranolol (INN) *n*: (engl.) *bupranolol*; nichtselektiver Beta*-Rezeptoren-Blocker.

Bu|prenorphin (INN) *n*: (engl.) *buprenorphine*; halbsynthet. Thebainderivat mit 30-mal stärkerer analget. Potenz als Morphin; besitzt neben morphinagonist. auch morphin-antagonist. Eigenschaften; **Ind.:** starke Schmerzen; **UAW:** s. Opioide.

Bupropion (INN) *n*: (engl.) *bupropion*; selektiver Dopamin- u. Noradrenalinwiederaufnahme-Hemmer zur p. o. Anw.; **Ind.: 1.** pharmak. Unterstützung der Nicotinentwöhnung von Erwachsenen in Verbindung mit unterstützenden motivierenden Maßnahmen; **2.** Depression (Episoden einer Major* Depression); **Kontraind.:** Schwangerschaft, Stillzeit, kardiale Erkr., Monoaminoxidase*-Hemmer (einschließl. 14 Tage nach Absetzen), bipolare affektive Störung, Bulimia nervosa, Anorexia nervose, (anamnest.) Epilepsie, ZNS-Tumor, Entziehung* bei erhöhter Krampfgefahr (z. B. Alkoholentzug), Leberinsuffizienz; **UAW:** häufig Schlafstörungen, Kopfschmerzen, selten Veränderung der kardialen Erregungsleitung.

Burch-Cowan-Operation *f*: s. Kolposuspension.

Burdach-Kern (Karl F. B., Anat., Physiol., Königsberg, 1776–1847): s. Nucleus cuneatus.

Burdach-Strang (↑): s. Hinterstrang.

Bureau-Barrière-Syn|drom (Yves Bu., franz. Dermat.; Henri Ba., franz. Dermat.) *n*: bei Alkoholkranken zwischen 40.–60. Lj. auftretende, akral beginnende Polyneuropathie* multifaktorieller Genese mit dissoziierter Empfindungsstörung, trophischen Ulzera, Hyperkeratose, Hyperhidrose sowie häufig Osteolysen.

Burgio-Syn|drom (Giuseppe Roberto B., Päd., Pavia, geb. 1919) *n*: pseudodiastrophische Dysplasie*.

Burkard-Pollen|falle: (engl.) *Burkard's apparatus*; Messgerät zur Identifizierung u. Quantifizierung des regionalen Pollenaufkommens in der Luft; mit Vakuumpumpe werden 10 l Luft auf eine Klebefolie gesaugt, die lichtmikroskop. ausgewertet wird. Auf den Ergebnissen dieser Messung beruht der Pollenwarndienst. Vgl. Pollinosis.

Burkholderia *f*: (engl.) *Burkholderia*; Gattung gramnegativer Stäbchen der Fam. Burkholderiaceae; med. bedeutsame **Species:** B. cepacia (Err. von Lungeninfektionen bei Pat. mit zystischer Fibrose*), B. mallei (Err. des Malleus*), B. pseudomallei (Err. der Melioidose*), B. pickettii (selten in Infusions- u. Inhalationslösungen für Infektionen der Blutbahn u. Atemwege verantwortl.).

Burkholderia mallei *f*: (engl.) *Burkholderia mallei*; früher Pseudomonas mallei, Malleomyces mallei; unbewegliches, pleomorphes, gramnegatives Stäbchen; Err. des Rotz (s. Malleus); obligat parasitär; Oxidase nur schwach positiv; **Epidemiol.**: natürliches Erregerreservoir bilden erkrankte Einhufer (Pferde, Esel od. Maultiere); Übertragung auf den Menschen durch Kontakt mit erkrankten Tieren.

Burkholderia pseudo|mallei *f*: (engl.) *Burkholderia pseudomallei*; früher Pseudomonas pseudomallei, Malleomyces pseudomallei; lophotrich begeißeltes Stäbchen; ungewöhnlich stark metabolisch aktiver Err. der Melioidose*; **Vork.**: Südostasien; Infektion durch mit Erde kontaminierte Verletzungen, Aspiration von schlammigem Wasser.

Burkitt-Tumor (Denis P. B., Tropenarzt, Edinburgh, Kampala, Uganda, 1911–1993; Tumor*) *m*: (engl.) *Burkitt's lymphoma*; syn. Burkitt-Lymphom, epidemisches Lymphom; malignes Non*-Hodgkin-Lymphom; **Epidemiol.**: trop. Afrika, Lateinamerika u. Neuguinea; fast ausschließl. bei Kindern u. Jugendlichen (m : w = 3 : 1); **Err.**: wahrscheinl. onkogenes Epstein*-Barr-Virus (Abk. EBV); perinatale EBV- u. Plasmodium-falciparum-Infektion gelten als Risikofaktoren; Hypothese: primäre Infektion mit EBV führt zu einigen immortalisierten B-Zellen; Infektion mit Plasmodium* falciparum begünstigt polyklonale B-Zell-Aktivierung u. dadurch statist. erhöhte Wahrscheinlichkeit eines zytogenet. abnormen Klons von Lymphomzellen; **Lok.**: in Afrika meist im Gesicht (v. a. Kiefer) od. am Hals (häufig starke Größenzunahme innerh. weniger Mon.), in Europa u. Nordamerika meist im Abdomen (Peyer-Plaques im distalen Ileum); auch an inneren Organen (Nieren, Nebennieren, Ovarien, Speicheldrüsen, Leber), innerh. von Wo. Übergang in Leukämie mit Beteiligung von Knochenmark, ZNS u. Meningen (s. Hirntumoren); **Histopathol.**: sog. Sternenhimmel-Muster durch zahlreiche, zwischen lymphoide Tumorzellen eingestreute helle Makrophagen; **Ther.**: unter Chemotherapie v. a. mit Cyclophosphamid, Methotrexat meist rasche Remissionen; **Progn.**: unbehandelt infaust, nach Behandlung mit Kombinationschemotherapien Heilungsraten >80 %.

Burn-Band: (engl.) *Burn's ligament*; Margo falciformis an der seitl. Begrenzung des Hiatus* saphenus.

Burned-out-Tumor (engl. burned out ausgebrannt; Tumor*) *m*: (engl.) *burned-out tumor*; sog. ausgebrannter Tumor; Bez. für die Zerstörung bzw. Regression von primärem Tumorgewebe, z. B. inf. reaktiver Entz. od. fehlender Vaskularisierung; **Vork.**: z. B. bei germinativen Hodentumoren*.

Burnett-Syn|drom (Charles H. B., amerikan. Arzt, 1913–1967) *n*: (engl.) *Burnett syndrome*; syn. Milch-Alkali-Syndrom; Hyperkalzämie, Hyperphosphatämie u. Blutalkalose inf. längerer Zufuhr von Antazida* sowie größerer Mengen Milch; **Sympt.**: Übelkeit, Erbrechen, Schwindel, Ataxie, Stupor, Gelenkschmerzen u. Polydipsie; **Diagn.**: Laboruntersuchung (z. B. BGA, Calcium, Phosphat, Kreatinin); röntg. Kalkablagerung in den Nieren u. im periartikulären Gewebe; **Progn.**: führt unbehandelt zu progredienter Niereninsuffizienz.

Burning-Feet-Syn|drom (engl. to burn brennen; feet Füße) *n*: (engl.) *burning feet syndrome*; anfallsweise, meist nachts auftretende schmerzhafte Parästhesie* (Brennen) der Füße inf. Polyneuropathie*; vgl. Restless-Legs-Syndrom.

Burning-Mouth-Syn|drom (↑; engl. mouth Mund) *n*: (engl.) *burning mouth syndrome*; Abk. BMS; auch Mundschleimhautbrennen, Zungenbrennen; komplexe multifaktoriell bedingte Erkr. mit unangenehmen, brennenden Parästhesien* an der Mundschleimhaut, insbes. der Zunge; **Urs.**: endokrine Veränderungen (z. B. klimakter. Syndrom), Vitaminmangel, gastroösophagealer Reflux, psychosomat. Urs.; **Path.**: unbekannt, evtl. neuropath. Schmerz; **Ther.**: Behandlung der zugrunde liegenden Urs.; ggf. sympt. mit (Alpha-)Liponsäure.

Burn|out-Syn|drom (↑; engl. out aus; Syndrom*) *n*: (engl.) *burnout syndrome*; Burned-out-Syndrom, auch Ausgebranntsein; Zustand emotionaler Erschöpfung mit Gefühl von Überforderung, reduzierter Leistungszufriedenheit u. evtl. Depersonalisation* inf. Diskrepanz zwischen Erwartung u. Realität; Endzustand eines Prozesses von idealist. Begeisterung über Desillusionierung, Frustration u. Apathie; **Häufigkeit**: geschätzte Prävalenz ca. 10 % der Arbeitnehmer in entspr. psychisch belastenden Berufen, v. a. Pflegekräfte, Lehrer, Ärzte (20–30 % Arbeitnehmer gelten als gefährdet); **Sympt.**: psychosomat. Erkr. (z. B. Weichteilrheumatismus), Depression od. Aggressivität, erhöhte Suchtgefahr; **Diagn.**: Testverfahren der Psychometrie*; cave: keine sichere Feststellung der Urs, daher sind ätiol. Zuordnungen nicht zuverlässig; **DD**: schwierige Abgrenzbarkeit gegenüber nicht direkt von der Arbeit abhängig psychosomat. u. psychiatr. Erkrankungen, z. B. chronisches Müdigkeitssyndrom*, Depressionen, Angststörungen, Suchtkrankheiten; **Prävention**: Arbeitsorganisation, soziale Unterstützung; **Ther.**: Entspannungsverfahren; im fortgeschrittenen Stadium Psychotherapie; bei gleichzeitiger Depression Antidepressiva. Vgl. Boreout-Syndrom.

Burow-Dreieck (Karl A. von B., Chir., Königsberg, 1809–1874): s. Hautlappen.

Burow-Venen (↑; Vena*) *fpl*: Venae* renales.

Burri-Ein|zell|kultur (Robert B., Bakteriol., Liebefeld, 1852–1952; Zelle*; lat. cultura Züchtung) *f*: s. Einzelkultur.

Burri-Verfahren (↑): s. Tuscheverfahren.

Burs-: Wortteil mit der Bedeutung Tasche, Sack; von lat. bursa.

Bursa (↑) (*pl* Bursae) *f*: (engl.) *bursa*; Beutel, Tasche, Schleimbeutel.

Bursa|äqui|valent (↑; Aequi-*; Valenz*) *n*: s. Bursa Fabricii.

Bursa Fabricii (↑; Hieronymus Fabricius, Chir., Anat., Padua, 1533–1619) *f*: (engl.) *bursa of Fabricius*; lymphoretikuläres Organ bei Vögeln, das sich während der Embryonalentwicklung divertikelartig aus dem Enddarm ausstülpt u. nach Erreichen der Geschlechtsreife involviert (s. Abb.); bildet Immunglobulin-produzierende Bursalymphozyten nach Ansiedlung zirkulierender Stammzellen in einer empfängl. Periode der frühen Embryonalentwicklung. Die tierexperimentelle Entfernung

Bursa iliopectinea

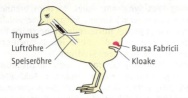

Bursa Fabricii

der B. F. führt zur Insuffizienz der humoralen bei erhaltener zellvermittelter Immunität. Bei Säugetieren (einschließl. Menschen), die keine B. F. besitzen, entwickeln sich die sog. Bursa-abhängigen B*-Lymphozyten direkt aus lymphoiden Stammzellen in Inseln von hämatopoetischem Gewebe der fetalen Leber u. im fetalen u. adulten Knochenmark (sog. Bursaäquivalent).

Bursa ilio|pectinea (↑) *f*: (engl.) *iliopectineal bursa*; zwischen M. iliopsoas u. Vorderwand der Hüftgelenkkapsel; kommuniziert mit dem Gelenk.

Bursa infra|patellaris (↑) *f*: (engl.) *infrapatellar bursa*; zwischen Lig. patellae u. Tibia (B. i. profunda) bzw. zwischen Haut u. Lig. patellae (B. i. subcutanea).

Bursa musculi poplitei (↑) *f*: (engl.) *recessus subpopliteus*; zwischen Kapsel des Kniegelenks u. M. popliteus; kommuniziert mit dem Kniegelenk; Gelenkhöhle der Articulatio tibiofibularis kann einbezogen sein.

Bursa musculi semi|membranosi (↑) *f*: (engl.) *semimembranosus bursa*; Brodie-Bursa; zwischen Kniegelenkkapsel u. Ansatzsehne des Musculus* semimembranosus; kommuniziert mit dem Gelenk.

Bursa omentalis (↑) *f*: (engl.) *omental bursa*; Netzbeutel, Bauchfelltasche; Wände: vorn: kleines Netz u. hintere Fläche des Magens; hinten: Zwerchfell, li. Nebenniere, oberer Pol der li. Niere, Pankreas (bedeckt von Peritoneum parietale); unten: Mesocolon u. Colon transversum; oben: Lobus caudatus der Leber; li.: Lig. gastrosplenicum u. Milz (s. Abb.); Zugang von re. durch das Foramen omentale (epiploicum); Unterteilung durch die Plica gastropancreatica (mit A. gastrica sin.) in einen (re.) Vorraum u. einen (li.) Hauptraum. Ausbuchtungen der B. o. zwischen Ösophagus u. V. cava inf. zum Milzhilum, zum Colon transversum (evtl. zwischen den Blättern des großen Netzes) werden als Recessus sup., Recessus splenicus, Recessus inf. omentalis bezeichnet.

am Rachendach in der Mitte der Rachenmandel*; Relikt der Interaktion von Chorda* dorsalis u. Rachendach. Vgl. Bursitis pharyngealis.

Bursa sub|acromialis (↑) *f*: (engl.) *subacromial bursa*; zwischen Acromion u. Schultergelenkkapsel.

Bursa sub|cutanea ole|crani (↑) *f*: (engl.) *subcutaneous bursa*; zwischen Olecranon u. Haut.

Bursa sub|cutanea pre|patellaris (↑) *f*: (engl.) *subcutaneous prepatellar bursa*; vor der Kniescheibe gelegen; Bursa subcutanea: unter der Haut; Bursa subfascialis: unter der Faszie; Bursa subtendinea: unter dem Lig. patellae.

Bursa sub|deltoidea (↑) *f*: (engl.) *subdeltoid bursa*; zwischen M. deltoideus u. Schultergelenkkapsel.

Bursa sub|tendinea musculi gastro|cnemii lateralis et medialis (↑) *f*: (engl.) *lateral and medial subtendinous bursa of gastrocnemius*; zwischen Gastroknemiusköpfen u. Kniegelenkkapsel (medial evtl. mit der Gelenkhöhle kommunizierend).

Bursa sub|tendinea musculi sub|scapularis (↑) *f*: (engl.) *subtendinous bursa of subscapularis*; zwischen Ansatzsehne des M. subscapularis u. Schultergelenkkapsel; kommuniziert mit der Gelenkhöhle.

Bursa supra|patellaris (↑) *f*: (engl.) *suprapatellar bursa*; oberh. der Kniescheibe, zwischen Quadrizepssehne u. Femur; kommuniziert regelmäßig mit der Kniegelenkhöhle.

Bursa syn|ovialis (↑) *f*: (engl.) *synovial bursa*; Schleimbeutel; spaltartiger, Gelenkschmiere enthaltender Hohlraum an bes. druckbelasteten Stellen zwischen Knochen u. Muskeln od. Sehnen, zwischen Gelenkkapseln u. Sehne, zwischen Haut u. Sehnen, der den Druck gleichmäßig verteilt u. das Aufeinandergleiten der Schichten erleichtert; in der Nähe von Gelenken Ausstülpung der eigentl. Gelenkhöhle, z. B. Bursa suprapatellaris des Kniegelenks. Vgl. Gelenk.

Bursitis (↑; *-itis**) *f*: (engl.) *bursitis*; akute (seröse od. eitrige) bzw. chron. (Wandverdickung, Fibrinstränge, Hygrom) Schleimbeutelentzündung; **Urs.:** stumpfes Trauma, sekundäre Infektion bei penetrierenden Verletzungen, dauernder Druckreiz mit Mikrotraumatisierung (z. B. bei Fliesenleger, Reinigungsfachkraft od. bei überwiegend sitzender Bürotätigkeit), degen. Prozesse, Gicht u. selten Infektionskrankheit (Tuberkulose, Gonorrhö, Arthritis); **Vork.:** v. a. als B. praepatellaris, B. olecrani (s. Abb.), B. subdeltoidea, B. subachillea; **Sympt.:** (druckschmerzhafte) Schwellung, evtl. Hautrötung u. palpable Fluktuation; **Ther.:** bei akuter B. Ruhigstellung u. Antiphlogistika; bei

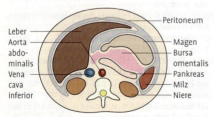

Bursa omentalis: anatomische Verhältnisse [159]

Bursa pharyngealis (↑) *f*: (engl.) *pharyngeal bursa, middle pharyngeal recess*; inkonstanter Blindsack

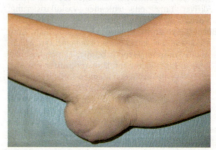

Bursitis: B. olecrani [164]

chron. B. Exstirpation des Schleimbeutels; ggf. BK Nr. 2105 bei chron. B. infolge berufl. Tätigkeit.

Bursitis pharyngealis (↑; ↑; Pharyng-*) *f*: (engl.) *pharyngeal bursitis*; syn. Tornwaldt-Krankheit; selten vorkommende Entz. der Bursa pharyngea mit fötider Sekretion u. möglicher Zystenbildung; vgl. Pharyngitis.

Buruli-Ulkus (Ulc-*) *n*: (engl.) *Buruli ulcer*; chron. ulzerierende Hauterkrankung; **Vork.**: in trop. Ländern, am häufigsten in Ost- u. Zentralafrika; **Err.**: Mycobacterium* ulcerans; **Ther.**: frühzeitig Exzision beim Gesunden u. Hauttransplantation, Chemotherapie wenig erfolgreich (Versuch mit Rifabutin u. Clarithromycin); unbehandelt Selbstheilung nach Mon. bis Jahren mit schweren Defekten, Narbenkontrakturen u. Lymphödemen.

Busch|fleck|fieber: s. Tsutsugamushi-Fieber.

Busch-Fraktur (T. B., Chir., Berlin, Bonn, 1826–1881; Fraktur*) *f*: s. Fingerstrecksehnenabriss.

Buschke-Löwenstein-Tumoren (Abraham B., Dermat., Berlin, 1868–1943; Ludwig W. L., amerikan. Med., 1885–1959; Tumor*) *m pl*: Condylomata* gigantea.

Buschke-Ollendorff-Syn|drom (↑; Helene O., Mitarbeiterin von Buschke, deutsche Dermat.) *n*: (engl.) *Buschke-Ollendorff syndrome*; syn. Osteopoikilose, Osteopathia condensans disseminata; seltene, autosomal-dominant erbl. Erkr. mit Veränderungen an Haut u. Skelett; **Häufigkeit**: 1:20 000; **Sympt.**: bis ca. 5 mm große Bindegewebenävi an Stamm u. Extremitäten (Dermatofibrosis lenticularis disseminata); **Diagn.**: (radiol.) ovale od. runde Knochenverdichtungen (Sklerosierungen) in longitudinaler Ausrichtung bes. im Schultergürtel- u. Beckenbereich, den Epi- u. Metaphysen der langen Röhrenknochen, Tarsalia u. Karpalia; **DD**: Pseudoxanthoma* elasticum, Metastasen, Melorheostose*, Osteopathia* striata.

Buse|relin (INN) *n*: (engl.) *busereline*; synthetischer GnRH*-Agonist; **Wirkungsmechanismus**: paradoxe Hemmung der LH-Sekretion; **Ind.**: fortgeschrittenes Prostatakarzinom* (zur Unterdrückung der testikulären Hormonproduktion), Endometriose*.

Buspiron (INN) *n*: (engl.) *buspiron*; Serotonin-Agonist (5-HT$_{1A}$-Rezeptoren) ohne antiepilept. od. muskelrelaxierende Wirkung u. ohne Abhängigkeitspotential; **Anw.**: als Tranquilizer*; **Kontraind.**: u. a. schwere Leber- u. Nierenfunktionsstörungen, Engwinkelglaukom, Myasthenia gravis pseudoparalytica, Epilepsie; **UAW**: u. a. Übelkeit, Durchfall, Kopfschmerz, Schwindel, Schwächegefühl.

Busse-Buschke-Krankheit (Otto B., Pathol., Posen, Zürich, 1867–1922; Abraham B., Dermat., Berlin, 1868–1943): s. Kryptokokkose.

Bu|sulfan (INN) *n*: (engl.) *busulfane*; Lost*-Derivat, Alkylsulfonat (s. Alkylanzien); **Ind.**: CLL, Polycythaemia vera (p. o.), Konditionierung vor Stammzelltransplantation (i. v.); vgl. Zytostatika.

Butamirat (INN) *n*: Antitussivum*, Bronchospasmolytikum*.

Butanol|gärung: s. Gärung.

Butter|gelb: s. Dimethylaminoazobenzol.

Butter|milch: (engl.) *buttermilk*; die nach weitgehender Entfettung (Buttergewinnung) aus saurer Milch verbleibende Flüssigkeit (Fettgehalt weniger als 1 g%).

Butter|säure: (engl.) *butyric acid*; Butansäure; C$_3$H$_7$COOH; gesättigte Fettsäure (s. Fettsäuren) mit ranzigem Geruch; Salze: Butyrate; Vork. bei Tieren u. Pflanzen als n-B. (CH$_3$—CH$_2$—CH$_2$—COOH) in Butter u. Schweiß, als i-B. ((CH$_3$)$_2$CH—COOH) in Kamillenöl.

Butter|säure|gärung: s. Gärung.

Butyl|scopolaminium|bromid *n*: syn. Hyoscinbutylbromid; quartäre Ammoniumverbindung als Spasmolytikum* mit parasympatholyt. u. ganglionär hemmender Wirkung; **UAW**: s. Parasympatholytika.

Butyrate (gr. βούτυρον Butter) *n pl*: (engl.) *butyrates*; Salze der Buttersäure*.

Butyro|meter (↑; Metr-*) *n*: graduiertes Zentrifugenglas zur Bestimmung des Fettgehalts von Milch u. a. Lebensmitteln.

Butyro|phenone (↑) *n pl*: (engl.) *butyrophenones*; Gruppe von neurolept. wirkenden Substanzen, die prä- u. postsynaptische Dopamin-Rezeptoren blockieren; z. B. Droperidol, Haloperidol, Melperon; vgl. Neuroleptika.

BV: Abk. für **B**lut**v**olumen*.

BW: 1. Abk. für **B**rust**w**irbel; 2. Abk. für **B**rust**w**and.

BWG-Syn|drom *n*: Kurzbez. für **B**land*-**W**hite-**G**arland-Syndrom.

BWK: Abk. für **B**rust**w**irbel**k**örper.

BWS: Abk. für **B**rust**w**irbel**s**äule.

Byler-Krankheit: (engl.) *Byler's disease*; syn. progrediente familiäres intrahepatische Cholestase Typ 1 (Abk. PFIC-1); s. Cholestase, progrediente familiäre intrahepatische.

Bypass (engl. Umgehung) *m*: 1. Umgehung eines Gefäßverschlusses mit autogener (z. B. V. saphena magna) od. alloplast. (Kunststoffe) Gefäßprothese; 2. Kurzschlussverbindung zur Umgehung von inoperablen Tumoren mit Verschluss eines Hohlorgans; z. B. als Seit-zu-Seit-Verbindung zwischen oberh. des Verschlusses gelegenem Dünndarm u. unterh. davon gelegenem tumorfreiem Dickdarm; s. Gastroenterostomie; Ileotransversostomie; Ileumausschaltung; Palliativoperation.

Bypass, aorto|koronarer (↑) *m*: (engl.) *coronary artery bypass grafting* (Abk. CABG); op. Anlage einer Blutgefäßbrücke zwischen Aorta u. Koronararterie* zur Umgehung von Koronarstenosen* od. Verschlüssen; **Einteilung**: nach verwendetem Bypassgefäß; 1. arteriell, meist A. mammaria interna (Abk. LIMA bzw. RIMA für engl. left/right internal mammary artery; anat. Bez. Arteria* thoracica interna, seltener A. radialis od. A. gastroepiploica; 2. venös (Abk. ACVB für engl. aortocoronary venous bypass), v. a. Vena saphena magna, seltener Vena saphena parva; **Verf.**: Durchführung der Op. meist unter Einsatz der Herz-Lungen-Maschine* (Abk. HLM) im Herzstillstand, auch ohne HLM am schlagenden Herzen (Abk. OPCAB für engl. off pump coronary artery bypass); op. Zugangsweg i. d. R. über mediane Sternotomie*, sind isoliert die Koronararterien der Herzvorderwand betroffen ggf. auch als minimalinvasive Chirurgie* über anterolaterale (Zwischenrippenraum der linken Brustkorbhälfte über dem

Bypass-Operation

Herzen) Minithorakotomie* (Abk. MIDCAB für engl. minimal invasive direct coronary artery bypass); bei Verw. mehrerer Bypassgefäße können diese u. U. auch untereinander anastomisiert werden, z. B. als sog. T-graft (Versorgung zweier Gefäßgebiete mit der LIMA durch End-zu-Seit-Anastomose eines weiteren venösen o. arteriellen Bypasses in diese) od. Y-graft (Implantation eines venösen Bypasses in die Aorta u. Anastomisierung weiterer Bypässe in diesen statt in die Aorta); **Ind.:** koronare Herzkrankheit* mit Dreigefäßerkrankung, reduzierter Kammerfunktion, Stenosierung des Hauptstammes der linken Koronararterie od. pharmak. nicht beherrschbarer Angina* pectoris (in diesen Fällen bessere Ergebnisse gegenüber konservativer od. interventioneller PCI*).

Bypass-Operation (↑) *f*: Verf. zur op. Umgehung bzw. Überbrückung eines Verschlusses od. einer Stenose*; **Formen: 1.** Gefäßtransplantation* mit autogener Vene od. alloplast. Material zur proximalen u. distalen seitl. Anastomosierung bei Gefäßstenose od. -verschluss (funktionelle Rekonstruktion durch Schaffung eines künstl. Kollateralkreislaufs); z. B. aortokoronarer Bypass* bei Koronarstenose* od. Umgehungsplastik bei pAVK der unteren Extremität (s. Abb.) durch **a)** anat. Bypass: dem normalen Gefäßverlauf entsprechend, z. B. aorto-bifemoral, durch Anastomosierung einer Y-förmigen Gefäßprothese aus Kunststoff oberh. der Aortenbifurkation u. den Aa. femorales (z. B. bei Leriche*-Syndrom); **b)** Crossover*-Bypass; **2.** Anlage einer Kurzschlussverbindung bei durch inoperablen Tumor stenosiertem od. verschlossenem Hohlorgan; z. B. Gastroenterostomie* bei fortgeschrittenem Pankreaskopfkarzinom.

Byssi|nose (gr. βύσσος Flachs, Leinen; Noso-*) *f*: (engl.) *byssinosis*; sog. Weberhusten; Erkr. der Atemwege inf. Inhalation von Staub aus ungereinigter Rohbaumwolle, Hanf od. Flachs; **Urs.:** tox. Eigenschaften u. Histamingehalt der Pflanzenteile; **Formen: 1.** akuter Verlauf: typ. Auftreten einer Bronchospastik nach mind. eintägiger Arbeitspause (sog. Montagsfieber; **2.** chron. Verlauf: vergleichbar der COPD*; **Proph.:** Staubkontrolle am Arbeitsplatz, strikte Tabakrauchabstinenz; BK Nr. 4202.

BZ: 1. Abk. für Blutungszeit*; **2.** Abk. für Blutzucker*.

B-Zellen (Zelle*): **1.** (engl.) *B-lymphocytes*; (immun.) Kurzbez. für B*-Lymphozyten; **2.** (engl.) *B-cells*; (histol.) s. Langerhans-Inseln.

B-Zell-Wachstums|faktor (↑) *m*: (engl.) *B-cell growth factor* (Abk. *BCGF*); Bez. für die Proliferation u. Differenzierung von B*-Lymphozyten stimulierende Interleukine* (IL-1, -2, -4, -5, -6) sowie TNF-* u. Interferon-γ; Bildung durch aktivierte T-Helfer-Lymphozyten.

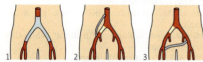

Bypass-Operation: Technik bei Verschluss der Aorta abdominalis bzw. der A. femoralis; 1: aorto-bifemoral (Y-Bypass); 2: aorto-femoral; 3: femoro-femoral (Crossover-Bypass)

C

c: Vorsatzzeichen für Zenti- (Faktor 10^{-2}) vor Einheiten*.
C: 1. (physik.) a) Einheitenzeichen für Coulomb* bzw. Grad Celsius (korrekt: °C); b) Formelzeichen für elektr. Kapazität* eines Kondensators; **2.** (biochem.) Abk. für Cytosin*, Cytidin*, Cystein*; **3.** (chem.) Symbol für Kohlenstoff*; **4.** (serol.) Symbol für ein Hauptantigen der Rhesus*-Blutgruppen; **5.** (immun.) Abk. für K(C)omplement*; **6.** Abk. für Clearance*.
C n: Abk. für zervikales spinales Segment* (C 1–C 8).
Ca: chem. Symbol für Calcium*.
Ca.: (klin.) Abk. für Carcinoma, Krebs; s. Karzinom.
CA: 1. Abk. für Carboanhydrase*; **2.** Abk. für Cornu ammonis; s. Hippocampus.
Cabergolin (INN) *n*: (engl.) *cabergolin*; Dopamin*-Rezeptor-Agonist mit selektiver Wirkung auf Dopamin-D_2-Rezeptoren u. rel. langer HWZ; **Ind.:** primäres Abstillen, hyperprolaktinäm. Störungen (z. B. Mikroprolaktinom, Amenorrhö, Anovulation), Parkinson-Syndrom; **UAW:** gelegentlich Pleuraerguss od. Fibrose (pulmonal, kardial-valvulär), v. a. bei Langzeitanwendung.
CABG: Abk. für (engl.) *coronary artery bypass grafting*; s. Bypass, aortokoronarer.
Ca-Blocker: s. Calcium-Antagonisten.
Cabot-Ringe (Richard C. C., Arzt, Boston, 1868–1939) *f*: (engl.) *Cabot's bodies*; seltene, bei schweren Anämien auftretende ring- od. schleifenförmige, bei Giemsa-Färbung rotviolette Gebilde in Erythrozyten; vermutl. Reste der Kernmembran.
Cabrera-Kreis: (engl.) *Cabrera's circle*; didakt. Hilfsmittel zur Bestimmung des Lagetyps* des Herzens (Abb. dort) im EKG, das im Vgl. zum Einthoven*-Dreieck alle Ableitungen der Frontalebene berücksichtigt.
CADASIL: Abk. für z(c)erebrale autosomal-dominante Arteriopathie mit subkortikalen Infarkten u. Leukenzephalopathie; autosomal-dominant erbl. Erkr. des mittleren Lebensalters; **Ätiol.:** Mutationen im NOTCH3-Gen, Genlocus 19p13.2-p13.1; **Pathol.:** degen. Veränderungen kleiner Arterien, bes. im Gehirn; **Klin.:** Migräne mit Aura, rezidiv. transitorische ischäm. Attacken, Entw. einer Demenz mit spast. Tetraparese u. Pseudobulbärparalyse, affektive Störungen; **Diagn.:** Haut- od. Muskelbiopsie, MRT, DNA-Diagnostik; **Ther.:** symptomatisch.
Cadaverin (lat. cadaver, cadaveris Leiche) *n*: (engl.) *cadaverine*; 1,5-Diaminopentan; übel riechendes biogenes Amin*, das durch Decarboxylierung von Lysin z. B. bei Eiweißfäulnis* entsteht; eines der sog. Leichengifte (s. Ptomaine).
Cadherine *n pl*: (engl.) *cadherins*; Abk. CDH; Sammelbez. für transmembranöse Glykoproteine der Desmosomen* u. adherens* junction; Ca^{2+}-abhängige Zelladhäsionsmoleküle* für Zell-Zell-Kontakte; **Formen:** u. a. C.-1 (E-C., epithelial), C.-2 (N-C., neuronal), C.-3 (P-C., plazentar), C.-15 (M-C., muskulär); **klin. Bedeutung:** z. B. Pathogenese desPemphigus* vulgaris u. des Pemphigus* foliaceus (Ak gegen Desmoglein 3, ein E-C-Cadherin).
Cadmium (gr. καδμεία Galmei) *n*: (engl.) *cadmium*; syn. Kadmium; chem. Element, Symbol Cd, OZ 48, rel. Atommasse 112,41, Dichte 8,642 g/cm^3; zur Zinkgruppe gehörendes, silberweißes, bei 321 °C schmelzendes, weiches Metall; physiol. Funktionen nicht bekannt, zunehmende Bedeutung als Umweltgift (s. Cadmiumintoxikation, Itai-Itai-Krankheit).
Cadmium|in|toxikation (Intoxikation*) *f*: (engl.) *cadmium poisoning*; Schwermetallvergiftung durch Einatmen von cadmiumhaltigem Aerosol od. Ingestion von Cadmium*; Giftwirkung beruht auf einer Hemmung der SH*-Enzyme (LD 30–50 mg Cd p. o.); tierexperimentell kanzerogen (Kategorie 2 der MAK-Liste; s. Kanzerogene); TRK* 0,03 mg/m^3; nephrotox. bei 10–15 µg/g Kreatinin, Durchschnittsbevölkerung je nach Alter 0,5–1 µg/g Kreatinin; BK Nr. 1104; **Sympt.: 1.** akute C: bei Inhalation ähnl. einer Vergiftung mit nitrosen Gasen* mit Entw. eines Lungenödems, bronchopneum. Prozessen u. gelegentl. Leberschädigung mit Latenzphase von 1–30 Std.; bei peroraler C. nach 0,5–1 Std. Speichelfluss, Übelkeit, Erbrechen, Bauchschmerzen, Schwindel, Krämpfe, Kollaps; **2. chron.** C: Rhinitis (sog. Cadmiumschnupfen), Anosmie u. goldgelbe, ringförmige Verfärbung der Zahnhals (Cadmiumsulfid); später sog. Cadmiumnephropathie (interstitielle Nephritis u. Tubulusnekrose mit Proteinurie), rheumatoide Schmerzen in Becken, LWS u. Gliedmaßen, Ausbildung einer Osteoporose mit transversaler Knochenspaltung (Milkman*-Syndrom), Anämie, Kachexie; **Ther.:** bei akuter C. kurzzeitig DMPS (s. Dimercaptopropansulfonsäure), sonst symptomatisch. Vgl. Itai-Itai-Krankheit.
caducus (lat.): (engl.) *falling off*; hinfällig; z. B. Dens caducus, Weisheitszahn.
Caec-: Wortteil mit der Bedeutung blind; von lat. caecus.
Caecitas (↑) *f*: s. Blindheit.

Caecum (↑) *n*: (engl.) *caecum*; Zäkum, Blinddarm; unterh. der Einmündung des Dünndarms intraperitoneal gelegener, ca. 7 cm langer blinder Anfangsteil des Dickdarms; besitzt wie der übrige Dickdarm Haustren (s. Haustra coli) u. Tänien (s. Taenia coli), jedoch keine Appendices* epiploicae. Vgl. Darm; Bauhin-Klappe.

Caecum altum con|genitum (↑) *n*: (engl.) *congenital high caecum*; angeborener Hochstand des Blinddarms, der in der Duodenalgegend liegen bleibt; entsteht nach unvollständiger Drehung der Nabelschleife u. gehemmtem Eigenwachstum; Einmündung des Ileums von kaudal.

Caecum cupulare (↑) *n*: (engl.) *cupular caecum*; Kuppelblindsack; blindes Ende des Ductus cochlearis in der Spitze der knöchernen Schnecke (Cochlea; s. Innenohr).

Caecum mobile (↑) *n*: (engl.) *mobile caecum*; abnorm langes, bes. bewegliches Caecum*.

Caerulo|plasmin (lat. *caeruleus* dunkelblau; -plasma*) *n*: (engl.) *ceruloplasmin*; Abk. Cp; syn. Ferroxidase I; auch Zäruloplasmin bzw. (nicht korrekt) Coeruloplasmin od. Zöruloplasmin; blaues Glykoprotein (der Alpha-2-Globulinfraktion; s. Plasmaproteine) aus der Gruppe der Akute*-Phase-Proteine, das Kupfer (8 Cu^{2+}/mol) enthält u. einem genet. Polymorphismus* unterliegt; biol. Funktion im Eisenstoffwechsel als Ferrioxidase (Fe^{2+} zu Fe^{3+}); **Referenzbereich:** 220–400 mg/l (22–40 mg/dl) bei Männern, 250–600 mg/l (25–60 mg/dl) bei Frauen; **klin. Bedeutung:** Acaeruloplasminämie; Cp-Typisierung für genet. Untersuchungen; quant. immunchem. Bestimmung bei Verdacht auf Wilson*-Krankheit od. Menkes*-Syndrom.

Cäsaren|hals: (engl.) *bull neck*; Bez. für starkes periglanduläres Ödem bei primärtoxischer Diphtherie*.

Caesium (lat. *caesius* bläulich) *n*: (engl.) *cesium*; chem. Element, Symbol Cs, OZ 55, rel. Atommasse 132,91; Alkalimetall; sehr reaktiv, selbstentzündl., reagiert explosionsartig mit Wasser; **wichtige Radionuklide:** Cs-134 (physik. HWZ 2,06 Jahre), Cs-137 (physik. HWZ 30,1 Jahre); Vork. z. B. als Fallout des Reaktorunfalls von Tschernobyl; biol. HWZ durchschnittl. 70 Tage; **Verw.:** in der Strahlentherapie*, als Prüfstrahler in der Nuklearmedizin.

Café-au-lait-Fleck (franz. *café au lait* Milchkaffee): (engl.) *café-au-lait spot*; epidermaler, melanozytischer Nävus (verstärkte Pigmentierung ohne Melanozytenhyperplasie); milchkaffeefarbene Macula*, mehrere mm bis einige cm groß, scharf umschrieben, z. T. unregelmäßig begrenzt, meist am Rumpf lokalisiert, isoliert u. mit der Geburt vorhanden od. nach der Geburt zunehmend; mehr als 5 C.-a.-l.-F. gelten als diagn. Kriterium bei Neurofibromatose* Typ 1 (s. Abb.), McCune*-Albright-Syndrom, Ataxia* teleangiectatica u. a. erblichen Erkrankung. **Ther.:** Rubinlaser (s. Laser); Rezidive möglich. Vgl. Naevus spilus.

Caffey-Silverman-Syn|drom (John P. C., Päd., Röntg., New York, 1895–1978; William A. S., Röntg., New York, geb. 1917) *n*: (engl.) *Caffey's disease*; syn. Hyperostosis corticalis infantilis; autosomal-dominant erbl., bereits im Säuglingsalter (vor dem 6. Lebensmonat) auftretende Erkr. mit Veränderungen des Skeletts u. Allgemeinsymptomen; **Ätiol.:** Mutation im COL1A1-Gen (codiert für α_1-Polypeptidkette des Kollagen* Typ I), Genlocus 17q21.31-q22; **Klin.:** Fieber, Erhöhung der BSG, Anstieg der alkal. Phosphatase; Weichteilschwellung im Bereich der befallenen Knochenabschnitte durch unregelmäßige, schmerzhafte Periostverdickung, dichte lamellenförmige subperiostale Knochenneubildung od. deutl. Verdickung der Kortikalis im Diaphysenbereich (s. Abb.), v. a. von Mandibula, Clavicula, Rippen, Tibia, Radius u. Ulna; Metaphysen sind nicht betroffen; im Verlauf Unterkieferasymmetrie, Synostosen der Unterarmknochen, Rippen; Spontanheilung nach wenigen Wo.; **DD:** verheilende Fraktur (z. B. bei Osteogenesis* imperfecta), Rachitis*, kongenitale Syphilis*, Osteomyelitis* des Säuglingsalters, Ewing*-Sarkom, Camurati*-Engelmann-Syndrom.

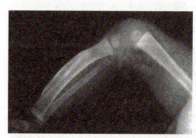

Caffey-Silverman-Syndrom [163]

Cage: (neurochir.) Bez. für Hohlschraube bzw. ring- od. röhrenförmiges alloplast. Implantat* (s. Plastik) aus Metall (meist Titan), Carbonfaser, Polyetheretherketon (Abk. PEEK) od. anderes Material zur intervertebralen Implantation* u. Stabilisierung der Wirbelsäule* (Stellungskorrektur, Verhinderung kyphot. Fehlstellung u. a.); ggf. zusammem mit autogenem Knochen (od. allogenem Material) u. evtl. zusätzl. Stabilisierung durch Osteosynthese mit Platte od. Fixateur; **Ind.:** intervertebrale Ausräumung bzw. (Teil-)Spondylektomie; v. a. bei Op. des zervikalen Bandscheibenvorfalls* (s. Cloward-Operation; Nukleotomie) u. der Spondylolisthesis*.

Caisson-Krankheit (franz. *caisson* Kasten): (engl.) *diver's paralysis*; syn. Aeroembolismus, Dekompressionskrankheit, Druckfallkrankheit, Taucherkrankheit; bei zu raschem Druckabfall (Dekom-

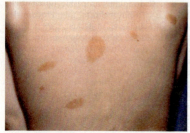

Café-au-lait-Fleck: multiple Café-au-lait-Flecke bei Neurofibromatose

pression) nach Aufenthalt in Überdruck (z. B. als Taucher in großen Tiefen, im Caisson-Senkkasten, Druckkammer) auftretendes Krankheitsbild; der im Blut u. Gewebe physik. gelöste Stickstoff wird in Bläschenform frei (Ebullismus) u. kann Embolien, lokale Gewebeschädigungen u. Nekrosen verursachen; Gefährdung bei >10 kPa über normal; BK Nr. 2201; ärztl. Vorsorgeuntersuchungen nach Druckluftverordnung*; **Sympt.:** Juckreiz (sog. Taucherflöhe), Hautmarmorierung; Zahn-, Muskel-, Gelenk- u. Knochenschmerzen; Herz-, Kreislauf- od. Atembeschwerden mit Pneumothorax, Pneumoperikard, Haut- u. Mediastinalemphysem; Schwindel, epileptische Anfälle, Bewusstlosigkeit, evtl. Euphorie u. a. neuropsychol. Störungen; Querschnittläsion* mit Lähmungen u. Sensibilitätsstörungen; als Spätschäden asept. Knochennekrosen, bes. in Femur u. Humerus; **Ther.:** sofortige Rekompression u. Sauerstoff-Überdrucktherapie in Überdruckkammer*. Vgl. Barotrauma.

Cajal-Kern, inter|stitiẹller (Santiago Ramón y C., Anat., Madrid, 1852–1934): Nucleus* interstitialis im Tegmentum des Mesencephalons.

Calabar-Schwellung: Kalabar*-Beule.

Calc-: auch Kalz-, Kalk-; Wortteil mit der Bedeutung Kalk(stein); von lat. cạlx, cạlcis.

Calcaneo-: Wortteil mit der Bedeutung Ferse, Fersenbein; von lat. calcạneus.

Calcaneus (↑) *m*: (engl.) *calcaneus*; Fersenbein; s. Ossa tarsi.

Cạlcar ạvis (lat. cạlcar Sporn) *n*: (engl.) *calcarine spur*; in das Hinterhorn des Seitenventrikels (s. Hirnventrikel) vorspringender Wulst; erzeugt durch tiefes Eindringen des Sulcus calcarinus.

Calcife|diol (INN) *n*: (engl.) *calcifediol*; Calcidiol; biol. aktiver Metabolit des Colecalciferols; s. Calciferole.

Calci|ferole *n pl*: (engl.) *calciferols*; syn. Vitamin D, antirachitisches Vitamin; fettlösliche steroidähnl. Wirkstoffe zur Regulation des Calcium- u. Phosphathaushalts; die wichtigsten C. sind Ergocalciferol (Vitamin D$_2$) u. Colecalciferol (syn. Cholecalciferol, Vitamin D$_3$), die bei UV-Bestrahlung in der Haut aus Ergosterol (Provitamin D$_2$) od. tierischem 7-Dehydrocholesterol (Provitamin D$_3$) synthetisiert werden; in Leber u. Niere entsteht das biol. aktive Calcitriol*. **Vork.:** in Nahrungsmitteln v. a. tierischer Herkunft (z. B. Fischleberöl u. Fisch, geringe Mengen in Fleisch, Eigelb, Milch u. Milchprodukten) u. in Avocado; **Bedarf:** Kleinkinder <1 Jahr: 10 μg/d; Erwachsene u. Kinder >1 Jahr: 5 μg/d; für gesunde Erwachsene genügt bei ausreichender Sonnenexposition die Eigensynthese. Zufuhr durch Lebensmittel nur unter krit. Bedingungen (Klima, Lebensweise, Pigmentgehalt der Haut) wichtig; vgl. Nährstoffzufuhr, empfohlene (Tab. dort). Für reif geborene Säuglinge wird nach dem 7. Tag die tägl. Gabe von Colecalciferol (evtl. in Komb. mit Fluorid als Kariesprophylaxe) empfohlen. Eine erhöhte Zufuhr von Vitamin D kann bei Frauen das Auftreten der postmenopausalen Osteoporose reduzieren. **Mangelerscheinungen:** schwere Mineralisationsstörungen des Skelettsystems (Rachitis*) mit irreversibler Deformierung der weichen Knochen bei unreifen Frühgeborenen sowie bei länger als 6 Mon. ausschließl. gestillten Kindern, die keine Ca^{2+}-haltige Beikost erhalten u. streng vegetarisch ernährt werden. Bei Erwachsenen kann es inf. ungenügender UV-Exposition od. alimentärer Zufuhr, Malabsorption, Maldigestion, Leberzirrhose od. Niereninsuffizienz zu Osteomalazie* kommen. **Hypervitaminose:** selten bei tägl. Zufuhr von >25 μg mit Appetitlosigkeit, Übelkeit, Polyurie, Entkalkung der Knochen u. erhöhter Ca^{2+}-Konzentration im Plasma; im Extremfall Calciumablagerungen in der Intima von Gefäßen, in Herz, Lungen u. Nierentubuli.

Calci|ficatio (Calc-*; lat. fạcere machen) *f*: Kalzifikation; s. Mikroverkalkungen, Kalkinfiltration, Ossifikation, Kalziphylaxie.

Calcineurin *n*: (engl.) *calcineurine*; Ca^{2+}-Calmodulinaktivierte Protein-Phosphatase; dephosphoryliertes NF-AT (Abk. für engl. nuclear factor of activated T cells, Transkriptionsfaktor von T-Lymphozyten, der Transkription von Genen u. a. für die Interleukinsynthese einleitet. Vgl. Calcineurin-Inhibitoren.

Calcineurin-In|hibitoren (Inhibition*) *m pl*: (engl.) *calcineurine inhibitors*; Abk. CNIs; Immunsuppressiva*; **Wirkung:** immunsuppressiv durch reversible Hemmung der T-Zell-Aktivierung u. a. durch Blockierung der Lymphokinproduktion (z. B. Interleukin-2); CNIs hemmen Dephosphorylierung von NF-AT (Abk. für engl. nuclear factor of activated T cells, Transkriptionsfaktor von T-Lymphozyten) durch Calcineurin*; **Vetreter:** Tacrolimus*, Pimecrolimus*, Ciclosporin* A.

Calcinọsis (Calc-*; -osis*) *f*: (engl.) *calcinosis*; Kalzinose; krankhafte Ablagerung von Calciumsalzen (als Hydroxylapatit*, Calciumphosphat od. Calciumpyrophosphat u. Calciumcarbonat) in Haut u. Körperorganen.

Calcinọsis cụtis (↑; ↑) *f*: lokalisierte od. generalisierte Kalksalzablagerungen als amorphes Hydroxylapatit, seltener als kristallines Calciumphosphat od -pyrophosphat in Haut u. darunter liegendem Gewebe; **Formen:** 1. Calcinosis metastatica: bei Störungen des Calcium-Phosphat-Stoffwechsels (Hyperkalzämie* inf. vermehrten Abbaus von Knochen, bei Hyperparathyroidismus*, D$_3$-Hypervitaminose, Dihydrotachysterol-Dauermedikation, Knochenmetastasen); Ablagerungen auch in Nieren, Magen u. Lunge; 2. Calcinosis metabolica: a) universale Form (syn. Lipokalzinogranulomatose*); b) umschriebene Form (bes. an den Akren) bei peripheren Durchblutungsstörungen (Raynaud*-Syndrom, Akrozyanose*) u. diffusen Erkr. des Bindegewebes; 3. Calcinosis dystrophica.

Calcinọsis dys|trọphica (↑; ↑) *f*: (engl.) *dystrophic calcification*; Kalkablagerung in pathol. verändertem Gewebe ohne nachweisbare Störung des Calciumstoffwechsels; umschriebene Kalzifizierung z. B. in Tumoren (Epithelioma calcificans, Hämangiom, Lipom, Karzinom u. a.), in der Wand von Varizen, in organisierten Thromben (Phlebolithen), selten im Bereich einer chron. Thrombophlebitis (Calcinosis subcutanea postphlebitica), in tuberkulösen Lymphomen, im perichondritisch veränderten Gewebe der Ohrmuschel nach Kälteschaden (Pernio), nach lokalem Trauma; ausgedehnte Veränderungen z. B. bei progressiver syste-

Calcinosis intervertebralis

mischer Sklerose*, CREST*-Syndrom u. Dermatomyositis*. Vgl. Calcinosis cutis.
Calcinosis inter|vertebralis (↑; ↑) *f*: (engl.) *chondritis intervertebralis calcanea*; Kalkablagerungen in den Disci intervertebrales (meist Gallertkern, selten Faserring) inf. degen. od. entzündlicher (bei Kindern) Erkrankungen* des rheumatischen Formenkreises sowie (meist) bei Ochronose*; häufig kombiniert mit Spondylosis* deformans. Vgl. Lipokalzinogranulomatose.
Calcinosis meta|bolica (↑; ↑) *f*: s. Calcinosis cutis.
Calcinosis meta|statica (↑; ↑) *f*: s. Calcinosis cutis.
Calci|potriol (INN) *n*: (engl.) *calcipotriol*; Vitamin-D₃-Derivat (Calciferolanalogon); **Wirkungsmechanismus:** beeinflusst Proliferation u. Differenzierung von Keratinozyten; **Ind.:** top. bei Psoriasis*, auch in Komb. mit UV-B-Bestrahlung; **UAW:** Hautirritationen.
Calci|tonin (INN) *n*: (engl.) *calcitonin*; Abk. CT; syn. Thyreocalcitonin; auch Kalzitonin; in den parafollikulären Zellen (C-Zellen) der Schilddrüse gebildetes Polypeptidhormon (32 Aminosäurereste; M_r 3420); Ausschüttung proportional zur Calciumkonzentration des Blutplasmas; **Wirkung:** schnelle u. kurz dauernde Senkung der Calcium- u. Phosphatkonzentration (antagonist. Wirkung zu Parathormon*); analget. Effekt; während des Wachstums Hemmung v. a. die Osteoklastenaktivität, im Erwachsenenalter Förderung des Ca^{2+}-Einbaus in das Osteoid u. der renalen u. intestinalen Ausscheidung von Calcium-, Phosphat- u. Natriumionen; **klin. Bedeutung:** Überproduktion: bei C*-Zellkarzinom; **Ind.:** Ostitis* deformans Paget, CRPS I (s. Schmerzsyndrome, komplexe regionale), Hyperkalzämiesyndrom (s. Hyperkalzämie), Osteoporose*; **UAW:** Hitzegefühl, gastrointestinale Störungen.
Calci|triol (INN) *n*: (engl.) *calcitriol*; 1α,25-Dihydroxycolecalciferol; Hormon des Calcium- u. Phosphatstoffwechsels mit steroidähnl. Wirkung; eigentl. Wirkstoff des Vitamins D_3 (s. Calciferole); **Biosynthese:** durch Hydroxylierung von Colecalciferol in der Leber (an C-25) u. Niere (an C-1); **Wirkung:** Regulation der Calciumresorption (zus. mit Parathormon* u. Calcitonin*) durch Bildung eines Ca^{2+}-bindenden Proteins in der Darmmukosa; **klin. Bedeutung:** extrarenale Synthese bei granulomatösen Erkr. (Sarkoidose u. a.); **Referenzbereich:** 80–180 pmol/l; **Ind.:** Hypokalzämie (z. B. renale Osteopathie, Hypoparathyroidismus) u. Osteoporose.
Calcium (lat. calx, calcis Kalk) *n*: (engl.) *calcium*; Kalzium; chem. Element, Symbol Ca, OZ 20, rel. Atommasse 40,08, Dichte 1,54 g/cm³; mit Sauerstoff u. Wasser heftig reagierendes, an der Luft unbeständiges, weiches, silberweiß glänzendes, 2-wertiges Erdalkalimetall; **Vork.:** im menschl. Organismus v. a. im Knochengewebe (als Hydroxylapatit*) deponiert. Der Calciumbestand (ca. 1,5 % des Körpergewichts) wird durch das Zusammenwirken von Parathormon*, Calcitriol* u. Calcitonin* normalerweise in engen Grenzen konstant gehalten. Im Serum liegt Ca zu ca. 55 % in ionisierter Form als Ca^{2+} (funktionell wichtig) u. zu ca. 40 % an Plasmaproteine* sowie zu ca. 5 % an org. Säuren gebunden vor; Azidose führt zu Zunahme des ionisierten Ca im Blut, Alkalose zu Abnahme u. zu Tetanie*. **Funktion:** u. a. Blutgerinnung, normale Erregbarkeit von Nerven- u. Muskelgewebe sowie Muskelkontraktion (elektromechan. Koppelung); teilweise antagonistisch zu Ca verhalten sich Kalium-, Magnesium- u. Phosphationen. Therap. Anw. als Calciumsalz in Komb. mit anderen Substanzen bei Osteoporose*; **Bestimmung:** Nachweis z. B. mit Spektralanalyse*; quant. Bestimmung des Gesamtcalciums z. B. mit Atomabsorptionsspektroskopie* (Referenzmethode) u. Flammenemissionsphotometrie*, des ionisierten Ca potentiometrisch mit einer ionenselektiven Elektrode od. photometrisch. Vgl. Nährstoffzufuhr, empfohlene (Tab. dort); vgl. Referenzbereiche (Tab. dort); vgl. Hyperkalzämie; Hypokalzämie; Elektrolythaushalt.
Calcium/Phosphor-Quotient (↑) *m*: (engl.) *calcium/phosphorus ratio*; Verhältnis von Calcium zu Phosphor in der Nahrung (normal 1,5–2 : 1); bei höheren Werten von Phosphor entsteht im Tierexperiment Rachitis* durch Komplexbildung u. Hemmung der Resorption von Ca^{2+}.
Calcium-Ant|agonisten (↑; Antagonismus*) *m pl*: (engl.) *calcium antagonists*; syn. Calciumkanal-Blocker; Substanzen, die den Einstrom von Calcium in die Zellen (u. damit die elektromechan. Koppelung) hemmen; **Einteilung:** therap. Anw. finden selektive C. (Hemmung des spannungsabhängigen Calciumstroms durch den L-Typ-Calciumkanal inf. Bindung an die $α_{1C}$-Untereinheit des Rezeptors); **1.** Dihydropyridintyp (Abk. DHP): Amlodipin, Nifedipin*, Nitrendipin*, Felodipin*, Nisoldipin*, Nimodipin* u. a.; **2.** Nicht-Dihydropyridintyp (Kurzbez. Nicht-DHP): **a)** Phenylalkylamin: Verapamil*, Gallopamil*; **b)** Benzothiazepine: Diltiazem*; **Wirkung:** Vasodilatation, kardial negativ inotrop, chronotrop u. dromotrop (Nicht-DHP); DHP: v. a. vaskuläre Wirkung, Nicht-DHP: v. a. kardiale Wirkung; **Ind.:** allein od. in Komb. mit org. Nitraten u. Beta*-Rezeptoren-Blocker (nur in Komb. mit DHP) zur Proph. u. Ther. von Angina pectoris u. bei art. Hypertonie*, koronarer Herzkrankheit*, zerebralen Vasospasmen (z. B. nach Subarachnoidalblutung); Nicht-DHP zusätzl. bei supraventrikulären tachykarden Herzrhythmusstörungen*; **Kontraind.:** AV-Block, schwere art. Hypertonie, frischer Herzinfarkt; **UAW:** u. a. Flush, Reflextachykardie, Kopfschmerz, Ödeme, gastrointestinale Störungen, Schwindel, starker Blutdruckabfall, Angina pectoris, bradykarde Herzrhythmusstörungen. Vgl. Cinnarizin; Flunarizin.
Calcium|cyanid (↑) *n*: (engl.) *calcium cyanide*; Calciumsalz der Blausäure; Wirkung wie Kaliumcyanid (s. Cyankalium).
Calcium|folinat (INN) *n*: (engl.) *calcium folinate*; 5-Formylderivat der Tetrahydrofolsäure; **Ind.:** Anämie bei Folsäuremangel*; zur Prophylaxe von UAW bei Ther. mit Folsäure*-Antagonisten; zur Verstärkung der Wirkung von Fluorouracil* insbes. i. R. der Ther. von kolorektalen Karzinomen.
Calcium|kanal (↑) *m*: (engl.) *calcium channel*; Kalziumkanal; für Ca^{2+} mehr od. weniger selektiv permeabler Ionenkanal*; **Einteilung:** **1.** spannungsaktivierter C.: in Zellmembran von

Nerven- u. Muskelzellen; sog. L-, N-, P-, Q-, R-, u. T-Typen; **2.** speicheraktivierter (store-operated) C.: in Zellmembran nichterregbarer Zellen; **3.** intrazellulärer C.: IP$_3$- u. Ryanodin*-Rezeptoren in der Membran des endo- od. sarkoplasmatischen Retikulums; **klin. Bedeutung:** Mutationen von C. können zu Erkr. (z. B. periodische hypokaliämische Lähmung*, episodische Ataxie*, maligne Hyperthermie*) führen. Vgl. Calcium-Antagonisten.

Calcium|kanal-Blocker (Calcium*; Canalis*): (engl.) *calcium channel blocker*; Calcium*-Antagonisten.

Calcium|pyro|phosphat-Ablagerungs|krankheit (↑): Chondrokalzinose*-Krankheit.

Calcium-tri|natrium-pentetat (INN) *n*: (engl.) *calcium trisodium pentetate*; Calcium-Natrium-Salz der Pentetsäure (synthet. Polyaminopolycarboxylsäure); Chelatbildner* (Austausch von Calcium) mit Schwermetallen; **Ind.:** als Antidot (Langzeitbehandlung) bei Vergiftungen mit Schwermetall-Radionukliden (Americium, Plutonium, Curium, Californium, Berkelium).

Calcium|wolframat (Calcium*) *n*: (engl.) *calcium tungstate*; Substanz, die nach Anregung durch Röntgenstrahlung* Fluoreszenzlicht aussendet; **Anw.:** früher als Leuchtstoff in Verstärkerfolien; ersetzt durch Elemente aus der Gruppe der Lanthanoide*.

Calco|fluor-white-Färbung: (engl.) *calcofluor white stain*; blau-weiße od. grüne Fluoreszenz im UV-Licht (Sperrfilter 510–530 nm) durch unspezif. Bindung von Fluorochrom an Zellulose u. Chitin; **Anw.:** mikroskop. Darstellung von Pilzelementen (s. Candidose, Abb. 2 dort), Pneumocystis-jiroveci-Zysten, Mikrosporidien u. Zysten freilebender Amöben; Zusatz von Kalilauge klärt Proben wie z. B. Haare, Nägel od. Hautschuppen auf u. lässt im Mikroskop Pilzelemente leichter erkennen.

Calculus (lat.) *m*: (engl.) *calculus*; Steinchen, Konkrement.

Calculus felleus (↑) *m*: Gallenstein*.

Calculus renalis (↑) *m*: Nierenstein; s. Nephrolithiasis.

Calculus salivalis (↑) *m*: Speichelstein; s. Sialolithiasis.

Calculus vesicae (↑) *m*: Blasenstein*.

Caldesmon *n*: (engl.) *caldesmon*; Protein (M$_r$ 87 000) v. a. der glatten Muskulatur, das an Aktin*, Calmodulin*, Tropomyosin* u. Myosin* bindet u. funktionell z. T. dem Troponin* der quergestreiften Muskulatur entspricht

Caldwell-Luc-Operation (George W. C., amerikan. Arzt, 1834–1918; Henri L., Otolaryngologe, Paris, 1855–1925) *f*: (engl.) *Luc's operation*; Radikaloperation der Kieferhöhle; **Anw.:** bei Tumoren der Kieferhöhle (invertiertes Papillom, Karzinome), früher auch bei chron. Sinusitis maxillaris; **Prinzip:** op. Eröffnung des Sinus maxillaris in Lokalanästhesie od. Intubationsnarkose vom Mundvorhof (Fossa canina) aus, Ausräumung der erkrankten Schleimhaut u. Anlage eines Fensters zum unteren Nasengang in der lateralen Nasenwand.

Calendula officinalis *f*: s. Ringelblume.

Calici|viridae (Calc-*; Virus*; Idio-*) *f pl*: (engl.) *Caliciviridae*; kubische RNA-Viren ohne Membranhülle (Ø 30–40 nm, ikosaedrisches Kapsid aus 180 Einheiten eines einzigen Proteins, einzelsträngige RNA mit 20–30 Genen); **Einteilung:** in 2 humanpathogene Genera: Norovirus* u. Sapovirus* (früher auch Hepatitis-E-Virus, jetzt der Fam. Hepeviridae, Genus Hepevirus zugeordnet).

Calici|virus (↑; ↑) *n*: (engl.) *Calicivirus*; frühere Virusgattung der Fam. Caliciviridae*, ersetzt durch die Genera Norovirus* u. Sapovirus*; weltweit beim Menschen verbreitet.

Caliculi gustatorii (dim von Calix*) *m pl*: Geschmacksknospen*.

California-En|zephalitis (Enkephal-*; -itis*) *f*: (engl.) *California encephalitis*; Infektion des ZNS durch Viren der Familie Bunyaviridae*; **Vork.:** Verbreitung in ländl. Gebieten der USA; **Klin.:** meist symptomlos od. milde Enzephalitis bzw. Meningitis.

Californium *n*: (engl.) *californium*; Symbol Cf, OZ 98, rel. Atommasse 251; zur Gruppe der Actinoide* gehörendes künstl., radioaktives Element.

Calix (lat. calix, calicis Becher, Kelch) *m*: (engl.) *calix*; Kelch.

Calix renalis (↑) *m*: Nierenkelch*.

Calleja-Riech|inseln: (engl.) *olfactory islets of Calleja*; Insulae olfactoriae der Pars basalis des Telencephalons*.

Call-Exner-Körperchen (Friedrich von C., Arzt, 1844–1917; Sigmund E., Physiol., Wien, 1846–1926): (engl.) *Call-Exner bodies*; mit PAS-positivem Material gefüllte u. von radiär angeordneten Granulosazellen umgebene Hohlräume, darin häufig abgelöste Granulosazellen; **Vork.:** in der Membrana granulosa reifer Follikel im Ovarium* u. in Granulosa-Thekazelltumoren* (s. Abb.).

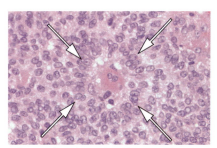

Call-Exner-Körperchen: PAS-positives Material, zwei abgelöste Granulosazellen enthaltend (Granulosazelltumor)

Calliphora (gr. κάλλος Schönheit; -phor*) *f*: Schmeißfliege; s. Fliegen.

Callositas (lat. callus harte Haut) *f*: (engl.) *callosity*; Hautschwiele; umschriebene Hyperkeratose* mit Verdickung des Stratum corneum der Epidermis ohne Beteiligung tiefer Hautschichten; vgl. Clavus.

callosus (lat.): schwielig.

Callotasis (↑) *f*: s. Kallusdistraktion.

Callus (↑) *m*: s. Kallus.

Callus luxurians (↑) *m*: übermäßige Bildung von Kallus* z. B. bei ungenügender Ruhigstellung von Frakturen; **Vork.: 1.** häufig bei Behandlung kindl. Frakturen in Extension (völlig reversibel); **2.** bei entzündl. lokalen Begleiterscheinungen (z. B. Hämatom)

Calmette-Re|aktion (Albert C., Bakteriol., Paris, 1863–1933) *f*: s. Tuberkulinreaktion.
Calmette-Serum (↑; Sero-*) *n*: antitox. Pferdeserum zur Ther. von Schlangenbissen (Vipern, Kobra).
Cal|modulin *n*: calciumbindendes Protein (148 Aminosäuren, M_r 17 000), das die Wirkungen von intrazellulärem Ca^{2+} vermittelt; der Komplex aus C. u. 4 Ca^{2+}-Ionen aktiviert Proteinkinasen, Ionenpumpen, Synthese u. Spaltung von cGMP u. cAMP, z. B. bei Glykogenolyse u. Muskelkontraktion.
Calor (lat.) *m*: (engl.) *calor*; Hitze; vgl. Entzündung.
Calot-Dreieck (Jean-François C., franz. Chir., 1861–1944): (engl.) *Calot's triangle*; Trigonum cystohepaticum; Bauchfellareal an der Leberunterseite.
Calpaine *n pl*: (engl.) *calpains*; zytoplasmat. Ca^{2+}-abhängige Proteasen*.
Calvaria (lat. Schädel) *f*: (engl.) *calvaria*; knöchernes Schädeldach.
Calvé-Krankheit (Jacques C., Orthop., Chir., Frankreich, 1875–1954): (engl.) *Calvé's disease*; syn. Vertebra plana osteonecrotica; asept. Apophyseonekrose eines Wirbelkörpers, die akut od. schleichend, gehäuft bei Jungen auftritt u. häufig mit einer mehr od. weniger starken Kyphosierung der Wirbelsäule in diesem Bereich (Keilwirbel*) ausheilt; **Diagn.:** (röntg.) Grund- u. Deckplatte erhalten, Verbreiterung u. Abplattung (Platyspondylie*) des Wirbelkörpers sowie Verdichtung der Spongiosastruktur; angrenzende Bandscheiben ohne Veränderungen; **DD:** Vertebra* plana inf. eines eosinophilen Granuloms (Kümmell-Verneuil-Krankheit); vgl. Knochennekrosen, aseptische.
Calvé-Legg-Perthes-Krankheit (↑): s. Perthes-Calvé-Legg-Krankheit.
Calvities (lat. Kahlheit) *f*: s. Alopezie.
Camera (lat.) *f*: Kammer.
Camera anterior bulbi oculi (↑) *f*: (engl.) *anterior chamber of eyeball*; vordere Augenkammer* zwischen Cornea*, Iris* u. Linse; vgl. Auge.
Camera bulbi (↑) *f pl*: Augenkammern*.
Camera posterior bulbi oculi (↑) *f*: (engl.) *posterior chamber of eyeball*; hintere Augenkammer* zwischen Iris*, Ziliarkörper*, Linse u. Corpus* vitreum; vgl. Auge.
cAMP: Abk. für Cyclo-Adenosinmonophosphat; second* messenger bei der Signaltransduktion* v. a. hydrophiler Hormone (ACTH, ADH, Adrenalin, Calcitonin, FSH, Glucagon, HCG, Lipotropin, LH, MSH, Noradrenalin, Parathormon, TSH); membranständige Hormon*-Rezeptoren sind gekoppelt an heterotrimere G*-Proteine, welche die Biosynthese mit Adenylatcyclase* (synthetisiert cAMP aus ATP) aktivieren; Abbau durch spezif. Phosphodiesterase zu AMP. Vgl. Adenosinphosphate.
Camper-Faszien (Fasc-*) *f pl*: (engl.) *Camper's fascia*; Fasciae investientes intermediae abdominis; mittlere Abteilungen der die Bauchwand umgebenden Bindegewebeschichten.
Camphora *f*: s. Kampfer.
CAMP-Test *m*: Kurzbez. nach Christie Atkins u. Munch-Petersen (1944); Meth. zur Identifizierung von Streptokokken der Gruppe B (Streptococcus* agalactiae) anhand eines Stoffwechselprodukts, das in Anwesenheit von Betahämolysin zur vollständigen Hämolyse auf Blutagar führt.
Campylo|bacter (gr. καμπύλος gekrümmt; Bakt-*) *n*: (engl.) *Campylobacter*; mit Arcobacter (Gattung ohne klin. Bedeutung) die Fam. der Campylobacteriaceae (vgl. Bakterienklassifikation) bildende Gattung von mono- od. bipolar begeißelten, spiralig gewundenen, mikroaerophilen, gramnegativen Stäbchenbakterien; früher den Vibrionen* zugeordnet; 5 Species, normalerweise bei Tieren vorkommend; einige sind Err. best. Zoonosen*. Infektion des Menschen erfolgt durch tier. Nahrungsmittel u. Trinkwasser, durch Kontakt mit erkrankten Tieren od. direkt von Mensch zu Mensch. 3 C.-Species sind nachweisl. humanpathogen: **C. jejuni** u. **C. coli**, beide als weltweit häufige thermophile Err. (mit Wachstumsoptimum bei 42 °C) von Enterokolitis u. Proktitis, sowie einige klin. weniger relevante Subspecies (Abk. ssp.) von **C. fetus** (Wachstumsoptimum bei 25 °C); C. fetus ssp. jejuni kann Gastroenteritis hervorrufen, C. fetus ssp. fetus ist rel. selten Err. insbes. extraintestinaler Infektion wie Sepsis mit od. ohne Enteritis, auch Meningitis, Thrombophlebitis, sept. Arthritis od. Salpingitis. C. fetus ssp. intestinalis ist als Verursacher u. a. von Aborten beschrieben worden. **Nachw.:** Erregeranzüchtung auf antibiotikahaltigen Selektivnährböden (10 % CO_2); die unkomplizierte C.-Enterokolitis sollte symptomat. behandelt werden. Bei schweren Verläufen u. Kompl. sowie bei extraintestinalen Infektionen Erythromycin, Tetracycline, Aminoglykosid-Antibiotika, ggf. Chloramphenicol.
Campylo|bacter pylori (↑; ↑) *n*: veraltete Bez. für Helicobacter* pylori.
Camurati-Engelmann-Syn|drom (Mario C., Orthop., Bologna, 1896–1948; Guido E., Orthop., Wien, 1876–1934) *n*: (engl.) *Camurati-Engelmann disease*; syn. progressive diaphysäre Dysplasie, Osteopathia hyperostotica multiplex infantilis; autosomal-dominant erbl. Störung der Ossifikation* (bes. im Bereich der Diaphysen) mit Muskelschwäche; **Ätiol.:** Genlocus 19q13.1, Mutationen im TGFB1-Gen (nicht bei C.-E.-S. Typ II); häufig Neumutationen; **Klin.:** bereits in früher Kindheit starke Muskelschwäche u. -schmerzen (sog. Entengang; s. Gangstörungen), zerebellare Ataxie; Exophthalmus, Visusverlust, Taubheit; **Diagn.:** radiol. diaphysäre Osteosklerose u. (auch kraniale) Hyperostose bei normaler Struktur von Meta- u. Epiphysen; Sklerosierung insbes. der Schädelbasis u. HWS; **Ther.:** Kortikoide*; **Progn.:** mit Ausnahme der sehr frühzeitig manifesten Fälle gut.
Canakinumab *n*: (engl.) *canakinumab*; humaner monoklonaler Antikörper* gegen Interleukin*-1β; **Wirkung:** antientzündl. durch Neutralisierung des proinflammator. IL-1β; **Ind.:** Cryopyrin-assoziierte period. Syndrome (Abk. CAPS) ab 4 Lj.; Orphan Drug; **Kontraind.:** schwere aktive Infektionen; **UAW:** Nasopharyngitis, Schwindel, Reaktionen an der Injektionsstelle, selten schwerwiegende Infektionen.
Canales alveolares (lat. canalis Kanal) *m pl*: (engl.) *alveolar canals*; Knochenkanälchen im Oberkiefer für Aa. u. Nn. alveolares superiores zu den hinteren Zähnen.

Canales diploici (↑) *m pl*: (engl.) *diploic canals*; Kanäle in der Diploe des Schädelknochens für die Vv. diploicae.

Canales incisivi (↑) *m pl*: (engl.) *incisive canals*; Kanäle vor dem Gaumenfortsatz des Oberkiefers; vgl. Nervus nasopalatinus.

Canales semi|circulares (↑) *m pl*: (engl.) *semicircular canals*; knöcherne Bogengänge; vgl. Bogengangapparat.

Canales ventriculi (↑) *m pl*: (engl.) *gastric canal*; Magenstraße an der kleinen Kurvatur des Magens.

Canaliculi carotico|tympanici (lat. canaliculus kleiner Kanal) *m pl*: (engl.) *caroticotympanic canaliculi*; kleine Kanäle in der Wand des Karotiskanals; führen Äste der A. carotis int. u. des Plexus caroticus in die Paukenhöhle.

Canaliculi lacrimales (↑) *m pl*: Tränenkanälchen; s. Apparatus lacrimalis.

Canaliculus (↑) *m*: (engl.) *canaliculus*; kleiner Kanal.

Canaliculus chordae tympani (↑) *m*: (engl.) *canaliculus for chorda tympani*; vom Fazialiskanal zur Paukenhöhle führendes Kanälchen für die Chorda tympani.

Canaliculus cochleae (↑) *m*: (engl.) *cochlear canaliculus*; Knochenkanal für den Aqueductus* cochleae zwischen Vestibulum labyrinthi u. Unterfläche der Pars petrosa ossis temporalis.

Canaliculus mastoideus (↑) *m*: (engl.) *mastoid canaliculus*; Kanälchen im Schläfenbein von der Fossa jugularis zum äußeren Gehörgang, für den R. auricularis des N. vagus.

Canaliculus tympanicus (↑) *m*: (engl.) *tympanic canaliculus*; Kanälchen im Schläfenbein von der Fossula petrosa zur Paukenhöhle, für den N. tympanicus u. die A. tympanica inferior.

Canalis (lat. canalis Kanal) *m*: (engl.) *canal*; Kanal.

Canalis adductorius (↑) *m*: s. Adduktorenkanal.

Canalis alimentarius (↑) *m*: (engl.) *digestive tract*; Verdauungskanal.

Canalis analis (↑) *m*: (engl.) *anal canal*; Analkanal; letzter Abschnitt des Darmrohrs, von den Columnae anales bis zum Anus reichend; konstante, nach vorn konvexe Krümmung in der Sagittalebene: Flexura perinealis, um die innersten Fasern des M. levator ani biegend; s. Darm.

Canalis atrio|ventricularis (↑) *f*: s. Septumdefekt, atrioventrikulärer.

Canalis caroticus (↑) *m*: (engl.) *carotid canal*; Karotiskanal; in der Pars petrosa des Schläfenbeins; enthält die A. carotis interna u. den Plexus caroticus.

Canalis carpi (↑) *m*: Karpaltunnel*.

Canalis centralis medullae spinalis (↑) *m*: (engl.) *central canal of spinal cord*; Zentralkanal des Rückenmarks* in der Substantia intermedia centralis; meist verödet.

Canalis cervicis uteri (↑) *m*: Gebärmutterhalskanal; s. Cervix uteri.

Canalis condylaris (↑) *m*: (engl.) *condylar canal*; hinter den Hinterhauptkondylen; enthält die V. emissaria condylaris.

Canalis cranio|pharyngeus (↑) *m*: (engl.) *craniopharyngeal canal*; inkonstanter Kanal im Keilbeinkörper; kann Reste des Hypophysengangs enthalten.

Canalis egestorius (↑) *m*: zusammenfassende Bez. für distales Antrum u. Pylorus.

Canalis femoralis (↑) *m*: (engl.) *femoral canal*; Schenkelkanal; reicht vom Anulus femoralis bis zum Hiatus saphenus; **klin. Bedeutung:** s. Schenkelhernie.

Canalis gastricus (↑) *m*: (engl.) *gastric canal*; Magenstraße an der Innenfläche der Curvatura minor, durch Längsfalten der Schleimhaut gebildet.

Canalis hyalo|ideus (↑) *m*: (engl.) *hyaloid canal*; gewundener Kanal im Glaskörper; Rest der Arteria* hyaloidea.

Canalis infra|orbitalis (↑) *m*: (engl.) *infra-orbital canal*; Kanal im Boden der Augenhöhle; enthält A., V. u. N. infraorbitalis.

Canalis inguinalis (↑) *m*: (engl.) *inguinal canal*; Leistenkanal; 4–5 cm langer Kanal, der die Bauchwand der Leistengegend von der Bauchhöhle zur Schamgegend von lateral oben innen nach medial vorn außen durchsetzt (s. Abb.); enthält Funiculus* spermaticus (Mann) bzw. Ligamentum* teres uteri u. Imlach*-Fettpropf (Frau); **klin. Bedeutung:** s. Leistenhernie.

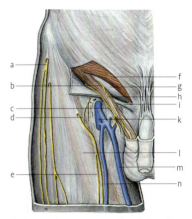

Canalis inguinalis: a: N. cutaneus femoris lateralis; b: R. genitalis des N. genitofemoralis; c: N. ilioinguinalis; d: R. femoralis des N. genitofemoralis; e: R. cutaneus anterior des N. femoralis; f: M. obliquus internus abdominis; g: Fascia transversalis; h: Funiculus spermaticus et M. cremaster; i: Ligamentum inguinale; k: V. femoralis; l: M. sartorius; m: V. saphena magna; n: V. saphena accessoria [159]

Canalis mandibulae (↑) *m*: (engl.) *mandibular canal*; Kanal im Unterkiefer; enthält A., V. u. N. alveolaris inferior.

Canalis musculo|tubarius (↑) *m*: (engl.) *musculotubal canal*; Doppelkanal für Tuba auditiva (Semicanalis tubae auditivae) u. M. tensor tympani (Semicanalis m. tensoris tympani) in der Pars petrosa ossis temporalis; führt von der Paukenhöhle zur Unterfläche des Schläfenbeins vor Canalis caroticus.

Canalis naso|lacrimalis (↑) *m*: syn. Ductus nasolacrimalis; Tränen-Nasen-Gang; s. Tränenwege.

Canalis nervi facialis (↑) *m*: (engl.) *facial canal*; Knochenkanal in der Pars petrosa des Schläfenbeins für den N. facialis, in 3 Abschnitten vom Fundus meatus acustici int. zum Foramen stylomastoideum.

Canalis nervi hypo|glossi (↑) *m*: (engl.) *hypoglossal canal*; Kanal seitl. des Foramen magnum im Hinterhauptbein; enthält den XII. Hirnnerv.

Canalis neur|entericus (↑) *m*: (engl.) *neurenteric canal*; während der Embryonalentwicklung vorübergehend in Chordafortsatz der dreiblättrigen Keimscheibe gelegene Verbindung zwischen Amnionhöhle u. Dottersack; vgl. Chorda dorsalis.

Canalis nutricius (↑) *m*: (engl.) *nutrient canal*; syn. Canalis nutriens; Kanal für die ernährenden Blutgefäße in der Kompakta der langen Röhrenknochen.

Canalis ob|turatorius (↑) *m*: (engl.) *obturator canal*; Kanal lateral oben im Foramen obturatum des Hüftbeins; enthält A., V. u. N. obturatorius; **klin. Bedeutung:** s. Hernia obturatoria.

Canalis opticus (↑) *m*: (engl.) *optic canal*; Kanal im kleinen Keilbeinflügel von der mittleren Schädelgrube in die Orbita; enthält N. opticus u. A. ophthalmica.

Canalis-opticus-Syn|drom (↑; Optico-*) *n*: (engl.) *optic canal syndrome*; akute ein- od. beidseitige, selten reversible Sehstörung bzw. Erblindung inf. Kompression od. Lazeration des Nervus* opticus im Canalis* opticus; **Urs.:** z. B. Verletzung des Gesichtsschädels (Stirn-, Nasen- u. Jochbeinbereich); **Pathol.:** Parenchymnekrose des N. opticus mit Unterbrechung der Leitungsfähigkeit; **Ther.:** evtl. op. Dekompression des N. opticus (Notfall-Operation).

Canalis palatinus major (↑) *m*: (engl.) *greater palatine canal*; Kanal zwischen Gaumenbein u. Oberkiefer; enthält N. palatinus major u. A. palatina descendens.

Canalis pterygoideus (↑) *m*: (engl.) *pterygoid canal*; Kanal in der Basis des Flügelfortsatzes des Keilbeins; enthält N. petrosus major u. N. petrosus profundus.

Canalis pudendalis (↑) *m*: s. Alcock-Kanal.

Canalis radicis dentis (↑) *m*: (engl.) *root canal*; Wurzelkanal des Zahns.

Canalis sacralis (↑) *m*: (engl.) *sacral canal*; Sakralkanal; Fortsatz des Wirbelkanals im Kreuzbein; **klin. Bedeutung:** s. Kaudalanästhesie.

Canalis spiralis cochleae (↑) *m*: (engl.) *spiral canal of cochlea*; Schneckengang im Felsenbein; unterteilt in Scala vestibuli, Scala tympani u. Ductus cochlearis; s. Innenohr.

Canalis ulnaris (↑) *m*: s. Guyon-Loge.

Canalis vertebralis (↑) *m*: (engl.) *vertebral canal*; Wirbelkanal; s. Wirbelsäule (Abb. 2 dort).

Canavan-Krankheit (Myrtelle M. C., amerikan. Neuropathol., 1879–1953): (engl.) *Canavan's syndrome*; syn. spongiforme Leukodystrophie, van-Bogaert-Bertrand-Krankheit; autosomal-rezessiv erbl. Erkr. des ZNS mit diffuser Vakuolisierung u. Atrophie kortikaler Hirnareale u. der subkortikalen weißen Substanz (vgl. Leukodystrophie); **Ätiol.:** Mutation im ASPA-Gen (Genlocus 17pter-p13), codiert für Aspartoacylase; in 85 % der Fälle A-nach-C-Wechsel im Nukleotid 854; Aspartoacylasemangel; **Formen:** Unterteilung je nach Krankheitsbeginn in eine kongenitale, infantile, juvenile u. adulte Form mit Überlebenszeiten von wenigen Tagen (kongenital) bis zu Jahrzehnten (adult); **Klin.:** Makrozephalie, Muskelhypotonie, Saug- u. Trinkstörung, Spastik, Blindheit, motor. Störungen, Hyperreflexie; **Diagn.:** erhöhte N-Acetylaspartat-Konzentration in Plasma (bis zu 20-fach im Vergleich zur Norm) u. Urin (bis zu 80-fach) sowie im ZNS (Messung mit Magnetresonanzspektroskopie).

Cancer-: Wortteil mit der Bedeutung Krebs; von lat. cancer.

Cancer (↑) *m*: Krebs; z. B. Karzinom*.

Candela *f*: SI-Basiseinheit der Lichtstärke*; Einheitenzeichen cd.

Candesartan (INN) *n*: (engl.) *candesartan*; AT$_1$*-Rezeptor-Antagonist; **Ind.:** essentielle Hypertonie*.

Candida (lat. candidus glänzend weiß) *f*: (engl.) *Candida*; Gattungsbegriff für Sprosspilze der Fungi imperfecti, die den Endomycetes nahestehen; Gattung C. umfasst zahlreiche Arten, von denen nur ein Teil med. relevant ist. Wichtigste fakultativ pathogene Art ist Candida* albicans. Weitere C.-Arten als Err. von Candidosen* sind C. tropicalis, C. glabrata, C. krusei, C. parapsilosis u. C. guilliermondii. C. kommt als Kommensale auf der Schleimhaut von Mensch u. Tier vor, daher handelt es sich, mit Ausnahme der Candidose beim Neugeborenen, um endogene Infektionen. Einige C.-Arten bilden auf Reisagar charakterist. Pseudomyzel. Bei C. albicans zeigen sich terminal am Pseudomyzel Chlamydosporen*. Vgl. Fungi.

Candida albicans (↑) *f*: (engl.) *Candida albicans*; grampositive, kapsellose, sprossende Hefe von ovaler bis rundl. Form; teils mit grampositiven Pseudohyphen; fakultativ pathogen für Mensch, Meerschweinchen, Maus, Ratte, Geflügel u. a.; häufigster Err. der Candidose*; in Kultur vermehrt sich C. a. durch Sprossung (Blastosporen, Sprosszellen). **Nachw.:** auf Reisagarplatten (Ausbildung von Pseudomyzel* mit Chlamydosporen*, terminalen, dickwandigen Sporen); in Gewebeschnitten ist neben Sprosszellen u. Pseudomyzel auch echtes Myzel* zu beobachten (s. Abb.).

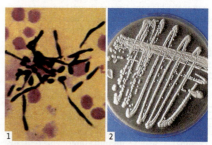

Candida albicans: 1: Mikroskopie von Pseudomyzel u. ovalen Sprossformen; 2: Kultur [165]

Candida-Granulom (↑; Granulum*; -om*) *n*: (engl.) *candida granuloma*; syn. Soorgranulom; meist i. R. von Immundefekten auftretende mukokutane Candidose* mit Hyperkeratose u. Infiltration der Dermis (Lymphozyten, Plasmazellen, Fremdkörperriesenzellen); **Formen:** 1. disseminiert bei Kindern bes. am Kopf, selten an Stamm u. Extremitäten; 2. isoliert bei Erwachsenen bes. an den Lippen; **DD:** Epitheliom, Pyodermien.

Candida-Häm|ag|glutinations|test (↑; Häm-*; Agglutination*) *m*: (engl.) *Candida hemagglutination test*; Nachw. von Candida-albicans-Antikörpern im Serum; **Anw.**: Verlaufsbeobachtung u. Therapiekontrolle von Candidosen* innerer Organe (Pneumonie, Peritonitis, Sepsis).

Candida-Mykose (↑; Myk-*; -osis*) *f*: s. Candidose.

Candidose (↑; ↑) *f*: (engl.) *candidiasis*; auch Candida-Mykose, Soormykose; Sammelbez. für Infektion durch Hefepilze der Gattung Candida* (in über 90 % der Fälle Candida albicans, seltener Candida tropicalis, Candida krusei u. a.); **Path.**: meist endogene Infektion (saprophytäre Besiedlung der Haut u. Schleimhäute, z. B. äußere Genitalien, Mund, Nasen-Rachen-Raum, Magen-Darm-Trakt; vgl. Erreger, opportunistische); begünstigt durch Schwangerschaft, Diabetes mellitus, Immundefekte, schwere Erkr. od. Traumata, Zytostatika- u. langzeitige Antibiotikatherapie, Alkoholkrankheit u. a.; bei C. der Schleimhäute Erwachsener immer an Erkr. mit herabgesetztem Immunsystem (u. a. HIV-Infektion) denken; **Formen: 1.** Infektion der Haut mit Papeln u. Pusteln im Randbereich des Herds (s. Abb. 1), begünstigt durch feuchtes, okklusives Milieu (Candidose* der Körperfalten; auch im Windelbereich; vgl. Windeldermatitis); **2.** gastrointestinale Infektion (s. Candidose der Mundschleimhaut, Abb. dort; s. Soorösophagitis, Abb. dort); **3.** C. der Mundwinkel: s. Angulus infectiosus oris; **4.** urogenitale Infektion, bei der Frau z. B. Vulvovaginitis* candidomycetica, beim Mann z. B. Balanitis*, Urethritis (Sekundärinfektion bei primär durch Bakt., Trichomonaden od. Viren irritierter Schleimhaut; begünstigt durch wiederholten Geschlechtsverkehr mit infizierten Personen od. Fremdkörper, z. B. Katheter; vgl. Urethritis, nichtgonorrhoische); **5.** C. der Nägel (s. Onychomykose), meist sekundär i. R. einer Paronychie*); **6.** Candidabefall innerer Organe mit Einwachsen des Pilzes in das Parenchym; v. a. bei Störung der (zellvermittelten) Immunität* (Immundefekte*); bes. im Bereich der Atemwege (s. Abb. 2), seltener als Candida-Endokarditis, -Meningitis, -Nephritis od. -Endophthalmitis; **Kompl.**: Sepsis* (selten; lebensbedrohlich); **Diagn.**: klin. Befund; Nativpräparat u. kultureller Nachw. (Abstrich, Mittelstrahlurin); bei Nachw. von Hefen od. deren Antigenen in physiol. sterilen Körperflüssigkeiten (Blut od. Liquor) sofortige therap. Maßnahmen erforderl., möglichst auch histol. Untersuchung; vgl. Pilzdiagnostik; **Ther.**:

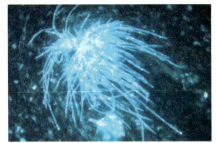

Candidose Abb. 2: Pseudomyzel von Candida albicans aus bronchoalveolärer Lavage, Calcofluor-white-Färbung [146]

bei C. der Haut Nystatin od. Breitspektrum-Antimykotika; bei C. der Schleimhäute Nystatin, Gentianaviolett 0,5 % an der Mundschleimhaut; bei vulvovaginaler C. systemisch Fluconazol od. lokal mit Imidazolderivaten (Clotrimazol, Econazol, Miconazol); bei durch Candida verursachter Systemmykose Amphotericin B (kombiniert mit Flucytosin), Triazole od. Echinocandine (s. Antimykotika).

Candidose der Körper|falten (↑; ↑) *f*: (engl.) *candida intertrigo*; syn. Candida-Intertrigo; Candidose* der Haut, bes. inguinal, perianal, perigenital, axillär u. submammär; begünstigt durch Übergewicht u. feuchtes Milieu mit hoher Umgebungstemperatur; **Sympt.**: Erytheme u. Erosionen, die von einem polyzykl. Saum mit nach innen gerichteter weißl. Schuppenkrause (Ort der Materialentnahme für Pilzkultur) begrenzt werden; in der Umgebung meist solitäre rote Papeln u. Pustulationen. Die C. d. K. kann sich auch auf eine einzelne Rhagade beschränken, z. B. in der Rima ani od. in der Ohrumschlagfalte; generalisierte Hautmykosen durch Candida albicans weisen stets auf eine Immunschwäche hin. **DD**: seborrhoisches Ekzem*. Vgl. Intertrigo.

Candidose der Mund|schleim|haut (↑; ↑) *f*: (engl.) *oral candidiasis, oral thrush*; syn. Stomatomykose; Infektion durch Candida* albicans od. andere Candida-Arten; weißliche, stippchen- bis flächenförmige, abkratzbare Beläge bes. beim Säugling. im Alter bei Gebissträgern od. bei Zahnlosigkeit (s. Abb.); bei verminderter Immunabwehr Ausbreitung auf Pharynx u. Ösophagus (Soorösophagitis*) möglich; **DD**: Leukoplakie*, Lichen* ruber planus.

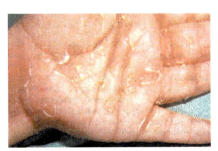

Candidose Abb. 1: oberflächliche C. an der Hand [7]

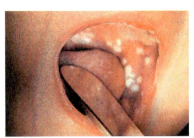

Candidose der Mundschleimhaut [66]

Candidose der Nägel (↑; ↑) f: (engl.) *candida onychia*; durch Candida* albicans verursachte Onychomykose*, meist sekundär i. R. einer Paronychie*.

Candidose, kon|natale (↑; ↑) f: (engl.) *congenital cutaneous candidiasis*; Mykose des Fetus durch Amnioninfektion mit Candida* albicans; **Sympt.**: initial Makulae, miliare Papeln, kleinste Pusteln, Erythrodermie*, typ. süßl. hefeartiger Geruch (i. d. R. kein Mundsoor; vgl. Candidose, neonatale); **DD:** neonatale Erythrodermien.

Candidose, neo|natale (↑; ↑) f: (engl.) *neonatal candidiasis*; Mykose durch Infektion mit Candida* albicans sub partu od. horizontal p. p.; **Sympt.**: erythematöse Plaques, coloretteartig schuppende Satellitenläsionen bes. im Mund- u. Anogenitalbereich; vgl. Windeldermatitis.

Cani̱cola|krankheit (lat. *canicula* Hündchen): s. Kanikolafieber.

cani̱nus (lat. *canis* Hund): (engl.) *canine*; Hunds-; z. B. Dens caninus, Eckzahn (Reißzahn).

Cani̱ties (lat. *canus* grau) f: (engl.) *canities*; Ergrauen der Haare; s. Haarveränderungen.

Cannabino|ide (gr. κάνναβις Hanf; -id*) n pl: (engl.) *canabinoides*; Substanzen aus Indischem Hanf* u. deren synthet. Derivate; ca. 70 verschiedene, terpenoide Benzpyranderivate mit einem gemeinsamen Cannabinol-Grundskelett u. meist 21 C-Atomen; wichtigster Vertreter ist das psychoaktiv wirkende Δ⁹-Tetrahydrocannabinol*. Vgl. Endocannabinoide.

Canna|biose (↑; -osis*) f: (engl.) *hemp fever*; syn. Hanffieber, Hechelfieber; Sonderform der Byssinose*, ausgelöst durch Hanfstaub.

Cannabis sativa (↑) f: s. Hanf, Indischer.

Cannizzaro-Re|aktion (Stanislao C., Chem., Rom, 1826–1910) f: (engl.) *Cannizzaro's reaction*; Reaktion in alkal. Milieu, bei der aus 2 mol Aldehyd 1 mol Alkohol u. 1 mol Carbonsäure entstehen (Disproportionierung*):
2 R—CHO + NaOH → R—CH₂OH + R—COONa.

Cannon-Böhm-Punkt (Walter B. C., Physiol., Boston, 1871–1945; Gottfried B., Röntgenolge, München, 1880–1952): (engl.) *Cannon-Böhm's point*; Grenze zwischen Innervationsgebieten des Nervus* vagus u. des sakralen Teils des Parasympathikus* zwischen mittlerem u. linkem Drittel des Colon transversum; beide Innervationsgebiete überlappen sich.

Cạnthus (gr. κανθός) m: (engl.) *canthus*; Augenwinkel; vgl. Kanthoplastik.

Cantrell-Penta|logie (James R. C., Kinderchirurg, Baltimore,1922–1983; gr. πέντε fünf; -log*) f: (engl.) *pentalogy of Cantrell*; syn. Cantrell-Sequenz, thorako-abdominales Syndrom; X-chromosomal gebundene, dominant vererbte Fehlbildungssyndrome* (Genlocus Xq25-q26.1, Mutationen im TAS-Gen) mit Rektusdiastase (bis Omphalozele*), Sternumspalte, medianem Zwerchfell- u. partiellem Perikarddefekt sowie angeb. Herzfehler, fakultativ zusätzl. Hirnfehlbildung, Gaumenspalte; **Ther.:** chir. Korrektur.

Canyon-Varizen (lat. *varix* Krampfader) f pl: (engl.) *canyon varicose veins*; Bez. für unter dem Hautniveau in der stark sklerosierten Unterhaut liegende Krampfadern; operative Entfernung u. Sklerosierung problematisch; s. Varizen.

CAPD: Abk. für (engl.) *continuous ambulatory peritoneal dialysis*; kontinuierlich ambulante Peritonealdialyse*.

Capdepont-Syn|drom (C. C., Zahnarzt, Paris, 1867–1917) n: (engl.) *Capdepont-Hodge syndrome*; syn. Dentinogenesis imperfecta Typ I, Stainton-Syndrom; hereditäre Zahndysplasie, dem Formenkreis der Ektodermaldysplasie*-Syndrome zugehörig; seltene autosomal-dominant vererbte Erkr. (Genlocus 4q21.3, Mutationen im DSPP-Gen) mit Hypoplasie ektodermaler Zahnanteile (Schmelz) durch verminderte Kalkeinlagerung u. Dysplasie mesodermaler Zahnanteile (Dentin) mit Pulpaobliteration; oft verkürzte Wurzeln mit Hyperzementose; **Sympt.**: transparente Braun- od. Graublaufärbung der Milchzähne u. der bleibenden Zähne (sog. Glaszähne); vorzeitiger Verfall des Gebisses inf. Abnutzung des Kronenanteils beim Kauen; fakultative Begleitsymptome (Knochenbrüchigkeit, Polydaktylie); **Diagn.**: typ. Rö. mit transparentem Dentin* u. Pulpaobliteration.

Capecitabi̱n (INN) n: (engl.) *capecitabine*; Vorläuferwirkstoff von Fluorouracil* zur p. o. Anw.; Zytostatikum (Antimetabolit*, Pyrimidinanalogon); **Ind.:** adjuvante Ther. nach Operation eines kolorektalen Karzinoms* im Stadium III (Dukes C), metastasierendes kolorektales Karzinom; lokal fortgeschrittenes od. metastasiertes Mammakarzinom nach Versagen der zytotox. Chemotherapie; First-line-Therapie des fortgeschrittenen Magenkarzinoms in Komb. mit platinhaltigem Regiment; **Kontraind.:** Überempfindlichkeit gegen C. od. Fluorouracil, schwerwiegende Reaktionen bei Vorbehandlung mit Fluoropyrimidinen, Dihydropyrimidin-Dehydrogenase-Mangel, Schwangerschaft u. Stillzeit; schwere Leukopenie, Neutropenie od. Thrombozytopenie, schwere Beeinträchtigung der Leber- od. Nierenfunktion, gleichzeitige Behandlung mit Sorivudin od. chem. verwandten Substanzen, z. B. Brivudin; **UAW:** u. a. Hand*-Fuß-Syndrom, Diarrhö, Übelkeit, Stomatitis, Erbrechen, Abgeschlagenheit, Asthenie.

Capgras-Syn|drom (Jean M. J. C., Psychiater, Paris, 1873–1950) n: (engl.) *Capgras' syndrome*; syn. Doppelgängersyndrom; wahnhafte Personenverkennung, bei der Pat. eine ihm bekannte Person nicht identifizieren kann, sondern für einen Doppelgänger hält; nahe stehende Personen erscheinen wie durch Schauspieler ersetzt; die Verkennung kann sich auch auf Gegenstände beziehen. **Vork.:** bei paranoidem Syndrom, hirnorganischen Erkr. u. Angststörungen. vgl. Prosopagnosie.

Capillari̱a philippinẹnsis (Capillus*) f: (engl.) *Capillaria philippinensis*; zu den Nematodes* gehörender Dünndarmparasit des Menschen; ♂ 2,3–3,2 mm, ♀ 2,5–4,3 mm lang; **Vork.:** in Südostasien, bes. Philippinen; **Entw.:** Larvenentwicklung in Fischen; **Übertragung:** Infektionswege beim Menschen unklar, wahrscheinlich z. T. durch Verzehr von rohen Fischen; Err. der **Capillariasis philippinensis** mit akutem Durchfall u. Malabsorptionssyndrom, bei schwerem Befall (z. B. bei endogener Autoinfektion) häufig letaler Ausgang; Ther.: Tiabendazol.

capillari̱s (kapillar*): haarförmig, haarfein.

Capillaritis alba (↑; -itis*) *f*: syn. Atrophie blanche; oberflächl. Arteriolitis bzw. Kapillaritis; z. T. kleine, rundl.-ovale, z. T. bis handtellergroße, sehr schmerzhafte, bizarr gestaltete, oft netzförmige, leicht eingesunkene weiße atroph. Herde mit Teleangiektasien bzw. bis zu stecknadelkopfgroßen, randständigen Kapillaren; s. Abb.; **Histol.**: Hyalinisierung von dermalem Bindegewebe u. Gefäßen. **Lok.**: meist Knöchelregion, Fußrücken; bes. Manifestation im Stadium II der chronisch-venösen Insuffizienz*.

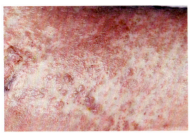

Capillaritis alba [55]

Capillitium (lat.) *n*: behaarte Kopfhaut.
Capillus (lat. Haupthaar, Barthaar) *m*; (engl.) *capillus*; Kopfhaar; pl. Haare.
Capistrum (lat. Halfter) *n*: (engl.) *bandage*; Halfterverband; Kopfbindenverband; **Formen: 1.** C. duplex: senkrechte Wangentouren u. waagerechte Hals- u. Stirntouren; **2.** C. simplex: Ohr u. Wange der einen Seite bleiben frei. Vgl. Verbände.
capitatus (lat. caput, capitis Kopf): mit Kopf versehen.
Capitulum (dim ↑) *n*: (engl.) *capitulum*; Köpfchen; z. B. Capitulum humeri, Humerusköpfchen für Art. humeroradialis.
Caplan-Syn|drom (Anthony C., Arzt, Cardiff, 1907–1976) *n*: Silikoarthritis*.
Capping (engl. Abdeckung, Deckelung): s. mRNA-Reifung.
Capron|säure: (engl.) *caproic acid*; Hexansäure; $C_5H_{11}COOH$; gesättigte Fettsäure* in Butter u. a. Fetten.
Capryl|säure: (engl.) *caprylic acid*; syn. Octansäure; $C_7H_{15}COOH$; spez. riechende, gesättigte Fettsäure* in pflanzl. (Kokusnussöl) u. tier. Fetten (Milchfett); Absonderung auch aus apokrinen Schweißdrüsen; **Anw.**: als Antimykotikum, Insektizid, Antiseptikum.
Caps.: Abk. für Capsula*.
Capsaicin *n*: (engl.) *capsaicin*; Inhaltsstoff aus Paprikafrüchten (Capsicum annuum L.); **Wirkung:** hyperämisierend zur externen Anw. bei Muskelverspannungen im Schulter-Arm- u. Wirbelsäulenbereich; analgetisch bei neuropath. Schmerzen durch Vanilloid-Rezeptor-Stimulation; **UAW:** Hautirritationen.
Capsicum *n*: (engl.) *Capsicum*; Paprika (C. annuum), Cayennepfeffer (C. frutescens); Pflanzen aus der Fam. der Nachtschattengewächse, deren Früchte (Capsici fructus) unterschiedl. große Mengen an Capsaicinoiden (Scharfstoffen) mit initial lokal hyperämisierender, gefolgt von anästhetischer Wirkung enthalten; **Verw.**: äußerl. bei Muskelverspannungen im Schulter-Arm- u. Wirbelsäulenbereich sowie bei Neuropathie, Pruritus u. Zoster-Schmerz; **NW:** selten Überempfindlichkeitsreaktionen (urtikarielles Exanthem).
Capsid (lat. capsa Kapsel; -id*) *n*: s. Kapsid.
Capsula (dim ↑) *f*: **1.** (engl.) *capsule*; Kapsel; (anat.) häufig bindegewebige Umhüllung von Organen od. Organteilen; Gelenkkapsel; **2.** (pharmaz.) feste Arzneizubereitung, deren Wirkstoff zus. mit geeigneten Hilfsstoffen in fester, flüssiger od. halbfester Form in z. B. Gelatinehüllen unterschiedl. Größe, Form u. evtl. Färbung eingeschlossen ist.
Capsula adiposa peri|renalis (↑) *f*: (engl.) *perinephric fat*; Fettkapsel der Niere.
Capsula articularis (↑) *f*: (engl.) *joint capsule*; Gelenkkapsel.
Capsula externa (↑) *f*: (engl.) *external capsule*; Markschicht zwischen Putamen u. Claustrum des Gehirns*.
Capsula extrema (↑) *f*: (engl.) *extreme capsule*; weiße Substanz zwischen Inselrinde u. Claustrum.
Capsula fibrosa glandulae thyroideae (↑) *f*: (engl.) *fibrous capsule of thyroid gland*; zweischichtige bindegewebige innere Hülle der Schilddrüse.
Capsula fibrosa peri|vascularis hepatis (↑) *f*: (engl.) *perivascular fibrous capsule of liver*; bindewebige Kapsel der Leber; setzt sich mit den Blutgefäßen zwischen den Leberläppchen fort.
Capsula fibrosa renis (↑) *f*: (engl.) *fibrous capsule of kidney*; bindegewebige Kapsel der Niere.
Capsula glomeruli (↑) *f*: s. Bowman-Kapsel.
Capsula interna (↑) *f*: (engl.) *internal capsule*; innere Kapsel; Markschicht des Telencephalons* mit somatotop. gegliederten auf- u. absteigenden Projektionsbahnen*, welche die Großhirnrinde mit den subkortikalen Zentren verbinden; **Anat.:** s. Abb.; zwischen Nucleus caudatus, Thalamus sowie Nucleus lentiformis gelegen; besteht aus Crus anterius u. Crus posterius capsulae internae (vorderer u. hinterer Schenkel), verbunden durch das Genu capsulae internae (Knie); **klin. Bedeutung:** häufig Manifestationsort von Schlaganfall* od. intrazerebralen Blutungen* (z. B. bei arterieller Hypertonie), es resultiert eine kontralaterale spast. Hemiplegie, z. B. als Wernicke*-Mann-Prädilektionstyp. Vgl. Capsula externa; Gehirn.
Capsula lentis (↑) *f*: Linsenkapsel.
Capto|pril (INN) *n*: s. ACE-Hemmer.
Capture beat (engl. koppelnder Schlag): s. Kammertachykardie.
Caput (lat.) *n*: (engl.) *head*; Kopf; v. a. Gelenk- od. Muskelkopf; aber auch bei Organen.
Caput galeatum (↑) *n*: (engl.) *caput galeatum*; sog. Glückshaube; Eihautteile, die den kindl. Kopf bei der Geburt wie eine Haube bedecken.
Caput medusae (↑; nach dem Schlangen tragenden Haupt der Medusa, eines weibl. Ungeheuers der griechischen Sage): (engl.) *Medusa's head*; sog. Medusenhaupt; Venenerweiterung mit zentral zusammenlaufenden gestauten, geschlängelten Venen; **Vork.: 1.** als klin. Befund paraumbilikal mit deutl. Venenzeichnung in der Bauchdecke bei Behinderung des Blutabflusses innerh. der Bauchhöhle; v. a. als Umgehungskreislauf von der Pfortader zur V. cava inferior bei portaler Hypertension*; **2.** als radiol. Befund im zerebralen MRT mit

Caput membranaceum

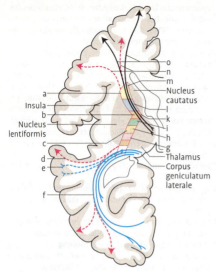

Capsula interna: Horizontalschnitt durch das Gehirn in Höhe der Kerne mit schematisch eingezeichneten Projektionsbahnen; a: Crus anterius capsulae int.; b: Genu capsulae int.; c: Crus posterius capsulae int.; d: Radiatio acustica; e: Fibrae temporopontinae; f: Radiatio optica, Fibrae occipitopontinae; g: Radiatio thalami posterior; h: Tractus corticospinalis (Bein); i: Tractus corticospinalis (Arm); k: Tractus corticonuclearis; l: Tractus frontopontinus (Querschnitt); m: Radiatio thalami anterior (Querschnitt); n: Tractus frontopontinus; o: Radiatio thalami anterior [159]

Kontrastmittel bei venösem Angiom* (erweiterte Sammelvene, in die geschlängelte Venen radiär einmünden).

Caput membranaceum (↑) *n:* (engl.) *membranous caput;* sog. Kautschukschädel; unvollständige Verknöcherung der Schädelknochen mit Kraniotabes* u. weit offenen Fontanellen; **Vork.:** bei Osteogenesis* imperfecta, Dysostosis* cleidocranialis u. Frühgeborenen mit fetaler-postnataler Hypokalzämie*.

Caput ob|stipum (↑) *n:* s. Torticollis.

Caput quadratum (↑) *n:* (engl.) *Caput quadratum;* Frons quadrata; Vorspringen von Stirn u. Scheitelhöcker mit Hinterhauptabflachung; **Vork.:** z. B. bei Rachitis*.

Caput suc|cedaneum (↑) *n:* Kopfgeschwulst; Geburtsgeschwulst*.

Carabelli-Höcker (Georg C., Zahnmed., Wien, 1787–1842): Tuberculum* anomale dentis.

Carate *f:* Pinta*.

Carb-: s. a. Karb-.

Carba|cephem *n:* orales Cephalosporin* der 2. Generation; Weiterentwicklung des Cefaclors* durch Austausch des Schwefels gegen ein Kohlenstoffatom im Cephem-Ringsystem (höhere Stabilität); **Wirkungsspektrum:** Pneumokokken, Haemophilus influenzae, Moraxella catarrhalis, penicillinempfindliche Staphylococcus aureus, beta-hämolysierende Streptokokken der Gruppe A, Streptococcus pyogenes, Proteus mirabilis, E. coli u. Klebsiella pneumoniae; s. Larocarbef.

Carb|achol (INN) *n:* (engl.) *carbachol;* direktes Parasympathomimetikum* mit Wirkung auf Muscarin- u. Nicotin-Rezeptoren (vgl. Acetylcholin); **Anw.:** lokal bei Glaukom*; **UAW:** u. a. Sehstörungen, Ziliarkörperspasmen (dadurch Kopfschmerz).

Carbachol|test *m:* **1.** (engl.) *carbachol test;* (pulmol.) unspezif. bronchialer Provokationstest* zur Ermittlung bronchialer Hyperreaktivität*; **2.** (urol.) dd Verf. bei neurogener Blasenentleerungsstörung*; **Prinzip:** Hyperreaktivität (intravesikaler Druckanstieg ≥ 20 cm H_2O nach Carbachol s. c.) bei Denervierung des Detrusor* vesicae inf. infranukleärer neuromotorischer Läsion (vermutl. Denervierungsüberempfindlichkeit der noch intakten Detrusormuskulatur auf cholinerge Substanzen).

Carbamate *n pl:* (engl.) *carbamates;* Ester der Carbaminsäure (z. B. Physostigmin*, Neostigmin*); **Anw.:** als Insektizide od. als indirekt wirkende Parasympathomimetika*; **Wirkung:** Cholinesterase*-Hemmer ähnl. wie Phosphorsäureester* (ggf. tox. Effekt), im Gegensatz zu diesen aber reversibel; **Sympt.:** s. Phosphorsäureesterintoxikation.

Carb|amazepin (INN) *n:* (engl.) *carbamazepin;* mit den tricyclischen Antidepressiva strukturverwandtes Antiepileptikum* (Carboxamidderivat); **Wirkung:** reduziert u. a. die Fortleitung konvulsiver Entladungen u. hemmt die synapt. Reizübertragung im spinalen Trigeminuskern, indem es spannungsabhängige Na^+-Kanäle blockiert u. dadurch die Ausbreitung exzitator. Impulse (Glutamatfreisetzung) hemmt; **Ind.:** Epilepsie*, Trigeminusneuralgie*, Glossopharyngeusneuralgie, diabet. Neuropathie, nichtepileptische Anfälle, Multiple Sklerose, Phasenprophylaxe bei affektiven Psychosen; **Kontraind.:** AV-Block, schwere Leberfunktionsstörungen, gleichzeitige Gabe von Monoaminoxidase*-Hemmern; **UAW:** initital Kopfschmerz, Schwindel, Sehstörungen, Somnolenz, selten allerg. Reaktionen. Vgl. Eslicarbazepinacetat; Oxcarbazepin.

Carb|amid *n:* s. Harnstoff.

Carb|amoyl|phosphat *n:* (engl.) *carbamoyl phosphate;* Zwischenprodukt der Arginin-, Pyrimidin- u. Harnstoffsynthese; De-novo-Synthese in Leber u. Niere durch Carbamoylphosphatsynthetase aus NH_4HCO_3 unter ATP-Verbrauch mit N-Acetylglutaminsäure als Cofaktor. Vgl. Proteinstoffwechsel, Harnstoffzyklus.

Carb|amoyl|phosphat|syn|thetase *f:* s. Carbamoylphosphat.

Carb|amoyl|phosphat|synthetase-Mangel: (engl.) *carbamoyl phosphate synthetase deficiency;* Kurzbez. CPS-I-Mangel; seltene, autosomal-rezessiv erbl. Stoffwechselstörung im Harnstoffzyklus*; betroffen ist die mitochondriale Carbamoylphosphatsynthetase (CPS-I; Genlocus 2q35). **Diagn.:** Hyperammonämie*, erhöhte Konz. von Glutamin u. Alanin im Serum sowie niedrige Harnstoff- u. Orotsäurekonzentration im Urin; **Ther.:** Vermeidung bzw. Beseitigung der Hyperammonämie, Eiweißreduktion, Substitution von Arginin, Natriumbenzoat u./od. Natriumphenylbutyrat*.

Carb|apen̩em̩e *n pl*: (engl.) *carbapenems*; Betalaktam*-Antibiotika mit sehr breitem Wirkungsspektrum; z. B. Imipenem* od. Meropenem*.

Carbetoci̩n (INN) *n*: (engl.) *carbetocin*; langwirksames synthet. Analogon von Oxytocin* zur einmaligen i. v. Applikation; **Ind.**: Prävention der Atonia* uteri nach Schnittentbindung* unter epiduraler od. spinaler Anästhesie; **Kontraind.**: Anw. während der Schwangerschaft, zur Wehenauslösung, während der Wehen vor der Geburt des Kindes, Nieren- u. Lebererkrankungen, Präeklampsie, Eklampsie, schwere kardiovaskuläre Erkr.; **UAW**: u. a. Übelkeit, abdominale Schmerzen, Wärmegefühl, Kopfschmerzen.

Carbi|dopa (INN) *n*: DOPA-Decarboxylasehemmstoff, der die katalyt. Umsetzung von DOPA* zu Dopamin* in der Peripherie verhindert, so dass die Konz. von DOPA im Blut steigt; **Ind.**: Parkinson*-Syndrom (nicht pharmak. induziert), in Komb. mit Levodopa*; vgl. Benserazid.

Carb|imazol (INN) *n*: (engl.) *carbimazol*; Thyreostatikum* aus der Gruppe der Thioharnstoffderivate.

Ca̩rbo (lat.) *m*: Kohle.

Carbo|an|hydrase *f*: (engl.) *carbonic anhydrase*; Abk. CA; syn. Carbonatanhydrase, Kohlensäureanhydrase; zinkhaltiges Enzym (Lyase*), das Kohlensäure reversibel zu CO_2 u. H_2O spaltet (ist 10^7 mal schneller als ohne Katalysator); bisher sind 14 Isoenzyme bekannt. **Vork.**: u. a. in Erythrozyten (Transport von CO_2), parietalen Zellen* im Magen (Bildung von Salzsäure*), Lunge, Niere, Augen (Sekretion von Protonen); **Funktion**: In den Tubuluszellen der Niere z. B. beschleunigt CA die Bildung von Kohlensäure, die schnell dissoziiert.

$$H_2O + CO_2 \overset{CA}{\rightleftharpoons} H_2CO_3 \rightleftharpoons H^+ + HCO_3^-$$

Das Proton wird im Austausch gegen Na^+ in den Tubulusharn sezerniert u. bildet dort mit HCO_3^- Kohlensäure, die in CO_2 u. H_2O dissoziiert; nach Rückdiffusion von CO_2 in die Tubuluszellen erneute Kohlensäurebildung durch CA, deren Aktivität in den Tubuluszellen der limitierende Schritt der Bicarbonatrückresorption ist; bei Hemmung der CA kommt es zu Bicarbonatdiurese, Natriurese u. hyperchlorämischer Azidose; vgl. Carboanhydrase-Hemmer . Vgl. Bicarbonatpuffer.

Carbo|an|hydrase-Hemmer: (engl.) *carbonic anhydrase inhibitors*; syn. Carboanhydrase-Inhibitoren; aromat. Sulfonamide (z. B. Acetazolamid, Dorzolamid), die über eine Hemmung des Enzyms Carboanhydrase* wirken, z. B. renal den Austausch von H^+- u. Na^+-Ionen (im proximalen Tubulus) hemmen, wodurch es zu einer vermehrten Ausscheidung von Na^+-, K^+-, Bicarbonat-Ionen u. Wasser kommt; der Basenverlust führt zu einer Azidose*, die die diuret. Wirkung der C. nach wenigen Tagen aufhebt. **Ind.**: v. a. bei Glaukom* (Reduzierung des intraokulären Drucks inf. des Hemmeffekts auf die Kammerwasserproduktion); als Diuretika keine therap. Bedeutung; **UAW**: u. a. Hypokaliämie, nicht respirator. Azidose.

Carbo|cistein (INN) *n*: (engl.) *carbocistein*; Mukolytikum (s. Expektoranzien); **Ind.**: bronchopulmonale Erkr.; **Kontraind.**: u. a. Schwangerschaft u. Stillzeit, Magen-Darm-Ulzera; **UAW**: gastrointestinale Störungen, allerg. Reaktionen.

Carbogen: Kurzbez. für (engl.) *carbon dioxide and oxygen*; atemstimulierendes Gemisch aus 95% O_2 u. 5% CO_2; **Anw.**: bei Vergiftungen mit Atemgiften*.

Carbol *n*: s. Phenol.

Carbol|säure: s. Phenol.

Carbo medicinalis (gr. carbo Kohle) *m*: s. Aktivkohle.

Carbonate *n pl*: (engl.) *carbonates*; Salze der Kohlensäure (H_2CO_3); **1.** saure C.: z. B. Natriumbicarbonat ($NaHCO_3$); **2.** neutrale C.: z. B. Natriumcarbonat (Na_2CO_3).

Carboneum *n*: Kohlenstoff*.

Carbon|säuren: (engl.) *carboxylic acids*; org. Verbindungen mit einer od. mehreren Carboxylgruppen, die in wässriger Lösung dissoziieren:
R—COOH ⇌ R—COOH⁻ + H⁺
C. entstehen u. a. durch Oxidation primärer Alkohole*, wobei Aldehyde* als Zwischenprodukt auftreten. Je nach Anzahl der Carboxylgruppen unterscheidet man Mono-, Di-, Tricarbonsäuren usw.; vgl. Fettsäuren.

Carb|onyl|gruppe: s. Ketone.

Carbo|platin (INN): (engl.) *carboplatin*; anorg. Schwermetallkomplex (Platin-haltige Verbindung); Zytostatikum*; **Ind.**: Bronchial-, Zervix- u. Ovarialkarzinom (weniger nephrotox. als Cisplatin* in der Kombinationschemotherapie); **Kontraind.**: schwere Knochenmarkdepression, schwerer Nierenschaden, blutende Tumoren; **UAW**: u. a. Knochenmarkdepression (überwiegend Thrombou. Leukozytopenie), Neuropathie (einschließl. Neuritis nervi optici, Ototoxizität), Nieren- u. Leberfunktionsstörung, gastrointestinale Beschwerden.

Carb|oxy|hämo|globin (Häm-*; Globus*) *n*: s. Hämoglobin, Kohlenmonoxidintoxikation.

Carb|oxylase|defekt, multipler *m*: **1.** (engl.) *multiple carboxylase deficiency*; syn. Holocarboxylasesynthetasedefekt; autosomal-rezessiv erbl. Stoffwechselanomalie (Genlocus 21q22.1) mit verminderter Aktivität von 4 Biotin-sensiblen Carboxylasen (Propionyl-CoA-, 3-Methylcrotonyl-CoA-, Pyruvat-, Acetyl-CoA-Carboxylase); **Sympt.**: episodisch auftretendes, schuppiges Exanthem, nichtrespiratorische Azidose, Leuko- u. Thrombozytopenie, u. U. Ataxie u. Krampfanfälle; **Diagn.**: Erhöhung von Laktat, Pyruvat, Propionat, 3-Hydroxypropionat, 3-Hydroxyisovaleriansäure, 3-Methylcrotonylglycin u. Methylcitrat im Urin; Pränataldiagnostik* (Amniozentese) möglich; **Ther.**: Gabe von Biotin; **2.** Spätform des Biotinidasedefektes*.

Carb|oxylasen *f pl*: (engl.) *carboxylases*; Enzyme (Lyasen od. Ligasen), die meist mit Biotin* als Coenzym die Einführung von COO^- (Carboxylgruppe, s. Carbonsäuren) in org. Verbindungen katalysieren (Carboxylierung), z. B. Pyruvatcarboxylase; die Kontrolle der Blutgerinnung* erfolgt durch Vitamin-K-abhängige Carboxylierung von Glutamylresten der Gerinnungsfaktoren II, VII, IX u. X, die so die für ihre Wirksamkeit erforderl. Ca^{2+}-Ionen binden können. Vgl. Vitamin K.

Carb|oxyl|gruppe: s. Carbonsäuren.

Carboxypeptidasen

Carb|oxy|peptida**sen** *f pl*: (engl.) *carboxypeptidases*; Proteasen*, die von Peptiden die C-terminale Aminosäure abspalten (Exopeptidasen); das Pankreas produziert 2 C. versch. Spezifität (A für aromatische u. B für basische Aminosäuren), die als inaktive Vorstufen (Procarboxypeptidasen) in das Duodenum sezerniert u. dort aktiviert werden. C. finden sich u. a. auch in Niere u. Milz. Vgl. Chymotrypsin, Trypsin.

Carbu**nculus** (lat. kleine Kohle, Geschwür) *m*: Karbunkel*.

Carc‑: s. a. Karz-, Karzino-.

Carcinoma (Karz-*; -om*) *n*: Krebs; s. Karzinom.

Carcino**ma em|bryon**a**le** (↑; ↑) *n*: Teratokarzinom*.

Carcino**ma in s**i**tu** (↑; ↑; lat. in situ in natürlicher Lage, Stellung) *n*: (engl.) *carcinoma in situ*; syn. präinvasives Karzinom, sog. Oberflächenkarzinom; Karzinom*, das die Basalmembran* noch nicht durchbrochen hat; **Histol.:** intraepitheliale Neubildung mit hochgradigen architekturellen, zellulären u. nukleären Atypien, die einem Karzinom entsprechen; C. i. s. ist noch nicht metastasierungsfähig, da es die Basalmembran noch nicht infiltriert hat; gilt als obligates Anfangsstadium eines Karzinoms u. ist vom Mikro- bzw. Frühkarzinom (Basalmembran bereits durchbrochen) histol. abzugrenzen. **Vork.:** überwiegend bei Karzinomen von Zervix (s. Abb.), Harnblase, Schleimhäuten des Kopfes, Speiseröhre, Luftröhre u. Haut; im Verdauungstrakt wird die nichtinvasive Karzinomvorstufe als high-grade intraepitheliale Neoplasie u. im Uterus als komplexe Hyperplasie mit Atypien bezeichnet. Vgl. Dysplasie, epitheliale; Präkanzerose.

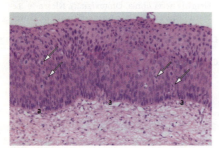

Carcinoma in situ: Befund der Portio; erhebliche Architekturstörung des Plattenepithels, atypische Zellkerne, zahlreiche Mitosen (Pfeile) u. scharfe Begrenzung durch die erhaltene Basalmembran (a)

Cardi**a** (gr. καρδία Herz) *f*: **1.** (engl.) *cardia*; Herz; **2.** (engl.) *cardiac part of stomach*; Magenmund; s. Kardia.

cardiac index (engl. ↑): Abk. CI; Herzindex*.

cardiac output (engl. ↑): output Ausstoß, Ausgabemenge): s. Herzminutenvolumen.

cardi**acus** (↑): (engl.) *cardiac*; zum Herzen od. Magenmund gehörend, Herz-.

cardia**lis** (↑): (engl.) *cardiac*; zum Herzen gehörend, das Herz betreffend.

Cardio‑: s. a. Kardia-, Kardio-.

Cardi**o|v**i**rus** (engl. Kard-*; Virus*) *n*: (engl.) *Cardiovirus*; Genus säurestabiler RNA-Viren der Picornaviridae*; Name leitet sich ab vom Prototypvirus dieses Genus, dem Err. der Enzephalomyokarditis der Maus (EMC-Virus).

Carey-Coombs-Geräusch (Carey F. C., engl. Arzt, 1879–1932): Coombs*-Geräusch.

Carhart-Test (Raymond Thomas C., Audiologe, Illinois, 1912–1975): (engl.) *tone decay test*; Schwellenschwundtest; audiometr. Testverfahren zur Feststellung einer Hörermüdung* durch Erfassung von Veränderungen der Hörschwelle* im zeitl. Verlauf bei Einwirkung eines knapp überschwelligen Dauertons; vgl. Audiometrie.

Ca**ries** (lat.) *f*: Fäulnis; s. Karies.

Ca**ries d**e**ntium** (↑) *f*: Zahnkaries*.

Cari**na** (lat.) *f*: (engl.) *carina*; Kiel.

Cari**na trach**e**ae** (↑) *f*: (engl.) *carina of trachea*; an der Gabelung der Luftröhre nach innen vorspringende Leiste.

Cari**na urethr**a**lis vag**i**nae** (↑) *f*: (engl.) *urethral carina of vagina*; durch die Harnröhre bedingte Erhebung am unteren Ende der Columna rugarum ant. der vorderen Scheidenwand.

Carlens-Tu**bus** (Eric C., Otol., Stockholm, geb. 1908; Tubus*) *m*: s. Doppellumentubus.

Carleton-Flecken (Bukk G. C., amerikan. Arzt, 1856–1914): (engl.) *Carleton's spots*; auf Röntgenaufnahmen als Flecke sichtbare, herdförmige Osteoperiostitis i. R. einer Gonorrhö* als Zeichen einer sept. Absiedlung; vgl. Osteomyelitis.

Carminati**va** (lat. carminare reinigen) *n pl*: Karminativa*.

Car|mustin (INN) *n*: (engl.) *carmustine*; bis-chloronitrosourea (Abk. BCNU); Zytostatikum (Alkylans*, Nitrosoharnstoff); **Ind.:** systemisch: Hirntumoren, multiples Myelom*, meningeale Leukämie, Non*-Hodgkin-Lymphom, Second-line-Therapie maligner Tumoren des Gastrointestinaltrakts; als Implantat: malignes Gliom; **UAW:** verzögert einsetzende Myelosuppression (gewöhnl. 4–6 Wo. nach Behandlungsbeginn), Übelkeit u. Erbrechen, interstitielle Pneumonie u./od. Lungenfibrose.

Carn‑: Wortteil mit der Bedeutung Fleisch; von lat. *caro, carnis*.

Carnett-Test *m*: Verf. zur dd Unterscheidung von Bauchwandschmerzen; **Prinzip:** beim Anwinkeln der Beine od. Anheben des Kopfes nehmen intraabdominale Schmerzen ab (positiver C.-T.); bei Krankheiten der Bauchwand bleiben sie bestehen od. nehmen zu (negativer C.-T.). Vgl. Akutes Abdomen.

ca**rneus** (Carn-*): fleischig.

Carnitin *n*: (engl.) *carnitine*; vitaminähnlicher Wirkstoff (veraltete Bez. Vitamin T) aus der Gruppe der Betaine; wird im tier. u. menschl. Organismus synthetisiert u. dient bei der Betaoxidation* als Carrier aktivierter Acylgruppen; hohe Konz. im Nebenhoden; diagn. Bestimmung i. R. einer Spermauntersuchung*; therap. Anw. zur Substitution (L-Carnitin). Vgl. Fettstoffwechsel.

Carnitin-Acyl|carnitin-Trans|loka**se-Mangel:** (engl.) *carnitine-acylcarnitine translocase deficiency*; autosomal-rezessiv erbl. Störung des in der Mitochondrienmembran gelegenen Transportproteins Carnitin-Acylcarnitin-Translokase (Genlocus 3p21.31 mit mehreren Mutationen); **Sympt.:** schon im Neugeborenenalter muskuläre Hypotonie, Krämpfe, Kardiomyopathie, Bradykardie, Hepatopathie; **Diagn.**: Hypocarnitinämie, Erhöhung von C16 u. C18 (s. Acylcarnitin, Tab. dort; Tandem*-Massenspektrometrie-Screening empfohlen), hypoketotische Hypoglykämie, gelegentl. Hyperammonämie, Dicarbonazidurie; Pränataldiagnostik* (Chorionbiopsie od. Amniozentese) möglich; **Ther.**: fettreduzierte Diät, L-Carnitin.

Carnitin|mangel|krankheiten: (engl.) *carnitine deficiency diseases*; Stoffwechselstörungen mit Carnitinmangel; **Formen:** 1. autosomal-rezessiv erbl.: a) myopathische Form: (schubförmig) progrediente Myopathie* mit Lipidspeicherung in den Typ-I-Muskelfasern; Beginn meist im Kindesalter mit proximaler, durch Belastung verstärkter Muskelschwäche; Konz. von Carnitin* im Serum kann normal sein; b) system. Form: Defekt der renalen Reabsorption u. intestinalen Aufnahme von Carnitin (Carnitin-Transporter-Defekt, Genlocus 5q31.1); Muskelschwäche mit zusätzl. Leberfunktionsstörung u. Enzephalopathie, u. U. Kardiomyopathie; 2. sekundärer Carnitinmangel: z. B. bei versch. angeborenen Stoffwechselstörungen (durch vermehrte Esterbindung), Nierenfunktionsstörungen, Dialyse-Behandlung, ungenügender oraler Zufuhr u. Eisenmangels, sowie Einnahme von Valproinsäure; **Ther.**: L-Carnitin (hochdosiert).

Carnitin-Palmitoyl-Trans|ferase-Mangel: (engl.) *carnitine palmitoyltransferase deficiency*; Kurzbez. CPT-Mangel; autosomal-rezessiv erbl. Stoffwechselstörung; **Formen:** 1. CPT-I-Mangel (Genlocus 11q13): Mangel an hepatischem CPT-I-Isoenzym (syn. Carnitin-Acyltransferase-1); **Sympt.**: Nüchternhypoglykämie mit hypoketotischer Dicarbonazidurie; Carnitinkonzentration im Serum stark erhöht; 2. CPT-II-Mangel (Genloccus 1p32): Erhöhung der Konz. langkettiger Acylcarnitine* in den Muskelzellen; **Sympt.**: schwere Form mit Nüchternhypoglykämie, Kardiomyopathie u. Muskelschwäche im Säuglings- u. Kleinkindesalter; milde Form ohne Hypoglykämie, mit episodischer Rhabdomyolyse, Muskelschmerzen u. Myoglobinurie bei Muskeltraining; starke Erhöhung der Kreatinkinase im Serum; **Diagn.**: Neugeborenen*-Screening mit Tandem*-Massenspektrometrie empfohlen (CPT-I: C16, C18; CPT-II: C16, C18:1; s. Acylcarnitin, Tab. dort); **Ther.**: Diät zur Vermeidung von Hypoglykämien.

Carni|vora (Carn-*; lat. *vorare* verschlingen) *n pl*: Karnivoren*.

Carnosin|ämie (-ämie*) *f*: (engl.) *carnosinemia*; autosomal-rezessiv erbl. Carnosinasemangel (Genlocus 18q21.3) mit Konzentrationserhöhung von Carnosin (Betaalanylhistidin; Dipeptid der Muskulatur) im Blut; **Sympt.**: geistige Retardierung, Myoklonien; vgl. Histidinämie.

Caroli-Krankheit (Jacques C., Gastrol., Paris, 1902–1979) *n*: (engl.) *Caroli's disease*; vermutl. autosomal-rezessiv erbl., seltene, kongenitale, polyzystische Erweiterung der intrahepatischen Gallengänge, mit Disposition zu Cholangitis* u. Leberabszess*; **Urs.**: Entwicklungsstörung in der duktalen Platte (s. Fibrose, kongenitale hepatische); **Formen:** 1. C.-K.: Befall großer segmentaler intrahepat. Gallengänge; selten; 2. Caroli-Syndrom: zusätzlich kongenitale Leberfibrose; häufiger; oft assoziiert mit autosomal-rezessiv erbl. polyzystischer Nierenerkrankung (s. Zystennieren); **Kompl.**: Cholangitis*, Leberabszess*, sekundäre biliäre Zirrhose*, erhöhtes Risiko für Gallengangkarzinom*; Caroli-Syndrom zusätzl. portale Hypertension*; **Diagn.**: Sonographie, MRCP*, MRT, CT; **Ther.**: Ursodesoxycholsäure, endoskop. Steinextraktion (ERCP*), ggf. biliodigestive Anastomose*, Segmentresektion (s. Leberresektion), Lebertransplantation.

Caro luxurians (lat.) *f*: (engl.) *proud flesh*; wucherndes Fleisch, wildes Fleisch; überschießendes Granulationsgewebe*.

Carotene *n pl*: s. Carotinoide.

Carotin|ikterus (Ikterus*) *m*: (engl.) *xanthoderma, carotinemia*; syn. Carotinodermie, Xanthodermie, Aurantiasis cutis; Gelbfärbung der Haut, bes. der Handinnenflächen u. Fußsohlen (nicht der Schleimhäute u. Skleren) bei übermäßigem Genuss carotinhaltiger Nahrungsmittel (z. B. Karotten, Tomaten, Mandarinen) od. durch Einnahme von Provitamin A; **Vork.**: v. a. Säuglinge; nephrot. Syndrom, Hypothyreose u. a. auch ohne erhöhte Zufuhr inf. ungenügenden Abbaus der Carotinoide* u. Ablagerung in der Haut.

Carotinoide *n pl*: (engl.) *carotenoids*; intensiv rot- od. gelbfarbene Isoprenderivate mit 8–9 konjugierten Doppelbindungen; **Einteilung:** 1. sauerstofffreie **Carotine**: fettlösl. Pflanzenfarbstoffe, Provitamine des Vitamin* A (Alpha-, Beta- u. Gammacarotin); das antioxidativ wirkende Betacarotin beseitigt tox. Sauerstoffradikale in Geweben mit niedrigem pO_2; Lycopin in Tomaten; 2. gelbe sauerstoffhaltige **Xanthophylle**: kommen neben Chlorophyll* in grünen Pflanzen vor; vgl. Lutein; C. werden nur von höheren Pflanzen (in den Blättern enthalten schützen sie die Zellen vor Lichtschäden) u. Mikroorganismen synthetisiert. Als Provitamin A werden sie im tierischen u. menschl. Organismus zu Retinol (s. Vitamin A) umgewandelt. Die wichtigsten Provitamin-A-C. sind Alpha-, Beta- u. Gammacarotin. Betacarotin besitzt die höchste Vitamin-A-Wirksamkeit. Einige C. werden Lebensmitteln als Farbstoffe zugesetzt.

Carotis (gr. καρωτίς Hauptschlagader) *f*: (engl.) *carotis*; eigentl. Arteria carotis (communis, interna, externa); s. Karotis.

Carotis-Sinus-cavernosus-An|eurysma (↑; Sinus*; Caverna*; Aneurysma*) *n*: (engl.) *carotid-cavernous aneurysm*; traumat. Aneurysma* der A. carotis int. im Sinus cavernosus; **Klin.**: Kavernosussyndrom*, bes. bei Ruptur (mit konsekutiver Carotis*-Sinus-cavernosus-Fistel).

Carotis-Sinus-cavernosus-Fistel (↑; ↑; ↑; Fistel*) *f*: (engl.) *carotid-cavernous fistula*; arteriovenöse Fistel* zwischen A. carotis interna u. Sinus cavernosus; **Urs.**: meist Trauma (v. a. Schädelbasisfraktur*), seltener spontan (s. B. durch intrakavernöse Aneurysmaruptur; s. Carotis-Sinus-cavernosus-Aneurysma); **Sympt.**: Kavernosussyndrom* mit Augenmuskellähmung*, pulsierendem Exophthalmus*, Chemosis*, Sehstörungen; **Diagn.**: CCT, MRT, Angiographie (s. Abb.); **Ther.**: meist endovaskulär (therapeutische Embolisation*), selten op. (selektiver mikroneurochir. Verschluss der Fistel od. der A. carotis interna; erfordert sorgfältige prä-

Carotissinus-Syndrom

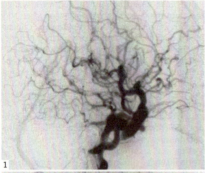

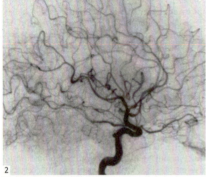

Carotis-Sinus-cavernosus-Fistel: vor (1) u. nach (2) Therapie mit endovaskulärer Embolisation (Angiographie) [42]

operative Testung der Kollateralisation über den Circulus Willisi u. intraoperatives Monitoring bzw. endovaskulären zunächst reversiblen Verschluss beim wachen Pat.).

Carotis|sinus-Syn|drom (↑; ↑) *n*: s. Karotissinus-Syndrom.

Carpenter-Ef|fekt (William C., Physiol., London, 1813–1885) *m*: (engl.) *Carpenter's effect*; syn. ideomotorisches Gesetz; (psychol.) unwillkürl., ansatzod. teilweise ausgeführte Bewegung inf. von Wahrnehmung od. Vorstellung dieser Bewegung; vgl. Psychomotorik.

Carpenter-Syn|drom (George C., britischer Pädiater, 1859–1910) *n*: (engl.) *Carpenter's syndrome*; syn. Akrozephalopolysyndaktylie Typ II; autosomal-rezessive erbl. Syndrom aus Akrobrachyzephalie mit Fontanellenbuckel (bis hin zum Kleeblattschädel*), Brachysyndaktylie der Hände, Polysyndaktylie der Füße, Gesichtsdysmorphie.

Carpus (Karp-*) *m*: Handwurzel; s. Ossa carpi.

Carrier (engl.) *m*: **1.** Träger, Transporter; (physiol.-biochem.) Transportprotein; **a)** integrales Membranprotein, das unter reversibler Konformationsänderung des Moleküls den Transport* von gelösten Stoffen (Solute) durch die Membran vermittelt; viele C. transportieren 2 od. 3 verschiedene Solute in gleicher (Symporter) od. entgegengesetzter Richtung (Antiporter), einfache C. transportieren nur ein Solut (Uniporter). Eine Sonderform der C. sind ATPasen*; sie werden nicht durch Kräfte der Diffusion*, sondern durch ATP-Verbrauch

angetrieben u. vermitteln primär aktiven Transport. Alle anderen C. vermitteln passiven od. sekundären aktiven Transport. **b)** Transportprotein, das durch reversible Bindung den Transport, z. B. von Acyl-CoA aus dem Cytosol in das Mitochondrium (Betaoxidation) durch Carnitin als C. bewirkt; **2.** (mikrobiol.) Krankheitsüberträger; **3.** (immun.) hochmolekulare Substanz (häufig ein Protein), die zus. mit einem Hapten* zum Antigen wird.

Carrión-Krankheit (Daniel A. C., cand. med., Lima, 1850–1885): s. Bartonellosen.

Car|teolol (INN) *n*: nichtselektiver Beta*-Rezeptoren-Blocker.

Cartilagines laryngis (lat. cartilago Knorpel) *fpl*: (engl.) *laryngeal cartilages*; Kehlkopfknorpel.

Cartilagines nasi (↑) *fpl*: (engl.) *nasal cartilages*; Nasenknorpel.

Cartilagines tracheales (↑) *fpl*: (engl.) *tracheal cartilages*; Knorpelspangen der Luftröhre.

cartilagineus (↑): (engl.) *cartilaginous*; knorpelig.

Cartilago (↑) *f*: (engl.) *cartilage*; s. Knorpel.

Cartilago articularis (↑) *f*: (engl.) *articular cartilage*; Gelenkknorpel.

Cartilago arytenoidea (↑) *f*: (engl.) *arytenoid cartilage*; Gießbecken- od. Stellknorpel des Larynx* (paarig); gelenkig mit der Ringknorpelplatte verbunden; regulieren bei Drehung die Stellung u. Spannung der Stimmbänder.

Cartilago auriculae (↑) *f*: (engl.) *auricular cartilage*; Ohrknorpel.

Cartilago corniculata (↑) *f*: (engl.) *corniculate cartilage*; Santorini-Knorpel des Kehlkopfs, elast. Knorpel auf der Stellknorpelspitze (paarig); bilden die Tubercula in den Plicae aryepiglotticae.

Cartilago costalis (↑) *f*: (engl.) *costal cartilage*; Rippenknorpel.

Cartilago cricoidea (↑) *f*: (engl.) *cricoid cartilage*; Ringknorpel des Kehlkopfs.

Cartilago cunei|formis (↑) *f*: (engl.) *cuneiform cartilage*; Wrisberg-Knorpel des Kehlkopfs (paarig); bilden die Tubercula cuneiformia in der Plica aryepiglottica.

Cartilago epi|glottica (↑) *f*: (engl.) *epiglottic cartilage*; elast. Kehldeckelknorpel.

Cartilago epi|physialis (↑) *f*: (engl.) *epiphysial cartilage*; Epiphysenfugenknorpel.

Cartilago meatus acustici (↑) *f*: (engl.) *cartilage of acoustic meatus*; Gehörgangknorpel.

Cartilago thyroidea (↑) *f*: (engl.) *thyroid cartilage*; Schildknorpel des Kehlkopfs; z. B. Incisura thyroidea superior, verschlossen durch die Membrana thyrohyoidea; s. Larynx.

Cartilago triticea (↑) *f*: (engl.) *triticeal cartilage*; Weizenknorpel; elast. Knorpelstückchen im Lig. thyrohyoideum, paarig.

Cartilago tubae auditivae (↑) *f*: (engl.) *cartilage of tube*; der im Querschnitt hakenförmige, teiles elastische, teils hyaline Knorpel der Ohrtrompete.

Cartwright-Blut|gruppen: (engl.) *Cartwright's blood groups*; Symbol Yt; seit 1956 bekanntes Blutgruppensystem mit autosomal-kodominanter (3 Phänotypen) Vererbung der Allele Yt[a] (Häufigkeit bei Weißen u. bei Schwarzen in den USA fast 100 %) u. Yt[b]; vgl. Blutgruppen.

Caruncula (lat. kleines Stück Fleisch) *f pl*: (engl.) *caruncle*; sog. Fleischwärzchen; Knötchen aus lockerem Bindegewebe mit gewundenem u. erweitertem Gefäß.

Carunculae hymenales (↑) *f pl*: (engl.) *hymenal caruncles*; Reste des zerstörten Hymens; im Allg. nach Geburten.

Caruncula lacrimalis (↑) *f*: (engl.) *lacrimal caruncle*; Tränenkarunkel; Schleimhauthöcker im medialen Augenwinkel.

Caruncula sub|lingualis (↑) *f*: (engl.) *sublingual caruncle*; Schleimhauthöcker neben dem Frenulum linguae, auf dem die Ausführungsgänge der Glandula sublingualis u. der Glandula submandibularis münden.

Carvedilol *n*: (engl.) *carvedilol*; Sympatholytikum*; nichtselektiver Beta*-Rezeptoren-Blocker (ohne ISA) u. alpha-1-selektiver Alpha*-Rezeptoren-Blocker; **Ind.**: Herzinsuffizienz*, koronare Herzkrankheit*, art. Hypertonie*.

Carvi fructus (lat.) *m*: s. Kümmel.

Caryo|phylli aether|oleum *n*: s. Nelkenöl.

CAS: Abk. für (engl.) *computer aided surgery*; Computer-assistierte Chirurgie; Sammelbez. für Verf. zur rechnergestützten Operationsplanung u. -durchführung (v. a. in der Orthopädie, HNO, Neuro- u. Unfallchirurgie); **Ziele**: Minimierung operationstechn. Fehler sowie verbesserte Genauigkeit durch Annäherung des Operationsergebnisses an die rechnergestützte präoperative Planung bei Eingriffen an Knochen u. Gelenken i. S. der Qualitätssicherung (z. B. größtmögl. Schonung von gesundem Gewebe bei neurochir. Eingriffen); **Einteilung**: 1. Navigationschirurgie: Operateur wird von Navigationssystem unterstützt, mit dessen Hilfe können Eingriffe, z. B. die Implantation von Endoprothesen*, Osteosynthesen*, Osteotomien*, Eingriffe an Nasennebenhöhlen u. Schädelbasis, Leberresektionen* od. Verfahren der Herz- bzw. Neurochirurgie (s. Neuronavigation) präziser durchgeführt werden. 2. (Semi-)Autonome **Roboterchirurgie**: computergestütztes Führen chir. Instrumente (Teile der Op. werden vom Roboter unter Beobachtung eines Operateurs übernommen); Anw. z. B. in der Herzchirurgie, Orthopädie, Traumatologie (z. B. Implantation einer Totalendoprothese der Hüfte, adjuvant bei Kreuzbandplastik) u. Neurochirurgie (stereotakt. zerebrale Probebiopsie bzw. Elektrodenimplantation); vollautonome Roboterchirurgie hat sich im Vergleich zur Navigationschirurgie bisher nicht im erwarteten Maß durchgesetzt (z. B. wegen fehlender taktiler Rückkopplung sowie Gefahr durch destruktive Computerfehlfunktion, sog. run away; bei Hüft-TEP-Implantation aufgrund der hohen Zugangsmorbidität verlassen). Einsatz von CAS-Technologien erfordert i. d. R. einen Mehraufwand für präoperative Planung u. Simulation. Für geeignete u. häufig anfallende Ind. können in einer begleitenden dreidimensionalen Visualisierung von präoperativen Befunden (CT, MRT u. a.) Operationsabläufe im Vorfeld simuliert u. geplant werden. Vgl. Telechirurgie.

CASA: Abk. für Computer-assistierte Spermienanalyse*.

Casal-Hals|band (Gaspar C., Arzt, Madrid, 1679–1759): Casal-Kragen; s. Pellagra.

Casein (lat. caseus Käse) *n*: (engl.) *casein(ogen)*; auch Kasein; phosphorhaltiges Milchprotein (25 g/l Milch); elektrophoret. in α-, β-, γ- u. δ-Casein trennbar (vgl. Elektrophorese); Gewinnung mit Säurefällung od. Labferment*.

Case Management (engl. klin. Fallmanagement): Abk. CM; Fallmanagement; kooperativer Prozess, in dem die Versorgung eines Pat. mit komplexer u. kostenintensiver Erkr. auf Grundlage eines method. Konzepts auf personaler Handlungsebene od. eines Organisationskonzepts in administrativer Funktion geplant, koordiniert, überwacht u. evaluiert wird, mit dem Ziel, Qualität u. Kontinuität einer Behandlung (optimale zeitliche Verzahnung aller Gesundheitsleistungen) bei gleichzeitiger Kontrolle der damit verbundenen finanziellen Aufwendungen zu optimieren; vgl. Disease Management.

Case Manager (engl. Fallbetreuer): Berufsbild für z. B. Ärzte, Pfleger od. Sozialarbeiter, die aufgrund einer Weiterbildung hauptberuflich od. i. R. ihrer originären Tätigkeit (meist im Auftrag eines Kostenträgers od. Leistungserbringers) individuelle Versorgungsmaßnahmen an den Bedürfnissen des Pat. orientiert über Fachdisziplinen od. Institutionen hinweg durch direkte od. indirekte Intervention koordinieren (s. Case Management); **Aufgabe**: Versorgung des Patienten (Caring); Patientenaufklärung u. -anleitung (Teaching); Vermittlung von Gesundheitsdienstleistungen (Brokering); Organisation u. Sicherstellung einer durchgängigen Versorgung z. B. i. R. von Clinical* Pathways; Förderung der Selbstmanagementfähigkeiten (Empowerment); Integration u. Förderung sozialer Unterstützung (Networking).

CAS-Nummer: Kurzbez. für Chemical Abstracts Service-Nummer; (engl.) *CAS-number*; Abk. CAS-Nr.; System von international verbindl. numer. Kennzeichnungen für chem. Reinstoffe.

Caspasen *f pl*: Kurzbez. für (engl.) *cysteinyl-aspartate-cleaving proteases*; bisher 14 bekannte Proteasen*, die eine zur Apoptose* führende Signalkaskade triggern; extrazelluläre Signale leiten die Aktivierung eines membranständigen zellulären Rezeptors ein; Hemmung der C. unterbricht die Apoptose, z. B. durch. Viren.

Casper-Regel (Johann L. C., Gerichtsmed., Berlin, 1796–1864): (engl.) *Casper's rule*; (forens.) Regel zur Abschätzung des Todeszeit bzw. Leichenliegezeit: vergleichbare Fäulniserscheinungen treten an der Luft nach 1, im Wasser nach 2, im Erdgrab nach 8 Wochen auf. Vgl. Leichenerscheinungen.

Caspo|fungin (INN) *n*: (engl.) *caspofungin*; Antimykotikum* zur parenteralen Anw.; **Ind.**: Candidose*, invasive Aspergillose*, wenn eine Behandlung mit Amphotericin* B u./od. Itraconazol* nicht anspricht; **UAW**: Fieber, Übelkeit, Phlebitis, Flush.

Casserio-Band: (engl.) *Casserio's ligament*; Ligamentum mallei anterius; s. Ligamentum mallei anterius, laterale, superius.

Casserio-Muskel (Musculus*) *m*: s. Musculus brachialis.

Casserio-Nerv (Nervus*) *m*: Nervus* musculocutaneus.

Cassia angusti|folia *f*: s. Sennesblätter.
Cassirer-Syn|drom (Richard C., Neurol., Berlin, 1868–1925) *n*: (engl.) *Cassirer's syndrome*; syn. Acroasphyxia chronica hypertrophica; Akrozyanose* mit vasomotorisch-trophischer Störung der Haut u. Sensibilitätsstörungen inf. Dysregulation des vegetativen Nervensystems.
CAST: Abk. für (engl.) *cellular antigen stimulation test*; zellulärer Antigen-Stimulationstest; zelluläre In-vitro-Diagnostik zum Nachw. einer IgE-vermittelten Sensibilisierung vom Soforttyp (Typ I, s. Allergie), evtl. auch von Pseudoallergie*; **Meth.:** nach Vorinkubation mit IL-3 Stimulation von Leukozytensuspensionen mit versch. Konzentrationen des Antigens; im Überstand Messung der Neuproduktion von Sulfidoleukotrienen (LTC4, LTD4, LTE4) im ELISA* im Vergleich zu Standards; **Anw.:** bei Arzneimittelallergie*, Nahrungsmittelallergie* bzw. -überempfindlichkeit, Hymenopterengiftallergie*.
Cast: s. Kunststoffverband.
Castañeda-Färbung (M. Ruiz C., Virol., Mexiko): (engl.) *Castañeda's staining*; Spezialfärbung zur Darstellung von Rickettsien u. Chlamydien; Err. blau, Zellkerne u. -plasma rot.
Castellani-Agglutinin|absättigung (Sir Aldo C., Bakteriol., Tropenarzt, Rom, 1879–1971; Agglutination*): **1.** (engl.) *Castellani's test*; Verf. zur Prüfung der Antigengemeinschaft eines fragl. Bakterienstamms mit bekannten Bakterienstämmen anhand spezif. Immunseren (Gruber-Reaktion); **2.** Verf. zur Prüfung eines Patientenserums auf das Vorhandensein von Mitagglutininen od. Heteroagglutininen anhand bekannter Bakterienstämme (Widal*-Reaktion); **3.** Verf. zur Herstellung spezif. Immunseren, sog. Faktorenseren*; vgl. Kauffmann-White-Schema.
Castellani-Lösung (↑): (engl.) *Castellani's paint*; ethanol. Fuchsinlösung mit Phenolum liquefactum u. Resorcin zur Ther. ekzematöser u. mikrobieller Hauterkrankungen; mäßig antisept. wirksam.
Castillo-Syn|drom (Enrique B. del C., Endokrin., Mendoza, 1897–1969) *n*: **1.** (engl.) *Castillo's syndrome*; s. Sertoli-cell-only-Syndrom; **2.** syn. Argonz-Ahumada-Castillo-Syndrom; s. Galaktorrhö-Amenorrhö-Syndrom.
Castle-Faktor (William B. C., Int., Boston, 1897–1990) *m*: Intrinsic*-Faktor.
Castleman-Krankheit (Benjamin C., Pathol., Massachusetts, 1906–1982) *m*: (engl.) *Castleman's disease*; Castleman-Tumor; pathol. Hypertrophie der Lymphknoten mit angiofollikulärer Lymphknotenhyperplasie; **Urs.:** unbekannt; assoziiert mit Infektion durch Herpesvirideae* HHV-8 (Vork. der C.-K. bei HIV-Infektion i. R. des durch HHV verursachten Kaposi-Syndroms; bei HIV-positiven Patienten mit C.-K. HHV-8 Nachw. bei ca. 60%, bei HIV-negativen nur in 20–40% der Fälle); **Einteilung:** nach Ausbreitung in lokalisierte (1 Lymphknoten befallen) u. multizentrische (mehrere Lymphknoten befallen) Form; **Klin.:** Mattigkeit, Fieber, Gewichtsverlust sowie Thorax- od. Bauchschmerzen; **Kompl.:** Übergang in malignes Non*-Hodgkin-Lymphom mögl.; **Ther.:** bei lokalisierter Form vollständige chir. Entfernung (kurativ); bei generalisierter Form variabler Erfolg bei antiviraler Ther. (Ganciclovir) od. Immunmodulatoren (Rituximab); ggf. Ther. der HIV-Erkrankung.
Cat: s. Kat.
Cataracta (Katarakt*) *f*: s. Katarakt.
Cataracta brunescens (↑) *f*: (engl.) *brunescent cataract*; auch Cataracta nigra, sog. schwarzer Star; v. a. beim Altersstar vorkommender bräunlich schwärzlicher Kernstar; vgl. Katarakt.
Cataracta myo|tonica (↑) *f*: (engl.) *myotonic cataract*; Katarakt* bei myotonischer Dystrophie*.
Cataracta senilis (↑) *f*: s. Katarakt.
CATCH 22: Abk. für (engl.) *cardiac abnormality/abnormal facies, T cell deficit due to thymic hypoplasia, cleft palate, hypocalcemia due to hypoparathyroidism*; DiGeorge*-Syndrom.
C-13-Atem|test *m*: Kohlenstoff*-13-Exhalationstest.
Catgut (engl. Darmsaite): chirurgisches Nahtmaterial* aus Darmsaiten (Kollagenfasern) von Säugetieren, das während der Wundheilung* resorbiert wird; die Verwendung von Catgut wird nicht mehr empfohlen, der Einsatz von bovinem Material ist wegen der Gefahr von BSE-Risikomaterial obsolet; heute Einsatz synthet. resorbierbarer Materialien.
Cathin *n*: Norpseudoephedrin*.
C-Atom, alpha|ständiges *n*: (engl.) *alpha-constant carbon atom*; das der charakterist. Gruppe einer aliphatischen Verbindung benachbarte erste (β: zweite, γ: dritte usw.), charakterist. C-Atom; dadurch werden die Stellungen von durch H-Substitution eingeführten neuen Atomen od. Gruppen charakterisiert; z. B. $CH_3-CH_2-CH_2-COOH$ (Buttersäure); $BrCH_2-CH_2-CHNH_2-COOH$ (α-Amino-γ-brombuttersäure).
cat scratch disease (engl.): Katzenkratzkrankheit*.
Catumaxomab (INN) *n*: (engl.) *catumaxomab*; bispezifischer, trifunktionaler Antikörper zur intraperitonealen Infusion; **Wirk:** gleichzeitige Bindung an **1.** EpCAM auf Karzinomzellen (mit überexprimiertem Transmembranprotein Epithelial Cell Adhesion Molecule); **2.** CD3 auf T-Zellen; **3.** Fc-Region von akzessorischen Immuneffektorzellen wie Makrophagen, Monozyten, dendritischen Zellen u. natürlichen Killerzellen; simultane Bindung bewirkt gegenseitige Stimulierung u. Aktivierung von T-Zellen u. akzessorischen Zellen; dadurch verstärkte Immunantwort gegen die Krebszellen; **Ind.:** maligne Aszites* (intraperitoneale Ther.) bei Pat. mit EpCAM-positiven Karzinomen, wenn keine Standardtherapie verfügbar ist; **Kontraind.:** Überempfindlichkeit gegen den Wirkstoff od. einen der sonstigen Bestandteile od. gegen murine Proteine; **UAW:** häufig Fieber, Übelkeit, Erbrechen u. Schüttelfrost (in Zus. mit Wirkungsprinzip des Antikörpers; Zytokinfreisetzungssyndrom), meist von geringem bis mittlerem Schweregrad.
Cauda (lat.) *f*: (engl.) *cauda*; Schwanz.
Cauda equina (↑) *f*: (engl.) *cauda equina*; Nervenfaserbündel, das die Vorder- u. Hinterwurzeln der Rückenmarkssegmente ab L 3 enthält; verläuft vom Ende des Rückenmarks* etwa in Höhe des 2. Lendenwirbels nach kaudal sich verjüngend durch den untersten Teil des Wirbelkanals; **klin.**

Bedeutung: Schädigung der C. e. führt zum Kaudasyndrom*.
Cauda|syn|drom (↑) *n*: s. Kaudasyndrom.
caudatus (↑): (engl.) *caudate*; geschwänzt.
Causa (lat.) *f*: Ursache.
Cava|filter (Cavum*) *m*: (engl.) *inferior vena cava filter*; in die Vena cava inferior einsetzbarer Filter zur zeitlich begrenzten Prävention einer Lungenembolie*.
Cava-inferior-Syn|drom (↑) *n*: Kurzbez. für Vena*-cava-inferior-Syndrom.
Cava|katheter (↑; Katheter*) *m*: s. Venenkatheter, zentraler.
Cava-superior-Syn|drom (↑) *n*: Kurzbez. für Vena*-cava-superior-Syndrom.
cave (lat.): Vermeide! Hüte dich vor...! Vorsicht! Beachte.
Cavea thoracis (Cavum*) *f*: (engl.) *thoracic cage*; Brustkorb; Teile: Vertebrae thoracicae (T–T XII), Costae (I–XII), Sternum; formgebend für Cavitas thoracis (Brusthöhle), Apertura* thoracis superior et inferior; Thorax*.
Caverna (lat.) *f*: **1.** (engl.) *caverna*; (anat.) Hohlraum; **2.** (engl.) *cavern*; (klin.) Kaverne*.
cavernosus (↑): (engl.) *cavernous*; Hohlräume enthaltend; z. B. Corpora cavernosa, Schwellkörper von Penis u. Klitoris.
Cavitas (lat. cavus hohl) *f*: (engl.) *cavity*; auch Cavum; Höhlung, Höhle.
Cavitas abdominis (↑) *f*: (engl.) *abdominal cavity*; Bauchhöhle; untergliedert in: **1.** Cavitas peritonealis (Peritonealhöhle): intraperitoneale C. a.; vgl. Peritoneum; **2.** Spatium extraperitoneale (Extraperitonealraum) mit Spatium retroperitoneale (s. Retroperitonealraum), Spatium* retropubicum, Spatium retroinguinale.
Cavitas articularis (↑) *n*: (engl.) *articular cavity*; Gelenkhöhle, -spalt.
Cavitas dentis (↑) *n*: (engl.) *pulp cavity*; syn. Cavitas pulparis; Zahnhöhle; s. Zahn.
Cavitas glenoidalis scapulae (↑) *f*: (engl.) *glenoid cavity of scapula*; Gelenkpfanne für den Humeruskopf am Schulterblatt; vgl. Articulatio humeri.
Cavitas infra|glottica (↑) *n*: (engl.) *infraglottic cavity*; Raum unterh. der Stimmritze; geht über in die Luftröhre.
Cavitas laryngis (↑) *f*: (engl.) *laryngeal cavity*; Kehlkopfinnenraum vom Kehlkopfeingang (Aditus laryngis) bis zur Höhe des Ringknorpels (Übergang in die Trachea; besteht aus dem Vestibulum laryngis (bis zur Plica vestibularis), dem Ventriculus laryngis (zwischen Taschen- u. Stimmfalten) u. der Cavitas infraglottica (unterhalb der Stimmfalten); Glottis ist der stimmbildende, aus den Stimmfalten (Plicae vocales) bestehende Teil. Vgl. Larynx (Abb. dort); vgl. Laryngoskopie.
Cavitas medullaris (↑) *n*: (engl.) *medullary cavity*; Markhöhle des Knochens.
Cavitas nasi (↑) *n*: (engl.) *nasal cavity*; Nasenhöhle.
Cavitas oris (↑) *n*: (engl.) *oral cavity*; Mundhöhle einschließl. Vestibulum* oris.
Cavitas oris propria (↑) *n*: (engl.) *oral cavity proper*; eigentl. Mundhöhle; von den Zähnen bis zur Schlundkopfenge.
Cavitas pelvis (↑) *f*: (engl.) *pelvic cavity*; Beckenhöhle.
Cavitas peri|cardiaca (↑) *f*: (engl.) *pericardial cavity*; Spalt zwischen den beiden Blättern des Perikards*.
Cavitas peritonealis (↑) *f*: Peritonealhöhle; s. Cavitas abdominis; Peritoneum.
Cavitas pharyngis (↑) *n*: (engl.) *cavity of pharynx*; Schlundhöhle.
Cavitas pleuralis (↑) *f*: s. Pleurahöhle.
Cavitas thoracis (↑) *n*: Brusthöhle; s. Cavea thoracis.
Cavitas tympani (↑) *n*: s. Paukenhöhle.
Cavitas uteri (↑) *n*: (engl.) *uterine cavity*; Gebärmutterhöhle, s. Uterus.
Cavum (lat.) *n*: (engl.) *cave*; Cavitas; Höhle, Hohlraum.
Cavum Douglasi (↑) *n*: s. Douglas-Raum.
Cavum epi|durale (↑) *n*: s. Epiduralraum.
Cavum Meckeli (↑; Johann F. Meckel, Anat., Berlin, 1724–1774) *n*: s. Cavum trigeminale.
Cavum septi pellucidi (↑) *n*: (engl.) *cavity of septum pellucidum*; Spalt zwischen den beiden Blättern des Septum* pellucidum; vgl. Septum-pellucidum-Zyste.
Cavum tri|geminale (↑) *n*: (engl.) *trigeminal cave*; Cavum Meckeli, Meckel-Höhle; die das Ganglion trigeminale umschließende Duratasche an der Vorderfläche der Felsenbeinpyramide.
Cayenne|pfeffer: s. Capsicum.
CBAVD: Abk. für k(c)ongenitale bilaterale Aplasie* des Vas deferens.
CBG: Abk. für (engl.) *Corticosteroid-binding-Globulin*; s. Transcortin.
C-Bogen: (engl.) *C-shaped frame*; fahrbares od. an Decke bzw. Fußboden montiertes, für die Durchleuchtung* verwendetes Röntgengerät mit bogenförmiger, fester Verbindung zwischen Röntgenröhre u. Röntgenbildverstärker*; **Verw.:** bei Operationen u. zur Platzierung von Kathetern od. kleineren diagn. Eingriffen, v. a. bei Herzkatheterisierung* u. Interventionsradiologie*.
CBP: Abk. für CREB*bindendes Protein; (engl.) *CREB binding protein* (Abk. CREPBP); syn. p300; Koaktivator zur Regulation der Transkription durch Acetylierung von Histonen* u. Transkriptionsfaktoren* (z. B. p53) mit der assoziierten Histonacetyltransferase PCAF; **klin. Bedeutung:** s. Rubinstein-Taybi-Syndrom.
CCD: Abk. für (engl.) *charged couple device*; Halbleiterdetektor mit der Fähigkeit, Licht in eine Punktmatrix umzuwandeln u. die Helligkeitswerte jedes einzelnen Punkts als digitales Signal wiederzugeben; röntg. Einsatz anstelle einer Röntgen-Fensehkamera.
CCD-Winkel: Kurzbez. für Centrum-Collum-Diaphysen-Winkel (auch Kollodiaphysenwinkel); (engl.) *femoral neck-shaft angle*; (röntg.) der von der Schenkelhalsachse (ausgehend vom Hüftkopfzentrum) u. der Achse der Femurdiaphyse gebildete Winkel (sog. projizierter Schenkelhalsneigungswinkel); Bestimmung des reellen CCD-W. (u. des Antetorsions-Winkels) durch Beckenübersichtsaufnahme a.-p. u. Aufnahme der Antetorsion* nach Rippstein u. Abgleich mit einer Korrekturtabelle; beträgt altersabhängig 125°–150° (s. Tab.); Vergrößerung entspricht Coxa* valga, Verringerung entspricht Coxa* vara.

CCD-Winkel
Altersabhängigkeit

Altersklasse	Winkel
Neugeborenes	140°–150°
Kleinkind	135°–140°
Schulkind	130°–140°
Jugendlicher	130°
Erwachsener	125°

CCHF: Abk. für (engl.) **C**rimean-**C**ongo **h**emorrhagic **f**ever; s. Krim-Kongo-Fieber, hämorrhagisches.
CCK: Abk. für Cholecystokinin*.
CCNU: Abk. für (engl.) 1-(2-**c**hlorethyl)-3-**c**yclohexyl-1-**n**itroso**u**rea; s. Lomustin.
CCR5-Re|zeptor (Rezeptoren*) m: Abk. für **CC**-Motiv-**C**hemokin-**R**ezeptor **5**; Chemokin-Rezeptor auf Makrophagen, CD4$^+$-Zellen, CD8$^+$-Zellen u. natürlichen Killerzellen*; wird durch seine Liganden CCL3 (MIP-1α), CCL4 (MIP-1β), CCL5 (RANTES) u. CCL8 (MCP-2) aktiviert; **klin. Bedeutung:** wichtig bei Immunreaktionen für Signalübertragung mit Chemokinen* (z. B. Interleukine*); Co-Rezeptor für R5-Viren bei Infektion von T-Lymphozyten mit HIV; CXCR4-Rezeptor ist Co-Rezeptor für X4-Viren; Blockade beider Rezeptoren als therap. Ansatz in der Behandlung der HIV-Infektion (s. Entry-Inhibitoren; Maraviroc).
CCS: Abk. für (engl.) **C**anadian **C**ardiovascular **S**ociety; s. Angina pectoris (Tab. 1 dort).
CCT: Abk. für **c**raniale **C**omputer**t**omographie; s. CT.
CD28: veraltet Tp44; CD80- u. CD86-Rezeptor für kostimulatorisches Signal auf einigen T*-Lymphozyten; vgl. CD-Nomenklatur; Kostimulation.
CD80: veraltet B7/B7.1; Ligand zur Vermittlung des kostimulatorischen Signals über CD28 u. CTLA-4 an T*-Lymphozyten; wird exprimiert auf B-Lymphozyten, Monozyten, Makrophagen, dendritischen Zellen sowie T-Lymphozyten.
CD86: veraltet B7.2; Ligand zur Vermittlung des kostimulatorischen Signals über CD28 u. CTLA-4 an T*-Lymphozyten; wird neben T-Zellen auch auf B-Lymphozyten, Monozyten, Makrophagen u. dendritischen Zellen exprimiert.
cd: (physik.) Einheitenzeichen für Candela*.
Cd: (chem.) Symbol für Cadmium*.
CDAI: Kurzbez. für (engl.) **C**rohn's **D**isease **A**ctivity **I**ndex; Index zur Beurteilung der klin. Aktivität der Enteritis* regionalis Crohn; berücksichtigt Anzahl flüssiger Stühle, abdominale Schmerzen, Allgemeinbefinden, Sympt., Antidiarrhoika-Konsum u. med. Befunde (Resistenz im re. Unterbauch, Hämatokrit, Körpergewicht); **Ergebnis:** 1. CDAI <150 Punkte: Remission; 2. CDAI 150–300 Punkte: leichte bis mittelgradige Aktivität; 3. CDAI >300 Punkte: schwerer Erkrankungsschub.
CDC: 1. Abk. für Chenodesoxycholsäure*; vgl. Gallensäuren; 2. Abk. für (engl.) **C**enters for **D**isease **C**ontrol, Zentren für Gesundheitsüberwachung; Institution des US Public Health Service in Atlanta/ Georgia, in der Daten über Krankheiten aus allen amerikan. Bundesstaaten erfasst u. ausgewertet werden. Die CDC geben wöchentl. den Morbidity Mortality Weekly Report heraus (Bericht zur aktuellen epidemiol. Situation in den USA mit spez. Empfehlungen zu u. a. Diagn., Ther., Proph.).
CD4/CD8-Quotient m: (engl.) CD4/CD8 ratio; früher T$_4$/T$_8$-Quotient; Verhältnis der T*-Helferzellen (CD4$^+$-T-Lymphozyten) zu den zytotoxischen T*-Lymphozyten (CD8$^+$-T-Lymphozyten), normal 2,13 ± 0,92; v. a. als immun. Verlaufsparameter bei HIV*-Erkrankung von prognost. Bedeutung; Bestimmung mit Durchflusszytometrie.
CDE-System n: s. Rhesus-Blutgruppen.
CDG n pl: Abk. für (engl.) **c**ongenital **d**isorder of **g**lycosylation; früher kohlenhydratdefiziente Glykoproteinsyndrome; Gruppe von mind. 12 Multisystemerkrankungen durch autosomal-rezessiv erbl. Störungen der Synthese von Glykoproteinen (Glykosylierung); **Klin.:** sehr variabel; Entwicklungsverzögerung, muskuläre Hypotonie (floppy* infant), schwere geistige Retardierung, Mikrozephalie, Hepatopathie, Nierenzysten, Kardiomyopathie, Endokrinopathie, eingezogene Mamillen; später Kleinwuchs, Muskelatrophie, Skelettdeformierungen (bes. der Wirbelsäule), Hypogonadismus, z. T. Retinopathia pigmentosa, Splenomegalie; **Diagn.:** Nachweis der veränderten Glykoproteine im Serum (z. B. Transferrin, Alpha-1-Antitrypsin).
CDLE: Abk. für **c**hronischer **d**iskoider **L**upus* **e**rythematodes.
cDNA: Abk. für (engl.) **c**omplementary DNA bzw. **c**opy DNA; mit Reverser Transkriptase* von der mRNA kopiertes DNA-Fragment, das z. B. zur DNA*-Klonierung u. Herstellung einer Genbibliothek* verwendet wird.
CD-Nomen|klatur (Nomenklatur*) f: (engl.) CD nomenclature; internationales System für die Bez. von Differenzierungsantigenen (engl. **c**luster of **d**ifferentiation bzw. **c**luster **d**eterminants) auf der Zelloberfläche von Leukozyten* u. Zellen, deren Zellmembran-Antigene mit denen von Immunzellen ident. sind; Differenzierung durch monoklonale Antikörper* in der Durchflusszytometrie. Vgl. Zellmarker.
CDP: Abk. für **C**ytidin**d**i**p**hosphat; s. Cytidin.
CDSS: Abk. für (engl.) **C**linical* **D**ecision **S**upport **S**ystem.
CDT: Abk. für (engl.) **c**arbohydrate **d**eficient **t**ransferrin; s. Desialotransferrin.
Ce: chem. Symbol für Cer*.
CEA: Abk. für **c**arcino**e**mbryonales **A**ntigen; normalerweise von gastrointestinalen, Blasen- u. Zervix-Zellen synthetisiertes u. sezerniertes Glykoprotein; empfindl., jedoch nicht spezif. Tumormarker* insbes. bei kolorektalem Karzinom, Bronchial- u. Mammakarzinom zum Nachw. von Tumorprogredienz u. Metastasierung sowie zur Verlaufskontrolle nach Tumorresektion od. während zytostat. Therapie. Zwischen dem Serumspiegel von CEA u. der Tumormasse besteht eine statist. Korrelation, wobei der Konzentrationsanstieg im Serum auf einen individuellen, für jeden Pat. gesondert zu ermittelnden Basiswert zu beziehen ist. **Referenzbereich** beim Gesunden 1,5–5 μg/l Serum bzw.

Plasma; bei gesunden Rauchern u. Pat. mit Lebererkrankungen erhöhte Konz. möglich.

CED: Abk. für **c**hronisch-**e**ntzündliche **D**armerkrankungen; s. Enteritis regionalis Crohn; Colitis ulcerosa.

Ceelen-Gellerstedt-Krankheit (Wilhelm C., Pathol., Bonn, 1884–1964): (engl.) *Ceelen's disease*; idiopathische Form der Lungenhämosiderose*.

CEE-Virus (Virus*) *n*: Abk. für (engl.) **c**entral **e**uropean **e**ncephalitis; s. FSME.

Cefa|clor (INN) *n*: (engl.) *cefaclor*; Cephalosporin* (Tab. dort) der Gruppe 1 zur oralen Anw.; **Wirkung:** gegen viele grampositive u. gramnegative Bakt.; gute Staphylokokkenaktivität (auch bei Betalaktamase-bildenden Stämmen); gut wirksam gegen Streptokokken, Pneumokokken, Gonokokken, Meningokokken; auch wirksam gegen Anaerobier (außer Bacteroides fragilis); teilweise resistent: E. coli, Klebsiella pneumoniae u. Proteus; stärkere Wirksamkeit im Vergleich zu anderen Oralcephalosporinen bei Pneumokokken, Streptokokken u. gramnegativen Keimen; **Ind.:** v. a. Haut- u. Weichteilinfektionen u. Infektion der Atemwege.

Cefa|droxil (INN) *n*: (engl.) *cefadroxil*; Cephalosporin* (Tab. dort) der Gruppe 1 zur oralen Anwendung.

Cefa|lexin (INN) *n*: (engl.) *cefalexin*; Cephalosporin* (Tab. dort) der Gruppe 1 zur oralen Anwendung.

Cefa|zolin (INN) *n*: (engl.) *cefazolin*; Cephalosporin* der Gruppe 1 zur parenteralen Anwendung.

Cefe|pim (INN) *n*: (engl.) *cefepime*; Cephalosporin* (Tab. dort) der Gruppe 4 mit sehr breitem Wirkungsspektrum insbes. gegen grampositive Bakterien zur parenteralen Anw.; zusätzlich Aktivität gegen Pseudomonas aeruginosa; unwirksam gegen MRSA, Enterokokken u. ESBL-bildende gramnegative Bakterien.

Cefixim *n*: (engl.) *cefixime*; Cephalosporin* (Tab. dort) der Gruppe 3 zur oralen Anw.; Betalaktamasen-stabil, deshalb sind viele Bakterien, die gegen Penicilline u. einige Cephalosporine resistent sind, empfindlich gegenüber C.; **Ind.:** 1. unkomplizierte Harnweginfektion durch E. coli u. Proteus mirabilis; 2. Otitis* media durch Haemophilus influenzae, Moraxella catarrhalis u. Streptococcus pyogenes; 3. Pharyngitis u. Tonsillitis durch Streptococcus pyogenes; 4. akute Bronchitis u. akute Exazerbation einer chron. Bronchitis durch Streptococcus pneumoniae u. Haemophilus influenzae; 5. unkomplizierte Gonorrhö durch Neisseria gonorrhoeae (Penicillinase- u. Nicht-Penicillinase-produzierende Stämme).

Cefo|taxim (INN) *n*: (engl.) *cefotaxime*; Cephalosporin* (Tab. dort) der Gruppe 3a zur parenteralen Anwendung.

Cefo|tiam (INN) *n*: (engl.) *cefotiam*; nicht mehr im Handel befindl. Cephalosporin* der Gruppe 2 mit guter Wirksamkeit gegen Haemophilus influenzae zur parenteralen Anwendung.

Cef|oxitin (INN) *n*: (engl.) *cefoxitin*; Cephalosporin* mit guter Wirksamkeit gegen Anaerobier zur parenteralen Anwendung.

Cefpodoxim (INN) *n*: (engl.) *cefpodoxime*; Cephalosporin* (Tab. dort) der Gruppe 3 zur oralen Anwendung.

Cefta|zidim (INN) *n*: (engl.) *ceftazidim*; Cephalosporin* (Tab. dort) der Gruppe 3 b mit bes. Wirksamkeit gegen Pseudomonas aeruginosa zur parenteralen Anwendung.

Cefti|buten (INN) *n*: (engl.) *ceftibuten*; Cephalosporin* (Tab. dort) der Gruppe 3 mit breitem Wirkungsspektrum insbes. im gramnegativen Bereich zur oralen Anwendung.

Cefto|bi|prol *n*: (engl.) *ceftobiprol*; nicht im Handel befindl. Cephalosporin* (Tab. dort) der Gruppe 5 zur parenteralen Anw.; **Wirkungsspektrum:** MRSA*, Penicillin-resistente Streptococcus pneumoniae, Pseudomonas aeruginosa u. Enterococcus faecalis, nicht jedoch Enterococcus faecium; keine ausreichende Aktivität gegenüber ESBL-bildenden Stämme.

Cef|triaxon (INN) *n*: (engl.) *ceftriaxon*; Cephalosporin* (Tab. dort) der Gruppe 3a zur parenteralen Anwendung.

Cefur|oxim (INN) *n*: (engl.) *cefuroxime*; Cephalosporin* (Tab. dort) der Gruppe 2 zur oralen od. parenteralen Anwendung.

Ceiling-Ef|fekt (engl. ceiling Decke; lat. efficere, effectus hervorbringen) *m*: **1.** (engl.) *ceiling effect*; Sättigungseffekt, auch Deckeneffekt; (pharmak.) nach max. Wirkung kann trotz Dosiserhöhung keine stärkere Wirkung erzielt werden; ledigl. UAW nehmen zu; Vork. bes. bei Opioiden* (z. B. verminderte analget. Wirkung von Levomethadon* bei Morphinkonsumenten); **2.** (psychol.) **a)** (klin.) trotz max. Förderung nehmen kognitive Fähigkeiten nicht zu; **b)** (testpsychol.) Bez. für die fehlende Reliabilität eines psychol. Tests ab einer best. Obergrenze, z. B. differenzieren Intelligenztests* i. d. R. ab einem IQ von ca. 140 nicht reliabel zwischen hochintelligenten Personen.

Cele (-kele*): (engl.) *hernia*; Bruch, Zele.

Cele|coxib (INN) *n*: (engl.) *celecoxib*; Benzolsulfonamidderivat, Cyclooxygenase*-2-Inhibitor; **Ind.:** Arthrose*, rheumatoide Arthritis*; **Kontraind.:** Überempfindlichkeit gegen Sulfonamide, Schwangerschaft, Stillzeit, koronare Herzkrankheit, Herzinsuffizienz (NYHA I–IV).

celer (lat.): (engl.) *quick*; schnell; z. B. Pulsus celer.

Cella (lat.) *f*: (engl.) *cell*; Hohlraum, Zelle.

Cellano-Faktor *m*: (engl.) *Cellano factor*; Symbol k; ein Hauptantigen der Kell*-Blutgruppen; Häufigkeit bei Weißen >99 % (Beschaffung kompatibler Blutkonserven bei Vorhandensein von Anti-k problematisch).

cell saver (engl. cell Zelle; saver Retter): s. Transfusion, autogene.

Cellula (lat.) *f*: (engl.) *cellula*; (kleine) Zelle.

Cellulae ethmoidales (↑) *fpl*: (engl.) *ethmoidal cells*; Siebbeinzellen; luftgefüllte, mit Schleimhaut ausgekleidete Hohlräume im Siebbein; vordere u. mittleren Gruppe münden im mittleren Nasengang (Meatus nasi), hintere Gruppe im oberen Nasengang. Vgl. Nasennebenhöhlen.

Cellulae mastoideae (↑) *fpl*: (engl.) *mastoid cells*; mit Schleimhaut ausgekleidete, luftgefüllte Warzenfortsatzzellen; stehen über das Antrum* mastoideum in Verbindung mit der Paukenhöhle.

Cellulae tympanicae (↑) *fpl*: (engl.) *tympanic cells*; Vertiefungen des Bodens der Paukenhöhle*.

Cellulite: (engl.) *cellulitis*; umgangssprachl. Bez. für eine nichtentzündl., konstitutionell bedingte umschriebene Degeneration der kollagenen u. elastischen Fasern des subkutanen Bindegewebes bes. bei Frauen in der Oberschenkel- u. Glutäalregion; **Sympt.:** Matratzenphänomen (durch die Bindegewebesepten netzartig eingezogene Oberfläche) u. Orangenschalenhaut* (trichterförmige Follikeleinziehungen); **Ther.:** nicht möglich; prophylakt. Gewichtsreduktion u. körperl. Training.

Celsius (Anders C., Astronom, Uppsala, 1701–1744) *n*: s. Temperatur.

Cementum (lat. *caementum* Bruchstein, Baustein) *n*: Zement; s. Zahn.

Centi-Morgan (Zenti-*; Thomas H. M., amerikan. Genetiker, 1866–1945) *n*: Abk. cM; Einheit für die Rekombinationshäufigkeit zwischen Allelen* zweier Genorte; 1 cM entspricht einer Rekombinationshäufigkeit von 1 %; vgl. Genkartierung.

Centr-: auch Zentr-; Wortteil mit der Bedeutung Mittelpunkt, Stachel; von gr. κέντρον.

Central-cord-Syn|drom (↑; engl. *cord* Strang, Band) *n*: Verletzungen zentraler Rückenmarkanteile, meist im Bereich der HWS, mit vorwiegenden Ausfällen im Bereich der Arme; vgl. Querschnittläsion.

central core disease (Centr-*; engl. *core* Kern, Mark; *disease* Krankheit): syn. Zentralfibrillenmyopathie; autosomal-dominant erbl. Myopathie* mit Störung der intrazellulären Calciumregulation inf. Defekts des Ryanodin*-Rezeptors (Genlocus 19q13.1); im Unterschied zur multicore* *disease* sind die zentralen Regionen in der ganzen Länge der Muskelzellen degenerativ betroffen (hauptsächl. Muskelfasern vom Typ I). **Klin.:** meist milde, nichtprogressive (proximal betonte od. generalisierte) Muskelschwäche mit Manifestation in den ersten Lebensjahren; Muskelkontrakturen an Knie u. Hüfte; Skelettauffälligkeiten (angeborene Hüftgelenkluxation, Kyphoskoliose, Pes cavus); Kardiomyopathie; evtl. maligne Hyperthermie*.

Centrum cilio|spinale (↑) *n*: (engl.) *ciliospinal center*; vegetatives Zentrum im Rückenmarkgrau in Höhe des 8. Zervikal- bis 2. Thorakalsegments (C 8– Th 2; s. Rückenmark, Abb. 2 dort), von dem efferente sympath. Bahnen ausgehen; **klin. Bedeutung:** sympath. Augeninnervation; Reizung bewirkt Erweiterung der Pupille u. Lidspalten sowie Vasokonstriktion, Lähmung das Horner*-Syndrom.

Centrum genito|spinale (↑) *n*: s. Genitalzentren.

Centrum perinei (↑) *n*: s. Corpus perineale.

Centrum tendineum dia|phragmatis (↑) *n*: (engl.) *central tendon of diaphragm*; kleeblattförmige zentrale Zwerchfellsehne; vgl. Zwerchfell.

Ceph-: s. a. Keph-.

Cephaelin *n*: s. Ipecacuanha.

Ceph|algia (Keph-*; -algie*) *f*: Kopfschmerz*.

cephalicus (↑): Kopf-.

Cephalo-: s. a. Kephalo-, Zephalo-.

Cephalo|cele (Keph-*; -kele*) *f*: s. Enzephalozele.

Cephalo|sporinasen (↑; Spora*) *f pl*: (engl.) *cephalosporinases*; von best. gramnegativen Bakt. (z. B. einige Bacteroides-fragilis-Subspecies) gebildete Enzyme mit einer den Betalaktamasen* ähnl. Wirkung auf best. Cephalosporine*.

Cephalo|sporine (↑; ↑) *n pl*: (engl.) *cephalosporins*; Gruppe von Breitband*-Antibiotika, die auf Stoffwechselprodukte des Schimmelpilzes Cephalosporium acremonium zurückzuführen sind; chem. Abkömmlinge der 7-Aminocephalosporansäure mit naher Verwandtschaft zu Penicillinen*; **Wirkungsmechanismus:** Hemmung der Bakterienzellwandsynthese (sekundär bakterizid; s. Antibiotika); **Einteilung:** oral anwendbare C. in 3 u. parenteral anwendbare in 5 Gruppen mit unterschiedl. antibakteriellem Wirkungsspektrum (s. Tab.); **Ind.:** Infektion mit cephalosporinempfindl. (insbes. penicillinunempfindl.) Erregern (auch bei Penicillinallergie); **Kontraind.:** Allergie gegen C.; für Cefalexin Magen-Darm-Erkr. wegen Veränderung der Absorption; **UAW:** Nephrotoxizität, allerg. Reaktionen (in Einzelfällen bis zum anaphylakt. Schock), gastrointestinale Störungen, (Thrombo-)Phlebitis, Blutbildveränderungen, Colitis pseudomembranacea; **Wechselwirkung:** Komb. von C. mit anderen potentiell nephrotox. Antibiotika (z. B. Gentamicin) nur unter Überwachung der Nierenleistung; bei Niereninsuffizienz reduzierte Dosen od. Verlängerung des Applikationsintervalls nach Maßgabe von Nierenfunktion u. Antibiotikablutspiegel.

Cephalo|sporium-Mykose (↑; ↑; Myk-*; -osis*) *f*: s. Mykosen (Tab. 3 dort).

Cepha|mycine (*pl pl*) *n*: s. Cephalosporine (Tab. dort).

-ceps: Wortteil mit der Bedeutung Kopf, Spitze; von lat. *caput*.

Cer (lat. Ceres Fruchtbarkeitsgöttin) *n*: (engl.) *cerium*; Symbol Ce, OZ 58, rel. Atommasse 140,12; zu den Lanthanoiden* gehörendes chem. Element; 14 Isotope (davon 10 radioaktiv).

CERA: Abk. für (engl.) *cortical evoked response audiometry*; s. ERA.

Ceramidase|mangel: (engl.) *ceramidase deficiency*; syn. Farber-Krankheit, disseminierte Lipogranulomatose; seltene, autosomal-rezessiv erbl. Lipidstoffwechselstörung (Genlocus 8p22-p21.3) mit granulomatösen Ceramidablagerungen in allen Körpergeweben inf. eines Defekts des lysosomalen Ceramidase; **Klin.:** schmerzhafte Gelenkschwellungen im Säuglingsalter, Heptosplenomegalie, zunehmende Heiserkeit u. Dyspnoe, psychomotorische Retardierung, kirschroter Makulafleck; Tod innerh. der ersten beiden Lebensjahre.

Ceramide *n pl*: (engl.) *ceramides*; N-Acylsphingosine, Säureamide aus Sphingosin* u. einer langkettigen Fettsäure; Vorstufen der Ganglioside* u. Sphingolipide*.

Ceramid|poly|hexoside *n pl*: (engl.) *ceramide polyhexosides*; zu den Cerebrosiden* zählende Glykolipide*, bei denen Ceramide* glykosidisch an Polysaccharid (aus Hexosen) gebunden sind.

Cerasin *n*: (engl.) *cerasine*; zu den Cerebrosiden* zählendes Glykolipid aus Sphingosin, Galaktose u. Lignocerinsäure.

Cerato|pogonidae (gr. πώγων Bart, Schweif; Idio-*) *f pl*: (engl.) *Ceratopogonidae*; syn. Heleidae; Gnitzen; 1–2 mm große, behaarte Mücken*; wegen ihrer geringen Größe oft mit Thripsen, Sand- od. Kriebelmücken verwechselt; Larven entwickeln sich in Schlamm, Kuhdung u. sich zersetzenden pflanzl.

Cephalosporine
Einteilung nach Applikation und Wirkungsspektrum (nach Paul-Ehrlich-Gesellschaft für Chemotherapie, 2009)

Gruppe	Applikation	Wirkstoffe (Beispiel)	Wirkungsspektrum
1	oral	Cefalexin, Cefadroxil, Cefaclor	wirksam v. a. gegen grampositive Bakterien, beständig gegenüber Penicillinase von Staphylokokken; nur schwache Aktivität gegenüber gramnegativen Bakterien; nicht stabil gegenüber Betalaktamasen aus gramnegativen Bakterien; bei oraler Anw. ist die Wirkung gegen grampositive Kokken meist nicht mehr ausreichend
	parenteral	Cefazolin	
2	oral	Cefuroximaxetil, Loracarbef	stärkere Wirksamkeit gegenüber gramnegativen Bakterien; noch ausreichend wirksam gegen grampositive Erreger, bei oraler Anw. gegen grampositive Kokken meist nicht mehr ausreichend wirksam
	parenteral	Cefuroxim	
3	oral	Cefpodoxim, Ceftibuten, Cefixim	sehr gute Wirksamkeit gegen gramnegative Erreger bei schwacher Wirksamkeit im grampositiven Bereich; im Vergleich zu den Gruppen 1 u. 2 ist die Wirkung gegen Staphylokokken geringer
3a	parenteral	Cefotaxim, Ceftriaxon	
3b	parenteral	Ceftazidim	wie Gruppe 3a, jedoch zusätzlich gegen Pseudomonas aeruginosa
4	parenteral	Cefepim, Cefpirom[1]	vergleichbar mit Gruppe 3b; gute Wirksamkeit gegen grampositive Erreger einschließlich Staphylokokken
5[2]	parenteral	Ceftobiprol[3]	MRSA, Penicillin-resistente Streptococcus pneumoniae, Pseudomonas aeruginosa und Enterococcus faecalis

[1] nur in Österreich zugelassen; [2] sog. Cephamycine; [3] nicht zugelassen

Resten; Weibchen stechen v. a. in der Dämmerung, bei schwülem Wetter auch tagsüber; massenhaftes, plageartiges Auftreten z. B. in Schottland, Florida, Kalifornien u. der Karibik (Schutz durch mit Insektiziden imprägnierte Moskitonetze); Überträger von Filarien* u. Viren*.

Cerclage (franz.) *f*: **1.** (engl.) *cerclage*; Kreisnaht, Umschlingung; (gebh.) op. Umschlingung der Portio in der Schwangerschaft bei Zervixinsuffizienz*; **Formen: a)** Zervixumschlingung durch Tabakbeutelnaht ohne Kolpotomie (McDonald-Operation); **b)** Zervixumschlingung mit Kolpotomie (Shirodkar-Operation), wobei die Blase bis in Höhe des inneren Muttermunds abpräpariert u. eine zirkuläre Naht angelegt wird; **c)** Zervixverschluss (Wurm-Hefner) durch Legen von 2 um 90° versetzten U-Nähten; vgl. Muttermundverschluss; **2.** (chir.) **a)** Verfahren zur osteosynthet. Versorgung einer Fraktur* mit Umschlingung durch Draht, Stahlseil od. resorbierbare Kordel an Knochen zur Fixierung reponierter Fragmente; z. B. bei Patella- od. Fingerfraktur, in der Revisionsendoprothetik; vgl. Osteosynthese; **b)** veraltete Meth. der Afterumschlingung (Thiersch-Ring) bei Rektumprolaps*; **3.** (ophth.) Anlegen eines Silikonbands um die Sklera bei Ablatio* retinae.

Cerebello-: Wortteil mit der Bedeutung Kleinhirn; von lat. cereb**ę**llum.

Cerebęllum (lat.) *n*: (engl.) *cerebellum*; syn. Kleinhirn, Zerebellum; der in der hinteren Schädelgruppe unterh. der Hinterhauptlappen des Großhirns gelegene Teil des Gehirns*; **Anat.:** besteht aus den beiden Hemisphären u. einem mittleren Teil, dem Vermis cerebļli. Die Oberfläche wird durch zahlreiche Furchen in schmale blattförmige Windungen (Folia cerebęlli) unterteilt. 2 tiefere Furchen trennen 3 Lappen des Corpus cerebęlli: die Fissura prima den Lobus cerebęlli ant. vom Lobus cerebęlli post., die Fissura posterolat. den letzteren vom Lobus flocculonodularis. Die von der Kleinhirnrinde (Cortex cerebęlli, ca. 1 mm dick, aus 3 Schichten bestehend) ganz umhüllte weiße Substanz bildet im Innern das zusammenhängende Marklager (Corpus medullare cerebęlli), von dem die Markblätter (Laminae albae) in alle Windungen ziehen (sog. Arbor* vitae). Das Mark enthält 4 paarige zentrale graue Kerne (Nucleus dentatus, emboliformis, globosus, fastigii), in denen v. a. efferente Bahnen umgeschaltet werden. Über die 3 paarigen Kleinhirnstiele (Pedunculi* cerebęlli) ist es durch afferente u. efferente Bahnen mit Großhirn, Diencephalon, Hirnstamm, Vestibularissystem u. Rückenmark verbunden. **Funktion:** Mitwirkung bei der Aufrechterhaltung des normalen Tonus der Skelettmuskulatur u. des Körpergleichgewichts, Regulierung der Innervationsgröße der Einzelbewegungen u. deren Zusammenfassung zu geordneten (koordinierten) kombinierten Bewegungsabläufen; **klin. Bedeutung:** Schädigung des C. führt zu zerebellaren Symptomen*.

Cerebr-: auch Zerebr-; Wortteil mit der Bedeutung Gehirn; von lat. cerebrum.
cerebralis (↑): (engl.) *cerebral;* das Gehirn betreffend.
Cerebron (↑) *n:* Phrenosin*.
Cerebron|säure (↑): (engl.) *cerebronic acid;* α-Hydroxylignocerinsäure, 2-Hydroxytetrakosansäure; gesättigte Fettsäure; Bestandteil von Phrenosin; s. Cerebroside.
Cerebroside (↑) *n pl:* (engl.) *cerebrosides;* auch Zerebroside; komplexe Glykolipide* (Glykoside von Ceramiden* bzw. Acylderivate von Psychosin), die ca. 11 % der Trockenmasse der weißen Hirnsubstanz bilden; Bausteine: Sphingosin* od. Dihydrosphingosin, Fettsäuren, Zucker (im Gehirn meistens D-Galaktose). Je nach veresterter Fettsäure werden Cerasin (Lignocerinsäure), Phrenosin (Cerebronsäure), Nervon (Nervonsäure) u. Oxynervon (Oxynervonsäure) unterschieden. **Klin. Bedeutung: 1.** pathol. Speicherung bei Cerebrosidosen (s. Sphingolipidosen); **2.** Träger antigener Eigenschaften; die Antigeneigenschaften der Erythrozyten (Blutgruppe A u. B) bestimmen den Ceramidpolyhexosiden ähnliche Verbindungen.
Cerebrosidosen (↑; -osis*) *f pl:* (engl.) *cerebrosidoses;* syn. Cerebrosidlipidosen; zu den Sphingolipidosen* zählende erbl. Fettspeicherkrankheiten inf. Speicherung von Cerebrosiden*.
cerebro|spinalis (↑; Spina*): Gehirn u. Rückenmark betreffend.
Cerebrum (↑) *n:* Telencephalon*.
Ceroid *n:* (engl.) *ceroid;* dem Lipofuszin* ähnliche Verbindung, die bei der Peroxidierung ungesättigter Fette entsteht; vgl. Hämofuszin.
Certolizumab Pegol *n:* (engl.) *certolizumab pegol;* humanisiertes monoklonales Fab-Fragment eines Antikörpers gegen TNF*-α, verbunden mit einer Kette aus Polyethylenglykol, um HWZ zu verlängern; **Wirkung:** TNF*-Blocker; Immunmodulation durch Unterdrückung der Wirkung von TNF-α; **Ind.:** in Komb. mit Methotrexat* bei mittelschwerer bis schwerer aktiver rheumatoider Arthritis*, wenn die Erkr. auf andere Basistherapeutika inklusive Methotrexat nur unzureichend angesprochen hat, od. als Monotherapie, wenn Behandlung mit Methotrexat nicht möglich ist; **Kontraind.:** aktive Tuberkulose od. andere schwerwiegende Infektionen wie Sepsis od. opportunist. Infektionen, Herzinsuffizienz NYHA-Stadium III–IV; **UAW:** bakt. u. virale Infektionen, Leukopenie, Kopfschmerz, Empfindungsstörungen, Hypertonie, Hepatitis, Hautausschlag, Asthenie, Pruritus.
Certo|parin *n:* (engl.) *certoparine;* niedermolekulares Heparin* zur Thromboseprophylaxe u. -therapie.
Ceruletid (INN) *n:* (engl.) *ceruletide;* synthetisches Caerulein; Dekapeptid, das die Kontraktion der Gallenblase stimuliert u. den Tonus des Sphinkter Oddi herabsetzt sowie die Motilität des Magen-Darm-Trakts aktiviert; **Ind.:** diagn. i. R. der Röntgendiagnostik* mit Röntgenkontrastmitteln* (Gallenblase u. -wege, Magen-Darm-Trakt, Pankreasfunktion); therap. evtl. bei Darmatonie (s. Ileus).
Cerumen ob|turans (gr. κήρωμα Wachssalbe) *n:* s. Zerumen.
Cerv-: Wortteil mit der Bedeutung Nacken, Hals; von lat. cervix.
Cervicitis (↑; -itis*) *f:* s. Zervizitis.
Cervix (↑) *f:* Nacken, Hals.
Cervix dentis (↑) *f:* s. Zahnhals.
Cervix-Score (↑; Score*): **1.** (gyn.) Bewertung der funkt. Veränderungen an Zervix u. Zervixschleim* (s. Zervixfaktor) zur indirekten Erfassung des Ovulationszeitpunkts; Kriterien: Menge des Zervixschleims, Spinnbarkeit, Farnkrautphänomen*, Weite des Muttermunds (Gradeinteilung von 0–3); semiquant. Bestimmungsmethode für die Östrogentherapie als Zeichen der Follikelreifung; vgl. Konzeptionsoptimum; **2.** (gebh.) Beurteilung der Geburtsreife durch Untersuchung von Stand, Länge, Konsistenz u. Weite der Zervix; vgl. Bishop-Score.
Cervix uteri (↑) *f:* (engl.) *cervix of uterus;* Gebärmutterhals; ca. 3 cm langer Kanal, unterteilt in Portio supravaginalis (Endozervix, beginnend am Isthmus uteri) u. zapfenförmig in die Scheide ragende Portio vaginalis (Ektozervix, Portio i. e. S.) mit geschichtetem, nicht verhornendem Plattenepithel; Schleimhaut der Portio supravaginalis mit einschichtigem Zylinderepithel besitzt Falten (Plicae palmatae) u. verzweigte Drüsen, die zyklusabhängig Zervixschleim* bilden. Vgl. Papillomavirus (Tab. dort); vgl. Epithelgrenze; Zervixkarzinom; Schutzimpfung.
Cervix vesicae (↑) *f:* s. Blasenhals.
Cestan-Chenais-Syn|drom (Raymond J. C., Neurol., Toulouse, 1872–1934; Louis Ch., franz. Arzt, 1872–1950) *n:* s. Hirnstammsyndrome (Tab. dort).
Cestan-Raymond-Syn|drom (↑; Fulgence R., franz. Neurol., 1844–1910) *n:* s. Hirnstammsyndrome (Tab. dort).
C1-Esterase-In|hibitor (Inhibition*) *m:* Abk. C1-INH; körpereigener Hemmstoff des aktivierten Komplementfaktors C1 (sog. C1-Esterase); vermindert od. defekt bei hereditärem Angioödem*; vgl. Komplement.
Cestodes (gr. κεστός Gürtel) *f pl:* (engl.) *Cestodes;* Bandwürmer; Klasse der Plathelminthes*; dorsoventral abgeplattete Würmer, gegliedert in Kopfabschnitt (Skolex), der mit Haftorganen (Haken, Sauggruben, Saugnäpfen) ausgestattet sein kann, Hals u. Gliederkette (Strobila); Haken häufig als Kranz an vorstülpbarem Rüssel (Rostellum); Bandwurmglieder (Proglottiden) jeweils mit männl. u. weibl. Gonaden (Zwitter); kein Darmtrakt, Nahrungsaufnahme resorptiv durch das Tegument der Strobila; med. wichtige **Gattungen:** Taenia*, Echinococcus*, Diphyllobothrium, Multiceps*, Dipylidium, Hymenolepis, Spirometra*, Bertiella, Inermicapsifer, Railletina; **Entw.: 1.** meist über Wirtswechsel*: geschlechtsreife Würmer im Darm des Endwirts (Mensch, Wirbeltiere); befruchtete Eier gelangen als solche (bei den Gattungen Diphyllobothrium, Hymenolepis) od. in den Proglottiden (bei den Gattungen Taenia, Echinococcus, Dipylidium, Multiceps) mit dem Kot ins Freie, danach durch p. o. Aufnahme in den Darm des Zwischenwirts (Mensch: Echinococcus, Multiceps; Pflanzenfresser: Taenia, Echinococcus, Multiceps; Hunde- u. Menschenfloh: Dipylidium; Mehlkäfer, Flöhe: Hymenolepis); Auflösung der Embryonalschalen durch Verdauungsenzyme u. Schlüpfen der Hakenlarven (Onkosphären); Hakenlarven durchboh-

ren Darmwand, gelangen mit Blut- u. Lymphstrom in die versch. Organe (v. a. Leber, Lunge, Muskulatur, Gehirn) u. entwickeln sich zur Finne* (Larvenform, je nach Bau als Zystizerkus*, Zystizerkoid*, Zönurus*, Echinococcus* bezeichnet). Entw. der Finne zum geschlechtsreifen Bandwurm im Endwirt nach Genuss von rohem finnigem Fleisch; Ausstülpung u. Anheftung des Kopfes an der Darmwand; **2.** abweichend hiervon die Entw. von Diphyllobothrium* latum (Endwirt Mensch u. Fischfresser): Eier müssen ins Wasser gelangen; dort Entw. zu bewimperter, frei schwimmender Hakenlarve (Korazidium*); nach oraler Aufnahme durch 1. Zwischenwirt (Hüpferlinge*), Entw. zur Vorfinne (Prozerkoid, 1. Finnenstadium); Vorfinnen werden zus. mit 1. Zwischenwirt gefressen (Süßwasserfische wie Lachs, Forelle, Hecht, Barsch, Aal), durchbohren die Darmwand u. entwickeln sich in versch. Organen (Eingeweide, Muskeln) zur Vollfinne (Plerozerkoid, 2. Finnenstadium). Entw. im Endwirt nach Genuss von rohem Fischfleisch u. Fischleber. Vgl. Taeniasis; Zystizerkose.

Cetaceum (lat. cetus großer Seefisch) *n*: (engl.) *spermaceti*; Walrat; Inhalt best. Körperhöhlen des Pottwals (besteht v. a. aus Palmitinsäureester); Salbengrundlage; heute durch synthet. Walrat ersetzt.

Cet|alkonium|chlorid (INN) *n*: (engl.) *cetalkonium chloride*; Antiseptikum, Desinfektionsmittel*; in Kombinationspräparaten mit Salizylaten, aufgrund dermaler Resorption nur mit Einschränkungen anwendbar.

Cetirizin (INN) *n*: (engl.) *cetirizine*; Hauptmetabolit von Hydroxyzin^; Histamin*-H₁-Rezeptoren-Blocker der 2. Generation (Piperazin) zur p. o. Anw.; **Ind.:** Rhinitis* allergica, Urtikaria*, Pruritus bei atopischem Ekzem.

Cetrimid|agar *m*: (engl.) *cetrimide agar*; wichtigster Elektivnährboden zur Isolierung u. vorläufigen Identifizierung von Pseudomonas* aeruginosa; vgl. Bakteriurie (Abb. 1 dort).

Cetrimonium|bromid (INN) *n*: (engl.) *cetrimonium bromide*; Antiseptikum, Desinfektionsmittel*.

Cetrorelix (INN) *n*: (engl.) *cetrorelix*; GnRH*-Antagonist; **Ind.:** Verhinderung eines vorzeitigen Eisprungs bei Pat. unter kontrollierter ovarieller Stimulation i. R. assistierter Reproduktion*; **Kontraind.:** Postmenopause, Leber- u. Nierenfunktionsstörung; **UAW:** evtl. Irritation an Injektionsstelle.

Cetuximab (INN) *n*: (engl.) *cetuximab*; monoklonaler Antikörper gegen EGFR* zur i. v. Applikation; **Ind.: 1.** EGFR-exprimierendes metastasierendes kolorektales Karzinom* in Komb. mit Chemotherapie od. als Monotherapie nach therap. Versagen von Oxaliplatin* od. Irinotecan*; **2.** lokal fortgeschrittenes Plattenepithelkarzinom* im Kopf-Hals-Bereich, Anw. in Komb. mit Strahlentherapie*.

Cetyl|pyridinium|chlorid (INN) *n*: (engl.) *cetylpyridinium chloride*; Antiseptikum, Desinfektionsmittel*.

CE-Winkel: Kurzbez. für **C**entrum-**E**cken-Winkel nach Wiberg; (engl.) *center-edge angle*; (röntg.) Winkel zwischen einer Parallelen der Körperlängsachse durch das Hüftkopfzentrum u. einer Geraden vom äußeren Pfannenerker zum Hüftkopfzent-

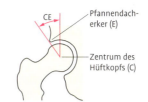

CE-Winkel

rum (s. Abb.) zur genauen (röntg.) Beurteilung der Pfannendachentwicklung bei Hüftgelenkluxation* od. Hüftdysplasie*; beträgt bei Kindern normalerweise mind. 15° u. nimmt mit steigendem Alter zu. Vgl. Hüftgelenksonographie.

Cf: chem. Symbol für Californium*.

C-Fasern: s. Nervenfaser.

CFS: Abk. für (engl.) **c**hronic **f**atigue **s**yndrome; s. Müdigkeitssyndrom, chronisches.

CFU: Abk. für (engl.) **c**olony **f**orming **u**nit; syn. KBE (koloniebildende Einheit); **1.** (bakteriol.) auf einem Medium gebildete Kolonie, die auf eine Bakterien- od. Pilzzelle zurückzuführen ist; Maßzahl zur Quantifizierung des Wachstums dieser Mikroorganismen (z. B. im Urin od. anderen Körperflüssigkeiten, in Trinkwasser u. Luft); **2.** (hämat.) in Medium od. Tiermodell nachweisbare Zahl der zu analysierenden Zellen; ermöglicht z. B. die Einschätzung der Funktionsfähigkeit von Stammzellen bzw. Zellen des Immunsystems; **3.** (immun.) Einheit für antikörperproduzierende Plasmazellen in vitro.

cGMP: Abk. für **c**yclisches 3′,5′-**G**uanosin**m**ono**p**hosphat; cyclisches Derivat von GMP (s. Nukleotide, Tab. dort); unter Katalyse der Guanylatcyclase* gebildeter second* messenger, der wie cAMP* Hormonwirkungen vermittelt (vgl. Hormon-Rezeptoren), z. B. von Acetylcholin, Histamin u. Prostaglandinen; außerdem Beteiligung bei NO-vermittelten Wirkungen (s. Stickstoffmonoxid) u. biochem. Sehprozessen. Vgl. Phosphodiesterasen.

CGRP: Abk. für (engl.) **c**alcitonin-**g**ene **r**elated **p**eptide; Peptid, das v. a. im Gehirn durch alternatives Spleißen der für Calcitonin* codierenden mRNA entsteht; Regulator der Gehirndurchblutung.

Chaddock-Zeichen (Charles Ch., Neurol., St. Louis, 1861–1936): s. Pyramidenbahnzeichen (Tab. dort).

Chagas-Krankheit (Carlos Ch., Bakteriol., Rio de Janeiro, 1879–1934): (engl.) *Chagas' disease*; syn. südamerikanische Trypanosomiasis; durch Trypanosoma* cruzi hervorgerufene chron. Infektionskrankheit; **Vork.:** Südamerika, bes. in ländl. Regionen, v. a. bei Kindern; **Übertragung:** Raubwanzen (s. Wanzen); **Pathol.:** die Err. treten als Blut- u. als Zellparasiten auf, es werden insbes. Skelett- u. Herzmuskelzellen, Zellen des Monozyten-Makrophagen-Systems u. Gliazellen befallen; primäre od. sekundäre Veränderungen an den neurovegetativen Nervenzellen; **Klin.:** dreiphasiger Verlauf; ödematöse Primärläsion an der Infektionsstelle (Chagom), Romaña*-Zeichen, Lymphknotenschwellung, Fieber, selten Parasitämie; akute Myokarditis, chron. Kardiomyopathie u. Herzdilatation od. Meningoenzephalitis können zum plötzl. Tod führen. Vergrößerung von Hohlorganen mit glatter Muskulatur (Megaösophagus, Megakolon) i. S. einer Hirschsprung-Krankheit; in Endemiegebieten gehäuft klin. stumme Fälle; **Diagn.:** Parasitennachweis im Blut (evtl. durch Xenodiagnose*), mikroskop. nach Anreicherung, PCR), Muskelbiopsie, Serodiagnostik; **Ther.:** Nifurtimox, Benznidazol (Verabreichung beider Arzneimittel auch im chron. Stadium, Wirkungseintritt nur im akuten Stadium); **Proph.:** Raubwanzenbekämpfung, Verbesserung der Wohnverhältnisse.

Chagrin|leder|haut: (engl.) *chagreen patch*; Hautveränderungen mit dicht beieinander liegenden kleinen Fibromen; **Vork.:** z. B. bei tuberöser Sklerose*.

Chalasie (gr. χάλασις Nachlassen) *f*: (engl.) *chalasia*; Insuffizienz od. Entspannung eines Sphinkters, z. B. der Kardia; **Vork.:** vorübergehende Ch. der Kardia häufig bei Neugeborenen u. jungen Säuglingen; dabei besteht Neigung zu Erbrechen bzw. Regurgitation, bes. im Liegen od. bei Palpation des Abdomens. Vgl. Erbrechen, habituelles; Achalasie; Refluxösophagitis.

Chalazion (gr. χαλάζιον kleines Hagelkorn) *n*: (engl.) *chalazion*; sog. Hagelkorn; bis erbsengroßes, an den Augenlidern lokalisiertes Granulom* (s. Abb.), meist von den Glandulae tarsales (Meibom-Drüsen) ausgehend; **Urs.:** Sekretstauung nach Verschluss der Ausführungsgänge durch Entz., Tumor od. spontan; **Klin.:** anfangs leichte, im Gegensatz zum Hordeolum* schmerzfreie Entz., später indolenter derber Knoten; **Ther.:** op. Ausschälung, lokale Cortisoninjektion.

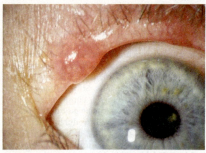

Chalazion [106]

Chalko|gene (gr. χαλκός Erz, Kupfer, -gen*) *n pl*: (engl.) *chalcogens*; sog. Erzbildner; Gruppenbez. für die Elemente Sauerstoff, Schwefel, Selen, Tellur u. Polonium (VI. Hauptgruppe des Periodensystems* der Elemente).

Chalkose (↑, -osis*) *f*: (engl.) *chalcosis*; Verkupferung des Auges durch intraokulare kupferhaltige Fremdkörper; je nach Größe rasche Erblindung od. langsame Vergiftung der Retina* mit Erlöschen des Elektroretinogramms (s. Elektroretinographie); Chalkosis lentis: olivgrüne bis bräunliche Linsentrübung (sog. Sonnenblumenstar).

Chalo|dermie (gr. χαλᾶν erschlaffen; Derm-*) *f*: (engl.) *chalazodermia*; Faltenhaut; vgl. Cutis laxa.

Chalone *n pl*: (engl.) *chalones*; endogene zellspezif. Mitosehemmstoffe*, die die normale Zellteilung regeln; u. a. nachgewiesen für die Epidermis (Gly-

koprotein, M_r 25 000); Ch. werden in dem Gewebe gebildet, auf das sie einwirken, u. bringen das Zellwachstum nach Erreichen der vorgegebenen Organform zum Stillstand; Verminderung der Ch. führt zu gesteigerter Zellteilung.

Chamomilla recutita *f*: s. Kamille.

Chaperone *n pl*: (engl.) *chaperons*; intrazelluläre Hitzeschockproteine (s. Stressproteine), die meist ATP-abhängig die Bildung der Sekundärstruktur neusynthetisierter Polypeptidketten beschleunigen.

Chapman-Agar *m*: (engl.) *Chapman's agar*; Selektivnährboden zur Isolierung u. Differenzierung pathogener Staphylokokken aufgrund von Gelatineabbau bzw. -verflüssigung (positive Stone-Reaktion), Mannitolspaltung, NaCl-Toleranz u. Pigmentbildung.

Charcot-Gelenk (Jean M. Ch., Neurol., Paris, 1825–1893): (engl.) *Charcot's joint*; schmerzlose Arthropathie (bes. des Kniegelenks) z. B. bei Chondrokalzinose*-Arthropathie od. Tabes* dorsalis (vgl. Arthropathia neuropathica); v. a. am Fuß (meist Articulationes* tarsometatarsales) bei diabet. Neuropathie (Charcot-Fuß).

Charcot-Krankheit (↑): alte Bez. für amyotrophische Lateralsklerose* od. Multiple* Sklerose.

Charcot-Leyden-Kristalle (↑; Ernst V. van L., Int., Berlin, Königsberg, 1832–1910) *m pl*: (engl.) *Charcot-Leyden crystals*; spitze, oktaedrische Kristalle im Sputum* bei Asthma* bronchiale; kommen zus. mit eosinophilen Leukozyten vor u. treten bes. beim akuten Asthmaanfall auf.

Charcot-Marie-Tooth-Hoffmann-Krankheit (↑; Pierre M., Neurol., Paris, 1853–1940; Howard H. T., Arzt, Neurol., Brighton, 1856–1925; Johann H., Neurol., Heidelberg, 1857–1919): s. Neuropathie, hereditäre motorisch-sensible.

Charcot-Trias (↑; Trias*) *f*: **1.** (engl.) *Charcot's triad*; (neurol.) Nystagmus, Intentionstremor u. skandierende Sprache; galt früher als charakteristisch für Multiple* Sklerose, kommt jedoch nur in etwa 15 % der Fälle vor; vgl. Symptome, zerebellare. **2.** (internist.) rechtsseitiger Oberbauchschmerz, Fieber mit Schüttelfrost u. passagerer Ikterus bei akuter Cholangitis*.

Charcot-Weiss-Baker-Syn|drom (↑; Soma W., Arzt, Boston, 1898–1942; James P. B., Arzt, Boston) *n*: Sick*-Sinus-Syndrom.

CHARGE-Syndrom *n*: (engl.) *CHARGE syndrome*; CHARGE-Assoziation; Kurzbez. für charakterist., meist sporad. auftretenden Fehlbildungskomplex mit Kolobom (coloboma), angeborenem Herzfehler, Choanalatresie, psychomotorischer Retardierung, Genitalhypoplasie u. Anomalien des Ohrs (engl. ear); u. U. mit weiteren unspezif. Fehlbildungen; **Häufigkeit:** Inzidenz 1 : 12 000; mehr als 200 Fälle bekannt; **Ätiol.:** polytoper Entwicklungsdefekt zwischen 35.–45. Tag der Schwangerschaft; in >50 % der Fälle Mutationen im CHD7- (Genlocus 8q12.1) od. SEMA3E-Gen (Genlocus 7q21.2) mit autosomal-rezessivem Erbgang; **Progn.:** 30 % sterben im 1. Lebensjahr.

Charles-Bonnet-Syn|drom (Charles B., Schweizer Naturforscher, 1720–1793) *n*: (engl.) *Charles Bonnet syndrome*; Abk. CBS; bei normalem Bewusstsein auftretende visuelle Trugwahrnehmungen bei älteren Menschen mit Visuseinschränkung ohne nachweisbare neurol. od. psychiatr. Grunderkrankung; vgl. Halluzination.

13C-Harn|stoff-Atem|test *m*: Kohlenstoff*-13-Exhalationstest.

Charr: Abk. für **Charr**ière*.

Charrière (Joseph F. Ch., Instrumentenmacher, Paris, 1803–1876) *n*: (engl.) *Charrière*; Abk. Charr; Einheit für die Dicke von Kathetern (bes. in der Urol.), Nadeln, Tuben u. Führungsdrähten; 1 Charr = 1/3 mm Durchmesser; vgl. Gauge; French.

Chassaignac-Höcker (Charles M. Ch., Chir., Paris, 1805–1879): Tuberculum* caroticum.

Chassaignac-Lähmung (↑): (engl.) *pulled elbow*; syn. Pronatio dolorosa, Subluxatio radii perianularis; charakterist. Pseudoparese des Unterarms kleiner Kinder inf. Subluxation des Radiuskopfs durch das Lig. anulare radii beim plötzl. Hochreißen des Kindes am Arm; **Klin.:** schmerzhafte Unterarmfixation in Pronation; Beugung u. Streckung im Ellenbogengelenk aufgehoben; **Ther.:** Reposition durch kombinierte Beugung u. Supination, funktionelle Weiterbehandlung.

ChE: Abk. für **Ch**olinesterase*.

Chediak-Higashi-Syn|drom (Alexander Moisés Ch., Serol., Havanna, geb. 1903; Otakata H., Med., Tokio) *n*: (engl.) *Chediak-Higashi syndrome*; seltener (ca. 100 Familien), autosomal-rezessiv erbl. Defekt der Reifung von Lysosomen in Leukozyten u. Melanozyten (Genlocus 1q42.1-q42.2), der zu Störungen der Hautpigmentierung, der Infektabwehr u. der zellulären Immunität führt; **Sympt.:** Manifestation im Kindesalter; Disposition zu rezidiv. Infektionen; allg. Hypopigmentation, partieller Albinismus u. Albinismus fundi oculi, Photophobie, Hepatosplenomegalie, Ikterus, Lymphadenopathie, geistige Retardierung, Krämpfe, Neigung zu Neoplasien; **Diagn.:** Nachweis (Blut-, Knochenmarkuntersuchung, Hautbiopsie) von Riesenlysosomen in Leukozyten, Lymphozyten, myeloischen Zellen des Knochenmarks sowie in Melanozyten; pränatal durch fetale Blutuntersuchung u. Haut-Haar-Biopsie; **Ther.:** Knochenmarktransplantation; **Progn.:** bei Disposition zu Sepsis* im Kindesalter ungünstig.

Cheil-: auch Chil-; Wortteil mit der Bedeutung Lippe, Rand; von gr. χεῖλος.

Cheilitis (↑, -itis*) *f*: Lippenentzündung.

Cheilitis ab|rasiva prae|cancerosa (↑; ↑) *f*: (engl.) *precancerous abrasive cheilitis*; hartnäckig persistierende erosive Veränderungen an der Unterlippe, i. S. einer erosiven, chron. Cheilitis* actinica; kann in ein Plattenepithelkarzinom* übergehen; **Ther.:** chir. Exzision.

Cheilitis actinica (↑; ↑) *f*: (engl.) *actinic cheilitis*; strahlenbedingte Entz. der Unterlippe; **Formen:** 1. akute Ch. a.: Sonnenbrand im Lippenbereich; 2. chron. Ch. a.: durch chron. Sonnenbestrahlung hervorgerufene Atrophie des Lippenrots mit Hyperkeratose; kann in ein Plattenepithelkarzinom* übergehen (tastbare Infiltration), s. Abb.; **Ther.:** Lippenpflege mit Fettstiften, Sonnenschutz; evtl. Exzision der betroffenen Areale.

Cheilitis angularis (↑; ↑) *f*: Angulus* infectiosus oris.

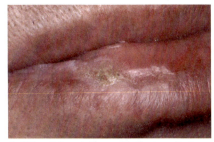

Cheilitis actinica: mit Plattenepithelkarzinom [143]

Cheilitis ex|foliativa (↑; ↑) *f*: (engl.) *cheilitis exfoliativa*; hochrote, schuppende, krustöse u. geschwollene Lippen i. R. eines atopischen Ekzems* od. als chron. irritatives Ekzem (sog. Leckekzem).

Cheilitis glandularis apo|stematosa (↑; ↑) *f*: (engl.) *apostematous cheilitis*; syn. Myxadenitis labialis; progrediente eitrige Entz. der kleinen Schleimdrüsen am Lippensaum.

Cheilitis glandularis cystica (↑; ↑) *f*: (engl.) *glandular cystic cheilitis*; Hyperplasie labialer Schleim- u. Speicheldrüsen meist im Bereich der Unterlippe; Bildung von Pseudozysten mit Retention visköser Flüssigkeit, die sich auf Druck entleert; durch Sekundärinfektion kann selten eine Cheilitis glandularis apostematosa mit Schwellung, Abszedierung u. Ulzeration entstehen; **Ther.:** Keilexzision nach antibiot. Behandlung.

Cheilitis granulomatosa (↑; ↑) *f*: (engl.) *granulomatous cheilitis*; chron., diffus entzündl. Lippenschwellung, meist der Oberlippe u. oft einseitig; **Vork.:** idiopathisch od. i. R. einer Enteritis* regionalis Crohn bzw. als Teilsymptom bei Melkersson*-Rosenthal-Syndrom.

Cheilitis vulgaris (↑; ↑) *f*: (engl.) *common cheilitis*; syn. Cheilitis simplex, Cheilose; sog. aufgesprungene Lippen; entzündl. Schwellung, Desquamation u. Rhagaden der Lippen; **Urs.:** häufiges Ablecken der Lippen, trockenes Klima, Wind, Kontaktekzem durch Lippenstift od. Zahnpasta, hohe Dosen von Vitamin A, Retinoiden od. Vitamin-A-Säure (lokal), Riboflavinmangel u. Paterson*-Kelly-Syndrom.

Cheilo|gnatho|palato|schisis (↑; gr. γνάθος Kinnbacke; Palatum*; σχίσις Spaltung) *f*: s. Gaumenspalte.

Cheilo|phagie (↑; Phag-*) *f*: Morsicatio*.

Cheilo|plastik (↑; -plastik*) *f*: Lippenplastik*.

Cheilo|schisis (↑; gr. σχίσις Spaltung) *f*: s. Lippenspalte.

Cheilose (↑; -osis*) *f*: Cheilitis* vulgaris.

Cheir-: auch Chir-; Wortteil mit der Bedeutung Hand; von gr. χείρ.

Cheiro|arthro|pathie (↑; Arthr-*; -pathie*) *f*: (engl.) *cheiroarthropathy*; pathol. artikuläre Veränderung der Handgelenke* (insbes. Fingerendgelenke) mit Bewegungseinschränkung (limited* joint mobility) u. relativer Versteifung in der Folge (s. Abb. 1 u. 2); **Vork.:** v. a. Diabetes* mellitus; cave: schwierige Atemwege*. Vgl. prayer sign.

Cheiro|pom|pholyx (↑; Pompholyx*) *f*: s. Dyshidrose.

Chelatbildner

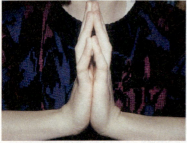

Cheiroarthropathie Abb. 1: typische diabetische Ch. mit Streckhemmung der Finger im Mittelgelenk [128]

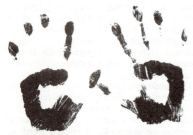

Cheiroarthropathie Abb. 2: Ausmaß der Streckhemmung mit Hilfe eines Handabdrucks dokumentiert [128]

Chelat|bildner (gr. χηλή Klaue): (engl.) *chelating agents*; org. Verbindungen, die mit (meist 2-wertigen) Metallen Chelate* bilden; bei Metallvergiftungen angewendete Ch. (Antidote*; s. Tab.): EDTA*, DTPA*, BAL*, Calciumtrinatriumpentetat*, Deferoxamin*, Deferipron*, Deferasirox*, Dimercaptopropansulfonsäure*, Tiopronin* u. Penicillamin*.

Chelate (↑) *n pl*: sog. Scherenbindungskomplexe; mehrwertige, meist sehr stabile, wasserlösl. Komplexe*, bei denen Moleküle als sog. mehrzähnige Liganden od. Chelatbildner* (z. B. Aminocarboxylate, Hydroxyaminocarboxylate u. Hydroxycarbonsäuren) jeweils mehrere semipolare Bindungen mit einem Zentralatom (mehrwertige Metallionen) eingehen; **Verw.:** zur Detoxikation von Schwermetallvergiftungen (z. B. Cu, Fe, Ni, Mn, As, Hg) durch Chelatbildner*, techn. auch zur Bindung der Härtebildner des Wassers (Ca^{2+}- u. Mg^{2+}-Ionen); physiol. vorkommendes Ch. ist das Häm*.

Cheli|cerata *f pl*: (engl.) *Chelicerata*; Fühlerlose; Unterstamm der Arthropoden*.

Chelidonium majus *n*: s. Schöllkraut.

Chemi|lumineszenz (arab. al-kimija Chemie; lat. lumen Licht, Glanz) *f*: s. Lumineszenz.

Chemo|kine *n pl*: (engl.) *chemokine*; v. a. auf Phagozyten u. T-Lymphozyten chemotaktisch wirkende Zytokine*, die von Makrophagen u. Gewebezellen als Reaktion auf Infektion od. Verletzung gebildet werden; **Einteilung:** (entspricht Struktur der aminoterminalen Cysteine) **1.** CXC-Ch.: z. B. IL-8 (s. Interleukine); **2.** CC-Ch.: z. B. MCP-1 bis -4, RANTES; **3.** C-Ch.: Lymphotaktin; **4.** CX3C-Ch.: Fractalkine. Ch. wirken über spezif. Chemokin*-Rezeptoren der Zellmembran u. steuern das Migrationsverhalten einzelner Immunzellen (s. Chemotaxis). Einige Chemokine sind proinflammatorisch od. auch homöostatisch wirksam.

Chemo|kin-Re|zeptor *m*: (engl.) *chemocine receptor*; G*-Protein-gekoppelter Rezeptor (GPCR) mit 7 Transmembran-Domänen; Bindung von Liganden (s. Chemokine) löst Aktivierung des Rezeptors u. nachfolgend Wanderung der Zelle aus; Ch.-R. werden entsprechend der Chemokine in 4 Typen eingeteilt, z. B. CXCR1 bis 5, CCR1 bis 8, CX3CR. Vgl. CCR5-Rezeptor.

Chemo|ko|agulation (Koagul-*) *f*: (engl.) *chemical coagulation*; Koagulation* von Gewebe mit chem. Mitteln; vgl. Ätzmittel.

Chemo|litho|lyse (Lith-*; Lys-*) *f*: (engl.) *chemolitholysis*; pharmak. Steinauflösung; s. Urolitholyse; Cholelitholyse.

Chemo|nukleo|lyse (Nucl-*; Lys-*) *f*: (engl.) *chemonucleolysis*; Verf. zur chem.-enzymat. Auflösung des degenerierten Nucleus* pulposus (z. B. mit Chymopapain* zur Spaltung der Mukopolysaccharide des Gallertkerns od. Kollagenase*) nach perkutaner Punktion (meist in Lokalanästhesie) unter röntg. Kontrolle (Durchleuchtung); Erfolgsrate niedriger als bei mikrochir. Nukleotomie*; **Ind.:** nichtsequestrierter lumbaler Bandscheibenvorfall* (mobile Protrusion) mit schmerzhafter radikulärer Störung ohne akute neurol. Ausfälle u. ohne zusätzl. knöcherne Wirbelsäulenveränderungen.

Chemo|pro|phylaxe (Prophylaxe*) *f*: (engl.) *chemoprophylaxis*; prophylakt. Anwendung von Chemotherapeutika* (Antiinfektiva) vor erfolgter Infektion, z. B. Rifampicin zur Meningitisprophylaxe bei Kontaktpersonen (s. Neisseria meningitidis); cave: Resistenzentwicklung durch unkrit. Routineprophylaxe. Vgl. Postexpositionsprophylaxe; Antibiotikaprophylaxe; Malaria.

Chemo|re|sistenz (Resistenz*) *f*: (engl.) *chemoresistance*; Bez. für Chemotherapeutika-Resistenz; Resistenz* von Bakterien gegenüber Chemotherapeutika*. Vgl. Mehrfachresistenz, infektiöse.

Chemo|rezeptoren (Rezeptoren*) *m pl*: s. Chemosensoren.

Chemo|sensoren (Sensoren*) *m pl*: (engl.) *chemosensors*; früher Chemorezeptoren; spezialisierte Zellen u. Nervenendigungen, die chem. Reize in elektr. Erregungen umwandeln, z. B. Geruchssensoren in der Riechschleimhaut* u. Geschmacksknospen* auf der Zunge; **periphere, arterielle Ch.:** stark vaskularisierte u. innervierte Strukturen an der Teilungsstelle der A. carotis (Glomus caroticum) u. im Aortenbogen (Glomus aorticum); Abfall der art. pO$_2$, Anstieg des art. pCO$_2$ u. Anstieg der art. H$^+$-Konzentration führen über eine Erregung der Ch. zur Atmungssteigerung; **zentrale Ch.:** chemosensible Areale an der ventralen Seite der Medulla oblongata in der Nähe des bulbären Atemzentrums, die Änderungen der Zusammensetzung des Liquors (z. B. nach Anstieg des art. pCO$_2$) registrieren u. reflektorisch die Atmung beeinflussen. Pharmak. Beeinflussung der Ch. (z. B. durch Narkotika u. Analgetika) setzt ihre Empfindlichkeit herab u. kann u. U. zu einer zentralen Atemdepression* führen.

Chemotherapie

Chelatbildner
Wirksamkeit bei Schwermetallvergiftungen

Metall	Natriumcalcium-edetat[1]	Calciumtrinatri-umpentetat	Deferoxamin	Dimercaptopro-pansulfonsäure	Penicillamin
Antimon				+	
Arsen				+++	
Blei	+++	+++			++
Cadmium	+	+			
Cobalt		+			+
Eisen	+		+++		
Gold	+	+		+	+
Kupfer	+			+	+++
Mangan	+	+			
Nickel	+			+	
Plutonium		++			
Quecksilber				++	++
Uran	+	+			
Zink	+	+		+	++

+++ stark wirksam, ++ mäßig wirksam, + schwach wirksam;
[1] Calcium-Dinatriumsalz der EDTA zur parenteralen Anwendung als Antidot nach §34 Abs.1 SGB ausnahmsweise zulässig

Chemosis (gr. χήμωσις entzündliche Augenkrankheit) *f*: (engl.) *chemosis*; Ödem der Bulbusbindehaut mit blasenartiger Abhebung von der Lederhaut (s. Abb.), z. B. bei allergischer Konjunktivitis*.

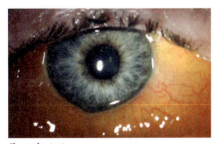

Chemosis [106]

Chemo|sup|pression (Suppression*) *f*: (engl.) *chemosuppression*; Anwendung von Chemotherapeutika* direkt nach Infektion in der Inkubationszeit*; kann bakteriell bedingte Erkrankung u. U. verhindern od. abschwächen; Anw. z. B. bei Laborinfektionen (Typhus, Tularämie, Brucellosen, Tbc usw.); vgl. Chemoprophylaxe.

Chemo|taxis (Taxis*) *f*: (engl.) *chemotaxis*; veraltet Leukotaxis; zielgerichtete Zellbeweglichkeit von Phagozyten* u. Lymphozyten* entlang eines Gradienten aus chemotakt. Faktoren (sog. Chemotaxine, z. B. das Komplementspaltprodukt C5a, Leukotrien B_4 od. Chemokine*) in das Gebiet mit deren höchster Konz., z. B. i. R. der Wundheilung; setzt einen an den Bewegungsapparat der Phagozyten gekoppelten sensor. Mechanismus (Rezeptoren) voraus, der u. a. durch Zelladhäsionsmoleküle* auf den Phagozyten u. Endothelzellen organisiert wird.

Chemo|therapeutika *n pl*: (engl.) *chemotherapeutic substances*; Sammelbez. für natürl. vorkommende od. synthet. hergestellte niedermolekulare Substanzen mit (weitgehend) selektiv schädigender Wirkung auf Krankheitserreger od. Tumorzellen durch Blockade des Stoffwechsels; **Einteilung: 1.** Antiinfektiva: Antibiotika*, Virostatika*, Antimykotika*, Mittel gegen Parasiten* (z. B. Wurmmittel*); **2.** antineoplast. Ch.: Zytostatika*.

Chemo|therapie *f*: (engl.) *chemotherapy*; Pharmakotherapie mit Chemotherapeutika* zur Hemmung von Infektionserregern od. Tumorzellen im Organismus; klin. meist synonym verwendet für antineoplastische Therapie mit Zytostatika*; **Einteilung:** (onkolog. Ch.) **1.** nach Zielsetzung: **a)** kurative Ch.: auf Heilung ausgerichtete Behandlung; **b)** adjuvante Ch.: Elimination von potentiell vorhandenen Mikrometastasen im Anschluss an eine Op. od. Strahlentherapie* mit dem Ziel, die Heilungsrate zu erhöhen; **c)** neoadjuvante Ch.: Größenreduktion des Tumors od. der Metastasen vor einer geplanten Operation od. Strahlentherapie; **d)** palliative Ch.: Einschränkung des Tumor- od. Metastasenwachstums mit dem Ziel, die Lebensqualität zu verbessern u. evtl. die Lebenszeit zu verlängern; **2.** nach Phasen: **a) Induktionstherapie:** 1. Therapiephase mit dem Ziel, eine komplette Remission durch 1 od. 2 (Doppelinduktion) Chemotherapiezyklen zu erreichen; **b) Konsolidierungstherapie:** 2. Therapiephase nach Erreichen einer Remission mit dem Ziel einer weiteren Reduzierung bzw. Elimination der malignen Zellen, Verlängerung der Remission u. Verbesserung der Heilungschance; **c) Erhaltungstherapie:** 3. Therapiephase mit dem Ziel der Verbesserung des Therapieergebnisses durch weitere Chemotherapiezyklen.

Cheneau-Korsett n: (engl.) *Cheneau brace*; wachstumslenkende individuell gefertigte Orthese* zur Derotation thorakaler u. thorakolumbaler Skoliosen mit Scheitelwirbel distal von Th V; Abstützung an den Beckenkämmen sowie individuell eingearbeiteten Druckpelotten im Hauptscheitelpunkt der Fehlkrümmung, ohne Kinn-Hinterhaupt-Stütze (gute Compliance); **Ind.:** Skoliosen* mit Cobb-Winkel 20–45°, Progredienz >5° innerh. der letzten 6 Mon. sowie ausreichender Wachstumspotenz. Weiterentwicklung: Cheneau-Toulouse-Münster-Korsett (Kurzbez. CTM-Korsett).

Cheno|des|oxy|chol|säure (INN): (engl.) *chenodeoxycholic acid*; auch Chenodeoxycholsäure; natürl. vorkommende Gallensäure*, hemmt die Cholesterolsynthese in der Leber u. vermindert die biliäre Sekretion von Cholesterol; **Ind.:** zur Auflösung von Cholesterolsteinen der Gallenblase; **Kontraind.:** akute entzündl. Erkr. der Gallenblase u. -wege, Leber- u. Magen-Darm-Erkr., Schwangerschaft; **UAW:** häufig Diarrhö, erhöhte Serumtransaminasen. Vgl. Cholelitholyse.

Cherubismus (hebräisch cherubin Engel) m: (engl.) *cherubism*; syn. familiäre fibröse Kieferschwellung, Jones-Krankheit; autosomal-dominant erbl. Erkr. mit beidseitigen, meist symmetr. Auftreibungen der Unter- u. evtl. auch Oberkiefer mit Wangenverdickung, progressivem Exophthalmus u. Prognathie; **Ätiol.:** Mutation im SH3BP2-Gen (Genlocus 4p16.3), variable Expressivität u. unvollständige Penetranz bei weibl. Pat.; **Klin.:** Beginn im 1.– 4. Lj.; Höhepunkt in der Pubertät: Auftreibung der Kiefer, umschriebene, multilokulare, seifenblasenähnl. Aufhellungen an den Zahnwurzeln, Zahnfehlbildungen, unvollständige Entw. od. Resorption der Wurzeln, Zahnagenesie im 3. Lebensjahrzehnt Reossifikation: granuläre od. sklerot. Veränderungen am Manifestationsort; **Histol.:** multinukleäre Riesenzellen u. zellreiches fibröses Gewebe.

Chevassu-Katheter (Maurice Ch., Urol., Paris, 1877–1957; Katheter*) m: (engl.) *Chevassu's catheter*; Ureterkatheter* mit olivenartiger Spitze, die das Ureterostium bei retrograder Kontrastmitteldarstellung des Ureters abdichtet, damit Kontrastmittel nicht in die Blase zurückfließen kann.

Cheyne-Stokes-Atmung (John Ch., Arzt, Dublin, 1777–1836; William St., Arzt, Dublin, 1804–1878): (engl.) *Cheyne-Stokes respiration*; Form der periodischen Atmung* mit rhythm. wechselnder, zu- u. abnehmender Atemfrequenz u. -zugvolumen sowie Atempausen (s. Atmungstypen, Abb. dort); **Vork.:** bei Enzephalitis u. zerebralen Durchblutungsstörungen als Ausdruck einer Schädigung des bulbären Atemzentrums (Unterbrechung hemmender Nervenbahnen); pharmak. Sedierung mit Hemmung des Atemzentrums* (zentrale Atemdepression*); Herzerkr. mit verlangsamter Blutzirkulation; kann auch bei gesunden Personen nach kurzfristigem Aufstieg in große Höhe u. im Schlaf auftreten (Abnahme des pO_2 bei gleichzeitiger Dämpfung des Atemantriebs im Schlaf).

Chiari-Arnold-Syn|drom (Hans Ch., Pathol., Straßburg, 1851–1916; Julius A., deutscher Pathol., 1835–1915) n: s. Arnold-Chiari-Syndrom.

Chiari-Frommel-Syn|drom (Johann B. Ch., Gyn., Wien, 1817–1854; Richard J. E. F., Gyn., Erlangen, 1854–1912) n: (engl.) *Chiari-Frommel syndrome*; syn. Laktationsatrophie des Genitale; Uterusatrophie u. sekundäre Amenorrhö bei postpartal verlängerter od. (u. U. monate- od. jahrelang) persistierender Laktation* mit klin. Zeichen des Östrogenmangels.

Chiari-Operation (Karl Ch., Orthop., Wien, 1912–1982) f: (engl.) *Chiari's operation*; Beckenringosteotomie mit Einwärtskippung des distalen Anteils zur Bildung eines künstl. Pfannendachs bei angeb. Hüftgelenkluxation*; durchführbar ab 4.–6. Lj.; wegen knöcherner, nicht gelenkknorpeliger Überdachung mit hohem Arthrosepotential kaum noch durchgeführt.

Chiasma opticum (gr. χίασμα Zeichen des Chi, Kreuzung; Optico-*): (engl.) *optic chiasm*; Sehnervenkreuzung; in der Gegend der Sella turcica vor dem Infundibulum gelegene Vereinigung der beiden Nervi* optici, aus der nach hinten jeweils ein Tractus* opticus hervorgeht; Teil der Sehbahn* (Abb. dort); nur die aus den nasalen Hälften der Retina stammenden Fasern werden gekreuzt, die aus den temporalen dagegen bleiben ungekreuzt. **Klin. Bedeutung:** s. Hemianopsie; Chiasmasyndrom.

Chiasma-opticum-Tumoren (↑; ↑; Tumor*) m pl: (engl.) *optic chiasm tumors*; s. Hirntumoren.

Chiasma|syn|drom (↑) n: (engl.) *chiasmal syndrome*; bitemporale Hemianopsie* u. beidseitige (u. U. anfangs einseitige) einfache Optikusatrophie*; **Vork.:** Hirntumoren, Hypophysen(gang)tumoren (Rathke-Tasche), supraselläre u. Chiasmatumoren (intraselläre Tumoren häufig ohne Ch.), Meningeom im Bereich des vorderen Chiasmawinkels, Hydrocephalus internus, intrakranielle Blutung, Meningitis u. Arachnoiditis in dieser Region. Vgl. Arachnoiditis optico-chiasmatica.

Chiasmata (↑) n pl: (engl.) *chiasmata*; Überkreuzungen von Nicht-Schwesterchromatiden, die im Pachytän der 1. Reifungsteilung (s. Meiose) auftreten; Ch. sind die morphol. Grundlage des Crossing*-over. Ihre Häufigkeit zeigt Beziehungen zur Länge der Chromosomen, aber auch zu Umwelteinflüssen wie Temperatur, Wassergehalt, best. Chemikalien sowie genet. Faktoren.

Chiasma tendinum (↑) n: (engl.) *tendinous chiasm*; Sehnenkreuzungen an Hand, Unterschenkel u. Fuß.

chicken pox (engl. Windpocken): s. Varizellen.

Chiclero-Geschwür: s. Leishmaniasen.

Chien-de-fusil-Stellung (franz. chien de fusil gekrümmter Abzug am Gewehr): (engl.) *meningitic* *posture*; Jagdhundstellung; Streckstellung des Nackens u. Rückens bei angezogenen Beinen; **Vork.:** v. a. bei Meningitis*, Enzephalitis*. Vgl. Opisthotonus.

Chievitz-Organ *n*: (engl.) *organ of Chievitz*; Organum juxtaorale; unter dem Wangenfettpfropf gelegener weißl. Strang mit vielen sensorischen Endformationen; Funktion unbekannt.

Chikungunya-Fieber: (engl.) *Chikungunya fever*; fiebrige Virusinfektion mit Dengue*-Fieber-ähnlichen Symptomen; der Name leitet sich ab von lokaler Bez. des Leitsymptoms „sich zusammenkrümmen" (wegen der ca. 1 Woche andauernden starken Gelenkschmerzen); **Err.:** Alphavirus* der Togaviridae.

Chilaiditi-Syn|drom (Demetrius Ch., Röntg., Wien, Istanbul, geb. 1883) *n*: (engl.) *Chilaiditi syndrome*; Dickdarmdrehung beim Kleinkind mit Interposition der Flexura coli dextra zwischen Leber u. Bauchdecke; **Pathophysiol.:** Torsion der Flexura coli dextra um die Längsachse des Mesenteriums u. konsekutive Gefäßtorsion durch intermittierende Kompression des Darms; **Sympt.:** je nach Grad der Drehung asymptomat., Druckgefühl im Oberbauch od. Ileus*.

Chilblain-Lupus (engl. chilblain Frostbeule; lat. lupus Wolf) *m*: eigene Form od. Teilsymptom des chronischen diskoiden Lupus* erythematodes mit bläul., keratot. Knoten im Bereich der Akren.

Child-Pugh-Klassifikation *f*: (engl.) *Child-Pugh score*; Bewertungssystem (s. Tab.) zur Beurteilung der Leberfunktion bei Leberzirrhose* u. portaler Hypertension* sowie zur Beurteilung präoperativer Risiken; **Prinzip:** Messung der Serumkonzentration von Albumin u. Bilirubin sowie der Thromboplastinzeit, Beurteilung des Aszites u. der hepat. Enzephalopathie. Vgl. MELD-Score.

Child-Pugh-Klassifikation
Einteilung nach erreichter Punktzahl

Beurteilungskriterium	Bewertung 1 Punkt	2 Punkte	3 Punkte
INR im Serum	<1,7	1,7–2,3	>2,3
Albumin im Serum (g/l)	>35	28–35	<28
Bilirubin im Serum (μmol/l)	<34	34–52	>52
bei primär biliärer Zirrhose	<68	68–170	>170
Aszites	nein	mäßig	viel
Enzephalopathie (Grad)	nein	I–II	III–IV

Child-Pugh A (5–6):	gute Leberfunktion;
Child-Pugh B (7–9):	mäßige Leberfunktion;
Child-Pugh C (≥10):	schlechte Leberfunktion

Chilo|mastix mesni|li (Cheil-*) *f*: (engl.) *Chilomastix mesnili*; Cercomonas intestinalis; birnenförmiger, apathogener parasitär im Dickdarm des Menschen vorkommender Flagellat; **Nachw.:** s. Giardia lamblia. Vgl. Protozoen.

Chimäri̲smus (gr. Χίμαιρα nach der griechischen Mythologie ein dreiköpfiges Ungeheuer) *m*: **1.** (engl.) *chimerism*; **Immunchimärismus:** die Infusion von lymphat. Zellen in neonatalen, zur Immunität befähigten Organismen führt zur Immuntoleranz* gegenüber den Histokompatibilitätsantigenen (s. HLA-System) des Spenders. Nach Etablierung der immun. Kompetenz kann sich kein Ch. mehr ausbilden. **2. Blutchimärismus:** Vork. von 2 versch. Blutgruppen bei einem Menschen durch den Austausch von erythropoet. Stammzellen. Primordialerythrozyten zwischen zweieiigen Zwillingen über Gefäßanastomosen der gemeinsamen Plazenta; die gegen die aufgenommenen Erythrozyten gerichteten Iso- bzw. Alloagglutinine fehlen. **3. Bestrahlungschimärismus:** Nach Bestrahlung u. Zerstörung des körpereigenen Immunsystems können allo- od. xenogene Knochenmarkzellen toleriert werden; diese transplantierten Zellen rekolonialisieren Milz, Lymphknoten u. Knochenmark (s. Stammzelltransplantation). **4. Genet. Ch.:** gentechnolog. Herstellung rekombinierter DNA-Moleküle aus der DNA* versch. Species; die Verw. menschl. Embryonen, Eizellen od. Spermien ist nach dem Embryonenschutzgesetz* verboten. Vgl. Mosaik.

China|blau|agar *m*: (engl.) *China blue agar*; Nährmedium mit den Indikatoren Laktose u. Chinablau zur Keimzahlbestimmung u. Unterscheidung von säurebildenden (blaue Kolonien) u. nicht säurebildenden Bakt. in best. Nahrungsmitteln (z. B. Milch u. Eis).

China-Restaurant-Syn|drom *n*: (engl.) *Chinese restaurant syndrome*; umgangssprachl. Bez. für reversible Glutamatintoxikation mit Hitze- u. Engegefühl sowie Missempfindungen (Kribbeln) im Halsbereich nach Genuss von Speisen, die L-Mononatriumglutamat als Geschmacksverstärker enthalten (bes. in chines. Gerichten); **DD:** Nahrungsmittelallergie, Lebensmittelvergiftung.

China|rinde: (engl.) *cinchona bark*; getrocknete Rinde von Cinchona pubescens (syn. Cinchona succirubra) od. deren Varietäten u. Hybriden, die ca. 30 Alkaloide (bes. Cinchonidin, Cinchonin, Chinin, Chinidin), Bitter- u. Gerbstoffe enthält; **Verw.:** Bittermittel, Tonikum u. Adstringens v. a. zur Appetitanregung; **Kontraind.:** Schwangerschaft, Überempfindlichkeit gegenüber Cinchona-Alkaloiden; **NW:** Überempfindlichkeitsreaktionen (Hautallergien, Fieber), selten Thrombozytopenie.

Chinidin *n*: (engl.) *quinidine*; syn. Quinidin; Diastereomer des Chinins*; membranstabilisierendes Antiarrhythmikum* mit parasympatholyt. u. alphasympatholyt. Wirkung; **Ind.:** tachykarde Herzrhythmusstörungen; **Kontraind.:** AV-Block, schwere Herzinsuffizienz, Digitalisüberdosierung, Bradykardie; **UAW:** häufig Erbrechen, Übelkeit, gelegentl. Unverträglichkeitsreaktionen.

Chinin *n*: (engl.) *quinine*; syn. Quinin; Chinolinderivat (Alkaloid versch. Cinchona-Arten) mit blutschizontozider Wirkung; **Wirkung:** tox. für Zellstoffwechsel der ungeschlechtlichen Formen des Malariaerregers (hemmt Nucleinsäuresynthese); wehenauslösend, Temperatur- u. Grundumsatzsenkung; kardial antiarrhythm.; **Ind.:** Malaria* tropica mit Chloroquin- bzw. multiresistenten Plasmodien;

Chininintoxikation

Kontraind.: u. a. Schwangerschaft, Chininallergie, Glukose*-6-phosphat-Dehydrogenasemangel; cave: Wechselwirkung u. a. mit Mefloquin*; **UAW:** u. a. gastrointestinale Störungen, Neurotoxizität, Hautreaktionen. Vgl. Chinidin; Chininintoxikation.

Chinin|in|toxikation (Intoxikation*) *f*: (engl.) *quinine poisoning*; Vergiftung mit Chinin* (in sehr hoher Dosierung); **Sympt.:** Schwindel, Erbrechen, Schwerhörigkeit, Ohrensausen, Erregungszustände, Zyanose; ferner skarlatiniforme Exantheme (s. Arzneimittelexantheme), Sehstörungen, Netzhautgefäßspasmen u. Optikusschädigung bis zur Erblindung; Herztod; **Diagn.:** Arzneimittelanamnese, EKG, Met-Hb-Bestimmung; **Ther.:** Sauerstoffgabe*, Toloniumchlorid*, Austauschtransfusion*.

Chinoline *n pl*: (engl.) *quinolines*; Substanzen mit Chinolinstruktur, z. B. Malariamittel (Chinin*, Primaquin*, Chloroquin*); **Wirkung:** direktes Zellgift; Wirkstoffe reichern sich in Nahrungsvakuole der Plasmodien an; Wirkungsmechanismus vermutl. Hemmung der Hämopolymerase der Parasiten, was zur Anreicherung von membranschädigenden Hämetaboliten u. zum Absterben des Parasiten führt.

Chino|linol *m*: Clioquinol*.

Chinolone *n pl*: (engl.) *quinolones*; früher Gyrase-Hemmer; Gruppe bakterizid wirkender Antibiotika*; **Wirkungsmechanismus:** Hemmung der DNA-Topoisomerase II (Gyrase), welche die Bildung der Tertiärstruktur der DNA-Helix i. R. der Reduplikation in Bakt. steuert; **Einteilung:** Ausgangssubstanz ist Nalidixinsäure; therap. Anw. finden neuere Ch. (Fluorchinolone, s. Tab.); **Pharmakokinetik:** hohe Bioverfügbarkeit bei oraler Applikation; z. T. Metabolisierung in der Leber; Elimination erfolgt renal u. gering intestinal; **Ind.:** Harnweginfektionen, schwere gastrointestinale Infektion (bes. Salmonellosen, auch Sanierung von Dauerausscheidern), komplizierte Infektion der Atemwege, Knochen u. Gelenke durch multiresistente Bakt., nachgewiesene Pseudomonasinfektion, Gonorrhö, Prostatitis, Infektionsprophylaxe bei akut-nekrotisierender Pankreatitis, Haut- u. Weichteilinfektionen; **Kontraind.:** Schwangerschaft u. Stillzeit; Kinder u. Jugendl. bis zum Abschluss der Wachstumsphase; Erkr. des ZNS; bekannte Überempfindlichkeit gegen Ch.; Moxifloxacin: eingeschränkte Leberfunktion (Child-Pugh C), Transaminasenanstieg >5-fach; **UAW:** gastrointestinale Beschwerden (Übelkeit, Magenschmerzen, Diarrhö), Phototoxizität, Wirkungen auf ZNS (Kopfschmerz, Krampfanfälle, Halluzinationen, psychotische Erscheinungen) u. Sinnesorgane (Seh-, Schmeckstörungen); Risiko von QT-Verlängerung (erworbenes QT*-Syndrom durch Levofloxacin od. Moxifloxacin); Tendinitis, Sehnenruptur; vorübergehender Anstieg von Laborparametern (Transaminasen, alkal. Phosphatase, Bilirubin) u. Blutbildveränderungen; cave: u. U. lebensbedrohl. Lebertoxizität (fulminante Hepatitis, Leberversagen) u. Hauttoxizität (Stevens-Johnson-Syndrom, Lyell-Syndrom) durch Moxifloxacin.

Chinone *n pl*: (engl.) *quinones*; carbocycl. aromat. Verbindungen mit 2 Ketogruppen in o- (Orthochinone) od. p-Stellung (Parachinone); Ch. entstehen z. B. durch Oxidation von Hydrochinon od. Brenzkatechin. Natürl. Ch. sind z. B. Vitamin* K (Phyllochinone) u. Ubichinon*.

Chir-: s. a. Cheir-.

Chir|agra (Cheir-*; gr. ἄγρα Falle, in Zusammensetzungen: Gicht) *f*: (engl.) *cheiragra*; Schmerzen in den Handgelenken bei Gicht*.

Chiralität (↑) *f*: (engl.) *chirality*; Händigkeit; s. Isomerie.

Chiro|praktik (↑) *f*: s. Chirotherapie.

Chiro|therapie (↑; Therapie*) *f*: (engl.) *chirotherapy*; syn. manipulative Therapie; von Ärzten (spezielle Ausbildung erforderlich, Zusatzbezeichnung) ausgeübte Handgrifftechnik zur Diagnostik u. Therapie reversibler Funktionsstörungen der Wirbel- u. Extremitätengelenke; **Einteilung:** in mobilisierende u. manipulierende Techniken: **1.** Mobilisationen (sog. weiche Technik) beeinflussen reflektorische Fehlspannungen der Muskulatur (u. der Weichteile) u. damit das gestörte Gelenkspiel;

Chinolone
Einteilung der Fluorchinolone

Gruppe		Beispiel	Wirkungsspektrum
I	orale Fluorchinolone mit vor allem auf Harnweginfektionen eingeschränkter Indikation	Norfloxacin	gramnegative Bakterien wie Enterobakterien, Salmonellen, Gonokokken
II	systemisch anwendbare Fluorchinolone mit breiter Indikation	Enoxacin Ciprofloxacin Ofloxacin	gramnegative Bakterien einschließlich vieler Pseudomonasstämme, Haemophilus influenzae, Escherichia coli und andere Enterobakterien
III	Fluorchinolone mit verbesserter Aktivität gegen grampositive und atypische Erreger	Levofloxacin	zusätzlich auch grampositive Erreger (Staphylokokken, Streptokokken, Pneumokokken, Enterokokken), Mykoplasmen, Chlamydien, Legionellen
IV	Fluorchinolone mit verbesserter Aktivität auch gegen Anaerobier	Moxifloxacin	zusätzlich Anaerobier

2. **Manipulationen** (sog. harte Technik, Chiropraktik, Impulsstoß) verbessern gezielt die gestörte Gelenkbewegung u. dürfen nur unter Beachtung strenger Ein- u. Ausschlusskriterien (z. B. Osteoporose, Knochentumoren, Fehlbildungen) durchgeführt werden. **Ind.:** z. B. zur Lösung von Blockierungen* kleiner Wirbel- sowie der Iliosakralgelenke; **Kontraind.:** absolut: destruierende knöcherne Veränderung der Wirbelsäule; relativ: funktionelle lokale Hypermobilität. Vgl. Therapie, manuelle.

Chirurgie (gr. χειρουργία Handtätigkeit, Wundarzneikunst) *f*: (engl.) *surgery*; med. Fachgebiet zur Erkennung u. Behandlung von Erkr., die ohne chir. Intervention zu gesundheitl. Schäden od. zum Tod führen (Ausnahme: kosmet. Ch.); umfasst neben konservativen (mechan., physik., pharmak.) bes. op. Verfahren zur kausalen Therapie org. Erkrankungen od. zur Verkürzung des Heilungsverlaufs bzw. Verbesserung des funktionellen Ergebnisses; **Unterteilung** in spezialisierte Fachdisziplinen: Herz-, Thorax-, Gefäß- u. Viszeralchirurgie, Traumatologie (Unfallchirurgie), Kinder-, Kiefer-, Neurochirurgie, plast. Chirurgie (Wiederherstellungschirurgie, kosmet. Ch.). Vgl. Operation.

Chirurgie, Computer-assistierte (↑) *f*: s. CAS.

Chirurgie, kiefer|orthopädische (↑) *f*: (engl.) *orthognatic surgery*; Aufgabengebiet der Mund*-Kiefer-Gesichtschirurgie zusammen mit der Kieferorthopädie zur op. Behandlung funktioneller u. ästhet. Störungen des stomatognathen Systems* u. des Gesichts (Umstellungs- u. Korrekturosteotomien der zahntragenden Kieferknochensegmente).

Chirurgie, minimal-invasive (↑) *f*: (engl.) *minimally invasive surgery*; Abk. MIC; sog. Video-assistierte Telechirurgie, Knopfloch- od. Schlüssellochchirurgie; schonende u. wenig belastende op. Meth., die sich der normalen Körperöffnungen od. mehrerer kleiner Zugangswege bedient u. dazu spez. Apparate u. entspr. Instrumentarien benötigt; minimal ist der Operationszugang, nicht die eigentl. Organpräparation u. -resektion; **Ind.:** u. a. **1.** Op. im Kopf- u. Halsbereich (endotransnasal bei Op. der Nase, Nebenhöhlen u. Schädelbasis, transoral bei Stenosen u. Tumoren in Pharynx, Larynx u. Trachea, transkutan an der Schilddrüse u. Nebenschilddrüse), neurochir. Op. an der Wirbelsäule bei Bandscheibenschaden, stereotakt. Gehirnoperationen; **2.** Op. laparoskop., abdominal u. retroperitoneal (z. B. Cholezystektomie*, Appendektomie, Kolonresektion, Lösen von Adhäsionen, urologische u. gyn. Op.); **3.** Op. thorakoskop. (z. B. Abklärung unklarer Krankheitsprozesse an Pleura u. Lunge), Pleura- u. Lungenresektionen; **4.** arthroskop. Eingriffe bei Gelenkläsion, Eingriffe am Lig. carpi transversalis, gyn. Op.; **Kontraind.:** schwere pulmonale Erkr. bei Einsatz von CO$_2$-Insufflation, Herzfehler, schwere Gerinnungsstörung, ggf. ausgedehnte Adhäsionen nach vorausgegangenen Laparotomien; **Vorteile:** im Vergleich zu konventioneller Operationstechnik raschere Rekonvaleszenz, kürzerer Klinikaufenthalt, kürzere Arbeitsunfähigkeit, kosmet. günstigere Narben; keine Unterschiede hinsichtl. der Letalität.

Chirurgie, re|fraktive (↑) *f*: **1.** (engl.) *refractive surgery*; chir. Veränderung des Krümmungsradius der Hornhaut zur Behebung von Refraktionsanomalien des Auges; **a)** Lasik*; **b)** Lasek*; **c)** nur noch selten angewendet: photorefraktive Keratektomie* mit flächiger Abtragung subepithelialer Hornhautschichten; lamellierende Keratoplastik* mit Einfügen von bearbeitetem Spenderhornhautgewebe in die Hornhaut des Pat.; als Keratophakie (Einsetzen in das gespaltene Hornhautstroma) od. Epikeratophakie (Aufnähen auf die intakte Hornhaut); radiäre Keratotomie mit meist 8 tiefen, radiären Einschnitten in das Hornhautstroma unter Freilassung eines opt. Zentrums von ca. 3 mm Durchmesser; **2.** Verfahren der Linsenchirurgie; **a)** Entfernung der Linse bei hoher Myopie*; **b)** Ersatz der natürl. Linse durch eine Kunstlinse mit angepasster Brechkraft; **c)** op. Einbringen einer Kunstlinse zusätzlich zur vorhandenen natürl. Linse.

Chirurgie, zahn|ärztliche (↑) *f*: (engl.) *oral surgery*; syn. Oralchirurgie; zahnärztl. Spezialdisziplin, die sich ursprünglich der chir. Behandlung der Zahnerkrankungen u. ihrer Auswirkungen auf das stomatognathe System* widmet; vgl. Mund-Kiefer-Gesichtschirurgie.

Chitin *n*: (engl.) *chitin*; Bestandteil der Zellwand von Pilzen u. Flechten sowie des Außenskeletts von Insekten, Würmern u. Krebstieren.

Chlamydia *f*: (engl.) *chlamydia*; Gattung kokkoider Bakt. der Fam. Chlamydiaceae; s. Chlamydien.

Chlamydiales: (engl.) *Chlamydiales*; Ordnung von Bakterien mit den Fam. Chlamydiaceae (Gattungen Chlamydia, Chlamydophila; s. Chlamydien), Simkaniaceae* u. Waddliaceae.

Chlamydia trachomatis *f*: (engl.) *Chlamydia trachomatis*; Chlamydienspecies mit mehreren, in ihrer Pathogenität deutlich versch. Serovaren; **1. Serovare A–C** verursachen das Trachom*; **2. Serovare D–K** sind die häufigsten Err. der nichtgonorrhoischen Urethritis* u. Zervizitis*; außerdem der Salpingitis*, Perihepatitis*, Epididymitis*, Einschlusskonjunktivitis*; **3. Serovare L$_1$–L$_3$** sind die Err. des Lymphogranuloma* venereum. **Epidemiol.:** Erregerreservoir ist der Mensch, Übertragung durch Kontaktinfektion (häufigste sexuell übertragene Infektion); **Morphol.:** lichtmikroskop. kaum zu erkennen; 2 Formen: 0,2–0,4 μm messende sog. Elementarkörperchen (infektiös, überwiegend extrazellulär), die sich in 0,5–0,7 μm messende Retikular- od. Initialkörperchen (intrazellulär) umwandeln; letztere bilden intraplasmat. Einschlüsse in der Wirtszelle. **Nachw.:** Zellkultur (z. B. McCoy-Zellen); Nachw. der Einschlüsse mit monoklonalen Antikörpern od. mit chem. Färbemethoden (z. B. mit Lugol-Lösung od. nach Giemsa); in Sepharosephosphat-Transportmedium bei 4 °C 1–2 Tage haltbar; Direktnachweis im Abstrichpräparat mit Immunfluoreszenz od. Enzymimmunoassay mögl.; Nachw. in Abstrichen od. Urin mit PCR; **Serol.:** KBR nur bei Lymphogranuloma venereum sinnvoll; in diesen Fällen sowie bei chron. u. schweren Infektionen mit Serovaren D–K vielfach Antikörper im Serum mit ELISA nachweisbar; speciesspezif. Antikörper nur mit Mikrofluoreszenztest (Abk. MIF) od. speciesspezif. ELISA nachweisbar.

Chlamydien (gr. χλαμύς, χλαμύδος Mantel) *f*: (engl.) *chlamydiae*; Abk. Chl.; früher Bedsonien, Mi-

Chlamydophila pneumoniae

yagawanellen, TRIC-(Trachom-Inclusion-Conjunctivitis-)Erreger; gramnegative, unbewegl., kokkoide, pleomorphe Bakt. der Fam. Chlamydiaceae (Ordnung Chlamydiales*; vgl. Bakterienklassifikation) mit den Genera Chlamydia (Chl. trachomatis, Chl. suis) u. Chlamydophila (Chl. pneumoniae, Chl. psittaci); obligate Zellparasiten; Vermehrung nur in zytoplasmat. Vakuolen der Wirtszelle (benötigen Energie liefernde Enzyme); **Entw.:** infektiöse **Elementarkörper** (∅ ca. 0,3 µm) werden durch Endozytose von der Wirtszelle aufgenommen, in einem endozyt. Membranvesikel innerh. von Stunden zu nichtinfektiösen **Initialkörper** (Retikulärzelle, ∅ ca. 1 µm), die sich durch Querteilung vermehren; nach Ende der Teilungsphase bilden die Initialkörper wieder Elementarkörper, die nach Platzen der Wirtszelle andere Zellen infizieren können. Kultur von Chlamydien wegen der obligat intrazellulären Vermehrung im Dottersack des Hühnerembryos od. in Versuchstieren möglich.

Chlamydophila pneumoniae (↑) *f*: humanpathogene Species der Fam. Chlamydiaceae, die u. a. chronische Infektionen der Atemwege bis zur Pneumonie* verursacht; nachweisbar u. a. in atherosklerot. Läsionen von Koronararterien (als pathol. Faktor der Koronarsklerose* diskutiert, derzeit aber keine Ind. für Antibiotikatherapie bei koronarer Herzkrankheit*); sensitiv für Tetracycline*, Makrolid*-Antibiotika; **Übertragung:** Tröpfcheninfektion; hoher Durchseuchungsgrad ab Schulkindalter.

Chlamydophila psittaci (↑) *f*: (engl.) *Chlamydophila psittaci*; Err. der Ornithose*; **Epidemiol.:** weltweit verbreitet bei Vögeln (Papageien, Geflügel, Enten, Tauben) u. fast allen Haustieren (Katzen, Hunde, Ziegen, Schafe, Kühe); kann in Staub u. Sekreten selbst bei Austrocknung ca. 4 Wo. infektiös bleiben; Hitze-, Formalin- Phenol- u. Ether-empfindl.; Übertragung durch Inhalation von getrocknetem Kot u. respiratorischen Sekreten von mit Chl. p. infizierten, oft asymptomatischen Tieren, aber auch durch unmittelbare Berührung der Vögel; keine Übertragung von Mensch zu Mensch; humanpathogen sind nur aviäre Stämme. Infektionen führen zu fieberhaften Erkr. mit interstitieller (atyp.) Pneumonie*, selten mit systemischer Manifestation, z. B. Myokarditis*, Hepatitis, Enzephalitis u. lymphozytären Infiltrationen im Bereich der Konjunktiven (MALT*-Lymphom). **Nachw.:** Erregernachweis aus Sputum nach Anzüchtung in Zellkultur od. PCR; Western-Blotting-Methode, Mikroimmunfluoreszenz; Ch. p. ist sensitiv gegenüber Tetracyclinen (Doxycyclin), alternativ Makrolide od. Chinolone.

Chlamydo|sporen (↑; Spora*) *fpl*: (engl.) *chlamydospores*; syn. Gammen, Gemmen, große, runde, vegetativ gebildete Sporen* bei Pilzen; entstehen durch Zellwandverdickung am Myzel, entweder zwischenständig (interkalar) od. endständig (terminal); sind bei ungünstiger Umweltbedingung resistent; vgl. Fungi, Candida albicans.

Chloasma (gr. χλοάζειν grünlich od. gelblich aussehen) *n*: (engl.) *chloasma*; syn. Melasma; veraltet Nigrities cutis; meist symmetr. auftretende, scharf begrenzte, unregelmäßig gestaltete gelbl. braune

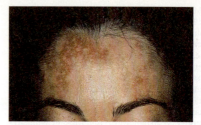

Chloasma: unregelmäßige Pigmentierungen der Stirn [55]

Flecken an Stirn, Wangen u. Kinn, bes. bei Frauen (s. Abb.); Hyperpigmentierung verstärkt sich durch Sonnenbestrahlung; **Formen: 1.** Ch. gravidarum (syn. Ch. uterinum): Vork. bei Schwangeren; Beginn meist im 2. Mon. p. c., Rückbildung nach der Entbindung; zuweilen von längerer Dauer; **2.** Ch. hormonale: verursacht durch Östrogene (auch Östrogen produzierende Tumoren) u. Gestagene; **3.** Ch. medicamentosum: ausgelöst durch Arzneimittel, z. B. Hydantoin, Phenytoin, Chlorpromazin od. hormonale Kontrazeptiva; **4.** Ch. cosmeticum: Photosensibilisierung durch Furanocumarine (Psoralene, Bergapten); vgl. Lichtdermatosen; **5.** Ch. hepaticum: schmutzig-braune periorbitale Hyperpigmentierung bei primärer biliärer Zirrhose*; **Ther.:** Azelainsäure evtl. in Komb. mit Tretinoin.

Chlor (gr. χλωρός grünlich gelb) *n*: (engl.) *chlorine*; Symbol Cl (Chlorum); 1-, 3- bis 7-wertiges Element, OZ 17, rel. Atommasse 35,453; stechend riechendes (schleimhautreizendes), gelbgrünes, wasserlösl., gasförmiges Halogen; sehr giftig (Kampfstoff); bildet bei Reaktion mit Metallen Salze (Chloride*); **Anw.:** z. B. Chlorkalk* als Desinfektionsmittel.

Chlor|akne (↑; Acne*) *f*: (engl.) *chloric acne*; auch Chlorarylakne; Hauterkrankung mit follikulären Hyperkeratosen, Komedonen, evtl. Knoten, Abszessen u. Zysten, bes. im Gesicht, an den Ohren u. a. exponierten Hautstellen; **Urs.:** v. a. Exposition durch berufl. Tätigkeit (BK Nr. 1310) mit Chlorphenol (TCDD*), Perchlornaphthalin (sog. Pernakrankheit), polychlorierten Biphenylen (Yusho*-Krankheit) u. a. chlorhaltigen org. Chemikalien z. B. in der Elektro- u. Chemieindustrie, bei Industrieunfällen sowie im Haushalt (Holzschutzmittel). Vgl. Acne venenata.

Chloral|hydrat *n*: (engl.) *chloral hydrate*; 2,2,2-Trichlorethan-1,1-diol, $Cl_3C—CH(OH)_2$; wasser- u. ethanollösl. bitteres Kristallpulver mit stechendem Geruch u. örtl. Reizwirkung auf Haut- u. Schleimhäute; Schlafmittel*; **Ind.:** hochgradige Schlafstörung (Kurzzeittherapie); **cave:** Gefahr der Entw. einer Abhängigkeit*. Die seltene Vergiftung durch Missbrauch ähnelt in ihrer Symptomatik einer Barbituratvergiftung.

Chlor|ambucil (INN) *n*: (engl.) *chlorambucil*; Zytostatikum* (Alkylans*, Stickstofflost-Analogon); **Ind.:** CLL*, Hodgkin*-Lymphom, Makroglobulinämie*.

Chlor|amphenicol (INN) *n*: (engl.) *chloramphenicol*; bakteriostat. wirkendes Breitband*-Antibiotikum; **Wirkungsspektrum:** grampositive u. gramnegative Bakt. einschließlich Rickettsien, Chlamydien u. Mykoplasmen; resistent sind Mykobakterien, Pilze, Protozoen, fast immer Pseudomonas aeruginosa; prakt. keine Resistenzentwicklung empfindl. Erreger unter der Therapie; **Ind.**: Typhus u. Paratyphus, schwere Infektionen (wenn andere Antibiotika nicht in Frage kommen) u. best. Formen bakt. Meningitis; **Kontraind.**: schwere Leberfunktionsstörungen, Störungen der Hämatopoese, akute intermittierende Porphyrie; **UAW**: v. a. aplast. Anämie, Störungen der Hämatopoese; beim Säugling: Grey*-Syndrom (Verw. im ersten Lebensmonat nur bei strengster Ind.); während Ther. mit Ch. Blutbildkontrollen.

Chlor|diazep|oxid (INN) *n*: (engl.) *chlordiazepoxid*; Benzodiazepin* mit langer Halbwertzeit; **Anw.**: als Tranquilizer*.

Chlor|ethan (Chlor*) *n*: (engl.) *ethyl chloride*; Ethylchlorid; C$_2$H$_5$Cl; flüchtiger Chlorkohlenwasserstoff (Siedepunkt: 13 °C); **Anw.**: Spray zur Analgesie durch Oberflächenanästhesie* der Haut; **Ind.**: v. a. Sportverletzung, Erkr. des rheumat. Formenkreises; vgl. Kryotherapie; **UAW**: lokal u. systemisch (Herz- u. Lungeninsuffizienz, Leberfunktionsstörung); cave: geringe therap. Breite.

Chlor|hexidin (INN) *n*: (engl.) *chlorhexidin*; Antiseptikum* mit breitem Wirkungsspektrum; **Ind.**: Desinfektion von Haut u. Schleimhäuten sowie Karies- u. Parodontalprophylaxe; **UAW**: u. a. reversible Geschmacksirritationen, Verfärbungen von Zunge u. Zahnfleisch.

Chlorid|bestimmung *f*: (engl.) *chloridimetry*; quant. Bestimmung von Chloridionen in Körperflüssigkeiten; **Methoden**: 1. coulometrische (amperometrische) Titration in saurer Pufferlösung mit elektrolytisch freigesetzten Silberionen, die mit Chloridionen als schwerlösl. AgCl ausfallen; die Dauer des Stromflusses ist der Cl$^-$-Konz. in der Probe proportional. 2. merkurimetrische Titration mit Quecksilber-II-Nitrat bis zur Bildung eines violetten Farbkomplexes mit dem Indikator Diphenylcarbazon; 3. photometrische Bestimmung von a) Chloranilsäure nach Reaktion von Chlorid mit Quecksilberchloranilat, b) Eisen-III-Thiocyanat* nach Reaktion von Chlorid mit Quecksilberthiocyanat u. Eisen; 4. potentiometrische Bestimmung mit einer chloridselektiven Elektrode. Vgl. Elektrolythaushalt; vgl. Referenzbereiche (Tab. dort).

Chlorid|diar|rhö, familiäre (Diarrhö*) *f*: (engl.) *familial chloride diarrhea*; syn. kongenitale Alkalose mit Diarrhö; autosomal-rezessiv erbl. Stoffwechselanomalie (Genlocus 7q22-q31.1) mit Störung der aktiven Chloridabsorption im distalen Ileum u. Colon; **Sympt.**: bereits wenige Tage nach der Geburt Durchfälle mit stark saurer Reaktion, Entwicklungsverzögerung; **Ther.**: frühzeitige NaCl- u. KCl-Substitution ermöglichen eine weitgehend normale körperl. u. geistige Entwicklung.

Chloride *n pl*: (engl.) *chlorides*; Salze der Salzsäure; physiol. z. B. NaCl (Kochsalz, in dissoziierter Form hauptsächlich im Extrazellulärraum); Blutplasma enthält 100–107 mmol/l Chloridionen (Cl$^-$), von großer Bedeutung u. a. für den Wasser- u. Säure*-Basen-Haushalt u. die Salzsäurebildung im Magen. Vgl. Nährstoffzufuhr, empfohlene (Tab.

dort); vgl. Elektrolythaushalt; Hyperchloridämie; Hypochloridämie.

Chlor|kalk (Chlor*): (engl.) *chlorinated lime*; Calcaria chlorata, Calciumchloridhypochlorit; Desinfektionsmittel mit chlorähnl. Geruch u. bleichender, desinfizierender u. desodorierender Wirkung; **Anw.**: zur Desinfektion von Wasser u. org. Material (z. B. Fäzes). Vgl. Desinfektion.

Chlor|madinon (INN) *n*: (engl.) *chlormadinone*; vom Hydroxyprogesteron abgeleitetes Gestagen*; **Ind.**: dysfunktionelle Blutung, Polymenorrhö, Dysmenorrhö, prämenstruelles Syndrom, Menstruationsverschiebung.

Chloro|butanol (INN) *n*: (engl.) *chlorobutanol*; Konservierungsmittel (Hemmung der mikrobiol. Kontamination), z. B. in Lokalanästhetika*-Lösungen.

Chloro|cresol (INN) *n*: (engl.) *chlorocresol*; Phenolderivat; Bestandteil von Flächendesinfektionsmitteln u. der Castellani*-Lösung.

Chlor|odontie (Chlor*; Odont-*) *f*: (engl.) *chlorodontia*; grün-gelbl. Verfärbung der Milchzähne durch Einlagerung von Bilirubin* nach Morbus* haemolyticus neonatorum; z. T. mit Schmelzhypoplasien u. -defekten kombiniert; das bleibende Gebiss wird nicht betroffen.

Chloro|form (↑; lat. *formica* Ameise) *n*: (engl.) *chloroform*; Trichlormethan; CHCl$_3$; Halogenkohlenwasserstoff, der früher als Inhalationsanästhetikum* u. innerlich bei Erbrechen, Singultus u. Typhus bzw. als Anthelminthikum verwendet wurde.

Chlorom (↑; -om*) *n*: (engl.) *chloroma*; auch Chlorosarkom; syn. granulozytäres Sarkom, Myelosarkom; seltene, einer AML* (bzw. deren Rezidiv) vorangehende od. gleichzeitig auftretende tumoröse (umgebendes Gewebes zerstörende) extramedulläre Infiltration aus Myeloblasten* u. selten Lymphoblasten*; kann die akute blastische Transformation eines myelodysplastischen Syndroms* repräsentieren; **Lok.**: ubiquitär, v. a. Haut, Gingiva, Periost (als evtl. grünlich durchschimmernder od. palpabler Tumor) sowie Gastrointestinaltrakt, Weichgewebe, Hoden, Lymphknoten u. a. blutbildende Organe; <10 % multipel auftretend.

Chloro|phyll (↑; gr. φύλλον Blatt) *n*: syn. Blattgrün, grüner Farbstoff der Pflanzen; Gruppe von versch. Chromoproteinen mit Porphyrin-Magnesiumkomplex als Chromophor (chem. dem Häm* ähnl.), die in der Photosynthese* Lichtenergie in chem. Energie umwandeln.

Chloro|phyllin (↑; ↑): durch Esterverseifung aus Chlorophyll* gewonnener wasserlösl. Porphyrinkörper (Na- od. K-Salz); **Verw.**: Mund- u. Rachentherapeutika, Farbpigment für die Dragierung.

Chloro|quin (INN) *n*: Derivat von 4-Aminochinolin mit blutschizontoziden u. antirheumat. Wirkung; **Wirkungsmechanismus**: unklar; wahrscheinl. Blockade der lysosomalen Degradation (Komplexbildung mit Ferriprotoporphyrin IX führt zur Hemmung der Hämpolymerase u. dadurch zur Entgiftung von Ferriprotoporphyrin IX mit tox. Effekt für den Parasiten; Interkalation von Ch. zwischen DNA-Doppelstränge der Plasmodien durch Bindung an Purinbasen mit nachfolgender Hemmung der RNA-, DNA- u. Proteinsynthese; antipyretisch durch Modulation der Zytokinproduktion; **Ind.**: Ther. u. Proph. der Malaria*; Hydroxychloroquin: Erkr. des rheumat. Formenkreises (systemischer Lupus* erythematodes, rheumatoide Arthritis* einschließl. der juvenilen Form), Sjögren*-Syndrom; **Kontraind.**: Glukose*-6-phosphat-Dehydrogenasemangel (nicht in der Malariaprophylaxe u. -therapie), Myasthenia* gravis pseudoparalytica, Retinopathie u. a.; **cave** bei Porphyrie, Epilepsie, schwerer Leber- od. Nierenerkrankung, Psoriasis; **UAW**: u. a. reversible Hornhauttrübung, u. U. irreversible Netzhautveränderung mit Gesichtsfeldausfall u. Visusverlust, Veränderungen im Farbsehen, gastrointestinale Störungen, Schlaf- u. Herzrhythmusstörungen, Unruhe, Benommenheit, Hautreaktionen.

Chlor|phen|iramin (INN) *n*: (engl.) *chlorpheniramine*; auch Chlorphenamin; Histamin*-H$_1$-Rezeptoren-Blocker der 1. Generation; nicht mehr gebräuchlich als Antiallergikum*.

Chlor|phenon *n*: s. Augenreizstoffe.

Chlor|phenotan *n*: DDT*.

Chlor|pikrin *n*: (engl.) *vomiting gas*; Trichlornitromethan; auch Klop; Cl$_3$CNO$_2$; zu den Augenreizstoffen* (Tränengas) gehörende giftige Flüssigkeit; führt zu Blasenbildung auf der Haut; **Verw.**: chem. Kampfstoff, Schädlingsbekämpfungsmittel; MAK: 0,1 ml/m^3 (0,68 mg/m^3).

Chlor|promazin (INN) *n*: (engl.) *chlorpromazin*; schwach wirksames Neuroleptikum*; Phenothiazinderivat*; **Ind.**: v. a. Unruhe- u. Erregungszustände, Schlafanbahnung, zentral ausgelöstes Erbrechen (Antiemetikum*), schwerer Singultus.

Chlor|pro|thixen (INN) *n*: (engl.) *chlorprothixen*; Thioxanthenderivat; schwach wirksames Neuroleptikum*; **Ind.**: Unruhe- u. Erregungszustände, Schlafanbahnung.

Chlor|talidon (INN) *n*: (engl.) *chlortalidon*; analog zu den Benzothiadiazinderivaten (länger) wirkendes Diuretikum* (Thiazidanalogon).

Chlor|tetra|cyclin (INN) *n*: (engl.) *chlortetracycline*; Tetracyclin* der 1. Generation zur topischen Anwendung.

Choana (gr. χοάνος Trichter) *f*: (engl.) *choana*; Choane; Apertura nasalis posterior; hintere Öffnungen der Nasenhöhle in den Nasenrachenraum.

Choanal|a|tresie (↑; Atresie*) *f*: (engl.) *choanal atresia*; angeb. knöcherner od. membranöser Verschluss der hinteren Nasenöffnung, ein- od. beidseitig; bedingt schwerste Atemnot des Neugeborenen bei doppelseitigem Verschluss, da es noch nicht fähig ist, spontan durch den Mund zu atmen (zunächst Rachentubus einführen, später op. Korrektur.)

Choanal|polyp (↑; Polyp*) *m pl*: (engl.) *choanal polyp*; meist von einer Kieferhöhle ausgehender lang gestielter Nasenpolyp (s. Polyposis nasi et sinuum) im mittleren Nasengang, der zur Verlegung einer Choane führen kann; **Vork.**: häufig bei Kindern; **Klin.**: Behinderung der Nasenatmung, Epiphora*, Rhinolalia clausa (s. Rhinolalie) u. a.; **Diagn.**: Rhinoskopie (s. Abb.), CT; **Ther.**: op. Abtragung i. R. einer endonasalen Nasennebenhöhlenoperation*.

Choanal|tamponade (↑; franz. tampon Stöpsel) *f*: s. Bellocq-Tamponade.

Chol-: Wortteil mit der Bedeutung Galle; von gr. χολή.

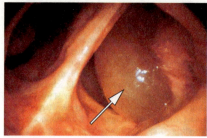

Choanalpolyp: postrhinoskopischer Befund [160]

Chol|ämie (↑; -ämie*) *f*: (engl.) *cholemia*; Übertritt von Gallenflüssigkeit (s. Galle) in das Blut mit Gelbfärbung des Serums in der Folge; **Sympt.**: s. Cholestase; vgl. Hyperbilirubinämie; Ikterus.

Chol|agoga (↑; -agoga*) *n pl*: (engl.) *cholagogues*; sog. galletreibende Mittel; frühere, unspezif. Bez. für Cholekinetika* u. Choleretika*.

Chol|angio|graphie (↑; Angio-*; -graphie*) *f*: (engl.) *cholangiography*; auch Cholegraphie; Sammelbez. für Verfahren zur bildl. Darstellung der Gallenwege; **Verfahren: 1. nichtinvasiv: a)** indirekte Ch. ohne Anw. von Kontrastmittel; s. MRCP; Methode der Wahl zur nichtinvasiven Diagn. der Gallenwege; **b)** MR-Ch. nach intravenöser Gabe von gallegängigem MR-Kontrastmittel (wird biliär sezerniert); **c)** deszendierende Ch.: Rö. der Gallenwege nach oraler od. intravenöser Gabe von gallegängigem (iodhaltigem) Röntgenkontrastmittel (wird biliär sezerniert); veraltetes Verf. mit häufigen Kontrastmittelnebenwirkungen; **2. invasiv**: direkte Ch. durch unmittelbares Einbringen von Kontrastmittel in das Gallenwegsystem über versch. Zugangswege: **a)** endoskopische aszendierende Ch. mit transpapillärem Zugang; s. ERCP; vgl. Cholangitis; **b)** perkutane transhepatische Ch.; s. PTC; **c)** intraoperative Ch., z. B. während Cholezystektomie* zur Überprüfung der freien Gallenpassage nach Entfernen eines Hindernisses, auch zum Nachw. einer Choledochuszyste*, Gallengangatresie* od. eines Gallepfropfsyndroms*.

Chol|angio|lithiasis (↑; ↑; Lith-*; -iasis*) *f*: s. Cholelithiasis.

Chol|angio|litis (↑; ↑; -itis*) *f*: (engl.) *cholangiolitis*; Entz. der Gallenkapillaren u. kleinsten Gallengänge in der Leber; vgl. Cholangitis.

Chol|angiom (↑; ↑; -om*) *n*: **1.** (engl.) *cholangioma*; benignes Ch.: intrahepatisches Gallengangadenom*; **2.** malignes Ch.: Gallengangkarzinom*.

Chol|angio|pankreatiko|graphie, endo|skopische retro|grade (↑; ↑; Pankreas*; -graphie*) *f*: s. ERCP.

Chol|angio|pathie (↑; ↑; -pathie*) *f*: (engl.) *cholangiopathy*; Sammelbez. für Erkr. der Gallenwege (ohne Krankheitsentität wie z. B. Cholangitis*); **Sonderformen: 1.** Transplantatcholangiopathie als ischämische Gallengangsläsion nach End-zu-End-Gallenganganastomose inf. unterschiedlicher Vaskularisierung von Empfänger- u. Spendergallengang; **2.** Critical-illness-Ch.: zu sekundär sklerosierender Cholangitis führende Gallenganglsionen in der Folge überstandener Schockzustände. Vgl. Cholezystopathie.

Chol|angio|phyti̱asis (↑; ↑; Phyt-*; -iasis*) *f*: (engl.) *cholangiophytiasis*; Ansammlung unverdaulicher (pflanzl.) Nahrungsbestandteile im Ductus choledochus durch fehlerhafte od. fehlindizierte Choledochoduodenostomie; tritt bes. bei Schrumpfung einer biliodigestiven Anastomose u. Blindsackbildung auf u. kann zu Cholangitis od. Leberabszess führen; **Ther.**: op. Wiederherstellung der Gallenwege od. Choledochojejunostomie*.

Chol|angio|skopie̱ (↑; ↑; -skopie*) *f*: (engl.) *cholangioscopy*; auch Choledochoskopie; Endoskopie* der größeren Gallenwege (insbes. des Ductus hepaticus communis u. des Ductus choledochus bis zur Papilla duodeni major) mit flexiblem Endoskop (z. B. Steinextraktion, Cholelithotripsie*, photodynam. Therapie); **Formen: 1.** ERCP* unter Vorschieben eines kleinen Spezialendoskops durch den Instrumentierkanal des Duodenoskops; **2.** perkutane transhepat. Ch. analog PTC*; **3.** intraoperative Ch. i. R. einer Choledochusrevision*. Vgl. Cholangiographie.

Chol|angitis (↑; ↑; -itis*) *f*: (engl.) *cholangitis*; auch Cholangiitis; Entz. der Gallenwege; **Urs.**: meist Gallengangobstruktion, v. a. durch Gallengangsteine, auch Gallengangstriktur, Papillenstenose, Tumorkompression, Parasitenbefall, autoimmune Genese u. a.; **Formen: 1. akute** Ch.: durch bakt. Besiedlung bedingte Infektion; **Err.**: v. a. Escherichia coli, Klebsiellen, Enterokokken; **Sympt.**: rechtsseitiger Oberbauchschmerz, Fieber mit Schüttelfrost, passagerer Ikterus (sog. Charcot-Trias), acholische Stühle; bei schwerer eitriger Ch. zusätzl. art. Hypotonie u. zentralnervöse Ausfälle (sog. Reynold-Pentade) als Ausdruck des septischen Krankheitsbilds, auch Einschränkung der Nierenfunktion; **Kompl.**: sekundäre (cholangitische) biliäre Zirrhose*, Leberabszess, Pylephlebitis; **Ther.**: Antibiotika, umgehende Ableitung der Galle u. Beseitigung des Hindernisses (i. d. R. endoskop. durch ERCP*, auch PTCD, Abk. für perkutane transhepat. Cholangiodrainage; selten chir.); **2. chronisch-sklerosierende** Ch. (selten): **a)** primär sklerosierende Ch. (Abk. PSC) als extraintestinale Manifestation bei chron. entzündl. Darmerkrankungen (v. a. Colitis* ulcerosa); kann auch vor Manifestation der Colitis bzw. nach Kolektomie erstmalig auftreten; erhöhtes Risiko für die Entw. eines Gallengangkarzinoms; **Diagn.**: Cholangiographie*, Leberbiopsie, xANCA*; **Ther.**: pharmak. (Ursodesoxycholsäure), operativ (Cholangioplastie, Lebertransplantation); **b)** sekundär sklerosierende Ch. bei Cholangiolithiasis, nach chir. Eingriffen, durch chron. Entzündungen (Parasitenbefall, v. a. Asien) od. rezidiv. bakterielle Schübe einer Ch., die weitere Destruktionen u. durch Narben bedingte Abflusshindernisse begünstigen; **Sympt.**: rezidiv. Fieberschübe, zu Beginn häufig asymptomat., später schmerzloser Verschlussikterus (DD maligne Tumoren); **c)** sekundär sklerosierende Ch. bei kritisch Kranken (engl. *critical illness cholangiopathy*), typischerweise nach überstandenem (septischen) Schock, mit Ausgüssen (casts) der Gallengänge durch nekrotische Gallengangepithelien u. eingedickte Galle; **Ther.**: endoskop. Extraktion der Ausgüsse, Behandlung der oft begleitenden bakteriellen Ch., Lebertransplantation; **Progn.**: ungünstig, besser bei segmentalem als bei vollständigem Befall.

Chol|angitis, nicht eitrige destruie̱rende (↑; ↑; ↑) *f*: s. Zirrhose, biliäre.

Chol|a̱skos (↑; Asken*) *n*: (engl.) *cholascos*; syn. Choleperitoneum; Übertritt von Galle in die Bauchhöhle; z. B. bei perforierter Cholezystitis*, Trauma, iatrogen (Leberblindpunktion) mit Gefahr der galligen Peritonitis*.

Chole|calci̱ferol *n*: syn. Colecalciferol, Vitamin D_3; s. Calciferole.

Chole|cysto|ki̱nin (Chol-*; Kyst-*; Kin-*) *n*: (engl.) *cholecystokinin*; Abk. CCK; syn. Cholezystokinin, Pancreozymin, Pankreozymin, Cholecystokinin-Pankreozymin (Abk. CCK-PZ); von Duodenum u. Jejunum in spez. endokrinen Zellen (I-Zellen) gebildetes gastrointestinales Hormon* (Polypeptid); entsteht als Spaltprodukt aus Präprocholecystokinin; Freisetzung hauptsächlich durch Lipide u. Proteine; **Wirkung**: Stimulation der Sekretion von Pankreasenzymen, Förderung der Gallenblasenkontraktion; **Ind.**: diagn. (Pancreozymin*-Secretin-Test). Vgl. Cholangiographie.

Chole|docho|duodeno|stomi̱e (gr. χοληδόχος die Galle aufnehmend; Duodenum*; -stomie*) *f*: (engl.) *choledochoduodenostomy*; biliodigestive Anastomose* zwischen Ductus choledochus u. Duodenum unter Umgehung der Papilla duodeni major; **Kompl.**: Cholangiophytiasis*. Vgl. Dreiecklappenplastik.

Chole|docho|jejuno|stomi̱e (↑; jejunalis*; -stomie*) *f*: (engl.) *choledochojejunostomy*; biliodigestive Anastomose* zwischen Ductus choledochus u. einer ausgeschalteten Jejunumschlinge.

Chole|docho|lithi̱asis (↑; Lith-*; -iasis*) *f*: s. Cholelithiasis.

Chole|docho|skopi̱e, intra|operati̱ve (↑; -skopie*) *f*: s. Cholangioskopie.

Chole|do̱chus (↑) *m*: (engl.) *common bile duct*; Kurzbez. für Ductus choledochus; galleableitender Kanal nach Vereinigung des Ductus cysticus u. Ductus hepaticus; mündet an der Papilla* duodeni major in das Duodenum.

Chole|do̱chus|karzinom (↑; Karz-*; -om*) *n*: s. Gallengangkarzinom.

Chole|do̱chus|revision (↑) *f*: (engl.) *bile duct revision*; chir. Längseröffnung des Ductus hepatocholedochus u. Extraktion von Gallengangsteinen durch Spülung, Gallenganglöffel bzw. Papillendilatation* mit anschl. direkter Cholangiographie* od. Choledochoskopie zum Ausschluss verbliebener Steine u. Verschluss der Choledochotomie über eine Kehr-T-Drainage; **Ind.**: u. a. frustrane Steinextraktion mit ERCP* bei Cholelithiasis*, Gallenwegverletzung.

Chole|do̱chus|zyste (↑; Kyst-*) *f*: (engl.) *choledochus cyst*; angeb. Fehlbildung mit zystischer Erweiterung des Ductus* choledochus; **Klin.**: Manifestation im Neugeborenenalter; Verschlussikterus, Schmerzen, Fieber, palpabler Tumor im re. Oberbauch; **Diagn.**: sonographisch meist schon pränatal; **Ther.**: biliodigestive Anastomose*.

Chole|globin (Chol-*; Globus*) *n*: Verdoglobin*.

Chole|graphi̱e (↑; -graphie*) *f*: s. Cholangiographie.

Chole|kine̱tika (↑; Kin-*) *n pl*: (engl.) *cholekinetics*; Substanzen, die eine Kontraktion der Gallenblase

Cholelithiasis

u. der Gallengänge bewirken u. damit die Entleerung der Galle fördern; s. Cholecystokinin; vgl. Choleretika.

Chole|lithi̱a̱sis (↑; Lith-*; -iasis*) *f*: (engl.) *cholelithiasis*; Gallensteinkrankheit; durch Gallensteine* hervorgerufene häufigste Erkr. der Gallenblase (Cholezystolithiasis) u. der Gallengänge (Cholangiolithiasis, häufig Choledocholithiasis); **Häufigkeit:** ca. 15 % in Deutschland; Frauen doppelt so häufig wie Männer; linear zunehmend mit steigendem Lebensalter; **Lok.:** s. Abb. 1; **Klin.: 1.** 75 % asymptomat. (stumme Gallensteine*); **2.** Gallenkolik (Leitsymptom) mit plötzlich einsetzenden heftigen Bauchschmerzen meist im rechten Oberbauch, evtl. mit Ausstrahlung in die rechte Schulter (s. Head-Zonen), ausgelöst durch Steinpassage od. Steineinklemmung im Gallenblasenhals bzw. im Ductus cysticus; **3.** bei Cholangiolithiasis mit (passagerer) Abflussbehinderung evtl. Ikterus*; **Kompl.:** Gallenblasenhydrops*, Cholezystitis, Gallenblasenperforation*, Infektionen, Gallensteinileus, eitrige Cholangitis*, biliäre Pankreatitis (v. a. bei Steinen ⌀ <5 mm), Schrumpfgallenblase*; s. Abb. 2; **Diagn.: 1.** palpator. Murphy*-Zeichen, evtl. Druckschmerz im rechten Oberbauch; **2.** Ultraschalldiagnostik* (s. Abb. 3) mit Nachw. von Steinen bereits ab 3 mm Größe, ggf. auch Zeichen

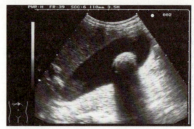

Cholelithiasis Abb. 3: großer Gallenstein in der Gallenblase (Cholezystolithiasis) mit Schallschatten (dorsale Schallauslöschung); Ultraschalldiagnostik [105]

der Cholezystitis*; **3.** MRT der Gallenwege u. des Ductus pancreaticus (MRCP*); endoskop. retrograde Cholangiographie (ERC, s. ERCP) bei Verdacht auf Gallengangsteine (mit vorheriger Sonographie); **4.** labordiagn. evtl. Transaminasenanstieg (ALT, AST), ggf. später auch der Cholestase anzeigenden Parameter (GGT, AP, Bilirubin) bei extrahepat. Cholestase*; **Ther.: 1.** bei Gallenkolik sympt. Ther. mit Spasmolytika (Butylscopolaminiumbromid*) u. Analgetika (Metamizol u. a.), bei Infektionen (u. ggf. als präoperative Chemoprophylaxe*) Antibiotika; **2.** bei symptomat. Cholezystolithiasis (i. d. R. laparoskop.) Cholezystektomie*; **3.** bei Cholangiolithiasis ERCP mit endoskop. Papillotomie u. Steinextraktion; **4.** bei Cholezystocholangiolithiasis therap. Splitting (präoperativ ERC, anschl. laparoskop. Cholezystektomie); **5.** selten Cholelithotripsie*; **6.** selten Cholelitholyse* (bei Cholesterolsteinen u. Kontraindikation zur Operation).

Chole|litho|ly̱se (↑; ↑; Lys-*) *f*: (engl.) *cholelitholysis*; pharmak. Auflösung (Chemolitholyse) von überwiegend cholesterolhaltigen Gallensteinen* durch Ursodesoxycholsäure* bis mind. 3 Mon. nach dokumentierter Steinfreiheit bei kleinen (<5 mm) Gallenblasensteinen, auch als Rezidivprophylaxe nach op. Behandlung einer Cholelithiasis*; **Ind.:** bei Pat. mit erhöhtem Operationsrisiko od. Inoperabilität u. funktionstüchtiger Gallenblase; **Nachteile:** u. a. Behandlungsdauer (mehrere Monate), Gefahr des Auftretens von Cholezystitis, Verschlussikterus.

Chole|litho|trips<u>ie</u> (↑; ↑; gr. τρῖψις Reiben) *f*: (engl.) *cholelithotrypsy*; Zertrümmerung (Lithotripsie*) von Gallensteinen*; z. B. mechanisch, elektrohydraulisch, mit Ultraschall od. Laser; bei der mechan. Ch. wird der Stein mit einem sog. Lithotripterkörbchen gefasst u. durch Anspannen u. damit Verkleinerung des Körbchendurchmessers im Gallengang zertrümmert; Fragmente werden anschließend durch die Papillotomie* extrahiert.

Chole|peritone̱um (↑; Peritoneum*) *n*: Cholaskos*.

Cho̱lera (gr. χολέρα Gallenbrechdurchfall) *f*: (engl.) *cholera*; akute, durch Vibrio cholerae* (heute meist Biovar eltor, selten Biovar cholerae) hervorgerufene Infektionskrankheit; **Epidemiol.:** Asien, seit 1970 Afrika (Biovar eltor), 1990 Ausbruch einer von Peru ausgehenden Epidemie in Lateinamerika; Übertragung meist durch kontaminiertes Trinkwasser u. rohen Fisch; Erregerreservoir: der Mensch u. Gewässer, in denen die Vibrionen in As-

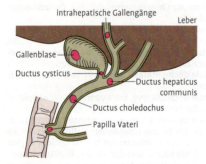

Cholelithiasis Abb. 1: Lokalisation der Gallensteine

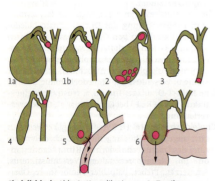

Cholelithiasis Abb. 2: Komplikationen; 1: Zystikusverschluss mit a: Gallenblasenhydrops od. b: Schrumpfgallenblase; 2: Mirizzi-Syndrom; 3: Papillenstein mit Schrumpfgallenblase; 4: Hepatikusgabelstein; 5: Perforation ins Duodenum, Gefahr eines Gallensteinileus; 6: Perforation in die Flexura coli dextra

soziation mit Wassertieren überleben; gesunde Bakterienausscheider kommen vor (bes. bei Biovar eltor); **Inkub.:** wenige Std. bis 5 Tage (meist 2–3 Tage). **Path.:** Vibrio cholerae (Serogruppen 01 u. 0139) bilden Choleratoxin (Exotoxin) u. weitere Toxine, die u. a. durch Aktivierung der Adenylcyclase die Dünndarmzellen zu Hypersekretion von Cl⁻-Ionen u. Wasser sowie zur Rückresorptionshemmung von Na⁺-Ionen anregt, was zu schwerem reiswasserähnl. Durchfall u. Erbrechen führt. **Sympt.:** plötzl. Auftreten von profuser Diarrhö u. Erbrechen, rasche Exsikkose mit Elektrolytverlust (inf. plötzl. Wasser- u. Elektrolytverlusts: Kollaps, Azidose, Tachykardie, Krämpfe, Oligurie, Urämie, Herzrhythmusstörungen, Koma) u. hohe Letalität (bis 70%), bei bes. foudroyantem Verlauf Tod vor Auftreten der Durchfälle durch massive intestinale Sekretion von Elektrolyten u. Flüssigkeit in den Darm (Cholera sicca); häufig auch asymptomat. Infektionen; **Diagn.:** klin. Befund, Erregernachweis aus Stuhl od. Erbrochenem; meldepflichtige Krankheit bei Krankheitsverdacht, Erkrankung od. Tod; **Ther.:** orale u. parenterale Rehydrierung, Tetracycline, Ciprofloxacin od. Cotrimoxazol; **Progn.:** bei rechtzeitiger Rehydrierung gute Progn., schnelle Diagn. entscheidend; unbehandelt sehr ungünstig; **Proph.:** Choleraimpfung (s. Schutzimpfung); Trink- u. Abwasserhygiene, Ausscheider erfassen.

Cholera nostras (↑) *f*: (engl.) *salmonellosis*; syn. einheimische Cholera, Cholera aestiva; Enteritis*, häufig viral bedingt; vgl. Enterovirus; Parvoviridae.

Cholera, pan|kreatische (↑) *f*: s. Verner-Morrison-Syndrom.

Cholera sicca (↑) *f*: (engl.) *dry cholera*; veraltete Bez. für eine maligne Form der asiatischen Cholera*.

Cholera|vibrionen (↑; Vibrio*) *m pl*: s. Vibrio cholerae.

Chol|eretika (↑; gr. ἐρέθειν reizen) *n pl*: (engl.) *choleretics*; Substanzen, die die Leberzellen zu vermehrter Sekretion von Gallensäuren (Cholerese) anregen (z. B. Ursodesoxycholsäure; vgl. Cholelitholyse).

Choleriker (↑) *m*: s. Temperament.

Cholestane *n pl*: (engl.) *cholestanes*; Steroide* mit 27 C-Atomen; Grundgerüst vieler Sterole*.

Chole|stase (Chol-*; -stase*): (engl.) *cholestasis syndrome*; Gallestauung; gestörter Abfluss von Galle* in den Darm; Retention von Bilirubin*, Gallensäuren* u. a. Gallenbestandteilen (Cholesterol, alkal. Phosphatase) in der Folge (Cholämie*); **Einteilung:** nach Lok. der Abflussstörung; **1. extrahepatische** (obstruktive) Ch.: mechan. Abflusshindernis in ableitenden Gallenwegen (häufig Ductus hepaticus communis od. Ductus choledochus); **Urs.:** Gallenstein*, Gallengangtumor (z. B. Gallengangadenom*, Gallengangkarzinom*), Papillenstenose* (z. B. durch Pankreastumor*), Entz. (Cholangitis*), Gallengangatresie, extrahepatische familiäre Cholestasesyndrom* u. a.; **2. intrahepatische** (nichtobstruktive, hepatozelluläre) Ch.: Störung der hepatischen Gallebildung bzw. -exkretion mit konsekutiver Cholämie; **Vork.:** Hepatitis, totale parenterale Ernährung, Sepsis, Schwangerschaft (intrahepatische Schwangerschaftscholesta-

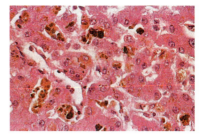

Cholestase: histologisches Bild der Leber bei ausgeprägter Cholestase (HE-Färbung) [23]

se*), als intrahepatisches familiäres Cholestasesyndrom*, UAW u. a.; **Sympt.:** generalisierter Pruritus*, Ikterus*, dunkler Harn (inf. Bilirubinurie*), grauer bis kalkfarbener Stuhl bei Acholie*, Vitaminmangel (A, D, E, K) u. Steatorrhö* inf. Malabsorption* lipophiler Nährstoffe; **Diagn.:** 1. labordiagn.: (v. a. direkte) Hyperbilirubinämie*, Enzymdiagnostik* (v. a. Anstieg von AP u. γ-GT als Cholestaseparameter) u. erhöhte Gallensäurenkonzentration im Blut; (Vitamin-K-Mangel-bedingt) verlängerte Thromboplastinzeit (INR) bzw. erniedrigter Quick-Wert; bei intrahepatischer Ch. zusätzlich Urobilinogenurie*; 2. abdominale Ultraschalldiagnostik* (z. B. Nachweis eines Gallensteins mit Dilatation der Gallenwege prox. des Abflusshindernisses), ggf. ERCP*, evtl. Leberbiopsie (s. Abb.); **Ther.:** 1. extrahepatische Ch.: je nach Urs.: z. B. endoskop. Steinextraktion, Einlage einer Endoprothese od. PTCD*, Tumorresektion od. Umgehung durch biliodigestive Anastomose* bzw. Kasai*-Operation; 2. intrahepatische Ch.: symptomat. (z. B. Colestyramin*, Substitution fettlöslicher Vitamine) u. ggf. kausal. Vgl. Gallenblasenhydrops; Mirizzi-Syndrom.

Chole|stase, benigne rezidivierende intra|hepatische (↑; ↑) *f*: (engl.) *benign recurrent intrahepatic cholestasis* (Abk. *BRIC*); angeb. progn. benigne (normale Lebenserwartung) intrahepat. Cholestase* ohne Obstruktion der extrahepat. Gallenwege; **Formen:** 1. **BRIC-1** (syn. Summerskill-Walshe-Tygstrup-Syndrom): genetisch heterogene Mutation im ATP8B1-Gen, Genlocus 18q21; allelisch zu PFIC-1 (s. Cholestasen, progrediente familiäre intrahepatische); 2. **BRIC-2**: autosomal-rezessiv erbl. Mutation im ABCB11-Gen, Genlocus 2q24; allelisch zu PFIC-2 (s. Cholestase, progrediente familiäre intrahepatische); **Klin.:** schubweise mit Ikterus*, starkem, quälendem Juckreiz (Pruritus*), Inappetenz u. Diarrhö (Steatorrhö*), Cholelithiasis* (BRIC-2), beschwerdefreien Intervallen (0,5–19 Jahre), meist ohne Entstehung einer Leberzirrhose; **Diagn.:** direkte Hyperbilirubinämie, erhöhte Cholestaseparameter bei normaler od. gering erhöhter Gammaglutamyltransferase*; Malabsorption, Vitaminmangel (A, D, E, K), Ultraschalldiagnostik (Hepatomegalie, Cholelithiasis), Leberbiopsie; **Ther.:** symptomatisch (Vitaminsubstitution, Linderung des Juckreizes), Gallensäure bindende Arzneimittel, evtl. Plasmapherese, evtl. partielle Galleableitung. Vgl. Cholestase, progrediente familiäre intrahepatische.

Cholestase, progrediente familiäre intrahepatische

Cholestase, progrediente familiäre intrahepatische (↑; ↑) *f*: (engl.) *progressive familial intrahepatic cholestasis*; Abk. PFIC; autosomal rezessiv erbl. Cholestase* inf. homozygoter Mutationen kanalikulärer Transportproteine; **Einteilung: 1.** Typ 1 (Abk. PFIC-1; syn. Byler-Krankheit): Mutationen im ATP8B1-Gen, Genlocus 18q21; **2.** Typ 2 (Abk. PFIC-2): Mutationen im ABCB11-Gen, Genlocus 2q24; **3.** Typ 3 (Abk. PFIC-3): Mutationen im ABCB4-Gen, Genlocus 7q21.1; Typ 1 u. 2 allelisch zur benignen rezidivierenden intrahepatischen Cholestase*; **Klin.:** Manifestation im 1. Lj. (Typ 1 u. 2) bis Erwachsenenalter (Typ 3) mit schubweise fortschreitender Cholestase mit Ikterus, ausgeprägtem Pruritus*, übelriechender Diarrhö (Typ 1), Kleinwuchs (Typ 1), im Verlauf terminale Leberzirrhose*; Gallensäuren deutl. erhöht, Typ 1 u. 2: trotz Cholestase normale bis leicht erhöhte γ-GT; **Ther.:** symptomat., partielle Galleableitung, Lebertransplantation.

Cholestase|syn|drome, familiäre (↑; ↑) *n pl*: genet. bedingte Erkr. mit reduzierter Ausscheidung gallepflichtiger Substanzen, einhergehend mit Ikterus*, Pruritus* u. Leberveränderungen; **Einteilung:** nach Lokalisation der Störung: **1. intrahepatische** (hepatozelluläre) f. Ch.: Ursache der Cholestase im Bereich der Leberzelle; **a)** Störung kanalikulärer Transportproteine: z. B. progredienter familiärer intrahepatischer Cholestase*, benigner rezidivierender intrahepatischer Cholestase*, intrahepatischer Schwangerschaftscholestase*; **b)** kongenitaler Defekt der Synthese von Gallensäuren*: u. a. Typ 1 (3β-Δ5-C27-Hydroxysteroid-Reduktase-Mangel, Genlocus 16p11.2-12), Typ 2 (Δ[4]-3-Oxosteroid 5β-Reduktase-Mangel, Genlocus 7q32-33), Typ 3 (CYP7B1-Mangel, Genlocus 8q21.3); **Klin.:** neonatale Cholestase, Zirrhose; **c)** familiäre Hypercholanämie: Tight-Junction-Defekt (TJP2-Mutation, Genlocus 9q12-13), gestörte Gallensäurekonjugation (BAAT-Mutation, Genlocus 9q22.3) bzw. EPHX1-Mutation (Genlocus 1q42.1); **Klin.:** erhöhte Gallensäuren, Cholestase, Malabsorption, chron. Hepatitis; **d)** andere Cholestase-Syndrome: z. B. ARC-Syndrom (Mangel des intrazellulären Regulationsproteins VPS33B, Genlocus 15q26.1: **Klin.:** Arthrogryposis, renale tubuläre Dyfunktion, Cholestase), Aagenaes-Syndrom (syn. Lymphödem-Cholestase-Syndrom, Abk. LCS, Genlocus 15q; **Klin.:** neonatale intrahepat. Cholestase, Lymphödem), North American Indian Childhood Cirrhosis (Abk. NAICC; Mutation des Cirhin-Gens, Genlocus 16q22; **Klin.:** neonataler Ikterus, biliäre Zirrhose), kanalikulärer Defekt der Mikrovilli (Villin-Mangel, Genlocus 2q35-q36; **Klin.:** progessive neonatale Cholestase, Leberversagen); **2. extrahepat.** (obstruktive) f. Ch.: Störung des Galleflusses der ableitenden Gallenwege; z. B. Alagille*-Syndrom, Leberbeteiligung bei zystischer Fibrose*, kongenitaler hepatischer Fibrose*, ARPKD (s. Zystennieren), Caroli*-Krankheit, syndromat. Form der Gallengangatresie*, COACH*-Syndrom. Vgl. Hyperbilirubinämie.

Chole|steat|om (↑; Stear-*; -om*) *n*: (engl.) *cholesteatoma*; sog. Perlgeschwulst, chronische Knocheneiterung; Form der chron. Otitis media* mit entzündl. Proliferation von verhorntem Plattenepithel im Mittelohr mit sog. Matrix (desquamiertes Plattenepithel, Retention von Hornlamellen, begleitender Entzündungsreaktion u. evtl. Gewebedestruktion); **Formen: 1.** genuines Ch.: Epidermoidzyste; selten im pneumatisierten Schläfenbeinbereich u. Mittelohr als Folge von Epithelverlagerungen i. R. der Ontogenese (keine Verbindung zu Bereichen, die mit verhorntem Plattenepithel ausgekleidet sind); **2.** erworbenes Ch. des Mittelohrs: **a)** primäres Ch. (syn. epitympanales Ch., Flaccida-Ch.) inf. Epithelproliferation im Bereich der Pars flaccida des Trommelfells (s. Abb. 1); begünstigend wirken Reste von embryonalem Bindegewebe u. chron. Störung der Tubenventilation; **b)** sekundäres Ch. (syn. Tensa-Ch.): Einwachsen von verhorntem Gehörgangepithel durch einen randständigen Trommelfelldefekt od. -vernarbung in die Mittelohrräume mit nachfolgendem Verhalt der abgeschilferten Hornlamellen u. entzündl. Profileration; **c)** posttraumat. Ch.: Einklemmen od. Einwachsen von Gehörgangepithel in einen Frakturspalt (Felsenbeinlängsfraktur, s. Schädelbasisfraktur), der bis in den Gehörgang hineinreicht; **d)** als Kompl. nach Tympanoplastik*: Einschluss von verhorntem Plattenepithel bei unvollständiger Entepithelisierung des Trommelfelldefektrands od. des Hammergriffs; **e)** sog. Gehörgangcholesteatom: Retention von im Gehörgang abgeschilferten Epithelmassen; begünstigt durch Gehörgangstenosen; **Klin.:** permanente, meist fötide Otorrhö, progrediente Schallleitungsstörung; **Kompl.:** Superinfektion (häufig mit Pseudomonas* aeruginosa) durch Sekretabflussstörung, entzündl. Arrosion des umgebenden Knochens, resultierend Labyrinthfistel, Fazialisparese, Übergreifen auf den endokraniellen Raum (z. B. Meningitis*, Hirnabszess*, Sinusthrombose*); **Ther.:** op. vollständige Entfernung, bei ausgedehntem Ch. radikale chir. Sanierung der Mittelohrräume (sog. Radikaloperation des Mittelohrs) unter Schaffung einer weiten Verbindung zwischen Mastoid u. äußerem Gehörgang (sog. Radikalhöhle, s. Abb. 2) u. op. Entfernen der pathol. Veränderungen; evtl. auch als Attikantrotomie unter Belassen funktionswichtiger

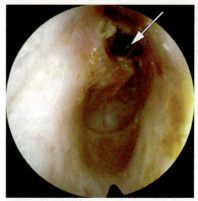

Cholesteatom Abb. 1: epitympanales Cholesteatom; Otoskopie

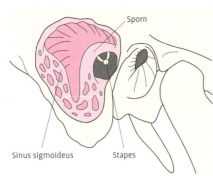

Cholesteatom Abb. 2: Radikaloperation des Mittelohrs, Radikalhöhle

Strukturen (Trommelfell, Gehörknöchelchen); evtl. Second-look-Operation zur Kontrolle des Mittelohrs auf Cholesteatom-Freiheit; nach Ausheilung u. Epidermisierung in Einzelfällen anschl. Tympanoplastik* mit Verschluss der Paukenhöhle.

Chole|steatose (↑; ↑; -osis*) *f*: (engl.) *cholesteatosis*; auch Cholesterosis; (mikroskop.) Cholesterolspeicherung in subepithelial herdförmig angesammelten Makrophagen der Gallenblasenschleimhaut (sog. Lipoidflecke). Vgl. Stippchengallenblase.

Chole|sterin (↑; ↑) *n*: Cholesterol*.

Chole|sterol (↑; ↑) *n*: (engl.) *cholesterole*; auch Cholesterin; Sterol*, das bei Eukaryoten u. im Gewebe aller Säuger vorkommt; Bestandteil der Zellmembranen, Myelinscheide u. Lipoproteine*; biosynthet. Precursor von Steroidhormonen*, Gallensäuren* u. Calciferolen*; das mit der Nahrung (v. a. in Eidotter u. tier. Fett) aufgenommene od. endogen produzierte (bei Mischkost jeweils ca. 50 %) Ch. wird an Lipoproteine gebunden u. mit Fettsäuren verestert transportiert: nach Resorption im Darm in Chylomikronen*, sonst in LDL*, VLDL*, IDL* u. HDL*. Speicher- u. Transportform des Ch. sind v. a. seine Ester mit ungesättigten Fettsäuren. Die De-novo-**Biosynthese** aus Acetyl-CoA beginnt mit Mevalonat, findet v. a. in Leber u. Mukosa des Darms statt u. unterliegt über Aktivität u. Menge der HMG*-CoA-Reduktase der Rückkopplung. Nicht verestertes Ch. wird biliär sezerniert. **Bestimmung:** Cholesteroloxidase-Reaktion nach Röschlau: enzymat. Spaltung von Cholesterolester u. Oxidation von freiem Ch. zu Δ-4-Cholestenon, photo- od. fluorimetrische Bestimmung des frei werdenden H_2O_2; **klin. Bedeutung:** bes. bei Arteriosklerose* (Ablagerung v. a. von LDL-Ch. in der Arterienwand); erhöhtes HDL-Ch. protektiv bzgl. des Arteriosklerosisikos; Bestandteil von Gallensteinen*; Speicherung von Ch. bei Lipokalzinogranulomatose*. Vgl. Referenzbereiche (Tab. dort); vgl. Hypercholesterolämie; Hypocholesterolämie; Hyperlipoproteinämien; Lipide.

Chole|sterol|esterase (↑; ↑) *f*: (engl.) *sterol esterase*; syn. Cholesterase; Pankreasenzym (Hydrolase), das im Darm von Gallensäuren emulgierte Cholesterolester in Cholesterol* u. Fettsäure spaltet; vgl. Verdauung.

Chole|sterol|ester|mangel, familiärer (↑; ↑): s. Norum-Krankheit.

Chole|sterol|ester-Trans|fer|protein (↑; ↑; Transfer*; Prot-*) *n*: (engl.) *apolipoprotein A-III*; syn. Apolipoprotein D; unterstützt die Übertragung von HDL-Cholesterolestern auf LDL*; vgl. Apolipoproteine.

Chole|sterol|kristall-Em|bolie (↑; ↑; Embol-*) *f*: (engl.) *cholesterol embolism*; disseminierte Verlegung von Arteriolen durch große Kristalle, die sich spontan von der Gefäßwand lösen od. iatrogen durch Katheter abgelöst werden (z. B. als Kompl. einer Arterienpunktion); s. Embolie.

Chole|sterol|stein (↑; ↑): auch Cholesterinstein; s. Gallensteine.

Cholestyr|amin *n*: Colestyramin*.

Chole|thorax (Chol-*; Thorax*) *m*: (engl.) *cholothorax*; gallenhaltiger Pleuraerguss*; **Urs.:** z. B. Durchbruch eines Amöbenabszesses der Leber.

Chole|zyst|a|tonie (↑; Kyst-*; Atonie*) *f*: (engl.) *cholecystatony*; primäre Atonie der Gallenblase mit Ektasie u. verminderter Kontraktilität, meist in Komb. mit Hypotonie von Gallenwegen u. Sphinkteren.

Chole|zyst|ektomie (↑; ↑; Ektomie*) *f*: (engl.) *cholecystectomy*; op. Entfernung der Gallenblase, in 95 % der Fälle durch minimal-invasive Chirurgie*; **Formen: 1. retrograde** Ch.: vom Ductus cysticus aus mit Unterbinden bzw. Verschluss durch Clips u. anschließendem Durchtrennen des Ductus cysticus u. der A. cystica nach Spaltung des Lig. hepatoduodenale; **2. anterograde** Ch.: vom Fundus aus; insbes. bei stark entzündl. od. narbiger Veränderung von Ductus cysticus u. Lig. hepatoduodenale; Unterbinden u. Durchtrennen des Ductus cysticus erst bei einwandfreier Übersicht über den Verlauf des Ductus choledochus u. Ductus hepaticus; ggf. Komb. mit intraoperativer Cholangiographie* od. Cholangioskopie*, bei Steinnachweis ERC (s. ERCP) mit Papillotomie* u. Steinextraktion od. Choledochusrevision*; **Kompl.:** Verletzung bzw. Einengung des Ductus choledochus, Verletzung der Leber, Stumpfinsuffizienz des Ductus cysticus, Nachblutung u. a. aus der A. cystica. Vgl. Postcholezystektomiesyndrom.

Chole|zyst|entero|ana|stomose (↑; ↑; Enter-*; Anastomose*) *f*: (engl.) *cholecystenteroanastomosis*; selten ausgeführte, biliodigestive Anastomose* zwischen Gallenblase u. Dünndarm (z. B. hohe Jejunumschlinge) bes. bei inoperablem Tumor.

Chole|zystitis (↑; ↑; -itis*) *f*: (engl.) *cholecystitis*; Entz. der Gallenblase; **Ätiol.:** überwiegend sekundär bei Cholelithiasis*, selten vaskuläre, infektiöse od. chem.-tox. Ursachen; **Formen: 1. akute** Ch. (s. Akute Galle): v. a. durch Steineinklemmung im Ductus cysticus; zunächst abakterielle Entz. der überdehnten Gallenblase, i. d. R. mit nachfolgender bakt. Infektion inf. Keimaszension aus dem Duodenum, hämatogener od. lymphogener Infektion (bes. durch E. coli sowie Enterokokken, Proteus-Arten, Klebsiellen); pathol.-anat. als serofibrinöse, serös-eitrige, phlegmonöse, ulzerös-nekrotisierende od. empyematöse Ch.; **Sympt.:** heftige Schmerzen im re. Oberbauch mit Ausstrahlung in re. Schulter, Übelkeit, Erbrechen, Hyperalgesie im Bereich des 6.–9. BWK paravertebral (sog. Mackenzie-Zeichen), positives Murphy*-Zeichen; **Ther.:** Bettruhe, orale Nahrungskarenz, Antibioti-

ka, Cholezystektomie*; DD: s. Akutes Abdomen; **2. chronische** Ch.: durch andauernde mechan. Irritation bei Cholelithiasis als Vor- od. Folgezustand der akuten Ch.; **Sympt.**: häufig symptomlos, dyspept. Beschwerden od. dumpfer Oberbauchschmerz; **Ther.**: Cholezystektomie; **3. akalkulöse** Ch.: akute Entz. der steinfreien Gallenblase; Vork.: bei lebensbedrohl. Erkr. als Folge hämodynam. Instabilität (Gallenblase als Schockorgan; vgl. Schock) bzw. als Fokus einer Sepsis*; Ther.: primär konservativ; **Kompl.**: Gallenblasenhydrops*, Perforation, Cholangitis, biliäre Pankreatitis, biliäre Sepsis, Gallensteinileus; **Diagn.**: Ultraschalldiagnostik (verdichtete Gallenblasenwand u. a.), CT, Laborwerte (positive Entzündungszeichen), Cholangiographie*.
Chole|zysto|chol|angio|graphie (↑; ↑; Chol-*; Angio-*; -graphie*) *f*: (engl.) *cholecystocholangiography*; Röntgenkontrastuntersuchung der Gallenblase u. -gänge; durch Ultraschalldiagnostik* ersetzt. Vgl. Cholangiographie.
Chole|zysto|graphie (↑; ↑; -graphie*) *f*: (engl.) *cholecystography*; (röntg.) Darstellung der Gallenblase nach oraler Kontrastmittelgabe; durch Ultraschalldiagnostik* ersetzt; vgl. Cholangiographie.
Chole|zysto|kinin (↑; ↑; Kin-*) *n*: Cholecystokinin*.
Chole|zysto|lithiasis (↑; Zyst-*; Lith-*; -iasis*) *f*: s. Cholelithiasis.
Chole|zysto|pathie (↑; ↑; -pathie*) *f*: (engl.) *cholecystopathy*; zusammenfassende klin. Bez. für nicht näher definierte Erkrankungen der Gallenblase; z. B. Cholezystolithiasis (s. Cholelithiasis), Cholezystitis*.
Chole|zysto|stomie (↑; ↑; -stomie*) *f*: (engl.) *cholecystostomy*; kaum noch gebräuchliche, i. R. einer Notoperation ausgeführte Eröffnung u. Ausräumung einer entzündeten steingefüllten Gallenblase; Öffnung am Fundus, Einlegen eines dicken Drains u. Vernähen des Fundus der Gallenblase am Peritoneum parietale. Vgl. Cholezystektomie.
Cholin *n*: (engl.) *choline*; Trimethyl-β-hydroxyethylammoniumhydroxid; quartäre Ammoniumbase*, die aus 2-Aminoethanol durch Methylierung entsteht; Bestandteil von Acetylcholin*, Lecithin u. a. Phospholipiden*; Ch. gehört zu den lipotropen Substanzen*, fungiert als Emulgator u. Methylgruppendonator (z. B. in der Biosynthese von Sarkosin* aus Glycin). Ernährungsbedingter Mangel führt zu Fettleber* (da Triglyceride nicht emulgiert werden) u. zu erhöhter Empfindlichkeit gegenüber Kanzerogenen. Bei Lebererkrankung können erhöhte Serumwerte vorkommen. Vgl. Lipide.
cholin|erg: (engl.) *cholinergic*; auf die Wirkung des Acetylcholins* bezogen; vgl. adrenerg.
Cholin|ergika *n pl*: Parasympathomimetika*.
Cholin|esterase-Hemmer: (engl.) *cholinesterase inhibitors*; syn. Cholinesterase-Inhibitoren; indirekt wirkende Parasympathomimetika*, die durch Hemmung des Enzyms Cholinesterase* die Konz. von Acetylcholin* am Rezeptor erhöhen u. die Acetylcholinwirkung verlängern; **Formen: 1.** reversible Ch.-H. (z. B. Neostigmin, Physostigmin, Rivastigmin, Galantamin, Donepezil); **Ind.**: Alzheimer*-Krankheit, Myasthenia* gravis pseudoparalytica, Überhang* u. a.; **2.** irreversible Ch.-H.: Phosphorsäureester*; Verw. v. a. in Insektiziden, daher von toxikol. Bedeutung.
Cholin|esterasen *f pl*: (engl.) *cholinesterases*; Enzyme (Esterasen*), die Cholinester mit unterschiedl. Spezifität spalten; **1.** Acetylcholinesterase* (2 substratspezif. Isoenzyme); **2.** Cholinesterase (Abk. ChE, 11 Isoenzyme); auch Pseudocholinesterase, Serumcholinesterase, falsche Cholinesterase; v. a. in der Leber gebildete relativ substratunspezif. Ch., die Acetylcholin u. a. Cholinester (z. B. Succinylcholin) hydrolysiert. Hereditäre ChE-Varianten können einen verlängerten neuromuskulären Block durch Succinylcholinchlorid (syn. Suxamethoniumchlorid; depolarisierendes peripheres Muskelrelaxans*) bedingen. **Vork.**: in Plasma, Pankreas, einigen Schlangengiften; erniedrigte Serumkonzentration bei eingeschränkter Leberfunktion, Phosphorsäureesterintoxikation* u. a.; vgl. Cholinesterase-Hemmer; vgl. Referenzbereiche (Tab. dort).
Cholin|esterase|re|aktivatoren *m pl*: (engl.) *cholinesterase reactivators*; Antidote (z. B. Obidoximchlorid*) bei Vergiftung mit org. Phosphorsäureester* (s. Phosphorsäureesterintoxikation); **Wirkungsmechanismus:** Dephosphorylierung der (durch Phosphorsäureester blockierten) aktivierten Zentrums der Acetylcholinesterasen* u. damit Reaktivierung der Enzymaktivität aufgrund höherer Affinität der Ch.; **cave:** wirksam nur vor (irreversibler) Alterung (Dealkylierung der phosphorylierten Cholinesterase), daher rechtzeitige Anw. (nach Applikation von Atropin*) erforderlich.
Cholino|zeptoren *m pl*: cholinerge Rezeptoren*.
Cholin|theo|phyllinat (INN) *n*: Salz des Theophyllins*.
Chol|säure: s. Gallensäuren.
Chondr-: Wortteil mit der Bedeutung Knorpel, Korn; von gr. χόνδρος.
chondral (↑): Knorpel-.
Chondritis (↑; -itis*) *f*: (engl.) *chondritis*; Knorpelentzündung, z. B. Chondritis typhosa (Entz. der Rippenknorpel bei Typhus od. Paratyphus); vgl. Polychondritis, rezidivierende.
Chondro|blasten (↑; Blast-*) *m pl*: (engl.) *chondroblasts*; Knorpelbildungszellen; vgl. Chondrozyten.
Chondro|blastom, epi|physäres (↑; ↑; -om*) *n*: (engl.) *epiphyseal chondroblastoma*; sog. kalzifizierende Riesenzellgeschwulst; Sonderform des Chondroms*; zu Nekrose u. Verkalkung neigender osteolyt. Tumor; meist in der proximalen Humerus-, distalen Femur- u. proximalen Tibiaepiphyse lokalisiert; langsam wachsend mit Druckatrophie der Kortikalis bis zur völligen Auflösung (Periost erhalten), Randsklerose mit versprengten Tumorinseln im Spongiosarand; bei ausgedehntem Befall pathol. Fraktur mögl. **Diagn.:** CT, Knochenszintigraphie (Mehrspeicherung am Rand der Läsion); **Ther.:** Kürettage, Resektion der Randsklerose u. autogene Spongiosaplastik*.
Chondro|calcinosis poly|articularis (↑; Calc-*; -osis*) *f*: multiple, röntg. nachweisbare Gelenkverkalkungen unbekannter Ätiol.; **Klin.:** rezidiv. Gelenkbeschwerden; **DD:** gehäuftes Auftreten bei Hyperparathyroidismus*, wobei Calciumpyrophosphatkristalle in der Synovia* ausfallen (bes. im Kniegelenk).

Chondro|dermatitis nodularis helicis (↑; Derm-*; -itis*) *f*: (engl.) *Winkler's disease*; 2–4 mm großes, druckschmerzhaftes Ohrknötchen meist solitär am oberen Helixrand; entsteht auf der Basis einer umschriebenen asept. Knorpelnekrose v. a. bei älteren Männern; **Urs.**: unklar; wahrscheinl. mechan. od. aktinisch bedingte Degeneration des Perichondriums; **Ther.**: Unterspritzung mit Glukokortikoid-Kristallsuspension, Exzision; **DD**: Keratosis* actinica mit entzündetem Rand.

Chondro|dys|plasia meta|physaria (↑; Dys-*; -plasie*) *f*: (engl.) *metaphyseal chondrodysplasia*; Sammelbez. für Fehlbildungssyndrome mit Störung der metaphysären enchondralen Ossifikation; **Sympt.**: Knochendeformitäten u. Kleinwuchs; **Einteilung:** in mind. 6 Typen mit versch. Erbgängen u. zusätzl. Veränderungen anderer Organe: **1.** Knorpel-Haar-Hypoplasie (Ch. m. Typ McKusick; RMRP-Genmutation, Genlocus 9q21-p12); **2.** Schwachman*-Diamond-Syndrom; **3.** Ch. m. Typ Murk-Jansen (PTHR-Genmutation, Genlocus 3p22-p21.1) mit Hyperkalzämie*; **4.** Ch. m. Typ Schmid (COL10A1-Genmutation, Genlocus 6q21-22.3); **5.** Ch. m. Typ Vaandrager-Pena; **6.** metaphysäre Anadysplasie: **a)** Typ 1: MANDP1-Genmutation, Genlocus 11q22.3; **b)** Typ 2: MANDP2-Genmutation, Genlocus 20q11.2-q13.1.

Chondro|dys|plasia-punctata-Syn|drome (↑; ↑; ↑) *n pl*: (engl.) *chondrodysplasia punctata*; Oberbegriff für versch. erbl. Knochendysplasien mit dem gemeinsamen Leitsymptom intra- od. extraepiphysärer spritzerartiger Verkalkungen (sog. stippled epiphyses); **Formen: 1.** rhizomeler Typ (autosomal-rezessiv erbl. PEX7-Genmutation, Genlocus 6q22-24) mit schwerer symmetr. Verkürzung von Femur u. Humerus, ichthyosiformen Hautveränderungen, Kontrakturen, Katarakt u. psychomotor. Retardierung; stark verkürzte Lebenserwartung; heute hier subsummiert: Typ Sheffield m. symmetr. Verkalkungsherden an Hand- u. Fußwurzelknochen u. flacher, breiter Nase; **2.** Conradi-Hünermann-Happle-Syndrom (X-chromosomal-dominant erbl. EBP-Genmutation, Genlocus Xp11.23-p11.22, Manifestation nur bei heterozygoten weibl. Pat.) mit bereits kongenital auftretenden Verkalkungen an Röhrenknochen, Wirbelsäule, Hand- u. Fußwurzelknochen u. Gelenken; Kleinwuchs mit asymmetr. Extremitätenverkürzung, Kontrakturen u. Skoliose; flache, breite Nase, Haut- u. Augenveränderungen (Katarakt); **3.** brachytelephalangealer Typ (X-chromosomal-rezessiv erbl., ARSE-Genmutation, terminale Deletion Xp22.3) nur bei männl. Pat. (mit Kleinwuchs durch Verkürzung der Endphalangen, flacher, breiter Nase, Katarakt, geistiger Behinderung); **4.** bei definierten, ätiopathogenet. unterschiedl. Syndromen wie Trisomie* 18 od. Zellweger*-Syndrom; mind. weitere 30 genet. u. intrauterin erworbene Krankheiten; v. a. Vitamin-K-Mangel bei Chondrodysplasia punctata mit Mutation im Vitamin-K-Epoxid-Reduktase-Gen VKORC1; **5.** Chondrodysplasia punctata embryopathica bei Warfarin-, Antiepileptika- od. Alkoholembryopathie* u. versch. pränatalen Infektionen.

Chondro|dys|plasie Typ Grebe (↑; ↑; ↑) *f*: (engl.) *Grebe chondrodysplasia*; syn. Grebe-Dysplasie, akromesomele Dysplasie Typ Grebe, Achondrogenesis Typ II; autosomal-rezessiv erbl. Kleinwuchs* mit verkürzten Extremitäten (Körperendlänge 99–100 cm) u. normaler Intelligenz; **Ätiol.**: Mutation im CDMP1-Gen, Genlocus 20q11.2; allelisch mit Brachydaktylie* Typ C, akromesomeler Dyplasie Typ Hunter-Thompson u. fibularer Hypoplasie mit komplexer Brachydaktylie; **Klin.**: Akromesomelie, Patellahypo- od. -aplasie; kurze Finger mit rudimentären Handwurzelknochen u. Phalangen, fehlenden Ossae metacarpales u. postaxialer Hexadaktylie, kleine Füße mit rudimentären Phalangen, fehlenden od. hypoplast. Ossae metatarsales u. fusionierten Fußwurzelknochen; Totgeburt od. Säuglingstod möglich.

Chondro|dys|trophia fetalis (↑; ↑; ↑) *f*: Achondroplasie*.

Chondro|dys|trophia myo|tonica (↑; ↑; Troph-*) *f*: s. Schwartz-Jampel-Syndrom.

Chondro|ekto|dermal|dys|plasie (↑; Ekto-*; Derm-*; Dys-*; -plasie*) *f*: Ellis*-van-Creveld-Syndrom.

Chondroitin|poly|sulfat *n*: s. Heparinoide.

Chondroitin|sulfate *n pl*: (engl.) *chondroitin sulfates*; mit Schwefelsäure veresterte Glykosaminoglykane* (M_r ca. 250 000), die in vivo als Proteoglykane* vorkommen; Chondroitinsulfat A (Chondroitin-4-sulfat) u. C (Chondroitin-6-sulfat) bestehen aus (β-1,3- u. β-1,4-)glykosid. verknüpfter Glukuronsäure u. N-Acetylgalaktosamin; bei Chondroitinsulfat B (Dermatansulfat) ist Glukuronsäure durch L-Iduronsäure ersetzt. Infolge der hohen anionischen Ladung haben Ch. ein hohes Wasserbindungsvermögen. **Vork.**: Knorpel (bis 40 % Trockenmasse), Nabelschnur, Haut, Sehnen, Arterienwände u. a. Bindegewebe. Vgl. Keratansulfat.

Chondro|kalzinose (Chondr-*; Calc-*; -osis*) *f*: (engl.) *chondrocalcinosis*; klin. meist asymptomat. Ablagerung von Calciumpyrophosphat-Dihydrat ($Ca_2P_2O_7 \cdot 2H_2O$) bes. im Faserknorpel (Menisken, Bandscheiben) u. hyalinen Gelenkknorpel, selten im periartikulären Bandapparat u. in Sehnenansätzen; Zunahme im hohen Lebensalter; disponierende Erkr.: s. Tabelle. Vgl. Chondrokalzinose-Krankheit.

Chondro|kalzinose-Arthro|pathie (↑; ↑; ↑; Arthr-*; -pathie*) *f*: (engl.) *chondrocalcinosis arthropathy*; artikuläre Manifestation der Chondrokalzinose*-Krankheit, angeb. od. erworbene Kristallarthropathie mit Calciumpyrophosphat-Ablagerung in Faserknorpel (Menisken) u. oberflächl. hyalinen Knorpelschichten; Alter bei Erstmanifestation: 50–60 Jahre; Gynäkotropie (w : m = 3 : 2); 50 % der Pat. >90 Jahre leiden an Ch.-A.; klin. **Einteilung** (McCarty): **1.** sog. Pseudogicht (ca. 25–30 %): plötzliche, sich selbst limitierende, meist monarthrit. Attacke von durchschnittl. 10 (1–31) Tagen Dauer, vorwiegend im Kniegelenk u. in stammnahen Gelenken (selten in Zehengrundgelenken), Fieber; v. a. Männer betroffen; **2.** pseudochron. Polyarthritis (ca. 5–10 %): subakute, der rheumatoiden Arthritis* ähnelnde Entz. zahlreicher Gelenke mit häufiger Beteiligung der Hand- u. Metakarpophalangealgelenke; oft chron. Verlauf mit Proliferation u. Hyperplasie der Synovialmembran, nichterosiven Gelenkdestruktionen, -fehlstellungen u.

Chondrokalzinose-Krankheit

Chondrokalzinose
Disponierende Erkrankungen

Stoffwechselerkrankungen
Hyperparathyroidismus (primär, sekundär)
familiäre hyperkalzämische Hypokalzurie
Hämochromatose
Hämosiderose
Hypothyreose
Hypomagnesiämie
Hypophosphatasie
Gicht
Wilson-Krankheit
Ochronose

Gelenkveränderungen und -schädigungen
Trauma
Operationen
Gelenkfehlstellungen
Gelenkinstabilität
chronische Arthropathien
Gelenkinfektionen
Akromegalie
Steroidinjektionen

Beugekontrakturen (bes. Hand-, Ellenbogengelenke u. Knie); häufig bei Frauen; 3. Pseudoarthrose (ca. 50–70%): gewöhnlich bilateral-symmetr. Gelenkbefall, hauptsächl. der Kniegelenke, seltener der Hand- u. Fingergelenke, Hüft-, Schulter-, Ellenbogen- u. Sprunggelenke; oft Beugekontrakturen; überwiegend bei Frauen; 4. pseudoneuropath. Arthropathie (selten): stark destruierende, chron. Arthropathie mit schneller Zerstörung großer Knochenpartien (Charcot*-Gelenk); **Path.:** Auslösen akuter arthrit. Attacken durch Freisetzung abgelagerter Calciumpyrophosphat-Kristalle nach frustaner Phagozytose u. Ausschüttung lysosomaler Enzyme; entzündl. Reaktion u. Proliferation der Synovia nach Phagozytose durch synoviale Deckzellen (auch freies Ca^{2+} wirkt mitogen); **Diagn.:** polarisationsmikroskop. Nachw. von positiv doppelbrechenden Calciumpyrophosphat-Kristallen, röntg. streifenförmige, zur Gelenkkontur parallel verlaufende Verkalkungen in der mittleren Zone von Menisken u. hyalinem Gelenkknorpel; **Ther.:** Behandlung der Grunderkrankung; symptomat. nichtsteroidale Antiphlogistika, lokale Glukokortikoidinjektion; ggf. Colchicin, Magnesiumcarbonat, Synoviorthese (bei therapierefraktären Fällen); **DD:** Gicht*, Arthrose*, rheumatoide Arthritis*.

Chondro|kalzinose-Krankheit (↑; ↑; ↑): (engl.) *calcium pyrophosphate dihydrate deposition disease*; syn. Calciumpyrophosphat-Ablagerungskrankheit; klin. symptomat. Chondrokalzinose* (Schmerz, Entz., destruierende Gewebeveränderungen); **Ätiol.:** 1. primäre Ch.-K.: familiäre Ch.-K. (syn. Chondrokalzinose Typ 2) inf. autosomal-dominant erbl. ANKH-Genmutation (Genlocus 5p15.2-p14.1); Chondrokalzinose Typ 1: Genmutation auf Chromosom 8(q); 2. sekundäre Ch.-K. bei Stoffwechselstörungen (Hyperparathyroidismus, Nephrolithiasis, Hämochromatose, hepatolentikuläre Degeneration, Hypo- u. Hyperthyreose, Spondylitis, Gicht, Ochronose, Hypomagnesiämie, Hypophosphatämie, Hämophilie); **Einteilung:** 1. Chondrokalzinose*-Arthropathie; 2. Chondrokalzinose-Periarthropathie; 3. Chondrokalzinose*-Spondylopathie.

Chondro|kalzinose-Spondylo|pathie (↑; ↑; ↑; gr. σπόνδυλος Wirbel; -pathie*) *f*: (engl.) *chondrocalcinosis spondylopathy*; syn. de Sèze-Syndrom; Wirbelsäulenmanifestation der Chondrokalzinose*-Krankheit; Zunahme mit dem Lebensalter; **Lok.:** v. a. untere HWS u. gesamte LWS; **Path.:** Verkalkungen v. a. in den äußeren Faserschichten der Zwischenwirbelscheiben, Ablagerungen um Dens axis, gelegentl. fortschreitende degen. u. destruierende Veränderungen; **Klin.:** chron. Rückenschmerzen; **Ther.:** Analgetika, physik. Ther.; **DD:** Spondylarthrose, hyperostot. Spondylosen, selten ankylosierende Spondylitis.

Chondro|klasten (↑; gr. κλάσμα Zerbrechen) *m pl*: (engl.) *chondroclasts*; knorpelabbauende Zellen, die bei der enchondralen Ossifikation* den Blasenknorpel phagozytieren; vgl. Phagozyten.

Chondro|kostal-Prä|kordial|syn|drom (↑; lat. costa Rippe; Prä-*; Cor*) *n*: s. Präkordialsyndrom, chondrokostales.

Chondrom (↑; -om*) *n*: (engl.) *chondroma*; syn. Chondroblastom; meist benigne Geschwulst aus Knorpelgewebe; von Knorpel, Knochen od. knorpelfreiem Gewebe (heterotopes Ch.) ausgehend, mit Neigung zu schleimiger od. fettiger Erweichung, Zystenbildung, Verkalkung u. Verknöcherung (Mischformen: Chondrofibrom, -myxom, -angiom, -osteom); Übergang in Chondrosarkom* kommt vor. Vgl. Ekchondrom; Enchondrom; Chondroblastom, epiphysäres.

Chondro|malacia patellae (↑; -malazie*) *f*: (engl.) *patellar chondromalacia*; nachgewiesene Erweichung des Patellaknorpels, als degenerative Veränderung (Chondropathia* patellae) od. als asept. Knochennekrose (Büdinger*-Ludloff-Läwen-Syndrom); oft fälschl. für femoropatellares Schmerzsyndrom* verwendet.

Chondro|malazie (↑; ↑) *f*: s. Chondromalacia patellae, Polychondritis, rezidivierende.

Chondro|matose (↑; -om*; -osis*) *f*: (engl.) *chondromatosis*; multiple Bildung von Chondromen* in Knochen od. Gelenken (Gelenkchondromatose*); vgl. Ekchondrom, Enchondrom.

Chondro|matose, ein|seitige multiple (↑; ↑; ↑) *f*: s. Enchondromatose Ollier.

Chondron (↑) *n*: (engl.) *isogenous chondrocytes*; funktionelle Baueinheit des Knorpels*, die aus einem Knorpelzellnest u. der umgebenden fibrillenarmen extrazellulären Matrix* besteht.

Chondro|pathia patellae (↑; -pathie*) *f*: Kniescheibenchondropathie; degen. Knorpelveränderungen an der Kniescheibe, meist in Form der Erweichung (Chondromalacia patellae), die mit einer Reizsynovitis einhergeht, bis hin zur sog. Knorpelglatze; **Urs.:** Trauma od. angeb. Fehlbildung der Patella od. des Gleitlagers mit ungleicher Druckverteilung im Patellofemoralgelenk; mechan. od. enzymat. Eröffnung der Gelenkflächen setzt Enzyme für weitere Knorpelzellzerstörung frei; **Sympt.:** Schmerzen beim Aufrichten aus der Hocke, Patellaverschiebeschmerz, Kapselschwellung u. Gelenkerguss; **Diagn.:** (röntg.) axiale Patellaaufnahme, Defilé-Aufnahmen, Arthroskopie: pathol. Knorpelbefund; **Ther.:** 1. konservativ: Bewegung mit reduzierter Belastung, Antiphlogistika u. Physiotherapie; Wiederherstellung der Knorpeloberfläche durch Chondoprotektiva (z. B. Hyaluronsäure) u. Wachstumsfaktoren; 2. operativ: arthroskop. Shaving und Gelenkspülung; laterale Retinakulumspaltung u. Ventralisation der Tuberositas tibiae; reparative Meth.: Pridie-Bohrung (s. Arthrose), Carbonfaserstift-Implantation; regenerative Meth.: Transplantation von Knorpel- u. Knochengewebe (s. Knorpelersatz) u. In-vitro-Züchtung autogener Knorpelzellen mit anschl. Replantation.

Chondros|amin (↑) *n*: Galaktosamin*.

Chondro|sarkom (↑; Sark-*; -om*) *n*: (engl.) *chondrosarcoma*; syn. Knorpelsarkom, malignes Enchondrom; zweithäufigster maligner Knochentumor (nach Osteosarkom*), der sich aus embryonalem od. ausgereiftem knorpeligem Gewebe entwickelt; **Formen:** 1. primäres Ch.: keine benigne Chondromvorstufe; 2. sekundäres Ch.: entwickelt sich aus solitären od. multiplen Chondromen*; **Epidemiol.:** Altersgipfel zwischen 50. u. 70. Lj.; Männer häufiger betroffen als Frauen; **Lok.:** v. a. hüftgelenknahe knöcherne Epiphysen, distaler Femur, Os coxae (s. Abb.), Os sacrum, auch Schulterregion (Humerus, Scapula), Rippen; **Diagn.:** (röntg.) großflächige Osteolyse mit intratumoralen Verkalkungen; **Ther.:** möglichst radikale chir. Entfernung; **Progn.:** sehr unterschiedl. in Abhängigkeit vom histol. Differenzierungsgrad (s. Grading). Vgl. Knochentumoren; Sarkom.

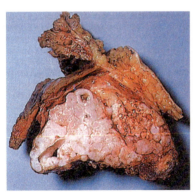

Chondrosarkom: knorpelig-graublaue, glasige Schnittfläche eines in das Fett- u. Muskelgewebe des M. gluteus eingebrochenen Ch. der Beckenschaufel [142]

Chondrosis inter|vertebralis (↑; -osis*) *f*: beginnender Bandscheibenschaden* mit degen. Veränderung der Wirbelsynchondrose (s. Bandscheibe) inf. Gewebealterung, spez. der Kollagenfaserfibrillen durch Verlust des Wasserbindungsvermögens.

Chondro|zyten (↑; Zyt-*) *m pl*: (engl.) *chondrocytes*; in Höhlen (Lacunae) der Interzellulärsubstanz des Knorpels* eingelagerte Knorpelzellen; reich an granulärem endoplasmat. Retikulum, Glykogen u. Fetttropfen.

Chondro|zyten|trans|plantation, auto|gene (↑; ↑; Transplantation*) *f*: (engl.) *autogenous chondrocyte transplantation*; Abk. ACT; Form des Knorpelersatzes* durch Transplantation autogener Chondrozyten; **Prinzip:** zweizeitiges Vorgehen mit arthroskop. Entnahme von gesunden Knorpelzellen im Ersteingriff u. Transplantation der extrakorporal proliferierten autogenen Chondrozyten mit od. ohne Matrix, teilweise mit Deckung durch einen Periostlappen od. spez. Kollagenmembran u. Fibrinkleber im Zweiteingriff; **Anw.:** bei umschriebenem Knorpeldefekt, z. B. nach Trauma od. Osteochondrosis dissecans; nicht geeignet bei generalisiertem Knorpelschaden i. R. einer Arthrose.

Chopart-Amputation (François Ch., Chir., Paris, 1743–1795) *f*: (engl.) *Chopart's amputation*; Chopart-Operation; Exartikulation* in der Chopart*-Gelenklinie (s. Abb.); **Anw.:** nach Trauma, bei peripherer art. Verschlusskrankheit.

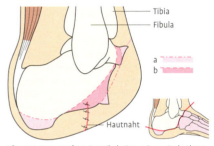

Chopart-Amputation: Exartikulation mit zusätzl. Abrunden der Kanten von Talus u. Calcaneus, sowie Glättung des Fersensporns (a), um ein harmonisches Abrollen über die Stumpfspitze zur ermöglichen, ggf. ist eine weitere Kürzung (b) möglich

Chopart-Band (↑): s. Ligamentum bifurcatum.

Chopart-Gelenk|linie (↑): (engl.) *Chopart's line*; Articulatio tarsi transversa; zwischen Taluskopf u. Calcaneus einerseits u. Os naviculare u. Os cuboideum andererseits (s. Fußskelett); kein einheitl. Gelenk; vgl. Ligamentum bifurcatum.

Chopart-Luxations|fraktur (↑; Luxation*; Fraktur*) *f*: (engl.) *Chopart's dislocation fracture*; schwere Verletzung des Metatarsus durch Komb. eines Supinationstraumas des Mittelfußes gegenüber dem Rückfuß u. zusätzl. axialer Stauchung (z. B. beim Unfall Einklemmen des Fußes in den Pedalen des

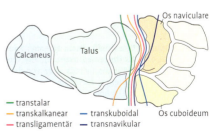

Chopart-Luxationsfraktur: Einteilung (u. a. nach Zwipp)

Autos); häufig übersehene Verletzung bei Pat. mit Polytrauma*; meist Luxationsfraktur, selten reine Luxation; **Einteilung:** s. Abb.; **Kompl.:** Entw. eines Kompartmentsyndroms* des Fußes, posttraumat. Arthrose; **Diagn.:** Rö. in 3 Ebenen, CT; **Ther.:** geschlossene od. offene Reposition, Retention meist durch Bohrdrähte, Schrauben u. Gips, ggf. Fixateur externe; nach Heilung orthop. Schuhversorgung.

Chor|angi̲o̲m (Chorio-*; Angio-*; -om*) *n*: (engl.) *chorangioma*; Hamartom* der Plazenta (Häufigkeit 1:250); **Kompl.:** fetale Anämie, Hydrops* fetalis, chron. Plazentainsuffizienz*, vorzeitige Plazentalösung*, Hydramnion.

Chor|angi̲o̲sis placentae (↑; ↑; ↑; -osis*) *f*: auch Chorangiomatosis placentae (bei multiplem Auftreten); s. Plazentationsstörungen.

Cho̲rda (lat.) *f*: (engl.) cord; Saite, Strang.

Cho̲rda arteriae umbilica̲lis (↑) *f*: (engl.) *cord of umbilical artery*; aus der Pars occlusa der A. umbilicalis entstehender Bindegewebestrang zum Nabel.

Cho̲rda dorsa̲lis (↑) *f*: (engl.) *notochord*; auch Notochorda, Rückensaite; frühembryonales Achsenorgan, das aus Zellen im Dach des Chorda(kopf)fortsatzes entsteht; liegt zwischen Entoderm u. Ektoderm, von dessen Differenzierung die Wirbelsäulenentwicklung abhängt, u. induziert das Ektoderm zur Bildung des Neuroektoderms; bei Störung (bes. inf. intrauterinen Sauerstoffmangels) angeb. Wirbelfehlbildungen (Keil-, Halb-, Spaltwirbel u. a.), persistierender Chordakanal (innerh. eines Wirbelkörpers); normalerweise beim Neugeborenen nur noch im Gallertkern der Wirbelsynchondrose (s. Bandscheibe) Chordazellen nachweisbar, die während des Wachstums allmählich verschwinden. Vgl. Keimblätter.

Cho̲rdae tendi̲neae co̲rdis (↑) *f pl*: (engl.) *tendinous cords of heart*; Sehnenfäden zwischen der Innenwand der Herzkammern u. den Segelklappen. Vgl. Musculi papillares cordis; Sehnenfadenabriss.

Cho̲rda|fortsatz (↑): (engl.) *chordal process*; syn. Kopffortsatz; Mesodermstreifen, der als Vertiefung der Primitivgrube bis zur Prächordalplatte der Keimscheibe nach vorn reicht; am Boden des Ch. befindliche Zellen verschmelzen mit darunter liegenden Endodermzellen u. degenerieren mit diesen; dadurch entstehen Perforationen u. eine offene Verbindung zwischen Amnionhöhle u. sekundärem Dottersack (Canalis neurentericus). Die Zellen am Dach dieses Kanals bilden die Chordaplatte, aus der sich die Chorda* dorsalis entwickelt.

Chorda̲ta (↑) *f pl*: (engl.) *Chordata*; Tierstamm; bestehend aus Kopelaten (kleine marine Arten), Akraniern (Schädellose), Tunikaten (Manteltiere) u. Vertebraten (Wirbeltiere); gemeinsam ist allen die Chorda dorsalis (elast. Stützstab ventral vom Neuralrohr).

Cho̲rda tympani (↑) *f*: (engl.) *chorda tympani*; Paukensaite; *N. facialis (Intermediusanteil); ---→ verlässt N. facialis im Canalis facialis kurz vor dem Foramen stylomastoideum, durch die Paukenhöhle, durch die Fissura sphenopetrosa in die Fossa infratemporalis, senkt sich von hinten in den N. lingualis; **V:** parasympathisch (nach Umschaltung der prä- auf postganglionäre Fasern hauptsächlich im Ganglion submandibulare): Glandula subman-

dibularis, sublingualis, Zungendrüsen; sensorisch: Geschmacksfasern der vorderen zwei Drittel der Zunge.

Chord|ek|tomi̲e̲ (↑; Ektomie*) *f*: s. Kehlkopfoperationen.

Chordo̲m (↑; -om*) *n*: (engl.) *chordoma*; von den Resten der embryonalen Chorda* dorsalis ausgehender, destruktiv wachsender, selten metastasierender Tumor; **Lok.:** Schädelbasis (meist am Clivus Blumenbachii) u. Steißbein; **Histol.:** pflanzenartige Zellen in gallertiger Matrix; vgl. Hirntumoren.

Chordo|tomi̲e̲ (↑; -tom*) *f*: (engl.) *cordotomy*; syn. Cordotomie; palliative op. Durchtrennung des Tractus spinothalamicus (s. Vorderseitenstrangbahn) zur selektiven Schmerzausschaltung; **Formen:** offen (v. a. direkte thorakale Ch.), perkutan (v. a. zervikale Thermokoagulation*); **Ind.:** therapieresistentes Schmerzsyndrom der kontralateralen Körperhälfte unterhalb der op. Durchtrennung; **Kompl.:** Ödem mit Hemiparese, Atemfunktions- u. Blasenentleerungsstörungen. Vgl. Förster-Operation.

Chordo|zente̲se̲ (↑; Kent-*) *f*: (engl.) *chordocentesis*; transabdominale Punktion der Nabelschnurgefäße; **Anw.:** i. R. der Pränataldiagnostik* (Bestimmung von Hämoglobin, Blutgruppe, Antikörper, Viren-DNA, Erstellung eines Karyogramms) u. Ther. (bei Anämie od. Herzrhythmusstörung).

Chore̲a̲ (gr. χορεία Tanz) *f*: (engl.) *chorea*; sog. Veitstanz; extrapyramidales Syndrom mit Hyperkinesen u. allg. Hypotonie der Muskulatur; **Sympt.:** regellose, plötzlich einschießende unwillkürliche u. häufig asymmetrische Bewegungen, v. a. an distalen Extremitäten, die gestische Charakter annehmen können u. im Schlaf sistieren; **Formen: 1.** Ch. major od. Ch. Huntington: autosomal-dominant erbl. Erkr. mit Defekt (CAG-Expansion) auf dem kurzen Arm des Chromosoms 4 (4p16.3), die sich meist zwischen 30. u. 50. Lj. manifestiert u. mit progressiver Demenz verbunden ist; Häufigkeit: in Europa 1:20000; **Path.:** progressiver Neuronenverlust in Basalganglien (bes. ausgeprägt im Corpus striatum) u. Cortex; **2.** benigne familiäre Ch.: autosomal-dominant erbl. Erkr. (TITTF1-Genmutation, Genlocus 14q13) ohne Progredienz u. ohne Entw. einer Demenz; Manifestation im Kindesalter; **3.** Ch. minor Sydenham: gynäkotrope Erkr., die nach Streptokokkeninfektionen v. a. zwischen 6. u. 13. Lj., insbes. in Zus. mit rheumatischem Fieber* auftritt; **4.** Ch. gravidarum: meist zwischen 3. u. 5. Mon. v. a. der ersten Schwangerschaft auftretende Erkr.; wahrscheinl. eine Erwachsenenform der Ch. minor; **5.** Ch. senilis: im Alter auftretendes choreatisches Syndrom mit Beteiligung der Gesichtsmuskulatur, auch als Hemichorea*; Urs.: z. B. nach ischämischem Schlaganfall*; **6.** Ch. electrica: synchrone Myoklonien v. a. der Nacken- u. Schultergürtelmuskulatur. Weitere mit einer Ch. einhergehende Erkr. sind Neuroakanthozytose* u. dentatorubro-pallidolysische Atrophie*, evtl. auch Hyperthyreose, Polycythaemia vera u. HIV-Erkrankung (Stadium 3); auch als UAW von Neuroleptika, Phenytoin, Carbamazepin od. Isoniazid. **Ther.:** symptomat. mit Tiaprid*, Tetrabenazin*, Haloperidol*. Vgl. Symptome, extrapyramidale.

Choreo|athetose (↑; Athetose*) *f*: (engl.) *choreoathetosis, neostriatic syndrome*; Komb. von choreatischer u. athetotischer Hyperkinese; **Vork.:** z. B. bei Status* marmoratus od. fortgeschrittener Chorea* bzw. als paroxysmale Dyskinesie. Vgl. Symptome, extrapyramidale.

Chorio-: Wortteil mit der Bedeutung Haut, Fell; von gr. χόριον.

Chorio|adenoma de|struens (↑; Aden-*; -om*) *n*: (engl.) *chorioadenoma destruens*; syn. destruierende invasive Blasenmole, Chorionepitheliose; Trophoblasttumor*, der aus einer kompletten Blasenmole* durch Invasion des Zyto- u. Synzytiotrophoblasten in das Myometrium entsteht, häufig unter Zerstörung des Myometriums bis unter den Serosaüberzug des Uterus; **Diagn.:** persistierende u./od. ansteigende beta-HCG-Werte; vaginalsonographisch echodichte Bezirke im Myometrium u. ovarielle Thekaluteinzysten; histomorphol. Nachw. von Molenzotten im Myometrium; zur Metastasensuche Röntgenuntersuchung von Lunge, Leber, Genital; **Ther.:** Chemotherapie (Methotrexat, Actinomycine), bei abgeschlossener Familienplanung Hysterektomie* ohne Adnexe; **Progn.:** günstiger als die des Chorionkarzinoms*; selten Metastasierung (vaskulär z. B. in Vagina, Leber, Lunge) u. meist spontan reversibel, komplette Rückbildung auch mit Lokalexzision möglich; anhaltende erhöhte HCG*-Konzentration im Serum weist auf verbliebenes Tumorgewebe hin.

Chorio|amnionitis (↑; Amnion*; -itis*) *f*: Amnioninfektionssyndrom*.

Chorio|meningitis (↑; Mening-*; -itis*) *f*: (engl.) *choriomeningitis*; Meningitis* unter Beteiligung der Plexus choroidei.

Chorio|meningitis, lympho|zytäre (↑; ↑; ↑) *f*: (engl.) *lymphocytic choriomeningitis*; Abk. LCM; syn. Armstrong-Krankheit; Viruserkrankung mit i. d. R. günstiger Progn., verläuft häufig inapparent; **Err.:** LCM*-Virus; **Übertragung:** Kontakt (z. B. von Tierpflegern, Laborpersonal, Tierärzten, Kindern) zu Hausmäusen, Goldhamstern od. Labortieren; **Inkub.:** 5–15 Tage; **Klin.:** grippeähnliches Krankheitsbild mit biphas. Verlauf mit Schnupfen, Fieber, Abgeschlagenheit, Rachenentzündung, Bronchitis, Myalgie, (oft frontal u. retroorbital betonten) Kopfschmerzen, Konjunktivitis, Lymphknotenschwellungen u. (evtl. nach kurzem beschwerdefreiem Intervall) Meningitis* unter Beteiligung der Plexus* choroidei mit Übergang in meningoenzephalit. od. (seltener) enzephalomyelit. Form, selten Pneumonie, Arthritis, Orchitis; Dauer 2–3 Wo., ggf. lange Rekonvaleszenz; möglich sind Paralyse od. Persönlichkeitsveränderungen, Tod; **Diagn.:** im Liquor cerebrospinalis lymphozytäre Pleozytose*; Virusnachweis, Antikörpernachweis; **Ther.:** symptomatisch.

Chorion (↑) *n*: (engl.) *chorion*; Zottenhaut; mittlere Eihaut, die sich aus Trophoblast* u. dem ihm innen anliegenden extraembryonalen Mesenchym entwickelt u. zunächst ganz mit Zotten besetzt ist; **Entw.:** Ch. villosum: Gegen Ende des 2. Schwangerschaftsmonats atrophieren die der Decidua capsularis zugewandten Zotten. Dieser Teil des Ch. entwickelt sich zum **Ch. laeve** (Zottenglatze), dem Teil der künftigen Eihäute*. Die in der Decidua basalis wurzelnden Zotten hypertrophieren; dieser Teil des Ch. entwickelt sich zum **Ch. frondosum**: Die einzelnen Zottenbäume treten in enge Verbindung mit der darunter liegenden Decidua basalis, woraus die Plazenta* entsteht. Die Chorionepithelien bilden HCG*, Östrogene* u. Progesteron*.

Chorion|bi|opsie (↑; Bio-*; Op-*) *f*: (engl.) *chorion villus sampling* (Abk. CVS); auch Chorionzottenbiopsie; transzervikale od. transabdominale Biopsie* des Chorion frondosum der Plazenta in der 9.–12. SSW zur Gewinnung von Trophoblastzellen; Verw. spez. Katheter unter Ultraschallkontrolle; **Ind.:** s. Pränataldiagnostik.

Chorion|epi|theliom, malignes (↑; Epithel*; -om*) *n*: veraltete Bez. für Chorionkarzinom*.

Chorion|epi|theliose (↑; ↑; -osis*) *f*: veraltete Bez. für Chorioadenoma* destruens.

Chorion|gon|ado|tropin (↑; Gonaden*; -trop*) *n*: syn. Choriongonadotrophin (INN); s. HCG.

Chorion|gonado|tropin, humanes (↑; ↑; ↑) *n*: s. HCG.

Chorion|karzinom (↑; Karz-*; -om*) *n*: (engl.) *choriocarcinoma*; veraltet malignes Chorionepitheliom; maligne Form der Trophoblasttumoren* mit ausgeprägter Blutungsneigung durch Eröffnen von u. Einwachsen in Gefäße; **Formen: 1.** meist gestationsbedingtes Ch. des Uterus, bei >50 % nach kompletter Blasenmole* od. nach Geburt, Abort; aus extraembryonalen fetalen Zellen hervorgehend; wächst ohne Zottenstroma invasiv u. destruierend in das Myometrium ein; häufige u. frühzeitige Metastasierung in Lungen u. Vagina; selten (fortgeleitet od. metastatisch) in Tube, Ovar, **2.** sehr selten nichtgestationsbedingter Tumor trophoblastärer Differenzierung primär in Ovar, Hoden (0,3 % aller Hodenkarzinome, häufiger als Teilhistologie beim gemischten Hodenkarzinom; Klin. u. Diagn.: s. Hodentumoren) od. extragenital (Mediastinum); **Pathol.:** ausgedehnte Hämorrhagien u. Nekrosen, histol. Proliferation von Zyto- u. Synzytiotrophoblasten, ausgedehnte Angioinvasion; **Sympt.:** dysfunktionelle uterine Blutungen; evtl. Sympt. durch Fernmetastasen bzw. nichtuterine Primärlokalisation; **Diagn.:** gyn. Untersuchung, Kürettage, bei unklaren Fällen Hysteroskopie; Beta-HCG* im Serum (i. d. R. >100 000 U/l), Ultraschalldiagnostik (Uterus, Becken, Abdomen, Leber), Beckenangiographie, Laparoskopie, CT, MRT (Abdomen, Schädel), PET, Röntgen-Thorax-Aufnahme, Knochenszintigraphie; histol. Sicherung im Abrasiomaterial; **Ther.:** Chemotherapie (Methotrexat, Actinomycin D, Etoposid, Cisplatin) bzw. Polychemotherapie bis zum negativen HCG-Nachweis, Nachsorge: regelmäßige HCG-Kontrolle; Hysterektomie* nur selten indiziert (bei plazentanahem Trophoblasttumor, nichtmetastasierenden, chemotherapieresistenten Blasenmolen u. Ch., therapierefraktären uterinen Blutungen bei Uterusbefall; cave: hämatogene Disseminierung von Tumorzellen; Strahlentherapie nur bei Hirnmetastasen indiziert; **Progn.:** unbehandelt Ein-Jahres-Mortalität >90 %; behandelt Fünf-Jahres-Überlebensraten zwischen >90 % (low risk group nach FIGO-Risiko-Score, s. Tab.) u. ca. 50 % (high risk group).

Chorionsomatomammotropin

Chorionkarzinom
FIGO-Risiko-Score

Kriterium	0 Punkte	1 Punkt	2 Punkte	4 Punkte
Alter der Patientin (Jahre)	≤39	>39	—	—
vorangegangene Schwangerschaft als	Blasenmole	Abort	Term-Gravidität	—
Intervall zwischen vorangegangener Schwangerschaft und Beginn der Chemotherapie (Monate)	<4	4–6	7–12	>12
HCG-Wert vor Therapiebeginn (IU/l)	≤10^3	10^3–10^4	10^4–10^5	>10^5
größter Tumordurchmesser einschließlich der intrauterinen Lokalisation (cm)	3–4	5	—	—
Metastasenlokalisation	—	Milz, Nieren	Gastrointestinaltrakt	Hirn, Leber
Anzahl der Metastasen	0	1–4	5–8	>8
vorangegangene Chemotherapie	—	—	Monotherapie	>2 Arzneimittel

Ermittlung des Score-Werts durch Addition der einzelnen Punktwerte; 0–6 Punkte: low risk group, >7 Punkte: high risk group

Cho̱rion|soma̱to|ma̱mmo|tropin (↑; Soma*; Mamma*; -trop*) *n*: s. HPL.
Cho̱rion|soma̱to|tropin, huma̱nes (↑; ↑; -trop*) *n*: s. HPL.
Cho̱rion|thyreo̱|tropin, huma̱nes (↑; Thyreo-*; -trop*) *n*: s. HCT.
Cho̱rion|zo̱tten|bi|opsie (↑; Bio-*; Op-*) *f*: s. Chorionbiopsie.
Choristie̱ (gr. χωριστός getrennt) *f*: (engl.) *chorista*; syn. Keimdislokalisation, Keimversprengung; angeb. Versprengung embryonalen Gewebes, z. B. von Nebennierenkeimgewebe in Niere od. Funiculus spermaticus, Epidermiskeimen im Ovarium; vgl. Choristom.
Choristo̱m (↑; -om*) *n*: (engl.) *choristoma*; dysontogenet. Geschwulst, die durch tumortige Proliferation versprengten ortsfremden Gewebes (Choristie*) entsteht; kein echter Tumor. Vgl. Hamartom.
Choroi̱dea (Chorio-*; -id*) *f*: (engl.) *choroid*; Aderhaut des Auges; gefäß- u. pigmentreicher Teil der mittleren Augenhaut (Tunica vasculosa bulbi), wegen ihres dunklen Aussehens auch als Uvea bezeichnet; reicht vom Sehnervaustritt zur Ora serrata der Retina*; **Schichten** von außen nach innen: 1. Lamina suprachoroidea: lamelläres Bindegewebe mit Lymphspalten (Spatium perichoroideum) u. reichl. Pigmentzellen; 2. Lamina vasculosa: dichtes art. u. venöses Gefäßnetz (Aa. ciliares postt. breves et longae). Die Venen sammeln sich strahlenförmig am Bulbusäquator u. bilden die 4 Vv. vorticosae. 3. Lamina choroidocapillaris: Kapillarnetz, dient der Ernährung der angrenzenden Netzhautschichten; 4. Lamina basalis: Basalmembran (Bruch-Membran) an der Grenze zum Pigmentepithel der Netzhaut. Vgl. Fuszin.
Choroi̱dea|sklerose (↑; ↑; Skler-*; -osis*) *f*: (engl.) *choroidal sclerosis*; Aderhautsklerose; **Formen:** 1. altersbedingte Ch.: v. a. durch Atrophie des Kapillarnetzes der Choroidea* bedingte bessere Sichtbarkeit der großen Aderhautgefäße, die keine wesentl. Wandveränderungen aufweisen; selten Abnahme der zentralen Sehschärfe; 2. primäre Ch.: diffuse od. fokale, genet. bedingte Atrophie des Kapillarnetzes u. der kleinen Aderhautgefäße mit schwerer Sehschärfenminderung bei Befall der Macula lutea; 3. sekundäre Ch.: Folge schwerer entzündl., traumat. od. degenerativer Vorgänge in der Choroidea.
Choroi̱dea|tumoren (↑; ↑; Tumor*) *m pl*: (engl.) *choroidal tumors*; benigne u. maligne Tumoren der Choroidea*; **Formen:** 1. primäre Ch.: z. B. Nävus (s. Abb. 1), malignes Melanom (s. Abb. 2), Hämangiom; 2. sekundäre Ch.: z. B. Metastasen von Mamma- od. Bronchialkarzinom; **Ther.:** je nach Ätiol. Photokoagulation*, Strahlentherapie, (transsklerale) chir. Exstirpation, u. U. Zytostatika.

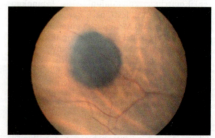

Choroideatumoren Abb. 1: Nävus [106]

Choro|id|epi|theliom (↑; ↑; Epithel*; -om*) *n*: Plexuspapillom*.
Choro|id|eremie̱ (↑; ↑; gr. ἐρῆμος verlassen, entblößt) *f*: (engl.) *choroideremia*; syn. tapetochorioidale Dystrophie; X-chromosomal-rezessiv erbl. progressive Aderhautdystrophie (Genlocus Xq21.2,

Christ-Siemens-Touraine-Syndrom

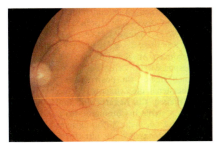

Choroideatumoren Abb. 2: malignes Melanom [106]

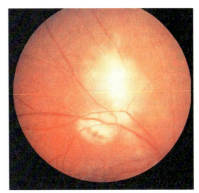

Chororetinitis: Narbe und neuer Herd [166]

Mutation im REP1-Gen) mit Nyktalopie* (Frühsymptom), zunehmender Gesichtsfeldeinengung u. Erblindung bei Männern; bei Frauen als Konduktorinnen nur Pigmentstörungen des Augenhintergrunds ohne Funktionseinschränkung; vgl. Degeneration, tapetoretinale.

Choro|iditis (↑; ↑; -itis*) *f*: (engl.) *choroiditis*; auch Chorioiditis; Entz. der Choroidea*; **Einteilung:** nach Lok. (zentral, juxtapapillär, disseminiert), Err. (z. B. bei Toxoplasmose, Tuberkulose, Syphilis, Borreliosen, Candida-Mykosen) od. Entstehungsart (Ch. metastatica bei Sepsis od. generalisierter Infektion; s. Abb.); **Sympt.:** gelbl. weißes, unscharfes Infiltrat (frische Entz.) od. scharf begrenzter pigmentierter Herd (alte Entz.) am Augenhintergrund; oft mit Befall der Retina als Chororetinitis* vorkommend; häufig Rezidive am Rand alter Narben, bei zentraler Lage in Richtung Macula lutea Sehschärfeverlust; **Ther.:** Behandlung der Grunderkrankung, evtl. Vitrektomie*. Vgl. Uveitis.

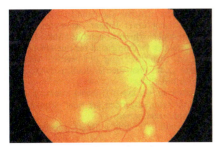

Choroiditis: metastatische Form bei Miliartuberkulose [166]

Choro|retin|itis (↑; Retina*; -itis*) *f*: (engl.) *chorioretinitis*; primäre Aderhautentzündung (Choroiditis*) mit nachfolgender Netzhautentzündung (Retinitis*; s. Abb.); Retinochoroiditis mit umgekehrtem Verlauf (meist inf. einer Toxoplasmose*); oft zellige Infiltration des Glaskörpers.

Choro|retino|pathia centralis serosa (↑; ↑; -pathie*) *f*: Retinitis centralis serosa, Retinopathia centralis serosa; Makulopathie inf. subretinaler Flüssigkeitsansammlung mit plötzlich einsetzendem, mäßigem Sehschärfeverlust, zentralem Skotom* u. Metamorphopsie*; **Ätiol.:** unbekannt; **Vork.:** bes. bei Männern zwischen 20. u. 45. Lj.; **Ther.:** ggf. Laserkoagulation; **Progn.:** Spontanheilung in 80–90 % der Fälle, Wiederherstellung der ursprüngl. Sehschärfe meist innerh. von 1–6 Mon.; hohe Rezidivrate (ca. 40 %). Vgl. Makulaödem.

Chotzen-Syn|drom (F. Ch., Psychiater, Breslau) *n*: s. Saethre-Chotzen-Syndrom.

Christian-Schüller-Krankheit (Henry Ch., Arzt, Boston, 1876–1951; Arthur Sch., Neurol., Wien, 1874–1958): Hand*-Schüller-Christian-Krankheit.

Christmas disease: Hämophilie* B.

Christmas-Faktor *m*: (engl.) *christmas factor*; Faktor IX der Blutgerinnung* (Tab. 1 dort); **klin. Bedeutung:** s. Hämophilie.

Christ-Siemens-Touraine-Syn|drom (Josef Ch., Dermat., Wiesbaden, 1871–1948; Herrmann W. S., Dermat., Berlin, Leiden, 1891–1969; Henri T., Dermat., Paris, 1883–1961) *n*: (engl.) *anhidrotic ectodermal dysplasia*; syn. Anhidrosis hypotrichotica, anhidrotische ektodermale Dysplasie, Siemens-Touraine-Syndrom; Ektodermaldysplasie-Syndrom mit überwiegend X-chromosomal-rezessivem (Genlocus Xq12-q13.1, Mutationen im ED1-Gen; defekte Bildung eines Transmembranproteins, das für Epithel-Mesenchym-Interaktionen von Bedeutung ist; Manifestation ab 8. SSW; 70 % der Konduktorinnen sind ebenfalls betroffen, jedoch mit schwächer ausgeprägter Symptomatik), aber auch autosomal-rezessivem (Genlocus 2q11-q13, Mutationen im EDAR-Gen u. EDARADD-Genmutation mit Genlocus 1q42.2-q43) bzw. autosomal-dominantem Erbgang (Genlocus 2q11-q13, Mutationen im EDAR-Gen); **Häufigkeit:** 1 : 2000; **Pathol./Anat.:** Hypo- od. Aplasie der merokrinen Schweißdrüsen, Talgdrüsen sowie Speichel- u. Schleimdrüsen vom Mund bis zu den Bronchien; **Sympt.:** allg. Hypo- od. Anhidrose mit Hitzeintoleranz u. Gefahr der Hyperpyrexie, insbes. im Säuglingsalter; generalisierte Hypo- od. Atrichie* (feines helles Kopfhaar, Augenbrauenhypoplasie); Hypo- od. Anodontie bei nahezu fehlenden Alveolarleisten (Milchgebiss u. bleibendes Gebiss), rezidiv. Entzündungen der Schleimhäute, Störungen des Geruchssinns, Talgdrüsenhypoplasien im Gesicht u. am Hals, Fältelung u. Dunkelverfärbung der Periorbitalhaut, normale Nägel; charakterist. sog. Oldman-Facies mit prominenter Supraorbitalregion, tiefliegender Nasenwurzel, wulstigen Lippen,

Pseudoprogenie u. Ohrmuscheldysplasie, fehlende od. spärliche, trockene Haare (Kopf, Augenbrauen, Wimpern), Bartwuchs normal; bei Konduktorinnen fehlen die Schweißdrüsen in umschriebenen Hautarealen. **Progn.:** i. d. R. unbeeinträchtigte psychomotor. u. somatische Entw., jedoch im Säuglings- u. Kleinkindesalter Gefährdung durch rezidiv. Hyperthermiezustände.

Chrobak-Zeichen (Rudolf Ch., Gyn., Wien, 1843–1910): (engl.) *Chrobak's sign;* syn. Chrobak-Sondenversuch; tiefes Einsinken einer dünnen Sonde in nekrot. Gewebe bei Vorliegen eines Zervixkarzinoms*.

Chrom-: auch Chromato-; Wortteil mit der Bedeutung Farbe, Haut; von gr. χρῶμα, χρώματος.

Chrom (↑) *n*: (engl.) *chromium;* chem. Element, Symbol Cr, OZ 24, rel. Atommasse 52,0; zur Chromgruppe gehörendes 2-, 3-, 4- u. 6-wertiges Metall; essentielles Spurenelement; s. Nährstoffzufuhr, empfohlene (Tab. dort); biozykl. Anreicherung in der aquatischen (in Fischen bis zu 200-fache Konz.) u. terrestrischen Nahrungskette* (Pflanze → Milch) u. Konz. beim Menschen in Gehirn u. Lunge; elementares Chrom ohne physiol. Bedeutung im menschl. Körper; Gegenstand der Forschung ist, ob Cr(III) im Kohlenhydrat- u. Fettstoffwechsel eine Rolle spielt; **Verw.:** 1. (techn.) in der Metallurgie als Korrosionsschutz, Grundstoff zur Herstellung von Farben; Beimetall von Legierungen auf Nickel- u. Cobaltbasis, z. B. in Endoprothesen*, Dentallegierungen; 2. (nuklearmed.) Chrom-51 (HWZ 27,7 Tage) zur Markierung von Thrombozyten zur Bestimmung der Lebensdauer sowie von Erythrozyten zur Messung der Erythrozytenkinetik u. des Blutverlusts über den Darm sowie als Chrom-51-EDTA bei der Clearance* zur Messung der glomerulären Filtrationsrate; 3. (zahnmed.) Chromsäure (Acidum chromicum, H_2CrO_4) als Ätzmittel; 4. Chromtrioxid (CrO_3), bes. in saurer Lösung, als starkes Oxidationsmittel; 5. Chromate (Chrom-VI-Verbindungen) als Gerbstoff-, Holzschutz- u. Korrosionsschutzmittel u. farbgebender Bestandteil in Malerfarbe (sog. chromgelb); Nebenprodukt beim Schweißen von Chrom-Nickel-Stahl; **Wirkung:** Chrom-VI-Verbindungen (Chromate) sind resorbierbar, tox., allergisierend (Zementkrätze*) u. kanzerogen (Kategorie 1; s. Kanzerogene); biol. Halbwertzeit* von Chrom-VI-Verbindungen (auf einzelne krit. Organe bzw. auf den ganzen Körper bezogen) durchschnittl. 616 Tage. TRK* 0,05 mg/m³, EKA*: Blut 17 µg/l, im Urin 20 µg/l bei Schichtende, Belastung der Allgemeinbevölkerung (sog. Hintergrundbelastung) bis zu 4 µg/l Urin. Vgl. Chromintoxikation.

Chromatiden (↑; -id*) *n pl*: (engl.) *chromatids.* Bez. für die aus Chromatin* bestehenden 2 ident. Hälften eines Chromosoms, die durch das Zentromer* zusammengehalten werden (sog. Schwesterchromatiden); vgl. Chiasmata.

Chromatin (↑) *n*: mit spezif. Farbstoffen anfärbbare Substanz im Karyoplasma, die im Wesentl. aus DNA*, RNA* u. Kernproteinen (Histone* u. Nichthistone*) besteht; der nicht anfärbbare Teil wird als Achromatin (Linin) bezeichnet. Je nach Isolierungsbedingungen werden etwas unterschiedl. Zusammensetzungen gefunden (im Durchschnitt, bezogen auf DNA = 100: Histone 114, Nichthistone 33, RNA 7). Histone u. DNA bilden einen definierten Komplex, dessen strukturelle Einheit das Nukleosom ist. Aus dem Ch. gehen die in der Zellteilungsphase (vgl. Zellzyklus) sichtbaren Chromosomen* hervor. **Ch.-positiv** nennt man Individuen, bei denen die Zellkerne Geschlechtschromatin* enthalten. **Ch.-negativ** sind Individuen, denen das Geschlechtschromatin fehlt. Alle Menschen mit 2 od. mehr X-Chromosomen sind Ch.-positiv, alle Menschen mit nur einem X-Chromosom sind Ch.-negativ. Vgl. Euchromatin, Heterochromatin.

Chromato|graphie (↑; -graphie*) *f*: (engl.) *chromatography;* physik.-chem. Verfahren zur Trennung von Stoffgemischen für analytische u. präparative Zwecke; **Prinzip:** zu trennendes Gemisch verteilt sich durch Austauschvorgänge auf 2 Hilfsphasen u. wird dadurch in einer für seine jeweiligen Komponenten typ. Weise aufgetrennt; Voraussetzung für Anw. ist, dass die im Gemisch enthaltenen Stoffe sich ohne Veränderung lösen bzw. verdampfen lassen. Der eigentl. Trennungsvorgang erfolgt durch versch. Prinzipien (Adsorptionschromatographie, Verteilungschromatographie bzw. Ionenaustauschchromatographie) zwischen den Einzelkomponenten u. Phasen; bei den meisten Chromatographieverfahren bewegt sich eine die Probe mitführende flüssige od. gasförmige mobile Phase (Elutionsmittel) über eine feste od. flüssige stationäre Phase (Sorptionsmittel); bei flüssiger mobiler Phase spricht man von Flüssigkeitschromatographie*, die je nach Anordnung der stationären Phase auch als Säulenchromatographie*, Dünnschichtchromatographie* od. Papierchromatographie* bezeichnet wird. Ist die mobile Phase gasförmig, spricht man von Gaschromatographie*, bei Durchführung unter hohem Druck von Hochdruckflüssigkeitschromatographie (Abk. HPLC). Nach erfolgter Trennung sind für eine Identifizierung od. Quantifizierung evtl. weitere Analyseschritte (z. B. Photometrie, Radioaktivitätsmessung) erforderlich.

Chromato|lyse (↑; -Lys-*) *f*: (engl.) *chromatinolysis;* syn. Tigrolyse; Schwinden der Nissl*-Schollen bei Nervenzellschädigungen.

chromato|phil (↑; -phil*): (engl.) *chromatophilic;* leicht färbbar.

Chromato|phoren (↑; -phor*) *n pl*: (engl.) *chromatophores;* aus der Neuralleiste stammende Pigmentzellen, die beim Menschen nur als Melanozyten* vorkommen.

Chromato|phorennävus, familiärer (↑; ↑; Nävus*) *m*: s. Naegeli-Syndrom.

Chromat|opsie (↑; Op-*) *f*: Chromopsie*.

Chrom|hidrose (↑; Hidr-*; -osis*) *f*: (engl.) *chromhidrosis;* Absonderung von blaugrünem bis schwarzem Schweiß aus apokrinen Schweißdrüsen. **Urs.:** unklar; evtl. Aufnahme von Metallverbindungen, Arzneimitteln u. a.; vgl. Trichomycosis palmellina.

Chrom|intoxikation (↑; Intoxikation*) *f*: (engl.) *chromium poisoning;* meist bei berufl. Kontakt mit Chromaten (resorbierbare Chrom-VI-Verbindungen) in Galvanik, Gerbereien u. Färbereien auftretende Reizungen, Verätzungen u. Ulzerationen der Haut u. Schleimhäute (insbes. perforierendes Nasenscheidewandulkus); allerg. Berufsekzeme; Inhalation von Chromstäuben verursacht Bronchitis, ggf. Chromatstaublunge (s. Pneumokoniosen), als Spätfolge Karzinom der Atemwege, insbes. Bronchialkarzinom*; Chromresorption kann bei schwerer akuter Intoxikation zu hämorrhag. Nephritis führen (evtl. unter Mitbeteiligung von Leber, Knochenmark u. ZNS; intrazellulär entstehen tox. Chrom-III-Verbindungen); LD für Chromsäure 1–2 g, für Kaliumdichromat 6–8 g; **Diagn.:** Nierenparameter (s. Nierendiagnostik), Toxinnachweis, Gerinnungsstatus; **Ther.:** Acetylcystein, gefrorenes Frischplasma*, Hämodialyse, Lebertransplatation; BK Nr. 1103.

Chromo|bacterium (↑; Bakt-*) *n*: (engl.) *Chromobacterium*; Gattung gramnegativer, peritrich begeißelter, fakultativ anaerober, farbstoffbildender Stäbchenbakterien der Fam. Neisseriaceae (vgl. Bakterienklassifikation); Boden- u. Wasserkeime; bilden in Kulturen blau-violetten Farbstoff (vgl. Leuchtbakterien); selten Err. eitriger od. septikämischer Infektionen; aus **Ch. violaceum** wird die Grundsubstanz für Aztreonam* gewonnen.

Chromo|blasto|mykose (↑; Blast-*; Myk-*; -osis*) *f*: Chromomykose*.

Chromo|endo|skopie (↑; End-*; -skopie*) *f*: (engl.) *chromendoscopy*; Verf. der Endoskopie*, bei dem durch Aufsprühen von Vitalfarbstoffen (z.B. Lugol- od. Methylenblaulösung) diagn. Treffsicherheit v. a. bei kleinen, flachen Karzinomen bes. im Ösophagus u. Magen-Darm-Trakt erhöht werden soll.

chromo|gen (↑; -gen*): (engl.) *chromogenic*; farbstoffbildend.

Chromo|granine (↑) *n pl*: Abk. Cg; vesikelassoziierte Proteine neuroendokriner Zellen (s. System, disseminiertes endokrines), die an der Bildung, Prozessierung u. Exozytose chromaffiner neuroendokriner Vesikel u. der Sequestrierung von Hormonen beteiligt sind; versch. Subtypen bekannt; Genloci auf Chromosom 14, 20 bzw. 2; **Vork.:** in chromaffinen Zellen* der Nebennierenrinde (Phäochromozytom*), Karzinoiden, Nebenschilddrüsen, C-Zellen der Schilddrüse (C*-Zellkarzinom), ZNS (Neuroblastom*), Lunge (kleinzelliges Bronchialkarzinom*) u. a. Geweben (neuroendokrine Tumoren*); **Bedeutung:** sensitiver Tumormarker für Diagn. u. Verlaufskontrolle versch. neuroendokriner Tumoren.

Chromo|mere (↑; gr. μέρος Teil) *n pl*: (engl.) *chromomeres*; heterochromat. Verdickungen in Chromatiden* mit erhöhtem DNA-Gehalt; vgl. Heterochromatin, Nukleosom.

Chromo|mykose (↑; Myk-*; -osis*) *f*: (engl.) *chromomycosis*; syn. Chromoblastomykose; nach Hautverletzung übertragene, durch Chromomyzeten* (meist Fonsecaea pedrosoi) verursachte Pilzinfektion in trop. u. subtrop. Ländern; **Klin.:** chron., ulzerierende od. papillomatöse, granulomatöse Hautveränderungen meist an den unteren Extremitäten (s. Abb.); hämatogene Dissemination selten; keine Spontanheilung; **Histol.:** Granulome, Fremdkörperriesenzellen, transepidermale Elimination der pigmentierten Pilze; **Ther.:** Itraconazol od. Flucytosin oral, auch kombiniert mit Ampho-

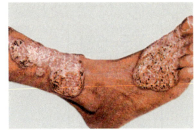

Chromomykose [86]

tericin B, Kryotherapie, Hitzetherapie; bei kleinen Herden evtl. chirurgisch.

Chromo|myzeten (↑; ↑) *m pl*: (engl.) *chromomycetes*; Sammelbez. für Dematiaceae* versch. taxonomischer Zuordnung; Err. der Chromomykose*; z. B. Fonsecaea pedrosoi, Cladosporium carrionii, Cladophialophora bantiana, Exophilia dermatidis, Scedosporium apiospermum, Phialophora verrucosa.

Chromo|per|tubation (↑; Per-*; Tube*) *f*: s. Pertubation.

chromo|phob (↑; Phob-*): (engl.) *chromophobic*; ohne Affinität zu Farbstoffen.

Chromo|opsie (↑; Op-*) *f*: (engl.) *chromopsia*; syn. Chromatopsie; Farbigsehen; Sehstörung, bei der Objekte in einer best. Farbe erscheinen; **Formen:** 1. Erythropsie*; 2. Xanthopsie*; 3. Zyanopsie*.

Chromo|somen (↑; Soma*) *n pl*: (engl.) *chromosomes*; sog. Erbkörperchen; mikroskop. sichtbare, gefärbte Körperchen; Träger der genet. Information, intensiv färbbare, faden- od. schleifenförmige Bestandteile des Zellkerns; auf den Ch. sind die Gene* linear angeordnet. Sie sind in der befruchteten Eizelle (Zygote) u. in allen Körperzellen doppelt vorhanden (diploider Chromosomensatz), mit Ausnahme der Geschlechschromosomen des heterogamet. Geschlechts (beim Menschen der Mann). In den Keimzellen ist nach den Reifungsteilungen (Meiose*) nur ein einfacher (haploider) Chromosomensatz vorhanden. Ch. bestehen hauptsächl. aus Chromatin*. Jedes Ch. hat ein Zentromer* (zw. kurzem, p-, u. langem, q-Arm des Ch.). Die Enden der Ch. bezeichnet man als Telomere*. Sie schützen die Enden von Ch. u. stabilisieren dadurch die Chromosomen. Die Anzahl der Ch. ist ein artspezif. Merkmal. Der Mensch besitzt 23 Chromosomenpaare (homologe Ch.), also im diploiden Satz 46 Ch. (s. Karyogramm, Abb. dort). Neben 22 Paaren von **Autosomen**, die sich aufgrund der Lage des Zentromers u. des Vorhandenseins od. Fehlens von Satelliten* größtenteils unterscheiden lassen, sind als **Gonosomen*** (Geschlechtschromosomen, sog. Heterochromosomen) das rel. große X-Chromosom u. das sehr viel kleinere Y-Chromosom vorhanden (männl.: XY, weibl.: XX). Vgl. Chromosomenzählung; Chromatiden; Isochromosomen; Ringchromosomen; Kerngeschlecht; Geschlechtsdeterminierung, chromosomale.

Chromo|somen|ab|errationen (↑; ↑; Aberration*) *f pl*: (engl.) *chromosome aberrations*; Abweichungen von der normalen (Euploidie*, vgl. Chromosomen) Chromosomenzahl (numerische Ch.) od. struktu-

Chromosomendeletion

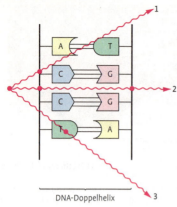

Chromosomenaberrationen: Wirkungen ionisierender Strahlung an der DNA; 1: Einzelstrangbruch; 2: Doppelstrangbruch; 3: Basenschaden; A, T, C, G: korrespondierende Purin- u. Pyrimidinbasen der DNA

Chromosomenaberrationen	
Alter der Mutter	Häufigkeit
35 Jahre	1,0 %
40 Jahre	2,3 %
45 Jahre	6,2 %

relle Abweichungen einzelner Chromosomen (z. B. Duplikation*, Deletion*, Mutation*, Translokation*; s. Abb.); wahrscheinl. häufig durch Störung der Meiose* bedingt, auch nach Störungen in den Furchungsteilungen der Zygote. Bei numer. Ch. entsteht nach der Befruchtung ein Embryo, dessen Zellen entweder hyperdiploid (trisom) od. hypodiploid (monosom) sind. Diese aberranten Zellen sind meist nicht lebensfähig (s. Letalfaktor), können jedoch u. U. auch ausreifen. Dadurch geht der um ein Chromosom vermehrte od. verminderte Chromosomensatz in alle Zellen des neu entstandenen Organismus über. Ch. der Geschlechtschromosomen liegen z. B. beim Klinefelter*-Syndrom u. bei der Gonadendysgenesie*, als autosomale Aberration beim Down*-Syndrom vor. Das Risiko chromosomaler Aberrationen steigt mit dem Alter der Mutter (s. Tab.). Vgl. Contiguous-gene-Syndrom.

Chromo|somen|deletion (↑; ↑; Deletion*) f: s. Deletion.

Chromo|somen|duplikation (↑; ↑; Duplikation*) f: s. Duplikation.

Chromo|somen|klassifikation (↑; ↑) f: s. Denver-Klassifikation.

Chromo|somen|mutation (↑; ↑; Mutation*) f: s. Mutation.

Chromo|somen|satz, di|ploider (↑; ↑): s. Euploidie.

Chromo|somen|zählung (↑; ↑): (engl.) chromosome counting; Sichtbarmachung der Chromosomen* im Mikroskop (durch versch. Färbungen, auch mit fluoreszierenden Farbstoffen) nach Anreicherung von Mitosen* durch Zusatz mitogener Substanzen (s. Mitogene) zur Zellkultur (bei menschl. Leukozyten z. B. Phytohämagglutinin) u. Hemmung der Mitose durch Mitosegifte (z. B. Colchicin*) in der Metaphase; in dieser Phase liegen die Chromosomen am weitesten auseinander u. können deshalb am besten gezählt werden. Vgl. Karyogramm.

Chromo|somo|pathie (↑; Soma*; -pathie*) f: (engl.) chromosomepathy; Erkr. als Folge ererbter od. erworbener Chromosomenaberrationen*.

Chromo|som-1q⁻-Syn|drom (↑; ↑) n: (engl.) chromosome-1q syndrome; strukturelle Chromosomenaberration mit Materialverlust (Deletion* od. Translokation*) am distalen Abschnitt des langen Arms von Chromosom 1; **Sympt.:** Wachstums- u. psychomotor. Retardierung, Mikro- u. Brachyzephalie mit Gesichtsdysmorphien, Brachydaktylie sowie Genitalhypoplasie.

Chromo|som-3p⁻-Syn|drom (↑; ↑) n: (engl.) chromosome-3p syndrome; strukturelle Chromosomenaberration mit Verlust (Deletion*) des kurzen Arms von Chromosom 3; **Sympt.:** intrauteriner Wachstumsrückstand, Trigono- u. Mikrozephalie mit psychomotor. Retardierung, Krämpfe, faziale Dysmorphie, postaxiale Hexadaktylie, präaurikuläre Anhänge u. Fisteln.

Chromo|som-4p⁻-Syn|drom (↑; ↑) n: Wolf*-Hirschhorn-Syndrom.

Chromo|som-4q⁻-Syn|drom (↑; ↑) n: (engl.) chromosome-4q syndrome; strukturelle Chromosomenaberration mit Verlust (Deletion*) chromosomalen Materials am langen Arm von Chromosom 4; **Sympt.:** faziale Dysmorphie mit Mikrogenie, Gaumenspalte, angeborene Herzfehler (in über 50 %), Genitalhypoplasie, postaxiale Polydaktylien mit Gelenkkontrakturen, allg. Retardierung.

Chromo|som-5p⁻-Syn|drom (↑; ↑) n: Katzenschrei*-Syndrom.

Chromo|som-7q⁻-Syn|drom (↑; ↑) n: (engl.) chromosome-7q syndrome; strukturelle Chromosomenaberration mit Verlust (Deletion*) des langen Arms von Chromosom 7; **Sympt.:** intrauterine Wachstumsverzögerung, Mikrozephalie u. Hirnfehlbildung mit psychomotor. Retardierung, faziale Dysmorphie, Gaumenspalte sowie Genitalhypoplasie.

Chromo|som-8p⁻-Syn|drom (↑; ↑) n: (engl.) chromosome-8p syndrome; strukturelle Chromosomenaberration mit Materialverlust (Deletion*) am kurzen Arm von Chromosom 8; **Sympt.:** intrauterine Wachstumsverzögerung, Mikrozephalie mit psychomotor. Retardierung, charakterist. Gesichtsanomalien (u. a. prominente Nasenwurzel mit breiter Nasenspitze), Genitalhypoplasie, Ventrikelseptumdefekt.

Chromo|som-9p⁻-Syn|drom (↑; ↑) n: (engl.) chromosome-9p syndrome; strukturelle Chromosomenaberration mit Verlust (Deletion*) des terminalen Abschnitts am kurzen Arm von Chromosom 9; **Sympt.:** psychomotor. Retardierung, zerebrale Krampfanfälle, Trigonozephalie mit fazialer Dysmorphie, weiter Mamillenabstand, Genitalhypoplasie, Hypospadie, Finger mit langen Mittelphalangen u. akzessor. Beugefalten.

Chromo|som-10p⁻-Syn|drom (↑; ↑) n: (engl.) chromosome-10p syndrome; strukturelle Chromosomenaberration mit partiellem Materialverlust (Deletion*) des kurzen Arms von Chromosom 10;

Sympt.: intrauterine Wachstumsverzögerung, verspäteter Fontanellenschluss, psychomotor. Retardierung, Gesichtsdysmorphie (z. B. Ptosis), Genitalhypoplasie, Ventrikelseptumdefekt.

Chromo|som-10q⁻-Syn|drom (↑; ↑) *n*: (engl.) *chromosome-10q syndrome*; strukturelle Chromosomenaberration mit Materialverlust (Deletion*) am langen Arm von Chromosom 10; **Sympt.:** intrauterine Wachstumsverzögerung, psychomotor. Retardierung, antimongoloide Lidachsenstellung, Lippen-Kiefer-Gaumenspalte, breiter Hals, partielle Syndaktylie der 2. u. 3. Zehe.

Chromo|som-11p⁻-Syn|drom (↑; ↑) *n*: WAGR*-Syndrom.

Chromo|som-11q⁻-Syn|drom (↑; ↑) *n*: (engl.) *chromosome-11q syndrome*; syn. Jacobsen-Syndrom; strukturelle Chromosomenaberration mit terminalem Verlust des langen Arms von Chromosom 11 (Deletion der terminalen Bande 11q23); **Häufigkeit:** 75 % weibl. Pat.; **Sympt.:** leichte psychomotor. Retardierung, Trigonozephalie mit prominenter Stirn, Brachydaktylie, Linksherzhypoplasie, Gedeihstörung; weitere assoziierte Fehlbildungen: Mikro-, Makrozephalie, Holoprosenzephalie*, Iriskolobom, Optikusatrophie*, Pectus* excavatum, Pancreas* anulare, genitale Hypoplasie, Gelenkkontrakturen, Thrombozytopenie.

Chromo|som-18p⁻-Syn|drom (↑; ↑) *n*: (engl.) *chromosome-18p syndrome*; syn. de Grouchy-Syndrom I; strukturelle Chromosomenaberration mit Verlust (Deletion*) des kurzen Arms von Chromosom 18; **Sympt.:** ausgeprägte geistige Behinderung, muskuläre Hypotonie, sekundärer Kleinwuchs, rundes Gesicht mit breitem Hals (wie bei Turner*-Syndrom), Genitalhypoplasie, Brachydaktylie sowie IgA-Mangel, Thyroiditis, rheumatoide Arthritis, Diabetes mellitus Typ 1 bei Jugendlichen.

Chromo|som-18q⁻-Syn|drom (↑; ↑) *n*: (engl.) *chromosome-18q syndrome*; syn. de Grouchy-Syndrom II; strukturelle Chromosomenaberration mit Materialverlust (Deletion*) am langen Arm von Chromosom 18; **Sympt.:** ausgeprägte geistige Behinderung mit verzögerter Sprachentwicklung, primordialer Kleinwuchs, Mittelgesichtshypoplasie mit schmaler Nase u. Oberlippe, Ohranomalien, Mikrophthalmie mit Iriskolobom, Wirbelsäulenverbiegungen, Genitalhypoplasie sowie IgA-Mangel.

Chromo|zentren (↑) *n pl*: (engl.) *chromocenters*; gut anfärbbare Strukturen im Ruhekern (s. Zellzyklus), die mit heterochromat. Chromosomenabschnitten ident. sein sollen; vgl. Geschlechtschromatin.

Chrom|säure (↑): s. Chrom.

Chrom|urie (↑; Ur-*) *f*: (engl.) *chromaturia*; farbiger Urin; **Urs.:** 1. endogene Farbstoffe: Urochrome*, Urobilinogen*, Bilirubin, Porphyrin, Tryptophan, Homogentisinsäure, Hämoglobin (vgl. Hämolyse), Myoglobin; 2. exogene harnfähige Farbstoffe (z. B. bei Verzehr von roter Bete Beturie), diagn. od. therap. verabreichte Farbstoffe (z. B. Methylenblau, Arzneimittel); 3. Vitamine: B-Komplex, Flavine. Vgl. Harnuntersuchung (Tab. 1 dort).

Chron|axie (gr. χρόνος Zeit; ἄξιος angemessen) *f*: (engl.) *chronaxy*; syn. Kennzeit; minimale Reizdauer, die bei doppelter Rheobase (Mindeststromstärke, die bei lang andauernder Reizung mit gal-

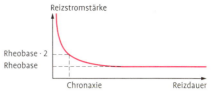

Chronaxie: Reizzeit-Intensitätskurve

van. Strom zur Auslösung eines Nervenimpulses notwendig ist) noch einen Nervenimpuls hervorruft; Maß für die Erregbarkeit eines Nervs; Darstellung in der Reizzeit-Intensitätskurve (s. Abb.); vgl. Elektrodiagnostik.

chronisch (↑): (engl.) *chronic*; langsam sich entwickelnd, langsam verlaufend.

Chrono|bio|logie (↑; Bio-*; -log*) *f*: (engl.) *chronobiology*; Wissenschaft vom zeitl. Ablauf u. Rhythmus der Körperfunktionen; vgl. Rhythmus, biologischer.

chrono|trop (↑; -trop*): (engl.) *chronotropic*; den Zeitablauf, i. e. S. die Schlagfrequenz des Herzens beeinflussend; **positiv** ch. (z. B. Sympathikus): Frequenz steigernd; **negativ** ch. (z. B. Parasympathikus): Frequenz mindernd. Vgl. Herzglykoside.

Chrysoidin (gr. χρυσός Gold; -id*) *n*: (engl.) *chrysoidine*; Azofarbstoff; verwendet zur Neisser*-Polkörnchenfärbung.

Chrysops (gr. χρυσοειδής goldfarbig) *m*: (engl.) *Chrysops*; sog. Blindbremse; Gattung der Tabanidae (s. Fliegen) mit leuchtend goldgrünen Augen; Ch. dimidiata (Mangrovefliege), Überträger von Loa* loa; Ch. discalis (amerikan. Pferdebremse), Überträger von Francisella* tularensis.

Chrysose (gr. χρυσός Gold; -osis*) *f*: (engl.) *chrysosis*; syn. Auriasis; irreversible Ablagerung von Goldpartikeln in Haut (bläulich graue Verfärbung lichtexponierter Bezirke), Skleren, Schleimhäuten (Stomatitis) u. inneren Organen nach hoch dosierter Goldbehandlung (z. B. Auranofin*).

Churg-Strauss-Syn|drom (Jacob Ch., amerikan. Pathol., geb. 1910; Lotte St., amerikan. Pathol., 1913–1985) *n*: (engl.) *allergic granulomatosis*; syn. allergische Granulomatose, Angiitis; eosinophilenreiche u. granulomatöse Entz. des Respirationstrakts mit nekrotisierender Vaskulitis* der kleinen bis mittelgroßen Gefäße; mit Asthma bronchiale u. Bluteosinophilie assoziiert; früher als Sonderform der Panarteriitis* nodosa angesehen; **Klin.:** asthmat. Beschwerden u./od. allerg. Rhinitis, rezidiv. Sinusitis, Mononeuritis multiplex, Lungeninfiltrate, palpable Purpura, subkutane Knötchen; **Kompl.:** Beteiligung der Koronar- od. Mesenterialarterien, Kardiomyopathie, Glomerulonephritis; **Diagn.:** Biopsie; Eosinophilie >10 %, IgE-Erhöhung, Nachweis von Autoantikörpern im Blut (ANCA, Rheumafaktor); **Ther.:** Glukokortikoide, Immunsuppressiva (Azathioprin, Cyclophosphamid); bei Therapierefraktärität evtl. Interferon-α.

Chutta-Karzinom: s. Oropharynxkarzinom.

Chvostek-Zeichen (Franz Ch., Int., Wien, 1835–1884) *n*: (engl.) *Chvostek's sign*; syn. Fazialiszeichen; Kontraktion der gleichseitigen Gesichtsmuskulatur durch Beklopfen des Fazialisstamms vor dem

Chyl- 382

Ohr; klin. Zeichen neuromuskulärer Übererregbarkeit bei Tetanie*; vgl. Lippenzeichen.

Chyl-: Wortteil mit der Bedeutung Saft, Milchsaft; von gr. χυλός.

Chylo|mediastinum (↑; Mediastinum*) *n*: (engl.) *chylomediastinum*; Ansammlung von Chylus* im Mediastinum*; **Vork.:** sehr selten; i. d. R. zusammen mit Chylothorax*; **Urs.:** Perforation des Ductus thoracicus, z. B. durch Tumor od. iatrogen (Sternotomie*, herzchirurgischer Eingriff); **Sympt.:** meist gering (Dysphagie*); **Progn.:** häufig Spontanheilung.

Chylo|mikronen (↑; Mikr-*) *n pl*: (engl.) *chylomicrons*; syn. Lipomikronen, Chyluströpfchen; Lipoproteinpartikel geringer Dichte (<0,95 g/ml; ⌀ 180–500 nm) mit hohem Lipidanteil (98–99,5 %; Rest: Apolipoproteine*); in der Darmmukosa synthetisierte Ch. gelangen über das Lymphsystem ins Blut, transportieren aus fetthaltiger Nahrung aufgenommene Triglyceride* u. werden durch Lipoproteinlipase* zu Chylomikronenresten (Remnants) abgebaut, die in der Leber Vorstufen von VLDL* u. HDL* sind. Vgl. Lipoproteine, Hyperlipoproteinämien.

Chylo|peri|kard (↑; Peri-*; Kard-*) *n*: (engl.) *chylopericardium*; Perikarderguss* mit Ansammlung von Chylus* im Perikard; **Urs.:** idiopath.; Trauma (Op.), Entz. od. Tumoren mit Beteiligung des Ductus* thoracicus; angeb. Fehlbildung des Lymphgefäßsystems (lymphograph. nachweisbar).

Chylo|thorax (↑; Thorax*) *m*: (engl.) *chylothorax*; intrapleurale Ansammlung von Chylus* (chylöser Pleuraerguss*); **Urs.:** traumat., iatrogene (z. B. bei Thorakotomie*) od. durch Verlegung ableitender Lymphgefäße (z. B. bei Lymphangioleiomyomatose*, Non*-Hodgkin-Lymphom o. a. Tumor) bedingte Perforation des Ductus* thoracicus; **Ther.:** 1. konservativ durch parenterale Ernährung u. Thoraxdrainage*; 2. bei Persistenz op.: VATS* rechts zur Ligatur des Ductus thoracicus, bei Erkr. des Lymphsystems zusätzl. partielle Pleurektomie.

Chylo|zele (↑; -kele*) *f*: (engl.) *chylocele*; Hydrozele* mit chylösem Inhalt; Vork. i. R. einer Elephantiasis*.

Chyl|urie (↑; Ur-*) *f*: (engl.) *chyluria*; milchige Trübung des Harns inf. Beimengung von Chylus* bei Chylusfistel mit Anschluss an den Harntrakt; **Vork.:** selten bei angeb. Anomalie der Lymphbahnen mit Anschluss an das Nierenbecken, häufig mit Anomalie der Nierenvenen (Hämaturie*, Nierenkoliken); erworben bei Lymphabflussstörungen, z. B. bei Lymphknotenmetastasen, posttraumatisch, in den Tropen bei lymphatischer Filariose*; **Klin.:** oft asymptomatisch; falls nicht spontan sistierend hoher Eiweißverlust mögl.; **Ther.:** bei asymptomatischer nichtparasitärer Ch. i. d. R. nicht erforderl.; ggf. operativer Fistelverschluss, bei Filariose Chemotherapeutika. Vgl. Lipurie.

Chylus (↑) *m*: (engl.) *chyle*; Milchsaft; vorwiegend ungespaltene Fette enthaltender, milchig-trüber Inhalt der Darmlymphgefäße; wird von den Dünndarmzotten über den Ductus thoracicus in den Angulus venosus sinister geleitet.

Chylus|fistel (↑; Fistel*) *f*: (engl.) *chyle fistula*; Verbindung zwischen chylushaltigen Lymphgefäßen (v. a. Darmlymphgefäße u. Ductus thoracicus) u. anderen Organen; kann bei Anschluss an den Harntrakt zu Chylurie, an Vagina od. Uterus zu chylöser Kolporrhö u. im Thorax zum Chylothorax* führen.

Chymo|papain (INN) *n*: (engl.) *chymopapain*; proteolyt. Enzym aus Papaya-Saft; **Ind.:** Auflösung des Nucleus pulposus (s. Chemonukleolyse); **Kontraind.:** hämorrhag. Diathese; **UAW:** Rückenschmerz, allerg. Reaktionen, Blutungen.

Chymosin *n*: Labferment*.

Chymo|trypsin (INN) *n*: (engl.) *chymotrypsin*; Enzym (Protease) mit Serin im aktiven Zentrum, dessen inaktive, im Pankreas gebildete Vorstufen Chymotrypsinogen A u. B im Darmlumen durch trypsinkatalysierte Spaltung (s. Trypsin) aktiviert werden; Ch. A ist substratspezifischer als Ch. B. Beide spalten bei pH 8–8,5 Peptide nach Tryptophan- u. Tyrosinresten. **Ind.:** exokrine Pankreasinsuffizienz* (therap. Substitution).

Chymus (gr. χυμός Saft) *m*: (engl.) *chyme*; im Magen* entstehender Speisebrei.

Ci: Einheitenzeichen für Curie*.

CIC: Abk. für (engl.) *clean intermittent catheterization*; s. Katheterismus, intermittierender.

Cicatrix (lat.) *f*: Narbe*.

Ciclesonid *n*: (engl.) *ciclesonide*; Glukokortikoid* (inaktiver Prodrug) zur Inhalation; Hydrolyse zum biol. aktiven Metaboliten erfolgt in der Lunge. **Ind.:** persistierendes Asthma* bronchiale bei Erwachsenen u. Jugendl. ab 12 Jahre; **UAW:** lokale Reaktionen im Mund- u. Rachenbereich, paradoxer Bronchospasmus.

Cicle|tanin (INN) *n*: (engl.) *cicletanin*; Diuretikum*, Antihypertensivum*; **UAW:** Kaliumverlust, Kopfschmerz, Hautrötung.

Ciclo|piroxol|amin (INN) *n*: (engl.) *ciclopirox olamine*; Antimykotikum* zur top. Anw.; **Wirkung:** komplexiert 2-wertige Ionen u. hemmt dadurch Enzymsysteme u. essentielle Transportvorgänge in der Membran; **Ind.:** insbes. Haarmykosen; **UAW:** Hautreizung.

Ciclo|sporin (INN) *n*: (engl.) *ciclosporine*; Calcineurin*-Inhibitor; cycl. Polypeptid aus 11 Aminosäuren (Ciclosporine A–D), das von Pilzen (z. B. Trichoderma polysporum u. Tolypocladium inflatum) gebildet u. zur therap. Verw. (C. A) synthetisch hergestellt wird; **Ind.:** zur Immunsuppression bei Transplantationen (zus. mit Azathioprin u. Glukokortikoiden als sog. Triple-drug-Therapie) u. Autoimmunkrankheiten, z. B. Psoriasis; **UAW:** u. a. Nephro- u. Hepatotoxizität, Hypertonie. Vgl. Immunsuppressiva.

Cidofo|vir (INN) *n*: (engl.) *cidofovir*; Virostatikum* (nukleosidischer Reverse*-Transkriptase-Inhibitor); **Ind.:** Retinitis durch Infektion mit Zytomegalie*-Virus bei Pat. mit AIDS; **Kontraind.:** vorbestehende Nierenschädigung, Anw. anderer nephrotox. Substanzen; **UAW:** u. a. Nierenversagen, Neutropenie, gastrointestinale Störung, Iritis, Uveitis, Hautausschlag; **cave:** mögliche kanzerogene Wirkung.

Cignolin: Dithranol*.

Ciguatera (spanisch cigua Muschel) *f*: (engl.) *ciguatera*; Vergiftung durch Verzehr von Meerestieren, die das Nervengift Ciguatoxin (hemmt Na$^+$-Kanäle) u. Maitotoxin* enthalten; eigentl. Toxinbildner: Dinoflagellaten der Gattung Gambierdiscus toxicus, über die Ciguatoxin in die Nahrungskette gelangt; i. w. S. wird der Begriff auch für andere Formen der Fischvergiftung* (v. a. in der Karibik) verwendet; **Sympt.:** u. a. Umkehr der Sinnesempfindung für kalt u. heiß; nach einer Latenzzeit von 1–30 Std. zunächst kribbelndes Gefühl im Mund, gefolgt von Schwäche, Muskel- u. Kopfschmerzen; evtl. Krämpfe, Übelkeit, Diarrhö, Lähmungserscheinungen; **Ther.:** Rehydration; symptomat. (z. B. Mannitol-Infusion, Gabapentin oral), da kein spezif. Antidot zur Verfügung steht; **Progn.:** Letalität ca. 7 %; vollständige Genesung in Mon. bis Jahren.

Ciguatoxin n: s. Ciguatera.

Cilastatin (INN) n: (engl.) *cilastatin*; kompetitiver Inhibitor der Dehydropeptidase-1 (Abk. DHP-1; syn. renale Dipeptidase); erhöht dadurch die renale Verfügbarkeit von Imipenem* (wird durch DHP-1 renal hydrolysiert).

Cilia (lat. Wimper): s. Zilien.

Ciliar-: auch Ziliar-; Wortteil mit der Bedeutung die Wimpern betreffend, wimpernähnlich; von lat. cilium.

Ciliata (↑) n pl: auch Ciliophora, Ziliaten, Wimperntierchen; s. Protozoen.

Cilien (↑) f pl: s. Zilien.

Cilostazol (INN) n: (engl.) *cilostazol*; Phosphodiesterase*-Hemmer (selektive Hemmung der c-AMP-spezif. Phosphodiesterase 3, Abk. PDE3) zur oralen Anw.; **Wirkung:** Thrombozytenaggregations-Hemmung, Vasodilatation u. a.; **Ind.:** Claudicatio* intermittens bei pAVK* (Verlängerung der Gehstrecke bei Fontaine*-Stadium II); **Kontraind.:** schwere Nieren- u. mittelschwere bis schwere Leberfunktionsstörungen, Herzinsuffizienz u. -rhythmusstörungen; **Wechselwirkung:** keine Komb. mit Cimetidin, Diltiazem, Erythromycin, Lansoprazol, Omeprazol u. HIV-1-Proteasehemmstoffen; **UAW:** u. a. Diarrhö, Kopfschmerzen.

Cimetidin (INN) n: Histamin*-H$_2$-Rezeptoren-Blocker.

Cimex lectularius (lat. cimex Wanze) m: gemeine Bettwanze; s. Wanzen.

CIMF: Abk. für **c**hronische **i**diopathische **M**yelofibrose*.

Cimicifuga racemosa f: (engl.) *Black bugbane*; Traubensilberkerze, Wanzenkraut; Staude aus der Fam. der Hahnenfußgewächse, deren Wurzelstock u. anhängende Wurzeln Triterpenglykoside mit östrogenartiger Wirkung enthalten; **Verw.:** als Extrakt bei prämenstruellen, dysmenorrhoischen u. klimakter. bedingten Beschwerden.

Cimicosis (lat. cimex Wanze; -osis*) f: (engl.) *cimicosis*; Befall durch Bettwanzen (s. Wanzen); disseminierte Insektenstiche auch an bedeckten Hautarealen mit Schwellung von 1–2 cm Durchmesser u. starkem Juckreiz, Wanzen sind am Wirt nicht nachweisbar.

Cimino-Fistel (James E. C., amerikan. Nephrologe, geb. 1928; Fistel*) f: syn. Brescia-Cimino-Fistel; s. Shunt zur Hämodialyse.

CIN: 1. Abk. für (engl.) **c**ontrast **i**nduced **n**ephropathy; akutes Nierenversagen* als Kompl. bei Gabe iodhaltiger Kontrastmittel im CT*; **2.** Abk. für (c)zervikale intraepitheliale Neoplasie*.

Cinacalcet (INN) n: engl.) *cinacalcet*; Calcimimetikum, das die Parathormonsekretion durch Sensibilisierung des calciumsensitiven Rezeptors der Nebenschilddrüse reduziert; **Ind.:** sekundärer Hyperparathyroidismus* bei dialysepflichtigen Pat. mit terminaler Niereninsuffizienz; Hyperkalzämie* bei Nebenschilddrüsenkarzinom; **UAW:** Übelkeit, Erbrechen, Hypokalzämie.

Cincho|cain (INN) n: (engl.) *cinchocaine*; Lokalanästhetikum* (Aminoamid) mit langer Wirkungsdauer u. hoher Toxizität zur top. Anw.; **Ind.:** v. a. Hämorrhoiden*.

Cineol n: (engl.) *cineole*; syn. Eucalyptol; Monoterpen; häufigster Inhaltsstoff ätherischer Öle*; Hauptbestandteil des Eukalyptusöls (70 %); **Verw.:** Sekretolytikum; vgl. Expektoranzien.

Cingulum (lat.) n: **1.** (engl.) *cingulum*; Gürtel; (anat.) **a)** C. prosencephali: vom Stirnlappen des Gehirns ausgehende Assoziationsfasern, die im Gyrus* cinguli verlaufen u. im Bogen um das Corpus callosum in die Schläfenlappen gelangen; **b)** C. membri inferioris: Beckengürtel; **c)** C. membri superioris: Schultergürtel; **2.** (klin.) elast. Bauchdeckenverband, z. B. bei Narbenhernie od. postop. nach Längs- od. Querlaparotomie.

C1-INH: Abk. für **C1***-Esterase-**Inh**ibitor.

Cinnamomi aether|oleum n: s. Zimtöl.

Cinnarizin (INN) n: (engl.) *cinnarizin*; Piperazinderivat mit antihistamin. u. calcium-antagonist. Wirkung; **Ind.:** Schwindel u. a. bei zerebralen Durchblutungsstörungen od. vestibulären Störungen.

Cipro|floxacin (INN) n: (engl.) *ciprofloxacin*; Antibiotikum aus der Gruppe II der Fluorchinolone (s. Chinolone).

circinatus (lat.): (engl.) *circinate*; kreisförmig, zirzinär.

Circulus (lat.) m: (engl.) *circle*; Kreis.

Circulus arteriosus cerebri (↑) m: (engl.) *cerebral arterial circle*; auch Circulus arteriosus Willisii; an der Hirnbasis gelegene Gefäßverbindungen zwischen

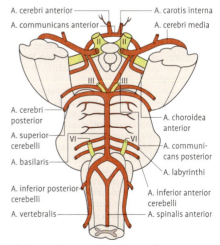

Circulus arteriosus cerebri: Zuflüsse u. Äste; II: N. opticus; III: N. oculomotorius; VI: N. abducens

Circulus arteriosus iridis

A. basilaris u. A. carotis int. (s. Abb.). Vgl. Subclavian-steal-Syndrom.

Circulus arteriosus iridis (↑) *m*: (engl.) *circulus arteriosus of iris*; Gefäßringe (C. a. i. major u. C. a. i. minor) an der Wurzel u. am Pupillarrand der Regenbogenhaut des Auges; gespeist aus den Aa. ciliares postt. breves et longae.

Circulus vasculosus nervi optici (↑) *m*: s. Haller-Gefäßring.

Circulus vitiosus (↑) *m*: (engl.) *vicious circle*; syn. Teufelskreis; in der Medizin gleichzeitiges Vorhandensein zweier od. mehrerer krankhafter Zustände, die sich gegenseitig ungünstig beeinflussen, z. B. Hyperventilation* u. Hypokalzämie* bei der Pathophysiologie der Hyperventilationstetanie*; auch die Verschlimmerung einer Störung durch die zweckmäßige Behandlung einer anderen Störung.

Circum-: auch Zirkum-; Wortteil mit der Bedeutung um - herum, ringsum; von lat. circum.

Circum|cisio (lat. circumcidere beschneiden) *f*: s. Zirkumzision.

Circum|ferentia (lat. circumferre herumbewegen) *f*: (engl.) *circumference*; Umfang; z. B. C. articularis: knorpelüberzogener Umfang einer Gelenkfläche; auch Bez. für Umfänge des kindl. Kopfs (s. Kopfmaße).

circum|flexus (lat.): (um etwas) gebogen.

circum|scriptus (lat. eng begrenzt, bündig): umschrieben.

Cirrhose cardiaque (franz. herzbedingte Zirrhose): (engl.) *cardiac cirrhosis*; Verbreiterung der Periportalsepten der Leber (keine Zirrhose* i. e. S.) als Folge lang anhaltender venöser Stauung bei Rechtsherzinsuffizienz*; **Vork.:** Pulmonalstenose*, Pericarditis constrictiva (sog. perikardit. Pseudoleberzirrhose; s. Perikarditis).

cis/trans-Iso|merie (Trans-*; Iso-*; gr. μέρος Teil) *f*: s. Isomerie.

Cis|atracurium|besilat (INN) *n*: nichtdepolarisierendes peripheres Muskelrelaxans*.

cis-Kon|figuration (Konfiguration*) *f*: s. Isomerie.

Cis|platin (INN) *n*: (engl.) *cisplatin*; cis-Diamindichloroplatin; anorg. Schwermetallkomplex; Zytostatikum (Platin-haltige Verbindung); **Ind.:** v. a. Bronchialkarzinom u. maligne Tumoren des Urogenitaltrakts; **Kontraind.:** schwere Nierenfunktionsstörung, eingeschränktes Hörvermögen, Exsikkose; **UAW:** Nephro- u. Neurotoxizität, Hörstörung, Erbrechen.

Cisterna (lat. unterirdischer Wasserbehälter) *f*:
1. (engl.) *cistern*; (intrakranial) Cisternae subarachnoideae: Liquor* cerebrospinalis enthaltende Erweiterungen des Subarachnoidalraums*; wichtigste Cisternae subarachnoideae: **a)** C. cerebellomedullaris post. (syn. C. magna), lateral, zwischen Kleinhirn u. verlängertem Mark (hier Subokzipitalpunktion* möglich); **b)** C. fossae lateralis cerebri in der Tiefe des Sulcus lateralis cerebri, in Verbindung mit der C. interpeduncularis zwischen den Crura cerebri; **c)** C. chiasmatica am Chiasma* opticum; **d)** C. ambiens umfasst seitl. das Mesencephalon; **e)** C. pontocerebellaris liegt im Kleinhirnbrückenwinkel; **2.** (engl.) *chyle cistern*; (abdominal) C. chyli (syn. Pecquet-Zisterne): Chylus* enthaltende inkonstante Erweiterung am Zusammenfluss der Trunci lymphatici lumbales u. intestinales dicht am Hiatus aorticus des Zwerchfells; Ausgangspunkt des Ductus* thoracicus.

Cis-Trans-Position (↑; lat. positio Stellung) *f*: s. Positionseffekt.

Cistron *n*: (engl.) *cistron*; Zistron; derjenige DNA-Abschnitt eines Genoms*, der ein einzelnes Genprodukt* (eine Polypeptidkette od. ein RNA-Molekül) determiniert; ein C. kann aus einem od. mehreren Genen bestehen.

Citalopram (INN) *n*: s. Serotoninwiederaufnahme-Hemmer.

CI-Therapie *f*: Kurzbez. für **C**onstraint-**I**nduced-Therapie, syn. Forced-use-Therapie, Taub-Training; Therapiekonzept der Physiotherapie* zur motor. Rehabilitation bei neurol. Erkr.; **Prinzip:** funktionelles Training der betroffenen Extremität bei gleichzeitiger Immobilisation der gesunden Extremität, z. B. durch Tragen einer Schlinge.

Citr-: s. a. Zitr-.

Citrat|blut (lat. citrus Zitronenbaum): (engl.) *citrated blood*; durch Zugabe von Natriumcitratlösung (Calciumbindung) ungerinnbar gemachtes Blut; z. B. zur Bestimmung der BSG*, Messung versch. Schritte der Blutgerinnung* u. zur Kontrolle der Thrombozytenwerte bei EDTA-assoziierter Pseudothrombozytopenie. Vgl. Oxalatblut.

Citrate (↑) *n pl*: (engl.) *citrates*; Salze der Zitronensäure*.

Citrat|zyklus (↑; Zykl-*) *m*: (engl.) *citric-acid cycle*; syn. Zitronensäurezyklus, Tricarbonsäurezyklus (Kurzbez. TCA-Zyklus), Krebs-Zyklus; zykl. Reaktionsfolge des intermediären Stoffwechsels in Mitochondrien von Eukaryoten (u. im Zytoplasma von Prokaryoten); **Funktion:** s. Abb.; **1.** oxidativer Endabbau von Acetyl-CoA (sog. katabole Funktion) aus dem Abbau von Kohlenhydraten, Amino- u. Fettsäuren zur Energielieferung in Form von GTP u. Reduktionsäquivalenten (NADH + H$^+$ u. FADH$_2$); biochem. Bindeglied zwischen Substratabbau (Kohlenhydrate, Proteine, Fette; Produkte: v. a. Pyruvat, Acetyl-CoA, Oxalacetat, α-Ketoglutarat) u. Atmungskette*; **2.** Bereitstellung von Biosynthese-Zwischenprodukten (sog. anabole Funktion); **Prinzip:** durch oxidative Decarboxylierung wird Acetyl-CoA schrittweise in 2 Moleküle Kohlendioxid gespalten; die bei Dehydrierung von Zwischenprodukten (Isocitrat, α-Ketoglutarat, Succinat, Malat) entstehenden 8 Reduktionsäquivalente werden über NAD$^+$ od. FAD auf Ubichinon übertragen u. in der Atmungskette* zur Energiegewinnung durch oxidative Phosphorylierung genutzt. Vgl. Pentosephosphatweg.

Citri aether|oleum (↑) *n*: s. Zitronenöl.

Citro|bacter (Bakt-*) *m*: (engl.) *Citrobacter*; Gattung gramnegativer, peritrich begeißelter Stäbchenbakterien der Fam. Enterobacteriaceae*; Voges*-Proskauer-Reaktion negativ; benutzt Citrat als alleinige Kohlenstoffquelle; wichtigste **Species:** C. freundii, C. diversus u. C. amalonaticus; **Verbreitung:** Boden, Wasser, Abwasser; fakultativ pathogen im Magen-Darm-Trakt von Mensch u. Tier; verursacht Nosokomialinfektionen*; isoliert bei Infektion der Harnwege u. des Respirationstrakts, selten bei Säuglingsmeningitis u. -sepsis; **cave:** Ver-

Clara-Zellen

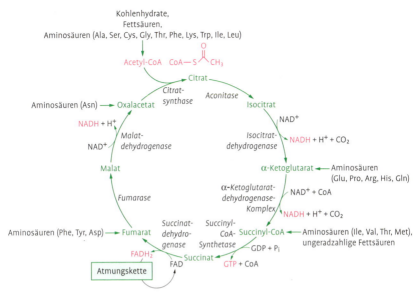

Citratzyklus: zyklisch formierter Endabbauweg für Kohlenhydrate, Lipide u. Proteine; Lokalisation in der Matrix der Mitochondrien (Auflösung der Abk. der Aminosäuren: s. Aminosäuren)

wechslung mit Species der Gattungen Salmonella* u. Escherichia*.

Citronell|öl: (engl.) *citronella oil*; sog. Indisches Melissenöl; aus den getrockneten oberirdischen Teilen (Cymbopogonis winteriani herba) von Citronellgras (Cymbopogon winterianus) gewonnenes ätherisches Öl mit u. a. Citronellal (geruchsbestimmend), Geraniol, Eugenol, Citral, Borneol*, Nerol, Farnesol; **Anw.:** bei innerer Unruhe, nervösen Befindlichkeitsstörungen nach Ausschluss org. Ursachen; Einreibungen mit verdünntem Öl; in Beruhigungsbädern u. Kosmetika enthalten; wird in der Aromatherapie eingesetzt; als Geruchskorrigens. Vgl. Melisse.

Citrullin *n*: (engl.) *citrulline*; α-Amino-δ-ureidovaleriansäure; basische, nicht proteinogene Aminosäure; Intermediärprodukt im Harnstoffzyklus*.

Citrullin|ämie (-ämie*) *f*: (engl.) *citrullinemia*; seltene autosomal-rezessiv erbl. Erkrankung mit erhöhter Citrullinkonzentration in Plasma u. Urin (Citrullinurie) sowie Hyperammonämie*; **Formen:** **1.** Citrullinämie Typ I (Genlocus 9q34.1): Störung des Harnstoffzyklus* aufgrund eines Argininosuccinatsynthetase-Mangels mit konsekutiver Vermehrung von Orotsäure* (akkumuliertes Carbamoylphosphat reagiert mit Aspartat); Sympt.: Lethargie, Koma, Krampfanfälle, Hirnödem (evtl.), Ataxie u. muskuläre Hypotonie bereits bei Neugeborenen; Ther.: Vermeidung bzw. Beseitigung der Hyperammonämie durch proteinarme Diät, Substitution von Arginin, Natriumbenzoat u./od. Natriumphenylbutyrat*; **2.** Citrullinämie Typ II (Genlocus 7q21.3): Defekt des mitochondrialen Aspartat-Glutamat-Transporters (Citrin); unterschieden werden je nach Manifestationsbeginn: **a)** Erwachsenenform mit Schlafstörungen, Erbrechen, Diarrhö; **b)** neonatale Form mit Cholestase, Hyperbilirubinämie, Leberversagen. Ther.: proteinarme Diät, evtl. Substitution von Arginin.

CJD: Abk. für (engl.) *Creutzfeldt-Jakob disease*; s. Creutzfeldt-Jakob-Krankheit.

CJK: Abk. für **C**reutzfeldt*-**J**akob-**K**rankheit.

CK: 1. (biochem.) Abk. für **C**reatin**k**inase; s. Kreatinkinase; **2.** (gyn.) Abk. für **C**ervikal**k**anal; s. Cervix uteri.

Cl: chem. Symbol für Chlor*.

Clado|phialo|phora *f*: (engl.) *cladophialophora*; zu den Dematiaceae* gehörende Gattung von Schwärzepilzen (melaninhaltig); C. bantiana ist neurotrop mit Vork. in intrazerabralen Abszessen.

Clado|sporium (lat. clades Seuche; Spora) *n*: (engl.) *Cladosporium*; Pilzgattung aus der Gruppe der Fungi imperfecti (Deuteromycetes; Familie Dematiaceae, sog. Schwärzepilze); C. carrionii ist selten Err. der Chromomykose*. C.-herbarum-Sporen werden häufig als Allergene identifiziert. **Vork.:** Erde u. Pflanzen (Umgebungspilz).

Clado|sporium werneckii (↑; ↑) *n*: s. Exophilia werneckii.

Clad|ribin (INN) *n*: (engl.) *cladribine*; 2-Chlor-2'-desoxyadenosin (Abk. 2-CDA); Zytostatikum* (Purinanalogon); **Ind.:** Haarzellen*-Leukämie; **UAW:** u. a. Fieber, Nephrotoxizität, Tumorzerfallsyndrom.

Clamping (engl. to clamp klemmen, abklemmen): Abklemmen großer art. Gefäße, meist der Aorta od. deren Äste; führt zu Erhöhung von Nachlast* u. peripherem Widerstand*. Vgl. Declamping.

Clara-Zellen (Max C., Anat., Leipzig, Istanbul, 1899–1966; Zelle*): (engl.) *Clara cells*; sekretbildende Zellen im Epithel der Bronchioli; produzieren Surfactantproteine (s. Surfactant) u. entzündungshemmende Substanzen, z. B. Laktoferrin* u. Lysozym*.

Clarithro|mycin (INN) *n*: s. Makrolid-Antibiotika.

Clarke-Säule (Jacob A. C., Neurol., Arzt, London, 1817–1880): (engl.) *Clarke's column*; syn. Stilling-Clarke-Säule, Clarke-Nukleus; (lat.) Nucleus thoracicus post., Nucleus dorsalis spinalis; Ganglienzellhaufen an der Basis der Columna post. des Rückenmarks* zwischen Segmenten C 7 u. L 3; Neuriten reichen in den Seitenstrang u. bilden Tractus* spinocerebellaris posterior.

Clatworthy-Operation *f*: (engl.) *Clatworthy's operation*; mesenterikokavaler Shunt; s. Shunt, portosystemischer (Tab. dort).

Clauberg-Nähr|böden (Karl-Wilhelm C., Bakteriol., Berlin, 1893–1985): (engl.) *Clauberg's culture media*; tellurithaltige Elektivnährböden* bzw. Indikatornährböden zur makroskop. Erkennung von Corynebacterium* diphtheriae; heute meist Verwendung modifizierter Clauberg-Medien in Form von Fertignährböden* bzw. Trockennährböden*.

Claude-Bernard-Syn|drom (Claude B., Physiol., Paris, 1813–1878) *n*: s. Grenzstrang-Quadrantensyndrom.

Claude-Syn|drom (Henri Ch. J. C., Psychiater, Paris, 1869–1945) *n*: s. Hirnstammsyndrome (Tab. dort).

Claudicatio (lat.) *f*: (engl.) *claudication*; Hinken.

Claudicatio inter|mittens (↑) *f*: (engl.) *intermittent claudication*; auch Dysbasia intermittens, sog. intermittierendes Hinken; Auftreten heftiger, krampfartiger Schmerzen (bei >85 % Wadenschmerz, seltener gluteal od. Oberschenkel) nach dem Gehen einer best. Wegstrecke (verstärkt bei schnellem Gehen u. Aufwärtssteigen), die zum Stehenbleiben zwingen u. wegen der in Ruhe noch ausreichenden Durchblutung der Muskulatur nach einigen Min. verschwinden, um bei erneuter Belastung wieder aufzutreten (sog. Schaufensterkrankheit, da die Pat. häufig das Verschwinden der Schmerzen vor Schaufenstern abwarten); **Urs.:** pAVK* der Beine. Vgl. Fontaine-Stadien.

Claudicatio inter|mittens abdominalis (↑) *f*: Angina* abdominalis.

Claudicatio inter|mittens spinalis (↑) *f*: (engl.) *cerebral claudication*; passager auftretende neurol. Sympt. (Schmerzen, Lähmungen, Sensibilitätsstörungen) in den Beinen beim Gehen u. Stehen, die sich erst beim Liegen od. Sitzen bessern; **Urs.:** enger lumbaler Spinalkanal (oft konstitutionell bedingt; s. Spinalkanalstenose) in Verbindung mit degen. Veränderungen der LWS u. verstärkter Lordose bei Belastung.

Claudicatio venosa (↑) *f*: (engl.) *venous claudication*; bes. bei proximaler Beckenvenenthrombose* auftretender, belastungsinduzierter Beinschmerz inf. einer venösen Druckerhöhung; Abklingen der Beschwerden durch Hochlagerung der Beine; **Diagn.:** Venenverschlussplethysmographie* unter Belastung.

Clauß-Zeichen: s. Pyramidenbahnzeichen (Tab. dort).

Claustrum (lat. Verschluss) *n*: (engl.) *claustrum*; Vormauer; zu den Basalganglien* gehörende graue Substanz zwischen Putamen u. Inselrinde (telenzephaler Kern).

Clava (lat. Knoten, Knüppel) *f*: (engl.) *clava*; Keule; (anat.) Vorwölbung des Nucleus gracilis der medialen Hinterstrangbahn an der Hinterseite der Medulla oblongata; vgl. Hinterstrang.

Clavi|ceps purpurea (↑) *f*: (engl.) *Claviceps purpurea*; Mutterkornpilz aus der Klasse der Askomyzeten*; befällt meist Roggen (s. Mykotoxine), zunehmend auch andere Gräser; die Askosporen bildende Dauerform (Sklerotium, Mutterkorn*) enthält Ergotalkaloide*, die therap. angewendet werden u. in höherer Konz. in befallenem Getreide Vergiftungserscheinungen (Ergotismus*) verursachen können.

Clavicula (lat.) *f*: (engl.) *clavicle*; Schlüsselbein; Bestandteil des Schultergürtels; Teile: Extremitas sternalis mit Gelenkfläche zum Sternum, Corpus claviculae, Extremitas acromialis mit Gelenkfläche zum Acromion scapulae.

Clavulan|säure (INN): s. Betalaktamasen-Inhibitoren.

Clavus (lat. Nagel) *m*: (engl.) *corn*; sog. Hühnerauge; bis zu einige cm große Hornverdickung mit zentralem, in die Subkutis vordringendem Zapfen; entsteht durch wiederholten Druck (Schuhwerk) auf Hautpartien, die einen Knochen überziehen; **Lok.:** bevorzugt unter den Metatarsale-Köpfchen, am Großzehenballen, bei Krallen- u. Hammerzehen dorsalseitig über den Mittel- u. Endgelenken sowie an der Zehenspitze; **Ther.:** Aufweichen (Salicylsäure) u. vorsichtiges chir. Entfernen der Hornschicht; mechan. Druckentlastung, gut sitzende Schuhe.

Clearance (engl. Reinigung, Klärung): Abk. C; Bez. für diejenige Plasmamenge, die pro Zeiteinheit von einer best. Substanzmenge befreit wird; die renale C. ist ein Maß für die exkretor. Nierenleistung (altersabhängige Referenzwerte) u. wird mit Hilfe der Formel C = (U × V)/P berechnet, wobei C dem Klärwert in ml/min, U der Urinkonzentration der Testsubstanz in mmol/l, V dem Harnzeitvolumen in ml/min u. P der Plasmakonzentration der Testsubstanz in mmol/l entspricht; **Einteilung: 1.** exogene C. (körperfremde Substanzen: u. a. Inulin*, p-Aminohippursäure); **2.** endogene C. (körpereigene Stoffe: u. a. Harnstoff*, Kreatinin*, Glukose, Cystatin* C, Phosphat); s. Abb.; **Bestimmung: 1.** indirekte C.: Beurteilung der Nierenfunktion nach einmaliger Teststoffinjektion durch Messung der Serumkonzentrationsabnahme ohne Harnanalyse; **2.** direkte C.: Blasenkatheterisierung u. Dauerinfusionstechnik (klassische C.); wird in dieser Form nicht mehr angewendet; ermöglicht aber in anderer Weise die Bestimmung folgender **Funktionsparameter: 1.** glomeruläre Filtrationsrate (Abk. GFR): Schätzung mit Hilfe von Teststoffen, die ausschließl. durch Glomerulusfiltration ausgeschieden u. weder rückresorbiert noch tubulär sezerniert od. metabolisiert werden (s. Tab.); klin. wichtig für die Schätzung der GFR ist die endogene **Kreatinin-C.** als einmalige Bestimmung von Kreatinin im Plasma u. im 24-Std.-Urin u. Messung des Harnvolumens in 24 Std.; da Kreatinin zusätzl. tubulär sezerniert wird, führt dieses Verf. zur Überschätzung der GFR von ca. 10–15 %; alternativ ist hier die Bestimmung von Cystatin* C im Blut geeignet (genaue Korrelation mit GFR nicht bekannt); **2.** renaler Plasmafluss (Abk. RPF): Bestimmung mit Hilfe von Teststoffen, die sowohl durch glomeruläre Filtration als auch durch tubu-

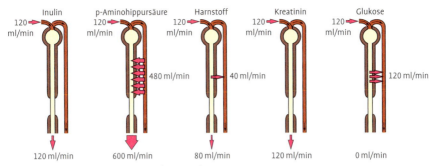

Clearance: Verhalten einiger exogener u. endogener Substanzen

Clearance	
Funktionsparameter	Messsubstanzen
glomeruläre Filtrationsrate	Inulin
	Kreatinin
	Cystatin C
	^{51}Cr-EDTA
	^{99m}Tc-DTPA
renaler Plasmafluss	p-Aminohippursäure (PAH)
	^{123}Iod-Hippursäure
	^{99m}Tc-MAG3
tubuläre Transportfunktion	^{123}Iod-Hippursäure
	^{99m}Tc-MAG3
maximale tubuläre Transportleistung	D-Glucose
	p-Aminohippursäure

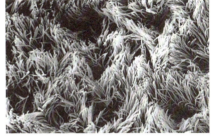

Clearance, mukoziliäre: Zilien eines Bronchus von der Luftseite aus (sog. Bild des wogenden Ährenfeldes); Elektronenmikroskopie [74]

läre Sekretion ausgeschieden werden (s. Tab.); **3. tubuläre Transportfunktion:** sowohl die tubuläre Sekretion (z. B. von PAH) als auch die Reabsorption (z. B. von Glukose) aus dem Tubulusharn sind durch sog. Transportmaxima begrenzt; von einer best. Konz. des Substrats an ist der Transportmechanismus gesättigt (max. tubuläre Transportleistung, Abk. Tm), die rechner. Beziehung der C_{IN} bzw. C_{PAH} zu der max. tubulären Transportleistung für Glukose (Tm_G) ist ein Maß für das funktionstüchtige reabsorptive Nierengewebe, die entspr. Beziehung zur Größe Tm_{PAH} ein Maß für das funktionstüchtige sekretor. Nierengewebe; die Referenzwerte sind alters- u. geschlechtsabhängig; **4. Filtrationsfraktion** (Abk. FF): Berechnung aus der GFR ($\hat{=} C_{IN}$) u. dem RPF ($\hat{=} C_{PAH}$):
$FF = GFR/RPF \hat{=} C_{IN}/C_{PAH}$.
Vgl. Nierendiagnostik.

Clearance, muko|ziliäre (↑) *f*: (engl.) *mucociliary clearance*; syn. muköziliäre Klärfunktion; Mechanismus zum Abtransport von inhalierten Partikeln durch Schleimsekretion u. wellenförmig koordinierten adoralen Zilienschlag des bronchialen Flimmerepithels; neben dem Husten* wichtigster Selbstreinigungsmechanismus der Atemwege (s. Abb.). Verlangsamung der Geschwindigkeit der m. C. führt zu einer längeren Einwirkzeit schädigender (auch kanzerogener) Substanzen u. kommt bei angeborenen Störungen der Ziliarbewegung (primäre ziliäre Dyskinesie*, Kartagener*-Syndrom) i. R. respirator. Infektion, bei best. Lungenkrankheiten (Asthma* bronchiale, Bronchitis* u. a.) u. bei Rauchern vor; Messung der Geschwindigkeit der m. C. durch die Inhalationsszintigraphie mit ^{99m}Tc-markierten Zinn-, Schwefel- od. Nanokolloidaerosolen (Anw. überwiegend experimentell); pharmak. kann die m. C. durch beta-2-selektive Betasympathomimetika (s. Sympathomimetika) u. Sekretolytika (Expektoranzien*) verbessert werden. Vgl. Bronchialsekret.

Clear-lens-Ex|trakti̱on (lat. extrahere, extractum herausziehen) *f*: (engl.) *clear-lens-extraction*; chir. Entfernung der nicht od. nicht wesentl. getrübten Augenlinse bei hochgradiger Myopie* (−15 bis −20 dpt.); i. d. R. beidseits durchgeführter refraktiver Eingriff (Weglassen bzw. Stärkenreduktion der Brille); vgl. Chirurgie, refraktive.

CLED-A̱gar *m*: Kurzbez. für (engl.) *cystine lactose electrolyte deficient*; Differentialnährboden zur Kultur von Err., die für Harnweginfektionen typ. sind; vgl. Bakteriurie (Abb. 1 dort).

Cleido-: s. a. Kleido-.

Clemastin (INN) *n*: (engl.) *clemastine*; sedierender Histamin*-H$_1$-Rezeptoren-Blocker der 1. Generation (Ethanolamin); **Ind.: 1.** (p. o.) idiopath. chronische Urtikaria* od. Rhinitis* allergica, falls zusätzlich Sedierung indiziert; **2.** (i. v.) Akuttherapie schwerer allerg. Erkr., pharmak. Allergieprophylaxe (z. B. vor Kontrastmittelexposition od. als antiallerg. Prämedikation*); **3.** (topisch) Pruritus (Hautgel).

Clen|buterol (INN) *n*: (engl.) *clenbuterol*; Betasympathomimetikum (s. Sympathomimetika) mit Beta-2-Selektivität; Bronchospasmolytikum*; **Ind.:** Asthma bronchiale u. chron. obstruktive Bronchitis (Langzeittherapie); **UAW:** s. Sympathomimetika; **cave:** Missbrauchpotential aufgrund anaboler Wirkung.

Click (engl. click Knackgeräusch) *m*: s. Klick, systolischer.

Click-Phänomen (↑; Phän*) *n*: (engl.) *click phenomenon*; Bez. für fühl- u. evtl. hörbaren Durchtritt der im Winkel von 45° angeschliffenen Nadelspitze durch eine Faszie; Orientierungshilfe z. B. bei Plexusanästhesie*.

Clifford-Syn|drom (Stewart C., Päd., Brooklin, geb. 1900) *n*: (engl.) *Clifford's syndrome*; (gebh.) inf. Übertragung* mit komplexer respirator. u. troph. Dysfunktion der Plazenta beim Neugeborenen auftretendes Krankheitsbild; **Einteilung: 1. Grad I:** reduzierte Fettpolster, atrophe Haut, fehlende Vernix caseosa; **2. Grad II:** zusätzl. Grünfärbung der Haut u. Eihäute durch mekoniumhaltiges Fruchtwasser; **3. Grad III:** hellgelbe Haut mit Mazeration bei gelb-bräunl. verfärbtem Fruchtwasser; **Progn.:** bei Überleben der Neugeborenenperiode rel. gut.

Clinda|mycin (INN) *n*: (engl.) *clindamycine*; 7-Chlor-7-desoxy-lincomycin; Antibiotikum aus der Gruppe der Lincosamide; Derivat des Lincomycins; **Wirkungsspektrum:** grampositive Bakt., insbes. penicillinaseproduzierende Staphylokokken, ferner anaerobe gramnegative Stäbchen; gut gewebe- u. knochengängig; Anreicherung in Makrophagen u. Granulozyten, deshalb gute Wirkung im Abszess; **Ind.:** schwere Infektion mit Anaerobiern u. Staphylokokken (Abszesse, Zahninfektionen, Osteomyelitis), nekrotisierende Fasziitis bei Penicillinallergie od. Unwirksamkeit von Penicillin; **Kontraind.:** Störungen der neuromuskulären Übertragung, Colitis* ulcerosa, Enteritis* regionalis Crohn, **UAW:** schwere Diarrhöen, Colitis* pseudomembranacea durch Clostridium difficile, Blutbildveränderungen, Allergien.

Clinical Decision Support System: Abk. CDSS; Entscheidungsunterstützungssystem (Abk. EUS) für Angehörige med. Berufe zur Computer-unterstützten Hilfestellung bei der Auswahl von Diagnose- od. Behandlungsalternativen, auch für parallele od. explizite Anw. durch Pat. konzipiert; **Einteilung: 1.** wissensbasiertes Konsultationssystem: verarbeitet Daten u. zieht daraus Schlussfolgerungen; **2.** algorithmisches Konsultationssystem: arbeitet mit Entscheidungsbäumen od. Flussdiagrammen; **3.** statistisches Konsultationssystem: berechnet über den Zugriff auf eine Datenbank Wahrscheinlichkeiten.

Clinical Pathways (engl. klinische Behandlungspfade): systematisch entwickelte berufsgruppen- u. abteilungsübergreifende Darstellung der üblichen Vorgehensweise bei (Krankenhaus-)Gesamtbehandlung von Pat. mit ähnlicher klin. Konstellation unter Berücksichtigung festgelegter Qualität, notwendiger u. verfügbarer Ressourcen sowie unter Festlegung der Aufgaben u. der Durchführungs- sowie Ergebnisverantwortlichkeiten; steuern Behandlungsprozess, dienen als behandlungsbegleitendes Dokumentationsinstrument u. ermöglichen Kommentierung von Normabweichungen zur Evaluation u. Verbesserung (s. Medizin, evidenzbasierte). Vgl. Qualitätssicherung.

Clinical Reasoning (engl. klinische Begründung): Abk. CR; Prozess der klin. Entscheidungsfindung u. reflexive Überprüfung der therap. Handlung; Hypothesen führen zu Entscheidungen i. R. von Diagn., Ther. u. Evaluation auf Basis theoretischer Informationen u. praktischer Erfahrungen des Arztes od. Therapeuten. Vgl. Medizin, evidenzbasierte.

Clio|quinol (INN) *n*: (engl.) *clioquinol*; syn. Chinolinol; halogeniertes Hydroxychinolin mit antibakteriellen u. antifungalen Eigenschaften zur top. Anw.; **Ind.:** infizierte Hauterkrankungen; wegen irritativer Reaktionen Anw. im Mund-, Rachen- u. Vaginalbereich obsolet; **cave:** neurotox. Wirkung bei oraler Einnahme; vgl. SMON-Krankheit.

Clip (engl. Klipp, Klammer, Klemme): auch Klip; Klammer, z. B. zur Tubensterilisation, Ligatur des Ductus zysticus, Ligatur von Gefäßen (offene od. endoskopische Blutstillung), Ausschalten eines intrakraniellen Aneurysmas* (Abb. 2 dort).

Clipping *n*: s. Aneurysma, intrakranielles.

Clitoris (gr. κλειτορίς Kitzler) *f*: s. Klitoris.

Clivus (lat.) *m*: (engl.) *clivus*; Hügel, Abhang.

Clivus Blumenbachii (↑; Johann F. Blumenbach, Physiol., Göttingen, 1752–1840) *m*: (engl.) *Blumenbach's clivus*; syn. Blumenbach-Hügel; von Os* sphenoidale u. Os* occipitale gebildeter Teil der inneren Schädelbasis, der von der Lehne der Sella* turcica zum Foramen magnum abfällt.

Clivus|kanten|syn|drom (↑) *n*: s. Klivuskantensyndrom.

CLL: Abk. für chronische lymphatische Leukämie; auch lymphoplasmozytoides Immunozytom, früher chron. Lymphadenose; Form des leukämischen Non*-Hodgkin-Lymphoms, die sich bei 95 % der Pat. von der B-Zell-Reihe ableitet; **Vork.:** in Deutschland häufigste Form der Leukämie*, zunehmend mit steigendem Lebensalter; Anteil der <50-Jährigen bei Erstdiagnose ca. 10 %; **Formen: 1. B-CLL** (CLL vom B-Zell-Typ; ca. 95 %): kleine Lymphozyten mit scholligem Kernchromatin, rundl. Kernen u. teilweise kleinem Nucleolus; zusätzl. immer größere lymphatische Zellen (Prolymphozyten u. Paraimmunoblasten), in maligne transformierten Lymphknoten in Form von Pseudofollikeln (Proliferationszentren) od. diffus verstreut vorliegend; bei Dominanz der Prolymphozyten (>55 % im lymphatischen Gewebe od. Blut) als Prolymphozytenleukämie* bezeichnet; z. T. plasmazytoide Differenzierung der Lymphomzellen in Verbindung mit zytoplasmatischem Immunglobulin u. monoklonaler Gammopathie*; Immunphänotypisierung: membranständige Expression von IgM (z. T. auch von IgD), Expression von B-Zell-spezifischen Antigenen (CD19, CD20, CD79a) sowie von CD5, CD23, CD43, fehlende Ex-

CLL
Stadieneinteilung nach Binet u. Rai

Stadium	Charakteristika[1]	medianes Überleben (Jahre)
Binet		
A	<3 befallene Areale[1], Hb >10 g/dl, Thr >100 000/µl	>10
B	≥3 befallene Areale[1], Hb >10 g/dl, Thr >100 000/µl	7
C	≥3 befallene Areale[1], Hb <10 g/dl, Thr <100 000/µl	5
Rai		
0	Lymphozytose Blut/ Knochenmark	>15
I	+ Lymphadenopathie	9
II	+ Hepato- und/oder Splenomegalie	7
III	+ Anämie (Hb <11 g/dl)	5
IV	+ Thrombozytopenie (Thr <100 000/µl)	5

[1] Areale: Lymphknoten axillär, zervikal, inguinal; Leber, Milz;
Hb: Hämoglobin; Thr: Thrombozyten

pression von CD10; Chromosomenaberration: in etwa ein Drittel der Fälle Trisomie 12 od. Anomalien im Bereich von 13q; Expression von ZAP70 (T-Zellrezeptor-Zeta-Kette-assoziiertes intrazelluläres Protein 70) v. a. bei B-CLL ohne somatische Mutationen; **2. T-CLL** (CLL vom T-Zell-Typ; <5 %; bei Promyelozytenleukämie bis zu 20 %): Immunphänotypisierung: meist T-Zell-assoziierte Marker wie CD7, CD2, CD3, CD5; meist zusätzlich CD4-positiv, wenige CD4- u. CD8-positiv, selten nur CD8-positiv; versch. Subtypen mit variablem klin. Bild u. Therapie; **3. Sonderform:** CLL mit großen granulären Lymphozyten (Abk. LGL-Leukämie für engl. large granular lymphocyte); Vork. als T-Zell- od. NK-Zell-Phänotyp; variabler, meist wenig aggressiver Verlauf mit mehr od. weniger ausgeprägter peripherer Zytopenie; LGL-Leukämie mit T-Zell-Phänotyp z. T. assoziiert mit rheumatoider Arthritis; **Klin.:** variable klin. Sympt., häufig symmetr. Lymphknotenschwellungen, inkonstant Hepato- u. Splenomegalie, anhaltende Blutlymphozytenzahl >5000/mm³, Antikörpermangelsyndrom; v. a. bei T-CLL häufig Hautinfiltrate mit fließenden Übergängen zu Mycosis* fungoides bzw. Sezary*-Syndrom; **Ther.:** abhängig vom klin. Stadium (s. Tab.) u. Sympt. sowie zytogenetischen u. molekulargenetischen Risikofaktoren: keine zytoreduktive Ther. bei asymptomat. Pat. im Stadium A, bei Stadium C eindeutige Behandlungsindikation; bei therapierefraktären Patienten Rituximab* u. Alemtuzumab*, evtl. Hochdosistherapie mit autogener od. allogener Stammzelltransplantation als kurative Ther.; palliative Primärtherapie mit Chlorambucil-Monotherapie od. Fludarabinphosphat; **Progn.:** sehr unterschiedlicher, i. d. R. protrahierter Verlauf; abhängig von klin. Stadium nach Binet u. Rai (v. a. bei jüngeren Pat. im Stadium Binet A allein für Prognoseeinschätzung nicht ausreichend); Karyotyp 13q-, Trisomie 12 u. normaler Karyotyp progn. günstig, 17p-, 11q- (bei <55-Jährigen) u. hohe Zahl CD38 positiver Zellen progn. ungünstig.

Clo|bazam (INN) *n*: (engl.) *clobazam*; Benzodiazepin* mit langer Halbwertzeit; **Ind.:** 1. sympt. Behandlung von Spannungs-, Erregungs- u. Angstzuständen (s. Tranquilizer); 2. Zusatztherapie bei Pat. mit Epilepsie*.

Clo|betasol (INN) *n*: (engl.) *clobetasol*; halogeniertes Glukokortikoid* mit sehr starker Wirkung zur top. Anw.; **Ind.:** schwere lokale Dermatosen (z. B. Psoriasis*).

Clo|cortolon (INN) *n*: (engl.) *clocortolon*; halogeniertes Glukokortikoid* mit mittelstarker Wirkung zur top. Anw. bei Dermatosen.

Clodron|säure (INN): (engl.) *clodron acid*; Bisphosphonat* zur oralen od. intravenösen Anw.; **Ind.:** tumorinduzierte Hyperkalzämie*, neoplast. Osteolysen.

Clo|farabin (INN) *n*: (engl.) *clofarabine*; Zytostatikum*, Purinanalogon zur i. v. Applikation; **Ind.:** ALL* bei Kindern u. Jugendl. (nach mind. 2 erfolglosen Vorbehandlungen bzw. bei Fehlen therap. Alternativen); **Kontraind.:** Überempfindlichkeit, schwere Leber- u. Nierenfunktionsstörungen; Stillen; **UAW:** u. a. Übelkeit, Erbrechen, Diarrhö, Pyrexie, Schleimhautentzündung, febrile Neutropenie, Dermatitis, Pruritus, Rötung, Erschöpfung.

Clo|fazimin (INN) *n*: (engl.) *clofazimin*; Chemotherapeutikum*; wirkt entzündungshemmend u. schwach bakterizid gegen Mycobacterium* leprae; nicht mehr im Handel (über die WHO beziehbar); **Ind.:** Lepra* (Kombinationstherapie mit Dapson, Rifampicin).

Clo|methiazol (INN) *n*: (engl.) *clomethiazol*; syn. Chlorethiazol, Chlormethiazol; Thiazolderivat mit sedierender, hypnot. u. antikonvulsiver Wirkung (Schlafmittel*); **Ind.:** Delirium* tremens (stationäre Ther.), hochgradige Schlafstörung od. Erregungs-/Unruhezustände (chron. org. Psychose*) bei Pat. im höheren Lebensalter; **UAW:** Exantheme, Nies- u. Hustenreiz, Magenbeschwerden, u. U. Blutdruckabfall, Atem- u. Kreislaufdepression (selten, insbes. bei i. v. Gabe).

Clomi|fen (INN) *n*: (engl.) *clomifen*; Triphenylethylen-Derivat mit schwach östrogener u. antiöstrogener Wirkung; **Ind.:** funkt. Sterilität* (zur Ovulationsauslösung).

Clomi|fen|test *m*: (engl.) *clomifen test*; Verf. zum Nachw. der hypothal.-hypophysären Funktion; **Prinzip:** vermehrte GnRH*-Sekretion durch Gabe eines Antiöstrogens; dadurch bedingte vermehrte Ausschüttung von FSH* u. LH* aus der Hypophyse bewirkt Follikulogenese u. Estradiolproduktion im Ovar; **Ind.:** Überprüfung der Stimulierbarkeit der Ovarien, Nachw. des Ausmaßes einer hypothalamisch-hypophysären Funktionsstörung; **cave:** Überstimulation der Ovarien.

Clomi|pram`i`n (INN) *n*: (engl.) *clomipramin*; tricycl. Antidepressivum* mit geringer antinozizeptiver Wirkung.

Clon *m*: s. Klon.

Clon|azepam (INN) *n*: Benzodiazepin* mit ausgeprägter antikonvulsiver Wirkung (Antiepileptikum*); aktiviert zentrale Hemmmechanismen exzitator. Impulse über Allosterie* am GABA$_A$-Rezeptor (s. GABA); **Ind.:** Epilepsie*.

Clo|nid`i`n (INN) *n*: (engl.) *clonidine*; Antisympathotonikum* (Imidazolderivat) mit blutdrucksenkender Wirkung (v. a. über Stimulierung zentralnervöser adrenerger Alpha-Rezeptoren); **Ind.:** v. a. art. Hypertonie*, sympathoadrenerge Hyperaktivität (z. B. Entzugssyndrom), Shivering* (zusätzl. zur Wärmezufuhr), Glaukom* (lokal), Analgosedierung* u. Migräneprophylaxe; **Kontraind.:** u. a. Sick*-Sinus-Syndrom; **UAW:** häufig Sedierung u. Mundtrockenheit, selten Halluzinationen, depressive Verstimmungen, Potenzstörungen u. a.; nach plötzl. Absetzen Rebound-Phänomen.

Clo|nid`i`n-Hemm|test *m*: (engl.) *clonidin inhibition test*; pharmak. Test zum Nachweis od. Ausschluss einer autonomen Katecholaminproduktion bei klin. Verdacht auf Phäochromozytom* mit nur mäßig erhöhter Katecholaminkonzentration in Urin (24-Stunden-Sammelurin) u. Serum bei wiederholter Messung; **Prinzip:** Clonidin* bewirkt durch Stimulation zentraler präsynapt. Alpha-2-Adrenozeptoren eine Unterdrückung der physiol. Katecholaminsekretion; fehlende Suppression der Katecholamine, gemessen im Plasma 3 Std. nach oraler Gabe von 300 μg Clonidin od. im nächtl. Sammelurin nach abendl. Gabe von 150 μg Clonidin (sog. Clonidin-Übernachttest), spricht für das Vorliegen eines Phäochromozytoms (Test nur verwertbar bei erhöhten Basalwerten).

Clon|orchis sinensis (gr. κλών Zweig; ὄρχις Hoden) *m*: (engl.) *Clonorchis sinensis*; chinesischer Leberegel (5 mm × 25 mm); Endwirt: Katze, Hund, Schwein, Mensch; Err. der Opisthorchiasis*; **Vork.:** Russland, China, Korea, Taiwan, Japan. Vgl. Trematodes.

Clop|am`i`d (INN) *n*: (engl.) *clopamid*; analog zu den Benzothiadiazinderivaten wirkendes Diuretikum*.

Clopidogr`e`l (INN) *n*: (engl.) *clopidogrel*; Thienopyridin; Thrombozytenaggregations*-Hemmer zur p. o. Anw.; **Wirkungsmechanismus:** Hemmung der ADP induzierten Thrombozytenaggregation*; **Ind.:** Proph. einer Thrombose* od. Embolie* bei Arteriosklerose* bzw. arterieller Verschlusskrankheit*; **1.** Akutes* Koronarsyndrom (≥9 Mon. in Komb. mit Acetylsalicylsäure*) v. a. bei Implantation eines Stents*, bei DES* verlängerte C.-Einnahmedauer (≥1 Jahr) zur Proph. einer Restenose* (s. PCI); **2.** ischäm. Schlaganfall*; **3.** pAVK*; **Kontraind.:** Leberfunktionsstörung, akute pathol. Blutung; **UAW:** Blutung, Anämie, Thrombozytopenie, Neutropenie, gastrointestinale Beschwerden, cave: Hepatotoxizität (Hepatitis, Leberversagen).

Cloquet-Drüse (Baron Jules G. C., Chir., Paris, 1790–1883): s. Rosenmüller-Cloquet-Lymphknoten.

Cloquet-H`e`rnie (↑; Hernie*) *f*: s. Schenkelhernie.

Cloquet-Kanal (↑; Canalis*): (engl.) *Cloquet's canal*; Canalis hyaloideus; rudimentärer Kanal in der Längsachse des Glaskörpers zwischen Papille u. Linsenrückfläche entspr. des Verlaufs der embryonalen Arteria* hyaloidea.

Cloquet-S`e`ptum (↑; Septum*) *n*: Septum* femorale.

Clor|azep`a`t (INN) *n*: Dikaliumclorazepat; Benzodiazepin* mit langer Halbwertzeit.

closed loop system (engl. closed geschlossen; loop Schlinge, Schleife): s. Insulininfusionssysteme.

closing volume (engl. schließendes Volumen): Lungenvolumen, bei dem bei aktiver Exspiration Bronchiolen inf. Kompression kollabieren u. damit eine vollständige Ausatmung des exspirator. Reservevolumens verhindern; nimmt im Kindesalter ab, steigt mit zunehmenden Alter wieder an; in der 7. Lebensdekade erreicht es im Stehen bereits die funktionelle Residualkapazität (s. Lungenvolumina). Vgl. air trapping.

Clostr`i`dium (gr. κλωστήρ Spindel) *n*: (engl.) *Clostridium*; Gattung grampositiver, obligat anaerober, bis auf wenige Species peritrich begeißelter Sporenbildner der Fam. Clostridiaceae; Bildung von Sporen* zentral, subterminal od. terminal, meist unter spindelförmiger Auftreibung des Zellleibes (vgl. Plectridiumform); **klin. bedeutsame Species** (v. a. durch Bildung von Exotoxinen u./od. Exoenzymen): C. perfringens (C. septicum, C. novyi, C. histolyticum), C. tetani, C. botulinum, C. difficile; **Verbreitung:** ubiquitär in Boden, Straßen- u. Hausstaub, Meer- u. Süßwasser; als apathogene Saprophyten; im Intestinaltrakt von Mensch u. Tier; **Kultur:** anaerob auf Blutagar, Gram-Festigkeit kann bei Färbung älterer Zellen verlorengehen.

Clostridium botul`i`num (↑) *n*: (engl.) *Clostridium botulinum*; obligat anaerober Err. des Botulismus*; **Morphol.:** peritrich begeißeltes Stäbchen; ovale mittel- bis endständige Sporen (s. Clostridium); **Vork.:** ubiquitär; in mangelhaft konservierten Lebensmitteln; **Toxine:** 7 antigenet. versch. Botulinumtoxine (A–G); humantox. sind die Typen A, B, E u. F (Stämme, die Toxin G produzieren, werden Clostridium argentinense zugeordnet); blockieren die Freisetzung von Acetylcholin an cholinergen Synapsen u. führen so zu Muskellähmung; im Gegensatz zu den C.-b.-Sporen sind die Toxine thermolabil (Inaktivierung bei 80 °C innerh. 6 Min.); gekochte Speise (15 Min., 100 °C) kann keinen Botulismus verursachen. Botulinumtoxin ist das stärkste aller bakteriellen Toxine (LD: p. o. 0,1 μg, i. v. 0,003 μg); Toxinnachweis im Tierversuch; **therap. Ind.** der Toxine: s. Botulinumtoxin.

Clostr`i`dium diff`i`cile (↑) *n*: (engl.) *Clostridium difficile*; Err. der pseudomembranösen Antibiotika-assoziierten Kolitis*; bei den meisten Pat. mit unter Antibiotikatherapie auftretenden Durchfällen sind 2 Toxine (Enterotoxin: führt zur Elektrolytsekretion, Zytotoxin: schädigt das Kolonepithel) von C. d. nachweisbar.

Clostridium per|fr`i`ngens (↑) *n*: (engl.) *Clostridium perfringens*; syn. Emphysembazillus, Welch-Fraenkel-Gasbrandbazillus; C. p. bildet mit Clostridium novyi (Novy-Bazillus des malignen Ödems), Clostridium septicum (veraltet Pararauschbrandbazillus) u. Clostridium histolyticum (Bacillus histolyticus) die Gasödemgruppe; klin. lassen sich 3 Manifestationsformen unterscheiden: Besiedlung von Wundflächen (z. B. Dekubitus), Zellulitis ohne Ausbreitung in gesundes Gewebe, Myonekrose mit Toxinämie (Gasbrand*); **Morphol.**: große, häufig in der Mitte od. am Ende aufgetriebene Stäbchen; meistens ovale, mittel- bis endständige Sporen*, peritrich (außer C. p.) begeißelt; **Kultur:** (Menschenblut-)Traubenzucker-Blutagar- od. Spezialnährböden; Wachstumsoptimum bei 37 °C; Anaerobier-Kolonieformen auf festen Nährböden unterschiedl., ebenso Hämolyse*; aktive Proteolyse* u. Zuckerspaltung; vgl. Bunte Reihe; **Toxine:** Gasbrandbazillen bilden eine Vielzahl von Exotoxinen (z. B. C. p. mind. 12) sowie Aggressine*, die als Proteasen*, Kollagenase*, Phospholipasen* u. DNasen (s. Nukleasen) wirksam sind. Sie führen nicht nur zu schweren ödematösen u. nekrotisierenden Prozessen innerh. des infizierten Muskelgewebes, sondern auch zur Allgemeinintoxikation.

Clostridium tetani (↑) *n*: (engl.) *Clostridium tetani*; syn. Tetanusbazillus; Err. des Tetanus*; **Morphol.**: peritrich begeißelte, schlanke Stäbchen mit kugelförmigen Sporen*, die zu endständiger Anschwellung führen (sog. Trommelschlägelform); in Kulturen Fadenbildung; s. Abb.; **Toxine:** Tetanospasmin (neurotox.), Tetanolysin (hämolyt.); zweitstärkstes bakt. Gift; Toxinnachweis im Tierversuch (Maus); **Epidemiol.**: C. t. u. dessen Sporen sind ubiquitär verbreitet u. v. a. im Boden u. im Darm von Mensch u. Tier zu finden. Jede verschmutzte od. infizierte Wunde kann zu Tetanus führen. C. t. verbleibt im Infektionsgebiet, seine Toxine wandern entlang der motor., sensiblen u. vegetativen Nervenbahnen zu den Vorderhörnern des Rückenmarks u. werden dort bzw. im Hirnstamm gebunden; anaerobe Wundverhältnisse, Fremdkörper u. Mischinfektionen begünstigen die Toxinproduktion.

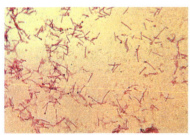

Clostridium tetani: Kulturpräparat von endständig Sporen bildenden Clostridien (tetanomorphe Clostridien) [165]

Clot Formation Time: s. Rotationsthrombelastographie.

Clo|trim|azol (INN) *n*: (engl.) *clotrimazole*; Antimykotikum* mit breitem Wirkungsspektrum zur top. Anw.; Imidazolderivat*; **Wirkungsmechanismus:** fungistatisch, in hoher Dosis fungizid, durch Hemmung der Ergosterolsynthese mit konsekutiver Störung von Aufbau u. Struktur der Zellmembran der Pilze; **Ind.**: Haut- u. Genitalmykosen; **UAW:** Pruritus, Brennen, Hautirritation.

Clotting Time: s. Rotationsthrombelastographie; Ecarinzeit; ACT.

Cloward-Operation (Ralph B. C., Neurochir., Honolulu, 1908–2000) *f*: (engl.) *Cloward's procedure*; Bez. für Spondylodese* im Bereich der HWS mit ventraler Verblockung u. Stabilisierung mit metall. Alloimplantat (Cage) od. autogenem Beckenkammdübel nach mikrochir. Ausfräsung u. Ausräumung der Bandscheibe u. des Intervertebralraums (Nukleotomie*); ursprüngl. zirkuläres Aussägen des Zwischenwirbelraums u. der benachbarten Wirbelköperteile, Ausräumen der dorsalen Bandscheibenreste, Dekompression von Spinalnervenwurzeln u. Rückenmark sowie knöcherne Stabilisierung mit zylindr. Beckenkammdübel (hufeisenförmig bei Robinson-Smith-Operation); **Ind.**: zervikaler Bandscheibenvorfall*, Degeneration u. Instabilität der HWS (z. B. Wirbelfraktur). Vgl. Zervikobrachialsyndrom.

Clozapin (INN) *n*: (engl.) *clozapin*; Dibenzodiazepinderivat; atyp. Neuroleptikum*.

Clumping-Faktor *m*: (engl.) *clumping factor*; Virulenzfaktor von Staphylococcus* aureus.

Clupanodon|säure: (engl.) *clupanodonic acid*; Dokosapentaensäure (ω-3); $C_{21}H_{33}COOH$; 5-fach ungesättigte Fettsäure in Fischölen; als Omegafettsäure für die Biosynthese der Eikosanoide* essentiell. Vgl. Fettsäuren, essentielle.

Cluster-Kopf|schmerz (engl. *cluster* Anhäufung, Häufungsstelle): (engl.) *cluster headache*; syn. Bing-Horton-Syndrom, Erythroprosopalgie, Horton-Neuralgie, Horton-Syndrom; bes. bei Männern auftretende schwerste Schmerzattacken von 15–180 Min. Dauer bis zu 8-mal pro Tag (nachts) über Wo. bis Mon. (engl. *bout*) mit monate- bis jahrelangen beschwerdefreien Intervallen (episodischer C.-K.; 80 % der Fälle); bei chron. C.-K. bout >1 Jahr ohne Spontanremission od. symptomfreie Phase <2 Wochen; **Ätiol.:** unklar; evtl. ähnl. wie bei Migräne*, gelegentl. auch i. R. einer Sluder*-Neuralgie od. Nasoziliarisneuralgie*; **Klin.**: halbseitige Schmerzen im Augen-Schläfen-Bereich, evtl. mit Rötung des Auges u. des Gesichts, Hyperhidrose, vermehrte Nasensekretion u. Tränenfluss, Horner-Syndrom; ein Anfall ist durch Histamininjektion (sog. Histaminkopfschmerz) auslösbar. **Ther.:** im Akutstadium Inhalation von reinem Sauerstoff, Sumatriptan s. c. (evtl. nasal), Zolmitriptan nasal, Lidocain nasal; im Intervall (p. o.) Verapamil, Prednison, (kurzfristig) Lithium, Topiramat, evtl. Methysergid (über internationale Apotheke beziehbar); **DD:** s. Kopfschmerz (Tab. dort). Vgl. Gesichtsneuralgie.

cM: Abk. für Centi*-Morgan.

Cm: chem. Symbol für Curium*.

CME: Abk. für (engl.) *continuing medical education*; s. Ärztekammer.

CML: Abk. für chronische myeloische Leukämie*; durch Mutation einer pluripotenten hämatopoet. Stammzelle entstehende, zytogenetisch durch das Philadelphia*-Chromosom (Ph_1) gekennzeichnete myeloproliferative Erkrankung*; der leukäm. Zellklon gewinnt inf. exzessiver Proliferation u. Versagens des programmierten Zelltods (Apoptose*) Wachstumsvorteil über normale hämatopoet. Zellen; **Klin.:** triphasischer Verlauf; 1. chron. Krankheitsstadium: symptomarm, Diagnosestellung häufig i. R. routinemäßiger Untersuchungen; im Blutbild Leukozytose mit Linksverschiebung*, evtl. Anämie u. Thrombozytose; selten Thrombozytopenie; Splenomegalie u. evtl. Hepatomegalie; **2.** akzelerierte Phase: u. a. persistierende od. progrediente Splenomegalie*, Fieber, therapieresistenter Leukozytenanstieg, zunehmende Myelofibrose*, zusätzl. Chromosomenaberrationen (z. B. Trisomie 8), Anämie, Thromboztopenie od. -zytose, Anstieg der Basophilen-, Blasten- u. Promyelozytenzahl in Blut u. Knochenmark; zunehmende Therapieresistenz; **3.** terminale Blastenkrise (auch: Blastenschub; bei unbehandelter CML durchschnittlich nach ca. 4 Jahren): Zunahme des Anteils zirkulierender Blasten* (myeloischer, lymphatischer, biphänotypischer, eosinophiler, basophiler o. a. Provenienz) im peripheren Blut, Fieber, zunehmende Splenomegalie (klin. Verlauf gleicht AML*); zytogenet. Veränderungen (Entw. von aneuploiden Zelllinien durch Akquisition u. Duplikation von Extrachromosomen; z. B. zusätzl. Philadelphia-Chromosom, Trisomie 8 od. Isochromosom 17) können den klin. Symptomen vorangehen; **Diagn.:** Blutausstrich, Knochenmarkpunktion, zytogenet. Nachw. des Philadelphia-Chromosoms; **Ther.:** Tyrosinkinase*-Inhibitoren, z. B. Imatinib, Dasatinib, Nilotinib u. Bosutinib; bei Therapieresistenz allogene Stammzelltransplantation; palliativ Hydroxyurea od. Interferon in Komb. mit anderen Zytostatika; **Progn.:** in Abhängigkeit vom Ansprechen auf die Ther. meist langjähriger Verlauf; Tod meist in der terminalen Blasenkrise; molekularbiol. komplette Remission unter Tyrosinkinase-Inhibitoren mögl.; Dauertherapie erforderlich, sekundäres Therapieversagen von <5% über die ersten 5 Jahre; definitiv kurativ bisher nur allogene Stammzelltransplantation.

CMML Abk. für chronische myelomonozytäre Leukämie*; klonale Erkr. der Knochenmarkstammzellen mit auffälliger persistierender Monozytose (>1000/mm³ im Blut) u. Blastenanteil ≤19 % in Blut u./od. Knochenmark; myelodysplastisches Syndrom* (Tab. dort; nach FAB-Klassifkation eigener Subtyp, nach WHO-Klassifikation zu den unklassifizierbaren MDS gehörend); weist häufig sowohl dysplast. als auch proliferative Eigenschaften auf; **Vork.:** meist bei Pat. >70. Lj.; auch bei jüngeren Menschen als sog. juvenile CMML; **Sympt.:** bei ca. 50 % der Pat. normale od. leicht erniedrigte Leukozytenzahl; evtl. Organinfiltration (Hepatosplenomegalie mit Kapselschmerz und B-Symptomatik); **Ther.:** Chemotherapie, z. B. Hydroxycarbamid; evtl. allogene Stammzelltransplantation*; **Progn.:** mittlere Lebenserwartung bei Diagnosestellung 20–40 Mon., Übergang in AML* je nach Verlaufsdauer bei 15–30 %.

CMP: Abk. für **C**ytidin**m**ono**p**hosphat; s. Cytidin.

cMRSA: Abk. für (engl.) **c**ommunity acquired MRSA*.

CMV: 1. (mikrobiol.) Abk. für **C**yto**m**egalie-**V**irus; s. Zytomegalie-Virus; vgl. Herpesviridae, Zytomegalie; **2.** (intensivmed.) Abk. für (engl.) **c**ontrolled **m**echanical **v**entilation; s. Beatmung (kontrollierte).

CNP: Abk. für (engl.) **C**-type **n**atriuretic **p**eptide; s. Peptide, kardiale natriuretische.

CNV: 1. Abk. für (engl.) **c**ontingent **n**egative **v**ariation; s. Erwartungspotential; **2.** Abk. für **c**horioidale **N**eovaskularisation*.

Co-: auch Ko-, Kon-, Kol-, Kom-; Wortteil mit der Bedeutung mit, zusammen (auch Verstärkung der Bedeutung); von lat. cum.

Co: 1. (anat.) Abk. für das Rückenmarksegment, aus dem der N. **co**ccygeus entspringt; **2.** (chem.) Symbol für Cobalt*; **3.** (serol.) Symbol der Colton*-Blutgruppen.

CO: 1. (chem.) Formel für Kohlenmonoxid*; **2.** (kardiol.) Abk. für (engl.) **c**ardiac **o**utput; s. Herzminutenvolumen.

CO₂: chem. Formel für Kohlendioxid*.

CoA: Abk. für **Co**enzym* **A**.

COACH-Syn|drom *n*: Abk. für (engl.) **c**erebellar vermis hypoplasia/aplasia, **o**ligophrenia, congenital **a**taxia, ocular **c**oloboma, and **h**epatic fibrosis; seltene autosomal-rezessive, familiäre Erkr. mit Hypo- bzw. Aplasie des Vermis cerebellaris, Oligophrenie, kongenitaler Ataxie, Kolobom u. hepat. Fibrose; Form der familiären Cholestasesyndrome*.

COAD: Abk. für (engl.) **c**hronic **o**bstructive **a**irways **d**isease; COPD*; vgl. Atemwegerkrankungen, obstruktive.

Co|alitio (lat. coalere, coalitus zusammenwachsen) *f*: (engl.) *coalition*; Verschmelzung von Knochenkernen der Hand- u. Fußwurzel; s. Synostose.

Co|alitio calcaneo|navicularis (↑) *f*: (engl.) *calcaneonavicular coalition*; angeb. Synostose* zwischen Calcaneus u. Os naviculare des Fußes; oft Urs. für schmerzhaften Pes* planus.

Co|arctatio aortae (lat. das Zusammendrängen; Aorta*) *f*: (engl.) *coarctation of aorta*; Aortenkoarktation; angeb. Verengung der Aorta* von unterschiedl. Ausprägung u. Längenausdehnung; **Lok.:** s. Abb.; **1.** (meist) Übergang von Aortenbogen zur Aorta descendens (Isthmus* aortae): s. Aortenisthmusstenose; **2.** (selten) Aorta abdominalis: C. a. ab-

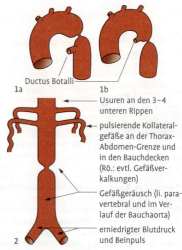

Coarctatio aortae: 1: Aortenisthmusstenose vom präduktalen (a) und postduktalen Typ (b); 2: Coarctatio aortae abdominalis; Hauptsymptome und diagnostische Kriterien

dominalis, engl. midaortic syndrome. Vgl. Pseudocoarctatio aortae; Aortenringsyndrom.
coating effect (engl. coating Auskleidung): Bez. für unspezif. Thrombozytenaggregations-Hemmung durch pharmak. Beschichtung der Thrombozyten* u. konsekutive Sekretions-Hemmung von Plättchenfaktoren*; **Vork.:** v. a. Dextran*, auch Hydroxyethylstärke*; vgl. Plasmaersatzstoffe. Vgl. Thrombozytenaggregations-Hemmer.
Coats-Krankheit (George C., brit. Ophth., 1876–1915): (engl.) Coats disease; angeb. Anomalie des Gefäßendothels der peripheren Netzhautgefäße; tritt am häufigsten bei Jungen im 1. u. 2. Lebensjahrzehnt auf; **Sympt.**: exsudative Ablatio* retinae mit Lipidexsudaten, meist einseitige Erkr.; **Ther.:** Laser- od. Kryokoagulation.
Cobal|amin n: (engl.) cobalamin; syn. Vitamin B_{12}; Sammelbez. für wasserlösl. Corrinoide, deren Pyrrolringsystem Cobalt als Zentralatom enthält; der 6. Ligand des Cobaltatoms kann eine 5'-Desoxyadenosyl-, Cyano-, Methyl- od. Hydroxylgruppe sein; **biochem. Funktion:** Methylcobalamin ist Coenzym bei der Methylierung von Homocystein zu Methionin (u. a. wichtig für die Biosynthese der Folsäure*). 5'-Desoxyadenosyl-C. ist Coenzym bei der intramolekularen Umlagerung von Methylmalonyl-CoA zu Succinyl-CoA (s. Methylmalonsäure). **Vork.** in Nahrungsmitteln: C. wird ausschließl. von Prokaryoten synthetisiert u. kommt daher insbes. in tierischen Lebensmitteln (Leber, Niere, Muskelfleisch, Fisch, Eier, Milch u. Milchprodukte) vor; in geringen Mengen auch in vergorenen pflanzl. Produkten (z. B. Sauerkraut, Bier) sowie in Wurzeln von Pflanzen, die C. aus Bodenbakterien aufnehmen. **Bedarf:** 3,0 µg/d; während Schwangerschaft u. Stillzeit wird eine um 0,5 µg/d höhere Zufuhr empfohlen, vgl. Nährstoffzufuhr, empfohlene (Tab. dort). **Mangelerscheinungen:** aufgrund eines großen Speicherreservoirs in Leber u. Muskulatur sehr selten u. erst nach 5–10-jähriger cobalaminfreier Ernährung bei sich streng vegetarisch Ernährenden u. Mangel- u. Fehlernährung (häufig Alkoholkrankheit), auch durch Resorptionsstörungen (z. B. Intrinsic*-Faktor-Mangel) od. angeb. C.-Transportstörung (s. Schilling-Test); **klin.:** perniziöse Anämie* mit Leuko- u. Thrombozytopenie sowie Degeneration der Hinter- u. Seitenstränge des Rückenmarks (funikuläre Myelose*) od. epitheliale Veränderungen der gastrointestinalen Mukosa; **Hypervitaminose:** weder alimentär noch bei therap. Anw. hoher Dosierungen bekannt; **Bestimmung:** im Blutplasma od. Serum mit immun. Methoden; s. Referenzbereiche (Tab. dort).
Cobalt n: (engl.) cobalt; syn. Kobalt; Symbol Co, OZ 27, rel. Atommasse 58,93; zur Eisengruppe gehörendes 2- u. 3-, seltener 1- u. 4-wertiges Element (Schwermetall); essentielles Spurenelement; Teil des Cobalamin*; s. Nährstoffzufuhr, empfohlene (Tab. dort); **Verw.:** 1. radioaktive Co-Isotope in der Strahlentherapie als Quellenmaterial für Bestrahlungsanlagen (^{60}Co) u. in der Nuklearmedizin zur Bestimmung der Vitamin-B_{12}-Resorption unter Verw. von ^{58}Co-Vitamin B_{12} u. an Intrinsic*-Faktor gebundenem ^{57}Co-Vitamin B_{12} (s. Schilling-Test);

2. enthalten in Cobalt-Chrom-Legierungen, z. B. in Endoprothesen*.
Cobalt-Bestrahlung: (engl.) cobalt radiation; Strahlentherapie* oberfläch. Läsionen mit dem Radionuklid Cobalt*-60 über Stehfelder od. Pendelbestrahlungen; dabei werden wesentl. geringere Energien frei (ca. 1 MeV) als im Teilchenbeschleuniger* (ca. 45 MeV).
Coca|blätter: (engl.) coca; Cocae folium; Blätter von Erythroxylon coca, die Alkaloide wechselnder Zusammensetzung, bis zu 1 % (2R, 3S)-(–)-Cocain enthalten; **Verw.:** Herstellung von Cocain*; bei der Urbevölkerung der Anden als Genussmittel zum Kauen (mit Kalk od. alkal. Pflanzenasche gemischt) zur Aktivitätssteigerung u. Unterdrückung des Hunger- u. Durstgefühls mit im Gegensatz zur parenteralen Anw. nur seltener Suchtentwicklung.
Cocain n: (engl.) cocaine; Cocainum; Methylester des Benzoylekgonins, wirksames Alkaloid der Cocablätter; **Wirkung:** von Cocainum hydrochloricum, salzsaures C.: lokal anästhetisch (s. Lokalanästhetika), zentral euphorisierend u. stimulierend; bei chron. Anw.: Cocainismus*; Verordnung u. Abgabe nur nach bes. Bestimmungen der Betäubungsmittel*-Verschreibungsverordnung.
Cocainismus m: (engl.) cocaine addiction; chron. Cocainmissbrauch, bei dem Cocain* geschnupft od. inhaliert, selten i. v. appliziert wird; **Sympt.:** motor. Unruhe, Euphorie u. Halluzinationen, soziale u. sexuelle Enthemmung, Schwindel, Lähmungen; bei Schnupfen von Cocain evtl. Entz., Ulzeration od. Perforation der Nasenscheidewand. Chron. Cocainmissbrauch ruft eine psych. Abhängigkeit* hervor, bei Entzug treten evtl. extremes Schlafbedürfnis, Tremor, Angst u. Misstrauen bis zu Verfolgungswahn u. aggressivem Verhalten auf.
Coc|cidia f: s. Kokzidien.
Coc|cidioides immitis m: (engl.) Coccidioides immitis; dimorpher Pilz aus der Gruppe der Fungi imperfecti; im parasitären Stadium bei 37 °C 20–80 µm große, doppelt konturierte Zellen, die zu Sporangien mit Endosporen heranwachsen; im saprophytären Stadium bei 22 °C weiß-graues Myzel mit Arthrosporen* u. Sphärulen; primär-pathogener Err. der Coccidioides*-Mykose bei Mensch u. Tier; **Vork.:** Südstaaten u. Westen der USA, Mittel- u. Südamerika sowie endem. in China.
Coc|cidioides-Mykose f: (engl.) coccidioidomycosis; durch Einatmen von Arthrosporen* von Coccidioides* immitis hervorgerufene Infektion der oberen Atemwege mit klin. inapparentem (60 %), grippeähnl. od. zur Pneumonie führendem Verlauf; **Vork.:** Trockengebiete Amerikas; in den USA ca. 100 000 Primärinfektionen pro Jahr; Zunahme der disseminierenden Form insbes. bei Pat. mit AIDS; **Klin.:** Pneumonie, Exantheme (Erythema nodosum, Erythema exsudativum multiforme), Hautgranulome mit Arthralgie (sog. Wüstenrheumatismus) als allerg. Manifestation; häufig mit anschl. Spontanheilung; nach hämatogener Disseminination (1 %) können an inneren Organen, Haut, Skelett u. ZNS granulomatöse u. tuberkuloseähnl. Prozese (häufig mit letalem Ausgang) auftreten. **Diagn.:** mikroskop. od. molekularbiolog. (PCR) Erregernachweis (Sphärulen) in Sputum (BAL; s. Lavage,

Coccidiosis

bronchoalveoläre), Eiter, Liquor od. Biopsien, Antikörpernachweis durch KBR od. Gelpräzipitation (Kreuzreaktion mit Histoplasmin u. Blastomycin); **Ther.**: Amphotericin B bei der disseminierten Form. Vgl. Systemmykosen.

Coccidiosis (-osis*) *f*: s. Kokzidiose.
Cocculi fructus *m*: s. Kokkelskörner.
Coccus *m*: s. Kokken.
Coccygo-: s. a. Kokzygo-.
Cochlea (lat.) *f*: Schnecke; Teil des Innenohrs*.
Cochlear Implant (engl.): Abk. CI; Cochlearimplantat; Innenohrprothese; **Prinzip**: Überbrückung der Haarzellfunktion (Umwandlung des aus der Schwingung der Basilarmembran resultierenden mechan. Reizes in einen Nervenreiz) durch direkte elektr. Reizung der Ganglienzellen im Ganglion cochleare über eine in die Scala tympani implantierte mehrkanalige Elektrode; das aus der Umwelt auf das Ohr einwirkende Signal wird über ein Mikrophon aufgenommen, im Prozessor einer Frequenzanalyse unterzogen u. an die Elektrode weitergeleitet; das Reizmuster u. die für die Erregung der Neurone erforderl. Energie werden von dem außen platzierten Prozessor nach dem Sender-Empfänger-Prinzip auf eine implantierte Empfängerspule induktiv übertragen. **Ind.**: Ausfall der kochleären Sinneszellen ohne für die Kommunikation noch nutzbare Hörreste (auch mit Hörgerät) bei erhaltenen, stimulierbaren Neuronen im Ganglion cochleare (die versuchsweise elektr. Reizung löst Höreindruck aus), z. B. bei angeb. od. postlingual erworbener (z. B. Meningitis) Innenohrschwerhörigkeit. Vgl. Schwerhörigkeit.
Cochrane Collaboration (Archibald C., Epidemiol., Cardiff, 1909–1988; engl. collaboration Zusammenarbeit): Abk. CC; internationales (non-profit) Netzwerk von Wissenschaftlern u. Ärzten, das auf der Grundlage wissenschaftlicher Daten aus Studien mit hohem Evidenzgrad die beste verfügbare Evidenz für diagnostische u. v. a. therapeutische Entscheidungen zur Verfügung stellt; systematische Übersichtsarbeiten (systematische Reviews) werden von meist international zusammengesetzten Arbeitsgruppen erstellt, die in den Datenbanken der Cochrane Library online veröffentlicht werden.
Cochrane Library (↑; engl. library Bibliothek): s. Cochrane Collaboration.
Cochrane-Syn|drom (W. A. C., Päd., London) *n*: s. Hypoglykämie Cochrane, leucinempfindliche.
Cockayne-Syn|drom (Edward A. C., Päd., London, 1880–1956) *n*: (engl.) *Cockayne's syndrome*; autosomal-rezessiv vererbte Erkr. (DNA-Reparaturstörung); 3 versch. verlaufende Formen (von leicht bis schwer bereits von Geburt an); Typ A (ERCC8-Genmutation, Genlocus 5q12), Typ B (ERCC6-Genmutation, Genlocus 10q11), Typ C (ohne Intelligenzstörung); ca. 150 Fälle bekannt; **Sympt.**: Kleinwuchs, progeroider Aspekt, Mikrozephalie, trockene Haut (nach Sonnenbestrahlung entstehen narbig abheilende Blasen), raue Stimme, geistige Behinderung, Taubheit, tiefliegende Augen, Retinopathia pigmentosa, Progenie, Ohrmuscheldysplasie.
Cockett-Vene (F. B. C., engl. Arzt; Vena*) *f*: (engl.) *Cockett vein*; zu den Venae* perforantes der Waden gehörige Vene; bei Insuffizienz Ausbildung einer Varikose*, evtl. einer chronisch-venösen Insuffizienz*.
Code (engl. Chiffrierung, Verschlüsselung) *m*: Kode; s. Code, genetischer.
Code, genetischer (↑) *m*: (engl.) *genetic code*; Schema der Zuordnung aller möglichen, aus den 4 hauptsächl. Basen der RNA* (A, G, C u. U) gebildeten Basentripletts (Codons) zu den 20 biogenen Aminosäuren (s. Abb.) der Proteinbiosynthese*; während der Translation* werden die entspr. Aminosäuren in den Ribosomen zu Polypeptiden verknüpft. Einige Aminosäuren werden von mehreren Codons determiniert (sog. degenerierter Code). Der g. C. enthält ein Signal für den Kettenstart (Initiation) der Proteinsynthese (Startkodon AUG, entspr. Methionin) u. 3 Signale (Stopp- od. Terminationscodon) für den Abbruch (Termination). Er ist **kommafrei** u. **überlappungsfrei** (Codons folgen lückenlos aufeinander) sowie **universell**, d. h. bei allen Lebewesen gleich.
Codein *n*: (engl.) *codeine*; syn. Methylmorphin; aus Schlafmohn (s. Mohn) gewonnenes Phenanthrenalkaloid (Opiat*); wirkt stärker antitussiv u. schwächer analgetisch als Morphin* (bei geringerer Suchtgefahr); **Ind.**: als Analgetikum* (v. a. in Komb.), als Antitussivum*.
Codeinum phosphoricum *n*: (engl.) *codeine phosphate*; phosphorsaures Methylmorphin; Codeinphosphat; s. Codein.
Codon *n*: (engl.) *codon*; Kodon; Abfolge von 3 Basen (Basentriplett) in der DNA*, mRNA* u. tRNA*; ein C. codiert i. d. R. für eine Aminosäure bzw. enthält das Signal für die Initiation od. Termination der Translation* von Proteinen; s. Code, genetischer.
Coecum (lat. caecus blind) *n*: s. Caecum.
Coeliakie (↑) *f*: s. Zöliakie.
Coeliako|graphie (↑; -graphie*) *f*: Zöliakographie*.
Coeloma (↑; -om*) *n*: s. Zölom.
Coen|ästhesie (gr. ζωή Leben; -ästhesie*) *f*: s. Zönästhesie.
Coenurus *m*: s. Zönurus.
Co|en|zym A (Co-*; Enzyme*) *n*: (engl.) *coenzyme A*; Abk. CoA, CoASH; Wirkungsform des Vitamins Pantothensäure*; **Funktion**: Übertragung von Acylgruppen; org. Säuren (z. B. bei der Betaoxidation) sind in Acyl-CoA inf. der energiereichen Thioesterbindung aktiviert. Acetyl-CoA besitzt eine Schlüsselstellung im Metabolismus, es verbindet Citratzyklus*, Glykolyse* u. Fettstoffwechsel*. Vgl. Coenzyme.
Co|en|zyme (↑; ↑) *n pl*: (engl.) *coenzymes*; niedermolekulare, bei Enzymreaktionen am Transfer von Elektronen, Protonen od. Molekülgruppen beteiligte Substanzen, die sich strukturell meist von Vitaminen* ableiten; Coenzym u. Enzymprotein (Apoenzym) bilden das enzymatisch aktive (Holo-)Enzym. C. nehmen stöchiometrisch an der Reaktion teil. Es gibt nichtkovalent (syn. Cosubstrate) u. kovalent gebundene C. (syn. prosthetische Gruppen). Im Gegensatz zu Enzymen*, die für ein einziges Substrat spezif. sind, wirken C. mit vielen Enzymen unterschiedl. Substratspezifität zusammen. **Einteilung**: s. Tab.; vgl. Cofaktoren.

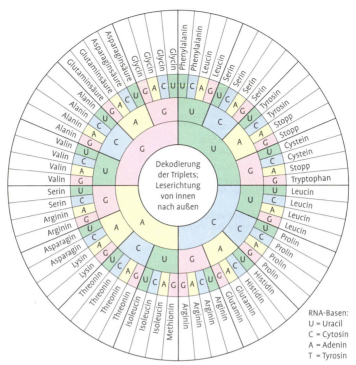

Code, genetischer: Decodierung der RNA-Tripletts von innen nach außen; Beispiel: Triplett UAA bedeutet „Stopp", Triplett AGG codiert die Aminosäure Arginin, Triplett AUG (Startcodon) die Aminosäure Methionin.

Co|en|zym Q (↑; ↑) *n*: (engl.) *coenzyme Q*; Ubichinon*.
Coerulo|plasmin *n*: s. Caeruloplasmin.
Cœur en sabot (franz.): s. Holzschuhherz.
Co|faktoren *m pl*: (engl.) *cofactors*; (biochem.) für die Wirkung von Enzymen* benötigte Substanzen, die nicht kovalent an das Enzymprotein gebunden sind; häufig auch Oberbegriff für alle bei enzymkatalysierten Reaktionen wichtigen niedermolekularen Stoffe (Vitamine, Coenzyme u. a.); Cofaktoren i. e. S. sind u. a. Metallionen, z. B. Fe^{2+}, Fe^{3+} (Peroxidasen, Zytochromoxidase), Mg^{2+} (Kinasen), Zn^{2+} (Alkoholdehydrogenase, Carboanhydrase), Mn^{2+} (Aminopeptidasen), sowie Gallensäuren (z. B. Pankreaslipase).
Coffein *n*: (engl.) *caffeine*; Koffein; Purinderivat (Methylxanthin); leicht wasserlösl. weiße Kristallnadeln mit schwach bitterem Geschmack, enthalten in den Samen des Kaffeestrauchs u. in den Blättern des Teestrauchs (früher als Thein bezeichnet, Thein ist mit C. chemisch identisch), ferner u. a. in Mate, Colanuss, Kakao; 1 Tasse Kaffee enthält ca. 100 mg, 1 Tasse Tee ca. 30 mg u. 1 l Colagetränk ca. 120 mg Coffein. **Wirkungsmechanismus:** Adenosinrezeptor-Antagonist (vgl. Adenosin); Stimulation des ZNS (vergleichbar mit Theophyllin*), Steigerung der Diurese, Relaxation der glatten Muskulatur (Bronchodilatation, Vasodilatation) schwächer als Theophyllin; Analeptikum; **Ind.:** Ermüdungserscheinungen; in Komb. mit Analgetika bes. bei Kopfschmerz u. Migräne. Vgl. Theobromin.
Coffey-Mayo-Operation (Robert C. C., Chir., Portland, 1869–1933; William J. M., amerik. Chir., 1861–1939; Charles H. M., amerik. Chir., 1865–1939) *f*: (engl.) *Coffey's operation*; Operation zur künstl. Harnableitung* mit Implantation der Ureteren in das Colon sigmoideum.
Coffin-Lowry-Syn|drom (Grange S. C, Päd., Berkley, geb. 1923; Robert Brian L., Genetiker, Calgery, Alberta, geb. 1932) *n*: (engl.) *Coffin-Lowry syndrome*; X-chromosomal-dominant erbl. Erkrankung; **Ätiol.:** Mutation im RSK2-Gen, Genlocus Xp22.2-p22.1; geringere Expression im weibl. Geschlecht; **Sympt.:** postnatale Wachstumsretardierung, Mikrozephalie, Krämpfe, geistige Retardierung, Dysodontie, charakterist. Gesicht (Progenie, breite Nase, großer Mund, evertierte Unterlippe, betonte Stirn u. Augenbrauen), grobes Haar, Pectus* excavatum, Pectus* carinatum, Skoliose*, Kyphose*, kräftige Unterarme, große weiche Hände mit kleinen Fingernägeln.
Cogan-Syn|drom I (David G. C., Ophth., Boston, 1908–1993) *n*: (engl.) *Cogan's syndrome I*; seltener Symptomenkomplex mit rezidiv. Keratitis* parenchymatosa (s. Abb.), progredienter Innenohrschwerhörigkeit, Schwindel u. Tinnitus aurium, z. T. mit system. vaskulit. Manifestationen (Fieber, Splenomegalie, Lymphadenopathie, Schmerzen des Bewegungsapparates) sowie Befall der großen

Cogan-Syndrom II

Coenzyme
Auswahl

Coenzym	Funktion	Vitamin	Enzyme (Beispiele)
Gruppentransfer			
Nukleosidphosphate (ATP, CTP, GTP, UTP, CPP, UDP)	Transphosphorylierung, Monosaccharidtransfer	—	Phosphotransferasen, Nukleotidyltransferasen, Ligasen
Thiamindiphosphat	oxidative Decarboxylierung, Aldehydtransfer	Thiamin	Decarboxylasen, Transketolase
Pyridoxalphosphat	Transaminierung, Decarboxylierung	Pyridoxin	Transaminasen, Lyasen
Biotin	Carboxylierung	Biotin	Carboxylasen
Tetrahydrofolsäure	Übertragung von C_1-Gruppen (Formyl-, Methylen-, Methylreste)	Folsäure	Methyltransferasen, Formyltransferasen, Carbamyltransferasen
Coenzym A	Übertragung von Acylgruppen, Synthese und Oxidation von Fettsäuren	Pantothensäure	Acyltransferasen, CoA-Transferasen
5-Desoxy-adenosyl-Cobalamin	Isomerisierung	Cobalamin	Methylmalonyl-CoA-Mutase
Methylcobalamin	Übertragung von C_1-Gruppen	Cobalamin	Methioninsynthetase
Redox-Coenzyme			
Pyridinnukleotid-Coenzyme		Nicotinsäure	Oxidoreduktasen
Flavinnukleotide		Riboflavin	Oxidoreduktasen
Liponsäure		—	Acyltransferasen, Pyruvatdehydrogenase
Ubichinon		—	Oxidoreduktasen

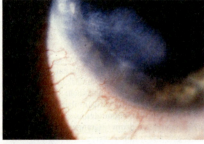

Cogan-Syndrom I: Keratitis parenchymatosa [106]

(Aortitis) u. mittleren (A. carotis) Gefäße; **Urs.:** unklar, evtl. Autoimmunkrankheit*; **Ther.:** Glukokortikoide, ggf. Immunsuppressiva (Azathioprin, Cyclophosphamid, Methotrexat); Cochlear* Implant.

Cogan-Syn|drom II (↑) *n*: (engl.) *Cogan's oculomotor apraxia*; syn. okulomotorische Apraxie*; seltene, angeb. (Genlocus 2q13) Augenbewegungsstörung mit Störung der Initiation u. Amplitude horizontaler Sakkaden* bei ungestörten vertikalen Augenbewegungen*; bei Anvisieren eines seitl. Objekts bleiben die Augen zurück, es kommt zu typ. kompensator. rascher Kopfwendung in Richtung des Objekts.

Cohn-Fraktionierung (Erwin J. C., physiol. Chem., Cambridge, USA, 1892–1953; lat. fractio Bruch, -stück): (engl.) *Cohn's fractionation*; schonende Auftrennung der Plasmaproteine* mit Ethanol (Zugabe in aufsteigender Konzentration zum Blutplasma bei gleichzeitiger Reduktion der Temperatur auf 0–10°C), meist zur Gewinnung therap. Präparationen; **Hauptfraktionen:** Fibrinogen (I), Gammaglobuline (II), Beta-1-Lipoproteine (III-0), Alloagglutinine (III-1), Prothrombin (III-2), Alpha- u. Betaglobuline (IV), Albumine (V); Faktor XIII als Präzipitat.

Coil-Embolisation (engl. coil Spirale, Spule; Embol-*) *f*: s. Embolisation, therapeutische.

Coiling (↑): **1.** Bez. für Schlingenbildung von Arterien (z. B. im Bereich der A. carotis interna); **2.** s. Embolisation, therapeutische.

Co|itus (lat. co<u>i</u>re, c<u>oi</u>tum sich vereinigen) *m*: s. Koitus.

Co|itus inter|ruptus (↑) *m*: (engl.) *coitus interruptus*; traditionelle Meth. der Kontrazeption*, wobei der Penis beim Koitus* kurz vor der Ejakulation aus der Vagina gezogen wird; Zuverlässigkeit gering; s. Pearl-Index (Tab. dort).

Col|amin *n*: (engl.) *colamine*; 2-Aminoethanol, β-Ethanolamin, NH_2—CH_2—CH_2—OH; biogenes Amin*, das durch Decarboxylierung von Serin entsteht; Zwischenprodukt der Biosynthese von Cholin* u. Kephalinen*.

CO_2-Laser: s. Laser.

Colchicin *n*: (engl.) *colchicine*; Alkaloid aus Colchicum autumnale (Herbstzeitlose), bes. in Knollen u. Samen; starkes Mitosegift; **Verw.:** im akuten Gichtanfall (Herabsetzung der Phagozytoseaktivität der Leukozyten); **NW:** bereits in therap. Dosen Gastroenteritis (LD bei Erwachsenen ca. 20 mg).

COLD: Abk. für (engl.) *chronic obstructive lung disease*; COPD*.
Cold-pressure-Test (engl. cold kalt; pressure Druck) *m*: Abk. CP-Test; syn. Hines-Brown-Test; auch Eiswassertest; Kälte-Druck-Test zur Beurteilung der individuellen Kreislaufregulation (u. a. endotheliale Funktion) durch Blutdruckmessung vor, während u. nach Eintauchen einer Hand in Eiswasser (1 Min.); v. a. für wissenschaftl. Zwecke genutzt; **Prinzip:** max. Druckanstieg meist 30 Sek. nach Beginn des Kältereizes, Wiedererreichen des Ausgangswerts nach 2–3 Min.; je nach diastol. RR-Steigerung Unterscheidung in Reaktion vom Hyporeaktor- (<10 mmHg), Normoreaktor- (10–20 mmHg) u. Hyperreaktortyp (>20 mmHg mit verzögerter Rückkehr zum Ausgangswert; z. B. bei Hypertonie*, Hyperthyreose*, neurovegetativer Dystonie*, evtl. bei Phäochromozytom*). Vgl. Eiswassertest.
Cole|calci|ferol (INN) *n*: syn. Cholecalciferol, Vitamin D₃; s. Calciferole.
Cole-Re|zessus (Lewis G. C., Röntg., New York, 1874–1954; lat. recessus entlegener Ort) *m*: (engl.) *Cole recess*; (röntg.) kaum gebräuchliche Bez. für den Raum, der bei der Magen*-Darm-Passage unterh. des Bulbus duodeni sichtbar wird.
Cole|sevelam *n*: gastrointestinal nicht resorbierbares Polymer* zur p. o. Anw. als Lipidsenker*; **Wirkungsmechanismus:** enterale Komplexbildung mit Gallensäuren*, dadurch Hemmung der Gallensäuren-Reabsorption (vgl. Kreislauf, enterohepatischer), Verminderung der Konz. von LDL* im Blut in der Folge; **Ind.:** primäre Hypercholesterolämie* als Monotherapie (erhebl. höhere Dosen erforderlich) od. in Komb. mit HMG-CoA-Reduktase-Hemmer (s. Lipidsenker; maximale Wirkung, weil die mangelgetriggerte kompensatorisch gesteigerte intrahepatozelluläre Cholesterinsynthese durch HMG-CoA-Reduktase-Hemmer gehemmt wird); **Kontraind.:** Leberinsuffizienz, Magen-Darm-Op., entzündl. Darmerkrankungen; Schwangerschaft; **UAW:** häufig abdominale Beschwerden u. Stuhlanomalien, Obstipation; selten Transaminasenanstieg u. Myalgien; cave: potentiell verminderte Resorption von fettlösl. Vitaminen, daher engere Überwachung bei Gabe von Phenprocoumon erforderlich.
Colestipol (INN) *n*: (engl.) *colestipol*; Copolymer von Diethylentriamin u. Chlormethyloxiran; Lipidsenker* aus der Gruppe der Anionenaustauscher; **Ind.:** primäre Hypercholesterolämie (in Verbindung mit Diät); **Kontraind.:** Kinder <6 Jahre.
Colestyr|amin (INN) *n*: (engl.) *colestyramine*; Mischpolymerisat aus Styrol u. Divinylbenzol; Lipidsenker* aus der Gruppe der Anionenaustauscher sowie adjuvantes Antidot* durch Unterbrechung des enterohepat. Kreislaufs; **Ind.:** Hypercholesterolämie, Pruritus bei Cholestase; Intoxikation mit Digitalisglykosiden od. Cumarin.
Cole-Tubus (Tubus*) *m*: s. Endotrachealtubus (Abb. 2 dort).
Col-Faktoren *m pl*: (engl.) *colicinogenic factors*; kolizinogene Plasmide, auch Col-Plasmide; Bez. für konjugierende (s. Konjugation) u. nicht konjugierende Plasmide*, die Gene für die Produktion von antibakteriell wirksamen Proteinen (Kolizine; s.

Bakteriozine) durch Escherichia coli besitzen; vgl. Konjugationsfaktor.
Coli-: s. Escherichia coli.
Colica (Kolik*) *f*: Kolik*.
Colica gastrica (↑) *f*: Magenkolik; s. Kolik.
Colica hepatica (↑) *f*: Gallenkolik; s. Kolik; Cholelithiasis.
Colica renalis (↑) *f*: Nierenkolik*.
Colicine *n pl*: Kolizine; s. Bakteriozine.
Colinet-Syn|drom *n*: Silikoarthritis*.
Co|lipase (Co-*; Lip-*) *f*: (engl.) *colipase*; Hilfsprotein, das Pankreaslipase (s. Lipasen) durch Bindung an die C-terminale Domäne aktiviert u. ihre Anlagerung an Lipidgrenzflächen mit Phospholipiden u. Gallensäuren* vermittelt.
Colistin (INN) *n*: (engl.) *colistin*; Polymyxin E; zur Gruppe der Polymyxine* gehörendes Polypeptid-Antibiotikum; **Ind.:** selektive Darmdekontamination*.
Colitis (Kol-*; -itis*) *f*: s. Kolitis.
Colitis cystica (↑; ↑) *f*: (engl.) *cystic colitis*; Kolitis* mit Auftreten von schleimhaltigen Zysten in der Wand von Colon u. Rektum; bei C. c. superficialis liegen die Zysten im Schleimhautniveau u. können unter die Serosa reichen.
Colitis haemor|rhagica (↑; ↑) *f*: Entz. des Dickdarms mit Blutentleerung, z. B. bei Colitis* ulcerosa.
Colitis ischaemica (↑; ↑) *f*: s. Kolitis, ischämische.
Colitis pseudo|membranacea (↑; ↑) *f*: (engl.) *pseudomembranous colitis*; pseudomembranöse Kolitis; schwerste Form der Antibiotika-assoziierten Kolitis* mit weißl.-gelben Plaques (Pseudomembranen, s. Abb.).

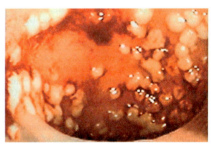

Colitis pseudomembranacea [25]

Colitis ulcerosa (↑; ↑) *f*: (engl.) *ulcerative colitis*; meist in Schüben verlaufende chron. Entz. der Dickdarmschleimhaut, die sich vom Rektum ausgehend kontinuierlich nach proximal ausdehnt (vgl. Enteritis regionalis Crohn); **Häufigkeit:** Inzidenz in Europa 5–25:100 000 pro Jahr; jeder 3.–5. Patient erkrankt im Kindes- u. Jugendalter; Haupterkrankungsgipfel zwischen 2. u. 4. Lebensjahrzehnt, kleinerer Gipfel im 6./7. Lebensjahrzehnt; **Lok.:** s. Abb. 1; bei ca. 40–50 % nur auf das Rektum u. Sigmoid beschränkt, bei 30–40 % als linksseitige Kolitis u. bei 20 % als Pancolitis verlaufend (v. a. im Kindesalter); extraintestinal: z. B. am Auge u. artikulär (s. u. Klin.); **Ätiol.:** unklar; vermutl. multifaktorielle Genese (genet. Prädisposition, immun. Dysregulation, Umweltfaktoren, Störung der mikrobiellen Flora), familiär gehäuft

Collagen

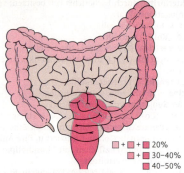

+ ■ + ■ 20%
■ + ■ 30–40%
■ 40–50%

Colitis ulcerosa Abb. 1: Lokalisationen

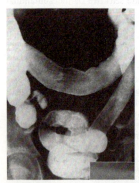

Colitis ulcerosa Abb. 2: typische Abdomenübersicht (Kolonkontrasteinlauf) mit fehlender Haustrierung des gesamten Colons, herabgesetzter Elastizität der Darmwand u. fehlender regulärer Schleimhautzeichnung; an einzelnen Abschnitten pseudopolypöse Veränderungen [39]

auftretend; **Pathol.:** entspr. der Aktivität granulierte Schleimhaut, punktförmige Blutungen, Ulzerationen u. Spontanblutungen; nach wiederholten Schüben Entw. von Pseudopolypen u. Dehaustrierung (s. Abb. 2); **Klin.:** schleimig-blutige Diarrhö mit schmerzhaften Entleerungen; kontinuierlicher Befall mit Zunahme der Veränderungen nach distal, Pseudopolypen, verminderte Gefäßzeichnung; in Abhängigkeit von Aktivität u. Ausdehnung des Krankheitsgeschehens Fieber, Dehydratation, Gewichtsverlust, Anämie, allg. Entzündungszeichen; Vergleich zu Enteritis regionalis Crohn: s. Enteritis regionalis Crohn (Tab. dort); **extraintestinale Manifestationen:** primär sklerosierende Cholangitis (4 %, im Kindesalter 3,5 %; andererseits tritt bei ca. 80 % der Pat. mit primär sklerosierender Cholangitis eine C. u. auf), Pyoderma gangraenosum (1–2 %), Episkleritis u. Uveitis (5 %), Stomatitis aphthosa (10 %), Arthritis (15 %), ankylosierende Spondylitis (1 %, Pat. meist HLA-B27 positiv); **Kompl.:** toxisches Megakolon*, kolorektales Karzinom* (Risikoerhöhung nach 10-jährigem Verlauf); **Diagn.:** Stuhluntersuchung, Ileokoloskopie mit Biopsien, Ultraschalldiagnostik (u. a. verdickte Darmwand); **Ther.:** Glukokorti-

koide, Sulfasalazin u. Mesalazin (je nach Ausdehnung evtl. auch nur top. mit Klysmen) u. zum Remissionserhalt auch Probiotika wie z. B. E. coli Nissle; bei chron. aktivem Verlauf auch Azathioprin u. ggf. Infliximab, bei fulminantem Verlauf zusätzl. Ciclosporin; bei Versagen der konservativen Maßnahmen Koloproktektomie mit Erhalt des Kontinenzorgans u. Anlage eines ileoanalen Pouchs; **DD:** Enteritis* regionalis Crohn, Divertikulitis*, Enterokolitis* anderer Ursache.

Colla|gen (Kolla*; -gen*) *n*: s. Kollagen.
col|lateralis (Co-*; lateral*): gleichseitig, seitlich.
Collerette (franz. Halskrause) *f*: (engl.) *collarette*; schmale, kragenförmige Abschuppung als Rest eines Bläschens od. nach Abblättern einer Effloreszenz; typ. bei Pityriasis* rosea.
Colles-Band (Abraham C., Chir., Dublin, 1773–1843): s. Ligamentum reflexum.
Colles-Faszie (↑; Fasc-*) *f*: **1.** Tela subcutanea penis; **2.** Tunica dartos scroti; **3.** Stratum membranosum telae subcutaneae perinei.
Colles-Fraktur (↑; Fraktur*) *f*: Radiusextensionsfraktur; s. Radiusfraktur, distale.
Colliculus (Dim. von lat. collis Hügel) *m*: Hügelchen.
Colliculus facialis (↑) *m*: (engl.) *facial colliculus*; Vorwölbung in der oberen Hälfte der Fossa rhomboidea, die durch das Umkreisen der Nervenfasern des Nucleus nervi facialis um den Nucleus nervi abducentis bedingt ist.
Colliculus inferior, superior (↑) *m*: (engl.) *inferior, superior colliculus*; an Hör*- od. Sehbahn* angeschlossener unterer bzw. oberer Hügel der Lamina tecti; s. Tectum mesencephali.
Colliculus seminalis (↑) *f*: (engl.) *seminal colliculus*; Verumontanum; Samenhügel in der dorsalen Wand der Pars prostatica der männl. Harnröhre; Mündungsstelle des Ductus ejaculatorius u. der Mehrzahl der Prostataausführungsgänge.
Collin-Spekulum (Anatole C., Instrumentenmacher, Paris, 1831–1923; Spekulum*) *n*: (engl.) *Collin's speculum*; selbsthaltendes Scheidenspekulum; s. Spekulum.
Collins-Test *m*: Toluidinblau*-Probe.
Collodium *n*: (engl.) *collodion*; dickflüssige Lösung von Zellulosedinitrat (Colloxylinum) in einem Alkohol-Ether-Gemisch, hinterlässt beim Verdunsten einen dünnen Film; **Anw.:** zum Wundverschluss kleiner Wunden; bei der Herstellung von Hühneraugen- u. Warzentinkturen.
Collodium-Baby *n*: s. Ichthyosis congenita.
Collum-: Wortteil mit der Bedeutung Hals; von lat. collum.
Collum (↑) *n*: syn. Cervix; Hals.
Collum anatomicum humeri (↑) *n*: (engl.) *anatomical neck of humerus*; Hals des Humerus* zwischen Caput u. Tuberculum majus u. minus.
Collum chirurgicum humeri (↑) *n*: (engl.) *surgical neck of humerus*; distal von Tuberculum majus u. minus gelegener (bruchgefährdeter) Hals des Humerus*.
Collum dentis (↑) *n*: s. Zahnhals.
Collum femoris (↑) *n*: (engl.) *neck of femur*; Hals des Femur* zwischen Caput u. Trochanter major u. minor.
Collum uteri (↑) *n*: s. Cervix uteri.

Colo-: s. a. Kolo-.
Colombo radix *f*: s. Kolombowurzel.
Colon (Kol-*) *n*: (engl.) *colon*; auch Kolon, Grimmdarm; Hauptanteil des Dickdarms; beginnt oberh. der Einmündung des Ileums u. geht am Ende in das Rektum über, ist zuständig für die Eindickung u. Gewinnung von Wasser aus den Faeces; **Abschnitte:** s. Abb.; **1.** Caecum* mit Appendix; **2.** C. ascendens (sekundär retroperitoneal); **3.** C. transversum (intraperitoneal, mit Mesocolon transversum); **4.** C. descendens (sekundär retroperitoneal); **5.** C. sigmoideum (intraperitoneal, mit Mesosigmoideum); Flexura coli dextra u. sinistra; Merkmale des C.: 3 Längsmuskelstreifen (Tänien), regelmäßige Ausbuchtungen (Haustren), Appendices epiploicae (syn. Appendices omentales); **Histol:** verstreichbare Falten, an denen auch die Muscularis beteiligt ist; Schleimhaut mit tiefen schlauchförmigen Krypten, Epithel enthält zahlreiche Becherzellen; **klin. Bedeutung:** s. Karzinom, kolorektales; Divertikulose; Colitis ulcerosa; Enteritis regionalis Crohn. Vgl. Darm; Koloskopie.

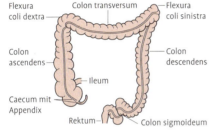

Colon: Abschnitte

Colon irritabile (↑) *n*: s. Reizdarmsyndrom.
Colony-stimulating-Faktor *m*: s. CSF.
Colostrum (lat. Erstmilch nach dem Kalben) *n*: s. Kolostrum.
Colp-: s. a. Kolp-, Vaginal-.
Colpitis senilis (Kolp-*; -itis*) *f*: s. Kolpitis.
Colti|virus (nach Colorado-tick-fever-Virus; Virus*) *n*: Genus der Fam. Reoviridae* (Ø 60–80 nm, Innenkörper mit 32 ringförmig ikosaedrisch angeordneten Kapsomeren, Genom in 10 Segmenten doppelsträngiger RNA); **Übertragung:** durch Zecken (v. a. Dermacentor); **humanpathogene Vertreter:** Serotypen des in den USA verkommenden Colorado-tick-fever-Virus; verursachen akutes Fieber, Kopfschmerz, Myalgie, häufig verbunden mit Exanthem, Arthralgie, Lymphadenopathie, nur selten mit Hämorrhagie od. ZNS-Beteiligung; Eyach-Virus mit mehreren Isolaten aus Deutschland u. Frankreich.
Colton-Blut|gruppen: (engl.) *Colton blood groups*; Symbol Co; seit 1967 bekanntes Blutgruppensystem (v. a. in der Abstammungsbegutachtung* relevant); autosomal-kodominante Vererbung der Allele Co^a (Häufigkeit bei Weißen über 99 %) u. Co^b, der Phänotyp Co^{a-b-} ist beschrieben; Antikörper gegen C.-B. sind sehr selten u. führen ggf. zur Auslösung von Transfusionszwischenfällen* bzw. Morbus* haemolyticus neonatorum.

Columella-Ef|fekt (dim von lat. columna Säule; lat. efficere, effectus hervorbringen) *m*: s. Tympanoplastik.
Columna (lat.) *f*: (engl.) *column*; Säule.
Columnae anales (↑) *f pl*: längsverlaufende Schleimhautfalten des Canalis* analis; enthalten starke Venenpolster.
Columnae griseae (↑) *f pl*: s. Rückenmark.
Columnae renales (↑) *f pl*: die zwischen den Markpyramiden der Niere gelegene Rindensubstanz.
Columna fornicis (↑) *f*: s. Fornix.
Columna grisea anterior medullae spinalis (↑) *f*: s. Rückenmark.
Columna grisea inter|media medullae spinalis (↑) *f*: s. Rückenmark.
Columna grisea posterior medullae spinalis (↑) *f*: s. Rückenmark.
Columna rugarum (↑) *f*: von Venengeflechten unterpolsterte Längswülste in der vorderen (C. r. anterior) u. hinteren (C. r. posterior) Scheidenwand.
Columna vertebralis (↑) *f*: s. Wirbelsäule.
Coma (Koma*) *n*: s. Koma.
Coma vigile (↑) *n*: Wachkoma; s. Syndrom, apallisches.
Com|bustio (lat. comburere, combustus völlig verbrennen) *f*: Verbrennung*.
Comedo (Co-*; lat. edere essen) *m*: s. Komedonen.
comitans (lat.): (engl.) *concomitant, accompanying*; auch concomitans; begleitend.
Commissura (lat.) *f*: Verbindung.
Commissura alba (↑) *f*: (engl.) *white commissure*; weiße Substanz vor dem Zentralkanal des Rückenmarks*.
Commissura anterior (↑) *f*: (engl.) *anterior commissure*; weiße Substanz zwischen rechter u. linker Großhirnhemisphäre in der Vorderwand des 3. Ventrikels (s. Hirnventrikel); enthält Kommissurenbahnen*.
Commissurae supra|opticae (↑) *f pl*: Projektionsfasern der Retina* zu Kerngebieten des Hypothalamus*; beim Menschen nicht sicher nachgewiesen; **Einteilung: 1.** Commissura supraoptica dorsalis (Ganser-, Meynert-Kommissur); **2.** Commissura supraoptica ventralis (Gudden-Kommissur).
Commissura fornicis (↑) *f*: zw. den Fornixschenkeln unter dem hinteren Abschnitt des Corpus callosum kreuzende Fasern aus den Fimbriae hippocampi beider Seiten; vgl. Fornix.
Commissura habenularum (↑) *f*: (engl.) *habenular commissure*; zwischen den Habenula* kreuzende Fasern aus den Nuclei habenulares beider Seiten.
Commissura labiorum (↑) *f*: vordere (C. l. ant.) u. hintere (C. l. post.) Verbindung der großen Schamlippen.
Commissura posterior (↑) *f*: (engl.) *commissure of epithalamus*; Brücke weißer Substanz zwischen Epiphyse* u. oberer Mündung des Aqueductus mesencephali; enthält Kommissurenbahnen*.
common cold virus (engl. banales Erkältungsvirus): s. Rhinovirus.
Commotio (lat.) *f*: (engl.) *commotio*; Erschütterung von Organen durch stumpfe Gewalteinwirkung; evtl. vorübergehende funktionelle Störungen ohne morphol. Veränderungen, z. B. Commotio* cerebri. Vgl. Kontusion.

Commotio cerebri

Commotio cerebri (↑) *f*: (engl.) *commotio cerebri*; sog. Gehirnerschütterung; leichtes Schädelhirntrauma* (SHT I); traumat. bedingte, reversible funktionelle Schädigung des Gehirns ohne morphol. fassbares Substrat; **Klin.: 1.** akut: **a)** initial kurzzeitige (≤15 Min.) Bewusstlosigkeit* bzw. quantitative od. qualitative Bewusstseinsstörung*, leichte Benommenheit* auch länger (z. T. ≥60 Min.); **b)** peritraumat. Amnesie (retrograd u. evtl. anterograd) ≤24 Std.; **c)** hypotone Kreislaufreaktion, Kopfschmerz, Schwindel, Übelkeit, Erbrechen, evtl. passagere posttraumatische Hirnleistungsschwäche* od. Durchgangssyndrom*; cave: neurol. Fokalzeichen fehlen (CCT i. d. R. ohne Herdbefund); **d)** GCS 15–14 (meist 15); s. Glasgow Coma Scale (Tab. dort); **2.** langfristig: s. Syndrom, postkommotionelles; **Diagn.:** EEG nur im Kindesalter verändert; radiol. Ausschluss einer Schädelfraktur (v. a. CCT); ggf. MRT (Ausschluss zerebraler Schäden); **Ther.:** kurzfristige Bettruhe, Analgetika, Antiemetika, Kreislaufstabilisierung, Frühmobilisation. Vgl. Contusio cerebri.

Commotio retinae (↑)*f*: (engl.) *concussion of the retina*; Ischämie* umschriebener Netzhautbezirke als Folge einer prellungsbedingten spast. Kontraktur der Netzhautarterien mit Ausbildung eines Berlin-Ödems*; vgl. Contusio bulbi.

Commotio spinalis (↑) *f*: (engl.) *spinal cord concussion*; Rückenmarkerschütterung; traumat. Schädigung des Rückenmarks mit reversibler Sympt. einer Querschnittläsion*.

com|municans (lat.): verbindend.
com|munis (lat.): gemeinsam.
com|pactus (lat.): zusammengedrängt, fest.
Compartimentum super|ficiale perinei (↑) *n*: (engl.) *superficial perineal pouch*; syn. Spatium superficiale perinei; in sich geschlossene Loge des Beckenbodens* zwischen Fascia perinei (kaudal) u. Membrana perinei (kranial).
com|pletus (lat.): vollständig.

Compliance (engl. Einwilligung, Bewilligung): **1.** syn. Adhärenz; (psychol.) Bereitschaft eines Pat. zur Zusammenarbeit mit dem Arzt bzw. zur Mitarbeit bei diagn. od. therap. Maßnahmen, z. B. Zuverlässigkeit, mit der therap. Anweisungen befolgt werden (sog. Verordnungstreue); C. ist u. a. abhängig von Persönlichkeit, Krankheitsverständnis u. Leidensdruck* des Pat., der Arzt*-Patient-Beziehung, Anzahl u. Schwierigkeit der Anweisungen, Art der Therapie u. evtl. erforderlichen Verhaltensänderungen. **2.** (klin.) Dehnbarkeit; **Formen: I.** (pneumonolog.) Maß für die volumenabhängige Dehnbarkeit der Lunge (pulmonale C.), des Thorax (thorakale C.) bzw. von Lunge u. Thorax (Gesamtcompliance); Berechnung: C = ΔV/ΔP (l/cm H$_2$O bzw. l/kPa); erniedrigte Werte bei restriktiven Ventilationsstörungen* (z. B. Lungenfibrose), erhöhte Werte für pulmonale C. häufig beim Lungenemphysem (vgl. Atemwegwiderstand); **a) stat.** C. als Quotient aus Volumenänderung der Lungen (gemessen während möglichst langsamer Exspiration der Vitalkapazität) u. gleichzeitiger Änderung von intrapleuralem Druck* (ergibt thorakale C.), intrapulmonalem Druck* (ergibt Gesamtcompliance) bzw. der Differenz zwischen intrapulmonalem u. intrapleuralem Druck (ergibt

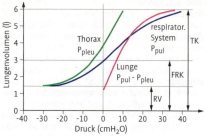

Compliance: Ruhedehnungskurven des Thorax, der Lunge u. des gesamten respiratorischen Systems. Die Druck-Volumen-Beziehungen gelten für extrinsisch induzierte Volumenänderungen bei relaxierter Atemmuskulatur. Bei einem definierten Lungenvolumen entspricht die Summe der Drücke von Thorax u. Lunge dem Druck im gesamten respiratorischen System. P$_{pleu}$: intrapleuraler Druck, P$_{pul}$: intrapulmonaler Druck, TK: Totalkapazität, RV: Reservevolumen, FRK: funktionelle Residualkapazität. Die Steigung der Ruhedehnungskurven gibt die jeweilige Compliance bei einem definierten Druck bzw. über einen definierten Druckbereich wieder.

pulmonale C.); Berechnung anhand der max. Steigung des linearen Teils der Ruhedehnungskurve (s. Abb.) im Druck*-Volumen-Diagramm (meist 35–70 % der Totalkapazität); abhängig von Geschlecht, Größe, Alter, Gewicht; **Referenzwerte** (gesunde junge Männer): pulmonale C. 0,2 l/cm H$_2$O, thorakale C. 0,2 l/cm H$_2$O; Gesamt-C. 0,1 l/cm H$_2$O; sog. spezifische C. ist statische C., bezogen auf die funktionelle Residualkapazität; **b) dynam.** C. als Quotient aus dem Betrag des Atemzugvolumens (s. Lungenvolumina, Abb. dort) u. Differenz zwischen dem intrapleuralen Druck (gemessen mit Ösophagusdruckmethode*) zu Beginn des Atemzugs u. bei Erreichen des max. Atemzugvolumens (ergibt annähernd pulmonale C.); Berechnung anhand der Steigung einer gedachten Geraden zwischen den Punkten der Strömungsumkehr im dynamischen Druck-Volumen-Diagramm; **II.** vaskuläre bzw. kardiale C.; Dehnbarkeit von Blutgefäßen bzw. der Herzwand (vermindert z. B. bei diastol. Herzinsuffizienz*); vgl. Windkesselfunktion; **III.** (urol.) Blasencompliance; Dehnungsfähigkeit der Harnblasenwand; Relation von Volumenzuwachs u. Detrusordruckänderung in ml/cm H$_2$O, physiol. >20 ml/cm H$_2$O, erniedrigt z. B. bei hyperbarer Blase inf. infravesikaler Harnabflussbehinderung* (low compliance bladder).

Composite Graft (engl. composite zusammengesetzt; graft Transplantat): aus mehreren versch. Materialien zusammengesetztes Transplantat; z. B. rein autogen aus der Ohrmuschel entnommenes Haut-Knorpel-Transplantat zur rekonstruktiven Rhinoplastik bzw. aus autogenem u. alloplast. Material (Vene u. Kunststoffprothese) zusammengesetzter Bypass in der Gefäßchirurgie.

com|positus (lat.): zusammengesetzt.
Compound A: (anästh.) nephrotox. wirkendes polyfluoriertes Alken (Haloalken); vgl. Atemkalk.
Com|pressio (lat.) *f*: Druck, Quetschung.

Com|pressio cerebri (↑) *f*: (engl.) *cerebral compression*; syn. Gehirnkompression; auch Hirnkompression, sog. Hirnquetschung; Schädigung des Gehirns* durch Druck; **Vork.**: Hirndrucksteigerung* (z. B. chron. ICP >30 mmHg) u. a. bei intrakraniellem Hämatom*, Liquorstopp*, Hirnödem*, Schlaganfall*, Enzephalitis*, Hydrozephalus*. Vgl. Schädelhirntrauma.

Compton-Effekt (Arthur Holly C., Physiker, Chicago, 1892–1962; lat. efficere, effectus hervorbringen) *m*: (engl.) *Compton effect*; Wechselwirkung ionisierender Photonenstrahlung mit Materie, bei der ein auftreffendes Photon ein locker gebundenes Elektron aus dem äußeren Teil der Atomhülle löst u. ihm dabei einen Teil seiner Energie überträgt; der C.-E. nimmt mit zunehmender Photonenenergie ab u. hängt kaum von der Ordnungszahl des Absorbermaterials ab. Er ist der vorherrschende Wechselwirkungsprozess, z. B. bei der med. Megavolttherapie (s. Strahlentherapie). Das durch den C.-E. freigesetzte Sekundärelektron überträgt seine Energie durch Ionisierung* auf das Absorbermaterial; das Photon setzt seine Bewegung als energieärmeres Streuquant mit geänderter Richtung fort (s. Abb.).

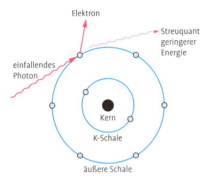

Compton-Effekt

Computerized Physician Order Entry: Abk. CPOE; elektronische Anforderung von Diagnose-, Therapie- od. Bestellungsaufträgen, die mit EDV-Unterstützung erfasst, verarbeitet u. ggf. mit einem Statistik- od. Warnsystem verbunden sind; z. B. für bildgebende Verfahren od. Arzneimittel-Verordnungen; meist wird ein Clinical* Decision Support System in das CPOE-System integriert.

Computer|tomo|graphie (-tom*; -graphie*) *f*: s. CT.

COMT: Abk. für Catechol-O-Methyltransferase; auch Katechol-O-Methyltransferase; Enzym, das in den sympath. Nervenenden der Zielorgane die Neurotransmitter Noradrenalin, Adrenalin u. Levodopa methyliert (Hauptabbauweg mit der anschl. oxidativen Desaminierung durch die Monoaminoxidase*).

COMT-Hemmer: Kurzbez. für Catechol-O-Methyltransferase-Hemmer; (engl.) *COMT inhibitors*; Substanzen, die durch Hemmung der enzymat. Aktivität von COMT* Bioverfügbarkeit u. Wirkungsdauer von Levodopa* bei der Ther. des Parkinson*-Syndroms erhöhen; z. B. Entacapon*, Tolcapon*.

ConA: Kurzbez. für **Con**canavalin* **A**.

Concanavalin A *n*: (engl.) *concanavalin* A; Kurzbez. ConA; Lektin* der Jack-Bohne (Canavalia ensiformis), das an Polymere (z. B. Polysaccharide*, Glykoproteine*, Glykolipide*) mit inneren u. endständigen nichtreduzierenden Alpha-Mannosylresten bindet, die in bakteriellen Zellwänden (z. B. Teichonsäuren*) u. in der Glykokalyx* (z. B. der Erythrozyten) vorkommen; ConA wirkt als Mitogen bes. auf CD8⁺ zytotox. T*-Lymphozyten.

concern level (engl. concern Besorgnis; level Niveau): syn. level of concern (Abk. LOC); Konz. einer Umweltchemikalie in Luft, Wasser od. Boden, bei der mit einer Schädigung (z. B. von Bienen od. Fischen durch Pflanzenschutzmittel; beim Menschen 5 nmol/l Cadmium im Vollblut) zu rechnen ist.

Concha (gr. κόγχη) *f*: Muschel.

Concha auriculae (↑) *f*: Ohrmuschel; s. Ohr, äußeres (Abb. dort).

Concha nasalis (↑) *f*: syn. Nasenmuschel; die C. n. inf. (untere Nasenmuschel) ist ein eigenständiger Schädelknochen mit Processus lacrimalis, Processus maxillaris, Processus ethmoidalis; C. n. media (mittlere Nasenmuschel) u. C. n. sup. (obere Nasenmuschel) gehören dem Os* ethmoidale an.

Concha nasalis suprema (↑) *f*: rudimentäre oberste Nasenmuschel; vgl. Concha nasalis.

Concha sphenoidalis (↑) *f*: muschelförmige Knochenlamelle, Vorderwand des Sinus* sphenoidalis.

con|comitans (lat.): begleitend.

Con|cretio peri|cardii (lat. concretio Zusammenwachsen) *f*: partielle od. totale (Obliteratio pericardii) schwielige Verwachsung der Perikardblätter als Folge einer chron. Perikarditis*; **Klin.**: Atemnot, Zyanose, hochgradige Einflussstauung* mit sichtbar gestauten Halsvenen auch bei aufrechter Körperhaltung, Leberstauung* u. Stauungsniere* sowie periphere Ödeme u. art. Hypotonie; Herzbefund oft unauffällig; vgl. Accretio pericardii.

Con|cussio (lat.) *f*: Erschütterung.

Conduit (engl. Kanal, Röhre) *n*: **1.** s. Interponat; **2.** (urol.) op. Bildung einer inkontinenten künstlichen Harnableitung* (sog. Urostoma) aus ausgeschaltetem Darmsegment; **Formen**: Ileum*-Conduit, Kolon*-Conduit, Sigma*-Conduit; **3.** (herzchir.) Rohrprothese mit eingebauter mechan. od. biol. Aortenklappenprothese (sog. klappentragendes C.); **Verw.**: **a)** zum Aortenklappen- u. Aorta-ascendens-Ersatz mit Implantation der Koronarostien in die Prothese, Ind.: z. B. Aneurysma der Aorta ascendens bei Marfan Syndrom; **b)** auch als Interponat zwischen Herzspitze (Apex cordis) u. Aorta thoracalis descendes (Apiko-descendens-C.) bei Aortenklappenstenose u. schwerer Verkalkung der Aorta ascendens; selten angewendet, meist durch transfemoralen od. transapikalen Aortenklappenersatz ersetzt.

Con|duplicato-corpore-Geburt (lat. conduplicato corpore mit verdoppeltem Körper): (engl.) *conduplicato corpore evolution*; syn. Roederer-Selbstentwicklung; Art der Selbstentwicklung* bei Querlage durch spitzwinklige Abknickung der kindl. Brustwirbelsäule (s. Abb.); bei ausgetragener lebender Frucht ausgeschlossen, ausnahmsweise bei sehr kleinem Fetus (<800 g) möglich.

Condurango cortex

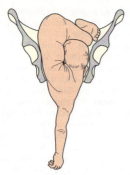

Conduplicato-corpore-Geburt

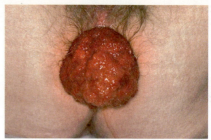

Condylomata gigantea [25]

Condurango cortex *m*: (engl.) *condurango*; Rinde der Zweige u. Stämme von Marsdenia condurango, die Condurangoglykoside enthält (Gemisch wird als Condurangin bezeichnet); **Verw.:** Bittermittel bei Appetitlosigkeit.
Condyl-: s. a. Kondyl-.
Condylomata acuminata (Kondyl-*; -om*) *n pl*: (engl.) *acuminate warts*; Feig- od. Feuchtwarzen; benigne Epitheliome* viraler Genese mit fast ausschließl. genitoanaler Lok.; gehäuftes u. therapierefraktäres Vork. bei HIV*-Erkrankung; **Err.:** Papillomavirus* Typen 6 u. 11, 40, 42–44 , selten 16, 18, 31, 32 u. a.; durch Geschlechtsverkehr übertragbar; Trauma u. Mazeration begünstigen die Infektion, z. B. bei Balanitis, Phimose, Urethritis, Fluor vaginalis, Intertrigo, Hämorrhoiden, Analekzem, Condylomata* lata; **Inkub.:** 4 Wo. bis zu mehreren Mon.; **Klin.:** aus stecknadelkopfgroßen Knötchen entstehen blumenkohl- u. hahnenkammartige, papilläre Wucherungen an äußeren Genitalien, Vagina, Zervix, intraurethral u. -anal (s. Abb.); als Spätfolge invasives Wachstum mit Fistelbildung; **Ther.:** lokale Anw. von Immunmodulatoren (Imiquimod*), Podophyllotoxin u. Ätzmitteln, Elektrokoagulation, CO₂-Laser, Kürettage; Partnerbehandlung; evtl. Proph. mit Interferon-α bei häufigen Rezidiven. Vgl. Condylomata gigantea.

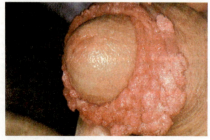

Condylomata acuminata: warzige Papeln primär am inneren Vorhautblatt [3]

Condylomata gigantea (↑; ↑) *n pl*: (engl.) *giant condyloma*; syn. Buschke-Löwenstein-Tumoren; Riesenkondylome; ausgedehnte Condylomata* acuminata (s. Abb.) mit invasivem, destruierendem Wachstum, Fistelbildung; meist assoziiert mit humanen Papillomavirus* (HPV)-Typen 6 od. 11; gute Progn. nach chir. Exzision od. CO₂-Laser Behandlung; hochdifferenziertes Plattenepithelkarzinom*, selten mit Metastasierung bei Hochrisiko-HPV Typen.
Condylomata lata (↑; ↑) *n pl*: (engl.) *condylomata lata, flat condylomata*; breit aufsitzende, nässende, treponemenreiche (daher hochinfektiöse) Papeln im späten Stadium der Frühsyphilis (s. Syphilis, Abb. 2 dort), bes. an Stellen mit starker Schweißbildung (Vulva, Analtrichter, Axillen).
Condylomata plana (↑; ↑) *n pl*: sexuell übertragene HPV-Inf. der äußeren Genitalien, im Bereich von Cervix uteri, Vagina u. Analkanal; multiple, scharf umschriebene, flache weißl. od. erythematöse Papeln; **Err.:** meist HPV-Typen 6 u. 11; **Inkub.:** 4 Wo.; **DD:** Vulvovaginitis candidomycetica, Herpes simplex, Leukoplakie, Zervixkarzinom. Vgl. Condylomata acuminata.
con|fluens (lat.): zusammenfließend.
Con|fluens sinuum (↑): s. Sinus durae matris.
Con|founder (engl. *to confound* durcheinanderbringen): Klasse effektverfälschender Variablen (z. B. bestimmtes Merkmal od. Risikofaktor) in Studien, die bei Planung (Erfassung, Matching) od. Auswertung (Schichtung, Matching) zu berücksichtigen ist; z. B. ist beim statistischen Zusammenhang zwischen der Exposition Zigarettenrauchen u. dem Erkrankungsrisiko Leberzirrhose der C. Alkoholmissbrauch, der sowohl mit der Exposition wie auch mit der Erkrankung korreliert. Vgl. Bias.
Con|gelatio (lat. *congelare* erfrieren) *f*: Erfrierung*.
con|genitus (Co-*; lat. *genitus* geboren, gezeugt): angeboren*.
Con|gestio (lat. *congerere, congestum* anhäufen) *f*: s. Kongestion.
congestive pulmonary failure (engl. ↑; *pulmonary failure* Lungendefekt): Perfusionsstörung im Bereich der Lungenalveolen bei Neugeborenen auf der Grundlage von Atelektasen* u. vaskulärer Kongestion (rel. Blutüberfüllung); kann zum Surfactantmangel*-Syndrom führen.
Conidia (gr. κόνις Staub; -id*) *n pl*: s. Konidiosporen.
Coniinum (gr. κώνειον Schierling) *n*: s. Koniin.
Conium maculatum (↑) *n*: (engl.) (*poison*) *hemlock*; syn. Gefleckter Schierling; s. Koniin.
con|jugalis (lat. *coniugalis*): ehelich.
Con|jugata (lat. *coniugare* zusammenpaaren) *f*: s. Beckenmaße.

Con|junctiva (lat. coniunctivus verbindend) *f*: (engl.) *conjunctiva;* (anat.) Tunica conjunctiva; Bindehaut des Auges; schleimhautähnl. Fortsetzung der äußeren Haut, welche die hintere Fläche des Lids als C. palpebrarum, am Tarsus fixiert, überzieht, sich dann unter Bildung der oberen u. unteren Umschlagfalte auf der vorderen Fläche der Sklera fortsetzt (C. bulbi), um sich am Limbus fest mit der Cornea zu verbinden; kälte- u. schmerzempfindlich.

Con|junctivitis (↑; -itis*) *f*: s. Konjunktivitis.

Con|junctivitis diphtherica (↑; ↑) *f*: s. Conjunctivitis pseudomembranosa.

Con|junctivitis follicularis (↑; ↑) *f*: (engl.) *follicular conjunctivitis;* sog. Follikularkatarrh; akut od. chron. auftretende, spezif. Reaktionsform der Bindehaut mit Bildung subepithelialer Lymphfollikel im Bereich der Conjunctiva tarsi des oberen u. unteren Augenlids; **Urs.:** chem. od. physik. Reize, Infektionen (z. B. mit Moraxella, Chlamydia, Adeno- od. Herpesviridae, Molluscum-contagiosum-Virus). Vgl. Konjunktivitis.

Con|junctivitis gonor|rhoica (↑; ↑) *f*: Gonoblennorrhö*.

Con|junctivitis pseudo|membranosa (↑; ↑) *f*: (engl.) *pseudomembranous conjunctivitis;* auch Conjunctivitis diphtherica; akut auftretende Konjunktivitis*, bei der sich die stark infiltrierten Lider brettharrt anfühlen u. die Conjunctiva des unteren Lids mit einer grau-gelbl. Membran überzogen ist (s. Abb.); **Urs.:** versch. Erreger, v. a. Corynebacterium* diphtheriae.

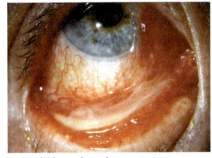

Conjunctivitis pseudomembranosa [106]

Con|junctivitis sicca (↑; ↑) *f*: s. Keratoconjunctivitis sicca.

Con|junctivitis trachomatosa (↑; ↑) *f*: s. Trachom.

Con|junctivitis vernalis (↑; ↑) *f*: (engl.) *vernal catarrh;* sog. Frühjahrskatarrh der Augen; bes. bei Allergikern jahreszeitlich gehäuft auftretende exsudativ-allerg. Konjunktivitis*, z. T. verbunden mit Lidödem bzw. -ekzem; bei Beteiligung der Hornhaut: Keratoconjunctivitis vernalis; **Formen: 1.** palpebrale Form mit pflastersteinartigen Wucherungen der Conjunctiva bulbi (s. Abb.); **2.** bulbäre Form mit grauweißen Wucherungen der perilimbären Bindehaut; **Ther.:** lokal Cromoglicinsäure, u. U. Kortikoidsalben bzw. -tropfen; **Progn.:** abhängig von Hornhautkomplikationen, meist spontanes Abklingen; vgl. Rhinitis allergica; Pollinosis.

con|natus (Co-*; lat. natus geboren): angeboren*.

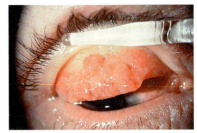

Conjunctivitis vernalis: pflastersteinartige Papillen bei palpebraler Conjunctivitis vernalis [106]

Con|nexin *n*: (engl.) *connexin;* Protein mit 4 Transmembran-Domänen, einer intra- u. 2 extrazellulären Schleifen (N- u. C-terminale Enden intrazellulär), das in Zellen die gap* junctions bildet; 6 C. bilden einen Semikanal (Connexon), der eine Pore umschließt. Bei benachbarten Zellen entsteht aus 2 Connexonen eine Kanalverbindung (gap junction); 21 Connexin-Subtypen sind beschrieben.

Con|nexus inter|tendinei musculi extensoris digitorum (↑; lat. nexus Verbindung) *m*: Verbindungen zwischen den Sehnen der Fingerstrecker am Handrücken.

Conn-Syn|drom (Jerome W. C., Endokrin., Michigan, 1907–1981) *n*: (engl.) *Conn's syndrome;* syn. primärer Hyperaldosteronismus; pathol. gesteigerte autonome Sekretion von Aldosteron*; **Ätiol.:** idiopathisch; selten familiärer Hyperaldosteronismus (<5 %), Typ I (mit Glukokortikoiden supprimierbarer Hyperaldosteronismus): CYPB11B1-Mutation, Genlocus 8q21; Typ II: Genlocus 7p22; **Vork.:** bei beidseitiger idiopath. Nebennierenrindenhyperplasie* (ca. 60 %), Nebennierenrindenadenom (ca. 30 %), makronodulärer Nebennierenrindenhyperplasie (<5 %), Aldosteron produzierendem Karzinom (adrenal od. ektop, <1 %); **Klin.:** Leitsymptom Hypertonie* (v. a. durch Zunahme des intravasalen Flüssigkeitsvolumens inf. Hypernatriämie u. direkter Vasokonstriktion), inf. Hypokaliämie (Spätsymptom, ca. 10–20 %), Hypomagnesiämie u. nichtrespirator. Alkalose v. a. Obstipation, Muskelschmerzen u. -schwäche, paroxysmale Lähmungen, Tetanie, Parästhesien u. Herzrhythmusstörungen; häufig zusätzl. Kopfschmerz u. Sehstörungen; **Diagn.: 1.** labormed.: Hyporeninämie, Aldosteron/Renin-Quotient erhöht (für Screening geeignet, da auch bei normokaliämischem C.-S. erhöht); Kochsalzinfusionstest (fehlende Suppression des Aldosterons unter Kochsalzbelastung), Renin*-Aldosteron-Orthostasetest zur DD zwischen Adenom u. Nebennierenrindenhyperplasie; seitengetrennte Aldosteronbestimmung im Nebennierenvenenblut nach kathetergestützter Blutentnahme; **2.** Lokalisationsdiagnostik: bei Nebennierenrindenadenomen oft problemat. (∅ <1 cm bei ca. 20 %); Sonographie (Screening-Untersuchung, evtl. Endosonographie), CT (s. Abb.), MRT; **Ther.:** bei NNR-Tumor op. Entfernung der Nebenniere; bei NNR-Hyperplasie Dauertherapie mit Aldosteron-Antagonisten (z. B. Spironolacton); **DD:** v. a. mit Diuretika* behandelte

Conradi-Hünermann-Happle-Syndrom

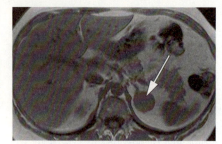

Conn-Syndrom: Adenom der Nebenniere (Pfeil); erst nach endokrinol. Funktionstestung kann eine Aussage über endokrine Aktivität getroffen werden. [107]

primäre Hypertonie bei sekundärem Hyperaldosteronismus*. Vgl. Polyadenomatose-Syndrome.
Conradi-Hünermann-Happle-Syn|drom (Erich C., Päd., Köln; Carl H., Arzt, Köln; Rudolf H., Dermat., Freiburg, geb. 1938) *n*: s. Chondrodysplasia-punctata-Syndrome.
con|tagiosus (lat. contagio Ansteckung, Berührung): ansteckend, kontagiös.
Contergan-Syn|drom *n*: Thalidomid*-Embryopathie.
Con|tiguitas (lat. contiguus berührend, benachbart) *f*: (engl.) *contiguity*; Kontiguität; Berührung, Nachbarschaft; **per contiguitatem:** durch Berührung, z. B. Ausbreitung einer Entz. od. eines Tumors auf benachbartes Gewebe; vgl. Continuitas.
Contiguous-gene-Syn|drom (engl. contiguous gene überlappendes Gen) *n*: (engl.) *contiguous gene syndrome*; durch sehr kleine Chromosomenanomalie (meist Mikrodeletion od. Duplikation) verursachtes Syndrom mit spezif. komplexem Phänotyp; die betroffene Chromosomenregion umfasst 2 od. mehr benachbarte Gene, die unabhängig voneinander zum Phänotypus* beitragen. **Vork.:** z. B. WAGR*-Syndrom, Waardenburg*-Syndrom Typ III u. X-chromosomal-rezessiv erbl. Chondrodysplasia punctata (s. Chondrodysplasia-punctata-Syndrome).
Con|tinentia (lat.) *f*: s. Kontinenz.
Con|tinua febris (lat.) *f*: (engl.) *continued fever*; anhaltendes Fieber* ohne wesentl. Schwankungen.
Con|tinuitas (lat. continuus zusammenhängend, ununterbrochen) *f*: (engl.) *continuity*; Kontinuität; Zusammenhang, Fortsetzung; **per continuitatem:** durch (räuml.) Ausbreitung, z. B. eines Tumors (Metastasierung per continuitatem) od einer vorher lokal begrenzten Entzündung.
continuous passive motion: Abk. CPM; frühfunktionelle Behandlung mit passiver Bewegung von Gliedmaßen(abschnitten) durch eine einstellbare Bewegungsschiene*; **Anw.:** nach Trauma od. Op., wenn eine (evtl. primär limitierte) Bewegungstherapie* zur Kontrakturprophylaxe notwendig ist, z. B. bei übungsstabiler gelenknaher Osteosynthese* mit zunächst notwendiger Entlastung.
con|tortus (lat.): gewunden.
contra (lat.): gegen.
Contra-: s. a. Kontra-.
con|tractilis (lat. contractio Zusammenziehung): zusammenziehungsfähig, kontraktil.

con|tractus (lat.): zusammengezogen, gekrümmt, kontrakt.
Contre|coup (franz.): Gegenstoß, Rückstoß; s. Contusio cerebri.
Con|tusio (lat. contundere, contusus zerschlagen, zerquetschen) *f*: s. Kontusion.
Con|tusio bulbi (↑) *f*: (engl.) *ocular contusion*; Augapfelprellung; nicht perforierende Augenverletzung mit Einblutungen in die Vorderkammer, erhebl. Augeninnendruckerhöhung, Schädigung des Trabekelwerks, Rissen im Irissphinkter, Abriss der Iris von ihrer Basis (Iridodialysis), Katarakt, Glaskörperblutungen, Berlin*-Ödem (Abb. dort), Netzhaut- u. Aderhautrissen; **Spätfolgen** (auch Jahre nach einer Verletzung): Augendruckanstieg, Netzhautablösung, Katarakt*. Vgl. Commotio retinae.
Con|tusio cerebri (↑) *f*: (engl.) *brain contusion*; sog. Hirnprellung; gedecktes mittelschweres od. schweres Schädelhirntrauma* (SHT II od. III; ohne Perforation der Dura mater); am Ort der Gewalteinwirkung (sog. Stoßherd, Coup) u. meist stärker an der Gegenseite (Contrecoup) treten Petechien, Zerreißung intrazerebraler Gefäße sowie (multiple) Gewebeschäden, sog. Rindenprellungsherde (v. a. an Stirnhirn, Schläfen- u. Okzipitallappen) auf; z. T. auch Gewebeläsionen mit Einblutungen im Hirnstamm (sog. Hirnstammkontusion); **Sympt.:** Bewusstseinsstörung* (Koma), fokal-neurologisches Defizit*, Pupillenstarre*, Störung der Atmung u. Temperaturregulation („zentrales" Fieber), Hirnödem* mit Zeichen der Hirndrucksteigerung*; im weiteren Verlauf können ein subdurales Hämatom, Hydrozephalus sowie eine posttraumatische Hirnleistungsschwäche* od. Epilepsie auftreten. **Diagn.:** kraniale CT od. MRT (Nachw. von Kontusionsblutungen u. Hirnödem), EEG (Allgemeinveränderung bzw. Herdbefund); **Ther.:** intensivmed. Überwachung, Behandlung des Hirnödems, evtl. Beatmung.
Con|tusio cordis (↑) *f*: s. Herzkontusion.
Contusio spinalis (↑) *f*: (engl.) *spinal cord contusion*; Rückenmarkkontusion; mechan. Schädigung des Rückenmarks durch Prellung od. Quetschung, evtl. mit Hämatomyelie*; **Klin.:** spinaler Schock*, Sympt. einer Querschnittläsion*.
Con|tusio thoracis (↑) *f*: s. Brustkorbprellung.
Conus (gr. κῶνος) *m*: Kegel.
Conus arteriosus (↑) *m*: syn. Conus pulmonalis, Infundibulum; sog. 3. Kammer; trichterförmiger Teil der rechtsventrikulären Ausströmungsbahn oberh. der Crista* supraventricularis; mündet in den Truncus* pulmonalis.
Conus elasticus (↑) *m*: elastische, vom Oberrand des Ringknorpels ausgehende Membran, deren freie Ränder die Stimmbänder bilden; vorn verstärkt durch das Lig. cricothyroideum.
Conus medullaris (↑) *m*: s. Rückenmark.
Conus my|opicus (↑) *m*: (engl.) *myopic conus*; peripapillärer Dehnungsschwund der Aderhaut bei Myopie*.
Con|vallaria majalis (lat. convallis Talkessel) *f*: s. Maiglöckchen.
Converting-En|zym (engl. to convert umwandeln; Enzyme*) *n*: s. Angiotensin-converting-Enzym.

Con|volutum (lat. convolvere, convolutus zusammenrollen, umwickeln) *n*: verschlungene Masse; z. B. Venen, Darmschlingen.

Con|vulsio (lat. convellere, convulsus losreißen, erschüttern) *f*: (engl.) *convulsion*; Konvulsion; s. Krämpfe.

Cooley-An|ämie (Thomas B. C., Päd., Detroit, 1871–1945; Anämie*) *f*: syn. Thalassaemia major; s. Thalassämie.

cooling down: (kardiol.) Bez. für die abnehmende Tachykardiefrequenz zum Ende einer (i. d. R. ektopen) Tachykardie*, z. B. bei Vorhoftachykardie*. Vgl. Erregungsbildungsstörung; warming up; Tachykardie, paroxysmale.

Coombs-Geräusch (Carey F. C., engl. Arzt, 1879–1932): (engl.) *Coombs' murmur*, syn. Carey-Coombs-Geräusch; (urspüngl.) mesodiastol. Herzgeräusch* über der Herzspitze bei rheumat. Endokarditis* der Mitralklappe; (heute auch) wenig gebräuchl. Bez. für mesodiastol. funktionelles Herzgeräusch bei rel. (funktioneller) Mitralklappenstenose*; auskultator. kurz, niederfrequent, meist spindelförmig um den 3. Herzton* mit p. m. in der Medioklavikularlinie über der Herzspitze; **Vork.:** großer Links-Rechts-Shunt bei Ventrikelseptumdefekt od. Ductus* arteriosus apertus; vgl. Mitralklappeninsuffizienz.

Coombs-Test (Robin R. C., Pathol., Cambridge, 1921–2006) *m*: s. Antiglobulintest.

Cooper-Faszie (Sir Astley Paston C., Chir., London, 1768–1841; Fasz-*) *f*: Fascia cremasterica.

Cooper-Hernie (↑; Hernie*) *f*: s. Schenkelhernie.

Cooper-Schere (↑): (engl.) *Cooper's scissors*; über die Fläche gebogene chir. Schere.

Cooper-Streifen (↑): (engl.) *Cooper's ligaments*; Faserzüge zwischen Lig. collaterale radiale u. Lig. collaterale ulnare am distalen Ende.

COP: Abk. für **c**ryptogene **o**rganisierende **P**neumonie; s. Lungenkrankheit, interstitielle (Tab. dort).

CO₂-Partial|druck: (engl.) *CO₂ partial pressure*; Symbol pCO₂; Partialdruck* von Kohlendioxid entspr. dem Produkt seines prozentualen Volumenanteils an einem Gasgemisch u. dem Gesamtgasdruck; **Referenzwerte:** arterieller pCO₂ (p$_a$CO₂) 40 mmHg, 5,3 kPa; pCO₂ im venösen Mischblut: 45 mmHg, 6 kPa; der alveoläre pCO₂ (p$_A$CO₂) entspricht bei normaler Lungenfunktion dem p$_a$CO₂. **Bestimmung: 1.** p$_a$CO₂ mit Glaselektrodenkette od. transkutan; **2.** p$_A$CO₂ durch Kapnographie* als endexspirator. pCO₂ (p$_E$CO₂).

COPD: Abk. für (engl.) *chronic obstructive pulmonary disease*; syn. COLD, COAD; chronisch-obstruktive Lungenerkrankungen; nicht vollständig reversible, progrediente obstruktive Atemwegerkrankung*, assoziiert mit abnormer Entzündung der Bronchialschleimhaut; **Epidemiol.:**

> weltweit vierthäufigste Todesursache

Prävalenz geschätzt 10–15 % der Erwachsenen in Deutschland; zunehmende Tendenz weltweit; **Ätiol.:** Auslöser in Europa zu 90% Zigarettenrauch, Gase u. Stäube (berufsbedingt, allgemeine Luftverschmutzung); Risikofaktoren: genet. Prädisposition (z. B. Alpha-1-Antitrypsinmangel), bronchiale Hyperreagibilität, Störung des Lungenwachstums; **Path.:** Circulus vitiosus aus chron. Entzündungsreaktion (chron. Bronchitis), bronchokonstriktiv wirksamen Reizen (z. B. Tabakrauch, Kaltluft) u. Zerstörung des Lungengewebes (Lungenemphysem) mit konsekutiver Verschlechterung der Lungenfunktion; **Klin.:** zu Beginn chron. produktiver Husten (cave: häufig protrahierter Verlauf, da als sog. Raucherhusten verkannt); im Verlauf zusätzl. Dyspnoe* (zu Beginn v. a. belastungsabhängig, später auch Ruhedyspnoe) u. Entw. eines Cor* pulmonale; Exazerbation v. a. bei Atemweginfektion; extrapulmonale Auswirkungen: Gewichtsverlust, Muskelschwäche, Osteoporose, Depression u. kardiovaskuläre Manifestation (pulmonale Hypertonie); **Einteilung:** in Schweregrade, nach Atemwegobstruktion (s. Tab. 1) od. multidimensional mittels BODE*-Index (Tab. dort); **Diagn.: 1.** Anamnese (einschließl. Risikofaktoren, v. a. Tabakrauch-Inhalation) u. körperl. Untersuchung (z. B. Fassthorax mit eingeschränkter maximal mögl. Thoraxexkursion, perkutor. hypersonorer Klopfschall bei tiefstehenden kaum atemverschiebl. Lungengrenzen, auskultator. abgeschwächtes Atemgeräusch u. obstruktive Nebengeräusche); **2.** i. R. der dd Abklärung zusätzl. röntg. Thoraxaufnahme in 2 Ebenen (v. a. bei Erstdiagnose) u. ggf. HRCT; **3.** Nachweis durch Lungenfunktionsprüfung*: Spirometrie* mit Bestimmung von FEV₁, VK (s. Lungenvolumina) u. relativer Sekundenkapazität* zur Einteilung in Schweregrade (s. Tab. 1); cave: dagegen Schweregrad-Unterschätzung durch Peak*-Flow (Abb. dort); vgl. Fluss-Volumen-Kurve (Abb. dort); **4.** evtl. zusätzl. Ganzkörperplethysmographie*, CO₂-Diffusionskapazität (s. Diffusionskapazität, pulmonale) sowie ggf. Sechs-Minuten-Gehtest u. BGA*; **5.** weitere klin. Quantifizierung durch BODE*-Index (Tab. dort); **6.** Reversibilitätsprüfung der Obstruktion durch Bronchospasmolysetest* (korreliert mit Langzeitprognose) u. ggf. inhalative Glukokortikoide; **7.** labordiagn.: **a)** Alpha*-1-Antitrypsin i. R. der Erstdiagnose; **b)** Entzündungsparameter (BSG, CRP, Blutbild; cave: bei Polyglobulie* BGA) bei Exazerbation; **8.** Echokardiographie* zur Beurteilung der kardiovaskulären Manifestation. Aufgrund des progredienten Verlaufs sind regelmäßige Verlaufskontrollen erforderlich (ohne Kompl. mind. jährlich) mit Reevaluation der Diagn. (DD). **Ther.:** als Langzeittherapie Stufentherapie nach Schweregrad: s. Tab. 2; bei Obstruktion inhalative Anticholinergika*, Betasympathomimetika*, Gukokortikoide*; bei Exazerbation Antibiotika u. orale Glukokortikoide; Patientenschulung u. Physiotherapie mit Atemtherapie* zur Senkung der Atemarbeit (z. B. durch Lippenbremse*); körperl. Training; Ernährungsberatung bei Gewichtsverlust (≥10 % innerhalb der letzten 6 Mon. od. ≥5 % im letzten Monat; prognost. ungünstig); ggf. Sauerstoff*-Langzeittherapie, Beatmung* (cave: Atemantrieb bei pCO2 >60–70 mmHg nur noch durch Sauerstoffmangel im Blut; Sauerstoffgabe kann somit u. U. intubationspflichtige Ateminsuffizienz verursachen); ggf. op. Ther. (Lungenvolumenreduktion*, Lungentransplantation*). **DD:** v. a. Asthma bronchiale (s. Tab. 3).

Cope-Zeichen

COPD — Tab. 1
Einteilung in Schweregrade (Deutsche Atemwegsliga und Deutsche Gesellschaft für Pneumologie und Beatmungsmedizin, 2007)

Schweregrad	FEV_1 (% Soll)	FEV_1/VK (%)	Klinik
0 (Risikogruppe)	normal	normal	chron. Symptome (Husten, Auswurf)
I (leicht)	≥80	<70	mit oder ohne chronische Symptome (Husten, Auswurf)
II (mittel)	≥50 bis <80	<70	mit oder ohne chronische Symptome (Husten, Auswurf, Dyspnoe)
III (schwer)	≥30 bis <50	<70	mit oder ohne chronische Symptome (Husten, Auswurf, Dyspnoe)
IV (sehr schwer)	<30[1]	<70	

FEV_1: forciertes exspiratorisches Volumen in einer Sekunde (Einsekundenkapazität); VK: inspiratorische Vitalkapazität;
[1] <50 % Soll mit chronischer respiratorischer Insuffizienz, häufig mit Komplikationen (Exazerbation, Cor pulmonale)

COPD — Tab. 2
Langzeittherapie nach den Leitlinien zur COPD der Deutschen Atemwegsliga und der Deutschen Gesellschaft für Pneumologie, 2007

Schweregrad (Therapiestufe)	Pharmakotherapie	sonstige Maßnahmen
I	kurzwirksame inhalative Bronchodilatatoren bei Bedarf (Beta-2-Sympathomimetika und/oder Anticholinergika; Arzneimittel der 3. Wahl ist Theophyllin)	Vermeidung inhalativer Schadstoffexposition (insbesondere Tabakrauch), Schutzimpfungen (Influenza, Pneumokokken)[1]
II	wie Stufe I; zusätzlich langwirksame Bronchodilatatoren als Dauertherapie (einzeln od. in Kombination)	wie Stufe I; zusätzlich ambulante oder stationäre Rehabilitation und/oder körperliches Training, Atemphysiotherapie und Patientenschulung
III	wie Stufe II; zusätzlich inhalatives Glukokortikoid (bei wiederholter Exazerbation, Therapieeffekt vorausgestzt)	wie Stufe II;
IV	wie Stufe III;	wie Stufe II; zusätzlich Sauerstoff-Langzeittherapie; ggf. chirr. od. bronchoskop. Lungenvolumenreduktion, Lungentransplantation

[1]: auch für Stadium 0 (Risikogruppe) empfohlen

Cope-Zeichen: s. Psoaszeichen.
Coping (engl. to cope fertig werden mit): (psychol.) Verhalten zur Bewältigung schwieriger Situationen; med. von Bedeutung als Krankheitsbewältigung v. a. bei Pat. mit chron. Erkr. u. Behinderungen od. zweifelhafter Progn.; erfolgreiches C. ist für Verlauf vieler Erkr. von Bedeutung u. setzt neben Stabilität einer therap. Beziehung v. a. unterstützende Faktoren des sozialen Umfelds (z. B. Selbsthilfegruppen*), eine von Schuldzuweisungen freie Krankheitstheorie* u. ein günstiges Krankheitsverhalten voraus.
Cor (lat.) *n*: s. Herz.
coracoideus (gr. κόραξ Rabe): rabenschnabelähnlich; z. B. Processus coracoideus der Scapula.
Cor adiposum (Cor*) *n*: Fettherz*.
Cor asthenicum (↑) *n*: s. Tropfenherz.
Cor bi|laterale (↑) *n*: (röntg.) Bez. für Vergrößerung der Herzsilhouette (s. Herzform) auch auf die rechte Thoraxseite, z. B. bei Herzhypertrophie*, Herzinsuffizienz*; genaue Diagn. erfolgt durch Echokardiographie*.
Cor bi|loculare (↑) *n*: angeborener Herzfehler* mit funktionell 2 Herzhöhlen durch Fehlen beider Herzsepten*: singulärer Ventrikel* mit zusätzl. fehlendem Septum* interatriale u. nicht septiertem Ostium atrioventriculare; vgl. Cor triloculare.
Cor bovinum (↑) *n*: (engl.) bovine heart; sog. Ochsenherz; (röntg.) selten gebräuchl. Bez. für eine stark vergrößerte Herzform* (s. Abb.), v. a. bei schwerer Herzinsuffizienz, Kardiomyopathie u. kombinier-

COPD Tab. 3
Differentialdiagnose COPD und Asthma bronchiale (Deutsche Atemwegsliga und Deutsche Gesellschaft für Pneumologie und Beatmungsmedizin, 2007)

Kriterium	COPD	Asthma bronchiale
Alter bei Erstdiagnose	meist 6. Lebensdekade	meist Kindheit, Jugend
Tabakrauchen	direkter Kausalzusammenhang	kein direkter Kausalzusammenhang (Verschlechterung durch Tabakrauchen möglich)
Atemnot	bei Belastung	anfallsartig auftretend
Allergie	selten	häufig
klinischer Verlauf	progredient	variabel, episodisch
Obstruktion	persistierend nicht voll reversibel (Bronchospasmolysetest: FEV_1-Anstieg um <15 %)	variabel reversibel (Bronchospasmolysetest: FEV_1-Anstieg um >20 %)
bronchiale Hyperreaktivität	möglich	regelhaft vorhanden
Ansprechen auf Kortikoide	gelegentlich	regelhaft vorhanden

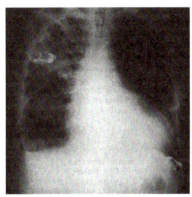

Cor bovinum [158]

ten Herzklappenfehlern; genaue Diagn. erfolgt durch Echokardiographie*.

Cord|faktor *m*: (engl.) *cord factor*; syn. Trehalose-6,6-Dimykolat; Glykolipid in der Zellwand von Mycobacterium tuberculosis u. a. Mycobacterium*-Species; für das zopfähnl. Wachstum der Kultur verantwortl., als Virulenzfaktor* angesehen.

Cordo|tomie (-tom*) *f*: Chordotomie*.

Core (engl. Kern): (virol.) der Nukleinsäuren enthaltende, aus viralen Proteinen bestehende Innenkörper eines Virus*.

Cori-Krankheit (Carl F. C., Biochem., Pharmak., St. Louis, 1896–1984; Gerty C., Biochem., St. Louis, 1896–1957): syn. Glykogenose Typ III, Forbes-Syndrom; s. Glykogenosen (Tab. dort).

Corium (lat. Lederhaut) *n*: Dermis*.

Cori-Zyklus (Carl F. C., Biochem., Pharmak., St. Louis, 1896–1984; Gerty C., Biochem., St. Louis, 1896–1957; Zykl-*) *m*: (engl.) *Cori cycle*; Glukose-Laktat-Zyklus; Bez. für den Kreislauf von Glukose u. den Abbauprodukten zwischen Muskel u. Leber; ggf. werden Glukoneogenese*, Glutaminsäure*, Teile des Citratzyklus* u. Harnstoffzyklus* dazugerechnet; bei starker Muskelarbeit wird die aus Muskelglykogen frei werdende Glukose durch Glykolyse* bis zu Pyruvat abgebaut, das anaerob zu Laktat* umgesetzt wird; über die Blutbahn erreicht Laktat die Leber, wird hier entw. vollständig oxidiert od. zur Glukoneogenese* genutzt. Durch den C.-Z. wird ein Teil der Stoffwechsellast des Muskels von der Leber übernommen.

Cornea (lat. cornea cutis Hornhaut) *f*: (engl.) *cornea*; Hornhaut des Auges; durchsichtiger Abschnitt der Augapfelhülle (Tunica fibrosa bulbi), der am Limbus corneae in die Sklera* übergeht; **Aufbau:** von außen (Facies ant.) nach innen: **1.** Epithelium anterius: mehrschichtiges unverhorntes Plattenepithel; **2.** Lamina limitans ant. (Bowman-Membran); **3.** Substantia propria: 45–70 Lamellen kollagener Fibrillen mit eingestreuten Fibrozyten; **4.** Lamina limitans post. (Descemet-Membran) als Basalmembran; **5.** Epithelium posterius: einschichtiges Plattenepithel; keine Blut- u. Lymphgefäße, Innervation durch den N. ophthalmicus (V_1); **Form:** fast rund u. im Scheitel (Vertex corneae) sphärisch gekrümmt; Dicke: peripher 1,1–1,2 mm, zentral 0,8–0,9 mm; stärker gewölbt als die Sklera; **Funktion:** optisch (Transparenz, Brechung des Lichts) u. Schutzfunktion. Vgl. Auge (Abb. dort).

Cornea plana (↑) *f*: (engl.) *cornea plana*; seltene, erbl. Formanomalie der Hornhaut mit starker Abflachung, vermindertem Durchmesser (<10 mm) u. progressiver Eintrübung vom Rand her in Komb. mit abgeflachter Vorderkammer, insgesamt verkürzten Vorderabschnitten des Augapfels u. a. Anomalien (Kolobom*, Katarakt*).

Cornelia-de-Lange-Syn|drom (Cornelia de L., Päd., Niederlande, 1871–1950) *n*: (engl.) *Cornelia de Lange's syndrome*; Abk. CDLS; komplexes Fehlbildungs- u. Retardierungssyndrom; **Häufigkeit:** 1 : 20 000 Neugeborene; **Ätiol.:** Mutationen im NIPBL-Gen (Genlocus 5p13.1; CDLS-Typ 1, syn. Brachmann-de-Lange-Syndrom, Amsterdamer Degenerationstyp Lange, Typus degenerativus Amstelodamensis; ca. 50% aller CDLS); meist sporad. auftretend, sehr selten autosomal-dominant vererbt; CDLS-Typ 2: X-chromosomale Form (Genlocus Xp11.22-p11.21); CDLS-Typ 3: milde Form (Genlocus 10q25); **Sympt.:** charakterist. Gesichtsdysmorphie mit Synophrys*, Hypertelorismus*, kleiner kurzer Nase, schmalen Lippen u. tiefem vorderem u. hinterem Haaransatz, Mikrobrachyzephalie, Retrogenie, Hypertrichose vom Lanugotyp, Akromikrie*, Klinodaktylie* u. proximal verschobener Daumenansatz, in einem Drittel der Fälle schwerer ulnarer Defekt mit Monodaktylie; primordialer Kleinwuchs (Mangelgeburt), psychomotor. Retardierung, muskuläre Hypertonie; **Progn.:** in einem Drittel der Fälle verkürzte Lebenserwartung inf. Infektionsdisposition bei schwerster Retardierung; 50% der Kinder sprechen mit 4 Jahren Zwei- bis Vier-Wort-Sätze, sitzen nach dem 25. Mon. u. laufen nach dem 35. Monat.

Cornell-In|dex (Index*) *m*: (engl.) *Cornell index*; syn. Cornell-Strain-Index; s. Herzhypertrophie (Tab. dort).

Cornu ammonis (lat. cornu Horn) *n*: Abk. CA; s. Hippocampus.

Cornu cutaneum (↑) *n*: (engl.) *cutaneous horn*; Hauthorn; tierhornartige Hyperkeratose* (s. Abb.); kann mit Verrucae* vulgares, Keratosis* actinica od. Plattenepithelkarzinom* assoziiert sein.

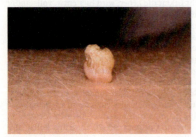

Cornu cutaneum [3]

Corona (lat.) *f*: Kranz, Krone.
Corona ciliaris (↑) *f*: Strahlenkranz des Ziliarkörpers* des Auges; besteht aus den 70–80 gefäßreichen Ziliarfortsätzen (Processus ciliares).
Corona dentis (↑) *f*: Zahnkrone.
Corona glandis penis (↑) *f*: zirkulärer Wulst an der Eichel des Penis.
Corona mortis (↑) *f*: (engl.) *corona mortis*; sog. Totenkranz; abnorm starke Ausbildung der Anastomose zwischen A. obturatoria (R. pubicus) u. A. epigastrica inf.; früher wichtige Urs. für intraoperatives Verbluten bei Schenkelhernienoperation; vgl. Hernioplastik; Hernie.
Corona phleb|ectatica para|plantaris (↑) *f*: variköser Venenkranz an den Fußrändern (sog. Cockpit-Varizen) bei Abflussstörung im Bereich der tiefen Unterschenkelvenen bei chronisch-venöser Insuffizienz*; vgl. Varizen.
Corona radiata (↑) *f*: **1.** sog. Stabkranz; fächerförmige Ausbreitung der Projektionsfasern der Capsula* interna in die Großhirnrinde; **2.** Bez. für die die Eizelle* umgebende Granulosazellschicht.

Corona|viridae (↑; Virus*; Idio-*) *f pl*: (engl.) *Coronaviridae*; Fam. pleomorpher RNA-Viren mit Hüllmembran (Ø 70–160 nm, einzelsträngige RNA, 3–4 Polypeptide; elektronenmikroskop. schütterer Kranz 15–29 nm langer, keulen- bzw. blütenförmiger Projektionen); **Einteilung:** in 3 Genera: Coronavirus (mit z. T. humanpathogenen Viren), Arterivirus u. Torovirus (nur tierpathogen); **Übertragung:** durch Schmier- u. Tröpfcheninfektion; **klin. Bedeutung:** Beim Menschen verursachen C. der Stämme 229E (HCoV-229E) u. OC43 (HCoV-OC43) sowie die Stämme NL63 u. HKU1 i. d. R. milde Erkr. der oberen Atemwege. Das 2003 erstmals beschriebene SARS-assoziierte Coronavirus (Abk. SARS-CoV) ist Err. des Schweren Akuten Respiratorischen Syndroms (SARS*) u. stammt vermutl. aus dem Tierreich (Fledermäuse, Larvenroller).

coronoideus (↑; -id*): kronenartig; z. B. Processus coronoideus ulnae.

Cor pendulum (Cor*) *n*: s. Tropfenherz.

Corpora amylacea (↑) *n pl*: (engl.) *corpora amylacea, amylaceous bodies*; syn. Amyloidkörperchen; unspezifische Polyglukosaneinschlüsse*; **Vork.:** bei degenerativen Erkr. des Gehirns; physiol. in Prostata, Gelenken u. im Altersgehirn*; lokalisiert v. a. an den Zellfortsätzen von Astrozyten perivasal, subpial u. subependymal.

Corpora arenacea (↑; lat. arena Sand) *n pl*: Psammomkörperchen*.

Corpora oryzoidea (↑) *n pl*: (engl.) *rice bodies*; Reiskörperchen; Fibrinablagerungen in Gelenken, Sehnenscheiden u. Schleimbeuteln; vgl. Gelenkkörper, freier.

Corpora para|aortica (lat. corpus, corporis Körper) *n pl*: syn. Glomera aortica; unregelmäßig an der Wand des Arcus aortae (s. Aorta) verstreute chromaffine Zellnester; vgl. Paraganglien.

Cor pulmonale (↑) *n*: (engl.) *cor pulmonale*; Abk. CP; Bez. für kardiale Veränderungen (v. a. rechter Vorhof u. rechter Ventrikel) inf. pulmonaler Hypertonie*; **Formen: 1.** akutes CP: akute rechtsventrikuläre Dilatation u. Rechtsherzinsuffizienz* (u. U. lebensbedrohl. akutes Rechtsherzversagen) bei akuter Drucksteigerung im Lungenkreislauf, meist inf. einer massiven Lungenembolie*, auch inf. Status* asthmaticus, Spannungspneumothorax (s. Pneumothorax), thorakalen chir. Eingriffs (v. a. Pneumektomie*); **2.** chron. CP: Rechtsherzhypertrophie, später auch rechtsventrikuläre Dilatation u. evtl. Rechtsherzinsuffizienz; Urs.: chron. Drucksteigerung im Lungenkreislauf durch idiopath. od. familiäre pulmonalarterielle Hypertonie od. chron. interstitielle Lungenkrankheit (z. B. chron. Bronchitis*, COPD*, Lungenemphysem*, Schlafapnoesyndrom*, zystische Fibrose*, Sarkoidose*, Alveolitis*, Lungenfibrose*), chron. Hypoventilation* durch Störung der Thoraxwandbewegung (u. a. schwere Skoliose*, neuromuskuläre Erkr.), rezidiv. Lungenembolien u. a; **Klin.:** je nach Schweregrad der Rechtsherzbelastung u. des pulmonalen Rechts-Links-Shunts: klin. kompensiert od. dekompensiert (Rechtsherzinsuffizienz) mit Tachykardie, Dyspnoe, Thoraxschmerz, Zyanose, gestauten Halsvenen, Stauungsleber*, Ödemen; **Diagn.: 1.** Herzauskultation*: u. a. verlän-

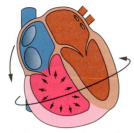

Cor pulmonale: Formwandel des Herzens; Hypertrophie der rechten Kammerwand, Verlängerung der Herzachse, Verbreiterung der rechten Kammer, Linksdrehung u. Querlagerung des Herzens

gerte, fixe Spaltung des 2. Herztons* mit Akzentuierung des Pulmonaltons; palpator. Harzer*-Zeichen; **2.** EKG: Zeichen der Rechtsherzbelastung (Rechtsherzhypertrophie bei chron. CP); P-pulmonale (s. P-Welle), Steiltyp bis Rechtstyp od. Sagittaltyp (s. Lagetyp des Herzens), langsamer R-Zuwachs mit Verschiebung des R/S-Umschlags nach links, positive rechtsventrikuläre Hypertrophieindizes (z. B. Sokolow-Index II; s. Herzhypertrophie, Tab. dort), Rechtsverspätung bis Rechtsschenkelblock*, Vorhofflimmern* (chron. CP), McGinn*-White-Syndrom (akutes CP), deszendierende Senkung der ST*-Strecke mit präterminal (später terminal) negativen T*-Wellen in II, III, aVF u. V_{1-3} bei chron. CP; **3.** Echokardiographie*: Erweiterung von rechtem Vorhof u. Kammer, bei akutem CP auch der Pulmonalarterie (Stamm), bei chron. CP auch rechtsventrikuläre Myokardhypertrophie; Graduierung der pulmonalen Hypertonie durch Bestimmung der rechtskardialen Druckgradienten (rel. Trikuspidalklappeninsuffizienz*); **4.** Rechtsherzkatheterisierung mit Einschwemmkatheter* zur intrakardialen u. pulmonalarteriellen Druckmessung; vgl. Pulmonaliskatheter; **5.** Röntgen-u. CT-Thorax: Änderung der Herzform* (li. Ventrikel nach dorsal verdrängt, re. Ventrikel spitzenbildend; s. Abb.), starke Prominenz des Pulmonalterienbogens, Kalibersprung von zentralen Lappenarterien zu stark verengten Segmentarterien, Rarefizierung der vaskulären Lungenperipherie; **Ther.:** s. Hypertonie, pulmonale. Vgl. Herzinsuffizienz.

Corpus (lat.) *n*: Körper.
Corpus adiposum buccae (↑) *n*: (engl.) *buccal fat pad*; sog. Bichat-Wangenfettpfropf zwischen M. buccinator u. M. masseter.
Corpus adiposum fossae ischio|analis (↑) *n*: Fettgewebekörper in der Fossa ischioanalis.
Corpus adiposum infra|patellare (↑) *n*: unterh. der Patella vor der Kniegelenkspalte gelegener, von Synovialhaut überzogener Fettkörper; vgl. Hoffa-Krankheit.
Corpus adiposum orbitae (↑) *n*: Fettgewebekörper der Augenhöhle.
Corpus albicans (↑) *n*: narbiger Rest des Corpus* luteum.
Corpus alienum (↑) *n*: Fremdkörper*.
Corpus amygdaloideum (↑) *n*: Amygdala, Mandelkern; durch feine Marklamellen in mehrere Kerngruppen geteilter Kern des Telencephalons*; an der Innenseite des Schläfenlappens an der Spitze des Unterhorns des Seitenventrikels liegend; gehört zum limbischen System*.
Corpus atreticum (↑) *n*: (engl.) *corpus atreticum*; atretischer Follikel (s. Follikelreifung, Atresie).
Corpus callosum (↑) *n*: (engl.) *corpus callosum*; Balken; quere Faserverbindung zwischen den beiden Hemisphären des Telencephalons* am Grund der Fissura longitudinalis cerebri; enthält Kommissurenbahnen*; **Anat.:** besteht aus dem hinten u. kaudal gelegenen Wulst (Splenium), dem Hauptteil als Stamm (Truncus), der in das Knie (Genu) übergeht. Unterh. des Knies endet er rostral mit dem Schnabel (Rostrum). Die vorderen, im Knie U-förmig die Frontallappen verbindenden Fasern bilden die vordere Balkenzwinge (Forceps frontalis bzw. minor). In gleicher Weise verläuft die hintere Balkenzwinge (Forceps occipitalis bzw. Forceps major) im Wulstgebiet zur Verbindung der Hinterhauptlappen. Tapetum nennt man die Faserverbindungen, die die Seitenwand des Cornu temporale u. occipitale (hier auch das Dach) des Seitenventrikels bilden. **Klin. Bedeutung:** s. Balkenagenesie, Split-brain-Operation.
Corpus cavernosum clitoridis (↑) *n*: (engl.) *corpus cavernosum of clitoris*; Schwellkörper der Klitoris*; rechtes u. linkes C. c. c. bilden den Schaft des Kitzlers (Corpus clitoridis).
Corpus cavernosum penis (↑) *n*: (engl.) *cavernous body of penis*; Schwellkörper des männl. Glieds; **Anat.:** durch das durchlässige Septum penis in 2 Hälften geteilt, umgeben von einer straffen Tunica* albuginea; Schwammwerk weiter Bluträume, deren Scheidewände aus elast. Fasern u. glatter Muskulatur bestehen; **Funktion:** füllen sich bei der Erektion* mit Blut; **klin. Bedeutung:** s. Penisruptur, Kavernitis.
Corpus ciliare (↑) *n*: Strahlenkörper; Ziliarkörper* des Auges.
Corpus coccygeum (↑) *n*: arteriovenöse Anastomosen* enthaltendes Knötchen vor der Steißbeinspitze.
Corpusculum renis (dim ↑) *n*: s. Malpighi-Körperchen.
Corpus femoris (↑) *n*: Schaft des Femurs*.
Corpus gastricum (↑) *n*: Magenkörper; vgl. Magen.
Corpus geniculatum laterale et mediale (↑) *n*: Teil des Metathalamus*; Schaltstelle der zentralen Sehbahn* bzw. Hörbahn*.
Corpus humeri (↑) *n*: Schaft des Humerus*.
Corpus liberum (↑) *n*: s. Gelenkkörper, freier.
Corpus linguae (↑) *n*: Zungenkörper; vgl. Zunge.
Corpus luteum (↑) *n*: (engl.) *corpus luteum*; syn. Gelbkörper; entsteht im Ovar nach der Ovulation* aus dem gesprungenen Follikel (gelegentl. auch aus einem nicht geplatzten Follikel); Bildungsort von Östrogenen* u. Corpus-luteum-Hormon (Progesteron*); **Formen: 1. C. l. graviditatis:** sezerniert bis zur 8.–10. SSW Östrogene u. Progesteron; danach wird die Produktion der Sexualhormone von Plazenta bzw. fetoplazentarer Einheit übernommen (sog. luteoplazentarer Shift); **2. C. l. menstruationis:** bildet sich bei fehlender Befruchtung des Eis zurück; inf. der abfallenden

Corpus-luteum-Insuffizienz

Hormonproduktion setzt die Menstruation* ein. Vgl. Follikelreifung.

Corpus-luteum-In|suffizienz (↑; Insuffizienz*) *f*: (engl.) *insufficiency of the luteal corpus*; syn. Lutealphaseninsuffizienz; Funktionsschwäche des Corpus* luteum mit erniedrigter Estradiol- u. Progesteronkonzentration im Plasma; eine der häufigsten Ursachen weibl. Sterilität*; **Klin.**: verkürzter Menstruationszyklus*, Corpus-luteum-Phase (hypertherme Phase) unter 12 Tage mit langsamem (treppenförmigen) Anstieg der Basaltemperatur*; Polymenorrhö, prämenstruelle Schmierblutung; keine zyklusgerechte sekretor. Umwandlung des Endometriums; **Ther.:** Progesteron* u. seine Abkömmlinge. Vgl. Ovarialinsuffizienz.

Corpus-luteum-Zyste (↑; Kyst-*) *f*: (engl.) *lutein cyst*; durch Einblutungen entstehendes, zyst. vergrößertes Corpus* luteum mit einer Schicht hyperplast., später druckatroph. Granulosaluteinzellen* u. (nach Resorption der Blutbestandteile) mit klarem gelbl. Inhalt; inf. verlangsamter Abnahme der Progesteronbildung Verzögerung der Menstruation*. Vgl. Ovarialzysten.

Corpus mammae (↑) *n*: Drüsenkörper der weibl. Mamma* mit dem umgebenden Fettgewebe.

Corpus mammillare (↑) *n*: paarige Erhebung am Boden des Diencephalons; Schaltstelle des limbischen Systems*.

Corpus mandibulae (↑) *n*: Körper des Unterkiefers; enthält die Zahnfächer; vgl. Mandibula.

Corpus maxillae (↑) *n*: Körper des Oberkiefers; enthält die Oberkieferhöhle u. die Zahnfächer; vgl. Maxilla.

Corpus medullare cerebelli (↑) *n*: s. Cerebellum.

Corpus neuroni (↑) *m*: (histol.) Perikaryon*.

Corpus penis (↑) *n*: Schaft des männlichen Glieds.

Corpus perineale (↑) *n*: (engl.) *perineal body*; syn. Centrum perinei; fibromuskulärer Körper im Beckenboden zwischen Anal- u. Urogenitalöffnungen; entsteht durch Verflechtung von Muskelfasern u. Bindegewebezügen.

Corpus pineale (↑) *n*: s. Epiphyse.

Corpus rubrum (↑) *n*: der mit frischem Blut gefüllte gesprungene Follikel*.

Corpus spongiosum penis (↑) *n*: (engl.) *spongy body of the penis*; unpaariger kompressibler Schwellkörper der männl. Harnröhre; **Funktion:** Blutversorgung der Glans penis; schwillt zusammen mit dem Corpus* cavernosum penis bei der Erektion* an u. führt zu vermehrter Perfusion der Glans penis.

Corpus striatum (↑) *n*: Kurzbez. Striatum, Neostriatum, Streifenhügel; zu den Basalganglien* gehörendes telenzephales Kerngebiet; besteht aus Putamen* u. Nucleus* caudatus; Teil des extrapyramidalen Systems*.

Corpus trapezoideum (↑) *n*: Trapezkörper; im Tegmentum pontis gelegene quere Faserzüge; Teil der zentralen Hörbahn*.

Corpus uteri (↑) *n*: Gebärmutterkörper; s. Uterus.

Corpus vesicae (↑) *n*: Harnblasenkörper.

Corpus vesicae felleae (↑) *n*: syn. Corpus vesicae biliaris; Gallenblasenkörper.

Corpus vitreum (↑) *n*: (engl.) *vitreous body*; Glaskörper des Auges, zwischen Linse u. Netzhaut gelegen; besteht aus der Glaskörpergallerte, Stroma vitreum mit bis zu 98 % Flüssigkeit, Humor vitreus u. eingelagerten Fibrillen, die durch Verdichtung an der Oberfläche eine Grenzmembran (Membrana vitrea) bilden.

Cor|rigens (lat. verbessernd) *n*: s. Korrigenzien.

Corrinoide *n pl*: (engl.) *corrinoids*; Sammelbez. für Verbindungen, die sich vom Corrinringsystem (4 Pyrrolringe mit kovalent gebundenem Cobalt als Zentralatom) ableiten, z. B. Cobalamin*.

Cort-: auch Corti-, Korti-; Wortteil mit der Bedeutung Rinde, Schale; von lat. cortex.

Cortex (lat.) *m*: Kortex; Rinde, Schale; z. B. C. cerebri (s. Großhirnrinde), C. cerebelli (Kleinhirnrinde, s. Cerebellum), Cortex* glandulae suprarenalis, Cortex* renalis.

Cortex cerebelli (↑) *m*: s. Cerebellum.

Cortex cerebri (↑) *m*: s. Großhirnrinde.

Cortex glandulae supra|renalis (↑) *m*: Nebennierenrinde; besteht aus 3 charakterist. gebauten Zonen; s. Nebenniere.

Cortex lentis (↑) *m*: Linsenrinde; äußere, weichere (rel. wasserreiche) Faserschicht der Augenlinse.

Cortex nodi lymphoidei (↑) *m*: äußere Schicht der Lymphknoten mit Lymphknötchen (Noduli lymphoidei); Zone der B-Lymphozyten.

Cortex renalis (↑) *m*: (engl.) *renal cortex*; Nierenrinde; ca. 6 mm dicker Teil der Niere* zwischen Kapsel u. Mark.

Cor|texolon *n*: (engl.) *cortexolone*; Desoxycortisol*.

Cortexon *n*: Desoxycorticosteron*.

Corti-: s. a. Korti-.

corticalis (Cort-*): Rinden-.

Cortico|steroid-binding-Globulin (engl. ↑; Stereo-*; -id*; Globuline*) *n*: Transcortin*.

Cortico|steron *n*: s. Glukokortikoide.

Cortico|tropin *n*: ACTH*.

Cortico|tropin-Releasing-Hormon *n*: s. CRH.

Corti-Ganglion (Alfonso de C., Anat., Wien, Turin, 1822–1876; Gangl-*) *n*: Ganglion* cochleare.

Corti-Membran (↑) *f*: Membrana tectoria, das Corti-Organ bedeckend.

Corti-Organ (↑) *n*: (engl.) *organ of Corti*; syn. Organum spirale; Sinnesepithel der Gehörschnecke; umfasst die inneren u. äußeren Haarzellen (Hörzellen) u. mehrere Arten Stützzellen: Pfeilerzellen, die den Corti-Tunnel begrenzen, innere und äußere Phalangenzellen u. a. (s. Abb.); vgl. Deiters-Zellen, Hensen-Zellen.

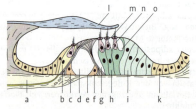

Corti-Organ: a: Nervenfaser der Pars cochlearis des VIII. Hirnnervs; b: innere Phalangenzelle mit innerer Haarzelle; c: innere Pfeilerzelle; d: innerer (Corti-)Tunnel; e: Basilarmembran; f: äußere Pfeilerzelle; g: Nuel-Raum; h: äußere Phalangenzellen (Deiters); i: Hensen-Zellen; k: Claudius-Zellen; l: Membrana tectoria; m: Membrana reticularis; n: äußere Haarzelle; o: äußerer Tunnel

Cortisol n: (engl.) *cortisol*; syn. Hydrocortison (INN); auch Kortisol, Hydrokortison; physiol. Glukokortikoid*; im Blutplasma zu 75% an Transcortin*, zu 15% an Albumin gebunden u. zu 10% in freier Form vorhanden; **Nachw.**: durch direkte Bestimmung im Plasma u. Harn, ggf. auch im Speichel (zirkadianer Rhythmus*); **Ind.**: Nebennierenrindeninsuffizienz, rheumat. u. allerg. Krankheiten, sept. Schock.

Cortison (INN) n: (engl.) *cortisone*; physiol. Glukokortikoid*; inaktive Vorstufe bzw. inaktiver Metabolit von Cortisol*; **Ind.**: Nebennierenrindeninsuffizienz.

Cor tri|atriatum (Cor*) n: (engl.) *cor triatriatum*; seltener angeborener Herzfehler*, bei der der li. Vorhof durch eine perforierte fibromuskuläre Membran in einen proximalen Teil mit den Lungenvenenmündungen u. einen distalen Teil mit dem li. Herzohr geteilt wird; evtl. in Komb. mit zusätzl. Anomalien (z. B. Vorhofseptumdefekt*, Lungenvenenfehlmündung u. Fehlmündung von Körpervenen); **Sympt.**: wie bei angeb. Mitralklappenstenose* sowie entspr. zusätzl. Anomalien; **Diagn.**: röntg. im Gegensatz zur Mitralstenose kleiner li. Vorhof; Nachweis durch Echokardiographie* u. ggf. Herzkatheterisierung* u. Angiokardiographie; **Ther.**: operativ.

Cor tri|loculare (↑) n: (engl.) *trilocular heart*; seltener angeborener Herzfehler* mit funktionell 3 Herzhöhlen durch Fehlen eines Herzseptums*; **Einteilung: 1.** C. t. biatriatum: singulärer Ventrikel* mit 2 Vorhöfen bei fehlendem Septum* interventriculare; **2.** C. t. biventriculare: singulärer Vorhof mit 2 Kammern bei fehlendem Septum* interatriale. Vgl. Cor biloculare.

Cor villosum (↑) n: auch Cor hirsutum; s. Perikarditis.

Coryne|bacterium (gr. κορύνη Keule, Kolben; Bakt-*) n: (engl.) *Corynebacterium*; Gattung grampositiver, nicht Sporen bildender, unbewegl. Stäbchenbakterien der Fam. Corynebacteriaceae (s. Bakterienklassifikation), häufig mit ein- od. beidseitigen keulenförmigen Anschwellungen; **Verbreitung**: ubiquitärer Boden- u. Wasserkeim; Normalflora der menschl. u. tier. Haut u. der Schleimhäute; ca. 40 Species (meist pflanzenpathogen od. apathogen); klin. relevante **Species**: Corynebacterium* diphtheriae (Diphtherie), Corynebacterium jeikeium (schwere katheterassoziierte Infektion bei abwehrgeschwächten Pat.), Corynebacterium minutissimum (s. Erythrasma), Corynebacterium* pseudodiphtheriticum, Corynebacterium ulcerans (leichtere diphtherieähnliche Krankheitsbilder), Corynebacterium* xerosis. Vgl. Diphtheroide.

Coryne|bacterium acnes (↑; ↑) n: syn. Propionibacterium acnes; s. Propionibacterium.

Coryne|bacterium diphtheriae (↑; ↑) n: (engl.) *corynebacterium diphtheriae*; syn. Bact. diphtheriae; Err. der Diphtherie*; **Morphol.**: grampositive, in Neisser*-Polkörnchenfärbung gelb-braune Stäbchen mit zahlreichen schwarz-blauen Polkörperchen (sog. Volutin-Körnchen), häufig in charakterist. V- od. Y-förmiger Lagerung (sog. chinesische Schriftzeichen); **Toxin**: Exotoxin (Diphtherietoxin), das nur Stämme mit spez. Phagen-DNA (temperenter Phage) bilden, besteht aus Fragment A (stabil; tox. Aktivität durch Blockierung der Translation in der Proteinsynthese) u. Fragment B (labil; für Rezeptorbindung an Zielzellen, vermittelt Toxin-A den Weg ins Zytoplasma) u. kann durch Formaldehyd in ein Toxoid verwandelt werden, das zur Impfung u. Herstellung von antitox. Serum verwendet wird. Toxinnachweis durch Elek*-Ouchterlony-Test, Western-Blotting-Methode, PCR od. im Tierversuch (kaum noch gebräuchl.); **Übertragung**: direkter Kontakt; Tröpfcheninfektion; **Nachw.**: Primärkultur auf Blutagar od. Löffler-Serum, Selektivkultur auf tellurithaltigen Indikatormedien; biochem. Differenzierung: Urease-negativ, Cystin-positiv, Glukosevergärung positiv, Saccharosevergärung negativ, Nitratreduktion positiv.

Coryne|bacterium minutissimum (↑; ↑) n: s. Erythrasma.

Coryne|bacterium pseudo|diphtheriticum (↑; ↑) n: i. d. R. apathogener Schleimhautsaprophyt; im Gegensatz zu Corynebacterium* diphtheriae gerade, kurze Stäbchen in regelmäßiger Parallellagerung (Palisaden- od. Parkettmusterform); Polkörnchen oft nur einseitig od. fehlend; u. U. opportunistischer Erreger* z. B. für Endokarditis. Vgl. Diphtheroide.

Coryne|bacterium vaginale (↑; ↑) n: s. Gardnerella vaginalis.

Coryne|bacterium xerosis (↑; ↑) n: Saprophyten* der Schleimhäute; i. d. R. apathogen, u. U. opportunistische Erreger* z. B. für Endokarditis; irrtüml. als Err. der Xerophthalmie angesehen (Name). Vgl. Diphtheroide.

Coryza (gr. κόρυζα Erkältung, Schnupfen) f: Schnupfen; s. Rhinitis.

Coryza syphilitica (↑) f: (engl.) *coryza syphilitica*; eitriger Schnupfen bei Syphilis* connata.

Costa (lat.) f: (engl.) *rib*; Rippe; i. d. R. 12 paarige Knochen, Bestandteil des Brustkorbs; **Teile**: Caput costae (Rippenkopf), Collum costae (Rippenhals), Corpus costae (Rippenkörper); zwischen vorderem, knöchernem Ende der Rippe u. Sternum bzw. Rippenbogen befindet sich der Rippenknorpel (Cartilago costalis); **Einteilung**: Costa prima (1. Rippe), Costa secunda (2. Rippe), Costa lumbalis (Lendenrippe, inkonstant), Costae verae (I–VII, die 7 obersten Rippen mit knorpeligem Kontakt zum Sternum), Costae spuriae (VIII–XII, die 5 untersten Rippen ohne direkten, knorpeligen Kontakt zum Sternum); die 8.–10. Rippe bilden den Rippenbogen, die 11. u. 12. Rippe (Costae fluctuantes) endigen isoliert.

costalis f: Rippen-.

Costello-Syn|drom n: s. Cutis laxa.

Costen-Syn|drom (James B. C., Otol., St. Louis, 1895–1962) n: (engl.) *Costen's syndrome*; syn. Mandibulargelenksyndrom, otodentales Syndrom; veraltete Bez. für neuralgiforme Kopf- u. Gesichtsschmerzen bei Kiefergelenkserkrankungen; vgl. Dysfunktion, kraniomandibuläre; Dysfunktion, orofaziale.

Co|substrate n pl: s. Coenzyme.

Cotard-Syn|drom (Jules C., Psychiater, Paris, 1840–1889) n: (engl.) *Cotard's syndrome*; v. a. bei älteren Menschen i. R. einer (häufig somatogenen) Depression* auftretender extremer sog. nihilistischer Wahn* mit Sympt. der Depersonalisation; die Betroffenen nehmen an, sie hätten keinen Körper mehr, hätten Organe verloren, seien verfault bis hin zu einer Negation der eigenen Existenz u. der Existenz der Welt; **cave:** erhöhte Suizidgefahr.

Cotrel-Dubousset-Operation (Y. C., franz. Orthop.; J. D., franz. Orthop.) *f*: Derotationsspondylodese mit Doppelstabstabilisierung; vgl. Spondylodese.

Co|trim|oxazol *n*: (engl.) *co-trimoxazole*; Kombination des Chemotherapeutikums Trimethoprim* (Abk. TMP) mit dem Sulfonamid Sulfamethoxazol* (Abk. SMZ) im Verhältnis 1 : 5; **Wirkungsmechanismus:** Hemmung der bakteriellen Folsäuresynthese; SMZ u. TMP wirken bakteriostat., die Komb. beider hat in vitro einen bakteriziden Effekt; **Ind.:** v. a. Harnweginfektionen, akute u. chron. Pyelonephritis, Typhus, akute Schübe der chron. Bronchitis, Proph. u. Ther. von Infektion mit Pneumocystis* jiroveci; **Kontraind. u. UAW:** s. Sulfonamide.

Cotton-wool-Herde (engl. *cotton wool* Baumwolle): (engl.) *cotton wool spots*; Augenhintergrundveränderungen mit weißen, unscharf begrenzten Flecken; **Urs.:** Kapillarverschlüsse der Retina mit ischäm. Axoplasmastau; **Vork.:** z. B. diabetische Retinopathie*, hypertensive Retinopathie*, Kollagenose, Zentralvenenverschluss, HIV-Retinopathie (s. Abb.).

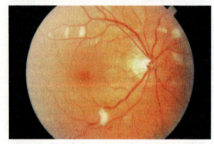

Cotton-wool-Herde: HIV-Retinopathie [166]

Cotyledo (gr. κοτυληδών Vertiefung, Becher) *f*: **1.** (engl.) *cotyledon*; Kotyledon; (gyn.) Lappen der Plazenta*; **2.** (embryol.) Zottenbüschel des Chorions*, das sich in eine sog. Caruncula des Endometriums einpasst; C. u. Carunculae bilden zus. das Plazentom; beim Menschen selten, typisch für Wiederkäuer; **3.** (bot.) Keimblatt.

Coulomb (Charles A. de C., Phys., Paris, 1736–1806) *n*: Einheitenzeichen C; abgeleitete SI-Einheit der elektr. Ladung; 1 C = 1 As (Amperesekunde), d. h. die von einem Strom der Stärke 1 Ampere in 1 Sekunde transportierte Elektrizitätsmenge; vgl. Stromstärke, elektrische; Elementarladung.

Coulomb-Gesetz (↑): (engl.) *Coulomb's law*; (physik.) Gesetzmäßigkeit, die besagt, dass gleichnamige elektr. Ladungen sich abstoßen u. ungleichnamige sich anziehen. Die Coulomb-Kraft (F) ist der Produkt beider Ladungen (Q_1, Q_2) direkt u. dem Quadrat ihres Abstandes (r^2) umgekehrt proportional (k = Proportionalitätsfaktor).

$$F = k \frac{Q_1 \cdot Q_2}{r^2}$$

Coulter-Verfahren: (engl.) *Coulter method*; Durchflusszytometrie* durch Impedanzmessung.

Councilman-Körperchen (William T. C., Pathol., Baltimore, 1854–1933): (engl.) *Councilman bodies*; kleine, hyaline, azidophile, runde od. ovale Körperchen aus degenerierten bzw. nekrot., aus dem Verband gelösten Leberepithelien (s. Abb.); **Vork.:** bei Hepatitis u. Gelbfieber*.

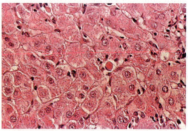

Councilman-Körperchen: Einzelzellnekrose bei akuter Virushepatitis (Leberhistologie, HE-Färbung) [23]

Couplet: (engl.) *couplet*; (kardiol.) Bez. für 2 (meist ventrikuläre) Extrasystolen* hintereinander.

Courvoisier-Zeichen (Ludwig G. C., Chir., Basel, 1843–1918): (engl.) *Courvoisier's sign*; schmerzlos vergrößerte, palpable Gallenblase bei gleichzeitig bestehendem Ikterus*; **Vork.:** chron. Verschluss des Ductus choledochus inf. Tumorkompression; vgl. Gallenblasenhydrops; Gallenblasenkarzinom; Gallengangkarzinom.

Couvade-Syn|drom (franz. couver brüten) *n*: (engl.) *couvade syndrome*; Auftreten von Sympt. der Schwangerschaft* bei dem Partner der Schwangeren, z. B. Änderung des Appetits, Übelkeit, aufgetriebener Leib, Gewichtszunahme, Gefühl von Wehen; unspezif. Beschwerdebild psychogener Ätiologie; präpartal sind bei beiden Geschlechtern erhöhte Prolaktin- u. Cortisolwerte u. postpartal erniedrigte Estradiol- u. Testosteronwerte nachgewiesen worden (evtl. physiol. Reaktion zur Vorbereitung der Väter auf die Geburt des Kindes).

Couvelaire-Syn|drom (Alexandre C., Gebh., Paris, 1873–1948) *n*: (engl.) *Couvelaire's syndrome*; syn. uteroplazentare Apoplexie; schwere Form der vorzeitigen Plazentalösung* mit Blutungen in die Muskelwand des Uteruskörpers.

Cover-Test (engl. to cover bedecken) *m*: Abdecktest*.

Cowden-Syn|drom *n*: (engl.) *Cowden disease*; syn. multiples Hamartom-Syndrom; seltenes, komplexes Syndrom mit autosomal-dominantem Erbgang (Genlocus 10q23.31, Mutationen im PTEN-Gen); **Sympt.:** gastrointestinale, nichtneoplastische Polyposis mit extraintestinalen Hamartomen (z. B. hyperkeratotische Papillome im Lippenrot, Gingivafibromatose, progrediente Fibroadenomatose der Mammae u. multiple Zysten, Adenome in Schilddrüse, Leber u. Knochen). Vgl. Polyadenomatose-Syndrom.

Cowper-Drüsen (William C., Anat., Chir., London, 1666–1709): Glandulae* bulbourethrales.

COX: Abk. für **C**yclo**ox**ygenase*.

Cox-: auch Kox-; Wortteil mit der Bedeutung Hüfte; von lat. coxa.

Coxa (lat.) *f*: Hüfte.

Coxa saltans (↑) *f*: sog. schnappende (schnellende) Hüfte; ruckartiges, schmerzhaftes Gleiten eines derben Strangs des Tractus* iliotibialis (Maissiat-Streifen) über dem Trochanter major bei Beugung u. Streckung im Hüftgelenk; gelegentl. mit Bursitis trochanterica, Hüftgelenksbeweglichkeit nicht eingeschränkt, Röntgen: unauffällig; **Ther.:** Physiotherapie, Infiltration von Lokalanästhetika, bei lang dauernden, therapieresistenten Beschwerden ggf. Op. (z. B. Fasziendoppelung).

Coxa valga (↑) *f*: sog. X-Hüfte; abnorm steile Aufrichtung des Schenkelhalses i. S. der Abduktion mit Vergrößerung des CCD*-Winkels auf >130° beim Erwachsenen od. >140° beim Kleinkind (s. Abb.); **Formen: 1.** angeb. (beidseitig als C. v. congenita), bei angeb. Hüftdysplasie* meist mit gleichzeitiger Antetorsion* (C. v. antetorta), später fortschreitende Hüftkopfwanderung nach kranial (C. v. luxans); **2.** erworben bei Lähmungen der Hüft- u. Beinmuskeln (inf. Poliomyelitis* od. Myopathie*) u. Verminderung der auf das Hüftgelenk einwirkenden stat.-dynam. Kräfte (z. B. bei Tragen einer Orthese als Entlastungs-C. v.) sowie bei Überwiegen der Hüftadduktoren (spast. Lähmung, Little-Krankheit, Lähmung der kleinen Glutäalmuskeln), inf. traumat. Veränderungen od. Gelenkinfektionen mit Schädigung der Wachstumsfuge; **Klin:** meist nur geringe Sympt. u. Leistenschmerzen, vorzeitiger Ermüdung u. Hinken, u. U. frühzeitige Ausbildung einer Koxarthrose* (präarthrot. Deformität); **Ther.:** asymptomat. C. v.: keine Ther.; sympt. C. v.: Physiotherapie, röntg. Verlaufskontrollen zur Indikationsstellung für Derotationsvarisierungsosteotomie* im Kindesalter bzw. Varisierungsosteotomie im Erwachsenenalter.

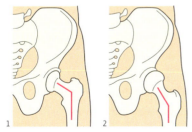

Coxa valga: 1: physiologischer CCD-Winkel; 2: vergrößerter CCD-Winkel bei Coxa valga

Coxa vara (↑) *f*: (engl.) *coxa vara*; Schenkelhalsverbiegung i. S. der Adduktion; CCD*-Winkel <120° beim Erwachsenen u. Kind (s. Abb.); **Formen: 1.** angeb. (ein- od. beidseitig): oft alle Übergangsformen zu angeb. partiellen (proximalen) Femurdefekten, bei Belastung Ausbildung von sog. Hirtenstabfemora u. Schenkelhalspseudarthrosen; **2.** erworben z. B. inf. Rachitis*, nach Epiphyseolysis* capitis femoris; versch. Verformungen od. Zer-

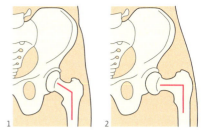

Coxa vara: 1: physiologischer CCD-Winkel; 2: verkleinerter CCD-Winkel bei C. v.

störungen des Hüftkopfs z. B. inf. Koxitis*, Perthes*-Calvé-Legg-Krankheit, Tumoren, Trauma; **Klin.:** Belastungsbeschwerden, Gelenkinstabilität, ggf. Beinlängendifferenz; bei zusätzlicher mechan. Insuffizienz des Schenkelhalses gelegentl. Ermüdungsfrakturen; **Ther.:** Valgisierung*; bei erworbener C. v. Behandlung der Grunderkrankung, ggf. Korrekturosteotomie.

Coxibe: s. Cyclooxygenase-2-Inhibitoren.

Coxiella (Herold R. Cox, amerikan. Bakteriol., 1907–1986) *f*: (engl.) *Coxiella*; Gattung gramnegativer, unbegeißelter, kurzer, kokkoider Stäbchenbakterien der Fam. Coxiellaceae (vgl. Bakterienklassifikation); einzige Species: **C. burnetii**, Err. des aerogen übertragenen Q*-Fiebers; als obligater Zellparasit nur Vermehrung durch Querteilung in den Vakuolen der Wirtszelle, sehr umweltresistent; kulturelle Anzucht im Dottersack von Hühnerembryonen, in Versuchstieren od. in Zellkultur.

Cox-Maze-Operation (engl. maze Irrgarten) *f*: Maze*-Operation.

Coxsackie-Viren (Viren*) *n pl*: (engl.) *coxsackie viruses*; nach dem amerikan. Ort Coxsackie benannte, zum Genus Enterovirus* gehörende RNA-Viren der Fam. Picornaviridae*; weltweit verbreitet; **Einteilung:** in 2 Subgruppen; A (Serotypen 1–22, 24) u. B (Serotypen 1–6); **klin. Bedeutung:** Err. fieberhafter Allgemeininfektionen, abakterieller Meningitis (gelegentl. Enzephalitis u. Paralyse, v. a. durch Typ A9), Sommergrippe, Myokarditis, Perikarditis, Herpangina* (A-Serotypen), epidemische Pleurodynie* (B-Serotypen), Hand*-Fuß-Mund-Krankheit (v. a. Typ A16); Typ A7 verursacht der Poliomyelitis ähnl. Lähmungen (Pseudopolio). Serotyp B4 wurde mehrfach in Zus. mit Diabetes mellitus Typ 1 nachgewiesen. **Nachw.:** Erregernachweis im Stuhl, Rachensekret u. Liquor, aus Gewebekulturen u. in 4 Tage alten Mäusen; Antikörpernachweis.

cP: Abk. für **c**hronische **P**olyarthritis; s. Arthritis, rheumatoide.

Cp: Abk. für **C**aeruloplasmin*.

CP: 1. (neurol.) Abk. für **C**erebral**p**arese; s. Zerebralparese, infantile; **2.** (kardiol.) Abk. für **C**or* **p**ulmonale; **3.** (biochem.) Abk. für **C**reatin**p**hosphat; s. Kreatin.

CPAP: Abk. für (engl.) *continuous positive airway pressure*; Spontanatmung* mit kontinuierl. (Inspiration u. Exspiration) erhöhtem positivem Atemwegdruck (s. Beatmungsdruck, Abb. dort; vgl.

CPD-Stabilisator

PEEP) über Gesichtsmaske (s. Atemmaske), Nasenmaske (nCPAP od. Endotrachealtubus*; Form der apparativen Atemtherapie*; **Wirkung:** Besserung der Oxygenierung* (u. damit des art. Sauerstoffpartialdrucks) u. a. durch Verminderung der inspirator. Atemarbeit*, Erhöhung der FRC, Reduktion des endexspirator. alveolären u. bronchiolären Kollaps u. Wiederöffnung von Atelektasen; **Ind.:** u. a. Atelektase*, Pneumonie*, obstruktive Atemwegerkrankungen*, Atemnotsyndrom* des Neugeborenen, i. R. des Weanings*; obstruktives Schlafapnoesyndrom* (nCPAP zur pneumat. Schienung der oberen Atemwege, bes. des pharyngealen Muskel-Bindegewebe-Schlauchs). Vgl. Beatmung.

CPD-Stabilisator *m*: Kurzbez. für **C**itrate-**P**hosphate-**D**extrose-Stabilisator; (engl.) *CPD solution*; Stabilisator* für Blutkonserven aus Natriumcitrat, Zitronensäure, Natriumbiphosphat, Glukose u. Wasser; durch Zusatz von Purinbasen (z. B. Adenin) wird die Lagerungsfähigkeit der Blutkonserven erhöht. Vgl. PAGGS-M-Additivlösung; SAGM-Additivlösung.

CPEO: Abk. für **c**hronisch **p**rogressive **e**xterne **O**phthalmoplegie; s. Ophthalmoplegia chronica progressiva.

C-Peptid *n*: Kurzbez. **C**onnecting-Peptid; s. Insulin.

CPI: Abk. für (engl.) *cardiac power index*; Parameter zur Diagn. u. zum Monitoring der Ther. bei kardiogenem Schock*; **Bestimmung:** durch Berechnung: CPI = HI · MAP · 0,0022 (W/m^2) in Relation zum systemischen Gefäßwiderstand (Abk. SVRI für engl. *systemic vascular resistance index*); HI: Herzindex; MAP: mittlerer arterieller Druck; **Normbereich:** Normwerte: CPI 0,5–0,7 W/m^2 bei SVRI von 1000–2500 dyn · s · cm^{-5}/m^2; kardiogener Schock: CPI 0,5–1,0 W/m^2 bei SVRI von <1500 dyn · s · cm^{-5}/m^2; Messung z. B. mit dem PiCCO®-System (s. Herzminutenvolumen).

CPIS: Abk. für (engl.) *clinical pulmonary infection score*; Score* i. R. der Diagn. einer nosokomialen Ventilator-assoziierten (beatmungsassoziierten) Pneumonie* (s. Tab.; s. Langzeitbeatmung). Vgl. Sepsis.

CPK: 1. (biochem.) Abk. für **C**reatin**p**hospho**k**inase; s. Kreatinkinase; **2.** (kardiol.) Abk. für **C**arotis**p**uls**k**urve; s. Karotispulskurve.

CPM: Abk. für (engl.) *continuous* passive motion*.

CPO: Abk. für (engl.) *cardiac power output*; Parameter der kardialen Leistungsfähigkeit, Prädiktor für die Krankenhausmortalität bei kardiogenem Schock*; **Bestimmung:** durch Berechnung: CPO = MAP · HZV; MAP = mittlerer arterieller Druck, HZV = Herzzeitvolumen.

CPP: Abk. für (engl.) *cerebral perfusion pressure*; s. Perfusionsdruck, zerebraler.

CPPV: Abk. für (engl.) *continuous positive pressure ventilation*; kontinuierl. Überdruckbeatmung; Form der kontrollierten Beatmung*; inspirator. wie IPPV*, exspirator. zusätzl. PEEP*; s. Beatmungsdruck (Abb. dort).

CPR: Abk. für (engl.) *cardiopulmonary resuscitation*; s. Reanimation.

Cr: chem. Symbol für Chrom*.

Crack (engl. Knall, Knacks): Bez. für ein rauchbares Rauschmittel* (Base des Cocains*); **Wirkung:** wie bei Cocain mit bes. schnell einsetzender psych. u.

CPIS

Kriterium	Bewertung (Punkte)
Körpertemperatur (°C)	
≥36,5 bis ≤38,4	0
≥38,5 bis ≤38,9	1
≥39 bzw. ≤36	2
Leukozytenkonzentration im Blut (1000/µl)	
≥4 bis ≤11	0
<4 bzw. >11	1
<4 bzw. >11; zusätzlich Linksverschiebung (>50 % unreife Zellen)	2
Trachealsekret	
—	0
nicht purulent	1
purulent	2
paO$_2$/FiO$_2$-Verhältnis (mmHg)	
>240 oder ARDS	0
≤240 (kein ARDS)	2
Röntgen-Thorax-Aufnahme	
kein Infiltrat	0
diffuses Infiltrat	1
lokalisiertes Infiltrat	2

paO$_2$: arterieller Sauerstoffpartialdruck; FiO$_2$: inspiratorische Sauerstofffraktion; CPIS (Punktsumme) >6: Ventilator-assoziierte Pneumonie wahrscheinlich (Sensitivität und Spezifität je ca. 60 %)

phys. Abhängigkeit*; **NW:** Appetitmangel, rapide Gewichtsabnahme, Herzrhythmusstörung, schwere Depressionen, Halluzinationen, Paranoia; u. U. irreparable Lungen-, Gefäß-, Nieren- u. Hirnschäden.

Cramer-Schiene (Friedrich C., Chir., Wiesbaden, 1847–1903): (engl.) *Cramer's splint*; biegsame, gepolsterte Drahtschiene zur Ruhigstellung von Gliedmaßen(abschnitten); **Anw.:** zur präklin. Immobilisation z. B. bei Frakturen*.

Crampus *m*: s. Krampussyndrom.

Cranium (Krani-*) *n*: (engl.) *cranium*; der (knöcherne) Schädel; **Einteilung: 1.** Neurocranium: Gehirnschädel, besteht aus Schädeldach (Kalotte) u. Schädelbasis*; **2.** Viscerocranium: Gesichtsschädel, besteht aus Augen-, Nasen- u. Mundhöhle, Zungenbein u. Gehörknöchelchen; **Anat.:** 29 Knochen, die z. T. durch Nähte (Suturae) verbunden sind, werden unterschieden: Os frontale, Os temporale, Os parietale, Os occipitale, Os sphenoidale; Os ethmoidale, Os nasale, Os lacrimale, Concha nasalis inf., Vomer, Os zygomaticum, Os palatinum, Maxilla, Mandibula, Os hyoideum; Malleus, Incus, Stapes; **klin. Bedeutung:** Vermessung durch Kephalometrie*; Form u. Umfangsveränderungen (des Neurocraniums): s. Dyszephalie; traumat. Veränderungen: s. Schädelfrakturen; Schädelhirntrauma. Vgl. Desmocranium.

Crataegus oxy|acantha *f*: s. Weißdorn, Gemeiner.

Craurosis (gr. κραῦρος trocken; -osis*) *f*: (engl.) *kraurosis*; Kraurose; ältere Bez. für atroph.-sklerosierenden Schrumpfungsprozess (Dystrophie) der Übergangsschleimhäute, bes. im Genitalbereich; stark juckend; gilt als fakultative Präkanzerose*. Vgl. Lichen sclerosus.

Craurosis penis (↑; ↑) *f*: s. Lichen sclerosus.

Craurosis vulvae (↑; ↑) *f*: s. Lichen sclerosus.

craving (engl. heftige Begierde): umgangssprachl. Suchtdruck; starkes Verlangen nach dem Suchtmittel bei Pat. mit Abhängigkeit*.

CRE: Abk. für (engl.) c*AMP* r*esponse* e*lement*; s. CREB.

Creat-: s. a. Kreat-.

Creatin (Kreat-*) *n*: s. Kreatin.

Creatinin (↑) *n*: Kreatinin*.

Creatin|phospho|kinase (↑) *f*: Abk. CPK; Kreatinkinase*.

CREB: Abk. für (engl.) c*AMP* r*esponse* e*lement* b*inding protein*; dimeres Protein, das nach cAMP* induzierter Phosphorylierung durch PKA* an eine spezif. Sequenz des Promotors* (cAMP response element, Abk. CRE) eines Gens bindet; CREB rekrutiert CBP* u. stimuliert zus. mit PCAF (Histonacetyltransferase) Transkription u. Genexpression.

Credé-Hand|griff (Carl S. C., Gyn., Leipzig, 1819–1892): (engl.) *Credé's maneuver*; Handgriff zur Plazentalösung bei Plazentalösungsstörungen* (s. Abb.) od. zur Anregung der Uteruskontraktion bei Atonia* uteri.

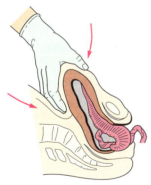

Credé-Handgriff [112]

Credé-Pro|phylaxe (↑; Prophylaxe*) *f*: (engl.) *Credé's prophylaxis*; desinfizierende vorbeugende Behandlung gegen Gonoblennorrhö* beim Neugeborenen durch Eintropfen 1%iger AgNO₃-Lösung (stark schleimhautreizend) in den Bindehautsack (beidseits); erfolgt alternativ ggf. durch auch gegen Chlamydien wirksame antibiotikahaltige Augentropfen; vgl. Argentumkatarrh.

creeping eruption: s. Larva migrans.

Cremaster (gr. κρεμαστός hängend, schwebend) *m*: Kurzbez. für Musculus* cremaster.

Cremaster|re|flex (↑; Reflex-*) *m*: s. Reflexe.

Creme *f*: (engl.) *cream*; halbfeste Arzneiform zur lokalen Anw. mit hohem Wassergehalt u. hydrophoben Bestandteilen in versch. Emulsionsformen (meist Öl-in-Wasser-, aber auch Wasser-in-Öl- u. Mischemulsionen) als Trägersubstanz für gelöste od. emulgierte Wirkstoffe.

Crepitatio (lat. *crepitare* rasseln, knirschen) *f*: **1.** (engl.) *crepitation*; Krepitation; (palpator.) **a)** knisterndes Gefühl (inf. Aneinanderreibens rauer Flächen) als sicheres Frakturzeichen; vgl. Fraktur; **b)** sog. Schneeballknirschen bei Hautemphysem*; **2.** (auskultator.) Knistern od. feines krepitierendes Rasseln (Knisterrasseln), das bei Bildung (C. indux) u. Lösung (C. redux) der Entz. bei Pneumonie* durch die bei der Atmung erfolgende Trennung von Bronchiolenverklebungen entsteht; auch hörbar bei Asbestose* u. interstitiellen Lungenkrankheiten* aller Art; vgl. Entfaltungsknistern.

Crescendo (italienisch *crescendo* zunehmend): (engl.) *crescendo murmur*; (kardiol.) Bez. für das Anschwellen der Lautstärke von Herzgeräuschen*.

CREST-Syn|drom *n*: syn. limitierte systemische Sklerose (Abk. LSSC), Akrosklerodermie; Sonderform der progressiven systemischen Sklerose* mit **C**alcinosis cutis, **R**aynaud-Syndrom, ösophagealer (engl. **e**sophageal) Motilitätsstörung, **S**klerodaktylie u. **T**eleangiektasien; Nachw. von Antizentromer-Antikörpern in 70–90 %.

Creutzfeldt-Jakob-Krankheit (Hans-Gerhard C., Neurol., Kiel, 1885–1964; Alfons J., Neurol., Hamburg, 1884–1931): (engl.) *Creutzfeldt-Jakob disease* (Abk. CJD); Abk. CJK; veraltet Pseudosklerose; subakute spongiforme Enzephalopathie, die den Prionkrankheiten* zugerechnet wird; **Ätiol.:** meist sporadisch (molekulare Klassifikation nach dem Codon-129-Genotyp des Prionproteingens u. dem Subtyp des Proteinase-K-resistenten Prionproteins), in 5–14 % autosomal-dominant erblich (bei pathogener Mutation im sog. Prionproteingen, Kurzbez. PRNP-Gen, Genlocus 20pter-p12; allelisch zu Gerstmann*-Sträussler-Scheinker-Krankheit u. tödlicher familiärer Insomnie*), selten auch übertragen (iatrogene Infektionen als Folge von Dura- u. Corneatransplantation, neurochir. Op. u. Behandlung mit Wachstumshormon aus Leichenhypophysen); **Epidemiol.:** Verbreitung weltweit, jährl. Inzidenz ca. 1,5 : 1 Mio. Einwohner, Altersgipfel im 7. Lebensjahrzehnt; **Pathol.:** Status spongiosus der grauen Substanz (bei der ausgeprägtesten Form), neuronale Vakuolisierung, Untergang von Neuronen, Astrogliose v. a. des zerebralen Cortex, immunhistol. Nachw. von prionproteinhaltigen Ablagerungen (PrP^{Sc}; s. Prionen); gelegentl. Kleinhirnatrophie; **Inkub.:** 6 Mon. bis 30 Jahre; **Klin.:** Beginn mit Gedächtnis-, Konzentrations- u. Merkfähigkeitsstörungen; erhöhte Reizbarkeit, Sehstörungen, Insomnie; später progrediente Demenz, Tetraparese mit Spastik od. Rigor, Ataxie, Myoklonien, Epilepsie u. akinet. Mutismus; Dezerebrationsstarre, Koma; **Diagn.:** im EEG Radermecker*-Komplexe, erhöhte Konz. neuronaler u. astrozytärer Proteine, z. B. 14-3-3-Protein*, Tau*-Protein, S100*-Protein u. der neuronenspezif. Enolase*; MRT (hyperintense Basalganglien od./u. kortikale Hyperintensität, bei der neuen Variante der CJK mit Hyperintensität im posterioren Thalamus, s. u.); ggf. molekulargenet.; Diagnosesicherung durch Sektion; meldepflichtige Krankheit; **DD:** Alzheimer*-Krankheit, Lewy*-Körperchen-Demenz, entzündliche Erkr.; **Progn.:** Tod wenige Wo. bis zu 2 Jahre (durchschnittl. 4 Mon.) nach Auftreten der ersten Symptome. In Großbritannien wurde seit 1995 bei bisher 166 Pat. eine **Variante der Creutzfeldt-Jakob-Krankheit** (Abk. vCJK; engl. variant Creutzfeldt-Jakob disease; Abk. vCJD) mit folgenden, von der klass. Form versch. Kennzeichen dokumentiert: Durchschnittsalter der Pat. ca. 30 Lj.; durchschnittl. Krankheitsdauer länger (ca. 14 Mon.); zu Krankheitsbeginn vorwiegend psychiatr. Sympt. (Depression); Fehlen typ. EEG-Veränderungen; in der MRT symmetr. Veränderungen im hinteren Thalamus beidseitig (sog. pulvinar sign); Basalganglien u. Thalamus neuropathol. am stärksten betroffen, floride Amyloidplaques in den gesamten Gehirn. Zusammenhang mit BSE* höchstwahrscheinlich (Übertragung über kontaminierte Rinderprodukte), da vCJD-Fälle fast ausschließl. in Großbritannien auftraten (dem Land mit den meisten BSE-Fällen) u. v. a. die Übertragung von BSE verursachenden Prionen auf Rhesusaffen ähnl. neuropathol. Veränderungen erzeugt. Außerhalb von Großbritannien bisher ca. 30 Fälle bekannt (23 in Frankreich, 4 in der Republik Irland, 3 in den USA, je 2 Fälle in Spanien, den Niederlanden u. Portugal, je 1 Fall in Italien, Japan, Canada, Saudi-Arabien).

CRF-Test *m*: Abk. für (engl.) *corticotropin releasing factor*; s. CRH-Test.

CRH: Abk. für Corticotropin-Releasing-Hormon; im Nucleus paraventricularis des Hypothalamus gebildetes Peptidhormon (41 Aminosäuren); stimuliert im Hypophysenvorderlappen Synthese u. Freisetzung von ACTH* sowie die Freisetzung von β-Endorphin. Vgl. Releasing-Hormone; Endorphine.

CRH-Test *m*: Kurzbez. (engl.) *corticotropin releasing hormone stimulation test;*; syn. CRF-Test; Stimulationstest zur Funktionsprüfung des Hypophysenvorderlappens (ACTH-Sekretion) u. der Nebennierenrinde (Cortisolsekretion) sowie zur Diagn. einer Hypophysenvorderlappen*-Insuffizienz od. DD eines Cushing*-Syndroms; Durchführung isoliert od. zus. mit anderen Hypophysenstimulationstests (z. B. TRH*-Test); **Prinzip:** nach Blutentnahme zur Bestimmung der Basalwerte von ACTH* u. Cortisol* Injektion von 100 μg (od. 1 μg/kg KG) CRH; nach einigen Min. tritt evtl. Hitzegefühl, Hautrötung u. Blutdruckabfall auf; weitere Blutentnahmen nach 15, 30 u. 60 Min.; **Auswertung:** basal erhöhtes u. im Test signifikant (>30 %) ansteigendes ACTH bei hypophysärem Cushing-Syndrom; basal erhöhtes, im Test nicht ansteigendes ACTH bei ektoper ACTH-Produktion, gelegentl. bei großem Hypophysenadenom; bei Nebennierenrindenadenom ist ACTH basal erniedrigt u. nicht stimulierbar; bei Hypophysenvorderlappen-Insuffizienz sind die ACTH- u. Cortisolkonzentration im Blut je nach Ausmaß der Störung normal bis sehr niedrig u. steigen nach Stimulation abgeschwächt od. nicht an; bei hypothalam. Nebennierenrindeninsuffizienz ist eine normale Stimulation der ACTH- u. Cortisolsekretion möglich, die im Metyrapontest* od. im Insulin*-Hypoglykämietest dagegen ausbleiben kann.

cribri|formis (lat. cribrum Sieb; -formis*): auch cribrosus; siebförmig, z. B. Lamina cribriformis.

cricoideus (gr. κρίκος Ring; -id*): ringförmig; z. B. Cartilago cricoidea.

Cri-du-chat-Syn|drom (franz. cri du chat Katzenschrei) *n*: Katzenschrei*-Syndrom.

Crigler-Najjar-Syn|drom (John F. C. jun., Päd., Boston, geb. 1919; Victor A. N., Päd., Boston, geb. 1914) *n*: (engl.) *Crigler-Najjar syndrome*; autosomalrezessiv vererbte Hyperbilirubinämie aufgrund einer Mutation des UGT-Genkomplexes (Genlocus 2q37); allelisch zum Gilbert*-Syndrom; **Formen: 1.** Typ I: vollständiges Fehlen der UDP*-Glukuronyltransferase (Abk. UGT); **2.** Typ II: UGT-Aktivitätsverminderung u. infolgedessen niedrigere Bilirubinkonzentration als beim Typ I; **Sympt.:** schwerer, bei Neugeborenen sich manifestierender Ikterus, der lebenslang anhält; zentralnervöse Störungen als Zeichen einer Bilirubinenzephalopathie (s. Kernikterus); bei dem leichter verlaufenden Typ II motor. u. Sprachstörungen, Choreoathetose, Taubheit; **Diagn.:** ausgeprägte Hyperbilirubinämie* mit vorwiegender Erhöhung des unkonjugierten Bilirubins* bei sonst normalen Leberfunktionswerten; Heterozygotentest möglich; **Ther.:** symptomat. Phototherapie, ggf. Austauschtransfusion; bei Typ II Versuch einer Enzyminduktion mit Phenobarbital; ggf. Lebertransplantation; **Progn.:** bei Typ I sehr ungünstig (häufig Überlebenszeit <1,5 Jahre), bei Typ II rel. gut.

Crinis (lat.) *m*: Haar.

Crista (lat.) *f*: Leiste, Kamm.

Crista ampullaris (↑) *f*: das Sinnesepithel des Gleichgewichtsorgans tragende Leiste in der Ampulle der häutigen Bogengänge; vgl. Bogengangapparat.

Crista conchalis corporis maxillae, ossis palatini (↑) *f*: Leiste am Oberkiefer u. am Gaumenbein; Ansatz der unteren Nasenmuschel.

Cristae cutis (↑) *f pl*: s. Hautleisten.

Cristae lacrimales (↑) *f pl*: Tränenleisten; vordere (Crista lacrimalis ant.) u. hintere (Crista lacrimalis post.) knöcherne Begrenzung des Eingangs in den Tränen-Nasen-Kanal.

Cristae matricis unguis (↑) *f pl*: längsverlaufende Leisten des Nagelbetts.

Cristae mito|chondriales (↑) *f pl*: (engl.) *mitochondrial cristae*; Einstülpungen der Innenmembran in die Matrix der Mitochondrien*.

Cristae sacrales (↑) *f pl*: (engl.) *sacral crests*; Knochenleisten (Crista sacralis intermedia, lat. bzw. mediana) an der Dorsalfläche des Os* sacrum; Rudimente der verschmolzenen Gelenk-, Quer- u. Dornfortsätze.

Crista ethmoidalis maxillae, ossis palatini (↑) *f*: Leiste am Oberkiefer (Maxilla*) u. am Os* palatinum; Kontakt zur Concha* nasalis media.

Crista fenestrae cochleae (↑) *f*: knöcherne Randleiste der Fenestra* cochleae; Ansatz der Membrana tympanica secundaria.

Crista galli (↑) *f*: Hahnenkamm; in der Schädelhöhle vorspringender Knochenkamm des Os* ethmoidale; Ansatz der Falx cerebri.

Crista iliaca (↑) *f*: Darmbeinkamm; vgl. Os ilium.

Crista infra|temporalis alaris majoris ossis sphenoidalis (↑) *f*: Leiste an der unteren Fläche der Ala major ossis sphenoidalis; vgl. Os sphenoidale.

Crista inter|trochanterica (↑) *f*: (engl.) *intertrochanteric crest*; Knochenleiste dorsal zwischen Trochanter major u. minor des Femur.

Crista marginalis dentis (↑) *f*: seitl. Randleiste an der lingualen Fläche der Schneide- u. Eckzähne.

Crista nasalis laminae horizontalis ossis palatini, maxillae (↑) *f*: medianer Knochenkamm am Oberkiefer (Maxilla*) u. am Os* palatinum; Ansatz der Nasenscheidewand.

Crista pubica (↑) *f*: vom Tuberculum pubicum des Os* pubis nach medial zur Symphyse ziehende Leiste; Ansatz des M. rectus abdominis.

Crista supra|ventricularis (↑) *f*: Muskelleiste, die den oberen Teil der rechtsventrikulären Ausströmungsbahn (Conus* arteriosus) vom übrigen re. Ventrikel trennt. Vgl. Infundibulumstenose.

Crista terminalis atrii dextri (↑) *f*: Muskelleiste im Innern des rechten Herzvorhofs, die den eigentl. Vorhof vom entwicklungsgeschichtl. Sinusteil abgrenzt.

Crista transversa meati acustici interni (↑) *f*: quere Leiste, die den Grund des inneren Gehörgangs in ein oberes u. unteres Feld unterteilt.

Crista tuberculi majoris (↑) *f*: vom Tuberculum majus des Humerus* nach distal verlaufende Knochenleiste.

Crista tuberculi minoris (↑) *f*: vom Tuberculum minus des Humerus* nach distal verlaufende Knochenleiste.

Crista urethralis (↑) *f*: Schleimhautlängsfalte an der hinteren Harnröhrenwand.

Crista vestibuli (↑) *f*: Leiste an der medialen Wand des knöchernen Labyrinths, die Recessus sphericus u. Recessus ellipticus trennt; vgl. Innenohr.

CRMO: Abk. für chronisch rekurrierende multifokale Osteomyelitis; SAPHO*-Syndrom.

Croconazol (INN) *n*: (engl.) *croconazole*; Antimykotikum* zur top. Anw.; Imidazolderivat*; **Ind.**: Dermatomykosen; **Kontraind.**: Anw. an der Brust während der Stillzeit; strenge Indiaktionsstellung während der Schwangerschaft; **UAW**: Hautirritationen u. Rötungen.

Crohn-Krankheit (Burrill B. C., Gastroenterologe, New York, 1884–1983): s. Enteritis regionalis Crohn.

Cromo|glicin|säure (INN): (engl.) *cromoglicic acid*; syn. Cromolyn; rel. schwach wirksames Antiallergikum*; **Wirkung**: hemmt die Mediatorfreisetzung (u. a. Histamin*, PAF*) durch Stabilisierung der Mastzellmembran; **Ind.**: v. a. topisch zur Proph. der Rhinitis* allergica u. Conjunctivitis* vernalis; p. o. bei Mastozytose; früher auch zur Proph. des Asthma* bronchiale; **UAW**: u. a. selten lokale Reizungen.

Cromolyn *n*: (engl.) *cromolyne*; Cromoglicinsäure*.

Cronkhite-Canada-Syn|drom (Leonard W. C. Jr., Int., Boston, geb. 1919; Wilma J. C., Radiol., New Bedford) *n*: seltene, sporad. Form der adenomatösen Polyposis* des Colons mit Häufigkeitsgipfel jenseits des 50. Lj.; **Ätiol.**: unklar; **Klin.**: Verlauf der Erkr. progressiv u. häufig infaust; generalisierte Polypose im Magen-Darm-Trakt, diffuse bräunl. Pigmentierung der Haut, Alopezie, Nagelveränderungen u. Hypoproteinämie. Vgl. Polyposis intestinalis (Tab. dort).

Crooke-Zellen (Arthur C. C., Pathol., London, geb. 1903; Zelle*): (engl.) *Crooke's hyaline cells*; hyalinisierte basophile Zellen im HVL, die bei Cushing*-Syndrom, aber auch bei exogener Cortisolzufuhr gefunden werden; möglicherweise degen. Sekundärveränderungen.

Crosby-Test (William H. C., amerikan. Arzt, 1914–2005) *m*: Thrombinhämolysetest*.

Crosse (franz. crosse Bischofskrummstab) *f*: kolben- od. bogenförmige Krümmung der V. saphena magna u. V. saphena parva vor ihrer Einmündung in die V. femoralis bzw. V. poplitea; vgl. Crosseninsuffizienz.

Cross|ek|tomie (↑; Ektomie*) *f*: (engl.) *crossectomy*; Präparation u. Ligatur der Crosse*, einschließlich aller vorfindbaren Nebenäste; **Ind.**: Standardoperation bei Stammvarikosis zur Verhinderung einer erneuten Varikose* nach Varizenstripping*.

Crossen|in|suffizienz (↑; Insuffizienz*) *f*: Klappeninsuffizienz der Schleusenklappen der V. saphena magna; dadurch Rückfluss von venösem Blut aus der V. femoralis in die V. saphena magna (s. Abb.) bzw. V. saphena parva; vgl. Varikose.

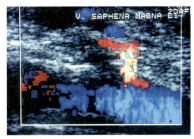

Crosseninsuffizienz: farbcodierte Duplexsonographie des Refluxes aus der V. femoralis in die V. saphena magna [24]

Crossing-over (engl. überkreuzend): syn. Chiasmabildung; Mechanismus in der Prophase der 1. Reifeteilung (s. Meiose), der zum Austausch von Chromosomenabschnitten zwischen homologen Chromosomen* führt; am C.-o. ist die eine Hälfte (Chromatide) der beiden zur Tetrade* gepaarten, längsgespaltenen homologen Chromosomen beteiligt. Morphol. Grundlage des C.-o. sind Chiasmata*. C.-o. führt dazu, dass in einem Chromosom liegende Allele gekoppelter Gene (s. Koppelung, genetische) nicht immer gemeinsam an die Nachkommenschaft weitergegeben werden u. es zu Neugruppierungen (Rekombination*) kommt.

Cross-match (engl. ↑; match Probe): sog. Kreuzprobe im HLA*-System; Test auf das Vorhandensein von zytotox. Antikörpern*, wobei Serum des Empfängers gegen Lymphozyten des Spenders getestet wird; Durchführung vor allogener Organtransplantation, insbes. Knochenmark- u. Nierentransplantation. Vgl. Kreuzprobe.

Cross|over-Bypass (↑; Bypass*) *m*: extraanatom. alloplastischer od. autogener (Vene) Bypass* mit subkutanem Verlauf u. Anschluss an ein kontralaterales Gefäß; **Formen**: 1. (meist) femoro-femoral od. iliaco-femoral; Cross-leg-Bypass; Verbindung der A. femoralis der erkrankten Seite distal der Stenose mit der kontralateralen, gesunden Femoral- od. Iliakalarterie durch eine allogene Gefäßprothese; s. Bypass-Operation (Abb. dort); Ind.: Risikopatient mit pAVK* vom Becken- od. Oberschenkeltyp nach vorausgegangener Gefäßoperation od. als primäre Op.; vgl. Palma-Operation; **2. axillo-bifemoral:** Verbindung zwischen der A. axillaris und der A. femoralis der erkrankten Seite distal der Stenose mit kontralateraler gesunder Femoralarterie durch allogene Gefäßprothese; Ind.: bei Gefäßinfektion, funktioneller Inoperabilität; **3. subklavio-subklavial** bei Subclavian*-steal-Syndrom.

Cross|over-Design (engl. Überkreuzen) *n*: (engl.) *crossover design*; Studiendesign, bei dem Test- u. Kontrollgruppe im Studienverlauf vertauscht werden; z. B. für chronisch Kranke, die durch Behandlung zeitweise eine Linderung erfahren (z. B. Schmerzpatienten); der Effekt der ersten Therapie kann in die zweite Behandlungsperiode hineinreichen (sog. Carry-over-Effekt).

Cross|over-Plastik (↑; -plastik*) *f*: Palma*-Operation.

Cross-Präsentation *f*: (engl.) *cross-priming*; Präsentation exogener Antigene durch dendritische Zellen* über HLA-Klasse-I-Moleküle (u. nicht nur über HLA-Klasse-II-Moleküle wie bei Makrophagen* u. Monozyten*); vgl. HLA-System.

Crot|amiton (INN) *n*: (engl.) *crotamiton*; Substanz mit akariziden u. schwach bakteriziden Eigenschaften; wird als Gel, Creme od. Salbe auf die Haut aufgetragen; zusätzl. wirksam gegen Juckreiz u. Bakterien; **Ind.:** Scabies*; **Kontraind.:** exsudative Dermatitis; **UAW:** in Einzelfällen Überempfindlichkeitsreaktionen, vorübergehende Rötung u. Wärmegefühl.

Croton|öl: (engl.) *croton oil;* Krotonöl; Crotonis aethereoleum;) Öl aus Samen der trop. Pflanze Croton tiglium, das früher innerl. als stark wirkendes Abführmittel, äußerl. als lokales Reizmittel zur Ther. bei Rheumatismus* eingesetzt wurde; enthält den Tumorpromotor (s. Kokanzerogene) 12-O-Tetradecanoyl-phorbol-13-acetat; Sympt. bei Vergiftung: Brennen in Rachen, Ösophagus u. Magen, Diarrhö, Kollaps; LD für Erwachsene: 0,5–1 ml.

Croton|säure: (engl.) *crotonic acid*; 2-Butensäure; C_3H_5COOH; einfach ungesättigte Fettsäure, deren trans-Isomer bei der Betaoxidation* entsteht; pharmaz. Anw. u. a. zur Synthese von DL-Threonin u. Vitamin A.

Croup (franz.): s. Krupp.

Crouzon-Syn|drom (Octave C., Neurol., Paris, 1874–1938) *n*: Dysostosis* craniofacialis.

CRP: Abk. für **C**-reaktives **P**rotein; in der Leber synthetisiertes, elektrophoret. zwischen der Beta- u. Gammaglobulinfraktion wanderndes kohlenhydratfreies Akute*-Phase-**P**rotein, das typunspezif. C-Polysaccharid aus der Zellwand von Pneumokokken präzipitiert, Bakt. unspezif. opsonisiert u. Komplement* (re)aktiviert; **Referenzbereich:** bei gesunden Erwachsenen <5 mg/l Serum; **klin. Bedeutung:** Bei bakteriellen u. Pilzinfektionen sowie nichtinfektiösen entzündl. u. nekrot. Prozessen stimulieren humorale Faktoren (z. B. IL-6) die CRP-Synthese, so dass CRP innerh. von 18–24 Std. (i. R. der Akute*-Phase-Reaktion) bis zum 1000-fachen ansteigen kann. Empfindl., aber unspezif. Indikator für entzündl. Prozesse u. Gewebeschädigung; geeignet zur Frühdiagnose bakterieller Erkr., zur Beurteilung von Krankheitsverlauf u. Behandlungserfolg (normalisiert sich früher als BSG), z. B. bei bakteriellen Infektionen im Neugeborenen- (v. a. Sepsis u. Meningitis, bei Mekoniumaspiration) u. Kindesalter, bei Infektion immunsupprimierter Pat. mit Bakt. u. Pilzen, bei Erkr. des rheumat. Formenkreises, Vaskulitiden, akuter Pankreatitis, nach Op. sowie als Marker (hsCRP, s. u.) für kardiovaskuläre u. zerebrovaskuläre Verschlusskrankheiten (s. Akutes Koronarsyndrom; Schlaganfall), Persistenz gilt als Hinweis auf ein erneutes Ereignis; bei viraler Infektion nur geringer Anstieg (im Gegensatz zu bakteriellen Infektionen); **Bestimmung:** quant. durch radiale Immundiffusion u. Immunoassay mit normalsensitiven Methoden (Abk. nsCRP), mit hochsensitiven Messmethoden (Abk. hsCRP für hochsensitives CRP) bereits ab <3 mg/l zur Prädiktion (arteriosklerot. Risikoabschätzung).

CRPS: Abk. für (engl.) *complex regional pain syndromes*; s. Schmerzsyndrom, komplexe regionale.

CRT: Abk. für (engl.) *cardiac resynchronization therapy*; s. Resynchronisationstherapie, kardiale.

Cruor sanguinis (lat.) *m*: s. Blutgerinnsel.

cruralis (Crus*): zum Unterschenkel gehörig.

Crus (lat.) *n*: Schenkel, Unterschenkel.

Crus ampullare (↑) *n*: s. Bogengangapparat.

Crus anterius capsulae internae (↑) *n*: s. Capsula interna.

Crus cerebri (↑) *n*: Hirnschenkel; ventraler Teil des Mesencephalons* mit neoenzephalen Bahnen: Tractus pyramidalis (Pyramidenbahn*), Tractus* corticopontinus, Fibrae corticoreticulares.

Crus clitoridis (↑) *n*: Schenkel des Kitzlers; an den unteren Schambeinästen befestigt.

Crus curvatum (↑) *n*: Unterschenkelverbiegung in Frontal-, Sagittal- bzw. Längsachse; **Formen: 1. Crus recurvatum:** kongenitale od. im 1. Lj. sich entwickelnde Verkrümmung in der Sagittalebene (Tibia recurvata); **2. Crus valgum:** X-förmige Verbiegung; angeb. (sehr selten, meist einseitig, häufig in Zus. mit Systemerkrankung des Skeletts) od. erworben i. R. einer Rachitis*, inf. Störung der normalen Wachstumsrichtung durch epiphysennahe od. epiphysäre Prozesse (z. B. Osteomyelitis, Tumoren, Verletzungen) sowie nach in Fehlstellung verheilten Knochenbrüchen; **3. Crus varum:** O-förmige Verbiegung; angeb. (Crus varum congenitum, syn. kongenitale Tibiapseudarthrose) od. erworben zum. mit Antekurvation* u. Torsion (sog. Korkenzieherbeine); bei Crus varum congenitum (meist im unteren Drittel lokalisiert u. einseitig) häufig zyst. u. dysplast. Knochenveränderungen u. Übergang zur Tibiapseudarthrose; meist assoziiert mit Neurofibromatose* Typ I; **Ther.:** Apparateversorgung bis zum 4. Lj.; bei ausbleibender Spontankorrektur op. Korrektur nach Resektion der Pseudarthrose, oft Mehrfacheingriffe erforderl.

Crus dextrum fasciculi atrio|ventricularis (↑) *n*: rechter Schenkel des Erregungsleitungssystems*.

Crus fornicis (↑) *n*: s. Fornix.

crushed chest (engl. to crush quetschen; chest Brustkorb): s. Brustkorbprellung.

crush fracture (↑; engl. fracture Fraktur): s. Wirbelfraktur.

Crush-Syn|drom (↑) *n*: (engl.) *crush syndrome*; ausgedehnte Nekrosen, v. a. Parenchymschäden u. Funktionsausfall in Leber u. Nieren, inf. Rhabdomyolyse*; **Urs.:** großflächige od. zirkuläre Quetschung der Extremitätenmuskulatur (z. B. bei Verschüttung, Einklemmung), Kompartmentsyndrom; kritische Minderperfusion (z. B. bei pAVK* od. Verletzung mit Arteriendurchtrennung, gefäßschir. Eingriffe); Arzneimittel, die den Energiestoffwechsel des Muskels beeinträchtigen (z. B. PPAR-γ-Aktivatoren, s. Lipidsenker), Elektrounfälle, Schlangengifteinwirkung, maligne Hypertonie; **Klin.:** art. Hypotonie durch Flüssigkeitssequestration in traumatisiertes Gewebe; **Kompl.:** akutes Nierenversagen* (Crush-Niere); **Ther.:** forcierte Diurese, Nierenersatzverfahren, intensivmed. Therapie, chir. Therapie des Kompartmentsyndroms*.

Crus inter|medium (Crus*) *n*: s. Zwerchfell.

Crus laterale et mediale (↑) *n*: **1.** s. Zwerchfell; **2.** s. Anulus inguinalis.

Crus penis (↑) *n*: Schwellkörperschenkel des Penis; an den unteren Schambeinästen befestigt.

Crus posterius capsulae internae (↑) *n*: s. Capsula interna.

Crus sinistrum fasciculi atrio|ventricularis (↑) *n*: linker Schenkel des Erregungsleitungssystems*.

Crusta (lat.) *f*: (engl.) *crust*; Kruste, Borke; Auflagerung auf der Haut aus eingetrocknetem, gelbl. Sekret, oft durchsetzt mit weißen od. roten Blutkörperchen u. entspr. Verfärbung; gehört zu den sekundären Effloreszenzen*.

Crus varum con|genitum (↑) *n*: s. Crus curvatum.

Crutchfield-Klammer (William G. C., Chir., Richmond, geb. 1900): (engl.) *Crutchfield tongs*; Extensionsklammer zur Behandlung von Halswirbelfrakturen durch Zugsystem über 2 in die Schädelkalotte eingebrachte Haltestifte zur Durchführung einer Crutchfield-Extension; heute weitgehend abgelöst von der Haloextension*. Vgl. Extensionsmethoden.

Cruveilhier-Baumgarten-Krankheit (Jean C., Pathol., Paris, 1791–1874; Paul C. von B., Pathol., Tübingen, 1848–1928): (engl.) *Cruveilhier-Baumgarten disease*; persistierende offene Nabelvene mit direkter Mündung in die Pfortader bei angeb. Hypoplasie der intrahepat. Pfortaderverzweigungen; sekundäre Ausbildung einer atrophischen Leberzirrhose*.

Cruveilhier-Baumgarten-Syn|drom (↑; ↑) *n*: (engl.) *patent umbilical vein in liver cirrhosis*; venöse Kollaterale von linkem Pfortaderast zu paraumbilikalen Venen (sog. wiedereröffnete Umbilikalvene) bei portaler Hypertension*; **Cruveilhier-Baumgarten-Geräusch** (sog. CvB-Geräusch, engl. CvB murmur): auskultator. wahrnehmbare Geräusche in den venösen Kollateralen der Bauchwand bei Leberzirrhose*. Vgl. Anastomosen, portokavale.

Cruveilhier-Geflecht (↑): **1.** s. Plexus cervicalis posterior; **2.** s. Plexus vertebralis.

Cruveilhier-Nerv (↑): **1.** inkonstanter Ramus lingualis des Plexus intraparotideus des Nervus facialis; **2.** Nervus* vertebralis.

Cruzin *n*: (engl.) *cruzin*; Antigen aus Kulturen von Trypanosoma* cruzi zur nicht mehr gebräuchl. spezif. Intrakutantestung auf Chagas*-Krankheit.

Crying-face-Syn|drom (engl. crying face schreiendes Gesicht) *n*: (engl.) *asymmetric crying facies (Abk. ACF)*; sog. schiefes Schreigesicht; angeb., meist isolierte Anomalie, die auf einer Hypoplasie od. Aplasie des M. depressor anguli oris beruht; selten fam. Häufung u. Komb. mit weiteren Fehlbildungen, manchmal Deletion am langen Arm des Chromosoms 22 (Genlocus 22q11); **Häufigkeit:** ca. 6 : 1000 Neugeborene; **Klin.:** in Ruhe unauffällige Gesichtszüge; beim Schreien wird der Mund mit aufgeworfenen Lippen zur gesunden Seite nach außen unten verzogen, während der betroffene Mundwinkel unbewegt bleibt u. das Lippenrot auf dieser Seite etwas schmaler wird. **DD:** partielle Fazialisparese, Möbius-Kernaplasie; zur dd Abklärung evtl. Elektroneurographie, EMG u. Prüfung der Reflexantwort des M. orbicularis oculi.

Crypta (Krypt-*) *f*: s. Krypten.

Crypto|coccose (↑; Kokken*; -osis*) *f*: Kryptokokkose*.

Crypto|coccus (↑; ↑) *m*: (engl.) *Cryptococcus*; Gattungsbegriff für ubiquitäre Hefen aus der Gruppe der Fungi imperfecti; morphol. grampositive; rundliche u. ovale 3–6 µm große Sprosszellen mit Polysaccharid-Kapsel; Err. der tiefen Kryptokokkose* sind C. neoformans u. C. bacillisporus.

Crypto|coccus neo|formans (↑; ↑) *m*: (engl.) *Cryptococcus neoformans*; syn. Torula neoformans; ubiquitärer opportunist. Err. der Kryptokokkose* mit Polysaccharidkapsel; **Vork.:** org. Substanzen, spez. Vogelmist; **Nachw.:** kulturell auf Guizotia-Kreatininagar nach Staib (Braunfärbung) od. auf Sabouraud-Agar ohne Zusatz von Cycloheximid; Antigennachweis in Serum u. Liquor cerebrospinalis mit Hilfe des Latex-Agglutinationstests sowie mikroskop. (Tuschepräparat) erst nach Dissemination erfolgreich.

Crypto|sporidium (↑; Spora*) *n*: (engl.) *Cryptosporidium*; Gattung ubiquitärer, v. a. tierpathogener Protozoen* (Sporozoa), Größe 4–6 µm; beim Menschen verursacht C. parvum das Krankheitsbild der Kryptosporidiose*; **Nachw.:** Oozysten im Stuhl durch modifizierte Ziehl-Neelsen-Färbung, ggf. Dünndarmbiopsie.

Cs: chem. Symbol für Caesium*.

CS: Abk. für (engl.) *completed stroke*; s. Schlaganfall.

CSE: (anästh.) Abk. für (engl.) *combined spinal and epidural anesthesia*; s. Leitungsanästhesie.

CSE-Hemmer: Kurzbez. für **C**holesterol-**S**ynthese-(**E**nzym)-Hemmer; (engl.) *CSE inhibitors*; s. Lipidsenker.

CSF: Abk. für (engl.) *colony stimulating factor*; koloniestimulierender Faktor; Bez. für versch., v. a. von Makrophagen, T-Lymphozyten, Fibroblasten u. a. Zellen gebildete Wachstumsfaktoren*; lösl. od. zellmembranständige Glykoproteine, die synergist. Wachstum, Überleben u. Reifung von hämatopoet. Zellen steuern; **Formen: 1.** Stammzellen: Stammzellfaktor* u. FL (Abk. für FLT3-Ligand; FLT3: Abk. für engl. FMS-related tyrosine kinase 3; Tyrosinkinase*-Rezeptor, wobei FMS dem CSF-1-Rezeptor entspricht); **2.** frühe Vorläuferzellen: Thrombopoetin* (Abk. TPO), IL-3 (Multi-CSF), GM-CSF (Abk. für engl. granulocyte-macrophage colony stimulating factor), G-CSF (Abk. für engl. granulocyte colony stimulating factor); **3.** Monozyten-Makrophagen-System: M-CSF (Abk. für engl. megakaryocytic stimulating factor); **4.** Granulo- u. Monozyten: GM-CSF, einer der Migrationsinhibitionsfaktoren*; **5.** Granulozyten: G-CSF; **6.** Erythrozyten: Erythropoetin*; **7.** Megakaryozyten: TPO u. IL-11; **Ind.:** G-CSF (z. B. Filgrastim*, Lenograstim*) u. GM-CSF (z. B. Molgramostim) als rekombinante humane CSF v. a. in der Onkologie, z. B. bei verminderter Leukozytenzahl unter Zytostatikatherapie u. zur Mobilisierung von Stammzellen zur autogenen od. allogenen Stammzelltransplantation*. Vgl. Interleukine.

CT: **1.** (radiol.) Abk. für **C**omputer**t**omographie; röntgendiagn., computergestütztes bildgebendes Verf.; **Prinzip:** Mit einer Röntgenröhre u. einem spez. Blendensystem wird ein schmaler Fächerstrahl erzeugt (s. Abb.), der durch. der durchstrahlten Körperschicht des Pat. in Abhängigkeit von den vorhandenen Strukturen versch. stark geschwächt wird. Mit einem mit einer Vielzahl von Detektoren bestückten Detektorkranz wird diese abgeschwächte Röntgenstrahlung als Signal empfangen, elektronisch aufbereitet u. einem Rechner zugeführt. Während der Signalakquisition dreht sich das System aus Röhre u. Detektoren gemeinsam um die Mitte des kreisförmigen Messfeldes. Auf diese Weise werden viele versch. Projektionen derselben Schicht (Dicke 0,5–10 mm) erzeugt u. im Rechner zu einem Bild verarbeitet (Schnitt-, 3D-Bild), das die Verteilung der Schwächungswerte in der durchstrahlten Körperschicht darstellt. Die Schwächungswerte werden als Hounsfield-Einheiten (Abk. HE) angegeben, sind auf Wasser bezogen (0 HE) u. sollten in Form einer Grautonskala jedem Bild beigeordnet sein; die Dichtewerte erlauben in gewissen Grenzen eine Gewebeerkennung (Luft: –1000 HE, Fett: –100 HE, koaguliertes Blut: 20–30 HE, kalzifizierter Knochen: bis 1500 HE). Die Auswahl bestimmter Anteile des gesamten HE-Bereichs für die Bilddarstellung (Fensterung) ermöglicht die Optimierung von Kontrast u. Helligkeit für die Beurteilung einzelner Gewebearten, z. B. Knochenfenster (s. Schädelfrakturen, Abb. dort), Lungen- od. Weichteilfenster. Beim Vergleich mit übl. Röntgenbildern weisen CT-Bilder eine wesentl. höhere Kontrast-, jedoch geringere Struktur- u. Formauflösung auf. Quantifizierung der Strahlenexposition* durch Dosislängenprodukt* u. CTDI*$_w$. **Ind.:** Nachw. umschriebener u. diffuser morphol. Veränderungen (z. B. Fraktur, Tumor, Abszess, Gefäßveränderungen, interstitielle Lungenkrankheiten) in Ergänzung zu Ultraschalldiagnostik, Szintigraphie, konventioneller Röntgendiagnostik u. MRT*; **Formen: A.** Einteilung nach Datenakquisition: **I. Einzelschicht-CT:** syn. sequentielles CT; Röhrenrotation u. Tischvorschub diskontinuierl.; pro Röhrenrotation wird eine einzelne Schicht untersucht, das zu untersuchende Objekt verschoben u. für die Untersuchung der nächsten Schicht eingestellt. **II.** s. **Spiral-CT; B.** Einteilung nach Lok. bzw. Ind.: **I. kraniale CT** (Abk. CCT): in weiten Bereichen von der kranialen MRT abgelöst, Ausnahme (Ind. für CCT): frische Subarachnoidalblutung* od. Subduralhämatom* (nicht älter als 10 Std.), Primärdiagnostik von Schlaganfall* u. Schädelhirntrauma*, Schädelbasisfrakturen* (Abb. 1 dort) sowie Schädelbasistumoren mit knöchernem Defekt; **II. Wirbelsäulen-CT:** u. a. zur Beurteilung von Frakturen od. Luxationen sowie der knöchernen Stabilität z. B. bei Tumoren od. osteodestruktiven Entz.; alternativ zur MRT (1. Wahl), z. B. bei MRT-Kontraind.: **a)** Bandscheibendiagnostik (vgl. Bandscheibenvorfall); **b)** Myelo-CT (Kurzbez. für CT-Myelographie): Wirbelsäulen-CT nach intrathekaler Kontrastmittelinjektion zur Beurteilung von Stenosen bzw. Raumforderungen des Spinalkanals; vgl. Myelographie; **III. Ganzkörper-CT:** fester Bestandteil der Röntgendiagnostik im Thorakal- u. Abdominalbereich, bes. bei Suche u. Verlaufsbeurteilung von Tumoren bzw. Metastasen u. bei Polytrauma; ohne Kontrastmittel beurteilbar: z. B. Lungenstruktur, Harnkonkremente; (bessere) Beurteilbarkeit durch Kontrastmittel: Raumforderung (z. B. räuml. Ausdehnung, Vaskularisation, Differenzierung von Zyste u. Tumor) sowie vaskuläre Veränderungen (z. B. Aneurysma, Dissektion); **IV. HRCT** (Abk. für engl. high resolution CT): syn. Dünnschicht-CT; CT in sehr dünnen Schichten mit hoher Ortsauflösung; **Ind.:** pulmonale HRCT, u. a. DD von Erkr. des Lungengerüsts, z. B. Lungenfibrose*, Alveolitis* (Abb. dort), interstitielle Pneumonie od. Pneumokoniosen*; knöcherne (kleine Knochen, z. B. Handwurzelknochen od. Felsenbein, vgl. Schädelbasisfrakturen); **V. Kardio-CT** bzw. **CT-Koronarangiographie:** nichtinvasive CT des Herzens u./od. der Koronararterien (vgl. CT-Angiographie) mit Mehrzeilen*-CT (>16 Zeilen, besser ≥64 Zeilen) od. Dual*-source-CT; Ind.: Ausschluss von Koronararterienanomalie od. ggf. signifikanter Koronarstenose*; **VI. CT-Kolonographie u. CT-Enteroklysma** (syn. CT-Sellink): Formen der virtuellen Endoskopie* mit Untersuchung des Dick- od. Dünndarms; **VII. dynamische CT:** mehrfache CT-Untersuchung einzelner Schichten od. Körperregionen innerhalb eines definierten Zeitraumes zur Gewinnung einer Aussage über dynamische Prozesse; z. B. **a)** dynam. CCT zur Beurteilung der Hirnperfusion (s. Schlag-

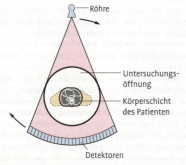

CT: Prinzip der Bilderzeugung

anfall, Abb. 2 dort); **b)** dynam. CT zur DD von Tumoren anhand der Tumorperfusion; vgl. CT-Angiographie; Emissionscomputertomographie. **2.** (biochem.) Abk. für Calcitonin*; **3.** Abk. für (engl.) *Clotting Time;* s. Rotationsthrombelastographie.

CT-Angio|graphie (Angio-*; -graphie*) *f*: Kurzbez. für computertomographische Angiographie; (engl.) *CT angiography;* Kurzbez. Angio-CT; Spiral*-CT mit für die Beurteilung der Gefäße optimierter Kontrastmittelmenge, Injektionsgeschwindigkeit u. Zeit zwischen Kontrastmittelgabe u. Datenakquisation; zusätzlich 3D*-Rekonstruktion der art. od. venösen Blutgefäße aus den Datensätzen möglich. Vgl. CT.

CTDI: Abk. für (engl.) *computed tomography dose index;* Einheit mGy; CT*-spezifische Dosisgröße; Äquivalentdosis* innerh. einer zu untersuchenden Einzelschicht einer best. Dicke u. Strahlenqualität; Maß für Strahlenintensität; **Bestimmung:** Alle bei der Untersuchung einer Schicht vorliegenden Dosisanteile entlang einer Linie parallel zur Rotationsachse des Computertomographen werden aufsummiert, d. h. die Dosisanteile innerh. der jeweiligen Schicht u. die Dosisanteile außerh. der Schicht. **Formen: 1.** CTDI$_w$ (average dose): gewichteter CTDI; mittlerer CTDI innerh. der Schicht, unter der Annahme, dass der CTDI von der Peripherie zum Zentrum hin linear abfällt, die Dosis außerh. der nominellen Schicht verschwindet u. innerh. der Schicht gleich dem CTDI ist; **2.** CTDI$_{vol}$: mittlere Ortsdosis im untersuchten Volumen; CTDI$_{vol}$ = CTDI$_w$: Pitch*. Vgl. Dosislängenprodukt.

CTEPH: Abk. für (engl.) *chronic thromboembolic pulmonary hypertension;* s. Hypertonie, pulmonale (Tab. dort).

CTG: Abk. für (C)Kardiotokographie; fortlaufende apparative Ableitung u. Aufzeichnung (Kardiotokogramm) der fetalen Herzschlagfrequenz u. gleichzeitig der Wehentätigkeit in der Spätschwangerschaft (antepartales CTG) u. während der Geburt (intrapartales CTG) zur Überwachung des Fetus u. frühzeitigen Erkennung einer intrauterinen Hypoxie; **Meth.: 1.** fetales EKG: direkte Ableitung der fetalen EKG-Potentiale von einem kindl. Teil (z. B. vom fetalen Kopf nach Blaseneröffnung) od. indirekt mit am mütterl. Abdomen befestigten Elektroden; **2.** Phonokardiographie: Aufnahme des fetalen Herzschalls zur Herzfrequenzregistrierung mit Hilfe eines Mikrophons; **3.** Doppler-Sonographie: Anw. der Ultraschalldiagnostik* zum Nachw. der fetalen Herzwandbewegungen; die Registrierung der Wehentätigkeit (Tokographie*) erfolgt durch abdominale od. intrauterine Ableitung. **Bewertungskriterien: 1.** Basalfrequenz*; **2.** Oszillationen*; **3.** Akzeleration*; **4.** Dezeleration*; semiquantitative Bewertung z. B. mit CTG-Score.

CTG-Score (Score*) *n*: Schema zur systemat. Analyse u. semiquantitativen Beurteilung eines Kardiotokogramms; s. CTG.

CTLA-4: Abk. für (engl.) *cytotoxic T-lymphocyte-associated 4;* auf aktivierten T*-Lymphozyten exprimiertes, (wie CD28) über Bindung an CD80 bzw. CD86 Antigen-präsentierender Zellen* kostimulatorisch wirkender Ligand (im Gegensatz zu CD28 inhibitorisch) zur Regulation der T-Zell-Aktivierung; Rezeptor der Immunglobulin*-Superfamilie; **klin. Bedeutung:** Blockade der Kostimulation durch CTLA-4-Fusionsprotein mit Ig (Abatacept*) in der Ther. der rheumatoiden Arthritis*. Vgl. CD-Nomenklatur.

CTP: Abk. für Cytidintriphosphat; s. Cytidin.

Cu: chem. Symbol für Kupfer*.

cubitalis (lat.): zum Ellenbogen gehörend.

Cubitus (lat.) *m*: Ellenbogen.

Cubitus valgus (↑) *m*: verstärkte Supination, v. a. Radialabweichung des Unterarms gegenüber dem Oberarm; **Vork.:** physiol. bei Frauen (in geringerem Grad u. mit gleichzeitiger Überstreckbarkeit), als Verletzungsfolge (Ellenbogengelenkfraktur, suprakondyläre Humerusfraktur) i. S. posttraumat. Wachstumsstörung od. Achsenfehlstellung.

Cubitus varus (↑) *m*: (engl.) *gun stock deformity;* posttraumat. verstärkte Ulnarabweichung des Unterarms gegenüber dem Oberarm.

Cucurbitae semen *n*: s. Kürbissamen.

Cuff (engl. cuff Manschette): syn. Tubusmanschette; aufblasbare Manschette am distalen Ende eines blockbaren Tubus* (z. B. Endotrachealtubus* od. Trachealkanüle*), die zur Abdichtung des Raums zwischen Tubus u. Trachealwand (bzw. Bronchialwand bei bronchialem C. des Doppellumentubus* bzw. Endobronchialtubus*) zur Beatmung* nach Intubation* mit Luft gefüllt (geblockt) wird (entspr. Aspirationsprophylaxe*); cave: trachealer (bzw. bronchialer) Schleimhautschaden, Proph. durch Füllung mit minimal erforderl. Volumen (bis kein inspirator. Leckgeräusch mehr hörbar ist) u. Kontrolle des Cuffdrucks (tracheal <25–30 cm H$_2$O; cave: Narkose mit Lachgas*) sowie (v. a. bei Langzeitbeatmung) Verw. einer großvolumigen dünnwandigen Manschette (Niederdruckcuff). Vgl. Larynxmaske.

Cuff-and-collar-Verband (↑; engl. collar Kragen, Halsband): (engl.) *cuff and collar bandage;* syn. Blount-Schlinge, Halsschlinge nach Blount-Charnley; konservative Behandlungsmethode zur Ruhigstellung einer reponierten suprakondylären Humerusfraktur* im Kindesalter durch max. spitzwinklige Flexion im Ellenbogengelenk u. Fixation des Armes in Höhe des Handgelenks an einer Halsschlinge; vgl. Gipsverband.

Culex (lat. Mücke) *m*: (engl.) *Culex;* Stechmückengattung; C. molestus wird als sog. Hausmücke lästig, die v. a. nachts sticht; Überwinterung in Kellern, Larvenentwicklung z. B. in Gartenteichen u. Regentonnen; wichtigste Art in warmen Ländern ist C. quinquefasciatus (Übertrager von Wuchereria bancrofti, Rift-Tal-Fieber-Virus, versch. Enzephalitis-Viren). Vgl. Mücken.

Culicidae (↑) *fpl*: Stechmücken; s. Mücken.

Culicoides (↑; -id*) *f*: (engl.) *Culicoides;* Bartmücken; Gattung der Ceratopogonidae*.

Cullen-Phänomen (Thomas St. C., Chir., Baltimore, 1868–1953) *n*: (engl.) *Cullen's phenomenon;* periumbilikale u. netzförmige Zyanose der übrigen Bauchhaut als Spätsymptom einer Blutung in die Bauchhöhle u. (seltener) bei akuter Pankreasnekrose*.

Culmen (lat. Gipfel) *n*: Gipfelabschnitt des Vermis cerebelli; vgl. Cerebellum.

Cumarin|derivate *n pl*: (engl.) *coumarin derivatives*; vom 4-Hydroxycumarin abgeleitete Antikoagulanzien* zur p. o. Anw.; **Vertreter:** Phenprocoumon, Warfarin; **Wirkungsmechanismus:** Vitamin-K-Antagonismus (Unterbrechung des Vitamin-K-Zyklus) u. damit Synthesehemmung des Prothrombinkomplexes* (Latenzzeit bis zum Wirkungseintritt: 36–48 Std.); **Ind.:** s. Antikoagulanzien; Therapiekontrolle durch Thromboplastinzeit* (Ziel-INR meist 2–3, bei alloprothet. künstl. Herzklappe* 2–3,5); cave: regelmäßige (Selbst-)Kontrollen u. Führen eines Antikoagulanzien-Ausweises erforderlich; **Kontraind.:** u. a. hämorrhag. Diathese; i. m. Injektion; zentrale Leitungsanästhesie*; große offene Wunde; signifikante Blutung(sgefahr); Schwangerschaft (vgl. Warfarin-Embryopathie); **UAW:** Blutung, gastrointestinale Störung, Haarausfall, Cumarinnekrose*, Leberparenchymschäden, evtl. Urtikaria; **cave:** bei Überdosierung (Lebensgefahr durch innere Blutung, z. B. intrazerebral) Phytomenadion* (Antidot) ggf. mit PPSB*. Vgl. Bridging.

Cumarin-Embryo|pathie (Embryo-*; -pathie*) *f*: s. Warfarin-Embryopathie.

Cumarin|nekrose (Nekr-*; -osis*) *f*: (engl.) *cumarin necrosis*; durch Cumarinderivate* hervorgerufene Nekrose im Bereich der Haut, evtl. auch an inneren Organen (bes. Nebenniere); **Vork.:** hohe Initialdosis des Cumarinderivats; bes. bei Protein*-C-Mangel; insgesamt selten; **Path.:** sehr schnelle Abnahme von Protein* C noch vor Abnahme der meisten Vitamin-K-abhängigen Faktoren der Blutgerinnung*; dadurch initiale Hyperkoagulabilität* mit Thrombenbildung in der Endstrombahn; **DD:** Heparin induzierte Thrombozytopenie* Typ II (häufig überlappende Heparinisierung*) zur Überbrückung der Zeit bis zum antikoagulator. Wirkungseintritt der Cumarinderivate).

Cumulus oo|phorus (lat. cumulus Hügel) *m*: syn. Cumulus oviger, Colliculus oophorus, Discus oophorus; Anhäufung von Follikelzellen des Ovars, die die Eizelle* im Stadium des Tertiärfollikels umschließen; vgl. Follikelreifung.

Cuneus (lat.) *m*: Keil; Feld an der medialen Fläche der Großhirnhemisphären zwischen Sulcus calcarinus u. Sulcus parietooccipitalis.

Cunni|lingus (lat. cunnus weibliche Scham; lingere lecken) *m*: auch Cunnilinctus; orogenitaler Sexualkontakt* mit oraler Stimulation der Vulva.

Cunnus (↑) *m*: äußeres weibl. Genitale*, Vulva.

Cuprum (lat.) *n*: Kupfer*.

Cuprum aluminatum (↑) *n*: (engl.) *copper alum*; Kupferalaun, Augenstein; mildes Ätzmittel.

Cuprum sulfuricum (↑) *n*: (engl.) *cupric sulfate, copper sulfate*; Kupfersulfat, $CuSO_4 \cdot 5H_2O$; blaue, durchscheinende Kristalle; **Ind.:** Adstringens, Ätzmittel, Reagenz (Fehling-Probe).

CUP-Syn|drom *n*: Abk. für (engl.) *cancer of unknown primary*; Bez. für das Vorhandensein von Metastasen* ohne Nachw. eines Primärtumors; **Vork.:** v. a. als Halslymphknotenmetastasen eines Plattenepithelkarzinoms*; u. Knochenmetastasen eines Adenokarzinoms*; **Diagn.:** kann erst gestellt werden, wenn durch entspr. Untersuchungen (bei Halslymphknotenmetastasen z. B. Panendoskopie* mit Tonsillektomie, Zungengrund- u. Nasopharynxbiopsie, PET*) kein Primärtumor festgestellt werden kann; **Ther.:** i. d. R. Systemtherapie (Radiotherapie, Chemotherapie), bei Halslymphknotenmetastasen auch neck* dissection.

Cupula (lat. kleine Tonne) *f*: Kuppel.

Cupula cochleae (↑) *f*: nach vorn, unten u. seitlich gerichtete Spitze der Cochlea.

Cupula gelatinosa (↑) *f*: der Crista ampullaris der Bogengänge aufliegende gallertartige Schicht, in die die Fortsätze der Haarzellen* ragen; vgl. Bogengangapparat, Vestibularapparat.

Cupula pleurae (↑) *f*: s. Pleurakuppel.

curabilis (lat. curare pflegen, sorgen): heilbar.

Curare *n*: (engl.) *curare*; Sammelbez. für Pfeilgifte aus eingedickten wässrigen Extrakten von Rinden (evtl. auch Blättern) südamerikan. Lianen; **Einteilung: 1.** Tubocurare aus Chondodendron tomentosum u. a. Menispermaceenarten; enthält als Hauptkomponente (+)-Tubocurarin, das früher als nichtdepolarisierendes neuromuskulär blockierendes peripheres Muskelrelaxans* bei Op., insbes. im Bauch- u. Thoraxraum, sowie bei Tetanus u. Elektrokrampftherapie verwendet wurde; **2.** Calebassencurare aus Strychnosarten; enthält Strychnosalkaloide (z. B. Alcuroniumchlorid). **Wirkung:** kompetitive Hemmung des Acetylcholins an seinem Rezeptor. Das Fleisch der Beutetiere, die durch C. bewegungsunfähig werden, ist genießbar, da C. beim Menschen oral keine Wirkung zeigt (fehlende Bioverfügbarkeit bei oraler Applikation). Die C.-Wirkung ist durch Gabe von Cholinesterase*-Hemmern aufzuheben.

Curcuma xanthorrhiza *f*: s. Gelbwurz, Javanische.

Curettage (franz.): s. Kürettage.

Curie (Marie C., Phys., Paris, 1867–1934; Pierre C., Phys., Paris, 1859–1906) *n*: Kurzzeichen Ci; frühere Einheit* der Aktivität* einer radioaktiven Substanz (gültige SI-Einheit Becquerel*); 1 Ci entspricht der Aktivität von 1 g Ra-226 (Radium*), in dem $3{,}7 \cdot 10^{10}$ Kerne pro Sek. zerfallen.

Curium (↑) *n*: (engl.) *curium*; Symbol Cm, OZ 96, rel. Atommasse 247; zur Gruppe der Actinoide* gehörendes künstl., radioaktives Element.

Curschmann-Spiralen (Heinrich C., Int., Leipzig, 1846–1910): (engl.) *Curschmann's spirals*; im Sputum bei Asthma* bronchiale u. Bronchiolitis* vorkommende, mikroskop. nachweisbare Spiralen aus verfestigter Schleimsubstanz.

Curschmann-Steinert-Batten-Syn|drom (Hans C., Int., Rostock, 1875–1950; Hans St., Arzt, Leipzig; Frederic E. B., Neurol., Päd., London, 1865–1918) *n*: myotonische Dystrophie*.

Curtius-Syn|drom (Friedrich C., Int., Lübeck, 1896–1975) *n*: (engl.) *Curtius' syndrome*; Erkr. unklarer Ätiol., evtl. inf. dienzephal-hypophysärer Regulationsstörung; **Sympt.:** Vasolabilität (periphere Durchblutungsstörungen, Kreislaufregulationsstörungen mit Kollapsneigung, Ovarialinsuffizienz* (Menstruationsstörungen) u. habituelle Obstipation.

Curvatura (lat. curvatus gekrümmt) *f*: Krümmung; **C. major:** untere, vordere, konvexe Krümmung des Magens; **C. minor:** obere, hintere, konkave Krümmung des Magens; vgl. Magen (Abb. 1 dort).

Cushing-Schwelle (Harvey W. C., Chir., Philadelphia, 1869–1939): (engl.) *Cushing threshold dose*; interindividuell stark variierende Grenzdosis für Glukokortikoide* (ca. 7 mg Prednisolon-Äquivalent pro Tag), ab der bei lang dauernder system. Anw. klinische Zeichen des Hypercortisolismus (s. Cushing-Syndrom) ausgelöst werden.

Cushing-Syn|drom (↑) *n*: (engl.) *Cushing's syndrome, Cushing's basophilism*; durch erhöhte Konz. von Cortisol* im Plasma gekennzeichnetes Krankheitsbild; **Urs.: I.** (meist) exogen: iatrogenes C.-S. bei zu hoher Dosierung von Glukokortikoiden* od. ACTH* (z. B. Tetracosactid*); **II.** endogen: **1.** hypophysär-hypothalamisch mit bilateraler Hyperplasie der Nebennierenrinde (Abk. NNR): ca. zwei Drittel aller endogen bedingten C.-S.; bei Frauen 4–5-mal häufiger als bei Männern; meist 30.–50. Lj.; **a)** Störung der Regulation des Hypothalamus-Hypophysen-Systems mit Erhöhung der ACTH-Sekretion; **b)** ACTH-produzierender Tumor des Hypophysenvorderlappens (ABK. HVL), sog. Morbus Cushing; **2.** adrenal durch ein primäres NNR-Adenom od. -Karzinom (sog. autonome Tumoren der NNR); **3.** paraneoplastisch durch ACTH- u. CRH-bildenden Tumor (z. B. kleinzelliges Bronchialkarzinom); s. Syndrom, paraneoplastisches; **Klin.:** Vollmondgesicht, Stammfettsucht, sog. Büffelhöcker des Nackens, Hirsutismus, art. Hypertonie (in 90 %), Lympho- u. Eosinopenie, blaurote Striae, Osteoporose, Muskelschwäche, herabgesetzte Glukosetoleranz, bei Kindern Wachstumshemmung; bei Frauen häufig Amenorrhö, bei Männern Potenzstörung; **Diagn.:** Cortisol in Plasma u. Harn erhöht, ACTH je nach Urs. erhöht od. erniedrigt; Dexamethason-Hemmtest als Kurzzeittest (Screening-Verf.) od. Langzeittest (Bestätigung u. Differenzierung zwischen hypophysär-hypothalam. od. adrenaler bzw. paraneoplast. Urs.), Funktionstests wie Metyrapontest*, Lysin*-Vasopressintest, ACTH*-Stimulationstest, CRH*-Test, ACTH-RIA; Tumorsuche mit CT, Röntgen-Thorax-Aufnahme, Octreotid-Szintigraphie, Tumormarker (neuronenspezif. Enolase, Chromogranin A); bei kleinen HVL-Adenomen Angiographie des Sinus petrosus inf. (mit ggf. seitengetrennter ACTH-Bestimmung); **Ther.:** chir. Entfernung des Primärherds; ggf. Mitotan*; bei Inoperabilität des HVL-Tumors Strahlentherapie, bilaterale Adrenalektomie od. pharmak. Suppression der Cortisolsynthese (individueller Heilversuch* mit Metyrapon od. Ketoconazol p.o.) unter gleichzeitiger Hydrocortison-Substitution; **Progn.:** unbehandelt in Mon. bis wenigen Jahren letal. Vgl. Polyadenomatose-Syndrome.

Cuspis (lat.) *f*: **1.** (engl.) *cusp*; Spitze; (kardiol.) Herzklappenzipfel; C. ant. u. post. an der Mitralklappe, C. ant., septalis u. post. an der Trikuspidalklappe; vgl. Herz (Abb. 2 dort). **2.** (zahnmed.) C. dentis: Zahnhöcker auf den Kauflächen; einhöckrig stand Eckzähne (Unicuspidatus), mehrhöckrig Prämolaren u. Molaren.

Cut-: auch Kut-, Kutan-; Wortteil mit der Bedeutung Haut; von lat. cutis.

cutaneus (↑): zur Haut gehörig, kutan.

Cuticula (dim ↑) *f*: (engl.) *cuticle*; Häutchen; homogen erscheinende Abscheidungen von Epithelzellen, die mit deren Oberflächen verhaftet bleiben; z. B. Oberhäutchen des Zahnschmelzes (C. dentis), Linsenkapsel, Zona pellucida der Eizelle.

Cutis (↑) *f*: s. Haut.

Cutis anserina (↑) *f*: (engl.) *goose flesh*; Gänsehaut; Bildung von Pseudopapeln u. Aufrichten der Vellushaare inf. Kontraktion der glatten Muskulatur der Haarfollikel durch Kältereize u. psych. Einflüsse.

Cutis hyper|elastica (↑) *f*: angeb., abnorme Dehnbarkeit der Haut durch Verminderung der kollagenen Fasern, z. B. bei Ehlers*-Danlos-Syndrom.

Cutis laxa (↑) *f*: (engl.) *lax skin*; syn. Dermatochalasis, generalisierte Elastolyse; abnorme Faltenbildung der Haut durch Verminderung u. strukturelle Veränderung der elast. Fasern in der Dermis; bei Neugeborenen pathognomon. für Menkes*-Syndrom; **Ätiol.: 1.** hereditär: **a)** autosomal-dominant: Mutationen im Elastin-Gen ELN (Genlocus 7q11.2) u. Fibulin-5-Gen FBLN5 (Genlocus 14q32.1); **b)** autosomal-rezessiv: Mutationen im FBLN5-Gen (Genlocus 14q32.1), LOX-Gen (Genlocus 5q23.3-q31.2) u. EFEMP2-Gen (Genlocus 11q13); Mutationen im WSS-Gen (Genlocus 2q32; Wrinkly-skin-Syndrom); **c)** X-chromosomal-rezessiv (syn. Occipitalhorn-Syndrom, Ehlers*-Danlos-Syndrom Typ IX): Mutationen im Gen für das Alphapolypeptid der Cu^{2+}-transportierenden ATPase (ATP7A-Gen, Genlocus Xq12-q13), allel. zu Menkes*-Syndrom; weitere angeb. Erkr. mit C. l.: z. B. Costello-Syndrom (syn. facio-cutaneo-skeletales Syndrom; HRAS-Genmutation mit Genlocus 11p15.5 od. KRAS-Genmutation mit Genlocus 12p12.1); **2.** erworben: z. B. nach langer, exzessiver Sonnenbestrahlung od. bei Pat. mit monoklonaler Gammopathie*; **Histol.:** verminderte u. fragmentierte elast. Fasern; **Klin.:** bei autosomal-dominanter Vererbung meist nur milde, kosmet. Probleme; bei autosomal-rezessiver Form system. Manifestationen (Lungenemphysem, Aortendilatation, Pulmonalarterienstenose u. Cor pulmonale, Divertikel, Hernien); sackartig herabhängende Augenlider u. Wangen; eine über das Hautniveau gehobene Hautfalte bleibt im Gegensatz zum Ehlers*-Danlos-Syndrom lange bestehen. Evtl. tiefe Stimme, Hernien, Lungenemphysem, Aortendilatation, gastrointestinale Kompl. (u. a. Divertikel); bei X-chromosomal-rezessiv erbl. C. l.: männl. Pat. mit okzipitalen Exostosen, lang offener Fontanelle, Überstreckbarkeit der Gelenke, charakterist. Gesichts- u. Thoraxdysmorphie, system. Manifestationen, erniedrigter Kupfer- u. Caeruloplasminkonzentration im Serum. Vgl. Pseudoxanthoma elasticum; Altershaut.

Cutis linearis punctata colli (↑) *f*: (engl.) *stippled skin*; Hervortreten der Talgdrüsen bes. am Hals als kleine weiße Papeln; **Urs.:** Hautatrophie inf. lang dauernder Glukokortikoideinnahme od. Anw. halogenierter Glukokortikoidexterna.

Cutis marmorata (↑) *f*: (engl.) *marble skin*; syn. Livedo reticularis, Kältemarmorierung; meist physiol., regelmäßiges Netzwerk blauroter Streifen durch spast. Dysregulation der Endstrombahn bei Abkühlung der Haut, bes. an den Extremitäten; **Vork.:** zus. mit Akrozyanose* v. a. bei jungen Frauen; **DD:** Livedo* racemosa.

Cutis marmorata pigmentosa (↑) *f*: Hitzemelanose*.

Cutis marmorata tele|angi|ectatica con|genita (↑) *f*: Abk. CMTC; syn. kongenitale Phlebektasie, van Lohuizen-Syndrom; häufig bereits bei Geburt als netzförmige, bläul. Hautzeichnung sichtbare, seltene kutane Gefäßmalformation inf. Adaptationsschwäche der tiefen Hautgefäße an die Erfordernisse der Wärmeregulation; meist durch Kälteexposition ausgelöst; selten assoziiert mit Veränderungen des Sklettsystems, Hypo- od. Hypertrophien der betr. Extremität, konnatales Glaukom, Naevus* flammeus od. Hämangiome; Rückbildungsneigung der Hautveränderungen bei ca. 50 % bereits in den 1. Lj.; **DD**: u. a. Sturge*-Weber-Krabbe-Syndrom, Klippel*-Trénaunay-Weber-Syndrom, Ataxia* teleangiectatica, Osler*-Rendu-Weber-Krankheit, physiol. Cutis marmorata des Neugeborenen, Angioma* serpiginosum.

Cutis rhomboidalis nuchae (↑) *f*: s. Elastose, aktinische.

Cutis vagantium (↑) *f*: schmutzigbraune Verfärbung der Haut mit hellen kleinen Narben, punktförmigen blauen Flecken, Kratzspuren u. Ekzematisation durch mangelnde Hautpflege u. evtl. Befall mit Kleiderläusen.

Cutis verticis gyrata (↑) *f*: (engl.) *gyrate scalp*; androtrope Hautveränderung mit abnormer Furchen- u. Faltenbildung bes. am Kopf, die kongenital od. bis zum Erwachsenenalter auftreten kann; **Vork.**: idiopathisch od. i. R. anderer Syndrome (z. B. Pachydermoperiostose*).

Cuvier-Gang (Baron George L. de C., Naturforscher u. Embryol., Paris, 1769–1832): (engl.) *canal of Cuvier*; Ductus venosus Cuvieri; die durch Zusammenfluss der oberen u. unteren Kardinalvene gebildete Vene des embryonalen Körpers, die in das Herz mündet.

CVI: Abk. für chronisch-venöse Insuffizienz*.

CVS: Abk. für (engl.) *chorion villus sampling*; s. Chorionbiopsie.

CXCR4-Re|zeptor (Rezeptoren*) *m*: s. CCR5-Rezeptor.

Cyan-: s. a. Zyan-.

Cyan (Zyan-*) *n*: (engl.) *cyanogen*; eigentl. Dicyan (N≡C—C≡N); hochgiftige, bei –21°C siedende Flüssigkeit mit stechendem, Bittermandel ähnl. Geruch; Dinitril der Oxalsäure, leicht reduzierbar zu Blausäure*.

Cyan|häm|globin|methode (↑; Häm-*; Globus*) *f*: s. Hämoglobinbestimmung.

Cyanide (↑; -id*) *n pl*: (engl.) *cyanides*; hochgiftige Salze der Blausäure* (z. B. Cyankalium*).

Cyanid|intoxikation (↑; ↑; Intoxikation*) *f*: Blausäureintoxikation*.

Cyan|kalium (↑) *n*: (engl.) *potassium cyanide*; syn. Zyankali, Kaliumcyanid; KCN; Kaliumsalz der Blausäure*, das mit Säuren (auch Magensaft) Blausäure freisetzt u. dadurch stark giftig wirkt; MAK: 5 mg/m³. Vgl. Blausäureintoxikation.

Cyano|cobal|amin (INN) *n*: s. Cobalamin.

Cyan|wasser|stoff (Zyan-*): Blausäure*.

Cycl-: s. a. Zykl-, Cicl-.

Cyclamate *n pl*: (engl.) *cyclamates*; Natrium- u. Calciumsalze der N-Cyclohexylsulfaminsäure; kalorienfreie Süßstoffe (Süßkraft 35–70fach stärker als Saccharose), nicht kariogen; **Verw.**: als Ersatz für Kohlenhydrate bei Diabetes* mellitus, z. T. in Komb. mit Saccharin (10 : 1). Der Verdacht einer kanzerogenen Wirkung hat sich bisher nicht bestätigt.

Cycl|andelat (INN) *n*: (engl.) *cyclandelat*; Vasodilatator*; **Ind.**: u. a. zerebrale Durchblutungsstörungen, Migräne; **UAW**: dosisabhängig Parästhesien in den Extremitäten, Erröten u. Übelkeit.

cyclisch: (engl.) *cyclic*; (chem.) Bez. für ringförmige Verbindungen; cycl. aromat. Verbindungen; s. Aromat.

Cyclite *n pl*: (engl.) *cyclites*; ringförmige (carbocyclische) Alkohole mit mind. 3 Hydroxylgruppen; wichtigstes Cyclit ist Inositol* (Hexahydroxycyclohexan).

Cyclo|heximid *n*: (engl.) *cycloheximide*; Hemmstoff der eukaryot. Translation*; vgl. Proteinbiosynthese.

Cyclo|oxy|genase *f*: (engl.) *cyclooxygenase*; Abk. COX; syn. Prostaglandinendoperoxid-Synthase; Schlüsselenzym (Dioxygenase u. Peroxidase) in der Biosynthese der Prostaglandine*, Thromboxane* u. a. Eikosanoide* aus Arachidonsäure*, die im endoplasmat. Retikulum stattfindet; Abschalten der Prostaglandinsynthese durch selbstkatalysierte Zerstörung der COX (sog. Suizidenzym); **Isoenzyme**: konstitutive COX 1 u. induzierbare COX 2 (vermehrt bei Entz. gebildet); pharmak. Hemmung durch nichtsteroidale Antiphlogistika*, z. B. selektiv durch Cyclooxygenase*-2-Inhibitoren.

Cyclo|oxy|genase-2-In|hibitoren *m pl*: (engl.) *cyclooxygenase-2 inhibitors*; Kurzbez. COX-2-Inhibitoren, Coxibe; zur Gruppe der nichtsteroidalen Antiphlogistika* gehörende selektive Hemmer des Isoenzyms Cyclooxygenase* 2; **Vertreter**: Celecoxib*, Parecoxib*, Etoricoxib*; **Ind.**: wirkstoffabhängig; rheumatoide Arthritis, Arthrose, Gichtarthritis, postoperativer Schmerz, Dysmenorrhö; **UAW**: gering auf Magen-Darm-Trakt (Ulzera) u. Hämatopoese, bei langfristiger hochdosierter Einnahme erhöhtes Risiko für kardiovaskuläre Ereignisse, insbes. Herzinfarkt u. Schlaganfall.

Cyclo|pentano|per|hydro|phen|anthren *n*: Steran; Grundgerüst der Steroide*.

Cyclo|pentolat (INN) *n*: Parasympatholytikum*; **Anw.**: u. a. zur Zykloplegie vor Refraktionsbestimmung, Mydriasis vor Fundoskopie; bei Iridozyklitis; **UAW**: s. Parasympatholytika.

Cyclo|phosph|amid (INN) *n*: (engl.) *cyclophosphamide*; Zytostatikum (Alkylans*, Stickstofflost-Analogon); **Ind.**: Leukämie, malignes Lymphom u. versch. solide Tumoren sowie bedrohlich verlaufende Autoimmunkrankheiten; **Kontraind.**: bestehende Knochenmarkschädigung, Harnabflussbehinderung, Zystitis; **UAW**: u. a. Leukopenie, Thrombozytopenie, Anämie, gastrointestinale Störung, Blasenentzündung.

Cycl|ops (gr. Κύκλωψ Rundäugiger) *m*: s. Hüpferlinge.

Cyclo|pyr|rolone *n pl*: (engl.) *cyclopyrrolones*; syn. Zyklopyrrolone; neue Klasse von Schlafmitteln*, die strukturell nicht mit Benzodiazepinen* u. nicht mit Barbituraten* verwandt sind; **Wirkung**: wie bei Benzodiazepinen (aber an anderer Bindungsstelle) Verstärkung der GABA-Hemmwirkung am GABA-Rezeptor-Komplex im ZNS mit sedierender Wirkung; **Vertreter:** Zopiclon*.

Cyclo|sporin *n*: Ciclosporin*.

Cymba conchae (gr. κύμβη Nachen; κόγχη Muschel) *f*: der obere Teil der Ohrmuschel; s. Ohr, äußeres (Abb. dort).

Cypro|heptadin (INN) *n*: (engl.) *cyproheptadine*; Histamin*-H₁-Rezeptoren-Blocker der 1. Generation (Piperidin) mit serotoninantagonistischer Wirkung; **Ind.:** allergische Erkr., v. a. Kälteurtikaria; Appetitlosigkeit bei Untergewicht.

Cypro|teron (INN) *n*: (engl.) *cyproterone*; stark antiandrogen u. gestagen wirkendes Progesteronderivat, das die LH-Freisetzung u. damit die Testosteronbiosynthese hemmt; **Ind.:** s. Antiandrogene; **Kontraind.:** Lebererkrankung, Kindes- od. Jugendalter; **UAW:** Spermatogenesehemmung, Gynäkomastie, Müdigkeit, Antriebshemmung, depressive Verstimmung, Leberfunktionsstörung.

Cys: Abk. für Cystein*.

Cyst-: s. a. Zyst-, Kyst-.

Cysta|thionin *n*: (engl.) *cystathionine*; S(β-Amino-β-carboxyethyl)-homocystein; Zwischenprodukt in der Biosynthese von Cystein u. beim Abbau von Methionin; **Vork.:** bes. in der weißen Hirnsubstanz; Funktion unbekannt. Vgl. Homocystinurie.

Cysta|thionin|urie (Ur-*) *f*: (engl.) *cystathioninuria*; autosomal-rezessiv vererbte Störung im Stoffwechsel der schwefelhaltigen Aminosäuren durch einen Mangel an Cystathioninase (Genlocus 1p31.1); sekundäre Cystathioninurie auch bei Neu- u. Frühgeborenen inf. allgemeiner Leberunreife, anderer Leberstoffwechselstörungen (z. B. bei Neuroblastom, Hepatom, Wilms-Tumor, Galaktosämie) sowie Pyridoxinmangels; **Klin.:** gelegentl. psychomotor. Retardierung, vermehrte Ausscheidung von Cystathionin im Urin; **Ther.:** Gabe von Pyridoxin. Vgl. Stoffwechselstörung, pyridoxinabhängige.

Cystatin C *n*: (engl.) *cystatin C*; endogener Inhibitor einer Cysteinproteinase; M_r 13 400; **Funktion:** beteiligt am intrazellulären Abbau von Peptiden u. Proteinen sowie an der Proteinmodifizierung von Prohormonen* u. Katabolisierung von Kollagen*; **Vork.:** in allen Körperflüssigkeiten; wird von allen Körperzellen mit konstanter Rate gebildet; **Verw.:** wie Kreatinin* dient C. C zur Abschätzung der glomerulären Filtrationsrate* (Abk. GFR); C.C wird in der Niere glomerulär gefiltert u. tubulär nahezu vollständig resorbiert u. degradiert; bei chron. Niereninsuffizienz spiegelt die Serumkonzentration von C.C die Beziehung zur GFR besser wider als die Serumkonzentration von Kreatinin; die Clearance kann wegen der geringen Abhängigkeit von extrarenalen Faktoren direkt aus der Konzentration des C.C berechnet werden:

$$\text{Clearance (ml/min)} = \frac{80}{\text{Cystatin C (mg/l)}}$$

oder

$$\text{Clearance (ml/min)} = \frac{74{,}8}{\text{Cystatin C (mg/l)}^{1{,}33}}$$

Bestimmung: Enzym*-Immunoassay, Radio-*Immunoassay, radiale Immundiffusion*, PENIA (s. Immunoassay, nephelometrischer); **Referenzbereich:** 0,53–0,95 mg/l. Vgl. Nierendiagnostik.

Cyste|amin *n*: (engl.) *cysteamine*; biogenes Amin von Cystein*; fungiert als Reaktionszentrum im Coenzym* A, an dem über die SH-Gruppe Acylreste ATP-abhängig gebunden werden.

Cystein *n*: (engl.) *cysteine*; Abk. Cys, C; α-Amino-β-mercaptopropansäure, 2-Amino-3-mercaptopropansäure; proteinogene Aminosäure*; zentrale Verbindung im Schwefelstoffwechsel; für Disulfidbindung (s. Disulfidbrücke) in Proteinen verantwortlich; Oxidation zu Cystin*; **Ind.:** Bestandteil von Infusionslösungen, Proph. von Strahlenschäden.

Cysti|cercus *m*: Zystizerkus*.

Cysti|cercus bovis *m*: (engl.) *Cysticercus bovis*; Finne von Taenia* saginata.

Cysti|cercus cellulosae *m*: (engl.) *Cysticercus cellulosae*; Finne von Taenia* solium.

cysticus (Kyst-*): zur Blase gehörend.

Cystin *n*: (engl.) *cystine*; Abk. $(Cys)_2$ od. Cys-Cys; 3,3′-Dithio-bis(2-aminopropansäure); durch Oxidation der SH-Gruppe von Cystein* entstandenes Disulfid; Vork. in vielen Proteinen, bes. in Keratinen*; s. Aminosäuren. Vgl. Cystinose; Brand-Meyer-Test.

Cystin|brücke: Disulfidbrücke*.

Cystinose (-osis*) *f*: (engl.) *cystinosis*; syn. Cystinspeicherkrankheit, Abderhalden-Kaufmann-Lignac-Krankheit, Lignac-Fanconi-Syndrom, Lignac-Krankheit; autosomal-rezessiv erbl. Erkr. (Genlocus 17p13) mit Speicherung von Cystin in den Lysosomen aller Organe, bes. der Niere, Knochenmark (s. Abb. 1), Lymphozyten, Konjunktiven u. Cornea (s. Abb. 2); **Formen: Typ I:** infantile nephropathische Form (sog. Fanconi-Abderhalden-Syndrom) mit Retinopathie, Hypokaliämie, Azidose,

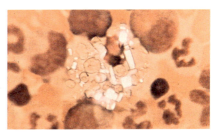

Cystinose Abb. 1: Cystinkristalle im Knochenmark bei polarisiertem Licht

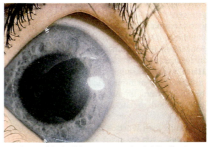

Cystinose Abb. 2: Ablagerung von Cystinkristallen in der Cornea

Cystinurie

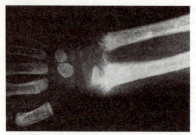

Cystinose Abb. 3: Faserknochen durch Cystinspeicherung bei Typ I [163]

renal bedingter Vitamin-D-resistenter Rachitis* (s. Abb. 3), Kleinwuchs u. Aminoazidurie sowie Niereninsuffizienz; **Typ II:** blande adulte Form mit Nachw. von Cystinkristallen ohne Nieren- u. Retinaschäden; **Typ III:** langsam verlaufende juvenile Form mit spät auftretender Rachitis; **Ther.:** Cysteamin oral u. als Augentropfen; Mercaptamin; evtl. Nierentransplantation. Vgl. Debré-Toni-Fanconi-Syndrom.

Cystin|urie (Ur-*) f: (engl.) cystinuria; autosomal-rezessiv erbl. Stoffwechselerkrankung mit Transportstörung dibasischer Aminosäuren in proximalem Nierentubulus u. Darmepithel; häufig mit zerebraler Dysfunktion assoziiert; **Häufigkeit:** 1:7000; **Einteilung u. Ätiol.: Typ I** (Genlocus 2p16.3): Defekt eines dibasischen Aminosäuretransporters; **Typ II** (Genlocus 19q13.1): Defekt der Untereinheit eines dibasischen Aminosäuretransporters; **Typ III:** Mischform; **Path.:** Löslichkeit von Cystin im Urin <300 mg/l, bei höheren Werten Steinbildung; **Sympt.:** vermehrte Ausscheidung von Cystin, Lysin, Arginin u. Ornithin im Urin; Manifestation als Nephrolithiasis* mit Pyelonephritis u. Niereninsuffizienz; Cystinsteine (0,2 % aller Harnsteine in der 2.–3. Lebensdekade); typische hexagonale Kristalle im Urin; **Ther.:** Steinmetaphylaxe* durch Alkalisierung u. Verdünnung des Harns, Flüssigkeitszufuhr, Gabe von Kaliumcitrat, methionin- u. cystinarme Diät, Pharmakotherapie mit Mercaptopropionylglycin, Captopril als Lösungsvermittler; Cystinurinkonzentration sollte unter 200 mg/g Kreatinin gesenkt werden.

Cystis (Kyst-*) f: Blase, Harnblase; vgl. Zyste.
Cystitis (↑; -itis*) f: s. Zystitis.
Cystitis gravidarum (↑; ↑) f: Zystitis* in der Schwangerschaft.
Cysto|cele (↑; -kele*) f: Zystozele*.
Cysto|sarcoma phylloides (↑; Sark-*; -om*) n: (engl.) phylloid sarcoma; syn. phylloide Tumoren; seltene Sonderform des Mammasarkoms mit strukturell u. histogenet. enger Beziehung zum Fibroadenom*; **Histol.:** keulenförmige Wucherungen des Tumorstromas; 27 % maligne, 31 % fragl. benigne, 42 % benigne; **Ther.:** im Allg. einfache Mastektomie* bzw. brusterhaltende Chirurgie. Vgl. Mammatumoren.
Cyt-: auch Zyt-; Wortteil mit der Bedeutung Höhlung, Zelle; von gr. κύτος.
Cyt|arabin (INN) n: (engl.) cytarabine; Zytostatikum* aus der Gruppe der Antimetaboliten* (Pyrimidinanalogon), das selektiv DNA-abhängige DNA-Polymerase in der Nukleinsäuresynthese hemmt; **Ind.:** v. a. ALM u. Non-Hodgkin-Lymphom; **Kontraind.:** Leukopenie u./od. Thrombzytopenie nichtmaligner Ätiologie; **UAW:** u. a. Erythem.
Cytidin n: (engl.) cytidine; Abk. C; Nukleosid aus Cytosin* u. Ribose; Baustein der RNA*; als Desoxycytidin (dC) Bestandteil der DNA*; in vielen DNAs auch 5-Hydroxymethylcytidin; Cytosin- u. Desoxycytosinriboside bilden mit Phosphat verestert die entspr. Nukleotide: **CMP** (Cytidinmonophosphat), **CDP** (Cytidindiphosphat), **CTP** (Cytidintriphosphat), dCMP, dCDP u. dCTP. CTP ist gruppenübertragendes Coenzym bei der Biosynthese der Phosphatide*; therap. **Anw.:** Cytidinphosphat zur unterstützenden Ther. bei Neuritiden u. Myopathien.
Cytosin n: (engl.) cytosine; Abk. C; 2-Oxo-4-aminopyrimidin; C. u. 5-Hydroxymethylcytosin sind als Pyrimidinbasen* Bestandteil von Cytidin* bzw. 5-Hydroxymethylcytidin.
Czapek-Dox-Nähr|lösung (Friedrich C., tschechischer Botaniker, 1868–1921): (engl.) Czapek-Dox nutrient solution; halbsynthet. Nährmedium zur Züchtung von Pilzen, bes. Schimmelpilzen; vgl. Penicilline.
C-Zellen (Zelle*): **1.** (engl.) C-cells; s. Langerhans-Inseln; **2.** (sog. wasser-)helle Zellen, die parafollikulär in der Schilddrüse* liegen u. Calcitonin* produzieren; vgl. System, disseminiertes neuroendokrines; C-Zellkarzinom.
C-Zell|karzinom (↑; Karz-*; -om*) n: (engl.) c-cell carcinoma; syn. medulläres Schilddrüsenkarzinom; nicht iodspeicherndes Karzinom der C-Zellen der Schilddrüse, das Calcitonin* überproduziert; **Vork.:** spontan od. hereditär (bei ca. 25 % Mutation im RET*-Protoonkogen; auch Mutation im neurotroph. Tyrosinkinase-Rezeptor Typ 1 mit Genlocus 1q21-q22), isoliert od. in Komb. mit anderen endokrinen Tumoren (s. MEN-Syndrome); **Diagn.:** Sonographie (s. Abb.), Bestimmung von Calcitonin u. CEA* im Blut, CT u. MRT, Somatostatin-Rezeptor-Szintigraphie, Methyliodbenzylguanidin-Szintigraphie; **Ther.:** frühestmögliche Op.; **Proph.:** molekulargenet. Untersuchung von Familienmitgliedern Betroffener, Thyroidektomie bei asymptomat. Genträgern. Vgl. Schilddrüsenkarzinom.

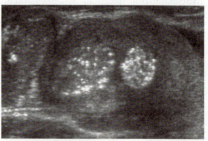

C-Zellkarzinom: typische sonographische Darstellung mit unscharf begrenztem echoarmem Schilddrüsenknoten mit kleinscholligen Verkalkungen [107]

Czermak-Spiegel|probe (Johann N. C., Physiol., Leipzig, 1828–1873): (engl.) *Czermak's speculum experiment*; Versuch zur DD der Rhinolalie*; Hinweis auf Rhinolalia aperta, wenn ein unter die Nasenlöcher gehaltener Spiegel beim Aussprechen z. B. von Vokalen beschlägt.

Czermak-Versuch (↑): Karotissinus*-Druckversuch.

Czerny-Pfeiler|naht (Vincenz von C., Chir., Heidelberg, 1842–1916): s. Pfeilernaht.

D

d: 1. Vorsatzzeichen für Dezi- (Faktor 10^{-1}) bei Einheiten*; 2. Einheitenzeichen für Tag (lat. dies); $1\,d = 24\,h$.

D: 1. (chem.) Symbol für Deuterium* u. D-Form; s. Isomerie; 2. (biochem.) Asparaginsäure*; 3. (serol.) Hauptantigen der Rhesus*-Blutgruppen; 4. (physik.) Formelzeichen für Brechwert* u. Energiedosis*.

D.: (anat.) Abk. für Ductus*.

D^w: Symbol für weak D; s. Rhesus-Blutgruppen.

da: Vorsatzzeichen für Deka- (Faktor 10) vor Einheiten*.

DAB: 1. (anat.) Abk. für Ductus arteriosus Botalli;s. Ductus arteriosus; 2. (pharmaz.) Abk. für Deutsches Arzneibuch*.

Dabigatran|etexilat *n*: (engl.) *dabigatranetexilat*; Prodrug von Dabigatran (aktiver Metabolit; direkter Thrombin*-Inhibitor) zur p. o. Anw.; **Ind.:** Primärprävention venöser Thromboembolie bei Erwachsenen nach elektiver Hüft- od. Kniegelenkersatz-Implantation; **Kontraind.:** erhöhtes Blutungsrisiko, Niereninsuffizienz, Einnahme von Chinidin* u. a.; **UAW:** v. a. Blutung, Anämie. Vgl. Antikoagulanzien.

Da|carbazin (INN) *n*: (engl.) *dacarbazine*; Zytostatikum (Alkylans*) mit hemmender Wirkung auf Zellwachstum u. DNA-Synthese; **Anw.:** z. B. bei metastasierendem malignem Melanom, Hodgkin-Lymphom, Weichteilsarkom; **UAW:** u. a. ALM, gastrointestinale Störung, Thrombozytopenie.

Dach|ziegel|verband: 1. (engl.) *imbricated bandage*; Stützverband aus sich überkreuzenden, von rumpffern (distal) nach rumpfnah (proximal) angelegten Heftpflasterstreifen zur Behandlung einer Zehenfraktur od. -luxation; 2. veraltetes Verf. zur Ther. unkomplizierter Rippenfrakturen mit 5–6 langen, sich dachziegelartig überlagernden Pflasterstreifen, die Sternum u. Wirbelsäule einbeziehen.

Da Costa-Syn|drom (Jacob Mendez Da C., Int., Philadelphia, 1833–1900) *n*: 1. (psychosomat.) syn. Effort-Syndrom, kardiorespirator. Syndrom; Form der somatoformen autonomen Funktionsstörung* aus einem psychosomat. Symptomenkomplex mit belastungsunabhängiger Hyperventilation, Tachykardie, Herzschmerzen; DD: Angina pectoris, Herzinfarkt; vgl. Herzneurose; 2. (dermat.) s. Erythrokeratodermia figurata variabilis.

d'Acosta-Syn|drom (José d'A., span. Missionar, 1539–1600) *n*: Bergkrankheit*.

Dactino|mycin (INN) *n*: (engl.) *dactinomycin*; syn. Actinomycin D; Peptidantibiotikum (mit D-Valin als Kettenglied) aus Streptomyces-Stämmen, das über Hemmung der RNA-Polymerase Wachstum proliferierender Zellen beeinträchtigt; **Ind.:** als Zytostatikum* bei Wilms-Tumor, Rhabdomyosarkom, Hoden- u. Uteruskarzinom; **Kontraind.:** akute Infektion, schwere Knochenmarkdepression, Alter <12 Monate. Vgl. Actinomycine.

Dämmer|attacke *f*: s. Anfall, komplex-partieller.

Dämmerungs|sehen: (engl.) *scotopic vision*; syn. skotopisches Sehen; s. Duplizitätstheorie des Sehens.

Dämmer|zustand: (engl.) *twilight state*; Form der akuten org. Psychose* mit Bewusstseinstrübung bzw. Wahrnehmungsstörungen (u. U. Desorientiertheit) u. nachfolgender totaler od. partieller Amnesie*; **Vork.:** als post- bzw. anteparoxysmaler D. ohne Störung der Orientierung bei Epilepsie*, psychogener D., posttraumatisch (sog. organischer D.) nach Schädelhirntrauma*, bei Intoxikation, Fieber.

Dämpfung: (engl.) *dullness*; verkürzter, hoher Perkussionsschall über luftleeren Körperteilen; vgl. Perkussion.

Dämpfung, ab|solute: 1. (engl.) *absolute dullness*; s. Schenkelschall; 2. absolute Herzdämpfung*.

DAG: Abk. für Diacylglycerol*.

Dakry-: Wortteil mit der Bedeutung Träne; von gr. δάκρυον.

Dakryo|adenitis (↑; Aden-*; -itis*) *f*: (engl.) *dacryoadenitis*; Tränendrüsenentzündung; **Formen:** 1. akute D.: meist einseitig mit schmerzhafter Schwellung bei Infektionen mit Viren, Bakt. od. Pilzen (s. Abb.); 2. chron. D.: bei granulomatösen Entz. (z. B. Tuberkulose*, Syphilis*, Lepra, Sarkoidose) od. Mikulicz*-Krankheit I.

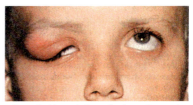

Dakryoadenitis: typischer Befund: sog. Paragraphenform der Lidspalte [98]

Dakryo|cystitis con|genita (↑; Kyst-*; -itis*) *f*: angeb. Dakryozystitis*, meist durch häutigen Verschluss im Bereich des Ausgangs des Ductus nasolacrimalis; s. Tränenwege.

Dakryolith

Dakryo|lith (↑; Lith-*) *m*: (engl.) *dacryolith*; Konkrement in den ableitenden Tränenwegen bei chron. Dakryozystitis*.

Dakry|ops (↑; Op-*) *m*: (engl.) *dacryops*; Retentionszyste der Tränendrüse* am Schläfenwinkel unter dem oberen Augenlid inf. Verwachsung od. Verlegung (Konkrement) des Ausführungsgangs.

Dakryo|rhino|stomie (↑; Rhin-*; -stomie*) *f*: (engl.) *dacryorhinostomy*; auch Dakryozystorhinostomie; op. Wiederherstellung eines Tränenwegs bei verstopftem Ductus nasolacrimalis als Toti- bzw. Falk-Operation (von außen) od. West-Operation (von der Nasenhöhle aus); vgl. Kanalikulorhinostomie.

Dakryor|rhö (↑; -rhö*) *f*: s. Epiphora.

Dakryo|stenose (↑; Steno-*; -osis*) *f*: (engl.) *dacryostenosis*; angeb. od. erworbene Verengung des Tränen-Nasen-Gangs; führt zu Stauung der Tränenflüssigkeit (s. Epiphora) u. Dakryozystitis*.

Dakryo|zystitis (↑; Kyst-*; -itis*) *f*: (engl.) *dacryocystitis*; Entz. des Tränensacks; **Formen: 1.** akute D. (Dacryocystitis phlegmonosa) mit ausgedehnter entzündl. Schwellung der Umgebung (s. Abb.); **2.** chron. D. (Dacryocystitis catarrhalis sive purulenta): schleimige od. schleimig-eitrige Entz. (Dakryozystoblennorrhö) bei Verlegen des Tränensackausgangs od. des Tränen-Nasen-Gangs; **Ther.:** Antibiotika, Wärmeapplikation; u. U. Inzision od. Dakryorhinostomie*.

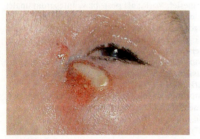

Dakryozystitis: akute eitrige Entzündung des Tränensacks (Dacryocystitis phlegmonosa) [98]

Dakryo|zystographie (↑; -graphie*) *f*: (engl.) *dacryocystography*; auch Dakryographie; Röntgenkontrastuntersuchung der ableitenden Tränenwege durch Instillation von Kontrastmittel in die Tränenwege* über den Canaliculus lacrimalis inferior od. superior; **Ind.:** Störung des Tränenabflusses.

Dakryo|zysto|tomie (↑; ↑; -tom*) *f*: (engl.) *dacryocystotomy*; Eröffnung des Tränensacks bei Dakryocystitis phlegmonosa od. zur Entfernung eines Dakryolithen; vgl. Dakryorhinostomie.

Dakryo|zyten (↑Zyt-*) *m pl*: (engl.) *dacryocytes*; tropfenförmige Erythrozyten*; charakterist. Befund bei chronischer idiopathischer Myelofibrose*.

Daktyl-: Wortteil mit der Bedeutung Finger, Zehe; von gr. δάκτυλος.

Daktyl|itis (↑; -itis*) *f*: (engl.) *dactylitis*; Entz. an Finger od. Zehe; **Urs.:** Infektion., Erkrankungen* des rheumatischen Formenkreises, Gicht.

Dalfo|pristin (INN) *n*: (engl.) *dalfopristin*; von Pristinamycin abgeleitetes Antibiotikum* (Streptogramin); **Wirkung:** Hemmung der Proteinsynthese, bakterizid, intra-u. extrazellulär; **Ind.:** parenterale Anw. in Komb. mit Quinupristin* bei Inf. durch grampositive Bakterien; auch wirksam bei den meisten multiresistenten, grampositiven bakteriellen Erregern von Nosokomialinfektionen.

Dalrymple-Zeichen (John D., Ophth., London, 1804–1852): (engl.) *Dalrymple's sign*; syn. Abadie-Zeichen; Oberlidretraktion bei endokriner Ophthalmopathie*; beim Blick geradeaus ist das Weiß der Sklera bei 12 Uhr am Hornhautrand sichtbar. Vgl. Graefe-Zeichen; Stellwag-Zeichen; Möbius-Zeichen.

Dalteparin *n*: (engl.) *dalteparin*; ältestes niedermolekulares Heparin*; **Ind.:** Thromboseprophylaxe*.

Dalton (John D., engl. Phys., 1766–1844) *n*: s. Masseneinheit, atomare.

damage control (engl. damage Schaden; control Kontrolle): verletzungsadaptierte Behandlungsstrategie zur abgestuften Primärversorgung polytraumatisierter Pat. (s. Polytrauma); **Ziel:** Einschränkung der primären chir. Intervention in der unmittelbar posttraumat. Phase, bevor physiol. Endpunkte (z. B. Gerinnungsstörungen, Verbrauchskoagulopathie, krit. Erniedrigung der Hämoglobinwertes, traumabedingte Immuninkompetenz, Multiorganversagen, ARDS, SIRS) erreicht sind (Schadensbegrenzung); **Prinzip: 1.** Verzicht auf ausgedehnte Primäreingriffe, um eine zusätzl. Belastung der Pat. (sog. second hit) zu vermeiden; **2.** endgültige Versorgung i. R. weiterer Eingriffe nach initialer Stabilisierung; **Anw.:** z. B. bei Leberruptur* (Abb. 2 dort): abdominale Blutstillung durch Packing* u. nachfolgende Second*-look-Operation zur chir. Blutstillung; bei Frakturen: temporäre Stabilisierung (z. B. durch Fixateur externe) u. nachfolgende definitive Osteosynthese.

Damm: (anat.) s. Perineum.

Damm|riss: (engl.) *perineal laceration*; Scheidendammriss; Weichteilverletzung bei der Geburt mit Einriss der Scheidenhaut; **Einteilung** in Schweregrade: Tab. dort. Vgl. Perineum; Dammschutz.

Dammriss	
Einteilung in Schweregrade	
Grad	klinische Merkmale
I	Einriss der Vaginalschleimhaut, ggf. oberflächliche Einrisse an der Dammhaut
II	Einrisse des perinealen Gewebes ohne Verletzung des Sphincter ani
III	Verletzung des Sphincter ani ohne Beteiligung der Rektumschleimhaut
IV	Verletzung oder Durchtrennung des Sphincter ani und der Rektumschleimhaut

Damm|schnitt: s. Episiotomie.

Damm|schutz: (engl.) *perineal support*; (gebh.) Handgriffe zur Verhinderung des Dammrisses* durch Regulierung des Durchtrittstempos des kindl. Kopfs (s. Abb.); vgl. Episiotomie.

Damoiseau-Linie (Louis-H. D., Arzt, Paris, 1815–1890): s. Ellis-Damoiseau-Linie.

Dampf|bad: (engl.) *steambath*; Bad in wasserdampfgesättigter Heißluft; **1.** als **Vollbad** (russisch-rö-

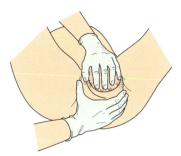

Dammschutz [111]

misches Bad) meist als Komb. (2 Räume) von Warmluft (40–50 °C) u. Heißluft (60–70 °C); Wirkung: milde Hyperthermie, Hyperämie, starkes Schwitzen; **2. Teildampfbad:** als Kopfdampfbad zur Inhalation ätherischer Öle bei entzündl. Erkr. der oberen Atemwege. Vgl. Heißluftbad; Hydrotherapie.

Dampf|des|infektion (De-*; Infekt-*) f: (engl.) steam disinfection; Desinfektion* durch Wasserdampf in Desinfektionskammern; **Meth.: 1.** Dampfströmungsverfahren: strömender gesättigter Wasserdampf von 100 °C verdrängt die Luft aus der Kammer u. dem Desinfektionsgut; **2.** Desinfektionsgut wird einem mechan. umgewälzten Gemisch aus Dampf u. Luft bei 95–105 °C ausgesetzt; **3.** fraktioniertes Vakuumverfahren: mehrfach abwechselnde Luftentfernung aus der Desinfektionskammer u. Dampfeinströmung; abschließende Desinfektion im gesättigten Wasserdampf.

Dampf|resistenz (Resistenz*) f: (engl.) steam resistance; Widerstandsfähigkeit von Bakt. od. Erdsporen gegen Wasserdampf bei Sterilisation.

Dampf|sterilisation (Sterilisation*) f: s. Sterilisation.

Damus-Kaye-Stansel-Operation f: (engl.) Damus-Kaye-Stansel operation; op. Verfahren bei angeborenen Herzfehlern* zur Gewährleistung der aortalen Perfusion durch End-zu-End-Anastomosierung der A. pulmonalis mit der Aorta ascendens; **Ind.:** Trikuspidalatresie* mit Transposition* der großen Arterien u. restriktivem (kleinem, drucktrennendem) Ventrikelseptumdefekt*; Formen des singulären Ventrikels* mit subvalvulärer Aortenstenose*.

Danaparoid (INN) n: (engl.) danaparoid; niedermolekulares Heparinoid* zur s. c. od. i. v. Anw.; **Ind.:** (Therapiekontrolle durch Hep*-Test u. Anti*-Faktor-Xa-Aktivitätstest) **1.** Proph. der tiefen Venenthrombose bei kontraindizierter Heparinisierung, z. B. bei Heparin induzierter Thrombozytopenie* Typ II (Abk. HIT Typ II); **2.** parenterale therap. Antikoagulation bei Thromboembolie mit anamnest. od. akuter HIT Typ II; **Kontraind.:** hämorrhag. Diathese, Blutung (zerebrovaskulär innerhalb der letzten 3 Mon.), schwere Leber- od. Niereninsuffizienz, akute bakt. Endokarditis, diabet. Retinopathie u. a.; **UAW:** erhöhtes Blutungsrisiko od. Hämatombildung, generalisierte Überempfindlichkeitsreaktion; **cave: 1.** Auslösung eines Anfalls bei Asthma bronchiale mit Überempfindlichkeit gegenüber Sulfit (Bestandteil der Präparation);

2. Kreuzreaktion* mit Heparin induzierten Antikörpern mögl., daher Ausschluss (In-vitro-Test) Heparin induzierter Antikörper sowie wiederholte Kontrollen der Thrombozytenkonzentration im Blut erforderlich.

Danazol (INNv) n: (engl.) danazol; Isoxazolderivat des 17α-Ethinyltestosterons mit schwach androgen-anabolen, aber rel. starken antigonadotropen Eigenschaften; in Deutschland nicht mehr zugelassen, ggf. individueller Heilversuch.

Danboldt-Closs-Syn|drom (Niels Ch. D., Dermat., Oslo, 1900–1984; Karl C., Physiol., Oslo, geb. 1904) n: Akrodermatitis* enteropathica.

Dandy-Operation (Walter E. D., Neurochir., Baltimore, 1886–1946) f: s. Neurotomie.

Dandy-Walker-Fehl|bildung (↑; Arthur E. W., Neurochir., Chicago, 1907–1995): (engl.) Dandy-Walker malformation; zystische Erweiterung des 4. Ventrikels inf. Atresie der Apertura mediana et lateralis ventriculi quarti, oft mit Dysplasie od. zyst. Veränderungen des Vermis cerebelli, Agenesie des Corpus callosum u. fakultativ weiteren Fehlbildungen des ZNS; in 90 % der Fälle einhergehend mit einem progredienten Hydrozephalus*; **Ätiol.:** embryonale Entwicklungsstörung des 4. Ventrikels; **Vork.:** bei Embryopathia* rubeolosa u. Alkoholembryopathie*, i. R. eines Joubert*-Syndroms, Meckel*-Gruber-Syndroms, Ehlers*-Danlos-Syndroms u. a.; **Sympt.:** Hirndrucksteigerung mit Sprengung der Schädelnähte, evtl. Tetraplegie u. Ausfall kaudaler Hirnnerven, Ataxie, Spastik, Nystagmus.

Dane-Partikel (David M. S. D., Virol., Großbritannien) n pl: (engl.) Dane particle; veraltete Bez. für Hepatitis-B-Viren; s. Hepatitis-Viren.

Danlos-Syn|drom (Henri-A. D., Dermat., Paris, 1844–1912) n: s. Ehlers-Danlos-Syndrom.

Dantrolen (INN) n: (engl.) dantrolene; myotropes Muskelrelaxans (s. Muskelrelaxanzien, periphere); **Ind.:** u. a. maligne Hyperthermie*, malignes neuroleptisches Syndrom*, Skelettmuskelspastik nach Schädigungen des ZNS; **Kontraind.:** Leber-, Lungen- u. Herzschäden; **UAW:** u. a. Lebertoxizität.

Danysz-Phänomen (Jean D., Pathol., Paris, 1860–1928) n: (engl.) Danysz phenomenon; (immun.) Abhängigkeit des Antigenverbrauchs von der Geschwindigkeit der Antigenzugabe zum Antiserum* bei Präzipitation im Antigen-Antikörper-Äquivalenzbereich (bei schrittweiser Zugabe geringer Verbrauch); Bedeutung bei Toxinneutralisation u. Antikörperabsorption. Vgl. Präzipitationsreaktion.

DAO: Abk. für **D**iamin**o**xidase*.

Daphnien|all|ergie (Allo-*; Erg-*) f: Wasserflohallergie*.

Dapoxetin (INN) n: (engl.) dapoxetine; kurz wirksamer, selektiver Serotoninwiederaufnahme*-Hemmer zur Verzögerung der Ejakulation; **Wirkungsmechanismus:** blockiert Serotonin*-Transporter, dadurch Hemmung der neuronalen Wiederaufnahme von Serotonin; **Ind.:** (seltene) primäre Form der Ejaculatio* praecox; **Kontraind.:** kardiale Vorerkrankung (Herzinsuffizienz, Herzklappenerkrankung); mäßige od. schwere Leber- od. Nierenfunktionsstörung; Einnahme von Monoaminoxidase-Hemmern, Thioridazin, Serotoninwiederaufnahme-Hemmern, Serotonin-Noradre-

Dapson

nalin-Wiederaufnahme-Hemmern, trizyklische Antidepressiva u. a. Arzneimittel mit serotoninerger Wirkung, CYP3A4-Inhibitoren; **UAW:** Kopfschmerz, Schwindel, Übelkeit, Diarrhö, Insomnie u. Müdigkeit.

Dapson (INN) *n*: (engl.) *dapson*; 4,4'-Diaminodiphenylsulfon (Abk. DDS); Chemotherapeutikum (Sulfonderivat) mit bakteriostat. u. antiphlogist. Eigenschaften sowie bes. Wirkung gegen Mycobacterium* leprae; **Ind.:** Lepra, Dermatitis herpetiformis, Pemphigus; Pneumocystis-Pneumonie; **UAW:** dosisabhängige Hämolyse u. Methämoglobinämie insbes. bei Glukose-6-phosphat-Dehydrogenasemangel; selten (ca. 6 Wo. nach Therapiebeginn) **D.-Syndrom** mit exfoliativer Dermatitis, Leberzellschädigung mit Ikterus u. mononukleoseartiger Lymphadenopathie sowie Methämoglobinämie.

DaPT: Kombinationsimpfstoff* aus **D**iphtherie-, azellulärem **P**ertussis- u. **T**etanus-Impfstoff; s. Impfkalender, Schutzimpfung.

Daptomycin (INN): (engl.) *daptomycine*; bakterizides Antibiotikum* aus der Klasse der zykl. Lipopeptide zur i. v. Applikation; wirksam ausschließl. gegen grampositive Bakt., einschließl. Methicillin- u. Vancomycin-resistentem u. Vancomycin-intermediär empfindl. Staphylococcus aureus (MRSA*, VRSA*, VISA*) sowie Vancomycin-resistenten Enterokokken (VRE*), Anaerobier, Clostridien; **Wirkungsmechanismus:** D. enthält hydrophile Bereiche u. eine lipophile Seitenkette; diese interagiert in Gegenwart von Calcium-Ionen mit der Bakterienmembran, dringt in sie ein u. löst eine rasche Depolarisation aus. Nach Oligomerisierung von D. bilden sich Kanäle, durch die Ionen (v. a. Kalium) ausströmen. Die Protein-, DNA- u. RNA-Synthese wird gehemmt u. bewirkt ein schnelles Absterben der Zelle, wobei es in größerem Maß zur Lyse kommt. **Ind.:** komplizierte Haut- u. Weichteilinfektionen bei Erwachsenen; **UAW:** Pilzinfektionen, Kopfschmerzen, Übelkeit, Erbrechen, Diarrhö, Ausschlag, Reaktionen an der Infusionsstelle, Erhöhung von AST, ALT, AP, CPK; **cave:** Dosisanpassung bei schwerer Niereninsuffizienz erforderlich.

Darbe|poetin alfa (INN): (engl.) *darbepoetina alfa*; rekombinantes Erythropoetin* mit zusätzl. Glykosylierungsstellen; **Ind.:** Anämie bei chron. Niereninsuffizienz u. Pat. mit soliden Tumoren vor u./od. nach Chemotherapie; **UAW:** Hypertonie, Kopfschmerzen, Schmerzen an der Einstichstelle, Thrombose des Gefäßzugangs.

Darier-Krankheit (Ferdinand J. D., Dermat., Paris, 1856–1938): (engl.) *Darier's disease*; syn. Dyskeratosis follicularis; autosomal-dominant erbl. Erkr. mit Mutationen im SERCA2- u. APP2A2-Gen (Genlocus 12q23-q24.1); **Sympt.:** Haut- u. Schleimhautveränderungen (Dyskeratose, Akantholyse), vermehrtes Auftreten von Herpes-simplex- u. bakt. Superinfektionen, in einigen Fällen geistige Behinderung; **Klin.:** Beginn meist zwischen 12. u. 18. Lj.; bräunl., einige mm große, konfluierende Papeln (s. Abb.) bes. am behaarten Kopf, im Bereich von vorderer u. hinterer Schweißrinne, Axillen, Leistenbeugen, an Hand- u. Fußrücken (vgl. Akrokeratosis verruciformis Hopf); Unterbre-

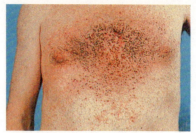

Darier-Krankheit: typische rote bis schmutzig braune Papeln im Brustbereich [3]

chung der Papillarleisten; weißl. Papeln an der Schleimhaut von Gaumen, Genitale u. Rektum; weißl. Längsriffelung u. Dystrophie der Nägel; **Ther.:** Versuch mit niedrig dosiertem Acitretin*; Dermabrasion*; **DD:** Pemphigus* chronicus benignus familiaris, Acanthosis* nigricans.

Darier-Zeichen (↑): (engl.) *Darier's sign*; Quaddelbildung nach Reiben der Haut bei Mastozytom u. Mastozytose* (s. Abb.).

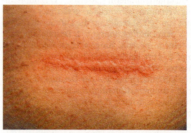

Darier-Zeichen: Quaddelbildung nach Applikation von scherendem Druck

Darifenacin (INN) *n*: (engl.) *darifenacine*; M_3-selektiver Muscarin-Rezeptor-Antagonist; **Ind.:** Dranginkontinenz*, häufige Miktion, verstärkter Harndrang; **UAW:** Obstipation, Mundtrockenheit, trockene Augen, Kopfschmerzen, Bauchschmerzen, Übelkeit. Vgl. Solifenacin.

Darkschewitsch-Kern: (engl.) *Darkshevich's nucleus*; Nucleus commissurae posterioris; Schaltstelle im vestibulären Anteil des Fasciculus* longitudinalis medialis.

Darm: (engl.) *intestine*; (anat.) Intestinum; der schlauchförmige Teil des Verdauungskanals zwischen Magenausgang u. After; man unterscheidet den 4–5 m langen Dünndarm (Intestinum tenue), den ca. 1,5 m langen Dickdarm (Intestinum crassum) u. den ca. 15 cm langen Mastdarm (Rektum). Der **Dünndarm** gliedert sich in: **1.** den 30 cm langen, bogenförmig verlaufenden Zwölffingerdarm (Duodenum*) mit den Einmündungsstellen des Ductus* choledochus u. Ductus* pancreaticus (Wirsungi) auf der Papilla* duodeni major (Vateri) sowie des Ductus* pancreaticus accessorius auf der Papilla* duodeni minor (Santorini); die Drüsen des oberen Duodenums sind tubuloazinös (Brunner*-Drüsen); **2.** den Leerdarm (Jejunum) u. Krummdarm (Ileum); das Jejunum weist die typ. Plicae circulares (Kerckring*-Falten) auf, die bereits im unteren Duodenum beginnen u. sich im Ileum wieder verlieren. Das Ileum ist charakterisiert durch die Noduli lymphoidei aggregati (Peyer*-Plaques) u. mündet am Ostium* ileale in den Dickdarm. Die gesamte Dünndarmschleimhaut weist eine große Zahl von Schleimhauterhebungen (Darmzotten, Villi intestinales) auf, die der Resorption der Nahrungsstoffe dienen. Der **Dickdarm** (Intestinum crassum) besteht aus: **1.** dem unterh. der Einmündungsstelle des Dünndarms gelegenen, 6–8 cm langen Blinddarm (Caecum) mit dem 5–8 cm langen Wurmfortsatz (Appendix* vermiformis); **2.** dem Grimmdarm (Colon), mit den Unterteilen Colon ascendens, transversum, descendens u. sigmoideum. An seiner Außenseite hat der Dickdarm 3 Bänder aus glatten Muskelzellen (Tänien) u. Appendices epiploicae (lappenförmige, fetthaltige Duplikaturen der Tunica serosa). Die Krypten des Dünn- u. Dickdarms sind von tubulärem Bau (s. Lieberkühn-Krypten), daneben finden sich Becherzellen* u. solitäre Lymphfollikel (Noduli lymphoidei solitarii). Der **Mastdarm** (Rektum*) geht an den Columnae* anales in den Analkanal (Canalis* analis) über. **Funktion:** Im **Dünndarm** werden Nährstoffe enzymat. in mehreren Stufen zu kleinen Moleküle gespalten (s. Verdauung) u. z. B. als Monosaccharide, Aminosäuren od. kleine Peptide resorbiert. Im **Dickdarm** wird der Darminhalt durch Resorption von Ionen u. Wasser eingedickt. Als einzige Nährstoffe werden hier kurzkettige Fettsäuren resorbiert. Andere Nährstoffe, die im Dünndarm nicht resorbiert werden konnten, werden von den im Dickdarm zahlreichen Darmbakterien zerlegt u. als Nahrung verwertet. Im **Mastdarm** erfolgt eine weitere Eindickung sowie Speicherung des Darminhalts bis zur Defäkation. **Klin. Bedeutung:** z. B. Enteritis* regionalis Crohn, Colitis* ulcerosa, Diarrhö*.

Darm|amöben (Amöben*) *f pl*: s. Dientamoeba fragilis; Endolimax nana; Entamoeba coli; Entamoeba dispar; Entamoeba histolytica; Iodamoeba bütschlii.

Darm|a|tonie (Atonie*) *f*: (engl.) *intestinal atony*; fehlender od. stark herabgesetzter Tonus der glatten Muskulatur bzw. Fehlen der peristalt. Bewegungen des Darms mit Weitstellung der betroffenen Darmabschnitte, Stagnation der Ingesta, Malabsorption sowie Elektrolytverlusten in den Darm; führt bei längerem Fortbestehen zur paralyt. Ileus*; **Urs.:** 1. angeb., z. B. bei kongenitalem Megakolon*; 2. häufiger erworben, z. B. postoperativ bzw. durch Traumen (u. a. reflektor. bedingt bei Wirbelkörperfrakturen), Mesenterialgefäßverschluss, Bauchoperation, peritoneale Reizung u. Peritonitis, Intoxikationen (z. B. endogen bei Urämie*), Koliken im Bereich der Gallen- u. Harnwege od. pharmak. bedingt (z. B. durch Anticholinergika*, Opiate*). Vgl. Ogilvie-Syndrom.

Darm|a|tresie (Atresie*) *f*: (engl.) *intestinal atresia*; angeb. Verschluss des Darmlumens. **Lok.:** bes. im Bereich des Duodenums (Duodenalatresie*) u. des Rektums (s. Abb.; s. Fehlbildung, anorektale); **Klin.:** in Abhängigkeit von der Lok. hoher od. tiefer Ileus* mit Erbrechen u. fehlendem Abgang von Mekonium*; **Ther.:** Resektion des betroffenen Darmanteils u. Wiederherstellung der Darmpassa-

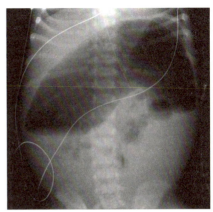

Darmatresie: Rektumatresie (Abdomenübersicht) [11]

ge durch End-zu-End-Anastomose od. passageren Anus praeternaturalis proximal der Atresie.

Darm|bakterien (Bakt-*) *f pl*: (engl.) *intestinal bacteria*; Sammelbez. für alle aeroben u. anaeroben intestinalen Bakterienspecies; nicht identisch mit der taxonomischen Bez. Enterobacteriaceae*. Vgl. Darmflora.

Darm|bein: s. Os ilium.

Darm|bein|kamm: Crista iliaca.

Darm|blutung: s. Blutung, gastrointestinale.

Darm|de|kontamination, selektive (De-*; Kontamination*) *f*: (engl.) *intestinal decontamination*; Abk. SDD; gezielte intestinale (Teil-)Dekontamination* durch nicht bzw. kaum gastrointestinal resorbierbare Antiinfektiva (Polymyxine, Neomycin, Tobramycin, Amphotericin B) p. o. in Komb. mit i. v. Applikation (z. B. Cephalosporin) bei Infektionsprophylaxe (s. Sepsis) z. B. vor Op. des oberen Magen-Darm-Trakts, bei Leberinsuffizienz, bei Langzeitbeatmung od. als Teil der gnotobiotischen Behandlung* bei Immunsuppression. Vgl. Darmflora.

Darm|egel: (engl.) *intestinal flukes*; im Darm parasitierende Saugwürmer (Trematodes*) der Gattungen Fasciolopsis, Gastrodiscoides, Metagonimus, Echinostoma, Heterophyes; Klin. nur bei Massenbefall (s. Fasciolopsiasis, Echinostomiasis); **Nachw.:** Wurmeiernachweis* im Stuhl.

Darm|einklemmung: s. Inkarzeration.

Darm|einlauf: s. Darmreinigung.

Darm|entzündung: Enteritis*.

Darm|erkrankungen, chronisch-entzündliche: Abk. CED; s. Enteritis regionalis Crohn; Colitis ulcerosa.

Darm|fistel (Fistel*) *f*: (engl.) *intestinal fistula*; **1.** äußere D.: Verbindung zwischen dem Darmlumen u. der Körperoberfläche bzw. anderen Hohlorganen (insbes. des Urogenitaltrakts); **Ind.:** **2.** innere D.: Verbindung zwischen 2 od. mehreren Darmschlingen; **Urs.:** 1. selten angeb.; 2. v. a. durch Perforation bei entzündl. u. tumorösen Prozessen (z. B. Divertikulitis, Colitis) bzw. postoperativ erworben (z. B. inf. Anastomoseninsuffizienz*); 3. op. angelegt (s. Anus praeternaturalis). Vgl. Analfistel; Urogenitalfistel.

Darm|flagellaten (Flagellata*) *m pl*: s. Chilomastix mesnili; Giardia lamblia; Trichomonas hominis.
Darm|flora (lat. Fḻora römische Blumengöttin) *f*: (engl.) *intestinal flora*; bakterielle Besiedlung des unteren Ileums sowie des gesamten Colons u. Rektums, bestehend aus 100–400 intestinalen Bakterienspecies; ca. 99 % der in Konz. von 10^{11} pro g züchtbaren Darmbakterien gehören zu strikt anaeroben Arten (Bacteroides vulgatus, Bifidobacterium longum, Eubacterium aerofaciens, Coprococcus eutactus u. a.; bei mit Muttermilch ernährtem Säugling ausschließlich Lactobacillus bifidus). Escherichia coli u. Enterokokken repräsentieren weniger als 1 % der züchtbaren Darmflora.
Darm|geräusche: s. Borborygmus.
Darm|grippe: (engl.) *intestinal influenza*; umgangssprachliche Bez. für infektiöse Gastroenteritis*.
Darm|in|fektion (Infekt-*) *f*: s. Enteritis; Enterokolitis; Gastroenteritis, infektiöse.
Darm|in|kontinenz (Inkontinenz*) *f*: s. Stuhlinkontinenz.
Darm|karzinom (Karz-*; -om*) *n*: (engl.) *intestinal carcinoma*; häufigster maligner Darmtumor; **Vork.:** v. a. als kolorektales Karzinom*, seltener als Analkarzinom* od. maligner Dünndarmtumor*.
Darm|klemme: federnde Klemmzange zum Abklemmen von Darmteilen.
Darm|lähmung: s. Darmatonie; Ileus.
Darm|naht: s. Nahtmethoden.
Darm|parasiten (Parasiten*) *m pl*: s. Balantidium coli; Cryptosporidium; Entamoeba; Helminthes; Trichomonas.
Darm|polyp (Polyp*) *m*: s. Polyp.
Darm|reinigung: (engl.) *enema, clyster*; Darmspülung zur Entleerung des Colons bzw. Rektums; **Formen:** 1. retrograde **Instillation** von Flüssigkeit in das Rektum (sog. Darmeinlauf) mit Darmrohr od. Irrigator od. durch gebrauchsfertige Instillationsflüssigkeiten (Klistiere bzw. Klysmen, z. B. vor Röntgendiagnostik, Endoskopie, Entbindung, bei Obstipation; 2. **Darmspülung:** a) orthograd p. o. od. über Duodenalsonde als Kolonlavage*; b) retrograd (sog. hohe Schwenkeinlauf) unter Verw. von viel Spülflüssigkeit zur Reinigung größerer Darmabschnitte vor Op.; obsolet, da die Komplikationsrate durch D. nicht gesenkt wird.
Darm|re|sektion (Resektion*) *f*: (engl.) *intestinal resection*; op. Entfernung von verletzten od. erkrankten Darmabschnitten, z. B. bei Darmtumoren, Ileus, Invagination, Perforation, Darmfistel, Gangrän; z. B. als Dünndarmresektion*, Appendektomie*, Kolektomie* od. Rektumresektion*.
Darm|rohr: (engl.) *intestinal tube*; weiches Rohr aus Kunststoff (früher Gummi) zum Einführen in das Rektum für hohe Einläufe u. zum Ableiten von Darmgasen, z. B. nach Operationen; vgl. Darmreinigung.
Darm|spülung: s. Darmreinigung.
Darm|steifung: (engl.) *spastic intestinal convolution*; durch spast. Kontraktionen bedingte Verhärtung einzelner Darmschlingen oberh. einer Darmstenose (als sichtbare u. tastbare Wulst); z. B. bei mechan. bedingtem Ileus*.
Darm|stein: s. Kotstein.
Darm|stenose (Steno-*; -osis*) *f*: (engl.) *intestinal stenosis*; Enterostenose; angeb. od. erworbene Einengung des Darmlumens durch Obstruktion von innen od. Kompression von außen, z. B. inf. von Tumoren*, Zysten*, Briden*; kann zum Ileus* führen. Vgl. Duodenalstenose.
Darm|trägheit: s. Obstipation.
Darm|trichine (gr. τρίχινος haarig) *f*: s. Trichinella spiralis.
Darm|tuberkulose (Tuberkel*; -osis*) *f*: (engl.) *intestinal tuberculosis*; tuberkulöse Erkr. des Darms durch Infektion mit Mycobacterium* tuberculosis; **Formen:** 1. primäre D. nach Ingestion von Milch infizierter Kühe; 2. sekundäre D. als Folge einer Tuberkulose* der Lunge (kanalikuläre Ausbreitung durch Verschlucken von Sputum bzw. hämatogene Aussaat von Mykobakterien); **Lok.:** v. a. in den Peyer*-Plaques der Ileozäkalgegend Bildung von tuberkulösen Infiltraten u. (nach Verkäsung) Geschwüren, die zirkulär od. gürtelförmig konfluieren können; stenosierende, hyperplast. Formen können Karzinome vortäuschen; **Sympt.:** außer Allgemeinsymptomen der Tbc charakterist. Durchfälle, u. U. Meteorismus, Fieber, Aszites, ileozökaler Konglomerattumor, evtl. Entw. einer chron. Darmstenose; **Ther.:** s. Tuberkulose.
Darm|tumor (Tumor*) *m*: s. Dünndarmtumor; Polyp; Karzinom, kolorektales.
Darm|verschlingung: s. Volvulus.
Darm|verschluss: s. Ileus.
Darm|wand|bruch: s. Littré-Hernie.
Darm|wand|nerven|system *n*: s. Nervensystem, enterisches.
Darm|zotten: s. Villi intestinales intestini tenuis.
Darunavir *n*: (engl.) *darunavir*; DRV; Virostatikum* (nichtpeptid. HIV-1-Protease*-Hemmer), hemmt die Reifung der viralen Partikel; **Ind.:** Infektion mit HIV* als Teil einer antiviralen Kombinationstherapie* (immer in Komb. mit niedrig dosiertem Ritonavir*), wenn gegen mindestens einen anderen Protease-Hemmer Resistenzen aufgetreten sind; **Kontraind.:** Behandlung mit Substanzen, die eine geringe therap. Breite besitzen u. Substrate des Zytochrom-P-450-3A4-Isoenzyms der Leber sind; cave: versch. Wechselwirkungen mit anderen Substanzen aufgrund der Beeinflussung des Leberstoffwechsels; Vorsicht bei Sulfonamidallergie; **UAW:** gastrointestinale Störungen, Kopfschmerzen, Erhöhungen von Lipase u./od. Amylase, Hautausschlag.
Darwin-Höcker (Charles R. D., engl. Naturforscher, 1809–1882): (engl.) *Darwin tubercle*; Tuberculum auriculare; inkonstanter Höcker am Innenrand der Helix der Ohrmuschel; vgl. Aurikularanhänge.
Darwin|ismus (↑) *m*: (engl.) *darwinism*; s. Evolutionstheorie.
D-Arzt: Kurzbez. für **D**urchgangs**arzt**; (engl.) *(accident) insurance association specialist*; von den Berufsgenossenschaften beauftragter niedergelassener od. am Krankenhaus tätiger Facharzt für Chirurgie od. Facharzt für Orthopädie u. Unfallchirurgie, dem durch Arbeitsunfall* (od. Wegeunfall) Verletzte umgehend vorzustellen sind; entscheidet, ob nach Arbeitsunfall od. nach Eintritt einer Berufskrankheit* die allg. hausärztl. Krankenbehandlung ausreicht od. eine besondere unfallmed. (berufsgenossenschaftl.) Heilbehandlung einzuleiten ist (sog. D-Arzt-Verfahren); übernimmt fach-

ärztl. Erstversorgung u. steuert das Heilverfahren bis zum Wiedererreichen der Arbeitsfähigkeit (ggf. unter Hinzuziehen weiterer Fachärzte). Zulassung als D-Arzt bzw. H*-Arzt erfolgt durch die Landesverbände der Gesetzlichen Unfallversicherung.

DAS: Abk. für (engl.) *Disease Activity Score*; Instrument zur Messung der Krankheitsaktivität bei rheumatoider Arthritis* auf Grundlage von Entzündungsparametern (CRP od. BSG) u. einer best. Anzahl an definierten Gelenken (danach die Bez. DAS 28, DAS44), die entspr. Schwellung u. Schmerzhaftigkeit sowie vom Pat. auf Basis einer visuellen Analogskala* bewertet werden; **Anw.:** aktuelle Beurteilung der Krankheitsaktivität u. Therapiemonitoring; **Auswertung:** bis 3,2: fehlende od. niedrige Krankheitsaktivität; unter 2,6: Remission od. niedrigste Aktivität; 3,2–5,1: mittlere Krankheitsaktivität; mehr als 5,1: hohe Krankheitsaktivität. Vgl. ACR-Kriterien.

Dasatinib (INN) *n*: (engl.) *dasatinib*; Tyrosinkinase*-Inhibitor zur Anw. p. o., der v. a. BCR-ABL-Tyrosinkinase blockiert; **Ind.: 1.** CML* in der chron. od. akzelerierten Phase od. in der Blastenkrise (bei Resistenz od. Intoleranz gegenüber einer Ther. einschließl. Imatinib*); **2.** Philadelphia-Chromosom-positive ALL od. lymphat. Blastenkrise der CML (bei Resistenz od. Intoleranz gegenüber einer vorherigen Ther.); **UAW:** Flüssigkeitsretention (z. B. Pleuraerguss), Diarrhö, Exanthem, Kopfschmerzen, Blutungen, Erschöpfung, Übelkeit, Dyspnoe.

dash|board injury (engl.): Armaturenbrettverletzung, Knieanpralltrauma; durch Auffahrunfall entstehende Verletzung, häufig in Form einer Ketten- od. Etagenfraktur (s. Fraktur) der unteren Extremitäten mit gehäuftem Auftreten von ipsilateraler Tibiakopf- u. Patellafraktur, hinterer Kreuzbandruptur, distaler Femurfraktur u. Hüftgelenkluxation mit Acetabulumfraktur (s. Beckenfrakturen) durch indirekte fortgeleitete Gewalteinwirkung.

Dassel|fliegen: (engl.) *botflies*; Sammelbez. für Err. der Myiasis* bei Tieren, seltener beim Menschen; s. Fliegen; **Verteter:** Nasendasseln (Oestrinae), Hautdasseln (Hypodermatinae), Rachendasseln (Cephenemyiinae), einige Arten sind humanpathogen.

DAT: **1.** Abk. für **d**irekter **A**ntiglobulin**t**est*; **2.** Abk. für **D**emenz vom **A**lzheimer-**T**yp; s. Alzheimer-Krankheit.

Daten, personen|bezogene: (engl.) *personal data*; Daten, welch die Identität des datenbezüglichen Person direkt erkennen lassen bzw. aus denen die Person bestimmbar ist; i. S. der Datenschutzgesetze* liegen p. D. meist auch dann noch vor, wenn die administrativen Identifikationsdaten nicht mitgefasst bzw. unkenntlich gemacht wurden, d. h. wenn die Daten im sozialwissenschaftl. Sinn anonymisiert wurden (s. Anonymisierung). Gesundheitsdaten unterliegen als sog. sensitive Daten bes. Verarbeitungsanforderungen. Vgl. Patientenstammdaten.

Daten|schutz: (engl.) *privacy of information*; aus den Grundrechten auf Menschenwürde u. Freiheit der Person (Art. 1 u. 2 GG) abgeleitetes Recht auf Persönlichkeitsschutz bei der Datenverarbeitung; als D. werden ferner bezeichnet alle rechtlichen, organisatorischen u. techn. Maßnahmen zur Sicherung der informationellen Selbstbestimmung, insbes. zum Schutz der persönlichen, d. h. personenbezogenen Daten vor Indiskretion u. Missbrauch (Geheimnisschutz). Vgl. Datenschutzgesetze; Schweigepflicht; Datenschutz, medizinischer.

Daten|schutz|gesetze: (engl.) *data protection legislation*; der Sicherung des Datenschutzes* dienende Gesetze des Bundes u. der Länder, in denen festgeschrieben wird, wer welche personenbezogenen Daten zu welchem Zweck u. unter welchen Bedingungen erheben, verarbeiten od. nutzen darf; regeln insbes. Rechte des Betroffenen auf Auskunft über die zu seiner Person gespeicherten Daten u. auf Berichtigung, Löschung u. Sperrung von Daten, ferner Schutz des Datengeheimnisses sowie Überwachung der Einhaltung des Datenschutzes durch Datenschutzbeauftragte des Bundes u. der Länder sowie durch betriebliche Datenschutzbeauftragte. D. enthalten Sonderbestimmungen für die Datenverarbeitung zu wissenschaftl. Zwecken (sog. Forschungsklauseln) u. von Gesundheitsdaten. D. gelten für automatisierte u. beim Vorliegen best. Voraussetzungen auch für manuelle Datenverarbeitung. Das **Bundesdatenschutzgesetz** (Abk. BDSG) in der Fassung vom 14.1.2003 (BGBl. I S. 66), zuletzt geändert am 14.8.2009 (BGBl. I S. 2814), normiert in versch. Abschnitten die Datenverarbeitung im öffentl. Bereich (Behörden u. andere Stellen des Bundes u. der Länder), die Datenverarbeitung nichtöffentl. Stellen für eigene Zwecke (z. B. Datenverarbeitung in der ärztl. Privatpraxis, § 28 BDSG) u. die geschäftsmäßige Datenverarbeitung nichtöffentl. Stellen zum Zweck der Übermittlung (z. B. Datenverarbeitung durch Service-Rechenzentren). Sofern es sich nicht um öffentl. Stellen des Bundes handelt, gelten (vorrangig) **Landesdatenschutzgesetze** (Abk. LDSG), welche die Datenverarbeitung der Landesbehörden u. sonstiger öffentl. Stellen der Länder sowie der ihrer Aufsicht unterstehenden jurist. Personen des öffentl. Rechts (z. B. der Ärztekammern) regeln; daneben finden sich z. T. auch spez. landesrechtl. Maßgaben für den Schutz von Patientendaten (z. B. das Gesetz zum Schutz personenbezogener Daten im Gesundheitswesen des Landes Nordrhein-Westfalen vom 22.2.1994). Eigenständige Regelungen existieren für die Datenverarbeitung in der Sozialverwaltung (s. Sozialdatenschutz). Vgl. Krebsregistergesetz; Datenschutz, medizinischer.

Daten|schutz, medizinischer: (engl.) *medical data protection*; bei der Erhebung, Verarbeitung u. Nutzung von patienten- od. probandenbezogenen Daten der Wahrung der Persönlichkeitsrechte dienende Maßnahmen rechtlicher, organisatorischer u. technischer (Datensicherung) Art; neben den Datenschutzgesetzen des Bundes u. der Länder sind für den m. D. insbes. die Vorschriften zur ärztl. Schweigepflicht* sowie die Bestimmungen zum Sozialdatenschutz* relevant. Vgl. Krankheitsregister; Krebsregistergesetz.

Datura *f*: (engl.) *Datura*; syn. Brugmansia, Engelstrompeten; Nachtschattengewächse (Solanaceae), insbes. Datura stramonium (Stechapfel) u. Datura suaveolens, die Tropanalkaloide (L-Hyoscyamin, das beim Trocknen zu Atropin razemisiert, u. L-Scopolamin) enthalten; alle Pflanzenteile sind potentiell tox. (Sympt. wie bei Atropinintoxikation*); **Verw.**: Datura stramonium zur Gewinnung der Reinalkaloide; früher als Spasmolytikum* bei Asthma bronchiale, Keuchhusten u. als Expektorans* bei Bronchitis; heute Verw. in der Homöopathie; missbräuchl. als Rauschmittel (Abhängigkeitspotential).

Dauer|ausscheider: (engl.) *chronic carrier*; Person, die noch längere Zeit nach überstandener Infektionskrankheit Err. ausscheidet; v. a. Ausscheider* von Salmonella enterica Serovar Typhi u. Paratyphi sowie Shigella; s. Keimträger; Meldepflicht.

Dauer|blutung: (engl.) *continuous uterine bleeding*; über 10 Tage andauernde uterine Blutung; vgl. Metrorrhagie.

Dauer|dia|lyse (Dialyse*) *f*: (engl.) *longterm dialysis*; Form der Nierenersatztherapie; s. Dialyse-Behandlung.

Dauer|drainage (Drainage*) *f*: s. Bülau-Drainage; Redon-Saugdrainage; Ventrikeldrainage.

Dauer|katheter (Katheter*) *m*: s. Blasenkatheter.

Dauer|kopf|schmerz, Arznei|mittel induzierter: (engl.) *drug-induced headache*; auch Kopfschmerz bei Arzneimittelübergebrauch, Arzneimittel induzierter Kopfschmerz; chronisches Schmerzsyndrom*; toxisch bedingter, diffuser Kopfschmerz* an mind. 15 Tagen pro Monat nach langfristiger (mind. 3-monatiger) Einnahme von Analgetika, Ergotamin od. anderen Arzneimitteln; **Ther.**: Entwöhnung.

Dauer|kulturen (lat. *cultura* Züchtung) *f pl*: (engl.) *long-term cultures*; Fortzüchtung einer Reinkultur* über längere Zeitspannen unter Vermeidung von Verunreinigung (Verwendung der Stichkultur* bzw. des Schrägröhrchens*) u. Vertrocknung.

Dauer|leistungs|grenze: (engl.) *endurance limit*; Bez. für die von individuellen Faktoren (z. B. Trainings- u. Gesundheitszustand) abhängige Beanspruchung mit körperl. Arbeit, die länger als 8 Std. keine physische Ermüdung (konstante Herzfrequenz u. Ventilation, Laktatkonzentration im Blut <2,2 mmol/l) hervorruft; bei deren Überschreiten Wechsel von aerober zu anaerober Glykolyse*; D. von untrainierten 20–30-jährigen Männern beträgt bei dynamischer Arbeit (Fahrradergometer) ca. 100 W, bei statischer Arbeit ca. 15 % der max. Leistungsfähigkeit.

Daumen|ballen: (anat.) Thenar.

Daumen|ballen|a|trophie (Atrophie*) *f*: s. Abductor-opponens-Atrophie; Affenhand; Karpaltunnelsyndrom.

Daumen|grund|gelenk|luxation (Luxation*) *f*: (engl.) *dislocation of the first metacarpophalangeal joint*; Verrenkung des Daumens im Metakarpophalangealgelenk, meist mit Ruptur des ulnaren Seitenbandes (Skidaumen*); häufigste durch Skistock verursachte Verletzung; **Formen: 1.** Subluxation; **2.** Luxation* mit senkrechter Stellung der Grundphalanx auf dem 1. Mittelhandknochen; **3.** Bajonettstellung durch Stoß od. Schlag auf den gestreckten Daumen (selten); **Klin.**: Schwellung, Hämatom, Druckschmerz, Funktionsverlust, Gelenkinstabilität, Fehlstellung; **Diagn.**: Rö., ggf. gehaltene Aufnahme; **Ther.**: Reposition, Prüfung der Kollateralbandstabilität, bei Bandriss Naht; bei älteren Verletzungen Bandplastik, Ruhigstellung durch palmare Gipsschiene.

Daumen, schnappender: s. Pollex flexus.

Daumen|zeichen: (engl.) *Wartenberg's symptom*; syn. Wartenberg-Zeichen; s. Pyramidenbahnzeichen (Tab. dort).

Dauno|rubicin (INN) *n*: (engl.) *daunorubicine*; Anthrazyklin* aus Kulturen von Streptomyces peuceticus u. Streptomyces coeruleorubidus mit hemmender Wirkung auf DNA- u. RNA-Synthese; **Ind.**: als Zytostatikum* bei AML* u. ALL*; **Kontraind.**: Überempfindlichkeit gegenüber Anthrazyklinen, kumulative kardiotox. Gesamtdosis für Anthrazykline, Stillen; **UAW**: u. a. Kardiotoxizität.

Dawn-Phänomen (engl. *dawn* Morgendämmerung) *n*: (engl.) *dawn phenomenon*; Anstieg der morgendlichen Blutzuckerwerte bzw. erhöhter Insulinbedarf am frühen Morgen durch vermehrte Sekretion von STH* u. Cortisol u. damit u. a. einer gesteigerten Insulinresistenz; **Vork.**: insbes. bei Diabetes* mellitus Typ 1.

Dawson-Einschluss|körperchen|en|zephalitis (James W. D., Pathol., Edinburgh, 1870–1927; Enkephal-*; -itis*) *f*: subakute sklerosierende Panenzephalitis*.

dB: Einheitenzeichen für Dezibel, SI-fremde Einheit des Schallpegels*.

dB(A): s. Schallpegel.

DCART: Abk. für (engl.) *disease controlling antirheumatic therapy*; Einsatz von Biologika* (insbes. TNF-Blocker, Anakinra, Rituximab, Abatacept) bei Erkrankungen* des rheumatischen Formenkreises; radiol. ist eine deutl. Minderung der Progredienz der Knochenerosionen u. eine Gelenkspaltverschmälerung mit einhergehender Invalidität verifizierbar. Vgl. DMARD.

DCIS: Abk. für **d**uktales **C**arcinoma **i**n **s**itu; s. Mammatumoren.

DD: Abk. für **D**ifferential**d**iagnostik; s. Diagnostik.

DDAVP: Abk. für 1-**D**esamino-8-**D**-**a**rginin-**v**aso**p**ressin; s. Desmopressin.

DDC: Abk. für **D**i**d**eoxy**c**ytidin; auch ddC; s. Zalcitabin.

DDD: 1. Abk. für (engl.) *defined daily dose*; angenommene mittlere tägl. Erhaltungsdosis für die Hauptindikation eines Wirkstoffes bei Erwachsenen; entspricht nicht immer der empfohlenen zugelassenen Dosierung; dient z. B. der Arzneimittelverbrauchsforschung; s. ATC-Klassifikation; **2.** Abk. für Form des Herzschrittmachers*, der nach Bedarf sowohl im Vorhof als auch in der Kammer Erregungen ableiten u. stimulieren kann.

DDI: Abk. für **D**i**d**eoxy**i**nosin; auch ddI; s. Didanosin.

D-Di|mere (Di-*; gr. μέρος Teil) *n pl*: (engl.) *D-dimers*; Fibrinspaltprodukte*, die aus bereits kovalent quervernetzten Fibrinmolekülen entstehen u. Ausdruck einer intravasalen Fibrinbildung (bei Thrombose bzw. Embolie od. Verbrauchskoagulopathie) mit reaktiver Fibrinolyse* od. sekundärer Hyperfibrinolyse* sind; hochsensitiver laborchem. Parameter der Gerinnungsaktivierung; **Nachw.**:

quantitativ durch Turbimetrie od. ELISA; semiquantitative Schnelltestverfahren* (Teststreifen); **Referenzbereich:** meist <500 µg/l Plasma (methodenabhängig); **klin. Bedeutung:** Ausschlussdiagnostik u. DD; Erhöhung akut bei Thrombose, Embolie (z. B. Lungenembolie*), Verbrauchskoagulopathie* (Tab. dort), Aortendissektion, sept. Schock, Trauma (einschließl. Op. od. Verbrennung), missed abortion, HELLP*-Syndrom; Erhöhung auch durch Thrombolyse* od. bei Schwangerschaft, Entz., Malignom, Leberzirrhose, Urämie. Vgl. Fibrinopeptide; vgl. Blutgerinnung (Abb. 1 dort).

DDT: (engl.) *DDT (dichlorodiphenyltrichloroethane)*; syn. Chlorphenotan; Abk. für **D**ichlor-**d**iphenyl-**t**richlorethan; zu den Kokanzerogenen* zählendes Kontaktinsektizid; Verw. wegen starker Persistenz in der Umwelt u. hoher Bioakkumulation* in der Nahrungskette in Deutschland verboten; MAK: 1 mg/m^3.

De-: auch Des-; Wortteil mit der Bedeutung von -weg, ab, herab; von lat. de.

Dead-fetus-Syn|drom *n*: (engl.) *dead fetus syndrome*; Verbrauchskoagulopathie* inf. Retention eines abgestorbenen Fetus bei intrauterinem Fruchttod*; **Ätiol.:** Gerinnungsstörungen durch Freisetzung proteolyt. Enzyme, bes. fibrinolyt. Aktivatoren, die in den Organismus der Mutter übergehen; **Ther.:** Weheninduktion zur Geburt des abgestorbenen Feten.

Deanol (INNv) *n*: (engl.) *deanol*; zu den Psychostimulanzien* gehörender Precursor von Acetylcholin mit cholinerger Aktivität; **Ind.:** umstritten; Anw. evtl. bei psychosomat. Retardierung im Kindesalter; Leistungs-, Koordinations-, Lern- u. Konzentrationsstörungen, psych. u. zentralmotor. Folgen von Hirntraumen, zerebrovaskuläre Erkr.; **Kontraind.:** Epilepsie.

Dean-Webb-Titration (Titer*) *f*: (engl.) *Dean and Webb titration*; Meth. zum semiquant. Nachw. präzipitierender Antikörper*; **Prinzip:** einem konstanten Volumen von Antiserum werden steigende Mengen eines Antigens zugesetzt bis zur max. Präzipitationsreaktion*. Vgl. Ramon-Titration.

DeBakey-Klassifikation (Michael Ellis DeB., Chir., Houston, 1908–2000) *f*: Einteilung der Aortendissektion* (Abb. 2 dort).

Debilität (lat. debilitas Schwäche) *f*: s. Behinderung, geistige.

Debranching-En|zym (engl. to debranch abspalten; gr. ἐν hinein, innerhalb; gr. ζύμη Sauerteig) *n*: (engl.) *amylo-1,6-glucosidase*; syn. Amylo-1,6-Glukosidase; Enzym (Hydrolase) der Glykogenolyse*, das spezif. α-1,6-glykosid. Bindungen des Glykogens spaltet; fehlt bei der Glykogenose* Typ III. Vgl. Branching-Enzym.

Debré-Fibiger-Syn|drom (Robert D., Päd., Paris, 1882–1978; Johannes A. F., Pathol., Kopenhagen, 1867–1928) *n*: s. Syndrom, adrenogenitales.

Debré-Toni-Fanconi-Syn|drom (↑; Giovanni de T., Päd., Genua, 1896–1973; Guido F., Päd., Zürich, 1892–1979) *n*: (engl.) *Fanconi renotubular syndrome*; syn. renotubuläres Syndrom Fanconi, Fanconi-Debré-Toni-Syndrom; sog. Glukose-Phosphat-Aminosäure-Diabetes; Tubulopathie* mit generalisierter Hyperaminoazidurie, Glukosurie u. Phosphaturie; häufig mit chron. nicht respirator. Azidose* u. Hypokaliämie, Kleinwuchs u. Niereninsuffizienz*; **Ätiol.:** 1. angeboren (Genlocus 15q15.3): infantiler Typ mit autosomal-rezessivem Erbgang u. variabler Expressivität, adulter Typ mit autosomal-dominantem Erbgang; 2. sekundäre Form: u. a. bei Cystinose*, Lowe*-Syndrom, Galaktosämie*, Tyrosinose*, Schwermetallvergiftung, interstitieller Nephritis, Hyperparathyroidismus*, Vitamin*-D-Mangel-Rachitis, Leichtketten-Nephropathie, Amyloidose*, Tumoren; **Kompl.:** Rachitis* renalis mit Entmineralisierung des Skeletts, ggf. Spontanfrakturen; **Ther.:** ciweiß- u. phosphatreiche Kost.

Débridement (franz. débrider abzäumen, einschneiden): Wundtoilette; s. Wundmanagement.

Debriefing (engl. Auswertung): meist einmalige, im direkten Anschluss an ein traumat. Ereignis durchgeführte psychol. Intervention; umfasst die Vermittlung von Informationen über Stressreaktionen u. Traumaverarbeitung sowie über Umgangsstrategien zur Reduzierung der posttraumat. Sympt. u. Verhinderung der Emotions- u. Gedankenunterdrückung bei Auseinandersetzung mit dem Trauma; Wirksamkeit zur Verhinderung der akuten Belastungsreaktion u./od. posttraumat. Belastungsstörung umstritten. Vgl. Traumatherapie.

De|carb|oxy|lasen *fpl*: (engl.) *decarboxylases*; Lyasen*, die CO_2 abspalten; Coenzyme bei Decarboxylierung* sind v. a. Thiamindiphosphat (Alphaketosäuren) u. Pyridoxalphosphat (Aminosäuren).

De|carb|oxy|lierung: (engl.) *decarboxylation*; Kohlendioxidabspaltung aus einer Carbonsäure, die in die Verbindung mit nächst niederer C-Zahl übergeht; **Formen:** 1. enzymkatalysierte D. durch Decarboxylasen*: z. B. Cystein → Cysteamin + CO_2; biogene Amine* entstehen durch D. von Aminosäuren. Die oxidative D. von Alphaketosäuren (z. B. Pyruvatdehydrogenase*) ist mit einer Dehydrierung* verbunden u. wird von Alphaketosäure*-Dehydrogenasen katalysiert. 2. spontane D.: z. B. von Acetessigsäure zu Aceton; i. R. der Ketogenese kann diese Reaktion auch enzymkatalysiert mit höherer Umsatzgeschwindigkeit ablaufen.

De|cidua (lat. deciduus abfallend) *f*: s. Dezidua.

Deck|biss: (engl.) *deep bite*; Sonderform des Distalbisses* (Angle-Klasse II/2), bei dem die Frontzähne des Oberkiefers stark zurückgekippt stehen (s. Abb.); die Frontzähne des Unterkiefers können hierbei vollständig verdeckt werden.

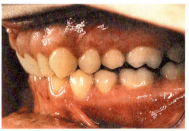

Deckbiss [116]

Deckel|schuppe: s. Pityriasis lichenoides.

Deck|glas: (engl.) *cover glass*; 0,15–0,2 mm dünnes Glasplättchen zum Eindecken des Präparats auf einem Objektträger*.

Deck|glas|kultur (lat. cultura Züchtung) *f*: (engl.) *cover glass culture*; Verf. zur Züchtung von Bakt., Pilzen, pflanzl. od. tier. Geweben in Hohlräumen zwischen muldenförmig angeschliffenem Objektträger u. Deckglas; mit Fibroblasten od. anderen Zellen bewachsene Deckgläser zur Schnellkultur versch. Viren u. Chlamydien. Vgl. Gewebekultur.

Deck|knochen: s. Belegknochen.

Deck|zellen (Zelle*): **1.** (engl.) *cover cells*; Epithelzellen an der Oberfläche von serösen Häuten; Umwandlung in Fibrozyten* möglich, z. B. bei entzündl. Verklebungen u. folgender Verwachsung; vgl. Mesothel; Makrophagen; **2.** syn. Pneumozyten Typ I; Alveolarepithelzellen Typ I; s. Alveole; **3.** Podozyten* im Malpighi*-Körperchen der Niere; **4.** oberste Schicht des Übergangsepithels; vgl. Epithelgewebe.

De|clamping (De-*; Clamping*): Wiedereröffnen großer art. Gefäße, z. B. der Aorta od. deren Äste; provoziert akuten Blutdruckabfall u. Einströmen von sauren Stoffwechselprodukten; vgl. Tourniquet-Syndrom.

De|clive (lat. declivis abwärts geneigt, abschüssig) *n*: (engl.) *declive*; Abhang; Abschnitt des Vermis cerebelli hinter dem Culmen*.

Dé|collement (franz.): Abscherung; flächenhafte Ablederung der Haut inf. Rotation u. Quetschung; durch Lösung der Haut von der Faszie kommt es zur Unterbrechung der Blutzufuhr. Vgl. Wunde.

De|crementum (lat. Abnahme, Verlust) *n*: (engl.) *decrement*; Abnahme; Stadium decrementi: Stadium der Abnahme einer Krankheit; vgl. Fieber.

de|crepitus (lat.): dekrepide, schwach, heruntergekommen.

De|crescendo (italienisch decrescendo abnehmend): (engl.) *decrescendo murmur*; (kardiol.) Bez. für das Abschwellen der Lautstärke von Herzgeräuschen*.

De|curarisierung: (engl.) *decurarisation*; Bez. für pharmak. Antagonisierung nichtdepolarisierender peripherer Muskelrelaxanzien* durch Cholinesterase*-Hemmer; vgl. Überhang.

De|cussatio (lat. pl Decussationes) *f*: Kreuzung.

De|cussatio lemnisci medialis (↑) *f*: Schleifenkreuzung des 2. Neurons der Hinterstrangbahnen (von Nucleus cuneatus u. Nucleus gracilis).

De|cussationes tegmentales (↑) *f pl*: **1.** (engl.) *tegmental decussations*; Haubenkreuzung; Decussatio tegmentalis ant.: Forel*-Haubenkreuzung; **2.** Decussatio tegmentalis post.: Meynert*-Haubenkreuzung.

De|cussatio pedunculorum cerebellarium superiorum (↑) *f*: (engl.) *decussation of superior cerebellar peduncles*; Wernekink-Kreuzung; Kreuzung der oberen Kleinhirnstiele vor ihrer Endigung am Nucleus* ruber.

De|cussatio pyramidum (↑) *f*: s. Pyramidenbahn.

De|fäkation (lat. defaecare von der Hefe befreien, reinigen) *f*: (engl.) *defecation*; Stuhlentleerung, reflektor. über Dehnungssensoren im Rektum, N. splanchnicus pelvinus u. Sakralmark u. willkürl. über kortikale Strukturen kontrolliert; vgl. Reflex, anorektaler.

De|fatigatio (lat.) *f*: Ermüdung, Erschöpfung.

De|fekt (lat. deficere, defectum fehlen) *m*: **1.** (engl.) *defect*; allg. Bez. für Fehlen od. Verlust, z. B. eines Organs od. einer Funktion; **2.** (genet.) numerische Chromosomenaberration* mit Verlust eines Chromosoms; vgl. Krankheiten, genetische.

De|fekt, aorto|pulmon|aler (↑) *m*: (engl.) *aorto-pulmonary defect*; auch aortopulmonales Fenster, auch aortopulmonaler Septumdefekt (Abk. APSD); seltener angeborener Herzfehler* mit Defekt zwischen Aorta ascendens u. A. pulmonalis (meist nahe Semilunarklappen) inf. fehlerhalter embryol. Trennung des Truncus arteriosus durch das aortopulmonale Septum (syn. Trunkusseptum); klin. u. hämodynamisch ähnl. dem Ductus* arteriosus apertus mit großem Links-Rechts-Shunt u. meist pulmonaler Hypertonie*; weitere DD: Truncus* arteriosus communis.

De|fekt|fraktur (↑; Fraktur*) *f*: s. Fraktur.

De|fekt|heilung (↑): (engl.) *partial recovery*; Zustand verbleibender struktureller od. funktioneller Defekte nach (unvollständig) geheilter Krankheit; vgl. Wundheilung; Restitutio ad integrum.

De|fekt|protein|ämie (↑; Prot-*; -ämie*) *f*: (engl.) *defective proteinemia*; meist angeborene pathol. Zusammensetzung der Bluteiweißkörper mit fehlender bzw. zu geringer Bildung best. Komponenten (z. B. Agammaglobulinämie, Analbuminämie).

De|fekt|pro|these (↑; Prothese*) *f*: (engl.) *maxillo-facial-prosthesis*; prothet. Rekonstruktion von angeb. od. erworbenen Kieferdefekten durch Zahnersatz; der Verschluss von Knochenhöhlen sowie der Abschluss der Mund- zur Nasenhöhle können durch einen Obturator* erreicht werden.

De|fekt|pseud|arthrose (↑; Pseud-*; Arthr-*; -osis*) *f*: s. Pseudarthrose.

défense musculaire (franz. muskuläre Verteidigung): Abwehrspannung*.

De|fer|asirox (INN) *n*: (engl.) *deferasirox*; Eisenchelatbildner (s. Chelatbildner) zur oralen Anw.; Orphan Drug; **Ind.:** 1. chron., transfusionsbedingte Eisenüberladung aufgrund häufiger Transfusionen (≥7 ml Erythrozytenkonzentrat/kg pro Monat) bei Thalassämie* (Beta-Thalassaemia major; Patienten ≥6 Jahre); 2. chron., transfusionsbedingte Eisenüberladung bei anderen Anämien, (Beta-)Thalassaemia major (Pat. von 2–5 Jahren, Pat. mit selteneren Transfusionen), wenn Ther. mit Deferoxamin nicht mögl.; 3. Reservemittel bei Eisenintoxikation; **Kontraind.:** Komb. mit anderen Eisenchelatbildnern, Kreatininclearance <60 ml/min; **UAW:** Kreatininerhöhung, Kopfschmerz, Diarrhö, Obstipation, Erbrechen, Übelkeit, Bauchschmerzen, Blähungen, Dyspepsie, Exanthem, Juckreiz, Leberfunktionsstörung, gastrointestinales Ulkus bzw. Blutung, sekundäres Debré-Toni-Fanconi-Syndrom (Proteinurie).

de|ferens (lat.): (engl.) *deferent*; hinabführend.

De|fer|ipron (INN) *n*: (engl.) *deferipron*; Eisenchelatbildner (s. Chelatbildner) zur oralen Anw.; **Ind.:** erhöhter Eisenspiegel bei Thalassaemia major (s. Thalassämie), wenn Ther. mit Deferoxamin nicht mögl.; Reservemittel bei Eisenintoxikation; **Kontraind.:** anamnest. bekannte rezidivierende Neutropenieschübe od. Agranulozytose; **UAW:** häufig: Urinverfärbung, Übelkeit, abdominale Schmerzen, Erbrechen; schwerwiegend: Agranulozytose, Neutropenie.

De|fer|ox|amin (INNv) *n*: (engl.) *deferoxamine*; syn. Desferrioxamin; aus Kulturen von Streptomyces pilosus gewonnener Komplexbildner (Chelatbildner*) für trivalente Kationen; **Ind.**: bei akuter Eisenintoxikation, chron. Eisenüberladung des Organismus (Hämosiderose); **Kontraind.**: Schwangerschaft, Niereninsuffizienz; **UAW**: gelegentl. Retinopathien mit Visusstörungen, selten ototox. Sympt., Lungenveränderungen mit akuter respirator. Insuffizienz, allerg. Reaktionen, akute Nierenfunktionsstörungen, selten Thrombozytopenie u. Knochenmarkaplasie.

De|fer|ox|amin-Test *m*: (engl.) *deferoxamine test*; syn. Desferrioxamin-Test; Verf. zur Diagn. von Eisenspeicherkrankheiten durch Bestimmung der renalen Eisenausscheidung nach einmaliger i. m. Injektion von 500 mg Deferoxamin; **Referenzbereich:** <2 mg Eisen im 6-Stunden-Sammelurin; bei Hämochromatose* od. Hämosiderose* >10 mg.

De|fer|veszenz (lat. defervescere verbrausen, sich abklären) *f*: (engl.) *defervescence*; Nachlass, Entfieberung; **1. kritische** D.: plötzl. Entfieberung; **2. lytische** D.: allmähliche Entfieberung.

De|fibrillation (De-*; Fibrilla*) *f*: (engl.) *defibrillation*; Verfahren i. R. der Reanimation* zur Durchbrechung eines Herz*-Kreislauf-Stillstands inf. kardialer Arrhythmie; ausreichende Oxygenierung des Myokards ist wichtige Voraussetzung für Therapieerfolg (Wiederherstellung eines geordneten Herzrhythmus mit suffizienter Auswurfleistung) u. wird durch schnellstmögliche D. u. suffiziente Sauerstoffbeatmung i. R. der Reanimation erreicht. **Ind.:** Kammerflimmern*, pulslose ventrikuläre Tachykardie* (Abk. PVT); **Prinzip:** simultane Entladung aller zu diesem Zeitpunkt nicht refraktären Herzmuskelfasern u. damit Induktion einer rhythmischen Herzaktion (angeführt vom Sinusknoten als Schrittmacherzentrum); **Durchführung:** Platzierung von 2 großflächigen Elektroden (Klebeelektroden od. mit Gel bestrichene Plattenelektroden) auf dem Brustkorb entspr. Herzachse: re. parasternal unter Clavicula (Herzbasis) u. li. unterer Rippenbogenrand in vorderer Axillarlinie (lateral Herzspitze); s. Abb.; anschl. Entladung (im Gegensatz zur elektr. Kardioversion* nicht R-Zacken-synchron) des sehr kurzen Gleichstromimpulses sehr hoher Spannung (1000–2000 V, 20–30 A; sog. Elektroschock) der zuvor eingestellten Gleichstrom-Energie (Erwachsene: 150–200 J bei biphas., 360 J bei monophas. D.; Kinder: 2(–4) J/kg KG; Defibrillatoren* zur biphas. D. sind zu bevorzugen aus Kondensatoren ohne Berührung des Pat. (kurzfristige Unterbrechung der Basismaßnahmen der Reanimation) u. anschl. unverzügl. Fortführung der Basismaßnahmen; ggf. erneute Defibrillation (Erwachsene: 150–360 J bei biphas., 360 J bei monophas. D.; Kinder: 4 J/kg KG) nach jeweils 2 Min. Basismaßnahmen (entspr. 5 Zyklen Herzdruckmassage* u. Beatmung im Verhältnis von à 30 : 2 bei Erwachsenen); Stabilisierung des Herzrhythmus durch geeignete Antiarrhythmika* (v. a. Amiodaron*); **Formen: 1. extern:** neben der D. mit einem Defibrillator als ärztl. Notfallmaßnahme auch als D. durch nichtmed., geschulte Ersthelfer (First Responder Defibrillation, z. B. Flugzeugpersonal) mit einem automatisierten externen Defibrillator (Abk. AED); zur zusätzl. Verkürzung der Zeitspanne bis zur D. wird die D. durch Laien (Public Access Defibrillation, Abk. PAD; z. B. auf einem Flughafen) diskutiert. **2. intern:** automatisch; s. Kardioverter-Defibrillator, implantierbarer.

De|fibrillator (↑; ↑) *m*: elektr. Gerät (meist mit EKG-Monitor zur EKG-Analyse) zur Defibrillation* i. R. der Reanimation* sowie zur elektr. Kardioversion*; D. mit biphas. Impulsform sind den D. mit monophas. Impulsform vorzuziehen (bessere Konversionsrate bei geringerer Energiemenge u. geringeren Myokardschäden). Automatisierte externe D. (Abk. AED) zur Defibrillation durch geschulte Ersthelfer od. Laien (s. Defibrillation) sind im Vergleich zu herkömml. D. hinsichtl. Handhabung u. Bedienbarkeit stark vereinfacht (automat. EKG-Analyse u. sprachgesteuerte Anweisungen, z. B. bei Herz-Kreislauf-Stillstand mit Defibrillationsindikation Aufforderung zur automatisierten Defibrillation auf Knopfdruck). Implantierbare D. zur internen Defibrillation: s. Kardioverter-Defibrillator, implantierbarer.

De|fizit (lat. deficere abnehmen, fehlen) *n*: (engl.) *deficit*; Ausfall, Ausfallerscheinung; z. B. neurologisches Defizit.

De|fizit, fokal-neuro|logisches (↑) *n*: (engl.) *cerebral focal disorders*; durch umschriebene pathol. Veränderung des Gehirns verursachtes Sympt.; supratentoriell z. B. Hemiplegie bei Schlaganfall*, infratentoriell z. B. zerebellare Symptome*. Vgl. Syndrom, hirnlokales.

De|flexions|lagen (lat. deflectere, deflexum zur Seite biegen, ablenken): (engl.) *deflexed positions*; regelwidrige Geburtshaltungen (Haltungsanomalien), die durch Entfernung des kindlichen Kinns von der Brust (Deflexions- od. Streckhaltung) entstehen; **Formen** (nach dem führenden kindl. Kopfteil): **1.** Vorderhauptlage*; **2.** Stirnlage*; **3.** Gesichtslage*. Vgl. Kindslage.

De|floration (lat. deflorare entjungfern) *f*: (engl.) *defloration*; syn. Entjungferung; Zerreißen des intakten Hymens*, meist beim ersten Koitus (Kohabitarche*), selten inf. Trauma, Masturbation od. instrumenteller Manipulation; med. meist komplikationslos. Vgl. Virginität.

De|formation (lat. deformare verunstalten) *f*: (engl.) *deformation*; mechanisch bedingte Formveränderung von Organen, Organteilen od. Körperregionen; **Urs.: 1.** angeborene D.: z. B. pränatale Krafteinwirkung u. intrauteriner Platzmangel (bei Mehrlingsschwangerschaft, Uterusfehlbildung*, Myoma uteri u. a.), z. B. Pes* equinovarus, Genu*

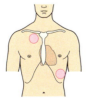

Defibrillation: Platzierung der Elektroden

Degarelix

varum, Skoliose, Plagiozephalus; **2. erworbene D.:** u. a. posttraumatisch, postoperativ, i. R. neurologischer Erkr. (z. B. Pes* equinovarus bei gestörter Innervation der unteren Extremitäten), Stoffwechselstörungen (z. B. Osteoporose). Vgl. Fehlbildung; Embryopathie.

De|garelix (INN) *n*: (engl.) *degarelix*; GnRH-Antagonist* zur pharmak. Absenkung des Testosteronspiegels; **Wirkungsmechanismus:** besetzt kompetitiv u. reversibel die hypophysären GnRH-Rezeptoren; dies führt zu keinem passageren Anstieg von LH, FSH u. Testosteron; Absinken von PSA*; **Ind.:** metastasierendes od. lokal fortgeschrittenes Prostatakarzinom*; **UAW:** als Folge der Androgendeprivation häufig Hitzewallungen u. Gewichtszunahme; Schmerzen u. Erythem an Injektionsstelle; erhöhte Transaminase- u. Gammaglutamyltransferase-Serumwerte; Anämie, Libidoverlust, QT-Zeit-Verlängerung, Nachtschweiß, Erektionsstörung, Gynäkomastie, Müdigkeit.

De|generatio (lat. degenerare entarten) *f*: Degeneration*.

De|generation (↑) *f*: (engl.) *degeneration*; (histol.) sog. Entartung zellulärer Strukturen od. Funktionen inf. Schädigung der Zelle; **Formen: 1.** hydrop. Degeneration*; **2. fettige D.:** Ansammlung von Fetten in Zellen, die normalerweise keine Lipide enthalten; **3.** hyaline D.: s. Zenker-Muskeldegeneration; **4.** amyloide D.: s. Amyloidose; **5.** D. von Nervenzellen: als retrograde D. des Axons, die von distal nach zentral in Richtung Corpus neuroni fortschreitet (sog. dying back), als neuronale D. nach Neurotmesis* (s. Waller-Degeneration) od. als transneuronale D. von intakten Neuronen bei Schädigung vorgeschalteter Neurone. Vgl. Leukodystrophie; Poliodystrophie; Schwellung, trübe.

De|generation, hepato|lentikuläre (↑) *f*: Wilson*-Krankheit.

De|generation, hyalo|ideo|retinale (↑) *f*: Wagner*-Syndrom.

De|generation, hydropische (↑) *f*: (engl.) *hydropic degeneration*; syn. vakuoläre Degeneration; reversible, insbes. im Zus. mit Ödemen* vorkommende pathol. Veränderung des Wasserhaushalts* der Zelle; wenn durch Anoxie od. tox. Substanz die Permeabilität der Zelle erhöht od. die die Zelle umgebende Flüssigkeit osmotisch-hypotonisch wird, kommt es zu intrazellulärer Zunahme an Wasser mit einer Schwellung der Zelle; das Wasser bildet im Zytoplasma Vakuolen.

De|generation, kortiko|basal|ganglionäre (↑) *f*: (engl.) *cortical-basal ganglionic degeneration*; auch kortikobasale Degeneration; seltene, langsam progressive neurodegenerative Erkrankung*; Form der Multisystemdegeneration*; **Pathol.:** asymmetrische kortikale Atrophie im vorderen Parietallappen, hintere Frontallappen u. in der Substantia nigra; Nachweis von Neurofibrillen* (s. Tauopathien); **Klin.:** Manifestationsalter 50.–80. Lj.; (zunächst) asymmetr., nicht auf Levodopa ansprechendes akinetisch-rigides Syndrom, zusätzl. Störungen höherer kortikaler Funktionen: Parietallappenapraxie, sog. Alien-hand/limb-Phänomen mit Kontrollverlust über die Bewegungen der eigenen Extremitäten, kortikale sensomotor. Störung, Aphasie; **Progn.:** mittlere Überlebenszeit 5–10 Jahre.

De|generation, para|neo|plastische zerebellare (↑) *f*: (engl.) *paraneoplastic cerebellar degeneration*; in Zus. mit einer Neoplasie auftretende autoimmun bedingte diffuse Kleinhirnrindendegeneration; **Vork.:** v. a. i. R. eines Bronchial-, Ovarial-, Kolon-, Mammakarzinoms od. Lymphoms; Frauen häufiger betroffen; **Pathol.:** durch Autoantikörper* vermittelte isolierte Degeneration der Purkinje*-Zellen (u. a. Anti-Yo-, Anti-Hu-, Anti-Ri-Ak); **Klin.:** zerebellare Symptome*; vgl. Syndrom, paraneoplastisches.

De|generations|typ, striato|nigraler (↑, Typ*) *m*: (engl.) *striatonigral degeneration*; veralte Bez. für Multisystematrophie* mit Parkinson*-Syndrom u./od. vegetativen Störungen, zerebellaren Symptomen* u. Pyramidenbahnzeichen*.

De|generation, tapeto|retinale (↑) *f*: (engl.) *tapetoretinal degeneration*; syn. tapetoretinale Dystrophie; Sammelbez. für erbl. progressive Netzhautdystrophien, die zur Erblindung führen können; **Vork.:** isoliert od. i. R. von Syndromen od. Speicherkrankheiten*; **Formen: 1.** periphere retinale Dystrophie (Retinopathia* pigmentosa); **2.** zentrale retinale Dystrophie (Makuladystrophie*); **3.** zentralperiphere retinale Dystrophie (Zapfen-Stäbchen-Dystrophie); **4.** chorioretinale Dystrophie (Choroideremie*); **5.** diffuse retinale Dystrophie (Leber*-Optikusatrophie).

Degos-Syn|drom (Robert D., Dermat., Paris, 1904–1987) *n*: Papulosis* maligna atrophicans.

de Grouchy-Syn|drom I (Jean de G., Humangenetiker, Paris) *n*: Chromosom*-18p⁻-Syndrom.

de Grouchy-Syn|drom II (↑) *n*: Chromosom*-18q⁻-Syndrom.

De|hiszenz (lat. dehiscere aufklaffen, sich spalten) *f*: (engl.) *dehiscence*; Klaffen, Auseinanderweichen.

Dehnungs|lähmung: (engl.) *hyperextension paralysis*; Lähmung durch Dehnung peripherer Nerven od. Nervengeflechte, z. B. Armplexuslähmung*; vgl. Geburtslähmung; Lagerung.

De|hydratation (De-*; Hydr-*) *f*: (engl.) *dehydration*; syn. Hypohydratation; Abnahme des Körperwassers* durch gesteigerte renale, gastrointestinale, pulmonale bzw. perkutane Wasserabgabe ohne entspr. Zufuhr od. iatrogen verursacht (therap. Maßnahme od. falsche Infusionstherapie); osmolare Konz. des Extrazellulärraums wird durch gleichzeitig auftretende Na⁺-Verluste beeinflusst. Änderungen des Wasser- u. Na⁺-Bestands erfolgen zunächst extrazellulär. Zum Ausgleich der intra- u. extrazellulären osmolaren Konz. treten dann Wasserverschiebungen auf, die zu Änderungen der entspr. Volumina führen. **Formen:** s. Abb.; **1.** isotone D.: Verlust von Wasser u. Na⁺ in einem Verhältnis, das der osmolaren Zusammensetzung des Extrazellulärraums entspricht (d. h. Verlust isoton. Flüssigkeit); Vork. bei Erbrechen, forcierter Diurese, Durchfall, Flüssigkeitssequestration (s. third space), Blutverlusten u. unzureichender Wasser- u. Na⁺-Zufuhr; **2.** hypertone D. (Exsikkose): Verlust von hypoton. Flüssigkeit (z. B. Schweiß, hypoton. Urin) u. unzureichende Wasserzufuhr; Anstieg der Plasma-Na⁺-Konzentration; Vork. bei Fieber, Diabetes* mellitus, Diabetes* in-

Dekapsulation

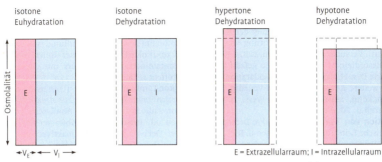

Dehydratation: Serum-Osmolalität (v. a. Na⁺-Konzentration) u. Volumen der extrazellulären (V_E) u. intrazellulären Flüssigkeit (V_I) im Vergleich zur physiologischen isotonen Euhydratation

sipidus, hyperosmolarem Koma (s. Koma, diabetisches), Verdursten*; **3.** hypotone D.: Verlust von hyperton. Flüssigkeit, Salzverlust (v. a. Na⁺ u. Cl⁻); Vork. bei gestörter Osmoregulation, ungenügender NaCl-Zufuhr bzw. überwiegender Zufuhr von freiem Wasser, z. B. Trinken von salzarmer Flüssigkeit bei starkem Schwitzen, Nebennierenrindeninsuffizienz*, zentralem Salzverlustsyndrom*, Verbrennungen*, Laxanzienmissbrauch*; **Klin.:** Allen Formen gemeinsam sind Zeichen des Volumenmangels (Abnahme von HZV u. Blutdruck, u. U. hypovolämischer Schock*). Bei 1. u. 2. bestehen trockene Schleimhäute, halonierte Augen, verringerter Hautturgor, Oligurie u. Durst, der jedoch inf. häufig gleichzeitig bestehender zentralnervöser Störungen u. Bewusstseinstrübungen nicht wahrgenommen wird. Vgl. Wasserhaushalt.

De|hydratations|hyper|thermie (↑; ↑; Hyper-*; Therm-*) *f*: s. Durstfieber.

De|hydrierung (↑; ↑): **1.** (engl.) *dehydration*; (allg.) Wasserentzug; s. Dehydratation; **2.** (engl.) *dehydrogenation*; (chem.) Wasserstoffentfernung; bei der von Dehydrogenasen* katalysierten D. entstehen Reduktionsäquivalente (Protonen u. Elektronen), die in der Atmungskette* transportiert u. zur Energiegewinnung (s. ATPasen) od. Biosynthese genutzt werden.

De|hydro-: Vorsilbe chem. Verbindungen, die durch Dehydrierung* entstanden sind u. dann meist C-C-Doppelbindungen od. Ketogruppen enthalten.

7-De|hydro|chole|sterol *n*: (engl.) *7-dehydrocholesterol*; Provitamin D₃; kann im Organismus aus Cholesterol synthetisiert werden; ist in hoher Konz. in der Haut vorhanden u. wird durch UV-Licht in Colecalciferol umgewandelt; s. Calciferole.

De|hydro|epi|andro|steron *n*: (engl.) *dehydroandrosterone*; Prasteron (INN); Abk. DHEA; 3β-Hydroxy-5-androsten-17-on ($C_{19}H_{28}O_2$); natürl. vorkommendes Steroid* mit schwacher Androgenwirkung; gehört zur Gruppe der Anabolika*; Vorstufe der Androgene*; als Dehydroepiandrosteron-Sulfat (DHEA-S) wichtiges Steroidhormon für die Östrogensynthese der fetoplazentaren Einheit*; **Biosynthese:** in der Zona reticularis der Nebennierenrinde; Cholesterol → Pregnenolon → 17α-Hydroxypregnenolon → DHEA; **Referenzbereiche:** DHEA-S: beim Mann <13,5 µmol/l (<500 µg/dl), bei der Frau <11 µmol/l (<400 µg/dl), >55 Jahre <8,1 µmol/l (<300µg/dl); DHEA-S-Werte >500 g/dl bei Erwachsenen erfordern spez. Tumordiagnostik (z. B. Nebennierenrinde; vgl. Tumormarker, Tab. 3 dort); **Ind.: 1.** (therap.) in fixer Komb. mit Estradiolvalerat zur Hormonsubstitutionstherapie bei peri- u. postmenopausalen Östrogenmangelsymptomen; **2.** (diagn.) DHEA-S zur Prüfung der fetoplazentaren Funktion (DHEA-S-Belastungstest); heute weitgehend durch CTG* u. Sonographie (Doppler-Flow der A. uterina) ersetzt.

De|hydro|genasen *fpl*: (engl.) *dehydrogenases*; Oxidoreduktasen, die Wasserstoff (2 H⁺, 2 e⁻) übertragen; Coenzyme sind häufig NAD⁺, NADP⁺ u. FAD; vgl. Flavinnukleotide; Pyridinnukleotid-Coenzyme.

Deiters-Kern (Otto F. D., Anat., Bonn, 1834–1863): s. Nuclei vestibularis.

Deiters-Typ (↑): (engl.) *Deiters' type neurons*; Typ von multipolaren Nervenzellen mit langem, unverzweigtem, lediglich Kollateralen abgebendem Axon.

Deiters-Zellen (↑, Zelle*): (engl.) *Deiters' cells*; äußere Phalangenzellen; Stützzellen des Corti*-Organs, denen die äußeren Haarzellen aufsitzen. Ihre Kopfplatten bilden mit den Pfeilerzellen die von den Haarzellen durchbrochene Membrana reticularis.

Déjà-vu-Erlebnis (franz. *déjà vu* schon gesehen): (engl.) *déjà-vu experience*; Erinnerungsverfälschung*, bei der man glaubt, etwas gerade Erlebtes schon früher in gleicher Weise gesehen od. erlebt zu haben; **Vork.:** z. B. bei Müdigkeit, als Frühsymptom best. Psychosen od. in der epilept. Aura (s. Epilepsie).

Déjerine-Sottas-Krankheit (Joseph-J. D., Neurol., Paris, 1849–1917; Jules S., Neurol., Paris, 1866–1943): s. Neuropathie, hereditäre motorisch-sensible.

Déjerine-Thomas-Krankheit (↑; André Th., Neurol., Paris, 1867–1963): (engl.) *Déjerine-Thomas syndrome*; s. Atrophie, olivopontozerebellare.

Dek-: s. a. Dez-.

Deka-: Abk. da; Dezimalvorsatz zur Kennzeichnung des Faktors 10¹ einer Einheit; vgl. Einheiten (Tab. 3 dort).

De|kalzifizierungs|syn|drom (De-*; Calc-*) *n*: Milkman*-Syndrom.

De|kapsulation (↑; Capsula*) *f*: (engl.) *decapsulation*; op. Spalten u. Abziehen einer Organkapsel.

De|klarati̯on von Helsinki *f*: (engl.) *Helsinki Declaration*; arztethische Leitsätze u. Empfehlungen des Weltärztebundes (1964) zur Wahrung der Rechte des Individuums bei der Durchführung von wissenschaftl. Versuchen am Menschen, z. B. i. R. von Therapiestudien; 1975 in Tokio neu gefasst u. als revidierte D. v. H. Bestandteil der Deklaration* von Tokio; weitere Revisionen 1983 in Venedig, 1989 in Hongkong, 1996 in Somerset West, 2000 in Edinburgh u. 2008 in Seoul.

De|klarati̯on von Tokio *f*: (engl.) *Tokyo Declaration*; arztethische Leitsätze, Empfehlungen u. Richtlinien des Weltärztebundes (1975) über das Verhalten von Ärzten bei Folterungen u. Misshandlungen von Gefangenen sowie über den Gebrauch u. Missbrauch psychotroper Arzneimittel; enthält revidierte Deklaration* von Helsinki. Vgl. Ethik-Kommission; Aufklärungspflicht.

De|kom|pensati̯on (De-*; Kompensation*) *f*: (engl.) *decompensation*; nicht mehr ausreichender Ausgleich (Kompensation*) einer verminderten Funktion od. Leistung bzw. dessen Folgezustände; z. B. bei Herzinsuffizienz*.

De|kom|pressi̯on (↑; Kompression*) *f*: **1.** (engl.) *decompression*; (therap.) Druckentlastung von Organen; **a)** D. des oberen od. unteren Gastrointestinaltrakts durch Drainagen u. Sonden od. koloskop. Absaugen von Kot u. Darmgasen; Ind.: z. B. Atonie, Stase, Ileus*; **b)** operative D.: z. B. bei Ileus (durch doppelläufiges Stoma), Kompartmentsyndrom* (Dermatofasziotomie), Stenose des Spinalkanals durch Tumoren, knöcherne Fragmente od. degenerative Veränderungen; **c)** pharmak. D., z. B. osmot. wirksame Infusion bei Hirndrucksteigerung; **2.** (physik.) Druckabfall; vgl. Caisson-Krankheit.

De|kom|pressi̯ons|krankheit (↑; ↑): Caisson*-Krankheit.

De|kon|taminati̯on (↑; Kontamination*) *f*: (engl.) *decontamination*; Entseuchung, Beseitigung einer Kontamination*; **1. nuklearmed.:** Entfernen od. Verringern einer oberflächl. radioaktiven Kontamination von Boden, Räumen, Gegenständen, Lebensmitteln; bei Gegenständen i. d. R. mit Wasser u. milden, reinigungsaktiven Tensiden, u. U. auch mit Komplexbildnern od. schwachen Säuren, in schwierigen Fällen durch mechan. Abtragen der Oberflächen od. Beschichten mit Farben, die Alphastrahlung od. weiche Betastrahlung absorbieren; bei kontaminierten Personen erfolgt die D. nach Messung u. Lok. der Kontamination sowie Entfernen u. Entsorgen kontaminierter Kleidung mit lauwarmem Wasser, milder Seife u. weicher Bürste, wobei Schädigungen der Haut vermieden werden müssen, um eine Inkorporation* von Radionukliden auszuschließen. Kontaminierte Personen sind auf eine evtl. Inkorporation von Radionukliden zu überprüfen (z. B. Messung der Aktivität in Nasensekret u. Sputum, bei gammastrahlenden Nukliden mit einem Ganzkörperzähler); ggf. sind entspr. Maßnahmen einzuleiten; **2. hygienisch-mikrobiol.:** weitgehende Beseitigung einer mikrobiellen Kontamination auf Makroorganismen bei infektgefährdeten Personen od. vor best. op. Eingriffen durch Antiseptika* u. Desinfektionsmittel sowie von Gegenständen, Lebensmitteln, Wasser od. Luft durch Desinfektion*, Sterilisation* u. keimfreie Filtration; vgl. Darmdekontamination, selektive; Nosokomialinfektionen; Behandlung, gnotobiotische; **3. toxikol.:** Entfernen einer innerl. od. äußerl. Kontamination des Körpers mit chem. (Schad-)Stoffen; s. Detoxikation.

De|kon|taminati̯ons|anlage (↑; ↑): (engl.) *decontamination unit*; Einrichtung zur Dekontamination* von radioaktiv belasteten Abwässern, Gegenständen od. Personen, z. B. Abwasser-Abklinganlage zur Dekontamination radioaktiver Abwässer mit langlebigen Radionukliden (Halbwertzeit* >100 Tage).

De|korporati̯on (↑; lat. *corpus* Körper) *f*: (engl.) *decorporation*; Entfernung von Stoffen (Gifte*, Radionuklide*) aus dem Körper mit dem Ziel der Verhinderung von Intoxikationen bzw. Strahlenschäden*; **Meth.: 1. mechan.:** zur unspezif. Verhinderung der Resorption (z. B. Lungenspülung, Gewebeexzision); **2. chem.:** zur spezif. Verminderung der Resorption u. Beschleunigung der Elimination*; u. a. werden hierbei Adsorbenzien (z. B. Bariumsulfat od. Alginsäure* bei Radiostrontium-Ingestion), Komplexbildner (z. B. Ferrihexacyanoferrat bei Radiocaesium-Ingestion) od. Chelatbildner* (z. B. Ca-DTPA u. Deferoxamin bei Plutonium-Inkorporation) eingesetzt, u. U. ist dabei durch die Bereitstellung eines Überangebots inaktiver Isotope die Exkretion der Radionuklide zu beschleunigen (s. Schilddrüsenblockade). **3. biol.:** zur Verhinderung der Akkumulation in einzelnen Organen (z. B. thyreostat. Behandlung zur Verhinderung der Akkumulation von Radioiod).

De|kortikati̯on (lat. *decorticare* abschälen) *f*: **1.** (engl.) *decortication*; (thoraxchir.) Entfernung von Pleura* visceralis u. parietalis (vgl. Pleurektomie) i. R. eines Ausschlusses pathol. Strukturen (Lungenfunktion behindernde Pleuraschwarte*, Empyemresthöhle, organisierter Hämatothorax, ergussbildender maligner Pleuratumor, z. B. Pleuramesotheliom*, selten bei Pleurakarzinose*); vgl. Thorakoplastik; **2.** (herzchir.) s. Perikardektomie; **3.** (neurol.) s. Dezerebration.

De|kortikati̯ons|starre (↑): s. Dezerebrationsstarre.

De|kubitus (lat. *decumbere*, *decubitum* sich niederlegen) *m*: (engl.) *decubitus*; umgangssprachl. Durchliegen, Druckgeschwür; durch äußere (längerfristige) Druckeinwirkung mit Kompression von Gefäßen u. lokaler Ischämie hervorgerufene troph. Störung von Geweben (v. a. Haut u. Unterhautgewebe) mit Nekrose, Mazeration, evtl. Infektion; **Vork.:** v. a. Immobilität, Bettlägerigkeit (Risikoabschätzung: s. Braden-Skala, Norton-Skala), insbes. an Körperstellen, an denen die Haut dem Knochen unmittelbar anliegt (s. Abb. 1), auch unter schlecht sitzenden Prothesen u. zu engen Gipsverbänden; **Einteilung:** s. Abb. 2; **1. Grad:** umschriebene Rötung, intakte Haut; **2. Grad:** Hautdefekt; **3. Grad:** tiefer Hautdefekt; Muskeln, Sehnen u. Bänder sind sichtbar u. evtl. betroffen; **4. Grad:** tiefer Hautdefekt mit Knochenbeteiligung; **Ther.:** Druckentlastung durch Positionsveränderung, mindestens zweistündlich; bei D. 1. Grades intensive Hautpflege, bei D. 2. Grades sorgfältiges Säu-

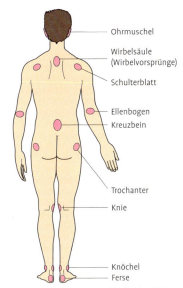

Dekubitus Abb. 1: typische Druckstellen (Prädilektionsstellen)

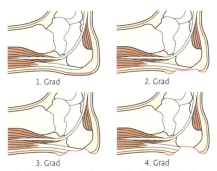

Dekubitus Abb. 2: an der Ferse; Einteilung in 4 Grade

bern der Wunde, Wundtaschen u. -ränder, Auftragen od. Einbringen von reinigenden u. granulationsfördernden Substanzen, Schutz der Wundränder u. -umgebung vor Wundsekret; bei D. 3. u. 4. Grades durch Wundexzision*, ggf. durch Wasserstrahl postop., Wundverband z. B. durch Vakuumversiegelung od. spezielle stadiengerecht angewendete Wundauflagen; Wechsel der Therapeutika erst, wenn nach 3–4 Tagen kontinuierl. Behandlung keine Verbesserung eingetreten ist; bei Nekrose* bzw. Gangrän* chir. Abtragung u. evtl. anschließend plast. Deckung; **Proph.:** s. Dekubitusprophylaxe. Vgl. Wundmanagement; Wundversorgung.

De|ku|bi|tus|pro|phylaxe (↑; Prophylaxe*) *f*: (engl.) *pressure sore prevention, pressure ulcer prevention*; Maßnahmen zur Vorbeugung eines Dekubitus*; **1.** Mobilisation des Pat. u. Vermeidung von Bettlägerigkeit; **2.** Hautpflege u. Hautschutz; **3.** ausgewogene Ernährung, ausreichende Flüssigkeitszufuhr; **4.** Antidekubitusmatratzen od. Luftkammer- bzw. Wechseldrucksysteme zur Druckreduktion; **5.** regelmäßige Positionswechsel nach Plan (z. B. Rückenlage, Seitenlage 30° rechts, evtl. Bauchlage, Seitenlage 30° links, Rückenlage) in individuell an Pat. angepassten Zeitintervallen (Fingertest, Hautinspektion); Positionsunterstützung. Vgl. Prophylaxe.

Delayed-blanch-Phänomen (engl. verzögerte Abblassung) *n*: s. Dermographismus; Acetylcholintest.

De|le|tion (lat. delere, deletus auslöschen, vernichten) *f*: (engl.) *deletion*; Verlust eines interstitiellen od. terminalen Chromosomenstücks od. eines DNA-Abschnitts inf. einer Mutation*; vgl. Chromosomenaberrationen; Mikrodeletion.

Delir (lat. delirare verrückt sein) *n*: (engl.) *delirium*; syn. Delirium, delirantes Syndrom; Form der akuten, reversiblen org. Psychose* mit Bewusstseins-, Aufmerksamkeits- u. Orientierungsstörungen, (v. a. optischen) Halluzinationen, affektiven (Angst, Reizbarkeit, Ratlosigkeit) u. vegetativen (Tachykardie, Schwitzen) Störungen, Störungen des Schlaf-Wach-Rhythmus, Tremor u. motor. Unruhe; **Urs.:** z. B. Intoxikationen (v. a. chron. Intoxikation durch Alkohol: s. Delirium tremens), Infektionen. Vgl. Entzugsdelir; Entzugssyndrom.

Delirium acutum (↑) *n*: (engl.) *acute delirium*; plötzl. einsetzendes Delir*; **Vork.:** z. B. bei (hohem) Fieber, Infektionskrankheiten, Hyperthyreose, Intoxikationen u. nach Operationen.

Delirium tremens (↑; lat. tremere zittern) *n*: (engl.) *alcohol withdrawal delirium*; sog. Alkoholdelir; Delir*, das bei chron. Intoxikationen, insbes. durch Alkohol, meist innerh. von Tagen nach Exzess od. Entzug auftritt; **Sympt.:** opt. u. akust. Halluzinationen, Illusionen, Denkstörungen, Aufmerksamkeits-, Orientierungs- u. Bewusstseinsstörungen, Tremor, motor. Unruhe, Tachykardie, Temperaturanstieg; in ca. 10 % der Fälle (generalisierte) epilept. Anfälle; **prodromal:** gereizte Stimmung, Angst, Unruhe, Schlafstörungen, Alpträume, Schwitzen, evtl. Schwindel; **Kompl.:** Koma u. Tod inf. Kreislaufversagens; **Ther.:** klin. Überwachung u. evtl. Sedierung, z. B. mit Clomethiazol* bzw. bei kardiopulmonaler Begleiterkrankung Diazepam; zusätzl. Clonidin bei art. Hypertonie, Neuroleptika bei Halluzinationen u. ggf. Glukoseinfusion (häufig alkohol. Ketoazidose); **Progn.:** Letalität bei rascher Intensivbehandlung gering (ca. 1 %). Vgl. Prädelir, Entzugssyndrom.

Dell|warze: s. Molluscum contagiosum.

Delpech-Licht|blau-Quotient *m*: s. Eiweißquotient.

Delta|amino|lävulin|säure: (engl.) *delta-aminolevulic acid* (Abk. delta-ALA); Abk. ALS; syn. 5-Aminolävulinsäure; $H_2N—CH_2—CO—(CH_2)_2—COOH$; Zwischenprodukt der Porphyrinsynthese (s. Porphyrine), das bei einigen Formen der Porphyrie* u. Blei*-Intoxikation vermehrt im Urin u. Stuhl ausgeschieden wird; Bestimmung durch Ionenaustauschchromatographie; **Referenzbereich im Urin:** 2–49 μmol/24 h (250–6400 μg/24 h).

Delta|knochen: (engl.) *longitudinal epiphyseal bracket bone*; angeb. dreieckähnl. geformter kleiner Röhrenknochen; **Urs.:** abnorm von proximal nach distal verlaufende Epiphyse; **Sympt.:** abgewinkelter

Deltastrahlen

Finger inf. schräg gestellter distaler Gelenkfläche; vgl. Klinodaktylie.

Delta|strahlen: (engl.) *delta rays*; Bez. für Elektronen*, die durch Ionisationsprozesse (Wechselwirkungen ionisierender Strahlung* mit Materie) entstehen (Deltaelektronen) u. dabei soviel Energie übertragen bekommen, dass sie ihrerseits ionisieren u. in der Nebelkammer eine eigene sog. Bahnspur von Ionisationsvorgängen erzeugen können.

Delta|wellen: 1. (engl.) *delta waves*; s. EEG (Abb. dort); 2. s. WPW-Syndrom (Abb. 1 dort).

Delta-Zeichen: (engl.) *delta sign*; syn. Lambda-Zeichen; dreieckiger Anschluss der Amniontrennwand an das Chorion im 1. Trimenon als sonographisches Zeichen der getrennten Plazentation* bei Mehrlingen (s. Abb.); T-förmiger Anschluss deutet auf Monochorialität hin.

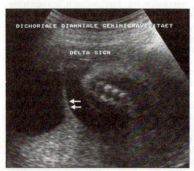

Delta-Zeichen [147]

Delta|zellen (Zelle*): 1. (engl.) *delta cells*; Zellen des Hypophysenvorderlappens (s. Hypophyse) mit feiner basophiler, jedoch aldehydfuchsinophober Granulierung; bilden wahrscheinl. FSH u. LH (ICSH); 2. syn. D-Zellen; s. Langerhans-Inseln (Tab. dort).

deltoideus: Δ-förmig; z. B. Musculus deltoideus.

Demand-Schritt|macher (engl. *demand* Abruf): (engl.) *demand pacemaker*; sog. Bedarfsschrittmacher; Herzschrittmacher*, der nur dann Impulse abgibt, wenn innerh. einer wählbaren Zeitspanne am Herzen kein eigenes Aktionspotential entstanden ist (im Gegensatz zum Festfrequenz-Schrittmacher mit einstellbarer fester Frequenz).

De|markation (De-*; franz. marquer kennzeichnen) *f*: (engl.) *demarcation*; Abgrenzung, z. B. entzündl. Trennung des krankhaften vom gesunden Gewebe.

De|mastikation (De-*; lat. mastix Harz) *f*: (engl.) *demastication*; Form der Abrasio* dentium; Zahnhartsubstanzverlust an den Kauflächen, durch abschleifende Nahrungsmittel während des Kauvorgangs.

Dematiaceae *fpl*: (engl.) *Dematiaceae*; sog. Schwärzepilze*; Schimmelpilze*, deren Zellwand Melanin enthält; Err. von Chromomykosen*; vgl. Cladophialophora.

De|mentia infantilis (lat. dementia Wahnsinn) *f*: s. Heller-Syndrom.

De|mentia prae|cox (↑) *f*: s. Schizophrenie.

De|mentia pugilistica (↑) *f*: Boxerenzephalopathie*.

De|mentia senilis (↑) *f*: s. Demenz.

De|menz (↑) *f*: (engl.) *dementia*; Bez. für i. d. R. über Mon. bis Jahre chronisch progredient verlaufende Erkr. des Gehirns mit Verlust von früher erworbenen kognitiven Fähigkeiten; **Vork.: I. im Erwachsenenalter: 1. primäre** D. (80–90 %): **a)** degenerativ: v. a. Alzheimer*-Krankheit, frontotemporale Demenz*, Lewy-Körperchen-Demenz; vgl. Erkrankungen, neurodegenerative; **b)** vaskulär: v. a. Multiinfarktdemenz* u. subkortikale arteriosklerotische Enzephalopathie*; seltene Syndrome, z. B. CADASIL*; **c)** Mischformen (häufig); **2. sekundäre** D.: symptomatisch bei anderer zerebraler (z. B. Normaldruckhydrozephalus*, Chorea* Huntington, Parkinson*-Syndrom, Friedreich*-Ataxie, Multiple* Sklerose, Creutzfeldt*-Jakob-Krankheit, Hirntumoren*), metabolisch-toxischer (z. B. Hyper-, Hypothyreose, Wilson*-Krankheit, Alkoholkrankheit*) od. infektiöser (z. B. HIV*-Erkrankung, Syphillis*) Erkr.; **II. im Kindesalter** z. B. als Heller*-Syndrom, bei der infantilen Verlaufsform der Gaucher*-Krankheit, bei unbehandelter Phenylketonurie*, metachromatischer Leukodystrophie*, Gangliosidose G_{M1}, neuroaxonaler Dystrophie*, Epilepsie*, progressiver Rötelnpanenzephalitis, psychosozialer Deprivation* u. a.; **Klin.:** zunehmende kognitive Störungen, die insbes. das Neugedächtnis, abstraktes Denken, Urteilsfähigkeit, Intelligenz* u. Orientierung* betreffen; Persönlichkeitsveränderungen, verminderte Affektkontrolle, Störung des Antriebs od. Sozialverhaltens, u. U. psychotische Sympt. (z. B. Halluzinationen od. Wahnideen); i. d. R. auch quantitative Bewusstseinsstörung*; **Diagn.:** neurol., psychiatr. u. neuropsychol. Untersuchung einschließl. evaluierter Demenz-Tests (z. B. Mini*-mental-state-Test); **DD:** u. a. Depression* (v. a. als sog. Pseudodemenz*), Delir*, org. Psychose*, geistige Behinderung*; **Ther.:** Pharmakotherapie (Antidementiva*), sympt. Ther. (z. B. Antidepressiva, Neuroleptika), Behandlung der Grunderkrankung.

De|menz, fronto|temporale (↑) *f*: (engl.) *frontotemporal dementia*; syn. Stirnhirndemenz; Form der degenerativen Demenz* mit umschriebener progressiver Hirnatrophie* u. hirnlokalem Syndrom*; **Ätiol.:** z. T. familiär, u. a. Mutation des Tau*-Proteins auf Chromosom 17 (FTDP-17) mit Parkinson-Syndrom; **Klin.:** variabel, v. a. fortschreitende Veränderungen der Persönlichkeit u. des Sozialverhaltens; später kognitive Störungen; Krankheitsbeginn meist vor 65., selten nach 75. Lebensjahr. Vgl. Pick-Krankheit; Degeneration, kortikobasalganglionäre; Steele-Richardson-Olszewski-Syndrom.

De|mineralisation (De-*; lat. aes minerale Gruberz) *f*: (engl.) *demineralization*; Verarmung des Körpers an Mineralien; z. B. Phosphat- u. Calciumverlust bei Rachitis* od. Zahnkaries*, Kochsalzverlust bei Pylorusstenose*, Erbrechen*; ferner bei mineralienarmer Ernährung.

Demodex *f*: Haarbalgmilbe; s. Milben.

Demodikose (-osis*) *f*: (engl.) *demodicosis*; syn. Demodicidosis; durch Haarbalgmilben (s. Milben) hervorgerufene Erytheme u. follikuläre Schuppung im Gesicht bes. bei Frauen; **DD:** Rosacea*.

Demo|graphie (gr. δῆμος Volk; -graphie*) *f*: (engl.) *demography*; Beschreibung u. statist. Aufbereitung von Daten über natürl. Bevölkerungsbewegungen (u. a. Geburten, Sterbefälle, Mobilitäts- u. Wanderungsprozesse, Alters- u. Geschlechtsverteilung, Eheschließungs- u. Scheidungshäufigkeit); Datenquellen sind meist amtl. Routinedatensammlungen, mit deren Hilfe strukturelle Veränderungen von Gesellschaften beobachtet u. aufgezeigt werden können. Vgl. Statistik; Todesursachenstatistik; Sterbetafel, allgemeine.

de Morsier-Syn|drom (Georges de M., Neuropathol., Genf, 1894–1982) *n*: **1.** Kallmann*-Syndrom; **2.** septooptische Dysplasie*.

De|myelinisierung (De-*; Myel-*) *f*: (engl.) *demyelination*; Entmarkung; s. Erkrankungen, demyelinisierende.

De|naturieren (↑; lat. natura natürliche Beschaffenheit) **1.** (engl.) *to denature*; Vergällen, d. h. zu Genussmitteln schwer abtrennbare, giftige Zusätze geben; z. B. zu Ethanol Pyridin od. Methanol, zu Kochsalz Eisensalze; **2.** reversible od. irreversible Zerstörung nativer Strukturen (bei Proteinen u. Nukleinsäuren), Änderung der Hydrathülle, ionischer od. hydrophober Wechselwirkungen, Wasserstoff- od. Disulfidbrücken; **a)** durch Chemikalien (z. B. Alkali, Säuren, Salze, Schwermetalle, Lösungsmittel, Formaldehyd, Harnstoff, Guanidinhydrochlorid, Chelatbildner); **b)** physik. z. B. durch Hitze, Kälte, UV-Licht od. Ultraschall.

Dendrit (gr. δένδρον Baum) *m*: (engl.) *dendrite*; kurzer, zellleibnah verzweigter Zytoplasmafortsatz einer Nervenzelle* (s. Abb.); Erregungsleitung im D. verläuft zentripetal (afferent).

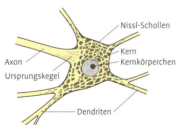

Dendrit: motorische Vorderwurzelzelle

Denecke-Zeichen (Kurt D., Chir., Erlangen, 1903–1991): s. Thrombose (Abb. dort).

De|nervation (De-*; Nervus*) *f*: (engl.) *denervation*; op. Unterbrechung sensibler Nerven zur Analgesie* bei konservativ nicht therapierbarem Schmerzsyndrom; vgl. Nervenblockade; Schmerztherapie.

De|nervations|syn|drom (↑; ↑) *n*: Postvagotomiesyndrom*.

De|nervierung (↑; ↑): (engl.) *denervation*; syn. Enervierung; partieller od. kompletter Funktionsausfall eines Organs bzw. Organsystems inf. Degeneration od. Trauma, nach op. Durchtrennung der nervalen Verbindungen (z. B. bei Vagotomie*, Sympathektomie*, Chordotomie*) od. nach Organtransplantation. Vgl. Entartungsreaktion; Nervenblockade.

De|nervierungs|potentiale (↑; ↑) *n pl*: (engl.) *denervation potentials*; Fibrillationspotentiale u. positive scharfe Wellen in der Elektromyographie* als Hinweis auf eine neurogene Schädigung eines Muskels.

Dengue-Fieber (span. dengue Zierereil): (engl.) *dengue fever*; syn. Dengue, Siebentagefieber, Pokalfieber; akute, fieberhafte Infektionskrankheit der Tropen u. Subtropen, die durch das Dengue*-Virus (Typ 1–4) verursacht u. durch Mücken (v. a. Aedes* aegypti) übertragen wird; **Inkub.:** 5–8 Tage; **Klin.:** biphas. Verlauf: plötzl. Fieberanstieg auf 39–40 °C, Erbrechen, Myalgien, starke Gelenkschmerzen, am 3. Tag Remission, erneutes Fieber am 7. Tag; typ. sind morbilli- od. skarlatiniforme Exantheme, die am 3.–5. Tag auftreten können; bei Zweitinfektion mit anderen Serotypen besteht die Gefahr eines hämorrhag. Fiebers; **Kompl.:** hämorrhagisches Dengue*-Fieber, Dengue*-Schocksyndrom, Enzephalitis, Bronchopneumonie; **Ther.:** symptomat., parenteraler Flüssigkeitsausgleich; **Progn.:** bei komplikationslosem Verlauf rel. günstig; **Proph.:** Mückenbekämpfung, Impfstoffe in Entwicklung.

Dengue-Fieber, hämor|rhagisches (↑): (engl.) *dengue hemorrhagic fever (Abk. DHF)*; durch das Dengue*-Virus bei einem geringen Anteil der Infizierten hervorgerufenes akutes hämorrhag. Fieber; **Vork.:** vorwiegend bei Kindern in Südostasien sowie im pazif. u. karib. Raum (ca. 500 000 Fälle pro Jahr); **Urs.:** sequentielle Infektion mit versch. Dengue-Virustypen durch sog. immune enhancement, d. h. nach Infektion gebildete Antikörper vermitteln dauerhaft Schutz nur gegen denselben Virustyp, kreuzreagieren aber gegen andere Virustypen, was nicht schützt, sondern sogar die Erkrankung verschlimmert; bes. virulente Virusstämme; genet. Disposition; **Klin.:** Unruhe, Schweißausbruch, Hypotonie, Schock, spontane Hämorrhagien, disseminierte intravaskuläre Gerinnung; ein schwerer Verlauf mit Kreislaufversagen wird als Dengue*-Schocksyndrom bezeichnet. **Ther.:** Sauerstoff, Flüssigkeits- u. Elektrolytersatz, Plasma-, Blut- od. Thrombozytentransfusion, evtl. Prednison*, Interferon alfa-2a; **Letalität:** unbehandelt >20 %, behandelt ca. 2,5 %.

Dengue-Schock|syn|drom (↑) *n*: (engl.) *dengue shock syndrome (Abk. DSS)*; schwerste Form des hämorrhagischen Dengue*-Fiebers mit erhöhter Permeabilität der Blutgefäße u. Austritt von Blutplasma (sog. plasma leakage) u. daraus resultierend hypovolämischem Schock*.

Dengue-Virus (↑; Virus*) *n*: (engl.) *dengue virus*; humanpathogenes Virus der Gattung Flavivirus* der Fam. Flaviviridae; 4 Serotypen (DEN-1 bis -4); Err. des Dengue*-Fiebers u. des hämorrhagischen Dengue*-Fiebers; **Übertragung:** v. a. durch Mücken (Aedes aegypti u. a. Culicinae); **Nachw.:** Err. im Patientenblut (erste 24–48 Std. der Erkr.), Tierversuch (junge Mäuse, Affen); Antikörpernachweis (auch als Schnelltest; **cave:** initial oft negativ).

De|nitro|genisierung: (engl.) *denitrogenation*; Bez. für respirator. Elimination von Stickstoff aus der Lunge (FRC) mit Senkung des Stickstoffpartialdrucks bei der Präoxygenierung*.

Denken, aut|istisches: (engl.) *autistic thinking*; selbstbezogenes Denken, bei dem die eigene innere Erlebenswelt ganz im Vordergrund steht, ohne

Denkstörung

dass Widersprüche zur Realität wahrgenommen werden; **Vork.:** z. B. bei Autismus*, Schizophrenie*.

Denk|störung: (engl.) *thought disorder*; Störung des Denkprozesses; **Formen:** 1. **formale** D.: D. in Bezug auf Geschwindigkeit (beschleunigtes, verlangsamtes od. gehemmtes Denken), Ablauf (umständliches, perseverierendes od. eingeengtes Denken, Sperrung*) od. logische Struktur (Lockerung der Assoziation, Ideenflucht*, Paralogie*, Inkohärenz*, Zerfahrenheit, Neologismus*). Bei beschleunigtem Denken können sich Assoziationen u. Ideenflucht so weit steigern, dass das Denkziel nicht mehr festgehalten wird u. dem Untersuchenden das Denken als inkohärent (mit noch od. nicht mehr erkennbarem Zus.) erscheint. Umständliches Denken entsteht, wenn alle bei einem Thema entstehenden Assoziationen als gleichwertig berücksichtigt werden; perseverierendes Denken ist durch sog. Haften an einem Wort od. Denkinhalt charakterisiert; 2. **inhaltliche** D.: Störung der Themen des Denkens i. S. einer Urteilsstörung über die Realität, z. B. als überwertige Idee* od. Wahn*; **Vork.:** formale u. inhaltliche D. häufig bei Schizophrenie*, aber auch i. R. anderer Erkr. (z. B. org. Psychose, Bewusstseinsstörungen, Intoxikationen, Depression).

Denman-Selbst|entwicklung (Thomas D., Gyn., London, 1733–1815): (engl.) *Denman's spontaneous development*; (gebh.) Selbstentwicklung* bei Querlage* mit Abknickung im unteren Teil der Wirbelsäule.

Denonvilliers-Band: 1. s. Ligamentum pubovesicale; **2.** s. Ligamentum puboprostaticum.

Denonvilliers-Faszie (Fasc-*) *f*: Fascia rectoprostatica.

Dens (lat. Zahn; pl Dentes) *m*: Zahn*; Zahnfortsatz.

Dens angularis (↑) *m*: Dens caninus, Eckzahn.

Dens|a|plasie (↑; Aplasie*) *f*: (engl.) *odontoid aplasia*; angeborene Fehlbildung der Axis*; Fehlen des Dens axis führt zu abnormer Beweglichkeit im Atlas*-Axisgelenk bis zu Subluxationen b. dadurch häufig zu Beschwerden i. S. einer Migraine* cervicale; **Vork.:** u. a. im Rahmen der Dysplasia* spondyloepiphysaria congenita; **Ther.:** bei Instabilität evtl. op. Fusion.

Dens axis (↑) *m*: syn. Dens epistrophei; Zahnfortsatz des Axis*.

Dens-axis-Fraktur (↑; Axis*; Fraktur*) *f*: (engl.) *odontoid fracture*; Densfraktur; Wirbelfraktur* des 2. Halswirbels (Axis*) im Bereich des Dens axis; häufigste Fraktur der oberen HWS; **Urs.:** meist Schleuderbewegung (bes. Flexion); **Einteilung:** nach Anderson u. D'Alonzo: **1.** Typ I: Fraktur der Densspitze; **2.** Typ II: Fraktur der Densmitte od. -basis; **3.** Typ III: Frakur des Dens im Axiskörper; **Diagn.:** Rö. in 2 Ebenen, Dens-Zielaufnahme (durch den geöffneten Mund), CT (s. Abb.), ggf. Funktionsaufnahmen; **Ther.:** Typ I: konservativ (Halsorthese); Typ II: op. (Verschraubung), da hohe Pseudarthroserate (>50 %) bei konservativer Ther.; Typ III: je nach Frakturbiomechanik konservativ od. operativ mögl.; op. Verfahren: Reposition u. (gedeckte) Densverschraubung von ventral, alternativ Verblockung des 1. u. 2. Halswirbels (z. B. von dorsal nach Magerl mit od. ohne zusätzl. Fusi-

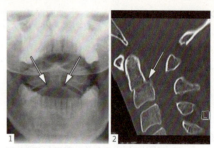

Dens-axis-Fraktur: Anderson Typ II; 1: Dens-Zielaufnahme (a.-p., transoral); 2: CT (dreidimensionale Reformation, sagittal) [88]

on der Wirbelbögen od. von ventral nach Apfelbaum); **DD:** Os* odontoideum. Vgl. Hanged-man-Fraktur.

Dens bi|cuspidatus (↑) *m*: Prämolar.

Dens caninus (↑) *m*: Eckzahn.

Dens emboliformis (↑) *m*: sog. Zapfenzahn; verkümmerte Zahnform; **Vork.:** bes. an den oberen seitl. Schneidezähnen.

Densito|meter (lat. densus dicht; Metr-*) *n*: (engl.) *densitometer*; Gerät zur Durchführung der (radiol.) Densitometrie*, v. a. zur gesetzl. vorgeschriebenen Qualitätskontrolle; gemessen wird die optische Dichte* (Filmschwärzung) im diffusen Licht (meist photoelektr. Lichtmessung).

Densito|metrie (↑; ↑) *f*: **1.** (engl.) *densitometry*; (physik.) Bestimmung der Dichte* eines Stoffes; **2.** (kardiol.) Bestimmung von Kreislaufparametern durch Indikatorverdünnungsmethoden*; **3.** (radiol.) Messung der optischen Dichte* von Röntgenfilmen durch Bestimmung der Lichtdurchlässigkeit; **4.** (biochem.) Verf. zur Quantifizierung der Farbdichte bei Auswertung von Gelelektrophoresen u. Dot/Blot-Bestimmungen (ELISA); **5.** Osteodensitometrie*.

Dens molaris tertius (↑) *m*: syn. Dens serotinus; Weisheitszahn*, der hinterste (3.) Mahlzahn (Molaren*).

densus (lat.): dicht.

Dent-: s. a. Odont-, Odonto-.

dental (Dens*): die Zähne betreffend.

Dentale (↑) *n*: embryonaler Unterkiefer; Bindegewebeknochen, der sich um den Meckel*-Knorpel herum bildet.

Dental|fluorose (↑; Fluor*; -osis*) *f*: (engl.) *dental fluorosis*; Farb- u. Strukturveränderungen des Zahnschmelzes; **Urs.:** chron. od. einmalige Fluoridzuführung >0,07 mg/kg KG tägl. während der Mineralisation der Zähne von der Geburt bis zum 8. Lj. Das Gebiss weist meist generell eine kalkigweiße Grundfarbe auf (im Gegensatz zur übl. gelblichen). Die befallenen Zähne sind weiß gesprenkelt; in schweren Fällen kann sekundäre Braunfärbung der Schmelzporositäten u. Defektbildung auftreten. Schwere Fluorose ist im Allg. auf vulkan. Gebiete in (sub)trop. Breiten beschränkt, wo zudem das Trinkwasser >5 mg F^-/l enthält. **DD:** Schmelzflecken unspezif. Genese (vorübergehende troph. Störungen).

Dental|keramik (↑) *f*: (engl.) *dental ceramics, dental porcelain*; Werkstoffe auf einer Basis aus Quarz, Feldspat u. geringsten Mengen an Kaolin, die durch Brennen von der Pulver- in die feste Form überführt werden; kristalline Komponenten (Leuzit, Glimmer, Spinell, Aluminium- u. Zirconiumoxide) erhöhen die Bruchdehnung; Netzwerkbildner sind SiO_2-Moleküle, Netzwerkwandler 1- u. 2-wertige Alkali- u. Erdalkalimetalloxide bzw. Wassermoleküle (hydrothermales Glas); Unterscheidung in konventionelle (Sintertemperatur >900 °C) u. niedrigschmelzende D. (Sintertemperatur <900 °C); Verblendkeramik ist für den Verbund im Wärmeausdehnungskoeffizienten auf spez. Dentallegierungen abgestimmt. Als Vollkeramikrohlinge für erosive u. CAD/CAM-Fertigung werden auch industriell gefertigte Hochleistungskeramiken eingesetzt.

Dental|legierung (↑) *f*: (engl.) *dental alloy*; Metalllegierung zur Anw. in der Zahnmedizin für festsitzende Restaurationen u. herausnehmbaren Zahnersatz; um die mechan. u. chem. Festigkeiten für die versch. Ind. im aggressiven Mundmilieu zu erreichen, werden mehrere Edel- u. Nichtedelmetalle zusammengeschmolzen (Anw. nur von Titan als Reinmetall). **Einteilung: 1. Edelmetalllegierungen** auf Gold- (AuCu, AuPd, AuPt), Palladium-Kupfer- (PdCu) od. Palladium-Silber-Basis (PdAg); als Edelmetalle werden Au, Pt, Pd, Rh, Ru, Ir, Os, Hg (s. Amalgam), als Nichtedelmetalle Ag, Cu, Zn, Sn, In, Si u. a. eingesetzt. **a)** hochgoldhaltige D.: Goldanteil >75 Massenprozent; **b)** hochedelmetallhaltige D.: Edelmetallanteil >75 Massenprozent; **c)** goldreduzierte D.: Goldanteil 50–75 Massenprozent; **d)** Palladium-Silber- bzw. Palladium-Kupfer-D.: Palladiumanteil >50–55 Massenprozent; **e)** Silber-Palladium-D.: Silberanteil höher als Palladiumanteil, Palladium <50 Massenprozent; **2. Nichtedelmetalllegierungen** auf Cobalt-Chrom- (CoCr, CoCrMo), Nickel-Chrom- (NiCr) od. Eisen-Chrom-Basis (FeCr).

dentatus (lat.): gezähnt.

Dent-Erkrankungs|kom|plex (Charles E. D., brit. Arzt, 1911–1976) *m*: (engl.) *Dent diseases*; X-chromosomal-rezessiv erbl. Nephrolithiasis*; **Ätiol.: 1.** Mutationen im CLCN5-Gen (Genlocus Xp11.22) mit konsekutivem Defekt des an subapikalen Endosomen des proximalen Nierentubulus lokalisierten Chloridkanal-5; **2.** Mutationen im OCRL-Gen (Genlocus Xq26.1) mit konsekutivem Defekt der Phosphatidylinositol-4,5-bisphosphat-5-Phosphatase; **Formen: 1.** allelische Krankheitsbilder unterschiedl. Schwere (Dent-Erkrankung 1, X-chromosomal-rezessiv erbl. Nephrolithiasis, X-chromosomal-rezessiv erbl. hypophosphatämische Rachitis, niedermolekulare Proteinurie); **2.** Dent-Erkrankung 2; **Klin.:** progressive proximale renale Tubulopathie* mit Hyperkalzurie, tubulärer Proteinurie* (niedermolekular) u. Hydrokalzinose*, ggf. Niereninsuffizienz*; **DD:** Debré*-Toni-Fanconi-Syndrom.

Dęntes de|ci̯dui (Dens*) *m pl*: Milchzähne*.

Dęntes in|ci̯sivi (↑) *m pl*: Schneidezähne*.

Dęntes molares (↑) *m pl*: Mahlzähne; Molaren*.

Dęntes natales (↑) *m pl*: zum Zeitpunkt der Geburt vorhandene (oft hypoplast.) Zähne; meist untere mittlere Schneidezähne als Folge einer Zahnkeimverlagerung. Vgl. Milchzähne, Ektodermaldysplasie-Syndrome.

Dęntes neo|natales (↑) *m pl*: Zähne, die verfrüht beim Neugeborenen durchbrechen (Dentitio praecox); oft Hyperdontie* in Form von wurzellosen Frontzähnen (ohne Alveole).

Dęntes per|manęntes (↑) *m pl*: bleibende Zähne; s. Gebissschema.

Dęntes pre|molares (↑) *m pl*: Prämolaren*.

Dęntes sup|plementari̯i (↑) *m pl*: Form der Hyperdontie* mit normal ausgebildeten überzähligen Zähnen; möglich sind doppelte seitl. Schneidezähne od. hinter (Distomolar) bzw. neben den Molaren* (Paramolar) liegende Zähne. Vgl. Mesiodens.

denticulatus (lat.): feinzähnig.

Dentikel (dim von Dens*) *m pl*: (engl.) *denticles*; rundl. bis ovale Hartgewebekörper versch. Größe, die isoliert im Pulpagewebe (**freie D.**), mit der pulpalen Dentinwand verwachsen (**adhärente D.**) od. in diese eingebettet (**interstitielle D.**) auftreten können; **Urs.:** altersbedingt, traumat., Folge von Heilungsvorgängen od. therap. Eingriffen (z. B. Kavitätenpräparation); **Häufigkeit:** bei bis zu 90 % aller Zähne von >50-Jährigen; können neuralgiforme Beschwerden hervorrufen u. bilden ein Hindernis bei der Wurzelbehandlung (s. Wurzelfüllung).

Dentin (lat.) *n*: (engl.) *dentine*; Zahnbein; Dentinum; Kernsubstanz des Zahns*, welche die Cavitas dentis umgibt; im Gegensatz zum (ektodermalen) Zahnschmelz ektomesenchymaler Genese aus Odontoblasten*; durch höheren Gehalt an org. Bestandteilen (vorwiegend kollagene Fibrillen) weicher als der Zahnschmelz; Bildung zunächst als org. Prädentin, das nach einer Reifungsphase, ausgehend von sich konzentr. vergrößernden Mineralisationszentren, verkalkt wird; enthält die Tubuli* dentinales; **Formen: 1. Manteldentin:** äußerste, parallel zur Schmelz-Dentin-Grenze liegende Dentinschicht; entsteht in der initialen Phase der Dentinogenese als Produkt noch nicht voll ausgereifter Odontoblasten*; weniger stark mineralisiert als zirkumpulpäres D.; **2. intertubuläres D.:** kollagenreiches D. zwischen den Tubuli dentinales; **3. peritubuläres D.:** kollagenfibrillenfreies D. der inneren Wand der Tubuli dentinales; reich an sauren u. neutralen Mukopolysachariden, mit höherem Mineralisationsgrad als das intertubuläre D.; wird zeitlebens gebildet u. kann in Extremfällen das Lumen der Tubuli dentinales verschließen; **4. zirkumpulpäres D.:** dem Manteldentin innen anliegende, pulpanahe Dentinschicht.

Dentin|kanälchen (↑): s. Tubuli dentinales.

Dentino|blasten (↑; Blast-*) *m pl*: Odontoblasten*.

Dentino|genesis im|perfęcta Typ I (↑; -genese*) *f*: Capdepont*-Syndrom.

Dentitio diffi̯cilis (lat. dentitio das Zahnen) *f*: (engl.) *difficult dentition*; komplizierter Zahndurchbruch; im Milchgebiss bei gleichzeitiger Allgemeininfektion u. U. verbunden mit Schwellung, Schmerzen, Speichelfluss; im bleibenden Gebiss meist beim Durchbruch der Weisheitszähne auftretend inf. Platzmangel u. oft ungenügender Mundhygiene; **Sympt.:** Schmerzen, perikoronare Schwellung u. Rötung; evtl. Schluckbeschwerden,

Dentition

Kieferklemme; bei Fortschreiten Abszess, Ostitis, Osteomyelitis; **Ther.**: Lokalbehandlung, Inzision, Antibiotika; sekundäre Zahnentfernung od. op. Freilegung.

Dentition (↑) *f*: (engl.) *dentition*; syn. Zahnen; Durchbruch der Zähne (s. Abb.); **1. erste D.** (Durchbruch der Milchzähne*) regulär vom 6.–30. Mon.; **2. zweite D.** (bleibendes Gebiss) vom 6.–12. Lj., mit Ausnahme der 3. Molaren (Weisheitszähne*), die vom 16. Lj. an durchbrechen können. Vgl. Dentitio praecox; Dentitio tarda; Dentitio difficilis; Dentitio senilis.

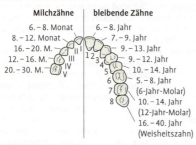

Dentition: zeitliche Abfolge

Dentitions|zyste (↑; Kyst-*) *f*: (engl.) *eruption cyst*; syn. Zahndurchbruchzyste; entsteht durch Abhebung des Zahnsäckchens von der Krone des im Durchbruch begriffenen (meist Milch-)Zahns.

Dentitio praecox (↑) *f*: (engl.) *premature dentition*; verfrühter Zahndurchbruch beim Neugeborenen; s. Dentes neonatales.

Dentitio senilis (↑) *f*: (engl.) *senile dentition*; Zahndurchbruch in höherem Alter; häufig erweckt altersbedingter Knochenabbau um einen Zahn herum den Eindruck eines neu durchbrechenden Zahns.

Dentitio tarda (↑) *f*: (engl.) *delayed dentition*; verzögerter Zahndurchbruch; z. B. bei Achondroplasie*, Dysostosis* acrofacialis, Hyalinosis* cutis et mucosae, Incontinentia* pigmenti, Kretinismus*, Rachitis*, Rothmund*-Thomson-Syndrom, Thymuspersistenz.

dento|gen (Dens*; -gen*): (engl.) *odontogenic*; durch Zähne verursacht; besser odontogen.

De|nudierung (lat. *denudare* entblößen): (engl.) *denudation*; (chir.) möglichst schonende Freipräparierung anat. Strukturen während einer Operation, um Blutversorgung u. Innervation der betroffenen Gewebe zu erhalten.

Denver-Klassifikation *f*: (engl.) *Denver classification*; Systematik der menschl. Chromosomen*; wichtig für die Analyse von Chromosomenaberrationen*; nach Größe u. Zentromerposition werden folgende Gruppen unterschieden (Nummern der Autosomenpaare u. Gonosomen in Klammern): A (1–3), B (4, 5), C (X, 6–12), D (13–15), E (16–18), F (19, 20), G (21, 22, Y); s. Karyogramm (Abb. dort).

Denver-Shunt (Shunt*) *m*: (engl.) *Denver shunt*; implantierbares Ventilsystem (mit Ballonpumpe) zur Ableitung von Flüssigkeit aus der Bauchhöhle (Aszites*) in die V. cava sup. als peritoneovenöser Shunt* bei portaler Hypertension*; vgl. LeVeen-Shunt*; Shunt; transjugulärer intrahepatischer portosystemischer.

De|pendenz (lat. *dependere* herabhängen) *f*: **1.** (engl.) *dependence*; (psychiatr.) s. Abhängigkeit; **2.** (mikrobiol.) Wachstum von Bakt. ausschließl. in Anwesenheit des Antibiotikums*, das zuvor best. Änderungen im bakteriellen Stoffwechsel verursacht.

De|personalisation (De-*; lat. *persona* Charakter, Person) *f*: (engl.) *depersonalization*; Ich*-Störung, bei der das Erleben der persönl. Einheit im Augenblick od. der Identität über den Lebenszeitlauf gestört ist. Der Betroffene kommt sich selbst verändert, fremd, unwirklich, uneinheitl. od. wie eine andere Person vor. **Vork.**: z. B. bei Übermüdung, Intoxikation, psych. Erkrankung. Vgl. Derealisation.

De|phosphorylierung (↑): (engl.) *dephosphorylation*; chem. od. enzymat. Abspaltung eines Phosphatrests; zusammen mit Phosphorylierung* regulatorische Funktion im Stoffwechsel.

De|pigmentierung (↑; Pigmente*): (engl.) *depigmentation*; lokal begrenzte od. generalisierte Verminderung od. Fehlen der normalen Hautfarbe. **Vork.**: als Albinismus, Vitiligo, Naevus achromicus, Leukoderm bei Syphilis, Psoriasis od. Pityriasis versicolor sowie bei erbl. Stoffwechselstörungen (z. B. Ahornsirupkrankheit, Phenylketonurie), Arzneimitteleinnahme (z. B. Chloroquin) u. a. Vgl. Hyperpigmentierung.

De|pilation (lat. *depilare* enthaaren) *f*: (engl.) *epilation*; Enthaarung.

De|pilatoria (↑) *n pl*: (engl.) *depilatory*; wenig gebräuchl. Bez. für Epilatoria (Enthaarungsmittel).

De|pletion (De-*; gr. πλῆθος Fülle) *f*: **1.** (engl.) *depletion*; Verminderung körpereigener Stoffe; **2.** Zustand nach Wasser- od. Blutverlust.

De|pletions|test (↑; ↑) *m*: (engl.) *depletion test*; Messung der Aufnahme von radioaktivem Iod*-123 durch die Schilddrüse unter Gabe des Organifikations-Hemmers Perchlorat (s. Thyreostatika) zum Nachw. einer Iodfehlverwertung*; vgl. Schilddrüsenblockade.

De|polarisation *f*: **1.** (engl.) *depolarization*; (physiol.) Abnahme des (intrazellulär negativen) Ruhemembranpotentials*; s. Aktionspotential; Membranpotential; **2.** (neurol.) als sog. paroxysmale D. typische Sequenz von Membranpotentialänderungen zentraler Neurone während eines epilept. Anfalls (s. Epilepsie); im Oberflächen-EEG werden die Summenpotentiale der einzelnen zellulären D. als sog. spikes erfasst; s. EEG.

De|polarisations|block (↑): s. Muskelrelaxation.

Depot (franz.) *n*: (engl.) *depot*; Ablagerung.

Depot|arznei|formen (↑): s. Depotpräparate.

Depot|fett (↑) *n*: (engl.) *depot fat*; hauptsächl. in Unterhautfettgewebe sowie in u. um Organe der Bauchhöhle gespeicherte Triglyceride*, die der Wärmeisolation, Energie- u. Wasserreserve dienen; im D. erfolgt die Synthese von Adipokinen*. Vgl. Fettstoffwechsel; Fettgewebe; Fettleber; Adipositas.

Depot|insulin (↑) *n*: (engl.) *depot insulin*; Insulin* als Depotpräparat.

Depot|peni|cilline (↑) *n pl*: s. Penicilline.

Depot|prä|parate (↑) *n pl*: (engl.) *depot preparations*; syn. Retardpräparate; Arzneiformen*, deren gesteuerte (verzögerte) Arzneistofffreisetzung* über einen längeren Zeitabschnitt möglichst konstant sowie in therap. brauchbarer Menge geschieht; z. B. Depotinjektion, Depottablette od. -kapsel, Schwimmkapsel; häufig mit Initialdosis* u. Erhaltungsdosis*.

De|pravation (lat. *depravare* verdrehen, verschlechtern) *f*: **1.** (engl.) *depravation*; i. w. S. Bez. für Verschlechterung einer Krankheit; **2.** (psychiatr.) alte Bez. für eine Störung der moral. Urteilsfähigkeit u. Veränderung des sittl. Verhaltens i. S. eines Unvermögens, das persönl. Leben i. R. geltender sozialer Normen zu gestalten (insbes. als Folge einer Suchterkrankung).

De|pression (lat. *deprimere*, *depressus* niederdrücken, herabziehen) *f*: (engl.) *depression*, *dejection*; affektive Störung*, die insbes. durch gedrückte Stimmung, Interessenverlust, Antriebslosigkeit u. verminderte Leistungsfähigkeit gekennzeichnet ist; **Epidemiol.:** Lebenszeitprävalenz: 5–12 % (Männer), 10–25 % (Frauen); D. treten in jedem Lebensalter auf, Erstmanifestation gehäuft zwischen 18. u. 25. Lj., Häufigkeitsgipfel im 3. Lebensjahrzehnt; **Urs.:** je nach Form versch., meist multifaktoriell, Komb. genet., neurochemischer, psychol. u. sozialer Faktoren wird angenommen; **Einteilung: 1.** traditionell: nach angenommenen Urs. (somatogene, endogene, neurot. u. reaktive D.); **2.** aktuell: **a)** primäre D.: Einteilung deskriptiv nach Phänomenologie u. Verlauf (uni- od. bipolar, einmalig od. rezidivierend), Schweregrad (leicht, mittelgradig, schwer) u. der Ausprägung der Sympt. (somatisch, psychotisch); **b)** sekundäre D. als Folge eines med. Krankheitsfaktors od. einer anderen psych. Störung (z. B. org. od. pharmakogene D., schizoaffektive Störung); **Klin.: 1.** emotionale Sympt.: gedrückte Stimmung, Freudlosigkeit, Niedergeschlagenheit, Hilflosigkeit, Traurigkeit, Hoffnungslosigkeit, Schuldgefühle, Angst u. a.; **2.** kognitive Sympt.: Grübeln, Konzentrationsstörungen, negative Sicht auf die eigene Person, die Vergangenheit u. Zukunft, Suizidgedanken u. a.; **3.** somat. Sympt.: verminderter od. gesteigerter Appetit, Libidoverlust, Ein- u. Durchschlafstörungen, frühes Erwachen, leichte Ermüdbarkeit u. a.; **4.** psychomotor. Sympt.: allg. Aktivitätsminderung bis zum Stupor, Agitiertheit u. a.; **5.** motivationale Sympt.: Antriebslosigkeit, Interessenlosigkeit, Entschlussunfähigkeit, Vermeidung, Rückzug bis zum Suizid u. a.; **Verlauf:** meist episodisch (depressive Episode*), saisonal (saisonal-affektive Störung*) od. chron. (Dysthymie*); **Diagn.:** Anamnese, Exploration, internist.-neurol. Untersuchung, störungsspezif. Fragebögen u. Interviews; **Ther.:** Antidepressiva, ggf. in Komb. mit Neuroleptika (v. a. bei D. mit psychotischer Symptomatik); Psychotherapie, v. a. Verhaltenstherapie u. interpersonelle Psychotherapie; bei schwerer D. mit Suizidgefahr od. psychot. Symptomen stationäre Therapie; bei therapieresistenter D. ggf. Versuch mit Tiefenhirnstimulation, Vagusstimulation od. Elektrokrampftherapie; **Progn.:** 50–60 % Rückfallhäufigkeit nach der 1. Episode, mit jeder weiteren Episode zunehmend. Vgl. Trauerreaktion.

De|pression, agitierte (↑) *f*: (engl.) *agitated depression*; Form der Depression*, bei der psychomotor. Erregung, Angst u. Unruhe im Vordergrund stehen; geht häufig einher mit rastlosen Bewegungen, lautem Jammern u. ständigem Wiederholen der gleichen Fragen.

De|pression, ana|klitische (↑) *f*: (engl.) *anaclitic depression*; syn. Anlehnungsdepression, Affektentzugssyndrom, Säuglingsdepression; Bez. (R. Spitz) für depressives Syndrom, das bei Säuglingen inf. Trennung von der Bezugsperson auftritt; **Sympt.:** bewegungsarmes, teilnahmsloses u hinsichtl. Gestik u. Mimik ausdrucksverminderndes Verhalten; später Kontaktstörungen, Insomnie, Gewichtsverlust u. psychomotor. Retardierung; **Progn.:** Bei Aufhebung der Trennung ist die Sympt. reversibel; sonst evtl. Übergang in psych. Hospitalismus*. Vgl. Deprivation.

De|pression, bi|polare (↑) *f*: s. Störung, bipolare affektive; Depression, unipolare.

De|pression, endo|gene (↑) *f*: (engl.) *endogenous depression*; veraltete Bez. für eine „von innen heraus entstandene", weder durch erkennbare körperl. Erkr. noch äußere Urs. begründbare Depression*; s. Episode, depressive.

De|pression, larvierte (↑) *f*: (engl.) *masked depression*; veraltete Bez. für eine Depression*, bei der Betroffene ihre depressive Verstimmung in Form körperl. Beschwerden ausdrücken, z. B. Herzbeschwerden, Kopfschmerzen, Rückenschmerzen, Verdauungsbeschwerden, Appetit- u. Schlafstörungen, gyn. Beschwerden, Störungen der Sexualfunktion; schwierige Diagnosestellung; der Pat. ist oft bei mehreren Ärzten (insbes. bei Allgemeinmedizinern, Internisten, Gynäkologen u. Chirurgen) in Behandlung.

De|pression, pharmako|gene (↑) *f*: (engl.) *drug-induced depression*; pharmak. ausgelöste Depression* (bes. nach Abklingen der psychot. Phase einer Psychose bei Behandlung mit Neuroleptika*), die i. d. R. nach Absetzen der Arzneimittel wieder abklingt; vgl. Depression, postschizophrene.

De|pression, post|schizo|phrene (↑) *f*: (engl.) *postpsychotic depression*; syn. postpsychotische depressive Störung; Depression* nach Remission einer Schizophrenie*.

De|pression, psycho|gene (↑) *f*: (engl.) *psychogenic depression*; Bez. für eine Depression*, deren Entstehung in psych. Faktoren vermutet wird.

De|pression, psychotische (↑) *f*: (engl.) *psychotic depression*; i. d. R. schwere Form der Depression* mit ausgeprägt depressiver u. wahnhafter Sympt., manchmal akust. Halluzinationen, Wahnideen (v. a. Versündigungswahn* od. Verarmungswahn*) u. psychomotor. Hemmung bis zum Stupor*; **Vork.:** z. B. als depressive Episode*, i. R. einer bipolaren affektiven Störung*, od. schizoaffektiven Psychose*; **Ther.:** Antidepressiva, Neuroleptika, Psycho- bzw. Soziotherapie.

De|pression, re|aktive (↑) *f*: s. Anpassungsstörung.

De|pression, rezidivierende (↑) *f*: syn. rezidivierende depressive Störung; nach ICD-10 Bez. für unipolare Depression* mit wiederholt auftretenden depressiven Episoden* mit einem Intervall von mind. 2 Mon. ohne deutl. affektive Symptomatik.

De|pression, somato|gene (↑) *f*: (engl.) *somatogenic depression*; körperl. begründbare Depression*; **Formen: 1.** symptomat. Depression: Begleitdepression bei körperl. (v. a. extrazerebralen) Erkr.: postinfektiös, postoperativ, hämodynam., tox., endokrin (biol. Krisenzeiten: Pubertät, Prämenstruum, Schwangerschaft, Wochenbett, Klimakterium od. bei endokrinen Erkr.), pharmak. (pharmakogene Depression*) u. a.; **2.** org. Depression: altersbedingte Veränderungen (vgl. Involutionspsychose) mit od. ohne Demenz, posttraumat., bei Hirntumoren, geistiger Behinderung, Epilepsie, Meningitis, Enzephalitis u. a.; **Ther.:** Ausschaltung evtl. einwirkender Noxen od. Arzneimittel, Behandlung der Grundkrankheit, ggf. vorsichtig dosiert Antidepressiva, Neuroleptika.

De|pressions|zustand des Neu|geborenen (↑): (engl.) *distress syndrome of the newborn*; allgemeine Bez. für den Zustand eines Neugeborenen, das nach der Geburt eine herabgesetzte od. fehlende Atmung, Beeinträchtigung des Kreislaufs od. Störungen des zentralen Nervensystems aufweist; Diagn. u. Schweregradeinteilung werden mit Hilfe der Zustandsdiagnostik* des Neugeborenen durchgeführt. Vgl. APGAR-Schema.

De|pression, uni|polare (↑) *f*: (engl.) *unipolar depression*; Depression* ohne Episoden von Manie*; **Formen:** depressive Episode*, rezidivierende Depression*, Dysthymie* u. Anpassungsstörung*. Vgl. Störung, bipolare affektive.

De|pression, wahnhafte (↑) *f*: (engl.) *delusional depression*; i. d. R. schwere Form der Depression*, bei der Wahnideen auftreten, die der Grundstimmung entsprechen; vgl. Cotard-Syndrom; Synthymie.

de|pressiv (↑): (engl.) *depressive*; seelisch gedrückt, verstimmt; s. Depression.

De|pressoren (↑) *m pl*: s. Pressosensoren.

De|pressor|re|flex (↑; Reflekt-*) *m*: s. Bezold-Jarisch-Reflex.

De|privation (De-*; lat. *privare* berauben) *f*: **1.** (engl.) *deprivation*; allg. Bez. für Entbehrung od. Mangel; **2.** (psychol.) Bez. für unzureichende od. fehlende körperl. u. affektive Zuwendung, die v. a. in den ersten Lebensjahren zu anaklitischer Depression*, psychomotor. Retardierung*, insbes. Abweichung der Sprachentwicklung u. des psychosozialen Verhaltens od. zu psych. Hospitalismus* führen kann; **Urs.:** Isolation von der Bezugsperson, mangelnde Pflege od. Vernachlässigung (sog. passive Kindesmisshandlung*); **Sympt.:** sog. Deprivationstrias: Angst, Aggressivität u. Kontaktschwäche.

De|privations|ambly|opie (↑; ↑; Ambly-*; Op-*) *f*: s. Amblyopie.

De|privation, sensorische (↑; ↑) *f*: (engl.) *sensory deprivation*; Ausschaltung aller Sinneseindrücke durch extreme Isolation eines Menschen; **Folgen:** u. a. Denkstörungen, Konzentrationsstörungen, depressives Syndrom, evtl. Halluzinationen (sog. Deprivationssyndrom). Vgl. Deprivation.

De|privations|syn|drom (↑; ↑) *n*: (engl.) *deprivation syndrome*; s. Deprivation, sensorische.

De|puranzien (lat. *depurare* reinigen) *n pl*: (engl.) *laxatives*; Reinigungsmittel, Abführmittel; s. Laxanzien.

de Quervain-Krankheit (Fritz de Qu., Chir., Bern, 1868–1940): **1.** (orthop.) Tendovaginitis* stenosans de Quervain; **2.** (endokrin.) subakute Thyroiditis* de Quervain.

de Quervain-Luxations|fraktur (↑; Luxation*; Fraktur*) *f*: (engl.) *dislocation fracture de Quervain*; Komb. von Skaphoidfraktur u. perilunärer Dorsalluxation*; handchir. Notfall, der i. d. R. eine op. Versorgung erfordert.

Dercum-Krankheit (Francis X. D., Neurol., Philadelphia, 1856–1931): (engl.) *Dercum's disease*; syn. Adipsalgie, Adiposis dolorosa, Lipomatosis dolorosa; autosomal-dominant erbl. Erkr. mit Auftreten schmerzhafter subkutaner Lipome an Stamm u. Extremitäten; **Vork.:** Beginn v. a. im mittleren Lebensalter; m : w. = 1 : 5, bes. bei Frauen nach der Menopause.

De|realisation *f*: (engl.) *derealization*; (psychol.) Gefühl, die Umwelt (Personen u. Gegenstände) habe sich verändert u. sei fremd u. unwirklich; **Vork.:** meist gemeinsam mit Depersonalisation*, z. B. bei starker Müdigkeit, i. R. depressiver, phobischer, Zwangs- od. schizophrener Störungen od. in Zus. mit best. seel. Belastungen (z. B. Schrecksituationen, Katastrophen- od. Verlusterlebnisse); auch i. R. der epileptischen Aura bei Temporallappenepilepsie.

de-Ritis-Quotient (F. de R., Hepatologe, Neapel) *m*: (engl.) *de Ritis ratio*; Verhältnis der Serum-Transaminasen AST zu ALT, normal 2 : 1; früher zur Differenzierung von muskulärer od. hepat. Ursache der Transaminasenerhöhung, heute nicht mehr gebräuchlich; **Bewertung:** bei erhöhten Transaminasen* ohne Muskelschaden (normale Kreatinkinase*) weist ein Quotient von <1 auf einen leichten Leberschaden (v. a. akut entzündl. bedingt) hin, da ALT ausschließlich im Zytosol lokalisiert ist u. relativ stärker ansteigt als AST (70 % mitochondrial, 30 % zytosol.); schwere nekrot. Leberparenchymschäden (v. a. alkoholbedingte u. chron. aktive Erkr.) gehen mit einem de-R.-Qu. von >2 einher. Vgl. Enzymdiagnostik.

De|rivat (lat. *derivare* ableiten) *n*: (engl.) *derivative*; chem. Verbindung, die aus einer anderen chem. Substanz entstanden ist; vgl. Analogon.

Derm-: auch Derma-, Dermat-, -dermia; Wortteil mit der Bedeutung Haut, Fell; von gr. δέρμα, δέρματος.

Derma (↑) *n*: Haut*.

Derm|ab|rasion (↑; Abrasio*) *f*: veraltet Ponçage; Abschleifen der Haut, meist mit hochtourigen Schleifgeräten od. manuell mit Glas- od. Sandpapier; **Ind.:** Narben nach Unfall, Akne, Variola, Varizellen, Zoster; epidermaler Nävus, Rhinophym, oberflächl. Tätowierungen.

Derma|centor (↑; Kent-*) *m*: (engl.) *Dermacentor*; Gattung der Schildzecken; s. Zecken.

Dermal|sinus (↑) *m*: Sinus* dermalis.

Derma|nyssidae (↑; gr. νύσσειν stoßen, stechen; -id*) *f pl*: (engl.) *Dermanyssidae*; Raubmilben, Vogelmilben; ca. 1 mm große, ektoparasit. Milben* der Unterordnung Gamasida; z. B. Dermanyssus gallinae (rote Vogelmilbe), Dermanyssus hirundinus (Schwalbenmilbe) u. Ornithonyssus sylviarum (europäische Hühnermilbe); Err. der Gamasidiose*; in Nordamerika Überträger von Viren (St.-Louis-Enzephalitis) u. Rickettsia akari.

Dermatan|sulfat *n*: (engl.) *dermatan sulfate*; syn. Chondroitinsulfat C; Proteoglykan* aus der Gruppe der Chondroitinsulfate*.

Dermatitis (Derm-*; -itis*) *f*: (engl.) *dermatitis*; Bez. für eine primär die obere Dermis u. Epidermis erfassende, entzündl. Hautreaktion auf chem., physik., mikrobielle od. parasitäre Noxen sowie i. R. anderer Hauterkrankungen (z. B. atopisches Ekzem*, Psoriasis*); vgl. Ekzem.

Dermatitis ammoniacalis (↑; ↑) *f*: Windeldermatitis*.

Dermatitis a|trophicans maculosa (↑; ↑) *f*: Anetodermie*.

Dermatitis chronica a|trophicans (↑; ↑) *f*: s. Akrodermatitis chronica atrophicans.

Dermatitis ex|foliativa generalisata (↑; ↑) *f*: (engl.) *generalized exfoliative dermatitis*; subakute bis chron. Erythrodermie mit großblättriger Schuppung, oft Verlust der Haare u. Nägel; **Urs.:** idiopathisch, symptomat. (z. B. bei Retikulose, Leukämie) od. durch Arzneimittel bedingt.

Dermatitis ex|foliativa neo|natorum (↑; ↑) *f*: s. SSSS.

Dermatitis herpeti|formis (↑; ↑) *f*: (engl.) *Duhring's disease*; syn. Duhring-Brocq-Krankheit; chron.-rezidivierende Hauterkrankung mit subepidermaler Blasenbildung; **Ätiol.:** Autoimmunerkrankung, assoziiert mit HLA-B8/DR3 (80–90 %) u. fast immer mit glutensensitiver Enteropathie mit Zottenatrophie (wie bei Zöliakie*); granuläre Ablagerung von IgA-Antikörpern im Papillarkörper, Komplementaktivierung u. Spaltbildung an der Basalmembran, mit neutrophilen u. eosinophilen Infiltraten (Mikroabszesse); **Klin.:** polymorphes Bild mit herpesähnl. gruppierten, selten erkennbaren Bläschen, die inf. des starken Juckreizes aufgekratzte Papeln mit blutigen Krusten werden; selten größere Blasen wie bei bullösem Pemphigoid*; **Prädilektionsstellen:** Sakralregion, Knie, Ellenbogen, behaarter Kopf; **Diagn.:** Biopsie von frischen Herden mit Nachw. von IgA-Ablagerung in Papillenspitzen; **Ther.:** glutenfreie Diät, Dapson, alternativ Sulfapyridin, Salicylpyrimidin.

Dermatitis inter|triginosa (↑; ↑) *f*: s. Intertrigo.

Dermatitis lichenoides purpurica et pigmentosa (↑; ↑) *f*: (engl.) *pigmented purpuric lichenoid dermatitis*; syn. Gougerot-Blum-Krankheit; häufig bei Frauen auftretende hämorrhag. Pigmentdermatose mit rot-braunen, teilweise purpurischen (punktförmige Einblutungen) u. teleangiektatischen Papeln an den Beinen.

Dermatitis, peri|orale (↑; ↑) *f*: (engl.) *perioral dermatitis*; syn. Rosacea-artige Dermatitis; bes. bei Frauen auftretende Entz. der Haut im Gesichtsbereich unter Aussparung eines Saums um die Lippen; Prädisposition bei trockener Haut u. atopischer Diathese; **Klin.:** brennende, 1–3 mm große, blassrote, gruppierte Papeln auf gerötetem, leicht schuppendem Grund mit oft gelbl. Spitze (Pseudopustel); s. Abb.; **Ätiol.:** vermutlich langzeitige Anw. von halogenierten Kortikoidexterna bzw. Kosmetika (Feuchtigkeitscremes); **Ther.:** blande od. tanninhaltige feuchte Umschläge, Tetracycline oral; **DD:** Rosacea, Kontaktekzem.

Dermatitis, peri|orbitale (↑; ↑) *f*: (engl.) *periocular dermatitis*; nach Anw. von halogenierten Gluko-

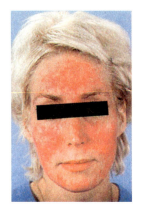

Dermatitis, periorale: Rötung u. Papeln im Gesicht mit typischer Aussparung im Mundbereich [3]

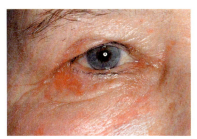

Dermatitis, periorbitale: Rötung am Ober- u. Unterlid des Auges

kortikoidexterna (meist zur Ther. einer Rosacea* od. eines Kontaktekzems*) entstandene Entz. der Haut um die Augen (s. Abb.); **Klin. u. Ther.:** s. Dermatitis, periorale.

Dermatitis plantaris sicca (↑; ↑) *f*: sog. Winterfüße; chron., trockene, rhagadiforme, symmetr. auftretende Dermatitis an der Plantarfläche der Zehen u. des Vorfußes bei Kindern mit atopischem Ekzem* od. aufgrund zu enger Schuhe; verschlimmert sich im Winter.

Dermatitis pratensis (↑; ↑) *f*: Wiesengräserdermatitis; s. Lichtdermatosen.

Dermatitis, Rosacea-artige (↑; ↑) *f*: periorale Dermatitis*.

Dermatitis, sebor|rhoische (↑; ↑) *f*: s. Ekzem, seborrhoisches.

Dermatitis solaris (↑; ↑) *f*: Sonnenbrand; s. Lichtdermatosen.

Dermatitis ulcerosa (↑; ↑) *f*: Pyoderma* gangraenosum.

Dermato|chalasis (↑; Chalasie*) *f*: Cutis* laxa.

Dermato|faszio|sklerose (↑; Fasz-*; Skler-*; -osis*) *f*: s. Dermatoliposklerose.

Dermato|faszio|tomie (↑; Fasc-*; -tom*) *f*: (engl.) *dermatofasciotomy*; Notfalleingriff zur Dekompression bei Kompartmentsyndrom* i. R. von damage* control mit vollständiger Spaltung der Haut u. der Kompartimentfaszien über einer Faszienloge der Gliedmaßen (s. Abb.).

Dermatofibrom

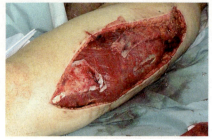

Dermatofasziotomie: am Oberschenkel links nach schwerem Weichteiltrauma [58]

Dermato|fibrom (↑; Fibr-*; -om*) *n*: (engl.) *dermatofibroma*; syn. Fibroma durum, Nodulus cutaneus; derber, hautfarbener bis tiefbrauner, halbkugeliger, benigner Hauttumor (⌀ ca. 1 cm), v. a. an den Beinen, meist bei Frauen; entsteht möglicherweise als Reaktion auf Insektenstiche u. a. Mikrotraumen; Spontanrückbildung selten; **Histol.:** Kollagenfaserbündel mit Fibroblasten; **Ther.:** evtl. chir. Exzision; vgl. Histiozytom.

Dermato|fibro|sarcoma pro|tuberans (↑; ↑; Sark-*; -om*) *n*: (engl.) *dermatofibrosarcoma protuberans*; Abk. DFSP; seltener, harter, knolliger, langsam, von einer plattenartigen Infiltration ausgehend tief in die Subkutis wachsender, fibrohistiozytärer Tumor mit glatter, atropher, teleangiektatischer Oberfläche; selten als pigmentierters D. p. (sog. Bednar-Tumor) mit melaninhaltigen dendritischen Zellen durchsetzt; **Lok.:** bes. Stamm; **Path.:** Translokation mit Enstehung eines Fusionsgens, bei dem das PDGF*-Gen unter die Kontrolle des in Fibroblasten aktiven Kollagen-I-Gens gerät; **Diagn.:** Klinik u. histol. Befund mit storiformer (bastmattenartiger) Anordnung der Spindelzellen (CD34+); **Ther.:** Exzision mit Sicherheitsabstand, Randkontrolle u. jahrelanger Beobachtung; bei nicht resezierbarem, rezidivierendem u./od. metastasierten DFSP Imatinib*; **Progn.:** metastasiert selten, rezidiviert bei unvollständiger Exstirpation in bis zu 20 % der Fälle.

Dermato|glyphen (↑; gr. γλυφή das Eingraben) *f pl*: s. Hautleisten.

Dermato|lipo|sklerose (↑; Lip-*; Skler-*; -osis*) *f*: (engl.) *dermatosclerosis*; tastbare Konsistenzvermehrung von Kutis u. Subkutis am Unterschenkel aufgrund von Fibrosierung bei chronisch-venöser Insuffizienz*; bei Einbeziehung der Faszie als Dermato(lipo)faszioklerose bezeichnet.

Dermato|logie (↑; -log*) *f*: (engl.) *dermatology*; Fachgebiet der Medizin, das sich mit den Erkr. der Haut u. Schleimhäute u. deren Anhangsgebilden sowie mit der Ther. dieser Veränderungen befasst; Teilgebiete sind traditionell Venerologie*, Andrologie* u. Allergologie*.

Derma|tom (↑; -tom*) *n*: **1.** (engl.) *dermatome*; (neurol.) sensibel versorgtes Hautareal mit Bezug zum Rückenmarksegment u. dem zugehörigen Spinalnerven* (s. Abb.); vgl. Head-Zonen; Sherrington-Gesetz; Ursegmente; Segment, spinales. **2.** (chir.) Instrument zur Gewinnung von Hautschichten in

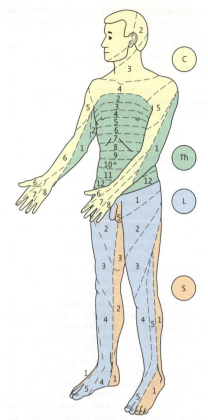

Dermatom: sensible Versorgung der Körperoberfläche (radikuläre Innervation); cervikale (C), thorakale (Th), lumbale (L) u. sakrale (S) Spinalnervenwurzeln

unterschiedl. einstellbarer Schichtdicke als Hauttransplantat*; vgl. Meshgraft.

Dermato|myiasis (↑; gr. μυῖα Fliege; -iasis*) *f*: (engl.) *dermal myiasis*; Madenkrankheit der Haut; s. Myiasis.

Dermato|mykose (↑; Myk-*; -osis*) *f*: (engl.) *dermatomycosis*; Infektion der Haut, Haare u. Nägel durch Pilze, v. a. Dermatophyten*, aber auch durch Hefen* u. Schimmelpilze*; **Formen:** Favus*, Mikrosporie*, Trichophytie*, Candidose*, Tinea* u. a.; **Ther.:** Azolderivate (s. Antimykotika) od. Griseofulvin, Naftifin, Terbinafin, Tolnaftat u. Ciclopiroxolamin (nur bei Dermatophyten wirksam). Vgl. Mykosen; Systemmykosen.

Dermato|myositis (↑; My-*; -itis*) *f*: (engl.) *dermatomyositis*; Abk. DM; sog. Lila-Krankheit, veraltet Wagner-Unverricht-Syndrom; autoimmune Myositis* mit Beteiligung der Haut; mit Polymyositis* als Dermatomyositis*-Polymyositis-Komplex bezeichnet; mögl. Überlappung mit system. Lupus* erythematodes, Sklerose*; **Vork.:** selten (1 : 100 000); weltweit; **Urs.:** unbekannt; bei kindlicher D. z. T. Nachweis von Coxsackie-B- u. Picorna-Viren; bei Erwachsenen z. T. als paraneoplastisches Syndrom* (25–75 %); hohe Korrelation mit

Dermatophyten

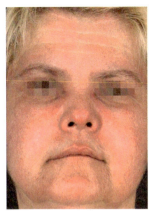

Dermatomyositis Abb. 1: Erythem, Ödem und Schwäche der mimischen Muskulatur [143]

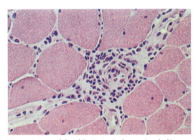

Dermatomyositis Abb. 2: typische perivaskuläre entzündliche Infiltrate in der Muskelbiopsie ohne Destruktion der Muskelzellen [31]

HLA-DR3; **Sympt.:** zu Beginn Krankheitsgefühl, Raynaud-Syndrom, mildes Fieber; variable Hautveränderung; typisch sind weinrote bzw. lilafarbene, ödematöse Erytheme (s. Abb. 1) mit Hautatrophie, Teleangiektasien, Hyper- u. Depigmentierungen (Poikilodermie), sowie Blutungen der Nagelfalz; im Spätstadium evtl. Sklerose u. Calcinosis cutis (v. a. bei kindlicher D.); Prädilektionsstellen: periorbital, Wangen, Nasenrücken, obere Rumpfpartien, Fußinnenknöchel u. Dorsalseiten von Ellenbogen, Knien u. Fingergelenken (Gottron*-Zeichen), Hyperämie u. Riesenkapillaren im Nagelfalz (Keinig-Zeichen); Muskelbeteiligung nicht obligat, kann Hautsymptomen vorangehen od. folgen; progrediente Schwäche u. Schmerzhaftigkeit; später evtl. Atrophie u. Muskelkontrakturen am Schulter- u. Beckengürtel, Hals, obere u. später untere Extremitäten, selten an Schluck-, Augen-, Atem- u. Herzmuskulatur (Arrythmien); als weitere Sympt. Arthralgien bzw. Arthritiden; **Kompl.:** selten akute Fälle mit Rhabdomyolyse u. akutem Nierenversagen; Beteiligung von Nieren, Lungen sowie Sympt. wie bei Sjögren*-Syndrom (sog. Sicca-Symptomatik); **Diagn.:** klin. Bild; erhöhte Kreatinkinase, Aldolase, Laktatdehydrogenase u. Transaminasen im Serum, Serumnachweis von Myoglobin, Rheumafaktoren, antinukleären Antikörpern, Antikörpern gegen Histidyl-RNA-Syn-

thetase (Jo-1) u. Proteasomen; Elektromyographie u. Muskelbiopsie (s. Abb. 2), MRT der Muskeln mit Kontrastmittel; **Ther.:** Glukokortikoide, evtl. kombiniert mit Immunsuppressiva (Azathioprin, Methotrexat, Cyclophosphamid), Immunglobuline; **DD:** andere Kollagenosen; virale, bakterielle u. parasitäre Myositis.

Dermato|myositis-Poly|myositis-Kom|plex (↑; ↑; -itis*) *m*: (engl.) *dermatomyositis/polymyositis complex*; Autoimmunkrankheit mit Haut- u. Muskelbeteiligung; häufig assoziiert mit Malignomen, insbes. bei an Dermatomyositis erkrankten Pat. >40 Jahre; **Diagn.: 1.** Dermatomyositis: neben Hautveränderung mind. 4 weitere Diagnosekriterien (s. Tab.); **2.** Polymyositis: mind. 4 Diagnosekriterien ohne Hautveränderung. Vgl. Dermatomyositis; Polymyositis.

Dermatomyositis-Polymyositis-Komplex Kriterien nach Tanimoto (1995)	
1.	Hautveränderung (hellviolettes Erythem, Gottron-Zeichen, Erytheme an den Streckseiten der Extremitätengelenke)
2.	Schwäche der proximalen Muskulatur
3.	Erhöhung von Kreatinkinase und Aldolase
4.	Muskelschmerz (spontan oder nach Druck)
5.	pathologisches EMG
6.	Anti-Jo1-Antikörper (Lungenbeteiligung), die nicht obligat sind; Anti-PL7- und -PL12-Antikörper
7.	nichterosive Arthritis oder Arthralgien
8.	Entzündungszeichen: Fieber, hohe CRP-Werte oder BSG
9.	Biopsie: histologischer Nachweis einer Myositis

Dermato|pathia cyanotica (↑; -pathie*) *f*: inf. mangelnder Gewebeernährung auftretende scharf begrenzte, blaurote Verfärbung, Schuppung u. Infiltration der Haut im unteren Drittel der Unterschenkel; häufig Grundlage eines Ulcus* cruris.

Dermato|phagoides (↑; Phag-*) *m pl*: Hausstaubmilben; s. Milben.

Dermato|phyten (↑; Phyt-*) *m pl*: (engl.) *dermatophytes*; Sammelbez. für keratinophile, hyphenbildende Fungi* imperfecti, die sich in den äußeren Schichten der Epidermis, in Haaren u. Nägeln ansiedeln u. Hauterkrankungen verursachen können; **Gattungen:** Trichophyton, Microsporum, Epidermophyton; einige Species sind anthropophil, andere zoophil. Die sexuelle Hauptfruchtform von Trichophyton wird der Gattung Arthroderma zugeordnet, die entspr. Form von Microsporum gehört der Gattung Nannizzia an. Die asexuellen Stadien sind krankheitserregend (s. Dermatophytose). Mikroskop. **Nachw.:** Pilzhyphen in Hautschuppen, Haaren u. Nagelproben nach Einwirkung von Kalilauge (15 %) als Nativpräparat;

Dermatophytose

Abgrenzung gegen Hefen* od. Schimmelpilze* nur kulturell möglich.

Dermato|phytose (↑; ↑; -osis*) *f*: (engl.) *dermatophytosis*; Sammelbez. für Infektion der Haut, Nägel u. Haare durch Dermatophyten*; **Formen:** Favus*, Mikrosporie*, Trichophytie*, Tinea*, Epidermophytie; vgl. Dermatomykose.

Dermatose (↑; -osis*) *f*: (engl.) *dermatosis*; allg. Bez. für Hautkrankheit.

Dermatose, akute febrile neutro|phile (↑; ↑) *f*: Sweet*-Syndrom.

Dermatose, transitorische akantho|lytische (↑; ↑) *f*: (engl.) *transient acantholytic dermatosis*; syn. Grover-Krankheit; androtrope Hauterkrankung mit meist papulösen (auch vesikulären), stark juckenden Effloreszenzen v. a. am oberen Stamm, die histol. Zeichen der Akantholyse* u. Dyskeratose* zeigen; treten u. U. nach starker Sonnenexposition, meist aber spontan auf u. heilen nach unterschiedl. Zeit (3–12 Wo.) wieder ab. **Urs.:** unbekannt; es bestehen keine Hinweise auf eine hereditäre, infektiöse od. immun. Genese. **DD:** Darier*-Krankheit, Prurigo* simplex subacuta, Dermatitis* herpetiformis, Scabies*, Miliaria* (rubra).

Dermato|skopie (↑; -skopie*) *f*: (engl.) *dermatoscopy*; diagn. Verf. zur Beurteilung pigmentierter Hautveränderungen (z. B. melanozytärer Nävus*, Melanom*) u. Skabiesgängen; Betrachtung des mit Immersionsöl eingeriebenen Hautareals durch das aufgesetzte Dermatoskop (Gerät mit achromatischer Linse u. Halogenlampe) in 10-facher Vergrößerung.

Dermato|stomatitis Baader (↑; Stoma*; -itis*; Ernst B., Int., Hannover, 1892–1962) *f*: s. Stevens-Johnson-Syndrom.

Dermato|zoen (↑; gr. ζῷον Tier) *n pl*: Hautschmarotzer; s. Parasiten.

Dermato|zoen|wahn (↑; ↑): (engl.) *dermatozoon phobia*; syn. taktile Halluzinose, Parasitophobie; nosolog. uneinheitl. Halluzinose* mit der wahnhaften Überzeugung, dass sich Parasiten, Insekten od. Würmer unter der Haut befinden u. bewegen, was bei den Betroffenen zu Angst u. Kratzen führt; **Vork.:** bei org. Psychose*, v. a. im höheren Lebensalter, auch bei Cocainmissbrauch od. Alkoholentzug. Vgl. Wahn.

Dermato|zoonosen (↑; ↑; -osis*) *f pl*: (engl.) *dermatozoonoses*; durch Dermatozoen (s. Parasiten) verursachte Hautkrankheiten.

Dermis (↑) *f*: Lederhaut, veraltet Corium; zwischen Epidermis* u. Subkutis* gelegener bindegewebiger Anteil der Haut* (Abb. dort); **Aufbau: 1.** Stratum papillare: mit der Epidermis verzapft, feinfaserig, reich an elast. u. retikulären Fasern, Zellen, Blutkapillaren u. Nervenendorganen; **2.** Stratum reticulare: kräftige, verfilzte Kollagenfaserbündel u. elastische Netze; enthält größere Nerven u. Blutgefäße, Schweißdrüsen, Haarfollikel.

Dermite ocre Favre et Chaix (franz. ↑; -itis*; ocre ocker; Maurice F., Dermat., Lyon, 1876–1954; A. Ch., franz. Dermat.) *f*: Purpura u. Hyperpigmentierung beim Grad II der chronisch-venösen Insuffizienz*.

Dermo|graphismus (↑; -graphie*) *m*: (engl.) *dermatographism*; Hautschrift; sichtbare Hautreaktion nach mechan. Reizung der Haut (z. B. durch Bestreichen

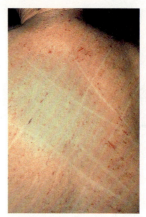

Dermographismus: weißer D. auf der Rückenhaut [55]

mit Stift od. Spatel); **Formen: 1. roter D.:** physiol. Reaktion (Rötung inf. Vasodilatation); **2. weißer D.** (syn. Delayed-blanch-Phänomen): (Abblassen inf. Vasokonstriktion) nicht krankheitsspezif., z. B. bei atop. Ekzem u. Sonnenbrand aufgrund einer neurovegetativen Dysregulation (s. Abb.); nach kräftigem Streichen über die Haut kommt es zu vorübergehender Weißfärbung (anäm. Bereich mit schmalem, erythematösem Saum); beim Acetylcholintest* entsteht eine ähnl. Reaktion; **3. urtikarieller D.:** Bildung einer Quaddelleiste wenige Min. nach mechan. Reizung der Haut; je nach Stärke des scherenden Drucks bei bis zu 50 % der Bevölkerung ohne Krankheitswert; zus. mit Juckreiz als symptomat. urtikarieller D. syn. mit Urticaria* factitia; **4. schwarzer D.:** durch feinste Metallteilchen von Ringen, Armbändern usw. verursachte umschriebene Dunkelfärbung der Haut.

Dermoid (↑; -id*) *n*: (engl.) *dermoid*; benignes, reifes Teratom*, das Abkömmlinge der Keimblätter enthalten kann; gehört zur Gruppe der Keimzelltumoren; **Vork.:** meist als **Dermoidzyste**, die von Epidermis ausgekleidet ist u. eine mit Haaren vermengte talgartige Masse u. einen sog. Kopfhöcker mit Zähnen, Knorpel-, Knochen- u. Nervengewebe enthält; **Lok.:** v. a. im Ovar (s. Ovarialtumoren), Gehirn (Mittellinie od. Kleinhirnbrückenwinkel), Hoden u. im Bereich der Haut; **Progn.:** maligne Entartung in ca. 3–5 % der Fälle. Vgl. Epidermoidzyste.

De|rotation (De-*; Rotation*) *f*: (engl.) *derotation*; op. Beseitigung der Drehfehlstellung, z. B. eines Röhrenknochens mit Derotationsosteotomie (s. Drehosteotomie); vgl. Orthese.

De|rotations|varisierungs|osteo|tomie (↑; ↑; lat. varus auseinandergebogen; Ost-*; -tom*) *f*: (engl.) *derotational varisation osteotomy*; Abk. DVO; Osteotomie*, durch die gleichzeitig z. B. eine Valgusstellung des Schenkelhalses (ausgeprägte Coxa* valga) u. die Antetorsion des Femurs korrigiert wird; **Meth.:** Schräglegung der Osteotomieebene, Verkleinerung des CCD*-Winkels, Beseitigung der pathol. Antetorsion*.

DES: 1. (kardiol.) Abk. für (engl.) *drug eluting stent*; Koronarstent mit Polymerbeschichtung, aus der ein proliferationshemmender u./od. immunsupprimierender Wirkstoff (z. B. Sirolimus, Paclitaxel) freigesetzt wird; Implantation i. R. von PCI*; Anw. v. a. bei Diabetes mellitus; Ind. streng zu stellen; **Kompl.:** vgl. Stent; Rate an Restenosen* u. erforderl. Reinterventionen niedriger, dagegen Risiko für Stentthrombose durch verspätete od. unzureichende Stentepithelialisierung höher als bei bare metal stent (konventioneller Koronarstent), Anw. daher nur unter verlängerter Einnahmedauer (>1 Jahr) von ASS mit Clopidogrel; **2.** (endokrin.) Abk. für **Di**ethyl**s**tilbestrol*; s. Stilbestrol-Syndrom.

Des|amidierung: (engl.) *deamidation*; Abspaltung von NH$_4^+$ aus Säureamiden*.

Des|aminasen *f pl*: (engl.) *deaminases*; Enzyme, die NH$_3$ aus Aminen freisetzen, z. B. Adenosindesaminase; vgl. Desaminierung, Transaminasen.

Des|aminierung: (engl.) *deamination*; Abspaltung von NH$_3$ aus Aminen durch Elimination, Oxidation od. Hydrolyse; physiol. wichtig ist v. a. die oxidative D. der biogenen Amine* u. der Aminosäuren zu Alphaketosäuren* sowie von Arzneimitteln (z. B. Amphetamin, Histamin), die v. a. in Leber u. Niere stattfindet. Vgl. Aminosäurestoffwechsel, Transaminierung.

Des|anti|genisierung (De-*; Antigen*): (engl.) *deantigenation*; Abschwächung od. Beseitigung der antigenen Wirksamkeit von Proteinen durch Denaturieren*; vgl. Antigen.

Desault-Verband (Pierre J. D., Chir., Paris, 1744–1795): (engl.) *Desault's bandage*; Verband zur Ruhigstellung des Schultergelenks u. Oberarms mit elast. Binden od. Körperschlauchverband (s. Abb.); **Ind.:** (reponierte) Schultergelenkluxation*, Humeruskopf- u. Schaftfrakturen; wegen Gefahr der Schultergelenkversteifung Anw. max. 3 Wochen. Vgl. Gilchrist-Verband; Velpeau-Verband.

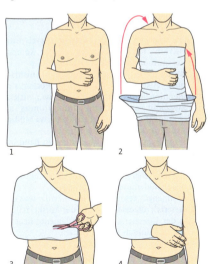

Desault-Verband: 1: Länge des Körperschlauchs vom Nacken bis unter das Gesäß; 2: Anziehen des Körperschlauchs von oben od. unten, Polsterung der Achsel der verletzten Seite u. anschließendes Hochschlagen des unteren Endes; 3: Längsschnitt für die Hand; 4: fertiger Verband

Desbuquois-Syn|drom (G. D., Päd., Tours) *n*: (engl.) *Desbuquois syndrome*; autosomal-rezessiv erbl. Erkr. mit mikromelem Kleinwuchs, typ. Gesichtsform u. charakterist. Skelettveränderungen; **Sympt.:** rundes, flaches Gesicht mit langem Philtrum, Mikrognathie, Sattelnase, kurzem Nacken, Rhizomelie, flacher Thorax, überstreckbare Gelenke, evtl. Luxationen (Patella, Hüfte), Zeigefingerdeviation, zusätzl. Ossifikationszentren (Extraphalangen), akzeleriertes Knochenwachstum im Phalangealbereich, Pes equinovarus, Schlafapnoe, zervikale Kyphose, Wirbelkörperspalten.

Desc-: s. a. Desz-.

Descemet-Membran (Jean D., Anat., Paris, 1732–1810) *f*: (engl.) *Descemet's membrane*; Lamina limitans posterior der Cornea*.

Descemeto|zele (-kele*) *f*: (engl.) *descemetocele*; syn. Keratozele; durch den intraokularen Druck bedingte Vorwölbung bzw. Herniation der Descemet*-Membran in einen entzündl., traumat. u. trophisch entstandenen Substanzdefekt des Hornhautstromas (s. Abb.); bei Ruptur Abfließen der Vorderkammer mit chron. Fistelbildung od. Tamponade des Defekts durch Einlagerung von Iris.

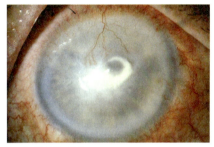

Descemetozele [106]

de|sce**ndens** (lat. descendere, descensum herabsteigen): (engl.) *descending*; absteigend, abstammend; z. B. Colon descendens.

De|sce**nsus** (↑) *m*: (engl.) *descent*; Deszensus; Herabsteigen, Senkung, Vorfall.

De|sce**nsus t**e**stis** (↑) *m*: (engl.) *descent of testis*; physiol. Verlagerung der Hoden aus der Bauchhöhle (Lendengegend) durch den Canalis inguinalis in das Skrotum während der Fetogenese*; beginnt im 3. u. endet im 9. Fetalmonat. Vgl. Maldescensus testis.

De|sce**nsus u**t**eri et vag**i**nae** (↑) *m*: (engl.) *uterine-vaginal descensus*; syn. Descensus genitalis der Frau; Tiefertreten des Uterus u. der Vagina; dabei kann es zur Aussackung der vorderen Scheidenwand, meist mit Ausbildung einer Zystozele*, bzw. der hinteren Scheidenwand mit Ausbildung einer oft weniger ausgeprägten Rektozele* kommen; häufige Begleiterscheinung ist die Elongatio cervicis (Ausziehung des Halsteils der Gebärmutter). **Urs.:** Beckenbodeninsuffizienz (z. B. nach Geburten), Erschlaffung des Band- u. Haltesystems; **Sympt.:** Druck- u. Fremdkörpergefühl, Blasenbeschwerden (v. a. als sog. Belastungsinkontinenz*), Pollakisurie*, evtl. obstruktiv bedingte Miktionsbeschwerden bis zur Harnverhalt, Defäkationsbeschwerden; stärkere Senkung führt zu Prolapsus*

Descensus uteri et vaginae
Schweregrade (nach International Continence Society)

Grad	Tiefe
I	bis max. 2 cm oberhalb des Hymenalsaums
II	bis max. 1 cm vor den Hymenalsaum
III	mehr als 1 cm vor den Hymenalsaum
IV	Totalprolaps

uteri et vaginae; **Einteilung:** in Schweregrade, s. Tab.; **Ther.:** 1. konservativ: Beckenbodentraining, Elektrostimulation, Pessartherapie; **2.** operativ: bei Pulsionszystozele (s. Zystozele) vaginale Hysterektomie mit Zystozelenversenkung u. Kolpoperineoplastik*, bei Traktionszystozele (sog. Lateraldefekt; s. Zystozele) Anheftung der Fascia endopelvina an den Arcus tendineus (sog. paravaginal repair).

Deschamps-Nadel (Joseph F. D., Chir., Paris, 1740–1824): (engl.) *Deschamps' needle*; Instrument mit einem Öhr an der Spitze zur Positionierung von Fäden in schwer zugänglichen anat. Regionen (z. B. zum Unterbinden von Gefäßen in der Tiefe, Vorlegen von Cerclagen); vgl. Nadel.

De|sensibilisierung, systematische (De-*; lat. sensus Empfindung, Gefühl): **1.** (engl.) *systematic desensitisation*; (psychol.) Methode der Verhaltenstherapie* (Wolpe, 1958) zur Behandlung einer Angststörung* od. Phobie*; entsprechend der individuellen Angsthierarchie wird der Pat. systematisch unter Anw. zuvor erlernter psychotherapeutischer Entspannungsverfahren* mit angstauslösenden Situationen konfrontiert, dabei sollen die unerwünschten Angstreaktionen durch Komb. der aversiven Reize mit einer Reaktion, die mit diesen unvereinbar ist (Entspannung), systematisch abgebaut werden. Ziel ist die angstfreie Begegnung mit der ehemals angstauslösenden Situation. Vgl. Reizüberflutung. **2.** (allergolog.) veraltete Bez. für Hyposensibilisierung; s. Immuntherapie, spezifische.

Des|ferri|ox|amin *n*: Deferoxamin*.
De|ferri|ox|amin-Test *m*: Deferoxamin*-Test.
Des|fluran (INN) *n*: s. Inhalationsanästhetika.
De|sialo|trans|ferrin *n*: (engl.) *carbohydrate deficient transferrin (Abk. CDT)*; Abk. DST; syn. kohlenhydratdefizientes Transferrin; durch einen reduzierten Gehalt an Kohlenhydraten (z. B. Sialinsäuren, N-Acetylglukosamin) charakterisiertes Transferrin*; **Vork.:** bei Alkoholkrankheit, Hepathopathien, Schwangerschaft u. a.; diagn. **Anw.:** Nachw. von chron. Alkoholkonsum bzw. Alkoholkarenz (nach vorausgegangenem Alkoholmissbrauch) durch Bestimmung der DST-Konz. im Serum (höhere Spezifität als Gammaglutamyltransferase* u. MCV*).

Desiderium (lat.) *n*: Wunsch.
De|sikkation (De-*; siccus*) *f*: **1.** (engl.) *desiccation*; Entwässerung u. Konservierung von histol. Präparaten od. Transplantationsmaterial (z. B. Cornea) durch 80%igen Wasserentzug; **2.** (engl.) *electric desiccation*; Gewebedehydrierung u. Koagulation* durch Erhitzung des Gewebes auf 50–80 °C mit einer Nadelelektrode.

Des|in|fektion (↑; Infekt-*) *f*: (engl.) *disinfection*; Maßnahme, die durch Abtöten, Inaktivieren bzw. Entfernen von Mikroorganismen (Bakterien, Viren, Pilze, Protozoen) eine Reduzierung der Keimzahl erreicht, so dass von dem desinfizierten Material keine Infektion mehr ausgehen kann; **Formen:** **1.** chemische D. durch Desinfektionsmittel*; **2.** physikalische D.: **a)** Pasteurisieren*; **b)** Abflammen, Ausglühen; **c)** Verbrennen; **d)** Auskochen; **e)** Spülen mit heißem Wasser in Desinfektionsgeräten; **f)** Dampfdesinfektion*; **g)** chemothermisches Waschverfahren; **h)** Raumdesinfektion durch UV-Strahlung (wird in Deutschland nicht mehr eingesetzt); **i)** keimfreie Filtration*. Vgl. Schlussdesinfektion, Sterilisation.

Des|in|fektion, laufende (↑;↑) *f*: (engl.) *constant disinfection*; Desinfektion aller potentiell durch den Pat. kontaminierten Gegenstände sowie seiner Ausscheidungen.

Des|in|fektions|mittel (↑;↑): (engl.) *disinfectants*; syn. Desinfizienzien; zur Desinfektion* geeignete Substanzen; **Wirkstoffgruppen:** Alkohole (Propanol, Isopropylalkohol, Ethanol), Aldehyde (Formaldehyd*, Glutaral, Glyoxal); Phenol u. -derivate (Thymol, Kresol*), Oxidanzien (Ozon, Wasserstoffperoxid, Kaliumpermanganat), Halogene (Chlor, Iod, Brom), Guanidine, kationische u. anionische Detergenzien*; **Einteilung** nach Art der Verw.: **1.** Grobdesinfektionsmittel (z. B. für Gegenstände); **2.** Feindesinfektionsmittel (z. B. zur Händedesinfektion*); **3.** Mittel zur Desinfektion von Raumluft u. Raumoberflächen (s. Formalinverdampfungsapparat).

Des|in|festation (↑; lat. infestare angreifen) *f*: Entwesung*.
Des|in|vagination (↑; In-; Vagina*) *f*: s. Devagination.
Desipr|amin (INN) *n*: (engl.) *desipramin*; tricycl. Antidepressivum* mit geringer sedierender Komponente u. antinozeptiver Wirkung.

Des|loratadiin (INN) *n*: (engl.) *desloratadine*; nichtsedierender Histamin*-H$_1$-Rezeptoren-Blocker der 2. Generation (Piperidin) zur p. o. Anw.; wirksamer Metabolit von Loratadin*; **Ind.:** Rhinitis* allergica, idiopath. chron. Urtikaria*; **UAW:** Müdigkeit, Mundtrockenheit, Kopfschmerz.

desmal (gr. δεσμός Band): bandartig, ein Band betreffend; z. B. desmale Ossifikation*.
Desmarres-Lid|halter (Louis A. D., Ophth., Paris, 1810–1882): (engl.) *Desmarres' blepharostat*; stark gebogene Lidklemme mit langem Stiel.
Desmin *n*: (engl.) *desmine*; Intermediärfilament des Zytoskeletts*; akzessor. Protein der Muskelzellen, das an der Längsseite der Aktinfilamente liegt u. an der Zellmembran befestigt ist.
Desmino|pathie (-pathie*) *f*: (engl.) *desminopathy*; autosomal-dominant (Typ I, II) od. -rezessiv (Typ III) erbl. Myopathie*, gekennzeichnet durch vermehrte Einlagerung von Desmin* in Muskelzellen
Desmo|cranium (desmal*; Krani-*) *n*: (engl.) *desmocranium*; Bindegewebeschädel; Teile des Schädels (Cranium*), die durch desmale Ossifikation* entstehen: Stirn- u. Scheitelbein, Schuppe u. Pars

tympanica des Schläfenbeins, oberer Teil der Schuppe des Hinterhauptbeins, Oberkiefer, Joch-, Nasen-, Tränen-, Gaumen-, Pflugscharbein, Teile des Keil- u. Siebbeins, größter Teil des Unterkiefers, Processus ant. des Hammers.

Desm|odont (↑; Odont-*) *n*: Wurzelhaut*.

Desmoid (↑, -id*) *n*: semimaligner, rasch wachsender Bindegewebetumor, der häufig von den Aponeurosen u. Faszien der Bauchdecke (Bauchdeckendesmoid*), der Becken-, Arm- u. Beinmuskulatur ausgeht; **Vork.**: auch bei adenomatöser Polyposis* des Colons. Vgl. Fibromatose.

Desmo|pressin (INN) *n*: (engl.) *desmopressin*; syn. 1-Desamino-8-D-arginin-vasopressin (Abk. DDAVP); synthet. ADH-Analogon zur p. o. od. parenteralen bzw. intranasalen Anw.; **Wirkungsmechanismus**: selektiver Agonismus an V_2-Rezeptoren; **Wirkung**: **1.** antidiuretisch (stärker u. länger als ADH* bei deutlich schwächerer vasopressor. Wirksamkeit); **2.** (in sehr hoher Dosierung) Hämostaseaktivierend durch Freisetzung von Faktor VIII der Blutgerinnung* (Tab. 1 dort), von*-Willebrand-Faktor u. t*-PA aus Endothel sowie vermehrte Expression von Gewebefaktor* u. thrombozytären Adhäsionsmolekülen (Glykoprotein Ib, P-Selektin u. a.); **Ind.**: **1.** (diagn.) ADH*-Test; **2.** (therap.) **a)** Diabetes* insipidus centralis; Enuresis* nocturna; **b)** Blutungsprophylaxe (bzw. -therapie) bei Hämophilie* A (mit Restaktivität von Faktor VIII >5 %), von*-Willebrand-Jürgens-Syndrom, Thrombozytendysfunktion (s. Thrombozytopathie); **Kontraind.**: Überempfindlichkeit, Polydipsie* bei Alkoholkrankheit, Typ 2 B des von-Willebrand-Jürgens-Syndroms, Herzinsuffizienz, Hyponatriämie, Niereninsuffizienz; **UAW**: Hyperhydratation, Hyponatriämie, Krampfanfall.

Desmo|som (desmal*; Soma*) *n pl*: (engl.) *desmosome*; syn. Macula adhaerens; auch Interzellulärbrücke; punktförmige Haftverbindungen zum Zusammenhalt von Zellen, bes. von Epithelzellen; charakterist. sind Verdichtungen im Interzellulärraum u. Haftplatten.

Des|ob|literation (lat. De-*; obliterans*) *f*: (engl.) *disobliteration*; Verf. der Gefäßchirurgie* zur Rekanalisierung verschlossener Gefäßabschnitte durch op.-instrumentelle Gefäßausräumung; **Formen**: **1.** intraluminale D.: Embolektomie*, Thrombektomie*; **2.** intramurale D.: Thrombendarteriektomie*.

Deso|gestrel (INN) *n*: (engl.) *desogestrel*; synthet. Gestagen*; **Ind.**: hormonale Kontrazeption* in Komb. mit einem Östrogen.

Desonid (INN) *n*: *desonid*; nichthalogeniertes schwach wirksames Glukokortikoid* zur top. Anw. (in der Schweiz zugelassen); **Ind.**: mittelschweres u. schweres Ekzem in Gesicht, Intertrigines (Leisten, Achseln, submammär) u. Windelbereich.

des|orientiert: (engl.) *disorientated*; unorientiert; verwirrt; z. B. in Bezug auf Zeit, Ort, Situation od. eigene Person; s. Orientierung.

Des|oxi|metason (INN) *n*: (engl.) *desoximetason*; halogeniertes Glukokortikoid* zur top. Anw. bei Dermatosen.

Des|oxy- (De-*; Ox-*): Wortteil, der das Fehlen von Sauerstoffatomen od. Hydroxylgruppen in chem. Verbindungen bezeichnet.

Des|oxy|chol|säure: s. Gallensäuren.

Des|oxy|cortico|steron *n*: (engl.) *deoxycorticosterone*; Abk. DOC; syn. Cortexon; Precursor des Mineralokortikoids* Aldosteron* mit 10-mal schwächerer biol. Wirksamkeit.

Des|oxy|cortisol *n*: (engl.) *deoxycortisol*; syn. Cortexolon; Vorstufe von Cortisol*; vermehrt bei adrenogenitalem Syndrom* mit 11β-Hydroxylasemangel.

Des|oxy|ribo|nukleasen *f pl*: s. Nukleasen.

Des|oxy|ribo|nuklein|säure: Abk. DNS; DNA*.

Des|oxy|ribo|nukleoside *n pl*: (engl.) *deoxyribonucleosides*; Nukleoside* mit D-2-Desoxyribose; DNA-Abbauprodukte; vgl. Desoxyribonukleotide; Nukleotide; DNA.

Des|oxy|ribo|nukleotide *n pl*: (engl.) *deoxyribonucleotides*; mono-, di- od. triphosphorylierte Desoxyribonukleoside; Vorstufen der DNA*; die Reduktion von Ribose zu D-2-Desoxyribose erfolgt durch Ribonukleotidreduktase*.

Des|oxy|ribose *f*: (engl.) *deoxyribose*; Pentose, Bestandteil der DNA*; die freie Aldehydform der D. reagiert mit fuchsinschwefliger Säure (Prinzip der Feulgen*-Plasmafärbung).

De|squamatio (De-*; lat. squama Schuppe) *f*: s. Desquamation.

De|squamatio membranacea (↑; ↑) *f*: s. Schuppung, membranöse.

De|squamation (↑; ↑) *f*: (engl.) *exfoliation*; Abschuppung; Abstoßung der obersten Hornschicht der Haut in größeren Schuppen*.

De|squamations|phase (↑; ↑; Phase*) *f*: s. Menstruationszyklus.

De|squamativ|katarrh (↑; ↑; Katarrh*) *m*: s. Fluor neonatalis.

De|stillation (lat. destillare herabtropfen) *f*: (engl.) *distillation*; Verdampfen einer Flüssigkeit u. Kondensieren des Dampfs durch Abkühlen zur Reinigung od. Trennung von festen od. höher bzw. tiefer siedenden Stoffen; **Formen**: **1.** fraktionierte D.: getrenntes Auffangen von mehreren, bei versch. Temp. siedenden Bestandteilen des Ausgangsstoffs; **2. trockene D.**: Erhitzen unter Luftabschluss (z. B. Steinkohle bei Leuchtgasgewinnung).

destroyed lobe (engl. to destroy zerstören; lobe Lobus, Lappen): (thoraxchir.) Bez. für final zerstörten Lungenlappen; **Vork.**: s. destroyed lung; **Ther.**: Lobektomie*.

destroyed lung (↑; engl. lung Lunge): Bez. für final zerstörtes pulmonales Parenchym* (s. Abb.); **Vork.**: (rezidiv.) Pneumonie*, Bronchitis, Lungenabszess*, Tuberkulose*, Bronchiektasen*; **Ther.**: extrapleurale Pneumektomie*. Vgl. destroyed lobe.

De|struktions|luxation (lat. destruere, destructus vernichten; Luxation*) *f*: (engl.) *pathologic dislocation*; nicht traumat. Luxation* inf. pathol. Veränderung der Gelenkanteile, meist bei Arthritis*.

Desz-: s. a. Desc-.

De|szendenz (lat. descendere herabsteigen) *f*: (engl.) *descendants*; Nachkommenschaft.

Detektor

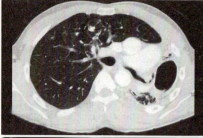

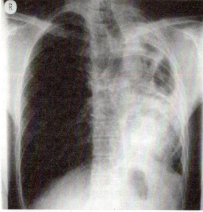

destroyed lung: zerstörte linke Lunge (CT u. Röntgen-Thorax-Aufnahme) [151]

De|tektor (lat. detegere entdecken) *m*: (engl.) *detector*; Nachweisgerät, z. B. für Licht (Photozelle*) od. für ionisierende Strahlung (Strahlungsdetektoren*).

De|tergenzien (lat. detergere reinigen) *n pl*: (engl.) *detergents*; syn. Netzmittel, Tenside; Stoffe, deren Moleküle sowohl hydrophile wie hydrophobe (lipophile) Gruppen besitzen, die die Oberflächenspannung des Wassers herabsetzen u. damit die Wasserbenetzbarkeit von Oberflächen erhöhen od. erst ermöglichen; durch Bildung von Mizellen* wird eine Solubilisierung fester Partikel, von Flüssigkeiten od. Gasen erreicht (Waschwirkung). **Einteilung:** entspr. der elektr. Ladung: 1. Anion-D.: vorwiegend in Waschmitteln verwendet (Seifen, Schwefelsäureester der Fettalkohole, Sulfonatseifen); 2. Kation-D. (sog. Invertseifen): Anw. als Desinfektionsmittel; 3. nicht ionogene D.: z. B. als Stabilisatoren für die Insulinlösung in Insulinpumpen.

Determann-Syn|drom (Hermann D., Arzt, Freiburg, 1865–1937) *n*: (engl.) *Determann's syndrome*; syn. Dyskinesia intermittens angiosclerotica; intermittierendes Versagen von Muskelgruppen versch. Körperteile (Extremitäten, Zunge u. a.) inf. Durchblutungsstörungen durch org. (Arteriosklerose) od. funktionelle Gefäßerkrankungen (Vasospasmus).

De|terminanten (lat. determinare bestimmen) *f pl*: 1. (engl.) *determinants*; (zytol.) kleinste Teilchen des Keimplasmas, welche die spez. Ausbildung der Körperorgane bedingen; 2. (immun.) Antikörperbindungsstellen des Antigens* (Epitope), welche die Spezifität der gegen dieses Antigen gerichteten Antikörper* bedingen.

De|terminations|peri|ode, teratogene (↑) *f*: (engl.) *teratogenic determination time*; kritische Zeit für die Organ- u. Extremitätenentwicklung in der Embryonalzeit mit bes. Empfindlichkeit gegenüber exogenen Noxen; s. Phase, sensible.

De|toxi|fikation (De-*; Tox-*) *f*: Detoxikation*.

De|toxikation (↑; ↑) *f*: (engl.) *detoxication*; syn. Entgiftung; (toxikol.) Verf. zur Entfernung aufgenommener Gifte; **Formen:** Inaktivierung von Toxinen (s. Antidot, Antitoxine), mechan. Verf. (primäre D. z. B. durch Blutreinigungsverfahren*), Verminderung der Giftresorption (sekundäre D., z. B. Spülung von Haut od. Schleimhaut, induziertes Erbrechen, Magenspülung) u. Beschleunigung der Giftelimination (tertiäre D., z. B. forcierte Abatmung, Laxanzien*); vgl. Dekontamination; Intoxikation.

De|tritus (lat. deterere, detritus abreiben, abnutzen) *m*: (engl.) *detritus*; Gewebetrümmer; zerfallene Zellen.

De|tritus|zysten (↑; Kyst-*) *f pl*: s. Geröllzysten.

De|trusor|a|kon|traktilität (lat. detrudere fortdrängen; A-*; kontraktil*): s. Detrusorhypokontraktilität.

De|trusor|a|reflexie (↑; A-*; Reflekt-*) *f*: (engl.) *detrusor areflexia*; Unvermögen des M. detrusor vesicae zur reflektor. Kontraktion inf. Schädigung des sakralen Miktionszentrums bzw. des Reflexbogens; vgl. Blasenlähmung.

De|trusor|hyper|aktivität (↑; Hyp-*) *f*: (engl.) *detrusor hyperactivity*; Befund der Zystomanometrie* mit ungewollten Detrusorkontraktionen in der Füllungsphase der Blase, die spontan od. durch Provokation auftreten können; klin. assoziiert mit imperativem Harndrang*, Dranginkontinenz* od. überaktiver Blase*; **Einteilung:** 1. nach Zeitpunkt des Auftretens i. R. der Zystomanometrie: **a)** phasische D.: wellenförmiger Anstieg des Detrusordrucks, ggfs. mit ununterdrückbarem Urinabgang; **b)** terminale D.: Detrusordruckerhöhung am Ende der Füllungsphase mit unwillkürlichem Urinabgang; 2. nach Urs.: 1. neurogene D.; 2. idiopathische D. (Blaseninstabilität); **Ther.:** Anticholinergika* (Oxybutynin, Propiverin, Tolterodin, Trospiumchlorid, Darifenacin, Solifenacin, Fesoterodin).

De|trusor|hypo|kon|traktilität (↑; Hyp-*; Kontrakt-*) *f*: (engl.) *impaired detrusor hypocontractility*; verminderte Kontraktionsfähigkeit des M. detrusor vesicae mit resultierender verminderter Druckamplitude od. -dauer; bei komplettem Kontraktionsunvermögen als Detrusorakontraktilität bez.; **Urs.:** 1. neurogen: Schädigung der parasympathischen Nerven (Plexus hypogastricus inferior), z. B. durch Neuropathie od. Operation; **2.** direkte Schädigung der Harnblasenmuskulatur, z. B. Blasenüberdehnung od. kollagener Umbau der Blasenwand; 3. spinale Schockphase nach traumatischer spinaler Querschnittläsion (zeitlich begrenzte Detrusorakontraktilität mit fliessendem Übergang hin zur hyperaktiven Blase). Vgl. Blasenlähmung.

De|trusor-Sphinkter-Dys|syn|ergie (↑; Sphinkter*; Dys-*; Syn-*; Erg-*) *f*: (engl.) *detrusor-sphincter dyssynergia*; Blasenfunktionsstörung mit neurogener Hyperaktivität des M. detrusor vesicae u. gleichzeitiger Hyperaktivität des äußeren Blasenschließmuskels u. der Beckenbodenmuskulatur; **Urs.**: meist Läsion des Rückenmarks oberhalb des sakralen Miktionszentrums, z. B. bei Multipler* Sklerose od. traumat. Querschnittläsion*; **Sympt.**: Harninkontinenz* mit Abgang kleiner Urinmengen u. Restharnbildung, rezidiv. Harnweginfektionen.

De|trusor vesicae (↑) *m*: (engl.) *bladder wall muscle*; zusammenfassende Bez. für die Muskulatur, die die Entleerung der Harnblase bewirkt.

De|tumeszenz (lat. detumescere abschwellen) *f*: (engl.) *detumescence*; Abschwellen; z. B. Zurückgehen einer Schwellung, Erschlaffen des erigierten Penis.

Deuter|an|omalie (gr. δεύτερος zweiter; Anomalie*) *f*: s. Farbenfehlsichtigkeit.

Deuter|an|opie (↑; An-*; Op-*) *f*: s. Farbenfehlsichtigkeit.

Deuterium (↑) *n*: schwerer Wasserstoff; stabiles, natürl. vorkommendes Isotop des chem. Elements Wasserstoff* (zu ca. 0,014 % in normalem Wasserstoff enthalten), Symbol D bzw. ^{2}H (Nuklidsymbol), OZ 1, rel. Atommasse 2,0147; D. enthält im Atomkern neben dem Proton ein Neutron (s. Deuteron); reagiert mit Sauerstoff zu D_2O (schweres Wasser); **Anw.**: u. a. zur Markierung chem. Verbindungen, (kernphysik.) als Moderator in Atomreaktoren. Vgl. Tritium.

Deutero|mycetes (↑; Myk-*) *m pl*: Fungi* imperfecti.

Deuteron (↑) *n*: (engl.) *deuteron*; aus einem Proton u. einem Neutron bestehender stabiler Atomkern des natürl. vorkommenden schweren Wasserstoffisotops Deuterium*; **Anw.**: u. a. zur Erzeugung von Neutronen* durch Beschuss von z. B. Tritium* mit Deuteronen.

Deutero|porphyrin (↑) *n*: (engl.) *deuteroporphyrin*; von Fäulnisbakterien* im Darm gebildetes Abbauprodukt von Protoporphyrin; vgl. Porphyrine.

Deutsche Horizontale: s. Frankfurter Horizontalebene; s. Krönlein-Linienschema (Abb. dort).

Deutscher Ärzte|tag: s. Ärztekammer.

Deutsches Arznei|buch: Abk. DAB; s. Arzneibuch.

Deutsches Netzwerk für Qualitäts|entwicklung in der Pflege: Abk. DNQP; bundesweiter Zusammenschluss von Fachkräften in der Pflege, die sich mit Qualitätsentwicklung u. -sicherung befassen u. evidenzbasierte Expertenstandards* in der Pflege entwickeln.

Deutschländer-Fraktur (Carl E. D., Orthop., Hamburg, 1872–1942; Fraktur*) *f*: Marschfraktur*.

De|vagination (De-*; Vagina*) *f*: (engl.) *devagination*; auch Desinvagination; Reposition einer Invagination*; **Formen**: **1.** spontane D.; **2.** therap. D.: **a)** hydrostat. D. mit physiol. Kochsalzlösung; Durchführung möglichst frühzeitig ohne Peritonitiszeichen u. in Operationsbereitschaft; **b)** op. (häufig laparoskop.) mechan. D.; Durchführung bei Peritonismus od. erfolgloser hydrostat. D., bei infarziertem Darm mit Darmresektion u. End-zu-End-Anastomose; **c)** endoskop. D.; Durchführung bei Invagination des Magens.

Devianz (lat. deviare abweichen) *f*: (engl.) *deviance*; Verhalten, das sich in bedeutsamer Weise von allg. Normen u. Wertvorstellungen unterscheidet; i. w. S. auch z. B. Eigenschaften wie Behinderung, Krankheit u. Abhängigkeit. Gegenstand der Forschung sind nicht nur die als deviant betrachteten Individuen selbst, sondern v. a. die sozialen Mechanismen, nach denen D. durch eine (sich als nicht deviant empfindende) Mehrheit nach wechselnden Kriterien definiert wird, u. die sozialen Erwartungen an deviante Individuen (z. B. Einsicht in Strafbarkeit, Bereitschaft zu Behandlung, Unterlassen des Verhaltens). Vgl. Persönlichkeitsstörung; Verhaltensstörung.

De|viation (↑) *f*: Abweichung; Abknickung im Verlauf, z. B. Ulnardeviation der Fingergelenke, Bajonettstellung des Karpoantebrachialgelenks (D. arthritischer Gelenke), D. des Nasenseptums.

déviation conjuguée (franz. ↑; conjuguer verbinden): (engl.) *conjugate deviation*; konjugierte Bulbusabweichung nach einer Seite; bei akuten Großhirnprozessen nach der Herdseite (Pat. „sieht den Herd an"), bei fokalen epilept. Anfällen od. einseitiger akuter Läsion des horizontalen Blickzentrums (paramediane pontine Formatio reticularis) vom Herd weg zur Gegenseite. Vgl. Blicklähmung.

Devic-Krankheit (Eugène D., Arzt, Lyon, 1869–1930): (engl.) *Devic's disease*; syn. Neuromyelitis optica; akut bis subakut verlaufende Erkr. mit aszendierender Myelitis* od. Myelitis transversa u. (v. a. beidseitiger) Neuritis* nervi optici; **Pathol.**: Nekrosen, zyst. Gewebedefekte u. Gefäßwandverdickungen in Rückenmark sowie Tractus u. N. opticus; wahrscheinl. bes. Verlaufsform der Multiplen Sklerose; als sog. **Devic-Syndrom** auch i. R. von Behçet*-Krankheit, system. Lupus* erythematodes od. postinfektiöser Enzephalomyelitis.

de|vital (De-*; lat. vita Leben): leblos.

De|vitalisierung (↑; ↑): (engl.) *devitalisation*; Abtöten der erkrankten Zahnpulpa als Notfallbehandlung durch lokal applizierte Arzneimittel, die zur Proteingerinnung führen (z. B. Paraformaldehyd); wegen gleichzeitig mögl. Schädigung des parodontalen od. periapikalen Gewebes besser Vitalexstirpation (instrumentelle Entfernung der lebenden Pulpa unter Lokalanästhesie). In beiden Fällen ist anschl. eine endodont. Behandlung (s. Wurzelfüllung) erforderlich.

Dewar-Gefäß (Sir James D., Chem. u. Phys., Cambridge, London, 1842–1923): (engl.) *Dewar's flask*; doppelwandiges Glasgefäß (Prinzip Thermosflasche) zum Transport von z. B. Flüssiggasen od. (gefrorenen) Gewebeproben.

Dexa|methason (INN) *n*: (engl.) *dexamethason*; fluoriertes Glukokortikoid* ohne relevante mineralokortikoide Wirkung mit langer Halbwertzeit u. stark hemmendem Einfluss auf hypophysäre ACTH-Ausschüttung; **Ind.**: Hirnödem*, schwerer akuter Asthmaanfall, Hautkrankheiten (Erythrodermie*, Pemphigus* vulgaris, Ekzeme), Autoimmunerkrankungen (Lupus* erythematodes), Systemvaskulitiden, rheumatoide Arthritis*, rheumatisches Fieber, schwere infektionskrankheiten, Palliativtherapie maligner Tumoren.

Dexa|methason-Hemm|test (engl.) *dexamethasone suppression test*; Funktionstest zur Diagn.

bzw. DD des Cushing*-Syndroms, der auf dem stark hemmenden Einfluss von Dexamethason* auf die hypophysäre Ausschüttung von ACTH* u. der sich daraus ergebenden verminderten Cortisolsekretion beruht; Anw. mit niedrig- od. hochdosiertem Dexamethason; **Formen: 1. Dexamethason-Kurzzeittest:** Screening zur Abklärung einer erhöhten Plasmakonzentration von Cortisol*; Durchführung: niedrige Dosis Dexamethason p. o. um 24 Uhr u. Cortisolbestimmung am nächsten Morgen (zirkadianer Rhythmus der Cortisolsekretion); Auswertung: Abfall der Plasmacortisolwerte bei Gesunden u. Adipositas (häufig erhöhte Cortisolkonzentration), bei Cushing-Syndrom keine Suppression; **2. Dexamethason-Langzeittest:** Bestätigung u. DD eines festgestellten Cushing-Syndroms (wegen geringer zunehmend durch Kurzzeittest ersetzt); Durchführung: über 6 Tage tägl. Dexamethason p. o. u. morgendl. Bestimmung von Cortisol u. 17-Hydroxykortikosteroiden im Sammelurin; Auswertung: bei Gesunden fast vollständige, bei hypophysär bedingtem Cushing-Syndrom meist noch geringe, bei Nebennierenrindentumor od. paraneoplast. Syndrom mit ACTH-Produktion keine Suppression der Cortisolsekretion.

Dex|chlor|phenir|am<u>in</u> (INN) *n*: (engl.) *dexchlorpheniramine*; sedierender Histamin*-H₁-Rezeptoren-Blocker der 1. Generation (Alkylamin; D-Isomer des Chlorpheniramins) zur p. o. Anw.; **Ind.:** allerg. Erkr. von Atemwegen u. Haut.

Dex|ibuprof<u>en</u> (INN) *n*: (engl.) *dexibuprofen*; (+)-(S)-Enantiomer des racem. Ibuprofen* mit geringerer UAW.

Dex|keto|prof<u>en</u> (INN) *n*: (engl.) *dexketoprofen*; (+)-(S)-Enantiomer des racemischen Ketoprofen; s. Antiphlogistika, nichtsteroidale.

Dex|panthen<u>ol</u> (INN) *n*: (engl.) *dexpanthenol*; rechtsdrehendes Enantiomer des Racemats Panthenol; Alkohol der Pantothensäure* mit epithelisierungsfördernder Wirkung; **Ind.:** top. bei Haut- u. Schleimhautläsionen.

Dexraz<u>o</u>xan (INN) *n*: (engl.) *dexrazoxane*; Antidot* bei Zytostatikabehandlung zur i. v. Applikation; **Wirkungsmechanismus:** EDTA-Analogon; Chelatbildner; kardioprotektiv durch Abfangen von Metallionen u. Verhinderung der Bildung des Fe^{3+}-Anthrazyklin-Komplexes reaktiver Radikale; **Ind.:** Prävention chron. kumulativer Kardiotoxizität durch Verw. von Anthrazyklinen bei fortgeschrittenem u./od. metastasiertem Karzinom; **Kontraind.:** Überempfindlichkeit, Stillzeit; **UAW:** Übelkeit, Schmerzen u. Infektion an Injektionsstelle, Erkr. von Haut u. Unterhautgewebe, Neutropenie.

d<u>e</u>xter (lat.): rechts, rechter.

Dextr<u>a</u>ne (INN) *n pl*: (engl.) *dextrans*; verzweigte Polysaccharide* aus D-Glukose (meist in 1,6α-glykosid. Verknüpfung); werden von Bakt. (z. B. Leuconostoc mesenteroides) als Reservestoff u. Membranbestandteil synthetisiert; M_r bis zu 4 Mio., durch saure Hydrolyse in Bruchstücke gespalten; **Verw.:** als Dextrangelpartikel in der Molekularsiebchromatographie.

Dextran<u>o</u>mer (INN) *n*: (engl.) *dextranomer*; Reaktionsprodukt von Dextran* mit Epichlorhydrin; **Ind.:** als Wundbehandlungsmittel.

Dextr<u>i</u>ne *n pl*: (engl.) *dextrins*; rechtsdrehende, reduzierte Polysaccharide mit wechselnder Zahl von Glukosemolekülen, die physiol. bei der enzymat. Hydrolyse von Stärke auftreten; **Verw.:** in Säuglingsnahrung, zur Einstellung von Trockenextrakten; techn. als Klebstoff u. Zusatz zu Appreturen.

Dextro|kardie (dexter*; Kard-*) *f*: (engl.) *dextrocardia*; Verlagerung des Herzens nach rechts; **Formen: 1.** Spiegelbilddextrokardie: bei totalem Situs* inversus viscerum, beim Fehlen zusätzl. Anomalien ohne pathol. Bedeutung; **2.** Dextroversio cordis: inf. unvollständiger Rechtsdrehung v. a. der Herzkammern, häufig mit Situs solitus viscerum u. normaler viszeroatrialer Konkordanz*, meist mit anderen Herzfehlbildungen kombiniert; **3.** Dextropositio cordis: inf. Verdrängung od. Verziehung des Mediastinums nach rechts bei extrakardialer Erkr. ohne Drehungsanomalie. Vgl. Mesokardie.

Dextro|kardio|graph<u>ie</u> (↑; ↑; -graphie*) *f*: s. Angiokardiographie.

Dextro|meth|orphan (INN) *n*: (engl.) *dextromethorphan*; zentral wirkendes Antitussivum*; NMDA*-Rezeptor-Antagonist.

Dextr<u>o</u>se *f*: Glukose*.

Dextro|v<u>e</u>rsio (dexter*; lat. vertere, versum drehen) *f*: s. Dextrokardie; Versio uteri.

Dez-: s. a. Dek-.

De|zeleration (De-*; lat. celer schnell) *f*: (engl.) *deceleration*; auch Dip; wehenabhängiges Absinken der fetalen Herzfrequenz im CTG* um mind. 15–20/min unter die Basalfrequenz*; **Formen: 1.** frühe D. (Frühtief): tiefster Punkt der D. zeitgleich mit Wehenakme; vagal ausgelöst meist inf. stärkerer Kopfkompression; häufig in der Austreibungsperiode; meist nicht mit fetaler Hypoxie bzw. Azidose verbunden; **2.** späte D. (Spättief): 20–90 Sek. nach Wehenakme; starker Hinweis auf unzureichende uteroplazentare Sauerstoffversorgung, z. B. bei Plazentareifungsstörung, vorzeitiger Plazentalösung* od. fetalem Blutverlust; **3. variable** D.: wechselnd hinsichtlich Form u. Wehenverlauf; v. a. bei Nabelschnurkomplikationen*; Entscheidung über weitere Geburtsleitung ggf. zusätzl. mit Fetalblutuntersuchung*.

De|zerebration (↑; Cerebr-*) *f*: (engl.) *decerebration*; Enthirnung; Ausfall der Großhirnfunktionen in unterschiedl. Ausmaß inf. funktioneller Entkoppelung des Hirnmantels vom Hirnstamm (auch sog. Dekortikation) bzw. des oberen vom unteren Hirnstamm od. des Großhirns vom Rückenmark; führt zu Dezerebrationssyndromen*; **Urs.:** v. a. Hirndrucksteigerung* u. Einklemmung* des Hirnstamms inf. Trauma, Tumor, Entz., intrakranieller Blutung; diffuse hypox. Schädigung des Hirnmantels (z. B. durch Schock, vorübergehenden Herz-Kreislauf-Stillstand).

De|zerebrations|starre (↑; ↑): (engl.) *decerebrate rigidity*; Enthirnungsstarre; nach Dezerebration* auftretende spast. Streckhaltung des Rumpfs u. der Extremitäten mit Innenrotation der Arme; i. w. S. das klin. Bild des akuten Mittelhirnsyndroms*; **Urs.:** Aufhebung zentraler, hemmender

Projektionen auf niedere Reflexbögen inf. Einklemmung des Mesencephalons; **Sonderform:** Dekortikationsstarre mit überstreckten Beinen u. im Ellenbogengelenk gebeugten Armen bei diffuser (hypoxischer) Schädigung des Großhirns (s. Syndrom, apallisches).

De|zerebrations|syn|drome (↑; ↑) *n pl*: (engl.) *decerebration syndromes*; Krankheitsbilder inf. Dezerebration*; **Einteilung:** entspr. anat. Region u. Ausmaß der Schädigung in akutes Mittelhirnsyndrom*, akutes Bulbärhirnsyndrom* u. Hirntod*; **Sonderform:** apallisches Syndrom*. Vgl. Locked-in-Syndrom; Mutismus, akinetisches.

Dezi-: Abk. d; Dezimalvorsatz zur Kennzeichnung des Faktors 10^{-1} einer Einheit; vgl. Einheiten (Tab. 3 dort).

Dezi|bel *n*: (engl.) *decibel*; sog. Pegelmaß; Einheitenzeichen dB; Einheit des Schallpegels*.

De|zidua (lat. deciduus abfallend) *f*: (engl.) *decidua*; Decidua membrana; Siebhaut; die nach Eintreten einer Schwangerschaft weiterentwickelte Funktionalis des Endometriums*; **Histol.:** oberflächl. Stratum compactum, darunter Stratum spongiosum mit typ. sägeförmigen Drüsenquerschnitten; **Einteilung:** nach Nidation des Eis: **1.** Decidua capsularis (sive reflexa): überzieht das eingebettete Ei an der Implantationsstelle; **2.** Decidua basalis (sive serotina): zwischen Uterusmuskulatur u. Eibasis; **3.** Decidua parietalis (sive vera): die übrige Uterushöhle auskleidende Schleimhaut; vom Ende der 16. SSW ab verschmelzen Decidua capsularis u. Decidua parietalis miteinander. Vgl. Eihäute; Chorion.

Dezimal|vorsätze: s. Einheiten (Tab. 3 dort).

Dezi|meter|welle (Metr-*): s. Hochfrequenztherapie.

D-Form: s. Isomerie.

DHE: Abk. für **D**ihydroergotamin*.

DHEA: Abk. für **D**e**h**ydro**e**pi**a**ndrosteron*.

DHEA-S *m*: Kurzbez. für **D**e**h**ydro**e**pi**a**ndrosteron**s**ulfat; s. Dehydroepiandrosteron.

DHFR: Abk. für **D**i**h**ydro**f**olat**r**eduktase*.

DHPR: Abk. für **D**i**h**ydro**p**yridin*-**R**ezeptor.

DHS: Abk. für **d**ynamische **H**üft**s**chraube*.

Di-: Wortteil mit der Bedeutung zweimal, doppelt; von gr. δίς.

Dia-: auch Di-; Wortteil mit der Bedeutung hindurch, zwischen; von gr. διά.

Diabet-: Wortteil mit der Bedeutung hindurchgehen; von gr. διαβαίνειν.

Dia|betes, in|fantiler (↑) *m*: (engl.) *infantile diabetes*; Insulinmangeldiabetes, Diabetes* mellitus Typ 1 bei Kleinkindern; versch. Formen von angeborenem Diabetes mellitus bei genet. Defekten i. d. R. der Insulinsekretion.

Dia|betes in|sipidus (↑) *m*: (engl.) *insipid diabetes*; Abk. DI; Störung der Diurese durch Verminderung der Wasserreabsorption in den Sammelrohren der Niere u. Ausscheidung großer hypotoner Harnvolumina; **Sympt.:** Polyurie*, starker Durst u. Polydipsie*, evtl. Dehydratation*, bei Kleinkindern evtl. Diarrhö*; **Formen: 1. D. i. centralis** bzw. D. i. neurohormonalis; Urs.: ungenügende od. fehlende Produktion bzw. Sekretion von ADH*; **a)** angeboren: autosomal-dominant erblich; Defekt des AVP-Gens (Genlocus 20p13); **b)** symptomatisch: bei Hirntumor (bes. Kraniopharyngeom*, Hypophysentumor*, Schädelhirntrauma*, neurochir. Operationen, Meningitis*, Enzephalitis* u. Erkr. mit Schädigung der Osmosensoren im Hypothalamus sowie nach op. Hypophysenausschaltung; **2. D. i. renalis**; Urs.: Defekt der ADH-sensitiven Rezeptoren mit ineffizienter Ausbildung der Wasserkanäle (Aquaporine*) in den Sammelrohren; **a)** angeb.: autosomal-dominant od. autosomal-rezessiv erbl. mit Mutationen im Gen für Aquaporin-2 (AQP2-Gen, Genlocus 12q13) sowie X-chromosomal erbl. mit Mutationen im Gen für den Vasopressin-Rezeptor V2 (AVPR2-Gen, Genlocus Xq28); **b)** bei akutem Nierenversagen* in der polyurischen Phase od. Destruktion der ADH-Rezeptoren (v. a. bei chron. Nierenerkrankung od. toxisch z. B. durch Einnahme von Lithium); **3. D. i. in der Schwangerschaft**; Urs.: vermehrter ADH-Abbau; **4. dipsogener D. i.**; Urs.: primäre Polydipsie; **Diagn.:** Urinosmolarität <300 mosmol/l, Osmolalität u. spezif. Gewicht des Urins herabgesetzt; ggf. ADH*-Test, Bestimmung der ADH-Konz. im Serum (Radio*-Immunoassay); **Ther.:** D. i. centralis: synthet. ADH-Analogon (Desmopressin*-Substitution), Korrektur der Wasserbilanz, Behandlung des Grundleidens; D. i. renalis: natriumarme Kost, Korrektur der Wasserbilanz, Hydrochlorothiazid zur Natriumreduktion im distalen Tubulus, Indometacin zur Reduktion der glomerulären Filtrationsrate; **DD:** Tubulopathie*, psychogene Polydipsie*, Diabetes* mellitus, Hyperkalzämie*, Polyurie bei chron. Niereninsuffizienz*. Vgl. DIDMOAD-Syndrom.

Dia|betes, juveniler (↑) *m*: (engl.) *juvenile diabetes*; veraltete Bez. für Diabetes* mellitus Typ 1 mit Erstmanifestation im Jugendalter.

Dia|betes mellitus (↑) *m*: (engl.) *diabetes mellitus*; Abk. DM; Zuckerkrankheit; Glukosestoffwechselstörung unterschiedl. Ätiol. u. Sympt. mit relativem od. absolutem Mangel an Insulin* u. Hyperglykämie* als gemeinsame Kennzeichen; **Häufigkeit:**

weltweit häufigste endokrine Erkrankung

Prävalenz in Deutschland insgesamt 7,6 % (ca. 6,4 Mio. Menschen) mit kontinuierlich zunehmender Tendenz; **Einteilung:** ätiol. Klassifikation nach von ADA* revidierten Kriterien (s. Tab.); **I.** (in 5–10 %) **D. m. Typ 1**: zunehmender bis absoluter Insulinmangel inf. immun. bedingter Zerstörung der Betazellen des Pankreas beim Typ 1A immun., T-Lymphozyten-vermittelt; pathognomon. Nachw. von Autoantikörpern gegen Insulin (Abk. IAA), Glutamatdecarboxylase (Abk. GAD-AK, auch GADA), Tyrosinphosphatase IA-2 (Abk. IA-2 AK, auch IA-2A); zytoplasmatische Inselzellantikörper (ICA) sind meist gegen mehrere dieser Antigene gerichtet; Vorhandensein der Antikörper am ehesten als phänomenolog. Phänomen mit nicht gesicherter Kausalität zur Inselzellzerstörung; Erstmanifestation meist im Kindes-, Jugend- od. frühen Erwachsenenalter; bisweilen Assoziation mit weiteren Autoimmunerkrankungen: am häufigsten Autoimmunthyroiditis, seltener mit Addison-Krankheit, primärem Hypogonadismus, Hypo-

Diabetes mellitus

Diabetes mellitus
Ätiologische Klassifikation (Expert Committee on the Diagnosis and Classification of Diabetes Mellitus)

I   Diabetes mellitus Typ 1 (zerstörte B-Zellen)
    A immunologisch
    B idiopathisch

II Diabetes mellitus Typ 2 (Insulinresistenz und/oder Insulinmangel)

III andere spezifische Diabetestypen
    A genetische Defekte der B-Zellfunktion
        1. Chromosom 12 (HNF-1α)
        2. Chromosom 7 (Glukokinase)
        3. Chromosom 20 (HNF-4α)
        4. mitochondriale DNA
        5. andere
    B genetische Defekte der Insulinwirkung
        1. Insulinresistenz Typ A
        2. Leprechaunismus
        3. Rabson-Mendenhall-Syndrom
        4. lipatrophischer Diabetes
        5. andere
    C Erkrankungen des exokrinen Pankreas
        1. Pankreatitis
        2. Trauma, Pankreatektomie
        3. Neoplasma
        4. zystische Fibrose
        5. Hämochromatose
        6. fibrosierend verkalkende Pankreatitis
        7. andere
    D Endokrinopathien
        1. Akromegalie
        2. Cushing-Syndrom
        3. Glucagonom
        4. Phäochromozytom
        5. Hyperthyreose
        6. Somatostatinom
        7. Aldosteronom
        8. andere
    E Arzneimittel oder Chemikalien induziert
        1. Neuroleptika (insbesondere Clozapin, Olanzapin)
        2. Pentamidin
        3. Nicotinsäure
        4. Glukokortikoide
        5. Schilddrüsenhormone
        6. Diazoxid
        7. β-adrenerge Agonisten
        8. Thiazide
        9. Phenytoin
        10. Interferon-α
        11. andere
    F Infektionen
        1. kongenitale Röteln
        2. Zytomegalie
        3. andere
    G seltene, immunologisch vermittelte Formen
        1. Stiff-man-Syndrom
        2. Anti-Insulin-Rezeptor-Antikörper
        3. andere
    H andere genetische Syndrome
        1. Down-Syndrom
        2. Klinefelter-Syndrom
        3. Turner-Syndrom
        4. DIDMOAD-Syndrom
        5. Friedreich-Ataxie
        6. Chorea Huntington
        7. Bardet-Biedl-Syndrom
        8. myotonische Dystrophie
        9. Porphyrie
        10. Prader-Willi-Syndrom
        11. andere

IV Gestationsdiabetes

physeninsuffizienz; (bei Koinzidenz von 2 od. mehr endokrinen Autoimmunerkrankungen als polyglanduläres Autoimmunsyndrom* bezeichnet); absolute Insulinabhängigkeit, bei Nicht-Verfügbarkeit von Insulin Tod durch Auszehrung u. Ketoazidose*; Mechanismus bei Typ 1B unbekannt u. als idiopathisch bezeichnet; **Sonderform LADA** (Abk. für engl. latent autoimmune diabetes in adults): D.m. Typ 1 mit Nachw. von GAD-AK u./od. ICA, jedoch initial nicht insulinpflichtig, so dass klin. Erscheinen zunächst als D.m. Typ 2; frühes Sekundärversagen auf orale Antidiabetika; Ketoazidoseneigung gering; **II. D.m. Typ 2:** Folge von Insulinresistenz* u. Insulinsekretionsstörung mit Erhöhung der Blutglukose über definierte Grenze, ohne autoimmun. Beeinträchtigung der Inselzellen; relative Insulinresistenz bei Manifestation, im Krankheitsverlauf bei Erschöpfung der Inselzellfunktion, im Langzeitverlauf Erschöpfung der Betazellen u. Übergang in absoluten Insulinmangel möglich; geringe Ketoazidoseneigung; polygenetische Prädisposition mit hoher Penetranz, zunehmender Manifestation im höheren Lebensalter, frühere Manifestation bei Adipositas u. Bewegungsmangel od. Schwangerschaft als Gestationsdiabetes*; oft assoziiert mit metabolischem Syndrom*, somit hohe Assoziation mit frühen makrovaskulären Erkrankungen schon vor Manifestation der chron. Hyperglykämie. III. andere spezif. Diabetestypen (s. Tab.); IV. Gestationsdiabetes*; **Pathobiochemie:** 1. verminderte Glukoseaufnahme in peripheres Muskel- u. Fettgewebe; 2. gesteigerte Glukoneogenese* u. verminderte Glykogenese* mit Hyperglykämie; 3. gesteigerte Lipolyse u. erhöhter kataboler Proteinabbau mit Anstieg von Triglyceriden, freien Fettsäuren u. Aminosäuren; 4. verminderte Verwertung von Brenztraubensäure*; 5. verminderte Glykolyse* als direkte Folge der Hyperglykämie; **Klin.:** Hyperglykämie führt bei Überschreiten der renalen Rückresorptionsrate zu Glukosurie* u. Polydipsie*. Dehydratation u. Anstieg der Serumosmolarität können transitor. Refraktionsanomalien bedingen. Gewichtsabnahme resultiert aus der katabolen Stoffwechsellage u. Dehydratation; allg. Schwäche u. Adynamie von leichter Ausprägung bis zum hyperosmolaren od. ketoazidotischen Koma mit Kussmaul*-Atmung bei absolutem Insulinmangel; **Folgeerkrankungen:** diabetische Retinopathie*, diabetische Nephropathie*, diabetische

Neuropathie*, diabetischer Fuß*, Cheiroarthropathie*, Arteriosklerose* u. damit erhöhtes Risiko für Herzinfarkt*, Schlaganfall u. pAVK; vgl. Angiopathie, diabetische; **Diagn.**: nach Kriterien der WHO: **1.** Konz. der venösen Nüchtern-Plasmaglukose ≥7,0 mmol/l (≥126 mg/dl) od. 110 mg/dl im kapillären Vollblut zu 2 versch. Zeitpunkten; **2.** venöse Plasmaglukosekonzentration od. im kapillären Vollblut zu 2 versch. Zeitpunkten ≥11,1 mmol/l (≥200 mg/dl) bei gelegentl. Messung, Diagn. kann gestellt werden bei einem der genannten pathol. Werte zusammen mit typ. klin. Zeichen des D. m. (Polyurie, Polydipsie bei vermehrten Durst, Schwäche, unerklärter Gewichtsverlust). **3.** Plasmaglukose 2 Std. nach oraler Belastung mit 75 g Glukose ≥11,1 mmol/l (≥200 mg/dl) (s. Glukosetoleranztest, Tab. dort); **Ther.**: Ziel ist eine möglichst normnahe Blutglukoseeinstellung ohne Provokation von leichten od. lebensbedrohlichen schweren Hypoglykämien, abhängig von der Diabetes-Form: **Ziel-HbA**$_{1c}$ für **1. D. m. Typ 1** mit Schwangerschaft <6,5 % im 1. Trimenon u. <5,5 % im 2. und 3. Trimenon, ebenso gültig für Gestationsdiabetes od. D. m. Typ 2 mit Schwangerschaft; **2. D. m. Typ 1** HbA$_{1c}$ <7,5 % od. tiefer, sofern Hypoglykämien vermieden werden können; **3. D. m. Typ 2** ohne Insulin <6,0 % bei oraler Medikation <6,5 % (sofern ohne Hypoglykämien möglich), bei Insulintherapien aus Sicherheitsaspekten <7,5 %, wobei gute HbA$_{1c}$-Werte nicht durch Inkaufnahme von Hypoglykämien erzwungen werden dürfen. Ein HbA$_{1c}$ <8,0 % schützt vor deutlich erhöhtem Nephropathierisiko; für die Retinopathie ist die Kausalität nicht eindeutig, ein Schwellenwert um 7,0–7,5 % wird angenommen. **1. D. m. Typ 1:** möglichst Physiologie-naher Einsatz des fehlenden Insulins durch Intensivierte konventionelle Insulintherapie* (Abk. ICT), alternativ subkutane Insulininfusionstherapie (Abk. CSII, s. Insulininfusionssysteme), alternativ konventionelle Insulintherapie; **2. D. m. Typ 2:** Stufentherapie mit Diät, Lebensstiländerung u./od. Bewegung, orale Antidiabetika*, First-line-Metformin, später zusätzl. andere orale Antidiabetika, z. B. Sulfonylharnstoffe* od. Glinide*, bei Notwendigkeit zusätzl. supportive Insulintherapie, falls nötig, Wechsel auf alleinige Insulintherapie od. Insulintherapie zus. mit Metformin; Modifikation der Stufentherapie bei Kontraindikation. Lebensstiländerung durch Ernährungsschulung, normales Körpergewicht anstreben, körperl. Aktivität; regelmäßige Untersuchungen zur frühzeitigen Diagn. u. Ther. diabet. Spätkomplikationen bzw. Folgeerkrankungen.

Dia|betes, renaler (↑) *m*: s. Glukosurie, renale.
Dia|betes salinus renalis (↑) *m*: renales Salzverlustsyndrom*.
dia|beto|gen (↑; -gen*): (engl.) *diabetogenic*; eine diabet. Stoffwechsellage auslösend; diabetogene Substanzen sind z. B. Glucagon*, STH*, Adrenalin*, Glukokortikoide*, Thiazide.
Dia|brosis (gr. διάβρωσις das Durchfressen) *f*: Durchnagen; z. B. Arrosionsblutung (Haemorrhagia per diabrosin) inf. Arrosion eines Blutgefäßes durch einen pathol. Prozess (u. a. Ulkus, Aneurysma, Tuberkulose, Pankreatitis); vgl. Rhexis.

Di|acetyl|morphin *n*: s. Heroin.
Di|acyl|glycerole *n pl*: (engl.) *diacylglycerols*; Abk. DAG; syn. Diglyceride; mit 2 Fettsäuren* veresterte Glycerol; entsteht bei Spaltung von Phosphatidyl-4,5-diphosphat (PIP$_2$) durch Phospholipase* C u. aktiviert als second* messenger die PKC*; Phosphoryl-DAG ist Ausgangsprodukt der Phosphatide*.
Dia|docho|kinese (gr. διάδοχος nachfolgend; Kin-*) *f*: (engl.) *diadochokinesis*; schnelle Abfolge antagonist. Bewegungen (z. B. Pronation* u. Supination*); vgl. Adiadochokinese.
Diät (gr. δίαιτα Lebensweise) *f*: **1.** (engl.) *diet*; (diabetol.) besondere Form der Ernährung bei Diabetes* mellitus; bei Diabetes mellitus Typ 1 insbes. Kohlenhydrat-adaptierte Kost, die u. a. die Menge des zu verabreichenden Insulins bestimmt; bei Diabetes mellitus Typ 2 kalorienreduzierte, ballaststoffreiche Kost, im Spätstadium bei intensivierter Insulintherapie ggf. Einführung einer Kohlenhydrat-adaptierten Kost. **2.** s. Krankenkost.
Diät|assistent (↑) *m*: (engl.) *dietician*; geschützte Berufsbez. für Personen, die nach ärztlicher Verordnung u. in Abstimmung mit den Pat. Ernährungstherapiepläne erstellen; **Ausbildung:** 3-jährig an staatl. anerkannter Berufsfachschule u. Berufskollegs; geregelt im „Gesetz über den Beruf der Diätassistentin u. des Diätassistenten" (Diätassistentengesetz, Abk. DiätAssG, vom 8.3.1996, BGBl. I S. 446, zuletzt geändert durch Gesetz vom 2.12.2007, BGBl. I. S. 2686) sowie in der Ausbildungs- u. Prüfungsverordnung für Diätassistentinnen u. Diätassistenten (Abk. DiätAss-AprV, vom 1.8.1994, BGBl. I S. 2088, zuletzt geändert durch Gesetz vom 2.12.2007, BGBl. I S. 2686). Vgl. Krankenkost.
Dia|gnose (gr. διάγνωσις Entscheidung, Urteil) *f*: (engl.) *diagnosis*; Schlussfolgerung aus der Symptomkonstellation des Pat. i. S. einer Zuordnung zu bekannten Krankheitsbildern; bei der Wertung mehrerer Beschwerden ist die Bestimmung der Hauptbeschwerde u. des Leitsymptoms von Bedeutung. Eine Differenzierung der Beschwerden erfolgt mit den sog. Fünf-Finger-Fragen nach Dauer, Stärke, Art u. Ort, Beziehung zu Funktionen.
Diagnosis Related Groups: s. DRG.
Dia|gnostik (gr. ὑδιαγνωστικός fähig zu unterscheiden) *f*: (engl.) *diagnostic investigation*; Sammelbez. für Strategien u. Verfahren, die zur ärztl. Untersuchung bei einer Gesundheitsstörung bzw. Beratungsursache* angewandt werden; insbes. Befragung (Anamnese*), körperliche, ggf. apparative u. Laboruntersuchungen. Pat. präsentieren Beschwerden, auf die entweder viele Krankheiten zutreffen od. keine umschriebenen Erkr. vorliegen (Niedrigprävalenzbereich). Der Entscheidungsprozess erfolgt i. R. eines hypothetico-deduktiven Vorgehens. Ein Allgemeinarzt ist durch die Kenntnis der individuellen Patientenvorgeschichte befähigt, Hypothesen effizient auszuwählen (Donner-Banzhoff, 1999). Zudem strukturiert er komplexe Situationen mit Dichotomien, konzentriert sich auf wenige unmittelbar relevante Fragestellungen, z. B. Einweisung des Patienten notwendig od. nicht (Mc Whinney, 1989). Die Langzeitbetreuung

des Pat. versetzt den Allgemeinarzt in die Lage, Veränderungen od. Diskrepanzen am Pat. wahrzunehmen, in diesem Zusammenhang bedrohliche Situationen zu erkennen u. gefährliche Verläufe abzuwenden (s. Verlauf, abwendbar gefährlicher). Abwartendes Offenlassen* ohne weitere diagn. Maßnahmen ist bei bekanntem Pat. möglich, wenn schwerwiegende interventionsbedürftige Krankheiten ausgeschlossen sind. I. R. der Qualitätssicherung hausärztlicher Tätigkeit erfolgen diagn. Maßnahmen leitlinienadaptiert.

Dia|gnostik, bild|gebende (↑) *f*: bildgebende Verfahren*.

Dia|gnostik, operationalisierte (↑) *f*: (engl.) *operationalized diagnostics*; diagn. Ansatz i. R. der Klassifikation psych. Störungen (DSM-IV, ICD-10) nach festgelegten Symptom-, Zeit- u. Verlaufskriterien sowie Algorithmen mit hoher Reliabilität diagn. Entscheidungen, bes. in Verbindung mit strukturiertem od. standardisiertem diagnostischem Interview*.

Dia|gnostik, psycho|logische (↑) *f*: (engl.) *psychodiagnostics*; syn. Psychodiagnostik; Bez. für einen Prozess, der unter Einsatz versch. Verfahren systemat. Informationen über psych. (psychol.) Merkmale einer Person ermitteln will; **Ziel** ist die Beantwortung von Fragestellungen, Begründung von Entscheidungen u. deren Konsequenzen; Anw. finden v. a. psychologische Testverfahren*, Anamneseerhebung, diagnostische Interviews*, Exploration* u. Verhaltensbeobachtung.

Di|aldehyd *n*: (engl.) *dialdehyde*; Oxidationsprodukt diprimärer Alkohole; z. B. Glyoxal (OHC—CHO).

Dia|lysance (Dialyse*) *f*: (engl.) *dialysance*; Abk. D; techn. Messgröße für die Leistungsfähigkeit eines Dialysators in der Nierenersatztherapie; Bez. für dasjenige Blutvolumen, das pro Zeiteinheit bei Durchfluss durch den Dialysator* bei der Hämodialyse* von der untersuchten Substanz gereinigt wird; **Bestimmung:**

$$D = Q_B \cdot \frac{A - V}{A - W}$$

(Q_B = Blutdurchfluss in ml/min; A = Konzentration im arteriellen Blut; V = Konzentration im venösen Blut; W = Konzentration im Dialysat); D. hängt vom Diffusionskoeffizienten der Membran ab, der wiederum eine Funktion von Molekülradius u. -ladung ist; **Größenordnung** der D. für versch. endogene Substanzen: Harnstoff > Kreatinin > Phosphat > Vitamin B12 > Beta-2-Mikroglobulin. Vgl. Clearance.

Dia|lysat (↑) *n*: (engl.) *dialysate*; Waschlösung für die Hämodialyse* od. Peritonealdialyse*; **Zusammensetzung:** s. Tab.; vgl. Hartwassersyndrom.

Dia|lysator (↑) *m*: (engl.) *dialyzer*; der Teil des Dialysegeräts (der sog. künstlichen Niere), durch den das Blut u. das Dialysat* in 2 durch eine dünne (ca. 10–15 μm) semipermeable Membran* getrennten Kompartimenten fließt u. der Stoff- u. Flüssigkeitsaustausch (Dialyse* u. Ultrafiltration*) bei der Hämodialyse* stattfindet; die Eigenschaften des D. (insbes. die Ultrafiltrationsleistung u. die Permeabilität für sog. Mittelmoleküle mit einem Molekulargewicht von 500–5000) hängen u. a. von seinem Aufbau, vom Membranmaterial (modifizierte Zellulose, Zelluloseacetat, Cuprophan, Hemophan, Polyacrylnitril, Polysulfon, Polymethylmethacrylat, Polyamid, Polycarbonat, Ethylenvinylalkohol), der Membranoberfläche (0,7–2,3 m²) u. den Strömungs- u. Druckverhältnissen im D. ab. Blut u. Dialysat fließen meist im Gegenstromprinzip durch den D. **Formen:** 1. abhängig vom Aufbau: **a)** Kapillar- od. Hohlfaserdialysator, bei dem das Blutkompartment aus 10 000–15 000 Einzelkapillaren (⌀ 180, 200 μm) besteht, die vom Dialysat umspült werden; gebräuchlichste Form; **b)** Plattendialysator, bei dem das Blutkompartment aus flächenhaft angeordneten, geschichteten Membranfolien gebildet wird; nicht mehr gebräuchlich; 2. abhängig vom Filtrationskoeffizient (K_f): **a)** High-flux-D. (K_f >10 ml/h×mmHg, >75 ml/h×kPa): bessere Elimination des amyloidogenen Beta*-2-Mikroglobulins; **b)** Low-flux-D. (K_f <10 ml/h×mmHg, <75 ml/h×kPa): geringere Verluste bei den niedermolekularen Proteinen (M_r<80 000). D. sind zum Einmalgebrauch vorgesehen; bei Wiederverwendung gründliche Spülung, chem. Sterilisation (meist mit Peressigsäure) u. mikrobiol. Kontrolle erforderlich; Abnahme der Diffusionskoeffizienten.

Dia|lyse (gr. διάλυσις Auflösung) *f*: (engl.) *dialysis*; physik. Verf. zur Abtrennung gelöster Teilchen in Abhängigkeit von ihrer Molekülgröße u. elektrischen Ladung mit Hilfe einer semipermeablen Membran*, die nur für Moleküle bis zu einer best. Größe durch freie Diffusion* selektiv permeabel ist; die treibende Kraft des Stofftransports ist ein Konzentrationsgefälle zwischen den durch die Membran getrennten Flüssigkeitskompartimenten; weitere, neben dem Stoff- auch einen Lösungsmitteltransport durch die Membran verursachende Kräfte können Unterschiede des hydrostatischen (Ultrafiltration*) u. des (kolloid-)osmotischen Drucks (Osmose*) sein; **Anw.:** v. a. in der Nephrologie als Prinzip versch. Blutreinigungsverfahren*.

Dia|lyse-Arthro|pathie (↑; Arthr-*; -pathie*) *f*: (engl.) *dialysis-related arthropathy*; syn. Dialyse-assoziierte Amyloidose, Dialyse-Arthritis; unter Langzeit-Hämodialyse auftretendes Krankheitsbild mit

---

Dialysat
Standardzusammensetzung für die Hämodialyse

Bestandteil	Konzentration	
Ionen		
Natrium	138	mmol/l
Kalium	3	mmol/l
Calcium	1,5	mmol/l
Magnesium	0,5	mmol/l
Chlorid	110	mmol/l
Acetat	3,5	mmol/l
Bicarbonat	31,5	mmol/l
D-Glukose	1	g/l
steriles, chemisch reines Wasser		

Gelenkschmerzen, rezidiv. arthritischen Schüben u. (bei einem Teil der Pat.) fortschreitenden Gelenkdestruktionen bes. an den großen stammnahen Gelenken; **Urs.**: Proteolyse von Beta*-2-Mikroglobulin, dessen Bruchstücke in Form der Betafaltblattstruktur in bradytrophem Gewebe (Gelenkkapsel, subchondral) zu Amyloid* (Typ B) präzipitieren; dabei kommt es zur Stimulation der Zytokine TNF-α u. IL-1 in den Makrophagen; **Sonderform:** destruierende Dialyse-Spondylopathie, mögliche Kristallablagerungen (Hydroxylapatit) pathogenet. wichtig. Vgl. Hydroxylapatitkristall-Ablagerungskrankheit; Dialyse-Osteopathie.

Dia|lyse-Behandlung (↑): (engl.) *dialysis treatment*; Behandlungsmethode zur Elimination von harnpflichtigen Substanzen*, anderen Stoffwechsel(end)produkten u. Wasser aus dem Organismus sowie zur Equilibrierung des Säure*-Basen-Haushalts unter Anw. bestimmter Blutreinigungsverfahren*, insbes. Hämodialyse* u. Peritonealdialyse*; trotz Flüssigkeits- u. Elektrolytbilanzierung kann die D.-B. nur eine Annäherung an die normale Homöostase* erreichen u. die Niere nicht vollständig ersetzen; **Ind.:** akutes Nierenversagen*, Entgiftung bei Intoxikation mit dialysierbaren Substanzen; bei der terminalen Niereninsuffizienz* als Überbrückung bis zu einer Nierentransplantation* od. als chron., lebenslange Organersatztherapie; **Anw.:** übliche Therapiefrequenz bei Dauerdialyse 3-mal pro Woche, bei akutem Nierenversagen u. Entgiftung alle 12–24 Std.; Durchsatz von 50–100 l Blut während einer D.-B. von 3–4 Std. Dauer; **Kompl.:** nach längerfristiger D.-B. zunehmend häufiger Auftreten typ. Stoffwechselstörungen (v. a. Störungen des Knochen-, Eisen-, Kohlenhydrat*- u. Fettstoffwechsels* u. des Elektrolyt*-, Wasser*- u. Säure*-Basen-Haushalts) u. Folgeerkrankungen (z. B. sog. Dialyse*-Arthropathie u. Dialyse*-Osteopathie, Hypertonie*, Anämie*, Neuropathie); mögliche Urs. sind u. a. Verlust der endokrinen Funktionen der Niere, behandlungsbedingte diskontinuierliche bzw. ungenügende Elimination von Stoffwechselprodukten (v. a. der sog. Mittelmoleküle mit einem von M_r 500–5000) u. evtl. im Dialysat* vorhandene schädliche Substanzen (z. B. Aluminium); bei Heparin induzierter Thrombopenie* (Typ II) muss Heparin* durch Heparinoide* ersetzt werden; **Proph.:** techn. Optimierung der individuellen D.-B. hinsichtl. Verfahren, Dialysedauer u. -terminen, Dialysatzusammensetzung u. a., diätetische Maßnahmen (insbes. Einschränkung der Wasser-, Natrium- u. Kaliumzufuhr, evtl. Substitutions- (z. B. Eisen, Calciferole*, Erythropoetin*) u. pharmak. Zusatztherapie (z. B. mit phosphatbindenden Substanzen, Antihypertensiva); Indikatoren für adäquate D.-B. sind best. Laborparameter (Harnstoff <30 mmol/l, Kreatinin <1000 μmol/l, HPO_4^{2-} <2,3 mmol/l, Ca^{2+} <2,6 mmol/l, Bicarbonat >20 mmol/l u. Hämoglobin >11 g/dl nach 2-Tage-Intervall vor der Dialyse) sowie v. a. klin. Parameter wie Blutdruck, Herzgröße u. Knochenmorphologie; die erforderliche Dialysedosis wird über die Harnstoffclearance ($Kt/V_{Harnstoff}$) od. die Harnstoffreduktionsrate (URR, Abk. für engl. urea reduction rate) definiert. Vgl. Hämofiltration; Hämodiafiltration.

Dia|lyse-Osteo|path<u>ie</u> (↑; Ost-*; -pathie*) *f*: (engl.) *dialysis-related osteopathy*; bei Pat. unter Dauerdialyse auftretende Knochenveränderungen i. S. einer renalen Osteopathie*; insbes. als Folge des Nierenparenchymverlusts bei terminaler Niereninsuffizienz* u. der dadurch gestörten Aktivierung von Calciferolen* in der Niere, u. U. auch verstärkt durch die bei der Dialyse notwendige Heparinisierung u. die Akkumulation von Aluminium im Knochengewebe (s. Aluminiumosteopathie); **Formen** (nach Delling): **Typ I:** Fibroosteoklasie inf. sekundärem Hyperparathyroidismus*; **Typ II:** Osteoidose aufgrund einer Störung des Vitamin-D-Metabolismus; **Typ III:** gemischter Typ mit Fibroosteoklasie u. Osteoidose; **Diagn.:** Anstieg von osteoblastenspezif. Phosphatase (Ostase) u. Parathormon* (sekundärer Hyperparathyroidismus*) u./od. Verminderung der D-Provitamine; genaue Typisierung nur knochenhistol. möglich; **Ther.:** Typ I: Suppression der Nebenschilddrüsen durch Calcium u. Cholecalciferol; Typ II: Substitution von aktiven Vitamin-D-Metaboliten (Alphacalcidol) u./od. Cholecalciferol; Typ III: Substitution von Cholecalciferol u. Suppression mit Calcitriol u. Calciumsalzen; Typ I u. III mit Hyperkalzämie: Parathyroidektomie. Vgl. Dialyse-Arthropathie.

Dialyse|shunt (↑; Shunt*) *m*: s. Shunt zur Hämodialyse.

Dia|meter (gr. διάμετρος Durchmesser) *m*: Durchmesser; s. Beckenmaße; Kopfmaße.

Di|amine *n pl*: (engl.) *diamines*; org. Verbindungen mit 2 Aminogruppen; entstehen durch Decarboxylierung* von Diaminosäuren als biogene Amine* (z. B. Histamin od. bei Eiweißfäulnis* (z. B. Putrescin, Cadaverin).

3,4-Di|amino|pyrid<u>in</u> *n*: Amifampridin*.

Di|amino|säuren: (engl.) *diaminoacids*; Aminosäuren* mit einer weiteren Aminogruppe; z. B. Ornithin*.

Di|amin|oxid<u>a</u>se *f*: (engl.) *diamine oxidase*; Abk. DAO; syn. Histaminase; Enzym zur oxidativen Desaminierung* von Diaminen; entstehende Aldehyde werden durch Aldehyddehydrogenase* oxidiert; **Vork.:** v. a. in Leber, Verdauungstrakt sowie in Blut, Plazenta u. Niere; **Funktion:** u. a. Inaktivierung von Histamin* durch Abbau zu Imidazolacetaldehyd u. Imidazolessigsäure.

Di|amin|ur<u>ie</u> (Ur-*) *f*: (engl.) *diaminuria*; Ausscheidung von Diaminen* im Harn; gelegentl. bei Cystinurie*.

Diamond-Blackfan-An|äm<u>ie</u> (Louis K. D., Päd., Boston, 1902–1999; Kenneth D. B., Päd., 1883–1941, Boston; Anämie*) *f*: Blackfan*-Diamond-Anämie.

Dia|pedese (Dia-*; gr. πηδᾶν springen) *f*: **1.** (engl.) *diapedesis*; Leukodiapedese; gezielte Migration von Leukozyten (insbes. neutrophile Granulozyten) durch die unverletzte Wand der Kapillaren bei Entz. (vgl. Chemotaxis); vermittelt durch Zelladhäsionsmoleküle* auf der Oberfläche der Leukozyten u. Endothelzellen der Kapillaren; **2.** Austritt von Erythrozyten* bei starker Blutstauung (Haemorrhagia per diapedesem).

Dia|phano|skopie (gr. διαφανής durchscheinend; -skopie*) f: (engl.) diaphanoscopy; sog. Transillumination; Durchleuchtung eines Körperteils mit einer Lichtquelle zur Beurteilung der Transparenz; **Formen: 1.** (ophth.) D. der Sklera: diasklerale Augendurchleuchtung, bei der eine Lichtquelle auf die Sklera aufgesetzt wird; normalerweise leuchtet die Pupille rot auf; Verschattung bzw. Verdunklung z. B. bei Blutung od. malignem Melanom* der Aderhaut; **2.** (päd.) D. des Schädels bei Säuglingen: Durchleuchtung der Schädeldecken; orientierende Untersuchung zur Diagn. eines Hydrozephalus* od. einer Hydranenzephalie; über Hohlräumen leuchten die Schädeldecken rötlich auf; über Arealen mit Hirngewebe fehlt das Aufleuchten; **3.** (urol.) D. des Skrotums: Durchleuchtung des Skrotums; Transparenz (sog. positive D.) bei Hydrozele*, keine Transparenz (neg. D.) bei Hodentumoren*; Verf. heute weitgehend durch Ultraschalldiagnostik ersetzt; **4.** D. der Kieferhöhle (nicht mehr angewendet): Durchleuchtung des Sinus maxillaris vom Mund aus; Schleimhautschwellungen, Sinusitis* od. unterschiedl. Pneumatisation können seitendifferenten Befund ergeben.

Dia|phorase (gr. διάφορος verschieden) f: veraltete Bez. für Dihydroliponsäure*-Dehydrogenase.

Dia|phoretika (↑) n pl: (engl.) diaphoretics; syn. Sudorifera; schweißtreibende Mittel, z. B. bestimmte Parasympathomimetika; vgl. Pilocarpin, Physostigmin.

Dia|phragma (gr. διάφραγμα Scheidewand) n: **1.** s. Zwerchfell; **2.** s. Scheidendiaphragma.

Dia|phragma oris (↑) n: Mundboden; gebildet von den Mm. mylohyoidei.

Dia|phragma pelvis (↑) n: M. levator ani mit der Fascia sup. diaphragmatis pelvis u. Fascia inf. diaphragmatis pelvis; vgl. Beckenboden.

Dia|phragma sellae (↑) n: horizontale Duraplatte, die sich am Türkensattel über der Hypophyse ausspannt u. eine Öffnung für den Hypophysenstiel besitzt.

Dia|phragma uro|genitale (↑) n: muskuläre Platte u. Fascia diaphragmatis urogenitalis sup. u. inf.; vgl. Beckenboden.

Dia|physe (gr. διαφύεσθαι dazwischenwachsen) f: (engl.) diaphysis; Mittelstück der Röhrenknochen; abzugrenzen von Metaphyse* u. Epiphyse*.

dia|plazentar (Dia-*; Plazenta*): (engl.) transplacental; durch die Plazentaschranke* hindurch, auf dem Weg über die Plazenta*.

Diar|rhö (gr. διάρροια das Durchfließen) f: (engl.) diarrhea; auch Diarrhoea, Durchfall; mehr als 3 dünnflüssige Stühle pro Tag u. Stuhlmasse >200 g/d (bzw. >10 ml/kg/d); **Einteilung: 1.** nach **klin.** Verlauf; **a)** akute D.: z. B. Reisediarrhö*, Lebensmittelvergiftung*; meist wenige Tage andauernd, häufig selbstlimitierend; Ther. i. d. R. symptomatisch; **b)** chron. D. (z. B. Zöliakie*); Dauer >14 Tage (auch chron.-rezidivierend); i. d. R. spezif. Diagn. u. Ther. erforderlich; **2. pathophysiol.: a)** osmot. D.: inf. osmot. wirksamer Substanzen im Darm, z. B. bei Maldigestion* u. Malabsorption* (z. B. Lactulose od. Laktose bei Laktasemangel, s. Kohlenhydratmalabsorption) od. alimentär (z. B. Süßstoffe; im Kleinkindalter z. B. als sog. Toddler's diarrhea od. unspezifische Diarrhö des Kleinkindes durch verringerte Transportkapazität für Fruktose; nachlassend bei Nahrungskarenz; **b)** sekretor. D.: inf. gesteigerter Wasser- u. Ionensekretion bei mangelnder Ionenresorption, Wasser- u. Ionenverlust bei Leckflux-D. durch interepitheliale Barrierestörung des Darms; Vork. u. a. bei infektiöser Gastroenteritis* mit v. a. spritzend-wässriger D. (z. B. Salmonellose*, Cholera*, Infektion mit Rotavirus*, Brechdurchfall* des Säuglings), auch bei neuroendokrinem Tumor (z. B. Verner-Morrison-Syndrom); persistiert bei Nahrungskarenz (Ausnahme: Nahrungsmittelallergie*, enterales Gallensäureverlustsyndrom*); **c)** entzündl. D.: häufig Mischform von a) u. b); u. a. mukosale Läsion mit Exsudation von Proteinen u. Blut, z. B. bei infektiöser Enteritis mit v. a. blutig-schleimigem D. u. Tenesmus (Shigellose*, Amöbiasis, Enterokolitis durch Infektion mit Campylobacter* u. a.), auch bei Antibiotika-assoziierter Kolitis*, nichtinfektiös u. a. bei Enteritis regionalis Crohn u. Colitis ulcerosa; **d)** D. bei gestörter Motilität, Vork. u. a. bei Reizdarmsyndrom, als Postvagotomiesyndrom od. UAW (z. B. Parasympathomimetika); **Diagn.:** anamnestisch u. klinisch mit Abklärung der Urs. z. B. durch mikrobiol. Stuhluntersuchung*; **Ther.:** ggf. kausal, symptomat. u. a. durch Substitution von Elektrolyten u. Flüssigkeit (s. Elektrolyttherapie); vgl. Antidiarrhoika; **DD:** Pseudodiarrhö*.

Diar|rhoea (↑) f: s. Diarrhö.

Diar|rhoea chylosa (↑) f: Diarrhö* mit Entleerung von Schleim u. Eiter.

Diar|rhoea stercoralis (↑) f: auch Diarrhoea paradoxa, paradoxe Diarrhö; Verstopfungsdurchfall; Entleerung eines Gemischs von festem Kot u. dünnflüssigen Massen; s. Diarrhö.

Diar|rhö, chologene (↑) f: enterales Gallensäureverlustsyndrom*.

Diar|rhö, para|doxe (↑) f: s. Diarrhoea stercoralis.

Di|arthrosis (Di-*; Arthr-*; -osis*) f: **1.** (orthop.) Arthrose*; auch D. interspinalis (s. Baastrup-Zeichen); **2.** (anat.) s. Gelenk.

Dia|schisis (gr. διασχίζειν zerschneiden, zerreißen) f: **1.** (engl.) diaschisis; spinaler Schock*; **2.** Funktionsminderung funktionell zusammenhängender Hirnregionen nach Schädigung eines Anteils, z. B. Beeinträchtigung der linken Kleinhirnhemisphäre bei Schädigung der rechten Zentralregion.

Dia|stase (gr. διάστασις Auseinanderstehen) f: **1.** (engl.) diastasis; Auseinanderweichen, z. B. der Beckenknochen od. geraden Bauchmuskeln (s. Rektusdiastase) als Dauerzustand; **2.** (engl.) diastase; veraltete Bez. für Amylase*; **3.** s. Diastole.

Dia|stema (gr. διάστημα) n: (engl.) diastema; Zwischenraum zwischen den Zähnen, bes. zwischen den oberen mittleren Schneidezähnen (Trema).

Dia|stemato|myelie (↑; Myel-*) f: (engl.) diastematomyelia; syn. Diastomyelie; angeborene Spaltbildung des Rückenmarks in 2 ungleiche Teile mit eigenen Rückenmarkshäuten; häufig im Bereich der unteren BWS u. oberen LWS, oft mit Blockwirbelbildung; neuromuskuläre Funktionsstörungen im betroffenen Bereich möglich.

Di|aster (Di-*; gr. ἀστήρ Stern) *m*: sternförmige Konfiguration der Chromosomenpaare in der Anaphase der Meiose* u. Mitose*.

Dia|stereo|merie (↑; Stereo-*; gr. μέρος Teil) *f*: s. Isomerie.

Dia|stole (gr. διαστολή Ausdehnen) *f*: (engl.) *diastole*; die nach der Systole* erfolgende Erschlaffung des Herzmuskels (i. e. S. der Kammer); die Vorhofdiastole fällt zeitl. in die Kammersystole; **Einteilung:** s. Herzzyklus (Abb. dort); **1.** Entspannungsphase: isovolumetr. Erschlaffung der Herzkammern nach Schluss der Taschenklappen; Dauer ca. 50 ms; **2.** Füllungsphase: Bluteinstrom in die Herzkammern nach Öffnung der Segelklappen; frühdiastol. schnelle Füllung (entspr. E-Welle; s. Echokardiographie), dann langsame Füllung (Diastase) u. Vorhofkontraktion (spätdiastol. Füllung, entspricht A-Welle); Dauer abhängig von Herzfrequenz; entspricht im EKG etwa der Zeit vom Ende der T-Welle bis zum Ende der P-Welle. Vgl. Herztöne.

Dia|sto|myelie (↑; Myel-*) *f*: Diastematomyelie*.

Dia|thermie (Dia-*; Therm-*) *f*: (engl.) *diathermy*; Wärmeerzeugung im Körper durch elektr. Strom; s. Hochfrequenztherapie, Elektrokoagulation.

Dia|these (gr. διάθεσις Neigung) *f*: (engl.) *diathesis*; Neigung des Körpers zu best. Krankheiten; z. B. hämorrhagische D. (Blutungsneigung). Vgl. Vulnerabilität.

Dia|these, angio|spastische (↑) *f*: (engl.) *angiospastic diathesis*; Bez. für Neigung zur Vasomotorenhyperaktivität; u. a. bei vegetativer Labilität mit Blutdruckschwankung, schnellem Erröten, Ohnmacht, Migräne.

Dia|these, a|topische (↑) *f*: (engl.) *atopic diathesis*; syn. allergische Diathese; erbl. Bereitschaft (Disposition) zu allerg. Reaktionen vom Soforttyp (Typ I; s. Allergie); s. Atopie.

Dia|these, hämor|rhagische (↑) *f*: (engl.) *hemorrhagic diathesis*; vermehrte Blutungsneigung; **Ätiol.:** **1.** angeb. (primär); **2.** erworben (sekundär); auch iatrogen, z. B. durch Antikoagulanzien* od. Thrombozytenaggregations*-Hemmer; **Path.:** **1.** thrombozytär: a) Thrombozytopenie*; b) Thrombozytopathie*; **2.** plasmat.: a) Hypokoagulabilität* inf. Koagulopathie* (Minuskoagulopathie); b) Hyperfibrinolyse*; z. B. bei Miyasato*-Krankheit; **3.** vaskulär: durch lokale od. generalisierte Gefäßläsion (Vasopathie*) bedingte Blutungsneigung mit gesteigerter Gefäßfragilität u. Gefäßpermeabilität, z. B. bei Purpura* Schoenlein-Henoch od. Osler*-Rendu-Weber-Krankheit; vgl. Altershaut; **Sympt.:** z. B. Menorrhagie, Hypermenorrhö, gestörte Blutstillung nach Punktionen u. a. Verletzungen; z. T. spontan auftretende schwer stillbare Blutungen*; Hautblutung* bei thrombozytärer od. vaskulärer h. D. v. a. punktförmig (bis kleinfleckig) mit Schleimhautblutung, bei plasmat. h. D.: a) flächig. Vgl. Verbrauchskoagulopathie; Thrombophilie; Blutgerinnung.

Dia|these, thrombo|phile (↑) *f*: Thrombophilie*.

Dia|these, uratische (↑) *f*: s. Gicht.

Diatomeen|probe: (engl.) *diatom test*; (forens.) Nachw. von Diatomeen (Kieselalgen) in Organen des großen Kreislaufs mit Übereinstimmung zwischen Befund u. lokalen Planktonarten; D. zur Diagn. Tod durch Ertrinken* ist umstritten wegen u. U. enteraler Aufnahme in vivo, postmortalem Eindringen in die Lunge u. Artefakten bei der Aufbereitung. Vgl. Wasserleiche.

Di|azepam (INN) *n*: (engl.) *diazepam*; Benzodiazepin* mit langer Halbwertzeit; **Ind.:** sympt. Behandlung von Spannungs-, Erregungs- u. Angstzuständen; s. Tranquilizer; Status epilepticus, erhöhter Muskeltonus, Prämedikation.

Di|azo|re|aktion *f*: (engl.) *diazo reaction*; chem. Reaktion, bei der ein Diazoniumsalz mit best. Reaktionspartnern unter Bildung eines gefärbten Produkts gekoppelt wird; **Verw.:** zum Nachweis von Bilirubin* u. sog. Diazokörpern im Harn (bestehen wahrscheinl. aus Urochromen u. treten bei Infektionskrankheiten auf).

Di|azo|verbindungen: (engl.) *diazo compounds*; Verbindungen mit dem Strukturelement C=N$_2$.

Diaz|oxid (INN) *n*: (engl.) *diazoxid*; Kaliumkanalöffner* mit vasodilatorischer, antidiuretischer u. hyperglykämischer Wirkung; **Ind.:** Hypoglykämie (symptomat. Ther.); **UAW:** Ödeme, starke Blutdrucksenkung, bei Langzeitanwendung Gefahr von Lupus erythematodes.

Dibotermin alpha (INN) *n*: (engl.) *dibotermine alfa*; rekombinantes, humanes Knochen-Morphogeneseprotein (rhBMP-2) zur Wundbehandlung; **Wirkung:** regt durch Bindung an Rezeptoren auf der Oberfläche von Mesenchymzellen deren Differenzierung in Knochen bildende Osteoblasten an; **Ind.:** anteriore Lendenwirbelfusionen u. Frakturen (zur Anregung der Knochenbildung); **Kontraind.:** nicht ausgewachsener Knochen, Infektion an Frakturstelle, pathol. Fraktur, maligne Erkrankungen.

Di|carbon|säuren: (engl.) *dicarboxylic acids*; Carbonsäuren* mit einer weiteren Carboxylgruppe; z. B. Adipinsäure (C$_6$), Suberinsäure (C$_8$), Sebacinsäure (C$_{10}$), als physiol. Stoffwechselprodukte z. B. Fumarsäure, Malonsäure, Bernsteinsäure, Glutarsäure; vermehrte Ausscheidung im Harn bei reichlicher Aufnahme mittelkettiger Triglyceride od. angeb. Störung der Betaoxidation (s. Mittelketten-Acyl-CoA-Dehydrogenase-Defekt).

Di|chlor|methan *n*: Methylenchlorid*.

Dicho|tomie (gr. δίχα getrennt; -tom*) *f*: (engl.) *dichotomy*; Teilung, bei der 2 gleiche Teile aus einem Teil hervorgehen; z. B. die Verzweigung bei Pflanzen od. Drüsengängen.

Di|chroismus (Di-*; Chrom-*) *m*: (engl.) *dichroism*; (physik.) Bez. für das Phänomen doppelbrechender (anisotroper) Substanzen, bei durchgehendem weißem Licht farbig zu erscheinen; welche Farbe zu sehen ist, kann von der Polarisationsrichtung des Lichts (s. Polarisation) u. der Orientierung zur Kristallachse abhängen.

Di|chromasie (↑; ↑) *f*: s. Farbenfehlsichtigkeit.

Di|chromat|opsie (↑; ↑; Op-*) *f*: s. Farbenfehlsichtigkeit.

Dichte: (engl.) *density*; Densität; (physik.) Formelzeichen ϱ; Quotient aus der Masse* (m) u. dem Volumen (V) eines homogenen Stoffes bei einer best. Temperatur (t); auch als **absolute Dichte** ϱ = m/V; SI-Einheit: kg/m^3; weitere Einheiten: kg/l, g/cm^3 = g/ml; **relative Dichte:** Verhältnis der absoluten D.

Dichtegradient

eines Stoffes bei 20 °C zu der des Wassers bei 20 °C (d_{20}^{20}) od. 4 °C (d_4^{20}).

Dichte|gradient *m*: (engl.) *density gradient*; s. Ultrazentrifuge.

Dichte, optische: (engl.) *optical density*; Abk. OD; Formelzeichen D_{opt}; dekad. Logarithmus der Opazität* (Verhältnis einfallender Lichtintensität I_o zu durchgelassener Lichtintensität I) einer photograph. Schicht (z. B. Röntgenfilm): $D_{opt} = \lg I_o/I$; vgl. Densitometrie.

Dick|darm: (engl.) *large intestine*; (anat.) Intestinum crassum; s. Darm.

Dick|darm|entzündung: s. Kolitis, Proktitis.

Dick|darm|karzinom (Karz-*; -om*) *n*: s. Karzinom, kolorektales.

Dick|darm|polypose (Polyp*; -osis*) *f*: s. Polyposis intestinalis.

Dick|darm|tumor (Tumor*) *m*: s. Polyp, Karzinom, kolorektales.

Dicker Tropfen *m*: (engl.) *thick blood smear*; Verf. zur Konz. von Blutparasiten (Plasmodien, Trypanosomen, Borrelien u. a.) im mikroskop. Präparat; **Technik:** Ein Tropfen Blut wird auf einen Objektträger aufgetragen; nach Lufttrocknung u. Hämolyse in Wasser Giemsa*-Färbung; Parasiten sind im D. T. im Vergleich zum Blutausstrich etwa 15–60-fach angereichert u. leichter zu detektieren; DD (z. B. versch. Plasmodienarten) ist im Blutausstrich* jedoch einfacher.

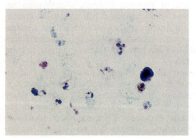

Dicker Tropfen: Plasmodium vivax; Trophozoiten u. ein Mikrogametozyt (neben dem Leukozytenkern) [138]

Di|clo|fenac (INN) *n*: nichtsteroidales Antiphlogistikum*.

Di|cloxa|cillin (INN) *n*: (engl.) *dicloxacilline*; penicillinasefestes Isoxazolyl-Penicillin; s. Penicilline.

Dicro|coelium dendriticum (gr. δίκροος zweiteilig; κοιλία Bauchhöhle) *n*: (engl.) *lancet fluke*; syn. Dicrocoelium lanceolatum (Lanzettegel), kleiner Leberegel; auch Hirnwurm; Saugwurm (s. Trematodes) in Gallen-, manchmal auch Pankreasgängen von Schafen u. a. Pflanzenfressern, selten des Menschen; Err. der Dicrocoeliasis (nur bei starkem Befall klin. relevant); 1,5–2,5 mm × 5–12 mm groß, lanzettförmig; **Entw.:** Mirazidium innerh. der Eihülle wird von Landschnecken (Helicella, Zebrina u. a.) mit Nahrung aufgenommen, Sporozyste* (2 Generationen), Zerkarien* werden in Schleimballen ausgeschieden u. von Ameisen gefressen; Entw. zu Metazerkarien; Infektion des Hauptwirts* durch metazerkarienhaltige Ameisen bei oraler Aufnahme mit der Nahrung; der Verzehr befallener Schaf- od. Rinderleber führt zur Eiausscheidung im Stuhl ohne Infektion (Darmpassage); **Vork.:** kosmopolit., v. a. nördl. Hemisphäre; **Nachw.:** Wurmeiernachweis* im Stuhl; **DD:** Opisthorchis, Clonorchis; **Ther.:** Praziquantel.

DIC-Score: Abk. für (engl.) *disseminated intravascular coagulation*; s. Verbrauchskoagulopathie (Tab. dort).

Di|danosin (INN) *n*: syn. Dideoxyinosin (Abk. DDI, ddI); Virostatikum* (Nukleosidanalogon*), hemmt u. a. in vitro kompetitiv die für die Replikation erforderl. Reverse Transkriptase*; **Anw.:** bei Infektion mit HIV als Teil einer antiviralen Kombinationstherapie*; **UAW:** u. a. dosisabhängige Pankreatitis (bes. bei Pat. mit fortgeschrittener HIV-Infektion u. Pankreatitis in der Anamnese), periphere Polyneuropathie, Krampfanfall, erhöhte Harnsäurekonzentration, Leberfunktionsstörung, Laktatazidose, Depigmentierung der Netzhaut bei Kindern.

Di|de|oxy|cytidin *n*: Abk. DDC, ddC; Zalcitabin*.

Di|de|oxy|inosin *n*: Abk. DDI, ddI; Didanosin*.

DIDMOAD-Syn|drom *n*: Kurzbez. für (engl.) *diabetes insipidus, diabetes mellitus, optic atrophy, deafness*; (engl.) *DIDMOAD syndrome*; syn. Wolfram-Syndrom; autosomal-rezessiv erbl. Erkr. mit Manifestation im Schul- bis frühen Erwachsenenalter u. progredientem Verlauf; **Formen:** 1. DIDMOAD-S. 1: Genlocus 4p16.1; 2. DIDMOAD-S. 2: Genlocus 4q22-q24; 3. mitochondriale Form des DIDMOAD-S.; **Klin.:** klin. gleiches Erscheinungsbild bei unterschiedl. Genloci; Diabetes* insipidus mit insulinpflichtigem Diabetes* mellitus, progressive Optikusatrophie*, Taubheit*, häufig assoziiert mit neurol.-psychiatr. Erkrankungen (z. B. gestörter Farbsinn u. Polyneuropathie*) u. Katarakt*; Beginn meist mit Diabetes mellitus, dann Optikusatrophie; die anderen Sympt. können Jahre später folgen.

Didymus (gr. δίδυμος doppelt, pl δίδυμοι Zwillinge, Hoden) *m*: **1.** Zwilling; **2.** Hoden.

Dieffenbach-Plastik (Johann F. D., Chir., Berlin, 1792–1847; -plastik*) *f*: (engl.) *Dieffenbach's operation*; Verschiebelappenplastik zur op. Deckung eines Dekubitus bzw. von Defekten an Lippe, Nasenflügel u. Ohrläppchen; vgl. Hautlappen.

Diego-Blut|gruppen: (engl.) *Diego blood groups*; Symbol Di; Blutgruppensystem mit autosomal-kodominant erbl. Allelen Di^a u. Di^b; je Erythrozyt werden ca. 1000 entspr. Antigenkopien exprimiert; physiol. Funktion bei der Chloridverschiebung (Aufnahme von Chlorid- im Austausch mit Bicarbonat-Ionen) des Erythrozyten; **Vork.:** Di^a v. a. bei Indianern, Japanern u. Chinesen; Auftreten spezif. Antikörper nach Bluttransfusion u. während Schwangerschaft, sehr selten als Urs. von Transfusionszwischenfällen* bzw. Morbus* haemolyticus neonatorum. Vgl. Blutgruppen.

Di|en|cephalon (Dia-*; Enkephal-*) *n*: (engl.) *diencephalon*; Zwischenhirn; lebenswichtiger Teil des Gehirns* mit Funktion für zahlreiche Lebensvorgänge; besteht aus: Epithalamus*, Thalamus*, Subthalamus*, Metathalamus*, Hypothalamus*; **Anat.:** umschließt den 3. Hirnventrikel, kranial liegt das Telencephalon*, Abgrenzung z. T. schwierig, da Di- u. Telencephalon während der Embryogenese partiell ineinander wachsen (z. B. Teil des Subthalamus im Marklager des Telencephalons), kaudal vom Mesencephalon* begrenzt; **Physiol.:** enthält vegetative Zentren zur Steuerung von Wärme- u. Wasserhaushalt, Kohlenhydrat-, Fett-, Proteinstoffwechsel; zentralnervöse Regulierung des Vasomotorenapparats (Änderung des Blutdrucks, Kollaps), der hämatopoetischen Organe u. der Schweißsekretion; außerdem mehrere, dem extrapyramidalen System* zugehörige Kerne, deren wichtigster der Globus* pallidus ist (Ausfall führt zu einer Hypertonie der Muskulatur u. Hypokinese bei Parkinson*-Syndrom). Die nervösen Impulse zur Steuerung vegetativer Funktionen gelangen z. T. direkt über das vegetative Nervensystem* an die Erfolgsorgane (endokrine u. nichtendokrine innere Organe, glatte Muskulatur u. a.), werden insbes. aber über das Hypothalamus*-Hypophysen-System endokrin (Neurosekretion*) vermittelt u. koordiniert (s. Regelkreis, Rückkopplung). Das **Zwischenhirn-Hypophysen-System** beeinflusst über die durch die Releasing*-Hormone freigesetzten HVL-Hormone u. die direkt in den Körperkreislauf abgegebenen HHL-Hormone (s. Hypophyse) alle wichtigen Stoffwechselfunktionen sowie die Gonaden. Vgl. Kette, neurovaskuläre; Pfortadergefäße der Hypophyse.

2,4-Di|enoyl-CoA-Re|duktase-Mangel: (engl.) *2,4-dienoyl-CoA reductase deficiency*; seltene autosomal-rezessiv erbl. Störung im Abbau der Linolensäure (Genlocus 8q21.3); **Sympt.:** Hypotonie, respiratorische Azidose; **Diagn.:** Hypocarnitinämie, Hyperlysinämie, erhöhte Konz. von 2-trans-4-cis-Decadienoylcarnitin im Blut (Erfassung von C10:2 mit Tandem*-Massenspektrometrie; s. Acylcarnitin, Tab. dort).

Di|ent|amoeba fragilis (Di-*; Ent-*; Amöben*) *f:* (engl.) *Dientamoeba fragilis*; fakultativ pathogenes, 4–12 µm großes, in dreiviertel der Stadien 2-kerniges amöbenartiges Darmprotozoon des Menschen (s. Abb.); taxonom. den Flagellaten zugehörig. Vgl. Trichomonas; Protozoen.

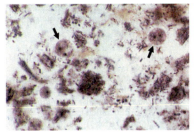

Dientamoeba fragilis: Trophozoiten im Stuhlausstrich (Heidenhain-Färbung) [138]

Dies (lat.) *f:* Tag; pro die: täglich.
Di|esterasen *f pl:* s. Phosphodiesterasen.
Dieterich-Krankheit (Hans D., deutscher Chir., 1891–1956): (engl.) *Dieterich's disease*; aseptische Knochennekrose* der Metakarpalia in der Wachstumszeit mit röntg. deutl. Deformierung der Metakarpalköpfchen (II, III, IV) bei meist nur geringen klin. Symptomen.
Di|ethyl|carb|amazin (INN) *n:* (engl.) *diethylcarbamazine*; Abk. DEC; Wurmmittel*; in Deutschland nicht mehr im Handel; **Wirkung:** Zellgift für Parasiten; wirkt nicotinartig auf ZNS, dadurch Paralyse u. Eliminierung durch Immunsystem; **Ind.:** v. a. Filariose* u. Onchozerkose*; **Kontraind.:** Epilepsie, Leber- u. Nierenfunktionsstörungen; **UAW:** gelegentl. Kopfschmerz, Müdigkeit, Seh- u. Gleichgewichtsstörungen, gastrointestinale Störungen.

Di|ethylen|glykol *n:* (engl.) *diethyl glycol*; syn. Diglykol, Digol; 2,2′-Oxy-bis-ethanol; farblose, glycerolähnl.-visköse, hygroskop., süßl. schmeckende wasserlösl. Flüssigkeit; **techn. Verw.:** Ausgangsverbindung einer Reihe von Vereterungs- (Polyethylenglykole) u. Veresterungsprodukten; früher auch (med.) Verw. als Lösungsmittel für Sulfonamide (Todesfälle!) u. homöopath. Arzneimittel; **Toxikologie:** D. wird zum größten Teil unverändert renal ausgeschieden, z. T. durch die Alkoholdehydrogenase zu nephrotox. Verbindungen (Glyoxylsäure als Zwischenprodukt, Oxalsäure als Endprodukt) oxidiert; LD$_{50}$ beim Menschen (oral) ca. 1 g/kg KG; sehr niedrige Kanzerogenität: TD$_{Lo}$ (engl. *lowest toxic dose*) bei der Ratte (oral) 890 g/kg (Gesamtdosis); MAK: 10 ml/m^3 (44 mg/m^3); 1985 wurden z. T. erhebl. Konz. von D. in gepanschten (österreichischen u. deutschen) Weinen nachgewiesen. **Klin.** bei akuter Vergiftung: mit einer Latenz von 24 Std. ethanolähnl. Rauschzustand, Übelkeit, Erbrechen (Hämatemesis), Durchfälle (Meläna), zunehmend Abdominalschmerzen, Kopfschmerz, ggf. Ikterus, in Abhängigkeit von der aufgenommenen Dosis Schläfrigkeit bis zum Koma, u. U. Hyporeflexie, Meningismus*, Schocksymptome, Kussmaul-Atmung, Nierenversagen, ophth. Makulaschwellung, Papillitis; **Ther.:** Ethanolgabe (Ziel: Verdrängung von D. von der Alkoholdehydrogenase u. Hemmung seines Abbaus); bei schweren Intoxikationen u. bei Nierenversagen Versuch mit Hämodialyse*.

Di|ethyl|ether *m:* (engl.) *diethyl ether*; auch Narkoseether (Aether pro narcosi); klare, farblose, flüchtige u. brennbare Flüssigkeit, die früher als Inhalationsanästhetikum* zur Mononarkose* (sog. Ethernarkose) verwendet wurde; wegen Explosionsgefahr im Gemisch mit Luft keine Anw. mehr. Vgl. Narkosestadien.

Di|ethyl|stilb|estrol *n:* (engl.) *diethylstilbestrol*; synthet. Stilbenderivat mit östrogener Wirkung, das als Substitut für steroidale Östrogene u. als postkoitales Kontrazeptivum in Gebrauch war (v. a. in den USA); wirkt kanzerogen bei den weibl. Nachkommen der behandelten Frauen (vgl. Stilbestrol-Syndrom); bei den männl. Nachkommen wurden Gonadenanomalien nachgewiesen.

Dieudonné-Nähr|boden (Adolf D., Hygieniker, München, 1864–1945): s. Blut-Alkaliagar.
Dieulafoy-U̱lkus (Georges D., Arzt, Paris, 1839–1911; Ulc-*) *n:* Exulceratio* simplex.
Dif|ferential|blut|bild (lat. *differentia* Verschiedenheit) *n:* (engl.) *differential blood count*; Ergebnis der qual. u. quant. Differenzierung von Leukozyten u. ggf. Beurteilung der Morphol. von Thrombozyten u. Erythrozyten; **Meth.:** 1. manuell: Auszählung von 100–200 kernhaltigen Zellen im gefärbten Blutausstrich* unter dem Mikroskop; 2. maschinell: **a)** automatisierte Mustererkennung mikroskop. Präparate durch digitale Bildverarbeitung;

Differentialdiagnostik

b) Verf. der Durchflusszytometrie*. **Referenzbereiche:** s. Blutbild (Tab. dort). Vgl. Linksverschiebung.

Dif|ferential|dia|gnostik (↑) *f*: (engl.) *differential diagnosis*; Abk. DD; Diagnostik* durch unterscheidende, abgrenzende Gegenüberstellung mehrerer Krankheitsbilder mit ähnl. Symptomen.

Dif|ferential|zentri|fugation (↑; zentrifugal*) *f*: s. Ultrazentrifuge.

Dif|ferenzierungs|schwäche, auditive (↑): syn. partielle Lautagnosie; partielle akustische Agnosie*.

Dif|fraktion (Dis-*; lat. fractio Bruch, -stück) *f*: Beugung*.

dif|fus (lat. diffundere, diffusus ausgießen, verbreiten): ausgebreitet, ohne bestimmte Grenze.

Dif|fusion (↑) *f*: (engl.) *diffusion*; Bewegung eines Stoffs zum Ort seiner niedrigeren Konzentration (inf. Brown-Molekularbewegung); die Menge des pro Zeiteinheit diffundierten Stoffes ist v. a. abhängig vom Konzentrationsgradienten, der Distanz zwischen den Messpunkten sowie der Größe u. Beschaffenheit (vgl. Permeabilität) der Austauschfläche, an der die D. stattfindet (1. Fick-Diffusionsgesetz), bei Ionen auch von der Ladungsverteilung. Vgl. Osmose; Transport.

Dif|fusion, erleichterte (↑) *f*: s. Transport.

Dif|fusions|hyp|oxie (↑; Hyp-*; Ox-*) *f*: (engl.) *diffusion hypoxia*; (anästh.) Bez. für Hypoxie* durch Anstieg der alveolären Konz. von Lachgas* inf. Lachgas-Rückdiffusion aus dem Blut bei Ausleitung einer Narkose*; **Proph.:** Beatmung mit $FiO_2 = 1$ zur Narkoseausleitung.

Dif|fusions|kapazität, pulmonale (↑) *f*: (engl.) *pulmonary diffusion capacity*; Symbol DL; Maß für die Gasaustauschfähigkeit der Lunge hinsichtlich eines spez. Atemgases; ergibt sich aus der Diffusionsleitfähigkeit der Alveolarmembran für dieses Gas multipliziert mit dem Quotienten aus Gasaustauschfläche geteilt durch Dicke der Alveolarmembran (Schichtdicke); entspricht nach 1. Fick-Diffusionsgesetz dem Quotienten aus Diffusionsstrom pro alveolokapilläre Partialdruckdifferenz; Diffusionskapazität für **Sauerstoff** (DLO_2), ausgedrückt durch das Verhältnis von Sauerstoffaufnahme (VO_2) pro Zeiteinheit zum Mittelwert der Sauerstoffpartialdruckdifferenz (ΔpO_2) zwischen Alveolarraum u. Lungenkapillaren; orientierende Bestimmung durch Messung der (beim Gesunden analogen) CO-Diffusionskapazität (DLCO; $DLO_2 \approx 1{,}23 \times DLCO$); abhängig von Körperoberfläche, Alter, Körperlage u. Lungenvolumen; **Referenzwerte** (gesunde junge Männer): in Ruhe 20 ml O_2/(min × mmHg) (6–7 mmol O_2/min × kPa), bei Arbeit bis 65 ml O_2/(min × mmHg) (22 mmol O_2/min × kPa); bei pulmonaler Diffusionsstörung* (z. B. Lungenfibrose, -ödem) mit verminderter DL für O_2; Diffusionskapazität für **Kohlendioxid** ($DLCO_2$), ausgedrückt durch das Verhältnis von Kohlendioxidabgabe (VCO_2) pro Zeiteinheit zur mittleren alveolokapillären Partialdruckdifferenz (ΔpCO_2), inf. der (im Vergleich zu O_2) 23-mal höheren Diffusionsleitfähigkeit für CO_2 i. d. R. in einem Bereich, der eine CO_2-Abgabe ohne Beeinträchtigung trotz kleiner Partialdruckunterschiede (pCO_2 venös 6 kPa, pCO_2 alveolär 5,3 kPa) ermöglicht.

Dif|fusions|störung, pulmonale (↑): (engl.) *pulmonary diffusing disorder*; Abnahme des Verhältnisses von pulmonaler Diffusionskapazität* (DL) zur Lungenperfusion (QL); Verhältnis von DL zu QL ist entscheidende Größe zur Erfassung der Effektivität des Gasaustauschs in den Lungen. Vgl. Lungenfunktionsprüfung; Block, alveolokapillärer.

Dif|fusions|tests (↑) *m pl*: (engl.) *agar diffusion tests*; qualitative u. halbquant. Prüfung der antibakteriellen Wirkung von Stoffen od. Untersuchungsproben (unbekannte Chemotherapeutika) gegenüber bekannten Testkeimen od. Untersuchung unbekannter Err. mit bekannten Antibiotika*; vgl. Antibiogramm.

Di|florason (INN) *n*: (engl.) *diflorason*; halogeniertes Glukokortikoid* zur top. Anw.; **Ind.:** Psoriasis*, seborrhoisches Ekzem* des Kopfes, chronisches Ekzem*.

Di|flu|cortolon (INN) *n*: (engl.) *diflucortolon*; halogeniertes Glukokortikoid* mit starker Wirkung zur top. Anw.; **Ind.:** schwere Dermatosen (z. B. Psoriasis*).

DIG: Abk. für **d**isseminierte **i**ntravasale **G**erinnung; s. Verbrauchskoagulopathie.

DiGeorge-Syn|drom (Angelo DiG., Päd., Philadelphia, geb. 1921) *n*: (engl.) *DiGeorge syndrome*; Abk. DGS; syn. CATCH 22, DiGeorge-Sequenz, velokardiofaziales Syndrom, Shprintzen-Syndrom; embryopath. Hemmungsfehlbildung der 3. u. 4. Schlundtasche; **Häufigkeit:** 13 : 100 000 Neugeborene; **Ätiol./Path.:** chromosomaler Verlust am Genlocus 22q11.2 (Mikrodeletion*); führt zu Entwicklungsstörungen der Thymusanlage (Ausfall der zellulären Immunität), der Nebenschilddrüsen (primärer Hypoparathyroidismus) u. des Aortenbogens; **Sympt.:** perinatal meist hypokalzäm. Tetanie u. Sympt. eines Herzfehlers, im weiteren Verlauf Gedeihstörungen u. rezidiv. Infektionen; charakterist. Gesichtsdysmorphie mit Hypertelorismus, Mikrogenie, dysplast. Ohren u. velopharyngealer Insuffizienz (näselnde Sprache); **Ther.:** Calcium- u. Vitamin-D-Gabe, op. Herzfehlerkorrektur, u. U. Thymustransplantation; **Progn.:** hohe Letalität im frühen Kindesalter; 30 % zeigen normale Entwicklung.

Di|gestion (lat. digerere, digestus trennen, teilen) *f*: Verdauung*.

digital (lat. digitus Finger): **1.** (engl.) *digital*; (allg.) mit den Finger; **2.** (mathemat.) diskret, durch Ziffern dargestellt; ein Signal ist d., wenn es nur ganzzahlige Werte annehmen kann.

Digitalis|glykoside (↑; Glyk-*) *n pl*: (engl.) *digitalis glycosides*; herzwirksame Glykoside*; **Vork.:** in **1. Digitalis lanata** (Wolliger Fingerhut): v. a. die genuinen Lanataglykoside Lanatosid A, B, C, D u. E sowie nach hydrolyt. Abspaltung des Zuckeranteils Digitoxigenin u. Gitoxigenin; **2. Digitalis purpurea** (Roter Fingerhut): v. a. die genuinen Purpureaglykoside A u. B u. nach hydrolyt. Abspaltung des Zuckeranteils Digitoxigenin, Gitoxigenin u. Digoxigenin. **Ind.:** s. Herzglykoside. Vgl. Digitaloide.

Digitalis|in|toxikation (↑; Intoxikation*) *f*: (engl.) *digitalis intoxication*; Intoxikation inf. Überdosierung von Digitalis*- od. anderen Herzglykosiden*; **Vork.:** bei ca. 10–15 % aller Behandlungen (wegen geringer therap. Breite), z. B. aufgrund von Dosierungsfehlern, individuell unterschiedl. Glykosidempfindlichkeit (gesteigert bei chron. Hypoxie, Myokarditis, Hypokaliämie) od. verminderter Ausscheidung best. Glykoside bei Niereninsuffizienz; **Sympt.**: anfangs meist Appetitlosigkeit u. Erbrechen, später Sehstörungen (Gelbsehen), Mydriasis, Halluzinationen, Delir u. Herzrhythmusstörungen (u. a. Sinusbradykardie, AV-Block, Bigeminie, ventrikuläre Tachykardie, Kammerflimmern); **Ther:** Schaf-Antikörperfragmente (Fab-Fragmente), Colestyramin*, Kalium (kontraindiziert bei AV-Block), Atropin* od. Phenytoin*.

Digitalis lanatae folium (↑) *n*: Blätter von Digitalis lanatae; s. Fingerhut.

Digitalis purpureae folium (↑) *n*: Blätter von Digitalis purpurea; s. Fingerhut.

Digitaloide (↑; -id*) *n pl*: (engl.) *digitaloids*; Bez. für nicht in Digitalis, sondern in anderen Pflanzen (z. B. Adonis* vernalis, Maiglöckchen*, Oleander) vorkommende Herzglykoside*.

Digit|oxi|genin (↑) *n*: s. Digitalisglykoside.

Digi|toxin (INN) *n*: (engl.) *digitoxin*; Herzglykosid* aus Blättern von Digitalis purpurea zur oralen u. intravenösen Anw.; geringe Abklingquote (<10 %), hohe Bioverfügbarkeit (>90 %) ohne wesentl. Beeinträchtigung der Elimination bei Niereninsuffizienz; s. Digitalisglykoside.

Digitus (lat.) *m*: Finger bzw. Zehe.

Digiti hippo|cratici (↑) *m pl*: s. Trommelschlägelfinger.

Digitus malleus (↑) *m*: s. Hammerzehe.

Digitus mortuus (↑) *m*: toter Finger; Ischämie eines od. mehrerer Finger (außer Daumen) nach Kälteeinwirkung, bes. bei jungen Mädchen; **Urs.**: Fingerarterienspasmen unbekannter Genese; s. Raynaud-Syndrom.

Digitus quintus varus (↑) *m*: angeb. od. erworbene Fehlstellung des Kleinzehenstrahls mit Divergenz der Phalangenachse nach medial u. Hervortreten des Metatarsaleköpfchens lateral (Metatarsus quintus valgus); flexible od. kontrakte Deformität; beim D. qu. v. superductus (zw. Flötenklappenzeh) liegt der Kleinzeh dem 4. Zeh auf; **Sympt.**: Schmerzen durch Druck der Zehen gegen einander od. den Schuh, bei Metatarsus quintus valgus Kleinzehenballen am Metatarsaleköpfchen; **Ther.**: Nachtschiene, Pflasterverband; op.: Weichteilverfahren (z. B. Butler-Operation), ggf. gleichzeitige Korrekturosteotomie des Metatarsale V.

Digitus valgus (↑) *m*: Verbiegung eines Fingers od. einer Zehe vom Körper weg inf. Klinodaktylie*, Wachstumsstörung od. fehlverheilter Fraktur.

Digitus varus (↑) *m*: Verbiegung eines Fingers od. einer Zehe zum Körper hin; **Urs.**: s. Digitus valgus.

Di|glyceride *n pl*: Diacylglycerole*.

Dignität (lat. dignitas Würde) *f*: (engl.) *valency*; biol. Wertigkeit, z. B. eines Tumors* i. S. von benigne od. maligne; vgl. Zytodiagnostik.

Dig|oxi|genin *n*: s. Digitalisglykoside.

Digoxin (INN) *n*: (engl.) *digoxin*; Herzglykosid* aus Digitalis lanata zur oralen u. intravenösen Anw.; mittlere Abklingquote, Bioverfügbarkeit zwischen 70 % u. 90 %, verzögerte Elimination bei Niereninsuffizienz; s. Digitalisglykoside.

Dihydroxyaceton

di-Guglielmo-Krankheit (Giovanni di G., Hämat., Rom, 1886–1961): Erythroleukämie*.

Di|hydr|alazin (INN) *n*: (engl.) *dihydralazin*; Vasodilatator*; **Ind.**: (mittel-)schwere Hypertonie* (in Komb. mit anderen Antihypertensiva*) u. hypertensive Krise*; **Kontraind.**: u. a. Lupus erythematodes, Aortenaneurysma, Herzklappenstenose, hypertrophe Kardiomyopathie; **UAW:** Lupus-erythematodes-ähnl. Sympt., Kopfschmerz, Schwindel, Ödeme, gelegentl. orthostat. Regulationsstörungen, gastrointestinale Störungen u. a.; weichen in Komb. mit Beta-Rezeptoren-Blocker u. Diuretika.

Di|hydro|chole|sterol *n*: (engl.) *beta-cholestanol*; syn. Cholestanol; Derivat des Cholesterols*, das durch Reduktion der C5-C6-Doppelbindung in Ring B des Gonan-Grundgerüsts (vgl. Steroide) entsteht; **Vork.**: Galle (3,0 % des Gesamtcholesterols) u. Serum (0,5–2,5 % des Gesamtcholesterols).

Di|hydro|codein (INN) *n*: (engl.) *dihydrocodein*; schwaches Analgetikum* aus der Gruppe der Opioide* mit hustenreizdämpfenden Eigenschaften; **Ind.**: sympt., kurzfristige Behandlung des unproduktiven Hustens (s. Antitussiva); **UAW:** Übelkeit, Obstipation; cave: Gewöhnung, Abhängigkeit.

Di|hydro|ergot|amin (INN) *n*: (engl.) *dihydroergotamin*; Abk. DHE, DET; partial synthet. verändertes Mutterkornalkaloid (s. Ergotalkaloide) der Peptidyl-Ergolin-Gruppe; **Ind.**: orthostat. Dysregulation, Migräne, arteriosklerot. Kopfschmerz.

Di|hydro|ergo|toxin *n*: (engl.) *dihydroergotoxine*; syn. Co-dergocrin; Gemisch der dihydrierten Mutterkornalkaloide (s. Ergotalkaloide) Dihydroergocornin, Dihydroergocristin u. Dihydroergocryptin; Vasodilatator (partieller Alpha*-Rezeptoren-Blocker); **Ind.**: u. a. Hirnleistungsstörungen. Vgl. Nootropika.

Di|hydro|folat|re|duktase *f*: (engl.) *dihydrofolate reductase*; Abk. DHFR; Enzym, das in den Mukosazellen des Jejunums Dihydrofolsäure mit NADPH + H⁺ zu Tetrahydrofolsäure (s. Folsäure) reduziert; kompetitive Hemmung durch Folsäure*-Antagonisten.

Di|hydro|lipon|säure-De|hydro|genase *f*: (engl.) *dihydrolipoic acid dehydrogenase*; FAD-haltiges Enzym, das im Multienzymkomplex der Alphaketosäure*-Dehydrogenasen Reduktionsäquivalente überträgt.

Di|hydro|pyridin-Re|zeptor *m*: (engl.) *dihydropyridine receptor*; Abk. DHPR; spannungsabhängiger Calciumkanal der Skelettmuskelzelle, dessen Aktivierung zur Öffnung des Calciumfreisetzungskanals (s. Ryanodin-Rezeptor) führt.

Di|hydro|tachy|sterol (INN) *n*: (engl.) *dihydrotachysterol*; 5,6-trans-Analogon der Calciferole*; **Ind.**: Hypokalzämie, Vitamin-D-resistente Rachitis, Hypoparathyroidismus.

5α-Di|hydro|testo|steron *n*: (engl.) *5α-dihydrotestosterone*; Androgen*, das in den Zellen der Erfolgsorgane (Haarfollikel, sekundäres Genitale) durch Reduktion (5α-Reduktase) aus Testosteron* entsteht.

Di|hydro|uracil *n*: (engl.) *dihydrouracil*; 2,4-Dioxo-5,6-dihydropyrimidin; Zwischenprodukt beim Abbau von Cytosin* u. Uracil*; seltene Base v. a. in tRNA*; mit Ribose bildet D. Dihydrouridin (vgl. Nukleoside).

Di|hydr|oxy|aceton *n*: Glyceron*.

Dihydroxycholansäuren

Di|hydr|oxy|cholan|säuren: s. Gallensäuren.
1α,25-Di|hydr|oxy|cole|calciferol *n*: Calcitriol*.
3,4-Di|hydr|oxy|phenyl|alanin *n*: DOPA*.
Di|iod|thyronin *n*: (engl.) *diiodo-thyronine*; iodiertes Nebenprodukt der Biosynthese von Thyroxin aus Tyrosin (s. Schilddrüsenhormone) mit 1/10 000 der Thyroxinwirkung; trägt zum Iodgehalt von Thyreoglobulin* bei.
Di|iod|tyrosin *n*: (engl.) *diiodo-thyrosine*; an Thyreoglobulin* gebundenes Iodtyrosin; Vorstufe der Schilddrüsenhormone*.
Di|ketone *n pl*: (engl.) *diketones*; Oxidationsprodukte sekundärer Dialkohole; z. B. H$_3$C—CO—CO—CH$_3$ (Diacetyl); **Einteilung** entspr. der Stellung der Ketogruppen in Alpha- od. 1,2-Diketone (—CO—CO—), Beta- od. 1,3-Diketone (—CO—CH$_2$—CO—) u. Gamma- od. 1,4-Diketone (—CO—CH$_2$—CH$_2$—CO—). Vgl. Chinone.
Di|krotie (Di-*; gr. κροτεῖν klopfen, schlagen) *f*: (engl.) *dicrotism*; Doppelschlägigkeit des Pulses* durch eine von dem Schluss der Aortenklappe reflektierte 2. Welle mit typ. Inzisur im katakroten Schenkel der art. Blutdruckkurve (s. Blutdruck, Abb. 1 dort); von zentral art. (Aorta ascendens) nach peripher art. zunehmend flacher u. zeitl. verzögerter; durch periphere Pulsmessung tastbar (physiol.) bei elast. Gefäßwänden u. Leistungssportlern, nicht nachweisbar bei starren Gefäßen u. Tachykardie. Vgl. Katakrotie; Anakrotie; Polykrotie.
Diktyo|som (gr. δίκτυον Netz; Soma*) *n*: s. Golgi-Apparat.
Di|latation (lat. dilatare erweitern) *f*: (engl.) *dilation*; Erweiterung, z. B. der Pupille (Mydriasis) od. eines Hohlorgans; pathol. z. B. als Dilatatio cordis (Herzdilatation), therap. zur Erweiterung verengter Hohlorgane, z. B. durch Bougierung*, Angioplastie*.
Di|latation, post|stenotische (↑) *f*: (engl.) *post-stenotic dilation*; umschriebene Gefäßerweiterung direkt hinter Stenosen; **Vork.**: z. B. bei angeb. od. erworbenen Herzklappenstenosen u. arteriellen Verschlusskrankheiten*.
Di|latations|methode (↑) *f*: s. Angioplastie.
Di|latator (↑) *m*: **1.** (engl.) *dilator*; (anat.) erweiternder Muskel, z. B. M. dilatator pupillae, vom Sympathikus innerviert; vgl. Horner-Syndrom; **2.** (chir.) Instrument zur Erweiterung von Kanälen, z. B. Hegar*-Stift; vgl. Angioplastie; Bougierung.
Di|tiazem (INN) *n*: Benzothiazepinderivat*; Koronardilatator, Calcium*-Antagonist; **Ind.**: koronare Herzkrankheit (Dauerbehandlung), Angina pectoris (prophylakt.).
Di|lution (lat. diluere auflösen) *f*: Abk. D.; Verdünnung; s. Homöopathie.
Di|lutor (↑) *m*: Gerät zur automatisierten Verdünnung von Flüssigkeiten; vgl. Dispenser.
Di|men|hydrinat (INN) *n*: Salz aus Diphenhydramin (INN) u. 8-Chlortheophyllin; Histamin*-H$_1$-Rezeptoren-Blocker zur system. Anw. (p. o. od. rektal; **Ind.**: als Antiemetikum*.
Di|mer (Di-*; gr. μέρος Teil) *n*: **1.** (chem.) Verbindung von 2 gleichen Molekülen bzw. Untereinheiten; vgl. Proteine; **2.** (genet.) 2 Allelenpaare, die zusammen ein Merkmal bestimmen; vgl. Polymere.
Di|mercapto|propan|sulfon|säure: (engl.) *dimercaptopropane sulfonate*; Abk. DMPS; Derivat von BAL*; Chelatbildner* mit hoher Affinität zu vielen Schwermetallen; wichtigstes Antidot*; **Anw.**: Mittel der Wahl (i. v. Applikation) bei akuten u. chron. Vergiftungen mit Hg, Pb, As, Sb, Cr, Co u. Cu; **UAW:** gelegentl. Schüttelfrost, Fieber od. Hautreaktionen, in Einzelfällen schwere allerg. Hautreaktionen wie Erythema* exsudativum multiforme.
Di|methyl|amino|azo|benzol *n*: (engl.) *dimethylaminoazobenzene*; auch Dimethylgelb; wichtiger Indikator für anorg. Säuren (pH 2,9–4; Umschlag von rot nach gelb); zur Salzsäurebestimmung im Magensaft, z. B. als Töpfer-Reagenz (0,5 %ige D.-Lösung in 90 %igem Alkohol); **Verw.**: früher als Butterfärbemittel (Handelsbez. Buttergelb); obsolet wegen kanzerogener Wirkung (Leberkarzinom).
Di|methyl|amino|phenol (INN) *n*: (engl.) *dimethylaminophenol*; schnell wirkender Methämoglobinbildner; **Ind.**: Antidot* bei schwerer Blausäureintoxikation* (Methämoglobin bindet Cyanidionen); **Kontraind.**: Glukose-6-phosphat-Dehydrogenasemangel.
Di|methyl|sulf|oxid (INN) *n*: (engl.) *dimethyl sulfoxide*; Abk. DMSO; (CH$_3$)$_2$SO; hyperämisierend wirkendes Hautreizmittel; **Ind.**: top. als Antiphlogistikum bei rheumat. Beschwerden u. stumpfen Traumen od. als Zusatz zu Dermatika zur transdermalen Resorptionsverbesserung; **UAW:** u. a. Geruch nach Knoblauch, Erythem, allerg. Hautreaktion, Juckreiz.
Di|meticon (INN) *n*: (engl.) *dimeticone*; syn. Dimethylpolysiloxan; Mittel gegen Blähungen; **Ind.**: vor endoskop. Untersuchungen u. bei Meteorismus*.
Di|metinden (INN) *n*: (engl.) *dimethindene*; Histamin*-H$_1$-Rezeptoren-Blocker der 1. Generation (Alkylamin); **Ind.**: Pruritus, Rhinitis* allergica, Urtikaria*; i. v. bei anaphylaktoider Reaktion, als Adjuvans bei anaphylaktischem Schock* u. zur Allergieprophylaxe vor nicht vermeidbarer Allergenexposition (z. B. Kontrastmittel) bzw. i. R. der antiallerg. Prämedikation*.
Di|morphismus (Di-*; -morph*) *m*: **1.** (engl.) *dimorphism*; Zweigestaltigkeit, Sexualdimorphismus, Geschlechtsdimorphismus; (biol.) Bez. für das Auftreten zweier durch das Geschlecht unterscheidbarer Formen derselben Art; **2.** (sexualmed.) Bez. für das aufgrund der sexuellen Geschlechtsmerkmale entstehende unterschiedl. Erscheinungsbild des männl. u. weibl. Körpers.
DIN: Abk. für duktale intraepitheliale Neoplasie*.
Di|nitro|chloro|benzol *n*: (engl.) *dinitrochlorobenzene*; Abk. DNCB; C$_6$H$_4$(NO$_2$)$_2$; Derivat des Dinitrobenzols; u. a. in Photochemikalien enthaltene Substanz, die bei Kontakt zu tox. u. allerg. Reaktionen der Haut führen kann; **Ind.**: Melanomtherapie.
Dino|bdella ferox (gr. δῖνος Wirbel; βδέλλα Blutegel; lat. ferox wild) *f*: (engl.) *Dinobdella ferox*; zu den Blutegeln (Hirudinea*) gehörender Err. der internen Hirudiniasis*; Länge bis 2 cm; **Vork.**: Regenwälder Ost- u. Südostasiens von Indien bis China.

Dino|flagell<u>a</u>ten (Flagellata*) *m pl*: s. Ciguatera; Saxitoxin.
Dino|pros<u>t</u>on (INN) *n*: syn. Prostaglandin E₂; s. Prostaglandine.
Di|<u>o</u>ptrie (gr. δίοπτρον Mittel zum Durchsehen) *f*: (engl.) *diopter*; Einheitenzeichen dpt; Einheit für den Brechwert* opt. Linsen, die dem Kehrwert ihrer Brennweite* entspricht (1 dpt = 1 m⁻¹).
Di|ox<u>i</u>ne *n pl*: (engl.) *dioxins*; toxikol. Bez. für eine Gruppe von Substanzen, die bei der industriellen Herstellung von Trichlorphenol u. -benzol (Ausgangsstoffe best. Herbizide u. Desinfektionsmittel, Hauptvertreter 2,4,5-T*) u. bei Verbrennungsprozessen (z. B. Müllverbrennung) entstehen können; D. sind hochgiftige Substanzen (ca. 1000-mal giftiger als Zyankali), die v. a. Leberschäden u. schwere Hautschäden (z. B. Chlorakne) verursachen, stark embryotox. u. vermutl. auch kanzerogen (Tierversuch) wirken. Das als sog. **Seveso-Gift** bekanntgewordene, bei einem Störfall 1976 in einer Menge von mehr als 2 kg aus den Produktionsanlagen eines Chemiewerks der norditalien. Stadt Seveso freigesetzte **2,3,7,8-Tetrachlordibenzdioxin** (Abk. TCDD*) verursachte eine schwere Verseuchung des umgebenden Gebiets, in deren Folge ca. 50 000 Tiere getötet u. mehr als 7000 Menschen umgesiedelt werden mussten. Viele Menschen erlitten schwere Gesundheitsschäden; ein Anstieg von Fehl- u. Totgeburten, perinataler Mortalität od. grobstruktureller Anomalien bei Neugeborenen konnte epidemiol. nicht gesichert werden. Bei chron. exponierten Soldaten (in Vietnam) wurden gehäuft Fettstoffwechselstörungen u. Diabetes mellitus festgestellt. Vgl. Störfallverordnung.
Di|<u>o</u>xy|gen<u>a</u>sen (Di-*; Ox-*) *f pl*: (engl.) *dioxygenases*; Oxidoreduktasen*, die beide Atome des molekularen O₂ in ihr Substrat einführen; enthalten oft Eisen (als Häm od. FeS-Zentrum) bzw. haben Kupferionen od. Ascorbinsäure als Cofaktoren.
Dip (engl. *to dip* eintauchen) *m*: **1.** (gebh.) s. Dezeleration; **2.** (kardiol.) s. Dip, frühdiastolischer.
DIP: 1. (pulmol.) Abk. für **d**iffuse **i**nterstitielle **P**neumonie; s. Lungenkrankheit, interstitielle (Tab. dort); **2.** (radiol.) Abk. für **d**istales **I**nterphalangealgelenk.
Di|peptid<u>a</u>sen *f pl*: s. Proteasen.
Di|pept<u>i</u>de (Di-*) *n pl*: Peptide* aus 2 Aminosäuren*.
Di|peptidyl|pept<u>i</u>dase 4: s. DPP 4.
Di|petalo|n<u>e</u>ma p<u>e</u>rstans (↑; gr. πέταλον Blatt; νῆμα Faden) *f*: Mansonella* perstans.
Di|petalo|n<u>e</u>ma strepto|c<u>e</u>rca (↑; ↑; ↑) *f*: Mansonella* streptocerca.
Dip, früh|diast<u>o</u>lischer *m*: (engl.) *early diastolic dip*; (kardiol.) kurzzeitiger, protodiastol. Druckabfall intraventrikulär i. R. des Dip-Plateau-Phänomens (syn. Square Root Phänomen), das den auf den f. D. folgenden mesodiastol. steilen Wiederanstieg auf hohe enddiastol. Druckwerte (spätdiastol.) Plateau) bezeichnet u. dessen Kurvenverlauf an das mathemat. Quadratwurzelzeichen (engl. *square root*) erinnert (s. Abb.); entsteht durch Begrenzung (Stopp) des frühdiastol. Bluteinstroms in den Ventrikel inf. einer kardialen Restriktion; **Vork.**: u. a. Pericarditis constrictiva (s. Perikarditis), restriktive Kardiomyopathie*, Endokardfibroelasto-

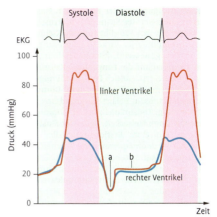

Dip, frühdiastolischer: intraventrikuläre Druckkurve mit Dip-Plateau-Phänomen: frühdiastolischer Dip (a) mit anschl. Plateau (b)

se*. Vgl. Ventrikeldruck; vgl. Herzzyklus (Abb. dort).
Di|phen|hydr|am<u>i</u>n (INN) *n*: (engl.) *diphenhydramine*; Histamin*-H₁-Rezeptoren-Blocker der 1. Generation (Ethanolamin). **Ind.**: als Sedativum* (p. o.) od. Antiemetikum* (p. o. od. i. v.); Pruritus (Hautgel in fixer Komb. mit Lidocain).
Di|phenyl|hydanto<u>i</u>n *n*: Phenytoin*.
Di|phenyl|pyral<u>i</u>n (INN) *n*: (engl.) *diphenylpyralin*; anticholinerg wirksamer Histamin*-H₁-Rezeptoren-Blocker der 1. Generation zur p. o. Anw. in fixer Komb. mit Metamfepramon (Alphasympathomimetikum*) u. Acetylsalicylsäure* zur symptomat. Ther. bei fieberhafter Erkältungskrankheit.
2,3-Di|phospho|glycer<u>a</u>t *n*: (engl.) *2,3-diphosphoglycerate*; Abk. 2,3-DPG; ältere Bez. 2,3-Bisphosphoglycerat; Metabolit, der in Erythrozyten etwa äquimolar mit Hämoglobin vorkommt u. aus 1,3-Diphosphoglycerat (Zwischenprodukt der Glykolyse*) enzymat. entsteht; Bildung bei Alkalose* erhöht, bei Azidose* reduziert; als allosterischer Effektor vermindert 2,3-DPG die Affinität von adultem Hämoglobin zu O₂. Vgl. Sauerstoffaffinität; Sauerstoff-Dissoziationskurve.
Diphther<u>ie</u> (gr. διφθέρα Haut, Membran) *f*: (engl.) *diphtheria*; akute Infektionskrankheit durch Corynebacterium* diphtheriae; **Übertragung:** meist Tröpfchen-, selten Schmierinfektion; **Epidemiol.**: weltweites Vork.; durch aktive Schutzimpfung nur noch selten kleine Epidemien in westl. Industrienationen; in Deutschland werden, bei hohen Impfquoten im Kindesalter, seit 1984 nur noch Einzelfälle durch Meldung erfasst; Manifestationsindex bei Nichtgeimpften ca. 15–20 %; Erkr. hinterlässt zeitlich begrenzte antitoxische Immunität; **Inkub.**: 2–5 (1–7) Tage; **Path.:** Entz. der oberen Atemwege mit Nekrose u. Bildung einer Pseudomembran aus Bakt., nekrot. Gewebe u. Fibrin; Schädigung von Herz, Nerven, Nieren u. Gefäßen durch das im Blut zirkulierende bakterielle Exotoxin; **Klin.:** uncharakterist. Prodromalerscheinungen (Fieber, Abgeschlagenheit, Kopfschmerz u. Schluckbeschwerden); Verlauf benigne od. primär-

Diphtheriebakterium

toxisch maligne (s. unter Kompl.); **1.** Nasendiphtherie: blutig-seröser Schnupfen u. krustige Beläge; Vork. v. a. bei Säuglingen bzw. Kleinkindern; **2.** Rachendiphtherie: starke Rachenrötung mit flächenhafter, grau-weißl. Pseudomembran, die von den Tonsillen auf die Umgebung übergreift; kloßige Sprache, typ. süßlich fauliger Mundgeruch u. zervikale Lymphknotenschwellung; Blutungen in die membranösen Beläge aufgrund tox. Gefäßschäden (sog. Halsbräune); **3.** Kehlkopfdiphtherie (echter Krupp): Heiserkeit, bellender Husten, Dyspnoe u. schwerste Erstickungsanfälle; Ausdehnung der Pseudomembranen auf Trachea u. Bronchien mögl. (ggf. Intubation* od. u. U. Tracheotomie* als lebensrettende Notfallmaßnahme erforderl.); **4.** seltene Lok.: Haut, Konjunktiven, Vulva, Penis, Wunden u. bei Neugeborenen Nabelschnur; **Kompl.: 1.** Myokarditis* mit Herzvergrößerung, Kreislaufversagen u. Reizleitungsstörungen; kann zum plötzlichen Herztod führen (Frühtod in der ersten Woche od. Spättod nach ca. 6 Wo. in der Rekonvaleszenz); **2.** Polyneuritis mit Lähmungen des Gaumensegels, der Augenmuskeln, des N. facialis u. N. recurrens; **3.** Nephritis; **4.** Gefäßschäden mit diffuser Blutungsneigung; **Diagn.:** klin. Bild; Abstriche zur Bestätigung durch mikroskop. Untersuchung od. Bakterienkultur; im Blutbild Leukozytose mit Linksverschiebung u. Lymphopenie; meldepflichtige Krankheit bei Krankheitsverdacht, Erkrankung od. Tod; **Ther.:** bereits bei klin. begründetem Verdacht sofortige Gabe von Antitoxin (aus Pferdeserum, erhältl. nur über Notfalldepots der Landesapothekerkammern) u. Antibiotika, vorher Sensibilisierung testen mit Serumverdünnung von 1:1000 (1 Tropfen in den Konjunktivalsack od. 0,1 ml i. c.); Antibiotika der Wahl: Penicillin u. Erythromycin (nicht vor Nasenu. Rachenabstrich); Bettruhe (cave: Myokarditis); **Proph.:** Isolierung der Erkrankten; aktive Schutzimpfung: s. Impfkalender (Tab. dort), s. Schutzimpfung (Tab. dort); Auffrischung im Abstand von 10 Jahren.

Diphtherie|bakterium (↑; Bakt-*) *n*: s. Corynebacterium diphtheriae.

Diphtherie-Serum (↑; Sero-*) *n*: Diphtherie-Antitoxin; s. Serumprophylaxe, Serumtherapie.

Diphtherie|toxin (↑; Tox-*) *n*: s. Corynebacterium diphtheriae.

diphtheroid (↑; -id*): (engl.) *diphtheroid*; Bez. für Krankheiten od. Sympt., die Ähnlichkeit mit einer Diphtherie* haben, d. h. mit Bildung von Pseudomembranen einhergehen; z. B. best. Scharlachverläufe.

Diphtheroide (↑; ↑) *n pl*: (engl.) *diphtheroids*; Sammelbez. für Corynebakterien*, die den Erregern der Diphtherie ähneln u. zu mikrobiol.-diagn. Verwechslungen führen können. Die meisten Bakt. dieser Gruppe wurden bisher als apathogen betrachtet; einige Species (z. B. Corynebacterium pseudodiphthericum, Corynebacterium xerosis) gelten heute jedoch als opportunistische Erreger*.

Di|phyllo|bothriose (Di-*; gr. φύλλον Blatt; βοθρίον kleine Grube) *f*: (engl.) *diphyllobothriasis*; syn. Bothriozephalose, Diphyllobothriasis; Fischbandwurminfektion; Befall des Menschen durch den Fischbandwurm Diphyllobothrium* latum; **Übertragung:** Infektion durch Genuss ungekochten Fischfleisches, welches das infektiöse Finnenstadium (Plerozerkoid) des Wurms enthält; **Sympt.:** Abdominalschmerzen (nicht obligat), Diarrhö, Appetitlosigkeit, selten Cobalaminmangelerscheinungen (z. B. sog. Bandwurmanämie); **Diagn.:** Wurmeiernachweis* u. abgehende Proglottiden im Stuhl; **Ther.:** Niclosamid*, alternativ Praziquantel*; **Proph.:** nicht ausreichend gekochte Fischgerichte vermeiden, Tiefgefrieren für 24 Std. bei −18° C.

Di|phyllo|bothrium latum (↑; ↑; ↑) *n*: (engl.) *Diphyllobothrium latum, fish tapeworm*; syn. Bothriocephalus latus; Fischbandwurm (besser Fischfinnenbandwurm), auch breiter Bandwurm, Grubenkopfbandwurm; Dünndarmparasit des Menschen u. fischfressender Säugetiere; spatelförmiger, lateral abgeplatteter Kopf, 1–5 mm lang, mit dorsaler u. ventraler Sauggrube, kein Hakenkranz; reife Proglottiden, breiter als lang; rosettenförmiger Uterus, ventral gelegene Geschlechtsöffnungen u. zusätzl. Uterusöffnung, durch die Eier ins Darmlumen des Wirts gelangen; Gesamtlänge des Wurms 2–8 m, max. 10–12 m; **Entw.:** vgl. Cestodes; Infektion des Menschen (gelegentl. auch von Hund u. Katze) durch Verzehr von plerozerkoidhaltigem rohem Fisch (s. Diphyllobothriose); **Vork.:** Binnenseegebiete Mitteleuropas, Donaudelta, Ostseeländer, Sibirien u. Wolgabecken, Japan, Nordamerika; **Diphyllobothrium pacificum** (2. Zwischenwirt Meeresfische) an der Westküste Südamerikas, v. a. in Peru; **Nachw.:** Wurmeiernachweis* u. abgehende Proglottiden im Stuhl.

Di|phy|odontie (↑; gr. φύειν hervorbringen; Odont-*) *f*: (engl.) *diphyodonty*; doppelte Zahnung; Bildung von 2 Zahngenerationen (Milch- u. Dauergebiss) wie sie dem Menschen u. den meisten Säugetieren eigen ist; Gegensatz Monophyodontie*.

Dipiv|efrin (INN) *n*: (engl.) *dipivefrin*; Ester des Adrenalins; Sympathomimetikum*; **Ind.:** Weitwinkelglaukom (top.); **Kontraind.:** Engwinkelglaukom; **UAW:** reaktive Hyperämie, lokale Reaktionen.

Dipl-: Wortteil mit der Bedeutung zweifach, doppelt; von gr. διπλόος.

Dipl|akusis (↑; gr. ἀκούειν hören) *f*: (engl.) *diplacusis*; Doppelthören; Form der Parakusis*, bei der ein Ton auf dem gesunden Ohr in normaler Höhe u. zeitgerecht, auf dem erkrankten Gegenohr (z. B. bei Menière*-Krankheit) höher bzw. zeitverzögert gehört wird.

Di|plegia facialis (Di-*; -plegie*) *f*: (engl.) *facial diplegia*; Lähmung beider Gesichtshälften; z. B. inf. beidseitiger Fazialisparese*.

Di|plegia masticatoria (↑; ↑) *f*: (engl.) *masticatory diplegia*; beidseitige Lähmung der Kaumuskulatur durch Schädigung des motor. Anteils des N. trigeminus; **Urs.:** meist Schädelfrakturen.

Di|plegia spastica infantilis (↑; ↑) *f*: veraltete Bez. für eine Diplegie bei infantiler Zerebralparese*.

Di|plegia spinalis pro|gressiva (↑; ↑) *f*: spastische Spinalparalyse*.

Di|plegie (↑; ↑) *f*: (engl.) *bilateral paralysis*; syn. Diplegia; beidseitige Lähmung.

Diplo|bakterien|kon|junktivitis (Dipl-*; Bakt-*; Conjunctiva*; -itis*) *f*: (engl.) *diplobacterial conjunc-*

tivitis; chron. infektiöse Bindehautentzündung; **Err.**: Diplobakterien (gramnegative plumpe Doppelstäbchen), z. B. Moraxella lacunata; **Sympt.**: im Lidwinkel weißl., zähes Sekret; nässendes Ekzem der Lidhaut, das auf die mazerierten Lidwinkel beschränkt ist (Blepharitis angularis). Vgl. Konjunktivitis.

Diplo|bakterium Morax-Axenfeld (↑; ↑; Victor M., Ophth., Paris, 1866–1935; Karl Theodor A., Ophth., Freiburg, 1867–1930) *n*: s. Moraxella.

Diplo|coccus (↑; Kokken*) *m*: (engl.) *Diplococcus*; Bez. für paarweise auftretende Kugelbakterien; heute u. a. den Gattungen Moraxella*, Neisseria*, Veillonella*, Streptococcus*, Peptostreptococcus*, Micrococcus* u. Peptococcus* zugeordnet.

Diplo|coccus pneumoniae (↑; ↑) *m*: Streptococcus* pneumoniae.

Di|ploe (gr. διπλόη poröse Substanz zwischen den 2 Knochenplatten des Schädels, Falz) *f*: (engl.) *diploe*; ursprüngl. das aus 2 Knochentafeln bestehende Schädeldach; das dazwischen liegende Knochenschwammwerk (Substantia spongiosa).

Di|ploidie (Di-*; -ploid*) *f*: s. Euploidie; Ploidiegrad.

Diplo|kokken (Dipl-*; Kokken*) *m pl*: s. Diplococcus.

Diplo|myelie (↑; Myel-*) *f*: (engl.) *diplomyelia*; angeborene Verdoppelung des Rückenmarks.

Diplo|phonie (↑; Phono-*) *f*: (engl.) *diplophonia*; Doppeltönigkeit der Stimme, gleichzeitiges Auftreten von 2 versch. Tönen; **Vork.**: i. R. des Stimmbruchs, bei Reinke*-Ödem, Stimmlippenpolyp od. Stimmlippenknötchen*.

Dipl|opie (↑; Op-*) *f*: (engl.) *diplopia*; Doppelsehen; Auftreten von pathol. Doppelbildern; **Formen**: 1. monokulare D. durch unregelmäßige Brechung im Auge (z. B. Linsenluxation od. -trübung); 2. binokulare D. durch Abweichung der Sehachse eines Auges vom Fixationspunkt, v. a. bei Augenmuskellähmung*, dekompensierender Heterophorie*; vgl. Strabismus, Amblyopie.

Diplorna|viren (Viren*) *n pl*: s. Reoviridae.

Diplo|som (Dipl-*; Soma*) *n*: s. Zentriol.

Di|pol (Di-*; gr. πόλος Pol) *m*: (engl.) *dipole*; (physik.) System aus 2 in definiertem Abstand voneinander entfernt stehenden elektr. Ladungen, die den gleichen Betrag, jedoch ein entgegengesetztes Vorzeichen aufweisen (z. B. Wassermoleküle); das Produkt aus Ladung Q u. Abstand l wird als **elektrisches Dipolmoment** p bezeichnet: $p = Q \cdot l$; SI-Einheit Coulomb · Meter (Cm).

Dip-Plateau-Phänomen (franz. plateau Ebene, Fläche; Phän*) *n*: syn. Square-Root-Phänomen; s. Dip, frühdiastolischer (Abb. dort).

Di|propyl|essig|säure: Valproinsäure*.

Di|prosopus (Di-*; gr. πρόσωπον Gesicht) *m*: (engl.) *diprosopus*; Doppelfehlbildung* von Teilen des Gesichts.

Dipso|manie (gr. δίψα Durst; -manie*) *f*: (engl.) *dipsomania*; sog. Quartalssaufen, periodische Trunksucht; wiederholt auftretender exzessiver Alkoholkonsum bei zwischenzeitl. Abstinenz; **Urs.**: periodische psych. Verstimmung (z. B. bipolare affektive Störung*) od. äußerer Anlass. Vgl. Alkoholkrankheit.

Di|ptera (Di-*; gr. πτερόν Flügel) *n pl*: (engl.) *Diptera*; Zweiflügler; Ordnung der Insekten (vgl. Arthropoden) mit nur einem Flügelpaar (Hinterflügel reduziert); s. Mücken; Fliegen.

Di|pylidiasis (gr. δίπυλος zweitorig; Idio-*; -iasis*) *f*: (engl.) *dipylidiasis*; seltene Infektion durch Dipylidium* caninum; klin. ähnl. einer Infektion mit Hymenolepis* nana. Vgl. Hymenolepiasis.

Di|pylidium caninum (Di-*; ↑; lat. caninus zum Hund gehörig) *n*: (engl.) *Dipylidium caninum*; Gurkenkernbandwurm; Darmparasit von Hund u. Katze, gelegentl. des Menschen (Kinder häufiger als Erwachsene betroffen); **Err.** der Dipylidiasis; 15–40 cm lang, 2–3 mm breit, Skolex ⌀ 0,5 mm, 4 ovale Saugnäpfe, Rostellum* mit bis zu 7 Hakenkränzen; reife Proglottiden gurkenkernförmig u. mit paarigen Gonaden; Eier zu mehreren verklebt (sog. Eipaket); Entw. der Finnen (Zystizerkoid*) in Flöhen u. Haarlingen (Malophagen) als Zwischenwirt; **Infektion** des Menschen durch zufälliges Verschlucken der Zwischenwirte; **Vork.**: kosmopolit.; **Nachw.**: Proglottiden im Stuhl. Vgl. Cestodes.

Di|pyrid|amol (INN) *n*: (engl.) *dipyridamol*; Vasodilatator* mit (in hohen Dosen) thrombozytenaggregationshemmender Wirkung zur p. o. Anw.; **Wirkungsmechanismus**: u. a. 1. Hemmung der Wiederaufnahme von Adenosin*; 2. Hemmung der (v. a. cGMP-spaltenden) Phosphodiesterase*; **Ind.**: in Komb. mit Acetylsalicylsäure zur Sekundärprävention nach ischäm. Schlaganfall*. Vgl. Thrombozytenaggregations-Hemmer.

Diro|filaria (lat. dirus grässlich; Filarien*) *f*: (engl.) *Dirofilaria*; Gattung der Filarien*, die im Menschen als Fehlwirt nicht geschlechtsreif werden; med. bedeutsame **Arten**: 1. D. immitis: in Europa, Amerika u. Asien vorkommender Gefäßparasit bei Hund u. a. Caniden; beim Menschen subkutan in Knoten, selten in der Conjunctiva od. abgestorben in Thromben der Pulmonalarterie; Zwischenwirte sind Stechmücken (Culex, Anopheles); 2. D. conjunctivae: in warmen Ländern vorkommende D., deren Mikrofilarien beim Mensch in Nase, Lidern u. Unterarm zu finden sind.

Dis-: auch Dif-; Wortteil mit der Bedeutung auseinander, zwischen, hinweg; von lat. dis-.

Di|saccharidasen *f pl*: (engl.) *disaccharidases*; Enzyme, die Disaccharide zu Monosacchariden* hydrolysieren, z. B. Glukosidasen* in den Mukosazellen u. im Lumen des Dünndarms; physiol. wichtige D.: **1. Maltasen/Isomaltasen** (syn. Alphaglukosidasen); Substrate: Maltose, Isomaltose, vgl. Alphaglukosidase-Inhibitoren, Acarbose; **2. Laktase** (syn. Betagalaktosidase); Substrat: Laktose; erbl. Disaccharidasenmangel kann zu Disaccharidmalabsorption*, s. Kohlenhydratmalabsorption) führen. **3. Sacharase**; Substrat: Saccharose. Vgl. Verdauung.

Di|saccharide *n pl*: (engl.) *disaccharides*; Kohlenhydrate aus 2 glykosid. verbundenen Monosacchariden*; **Einteilung** nach: 1. Art der Monosaccharide; 2. Ringtyp (Furanose, Pyranose); 3. Stellung der verknüpften OH-Gruppen (oft C-1 u. C-4 od. C-1 u. C-6); 4. Konfiguration der glykosid. Bindung (α- od. β-Stellung der OH-Gruppe an C-1); physiol. wichtige D. sind Saccharose*, Maltose* u.

Disaccharidintoleranz

Laktose*. Vgl. Kohlenhydrate, Kohlenhydratmalabsorption.

Di|saccharid|in|toleranz *f*: s. Kohlenhydratmalabsorption.

Di|saccharid|urie (Di-*; gr. σάκχαρ Zucker; -id*; Ur-*) *f*: (engl.) *disacchariduria*; sehr seltene Ausscheidung von Disacchariden* im Harn bei Nichtdiabetikern nach enteraler Resorption von Disacchariden; vgl. Melliturie.

Dis|azo|farb|stoffe: (engl.) *diazo dyes*; Azofarbstoffe* mit 2 Azogruppen.

disci|formis (lat.): diskoidal, scheibenförmig.

Dis|cisio (lat. discidere, discisus in Stücke schneiden) *f*: Diszision*.

Discitis (Diskus*; -itis*) *f*: s. Diszitis.

Disconnection Syndromes (Dis-*; engl. connection Verbindung): auf Unterbrechung der Verbindungen zwischen kortikalen Assoziationszentren (Assoziations- u. Kommissurenfasern) beruhende neurol. Störungen; z. B. Dyslexie* bei Schädigung im Bereich des Corpus callosum bzw. nach Split*-brain-Operation.

Discus (Diskus*) *m*: Scheibe.

Discus articularis (↑) *m*: (engl.) *articular disc*; in die Gelenkhöhle hineinragende Scheibe aus Faserknorpel (Akromio- u. Sternoklavikulargelenk, Kiefer-, Radiokarpalgelenk).

Discus inter|calatus (↑) *m*: Glanzstreifen der Herzmuskulatur.

Discus inter|pubicus (↑) *m*: syn. Fibrocartilago interpubica; Faserknorpelscheibe in der Schambeinfuge (Symphysis); enthält meist einen Hohlraum.

Discus inter|vertebralis (↑) *m*: Zwischenwirbelscheibe; s. Bandscheibe.

Discus nervi optici (↑) *m*: Sehnervenpapille, blinder Fleck; Austrittstelle der Sehnervenfasern (s. Nervus opticus) aus der Netzhaut u. dem Bulbus; vgl. Macula lutea.

Discus oo|phorus (↑) *m*: Cumulus* oophorus.

disease (engl.): Krankheit.

Disease Management (engl. Krankheitsmanagement): Abk. DM; umfassender, integrierter, informationsbasierter Ansatz der Patientenversorgung mit dem Ziel einer Verbesserung des Verhältnisses zwischen Therapiequalität u. Gesamtkosten; Umsetzung erfolgt in sog. **Disease-Management-Programmen** (Abk. DMP), die z. B. umfassende Behandlungsleitlinien zur med. Versorgung best. Erkr., zu Vorsorgemaßnahmen, zu Diagn. u. Verbesserung der Compliance* enthalten. Sie verbessern die episodenbezogene, sektoral aufgesplittete Versorgung von einzelnen Erkrankten durch eine standardisierte, interdisziplinäre, evidenzbasierte u. kontinuierliche Versorgung eines Patientenkollektivs über alle Krankheitsstadien u. Versorgungseinrichtungen hinweg. DMP-relevante (chronische) Krankheiten sind: Mammakarzinom, Koronare Herzkrankheit, chronische Atemwegerkrankung (COPD bzw. Asthma bronchiale), Diabetes mellitus Typ 1 u. 2. **Kriterien für DMP-geeignete Krankheiten** sind: **1.** Zahl der von der Krankheit betroffenen Versicherten; **2.** Möglichkeiten zur Verbesserung der Qualität der Versorgung; **3.** Verfügbarkeit evidenzbasierter Leitlinien; **4.** sektorenübergreifender Behandlungsbedarf; **5.** Beeinflussbarkeit des Krankheitsverlaufs durch Eigeninitiative des Versicherten; **6.** hoher finanzieller Aufwand der Behandlung. Vgl. Case Management.

Disk|ek|tomie (↑; Ek-*; -tom*) *f*: s. Nukleotomie.

Dis|klusion (lat. discludere, disclusus absondern, trennen) *f*: (engl.) *disclusion*; sofortiges Auseinanderklaffen der Zähne bei Bewegungen des Unterkiefers.

Disko|graphie (↑, -graphie*) *f*: (engl.) *discography*; syn. Nukleographie; (röntg.) nur noch selten angewendetes invasives Verf. zur Darstellung des Nucleus* pulposus durch direkte Injektion eines Röntgenkontrastmittels bei Verdacht auf Bandscheibenvorfall*; zur Primärdiagnostik meist durch MRT* (ggf. einschließlich sog. MR upright in vertikaler Sitz-u. Standposition zur Darstellung der belastungsabhängigen Bewegungsdynamik der Bandscheibe) ersetzt; **Ind.**: i. R. der perkutanen Nukleotomie* sowie (selten) nach Myelographie u. Wirbelsäulen-CT od. Myelo-CT mit ungenügender diagn. Aussage.

diskoid (↑, -id*): (engl.) *discoid*; scheibenförmig.

dis|kon|tinuierlich (Dis-*; lat. continuus zusammenhängend): (engl.) *discontinuous*; unterbrochen.

Dis|kontinuitäts|re|sektion (↑; ↑; Resektion*) *f*: s. Hartmann-Operation.

Dis|kon|tinuitäts|zonen (↑; ↑; Zona*): (engl.) *zones of discontinuity*; optische Grenzflächen der durch schubweises Wachstum entstandenen Schichten der Linse (Embryonalkern, Fetalkern, kindlicher Kern, Erwachsenenkern, Rinde).

Disko|pathie (Diskus*; -pathie*) *f*: s. Bandscheibenschaden.

dis|kordant (lat. discors uneinig): **1.** (engl.) *discordant*; (kardiol.) entgegengesetzte Ausschlagrichtung im EKG; **2.** (transplantationsmed.) Transplantation* von vom Schwein stammenden Organen auf den Menschen (Heterotransplantation); **3.** (genet., embryol.) s. Diskordanz. Vgl. konkordant.

Dis|kordanz (↑) *f*: **1.** (engl.) *discordance*; (genet.) Bez. in der Zwillingsforschung für die fehlende Übereinstimmung in Einzelmerkmalen; **2.** (embryol.) fehlende Übereinstimmung der anat. Lok. von Organsystemen inf. Störung in der Embryonalentwicklung, z. B. ventrikuloarterielle Diskordanz bei Transposition* der großen Arterien; **3.** (kardiol., transplantationsmed.) s. diskordant. Vgl. Konkordanz.

Disko|tomie (↑; -tom*) *f*: (engl.) *discotomy*; Form der Nukleotomie* durch mikrochir. Abtragen von prolabiertem Bandscheibengewebe nach Fensterung der Ligamenta flava; i. e. S. synonym Nukleotomie*.

Dis|krimination (lat. discriminare trennen) *f*: **1.** (engl.) *discrimination*; syn. Reizdifferenzierung; (neurol., sinnesphysiol.) Fähigkeit, gleichzeitig an versch. Punkten (z. B. auf der Haut) od. zu versch. Zeiten gesetzte Reize* unterscheiden zu können; eingeschränkt z. B. bei sensiblem Funktionswandel* (vgl. Sensibilitätsstörungen*; **2.** (psychol.) Fähigkeit, zwischen Reizen bzw. Signalen, die von best. Lebenssituationen ausgehen, unterscheiden zu können; äußert sich u. a. in spezif., auf die Erfordernisse der jeweiligen Situation angepassten Verhaltensweisen; vgl. Konditionierung; Lernen; Generalisierung; **3.** (otol.) Fähigkeit, Wörter (Einsilber) bei der Sprachaudiometrie (s. Audiometrie) erkennen zu können.

Dis|kriminations|schwelle (↑): (engl.) *discrimination threshold*; Bez. für die geringste Reizintensität, bei der ein Sinnesorgan noch qualitative Differenzen zwischen Sinneseindrücken erkennen kann; liegt bis zu 10-fach höher als die Reizschwelle*.

Diskus (gr. δίσκος Scheibe) *m*: Discus, i. e. S. Bandscheibe*.

Diskus|hernie (↑; Hernie*) *f*: Bandscheibenvorfall*.

Diskus|niere (↑): (engl.) *disc-shaped kidney*; Scheibenform der Verschmelzungsniere; s. Nierenfehlbildungen.

Diskus|pro|laps (↑; Prolaps*) *m*: Bandscheibenvorfall*.

Dis|lokation (Dis-*; lat. locare stellen, setzen, legen) *f*: (engl.) *dislocation*; Lageveränderung; i. e. S. Verschiebung der Bruchenden gegeneinander bei Frakturen*, auch i. S. einer Luxation*; maßgebl. für die Benennung ist die Lageveränderung des peripheren Fragments; **Formen:** s. Abb.; **1.** Dislocatio ad axim: Abknickung in vertikaler Achse; **2.** Dislocatio ad latus: seitl. Verschiebung; **3.** Dislocatio ad longitudinem: Längsverschiebung mit Verkürzung (cum contractione) od. Verlängerung (cum distractione); **4.** Dislocatio ad peripheriam: Verdrehung der Fragmente um die Längsachse.

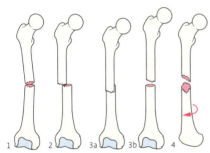

Dislokation: 1: Dislocatio ad axim; 2: Dislocatio ad latus; 3: Dislocatio ad longitudinem cum contractione (a) et cum distractione (b); 4: Dislocatio ad peripheriam

Dis|mutation (↑; Mutation*) *f*: Disproportionierung*.

Di|somie (Di-*; Soma*) *f*: **1.** (engl.) *disomy*; (genet.) **a)** Zustand von Zellen mit einem diploiden Chromosomensatz, der aus Paaren jeweils homologer Chromosomen besteht; vgl. Monosomie, Trisomie; **b)** Chromosomenaberration*, bei der in Zellen mit einem haploiden Chromosomensatz (meist Keimzellen) ein best. Chromosom doppelt vorhanden ist; vgl. Aneuploidie; **c)** uniparentale D.: Chromosomenaberration, bei der in einer Zelle od. einem Individuum ein homologes Chromosomenpaar od. Chromosomenteile von nur einem Elternteil stammen; Urs. für versch. genet. Krankheiten (z. B. Angelman*-Syndrom, Prader*-Willi-Syndrom) mit zusätzl. genomischem Imprinting*; **2.** (morphol.) Doppelfehlbildung*.

Dis|parität (lat. disparare absondern, trennen) *f*: (engl.) *disparity*; Abweichung der beiden Netzhautbilder eines Gegenstands voneinander; ab einem best. Grad der D. in der Frontalebene (Querdispa-

rität) werden Doppelbilder* wahrgenommen; D. in der Sagittalebene (Längendisparität) ist für die nebeneinander stehenden Augen beim Menschen physiol. bedeutungslos, soweit sie nicht bei Abweichung eines Auges nach oben od. unten vertikaldistante Doppelbilder vermittelt (s. Diplopie).

Dispenser (engl. Verteiler): mechanisierte Pipette* zur automat. Dosierung.

Dis|persion (lat. dispersus Zerstreuung) *f*: **1.** (engl.) *dispersion*; (allg.) Zerstreuung, Verteilung; **2.** (physik.) von der Wellenlänge abhängige, unterschiedl. starke Brechung von Licht, z. B. durch ein Prisma*; **3.** (chem.) Verteilung eines Stoffs in einem Dispersionsmittel; je nach Dispersionsgrad liegt eine Suspension*, Emulsion*, kolloidale (s. Kolloid) od. echte Lösung* vor.

Dis|persions|theorie (↑) *f*: s. Békésy-Hörtheorie.

Di|spirem (Di-*; gr. σπείρημα Gewundenes, Windung) *n*: (engl.) *dispireme*; Doppelknäuel der Chromosomen, das sich nach dem Diaster* am Ende der Anaphase (s. Mitose) bildet.

Dis|position (lat. dispositio planmäßige Anordnung) *f*: (engl.) *disposition*; Krankheitsbereitschaft; die angeb. od. erworbene Anfälligkeit eines Organismus für Erkr.; vgl. Exposition; Konstitution; Vulnerabilität.

Dis|positions|pro|phylaxe (↑; Prophylaxe*) *f*: (engl.) *disposition prophylaxis*; Verringerung des Erkrankungsrisikos durch Erhöhung von Resistenz* u. Immunität*; **Maßnahmen:** u. a. Abhärtung, körperl. Training, gesunde Ernährung, geregelte Lebensführung, Genuss- u. Arzneimittelmissbrauch vermeiden, Teilnahme an Schutzimpfungen, Chemoprophylaxe.

Dis|pro|portionierung (Dis-*; lat. proportio Ebenmaß, Gleichmaß): (engl.) *disproportion*; syn. Dismutation; Redoxreaktion zwischen 2 gleichen Molekülen mittlerer Oxidationsstufe, bei denen eines oxidiert u. das andere reduziert wird (z. B. Cannizzaro*-Reaktion); vgl. Superoxiddismutase.

Dis|ruptoren, endokrine (↑; lat. rumpere zerbrechen) *m pl*: (engl.) *endocrine disruptors* (Abk. EDCs); sog. Umwelthormone; natürliche od. synthetische Substanzen mit Hormonwirkung, die das hormonbildende endokrine System von Tier u. Mensch stören u. insbes. zu Störungen der Fortpflanzung führen können; **Vertreter:** Bisphenol A als Komponente für Epoxide*, Estradiol* bzw. Ethinylestradiol*, Phthalate (Weichmacher), Tributylzinn (metallorganische toxische Zinnverbindung), polychlorierte Biphenyle*; **klin. Bedeutung:** möglicherweise Urs. von Verminderung der Spermienqualität u. Impotenz* generand beim Menschen sowie Urs. von Krebserkrankungen.

dis|secans (lat. dissecare, dissectum zerschneiden): trennend, spaltend.

Dis|sektion (↑) *f*: **1.** (engl.) *dissection*; Spaltung, Zerschneidung; (chir.) Entfernen von Weichteilgewebe od. Lymphknoten; **2.** (pathol.) arterielle D.: Aufspaltung zwischen Media u. Intima, z. B. inf. von Arteriosklerose als Aortendissektion*.

Dis|semination (lat. disseminare aussäen) *f*: **1.** (engl.) *dissemination*; (mikrobiol.) Ausbreitung, z. B. von Krankheitserregern; **2.** (neuroradiol.) diagn. MRT-Kriterien bei Multipler* Sklerose: **a)** räumliche D. nach Barkhof u. Tintoré: s. Tab.;

> **Dissemination**
> Räumliche Dissemination (MRT-Kriterien nach Barkhof und Tintoré)
>
> eine Gadolinium-positive oder 9 T2-hyperintense Läsionen
>
> mindestens eine infratentorielle Läsion[1]
>
> mindestens eine juxtakortikale Läsion[1]
>
> ≥3 periventrikuläre Läsionen[1]
>
> [1] Jede zerebrale Läsion kann durch eine spinale Läsion ersetzt werden.
> Räumliche Dissemination liegt vor, wenn mindestens 3 der 4 Kriterien erfüllt werden.

Unterschied zu den 2005 revidierten Mc-Donald-Kriterien: s. Multiple Sklerose (Tab. 1 dort); b) zeitl. D.: kontrastmittelaufnehmende Läsion ≥3 Mon. nach klin. Schub an anderer Lok. als beim vorangegangenem Schub bzw. neue kontrastmittelaufnehmende od. T2-hyperintense Läsion in zweitem MRT nach ≥3 Monaten.
Disse-Raum (Joseph D., Anat., Göttingen, Marburg, 1852–1912): (engl.) *perisinusoidal space of Disse*; kapillarer Spaltraum zwischen Endothel intralobulärer Lebersinusoide u. den Leberzellen; enthält Pit*-Zellen u. Ito*-Zellen; vgl. Leber.
Dis|sexualität (Dis-*; Sexual-*) *f*: (engl.) *dissexuality*; Sammelbez. für sexuelle Handlungen, die einen Übergriff auf die Integrität u. Individualität anderer darstellen, unabhängig davon, ob die entspr. Handlungen ausdrückl. strafbar sind od. nicht; es gibt dissexuelle Handlungen, die nicht strafbar sind (z. B. Masturbation vor unbekannten Schlafenden) u. strafbare Handlungen, die nicht dissexuell sind (z. B. Beziehungen zwischen früh entwickelten Adoleszenten unter 16 Jahren u. mehr als 5 Jahre älteren Partnern), d. h. der Begriff umfasst alle Handlungen, für die keine Zustimmung vorausgesetzt werden kann u. die daher als Sozialversagen in sexueller Hinsicht bewertet werden können, z. B. Voyeurismus*, Exhibitionismus*, Formen der sexuellen Gewalt, Pädophilie* u. Inzest*.
Dis|similation (lat. *dissimilis* unähnlich) *f*: kataboler Stoffwechsel; Abbau von Nahrungsbestandteilen od. der durch Assimilation* synthetisierten Verbindungen zur Produktion von Energie für Lebensvorgänge.
Dis|simulation (lat. *dissimulare* verheimlichen) *f*: (engl.) *dissimulation*; absichtl. Verbergen vorhandener körperl. od. psych. Krankheitssymptome bei Pat., die für gesund erklärt werden wollen; z. B. bei Depression (cave: Suizidgefahr).
Dissociation albumino-cytologique (franz.-lat. dissociatio Spaltung, Trennung; Album-*; Zyt-*; -log*): albumino-zytologische Dissoziation*.
Dis|solutio (lat. *dissolvere, dissolutus* auflösen) *f*: Auflösung.
Dis|solvenzien (↑) *n pl*: (engl.) *dissolvents*; auflösende Mittel (Lösungsmittel).
Dis|sonanz, kognitive (lat. *dissonus* misstönend, abweichend) *f*: (engl.) *cognitive dissonance*; (psychol.) Widerspruch bzw. Konflikt zwischen kognitiven Elementen (z. B. Wahrnehmungen, Meinungen, Überzeugungen) u. individuellem Verhalten (z. B. Beibehalten eines Verhaltens, obwohl dessen Schädlichkeit bekannt ist); i. d. R. erfolgt eher eine Veränderung der Einstellung als des Verhaltens. Vgl. Kognition; Verhaltensänderung.
Dis|sozialität (↑; lat. *socialis* die Gemeinschaft betreffend) *f*: s. Persönlichkeitsstörung, dissoziale.
Dis|soziation (lat. *dissociatio* Trennung) *f*: **1.** (engl.) *dissociation*; Aufspaltung; (psychiatr.) anteilige od. vollständige Abspaltung von psych. Funktionen (z. B. Bewusstsein, Gedächtnis), eigener Gefühle u. Körperempfindungen (z. B. Schmerz, Hunger, Durst, Angst), der Wahrnehmung der eigenen Person u./od. der Umgebung; vgl. Störungen, dissoziative; **2.** (chem.) Zerfall eines Moleküls in Ionen, Radikale, Atome od. elektroneutrale Moleküle.
Dis|soziation, albumino-kolloidale (↑) *f*: (engl.) *albumino-colloidal dissociation*; Erhöhung von IgG im Liquor cerebrospinalis bei normalem od. gering erhöhtem Gesamteiweiß; **Vork.** z. B. bei subakuter sklerosierender Panenzephalitis, Multipler Sklerose; vgl. Liquordiagnostik, Eiweißquotient.
Dis|soziation, albumino-zyto|logische (↑) *f*: (engl.) *albumino-cellular dissociation*; starke Proteinerhöhung bei geringgradiger od. fehlender Zellvermehrung im Liquor cerebrospinalis; **Vork.:** z. B. bei Hirn- u. Rückenmarktumoren, Guillain-Barré-Syndrom; vgl. Nonne-Froin-Syndrom, Liquordiagnostik.
Dis|soziation, atrio|ventrikuläre (↑) *f*: s. AV-Dissoziation.
Dis|soziations|grad (↑): (engl.) *dissociation rate*; Verhältnis der dissoziierten Moleküle zur Molekülgesamtzahl.
Dis|soziations|konstante (↑) *f*: (engl.) *dissociation constant*; Formelzeichen k; Quotient aus dem Produkt der Konzentrationen der Ionen u. der Konzentration der undissoziierten Moleküle nach Einstellung des Dissoziationsgleichgewichts; charakterist. Größe einer Säure, Base od. eines Salzes; der Wert von k wird meist durch seinen negativen dekadischen Logarithmus (pk) ausgedrückt (s. Henderson-Hasselbalch-Gleichung). Die pk-Werte schwacher Elektrolyte können konzentrationsabhängig sein; bei exakten Messungen ist die Konzentrationsangabe erforderlich.
di|stal (lat. *distare* getrennt sein, abstehen): **1.** (engl.) *distal; distalis*; weiter vom Rumpf entfernte Teile der Extremitäten; Gegensatz proximal*; **2.** (zahnmed.) die auf dem Alveolarbogen von der Mittellinie abgewandte Seite des Zahns; vgl. mesial.
Di|stal|biss (↑): (engl.) *distal bite*; Kieferfehlentwicklung, bei der die Zähne des Unterkieferzahnbogens gegenüber den Zähnen des Oberkieferzahnbogens nach distal (retral) versetzt stehen (Angle-Klasse II; s. Abb.); im Molarenbereich sind die Höcker um 1, 1/2 od. 1/4 Prämolarenbreiten (Abk. Pb) versetzt. Im Frontzahnbereich besteht eine vergrößerte sagittale Stufe, oft mit protrudierten Oberkieferfrontzähnen (Angle-Klasse II/1) u. häufig verlängerten Unterkieferfrontzähnen, od. ein Deckbiss (Angle-Klasse II/2) mit retrudierten Ober-

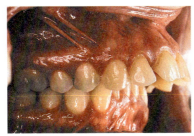

Distalbiss [116]

kieferfrontzähnen. **Urs.:** insbes. Wachstumsdefizit des Unterkiefers (Mikrogenie*); auch Vorstehen des Oberkiefers (maxilläre Prognathie) od. rein dental bei korrekter Relation der skelettalen Basen; meist erbl. bedingt od. durch Daumenlutschen, Weichteileinfluss (bes. Lippen) u. mangelndes transversales Wachstum des Oberkiefers (bei Mundatmung) verursacht. Vgl. Mesialbiss, Neutralbiss.

Di|stanz|geräusch: (engl.) *distant cardiac murmur*; bes. lautes, ohne aufgesetztes Stethoskop hörbares Herzgeräusch (Lautstärkegrad 6 nach Levine); s. Herzgeräusche (Tab. dort).

Dis|tensions|luxation (lat. dist*e*ndere, dist*e*nsum ausdehnen; Luxation*) *f*: (engl.) *hyperdistention dislocation*; Luxation* durch Erweiterung der Gelenkhöhle inf. Kapselüberdehnung bei Gelenkerguss* od. Empyem*, gelegentl. bei Säuglingskoxitis (s. Koxitis).

Di|stichiasis (Di-*; gr. στίχος Reihe; -iasis*) *f*: (engl.) *distichiasis*; angeborene od. erworbene Umwandlung einzelner Meibom*-Drüsen in Haarbalgdrüsen u. Ausbildung einer 2. Reihe feiner Härchen hinter der eigentl. Wimpernreihe.

Di|stigmin|bromid (INN) *n*: (engl.) *distigmin bromide*; langwirksamer reversibler Cholinesterase*-Hemmer; vgl. Parasympathomimetika.

Disto|molar (lat. dist*a*re getrennt sein, abstehen; mol*a*ris Mühlstein) *m*: hinter den permanenten Molaren* durchbrechender Zahn.

Dis|torsion (lat. dist*o*rsio Verdrehung) *f*: (engl.) *sprain*; Verstauchung, Zerrung; häufig durch indirekte Gewalteinwirkung (z. B. Supinationstrauma des Fußes, Verdrehung des Kniegelenks, Stauchung der Hand) entstehende Mikro- bis Makroläsionen im Bandapparat; **Klin.:** Schwellung, Hämatom, Funktionseinschränkung, Schmerz; **Kompl.:** traumat. Synovialitis* mit rezidiv. Gelenkergüssen, chron. Instabilität; **Diagn.:** klin. Untersuchung, Rö. (Frakturausschluss); **Ther.:** bei ausgeprägtem Befund vorübergehende Ruhigstellung, Entlastung, Schonung, ggf. Kompressions- od. Tapeverband; **DD:** Bandruptur*. Vgl. Fraktur; Luxation.

Dis|traktion (lat. dist*r*ahere, dist*r*actum auseinanderziehen) *f*: (engl.) *distraction*; (chir.) Verf. zur offenen od. geschlossenen Reposition* von dislozierten, ineinander verschobenen od. verkeilten Knochenfragmenten bei Frakturen* durch manuelles od. instrumentelles Auseinanderziehen, z. B. durch Distraktor, Fixateur* externe od. Extension; meist mit anschl. definitiver Osteosynthese*.

Dis|traktions|verlängerung (↑): s. Kallusdistraktion.

Di|sulfid|brücke: (engl.) *disulfide bridge*; syn. Cystinbrücke; Disulfidbindung (—S—S—) durch Oxidation von 2 SH-Gruppen, z. B. zwischen 2 Cysteinresten (vgl. Cystein); wichtigste kovalente Vernetzung in der Sekundärstruktur von Proteinen, die unter Mitwirkung von Glutathion* durch die Proteindisulfidreduktase geknüpft u. gelöst wird; Proteine mit zahlreichen Disulfidbrücken (z. B. Keratin) sind relativ resistent gegen Denaturierung.

Di|sulfiram (INN) *n*: (engl.) *disulfiram*; Alkoholentwöhnungsmittel; hemmt ADH*, führt zum sog. Acetaldehydsyndrom*; Verw. auch als Fungizid; MAK: 2 mg/m³.

Dis|zision (lat. disc*i*dere, disc*i*sus in Stücke schneiden) *f*: **1.** (engl.) *discission*; Eröffnung der Augenvorderkammer zur Spülung, Kammerwassergewinnung bzw. Arzneimittelinstillation; **2.** histor. Verf. der Staroperation* mit Eröffnung der Linsenkapsel zur anschl. Absaugung (Phakoemulsifikation) bzw. Kernexpression.

Disz|itis (Diskus*; -itis*) *f*: (engl.) *discitis*; isolierte entzündl. Destruktion der Bandscheibe* mit Einwachsen von Bindegewebe ohne Veränderung der angrenzenden Wirbel; **Urs.:** nach Nukleotomie*, Nukleographie, paravertebralar Injektion, Periduralanästhesie* od. Lumbalpunktion*; **Diagn.:** MRT; **Ther.:** konservativ: Antibiotika, Bettruhe; op.: Ausräumung u. Stabilisierung, ggf. Spondylodese. Vgl. Spondylodiszitis.

Di|thranol (INN) *n*: (engl.) *dithranol*; syn. Cignolin; Derivat des Anthrachinons*, hemmt das Zellwachstum; **Ind.:** zur lokalen Behandlung der Psoriasis*; **UAW:** u. a. erythematöse Hautreizungen.

Di|urese (Dia-*; Ur-*) *f*: (engl.) *diuresis*; physiol. Ausscheidung von Harn* (0,5–1,0 ml/min); vgl. Diurese, osmotische; Antidiurese; Bilanzierung.

Diurese, osmotische (↑; ↑) *f*: (engl.) *osmotic diuresis*; Vermehrung der Harnausscheidung durch nicht ausreichende Resorption* filtrierter Substanzen u. deren Ausscheidung zusammen mit einem osmot. äquivalenten Volumen Wasser; die Osmolalität des Harns* unterschreitet hierbei nicht die des Blutplasmas (290 mosmol/kg). **Urs.:** 1. Anwesenheit nicht resorbierbarer Solute (z. B. Mannitol); 2. Überschreitung des Resorptionsmaximums von generell resorbierbaren Soluten aufgrund erhöhter Konz. (z. B. Glukose >11 mmol/l bei Diabetes* mellitus); 3. Hemmung der tubulären Ionenresorption durch Diuretika*. Vgl. Antidiurese.

Di|urese|störung (↑; ↑): (engl.) *diuresis impairment*; Störung der Harnausscheidung, die auf Veränderungen in der Zusammensetzung der extrazellulären Flüssigkeit (prärenal), im Bereich der Nieren (renal) od. der ableitenden Harnwege (postrenal) beruhen kann; s. Polyurie; Oligurie; Anurie; Blasenentleerungsstörung.

Di|uretika (↑; ↑) *n pl*: (engl.) *diuretics*; Arzneimittel, die durch Hemmung der renalen Rückresorption v. a. von Na⁺-, Cl⁻- u. HCO₃⁻-Ionen eine erhöhte Ausscheidung dieser Ionen sowie (indirekt) von Wasser bewirken, dadurch das Plasmavolumen senken u. Stauungssymptome verbessern; **Einteilung:** nach Wirkungsmechanismus u. -ort: **1. Benzothiadiazinderivate** (Thiazide, z. B. Hyd-

diurnus

rochlorothiazid u. wirkungsgleiche Stoffe (z. B. Chlortalidon, Mefrusid) hemmen die Salzresorption v. a. im Anfangsteil des distalen Tubulus durch Blockade des thiazidsensitiven Na^+-Cl^--Cotransporters; i. d. R. protrahierter Wirkungsverlauf, mittelstark wirkende D.; **2.** sog. **Schleifendiuretika** (z. B. Furosemid, Torasemid, Piretanid, Bumetanid): hemmen die Salzresorption im aufsteigenden Schenkel der Henle-Schleife durch Blockade des Na^+-Ka^+-$2Cl^-$-Cotransporters; wirken sofort u. bes. stark u. sind im Gegensatz zu den Thiaziden bei Niereninsuffizienz* ggf. noch wirksam; werden zusammen mit den Thiaziden u. Analoga auch als Saluretika bez.; **3. kaliumsparende D.** (Amilorid, Triamteren): hemmen die Natriumresorption im spätdistalen Tubulus u. den kortikalen Abschnitten der Sammelrohre durch Blockade des amiloridsensitiven, apikalen Na^+-Kanals; dadurch bedingte schwache diuret. Wirkung bei gleichzeitiger Kaliumretention; **4. Aldosteron*-Antagonisten** (Spironolacton, Eplerenon): hemmen die natriumretinierende u. kaliuret. Wirkung von Aldosteron* (als kompetitive Antagonisten) am spätdistalen Tubulus u. den kortikalen Abschnitten der Sammelrohre; werden auch den kaliumsparenden D. zugeordnet; **5. osmot. wirksame D.** (z. B. Mannitol): frei glomerulär filtrierbare Substanzen, die Wasser im Plasma u. im proximalen Tubulus (über eine Änderung des osmot. Gradienten) binden; **6. Carboanhydrase*-Hemmer** (Acetazolamid): blockieren die Bürstensaum-Carboanhydrase im proximalen Nierentubulus; dadurch bedingte Hemmung der Dehydratisierung der intraluminalen Kohlensäure (schwach diuret. Wirkung.; **Ind.:** Herzinsuffizienz* u. Hypertonie* (v. a. Thiazide u. Analoga; s. Antihypertensiva); kaliumsparende D. meist in Komb. mit Saluretika (um einer Hypokaliämie* vorzubeugen); Aldosteron-Antagonisten v. a. bei mit Hyperaldosteronismus* einhergehenden Erkr.; osmot. wirkende D. bei der Osmotherapie*; **UAW:** bei Thiazid- u. Schleifendiuretika häufig Elektrolytstörungen (insbes. Hypokaliämie*), bei exzessiver Diurese u. U. Hämokonzentration od. Kollaps inf. Dehydratation*, bei länger andauernder Anw. Fettstoffwechselstörungen, Störungen der Glukosetoleranz, sekundärer Hyperaldosteronismus*; bei kaliumsparenden D. Hyperkaliämie v. a. in Komb. mit ACE*-Hemmern; bei Aldosteron-Antagonisten Hyponatriämie, Hyperkaliämie u. Gynäkomastie*.

diurnus (lat.): am Tage.

di|vergens (Dis-*; lat. vergere sich neigen): auseinandergehend; z. B. Strabismus divergens (Auswärtsschielen).

Di|vergenz|lähmung (↑; ↑): (engl.) *divergence palsy*; seltene Form der diskonjugierten Blicklähmung*; beim Blick in die Ferne stehen die Augen nicht parallel, sondern konvergent, so dass Doppelbilder entstehen; **Vork.:** bei Hirnstammsyndromen*.

Di|vergenz|zange (↑; ↑): s. Geburtszange.

Diversion, bilio|pan|kreatische (lat. diversio Ablenkung) *f*: (engl.) *biliopancreatic diversion*; Abk. BPD; chir. Verf. der Adipositaschirurgie* mit Magenteilresektion u. Umgehung des oberen Dünndarms durch Herstellung einer Verbindung mit einer 150 cm langen Dünndarmschlinge zur Ver-

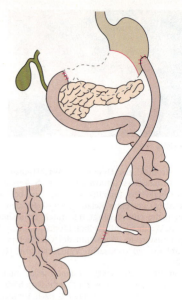

Diversion, biliopankreatische [25]

minderung der resorbierenden Darmschleimhaut (s. Abb.); die Länge des verbleibenden, funktionierenden Dünndarms entscheidet über das Ausmaß der Malabsorption u. somit der Gewichtsabnahme.

Di|verticulum ilei (lat. diverticulum Abweg, Abweichung) *n*: s. Meckel-Divertikel.

Di|vertikel (↑) *n*: (engl.) *diverticulum*; angeb. od. erworbene, pilz-, birnen- od. sackförmige Ausstülpung umschriebener Wandteile eines Hohlorgans, die sich eindeutig vom Lumen absetzen; **Vork.:** überwiegend im Verdauungstrakt vom Ösophagus bis zum distalen Colon; **Formen: 1.** echtes D. mit Ausstülpung aller Wandschichten, z. B. als Traktionsdivertikel (s. Ösophagusdivertikel) od. Meckel*-Divertikel; **2.** falsches D. (auch Pseudodivertikel) mit Ausstülpung ausschließlich von Mukosa bzw. Submukosa durch Lücken der Muscularis (z. B. an Gefäßdurchtrittsstellen); Vork. v. a. an Ösophagus, Magen, Dünndarm (s. Duodenaldivertikel) u. Dickdarm (sog. Graser-Divertikel bei Divertikulose*) sowie in der Harnblase (s. Blasendivertikel).

Di|vertikel, juxta|papilläres (↑) *n*: (engl.) *juxtapapillary diverticulum*; auch peripapilläres Divertikel; Divertikel in unmittelbarer Nachbarschaft der Papilla* duodeni major, führt gehäuft zu aszendierender Infektion u. Gallensteinbildung.

Di|vertikel, para|ureterales (↑) *n*: s. Blasendivertikel.

Di|vertikulitis (↑; -itis*) *f*: (engl.) *diverticulitis*; häufig rezidiv. auftretende akute Entz. der Wand eines Divertikels*, meist auch von dessen Umgebung (Peridivertikulitis); **Path.:** Retention von Kot in Divertikeln (Kompl. der Divertikulose*); **Lok.:** meist Colon sigmoideum (Sigmadivertikulitis); **Klin.:** meist sog. Linksappendizitis mit Schmerzen (Spontan-, Druck- u. Loslassschmerz meist

Divertikulitis
Stadieneinteilung nach Hansen und Stock

Stadium	Klinik
0	asymptomatische Divertikulose
I	akute unkomplizierte Divertikulitis
II	akute komplizierte Divertikulitis
II a	Peridivertikulitis (Phlegmone)
II b	Abszess, Fistel
II c	freie Perforation
III	chronisch rezidivierende Divertikulitis

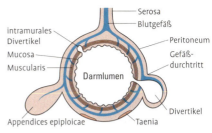

Divertikulose Abb. 1

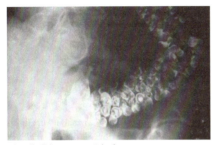

Divertikulitis: Kontrasteinlauf [25]

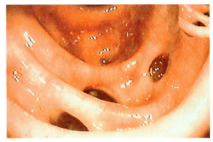

Divertikulose Abb. 2 [25]

links suprapubisch od. iliakal, häufig mit palpabler walzenförmiger Resistenz, evtl. Abwehrspannung), Änderung der Stuhlgewohnheiten (Diarrhö, Obstipation) Völlegefühl, Übelkeit u. Erbrechen, Tenesmen, Blasenentleerungsstörung, Fieber; **Kompl.:** entzündl. Fistel, gedeckte (Abszess) od. freie Perforation (diffuse Peritonitis), Subileus, Ileus, seltener untere gastrointestinale Blutung; Klassifikation u. a. nach Hansen und Stock (s. Tab.), in Hinchey-Stadien (s. Peritonitis; s. PSS, Tab. dort) sowie nach Siewert (Stadium I: mesokolischer od. perikolischer Abszess; Stadium II: abgekapselter Unterbauchabszess i. S. einer gedeckten Perforation; Stadium III: freie eitrige od. kotige Peritonitis); **Diagn.:** Ultraschalldiagnostik (verdicktes Darmsegment, Abszess od. Divertikeltumor), CT; Koloskopie u. Kontrasteinlauf* (s. Abb.) nur im Intervall (hohe Perforationsgefahr im Akutstadium); **Ther.: 1.** konservativ: Nahrungskarenz, bei symptomat. Besserung flüssige Ernährung bzw. bei Kompl. parenterale Ernährung, Bettruhe, Kühlmanschette, Antibiotika; **2.** Op. bei komplizierter D.; möglichst als elektive laparoskop. Kolonresektion bei rezidivierendem Verlauf; Notoperation bei diffuser Peritonitis od. freier Perforation; bei Perforation, ausgedehnten Abszessen u. Fisteln sowie Stenosen mit mechan. Ileus möglichst einzeitige Darmresektion mit End-zu-End-Anastomose, evtl. Inkontinenzresektion (Hartmann*-Operation). Vgl. Akutes Abdomen (Tab. dort).

Di|vertikulose (↑; -osis*) *f*: (engl.) *diverticulosis*; Auftreten zahlreicher Divertikel*; i. e. S. Kolondivertikulose, die im Bereich von Dickdarmabschnitten mit hohem Innendruck (v. a. Colon descendens u. Colon sigmoideum) u. insbes. an Durchtrittstellen von Gefäßen zur Ausbildung falscher Divertikel führt (s. Abb. 1); **Path.:** ballaststoffarme Ernährung, Obstipation; **Vork.:** v. a. im höheren Lebensalter (bei ca. 20 % der 60-Jährigen u. ca. 60 % der 80-Jährigen); **Sympt.:** bei komplikationsfreiem Verlauf meist symptomlos, selten Krämpfe im linken Unterbauch, Flatulenz, Diarrhö u. Obstipation im Wechsel; **Kompl.:** Divertikulitis* (in 10–25 %); **Diagn.:** Kontrasteinlauf, Koloskopie (s. Abb. 2); **Ther.:** Prävention von Kompl. (ballaststoffreiche Ernährung, ggf. zusätzl. Füll- u. Quellstoffe; s. Laxanzien).

Dix-Hallpike-Test (Margarete R. D., HNO-Ärztin, London, 1911–1991) *m*: Hallpike*-Test.

Dixon-Operation (Claude F. D., Chir., Piedmont, Kansas, 1893–1968) *f*: (engl.) *Dixon's operation*; kontinenzerhaltende anteriore Rektumresektion* bei Rektumkarzinom (s. Karzinom, kolorektales); En-bloc-Resektion von Rektum u. Colon sigmoideum mit Mesocolon u. radikuläre Ligatur der A. mesenterica inf., anschl. Anastomosierung zwischen verbliebenem Rektum u. Colon descendens meist mit spez. Klammernahtgeräten.

di|zygot (Di-*; Zyg-*): (engl.) *dizygotic*; syn. zweieiig; s. Zwillinge, Zygotie.

DLCO: Abk. für **D**iffusionskapazität der **L**unge für **CO**; s. Diffusionskapazität, pulmonale.

DL-Form: Racemat*.

DLP: Abk. für (engl.) *D*osis*l*ängenp*r*odukt*.

DLTx: Abk. für (engl.) *d*ouble *l*ung *t*ransplantation; s. Lungentransplantation.

DM: 1. (endokrin.) Abk. für **D**iabetes* **m**ellitus; **2.** (dermat.) Abk. für **D**ermato**m**yositis*; **3.** Abk. für (engl.) *D*isease* *M*anagement.

DMARD

DNA: Modell der DNA-Doppelhelix

DMARD: Abk. für (engl.) *disease modifying antirheumatic drugs*; antirheumatisch wirkende Basistherapeutika, z. B. Hydroxychloroquin, Chloroquin, Penicillamin, Sulfasalazin, Methotrexat, Leflunomide; vgl. Antirheumatika; DCART.

DMP: Abk. für **D**isease-**M**anagement-**P**rogramm; s. Disease Management.

DMPS: Abk. für **Di**mercapto**p**ropan**s**ulfonsäure*.

DMSA: Abk. für (engl.) **Di**mercapto**s**uccinic **a**cid; Dimercaptosuccinat; s. Nierenszintigraphie.

DMSO: Abk. für **D**i**m**ethyl**s**ulf**o**xid*.

DNA: Abk. für (engl.) *deoxyribonucleic acid*; syn. Desoxyribonukleinsäure (Abk. DNS); Träger der genet. Information (s. Material, genetisches); Polynukleotid, bei dem Mononukleotide über 3′,5′-Phosphodiesterbrücken verknüpft sind; die Reihenfolge der Basen Adenin (A), Guanin (G), Cytosin (C) u. Thymin (T) bestimmt den genetischen Code* u. enthält somit die Information für das Genprodukt*. DNA liegt meist als Doppelstrang vor (Ausnahme: Genom einzelsträngiger DNA-Viren), der aus 2 Polynukleotidketten entgegengesetzter Polarität besteht. Die Basenfolge des (+)-Stranges (codogener Strang, Leserichtung, 3′ → 5′) ist komplementär zu der des (−)-Stranges (codierender Strang, 5′ → 3′). Die Basenpaarung* zwischen Purinbasen* u. Pyrimidinbasen* (A=T; G≡C) bestimmt die Konformation der DNA als Doppelhelix, die unter physiol. Bedingungen in der B-Form (syn. Watson-Crick-Form; s. Abb.) vorliegt. DNA ist v. a. in den Chromosomen* im Zellkern lokalisiert, aber auch in Mitochondrien (mtDNA). Bei Mitose* erfolgt die Reduplikation*, bei Meiose* auch die Rekombination der DNA. Reparatursysteme* der DNA: s. UV-Schäden. Vgl. Nukleinsäuren; Nukleasen; Transkription.

DNA-Dia|gnostik *f*: (engl.) *DNA diagnosis*; molekularbiol. Verf. zur Erkennung einer Mutation* im genet. Material von Pat., z. B. PCR, Sequenzierung* der DNA; **Anw.:** zur Genanalyse* u. zur Ermittlung von Prognosefaktoren i. R. der Tumordiagnostik.

DNA-Finger|print-Meth|ode *f*: (engl.) *DNA fingerprint analysis*; gentechnologische Meth. zum Nachw. spezif., unveränderbarer, individueller DNA-Muster; **1.** nach Spaltung der DNA mit Restriktionsenzymen*, elektrophoret. Auftrennung u. Hybridisierung mit geeigneten Gensonden*, die repetitive DNA-Sequenzen (sog. Minisatelliten; s. Marker, genetische) erkennen od. **2.** nach Amplifikation der DNA mit Hilfe der PCR* zur Darstellung von STR-Systemen (sog. Mikrosatelliten; s. Marker, genetische) mit anschl. Fragmentlängenanalyse; **Anw.:** Abstammungsbegutachtung* (s. Abb.), in der Zwillingsforschung u. bei Stammzelltrans-

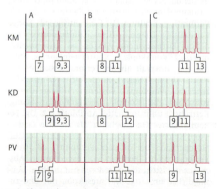

DNA-Fingerprint-Methode: Abstammungsbegutachtung mit STR-System: Das Kind (KD) hat die Allele 9,3 sowie 8 u. 11 in den Systemen A, B u. C von der Kindsmutter (KM) geerbt; die DNA des Putativvaters (PV) weist alle bei der Mutter fehlenden Allele (9, 12, 9) auf, die Vaterschaft gilt somit als erwiesen. [118]

plantationen zur Prüfung des Chimärismus; i. R. der Rechtsmedizin u. Kriminalistik kann auch aus Spuren (getrocknetes Blut, Haare, Sperma u. a.) DNA isoliert u. typisiert werden.

DNA-Klonierung (Klon*): (engl.) *DNA cloning*; Verf. der Gentechnologie* zur Herstellung ident. DNA-Fragmente mit Selektion u. Züchtung von Zellklonen mit eingefügter fremder DNA* (syn. rekombinante DNA); **Prinzip:** Die Fremd-DNA wird in Bakterien mit Phagen od. Plasmiden* eingeschleust, in deren DNA zuvor das entspr. gentragende Fremd-DNA-Stück (bis zu 10 000 Basen) ligiert wurde. Dies wird z. B. aus genom. DNA durch enzymat. Hydrolyse mit Restriktionsenzymen* gewonnen, in vitro an mRNA kopiert (cDNA), chem. synthetisiert od. mit PCR selektiv vervielfältigt. Den Plasmiden ähnl. künstl. Chromosomen mit größerer Aufnahmekapazität für Fremd-DNA sind BACs (Abk. für engl. bacterial artificial chromosomes) u. YACs (Abk. für engl. yeast artificial chromosomes).

DNA-Marker: s. Marker, genetische.

DNA-Mikro|raster *n*: (engl.) *DNA microarray*; sog. Gen-Chip; feste Trägeroberfläche (Glas, Kunststoff), auf der mehrere Zehntausend versch. DNA-Elemente gebunden sind u. gleichzeitig analysiert werden können; Auswertung mit automatisiertem Lesegerät; **Anw.:** Untersuchung hochkomplexer genet. Mechanismen, z. B. der Genexpression* best. Gewebe u. deren pathol. Veränderungen, sowie zur Genkartierung* od. Mutationsanalyse.

DNA-Poly|merasen (Poly-*; gr. μέρος Teil) *fpl*: (engl.) *DNA polymerases*; Transferasen, die mit einzelsträngiger DNA* als Matrize dazu komplementäre DNA synthetisieren, indem sie Desoxyribonukleotide (dATP, dTTP, dCTP, dGTP) unter Pyrophosphatabspaltung an die wachsende Kette anlagern; Beteiligung an Replikation* u. Reparatur von DNA (s. UV-Schäden, Reparatursysteme).

DNA-Poly|merase, RNA-abhängige (↑; ↑) *f*: Reverse Transkriptase*.

DNA-Re|plikation, identische (Replikation*) *f*: s. Reduplikation, Mitose.

DNasen *fpl*: Kurzbez. für **D**esoxyribo**n**uklea**sen**; s. Nukleasen.

DNA-Syn|these|phase *f*: syn. S-Phase; s. Zellzyklus.

DNA-Vakzine *f*: (engl.) *DNA vaccine*; Impfstoff auf Nukleinsäurebasis, der die In-vivo-Synthese des Antigens, das mit dem eines Infektionserregers ident. ist, im Impfling induziert; daraufhin werden neutralisierende Antikörper* u. Antigen-spezif. T*-Lymphozyten gebildet.

DNA-Viren (Viren*) *n pl*: s. Viren, Virusklassifikation.

DNA-Zyto|photo|metrie (Cyt-*; Phot-*; Metr-*) *f*: (engl.) *DNA cytophotometry*; Verf. der Zytophotometrie* zur quant. Bestimmung von Zellkern-DNA; z. B. als Einzelzell-Zytophotometrie, automatisierte Durchflusszytometrie* od. Zytofluorometrie*.

DNCG: Abk. für **D**i**n**atrium**c**romo**g**lycat; Natriumsalz der Cromoglicinsäure*.

DNP: Abk. für (engl.) ***D**-type **n**atriuretic **p**eptide*; s. Peptide, kardiale natriuretische.

DNS-: s. DNA-.

Do: (serol.) Symbol der Dombrock*-Blutgruppen.

Dobut|amin (INN) *n*: (engl.) *dobutamine*; Sympathomimetikum* (synthet. Katecholamin*) mit direkter Wirkung auf die Beta-1-Rezeptoren; **Ind.:** art. Hypotonie durch akutes Herzversagen bzw. Schock; Stressechokardiographie (diagn.); **Kontraind.:** u. a. mechan. Behinderung der ventrikulären Füllung bzw. des ventrikulären Ausflusses; **UAW:** u. a. Tachykardie, Tachyarrythmien, Übelkeit.

DOC: Abk. für **D**es**oxy**corticosteron*.

Doce|taxel (INN) *n*: (engl.) *docetaxel*; Zytostatikum*, Taxan*, das Mitose- u. Zellteilung hemmt u. v. a. in der S-Phase des Zellzyklus aktiv ist (Mitosehemmstoff*); **Ind.:** adjuvante Ther. des Mammkarzinoms; lokal fortgeschrittenes od. metastasierendes Mammakarzinom; fortgeschrittenes nichtkleinzelliges Bronchialkarzinom, Adenokarzinom des Magens, Prostatakarzinom, Plattenepithelkarzinom des Kopf-Hals-Bereichs; **Kontraind.:** Neutropenie, schwere Leberfunktionsstörung; Schwangerschaft, Stillzeit; **UAW:** u. a. Überempfindlichkeitsreaktionen, Flüssigkeitsretention, dosisabhängige Neutropenie, Anämie, Alopezie, Übelkeit, Erbrechen, Stomatitis, Diarrhö u. Asthenie. Vgl. Paclitaxel.

Doco|sanol *n*: Virostatikum* zur top. Anw. bei Herpes* simplex (Prodromalphase des Herpes labialis); langkettige gesättigte Fettsäure; Wirkungsmechanismus unbekannt.

Docusat-Natrium (INN) *n*: (engl.) *docusate sodium*; anionisches Detergens, steigert die Sekretion von Wasser u. Elektrolyten im Darm; **Ind.:** als Laxans*.

Dodd-Venen (Vena*) *fpl*: (engl.) *Dodd's perforating veins*; Gruppe von 3 bis 5 Venae* perforantes am medialen Oberschenkel zwischen V. saphena magna u. der tiefen V. femoralis superficialis medialis distal in Höhe des Adduktorenkanals.

Döderlein-Bakterien (Albert S. D., Gyn., München, 1860–1941; Bakt-*) *fpl*: s. Lactobacillus.

Doehle-Körperchen (Karl G. D., Pathol., Kiel, 1855–1928): (engl.) *Doehle's inclusion bodies*; ovale, 1–3 µm große, basophile, blasenartige Gebilde im Zytoplasma der neutrophilen Granulozyten*; **Vork.:** bei schweren Infekten (bes. Scharlach*) u. May-Hegglin-Anomalie u. Makrothrombozytopenie, MYH9-assoziierte); **Urs.:** unbekannt, evtl. Reifungsstörung des Zellplasmas.

Dokosa|pentaen|säure: s. Clupanodonsäure.

Dokumentations|as|sistent, medizinischer *m*: Abk. MDA; Bez. für einen Assistenzberuf im Bereich Information, Dokumentation u. Statistik in der Medizin mit Tätigkeit in Krankenhäusern, Gesundheitsämtern, med. Instituten, Bibliotheken u. Forschungseinrichtungen, im Sozialversicherungsbereich sowie in der pharmaz. Industrie; **Ausbildung:** in staatl. (MDA mit staatl. Anerkennung) od. privaten Lehreinrichtungen (geprüfter MDA). Vgl. Informatik, medizinische.

Dokumentations|pflicht: (engl.) *obligation to record*; rechtl. Pflicht des behandelnden Arztes zu sorgfältiger u. vollständiger Dokumentation der ärztlichen Behandlung od. Operation einschließl. pflegerischer Maßnahmen; bezieht sich auf Anamnese, Diagn. u. Therapie u. umfasst diagn. Bemühungen, Befunde, Art u. Dosierung der Medikation, ärztliche Anweisungen an die Behandlungspflege, Abweichungen von der Standardbehandlung, Verlaufsdaten sowie das Aufführen unerwarteter Zwischenfälle; D. ist Nebenpflicht aus dem Behandlungsvertrag* mit dem Patienten. Mit dem Führen einer Krankenakte (Krankenblatt, Krankenkartei) erfüllt der Arzt regelmäßig die formellen Anforderungen der D.; bei Aufzeichnungen auf elektron. Datenträgern bedarf es zur Verhinderung von Veränderungen od. unrechtmäßiger Versendung bes. Sicherungs- u. Schutzmaßnahmen. Die Dokumentation muss vollständig spätestens zum Ende des einzelnen Behandlungsabschnitts vorliegen; sie unterliegt der ärztl. Schweigepflicht* sowie ggf. den Datenschutzgesetzen*. Unzulänglichkeiten der Dokumentation können im Arztfehlerprozess zu Beweiserleichterungen zugunsten des Pat. führen. Vgl. Einsichtsrecht; Aufbewahrungsfrist.

Dolasetron (INN) *n*: (engl.) *dolasetron*; selektiver 5-HT_3-Rezeptor-Antagonist des Serotonins*; **Ind.:** als Antiemetikum* nach Op. od. bei zytostat. Chemotherapie; **UAW:** u.a. Obstipation, Kopfschmerz, gastrointestinale Beschwerden.

dolent (lat. dolere schmerzen): (engl.) *painful*; schmerzhaft.

Dolicho|kolie (gr. δολιχός lang; Kol-*) *f*: (engl.) *dolichocolon*; abnorme Länge des Colons* od. einzelner Colonabschnitte.

Dolichol|phosphate (↑) *n pl*: (engl.) *dolichol phosphates*; membrangebundene Polyprenphosphate mit 13–20 Isopreneinheiten; Coenzyme, die Monosaccharide bei der Glykosylierung von Proteinen u. Lipiden übertragen; vgl. Glykoproteine; Glykolipide.

Dolicho|ösophagus (↑; Ösophagus*) *m*: (engl.) *dolicho-oesophagus*; verlängerte u. geschlängelte Speiseröhre; s. Ösophagusachalasie.

Dolicho|steno|melie (↑; Steno-*; -melie*) *f*: (engl.) *dolichostenomelia*; auffallend lange u. grazile Extremitätenknochen, z. B. beim Marfan*-Syndrom.

Dolicho|zephalie (↑; Keph-*) *f*: (engl.) *dolichocephaly*; Langschädel; Vergrößerung des Längendurchmessers des Schädels mit u. ohne Sagittalnahtsynostose; vgl. Dyszephalie.

Dolor (lat.; pl Dolores) *m*: Schmerz*.

Dolores osteo|copi (↑) *m pl*: (engl.) *osteocope, osteocopic pain*; nachts auftretende bohrende Knochenschmerzen bei Syphilis*; Auftreten mehrere Monate p. i.

Dombrock-Blut|gruppen: (engl.) *Dombrock's blood groups*; Symbol Do; seit 1965 bekanntes Blutgruppensystem (v. a. in der Abstammungsbegutachtung* wichtig) mit autosomal-kodominanter Vererbung des auf Chromosom 1 lokalisierten Allele Do^a u. Do^b (3 Phänotypen); Bildung spezif. Antikörper nach Bluttransfusion ist beschrieben. Vgl. Blutgruppen.

dominant (lat. dominari herrschen): s. Erbgang, dominanter.

Dom|peridon (INN) *n*: (engl.) *domperidon*; Benzimidazolonderivat mit antiemet. u. prokinet. Eigenschaften (Dopamin-Antagonist); **Ind.:** Übelkeit, Erbrechen, epigastr. Völlegefühl, Oberbauchbeschwerden, Regurgitation von Mageninhalt. Vgl. Antiemetika, Prokinetika.

Donath-Landsteiner-Anti|körper (Julius D., Int., Wien, 1870–1950; Karl L., Pathol., Serol., Wien, New York, 1868–1943; Anti-*): (engl.) *Donath-Landsteiner antibodies*; gegen P-Blutgruppenantigene (v. a. P_1 u. P_2) auf Erythrozyten gerichtete Antikörper* der Klasse IgG (biphas. Kältehämolysine), die bei Kälteexposition zur paroxysmalen Kältehämoglobinurie* führen; **Vork.:** v. a. bei akuten viralen Infektionen u. i. R. der tertiären Syphilis; **Nachw.:** durch **Donath-Landsteiner-Reaktion:** Zugabe gewaschener Testerythrozyten zu einer Serumprobe u. 1-stündige Inkubation bei 4 °C (Antikörperbindung, erfolgt in vivo v. a. im Bereich der Akren), nachfolgend Zusatz von Komplement* u. 1–2-stündige Inkubation bei 37 °C (positiv bei Hämolyse*).

Donati-Rück|stich|naht (Mario D., Chir., Turin, 1879–1946): s. Nahtmethoden.

Donders-Druck (Frans C. D., Physiol., Ophth., Utrecht, 1818–1889): intrapleuraler Druck*.

Donders-Raum (↑): s. Pleurahöhle.

Donepezil (INN) *n*: (engl.) *donepezil*; reversibler Cholinesterase*-Hemmer; **Ind.:** zur symptomat. Behandlung der Alzheimer*-Krankheit; Langzeitanwendung bei leichter u. mittelschwerer Demenz verzögert den Verlust kognitiver Funktionen; **UAW:** Halluzinationen, aggressives Verhalten, Schwindelgefühl, Bradykardie, Krampfanfälle, evtl. Diarrhö, Übelkeit, Erbrechen. Vgl. Nootropika.

Donnan-Verteilung (Frederick G. D., Chem., London, 1870–1956): (engl.) *Donnan's equilibrium*; sich zwischen versch., durch eine semipermeable Membran* getrennten Elektrolytlösungen einstellende Ionenverteilung, wenn eine der Lösungen nicht diffusible Teilchen enthält; befinden sich z. B. in einer membranumschlossenen Zelle K^+- u. Protein$^-$-Ionen u. im Außenraum K^+- u. Cl^--Ionen, so diffundieren Cl^--Ionen wegen des Konzentrationsgefälles in die Zelle u. nehmen aus Gründen der Elektroneutralität K^+-Ionen gegen ein Konzentrationsgefälle mit. Bei dem sich einstellenden **Donnan-Gleichgewicht** ist im Außenraum die Konz. der K^+- u. Cl^--Ionen gleich, in der Zelle dagegen die Konz. der K^+-Ionen der Summe der Konz. der Cl^-- u. Protein$^-$-Ionen: s. Abb.; die Verschiebung der Ladungen führt zur Ausbildung eines **Donnan-Potentials**. Vgl. Membranpotential.

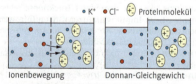

Donnan-Verteilung

Donné-Körperchen (Alfred D., Arzt, Paris, 1801–1878): s. Kolostrum.

Donor (lat. donare geben) *m*: Spender.

Donovan-Körperchen (Charles D., Tropenarzt, Madras, 1863–1951) *f*: Klebsiella* granulomatis.

Donovanosis (↑, -osis*) *f*: s. Granuloma inguinale.

DOPA: Abk. für 3,4-**D**ihydroxy**p**henyl**a**lanin; aromat. Aminosäure, die durch Hydroxylierung von Tyrosin entsteht; Zwischenprodukt in der Biosynthese der Katecholamine* u. Melanine*. Vgl. Levodopa, Tyrosinhydroxylase.

DOPA-De|carb|oxylase *f*: Enzym, das DOPA* zu Dopamin* decarboxyliert.

Dop|amin *n*: (engl.) *dopamine*; Abk. DA; 4-(2-Aminoethyl)brenzkatechin, 3-Hydroxytyramin; physiol. Katecholamin* u. biosynthet. Vorstufe von Noradrenalin, Adrenalin u. Melaninen*; Biosynthese durch Decarboxylierung (s. DOPA-Decarboxylase) von DOPA*; Hauptmetaboliten (im Urin nachweisbar): 3,4-Dihydroxyphenylessigsäure u. Homovanillinsäure*; **Wirkung:** 1. Steuerung der extrapyramidalen Motorik im nigrostriatalen DA-System (vgl. Parkinson-Syndrom); 2. aus dem tuberoinfundibulären System (Nucleus infundibularis des Hypothalamus*) freigesetztes DA (identisch mit PIH*): Hemmung der Freisetzung von Prolaktin*; 3. Regulation der Durchblutung der Abdominalorgane (v. a. der Niere) als Neurotransmitter einiger postganglionärer Neuronen des Sympathikus; **klin. Bedeutung:** z. B. psychol.-psychiatr.: Projektionen des mesolimbischen DA-Systems scheinen entscheidend zur Entw. von Psychosen beizutragen (therap. Wirkung von Dopamin-Antagonisten, z. B. Neuroleptika*). I. R. von Suchterkrankungen wird dem D. ein zentraler Stellenwert als Neurotransmitter im sog. dopaminergen Belohnungssystem (Teil einer mesokortikolimbischen Hirnstruktur, enthält afferente u. efferente Verbindungen zu allen Transmittersystemen, insbes. auch zur Präfrontalregion u. striatalen Kerngebieten, mit denen die Regulierung von Aktivitätsgrad, Bewusstseinslage u. emotionaler Befindlichkeit assoziiert wird) zugeschrieben. **Ind.:** als Dauerinfusion (HWZ 1–3 Min.) bei Schock (v. a. kardiovaskulärer Urs.), schwerer Hypotonie, drohendem Nierenversagen; **UAW:** Erbrechen, Herzrhythmusstörungen, Tachykardie u. Blutdruckerhöhung. Vgl. Dobutamin.

dop|amin|erg: (engl.) *dopaminergic*; die Wirkung des Dopamins* betreffend; s. Neurotransmitter.

Dop|amin-Re|zeptor-Agonisten (Rezeptoren*; Agonist*) *m pl*: (engl.) *dopamine receptor agonists*; Substanzen mit stimulierender Wirkung auf Dopamin*-Rezeptoren; **Einteilung:** 1. Ergotalkaloide (Bromocriptin*, Lisurid*, Metergolin*, Cabergolin*, Quinagolid*, Pergolid*) u. Nicht-Ergot-Derivate (Ropinirol*, Pramipexol*), Apomorphin*; 2. nach Rezeptoraffinität: 1. D$_1$-Rezeptor: v. a. Dopamin (i. v. verabreicht); 2. D$_2$-Rezeptor: Bromocriptin, Lisurid, Pergolid, Dihydroergocriptin, Cabergolin, Ropinirol; 3. D$_3$-Rezeptor (im limbischen System u. frontalen Kortex): Pramipexol; **Wirkung:** Durchblutung fördernd an Nieren- u. Mesenterialgefäßen (über D$_1$-Rezeptoren); Dopamin-Ersatz im ZNS bei Parkinson-Syndrom (über D$_2$-Rezeptoren); Sekretions-Hemmung von Prolaktin* über hypophysäre Dopamin-Rezeptoren mit konsekutiver Hemmung von Laktation u. Galaktorrhö; Hemmung der STH-Produktion durch Cabergolin bei Akromegalie; **Ind.:** u. a. prolaktinbedingte Fertilitätsstörung, prämenstruelles Syndrom, Mastitis u. Abstillen, Mikroprolaktinom, Akromegalie, Parkinson-Syndrom; **UAW:** initial Übelkeit, Schwindel, gelegentlich psychomotor. Störungen; bei Ergotalkaloiden Fibrosierung (z. B.

kardial-valvulär, daher regelmäßige echokardiographische Kontrolle erforderlich).

Dop|amin-Re|zeptoren (↑) *m pl*: (engl.) *dopamine receptors*; Membran-Rezeptoren des zentralen u. peripheren Nervensystems mit Dopamin* als natürl. Liganden; **Einteilung:** 1. postsynaptische D.-R.: a) zentrale D.-R.: im ZNS bewirken D$_1$- u. D$_5$-Rezeptoren die Stimulation, D$_2$-, D$_3$- u. D$_4$-Rezeptoren die Hemmung der Adenylatcyclase*; b) periphere D.-R. bewirken Vasodilatation im Bereich von Magen, Darm, Leber u. Nieren. 2. präsynaptische D.-R. steuern durch Rückkopplung die Dopaminfreisetzung an der Synapse; **klin. Bedeutung:** (pharmak.) 1. s. Dopamin-Rezeptor-Agonisten; 2. Antagonisten: s. Neuroleptika; Antiemetika.

DOPA-Oxidase *f*: syn. Brenzkatechinase, o-Diphenoloxidase; Monooxygenase, die DOPA* bzw. Brenzkatechinderivate zu Melaninen* umsetzt.

Dop|ex|amin (INN) *n*: (engl.) *dopexamin*; mit Dopamin* strukturverwandtes Sympathomimetikum* (synthet. Katecholamin*) mit dopaminergen u. beta-2-agonist. Eigenschaften; **Ind.:** Akutbehandlung der schweren Herzinsuffizienz; **UAW:** Übelkeit, Herzarrhythmien.

Doping (engl. *to dope* hinters Licht führen) *n*: Verw. von Substanzen aus verbotenen Wirkstoffgruppen u. Anw. verbotener Methoden (Blutdoping, pharmak., chem. u. physik. Manipulationen) zur unphysiol. Steigerung der Leistungsfähigkeit eines Sportlers; **Einteilung:** nach Welt Anti-Doping Agentur (Abk. WADA): 1. Substanzen u. Methoden, die zu allen Zeiten verboten sind (in u. außerhalb von Wettkämpfen): **a)** anabole Substanzen (Anabolika*); **b)** Hormone u. verwandte Substanzen (Erythropoetin*); **c)** Beta-2-Agonisten (s. Sympathomimetika, Betasympathomimetika); **d)** Hormon-Antagonisten u. -Modulatoren; **e)** Diuretika* u. andere Maskierungsmittel; **f)** Erhöhung des Sauerstofftransfers; **g)** chem. u. physik. Manipulation; **h)** Gendoping. 2. im Wettkampf verbotene Wirkstoffe u. Methoden: **a)** Stimulanzien*; **b)** Narkotika*; **c)** Cannabinoide (s. Hanf, Indischer); **d)** Glukokortikoide*; 3. bei bestimmten Sportarten verbotene Wirkstoffe: **a)** Alkohol*; **b)** Beta*-Rezeptoren-Blocker. Die gesundheitl. Gefahren bestehen in der Überwindung physiol. Leistungsgrenzen mit nachfolgenden schweren Zusammenbrüchen u. in den UAW der eingenommenen Substanzen. **Recht:** 1. **Deutschland:** nach § 6a AMG ist es verboten, dort aufgeführte Arzneimittel zu Dopingzwecken im Sport in den Verkehr zu bringen, zu verschreiben, bei anderen anzuwenden od. in nicht geringen Mengen zu Dopingzwecken bei Menschen zu besitzen; Regelungen im Übereinkommen gegen Doping (Gesetz vom 2. März 1994 zu dem Übereinkommen vom 16. November 1989 gegen Doping, BGBl. 1994 II S. 334); 2. **Österreich:** geregelt durch das „Bundesgesetz über die Bekämpfung von Doping im Sport (Anti-Doping-Bundesgesetz 2007)", BGBl. I Nr. 30/2007 in der Fassung 2008 u. die „Verordnung über die Grenzmengen verbotener Wirkstoffe nach dem Anti-Doping-Bundesgesetz 2007 (Anti-Doping-Grenzmengenverordnung – ADGMV)", BGBl. II Nr. 243/ 2009; 3. **Schweiz:** geregelt durch das Bundesgesetz über die Förderung von Turnen und Sport (SR

Doppelballonsonde

415.0) sowie die Verordnungen über die die verbotenen Mittel u. Methoden (Dopingmittelverordnung, SR 415.052.1) bzw. über die Mindestanforderungen bei der Durchführung von Dopingkontrollen (Dopingkontrollverordnung, SR 415.052.2). Vgl. Blutdoping.

Doppel|ballon|sonde f: s. Ballonsonde.

Doppel|bild: (engl.) *double image*; gleichzeitige visuelle Wahrnehmung zweier differierender Bilder eines Gegenstandes; **Einteilung: 1.** physiol. D. beim binokularen Sehen*, wenn das Objekt außerhalb der sog. Panum*-Areale abgebildet wird; **2.** pathol. D.: s. Diplopie. Ab einem best. Grad an Disparität* werden D. wahrgenommen.

Doppel|bindung: (engl.) *double-bond*; (chem.) durch 2 (Valenz-)Elektronenpaare gebildete ungesättigte Bindung von Atomen innerh. eines Moleküls; Verbindungen mit D. zeigen charakterist. Reaktionsverhalten. **Kumulierte** D. befinden sich in unmittelbarer Nachbarschaft (C=C=C), **konjugierte** (alternierende) D. sind durch eine Einfachbindung getrennt (C=C—C=C) u. beeinflussen sich gegenseitig; die Verbindungen sind meist farbig (z. B. Carotinoide) u. zeigen charakterist. Absorption im ultravioletten Licht. **Isolierte** D. sind durch mehr als eine Einfachbindung getrennt u. beeinflussen sich gegenseitig nicht.

Doppel|blind|versuch: s. Blindversuch.

Doppel|fehl|bildung: (engl.) *duplication malformation, conjoined twins*; Ergebnis der unvollständigen Durchschnürung des Embryoblasten im späten Entwicklungsstadium der Blastozyste* (bei vollständiger Durchschnürung entstehen eineiige Zwillinge*); die Embryonen bleiben miteinander verbunden (sog. siamesische Zwillinge) u. haben u. U. gemeinsame Organanlagen. Nach Art u. Ausmaß der Verbindung werden sie als Thorakopagus, Omphalopagus (s. Abb.), Pygopagus (Steißbein), Kraniopagus usw. bezeichnet. Die Kinder sind z. T. lebensfähig u. können, falls nicht lebenswichtige Organe nur einfach angelegt sind, beide eine op. Trennung überleben. Vgl. Autosit, Parasiten.

Doppel|gänger|syn|drom n: Capgras*-Syndrom.

Doppel|helix (Helix*) f: s. DNA.

Doppel|kontrast|methode f: (engl.) *double-contrast radiography*; syn. Bikontrastmethode; (röntg.) Verf. zur Darstellung der intraluminären Wandstruktur von Hohlorganen (Ösophagus, Magen-Darm-Trakt, Harnblase, Bronchialbaum u. a.) durch Erzeugen eines möglichst gleichmäßigen Beschlags von röntgendichtem Kontrastmittel (sog. positives Kontrastmittel) auf der Schleimhaut bei gleichzeitiger Entfaltung der darzustellenden Abschnitte des Hohlorgans durch Methylzellulose od. insufflierties Gas (sog. negatives Kontrastmittel, i. d. R. Luft od. CO$_2$); **Meth.:** Bei D. des Dünndarms wird über eine nasojejunale Sonde erst positives Kontrastmittel (Bariumsulfat) appliziert, das mit einem zweiten, wässrigen, negativen Kontrastmittel (Methylzellulose) bis auf einen schleimhautnahen Restsaum verdrängt wird, wodurch sich das Darmlumen transparent darstellt, während das dichte Bariumsulfat an den Darmwänden anliegt (sog. Doppelkontrast). **Hinweis:** Erhöhung der diagn. Aussage (Darstellung auch sehr kleiner pathol. Veränderungen) durch Pharmakoradiographie* möglich. Vgl. En-face-Nische; Endoskopie.

Doppel|krone: (engl.) *telescope crown*; Kronensystem als nicht sichtbares Halteelement für kombinierten festsitzend-herausnehmbaren Zahnersatz, der aus einer auf den beschliffenen Zahnstumpf aufzementierten Innenkrone besteht, über die eine an der herausnehmbaren Prothese befestigte Außenkrone aufgeschoben wird; **Formen: 1. Teleskopkrone:** Haftung durch parallelwandige, zylindr. Flächen des Innen- u. Außenteleskops; **2. Konuskrone:** Primärkrone mit kon. Gestalt; Haftkraft durch Aufpressen der passgenauen Sekundärkrone; **3. Mischformen** mit unterschiedl. Winkeln an den fazialen, lingualen bzw. mesialen u. distalen Kronenwänden.

Doppel|lippe: (engl.) *double lip*; syn. Labium duplex; Schleimhautfalte im Lippenrot der Oberlippe, die ihr den Anschein einer Verdopplung verleiht; tritt als Sympt. des Ascher*-Syndroms auf; ggf. chir. Beseitigung. Vgl. Makrocheilie, Tapirlippe.

Doppel|lumen|tubus (Lumen*; Tubus*) m: (engl.) *double-lumen tube*; Abk. DLT; doppelläufiger Tubus* (Komb. aus Endotrachealtubus* u. Endobronchialtubus*) zur seitengetrennten Beatmung* (u. Absaugung) der Lunge (Abk. ELV für Einlungenventilation) bei lungenchir. Eingriffen unter Narkose* (Einlungenanästhesie, z. B. Lungenabszess, Bronchiektasen, bronchopulmonale Fistel), Ruhigstellung des Operationsgebiets sowie Vermeidung von Verschleppung infektiösen Materials; **Formen: 1.** i. d. R. ohne Karinasporn (s. Abb.): v. a. Robertshaw-Tubus (aus PVC, mit Niederdruckcuff tracheal u. bronchial, rel. großem Innendurchmesser) zur links- bzw. rechtsendobronchialen Intubation mit Kontrolle der korrekten Position durch fiberopt. Bronchoskopie*; Bryce-Smith-Salt-Tubus zur rechtsendobronchialen Intubation; **2.** v. a. früher mit Karinasporn (zur Vermeidung einer Dislokation; cave: tracheale Verletzung): Carlens-Tubus (linksseitig endobronchial) bzw. White-Tubus

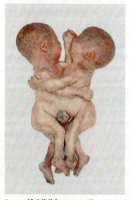

Doppelfehlbildung: an Thorax u. Bauch miteinander verbundene sog. siamesische Zwillinge; hier mit getrennten Anlagen von Herz, Lunge, Magen u. Colon, aber nur einer gemeinsamen Leber- u. Dünndarmanlage [142]

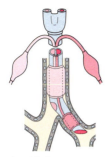

Doppellumentubus: Prinzip

(rechtsseitig endobronchial) aus Gummi; **Kompl.:** Hypoxämie (bei rechtsseitiger Intubation durch Verlegung des re. Oberlappenbronchus), Fehlplatzierung, Verletzung von Kehlkopf, Trachea, Bronchus.

Doppel|manschette: s. Bronchoplastik.

Doppel|niere: (engl.) *duplex kidney;* syn. Langniere; Ren elongatus; Niere mit 2 getrennten Hohlsystemen u. 2 Ureteren* (Ureter fissus, Ureter duplex); s. Abb.; **Häufigkeit:** ca. 1–2 %; oft mit dysplast. oberem Nierenanteil, vesiko-ureteralem Reflux u. Ureterozele*, auch in Komb. mit obstruktivem Megaureter eines Ureters od. ektoper Uretermündung. Vgl. Nierenfehlbildungen; Ureterfehlbildungen.

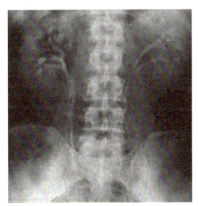

Doppelniere: Doppelnieren mit hohem Ureter fissus beidseits [6]

Doppel|para|protein|ämie (Par-*; Prot-*; -ämie*) *f*: (engl.) *biclonal gammopathy;* syn. biklonale Gammopathie; (seltenes) Vorhandensein von 2 Paraproteinen im Serum bei multiplem Myelom*.

Doppelt|hören: s. Diplakisis.

Doppel|ton: s. Traube-Doppelton.

Doppelt|sehen: s. Diplopie.

Doppler-Effekt (Christian J. D., Phys., Math., Wien, Prag, 1803–1853; lat. efficere, effectus hervorbringen) *m*: (engl.) *Doppler effect;* Bez. für die Änderung der Frequenz einer Schallwelle durch rel. Bewegung von Schallquelle u. Empfänger; bewegen sie sich aufeinander zu, steigt die Frequenz, im umgekehrten Fall sinkt sie; bewegen sich Schallquelle u. Empfänger gleich schnell (relativ), tritt kein D.-E. auf. Der D.-E. ist Grundlage der Doppler*-Sonographie.

Doppler-Sono|graphie (↑; lat. sonus Laut, Ton; -graphie*) *f*: (engl.) *Doppler sonography;* Verf. der Ultraschalldiagnostik* zur Bestimmung der Blutflussgeschwindigkeit in art. u. venösen Gefäßen sowie im Herzen; **Anw.: 1.** als Screening bei pAVK*, i. R. der Echokardiographie* zur Diagn. von Herzklappenfehlern* sowie Blutfluss- u. Druckverhältnissen im Herzen, zur Erfolgs- u. Verlaufskontrolle nach vaskulär-chir. Eingriffen (z. B. Thrombendarteriektomie*, Bypass der Extremitätenarterien), zur Beurteilung einer chronisch-venösen Insuffizienz* in Komb. mit anderen diagn. Untersuchungen (Venenverschlussplethysmographie*, Lichtreflexplethysmographie); **2.** (neurochir.) in der Intensivmedizin transkraniell (Abk. TCD für engl. *transcranial doppler*) zur Messung der zerebralen Blutflussgeschwindigkeiten (vgl. Hirndrucksteigerung, Subarachnoidalblutung); **3.** in der Gebh. zur Blutflussmessung u. a. in uteroplazentaren Arterien, Nabelschnurgefäßen, fetaler Aorta, A. cerebri media, im fetalen Herzen. Vgl. Doppler-Effekt; Duplexsonographie.

Doppler-Verschiebung (↑): (engl.) *Doppler shift;* Differenz zwischen Sende- u. Empfangsfrequenz bei der Ultraschalldiagnostik*; bei Bewegung des Reflektors (z. B. Erythrozyten) auf den Sender zu resultiert eine Zunahme, vom Sender weg eine Abnahme der empfangenen Frequenz; Frequenzverschiebung wird akustisch bzw. optisch dargestellt.

Doripenem *n*: (engl.) *doripenem;* synthet. Carbapenem* zur i. v. Infusion; **Wirkung:** hemmt die Synthese der bakteriellen Zellwand; wirksam gegen breites Spektrum grampositiver u. gramnegativer Err., sowie gegen einige Anaerobier; **Ind.:** nosokomiale Pneumonie*, komplizierte Harnwegsinfektion*, komplizierte intraabdominale Infektion; **Kontraind.:** Überempfindlichkeit gegenüber Carbapenem, schwere Überempfindlichkeit gegenüber Betalaktam*-Antibiotikum; Lebensalter <18 Jahre; relativ: Schwangerschaft, Stillzeit; **UAW:** u. a. Kopfschmerz, Diarrhö, Übelkeit, Phlebitis, Candidose* der Mundschleimhaut, mykotische Vulvitis*, Hautausschlag, Pruritus, (laborchem.) erhöhte Leberwerte; cave: u. U. schwere anaphylakt. Reaktion.

dormant cells (engl. schlafende Zellen): Zellen eines therap. (meist chir.) nicht vollständig beseitigten malignen Tumors, die zu lokalen Spätrezidiven* führen können; vgl. Metastase.

Dormia-Körbchen (Enrico D., Urol., Mailand, 1928–2009): (engl.) *Dormia small basket;* Modifikation der Zeiss*-Schlinge in Form einer körbchenartigen Drahtschlinge; **Anw.:** Extraktion von Harnleitersteinen (vgl. Nephrolithiasis), endoskop. Ther. der Choledocholithiasis.

Dorn|finger|spinne: Chiracanthium punctorium; s. Spinnen.

Dorn|fortsatz: Processus spinosus vertebrae.

Dorno-Strahlung (Carl W. D., Phys., Davos, 1865–1942): s. Ultraviolettstrahlung.

Dorn|warzen: s. Verrucae plantares.

dorsal

dorsal (lat. dorsum Rückseite, Rücken): (engl.) *dorsal*; dorsalis; zum Rücken gehörig, nach dem Rücken hin liegend, rückseitig; Gegensatz: ventral*.

Dorsal|dis|lokation (↑; Dis-*; lat. locatio das Platzieren, Aufstellung) *f*: (engl.) *posterior dislocation*; Dislokation* nach dorsal, z. B. eines Wirbelskörpers durch Instabilität bei Bandscheibenvorfall* od. Retrolisthesis* od. nach Trauma; **Ther.**: op. Korrektur u. Stabilisierung; z. B. Spondylodese* mit Plattenosteosynthese sowie i. d. R. intervertebralem Alloimplantat (Cage*) od. (seltener) autogenem Beckenkammdübel; evtl. präoperativ Therapieversuch mit spez. Lagerung, manueller Reposition durch Chirotherapie* (cave: Zunahme der D. u. Bandscheibenperforation mit Rückenmark- u. Wurzelschädigung) od. bei zervikaler D. gewichtskontrolliertem Zug am Hals (z. B. Haloextension* od. Crutchfield-Extension*; s. Crutchfield-Klammer).

Dorsal|flexion (↑; lat. flexio Biegung, Krümmung) *f*: (engl.) *dorsiflexion*; Beugung der Hand, des Fußes, des Kopfes, der Halswirbelsäule in Richtung ihrer Rückseite bzw. nach rückwärts; funktionell handelt es sich um eine Hyperextension.

Dorsal|ganglion (↑; Gangl-*) *n*: Spinalganglion*.

Dors|algie (↑; -algie*) *f*: Rückenschmerz; s. Lumbalgie; Lumboischialgie; Ischiassyndrom; Kreuzschmerz.

Dorsal|luxation, peri|lunäre (↑; Luxation*) *f*: (engl.) *dorsal perilunar dislocation*; Luxation der Handwurzel im Radiokarpalgelenk nach dorsal, wobei das Os lunatum in der Fossa lunata des Gelenks verbleibt; häufig in Komb. mit Frakturen od. knöchernen Ausrissen der anderen Handwurzelknochen (z. B. de Quervain-Luxationsfraktur; s. Skaphoidfraktur; **Urs.**: Sturz auf das überstreckte Handgelenk; **Klin.**: schmerzhafte Prominenz an der Palmarseite des Handgelenks, Aufhebung der Beugung, Kompressionserscheinungen des N. medianus; **Diagn.**: Rö. seitlich: Os lunatum steht palmarseitig der Handwurzelknochen; Rö. a.-p.: Os lunatum erscheint dreieckig im Gegensatz zur normalen Trapezform; **Ther.**: geschlossene od. offene Reposition, ggf. Bohrdrahttransfixation (s. Abb.) u. Gipsruhigstellung. Vgl. Lunatumluxation.

Dorsal|zysten (↑; Kyst-*) *fpl*: (engl.) *digital mucous pseudocysts*; mit gallertiger Substanz gefüllte, oft transparente, bis haselnussgroße, derbe Vorwölbungen (Pseudozysten; s. Abb.); **Lok.**: Finger- u. Zehenstreckseiten, paraartikulär; **Urs.**: offenbar schleimige Bindegewebedegeneration inf. mechan. Dauerreize; **DD**: Fibrome*, traumat. Epidermiszysten, Fingerknöchelpolster*.

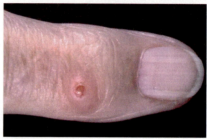

Dorsalzysten: glasige Papel über dem distalen Interphalangealgelenk [143]

Dorset-Nähr|boden (Marion D., Bakteriol., Washington, 1872–1935): Eiernährboden*.

Dorsum (lat.) *n*: (anat.) Rücken.

Dorzol|amid (INN) *n*: s. Carboanhydrase-Hemmer.

Dosier|aerosol (Aer-*; lat. solvere lösen) *n*: s. Aerosoltherapie.

Dosi|meter (Dosis*; Metr-*) *n*: (engl.) *dosimeter, dosage meter*; Strahlendosismessgerät zur Messung der Dosis* an ionisierender Strahlung*; **Formen:** in der Nuklearmedizin v. a. Dosimeter nach dem Prinzip der luftgefüllten Ionisationskammer*, z. B. Füllhalterdosimeter*; im Strahlenschutz v. a. Individualdosimeter*, z. B. Filmdosimeter*, Thermolumineszenzdosimeter (z. B. Fingerringdosimeter zur Ermittlung von Teilkörperdosen an Händen u. Unterarmen); Flachglasdosimeter (z. B. Phosphatglasdosimeter); digitale Personendosimeter (elektron. Zählung von Impulsen aus Geiger*-Müller-Zählrohr). Vgl. Dosimetrie; Dosisgrenzwerte.

Dosi|metrie (↑; ↑) *f*: (engl.) *dosimetry*; (radiol.) Messung der Dosis* bzw. Dosisleistung* in Luft od. in bestrahlten Objekten unter Anw. von Dosimeter* mit dem Ziel, die durch ionisierende Strahlung* auf Materie übertragene Energie zu bestimmen, wobei physikalische, chem. u. biol. Verfahren angewendet werden; vgl. Fricke-Dosimeter; Strahlungsmessgeräte.

Dosis (gr. δόσις Gabe) *f*: **1.** (engl.) *dose*; (pharmak.) verabreichte Menge eines Arzneimittels*, i. d. R. in Gewichtseinheiten od. Internationalen Einheiten der Wirksubstanz; die **Wirkdosis** (Abk. WD, auch Effektivdosis, Abk. ED od. Dosis effectiva, Abk.

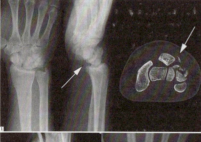

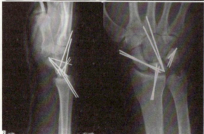

Dorsalluxation, perilunäre: perilunäre, transtriquetrale Fraktur; 1: deutliche Luxation in der seitl. Röntgenaufnahme, Fraktur des Os triquetrum wird sichtbar im CT; 2: Versorgung mit Bohrdrahttransfixation [88]

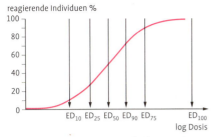

Dosis: Summenkurve einer Empfindlichkeitsverteilung

DE) hängt ab von der Konz. des Pharmakons am Wirkort, d. h. von der verabreichten D. bezogen auf das Körpergewicht (unter Berücksichtigung der Biokinetik des Wirkstoffs), u. von der individuell unterschiedl. (in Bevölkerungen meist einer Normalverteilung entspr.) Empfindlichkeit gegenüber dem Wirkstoff; als WD$_{50}$ (ED$_{50}$) wird z. B. diejenige D. bezeichnet, bei der innerh. eines best. Zeitraums bei 50 % der Individuen eine Wirkung eintritt (s. Abb.). Die (im Tierversuch ermittelte) **Letaldosis** (Abk. LD, Dosis letalis) ist diejenige D., bei der innerh. eines best. Zeitraums der Tod eintritt; meist spezif. als LD$_{100}$, LD$_{50}$ usw. angegeben; **2.** (toxikol.) diejenige Dosis, bei der es meist zu erhebl. schädl. Nebenwirkungen kommt (tox. Dosis, Abk. TD); als TD$_{50}$ wird diejenige D. bezeichnet, bei der innerh. eines best. Zeitraums bei 50 % der Individuen eine tox. Wirkung eintritt; TD$_{50}$ stellt ein wichtiges Kriterium zur Abschätzung der therapeutischen Breite* eines Arzneimittels dar; **3.** (radiol.) Messgröße zur Charakterisierung ionisierender Strahlung* hinsichtl. der mit ihr verbundenen physik. od. biol. Strahlenwirkung*, z. B. Energiedosis*, Ionendosis* bzw. Kerma*, im Strahlenschutz die Äquivalentdosis*.

Dosis/Volumen-Histo|gramm (↑; Volumen*; Hist-*; -gramm*) *n*: (engl.) *dose-volume histogram*; Abk. DVH; (strahlentherap.) Darstellung der Häufigkeitsverteilung der Dosiswerte in einem Organod. Zielvolumen (differentielles DVH) bzw. der Volumenanteile, die mind. eine best. Dosis erhalten haben (kumulatives DVH); dient der Bewertung der Dosisverteilung u., bei Kenntnis der Dosis*/Wirkungsbeziehung, der Einschätzung der Strahlenwirkung auf das betr. Organ.

Dosis/Wirkungs|beziehung (↑): (engl.) *dose-effect relationship*; Abhängigkeit eines durch chem. od. physik. Agenzien ausgelösten (therap. od. tox.) Effekts von der applizierten Dosis; Grundprinzip der pharmak. Wirkung; aus den Dosis/Wirkungskurven für den therap. u. tox. Effekt eines Arzneimittels lässt sich dessen therapeutische Breite* ermitteln.

Dosis ef|fectiva (↑) *f*: syn. Dosis efficax; Wirkdosis; s. Dosis.

Dosis|ef|fekt (↑; lat. efficere, effectus hervorbringen) *m*: (engl.) *dose effect*; Bez. für die Dosis/Wirkungsbeziehung nach Einnahme embryotox. Substanzen.

Dosis, ef|fektive (↑) *f*: (engl.) *effective dose*; (radiol.) Formelzeichen E; Summe der mit den zugehörigen Gewebewichtungsfaktoren W$_T$ multiplizierten Organdosen H$_T$ in relevanten Organen u. Geweben (E = Σ W$_T$ · H$_T$); ersetzt die früher als effektive Äquivalentdosis* bezeichnete Dosisgröße. Vgl. Gewebewichtungsfaktor, Organdosis.

Dosis|faktoren (↑) *m pl*: (engl.) *dose factors*; nuklidspezif. Umrechnungsfaktoren, mit deren Hilfe aus der während einer best. Zeit auf Menschen von außen einwirkenden od. von ihnen aufgenommenen (bekannten) Aktivität* eines best. Radionuklids die Berechnung der daraus für ein (krit.) Organ od. den Ganzkörper zu erwartenden Äquivalentdosisleistung* mögl. ist.

Dosis|grenz|werte (↑): (engl.) *dose limit values*; für Zwecke des Strahlenschutzes* definierte Grenzwerte der Strahlenexposition durch ionisierende Strahlung* in einem best. Zeitraum; werden als Äquivalentdosis* definiert u. beziehen sich meist auf den Zeitraum eines Jahres; ihre Einhaltung muss durch die Betreiber von Anlagen u. Einrichtungen, in denen mit radioaktiven Substanzen umgegangen wird, überwacht werden. Vgl. Strahlenrisiko.

Dosis, kumulierte (↑) *f*: (engl.) *cumulative dose*; (radiol.) die in Teilen zu versch. Zeitpunkten applizierte Gesamtdosis*.

Dosis|längen|produkt *n*: (engl.) *dose length product*; Abk. DLP; Einheit mGy·cm; Maß zur Bewertung der Intensität u. Längenausdehnung der integralen Strahlenexposition bei einer CT-Untersuchung; Formel: DLP = CTDI$_{vol}$ · L (L: Scanlänge; CTDI$_{vol}$: s. CTDI).

Dosis|leistung (↑): (engl.) *dose rate*; (radiol.) Dosis* pro Zeiteinheit; als Formelzeichen dient das der Dosis mit einem darüberstehenden Punkt; vgl. Äquivalentdosisleistung; Energiedosisleistung; Ionendosisrate.

Dosis|leistungs|konstante (↑) *f*: (engl.) *constant dose rate*; Kurzzeichen Γ$_H$; nuklidspezif. Konstante, mit deren Hilfe für Strahlenschutzzwecke die durch Photonenstrahlung bedingte Äquivalentdosisleistung* Ḣ$_X$ in der Umgebung eines (annähernd) punktförmigen radioaktiven Präparats (ohne Absorption) berechnet werden kann:

$$\dot{H}_X = \Gamma_H \cdot \frac{A}{r^2}$$

Ḣ$_X$: Photonen-Äquivalentdosisleistung in Sv/h; Γ$_H$: Dosisleistungskonstante in (Sv/h)×(m²/Bq); A: Aktivität* des Präparats in Becquerel; r: Abstand vom Präparat in m.

Dosis letalis (↑; lat. letalis tödlich) *f*: Letaldosis; s. Dosis.

Dosis|mess|verfahren (↑): s. Dosimetrie.

Dost-Prinzip (Hartmut D., Päd., Leipzig, Gießen, geb. 1910) *n*: (engl.) *Dost's principle*; Flächen unter Blutspiegel/Zeitkurven sind proportional den resorbierten Arzneistoffmengen; damit ergibt ein Flächenvergleich Aussagen über das Ausmaß der Bioverfügbarkeit*; nur unter best. Voraussetzungen gültig (wenn z. B. kein First*-pass-Effekt vorhanden ist).

Dosulepin (INN) *n*: (engl.) *dosulepin*; tricycl. Antidepressivum* mit v. a. anxiolytischen u. sedierenden Eigenschaften.

Dotter: (engl.) *yolk*; Vitellus; Eigelb; Plasmamasse der Eizelle*, die in der Umgebung der Keimbläs-

Dottergang

chen liegt; besteht aus dem Deutoplasma (Nährmaterial) u. dem Protoplasma (Aufbaumaterial).
Dotter|gang: s. Ductus omphaloentericus.
Dotter|sack: (engl.) *yolk sac*; (embryol.) durch Zellen des Entoderms*, die sich auch an der Innenseite der Blastozystenwand ausgebreitet haben, begrenzter, flüssigkeitshaltiger Raum (primärer D.; 8. Tag); differenziert sich um den 13. Tag zum sekundären D. u. ist vom extraembryonalen Coelom umgeben; **Funktion:** für den Transfer von Metaboliten des Embryos wesentlich; Bildungsort der ersten Blutgefäße u. -zellen sowie der primordialen Keimzellen; Stammzellreservoir. Vgl. Ductus omphaloentericus.
Dotter|sack|kultur (lat. *cultura* Züchtung) *f*: s. Eikultur.
Dotter|sack|tumor (Tumor*) *m*: endodermaler Sinustumor*.
Dotter-Technik (Charles D., Röntg., Boston) *f*: s. Angioplastie.
Double-bubble-Zeichen (engl. *double* doppelt; *bubble* Blase): (engl.) *double bubble sign*; röntg. sichtbare Doppelblase im Magen u. Bulbus duodeni nach Absaugen des Magensafts u. Luftinsufflation als charakterist. Röntgenbefund einer Abdomenübersichtsaufnahme im Hängen bei Neugeborenen mit Duodenalatresie* (Abb. dort) od. hochgradiger Duodenalstenose*; der distal der Atresie gelegene Darm bleibt luftleer.
double burst: s. train of four.
Double-crush-Syn|drom (↑; engl. *to crush* quetschen) *n*: (engl.) *double crush syndrome*; Bez. für 2 (od. mehrere) Kompressionsschäden im Verlauf eines Nervs (z. B. Karpaltunnelsyndrom* u. Nervenwurzelirritation bei Spondylosis* deformans); i. w. S. gleichzeitige Schädigung versch. Nerven durch Kompression od. zusätzl. prädisponierende Erkr. mit Polyneuropathie* (z. B. Diabetes mellitus).
Double-inlet-Ventrikel (↑; engl. *inlet* Eingang; Ventriculus*) *m*: (engl.) *double inlet ventricle*; Abk. DIV; seltener komplexer angeborener Herzfehler* mit Füllung eines funktionellen od. anat. singulären Ventrikels über 2 AV-Klappen u. meist Rudimenten eines re. (Double-inlet-left-Ventrikel; Abk. DILV) bzw. (selten) li. Ventrikels (Double-inlet-right-Ventrikel; Abk. DIRV); vgl. Double-outlet-Ventrikel.
Double-outlet-Ventrikel (↑; Ventriculus*) *m*: (engl.) *double outlet ventricle*; Abk. DOV; komplexer angeborener Herzfehler* mit überwiegendem Ursprung von Aorta u. A. pulmonalis aus der re. bzw. li. Herzkammer; meist mit Transposition* der großen Arterien; **Formen:** 1. Double-outlet-right-Ventrikel (Abk. DORV): Ursprung der Aorta u. A. pulmonalis aus dem re. Ventrikel, z. T. mit linksventrikulärer Hypoplasie; Entleerung des li. Ventrikels nur über einen Ventrikelseptumdefekt* (Abk. VSD); vgl. Taussig-Bing-Syndrom*. 2. Double-outlet-left-Ventrikel (Abk. DOLV): dem DORV seitenverkehrt entsprechender, wesentl. seltener vorkommender DOV, z. T. mit Fehlen od. Vorhandensein einer Pulmonalstenose*; **Diagn.:** Nachweis durch Echokardiographie* u. Herzkatheterisierung* (Angiokardiographie); **Ther.:** op. Korrek-

tur (z. B. Rastelli*-Operation, Jatene*-Operation). Vgl. Double-intlet-Ventrikel.
Douglas-Ab|szess (James D., Anat., London, 1675–1742; Abszess*) *m*: (engl.) *Douglas abscess*; Eiteransammlung im Douglas*-Raum, v. a. bei Appendizitis*, Adnexitis*, postoperativer Nahtinsuffizienz, als Restzustand einer diffusen Peritonitis*; **Sympt.:** Miktionsbeschwerden, Tenesmen, ständiger Stuhldrang, Schleimabgang, Stuhlinkontinenz; **Diagn.:** digitale, rektale Austastung mit schmerzhafter, fluktuierender Vorwölbung, ggf. vaginale od. rektale Endosonographie*, Ultraschalluntersuchung, CT; **Ther.:** je nach Urs. Laparoskopie (s. Abb.) bzw. Laparotomie; cave: Douglas-Punktion, Drainage u. hintere Kolpotomie nicht mehr üblich, da Diagn. unklar bleibt u. Gefahr der Fistelbildung besteht.

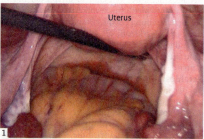

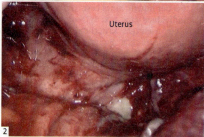

Douglas-Abszess: Laparoskopie; 1: physiol. Douglas-Raum; 2: Eiterauflagerungen bei D.-A. [147]

Douglas-Falte (↑): s. Plica rectouterina.
Douglas-Lagerung (↑): Fowler*-Lagerung.
Douglas-Linie, halb|kreis|förmige (↑): Linea arcuata der Rektusscheide*.
Douglas-Raum (↑): (engl.) *pouch of Douglas*; der zwischen Uterus u. Rektum (Excavatio rectouterina) gelegene tiefste Punkt der Bauchhöhle bei der Frau; beim Mann zwischen Harnblase u. Rektum (Excavatio rectovesicalis).
Douglas-Selbst|entwicklung (John D., Gyn., Dublin, 1777–1850): (engl.) *Douglas' spontaneous evolution*; Selbstentwicklung* bei Querlage* mit Abknickung im oberen Teil der Wirbelsäule; vgl. Conduplicato-corpore-Geburt.
Douglas|skopie (James D., Anat., London, 1675–1742; -skopie*) *f*: (engl.) *culdoscopy*; syn. Kuldoskopie, Kolpolaparoskopie; endoskop. Betrachten der Organe im Bereich des Douglas*-Raums von der Vagina her; wegen schwieriger Lagerung u. schlechter Übersicht weitgehend durch Laparoskopie* ersetzt.

Downey-Zellen (Hal D., Hämat., Minneapolis, 1877–1959; Zelle*): (engl.) *Downey's cells*; auch McKinley-Zellen; im peripheren Blut bei Mononucleosis* infectiosa auftretende mononukleäre Lymphoidzellen* mit polymorph geformtem Kern mit aufgelockerter Chromatinstruktur u. basophilem Protoplasma mit zahlreichen Vakuolen.

Downhill-Varizen (engl. downhill bergab; Varix*) *f pl*: (engl.) *downhill esophageal varices*; Ösophagusvarizen* im oberen Drittel der Speiseröhre; **Urs.**: Behinderung des Blutabflusses über die Ösophagusvenen im Mediastinum; **Vork.**: i. d. R. (endoskop.) Nebenbefund ohne eigenen Krankheitswert, auch symptomatisch, z. B. bei mediastinalen Tumoren u. Befall der mediastinalen Lymphknoten, bei retrosternaler Struma u. Bronchialkarzinom; im Gegensatz zu den distalen Ösophagusvarizen bei portaler Hypertension* treten bei D.-V. keine Blutungen auf.

Down-Re|gulation (engl. down abwärts; lat. regula Richtschnur, Norm) *f*: Verminderung der Anzahl von Rezeptoren einer Zelle durch verminderte Genexpression* od. gesteigerten Abbau nach anhaltender Rezeptor-Stimulation (z. B. von Beta*-Rezeptoren nach langdauernder Anw. von Betasympathomimetika*); pharmak. Toleranz* in der Folge. Vgl. Up-Regulation.

Down|staging (↑; Staging*): klin. Bez. für Staging* eines nach (neoadjuvanter) Chemo- od. Strahlentherapie weniger ausgeprägten Tumors; i. d. R. der Kategorie T der TNM*-Klassifikation (Downsizing).

Down-Syn|drom (John L. H. D., Arzt, London, 1828–1896) *n*: (engl.) *Down syndrome, trisomy 21*; syn. Morbus Langdon-Down, Trisomie 21; numerische autosomale Chromosomenaberration*, meist als klass. Trisomie* (3-faches Chromosom 21 inf. Non*-disjunction), selten als Translokationstrisomie* 21; **Häufigkeit:** Inzidenz korreliert mit Lebensalter der Mutter; bezogen auf alle Altersklassen 1 : 700 Lebendgeborene, 35–40-jährige Mütter: 0,5–1,3 %, 40–45-jährige Mütter: 1,3–4,4 %; **Klin.:** intra- u. extrauteriner Fehlentwicklung fast sämtl. Gewebe u. Organe, die langsam wachsen, unreif bleiben, schneller altern u. Fehlbildungen aufweisen können; meist erhebl., aber individuell versch. entwicklungsfähige geistige Behinderung; unterschiedl. ausgeprägte, typ. Dysmorphie: rundl. Kopf, Kleinwuchs, Brachyzephalie, Mikrozephalie, lateral-kranial ansteigende Lidachsen, Epikanthus, Hypertelorismus, breite Nasenwurzel, tiefsitzende Ohren, meist offener Mund mit vermehrter Speichelsekretion u. großer, gefurchter Zunge; Muskelhypotonie, Cutis* laxa, tiefstehender Nabel (oft mit Hernie), Vierfingerfurche in den Handflächen (in 40–75 % der Fälle), Einwärtskrümmung (Klinodaktylie) der Endglieder des 5. Fingers, Fußdeformitäten (sog. Sandalenlücke), Unterentwicklung der Kiefer u. Zähne sowie verspäteter knöcherner Schluss der Schädelnähte u. der Fontanelle ohne Verzögerung der Knochenkernentwicklung; Herzfehler in 40–60 % der Fälle (meist atrioventrikulärer Septumdefekt*); mit zunehmendem Lebensalter überdurchschnittl. häufig Leukämien; **Diagn.:** charakterist. Phänotyp bereits bei Geburt, Brushfield*-Flecken in der hellen Iris junger Säuglinge, die sich mit zunehmendem Lebensalter u. Pigmenteinlagerungen verlieren; evtl. pränatale Diagnosestellung durch Amniozentese* od. Chorionbiopsie*; **Progn.:** 80 % erreichen das 30. Lj.; bei gezielter, frühzeitig begonnener u. individuell angepasster Förderung sind Kinder mit D.-S. lernfähig u. sozial gut integrierbar u. können gewisse Selbständigkeit erwerben.

Doxa|pram (INN) *n*: (engl.) *doxapram*; früher als Atemstimulans angewendetes Analeptikum*.

Doxa|zosin *n*: (engl.) *doxazosin*; alpha-1-selektiver Alpha*-Rezeptoren-Blocker; **Ind.:** arterielle Hypertonie*, benignes Prostatasyndrom*. Vgl. Antihypertensiva.

Doxepin (INN) *n*: (engl.) *doxepine*; tricycl. Antidepressivum* mit ausgeprägten sedierenden u. anxiolyt. Eigenschaften; Histamin*-H$_1$-Rezeptoren-Blocker der 1. Generation mit zusätzl. Histamin-H$_2$-Rezeptor-antagonistischer Wirkung; **Ind.:** Depression, chron. Schmerzsyndrom, funktionelle Magen-Darm-Erkr., Entzugssyndrom.

Doxo|rubicin (INN) *n*: (engl.) *doxorubicine*; syn. Hydroxydaunorubicin, Adriamycin; Anthrazyklin* aus Kulturen von Streptomyces peucetius; **Ind.:** als Zytostatikum* bei Mamma-, Bronchial- u. Endometriumkarzinom, Lymphomen, ALL; **Kontraind.:** schwere Knochenmarkdepression, schwere Herzschädigung, akute Infektion, stark eingeschränkte Leberfunktion; **UAW:** Kardiotoxizität, Fertilitätshemmung, reversible Alopezie, Fieber u. Schleimhautulzeration.

Doxy|cyclin (INN) *n*: (engl.) *doxycycline*; partialsynthetisch gewonnenes Derivat der Klasse der Tetracycline* zur oralen u. parenteralen Anwendung.

Doxy|lamin (INN) *n*: (engl.) *doxylamine*; Histamin*-H$_1$-Rezeptoren-Blocker mit sedativer u. anticholinerger Wirkung; **Ind.:** als Sedativum (p. o.).

Doyne-Choroidose (Robert W. D., Ophth., Oxford, 1857–1916; Chorio-*; -id*; -osis*) *f*: (engl.) *Doyne honeycomb retinal dystrophy*; Malattia Leventinense, dominante Drusen; autosomal-dominant erbl. Makuladystrophie* (Genlocus 2p16-21, Mutation im EFEMP1-Gen) mit Ausbildung von Drusen am hinteren Augenpol; häufig asymptomat. Erkr., jedoch mögl. Ausbildung exsudativer Veränderungen.

2,3-DPG: Abk. für 2,3-**D**ip**h**osp**h**o**g**lycerat*.

d.-pl.: Abk. für (röntg.) **d**orso-**pl**antar; Strahlengang vom Fußrücken zur Fußsohle.

DPP 4: Abk. für **Di**peptidyl**p**eptidase 4; syn. CD 26; DPP IV; zellmembranäres Glykoprotein; Exopeptidase (Dipeptidase mit katalytisch aktivem Serinrest), die N-terminal Prolin-haltige Dipeptide (2. Aminosäure: weder Prolin noch Hydroxyprolin) abspaltet; **klin. Bedeutung:** enzymat. Abbau von GLP*-1 u. GIP*; pharmak.: s. DPP-4-Inhibitoren. Vgl. Protease.

DPP-4-Inhibitoren *m pl*: (engl.) *DPP-4 inhibitors*; auch Gliptine; Kurzbez. für Di-Peptidyl-Peptidase-4-Inhibitoren; orale Antidiabetika*; **Wirkung:** antihyperglykämisch durch Erhöhung der GLP*-1-Konzentration über selektive Hemmung der DPP* 4; Absenkung von postprandialem u. Nüchtern-Blutglukosespiegel durch Kohlenhydrat-abhängige Stimulation der Insulinsekretion u. Hemmung der Glukagonsekretion sowie Verlangsamung der Magenentleerung; **Vertreter:** Sitagliptin*, Vildagliptin*, Saxagliptin*.

dpt: Einheitenzeichen für **Dioptrie***.

Dracunculus medinensis (lat. dracunculus kleine Schlange) *m*: (engl.) *dragon worm*; syn. Filaria medinensis, Medinawurm, Guineawurm; Fadenwurm der Nematodes* im Unterhautbindegewebe des Menschen (Säugetiere als Parasitenreservoir); ♂ 3–4 cm, ♀ 50–100 cm lang, ca. 1 mm dick; Err. der Drakunkulose*; **Vork.:** West- u. Zentralafrika; **Entw.:** ♀ erscheint ca. 1 Jahr nach Infektion unter der Haut, angefüllt mit fertig entwickelten Larven; im Bereich des Kopfendes des Wurms örtl. entzündl. Gewebereaktion der Haut, die bei Kontakt mit Wasser aufreißt; durch Ruptur des nun freiliegenden Vorderendes des Wurms wird ein Teil der Larven ins Wasser entleert; Vorgang wiederholt sich, bis Larvenvorrat erschöpft ist; danach Absterben des Parasiten; Entw. der Larven in Hüpferlingen* als Zwischenwirte; **Übertragung:** orale Aufnahme infizierter Hüpferlinge mit Trinkwasser; **Diagn.:** Vorderende des Wurms in der Durchbruchstelle der Haut makroskop. erkennbar; mikroskop. Nachw. der Larven nach Provokation durch Wasserkontakt.

Dragee (franz. überzogene Tabletten) *n*: (engl.) *coated tablet*; Compressi obducti; Arzneiform mit zusätzl. Überzugstoffen (Zucker, Fette, Glasur) zur oralen od. peroralen Anwendung.

Draht|ex|tension (Extension*) *f*: (engl.) *skeletal traction*; Extensionsmethode* (Gliedmaßen) mit Zugwirkung über einen transossär quer eingebrachten Draht (Kirschner-Draht), über den mit einem Bügel Längszug in einer Extensionsvorrichtung ausgeübt werden kann; **Ind.:** temporäre Reposition u. Retention bei nicht primär operablen Frakturen des Acetabulums u. der unteren Extremität; die konservative Ausbehandlung von Frakturen der oberen u. unteren Extremitäten (z. B. Weber-Bock) ist aufgrund von Kompl. durch lange Immobilisationsdauer im Streckverband weitgehend verlassen worden.

Draht|naht: (engl.) *stainless steel wire suture*; Naht mit rostfreiem Stahldraht; **Anw.:** z. B. bei Osteosynthese* u. Sehnennaht*.

Draht|osteo|synthese (Ost-*; Synthese*) *f*: s. Osteosynthese.

Draht|puls (Puls*) *m*: (engl.) *wiry pulse*; sehr harter Puls durch gleichzeitigen Anstieg des systol. u. diastol. Blutdrucks; **Vork.:** u. a. fixierte renale Hypertonie*, Eklampsie*.

Drainage (franz. Entwässerung) *f*: (engl.) *drainage*; therap. Ableitung einer pathol. Ansammlung i. e. S. von Flüssigkeit (Wundsekret, Blut od. Eiter, Galle, Pankreassaft, Lymphe), i. w. S. auch von Gas (s. Thoraxdrainage); prophylakt. zur postop. Wund- u. Heilungskontrolle, zur Verminderung von Wundinfektionen sowie zur Kontrolle von Nachblutung, Ergussbildung u. Anastomoseninsuffizienz; auch Spülung von Wundhöhlen (z. B. intrathorakale od. intraabdominale Abszesse) u. infizierten Arealen (Pankreasnekrosen); **Meth.:** Einlage eines Drains (Latex-, Silicondrain, Gaze) als geschlossenes, halbgeschlossenes od. offenes System mit u. ohne Sog. Vgl. Redon-Saugdrainage; Bülau-Drainage; Pigtail-Katheter.

Drainage|operation (↑) *f*: **1.** (engl.) *drainage operation*; (neurochir.) Ventrikeldrainage*; **2.** (allgemeinchir.) Pankreatikostomie od. latero-laterale Pankreatojejunostomie* zur Druckentlastung des Pankreasgangsystems bei chron. Pankreatitis* mit erweitertem Ductus* pancreaticus.

Draize-Test *m*: (engl.) *Draize test*; aus Tierschutzgründen heute selten durchgeführter Tierversuch (Kaninchen) zur Hautverträglichkeitsprüfung als Referenztest für nur noch jene Substanzen, die bei In-vitro-Testungen an humanen Corneaepithelzellen keine Effekte zeigen; Bewertung der Reaktion nach Auftragen auf die Haut od. Einbringen in den Bindehautsack des Auges. Alternativ wird der sog. Hühnerei-Test an der Chorion-Allantois-Membran (Abk. HET-CAM) durchgeführt.

Drakunkulose (lat. dracunculus kleine Schlange; -osis*) *f*: (engl.) *dracunculiasis*; syn. Drakontiase, Dracunculosis, Medinawurm-Infektion, Guineawurm-Infektion; durch den Nematoden Dracunculus* medinensis verursachte Erkr.; **Klin.:** lokal u. entlang der Wanderung des weibl. Wurms allerg. Erscheinungen v. a. im subkutanen Bindegewebe der Unterschenkel, seltener der Unterarme; Entz., Ulkus; Abszessbildung bei sekundärer Infektion od. unvollständiger Extraktion des Wurms, Tetanusgefahr; Verkalkung des Wurms nach seinem Absterben; **Diagn.:** klinisch, u. U. Rö.; **Ther.:** Extraktion des adulten Wurms (s. Abb.), Metronidazol*; **Proph.:** Filtrieren od. Abkochen des Trinkwassers, Wasser aus baulich gegen fäkale Kontamination geschützten Brunnen.

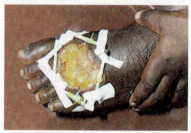

Drakunkulose: traditionelle Extraktionsmethode: Das freiliegende Ende des Nematoden wird im Laufe mehrerer Tage auf ein Holzstäbchen aufgewickelt. [61]

Drang: (engl.) *urge*; (psychol.) ein i. d. R. nicht vom Bewusstsein gesteuerter, ungerichteter u. häufig als triebhaft u. dumpf erlebter Spannungszustand; vgl. Trieb.

Drang|in|kontinenz (Inkontinenz*) *f*: (engl.) *urge incontinence*; Form der Harninkontinenz* mit imperativem Harndrang; häufig kombiniert mit Pollakisurie* u. Nykturie*; **Urs.:** Harnweginfektion*, Obstruktion, Fremdkörper, Tumor, Östrogenmangel im Klimakterium, Störungen der Innervation od. Sensorik, häufig psychosomatisch (vgl. Blase, überaktive); **Einteilung:** nach Befund der Zystotonometrie; **1.** sensorische D. mit verfrühtem starkem Füllungsgefühl; **2.** motorische D. mit unwillkürl. Detrusorkontraktionen (Detrusorhyperaktivität*); **Diagn.:** Urinstatus u. -kultur, Sonographie mit Restharnbestimmung, Urethrozystoskopie, Zystomanometrie; **Ther.:** kausal bei org. Ursache;

symptomat. mit Sedativa*, Blasentraining*, Spasmolytika*, Anticholinergika*.

Dravet-Syn|drom *n*: syn. myoklonische Frühenzephalopathie; s. Epilepsie.

Draw-over-Verdampfer (engl. to draw over über etwas ziehen): s. Verdampfer.

Dreamy State (engl. Traumzustand): Bez. für kurz dauernde traumähnl. Bewusstseinsveränderung mit Illusionen od. Halluzinationen u. affektiver Tönung (meist Angst), während der die Gegenstände der Umgebung weit entrückt scheinen (Mikroteleopsie) u. oft das Gefühl einer Vertrautheit mit einer sonst fremden Umgebung (vgl. Déjà-vu-Erlebnis) besteht; **Vork.:** z. B. im Beginn eines fokalen Anfalls; s. Epilepsie.

Dreh|krampf: s. Halsmuskelkrämpfe.

Drehmann-Zeichen (Gustav D., Orthop., Breslau, 1869–1932): s. Epiphyseolysis capitis femoris.

Dreh|nystagmus (Nystagmus*) *m*: s. Nystagmus.

Dreh|osteo|tomie (Ost-*; -tom*) *f*: (engl.) *rotation osteotomy*; Osteotomie* zur Beseitigung einer Torsion innerh. eines Röhrenknochens, bes. zur Korrektur einer Schenkelhalsfehlstellung; s. Derotationsvarisierungsosteotomie.

Dreh|prüfung: s. Gleichgewichtsprüfungen.

Dreh|schwindel: s. Schwindel.

Drehung, spezifische: (engl.) *specific rotation*; Drehungswinkel [α] in Grad (°) einer optisch aktiven Substanz bei einer Konz. von 1 g aktiver Substanz pro ml Lösung, 10 cm Schichtdicke, best. Temperatur u. Wellenlänge des polarisierten Lichts; proportional der Konz. (daher auch zur Konzentrationsbestimmung einer reinen Lösung); Messung mit Polarimeter*; Schreibweise: z. B. $[\alpha]_{20}^{589 \text{ nm}} =$ sp. D. bei 20 °C u. Wellenlänge λ = 589 nm. Vgl. Polarisation.

3D-Re|konstruktion *f*: (engl.) *3D reconstruction*; auch 3D-Reformation; Erzeugung dreidimensionaler Bilder aus Signaldaten der CT*, MRT* od. Ultraschalldiagnostik* mit spez. Software, die anschließend aus verschiedenen Raumrichtungen betrachtet u. dokumentiert werden können; **Anw.:** u. a. Planung op. Eingriffe, genaue gastrointestinale u. bronchiale Beurteilung sowie Tumordiagnostik (virtuelle Endoskopie*, z. B. CT-Kolonographie u. -Bronchographie), 3D-Angiographie, z. B. CT-Angiographie od. MR-Angiographie (s. Aortendissektion, Abb. 1 dort) od. 3D-Darstellung von Bewegungsabläufen in der Ultraschalldiagnostik; s. Humerusfraktur (Abb. 2 dort).

Drei|eck|lappen|plastik (-plastik*) *f*: (engl.) *triangular falp plasty*; op. Verf. zur Bildung einer biliodigestiven Anastomose*; die Wand einer nach Roux stillgelegten Dünndarmschlinge wird in Form eines Dreiecks gestaltet u. mit dem längs gespaltenen Gallengang durch Naht verbunden, um eine weite Anastomose zu erhalten u. eine Stenose zu vermeiden.

Drei|ecks|bein: Os triquetrum; s. Ossa carpi.

Drei|eck|strom: (engl.) *delta current*; Impulsform eines niederfrequenten Stromes mit periodischer Folge von dreieckförmigen Serienimpulsen mit linearem (Sägezahnform) od. verzögertem Anstieg (Exponentialstrom*) u. langsam abfallender Intensität; vgl. Impulsstromtherapie.

Drei|fuß|zeichen: (engl.) *Amoss' sign*; syn. Amoss-Zeichen; Unmöglichkeit zu sitzen, ohne dass die Arme hinter dem Gesäß dreifußartig aufgestützt werden; Hinweis auf Meningitis*.

Drei|gläser|probe: (engl.) *three-glass test*; fraktionierte Harngewinnung* zur orientierenden Lok. eines pathol. Prozesses (Harnröhre, Harnblase, Prostata); **Meth.:** im ersten Glas wird die erste, der Urethra zuzuordnende Harnportion (ca. 15 ml) aufgefangen, im zweiten der Blasenharn u. im dritten nach Prostatamassage der sog. Exprimaturin; **Ind.:** Urethritis*, Zystitis*, Prostatitis*.

3-in-1-Block: s. Plexusanaesthesie.

Drei|monats|koliken (Kolik*) *fpl*: (engl.) *three months colics*; syn. Trimenonkoliken; ätiol. unklare, v. a. nächtl. Schreiattacken; **Vork.:** typischerweise im Alter von wenigen Lebensmonaten; nicht selten bei dem ersten Kind einer jungen Mutter, auch bei brusternährtem Säugling; bei Ausschluss organisch-funktioneller Urs. ohne Krankheitswert; Hilfe durch Selbsthilfegruppen bzw. Vorstellung in sog. Schreiambulanzen. Vgl. Nabelkoliken.

Drei|monats|spritze: s. Kontrazeption, hormonale.

Drei|punkt|korsett *n*: (engl.) *three point corset*; abnehmbares Stützkorsett zur Ruhigstellung einer stabilen Wirbelkörperfraktur (s. Wirbelfraktur) im Bereich des unteren BWS-Drittels bzw. der LWS mit Abstützungspunkten über dem Sternum, der Symphyse u. der mittleren LWS (s. Abb.) zur Lordosierung* der Wirbelsäule; vgl. Gipskorsett.

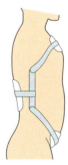

Dreipunktkorsett

Drei-Stufen-Bi|opsie (Bi-*; Op-*) *f*: (engl.) *three-step biopsy*; syn. Stufenbiopsie; peranale Entnahme von Schleimhaut aus 3 versch. tiefen Abschnitten des Rektums bzw. Colons (meist Saugbiopsie*) zur Diagn. neuronaler Funktionsstörungen (kongenitales Megakolon*, neurointestinale Dysplasie*).

Drei|stufen|pille: s. Kontrazeption, hormonale.

Drei|tage|fieber: 1. Malaria* tertiana; **2.** Pappatacifieber*; **3.** Exanthema* subitum.

Drei|zack|hand: (engl.) *tricrotic hand*; charakterist. Handstellung mit Spreizung zwischen 3. u. 4. Finger, 2. u. 3. Finger nach radial, 4. u. 5. Finger ulnarseitig abgespreizt; **Urs.:** Achondroplasie* u. spondyloepiphysären Dysplasie.

Drepano|zytose (gr. δρέπανον Sichel; Zyt-*; -osis*) *f*: Sichelzellenanämie*.

Drescher|krankheit: s. Farmerlunge.

Dressler-Syn|drom (William D., Kardiol., New York, 1900–1969) *n*: **1.** Postmyokardinfarktsyndrom*; **2.** paroxysmale Kältehämoglobinurie*.

Dreyfus-Syn|drom (Jules R. D., Chir., Bern) *n*: Brachyolmie*.

DREZ-Läsion *f*: Kurzbez. für (engl.) *dorsal-route-entry-zone-Läsion*; (engl.) *Nashold-Operation*; therap. Koagulation der Substantia gelatinosa des Rückenmarks*; **Durchführung:** meist zervikal am Eintrittsort der Radix posterior in das Rückenmark, wo die Wurzel ihre Myelinscheide verliert, i. d. R. nach mikrochir. Freilegung durch Thermokoagulation*; **Ind.:** komplette Deafferenzierungsschmerzen, z. B. bei Querschnittsläsion*, Plexusläsion od. Wurzelausriss; **Progn.:** Therapieerfolg in ca. 60–70 % der Fälle. Vgl. Förster-Operation; Schmerztherapie.

DRG: Abk. für (engl.) *Diagnosis Related Groups*; diagnosebezogene Fallpauschale; medizinisch-ökonomisches Klassifikationssystem i. d. R. zur Verteilung staatlicher od. versicherungsbezogener Budgets für die stationäre Krankenhausversorgung; in Deutschland auf Grundlage der Australian Refined Diagnosis Related Groups (AR-DRG) Weiterentwicklung zu einem Fallpauschalensystem (G-DRG) zur Vergütung einzelner Krankenhausfälle (§ 17 b KHG). In diesem Patientenklassifikationssystem wird der einzelne Behandlungsfall nach med. Kriterien (ICD* bzw. med. Prozeduren, Schweregrad der Erkr., Alter des Pat., Vorliegen von Kompl. u. Entlassungskriterien) einer der über 800 DRGs zugeordnet. Zusammengefasst werden die Behandlungsfälle, die in Bezug auf die Behandlungskosten möglichst homogen sind. Grundlage der leistungsorientierten Vergütung sind die Daten der Kosten- u. Leistungsrechnung u. der med. Dokumentation.

Drift, genetische (Gen*) *f*: (engl.) *genetic drift*; Veränderung der Genhäufigkeiten in einer Bevölkerung von Generation zu Generation inf. von Zufallsabweichungen; bes. bei kleiner Populationsgröße bemerkbar; vgl. Antigendrift, Influenza-Virus.

DRIL: Abk. für (engl.) *distal revascularization internal ligation*; Operationsverfahren zur Ther. der Überfunktion eines Shunts* zur Hämodialyse mit Mangeldurchblutung des Armes (Steal*-Phänomen); **Prinzip:** Ligatur der A. subclavia u. Überbrückung durch Bypass*. Vgl. PAI.

Drillinge: s. Mehrlinge.

Driscoll-Syn|drom *n*: Lucey*-Driscoll-Syndrom.

Drittel|zellen (Zelle*): Angabe der Zellzahl des Liquor* cerebrospinalis in Dritteln (Zellen/3) pro mm^3, da der Rauminhalt der zur Zellzählung verwendeten Fuchs-Rosenthal-Kammer über dem Zählkammernetz ca. 3 mm^3 beträgt; **Referenzbereich:** 0/3–12/3 Zellen; heute wird meist die Zellzahl in Zellen/µl angegeben. Vgl. Liquordiagnostik, Zählkammer.

Dritter Raum: s. third space.

Dritter-Ton-Galopp: (engl.) S$_3$ gallop; syn. protodiastolischer Galopp; kräftiges Hervortreten des 3. Herztons* zu Beginn der Diastole (ca. 0,12–0,16 Sek. nach dem Aortenanteil des 2. Herztons) durch muskuläre Vibrationen der Ventrikelwand beim raschen Einströmen des Bluts aus den Vorhöfen in die Kammern; p.* m. Apex, Linksseitenlage; **Vork.: 1.** (physiol.) Kinder, Jugendliche, Schwangerschaft (3. Trimenon); **2.** (pathol.) Erkr., die mit einer beschleunigten od. erhöhten Ventrikelfüllung (Volumenbelastung) einhergehen, z. B. Herzinsuffizienz*, Hyperthyreose*, Myokarditis*, Mitralklappenfehler, Vorhofseptumdefekt*.

Droge (franz. drogue Arzneidroge) *f*: **1.** (engl.) *drug*; ursprüngl. Bez. für getrocknete Arzneipflanzen od. deren Teile, die direkt od. in versch. Zubereitungen als Heilmittel verwendet od. aus denen Tee u. Extrakte* hergestellt od. die Wirkstoffe isoliert werden; **2.** umgangssprachl. für Rauschmittel* u. zu Abhängigkeit* führende Arzneimittel.

Drogen|abhängigkeit (↑): (engl.) *drug dependence*; von der WHO verwendete allg. Bez. für Abhängigkeit* von Suchtmitteln mit zentralnervöser Wirkung (Alkohol, Amphetamine, Barbiturate, Cannabis, Cocain, Halluzinogene, Opiate).

Drogen|ikterus (↑; Ikterus*) *m*: (engl.) *drug icterus*; Arzneimittelikterus* inf. einer intrahepat. Cholestase*.

Drogen|missbrauch (↑): (engl.) *drug abuse*; s. Missbrauch.

Dromedar|typus *m*: (engl.) *double-peaked fever curve*; zweigipfliger Verlauf einer Fieberkurve; charakterist. für Virusinfektionen, z. B. Poliomyelitis*, Masern*, Variola*; einer ersten Fieberphase (mit unspezif. Infektsymptomen) folgt nach kurzem Intervall eine zweite Fieberphase (Relaps), begleitet von spezif. Organmanifestationen (Exanthem, Parese, Pneumonie, Enzephalitis).

dromo|trop (gr. δρόμος Lauf; -trop*): (engl.) *dromotropic*; die Leitungsgeschwindigkeit der Erregung im Herzmuskel beeinflussend; positiv bzw. negativ dromotroper Effekt: die Erregungsleitungsfähigkeit des Herzens steigernd bzw. senkend; vgl. Herzglykoside.

Dronedaron (INN) *n*: (engl.) *dronedarone*; Antiarrhythmikum*; Amiodaron*-Derivat ohne Iod als Substituenten; **Wirkung:** blockiert Calcium-, Kalium- u. Natriumkanäle, wirkt antiadrenerg; **Ind.:** nicht permanentes Vorhofflimmern*, um Wiederauftreten von Vorhofflimmern zu verhindern od. ventrikuläre Herzfrequenz zu senken; **Kontraind.:** instabile Pat. mit Herzinsuffizienz* NYHA-Klasse III u. NYHA-Klasse IV; schwere Leber- u. Nierenfunktionsstörungen; verlängerte QT-Zeit; Ther. mit starken CYP 3A4-Inhibitoren; Ther. mit Arzneimittel, die Torsade de pointes hervorrufen; Bradykardie; Schwangerschaft; **UAW:** u. a. QT-Zeit-Verlängerung, Bradykardie, gastrointestinale Störungen, Müdigkeit, Hauterscheinungen (z. B. Ausschlägen, Erytheme), Geschmacksstörungen.

drop attack (engl.): plötzl. Einknicken bzw. Hinfallen ohne Bewusstlosigkeit; s. Durchblutungsstörung, vertebrobasiläre.

Dro|peridol (INN) *n*: (engl.) *droperidol*; syn. Dehydrobenzperidol (Abk. DHB, DHBP); Butyrophenon* mit Dopamin-antagonist. (antiemet.) u. die Alpharezeptoren hemmender Wirkung; **Ind.:** als Antiemetikum* zur i. v. Anw. bei PONV* (Proph. od. Ther.) od. PCA* (Proph. von Übelkeit u. Erbrechen); **Kontraind.:** Verlängerung der QTc-Zeit, Hypokaliämie, Hypomagnesiämie, Bradykardie, Parkinson-Krankheit, Phäochromozytom u. a.;

UAW: u. a. Benommenheit, art. Hypotonie; cave: kardiale Arrhythmie (erworbenes QT*-Syndrom).

Dro|propizin (INN) *n*: Expektorans*, Antitussivum* mit peripherer Wirkung; **UAW:** bei Überdosierung u. U. kurzfristiger Blutdruckabfall.

Drosera rotundi|folia *f*: s. Sonnentau.

Droso|phila melano|gaster (gr. δρόσος Tau; -phil*) *f*: Schwarzbäuchige Taufliege; das von dem amerikan. Zoologen T. H. Morgan eingeführte Versuchstier u. Modellorganismus der klass. Genetik.

Drospirenon (INN) *n*: (engl.) *drospirenon*; Gestagen* mit milder natriuretischer bzw. Wasser ausschwemmender Wirkung; **Ind.:** hormonale Kontrazeption* (in Komb. mit Ethinylestradiol*).

Drossel|marke: s. Strangulation.

Drosselungs|hoch|druck: s. Goldblatt-Mechanismus.

Drossel|vene (Vena*) *f*: s. Vena jugularis anterior, Vena jugularis externa, Vena jugularis interna.

Drotrecogin alfa (INN) *n*: (engl.) *drotrecogin alfa*; rekombinante Form des endogenen aktivierten Proteins* C (Inhibitor der plasmat. Blutgerinnung); **Ind.:** schwere Sepsis*; **UAW:** Blutungen, intrakranielle Hämorrhagie.

drowned lung (engl. überschwemmte Lunge): retrostenotische Pneumonie*; Sekundärinfektion eines atelektat. Lungenanteils, z. B. nach Fremdkörperaspiration, Verlegung eines Bronchus durch Tumor.

DRU: Abk. für **d**igitale **r**ektale **U**ntersuchung*.

Druck: (engl.) *pressure*; (physik.) Formelzeichen p; Quotient aus Kraft (F) u. Fläche (A), an der F (senkrecht) angreift (p = F / A); SI-Einheit ist Pascal (Pa); weitere Einheit Bar (bar); Millimeter-Quecksilbersäule (mmHg) nur für Messungen des Blutdrucks*; nicht mehr erlaubt sind Torr, physik. Atmosphäre (atm) u. Meter-Wassersäule (mWS). Es gilt: 1 Pa = 1 N/m² = 10^{-5} bar; 1 atm = 101,325 kPa = 1,01325 bar; 1 mWS = 98,0665 mbar.

Druck|arthro|dese *f*: (engl.) *compression arthrodesis*; Gelenkversteifung durch Druckplattenosteosynthese od. Fixateur* externe; führt zu Belastungsstabilität u. beschleunigt durch interfragmentäre Kompression den knöchernen Durchbau bei primärer Knochenheilung. Vgl. Arthrodese

Druck|aufnehmer: (engl.) *pressure transformer*; syn. Druckwandler, Drucksensor, Drucktransducer (Kurzbez. Transducer); Meßaufnehmer zur trägheitslosen, schnellen Registrierung von Drücken, z. B. bei invasiver Blutdruckmessung*; **Prinzip:** Widerstandsänderung von Halbleitermaterialien bei Zug od. Druck.

Druck|dolenz (dolent*) *f*: (engl.) *tenderness to palpation*; Druckschmerzhaftigkeit.

Druck|fall|krankheit: Caisson*-Krankheit.

Druck|filtration *f*: (engl.) *pressure filtration*; syn. Sterilfiltration; Verf. zur Sterilisierung von Lösungen, die mit Überdruck durch spez. Filter mit geringer Porengröße (Bakterienfilter) geleitet werden.

Druck, hydro|statischer: (engl.) *hydrostatic pressure*; (physik.) der in einer Flüssigkeit an einem definierten Punkt herrschende Druck, in allen Richtungen gleiche Druck; nimmt proportional mit der Tiefe zu u. setzt sich aus dem von der Dichte* der Flüssigkeit abhängigen Schweredruck u. dem von außen einwirkenden Stempeldruck zusammen.

Druck, intra|abdominaler: (engl.) *intraabdominal pressure (Abk. IAP)*; Druck innerhalb des Abdomens; **Referenzbereich:** bei Normalgewicht ca. 0 mmHg, z. T. subatmosphärisch, unter Beatmung evtl. höher (<5 mmHg); erhöht z. B. bei Adipositas* u. (physiol.) während Schwangerschaft (wegen langsam kontinuierl. Anstiegs mit Adaptation der Organfunktionen; vgl. Hypertension, intraabdominale); **Bestimmung:** endexspiratorisch in flacher Rückenlage; invasiv durch intraabdominale Punktion (Veres*-Nadel bzw. Katheter; Transducer-Kalibrierung in Höhe der mittleren Axillarlinie; vgl. Blutdruckmessung, invasive), alternativ weniger invasiv durch standardisierte intravesikale (Blasenkatheter) bzw. intragastrale Druckmessung (Magenballon; vgl. Ballonsonde). Vgl. Perfusionsdruck, abdominaler.

Druck, intra|kranieller: Hirndruck*.

Druck, intra|okularer: Augeninnendruck*.

Druck, intra|pleuraler: (engl.) *intrapleural pressure*; syn. Donders-Druck, Pleuradruck; Differenz zwischen dem im Pleuraspalt herrschenden Druck u. Atmosphärendruck; inf. der hiluswärts gerichteten Retraktionskraft des Lungengewebes u. dem entgegengerichteten Bestreben des Thorax, sich auszudehnen, entstehender atemphasenabhängiger Unterdruck in der Pleurahöhle* (kann bei forcierter Exspiration positive Werte annehmen); in Atemruhelage ca. –0,6 kPa (–6 cm H$_2$O), bei ruhiger Inspiration ca. –0,8 kPa, bei ruhiger Exspiration ca. –0,4 kPa; Messung mit Ösophagusdruckmethode*. Vgl. Druck, intrapulmonaler.

Druck, intra|pulmonaler: (engl.) *intrapulmonary pressure*; Differenz von Alveolardruck zu atmosphärischem Druck; atemphasenabhängiger Druck in den Alveolen (u. Atemwegen der Lunge); gemessen mit Ganzkörperplethysmographie*; Werte während eines Atemzyklus in Ruhe im Bereich zwischen 0,2 kPa (Exspiration), 0 kPa (Atemruhelage) u. –0,2 kPa (Inspiration). Vgl. Druck, intrapleuraler.

Druck|kammer: s. Überdruckkammer.

Druck, kolloid|osmotischer: (engl.) *colloid osmotic pressure*; Abk. KOD; syn. onkodynamischer Druck, onkotischer Druck; osmot. Druck gelöster Kolloide; wird im Blutplasma v. a. durch die Albuminkonzentration bestimmt u. beträgt bei einem Proteingehalt von 75 g/l ca. 3,2 kPa (24 mmHg), im Interstitium ca. 0,7 kPa (5 mmHg); bedeutsam für den konvektiven Austausch von Flüssigkeit zwischen Kapillarbett u. umgebendem Gewebe; die Differenzen von KOD. u. hydrostat. Druck zwischen Gefäß u. Interstitium (effektiver Filtrationsdruck*) bestimmen die Richtung des Flüssigkeitsaustauschs; meist ist die hydrostat. Druckdifferenz größer als die des KOD (**Auswärtsfiltration**); bei Druckabfall in den venösen Kapillaren kommt es zu **Einwärtsfiltration** (Resorption). Störungen durch z. B. Proteinmangel (KOD erniedrigt), Erhöhung der Proteindurchlässigkeit der Kapillarwand (KOD weniger wirksam) od. venösen Rückstau (kapillarvenöser Druck erhöht) verursachen Ödeme*; in der Niere beeinflusst der KOD die glomeruläre Filtrationsrate (s. Filtrationsfraktion).

Druck|konus (Konus*) *m*: (engl.) *pressure cone*; Veränderung der Form des Kleinhirns od. des Schlä-

Drucklähmung

fenlappens inf. hirndruckbedingter Verlagerung nach unten (s. Hirndrucksteigerung) mit Einklemmung* der Kleinhirntonsillen in das Foramen magnum bzw. von basalen Anteilen des Schläfenlappens od. des Mesencephalons im Tentoriumschlitz; Gefahr der zentralen Atemlähmung* bzw. des akuten Mittelhirnsyndroms*.

Druck|lähmung: (engl.) *pressure paralysis*; Kompressionslähmung; Lähmung, die durch Druck auf einen peripheren Nerv verursacht wird; z. B. Peroneuslähmung*, Radialislähmung*, Serratuslähmung*, Ulnarislähmung*, Rucksacklähmung*; ggf. BK Nr. 2106. Vgl. Schlafdrucklähmung; Lagerung.

Druck|luft|krankheit: s. Barotrauma, Caisson-Krankheit.

Druck|luft|verordnung: (engl.) *Compressed Air Regulation*; Abk. DruckLV; „Verordnung über Arbeiten mit Druckluft" vom 4.10.1972 (BGBl. I S. 1909), zuletzt geändert durch Verordnung vom 18.12.2008 (BGBl I S. 2768); Arbeitsschutzvorschrift für Arbeiten unter Überdruck von mehr als 0,1 bar, schreibt arbeitsmed. Untersuchungen vor; vgl. Arbeitsstättenverordnung; Berufskrankheiten-Verordnung.

Druck|nekrose (Nekr-*; -osis*) *f*: (engl.) *pressure necrosis*; durch Druck abgestorbener Gewebebezirk; s. Dekubitus.

Druck, onkotischer: kolloidosmotischer Druck*.

Druck, osmotischer: s. Osmose.

Druck|osteo|syn|these (Ost-*; Synthese*) *f*: Kompressionsosteosynthese; s. Osteosynthese (Abb. 1 dort).

Druck|phosphen *n*: s. Phosphen.

Druck, pulmonal|arterieller: s. PAP.

Druck|puls (Puls*) *m*: (engl.) *pressure pulse*; Pulsverlangsamung auf bis zu 20/min inf. Reizung des N. vagus bei Hirndrucksteigerung*.

Druck|punkte: (engl.) *pressure points*; typische, bei best. Erkrankungen druckempfindl. Körperstellen; z. B. Valleix*-Punkte bei Ischiassyndrom, McBurney-Punkt bei Appendizitis, Aurikulotemporalpunkt bei Trigeminusneuralgie.

Druck-Re|zeptoren (Rezeptoren*) *m pl*: s. Drucksensoren.

Druck|sensoren (Sensoren*) *m pl*: (engl.) *pressure sensors*; früher Druck-Rezeptoren; Mechanosensoren* der Haut, die auf Druckstärke (Merkel-Zellen, Tastscheiben), Druckveränderung bei Berührung (Meissner*-Tastkörperchen, Sensoren in der Haarwurzel) u. Vibrationen (Vater*-Pacini-Lamellenkörperchen) reagieren.

Druck, sinusoidaler: s. Lebervenenverschlussdruck.

Druck|steigerung, intra|kranielle: s. Hirndrucksteigerung.

Druck-Strömungs|dia|gramm *n*: (engl.) *pressure-flow diagram*; syn. Resistancekurve; graph. Darstellung von Atemstromstärke gegen Alveolardruckänderung in der Ganzkörperplethysmographie* zur Beurteilung des Atemwegwiderstandes* bei obstruktiven Ventilationsstörungen*; Steigung der Kurve im D.-S. gibt Atemwegwiderstand wieder.

Druck|urtikaria (Urtica*) *f*: (engl.) *pressure urticaria*; sofort od. verzögert (mit einer Latenzzeit von 4–8 Std.) nach kurzzeitig (10–20 Min.) appliziertem stat. Druck auf die Haut auftretende physik. Urtikaria*; assoziierte Sympt. sind erhöhte BSG, Leukozytose, Arthralgien; **Vork.:** häufig i. R. einer chron. rezidiv. od. einer anderen physik. Urtikaria (v. a. Urticaria factitia); Antihistaminika beeinflussen den Verlauf der D. nicht. **Urs.:** fragl. verzögerte Reaktion auf Allergene, z. B. in Nahrungsmitteln; **Ther.:** Vermeiden der Auslöser, system. Kortikosteroide, evtl. Dapson; **DD:** Urticaria* factitia.

Druck|verband: s. Kompressionsverband.

Druck-Volumen-Dia|gramm (Volumen*; Dia-*; -gramm*) *n*: **1.** (engl.) *pressure-volume diagram*; graph. Darstellung des Blutdrucks in Abhängigkeit vom Blutvolumen in einzelnen Abschnitten des Herz-Kreislaufsystems (s. Volumenelastizitätskoeffizient); **2.** graph. Darstellung der Veränderung von Ösophagusdruck u. Atemzugvolumen während eines Atemzugs; Bestimmung der pulmonalen Compliance* aus dem Neigungswinkel der (inspirator.) Atemarbeit* gegen die elast. Widerstände aus der Fläche zwischen statischer (linearer) Druck-Volumen-Beziehung u. der Ordinate sowie der Atemarbeit gegen die viskösen Widerstände aus der Fläche der Atemschleife (s. Abb.).

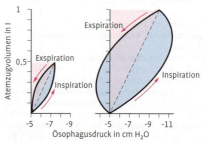

Druck-Volumen-Diagramm: Die Fläche zwischen statischer (linearer) Druck-Volumen-Beziehung (gestrichelte Linie) u. der Ordinate gibt die Atemarbeit zur Überwindung der elastischen Widerstände bei Inspiration wieder (rotes Dreieck). Die Fläche innerhalb der dynamischen Druck-Volumen-Kurve (Atemschleife) repräsentiert die Atemarbeit gegen viskose Widerstände. Bei Ruheatmung liegt die Fläche der exspiratorischen Atemarbeit gegen viskose Atemwiderstände vollständig in der Fläche der während der vorangegangenen Inspiration zur Überwindung der elastischen Atemwiderstände gespeicherten Energie, die Exspiration kann daher passiv erfolgen. Bei forcierter Atmung reicht die gespeicherte Energie nicht mehr aus, auch bei der Exspiration wird nun Atemarbeit geleistet (blaue Fläche links der Ordinate).

Druck, zentral|venöser: zentraler Venendruck*.

Drüsen: (engl.) *glands*; Glandulae; parenchymatöse Organe aus Epithelzellen mit der Fähigkeit zur Sekretion* von Wirkstoffen (Sekreten) best. chem. Zusammensetzung u. physiol. Bedeutung an Oberflächen (exokrine D.) od. als Inkrete (Hormone) direkt in das Gefäßsystem (endokrine D.); **Einteilung:** s. Abb.; **I.** nach der Lage zur epithelialen Oberfläche: **1.** intraepitheliale D.: **a)** einzellig, z. B. Becherzellen (Darm, Respirationstrakt); **b)** mehrzellig, z. B. Nasenschleimhaut, Urethra; **2.** extraepitheliale D.: die meisten endokrinen

dRVVT

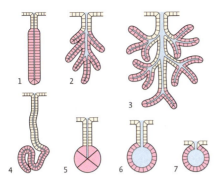

Drüsen: 1: einfache D.; 2: verzweigte D.; 3: zusammengesetzte tubulöse D.; 4: tubulöse Knäueldrüse; 5: tubulo-azinöse D.; 6: tubulo-alveoläre D.; 7: alveoläre D; rosa: sezernierende Abschnitte [159]

(ohne Ausführungsgang) u. exokrinen Drüsen (mit Ausführungsgang); **II.** nach der Form des sezernierenden Endstücks: **1.** tubulöse D.: schlauchförmig; unverzweigt: Darmkrypten, Korpusdrüsen des Uterus, Schweißdrüsen; verzweigt: Zervixdrüsen des Uterus; **2.** tubulo-alveolär bzw. -azinös: bläschen- bzw. beerenförmiges Endstück an schlauchförmigem Ausführungsgang, z. B. Speicheldrüsen, Mamma lactans, Pankreas; **III.** nach der Art des Sekrets: **1.** seröse D.: flüssiges, eiweißreiches Sekret (Parotis); **2.** muköse D.: schleimiges Sekret (Ösophagusdrüsen); **3.** gemischte D.: bilden beide Sekretarten (Glandula submandibularis, Glandula sublingualis); **4.** mukoide Drüsen*, z. B. Glandulae submucosae; **IV.** nach der Art des Absonderungsvorgangs: **1.** merokrine D. (Sekretausschleusung ohne Zytoplasmaverlust), z. B. Speicheldrüsen, kleine Schweißdrüsen; **2.** apokrine D. (apikale Plasmaabschnürung an der Zelle), z. B. Milchdrüse, große Schweißdrüsen; **3.** holokrine D. (gesamte Drüsenzelle wird Sekret), z. B. Talgdrüsen.

Drüsen|fieber: Mononucleosis* infectiosa.
Drüsen|körper|zysten (Kyst-*) *f pl*: (engl.) *cysts of the gland body*; harmlose, zyst. Ausweitungen von Hauptdrüsen bzw. Foveolae* gastricae im Korpus-Fundus-Bereich des Magens; wahrscheinl. inf. einer funktionell-sekretor. Störung; vgl. Polyp.
Drüsen, mukoide: (engl.) *mucoid glands*; Drüsen* mit Struktureigenschaften der Schleimdrüsen, die jedoch ein dünnflüssiges Sekret bilden, das sich färberisch u. histochem. von dem der mukösen Drüsen unterscheidet; **Lok.:** Duodenum (Brunner*-Drüsen), Kardia* u. Pylorus*.
Drüsen, para|pro|statische: (engl.) *periprostatic glands*; histol. unterscheidbare, periurethral gelegene Anteile der Prostata oberh. des Colliculus* seminalis; Ausgangspunkt der histol. benignen Prostatahyperplasie*.
Drüsen, peri|urethrale: s. Drüsen, paraprostatische.

drug eluting stent: s. DES.
Drug|monitoring, therapeutisches: (engl.) *therapeutic drug monitoring*; Abk. TDM; Form der pharmakokinet. Dosisindividualisierung (s. Pharmakokinetik); Dosierung von Arzneimitteln* unter Kontrolle der Konz. im Blut od. Plasma (selten Liquor od. Sputum) zur Einstellung des therap. Bereichs u. Risikominimierung von Über- u. Unterdosierung sowie UAW, häufig u. a. bei Ther. mit Immunsuppressiva, Aminoglykosid- u. Glykopeptid-Antibiotika, Antiepileptika, Digitalisglykosiden, Antiarrhythmika, Psychopharmaka; **Ind.:** immunsupprimierte Pat., Intensivtherapie, Multiorganversagen, eingeschränkte Nierenfunktion, variables Verteilungsvolumen, lange Therapiedauer, Verdacht auf Therapieversagen, UAW, Prüfung der Compliance.
Drummond-Arterie (Arteria*) *f*: Arteria marginalis coli.
Drumstick (engl. Trommelschlegel): s. Kerngeschlecht.
Drusen *f pl*: **1.** (engl.) *drusen*; (bakteriol.) Vegetationsform von Actinomyces*; stecknadelkopfgroße, gelblich rötliche Gebilde, die bei Aktinomykose* im Eiter auftreten u. aus von Leukozyten umgebenen Mikrokolonien von Actinomyces u. begleitenden Bakt. bestehen; **2.** (engl.) *senile plaques*; (neuropathol.) senile Plaques*; **3.** (engl.) *drusen*; (ophth.) D. des retinalen Pigmentepithels; hyaline Ablagerungen in der Bruch-Membran zwischen retinalem Pigmentepithel u. Chorocapillaris vorwiegend am hinteren Augenpol (ophthalmoskopisch kleine weißlich gelbe Flecken); können zur Makuladegeneration* mit Sehschärfenverlust führen; **4.** (ophth.) s. Drusenpapille.
Drusen|papille (Papilla*) *f*: (engl.) *drusen of the optic nerve head*; erbl., meist bilaterale, extrazelluläre Ablagerung von Muzinen u. Glykosaminoglykanen im Bereich des Discus nervi optici; Manifestation im Kindesalter, evtl. mit kleinen Papillen bzw. Retinopathia* pigmentosa assoziiert; **Klin.:** oft symptomlos; Einschränkung des Gesichtsfelds, Blutungen u. plötzl. Sehminderung möglich.
dRVVT: Abk. für (engl.) *diluted Russel Viper Venom Time*; funkt. Screening für den Nachw. von Lupusantikoagulans*; spezifischer als Lupus-sensitive aPTT*; **Prinzip:** Aktivierung der Blutgerinnung durch direkte Aktivierung von Faktor X durch ein im Screening-Reagenz LA 1 enthaltenes Enzym aus dem Gift der Schlange Vipera russelli; Verlängerung der Gerinnungszeit bei Lupusantikoagulans-positiver Plasmaprobe mit unverändert verlängerter dRVVT-Gerinnungszeit im Plasmaaustauschversuch (dagegen Normalisierung bei Mangel an Faktor II, V od. X; vgl. Lupusantikoagulans) sowie Normalisierung der verlängerten dRVVT-Gerinnungszeit im Bestätigungstest mit zweitem Reagenz LA 2 (höhere Phospholipid-Konz. als in LA 1); s. Abb.; **Referenzbereich:** 27–40 Sek. (LA 1); Bestätigungstest: dRVVT-Gerinungszeit-Ratio (LA 1 : LA 2) ≤1,3; Plasmaaustauschversuch

$$\text{normalisierte Ratio} = \frac{\text{Screening-Reagenz LA 1 Patient}}{\text{mittlere Normalzeit LA 1 Screening-Reagenz}} \times \frac{\text{mittlere Normalzeit Bestätigungs-Reagenz LA 2}}{\text{Bestätigungs-Reagenz LA 2 Patient}}$$

dRVVT

(Verhältnis 1:1): dRVVT-Gerinungszeit-Ratio ≤1,1.

ds: Abk. für **d**oppel**s**trängig; bei Nukleinsäuren (z. B. ds-RNA).

DSA: Abk. für **d**igitale **S**ubtraktions**a**ngiographie; Röntgenkontrastuntersuchung von Gefäßen (Arterien, Venen) unter Anw. der digitalen Subtraktionsmethode (s. Abb.); im Vergleich zur konventionellen Angiographie* kontrastreichere Bilder bei geringerem Kontrastmittelverbrauch; **Prinzip:** automatische Subtraktion der Röntgenaufnahme ohne Kontrastmittel von der mit Kontrastmittel führt zu Minimierung der überlagernden Strukturen (s. Subtraktionsmethode); **Formen:** 1. **intraarterielle** DSA: intraarterielle Kontrastmittelapplikation über in die Arterie eingebrachte Katheter od. nach Direktpunktion zentraler od. auch peripherer Arterien; 2. **intravenöse** DSA (Kontrastmittelapplikation über die Venen): **a)** zur Darstellung der Venen durch direkte intravenöse Kontrastmittelapplikation in punktierte periphere Venen od. über eingebrachte Katheter; **b)** zur Darstellung der Arterien durch Kontrastmittelapplikation (Bolus) zentralvenös od. in den rechten Herzvorhof und Darstellung von Körper- u. proximalen Extremitätenarterien nach Lungenpassage des Bolus (weniger invasiv als intraarterielle DSA, aber eingeschränkte Aussage durch geringe Kontrastierung insbes. bei Herzinsuffizienz bzw. Lungenperfusionsstörungen; nur noch selten angewandt).

Füllungsbild − Leerbild = Subtraktionsbild
DSA

DSCT: Abk. für **D**ual*-**s**ource-**CT**.

DSI: Abk. für (engl.) *Dysphonia* *Severity Index*.

DSM: Abk. für (engl.) *Diagnostic and Statistical Manual of Mental Disorders*; diagnostisches u. statistisches Manual psychischer Störungen; von der Amerikanischen Psychiatrischen Assoziation (Abk. APA) herausgegebenes Handbuch zur Klassifikation u. Vereinheitlichung der Nomenklatur psychischer Störungen u. ihrer diagnostischen Kriterien; liegt in der 4. Version (DSM-IV) von 1994 mit Textrevision (DSM-IV-TR 2000) vor; DSM-V ist zurzeit in Planung (voraussichtliches Erscheinen 2012). Beurteilung eines psych. Krankheitszustands erfolgt auf 5 voneinander unabhängigen Achsen. Vgl. AMDP-System; ICD.

DST: Abk. für **D**esialotransferrin*.

DST-Agar *m*: Kurzbez. für **d**iagnostic **s**ensitivity **t**est Agar; Fertignährboden zur Sensibilitätstestung von Bakterien gegen Antibiotika* u. Sulfonamide*.

D4T: Abk. für **D**idehydro-**d**ideoxy**t**hymidin; s. Stavudin.

DTA: Abk. für **d**uldbare **t**ägliche **A**ufnahmemenge; s. ADI.

DTI: Abk. für (engl.) *diffusion tensor imaging*; s. MRT.

DTPA: Abk. für **D**iethylen**t**riamin**p**enta**a**cetat; Chelatbildner* zur Bindung von Metallkationen, z. B. in der Nuklearmedizin ^{111}In-DTPA od. ^{99m}Tc-DTPA; s. Leberszintigraphie; Lungenventilationsszintigraphie; Nierendiagnostik; Radioisotopennephrographie.

Dual|block (lat. du̱alis zwei enthaltend): s. Muskelrelaxation.

Dual-source-CT: Abk. DSCT; Mehrzeilen*-CT mit 2 (um 90° zueinander versetzt angeordneten) rotierenden Röntgenstrahlern (Röntgenröhren); kürzere Untersuchungsdauer u./od. höhere Bildauflösung als bei konventioneller (Single-source-)Mehrzeilen-CT; **Anw.:** insbes. kardiale Diagn. (Kardio-CT bzw. CT-Koronarangiographie; s. CT).

Duane-Syn|drom (Alexander D., Ophth., New York, 1858–1926) *n*: s. Stilling-Türk-Duane-Syndrom.

Dubin-Johnson-Syn|drom (Isidore D., Pathol., Washington, 1913–1980; Frank B. J., Pathol., Washington, geb. 1919) *n*: (engl.) *Dubin-Johnson syndrome*; syn. Sprinz-Nelson-Syndrom; seltene, meist bei Jugendlichen u. jungen Erwachsenen auftretende, autosomal-rezessiv erbl. Störung des Transports von konjugiertem Bilirubin in die Gallengänge mit Ablagerung eines braun-schwarzen Pigments in der häufig vergrößerten Leber; **Klin.:** Verlauf asymptomat. od. mit uncharakterist. Oberbauchbeschwerden; bei Frauen tritt häufig in der Schwangerschaft u. bei hormonaler Kontrazeption* (Kontraindikation!) ein Ikterus (ohne Pruritus) auf. **Ätiol.:** Punktmutation im CMOAT-Gen (Genlocus 10q24) mit Fehlen des kanalikulären Anionentransporters; **Diagn.:** direkte Hyperbilirubinämie; verminderte Exkretion von biliären Diagnostika, z. B. hepatobiliäre Funktionsszintigraphie mit Diethylaminodiacetat (HIDA); Leberfunktionstests normal; erhöhte Ausscheidung von Koproporphyrin* I im Urin. **Ther.:** nicht erforderlich; **Progn.:** gut. Vgl. Rotor-Syndrom.

dubiosus (lat.): zweifelhaft, dubiös.

Dubois-Formel (Delafield D., Naturwissenschaftler, New York, 1882–1959): (engl.) *Dubois' formula*; Formel zur Berechnung der Körperoberfläche* zur individuell besser abgestimmten Dosierung von Arzneimitteln (v. a. in der Onkologie):
KOF [m^2] = Körpergewicht [kg]^{0,425} ·
Körpergröße [cm]^{0,725} · 0,007184 [m^2/kg/cm].

Dubreuilh-Krankheit (William D., Dermat., Bordeaux, 1857–1935): Lentigo* maligna.

Duchenne-Aran-Krankheit (Guillaume B. D., Neurol., Paris, 1806–1875; François A. A., Arzt, Paris, 1817–1861): s. Muskelatrophie, spinale.

Duchenne-Erb-Lähmung (↑; Wilhelm H. E., Neurol., Heidelberg, 1840–1921): s. Armplexuslähmung.

Duchenne-Krankheit (↑): s. Bulbärparalyse.

Duchenne-Muskel|dys|trophie (↑; Musculus*; Dys-*; Troph-*) *f*: (engl.) *Duchenne muscular dystrophy*; Abk. DMD; X-chromosomal-rezessiv erbl., häufigste Form der progressiven Muskeldystrophien* mit nahezu vollständigem Fehlen von Dystrophin* (Genlocus Xp21.2); **Vork.:** ausschließlich bei Männern; **Häufigkeit:** 1:3500; **Klin.:** proximal betonte Muskelschwäche mit Beginn in den ersten Lebensjahren u. rascher Progredienz, Verlust der Gehfähigkeit zwischen 10. u. 12. Lj., zunehmende Ateminsuffizienz; Skoliose, Gelenkkontrakturen, häufig Kardiomyopathie; evtl. leichte mentale Retardierung; **Progn.:** Lebenserwartung eingeschränkt (20–25 Jahre); **Ther.:** symptomatisch; Glukokortikoide verzögern den Verlauf.

Ducrey-Strepto|bakterien (Agosto D., Dermat., Rom, 1860–1940; Strept-*; Bakt-*) *f pl*: s. Haemophilus ducreyi.

Ducroquet-Extensions|korsett (Charles D., Orthop., Paris, 1872–1929; Extension*) *n*: (engl.) *Ducroquet's extension brace*; orthop. Hilfsmittel bei der Behandlung einer Skoliose* als Vorbereitung einer Spondylodese*; der Pat. führt selbsttätig die Extensionsbehandlung u. Ausgradung der Skoliose mit Glisson*-Schlinge aus, die auf einem Gipsbeckenkorb mit Metallbügeln befestigt ist. Vgl. Extensionsmethoden.

Ductuli ab|errantes (dim von lat. ductus Gang) *m pl*: vom Nebenhodengang u. den Ductuli efferentes des Nebenhodenkopfs abgehende blinde Gänge; Reste des Wolff*-Gangs.

Ductuli alveolares (↑) *m pl*: durch dichotomische Aufzweigung der Bronchioli respiratorii entstehende Gänge, deren Rand nur aus Alveolen besteht; vgl. Bronchiolen.

Ductuli bili|feri (↑) *m pl*: (engl.) *bile ductules*; Hering-Kanälchen; Verbindungen zwischen intralobulären Gallenkapillaren u. Ductus interlobularis bilifer.

Ductuli ef|ferentes testis (↑) *m pl*: (engl.) *efferent ductules*; 10–20 Kanälchen zwischen Rete testis u. Nebenhodengang; ziehen zum Ductus* epididymidis.

Ductuli ex|cretorii glandulae lacrimalis (↑) *m pl*: Ausführungsgänge der Tränendrüse; münden in den Fornix conjunctivae superior.

Ductuli prostatici (↑) *m pl*: die 15–20 in die Pars prostatica der Harnröhre mündenden Ausführungsgänge der Vorsteherdrüse.

Ductuli trans|versi ep|oo|phori (↑) *m pl*: s. Parovarium.

Ductulus (↑) *m*: kleiner Gang.

Ductus (lat.) *m*: (anat.) Gang.

Ductus arteriosus (↑) *m*: (engl.) *ductus arteriosus, arterial duct*; syn. Ductus (arteriosus) Botallo (Abk. DAB); auch Ductus Botalli, Ductus aorticus; Verbindung zwischen Aortenbogen u. Teilungsstelle des Truncus pulmonalis als physiol. Kurzschluss (Rechts-Links-Shunt) im pränatalen Blutkreislauf* zur Umgehung der bei Embryo u. Fetus noch funktionsunfähigen Lunge; postnatal funktioneller Verschluss inf. Oxygenierung des Bluts mit Einsetzen der Atmung (innerh. von 10–15 Std.) u. Rückbildung zum Ligamentum* arteriosum innerhalb 2–3 Wo.; **klin. Bedeutung: 1.** bei best. angeborenen Herzfehlern* (z. B. schwere Aortenisthmusstenose*, Linksherzhypoplasie*-Syndrom, Pulmonalatresie*, schwere Pulmonalstenose*) vorübergehend pharmak. Offenhalten durch Infusion von Prostaglandin* E_1 (Alprostadil) erforderl.; **2.** s. Ductus arteriosus apertus.

Ductus arteriosus apertus (↑) *m*: (engl.) *patent ductus arteriosus*; Ductus arteriosus persistens; persistierender Ductus arteriosus (Abk. PDA), offener Ductus Botalli; angeb. Offenbleiben der fetalen Verbindung zwischen Aorta u. Pulmonalarterie (Ductus* arteriosus) von unterschiedl. Weite (s. Abb.); **Häufigkeit:** ca. 7 % der angeborenen Herzfehler*; **Vork.:** v. a. bei Mädchen (w : m = 3 : 1); **Pathophysiol.:** Rückfluss des Bluts aus der Aorta über die Pulmonalarterie in den Lungenkreislauf (Links-Rechts-Shunt) mit starker Volumenbelastung des kleinen Kreislaufs, evtl. Widerstandserhöhung u. Eisenmenger*-Reaktion mit Shuntumkehr (Rechts-Links-Shunt mit Mischungszyanose); **Klin.:** oft keine Beschwerden u. normale Entw., bei weit offenem Ductus arteriosus mäßige Entwicklungsverzögerung; **Kompl.:** pulmonale Hypertonie*, Aneurysmabildung, Bronchitis, Endokarditis*; **Diagn.: 1.** Herzauskultation*: lautes kontinuierl. Herzgeräusch* mit systol. Crescendo u. diastol. Decrescendo (s. Lokomotivgeräusch); palpator. häufig Schwirren, Pulsus celer et altus u. große Blutdruckamplitude* wegen des plötzl. Abströmens des aus dem li. Ventrikel ausgeworfenen Bluts durch den D. a. a.; **2.** EKG: Zeichen einer Links-, später einer Rechtsherzüberlastung; s. Herzhypertrophie (Tab. dort); **3.** Echokardiographie* (dopplersonograph. Nachweis mit Bestimmung der Druckgradienten); **4.** ggf. Herzkatheterisierung (zum interventionellen Verschluss, s. Ther.); **5.** Hinweise in Röntgen-Thorax-Aufnahme: Kardiomegalie (vgl. Herzformen) abhängig von der Größe des Links-Rechts-Shunts mit Betonung des Pulmonalbogens sowie verstärkte Hilusu. Lungengefäßzeichnung, nach Entw. einer Eisenmenger-Reaktion helle periphere Lungenfelder mit Kalibersprung zwischen den erweiterten zentralen u. den verengten peripheren Gefäßen; **Ther.:** interventioneller Verschluss (Coil, Schirm) i. R. der Herzkatheterisierung als Methode der Wahl od. bei Frühgeborenen u. Säuglingen op. (Ligatur od. Durchtrennung); vgl. Herzchirurgie.

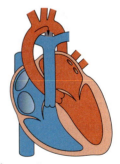

Ductus arteriosus apertus

Ductus bili|feri inter|lobularis (↑) *m*: (engl.) *interlobular bile duct*; im Bindegewebe zwischen den Leberläppchen gelegener Gallengang.

Ductus Botallo (↑) *m*: Ductus* arteriosus.

Ductus chole|dochus (↑) *m*: syn. Ductus biliaris; galleableitender Kanal nach Vereinigung des Ductus cysticus mit dem Ductus hepaticus comm.; ca. 7 cm lang; liegt im freien Rand des Lig. hepatoduo-

Ductus cochlearis

denale, gelangt hinter das Duodenum; durchsetzt den Pankreaskopf u. mündet auf der Papilla* duodeni major in die Pars desc. duodeni.

Ductus cochlearis (↑) *m*: häutiger Schneckengang; vgl. Bogengangapparat, Vestibularapparat, Gehörorgan.

Ductus cysticus (↑) *m*: Gallenblasengang; vereinigt sich mit dem Ductus hepaticus communis zum Ductus choledochus.

Ductus de|ferens (↑) *m*: Samenleiter; Fortsetzung des Nebenhodengangs, 50–60 cm lang; zieht im Funiculus spermaticus durch den Canalis inguinalis u. den inneren Leistenring, verläuft nach Überkreuzung des kleinen Beckens zur Dorsalfläche der Harnblase, steigt, den Ureter überkreuzend, zum Blasengrund ab, erweitert sich dort zur Ampulla u. mündet unter Aufnahme des Ductus excretorius der Bläschendrüsen als Ductus ejaculatorius innerh. der Prostata auf den Colliculus seminalis in der Harnröhre.

Ductus e|jaculatorius (↑) *m*: s. Ductus deferens.

Ductus endo|lymphaticus (↑) *m*: vom Sacculus des Vestibularapparats* ausgehender, Endolymphe enthaltender Gang im knöchernen Aqueductus vestibuli; endet blind an der Hinterwand der Felsenbeinpyramide.

Ductus epi|didymidis (↑) *m*: Nebenhodengang; aufgeknäuelter, 5–6 m langer Gang, nimmt die Ductuli efferentes des Hodens auf u. setzt sich am Ende des Nebenhodenschwanzes in den Ductus deferens fort; Samenspeicher.

Ductus ex|cretorius glandulae vesiculosae (↑) *m*: Ausführungsgang der Bläschendrüse*.

Ductus glandulae bulbo|urethralis (↑) *m*: s. Glandulae bulbourethrales.

Ductus hepaticus communis (↑) *m*: Ausführungsgänge der Leber für die Galle: Ductus hepaticus dext. u. Ductus hepaticus sin. verlassen die Leber, vereinigen sich zum D.h.c.; s. Ductus choledochus.

Ductus lacti|feri (↑) *m pl*: Milchgänge; Ausführungsgänge (15–20) der Brustdrüse; münden auf die Papilla mammaria.

Ductus longitudinalis ep|oo|phori (↑) *m*: Längsgang des Epoophorons; s. Parovarium.

Ductus lymphaticus dexter (↑) *m*: syn. Ductus thoracicus dexter; kurzer Lymphstamm, der durch Vereinigung des re. Truncus jugularis mit dem re. Truncus subclavius u. dem re. Truncus bronchomediastinalis entsteht u. in den Angulus* venosus re. mündet; vgl. Ductus thoracicus.

Ductus meso|nephricus (↑) *m*: Urnierengang; s. Wolff-Gang.

Ductus naso|lacrimalis (↑) *m*: Tränen-Nasen-Gang; s. Tränenwege.

Ductus omphalo|entericus (↑) *m*: (engl.) *omphalomesenteric duct*; syn. Ductus vitellinus; Dottergang; Verbindung zwischen Ileum u. Nabel, verläuft in der Nabelschnur; entsteht bei der Abschnürung des Darmrohrs vom Dottersack aus der ursprüngl. weiten Öffnung zwischen beiden; Störungen der normalen Rückbildung nach dem Embryonalleben können zu Fehlbildungen führen (s. Abb.; vgl. Meckel-Divertikel).

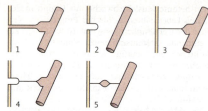

Ductus omphaloentericus: Rückbildungsstörungen: 1: vollständige Nabelfistel; 2: unvollständige Nabelfistel; 3: Meckel-Divertikel; 4: Nabelzyste; 5: Ligamentum terminale

Ductus pan|creaticus (↑) *m*: (engl.) *pancreatic duct*; auch D. p. Wirsungi; syn. Pankreasgang; Hauptausführungsgang des Pankreas*.

Ductus pan|creaticus ac|cessorius (↑) *m*: (engl.) *accessory pancreatic duct*; evtl. zusätzl. Ausführungsgang des Pankreas*.

Ductus para|meso|nephricus (↑) *m*: s. Müller-Gang.

Ductus para|urethrales (↑) *m pl*: s. Skene-Gänge.

Ductus par|otideus (↑) *m*: Stensen-Gang; Ausführungsgang der Ohrspeicheldrüse; verläuft um den Vorderrand des M. masseter, durchbohrt den M. buccinator u. mündet neben den 2. oberen Molaren in das Vestibulum oris.

Ductus pleuro|peri|cardiacus (↑) *m*: (engl.) *pleuropericardial duct*; entwicklungsgeschichtl. paarige Verbindung zwischen Perikardial- u. Leibeshöhle.

Ductus pleuro|peri|tonealis (↑) *m*: (engl.) *pleuroperitoneal duct*; entwicklungsgeschichtl. paarige Verbindung zwischen Pleurahöhlen u. Bauchhöhle.

Ductus re|uniens (↑) *m*: (engl.) *Hensen's canal*; Verbindungsgang zwischen Sacculus u. Ductus cochlearis des häutigen Labyrinths.

Ductus semi|circulares (↑) *m pl*: s. Bogengangapparat.

Ductus sub|linguales minores (↑) *m pl*: kleine Ausführungsgänge der Unterzungenspeicheldrüse mit Mündung auf der Plica u. Caruncula sublingualis; vgl. Glandula sublingualis.

Ductus sub|lingualis major (↑) *m*: syn. Bartholin-Gang; Hauptausführungsgang der Unterzungenspeicheldrüse; Mündung auf die Caruncula* sublingualis. Vgl. Glandula sublingualis.

Ductus sub|mandibularis (↑) *m*: (engl.) *submandibular duct*; syn. Wharton-Gang; Ausführungsgang der Unterkieferspeicheldrüse; Mündung auf die Caruncula sublingualis. Vgl. Glandula submandibularis.

Ductus sudori|fer (↑) *m*: Ausführungsgang der großen Schweißdrüsen (Duftdrüsen).

Ductus thoracicus (↑) *m*: (engl.) *thoracic duct*; Brustmilch- od. Milchbrustgang; entsteht zwischen dem 2. Lendenwirbelkörper u. Aorta aus dem Zusammenfluss dreier Lymphstämme zur Cisterna* chyli; verläuft durch den Hiatus aorticus des Zwerchfells ins hintere Mediastinum u. auf den Brustwirbelkörpern zwischen Aorta thoracica u. V. azygos nach kranial; Mündung in den Angulus venosus sin.; sammelt die Lymphe der gesamten unteren u. der linken oberen Körperhälfte.

Ductus thoracicus dexter (↑) *m*: Ductus* lymphaticus dexter.
Ductus thyro|glossalis (↑) *m*: (engl.) *thyroglossal duct*; Schilddrüsenzungengang; epithelialer Gang, dessen Ursprung als Foramen caecum linguae zwischen Tuberculum impar u. Copula der embryonalen Zungenanlage liegt; wächst nach kaudal; obliteriert später u. findet sich als Foramen caecum linguae in der Mitte des Sulcus terminalis am Zungengrund. Ein Teil kann als Lobus* pyramidalis glandulae thyroideae erhalten bleiben. Im kranialen Abschnitt können Nebenschilddrüsen entstehen. **Klin. Bedeutung:** im gesamten Verlauf ektopes Schilddrüsengewebe mögl. (s. Schilddrüsendystopie); mediane Halsfistel* od. Halszyste* bei unvollständiger Obliteration. Vgl. Schilddrüse.
Ductus utriculo|saccularis (↑) *m*: (engl.) *utriculosaccular duct*; Verbindungsgang zwischen Utriculus u. Sacculus des häutigen Labyrinths.
Ductus venosus Arantii (↑; Giulio Cesare Aranzio, Anat., Bologna, 1530–1589) *m*: (engl.) *duct of Arantius*; im pränatalen Blutkreislauf* bestehende Verbindung zwischen Nabelvene (V. umbilicalis) u. unterer Hohlvene (V. cava inferior); obliteriert nach der Geburt zum Lig. venosum der Leber.
Ductus venosus Cuvieri (↑) *m*: s. Cuvier-Gang.
Ductus vitellinus (↑) *m*: Ductus* omphaloentericus.
Dünn|darm: (engl.) *small intestine*; (anat.) Intestinum tenue; s. Darm.
Dünn|darm|endo|skopie (End-*; -skopie*): (engl.) *small bowel endoscopy*; syn. (Doppel-)Ballonenteroskopie; Untersuchung des Dünndarms mit flexiblem Video-Endoskop*; **Einteilung: 1.** Push-Enteroskopie (Abk. PE)) durch alleiniges Vorschieben des Endoskops; **2.** Push-and-Pull-Enteroskopie (Abk. PPE): durch Vorschieben (engl. push) des Endoskops werden durchfahrene Dünndarmsegmente nun durch Rückzug (engl. pull) eines (an der Tubusspitze) od. zweier aufblasbarer Ballons (an der Endoskopspitze) ziehharmonikaartig auf den Endoskopschaft bzw. den Tubus aufgeschoben; durch mehrfache Wiederholung dieser Schritte werden das Jejunum u. das tiefer gelegen Ileum erreicht, die beim kontrollierten Rückzug inspiziert werden können; **Vorteil** gegenüber PE: besser steuerbar, tieferes Vordringen; Vorteil gegenüber Kapselendoskopie*: Möglichkeit zur Biospiegewinnung u. zu therap. Maßnahmen (u. a. Blutstillung, Verödung von Gefäßfehlbildungen, Polypabtragung).
Dünn|darm|ersatz|blase: (engl.) *intestine artificial bladder*; syn. Neoblase; orthotoper Blasenersatz* aus 40–60 cm ausgeschaltetem, aufgeschnittenem Dünndarm; **Prinzip:** Bildung eines kugeligem Harnreservoirs aus dem zunächst zu einer Platte gelegten Darmsegment (i. d. R. Ileum, selten Jejunum); Neueinpflanzung der Ureteren; Anschluss an die Urethra od. Ableitung des Urins über einen Anus* praeternaturalis; **Ind.:** Wiederherstellung der Urinableitung nach Zystektomie*. Vgl. Ileum-Conduit.
Dünn|darm|ersatz|magen: s. Ersatzmagenbildung.
Dünn|darm|re|sektion (Resektion*) *f*: (engl.) *intestinal resection*; Entfernen von Dünndarmabschnitten i. d. R. mit Wiederherstellung der Darmpassage durch End-zu-End-Anastomose; **Ind.:** v. a. Ileus, Peritonitis, intestinaler Blutverlust u. Malassimilationssyndrom* (als Kompl.) bei Enteritis regionalis Crohn, Enteritis necroticans, Peutz-Jeghers-Syndrom, Typhus, Darmtuberkulose, Syndrom der blinden Schlinge, bei Dünndarmerkrankungen (z. B. Duodenaldivertikel, Meckel-Divertikel, Ulcus duodeni, Dünndarmtumoren, Endometriose, intestinale Fisteln od. Durchblutungsstörungen, traumat. Schädigung durch stumpfes Bauchtrauma); **Folgen:** nach kurzstreckiger (30–40 cm) D. keine Sympt., bei ausgedehnter Resektion Malabsorption* durch Reduktion der Absorptionsfläche mit Diarrhö u. Verdauungsinsuffizienz. Vgl. Darmresektion.
Dünn|darm|trans|plantation (Transplantation*) *f*: (engl.) *transplantation of the small intestine*; Transplantation* des isolierten Dünndarms nach postmortaler od. Lebendspende (s. Abb.); erfolgt in selteneren Fällen mit angrenzendem Caecum od. als kombinierte Leber- u. Dünndarmtransplantation; **op. Vorgehen:** venöse Drainage in die V. cava inf. od. V. portae hepatis; art. Perfusion via Interponat* aus infrarenaler Aorta abdominis; enterale Kontinuitätswiederherstellung meist über proximale Jejunojejunostomie bzw. distale Ileokolostomie*; Anlage eines temporären diagn. Ileostomas; Basisimmunsuppression mit Tacrolimus* in Komb. mit 1 od. 2 weiteren Immunsuppressiva; **Ind.:** bei Kurzdarmsyndrom* bzw. funktionellem intestinalem Versagen mit total parenteraler Ernährung (engl. total parenteral nutrition, Abk. TPN); Indikationszeitpunkt individuell bei TPN-assoziierten Leberfunktionsstörungen bzw. Katheter-assoziierten Kompl.; **Kompl.:** Abstoßungsreaktion*, virale Enteritis; **Progn.:** Ein-Jahres-Überlebensrate ca. 75 %.

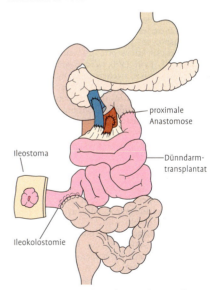

Dünndarmtransplantation: schematische Darstellung einer isolierten Dünndarmtransplantation [104]

Dünn|darm|tumor (Tumor*) *m*: (engl.) *small intestinal tumor*; Neubildung im Bereich des Dünndarms

Dünndarmulkus

(5 % der Tumoren im Verdauungstrakt); **Formen:** 1. benigner D.: meist Adenom*, Lipom, Hämangiom od. Leiomyom; 2. maligner D.: ca. 1–3 % aller malignen Tumoren des Verdauungstrakts; meist Adenokarzinom* (am häufigsten), maligne Lymphome, Leiomyosarkom, neuroendokrine Tumoren*; **Sympt.:** Anämie, Meteorismus, kolikartige Schmerzen, Erbrechen, tastbarer Tumor, mechan. Ileus* durch Obstruktion od. Invagination; **Diagn.:** anterograder Kontrasteinlauf* nach Sellink, Angiographie*, Kapselendoskopie*, diagn. Laparoskopie, Probelaparotomie*; **Ther.:** Resektion des tumorösen Darmabschnitts (bei Malignität mit Lymphknotendissektion) u. Wiederherstellung der Darmpassage durch End-zu-End-Anastomose. Vgl. Duodenaltumor.

Dünn|darm|ulkus (Ulc-*) *n*: s. Ulcus duodeni.

Dünn|schicht|chromato|graphie (Chrom-*; -graphie*) *f*: (engl.) *thin-layer chromatography*; Abk. DC; Form der Chromatographie*, bei der die feste stationäre Phase als dünne Schicht auf Glas- od. Kunststoffplatten aufgetragen ist; das Analysegemisch (flüssige mobile Phase) wird am Rand der Platte punkt- od. strichförmig aufgetragen u. die Platte in geeignete Lösungsmittel gestellt (aufsteigende Methode); die aufgetrennten Substanzen können mit aufgesprühten Reagenzien od. unter UV-Licht sichtbar gemacht werden.

Düsen|vernebler: (engl.) *jet nebulizer*; s. Aerosoltherapie.

Duffy-Blut|gruppen: (engl.) *Duffy's blood groups*; Symbol Fy; Blutgruppensystem, dessen antithet. Hauptantigene Fy^a bzw. Fy 1 u. Fy^b bzw. Fy 2 durch kodominante Allele determiniert werden; je Erythrozyt werden ca. 17 000 Antigenkopien exprimiert; beim Genotyp Fy 0/Fy 0 tragen die Erythrozyten weder Fy^a- noch Fy^b-Antigene. Diese Erythrozyten werden von Plasmodium* vivax nicht befallen, was das häufige Vork. des homozygoten Phänotyps $Fy^{(a-b-)}$ in Afrika (ca. 68 %) erklären könnte (Selektionsvorteil). 3 weitere Duffy-Antigene (Fy 3, Fy 4, Fy 5) werden möglicherweise durch Allele eines zweiten sog. Duffy-Sublokus determiniert (klin. ohne Bedeutung). Antikörper (Anti-Fy^a häufiger als Anti-Fy^b; Nachw. durch indirekten Antiglobulintest*, Enzymtest ist ungeeignet) werden selten gefunden, können aber schwere Transfusionszwischenfälle* u. einen Morbus* haemolyticus neonatorum verursachen. Vgl. Blutgruppen.

Duft|drüsen: (engl.) *apocrine sweat glands*; große apokrine Schweißdrüsen* (Glandulae sudoriferae) im Bereich von Achselhöhlen, Mons pubis, großer Schamlippe u. perianal sowie im Bereich von Areola mammae u. äußerem Gehörgang, die Pheromone* abgeben.

Duhring-Brocq-Krankheit (Louis A. D., Dermat., Philadelphia, 1845–1913; Louis B., Dermat., Paris, 1856–1928): Dermatitis* herpetiformis.

Duhring-Kammer|test (Louis A. D., Dermat., Philadelphia, 1845–1913) *m*: (engl.) *Duhring chamber test*; syn. Kammertest; Hautverträglichkeitsprüfung zur Ermittlung geringer Irritationspotentiale (z. B. bei Tensiden) durch extreme lokale Exposition; Testsubstanz auf Trägermaterial in Alumini-umkammern, die am Unterarm für mehrere Std. bis zu 5 Tagen befestigt werden

Duke-Methode (William W. D., Pathol., Kansas City, 1883–1949) *f*: s. Blutungszeit.

Dukes-Klassifikation (Cuthbert E. D., Pathol., London, 1890–1977) *f*: (engl.) *Dukes' classification*; Einteilung der kolorektalen Karzinoms*; maßgebl. sind Infiltrationstiefe in der Darmwand u. die regionale lymphogene Metastasierung (s. Abb.); **Einteilung:** s. Karzinom, kolorektales (Tab. dort); die D.-K. wird kaum noch verwendet, international gilt v. a. die TNM*-Klassifikation.

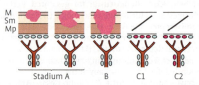

Dukes-Klassifikation: M: Tunica mucosa; Sm: Tela submucosa; Mp: Tunica muscularis und Tunica serosa (Peritoneum)

duktal (Ductus*): (engl.) *ductal*; innerh. eines Gangs, von einem Gang ausgehend; z. B. duktales Mammakarzinom*.

Dukto|graphie (↑, -graphie*) *f*: Galaktographie*.

Dukto|skopie (↑, -skopie*): (engl.) *ductoscopy*; mikroendoskop. Darstellung der Milchgänge der weibl. Brust unter Verw. eines Duktoskops mit u. ohne zusätzli. Arbeitskanal, bestehend aus Lichtquelle, 1 mm-Geradeausoptik u. Untersuchungsschaft (Außendurchmesser max. 1,3 mm) mit Spülkanal; **Ind.:** pathol. Sekretion aus der Brustdrüse, Tumordiagnostik (s. Abb.), Früherkennung des Mammakarzinoms*. Vgl. Endoskopie.

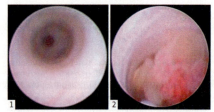

Duktoskopie: 1: physiol. Befund: weißlich-rosa schimmernder Milchgang mit glatter Wand; 2: peripher gelegene, multipel polypöse, rötliche Proliferation mit zerklüfteter Oberfläche u. atypischen Gefäßen (Histologie: Milchgangpapillom)

Duktus|zyste (↑, Kyst-*) *f*: (engl.) *nasopalatine duct cyst*; syn. Nasopalatinusgangzyste; s. Kieferzyste.

Duldungs|pflicht: (engl.) *duty of acquiescence*; Verpflichtung des Versicherten od. Anspruchstellers, sich sozialversicherungs-, fürsorge-, versorgungsod. schadensrechtlich indizierten ärztl. Maßnahmen zu unterziehen, um nicht seine Ansprüche gegenüber dem Leistungspflichtigen zu verlieren; kann sich ergeben aus Regelungen des SGB I (§§ 62 f.), des Beamtenversorgungs-, Soldaten- u. des Zivildienstgesetzes sowie i. R. der allg. Schadensminderungspflicht nach § 254 Abs. 2 BGB u. bei Privatversicherungen.

Duloxetin (INN) *n*: (engl.) *duloxetin*; zentral wirksamer, kombinierter Serotonin- u. Noradrenalinwiederaufnahme-Hemmer; Antidepressivum*; **Ind.**: Depression*, diabet. Polyneuropathie*, Belastungsinkontinenz* bei Frauen; **UAW**: Übelkeit, Insomnie.

Dumping-Syn|drom (engl. to dump hineinplumpsen) *n*: (engl.) *dumping syndrome*; Komb. versch. gastrointestinaler Beschwerden mit Störung der Kreislauffunktion u. Hauterscheinungen, bei der es zu einer Sturzentleerung von flüssiger u. fester Nahrung in den Dünndarm kommt; seltener Symptomkomplex inf. Magenteilresektion* mit Aufhebung der Pylorusfunktion; häufiger inf. Magenteilresektion nach Billroth I od. II; **Klin.**: Sympt. treten v. a. in Zus. mit den Mahlzeiten (insbes. Milch u. Kohlenhydrate) auf. **1. Frühsyndrom**: sofort bis 15 Min. danach Auftreten von Blässe, Schweiß, Druckgefühl im Oberbauch, Singultus, Übelkeit, Emesis, evtl. Kreislaufkollaps; Urs: zu schnelle Füllung des proximalen Dünndarms mit hyperosmolarem Darminhalt u. Auslösen eines Flüssigkeitseinstroms aus dem Plasma ins Darmlumen; dadurch Abnahme des Plasmavolumens bis zu 30 % (Hypovolämie); **2. Spätsyndrom**: 1–4 Std. nach den Mahlzeiten auftretende Sympt. wie bei Frühsyndrom, zusätzl. Sympt. einer Hypoglykämie*; Urs.: durch rasche Resorption großer Mengen von Kohlenhydraten zunächst Hyperglykämie mit nachfolgender (gegenregulator.) Hypoglykämie; **Diagn.**: sog. Dumping-Provokationstest (250 ml 50 %iger Glukose p. o.); **Ther.**: konservativ durch häufige kleine Mahlzeiten, Nahrungsmittel mit hoher osmolarer Aktivität meiden (führt meist zu Beschwerdefreiheit); u. U. Umwandlung der Magenteilresektion (Billroth II in Billroth I od. Roux Y). Vgl. Magenoperationsfolgen.

Dunbar-Syn|drom *n*: intestinale Mangeldurchblutung inf. Kompression des Truncus coeliacus durch das mediane Bogenband (Ligamentum arcuatum) des Zwerchfells.

Duncan-Modus (James M. D., Gyn., Edinburgh, London, 1826–1890) *m*: (engl.) *Duncan mechanism*; Form der Plazentalösung*, bei der sich die unteren Teile der Plazenta zuerst lösen (s. Abb.), v. a. bei über Eck (Tubenecke) inserierter Plazenta.

Duncan-Syn|drom *n*: Purtilo*-Syndrom.

Dunkel|ad|aptation (Adaptation*) *f*: (engl.) *dark adaptation*; Übergang zum Dämmerungssehen (skotopisches Sehen) u. Anpassung des Auges an Dunkelheit; Verlauf in 2 **Phasen: 1.** primäre od. Zapfenadaptation bis zum sog. Kohlrausch*-Knick; **2.** Dauer- od. Stäbchenadaptation unter Regeneration des Rhodopsins* u. Veränderung der summierenden Konvergenzverschaltung der Stäbchen auf die ableitenden Ganglienzellen der Netzhaut; optimale D. frühestens nach 25 Min.; geht einher mit Verlust des Farbensehens*, Verminderung der Sehschärfe u. einem physiol. Zentralskotom. Vgl. Duplizitätstheorie des Sehens; Helladaptation.

Dunkel|feld|untersuchung: (engl.) *dark field examination*; mikroskop. Untersuchung bei vollständiger Abblendung des von unten eintretenden Lichtkegels (nur bei schwacher Vergrößerung möglich) od. bei nur zentraler Abblendung u. kräftiger

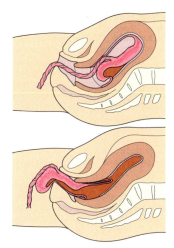

Duncan-Modus: laterale Plazentalösung

seitl. Beleuchtung durch Spiegelkondensor; **Anw.**: bes. zum Nachw. von Treponema* pallidum (typ. Morphologie u. Bewegungen); neben dem spezif. IgM-Nachweis frühestmögl. diagn. Test der Syphilis*.

Duo|denal|a|tresie (lat. duodeni je zwölf; Atresie*) *f*: (engl.) *duodenal atresia*; Form der Darmatresie* mit Sympt. eines hohen Ileus* (galliges Erbrechen) ab dem 1. Lebenstag, Mekoniumabgang häufig vorhanden; **Häufigkeit**: 1:6000; häufig bei Down*-Syndrom; **Diagn.**: Ultraschalldiagnostik (häufig schon pränatal übermäßig viel Magensekret, Hydramnion*); viel Magensekret postnatal; röntg. (Double*-bubble-Zeichen; s. Abb.); **Ther.**: Duodenoduodenostomie, evtl. Duodenojejunostomie nach Resektion des betroffenen Darmabschnitts. Vgl. Duodenalstenose.

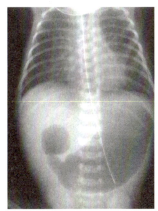

Duodenalatresie: Double-bubble-Zeichen [67]

Duo|denal|di|vertikel (↑; Divertikel*) *n*: (engl.) *duodenal diverticulum*; meist am Duodenum descendens gelegene Blindsackbildung mit mögl. Stenoseerscheinungen, Duodenitis, Ulzeration, Pankreatitis; Operationsindikation nur bei ausgepräg-

Duodenalkarzinom

ter Symptomatik (Blutung u. Perforation); vgl. Divertikel.

Duo|denal|karzinom (↑; Karz-*; -om*) *n*: (engl.) *duodenal carcinoma*; sehr seltenes Karzinom* des Duodenums (ca. 0,3 % aller gastrointestinalen Karzinome); **Histol.**: meist supra-, peri- od. infrapapillär lokalisiertes Adenokarzinom*; **Sympt.**: galliges Erbrechen inf. Duodenalstenose, (massive) Blutung, Verschlussikterus bei Lok. im Bereich der Papilla duodeni major; **Diagn.**: Duodenoskopie mit Biopsie, röntg. Magen-Darm-Passage, MRT; **Ther.**: (chir.) Resektion od. partielle Duodenopankreatektomie*; **Progn.**: Fünf-Jahres-Überlebensrate zwischen 20 u. 30 %. Vgl. Duodenaltumor.

Duo|denal|kom|pression, arterio|mes|enteriale (↑; lat. comprimere, compressus zusammendrücken) *f*: (engl.) *mesenteric artery compression syndrome*; syn. Wilkie-Syndrom, oberes Mesenterialarterien-Syndrom; zeitweilige Behinderung der Darmpassage im Bereich der Pars inferior duodeni, die von den über ihr verlaufenden Mesenterialgefäßen gegen die Aorta gepresst wird; **Sympt.**: v. a. Druck- u. Völlegefühl nach Nahrungsaufnahme, dabei Besserung in Knie-Ellenbogen-Lage; bei starken Beschwerden ggf. operative Behandlung.

Duo|denal|saft (↑): (engl.) *duodenal juice*; mit Duodenalsonde gewonnene Flüssigkeit, die auf Erreger (Lamblien, Trematoden), Gallenbestandteile, Tumormarker (z. B. CEA) u. Produkte des exokrinen Pankreas (Lipase, Amylase, Trypsin, Bicarbonate) geprüft wird; vgl. Pancreozymin-Secretin-Test.

Duo|denal|sonde (↑) *f*: (engl.) *duodenal tube*; Intestinalsonde; durch Nase od. Mund bis zum Duodenum einzuführende Sonde* aus Kunststoff zur Ableitung von Duodenalinhalt od. zur enteralen Ernährung (Sondenernährung*); vgl. Miller-Abbott-Sonde, Magensonde.

Duo|denal|stenose (↑; Steno-*; -osis*) *f*: (engl.) *duodenal stenosis*; partielle Verlegung des Duodenallumens; **Urs.**: 1. Duodenaltumor*; 2. angeb. Fehlbildung (1:7000 Geburten), häufig in Komb. mit anderen Fehlbildungen im Neugeborenen- u. Säuglingsalter auftretend durch: **a)** innere Obstruktion inf. membranösen Septums od. Duodenalwandhypoplasie mit geringem Restlumen; **b)** Kompression durch Volvulus* od. konnatale Briden, z. B. bei Non- u. Malrotation*, Mesenterium* ileocolicum commune od. Pancreas* anulare. **Klin.**: häufig galliges Erbrechen als Frühsymptom; **Diagn.**: Abdomenübersicht; **Ther.**: chir. Resektion. Vgl. Darmatresie; Duodenalatresie.

Duo|denal-Switch-Operation (↑) *f*: (engl.) *duodenal switch operation*; op. Verfahren i. R. der Adipositaschirurgie*; Komb. aus Sleeve-Resektion, Umleitung von Galle u. Pankreassekret in einen sehr kurzen gemeinsamen caudalen Ileumanteil (ca. 1 m Abstand von der Bauhin*-Klappe) u. einer langen proximalen Ileumschlinge, die kurz hinter dem Pylorus mit dem Magen verbunden wird (s. Abb.); Gewichtsreduktion von 60–80 % des Übergewichtes durch Restriktion u. Malabsorption*.

Duo|denal|tumor (↑; Tumor*) *m*: (engl.) *duodenal tumor*; im Duodenum lokalisierter seltener Tumor; **Formen**: **1.** benigner D., z. B. (villöser) Darmpo-

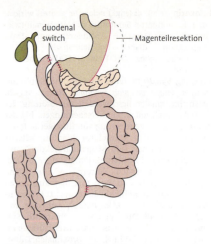

Duodenal-Switch-Operation [25]

lyp, Brunneriom od. Leiomyom; **2.** maligner D., z. B. Duodenalkarzinom*, neuroendokriner Tumor* od. Metastase* v. a. eines Choledochus- od. Pankreaskarzinoms. Vgl. Dünndarmtumor.

Duo|denal|ulkus (↑; Ulc-*) *n*: s. Ulcus duodeni.

Duo|denitis (↑; -itis*) *f*: Entz. des Zwölffingerdarms; **Vork.**: evtl. im Zus. mit Ulcus* duodeni; Sonderformen als infektiöse Enteritis* od. nach chem. Noxen (z. B. Ethanol, nichtsteroidale Antiphlogistika).

Duo|deno|graphie, hypo|tone (↑; -graphie*) *f*: (engl.) *hypotonic duodenography*; auch Relaxationsduodenographie; röntg. Methode zur gezielten Darstellung des Duodenums bei Verdacht auf Pankreaskopfprozesse (chronische Pankreatitis, Papillen- od. Pankreastumor), Erkrankungen des hepatobiliären Systems mit Manifestation am Duodenum od. Komplikationen eines Ulcus duodeni; Anw. auch bei suspekten endoskopischen od. röntg. Vorbefunden; **Meth.**: Doppelkontrastmethode u. Einsatz von Spasmolytika (vgl. Pharmakoradiographie).

Duo|deno|jejuno|skopie (↑; jejunalis*; -skopie*) *f*: (engl.) *duodenojejunoscopy*; endoskop. Untersuchung des oberen Dünndarms (gesamtes Duodenum u. oberes Jejunum); vgl. Duodenoskopie, Endoskopie.

Duo|deno|jejuno|stomie (↑; ↑; -stomie*) *f*: (engl.) *duodenojejunostomy*; Enteroanastomose* zwischen Duodenum u. Jejunum.

Duo|deno|pankreat|ek|tomie (↑; Pankreas*; Ektomie*) *f*: (engl.) *duodenopancreatectomy*; auch Pankreatoduodenektomie; Form der Pankreatektomie* v. a. als Radikaloperation bei Pankreaskopf- u. periampullärem Karzinom; **Meth.**: **1.** partielle D. nach Kausch-Whipple: En-bloc-Resektion von Pankreaskopf mit Duodenum, distalem Magenanteil, Gallenblase, distalem Ductus choledochus u. radikaler Lymphknotenausräumung; anschl. Rekonstruktion meist durch Choledocho-, Gastro- u. Pankreatikojejunostomie (s. Abb.); **2.** pyloruserhaltende partielle D. nach Traverso: Resektionsausmaß wie bei 1., jedoch mit Erhalt von Magen

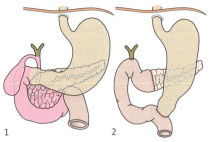

Duodenopankreatektomie: 1: Resektionsausmaß; 2: Rekonstruktion nach Traverso [25]

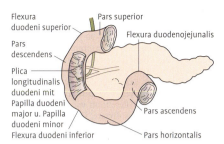

Duodenum

u. Pylorus; 3. totale D. mit Entfernen des gesamten Pankreas u. Splenektomie bei Karzinom im Pankreaskorpus.

Duo|deno|skopie (↑; -skopie*) *f*: (engl.) *duodenoscopy*; endoskop. Untersuchung des Duodenums u. des oberen Jejunums mit einem flexiblen Spezialendoskop (Duodenoskop). **Ind.**: Abklärung von Erkr. im Bereich des Duodenums, z. B. Ulcus duodeni, Polypen, Divertikel, Tumoren, pathol. Veränderungen der Papilla duodeni major (s. Abb.); Anw. auch i. R. der endoskop. retrograden Cholangiographie (ERC) bzw. Cholangiopankreatikographie (ERCP*).

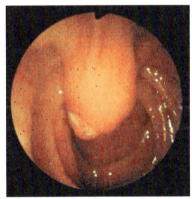

Duodenoskopie: endoskopischer Befund bei Tumor der Papilla duodeni major [23]

Duo|deno|stomie (↑; -stomie*) *f*: s. Enterostomie.
Duo|denum (lat. duodeni je zwölf) *n*: (engl.) *duodenum*; syn. Zwölffingerdarm; oberster, an den Pylorus* anschl. Dünndarmabschnitt; Länge entspricht ungefähr der Breite von 12 Fingern: 25–30 cm; hat die Form eines C, in dessen Konkavität sich der Kopf der Bauchspeicheldrüse einschmiegt. Lage im re. Oberbauch; mit Ausnahme der Pars superior an der hinteren Leibeswand angeheftet (sekundär-retroperitoneal); **Abschnitte**: s. Abb.; auf der Papilla* duodeni major des D. münden gemeinsam Ductus choledochus u. Ductus pancreaticus; kranial davon auf der Papilla* duodeni minor der Ductus pancreaticus accessorius. Das D. weist die Oberfläche vergrößernde zirkuläre Falten (Kerckring*-Falten), Zotten u. Krypten (Lieberkühn*-Krypten) auf.

Klin. Bedeutung: Auftreten eines Ulcus duodeni (s. Ulkus, gastroduodenales) häufig im Bulbus* duodeni. Vgl. Darm.
Duplay-Schulter|steife (Emanuel S. D., Chir., Paris, 1836–1924): s. Periarthropathia humeroscapularis.
duplex (lat.): doppelt.
Duplex|sono|graphie (↑; lat. *sonare* tönen; -graphie*) *f*: (engl.) *duplex sonography*; Komb. aus Impulsechoverfahren (B-Bild) u. Dauerschallverfahren (Doppler) der Ultraschalldiagnostik* zur gleichzeitigen Untersuchung der Weichteilstrukturen (Gefäßmorphologie) u. des Blutstroms; **Anw.**: z. B. nicht invasive Darstellung einer Nierenarterienstenose*; bei der **farbcodierten** D. wird die Richtung des Blutstroms in Bezug auf den Schallkopf durch unterschiedl. Farben (rot u. blau) sichtbar gemacht.
Duplikation (lat. *duplicare* verdoppeln) *f*: (engl.) *duplication*; strukturelle Chromosomenaberration*, bei der ein Chromosomenabschnitt doppelt vorhanden ist.
Duplikatur (↑) *f*: Verdoppelung.
Duplizitäts|theorie des Sehens (↑) *f*: (engl.) *theory of retinal rods and cones*; Erklärung der 2 Wahrnehmungsbereiche des Sehsinns, die von der Funktionsweise u. Lok. der Rezeptoren der Retina (s. Stäbchen, Zapfen) sowie von deren Verschaltung bestimmt wird; **Zapfen** (höhere Reizschwelle) vermitteln Farbsehen mit max. Sehschärfe aber kleinem Gesichtsfeld (Tagessehen od. photopisches Sehen); **Stäbchen** (niedrigere Reizschwelle) vermitteln Hell-Dunkel-Sehen mit großem Gesichtsfeld aber niedriger Sehschärfe (Dämmerungssehen od. skotopisches Sehen).
Dupuytren-Krankheit (Baron Guillaume D., Chir., Paris, 1777–1835) *f*: (engl.) *Dupuytren's disease*; syn. Morbus Dupuytren; Symptomenkomplex mit typ. Beugekontraktur der Finger (bes. IV. u. V.) inf. bindegewebig-derber Verhärtung u. Schrumpfung der Palmaraponeurose mit Ausbildung derber Stränge u. Knoten; in 70–80 % Beteiligung beider Hände; **Vork.**: v. a. Männer (m : w = 5 : 1) jenseits des 5. Lebensjahrzehnts; **Urs.**: unklar, wahrscheinl. Komb. von erbl. Disposition u. äußeren Faktoren (Mikrotraumen, z. T. auch Zus. mit rheumat., Autoimmun- u. fibroblast. Erkr. (Induratio* penis plastica, Fingerknöchelpolster*, Lederhose*-Syndrom I); Pat. mit Lebererkrankungen, Diabetes mellitus, Epilepsie u. Alkoholkranke haben häufiger (ca. 30 %) eine D.-K. als die Gesamtbevölkerung (ca. 2 %). **Gradeinteilung**: entspr. der Summe der

Streckdefizite der einzelnen Gelenke: **N:** Strang od. Knoten in der Hohlhand ohne Streckdefizit; **1:** Streckdefizit 0–45°; **2:** 45–90°; **3:** 90–135°; **4:** >135°; **Ther.:** einfache Fasziotomie mit Durchtrennung des Kontrakturstrangs bei schlechtem AZ u. hohem Alter (hohe Rezidivrate); partielle Fasziektomie mit Resektion der befallenen Bezirke (hohe Rezidivrate); Totalentfernung der Palmaraponeurose mit Resektion von Bindegewebesträngen (geringe Rezidivrate, jedoch aufwendige Op. u. lange Nachbehandlung).

DUR: Abk. für (engl.) *duration*; (anästh.) Maß für die klin. Wirkungsdauer neuromuskulär blockierender peripherer Muskelrelaxanzien*; DUR 25 z. B. bezeichnet das Zeitintervall zwischen i. v. Applikation u. Erholung der neuromuskulären Blockade auf 25 % des Ausgangswerts. Vgl. Anschlagzeit.

Dura|erweiterungs|plastik (lat. *durus* hart; Plast-*) *f*: (engl.) *dura augmentation*; Form der Duraplastik* mit Erweiterung des intrakraniellen bzw. intraspinalen Raums; **Ind.:** u. a. Hirndrucksteigerung* (zusätzl. zur knöchernen Dekompression durch osteoklast. Trepanation*, da die Dura* mater nur sehr begrenzt dehnbar ist), Syringomyelie* (zur ungestörten Liquorzirkulation), Hirnprolaps*.

Dura|fistel, arterio|venöse (↑; Fistel*) *f*: s. Malformation, arteriovenöse.

Dura, lyo|philisierte (↑) *f*: (engl.) *lyophilized dura*; gefriergetrocknete, allogene Dura* mater; vgl. Duraplastik.

Dura mater (↑) *f*: Kurzbez. Dura; syn. Pachymeninx; harte Hirn- u. Rückenmarkhaut; **1. D. m. cranialis:** harte Hirnhaut; bildet fibröse Schutzkapsel des Gehirns u. Periost der Schädelinnenfläche; **2. D. m. spinalis:** harte Rückenmarkhaut; besteht aus einem äußeren (Endorhachis) u. inneren Blatt (Duralsack), die durch das Cavum epidurale getrennt sind. Der Duralsack umhüllt das Rückenmark, die Cauda equina u. mit seitl. Aussackungen die Spinalganglien; reicht über das Rückenmark hinaus bis zum 2.–3. Sakralwirbel. Vgl. Meninges.

Dura|plastik (↑; -plastik*) *f*: (engl.) *duraplasty*; (neurochir.) liquordichter Verschluss einer Duralücke durch freies (v. a. alloplast. aus Kunststoff, z. B. Goretex; aber auch autogene Faszie od. BSE-getestetes bovines Perikard) od. gestieltes Transplantat* (z. B. Faszien- od. Galeaperiostlappen; s. Schädelbasisfrakturen, Abb. 2 dort); lyophilisierte Dura findet heute kaum noch Verw. (s. Creutzfeldt-Jakob-Krankheit). Vgl. Duraerweiterungsplastik; Plastik.

Durch|blutungs|störung: (engl.) *vascular disorder*; mangelnde Durchblutung eines best. Gefäßbezirks mit Ischämie*; vgl. Verschlusskrankheiten.

Durch|blutungs|störung, in|testinale: s. Angina abdominalis, Mesenterialgefäßverschluss, Dunbar-Syndrom.

Durch|blutungs|störung, vertebro|basiläre: (engl.) *vertebrobasilar occlusive disease*; zerebrale Durchblutungsstörung* im Versorgungsgebiet der A. vertebralis u. A. basilaris; **Klin.:** flüchtige Sympt. wie Schwindel, Doppelbilder, Sensibilitätsstörungen im Gesicht, okzipitaler Kopfschmerz, Bewusstseinsstörung, Hirnstammsyndrome* (v. a. Wallenberg-Syndrom); **Kompl.:** Arteria*-basilaris-Thrombose; **DD:** Subclavian*-steal-Syndrom. Vgl. Schlaganfall.

Durch|blutungs|störung, zerebrale: (engl.) *impaired cerebral blood flow*; syn. zerebrovaskuläre Insuffizienz; Durchblutungsstörung des Gehirns;

> häufigste Urs. eines Schlaganfalls*

Vork.: meist nach 50. Lj.; Männer häufiger als Frauen; **Ätiol.: 1.** v. a. hämodynam. wirksame arteriosklerot. Stenose (vgl. Arteriosklerose) hirnversorgender intra- od. extrakranieller Gefäße (s. Abb.), meist im Bereich des Karotis- (s. Arteria-carotis-interna-Stenose) u. des vertebrobasilären Gefäßsystems (s. Durchblutungsstörung, vertebrobasiläre; Arteria-basilaris-Thrombose), mit Gefahr arterio-arterieller Embolie; **2.** Embolie*, bei kardialer Genese meist inf. Vorhofthrombus* (Abb. dort) bei Vorhofflimmern*; Dissektion, Entz. (Vaskulitis*), Mikroangiopathie (v. a. bei art. Hypertonie), rheologische Störung*, traumat., vasospast. o. a. hämodynam. relevante zerebrovaskuläre Stenose; Aneurysma; intrazerebrale Blutung; sehr selten CADASIL*, Moya*-Moya-Syndrom, Fabry*-Syndrom u. a.; **Diagn.:** s. Tab.; **Ther.:** vgl. Schlaganfall; Ind. zur Op. (Thrombendarteriektomie*) od. endovaskulärer Intervention (Stenting) nur bei symptomat. Stenose (Grad >70 %) der A. carotis interna; evtl. endovaskuläre Behandlung (PTA; s. Angioplastie) von Stenosen der A. vertebralis od. A. basilaris in spezialisierten Zentren. Vgl. Aortenbogensyndrom; Arteria-basilaris-Thrombose; Verschlusskrankheiten, arterielle; Knickungssyndrom der Arteria carotis interna.

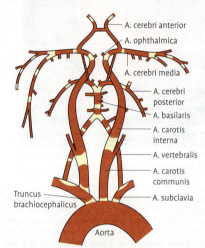

Durchblutungsstörung, zerebrale: Lok. häufiger extra- u. intrakranieller Gefäßstenosen

Durch|bruch|blutung: (engl.) *breakthrough bleeding*; von der Menstruation* bzw. Abbruchblutung* abzugrenzende uterine Blutung in unterschiedl. Stärke inf. relativen Hormonmangels aufgrund der Diskrepanz zwischen steigendem Östrogenbedarf des Endometriums u. dem endogenen od. exogenen Angebot (z. B. bei hormonaler Kontra-

Durchblutungsstörung, zerebrale	
diagnostische Maßnahmen	Fragestellung
Anamnese	Risikofaktoren, passagere Symptome (z. B. Amaurosis fugax)
neurologische und kardiovaskuläre Untersuchung	Gefäßstatus (Stenosen), periphere Durchblutung, Blutdruck, neurologisches Defizit
kraniale CT und MRT	Blutung, Infarkt, Lokalisation, Gefäßterritorium, Ausmaß des mangelperfundierten Hirngewebes
Duplexsonographie extrakranieller Hirngefäße, transkranielle Doppler-Sonographie, Echokardiographie	Gefäßstenosen, Durchflussbestimmung der A. cerebri media, Emboliequelle
EKG	Arrhythmie (Vorhofflimmern?), Herzinfarkt
ggf. Angiographie/ MR-Angiographie	Lokalisation und Graduierung der Stenose (präoperativ), Kollateralkreislauf, Aneurysmen, Vaskulitis; ggf. interventionelle Therapie (DSA)
EEG	Allgemeinveränderung, Herdbefund

zeption*); schwächere Blutungen werden als Schmierblutung* bezeichnet. Vgl. Follikelpersistenz.
Durch|fall: s. Diarrhö.
Durch|fall|krankheit: s. Enterokolitis, Enteritis.
Durch|fluss|zyto|metrie (Zyt-*; Metr-*) *f:* (engl.) *flowcytometry;* Verf. zur Zählung u. Differenzierung von Zellen (v. a. Blutkörperchen) u. Zellbestandteilen; **Prinzip:** Die suspendierten Zellen werden in einem automatisierten Verf. durch eine Kapillare gesaugt, wobei physik. (v. a. optische, z. B. Absorption, Streuung u. Reflexion von Licht, sowie elektr., z. B. Impedanz u. Konduktivität) u. chem. (z. B. Färbbarkeit, Immunreaktion, Enzymaktivität) Eigenschaften einzeln od. in Komb. gemessen werden. Bei der Anw. optischer (photometr.) Verf. in Verbindung mit einer impulsgenerierenden Photozelle spricht man auch von Impuls- bzw. Durchflusszytophotometrie. Vgl. Zytometrie; Photometrie; Zytophotometrie; Flowzytometrie.
Durch|gangs|arzt: s. D-Arzt.
Durch|gangs|syn|drom *n:* (engl.) *symptomatic transitory psychotic syndrome;* Bez. für akute (reversible) org. Psychose* ohne Bewusstseins- od. Orientierungsstörung (H. Wieck); **Formen: 1.** leichtes D. mit Beeinträchtigungen bei gewohnten Tätigkeiten, Antriebsstörung u. evtl. Gefühlsverarmung; **2.** mittelschweres D. mit Verlangsamung aller psych. Funktionen, Gedächtnisstörung u. Störung der Affektivität; **3.** schweres D. mit ausgeprägter Gedächtnisstörung, Denkstörung, evtl. Konfabulationen u. Halluzinationen; s. Korsakow-Syndrom.
Durch|leuchtung: (engl.) *fluoroscopy, radioscopy;* Kurzbez. für Röntgendurchleuchtung*.
Durch|messer, bi|parietaler: (engl.) *biparietal diameter;* Abk. BIP; Abstand der beiden Scheitelbeine; größter querer Schädeldurchmesser, beim Neugeborenen ca. 9,5 cm. Vgl. Kephalometrie, intrauterine.
Durch|messer, bi|temporaler: (engl.) *bitemporal diameter;* Abstand der äußersten Punkte der beiden Schläfenbeine; kleiner querer Durchmesser des Schädels, beim Neugeborenen ca. 8 cm.
Durch|tritts|ebene: s. Planum.
Durch|wanderungs|peri|tonitis (Peritoneum*; -itis*) *f:* (engl.) *migratory peritonitis;* auch Permigrationsperitonitis; Peritonitis* durch Übergreifen einer Entz. von abdominalen Organen auf das Peritoneum inf. einer Durchwanderung der Organwand od. lymphogener Ausbreitung; **Vork.:** v. a. bei Appendizitis, Divertikulitis, Cholezystitis, Ileus, Darmischämie.
Durch|zug|verfahren: s. Hochenegg-Durchzugverfahren; Rehbein-Operation.
Duret-Berner-Blutungen (Henri D., Chir., Lille, 1849–1921): (engl.) *Duret's haemorrhage;* kleinste, punktförmige Blutungen in der Wand des 3. u. 4. Hirnventrikels* sowie des Aqueductus cerebri als Folge kapillärer Durchblutungsstörung bei Schädelhirntrauma*; vgl. Ventrikelblutung.
Duroziez-Doppel|geräusch (Paul L. D., Arzt, Paris, 1826–1897): (engl.) *Duroziez' double murmur;* bei stärkerem Stethoskopdruck über den großen Extremitätenarterien hörbares Gefäßgeräusch, das aus dem Traube*-Doppelton hervorgeht; entsteht durch kurzzeitigen Blutrückfluss inf. starken, schnellen Druckabfalls in der Diastole proximal der Kompressionsstelle; **Vork.:** Aortenklappeninsuffizienz, Ductus arteriosus apertus u. a. Vgl. Herzgeräusche.
Durst: (engl.) *thirst;* appetitiver Mechanismus zur Regulation der Flüssigkeitsaufnahme entsprechend dem Wasserbedarf des Organismus; **Auslösung: 1.** durch Reizung von Osmosensoren* im Hypothalamus bei Zunahme der Salzkonzentration im Blutplasma; **2.** durch Volumen*-Sensoren in herznahen Gefäßen, Vorhöfen u. Nieren bei Blutvolumenmangel; Durstgefühl ist u. a. bei Schädigung des Hypothalamus u. häufig im Alter vermindert od. aufgehoben (Adipsie); gesteigert (Polydipsie) v. a. bei endokrinen Erkrankungen, z. B. Diabetes* mellitus, Diabetes* insipidus, Hyperthyreose*, Hyperparathyroidismus*, Hyperkalzämie*, Hyperaldosteronismus* u. bei extrarenalem Wasserverlust, z. B. durch Erbrechen, Diarrhö, Hyperhidrose*, bei starkem Blutverlust, Verbrennungen. Vgl. Wasserhaushalt.
Durst|fieber: (engl.) *dehydration fever;* Hyperthermie* inf. von Wassermangel bzw. Salzüberschuss im Körper (s. Kochsalzhyperthermie); **Vork.:** vorwiegend im Säuglingsalter, bei Neugeborenen als transitorische Hyperthermie um den 3./4. Lebenstag inf. ungenügender Aufnahme von Flüssigkeit;

Durstversuch

Klin.: Hyperthermie (höhere Temp. morgens als abends wegen längerer nächtl. Trinkpause) mit Zeichen der Dehydratation* (z. B. eingesunkene Fontanelle, verringerter Hautturgor, evtl. Bewusstseinseintrübung); **DD:** Fieber anderer Ursache; **Ther.:** Rehydratation.

Durst|versuch: (engl.) *concentration test*; Testverfahren zum Nachweis eines Diabetes* insipidus; **Formen: 1.** Messung der ADH-Konzentration im Plasma od. Harn nach definierter Durstperiode; fehlender Anstieg von ADH* u. Weiterbestehen der Polyurie* u. Hyposthenurie* bei Diabetes* insipidus; **2.** wiederholte Messung von Volumen, spezif. Gewicht u. Osmolarität des fraktioniert gesammelten Urins während der Durstperiode; Anstieg auf 800 mosmol/kg od. ein spezif. Gewicht von 1,020 sprechen für eine physiol. ADH-Sekretion; gleichbleibend großes Harnvolumen u. niedrige Osmolarität sind Zeichen eines Diabetes* insipidus. Vgl. ADH-Test.

durus (lat.): hart.

Dutasterid (INN) *n*: (engl.) *dutasteride*; Inhibitor der Testosteron-5α-Reduktase mit einer im Vergleich zu Finasterid* stärkeren Wirksamkeit; **Wirkungsmechanismus:** hemmt die Umsetzung von Testosteron zu 5α-Dihydrotestosteron, das die Zellteilungsrate des Prostatagewebes steigert; **Ind.:** benignes Prostatasyndrom*; **Kontraind.:** Störung der Leberfunktion; cave: nicht zugelassen für Frauen u. Kinder; **UAW:** (stärker als bei Finasterid) Impotenz, verminderte Libido, Ejakulationsstörung, Gynäkomastie*.

Duverney-Drüse (Joseph G. D., Chir., Anat., Avignon, Paris, 1648–1730): syn. Tiedemann-Drüse; s. Glandula vestibularis major.

d.-v.: Abk. für (röntg.) **d**orso-**v**olar; Strahlengang vom Handrücken zur Handinnenfläche.

DVO: Abk. für **D**erotationsvarisierungs**o**steotomie*.

Dwyer-Operation (Allen F. D., amerikan. Orthop., 1920–1975) *f*: Form der Spondylodese*.

DXA: syn. DEXA; Abk. für (engl.) *dual energy x-ray absorptiometry*; s. Osteodensitometrie, Körperfettbestimmung.

Dy: chem. Symbol für Dysprosium*.

Dydro|gesteron (INN) *n*: (engl.) *dydrogesterone*; Gestagen* ohne östrogene od. androgene Eigenschaften; **Ind.:** Zyklusanomalien inf. Corpus*-luteum-Insuffizienz, Ergänzung einer Hormontherapie* im Klimakterium (cave: nicht nach Hysterektomie).

Dyggve-Melchior-Clausen-Syn|drom (Holger V. D., dän. Päd., Psychiater, 1913–1984; Johannes C. M., dän. Päd., 1923–1995; Jørgen C., Biochem., Kopenhagen, gebr. 1931) *n*: (engl.) *Dyggve-Melchior-Clausen syndrome*; Abk. DMC; autosomal-rezessiv erbl. Erkr. (Genolcus 18q12-q21.1, Mutationen im DYM-Gen) mit mögl. Störung im Glykoproteinstoffwechsel (Mukopolysaccharide im Harn); allelisch zum **Smith-McCort-Syndrom**; unterscheidet sich klin. durch mentale Retardierung als weiteres Symptom; **Klin.:** Kleinwuchs bereits bei Geburt (Endgröße unter 130 cm), Mikrozephalie, psychomotor. Retardierung (80 %), eingeschränkte Beweglichkeit der Gelenke, Kyphoskoliose sowie röntg. Skelettveränderungen (z. B. Platyspondylie, C1-C2-Dislokation, irreguläre Crista iliaca u. Metaphysen der langen Röhrenknochen, Deformitäten von Humerus- u. Femurkopf); **DD:** Mukopolysaccharid*-Speicherkrankheit Typ IV (Morquio), Dysplasia* spondyloepiphysaria tarda.

Dyke-Young-An|ämie (Anämie*) *f*: s. Anämie Typ Dyke-Young.

-dymus: Wortteil mit der Bedeutung der Doppelte, Zwillinge, Hoden; von gr. δίδυμος.

Dynamo|metrie (gr. δύναμις Kraft; Metr-*) *f*: s. Phlebodynamometrie.

Dynein *n*: (engl.) *dynein*; sog. Motorprotein; Komplex aus mehreren Untereinheiten mit 8 ATP-Bindungsstellen, der es ermöglicht, im Zytoskelett Lasten entlang der Mikrotubuli* zu bewegen; entscheidend an der Orientierung des Spindelapparats bei Meiose u. Mitose sowie an Spermien- u. Zilienbewegung beteiligt.

Dyn|orphine *n pl*: s. Endorphine.

Dys-: Wortteil mit der Bedeutung Miss-, Un-; von gr. δυσ-.

Dys|äqui|librium (↑; lat. aequilibrium Gleichgewicht) *n*: (engl.) *disequilibrium*; Störung des Gleichgewichts, unstabiler Zustand.

Dys|äqui|librium|syn|drom (↑; ↑) *n*: (engl.) *disequilibrium syndrome*; während od. nach Hämodialyse*, v. a. bei Pat. mit Hypertonie* u. starker Azotämie* auftretende zerebrale Symptomatik; **Path.:** unklar, wahrscheinl. Hyperosmolarität der Gehirnzellen relativ zur extrazellulären Flüssigkeit mit osmotisch bedingtem Hirnödem*; hervorgerufen durch zu schnelle Senkung der Plasmaosmolarität; **Klin.:** Kopfschmerz, Übelkeit, Erbrechen, Bewusstseinsstörung, Pulsbeschleunigung, Blutdruckanstieg, evtl. zerebrale Krampfanfälle; **Proph.:** ausreichend häufige, aber kurze Dialyse*-Behandlung zur langsamen Senkung der Plasmaosmolarität, ggf. Infusion osmot. wirksamer Lösungen (z. B. Sorbitol 15 %ig), Blutdruckkontrollen in den behandlungsfreien Intervallen (Kochsalzreduktion, ggf. schnell wirkende Antihypertensiva), evtl. Verwendung eines bicarbonathaltigen Dialysats*. Vgl. Hartwassersyndrom.

Dys|ästhesie (↑; -ästhesie*) *f*: (engl.) *dysesthesia*; Form der Sensibilitätsstörung* mit (spontanen od. provozierten) abnormen, unangenehmen Sinneswahrnehmungen.

Dys|akusis (↑; gr. ἀκούειν hören) *f*: (engl.) *disacusis*; Hörstörung; **Formen: 1.** verminderte Hörwahrnehmung (Hypakusis): Schwerhörigkeit*, Altersschwerhörigkeit*, Taubheit*; **2.** gesteigerte Hörwahrnehmung: Hyperakusis*; **3.** veränderte Hörwahrnehmung: z. B. Diplakusis* od. Parakusis*; **4.** i. w. S. akustische Halluzination* bei Delir u. Psychose od. als akust. Aura* bei Epilepsie.

Dys|arthrie (↑; gr. ἀρθροῦν artikulieren) *f*: (engl.) *dysarthria*; syn. Dysarthrophonie; kombinierte Sprech*- u. Stimmstörung (Dysphonie*) inf. Schädigungen an der Sprechmotorik beteiligten neuromuskulären Strukturen, die sich durch Störungen der Artikulation, der Atmung u. der Phonation mit vermehrter Sprechanstrengung sowie Veränderungen der Lautstärke u. Sprechgeschwindigkeit äußert; bei **Anarthrie** ist keine lautsprachl. Äußerung möglich. **Einteilung** nach Lok. der Schädigung: **1.** kortikale D. bei Schädigung zentraler Projektionsbahnen (z. B. zerebrale Durchblutungsstörung, Schlaganfall, Hirntumor) mit verwaschener Artikulation, Heiserkeit, erhöhtem Tonus u. evtl. Spastik der Sprechmuskulatur; **Vork.**: häufig in Komb. mit (motor.) Aphasie*; **2.** pyramidale (spast.) D. bei Schädigung der Pyramidenbahn (z. B. Pseudobulbärparalyse) mit Störung mimischer Bewegungen, häufig Stimmstörungen u. Rhinolalie*; **3.** extrapyramidale D. mit monotoner Sprache u. Dysprosodie*; Vork. meist in Zus. mit Erkr. des extrapyramidalen Systems (z. B. Parkinson-Syndrom); **4.** zerebellare D. bei Kleinhirnschädigung (z. B. Multiple Sklerose, Intoxikation od. Atrophie cérébelleuse tardive) mit unscharfer Artikulation, skandierender Sprache* u. gestörtem Sprechtempo, meist in Komb. mit anderen zerebellaren Sympt.; **5.** bulbäre od. pseudobulbäre D. bei Schädigung der Hirnnervenkerne IX–XII (z. B. Bulbärparalyse, amyotroph. Lateralsklerose, Myasthenia gravis pseudoparalytica) mit Hypotonie der Muskulatur, Heiserkeit bis zur Aphonie*, offenem Näseln inf. Gaumensegellähmung* u. verwaschener Artikulation; **6.** Mischformen mit unterschiedl. Sympt. je nach Läsion; **Ther.**: logopäd. Übungsbehandlung (als Atem-, Stimm-, Artikulations- u. Sprechtherapie).

Dys|arthro|phonie (↑; ↑; Phono-*) *f*: Dysarthrie*.

Dys|auto|nomie, familiäre (↑; gr. αὐτόνομος selbständig) *f*: (engl.) *familial dysautonomia*; syn. Riley-Day-Syndrom, hereditäre sensible Neuropathie* Typ III; autosomal-rezessiv erbl. Störung des sensiblen u. vegetativen Nervensystems (Genlocus 9q31-q33, Mutationen im IKBKAP-Gen; **Vork.**: fast ausschließlich bei Ashkenasi-Juden (1 : 3700); **Sympt.**: fehlende Tränensekretion, Schluckstörungen, Kreislauflabilität (orthostat. Hypotension u. hypertone Krisen), fleckförmige Erytheme, Hyperhidrose, anfallsweises Erbrechen, Verminderung der Schmerz- u. Temperaturempfindung; **Progn.**: langsame Progredienz, herabgesetzte Lebenserwartung.

Dys|bakterie (↑; Bakt-*) *f*: (engl.) *dysbacteria*; durch abnorme Darmbakterienflora hervorgerufener Krankheitsprozess mit Bildung von Fäulnis- bzw. Gärungsprodukten; Bez. unspezif. u. daher aus Sicht der Mikrobiol. ungünstig.

Dys|basie (↑; Bas-*) *f*: **1.** (engl.) *dysbasia*; (neurol.) Gangstörung*; **2.** i. w. S. auch gestörte Organfunktion; z. B. Dysbasia intestinalis (s. Angina abdominalis).

Dys|chezie (↑; gr. χέζειν Stuhlgang absetzen) *f*: (engl.) *dyschezia*; gestörte Defäkation; Form der chron. Obstipation* mit isolierter Stuhlverhaltung im Enddarm.

Dys|chondro|plasie (↑; Chondr-*; -plasie*) *f*: Knochenchondromatose*.

Dys|chondr|osteosis Léri-Weill (↑; ↑; Ost-*; -osis*; André L., Neurol., Paris, 1875–1930; Jean A. W., Päd., Endokrin., Paris, geb. 1903) *f*: (engl.) *dyschondrosteosis*; syn. Léri-Weill-Syndrom; autosomal-dominant erbl. enchondrale Form der Dysostosis* mit Manifestation im Kleinkindesalter (m : w = 1 : 4); **Ätiol.**: Mutation des SHOX- bzw. SHOXY-Gens in der pseudoautosomalen Region des X- bzw. Y-Chromosoms; **Sympt.**: disproportionierter Kleinwuchs* mit symmetr. Mikromelie (kurze Unterarme u. -schenkel durch Verkürzung der Diaphysen), Keilwirbelbildung der HWS, Lordot. Rumpfdeformität mit Wirbelkörperfusionen (Endgröße 135 cm bis Normbereich), Genu* valgum, Madelung*-Deformität des Handgelenks mit Krümmung der Unterarme nach dorsal u. außen, dorsale Subluxation der Ulna.

Dys|chromie (↑; Chrom-*) *f*: (engl.) *dyschromia*; Veränderung der normalen Hautfarbe durch Einlagerung körpereigener (z. B. Melanin, Hämosiderin, Gallenfarbstoffe) od. körperfremder (Metalle, Arzneimittel u. a.) Pigmente; vgl. Depigmentierung; Hyperpigmentierung.

Dys|chylie (↑; Chyl-*) *f*: (engl.) *dyschylia*; Störung der Sekretion u. Veränderung der Zusammensetzung u. Menge des Sekrets von Speichel- u. Schleimdrüsen; z. B. bei zystischer Fibrose*.

Dys|dia|docho|kinese (↑; διάδοχος nachfolgend; Kin-*) *f*: (engl.) *dysdiadochokinesia*; Störung der Diadochokinese*; vgl. Adiadochokinese.

Dys|enterie (↑; ↑) *f*: (engl.) *dysenteria*; veraltet Ruhr; Durchfallerkrankungen aufgrund Infektion des Darmes durch Bakterien (s. Shigellose), Viren od. Parasiten.

Dys|enterie|bakterien (↑; ↑; Bakt-*) *f pl*: s. Shigella.

Dys|ferlino|pathien (↑; -pathie*) *f pl*: (engl.) *dysferlinopathies*; genet. heterogene, autosomal-rezessiv erbl. Gruppe von progressiven Muskeldystrophien* durch Mutationen im Dysferlin-Gen (Genlocus 2p13), das für ein Protein der Muskelfasermembran codiert; vgl. Gliedergürteldystrophien.

Dys|fibrinogen|ämie (↑; Fibr-*; -gen*; -ämie*) *f*: (engl.) *dysfibrinogenemia*; unphysiol. (funktionsgestörtes) Fibrinogen* im But; **Ätiol.**: **1.** kongenital: autosomal-dominant erbl. Mutation (Genlocus 4q28) im FGA-, FGB- od. FGG-Gen mit Strukturdefekt der Alpha-, Beta- od. Gamma-Untereinheit des Fibrinogenmoleküls; Charakterisierung der versch. Varianten (analog Hämoglobinopathien*) durch Städtenamen (z. B. Zürich, Paris, Baltimore, Homburg); **2.** erworben: Lebererkrankung (z. B. Hepatom, Virushepatitis, Leberzirrhose, Intoxikation); **Klin.**: Thrombophilie*, auch hämorrhag. Diathese* u. Wundheilungsstörung, in 50 % asymptomat.; **Diagn.**: verlängerte Thrombinzeit*, Thromboplastinzeit* u. Reptilasezeit*, verminderte Fibrinogenkonzentration (nach Clauss) im Plasma; Diskrepanz zwischen funkt. u. immun. gemessener Fibrinogenkonzentration; Analyse mit Elektrophorese u. Proteinsequenzierung; **Ther.**: ggf. Fibrinogen (Konzentrat); **DD**: Afibrinogenämie*.

Dys|funktion (↑; Functio*) *f*: (engl.) *dysfunction*; Funktionsstörung.

Dys|funktion, endo|theliale (↑; ↑) *f*: (engl.) *endothelial dysfunction*; Permeabilitätsstörung des Gefäßendothels mit Durchtritt von Blutbestandteilen in subendotheliales Gewebe, z. B. in die Endothelien der Nierenarteriolen bei maligner Nephrosklerose*; Permeabilitätsstörung beteiligt an der Entstehung der Arteriosklerose*.

Dys|funktion, e|rektile (↑; ↑) *f*: Erektionsstörung*.

Dys|funktion, hepatische para|neo|plastische (↑; ↑) *f*: Stauffer*-Syndrom.

Dys|funktion, kranio|mandibuläre (↑; ↑) *f*: (engl.) *craniomandibular dysfunction* (Abk. CMD); Sammelbez. für klin. Probleme im Kopf-Hals-Bereich, bei denen bes. Kaumuskulatur u. Kiefergelenke betroffen sind; **Urs.**: multifaktoriell (z. T. unklar); Trauma, Verlagerung des Discus articularis, okklusale Störungen; Parafunktion*, z. B. Zähneknirschen (s. Bruxismus); Stress, psych. Erkr.; **Sympt.**: u. a. Kieferklemme, Verspannungen u. Schmerzen der Kau- u. Halsmuskulatur, Kiefergelenkschmerzen, Knack- u. Reibegeräusche, ungleichmäßiger Abrieb an den Zähnen, Kopfschmerz, Ohrenschmerzen, Tinnitus aurium; evtl. Schädigung der Kiefergelenke; **Ther.**: Analgetika, Antiphlogistika, Physiotherapie, Aufbissschiene u. a. kieferorthop. Maßnahmen.

Dys|funktion, minimale zerebrale (↑; ↑) ƒ: (engl.) *minimal cerebral dysfunction (Abk. MCD)*; varaltete Bez. für geringfügige Funktionsstörungen des Nervensystems im Kleinkindes- u. Kindesalter aufgrund einer partiellen Störung e.d. Schwäche im Hirnreifungsprozess; **Klin.**: Störungen der Feinmotorik, Teilleistungsstörungen (z. B. Rechenstörung), Sprachentwicklungsstörung, z. T. große Probleme beim Schriftspracherwerb u. Sympt. der ADHS* od. phlegmat. bis depressive Passivität; **Ther.**: interdisziplinäre Übungsbehandlung entspr. dem Störungsschwerpunkt. Vgl. Hirnschaden, frühkindlicher.

Dys|funktion, oro|faziale (↑; ↑) ƒ: (engl.) *oral motor dysfunction*; syn. orale myofunktionelle Störung; myofunktionelle Störung der Oralfazialregion; **Urs.**: Persistieren frühkindl. Schluckbewegungen od./u. org. Fehlentwicklungen (z. B. Tonsillenhyperplasie, Kiefer- u. Gaumenanomalien, Dysgnathie); **Klin.**: unphysiol. Kopf- u. Körperhaltung, Störung des Lippenschlusses, der Unterkieferbewegungen u. der Artikulation (Sigmatismus), Mundatmung, Zungenprotrusion, interdentale Zungenlage, vermehrter Speichelfluss, Schluckstörung, Grimmassieren beim Schlucken; **Diagn.**: klin. Untersuchung, logopäd. Untersuchung der orofazialen Bewegungsmuster (Primärfunktion); Prüfung der Artikulation u. Phonation (Sekundärfunktion); myofunktioneller Status (Zunge, Lippen, Gesicht); **Ther.**: logopäd. orofaziale Ther. (Mundmotorik, Schluckfunktion, Artikulation) im Vorschul- u. Schulalter.

Dys|genesie (↑; -genese*) ƒ: (engl.) *dysgenesis*; anlagebedingte Fehlentwicklung eines Organs od. Organteils.

Dys|genesie, retikuläre (↑; ↑) ƒ: (engl.) *reticular dysgenesis*; syn. Vaal-Seynhaeve-Syndrom; autosomal-rezessiv erbl., schwerste Form des schweren kombinierten Immundefekts* mit vollständigem Fehlen von T- u. B-Lymphozyten sowie von Granulozyten bei normaler Erythro- u. Thrombozytopoese, „leerem" Knochenmark u. Thymushypoplasie; Tod in den ersten Lebenswochen inf. therapieresistenter Sepsis.

Dys|germinom (↑; lat. germen Keim; -om*) n: (engl.) *dysgerminoma*; auch Seminom des Ovars; zur Gruppe der Keimzelltumoren* gehörende häufige Form der malignen Ovarialtumoren* im Jugendalter (ca. 50% der Pat. <20 Jahre), später selten; makroskop. solider, mäßig weicher, bis kopfgroßer, von den Urkeimzellen abstammender Tumor von hoher Malignität; meist unilateral; **Klin.**: rapides Wachstum; häufig subakute Abdominalschmer-

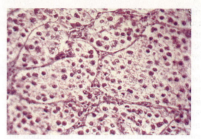

Dysgerminom: Histologie: große uniforme, polyedrische Klarzellen, reich an zytoplasmatischem Glykogen [22]

zen; in 10–20% der Fälle Akutes* Abdomen wegen Kapselruptur, Torsion od. Blutung; in fortgeschrittenen Fällen Aszites; wegen der hormonalen Veränderungen oft Zyklusstörungen*; in ca. 25% asymptomatisch; **Diagn.**: Palpation, Sonographie (häufig Zufallsbefund); evtl. erhöhte HCG-Werte; Diagnosesicherung histologisch (s. Abb.); **Ther.**: Strahlentherapie (sehr strahlensensibel); adjuvante Chemotherapie; Adnexektomie (evtl. nur einseitig), ggf. Hysterektomie; **Progn.**: von allen malignen Keimzelltumoren am besten; Zehn-Jahres-Überlebensrate 75–90%.

Dys|geusie (↑; gr. γεῦσις Geschmack) ƒ: Schmeckstörung*.

Dys|glossie (↑; Gloss-*) ƒ: (engl.) *dysglossia*; Artikulationsstörung inf. einer peripheren Schädigung der Sprechorgane od. deren Innervation; häufig in Komb. mit Dysphagie* vorkommend; **Formen**: **1. labiale D.** mit Beeinträchtigung der Bildung von Lippenlauten u. evtl. gestörter Vokalbildung; z. B. bei Gesichtsspalten u. Fazialisparese; **2. dentale D.** mit interdentaler Bildung von Lauten (bei der Lautbildung befindet sich die Zunge zwischen den Zähnen); z. B. bei Anomalien der Zahnstellung; **3. linguale D.** mit gestörter Bildung von Lauten, die mit Beteiligung der Zunge gebildet werden (z. B. des R-Lautes); z. B. bei Makroglossie od. Ankyloglosson; **Klin.**: entspr. dem Ort u. Ausmaß der org. Veränderungen u. a. verwaschene Aussprache, Sprechanstrengung, Sensibilitätsstörungen; **Ther.**: logopäd. Übungsbehandlung zur Verbesserung der Beweglichkeit u. Koordination der Artikulatoren. Vgl. Dysarthrie.

Dys|gnathie (↑; gr. γνάθος Kinnbacke) ƒ: (engl.) *dysgnathia*; Sammelbez. für Kieferfehlentwicklungen mit fehlerhafter Okklusion*, Artikulation* u. anomaler Lage des Gebisses.

Dys|grammatismus (↑; gr. γραμματική Grammatik) m: (engl.) *dysgrammatism*; syn. Entwicklungsdysphasie; im Kindesalter vorkommende Störung der Fähigkeit, Sprache den Regeln der Grammatik entspr. zu produzieren als Manifestation einer Sprachentwicklungsstörung*; **Klin.**: Fehler bei der Bildung von Wörtern (Morphologie), im Satzbau (Syntax), bei der Verwendung von Wortendungen u. beim Gebrauch von Funktionswörtern (Artikel, Präpositionen, Konjunktionen; **Diagn.**: Spontansprachanalyse, Stimulierung grammat. Strukturen, patholinguist. Diagnostik (Normdaten für 4–6-Jährige); **Ther.**: (logopäd.) entwicklungsproximale Ther., Ther. der Kontextoptimierung, psycholinguist. Methode, patholinguist. Therapie.

Dys|graphie (↑; -graphie*) *f*: **1.** (engl.) *dysgraphia*; Störung der (zuvor intakten) Schreibfähigkeit (totaler Verlust: Agraphie), meist kombiniert mit anderen fokal bedingten Hirnleistungsstörungen, insbes. mit Aphasie*; **Urs.:** Störung der Sprachverarbeitung; **Klin.:** u. a. Paragraphien*, Ganzwortersetzungen, Phonem-Graphem-Zuordnungsfehler, Störung der Fähigkeit zum Buchstabieren u. zum Schreiben von Neologismen; **Diagn.:** DD versch. Schreibstörungen auf der Grundlage des Sprachverarbeitungsmodells (Logogen-Modell); **Ther.:** gezielte therap. Maßnahmen zur Phonem-Graphem-Korrespondenz u. zum ganzheitl. Schreiben; **2.** Entwicklungsdysgraphie: s. Lese-Rechtschreib-Störung.

Dys|hidrose (↑; Hidr-*; -osis*) *f*: (engl.) *dyshidrosis*; syn. dyshidrotisches Ekzem; akute Dermatitis mit Bildung juckender, sagokornartiger, praller Bläschen (Pompholyx) an den Handflächen (Cheiropompholyx), seltener an den Fußsohlen (Podopompholyx) u. selten konfluente große Blasen; keine Beteiligung der Schweißdrüsen; **Vork.:** bevorzugt bei Frauen (m : w = 1 : 4); **Ätiol.:** toxische od. allerg., seltener auch Id*-Reaktion bei Dermatophytosen*, deren klin. Bild sich durch die spez. Anat. der Hand- u. Fußinnenflächen erklären; Sonderform unbekannter Genese im Frühjahr u. Herbst; **Kompl.:** Sekundärinfektion; **Ther.:** Ausschalten der Noxen, Schüttelmixtur; kurzfristig top., bei Pompholyx auch system. Stoßtherapie mit Glukokortikoiden; **DD:** Psoriasis* pustulosa der Hände u. Füße.

Dys|hidrosis lamellosa sicca (↑; ↑; ↑) *f*: syn. Exfoliatio areata manuum; subakut-chronische od. minimal ausgeprägte Form der Dyshidrose* mit halskrausenartiger, konfluierender Schuppung nach Abklingen der Bläschen (s. Abb.).

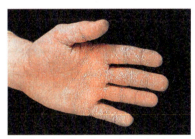

Dyshidrosis lamellosa sicca: subakut-chronische Dyshidrosis lamellosa sicca [3]

Dys|kalkulie (↑; lat. *calculus* Rechenstein, Berechnung) *f*: (engl.) *dyscalculia*; Entwicklungsakalkulie, veraltet Arithmasthenie; umschriebene Entwicklungsstörung der Rechenfertigkeiten; Störung beim Umgang mit Zahlen bei normaler Gesamtintelligenz; **Häufigkeit:** Prävalenz ca. 5 %; **Urs.:** unklar (psychol. u. biol. Ansätze werden diskutiert); **Sympt.:** Probleme im Umgang mit Mengen u. Zahlen u. massive Probleme beim Rechnen; **Diagn.:** Prozentrang <10 in standardisiertem Rechentest bei durchschnittl. Intelligenz u. angemessener Beschulung (sog. Diskrepanzdiagnose);

Ther.: spez. Förderprogramme (Lerntherapie) u. Beratung der Eltern. Vgl. Akalkulie.

Dys|karyose (↑; Karyo-*; -osis*) *f*: Kernatypie*.

Dys|keratose (↑; Kerat-*; -osis*) *f*: (engl.) *dyskeratosis*; Verhornungsstörung der Haut mit frühzeitiger Verhornung einzelner Keratinozyten unterh. des Stratum corneum; Umwandlung in eine von lichtbrechenden Membran umgebene Mantelzellen (corps ronds) u. runde, membranlose Gebilde (grains); **Vork.:** z. B. bei Darier*-Krankheit, Paget*-Krankheit, Bowen*-Krankheit, Keratosis* actinica u. Plattenepithelkarzinom*.

Dys|keratosis con|genita (↑; ↑; ↑) *f*: (engl.) *congenital dyskeratosis*; syn. Zinsser-Cole-Engman-Syndrom; seltene (mehr als 190 Fälle bekannt), X-chromosomal-rezessive, androtrope Erkr. mit Mutation im Dyskerin-Gen DKC1 (Genlocus Xq28) u. vermehrten Chromatidtranslokationen u. -brüchen; auch andere Varianten beschrieben; **Sympt.:** Leukoplakien* (v. a. Mundschleimhaut), aus denen sich Plattenepithelkarzinome entwickeln können; netzartige Poikilodermie bes. an den Extremitäten, Hyperhidrose an Händen u. Füßen, teleangiektatische Erytheme im Gesicht, Haarwachstumsstörungen, Zahnanomalien sowie Nageldystrophien; gelegentl. Immunschwäche; Sympt. erst nach dem 10. Lj. voll ausgeprägt, evtl. zusätzlich aplastische Anämie*; **Progn.:** mittlere Lebenserwartung 24 Jahre.

Dys|keratosis follicularis (↑; ↑; ↑) *f*: Darier*-Krankheit.

Dys|kinesia inter|mittens angio|sclerotica (↑; Kin-*) *f*: Determann*-Syndrom.

Dys|kinesie (↑; ↑) *f*: **1.** (engl.) *dyskinesia*; motorische Fehlfunktion; (neurol.) Bez. für Bewegungsstörungen, die häufig hyperkinetisch (z. B. Chorea*, Athetose*) u. meist pharmak. induziert sind (z. B. durch L-Dopa od. Neuroleptika; s. Spätdyskinesien); **2.** (kardiol.) Form der myokardialen (regionalen) Wandbewegungsstörung mit paradoxer (gegenläufiger) systol. Bewegung in der Herzwand; nachweisbar u. a. in der Echokardiographie*; **Vork.:** Herzwandaneurysma*. Vgl. Akinesie; Hypokinesie.

Dys|kinesie des Gallen|systems (↑; ↑) *f*: (engl.) *dyskinesia of the bile system*; Gallenwegdyskinesie, biliäre Dyskinesie od. Dystonie als funkt. Störung ohne org. Ursache, die echten Gallenkoliken gleichen kann; **Vork.:** wahrscheinlich i. R. intestinaler Motilitätsstörungen. Vgl. Postcholezystektomiesyndrom; Cholezystatonie.

Dys|kinesien, par|oxysmale (↑; ↑) *fpl*: (engl.) *paroxysmal dyskinesia*; Bez. für eine heterogene Gruppe von anfallartig auftretenden Hyperkinesen (Chorea*, Athetose* od. Torsionsdystonie*); **Formen: 1.** paroxysmale kinesiogene Dystonie: Auslösung durch plötzl. Willkürbewegung; Dauer <5 Min.; familiär od. sporadisch auftretend, selten symptomatisch; gutes Ansprechen auf Carbamazepin; **2.** paroxysmale anstrengungsinduzierte Dyskinesie: nach körperl. Anstrengung auftretend, Sekunden bis Stunden andauernd; evtl. Ansprechen auf Carbamazepin od. L-Dopa; **3.** paroxysmale nichtkinesiogene Dystonie: syn. dystone Choreoathetose; nicht durch Bewegung od. Anstrengung provozierbar, sondern spontan auftretend bzw.

durch Stress, Ermüdung od. Coffein ausgelöst; dystoner od. dyston-athetoider Charakter; Minuten bis Tage andauernd; familiär, sporadisch od. symptomatisch auftretend; EEG unauffällig; mäßiges Ansprechen auf Clonazepam

Dys|kinesie, primäre ziliäre (↑; ↑) *f*: (engl.) *primary ciliary dyskinesia* (Abk. *PCD*); autosomal-rezessiv erbl. Strukturdefekt der Flimmerhärchen mit konsekutiver Störung der mukoziliaren Clearance* (Genlocus 9p21-p13, Mutationen im CILD1-Gen); in 50% der Fälle liegt ein Situs inversus viscerum vor, (nur) dann als Kartagener*-Syndrom bezeichnet.

Dys|korie (↑; gr. κόρη Pupille) *f*: **1.** (engl.) *dyscoria*; Bez. für Verlagerung u. Entrundung der Pupille*; **2.** Bez. für pathol. Pupillenreaktionen*.

Dys|kranie (↑; Krani-*) *f*: Dyszephalie*.

Dys|krinie (↑; -krin*) *f*: (engl.) *dyscrinism*; Bildung eines von der Norm abweichenden (z. B. zu zähflüssigen) Drüsensekrets, v. a. des exokrinen Systems; Vork.: u. a. bei Asthma* bronchiale, Bronchitis*, zystischer Fibrose*.

Dys|lalie (↑; gr. λαλεῖν reden) *f*: (engl.) *dyslalia*; veraltet Stammeln; kombinierte Sprach*- u. Sprechstörung* mit Störung des Lauterwerbs od. der Lautbildung, bei der die Anordnung od. Realisierung der Laute in einem Wort nicht den Regeln der Standardsprache entspricht (phonolog. Störung) od. bei der einzelne Laute od. Lautverbindungen nicht normgerecht artikuliert (phonetisch-artikulatorische Störung); **Urs.:** u. a. Sprachentwicklungsstörung*, psych. Faktoren, Hörstörung, zentrale Sprachstörung*; **Einteilung: 1.** nach Anzahl der fehlerhaft gebildeten bzw. verwendeten Laute: partielle, multiple u. universelle D., Vokalsprache*; **2.** nach dem betr. Phon: **a)** Sigmatismus*; **b)** Schetismus*; **3.** nach Beschreibung der phonet.-artikulator. Auffälligkeiten bzw. phonolog. Abweichungen; **Diagn.:** Spontanspracheanalyse; Screeningverfahren, z. B. patholinguist. Diagnostik, Aachener Dyslalie Diagnostik (Abk. AAD) zur Feststellung des Phon-/Phoneminventars u. der phonolog. Prozesse; **Ther.:** logopäd. Übungsbehandlung (patholinguist. Ther., Minimalpaartherapie, Metaphonansatz).

Dys|lexie (↑; gr. λέγειν lesen) *f*: **1.** (engl.) *dyslexia*; Störung der Lesefähigkeit nach weitgehend abgeschlossenem Schriftspracherwerb (totale Unfähigkeit: Alexie), wobei Wörter (verbale D., Wortblindheit) od. Einzelbuchstaben (literale D.) nicht erkannt werden; **Urs.:** Sprachverarbeitungsstörung inf. einer neurol. Störung (z. B. Schlaganfall); **Klin.:** versch. Arten von Fehlern (Paralexien) beim lauten Lesen: Ganzwortersetzungen, Graphem-Phonem-Zuordnungsfehler; ggf. auch Beeinträchtigung des Leseinnverstehens; **Diagn.:** DD versch. Lesestörungen auf der Grundlage des Sprachverarbeitungsmodells (Logogen-Modell); **Ther.:** je nach Störungsschwerpunkt Übung des einzelheitl. (Graphem-Phonem-Konvertierung) od. des ganzheitl.-lexikalischen Verarbeitens. Vgl. Aphasie, Dysgraphie. **2.** Entwicklungsdyslexie: s. Lese-Rechtschreib-Störung.

Dys|lipid|ämie (↑; Lip-*; -ämie*) *f*: (engl.) *dyslipidemia*; syn. Dyslipoproteinämie; Fettstoffwechselstörung mit Verschiebung der Zusammensetzung der Lipide im Plasma (s. Hyperlipoproteinämien, Hypolipoproteinämie); i. e. S. Hypertriglyceridämie* mit verminderter HDL- u. erhöhter LDL-Konz. bei Insulinresistenz i. R. des metabolischen Syndroms*. Vgl. Lipidosen.

Dys|maturität (↑; Maturation*) *f*: (gebh.) s. Wachstumsretardierung, intrauterine.

Dys|melie (↑; -melie*) *f*: (engl.) *dysmelia*; Störung in der Extremitätenentwicklung während der sensiblen Phase* (29.–46. Tag der Schwangerschaft) durch exogene Noxen (Sauerstoffmangel, Pharmaka u. a.); je nach Zeitpunkt u. Wirkungsdauer entstehen unterschiedl. Fehlbildungen (s. Abb.): **1. Amelie:** Fehlen einer ganzen Extremität; meist auch angrenzender Schulter- od. (seltener) Beckenteil hypoplast.; manchmal bürzelförmige Weichteilknospen am Schulter- bzw. Hüftgelenk; Determinationszeit: 29.–38. Tag; **2. Phokomelie:** Fehlbildung, bei der Hände bzw. Füße unmittelbar an Schultern bzw. Hüften ansetzen; Determinationszeit: 29.–32. Tag; **3. Peromelie:** intrauterine Stumpfbildung einer Gliedmaße; **4. Ektromelie:** Sammelbez. für Hypo- u. Aplasien einzelner od. mehrerer Röhrenknochen mit konsekutiver Fehlstellung der Gliedmaßen.

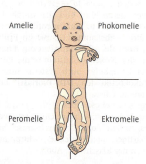

Dysmelie

Dys|menor|rhö (↑; gr. μήν, μηνός Monat; -rhö*) *f*: (engl.) *dysmenorrhea*; sog. Algomenorrhö; primär (seit der Menarche) od. sekundär schmerzhafte Menstruation* (z. T. kolik- bzw. wehenartig); i. d. R. nur bei ovulator. Zyklen; **Urs.: 1.** organisch: z. B. Endometriose*, Tumor, Entz., Zervixstenose, Uterusfehlbildung, genitale Hypoplasie, Intrauterinpessar*; **2.** funktionell: v. a. hormonale u. vegetative Störungen, Pelvipathia* vegetativa.

Dys|menor|rhoea membranacea (↑; ↑; ↑) *f*: (engl.) *membranous dysmenorrhea*; schmerzhafter Abgang von Gebärmutterschleimhaut (als zusammenhängende Schleimhaut od. in größeren Gewebestücken) während der Menstruation*; vgl. Dysmenorrhö.

Dys|metrie (↑; Metr-*) *f*: (engl.) *dysmetria*; falsche Abmessung von Zielbewegungen; überschießende (Hypermetrie) od. schon vor Erreichen ihres Ziels im Tempo verlangsamte, insgesamt zu kurz bemessene Bewegungen (Hypometrie); klin. Untersuchung einer D. im Finger-Nase-, Finger-Finger- bzw. Knie-Hacken-Versuch od. durch Sakkadentestung; vgl. Ataxie; Symptome, zerebellare.

Dys|morphie (↑; -morph*) *f*: (engl.) *dysmorphism*; Sammelbez. für kleine u. große Strukturauffällig-

Dysostosis craniofacialis

keiten (Fehlbildungen u. Anomalien) des Menschen.

Dys|morpho|phobie (↑; ↑; Phob-*) *f*: (engl.) *body dysmorphic disorder*; Form der somatoformen Störung*, die durch übermäßige Beschäftigung mit einem eingebildeten od. stark übertriebenen Mangel od. einer Entstellung im körperl. Aussehen gekennzeichnet ist; Beginn meist im frühen Erwachsenenalter, Verlauf chron. fluktuierend; **Ther.:** Psychotherapie, Verhaltenstherapie; **DD:** Anorexia nervosa, Störung der Geschlechtsidentität, Depression, soziale Phobie, wahnhafte Störung.

Dys|onto|genie (↑; gr. ὄν, ὄντος Wesen; -genese*) *f*: (engl.) *dysontogeny*; Störung der Ontogenese, die zu einer Embryopathie* od. Fetopathie* führen kann.

Dys|osmie (↑; gr. ὀσμή Geruch) *f*: s. Riechstörung.

Dys|ostosis (↑; Ost-*; -osis*) *f*: (engl.) *dysostosis*; Störung der Knochenbildung inf. des Knochenwachstums (s. Ossifikationsstörungen) inf. einer pränatal bedingten Entwicklungsstörung; **Einteilung: 1.** nach ihrer Lok. an best. Knochenbildungszentren sowie in Abhängigkeit vom Stadium der Ossifikation, in dem es zur Entwicklungsstörung kommt: **a)** desmale Dysostose bei Dysostosis* cleidocranialis (Fehlen der Knochenbildung) od. Dysostosis* craniofacialis (verfrühte Nahtsynostose der Schädelknochen); **b)** enchondrale D.: tritt vorwiegend epiphysär (multiple epiphysäre Dysplasie*) od. metaphysär (Chondrodysplasia* metaphysaria) auf, kann wie bei der Dysostosis* multiplex auch mit periostaler Ossifikationsstörung kombiniert sein; **2.** nach ihrer hauptsächl. Lok. im Skelett, z. B. überwiegend am Schädel bei Akrozephalopolysyndaktylie*-Syndromen, als Dysostosis* acrofacialis, D. craniofacialis, Dysostosis* mandibulofacialis u. bei Gesichtsspalten*.

Dys|ostosis acro|facialis (↑; ↑; ↑) *f*: (engl.) *acrofacial dysostosis*; Gruppe von Fehlbildungssyndromen mit Entwicklungsstörung im Bereich des Unterkiefers u. der Extremitätenenden; **Formen: 1. D. a. Weyers** (syn. akrodentale Dysostose Weyers): autosomal-dominant erbl. (Mutationen im EVC- od. EVC2-Gen, Genlocus 4p16); Unterkieferspaltbildung mit Hypoplasie der mittleren Schneidezähne, postaxiale Hexadaktylie mit Synostose der ulnaren Mittelhandknochen; **2. Nager-Syndrom** (präaxialer Typ; syn. D. a. Nager): autosomal-dominant erbl. Genmutation (Genlocus 9q32) mit nach lateral abfallenden Lidachsen, Unterlidkolobom, Mandibula- u. Maxillarhypoplasie, Mikrognathie, Kiefergelenkaplasie, Aplasie der Schneidezähne sowie Reduktionsfehlbildung des radialen Strahls; **3. D. a. Rodriguez:** autosomal-rezessiv erbl.; mit dünner, atropher Haut u. durchscheinenden Gefäßen, Kleinwuchs, Mikrognathie; **4. D. a. Palagonia:** X-chromosomal- u. autosomal-dominant erbl.; **5. D. a. Catania:** autosomal-dominant erbl.; **6. Geneé-Wiedemann-Syndrom** (postaxialer Typ; syn. Miller-Syndrom; Abk. POADS für engl. postaxial acrofacial dysostosis syndrome): evtl. autosomal-rezessiv erbl., meist sporad.; Mikrognathie, Gaumenspalte, Unterlidkolobome u. Fehlen bzw. Hypoplasie der 5. Strahlen von Händen u. Füßen.

Dys|ostosis cleido|cranialis (↑; ↑; ↑) *f*: (engl.) *cleidocranial dysostosis*; syn. Scheuthauer-Marie-Sainton-Syndrom, osteodentale Dysplasie; meist autosomal-dominant erbl. Fehlbildungssyndrom mit Störung fast sämtl. knochenbildender Zentren mit der Folge einer Hypoplasie bes. der bindegewebig angelegten Anteile des Skeletts; **Häufigkeit:** einschließl. der seltenen autosomal-rezessiven Yunis-Varon-Form wurden etwa 1000 Fälle beschrieben; Männer u. Frauen sind gleichermaßen betroffen; **Ätiol.:** Mutation im Gen des Transkriptionsfaktors CBFA1/RUNX2 (Genlocus 6p21); **Klin.:** einod. beidseitiges Fehlen od. Hypoplasie der Schlüsselbeine erlauben eine Schulteropposition; kleine Schulterblätter, je nach Mutation evtl. verringertes Körperwachstum, Deformationen im Becken- u. Thoraxbereich, Malformationen der Extremitäten, Brachydaktylie; verspätete Ossifikation der Knochenkerne, großer brachyzephaler Kopf, jahrelang bis lebenslang offene Fontanellen, Caput* membranaceum; charakterist. Fazies: Vorwölbung der frontalen Gesichtspartie, hervorstehendes Kinn, Hypoplasie des Gesichtsschädels (insbes. des Mittelgesichts), kleiner Oberkiefer, Pseudoprogenie, verzögerte Zahnentwicklung mit Störungen des Durchbruchs u. hochgradiger Zahnüberzahl; mehr als 100 assoziierte Anomalien; normale Intelligenz; **Ther.:** kompensator. Behandlung der skelettalen Sympt.; kieferorthop.-kieferchir. Behandlung der Dentitionsstörung; **DD:** bei milden Verlaufsformen Osteogenesis* imperfecta, mandibuloacrale Dysplasie.

Dys|ostosis cranio|facialis (↑; ↑; ↑) *f*: (engl.) *craniofacial dysostosis*; syn. Crouzon-Syndrom; autosomal-dominant erbl. Fehlbildungssyndrom mit hoher Penetranz u. variabler Expressivität; **Häufigkeit:** 1 : 25 000; **Ätiol.:** Genlocus 10q26, Mutation im FGFR 2-Gen; in ca. 25 % Neumutationen; **Sympt.:** charakterist. Kopfform u. Gesichtsdysmorphie inf. vorzeitiger Verknöcherung einer od. sämtl. Schädelnähte (insbes. der Koronar- u. Sagittalnaht); Turmschädel mit Buckelbildung im Bereich der großen Fontanelle, Hydrozephalus*, deformiertes Ventrikelsystem durch Schädelfehlbildung, progredient klin. Sympt. der Hirndrucksteigerung* (Kopfschmerz, Erbrechen, epilept. Anfälle), flache Augenhöhlen, kleine u. verformte Foramina optica, Exophthalmus, Hypertelorismus, Gefahr der Optikusatrophie inf. knöcherner Ver-

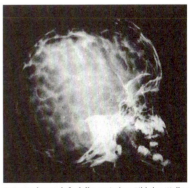

Dysostosis craniofacialis: typisches Bild des Wolkenschädels [163]

engung des Canalis nervi optici; Hypoplasie des Oberkiefers, Prognathie des Unterkiefers, Zahnstellungsanomalien; psychomotor. Retardierung mögl.; **Diagn.**: (radiol.) neben Zeichen der prämaturen Nahtsynostose knöcherne Veränderungen an der Schädelkalotte durch gesteigerten Schädelinnendruck (Usurierung der Schädelkalotte, sog. Wolkenschädel; s. Abb.); **Ther.**: frühzeitig druckentlastende, ggf. wiederholte Kraniotomie; **Progn.**: Gefahr der Erblindung.

Dys|ostosis mandibulo|facialis (↑; ↑; ↑) *f*: (engl.) *mandibulofacial dysostosis*; syn. Treacher-Collins-Syndrom, Franceschetti-Zwahlen-Syndrom; autosomal-dominant erbl. Fehlbildungssyndrom (Genlocus 5q31.3-32, Mutationen im TCOF1-Gen) von hoher Penetranz u. variabler Expressivität; embryopathogenet. Fehlentwicklung im Bereich des 1. Kiemenbogens u. der 1. Kiemenfurche; **Häufigkeit:** mehr als 500 Fälle bekannt, von denen ca. 60% Neumutationen sind; **Sympt.:** charakterist. Physiognomie mit Hypoplasie des Ober- u. Unterkiefers u. Makrostomie sowie Hypoplasie des Jochbeins (sog. Fischmaul-Aspekt); ferner nach lateral abfallende Lidachsen, Unterlidkolobom, unterschiedl. ausgeprägte Ohrmuscheldysplasie in Komb. mit Anomalien des Mittel- u. Innenohrs (Schallleitungsschwerhörigkeit).

Dys|ostosis multi|plex (↑; ↑; ↑) *f*: (engl.) *mucopolysaccharidosis type I*; Sammelbez. für alle knöchernen Veränderungen i. R. von Mukopolysaccharid*-Speicherkrankheiten u. Oligosaccharidosen (s. Fukosidose, Mannosidose, Sialidose).

Dys|pareunie (↑; gr. πάρευνος Bettgefährte) *f*: (engl.) *dyspareunia*; syn. Algopareunie; Bez. für Schmerzen während des Koitus* im Bereich des Genitale u. im kleinem Becken; **Vork.:** v. a. bei Frauen, geschätzte Häufigkeit zwischen 8 u. 23%; **Urs.:** meist psych. (Überlagerung ausgehelter körperl. Störungen, Anspannung, Partnerschaftskonflikte, sexuelle Ängste); körperliche Ursachen: v. a. akute u. chron. Harnweginfektion, seltener Kolpitis, Adnexitis, Bartholinitis, Trichomoniasis, Gonorrhö, humane Papillomviren, Endometriose, Myom, Tuberkulose, Narben (z. B. postpartal, v.a. bei Dammschnitt- u. -riss), hormonell bedingte Vaginalhautatrophie, Fehlbildungen u. a.; **Ther.:** Sexualtherapie*, Verw. von Lubrikanzien*, Ther. der Grunderkrankung.

Dys|pepsie (↑; -pepsie*) *f*: (päd.) s. Brechdurchfall des Säuglings.

Dys|pepsie, funktionelle (↑; ↑) *f*: (engl.) *functional dyspepsia*; syn. nichtulzeröse Dyspepsie (Abk. NUD); sog. Reizmagen; Form der somatoformen autonomen Funktionsstörung* mit Völle-, Druck- u. vorzeitigem Sättigungsgefühl im Oberbauch, Blähungen, Sodbrennen, epigastr. Schmerzen, Übelkeit, selten Erbrechen; **Häufigkeit:** zeitweiliges Auftreten bei ca. einem Drittel der Bevölkerung; **Ätiol.:** unklar; evtl. Hyperazidität, Speiseunverträglichkeit, Helicobacter-pylori-Inf., psych. Störungen, Motilitätsstörungen od. gestörte viszerale Sensibilität; **Diagn.:** Ausschlussdiagnostik schwerwiegender somat. Erkr. (z. B. Ulcus ventriculi et duodeni, Refluxösophagitis, Cholelithiasis, Tumoren im oberen Magen-Darm-Trakt); Ultraschall, Endoskopie; **Ther.:** Prokinetika, Protonenpumpen-Hemmer, Psychotherapie, evtl. peripher wirksame Opioide. Vgl. Abdominalbeschwerden, funktionelle.

Dys|pepsie-Koli|bakterien (↑; ↑; Kol-*; Bakt-*) *fpl*: enteropathogene Stämme von Escherichia* coli.

Dys|phagia (↑; Phag-*) *f*: Dysphagie*.

Dys|phagia a|myo|tactica (↑; ↑) *f*: Dysphagie* bei Schlucklähmung*.

Dys|phagia in|flammatoria (↑; ↑) *f*: Dysphagie* bei Entzündungen.

Dys|phagia lusoria (↑; ↑) *f*: (engl.) *dysphagia lusoria*; durch eine Arteria* lusoria, evtl. auch einen Arcus aortae circumflexus, selten durch eine links von der A. subclavia sinistra entspringende A. subclavia dextra hervorgerufene Dysphagie* inf. Ösophagusstenose*; vgl. Aortenbogenanomalien (Abb. dort).

Dys|phagie (↑; ↑) *f*: (engl.) *dysphagia, eating and swallowing disorder;* syn. Dysphagia; Schluckstörung; **Urs.:** Erkr. des ZNS (z. B. Schlaganfall*, Myasthenia* gravis pseudoparalytica); Erkr. der oropharyngealen u. ösophagealen Strukturen: z. B. Ösophagusstenose*, Ösophaguskarzinom*, Refluxösophagitis*, Ösophagusdivertikel*, Zenker*-Divertikel, Ösophagusachalasie*, Paterson*-Kelly-Syndrom; verschluckte Fremdkörper, Schlucklähmung, selten auch i. R. einer generalisierten Sklerodermie, des Taylor-Syndroms, bei diffusem Ösophagusspasmus, myoton. Dystrophie; **Einteilung u. Klin.** entspr. der Schluckphasen: **1.** oropharyngeale D.: **a)** orale Phase: Schluckbeschwerden zu Beginn der Nahrungsaufnahme, Störungen des Kauvorgangs u./od. des Nahrungstransports; **b)** pharyngeale (reflektor.) Phase: vorzeitiges Abfließen der Nahrung vor Auslösung des Schluckreflexes, Residuen in den Recessus piriformis; **2.** ösophageale D.: Passagebehinderung für feste u./od. flüssige Nahrung in der ösophagealen Phase, Hochwürgen der Nahrung, Steckenbleiben der Nahrung in der Speiseröhre; **Kompl.:** Aspiration*.

> Eine Dysphagie, auch in der leichtesten Form einer der wahrnehmbaren Behinderung, ist ein alarmierendes Symptom, das Abklärung verlangt.

Diagn.: klin. u. radiol. Untersuchung (Standard: Video-Endoskopie), Klärung der Aspirationsgefahr; **Ther.:** interdisziplinäre Behandlung der Grunderkrankung; logopäd.: funktionelle Übungen zur Restitution (z. B. Verbesserung der Zungenmotorik), Kompensation (z. B. Schluckmanöver), Adaptation (Einsatz von Esshilfen); **DD:** s. Abb.: abzugrenzen sind psychogen bedingte Schluckstörungen (z. B. idiopath. Globussymptom*, psychogenes Erbrechen).

Dys|phagie, sidero|penische (↑; ↑) *f*: Paterson*-Kelly-Syndrom.

Dys|phasie (↑; gr. φάσις Sprechen) *f*: **1.** (engl.) *dysphasia;* Entwicklungsdysphasie: syn. Dysgrammatismus*; **2.** klin. nicht mehr gebräuchliche Bez.; s. Aphasie.

Dys|phonia Severity In|dex (↑; Phono-*) *m*: Abk. DSI; Index zur Beurteilung der Stimmqualität u. Parameter zu Objektivierung der Schwere einer Dysphonie*; rechnerisch ermittelt durch die Pho-

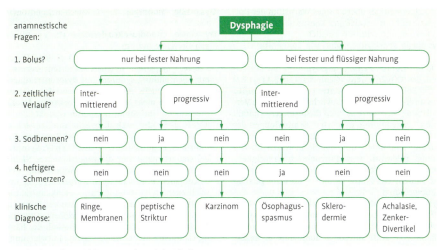

Dysphagie: Differentialdiagnose aufgrund der Klinik

netographie* unter Einbeziehung von Jitter*, maximaler Phonationsdauer, minimalem Phonationspegel u. oberer Grenzfrequenz; Ergebnis: Werte zwischen −5 (sehr heiser) u. +5 (sehr gut), physiol. ≥ +1.

Dys|phonie (↑; ↑) *f*: (engl.) *dysphonia*; syn. Stimmstörung; Störung der Phonation* mit Veränderung des Stimmklangs u. Einschränkung der Stimmleistungsfähigkeit; **Formen: 1.** zentrale D.: Stimmlippenlähmung (s. Kehlkopflähmung); **2.** D. bei Erkr. des Kehlkopfs, z. B. Laryngitis*, Stimmlippenknötchen*, Reinke*-Ödem, Larynxkarzinom*; **3.** funktionelle D. ohne primäre morphol. Veränderung des Stimmapparats, als hypo- od. hyperfunktionelle D. unterschiedl. Genese (s. Aphonie, funktionelle) od. Phonasthenie*; **4.** dysplastische D. bei Formanomalien des Larynx, z. B. bei Hypoplasie des Kehlkopfs od. Stimmlippenfurche (Sulcus glottidis); **5.** endokrin bedingte D., z. B. bei Hypothyreose*, Hypogonadismus*, Hormontherapie; **6.** traumatische D. nach Gewalteinwirkung auf den Larynx od. nach endotrachealer Intubation (s. Intubationsgranulom); **Klin.:** Heiserkeit (Raucitas), raue, belegte od. behauchte Stimme, evtl. Aphonie*; **Diagn.:** Stimmstatus, Bestimmung des Dysphonia* Severity Index, Laryngoskopie, Stroboskopie; **Ther.:** je nach Grunderkrankung Stimmruhe, logopäd., pharmak. od. operative, mikrochir. Therapie.

Dys|phorie (↑; -phor*) *f*: (engl.) *dysphoria*; Störung der Affektivität mit misslauniger, gereizter Stimmung; **Vork.:** z. B. als Alltagsverstimmung ohne pathol. Bedeutung, bei Intoxikation od. org. Psychosyndrom. Vgl. Dysthymie.

Dys|plasia (↑; -plasie*) *f*: Dysplasie*.

Dys|plasia coxae con|genita (↑; ↑) *f*: s. Hüftdysplasie.

Dys|plasia cranio-carpo-tarsalis (↑; ↑) *f*: (engl.) *whistling face syndrome*; syn. Freeman-Sheldon-Syndrom, Arthrogryposis distalis Typ 2 A; Syndrom des pfeifenden Gesichts; autosomal-dominant, seltener autosomal-rezessiv erbl. Fehlbildungssyn-

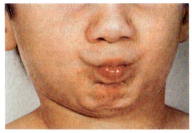

Dysplasia cranio-carpo-tarsalis: typische Fazies (sog. pfeifendes Gesicht) [2]

drom mit charakterist. Gesichtsdysmorphie; **Häufigkeit:** mehr als 100 Fälle bekannt; **Sympt.:** wie zum Pfeifen gespitzter kleiner Mund (s. Abb.), kleine Nase, Hypertelorismus*, ulnare Fehlstellungskontrakturen der Hände, Pes* equinovarus u. Kleinwuchs bei normaler psychomotor. Entwicklung; **DD:** Schwartz*-Jampel-Syndrom. Vgl. Arthrogryposis-multiplex-congenita.

Dys|plasia epi|physealis capitis femoris (↑; ↑) *f*: (engl.) *slipped femoral epiphyseal dysplasia*; sog. Meyer-Dysplasie des Femurkopfes; ein- od. beidseitige Dysplasie der proximalen Epiphysen des Femurs mit deutl. verzögerter Entw. der epiphysären Ossifikationszentren der Femurköpfe; **Vork.:** evtl. zusammen mit Perthes*-Calvé-Legg-Krankheit; **Klin.:** meist asymptomat., im Alter unter 4–5 Jahren ggf. Hinken mit Hüftschmerzen; spontane Heilung bis zum Alter von 6 Jahren; Jungen häufiger betroffen.

Dys|plasia epi|physealis hemi|melica (↑; ↑) *f*: (engl.) *Trevor's disease*; syn. Trevor-Syndrom; Osteochondrom der Epiphysen; meist einseitige osteochondromatöse Wucherungen an Hand- u. Fußwurzel sowie Kniegelenk; **Ätiol.:** unbekannt; Jungen sind häufiger betroffen als Mädchen (3:1); **Sympt.:** Deformierung u. Behinderung sowie Schmerzen an einer od. mehreren Gelenkregionen durch einseitiges übermäßiges Wachstum der Epiphyse mit unregelmäßiger Kontur u. Ossifikation; **Ther.:** op. Korrekturen möglich.

Dysplasia spondylo|epi|physaria congenita (↑; ↑) *f:* syn. Wiedemann-Spranger-Syndrom; autosomaldominant erbl. Fehlbildungssyndrom mit Mutation des COL2A1-Gens (Genlocus 12q13.11-q13.2) für Kollagen; **Häufigkeit:** 1:100 000; **Sympt.:** dysproportionierter Kleinwuchs, hochgradige Verkürzung der Wirbelsäule, fassförmiger Thorax, tiefe Lendenlordose u. schwere Fehlbildungen der rumpfnahen Epiphysen (Endgröße ca. 140 cm); häufig kombiniert mit Myopie u. Netzhautablösung, gelegentl. auch Innenohrschwerhörigkeit; meist keine Beteiligung von Hirnschädel, Händen u. Füßen; verzögerte motor. u. normale geistige Entwicklung.

Dys|plasia spondylo|epi|physaria tarda (↑; ↑) *f:* (engl.) *delayed spondyloepiphysial dysplasia*; meist X-chromosomal-rezessiv erbl. (nur bei Männern vorkommend; auch autosomal-dominante u. -rezessive Erbgänge beschrieben) Sonderform der Dysplasia* spondyloepiphysaria congenita; **Klin.:** Manifestation zwischen 6. u. 12. Lj.; Veränderungen an HWS u. BWS (Platyspondylie*) u. proximalen Femur- u. Humerusepiphysen führen zu Kleinwuchs u. Watschelgang; osteoarthrit. Veränderungen im 4. Lebensjahrzehnt.

Dys|plasie (↑; ↑) *f:* **1.** (engl.) *dysplasia*; syn. Dysplasia; (genet.) sich prä- od. postnatal manifestierende, morphol. od. histol. Anomalien aufgrund fehlerhafter Organisation, Proliferation, Differenzierung, Funktion od. Degeneration bestimmter Zelltypen od. Gewebe; **Formen:** z. B. Skelettdysplasien (u. a. Osteochondrodysplasie*, Chondrodysplasie, Dysostosis*), Hüftdysplasie*, metabolische Dysplasie-Syndrome (z. B. Wiedemann*-Beckwith-Syndrom), D. von Enzymen (z. B. lysosomale Speicherkrankheiten), D. von Strukturproteinen (z. B. Osteogenesis* imperfecta), Angiodysplasien*, Ektodermaldysplasie*-Syndrome, Lymphangiome, Neurofibrome. Vgl. Fehlbildung. **2.** (pathol.) unterschiedl. schwere, präneoplast. Zellatypien in Verbindung mit einem gestörten Epithelaufbau; **a)** leichte (engl. low-grade) D.: verzögerte Zellreifung bei erhaltener Schichtung u. Polarität der Epithelzellen; **b)** mittelschwere (engl. moderate) D.: vermehrt Mitosen im basalen Epitheldrittel, polymorphe u. hyperchromat. Zellkerne; **c)** schwere (engl. high-grade) D.: nur in den obersten Epithelschichten ausdifferenzierte, sonst atyp. Zellen mit deutl. Kernpolymorphie*; fließender Übergang zum Carcinoma* in situ.

Dys|plasie, a|rrhythmogene rechts|ventrikuläre (↑; ↑) *f:* s. ARVD.

Dys|plasie, broncho|pulmonale (↑; ↑) *f:* (engl.) *bronchopulmonary dysplasia*; typische pathol.-anat. Veränderungen an Alveolarstruktur u. Schleimhaut des Respirationstrakts bei Neugeborenen u. Säuglingen, die klin. durch schwere, chron. Ventilationsstörungen* gekennzeichnet sind; **Vork.:** z. B. bei Atemnotsyndrom* des Neugeborenen inf. Barotrauma*, Sauerstofftoxikose* u. Entz.; **Ther.:** Sauerstoffgabe, Bronchodilatatoren, Diuretika, Impfung gegen Pneumokokken u. Influenza, Proph. der RSV-Infektion durch Palivizumab.

Dys|plasie, chondrale (↑; ↑) *f:* Knochenchondromatose*.

Dys|plasie, chondro-ekto|dermale (↑; ↑) *f:* Ellis*-van-Creveld-Syndrom.

Dys|plasie, dia|strophische (↑; ↑) *f:* (engl.) *diastrophic dysplasia*; seltenes, autosomal-rezessiv erbl. Fehlbildungssyndrom mit dysproportioniertem Kleinwuchs u. Extremitätendeformitäten; **Häufigkeit:** mehr als 300 Fälle bekannt; **Ätiol.:** Mutationen im Sulfattransporter-Gen SLC26A2 (Genlocus 5q32-q33.1); allele Erkr. mit der Atelosteogenesis Typ II, Achondrogenesis* Typ I b u. der multiplen epiphysären Dysplasie* Typ IV; **Sympt.:** bei Geburt manifester disproportionierter Kleinwuchs mit proximal betonter Verkürzung der Gliedmaßen u. des Rumpfs (Körperlänge im Erwachsenenalter: 100–140 cm); Gelenkkontrakturen (Klumpfuß), Stellungsanomalien der Daumen (sog. Trampendaumen) u. Großzehen, Ohrmuschelanomalien, Hörverlust, Kyphoskoliose, häufig Gaumenspalte, normale geistige Entwicklung; **Ther.:** intensive korrigierende orthop. Maßnahmen. Vgl. Dysplasie, pseudodiastrophische.

Dys|plasie, ekto|dermale (↑; ↑) *f:* s. Ektodermaldysplasie-Syndrome.

Dys|plasie, epi|theliale (↑; ↑) *f:* (engl.) *epithelial dysplasia*; reversible Atypie* der Epithelzellen mit Differenzierungs- u. Reifungsstörungen des Epithelgewebes (v. a. Plattenepithel). **Einteilung:** in 3 Schweregrade (gesteigerte Regeneration, irreversible Reifungsstörung u. Entdifferenzierung sowie koilozytäre (durch Infektion mit humanen Papillomaviren ausgelöste) u. nicht koilozytäre Formen. Vgl. Carcinoma in situ; Neoplasie, zervikale intraepitheliale.

Dys|plasie, fibröse (↑; ↑) *f:* s. Jaffé-Lichtenstein-Syndrom.

Dys|plasie, fibro|muskuläre (↑; ↑) *f:* (engl.) *fibromuscular dysplasia*; Abk. FMD; Proliferation der glatten Muskulatur u. des fibrösen Gewebes der Media u. Intima mit Stenosen bzw. Verschlüssen von Arterien (z. B. im Bereich der A. carotis, A. vertebralis u. A. mesenterica); **Vork.:** meist bei jungen Frauen. Bei Befall der Nierenarterien tritt eine renovaskuläre Hypertonie auf.

Dys|plasie, kampo|mele (↑; ↑) *f:* s. Kampomelie.

Dys|plasie, kaudale (↑; ↑) *f:* s. Regression, kaudale.

Dys|plasie, kranio|dia|physäre (↑; ↑) *f:* (engl.) *craniodiaphyseal dysplasia*; Abk. CDD; seltene, autosomal-rezessiv erbl. Erkr. mit kranialer Hyperostose*, diaphysärer Dysplasie u. Sklerose, verbreiterten Diaphysen, verdicktem Gesichts- u. Hirnschädel u. mentaler Retardierung.

Dys|plasie, mandibulo-akrale (↑; ↑) *f:* (engl.) *mandibuloacral dysplasia*; Abk. MAD; seltene, autosomal-rezessiv erbl. Erkr. mit postnataler Wachstumsretardierung, mandibularerr Hypoplasie, kraniofaziale Anomalien u. fleckiger Hautpigmentierung; **Einteilung:** nach Ausmaß der Lipatrophie: **1.** Typ A: Gen LMNA, Genlocus 1q21; partielle Lipatrophie v. a. in den Gliedmaßen; **2.** Typ B: Gen ZMPSTE24, Genlocus 1p34: generalisierte Lipatrophie; **Klin.:** zusätzl. verstärkte subkutane Fettablagerung fazial u. nuchal, prominente Augen, gebogene Nase, fehlende Zungenpapillen, frühzeitiger Zahnverlust bei hypoplast. Zähnen,

Klavikulahypoplasie mit progressiver Acroosteolyse, Gelenkkontrakturen, Gelenksteife, Akroosteolyse distaler Finger- u. Zehenphalangen, Pigmentanomalien der Haut, partielle Alopezie, insulinresistenter Diabetes mellitus, Hyperglykämie, Hyperinsulinämie, Hyperlipidämie.

Dys|plasie, meta|physäre (↑; ↑) *f*: s. Pyle-Syndrom.

Dys|plasie, meta|trope (↑; ↑) *f*: (engl.) *metatropic dysplasia*; Fehlbildungssyndrom mit autosomal-dominantem u. autosomal-rezessivem Erbgang; **Sympt.:** hochgradiger Kleinwuchs mit allmähl. Proportionsumkehr (anfangs Gliedmaßenkürze, später Stammverkürzung) im Lauf des Wachstumsalters; zusätzl. Beweglichkeitseinschränkungen großer Gelenke, Wirbelsäulenverkrümmungen sowie schwanzähnl. Anhangsgebilde über dem Sakralbereich.

Dys|plasie, multiple epi|physäre (↑; ↑) *f*: (engl.) *multiple epiphyseal dysplasia*; Dysplasia epiphysealis multiplex; heterogenes, vorwiegend autosomal-dominant erbl. Krankheitsbild mit Störung der epiphysären enchondralen Ossifikation*; **Formen: 1.** Typ 1 (mit Typ Ribbing u. Fairbank): autosomal-dominant erbl. Mutation im COMP-Gen (Genlocus 19p13.1; allelisch mit Pseudoachondroplasie*); **2.** Typ 2: autosomal-dominant erbl. Mutation im COL9A2-Gen (Genlocus 1p33-p32.2); **3.** Typ 3: Myopathie; autosomal-dominant erbl. Mutation im COL9A3-Gen (Genlocus 20q13.3); **4.** Typ 4: Pes* equinovarus (bilateral) u. gedoppelte Patella; autosomal-rezessiv erbl. Mutation im DTDST-Gen (Genlocus 5q32-q33.1); **5.** Typ 5: autosomal-dominant erbl. Mutation im MATN3-Gen (Genlocus 2p24-p23); sowie ca. 60 weitere; **Sympt.:** klin. Manifestation u. Diagnosestellung oft im späten Kindes- od. Erwachsenenalter; Hinken, Schmerzen u. Steifheit der Hüften, Knie u. Knöchel mit Bewegungseinschränkung, Watschelgang; meist proportionierte Körperlänge im unteren Normbereich; **Diagn.:** (radiol.) verzögertes Auftreten der sekundären Ossifikationszentren an Händen u. Röhrenknochen mit Fragmentation od. Abflachung der Epiphysen der Röhrenknochen; **DD:** Perthes*-Calvé-Legg-Krankheit.

Dys|plasie, neuro|intestinale (↑; ↑) *f*: (engl.) *neurointestinal dysplasia*; kontrovers diskutierte Bez. für angeb. Fehlbildungen der sympathisch innervierten Nervenplexus v. a. im Dickdarm; **Sympt.:** häufig Entwicklungsstörung des Meissner*-Plexus, seltener Heterotopie der Ganglienzellen, Hypo- od. Aplasie des Sympathikus* u. a. Erkr. (z. B. Neurofibromatose*); **Klin.:** Obstipation, Akutes* Abdomen v. a. bei Ileus*, mögl. Bildung eines toxischen Megakolons*; **Diagn.:** Drei*-Stufen-Biopsie; **Ther.:** Ballaststoffe (Lactulose), Polyethylenglykolhaltige Laxanzien*, Prokinetika, ggf. Resektion des betr. Darmsegments. Vgl. Megakolon, kongenitales.

Dys|plasie, okulo-aurikulo-vertebrale (↑; ↑) *f*: Goldenhar*-Symptomenkomplex.

Dys|plasie, oto-spondylo-mega|epi|physäre (↑; ↑) *f*: Abk. OSMED; Weissenbacher*-Zweymüller-Syndrom.

Dys|plasie, pro|gressive dia|physäre (↑; ↑) *f*: Camurati*-Engelmann-Syndrom.

Dys|plasie, pseudo|dia|strophische (↑; ↑) *f*: (engl.) *pseudodiastrophic dysplasia*; syn. Burgio-Syndrom; seltenes, vermutlich autosomal-rezessiv erbl. Fehlbildungssyndrom mit disproportioniertem Kleinwuchs u. multiplen Extremitätendysplasien, das äußerlich der diastrophischen Dysplasia* stark ähnelt, sich von dieser aber eindeutig röntg. unterscheiden lässt (Verkürzung u. Dysplasie aller Extremitätenknochen).

Dys|plasie Reese, retinale (↑; ↑; Algernon B. R., Ophth., New York) *f*: (engl.) *Reese retinal dysplasia*; syn. Krause-Reese-Syndrom; Fehlbildungskomplex, der oft i. R. einer Trisomie* 13, aber auch monogen autosomal-rezessiv od. autosomal-dominant (selten) auftritt; **Sympt.:** angeb. Netzhautdysplasie mit Persistenz des primären Glaskörpers, bilaterale Fehlbildungen des Gehirns u. a. Organe (Lungen, Magen-Darm-Trakt, Skelett, Herz, Urogenitaltrakt).

Dys|plasie, septo|optische (↑; ↑) *f*: (engl.) *septooptic dysplasia*; syn. de Morsier-Syndrom; kongenitales Syndrom aus Kleinwuchs, Nystagmus u. Mikropapille des N. opticus, das mit Mittellinienfehlbildungen des Gehirns (Defekt des Septum pellucidum, Hypophysenunterfunktion) einhergeht; **Urs.:** hereditär (Genlocus 2p21.2–21.1) od. embryotox.; **Sympt.:** Sehminderung unterschiedl. Ausmaßes, Hypophysenvorderlappen*-Insuffizienz.

Dys|plasie, thanato|phore (↑; ↑) *f*: (engl.) *thanatophoric dysplasia*; schwerste angeb. Skelettdysplasie (Osteochondrodysplasie) mit überwiegend autosomal-dominanter Mutation in der extrazellulären Domäne des Fibroblastenwachstumfaktor-Rezeptors 3 (FGFR3, Genlocus 4p16.3); **Sympt.:** bes. kurzgliedriger (mikromeler) Kleinwuchs u. ausgeprägte Gliedmaßenverkrümmung (sog. Telefonhörerfemora) bei rel. großem Kopf u. normal langem Rumpf, flache Wirbelkörper, schmaler Thorax; äußeres Erscheinungsbild der Achondroplasie* ähnlich; **Progn.:** Tod bei der Geburt od. kurz danach. Vgl. Kleeblattschädel.

Dys|pnoe (↑; -pnoe*) *f*: (engl.) *dyspnea*; subjektiv unangenehme (erschwerte) Atemtätigkeit, z. B. Anstrengung (Erschöpfung), Kurzatmigkeit od. Atemnot*; i. d. R. mit sichtbar verstärkter Atemarbeit*, z. B. Einsatz der Atemhilfsmuskeln*, Einziehungen*, Tachypnoe*, Hyperpnoe*, Orthopnoe*; vgl. Atmungstypen; **Einteilung: 1.** subjektive Quantifizierung durch Borg-Skala in 1–10 (1: keine gerade wahrnehmbare D.; 10: maximale D.); **2.** modifizierter MRC*-Score (Tab. dort) bei COPD; **3.** NYHA-Klassifikation bei Herzinsuffizienz* (Tab. dort); **Urs.:** Ateminsuffizienz* unterschiedl. Genese; z. B. pulmonal (respiratorische Insuffizienz* inf. Diffusions- od. Ventilationsstörung*), tracheal bzw. laryngeal (Obstruktion durch Krupp, Tumor, seit der Geburt Struma, Fremdkörper), Hypoxie* (z. B. kardialer Genese bei Herzinsuffizienz* od. durch Anämie*), metabol. (z. B. Kussmaul*-Atmung), zerebral (zentrale Atemdepression*) od. muskulär (periphere Atemlähmung*); **Ther.:** kausal u. ggf. symptomat. (Sauerstoffgabe*, Beatmung*).

Dys|ponderosis (↑; lat. *ponderosus* gewichtig) *f*: Störung des Körpergewichts*; vgl. Essstörungen.

Dys|prax̱ie (gr. δυσπραξία Missgeschick) *f*: (engl.) *dyspraxia*; s. Apraxie.

Dys|prax̱ie, glosso|labi̱a̱le (↑; Gloss-*; Labi-*) *f*: (engl.) *lingual-labial dyspraxia*; eingeschränkte (od. fehlende) Fähigkeit, trotz intakter Innervation der Artikulationsorgane genaue Willkürbewegungen von Zunge u. Lippen auszuführen; **Vork.**: bei Sprachstörung*. Vgl. Apraxie.

Dys|pros̱ium (gr. δυσπρόσοδος schwer zugänglich) *n*: Symbol Dy, OZ 66, rel. Atommasse 162,50; zur Gruppe der Lanthanoide* gehörendes chem. Element.

Dys|prosoḏie (Dys-*; Prosodie*) *f*: (engl.) *dysprosodia*; Störung der Prosodie* mit eingeschränkter Modulationsbreite (s. Stimmumfang); **Urs.**: funktionelle, org. od. zentrale Dysphonie*; **Diagn.**: Spontansprache, Lesetext; **Ther.**: logopäd. Übungsbehandlung.

Dys|protein|äm̱ie (↑; Prot-*; -ämie*) *f*: (engl.) *dysproteinemia*; quantitative Verschiebung in der Zusammensetzung der physiol. Plasmaproteine*; z. B. bei akuter Entzündung Vermehrung von der Alpha-Globuline, bei Leberzirrhose der Gammaglobuline (s. Elektrophorese, Abb. dort). Vgl. Paraproteinämie.

Dys|pro|thrombin|äm̱ie (↑; -ämie*) *f*: (engl.) *dysprothrombinemia*; unphysiol. (funktionsgestörtes) Prothrombin* im Blut; **Ätiol.**: autosomal-dominant erbl. Synthesestörung (Genlocus 11p11-q12); **Sympt.**: abhängig von Molekularstruktur unterschiedl. Ausprägung einer hämorrhagischen Diathese*, v. a. posttraumatische Blutungen. Vgl. Hypoprothrombinämie.

Dys|re|flex̱ie, autonom̱e (↑; Reflekt-*) *f*: (engl.) *autonomic dysreflexia*; starke sympathische Überreaktion auf vesikale od. rektale Reizungen bei Pat. mit Querschnittläsion* oberhalb Th$_5$; bes. bei Tetraplegie*; **Vork.**: z. B. bei Blasenüberdehnung, analen Entzündung, endoskop. Eingriffen; **Sympt.**: Blutdrucksteigerung u. zunächst Tachykardie, später Bradykardie, sowie Schweißausbruch u. Kopfschmerzen; **Ther.**: Beseitigung der auslösenden Faktoren (z. B. durch Blasenentleerung, Behandlung der Bauchdeckenspastik), Blutdrucksenkung (z. B. Nifedipin, Nitroglycerin).

Dys|rhaphie|syn|drome (↑; gr. ῥαφή Naht) *n pl*: (engl.) *dysrhaphic syndromes*; Status dysrhaphicus; auch dysrhaphische Störungen; angeborene Entwicklungsstörungen beim menschlichen embryonaler Verwachsungslinien, z. B. der Neuralanlage mit unvollständigem Verschluss des Neuralrohrs od. der Neuropori anterior u. posterior; **Einteilung: 1.** Schädelweichteildefekt mit Lückenbildung in der vorderen Mittellinie des Gesichts; s. Gesichtsspalten; **2.** Schädeldachdefekt mit sog. Lücken- od. Wolkenschädel; **3.** Verschlussstörung des Schädels od. der Wirbelsäule mit sehr unterschiedl. Schweregraden (Akranie*, Anenzephalie*, Kranioschisis*, Enzephalozele*, Spina* bifida, Meningomyelozele*); **4.** Fistel- od. Zystenbildung mit versch. klin. Sympt. in den abhängigen Bereichen; Haarwuchs- u. Pigmentanomalien sowie Gefäßveränderungen in der dorsalen Mittellinie; selten auch primäres tethered* cord (ohne Verschlussstörung der lumbosakralen Wirbelbögen). Vgl. Syringomyelie.

Dys|rhythm̱ie (↑; gr. ῥυθμός Takt) *f*: (engl.) *dysrhythmia*; Rhythmusstörung; **1.** (neurol.) diffuse bzw. paroxysmale D.; s. EEG; **2.** (biol.) Störung des zirkadianen Rhythmus* von Körperfunktionen (insbes. Schlaf-Wach-Rhythmus); v. a. nach Flugreisen über mehrere Zeitzonen hinweg (s. Jetlag-Syndrom) od. bei Nacht- bzw. Schichtarbeit; **3.** (gyn.) Zyklusstörungen* der Frau; **4.** (kardiol.) s. Herzrhythmusstörungen.

Dys|somṉie (↑; lat. somnus Schlaf) *f*: (engl.) *dyssomnia*; in ICSD*-2 nicht mehr verwendete Sammelbez. für primäre Schlafstörungen*, die durch Insomnie* od. Hypersomnie* od. Komb. beider gekennzeichnet sind; **Formen: 1. intrinsisch** bedingt, z. B. Narkolepsie*, obstruktives Schlafapnoesyndrom*; **2. extrinsisch** bedingt, z. B. durch Höhe od. Toxine; **3. zirkadian** bedingt, z. B. chron. Schichtarbeiter-Syndrom, Jetlag*-Syndrom.

Dys|syn|erg̱ia cerebelḻaris myo|cḻonica (↑; Syn-*; Erg-*) *f*: (engl.) *Hunt's disease*; syn. Ramsay-Hunt-Syndrom; autosomal-dominant od. -rezessiv erbl., im Kindes- od. Jugendalter auftretende Erkr. mit Degeneration des dentatorubralen u. spinozerebellaren Systems; evtl. Störung des Serotoninstoffwechsels; **Sympt.**: Myoklonien, zerebellare Symptome* u. epileptische Anfälle, i. d. R. ohne psych. Veränderungen; Verlauf langsam progredient; **DD:** progressive Myoklonusepilepsie (s. Epilepsie).

Dys|syn|erg̱ie (↑; ↑; ↑) *f*: (engl.) *dyssynergia*; (neurol.) Störung der Koordination*; vgl. Asynergie.

Dys|tel|ekṯase (↑; gr. τέλος Ende; -ektasie*) *f*: (engl.) *dystelectasis*; ungenügend belüfteter Lungenabschnitt durch partielle Verlegung eines Bronchus im Segmentbereich; röntg. Zone verminderter Transparenz (Plattenatelektase); häufig Entw. einer Atelektase*.

Dys|therm̱ie (↑; Therm-*) *f*: (engl.) *dysthermia*; Fehlregulation der Körpertemperatur mit anhaltender Über- od. Untertemperatur; z. B. bei Störungen im Hypothalamus.

Dys|thym̱ie (↑; gr. θυμός Gemüt) *f*: (engl.) *dysthymia*; Verstimmung; anhaltende affektive Störung* mit chron. od. konstant wiederkehrender milder Depression* ohne hypoman. Episoden, Dauer mind. 2 Jahre; die dazwischen liegenden Perioden normaler Stimmung halten selten wochenlang an.

Dys|toḵie (↑; Toko-*) *f*: (engl.) *dystocia*; gestörter Geburtsverlauf inf. mechan. (z. B. Beckendystokie), org. od. funktioneller Urs. (Wehendystokie*, Zervixdystokie*); **Häufigkeit**: ca. 6 % aller Entbindungen. Vgl. Schulterdystokie, Risikogeburt.

Dys|toṉie (↑; Ton-*) *f*: **1.** (engl.) *dystonia*; (allg.) fehlerhafter Tonus*, z. B. von Muskeln u. Gefäßen; **2.** syn. Syndrom, dystones; (neurol.) extrapyramidale Bewegungsstörung mit lang anhaltenden, unwillkürlichen ton. Muskelkontraktionen, die zu verzerrenden Bewegungen, abnormer Körperhaltung od. Fehlstellungen von Körperteilen führen; **Urs.**: wahrscheinl. Störung des Dopaminstoffwechsels in den Basalganglien; pathol.-anat. mit unterschiedl. morphol. Veränderungen im Putamen u. a. Kerngebieten; **Einteilung: I.** nach der Ätiol.: **1.** primäre D.: **a)** idiopath.; **b)** hereditär: autosomal-dominant erbl. (syn. Ziehen-Schwalbe-Oppenheim-Syndrom), Manifestation meist zwischen 10. u. 20. Lj., Beginn häufig als fokale D. (DYT1, 4, 6, 7); autosomal-rezessiv erbl. (DYT2); X-chromosomal-rezessiv erbl. D. (syn. Philippino-Typ), Manifestation um das 35. Lj.; häufig kraniozervikale D., in ca. 35 % einhergehend mit Parkinson-Syndrom; **2. sekundäre D.: a)** sporadisch; **b)** hereditär: autosomal-dominant erbl. (DYT8–12 u. DYT5a, Segawa*-Syndrom mit Parkinson-Symptomen) od. -rezessiv (DYT5b) od. X-chromosomal-rezessiv erbl. (DYT3) mit Parkinson-Symptomen in 50 %; **c) sympt.: D.** in Assoziation mit neurol. od. metabolischen Erkr. (z. B. hepatolentikuläre Degeneration, Chorea Huntington, Hallervorden-Spatz-Erkrankung, bei Hirntumoren od. postenzephalit. Syndrom); **d)** tardive D.: meist pharmak. induziert, z. B. durch Neuroleptika* u. a. Dopamin-Antagonisten; **e)** Off-Dystonie: behandlungsinduziert bei Parkinson*-Syndrom in beginnender od. abklingender Off-Phase; **II.** nach dem **Manifestationszeitpunkt:** infantile, juvenile u. adulte Form; **III.** nach dem **Verteilungsmuster** der betroffenen **Muskelgruppen: 1.** fokale D.: auf eine Körperregion begrenzt; z. B. Blepharospasmus*, oromandibuläre Dystonie*, Torticollis* spasmodicus, Dystonie des Larynx (spasmod. D.), Dystonie einzelner Extremitäten, Beschäftigungsdystonie (z. B. Schreibkrampf*); **2.** segmentale D. in 2 benachbarten Körperregionen (z. B. Meige*-Syndrom mit Blepharospasmus u. oromandibulärer Dystonie, Segawa*-Syndrom); **3.** multifokale D. in >2 nicht benachbarten Körperregionen; **4.** Hemidystonie: i. d. R. sekundäre D. des ipsilateralen Armes u. Beines, z. B. nach Hirnschädigung; **5.** generalisierte D.: i. d. R. erblich; Manifestation meist im Jugendalter; z. B. idiopath. Torsionsdystonie*; **Ther.: 1.** bei fokalen D.: selektive periphere Denervierung der betroffenen Muskelgruppen durch Botulinumtoxin; **2.** bei segmentalen u. generalisierten D.: Pharmakotherapie: Versuch mit Levodopa (bei Segawa-Syndrom lebenslange Substitution), Anticholinergika, Haloperidol, Baclofen, Diazepam; Biofeedback, evtl. stereotakt. Operation, in Einzelfällen: Tiefenhirnstimulation; **DD:** paroxysmale Dyskinesien*.

Dys|tonie, L-Dopa-sensitive (↑; ↑) *f*: s. Segawa-Syndrom.

Dys|tonie, neuro|vegetative (↑; ↑) *f*: (engl.) *neurovegetative dystonia*; Störung von Funktionen des vegetativen Nervensystems inf. (multifaktoriell bedingter) Dysregulation vegetativer Zentren im Diencephalon; vgl. Somatisierungsstörung.

Dys|tonie, oro|mandibuläre (↑; ↑) *f*: (engl.) *oromandibular dystonia*; tonische Hyperkinesen von mimischer, Kiefer- u. Zungenmuskulatur, insbes. als fokale Dystonie*; in 60 % der Fälle kombiniert mit Blepharospasmus* (Meige-Syndrom).

Dys|tonie, par|oxysmale (↑; ↑) *f*: s. Dyskinesien, paroxysmale.

Dys|tonie, zervikale (↑; ↑) *f*: s. Torticollis spasmodicus.

Dys|topie (↑; gr. τόπος Ort) *f*: Ektopie*.

Dystro|glykan *n*: (engl.) *dystroglycan*; Glykoprotein* der Plasmamembran, verbindet Komponenten des Zytoskeletts* (Aktin, Dystrophin*) mit denen der extrazellulären Matrix* (Laminin*, Agrin).

Dys|trophia adiposo|genitalis (Dys-*; Troph-*) *f*: Fröhlich*-Syndrom.

Dys|trophia musculorum pro|gressiva (↑; ↑) *f*: progressive Muskeldystrophien*.

Dystrophie, myotonische

Dys|trophia unguium mediana canali|formis (↑; ↑) *f*: (engl.) *dystrophia mediana canaliformis*; vom Nagelhäutchen bis zum freien Nagelrand reichende Spaltung od. Kanalbildung (meist) in der Mitte des Nagels, bes. am Daumen; **Urs.:** idiopathische od. traumatisch bedingte, vorübergehende Wachstumsstörung in der Nagelmatrix.

Dys|trophie (↑; ↑) *f*: **1.** (engl.) *dystrophy*; (pathol.) mit schweren Funktionsstörungen einhergehende pathol. Veränderungen von Zellen, Geweben u. Organen unterschiedl. Ätiol.; **2.** (päd.) leichte Verlaufsform chron. Ernährungsstörung* des Säuglings mit fließendem Übergang zur Atrophie*; **Urs.: a)** Nahrungsmangel (Unterernährung, Erkr. mit häufigem Erbrechen, z. B. hypertrophe Pylorusstenose*, chron. rezidiv. Brechdurchfall* des Säuglings); **b)** fehlerhafte Ernährung (Milchnährschaden*; Eiweißmangeldystrophie*: s. Protein-Energie-Mangelsyndrome); **c)** Störungen der Nahrungsverwertung (z. B. bei zystischer Fibrose*, Kohlenhydratmalabsorption*, Fruktoseintoleranz* u. Zöliakie*); **Klin.:** fehlende Gewichtszunahme, später -abnahme mit zunehmender Abmagerung u. Reduktion des Unterhautfettgewebes; es bilden sich längsstehende Hautfalten (sog. Tabakbeutelgesäß). Dystrophe Säuglinge haben eine ausgeprägte Neigung zur Hydrolabilität (Gewichtsschwankungen) u. Infektionen, die zu einer weiteren Verschlechterung der Stoffwechselleistungen führen. **3.** (int.) Hungerdystrophie (syn. Hungerödem): Folge lang andauernder energet. Unterernährung, oft zus. mit Protein-, Fett-, Vitamin- u. Mineralmangel; **Formen: a)** feuchte D. mit Ödemen*: vorwiegend bei plötzl. einsetzender Unterernährung bisher ausreichend Ernährter; **b)** trockene D.: bei lang anhaltender Unterernährung; **c)** lipophile D.: Hunger-, Mangel- od. paradoxe Adipositas, oft nach Überwindung der feuchten od. trockenen D. in der Erholungsphase; Ähnlichkeit mit Fröhlich*-Syndrom (bei jungen Frauen u. U. erste u. einzige Form des Hungerschadens); **Klin.:** Gewichtsabnahme, Libidoverlust, Menstruationsanomalie, Haarausfall, gealtertes Aussehen („Ähnlichkeit aller Dystrophiker"), oft hochgradig entstellende Ödeme, die die Gewichtsabnahme verdecken können.

Dys|trophie, fetale (↑; ↑) *f*: s. Wachstumsretardierung, intrauterine.

Dys|trophie, myo|tonische (↑; ↑) *f*: (engl.) *myotonic dystrophy*; syn. Curschmann-Steinert-Batten-Syndrom; häufigste autosomal-dominant erbl. degen. Muskelerkrankung des Erwachsenenalters (Genlocus 19q13.3, Mutationen im DMPK-Gen); daneben existieren (seltenere) kongenitale, kindl. u. juvenile Formen; **Häufigkeit:** 1 : 7500; **Sympt.:** Myotonie u. von distal her fortschreitende Muskelschwäche; Atrophie best. Muskelgruppen, bes. des Gesichts (Facies myopathica), der Unterarme u. Hände, des M. sternocleidomastoideus; Mitbeteiligung der glatten Muskulatur (Schluckstörungen, verminderte Peristaltik im Magen-Darm-Trakt, Herzrhythmusstörungen); endokrine Störungen (Hodenatrophie, Amenorrhö, Haarausfall, Stirnglatze, Katarakt) u. psychische Veränderungen (geistige Behinderung, Initiativverlust, Libidoverlust, Reizbarkeit); zunehmende Ausprägung der Sympt. bei

Dystrophie, neuroaxonale

aufeinander folgenden Generationen durch Ausdehnung der gestörten Gentranskription möglich (genetische Antizipation*); **Diagn.**: pränatal Hydramnion*; molekulargenet. Nachw. einer instabilen Amplifikation (50–2000-mal) des Basentripletts Cytosin-Thymin-Guanin im Genlocus 19q13.3; Elektromyographie.

Dys|trophie, neuro|axonale (↑; ↑) f: (engl.) *neuroaxonal dystrophy*; syn. Hallervorden-Spatz-Erkrankung; seltene (ca. 75 Fälle) autosomal-rezessiv erbl. Erkr. (Genlocus 20p12.3-p13, Mutationen im Panthotenatkinase-Gen PANK2) mit Manifestation zwischen 1. u. 20. Lj., selten im Erwachsenenalter; **Pathol.**: Eisen- u. Kupferablagerung v. a. im Globus pallidus u. in der Substantia nigra; **Klin.**: extrapyramidale Symptome (Hyperkinesen, Rigor, Choreoathetose u. Spastik), epilept. Anfälle, langsam progrediente Demenz, fakultativ Sehnervenatrophie, Retinopathia pigmentosa; **Progn.**: Tod meist vor dem 30. Lj.; **Diagn.**: in der MRT hyperdenses Areal umgeben von hypodensem Signal (sog. eye of the tiger sign) im Bereich des Globus pallidus.

Dys|trophie, prä|natale (↑; ↑) f: intrauterine Wachstumsretardierung*.

Dys|trophin (↑; ↑) n: (engl.) *dystrophin*; Protein des Zytoskeletts* an der inneren Schicht der Zellmembran* (M_r 427 000), codiert im Genlocus Xp21.2; **Funktion**: Verbindung intrazellulärer kontraktiler Elemente (über sog. D.-assoziierte Proteine u. Glykoproteine) mit Zellmembran u. extrazellulärer Matrix*; Mutationen im D.-Gen führen zu Dystrophinopathien*.

Dys|trophino|pathien (↑; ↑; -pathie*) f pl: (engl.) *dystrophinopathies*; durch Mutationen im Dystrophin*-Gen hervorgerufene Erkr.; v. a. Duchenne-Muskeldystrophie u. Becker-Muskeldystrophie (vgl. Muskeldystrophien, progressive; Tab. dort) sowie atyp. Formen (z. B. Quadrizepsmyopathie, Myopathie mit Schmerzen bei Belastung, dilatative Kardiomyopathie, Rhabdomyolyse).

Dys|uria psychica (↑; Ur-*) f: (engl.) *psychic dysuria*; Unvermögen, in Gegenwart anderer od. inf. einer Angst- bzw. Schrecksituation Harn zu lassen.

Dys|urie (↑; ↑) f: (engl.) *dysuria*; erschwerte (schmerzhafte) Blasenentleerung mit brennender Missempfindung in der Urethra; oft in Komb. mit Pollakisurie*; **Urs.**: v. a. Blasenentleerungsstörung, Harnweginfektion*, selten neurogen, funktionell od. psychogen bedingt.

Dys|zephalie (↑; Keph-*) f: (engl.) *dyscephaly*; syn. Dyskranie; Schädeldysostose; pathol. Konfiguration des Gehirnschädels (s. Cranium); **Formen**: 1. Veränderung v. a. der Schädelform: s. Abb.; 2. Veränderungen v. a. des Schädelumfangs: Makrozephalie*, Mikrozephalie*, Stenozephalie*.

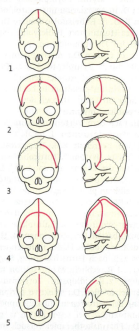

Dyszephalie: Lage der Synostosen bestimmt entstehende D.: 1: Langschädel (Skaphozephalus) bei Synostose der Sagittalnaht; 2: Breitschädel (Brachyzephalus) bei symmetrischen Synostosen der Koronarnähte; 3: Schiefschädel (Plagiozephalus) bei einseitiger Synostose der Koronarnähte; 4: Spitzschädel (Oxyzephalus) bei Synostosen der Koronar- u. Sagittalnähte sowie der Lambdanaht; 5: Kiel- od. Kahnschädel (Sphenozephalus) bei Synostose der Frontalnaht [163]

Dys|zephalie, mandibulo|okulo|faziale (↑; ↑) f: Hallermann*-Streiff-Syndrom.

D-Zellen (Zelle*): s. Langerhans-Inseln (Tab. dort).

E

e⁺: s. Positronen.
e⁻: Symbol für Elektron*.
E: **1.** (ophth.) Abk. für Emmetropie*; **2.** (serol.) Symbol für ein Hauptantigen der Rhesus*-Blutgruppen; **3.** (physik.) Formelzeichen für Beleuchtungsstärke*, elektr. Feldstärke*, Energie* u. Extinktion*; **4.** Vorsatzzeichen für Exa- (Faktor 10^{-18}) vor Einheiten* (Tab. 3 dort).
E 605: (engl.) *parathion*; syn. Parathion; Diethylparanitrophenylthiophosphat; Insektizid; wirksamer Metabolit (Paraoxon*) entsteht durch Giftung im Organismus; MAK: 0,1 mg/m³; LD: 5–30 mg/kg KG; s. Phosphorsäureester.
EA: **1.** Abk. für **E**igen**a**namnese; s. Anamnese; **2.** (chir.) Abk. für **E**ntero**a**nastomose*; **3.** (immun.) Abk. für **E**rythrozyten**a**ntikörper; s. Blutgruppenantikörper.
EAA: Abk. für **e**xogen-**a**llergische **A**lveolitis*.
EAEC: Abk. für **e**ntero**a**ggregative **E**scherichia* **c**oli.
Eales-Krankheit (Henry E., Ophth., Birmingham, 1852–1913): (engl.) *Eales' disease*; syn. Periphlebitis retinae; bes. bei jungen Männern vorkommende Obliteration retinaler Venen v. a. in der Peripherie; führt zu retinalen Gefäßneubildungen mit rezidiv. Glaskörperblutungen*; **Ther.:** Photokoagulation*.
EaR: Abk. für **E**ntartungs**r**eaktion*.
early lesions (engl. frühe Läsionen): Bez. für flache Lipideinlagerungen in der Intima bei Jugendlichen; wird als Erstmanifestation einer Arteriosklerose* angesehen.
EAST: Abk. für **E**nzym*-**A**llergo-**S**orbent-**T**est.
Eaton agent: Mycoplasma* pneumoniae.
Ebastin (INN) *n*: (engl.) *ebastine*; Histamin*-H₁-Rezeptoren-Blocker der 2. Generation (Piperidin) zur p.o. Anw.; Prodrug (hepat. Biotransformation zum aktiven Metaboliten Carebastin über Zytochrom*-P-450-Isoenzyme); **Ind.:** Rhinitis* allergica, Urtikaria*; **UAW:** selten Kopfschmerzen, Somnolenz, Mundtrockenheit; cave: erworbenes QT*-Syndrom.
EBCT: Abk. für (engl.) *electron beam computed tomography*; s. Elektronenstrahltomographie.
Ebenen des Körpers: (engl.) *planes of the body*; definierte Lage- u. Richtungsbezeichnungen am menschl. Körper für alle Fachgebiete (s. Abb.); vgl. Achsen des Körpers.
EBK: Abk. für **E**isen**b**indungs**k**apazität*.
EbM: Abk. für **e**videnz**b**asierte **M**edizin*.
EBM: Abk. für **e**inheitlicher **B**ewertungs**m**aßstab*.
Ebner-Drüsen (Victor von E., Ritter von Rofenstein, Anat., Histol., Wien, Graz, 1842–1925): (engl.) *Ebner's glands*; Glandulae gustatoriae; in die Gräben

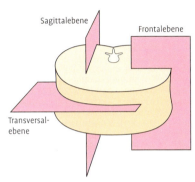

Ebenen des Körpers

der Papillae* vallatae der Zunge mündende seröse Spüldrüsen.
Ebner-Halb|mond (↑): (engl.) *Ebner's demilune*; Semiluna serosa; seröses Endstück, das dem mukösen Tubulus der gemischten Speicheldrüsen (Glandula submandibularis u. sublingualis) kappenförmig aufsitzt.
Ebola-Vi̲rus|krankheit (Virus*): (engl.) *Ebola virus disease*; Infektionskrankheit im trop. Afrika: Kongobecken, Sudan, Uganda, Gabun; **Err.:** Ebola-Virus, RNA-Virus (∅ 80 nm, Länge bis zu 14 000 nm) der Fam. Filoviridae* (Erstisolierung 1976); verursacht lokal begrenzte Ausbrüche, z. T. nosokomial; natürl. Reservoir unbekannt; **Übertragung:** Kontakt mit Körperflüssigkeiten u. Gewebe infizierter Menschen od. Tiere (z. B. Menschenaffen); betroffen sind v. a. Erwachsene (insbes. med. Personal); **Inkub.:** 4–16 Tage; **Klin.:** plötzl. hohes Fieber, Myalgien, Durchfall, Erbrechen, Pharyngitis, Kopf-, Hals- u. Brustschmerz; Exanthem am 5. Krankheitstag; Hämorrhagien (v. a. intestinal, Schleimhautulzerationen); Leberzellnekrose ohne Ikterus; erhöhter Muskeltonus, Tremor; Neigung zu Exsikkose, Kachexie, Pneumonie; Bewusstseinseintrübung, Koma; lange Rekonvaleszenz; **Diagn.:** Virusnachweis in Blut, Urin, Rachensekret; Virusanzüchtung auf permanenten Affennierenzellen; Antikörpernachweis; **Ther.:** symptomat., frühzeitiger Einsatz von Rekonvaleszentenserum; **Progn.:** Letalität schwankt zwischen 25 u. >80 %. **Proph.:** strikte Hygienemaßnahmen, Kontakt mit Wildtieren vermeiden, strikte Isolierung Erkrankter, Bestattung Verstorbener, bisher keine Schutzimpfung; **DD:** Malaria*, Typhus* abdomi-

nalis, Kala-Azar (viszerale Form der Leishmaniasen*), Gelbfieber*, Marburg*-Viruskrankheit, Lassa*-Fieber.

Ebrietas (lat.) *f*: Trunkenheit.

Ebstein-An|omalie (Wilhelm E., Int., Göttingen, 1836–1912; Anomalie*) *f*: (engl.) *Ebstein's anomaly*; syn. Ebstein-Syndrom; angeb. Verlagerung eines od. mehrerer fehlgebildeter Trikuspidalklappensegel in die (häufig dünnwandige u. vermindert kontraktile) re. Herzkammer, wodurch deren oberer Anteil funktionell zum re. Vorhof gehört (Atrialisation); **Häufigkeit:** selten (<1 % der angeborenen Herzfehler*); **Pathophysiol.:** Trikuspidalklappeninsuffizienz* mit Pendelblut zwischen re. Vorhof u. Ventrikel, evtl. zusätzl. Rechts-Links-Shunt auf Vorhofebene mit Mischungszyanose bei aufgedehntem Foramen* ovale (in ca. 75 % der Fälle) bzw. Vorhofseptumdefekt* (in ca. 5 %); **Klin.:** je nach Ausmaß evtl. asymptomat. od. Herzinsuffizienz*, paroxysmale supraventrikuläre Tachykardien* (s. WPW-Syndrom); **Diagn.: 1.** Herzauskultation*: pathognomon. Galopprhythmus* durch Extratöne (s. Herztöne), Herzgeräusche* uncharakterist.; **2.** EKG: Schenkelblock* (ausgeprägt); röntg. Kardiomegalie; **3.** Nachweis durch Echokardiographie*, Herzkatheterisierung*; **Ther.:** symptomat. bei Herzinsuffizienz u. Tachykardie; u. U. palliativ chir. durch Glenn*-Operation o. Fontan*-Operation; evtl. Trikuspidalrekonstruktion od. Klappenersatz.

Ebstein-Fieber (↑): s. Pel-Ebstein-Fieber.

Ebullismus (lat. ebullire hervorsprudeln) *m*: (engl.) *ebullism*; Freisetzung von in den Körperflüssigkeiten gelösten Gasen (v. a. Stickstoff) in Blut u. Gewebe durch rasche Abnahme des auf den Organismus einwirkenden Drucks, z. B. bei schnellem Auftauchen aus großer Wassertiefe (s. Caisson-Krankheit).

Eburneation (lat. ebur Elfenbein) *f*: (engl.) *eburnation*; Eburnisierung; Form der Hyperostose* mit elfenbeinartiger, lokaler, übermäßiger Knochenbildung.

EBV: Abk. für Epstein*-Barr-Virus; vgl. Herpesviridae.

Ec-: s. a. Ek-.

EC: 1. Abk. für (engl.) *enzyme catalog*; s. Enzyme; **2.** Abk. für (engl.) *effective concentration*; s. Konzentration.

ECA: 1. Abk. für (engl.) *enterobacterial common antigen*; allen Enterobakterien gemeinsamer Grundbaustein des Lipopolysaccharids*, Virulenzfaktor bei Salmonellen u. a. Enterobacteriaceae*; **2.** Abk. für (engl.) *ecarin chromogenic assay*; s. Ecarinzeit.

Ecarin|zeit: (engl.) *ecarin clotting time (Abk. ECT)*; Parameter zur Bestimmung der Konzentration therap. direkter Thrombin*-Inhibitoren im Blut zur Therapiekontrolle; **Prinzip:** durch Ecarin (Metalloprotease aus dem Gift der Schlange Echis carinatus) Aktivierung von Prothrombin zu Meizothrombin, das spezif. durch direkte Thrombin-Inhibitoren gebunden u. gehemmt wird; (nach vollständiger Neutralisation direkter Thrombin-Inhibitoren relevante) autokatalyt. Umwandlung von verbleibendem Meizothrombin zu Thrombin; Bestimmung der Zeit bis zum Eintritt der Blutgerinnung (Ecarin-Gerinnungszeit, Verlängerung der ECT proportional zur Thrombin-Inhibitor-Konz.); Best. auch durch chromogenen Assay möglich (ECA-T): photometrisch bei 405 nm messbare enzymat. p-Nitroanilin-Abspaltung aus chromogenem Substrat durch Meizothrombin ist umgekehrt proportional zur Thrombin-Inhibitor-Konzentration. **Referenzbereich:** z. B. bei Hirudin* 50–100 Sek. (bzw. 0,5–1,5 μg/ml); cave. abhängig von Prothrombin- u. Fibrinogenkonzentration der Probe.

Ec|cema (Ekzem-*) *n*: Ekzem*.

ECE: Abk. für (engl.) *Endothelin-converting enzyme*; s. Endotheline.

ECF-A: Abk. für (engl.) *eosinophilic chemotactic factor of anaphylaxis*; Lipide der Arachidonsäurekaskade (v. a. PAF* u. Leukotrien* B4) in Mastzellen u. Granulozyten, die neutrophile Granulozyten, Monozyten* bzw. Makrophagen u. andere Zellen chemotaktisch anziehen; PAF bewirkt zus. mit Histamin* u. slow reacting substances (s. Leukotriene) die Konstriktion glatter Atemmuskulatur u. erhöht die Kapillarpermeabilität.

-echie: Wortteil mit der Bedeutung -haltung, -zurückhaltung; von gr. ἔχειν.

Echino|coccus (gr. ἐχῖνος Igel, Stachel; Kokken*) *m*: (engl.) *Echinococcus*; Gattung der Cestodes*; Adultwürmer sind Parasiten im Dünndarm von Karnivoren (Hund, Fuchs); Skolex mit Rostellum*, doppeltem Hakenkranz, 4 Saugnäpfen; Genitalporen lateral, unregelmäßig alternierend; Finne in herbi- u. omnivoren Säugetieren; **Übertragung:** Infektion des Menschen durch perorale Aufnahme von Bandwurmeiern (enger Kontakt mit Hunden, Verstäubung von Hundekot, Verschleppung durch Fliegen); **Entw.:** Hakenlarven gelangen nach peroraler Aufnahme mit dem Portalkreislauf in Leber, Lunge u. in den Körperkreislauf; Entw. zur Finne in Leber, Lunge od. anderen Organen; Err. beider Formen der Echinokokkose* sind die in Europa vorkommenden Arten E. granulosus u. E. multilocularis.

Echino|coccus alveolaris (↑; ↑) *m*: (engl.) *Echinococcus alveolaris*; alveolärer Echinokokkus; Finne des Echinococcus* multilocularis.

Echino|coccus cysticus (↑; ↑) *m*: (engl.) *Echinococcus cysticus*; syn. Hydatide; Finne des Echinococcus* granulosus.

Echino|coccus granulosus (↑; ↑) *m*: (engl.) *Echinococcus granulosus*; kleiner Hundebandwurm; Gattung der Cestodes*; 3–6 mm lang, mit meist 3 (2–6) Proglottiden; 40–50 Testes, Uterus mit seitl. Aussackungen; Endwirt: Hund u. andere Caniden; Zwischenwirt: Wiederkäuer, Schweine (seltener Pferde u. a. Pflanzenfresser); Mensch ist Fehlzwischenwirt. Es existieren versch. Stämme, von denen der sich in einem Zyklus aus Hund u. Schaf entwickelnde sog. Schafstamm beim Menschen vorwiegend Err. der zyst. Echinokokkose* ist. Die Finne* ist der zystische Echinokokkus, bestehend aus einer flüssigkeitsgefüllten Blase, deren Wand aus der Keimschicht des Parasiten u. der multilamellären Membran (Cuticula) besteht u. außen von der bindegewebigen Perizyste (Finnenbalg) des Wirts umgeben ist. Die Keimschicht bildet kapselartig nach endogene Sprossung Tochterblasen u. in diesen Enkelblasen; daneben kann die Keimschicht von Mutter-, Tochter- u. Enkelblasen Brutkapseln mit Kopfanlagen (Protoscolices) erzeugen (sog. fertile Zysten); im Blaseninnern oft wasserklare Hydatidenflüssigkeit. **Vork.:** weltweit, in Nord- u. Mitteleuropa selten (Fleischbeschau).

Echino|coccus multi|locularis (↑; ↑) *m*: (engl.) *Echinococcus multilocularis*; kleiner Fuchsbandwurm; Gattung der Cestodes*; 1,2–2,7 mm lang, mit meist 5 (2–6) Proglottiden; 16–30 Testes, sackförmiger Uterus; Endwirt: Fuchs, Wildkarnivoren, selten Hund u. Hauskatze; Zwischenwirt: Feldmaus (u. verwandte Nagetiere); Mensch ist Fehlwirt, Err. der alveolären Echinokokkose*; die Finne* ist der alveoläre Echinokokkus, aus zahlreichen kleinen, von Bindegewebe umgebenen Bläschen bestehend u. meist auf die Leber beschränkt (infiltrierendes Wachstum durch exogene Sprossung). **Vork.:** nördl. Hemisphäre mit Endemiegebieten in Europa, Asien (Türkei, Iran, Japan) u. Nordamerika (Alaska, Kanada, nördliche u. zentrale USA).

Echino|kokkose (↑; ↑; -osis*) *f*: (engl.) *echinococcosis*; syn. Echinokokkeninfektion; perorale Infektion des Menschen durch Eier von Echinococcus* granulosus od. Echinococcus* multilocularis mit Entw. bis zum Finnenstadium; der Mensch ist Fehlzwischenwirt. **Formen: 1. zystische** E. (Err. Echinococcus granulosus): führt meist zu solitären, bis zu kindskopfgroßen Zysten (Hydatidenzyste) in Leber (60–70 %, s. Abb. 1) u. Lunge (ca. 30 %, s. Abb. 2); selten Ausschwemmung in den großen Kreislauf; Sympt.: i. d. R. keine Frühsymptome, Spätsymptome durch Verdrängungserscheinungen wie Druckgefühl im Oberbauch, Inappetenz, evtl. Ikterus, Gallenkolik, Cholangitis, portale Hypertension; Kompl.: Ruptur der Hydatidenzyste, häufig mit Perforation in die freie Bauchhöhle (Gefahr des anaphylakt. Schocks, Superinfektion) od. auch in die Gallenwege (Verlegung der Gallengänge); Diagn.: Ultraschalldiagnostik, CT, serol. (z. B. ELISA, IFT, Western-Blotting-Methode); DD: Leber- u. Gallengangzysten, Leberkarzinom, -metastasen; Ther.: Zystektomie od. Perizystektomie (Entfernung einschließl. der Wirtskapsel) nach vorheriger Abtötung der Echinokokken durch intrazyst. Instillation hypertoner Kochsalzlösung od. 95 %igen Ethanols i. R. einer PAIR*-Behandlung (nicht bei Befall mit Echinococcus multilocularis); evtl. Hemihepatektomie (s. Leberresektion); bei multiplem Organbefall chemotherap. mit Albendazol od. Mebendazol; Progn.: Rezidivquote 8 %; **2. alveoläre** E. (Err. Echinococcus multilocularis): führt zu schwammartiger Wurmlarve mit kleinzyst. Hohlräumen u. bizarr verzweigten Proliferationsschläuchen ohne Ausbildung einer Bindegewebekapsel; infiltrativ destruierende Ausbreitung, meist auf die Leber beschränkt; Sympt. u. Diagn. wie bei zyst. E.; Kompl.: Einwachsen in angrenzende Organe (z. B. Lunge u. Milz), Destruktion der Leber; Ther.: Hemihepatektomie, bei Befall beider Leberlappen Lebertransplantation*, adjuvante Chemotherapie mit Mebendazol od. Albendazol; PAIR ist kontraindiziert; Progn.: hohe Rezidivquote.

Echino|kokkus|zyste (↑; ↑; Kyst-*) *f*: (engl.) *echinococcus cyst*; syn. Hydatidenzyste, Hydatide; v. a. in der Leber lokalisierte Zyste von Finnen des Echinococcus* granulosus; s. Echinokokkose.

Echino|stoma (↑; Stoma*) *n*: (engl.) *Echinostoma*; bis 15 mm langer Darmegel (s. Trematodes); Mundsaugnapf von Stachelkragen umgeben; wichtigste **Arten:** E. ilocanum, E. malayanum, E. lindoense; **Entw.:** Larvenentwicklung in Süßwasserschnecken (1. Zwischenwirt); Weiterentwicklung zu Metazerkarien ebenfalls in Schnecken, z. T. auch in Muscheln (2. Zwischenwirt); Infektion des Menschen (s. Echinostomiasis) durch Verzehr roher infizierter Muscheln; Reservewirte: Schweine, Ratten, Hunde; **Vork.:** beim Menschen in Süd- u. Südostasien.

Echino|stomi̱asis (↑; ↑; -iasis*) *f*: (engl.) *echinostomiasis*; Befall des Dünndarms mit Trematoden der Gattung Echinostoma*; durch die Nahrung übertragene, durch Schnecken vermittelte Parasitose; **Epidemiol.:** endemisch in Ost- u. Südostasien; **Sympt.:** i. d. R. asymptomatisch; abhängig vom Ausmaß des Befalls; leichter Befall: Anämie, Kopfschmerzen, Bauchschmerzen, breiiger Stuhl; schwerer Befall: Übelkeit, Erbrechen, Bauchschmerzen, Anämie, profuse wässrige Diarrhö, Hämorrhagie, Ödem u. Anorexie; bei Kindern auch Anämie u. Ödeme; **Ther.:** Praziquantel* (Mittel der Wahl), Niclosamid*. Vgl. Trematodes.

Echo|kardio|graphie (↑; Kard-*; -graphie*) *f*: (engl.) *echocardiography*; syn. Ultraschallkardiographie, Herzsonographie; kardiale Ultraschalldiagnostik* mit gleichzeitiger Aufzeichnung eines EKG unter Anw. des Impulsechoverfahrens (s. Abb.) als Real-

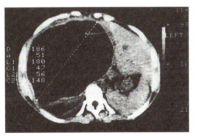

Echinokokkose Abb. 1: riesige Hydatidenzyste im rechten Leberlappen; Darstellung u. Berechnung des Zystendurchmessers (re. unten im Bild Anteile von Milz u. Magen); CT [5]

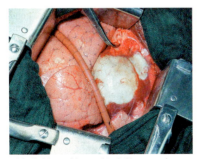

Echinokokkose Abb. 2: Echinokokkuszyste der Lunge (sog. weißer Tumor) [74]

Echokardiographie, fetale

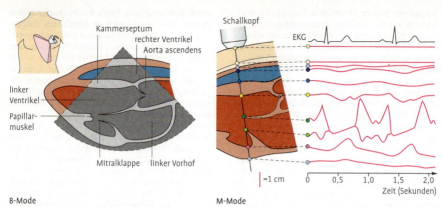

B-Mode   **M-Mode**

Echokardiographie: parasternal lange Achse im B- u. M-Mode mit Platzierung des M-Mode-Strahls durch die Spitzen der beiden Mitralklappensegel

time- (B-Mode) u. Time-motion-Verfahren (M-Mode) sowie des Dauerschallverfahrens (CW-Doppler, auch farbcodiert), der gepulsten Doppler-Sonographie (PW-Doppler) u. die Komb. aus B-Mode u. CW-Doppler (Duplexsonographie*); **Prinzip:** Beurteilung von Herzwänden, Septum, Herzbinnenräumen, Herzklappen u. ventrikulären Ausflusstrakten (Aortenwurzel, Pulmonalarterie) in definierten Schnittebenen hinsichtl. Morphol. u. Funktion, wobei dopplersonograph. zusätzl. Blutflussrichtungen (z. B. Shunt), -geschwindigkeiten u. Druckgradienten (z. B. Stenose) bestimmt werden: **1. Morphol.:** Messung von Septum- u. Herzwanddicken sowie enddiastol. u. endsystol. Durchmesser (Diameter) der Herzbinnenräume (atrial, ventrikulär), Aorta u. Pulmonalarterie; Volumina (auf die Körperoberfläche bezogen als Volumenindex) zur Diagn. von Hypertrophie, Dilatation, Hypoplasie, Herzwandaneurysma* u. a.; Herzklappenmorphologie (u. a. Echodichte): Herzklappensklerose (kalkdicht u. verdickt), Endokarditis* (Vegetationen), Mitralklappenprolapssyndrom*; ggf. Nachweis eines Perikardergusses*; **2. Bewegungsabläufe:** Herzwand (Wandbewegungsstörungen: Akinesie*, Hypokinesie*, Dyskinesie*); Herzklappen: Störung von Klappenseparation u. -schluss bei Insuffizienz (Regurgitation, Regurgitationsquotient*) u. Stenose (verminderte Klappenöffnungsfläche*), pathol. Bewegungen (z. B. SAM*; paradoxe Septumbewegung bei Linksschenkelblock* od. rechtsventrikulärer Herzinsuffizienz*); **3. ventrikuläre Funktion:** z. B. linksventrikulär systol.: Auswurffraktion*, Herzminutenvolumen* u. a.; linksventrikulär diastol.: dopplersonograph. Beurteilung v. a. des transmitralen Flusses mit E/A-Verhältnis (Integralverhältnis >1,6 normal; E-Welle: frühdiastol. Bluteinstrom, entspr. auskultator. drittem Herzton*; A-Welle: Fluss durch Vorhofkontraktion, entspr. auskultator. S₄); Gewebe-Doppler-E. (Abk. TDE für engl. tissue doppler echocardiography bzw. TDI für engl. tissue doppler imaging) zur Erfassung kardialer Bewegungen (analog der dopplersonograph. Blutflussbeurteilung anhand erythrozytärer Bewegungen), z. B. diastol. Funktionsprüfung bei Herzinsuffizienz*-Diagn.; **Formen: 1.** transthorakale E. (Abk. TTE) nichtinvasive Form; **2.** transösophageale E. (Abk. TEE): invasive Form, bei der mit Hilfe eines in die Speiseröhre eingeführten Endoskops, an dessen Spitze sich der Schallkopf befindet (vgl. Endosonographie), durch die räuml. Nähe u. den Wegfall anat. Hindernisse (Rippen, Lungengewebe) eine bessere Darstellung insbes. der Vorhöfe u. des Klappenapparats ermöglicht wird; **3. Sonderformen: a)** Stressechokardiographie* (TTE) zur Beurteilung von unter Frequenzstimulation des Herzens evtl. auftretenden ischämiebedingten Wandbewegungsstörungen in Abhängigkeit vom Grad der Belastung; **b)** Kontrastechokardiographie (TTE od. TEE): E. nach i. v. Applikation eines Ultraschallkontrastmittels (je nach Lungengängigkeit: Rechtsherz- bzw. Linksherzkontrastmittel) zur Diagn. intra- u. extrakardialer Shunts; Verstärkung des Doppler-Signals u. bessere Darstellung der Endokardkontur durch das Kontrastmittel; **Ind.: 1.** TTE: Diagn. u. Verlaufskontrolle kardiovaskulärer Erkr.: u. a. Herzinsuffizienz, art. Hypertonie (Myokardhypertrophie), Kardiomyopathie, angeb. u. erworbene Herzfehler, Mitralklappenprolapssyndrom, Perikarderguss, Aneurysma dissecans der Aorta ascendens, Herzwandaneurysma, Herztumor, Endomyokarditis, nach Herzklappenersatz; **2.** TEE: v. a. Detektion mögl. kardialer Emboliequellen (z. B. Vorhofthromben), Diagn. von Klappenfehlern u. angeb. Herzfehlern (z. B. Shunt auf Vorhofebene), Endokarditis, Vorhoftumor, Funktionsbeurteilung künstl. Herzklappen, Diagn. einer intraoperativen Myokardischämie; **3.** Kontrastechokardiographie: Shuntdetektion, genauere Beurteilung der linksventrikulären Funktion, Detektion intrakavitärer Thromben sowie Diagn. von Herzklappenvitien.

Echo|kardio|graphie, fetale (↑; ↑; ↑) *f*: (engl.) *fetal echocardiography*; transabdominale Beurteilung des fetalen Herzens u. herznaher Gefäße mit Ultraschalldiagnostik*; **Anw.:** zum Ausschluss bzw. Nachweis von Fehlbildungen u. Funktionsstörungen.

Echo|lalie (↑; gr. λαλεῖν reden) *f*: (engl.) *echolalia*; Sprachautomatismus mit wörtl. od. leicht abgewandelter mechan. Wiederholung gehörter Wörter u. Sätze ohne Rücksicht auf Inhalt u. Situation; **Vork.**: physiol. in der kindl. Sprachentwicklung zwischen 1. u. 2. Lj.; pathol. z. B. bei Aphasie*, Schizophrenie* od. geistiger Behinderung*. Vgl. Automatismen; Befehlsautomatie.

Echo|ophthalmo|graphie (↑; Ophthalm-*; -graphie*) *f*: (engl.) *echoophthalmography*; Anw. der Ultraschalldiagnostik* in der Ophthalmologie; **Formen: 1.** A-Bild-Methode: eindimensionaler Ultraschallstrahl insbes. für Längenmessungen am Auge; **2.** B-Bild-Methode zur zweidimensionalen Darstellung von Netzhaut, Glaskörper, Tumoren, Augenmuskeln u. Sehnerv; **3.** Doppler-Verfahren zur Darstellung von Blutströmung u. Augenmuskelkontraktionen.

Echo|praxie (↑; gr. πρᾶξις Tun) *f*: (engl.) *echopraxia*; syn. Echokinesie, Echomimie; Nachahmen von Bewegungen anderer Personen; vgl. Automatismen, Befehlsautomatie, Tourette-Syndrom.

Echo|verfahren (↑): (engl.) *sonographic methods*; Sammelbez. für versch. Verfahren der Ultraschalldiagnostik*.

ECHO-Viren (Viren*) *n pl*: Abk. für (engl.) *enteric cytopathogenic humanorphan*; (engl.) *ECHO viruses*; kleine (⌀ 24–40 nm), v. a. darmzellschädigende RNA-Viren des Genus Enterovirus* aus der Fam. der Picornaviridae*, die anfangs nicht klassifiziert werden konnten (deswegen orphan: engl. Waise); bisher sind 31 Serotypen isoliert: ECHO 1–9, 11–27, 29–33; **Vork.**: in Darm, Blut, Rachensekret; **klin. Bedeutung:** verursachen unspezif. grippale Infekte, Erkr. des Respirationstrakts, Diarrhöen, fieberhafte meningit. od. exanthemat. Prozesse; u. U. Meningoenzephalitis od. Enzephalomyelitis; **Nachw.:** elektronenmikroskop. Erregernachweis; Virusisolierung aus Stuhl, Urin, Rachenspülwasser u. Liquor; serol. Neutralisationstest*, Komplementbindungsreaktion*, Hämagglutination*.

Eck|zahn: (engl.) *canine*; syn. Dens caninus, Dens angularis, Augenzahn, Hundszahn; Zahn, der auf den lateralen Schneidezahn* folgt; größter der Frontzähne; einwurzelig.

Ec|lampsia (gr. ἐκλάμπειν hervorleuchten) *f*: s. Eklampsie; Schwangerschaftserkrankungen, hypertensive.

ECMO: Abk. für (engl.) *extracorporal membrane oxygenation*; maschinelle extrakorporale Sauerstoffbeladung des Bluts u. CO$_2$-Elimination im Membranoxygenator (s. Oxygenator); **Formen: 1.** venovenöse ECMO: Übernahme der Lungenfunktion bei ausreichender Pumpfunktion des Herzens; **2.** veno-arterielle ECMO: Übernahme von Lungen- u. Herzfunktion bei zusätzl. Einschränkung der myokardialen Pumpleistung; **3.** iLA (Abk. für engl. interventional lung assist): arterio-venöser Bypass zur effektiven CO$_2$-Elimination bei moderater Oxygenierungsfunktion; **Ind.:** lebensbedrohl. respiratorische Insuffizienz*, insbes. im Neugeborenenalter bei Mekoniumaspiration, PPHN* u. Lungenhypoplasie bei Zwerchfellhernie; Überbrückung bei ARDS* od. geplanter Lungentransplantation od. Überbrückung einer Myokardinsuffizienz; Ind. für iLA: CO$_2$-Elimination bei dekompensierter Hyperkapnie.

E. coli: s. Escherichia coli.

Econazol (INN) *n*: (engl.) *econazol*; Antimykotikum* mit breitem Wirkungsspektrum zur top. Anw.; Imidazolderivat*; **Wirkungsmechanismus:** fungizid durch Hemmung der Synthese steroidaler Membranbausteine mit nachfolgenden Permeabilitätsstörungen u. Lyse der Zellen; **Ind.:** (vulvo-)vaginale Pilzinfektion (s. Kolpitis); **UAW:** selten Erythem, Pruritus.

Economo-En|zephalitis (Constantin von E., Neurol., Wien, 1876–1931; Enkephal-*; -itis*) *f*: Encephalitis* lethargica.

Economy-class-Syn|drom *n*: syn. Reisevenenthrombose, Thrombose des ersten Ferientages; Bez. für akute Beinvenenthrombose nach längeren Reisen (meist mit dem Flugzeug, Auto od. Bus); **Urs.:** fehlende Muskelpumpe, Abknickung der V. poplitea bei längerem Sitzen, verminderte Flüssigkeitszufuhr.

Ecstasy (engl. Ekstase, Verzückung): Bez. für eine Gruppe von Methylendioxyamphetaminen (sog. Designerdrogen) wie 3,4-Methylendioxyamphetamin (Abk. MDA), 3,4-Methylendioxy-N-methylamphetamin (Abk. MDMA) u. 3,4-Methylendioxy-N-ethylamphetamin (Abk. MDE); Rauschmittel* mit Suchtpotential (sog. Aufputschmittel); MDA untersteht seit 1984, MDMA seit 1986 u. MDE seit 1991 dem Betäubungsmittelgesetz*. **Wirkung:** stimulierend u. enthemmend, wahrscheinl. durch Freisetzung von Serotonin im Gehirn; s. Amphetamin, Noradrenalin; **NW:** Tachykardie, Mundtrockenheit, Schweißausbrüche, Tremor, Hyperthermie, Leberschäden, Rhabdomyolyse; Gefahr von drogeninduzierten Psychosen u. (bei entspr. Vorschädigung) von Herzstillstand od. Apoplexie durch Überdosierung.

ECT: Abk. für **E**missions**c**omputer**t**omographie; Schnittbildverfahren der Szintigraphie*, bei dem die von dem im Pat. inkorporierten Radionuklid* ausgehende Strahlung rechnergestützt registriert u. abgebildet wird; **Formen: 1.** SPECT* (Einsatz von gammastrahlenden Radionukliden); **2.** PET* (Einsatz von positronenstrahlenden Radionukliden). Vgl. GSPECT.

ECT: Abk. für (engl.) *ecarin clotting time*; s. Ecarinzeit.

Ec|thyma (gr. ἐκθύειν hervorbrechen) *n*: (engl.) *ecthyma*; ulzerierende Infektion der Haut durch betahämolysierende Streptokokken (s. Streptococcus) od. Staphylokokken (s. Staphylococcus) mit einzelnen od. multiplen, bis 3 cm großen, scharfrandigen, langsam heilenden Läsionen, meist im Bereich der Unterschenkel; **Ther.:** Antiseptika lokal, Penicilline.

Ec|thyma con|tagiosum (↑) *n*: (engl.) *contagious ecthyma*; syn. Orf, Schafpocken; bei Schafen u. Ziegen endem. vorkommende Viruserkrankung, die auf den Menschen (Züchter, Hirten, Melker) übertragen werden kann; **Err.:** Orf-Virus (s. Parapoxvirus); **Inkub.:** 4–8 Tage; **Sympt.:** papulopustulöse, den Melkerknoten* ähnl., rötl., nässende Knoten, die nach ca. 4 Wochen narbenlos abheilen.

Ec|thyma gangraenosum terebrans (↑) *n*: hämorrhagische, nekrotisierende Vaskulitis mit über den ganzen Körper verteilten Blasen u. Ulzerationen i. R. einer Sepsis mit Pseudomonas* aeruginosa, bes. bei Pat. mit Immundefekten bzw. Tumorerkrankung.

Ectro|dactyly-ecto|dermal dys|plasia-cleft lip/palate syndrome (engl.): s. EEC-Syndrom.

Eculizumab n: (engl.) *eculizumab*; rekombinanter humanisierter monoklonaler IgG$_{2/4\kappa}$-Antikörper gegen humanes Komplement* C5 zur i. v. Infusion; **Ind.**: paroxysmale nächtliche Hämoglobinurie*; **Kontraind.**: Überempfindlichkeit gegen E. od. murine Proteine; erbl. Komplementdefekt; Infektion mit bzw. fehlende Impfung gegen Neisseria* meningitidis; **UAW**: Kopfschmerzen, Halsentzündung, Übelkeit, Fieber, Muskelschmerz, Müdigkeit, Herpes simplex.

EC-Zellen (Zelle*): Kurzbez. für enterochromaffine Zellen*.

Eczéma craquelé (Ekzem-*; franz. craquelé geplatzt, rissig): (engl.) *xerotic eczema*; syn. Eczéma canalé, Austrocknungsekzem; kumulativ-toxisches Kontaktekzem mit einem Netz feiner, geröteter Hornhauteinrisse u. pityriasiformer Schuppung (s. Abb.); **Urs.**: ständige Entfettung u. mangelnde Rückfettung der Haut durch übermäßig betriebene Körperreinigung (bes. im Alter) od. berufsbedingten Umgang mit Lösungsmitteln; **Ther.**: Körperreinigung einschränken, Schutzkleidung tragen; Fettsalben, rückfettende Badezusätze.

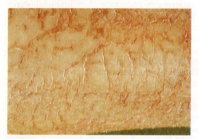

Eczéma craquelé: unregelmäßige Risse u. Schuppungen am Arm [59]

ED: 1. (radiol.) Abk. für Einzeldosis*, Einfalldosis*; 2. (pharmak.) Abk. für Effektivdosis; s. Dosis; 3. (neurol.) Abk. für Encephalomyelitis disseminata; s. Multiple Sklerose.

ED$_{50}$: Abk. für Dosis effectiva 50; pharmak. Dosis*, bei der 50 % der max. Wirkung auftritt od. sich bei 50 % der Probanden od. Versuchstiere eine best. Wirkung zeigt.

Edel|gase: (engl.) *noble gases, inert gases*; Gruppenbez. für die Elemente Helium, Neon, Argon, Krypton, Xenon u. Radon (VIII. Hauptgruppe des Periodensystems* der Elemente) mit auffälliger Reaktionsträgheit, verursacht durch die mit Elektronen vollständig gefüllte äußere Elektronenschale (Edelgaskonfiguration).

Edetin|säure (INN): EDTA*.

EDHF: Abk. für (engl.) *endothelium derived hyperpolarizing factor*; endothelialer hyperpolarisierender Faktor; zu den Autakoiden* gehörender Vasodilatator*; **Wirkung**: Aktivierung calciumabhängiger Kaliumkanäle*, damit Relaxation der glatten Muskulatur von Blutgefäßen durch Hyperpolarisation*; zu Vasodilatation führen vermutl. Eikosanoide, H$_2$O$_2$, Lipoxygenasen, Zytochrom P450, CO,

kardiale natriuretische Peptide* u. direkte interzelluläre Kommunikation über GAP-Junctions.

Edinger-Bahn (Ludwig E., Neurol., Frankfurt a. M., 1855–1918): s. Vorderseitenstrangbahn.

Edinger-Westphal-Kern (↑): s. Nucleus nervi oculomotorii.

EDRF: Abk. für (engl.) *endothelium derived relaxing factor*; mit Stickstoffmonoxid* identischer Vasodilatator u. Hemmstoff der Thrombozytenadhäsion u. -aggregation. Vgl. Autakoide.

EDSS: Abk. für (engl.) *expanded disability status scale*; auch Kurtzke-Skala; diagn. Score* zur Quantifizierung der Behinderung bei Multipler* Sklerose durch Zuordnung aller Einzelbefunde (Grad 0–6; 0: normal, 6: maximales Defizit) einer standardisierten neurol.-klin. Untersuchung definierter funktioneller Systeme einem Gesamtzahlenwert zwischen 0 u. 10 (s. Tab.); bewertet insbes. motor. Beinfunktion; vgl. MSFC.

EDTA: Abk. für (engl.) *ethylene diamine tetraacetic acid*; syn. Edetinsäure; Ethylendiamintetraessigsäure; org. Säure, die mit Metallionen Chelate bildet (Chelatbildner*); Salze der E.: sog. Edetate; **Verw.**: in vitro z. B. als gerinnungshemmender Zusatz zu Blutproben (Calciumbindung) überwiegend zur Gewinnung von Proben in der Hämatologie.

Edwardsiella (Phillip R. Edward, amerikan. Bakteriol., 1901–1966) f: Gattung gramnegativer, peritrich begeißelter, schmaler Stäbchenbakterien der Fam. Enterobacteriaceae* (vgl. Bakterienklassifikation); 3 **Species**: E. tarda (mit biochem. Ähnlichkeit zu E. coli, seltener Gastroenteritis-Erreger), E. hoshinae, E. ictaluri.

Edwards-Syn|drom (John H. E., Humangenet., Oxford, geb. 1928) n: Trisomie* 18 .

EEA-stapler (engl.): Kurzbez. für (engl.) *enteroenteric anastomosis stapler*; s. Klammernahtgeräte.

EEC-Syn|drom n: Abk. für (engl.) *ectrodactyly-ectodermal dysplasia-cleft lip/palate*; seltenes erbl. Syndrom aus dem Formenkreis der Ektodermaldysplasie*-Syndrome vom an- bzw. hypohidrotischen Typ mit autosomal-dominantem Erbgang u. vollständiger Penetranz; **Häufigkeit**: 230 Fälle; **Ätiol.**: Genlocus 7q11.2-q21.3 (EEC-Syndrom 1); Genlocus 3q27 (EEC-Syndrom 3) mit Mutationen im TP63-Gen, das für ein best. Tumorprotein (p63) codiert; **Sympt.**: Dyshidrose, Dysplasie der Nägel, Haare u. Zähne, variable, meist symmetrische Anomalie der mittleren Abschnitte der Hände u. Füße (von Syndaktylie bis zu Spalthand od. Spaltfuß, mit Fehlen einzelner Finger od. Zehen u. Mittelhand- od. -fußknochen), Lippenkiefergaumenspalte, fakultativ unterschiedl. Formen einer Nierendysplasie sowie Innenohrschwerhörigkeit; normale Intelligenz; **cave**: allele Erkr. (Genlocus 3q27, Mutationen im TP63-Gen) mit klin. überlappenden Sympt. zum EEC-3-Syndrom: ADULT-Syndrom, limb-mammary-Syndrom (Abk. LMS), AEC-Syndrom, Rapp-Hodgkin-Syndrom (Abk. RHS), Split-hand/split-foot-Malformation-4-Syndrom (Abk. SHFM4).

EEE-Virus (Virus*) n: Abk. für (engl.) *eastern equine encephalitis*; s. Pferdeenzephalitis.

EE-Formen: Kurzbez. für exoerythrozytäre Vermehrungsstadien (Gewebeformen) der Malariaerreger; s. Plasmodien.

EDSS
Quantifizierung der Behinderung bei Multipler Sklerose

EDSS-Wert	Grad der Behinderung	neurologischer Untersuchungsbefund	Gehfähigkeit/Aktivität
0	keine	normal	voll
1	keine	minimales Defizit (Grad 1) in 1 FS	
1,5	keine	minimales Defizit in >1 FS	
2	minimal in 1 FS	Grad-2-Defizit in 1 FS (übrige: Grad ≤1)	
2,5	minimal in 2 FS	Grad-2-Defizit in 2 FS (übrige: Grad ≤1)	
3,0	mäßiggradig in 1 FS oder leicht in 3–4 FS	Grad-3-Defizit in 1 FS (übrige: Grad ≤1) Grad-2-Defizit in 3–4 FS (übrige: Grad ≤1)	
3,5	mäßiggradig in 1 FS und leicht in 1–2 FS oder mäßiggradig in 2 FS oder leicht in 5 FS	Grad-3-Defizit in 1 FS und Grad-2-Defizit in 1–2 FS (übrige: Grad ≤1) Grad-3-Defizit in 2 FS (übrige: Grad ≤1) Grad-2-Defizit in 5 FS (übrige: Grad ≤1)	
4	schwer in 1 FS	Grad-4-Defizit in 1 FS (übrige: Grad ≤1)	≥500 m ohne Hilfe u. Pause; Aktivität: ≥12 h/d
4,5	schwer in 1 FS	Grad-4-Defizit in 1 FS (übrige: Grad ≤1)	≥300 m ohne Hilfe u. Pause; Arbeitsfähigkeit: ganztägig, Aktivität gering eingeschränkt (wenig Hilfe erforderlich)
5		Grad-5-Defizit in 1 FS (übrige: Grad ≤1) oder Defizit(e) mit Grad <5, aber übrige z. T. ≥2	ca. 200 m ohne Hilfe und Pause; tägliche Aktivität eingeschränkt
5,5			ca. 100 m ohne Hilfe und Pause; tägliche Aktivität nicht möglich
6		Defizite mit Grad ≥3 in >2 FS	für 100 m ohne Pause intermittierend oder permanent einseitige Gehhilfe erforderlich
6,5			für 20 m ohne Pause permanent beidseits Gehhilfe erforderlich
7	schwer (schwerer als EDSS 4,5)		<5 m mit beidseitiger Gehhilfe; Rollstuhl erforderlich (Benutzung und Transfer ohne Hilfe möglich)
7,5			nur wenige Schritte mit beidseitiger Gehhilfe; Rollstuhl (evtl. motorisiert) und Hilfe für Transfer erforderlich
8		Defizite mit Grad ≥4 in ≥2 FS oder Grad-5-Defizit des funktionellen Systems Pyramidenbahn	ohne Rollstuhl immobil (meist bettlägerig)
8,5			bettlägerig, Selbstpflege eingeschränkt möglich
9			bettlägerig, auf Hilfe angewiesen (Essen und Kommunikation möglich)
9,5			bettlägerig, absolut auf Hilfe angewiesen (Essen und Kommunikation nicht möglich)
10			Tod

FS: funktionelles System (visuell, pyramidal, zerebellar, vegetativ, zerebral, Hirnstamm, Sensibilität)

EEG: Abk. für **E**lektro**e**nzephalo**g**raphie; diagn. Methode zur Registrierung von Potentialschwankungen des Gehirns (sog. Hirnströme), die sich aus den Summenpotentialen von Neuronenverbänden ergeben u. von Elektroden erfasst, verstärkt u. kontinuierl. aufgezeichnet werden; **Prinzip:** Ableitung in unipolarer (gegen eine indifferente Elektrode) od. bipolarer Schaltung (Messung der Potentialdifferenz zwischen 2 Elektroden) od. als sog. Quellenableitung (gegen das Summenpotential der die differente Elektrode umgebenden Elektroden als Referenzpotential); nichtinvasive Ableitung der Potentiale durch auf der Kopfhaut angebrachte Elektroden od. invasiv durch auf der Gehirnoberfläche platzierte (Elektrokortikographie) od. stereotaktisch in das Gehirn implantierte (Stereo-EEG) Elektroden; Beurteilungskriterien: Frequenz, Amplitude, Steilheit u. Lok. der Potentialschwankungen, vorherrschende Wellenform, Homogenität des Wellenverlaufs über sich entspr. Arealen der Großhirnhemisphären; evtl. Provokation pathol. EEG-Veränderungen durch Hyperventilation, Photostimulation u. Schlafentzug; **Befunde: I. physiol.:** regelmäßige Potentialschwankungen in Abhängigkeit von der Frequenz: Alpha-Wellen (8–13 Hz, entspannte Wachheit), Beta-Wellen (14–30 Hz, erhöhte Aufmerksamkeit, Erregung), Theta-Wellen (4–7 Hz, leichte Schlafphasen), Delta-Wellen (0,5–3,5 Hz, traumlose Tiefschlafphase) u. Gamma-Wellen (31–70 Hz, starke Konzentration), s. Abb.; im Neugeborenenalter v. a. extrem langsame unregelmäßige Wellen; im 6.–7. Lj. Stabilisierung eines okzipitalen Alpha-Rhythmus; ab 18.–20. Lj. regelmäßiger Alpha-Grundrhythmus, der bei psychosensor. Reizen (z. B. Augenöffnen) i. S. eines On-off-Effekts (Berger*-Effekt) blockiert wird (hereditäre Normvari-

EEG		
Schlafstadien: AASM-Manual zum Scoring von Schlaf und assoziierten Ereignissen		
Schlafstadium	Grundaktivität	Graphoelemente
N1	Theta-Wellen (4–7 Hz)	Vertexzacken
N2	Theta-Wellen (4–7 Hz)	K-Komplexe, Schlafspindeln
N3	Theta-Wellen (4–7 Hz) und >20 % Deltawellen (0,5–3 Hz), >75 μV	
REM	Alpha-, Beta-, Theta-Wellen mit dominierender Theta-Aktivität	Sägezahnwellen, im EOG rasche Augenbewegungen, im EMG (Kinn) Atonie

anten: Beta-EEG, sog. flaches EEG, 4–5 Hz-Grundrhythmusvariante); Schlaf*: Einteilung in Non-REM Schlafstadien N1–N3 u. Schlafstadium REM nach den AASM-Kriterien: s. Tab. Beim Einschlafen Zerfall des Alpha-Rhythmus u. Auftreten von unregelmäßiger Theta-Aktivität (Schlafstadium N1) u. hohen, steilen Wellen über den Vertex (Vertexzacken). K-Komplexe (spontan od. als Reaktion auf Reize auftretende hohe, biphas. langsame Welle) u. Schlafspindeln (11–15 Hz) treten im Schlafstadium N2 u. N3 auf. Im Schlafstadium N3 zusätzl. mindestens 20 % jeder 30-Sekunden-Epoche hochgespannte (>75 μV) Delta-Wellen. Im Schlafstadium REM dominierende Theta-Aktivität u. Sägezahnwellen; gleichzeitig Muskelatonie im Kinn-Elektromyogramm u. Gruppen von raschen Augenbewegungen. **II. pathol.:** 1. diffuse zerebrale Funktionsstörung (z. B. bei entzündl. Erkr., Hirnatrophie, erhöhtem Hirndruck, endokriner od. metabol. Störung): **a)** Allgemeinveränderungen; diffuses, unregelmäßiges Auftreten langsamer Wellen (kontinuierl. Verlangsamung); **b)** intermittierende bilaterale Veränderungen (aus der Hintergrundaktivität plötzl. hervortretende Gruppen von Wellen unterschiedl. Frequenz); 2. Herdbefund: **a)** als unspezif. Verlangsamungsherd v. a. bei lokaler Hirnerkrankung (z. B. Schlaganfall, Hämatom, Tumor, lokale Entz., nach Schädelhirntrauma); **b)** mit epilepsiespezifischen Potentialen (sog. Krampffokus); 3. epilepsietypische Potentiale (fokal bei partiellen Anfällen, generalisiert bei generalisierter Epilepsie*; s. Abb.): **a)** spikes: spitze Potentiale mit steil ansteigender u. abfallender erhöhter Amplitude von weniger als 80 ms Dauer; **b)** sharp waves: steil ansteigende u. langsam abfallende Wellen von 80–200 ms Dauer; **c)** spikes and waves: spikes in Komb. mit einer langsamen Welle in einer Frequenz von 3 Hz; v. a. bei idiopath. generalisierter Epilepsie, insbes. bei Absencen*; **d)** polyspike and waves: Komplex von mehreren spikes mit einer langsamen Welle; **e)** slow spikes

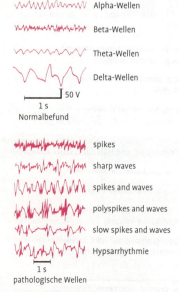

EEG: Normalbefund u. pathologische Wellen

and waves: spikes in Komb. mit einer langsamen Welle in einer Frequenz von 3 Hz; typ. für Epilepsie mit myoklon.-astatischen Anfällen; **f)** sog. Hypsarrhythmie: in unregelmäßige hohe Wellen eingestreute spikes u./od. sharp waves mit wechselnder Lok.; typ. für West-Syndrom*; **4.** Hirntod*: keine Potentialschwankungen nachweisbar (sog. Nulllinie, isoelektr. EEG).

EEV: Abk. für (engl.) *e*ncircling *e*ndocardial *v*entriculotomy; Verf. der Herzchirurgie* zur Behandlung insbes. von therapierefraktärer ventrikulärer Tachykardie* nach Herzinfarkt u. Bildung eines Herzwandaneurysmas*; **Prinzip:** elektr. Isolation der die Arrhythmie auslösenden Myokardbezirke (mit dort sub- u. endokardial gelegenen Purkinje-Zellen) durch tiefen zirkulären Schnitt durch Endo- u. Myokard (Ventrikulotomie); wegen umfangreicher Myokardschädigung mit Auswirkungen auf die Pumpfunktion meist ersetzt durch Verf. der Laserchirurgie* u. Kryochirurgie* bzw. durch die Katheterablation* od. implantierbaren Kardioverter*-Defibrillator. Vgl. Maze-Operation.

EF: Abk. für Ejektionsfraktion; s. Auswurffraktion.

Efa|virenz (INN) *n*: (engl.) *efavirenz*; Abk. EFV; Virostatikum* (nichtnukleosidischer Reverse*-Transkriptase-Inhibitor); **Ind.:** Infektion mit HIV*-1 (Teil einer antiviralen Kombinationstherapie*); **Kontraind.:** schwere Leberfunktionsstörung, zeitgleiche Behandlung mit Substanzen, die eine geringe therap. Breite besitzen u. Substrat des Zytochrom-P-450-3A4-Isoenzyms der Leber sind; **UAW:** u. a. Exanthem, psych. Störung; **cave:** vielfältige Wechselwirkungen mit anderen Substanzen aufgrund der Beeinflussung des Leberstoffwechsels.

Efeu|blätter: (engl.) *ivy leaves*; Hederae helicis folium; Laubblätter von Hedera helix (Efeu), die getrocknet Saponine mit expektorierender, spasmolyt., haut- u. schleimhautreizender Wirkung enthalten; **Verw.:** zur symptomat. Behandlung chronisch-entzündlicher Erkr. des Bronchialsystems.

Ef|fektiv|dosis (lat. efficere, effectus hervorbringen; Dosis*) *f*: (engl.) *effective dose*; Abk. ED; syn. Wirkdosis; s. Dosis.

Ef|fektivität (↑) *f*: (engl.) *efficacy, effectiveness*; Zielerreichungsgrad, Wirkung od. Nutzen einer Maßnahme od. eines Verfahrens; vgl. Effizienz.

Ef|fektor (↑) *m*: **1.** (engl.) *effector*; (neurophysiol.) Erfolgsorgan; z. B. glatte Muskulatur u. Drüsen, die durch Impulse efferenter Nerven (motor. od. sekretor.) erregt od. gehemmt werden; **2.** (biochem.) Substanz, die eine Enzymaktivität reguliert; vgl. Allosterie; Aktivator.

Ef|fektor|zellen (↑): (engl.) *effector cells*; (immun.) immunkompetente Zellen, die während einer Immunantwort* die Effektorfunktionen des Immunsystems ausüben; z. B. aktivierte CD4-positive T*-Lymphozyten (TH1- u. TH2-Zellen, s. T-Helferzellen), Killerzellen, aktivierte B*-Lymphozyten (Plasmazellen*) u. Makrophagen* (Lyse von Mikroorganismen).

Ef|fekt, piezo|elektrischer (↑) *m*: (engl.) *piezo-electric effect*; Auftreten einer elektr. Spannung an der Oberfläche best. Kristalle (z. B. Quarz, Turmalin, best. Keramikarten) bei Einwirkung von Druck od. Zug. Bei Anlegen einer Spannung deformieren sich die Kristalle (umgekehrter p. E.). Beide Effekte werden u. a. zur Erzeugung u. Aufnahme von Ultraschall* genutzt.

Ef|fekt, post|anti|biotischer (↑) *m*: (engl.) *postantibiotic effect*; Abk. PAE; Phänomen der Vermehrungshemmung einer Bakterienkultur nach Entfernen des Antibiotikums*, tritt ausschließl. bei sich an Bakt. od. intrazellulären Strukturen fixierenden Antibioka auf u. ist bedeutsam bei der Festlegung von Dosierungsintervallen von Antibiotika. Das Ausmaß des PAE ist abhängig von der Kontaktzeit Antibiotikum/Bakterie u. der Antibiotikakonzentration während der Imprägnationsphase. Je länger die Imprägnationszeit u. je höher die Konz., desto ausgeprägter der PAE.

Effendi-Klassifikation (B. E., Orthop., Iran) *f*: s. Hanged-man-Fraktur.

ef|ferent (lat. efferre heraustragen): (engl.) *efferent*; syn. efferens; herausführend; z. B. efferente Nerven, die Erregungen vom ZNS zur Peripherie (z. B. Muskeln) leiten, od. Gefäße (Vas efferens); vgl. afferent.

Ef|fizienz (lat. efficere bewirken) *f*: (engl.) *efficiency*; Wirkung od. Nutzen im Verhältnis zum Aufwand; vgl. Effektivität.

Ef|flation (lat. efflare herausblasen) *f*: s. Ruktus.

Effleurage (franz. effleurer leicht berühren) *f*: Grundgriff zur Eröffnung u. Beendigung einer klass. Massagebehandlung u. der manuellen Lymphdrainage*, bei der die flache Hand mit leichtem Druck über die Haut streicht; **Anw.:** zur Verbesserung von Turgor u. Trophik der Haut.

Ef|floreszenzen (lat. efflorescere erblühen) *f pl*: (engl.) *skin lesions*; Formen pathol. Hautveränderungen; **Einteilung:** (s. Abb. 1 u. 2); **1. primäre E.** (unmittelbar durch die Erkr. verursacht): Macula*, Papula (s. Papel; z. T. konfluierend als Plaque*), Nodus (tiefer Knoten von Haselnussgröße u. größer), Urtica*, Vesicula*, Bulla*, Pustula*; **2. sekundäre E.** (entwickeln sich im Anschluss an primäre E.): Squama (s. Schuppen), Crusta*, Erosio (s. Erosion), Excoriatio (s. Exkoriation), Fissura (s. Fissur), Rhagade*, Ulcus (s. Ulkus), Cicatrix (s. Narbe), Atrophia (Hautatrophie, Hautschwund; s. Atrophie).

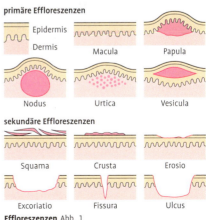

Effloreszenzen Abb. 1

Effluvium

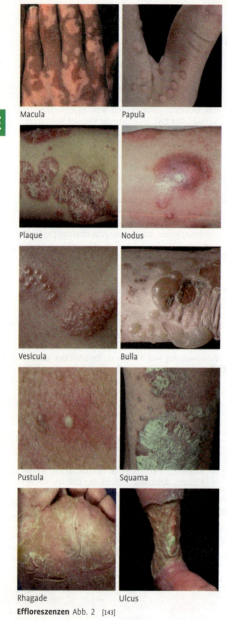

Macula | Papula
Plaque | Nodus
Vesicula | Bulla
Pustula | Squama
Rhagade | Ulcus

Effloreszenzen Abb. 2 [143]

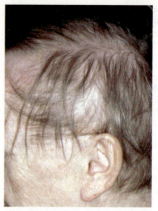

Effluvium, telogenes: Befund nach schwerer Infektion [143]

Ef|flu̱vium (lat.) *n*: Erguss, Ausfall.
Ef|flu̱vium capillo̱rum (↑) *n*: Haarausfall.
Ef|flu̱vium, telogenes (↑) *n*: (engl.) *telogen effluvium;* diffuser Haarausfall durch gleichzeitigen Übergang mehrerer Haare von der Anagen- in die Telogenphase; **Vork.:** physiol. bei Neugeborenen, als Alopecia* postpartualis u. Alopecia* climacteria sowie nach Absetzen hormonaler Kontrazeptiva bei Frauen, als Alopecia* androgenetica bei Männern u. im Alter; in akuten Stresssituationen (Op., massiver Blutverlust, psych. Stress), bei Fehl- u. Unterernährung (v. a. Proteine, Vitamine, Zink), fieberhaften Infektionskrankheiten (z. B. Grippe, Typhus; s. Abb.), chron. Erkr. (z. B. Neoplasien, Hepatopathien, Kollagenosen, Leukämien, Eisenmangelanämie, Erythrodermie), endokrinen Erkr. (Hyper- u. Hypothyreose, Hypopituitarismus), Erkr. des ZNS u. Psychosen, als UAW (s. Alopecia medicamentosa), bei Intoxikation mit Schwermetallen u. aufgrund ionisierender Strahlung; **Klin.:** Beginn ca. 2–4 Mon. nach ursächl. Ereignis (bei bes. schwerer Schädigung sog. anagen-dystrophes Effluvium mit Haarausfall bereits nach 1–3 Wo.); das Haarwachstum kann nach Beseitigung der Urs. wieder einsetzen. Vgl. Haarwurzelstatus.
Effort-Syn|drom *n*: Da* Costa-Syndrom.
Effort-Thrombo̱se (Thromb-*; -osis*) *f*: Paget*-von Schrötter-Syndrom.
Ef|fusio̱n (lat. effusio Erguss) *f*: s. Erguss.
Eflornithi̱n (INN) *n*: (engl.) *eflornithine;* irreversibler Hemmstoff der Ornithin-Decarboxylase, die an der Bildung des Haarschafts durch den Haarfollikel beteiligt ist; hemmt den Haarwuchs; **Ind.:** Hirsutismus* im Gesicht bei Frauen; **UAW:** Akne.
EFQM: Abk. für (engl.) *European Federation for Quality Management;* 1988 gegründete europäische Vereinigung großer Industrieunternehmen versch. Branchen zur Förderung u. Zertifizierung des Qualitätsmanagements*.
EFV: Abk. für **E**favirenz*.
eGA: Abk. für **e**lektronische **G**esundheits**a**kte*.
Egel: (engl.) *leech, parasitic fluke;* Bez. für Würmer, die 2 versch. Tierstämmen angehören: **1.** Hirudinea* (Blutegel); **2.** Trematodes* (Saugwürmer), je nach Ansiedlungsort z. B. Darmegel*, Leberegel*, Lungenegel (Paragonimus*).
EGF: Abk. für (engl.) *epidermal growth factor;* epidermaler Wachstumsfaktor*; mitogenes Polypeptid (M_r 6045) mit wachstumsstimulierender Aktivität auf Epidermis- u. Epithelzellen, das über einen spezif. Transmembran-Rezeptor (EGFR*) wirkt; **Vork.:** in Körperflüssigkeiten (1–800 ng/ml).
EGFR: Abk. für (engl.) *epidermal growth factor receptor;* syn. ERBB1 (erbB1), HER1; monomeres integ-

rales Membranprotein mit Tyrosinkinaseaktivität (s. Tyrosinkinase-Rezeptoren); Rezeptor für EGF*; Genlocus 7p12.3-p12.1; **klin. Bedeutung: 1.** (path.) s. Onkogene (Tab. dort); **2.** (pharmak.) Hemmung von EGFR durch Zytostatika* i. w. S. (Panitumumab*, Erlotinib*, Cetuximab*, Lapatinib*; vgl. Trastuzumab).

eGK: Abk. für elektronische Gesundheitskarte*.

E-Health (engl. elektronische Gesundheit): Kurzbez. für (engl.) *Electronic Health*; e-Health, eHealth, ehealth, e-health; dynam. Begriff der Verbindung zwischen Internetdiensten u. Gesundheit, insbes. im Hinblick auf mögl. Konsequenzen u. den Nutzen von Informations- u. Kommunikationstechnologien im Gesundheitswesen; **Ziel:** Unterstützung von Informationsfluss u. Prozessabläufen in der angewandten Medizin, in Geschäftsprozessen der Life-Science-Industrie sowie von Belangen der Gesundheitskommunikation, um Informationsverluste, Transaktions- u. Produktionskosten zu senken u. die Qualität der Gesundheits- od. Kommunikationsdienstleistungen anzuheben. Das interdisziplinäre Gebiet umfasst Gesundheitstelematik (health telematics), Telemedizin*, CAS*, E-Learning, Bereiche von med. Informatik*, Public* Health, Volks- u. Betriebswirtschaftslehre sowie Kommunikations- u. Medienwissenschaften. Private u. institutionelle Anbieter od. kommerzielle Online-Gesundheitsdienste bieten auf ihren Webseiten interaktive Informations- u. Kommunikationsdienstleistungen für informationssuchende Gesundheitsinteressierte, Pat. od. Angehörige med. Berufe an u. ermöglichen teilweise die Bildung von Online-Patienten-Communities. Als sog. Virtuelle Patienten-Community wird die meist von einer homogenen Interessenslage gekennzeichnete Nutzerschaft in einem teilweise auch ärztlich moderierten Diskussionsforum bezeichnet (engl. newsgroup, electronic bulletin board; webbasierte Variante des Usenet). **Interaktive Health Communication Applications** umschreiben Anwendungen wie gesundheitsrelevante Webseiten od. Diskussionsforen sowie lokale Datenträger (z. B. CD-ROM, DVD). Im Zusammenhang mit den versch. Bestandteilen von E-Health werden die Konsequenzen der Realisierung einer sektorenübergreifenden Telematikplattform im Kontext u. a. der Integrierten Versorgung, der Verknüpfung von netzwerkunterstützten Kommunikationsformen mit Entscheidungsunterstützungssystemen (Clinical* Decision Support System), der Rollenveränderungen von Arzt u. Patient sowie der Verschmelzung von Computer- u. Biotechnologien diskutiert. Aktuelle Entwicklungen sind die Implementierung der elektronischen Gesundheitskarte* u. die zunehmende Verbreitung elektronischer Patientenakten*.

EHEC: Abk. für enterohämorrhagische Escherichia* coli.

Ehlers-Danlos-Syn|drom (Edvard E., Dermat., Kopenhagen, 1863–1937; Henri A. D., Dermat., Paris, 1844–1912) *n*: (engl.) *Ehlers-Danlos syndrome*; Bez. für eine Gruppe erbl. Krankheitsbilder mit Kollagendysplasie u. Mutationen in diversen Kollagen*-Genen u. klin. Manifestation in der Kindheit; **Häufigkeit:** 1 : 150 000 (in England); **Ätiol.:**

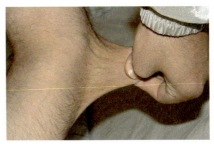

Ehlers-Danlos-Syndrom Abb. 1: Hyperelastizität der Haut [63]

je nach Typ (s. unter Einteilung) autosomal-dominanter, -rezessiver od. X-chromosomaler Erbmodus; entspr. unterschiedliche pathobiochem. Mechanismen der gestörten Kollagenfibrillogenese; bisher identifiziert sind Mutationen von den Kollagenen I (Typ VII), III (Typ IV), V (Typen I, II), Lysylhydroxylase (Typ VI), Tenascin X (Glykoprotein; extrazelluläres Matrixprotein mit Expression im Bindegewebe), Thrombospondin-2 (zelluläres Protein, moderiert die Zell-Matrix-Intraktionen, beteiligt an Angiogenese) u. Decorin (zellgebundenes od. perizellulares Matrixproteoglycan). **Einteilung: Typ I** (schwerer klassischer Typ): autosomal-dominant erbl., COL1A1 (Genloci 17q21.31-q22) u. COL5A1 (Genloci 9q34.2-34.3), COL1A1 (Genlocus: 2q31); **Typ II** (milder Typ): autosomal-dominant erbl. (Genlocus 9q34.2-9q34.3); **Typ III** (Hypermobilitätstyp) u. **Typ IV** (Gefäßtyp): autosomal-dominant erbl., Genlocus 2q31 (bei Typ III auch 6p21.3); **Typ V:** X-chromosomaler Erbmodus; **Typ VI** (Kyphoskoliosetyp): autosomal-rezessiv erbl., Procollagen-Lysin (Genlocus 1p36.3-1p36.2); **Typ VIIa** (Arthrochalosis-multiplex-congenita-Typ): autosomal-dominant erbl., COL1A1 (Genlocus 17q21.31-q22) u. COL1A2 (Genlocus 7q22.1); **Typ VIIb** (Dermatoparaxis-Typ): autosomal-rezessiv erbl., Prolollagen1-N-Proteinase (Genlocus 5q23); **Typ VIII** (Peridontosis-Typ): autosomal-dominant erbl., EDS VIII (Genlocus 12p13); **Typ IX** (syn. X-chromosomal-rezessiv erbl. Cutis* laxa, Occipitalhorn-Syndrom); allelisch mit Menkes*-Syndrom, aber klin. different; **Typ X** (mit Plättchendysfunktion durch Fibronektinstörung): Genlocus 2q34; **Sympt.:** je nach Typ unterschiedl. Symptomenkonstellation u. -schwere Hyperelastizität (s. Abb. 1) u. erhöhte Vulnerabilität sowie Wundheilungsstörungen der Haut, Überstreckbarkeit der Gelenke (s. Abb. 2) mit Luxationsneigung, Augenanomalien (z. B. Myopie, Linsenektopie, blaue Skleren, Neigung zu Netzhautblutungen), Disposition zu vasogener Hämorrhagie, Aneurysma dissecans u. Arterienrupturen (cave: Angiographie), Mitralklappenprolaps, Darm- u. Blasendivertikel, chron. Periodontitis (Typ VIII), verstärkte Nachblutungen bei op. Eingriffen (je nach Typ strenge Indikationsstellung), erhöhte Frühgeborenenrate; **Diagn.:** biochem. Nachweis spezif. Enzymdefekte, pränatal bei einigen Typen durch Chorionbiopsie* od. Amniozentese* möglich.

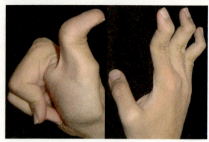

Ehlers-Danlos-Syndrom Abb. 2: Überstreckbarkeit der Gelenke [63]

Ehrenritter-Ganglion (Gangl-*) *n*: s. Ganglion superius nervi glossopharyngei.

Ehrlich-Finger|versuch (Paul E., Arzt, Biol., Frankfurt a. M., 1854–1915): (engl.) *Ehrlich's finger test*; In-vivo-Test zum Nachweis einer durch biphasische Kältehämolysine (Donath*-Landsteiner-Antikörper) verursachten Hämolyse*; **Prinzip:** Eintauchen der venös gestauten Finger des Pat. jeweils 10 Min. erst in Eiswasser u. anschließend in ca. 40 °C warmes Wasser; positiver E.-F. bei Hämolyse im Serum bzw. aus den Fingerbeere entnommenen Kapillarbluts, im Blutausstrich häufig Erythrozytenphagozytose.

Ehrlichia (↑) *f*: (engl.) *Ehrlichia*; gramnegative, obligat intrazelluläre Stäbchenbakterien der Familie der Anaplasmataceae mit Tropismus für Monozyten bzw. Granulozyten; vermehren sich in Membran-umschlossenen Vakuolen, die charakterist. Morulae bilden; versch. Arten verursachen bei Hunden, Schafen, Ziegen, Pferden u. Rindern symptomat. Infektionen; humanpathogene **Species:** E. sennetsu, E. chaffeensis, evtl. E. canis u. E. ewingii. Vgl. Ehrlichiose.

Ehrlich-Innen|körper (↑): s. Heinz-Innenkörperchen.

Ehrlichiose (↑) *f*: (engl.) *ehrlichiosis*; durch Zecken übertragene v. von Bakterien der Gattungen Ehrlichia*, Anaplasmataca u. Neorickettsia (mit den 5 Unterarten A. phagocytophilum, E. chaffeensis, E. ewingii, E. canis und N. sennetsu) verursachte Infektionskrankheit; **Formen: 1.** humane granulozytäre Anaplasmose (Abk. HGA), ehemals humane granulozytäre Ehrlichiose (Abk. HGE): Err.: Anaplasma phagocytophilum; Übertragung durch Zecken der Gattung Ixodes; seit 1990 in Neu-England, in den nördlichen Zentralregionen u. den Pazifischen Regionen der USA endemisch; außerhalb der USA gibt es gesicherte Erkrankungsfälle erstmals seit 1997 in Slowenien, Österreich, Portugal, Belgien u. Italien; in Deutschland durch Untersuchung von Zeckenpopulationen (Ixodes ricinus) u. durch Seroprävalenzstudien nachgewiesen, klinisch bisher nicht in Erscheinung getreten; **2.** humane monozytäre Ehrlichiose (Abk. HME); Err.: Ehrlichia chaffeensis; seit Ende der 80er Jahre des vergangenen Jahrhunderts nach Stichen durch nordamerikanische Zecken (v. a. Amblyomma americanum) im Südosten u. Süden der USA u. in Kalifornien (durch Ixodes pacificus); **3.** humane Ewingii-Ehrlichiose; Err.: Ehrlichia ewingii; durch Amblyomma americanum übertragen; häufig klin. komplikative Verläufe; **4.** Sennetsu-Ehrlichiose; Err.: Neorickettsia sennetsu; bisher nur in Japan u. Malysia beschrieben (s. Sennetsu-Fieber); **5.** Ehrlichiose der Hunde (tropische Canine Panzytopenie, „Zeckenfieber"); Err.: Ehrlichia canis; durch die braune Hundezecke (Ripicephalus sanguineus) übertragen; **Klin.:** vielgestaltig; häufig (ca. 60 %) asymptomatisch; Sympt.: Fieber, Schüttelfrost, Abgeschlagenheit, Kopf-, Gelenk- u. Muskelschmerzen, Husten, Übelkeit, Erbrechen, selten Exanthem; meist folgenlose Ausheilung nach einer Woche; **Kompl.:** v. a. bei immunsupprimierten Patienten: toxisches Schocksyndrom*, akutes Nierenversagen u. akutes Atemnotsyndrom; typisch, aber nicht obligat: Leukopenie, Thrombozytopenie, Anämie, Transaminasenerhöhung; **Diagn.:** Err. kann aus dem peripheren Blut kultiviert werden, mikroskop. Nachweis der Morulae in Leukozyten, PCR mit DNA-Identifizierung durch spezif. Gen-Sonde, serol. Antikörpernachweis durch Immunfluoreszenz; **Ther.:** Tetracycline (Doxycyclin*), bei Doxycyclin-Allergie u. während der Schwangerschaft alternativ Rifampicin; cave: Betalaktam*-Antibiotika, die oft bei Lyme-Borreliose gegeben werden, sind bei E. unwirksam.

Ehrlich-Mast|zellen (↑): s. Mastzellen.

Ehrlich-Re|agenz (↑; Reagenz*) *n*: (engl.) *Ehrlich's reagent*; 2 % Dimethylaminobenzaldehyd in 20%iger HCl; früher Anw. zum Nachweis von Urobilin* im Harn; vgl. Hoesch-Test.

EIA: Abk. für Enzym*-Immunoassay.

Eibisch: (engl.) *marshmallow*; Althaea officinalis; Staude aus der Fam. der Malvengewächse mit Schleimstoffen in Laubblättern (Althaeae folium) u. Wurzeln (Althaeae radix); **Verw.:** als Mucilaginosum bei Schleimhautreizungen im Mund- u. Rachenraum, Reizhusten.

Eichel: s. Glans clitoridis, penis.

Eichen|rinde: (engl.) *oak bark*; Quercus cortex; Rinde der Zweige u. Stockausschläge von Quercus robur bzw. Quercus petraea, enthält 10 % Gerbstoffe mit adstringierender Wirkung; **Verw.:** bei entzündl. Hauterkrankungen, leichter Entz. im Mund- u. Rachenraum sowie Genital- u. Analbereich, unspezif. akutem Durchfall.

Eich|gesetz: Abk. EichG; „Gesetz über Mess- u. Eichwesen" vom 23.3.1992 (BGBl. I S. 711), zuletzt geändert durch Gesetz vom 3.7.2008 (BGBl. I. S. 1158); regelt zur Gewährleistung der Messsicherheit in Verbindung mit der Eichordnung vom 12.8.1988 (BGBl. I S. 1657), zuletzt geändert durch Gesetz vom 13.12.2007 (BGBl. I. S. 2930), Zulassung u. Eichpflicht von Messgeräten u. a. zur Bestimmung von Masse, Volumen, Temperatur, Druck, Dichte, Hörfähigkeit od. Strahlendosis insbes. im Gesundheits-, Arbeits- u. Umweltschutz; Personen, die Messgeräte verwenden ode. bereithalten, sind u. a. zur Einhaltung der bei Zulassung festgelegten Anforderungen an Aufstellung, Gebrauch u. Wartung des Messgeräts, zur Überprüfung der Messergebnisse u. zur Reinigung, Vorbereitung u. ggf. Vorführung der Messgeräte zum Zweck der (regelmäßigen) Eichung verpflichtet. Wer mit med. Messgeräten quantitative labormed. Untersuchungen durchführt, ist zur Vornahme

Einfalldosis

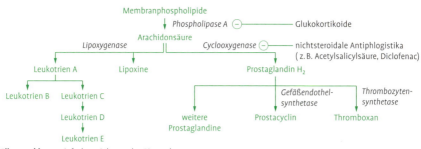

Eikosanoide: vereinfachtes Schema der Biosynthese

von Kontrolluntersuchungen u. Vergleichsmessungen verpflichtet. Durchgeführt wird die Eichung i. d. R. von den öffentl. Eichämtern. Vorschriften zur Gewährleistung der Messsicherheit von Medizinprodukten* enthält ferner das Medizinproduktegesetz* (§ 24).
Ei|dotter: s. Dotter.
EIEC: Abk. für enteroinvasive Escherichia* coli.
Eier|nähr|boden: (engl.) *Dorset's egg culture medium*; syn. Dorset-Nährboden; Nährboden mit Eizusatz zur Kultivierung bes. von Mycobacterium* tuberculosis i. R. der Tuberkulosediagnostik.
Eier|stock: (anat.) Ovarium*.
Eier|stock|entzündung: s. Oophoritis.
Eifersuchts|wahn: (engl.) *delusional jealousy*; Bez. für die wahnhafte Überzeugung, vom Lebenspartner betrogen bzw. hintergangen zu werden; **Vork.:** häufig als Form der Alkoholpsychose i. R. einer Alkoholkrankheit*. Vgl. Wahn.
EIFT: Abk. für (engl.) *embryo intrafallopian transfer*; s. Embryotransfer.
Ei|gelenk: (engl.) *ellipsoidal joint*; Ellipsoidgelenk; s. Gelenkformen.
Eigen|ana|mnese (Anamnese*) *f*: s. Anamnese.
Eigen|blut|trans|fusion (Transfusion*) *f*: s. Transfusion, autogene.
Eigen|hemmung: (engl.) *self-inhibition*; die bei Komplementbindungsreaktion* vom Patientenserum ausgelöste Hemmung der Hämolyse von Testerythrozyten inf. Inaktivierung von Komplement; **Urs.:** z. B. bakterielle Kontamination.
Eigen|re|flex (Reflekt-*) *m*: s. Reflexe.
Eignung: (engl.) *suitability*; Vorhandensein solcher phys. u. psych. Leistungsvoraussetzungen, dass konkrete Anforderungen in bes. günstiger Weise erfüllt werden können; vgl. Tauglichkeit.
Ei|häute: (engl.) *extraembryonic membranes*; sekundäre Eihüllen, die am Rand der Plazenta* ansetzen; bestehen aus 2 fetalen (Amnion*, Chorion*) u. einer mütterlichen Schicht (Dezidua*).
Eikenella cor|rodens *f*: (engl.) *Eikenella corrodens*; gramnegatives, kokkoides, unbewegl., fakultativ anaerobes Stäbchenbakterium der HACEK*-Gruppe zugeordnet; Oxidase-positiv; **Verbreitung:** Normalflora des menschl. Respirations- u. Intestinaltrakts; opportunistischer Erreger* von Meningitis, Endokarditis, Hirnabszess, Wundinfekten, Empyemen, septischer Arthritis u. Osteomyelitis; **Kultur** auf Blutagar unter Zerstörung der Agaroberfläche; Penicillin-G-empfindlich.

Eiko|sanoide (gr. εἰκοσάκις zwanzigmal; -id*) *n pl*: (engl.) *eicosanoids*; Sammelbez. für sauerstoffhaltige Derivate der mehrfach ungesättigten C_{20}-Fettsäure Arachidonsäure*, die meist als Mediatoren u. Gewebehormone wirken u. in Sek. bis Min. wieder inaktiviert werden; Biosynthese aus Omegafettsäuren*; Einteilung: nach Biosyntheseweg (s. Abb.); **1.** über Lipoxygenase: **a)** Leukotriene* (über 5-Lipoxygenase); **b)** Lipoxine* (über 5- u. 15-Lipoxygenase); **2.** über Cyclooxygenase*: **a)** Prostaglandine* (einschließl. Prostacycline*); **b)** Thromboxane*.
Eikosa|pentaen|säure (↑): (engl.) *eicosapentaenoic acid*; $C_{19}H_{29}COOH$; ω-3-Fettsäure (s. Omegafettsäuren) mit 5 Doppelbindungen; Vorstufe der Prostaglandine* PGE_3 u. $PGE_{3\alpha}$.
Eikosa|trien|säure (↑): (engl.) *eicosatrienoic acid*; syn. Bishomo-γ-linolensäure; dreifach ungesättigte Fettsäure, die aus Linolsäure* entsteht u. Vorstufe von Arachidonsäure* u. den Prostaglandinen* PGE_1 u. $PGF_{1\alpha}$ ist.
Ei|kultur (lat. cultura Züchtung) *f*: (engl.) *chicken embryo culture*; Verf. zur Züchtung von Viren, Rickettsien u. Chlamydien durch Injektion des Untersuchungsmaterials in unterschiedl. Bereiche (Amnionhöhle, Chorioallantoismembran, Dottersack) befruchteter u. künstl. bebrüteter Hühnereier.
Ei|leiter-: s. a. Tuben-, Tubar-, Salping-.
Ei|leiter: (engl.) *uterine tube*; Salpinx, Tuba uterina (Fallopii); vom Fundus des Uterus* in die unmittelbare Nähe der Ovarien führende ca. 15 cm lange Röhre, die dem Eitransport dient; Unterteilung in Pars uterina (in der Uteruswand), Isthmus, Ampulla, Infundibulum mit Fimbrien; **klin. Bedeutung:** u. a. Sterilität* bei Tubenverschluss*; Tubargravidität*.
Ei|leiter|durchblasung: s. Pertubation.
Ei|leiter|entzündung: s. Salpingitis.
Ei|leiter|schwangerschaft: s. Tubargravidität.
Eimeria (Gustav H. Eimer, Zool., Tübingen, 1843–1898) *f*: (engl.) *Eimeria*; Gattungsbegriff für wirtsspezif., obligat intrazelluläre Darmparasiten der Tiere (Klasse Sporozoa; vgl. Protozoen); versch. Arten: z. B. E. tenella (Geflügel), E. bovis (Rind); Err. der Kokzidiose*.
Einfall|dosis (Dosis*) *f*: (engl.) *entry dose*; Abk. ED; (radiol.) die durch die Primärstrahlung hervorgerufene Dosis am Ort des Eintritts der ionisierenden Strahlung* in den Pat. bzw. das Phantom, z. B.

Einflussgröße

die auf der Achse des Nutzstrahlenbündels (Zentralstrahl) im Fokus-Objekt-Abstand frei in Luft gemessene Luftkerma (s. Kerma); die E. ist kleiner als die Oberflächendosis*, da die im bestrahlten Objekt entstehende u. zurückgestrahlte Streustrahlung nicht berücksichtigt wird.

Einfluss|größe: (engl.) *magnitude of influence*; verändert die Konz. des gemessenen Analyten* u. tritt in vivo, aber auch in vitro auf; in der labormed. Diagnostik stellen E. bei der Bewertung eines Ergebnisses zu berücksichtigende Mechanismen dar, die unabhängig von den Krankheiten das Messergebnis beeinflussen. Sie können unveränderl. u. unbeeinflussbar (z. B. Geschlecht, Rasse, genet. Varianten), veränderl. u. unbeeinflussbar (z. B. Alter, Höhe über dem Meeresspiegel, biol. Rhythmik), veränderl. u. beeinflussbar (z. B. Körperlage, Diät, körperl. Aktivität) sein. Letztere sind durch Standardisierung der Probenentnahme zu berücksichtigen. Vgl. Störgröße.

Einfluss|stauung: (engl.) *venous congestion*; behinderter Bluteinstrom in das Herz mit Rückstauung in die Venen; **Einteilung:** nach Lok.; **1. obere E.:** Erweiterung der Venen in der oberen Körperhälte (sichtbar v. a. am Hals durch Jugularvenenstauung, vgl. Stokes-Kragen) mit Erhöhung des ZVD; **2. untere E.:** erweiterte Venen in der unteren Körperhälte (z. B. Stauungsleber); **Vork.:** u. a. Rechtsherzinsuffizienz*, Vena*-cava-superior-Syndrom, fortgeschrittenes Bronchialkarzinom* mit massivem Einbruch ins Mediastinum.

Eingeweide|würmer: Helminthes*.

Einheiten: (engl.) *units*; Bezugsgrößen; europaweit empfohlen ist die Verw. der Basiseinheiten des Système International d'Unités (SI-Einheiten; Tab. 1), der davon abgeleiteten E. (Tab. 2) u. entspr. Dezimalvorsätze (Tab. 3). Aus prakt. Gründen sind weitere E. in best. Anwendungszusammenhang zugelassen (z. B. mmHg bei Blutdruck), jedoch ohne Vorsätze. Für die quantitative Angabe physik. Größen werden Einheitenzeichen benutzt, ggf. in Kombination.

Einheit, feto|plazentare: (engl.) *fetoplacental unit*; sich ergänzende funktionelle endokrine Einheit von Fetus u. Plazenta hinsichtl. der Synthese von

Einheiten — Tab. 1
SI-Basiseinheiten

physikalische Größe	Einheit	Einheitenzeichen
Länge	Meter	m
Zeit	Sekunde	s
Masse	Kilogramm	kg
Stoffmenge	Mol	mol
elektrische Stromstärke	Ampere	A
thermodynamische Temperatur	Kelvin	K
Lichtstärke	Candela	cd

Einheiten — Tab. 2
Abgeleitete SI-Einheiten (Auswahl)

physikalische Größe	Einheit	Einheitenzeichen
Fläche	Quadratmeter	m^2
Volumen	Kubikmeter	m^3
ebener Winkel	Radiant	rad
räumlicher Winkel	Steradiant	sr
Dichte	Kilogramm je Kubikmeter	kg/m^3
Frequenz	Hertz	Hz, s^{-1}
Geschwindigkeit	Meter je Sekunde	m/s
Kraft	Newton	N
Druck, mechanische Spannung	Pascal	Pa
Energie, Arbeit	Joule	J
Leistung, Wärmestrom	Watt	W
elektrische Spannung (Potentialdifferenz)	Volt	V
elektrischer Widerstand	Ohm	Ω
elektrische Stromstärke	Ampere	A
elektrischer Leitwert	Siemens	S
elektrische Ladung	Coulomb	C
elektrische Kapazität	Farad	F
elektrische Feldstärke	Volt je Meter	V/m
magnetische Feldstärke	Ampere je Meter	A/m
Leuchtdichte	Candela je Quadratmeter	cd/m^2
Lichtstrom	Lumen	lm
Beleuchtungsstärke	Lux	lx
Aktivität einer radioaktiven Substanz	Becquerel	Bq
Energiedosis	Gray	Gy
Energiedosisleistung	Gray je Sekunde	Gy/s
Äquivalentdosis	Sievert	Sv

Einschlusskörperchenmyositis

Einheiten		
Abgeleitete SI-Einheiten (Auswahl)		
physikalische Größe	Einheit	Einheitenzeichen
Ionendosis	Coulomb je Kilogramm	C/kg
Stoffmenge	Mol	mol
stoffmengenbezogene (molare) Masse	Kilogramm je Mol	kg/mol
Stoffmengenkonzentration	Mol je Kubikmeter	mol/m³
Brechkraft	Dioptrie	dpt
katalytische Aktivität	Katal	kat

Einheiten		Tab. 3
Vorsätze und Vorsatzzeichen		
Zehnerpotenz	Vorsatz	Vorsatzzeichen
10^{18}	Exa-	E
10^{15}	Peta-	P
10^{12}	Tera-	T
10^{9}	Giga-	G
10^{6}	Mega-	M
10^{3}	Kilo-	k
10^{2}	Hekto-	h
10	**Deka-**	**da**
10^{-1}	Dezi-	d
10^{-2}	Zenti-	c
10^{-3}	Milli-	m
10^{-6}	Mikro-	μ
10^{-9}	Nano-	n
10^{-12}	Piko-	p
10^{-15}	Femto-	f
10^{-18}	Atto-	a

Steroidhormonen (Östrogene*, Progesteron*); vgl. Plazentahormone.
Einheit, inter|natio|nale: Abk. IE; s. IU.
Einheit, motorische: (engl.) *motor unit*; motor. Neuron (Motoneuron, s. Alphamotoneurone) u. die von ihm innervierten Muskelfasern; die Anzahl der Muskelfasern pro m. E. variiert u. ist am geringsten bei m. E. für fein abgestufte Bewegungen (z. B. äußere Augenmuskeln).
Einhorn-Sonde *f*: (engl.) *Einhorn tube*; Typ der Duodenalsonde*.
Einklemmung: 1. (engl.) *incarceration*; (neurol.) E. von Hirngewebe (sog. innerer Hirnprolaps) unter Ausbildung eines temporalen bzw. zerebellaren Druckkonus* im Gegensatz zur zerebralen Herniation* mit Gewebedefekt; **Formen:** s. Abb.; **1. obere E.** des Temporallappens in den Tentoriumschlitz mit Kompression des Mesencephalons;

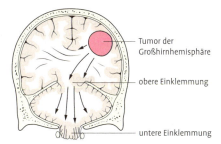

Einklemmung: Tumor der Großhirnhemisphäre mit oberer u. unterer Einklemmung

2. untere E. der Kleinhirntonsillen in das Foramen magnum u. Kompression der Medulla oblongata; **Urs.:** intrakranielle Massenverschiebung* (Abb. dort) inf. Hirndrucksteigerung* insbes. bei Hirnödem*, Hirntumoren*, intrakraniellem Hämatom, Hirnabszess*; **Klin.:** Kopfschmerz, Erbrechen, Schwindel, Bewusstseinsstörung (bis Koma*), Stauungspapille, lichtstarre u. erweiterte Pupillen (z. B. Kliviuskantensyndrom*), Lähmungserscheinungen durch Pyramidenbahnschädigung, Hirnnervenausfälle, Parästhesien; **Kompl.:** Dezerebration*, zentrale Atemlähmung*; **2.** (chir.) s. Inkarzeration; **3.** (gyn.) bei Retroflexio uteri gravidi (s. Flexio uteri).
Ein|kompartiment|modell (Kompartiment*) *n*: (engl.) *single compartment model*; (pharmakokinet.) offenes Modell, demzufolge sich der Wirkstoff nach i. v. Injektion bzw. Resorption nur in ein zentrales Kompartiment* (z. B. extrazelluläre Flüssigkeit) verteilt u. aus diesem eliminiert wird.
Einlage: s. Schuheinlagen, orthopädische.
Einlauf: (engl.) *enema, clyster*; Darmeinlauf; s. Darmreinigung.
Einleitung, schnelle: (anästh.) Blitzeinleitung*.
Ein|nässen: s. Enuresis.
Einschluss|blennor|rhö (Blenn-*; -rhö*) *f*: s. Einschlusskonjunktivitis.
Einschluss|körperchen: **1.** (engl.) *inclusion bodies*; (hämat.) Oberbegriff für Heinz*-Innenkörperchen u. Jolly*-Körperchen; **2.** (virol.) i. R. bestimmter Virusinfektionen intrazellulär (in Kern od. Zytoplasma) lichtmikroskop. nachweisbare Partikel; s. Negri-Körperchen.
Einschluss|körperchen|en|zephalitis Dawson (Enkephal-*, -itis*) *f*: subakute sklerosierende Panenzephalitis*.
Einschluss|körperchen|myo|pathie (My-*; -pathie*) *f*: (engl.) *inclusion body myopathy*; autosomal-rezessiv erbl. (Gen GNE, Genlocus 9p13.3) distale aszendierende Muskelschwäche u. -atrophie der Musculi tibialis anterior (mit Ausnahme des M. quadriceps femoris), Gangstörungen; Beginn im Erwachsenenalter; schwere Behinderung in 10–20 Jahren; kein Nachweis entzündl. Zellen.
Einschluss|körperchen|myo|sitis (My-*; -itis*) *f*: (engl.) *inclusion body myositis* (Abk. IBM); seltene, primär degenerative Myopathie mit gemischt degenerativ u. entzündl. Reaktion; **Ätiol.:** unbekannt; **Klin.:** asymmetr. Beteiligung der proximalen u. distalen Muskelpartien mit langsam progre-

dienter Muskelschwäche; Manifestation nach 50. Lj.; **Diagn.**: kleingruppenförmige Faseratrophie u. entzündl. Infiltrate in der Muskelbiopsie, Akkumulation u. a. von Amyloid*-Precursor-Protein u. Amyloid-β in den Muskelfibrillen, elektronenmikroskopisch intranukleäre u. intrasarkoplasmatische Einschlüsse (rimmed vacuoles); kein Nachw. von Autoantikörpern; **Ther.**: evtl. Versuch mit Immunsuppressiva (IFN α); **DD:** Myositis*, Rhabdomyolyse*.

Einschluss|kon|junktivitis (Conjunctiva*; -itis*) *f*: (engl.) *inclusion conjunctivitis of the newborn*; Konjunktivitis* bei Neugeborenen mit Nachw. von Einschlusskörperchen*, die denjenigen des Trachoms* gleichen (sog. Paratrachom); keine Hornhautbeteiligung; **Err.**: Chlamydia* trachomatis (Serotyp D-E-K), resistent gegen i. R. der Credé*-Prophylaxe verabreichtes Argentum* nitricum; intrapartale Übertragung bei bestehender Infektion der Mutter; **Inkub.**: 6–10 Tage; **Ther.**: lokal u. system. Erythromycin* (Pneumonieprophylaxe); **DD:** Gonoblennorrhö* (Inkub. 1–3 Tage).

Einschneiden: (gebh.) s. Geburt.

Einschwemm|katheter (Katheter*) *m*: (engl.) *flow-directed catheter*; dünnwandiger Mehrlumenkatheter (äußerer ⌀ 0,8 mm) aus flexiblem, röntgenpositivem Kunststoff, der nach Punktion einer Vene durch Aufblasen eines am distalen Ende gelegenen Ballons mit dem Blutstrom über die re. Herzkammer bis in die A. pulmonalis geschwemmt wird; **Anw.:** temporär i. R. einer Herzkatheterisierung*, permanent als Pulmonaliskatheter*.

Einsichts|fähigkeit: (engl.) *ability for insight*; **1. strafrechtlich:** Fähigkeit zu erkennen, dass eine Handlung Unrecht ist; wird dem gesunden erwachsenen Menschen unterstellt, wenn Einsichtsunfähigkeit (§§ 17, 20 StGB) nicht vorliegt; **2. zivilrechtlich** (§ 828 III BGB): liegt vor, wenn der Minderjährige die zur Erkenntnis der Verantwortlichkeit erforderliche Einsicht hat, d. h. die Fähigkeit, das Unrecht seiner Handlung gegenüber den Mitmenschen u. zugleich die Verpflichtung zu erkennen, in irgendeiner Weise für die Folgen seiner Handlung selbst einstehen zu müssen (intellektuelle Einsichtsfähigkeit). Vgl. Schuldfähigkeit.

Einsichts|recht: (engl.) *right to inspect records*; ergibt sich sowohl aus dem Behandlungsvertrag* als auch aus berufsrechtl. Regelungen (§ 10 MBO-Ä, § 11 MBO-PP/KJP), resultiert aus dem Selbstbestimmungsrecht* des Pat., über die ihn betreffenden Daten informiert zu werden. Pat. muss kein besonderes rechtl. Interesse darlegen, warum er Einsicht in seine Unterlagen begehrt. Das E. gilt grundsätzlich auch für den psychiatr. Patienten. Die Einsichtnahme kann auch durch einen zugezogenen Rechtsanwalt od. Arzt des Vertrauens erfolgen; Ablichtungen sind dem Pat. gegen Kostenerstattung auszuhändigen. **Einsichtsverweigerung** i. R. der Psychotherapie: Psychotherapeuten können die Einsichtnahme vollständig od. anteilig verweigern, wenn dies den Pat. gesundheitl. gefährden würde od. wenn Rechte Dritter betroffen sind. Die Einsichtnahme in persönl. Aufzeichnungen des Therapeuten über seine emotionalen Erlebnisweisen i. R. des therap. Geschehens (subjektive Daten) kann verweigert werden, wenn die Einsichtnahme dem Pat. od. dem Therapeuten od. Dritten schaden würde. In best. Fällen besteht eine Auskunftsverpflichtung der speichernden Stelle dem Pat. gegenüber. Vgl. Auskunftsanspruch; Dokumentationspflicht.

Einste**inium** (nach Albert Einstein, Phys., Berlin, Princeton, 1879–1955) *n*: (engl.) *einsteinium*; Symbol Es, OZ 99, rel. Atommasse 252; zur Gruppe der Actinoide* gehörendes künstl., radioaktives Element.

Einstellung: 1. (engl.) *presentation*; (gebh.) s. Kindslage; **2.** (engl.) *attitude*; (psychol.) Bez. für u. U. handlungsbeeinflussende Meinungen, Anschauungen, Haltungen, Standpunkte, Urteile u. Vorstellungen mit unbewussten, emotionalen u. kognitiven Anteilen; **3.** (engl.) *adjustment*; (pharmak.) Festlegung der individuell effektivsten Arzneimitteldosis i. R. einer Langzeitbehandlung.

Einstellungs|an|omalien (Anomalie*) *f pl*: (engl.) *anomalies of presentation*; (gebh.) von der vorderen Hinterhauptlage abweichende, regelwidrige Kindslagen (<10 %); z. B. hoher Geradstand*, Scheitelbeineinstellung (s. Asynklitismus), tiefer Querstand*, hintere Hinterhauptlage*.

Ein|stufen|test *m*: (engl.) *single step reaction*; Variante des blutgruppenserol. Enzymtests*, bei der die enzymat. Behandlung der Erythrozyten u. Inkubation mit dem Test- od. Probandenserum gleichzeitig in einem Ansatz erfolgt; **Anw.:** v. a. zum Nachw. von Blutgruppenantigenen (bzw. korrespondierenden inkompletten Hämagglutininen) der Rhesus-Blutgruppen, meist unter Verw. von Papain*.

Eintauch|verfahren: (engl.) *immersion test*; (bakteriol.) diagn. Verf. zur Abschätzung der Keimzahl bei Harnweginfektion*; durch Verw. verschiedener selektiver Nährböden grobe Differenzierung zwischen Erregergruppen (z. B. Stapylokokken, Enterobakterien) mögl.; **Prinzip:** mit Nährmedien beschichtete Objektträger werden in frischen Urin getaucht u. 24 Std. bei 37 °C inkubiert (s. Bakteriurie, Abb. 1 dort); **Auswertung:** s. Kass-Zahl.

Einthoven-Ableitungen (Willem E., Physiol., Leiden, 1860–1927): s. Extremitätenableitungen (Abb. dort).

Einthoven-Dreieck (↑): (engl.) *Einthoven's triangle*; gleichseitiges Dreieck, dessen Ecken durch die Punkte des Körpers gebildet werden, an denen die Extremitätenableitungen* (vgl. EKG) klass. erfolgen (re. Arm, li. Arm, li. Fuß; Frontalebene, Herz in der Mitte); Seiten des E.-D. entsprechen damit den bipolaren Extremitätenableitungen nach Einthoven (I, II, III) im EKG (unter Berücksichtigung der elektr. Pole). Didakt. Hilfsmittel zur Ermittlung des Herzsummenvektors (Hauptrichtung der Erregungsausbreitung aus den 3 projizierten Vektoren der Ableitungen I, II, III) u. Bestimmung des Lagetyps* des Herzens (s. Abb.). Vgl. Cabrera-Kreis.

Einwilligung: (engl.) *consent*; prinzipiell erforderliche vorherige Zustimmung eines Menschen zu einer geplanten Maßnahme; insbes. bedarf jede ärztliche od. psychotherap. Behandlung der Einwilligung (§ 8 MBO-Ä, § 7 MBO-PP/KJP); jeder ohne wirksame Einwilligung vorgenommene Heileingriff stellt eine Verletzung des Behandlungs-

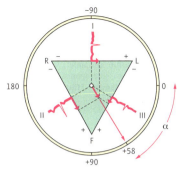

Einthoven-Dreieck: Der Vektor der Erregungsausbreitung projiziert sich unterschiedlich auf jede der 3 Extremitätenableitungen. Im Beispiel verläuft der Herzsummenvektor fast parallel zu Ableitung II, in der folglich die R-Zacke die größte Amplitude hat. Die QRS-Achse beträgt +58°.

vertrags* dar u. erfüllt Tatbestand der Körperverletzung* auch dann, wenn der Eingriff med. indiziert u. lege artis durchgeführt wurde. **Voraussetzung:** Die rechtswirksame Einwilligung erfordert die Einwilligungsfähigkeit* des Betroffenen u. dessen Kenntnis aller erhebl. Umstände (sog. Informed Consent), die ihm eine umfassende u. verständliche Aufklärung (vgl. Aufklärungspflicht) zu vermitteln hat. Bei Einwilligungsunfähigkeit bedarf es der Einwilligung des gesetzl. Vertreters (Ersatzeinwilligung durch Eltern, Vormund; bei Volljährigen: Betreuer, dessen Bestellung ggf. vom Arzt zu veranlassen ist; s. Betreuung). Bestimmte Eingriffe (z. B. Sterilisation) sind nicht gegen den Willen von Einwilligungsunfähigen durchführbar. Wenn im Notfall keine Einwilligung eingeholt werden kann, muss der Arzt entsprechend dem mutmaßlichen Willen des Betroffenen handeln u. sich nachträglich die Einwilligung beschaffen. Die Notfallbehandlung entlastet ihn nicht von der Aufklärungspflicht u. der Einwilligung des Betroffenen. Einwilligungen sind im Gegensatz zu Rechtsgeschäften widerrufbar.

Einwilligungs|fähigkeit: (engl.) *ability to consent*; für die Einwilligung* notwendige Fähigkeit eines Pat., seine gegenwärtige Situation u. deren Folgen adäquat einzuschätzen, die für die Behandlung u. deren Folgen relevanten Informationen zu verstehen u. angemessen zu bewerten, einen eigenen Willen zu bilden u. selbstverantwortlich Entschlüsse zu fassen.

Einwilligungs|vorbehalt: (engl.) *consent restriction*; Anordnung des Vormundschaftsgericht aufgrund gutachterlicher Feststellungen, dass eine unter Betreuung* stehende Person, best. Angelegenheiten wegen ihrer Störung nicht od. nur mit einem erheblichen Risiko eines Schadens regeln kann (§ 1903 BGB). Der Betreute ist dann für Handlungen, die unter den Einwilligungsvorbehalt fallen, auf die Zustimmung des Betreuers angewiesen. Betreuerbestellung u. Anordnung eines Einwilligungsvorbehalts gegen den Willen des Betroffenen sind nur möglich, wenn der Betreute seinen Willen aufgrund seiner Krankheit nicht mehr frei äußern kann. E. darf zudem nur eingerichtet werden, wenn durch die zu erwartenden rechtl. Handlungen eine erhebl. Gefahr für die betreute Person selbst od. für ihr Vermögen zu befürchten ist. Die Bereiche, die unter E. gestellt werden, sollten möglichst genau bestimmt werden, z. B. die Gesundheitsfürsorge, die Fürsorge in (best.) rechtlichen Auseinandersetzungen, die Aufenthaltsbestimmung od. die Vermögenssorge. Von diesen Bereichen können wiederum Ausnahmen gemacht werden. Für best. Willenserklärungen, z. B. Eingehen einer Ehe od. Lebenspartnerschaft, Verfügungen von Todes wegen od. Erklärungen, zu denen auch ein beschränkt Geschäftsfähiger befähigt ist, kann ein E. nicht ausgesprochen werden.

Einzel|dosis (Dosis*) *f*: **1.** (engl.) *single dose*; Abk. ED; (pharmak.) die empir. ermittelte Dosis* einer einzelnen Gabe; **2.** (radiol.) in der Strahlentherapie* gebräuchl. Bez. für die pro Bestrahlungssitzung eingestrahlte Referenzdosis*; vgl. Gesamtdosis, Fraktionierung.

Einzel|faser|elektro|myo|graphie (Elektro-*; My-*; -graphie*) *f*: (engl.) *single fibre electromyography*; Elektromyographie* unter Verw. einer Nadelelektrode, mit der bei Untersuchung eines normalen Muskels die elektr. Aktivität von bis zu 3 Muskelfasern als Einzelspikes abgeleitet werden kann; bei pathol. erhöhter Faserdichte werden komplexere Potentiale registriert; **Anw.:** v. a. zum Nachweis von Störungen der neuromuskulären Überleitung; vgl. Jitter.

Einzel|knopf|naht: s. Nahtmethoden (Abb. dort).

Ein|zell|kultur (lat. cultura Züchtung) *f*: (engl.) *single cell culture*; Burri-Einzellkultur*; Züchtung aus einer einzigen Bakterienzelle; wissenschaftl. Methode zur Darstellung von Reinkulturen*.

Einzel|maximal|dosis (Dosis*) *f*: (engl.) *maximum single dose*; Abk. EMD; (pharmak.) die im Deutschen Arzneibuch* gesetzl. festgelegte max. Einzeldosis*.

Einzel|strang|bruch: (engl.) *single strand break*; Läsion einer Phosphodiesterbindung in einem der Stränge eines sonst intakten DNA- od. RNA-Doppelstrangs; vgl. Reparatursysteme, Mutation.

Einziehungen: (engl.) *retractions*; deutl. Einsinken best. Körperpartien während der Inspiration als Zeichen einer Dyspnoe* bzw. einer verstärkten Aktivierung der Atemmuskeln, insbes. im Säuglings- u. Kleinkindesalter; **Lok.:** epigastr., sternale, jugulare, interkostale E.; **Vork.:** respiratorische Insuffizienz*, z. B. bei Pneumonie* od. Surfactantmangel*-Syndrom. Vgl. Nasenflügeln.

Eisen: (engl.) *iron*; chem. Element, Symbol Fe (Ferrum), OZ 26, rel. Atommasse 55,85; in Verbindungen 2-wertiges (Ferroverbindungen, Reduktionsmittel) u. 3-wertiges (Ferriverbindungen, Oxidationsmittel), als Fe^{2+} im Magen-Darm-Trakt resorbierbares Metall der Eisengruppe; essentielles Spurenelement, s. Nährstoffzufuhr, empfohlene (Tab. dort) **Vork.:** im Hämoglobin* u. Myoglobin*, in Enzymen (z. B. Zytochrome, Peroxidase, Katalase), im Monozyten*-Makrophagen-System insbes. von Leber, Milz u. Knochenmark als Ferritin* u. Hämosiderin*; Eisengesamtbestand beim Erwachsenen ca. 4000–5000 mg, davon ca. 2500 mg (67 %) im Hämoglobin, in den Eisendepots (Speicherei-

Eisenbindungskapazität

sen) ca. 1000 mg (27 %), im Myoglobin ca. 130 mg (3,5 %), im sog. labilen Eisenpool (Serumeisen) ca. 80 mg (2,2 %) u. in eisenhaltigen Enzymen ca. 8 mg (0,2 %); Transport von Fe u. seinen Verbindungen im Serum an Transferrin* gebunden; biol. Halbwertzeit* bezogen auf die Lunge 3200, auf Knochengewebe 1680 u. auf den gesamten Organismus durchschnittl. ca. 800 Tage; **Bestimmung:** photometrische Bestimmung von Serumeisen bei 546 nm nach Abspaltung von Transferrin durch HCl od. Detergenzien, Reduktion zu Fe^{2+}, Eiweißfällung u. Zugabe von Bathophenanthrolin (Chelatbildung); s. Referenzbereiche (Tab. dort). **Klin. Bedeutung: 1.** s. Eisenmangel; **2.** bei endogener (z. B. Thalassämie*) od. exogener (z. B. häufige Bluttransfusionen*) Eisenüberladung Gefahr der Hämosiderose*, da der Organismus das zugeführte Eisen nicht selbstständig wieder ausscheiden kann (pharmak. Elimination durch Chelatbildner*); Hämochromatose* bei erbl. Störung der Eisenresorbtion; akute Eisenintoxikation z. B. bei Überdosierung von Eisenpräparaten; Lungensiderose* bei chron. inhalativer Aufnahme, z. B. bei berufl. Eisenstaubexposition. Vgl. Eisenbindungskapazität; Ferrokinetik; Eisenreaktion.

Eisen|bindungs|kapazität *f*: **1.** (engl.) *iron binding capacity*; Abk. EBK; freie E. (Abk. FEBK), latente E. (Abk. LEBK): normalerweise ist Transferrin* zu 1/3 mit Eisen* (Fe^{3+}) gesättigt; FEBK ist die Eisenmenge, die zusätzl. gebunden werden kann. Referenzbereich: 26,8–44,7 µmol/l (150–250 µg/dl); erhöht bei Eisenmangel, erniedrigt bei Eisenüberschuss (z. B. bei Hämochromatose); **2.** totale E. (Abk. TEBK): gesamte Bindungskapazität des Transferrins für Eisen, d. h. Summe aus Serumeisen u. FEBK; Referenzbereich: 45–73 µmol/l (250–410 µg/dl); höher bei erhöhter Konz. von Transferrin (z. B. bei Eisenmangel), erniedrigt bei Atransferrinämie od. verminderter Transferrinkonzentration (z. B. Anämie* bei chronischer Erkrankung); **Bestimmung:** durch Messung der Transferrinkonzentration mit immun. Methoden (z. B. Nephelometrie*) u. Eisen; heute meist ersetzt durch Transferrinsättigung*. Vgl. Ferrokinetik.

Eisen|färbung: (engl.) *iron staining*; Färbung zytol. u. histol. Präparate; s. Berliner-Blau-Reaktion.

Eisen-Hämato|xyl̲i̲n-Färbung: (engl.) *iron haematoxilin stain*; Meth. zur Anfärbung von Amöben* u. Balantidium* coli; Kernchromatin erscheint schwarz in hellgrauem Protoplasma.

Eisenhut, Blauer: (engl.) *monkshood*; Aconitum napellus; Pflanze aus der Fam. der Hahnenfußgewächse, deren Knollen (Aconiti tuber; Wurzelknollen u. Wurzeln) u. Kraut (Aconiti herba) 0,1–3 % Diterpenalkaloide (insbes. Aconitin*) enthalten; **Verw.:** in der Homöopathie.

Eisen|lunge: s. Lungensiderose; Lungenhämosiderose.

Eisen|mangel: (engl.) *iron deficiency*; Verminderung des Gesamtkörpereisens unter die Norm (s. Eisen); **Formen: 1.** latenter E.: Verminderung des Speichereisens ohne Blutbildveränderungen; Vork.: physiol. nach der Schwangerschaft, pathol. nach Blutverlust; **2.** manifester E.: Mikro-, Poikilo- u. Anisozytose der Erythrozyten bei normaler u. verminderter Hämoglobinkonzentration (s. Eisenmangelanämie); **3.** funktioneller E.: unabhängig von der Menge des gespeicherten Eisens steht für die Aufnahme in die Erythroblasten* nicht genügend Eisen zur Verfügung; Vork.: z. B. unter Erythropoetinbehandlung bei renaler Anämie*.

Eisen|mangel|an|ämie (Anämie*) *f*: (engl.) *iron-deficiency anemia*; syn. sideropenische Anämie; Anämie* durch Eisenmangel*; **Häufigkeit:**

häufigste Form (ca. 80 %) der Anämie

Prävalenz in Europa ca. 5–10 %; **Pathophysiol.:** verzögerte Biosynthese von Häm*; niedriger Gehalt an Hämoglobin* in (aufgrund gestörter Erythrozytopoese) mikrozytären Erythrozyten (hypochrome mikrozytäre Anämie); **Urs.: 1.** akuter od. chron. Blutverlust; **a)** physiol. (Menstruation*); **b)** pathol., am häufigsten gastrointestinale Blutungen (z. B. bei Ulcus* duodeni, erosiver Gastritis, evtl. bei Ther. mit Antiphlogistika, Antirheumatika u. Antikoagulanzien); Zahnfleisch- u. Nasenbluten; regelmäßige Blutspende; **2.** ungenügende Nahrungseisenzufuhr (bei vegetarischer Ernährung); Einnahme eisenkomplexierender Arzneimittel); **3.** erhöhter Eisenbedarf (v. a. im Wachstum, bei Schwangerschaft u. Stillen); **4.** Eisenresorptionsstörung (bei Magenerkrankung, z. B. Faber*-Anämie, Malabsorptionssyndrom, Diarrhö, nach Magen- u. Darmresektion u. a.); **5.** Eisenverteilungsstörung (bei Anämie* bei chronischer Erkrankung); **6.** Eisentransport- (Atransferrinämie*) u. -verwertungsstörung (sideroachrest. Anämie); **Klin.:** häufig ohne wesentl. Beschwerden inf. Adaptation an chron. Eisenmangel; Manifestation i. d. R. erst nach Verbrauch des als Hämosiderin* u. Ferritin* gespeicherten Eisens (ca. 20 % des Gesamteisens) mit den typ. Sympt. der Anämie (Müdigkeit, Blässe) u. ggf. der Grunderkrankung; Kopfschmerz, Appetitlosigkeit, Diarrhö, Obstipation. Flatulenz sowie trockene u. spröde Haut, brüchige Haare u. Nägel (selten Koilonychie*), Nasenschleimhautatrophie, Mundwinkelrhagaden, Zungenbrennen, Glossitis mit Papillenatrophie, Schluckbeschwerden (selten Paterson*-Kelly-Syndrom), atroph. Gastritis u. leichte Vitiligo; **Diagn.:** im peripheren Blut Aniso-, Poikilo- u. Anulozytose, MCH <30 pg, MCV <80 µm³ (fl), Retikulozytenzahl normal od. gering erhöht; im fortgeschrittenen Stadium od. reaktive Thrombozytose; im Plasma Hämoglobin, Eisen u. Ferritin vermindert, Transferrin (Eisenbindungskapazität) erhöht; im Knochenmark: Zeichen einer gesteigerten Erythrozytopoese (Normoblasten*), Verminderung der Sideroblasten* u. der eisenspeichernden Retikulumzellen; **Ther.: 1.** Urs. des Eisenmangels ausschalten; **2.** Ausgleich des Eisendefizits, möglichst oral (2-wertige Eisenverbindungen); parenterale Eisenzufuhr (3-wertige Eisenverbindungen i. v. od. i. m.) nur in Ausnahmefällen. Bluttransfusionen sind selten erforderlich. **DD:** v. a. Thalassämie*, sideroachrestische Anämie*.

Eisenmenger-Kom|plex (Victor E., Arzt, Wien, 1864–1932) *m*: (engl.) *Eisenmenger's complex*; ursprüngl. eigenständiges Herzfehlbildungssyndrom aus Ventrikelseptumdefekt* (Abk. VSD) mit reitender Aorta, pulmonaler Hypertonie* u. Hypertrophie des re. Ventrikels (s. Herzhypertrophie) sowie Rechts-Links-Shunt; heute als **Eisenmenger-Syndrom** Bez. für die inoperable Spätform eines großen VSD, Ductus* arteriosus apertus o. a. anfängl. mit Links-Rechts-Shunt einhergehender angeborener Herzfehler* (s. Eisenmenger-Reaktion); **Klin.**: Zyanose* mit Polyglobulie, Trommelschlägelfinger u. Uhrglasnägel; **Diagn.**: Herzauskultation*: betonter Pulmonalklappenschlusston (P$_2$; s. Herztöne), oft Steel*-Geräusch; Röntgen-Thorax-Aufnahme: geringe Kardiomegalie mit starker Dilatation des Pulmonalarterienhauptstamms bei reduzierter peripherer Lungendurchblutung; Nachweis u. Quantifizierung durch Echokardiographie u. Herzkatheterisierung; **Ther.**: evtl. Herz*-Lungen-Transplantation; palliativ pharmak. (z. B. Prostacyclin; s. Hypertonie, pulmonale).

Eisenmenger-Re|akti̲o̲n (↑) *f*: (engl.) *Eisenmenger's reaction*; Bez. für die Erhöhung des Lungengefäßwiderstands bei angeborenen Herzfehlern* mit primärem Links-Rechts-Shunt (s. Shunt); großes Shuntvolumen u. pulmonale Hypertonie* verursachen Wandveränderungen der kleinen Arterien u. Arteriolen im Lungenkreislauf, durch die zunächst ein gekreuzter Shunt (Pendel*-Shunt) u. dann ein reiner Rechts-Links-Shunt entstehen können. Vgl. Eisenmenger-Komplex.

Eisen|oxid|staub|lunge: s. Lungensiderose.

Eisen|re|aktion *f*: (engl.) *iron reaction*; histochem. Nachweis von Eisen in Zellen, z. B. Berliner*-Blau-Reaktion.

Eisen|re|sorpti̲o̲ns|test (lat. *resorbere* wiedereinschlürfen, verzehren) *m*: (engl.) *iron resorption test*; wegen mangelnder Reproduzierbarkeit kaum noch durchgeführter Test zur Diagn. einer Anämie*; Messung der Konz. von Eisen* im Blutplasma innerh. 3 Std. nach oraler Gabe von 2-wertigem Eisen (100 mg); bei normaler Resorption Anstieg der Eisenkonzentration um mind. 50–100 µg/dl, bei Eisenmangel liegt der Anstieg darüber.

Eisen|speicher|krankheiten: s. Hämochromatose; Hämosiderose.

Ei|sprung: Ovulation*.

Eis|wasser|test *m*: **1.** (engl.) *ice water test*; (urol.) urodynamischer Provokationstest bei V. a. supranukleäre ZNS-Läsion (z. B. durch Schlaganfall, Multiple Sklerose, hohe Querschnittläsion) bei intaktem spinalem Reflexbogen; **Prinzip:** Auffüllen der zuvor entleerten Harnblase mit ca. 100 ml eisgekühltem Füllungsmedium; bei positivem E. Auftreten unwillkürlicher Detrusorkontraktionen nach Instillation. **2.** (kardiol.) s. Cold-pressure-Test.

Eiter: (engl.) *pus*; die bei der eitrigen Entzündung* abgesonderte, neutrophile polymorphkernige Leukozyten (sog. Eiterkörperchen) u. (durch proteolyt. Enzyme der Leukozyten u. Mikroorganismen) eingeschmolzenes Gewebe enthaltende Flüssigkeit; vgl. Exsudat.

Eiter|ausschläge: Pyodermien*.

Eiweiße: s. Proteine.

Eiweiß|fäulnis: (engl.) *protein putrification*; Proteinabbau v. a. der nicht resorbierten u. resorbierbaren Proteine u. Peptide durch im Dickdarm angesiedelte sog. Fäulnisbakterien*; dabei entstehen durch Decarboxylierung* von Aminosäuren biogene Amine*, aus aromat. Aminosäuren werden Indol, Kresol, Phenol u. Skatol gebildet sowie durch reduktive Desaminierung* Fettsäuren u. Ammoniak. Tox. Abbauprodukte können durch Biotransformation* entgiftet werden. Vgl. Fäulnis; Ptomaine.

Eiweiß|fehler: Bez. für Aktivitätsverlust von Desinfektionsmitteln* durch org. Substanzen (z. B. Stuhl, Blut, Eiter); hoher E. bei Alkoholen, Aldehyden u. Halogenen, niedriger E. bei Phenolen.

Eiweiß|mangel|an|ämie (Anämie*) *f*: (engl.) *protein deficiency anemia*; Anämie* durch Störung der Hämoglobinbildung bei schwerem Proteinmangel (z. B. bei allg. Unterernährung, nach Gastrektomie); häufig besteht gleichzeitig auch ein Mangel an Cobalamin, Folsäure bzw. Eisen, daher uneinheitliche hämat. Befunde. Vgl. Protein-Energie-Mangelsyndrome.

Eiweiß|mangel|dys|trophie (Dys-*; Troph-*) *f*: s. Protein-Energie-Mangelsyndrome.

Eiweiß|minimum (lat. *minimus* kleinster) *n*: (engl.) *protein minimum*; Menge an Proteinen*, die in der Nahrung (mind.) enthalten sein soll; **Einteilung: 1.** absolutes E.: entspricht dem bei proteinfreier (aber energet. ausreichender) Nahrung anfallenden Stickstoffverlust des Organismus (sog. Abnutzungsquote*) u. beträgt ca. 13–17 g/d (bei 70 kg KG); **2.** physiol. E. (od. Bilanzminimum): zum Ausgleich der Stickstoffbilanz* notwendige Proteinmenge; liegt (resorptions- u. stoffwechselbedingt) inf. der nicht vollständiger Verwertbarkeit der Nahrungsproteine bei ca. 0,5 g/kg KG/d; **3.** funktionelles E.: diejenige Proteinmenge, die eine normale Leistungsfähigkeit des Körpers gewährleistet (ca. 0,8 g/kg KG/d). Vgl. Wertigkeit, biologische.

Eiweiß|quotient *m*: **1.** (engl.) *CSF globulin/albumin ratio*; Globulin/Albumin-Quotient: Verhältnis der Konz. von Globulinen u. Albuminen im Liquor* cerebrospinalis; **2.** (engl.) *CSF/serum protein ratio*; Verhältnis der Konz. von Globulinen (bzw. Albuminen) im Liquor cerebrospinalis u. Serum; dient zur Beurteilung der Blut*-Liquor-Schranke; insbes. als Quotient nach Delpech u. Lichtblau (Verhältnis der Liquor/Serum-Quotienten von Immunglobulinen u. Albuminen) zur Beurteilung von Antikörperbefunden bei entzündl. Erkrankungen des Nervensystems. Vgl. ASI.

Eiweiß|stoff|wechsel: s. Proteinstoffwechsel.

Eiweiß|verlust|syn|drom *n*: exsudative Enteropathie*; vgl. Ménétrier-Syndrom.

Ei|zelle (Zelle*): (engl.) *ovum*; Oozyte, Ovozyte; weibl. Keimzelle; entwickelt sich aus diploiden Urkeimzellen im Ovarium durch Ovogenese* u. Follikelreifung* zur befruchtungsfähigen Gamete mit einfachem Chromosomensatz; die nach Ovulation* vom Infundibulum des Eileiters aufgenommene E. ist von einer Zellmembran, einer Grundsubstanzschicht (Zona pellucida) u. einer Zellschicht (Corona radiata) umgeben. Falls eine Befruchtung stattfindet, beendet die E. ihre zweite Reifungsteilung u. wird als Zygote in das Uteruslumen transportiert (sog. Eiwanderung); falls kei-

Ejaculatio

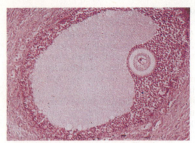

Eizelle: Tertiärfollikel mit Cumulus oophorus u. in diesem gelegener Eizelle [142]

ne Befruchtung erfolgt, geht die E. etwa 24 Std. nach Ovulation zugrunde; s. Abb.

E|jaculatio (lat. eiaculari hinausschleudern) *f*: s. Ejakulation.

E|jaculatio prae|cox (↑) *f*: (engl.) *premature ejaculation*; vorzeitiger Samenerguss; sexuelle Funktionsstörung* mit unbefriedigender Kontrolle des Mannes über den Zeitpunkt seines Orgasmus*; kann durch geeignete Verf. (z. B. Squeeze*-Technik) od. pharmak. (Dapoxetin*) verbessert werden.

E|jaculatio re|tardata (↑) *f*: (engl.) *delayed ejaculation*; sexuelle Funktionsstörung*, bei der Ejakulation u. Orgasmus subjektiv als zu spät eintretend empfunden werden.

E|jakulat (↑) *n*: s. Sperma; Spermauntersuchung.

E|jakulation (↑) *f*: (engl.) *ejaculation*; Ejaculatio, veraltet Effluvium seminis; Samenerguss beim Orgasmus* des Mannes; fehlt beim Orgasmus vor der Pubertät; bei einigen Frauen kommt es beim Orgasmus ebenfalls zu einer E. aus Paraurethraldrüsen (s. Gräfenberg-Zone). Vgl. Ejakulationsreflex.

E|jakulation, retro|grade (↑) *f*: (engl.) *retrograde ejaculation*; sog. trockener Orgasmus; Ejakulation in die Harnblase durch fehlenden Verschluss des Blasenausgangs beim Orgasmus; **Urs.:** 1. neurogen: Multiple Sklerose, diabet. Neuropathie, lumbale Sympathektomie, Querschnittläsion, op. Eingriffe im Retroperitoneum mit Läsion der an den M. sphincter vesicae internus versorgenden sympath. Fasern; 2. mechan.: Fehlbildungen der Urethra, Urethrastriktur, Op. am Blasenhals mit Zerstörung des M. sphincter vesicae internus (z. B. transurethrale Resektion der Prostata), Trauma; **Diagn.:** Nachw. von Sperma im Urin nach Masturbation; **Ther.:** nur bei Kinderwunsch mit Alphasympathomimetika*, da i. d. R. das Orgasmusgefühl nicht beeinträchtigt ist; Insemination mit aus der Harnblase über Katheter entnommenen u. gewaschenen Spermien.

E|jakulations|re|flex (↑; Reflekt-*) *m*: (engl.) *ejaculatory reflex*; durch mechan. Reizung der Glans penis ausgelöster Fremdreflex, der zur Bereitstellung (Kontraktion der glatten Muskulatur des Ductus deferens, der Bläschendrüsen u. der Prostata sowie des Blasenhalses zur Verhinderung einer retrograden Ejakulation*) u. Ausstoßung (rhythm. Kontraktion der Beckenbodenmuskulatur) von Sperma führt. Reflexbogen über N. dorsalis penis u. N. pudendus zum Ejakulationszentrum, die lumbalen präganglionären Grenzstrangfasern zu den Beckengeflechten; dort Umschaltung auf die post-ganglionären, überwiegend sympath. Fasern zu dem Genitale. Vgl. Reaktionszyklus, sexueller.

E|jakulations|störung (↑): s. Funktionsstörungen, sexuelle.

E|jakulations|zentrum (↑) *n*: (engl.) *ejaculation center*; Gruppe sympath. Neurone in den Seitenhörnern der Rückenmarksegmente Th 12–L 2, die als Schaltzentrale für den Ejakulationsreflex* dienen; vgl. Genitalzentren.

E|jektions|fraktion (lat. eiicere auswerfen; fractio Bruch, Bruchstück) *f*: Abk. EF; Auswurffraktion*.

E|jektions|klick (↑): (engl.) *ejection click*; s. Klick, systolischer.

EK: Abk. für Erythrozytenkonzentrat*.

Ek-: auch Ec-, E-; Wortteil mit der Bedeutung aus, heraus, von etwas weg; von gr. ἐκ.

EKA: Abk. für Expositionsäquivalente für krebserzeugende Arbeitsstoffe; Konz. eines krebserzeugenden Arbeitsstoffs bzw. eines seiner Metaboliten im biol. Untersuchungsmaterial (im Allg. Blut od. Urin), die bei ausschließl. inhalativer Aufnahme einer best. Arbeitsstoffkonzentration in der Raumluft entspricht; werden höhere Konz. im biol. Material bestimmt als der Raumluftkonzentration entsprechen, kommt zusätzl. z. B. resorptive Aufnahme (Haut) in Betracht. Vgl. BAT; TRK; BGW.

Ekbom-Syn|drom (Karl A. E., Neurol., Uppsala, 1907–1977) *n*: Restless*-Legs-Syndrom.

Ek|chondrom (Ek-*; Chondr-*; -om*) *n*: (engl.) *ecchondroma*; benigner Tumor aus Knorpelgewebe an Periost, Perichondrium od. Epiphysenfuge; drängt im Gegensatz zum Enchondrom* (auf den Spongiosaraum des Knochens begrenzt) die Periost in das umgebende Weichteilgewebe vor.

Ek|chondrosis ossi|ficans (↑; ↑; -osis*) *f*: multiple kartilaginäre Exostosen*.

Ek|chymose (↑; gr. χυμός Saft; -osis*) *f*: (engl.) *ecchymosis*; s. Hautblutungen.

EKG: Abk. für Elektrokardiographie (bzw. Elektrokardiogramm); (engl.) *electrocardiography*; diagn. Verfahren zur Registrierung der kardialen Aktionspotentiale u. Aufzeichnung als Kurven (Elektrokardiogramm); **Prinzip:** Den Schwankungen in den EKG-Kurven (s. Abb.) entsprechen einzelne Phasen des Herzzyklus* (s. Tab. 1). Die Kurven entstehen als Summation der Stärken u. Richtungen der elektr. Erregungsleitungen (Vektoren).

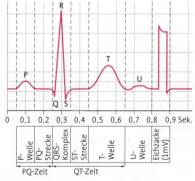

EKG

EKG — Tab. 1
Übersicht über die Elemente des Elektrokardiogramms

EKG-Merkmal	Normbefund Breite (s)	Amplitude (mV)	physiologischer Vorgang	Definition
P-Welle	0,05–1	0,1–0,25 in Extremitätenableitung	Erregungsausbreitung in den Vorhöfen	
PQ-Strecke		0	vollständige Erregung der Vorhöfe	Ende der P-Welle bis Beginn des QRS-Komplexes
PQ-Zeit	0,12–0,2[1]		Zeit zwischen dem Erregungsbeginn der Vorhöfe und der Kammern	Beginn der P-Welle bis Beginn des QRS-Kompexes
Q-Zacke	≤0,03	≤1/4 der zugehörigen R-Zacke	Erregungsausbreitung des Kammerseptums	
QRS-Komplex	0,06–0,1	>0,5	Erregungsausbreitung in den Kammern	
ST-Strecke		0	vollständige Erregung der Kammern	Ende des QRS-Komplexes bis Beginn der T-Welle
T-Welle		1//8–2//3 der zugehörigen R- bzw. S-Zacke (Hauptzacke)	Erregungsrückbildung der Kammern	
QT-Zeit	0,25–0,45[1]		gesamte elektrische Kammeraktion	Beginn des QRS-Komplexes bis Ende der T-Welle
U-Welle			Bedeutung nicht vollständig geklärt; akzentuiert bei Hypokaliämie	

[1] u. a. von Herzfrequenz abhängig

EKG — Tab. 2
Repräsentation der Herzwandbereiche durch die Ableitungen

Herzwand	Standardableitungen (zusätzliche Ableitungen)
Vorderwand	
anterior	V_{1-6}
supraapikal	V_{2-3}
anteroseptal	V_{2-4}
anterolateral	V_{2-6}, I, aVL
linke Seitenwand	
linkslateral	I, aVL, V_{5-6} (V_7)
inferolateral	I, II, III, aVL, aVL, V_{5-6} (V_7)
Hinterwand	
inferior	II, III, aVF
posterior	spiegelbildlich/indirekt: V_{1-2} (V_{7-9})
linksventrikulär	I, aVL, V_{4-6}
rechtsventrikulär	(V_{3R-4R})

Ihre Ableitung erfolgt unipolar (Messung von Potentialschwankungen zwischen einer einzelnen Elektrode u. einem neutralen Pol, erzeugt durch Zusammenschluss der übrigen Elektroden) u. bipolar (Potentialdifferenzregistrierung zwischen 2 vom Herzen entfernten Elektroden). Zur Registrierung eines Standard-Oberflächen-EKG (12-Kanal-EKG) gehören 12 Ableitungen (s. Standardableitungen), die ggf. um zusätzl. Ableitungen ergänzt werden (z. B. Nebh-Ableitungen). Das EKG wird auf kalibriertem EKG-Papier mit definierter Geschwindigkeit (meist 50 mm/s) geschrieben, so dass Aussagen über Herzrhythmus u. -frequenz, Lagetyp* des Herzens, Störungen der Erregungsbildung, -ausbreitung u. -rückbildung im Erregungsleitungssystem* u. im Myokard u. damit auch indirekt über morphol. Veränderungen des Herzens getroffen u. anhand der Ableitungen, in denen sie sichtbar werden, lokalisiert werden können (s. Tab. 2). Analysen der einzelnen EKG-Elemente: s. P-Welle, PQ-Zeit, Q-Zacke, QRS-Komplex, QT-Zeit, ST-Strecke, T-Welle; **Formen:** 1. je nach Position der Elektroden zur EKG-Ableitung: **a)** Oberfächen-EKG: transthorakal von der Körperoberfläche, standardmäßig als 12-Kanal-EKG (s. o.); als Ruhe-EKG, Belastungs*-EKG od. Langzeit*-EKG; **b)** intrakardiale EKG*; **c)** Ösophagus*-EKG (früher). Vgl. Frank-Ableitungen; Vektorkardiographie.

EKG, fetale: (engl.) *fetal electrocardiography*; pränatale EKG* zum Nachweis u. zur Analyse der kindl. Herzaktionen; **1.** direkte Ableitung vom Fetus über spez. Elektroden auf der Kopfhaut nach Blasensprung; **2.** Ableitung über Bauchdecke od. Rektum der Schwangeren (wegen Störanfälligkeit selten angewendet).

EKG, intra|kardiale: (engl.) *intracardial electrocardiography*; Aufzeichnung der Aktionspotentiale des Herzens (EKG*) über einen transvenös in das rechte Herz geschobenen Elektrodenkatheter (intrakardiale EKG-Ableitungen) i. R. der elektrophysiologischen Untersuchung*; je nach Lage der Katheterspitze können Ventrikel-EKG, His-Bündel-EKG (s. Abb.) od. Vorhof-EKG aufgezeichnet werden. **Ind.:** diagn. Differenzierung komplexer Erregungsleitungsblockierungen u. anderer Herzrhythmusstörungen* mit intrakardialem elektrophysiol. Mapping*. Vgl. Katheterablation.

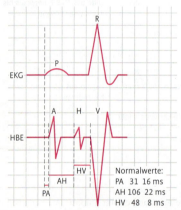

EKG, intrakardiale: schematische Darstellung eines His-Bündel-EKG (HBE) im Vergleich zur konventionellen transthorakalen Ableitung (EKG)

ek|krin (Ek-*; -krin*): s. merokrin.

Ek|lampsie (gr. ἐκλάμπειν hervorleuchten) *f*: (engl.) *eclampsia*; schwangerschaftsbedingtes Auftreten charakterist. tonisch-klonischer Krämpfe mit u. ohne Bewusstseinsverlust im Verlauf einer schweren Präeklampsie (s. Schwangerschaftserkrankungen, hypertensive) od. sehr selten spontan; **Pathol./Anat.:** Schädigung v. a. von Gehirn, Niere, Leber (subkapsuläre Blutungen, Leberzellnekrosen) u. Plazenta (hämorrhag. Infarkte); **Urs.:** wahrscheinl. lokale Gefäßverengungen (Stase, Ödem*, Fibrinablagerungen); **Sympt.:** Die Anfälle (Eclampsia convulsiva) treten zwar oft blitzartig, meist jedoch nicht ohne Prodromalsymptome (drohende E., Eclampsia imminens) auf: rascher Blutdruckanstieg mit starkem Kopfschmerz (meist frontal), Flimmern vor den Augen, Doppelt- u. Nebligsehen, ferner Magendruck u. Brechreiz; betroffen sind zu 80 % Erstgebärende (bei Mehrlingsschwangerschaften 6-mal häufiger als bei Einlingsschwangerschaften); **Klin.:** akutes Nierenversagen*, Hirnödem*, Thrombosen* u. Blutungen (z. B. Hirnblutung); **cave:** Plazentainsuffizienz* mit Gefährdung des Kindes; **Ther.:** Anfallbehandlung, Magnesiumsulfat, Antihypertensiva, Entbindung trotz einer evtl. kindl. Unreife (hohes mütterl. Risiko!); **Proph.:** regelmäßige Schwangerenvorsorge* u. Ther. der art. Hypertonie; **DD:** Epilepsie*. Vgl. Risikoschwangerschaft.

Ek|mnesie (Ek-*; -mnese*) *f*: (engl.) *ecmnesia*; Störung des Zeiterlebens in seiner Einordnung (sog. Zeitgitter), wobei z. B. die Vergangenheit als Gegenwart erlebt wird; **Vork.:** u. a. bei seniler Demenz*, unter Drogeneinwirkung, bei Delir* u. anderen Bewusstseinsstörungen sowie in Ausnahmezuständen (Hypnose). Vgl. Orientierung.

Ek|phorie (gr. ἐκφέρειν hervorbringen) *f*: (engl.) *ecphoria*; Erinnerung; s. Gedächtnis.

Ek|stase (gr. ἔκστασις das Außer-sich-Geraten) *f*: (engl.) *ecstasy*; Entrücktheit; Erlebnisform mit rauschartiger Bewusstseinsveränderung u. dem Gefühl, die Grenzen des Ich zu überschreiten, verbunden mit gestörter Selbst- u. Fremdwahrnehmung u. eingeschränkter Selbstkontrolle inf. gesteigerter Affekte; **Vork.:** psychogen od. exogen, z. B. bei Psychose*, Manie* od. inf. von Alkohol-, Arzneimittel- bzw. Drogenmissbrauch (LSD, Psilocybin, Mescalin u. a. Halluzinogene). Vgl. Rausch; Dämmerzustand.

Ek|strophie (gr. ἐκστρέφειν herausdrehen) *f*: (engl.) *exstrophy*; Verlagerung des Wandteils eines Organs nach außen bei angeb. Defekt, z. B. Blasenekstrophie*; vgl. Ektopie.

Ek|strophie, kloakale (↑) *f*: (engl.) *cloacal exstrophy*; schwerste Form des Epispadie*-Ekstrophie-Komplexes mit zentraler ekstropher Darmplatte zwischen 2 Hemiblasen; die zentrale Darmplatte zeigt eine Fissur der Ileozäkalregion; der proximale Darmausläufer besteht aus dem terminalen Ileum. Vgl. Blasenekstrophie.

EKT: Abk. für **E**lektro**k**rampf**t**herapie*.

-ektasie: auch -ektase; Wortteil mit der Bedeutung Ausdehnung, Erweiterung; von gr. ἔκτασις.

Ek|tasie (↑) *f*: (engl.) *ectasia*; Erweiterung von Hohlorganen; Kalibervergrößerung eines Gefäßes (Angiektasie), z. B. bei Arterien inf. prä- u. poststenot. Dilatation* od. nach Elongation sowie bei Varikose*.

Ek|thym (gr. ἔκθυμα Hautausschlag) *n*: s. Ecthyma.

Ekto-: Wortteil mit der Bedeutung außen, außerhalb; von gr. ἐκτός.

Ekto|blast (↑; Blast-*) *n*: Ektoderm*.

Ekto|blast|tumoren (↑; ↑; Tumor*) *m pl*: (engl.) *ectodermal tumors*; Tumoren des Ektoderms*, z. B. Epitheliom*.

Ekto|derm (↑; Derm-*) *n*: (engl.) *ectoderm*; syn. Ektoblast; (embryol.) äußeres der 3 embryonalen Keimblätter*, aus dem sich Oberflächenstrukturen u. Sinnesorgane (Oberflächenektoderm) sowie Zentralnervensystem (Neuroektoderm als Neuralrohr, Neuralleiste) u. Kopfstrukturen (Kopfmesektoderm) entwickeln; vgl. Keimscheibe.

Ekto|dermal|dys|plasie-Syn|drome (↑; ↑; Dys-*; -plasie*) *n pl*: (engl.) *ectodermal dysplasia*; Sammelbez. für versch. erbliche Syndrome variabler Ausprägung mit den Kernsymptomen Dyshidrose sowie Dysplasie der Haare, Nägel u. Zähne als Zeichen einer systemhaften Entwicklungsstörung der Abkömmlinge des Ektoderms; können auch mesodermale Dysplasien umfassen; **Ätiol.**: uneinheitlicher Vererbungsmodus (autosomal- sowie X-chromosomal-dominante u. -rezessive Erbgänge); embryonalpathogenetisch vermutl. Entwicklungsstörung in der 12. Embryonalwoche (entspr. der Determinationsperiode der ektodermalen Abkömmlinge); **Einteilung:** nach Veränderung der Schweißsekretion, **1.** an-/hypohidrotisch: z. B. Christ*-Siemens-Touraine-Syndrom, EEC*-Syndrom; **2.** hyperhidrotisch: z. B. Papillon*-Lefèvre-Syndrom, Pachyonychia* congenita; **3.** normhidrotisch: z. B. Ellis*-van-Creveld-Syndrom, Waardenburg*-Syndrom.

Ek|tomie (Ek-*; -tom*) *f*: (engl.) *ectomy*; Herausschneiden; totale op. Entfernung eines Organs; meist als **-ektomie** in Zusammensetzungen gebraucht (z. B. Cholezystektomie). Vgl. Resektion.

Ekto|para|sit (Ekto-*; Parasiten*) *m*: (engl.) *ectoparasite*; Außenparasit; temporär od. stationär auf der Körperoberfläche einer anderen Species lebender Schmarotzer; bes. blutsaugende Arthropoden*; Gegensatz Endoparasit*; vgl. Parasiten.

ekto|phytisch (↑; Phyt-*): (engl.) *ectophytic*; herauswachsend.

Ek|topia cervicis (Ek-*; gr. τόπος Ort) *f*: (engl.) *ectopia cervicis*; syn. Ektromie; auch Ektopie; Vork. von Zervixschleimhaut auf der Portiooberfläche inf. Ektropionierung*; vgl. Epithelgrenze; Portioerosion; Umwandlungszone.

Ek|topia cordis (↑; ↑) *f*: auch Hernia cordis; sehr seltene Verlagerung des Herzens aus dem Brustkorb bei Thorakoschisis*.

Ek|topia lentis con|genita (↑; ↑) *f*: s. Linsenektopie.

Ek|topia pupillae (↑; ↑) *f*: Korektopie*.

Ek|topia renis (↑; ↑) *f*: (engl.) *ektopia renis*; Nierenektopie; s. Nierenfehlbildungen.

Ek|topia testis (↑; ↑) *f*: s. Hodenektopie.

Ek|topia vesicae (↑; ↑) *f*: s. Blasenektopie.

Ek|topie (↑; ↑) *f*: (engl.) *ectopia*; syn. Heterotopie, Eversion, Extroversion; Vorkommen von Gewebe od. Organen außerhalb ihrer physiol. Lokalisation; angeboren als lokale Störung der Differenzierung eines Gewebes (vgl. Heterogenese*), z. B. Magenschleimhaut in einem Meckel*-Divertikel), Verlagerung von Organen od. Organteilen, (meist nach außen als Ekstrophie*, seltener innerh. des Körpers); iatrogen verursacht bei Transplantation von Organen außerhalb ihrer ursprünglichen Lokalisation (s. Transplantation, Tab. 1 dort); ektope Hormonbildung (z. B. durch Tumoren) od ektope kardiale Erregungsbildung (s. Erregungsbildungsstörung, Erregungsleitungssystem).

Ekto|plasma (Ekto-*, -plasma*) *n*: (engl.) *ectoplasm*; äußere Zytoplasmaschicht; bei Protozoen teilweise deutl. Unterteilung des Zytoplasmas in E. u. Endoplasma*; s. Entamoeba.

Ekto|sporen (↑; Spora*) *fpl*: s. Sporen.

Ekto|toxine (↑; Tox-*) *npl*: syn. Exotoxine; s. Toxine.

Ekto|zervix (↑; Cerv-*) *f*: s. Cervix uteri.

Ektro|daktylie (gr. ἔκτρωμα zu früh geborene Leibesfrucht; Daktyl-*) *f*: (engl.) *ectrodactyly*; auch Adaktylie, Oligodaktylie; unvollständige Entw. od. angeborenes Fehlen von Fingern od. Zehen; meist nicht genetisch bedingt. Vgl. Spalthand; Oligodaktyliesyndrom.

Ektro|melie (↑; -melie*) *f*: s. Dysmelie.

Ek|tropionierung (gr. ἐκτρέπειν nach außen wenden): **1.** (engl.) *ectropionisation*; (gyn.) Verlagerung von Zervixschleimhaut aus dem Zervikalkanal auf die Oberfläche der Portio; s. Ektopia cervicis; vgl. Epithelgrenze; **2.** (ophth.) Umstülpung der Augenlider zur Fremdkörperentfernung od. Beurteilung der Conjunctiva palpebrarum (einfache E., s. Abb.) u. der oberen Übergangsfalte (doppelte E. in Lokalanästhesie).

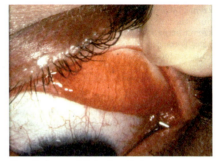

Ektropionierung: einfache Ektropionierung [106]

Ek|tropium (↑) *n*: **1.** (engl.) *ectropion*; syn. Ektropion; (gyn.) Ektopia* cervicis; **2.** (ophth.) Umstülpung des Lids nach außen, z. B. inf. Narbenzugs (E. cicatriceum, s. Abb. 1), Fazialisparese (E. paralyticum), Gewebeerschlaffung im Alter (E. senile, s. Abb. 2), Spasmus des M. orbicularis oculi bei Blepharitis (E. spasticum) od. traumatisch; Umstülpung des Pupillarsaums nach außen (E. uveae) inf. Narbenzugs od. atopischen Endothels.

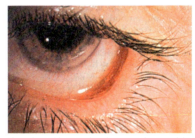

Ektropium Abb. 1: Narbenektropium des Unterlids [98]

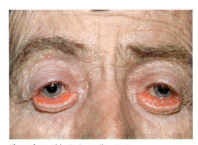

Ektropium Abb. 2: E. senile [106]

EKZ: Abk. für extrakorporale Zirkulation; s. Kreislauf, extrakorporaler.

Ek|zem (↑) *n:* (engl.) *eczema;* sog. Juckflechte; Bez. für eine nicht kontagiöse Entzündungsreaktion der Haut mit Juckreiz; **Einteilung: 1.** nach **Verlauf: a)** akutes E. mit Rötung, Ödem, Bläschen, Blasen, Erosionen u. Krusten; **b)** chron. E. mit Schuppung, Lichenifikation, Hyperkeratosen, Rhagaden; **2.** nach **auslösenden Faktoren: a)** exogenes E.: Kontaktekzem* (allerg. od. tox. bedingt); **b)** endogenes E.: atop., dyshidrot., mikrobielles, nummuläres, seborrhoisches E. u. Lichen* simplex chronicus circumscriptus.

Ekzem-: Wortteil mit der Bedeutung aufschwellen, aufkochen; von gr. ἔκζεμα.

Ekzema herpeticatum (↑) *n:* (engl.) *eczema herpeticum;* Form des Herpes* simplex durch Ausbreitung der Infektion auf vorgeschädigter Haut (z. B. bei atopischem Ekzem*) mit zahlreichen Bläschen u. Erosionen, schweren Allgemeinsymptomen u. evtl. tödl. Verlauf.

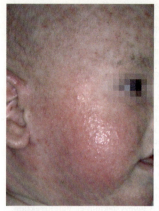

Ekzem, atopisches Abb. 1: nässende Wangen eines Kleinkindes [161]

Ek|zema infantum (↑) *n:* (engl.) *infantile eczema;* Kinderekzem; meist atopisches Ekzem*, mikrobielles Ekzem* od. seborrhoisches Ekzem* bei Kleinkindern.

Ek|zem, a|topisches (↑) *n:* (engl.) *atopic eczema, atopic dermatitis;* syn. endogenes Ekzem, Neurodermitis atopica; veraltet Prurigo Besnier; chronische od. chronisch-rezidiv. entzündl. Hautkrankheit bedingt durch versch. immun. Faktoren (u. a. Reaktionen gegen exogene od. endogene Allergene*, insbes. gegen Milbenproteine in Hausstaub u. Tierepithelien, Störung des Immunsystems mit Überwiegen der Immunantwort von T*-Helferzellen, v. a. TH2) u. durch nichtimmun. Faktoren (v. a. psycho- u. neurovegetative Störungen, Fettstoffwechselstörungen der Haut, bakterielle Infektionen ekzematöser Hautpartien, hautirritierende Kleidung, trockenes, kühles Klima); tritt bei einem Teil der Pat. in Komb. mit versch. Formen der Atopie* auf. **Ätiol.:** vermutl. polygen erbl. Disposition, z. T. auch Punktmutationen im Filaggrin-Gen (Hautbarrierestörung); **Formen:** allergische (extrinsische) u. nichtallergische (intrinsische) Form ntspr. Nachw. IgE-vermittelter Sensibilisierungen vom Soforttyp (Typ I; s. Allergie); **Klin.:** Beginn meist im frühen Kleinkindesalter mit Juckreiz, Rötung, Schuppung, Nässen u. Krustenbildung v. a. an den Wangen (s. Abb. 1) u. dem behaarten Kopf (sog. Milchschorf); immer häufiger Beginn auch im Erwachsenenalter; nach dem 2. Lj. entspricht das klin. Bild dem beim Erwachsenen, im Kindesalter sind jedoch zunächst meist die Streckseiten, später die Gelenkbeugen (Eczema flexurarum, s. Abb. 2) u. häufig das Gesäß, beim Erwachsenen neben den Gelenkbeugen (s. Abb. 3) v. a. Gesicht (s. Abb. 4), Hals, Nacken, Schulter u. Brust die häufigsten Lok. der Hautveränderungen. Ein weißer Dermographismus* ist häufig auslösbar. Die Haut ist insgesamt durch eine Unterfunktion der Talg- (Sebostase) u. Schweißdrüsen (Hypohidrose) glanzlos u. trocken, ihr Oberflächenrelief in chron. betroffenen Hautarealen vergröbert (Lichenifikation*, Abb. dort); Ichthyosis* vulgaris bei ca. 50 % der Pat.; Nägel meist durch ständiges Kratzen abgenutzt u. glänzend, Augenbrauen seitl ausge-

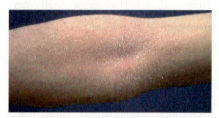

Ekzem, atopisches Abb. 2: Eczema flexurarum der Ellenbeuge mit Schuppung [161]

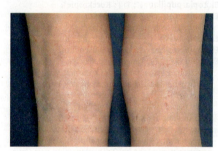

Ekzem, atopisches Abb. 3: Kniekehle [161]

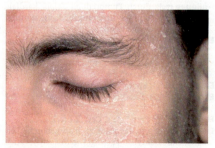

Ekzem, atopisches Abb. 4: Schuppung des Gesichts [161]

dünnt (sog. Hertoghe-Zeichen); selten Katarakt* (Cataracta syndermatotica). Im Blut häufig starke Erhöhung der IgE-Konzentration u. Eosinophilie. Beeinflussung des Krankheitsbildes durch psychische (z. B. Stress) u. Umweltfaktoren (Allergene, Pseudoallergene, Verschlechterung im Winter u. Frühjahr). Mit zunehmendem Alter nimmt die Intensität des a. E. ab; es verschwindet oft vollkommen um das 30. Lj. **Kompl.:** bakterielle (Pyodermien) u. virale Sekundärinfektionen (Ekzema herpeticatum, Ekzema molluscatum, Ekzema verrucatum). Bei akuter Verschlechterung ist eine Kontaktallergie auszuschließen (Hauttestung*). **Ther.:** topisch antiinflammatorisch u. immunmodulator. wirkende halbfette od. fette Externa mit Tacrolimus, Pimecrolimus (TIM*), Glukokortikoiden (cave: chron. Hautschäden, Cushing-ähnliche Sympt. durch system. Absorption bei Dauertherapie od. Überdosierung), evtl. Teeren u. Farbstoffen (wirksam, jedoch aufgrund mögl. Langzeitschäden umstritten); Meiden mögl. auslösender Faktoren (z. B. Milbenkotallergene, Tierepithelien), individuelle Pflege u. Schutz der trockenen Haut, Phototherapie, Hydrotherapie (Öl- u. Teerbäder), Klimatherapie (Gebirgs- od. Meeresklima), individuelle Diät bei Nahrungsmittelallergien.

Ek|zema vaccinatum (↑) *n*: (engl.) *eczema vaccinatum*; Ekzem als Kompl. nach Pockenimpfung mit Vacciniavirus* bei Pat. mit atopischem Ekzem* durch hämatogen disseminierte Aussaat; hinterlässt sog. Pockennarben; Letalität bis 30 %. Vgl. Impfschaden.

Ek|zem, diskoides (↑) *n*: nummuläres Ekzem*.

Ek|zem, dys|hidrotisches (↑) *n*: (engl.) *dyshidrotic eczema*; Dyshidrose*.

Ek|zem, endo|genes (↑) *n*: (engl.) *endogenous eczema*; atopisches Ekzem*.

Ek|zem, mikro|bielles (↑) *n*: (engl.) *microbial eczema*; umschriebenes, oft symmetr. angeordnetes, anfangs oft nässendes Ekzem an den Streckseiten der Extremitäten (s. Abb.), am Stamm u. Gesäß; meist bei Männern; **Urs.:** unklar, fragl. Sensibilisierung gegenüber Bakt.; häufig bestehen Kontaktallergien gegen Chromat, Nickel u. Duftstoffe. **Ther.:** trocknende Hautpflege, lokal Antiseptika, Glukokortikoide, evtl. system. Antibiotika, Antimykotika. Vgl. Ekzem, nummuläres; Id-Reaktion.

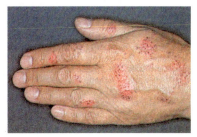

Ekzem, mikrobielles [3]

Ek|zem, nummuläres (↑) *n*: (engl.) *nummular eczema*; syn. diskoides Ekzem; münzenförmige, scharf begrenzte, rote, schuppende, juckende Plaques, die oft Bläschen, Pusteln u. Krusten aufweisen

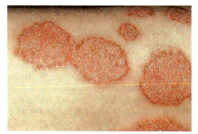

Ekzem, nummuläres: scharf begrenzte, intensiv gerötete, schuppende Ekzemherde am Arm [3]

(s. Abb.); **Vork.:** i. R. eines atopischen Ekzems* od. mikrobiellen Ekzems* bzw. Kontaktekzems.

Ek|zem, sebor|rhoisches (↑) *n*: (engl.) *seborrheic eczema*; chronisch od. subakut-rezidiv. Ekzem in talgdrüsenreichen Arealen (Gesicht, behaarte Kopfhaut, vordere u. hintere Schweißrinne, Genitalbereich); **Vork.:** bes. im Säuglingsalter (s. Erythrodermia desquamativa Leiner) u. im 3.–4. Lebensjahrzehnt, häufiger bei Männern, Prävalenzrate ca. 5 %; **Path.:** unklar; evtl. erhöhte Talgdrüsenaktivität, Infektion der Haarfollikel mit Malassezia* furfur od. hormonale Faktoren; oft liegen ein atopisches Ekzem* (30 %), Kontaktallergien (30 %) od. Id*-Reaktionen zugrunde. **Klin.:** scharf begrenzte, symmetr., gelbl. rote Herde (s. Abb.) mit fettiger, pityriasiformer Schuppung (sog. Salzflecken); **Ther.:** lokal Teerpräparate, Selensulfid, Salicylate, Glukokortikoide, Antimykotika (Azolderivate).

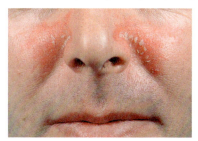

Ekzem, seborrhoisches: beidseitige nasolabiale Rötung mit Schuppung

Elaidin|säure: (engl.) *elaidic acid*; trans-Isomer der Ölsäure*.

Elastance: Elastizität; Maß für die zur Dehnung eines Stoffs od. Gewebes benötigte Kraft; bezogen auf die Lunge (pulmonale E.) Reziprokwert der Compliance*.

Elastase (gr. ἐλαστός dehnbar, nachgiebig) *f*: (engl.) *elastase*; Bez. für 2 nicht eng verwandte Endopeptidasen (s. Proteasen), die u. a. Elastin* spalten; **1.** E. 1 des Pankreassekrets; entsteht mit Trypsin aus den inaktiven Vorstufen Proelastase 1 (syn. Pankreatopeptidase E) u. 2; wird während der Darmpassage nicht gespalten; verminderte Konz. im Stuhl bei Störung der exokrinen Pankreasfunktion (Pankreasinsuffizienz, chron. Pankreatitis, zyst. Fibrose); Nachw. mit Immunoassay; Referenzbereich: 175–2500 µg Elastase pro g Stuhl;

2. E. in neutrophilen Granulozyten; dient der Lyse phagozytierter Partikel u. wird extrazellulär von Alpha*-1-Antitrypsin gehemmt.

Elastase-Alpha-1-Proteinase-In|hibitor (↑; Prot-*; Inhibition*) *m*: (engl.) *alpha₁-proteinase ihibitor*; Substanz, die die aus neutrophilen Granulozyten während der Phagozytose von Mikroorganismen freigesetzte Elastase* bindet u. inaktiviert; empfindl. Indikator u. Verlaufsparameter bakterieller Infektionen (v. a. Sepsis, Meningitis); **Nachw.:** Immunoassay (z. B. ELISA, RIA).

Elastase-1-Test (↑) *m*: (engl.) *elastase-1 test*; Suchtest im Stuhl bei Verdacht auf exokrine Pankreasinsuffizienz*; s. Elastase.

Elastica (↑) *f*: Kurzbez. für Membrana elastica; s. Arterien.

Elastin (↑) *n*: (engl.) *elastin*; wasserunlösliches u. alkaliresistentes Strukturprotein der extrazellulären Matrix* des elast. Bindegewebes mit 17%igem Gehalt an Glycin, Alanin, Prolin u. Valin, das z. B. Sehnen u. Arterien hohe Elastizität verleiht.

Elastoidosis cutanea nodularis (↑; -id*; -osis*) *f*: (engl.) *nodular elastoidosis*; syn. (franz.) Elastoïdose cutanée à kystes et comédons (Favre-Racouchot); lichtinduzierte Komedonen u. gelbl. Follikelzysten mit Elastose auf Altershaut* (s. Abb.); **Lok.:** bes. Periorbitalbereich u. Schläfen.

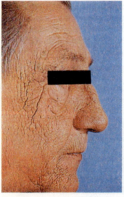

Elastoidosis cutanea nodularis: faltige Aufwerfungen der Gesichtshaut mit gelblichen Papeln [3]

Elasto|lyse, generalisierte (↑; Lys-*) *f*: Cutis* laxa.
Elastoma intra|papillare per|forans verruci|forme Miescher (↑; -om*) *n*: Keratosis* follicularis serpiginosa Lutz.
Elastom, per|forierendes (↑; ↑) *n*: Keratosis* follicularis serpiginosa Lutz.
Elastose, aktinische (↑; -osis*) *f*: (engl.) *actinic elastosis*; auch Elastose, solare; durch UV-Strahlung (v. a. chron. Sonnenexposition) verursachte Degeneration kollagener u. elastischer Fasern der Haut u. Einlagerung elastoiden Materials in die Dermis mit verdickter, gelbl. weißer Haut u. Vergröberung des Hautreliefs; **Vork.:** bes. im Gesicht (Elastoidosis* cutanea nodularis) u. im Nacken (Cutis rhomboidalis nuchae); insbes. bei Männern u. im Alter (vgl. Altershaut); **Kompl.:** vermehrtes Auftreten von benignen Tumoren (Verrucae* seborrhoicae), in-situ-Karzinomen (Keratosis* actinica) sowie malignen Tumoren (Lentigo*-maligna-Melanom, Basalzellkarzinom*, Plattenepithelkarzinom*).

Elastosis per|forans serpiginosa (↑; ↑) *f*: Keratosis* follicularis serpiginosa Lutz.
Electronic Health: s. E-Health.
Electuarium *n*: Latwerge*.
Eleidin *n*: s. Keratohyalin.
Elek-Ouchterlony-Test (Örjan O., Bakteriol., Göteborg, 1914–2004) *m*: (engl.) *toxigenicity test*; qual. Nachweis von Diphtherietoxin od. anderen Exotoxinen mit Immundiffusion*.

e|lektiv (lat. eligere, electus auswählen): (engl.) *elective*; auswählend (z. B. zu einem ausgewählten Zeitpunkt durchgeführte geplante Op.), nur best. Teile ergreifend od. hervorhebend (z. B. durch Färbung).

E|lektiv|nähr|böden (↑): (engl.) *selective culture media*; bakterielle Nährböden* zur selektiven Herauszüchtung pathogener Bakt. aus Begleitflora; **Prinzip:** Hemmende Zusätze zum Nährboden (z. B. Tetrathionate, Gallensalze, Tellursalz, Chloralhydrat, Brillant- od. Mallachitgrün) unterdrücken das Wachstum der unerwünschten Keime. Die gesuchten Err. sind gegen die jeweils angewandten Hemmstoffe relativ resistent u. können sich rascher vermehren bzw. als Reinkultur wachsen. Hauptanwendungsgebiet ist die bakteriol. Stuhldiagnostik. Vgl. Anreicherungsnährmedien.

E|lektiv|operation (↑) *f*: s. Operation.
Elektra-Kom|plex (gr. Ἠλέκτρα mytholog. Figur, plant den Mord an der Mutter, um den getöteten Vater zu rächen) *m*: (engl.) *Electra complex*; (psychoanalyt.) s. Komplex.

Elektro-: Wortteil mit der Bedeutung auf Elektrizität beruhend; von gr. ἤλεκτρον (Bernstein, an dem man zuerst elektrostatische Kräfte beobachtet hat).

Elektro|aku|punktur (↑; Akupunktur*) *f*: (engl.) *electroacupuncture*; Weiterentwicklung der klass. Akupunktur*, bei der Akupunkturpunkte über in die Haut eingestochene Nadeln durch niederfrequente Wechselströme gereizt werden; vgl. Elektrostimulationsanalgesie.

Elektro|atrio|gramm (↑; lat. atrium Vorraum; -gramm*) *n*: (engl.) *electroatriogram*; Abk. EAG; EKG* der elektr. Erregungsausbreitung in den Vorhöfen des Herzens, umfasst den Abschnitt zwischen P-Beginn u. Q- bzw. R-Anfang.

Elektro|chirurgie (↑; Chirurgie*) *f*: (engl.) *electrosurgery*; Sammelbez. für chir. Eingriffe mit Hochfrequenzstrom, z. B. Elektrokoagulation*, Elektroresektion*.

Elektro|dia|gnostik (↑) *f*: (engl.) *electrodiagnosis*; (neurol.) klassische Methode insbes. zur Prüfung (Beobachtung) der Muskelantwort (Kontraktion) auf einen elektr. Reiz, der als Gleichstromstoß (galvanischer Strom) od. in Form von Einzelstromstößen (faradischer Strom) direkt am Muskel od. indirekt am versorgenden Nerv appliziert wird; am nur partiell denervierten Muskel ist die faradische Erregbarkeit bei direkter Reizung erhalten, am vollständig denervierten Muskel aufgehoben (s. Entartungsreaktion). Weitere Verf. der E. (u. a. die Bestimmung der Reizzeit-Spannungskurve mit Chronaxie* u. Rheobase) haben keine praktische Bedeutung mehr u. sind v. a. durch die Elektromyographie* u. Elektroneurographie* ersetzt. Vgl. Elektrotonus.

Elektro|enzephalo|graphie (↑) *f*: s. EEG.

Elektro|fokussierung (↑): s. Fokussierung, isoelektrische.

Elektro|gastro|graphie (↑; Gastr-*, -graphie*) *f*: (engl.) *electrogastrography*; endoskop. od. externe Ableitung der Aktionsströme des Magens nach dem Prinzip der EKG*.

Elektro|gusto|metrie (↑; lat. gustus Geschmack; Metr-*) *f*: (engl.) *electrogustometry*; elektr. Untersuchung des Schmecksinns durch Gleichstromreizung der Zungenoberfläche mit der Anode; die Untersuchung wird auf beiden Zungenhälften getrennt durchgeführt u. dabei die Schwellenstromstärke bestimmt, die beim Pat. zu einer sauren od. metallähnl. Schmeckempfindung führt. Referenzwert: ca. 30 µA.

Elektro|hydro|thermo|sonde (↑; Hydr-*; Therm-*) *f*: (engl.) *electrohydrothermoelectrode*; Elektrokoagulationssonde zur endoskop. Blutstillung im Magen-Darm-Trakt, bei der gleichzeitig ein Wasserstrahl zur Freispülung der Blutungsquelle u. zur Kühlung der Koagulationstemperatur auf 100 °C zum Einsatz kommt.

Elektro|im|mun|diffusion (↑; immun*; diffus*) *f*: (engl.) *electroimmunodiffusion*; Verf. zur quant., elektrophoretischen Antigen- u. Antikörperanalyse; **Formen:** 1. Überwanderungselektrophorese; durch isoelektrische Fokussierung* beschleunigte Präzipitation von Antigen in antikörperhaltigem Agargel; Auswertung durch Vergleich mit einer Standardkurve; 2. Raketenimmunelektrophorese nach Laurell; Auftrennen von Proteingemischen in antikörperhaltigem Gel durch Anlegen von Gleichspannung; die Länge der entstehenden raketenförmigen Präzipitate ist der Antigenkonzentration proportional. Vgl. Elektrophorese; Immundiffusion.

Elektro|kauterisation (↑) *f*: Elektrokoagulation*.

Elektro|ko|agulation (↑; Koagul-*) *f*: (engl.) *electrocoagulation*; syn. Elektrokauterisation; sog. Kaltkaustik; op. Gewebedestruktion durch mono- od. bipolaren Diathermiestrom; **Anw.:** zur Blutstillung, zum Abtragen von Tumoren, als Tiefenkoagulation zur Organzerstörung (z. B. der Hypophyse), bei endoskop. Eingriffen (Polypektomie, Papillotomie), Abtragen eines Blasenpapilloms. Vgl. Thermokauter.

Elektro|kochleo|graphie (↑; Cochlea*; -graphie*) *f*: (engl.) *electrocochleography*; Abk. ECochG; Verf. zur objektiven Funktionsprüfung des Innenohrs; über eine transtympanal auf dem Promontorium platzierte Nadelelektrode werden abgeleitet: 1. Mikrophonpotentiale (Abk. CM für engl. cochlear microphonics) als reizsynchrone elektr. Antwort der Haarzellen (Mikrophoneffekt); 2. Summationspotential (Abk. SP) durch asymmetr. Auslenkung der Basilarmembran während der akust. Reizvorgangs; 3. Summenaktionspotential des Hörnervs (Abk. CAP für engl. compound action potential). Bei endolymphat. Hydrops (s. Menière-Krankheit) ist der Quotient SP/CAP erhöht (normal: 0,3).

Elektro|kortiko|graphie (↑; Cort-*; -graphie*) *f*: (engl.) *electrocorticography*; direkte Ableitung der Hirnstromwellen von der Oberfläche des Gehirns; z. B. bei neurochir. Eingriffen zur genaueren Lok. umschriebener Störungen; vgl. EEG.

Elektro|krampf|therapie (↑) *f*: (engl.) *electroconvulsive therapy*; Abk. EKT; veraltet Elektroschocktherapie; Behandlungsmethode mit engem Indikationsbereich, bei der in Kurznarkose mit Muskelrelaxation durch Anw. von elektr. Strom generalisierte Krampfanfälle erzeugt werden; **Anw.:** Psychose*, insbes. schwere Depression* u. katatone Schizophrenie*. Vgl. Psychochirurgie.

Elektro|lyse (↑; Lys-*) *f*: 1. (engl.) *electrolysis*; (physik.-chem.) Trennung dissoziierter Verbindungen durch Anlegen elektr. Gleichspannung; Kationen wandern bei der sog. elektrolyt. Polarisation zur Kathode (Minuspol) u. Anionen zur Anode (Pluspol). 2. (dermat.) therap. Verf. mit elektr. Verkochung der Haarpapillen zum Entfernen von Körper- u. Barthaaren od. von Wimpern bei unerwünschtem Haarwuchs od. Trichiasis*.

Elektro|lyte (↑; gr. λυτός gelöst) *m pl*: (engl.) *electrolytes*; Verbindungen (Säuren, Basen, Salze), die in wässriger Lösung in Ionen* zerfallen; **Einteilung:** 1. **starke** E. (z. B. Salzsäure u. Salpetersäure) sind in hoher Konz. wenig, in schwacher fast völlig dissoziiert, 2. **schwache** E. (z. B. viele org. Säuren) dissoziieren auch in sehr geringer Konz. nicht vollständig. Der Konzentrations- u. pH-abhängige Dissoziationsgrad ist um so größer, je verdünnter die Lösung ist. Vgl. Elektrolythaushalt; Elektrolyse.

Elektro|lyt|haushalt (↑; ↑): (engl.) *electrolyte metabolism*; Bez. für den Bestand u. die Verteilung von Elektrolyten im Organismus sowie deren Regulation durch Aufnahme u. Ausscheidung, die in engem Zus. mit dem Wasserhaushalt* steht u. die Aufrechterhaltung von Isotonie* u. Isovolämie* zum Ziel hat; Konzentrationsmaße für den Elektrolytbestand sind Osmolalität* od. Osmolarität*; im Serum sind die Summen der Kationen u. Anionen gleich groß (Elektroneutralität); ändert sich die Elektrolytzusammensetzung, bleibt meist die Gesamtosmolarität, d. h. die Gesamtionenkonzentration, gleich (ca. 300 mosmol/l); z. B. zieht die Konzentrationsänderung der org. Säuren eine gegensätzl. Verschiebung des Bicarbonatgehalts nach sich. Solche Änderungen rufen stets eine pH-Änderung hervor, die innerh. gewisser Grenzen durch Pufferung* aufgefangen wird; normalerweise ist das Elektrolytgleichgewicht so eingestellt, dass ein pH von ca. 7,4 herrscht (vgl. Säure-Basen-Haushalt). Bei der Bestimmung der mengenmäßig wichtigsten Elektrolyte im Blut (Na^+, Cl^-, HCO_3^-) verbleibt zur Erfüllung des Prinzips der Elektroneutralität eine rechnerische Anionenlücke*, die aus schwer messbaren u. in geringer Konz. vorkommenden Anionen (Sulfat, Phosphat, Proteinate, org. Säuren) besteht. **Elektrolytverluste** (z. B. durch Diarrhö, Punktionsflüssigkeit) müssen nach Elektrolytbestimmung u. U. durch Elektrolyttherapie* ausgeglichen werden. Vgl. Elektrolytstörungen; vgl. Flüssigkeitskompartimente (Abb. dort).

Elektro|lyt|koma (↑; ↑; Koma*) *n*: (engl.) *electrolyte coma*; sog. Pseudokoma; Bez. für Bewusstseinsstörung* bei Elektrolytstörung*.

Elektrolytstörungen

Elektro|lyt|störungen (↑; ↑): (engl.) *electrolyte disturbance*; klinische Bez. für Veränderungen der Elektrolytkonzentrationen im Blut bei Störungen im Elektrolythaushalt*; **Formen:** u. a. Hypokaliämie*, Hyperkaliämie*, Hypokalzämie*, Hyperkalzämie*, Hyponatriämie*, Hypernatriämie*. Vgl. Referenzbereiche (Tab. dort).

Elektro|lyt|therapie (↑; ↑) *f*: **1.** (engl.) *electrolyte therapy*; Volumenersatz* mit parenteral verabreichten Elektrolytlösungen (kristalloide Volumenersatzmittel: z. B. Vollelektrolytlösung*, Halbelektrolytlösung*; cave: Gefahr des interstitiellen Ödems als UAW aufgrund der in kristalloiden Lösungen fehlenden kolloidosmot. wirksamen Komponente u. damit deren gleichmäßiger Verteilung auf interstitielles u. intravasales Flüssigkeitskompartiment*) bei Elektrolyt- u. Flüssigkeitsverlusten (v. a. Hypovolämie inf. Dehydratation*), bei geringeren Verlusten (z. B. durch Reisediarrhö) auch orale Substitution; **2.** Korrektur von Elektrolytverschiebungen sowie einer Azidose od. Alkalose mit entspr. Basislösungen od. Elektrolytkonzentraten (als Zusatz zu Infusionslösungen); vgl. Elektrolythaushalt.

Elektro|mano|metrie (↑; gr. μανός gasförmig; Metr-*) *f*: (engl.) *electromanometry*; Druckmessverfahren, bei dem ein auf eine Membran einwirkender Druck proportional in eine elektr. Spannung umgewandelt wird; z. B. bei invasiver Blutdruckmessung*.

Elektro|medizin (↑) *f*: (engl.) *electromedicine*; Teilgebiet der Medizintechnik, das sich v. a. mit elektr. Geräten sowie deren diagn. u. therap. Einsatz beschäftigt.

Elektro|myo|graphie (↑; My-*; -graphie*) *f*: (engl.) *electromyography*; Abk. EMG; Meth. zur Registrierung der spontan bzw. bei Willkürinnervation auftretenden od. durch elektr. Stimulation provozierbaren Aktionsströme im Muskelgewebe bzw. einzelner Muskelaktionspotentiale* (Abk. MAP); **Prinzip:** Die Ableitung erfolgt mit Hilfe von in den Muskel eingestochenen Nadelelektroden od. über den Muskel platzierten Oberflächenelektroden; die Potentiale werden verstärkt, optisch u. akustisch wiedergegeben u. aufgezeichnet (s. Abb. 1 u. 2); **Normalbefunde: 1.** Einstichaktivität: Sekundenbruchteile andauernde Salven von Potentialen, die durch mechan. Erregung von Muskelfasern beim Einstechen od. Verschieben der Nadelelektrode hervorgerufen werden. **2.** Spontanaktivität: Im entspannten Muskel besteht meist keine elektr. Aktivität; zur physiol. Spontanaktivität gehören Endplattenpotentiale (negative spikes im Bereich der motorischen Endplatten, sog. Endplattenrauschen), unregelmäßige benigne Fibrillationen (zwei- bis dreiphasige Wellen mit initial positivem Abgang als fortgeleitete Endplattenpotentiale) u. benigne Faszikulationen (trotz Muskelentspannung ableitbare MAP). **3.** Willküraktivität: bei leichter Muskelanspannung ableitbare, mono- bis triphasische MAP, die Summenpotentialen von synchron entladenden, zu einer motorischen Einheit gehörenden Muskelfasern in unmittelbarer Nähe der Nadelelektrodenspitze entsprechen. **4.** Aktivitätsmuster bei maximaler Muskelkontraktion: mit zunehmender Innervationsstärke Anstieg der Anzahl entladender motor. Einheiten u. der Entladungsfrequenz, bis bei max. Innervation ein sog. Interferenzmuster entsteht. **Pathol. EMG-Befunde: 1.** fehlende Einstichaktivität, z. B. bei ischämischer Muskelnekrose; **2.** pathol. Spontanaktivität: Fibrillationspotentiale u. positive scharfe Wellen (monophasische positive Wellen, z. T. mit geringer negativer Nachschwankung u. regelmäßiger Entladungsfolge) treten als Hinweis auf eine neurogene Schädigung (Denervierung) des Muskels ca. 10–14 Tage nach Läsion sowie bei Myopathien (insbes. Polymyositis) auf; Faszikulationspotentiale (den willkürlich aktivierbaren MAP entsprechende, unregelmäßig entladende Potentiale) deuten v. a. auf eine Schädigung im Bereich der Vorderhörner des Rückenmarks hin; hoch- u. niederfrequente bizarre Entladungen treten bei Neuropathien auf; myotone Entladungen (ein- bis dreiphasige Potentiale, deren Amplitude u. oft hohe

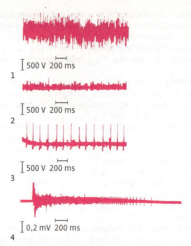

Elektromyographie Abb. 2: 1: normales Innervationsmuster bei maximaler Willküraktivität (Interferenzmuster); 2: Innervationsmuster bei myogener Schädigung; 3: Innervationsmuster bei neurogener Schädigung; 4: myotone Reaktion

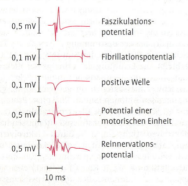

Elektromyographie Abb. 1: Potentialformen im Elektromyogramm

Elektroneurographie

Frequenz sich kontinuierlich ändern, akustisch als charakteristisches Geräusch) sind pathognomonisch für Myotonia congenita, myotonische Dystrophia, Paramyotonia congenita; **3.** Veränderungen der Entladungsmuster bei Willkürinnervation: **a)** bei neurogener Schädigung (v. a. periphere Nerven, Nervenwurzeln u. Vorderhornzellen) verlängerte Dauer der polyphasischen MAP u., insbes. bei Vorderhornschädigung, Amplitudenerhöhung (sog. Riesenpotentiale); bei max. Innervation gelichtetes Aktivitätsmuster wegen des Ausfalls motor. Einheiten. Als Zeichen von Regenerationsvorgängen treten niedrige, stark aufgesplitterte polyphasische MAP (sog. Reinnervationspotentiale) auf; **b)** bei myopathischen Veränderungen (z. B. Muskeldystrophien, symptomat. Myopathien u. Myositis) verkürzte Dauer u. erniedrigte Amplitude der polyphasischen MAP; bei zunehmender Innervation tritt im Verhältnis zur erzielten Kraft vorzeitig ein abnorm dichtes Aktivitätsmuster (häufig Interferenzmuster) auf, da wegen der verminderten Anzahl der von einer motor. Einheit aktivierten Muskelfasern mehr u. mit einer höheren Frequenz entladende motorische Einheiten als im gesunden Muskel aktiviert werden. Vgl. Stimulationselektromyographie; Einzelfaserelektromyographie; Makro-Elektromyographie.

Elektronen (↑) *n pl*: (engl.) *electrons*; Kurzzeichen e⁻; stabile Elementarteilchen* mit einer negativen Elementarladung*, gehören zu den Leptonen*, bilden die Elektronenhülle des Atoms*. Die Elementarladung eines Elektrons ist $e = 1,602 \cdot 10^{-19}$ C, seine Ruhemasse $m_e = 9,11 \cdot 10^{-31}$ kg, die entspr. Ruheenergie 511 keV, die Spinquantenzahl 1/2. **Klin. Bedeutung:** Erzeugung von Röntgenstrahlung* mit Hilfe beschleunigter E.; therap. Anw. energiereicher E. aus Teilchenbeschleunigern u. der Betaminus-Strahlung von Radionukliden*; vgl. Strahlentherapie.

Elektronen|beschleuniger (↑): s. Teilchenbeschleuniger; Linearbeschleuniger; Betatron.

Elektronen|einfang (↑): (engl.) *electron capture* (Abk. *EC*); Vorgang bei instabilen (zu wenig Neutronen im Kern enthaltenden) Radionukliden*, bei dem ein Proton ein Elektron (meist) aus der K-Schale der Atomhülle einfängt u. sich in ein Neutron umwandelt; das Tochternuklid besitzt bei gleicher Nukleonenzahl* eine um eine Einheit niedrigere Ordnungszahl. Beim E. wird keine messbare Korpuskularstrahlung (lediglich ein Neutrino*) emittiert, die Anregungsenergie des Tochternuklids wird als Gammastrahlung* abgegeben; als Folge des E. wird außerdem charakterist. Röntgenstrahlung* freigesetzt. Konkurrenzprozess zum E. ist der Beta-plus-Zerfall (s. Betazerfall).

Elektronen|hülle (↑): s. Atom.

Elektronen|linsen (↑): (engl.) *electronic lenses*; Bez. für elektromagnet. od. elektrostat. erzeugte magnet. od. elektr. Felder, die eine definierte Ablenkung eines Elektronenstrahls bewirken. **Anw.:** z. B. im Elektronenmikroskop*, Röntgenbildverstärker* u. in Fernsehröhren.

Elektronen|mikro|skop (↑; Mikr-*; Skop-*) *n*: (engl.) *electron microscope*; Abk. EM; mit einer Elektronenquelle ausgestattetes Mikroskop, das unter Ausnutzung der sehr kleinen Wellenlänge beschleunigter Elektronen ein bes. hohes Auflösungsvermögen besitzt; die zu untersuchenden Präparate müssen eine Dicke von <1 μm haben, wasserfrei sein u. evtl. speziell präpariert werden (z. B. Aufdampfen von Metallen, engl. *freeze etching*). **Prinzip:** Im Vakuum werden freie Elektronen durch Glühemission erzeugt, beschleunigt u. in einem Kondensator* zu einem Elektronenstrahl gebündelt. Die Strukturen des in das Vakuum eingebrachten Präparats führen (im Durchstrahlungs- od. Transmissionselektronenmikroskop) zu Beugung* u. Streuung* bzw. (bei der Reflexionselektronenmikroskopie) zur Reflexion des Elektronenstrahls; durch Abfangen dieser Strahlen mit einer Blende entsteht ein Bildkontrast, der durch Elektronenlinsen* vergrößert u. anschl. auf einem Fluoreszenzschirm sichtbar gemacht wird. Das Auflösungsvermögen des E. liegt bei ca. 0,1 nm. Beim **Rasterelektronenmikroskop** (Abk. REM) wird das Objekt durch einen feinen Elektronenstrahl zeilenweise abgetastet; wegen des geringen Öffnungswinkels des Elektronenstrahls im REM haben die Bilder große Tiefenschärfe (Plastizität), das Auflösungsvermögen liegt bei ca. 10 nm. Bes. hohe (atomare) Auflösung ermöglicht das **Rastertunnelelektronenmikroskop** durch Anlegen einer geringen konstanten Spannung; es ist auch in Luft u. in Flüssigkeiten anwendbar. Verw. v. a. in der Zytologie, Mikrobiologie u. Virologie.

Elektronen|raster|mikro|skop (↑; Mikr-*; Skop-*) *n*: Rasterelektronenmikroskop; s. Elektronenmikroskop.

Elektronen|strahl|tomo|graphie (↑; -tom*; -graphie*) *f*: (engl.) *electron beam computed tomography* (Abk. EBCT); nichtinvasives Schnittbildverfahren, bei dem ein durch elektromagnetische Felder abgelenkter, um den Pat. rotierender Elektronenstrahl die zur Erstellung eines computertomographischen Bildes notwendige Röntgenstrahlung erzeugt; dadurch wird eine zeitl. Auflösung von 50 ms (im Gegensatz zu mehreren Sek. bei der konventionellen CT*) erreicht. **Ind.:** nichtinvasive Koronardiagnostik (experimentell); nur noch selten angewandt, weitgehend durch Mehrzeilen*-CT ersetzt.

Elektronen|strahlung (↑): (engl.) *electron radiation*; beschleunigte u. zu einem Strahl gebündelte Elektronen*; vgl. Strahlentherapie; Teilchenbeschleuniger.

Elektronen|therapie (↑) *f*: s. Strahlentherapie.

Elektro|neuro|graphie (↑; Neur-*; -graphie*) *f*: (engl.) *electroneurography*; Abk. ENG; Methode zur Bestimmung der Nervenleitgeschwindigkeit* (Abk. NLG) peripherer Nerven mit nekt. Stimulation durch Ableitung u. Registrierung der Nervenaktions- bzw. Muskelantwortpotentials; **Prinzip:** s. Abb.; **1.** Bestimmung der **motorischen NLG:** Nerv wird nacheinander an 2 Stellen gereizt u. Muskelantwortpotential wird mit Oberflächen- od. Nadelelektroden abgeleitet; NLG lässt sich aus der Differenz der Latenzzeiten u. dem Abstand zwischen proximalem u. distalem Reizpunkt berechnen, beträgt bei den langen Nerven der oberen Extremitäten ca. 50–65 m/s, an den unteren Extremitäten 40–60 m/s; **2.** Bestimmung der **sensiblen NLG:** elektr. Stimulation des sensiblen (od. ge-

Elektronvolt

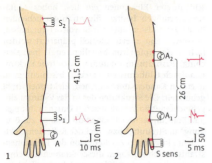

Elektroneurographie: Messung der Nervenleitgeschwindigkeit; 1: motorisch; 2: orthodrom sensibel; A: Ableitelektrode; S: Stimulationselektrode

mischten) Nervs bei der orthodromen Methode distal des Ableitungsorts (mit bipolaren Oberflächen-, an Fingern u. Zehen mit Ringelektroden), bei der antidromen Methode proximal des Ableitungsorts; die Ableitung des sensiblen Nervenaktionspotentials (Abk. SNAP) weist bei Anw. der antidromen Methode meist eine höhere Amplitude auf u. erfolgt ggf. auch mit Nadelelektroden. **Anw.:** 1. zur genauen Lok. umschriebener Nervenläsionen durch Nachw. einer lokalen Verzögerung der NLG bzw. einer Verlängerung der distalen Latenzzeit (Überleitungszeit vom distalen Reizpunkt auf den Muskel); 2. zur Unterscheidung zwischen supra- u. infraganglionärer Nervenschädigung (z. B. DD zwischen Nervenwurzel- u. Plexusläsion) durch Anw. der sensiblen ENG; bei infraganglionärer Schädigung fehlendes SNAP aufgrund von Faserdegeneration; 3. zur Beurteilung des Schädigungsgrads eines Nervs bzw. zum Nachw. einer Reinnervation unter Berücksichtigung von Amplitude, Dauer u. Form des Antwortpotentials; die Amplitude des mit Oberflächenelektroden abgeleiteten evozierten Muskelaktionspotentials (Abk. MAP) hängt u. a. von Anzahl u. Dichte der aktivierten Muskelfasern, die des SNAP neben der Reizintensität u. a. von der Anzahl der aktivierten Nervenfasern ab.

Elektron|volt (↑) *n:* (engl.) *electron volt;* atomphysik. Energieeinheit, Einheitenzeichen eV; ein Teilchen mit der Ladung e (Elementarladung*) besitzt nach Durchlaufen einer Potentialdifferenz von 1 V (Volt) eine Energie von 1 eV; es gilt: 1 eV = 1,602 · 10^{-19} J (Joule). Die Energien von Korpuskeln* od. Photonen* bei ionisierender Strahlung* sowie die Lage der Energieniveaus in Atomhülle u. Atomkern (s. Atom) werden in eV angegeben.

Elektro|nystagmo|graphie (↑; Nystagmus*; -graphie*) *f:* (engl.) *electronystagmography;* Abk. ENG; Verf. zur elektr. Aufzeichnung von spontanen u. experimentell ausgelösten Augenbewegungen; **Prinzip:** Da die Retina gegenüber der Cornea negativ geladen ist, bilden die Augen einen rotierenden elektr. Dipol mit entspr. den Augenbewegungen sich ändernden elektr. Feldern, die (als positive od. negative Ausschläge) mit bitemporal ober- u. unterh. der Orbitae angebrachten Elektroden abgeleitet u. nach Verstärkung aufgezeichnet werden können; Untersuchung auf Spontannystagmus bei offenen u. geschlossenen Augen u. bei induzierten Augenbewegungen (Sakkaden, Blickfolgebewegungen, optokinetischer u. thermischer Nystagmus); **Anw.:** zur DD bei Schwindel u. Gleichgewichtsstörungen, i. w. S. als Elektrookulographie* zur Erfassung u. DD von Augenbewegungsstörungen.

Elektro|okulo|graphie (↑; lat. *oculus* Auge; -graphie*) *f:* (engl.) *electro-oculography;* Abk. EOG; Ableitung der Spannungsdifferenz zwischen vorderem u. hinterem Augenpol zur Registrierung von Augenbewegungen; od. Diagn. von Erkr. des retinalen Pigmentepithels. Vgl. Elektronystagmographie.

Elektro|phorese (↑; -phor*) *f:* (engl.) *electrophoresis;* Trennung von Partikeln versch. Ladung u. Größe nach ihrer Wanderungsgeschwindigkeit im elektr. Feld in einer gepufferten Lösung; **Anw.:** zur Analyse u. Präparation von Proteinen (s. Abb., s. Plasmaproteine), Nukleinsäuren, Lipiden, Zellen u. Zellorganellen; **Formen:** 1. **Trägerelektrophorese:** Als dünne Trägerschicht dienen Materialien, deren Netzstruktur die Größentrennung der Partikel bewirkt, z. B. Filterpapier, Zelluloseacetatfolie, Stärke-, Agarose- od. Polyacrylamidgel. Die Proben werden in Mikrolitermengen auf den Rand des puffergetränkten Trägers aufgetragen, der mit seinen Enden mit je einem Pufferreservoir in Verbindung steht, in denen die Elektroden angebracht sind. Je nach elektr. Spannung wird die Trennung so rechtzeitig unterbrochen, dass nach Färbung u. Entfärbung des Trägers alle Fraktionen als erkennbar sind (bei Papier u. Folie: Pherogramm). Die Auswertung erfolgt nach Augenmaß od. durch Photometrie bzw. Densitometrie. 2. **trägerfreie E.** durch Trennung von Partikeln im freien Pufferfilm, der zwischen 2 Glasplatten abwärts fließt. Die Partikel fließen mit dem Puffer nach unten. Senkrecht zu dieser Strömungsrichtung legt man ein über den ganzen Bereich konstantes elektr. Feld an, wodurch die Teilchen entspr. ihrer Ladung in Richtung der Elektroden abgelenkt werden. Bei diesem Verf. können auch Zellgemische, Zellorganellen u. Bakt. getrennt werden. 3. **Kapillarelektrophorese:** Trennung in einer dünnen Kapillare bei hoher Spannung u. Stromstärke bis 100 μA. Bei kleinstem Probenvolumen (1–10 nL) erlaubt diese Technik die Trennung aller Moleküle nach Ladung u. lässt sich koppeln mit Hochdruckflüssigkeitschromatographie (HPLC) u. Massenspektrometrie*. Vgl. Pufferung; Elektroimmundiffusion; Immunelektrophorese; Polyacrylamidgel-Elektrophorese; Fokussierung, isoelektrische.

Elektro|physiologie (↑) *f:* 1. (engl.) *electrophysiology;* (physiol.) Teilgebiet der Physiol., das sich mit der elektr. Aktivität von Herz, Muskeln, Nerven u. Sinnesorganen befasst; vgl. Elektrodiagnostik; 2. (kardiol.) elektr. Herzaktivität; Beurteilung nichtinvasiv u. a. durch Langzeit*-EKG (Event-Recorder), i. R. der Kipptisch*-Untersuchung (Synkope unklarer Ätiol.), invasiv mit pharmak. Tests (v. a. mit Atropin, Adenosin u./od. Ajmalin) sowie i. R. der elektrophysiologischen Untersuchung*.

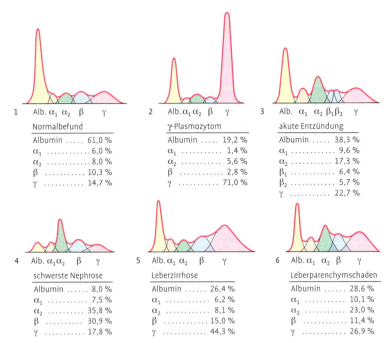

Elektrophorese: Serumelektropherogramme mit eingezeichneten Verteilungskurven; Normalbefund u. charakteristische pathol. Veränderungen (Dysproteinämie)

Elektro|re|sektion (↑; Resektion*) *f*: (engl.) *electroresection*; Abtragung von Gewebe unter Einsatz von Hochfrequenzstrom; v. a. als transurethrale Resektion* der Prostata od. eines oberflächl. Blasentumors.

Elektro|retino|graphie (↑; Retina*; -graphie*) *f*: (engl.) *electroretinography*; Abk. ERG; Ableitung u. Registrierung der vom Auge nach Belichtung abgeleiteten Potentialdifferenzen; die zwischen Hornhaut u. indifferenter Schläfenelektrode registrierten Potentialschwankungen zeigen nach Lichtreiz einen typ. mehrphasigen Kurvenverlauf; methodische Differenzierung in Blitz-, Flimmer- u. fokale ERG; pathol. v. a. bei erbl. (z. B. tapetoretinale Degeneration*) od. erworbenen (z. B. toxische Makulopathie*, Siderosis bulbi) flächigen Netzhautschäden; **Anw.:** zur DD von Sehnerven- u. Netzhauterkrankungen (z. B. multifokale ERG zur Diagn. von Makulaerkrankungen) u. zur Prognosestellung von Op. an Augen, in die kein Einblick mögl. ist (z. B. durch Katarakt od. Hornhauttrübung).

Elektro|schock (↑): **1.** (kardiol.) s. Kardioversion, Defibrillation; **2.** s. Elektrounfall.

Elektro|stimulation des Herzens (↑; Stimulation*) *f*: s. Herzschrittmacher; Vorhofstimulation; Ventrikelstimulation.

Elektro|stimulations|an|algesie (↑; ↑; An-*; -algie*) *f*: (engl.) *electrostimulation analgesia*; Abk. ESA; auch Neurostimulation; Hemmung der Schmerzleitung* i. R. der Schmerztherapie* durch Nervenstimulation mit elektr. Strom; **Formen: 1.** Elektroakupunktur*; **2.** transkutane elektr. Nervenstimulation (Abk. TENS) mit Platzierung der Kathode im Schmerzgebiet bzw. in Head*-Zonen; vgl. Trigger-Punkt; **3.** bei schwersten therapieresistenten Schmerzzuständen ggf. elektr. Rückenmark- (s. Hinterstrangstimulation) od. Hirnstimulation.

Elektro|therapie (↑) *f*: (engl.) *electrotherapy*; therap. Anw. elektrischen Stroms; **Anw.: 1.** (physikalische Med.) z. B. Behandlung mit Wechselströmen hoher (ab 300 000 Hz; s. Hochfrequenztherapie) od. mittlerer (1000–300 000 Hz; z. B. Interferenzstromtherapie*) Frequenz, konstant fließendem Gleichstrom (Galvanisation*), niederfrequenten Gleichstromimpulsen (Niederfrequenztherapie*); **2.** (kardiol.) s. Defibrillation, Kardioversion, Herzschrittmacher, Katheterablation, Kardioverter-Defibrillator, implantierbarer; **3.** (chir.) s. Elektrochirurgie; **4.** (anästh.) s. Elektrostimulationsanalgesie; **5.** (psychiatr.) s. Elektrokrampftherapie.

Elektro|tonus (↑; Ton-*) *m*: (engl.) *electrotonus*; der bei Durchströmung mit Gleichstrom sich verändernde Zustand erregbarer Strukturen (Nerven, Muskeln); **1. physik.** E. (der zwischen den Polen fließende Strom breitet sich auch in der Umgebung der Pole aus); **2. physiol.** E., wobei die Erregbarkeit u. Erregungsausbreitung unter der Kathode gesteigert bzw. beschleunigt (Katelektrotonus), unter der Anode dagegen vermindert bzw. verzögert ist (Anelektrotonus). Vgl. Pflüger-Gesetz.

Elektro|unfall (↑): (engl.) *electrical accident*; Unfall, bei dem der menschl. Körper den Stromkreis zwischen einer Stromquelle u. der Erde schließt (sog. Körperschluss) u. elektr. Strom durch ihn hin-

Elektroventrikulogramm

Elementarteilchen

Gruppe	Name	Symbol	Ruhemasse[1]	Ruheenergie in MeV	elektrische Ladung	Spinquantenzahl	Halbwertzeit in s
	Photon	γ	0	0	0	1	—
Leptonen	Neutrino	ν	0	0	0	1//2	—
	Elektron	e^- (β^-)	1	0,511	−1	1//2	—
	Myon	μ^-	207	106	−1	1//2	$1,5 \cdot 10^{-6}$
Mesonen	Pi-Meson (Pion)	π^0	264	135	0	0	$6,0 \cdot 10^{-17}$
		π^+	273	140	+1	0	$1,8 \cdot 10^{-8}$
		π^-	273	140	−1	0	$1,8 \cdot 10^{-8}$
	K-Meson (Kaon)	K^0	974	498	0	0	$3,6 \cdot 10^{-8}$
		K^+	967	494	+1	0	$8,6 \cdot 10^{-9}$
		K^-	967	494	−1	0	$8,6 \cdot 10^{-9}$
Baryonen	Proton	p^+	1836	938	+1	1//2	—
	Neutron	n	1839	940	0	1//2	640

[1] bezogen auf die Masse eines Elektrons

durchfließt; das Ausmaß der Schädigung ist abhängig von der elektr. Spannung, Stromstärke, Stromart, Leitfähigkeit bzw. Widerstand der Haut, Ausbreitung des Stroms im Körper, Stromweg, Stromeinwirkungsdauer u. dem spezif. Gewebewiderstand u. -querschnitt. **Formen: 1.** E. durch **Haushaltsstrom** (elektr. Spannung 220 V), v. a. kardiale Erregungsleitungsstörung*, weniger therm. Wirkung; **2.** E. durch **Starkstrom** (Starkstromverletzung, elektr. Spannung >1000 V) mit Strommarken* (Abb. dort) u. unterschiedl. ausgeprägten Nekrosen, E. durch Hochspannung (z. B. Lichtbogenverletzung durch Hochspannungsleitungen, elektr. Spannung bis zu 380 kV) mit schwersten Verbrennungen*, Muskelzerstörungen, Blitzaustrittsstellen an Fußsohle u. Schuh, das Treffen eines Blitzschlags führt zu Zerfetzen u. Verbrennen von Kleidung, Schmelzen von Metall, verzweigten pathognomon. Figuren in der Haut (sog. Lichtenberg-Figuren), Verbrennung 1.–3. Grades, Lungenkontusion* u. Trommelfellruptur* (Wirkungen der Druckwelle), Frakturen*; **Ther.:** Unterbrechung des Stromkontakts (cave: Eigenschutz), kardiopulmonale Reanimation* bei Kammerflimmern, Volumenersatz, Dermatofasziotomie* der betroffenen Extremitäten, Frühnekrektomie, nach intensivmed. Stabilisierung definitive chir. Versorgung.

Elektro|ventrikulo|gramm (↑; Ventriculus*; -gramm*) n: (engl.) electroventriculogram; Abk. EVG; EKG* der elektr. Erregungsausbreitung in den Herzkammern, Abschnitt zwischen Q- bzw. R-Anfang u. T- bzw. U-Ende im EKG.

Element (lat. elementum Grundstoff) n: (engl.) element; (chem.-physik.) Grundstoff der Materie, der im Unterschied zu einer chem. Verbindung* mit chem. Meth. nicht weiter zerlegt werden kann u. nur durch kernphysik. Reaktionen in ein anderes E. umwandelbar ist; chem. E. (zurzeit sind 118 bekannt) sind charakterisiert durch ihre Kernladungszahl* u. die Elektronenkonfiguration ihrer Atomhülle. Atomkerne mit gleicher Protonenzahl gehören zum gleichen Element; gleichzeitig gibt es von fast allen chem. E. Kerne mit unterschiedl. Neutronenzahl (Isotope*) mit im Allg. gleichen chem. Eigenschaften. Vgl. Atom; Nuklid; Periodensystem der Elemente.

Elementar|halluzination (↑; lat. hallucinatio Verwirrung) f: s. Halluzination.

Elementar|ladung (↑): (engl.) electrical charge; Symbol e; kleinste, mit derzeitigen physik. Methoden nicht weiter teilbare elektr. Ladung: $e = 1{,}602 \cdot 10^{-19}$ C (Coulomb). Elektronen* tragen eine negative, Protonen* eine positive Elementarladung.

Elementar|teilchen (↑): (engl.) elementary particles; ursprünglich als nicht mehr weiter teilbare Bausteine der Materie definiert; aus ihnen baut sich z. B. der Atomkern (Protonen* u. Neutronen*) u. die Atomhülle (Elektronen*) auf. Inzwischen sind mit den Methoden der Hochenergiephysik zahlreiche weitere E. entdeckt worden, die sich ineinander umwandeln können u. z. T. eine extrem kurze Lebensdauer haben. Die wichtigsten Kenngrößen für E. sind Masse (Ruhemasse), elektrische Ladung, Spin (Eigendrehimpuls) u. mittlere Lebensdauer bzw. Halbwertzeit* (s. Tab.). Zu jedem E. existiert ein Antiteilchen. Einige E. haben als Bestandteile der versch. Strahlungsarten wesentliche Bedeutung für die Nuklearmedizin.

Elemente, knochen|af|fine (↑) n pl: (engl.) bone-seeking elements; sog. Knochensucher; (physiol.) Elemente, die wegen ihrer chem. Ähnlichkeit mit Calcium* u. damit ähnl. biophysik. Eigenschaften bzw. aufgrund von osteogenen Stoffwechselvorgängen nach Inkorporation* v. a. im wachsenden (jugendl.) Knochengewebe* u. in der Zahnsubstanz angereichert od. abgelagert werden; z. B. Fluor*, Blei*, Strontium* (u. seine Radioisotope) sowie die radioaktiven Elemente Radium* u. Plutonium* (wird zusätzl. im Knochenmark angereichert); **klin. Bedeutung:** durch rasche Aufnahme in den Knochen schnelles Absinken des Plasmaspiegels (toxikol. relevant bei Blei); vermehrte Freisetzung aus dem Knochengewebe bei Calcium mobilisierenden Stoffwechselprozessen (z. B. Azidose*); radioaktive k. E. bzw. Isotope können im Knochengewebe radiobiol. wirksam werden; **Verw.:** z. B. Nachw. von Knochenmetastasen mit dem Positronenstrahler ^{18}F-Natriumfluorid; palliative Schmerztherapie von Knochenmetastasen mit dem Betastrahler ^{89}Sr-Strontiumchlorid.

Elephantiasis (gr. ἐλέφας, ἐλέφαντος Elefant; -iasis*) *f*: (engl.) *elephantiasis*; unförmiges Anschwellen von Körperteilen (bes. Extremitäten) inf. chron. Lymphstauung (Lymphödem*); anfangs eindrückbare, später inf. zunehmender Kollagenfaserbildung derbe Hautschwellung mit Schuppung u. Hyperkeratosen mit grau-gelblicher Hautverfärbung sowie papillomatöse warzige Wucherungen (Pachydermia vegetans, Papillomatosis* cutis carcinoides Gottron); **Formen:** 1. E. genitoanorectalis: Anschwellen von Teilen des Genitales od. der Anus- u. Rektumschleimhaut durch Obstruktion des Lymphabflusses bei Lymphogranuloma* venereum u. Granuloma* inguinale; 2. E. tropica: Anschwellen der unteren Extremitäten (s. Abb.), des Skrotums, der Arme, seltener der Vulva, Mammae u. umschriebener Teile des Rumpfs als Folge lang dauernder lymphat. Filariosen* mit intermittierenden Lymphangitiden; **Urs.:** 1. hereditäres Lymphödem* (E. congenita hereditaria); 2. Lymphgefäßverschluss durch rezidiv. Erysipel (E. nostras), z. B. Thrombophlebitis mit Periphlebitis, durch rezidiv. Herpes simplex der Lippen (Makrocheilie), Lymphogranuloma venereum, Lepra od. Filariosen; 3. Ausschalten der Lymphknoten durch Tumoren, Operation od. ionisierende Strahlung; **Kompl.:** Stewart*-Treves-Syndrom.

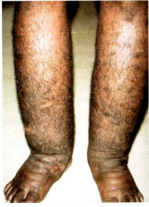

Elephantiasis: Elephantiasis tropica [71]

Eletriptan (INN) *n*: (engl.) *eletriptan*; Migränemittel (Triptan* mit Agonismus an vaskulären Serotonin-5-HT$_{1B}$- u. neuronalen Serotonin-5-HT$_{1D}$- sowie -5-HT$_{1F}$-Rezeptoren) mit besserer oraler Bioverfügbarkeit u. Wirksamkeit als Sumatriptan*.

E|levation (lat. elevāre emporheben) *f*: (engl.) *elevation*; Anhebung, Hebung; z. B. des Arms im Schultergelenk über die Horizontale hinaus; vgl. Neutral-Null-Methode.

E|levatio uteri (↑) *f*: s. Positio uteri.

E|levatorium (↑) *n*: (engl.) *elevator, levator*; Hebel; (chir.) stumpfrandiges Instrument zur Aufrichtung eingedrückter Knochenteile.

Elfenbein|wirbel: (engl.) *ivory vertebra*; sklerosierter Wirbel (Rahmenstruktur); z. B. inf. osteoplast. Tumormetastasierung, Ostitis* deformans Paget, Osteopetrose*.

E|limination (lat. eliminare entfernen) *f*: **1.** (engl.) *elimination*; Ausscheidung, Aussonderung; (pharmak.) pharmakokinet. Größe; Summe aus Biotransformation* u. Ausscheidung von Arzneistoffen, die zum Verschwinden der Ausgangssubstanz führt; **2.** (nuklearmed.) Ausscheidung (Exkretion u. Exhalation) von Radionukliden*; erfolgt entspr. den biokinet. Eigenschaften des jeweiligen Radionuklids u. a. über Darm, Niere, Lungen, Schweiß- u. Speicheldrüsen; Maß der Eradikationsgeschwindigkeit ist die Eliminationshalbwertzeit (s. Halbwertzeit); **klin. Bedeutung:** Kontrolle der E. von Radiopharmaka* als funktionsdiagn. Parameter (s. Zeit/Aktivitätskurve).

ELISA: Abk. für (engl.) *enzyme-linked immuno sorbent assay*; sog. heterogener Enzym*-Immunoassay; **Prinzip:** Spezif. Antikörper (od. Antigene) gegen das zu bestimmende Antigen (od. Antikörper) sind an einen Träger (z. B. Zellulose, Polystyrol) gebunden. Nach der Antigen*-Antikörper-Reaktion werden die Immunkomplexe* durch einen weiteren Antikörper detektiert. Dieser ist mit einem Enzym gekoppelt (sog. Sandwichmethode) u. wird nach Reaktion mit einem chromogenen Substrat photometr. bestimmt. Vgl. Radio-Immunoassay.

ELISPOT: Kurzbez. für (engl.) *enzyme-linked immunospot*; ELISA* für die Zählung antigensezernierender Zellen, bei dem das präzipitierende Enzymsubstrat farbige Punkte (spots) auf dem festen Untergrund bildet; diese können mit einer CCD-Videokamera aufgenommen u. mit entspr. Software automatisiert ausgewertet werden.

Elle: s. Ulna.

Elle, federnde: (engl.) *snapping ulna*; pathol. Schlaffheit des distalen Radioulnargelenks, bes. bei jungen Mädchen (evtl. von Schmerzzuständen begleitet); Ulna neigt zur Verschiebung nach dorsal gegenüber dem Radius, lässt sich leicht herunterdrücken u. federt dann zurück. **Urs.:** konstitutionell (Hypermobilität).

Ellen|bogen: (anat.) Cubitus, Olecranon.

Ellen|bogen|fraktur (Fraktur*) *f*: s. Olekranonfraktur.

Ellen|bogen|gelenk: s. Articulatio cubiti.

Ellen|bogen|luxation (Luxation*) *f*: (engl.) *elbow dislocation*; (lat.) Luxatio antebrachii; durch Sturz auf den gestreckten Arm entstehende Luxation* der Unterarmknochen gegenüber dem Condylus humeri; häufig in Komb. mit Begleitverletzungen

Elliot-Trepanation

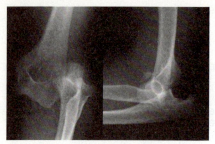

Ellenbogenluxation: hintere Luxation [88]

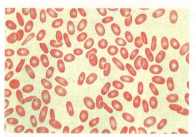

Elliptozytose, hereditäre: ovale Verformung der Erythrozyten; Blutausstrich (Nativpräparat) [66]

wie Seitenbandruptur, u. U. knöchernem Bandausriss, zusätzl. Fraktur (z. B. Abbruch des Processus coronoideus ulnae), Gefäß- u. Nervenverletzungen (v. a. N. ulnaris); **Formen: 1.** hintere Luxation (Trochlea sitzt auf od. vor dem Processus coronoideus ulnae), häufigste E. (s. Abb.); **2.** seitl. Luxation; **3.** vordere Luxation (selten) nur in Komb. mit Olekranonfraktur*; **4.** Radiusköpfchenluxation mit Ruptur des Lig. anulare radii bzw. Lig. quadratum, häufig in Komb. mit proximaler Ulnaschaftfraktur (Monteggia*-Luxationsfraktur), selten isoliert auftretend (s. Chassaignac-Lähmung); **Klin.:** Fehlstellung, federnde Fixation, schmerzhafte Bewegungseinschränkung; Minderdurchblutung von Unterarm u. Hand u. Nervenschädigung insbes. bei vorderer Luxation; **Diagn.:** Rö. (Aufhebung von Hueter*-Linie u. Hueter-Dreieck); bei Komplexverletzung CT; **Ther.:** Reposition in Analgesie (mit anschl. Stabilitätsprüfung unter Bildwandler, cave: Begleitläsionen), bei Fraktur od. Bandruptur bzw. -instabilität op. Versorgung mit Osteosynthese od. Bandnaht, ggf. Bewegungsfixateur externe; ggf. Ruhigstellung im Oberarmgipsverband.

Elliot-Trepanation (Robert H. E., Ophth., London, Madras, 1864–1936; Trepan*) f: (engl.) *Elliot's operation*; wegen häufiger postoperativer Kompl. heute selten durchgeführte fistulierende Op. bei Glaukom* zur Druckentlastung; **Prinzip:** durchgehende Trepanation der Augapfelwand an der Sklera-Hornhaut-Grenze u. anschl. Deckung mit einem vorher zurückgeschlagenen Bindehautlappen; Abfluss des Kammerwassers unter die Bindehaut.

Ellipsoid|gelenk (gr. ἔλλειψις Ellipse; -id*): s. Gelenkformen.

Ellipto|zytose, hereditäre (↑; Zyt-*; -osis*) f: (engl.) *hereditary elliptocytosis*; syn. Ovalozytose, Kamelozytose; meist autosomal-dominant erbl. Erythrozytenanomalie; ovale od. ellipt. Verformung (Ovalo-, Elliptozyten) mit noch runden, kernhaltigen Erythrozytenvorstufen (s. Abb.); **Häufigkeit:** 1 : 4000–5000; **Schweregrade: 1.** leichte Form ohne pathol. Bedeutung; **2.** mittelschwere Form mit geringer Vermehrung der Retikulozyten u. des Bilirubins im Serum bei normaler Erythrozytenzahl (kompensierte Hämolyse); **3.** schwere Form (selten) mit hämolyt. Anämie u. Splenomegalie bei Hypersplenismus*; Splenektomie* meist therap. wirksam. Vgl. Sphärozytose, hereditäre.

Ellis-Damoiseau-Linie (Calvin E., Arzt, Boston, 1826–1883; Louis-H. D., Arzt, Paris, 1815–1890): (engl.) *Ellis' line*; obere Begrenzung eines Pleuraergusses* in Form einer nach oben konvexen, parabelförmigen Linie (s. Abb.; im Rö. konkav); der höchste Punkt der Kurve liegt in der mittleren Axillarlinie.

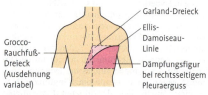

Ellis-Damoiseau-Linie

Ellison-Syn|drom (Edwin H. E., Chir., Ohio, 1918–1970) n: s. Zollinger-Ellison-Syndrom.

Ellis-van-Creveld-Syn|drom (Richard W. E., Päd., Edinburgh, 1902–1966; Simon van C., Päd., Amsterdam, 1894–1971) n: (engl.) *Ellis-van Creveld syndrome*; syn. Chondroektodermaldysplasie; seltenes, autosomal-rezessiv erbl. Dysplasiesyndrom aus dem Formenkreis der Ektodermaldysplasie*-Syndrome mit Anomalien ektodermaler u. mesodermaler Gewebe; **Ätiol.:** Mutationen im EVC2- od. EVC-Gen (Genlocus 4p16); allelisch zu Dysostosis* acrofacialis Weyers; **Häufigkeit:** unter den Amish 1 : 200 Geburten; **Sympt.:** chondrodystropher dysproportionierter Kleinwuchs mit normaler Rumpflänge u. distal zunehmender Extremitätenverkürzung (Mikromelie*), Endgröße 105–160 cm; schmaler Thorax, Beckendysplasie mit Spornbildung des medialen Acetabulums, doppelseitige ulnare Polydaktylie der Hände u. Füße, Nagelhypoplasie, Dysodontie, häufig Verschmelzung der Oberlippe mit der Zahnleiste, Herzfehler (50 % der Fälle), verzögerte geistige Entw.; **Progn.:** insbes. bei Vorliegen eines Herzfehlers u. schmalem Thorax erhöhte Letalität im 1. Lebensjahr.

Ellsworth-Howard-Test (Read E., Biochem., Baltimore, 1899–1970; John E. H., Endokrin., Baltimore, 1902–1985) m: (engl.) *Ellsworth-Howard test*; auch Phosphaturietest; Funktionstest zur DD bei Hypokalzämie*; **Prinzip:** quant. Bestimmung der Ausscheidung von Phosphat u. cAMP im Urin vor u. nach i. v. Injektion von Parathormon*; normalerweise Steigerung der Phosphaturie um das 5–6-fache des Ausgangswerts u. Anstieg des cAMP im

Urin; bei Hypoparathyroidismus* erhöhte, bei Pseudohypoparathyroidismus* keine (Typ 1A, 1B, 1C) od. normale Zunahme der cAMP-Ausscheidung bei verminderter Phosphatausscheidung (Typ 2).

E|longatio (Ex-*; lat. longus lang) *f*: (engl.) *elongation*; Verlängerung, z. B. als E. colli bei Descensus* uteri et vaginae.

Eltern|geld: Leistung nach „Gesetz zum Elterngeld u. zur Elternzeit"* (BEEG) vom 5.12.2006, in Kraft getreten am 1.1.2007, für Kinder, die nach dem 1.1.2007 geboren wurden, ersetzt das Erziehungsgeld; E. kann verlangen, wer mit einem Kind, für das ihm die Personensorge zusteht, in einem Haushalt lebt, dieses Kind erzieht u. keine od. keine volle Erwerbstätigkeit ausübt (§ 1 BEEG). Es kann in der Zeit vom Tag der Geburt bis zur Vollendung des 14. Lebensmonats des Kindes bezogen werden. Ein Elternteil kann jedoch höchstens für 12 Monate Elterngeld beziehen (§ 4 BEEG). Die Höhe des Elterngeldes beträgt 67 % des in den 12 Kalendermonaten vor dem Monat der Geburt des Kindes durchschnittl. erzielten monatl. Nettoeinkommens aus Erwerbstätigkeit bis zu einem Höchstbetrag von EUR 1800 monatlich.

Eltern|zeit: (engl.) *parental leave*; früher Mutterschaftsurlaub, Erziehungsurlaub; Sonderurlaub (mit Kündigungsschutz) für Arbeitnehmer u. Auszubildende, die ein Kind bis zur Vollendung des 3. Lj. selbst betreuen od. erziehen; seit 2001 als E. für diese Zeit (bis zu 12 Monate können mit Zustimmung des Arbeitgebers auf einen späteren Zeitraum bis zur Vollendung des 8. Lj. übertragen werden) zu gewähren nach „Gesetz zum Elterngeld u. zur Elternzeit" (BEEG) vom 5.12.2006, in Kraft getreten am 1.1.2007; E. kann anteilig, von jedem Elternteil allein od. von beiden Eltern gemeinsam genommen werden. Erwerbstätigkeit bis 30 Wochenstunden zulässig. Zeit des Beschäftigungsverbots nach Mutterschutzgesetz* wird i. d. R. auf E. angerechnet. Vgl. Elterngeld.

El-Tor-Cholera (Cholera*) *f*: (engl.) *El Tor cholera*; Form der Cholera*; verursacht durch Vibrio* cholerae (Biovar eltor).

Eluat (lat. eluere, elutus auswaschen, tilgen) *n*: (engl.) *eluate*; durch Elution gewonnene Lösung.

E|lution (↑) *f*: (engl.) *elution*; Auswaschung, Eluierung; Trennung einer adsorbierten Substanz vom Adsorptionsmittel mit Hilfe einer Flüssigkeit (Elutionsmittel); vgl. Antikörperelution; Chromatographie.

ELV: Abk. für **E**in**l**ungen**v**entilation; s. Beatmung.

EM: Abk. für **E**lektronen**m**ikroskop*.

EMA: Abk. für (engl.) **E**uropean **M**edicines **A**gency; veraltet EMEA (Abk. für European Medicines Evaluation Agency); 1995 gegründete Europäische Arzneimittelagentur mit Sitz in London, die dem Gesundheitsschutz u. der Gesundheitsförderung der Bürger in den Mitgliedstaaten der EU dient; **Aufgabe:** Über ein zentrales Zulassungsverfahren für Arzneimittel* soll der Zugang zu innovativen therap. Möglichkeiten verbessert u. der freie Warenverkehr pharmaz. Präparate innerh. der EU erleichtert werden. EMA koordiniert einzelstaatl. Aktivitäten auf dem Gebiet der Arzneimittelsicherheit. u. spielt eine wichtige Rolle bei der internationalen Harmonisierung der Anforderungen an die Arzneimittelzulassung*. Sie gibt eine zustimmende bzw. ablehnende Bewertung; den entgültigen Bescheid erlässt dann die Europäische Kommission. Vgl. Arzneimittelprüfung.

E|manation (lat. emanare ausfließen) *f*: (engl.) *emanation*; i. w. S. Freisetzung gasförmiger Materie, i. e. S. Austreten eines gasförmigen radioaktiven Isotops durch Zerfall von Nukliden einer natürl. Zerfallsreihe*; auch Teil der früheren Bez. für das radioaktive Edelgas Radon*.

Embden-Meyerhof-Weg (Gustav E., Physiol., Franfurt a. M., 1874–1933; Otto F. M., Physiol., Heidelberg, Philadelphia, 1884–1951): Glykolyse*.

Embol-: Wortteil mit der Bedeutung hineinwerfen, -legen; von gr. ἐμβάλλειν.

Em|bol|ek|tomie (↑; Ektomie*) *f*: (engl.) *embolectomy*; intraluminale Desobliteration* zur op. Entfernung eines art. Embolus; **Formen: 1. direkte** (offene) E. unter Sicht nach Arteriotomie*, z. B. bei Lungenembolie*; **2. indirekte** E. (s. Abb.) mit Spezialinstrumenten (z. B. Ringstripper*, Fogarty*-Ballonkatheter), durch Absaugen (perkutane Aspirationsembolektomie) od. retrogrades Ausspülen nach Gefäßeröffnung zentral od. distal des Arterienverschlusses.

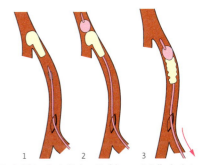

Embolektomie: indirektes Verfahren mit Ballonkatheter; 1: Einführen des Katheters; 2: Aufblasen des Ballons hinter dem Verschluss; 3: Extraktion des Gerinnsels durch Zurückziehen des Ballons

Em|bolia cutis medicamentosa (↑) *f*: (engl.) *Nicolau's syndrome*; syn. Nicolau-Syndrom; durch Übertritt von Arzneimitteln (z. B. Phenylbutazon, Penicillin, Chloramphenicol u. kolloidale Substanzen) in art. Gefäße bei fehlerhafter intramuskulärer Injektion* verursachte Arzneimittelembolie mit lokalen livedoartigen Veränderungen, Ischämie, evtl. infarktähnl. Nekrosen peripher von der Injektionsstelle, u. U. Schock u. Verbrauchskoagulopathie; **Proph.:** Aspiration vor i. m. Injektion, die außerdem unter möglichst geringem Druck erfolgen sollte.

Em|bolie (↑) *f*: (engl.) *embolism*; akute Verlegung eines Gefäßlumens durch einen Embolus*; **Pathophysiol.: 1. venöse** E.: Ursprungsort in einer Vene des großen Blutkreislaufs*, v. a. im Bereich der unteren Extremität; der Embolus gelangt über das sog. re. Herz in Truncus pulmonalis u. A. pulmonalis u. führt zu einer Lungenembolie*; **2. arterielle** E.: Ursprungsort ist v. a. das sog. linke Herz (Vorhofthrombus*), seltener Aorta od. große Arte-

Embolieprophylaxe

Embolie
Lokalisation und Häufigkeitsverteilung arterieller Embolien

Lokalisation	Häufigkeit (%)
Kopf insgesamt (extra- und intrakranielle Gefäße)	ca. 60
obere Extremität insgesamt	ca. 6
davon: A. axillaris	ca. 3
A. brachialis	ca. 2,5
Aa. radialis et ulnaris	ca. 0,5
viszerale Gefäße insgesamt (Nieren-, Milz- und mesenteriale Gefäße)	ca. 6
untere Extremität insgesamt	ca. 28
davon: Aorta	ca. 2,5
A. iliaca	ca. 5
A. femoralis	ca. 15,5
A. poplitea	ca. 4
Aa. tibiales	ca. 1

rien; häufigste Lok. sind extra- u. intrakranielle Gefäße, Gefäße der unteren Extremität u. viszerale Gefäße (s. Tab.); klin. Folgen: ischämischer Schlaganfall*, akuter Arterienverschluss*, Mesenterialgefäßverschluss*, Nierenembolie*; **3. paradoxe E.:** Ursprungsort in einer Vene des großen Blutkreislaufs; der Embolus gelangt im Gegensatz zur venösen E. z. B. durch ein offenes Foramen ovale (z. B. bei Vorhofseptumdefekt) in Arterien des großen Blutkreislaufs u. führt zu Sympt. der art. Embolie; **4. retrograde E.:** Ursprungsort ist eine große Vene; der Embolus führt zu einer E. in einer kleinen (retrograden) Vene; Urs. ist wahrscheinl. eine partielle Strömungsumkehr des Bluts (z. B. bei intraabdominaler Druckerhöhung). **Formen:** 1. Thromboembolie*; 2. Parenchymembolie*; 3. Bakterienembolie mit Verschleppung von Bakterien bei infektiöser Endokarditis* bzw. Sepsis*; 4. Gasembolie: meist Luftembolie* od. Stickstoffembolie (s. Caisson-Krankheit); 5. Fettembolie*; 6. Fruchtwasserembolie*; 7. Fremdkörperembolie*; 8. Cholesterolkristall*-Embolie. Vgl. Störungen, rheologische.

Em|bolie|prophylaxe (↑; Prophylaxe*) *f*: (engl.) *prophylaxis of embolism*; präventive Maßnahmen zur Verhinderung einer Embolie* (insbes. einer Thromboembolie*); klin. häufig für Thrombose- u. Embolieprophylaxe verwendete Sammelbez.; **Ind.:** erhöhtes Embolierisiko, v. a. bei Thrombose*; **Formen: 1.** indirekt durch Thromboseprophylaxe*; **2.** direkt durch op. E.: z. B. Vena*-cava-Blockade bei rezidiv. Lungenembolie.

Em|bolie|syn|drom, pseudo|arteri|elles (↑) *n*: (engl.) *pseudoembolism*; syn. Pseudoembolie; klin. Bild einer arteriellen Embolie* nach chem., mechanischer od. entzündlicher Reizung einer Venenwand; inf. eines sympathisch-vegetativen Reflexes kommt es zu einer reaktiven Kontraktion der zugehörigen Arterie.

em|boli|formis (↑; -formis*): pfropfenförmig.

Em|bolisation, therapeutische (↑) *f*: (engl.) *therapeutic embolization*; syn. Katheterembolisation; künstl. Gefäßverschluss (iatrogene Thrombosierung; meist art.) durch intraluminale Applikation von flüssigen (polymerisierenden) Kunststoffen, Kunststoffkügelchen, metall. Spiralen (Coil-Embolisation, Coiling) od. Fibrinschwamm über einen Gefäßkatheter; **Ind.:** schwer stillbare, lebensbedrohl. Blutung (z. B. aus intrakraniellen Aneurysma*, Nieren- u. Blasengefäßen, Arrosionsblutungen bei sept. Amputationen), Gefäßfehlbildungen, zur Tumorbehandlung (z. B. Lebertumoren, Metastasen), interventionell zum Verschluss arteriovenöser Fisteln*.

Em|bolus (↑) *m*: (engl.) *embolus*; in die Blutbahn verschlepptes, nicht im Blutplasma lösl. Gebilde, das eine Embolie* verursacht; ein auf der Bifurkation eines Gefäßes aufgelagerter E. wird als reitender E., ein (bakteriell) infizierter E. als sept. E. bezeichnet.

Embryo-: Wortteil mit der Bedeutung ungeborene Leibesfrucht; von gr. ἔμβρυον.

Em|bryo (↑) *m/n*: Frucht in der Gebärmutter während der Embryogenese* (s. Abb.); vgl. Embryoblast, Fetus.

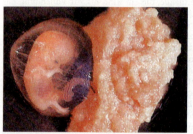

Embryo: Plazenta mit anhängender Fruchtblase, in dieser sichtbar ein 4 cm langer menschlicher Embryo in der 8. SSW [142]

Embryo|blast (↑; Blast-*) *m*: (engl.) *embryoblast*; sog. Embryonalknoten; (embryol.) Teil der Blastozyste* (animaler Pol), aus dem sich über das Stadium der 2- u. 3-blättrigen Keimscheiben der Embryo* entwickelt.

Embryo|feto|path|ia alcoh|olica (↑; Fet-*; -pathie*) *f*: Alkoholembryopathie*.

Embryo|genese (↑; -genese*) *f*: (engl.) *embryogenesis*; Embryonalentwicklung; Entwicklung des Em-

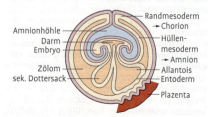

Embryogenese: Schema der anatomischen Verhältnisse 3 Wochen nach Konzeption [112]

bryoblasten* (i. w. S. der Zygote*) zum Embryo, die zwischen 16. u. 60. Gestationstag stattfindet; Beginn der Organogenese* (s. Abb.). Vgl. Blastogenese; Fetogenese.

Embryo|logie (↑; -log*) *f*: (engl.) *embryology*; Lehre von der pränatalen Entw. von der Befruchtung* bis zur Geburt* (Blastozyste*, Embryo* u. Fetus*).

Embryonal|entwicklung (↑): s. Embryogenese.

Embryonal|karzinom (↑; Karz-*; -om*) *n*: (engl.) *embryonal carcinoma*; sehr seltener, aus Embryonalzellen stammender Keimzelltumor, v. a. im Kinder- u. Jugendalter auftretend; **Lok.: 1.** Ovar: s. Ovarialtumoren; **2.** ZNS: Lok. v. a. Epiphyse u. supraselläre Zisterne; schlechte Progn. (WHO-Grad IV; vgl. Hirntumoren).

Embryonal|kern (↑): s. Diskontinuitätszonen.

Embryonal|mole (↑; Mole*) *f*: (engl.) *embryonal mole*; Abortiv*-Ei mit meist fehlgebildeter od. verkümmerter Embryonalanlage.

Embryonen|schutz|gesetz (↑): Abk. ESchG; „Gesetz zum Schutz von Embryonen" vom 13.12.1990 (BGBl. I S. 2746), zuletzt geändert am 23.10.2001 (BGBl. I S. 2702) sucht mit den Mitteln des Strafrechts bes. schwerwiegenden Missbräuchen med. unterstützter Fortpflanzung entgegenzuwirken; Verboten sind insbes. nahezu alle Formen der sog. gespaltenen Mutterschaft (§ 1 Abs. 1 Nrn. 1, 2, 6, 7 u. Abs. 2; s. Ersatzmutter), die gezielte Erzeugung od. die Verwendung menschl. Embryonen zu Forschungs- od. anderen fremdnützigen Zwecken (§ 1 Abs. 1 Nr. 2, § 2), die Gewinnung von mehr Embryonen, als einer Frau innerh. eines Menstruationszyklus übertragen werden sollen (§ 1 Abs. 1 Nr. 5) u. die intratubare Befruchtung od. Übertragung von mehr als 3 Eizellen od. Embryonen innerhalb eines Zyklus (§ 1 Abs. 1 Nrn. 3, 4; s. Embryotransfer); außerdem bestraft das EschG die gezielte Geschlechtswahl (§ 3), den Gentransfer in menschl. Keimbahnzellen (§ 5), das Klonen, d. h. die künstl. Produktion genet. identischer menschlicher Lebewesen (§ 6), u. die Erzeugung von Chimären (s. Chimärismus) u. Hybriden (§ 7). Künstliche Befruchtung, Embryotransfer* u. die Konservierung von Embryonen od. sog. imprägnierten Eizellen, d. h. von Eizellen, in die bereits eine menschl. Samenzelle eingebracht od. eingedrungen ist, sind dem Arzt vorbehalten (§§ 9 u. 11); eine Mitwirkungspflicht an diesen Maßnahmen besteht für ihn allerdings nicht (§ 10). Als Embryo i. S. des E. gilt bereits die befruchtete, entwicklungsfähige Eizelle vom Zeitpunkt der Kernverschmelzung an, ferner jede einem Embryo entnommene totipotente Zelle, die sich zu teilen u. zu einem Individuum zu entwickeln vermag (§ 8). Durch das E. unverboten blieben die Insemination homologer od. heterologer Art als solche, die gespaltene Vaterschaft sowie die Kryokonservierung von Embryonen, Ei- u. Samenzellen; Korrekturen des E. in Bezug auf die zurzeit strafbewehrte Präimplantationsdiagnostik* sowie seine Fortschreibung zu einem umfassenden Fortpflanzungsmedizingesetz sind seit langem in der Diskussion; ein Teilergebnis stellt das Stammzellgesetz* dar. Vgl. In-vitro-Fertilisation.

Embryo|pathia rubeolosa (↑; ↑) *f*: (engl.) *rubella embryopathy*; Rötelnembryopathie, Gregg-Syndrom; embryopath. Fehlbildungssyndrom inf. intrauteriner Rötelninfektion bei Erkr. der Mutter an Röteln* während der ersten 3 Schwangerschaftsmonate; Symptomenkonstellation u. -schwere richten sich nach dem Zeitpunkt der mütterl. Rötelninfektion (im 1. Schwangerschaftsmonat v. a. Augenanomalien, im 2. Schwangerschaftsmonat v. a. Herzfehler u. ZNS-Anomalien, im 3. Schwangerschaftsmonat v. a. Innenohrschädigung); Gefährdung des Fetus auch während der späteren Schwangerschaftsphase (Fetopathia rubeolosa); **Sympt.:** Augen: v. a. Cataracta congenita, fakultativ mit Glaukom*, Mikrophthalmie, Augenhintergrundveränderungen (Pseudoretinitis* pigmentosa); Herz: v. a. Herzscheidewanddefekte u. Ductus arteriosus apertus, Pulmonalstenose; ZNS: Mikrozephalie, psychomotor. Retardierung u. a. Sympt. einer ZNS-Schädigung (Bewegungsstörungen, epilept. Anfälle); Ohren: v. a. Innenohrschwerhörigkeit; als Zeichen einer noch floriden Infektion bei Geburt Hepatosplenomegalie, thrombozytopen. Purpura, Anämie u. a.; persistierende Infektiosität des Säuglings noch nach Mon. post partum möglich; **Diagn.:** Nachweis spezif. IgM-Röteln-Virusantikörper im kindl. (sowie mütterl.) Serum, Liquoruntersuchung (fakultativ Enzephalomyelitis mit Pleozytose u. Eiweißerhöhung, Virusnachweis); **Proph.:** s. Röteln; s. Impfkalender (Tab. dort).

Embryo|pathie (↑; -pathie*) *f*: (engl.) *embryopathy*; intrauterine, durch exogene Noxen verursachte morpholog. Entwicklungsstörung des Embryos* während der Embryogenese; **Urs.: 1. biol.:** Infektionserreger (Rubeola-Virus, z. B. bei Embryopathia* rubeolosa, Zytomegalie*-Virus, Toxoplasma* gondii, Treponema* pallidum), diabet. Stoffwechsellage (s. Embryopathie, diabetische), Phenylketonurie*; **2. chem.:** v. a. Alkohol (Alkoholembryopathie*) u. Pharmaka, z. B. Thalidomid (s. Thalidomid-Embryopathie), Retinoide (Retinoid*-Embryopathie), Cumarinderivate (Warfarin*-Embryopathie), Zytostatika, Aminopterin (Aminopterin*-Embryopathie), Antiepileptika (Hydantoin, Barbiturate, Carbamazepin, Valproat; s. Antiepileptika-Embryofetopathie); **3. physik.:** ionisierende Strahlen. Vgl. Fehlbildung; Fetopathie; .

Embryo|pathie, dia|betische (↑; -pathie*) *f*: (engl.) *diabetic embryopathy*; Embryopathie* inf. mütterl. Hyperglykämie; Fehlbildungen bei nicht od. unzureichend eingestelltem Diabetes* mellitus) in den ersten 10 SSW bis zu 7-fach häufiger; auch früher Gestationsdiabetes* kann zu d. E. führen. **Klin.:** kardiale, renale u. neurale Störungen (kaudale Regression*, Holoprosenzephalien*, Small-left-colon-Syndrom) sowie skelettäre Fehlbildungen (radiale Aplasie). **Progn.:** Bis zu 50 % der Kinder sterben inf. der schweren Fehlbildungen. Vgl. Fetopathie, diabetische.

Embryo|tomie (↑; -tom*) *f*: (engl.) *embryotomy*; op. Zerstückelung eines intrauterin abgestorbenen Fetus zur Erleichterung der vaginalen Geburtsbeendigung; wird sehr selten ausgeführt.

Embryo|toxizität (↑; Tox-*) *f*: (engl.) *embryotoxicity*; Fähigkeit eines Agens zu tox. Wirkung während der Embryonalzeit (16.–60. Tag), die letale u./od. teratogene Effekte, Wachstumsretardierungen

Embryotoxon

(s. Fehlbildung), Resorption od. Abort zur Folge haben kann; vgl. Embryopathie; Pränataltoxikologie; Teratogenität.

Embryo|toxon (↑; ↑) *n*: **1.** (engl.) *embryotoxon*; E. anterius (syn. Arcus lipoides juvenilis): im Kindes- u. Jugendalter vorkommender Arcus* lipoides corneae inf. paralimbärer Fettablagerungen bes. in Zus. mit Hyperlipoproteinämie* vom Typ II u. blauen Skleren; **2.** E. posterius (Axenfeld-Anomalie): bei ca. 15 % aller Augen, häufiger bei Glaukom* vorkommende prominente Schwalbe-Linie (ringförmige kollagene Verstärkung des Trabeculum corneosclerale).

Embryo|transfer (↑; Transfer*) *m*: (engl.) *embryo transfer*; Abk. ET; syn. Embryonenübertragung, Embryonenimplantation; Übertragung einer nach In*-vitro-Fertilisation für ca. 48 Std. in einer spez. Kultur gehaltenen Zygote (meist im 4–8-Zellenstadium) in den zuvor hormonal für die Nidation vorbereiteten Uterus bzw. laparoskop. in den Eileiter; **Ind.:** primäre u. sekundäre Sterilität* bei gegebener Funktionsfähigkeit von Ovarien u. Uterus; Schwangerschaftsrate ca. 28–32 %. Nach Embryonenschutzgesetz* gilt für den ET ein Arztvorbehalt; auch sind die Übertragung von mehr als 3 Embryonen innerhalb eines Menstruationszyklus auf eine Frau sowie der ET ohne deren Einwilligung strafbar. Nicht ad hoc zum Transfer gelangende Embryonen dürfen nur dann konserviert werden, wenn die im Behandlungszyklus vorgesehene Übertragung nicht mögl. ist. Gegenüber der Ärztekammer hat der Arzt einen geplanten ET anzuzeigen u. nachzuweisen, dass die (den ET u. a. grundsätzl. auf verheiratete Paare beschränkenden) berufsrechtl. Anforderungen erfüllt sind; eine ärztl. Mitwirkungspflicht an einem ET besteht nicht. Diagn. Maßnahmen an Embryonen vor dem Transfer in die weibl. Organe sind in Deutschland standesrechtl. grundsätzlich untersagt. Vgl. Präimplantationsdiagnostik.

EMD: 1. Abk. für **E**inzel**m**aximal**d**osis*; **2.** Abk. für **e**lektro**m**echanische **D**issoziation; s. Herz-Kreislauf-Stillstand.

EMDR: Abk. für (engl.) **E**ye **M**ovement **D**esensitization *and* **R**eprocessing; psychotherap. Therapiemethode (F. Shapiro) zur Behandlung von posttraumatischer Belastungsstörung*; **Prinzip:** Vorgehen in umschriebenen Phasen (Stabilisierung, Traumabearbeitung, Neuorientierung) unter Einsatz bilateraler Stimulation während der Traumabearbeitung, z. B. Augenbewegungen, Fingerberührungen od. akust. Signale. Vgl. Traumatherapie.

Emedastin (INN) *n*: (engl.) *emedastine*; Benzimidazolderivat; Histamin*-H₁-Rezeptoren-Blocker der 2. Generation zur top. Anw.; **Ind.:** allerg. Konjunktivitis*; **UAW:** Brennen u. Stechen (okular), Hyperämie.

Emery-Dreifuß-Muskel|dys|trophie (Alan E., Humangenet., Edinburgh, geb. 1928; Fritz E. D., Neurol., Charlottesville, USA, 1926–1997; Dys-*; Troph-*) *f*: (engl.) *Emery-Dreifuß muscular dystrophy*; X-chromosomal-rezessiv erbl. Form der progressiven Muskeldystrophien* mit Mangel an Emerin (Protein der nukleären Membran, insbes. in Muskelzellen; Genlocus Xq28), selten auch als autosomal-dominant od. -rezessiv erbl. (phänotypisch identische) Variante mit Mutation im Lamin-A/C-Gen (Genlocus 1q21.2); **Klin.:** progrediente Muskelschwäche mit Beginn zwischen 6. u. 19. Lj., frühe Kontrakturen (bes. des Ellenbogens), Kardiomyopathie, Hypoventilation; **Progn.:** häufig verkürzte Lebenserwartung.

Emesis (gr. ἐμεῖν sich erbrechen) *f*: Erbrechen*.

Emesis gravidarum (↑) *f*: (engl.) *vomiting of pregnancy*; Schwangerschaftserbrechen; bei ca. 50 % aller Schwangeren auftretendes Erbrechen, nahezu typisch in der Frühschwangerschaft; beginnt meist 2–4 Wo. nach Empfängnis u. klingt i. d. R. zwischen 12. u. 16. SSW ab (auch bei früheren Sterben des Fetus); überwiegend als morgendl. Nüchtern-Erbrechen (Vomitus matutinus) nach Übelkeit; **Urs.:** mit den ansteigenden Beta-HCG-Werten in der Frühschwangerschaft korreliert; in manchen Fällen Deutung als Anpassungsstörung bei schwangerschaftsbedingter Änderung von hormonaler, metabol. u. immun. Situation, deren Intensität psychoreaktiv individuell verstärkt werden kann; Übergang in Hyperemesis* gravidarum möglich.

Emetika (↑) *n pl*: (engl.) *emetics*; syn. Vomitiva; Brechmittel; Substanzen, die Erbrechen* bewirken; **Vertreter:** Ipecacuanha-Sirup (enthält Emetin*): wirkt reflektorisch über sensorische Fasern des N. vagus der Magenschleimhaut; **Ind.:** ggf. zum induzierten Erbrechen*.

Emetin *n*: (engl.) *emetine*; Cephaelin; Alkaloid aus Ipecacuanha*; Protoplasma- u. Kapillargift mit emet. u. (reflektor. die Bronchialsekretion anregender) expektorativer Wirkung; **Anw.:** früher gebräuchl. als Adjuvans bei Infektion mit Entamoeba* histolytica; hohe Toxizität.

Emetogenität (gr. ἐμεῖν sich erbrechen) *f*: (engl.) *emetogeneity*; Kategorisierung von Zytostatika* nach ihrem emetogenen Potential (Risiko, ohne wirksame antiemetische Proph. als Folge der Anw. eines Zytostatikums zu erbrechen) in Zytostatika mit hohem (>90 %) moderatem (30–90 %), geringem (10–30 %) u. minimalem (<10 %) emetogenen Potential; Abschätzung der E. ist zur Wahl der geeigneten antiemetischen Proph. vor Einleitung einer Chemotherapie entscheidend.

EMG: Abk. für Elektromyographie*.

EMG-Syn|drom *n*: Kurzbez. für **E**xomphalos-**M**akroglossie-**G**igantismus-Syndrom; Wiedemann*-Beckwith-Syndrom.

E|migration (lat. emigrāre auswandern) *f*: s. Diapedese, Migration.

E|minentia (lat. eminēre herausragen) *f*: (engl.) *eminence*; (anat.) Vorsprung, Erhöhung; z. B. bei Knochen.

E|minentia arcuata (↑) *f*: (engl.) *arcuate eminence*; durch den vorderen Bogengang hervorgerufene Vorwölbung an der Vorderseite der Felsenbeinpyramide.

E|minentia ilio|pubica (↑) *f*: (engl.) *iliopubic eminence*; flache Erhebung an der Verwachsungsstelle zwischen Os ilium u. Ramus sup. ossis pubis.

E|minentia inter|condylaris (↑) *f*: (engl.) *intercondylar eminence*; Knochenerhebung zwischen den Gelenkflächen der Tibiakondylen; Anheftungsstelle der Kreuzbänder.

E|min̲e̲ntia medi̲a̲lis fo̲ssae rhombo|i̲deae (↑) *f*: (engl.) *medial eminence of rhomboid fossa*; beidseits neben der medianen Längsfurche der Rautengrube liegende Erhebung durch den Kern des N. abducens u. das innere Fazialisknie.

E|min̲e̲ntia pyramid̲a̲lis (↑) *f*: (engl.) *pyramidal eminence*; Knochenhohlkegel in der hinteren, medialen Paukenhöhlenwand, enthält den M. stapedius.

E|miss̲a̲rien (lat. emiss̲a̲rium *kleiner Abzugskanal*) *n pl*: (engl.) *emissaries*; venöse Anastomosen* zwischen den Blutleitern der Dura mater, Diploevenen u. oberflächl. Schädelvenen.

E|miss̲i̲on (lat. emi̲ttere *aussenden, ausstoßen*) *f*: **1.** (engl.) *emission*; (physik.) Aussendung von elektromagnetischen Wellen* od. von Elementarteilchen*; **2.** (ökolog.) Abgabe von festen, flüssigen od. gasförmigen Stoffen, von Strahlen, Wärme, Geräuschen, Lärm, Erschütterungen usw. an die Umgebung; vgl. Umwelttoxikologie; Immission.

E|missi̲o̲nen, oto|ak̲u̲stische (↑) *f pl*: (engl.) *otoacoustic emissions*; Abk. OAE; nach akust. Reizen vom Ohr ausgehende Geräusche, die in aktiven Kontraktionen äußerer Haarzellen ihren Ursprung haben u. deren Intensität i. d. R. unterhalb der Hörschwelle liegt; fehlen bei Sinneszellschäden, die eine Schwerhörigkeit* von mehr als 30–50 dB verursachen. Bei ca. einem Drittel der Normalhörenden sind OAE auch ohne von außen einwirkende akust. Reize registrierbar (spontane otoakustische Emissionen; Abk. SOAE). Zur Diagnostik werden die durch Klickreize ausgelösten transitorisch evozierten o. E. (Abk. TEOAE) u. die Distorsionsprodukte der o. E. (Abk. DPOAE) eingesetzt. Die Registrierung der OAE gehört zu den objektiven Hörprüfungen u. erfolgt mit einem Messgerät mit Ohrsonde, die in den äußeren Gehörgang eingepasst wird. **Anw.:** als universelles Hör-Screening bei Neugeborenen, zur Früherfassung ototox. (pharmak.) Schädigungen, zum Ausschluss von Simulation, Aggravation od. psychogener Schwerhörigkeit bei Begutachtungen u. zur dd Abklärung zwischen kochleärem u. retrokochleärem Schaden. Vgl. Audiometrie; Pädaudiologie.

E|missi̲o̲ns|comp̲u̲ter|tomo|graphi̲e̲ (↑, -tom*; -graphie*) *f*: ECT*.

E|missi̲o̲ns|spektr̲u̲m (↑) *n*: (engl.) *emission spectrum*; Bereich elektromagnetischer Wellen*, der nach Anregung von Atomen od. Molekülen in Gasen, Flüssigkeiten od. Festkörpern ausgesandt wird; **Mechanismen** der Anregung: Elektronenstoß (Leuchtstoffröhre), thermische Anregung (Glühlampe, Flammenphotometrie) u. opt. Anregung (Fluoreszenz). Je nach gegenseitiger Beeinflussung der Atome bzw. Moleküle erhält man ein Linienspektrum (einzelne Atome in Gasen u. Dämpfen), ein Bandenspektrum (Moleküle in Gasen u. Dämpfen) od. ein kontinuierliches Spektrum* (Flüssigkeiten u. Festkörper).

EMIT: Abk. für (engl.) *enzyme multiplied immunotechnique*; sog. homogener Enzym*-Immunoassay; **Prinzip:** Das zu untersuchende Antigen verdrängt enzymmarkiertes Testantigen gleichen Typs aus einer Immunkomplexbindung mit spezif. Antikörpern; das Markerenzym wird dadurch aktiviert u. photometr. bestimmbar; seine Konz. ist proportional dem gesuchten Antigen. Vgl. ELISA.

Emmert-Nagel|plastik (Carl E., Chir., Bern, 1812–1902; -plastik*) *f*: (engl.) *Emmert's plasty*; seitl. Weichteilresektion mit Nagelverschmälerung bei eingewachsenem Großzehennagel (s. Nagel, eingewachsener); vgl. Nagelkeilexzision.

Emmet-Operati̲o̲n (Thomas A. E., Gyn., New York, 1828–1919; Operation*) *f*: (engl.) *Emmet's operation*; plast. Rekonstruktion des Gebärmutterhalses nach Emmet*-Riss.

Emmet-Riss (↑): (engl.) *Emmet's tear*; narbig abgeheilter (geburtsbedingter) Zervixriss*, evtl. mit nachfolgendem Fluor, Narbenbeschwerden, spast. Reizzuständen u. gestörter Konzeption; vgl. Emmet-Operation.

Em|metr|opi̲e̲ (gr. ἔμμετρος *im Maß*; Op-*) *f*: (engl.) *emmetropia*; Abk. E; Normalsichtigkeit; Achsenlänge u. Brechwert des Auges stehen zueinander im richtigen Verhältnis; die aus dem Unendlichen parallel ins Auge einfallenden Strahlen werden in einem auf der Netzhaut liegenden Brennpunkt vereinigt. Vgl. Ametropie.

Emmo̲nsia capsul̲a̲ta *f*: (engl.) *emmonsia capsulata*; geschlechtl. Stadium des Pilzes Histoplasma* capsulatum var. capsulatum.

Emod̲i̲ne *n pl*: (engl.) *emodins*; Hydroxymethylanthrachinon-Derivate; Bestandteil vieler pflanzl. Abführmittel (u. a. Senna, Frangula, Aloe, Rheum); **Wirkung:** Nach Spaltung der Glykosidbindung kommt es zur per se eigentl. abführenden Wirkung der Anthrachinone durch antiabsorptive u. sekretagoge Effekte.

E|molli̲e̲ntia (lat. emollire *weich machen*) *n pl*: (engl.) *emollients*; die Haut erweichende Mittel wie Seife, Fette, Glycerol; i. w. S. auch warme Umschläge u. spez. Massageverfahren; **Anw.:** bei Entz., lokalen Dermatosen, Keloiden u. zur Hautpflege.

EMO-Syn|drom *n*: Kurzbez. für Exophthalmus-Myxödem-Osteoarthropathie-Syndrom; s. Myxödem.

E|moti̲o̲n (lat. emov̲e̲re, emo̲tus *herausbringen, erschüttern*) *f*: (engl.) *emotion*; Gefühl, Gemütsbewegung; E. (z. B. Freude, Trauer, Ärger, Furcht, Stolz, Mitleid) werden als sog. Reaktionssyndrome verstanden, die mentale Zustände (Erleben), physiol. Veränderungen u. Verhaltensreaktionen beinhalten. Vgl. Affektivität.

Emotionalit̲ä̲t (↑) *f*: (engl.) *emotionality*; Maß der Gefühlsintensität, mit dem eine Person grundsätzl. od. in best. Momenten, in Bezug auf Situationen od. auf best. Personen engagiert ist; Summe versch. psych. Grundfunktionen, die eine wertempfindende Resonanz- u. Bindungsfähigkeit in mitmenschl. Beziehungen ermöglicht. Vgl. Affektivität.

E|moti̲o̲ns|stupor (↑; Stupor*) *m*: (engl.) *emotional stupor*; syn. Schreckstarre; auch Affektschock; abnorme Erlebnisreaktion* mit im Allg. vorübergehendem Ausfall der psych. Funktionen (affektive Lähmung) u. evtl. auch körperl. Lähmungserscheinungen; wird durch extreme Angst* (z. B. bei Unfall, Katastrophe) hervorgerufen u. führt evtl. zu neurotischer Entw. od. psychotischen Episoden. Vgl. Sperrung.

Em|pathi̲e̲ (En-*; -pathie*) *f*: (engl.) *empathy*; emotionale Einfühlung in die Erlebnisweise einer fremden Person; therap. wichtig als Grundlage der

Kommunikation zwischen Arzt u. Pat. in der Arzt*-Patient-Beziehung, insbes. in der Psychiatrie u. Psychotherapie; vgl. Gesprächspsychotherapie.

Em|peri|pol_e_sis (↑; gr. περιπολεῖν herumwandeln) *f*: (engl.) *emperipolesis*; Fähigkeit best. Zellen (z. B. Lymphozyten, Plasmazellen) in andere Zellen (z. B. Epithel- od. Endothelzellen) einzudringen, sie au durchwandern u. wieder zu verlassen; z. B. bei Emigration aus dem Blutstrom durch die Gefäßwand hindurch in das Gewebe. Vgl. Diapedese.

Empfängnis: (engl.) *conception*; syn. Konzeption; zur Befruchtung* führender Koitus*.

Empfängnis|verhütung: s. Kontrazeption.

Empfängnis|zeit, gesetzliche: in § 1600 d Abs. 3 BGB festgelegte Phase vom 300.–181. Tag vor dem Tag der Geburt eines Kindes (jeweils einschließl.), innerh. derer die Möglichkeit einer Empfängnis durch Beischlaf als gegeben angenommen wird; die Zeitbestimmung ist wichtig zur Durchsetzung bzw. Abweisung von Unterhaltsansprüchen bei einer Vaterschaftsvermutung; ergänzt durch DNA-Analyse (s. Abstammungsbegutachtung); Lebendgeburten sind auch nach einer Schwangerschaftsdauer <181 Tage möglich.

Empfindungs|dis|soziation (Dissoziation*) *f*: s. Sensibilitätsstörungen.

Em|phys_e_m (gr. ἐμφυσᾶν hineinblasen) *n*: (engl.) *emphysema*; Ansammlung von Gasen (z. B. als Fäulnisemphysem durch gasbildende Bakterien) od. Luft in ungewöhnl. Maß in bereits lufthaltigen Geweben u. Organen (z. B. Lungenemphysem*) od. in Geweben ohne Luftgehalt (z. B. Hautemphysem*).

Em|phys_e_ma aqu_o_sum (↑) *n*: s. Lungenballonierung.

emphysema like changes: Abk. ELC; Sammelbez. für emphysemartige od. narbige Veränderungen bei Pneumothorax*; **Formen: 1.** Blasen: **a)** Bullae: gasgefüllte Hohlräume im Lungengewebe inf. Alveolarwandzerstörung; in Aufbau u. Anordnung elast. Fasern denen eines Lungenemphysems* entspr.; im HRCT (s. CT) scharf demarkiertes emphysematisches Areal (Durchmesser ≥1 cm; Wandstärke <1 mm); **b)** Blebs: uneinheitlich (häufig auch synonym zu Bullae) verwendete Bez. für kleinste (<2 cm) gasgefüllte intrapleurale Höhlräume zwischen den Faserschichten ohne Mesothelauskleidung; besitzen an ihrer Basis organisierte Alveolen; Vork. lokal (möglicherweise durch regionäre Alveolitis od. mechanischer Stress); **2.** Pneumatisationskammer: weiße, durch Auflagerung von Fibrin entstandene Hohlräume ohne elastische Fasern.

Em|phys_e_ma mediastin_a_le (↑) *n*: Mediastinalemphysem*.

Em|phys_e_ma pulm_o_num (↑) *n*: Lungenemphysem*.

Em|phys_e_ma sub|cut_a_neum (↑) *n*: Hautemphysem*.

Em|phys_e_m|chirurgie *f*: (engl.) *emphysema surgery*; Teilgebiet der Thoraxchirurgie, das Verf. zur Besserung der Lungenfunktion u. Dyspnoe* bei hochgradigem Lungenemphysem* (Schweregrad IV; s. COPD) umfasst; s. Lungenvolumenreduktion.

Em|phys_e_m, kon|genit_a_les lob_ä_res (↑) *n*: (engl.) *congenital lobar emphysema*; seltene angeb. Fehlbildung der Lungen beim Säugling, meist im Bereich des li. Oberlappens; **Sympt.:** zunehmende Dyspnoe u. Zyanose, exspirator. Keuchen, später rezidiv. Pneumonien; **Pathol.:** irreversible Erweiterung der Lufträume jenseits der Bronchioli terminalis, Knorpelhypoplasie des afferenten Bronchus; **Diagn.:** röntg.; **Ther.:** Resektion des emphysemat. Lungenteils. Vgl. Swyer-James-Syndrom.

Em|phys_e_m, uni|later_a_les (↑) *n*: Swyer*-James-Syndrom.

Em|py_e_m (gr. ἐμπύημα Eiterherd) *n*: (engl.) *empyema*; Eiteransammlung in präformierter Körperhöhle; **Path.:** direkte od. fortgeleitete Infektion; **Formen:** Gallenblasenempyem (s. Cholezystitis), Gelenkempyem*, Pleuraempyem* u. a.; **Ther.:** op. Eröffnung, Drainage*, Spülung, Antibiotika*. Vgl. Abszess; Entzündung.

Em|py_e_ma necessit_a_tis (↑) *n*: (engl.) *empyema necessitatis*; Pleuraempyem*, das durch die Thoraxwand nach außen durchbricht; **Vork.:** tuberkulöse od. eitrige Pleuritis* bei verwachsenem Pleuraspalt (Pleuraschwarte*).

Em|py_e_m|rest|höhle (↑): (engl.) *empyemic residual cavity*; nach Entfernen des Eiters* nicht ausheilende Empyemhöhle.

Em|py_e_m, sub|dur_a_les (↑) *n*: (engl.) *subdural empyema*; Eiteransammlung (Empyem*) zwischen Dura* mater u. Arachnoidea* mater; **Lok.:** intrakraniell od. spinal im Wirbelkanal; **Urs.:** meist iatrogen (z. B. Infektion nach Punktion), v. a. spinal; auch als seltene (meist intrakranielle) Kompl. einer eitrigen Infektion v. a. der Nasennebenhöhlen (Sinusitis*), seltener des Ohrs; u. U. offenes Trauma (Schädel od. Wirbelsäule), Infektion eines Subduralhämatoms* od. (spinal) metastat.-sept. Infektion; **Sympt.:** akut mit Fieber, Kopfschmerz, Bewusstseinsstörung; spinal: lokale Schmerzen, Bewegungsstörung, radikuläre u. medulläre Sympt., cave: Querschnittläsion (Myelitis* per continuitatem); **Diagn.:** v. a. MRT; Pleozytose u. Eiweißvermehrung in der Liquordiagnostik*; **Ther.:** neurochir. Ausräumung, Antibiotika; **Progn.:** ohne adäquate Ther. hohe Letalität; **DD:** diffuse Meningitis*, Enzephalitis*, Myelitis.

EMS: Abk. für Eosinophilie*-Myalgie-Syndrom.

Emser Salz: (engl.) *Ems salt*; natürl. vorkommendes Salz aus der Thermalquelle Bad Ems; **Wirkungsmechanismus:** befeuchtet (bei Inhalation ab isoosmot. Lösungen) die Atemwege u. fördert die Ziliarmotorik der Nasen- u. Trachealschleimhaut; **Verw.:** begleitende Ther. bei Katarrhen der Atemwege; **Kontraind.:** Asthma bronchiale. Vgl. Sal Ems factitium.

Emtricitab_i_n (INN) *n*: (engl.) *emtricitabin*; Cytosin-Analogon; nukleosidischer Reverse*-Transkriptase-Inhibitor; **Ind.:** Infektion mit HIV*-1 in Komb. mit anderen antiretroviralen Wirkstoffen; **Kontraind.:** Stillzeit (strenge Indikationsstellung in der Schwangerschaft); **UAW:** u. a. Kopfschmerzen, Diarrhö, Übelkeit, erhöhte Kreatininase-Werte.

E|mulgat_o_ren (lat. emulgēre, emulsus ausschöpfen) *m pl*: (engl.) *emulsifiers*; oberflächenaktive Stoffe, die die Bildung einer Emulsion* ermöglichen u. deren Stabilität erhöhen; bestehen molekular aus einem hydrophoben u. einem hydrophilen Anteil u. setzen dadurch die Oberflächenspannung in den kleinen Partikeln einer dispersen Phase herab;

bei Überwiegen des hydrophoben Molekülanteils entsteht eine Wasser-in-Öl-Emulsion, bei Überwiegen des hydrophilen Anteils eine Öl-in-Wasser-Emulsion.

E|mulgierung (↑): (engl.) *emulsification*; Herstellung einer Emulsion*; i. R. der Verdauung* von Nahrungsfett werden Triglyceride* im Dünndarm v. a. von Gallensäuren* emulgiert, eine Voraussetzung für die hydrolyt. Aktivität der Pankreaslipase u. die Bildung von Mizellen* aus Fettsäuren, Monoacylglyceriden u. Phosphatiden.

E|mulsi|fikation (↑; lat. facere tun) *f*: (engl.) *phacoemulsification*; (ophth.) Zertrümmerung des Augenlinsenkerns bei Staroperation*.

E|mulsin (↑) *n*: (engl.) *emulsine*; Gemisch aus β-Glykosidasen*, das in Samen von Steinobst u. in Mandeln vorkommt u. natürl. (z. B. Amygdalin*, Zellobiose*) u. synthet. Glykoside* hydrolysiert.

E|mulsion (↑) *f*: (engl.) *emulsion*; disperse, mehr od. weniger dickflüssige, zur äußerl. od. innerl. Anw. bestimmte Zubereitungen, die aus 2 od. mehreren ineinander nicht lösl. Flüssigkeiten bestehen, von denen eine wässrig ist (Tröpfchendurchmesser >0,1 μm); bei **Öl-in-Wasser-E.** ist die innere, disperse Phase hydrophob (Fett, Öl) u. die äußere (Dispersionsmittel Wasser) hydrophil; bei **Wasser-in-Öl-E.** ist es umgekehrt. Vgl. Kolloid; Emulgatoren.

-en: Endung, die in der systemat. Nomenklatur der org. Chemie das Vorhandensein einer Doppelbindung anzeigt; Dien: 2 Doppelbindungen, Trien: 3 Doppelbindungen im Molekül; z. B. Buten: CH_3—CH=CH—CH_3, Butadien: CH_2=CH—CH=CH_2; vgl. -an, -in.

En-: Wortteil mit der Bedeutung in - hinein, innerhalb; von gr. ἐν.

Enalapril (INN) *n*: Antihypertensivum*, ACE*-Hemmer.

En|amelo|blasten *m pl*: (engl.) *enameloblasts*; syn. Adamantoblasten, Ameloblasten; Schmelzbildner; innere Schicht des inneren Schmelzepithels des Schmelzorgans*; vgl. Zahnschmelz.

Enamelum (engl. *enamel* Glasur, Schmelz) *n*: Zahnschmelz*.

En|anthem (En-*; gr. ἀνθεῖν hervorsprießen, blühen) *n*: (engl.) *enanthema*; entzündl. Ausschlag im Bereich der Schleimhäute; vgl. Exanthem.

En|arthron (↑; Arthr-*) *n*: Fremdkörper im Gelenk.

En-bloc-Re|sektion (franz. *en bloc* im Ganzen; Resektion*) *f*: (engl.) *en bloc resection*; erweiterte Radikaloperation eines malignen Tumors, wobei neben dem Primärtumor zur Einhaltung der onkolog. notwendigen Radikalität gleichzeitig auch evtl. mitbefallene Nachbarorgane u. -strukturen entfernt werden.

En|cephal-: s. a. Enzephal-.

En|cephalitis japonica (Enkephal-*; -itis*) *f*: s. Enzephalitis, japanische.

En|cephalitis leth|argica (↑; ↑) *f*: (engl.) *encephalitis lethargica, lethargic encephalitis*; syn. Economo-Enzephalitis, Schlafkrankheit; früher auch A-Enzephalitis; seltene Hirnstammenzephalitis (s. Enzephalitis); **Ätiol:** unbekannt, vermutl. neurotropes Virus; **Klin.:** Schlafattacken od. schwere Somnolenz, akut letal in ca. 30 %; postenzephalitisch mit variabler Latenz schweres Parkinson*-Syndrom.

En|cephalo|myelitis dis|seminata (↑; Myel-*; -itis*) *f*: Multiple* Sklerose.

En|cephalon (↑) *n*: s. Gehirn.

En|cephalo|pathia myo|clonica infantilis (↑; -pathie*) *f*: Kinsbourne*-Syndrom.

En|cephalo|pathia saturnina (↑; ↑) *f*: (engl.) *lead encephalopathy*; Enzephalopathie* durch Blei*-Intoxikation.

En|cheiresis (En-*; Cheir-*) *f*: Handgriff, Operation.

en|chondral (↑; Chondr-*): im Knorpel liegend; vgl. Knochenwachstum.

En|chondrom (↑; ↑; -om*) *n*: (engl.) *enchondroma*; Chondrom* innerh. eines Knochens; **Vork.:** häufigster Tumor der kleinen Röhrenknochen an Hand u. Fuß (s. Abb.), auch an großen Röhrenknochen u. am Becken, meist in der Diaphyse, selten in der Metaphyse; multiples Auftreten mit maligner Entartung (20 %) mögl. (s. Chondrosarkom); **Urs.:** versprengte Knorpelzellen; **Sympt.:** Schwellung der Phalangen, oft Spontanfraktur als Erstsymptom; **Ther.:** Kürettage u. Auffüllen mit Spongiosa, ggf. Resektion; **DD:** Knochentumoren*. Vgl. Enchondromatose Ollier; Maffucci-Syndrom.

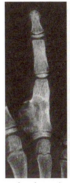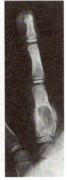

Enchondrom: der Fingerknochen [163]

En|chondro|matose, generalisierte (↑; ↑; ↑; -osis*) *f*: (engl.) *generalized enchondromatosis*; autosomal-rezessiv erbl., im 1. Lj. einsetzende Extremitätendeformierung mit Ausbildung multipler metaphy-

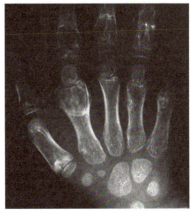

Enchondromatose, generalisierte [144]

sealer Enchondrome* (v. a. im Handbereich, s. Abb.) u. Platyspondylie.

En|chondro|matose Ollier (↑; ↑; ↑; Louis X. O., Chir., Lyon, 1830–1900) *f*: (engl.) *Ollier's disease*; einseitig od. unregelmäßig auftretende Dysplasie der Röhrenknochen; **Lok.**: häufig an Beckenknochen, Rippen; **Sympt.**: verkürzte u. verformte Extremitäten, Verbreiterung der Metaphysenregion, Kyphoskoliose, pathol. Frakturen; selten maligne Entartung; **Diagn.**: (röntg.) tumorartige strahlentransparente Knochendefekte (hyaliner Knorpel) der Metaphysen, die sich bis in die Diaphyse erstrecken, unregelmäßige Verkalkungen innerh. der Enchondrome*. Vgl. Maffucci-Syndrom.

-enchym: Wortteil mit der Bedeutung eingießen, füllen; von gr. ἐγχεῖν.

encircling endocardial ventriculotomy (engl.): s. EEV.

End-: auch Endo-; Wortteil mit der Bedeutung innen; von gr. ἔνδον.

End|angi|itis ob|li|terans (↑; Angio-*; -itis*) *f*: Thrombangiitis* obliterans.

End|aort|itis (↑; Aorta*; -itis*) *f*: (engl.) *endaortitis*; Entz. der Intima der Aorta (Endarteriitis), oft i. R. von Erkrankungen* des rheumatischen Formenkreises od. bei Infektionen (z. B. Endaortitis syphilitica).

End|arteri|ek|tomie (↑; Arteri-*; Ektomie*) *f*: Thrombendarteriektomie*.

End|arterien (↑; Arteri-*) *f pl*: (engl.) *end arteries, terminal arteries*; Arterienzweige, die das Ende einer größeren Arterie bilden u. nicht unter sich od. mit anderen Arterien anastomosieren; die Äste der A. cerebri media im Großhirn sind sämtl. E., ebenso die A. centralis retinae. Die Kranzgefäße des Herzens sind funktionelle E., da die Anastomosen nicht genügend ausgebildet sind. **Klin. Bedeutung:** v. a. bei Embolie u. Thrombose; vgl. Lokalanästhetika.

End|arteri|itis (↑; ↑; -itis*) *f*: (engl.) *endarteritis*; Entz. der innersten Arterienwand, z. B. Endaortitis*.

End|arteri|itis ob|li|terans (↑; ↑; ↑) *f*: s. Thrombangiitis obliterans.

End|darm: Bez. für Colon* u. Rektum*.

En|demie (gr. ἔνδημος einheimisch, im Volk) *f*: (engl.) *endemic disease*; ständiges Vork. einer Erkr. in einem begrenzten Gebiet, wobei nur ein Anteil der Bevölkerung manifest erkrankt; **Voraussetzung:** entweder ein für Nichtinfizierte permanent ausreichend hoher Anteil Infizierter od. ein nicht menschlicher Wirtsorganismus, der regelmäßig Menschen infiziert (z. B. Lyme-Borreliose, durch Zeckenstich auf den Menschen übertragen) od. ein hoher Anteil immuner od. aus anderen Gründen nicht infizierbarer u. daher nicht infektiöser Individuen. Vgl. Epidemie; Pandemie.

end|ergon (End-*; Erg-*): (engl.) *endergonic*; energieaufnehmend; Eigenschaft von z. B. chem. Reaktionen, die mit der Aufnahme von freier Energie einhergehen; vgl. exergon.

End|gruppen: (engl.) *end groups*; (chem.) funktionelle Gruppen an den Enden oligo- od. polymerer Naturstoffe od. Laborprodukte; z. B. freie Carboxyl- u. Aminogruppen bei den Aminosäureketten von Proteinen u. Peptiden; wichtig zur Analyse der Eiweißkörper.

End|hirn: s. Telencephalon; Gehirn.

En|di|ole *n pl*: (engl.) *endiols*; org. Verbindungen mit der Gruppe —COH=COH— (z. B. Ascorbinsäure*); instabile E. entstehen z. B. im schwach alkal. Milieu aus Glukose, Mannose u. Fruktose.

Endo-Agar (Shigeru E., Bakteriol., Kioto, 1869–1937) *m*: (engl.) *Endo's agar*; Nährmedium zur Differenzierung von lactosepositiven u. -negativen Enterobacteriaceae*.

Endo|amy|lase (End-*) *f*: syn. Alphaamylase; s. Amylasen.

Endo|blast|tumor (↑; Blast-*; Tumor*) *m*: s. Endotheliom.

Endo|brachy|ösophagus (↑; Brachy-*; Ösophagus*) *m*: (engl.) *endobrachyesophagus*; Barrett*-Ösophagus mit kranialer Verlagerung der Schleimhautgrenze vom Ösophagus zum Magen (s. Abb.); vgl. Brachyösophagus.

Endobrachyösophagus

endo|bronchi|al (↑; Bronchi-*): innerh. des Bronchus*.

Endo|bronchi|al|tubus (↑; Bronchi-*; Tubus*) *m*: (engl.) *endobronchial tube*; Tubus zur selektiven Intubation* des re. od. li. Hauptbronchus; Lagekontrolle durch fiberopt. Bronchoskopie*; **Formen:** E. nach Gordon-Green, Brompton (auch Pallister-Tubus), Macintosh-Leatherdale, Machray, Thompson; **Ind.:** selektive Beatmung* eines Lungenflügels bei lungenchir. Eingriffen (meist durch Doppellumentubus* ersetzt).

Endo|cannabino|ide (↑) *n pl*: (engl.) *endocannabinoids*; Derivate der Arachidonsäure*; körpereigene, dem Δ⁹-Tetrahydrocannabinol* an Indischem Hanf* ähnl. Stoffe, die über membranständige G-Protein-gekoppelte (GPCR) Cannabinoid-Rezeptoren (CB1, CB2) an der Regulation vieler physiol. Reaktionen, v. a. in Gehirn u. Immunzellen, beteiligt sind; **Biosynthese:** aus Membranlipiden (N-Arachidonoyl-Phosphatidylethanolamin bzw. Diacylglycerol) durch Lipasen (Phospholipase D bzw. Diacylglycerollipase) freigesetzt; **Formen:** Anandamid (Arachidonylethanolamid), 2-Arachidonoylglycerol, Noladinether (2-Arachidonylglycerylether), NADA, Virodhamin (O-Arachidonoylethanolamin); **Wirkung:** Anandamid u. 2-Arachidonylglycerol wirken via den CB1-Rezeptor orexigen, wobei Rezeptor- u. Agonist-Konz. im Gehirn durch Leptin, Ghrelin u. Glukokortikoide kontrolliert wird; Einfluss auf Wahrnehmung u. Gedankenverarbeitung, E.-Abbauprodukte: endorphinunabhängige stressinduzierte Analgesie sowie Entzündungshemmung. Vgl. Hunger; Haschisch.

Endo|card|itis lenta (↑; Kard-*; -itis*) *f*: s. Endokarditis.

endo|gen (↑; -gen*): **1.** (engl.) *endogenous*; im Körper selbst entstanden, nicht von außen zugeführt; **2.** aus der bes. Anlage des Körpers hervorgegangen, ohne nachweisbare äußere Ursache von innen heraus entstanden (z. B. bei Psychosen i. S. von weder org. bedingt noch psychogen); Gegensatz exogen.

Endo|kard (↑; Kard-*) *n*: (engl.) *endocardium*; Endocardium; innerste Herzwandschicht (seröse Haut); besteht aus einer Endothelschicht, die einem an elast. Fasern reichen Bindegewebe aufliegt; ihre Duplikatur bildet die Herzklappen. Vgl. Herz.

Endo|kard|fibro|elastose (↑; ↑; Fibr-*; gr. ἐλαστός dehnbar; -osis*) *f*: (engl.) *endocardial fibroelastosis*; Fibroelastosis endocardiaca; Verdickung des Endokards* mit Vermehrung der elast. u. kollagenen Fasern; Hypertrophie auch des Myokards führt zu progressiver Einengung v. a. des li. Ventrikels; häufig Beteiligung von Mitral- bzw. Aortenklappen. **Formen: 1.** angeborene/familiäre E. mit unklarer Ätiol.; **2.** entzündliche/infektiöse E., oft nach intrauteriner Virusmyokarditis (Coxsackie-B-Viren, Paramyxoviren); **3.** sekundäre E. bei Herzfehlern mit erhöhter Druckbelastung, Myokarditis*, Myokardosen* u. degenerativen neuromuskulären Erkr.; **Klin.:** meist akuter (bzw. fulminanter) Verlauf mit irreversibler kardialer Dekompensation, Dyspnoe, Zyanose u. Hepatomegalie innerh. der ersten Lebenswochen od. -monate; nur bei 25 % der Kinder chron. Verlauf mit Herzinsuffizienz u. Dystrophie; **Diagn.:** Echokardiographie*, Herzkatheterisierung* (characterist. Befund bei intrakardialer Druckmessung: frühdiastolischer Dip*, Abb. dort); Endokardbiopsie zur histol. Abgrenzung von anderen Formen der Kardiomyopathie*, röntg. Kardiomegalie; im EKG Zeichen der Linksherzhypertrophie (s. Herzhypertrophie, Tab.) mit schwerer Erregungsrückbildungsstörung; **Ther.:** symptomat. (Herzglykoside*, Diuretika*, ACE*-Hemmer), evtl. Herztransplantation*. Vgl. Endomyokardfibrose.

Endo|kard|fibrosen (↑; ↑; ↑; -osis*) *f pl*: s. Endomyokardfibrose; Endokardfibroelastose.

Endo|kar|di|tis (↑; ↑; -itis*) *f*: (engl.) *endocarditis*; Entz. des Endokards*, die durch Beteiligung des valvulären Endokards zu Herzklappenfehlern* führen kann; **Vork.:** zunehmend nach op. Klappenersatz durch künstliche Herzklappen* (<1 Jahr postoperativ meist Infektion durch Plasmakoagulase negative Staphylokokken, Staphylococcus aureus, Enterokokken) u. durch Ausweitung invasiver intensivmed. Maßnahmen sowie bei i. v. Drogenabhängigkeit (meist Infektion der nichtvorgeschädigten Trikuspidalklappe durch Staphylococcus aureus); früher häufig nicht infektiös bei rheumatischem Fieber*; **Pathol.:** charakteristisches morpholog. Bild bei infektiöser E. sind Klappenulzeration u. bakteriell besiedelten Thromben mit neutrophilen Granulozyten (E. ulcerosa od. thromboulcerosa, s. Abb. 1), bei nichtinfektiöser Genese fibrinöse Entzündungsreaktion mit thrombot. Auflagerungen (E. verrucosa); **Formen: 1. infektiöse** E. (Endocarditis septica); lebensbedrohl. Erkr. durch (meist bakt.) Infektion des Endokards (Herzklappe; Fremdmaterial-assoziiert, z. B. Schrittmacherelektrode od. künstl. Herzklap-

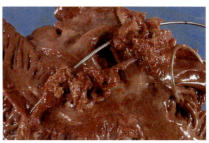

Endokarditis Abb. 1: E. thromboulcerosa an Schrittmacherelektrode und Trikuspidalklappe [26]

pe; parietales atriales od. ventrikuläres Endokard) nach Bakteriämie* (z. B. bei oralchir. Eingriff; auch durch alltägl. Interventionen wie Kauen u. Zähneputzen) v. a. bei bestehender Endothelläsion (z. B. Herzklappenfehler); Klassifikation u. a. nach Aktivität, Sequenz (Erstereignis, Rezidiv, Reinfektion), Lokalisation (Linksherz-, Rechtsherzendokarditis), betroffener Struktur (native kardiale Struktur, intrakardiales Fremdmaterial), mikrobiol. Befund (Erreger); typ. Sympt.: Fieber, Herzgeräusch*; Kompl.: Herzklappenfehler (Dyspnoe), Herzinsuffizienz, art. u. sept. Embolien, Sepsis; Klinik: **a) akute** E. (Häufigkeit zunehmend); akuter bis foudroyanter Verlauf; Fieber meist über 39 °C, Herzgeräusch kann fehlen, art. Embolien v. a. in Gehirn (Bewusstseinsstörung*, fokal neurol. Ausfälle), Niere, Milz, Lunge (Rechtsherzendokarditis); Err.: meist Staphylococcus aureus (i. v. Drogenabhängigkeit, Hämodialyse, Diabetes mellitus, Immunsuppression), seltener Enterokokken, gramnegative Bakterien, Pilze (z. B. Candida-Species); **b) subakute** E. (Häufigkeit abnehmend; veraltete Bez. Endocarditis lenta, Sepsis lenta): protrahierter Verlauf; Fieber um 38 °C bzw. subfebrile Temp., unspezif. Sympt. (Appetitmangel, Gewichtsverlust, Kopfschmerz, Nachtschweiß, Myalgie, Arthralgie), art. Embolien in der Haut (Osler*-Knötchen, Janeway*-Läsionen) mit Petechien an Stamm, Extremitäten, retinal (Roth*-Flecke) u. subkonjunktival am Auge, Herzklappenfehler frühzeitig nachweisbar, Zeichen der Herzinsuffizienz, Anämie, Zyanose, Ikterus, Milztumor; Err.: meist vergrünende Streptokokken ohne Gruppenantigen (häufigster Erreger bei E. von Nicht-Drogenabhängigen, meist nach Zahnextraktion; u. a. Streptococcus mutans, mitis od. sanguinis; s. Streptococcus), auch Plasmakoagulase-negative Staphylokokken (v. a. assoziiert mit künstl. Herzklappen, meist <1 Jahr postoperativ); u. Enterokokken (meist Enterococcus faecalis; zunehmend nosokomiale Infektionen mit multiresistenten Enterokokken); **2. nicht infektiöse** E.; **a) rheumat.** E. (Endocarditis verrucosa rheumatica): immun. Beteiligung der Herzklappen (meist Mitral-, Aortenklappe) bei rheumat. Fieber nach Infektion mit betahämolysierenden Streptokokken der Gruppe A, z. B. nach Angina tonsillaris; **b) seltene Formen:** atyp. verruköse E. i. R. des Libman*-Sacks-Syndroms, Endomyokardfibrosen*, Endocarditis parietalis fibroplastica (syn. Löffler-E., Löffler-Syn-

Endokardkissen

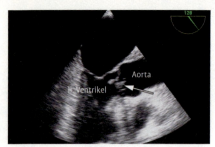

Endokarditis Abb. 2: Vegetation an der Aortenklappe flotierend im Ausflusstrakt des linken Ventrikels (transösophageale Echokardiographie) [81]

> **Endokarditis**
> Kriterien für hochwahrscheinlich besonders schwer verlaufende infektiöse Endokarditis (Deutsche Gesellschaft für Kardiologie)
>
> Endokarditis in Eigenanamnese
>
> künstliche Herzklappe
>
> Herzfehler
>   erworben nach Herztransplantation
>   nicht oder palliativ (Shunt-Operation) operierter angeborener zyanotischer Herzfehler
>   turbulenter Blutfluss im Interponat- bzw. Prothesen-Bereich nach Operation eines angeborenen Herzfehlers
>
> Implantation einer Prothese (6 Monate postoperativ)

drom II; auf die Klappen übergreifende Endokardverdickung ungeklärter Ätiol.), Endokardbeteiligung bei Verbrauchskoagulopathie*, Karzinoidsyndrom*, Spondylitis* ankylosans, rheumatoider Arthritis*; **Kompl.:** kardiogene art. Embolie* u. a.; **Diagn.:** infektiöse E.: gesichert bei positiven Blutkulturen* (wiederholter Nachweis des ident. Erregers; 4–10% der E. bleiben kulturnegativ) mit gleichzeitigem Nachweis der Endokardbeteiligung (Vegetationen) durch die Echokardiographie* (Diagn. u. Verlaufsbeurteilung; v. a. transösophageal, s. Abb. 2), ggf. Serologie (z. B. Coxiella burnetii); unspezif. Parameter der Entzündungsreaktion: BSG beschleunigt, CRP* erhöht, Leukozytose (gering bei subakuter E.) mit Linksverschiebung, Anämie, Abfall der Albumine bei Zunahme der Alpha-2-, später Gammaglobuline; **Ther.:** u. a. erregerspezif. Antiinfektiva parenteral nach aktueller (an jeweilige Erregerresistenz angepasste) Richtlinie bei infektiöser E., Ther. der Grunderkrankung bei nicht infektiöser E.; op. Sanierung (mit mikrobiol. u. histopathol. Untersuchung des entnommenen Gewebes) u. a. bei progredienter Herzinsuffizienz inf. Klappendestruktion (Lungenödem bei akuter Aortenklappeninsuffizienz*); **Proph.:** Mundhygiene u. Antibiotikaprophylaxe nach aktueller, der jeweiligen Resistenzlage angepasster Richtlinie 30–60 Min. vor (ggf. bis zu 2 Std. nach) diagn. od. therap. Eingriffen, bei denen es transitor. zu einer Bakteriämie kommen kann (z. B. Zahnbehandlung, gingivale Manipulaton, Tonsillektomie, Adenotomie, Inzision von Hautabszessen, Herzchirurgie) sowie bakt. Infektionen; **Ind.:** a) erhöhtes Risiko für schwere Verlaufsform einer E. (s. Tab.); b) zusätzl. evtl. bei Pat. mit anamnest. Endokarditisprophylaxe (ohne relevante UAW).

Endo|kard|kissen (↑; ↑): (engl.) *endocardial cushions*; (embryol.) Wucherungen des subendokardialen Bindegewebes an der dorsalen u. ventralen Herzwand (Herzschlauch) im Gebiet des Atrioventrikularkanals, die miteinander sowie mit dem oberen Septum primum u. dem unteren Septum interventriculare verschmelzen; aus dem E. entstehen u. a. Atrioventrikularklappen; **klin. Bedeutung:** sog. Endokardkissendefekt bei Störungen der Entw. der Herzsepten* u. der physiol. Umwandlung des E.; s. Septumdefekt, atrioventrikulärer.

Endo|kranium (↑; Krani-*) *n*: (engl.) *endocranium*; inneres Periost der Schädelknochen, gebildet von der Dura* mater.

endo|krin (↑; -krin*): (engl.) *endocrine*; in das Blut absondernd; s. Drüsen.

Endo|krino|logie (↑; ↑; -log*) *f*: (engl.) *endocrinology*; Lehre von der Morphologie u. Funktion endokriner Drüsen u. von den Hormonen sowie deren Regelungs- u. Wirkungsmechanismen.

Endo|krino|pathien (↑; ↑; -pathie*) *fpl*: (engl.) *endocrinopathies*; Bez. für Krankheiten, bei denen hormonale Störungen ursächlich u. krankheitsbestimmend im Vordergrund stehen; **Urs.:** 1. Erkr. endokriner Drüsen mit: a) vermehrter Hormonproduktion, z. B. bei Hyperplasie des Drüsengewebes, reifen Adenokarzinomen; b) Hormonmangel od. fehlender Hormonproduktion bei Zerstörung endokrin aktiven Drüsengewebes, z. B. inf. von Entz., Fibrose, Autoimmunkrankheiten, durch Tumorinfiltration od. metastat. bedingt, bei gestörter Durchblutung, nach Traumen u. op. Entfernung der Drüse; 2. Störung regulator. Vorgänge; 3. Hormonbildungsstörungen inf. pathol. Enzymsysteme (z. B. bei adrenogenitalem Syndrom); 4. veränderte Ansprechbarkeit der peripheren Erfolgsorgane auf Hormone inf. von Rezeptordefekten (Endorganresistenz, z. B. bei testikulärer Feminisierung); 5. paraneoplastisches Syndrom*. **Sekundäre E.** sind entgleiste hormonale Reaktionen bei ursächl. nicht endokrinen Erkr. (z. B. sekundärer Hyperparathyroidismus bei Calciferolmangel).

Endo|leck: (engl.) *endoleak*; Undichtigkeit nach endovaskulärer Implantation eines Stents* zur Aneurysmaausschaltung; verursacht u. U. Aneurysmawachstum u. -ruptur, da der Aneurysmasack wieder unter systemischen Blutdruck gesetzt wird; **Einteilung:** nach Lok.; **Typ I:** Leck an der proximalen Verankerung des Stentgrafts; **Typ II:** Rückfluss in ehemaliges Aneurysma aus Seitenästen; **Typ III:** Fabrikationsfehler od. Modulunterbrechungen im Graft; **Typ IV:** Porositäten des Graftmaterials.

Endo|limax nana (End-*; gr. λείμαξ Nacktschnecke) *f*: (engl.) *Endolimax nana*; apathogene Darmamöbe des Menschen; ⌀ ca. 10 μm; reife Zysten eiförmig

mit 4 Kernen, ⌀ 8–10 μm. Vgl. Entamoeba; Protozoen.
Endo|lymph|angii̱tis pro|li̱ferans (↑; Lymph-*; Angio-*; -itis*) *f*: s. Lymphangiopathia obliterans.
Endo|lymphe (↑; ↑) *f*: (engl.) *endolymph*; die Flüssigkeit im häutigen Labyrinth; vgl. Innenohr.
Endo|lymph|hydrops (↑; ↑; Hydrops*) *m*: s. Menière-Krankheit.
Endo|metrio̱se (↑; gr. μήτρα Gebärmutter; -osis*) *f*: (engl.) *endometriosis*; Vork. von endometrialen Drüsen u. Stroma außerhalb des Cavum uteri, die v. a. unter Östrogeneinfluss ähnlichen zykl. Veränderungen unterworfen sind wie das Endometrium*; z. T. zusätzlich Östrogenbildung durch Endometrioseherde (inf. pathol. Expression der P450-Aromatase), womit der Wucherungsprozess unterhalten wird; benigne Erkr., organübergreifende Ausbreitung durch infiltratives Wachstum möglich; **Ätiol.:** unklar; mögl. Pathogenesefaktoren: 1. sog. Implantationstheorie: Dislokation (z. B. retrograd tubar, hämatogen) von basalem Endometrium; 2. sog. Archimetrakonzept: unmittelbare Infiltration von basalem Endometrium in das Myometrium (s. Adenomyose), dislozierte Fragmente des basalen Endometriums entwickeln Stammzellcharakter u. formen alle morphol. Elemente des primordialen Uterus (Archimetra); 3. sog. Zölommetaplasietheorie: Metaplasie undifferenzierten Gewebes; **Vork.:** im geschlechtsreifen Alter (ca. 6–8 %); Rückbildung nach der Menopause; eine der häufigsten gyn. Erkr., jährlich ca. 40 000 Neuerkrankungen in Deutschland; **Einteilung:** 1. nach Lok. der Endometrioseherde: a) Endometriosis genitalis interna: innerhalb des Myometriums (s. Adenomyose); b) Endometriosis genitalis externa: innerhalb des kleinen Beckens, aber außerhalb des Uterus (s. Abb. 1 u. 2); c) Endometriosis extragenitalis: außerhalb des kleinen Beckens; in abnehmender Häufigkeit sind befallen: Beckenperitoneum, Ovarien (sog. Schokoladenzyste*), Lig. sacrouterina, Uterus, Septum rectovaginale/Fornix vaginae sowie extragenitale Manifestationen (z. B. Rektosigmoid, Blasenendometriose*). 2. in **Stadien:** s. Tab.; **Sympt.:** v. a. mit dem Menstruationszyklus assoziierte Schmerzen (Dysmenorrhö) von zunehmender Intensität; bei Verwachsungen u. fibröser Gewebeorganisation evtl. Dauerschmerzen, bei retrozervikaler E. Kreuzschmerzen u. Dyspareunie*, Sterilität, Infertilität; **Diagn.:** typ. Anamnese, Inspektion, bimanuelle Palpation, So-

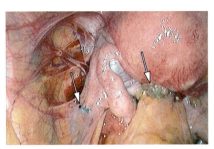

Endometriose Abb. 1: Endometrioseherde in der linken Adnexregion [147]

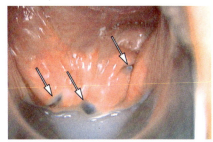

Endometriose Abb. 2: typische E. im hinteren Scheidengewölbe [147]

nographie, Zysto- u. Koloskopie; am sichersten durch Laparoskopie; **Ther.:** keine kausale Ther. od. Prävention mögl.; bei isolierten Herden laparoskop. od. konventionelle op. Entfernung (Goldstandard), bei diffuser Verbreitung od. Inoperabilität Gestagenmonotherapie, monophasisches orales Kontrazeptivum ohne Pause, GnRH*-Rezeptor-Agonisten (mit Begleitmedikation zur Beseitigung hypoöstrogener UAW) zur Induktion einer therapeutischen Amenorrhö*; Dauerbehandlung über mind. 6–9 Monate.
Endo|metri̱tis (↑; ↑; -itis*) *f*: (engl.) *endometritis*; Entz. der Gebärmutterschleimhaut (Endometrium*); **Einteilung:** nach betroffenem Gebärmutteranteil in E. cervicis uteri (Zervizitis*), E. corporis, E. decidualis (selten); **Err.:** häufig: Chlamydia trachomatis, Neisseria gonorrhoeae (s. Gonorrhö), Streptokokken, Anaerobier, Mycobacterium hominis; selten: Mycobacterium tuberculosis (s. Endometritis* tuberculosa); **Ätiopathol.:** vom Endozervixkanal aufsteigende Infektion (Zervizitis*); oft Zwischenstadium für Adnexitis*; Begünstigung der Aszension durch intrauterine Manipulation (z. B. Intrauterinpessar), post partum (E. puerperalis) od. post abortum, od. durch org. Ursachen (Myome, Polypen, Karzinom); häufiger bei HIV-infizierten Frauen; im Alter bei durch Östrogenmangel begünstigter Atrophie des Endometriums (E. senilis); **Klin.:** Menstruationsstörungen, Uterusdruckschmerz; u. U. Fieber, allg. Schwäche, Unterbauchschmerzen; **Kompl.:** Endomyometritis*, Parametritis*, Adnexitis*, Pelveoperitonitis*, Perihepatitis* acuta gonorrhoica; **Diagn.:** Erregernachweis aus Eiter od. Abrasiomaterial; **Ther.:** eine alle mögl. Erreger umfassende Antibiotikakombination, z. B. Ciprofloxacin, Doxycyclin, Metronidazol; Bettruhe, Schmerztherapie, bei unspezif. E. niedrige Östrogendosen.
Endo|metri̱tis tuberculo̱sa (↑; ↑; ↑) *f*: (engl.) *tuberculous endometritis*; Endometritis* durch Infektion mit Mycobacterium* tuberculosis; i. d. R. hämatogene Infektion der Funktionalis (Abstoßung in der Menstruation) od. der Basalis (fortschreitende Infektion mit Tuberkelbildung im Myometrium mögl.); Aszension mögl. (s. Salpingitis tuberculosa). Vgl. Genitaltuberkulose.
Endo|me̱trium (↑; ↑) *n*: (engl.) *endometrium*; syn. Tunica mucosa; Schleimhaut des Corpus uteri; besteht aus einschichtigem hohem Epithel sowie der gefäß- u. zellreichen Lamina propria aus retikulä-

Endometriumbiopsie

Endometriose
Stadieneinteilung nach Revised Classification der American Society for Reproductive Medicine (Abk. rASRM)

Lokalisation	Endometriose	Punkte <1 cm	1–3 cm	>3 cm
Peritoneum	oberflächlich	1	2	4
	tief	2	4	6
Ovar rechts	oberflächlich	1	2	4
	tief	4	16	20
Ovar links	oberflächlich	1	2	4
	tief	4	16	20
Douglas-Obliteration		Punkte		
partiell		4		
vollständig		40		

Lokalisation	Adhäsionen	Punkte <1//3	1//3–2//3	>2//3
Ovar rechts	zart	1	2	4
	fest	4	8	16
Ovar links	zart	1	2	4
	fest	4	8	16
Tube rechts	zart	1	2	4
	fest	4 [1]	8 [1]	16
Tube links	zart	1	2	4
	fest	4 [1]	8 [1]	16

[1] bei vollständigem Einschluss des fimbrienbesetzten Endes der Tube 16 Punkte.
Die Stadieneinteilung ergibt sich aus der Summe der Punkte:
Stadium I: 1–5 Punkte;
Stadium II: 6–15 Punkte;
Stadium III: 16–40 Punkte;
Stadium IV: >40 Punkte

rem Bindegewebe mit tubulären Drüsen; **Einteilung:** in **Basalis** (Regenerationsschicht, der Muskulatur benachbart) u. **Funktionalis** (den zyklischen hormonalen Veränderungen unterworfen). Bei Eintritt einer Schwangerschaft entwickelt sich die Funktionalis zur Dezidua*. Vgl. Menstruationszyklus.
Endo|metrium|bi|opsie (↑; ↑; Bio-*; Op-*) *f*: s. Strichkürettage; Aspirationskürettage.
Endo|metriumhyper|plasie (↑; ↑; Hyper-*; -plasie*) *f*: (engl.) *endometrium hyperplasia*; übermäßige Proliferation der Uterusschleimhaut; mögl. Präkanzerose* des östrogenabhängigen Korpuskarzinom*; **Urs.:** längerfristige Östrogeneinwirkung bei Ausfall des Progesterons; **Einteilung:** s. Tab.; **Ther.:** Gestagene (zykl. od. kontinuierlich, höhere Dosierung bei zunehmendem Entartungsrisiko); bei erneuter Diagn. einer atypischen E. Hysterektomie. Vgl. Hyperplasie, glandulär-zystische; Stromahyperplasie.
Endo|metrium|karzinom (↑; ↑; Karz-*; -om*) *n*: Korpuskarzinom*.
Endo|metrium|sarkom (↑; ↑; Sark-*; -om*) *n*: s. Uterussarkom.

Endometriumhyperplasie
Histologische Einteilung nach WHO

Hyperplasietyp	Entartungsrisiko (%)
Endometriumhyperplasie ohne Atypie	
einfach (glandulär-zystisch) [1]	1
komplex (adenomatös) [2]	3
atypische Endometriumhyperplasie	
einfach (glandulär-zystisch) [1], reichlich eosinophiles Zytoplasma	8
komplex (adenomatös) [2]	30

[1] Drüsen zystenartig oder minimal erweitert
[2] Drüsen verzweigt und unregelmäßig angeordnet

Endo|mitose (↑; gr. μίτος Faden, Kette; -osis*) *f*: (engl.) *endomitosis*; Verdoppelung der DNA u. Spaltung der Chromosomen ohne Auflösung der Kernmembran u. ohne Ausbildung einer Teilungsspindel, wodurch polyploide Kerne mit vielfachen Chromosomensätzen entstehen. Vgl. Mitose.

Endo|myces dermatitidis (↑; Myk-*; Derm-*) *m*: s. Blastomyces dermatitidis.

Endo|myo|kard|fibrose (↑; My-*; Kard-*; Fibr-*; -osis*) *f*: (engl.) *endomyocardial fibrosis*; Abk. EMF; Kollagenose* mit Verdickung des Endokards u. Fibrosierung des Myokards (restriktive Kardiomyopathie*) u. konsekutiver Herzinsuffizienz*; **Vork.:** v. a. in Afrika u. Indien. Vgl. Endokardfibroelastose.

Endo|myo|karditis (↑; ↑; ↑; -itis*) *f*: (engl.) *endomyocarditis*; Komb. von Endokarditis* u. Myokarditis*; **Vork.:** v. a. rheumatisches Fieber*.

Endo|myo|metritis (↑; ↑; gr. μήτρα Gebärmutter; -itis*) *f*: (engl.) *endomyometritis*; vom Endo- auf das Myometrium übergreifende Endometritis*.

Endo|mysium (↑; ↑) *n*: Abk. EMA; s. Muskelgewebe.

endo|nasal (↑; Nasus*): innerh. der Nase.

Endo|neural|scheide (↑; Neur-*): (engl.) *endoneural sheath*; der Schwann*-Scheide der peripheren Nervenfaser* aufliegende feine Hülle, bestehend aus Basalmembran u. Gitterfaserhäutchen; steht mit dem Endoneurium in Verbindung.

Endo|neurium (↑; ↑) *n*: s. Nervenfaser.

Endo|nukleasen (↑; Nucl-*) *f pl*: s. Nukleasen.

Endo|parasit (↑; Parasiten*) *m*: (engl.) *endoparasite*; syn. Entozoon; innerhalb des Organismus einer anderen Species lebender tier. Schmarotzer; E. des Menschen: z. B. Protozoen* u. Helminthes*; Gegensatz Ektoparasit*; vgl. Parasiten.

Endo|peptidasen (↑) *f pl*: s. Proteasen.

Endo|phlebitis (↑; Phleb-*; -itis*) *f*: (engl.) *endovenitis*; Entz. des Endothels einer Vene.

Endo|phlebitis ob|literans (↑; ↑; ↑) *f*: Endophlebitis mit nachfolgender Thrombose*; s. Thrombangiitis obliterans; Mondor-Krankheit.

Endo|phlebitis portalis (↑; ↑; ↑) *f*: s. Pylephlebitis.

Endo|ophthalmitis (↑; Ophthalm-*; -itis*) *f*: (engl.) *endophthalmitis*; Entz. der Augeninnenräume (s. Abb.); **Formen: 1.** bakterielle od. mykotische E. nach perforierender Verletzung, Hornhautulzeration od. intraokularer Op.; kann innerh. von Std. zur Erblindung führen; Ther.: Antibiotika, Vitrektomie; vgl. Panophthalmie; **2.** phakogene E.: einseitige anteriore u. posteriore Uveitis* inf. Autoimmunität* gegen Linsenproteine (phakogene Uveitis); Auftreten u. U. nach extrakapsulärer Katataktextraktion mit Verbleib größerer Linsenreste; Ther.: Entfernung der Linsenanteile, Vitrektomie; vgl. Ophthalmia sympathica.

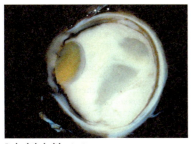

Endophthalmitis [106]

endo|phytisch (↑; Phyt-*): (engl.) *endophytic*; nach innen wachsend; z. B. in das Lumen von Hohlorganen wachsende Tumoren.

Endo|plasma (End-*; -plasma*) *n*: (engl.) *endoplasm*; innerer Zytoplasmaanteil, umgeben von Ektoplasma*.

Endo|prothese (↑; Prothese*) *f*: **1.** (engl.) *endoprosthesis*; Alloendoprothese; (orthop.) Gelenkendoprothese; (Teil-)Ersatzstück eines durch Arthrose od. Fraktur zerstörten Gelenks, das Form u. Funktion übernimmt; meist aus Materialkombinationen bestehend, um die Verankerung (zementiert od. zementfrei) im Knochen zu optimieren u. den Materialabrieb zu minimieren; Anw. im Bereich von Hüft-, Knie- (s. Abb.), Schulter-, Ellenbogen-, Hand-, Fingergelenken u. oberem Sprunggelenk; z. B. Totalendoprothese* der Hüfte mit alloplast. Ersatz von Kopf u. Pfanne bei Koxarthrose; vgl. Osteosynthese; **2.** (chir.) endoskopisch od. transluminal platziertes Kunststoffröhrchen, Tubus* od. Stent* zur Überbrückung od. Drainage bei Stenosen od. Strikturen von Gefäßen od. Ausführungsgängen sezernierender Organe; vgl. Implantate; Prothese.

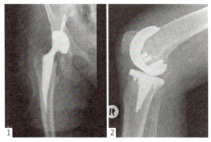

Endoprothese: 1: Totalendoprothese der Hüfte rechts, 2: Totalendoprothese des Knies rechts [88]

Endo|pyelo|tomie (↑; Pyel-*; -tom*) *f*: (engl.) *endopyelotomy*; endoskop. Schlitzung des verengten pelvi-ureteralen Segments bei angeb. od. entzündl. Harnleiterabgangstenose*.

Endo|rem (↑) *n*: MRT*-Kontrastmittel aus Eisen(II,III)-oxid (superparamagnet.); **Verw.:** in der MRT* zum Nachw. von Lebertumoren; **NW:** vorübergehend Rücken- u. Brustschmerzen, Hitzegefühl, Atemnot, Hautrötung, Übelkeit; selten anaphylaktischer Schock u. Bronchospasmus. E. ist eingetragenes Warenzeichen.

Endo|rhachis (↑; Rhachi-*) *f*: (engl.) *dura mater of spinal cord*; äußeres Blatt der Dura mater spinalis; Periost des Wirbelkanals.

End|orphine *n pl*: Kurzbez. für **end**ogene M**orphi**ne; (engl.) *endorphins*; endogene Opiatanaloga; Peptide mit stark analget. morphinähnl. Wirkung, die aus Hypophyse u. Nervensystem isoliert werden können; **Biosynthese:** aus den strukturverwandten Vorläuferproteinen Proopiomelanocortin* (α-, β-, γ-, δ-Endorphin, Met-Enkephalin, Neoendorphine), Proenkephalin (Enkephaline) u. Prodynorphin (Dynorphine); **Wirkung:** als Neurotransmitter, Neuromodulatoren od. Hormone (β-Endorphin u. Enkephaline über μ-, Dynorphin u. Leu-

Endosalpinx

Enkephaline über κ-, Enkephaline über δ-Rezeptoren; vgl. Opioid-Rezeptoren); Steuerung vegetativer Funktionen durch Aktivierung endorphinerger Neurone, z. B. bei Verarbeitung sensor. Afferenzen (analget. Wirkung durch Blockade der Schmerzreizübertragung im Hinterhorn des Rückenmarks; zentrale Modulation der Schmerzempfindung; cave: Berücksichtigung der abnehmenden Endorphinplasmakonzentration im Alter bei Schmerztherapie), Regulation der Körpertemperatur, Kontrolle der hypophysären Inkretion, Steuerung von Antrieb u. Verhalten sowie Hemmung der Darmmotilität.

Endo|salpinx (End-*; Salpinx*) *f*: s. Eileiter.

Endo|skop (↑; Skop-*) *n*: (engl.) *endoscope*; röhren- od. schlauchförmiges Instrument zur Endoskopie*, das mit einem opt. System, bestehend aus Objektiv (als prograde od. Seitenblickoptik) u. Videochip (früher Okular), einer Beleuchtungseinrichtung (v. a. Einspiegelung von Kaltlicht*) u. meist mit Spül- u. Absaugvorrichtungen sowie Kanälen zum Einführen von spez. Instrumenten (z. B. Biopsiezangen, Metallschlingen) ausgestattet ist; **Formen:** starres E. (Metallhohlzylinder) od. flexibles E. (Videoendoskop, früher Fiberendoskop mit Glasfaseroptik*), bei dem u. U. eine Abwinkelung der Instrumentenspitze um bis zu 180° in 2 Ebenen möglich ist (v. a. bei endoskop. Untersuchungen im Bereich des Magen-Darm-Trakts). In Abhängigkeit vom Zweck werden E. versch. Länge u. unterschiedl. Bauart verwendet. Vgl. Endosonographie.

Endo|skopie (↑; -skopie*) *f*: (engl.) *endoscopy*; Ausleuchtung u. Inspektion von Körperhohlräumen u. Hohlorganen mit Hilfe eines Endoskops*; als diagn. E. mit Möglichkeit zur Entnahme einer Gewebeprobe (Biopsie*) zur histol. Untersuchung, evtl. in Komb. mit Röntgendiagnostik (z. B. als ERC; s. ERCP) od. Ultraschalldiagnostik (Endosonographie*) sowie zur Durchführung kleinerer op. Eingriffe unter visueller Kontrolle (z. B. Elektro- od. Laserkoagulation endobronchialer Tumoren, Clipapplikation, endoskop. Polypektomie, Papillotomie, Fremdkörperentfernung, Sklerosierung bzw. Gummibandligatur von Ösophagusvarizen) od. fiberopt. Intubation*. **Formen:** s. Abb.; u. a. Angioskopie*, Arthroskopie*, Bronchoskopie*, Cholangioskopie*, Chromoendoskopie*, Dünndarmendoskopie*, Enteroskopie*, Gastroskopie*, Hysteroskopie*, Koloskopie*, Laparoskopie*, Proktoskopie*, Rektoskopie*.

Endo|skopie, virtuelle (↑; ↑) *f*: (engl.) *virtual endoscopy*; aus einem mit bildgebenden Verfahren* (z. B. CT*, MRT*) gewonnenen Volumen-Datensatz für die interessierende Körperregion (semi-)automatische Erzeugung dreidimensionaler Bilder von Körperinnenräumen (z. B. Bronchialbaum, Dünn- u. Dickdarm); die errechneten Bilder entsprechen dem Bildeindruck einer konventionellen invasiven Endoskopie*; zusätzl. zur Information über das Organlumen liegt auch die Schnittbildinformation über die Wand des Organs u. dessen Umgebung vor. Vgl. 3D-Rekonstruktion.

Endo|som (↑; Soma*) *n*: (engl.) *endosome*; durch Endozytose* entstandenes intrazelluläres Vesikel.

Endo|sono|graphie (↑; lat. *sonare* tönen; -graphie*) *f*: (engl.) *endoscopic ultrasound*; diagn. Verfahren zur intraluminalen Sonographie (s. Ultraschalldiagnostik); **Formen: 1.** i. e. S. EUS (Abk. für endoskop. Ultraschall; s. Endoskopie) zum Ausschluss bzw. zur Beurteilung pathol. Veränderungen von Hohlorganen u. angrenzenden Strukturen; v. a. zur Beurteilung auffälliger Wandprozesse des Gastrointestinaltrakts, bes. Ösophagus, Mediastinum, Magen, Rektum, Anus, i. R. des Stagings*; endobronchial zur Beurteilung mediastinaler u. pulmonaler Erkr. (s. Ultraschall, endobronchialer); transrektal. transvaginal (s. Vaginalsonographie) zur Detektion von Erkr. des Urogenitaltrakts, v. a. der Prostata (s. Prostatasonographie, transrektale) u. der inneren weibl. Genitale, z. B. Myoma* uteri (Abb. 1 dort) od. Extrauteringravidität* (Abb. dort), transösophageal auch i. R. der TEE (s. Echokardiographie); **2.** IVUS (Abk. für intravaskulärer Ultraschall) zur Darstellung von Blutgefäßen; im Gegensatz zur Angiographie* nicht nur das Gefäßlumen, sondern auch die Struktur der Gefäßwand u. arteriosklerot. Wandveränderungen (Beschaffenheit u. Volumen von arteriosklerot. Plaques) beurteilbar; intrakoronar mit Mini-Ultraschallkopf, der i. R. der Herzkatheterisierung* in die Koronararterien* eingeführt wird.

Endo|sporen (↑; Spora*): s. Sporen.

End|ost (↑; Ost-*) *n*: (engl.) *endosteum*; die Knochenbinnenräume auskleidende einschichtige Lage von Bindegewebezellen, unterlagert von retikulären Fasern; die Zellen können sich bei Bedarf zu Osteoblasten* od. Osteoklasten* differenzieren.

Endo|stose (↑; -osis*) *f*: (engl.) *endostosis*; von der Innenseite der Kompakta bzw. Kortikalis nach innen (in Richtung Markraum) gerichtete, überschießende Knochenneubildung; vgl. Hyperostose.

Endo|thel (↑; gr. θηλεῖν aufsprossen, erblühen) *n*: (engl.) *endothelium*; einschichtiges Plattenepithel als Innenauskleidung der Gefäße; vgl. Epithelgewebe.

Endo|theline *n pl*: (engl.) *endothelins*; Abk. ET; vasoaktive Polypeptide mit kurzer HWZ u. lokal begrenzter Wirkung; **Biosynthese:** u. a. in art. Endothelzellen (Autakoid*) aus Proendothelin (38 Aminosäurereste) durch Konversionsenzyme (Abk. ECE); **Formen: 1.** ET-1 (21 Aminosäurereste); **2.** ET-2 (nur in Dünn- u. Dickdarm, minimal im Herz- u. Skelettmuskel sowie im Magen nachweis-

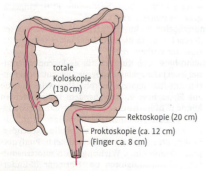

Endoskopie

bar); **3.** ET-3 (wie ET-1 ubiquitär verbreitet). **Regulation:** Stimulation von Produktion u. Freisetzung z. B. durch vaskuläre Scherkräfte, Thrombin, Angiotensin II u. Interleukin 1, Hemmung durch kardiale natriuretische Peptide*; **Wirkung: 1.** Blutflussregulation (funktioneller Antagonismus): **a)** Vasokonstriktion (10- bis 100-mal stärker als Angiotensin II u. Noradrenalin) durch Bindung an ET_A-Rezeptoren glatter Gefäßmuskelzellen; **b)** Vasodilatation über Bindung an ET_B-Rezeptoren von Endothelzellen (u. a. durch Freisetzung von Stickstoffmonoxid* u. Prostacyclin*); **2.** Konstriktion der glatten Muskulatur der Atemwege (E. des Bronchialepithels); **3.** evtl. mitogener Effekt auf glatte Muskelzellen u. best. Nierenzellen; **klin. Bedeutung: 1.** erhöhte Plasmakonzentration bei Hämangioendotheliom, fortgeschrittener Arteriosklerose, Herzinsuffizienz, art. od. pulmonaler Hypertonie; **2.** genet. ET-3-Defekt z. B. bei Waardenburg*-Syndrom Typ IV; **3.** (pharmak.) s. Bosentan, Sitaxentan, Ambrisentan.

Endo|theliom (Endothel*; -om*) *n*: (engl.) *endothelioma*; Endoblasttumor; Neubildung aus Endothelzellen; s. Epitheliom, Mesotheliom, Meningeom.

endo|therm (End-*; Therm-*): (engl.) *endothermal, endothermic*; wärmebenötigend; Eigenschaft einer chem. Reaktion, bei deren Ablauf Energie benötigt wird; die Reaktion verläuft mit sog. negativer Wärmetönung. Vgl. exotherm.

endo|thorakal (↑; Thorax*): (engl.) *endothoracic*; innerh. des Brustkorbs.

Endo|tox|ämie (↑; Tox-*; -ämie*) *f*: (engl.) *endotoxemia*; Einstrom von Membranbestandteilen gramnegativer Bakterien (Endotoxinen) aus dem Darm ins Blut; **Urs.:** minderperfusionsbedingte Permeabilitätserhöhung bei extremer Dauerbelastung untrainierter Personen; kann vereinzelt zu Rhabdomyolyse* u. Nekrosen* (z. B. am Herzmuskel) führen.

Endo|toxine (↑; ↑) *n pl*: s. Toxine.
Endo|toxin|schock (↑; ↑): s. Schock, septischer.
endo|tracheal (↑; Trachea*): innerh. der Luftröhre.
Endo|tracheal|tubus (↑; ↑; Tubus*) *m*: (engl.) *endotracheal tube*; Tubus* für die orale (s. Abb. 1) od. nasale endotracheale Intubation* u. Beatmung* (Sicherung der Atemwege mit Schutz vor Aspiration*); Wahl der Tubusgröße nach anat. Größe des Larynx (v. a. Alter des Pat.); Innendurchmesser (Abk. ID, Angabe in mm) bestimmt Atemwegwiderstand (vgl. Beatmungsdruck). **Formen:** meist

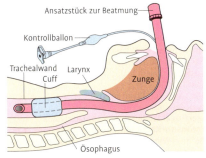

Endotrachealtubus Abb. 1

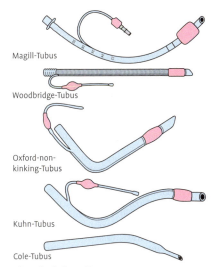

Endotrachealtubus Abb. 2

aus Kunststoff (z. B. PVC, Silikon); i. d. R. blockbar (Abdichtung der Trachea durch Cuff*, meist Niederdruckcuff); spez. Formen (s. Abb. 2) zur oralen u./od. nasalen Intubation: u. a. **1.** Magill-Tubus: leicht gekrümmter Standardtyp; **2.** Woodbridge-Tubus: flexibler Spiraltubus (eingebettete Metallspiralen als Schutz vor Abknicken od. Kompression) zur laryngoskop. Intubation mit Führungsstab (s. Mandrin) od. fiberopt. Intubation; **3.** Oxford-non-kinking-Tubus (Kurzbez. ONK-Tubus, Oxford-Tubus): starrer, rechtwinklig gebogener E. aus Gummi zur orotrachealen Intubation mit Führungsstab; Verw. z. B. bei schwierigen Atemwegen* (schwierige Intubation); **4.** Kuhn-Tubus: S-förmig gebogener orotrachealer E.; **5.** E. ohne Cuff (Cole-, Demming-, Loennecken-E.) für Säuglinge u. Kleinkinder; tracheale Abdichtung (Aspirationsschutz) wegen bes. kindl. Anat. (subglott. Enge). Vgl. Doppellumentubus; Trachealkanüle.

End|oxidase (↑; Ox-*) *f*: s. Zytochromoxidase.
Endo|zervix (↑; Cerv-*) *f*: s. Cervix uteri.
Endo|zytose (↑; Zyt-*; -osis*) *f*: (engl.) *endocytosis*; Aufnahme von Makromolekülen u. Partikeln in gelöster (Pinozytose*) od. fester Form (Phagozytose*) in die Zelle durch einen Vesikulationsvorgang der Zellmembran; dabei entstehen Endosomen. Vgl. Exozytose; Transzytose.

End|platte, motorische: (engl.) *motor end plate*; syn. Muskelendplatte; neuromuskuläre Synapse; Endigungsbereich einer motorischen Nervenfaser (präsynaptische Membran) auf einer Muskelfaser (postsynaptische Membran; s. Abb.); Nervenendigung enthält zahlreiche Vesikel, in denen Acetylcholin* gespeichert ist, das bei Erregung freigesetzt wird (Exozytose*) u. zur Erregung der Muskelmembran (Depolarisation*) u. damit zur Muskelkontraktion führt; Abbau des Acetylcholins durch die Acetylcholinesterase* sowie Diffusion aus dem synaptischen Spalt ermöglichen die Repolarisation der m. E.; Blockierung durch neuromuskulär blockie-

Endplattenpotentiale

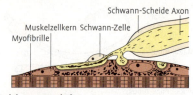

Endplatte, motorische [159]

rende periphere Muskelrelaxanzien*. Vgl. Bahn, motorische.

End|platten|potentiale *n pl*: s. Elektromyographie.

End|strecke: (engl.) *ST-T segment*; (kardiol.) ST*-Strecke u. T*-Welle im EKG*; Endstreckenveränderungen bei Störungen der ventrikulären Erregungsrückbildung (Repolarisation), z. B. unspezif. bei Hypokaliämie*, spezif. bei Herzinfarkt* od. Perikarditis* (bzw. Perimyokarditis).

End|strom|bahn: (engl.) *terminal vessels*; syn. terminale Strombahn; der aus Arteriolen, Kapillaren u. postkapillaren Venen (Venolen) bestehende, die Mikrozirkulation bestimmende Abschnitt des Gefäßsystems (∅ <30 μm); nach hämodynam. Definition der neutrale Bereich des terminalen Kapillarbetts zwischen arteriellem Influx u. venösem Efflux (Wendepunkt des Kreislaufs); Funktion: nutritive Blutversorgung (Stoff- u. Gasaustausch zwischen Blut u. Gewebe), Aufrechterhaltung des thermalen u. Ionenmilieus. Vgl. Schock; Sludge-Phänomen.

End|wirt: (engl.) *definitive host*; Organismus im Lebenszyklus von Parasiten* mit Wirtswechsel* (z. B. Helminthes, Protozoen mit Zweiwirtzyklus), in welchem die sexuelle Reifung u. Vermehrung stattfindet; vgl. Zwischenwirt; Reservewirt.

End-zu-End-Ana|stomose (Anastomose*) *f*: s. Anastomose.

End-zu-Seit-Ana|stomose (↑) *f*: s. Anastomose.

En|ergie (gr. ἐνέργεια Tätigkeit, Wirksamkeit) *f*: (engl.) *energy*; Abk. E; Bez. für die Fähigkeit eines Systems, Arbeit* zu verrichten; SI-Einheit Joule* (J): $1 J = 1 Nm = 1 Ws = 1 V \cdot A \cdot s$. Atomphysikalische Energieeinheit: Elektronvolt* (eV): $1 eV = 1{,}602 \cdot 10^{-19}$ Joule (J).
Energieformen: mechan. (kinet. od. potentielle), elektrische, magnetische, chem., Wärme- u. Kernenergie können ineinander übergehen. Die spez. Relativitätstheorie zeigt in der Einstein-Gleichung die Äquivalenz von Masse (m) u. Energie (E): $E = m \cdot c^2$. Dabei ist c die Lichtgeschwindigkeit im Vakuum. Die Umwandlung von Masse in E. (u. umgekehrt) wird im Bereich ionisierender Strahlung* bei Paarbildung* u. Paarvernichtung* besonders deutlich. Vgl. Energieerhaltungssatz.

En|ergie|abgabe, basale (↑): s. Harris-Benedict-Gleichung; Kalorimetrie.

En|ergie|äqui|valent (↑) *n*: s. Äquivalent, energetisches.

En|ergie|dosis (↑; Dosis*) *f*: (engl.) *absorbed dose*; Formelzeichen D; die durch ionisierende Strahlung* je Massenelement auf Materie übertragene u. dort absorbierte Energie; in Körpergeweben kann die Energie biol. Wirkungen auslösen (s. Äquivalentdosis). SI-Einheit: Gray (Gy) bzw. Joule pro Kilogramm (J/kg), frühere Einheit Rad (rd); $1 Gy = 1 J/kg = 100 rd$; vgl. Dosis.

En|ergie|dosis|leistung (↑; ↑): (engl.) *absorbed dose rate*; auch Energiedosisrate; Formelzeichen Ḋ; Quotient aus Energiedosis (D) u. Zeit (t); $Ḋ = D/t$; SI-Einheit: Gray pro Sekunde (Einheitenzeichen Gy/s); weitere Einheiten: $J/(kg \cdot s) = W/kg$.

En|ergie|erhaltungs|satz (↑): (engl.) *law of conservation of energy*; (physik.) innerh. eines geschlossenen Systems bleibt die Energie* stets konstant, lediglich die Umwandlung versch. Energieformen ineinander ist möglich.

En|ergie|quotient (↑) *m*: (engl.) *energy quotient*; Abk. EQ; Quotient aus Energie- bzw. Kalorienzufuhr u. Körpergewicht* od. -oberfläche.

En|ergie|umsatz (↑): (engl.) *metabolic rate*; Abk. EU; Energieproduktion pro Zeiteinheit bei best. Arbeitsleistung; Summe aus Arbeit u. Wärmeproduktion; der durchschnittl. sog. Nutzeffekt körperl. Arbeit (Kraft×Weg) bei isoton. Muskelkontraktion entspricht ca. 20 % des EU, der Rest erscheint als Wärme; bei isometr. Muskelkontraktion entsteht nur Wärme. Auch Verdauung ist Energie verbrauchende Tätigkeit (spezifisch-dynamische Wirkung* der Nahrungsstoffe). Der EU bei Ruhe wird als Grundumsatz* bezeichnet.

> **Energieumsatz von Erwachsenen pro Tag:**
> bei leichter Betätigung: 6400–11 000 kJ
> (1500–2500 kcal)
> bei schwerer körperlicher Arbeit:
> 15 000–17 000 kJ (3500–4000 kcal)

Bestimmung: Messung des EU durch Bestimmung der Arbeitsleistung (mit Ergometer*) u. der Wärmeproduktion (mit Kalorimetrie*) od. indirekt mit Spirometrie*.

E|nervierung (Ex-*; Nervus*): (neurochir.) Denervierung*.

En-face-Nische (franz. en face gegenüber): (engl.) *en face niche*; (röntg.) eindeutiges morphol. Kriterium eines Wanddefekts des Ösophagus, des Magens, des Duodenums sowie des Jejunums, meist auf ulzeröser Grundlage; rundl. Kontrastmitteldepot in der Aufsicht (en face), umgeben von kontrastarmem Randwall (konzentrisch zur Nische verzogenes Schleimhautfaltenrelief); zusätzl. Darstellung im Profil (Kragenknopfulkus) zur Befundsicherung. Vgl. Ulkus, gastroduodenales; Doppelkontrastmethode; Magen-Darm-Passage.

Enfluran (INN) *n*: s. Inhalationsanästhetika.

Enfuvirtid (INN) *n*: (engl.) *enfuvirtid*; Virostatikum*; Fusions-Inhibitor, der den Eintritt des HIV-1-Viruskapsids in die menschl. Zielzelle verhindert. **Ind.:** Infektion mit HIV*-1 (in Komb. mit anderen antiretroviralen Wirkstoffen bei mehrfach vorbehandelten Pat.); **UAW:** Reaktionen an der Injektionsstelle, Diarrhö, Übelkeit, Asthenie. Vgl. Entry-Inhibitoren.

ENG: Abk. für Elektronystagmographie*, Elektroneurographie*.

Engel|flügel|stellung: s. Scapulae alatae.

Engelmann-Krankheit (Guido E., Orthop., Chir., Berlin, Wien, 1876–1934): s. Camurati-Engelmann-Syndrom.

Engels|trompete: Datura*.

Englische Krankheit: s. Rachitis.
Eng|pass|syn|drom *n*: Nervenkompressionssyndrom*.
En|gramm (En-*; -gramm*) *n*: (engl.) *engram*; Gedächtnisspur; durch häufige Wiederholung derselben Wahrnehmungs- u. Verarbeitungsinhalte entstandene, strukturelle bzw. physiol. Veränderung im Gehirn als biol. Grundlage des menschl. Gedächtnisses*; Verarbeitung von Information führt zu bioelektrischer Erregung der beteiligten Neurone, die bei anhaltender Aktivierung an den synapt. Verbindungen elektrochem. gespeichert u. durch wiederholte Erregungszirkulation konsolidiert werden (Konsolidierung). Durch neuronale Plastizität entstehen so anat. nachweisbare, gebahnte neuronale Netze (Zellensembles), wobei Synapsen sich verändern, vermehren od. komplett neu gebildet werden können (Langzeitpotenzierung). Die durch neuronale Strukturänderungen entstandenen, stabilen u. widerstandsfähigen Engramme können zu einem späteren Zeitpunkt wieder abgerufen werden u. ermöglichen bei erneuter Darbietung bekannter Reize eine schnellere Informationsverarbeitung. **Klin. Bedeutung:** Bildung dauerhafter Engramme bei anterograder Amnesie*, Erinnerung an bestehende Engramme bei retrograder Amnesie* gestört.
Eng|winkel|glaukom (Glaukom*) *n*: s. Glaukom.
Enhancement (engl.) *n*: **1.** Erhöhung, Verstärkung, Beschleunigung; (röntg.) Dichteanhebung (im CT) od. Signalverstärkung (im MRT) von Geweben nach intravasaler Gabe eines Kontrastmittels*; **2.** (immun.) Verhinderung bzw. Verzögerung der Abstoßungsreaktion* nach allogener Transplantation* durch aktive od. passive Immunisierung gegen das Spendergewebe; die spezif. Antikörper blockieren die Transplantatantigene u. verhindern so die Sensibilisierung von T-Lymphozyten od. die Erkennung antigener Strukturen durch zytotox. T-Lymphozyten; **3.** (pharmak.) Verstärkung des Effekts eines Arzneimittels*.
Enhancer (engl. Verstärker): DNA-Sequenzabschnitt, an dem durch Bindung von meist zellspezif. Transkriptionsfaktoren* die Transkription eines Gens verstärkt wird u. der u. U. bis zu Tausende von Basenpaaren vor od. hinter dem Gen liegt; diese Protein-DNA-Interaktion erleichtert in der Promotorregion (s. Promotor) das regulierten Gens die Bindung anderer Transkriptionsfaktoren u. der RNA*-Polymerase. E. wirken unabhängig von Orientierung, Richtung od. Ort des Transkriptionsstarts.
Enkephal-: auch Enzephal-, Encephal-; Wortteil mit der Bedeutung „im Kopf befindlich", Gehirn; von gr. ἐγκέφαλος.
En|kephaline (↑) *n pl*: s. Endorphine.
En|kopresis (En-*; Kopr-*) *f*: (engl.) *encopresis*; sog. Einkoten; willkürliches od. unwillkürliches Absetzen von Stuhl an dafür nicht vorgesehenem Ort (z. T. einhergehend mit Verschmieren); **Vork.:** meist bei Kindern; als Einzelsymptom (z. B. als Überlaufenkopresis bei chron. Obstipation) od. als Teil einer umfassenden Störung, insbes. einer emotionalen Störung od. Störung des Sozialverhaltens; **Formen: 1.** primäre E.: abnorme Verlängerung der normalen infantilen Inkontinenz;

2. sekundäre E.: Kontinenzverlust nach bereits erlangter Darmkontrolle; **3.** absichtl. Absetzen trotz normaler physiol. Darmkontrolle; **Ther.:** Regulierung des Stuhlgangs (ggf. mit Laxanzien), Verhaltenstherapie (mit Toiletten-Training), Biofeedback, Psychotherapie, familienbezogene Intervention. Vgl. Enuresis.
Enolase *f*: Lyase der Glykolyse*; **klin. Bedeutung:** neuronenspezifische E. (Abk. NSE; 78-kDa-Protein); physiol. Vork. in Zellen des disseminierten neuroendokrinen Systems* sowie in Nervenzellen*; diagn. Marker (pathol. erhöhte Konz.) u. a. bei neuroendokrinen Tumoren* (z. B. Insulinom od. bei Cushing-Syndrom), Neuroblastom*, Creutzfeldt*-Jakob-Krankheit; vgl. Chromogranine.
Enol|form: (engl.) *enol form*; Isomer der Ketoform* mit der Gruppe —COH=CH—; vgl. Tautomerie.
En|ophthalmus (En-*; Ophthalm-*) *m*: (engl.) *enophthalmos*; Zurücksinken des Augapfels in die Orbita; **Urs.:** Schwund des orbitalen Fettgewebes durch Abmagerung, Alter od. narbige Schrumpfung, nach Verletzung u. Dislokation der knöchernen Wand (E. traumaticus), z. B. bei Blow*-out-Fraktur; scheinbarer E. beim Horner*-Syndrom durch schmale Lidspalte.
En|ostose (↑; Ost-*; -osis*) *f*: s. Hyperostose.
En|oxacin (INN) *n*: (engl.) *enoxacin*; Antibiotikum aus der Gruppe II der Fluorchinolone (s. Chinolone).
Enoxaparin (INN) *n*: (engl.) *enoxaparin*; niedermolekulares Heparin* zur prophylakt. od. therap. Heparinisierung*.
Enoxi|mon (INN) *n*: (engl.) *enoximone*; Phosphodiesterase*-Hemmer (selektive Hemmung der cAMP-spezif. Phosphodiesterase* 3) zur i. v. Anw.; **Ind.:** hochgradige Herzinsuffizienz* (Kurzzeittherapie).
ensi|formis (lat. *ensis* Schwert; -formis*): schwertförmig.
Ent-: auch Ento-; Wortteil mit der Bedeutung innen; von gr. ἐντός.
Entacapon (INN) *n*: (engl.) *entacapone*; Zimtsäureamidderivat; reversibler COMT*-Hemmer; **Ind.:** Parkinson*-Syndrom (ergänzend zur Standardtherapie mit Levodopa*); **Kontraind.:** MAO-Hemmer, Schwangerschaft, Stillzeit; **UAW:** Dyskinesien, Übelkeit.
Entactin *n*: (engl.) *entactin*; syn. Nidogen; Glykoprotein, das mit der Aminosäuresequenz RDG (Arg-Gly-Asp) an Integrine* bindet; **Vork.:** E.-1 u. -2 nur in der Basalmembran; interagieren mit Basalmembranproteinen Laminin*, Perlecan* u. Typ IV-Kollagen.
Ent|amoeba (Ent-*; Amöben*) *f*: (engl.) *Entamoeba*; Gattung kommensal od. parasitär lebender Rhizopoden (vgl. Protozoen); Fortbewegung durch Pseudopodien; Ektoplasma hyalin, Endoplasma gekörnt u. vakuolisiert; Kern mit kleinem, zentral gelegenem Karyosom u. peripherem Chromatin.
Ent|amoeba coli (↑; ↑) *f*: (engl.) *Entamoeba coli*; apathogene Dickdarmamöbe; Trophozoit ⌀ 20–30 µm, meist viele Vakuolen mit Bakt. u. Partikeln; reife Zysten ⌀ 15–20 µm, ein- bis achtkernig.
Ent|amoeba dis|par (↑; ↑) *f*: (engl.) *Entamoeba dispar*; apathogene Species von Entamoeba, die mit Entamoeba* histolytica einen Artenkomplex bildet;

morphol. sind Zysten u. Trophozoiten von denen von Entamoeba histolytica nicht zu differenzieren, Unterschiede bestehen in Enzymausstattung u. DNA.

Ent|amoeba gingivalis (↑; ↑) *f*: (engl.) *Entamoeba gingivalis*; apathogener Mikroorganismus in der Mundhöhle (Zahnbelag), ⌀ 10–20 µm; bildet keine Zysten.

Ent|amoeba hartmanni (↑; ↑) *f*: (engl.) *Entamoeba hartmanni*; morphol. mit Minutaform von Entamoeba* histolytica ident., jedoch kleinere u. apathogene Darmamöbe; Zyste ⌀ 5–10 µm.

Ent|amoeba histo|lytica (↑; ↑) *f*: (engl.) *Entamoeba histolytica*; syn. Entamoeba dysenteriae, Ruhramöbe; Err. der Amöbiasis*; **Erscheinungsformen: 1.** vegetative pathogene Darmlumenform (**Magnaform**; ⌀ 20–60 µm, gekennzeichnet durch blitzschnelle Ausbildung von Pseudopodien, Trennung von Endo- u. Ektoplasma u. phagozytierte Erythrozyten), bildet Zysten (vgl. Entamoeba dispar); nachweisbar im Stuhl Erkrankter sowie in Geschwüren der Darmwand u. selten in Abszessen versch. Organe; **2.** Dauerform od. Zyste (⌀ 10–15 µm), im reifen, infektiösen Zustand vierkernig, im Stuhl nachweisbar; wird bei Infektion oral übertragen; die Unterscheidung zwischen pathogener E. h. u. apathogener Entamoeba dispar erfolgt durch spezif. Isoenzymmuster od. PCR. Die Gewebeinvasion wird u. a. durch von E. h. gebildete Proteasen ermöglicht. Normaler Colonschleim wirkt protektiv; eine gestörte Schleimsekretion begünstigt die Parasiteninvasion ins Gewebe. **Nachw.:** (mikroskop.) Magnaform in blutigen Schleimflöckchen frischen Stuhls (evtl. rektoskop. entnehmen) im Nativpräparat od. Ausstrich nach Eisen*-Hämatoxylin-Färbung; in Biopsiematerial, z. B. aus Darmulkus, nativ od. histol.; in Sektionsmaterial, u. a. aus dem Wandbereich von Abszessen u. Darmgeschwüren; Zystenanreicherung mit MIFC*; (serol.) Antikörpernachweis durch ELISA, IFT bei invasiver Amöbiasis.

Entartungs|re|aktion *f*: (engl.) *degeneration reaction*; Abk. EaR; Veränderung der normalen elektr. Erregbarkeit von Nerven u. Muskeln als Zeichen einer Schädigung des zweiten motor. Neurons; vgl. Elektrodiagnostik.

Entartung, wachsige: 1. (engl.) *waxy (amyloid) degeneration*; amyloide Degeneration; s. Amyloidose; **2.** (engl.) *Zenker's (hyaline) necrosis*; Zenker*-Muskeldegeneration.

Entbindung: (engl.) *delivery*; syn. für Geburt* gebraucht; rechtl. liegt eine E. vor, wenn ein Kind lebend geboren wird (s. Lebendgeburt) od. ein Totgeborenes (s. Totgeburt) ein Körpergewicht von ≥500 g hat; Totgeborene, die <500 g wiegen, sind Fehlgeburten (s. Abort). Vgl. Entbindung, operative.

Entbindung, operative: (engl.) *operative delivery*; op. Geburtsbeendigung, die neben dem Einsatz versch. Hilfsmittel zur Entwicklung des Kindes (Geburtszange*, Saugglocke zur Vakuumextraktion*) auch Wendungsmanöver (s. Wendung) mit nachfolgender Extraktion u. chir. Eingriffe (Episiotomie*, Schnittentbindung*) umfasst.

Entbindungs|lähmung, kindliche: s. Geburtslähmung.

Entbindungs|lähmung, mütterliche: (engl.) *maternal postnatal paralysis*; Lähmung durch Druck des kindl. Kopfs auf den Plexus lumbosacralis; meist ist nur der N. ischiadicus, oft unter Aussparung des N. tibialis, betroffen.

Entbindungs|pfleger: (engl.) *accoucheur*; offizielle Bez. für männl. nichtärztl. Geburtshelfer; s. Hebamme.

Entdifferenzierung: (engl.) *anaplasia, dedifferentiation*; Umwandlung normal differenzierter Zellen in atyp. Zellen, als vollständige E. (s. Anaplasie) od. partielle E. (s. Dysplasie, epitheliale); vgl. Tumorzellen.

Entecavir (INN): (engl.) *entecavir*; Abk. ETV; Virostatikum* (Guanosin-Nukleosidanalogon*); **Ind.:** chronische Hepatitis* B mit kompensierter Leberfunktion bei nachgewiesener aktiver Virusreplikation, kontinuierl. erhöhten ALT-Werten u. aktiver Leberentzündung u. -fibrose; **UAW:** häufig Übelkeit, Flatulenz, Diarrhö, Dyspepsie, Asthenie, Kopfschmerzen, Insomnie, Schwindel, Müdigkeit, Anstiege von GOT, Amylase u./od. Bilirubin.

Enten|gang: (engl.) *waddling gait*; s. Gangstörungen.

Enten|schnabel|bruch: s. Fersenbeinfraktur.

Enter-: auch Entero-; Wortteil mit der Bedeutung Darm, Eingeweide; von gr. ἔντερον.

enteral (↑): in Bezug auf den Darm.

Enteritis (↑; -itis*) *f*: (engl.) *enteritis*; Darmentzündung; Entzündung der Dünndarmschleimhaut; Vork. auch i. R. einer Gastroenteritis (Mitbeteiligung des Magens) od. Enterokolitis*; **Ätiol.:** meist Infektion mit Viren (Rota-, Noro-, Adeno-, Enteroviren) od. Bakterien bzw. durch deren Toxine, in gemäßigten Klimazonen am häufigsten mit Salmonella enterica Serovar Enteritidis; auch Staphylokokken, Streptokokken, Campylobacter, Escherichia coli, Yersinien; nicht selten als Lebensmittelinfektion; weitere Err.: z. B. Shigella, Salmonella Serovare Typhi u. Paratyphi, Vibrio cholerae; vgl. Gastroenteritis, infektiöse; **Klin.:** Diarrhö (je nach Ätiol. evtl. mit Schleim- od. Blutbeimengung), krampfartige Bauchschmerzen; **Diagn.:** v. a. klin.; bei Verdacht auf infektiöse E. ggf. mikrobiol. Stuhluntersuchung (Erregernachweis; z. T. Antikörperbestimmung mit ELISA u. Western-Blotting-Methode möglich); sehr selten apparativ (v. a. Endoskopie); **Ther.:** symptomat. (v. a. Elektrolyt- u. Flüssigkeitssubstitution), ggf. kausal (z. B. Antibiotika); **DD:** Enteritis* regionalis Crohn, Colitis* ulcerosa.

Enteritis all|ergica (↑; ↑) *f*: allerg. Darmreaktion auf best. Nahrungsmittel, z. B. Milch, Nüsse od. Fisch; vgl. Nahrungsmittelallergie.

Enteritis necroticans (↑; ↑) *f*: sog. Lübecker Darmbrand, Darmbrand; akute nekrotisierende Entz. des Dünndarms, gelegentl. auch des Kolons; **Ätiol.:** Infektion mit Clostridium* perfringens Typ C, wahrscheinl. durch das Betatoxin. Vgl. Gasbrand.

Enteritis regionalis Crohn (↑; ↑; Burrill B. C., Arzt, Connecticut, 1884–1983) *f*: syn. Morbus Crohn, Crohn-Krankheit; Enteritis terminalis; Ileitis terminalis; meist in Schüben verlaufende, chronisch entzündl. Erkr., die alle Abschnitte des Verdauungstrakts einzeln befallen kann; **Häufigkeit:** Inzidenz in Europa 1–6 : 100 000 pro Jahr; meist zwischen 15. u. 35. Lj.; **Lok.:** s. Abb. 1; Ileokolitis (50 %), isolier-

Enteritis regionalis Crohn

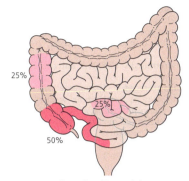

Enteritis regionalis Crohn Abb. 1: Lokalisationen

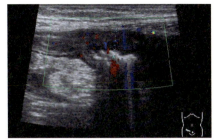

Enteritis regionalis Crohn Abb. 3: Längsschnitt durch terminales Ileum mit segmental verbreiterter entdifferenzierter, echoarmer, hyperperfundierter Wand [149]

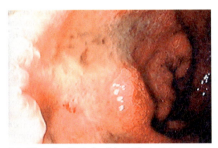

Enteritis regionalis Crohn Abb. 2: Pflastersteinrelief [25]

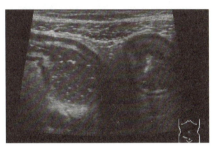

Enteritis regionalis Crohn Abb. 4: terminales Ileum, prästenotische Erweiterung [149]

ter Dünn- u. Dickdarmbefall (jeweils ca. 25 %), Ösophagus u. Magen (makroskop. 1–4 %); nichtgastrointestinal: z. B. am Auge u. artikulär (s. u. Kompl.); **Ätiol.:** multifaktoriell, immun. Dysregulation, genet. (polygene Disposition), Störung der mikrobiellen Flora, intestinaler Barrieredefekt; **Pathol.:** Im Gegensatz zur Colitis* ulcerosa sind die entzündl. Veränderungen diskontinuierl. (sog. skip lesions) u. transmural u. zeigen aphthöse Läsionen, fissurale Ulzera zwischen ödematös aufgetriebenen Schleimhautinseln (sog. Pflastersteinrelief, s. Abb. 2); charakterist. sind Fisteln (in ca. 35 %). **Klin.:** rechtsseitige u. periumbilikale Bauchschmerzen (90 %), Diarrhö (90 %, selten blutig), Gewichtsverlust (60–75 %), Fieber (33–70 %), perianale Abszesse u. Fisteln (15 %), Subileus (20–35 %); Vergleich zu Colitis ulcerosa: s. Tab.; extraintestinale Manifestationen ähnl. denen bei Colitis ulcerosa; **Kompl.:** Fisteln, Kurzdarmsyndrom, Kachexie, kolorektales Karzinom (erhöhtes Risiko nach ≥10 Jahren); extraintestinale Manifestationen: Erythema* nodosum, Pyoderma gangraenosum, Arthralgien, enterogene Spondylarthritis, Iritis, Iridozyklitis, Uveitis, Pankreatitis, primär sklerosierende Cholangitis; **Diagn.:** labordiagn. allg. Entzündungszeichen, Ultraschalldiagnostik (verdickte Darmwand, s. Abb. 3, 4, 5 u. 6), Endoskopie, Kapselendoskopie, Dünndarm-Doppel-

Enteritis regionalis Crohn
Unterschiede und Gemeinsamkeiten der beiden chronisch-entzündlichen Darmerkrankungen

Symptom	Enteritis regionalis Crohn	Colitis ulcerosa
Fieber	häufig	selten
Bauchschmerzen	häufig	oft (als Tenesmen)
Diarrhö	häufig (selten blutig)	meistens (häufig blutig)
Gewichtsverlust	häufig	selten
Anorexie	häufig	selten
Wachstumsverzögerung	häufig	selten
perianale Entzündung	häufig	selten

Enteritis terminalis

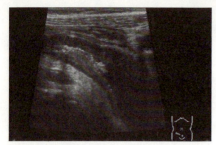

Enteritis regionalis Crohn Abb. 5: terminales Ileum mit fadendünner Stenose, vorgeschaltetes Segment dilatiert [149]

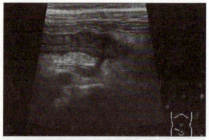

Enteritis regionalis Crohn Abb. 6: fistelartige Flüssigkeitsstraße zwischen Appendixspitze und terminalem Ileum bei Mesenteritis [149]

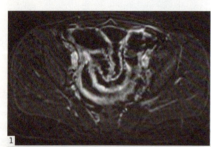

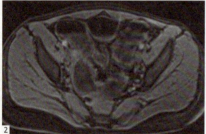

Enteritis regionalis Crohn Abb. 7: MRT; T2 gewichtet bzw. nach Kontrastmittelgabe deutliches Enhancement im terminalen Ileum [149]

kontrastuntersuchung (Sellink); CDAI* zur Beurteilung der klin. Aktivität; s. Abb. 7; **Ther.:** Glukokortikoide, Sulfasalazin, Mesalazin, Antibiotika,

Immunsuppressiva (Azathioprin, Methotrexat), TNF*-Blocker (Infliximab), enterale Formuladiät; chir. sparsame Resektion; **DD:** Colitis* ulcerosa, Tuberkulose*, Appendizitis*, Enteritis* (v. a. Yersiniose).

Enteritis termin<u>a</u>lis (↑; ↑) *f*: s. Enteritis regionalis Crohn.

Entero|ana|stomose (↑; Anastomose*) *f*: (engl.) *enteroanastomosis*; op. Verbindung zweier Darmabschnitte (Formen: s. Anastomose, Abb. dort); z. B. nach Resektion od. zur Umgehung eines auszuschaltenden Darmstücks. Vgl. Braun-Enteroanastomose.

Entero|b<u>a</u>cter (↑; Bakt-*) *m*: Gattung gramnegativer, peritrich begeißelter, aerober Stäbchenbakterien der Fam. Enterobacteriaceae* (vgl. Bakterienklassifikation), Voges*-Proskauer-Reaktion positiv; **Vork.:** ubiquitärer Boden-, Wasser- u. Pflanzenkeim; im Intestinaltrakt von Mensch u. Tier; E. aerogenes, E. cloacae, E. agglomerans u. E. sakazakii sind opportunistische Erreger* von Harnweginfektionen, Pneumonie, Meningitis u. Sepsis.

Entero|bacteri<u>a</u>ceae (↑; ↑) *fpl*: (engl.) *Enterobacteriaceae*; Fam. gramnegativer, meist bewegl., fakultativ anaerober Stäbchenbakterien (vgl. Bakterienklassifikation) mit großer Stoffwechselaktivität u. Invasinen, Endo- u. Exotoxinen als Pathogenitätsfaktoren; Err. von intestinalen Infektionen, v. a. Nosokomialinfektionen*; **Vork.:** ubiquitär, v. a. im Intestinaltrakt von Mensch u. Tier; **Einteilung:** in 43 Gattungen nach Antigenpräsenz, biochem. Leistungen u. genotyp. Zuordnung; z. B. Escherichia, Shigella, Salmonella, Citrobacter, Klebsiella, Enterobacter, Erwinia, Serratia, Hafnia, Edwardsiella, Proteus, Providencia, Morganella u. Yersinia.

Entero|b<u>i</u>asis (↑; Bio-*; -iasis*) *f*: (engl.) *enterobiasis*; syn. Oxyuriasis; Darminfektion mit Enterobius* vermicularis; bei Kindern häufiger als bei Erwachsenen; **Sympt.:** Analpruritus, Stuhldrang, Proktitis, Analekzem, Gewichtsverlust, gelegentl. Enterobius-Appendizitis; **Diagn.:** Wurmeiernachweis*: Analabdruck mit transparentem Klebeband (in 50 % positiv, s. Abb.), bei Reihenuntersuchungen Zellophan-Klebestreifen-Methode (am Morgen auf Perianalregion drücken, abziehen, auf Objektträger kleben u. bei schwacher Vergrößerung mikroskopieren); Wurmeinachweis im Stuhl (nur 5 % positiv); **Ther.:** Mebendazol*, Albendazol*. Vgl. Nematodeninfektion.

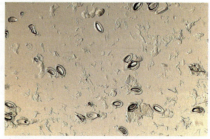

Enterobiasis: Klebeband-Abdruck von der Analregion, Länge der Eier ca. 50 μm [4]

Entero|bius vermicularis (↑; ↑) *m*: (engl.) *Enterobius vermicularis*; syn. Oxyuris vermicularis, Madenwurm; zu den Nematodes* zählender Darmparasit im untersten Dünndarm, im Blinddarm (Wurmfortsatz) u. Dickdarm; ♂ 2–5 mm lang, mit eingerolltem Hinterende, ♀ 9–12 mm mit nadeldünnem Schwanz; **Entw.**: Ablage der Eier in den Analfalten durch auskriechende Weibchen (meist nachts); innerh. weniger Std. Entw. infektiöser Larven, die auf der Oberfläche der Fäzes zu sehen sind; **Infektion** peroral durch Nahrungsmittel, verunreinigte Wäsche u. a.; nach Aufnahme larvenhaltiger Eier schlüpfen Larven im Dünndarm u. entwickeln sich nach 3 Häutungen zu Adultwürmern; Lebensdauer ca. 3 Mon.; durch Autoinfektion (Juckreiz, After-Finger-Mund-Weg) kann es zu starkem Befall kommen (s. Enterobiasis). **Vork.**: weltweit in gemäßigten Zonen.
Entero|coccus (↑; Kokken*) *m*: s. Enterokokken.
Entero|gastron (↑; Gastr-*) *n*: veraltet für GIP*.
entero|gen (↑; -gen*): (engl.) *enterogenous*; im Darm entstanden, vom Darm ausgehend.
Entero|gluc|agon (↑; Glyk-*; gr. ἄγων treibend, führend) *n*: s. GLP.
Entero|hormone (↑; Horm-*) *n pl*: gastrointestinale Hormone*.
Entero|klysma (↑; Klysma*) *n*: **1.** (engl.) *enteroclysis, enema*; i. e. S. **a)** Verfahren zur Verabreichung von Pharmaka od. Nährlösungen in den Dünndarm; **b)** (röntg.) antegrader Einlauf von Kontrastmitteln i. R. der Sellink*-Untersuchung; **2.** i. w. S. Klistier*.
Entero|kokken (↑; Kokken*) *n pl*: (engl.) *enterococci*; Gattung grampositiver, unbewegl., sporenloser Kokken der Fam. Enterococcaceae; **Vork.**: im Darm von Mensch u. Tier; **Einteilung**: nach Antigenstruktur (s. Lancefield-Einteilung) u. Hämolysefähigkeit; wichtige humanpathogene **Species** sind Enterococcus faecalis, Enterococcus faecium u. Enterococcus durans (verursachen Nosokomialinfektionen*). E. verfügen über ein spez. System zum Einfangen von Plasmiden* (sog. Sexpheromon-System) u. können eine ausgeprägte Antibiotikaresistenz besitzen, z. B. Vancomycin-resistente Enterokokken (VRE*).
Entero|kokken|pneumonie (↑; ↑; Pneum-*) *f*: (engl.) *enterococcal pneumonia*; (meist) lobäre Pneumonie* mit (überwiegend) subakutem Verlauf; **Err.**: Enterococcus faecalis u. Enterococcus faecium; **Ther.**: Ampicillin in Komb. mit Aminoglykosid-Antibiotika; cave: zunehmende Antibiotikaresistenz.
Entero|kolitis (↑; Kol-*; -itis*) *f*: (engl.) *enterocolitis*; Entzündung der Dünn- u. Dickdarmschleimhaut; häufig infektiös; vgl. Gastroenteritis, infektiöse; Enteritis; Kolitis.
Entero|kolitis, isch|ämische (↑; ↑; ↑) *f*: s. Kolitis, ischämische.
Entero|kolitis, post|anti|biotische (↑; ↑; ↑) *f*: s. Kolitis, Antibiotika-assoziierte.
Entero|kystom (↑; Kyst-*; -om*) *n*: Enterozyste*.
Enteron (↑) *n*: Darm, insbes. Dünndarm.
Entero|pathia lymph|angi|ec|tatica (↑; -pathie*) *f*: s. Enteropathie, exsudative.
Entero|pathie (↑; ↑) *f*: (engl.) *enteropathy*; allgemeine Bez. für Darmerkrankung.
Entero|pathie, ex|sudative (↑; ↑) *f*: (engl.) *protein-losing enteropathy*; syn. Eiweißverlustsyndrom, Gordon-Syndrom, eiweißverlierende Gastroenteropathie; erworbener od. angeb. massiver Proteinverlust durch Übertreten von Plasmaproteinen in das Darmlumen (v. a. Exsudation von Albumin, aber auch Globulinen einschließlich Immunglobulinen u. Lipoproteinen u. anderen großmolekularen Serumbestandteilen); **Ätiol.**: unbekannt, evtl. gestörter Lymphabfluss od. vermehrte Lymphbildung; keine nosolog. Einheit, sondern Kompl. vieler Erkrankungen unterschiedl. Ätiol. u. Lokalisation; exsudative Enteropathie i. e. S.: intestinale Lymphangiektasie durch angeb. od. erworbene Fehlbildung bzw. Verschluss des Lymphsystems (Enteropathia lymphangiectatica) od. bei Ménétrier*-Syndrom; **Klin.**: Ödeme (inf. Hypoproteinämie), Hypalbuminämie, Hypo- od. Achlorhydrie; **Diagn.**: Nachweis der Proteinausscheidung durch radioaktiv markierte Makromoleküle; s. Gordon-Test.
Entero|pathie, Gluten induzierte (↑; ↑) *f*: s. Zöliakie.
Entero|pathie, hämor|rhagische (↑; ↑) *f*: (engl.) *hemorrhagic enteropathy*; Krankheitsbild, das bei alten Pat. auftritt u. morphol. das Bild des hämorrhag. Darminfarkts bei Fehlen eines Gefäßverschlusses zeigt; **Urs.**: Mangelversorgung des Darms durch Kreislaufumstellung bei meist kardialem Schock; **Progn.**: Letalität nahezu 100 %.
Entero|pathie, isch|ämische (↑; ↑) *f*: (engl.) *ischemic enteropathy*; Hypoxie* od. Anoxie* der Darmwand aufgrund einer arteriellen Minderdurchblutung; vgl. Angina abdominalis.
Entero|peptidase *f*: (engl.) *enteropeptidase*; Protease* der Duodenalmukosa, die nach Sekretion in das Darmlumen Trypsinogen zu Trypsin* spaltet; vgl. Hormone, gastrointestinale.
Entero|pexie (Enter-*; -pexie*) *f*: (engl.) *enteropexy*; Annähen des Darms od. anderer (gesenkter) Eingeweideorgane an fixe Stellen, z. B. Bauchwand. Vgl. Gastropexie; Kolopexie; Rektopexie.
Entero|ptose (↑; -ptose*) *f*: (engl.) *enteroptosis*; Darmsenkung; Eingeweidesenkung als Folge verminderter Spannung der Gewebe, z. B. nach Abmagerung*, Entbindung*, Aszites*.
Entero|skopie (↑; -skopie*) *f*: (engl.) *enteroscopy*; Endoskopie* von Jejunum u. Ileum.
Entero|spasmus (↑; Spas-*) *m*: (engl.) *enterospasm*; Darmkrampf; Spasmus* der Darmmuskulatur; vgl. Tenesmus.
Entero|stenose (↑; Steno-*; -osis*) *f*: s. Darmstenose.
Entero|stomie (↑; -stomie*) *f*: (engl.) *enterostomy*; op. Anlage einer Anastomose zwischen 2 Darmanteilen bzw. i. e. S. eines Anus* praeternaturalis; endoskopische od. op. Anlage einer perkutan ausgeleiteten Katheters zum Dünndarm als Ernährungsfistel in Form einer endoskopisch kontrollierten perkutanen Jejunostomie*. Vgl. Enteroanastomose.
Entero|tom (↑; -tom*) *n*: (engl.) *enterotome*; Einflussgebiet des Spinalnervs im Bereich der Eingeweide; vgl. Dermatom, Segment, spinales.
Entero|toxine (↑; Tox-*) *n pl*: (engl.) *enterotoxins*; auf den Verdauungskanal wirkende Exotoxine von Bakterien versch. Gattungen (z. B. Staphylococcus, Vibrio, Shigella, Pseudomonas, Escherichia); die E. (A–E) der Stämme von Staphylococcus* aureus

sind relativ thermostabil, so dass sie bei der übl. Zubereitung von Speisen nicht zerstört werden. **Nachw.:** serologisch. Vgl. Lebensmittelvergiftung; Toxine; Aflatoxine; Superantigene.

Entero|virus (↑; Virus*) *n*: zu den Picornaviridae* gehörendes Genus säurestabiler, enteropathogener RNA-Viren; weltweit bei Mensch, Nagern, Schwein, Rind u. versch. Affenarten verbreitet; Infektion verlaufen häufig inapparent od. mit v. a. gastrointestinaler Symptomatik; **Einteilung:** Poliomyelitis*-Viren (Typ 1–3), Coxsackie*-Viren (Subgruppe A: 23 Serotypen, Subgruppe B: 6 Serotypen), ECHO*-Viren (31 Serotypen); neuere Enterovirusisolate wurden als humane Enteroviren klassifiziert (Serotyp 68–71). **Übertragung:** v. a. durch fäkal-orale Schmier- u. Tröpfcheninfektion; **Infektionsprophylaxe:** Impfung bisher nur gegen Poliomyelitis-Viren; Pleconaril u. a. sog. Canyon-Blocker antiviral wirksam.

Entero|zele (↑, -kele*) *f*: (engl.) *enterocele*; Darmbruch; Hernie* mit Darm als Bruchinhalt.

Entero|zyste (↑, Kyst-*) *f*: **1.** (engl.) *enterocyst*; syn. Enterokystom; Dottergangzyste, die von einem persistierenden, intermediären Anteil des Ductus* omphaloentericus ausgeht u. mit Magen- od. Darmschleimhaut ausgekleidet ist; **2.** allg. Bez. für jede aus Magen- od. Darmanteilen entstandene Zyste.

Entfaltungs|knistern: (engl.) *atelectatic rales*; inspirator. Rasselgeräusch über den bei bettlägerigen Pat. zusammengedrückten unteren Lungenteilen (hörbar bei den ersten tiefen Atemzügen nach dem Aufrichten); im Gegensatz zur Crepitatio* verschwindet die E. nach ein paar Atemzügen.

Entgiftung: 1. (engl.) *detoxification*; syn. Detoxifikation; (physiol.) im Gegensatz zur Giftung* erwünschtes Ergebnis der Biotransformation*; **2.** Detoxikation*; **3.** (psychiatr.) s. Entziehung.

Enthaarung: Depilation; s. Epilation.

Enthemmung: 1. (engl.) *exaltation, disinhibition*; (neurophysiol.) Steigerung der neuronalen Erregbarkeit inf. Ausfalls des hemmenden Einflusses von Nervenzentren od. Interneuronen; **2.** (psychol.) Freisetzung von Affekten* bei Wegfall von Hemmungsmechanismen; **Vork.:** z. B. bei Intoxikationen (Alkohol u. a.), Psychose, Manie od. Schädelhirntrauma. Vgl. Rausch.

En|thesio|pathie (gr. ἔνθεσις das Hineinlegen; -pathie*) *f*: s. Tendopathie.

Enthirnung: Dezerebration*.

Enthirnungs|starre: Dezerebrationsstarre*.

Entlastungs|naht: s. Nahtmethoden.

Entlastungs|syn|drom *n*: (engl.) *post-stress disorder*; auch Entziehungssyndrom; Bez. für physische u. psychische Störungen, die bei Sportlern durch plötzl. Einstellung eines lange Zeit intensiv betriebenen Trainings ausgelöst werden.

Entlausung: (engl.) *delousing*; Entfernen von Kleider-, Kopf- u./od. Filzläusen (vgl. Läuse) einschließl. der Eier (Nissen) vom Körper, aus Kleidung u. Räumen; s. Pedikulose.

Entmündigung: (engl.) *incapacitation*; veraltete Bez. für Betreuung*; s. Einwilligungsvorbehalt.

Ento|derm (Ent-*; Derm-*) *n*: (engl.) *entoderm*; (embryol.) inneres der 3 embryonalen Keimblätter*, aus dem sich Epithelien des primitiven Darms, der Allantois u. des Dottersacks bilden (primäres E.) u. das in der weiteren Entw. als sekundäre (intraembryonales) E. die Epithelien des Magen-Darm-Trakts u. des Respirationstrakts, das Parenchym von Tonsillen, Schilddrüse, Nebenschilddrüsen, Thymus, Leber u. Pankreas, die Epithelien von Harnblase u. Urethra, Paukenhöhle u. Tuba auditiva Eustachii bildet; vgl. Embryogenese (Abb. dort).

En|tomo|logie (gr. ἔντομος eingeschnitten; -log*) *f*: (engl.) *entomology*; Insektenkunde, Kerbtierkunde; vgl. Arthropoden.

Entomo|phthoro-Mykosen (Myk-*; -osis*) *fpl*: (engl.) *entomophthora mycoses*; chron. Schimmelpilzinfektionen, die auf die Arten Basidiobolus haptosporus, Entomophthora coronata u. Conidiobolus incongruus zurückzuführen sind; nach Eindringen der Err. durch Wunden od. über die Atemwege kommt es zur Ausbildung subkutaner, nasaler od. pulmonaler Granulome. **Ther.:** Cotrimoxazol, Amphotericin B. Vgl. Mucor-Mykosen.

ent|otisch (Ent-*; Ot-*): (engl.) *entotic*; im Innern des Ohrs.

Ento|zoon (↑, gr. ζῷον Tier) *n*: Endoparasit*.

Ent-Plasmide *n pl*: s. Plasmide.

Entrapment-Syn|drom (engl. to entrap in einer Falle fangen) *n*: (engl.) *entrapment*; Kompressionssyndrom einer Arterie (z. B. A. poplitea, A. brachialis) durch atyp. Verlauf des Gefäßes, atyp. Muskelansätze u. a.

En|tropium (gr. ἐντρέπειν umwenden) *n*: (engl.) *entropion*; Einwärtskehrung der Lidränder, meist des Unterlids (s. Abb.); **Formen: 1.** E. spasticum durch Krampf des M. orbicularis oculi bei Entz. des Auges; **2.** E. cicatriceum durch Narbenzug nach Verbrennung, Verätzung od. Entz. (z. B. Trachom*, Pemphigus, Diphtherie*); **3.** E. congenitum durch Hypertrophie der Randzone des M. orbicularis oculi; **4.** E. senile durch Erschlaffung der Lidretraktoren im Alter; **Kompl.:** Trichiasis, Entz., Ulkus.

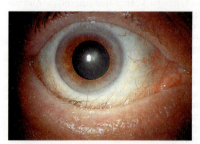

Entropium: des Unterlids [106]

Entry-Inhibitoren *m pl*: (engl.) *entry inhibitors*; Gruppe von Arzneimitteln zur Behandlung der HIV-Infektion; **Wirkung:** verhindern den Eintritt von HIV in die Zielzellen entweder über Hemmung der Bindung von HIV über das Hüllprotein an den CD4-Rezeptor (Attachment-Inhibitoren), über Hemmung der Bindung an Korezeptoren (CCR5*-Rezeptor od. CXCR4-Rezeptor; s. Maraviroc) mit anschl. Konformationsänderung (Co-Rezeptor-Inhibitoren) od. über Hemmung der Fusion von Vi-

rus u. Zelle (Fusions-Inhibitoren, z. B. Enfuvirtid*).
Entseuchung: s. Dekontamination.
Entspannungs|phase (Phase*) *f*: s. Diastole.
Entspannungs|verfahren, psycho|therapeutische: (engl.) *psychotherapeutic relaxation techniques*; Methoden der körperorientierten Psychotherapie*, die zur Vermittlung willentl. Entspannung eingesetzt werden; die angestrebte Entspannungsreaktion umfasst Gefühle, Gedanken u. körperl. Vorgänge; **Formen: 1.** Autogenes* Training; **2.** progressive Muskelrelaxation* nach Jacobson; **3.** Biofeedback*; **4.** meditative u. imaginative Methoden.
Entstauungs|therapie, kom|plexe physikalische *f*: (engl.) *complex hemostasis therapy*; Abk. KPE; Kombinationsbehandlung aus manueller Lymphdrainage*, Physiotherapie u. Kompressionsverband; **Anw.:** bei postoperativem/traumatischem Ödem od. Lymphödem* u. bei Schwellungen i. R. phlebologischer Erkrankungen.
Entwesung: (engl.) *disinfestation*; Desinfestation; Maßnahme zur Vernichtung schädl. Kleintiere u. Insekten (Desinsektion), die Gesundheits-, Wohnungs-, Haus-, Lebensmittel-, Vorrats- u. Pflanzenschädlinge sind.
Entwicklung, psycho|sexuelle: (engl.) *psychosexual development*; Sammelbez. für die psych. Prozesse, die von der Geburt bis zum Abschluss der Adoleszenz zur Ausformung der individuellen Erwachsenensexualität führen; i. e. S. auch eingeschränkt für die psych. Veränderungen i. R. der Pubertät*, i. w. S. gelegentl. erweitert auf die lebenslang stattfindenden Anpassungsprozesse hinsichtl. sexueller Bedürfnisse u. Sexualverhalten; psychoanalyt. Einteilung in Entwicklungsphasen*, wobei Störungen im Verlauf dieser Entw. in Verbindung zu psych. Störungen im späteren Leben gebracht werden.
Entwicklungs|a|kalkulie (A-*; lat. calculus Rechenstein, Berechnung) *f*: s. Dyskalkulie.
Entwicklungs|dys|graphie (Dys-*; -graphie*) *f*: s. Lese-Rechtschreib-Störung.
Entwicklungs|dys|lexie (Dys-*; gr. λέγειν lesen) *f*: s. Lese-Rechtschreib-Störung.
Entwicklungs|dys|phasie (Dys-*; gr. φάσις Sprechen) *f*: Dysgrammatismus*.
Entwicklungs|phasen (Phase*) *fpl*: (engl.) *developmental phases*; Zeitabschnitte der menschl. Entwicklung u. Reifung, die nach versch. Kriterien definiert werden können; **1.** Einteilung nach vorwiegend somat. Kriterien; s. Lebensabschnitte; **2.** (psychol.) Einteilung in kognitive E. hinsichtl. der Entw. der kognitiven Funktionen u. des Denkens (J. Piaget) in: **a)** sensomotorische Phase: Säuglingsalter, Erwerb prakt. Intelligenz u. sog. Objektpermanenz mit Vorstellungsvermögen eines nicht präsenten Objekts; **b)** präoperationale Phase: 3.–6. Lj., Erwerb von Symbolfunktionen, z. B. Sprache; vgl. Sprachentwicklung; **c)** konkret-operationale Phase: 6.–10. Lj., Erlernen reversibler mentaler Operationen; **d)** formal-operationale Phase: 12.–18. Lj., Erwerb der Fähigkeit zu hypothetischem u. deduktivem Denken; **3.** Einteilung in psychosoziale E. hinsichtl. der psychosozialen Entw. (H. Erikson) in Phasen der Entw. von: **a)** Urvertrauen vs. Misstrauen (1. Lj.); **b)** Autonomie vs. Scham u. Zweifel (1–3,5 Jahre); **c)** Initiative vs. Schuldgefühl (4–6 Jahre); **d)** Werksinn vs. Minderwertigkeitsgefühl (6 Jahre bis Pubertät); **e)** Identität vs. Rollenkonfusion (Pubertät bis frühes Erwachsenenalter); **4.** (psychoanalyt.) Einteilung hinsichtl. einer angenommenen psychosexuellen Entw. in **a)** orale Phase: bis 18. Lebensmonat, Befriedigung findet primär beim Saugen an der Mutterbrust statt; **b)** anale Phase: 18.–36. Lebensmonat, Lust am Ausscheiden u. Zurückhalten der Exkremente; **c)** phallische Phase: ab 4. Lj., sexuelles Interesse am gegengeschlechtl. Elternteil, u. U. Entstehung von Ödipus- bzw. Elektra-Komplex (vgl. Komplex); **d)** Latenzphase, in der es bis zur Pubertät zur generellen Verdrängung sexueller Wünsche kommt; **e)** genitale Phase (Erwachsenenalter) mit dominierendem genitalem Lustgewinn.
Entwicklungs|psycho|logie (Psych-*; -log*) *f*: (engl.) *developmental psychology*; Teilgebiet der Psychologie*, das die menschl. Entw., die typ. Probleme einzelner Lebensabschnitte* u. die Entw. spezif. Funktionen (z. B. Wahrnehmung, Motorik) über die gesamte Lebensspanne hinweg beschreibt.
Entwicklungs|störungen, psycho|sexuelle (engl.) *psychosexual development disorders*; Sammelbez. für Störungen der psychosexuellen Entwicklung*, die zu abweichendem Sexualempfinden* od. Sexualverhalten* führen können; **Urs.:** genetische od. hormonale Urs. lassen sich bisher nicht mit eindeutigen Folgen in Verbindung bringen; eher soziale Einflüsse (Prägungen u. Lernerfahrungen) im Verlauf der Kindheit: sexuelle Kontakte mit Erwachsenen (mit wechselnden, nicht typ. Störungsfolgen; vgl. Missbrauch, sexueller), psych. Traumen, u. U. mit der Folge von Angststörungen), Erfahrungen phys. Gewalt (mit der Folge einer u. U. höheren Aggressivität; vgl. Aggression), langdauernde Frustrationen (mit Folgen für die psych. Entw.; vgl. Persönlichkeitsstörung) u. die Auswirkung einer repressiven Sexualerziehung (mit u. U. erhebl. Folgen für den späteren Umgang mit Sexualität). Bisher sind keine zwingenden Zusammenhänge zwischen best. Entwicklungsstörungen u. spez. späteren Störungen nachgewiesen.
Entwicklungs|störung, tief greifende: (engl.) *pervasive developmental disorder*; Sammelbez. für psych. Erkr. im Kleinkind- u. Kindesalter mit Beeinträchtigung mehrerer Entwicklungsbereiche (z. B. soziale Interaktion, Kommunikation, Stereotypie); **Vork.:** **B.** bei frühkindlichem Autismus* u. Asperger*-Syndrom.
Entwöhnung: 1. (engl.) *withdrawal*; (psychiatr./psychol.) Therapie bei Abhängigkeit* mit dem Ziel, durch psychol., soziale u. med. Unterstützung die Bindung an das Suchtmittel zu lösen u. durch individuell sinnvolle Ziele u. nicht selbstschädigende Verhaltensweisen zu ersetzen; erfolgt je nach Suchtmittel durch Dosisreduzierung od. Abstinenz, evtl. erst i. R. einer stationären Therapie (s. Entziehung; Entzugssyndrom), dann langfristig ambulant od. in therap. Einrichtungen, möglichst wohnortnah u. unter Einbeziehung von Freunden, Angehörigen, Selbsthilfegruppen od. einer Beratungsstelle. Chron. Suchtkranke benötigen häufig zusätzl. spez. Übergangseinrichtungen, betreutes Wohnen u. geschützte Arbeitsplät-

Entwurzelungsdepression

ze zur Stabilisierung des Therapieerfolgs. 2. (anästh., päd.) s. Weaning.

Entwurzelungs|de|pression (Depression*) *f*: (engl.) *uprooting depression*; Anpassungsstörung* nach Ortswechsel mit einschneidender Veränderung der psychosozialen Situation u. Verlust gewohnter sozialer u. kultureller Bezugs- u. Wertesysteme; **Vork.**: häufig bei Migranten, Flüchtlingen, Zwangsinternierten.

Entziehung: (engl.) *withdrawal*; auch Entgiftung; meist stationär als Entziehungskur bei Abhängigkeit* erfolgende kontrollierte Vorenthaltung von Suchtmitteln, die abrupt od. schleichend (cave: zerebrale Krampfanfälle u. Psychosen bei zu raschem Entzug z. B. von Barbituraten) abgesetzt werden; während der E. kann es zum Entzugssyndrom* kommen. Auf die E. sollte zur Stabilisierung eine längere Phase der Entwöhnung* folgen.

Entziehungs|syn|drom *n*: s. Entlastungssyndrom.

Entzügelungs|hoch|druck: (engl.) *neurogenous hypertension*; syn. neurogener Hochdruck, neurogene Hypertonie; Hypertonie* mit Tachykardie* inf. Versagens der Blutdruckregulation (insbes. der depressor. Regulationsmechanismen) v. a. bei Schädigung der Pressosensoren im Kreislaufzentrum od. der entspr. Leitungsbahnen durch neurovaskuläre Kompression der ventrolateralen Medulla bei Schädelbasisfrakturen*, Hirndrucksteigerung*, Hirntumor*, Polyneuritis* u. a.

Entzündung: (engl.) *inflammation*; (Abwehr-) Reaktion des Organismus auf Reize mit dem Ziel, das auslösende Agens u. seine Folgen zu beseitigen; **Urs.:** 1. physik. u. chem. (Reibung, Druck, Fremdkörper, zu hohe u. zu niedrige Temperatur, Strahlung, Säuren, Basen u. a.); 2. Mikroorganismen (Viren, Bakt., Pilze, Parasiten) od. Prionen*; 3. körpereigene (autogene) Reize (Urämie*, Zellzerfall, z. B. bei Tumor); **Path.:** Immunpathol. Mechanismen bestimmen Verlauf u. Schwere der E.; der als Antigen* wirkende Reiz löst zelluläre u. humorale Immunreaktionen aus u. aktiviert Komplement* (vgl. Allergie, Schock). **I. Lokale Entzündungsreaktionen:** Die direkte Schädigung (Alteration) der Zellen u. Gewebe steht im Vordergrund (alterative E.). Die örtl. Reaktion des Gefäßbindegewebes führt zu lokaler Durchblutungsstörung mit erhöhter Gefäßpermeabilität für Blutplasma (Transsudation) u. Blutzellen (Transmigration, Exsudation) sowie zur Vermehrung stark wachsender ortsständiger Zellen (Proliferation); **1. Durchblutungsstörung:** a) 1. Phase: Verengung der Arteriolen unter Adrenalinausschüttung; Auftreten einer nur wenige Sek. bis Min. dauernden Minderdurchblutung (Blässe); b) 2. Phase: Lösung des Arteriolenspasmus unter Einfluss des vegetativen Nervensystems; Auftreten lokaler Blutfülle, der Hyperämie (Rötung); c) 3. Phase: Initiation durch Mediatoren*, Verengung der Venolen mit Blutstau (Stase) u. den entspr. Folgen (Sludge*-Phänomen, Thrombozytenaggregation, Thrombose*, Permeabilitätsstörung, Exsudation, Schwellung); **2. Permeabilitätsstörung:** a) 1. Phase: Einleitung durch Histamin u. Serotonin; Dauer von wenigen Minuten; b) 2. Phase: Beteiligung anderer Mediatoren (z. B. Kinine*, Anaphylatoxin*, slow reacting substances, Prostaglandine*); **3. Blutplasmaexsu**dation: Migration v. a. neutrophiler, eosinophiler u. basophiler Granulozyten*, Makrophagen* (als Blutmonozyten od. als Gewebehistiozyten) u. Lymphozyten* durch Lücken zwischen den Gefäßendothelzellen (exsudative E.); Verlauf u. Überwindung der E. hängen wesentl. von der **Phagozytoseleistung** ab, an der pathophysiol. u. chemotakt. wirkende (z. B. Komplementfaktoren) u. phagozytosefördernde Substanzen (z. B. Opsonine*) beteiligt sind. **Lokale Entzündungszeichen** (sog. klass. Entzündungszeichen nach Celsus): Rubor (Rötung), Calor (Hitze), Tumor (Schwellung), Dolor (Schmerz), Functio laesa (gestörte Funktion). **II. Allgemeine Entzündungsreaktionen:** 1. Auslösung von Immunreaktionen; 2. beschleunigte Bildung von Granulozyten (Granulozytose, Linksverschiebung); 3. Zunahme der Synthese best. Plasmaproteine (Akute*-Phase-Proteine, z. B. CRP*); 4. Steigerung des Stoffwechsels (Fieber); 5. subjektive Beschwerden wie Krankheitsgefühl, Abgeschlagenheit. **Einteilung: I. nach zeitl. Ablauf:** 1. perakute E.; 2. akute E.; 3. subakute E.; 4. subchronische E.; 5. chronische E.; 6. rezidivierende E.; **II. nach Ausbreitung u. Lokalisation:** 1. lokalisierte E.; 2. generalisierte E.; 3. metastasierende E. mit Absiedelung entzündl. Herde; **III. nach Morphologie: 1. exsudative** E.: Exsudat steht im Vordergrund; entspr. dem Exsudatcharakter Unterteilung in: **a)** seröse E. (eiweißreiches, zellarmes Exsudat, spezif. Gewicht >1,015 g/ml); **b)** serös-schleimige E. (wie seröse E., aber mit erhöhter Schleimproduktion); **c)** fibrinöse E. (fibrinogenreiches Exsudat, Polymerisierung des Fibrins; bei pseudomembranöser E. Bildung eines flachen Fibrininsels auf der Schleimhaut; bei membranöser E. Verbindung eines flächenhaften fibrinösen Exsudats mit einer Nekrose der darunter liegenden Schleimhaut); **d)** eitrige E. (reichl. Granulozyten u. Mikroorganismen, ferner reichl. andere Zellen u. Fibrin; Sonderformen: Abszess*, Empyem*, Phlegmone*; **e)** hämorrhag. E. (reichl. Erythrozyten im Exsudat; **f)** nekrotisierende E. (Zelluntergang steht im Vordergrund); **2. granulomatöse** E.: typ. herdförmige Ansammlung von Zellen (Granulom*) ohne od. mit Nekrose; je nach Zellcharakter werden unterschieden: **a)** Sarkoidosetyp (Epitheloidzellen*, Langhans*-Zellen); **b)** Tuberkulosetyp (wie a, jedoch mit zentraler Nekrose); **c)** Pseudotuberkulosetyp, retikulär-abszedierender Typ (neutrophile Granulozyten, die von Retikulumzellen* umgeben sind); **d)** rheumat. Typ (Histiozyten, Lymphozyten, Plasmazellen, wenig Granulozyten mit zentraler, fibrinoider Nekrose als Aschoff*-Geipel-Knötchen); **e)** rheumatoider Typ (Histiozyten, Bindegewebsfasern mit großem Nekrosezentrum, sog. Bang-Granulom); **f)** Fremdkörpertyp (Makrophagen, mehrkernige Riesenzellen); **3. proliferative** (granulierende) E.: Proliferation ortsständiger u. eingewanderter Zellen; Entwicklung von Granulationsgewebe (lockeres, gefäßreiches Bindegewebe mit Granulozyten, Lymphozyten, Makrophagen), Abgrenzung von Abszessen od. Nekrosen; Vermehrung von faserbildenden Zellen mit späterer Bildung von Zwischenzellsubstanz; je nach Entstehung sind zu unterscheiden: **a)** reparative Form (engl. repair-phase), die bei nahezu jeder serös-exsudativen E. zur (nicht aggressiven) Vernarbung führt; **b)** reparativ-organisatorische Form, die bei fibrinöser E. zur (nicht aggressiven) Vernarbung führt; **c)** proliferative Form als entzündungsbeherrschende Reaktion bei immunpathol. Genese (fibrinoide Nekrose, Umwandlung von Bindegewebezellen zu faserbildenden Fibroblasten, Vermehrung von Zwischenzellsubstanz), meist progredient-aggressiver Verlauf. **Progn.** des Entzündungsvorgangs: abhängig von Art, Stärke u. Dauer des Entzündungsreizes sowie von der lokalen u. allg. Reaktion des Organismus, so dass völlige Wiederherstellung von Gestalt u. Funktion (Restitutio ad integrum) od. chronische E. mit mögl. Streuung od. Narbenbildung folgen.

Entzündung, inter|stitielle: (engl.) *interstitial inflammation;* Entzündung*, die v. a. im Binde- od. Stützgewebe verläuft u. die Parenchymzellen freilässt; vgl. Nephritis, interstitielle.

Entzündung, re|parative: (engl.) *reparative inflammation;* Entzündung* mit Granulationsgewebebildung zum Ausgleich eines Gewebeschadens; führt zu Vernarbung.

Entzündungs|bestrahlung, röntgeno|logische: (engl.) *antiphlogistic irradiation;* syn. Röntgenbestrahlung; Röntgenstrahlenbehandlung entzündl. Erkr.; selten angewendete Meth. nach den Regeln der Oberflächentherapie*, Halbtiefentherapie* u. Tiefentherapie* (abhängig von der Tiefe des entzündl. Prozesses); bei Verwendung kleiner Einzeldosen (0,5–1,0 Gy/Fraktion) kann der Verlauf entzündl. Erkr. wesentl. abgekürzt werden.

Entzündungs|syn|drom, systemisches *n*: s. SIRS.
Entzugs|blutung: s. Abbruchblutung.
Entzugs|delir (lat. *delirare* verrückt sein) *n*: (engl.) *withdrawal delirium;* auch Entziehungsdelir; i. R. eines Entzugssyndroms* auftretendes Delir*; z. B. Delirium* tremens.

Entzugs|syn|drom *n*: (engl.) *withdrawal syndrome;* Symptomenkomplex, der bei Abhängigkeit* während der ther. Entziehung* je nach Suchtmittel, Dosis u. persönlicher psychol. u. phys. Disposition auftritt; **Sympt.:** Kopfschmerz, Blutdruckabfall od. -erhöhung, Hitzegefühl, Schweißausbruch, Tremor, Schlafstörung, Angst, Unruhe, ton.-klon. Krämpfe, Halluzinationen, apath.-depressive Verstimmung, evtl. Suizidneigung (bei Entziehung von Amphetaminen), akute Psychose (Entzugsdelir* bei Entziehung von Alkohol u. Barbituraten, z. B. Delirium* tremens); **Ther.:** (pharmak.) Carbamazepin, Benzodiazepinderivate, Clomethiazol, Thiamin.

E|nukleation (lat. *enucleare* entkernen) *f*: (engl.) *enucleation;* Ausschälung; (chir.) op. Entfernung eines Körperteils od. Tumors aus seiner Kapsel; z. B. des Augapfels aus der Tenon-Kapsel (Exenteratio* bulbi), des Prostataadenoms unter Belassung der peripheren Zone u. Prostatakapsel (Prostataadenomektomie*), Myomenukleation*.

En|ulis (En-*; gr. οὖλον Zahnfleisch) *f*: (engl.) *enulis;* syn. zentrales Riesenzellgranulom; der Epulis* entspr., aber innerh. des Kieferkörpers wachsende pathol. Granulationsgeschwulst.

En|uresis (↑; Ur-*) *f*: (engl.) *enuresis;* Bez. für unwillkürl. Einnässen ab 5. Lj. nach Ausschluss organischer Urs.; **Formen: 1.** E. nocturna (sog. Bettnässen): unwillkürl. Reflexmiktion während des Schlafs ohne gleichzeitig vorliegendes Einnässen am Tag, Drangsymptomatik od. rezidiv. Harnweginfektion (vgl. Drangkontinenz); **2.** E. diurna: unwillkürlicher Urinabgang tagsüber; **Einteilung: 1.** primäre E.: Bettnässen bestand immer; **2.** sekundäre E.: Wiederauftreten nach Trockenperiode von 6 Mon.; **Ätiol.:** Reifungsverzögerung der neurogenen Blasenkontrolle, gestörter Tag-Nacht-Rhythmus der Sekretion von ADH*, psychosoziale Probleme; **Ther.:** Miktionstraining, apparative Verhaltenstherapie (Klingelsysteme), bei Therapieresistenz Pharmakotherapie mit Desmopressin* od. tricyclischen Antidepressiva*. Vgl. Enkopresis.

Envelope (engl. Umschlag): äußere Hülle (Lipoproteinmembran) eines Virions; vgl. Viren.
En|zephal-: s. a. Encephal-.
En|zephalie (Enkephal-*) *f*: (engl.) *encephaly;* Austritt von Hirngewebe bei angeb. Fehlbildungen; vgl. Inienzephalie.

En|zephalitis (↑; -itis*) *f*: (engl.) *encephalitis;* Entz. des Gehirns; **Einteilung: A. pathol.-anat.:** Entz. der grauen Substanz (Polioenzephalitis), der weißen Substanz (Leukenzephalitis), evtl. mit Beteiligung der Meningen (Meningoenzephalitis*); **B. klin.: I.** akute E.; **Ätiol.: 1.** infektiös; **a)** meist viral (v. a. neurotrope Viren): z. B. Herpes-Viren (s. Herpes-simplex-Enzephalitis), Arboviren (z. B. FSME*, japanische Enzephalitis*, Pferdeenzephalitis*, California*-Enzephalitis; z. T. epidem. Auftreten), Rhabdoviren (vgl. Tollwut), Myxoviren, Enteroviren; **b)** bakteriell: häufig als embol. Herdenzephalitis bei Endokarditis* (Verschleppung sept. Partikel u. Embolie insbes. kleiner Hirngefäße, s. Abb.; klin. zerebrale Herdsymptome) v. a. durch Staphylococcus aureus u. Streptokokken, bei Immunsuppression evtl. Listeria od. Nocardia u. U. mit Hirnabszess, Gefäßruptur u. Einblutung in das Hirnparenchym; **c)** i. R. von Mykosen (z. B. Kryptokokkose), Protozoen-Infektion (z. B. Toxoplasmose*) u. Wurmerkrankungen; **2.** immun. bedingt: para- od. postinfektiöse E. (z. B. Bickerstaff*-Enzephalitis), postvakzinale E. (bes. akute disseminierte Enzephalomyelitis*); **3.** paraneoplast. E., meist limbische Enzephalitis*; **4.** unklar (ca. 50 % aller akuten E.): vermutl. nicht nachweisbare virale E.; **II. chronische E.; Ätiol.: a)** Slow-virus-Infektion: subakut sklerosierende Panenzephalitis*, progressive Rötelnpanenzephalitis

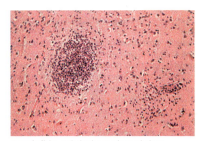

Enzephalitis: embolische Herdenzephalitis; histologischer Befund mit Eiterabsiedlung im Gehirn bei bakterieller Endokarditis [31]

Enzephalitis, epidemische

(s. Röteln), HIV*-Enzephalopathie; **b)** chron. bakterielle Infektion: z. B. bei Whipple*-Krankheit, Neurosyphilis, chron. Neuroborreliose (vgl. Lyme-Borreliose); **c)** system. entzündl. Erkrankung: z. B. systemischem Lupus* erythematodes, Sarkoidose*, Behçet*-Krankheit; **d)** vermutl. immun. bedingt: Rasmussen*-Enzephalitis, Multiple* Sklerose; **Klin.:** variabel u. unabhängig von Ätiol.; plötzl. einsetzendes hohes Fieber, Bewusstseinsstörung, zerebrale Herdstörungen, Kopfschmerz, epilept. Anfälle; **Kompl.:** postenzephalitisches Syndrom*; **Diagn.:** Lumbalpunktion zur Liquordiagnostik (Pleozytose u. Erhöhung der Proteinkonzentration, evtl. Erregernachweis mögl.), MRT (fokale Läsionen, Entmarkungsherde); EEG (Allgemeinveränderungen, Herdbefund); evtl. Hirnbiopsie. Erregerbedingte Enzephalitiden sind meldepflichtige Krankheiten. **Ther.:** symptomat. u. ggf. kausal (je nach Ätiol.), z. B. Antibiotika u. evtl. op. Sanierung der Herzklappe bei bakterieller E. durch sept. Embolie bei Endokarditis (Letalität 50%); **DD:** zerebrale Vaskulitis, Hirnvenenthrombose, Intoxikation, metabol. Enzephalopathie, nichtorganische Psychose, degenerative ZNS-Erkrankung (chron. E.). Vgl. Meningitis.

En|zephalitis, epi|demische (↑; ↑) *f*: veraltete Bez. für Encephalitis* lethargica.

En|zephalitis, equine (↑; ↑) *f*: s. Pferdeenzephalitis.

En|zephalitis, japanische (↑; ↑) *f*: (engl.) *Japanese encephalitis*; syn. Encephalitis japonica, japanische Sommerenzephalitis; auch japanische B-Enzephalitis; im (ost)asiat. Raum verbreitete, durch Arthropoden übertragene Enzephalitis*; **Err.:** Japanisches Enzephalitis-Virus (Abk. JE-Virus, JEV) der Gattung Flavivirus* der Flaviviridae*; Übertragung durch Stechmücken (Culex); **Klin.:** Fieber, Kopfschmerz, Meningitis bis schwere Enzephalitis; Letalität 20–50%; häufig Residualschäden (postenzephalit. Paresen); **Proph.:** aktiv Immunisierung durch rekombinant hergestellte inaktivierte Gewebekultur-Vakzine (sog. Totimpfstoff), seit Mai 2009 zugelassen für Personen ab 18 Jahren; Impfung in 2 Dosen im Abstand von 28 Tagen; regional auch Lebendimpfstoffe. Vgl. Encephalitis lethargica; FSME.

En|zephalitis, limbische (↑; ↑) *f*: (engl.) *limbic encephalitis*; Enzephalitis* mit isolierter Beteiligung der medialen Temporallappen; **Urs.:** meist paraneoplastisches Syndrom*; **Klin.:** schwere Gedächtnisstörung; **Diagn.:** MRT (symmetr. Veränderungen im medialen Temporallappen); häufig Nachw. antineuronaler nukleärer Autoantikörper (Anti-Hu); **Ther.:** Behandlung des zugrunde liegenden Tumors.

En|zephalitis, post|in|fektiöse (↑; ↑) *f*: syn. parainfektiöse Enzephalitis; s. Enzephalitis.

En|zephalitis, post|vakzinale (↑; ↑) *f*: (engl.) *postvaccinal encephalitis*; Enzephalitis als rel. seltene Kompl. nach einer Schutzimpfung* gegen Variola*, Masern* (Häufigkeit ca. 1:1–2 Mio. Impfungen); vgl. Enzephalomyelitis, akute disseminierte; Impfschaden.

En|zephalitis, zentral|europäische (↑; ↑) *f*: s. Zeckenenzephalitis; FSME.

En|zephalo|graphie (↑; -graphie*) *f*: s. EEG.

En|zephalo|malazie (↑; -malazie*) *f*: (engl.) *encephalomalacia*; Gehirnerweichung; Verflüssigung der Gehirnmasse mit Auflösung der Gewebestruktur; Auftreten einer Kolliquationsnekrose nach 1–3 Wo.; **Urs.:** meist ischämischer Schlaganfall* (Encephalomalacia alba) ohne Blutaustritt, seltener hämorrhagischer Infarkt (Encephalomalacia rubra) in ein primär ischämisch geschädigtes Areal (s. Blutung, intrazerebrale).

En|zephalo|meningitis (↑; Mening-*; -itis*) *f*: Meningoenzephalitis*.

En|zephalo|meningo|zele (↑; ↑; -kele*) *f*: s. Enzephalozele.

En|zephalo|myelitis (↑; Myel-*; -itis*) *f*: (engl.) *encephalomyelitis*; Entzündung von Gehirn u. Rückenmark.

En|zephalo|myelitis, akute dis|seminierte (↑; ↑; ↑) *f*: (engl.) *acute disseminated encephalomyelitis*; Abk. ADEM; akute, meist fulminant verlaufende nicht-infektiöse entzündl. demyelinisierende Erkrankung* mit monophas. Verlauf; **Ätiol./Pathol.:** durch Virusinfektion od. Impfung ausgelöste Autoimmunreaktion (gegen Hirnproteine gerichtete T-Lymphozyten) mit disseminierten entzündl. lymphozytär-plasmazellulären Infiltraten u. Demyelinisierungsherden in der Umgebung von kleinen Hirn- u. Rückenmarkvenen (s. Abb.); **Klin.:** Beginn 3–20 Tage nach Virusinfektion od. Impfung mit Fieber, Kopfschmerz, Bewusstseinsstörung, zerebralen Herdstörungen; **Diagn.:** zerebrale MRT (Marklagerveränderungen, oft mit randständiger Kontrastmittelaufnahme); **Ther.:** hochdosiert Glukokortikoide; evtl. Plasmapherese*; **Progn.:** Letalität 10–40%; bei hämorrhag., hochfieberhaftem Verlauf nahezu immer tödl. (Leucoencephalitis haemorrhagica acuta, sog. Hurst-Enzephalitis, mit Gefäßnekrosen u. petechialen Blutungen im Hirnparenchym).

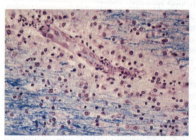

Enzephalomyelitis, akute disseminierte: histol. Befund mit Lymphozyten, Gliaproliferation u. Entmarkung um eine kleine Hirnvene [31]

En|zephalo|myelitis, peri|venöse (↑; ↑; ↑) *f*: s. Enzephalomyelitis, akute disseminierte.

En|zephalo|myelitis, sub|akute chronische (↑; ↑; ↑) *f*: s. Slow-virus-Infektionen.

En|zephalo|myelo|pathie, sub|akute nekrotisierende (↑; ↑; -pathie*) *f*: Leigh*-Syndrom.

En|zephalo|myo|karditis (↑; My-*; Kard-*; -itis*) *f*: (engl.) *encephalomyocarditis*; syn. EMC-Syndrom; akute fieberhafte Enzephalomyelitis* mit Bewusstseinsstörung, motor. Lähmungen u. Myokarditis*; **Ätiol.:** Infektion mit murinem EMC-Virus (Cardiovirus* der Picornaviridae). Vgl. Enzephalitis.

En|zephalo|myo|pathi̱en, mito|chondria̱le (↑; ↑; -pathie*) *f pl*: (engl.) *mitochondrial encephalomyopathies*; genet., morphologische u. klin. heterogene Gruppe von Erkr. mit molekularen mitochondrialen Defekten (z. B. Störungen der Atmungskette*) inf. Mutationen der mitochondrialen od. nukleären DNA; **Klin.**: sehr variabel, z. B. Schlaganfall, Ophthalmoplegie, Ataxie, Epilepsie, Demenz, Polyneuropathie, Retinopathia* pigmentosa., Kleinwuchs; zusätzlich z. T. innere Organe betroffen, z. B. Kardiomyoptahie, Diabetes mellitus; **klin. Syndrome** mit charakteristischer Symptomkonstellation: **1.** Ophthalmoplegia* chronica progressiva; **2.** Kearns*-Sayre-Syndrom; **3.** Myoklonusepilepsie mit ragged red fibres (MERRF*-Syndrom); **4.** MELAS*-Syndrom; **5.** NARP-Syndrom (Neuropathie, Ataxie u. Retinitis pigmentosa); schwerste Ausprägung ist mitochondrial vererbtes Leigh*-Syndrom (Abk. MILS für engl. maternally inherited Leigh syndrome); **Diagn.**: Muskelbiopsie: ragged red fibres (s. Abb.) z. B. bei MELAS- u. MERFF-Syndrom; Molekulargenetik; **Ther.**: überwiegend symptomatische Therapie, z. B antikonvulsiv (cave: keine Valproinsäure), antispastisch; Coenzym Q10 (Nahrungsmittelergänzungsstoff) bei Coenzym Q10-Mangel. Vgl. Mitochondropathien.

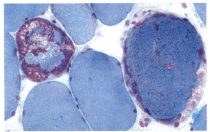

Enzephalomyopathien, mitochondriale: ragged red fibres: vermehrt pathol. konfigurierte, unregelmäßige Mitochondrien (hier rot erscheinend) in der Muskelfaserperipherie; Muskelbiopsie (modifizierte Trichrom-Färbung nach Gömöri) [60]

En|ze̱phalon (↑) *n*: s. Gehirn.
En|zephalo|pathi̱e (↑, -pathie*) *f*: (engl.) *encephalopathy*; nichtentzündl. diffuse Erkr. od. Schädigung des Gehirns vielfältiger Ätiol.; **Formen: 1.** metabol. E. bei Leberversagen, Urämie, Dialyse, Thiaminmangel (s. Wernicke-Enzephalopathie); **2.** toxische E. z. B. bei Blei-Intoxikation; **3.** posttraumatische E. nach Schädelhirntrauma (s. Boxerenzephalopathie); **4.** vaskuläre E. bei zerebrovaskulärer Insuffizienz, besonders inf. chron. Blutdruckerhöhung (s. Enzephalopathie, subkortikale arteriosklerotische) od. als hypertensive E. mit Hirnödem bei hypertensiver Krise*; **5.** sept. (akute) E. bei schwerer Sepsis*; **6.** angeb. E. (z. B. Aicardi*-Goutieres-Syndrom); **Klin.**: sehr wechselnde, von der zugrunde liegenden Erkr. abhängige Sympt.; Allgemeinsymptome wie Kopfschmerz, Erbrechen, Bewusstseinsstörungen, psychische Veränderungen (z. B. symptomatische Psychose, org. Psychosyndrom) u. zerebrale Herdstörungen. Vgl. Enzephalitis; Creutzfeldt-Jakob-Krankheit.

En|zephalo|pathi̱e, hepa̱tische (↑; ↑) *f*: (engl.) *hepatic encephalopathy*; syn. portosystemische Enzephalopathie; veraltet portokavale Enzephalopathie; Sammelbez. für die auf der Basis einer Lebererkrankung auftretenden neurol. u. psychopathologischen Sympt.; **Einteilung: 1.** nach Schweregrad: s. Tab.; **2.** nach Ursachen: **a)** Typ A: akutes Leberversagen (Hirnödem nach Ausfall der Entgiftungsfunktion der Leber durch Anschwellen der Astrozyten); **b)** Typ B: portosystemischer Shunt* ohne parenchymatöse Lebererkrankung; **c)** Typ C: chron. verlaufende Lebererkrankung (v. a. bei Leberzirrhose) mit portaler Hypertension* u. portosystemischem Shunt; **Path.**: von Typ B u. C.: Störung der Entgiftungsfunktion der Leber aus dem Pfortaderkreislauf anflutende neurotrope Substanzen; u. a. Ammoniak* inf. spontaner Ausbildung od. chir. Anlage eines portosystemischen Shunts bei portaler Hypertension, reduzierter Leberzellfunktion u. präzipitierender Faktoren (Infektion, z. B. spontan-bakterieller Peritonitis*; gastrointestinaler Blutung; Arzneimittel; Azotämie*, Elektrolytimbalance; Obstipation*, diätet. Eiweißbelastung); **Ther.: 1.** bei akutem Leberversagen: Osmotherapie* (Mannitol), kontrollierte Hypothermie, Lebertransplantation; **2.** bei chron. Lebererkrankung: Identifikation u. Elimination auslösender Faktoren, Vermeidung zusätzlicher kataboler Funktionen (keine Nahrungskarenz), Entleerung des Darms von nitrogenen Substanzen (Gabe von Lactulose, oral bzw. als Klysma); Senkung der Hyperammonämie (Ornithinaspartat); orale Gabe verzweigtkettiger Aminosäuren.

En|zephalo|pathi̱en, trans|missi̱ble spongi|fo̱rme (↑; ↑) *f pl*: (engl.) *transmissible spongiforme encephalopathies*; Abk. TSE; Prionkrankheiten*.
En|zephalo|pathi̱e, porto|kava̱le (↑; ↑) *f*: hepatische Enzephalopathie*.
En|zephalo|pathi̱e, sub|kortika̱le arterio|sklero̱tische (↑; ↑) *f*: (engl.) *subcortical arterioclerotic en-*

Enzephalopathie, hepatische
West-Haven-Klassifikation (modifiziert nach Conn, 1994)

Schweregrad	Symptome	Asterixis	EEG (/Sek.)	Ammoniak arteriell (µg/dl)
I	Unruhe, Vergesslichkeit, Tremor	selten	7 – 8	151 – 200
II	Lethargie, Desorientiertheit	irregulär	5 – 7	201 – 250
III	Somnolenz, Sopor	häufig	3 – 5	251 – 300
IV	Koma, Pyramidenbahnzeichen	ständig	<3	>300

cephalopathy; Abk. SAE; Mikroangiopathie des Gehirns; **Urs.**: v. a. art. Hypertonie*, Diabetes mellitus; **Pathol.**: spongiöse Demyelinisierung, Axonverlust u. Mikronekrosen aufgrund von Lipohyalinose v. a. der Marklager- u. Basalgangliengefäße, Arteriolosklerose*; **Sympt.**: schrittweise progrediente Demenz*, oft in Komb. mit fokal-neurologischen Defiziten*, Affektlabilität, Gangstörung, Inkontinenz; **Diagn.**: CT: multiple lakunäre Infarkte v. a. im periventrikulären Marklager u. Basalganglien (im Extremfall Status* lacunaris), Hirnvolumenminderung. Vgl. Multiinfarktdemenz; Schlaganfall.

En|zephalo|pathie, ur|ämische (↑; ↑) *f*: (engl.) *uremic encephalopathy*; Enzephalopathie* i. R. einer Urämie*; **Klin.**: Bewusstseinsstörungen, Krampfanfälle, Brechreiz (z. T. mit Erbrechen).

En|zephalor|rhagie (↑; gr. ῥαγή Riss) *f*: (engl.) *encephalorrhagia*; Hirnblutung; s. Schlaganfall.

En|zephalo|zele (↑; -kele*) *f*: (engl.) *encephalocele*; Kephalozele; syn. Hernia cerebri; sog. äußerer Hirnprolaps, veraltet Enzephalozystozele; angeb. bruchartiger Vorfall (Prolaps) von Hirnsubstanz bzw. Meningen (Hirnhäute) durch einen (meist medianen) Defekt im knöchernen Schädel (z. B. bei Meckel*-Gruber-Syndrom); **Lok.**: v. a. okzipital, auch rhinobasal; **Formen:** 1. E. (i. e. S.): Prolaps von Hirnsubstanz; 2. kraniale Meningozele: liquorgefüllter Hirnhautprolaps, geschlossen od. offen (mit Verbindung zum Liquorraum); vgl. Meningozele; 3. Meningoenzephalozele (Enzephalomeningozele): Prolaps von Hirnsubstanz mit Hirnhäuten; **Ther.**: operativ (bei offener E. akute Ind. wegen Infektionsgefahr); **1.** kleine E.: Abtragung an der Basis u. Verschluss durch Duraplastik*, ggf. Schädelplastik; **2.** große E.: Rückverlagerung vitalen nichtinfizierten Hirngewebes u. Resektion restl. Gewebes der E., plast. Verschluss von Hirnhäuten u. Schädel.

En|zephalo|zysto|zele (↑; Kyst-*; -kele*) *f*: s. Enzephalozele.

Enzian, Gelber: (engl.) *yellow gentian*; Gentiana lutea; Gebirgspflanze aus der Fam. der Enziangewächse, deren Wurzel u. Wurzelstock (Gentianae radix) Bitterstoffe u. Zucker enthalten; **Verw.**: als Bittermittel bei Appetitlosigkeit, Völlegefühl u. Blähungen.

En|zym|aktivität (Enzyme*) *f*: s. Enzyme.

Enzym-All|ergo-Sorbent-Test (↑; Allergie*) *m*: (engl.) *enzymeallergosorbent test*; Abk. EAST; Enzym*-Immunoassay zur quant. Bestimmung von allergenspezif. IgE im Serum i. R. der Diagnostik einer Allergie* mit Hilfe Enzym-markierter Anti-IgE-Antikörper; ersetzt den Radio-Allergo-Sorbent-Test; daher häufig auch als RAST bezeichnet.

En|zym|de|fekt (↑) *m*: (engl.) *enzyme defect, enzymatic defect*; angeb. od. erworbene verminderte od. fehlende Aktivität eines Enzyms; s. Enzymopathien.

En|zym|dia|gnostik (↑) *f*: (engl.) *enzyme diagnostics*; quantitative u. qualitative Bestimmung von Enzymaktivitäten in biol. Proben (z. B. Serum, Verdauungssekrete); der Nachweis organspezif. Enzyme, Isoenzym- (s. Isoenzyme) u. Enzymmuster* können auf Organ- od. Gewebeschädigung hinweisen. Infolge Zellschädigung od. gestörter Membranfunktion freigesetzte intrazelluläre Enzyme erhöhen die Enzymaktivität im Plasma/Serum (z. B. bei Herzinfarkt, akuter u. chron. Hepatitis, Pankreatitis, Muskelerkrankung). Die Aktivität inkretor. Enzyme (z. B. Thrombin) im Serum ist erniedrigt, wenn produzierendes Gewebe geschädigt od. zerstört ist. Bes. klin. Bedeutung in der E. haben z. B. Laktatdehydrogenase* u. Kreatinkinase* mit ihren Isoenzymen, alkalische Phosphatasen*, Transaminasen*, Amylasen*, Gammaglutamyltransferase* u. beim Screening der Neugeborenen die Phenylalaninhydroxylase (s. Phenylketonurie); vgl. Referenzbereiche (Tab. dort).

En|zyme (gr. ἐν hinein, innerhalb; ζύμη Sauerteig) *n pl*: (engl.) *enzymes*; syn. Biokatalysatoren; Makromoleküle, meist Proteine, z. T. auch Ribonukleinsäuren (s. Ribozyme), die chem. Reaktionen in biol. Systemen katalysieren. Durch die Beschleunigung chem. Reaktionen u. die Verminderung der freien Aktivierungsenergie ermöglichen sie den Ablauf chem. Reaktionen bei Körpertemperatur. Prinzipiell können E. die Reaktion in beide Richtungen katalysieren. Da bei den einzelnen in Stoffwechselprozessen aufeinander folgenden Reaktionen das Produkt entfernt wird, verschiebt sich das Gleichgewicht, so dass die Reaktionen in einer Richtung ablaufen (vgl. Fließgleichgewicht). Die **Funktion** von E. ist an ihre dreidimensionale Struktur gebunden. Im aktiven Zentrum, meist eine hydrophobe Spalte, findet die spezif. mit Konfigurationsänderung (induced fit) einer gehende Substraterkennung u. -umsetzung statt. Enzym (E) u. Substrat (S) bilden den Enzym-Substrat-Kompex (ES), aus dem das Produkt (P) entsteht. E. sind Monomere od. bestehen aus gleichen od. versch. Untereinheiten. Sie besitzen oft prosthetische Gruppen* (z. B. Häm), benötigen Coenzyme* (z. B. NAD+) u./od. Metallionen als Cofaktoren*. Bei Metalloenzymen sind Metallionen in stöchiometrischem Verhältnis (z. B. Kupfer-, Molybdän-, Eisenionen od. Eisen/Schwefel-Zentren in Oxidoreduktasen) gebunden. Das Maß der **Enzymaktivität** ist der Substratumsatz pro Zeiteinheit (SI-Einheit: Katal*), pro im Allg. unter optimalen Bedingungen (pH-Optimum, Substratsättigung) bei Standardtemperatur (25 °C) mit UV*/Vis-Spektroskopie (vgl. Test, optischer) gemessen wird. Die Enzymaktivität hängt von Substrat- u. Produktkonzentration, dem Vorhandensein von Coenzymen u./od. Cofaktoren ab. Bei Substratsättigung wird die max. **Umsatzgeschwindigkeit** erreicht (vgl. Michaelis-Konstante). Die **Wechselzahl** (turnover number) gibt die Zahl der Substratmoleküle an, die pro Zeiteinheit von einem aktiven Zentrum zum Produkt umgesetzt werden. Weitere Charakteristika von E. sind spezif. Aktivität (U/mg Protein) als Maß der Reinheit, Molekulargewicht, isoelektrischer Punkt, pH- u. Temperaturoptimum sowie -stabilität. Von prakt. Bedeutung ist außerdem die Hemmbarkeit der E. durch Substratanaloga (vgl. Antagonismus), spezif. u. unspezifische Inhibitoren. Die E. einiger Stoffwechselketten sind in Kompartimenten lokalisiert (z. B. die E. der Atmungskette* in Mitochondrien, der Glykolyse* im Zytoplasma, der Proteinbiosynthese* an den Ribosomen). **Schlüsselenzyme** unterliegen der Regulation auf einer od. mehreren Ebenen: **1.** Transkrip-

Enzyme
Systematik der Enzyme nach der internationalen Nomenklatur (EC)

EC-Hauptklasse	Reaktionstyp	wichtige Unterklassen	Beispiele
1. Oxidoreduktasen	$A_{red} + B_{ox} \leftrightarrows A_{ox} + B_{red}$	Dehydrogenasen	Laktatdehydrogenase
		Oxidasen	Glukoseoxidase
		Peroxidasen	Katalase
		Reduktasen	Glutathionreduktase
		Monooxygenasen	Tyrosin-3-Monooxygenase
		Dioxygenasen	Arachidonsäure-Lipoxygenase
2. Transferasen	$A\text{—}B + C \leftrightarrows A + B\text{—}C$	C1-Transferasen	Aminomethyltransferase
		Glykosyltransferasen	Glukuronyltransferase
		Aminotransferasen	Alaninaminotransferase
		Phosphotransferasen	Hexokinase
3. Hydrolasen	$A\text{—}B + H_2O \leftrightarrows A\text{—}H + B\text{—}OH$	Esterasen	Acetylcholinesterase
		Glykosidasen	Alphaamylase
		Peptidasen	Chymotrypsin
		Amidasen	Asparaginase
4. Lyasen	$A + B \leftrightarrows A\text{—}B$	C— C— C— O— } Lyasen C— N— C— S—	Pyruvatdecarboxylase Aconitase Argininosuccinatlyase Cystathioningammalyase
5. Isomerasen	$A \leftrightarrows \text{Iso-}A$	Epimerasen	UPD-Glukose-4-Epimerase
		cis-trans-Isomerasen	Retinalisomerase
		Mutasen (intramolekulare Transferasen)	Phosphoglukomutase
6. Ligasen (sog. Synthetasen)	$A + B + xTP \leftrightarrows A\text{—}B + xDP + P\ (x = A, C, G, U)$	C— C— C— O— } Ligasen C— N— C— S—	Pyruvatcarboxylase Transfer-RNA-Ligase Carbamoylphosphatsynthetase Acetat-CoA-Ligase

tionskontrolle (DNA-Ebene): Die Synthese der mRNA wird, vermittelt durch Regulatorproteine, verstärkt (Induktion) od. reduziert (Repression). **2.** Translationskontrolle (mRNA-Ebene): Sekundärstruktur der mRNA sowie Art u. Konz. der tRNAs u. signalinduzierte chem. Modifikationen von Translationsfaktoren bestimmen die Menge des am Ribosom entstehenden Enzymproteins. **3.** Interkonversion (Proteinebene): Aktivierung bzw. Inaktivierung des Enzyms durch enzymat. katalysierte Modifikation, z. B. Phosphorylierung (s. Phosphorylase) od. Spaltung (s. Proenzyme). **4.** Einfluss von Liganden (Proteinebene): z. B. (negative) Rückkopplung durch Endprodukte der Biosynthesekette (Feedback-Mechanismen), allosterische Regulation (s. Allosterie), Enzymhemmung durch Überangebot an Substrat od. Produkt, durch Toxine, Metallionen u. a. Verbindlich für die Benennung von E. sind die vom internationalen Nomenclature Committee im enzyme catalog (Abk. EC) festgelegten Namen u. EC-Nummern, die v. a. Art der Reaktion u. des Substrats berücksichtigen (s. Tab.). Häufig werden auch Trivialnamen benutzt. Die Endung -ase ist kennzeichnend. Vgl. SH-Enzyme.

En|zym|einheit (↑; ↑): (engl.) *enzyme unit*; eine internationale Enzymeinheit (IE od. U) bezeichnet 1 μmol Substratumsatz pro min (U/l); auch mol pro s (nkat/l) als SI-Basiseinheit; s. Katal.

En|zym|gruppen (↑; ↑): (engl.) *enzyme groups*; erbl. Enzymvarianten (Allotypen) mit veränderter Primärstruktur inf. genet. Polymorphismus* (s. Tab.); trotz gleicher od. ähnl. Substratspezifität variieren Molekülgröße u. -konfiguration, Ladung u. anti-

Enzym-Immunoassay

Enzymgruppen
Enzyme mit genetischem Polymorphismus (Auswahl)
Adenosindesaminase
Adenylatkinase
Esterase D
Alaninaminotransferase
Glyoxalase I
Glukose-6-phosphat-Dehydrogenase
Phosphoglukomutase
6-Phosphoglukonatdehydrogenase
Phosphoglykolatphosphatase
Phosphoglyceratmutase
saure Erythrozytenphosphatase

gene Eigenschaften (vergleichbar den Blutgruppen*). Nachweis des Enzymmusters* v. a. mit Immunelektrophorese*, häufig in Komb. mit Enzymdiagnostik*; bedeutsam für genet. u. anthrop. Untersuchungen. Vgl. Isoenzyme.

En|zym-Im|mun|o|assay (↑; ↑; immun*; engl. to assay prüfen, analysieren) *m*: (engl.) *enzyme immunoassay*; Abk. EIA; empfindl. u. spezif. immun. Methode zur Bestimmung antigener Substanzen (z. B. Proteine, Hormone, Antikörper, Tumormarker, Viren, Pharmaka) in Flüssigkeiten (z. B. Serum) unter Verw. enzymmarkierter spezif. Antikörper od. Antigene vom gleichen Typ wie das zu bestimmende Antigen; **Prinzip:** Komb. von Immunoassay* (Antigen-Antikörper-Reaktion) u. spezif. Enzymreaktionen; **Formen:** ELISA*, EMIT*. Vgl. Radio-Immunoassay.

En|zym|in|duktion (↑; ↑; Induktion*) *f*: (engl.) *enzyme induction*; verstärkte Enzymsynthese inf. positiver Genregulation* (Transkriptionskontrolle); Auslöser der E. können z. B. Hormone*, Zytokine* od. Xenobiotika* (Fremdinduktion) sein; durch Induktoren wird die mRNA-Synthese (Transkription) u. damit die Biosynthese des Enzyms gesteigert; starke E. der Zytochrom-P-450 (s. Zytochrom-P-450-Isoenzyme) abhängigen Monooxygenasen* wird z. B. durch Phenobarbital* u. polycycl. Chlorkohlenwasserstoffe bewirkt. Bei wiederholter Zufuhr dieser Substanzen kann sich Toleranz* entwickeln. Vgl. Biotransformation.

En|zym|in|hibition (↑; ↑; Inhibition*) *f*: 1. (engl.) *enzyme inhibition*; (pharmak.) Hemmung der Biotransformation* eines Arzneimittels durch eine andere (z. B. strukturell analoge) Verbindung; **2.** (biochem.) s. Enzyme.

En|zym|muster (↑; ↑): (engl.) *enzyme pattern*; sog. Enzymprofil; organtypische Komb. von Enzymen bzgl. Quantität (z. B. hohe Enzymaktivität) u./od. Qualität (z. B. Isoenzyme*); vgl. Enzymdiagnostik; Enzymgruppen.

En|zymo|pathien (↑; ↑; -pathie*): (engl.) *enzymopathies*; Erkrankungen, die durch Störung der Aktivität von Enzymen* od. Coenzymen* verursacht werden; **Formen:** 1. primäre E.: angeb., genetisch bedingte Erkr. mit einem sog. Enzymdefekt inf. von Strukturveränderungen eines Enzyms od. Enzymmangel durch verminderte od. fehlende Synthese, erhöhte Abbaurate u. a.; **2.** sekundäre E.: exogene Störungen der Enzymsynthese od. -aktivität durch Entz., Intoxikationen od. chem. Einflüsse (z. B. Pharmaka), die zu einer Hemmung od. Aktivierung von Enzymen führen; **Folgen:** E. können zu unzureichender Synthese biol. wichtiger Substanzen, Substratstau, Zellvergiftung, verstärktem Anfall (Akkumulation*) von Produkten aus einem Stoffwechselnebenweg u. evtl. zur Intoxikation führen. Vgl. Erythrozytenenzymopathien; Stoffwechselanomalien; Krankheiten, genetische.

En|zym|poly|morphismen (↑; ↑; Poly-*; -morph*) *m pl*: (engl.) *enzyme polymorphism*; s. Enzymgruppen, Isoenzyme.

En|zym|test (↑; ↑) *m*: **1.** (engl.) *enzyme assay*; blutgruppenserol. Methode zum Nachweis best. Blutgruppenantigene auf Erythrozyten bzw. korrespondierender inkompletter Antikörper*, bes. irregulärer Rh-Antikörper; **Prinzip:** Freilegung der sog. Kryptantigene* auf der Erythrozytenoberfläche durch enzymat. Abspaltung neuraminsäurehaltiger Glykoproteine mit Hilfe versch. tierischer (z. B. Trypsin), pflanzl. (z. B. Papain, Ficin, Agavain, Bromelaine) od. bakterielle (z. B. Subtilisin, Pronase) proteolyt. Enzyme, wodurch die entspr. inkompletten Hämagglutinine durch Bindung der freigelegten Antigene der Erythrozyten wirksam werden können; Durchführung in einem (Einstufentest*) od. 2 getrennten Arbeitsgängen (Zweistufentest*); **2.** klin.-chem. Bestimmung von Enzymen od. von Substraten (mit Hilfe von Enzymen) in Körperflüssigkeiten.

EOG: Abk. für Elektrookulographie*.

Eosin (gr. ἕως Morgenröte) *n*: (engl.) *eosin*; Tetrabromfluoreszein-Natrium; Farbstoff zur Kontrastfärbung in der Bakteriologie u. Histologie; Zytoplasma u. Interzellulärsubstanzen werden rotorange gefärbt. Verw.: auch in Komb. mit anderen Substanzen zur Färbung eosinophiler Granula, Erythrozyten od. Spermatozoen.

Eosin-Methyl|blau-Lösung (↑): s. May-Grünwald-Färbung.

Eosin-Nigrosin-Färbung (↑): s. Spermienfärbung.

Eosino|penie (↑; -penie*) *f*: (engl.) *eosinopenia*; Verminderung der eosinophilen Granulozyten* im Blut unter den Referenzbereich (s. Blutbild, Tab. dort); **Vork.:** inf. vermehrter Ausschüttung von Steroidhormonen aus der Nebenniere bei Stress, schwerer körperl. Belastung, Cushing-Syndrom, Akromegalie; bei therap. Anw. von ACTH u. Kortikoiden, in der Anfangsphase von Infektionskrankheiten (sog. akute Kampfphase), bei Typhus abdominalis, Shigellose, Sepsis, auch im diabetischen Koma; **Klin.:** i. d. R. klin. nicht relevant, da auch physiol. nur sehr niedrige Konz. im peripheren Blut. Vgl. Aneosinophilie.

eosino|phil (↑; -phil*): (engl.) *eosinophilic, eosinophil*; mit Affinität zu (sauren) Eosinfarbstoffen.

Eosino|phile (↑; ↑) *m pl*: eosinophile Granulozyten*.

Eosino|phi|len|leuk|ämie (↑; ↑; Leuk-*; -ämie*) *f*: (engl.) *eosinophilic leukemia*; seltene Form der AML* od. CML* mit Vermehrung der eosinophilen Leukozyten*; **Formen: 1.** AML mit abnormen Eosinophilen (M4 Eo der FAB*-Klassifikation, AMML Eo der WHO-Klassifikation; s. AML, Tab. dort) mit Inversion des Chromosoms 16; rel. günstige Prognose; **2.** chron. Eosinophilenleukämie i. e. S.: seltene BCR-ABL-negative myeloproliferative Erkr. mit autonomer, klonaler Proliferation eosinophiler Vorläuferzellen; **Nachw.:** durch zytochem. Methoden, insbes. Naphthol-ASD-Chloracetat-Esterase-Nachweis. Vgl. Leukämoid, eosinophiles.

Eosino|philie (↑; ↑) *f*: (engl.) *eosinophilia*; Vermehrung der eosinophilen Granulozyten* im Blut über den Referenzbereich (s. Blutbild, Tab. dort); **Vork.:** bei parasitären Erkrankungen insbes. bei Trichinose, aber auch bei anderen Wurmerkrankungen (durch Askariden, Echinokokken, Ancylostoma duodenale u. a.) u. allerg. Reaktionen (Urtikaria*, Asthma* bronchiale, Arzneimittelexanthem usw.); auch bei beginnender Heilung von Infektionen (eosinophil-lymphozytäre Heilphase), bei den sog. flüchtigen eosinophilen Lungeninfiltraten* (Löffler-Syndrom I), die durch Askaridenlarven in der Lunge od. durch Inhalation von pflanzl. od. bakteriellen Allergenen ausgelöst werden können, auch Insektenstichen u. -bissen, bei best. Hauterkrankungen (z. B. Pemphigus vulgaris, Ekzem); oft auch bei Hodgkin-Lymphom u. bei Nebennierenrindeninsuffizienz* (Addison-Krankheit u. a.), häufig bei CML*, obligat bei Eosinophilenleukämie*, in geringerer Ausprägung bei Polycythaemia* vera u. a. myeloproliferativen Erkrankungen*; selten bei metastasierendem Karzinom u. Knochenmarkkarzinose*. Vgl. Leukämoid, eosinophiles; Syndrom, hypereosinophiles.

Eosino|philie-My|algie-Syn|drom (↑; ↑; My-*; -algie*) *n*: (engl.) *eosinophilia myalgia syndrome*; Abk. EMS; Bez. für früher in Zus. mit der Einnahme von Tryptophan* aufgetretene Sympt. mit Eosinophilie, Muskel- u. Gelenkschmerzen, Krämpfen, Hautveränderungen; **Urs.:** Verunreinigung der Arzneimittelzubereitung bei der getechn. Herstellung (Ähnlichkeiten zwischen EMS u. toxisch-epidemischem Syndrom*); heute durch entspr. Rohstoffprüfungen weitgehend ausgeschlossen.

Eosino|philie, tropische (↑; ↑) *f*: (engl.) *tropical (pulmonary) eosinophilia*; tropische pulmonale Eosinophilie (Abk. TPE); hochgradige Eosinophilie (über 3000 Zellen/mm³), die in Endemiegebieten der Filariosen* beobachtet wird; **Urs.:** Überreaktion auf Filarien-Antigene; **Sympt.:** Husten, Dyspnoe, Lungeninfiltration, Vergrößerung der Lymphknoten; **Ther.:** Diethylcarbamazin, Ivermectin, Antihistaminika; **DD:** ähnl. Sympt. treten bei Askariasis*, Hakenwurmkrankheit* u. Schistosomiasis* während der Lungenwanderung der Larven auf (sog. eosinophiles Lungeninfiltrat).

EP: Abk. für evoziertes Potentiale; s. Potentiale, akustisch evozierte; Potentiale, somatosensibele-vozierte; Potentiale, visuell evozierte; Potentiale, motorisch evozierte.

Ep-: auch Eph-, Epi-; Wortteil mit der Bedeutung auf, darauf, darüber; von gr. ἐπί.

ePA: Abk. für elektronische Patientenakte*.

EPEC: Abk. für enteropathogene Escherichia* coli.

Ep|en|dym (gr. ἐπένδυμα Oberkleid) *n*: (engl.) *ependyma*; epithelähnliche, einschichtige Zellauskleidung (Neuroglia*) der Hirnventrikel u. des Zentralkanals des Rückenmarks; auf der Seite der Hirnventrikel Ausbildung von Zotten u. Zilien, basal Ausbildung eines längeren Zellfortsatzes, der bei Tanyzyten im 3. Ventrikel bis an die piale Oberfläche reicht. Die Zellen sind apikal miteinander durch Nexus od. Zonulae adhaerentes verbunden, die einen Austausch zwischen Liquor u. Interstitium des ZNS ermöglichen. Die Tanyzyten haben Zonulae occludentes, hier ist der Liquorraum abgedichtet. Vgl. Liquor-Hirn-Schranke; Plexus choroidei.

Ep|en|dy|mitis (↑; -itis*) *f*: (engl.) *ependymitis*; Entz. des Ependyms*; **Formen: 1.** E. callosa: diffuse chronische E. bei Hydrozephalus; **2.** E. granularis: E. der inneren Liquorräume, u. a. bei Toxoplasmose, Syphilis; **Kompl.:** Aquäduktstenose, bei chron. E. Hydrozephalus durch Liquorresorptionsstörung. Vgl. Ventrikulitis.

Ep|en|dym|knötchen (↑): (engl.) *ependymal nodules*; Bez. für knötchenförmige Gliawucherungen nach Ependymitis granularis; s. Ependymitis.

Ep|en|dy|mo|blastom (↑; Blast-*; -om*) *n*: (engl.) *ependymoblastoma*; seltene morphol. Form eines malignen (WHO-Grad IV) embryonalen Tumors des ZNS (s. Hirntumoren, Tab. dort) mit mehrreihigen ependymoblastischen Rosetten; **Epidemiol.:** typ. Erkrankungsalter 1.–5. Lj.; **Lok.:** v. a. supratentoriell mit Bezug zu den Ventrikeln.

Ep|en|dy|mom (↑; -om*) *n*: (engl.) *ependymoma*; vom Ependym* ausgehender glialer Tumor (s. Abb.); **Formen:** s. Hirntumoren, Tab. dort; **Epidemiol.:** 6–12 % aller intrakraniellen Tumoren im Kindesalter; typ. Erkrankungsalter: Kinder bis zum 16. Lj., Erwachsene zwischen 30.–40. Lj.; **Lok.:** in zwei Drittel der Fälle infratentoriell in der hinteren Schädelgrube; Wachstum entlang der Ventrikelräume (v. a. bei Kindern; bei supratentorieller Lok. häufiger extraventrikulär); auch spinal (in Zusammenhang mit dem Zentralkanal oder als prognostisch günstigeres Ependymom des filum terminale); vgl. Rückenmarktumoren; **Ther.:** möglichst komplette neurochir. Resektion, bei WHO-Grad I (myxopapilläres E. im Conus medullaris, Subependymom) als alleinige Ersttherapie, bei WHO-Grad II u. III wegen hohen Rezidivrisikos lokale Nachbestrahlung (außer Kleinkinder);

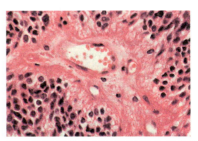

Ependymom: niedrigmalignes Ependymom, um Gefäße sog. Pseudorosetten mit zellkernfreien Manschetten [31]

Ependymzyste

bei WHO-Grad III (anaplastisches E.) zusätzl. Chemotherapie; **Progn.**: von Tumorlokalisation, postoperativem Tumorrest, Grading, Metastasen (oft frühe liquorgener Metastasierung) sowie Lebensalter abhängig; Drei-Jahres-Überleben von Kindern >3. Lj. >70%, bei Metastasierung Überlebenszeit selten über 2 Jahre.

Ep|en|dym|zyste (↑; Kyst-*) *f*: (engl.) *ependymal cyst*; Zyste mit Wandauskleidung aus Ependym*; **Lok.**: an den Ventrikelspitzen, im Vierhügel- od. Brückenwinkelgebiet (oft mehrkammerige E. mit Wachstumstendenz, klin. u. U. als raumfordernder Prozess).

EPF: Abk. für Early-pregnancy-Faktor; Polypeptid, das spätestens 48 Std. nach Empfängnis* im Serum nachweisbar ist; frühestes embryonales Signal im mütterl. Blut; nach Abort innerh. von Std. nicht mehr nachweisbar.

Eph|apse (Ep-*; gr. ἁψίς Verknüpfung) *f*: (engl.) *ephapse*; unphysiol. Kontaktstelle zweier Nervenfasern, an der es zu abnormer Erregungsübertragung (sog. cross talk) kommt; **Vork.**: z. B. als Folge einer Defektheilung nach einer Nervenläsion od. durch Druck einer Gefäßschlinge auf einen Nerv. Vgl. Spasmus facialis; Trigeminusneuralgie.

Eph|edra sinica *f*: (engl.) *chinese Ephedra*; Meerträubel; xeromorpher Rutenstrauch aus der Fam. der Ephedraceae, dessen junge Rutenzweige (Ephedrae herba) Alkaloide, insbes. den Hauptwirkstoff Ephedrin* enthalten.

Ephedrin *n*: (engl.) *ephedrine*; in Kombinationspräparaten (sog. Grippemittel) enthaltenes indirektes Sympathomimetikum* mit schwächerer zentraler Wirkung; vgl. Pseudoephedrin.

Eph|elides (gr. ἐφηλίδες) *fpl*: (engl.) *freckles*; Sommersprossen; hyperpigmentierte Flecken auf lichtexponierter Haut, bes. bei Rotblonden, durch verstärkte Melaninsynthese ohne erhöhte Melanozytenzahl; vgl. Lentigo.

Eph|emera (gr. ἐφήμερος für einen Tag) *f*: (engl.) *ephemeral fever*; Febris herpetica, Eintagsfieber; fieberhafte Erkältungskrankheit im Herbst u. Winter von kurzer Dauer, oft zus. mit Herpes* simplex inf. einer endogenen Reaktivierung.

EPH-Gestose (Gestose*) *f*: (engl.) *EPH gestosis*; (gebh.) veraltete Bez. für eine hypertensive Schwangerschaftserkrankung* mit den Leitsymptomen Ödem* (engl. edema), Proteinurie u. Hypertonie; Ödeme treten rel. häufig auch bei gesunden Schwangeren auf.

Epi|blepharon (Ep-*; Blephar-*) *n*: angeb. dicke Hautfalte, die dem Unterlidrand parallel u. unmittelbar vorgelagert ist; **Urs.**: 1. Fehlbildung; 2. Fehlinsertion od. Überfunktion des M. orbicularis oculi; **Kompl.**: Entropium*. Vgl. Epikanthus.

Epi|demie (gr. ἐπίδημος im Volk verbreitet) *f*: (engl.) *epidemic*; zeitlich u. räumlich begrenzte starke Zunahme des Vorkommens v. a. von Infektionskrankheiten (zunehmende Prävalenz*) aufgrund der Zunahme einer wesentlichen Exposition, gefolgt von starkem Rückgang des Erkrankungsvorkommens; z. B. aufgrund verstärkter Exposition von Infektionserregern; kann explosionsartig erfolgen (meist als Folge der gleichzeitigen Infektion an gemeinsamer Infektionsquelle) od. verzögert (meist Folge der konsekutiven Übertragung in Form einer Infektkette); zeitlicher Verlauf abhängig vom Infektionsweg (Infektion direkt von Mensch zu Mensch od. über Zwischenwirt) u. Zahl der Individuen, die ein Kranker in einer gegebenen Zeiteinheit infizieren kann. Vgl. Endemie; Pandemie.

Epi|demio|logie (↑; -log*) *f*: (engl.) *epidemiology*; Wissenschaftszweig, der sich mit der Verteilung von Krankheiten u. deren physik., chemischen, psychischen u. sozialen Determinanten u. Folgen in der Bevölkerung befasst; **Formen: a) deskriptive** E. beschreibt Inzidenzen od. Prävalenzen in best. Populationen im Zeitverlauf; **b) analytische** E. formuliert quantitative Aussagen über pathogenet. u. verlaufsbeeinflussende Faktoren, prüft Änderungswahrscheinlichkeit der Inzidenz od. der Prävalenz einer Krankheit in Abhängigkeit von potentiellen Kausalfaktor (sog. Exposition). Beobachtungsschemata (s. Studie, epidemiologische): **a) experimentelle** E. (syn. interventive E.) verändert systematisch u. kontrolliert eine geprüfte Exposition durch Veränderung von Verhalten, Umwelt od. durch Therapie; **b) klinische** E. zielt auf Verbesserung diagn., präventiver, therap. Entscheidungen durch Einsatz epidemiol. Verfahren bei der Qualitätskontrolle: Abgrenzung normaler gegen pathol. Befunde (z. B. Blutdruck, Serumcholesterol, Übergewicht), Vergleich der Aussagekraft diagnostischer Tests, Dokumentation des natürlichen Verlaufs einer Krankheit, Progn. unbehandelter u. nach bester gegenwärtiger Praxis behandelter Krankheiten, Wirksamkeit von Prävention; vgl. Medizin, evidenzbasierte. **c) Infektionsepidemiologie**: E. von Infektionskrankheiten, insbes. der Dynamik von Infektionsketten.

Epidermal-growth-Faktor *m*: s. EGF.

Epi|dermal|zyste (Ep-*; Derm-*; Kyst-*) *f*: (engl.) *epidermal cyst*; vom Akroinfundibulum der Haarfollikels ausgehende, oft mehrere cm große, intra- od. subdermal gelegene Zyste, meist mit zentraler, punktförmiger Öffnung; **Lok.**: bes. im Gesicht, am behaarten Kopf, am Rücken u. in der Leiste; **Histol.**: epidermaler Aufbau der Wand mit Stratum granulosum; Inhalt besteht aus zwiebelschalenartig angeordneten Hornlamellen; **Vork.**: bes. häufig zus. mit Acne conglobata; multiple E. bei Gardner*-Syndrom; **Ther.**: Exzision. Vgl. Milien; Trichilemmalzyste.

Epi|dermis (↑; ↑) *f*: (engl.) *epidermis*; Oberhaut; gefäßlose, äußerste Schicht der Haut (Kutis) ektodermaler Herkunft; besteht aus mehrschichtigem verhornten Plattenepithel (s. Epithelgewebe); Dicke je nach Körperregion zwischen 30 μm u. 4 mm; **Schichten: 1. Stratum basale** (cylindricum): Basalzellschicht; säulenförmige Zellen, die mit Protoplasmafüßchen in der subepidermalen Basalmembran verankert sind; hier liegen auch die Melaninpigment enthaltenden Melanozyten*. **2. Stratum spinosum**: Stachelzellenschicht; 4–8 Lagen polygonaler, durch Zytoplasmafortsätze (sog. Stacheln) verbundener Zellen. Stratum basale u. Stratum spinosum werden auch als Stratum germinativum (Keimschicht) bezeichnet, da hier durch Zellteilung (hauptsächl. im Stratum basale) der Ersatz der an der Epidermisoberfläche abgeschilferten verhornten Zellen erfolgt. **3. Stratum**

granulosum: Körnerzellenschicht; 1–5 Lagen abgeplatteter Zellen mit stark lichtbrechenden basophilen Keratohyalinkörnchen; **4. Stratum lucidum:** Glanzschicht; nur an dicken Epidermisstellen (Hohlhand, Fußsohle) ausgebildet; kernlose, kaum abgrenzbare Zellen mit stark lichtbrechendem azidophilem Eleidin; **5. Stratum corneum:** Hornschicht; platte, kernlose Zellen (Stratum conjunctum), die an der Oberfläche in feinen Schüppchen abschilfern (Stratum disjunctum). Die Unterfläche der E. weist ein Netzwerk von Leisten (Haftkämme) auf. Dazwischen liegen Vertiefungen zur Aufnahme der Papillen der Lederhaut. Die Ernährung der selbst gefäßlosen E. erfolgt über die Blutkapillaren der Papillen.

Epi|dermis|zysten, traumatische (↑; ↑; Kyst-*) *f pl*: s. Epithelzysten.

Epi|dermo|dys|plasia verruci|formis (↑; ↑; Dys-*; -plasie*) *f*: (engl.) *epidermodysplasia verruciformis*; syn. Verrucosis generalisata; in der Kindheit beginnende, seltene, autosomal erbl. Hauterkrankung (Genlocus 17q25, Mutationen in den Genen EVER1 od. 2) mit Defekt der zellvermittelten Immunität, meist induziert durch HPV (s. Papillomavirus) u. Kanzerogene (UV-Licht); **Klin.:** ausgedehnte Warzenbildung, v. a. an chron. lichtexponierten Körperpartien u. den Streckseiten der großen Gelenke, z. B. in Form von Verrucae* planae juveniles im Gesicht (HPV 3, 10) u. der Pityriasis* versicolor ähnl. Herden (HPV 5, 8, 9, 12); kein Schleimhautbefall; maligne Entartung einzelner Effloreszenzen möglich (Bowen*-Krankheit, Bowen*-Karzinom, Plattenepithelkarzinom*), assoziiert mit HPV 5, 8, 14, 17 u. 20; **Ther.:** Sonnenschutz; ständige Überwachung der Pat. u. Exzision maligner Herde, evtl. Versuch einer Proph. mit oralen Retinoiden u. Interferon-α, -β u. -γ.

Epi|dermoidzyste (↑; ↑; -id*) *n*: (engl.) *epidermoid cyst*; auch Epidermoid; benigner, zystischer Fehlbildungstumor mit epidermishaltiger Wand u. Hornlamellen als Zysteninhalt; **Lok.:** zerebral (parasellär u. im Kleinhirnbrückenwinkel); **Klin.:** Lokalsymptom der zerebralen Raumforderung (vgl. Hirntumoren), bei Ruptur Meningoenzephalitis; Manifestation v. a. im jungen Erwachsenenalter; **Progn.:** langsames Wachstum, op. Entfernung kurativ. Vgl. Cholesteatom; Dermoid.

Epi|dermo|lyse (↑; ↑; Lys-*) *f*: Spalt- u. Blasenbildung im Bereich der dermoepidermalen Grenzzone (z. B. bei E. bullosa acquisita, Formen der E. bullosa hereditaria u. bei bullösem Pemphigoid*) od. intraepidermal (z. B. bei Pemphigus* vulgaris).

Epi|dermo|lysis acuta toxica (↑; ↑; ↑) *f*: s. Lyell-Syndrom.

Epi|dermo|lysis bullosa acquisita (↑; ↑; ↑) *f*: (engl.) *acquired epidermolysis bullosa, epidermolysis bullosa acquisita*; chronische Erkr. der Haut u. Schleimhaut, bes. in mechan. belasteten u. feucht-warmen Arealen, mit subepidermaler Blasenbildung; Abheilung mit atroph. Narben, Strikturen der Schleimhäute, narbiger Alopezie, Nageldystrophie; Beginn in jedem Lebensalter mögl., Maximum im 4.–5. Lebensjahrzehnt; **Ätiol.:** Autoimmunkrankheit (IgG-Antikörper gegen Typ-VII-Kollagen) unterh. der Lamina densa der Basalmembran); assoziiert mit HLA-DR2 , -DR5, -DR8; klin. **Einteilung: 1.** klass. Typ: selten; ähnelt Epidermolysis bullosa dystrophicans hereditaria; nicht entzündl.; **2.** von Art des bullösen Pemphigoids*: häufigster Typ, primär entzündl., auch Befall der Mundschleimhaut; **3.** von Art des vernarbenden Pemphigoids, sehr selten; **Ther.:** Versuch mit Glukokortikoiden, Ciclosporin A, Cyclophosphamid, Immunglobulinen, Plasmapherese.

Epi|dermo|lysis bullosa hereditaria (↑; ↑; ↑) *f*: (engl.) *epidermolysis bullosa hereditaria*; syn. Keratolysis bullosa hereditaria; Bez. für eine Gruppe blasenbildender Hauterkrankungen mit autosomal-dominantem od. -rezessivem, selten auch X-chromosomalem Erbgang; **Formen:** s. Tab.; je nach Position der Blasenbildung in Bezug auf die dermoepidermale Basalmembran (Abk. BM) wird unterschieden in **1.** Epidermolysis bullosa simplex (Abk. EBS): oberh. der BM; **2.** Epidermolysis bullosa junctionalis (Abk. EBJ): innerh. der Lamina lucida der BM; **3.** Epidermolysis bullosa dystrophica (Abk. EBD): unterh. der BM (s. Abb.). **Inzidenz:** 1–2 : 100 000; **Ätiol.:** Mutationen in zahlreichen epidermal od. dermal exprimierten Genen (z. B. Keratine 1–8, 9–13 u. 19, Laminin, Integrine u. Typ-VII-Kollagen); **Klin.:** Beginn der Erkr. je nach Form in utero (E. b. junctionalis), bei Geburt bzw. in den ersten Lebenswochen (E. b. simplex u. dystrophica) od. im Erwachsenenalter; unterschiedl. stark ausgeprägte, generalisierte od. lokalisierte Blasenbildung inf. leichtester mechan. Traumen (sog. Pemphigus traumaticus), evtl. Nageldystrophie u. -verlust, Schleimhautbefall, Zahnanomalien u. atrophisierende Alopezie; bei der schwersten Form (Epidermolysis bullosa atrophicans generalisata gravis Typ Herlitz) Wachstumsverzögerung u. Lebenserwartung <2 Jahre; beim simplex Typ meist Besserung im Schulalter; **Diagn.:** Elektronenmikroskopie, Immunfluoreszenztest* mit spezif. Antikörpern; Pränataldiagnostik* mögl.; **Proph.:** Traumen vermeiden, Hautpflege je nach Art der Herde; **DD:** bei E. b. simplex: Kindler*-Syndrom, zusätzl. mit Poikilodermie.

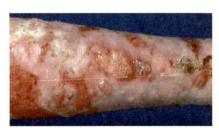

Epidermolysis bullosa hereditaria: Epidermolysis bullosa dystrophica; Blasenbildung und verzögerte und unvollständige Wundheilung mit großflächigen Erosionen [143]

Epi|dermo|phytie (↑; ↑; Phyt-*) *f*: s. Dermatophytose.

Epi|dermo|phyton floccosum (↑; ↑; ↑) *n*: imperfekter, hyphenbildender Pilz mit keulenförmigen Makrokonidien (Mikrokonidien fehlen stets; s. Abb.; s. Konidiosporen); wächst in Kultur rascher als die übrigen Dermatophyten*; neben Tricho-

Epididymektomie

phyton- u. Microsporum-Arten Err. der Dermatophytose (Tinea*) des Menschen; befallen werden die oberen Epithelschichten der Haut u. die Nägel; bes. betroffen sind feuchte Hautpartien mit Lücken im Säuremantel, insbes. der Inguinal- u. Zehenbereich. Vgl. Mykosen.

Epi|didym|ek|tomie (↑; -dymus*; Ektomie*) *f*: (engl.) *epididymectomy*; op. Entfernung des Nebenho-

Epidermolysis bullosa hereditaria

Formen	Erbgang	Klinik und Vorkommen	Beginn
Epidermolysis bullosa simplex (EBS)			
1. generalisierte EBS, Typ Koebner	autosomal-dominant	generalisierte Blasenbildung, selten Nagelverlust und Mundschleimhautbefall	meist Kindheit; auch Jugend oder Erwachsenenalter
2. lokalisierte EBS, Typ Weber-Cockayne	autosomal-dominant, autosomal-rezessiv	Blasen an Handtellern und Fußsohlen, Hyperhidrose	Geburt bis erste Lebensmonate
3. EBS, Typ Ogna	autosomal-dominant	Blasen an Extremitäten; Vorkommen bei einigen norwegischen Familien	
4. EBS mit fleckiger Pigmentierung	autosomal-dominant, autosomal-rezessiv	sehr selten; generalisierte Blasenbildung, aber milde klinische Ausprägung	
5. EBS herpetiformis, Typ Dowling-Meara	autosomal-dominant	herpetiform angeordnete, teils hämorrhagische Bläschen an Stamm und Extremitäten, Palmoplantarkeratosen, Nageldystrophie	Geburt
6. EBS mit Muskeldystrophie	autosomal-rezessiv	generalisierte Blasenbildung	
7. EBS letalis	autosomal-rezessiv	Vorkommen im Sudan; hohe Mortalität	
8. EBS Kallin	autosomal-rezessiv	Blasenbildung akral, Anodontie, Haar- und Nagelanomalien	
9. EBS Mendes DaCosta	X-chromosomal	Blasenbildung akral, Alopezie, Hyperpigmentierung	
Epidermolysis bullosa junctionalis (EBJ)			
1. EBJ generalisata gravis, Typ Herlitz	autosomal-rezessiv	starke Blasenbildung unter Aussparung von Händen und Füßen, nicht heilende Ulzerationen, Mundschleimhautbefall, Zahnanomalien, Nageldystrophie, Paronychie; Wachstumsverzögerung, Lebenserwartung meist <2 Jahre	Geburt
2. EBJ generalisata benigna (GABEB)	autosomal-rezessiv	selten; generalisierte Blasenbildung (besonders an Extremitäten), Nageldystrophie und -verlust, atrophisierende Alopezie, normale Lebenserwartung	
3. EBJ inversa	autosomal-rezessiv	selten; pyodermieartiges Bild; rezidivierend Blasenbildung in großen Beugen und submammär	
4. EBJ localisata	autosomal-rezessiv	Blasenbildung akral	
5. EBJ progressiva	autosomal-rezessiv	Blasenbildung akral; späte Manifestation	5–15 Jahre (mit Nageldystrophie; später auch seröse, akrale Blasen)
6. EBJ vernarbend	autosomal-rezessiv	sehr selten; generalisierte Blasenbildung	Schulalter

Epiduralhämatom

Epidermolysis bullosa hereditaria

Formen	Erbgang	Klinik und Vorkommen	Beginn
Epidermolysis bullosa dystrophica (EBD)			
1. hyperplastische, lokalisierte EBD, Typ Cockayne-Touraine	autosomal-dominant	milde Blasenbildung akral, Nageldystrophie und -verlust, Zähne normal	
2. albopapuloide EBD, Typ Pasini	autosomal-dominant	Blasenbildung besonders an Händen, Füßen, Ellenbogen und Knien, weißliche Papeln am Stamm, atrophische Narben, Nageldystrophie und -verlust	
3. generalisierte, mutilierende EBD, Typ Hallopeau-Siemens	autosomal-rezessiv	starke Blasenbildung, Beugekontrakturen und Mutilationen, Nageldystrophie und -verlust, Schleimhautbefall, Ösophagusstrikturen, Zahnanomalien, sekundäre Anämien und Infektionen	Geburt
4. generalisierte, nicht-mutilierende EBD	autosomal-rezessiv	Blasenbildung in großen Beugen	
5. lokalisierte EBD	autosomal-rezessiv	Blasenbildung akral (oft von dominanter Form nicht unterscheidbar)	

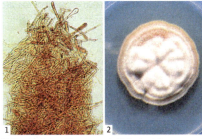

Epidermophyton floccosum: 1: Makrokonidien; 2: Kultur [7]

dens*; **Prinzip:** Eröffnung der Tunica vaginalis testis, Darstellung von Funiculus spermaticus u. Nebenhoden, stumpfe bzw. scharfe Ablösung des Nebenhodens vom Hoden; **Ind.:** Nebenhodentumor, chron. rezidivierende od. abszedierende Epididymitis*.
Epi|di|dymis (↑; ↑) *f*: s. Nebenhoden.
Epi|di|dy|mi|tis (↑; ↑; -itis*) *f*: (engl.) *epididymitis;* **Ätiol.:** meist fortgeleitet von einer Prostatitis* od. Urethritis* (bei Dauerkatheterisierung, Gonorrhö*), selten hämatogen; traumat. E. inf. Kontusion* mit Hämatombildung; rezidiv. E. v. a. bei Urinreflux in die Samenwege, chron. Urethritis posterior od. Vesikulitis*; **Formen: 1. akute** E. mit starken Schmerzen im Skrotalfach, Ausstrahlung in Leistenregion u. Unterbauch, Fieber, Schwellung u. Rötung des Skrotums; Kompl.: Abszedierung, Fistelbildung; Ther.: Antibiotika*, Antiphlogistika*, Hochlagerung, Kühlung; DD: akutes Skrotum*; **2. chronische** E.: meist Folge- u. Endzustand einer akuten E. od.

Genitaltuberkulose* mit bindegewebiger Induration des Nebenhodens u. leichter Druckempfindlichkeit; Ther.: Antibiotika über längere Zeit bzw. Antituberkulotika od. Epididymektomie*. Vgl. Orchitis.
Epi|di|dy|mo|va|so|sto|mie (↑; ↑; lat. *vas* Gefäß; -stomie*) *f*: (engl.) *epididymovasostomy;* auch Vasoepididymostomie; mikrochir. Anschluss des Samenleiters an einen Samen tragenden Nebenhodentubulus bei Verschlussazoospermie*.
epi|du|ral (↑; lat. *durus* hart): auf der Dura* mater gelegen.
Epi|du|ral|ab|szess (↑; ↑; Abszess*) *m*: (engl.) *epidural abscess;* Abszess zwischen äußerem Blatt der Dura mater u. Knochen; meist fortgeleitete Infektion mit Streptokokken od. Staphylococcus aureus; **Formen: 1.** kranieller E. inf. Osteomyelitis, Nasennebenhöhlenentzündung, als Kompl. nach Schädelhirntrauma u. a.; Sympt.: Bewusstseinsstörung, Hirnnervenausfälle, Fieber; DD: epidurales Hämatom; **2.** spinaler E. inf. Osteomyelitis der Wirbelkörper, offener Verletzungen u. a.; Sympt.: akut einsetzendes Querschnittsyndrom, Fieber, Schmerzen; Ther.: Antibiotika, op. Entlastung; DD: Rückenmarktumoren, spinales Hämatom.
Epi|du|ral|an|äs|the|sie (↑; ↑; Anästhesie*) *f*: Periduralanästhesie*.
Epi|du|ral|hä|ma|tom (↑; ↑) *n*: (engl.) *epidural hematoma;* syn. Hämatom, epidurales; Abk. EDH; intrakranielles Hämatom* zwischen Dura* mater cranialis u. Periost des Schädelknochens (Kalotte) inf. epiduraler Blutung aus einer Meningealarterie od. Vene (Säuglinge) bzw. (seltener) als spinales e. H. im Epiduralraum* des Spinalkanals lokalisiert (vgl. Blutung, spinale); **Vork.: 1.** intrakraniell: meist Schädelhirntrauma* mit Verletzung der Arteria* meningea media nach temporobasaler Schädel-

Epiduralraum

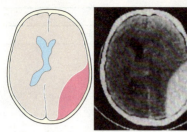

Epiduralhämatom: temporoparieto-okzipital lokalisiertes Epiduralhämatom in der linken Hemisphäre mit typischer bikonvexer Form (CCT)

fraktur* (bei Kindern auch ohne Fraktur); auch spontan bei duraler arteriovenöser Fistel* (Kurzbez. AV-Durafistel); **2.** spinal: meist traumat. od. iatrogen (z. B. rückenmarksnahe Änästhesie bei hämorrhagischer Diathese*); **Klin.: 1.** intrakraniell: initial z. T. Bewusstseinsstörung* durch Commotio* cerebri, nach Min. bis Tagen symptomfreien Intervalls (erneute) Bewusstseinsstörung (mit rascher Entwicklung eines Komas*) durch Hirndrucksteigerung* (Gefahr der Einklemmung*) mit kontralateraler Hemiparese sowie ipsilateral (evtl. auch kontralateral) Mydriasis u. Stauungspapille; bei Säuglingen u. Kleinkindern zuvor Sympt. des Blutverlusts (bis Schock); **2.** spinal: neurol. Sympt. je nach raumfordernder Wirkung u. Myelokompression (cave: Progredienz); **Kompl.: 1.** intrakraniell: Atemstillstand (E. in Fossa cranii posterior), Compressio* cerebri; **2.** spinal: komplette Querschnittläsion*; **Diagn.:** u. a. neurol. Untersuchung mit Glasgow* Coma Scale (Tab. dort), Nachweis durch CT* (v. a. frische intrakranielle Blutung; bikonvexe Form des E.: s. Abb.), vgl. Subduralhämatom, Abb. dort), MRT* (v. a. spinal); Angiographie (DSA) bei unklarer Urs. (z. B. spontane Blutung, atyp. Lok.); **Ther.:** neurochir. Op. bei signifikanter Raumforderung dringlich; **1.** intrakraniell: **a)** Notfallmaßnahme: sofortige Entlastung über ein Bohrloch; **b)** osteoplast. Trepanation* zur Hämatomausräumung, Blutstillung (ggf. mit Entfernen einer AV-Durafistel bzw. endovaskulärer Embolisation) u. Drainage; **2.** spinal: bei progredienter neurol. Sympt. od. Querschnittsläsion stabilitätserhaltende Op. meist von dorsal.

Epi|dural|raum (↑; ↑): (engl.) *epidural space*; Spatium epidurale, Cavum epidurale; Bez. für den auf der Dura* mater gelegenen epiduralen* Raum; spinal (auch Periduralraum) auf der gesamten Länge der Wirbelsäule* (vom Foramen magnum bis zum 2.–3. Sakralwirbel) zwischen Dura mater spinalis u. Periost der Innenflächen der Wirbelbogen bzw. den sie verbindenden Ligamenta (begrenzen Venen, Fettgewebe u. Lymphkapillaren beinhaltende Kompartimente des E.); **klin. Bedeutung:** spinal: s. Periduralanästhesie; kranial: s. Epiduralhämatom.

Epi|gastrium (↑; Gastr-*) *n*: (engl.) *epigastrium*; Magengrube; syn. Regio epigastrica, Fossa epigastrica, Oberbauch; Bereich zwischen Rippenbögen u. Schwertfortsatz des Brustbeins; vgl. Bauchregionen; vgl. Regio (Abb. dort).

Epi|ge|netik (↑; Genetik*) *f*: (engl.) *epigenetics*; Wissenschaft, die sich mit der erbl. selektiven Genexpression* durch Regulationsmechanismen befasst, die nicht auf Veränderung der DNA-Sequenz beruhen; zu epigenet. Modulatoren gehören DNA-Methylierungen im Bereich des Promotors* u. Histon*-Acetylierungen. Epigenet. Veränderungen lassen sich bei versch. Erkr. nachweisen (z. B. abweichendes Methylierungsmuster in Tumorzellen) u. sind daher Ziel u. a. für Diagn. u. Ther. von Tumoren (z. B. Hemmung der DNA-Methyltransferasen durch Azacytidin, in den USA seit 2004 als Orphan Drug zugelassen bei myelodysplastischem Syndrom*). Vgl. Imprinting, genomisches.

Epi|glottis (↑; Gloss-*) *f*: Kehldeckel.

Epi|glot|titis (↑; ↑; -itis*) *f*: (engl.) *supraglottitis*; syn. Laryngitis supraglottica; meist akut auftretende bakterielle Entz. der Epiglottis, z. B. durch Haemophilus* influenzae; **Vork.:** v. a. bei Kindern vor dem 5. Lj.; **Sympt.:** inspirator. Stridor, starke Schluckschmerzen, kloßige Sprache, Hypersalivation, meist hohes Fieber; **Diagn.:** rötl. Auftreibung der Epiglottis in der Laryngoskopie*; cave: Durchführung nur in Intubations- u. Tracheotomiebereitschaft; **Ther.:** i. v. Antibiotika, Krankenhauseinweisung, ggf. intensivmed. Maßnahmen: **DD:** Pseudokrupp*, Krupp*.

Epi|gnathus (↑; gr. γνάθος Kinnbacken) *m*: asymmetr. parasitäre Doppelfehlbildung* i. S. eines pharyngealen od. palatinalen Teratoms*, das die Mundhöhle ausfüllt bzw. aus dieser herausragt.

Epi|kanthus (↑; gr. κανθός Augenwinkel) *m*: (engl.) *epicanthus*; angeb. sichelförmige Hautfalte im inneren Augenwinkel, die sich vom oberen zum unteren Lid spannt u. die nasale Lidkommissur verdeckt; oft verbunden mit Lidspaltenschrägstellung u. Ptosis*; **Formen: 1.** E. medialis: **a)** physiol. bei ca. 2 % der gesunden Neugeborenen, verschwindet meist mit der Aufrichtung des Nasenskeletts bis zum 6. Lj.; **b)** anthrop. Merkmal bei asiat. Völkern (sog. Mongolenfalte), verstreicht bei Lidschluss; **c)** Merkmal bei Down*-Syndrom u. Zellweger*-Syndrom, bleibt bei Lidschluss bestehen; **2.** E. inversus: größere Falte im unteren medialen Augenwinkel als Teil eines Symptomenkomplexes mit Ptosis, Blepharophimose u. Fertilitätsstörungen bei Frauen (Genlocus 3q23, Mutationen im FOXL2-Gen).

Epi|kard (↑; Kard-*) *n*: (engl.) *epicardium*; Epicardium; viszerales (dem Myokard anliegendes) Blatt des Perikards*; vgl. Herz.

Epi|kerato|phakie (↑; Kerat-*; Phako-*) *f*: (engl.) *epikeratophakia*; s. Chirurgie, refraktive.

Epi|kondylen|fraktur (↑; Kondyl-*; Fraktur*) *f*: (engl.) *epicondylar fracture*; Abrissfraktur meist des Epikondylus medialis humeri, z. B. bei Ellenbogenluxation*; **Kompl.:** Ulnarislähmung*, Ausbildung eines Kompartmentsyndroms*; **Ther.:** bei unvollständigen od. nicht dislozierten E. vorübergende Immobilisation (Oberarmgipsverband) u. nachfolgend funktionelle Behandlung; bei instabilen u. dislozierten E. geschlossene od. offene Reposition u. Osteosynthese (Platten- u./od. Schraubenosteosynthese od. Kirschner-Drahtfixation). Vgl. Humerusfraktur.

Epi|kondylitis (↑; ↑; -itis*) *f*: (engl.) *epicondylitis*; abakterielle Entzündungsreaktion (i. S. einer Tendopathie*) der sehnigen Muskelursprünge an einem Epikondylus bei funktioneller Überbeanspruchung v. a. in Sport u. Beruf (BK Nr. 2101) od. chronischer spast. Muskelverkürzung; **Formen:** 1. Epicondylitis humeri radialis (sog. Tennisellenbogen) mit oft heftigem Druckschmerz an der gemeinsamen Ursprungszone des M. extensor digitorum communis u. des M. extensor carpi radialis brevis; 2. Epicondylitis humeri ulnaris (seltener, sog. Werfer- od. Golfspielerellenbogen) mit Druckschmerz an der Ursprungszone der Finger- u. Handflexoren; **Urs.:** ständige Überbelastung u. Mikrotraumen; **Klin.:** lokaler Druckschmerz, Anspannungsschmerz der spez. Muskeln; **Diagn.:** klin. Untersuchung mit typ. Schmerzprovokation (Thomsen*-Zeichen), selten nativradiol. Untersuchung, ggf. MRT, (röntg.) Aufrauung der Knochenkontur bis zu knöchernen Spornbildungen; **Ther.:** limitierte Ruhigstellung, Tape-Verband, Epikondylitisbandagen, NSAR, Verband mit antiphlogistisch wirkenden Salben, Infiltrationen mit Lokalanästhetika u./od. Glukokortikoiden, Ultraschall, Elektrotherapie, Kryotherapie, Massage (Querfriktionen), Bewegungstherapie, extrakorporale Stosswellentherapie; bei Therapieresistenz Hohmann*-Operation, evtl. zusammen mit Denervation der Gelenkäste des N. radialis (Wilhelm-Operation).

Epi|kondylo|pathie (↑; ↑; -pathie*) *f*: s. Epikondylitis.

Epi|kondylus (↑; ↑) *m*: (engl.) *epicondyle*; Epicondylus; Knochenfortsatz des Kondylus.

Epi|krise (gr. ἐπίκρισις Nachprüfung, Beurteilung) *f*: (engl.) *epicrisis*; zusammenfassender, kritischer Abschlussbericht über den Verlauf einer Erkr. im Krankenhaus mit Angabe über durchgeführte Anamnesen, Diagnostiken u. Begründung einer Diagnosestellung sowie Empfehlungen zu weiter durchzuführender Therapie.

Epi|kutan|test (Ep-*; Cut-*) *m*: (engl.) *patch-test*; Hauttestung* zum Nachw. einer allerg. Kontaktsensibilisierung; **Meth.:** Fixierung der potentiell allergenen, nichthautirritierenden Substanz verdünnt in geeigneter Trägersubstanz (z. B. Vaseline, Paraffin, Wasser) unter Okklusion für (24 od.) 48 Std. auf gesunder Haut (des Rückens od. Oberarms) mit hypoallergenen Pflastern (s. Abb. 1); Ablesung der lokalen Hautreaktion einige Minuten

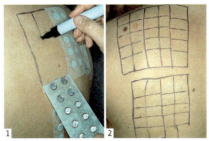

Epikutantest Abb. 1: Durchführung; 1: Abnahme der epikutanen Testpflaster; 2: Markierung der Felder [161]

nach Abnahme der Testpflaster u. obligat 72 Std. nach Applikation (bei fragl. Ergebnis ggf. nach 96 Std.). Toxische Reaktionen haben das Maximum nach 48 Std. meist überschritten (sog. Decrescendo-Reaktion), die Typ-IV-Reaktion der Allergie* hat einen Gipfel bei 72 Std. (sog. Crescendo-Reaktion). Bei positivem Ergebnis tritt je nach Sensibilisierungsgrad ein Erythem mit Infiltrat +, einzelnen Papeln bzw. Papulovesikeln ++ bzw. Blasen +++ auf (s. Abb. 2); lediglich ein Erythem ist fraglich positiv (+). Standardisierte Epikutantestreihen sind erhältlich. **Cave:** Induzierung einer Kontaktallergie per Epikutantestung E. möglich; Nachtestung frühestens nach 6 Monaten. Vgl. Atopie-Patch-Test; Intrakutantest; ROAT.

E|pilation (Ex-*; lat. pilus Haar) *f*: (engl.) *depilation*; Haarentfernung; dauerhaft durch Elektrolyse*, temporär mit mechan. od. chem. Verfahren.

Epi|lepsie (gr. ἐπιληψία Fallsucht) *f*: (engl.) *epilepsy*; umgangssprachl. Fallsucht; paroxysmale Funktionsstörungen des Gehirns inf. exzessiver Entladungen von Neuronen; **Häufigkeit:** ca. 5 % aller Menschen haben einen epilept. Anfall. **Ätiol.:** i. d. R. Zusammenwirken exogener u. endogener Faktoren; **exogene Faktoren:** Erkr. des Gehirns (Fehlbildung, Phakomatose, Trauma, Blutung, Entz., Tumor) u. mit einer Funktionsstörung des Gehirns einhergehende Erkr. des Gesamtorganismus (z. B. metabol. Störungen wie Hypoglykämie, Intoxikation); **endogene Faktoren:** polygen determinierte Faktoren mit komplexen Erbgängen; Stoffwechselkrankheiten u. Mitochondropathien; die Unterscheidung symptomat. (in Zus. mit Hirnläsion auftretend), idiopath. (genet. Disposition u. Altersbindung der Erstmanifestation) u. kryptogenet. (vermutl. symptomatit. E. bei mit aktuellen diagn. Verf. nicht nachweisbarer minimaler Hirnläsionen) E. bezeichnet nicht scharf abgrenzbare Formen, sondern unterschiedl. Anteile einzelner Faktoren an der Genese; **Einteilung:** Klassifikation epilept. Anfälle in fokal (partiell) u. generalisiert: s. Tab. 1, in Epilepsiesyndrome: s. Tab. 2; **Klin.:** 1. akute symptomatische Anfälle (veraltete Bez. Gelegenheitsanfälle, okkasionelle Anfälle) als Reaktion auf einen Reiz (z. B. Schlafentzug) od. als unmittelbares Sympt. einer Erkr. des Gesamtorganismus od. des Gehirns, z. B. Fieberkrämpfe*, posttraumat. Anfälle, Anfälle toxisch-metabolischer Genese (chron. Alkoholkrankheit*); **2.** chron. rezidivierende Anfälle (E. i. e. S.) ohne auslösenden akuten Reiz; **3.** Sonderformen: **a)** Status epilepticus: andauernder epilept. Zustand od. Wiederholung von Anfällen, bei denen für mehr als 20 Min. keine Unterbrechung eintritt; grundsätzl. bei allen Anfallstypen mögl.; **b)** Epilepsia partialis Koževnikow: Anhalten eines fokal-motor. Status epilepticus über Mon. bis Jahre; **c)** Anfallserie: Folge von Anfällen ohne andauernde Funktionsstörung zwischen den einzelnen Anfällen; **Kompl.:** psychopathol. Syndrome bei best. Formen der E., teilweise psych. Veränderungen als Folge häufig rezidiv. Anfälle; anfallsbedingte hirnorg. Schäden heterogener Natur (z. B. Atrophie der Großhirnrinde, lobuläre Kleinhirnatrophie u. Ammonshornsklerose inf. gehäufter generalisierter großer Anfälle; **Diagn.:** Anamnese, EEG* (Abb. dort), CT,

Epilepsiechirurgie

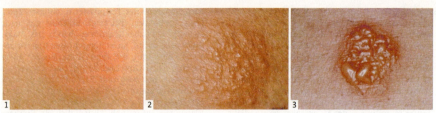

Epikutantest Abb. 2: typische Befunde bei Ablesung nach 72 Stunden; 1: einfach positive E.-Reaktion (tastbares Infiltrat, Papeln) bei Duftstoff-Mix; 2: zweifach positive E.-Reaktion (konfluierende Bläschen) bei Nickel-II-sulfat; 3: dreifach positive Epikutantest-Reaktion (Blasenbildung) bei para-Phenylendiamin [161]

MRT; Befunde können bei den einzelnen Epilepsieformen unterschiedl. häufig auch im anfallsfreien Intervall nachgewiesen werden. **Ther.:** **1.** Akuttherapie im Anfall: v. a. verletzungssichere Lagerung mit Sicherung der Umgebung (z. B. Polstern von scharfen Kanten) u. antikonvulsive Akuttherapie v. a. mit Benzodiazepin, ggf. symptomat. Fiebersekung u. a.; **2.** Dauertherapie zur Anfallsprophylaxe: **a)** Beseitigung der Urs. bei fassbaren Hirnerkrankungen (z. B. Hirntumoren*); **b)** Vermeidung charakterist. Auslösefaktoren (Schlafmangel, Stroboskoplicht u. a.); **c)** Langzeittherapie mit antikonvulsiven Arzneimitteln (Antiepileptika*), durch die 60–70 % der Pat. anfallsfrei werden; **d)** bei fokaler E. u. unzureichender Wirksamkeit der Antiepileptika op. Behandlung (s. Epilepsiechirurgie); dadurch Anfallsfreiheit bei ca. 50–70 % der pharmakoresistenten Pat.; **e)** Verhaltenstherapie einschließl. Biofeedback; **DD:** kardiovaskulär bedingte Bewusstseinsstörungen, z. B. Synkope kardiovaskulärer Urs., Karotissinus-Syndrom, Adams-Stokes-Syndrom; außerdem psychogene Anfälle, Hyperventilationstetanie, Narkolepsie, Kataplexie, Pickwick-Syndrom, Hypoglykämie.

Epi|lepsie|chirurgie (↑; Chirurgie*) *f*: (engl.) *epilepsy surgery*; Teilgebiet der Neurochirurgie*, das die Entfernung eines epileptogenen Herdes od. Unterbindung der Ausbreitung fokaler epilept. Aktivität umfasst; **Ind.:** pharmakoresistente Epilepsie*; **Verf.: 1.** fokale kortikale Resektion; **2.** Resektion im Bereich des Temporallappens: **a)** Kortiko-Amygdalohippokampektomie (Abk. CAH) mit ant. temporaler Resektion (bis zu zwei Drittel des Temporallappens) einschließl. Corpus u. Cortex amygdaloideum sowie des Hippocampus; häufigstes Verf. der E. (v. a. bei Temporallappenepilepsie) mit guter Anfallskontrolle (>80 %); **b)** selektive Amygdalohippokampektomie; **3.** partielle Kallosotomie: s. Split-brain-Operation; **4.** subpiale Dissektion: multiple, lokale mikrochir. Unterschneidung von Pia mater u. oberflächl. Cortex bei epileptogenem Herd in funktionell essentieller (sog. eloquenter) Region; **5.** partielle funktionelle Hemisphärektomie*. Die maßgeschneiderte E. unter maximaler Schonung gesunden Gewebes wird auch als **tailored resection** bezeichnet u. erfordert umfassende präoperative Diagn. (funktionelle MRT, PET, Magnetenzephalographie*, Wada*-Test u. a.) sowie intraoperative EEG-Ableitungen (einschließl. pharmak. Provokation z. B. mit Methohexital). Vgl. Vagusstimulation.

Epi|lepsie, traumatische (↑) *f*: (engl.) *traumatic epilepsy*; Form der symptomat. Epilepsie*; nach Schädelhirntrauma* auftretende epilept. Anfälle, häufig fokal i. S. von Jackson-Anfällen; Intervall zwischen Trauma u. erstem Auftreten kann Mon. bis Jahre betragen (sog. traumatische Spätepilepsie).

Epi|loia (Ep-*) *f*: s. Sklerose, tuberöse.

Epi|merasen (↑; gr. μέρος Teil) *f pl*: (engl.) *epimerases*; Isomerasen*, die am Chiralitätszentrum die D- in die L-Form überführen (Epimerisierung; s. Isomerie) od. umgekehrt, so dass sich die spezifische Drehung* ändert (z. B. UDP-Glukose-4-Epimerase, die UDP-Galaktose zu UDP-Glukose epimerisiert).

Epi|merie (↑; ↑) *f*: s. Isomerie.

Epi|mysium (↑; My-*) *n*: s. Muskelgewebe.

Epinastin (INN) *n*: (engl.) *epinastine*; Histamin*-H$_1$-Rezeptoren-Blocker der 2. Generation zur top. Anw.; **Ind.:** allerg. Konjunktivitis*; **UAW:** lokale Augenreizung.

Epi|nephr|ek|tomie (Ep-*; Nephr-*; Ektomie*) *f*: Adrenalektomie*.

Epi|nephrin (INN) *n*: Adrenalin*.

Epi|nephritis (Ep-*; Nephr-*; -itis*) *f*: Paranephritis*.

Epi|nephron (↑; ↑) *n*: s. Nebenniere.

Epi|neurium (↑; Neur-*) *n*: s. Nervenfaser.

Epi|orchium (↑; Orch-*) *n*: (engl.) *epiorchium*; Lamina visceralis tunicae vaginalis testis; Hoden u. Nebenhoden bedeckendes viszerales Blatt des Processus* vaginalis peritonei.

Epi|pharyngitis (↑; Pharyng-*; -itis*) *f*: (engl.) *nasopharyngitis*; Entz. des Epipharynx; s. Pharyngitis.

Epi|pharynx (↑; ↑) *m*: Pars nasalis pharyngis; der nasale Anteil des Pharynx.

Epi|phora (gr. ἐπιφέρεσθαι andringen, heranwogen) *f*: (engl.) *epiphora, illacrimation*; Tränenträufeln; spontanes Überlaufen der Tränen über den Lidrand; **Urs.: 1.** vermehrte Tränenbildung (Dakryorrhö), z. B. durch Fremdkörper od. psychisch bedingt; **2.** Abflussbehinderung in den Tränenwegen, z. B. durch Abstehen des unteren Tränenpunkts, Stenose der Tränenkanälchen od. des Tränen-Nasen-Gangs (Dakryostenose) sowie entzündl. Veränderungen.

epi|physär (gr. ἐπιφύεσθαι daraufwachsen, entstehen): (engl.) *epiphysial*; zur Epiphyse* gehörig, die Epiphyse betreffend.

Epi|physe (↑) *f*: **1.** (engl.) *1. pineal gland, 2. epiphysis*; (neuroanat.) syn. Glandula pinealis, Corpus pineale, Zirbeldrüse; dorsal am Diencephalon; s. Pinealozyten; **2.** (anat.) Gelenkende; proximal u. distal gelegene Endstücke der langen Röhrenknochen; vgl. Diaphyse; Metaphyse.

Epi|physen|fraktur (↑; Fraktur*) *f*: (engl.) *epiphyseal fracture*; Fraktur* unter Beteiligung einer noch aktiven Epiphysenfuge*; **Einteilung:** nach Salter-Harris (Abk. S-H) u. Aitken; s. Tab. u. Abb. 1; Sonderform: Übergangsfraktur bei schon partiell verschlossener Fuge im Adoleszentenalter (sog. Bi-od. Tri-plane-Fraktur); **Kompl.:** vorzeitige Verknöcherung der Epiphysenfuge, Wachstumsstörungen; **Diagn.:** Rö. in 2 Ebenen, CT, MRT (s. Abb. 2); **Ther.: 1.** bei S-H I u. II Reposition u. Retention im Gipsverband, da bei intaktem Stratum germinativum u. wiederhergestelltem Alignement (Ausrichtung) kaum Wachstumsstörungen zu erwarten sind; **2.** bei S-H III u. IV geschlossene

Epilepsie		Tab. 1
Einteilung nach Anfallsformen (Vorschlag der Internationalen Liga gegen Epilepsie)		
1.	**lokalisationsbezogene Anfälle**	
1.1.	einfach-partielle Anfälle mit erhaltenem Bewusstsein	
1.1.1.	mit motorischen Symptomen	
	fokal motorisch ohne March	
	fokal motorisch mit March (Jackson-Anfälle)	
	Versivanfälle	
	Haltungsanfälle	
	phonatorisch (Vokalisation oder Sprechhemmung)	
1.1.2.	mit sensiblen oder sensorischen Symptomen (einfache Halluzinationen wie Kribbeln, Lichtblitze, Summen)	
	sensibel	
	visuell	
	olfaktorisch	
	gustatorisch	
	vertiginös	
1.1.3.	mit vegetativen Symptomen (z. B. epigastrisches Gefühl, Blässe, Schweißausbruch, Erröten, Piloarrektion, Mydriasis)	
1.1.4.	mit psychischen Symptomen (Störungen höherer kortikaler Funktionen); selten ohne Bewusstseinsstörung, häufiger in komplex-partiellen Anfällen	
	aphasisch	
	dysmnestisch (z. B. déjàvu)	
	kognitiv (z. B. Dreamy state, Zeitsinnstörung)	
	affektiv (Angst, Ärger usw.)	
	Illusionen (z. B. Makropsie)	
	strukturierte Halluzinationen (z. B. Musik, Szenen)	
	iktuale EEG-Charakteristik	
	lokale kontralaterale Entladung; Beginn über dem korrespondierenden Areal der kortikalen Repräsentation (vom Skalp nicht immer abzuleiten)	
	interiktuale EEG-Charakteristik	
	lokale kontralaterale Entladung	
1.2.	komplex-partielle Anfälle mit Bewusstseinsstörung; Beginn manchmal mit einfach fokaler Symptomatik	
1.2.1.	einfach fokaler Beginn mit nachfolgender Bewusstseinsstörung	
	mit einfach fokalen Merkmalen	
	mit Automatismen	
1.2.2.	mit Bewusstseinsstörung von Anfang an	
	nur mit Bewusstseinsstörung	
	mit Automatismen	
	iktuale EEG-Charakteristik	
	einseitige oder häufig beidseitige Entladung, diffus oder fokal in den temporalen oder frontotemporalen Regionen	
	interiktuale EEG-Charakteristik	
	einseitiger oder beidseitiger, gewöhnlich asynchroner Fokus; üblicherweise in den temporalen oder frontalen Regionen	

Fortsetzung nächste Seite

Epilepsie
Einteilung nach Anfallsformen (Vorschlag der Internationalen Liga gegen Epilepsie)

- 1.3. partielle Anfälle mit Entwicklung zu sekundär generalisierten Anfällen (generalisiert tonisch-klonisch, tonisch oder klonisch)
  - 1.3.1. einfach-partielle Anfälle mit Entwicklung zu generalisierten Anfällen
  - 1.3.2. komplex-partielle Anfälle mit Entwicklung zu generalisierten Anfällen
  - 1.3.3. einfach-partielle Anfälle, die sich über komplex-partielle zu generalisierten Anfällen entwickeln
    - iktuale EEG-Charakteristik
      - Die oben genannten Entladungen werden sekundär rasch generalisiert.

- 2. **generalisierte Anfälle (konvulsiv oder nichtkonvulsiv)**
  - 2.1. Absencen (Auftreten der Symptome allein oder in Kombination)
    - nur Bewusstseinsstörung
    - mit milden klonischen Komponenten
    - mit atonischen Komponenten
    - mit tonischen Komponenten
    - mit Automatismen
    - mit vegetativen Komponenten
    - iktuale EEG-Charakteristik
      - bilaterale reguläre und symmetrische 2–4 Spike-and-slow-wave-Komplexe, evtl. Polyspike-and-slow-wave-Komplexe
    - interiktuale EEG-Charakteristik
      - normale regelmäßige und symmetrische Hintergrundaktivität, wobei paroxysmale Aktivität auftreten kann (spikes oder Spike-and-slow-wave-Komplexe)
  - 2.2. atypische Absencen
    - ausgeprägte Tonusveränderungen
    - kein abrupter Anfang und Schluss
    - iktuale EEG-Charakteristik
      - stark heterogenes EEG mit beidseitigen, oft irregulären und asymmetrischen Veränderungen (irreguläre Spike-and-slow-wave-Komplexe, schnelle oder andere paroxysmale Aktivität)
    - interiktuale EEG-Charakteristik
      - abnorme Hintergrundaktivität mit häufig irregulärer und asymmetrischer paroxysmaler Aktivität (z. B. Spike-and-slow-wave-Komplexe)
  - 2.3. myoklonische Anfälle, myoklonische Zuckungen (einzeln oder multipel)
    - iktuale EEG-Charakteristik
      - Poly-spikes-and-waves, spike-and-waves oder sharp-and-slow-waves
    - interiktuale EEG-Charakteristik
      - wie iktual
  - 2.4. klonische Anfälle
    - iktuale EEG-Charakteristik
      - schnelle Aktivität (10/s oder schneller) und langsame Wellen; gelegentlich Spike-and-wave-Muster
    - interiktuale EEG-Charakteristik
      - Spike-and-wave- oder Poly-spikes-and-wave-Entladungen
  - 2.5. tonische Anfälle
    - iktuale EEG-Charakteristik
      - schnelle Aktivität mit kleiner Amplitude oder schneller Rhythmus von 9–10/s oder darüber, der in der Frequenz abnimmt und in der Amplitude zunimmt
    - interiktuale EEG-Charakteristik
      - mehr oder weniger rhythmische Entladungen von Sharp-and-slow-waves, manchmal asymmetrisch; Hintergrundaktivität oft nicht altersentsprechend

Epilepsie
Einteilung nach Anfallsformen (Vorschlag der Internationalen Liga gegen Epilepsie)

2.6.		tonisch-klonische Anfälle
		iktuale EEG-Charakteristik
		Beginn mit Polyspikeaktivität gefolgt von rhythmischen langsamen Wellen und eingelagerten spikes
3.		nicht klassifizierte epileptische Anfälle
		alle Anfälle, die aufgrund unzureichender oder unvollständiger Daten nicht klassifiziert werden können, sowie einige, deren Klassifikation in den bisher beschriebenen Kategorien nicht möglich ist (manche Anfälle bei Neugeborenen mit rhythmischen Augenbewegungen, Kauen und Schwimmbewegungen)

Wiederholte epileptische Anfälle kommen unter mehreren Bedingungen vor:
1. als zufällige Anfälle, unerwartet und ohne ersichtliche Provokation;
2. als zyklische Anfälle in mehr oder weniger regelmäßigen Intervallen (z. B. mit Beziehung zum Menstruationszyklus oder zum Schlaf-Wach-Zyklus);
3. als ausgelöste Anfälle durch nichtsensorische Faktoren (Übermüdung, Alkohol, Emotionen usw.) oder sensorische Faktoren (sog. Reflexanfälle)

Epilepsie Tab. 2
Internationale Klassifikation

1.		**lokalisationsbezogene (fokale, lokale, partielle) Epilepsien und Syndrome**
	1.1.	idiopathisch (mit altersbezogenem Beginn)
		benigne Epilepsie im Kindesalter mit zentrotemporalem Spike (Rolando)
		Epilepsie im Kindesalter mit okzipitalen Paroxysmen
		primäre Leseepilepsie
	1.2.	symptomatisch
		chronisch progressive Epilepsia partialis continua in der Kindheit (Koževnikow-Syndrom)
		Syndrome gekennzeichnet durch Anfälle mit bestimmter Auslösung[1]
	1.3.	kryptogen
		wahrscheinlich symptomatische Epilepsien mit unbekannter Ätiologie
2.		**generalisierte Epilepsien und Syndrome**
	2.1.	idiopathisch (mit altersbezogenem Beginn)
		benigne familiäre Neugeborenenkrämpfe
		benigne Neugeborenenkrämpfe
		benigne myoklonische Epilepsie des Kleinkindesalters
		Absence-Epilepsie des Schulkindesalters (Pyknolepsie)
		juvenile Absence-Epilepsie
		juvenile myoklonische Epilepsie (Impulsiv-petit-mal)
		Aufwach-Grand-mal-Epilepsien
		andere generalisierte idiopathische Epilepsien
		Epilepsien mit spezifisch ausgelösten Anfällen[1]
	2.2.	kryptogen oder symptomatisch (altersgebundener Beginn)
		West-Syndrom
		Lennox-Gastaut-Syndrom
		Epilepsie mit myoklonisch-astatischen Anfällen
		Epilepsien mit myoklonischen Absencen
	2.3.	symptomatisch
	2.3.1.	unspezifische Ätiologie
		myoklonische Frühenzephalopathie (Dravet-Syndrom)
		frühe infantile epileptische Enzephalopathie mit „suppression burst"
		andere symptomatische generalisierte Epilepsien

Fortsetzung nächste Seite

Epilepsie
Internationale Klassifikation

	2.3.2.	spezifische Syndrome
		angeborene Erkrankungen, bei denen Anfälle eine herausragende Rolle spielen (z. B. Fehlbildungen, Stoffwechseldefekte)
3.		**Epilepsien und Syndrome, die nicht als fokal oder generalisiert eingeordnet werden können**
	3.1.	mit generalisierten und fokalen Anfällen
		Neugeborenenkrämpfe
		schwere myoklonische Epilepsien des Kleinkindalters
		Epilepsien mit kontinuierlichen Spikes und Waves im Schlaf
		erworbene epileptische Aphasie (Landau-Kleffner-Syndrom)
		andere unbestimmte Epilepsien
	3.2.	ohne eindeutig generalisierte oder fokale Zeichen
		alle Fälle mit generalisierten tonisch-klonischen Anfällen, bei denen klinische und EEG-Befunde eine Klassifikation als eindeutig generalisiert oder lokalisationsbezogen nicht erlaubt (z. B. Schlaf-Grand-mal, das in vielen Fällen keine eindeutigen generalisierten oder fokalen Merkmale aufweist)
4.		**spezielle Syndrome**
	4.1.	situationsbezogene Anfälle (Gelegenheitsanfälle)
		Fieberkrämpfe
		isolierte Anfälle oder isolierter Status epilepticus
		Anfälle, die bei identifizierbaren Situationen (akute metabolisch oder toxisch bedingte Erkrankungen, Alkohol, Arzneimittel, Schlafmangel) auftreten

[1] spezifische Syndrome
1. Epilepsie bei Fehlbildungen:
Aicardi-Syndrom; Lissenzephalie-Pachygyrie usw.; Phakomatosen;
2. Epilepsie bei nachgewiesenen oder vermuteten angeborenen Stoffwechseldefekten:
Manifestation beim Neugeborenen: nichtketotische Hyperglykämie und D-Glyceroazidämie;
Manifestation beim Kleinkind: Phenylketonurie, Tetrahydrobiopterin-Mangel, Gangliosidose (Tay-Sachs-Syndrom, Sandhoff-Krankheit), neuronale Zeroidlipofuszinose (frühinfantiler Typ), pyridoxinabhängige Stoffwechselstörung;
Manifestation beim Kind: neuronale Zeroidlipofuszinose (spätinfantiler Typ), Chorea Huntington;
Manifestation in Kindheit und Jugendalter: Gaucher-Krankheit (juvenile Form), neuronale Zeroidlipofuszinose (juveniler Typ), Myoklonusepilepsie (Lafora-Typ), Unverricht-Lundborg-Syndrom, Dyssynergia cerebellaris myoclonica (Ramsay-Hunt-Syndrom), Cherry-red-spot- und Myoklonussyndrom;
Manifestation beim Erwachsenen: neuronale Zeroidlipofuszinose (adulter Typ)

---

od. offene Reposition u. Osteosynthese unter Schonung der Epiphysenfuge (s. Abb. 3), Wachstumsstörungen mögl.; **3.** bei Stauchung (S-H V) keine unmittelbare Interventionsmöglichkeit, Wachstumsstörungen wahrscheinl.; **4.** Übergangsfraktur: geschlossene od. offene Reposition, Bohrdrahtung od. Schraubenosteosynthese; bei etablierter Wachstumsstörung Langzeitkontrollen erforderl.; op. Korrektureingriffe meist nach Abschluss des Längenwachstums. Vgl. Epiphyseolyse.

Epi|physen|fuge (↑): (engl.) *epiphyseal cartilagelate*; hyalinknorpelige Gewebeschicht zwischen Epi- u. Metaphyse* eines Röhrenknochens, von der (vorwiegend) das enchondrale Knochenwachstum ausgeht (Wachstumszone); vgl. Ossifikation.

Epi|physen|kern (↑): (engl.) *epiphysial nucleus*; verknöchertes Zentrum der Epiphyse; s. Ossifikation.

Epi|physen|lockerung (↑): (engl.) *loosening of the epiphysis*; Vorstufe der Epiphyseolyse*, häufiger bei Paresen.

Epi|physen|schädigung (↑): (engl.) *epiphyseal damage*; meist Epiphyseonekrosen inf. sept. Arthritis, Osteomyelitis, Tumoren, Trauma; **Folge:** oft schwere Wachstumsstörungen u. Verformungen der Knochen. Vgl. Knochennekrosen, aseptische.

Epi|physen|schluss (↑): (engl.) *epiphysial closure*; (physiol.) Verschluss der Epiphysenfuge* durch Knochensubstanz; führt zur Beendigung des Skelettwachstums.

Epi|physen|tumor (↑; Tumor*) *m*: Pinealistumoren*.

Epi|physeo|dese (↑; gr. δέσις das Binden) *f*: (engl.) *epiphysiodesis*; Blockierung der Epiphysenfuge an Extremitäten (bes. Femur u. Tibia) zur Bremsung des Längenwachstums (op. Längenausgleich am wachsenden Skelett) od. Korrektur eines Achsenfehlers* der Extremitäten; **Formen: 1.** temporäre E.: Überbrückung u. Blockierung durch krampenähnl. Klammern (Blount-Klammern), die so lang belassen werden, bis die erwünschte Korrektur er-

Epiphyseolysis capitis femoris

Epiphysenfraktur
Klassifikation der Epiphysenfraktur nach Salter-Harris und Aitken

Salter-Harris	Aitken	Frakturtyp
I	0	reine Epiphysenlösung
II	I	Epiphysenlösung mit Ausbruch eines kleinen metaphysären Knochenkeils
III	II	Epiphysenfraktur mit Ausbruch eines kleinen epiphysären Knochenkeils
IV	III	Epiphysenfraktur mit epiphysär-metaphysärem Frakturverlauf
V	IV	umschriebene Stauchung (crush) der Epiphysenfuge durch axiale Gewalteinwirkung bzw. Verletzung des epiphysären Rings

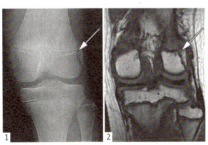

Epiphysenfraktur Abb. 1

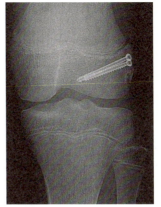

Epiphysenfraktur Abb. 3: Femur, Salter III, Versorung mit Schraubenosteosynthese, postoperatives Röntgenbild [88]

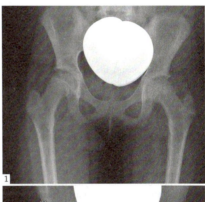

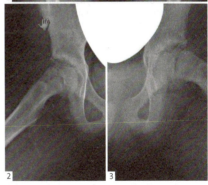

Epiphyseolyse: beidseitig am Femurkopf; 1: Röntgen-Übersichtsaufnahme ohne erkennbaren pathologischen Befund; 2 u. 3: Lauensteinaufnahme der Hüftgelenke rechts (2) u. links (3) mit erkennbarem Abrutschen der Epiphyse nach dorsal (links deutlicher als rechts) [129]

Epiphysenfraktur Abb. 2: Femur, Salter III, Röntgenbild u. MRT [88]

reicht ist; 2. permanente E.: partielle Resektion u. ggf. knöcherne Verspanung der Epiphysenfuge (ggf. minimal-invasiv).
Epi|physeo|lyse (↑; Lys-*) *f*: (engl.) *epiphysiolysis*; Epiphysenlösung; Ablösung einer Epiphyse in der Epiphysenfuge, u. U. mit Verschiebung gegenüber dem übrigen Knochen (s. Abb.); **Urs.:** Osteochondritis*, Osteomyelitis*, aseptische Knochennekrosen*, Trauma, Parese, z. B. infolge Meningomyelozele*.
Epi|physeo|lysis c<u>a</u>pitis f<u>e</u>moris (↑; ↑) *f*: (engl.) *adolescent coxa vara*; syn. Coxa vara adolescentium; zwischen 12.–16. Lj., v. a. bei männl. Jugendlichen auftretendes Krankheitsbild mit Verschiebung des Schenkelhalses nach ventral-kranial gegenüber der im Verhältnis dazu nur wenig ihre Position verändernden Kopfepiphyse (Fixierung durch das Lig.

Epiphyseonekrosen, aseptische

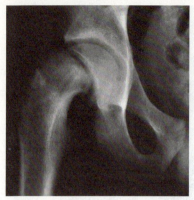

Epiphyseolysis capitis femoris [144]

capitis femoris); scheinbare Verkleinerung des CCD*-Winkels (Coxa vara epiphysaria); **Urs.:** Missverhältnis zwischen mechan. Beanspruchung u. gewebl. Qualität der Schenkelhalsepiphysenfuge bzw. ihrer Knorpelknochengrenze zur Metaphyse; **Vork.:** ein- od. beidseitig (60–70 %), meist schleichend (E. c. f. lenta), seltener akut; oft in der frühen Pubertät, gehäuft bei hormonalen Regulationsstörungen (Fröhlich*-Syndrom, absoluter od. rel. Androgenmangel) u. bei fam. Disposition sowie in Komb. mit aseptischen Knochennekrosen* (bes. Scheuermann*-Krankheit); **Sympt.:** initial Knieschmerzen, rasche Ermüdung, zunehmendes Hinken, schmerzhafte Bewegungseinschränkung, Außendrehstellung des Beins, Beinverkürzung, bei akuter Form wie bei Schenkelhalsfraktur*; Beugung im Hüftgelenk nur bei gleichzeitiger Außenrotation des Beines möglich (Drehmann-Zeichen); **Diagn.:** (röntg.) Beckenübersicht u. Lauenstein*-Technik (Bestimmung des Abkippwinkels); s. Abb.; **Ther.:** bei minimaler Verschiebung langdauernde Entlastung; bei akuter E. c. f. Reposition u. Fixation mit Kirschner-Drähten od. Schrauben; bei schleichender Verlaufsform Kirschner-Drähte od. Schrauben ohne Reposition bis zum Abkippwinkel von 30°, bei größerem Winkel Osteotomie* (z. B. Imhäuser-Weber-Operation), bei Abkippwinkel >60° Schenkelhalskorrekturosteotomie (cave: Hüftkopfnekrose); immer Mitbehandlung der Gegenseite.

Epi|physeo|nekrosen, a|septische (↑; Nekr-*; -osis*) *f pl*: s. Knochennekrosen, aseptische.

Epi|physeosen (↑; -osis*) *f pl*: (engl.) *epiphysoses*; unregelmäßige Verkalkungen der Epiphysen* im Pubertätsalter (selten); **Urs.:** hormonale Störung, Rachitis, evtl. Traumen; **Sympt.:** Schmerzen an den Diaphysenenden der langen Röhrenknochen, z. B. Apophyseosis calcanei. Vgl. Apophyseosen.

Epi|physe, per|sistierende (↑) *f*: (engl.) *epiphyseal persistence*; verknöcherte Epiphyse, deren physiol. Verschmelzung mit der Metaphyse ausbleibt; **DD:** traumat. Knochenabsprengung.

epi|ploicus (Epiploon*): (engl.) *epiploic*; zum großen Netz (Omentum* majus) gehörig.

Epi|ploon (gr. ἐπίπλοος Darmnetz) *n*: Omentum*.

Epi|rubicin (INN) *n*: (engl.) *epirubicine*; Zytostatikum* (Anthrazyklin*); **Ind.:** u. a. Mamma- u. Magenkarzinom, Weichteilsarkom; **Kontraind.:** akute Infektionen, Herzerkrankung, Schleimhautentzündung; **UAW:** u. a. Kardiotoxizität.

Episio|tomie (gr. ἐπίσιον Schamgegend; -tom*) *f*: (engl.) *episiotomy*; Scheidendammschnitt, auch Dammschnitt; häufigste erweiternde Op. am weichen Geburtskanal, u. a. zur Vermeidung eines Dammrisses*, Erleichterung der op. Entbindung* u. Geburtsbeendigung, wenn der Kopf sich im Beckenausgang befindet, z. B. bei sekundärer Wehenschwäche od. drohender intrauteriner Hypoxie in der Austreibungsphase; **Formen:** s. Abb.; 1. mediane E.: genau in der Mittellinie; 2. laterale E.: rechts od. links, 1–2 cm von der Mittellinie entfernt in Richtung auf das Tuber ossis ischii; 3. mediolaterale E.: direkt von der hinteren Kommissur in Richtung auf das Tuber ossis ischii.

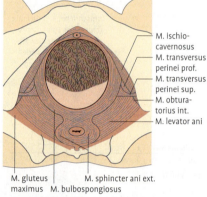

anatomische Verhältnisse

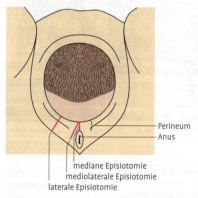

Episiotomien

Episiotomie: Formen

Epi|sklera (Ep-*; Skler-*) *f*: (engl.) *episcleral layer*; lockeres Bindegewebe zwischen Sklera u. Bindehaut.

Epi|skleritis (↑; ↑; -itis*) *f*: (engl.) *episcleritis*; umschriebene Entz. der Episklera*; **Urs.:** Erkrankungen* des rheumat. Formenkreises, Gicht, Syphilis, Tuberkulose; häufig keine erkennbare Grunder-

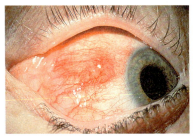
Episkleritis [106]

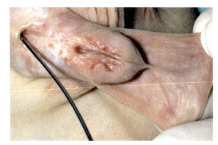
Epispadie Abb. 1 [91]

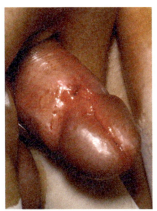
Epispadie Abb. 2 [37]

krankung; **Sympt.:** Druck- od. Berührungsschmerz, blau-rote Verfärbung (s. Abb.); vgl. Konjunktivitis; Skleritis.

Epi|sode (gr. ἐπείσοδος Dazwischenkommen) *f*: (psychol.) Bez. für vorübergehende, rückbildungsfähige psych. Störung, z.B. als amnestische, depressive, psychotische od. manische E. od. bei einer akuten (reversiblen) org. Psychose*.

Epi|sode, a|mnestische (↑) *f*: (engl.) *amnesic episode*; Syndrom oft ätiol. unklarer, flüchtiger, stunden- bis tagelanger Amnesie; Symptom zerebraler Affektionen, z.B. bei Gefäßprozessen; vgl. Amnesie, transiente globale.

Epi|sode, de|pressive (↑) *f*: Bez. für eine erstmalig auftretende Depression* u. für eine depressive Phase im Verlauf einer anderen affektiven Störung*, Dauer mind. 2 Wo.; traten zuvor od. treten später hypomanische od. manische Episoden* auf, liegt eine bipolare affektive Störung* vor; **Sympt.:** 1. Hauptsymptome: gedrückte Stimmung, Interessen- u. Freudlosigkeit, Antriebsstörung; 2. weitere Sympt.: Denk- u. Konzentrationsstörung, vermindertes Selbstwertgefühl, Schuldgefühl, motor. Hemmung od. Unruhe, Suizidalität od. suizidales Verhalten, Schlafstörung, Appetitminderung od. -steigerung; die Sympt. sind weder durch die direkte Einwirkung einer Substanz, eine körperl. Erkr. od. durch äußere Urs. begründbar; **Einteilung** nach Schweregrad: leichte, mittelgradige u. schwere d. E. mit od. ohne psychot. Sympt.; **Ther.:** Antidepressiva*, Psychotherapie* (v. a. kognitive Verhaltenstherapie, interpersonelle Psychotherapie).

Epi|sode, manische (↑) *f*: (engl.) *manic episode*; einzeln auftretende Episode einer affektiven Störung* mit der Dauer von mind. 1 Woche; traten zuvor od. treten später depressive Episoden* auf, liegt eine bipolare affektive Störung* vor; **Klin.:** Irritierbarkeit, Euphorie u. Reizbarkeit, Überaktivität, Rededrang, Ideenflucht, Insomnie, Aufmerksamkeitsstörungen, Größenideen, Enthemmung im Verhalten; Steigerung der Sympt. zu psychot. Größenwahn, Verfolgungswahn, religiösem Wahn od. Halluzinationen sind mögl.; **Ther.:** Lithium, Antiepileptika, atypische Neuroleptika, Benzodiazepine. Vgl. Hypomanie; Manie.

Epi|somen (Ep-*; Soma*) *n pl*: s. Plasmide.

Epi|spadie (↑; gr. σπαδών Riss, Spalte) *f*: (engl.) *epispadia*; syn. Fissura urethrae superior; Hemmungsfehlbildung der Harnröhre, die eine offene Rinne, evtl. mit Fortsetzung bis zur Harnblase, bilden kann; **Häufigkeit:** 1 : 42 000; Verhältnis Jungen zu Mädchen 2,5 : 1; **Urs.:** vermutl. zu weit kaudal angelegter Genitalhöcker mit anschließender Ruptur der Membrana urogenitalis; **Klin.:** bei Jungen Mündung der Harnröhre auf der dorsalen Seite des Penis in Schaft od. Eichel (s. Abb. 1 u. 2), bei Mädchen dorsal auf der Klitoris; bei kompletter E. Inkontinenz; **Ther.:** Genitalrekonstruktion, bei Jungen mit Penisaufrichtung (z. B. durch Verlagerung der Harnröhre nach ventral u. Aufrichtung der Schwellkörper gegeneinander); Harnröhrenrekonstruktion (ggf. unter Einsatz von Mundschleimhaut; evtl. zweizeitig). Vgl. Blasenekstrophie; Hypospadie.

Epi|spadie-Ek|strophie-Kom|plex (↑; ↑; Ekstrophie*; Komplex*) *m*: (engl.) *epispadia ecstrophy complex*; früher embryonale urogenitale Malformation; Entwicklungsstörung der beiden Genitalhöcker u. der Kloakenmembran in der 3. Embryonalwoche mit konsekutiver Spaltbildung des äußeren Genitale, der Harnröhre, Sphinktermuskulatur, Blase, Bauchwand u. des knöchernen Beckens je nach Ausprägungsgrad; **Formen:** 1. Epispadie*; 2. Blasenekstrophie*; 3. kloakale Ekstrophie* (unter Einbeziehung von Anus u. Rektum).

Epi|stase (Ep-*; -stase*) *f*: (engl.) *epistasis*; Überdecken der phänotyp. Manifestation eines Gens durch ein anderes, das nicht zum gleichen Genpaar gehört; Gegensatz Hypostase*.

Epi|staxis (gr. ἐπιστάζειν darauftröpfeln) *f*: (engl.) *epistaxis, nose bleed*; Nasenbluten; **Urs.:** 1. häufig:

Epistropheus

arterielle Hypertonie*, Behandlung mit Antikoagulanzien* sowie sog. habituelles Nasenbluten v. a. bei Kindern durch lokale Urs. wie Gefäßverletzung im Bereich des Locus Kiesselbachi; **2.** selten: physik. od. chem. Schädigung der Nasenschleimhaut, Trauma (z. B. Schädelbasisfrakturen od. Nasenseptumfrakturen), Nasenfremdkörper, Rhinolithen, Nasen- u. Nasennebenhöhlentumoren, Nasenrachen-Angiofibrom, E. als Sympt. einer Allgemeinerkrankung bei akuten Infektionskrankheiten (z. B. Typhus, Virusgrippe), Gefäß- u. Kreislauferkrankungen (z. B. Arteriosklerose, Osler-Rendu-Weber-Krankheit), Thrombopathie, Vitamin-K-Mangel, Skorbut u. a.; **Ther.:** Kopfneigung nach vorn zur Prophylaxe von Aspiration u. Blutschlucken, Beruhigung des Pat., ggf. pharmak. Senkung des Blutdrucks; bei starker E. Nasentamponade*, elektro- od. laserchir. Verschluss der Blutungsquelle, chir. Ligatur od. Embolisation zuführender Gefäße; Ther. der Grundkrankheit.

Epi|stroph̲e̲us (gr. ἐπιστροφή das Herumdrehen) *m*: veraltete Bez. für Axis*.

Epi|taxi̲e̲ (gr. ἐπιτάττειν aufstellen) *f*: (engl.) *epitaxia*; Bildung von Kristallen an Oberflächen; **klin. Bedeutung:** trägt zur Steinbildung bei Nephrolithiasis* bei (Harnsäurekristalle funktionieren häufig als Keimzentrum für Calciumoxalat-Kristallation; Grenzfall der sog. heterogenen Nukleation bei sehr ähnlicher Gitterstruktur von Harnsäure u. Oxalat).

Epi|th̲a̲lamus (Ep-*; gr. θάλαμος Kammer) *m*: (engl.) *epithalamus*; Teil des Diencephalons*, besteht aus Habenula u. Epiphyse (Glandula pinealis).

Epi|th̲e̲l (gr. ἐπί darauf, daran, dazu; θηλεῖν wachsen, blühen) *n*: s. Epithelgewebe.

Epi|th̲e̲l, a|typisches (↑; ↑) *n*: s. Atypie.

Epi|th̲e̲l|gewebe (↑; ↑): (engl.) *epithelial tissue*; geschlossener Zellverband, der innere u. äußere Körperoberflächen bedeckt; **Funktion:** Schutz, Stoffaustausch, Reizaufnahme; **Einteilung:** s. Abb.; **1.** Plattenepithel: **a)** einschichtig, z. B. Peritoneum; **b)** mehrschichtig, unverhornt, z. B. Mundhöhle, Ösophagus, Vagina; verhornt, z. B. Epidermis*; **2.** kubisches Epithel, z. B. Pigmentepithel der Retina, kleinere Drüsenausführungsgänge, Plexus choroidei; **3.** hochprismat. (Säulen-)Epithel: **a)** einschichtig, z. B. Magen, Gallenblase, Darmkanal (mit Mikrovilli), Eileiter u. Uterus (Sekretionsphase) mit Flimmerbesatz; **b)** mehrschichtig (selten), z. B. Fornix conjunctivae; **4.** mehrreihiges (scheingeschichtetes) Epithel, z. B. Respirationstrakt (mit Flimmerbesatz u. Becherzellen), Nebenhodengang (zweireihig mit Stereozilien), Samenleiter (zweireihig); **5.** Übergangsepithel: bes. Form des mehrschichtigen Epithels; Auskleidung von Hohlorganen mit veränderl. Ausdehnung: Nierenbecken, Ureter, Harnblase, Anfangsteil der Harnröhre; Deckzellen* (harnsichere Zellen) oft mehrkernig, mit oberflächl. Zytoplasmaverdichtung.

Epi|th̲e̲l|grenze (↑; ↑): **1.** (engl.) *epithelial border*; (gastroenterol.) Grenze zwischen Plattenepithel des Ösophagus u. der Magenschleimhaut im Bereich des gastroösophagealen Übergangs; vgl. Barrett-Ösophagus; **2.** (gyn.) Grenze zwischen Plattenepithel der Portio u. Zylinder-

einschichtiges Plattenepithel

mehrschichtiges Plattenepithel

kubisches Epithel

hochprismatisches Epithel

mehrreihiges Epithel

Übergangsepithel, ungedehnt

Übergangsepithel, gedehnt

Epithelgewebe: Schema wichtiger histologischer Typen

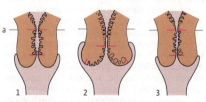

Epithelgrenze: an der Portio: 1: beim jungen Mädchen; 2: bei der geschlechtsreifen Frau (Ektopia cervicis); 3: bei der Frau im Klimakterium; a: anatomischer innerer Muttermund; gestrichelte Linie: histologischer innerer Muttermund

epithel der Zervixschleimhaut; verschiebt sich in den versch. Lebensabschnitten der Frau unter Einfluss der Sexualhormone* aus dem Zervikalkanal auf die Portiooberfläche (Ektopia* cervicis; gut zugängl. für Kolposkopie* u. Kolpozytologie*) u. wieder zurück (s. Abb.); aufgrund ständiger dynam. Umbauvorgänge in diesem Bereich häufig epitheliale Atypien, wobei über 90 % der Plattenepithelkarzinome der Zervix beginnen an der zervikoportalen Epithelgrenze. Vgl. Umwandlungszone.

Epi|theli̲o̲m (↑; ↑; -om*) *n*: (engl.) *epithelioma*; benigner od. maligner Tumor aus Epithelzellen; zur Gruppe der E. gehören: Papillom*, Adenom*, Epithelzysten*, Karzinom*.

Epi|thelioma adenoi̲des cysticum Brooke (↑; ↑; ↑; Henry A. B., Dermat., Manchester, 1854–1919) *n*: (engl.) *epithelioma adenoides cysticum*; syn. Trichoepithelioma papulosum multiplex Jarisch; Brooke-Spiegler-Syndrom; autosomal-dominant erbl. Fehlbildungssyndrom (Genlocus 16q12-q13, Mutatio-

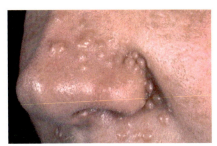
Epithelioma adenoides cysticum Brooke: multiple Trichoepitheliome [143]

nen im CYLD-Gen) mit Zylindromen u. symmetr. angeordneten, halbkugeligen, blassgelbl. Trichoepitheliomen*, bes. im Bereich der Nasen-Wangen-Falten (s. Abb.) u. der Oberlippe; Manifestation meist in der Pubertät; leichte Gynäkotropie; selten maligne Transformation zu Basalzellkarzinom*; **Ther.:** Entfernen der Tumoren mit Laser-, Kryo- od. Elektrochirurgie.

Epi|thelioma baso|cellulare (↑; ↑; ↑) *n*: s. Basalzellkarzinom.

Epi|thelioma calci|ficans (↑; ↑; ↑) *n*: (engl.) *calcified epithelioma*; auch verkalkendes Epitheliom Malherbe, Pilomatrixom; inf. Verkalkung harter, in der Haut gelegener, bis 3 cm großer, zuweilen pigmentierter, benigner Tumor der Haarmatrix; tritt meist in der Kindheit bes. an Kopf u. oberen Extremitäten auf.

Epi|thelioma con|tagiosum (↑; ↑; ↑) *n*: s. Molluscum contagiosum.

Epi|thelioma cuniculatum (↑; ↑; ↑) *n*: (engl.) *plantar verrucous carcinoma*; seltenes, langsam wachsendes Plattenepithelkarzinom* von sehr geringem Malignitätsgrad mit Fistelbildung (s. Abb.); **Lok.:** Fußsohle; entsteht evtl. aus Viruswarzen.

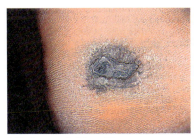
Epithelioma cuniculatum [3]

Epi|thelioma intra|epi|dermale (↑; ↑; ↑) *n*: intraepidermaler Tumor aus abgegrenzten Zellnestern bei Verrucae* seborrhoicae, Bowen*-Krankheit od. malignem ekkrinem Porom*.

Epi|thelioma spino|cellulare (↑; ↑; ↑) *n*: Plattenepithelkarzinom*.

Epi|thelisierung (↑; ↑): (engl.) *epithelisation*; Überwachsen einer Wunde* mit Epithelzellen, ausgehend von intaktem Epithelgewebe* im Bereich der Wundränder; vgl. Wundheilung.

Epi|thel|körperchen (↑; ↑): s. Nebenschilddrüsen.

Epi|theloid|zellen (↑; ↑; -id*; Zelle*): (engl.) *epithelioid cells*; (histol.) Epithelzellen-ähnliche Histiozyten bzw. Retikulumzellen mit großem Zellkern u. spindelförmig plumper Gestalt, z. B. in Tuberkeln; s. Tuberkulose.

Epi|thel|perlen (↑; ↑): s. Hornperlen.

Epi|thel|zysten (↑; ↑; Kyst-*) *f pl*: (engl.) *epithelial cysts*; mit Epithel ausgekleidete Epidermisversenkungen (z. B. durch Trauma) in der Dermis; vgl. Dermoid; Epidermalzyste; Milien.

Epi|these (gr. ἐπίθεσις Herauflegen) *f*: (engl.) *epithesis*; individuell modelliertes Ersatzstück aus Kunststoff, Silikon, Gelatine u. a. zur Deckung von Oberflächendefekten, insbes. im Gesicht; wird i. d. R. an den Körper angelegt, aufgeklebt, durch Implantat festgehalten od. mit intraoraler Defektprothese verbunden; **Anw.:** v. a. im Bereich von Auge (s. Abb.), Nase, Ohr. Vgl. Prothese.

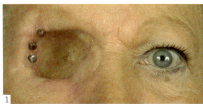
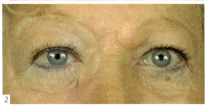
Epithese: 1: Zustand nach Exenteratio orbitae mit 3 implantatfixierten Magneten; 2: eingegliederte Silikon-orbita-Epithese

Epi|top (Ep-*; gr. τόπος Ort) *n*: (engl.) *epitope*; syn. antigene Determinante; spezif. antigener Ort auf einer Moleküloberfläche, der durch das Paratop* des entspr. Antikörpers* spezif. gebunden wird; vgl. Antigen.

Epi|tympanicum (↑; Tympanum*) *n*: (engl.) *epitympanic recess*; auch Epitympanum, Recessus epitympanicus; Attikus, Kuppelraum; Teil des Mittelohrs, enthält die Gehörknöchelchen Hammer, Amboss u. Steigbügel; vgl. Paukenhöhle; Hypotympanicum; Mesotympanicum.

Epi|zoen (↑; gr. ζῷον Lebewesen) *n pl*: (engl.) *epizoae*; Bez. für Tiere, die als Kommensalen (s. Kommensalismus) od. Parasiten auf anderen Tieren leben.

Epi|zoonosen (↑; ↑; Noso-*) *f pl*: **1.** (engl.) *epizoonoses*; (dermat.) durch Ektoparasiten (z. B. Milben, Läuse, Flöhe, Wanzen, Zecken) verursachte Dermatosen; **2.** (veterin.) der Epidemie* entspr. Krankheitsausbreitung in Tierbeständen.

epi|zootisch (↑; ↑): (engl.) *epizootic*; an (auf) der Körperoberfläche lebend.

EPJ: Abk. für **e**ndoskopisch kontrollierte **p**erkutane **J**ejunostomie*.

EPL: Abk. für **e**xtrakorporale **p**iezoelektrische **L**ithotripsie; s. Lithotripsie.

Eplerenon (INN) *n*: (engl.) *eplerenone*; selektiver Aldosteron*-Antagonist (Diuretikum*), der spezif. an den zytoplasmat. Mineralkortikoid-Rezeptor bindet u. daher keine antiandrogenen UAW besitzt; **Ind.**: linksventrikuläre Dysfunktion mit klin. Herzinsuffizienz nach kürzl. aufgetretenem Herzinfarkt* (zusätzl. zur Beta*-Rezeptoren-Blocker einschließenden Kombinationstherapie); **UAW**: Hyperkaliämie, Benommenheit, art. Hypotonie, Diarrhö, Übelkeit, Nierenfunktionsstörung.

EPO: Abk. für **E**rythro**p**o**e**tin*.

Epoetin (INN) *n*: Erythropoetin*.

Ep|onychium (Ep-*; Onych-*) *n*: das sich auf Nagelwurzel u. -rand legende Epithel des Nagelwalls.

Ep|oo|phoron (↑; gr. ᾠοφόρος Eier tragend) *n*: (engl.) *epoophoron*; Rosenmüller-Organ, sog. Nebeneierstock; Rest des kranialen Abschnitts der Urniere mit Resten des Urnierengangs, der als Gartner*-Gang streckenweise (z. T. auch zystisch) erhalten bleiben kann; liegt unterh. der Tube zwischen den beiden Blättern der Mesosalpinx (Teile des Ligamentum* latum uteri) u. bildet den kranialen Anteil des Parovariums*; entspricht entwicklungsgeschichtl. beim Mann dem Nebenhoden.

Ep|oxide (↑; Ox-*) *n pl*: (engl.) *epoxides, epoxies*; äußerst reaktionsfähige, Sauerstoffbrücken bildende Alkylanzien*, z. B. von den Monooxygenasen der Leber aus Ethylengruppen, Benzenen u. Cyclohexen gebildet, die als Mutagene* bzw. Kanzerogene* (Knochenmark, Leber, Haut, Lunge) wirksam werden können; E. mit mehreren Epoxygruppen wirken zytostat. u. mikrobiozid; techn. Anw. finden die physik.-chem. äußerst beständiges **Epoxidharze** (Polymere von E.) z. B. zur Einbettung von Gewebeproben. Die tox. Wirkung vieler org. Lösungsmittel beruht auf Epoxidbildung.

Eppinger-Sternchen: s. Naevus araneus.

Eprosartan (INN) *n*: (engl.) *eprosartan*; AT$_1$*-Rezeptor-Antagonist; **Ind.**: essentielle Hypertonie*; **Kontraind.**: Schwangerschaft, Stillzeit.

EPS: Abk. für **e**xtra**p**yramidales **S**ystem*.

Epstein-Barr-Virus (Michael A. E., Pathol., Virol., Bristol, geb. 1921; Murray L. B., Anat., Ontario, 1908–1995; Virus*) *n*: (engl.) *Epstein-Barr virus, human herpesvirus 4*; Abk. EBV; DNA-Virus der Gammasubfamilie der Herpesviridae*; erstmals in B-Zell-Linien des Burkitt*-Tumors nachgewiesen; Err. der Mononucleosis* infectiosa; vermutlich an der Entstehung der Haarleukoplakie* bei HIV-Infektion beteiligt; **Übertragung:** Ausscheidung über Speichel, direkte Kontaktinfektion; nach serol. Untersuchungen sind 90% aller Erwachsenen Träger spezif. Antikörper gegen EBV. **Onkogenität:** EBV kann in vitro B-Lymphozyten zu fast unbegrenztem Wachstum anregen; Korrelation zwischen EBV-Infektion u. Burkitt-Tumoren bzw. Nasopharyngealkarzinomen in Asien u. Afrika. Vgl. Viren, onkogene.

Epstein-Perlen: (engl.) *Epstein's pearls*; kleine, weiße, rundl. Retentionszysten* in der Mittellinie des harten Gaumens Neugeborener; verschwinden ohne Ther. wenige Wo. nach der Geburt; **DD:** Bednar*-Aphthen.

Epstein-Syn|drom *n*: s. Makrothrombozytopenie, MYH9-assoziierte.

EPT: veraltet ERPT; Abk. für **e**ndoskopisch ausgeführte **P**apillotomie*.

Epta|cog alfa, aktiviertes *n*: rekombinanter Faktor VIIa der Blutgerinnung* (Tab. 1 dort) zur i. v. Injektion; **Ind.**: Blutungsprophylaxe od. -therapie i. R. eines chir. o. a. invasiven Eingriffs bei: 1. Hemmkörperhämophilie* od. Hämophilie* (i. e. S.); 2. Hypoprokonvertinämie*; 3. Thrombasthenie* mit Antikörpern gegen Glykoprotein IIb/IIIa u./od. HLA bei (anamnest.) Refraktärität gegenüber Thrombozytenkonzentrat. Vgl. Gerinnungsfaktoren.

Eptifibatid (INN) *n*: (engl.) *eptifibatid*; cycl. Heptapeptid; Thrombozytenaggregations*-Hemmer zur i. v. Anw.; **Wirkungsmechanismus:** spezif. Bindung u. damit Antagonismus am thrombozytären Glykoprotein*-IIb/IIIa-Rezeptor (reversibler Glykoprotein-IIb/IIIa-Rezeptor-Antagonist); **Ind.**: (zus. mit Acetylsalicylsäure u. unfraktioniertem Heparin) Prävention des Herzinfarkts (STEMI) bei instabiler Angina pectoris od. NSTEMI (s. Akutes Koronarsyndrom); **UAW:** Blutung. Vgl. Abciximab; Tirofiban.

Epto|termin alfa *n*: (engl.) *eptotermin alfa*; rekombinates humanes Protein zu chir. intraossärer Anw.; **Wirkungsmechanismus:** zelluläre Bindung u. Induktion lokaler Ossifikation durch vermehrte Bildung von Chondroblasten u. Osteoblasten; **Ind.**: Pseudarthrose* (≥9 Mon.) nach traumat. Tibiafraktur bei fehlender Durchführbarkeit bzw. unzureichendem Erfolg einer autogenen Transplantation* in Verbindung mit suffizienter Osteosynthese*; **Kontraind.**: u. a. Kinder, Jugendliche, Schwangerschaft, autoimmune system. Erkr., Infektionskrankheit; **UAW:** v. a. lokal (Erythem, Druckempfindlichkeit, Schwellung, ektope Ossifikation* bzw. Myositis* ossificans circumscripta).

EPU: (kardiol.) Abk. für **e**lektro**p**hysiologische **U**ntersuchung*.

Ep|ulis (Ep-*; gr. οὖλον Zahnfleisch) *f*: (engl.) *epulis*; dem Alveolarfortsatz halbkugelig od. pilzförmig aufsitzende, umschriebene, periphere Granulationsgewebebildung mit unterschiedl. klin. Bild; entzündl. reaktives (resorptives), meist in Beziehung zum gingivo-parodontalen Gewebe stehendes Granulom*, kein echter, autonom wachsender Tumor; **Formen** (entspr. dem histol. Aufbau): 1. E. granulomatosa: unspezif. gefäßreiches Granulationsgewebe von schwammig-weicher Konsistenz mit hoher Stoffwechselaktivität u. Blutungsneigung; 2. E. gigantocellularis (besser peripheres Riesenzellgranulom): enthält mehrkernige Riesenzellen, Spindelzellen u. mit Hämoglobin beladene Makrophagen; variierende Konsistenz, Oberflächenbeschaffenheit u. Farbe; Neigung zu Rezidiven u. resorptiver Zerstörung des angrenzenden Knochens; Vork. auch in unbezahnten Alveolarfortsatzabschnitten; ihr enossales Pendant ist das zentrale Riesenzellgranulom (Enulis*); 3. E. fibromatosa: zell- u. faserreiches Bindegewebe mit rel. gleichmäßigem Geflecht kollagenreicher Faserzüge; derbe Konsistenz, blasse Farbe; **Urs.:** v. a. chron. lokal-entzündl. u. mechan.-irritative Reizeinflüsse; **Ther.:** Exzision im Gesunden, die i. d. R. eine op. Revision des darunter liegenden Knochens u. (bei erhebl. parodontaler Vorschädigung) das Entfernen des od. der in die Veränderung einbezogenen Zähne voraussetzt; bei einer röntg. nachweisbaren Knochenbeteiligung ist das chir. Abtragen des angrenzenden Knochens in genügender Schichtdicke zur Vermeidung eines Rezidivs erforderlich.

Ep|ulis congenita (↑; ↑) *f* : (engl.) *congenital epulis*; syn. Neumann-Syndrom; auch Epulis connata; seltene, v. a. bei Mädchen am Oberkiefer vorkommende Granulationsgeschwulst, wird heute meist als Granularzelltumor* aufgefasst.

EQ: **1.** Abk. für Eiweißquotient*; **2.** Abk. für Energiequotient*; **3.** Abk. für (engl.) *equivalent*, Äquivalent

Equator bulbi oculi *m*: Umfangslinie des Augapfels, die ihn in eine vordere u. hintere Hälfte teilt.

Er: chem. Symbol für Erbium*.

ER: Abk. für endoplasmatisches Retikulum*.

ERA: Abk. für (engl.) *electric response audiometry*; Verf. der Audiometrie* zur objektiven Hörprüfung durch Ableitung der akustisch evozierten Potentiale* (Abk. AEP); **Prinzip:** Die bei periodischer akust. Reizeinwirkung in der Hörbahn entstehenden Potentialschwankungen werden durch eine computergestützte Mittelungstechnik (sog. Averaging) aus dem überlagernden reizunabhängigen EEG erkennbar gemacht. **Formen: 1.** BERA (Abk. für engl. brainstem evoked response audiometry; syn. Hirnstammaudiometrie): Ableitung früher AEP zur Diagn. retrokochleärer Hörstörungen; **2.** CERA (Abk. für engl. cortical evoked response audiometry; syn. Hirnrindenaudiometrie): Ableitung später AEP zur Diagn. zentraler Hörstörungen u. DD (Differenzierung psychogene Hörstörung, Simulation).

Eradikations|therapie (lat. eradicare mit der Wurzel herausreißen) *f* : (engl.) *eradication therapy*; Bez. für pharmak. Verf. zur Entfernung einer bakteriellen Besiedlung der Magenschleimhaut mit Helicobacter* pylori; **Ind.:** therap. bei Helicobacter-pylori-assoziierten Erkr. (v. a. Ulcus ventriculi, Ulcus duodeni, atroph. Gastritis, MALT*-Lymphom, damit auch präventiv, s. Magenkarzinom), auch bei Risikofaktoren (z. B. NSAR-Ther.); **Formen: 1.** Triple-Ther.: Komb. eines Protonenpumpen*-Hemmers (z. B. Omeprazol) mit 2 Antibiotika (Clarithromycin u. Amoxillin bzw. Metronidazol) für 7(–14) Tage; **2.** alternativ: z. B. (sog. Quadriple-Ther.) Bismutsalz in Komb. mit einem Protonenpumpen-Hemmer u. 2 Antibiotika (Tetracyclin u. Metronidazol).

Erb|anlage: Gen*.

Erb-Charcot-Krankheit (Wilhelm H. E., Neurol., Heidelberg, Leipzig, 1840–1921; Jean M. Ch., Neurol., Paris, 1825–1893): spastische Spinalparalyse*.

Erb-Duchenne-Lähmung (↑; Guillaume B. D., Neurol., Paris, 1806–1875): s. Armplexuslähmung.

Erb|faktor *m*: Gen*.

Erb|gang, dominanter: (engl.) *dominant heredity*; im ursprüngl. strengen Sprachgebrauch wird ein Erbgang dann als dominant bezeichnet, wenn bei Heterozygoten neben der Wirkung des für das Merkmal verantwortlichen Allels die Wirkung des anderen Allels nicht erkennbar ist. So entspricht beim Menschen dem Phänotyp der Blutgruppe A

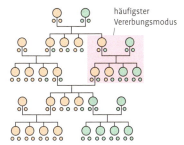

Erbgang, dominanter: Modellstammbaum mit Kreuzungstypen bei einfach autosomal-dominantem Erbgang

den Genotypen AA u. A0, während dem Phänotyp 0 der Genotyp 00 entspricht. Das Gen A ist hier dominant, 0 ist rezessiv. Ein Gen ist nicht an sich dominant, sondern nur im Hinblick auf sein Verhalten zu einem best. Allel. So entspricht die Blutgruppe AB dem Genotyp AB. Die Wirkungen der Gene A u. B sind hier nebeneinander nachweisbar (kombinantes Verhalten). Der homozygote Zustand seltener dominanter Anomalien ist meist unbekannt. In der Humangenetik ist es üblich, von Dominanz zu sprechen, wenn ein Gen bereits in heterozygotem Zustand eine deutlich erkennbare pathol. Wirkung hat, ohne Rücksicht darauf, ob diese Wirkung mit der des homozygoten Zustands gleich ist. Wo man selten den homozygoten Zustand in diesem Sinne dominanter Gene beobachtet, ist die Wirkung i. d. R. noch wesentlich ausgeprägter. Unregelmäßig dominant nennt man ein Gen, dessen heterozygoter Zustand nicht immer erkennbar ist. In derartigen Stammbäumen (s. Abb.) kann das Erbleiden eine Generation überspringen. **Beispiel** für d. E.: Retinoblastom; **Faustregel:** Strukturanomalien vererben sich meist dominant, Stoffwechselanomalien meist rezessiv.

Erb|gang, re|zessiver: (engl.) *recessive heredity*; Vererbung eines Merkmals, das im heterozygoten Zustand keine Änderung des Phänotyps bewirkt; ein rezessives Allel macht sich phänotypisch nur be-

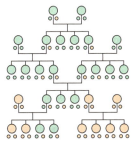

Erbgang, rezessiver: Modellstammbaum mit Kreuzungstypen bei einfach autosomal-rezessivem Erbgang

merkbar, wenn es homozygot vorhanden ist (s. Abb.). Dieser strengen Definition entspricht in der Humangenetik nur ein Teil der gewöhnl. als rezessiv bezeichneten Gene, da durch Anw. spez. Untersuchungsmethoden (bei Enzymopathien Messung der Enzymaktivität, Guthrie-Test) od. Belastungstests auch in heterozygotem Zustand Teilmanifestationen sichtbar werden.

Erb|gang, X-chromo|som_a_ler: (engl.) *X-linked heredity*; Erbgang von Genen, die auf dem X-Chromosom gelegen sind; **1.** X-chromosomal-rezessiver Erbgang: s. Konduktor; **2.** X-chromosomal-dominanter Erbgang: Mütter übertragen ein Merkmal auf 50% der Töchter u. Söhne, Väter auf alle Töchter u. keinen Sohn (z. B. bei Phosphatdiabetes; s. Phosphatstörungen, primäre); **3.** X-chromosomal-dominanter Erbgang mit letalem Merkmal für das männl. Geschlecht: Die erkrankten Mütter haben 50% erkrankte Töchter; die männl. Nachkommen sind nicht lebensfähig u. werden spontan abortiert (z. B. Incontinentia* pigmenti). Vgl. Vererbung, geschlechtsgebundene.

Erb|gang, Y-chromo|som_a_ler: (engl.) *Y-linked heredity*; Bez. für die Vererbung der durch die Gene des Y-Chromosoms codierten Merkmale vom Vater auf die männl. Nachkommen (holandrisch); das Vorkommen abnormer Gene mit Y-ch. E. wird vermutet: z. B. kontrolliert das Y-chromosomale Gen SRY die Synthese des Testes-determinierenden Faktors TDT; fehlt dieser, wird die Gonade zum Ovar (cave: Strukturanomalien des Y-Chromosoms). Vgl. Vererbung, geschlechtsgebundene; Gene, pseudoautosomale.

Erb-Goldflam-Krankheit (Wilhelm H. E., Neurol., Heidelberg, 1840–1921; Samuel V. G., Neurol., Warschau, 1852–1932): Myasthenia* gravis pseudoparalytica.

Ęrbium *n*: Symbol Er, OZ 68, rel. Atommasse 167,26; zur Gruppe der Lanthanoide* gehörendes chem. Element.

Erb|krankheit: s. Krankheiten, genetische.

Erblindung: s. Blindheit.

Erb|pro|gnose, em|pirische *f*: (engl.) *empirical hereditary prognosis*; Verf. zur Voraussage der Wahrscheinlichkeit des Auftretens angeb. polygener Krankheiten u. erbl. Fehlbildungen in individuellen Fällen aus empirisch gewonnenen Daten, klin. u. Laborbefunden sowie Familiendaten; s. Beratung, genetische.

Erb-Punkt (Wilhelm H. E., Neurol., Heidelberg, 1840–1921): **1.** (engl.) *Erb's point*; elektrodiagn.) Reizpunkt oberh. der Clavicula u. lateral des M. sternocleidomastoideus zur Reizung des Plexus brachialis; **2.** (kardiol.) s. Herzauskultation.

Erbrechen: (engl.) *vomiting, emesis*; syn. Emesis, Vomitus; komplexer Vorgang, bei dem nach Verschluss des Pylorus u. Relaxation von Fundus u. Kardia Magen- (evtl. auch Ösophagus-)Inhalt durch Kontraktionen der Bauch- u. Zwerchfellmuskulatur entleert wird; Koordinierung des Ablaufs durch das Brechzentrum*; **Urs.:** reflektor. bei gastrointestinalen Erkr., Peritonitis, Meningitis, erhöhtem Hirndruck (s. Hirndrucksteigerung), Infektion; sog. Überlaufbrechen durch Stenosen im (oberen) Magen-Darm-Trakt od. bei Insuffizienz des Magenverschlusses (Chalasie* der Kardia, gastroösophagealer Reflux); **induziertes** Erbrechen* bei Essstörungen* od. bei Vergiftung als therap. Maßnahme (Emetika*); **Pathophysiol.:** protrahiertes E. führt durch Verlust von Nahrung, Flüssigkeit u. Elektrolyten (Magensaft, Salzsäure) zu Hunger (Katabolismus, Ketonkörperbildung), Exsikkose (Hypovolämie), Hypochlorämie u. Hypokaliämie. Der Kaliumverlust ist renaler Genese: Die elektroneutrale Rückresorption von Natrium u. Chlorid aus dem Primärharn lässt bei Hypochlorämie einen Natriumrest zurück, der tubulär durch Austausch gegen Kalium (bei bedrohl. Kaliumverarmung letztlich gegen H^+, sog. paradoxe Azidurie) aktiv rückresorbiert wird. Ein sekundärer Hyperaldosteronismus* inf. Hypovolämie ist am Kaliumverlust ursächl. beteiligt.

Erbrechen, aceton|ämisches: (engl.) *acetonemic vomiting*; syn. ketonämische Krise; krisenhaftes, meist wiederholt auftretendes Erbrechen mit Acetonämie u. Acetonurie (s. Ketonurie); **Path.:** konstitutionelle (sensible, meist grazile Kinder), im Kleinkindes- bis Schulalter verstärkte Neigung zur Bildung von Ketonkörpern bei Kohlenhydratmangel im Hunger (z. B. inf. infektionsbedingter Inappetenz), v. a. bei exogenen Stressfaktoren (Diätfehler, emotionale Belastung, Infektion); anfallende Ketonkörper u. damit verbundene Azidose* fördern zusätzl. Erbrechen, verstärken Kohlenhydratmangel u. Lipolyse*. Fettsäureabbau über Betaoxidation* führt zur Bildung von Acetyl-Coenzym A. Dieses mündet bei Überschreiten der Kapazität des Citratzyklus* in die Ketonkörperbildung. Folge ist anhaltendes Erbrechen auch kleinster Nahrungs- u. Flüssigkeitsmengen mit Elektrolytverschiebung (Hypochlorämie*, Hypokaliämie*) u. Azotämie*. **Klin.:** Anfangs übererregte Kinder werden zunehmend apathisch bzw. somnolent (Muskel- u. Herzschwäche mit EKG-Veränderungen). Starke Exsikkose (trockene Haut u. Schleimhäute, verminderter Hautturgor, mangelnder Tränenfluss, halonierte Augen u. a.), diffus schmerzhafte, eingesunkene Bauchdecke (ggf. paralyt. Ileus*), Kussmaul*-Atmung mit Acetonfötor (Obstgeruch). **Diagn.:** Ausschluss anderer Urs.; **Ther.:** Rehydratation, Zufuhr von Monosacchariden (antiketogen, ggf. parenteral), u. U. Sedativa*, Antiemetika*; **DD:** Akutes* Abdomen (Peritonitis, mechan. Ileus, Appendizitis), ketoazidotisches Koma, Meningitis*, Stoffwechselkrise bei erbl. Enzymdefekt (mit intaktem Fettsäureabbau), Urämie*.

Erbrechen, a|tonisches: (engl.) *atonic vomiting*; sog. schlaffes Erbrechen; meist Überlaufbrechen, auch bei Bewusstseinstrübung; vgl. Erbrechen.

Erbrechen, habitu_e_lles: (engl.) *habitual vomiting*; Erbrechen beim Säugling, für sich org. Urs. nicht finden lassen u. welches das Gedeihen offensichtl. nicht stört; Ausschlussdiagnose (gastroösophagealer Reflux, Stoffwechselanomalien*).

Erbrechen, in|duziertes: (engl.) *induced vomiting*; therap. (mechanisch od. pharmak., z. B. durch Ipecacuanha*) provoziertes Erbrechen; cave: Aspiration* u. Verletzung des Ösophagus; **Ind.:** zur primären Dekontamination bei oraler Intoxikation* (innerhalb der ersten Stunde nach Ingestion); wird kontrovers diskutiert; **Kontraind.:** nicht sicher erhaltene Schutzreflexe (z. B. keine Bewusstseinsstörung); Ingestion ätzender Substanzen, schaumbildender Chemikalien od. org. Lösungsmittel. Vgl. Emetika.

Erbrechen, kaffee|satz|artiges: s. Hämatemesis.

Erbrechen, spastisches: (engl.) *spastic vomiting*; explosionsartiges Erbrechen im Intervall nach einer Fütterung; meist Sympt. einer hypertrophen Pylorusstenose* junger Säuglinge. Vgl. Erbrechen, zyklisches.

Erbrechen, zyklisches: (engl.) *cyclic vomiting*; episodisch wiederkehrende intermittierende, heftige, stereotypische Phasen starker Übelkeit u. Erbrechen (mind. viermaliges Erbrechen pro Std. über mind. 1 Std.), verbunden mit Blässe u. Lethargie, ggf. mit abdominaler Migräne*; selbst limitierende Erkr. des Kindesalters; wird den funktionellen gastrointestinalen Störungen (s. Rom-III-Kriterien) zugerechnet. Ther.: s. Migräne; Flüssigkeitsersatz; **DD:** gastrointestinale, metabolische u. neurol. Erkr.; chron. Erbrechen.

Erbsen|bein: Os pisiforme; s. Ossa carpi.

Erb-Trias (Wilhelm H. E., Neurol., Heidelberg, 1840–1921; Trias*) *f*: (engl.) *Erb's triad*; Syndrom aus motorischer Schwäche, Spastik u. gesteigerten Reflexen mit positivem Pyramidenbahnzeichen bei Schädigung der Pyramidenbahn.

Erb-Westphal-Zeichen (Carl F. O. W., Neurol., Psychiater, Berlin, 1833–1890): (engl.) *Westphal's sign*; Fehlen des Patellarsehnenreflexes, v. a. bei Tabes* dorsalis.

ERC: Abk. für endoskopische retrograde Cholangiographie; s. ERCP.

ERCP: Abk. für endoskopische retrograde Cholangiopankreatikographie; endoskop. Untersuchungstechnik, bei der das Kontrastmittel über ein Duodenoskop mit Seitblickoptik unter Durchleuchtungskontrolle in die Papilla duodeni major retrograd mit einem Katheter eingebracht wird; **Formen:** je nach Ausdehnung der Darstellung: **1.** ERC (Abk. für endoskopische retrograde Cholangiographie): retrograde Darstellung des Gallengangsystems einschließl. der Gallenblase; **2.** ERP (Abk. für endoskopische retrograde Pankreatikographie): retrograde Darstellung des Pankreasgangsystems; Sondierung ggf. auch über die Papilla duodeni minor mögl. (bei normalen anat. Verhältnissen lässt sich der Pankreasgang vollständig darstellen, bei verstärkter Kontrastmittelinjektion meist zusätzl. Darstellung der Seitenäste 1. Ordnung); **cave:** Anfärbung des Parenchyms vermeiden, da Auslösung einer akuten Pankreatitis* mögl. (erhöhtes Risiko bei kleiner sklerosierter Papille, Sphinkter-Oddi-Dysfunktion); i. R. dieser Untersuchung werden gleichzeitig Diagn. u. Ther. ermöglicht: Biopsie*, Papillotomie*, Ballondilatation, Extraktion von Gangsteinen, Einlage einer nasobiliären Verweilsonde* u. von Endoprothesen*, photodynam. Ther. maligner Stenosen; **Ind.:** zunehmend therap. bei Verschlussikterus z. B. durch Stein, Tumor; s. Cholelithiasis) mit u. ohne Cholangitis; seltener rein diagn. bei extrahepat. Cholestase*, postop. Veränderungen nach Cholezystektomie (Gallengangstenose, langer Zystikusstumpf), Abklärung chron. Pankreatitis, Pankreaszysten, Verdacht auf Pankreastumor; **Kompl.:** transitor. Anstieg der Pankreasenzyme (Amylase,

Lipase); bei Kombination diagn. und ther. ERCP: Pankreatitis (2–5 %), Perforation (2 %) mit retroperitonealer od. peritonealer Infektion (2 %), Blutung (2 %), Mortalität (<1 %).

ERD: Abk. für (engl.) *erosive reflux disease*; s. Refluxkrankheit; Refluxösophagitis.

Erd|alkali|metalle *n pl*: (engl.) *earth-alkaline metals*; alkalische Erden; Gruppenbez. für die 2-wertigen Elemente Beryllium, Magnesium, Calcium, Strontium, Barium u. Radium (II. Hauptgruppe des Periodensystems* der Elemente).

Erdbeer|gallen|blase: Stippchengallenblase*.

Erdbeer|zunge: (engl.) *strawberry tongue*; s. Zunge.

Erden, seltene: frühere Bez. für die Lanthanoide*; vgl. Periodensystem der Elemente.

Erdheim-Chester-Krankheit (Jakob E., Pathol., Wien, 1874–1937; William Ch., amerikan. Pathol.): Lipogranulomatosis* Erdheim-Chester.

Erdheim-Tumor (↑; Tumor*) *m*: Kraniopharyngeom*.

Erdrosseln: (engl.) *strangulation by ligature*; s. Strangulation.

e|rektil (lat. erectio Aufrichtung): (engl.) *erectile*; schwellfähig, erektionsfähig.

E|rektion (↑) *f*: (engl.) *erection*; durch den Erektionsreflex* ausgelöstes Anschwellen u. Aufrichten von Penis bzw. Klitoris; Verlauf in 4 Phasen: **1.** Tumeszenz: Anschwellen durch Relaxation der Schwellkörpermuskulatur u. Steigerung des Blutzuflusses; **2.** Erektion: Aufrichten durch Anstieg des intrakavernösen Drucks bis auf systol. Blutdruckwerte u. Drosselung des Blutabflusses; **3.** Rigidität: Steifwerden durch zusätzliche Kontraktion des M. ischiocavernosus (Druckwerte im Corpus cavernosum bis 1000 mmHg); **4.** Detumeszenz: Erschlaffung durch erhöhten Sympathikotonus, der zur Kontraktion der glatten Muskulatur der Sinusoide u. Arteriolen u. zum Blutabfluss nach Öffnung der venösen Gefäße führt. Vgl. Reaktionszyklus, sexueller.

E|rektions|re|flex (↑; Reflekt-*) *m*: (engl.) *erection reflex*; zur Erektion* führender Fremdreflex auf einen mechan., visuellen, olfaktor. od. psychischen Reiz; afferenter Schenkel des Reflexbogens über den N. pudendus od. vom Großhirn absteigende Bahnen zum Erektionszentrum*, efferent über die parasympath. Nn. splanchnici pelvini zu den Ganglia pelvica; dort Umschaltung auf die postganglionären Fasern zu Schwellkörpermuskulatur u. -gefäßen (Nn. cavernosi); vgl. Ejakulationsreflex.

E|rektions|störung (↑): (engl.) *erection disorders*; Erectio deficiens; syn. erektile Dysfunktion, erektile Impotenz; fehlende Erektion* des Penis bei sexueller Erregung; **Einteilung: 1.** primäre (immer schon vorhandene) E.; **2.** sekundäre (spontan u. situativ auftretende) E.; **Urs.: 1.** psychogen (häufigste Urs. vorübergehender E.); **2.** org. bedingt (meist Urs. längerfristig bestehende E.; Risikofaktoren sind Diabetes mellitus, Hyperlipidämie, Hypertonie u. Nicotinkonsum); **a)** arteriell (60–70 %, mangelnde Blutzufuhr, z. B. bei Arteriosklerose* od. diabet. Mikroangiopathie*); **b)** venös (20–30 %, mangelnde Abdichtung des Schwellkörper* durch Myozytendegeneration); **c)** neurogen (10 %, z. B. bei Multipler Sklerose, diabet. Polyneuropathie*,

Verletzung der kavernösen Nerven bei Tumorchirurgie im kleinen Becken); **d)** hormonal (1–5 %, z. B. bei Testosteronmangel od. Prolaktinerhöhung); häufig multifaktorielle Genese; **Diagn.:** Sexualanamnese u. psych. Exploration*, Serumwerte für Glukose, Lipide, Testosteron, Prolaktin, Leberwerte, nächtl. Tumeszenzmessung, Ableitung evozierter Potentiale, intrakavernöse Pharmakotestung, Doppler- bzw. Duplexsonographie der Penisgefäße, Kavernosometrie u. -graphie; **Ther.:** Beseitigung der Risikofaktoren, Psychotherapie* nach Ausschluss einer org. Urs., Schwellkörper*-Autoinjektionstherapie, Penisvenenligatur, Vakuumpumpe, Penisprothese, pharmak. durch erektionsfördernde Arzneimittel* (z. B. Phosphodiesterase*-Hemmer, Yohimbin, Testosteron); bei richtiger Komb. der Therapiemöglichkeiten sind E. heute in der überwiegenden Mehrzahl der Fälle zufriedenstellend behandelbar.

E|rektions|zentrum (↑) *n*: (engl.) *erection center*; parasympath. Zentrum in den Rückenmarksegmenten S 2–S 5; vgl. Genitalzentren.

Erethismus (gr. ἐρεθίζειν reizen, anfachen) *m*: (engl.) *erethism*; gesteigerte Erregbarkeit u. Aktivität mit Bewegungsunruhe; vgl. Kramer-Pollnow-Syndrom.

Erfahrungs|heilkunde: (engl.) *empirical medicine*; Sammelbez. für versch. Verfahren der praktizierten Medizin, deren Inhalte u. Aussagen mehr von Erfahrung als auf naturwissenschaftlich anerkannter klin. Evaluation u. Grundlagenforschung gestützt werden; vgl. Heilverfahren, alternative.

Erfrierung: (engl.) *frostbite*; syn. Congelatio; schwerste (lokale) Kälteschädigung bes. an den Akren (Nase, Ohren, Finger, Zehen); das Entstehen von Erfrierungsschäden wird gefördert durch Disposition (abnorme Reaktionsbereitschaft des Gefäßnervensystems), Nicotinmissbrauch, Einwirken von Feuchtigkeit (Nasserfrierung) u. Wind sowie nasse, eng anliegende Kleidung. **Einteilung: 1. E. 1. Grades** (Congelatio erythematosa): Blässe, Abkühlung, Gefühllosigkeit, nach Wiedererwärmung Hyperämie, evtl. leichte Schmerzen, Juckreiz; **2. E. 2. Grades** (Congelatio bullosa): sofort od. nach einigen Std. entstehende Blasen, die ohne Narbenbildung abheilen können (s. Abb.); **3. E. 3. Grades** (Congelatio escharotica, umgangssprachl. Frostbrand): trockene Nekrosen (Mumifikation) od. blaurote Blutblasen, nach deren Platzen nasse Nekrosen versch. Tiefe sichtbar werden;

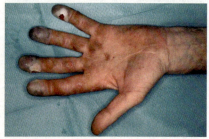

Erfrierung: Erfrierungen 2. Grades der Fingerkuppen [169]

Abheilung unter Narbenbildung; **Ther.:** langsames Erwärmen (ggf. im Wasserbad); bei hochgradigen E. an Händen u. Füßen Sympathikusblockade, evtl. intraarterielle Infusion von Vasodilatatoren; bei Demarkation von Nekrosen u. U. Grenzzonenamputation; **cave:** Massage od. Einreibung mit z. B. Schnee sind kontraindiziert. **Progn.:** bei Grad 1 u. 2 evtl. Kälteempfindlichkeit, Parästhesien, Hautatrophie u. -pigmentierung als Dauerschäden. Vgl. Pernio.

Erg-: auch Ergo-, -ergie; Wortteil mit der Bedeutung Tat, Arbeit; von gr. ἔργον.

ERG: Abk. für Elektroretinographie*.

Ergasto|plasma (gr. ἐργαστικός tätig; -plasma*) *n*: (engl.) *ergastoplasm, archiplasm*; lichtmikroskop. sichtbare basophile Zytoplasmabereiche in Zellen mit erhöhtem Eiweißstoffwechsel; elektronenmikroskop. besteht das E. aus freien Ribosomen* od. aus Zisternenstapeln des granulären endoplasmatischen Retikulums*.

Ergo|calci|ferol (INN) *n*: syn. Vitamin D₂; s. Calciferole.

Ergo|meter (Erg-*; Metr-*) *n*: (engl.) *ergometer*; Gerät zur Messung körperl. Leistung*, mit dem eine dosierbare Belastung vorgenommen werden kann; **Formen:** Fahrradergometer, Drehkurbelergometer, Laufbandergometer u. a.; **Ind.:** diagn. i. R. der Ergometrie*, therap. zur Verbesserung der körperl. Leistungsfähigkeit.

Ergo|metrie (↑; ↑) *f*: (engl.) *ergometry*; Messung körperl. Leistung* unter dosierbarer Belastung mit einem Ergometer* sowie Registrierung u. ggf. Aufzeichnung der dabei auftretenden Veränderungen von versch. Parametern der Herz-Kreislauf-Funktion u. Atmung; **Formen: 1.** häufig i. R. von Belastungs*-EKG u. Stressechokardiographie* auf dem stationären Fahrrad (Fahrradergometer) als Fahrradergometrie, seltener auf dem Laufband als Laufbandergometrie*; **2.** Spiroergometrie*.

Ergo|spiro|metrie (↑; lat. spirare blasen, atmen; Metr-*) *f*: s. Spiroergometrie.

Ergo|sterol *n*: (engl.) *ergosterol*; Ergosterin; pflanzl. Sterol; Provitamin D₂, wird photochem. durch UV-Licht zum Ergocalciferol Vitamin D₂; vgl. Calciferole.

Ergot|alkaloide *n pl*: (engl.) *ergot alkaloids*; syn. Mutterkornalkaloide, Secalealkaloide; von versch. Species des Mutterkorns (Secale cornutum) synthetisierte Gruppe von über 30 Indolalkaloiden, die als Grundgerüst das tetracycl. Ringsystem Ergolin aufweisen; **Einteilung:** in Lysergsäure- (therap. wichtig) u. Clavinalkaloide; therap. angewendet werden: natürl. E. (Ergotamin*), halbsynthet. Analoga (z. B. Dihydroergotamin*, Bromocriptin*, Methylergometrin*) u. synthet. Derivate (z. B. Nicergolin*, Lisurid*, Pergolid*); **Wirkung:** je nach Wirkstoff sehr unterschiedl. inf. wirkstoffspezif. Affinität zu dopaminergen, α-adrenergen u. serotoninergen Rezeptoren; **1.** Vasokonstriktion der Widerstands- u. Kapazitätsgefäße (z. B. Ergotamin); **2.** Vasokonstriktion v. a. der Kapazitätsgefäße (z. B. Dihydroergotamin); **3.** Vasodilatation der Widerstandsgefäße (z. B. Dihydroergotoxin); **4.** Uteruskontraktion (z. B. Methylergometrin); **5.** Prolaktinsuppression u. a. dopaminerge Effekte (z. B. Cabergolin*, Bromocriptin*; vgl. Dopamin-

Rezeptor-Agonisten); **6.** äquilibrierende Wirkung auf die neurochem. Erregungsübertragung im ZNS mit positiven Auswirkungen auf die Mikrozirkulation (z. B. Dihydroergotoxin); **Kontraind.:** periphere art. Gefäßerkrankungen, koronare Herzkrankheit, Leber- u. Nierenschäden, Sepsis, schwere Hypertonie, Schwangerschaft, Stillzeit; Psychosen u. pept. Ulzera (nur bei Bromocriptin); **UAW:** s. Ergotismus; cave: Fibrosen, z. B. Herzklappenfibrose (v. a. bei chron. Applikation von Dopamin-Agonisten).

Ergot|amin (INN) *n*: (engl.) *ergotamine*; Lysergsäurederivat (s. Ergotalkaloide) mit starker vasokonstriktor. Wirkung; **Ind.:** Migräne*.

Ergo|therapeut *m*: (engl.) *occupational therapist*; Berufsbezeichnung für die Ausübung einer Tätigkeit i. R. der Ergotherapie*; ersetzt die frühere Bez. Arbeits- und Beschäftigungstherapeut; **Aufgabe:** u. a. Krankenhäuser, Rehabilitationszentren, Sonderschulen, Werkstätten für behinderte Menschen, Einrichtungen der Altenhilfe u. Altenpflege; **Ausbildung:** 3-jährige Ausbildung an einer staatl. od. privaten Berufsfachschule, an Fachhochschulen kann eine zusätzl. Berufsqualifikation (Bachelor od. Diplom) in Vollzeit od. berufsbegleitend erlangt werden; seit 2005 Masterstudiengang möglich.

Ergo|therapie (Erg-*) *f*: (engl.) *ergotherapy, occupational therapy*; zusammenfassende Bez. für Beschäftigungs- u. Arbeitstherapie; in der **Beschäftigungstherapie** sollen ohne Leistungsdruck geistige Fähigkeiten geübt, Kommunikationsfähigkeit gefördert sowie Selbstvertrauen u. Ausdauer gestärkt werden. Die **Arbeitstherapie** setzt (teils auch entlohnte) Arbeit als therap. Verfahren ein od. trainiert Einzelleistungen, die geeignet sind, die Arbeitsfähigkeit herzustellen u. auf ein selbständiges Leben vorzubereiten. Der Schwerpunkt liegt in der Verbesserung bzw. Wiedergewinnung von Durchhaltevermögen, Konzentration, Kooperation, Selbsteinschätzung, Zeiteinteilung, Grob- u. Feinmotorik. **Anw.:** zur Ther. von Störungen der Motorik, der Sinnesorgane u. der geistigen u. psych. Fähigkeiten bei Pat. u. Behinderten jeden Alters. Je nach Defiziten, Fähigkeiten u. Motivation des Pat. werden praktische od. kreativ-handwerkliche Tätigkeiten od. der Umgang mit anderen Menschen geübt. Ziel ist die weitestmögliche Selbstständigkeit für das tägl. Leben u. ggf. den Beruf (vgl. Rehabilitation). **Bedeutung in der Rheumatologie: 1.** Funktionsdiagnostik, insbes. der alltägl. Tätigkeiten (standardisierte Diagn. mit Übungen u. Fragebogen); **2.** Gelenkschutzberatung, -einweisung u. -training zum Schutz gefährdeter Gelenke sowie ggf. zur Vorbeugung von Gelenkschädigungen; **3.** funktionelle Ther., Verbesserung von Präzision, Ausdauer u. Kraft; **4.** Hilfsmittelversorgung, z. B. zum Gelenkschutz. Vgl. Ergotherapeut.

Ergot|ismus *m*: (engl.) *ergotism*; sog. St.-Antonius-Feuer; Vergiftung mit Ergotalkaloiden*; **Sympt.:** Zyanose, Taubheitsgefühl u. Parästhesien der Akren durch Gefäßspasmen, in seltenen Fällen ischäm. Läsionen v. a. an den Extremitäten (Gangrän; s. Abb.); Spasmen auch an Karotiden, Koronar- u. Nierenarterien; Paresen od. Kontrakturen

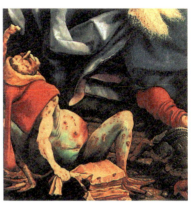

Ergotismus: Der Isenheimer Altar von Matthias Grünewald (Museum Unterlinden, Colmar) zeigt auf der Tafel „Die Versuchung des Hl. Antonius" diese Gestalt mit den für Mutterkornvergiftungen früher typischen Hautveränderungen. [96]

der Muskulatur, vegetative (Magen-Darm-Störungen) u. zentralnervöse Sympt. (Kopfschmerz, Schwindel, Bewusstseinsstörungen, Krämpfe).

ergo|trop (Erg-*; -trop*): (engl.) *ergotropic*; phys. wirksam i. S. einer Leistungssteigerung; i. e. S. wirksam in Richtung einer Mobilisierung von Energien, die zur Selbsterhaltung in der Auseinandersetzung mit der Umwelt notwendig sind.

Ergo|tropie (↑; -trop*) *f*: Sympathikotonie*.

Erguss: (engl.) *effusion*; Flüssigkeitsansammlung in Körperhöhlen u. Gewebe, entzündl. bedingt (Exsudat*) od. durch Störungen der Blutzusammensetzung, Blutdruckverhältnisse, Gefäßpermeabilität (Transsudat*); vgl. Empyem; Hämatom; Ödem.

Erhängen: s. Strangulation.

Erhaltungs|dosis (Dosis*) *f*: (engl.) *maintenance dose*; Menge eines Arzneimittels*, die tägl. neu zugeführt werden muss, um den eliminierten Anteil zu ersetzen u. die therap. effektive Wirkstoffkonzentration im Blut aufrechtzuerhalten; vgl. Sättigungsdosis; Abklingquote; Elimination.

Erhaltungs|therapie *f*: s. Chemotherapie.

Erhaltungs|umsatz: Grundumsatz*.

Erinnerungs|feld, akustisches: s. Hörzentrum.

Erinnerungs|feld, optisches: s. Sehrinde.

Erinnerungs|lücke: s. Amnesie.

Erinnerungs|verfälschung: (engl.) *memory falsification*; syn. Paramnesie; auch Erinnerungstäuschung; qual. Gedächtnisstörung* mit meist unbewusstem od. unbeabsichtigtem Verfälschen von Gedächtnisinhalten; z. B. als Gedächtnistäuschung (s. Déjà-vu-Erlebnis, Jamais-vu-Erlebnis), Pseudomnesie (sog. positive E.), Kryptomnesie (sog. negative E.); evtl. in Zus. mit Konfabulation*, Pseudologia phantastica od. i. R. eines Korsakow*-Syndroms; i. S. einer wahnhaften Umdeutung früherer Erlebnisse insbes. bei Schizophrenie*.

ERK: Abk. für extrazellulär regulierte Kinase; s. MAP-Kinasen.

Erkältungs|krankheiten: (engl.) *catarrhal fevers, common colds*; oft nach Abkühlung akut auftretende Entz. der Atemwege u. der Mittelohren; **Urs.:**

Erkrankung

Erkrankungen des rheumatischen Formenkreises
Systematik nach der Internationalen Klassifikation der muskuloskelettalen Erkrankungen

I. **primäre Gelenkerkrankungen**
   1. Gelenkerkrankung in Zusammenhang mit Infektionen (z. B. rheumatisches Fieber, virale Arthritis, reaktive Arthritis)
   2. entzündliche Polyarthritis (chronische Polyarthritis/rheumatoide Arthritis, juvenile idiopathische Arthritis, Psoriasis-Arthritis, Spondylarthritiden)
   3. Kristallarthropathie (Gichtarthritis, Chondrokalzinose)
   4. andere spezifische Arthropathien (z. B. bei Sarkoidose, Whipple-Krankheit, Schilddrüsenerkrankungen)
   5. Arthrosen der peripheren Gelenke

II. **systemische Erkrankungen des muskuloskelettalen Systems**
   1. angeborene Erkrankungen (z. B. Marfan-Syndrom, Osteogenesis imperfecta, Mukopolysaccharid-Speicherkrankheiten, Hämochromatose, Hypogammaglobulinämie, familiäres Mittelmeerfieber)
   2. systemische Bindegewebeerkrankungen (systemischer Lupus erythematodes, progressive systemische Sklerose, Sjögren-Syndrom, Dermatomyositis-Polymyositis-Komplex, Panarteriitis nodosa u. a.)

III. **Erkrankungen der Wirbelsäule**
   1. Spondylopathien durch Infektionen
   2. Spondylarthritiden
   3. degenerative Erkrankungen (Spondylose, Osteochondrose u. a.)

IV. **Erkrankungen der Weichteile**
   1. verschiedene Formen der Myositis
   2. primäre Myopathien
   3. Neuromyopathien
   4. Erkrankungen der Schleimbeutel
   5. Erkrankungen der Sehnen und Sehnenscheiden
   6. fibroblastische Veränderungen (z. B. Dupuytren-Krankheit)
   7. Kompressionssyndrome (z. B. Karpaltunnelsyndrom)
   8. Tendopathien, Periarthropathien (z. B. Epicondylitis humeri radialis, Periarthropathia humeroscapularis, Periarthropathia coxae)

V. **Erkrankungen des Knochens und des Knorpels**

meist Virusinfektion (v. a. mit Rhinovirus*, aber auch Adenoviridae* u. Respiratory*-syncytial-Virus); Herabsetzung der lokalen Durchblutung u. der Immunabwehr. Vgl. Grippe; Kälteschaden; Hypothermie.
Erkrankung: s. Krankheit.
Erkrankungen, de|myelinisierende: (engl.) *demyelinating diseases*; Erkr. des zentralen u. peripheren Nervensystems mit herdförmiger od. diffuser Zerstörung der Myelinscheiden* (Demyelinisierung); **Formen: 1.** d. E. des ZNS: z. B. Multiple* Sklerose, Baló*-Krankheit, diffuse Hirnsklerose*, Leukodystrophie*, subakute sklerosierende Panenzephalitis*; **2.** d. E. des peripheren Nervensystems: z. B. Guillain*-Barré-Syndrom, primär demyelinisierende Polyneuropathien*.
Erkrankungen des rheumatischen Formen|kreises: (engl.) *rheumatic diseases*; Sammelbez. für ätiologisch heterogene Erkr. des Stütz- u. Bindegewebes des Bewegungsapparates, häufig mit system. Beteiligung des Bindegewebes innerer Organe; nach WHO Bez. für Erkr. des Bindegewebes u. schmerzhafte Störungen des Bewegungsapparats, die zur Ausbildung chron. Symptome führen können; **Einteilung: 1.** nach Ätiol. (infektiös, metabolisch, autoimmun); **2.** pathol.-anat. (entzündl., degenerativ, funktionell; **3.** topograph. (rheumat. Erkr. der Gelenke, Bänder, Sehnen, Muskeln, Faszien, Wirbelsäule, Knochen); **4.** nach ACR*-Kriterien; **5.** Internationale Klassifikation der muskuloskelettalen Erkrankungen der internationalen Rheumaliga: s. Tab.; **Klin.:** unspez.; Schmerz, Funktionsbehinderung, Steifigkeit, Deformierung der Gelenke; z. T. Organmanifestation (z. B. an Herz, Gefäßen, Lunge, Leber, Darm, Zentralnervensystem); **Formen: 1.** entzündlich-rheumatische Erkr. (rheumat. Erkr. i. e. S.) mit Immunreaktionen im mesenchymalen Gewebe, z. T. mit Autoimmunphänomenen, z. B. Kollagenosen*, Vaskulitiden u. Entz. an Gelenken u. Wirbelsäule (z. B. rheumatoide Arthritis*, Spondylitis* ankylosans, rheumatisches Fieber*, Psoriasis*-Arthritis); **2.** degenerativ-rheumatische Erkr. (rheumat. Erkr. i. w. S.), gekennzeichnet durch primär regressive Veränderungen an Knorpeln u. Zwischenwirbelscheiben sowie durch reparativen Knochenumbau, z. B. Arthrose*, Spondylosis* deformans, Spondylarthrose, Osteochondrose; **3.** extraartikuläre rheumatische Erkrankungen: s. Weichteilrheumatismus.
Erkrankungen, myelo|proli|ferative: (engl.) *myeloproliferative syndrome*; Abk. MPE; Sammelbez. für

klonale hämatopoet. Stammzellerkrankungen, die durch die Proliferation einer od. mehrerer myeloischer Zellreihen (Erythro-, Granulo-, Thrombozytopoese) charakterisiert ist; beinhaltete früher auch die CML*, die durch Nachw. des Philadelphia-Chromosoms bzw. des BCR-ABL-Fusionsgens abgrenzbar ist u. heute als eigene nosolog. Entität betrachtet wird; **Formen: 1.** Polycythaemia* vera; **2.** chron. idiopathische Myelofibrose*; **3.** essentielle Thrombozythämie*; **4.** (noch) nicht klassifizierbare MPE; i. R. der klonalen Evolution Entw. einer Myelofibrose* u./od. Transformation in eine akute Phase (≥20 % Blasten) möglich.

Erkrankungen, neuro|de|generat_i_ve: syn. Neurodegeneration; heterogene Gruppe von meist langsam fortschreitenden, erbl. od. sporadisch auftretenden Erkr. des Nervensystems mit fortschreitendem Verlust von Nervenzellen; **Pathol.:** z. T. unbekannt; häufig finden sich filamentäre Ablagerungen: **1.** extrazellulär: z. B. Prionen*, β-Amyloid*; **2.** intrazellulär zytoplasmatisch bzw. neuritisch: z. B. Tau*-Protein (v. a. bei Alzheimer*-Krankheit), α-Synuklein in Lewy*-Körperchen (z. B. bei Parkinson*-Syndrom) u. bei Multisystematrophie *; **3.** intrazellulär intranukleär: z. B. Huntington bei Chorea* Huntington; **Klin.:** v. a. Bewegungsstörungen u. Demenz.

Erkrankungen, prä|n_a_tale: (engl.) *prenatal diseases*; früher Kyematopathie; Bez. für Entwicklungsfehler des ungeborenen Kindes inf. von Schädigungen des Keimlings u. seiner Anhangsgebilde; führen zu Störungen der normalen intrauterinen Entw. bis zum intrauterinen Fruchttod*; die Art der Schädigung ist v. a. von Zeitpunkt u. Intensität, weniger von der auslösenden Urs. abhängig; **Einteilung: 1.** nach dem Zeitpunkt des Beginns der intrauterinen Entwicklungsstörung: **a)** bezogen auf den Keimling: Blastopathie*, Embryopathie*, Fetopathie; **b)** bezogen auf die Plazenta*: Choriopathie (bis zum Sekundärzottenstadium), Plakopathie (ab dem Tertiärzottenstadium); **2.** bezogen auf die Keimzellen: Gametopathien*. Eine Abgrenzung der durch exogene Schädigung (Phänokopie*) verursachten p. E. von ausschließlich genet. bedingten Fehlbildungen ist nicht immer möglich. Vgl. Pränatalinfektion; Perinatalinfektion; Plazentationsstörungen; Fehlbildung.

Erkrankungen, prokto|l_o_gische: (engl.) *proctologic diseases*; Erkr., die das Rektum* u. Anus* betreffen; vgl. Symptomenkomplex, analer.

Erkrankung, m_a_nisch-de|press_i_ve: bipolare affektive Störung*.

Erlebnis|re|aktion, ab|n_o_rme *f*: (engl.) *abnormal perceptional reaction*; Reaktion auf eine akute psych. Belastung, die einen Konflikt, die durch Intensität u. Zeitdauer von einer normalen Reaktion abgrenzbar ist; nach Abklingen der a. E. werden frühere Verhaltensweisen u. Affektbeherrschung i. d. R. bald wiedererlangt. Vgl. Trauerreaktion; Belastungsstörung, posttraumatische; Belastungsreaktion, akute.

Erlebnis|störungen, sex_u_elle: Sammelbez. für Veränderungen der Sexualreaktion, bei denen Störungen des subjektiven Erlebens im Vordergrund stehen; in Abgrenzung zu sexuellen Funktionsstörungen* **Einteilung** in: **1.** situative Störungen: allgemeine od. auf best. sexuelle Aktivitäten beschränkte Erlebnisstörungen; **2.** Wahrnehmungsstörungen: Veränderungen der Wahrnehmung v. a. inf. neurologischer od. psychiatr. Krankheiten; **3.** psychosexuelle Störungen: Beziehungsstörungen od. Formen abweichenden Sexualempfindens; **4.** substanzinduzierte Störungen: Veränderungen des Erlebens durch Arzneimittel od. Drogen.

Erlot_i_nib (INN) *n*: (engl.) *erlotinib*; Wirkstoff zur oralen antineoplast. Chemotherapie*, der die Proliferation u. Angiogenese hemmt u. die Apoptose fördert; **Wirkungsmechanismus:** bindet hochselektiv u. reversibel die ATP-Bindungsstelle der intrazellulären Tyrosinkinase-Domäne (s. Tyrosinkinase-Rezeptoren) des EGFR* u. hemmt dadurch die Phosphorylierung u. Signaltransduktion; **Ind.:** lokal fortgeschrittenes od. metastasierendes nichtkleinzelliges Bronchialkarzinom* nach Versagen von mind. einer onkolog. Chemotherapie, metastasiertes Pankreaskarzinom in Komb. mit Gemcitabin*; **UAW:** Diarrhö, Übelkeit, Erbrechen, Stomatitis, Abdominalschmerz, Rash einschließl. akneähnlicher Dermatitis, Pruritus, trockene Haut, Keratoconjunctivitis sicca, Dyspnoe, Infektionen, Anorexie, Müdigkeit, Husten. Vgl. Angiogenese-Hemmer.

Ermüdung: 1. (engl.) *tiredness*; Defatigatio, Fatigatio; Zustand herabgesetzten Leistungs- u. Funktionsvermögens inf. vorhergehender Tätigkeit; psych. od. zentrale, vom Gehirn ausgehende E. tritt früher auf als phys. od. periphere E. des neuromuskulären Systems. Beide sind dabei nicht scharf zu trennen. Sympt. einer psych. E. sind Nachlassen der Konzentrations- u. Denkfähigkeit sowie der Aufmerksamkeit. Die phys. E. wird verursacht durch Anhäufung von Stoffwechselprodukten (z. B. von Laktat in der Muskulatur), ATP-Mangel u. Transmittererschöpfung in den Synapsen. **2.** E. i. R. einer malignen Erkr. (auch als langfristige Nebenwirkung von Zytostatika od. Strahlentherapie); s. Müdigkeitssyndrom, chronisches; Fatigue; **3.** E. eines Knochens od. Implantats inf. Überlastung; s. Ermüdungsbruch.

Ermüdungs|bruch: (engl.) *fatigue fracture*; Ermüdungsfraktur, schleichende Fraktur; syn. Stressfraktur; unvollständige Fraktur* durch Mikrotraumen inf. ungewohnter Überbeanspruchung bei gleichzeitigen Reparationsvorgängen; **Formen:** nach Schinz: **1.** als sog. Dauerfraktur am gesunden Skelett, meist solitär, evtl. bilateral symmetr., z. B. Marschfraktur*, Jones*-Fraktur, Schipperkrankheit*, Hustenfraktur*; **2.** mit Ausbildung sog. Umbauzonen am kranken Skelett, meist multipel, z. B. Looser*-Umbauzonen, Milkman*-Syndrom; **Lok.:** im Bereich der jeweils max. mechan. Gewebebelastungen (sog. Spannungsspitzen); **Klin.:** plötzl. Schmerz (häufig als rheumat. Beschwerden fehlgedeutet), mangelnde Belastbarkeit, evtl. lokale Rötung, Hyperthermie, Schwellung. In den Umbauzonen schleichend beginnende, chron. Schmerzen; **Diagn.:** Fissur- bzw. Frakturspalte röntg. oft nicht sofort zu erkennen; sichere Diagn. durch MRT; später lokalisierte Kallusbildung (bandförmige Osteosklerose*, spindelartige Periostose*); **Ther.:** konservativ: Reduktion der Belastung, ggf. Immobilisierung im Gipsverband. Vgl. Fraktur, pathologische.

Ernährung, künstliche: (engl.) *nutritional support*; therap. Maßnahmen zur Zufuhr adäquater Nahrungsmengen bei Unfähigkeit des Pat. zur physiol. Nahrungsaufnahme; **Formen: 1.** enterale Ernährung: s. Sondenernährung, Gastrostomie; **2.** parenterale Ernährung mit intravenöser (häufig über zentralen Venenkatheter*) Zufuhr von Kohlenhydraten, Aminosäurengemischen, (essentiellen) Fettsäuren sowie Elektrolyten, Vitaminen u. Spurenelementen (v. a. bei parenteraler Langzeiternährung), angepasst an die aktuelle Stoffwechselsituation (ggf. Hyperalimentation*) unter enger Kontrolle der Stoffwechsellage (Blutzucker, Elektrolyte, Harnstoff-N, Kreatinin, Triglyceride, Albumin u. a.); vgl. Bilanzierung; **3.** Säuglingsernährung* ohne Muttermilch. Vgl. Zwangsernährung.

Ernährungsstörung des Säuglings: (engl.) *infantile dystrophy*; Störung der Ernährungsfunktionen (Nahrungsaufnahme, -verwertung, intermediärer Stoffwechsel, Gewichtszunahme u. Wachstum) des kindl. Organismus; **Formen: 1.** akute E. d. S.: **a)** Brechdurchfall des Säuglings; **b)** alimentär: sog. Hunger an der Brust; scheinbar ausreichend durch Stillen ernährte Kinder, bei denen die tatsächl. erreichte Nahrungszufuhr nicht zum Gedeihen reicht; **2.** chronische E. d. S.: **a)** leichte bzw. moderate Verlaufsform (Dystrophie*); **b)** schwere Verlaufsform (Atrophie*); **Urs.: 1.** alimentäre E. d. S.: quantitative (Unterernährung, Überfütterung) od. qualitative Ernährungsfehler (s. Malnutrition); vgl. Säuglingsernährung; **2.** E. d. S. aufgrund Malabsorption* bzw. Maldigestion* oder als Folge sog. alternativer Ernährung; **3.** infektiös bedingte E. d. S.: enterale Infektion (durch Bakterien, z. B. E. coli, Shigella; durch Viren, z. B. ECHO-Viren, Rota- od. Adenoviren) od. inf. anderer Infektionen (bakteriell, z. B. bei Otitis media, Keuchhusten*; viral, u. a. bei RS-Virusinfektion od. Grippe*); **4.** konstitutionell bedingte E. d. S.: Altersdisposition (Frühgeborene, Neugeborene od. junge Säuglinge mit funktioneller Unreife des Darms u. erhöhter Neigung z. B. zur Nahrungsmittelallergie*) od. angeb. Fehlbildungen; **5.** umgebungsbedingte E. d. S.: Pflegefehler, soziale Deprivation*, Temperatureinflüsse u. a.; **Ther.:** entspr. zugrunde liegender Ursache.

Ernährungsstörungen: (engl.) *nutritional disturbances*; Krankheiten, die durch quant. (Malnutrition*/Hyperalimentation*) bzw. qual. falsche Ernährung (z. B. Proteinmangel, Hypovitaminosen od. fettreiche od. kohlenhydratlastige Ernährung) hervorgerufen werden; vgl. Adipositas.

Ernährungstherapie *f*: (engl.) *dietotherapy*; Behandlung definierter organischer Erkr. u. Stoffwechselstörungen durch Veränderung der Ernährung; z. B. Nahrungskarenz bei Verdauungsinsuffizienz, angepasste Kohlenhydratzufuhr bei Diabetes* mellitus, cholesterolarme Kost bei Hyperlipidämie, Vermeiden best. Nahrungsmittel bei Unverträglichkeiten (s. Nahrungsmittelallergie) od. ausreichende Zufuhr bei Malnutrition*.

Erntefieber: s. Feldfieber.
Erntekrätze: s. Trombidiose.
Erntemilbe: Neotrombicula autumnalis; s. Milben.

Eröffnungsperiode *f*: (gebh.) s. Geburt.
Eröffnungswehen: s. Wehen.
Erosio corneae (Erosion*) *f*: Hornhauterosion*.
Erosion (lat. erodere, erosus abnagen) *f*: umschriebener, oberflächl. Gewebeverlust der Haut (bis an das Stratum germinativum der Epidermis reichend) od. Schleimhaut (Tunica mucosa); kann ohne Narbe abheilen od. sich zu einem Ulkus* entwickeln. Vgl. Effloreszenzen.
Erosio portionis (↑) *f*: s. Portioerosion.
Erotomanie (gr. ἔρως, ἔρωτος Liebe, Lust; -manie*) *f*: (engl.) *erotomania*; Kurzbez. Liebeswahn; Form der wahnhaften Störung* mit unwiderstehl. Liebe zu einer meist unerreichbaren Person bzw. die Überzeugung, von einer solchen geliebt zu werden.
ERP: Abk. für **e**ndoskopische **r**etrograde **P**ankreatikographie; s. ERCP.
Erreger, opportunistische: (engl.) *opportunistic infectious agents*; fakultativ pathogene Keime, die nur bei Pat. in reduziertem AZ zur Infektion* führen; bes. betroffen sind Pat. mit Immundefekten*, einschließl. verminderter Immunität* kurz nach Op. (s. Postagressionssyndrom, bei Diabetes mellitus, Tuberkulose, Malignom, Abhängigkeit*, Frühgeborene; **Formen:** z. B. Escherichia coli, Mykobakterien, Pneumocystis jiroveci, Toxoplasma gondii, Kryptosporidium, Cryptococcus neoformans, Candida albicans, Zytomegalie-Virus, Herpes-simplex-Virus. Vgl. Nosokomialinfektionen.
Erreger, putride: (engl.) *putrid agents*; aerobe u. anaerobe Erreger eitriger Infektionen.
Erreger, pyogene: (engl.) *pyogenic agents*; bakterielle Err. eitriger Infektionen; v. a. Species der Gattungen Staphylococcus*, Streptococcus*, Neisseria*, Pseudomonas*, Proteus*, Escherichia*, Klebsiella*, Serratia*, Actinomyces*.
Erregerwechsel: (engl.) *change of pathogens*; das Auftreten anderer als der ursprüngl. isolierten Mikroorganismen im Verlauf eines Infektionsprozesses; abzugrenzen gegen Mischinfekt*, Reinfektion*, Superinfektion*, Infektionswechsel* u. Persistenz* von Erregern; vgl. Sekundärinfektion.
Erregungsbildungsstörung: (engl.) *excitation disturbance*; Störung der Erregungsbildung (Automatie) im Herzen; kann zu Herzrhythmusstörungen* führen; **Einteilung: 1.** nach **Entstehungsort: a)** supraventrikuläre (atriales Myokard od. Erregungsleitungssystem* oberhalb der His-Bündel-Bifurkation) u. ventrikuläre (ventrikuläres Myokard od. subjunktionales Erregungsleitungssystem) E.; **b)** nomotope* (Sinusknoten) u. ektope (außerhalb des Sinusknotens) E.; Pararhythmie*; **2.** nach **Entstehungsmechanismus: a)** normale ektope Automatie (passive heterotope E.): Einspringen eines dem Sinusknoten nachgeschalteten Automatiezentrums des Erregungsleitungssystems (z. B. Ersatzrhythmus* bei Verlust od. Änderung der Sinusknoten-Schrittmacherfunktion); **b)** gesteigerte (reguläre) Automatie: Bei normaler Sinusknotenfunktion übernimmt ein dem Sinusknoten nachgeschaltetes Automatiezentrum die Schrittmacherfunktion inf. gesteigerter (physiol.) Automatie bei Sympathikusaktivierung, Hypokaliämie, Alkalose u. a.; z. B. gesteigerte junktionale Automatie mit (rel.) tachykardem AV*-Rhythmus.

Erregungsleitungssystem

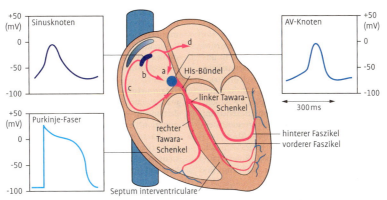

Erregungsleitungssystem: Topographie sowie typ. Aktionspotentiale der primären, sekundären u. tertiären Automatiezentren (spontane diastol. Depolarisation am steilsten im Sinusknoten); a: vorderes Internodalbündel; b: mittleres Internodalbündel (Wenckebach); c: hinteres Internodalbündel (Thorel); d: Bachmann-Bündel

c) abnorme Automatie: Bei normaler Sinusknotenfunktion übernimmt ein Automatiezentrum (Fokus) außerhalb des Erregungsleitungssystems (Arbeitsmyokard) die Schrittmacherfunktion inf. pathol. Verminderung des Ruhepotentials od. starker Myokarddehnung (z. B. dilatative Kardiomyopathie*), Tachykardie i. d. R. mit warming* up u. cooling* down; z. B. ektope Vorhoftachykardie*. Vgl. Erregungsleitungsstörung.
Erregungs|leitung, saltatorische: (engl.) *saltatory conduction*; bes. schnelle Fortleitung (bis zu 120 m/s) der Erregung in markhaltigen Nervenfasern*; nach einem Aktionspotential an einem Ranvier*-Schnürring fließt entlang der elektr. isolierenden Myelinscheide* ein Ausgleichsstrom, der die Membran erst an der nächsten Schnürringoberfläche soweit depolarisiert, dass ein weiteres (fortgeleitetes) Aktionspotential entsteht; **Vorteil** gegenüber der kontinuierl. Erregungsleitung: höhere Leitungsgeschwindigkeit u. Einsparung von Stoffwechselenergie durch Verringerung der erregbaren Membranoberfläche.
Erregungs|leitungs|störung: (engl.) *cardiac conduction disorder*; sog. Herzblock; Störung der Erregungsleitung im Erregungsleitungssystem* des Herzens; **Einteilung: 1.** Blockierung (Verzögerung bzw. intermittierender od. totaler Ausfall) der Erregungsleitung: meist konsekutiv bradykarde Herzrhythmusstörung*; **a)** intraatrial: SA*-Block, aurikuläre Leitungsstörung*; **b)** atrioventrikulär: AV*-Block; **c)** intraventrikulär: Fokalblock*, Schenkelblock*, Verzweigungsblock*, diffuser intraventrikulärer Block (nicht eindeutig einer best. Blockform zuzuordnende erhebl. Blockierung bei schwerer kardialer Erkr.); **2.** Kreisen der Erregung: s. Reentry-Mechanismus; **3.** getriggerte Aktivität inf. von frühen od. späten Nachpotentialen (Nachdepolarisation; engl. *early* bzw. *delayed afterpolarization*, Abk. EAD bzw. DAD); Vork. von EAD v. a. bei Bradykardie, DAD v. a. bei Tachykardie; z. B. Initiierung des Reentry-Mechanismus durch EAD bei Torsade* de pointes u. der Herzglykosid induzierten ventrikulären Tachykardie durch DAD. Vgl. Erregungsbildungsstörung.

Erregungs|leitungs|system *n*: (engl.) *conduction system*; Abk. ELS; syn. spezif. Reizleitungssystem; spezif. System bes. glykogenreicher kardialer Zellen mit Automatiefunktion (s. Herzautomatie); spontane Erregungsbildung mit Fortleitung der automat., rhythm. Aktionspotentiale* inf. langsamer diastol. Depolarisation in den Zellen des ELS (dagegen Arbeitsmyokard: konstantes Ruhepotential zwischen Aktionspotentialen), die bei Erreichen des krit. Schwellenpotentials das nächste Aktionspotential auslöst; verantwortl. für Koordination der myokardialen Kontraktion (Funktion des Arbeitsmyokards: Pumparbeit); sympath. u. parasympath. Innervation asymmetr.: Sinusknoten v. a. über re. Nervenfasern des vegetativen Nervensystems, AV-Knoten v. a. über li. (von Konsequenz u. a. bei Ganglion-stellatum-Blockade); **Einteilung:** s. Abb.; **1. Sinusknoten** (anat. Nodus sinuatrialis; syn. Sinuatrialknoten, Kurzbez. SA-Knoten): Keith-Flack-Knoten; primäres Automatiezentrum; physiol. Erregungsbildungszentrum (Herzschrittmacher) inf. synchronisierter Entladung in den netzartig angeordneten Sinusknotenzellen; Lok.: subepikardial im Sulcus terminalis cordis zwischen Einmündung der Vena cava sup. u. re. Herzohr; Fortleitung der im Sinusknoten gebildeten Erregung über präformierte Leitungswege im atrialen Arbeitsmyokard (vorderes, mittleres u. hinteres Internodalbündel) zum AV-Knoten sowie Bachmann*-Bündel zum li. Vorhof; **2. AV-Knoten** (Kurzbez. für Atrioventrikularknoten; syn. Aschoff-Tawara-Knoten): sekundäres Automatiezentrum; Lok.: subendokardial in der hinteren interatrialen Septumwand des re. Vorhofs über dem Ansatz des septalen Trikuspidalklappensegels neben der Einmündung des Sinus coronarius im Koch*-Dreieck; Fortleitung der Erregung zum His-Bündel; **3. His-Bündel** (anat. Fasciculus atrioventricularis; syn. AV-Bündel, His-Stamm): durchdringt die Vorhof-Kammer-Grenze durch das Herzskelett* (bis einschließl. hierher mit dem AV-Knoten unter der Bez. **Junktion** zusammengefasst) u. teilt sich distal in der Pars membranacea des Septum interventriculare (subjunktional) in 2

Erregungsphase

(Tawara-)Schenkel (Fortleitung der Erregung im interventrikulären Septum der re. bzw. li. Kammer in Richtung Apex cordis u. wieder zurück zur Herzbasis): **a)** re. Schenkel (anat. Crus dextrum fasciculi atrioventricularis; auch re. Faszikel): unverzweigt bis zur Basis des ant. Papillarmuskels; **b)** li. Schenkel (anat. Crus sinstrum fasciculi atrioventricularis; auch li. Faszikel): teilt sich in einen vorderen (ant.) u. einen hinteren (post.) Faszikel; **4. Purkinje-Fasern:** tertiäres Automatiezentrum; terminale Ausläufer der Schenkel; Erregungsleitung zum ventrikulären Arbeitsmyokard. **Akzessor. Leitungsbahnen** des E.: James*-Bündel, Kent*-Bündel, Mahaim*-Bündel; vgl. Präexzitationssyndrom. Vgl. Erregungsbildungsstörung; Erregungsleitungsstörung.

Erregungs|phase (Phase*) *f*: s. Reaktionszyklus, sexueller.

Erregungs|rück|bildungs|störung: Abk. ERBS; syn. Repolarisationsstörungen (Abk. RPS); s. ST-Strecke; T-Welle.

Erregungs|störungen, sexuelle: Bez. für sexuelle Funktionsstörungen*, die die Erregungsphase der Sexualreaktion betreffen (s. Reaktionszyklus, sexueller); typischerweise kommt es bei Aufnahme sexueller Handlungen bei Männern zu Störungen der Erektion, bei Frauen zu mangelhafter Lubrikation u. fehlendem Anschwellen der Schamlippen u. des umgebenden vaginalen Gewebes; **Ther.:** bei Männern erektionsfördernde Arzneimittel*, bei Frauen Lubrikanzien* od. Hormonsubstitution; Sexualtherapie* mit Masturbations- u. Partnerschaftsübungen.

Errötungs|furcht: Erythrophobie*.

Ersatz|knochen: (engl.) *replacement bone*; Knochen, die knorpelig vorgebildete Stützelemente ablösen (peri- u. enchondrale Ossifikation*); vgl. Belegknochen.

Ersatz|magen|bildung: (engl.) *stomach replacement*; op. Verfahren zur Rekonstruktion der Intestinalpassage nach Gastrektomie* zum möglichst physiol. Nahrungstransport u. Verhinderung eines Refluxes; **Formen: 1.** ösophagoduodenale Jejunuminterposition (Longmire-Operation; s. Abb.); **2.** direkte Ösophagojejunostomie*, ggf. mit Bildung eines Pouch*, z. B. terminolateral mit langer Roux-Schlinge (Duodenum aus der Passage ausgeschaltet).

Ersatz|mutter: (engl.) *surrogate mother*; syn. Leihmutter, Surrogatmutter; eine Frau, die (meist in Zus. mit In*-vitro-Fertilisation u. heterologer Insemination*) eine eigene Eizelle sowie ihren Körper od. ihren Uterus (als sog. reine Trage- od. Ammenmutter) zum Austragen u. Gebären zur Verfügung stellt mit der Bereitschaft, das Kind nach der Geburt auf Dauer Dritten zu überlassen; die E. ist Mutter im Rechtssinn (§ 1591 BGB). Legaldefinitionen der E. finden sich in § 1 Abs. 1 Nr. 7 des Embryonenschutzgesetzes* (Abk. ESchG) u. in § 13 a des Adoptionsvermittlungsgesetzes (Abk. AdVermiG) in der seit 1.1.2002 geltenden Fassung (BGBl. 2001 I S. 2950). Überlassung des Kindes an den genet. Vater u. seine Frau ist in Deutschland nur durch Adoption möglich. Verbotsnormen, deren Schutzzweck es ist, das Entstehen von Ersatzmutterschaften zu verhindern, enthält insbes. das ESchG; bestraft wird danach u. a., wer es unternimmt, eine E. künstlich zu befruchten od. auf sie einen Embryo zu übertragen (§ 1 Abs. 1 Nr. 7). Nach AdVermiG (§§ 13 b–d, 14 b) ist die Vermittlung einer E. u. deren Suche od. Angebot durch öffentl. Anzeigen untersagt.

Ersatz|operation, motorische *f*: (engl.) *muscle-tendon transfer*; Meth. zur Behandlung irreversibler Lähmungen, bei der gesunde Muskel-Sehnen-Einheiten auf gelähmte Muskeln umgelagert werden; nach einer Umlernphase können die Antagonisten vom Pat. als Agonisten eingesetzt werden; **Formen: 1.** gestielte Verlagerung des Spendermuskels, der proximal in situ verbleibt, seine Sehne wird auf den peripheren Anteil des zu ersetzenden Muskels transponiert; **2.** Verlagerung von Ursprung u. Ansatz (Inseltransplantat); **3.** freie Muskeltransplantation mit vaskulärem u. nervalem Anschluss im Empfängergebiet. **Anw.:** z. B. bei ischämischer Kontraktur*; bei hoher Radialislähmung* mit Fallhand als Op. nach Merle d'Aubigné mit Umlagerung von Beuge- auf gelähmte Streckmuskeln; bei Peroneuslähmung* mit Transfer der Sehne des Musculus tibialis posterior zur Wiederherstellung der Funktion des Musculus tibialis anterior, bei Medianuslähmung* als Opponensplastik.

Ersatz|rhythmus (Rhythmus*) *m*: (engl.) *escape rhythm*; passiver heterotoper Herzrhythmus (s. Erregungsbildungsstörung) mit Übernahme der Herzschrittmacherfunktion durch ein dem Sinusknoten nachgeschaltetes Automatiezentrum (s. Herzautomatie) inf. hochgradiger Erregungsleitungsstörung* (z. B. totaler SA-Block od. AV-Block) od. nomotoper Erregungsbildungsstörung (z. B. Sinusknotenausfall, extreme Sinusbradykardie); **Formen:** AV*-Rhythmus, idioventrikulärer Rhythmus*. Vgl. Pause, präautomatische; Adams-Stokes-Syndrom; Ersatzsystole; Herzrhythmusstörung.

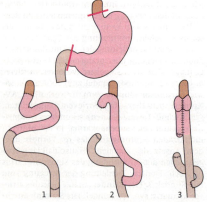

Ersatzmagenbildung: Gastrektomie u. häufigste Rekonstruktionsverfahren; 1: Jejunuminterposition nach Longmire-Gütgemann; 2: Rekonstruktion des Digestionswegs mit ausgeschalteter Roux-Schlinge, terminolaterale Ösophagojejunostomie; 3: Dünndarmpouch (nach Siewert)

Ersatz|stimme: (engl.) *artificial voice*; Möglichkeit einer verbalen Kommunikation nach totaler Laryngektomie (s. Kehlkopfoperationen) durch Anw. von Ösophagusstimme*, Sprechhilfen* od. Stimmventilprothesen*.

Ersatz|sy|stole (Systole*) *f*: (engl.) *escape systole*; eine einzelne passive heterotope Erregungsbildung als Ersatz für einen ausgefallenen Sinusknotenimpuls (bei längerem Ausfall: Ersatzrhythmus*); als spät einfallende Aktion (im Gegensatz zu einer vorzeitig in den Grundrhythmus einfallenden Extrasystole*) mit längerem Abstand zum letzten Normalschlag als das normale R-R-Intervall im EKG.

Erschöpfung, post|re|missive: (engl.) *post-remissive exhaustion*; Erschöpfungszustand, der nach Abklingen einer akuten Psychose* eintreten u. in eine Depression* übergehen kann; vgl. Depression, pharmakogene; Depression, postschizophrene.

Erschöpfungs|de|pression (Depression*) *f*: (engl.) *exhaustion depression*; Form der Depression*, einhergehend mit nicht körperl. bedingten Erschöpfungssymptomen, deren primäre Urs. lang andauernde od. wiederkehrende schwere Belastungen sind.

Erschöpfungs|stadium *n*: (engl.) *state of exhaustion*; s. Anpassungssyndrom, allgemeines.

Erschöpfungs|syn|drom, chronisches *n*: chronisches Müdigkeitssyndrom*.

Erst|abstoßungs|re|aktion *f*: s. Abstoßungsreaktion.

Erste Hilfe: (engl.) *first aid*; Erstmaßnahmen durch med. Geschulte od. Laien bei medizinischem Notfall*; wer trotz Zumutbarkeit keine E. H. leistet, macht sich u. U. nach § 323 c StGB strafbar. Vgl. Reanimation.

Ersticken: (engl.) *suffocate*; Suffocatio; Tod inf. Sauerstoffmangels; **Einteilung: 1. äußeres** E. durch: **a)** Sauerstoffmangel in der Atemluft (z. B. in extremer Höhe); **b)** Verlegung od. Stenose der Atemwege durch Aspiration* (einschließl. Ertrinken*), Tumor, Entz. (z. B. Epiglottitis*, Krupp*); **c)** Lähmung der Thoraxmuskulatur u. des Zwerchfells (z. B. durch Muskelrelaxanzien od. bei Poliomyelitis*); vgl. Atemlähmung; **d)** Schädigung des Atemzentrums (z. B. bei Morphinvergiftung od. Strangulation); **e)** Verhinderung der Atemmuskelbewegungen (z. B. durch Verschüttung); **2. inneres** E. durch: **a)** verminderte O$_2$-Aufnahme der Erythrozyten* (z. B. bei Vergiftung mit Kohlenmonoxid); **b)** Blockade der intrazellulären Atmungskette* (z. B. nach Blausäurevergiftung). Vgl. Asphyxie.

Ertapenem (INN) *n*: (engl.) *ertapenem*; Antibiotikum* (Carbapenem*) zur stationären, parenteralen Anw. von ambulant erworbenen Mischinfektionen; **Ind.:** intraabdominale u. akute gyn. Infektionen sowie ambulant erworbene Pneumonien; UAW: Kopfschmerzen, Phlebitis, Dyspnoe.

Ertaubung, akute: s. Hörsturz.

Ertrinken: (engl.) *drowning*; Ersticken* durch Einströmen von Wasser in die Atemwege; Dauer meist 3–5 Min.; **Formen: 1.** E. in Süßwasser: inf. des rel. niedrigen osmot. Drucks gelangt Wasser in den Lungenkreislauf mit nachfolgender Hypervolämie, Hämolyse, Hämodilution u. verminderter Elektrolytkonzentration (Ausnahme: K$^+$-Konz.

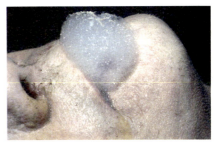

Ertrinken: Schaumpilz [118]

steigt an); Todesursache: Kammerflimmern* durch Elektrolytstörung u. Anoxie; **2.** E. in Salzwasser: inf. des rel. hohen osmot. Drucks kommt es zum Lungenödem mit nachfolgender Hypovolämie, Hämokonz. u. Hypotension; Herzstillstand inf. Anoxie; **3.** sog. trockenes E.: Tod durch Asphyxie* inf. reflektor. Laryngospasmus*, ohne Aspiration von Flüssigkeit in die Lunge; **Urs.:** meist Unfall, häufig Selbsttötung, selten Tötung (Ertränken); **Obduktionsbefund:** allgemeine Zeichen für Ertrinken: Schaumpilz (s. Abb.) vor Nase u. Mund, subpleurale Kapillarblutungen (sog. Paltauf-Flecke), wässriger dreischichtiger Mageninhalt, Nachw. von Kieselalgen (s. Diatomeenprobe); Besonderheiten von Wasserleichen: Waschhaut, Fettwachsbildung (s. Adipocire); spez. Süßwasserertrinken: Lungenballonierung*; spez. Salzwasserertrinken: Oedema aquosum, Lungenödem*. Vgl. Wasserleiche.

E|ruktation (lat. eructare ausspeien) *f*: Ruktus*.

E|ruption (lat. eruptio) *f*: (engl.) *eruption*; Ausbruch; z. B. Hervortreten eines Hautausschlags bzw. der Ausschlag selbst.

Erwartungs|angst: (engl.) *anticipatory anxiety*; ängstl. Erwartung nach negativen Erfahrungen, ein Erlebnis könne sich wiederholen; akut gelegentl. auch bei psych. Gesunden; Sympt. einer chron. u. auf ein best. Erlebnis fixierten E.: z. B. Stottern, Impotenz inf. Ejaculatio praecox. Vgl. Panikstörung.

Erwartungs|potential (Potentia*) *n*: (engl.) *contingent negative variation*; (neurophysiol.) elektroenzephalographisch ableitbares negatives Potential, das zwischen Signalreiz u. nach einer od. mehreren Sekunden folgendem, sog. imperativem Reiz (der vom Probanden mit einer Handlung od. Entscheidung beantwortet werden soll) auftritt. Vgl. Bereitschaftspotential.

Erweichung: (engl.) *softening*; Konsistenzminderung (evtl. Verflüssigung) von Geweben, z. B. Enzephalomalazie*, Myelomalazie*.

Erwerbs|fähigkeit: (engl.) *earning capacity*; Bez. für die Fähigkeit, seine Arbeitskraft wirtschaftl. zu verwerten (Definition der Gesetzlichen Unfallversicherung*) bzw. die Fähigkeit, eine Erwerbstätigkeit in gewissem zeitl. Mindestumfang auszuüben (Definition der Gesetzlichen Rentenversicherung*); vgl. Erwerbsminderung; Behinderung.

Erwerbs|minderung: (engl.) *impairment of earning capacity*; liegt nach der seit 1.1.2001 gültigen Fassung des § 43 SGB VI bei einem Versicherten der

Erwerbsunfähigkeit

Gesetzlichen Rentenversicherung* als **teilweise** E. vor, wenn dieser wegen Krankheit od. Behinderung* auf nicht absehbare Zeit außerstande ist, unter den übl. Bedingungen (u. ohne Berücksichtigung der Arbeitsmarktlage) mind. 6 Std. tägl. erwerbstätig zu sein od. als **volle** E., wenn dieser unter den gleichen Voraussetzungen außerstande ist, mind. 3 Std. tägl. erwerbstätig zu sein; beim Vorliegen von E. besteht (bei Erfüllung weiterer Voraussetzungen, insbes. der Wartezeit) Anspruch auf eine Rente od. es kann eine med., berufsfördernde od. sonstige Leistung zur Rehabilitation genehmigt werden. Vgl. Arbeitsunfähigkeit; Berufsunfähigkeit; Erwerbsunfähigkeit.

Erwerbs|unfähigkeit: (engl.) *inability to work;* Abk. EU; in der Gesetzlichen Rentenversicherung Bez. für die auf nicht absehbare Zeit wegen Krankheit od. Behinderung* fehlende Fähigkeit, eine Erwerbstätigkeit in gewisser Regelmäßigkeit od. von mehr als nur geringfügigem Ertrag auszuüben; ersetzt durch die Bez. Erwerbsminderung*; vgl. Berufsunfähigkeit; Arbeitsunfähigkeit.

Erwinia *f:* (engl.) *Erwinia;* Gattung gramnegativer, peritrich begeißelter Stäbchenbakterien der Fam. Enterobacteriaceae* (vgl. Bakterienklassifikation); Oxidase-negativ, Katalase-positiv; 15 Species, Pflanzensaprophyten bzw. pflanzenpathogen (Feuerbrand); einige Species wurden bei menschl. u. tier. Wirten isoliert; fragl. humanpathogen.

Erwürgen: s. Strangulation.

Ery: Kurzbez. für Erythrozyt*.

Erysipel (gr. ἐρυσίπελας Wundrose): (engl.) *erysipelas;* Wundrose; akute Entz. der Dermis, meist durch betahämolysierende Streptokokken der Gruppe A (s. Streptococcus); **Vork.:** bes. Erwachsene; **Path.:** Eindringen der Err. über Hautverletzung (Mazeration, Rhagaden in Zwischenzehenräumen od. Gesicht) u. Ausbreitung über Lymphspalten; **Klin.:** schmerzhafte, scharf begrenzte, ödematöse Rötung mit flammenförmigen Ausläufern u. zentraler Rückbildungstendenz (s. Abb.), z. T. mit Blasen (bullöses E.), Einblutungen (hämorrhagisches E.), Nekrose (nekrotisierendes E.) od. Vordringen in die Subkutis (phlegmonöses E.);

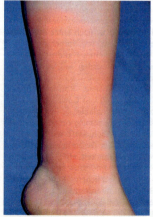

Erysipel: großflächige Rötung am Unterschenkel

Schwellung regionaler Lymphknoten; hohes Fieber, Schüttelfrost, Leukozytose, erhöhte BSG; **Kompl.:** Rezidivneigung mit geringer Allgemeinerscheinungen, Obliteration der Lymphbahnen mit Schwellung (Elephantiasis nostras) u. Hautverdickung (Pachydermie) bes. an Beinen, Lippen u. genital; Glottisödem, Sinusthrombose, Sepsis, Glomerulonephritis; **Ther.:** Bettruhe u. Hochlagerung der betroffenen Extremität; bei Bedarf Analgetika; lokal desinfizierend (Chinolinol, Clioquinol), Mitbehandlung der Eintrittspforte; system. Penicillin V bzw. G; bei Verdacht auf Coinfektion mit Stahylococcus aureus Komb. Betalaktam mit Betalaktamase-Inhibitor, od. Gabe eines Cephalosporins (z. B. Cefazolin*); Alternativpräparate bei Penicillinallergie sind Makrolide (z. B. Roxithromycin) od. Clindamycin; bei V. a. Beteiligung gramnegativer Keime (z. B. bei chron. Ulzera, od. nach ausbleibender Besserung nach Penicillintherapie) Versuch mit Aminopenicillin u. Betalaktamase-Inhibitor od. Chinolon; vgl. Phlegmone; Erysipeloid.

Erysipelas gangraenosum genitalium (↑) *n:* s. Fournier-Gangrän.

Erysipeloid (↑; -id*) *n:* (engl.) *swine erysipelas;* syn. Rotlauf, Schweinerotlauf, Erysipelas suum; hauptsächl. bei Arbeitern in Fleisch-, Geflügel- u. Fischbetrieben vorkommende Infektion durch Erysipelothrix* rhusiopathiae im Anschluss an kleine Verletzungen (fast immer Hände od. Unterarme); enterale Infektion ist möglich. **Sympt.:** deutlich abgegrenzte, juckende, bläulichrote, lokale Schwellungen mit Begleitlymphangitis bzw. Lymphadenitis; Generalisation (Sepsis, Endokarditis) u. chron. Verlaufsformen selten; **Ther.:** Penicilline, evtl. Tetracycline; **DD:** Erysipel.

Erysipelo|thrix (↑; gr. θρίξ Haar) *f:* (engl.) *Erysipelothrix;* Gattung grampositiver, unbewegl., pleomorpher Stäbchenbakterien der Fam. Erysipelotrichaceae (vgl. Bakterienklassifikation); schlanke Stäbchen unterschiedl. Länge, gelegentlich mit Verdickungen; keine Sporen od. Kapseln; einzige **Species:** E. rhusiopathiae, ist Err. des Schweinerotlaufs u. verursacht beim Menschen das Erysipeloid*; **Nachw.:** aerobe Kultur auf Blutagar.

Erythem (gr. ἐρύθημα Röte, Errötung) *n:* (engl.) *erythema;* entzündl. Rötung der Haut, bedingt durch Hyperämie.

Erythema (↑) *n:* Erythem*.

Erythema ab igne (↑) *n:* (engl.) *erythema ab igne;* fleckige, retikulierte Rötungen der Haut nach wiederholter Exposition mäßiger Hitze über längere Zeiträume, z. B. beim Kochen am offenen Feuer od. durch Wärmekissen; **Klin.:** zu Beginn leicht juckende od. brennende Schwellung, Rötung, dann Teleangiektasien, Hyperpigmentierungen, die nach Vermeiden der Hitzeexposition als Hitzemelanose* persistieren können; Poikilodermie*, evtl. auch Carcinoma* in situ u. Karzinome* als Spätfolgen.

Erythema anulare centrifugum (↑) *n:* (engl.) *erythema anulare centrifugum;* sog. Ringelfleck; ring-, bogenförmiger od. polyzykl. Fleck mit ca. 1 cm breitem, hellrotem, leicht erhabenem Rand; gleichzeitiges Abblassen älterer u. Auftreten neuer Herde (s. Abb.); **Ätiol.:** meist unklar; möglicherweise

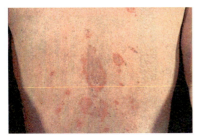

Erythema anulare centrifugum [3]

Arzneimittel- od. Nahrungsmittelallergie, Infektion, Wurmerkrankung, selten paraneoplast. Syndrom u. Autoimmunkrankheit.

Erythema anulare rheumaticum (↑) *n*: (engl.) *erythema marginatum rheumaticum*; syn. Lehndorff-Leiner-Erythem; infekt-allerg. bedingte, bläulichrote Ringe bes. am Rumpf bei Kindern mit akutem rheumatischem Fieber* u. Endokarditis.

Erythema autumnale (↑) *n*: s. Trombidiose.

Erythema caloricum (↑) *n*: Wärmeerythem; s. Hitzedermatosen.

Erythema chronicum migrans (↑) *n*: Erythema* migrans.

Erythema dys|chromicum per|stans (↑) *n*: (engl.) *ashy dermatitis*; längl. ovale, rötl., später blaugraue Pigmentierungen (∅ bis 3 cm) mit leichter Infiltration, bes. an Stamm u. Armen; evtl. verursacht durch Inkorporation versch. Noxen (z. B. Ammoniumnitrat) od. als sekundäre Hyperpigmentierung z. B. nach Arzneimittelexanthemen* od. Lichen* ruber planus.

Erythema e|levatum et di|utinum (↑) *n*: (engl.) *erythema elevatum diutinum*; Vaskulitis* unbekannter Ätiol., oft nach rezidiv. Infekten, bes. im Urethralbereich; erhöhte Neutrophilenchemotaxis; Leukozytose; **Klin.:** bes. an den Extremitätenstreckseiten runde bis polygonale, scheiben- od. knotenförmige, hell- bis lividrote, oft zentral gedellte Effloreszenzen, die jahrelang bestehen bleiben, spontan verschwinden, aber auch rezidivieren können; kann mit Myelom* od. monoklonaler Gammopathie* assoziiert sein; **Ther.:** gutes Ansprechen auf Dapson*; mögl. Spontanheilung.

Erythema ex|sudativum multi|forme (↑) *n*: (engl.) *dermatostomatitis*; akutes Exanthem mit typ. Hautveränderungen; **Vork.:** v. a. bei Jugendl.; **Ätiol.:** zytotox. Reaktion gegen Keratinozyten, i. d. R. direkt nach einem Herpes simplex-Rezidiv; **Klin.:** nach Prodromalsymptomen (rheumatoide Beschwerden, leichtes Fieber, Abgeschlagenheit) Entw. runder, scheibenförmiger, im Zentrum bläul., am Rand hellroter, kokardenartiger Herde, z. T. mit zentralen Blasen, bes. an Unterarmstreckseiten, Handtellern u. Fußsohlen (s. Abb.); durch Zusammenfließen entstehen girlandenförmige Herde. Abheilung nach 1–3 Wo.; Rezidivneigung bes. im Frühjahr; **Ther.:** Glukokortikoide*, Aciclovir*. Vgl. Stevens-Johnson-Syndrom; SSSS.

Erythema ex|sudativum multi|forme majus (↑) *n*: Stevens*-Johnson-Syndrom.

Erythema gyratum repens (↑) *n*: obligat paraneoplast. Syndrom der Haut in Zus. mit Karzinomen (Bronchial-, Mamma-, Magen-, Blasen-, Prostatakarzinom) u. Lymphomen; **Klin.:** bräunlich-rote, unregelmäßige, serpiginöse, makulöse, stark juckende Bänder mit schuppenden Rändern bes. am Stamm u. proximalen Extremitätenpartien; die Gestalt dieser an Holzmaserung erinnernden Veränderungen wechselt täglich. In den abgeheilten Bezirken treten kleinfleckige Rezidive auf, welche die gleiche Entw. durchlaufen.

Erythema in|duratum Bazin (↑) *n*: (engl.) *erythema induratum Bazin*; syn. Tuberculosis cutis indurativa; s. Tuberkulid.

Erythema in|fectiosum acutum (↑) *n*: (engl.) *erythema infectiosum*; syn. Exanthema variegatum, Megalerythema epidemicum sive infectiosum, Fünfte Krankheit, Ringelröteln; meist bei Kindern zwischen 6. u. 15. Lj. auftretende Virusinfektion mit Parvovirus* B19; Übertragung durch Tröpfcheninfektion; **Inkub.:** 7–14 Tage; **Klin.:** allg. Krankheitsgefühl u. Fieber; zunächst schmetterlingsförmiges Erythem im Gesicht mit perioraler Blässe, dann ring- u. girlandenförmige, z. T. urtikarielle, juckende, rote Flecken an den Extremitätenstreckseiten, später auch an den Beugeseiten u. am Stamm (nach Auftreten des Exanthems nicht mehr infektiös); bei Erwachsenen auch Arthralgien bzw. Arthritiden; Spontanheilung nach 10–14 Tagen, ggf. wiederkehrend bei Sonnenlichtexposition; häufig asymptomat. Verläufe; **Kompl.:** aplastische Krise* bei Pat. mit chron. hämolytischer Anämie*; bei diaplazentarer Inf. Gefahr eines Hydrops* fetalis; chron. Knochenmarkdysplasie bei Immunsupprimierten; selten Panzytopenie, Enzephalopathie, Myokarditis, Vaskulitis u. Hepatitis; **Diagn.:** serol. od. durch molekularbiol. Virusnachweis (PCR); **Proph.:** ggf. Immunglobulingabe.

Erythema migrans (↑) *n*: (engl.) *erythema migrans*; sog. Wanderröte; Tage bis wenige Wo. nach Zeckenstich u. Infektion mit Borrelia* burgdorferi hervorgerufenes, meist von der Stichstelle zentrifugal fortschreitendes Erythem; Leitsymptom der Lyme*-Borreliose; **Klin.:** hellroter, langsam wachsender Ring mit zentraler Abblassung (s. Abb.), der sich im Extremfall über das gesamte Integument ausbreitet, gelegentl. auch multilokular od. vom Zentrum aus rezidivierend; Dauer von Wochen bis Monaten; kann in eine Lymphadenosis* cutis benigna Bäfverstedt übergehen; assoziierte Sympt. unterschiedl. Ausprägung sind u. a. Fieber, Abgeschlagenheit, Kopfschmerzen, Nackensteifigkeit, Myalgien u. Arthralgien. **Diagn. u. Ther.:** s.

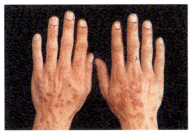

Erythema exsudativum multiforme: typischer Befund auf den Handrücken [3]

Erythema necrolyticum migrans

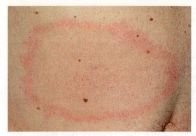

Erythema migrans

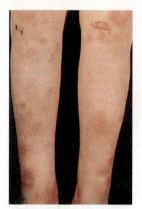

Erythema nodosum [3]

Lyme-Borreliose. Vgl. Akrodermatitis chronica atrophicans.

Erythema necro|lyticum migrans: (engl.) *necrolytic erythema migrans*; syn. nekrolytisches migratorisches Erythem; i. R. von Glucagon produzierenden Tumoren (Glucagonom*) auftretendes paraneoplastisches Syndrom* der Haut; **Klin.:** erythematöse bogenförmige Areale mit Krustenbildung u. langsamer Ausbreitungstendenz (s. Abb.); **Histol.:** Nekrose der obere Epidermishälfte.

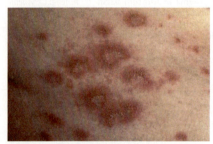

Erythema necrolyticum migrans [143]

Erythema nodosum (↑) *n*: (engl.) *erythema nodosum*; veraltet Erythema contusiforme, Dermatitis contusiformis, sog. Knotenrose; akut-entzündl. Hauterkrankung der Subkutis mit perivaskulärer Infiltration u. sekundärer Granulombildung; **Vork.:** gehäuft im Frühjahr u. Herbst, häufiger bei Frauen; **Histol.:** in frühen Herden neutrophile u. lymphozytäre Infiltrate mit Ödem der Fettgewebesepten, Gefäßschwellung u. Hämorrhagien; später primär mononukleäre Infiltrate u. Fremdkörperriesenzellen; **Ätiol./Path.:** wahrscheinl. zellvermittelte Überempfindlichkeitsreaktion in Zus. mit Infektionen (v. a. Tuberkulose*, Streptokokkeninfektion, Lymphogranuloma* venereum, Katzenkratzkrankheit*, Ornithose*, Yersiniosen*, selten Toxoplasmose*) u. a. Erkrankungen (z. B. Sarkoidose*, Enteritis* regionalis Crohn); auch Reaktion auf Kontrazeptiva* u. während des 1. Trimenons der Schwangerschaft; **Klin.:** symmetr. an Unterschenkelstreckseiten, Knie- u. Fußgelenk, seltener Unterarmen u. Gesäß über mehrere Tage neu auftretende rote, bis 5 cm große, unscharf begrenzte u. nur gering erhabene, druckschmerzhafte Knoten von teigig-derber Konsistenz (s. Abb.); Verfärbung der Knoten von livid-rötl. nach gelbl.-grün durch Hämoglobinabbau; häufig allg. Krankheitsgefühl, Kopf- u. Gelenkschmerzen, mäßiges Fieber sowie hohe BSG; Rückbildung in 3–6 Wo., selten Rezidive; **Ther.:** Bettruhe, Salicylate, lokal Glukokortikoide; **DD:** neben nodösen Erythemen bei tiefen Mykosen*, Enteropathien, malignen Erkr. u. nodösen Arzneimittelexanthemen* v. a. Erythema induratum (s. Tuberkulid), Panarteriitis* nodosa cutanea benigna, Pernio*.

Erythema palmare et plantare hereditarium symmetricum (↑) *n*: (engl.) *Lane's disease*; autosomaldominant erbl. Erytheme beider Handflächen (bes. Thenar u. Hypothenar) u. seltener der Fußsohlen evtl. durch vermehrte Kapillarbildung.

Erythema palmare et plantare sym|ptomaticum (↑) *n*: Erythem der Handflächen u. Fußsohlen ungeklärter Ätiol., v. a. beobachtet in Zus. mit Leberzirrhose*, rheumatoider Arthritis*, chron. interstitielle Lungenkrankheiten*, Mononucleosis* infectiosa, akutem systemischem* Lupus erythematodes, Colitis* ulcerosa u. a.; auch Auftreten während der Schwangerschaft mit Rückbildung nach der Entbindung.

Erythema per|stans faciei (↑) *n*: kongestives, oft schmetterlingförmig angeordnetes, persistierendes Gesichtserythem, meist bereits in der Kindheit u. familiär vorkommend; vgl. Rubeosis faciei.

Erythemat|odes integumenta**lis** (↑; -id*) *m*: s. Lupus erythematodes, chronischer diskoider.

Erythemat|odes-Phänomen (↑; ↑) *n*: s. LE-Phänomen.

Erythemat|odes visceralis (↑; ↑) *m*: ältere Bez. für systemischen Lupus* erythematodes.

Erythem|dosis, minimale (↑; Dosis*) *f*: (engl.) *minimal erythema dose*; Abk. MED; diejenige UV-B-Dosis, die bei der Lichttestung* gerade noch ein sichtbares Erythem auslöst.

Erythr-: auch Erythro-; Wortteil mit der Bedeutung rot, rötlich; von gr. ἐρυθρός.

Erythr|ämie (↑; -ämie*) *f*: s. Erythroleukämie.

Erythr|algie (↑; -algie*) *f*: Erythromelalgie*.

Erythra**sma** (↑) *n*: Infektionskrankheit der Haut mit pigmentproduzierendem Corynebacterium minutissimum, bes. bei Männern; **Klin.:** im Bereich von Leiste, Oberschenkelinnenseite (Anliegeseiten des Skrotums), Axillen (s. Abb.), Zwischenzehenfalten, perianal u. submammär scharf begrenzte, polyzykl., rötl.-braune, leicht schuppende Flecken, die

Erythrokeratodermie, progressive symmetrische

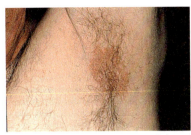

Erythrasma: umschriebene, braunrote Verfärbung der Axille links [55]

im Wood*-Licht rot fluoreszieren; **Ther.:** lokal Breitbandantibiotika od. Azolantimykotika wie Miconazol.

Erythro|blasten (↑; Blast-*) *m pl*: (engl.) *erythroblasts*; kernhaltige Vorstufen der Erythrozyten*; während ihrer Entw. durch Reifung u. Teilung (Erythrozytopoese*) wird der Kern pyknotisch u. schließl. aus der Zelle als Ganzes ausgestoßen; im Zytoplasma findet gleichzeitig die Hämoglobinbildung statt; **Formen:** 1. Proerythroblasten: große Zellen mit rundem Kern (⌀ ca. 13 µm), der ein lockeres Chromatingerüst u. einige Nucleoli aufweist, u. schmalem, in der Pappenheim*-Färbung dunkelblauem Plasma, das oft eine perinukleäre Aufhellung zeigt; jüngste erkennbare Zellen der Erythrozytopoese; 2. Makroblasten: 2 Zelltypen (auch als E. I u. II bezeichnet): kleinere Zellen als die Proerythroblasten mit dichter Kernstruktur u. breiterem basophilem (I) bzw. polychromat. (II) Plasma; 3. Normoblasten: kleine Zellen mit pyknot. Kern u. (durch weitere Hämoglobinbildung) polychromatophilem od. oxyphilem Plasma (polychromat. u. orthochromat. Normoblasten; aus oxyphilen Normoblasten entwickeln sich durch Ausstoßung des Zellkerns Retikulozyten*; Reifungsdauer: Proerythroblasten ca. 12 Std., basophile E. I u. II ca. 20 Std., polychromatophile E. ca. 10 Std., oxyphile E. ca. 15 Std.; **Vork.:** im postfetalen Leben normalerweise nur im Knochenmark; unter pathol. Bedingungen (z. B. extramedulläre Hämatopoese*, Zerstörung der Knochenmarkstruktur durch Metastasen, bei stark gesteigerter Erythrozytenneubildung nach Blutungen, bei akuten hämolyt. Anämien*) auch im peripheren Blut, insbes. bei aktiver Hämolyse.

Erythro|blasto|penie (↑; ↑; -penie*) *f*: pure* red cell aplasia.

Erythro|blasto|phthise (↑; ↑) *f*: pure* red cell aplasia.

Erythro|blastose, fetale (↑; ↑; -osis*) *f*: Morbus* haemolyticus fetalis.

Erythro|cyanosis crurum puellarum (↑; Zyan-*; -osis*) *f*: livides Erythem mit teigigen Infiltraten, u. U. begleitet von follikulären Hyperkeratosen (Lichen pilaris); meist bei adipösen Mädchen im Pubertätsalter, begünstigt durch hormonale Störungen u. Kälteeinwirkung; **Lok.:** bes. unteres Unterschenkeldrittel (lateral), Innenfläche der Knie u. Oberschenkel. Vgl. Pernio; Akrozyanose.

Erythro|dermia con|genitalis ichthyosi|formis bullosa Brocq (↑; Derm-*; Louis B., Dermat., Paris, 1856–1928) *f*: (engl.) *bullous congenital ichthyosiform erythroderma*; bullöse ichthyotische Erythrodermie (Typ Brocq); seltene (1 : 100 000), autosomal-dominant erbl. bzw. durch Neumutation entstandene Erkr. mit bereits bei der Geburt vorhandenen großflächigen Epidermisabhebungen auf geröteter Haut (sog. Bild des verbrühten Kindes) u. langsamer Rückbildung der Erythrodermie u. Blasenbildung im 1. Lj.; **Ätiol.:** Mutationen im Keratin-Gen KRT1 (Genlocus 12q13) u. KRT10 (Genlocus 17q21-q22); **Klin.:** Verlauf in Schüben mit Blasen, Erosionen u. übelriechenden bakteriellen Superinfektionen, später Auftreten von stacheligen Hyperkeratosen, bes. in Gelenkbeugen sowie Hand- u. Fußinnenflächen (Ichthyosis hystrix); ein akantholyt. epidermaler Nävus ist evtl. Zeichen eines genet. Mosaikzustands, der bei Nachkommen zu E. c. i. b. B. führen kann. **Histol.:** Orthohyperkeratose, breites Stratum granulosum, vakuolisierende Degeneration des oberen Stratum spinosum. Vgl. Ichthyose (Tab. dort); vgl. Ichthyosis congenita; Epidermolysis bullosa hereditaria.

Erythro|dermia de|squamativa Leiner (↑; ↑; Carl L., Päd., Wien, 1871–1930) *f*: (engl.) *Leiner's disease*; Leiner-Krankheit; schwere Form des seborrhoischen Ekzems*; meist im 2. Lebensmonat auftretende Rötung u. Schuppung der ganzen Haut, oft mit Erbrechen u. Diarrhö; häufig Superinfektion mit Candida*; auch atopisches Ekzem* od. Psoriasis* mögl.; **DD:** SSSS*, Erythrodermia* congenitalis ichthyosiformis bullosa Brocq, atop. Ekzem, generalisierte Candida-Mykose; **Ther.:** antiphlogist., Ketoconazol.

Erythro|dermie (↑; ↑) *f*: (engl.) *erythrodermia, erythroderma*; generalisierte entzündl. Rötung, Schuppung u. ödematöse Schwellung der gesamten Haut mit Juckreiz, Spannungsgefühl u. Frösteln; tritt primär, z. B. kongenital (Ichthyosen), als Arzneimittelexanthem, i. R. von Hodgkin-Lymphom, Lymphomen (Sézary-Syndrom) u. Leukämie auf od. entwickelt sich sekundär aus einer zunächst umschriebenen Hauterkrankung (z. B. Ekzem, Psoriasis); evtl. auch als paraneoplast. Syndrom od. mit unklarer Genese als sog. Alterserythrodermie. Vgl. Melanoerythrodermie.

Erythr|odontie (↑; Odont-*) *f*: (engl.) *erythrodontia*; Zahnveränderungen bei Porphyrie*; bei Tageslicht braune, braunrote od. gelbliche Färbung, im UV-Licht Rotfluoreszenz.

Erythro|kerato|dermia figurata variabilis (↑; Kerat-*; Derm-*) *f*: syn. Mendez-Da Costa-Syndrom; autosomal-dominant erbl. Verhornungsstörung, die sich konnatal od. in früher Kindheit manifestiert; **Ätiol.:** Mutationen im Connexin-Gen GJB3 u. GJB4; Genlocus 1p35.1; **Histol.:** Orthohyperkeratose; **Sympt.:** erythematöse, kleieförmig schuppende, kreisförmig begrenzte, leicht brennende, symmetrische Herde von oft sich ändernder Gestalt; Ichthyose unterschiedl. Ausprägung mit bräunl. hyperkeratotischen Plaques; **Ther.:** lokal Harnstoffpräparate; Versuch mit Etretinat; **Progn.:** Verlauf lebenslang mit Remissionen; spontane Involution möglich.

Erythro|kerato|dermie, pro|gressive sym|metrische (↑; ↑; ↑) *f*: (engl.) *progressive symmetrical verrucous erythrokeratodermia*; veraltet Akrogerie Gotttron; syn. Gottron-Syndrom I, familiäre Akrogerie; meist autosomal-rezessiv, aber auch autosomal-dominant erbl. Erkr. mit Kleinwuchs, Mikrogenie, dünner Haut, intestinalen Perforationen, Metagerie, vorzeitiger Alterung, Akrometagerie; **Sympt.:** Skoliose, faltige Haut der Extremitäten, Gelenküberstreckbarkeit, mentale Retardierung; braune Verfärbung der Haut mit Ulzerationen; **DD:** mandibulo-akrale Dysplasie*, Ehlers*-Danlos-Syndrom Typ IV.

Erythro|kinetik (↑; Kin-*) *f*: (engl.) *erythrokinetics*; quant. Erfassung des Umsatzes von Erythrozyten durch deren Markierung mit Radioisotopen (^{51}Cr, ^{59}Fe). Vgl. Erythrozytenlebensdauer; Ferrokinetik.

Erythro|klasie (↑; gr. κλάσις das Brechen) *f*: (engl.) *erythroclasis*; gesteigerter Abbau von normalen od. pathol. Erythrozyten*; vgl. Hämolyse.

Erythr|oleukämie (↑; -ämie*) *f*: (engl.) *erythroleukemia*; syn. di-Guglielmo-Krankheit, Erythrämie; seltene Form der AML (Tab. dort; Typ M6 der FAB-Klassifikation); neoplast. Erkr. mit prädominanter Erythrozytopoese (≥50 % der kernhaltigen Zellen) u. ≥20 % Myeloblasten im Knochenmark sowie Anämie u. Ausschwemmung von Erythroblasten in das Blut; der Erkr. geht häufig eine refraktäre Anämie mit Exzess von Blasten (s. Syndrom, myelodysplastisches, Tab. dort) voraus, de novo Erkr. kommen vor; **Ther.:** Zytostatika (kurative Intention); Prognose bei de novo-Erkr. günstiger als bei sekundärer Form.

Erythro|lyse (↑; Lys-*) *f*: syn. Erythrozytolyse; s. Hämolyse.

Erythro|mel|algie (↑; -melie*; -algie*) *f*: (engl.) *erythromelalgia*; syn. Akromelalgie, Erythralgie, Weir-Mitchell-Krankheit; seltenes Krankheitsbild mit anfallsweise auftretender, durch Wärme ausgelöster, schmerzhafter Hyperämie u. Schwellung der Haut bes. an den Beinen; **Ätiol.:** unklar; **Einteilung: 1.** E. assoziiert mit Thrombozytose; **2.** idiopath. E., z. T. autosomal-dominant erbl.; **3.** sekundäre E., als Folge versch. Gefäßerkrankungen, von Diabetes mellitus, neurol. Erkr., Arzneimitteln, Intoxikation mit Quecksilber; **Ther.:** entspr. der Grunderkrankung (Acetylsalicylsäure bei Thrombozytose), symptomat. mit Abkühlung.

Erythro|melie (↑; ↑) *f*: (engl.) *erythromelia*; blauschwarze Zyanose der Akren bei Akrodermatitis* chronica atrophicans.

Erythro|mycin (INN) *n*: (engl.) *erythromycin*; Makrolid*-Antibiotikum mit Wirkungsspektrum wie Penicillin G u. V; **Ind.:** therap. u. a. bei Otitis media, Sinusitis, Pneumonie, Acne vulgaris (topisch u. system.), Diphtherie*, als Alternative zu Penicillin* bzw. Cephalosporinen* (Allergie); ggf. prophylakt. nach Exposition (s. Keuchhusten); **UAW:** gastrointestinale Sympt., u. U. cholestat. Hepatitis, selten Allergien.

Erythro|mycin|stinoprat (INN) *n*: (engl.) *erythromycin stinoprate*; Acetylcysteinsalz von Erythromycinpropionat; Multiprodrug, aus dem nach oraler Gabe Erythromycin* u. Acetylcystein* freigesetzt werden.

Erythro|phagen (Erythr-*; Phag-*) *m pl*: (engl.) *erythrophages*; Makrophagen*, die in Knochenmark, Milz, Leber, Lunge u. a. Organen Erythrozyten* abbauen; manchmal auch im Blut nachweisbar;

Vork.: bei immun. bedingten hämolyt. Anämien*. Vgl. Ehrlich-Fingerversuch.

Erythro|phobie (↑; Phob-*) *f*: (engl.) *erythrophobia*; syn. Errötungsfurcht; übertriebene Furcht zu erröten, die oft das Erröten erst auslöst; vgl. Angststörung; Phobie.

Erythro|plasie Queyrat (↑; -plasie*; Louis A. Qu., Dermat., Paris, 1856–1933) *f*: (engl.) *erythroplasia of Queyrat*; Carcinoma* in situ des Übergangepithels u. der Schleimhaut; rundl. od. ovale, feucht glänzende, scharf begrenzte, dunkelrote, samtartig weiche, wenig erhabene bis münzengroße Herde (s. Abb.); entspricht histol. der Bowen*-Krankheit, geht nicht selten in ein Plattenepithelkarzinom* über u. metastasiert früh; **Lok.:** Eichel, inneres Vorhautblatt, Klitoris, Vulva, selten Mundschleimhaut u. Anus; **DD:** Balanitis bzw. Vulvitis chronica plasmacellularis; **Ther.:** Exzision, evtl. Strahlentherapie; sorgfältige Kontrollen erforderlich.

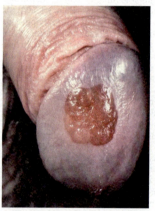

Erythroplasie Queyrat: Lokalisation an der Glans penis [143]

Erythro|poese (↑; -poese*) *f*: Erythrozytopoese*.

Erythro|poetin (↑; ↑) *n*: (engl.) *erythropoietin, erythropoiesis stimulating factor* (Abk. ESF); Abk. EPO; syn. Epoetin (INN), Erythropoietin; auch Hämopoetin; zu 90 % in der Niere gebildetes, nicht artspezif. Hormon (Glykoprotein, M_r 34 000–39 000), das zus. mit CSF* die Differenzierung der hämatopoet. Stammzellen des Knochenmarks kontrolliert u. bei Ausschüttung die Erythrozytopoese* beschleunigt; Gewebehypoxie, Zystennieren u. Nierenzellkarzinom stimulieren die Synthese von E. (Polyglobulie oft erstes klin. Zeichen eines Nierenzellkarzinoms), Niereninsuffizienz führt zu verminderter Ausschüttung (renale Anämie*); **Ind.:** rekombinantes humanes E. (Wirtszellen: von Epoetin alpha, Darbepoetin alfa, Epoetin beta u. Methoxy-Polyethylenglykol-Epoetin beta tier., von Epoetin delta human) zur Substitution bei symptomat. Anämie niereninsuffizienter Pat. (z. B. im Rahmen einer Hämodialyse*), zur Prävention u. Ther. einer durch chron. Infektion, Tumor- od. Zytostatikatherapie induzierten Anämie*, zur Transfusionsvermeidung, Vorbereitung der Eigenblutspende od. bei fehlender Möglichkeit, kompatible Blutkonserven bereitzustellen (z. B. bei irregulären Antikörpern gegen meist vorhandene Blutgruppenantigene). Vgl. Blutdoping.

Erythro|prosop|algie (↑; gr. πρόσωπον Gesicht; -algie*) *f*: Cluster*-Kopfschmerz.

Erythr|opsie (↑; Op-*) *f*: (engl.) *erythropsia*; Rotsehen; Form der Chromopsie*, die meist durch Blendung* verursacht wird.

Erythropsin (↑; ↑) *n*: Rhodopsin*.

Erythrose-4-phosphat *n*: (engl.) *erythrose 4-phosphate*; Zwischenprodukt im Pentosephosphatweg*.

Erythrose pigmentée péribuccale (Erythr-*; -osis*) *f*: periorale, postinflammator. Hyperpigmentierung, vermutl. als phototox. Reaktion auf Kosmetika.

Erythrosin *n*: (engl.) *erythrosine*; iodhaltiger Farbstoff; **Verw.**: in Lebensmitteln, Kosmetika, Arzneimittelzubereitungen, als Zahnplaque-Indikator.

Erythrosis inter|follicularis colli (Erythr-*; -osis*) *f*: Atrophie u. Rötung der Haut mit Teleangiektasien u. Hervortreten der Talgdrüsen an lichtexponierten Bereichen von Hals u. Brust.

Erythro|zyten (↑; Zyt-*) *m pl*: (engl.) *erythrocytes*; rote Blutkörperchen; im ungefärbten Blutausstrich bei mikroskop. Untersuchung runde, blasse, scheibenförmige, kernlose Zellen, die eine zentrale Aufhellung (Delle) aufweisen; nach Pappenheim*-Färbung haben die E. eine rötl. Farbe; Durchmesser der nicht fixierten ungefärbten E. ca. 8,4 μm, Dicke am Rand ca. 2,4 μm, in der Mitte ca. 1 μm; Durchmesser der gefärbten E. ca. 7,1–7,2 μm. Die normalerweise geringe, unter pathol. Bedingungen aber u. U. beträchtl. Variationsbreite des Erythrozytendurchmessers kann durch eine Price*-Jones-Kurve dargestellt werden. **Entw.:** i. R. der Erythrozytopoese* aus den Erythroblasten*; physiolog. tägl. Neubildung von 1/120 der Erythrozyten; das entspricht einer Retikulozytenzahl von 10 ‰ od. 50 000/mm³; Erythrozytenlebensdauer* ca. 120 Tage; Abbau der überalterten E. (Rigidität des Plasmalemms) in der Milz (s. Hämolyse). Der gesunde Erwachsene besitzt ca. 25 000 Mrd. E. mit ca. 650 g Hämoglobin. Produktion u. Destruktion der E. sind normalerweise im Gleichgewicht. Die **Erythrozytenzahl** wird in einem best. Blutvolumen durch Zählung (Zählkammer* od. Zählautomat) ermittelt (es wird die Erythrozytenkonzentration bestimmt); der Hämoglobingehalt der E. wird aus Hämoglobinwert u. Erythrozytenzahl errechnet (MCH*); auch das mittlere Volumen des einzelnen E. (MCV*) u. die mittlere Hämoglobinkonzentration (MCHC*) können errechnet werden. **Referenzbereich:** s. Blutbild (Tab. dort). **Klin. Bedeutung:** Pathol. Veränderungen der E. betreffen u. a. ihre Anzahl (Anämie, Polyglobulie) od. die Konz. im Blut (Pseudopolyglobulie), Größe (Anisozytose, Makrozytose, Mikrozytose), Form (Elliptozytose, Drepanozytose, Target-Zellen, Poikilozytose usw.), ihren Hämoglobingehalt (Hypochromie, Hyperchromie) u. die Färbbarkeit (Basophilie, basophile Tüpfelung, Achromozyten). Auch die Hämoglobinbildung kann quantitativ od. qualitativ verändert sein (z. B. bei Thalassämien, Hämoglobinopathien) od. durch Eisenverwertungsstörungen, z. B. bei sideroblast. Anämie, Blei-Intoxikation) gestört sein. Defekte der Erythrozytenmembran kommen vor (s. Erythrozytenmembrandefekte). Die Transportfunktion des Hämoglobins kann bei best. Krankheiten (u. a. bei Methämoglobinämie, einigen Hämoglobinopathien*, auch bei Kohlenmonoxidvergiftung) verändert sein, ebenso die Ausstattung mit Enzymen (Erythrozytenenzymopathien*). Antikörper (z. B. reguläre u. irreguläre Blutgruppenantikörper) sowie physik. Einflüsse (z. B. künstl. Herzklappenersatz, Verbrennungen) können zu einer patholog. gesteigerten Hämolyse führen.

Erythro|zyten|abbau (↑; ↑): s. Hämolyse.

Erythro|zyten|ag|glutination (↑; ↑; Agglutination*) *f*: s. Hämagglutination.

Erythro|zyten|ag|gregation (↑; ↑; Aggregation*) *f*: s. Sludge-Phänomen; Störungen, rheologische.

Erythro|zyten|anti|gene, familiäre (↑; ↑; Antigen*) *n pl*: s. Antigene, familiäre.

Erythro|zyten|anti|gene, ubiquitäre (↑; ↑; ↑) *n pl*: s. Antigene, ubiquitäre.

Erythro|zyten|bildung (↑; ↑): s. Erythrozytopoese.

Erythro|zyten|en|zyme (↑; ↑; Enzyme*) *n pl*: (engl.) *erythrocyte enzymes*; dem Stoffwechsel der Erythrozyten angepasste Enzyme; neben Carboanhydrase* v. a. Enzyme des aktiven Elektrolyttransports, der Glykolyse*, des Pentosephosphatwegs*, der Regeneration von Glutathion* u. zum Schutz vor oxidativen Schäden (z. B. Katalase*).

Erythro|zyten|enzymo|pathien (↑; ↑; ↑; -pathie*) *f pl*: (engl.) *erythrocytic enzymopathies*; syn. enzymopenische Erythropathien od. Anämien; erbl. Störungen des Erythrozytenstoffwechsels durch Verminderung od. Fehlen best. Erythrozytenenzyme, v. a. von Enzymen der Glykolyse, des Pentosephosphatwegs u. der Glutathionsynthese (z. B. Glukose*-6-phosphat-Dehydrogenase, Hexokinase*, Glukose*-6-phosphat-Isomerase, 6*-Phosphofruktokinase, Triosephosphatisomerase*, Phosphoglyceratkinase*, Bisphosphoglyceratmutase, Pyruvatkinase*, ATPase, 6-Phosphogluconatdehydrogenase, Glutathionperoxidase, Glutathionreduktase, Glutathionsynthetase, Katalase, NADH-Methämoglobinreduktase, NADPH-Methämoglobinreduktase, Hexose-1-phosphat-Uridyltransferase); **Klin.:** ausgeprägte Anämie*; bei schweren Verlaufsformen aplastische Krise* u. Splenomegalie*; **Ther.:** Vermeidung auslösender Noxen, Erythrozytentransfusion, Folsäure; Splenektomie.

Erythro|zyten|konzentrat (↑; ↑) *n*: (engl.) *red blood cell concentrate*; Abk. EK; aus Vollblut gewonnenes Standardprodukt der Therapie mit Erythrozyten*; Volumen 200–350 ml, Hämatokrit 50–70 %, Hämoglobingehalt >24,8 mmol, Haltbarkeit je nach Additivlösung bis 49 Tage bei 2–6 °C; cave: anaerobe (erythozytäre) Glykolyse u. Gefahr der Azidose durch Massivtransfusion mit EK bei reduzierter Kompensationskapazität (z. B. Schock); **Herstellung:** z. B. durch Zentrifugieren od. Komponententrennung mit dem Zellseparator (während der Blutentnahme) mit zumindest teilweiser Entfernung von buffy* coat u. Plasma; seit 2001 ist in Deutschland die Leukozytendepletion* der EK vorgeschrieben; hierdurch wird die Bildung von Leukozytenantikörpern beim Empfänger sowie die Übertragung leukozytenständiger Viren (z. B. CMV) fast vollständig verhindert u. eine Verhinde-

Erythrozytenlebensdauer

rung der Übertragung pathol. Prionen (u. a. Erreger der neuen Variante der Creutzfeld*-Jakob-Krankheit, Abk. vCJD) angenommen; **Ind.**: akuter Blutverlust, chron. Anämie; vgl. Blutkonserve; Bluttransfusion.

Erythro|zyten|lebens|dauer (↑; ↑): (engl.) *lifespan of erythrocytes*; Zeit bis zum Zerfall od. Abbau der Erythrozyten*; physiol. ca. 120 Tage; verkürzt z. B. bei hämolyt. Anämie*; **Bestimmung**: parenterale Applikation von in vitro radioaktiv markierten Erythrozyten (^{51}Cr, ^{59}Fe) u. spätere Aktivitätsmessung in Blut od. Harn (u. evtl. über der Körperoberfläche zur Lok. des Erythrozytenabbaus). Vgl. Ferrokinetik; Haptoglobin.

Erythro|zyten|membran|defekte (↑; ↑; Membran*; Defekt*) *m pl*: (engl.) *erythrocyte membrane defects*; angeb. Formen der hämolytischen Anämie*; **Formen**: u. a. hereditäre Sphärozytose, hereditäre Elliptozytose u. hereditäre Akanthozytose (z. B. bei Abeta-Lipoproteinämie od. Neuroakanthozytose).

Erythro|zyten, pan|agglutinierende (↑; ↑) *m pl*: s. Panagglutination.

Erythro|zyten|phosphatase, saure (↑; ↑) *f*: (engl.) *erythrocyte acid phosphatase*; Abk. SEP; intraerythrozytäres Enzym, das aufgrund eines genet. Polymorphismus* in 6 Varianten existiert; vgl. Enzymgruppen.

Erythro|zyten|re|sistenz (↑; ↑; Resistenz*) *f*: Resistenzbestimmung der Erythrozyten.

Erythro|zyten|schatten (↑; ↑): s. Blutschatten.

Erythro|zyten|sediment (↑; ↑; lat. sedimentum Bodensatz) *n*: s. Erythrozytenkonzentrat.

Erythro|zyten|szinti|graphie (↑; ↑; Szinti-*; -graphie*) *f*: (engl.) *erythrocyte scintigraphy*; nuklearmed. diagn. Verfahren, bei dem nach radioaktiver Markierung patienteneigener Erythrozyten mit ^{99m}Technetium* u. Reinjektion des Blutes zeitl. u. räuml. Verteilung der markierten Erythrozyten mit Hilfe einer Gammakamera aufgenommen wird; **Ind.**: v. a. Nachw. gastrointestinaler Blutungsquellen (s. Abb.).

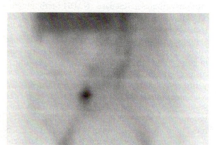

Erythrozytenszintigraphie: Blutung im terminalen Ileum [38]

Erythro|zyten|verteilungs|kurve (↑; ↑) *f*: s. Price-Jones-Kurve.

Erythro|zyten|volumen (↑; ↑; Volumen*) *n*: **1.** (engl.) *packed cell volume*; Abk. EV; Gesamtvolumen der im Blut zirkulierenden Erythrozyten; Bestimmung durch i. v. Injektion radioaktiv (^{51}Cr, ^{32}P) markierter autogener Erythrozyten; **Referenzbereich**: Frauen 20–22 ml/kg KG, Männer 25–27 ml/kg KG; vgl. Blutvolumen. **2.** (engl.) *mean corpuscu-*

lar cell volume; Einzelvolumen der Erythrozyten; s. MCV.

Erythro|zyto|lyse (↑; ↑; Lys-*) *f*: s. Hämolyse.

Erythro|zyto|poese (↑; ↑; -poese*) *f*: (engl.) *erythropoiesis*; syn. Erythropoese; Bildung u. Entw. der Erythrozyten* i. R. der Hämatopoese* (Abb. 2 dort); stimuliert durch Erythropoetin* (Ausschüttung bei Gewebehypoxie) erfolgt im Knochenmark die Differenzierung von der pluripotenten Stammzelle über kernhaltige Erythroblasten* zu den Erythrozyten; unter best. **pathol. Bedingungen** als **1.** gesteigerte E. (z. B. nach Blutverlust u. bei hämolyt. Anämien); **2.** verminderte E. (z. B. bei aplast. Anämien); **3.** megaloblast. E. (bei Cobalamin- od. Folsäuremangel*); **4.** ineffektive E., z. B. bei Thalassaemia major (s. Thalassämie), sideroachrestischer Anämie*, myelodysplastischem Syndrom*; **5.** extramedulläre E. (z. B. Myelofibrose*); **Beurteilung**: s. Retikulozyten.

Erythro|zytose (↑; ↑; -osis*) *f*: s. Polyglobulie.

Erythro|zyt|urie (↑; ↑; Ur-*) *f*: Hämaturie*.

Erziehungs|geld: s. Elterngeld.

Erziehungs|urlaub: s. Elternzeit.

Es: **1.** (engl.) *id*; (psychoanalyt.) psych. Instanz, die den unbewussten Anteil der Psyche repräsentiert u. Triebregungen bzw. Wünsche umfasst, deren Inhalte z. B. in Traum od. Fehlleistung zum Ausdruck kommen. Das Es existiert bereits bei der Geburt u. ist die primäre Quelle psych. Energie. Vgl. Ich. **2.** (chem.) Symbol für Einsteinium*.

ES: Abk. für Extrasystole*.

ESA: Abk. für Elektrostimulationsanalgesie*.

Esbach-Probe (Georges H. E., Arzt, Paris, 1843–1890): (engl.) *Esbach's method*; veraltete semiquant. Methode zum Proteinnachweis im Harn mit Pikrinsäure; vgl. Proteinbestimmung.

ESBL: Abk. für (engl.) *extended spectrum betalactamase*; Betalaktamasen* mit erweitertem Wirkspektrum.

Escape-Phänomen (engl. *to escape* entweichen) *n*: (engl.) *escape phenomenon*; das nach wiederholter (längerfristiger) Einwirkung physik. od. (bio-)chem. Reize am Organismus auftretende Nachlassen od. Verschwinden damit anfängl. verbundener physiol. Effekte bzw. Wirkungen durch kontinuierliche Wirkung kompensator. (antagonist.) Mechanismen; z. B. der Natrium retinierenden Wirkung von Aldosteron bei primärem Hyperaldosteronismus od. langdauernder therap. Anw. von Mineralokortikoiden. Vgl. Habituation; Toleranz.

Escharo|tomie (gr. ἐσχάρα Herd, Wundschorf; -tom*) *f*: (engl.) *escharotomia*; Inzidieren nekrot. Haut od. Unterhautareale an Hals, Rumpf u. Gliedmaßen zur Prophylaxe od. ggf. Ther. eines Kompartmentsyndroms*; **Anw.**: nach zirkulärer Verbrennung*, Verbrühung*, Erfrierung* od. chem. Schädigung u. dadurch verursachter Schrumpfung des Hautmantels; anschl. tangentiale Exzision u. auto- od. allogene plast. Hautdeckung.

Escherichia (Theodor Escherich, Päd., Graz, Wien, 1857–1911) *f*: (engl.) *Escherichia*; Gattung gramnegativer, bewegl. (peritrich begeißelter) od. unbeweglicher Stäbchenbakterien der Fam. Enterobacteriaceae* (vgl. Bakterienklassifikation); Oxidase-negativ, Voges*-Proskauer-Reaktion negativ; wichtigste **Species**: E. coli, desweiteren E. fergusonii, E. hermannii, E. vulneris u. E. blattae; **Vork.**: im unteren Intestinaltrakt von Warmblütern.

Escherichia coli (↑) *f*: (engl.) *Escherichia coli*; syn. Bacterium coli; gramnegatives, gerades, peritrich begeißeltes Stäbchen mit geringen Nährbodenansprüchen; **biochem. Eigenschaften**: Voges*-Proskauer-Reaktion negativ; spaltet Laktose, Maltose, Mannitol u. Saccharose; Zuckerabbau geht mit Säure- u. Gasbildung einher; Indol-positiv; keine Gelatineverflüssigung, Harnstoff-negativ (s. Bunte Reihe); **Serol.**: durch Körper- (O1-O158), Kapsel- (K1-K93; L-, A- u. B-Antigene) u. Geißelantigene (H1-H52) in mehr als 200 Gruppen u. mehrere 1000 Serovarianten trennbar (s. Kauffmann-Koli-Antigentabelle); für die Praxis genügt im Allg. die Angabe des O-Antigens. **Klin.**: **1. extraintestinale Sympt.**: E. c. ist häufigster bakt. Err. von Harnweginfektionen (uropathogene E. c.-Stämme, Abk. UPEC), ferner von Gallenweg- u. Gallenblasenentzündungen, Appendizitis, Peritonitis, Wundinfektionen u. Sepsis; bei Säuglingen (v. a. durch K1-Stämme) auch von Meningitis u. Sepsis; **2. intestinale Sympt.**: a) enteropathogene E.-c.-Stämme (Abk. EPEC): O55, O111, O127 u. a. sog. Dyspepsie-Kolibakterien verursachen Brechdurchfall* des Säuglings. b) enterotoxische E.-c.-Stämme (Abk. ETEC): größte Gruppe; O25, O78 u. a. verursachen durch Bildung eines hitzelabilen (LT) u. hitzestabilen (ST) Enterotoxins mit choleratoxinähnl. Wirkungsmechanismus bei Säuglingen, Kindern u. Erwachsenen eine choleraähnl. Durchfallerkrankung (s. Reisediarrhö); Übertragung v. a. über fäkal-orale Kontaktinfektion; c) enteroinvasive E.-c.-Stämme (Abk. EIEC; syn. engl. *shigella like coli*): O28, O124 u. a. verursachen über dysenterieähnl. Mechanismus eine Durchfallerkrankung (vgl. Shigellose) v. a. bei Kindern u. Erwachsenen; d) enterohämorrhagische E.-c.-Stämme (Abk. EHEC): O157 u. a. bilden Shigatoxine SH1 u. SH2 (Verotoxin), verursachen hämorrhag. Kolitis u. können bes. bei Kindern das hämolyt.-uräm. Syndrom (s. Mikroangiopathie, thrombotische) mit akutem Nierenversagen, Thrombozytopenie u. hämolyt. Anämie auslösen. Nach dem Infektionsschutzgesetz ist der Nachw. von EHEC meldepflichtig. e) enteroaggregative E.-c.-Stämme (Abk. EAEC): verursachen chron. Durchfälle. **Diagn.**: Erregernachweis aus Stuhlproben (Abgrenzung gegen Salmonella- u. Shigella-Species), Serovariantenanalyse, Toxinnachweis, spezif. Gensonden; E. c. ist sensitiv für Aminopenicilline, Cephalosporine, Chinolone, Cotrimoxazol.

Escitalopram (INN) *n*: (engl.) *escitalopram*; (S)-Enantiomer des racem. Citalopram (s. Serotoninwiederaufnahme-Hemmer).

Escobar-Syn|drom *n*: (engl.) *Escobar variant of multiple pterygium syndrome*; autosomal-rezessiv erbl. Form des multiplen Pterygiumsyndroms* mit Pterygien* nuchal, axillar, antekubital, popliteal, intercrural u. interdigital; **Ätiol.**: Mutation im CHRNG-Gen (kodiert für γ-Untereinheit des cholinergen Rezeptors der Skelettmuskulatur); Genlocus 2q33-q34; allelisch zum multiplen Pterygiumsyndrom vom letalen Typ; **Klin.**: Kleinwuchs, fasziale Dysmorphie mit Mikrogynie, langes Philtrum, Ptosis oculi, Hypertelorismus, Epikanthus, hypoplastische Brustwarzen, Rippen- u. zervikale Wirbelkörperfusionen, Zwerchfell- u. Umbilikalhernien, Kyphoskoliose, Hüftdysplasie, Kamptou. Syndaktylie, Gaumenspalte, Pes equinovarus; normale intellektuelle Entwicklung.

Escudero-Nemenow-Zeichen (Pedro E., Int., Buenos Aires, 1877–1963; M. N., Röntg., Leningrad): (engl.) *Escudero-Nemenov sign*; (röntg.) runde Lungenzysten werden im Inspirium oval (z. B. bei Echinokokkose).

EsD: Abk. für **E**sterase* **D**.

Eserin *n*: Physostigmin*.

ESIN: Abk. für (engl.) **e**lastic **s**table **i**ntramedullary *nailing*; s. Markraumschienung, dynamische.

Esketamin *n*: s. Ketamin.

Esli|carb|azepin|acetat *n*: (engl.) *eslicarbazepinacetate*; Carboxamid aus der Klasse der Dibenzazepine, Abkömmling des Carbamazepins*Antiepileptikum*; **Wirkungsmechanismus**: s. Carbamazepin*; **Ind.**: Zusatzbehandlung fokaler epilept. Anfälle mit od. ohne sekundäre Generalisierung; **Kontraind.**: Überempfindlichkeit gegen Carboxamid-Derivate, AV-Block 2./3. Grades, Leber- od. Niereninsuffizienz; **UAW**: Schwindel u. Schläfrigkeit.

Esmarch-Blut|leere (Johann F. von E., Chir., Kiel, 1823–1908): (engl.) *tourniquet ischemia*; Verfahren zur Erzielung einer Blutleere in Extremitäten durch Anheben u. Ausstreichen der Extremität, Auswickeln mit Gummibinden (Esmarch-Binden) von distal nach proximal u. Anlegen einer Druckluftmanschette zur Unterbrechung des art. Blutflusses; **cave**: bei Blutleere von länger als 2 Std. Druckschäden bes. an Nerven u. ischäm. Muskelschäden. Vgl. Blutsperre.

Esmarch-Heiberg-Hand|griff (↑; Jacob H., Chir., Oslo, 1843–1888): (engl.) *Heiberg-Esmarch maneuver*; Vorschieben des Unterkiefers bei rekliniertem Kopf, so dass die untere Zahnreihe vor die obere kommt (s. Abb.); dient dem Freimachen der Atemwege (Verhindern einer Glossoptose*) u. dem Öffnen des Mundes bei Bewusstlosen.

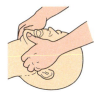

Esmarch-Heiberg-Handgriff

Esome|prazol (INN) *n*: (engl.) *esomeprazol*; Protonenpumpen*-Hemmer, (S)-Enantiomer des Racemats Omeprazol*; **Ind.**: Refluxösophagitis, Ulcus duodeni; in Komb. mit Antibiotika zur Eradikationstherapie*; **UAW**: Kopfschmerz, gastrointestinale Störungen, gelegentl. Dermatitis, Pruritus, Urtikaria u. Schwindel.

Eso|phorie (-phor*) *f*: s. Heterophorie.

Eso|tropie (-trop*) *f*: s. Strabismus.

Espundia (spanisch Geschwür) *f*: (engl.) *mucocutaneous leishmaniasis*; südamerikan. mukokutane Leishmaniase*.

Ess|anfall: (engl.) *binge eating*; syn. Essattacke; Verschlingen einer großen (meist hochkalorischen) Nahrungsmenge in kurzer Zeit, begleitet vom Gefühl des Kontrollverlusts über das Essen; Leitsymptom von Binge*-Eating-Störung u. Bulimia* nervosa.

essentiẹll (lat. *essentia* Wesen): **1.** (engl.) *essential*; idiopathisch, wirklich, selbständig; z. B. als Attribut eines Krankheitsbildes mit unbekannter Urs.; **2.** (biochem.) Bez. für lebenswichtige Bestandteile der Nahrung, die dem Organismus zugeführt werden müssen, da er sie nicht synthetisieren kann, z. B. Vitamine*, best. Aminosäuren* u. Fettsäuren*, Mineralien (v. a. Na^+, K^+, Ca^{2+}, Cl^- u. PO_4^{3-}) u. Spurenelemente*.

Essig: (engl.) *vinegar*; syn. Acetum; s. Essigsäure.

Essig|säure: (engl.) *acetic acid*; Acidum aceticum; Ethansäure, CH_3COOH; Monocarbonsäure, stechend riechende, farblose Flüssigkeit; kristallisiert bei niedriger Temp. (Eisessig); Schmelzpunkt: +16,7 °C, Siedepunkt: +118 °C; Salze: Acetate; biotechnolog. Gewinnung durch aerobe Essiggärung; Acetyl-CoA (sog. aktivierte E.) ist Zwischenprodukt im intermediären Stoffwechsel (s. Coenzym A); **Verw.:** zu Speisezwecken u. Umschlägen als ca. 5 %ige Lösung (Essig).

Essig|säure, activierte: (engl.) *activated acetic acid*; Acetyl-CoA; s. Essigsäure, Coenzym A.

Ess|störungen: (engl.) *eating disorders*; Störungen der Nahrungsaufnahme od. des Körpergewichts ohne org. Ursachen, die sich in versch. klin. Bildern manifestieren u. ineinander übergehen können; **Einteilung: 1.** Anorexia* nervosa (restriktiver u. bulimischer Typ); **2.** Bulimia* nervosa (Purging- u. Non-purging-Typ); **3.** nicht näher bezeichnete E.: **a)** Binge*-Eating-Störung; **b)** subsyndromale E. (syn. atypische E.): E. mit klinischer Relevanz, bei der nicht alle diagn. Kriterien der Anorexia nervosa od. Bulimia nervosa erfüllt sind.

Ess|sucht: s. Bulimia nervosa.

Ẹster *m*: farblose, neutrale Verbindung, gebildet aus anorg. od. org. Säuren u. Alkoholen (unter Wasseraustritt); viele E. haben einen fruchtartigen Geruch u. dienen als künstl. Fruchtessenzen. Aus Fettsäuren* u. dem 3-wertigen Alkohol Glycerol* bestehen Fette* u. Öle. Die Spaltung der E. unter Wasseraufnahme zu Alkohol u. Säure wird als Verseifung* bezeichnet u. enzymat. von Esterasen* katalysiert.

Esterase D *f*: (engl.) *esterase D*; Abk. EsD; intraerythrozytäres Enzym, das 4-Methyl-Umbelliferylacetat u. -butyrat hydrolysiert u. inf. genet. Polymorphismus* mind. 6 Varianten bildet (vgl. Enzymgruppen); Genlocus 13q14.11.

Esterase-In|hibitoren (Inhibition*) *m pl*: (engl.) *esterase inhibitors*; Hemmstoffe von Esterasen, z. B. Cholinesterase*-Hemmer, C1*-Esterase-Inhibitoren.

Esterạsen *f pl*: (engl.) *esterases*; Esterbindungen spaltende Hydrolasen (Cholinesterasen*, Phosphatasen*, Lipasen*).

Estlander-Lippen|plastik (Jakob A. E., Chir., Helsinki, 1831–1881; -plastik*) *f*: (engl.) *Estlander flap*; Defektrekonstruktion im Bereich von Ober- od. Unterlippe durch einen keilförmigen Umkipplappen im Bereich des Mundwinkels; der an der A. labialis gestielte, 2- od. 3-schichtige Lappen wird um den Mundwinkel herum um 180° gedreht u. in den Defekt eingeschlagen.

Estlander-Operation (↑) *f*: s. Thorakoplastik.

Estr-: s. a. Östr-.

Estra|diol (INN) *n*: (engl.) *estradiol*; stärkstes natürl. Östrogen*; wird v. a. in Granulosa- u. Thekazellen im Ovar gebildet u. reversibel durch eine spezif. Dehydrogenase zu Estron* oxidiert; **Wirkung:** großer Einfluss auf körperl. u. psych. Entwicklung der Frau (u. a. Brustentwicklung, Zyklus, Knochenaufbau, Kollagensynthese); E. ist der Ligand eines zytoplasmat. Rezeptors, der im Zellkern als Transkriptionsfaktor an der Regulation der Expression zahlreicher Gene beteiligt ist; **Ind.:** Hormonsubstitutionstherapie bei Frauen in der Menopause, Prävention von Osteoporose; **UAW:** Thrombophilie, Karzinom-Risiko der Brust. Vgl. Phytoöstrogene.

Estra|diol|benzoat (INN) *n*: (engl.) *estradiol benzoate*; semisynthet. Ester des Estradiols*; **Ind.:** extern bei Haarausfall (als Kombinationspräparat mit Prednisolon u. Salicylsäure).

Estra|diol|valerat (INN) *n*: (engl.) *estradiol valerate*; semisynthet. Ester des Estradiols*; s. Östrogene.

Estra|mustin (INN) *n*: (engl.) *estramustine*; Zytostatikum* mit antimikrotubulärer u. antimitot. Wirksamkeit; Derivat des Estradiols* (verestert mit Nor-Stickstofflost) ohne Affinität zum Östrogen-Rezeptor. **Ind.:** fortgeschrittenes hormonrefraktäres Prostatakarzinom (palliativ); **Kontraind.:** Überempfindlichkeit gegenüber Estradiol od. Nor-Stickstofflost, schwere kardiovaskuläre u. hepat. Erkr., Ulcus pepticum, Herpes zoster; **UAW:** häufig gastrointestinale Störungen, kardiovaskuläre Kompl., Gynäkomastie, Libido- u. Potenzverlust, Blutbildveränderungen, Leberschädigungen.

Estriol (INN) *n*: (engl.) *estriol*; Abk. E₃; quant. wichtigstes Stoffwechselendprodukt von Estradiol* u. Estron mit schwacher Östrogenwirkung (s. Östrogene); **Biosynthese:** in der Plazenta (direkt od. aus vom Fetus synthetisierten Vorstufen); im Fettgewebe durch Aromatisierung des A-Rings von Androstendion* (Hauptöstrogenquelle nach der Menopause); **klin. Bedeutung:** serol. Bestimmung zur Zustandsdiagnostik der fetoplazentaren Einheit*; **Ind.:** therap. bei atroph. Veränderung im Urogenitalbereich inf. Östrogenmangels.

Estro|gene *n pl*: s. Östrogene.

Estron (INN) *n*: (engl.) *estrone*; Oxidationsprodukt von Estradiol*; gehört zu den wichtigsten Östrogenen*; besitzt vor der Menopause* nur geringe Bedeutung (schwächere Wirkung als Estradiol), nach der Menopause ist es das Hauptöstrogen; erhöhte Werte bei stark übergewichtigen Frauen.

ESWL: Abk. für extrakorporale Stoßwellenlithotripsie; s. Lithotripsie.

ET: 1. Abk. für Epikutantest*; **2.** Abk. für Endothelline*; **3.** Abk. für Endotrachealtubus*; **4.** Abk. für Embryotransfer; **5.** Abk. für essentielle Thrombozythämie*.

Etagen|wechsel: Bez. für das Übergreifen IgE-vermittelter Allergiesymptome von der Nasen- auf die Bronchialschleimhaut, d. h. Übergang von der Rhinitis* allergica auf ein allergisches Asthma* bronchiale; **Vork.:** bei 30–40 % der Allergien durch

Inhalationsallergene; **Prävention:** frühzeitig spezifische Immuntherapie*.
Etanercept *n*: (engl.) *etanercept*; Immunsuppressivum*, rekombinantes humanes Fusionsprotein Tumor-Nekrose-Faktor-Rezeptor (TNF*-Blocker); **Wirkungsmechanismus:** bindet spezif. TNF-α u. -β u. neutralisiert dessen biol. Aktivität; **Ind.:** aktive rheumatoide Arthritis* (in Komb. mit Methotrexat od. als Monotherapie), polyartikuläre juvenile idiopathische Arthritis* bei Kindern von 4–17 Jahren, Psoriasis* (Psoriasis-Arthritis u. Plaque-Psoriasis) sowie Spondylitis* ankylosans; jeweils bei Versagen konventioneller Basistherapeutika; **Kontraind.:** Sepsis, akute u. chron. Infektionen, insbes. vorherige Tuberkulose; wegen schwerer UAW strenge Indikationsstellung u. engmaschige Betreuung notwendig; **UAW:** Reaktionen an der Einstichstelle, schwerwiegende Infekte, schwere allergisch-anaphylaktische Reaktionen.
Etappen|lavage (Lavage*) *f*: (engl.) *intermittent lavage*; kurzfristig aufeinanderfolgende therap. Spülungen des Bauchraums (im Abstand von 24–48 Std.) bei schwerer Verlaufsform einer diffusen Peritonitis* (z. B. bei hämodynam. Instabilität, abdominalem Kompartmentsyndrom, inadäquater Herdsanierung) zur Entfernung von infektiösen Sekreten u. Belägen (Bakt., Pilze, Toxine, Proteinabbauprodukte) über einen intermittierend zu öffnenden temporären Bauchdeckenverschluss (programmierte Relaparotomie); vgl. Peritoneallavage.
ETEC: Abk. für enterotoxische Escherichia* coli.
Eth-: s. a. Äth-.
Etha|cridin (INN) *n*: (engl.) *ethacridin*; Acridinderivat mit lokal-antisept. Wirkung (v. a. mikrobiostat.); **Ind.:** Behandlung infizierter Wunden u. Pyodermien; Blasen- u. Vaginalspülung; in der Zahnmedizin Implantate mit Ethacridinlactat zur Wundversorgung; cave: potentiell allergen.
Eth|ambutol (INN) *n*: (engl.) *ethambutol*; Abk. EMB; Antituberkulotikum* der ersten Wahl zur oralen u. parenteralen Anw., das v. a. in der Kombinationstherapie mit Isoniazid* u. Rifampicin* eingesetzt wird; **Wirkungsmechanismus:** abhängig von der Konz. bakteriostatisch bis bakterizid (nur auf sich gerade vermehrende Erreger); inhibiert Polysaccharid- u. Kohlenhydratstoffwechsel, hemmt Zellwandaufbau; blockiert Nukleinsäuresynthese u. Zellteilung der Bakterien; **Wirkungsspektrum:** Mycobacterium tuberculosis u. z. T. auch atyp. Mykobakterien, langsame Resistenzentwicklung; **Kontraind.:** Sehstörungen, Niereninsuffizienz, Gicht; **UAW:** retrobulbäre Neuritis nervi optici (meist reversibel, augenärztl. Kontrollen vor u. während der Ther. erforderl.), Hyperurikämie, selten Hautreaktionen, Leber- u. Nierenfunktionsstörungen.
Ethanol *n*: (engl.) *ethyl alcohol*; Ethylalkohol; C_2H_5OH; s. Alkohol.
Ethanol|amin *n*: s. Colamin.
Ethen *n*: (engl.) *ethylene*; syn. Ethylen; $CH_2{=}CH_2$, Grundkohlenwasserstoff der Alkene*; farbloses, brennbares Gas; als Inhalationsnarkotikum nicht mehr gebräuchlich, v. a. wegen extrem leichter Entzündbarkeit u. hoher Explosionsgefahr; Syntheserohstoff.

Ether (gr. αἰθήρ Himmelsluft) *m*: (engl.) *ether*; früher Äther; chem. Verbindung, die aus 2 Molekülen Alkohol durch Wasserentzug entsteht (R—O—R), funktionelle Gruppe*; **Verw.:** Lösungsmittel; Inhalationsanästhetika* (halogenierte E.; Diethylether* zur historisch bedeutsamen sog. Ethernarkose).
Ether|phosphatide (↑) *n pl*: Plasmalogene*.
Ethik-Kommission *f*: (engl.) *ethics board*; unabhängiges, interdisziplinär besetztes Gremium, das bei Ärztekammern, an med. Fakultäten u. a. Einrichtungen der med. Forschung od. als sog. private od. freie E.-K. arbeitet u. die ethischen u. rechtl. Implikationen med. Versuche am Menschen sowie med. Vorhaben in sensiblen Bereichen wie Gentechnologie*, Transplantationstechnologie, Intensivmedizin, Sterbehilfe*, Schwangerschaftsabbruch*, epidemiol. Forschung u. med. Datenverarbeitung diskutiert u. Empfehlungen an den Arzt ausspricht sowie allg. Leitsätze zur Unterstützung der ärztl. Entscheidungsfindung erarbeitet. Für den Arzt besteht nach ärztl. Standesrecht (§ 15 der Muster-Berufsordnung) die Pflicht, sich vor Durchführung biomed. Forschung am Menschen (mit Ausnahme ausschließl. epidemiol. Forschungsvorhaben) od. der Durchführung der Forschung mit vitalen menschl. Gameten u. lebendem embryonalen Gewebe durch eine bei der Ärztekammer od. bei einer med. Fakultät gebildete (sog. öffentlich-rechtliche) E.-K. über die mit seinem Vorhaben verbundenen berufsethischen u. -rechtl. Fragen beraten zu lassen. Nach Arzneimittelgesetz* (§ 40 Abs. 1 S. 2 u. 3) darf bei Menschen eine klinische Arzneimittelprüfung* grundsätzl. nur begonnen werden, wenn diese zuvor von einer öffentl.-rechtl. E.-K. zustimmend bewertet u. von der zuständigen Bundesoberbehörde genehmigt worden ist; für Medizinprodukte darf diese, soweit nichts anderes bestimmt, in Deutschland erst begonnen werden, nachdem u. a. eine zustimmende Stellungnahme einer unabhängigen u. interdisziplinär besetzten sowie beim Bundesinstitut für Arzneimittel u. Medizinprodukte registrierte E.-K. vorliegt (§ 20 Abs. 7 S. 1 Medizinproduktegesetz*). Vgl. Deklaration von Tokio.
Ethinyl|estradiol (INN) *n*: (engl.) *ethinylestradiol*; Abk. EE; syn. Äthinylöstradiol; hochwirksames synthet. Östrogen*; unterscheidet sich von Estradiol* durch eine Ethinylgruppe am C17-Atom. **Ind.:** primäre u. sekundäre Amenorrhö*, dysfunktionelle Blutungen, Endometritis*, Östrogentest*.
Ethinyl-19-nor|testo|steron *n*: Norethisteron*.
Ethiodat|öl: (engl.) *ethiodate oil*; iodhaltiges, wasserunlösliches Röntgenkontrastmittel* i. R. der Lymphographie*.
ethmoideus (gr. ἠθμός Sieb; -id*): siebähnlich.
Ethmoiditis (↑; ↑; -itis*) *f*: Siebbeinzellenentzündung; s. Sinusitis.
Ethno|medizin (gr. ἔθνος Volk) *f*: (engl.) *ethnomedicine*; anthrop. Disziplin, die in Anlehnung an ethnolog. Methoden Konzepte von Gesundheit, Krankheit u. Heilung in Ethnien u. Populationen jeglicher Provenienz beschreibt; i. w. S. vergleicht E. versch. Heilweisen u. untersucht deren Interaktion durch ihre Träger in Kontaktsituationen. Eine bes. Aufgabe bildet neben dem sammelnden

Ethologie

Beschreiben der Heilmittel, -techniken u. -konzepte die Konfliktanalyse in med. Transfersituationen u. die wissenschaftl. fundierte Neubewertung der Heilkunden u. Volksmedizinen, die nicht mit den Begriffen der akadem. naturwissenschaftl. Schulmedizin erfasst werden können.

Etho|logie (gr. ἔθος Sitte, Brauch; -log*) *f*: (engl.) *ethology*; syn. Verhaltensbiologie; untersucht Verhalten aus biol. Sicht (z. B. durch Beobachtung der Anpassungsleistungen eines Organismus in seiner natürl. Umgebung); vgl. Behaviorismus; Aggression; Prägung.

Etho|suximid (INN) *n*: (engl.) *ethosuximid*; Antiepileptikum* (Succinimidderivat) mit Ca^{2+}-Kanal blockierender Wirkung; **Ind.**: best. Formen der Epilepsie* (z. B. partielle Anfälle, Myoklonien, Absencen); **Kontraind.**: bekannte psychiatr. Erkr.; **UAW**: u. a. Überempfindlichkeitsreaktionen, Exantheme, Kopfschmerz, Schlafstörungen, Benommenheit, Dyskinesien, gastrointestinale Störungen, psych. Veränderungen.

Ethyl|alkohol *m*: s. Alkohol.

Ethyl|chlorid *n*: Chlorethan*.

Ethylen *n*: Ethen*.

Ethylendiamintetraessigsäure: s. EDTA.

Ethylen|imine *n pl*: (engl.) *ethylenimines*; Alkylanzien* mit 2 od. mehreren Ethylenimingruppen im Molekül als Wirkgruppen, die durch Bildung von Ethylenimoniumverbindungen wahrscheinl. über eine Hemmung NAD^+-abhängiger Reaktionen wirken; vgl. Pyridinnukleotid-Coenzyme; Zytostatika.

Ethylen|oxid *n*: (engl.) *ethylene oxide*; C_2H_4O; bei +10 °C siedende Flüssigkeit, als Gas giftig u. brennbar; bildet in der Luft explosive Gemische; reizt die Atemwege, wirkt allergisierend, tox. u. ist kanzerogen; **Verw.:** mit CO_2 in Kartuschen od. Gasflaschen zur chem. Sterilisation thermolabiler Materialien (spez. aus Kunststoff) in keimdichten, gasdurchlässigen Folien; die Adsorption von E. an Materialoberflächen macht eine Desorption danach erforderlich.

Ethyl|glukuronid *n*: (engl.) *ethylglucuronide*; direktes Abbauprodukt von Ethanol, das zeitverzögert (ca. 24 Std.) im Urin (mind. 2 ml Spontanurin) noch bis zu 3 Tagen auch nach Genuss geringer Alkoholmengen (10 g) nachgewiesen werden kann; erlaubt keinen Rückschluss auf die konsumierte Menge an Alkohol; Bestimmung zur Abstinenzkontrolle (vgl. Alkoholbestimmung); in der Rechtsprechung gilt der sog. EtG-Wert als hochspezifischer Marker für den Nachweis einer behaupteten Alkoholabstinenz. Vgl. Alkoholkrankheit.

Etidronsäure (INN) *f*: (engl.) *etidronic acid*; Bisphosphonat*; **Ind.**: postmenopausale u. Glukokortikoid induzierte Osteoporose*, Ostitis* deformans Paget; **Kontraind.**: Niereninsuffizienz, schwere Entz. des Magen-Darm-Trakts, Wachstumsalter; **UAW**: u. a. Überempfindlichkeitsreaktionen, gastrointestinale Störungen, Osteomalazie, Hypokalzämie.

Etil|efrin (INN) *n*: (engl.) *etilefrin*; direkt wirkendes Sympathomimetikum* zur p. o. Anwendung; **Ind.**: art. Hypotonie, funktionelle Kreislaufstörung*.

Etio|chol|anolon *n*: (engl.) *etiocholanolone*; 5β-Androstan-3α-ol-17-on; hormonal inaktiver Metabolit von Androstendion* u. natürl. Reduktionsprodukt der Kortikoide; Ausscheidung im Harn als Fraktion der 17-Ketosteroide*; bei parenteraler Gabe pyrogene Wirkung. Vgl. Androgene.

Eto|fenamat (INN) *n*: nichtsteroidales Antiphlogistikum*.

Eto|fibrat (INN) *n*: (engl.) *etofibrate*; Diester aus Clofibrin- u. Nicotinsäure, verknüpft über Ethylenglykol; Lipidsenker* aus der Gruppe der Fibrate; **Ind.**: Hyperlipoproteinämie* (in Verbindung mit Diät).

Eto|fyllin|clo|fibrat (INN) *n*: (engl.) *etofylline clofibrate*; Ester der Clofibrinsäure mit Etofyllin; Lipidsenker* aus der Gruppe der Fibrate; **Ind.**: Hyperlipoproteinämie* (in Verbindung mit Diät).

Eto|midat (INN) *n*: (engl.) *etomidate*; carboxyliertes Imidazolderivat; Injektionsnarkotikum* mit sedativ-hypnot. Wirkung bei sehr schnellem Wirkungseintritt u. kurzer Wirkungsdauer (Umverteilung aus ZNS in Muskulatur u. Fettgewebe); **Ind.**: v. a. Narkoseeinleitung bei allerg. Asthma* bronchiale bzw. kardiovaskulärer od. pulmonaler Vorerkrankung (keine Histaminfreisetzung, geringer Blutdruckabfall); **UAW**: u. a. Myoklonien (Proph. durch Vorapplikation eines Benzodiazepins od. Opioids), selten Thrombophlebitis.

Etono|gestrel (INN) *n*: (engl.) *etonogestrel*; Metabolit des Desogestrels, der sich strukturell vom 19-Nortestosteron ableitet u. an Gestagen-Rezeptoren bindet; **Ind.**: hormonale Kontrazeption* (z. B. subkutanes Implantat); **Kontraind.**: thromboembolische Erkr., gestagenabhängiger Tumor, schwere Lebererkrankung, vaginale Blutung unklarer Genese; **UAW**: Kopfschmerz, Gewichtsveränderung, Amenorrhö, abdominale Beschwerden, Mastodynie, Akne.

Eto|posid (INN) *n*: (engl.) *etoposide*; Zytostatikum* (Mitosehemmstoff), semisynthet. Derivat des Podophyllotoxins*; **Ind.**: u. a. Bronchialkarzinom, Hodgkin-Lymphome, Non-Hodgkin-Lymphome, Leukämie; **Kontraind.**: schwere Knochenmarkdepression, akute Infektion.

Etoricoxib *n*: (engl.) *etoricoxib*; selektiver Cyclooxygenase*-2-Inhibitor; **Ind.**: Arthrose*, rheumatoide Arthritis*, Gichtarthritis; **Kontraind.**: Hypertonie, Herzinsuffizienz (NYHA II–IV), koronare Herzkrankheiten, periphere arterielle Verschlusskrankheit, zerebrovaskuläre Erkr.; **UAW**: Kopfschmerzen, Diarrhö, Übelkeit, Dyspepsie, Müdigkeit u. grippeartige Symptome; Risiko für thrombot. Ereignisse (Herzinfarkt, Schlaganfall).

Etravirin *n*: (engl.) *etravirin*; nichtnukleosidischer Reverse*-Transkriptase-Inhibitor des HIV*-1 zur p. o. Anw.; **Wirkungsmechanismus:** bindet an die Reverse Transkriptase u. blockiert dadurch die für die Virusreplikation notwendige Umschreibung der viralen RNA in provirale DNA; **Ind.**: in Komb. mit HIV-spezif. Protease*-Hemmern u. a. antiretroviralen Arzneimitteln bei Infektion mit HIV-1 antiretroviral vorbehandelter Erwachsener; **UAW**: Schwindel, Hautausschlag (14–20 %; hauptsächlich in der 2. Behandlungswoche, verschwindet im weiteren Verlauf der Ther.; cave: Behandlungsabbruch bei Kennzeichen eines Stevens*-

Johnson-Syndroms), Diarrhö, Kopfschmerzen, Müdigkeit.
ETS: Abk. für (engl.) *enviromental tobacco smoke*; s. Passivrauch.
Eu: chem. Symbol für Europium*.
Eu-: Wortteil mit der Bedeutung gut, normal; von gr. εὖ.
EU: 1. (physiol.) Abk. für Energieumsatz*; **2.** (arbeitsmed.) Abk. für Erwerbsunfähigkeit*; **3.** (gyn.) Abk. für Extrauteringravidität*.
Eu|bacterium *n*: (engl.) *Eubacterium*; Gattung obligat anaerober, pleomorpher, grampositiver od. gramlabiler Bakt. der Fam. Eubacteriaceae (vgl. Bakterienklassifikation), bilden bis zu 10 % der menschl. Darmflora*; Vork. auch in der Mundhöhle; verursachen selten Abszesse, periodontale Erkr., sept. Arthritis (E. lentum), Endokarditis u. Endometritis bei Frauen, die ein Intrauterinpessar verwenden (E. nodatum).
Eu|calyptus globulus *m*: (engl.) *blue gum*; Baum, der Eucalypti folium (getrocknete Blätter älterer Bäume) u. Eukalyptusöl (Eucalypti aetheroleum, aus frischen Blättern od. Zweigspitzen) mit mind. 70% Cineol (Eucalyptol) liefert; sekretomotor., expektorierende, schwach spasmolyt. Wirkung; Öl lokal leicht hyperämisierend; **Verw.:** bei Erkältung, rheumat. Beschwerden; **Kontraind.** bei innerer Anw.: entzündl. Erkr. im Magen-Darm-Trakt u. im Bereich der Gallenwege, schwere Lebererkrankung; **NW:** selten Übelkeit, Erbrechen, Durchfall. Eukalyptusöl induziert Enzymsysteme der Leber, die Biotransformation* von Arzneimitteln kann daher beschleunigt sein.
Eu|chromatin (Eu-*; Chrom-*) *n*: der Teil des Chromatins*, der im Gegensatz zum Heterochromatin* im Ruhekern (s. Zellzyklus) seine Färbbarkeit verliert; liegt in entspiralisierter Form vor u. kann transkribiert werden.
EUG: Abk. für Extrauteringravidität*.
Eu|genik (gr. εὐγενής wohlgeboren) *f*: (engl.) *eugenics*; historische Bez. für die prakt. Anw. der Erkenntnisse der Humangenetik auf Bevölkerungen; durch die Begünstigung der Fortpflanzung „Gesunder" (Frühehe, hohe Kinderzahl) u. die Verhinderung der Fortpflanzung „Kranker" (Empfängnisverhütung, Sterilisation) sollten die Erbanlagen in der Gesamtbevölkerung langfristg verbessert u. erblich bedingte Krankheiten vermindert werden.
Eu|gnathie (Eu-*; gr. γνάθος Kinnbacke) *f*: Neutralbiss*.
Eu|gonie (↑; gr. γονή Sproß) *f*: (engl.) *eugonic growth*; typische Wuchsform von Mycobacterium* tuberculosis auf festen Spezialnährböden (sog. üppiges, streuselähnl., trockenes Wachstum; meist schwach gelbl. Kolonien), die durch Zusatz von Glycerol zum Nährboden gefördert wird (eugonisches Bakterienwachstum). Vgl. Bakterienwachstum, dysgonisches.
Eu|karyot (↑; Karyo-*) *m*: (engl.) *eukaryote*; Organismus, in dem das genet. Material (Chromosomen) in einem Kern zusammengefasst u. der durch eine Kernmembran als subzelluläre Struktur vom Zytoplasma* getrennt ist; Ggt. Prokaryot; Zelle.
Eu|kinesie (↑; Kin-*) *f*: (engl.) *eukinesia*; normaler Bewegungsablauf; vgl. Dyskinesie.
Eulen|augen|zellen (Zelle*): s. Zytomegalie.

Eulenburg-Syn|drom (Albert E., Neurol., Berlin, 1840–1917) *n*: Paramyotonia* congenita.
Euler-Liljestrand-Re|flex (Ulf von E.-Chelpin, Physiol., Stockholm, 1905–1983; Göran L., Pharmak., Physiol., Stockholm, 1886–1968; Reflekt-*) *m*: (engl.) *hypoxic pulmonary vasoconstriction*; auch Euler-Liljestrand-Mechanismus, alveolovaskulärer Reflex; Vasokonstriktion der pulmonalarteriellen, z. T. auch der pulmonalvenösen Gefäße in Reaktion auf einen verminderten Sauerstoffpartialdruck im umgebenden Lungengewebe; physiol. Mechanismus zur Reduktion pulmonaler Shunts* durch Umverteilung der Perfusion in besser belüftete Areale; pathophysiol. Ursache der pulmonalen Hypertonie bei hypoxischen Lungenkrankheiten; kein Reflex i. S. einer neuronal vermittelten stereotypen Antwort, sondern zelluläre Reaktion der glatten Gefäßmuskulatur der Lungenstrombahn auf einen hypoxischen Stimulus, der ursächlich das Schließen Redox-sensitiver Kaliumkanäle mit nachfolgender Depolarisation u. dem Öffnen spannungsabhängiger Calciumkanäle zugrunde liegt. Vgl. Ventilation/Perfusionsverhältnis.
Eu|menor|rhö (Eu-*; gr. μήν, μηνός Monat; -rhö*) *f*: (engl.) *eumenorrhea*; normale Menstruation*; Regelblutung ohne wesentl. Beschwerden von 3–7-tägiger Dauer u. Intervall von 21–35 Tagen.
Eu|mycota (↑; Myk-*) *n pl*: s. Fungi.
Eu|myzetom (↑; ↑; -om*) *n*: (engl.) *eumycetoma*; chron. Granulationsgeschwulst, die nach Hautverletzung u. subkutaner Infektion durch unterschiedl. Pilze entsteht; **Vork.:** v. a. in den Tropen bei barfuß gehenden Menschen (sog. Madurafuß); **Err.:** Pilze u. a. der Gattungen Madurella, Cephalosporium, Leptosphaeria, Petriellidium, Phialophora; **Klin.:** Muskeln u. Knochen werden seltener od. erst nach langer Krankheitsdauer befallen. Es bilden sich fistelnde Abszesse, die später zu unförmigen Wucherungen (Pseudotumoren) führen; **Ther.:** chir. Entfernung; Miconazol, Griseofulvin, Penicillin, Amphotericin B, Ketoconazol. Vgl. Aktinomycetom.
Eu|nuchismus (gr. εὐνοῦχος Kastrierter) *m*: (engl.) *eunuchism*; Auswirkungen des vollständigen Fehlens von testikulärem Androgen inf. Agonadismus* od. Kastration* bzw. bei präpuberaler Hodenschädigung od. Gonadendysgenesie; **Merkmale:** ausbleibender Gestaltwandel vom Jungen zum Mann, Hochwuchs, Minderentwicklung der Muskulatur, fehlender Stimmbruch (sog. Fistelstimme), Adipositas, unentwickelte sekundäre Geschlechtsmerkmale.
Eunuchoid|ismus (↑; -id*) *m*: (engl.) *eunuchoidism*; dem Eunuchismus ähnl. Veränderungen des Körperbaus inf. Androgenmangels od. postpuberaler Hodenschädigung.
Eunuchoidismus, fertiler (↑; ↑) *m*: Pasqualini*-Syndrom.
Eu|phorie (gr. εὐφορος leicht tragend) *f*: (engl.) *euphoria*; gesteigertes Lebens- u. Glücksgefühl mit Sorglosigkeit, Optimismus u. subjektivem Wohlbefinden. **Vork.:** z. B. als situationsabhängige Veränderung des Affekts ohne pathol. Bedeutung; bei Arzneimittel- od. Drogenmissbrauch (Weckamine, Cocain, Alkohol, Morphin) od. bei org. Psychose.

Eu|ploidie (Eu-*; -ploid*) *f*: (engl.) *euploidy*; Bez. für einen physiol., vollständigen Chromosomensatz; besteht beim Menschen aus 22 Autosomen u. dem Geschlechtschromosom (X od. Y); das Vorliegen von 2 vollständigen Chromosomensätzen wird als **Diploidie** bezeichnet, wobei die Zahl der Geschlechtschromosomen bei Frau u. Mann variiert (XX bzw. XY). Vgl. Aneuploidie; Ploidiegrad; Monosomie; Disomie; Trisomie.

Europäische Arznei|mittel|agentur: s. EMA.

Europäisches Arznei|buch: s. Arzneibuch.

Europium *n*: (engl.) *europium*; Symbol Eu, OZ 63, rel. Atommasse 151,96; zur Gruppe der Lanthanoide* gehörendes chem. Element.

Euro|transplant: zentrale Vermittlungs- u. Koordinierungsstelle für Organspendeverfahren in Deutschland, Österreich, Belgien, Kroatien, Luxemburg, den Niederlanden u. Slowenien; Beteiligte sind die Transplantationszentren, Gewebetypisierungslabors u. Krankenhäuser, in denen Organentnahmen stattfinden. **Aufgabe:** Registrierung der Patienten, die sich für eine Transplantation* eignen. Empfänger werden nach festgelegten Vergabekriterien ermittelt.

euryök (gr. εὐρύς Weite; οἶκος Haus): (engl.) *euryoecious*; Bez. für Organismen, die aufgrund hoher Anpassungsfähigkeit unter versch. Umweltbedingungen leben können bzw. bzgl. eines best. Umweltfaktors (z. B. Temperatur) physiol. tolerant sind (z. B. der Mensch); Gegensatz stenök*.

Eustachio-Klappe (Bartolomeo E., Anat., Rom, 1520–1574): Valvula venae cavae inferioris.

Eustachio-Mandel (↑): s. Tonsilla tubaria.

Eustachio-Muskel (↑): s. Musculus tensor tympani.

Eustachio-Röhre (↑): s. Tuba auditiva.

Eu|thanasie (gr. εὐθανασία schöner Tod) *f*: s. Sterbehilfe.

Eu|thyreose (Eu-*; Thyreo-*; -osis*) *f*: (engl.) *euthyroidism*; Bez. für eine normale Schilddrüsenfunktion.

Euthy|skopie (gr. εὐθύς gerade; -skopie*) *f*: (engl.) *euthyscopy*; Behandlungsmethode der Amblyopie* mit lichtstarkem Augenspiegel zur Erzeugung eines fovealen negativen Nachbildes; heute weitgehend ersetzt durch Okklusionstherapie*.

Eu|tokie (Eu-*; Toko-*) *f*: (engl.) *eutocia*; normale, leichte Entbindung; vgl. Dystokie.

Eu|topie (↑; gr. τόπος Ort) *f*: (engl.) *eutopia*; normale Lage von Organen; vgl. Ektopie.

Eu|trophie (↑; Troph-*) *f*: (engl.) *eutrophy*; (päd.) guter Ernährungszustand des Säuglings; vgl. Dystrophie.

eV: Einheitenzeichen für Elektronvolt*.

EV: Abk. für Erythrozytenvolumen*.

E|vagination (lat. evaginare aus der Scheide ziehen) *f*: **1.** (chir.) op. Devagination*. **2.** (embryol.) Ausstülpung eines Organs od. von Zellanteilen.

Evans-Blau (Herbert E., amerikan. Anat., 1882–1971): (engl.) *Evans' blue*; zur In-vitro- u. Vitalfärbung* verwendeter Diazofarbstoff; zeigt im Tierversuch kanzerogene Wirkung.

Evans-Regel (Curtis A. E., amerikan. Päd., 1879–1947): (engl.) *Evans' rule*; Faustregel zur Orientierung der Flüssigkeitstherapie bei akuter Verbrennung*; **1.** in den ersten 24 Std. werden gegeben: jeweils 1 ml Ringer-Laktat- u. 1 ml kolloidale Infusionslösung je kg Körpergewicht u. je Prozent verbrannter Körperoberfläche (bis zu max. 50 %, bei höhergradigen Verbrennungen nicht mehr); Zufuhr von 50 % dieser Menge in den ersten 8 Std., wobei beim Erwachsenen eine Urinausssscheidung von 30–50 ml/h anzustreben ist; **2.** in den nachfolgenden 24 Std.: jeweils 0,5 ml Ringer-Laktat- u. 0,5 ml kolloidale Infusionslösung je kg Körpergewicht u. je Prozent verbrannter Körperoberfläche; reine Elektrolyttherapie nach Parkland*-Formel ist auch möglich.

Evans-Syn|drom (Robert S. E., amerikan. Arzt, geb. 1912) *n*: (engl.) *Evans syndrome*; autoimmun. bedingte hämolytische Anämie* mit Thrombozytopenie* u. hämorrhagischer Diathese* durch Autoantikörper gegen Erythrozyten u. Thrombozyten; **Vork.:** v. a. bei malignen Lymphomen*, auch bei Autoimmunerkrankungen.

E|vapori|metrie (Ex-*; Vapor*) *f*: (engl.) *evaporimetry*; Messung des transepidermalen Wasserverlusts (in g/h · m²) zur Ermittlung von Barrierestörungen der Epidermis bei atopischem Ekzem* u. Kontaktekzem*; vgl. Korneometrie.

EVAR: Abk. für (engl.) *endovascular aneurysm repair*; minimal-invasives op. Verf. zur Ther. von Aneurysmen größerer Arterien (Aorta, Iliakalarterien) durch Implantation eines endovaskulären Stent*; s. Aortenaneurysma.

E|vasion (Ex-*; lat. vadere gehen) *f*: (engl.) *evasion*; (pharmak.) Gesamtheit der Vorgänge zum Abbau eines Arzneimittels od. Toxins im Körper durch Metabolisierung u. Exkretion.

E|venteration (↑; Venter*) *f*: (engl.) *eventration*; auch Eventration; Vorfall von Baucheingeweiden vor die Bauchdecken od. in die Brusthöhle bei angeb. od. erworbenen Bauchwand- bzw. Zwerchfelldefekten; **Vork.:** u. a. Platzbauch*, Gastroschisis*, Omphalozele*. Vgl. Hernie.

Everolimus (INN) *m*: (engl.) *everolimus*; Immunsuppressivum*, das die Proliferation von Antigen-aktivierten T-Lymphozyten hemmt; **Ind.:** Proph. von Organabstoßung nach Nieren- u. Herztransplantation in Komb. mit Ciclosporin u. Glukokortikoiden; **UAW:** Leukopenie, Hyperlipidämie, Hypercholesterolämie.

E|version (lat. evertere, eversum herauswenden) *f*: Ektopie*.

E|versions|fraktur (↑; Fraktur*) *f*: (engl.) *eversion fracture*; Knöchelfraktur* durch Fußauswärtsdrehung.

Evidement (franz. évider aushöhlen, ausbohren) *n*: Exkochleation*.

evidence-based medicine: s. Medizin, evidenzbasierte.

E|viszeration (lat. eviscerare ausweiden) *f*: s. Exenteration.

E|volution (lat. evolvere, evolutus entwickeln) *f*: (engl.) *evolution*; (biol.) fortwährende Anpassung u. Neuentwicklung von Arten durch natürl. Auslese (Selektion*) aus zufällig durch Neukombination u. Mutation der genet. Information entstandenen genet. Varianten sowie durch Separation von Mitgliedern der Ursprungsart; vgl. Variation.

E|volutions|theorie (↑): (engl.) *theory of evolution*; von Darwin u. Wallace (1859) begründete Theorie, wonach sich alle Lebewesen einschließlich des

Menschen aus einer ursprünglichen Form des Lebens entwickelt haben.
EW: Abk. für Eiweiß; s. Proteine.
Ewart-Zeichen (William E., Arzt, London, 1848–1929): (engl.) *Ewart sign*; syn. Pins-Zeichen; perkussor. Dämpfung u. auskultator. Bronchialatmen od. fehlendes Atemgeräusch* am unteren li. Schulterblattwinkel bei Kompressionsatelektase (s. Atelektase) inf. eines großen Perikardergusses*.
Ewing-Sarkom (James E., Pathol., New York, 1866–1943) *n*: (engl.) *Ewing's sarcoma*; undifferenziertes, vom Knochen (selten vom Weichteilgewebe) ausgehendes hochmalignes Sarkom*, das meist zwischen 10. u. 30. Lj. auftritt u. früh hämatogen metastasiert, v. a. in die Lungen; Abstammung vermutl. von Zellen des Neuroektoderms*; **Lok.:** häufig im Bereich der Diaphysen von Femur u. Tibia, sehr selten in Humerus, Rippen od. knöchernem Becken; **Sympt.:** Schmerzen, Schwellung, Fieber u. mäßige Leukozytose; **Diagn.:** röntg. unregelmäßige Osteolysen; mit MRT ist die Ausdehnung des Tumors besser zu beurteilen; Periostreaktionen (Sonnenstrahlenphänomen, Codman-Dreieck); in der Angiographie Darstellung eines gefäßreichen Tumors mit arteriovenösen Anastomosen, Gefäßabbrüchen; zytogenet. charakterist. Translokation t(11;22); immunhistochem. am Gewebeschnitt häufige Koexpression von CD 99 u. Vimentin; **Ther.:** radikale Resektion, ggf. modulare Tumorendoprothese, Knochenersatzplastik, Umkehrplastik, kombinierte Chemo- u. Strahlentherapie; **DD:** Osteomyelitis*, Osteosarkom*, eosinophiles Granulom*, akute Leukämie*. Vgl. Knochentumoren.
Ex-: Wortteil mit der Bedeutung aus, heraus, Ent-, Vor-; von lat. *ex*.
Ex|ag|geratio (lat. *exaggerare* vergrößern, steigern) *f*: (engl.) *exaggeration*; Steigerung, Erhebung, auch Übertreibung, Simulation.
Ex|altation (Ex-*; lat. *saltare* springen, tanzen) *f*: (engl.) *exaltation*; Bez. für übertrieben gehobene Stimmung i. S. einer Euphorie*, die mit einer Steigerung des Selbstbewusstseins einhergeht; **Vork.:** z. B. bei Manie*.
Ex|anthem (gr. ἐξανθεῖν aufblühen) *n*: (engl.) *exanthema*; entzündl. Hautausschlag auf großen Bereichen der äußeren Haut mit einem best. zeitl. Ablauf (Beginn, Höhepunkt, Ende), währenddessen versch. Effloreszenzen* hervortreten können; die klass. Exantheme der Kindheit sind Masern, Röteln, Scharlach, Exanthema subitum u. Erythema infectiosum acutum. Vgl. Enanthem; Erythem; Arzneimittelexantheme.
Ex|anthema subitum (↑) *n*: (engl.) *sixth disease*; syn. Dreitagefieber, Roseola infantum, Sechste Krankheit; Virusinfektion mit flüchtigem Exanthem bei Säuglingen u. Kleinkindern, bes. im Frühjahr u. Herbst; **Err.:** humanes Herpes-Virus Typ 6 (HHV*-6), selten HHV-7; **Übertragung:** von Mensch zu Mensch, Tröpfcheninfektion; inf. hoher Prävalenz in der Bevölkerung seropositiv ab 3. Lj.; **Inkub.:** 3–15 Tage; **Klin.:** plötzliches hohes, 3 Tage anhaltendes Fieber bis 40 °C, evtl. mit Fieberkrämpfen u. Enanthem; danach kann ein rubeoliformes Exanthem hauptsächl. am Rumpf u. den Extremitäten, meist nicht im Gesicht, auftreten, das nach 1–3 Tagen verschwindet; oft auch symptomlose Inf.; **Diagn.:** durch klin. Verlauf; im Blutbild rötelnähnl. Veränderungen (Leukopenie* mit rel. Lymphozytose* von 80-90 %); 2 Wo. nach Erkr. spezif. Antikörper im Serum.
Ex|anthema variegatum (↑) *n*: Erythema* infectiosum acutum.
Ex|anthem, post|vakzinales (↑) *n*: s. Impfschaden.
Ex|artikulation (Ex-*; Articul-*) *f*: (engl.) *exarticulation*; Amputation* einer Gliedmaße in einem Gelenk, z. B. Kniegelenk- od. Fußexartikulation*, Syme*-Amputation.
Ex|azerbation (lat. *exacerbare* aufbringen, aufstacheln) *f*: (engl.) *exacerbation*; syn. Exacerbatio; Verschlimmerung, Steigerung, Wiederaufbrechen; z. B. bei Tuberkulose.
Ex|cavatio (lat. *excavare* aushöhlen) *f*: Exkavation, Aushöhlung.
Ex|cavatio disci nervi optici (↑) *f*: physiol. Ausbuchtung in der Netzhaut im Bereich des Sehnerveneintritts (Discus nervi optici); eine vergrößerte E. d. n. o. ist ein wichtiges u. relativ frühes Krankheitszeichen beim Glaukom*.
Ex|cavatio recto|uterina (↑) *f*: s. Douglas-Raum.
Ex|cavatio recto|vesicalis (↑) *f*: s. Douglas-Raum.
Ex|cavatio vesico|uterina (↑) *f*: (engl.) *vesico-uterine pouch*; Einsenkung des Bauchfells zwischen Uterus u. Blase.
Excimer-Laser: s. Laser.
Exemestan (INN) *n*: (engl.) *exemestane*; Zytostatikum* (Aromatase*-Hemmer); **Ind.:** hormonabhängiges fortgeschrittenes Mammakarzinom mit Progression unter antiöstrogener Behandlung bei Frauen nach der Menopause; **UAW:** u. a. Hitzewallung, Übelkeit, Müdigkeit, Schwindel.
Exenatide *n*: (engl.) *exenatide*; Antidiabetikum* zur s. c. Anw.; gegenüber DPP* 4 resistentes synthet. Analogon von GLP*-1; **Wirkungsmechanismus:** Agonismus an GLP-1-Rezeptor; **Wirkung:** Unterdrückung der Glucagonsekretion, dadurch Verminderung des Glykogenabbaus in der Leber u. Hemmung der Glukoneogenese, Erleichterung der Insulinfreisetzung bei erhöhten Blutglukose-Werten; zudem hemmende Wirkung auf die Magenmotorik, dadurch antihyperglykämisch; hemmender Einfluss auf Appetit u. Essverhalten, daher Gewichtsreduktion im Vergleich zu Insulin-Liberatoren wie Sulfonylharnstoffe* od. Glinide*. **Ind.:** Diabetes* mellitus Typ 2 in Komb. mit Metformin u./od. Sulfonylharnstoff bei unzureichendem Therapieerfolg; **UAW:** v. a. gastrointestinal (Übelkeit, Erbrechen), selten Pankreatitis.
Ex|enteratio bulbi (Ex-*; Enter-*) *f*: (engl.) *exenteration of the bulbus oculi*; op. Entfernung des Inhalts des Augapfels unter Belassen von Sklera u. Sehnerven; vgl. Enukleation.
Ex|enteration (↑; ↑) *f*: (engl.) *exenteration*; Exenteratio; syn. Eviszeration; sog. Ausweidung; operative Entfernung von Organen; auch als passagere Verlagerung von Eingeweiden nach außen bei Op.; **Formen: 1.** Exenteratio pelvis: erweiterte Radikaloperation bei Karzinom (z. B. Vaginalkarzinom*, Vulvakarzinom*, Uteruskarzinom*, Blasenkarzinom*, Urethralkarzinom*, kolorektales Karzinom*); **a)** vordere (ventrale) Exenteratio pelvis mit Entfernung von Uterus, Ovarien, Harnblase mit Harn-

Exenteratio orbitae

röhre u. Scheide; **b)** hintere (dorsale) Exenteratio pelvis mit Entfernung von Enddarm u. bei der Frau eventuell Uterus u. Ovarien; **c)** totale Exenteratio pelvis mit Entfernung aller Organe des kleinen Beckens; **2.** s. Exenteratio bulbi; **3.** s. Exenteratio orbitae.

Ex|enteratio orbitae (↑; ↑) *f*: (engl.) *orbital exenteration*; op. Entfernung des gesamten Inhalts der Augenhöhle; vgl. Epithese.

ex|ergon (↑; Erg-*): (engl.) *exergonic*; energieabgebend; Eigenschaft von z. B. chem. Reaktionen, die mit der Abgabe von freier Energie einhergehen; vgl. endergon.

Ex|foliatio areata linguae (↑; lat. folium Blatt) *f*: Lingua* geographica.

Ex|foliatio areata manuum (↑; ↑) *f*: Dyshidrosis* lamellosa sicca.

Ex|foliation (↑; ↑) *f*: (engl.) *exfoliation*; Abblätterung, Abschälung; allmähl. Abstoßung abgestorbener Teile der Haut od. Schleimhaut.

Ex|foliativ|zyto|logie (↑; ↑; Zyt-*; -log*) *f*: (engl.) *exfoliative cytology*; zytol. Untersuchung abgelöster od. abgestoßener (abgeschilferter) Einzelzellen (z. B. nach Abstrich der Portiooberfläche u. des Zervikalkanals, in Sputum, Harn); vgl. Zytodiagnostik.

Ex|hairese (↑; gr. αἱρεῖν nehmen) *f*: (engl.) *exeresis*; wenig gebräuchl. Ausdruck für Resektion; auch i. S. von Fremdkörperentfernung.

Ex|halatio (lat. exhalare aushauchen) *f*: Ausatmung, Ausdünstung.

Ex|hibitionismus (lat. exhibere, exhibitus hinhalten, darbieten) *m*: (engl.) *exhibitionism*; abweichendes Sexualverhalten*, gekennzeichnet durch meist zwanghaftes Zurschaustellen des Genitales mit od. ohne Selbstbefriedigung vor fremden Personen ohne deren Einverständnis, mit dem Ziel sexueller Befriedigung; **Vork.:** bei Männern häufiger als bei Frauen, nur sehr selten verbunden mit sexuellen Gewalthandlungen; strafbar nach § 183 StGB auf Antrag für Männer vor Erwachsenen, nach § 174 bzw. § 176 StGB in jedem Fall für Männer u. Frauen vor Schutzbefohlenen bzw. Kindern.

Ex|humierung (Ex-*; lat. humus Erde): (engl.) *exhumation*; (forens.) Ausgraben einer Leiche zur Klärung der Todesumstände v. a. bei vermuteter nichtnatürlicher Todesart* (Obduktion im Auftrag der Berufsgenossenschaften od. gerichtl. Obduktion gemäß §87 StPO); Entnahme von Erdproben bei Vergiftungsverdacht.

Existenz|ana||yse (lat. exsistere heraustreten, werden; Analyse*) *f*: (engl.) *existential analysis*; Form der Psychotherapie* (E. Frankl), bei der durch Betrachtung u. Analyse der persönlichen Biographie des Pat. eine individuelle Sinngebung erarbeitet wird.

Ex|itus (lat.) *m*: Ausgang, Tod.

Ex|itus letalis (↑) *m*: tödl. Ausgang einer Krankheit.

ex juvantibus (Ex-*; lat. iuvans, iuvantis helfend): kaum noch gebräuchl. Basieren eines Beratungsergebnisses, z. B. auf dem Effekt angewandter Heilmittel.

Ex|kavation (lat. excavare aushöhlen) *f*: (engl.) *excavation*; Excavatio, Aushöhlung.

Ex|kavator (↑) *m*: (engl.) *excavator*; (zahnmed.) löffelartiges Handinstrument zum Auskratzen kariösen Dentins*.

Ex|kochleation (Ex-*; Cochlea*) *f*: (engl.) *excochleation*; syn. Evidement; Auskratzung mit einem scharfen Löffel; vgl. Kürettage.

Ex|koriation (↑; Corium*) *f*: (engl.) *excoriation*; Excoriatio, Abschürfung; tiefer, durch kräftiges Kratzen induzierter Riss bis in die Dermis*; vgl. Effloreszenzen.

Ex|krement (lat. excrementum Ausscheidung, Auswurf) *n*: (engl.) *excrement*; Ausscheidung i. S. von Kot, Harn.

Ex|kret (lat. excernere, excretum ausscheiden, aussondern) *n*: s. Sekret.

Ex|kretion (↑) *f*: Ausscheidung.

Exo-: Wortteil mit der Bedeutung (nach, von) außen, außerhalb; von gr. ἔξω.

Exo|coel (↑; gr. κοιλία Bauchhöhle) *n*: (engl.) *exocoelom*; extraembryonales Zölom; in der Blastozystenwand gelegener Teil des bei der Spaltbildung des Mesoblasten entstehenden Zöloms; wird im weiteren Verlauf der Embryogenese* durch den Allantoissack ausgefüllt; der dabei abgeschnürte Rest des primären Dottersacks* wird resorbiert. Vgl. Eizelle.

exo|gen (↑; -gen*): **1.** (engl.) *exogenous*; außerhalb des Organismus entstanden, von außen in den Körper eindringend; **2.** (psychiatr.) zwar körperl. begründet (insbes. hirnorg.), hinsichtlich Auswirkung u. Erscheinungsbild aber von seelisch-geistigem Charakter (im Allg. auf Schädigungen angewandte Bez.); vgl. endogen.

Exo|karenz (↑; lat. carentia Mangel, Verzicht) *f*: (engl.) *diminished food consumption*; verminderte Nahrungsaufnahme.

exo|krin (↑; -krin*): (engl.) *exocrine*; nach außen absondernd; z. B. exokrine Drüsen* mit Absonderung an innere u. äußere Körperoberflächen.

Ex|omphalos-Makro|glossie-Gigantismus-Syndrom (Ex-*; Omphal-*; Makro-*; Gloss-*; Gigantismus*) *n*: Wiedemann*-Beckwith-Syndrom.

Exon *n*: Bez. für den Bereich der DNA* eines Eukaryoten, der in mRNA* transkribiert wird; versch. E. sind durch sog. Introns* unterbrochen, die nach der Transkription* durch das Spleißen (s. mRNA-Reifung) entfernt werden. Als Ergebnis des Spleißens werden die versch. E. eines Gens durch Ligasen fusioniert. Gene können aus einem od. einer Vielzahl von E. (mehr als 60) bestehen. In unterschiedl. Geweben od. Zelltypen können versch. E. eines Gens genutzt werden (alternatives Spleißen); dadurch können aus einem Gen mehrere, sich unterscheidende Genprodukte gebildet werden, die auch unterschiedl. Funktionen erfüllen.

Exo|nukleasen *f pl*: s. Nukleasen.

Exo|peptidasen *f pl*: s. Proteasen.

Exophilia werneckii (Exo-*; -phil*) *f*: (engl.) *Exophilia werneckii*; früher Cladosporium werneckii; zu den Fungi* imperfecti zählender Err. der trop. Tinea* nigra; steht morphol. u. pathophysiol. Pityrosporum nahe; auch bei E. w. bleibt der Epidermisbefall auf die oberen Schichten begrenzt. Vgl. Mykosen.

Exo|phorie (↑; -phor*) *f*: s. Heterophorie.

Ex|ophthalmo|meter (Ex-*; Ophthalm-*; Metr-*) *n*: (engl.) *exophthalmometer*; Apparat zur Bestimmung des Grades eines Exophthalmus*; **Prinzip:** E. besteht aus je 2 in einem Winkel von 45° gekreuzten Spiegeln, die an beiden äußeren Orbiträndern auf die Haut gesetzt werden; im unteren Spiegel sieht man das Bild des Hornhautscheitels, im oberen das eines Maßstabs, in dem man den Grad der extraorbitalen Prominenz in mm ablesen kann.

Ex|ophthalmus (Ex-*; Ophthalm-*) *m*: (engl.) *exophthalmos*; Protrusio bulbi; syn. Proptosis bulbi; ein- od. beidseitiges Hervortreten des Augapfels aus der Orbita mit Bewegungseinschränkung; **Formen: 1.** intermittierender E. inf. Varizenbildung; **2.** pulsierender E. durch arteriovenöses Aneurysma od. Läsion der A. carotis int.; **3.** tumorbedingter E.; **4.** Teilsymptom der endokrinen Ophthalmopathie*; **5.** E. bei Verletzungen der Orbita u. des vorderen Schädels. **6.** E. bei retrobulbären Entz. (Tenonitis, Zellgewebeentzündung); **7.** E. bei Schädelfehlbildungen (z. B. Dysostosis* craniofacialis); **8.** Scheinexophthalmus bei hochgradiger Myopie* od. Hydrophthalmus*; **9.** E. paralyticus durch äußere Augenmuskellähmung*. Vgl. Exophthalmus, maligner.

Ex|ophthalmus, maligner (↑; ↑) *m*: (engl.) *malignant exophthalmos*; progrediente, schmerzhafte Form des Exophthalmus* mit Konjunktivitis* (s. Abb.) u. Ulcus* corneae inf. akuter Entz. (u. U. mit Panophthalmie*) bei Dysostosis* craniofacialis od. endokriner Ophthalmopathie*.

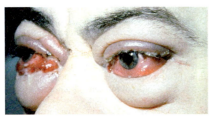

Exophthalmus, maligner [106]

exo|phytisch (Exo-*; gr. φυτόν Gewächs): (engl.) *exophytic*; nach außen herauswachsend.

Ex|ostose (Ex-*; Ost-*; -osis*) *f*: s. Hyperostose.

Ex|ostosen, multiple kartilaginäre (↑; ↑; ↑) *fpl*: (engl.) *multiple cartilaginous exostoses*; syn. Ekchondrosis ossificans, multiple Osteochondromatose; autosomal-dominant erbl. Erkr. (i. e. S.: Typ 1 mit Genlocus 8q24.11-q24.13; Typ 2: Genlocus 11p12-p11; Typ 3: Genlocus auf Chromosom 19) mit z. T. bereits kongenital vorgebildeten Knorpelwucherungen (Ekchondrome*, Osteochondrome*), die später verknöchern; erste klin. Manifestation häufig in der Pubertät; in 2–20 % maligne Entartung; **Lok.:** v. a. an langen Röhrenknochen im Metaphysenbereich; **Sympt.:** Knochenwachstumsstörung u. -deformierung, Störung der Muskelfunktion, Nervenirritation durch Druck; **Ther.:** symptomatisch: op. Abtragung, ggf. Längen- u. Achskorrektur.

Ex|ostosen, sub|unguale (↑; ↑; ↑) *fpl*: (engl.) *subungual exostoses*; harte, dicht am freien Rand des Knochens liegende Verdickung unter der Nagelplatte, bes. der Großzehe; **Urs.:** meist chron. Druckbelastung.

Ex|ostose, solitäre (↑; ↑; ↑) *f*: Osteochondrom*.

exo|therm (Exo-*; Therm-*): (engl.) *exothermic*; energie-, wärmefreisetzend; Eigenschaft einer chem. Reaktion, bei deren Ablauf Energie in Form von Wärme freigesetzt wird; vgl. endotherm.

Exo|toxine (↑; Tox-*) *n pl*: s. Toxine.

Exo|tropie (↑; -trop*) *f*: (engl.) *exotropia*; s. Strabismus.

Exo|zytose (↑; Zyt-*) *f*: (engl.) *exocytosis*; veraltet Krinozytose; Form der Sekretion, bei der sekretgefüllte Golgi-Vesikel od. Phagosomen zur Zellmembran* wandern u. deren Inhalt durch Verschmelzen der Membranen nach außen freigesetzt wird; **Vork.:** z. B. bei der Freisetzung von Neurotransmittern*; Gegensatz Endozytose*.

ex|pansiv (lat. expandere ausbreiten): (engl.) *expansive*; ausdehnend, verdrängend.

Ex|pektoranzien (Ex-*; Pectus*) *n pl*: (engl.) *expectorants*; syn. Expectorantia; Mukopharmaka; auswurffördernde Mittel, verstärken die physiol. Expektoration durch sekretolyt. (Verflüssigung des Bronchialsekrets) od. sekretomotor. (verstärkter Abtransport des Bronchialschleims) Wirkungen; mukolyt. wirkende E. sind z. B. Ambroxol* u. Acetylcystein*, direkt sekretolyt. wirkt z. B. Bromhexin*, ferner gibt es schleimhautreizende od. reflektor. wirkende E. (Saponine od. äther. Öle).

Ex|pektoration (↑; ↑) *f*: (engl.) *expectoration*; Aushusten von Sekreten od. Fremdkörpern aus dem Bronchialsystem; vgl. Sputum.

Ex|pektoration, maul|volle (↑; ↑) *f*: Aushusten großer Sputummengen bei Bronchiektasen*.

Experten|standards in der Pflege: (engl.) *nursing standards*; evidenzbasierte, monodisziplinäre Qualitätsinstrumente zur pflegerischen Versorgung (§ 113 a SGB XI); deren Einhaltung sichert ein professionell abgestimmtes Leistungsniveau, das dem Bedarf der Betroffenen angepasst ist u. Kriterien zur Evaluation einschließt. Die Expertenstandards sind gegliedert in Struktur-, Prozess u. Ergebnisqualitäten (s. Qualitätsmanagement). Seit 2000 wurden vom Deutschen* Netzwerk für Qualitätsentwicklung in der Pflege (DNQP) Standards zu folgenden Themen entwickelt: Dekubitusprophylaxe*, Entlassungmanagement, Schmerzmanagement, Sturzprophylaxe, Förderung der Harnkontinenz, Wundmanagement.

Ex|plantation (Ex-*; lat. plantare pflanzen) *f*: (engl.) *explantation*; Entnahme von Körpergeweben od. -organen; **Ind.: 1.** zur Gewebekultur*; **2.** zur Transplantation*; zur Zulässigkeit der E. eines Organs bei Verstorbenen u. Lebenden: s. Organspender, Transplantationsgesetz; **3.** bei Transplantatversagen; bei E. eines transplantierten Herzens od. einer Leber ist eine unmittelbare Retransplantation erforderl.; bei Versagen eines Nierentransplantats kann nach E. die Dialyse-Behandlung wieder aufgenommen werden.

Ex|ploration (lat. explorare erproben) *f*: **1.** (engl.) *exploration*; Erkundung, Untersuchung; Bez. für best. körperl. Untersuchungen (z. B. rektale, vaginale E.) i. S. einer Austastung; **2.** (psychiatr.) Bez. für die eingehende psychiatr. Befragung des Pat. zur Erkundung seiner Lebensgeschichte u. psych.

Erlebensweise sowie zur Erfassung psychopathol. Auffälligkeiten; vgl. Anamnese.

Ex|plorativ|laparo|tomie (↑; gr. λαπάρη Weichen, Bauch; -tom*) f: Probelaparotomie*.

Explosions|trauma (lat. explosio das Herausklatschen; Trauma*) n: s. Barotrauma; Trauma, akustisches; Verbrennung.

Ex|ponential|strom: (engl.) exponential current; Gleichstromimpulse mit langsam ansteigender u. abfallender Intensität (exponential-dreieckförmig) zur Impulsstromtherapie*; vgl. Elektrotherapie; Niederfrequenztherapie.

Ex|position (lat. expositio Aussetzung, Darstellung) f: 1. (engl.) exposure; Ausgesetztsein gegenüber Umweltbedingungen (z.B. Schadstoffe, Staub, Strahlen, Lärm, Temp., Druck); vgl. Disposition; 2. (röntg.) s. Strahlenexposition; 3. (mikrobiol.) E. gegenüber pathogenem Erreger; vgl. Expositionsprophylaxe; 4. (verhaltenstherap.) Konfrontation*.

Ex|positions|äqui|valente für krebs|erzeugende Arbeits|stoffe (↑) n: EKA*.

Ex|positions|pro|phylaxe (↑; Prophylaxe*) f: (engl.) exposure prophylaxis; Maßnahmen zur Verringerung der Infektionsgefahr durch die Umwelt, z.B. durch persönl. Hygiene, Lebensmittelhygiene, Beachten der Hygienevorschrift in Bereichen mit Gefahr der Übertragung infektiöser Erkr. (Sanitärbereich, Sauna), Desinfektion*, Isolierung Erkrankter u. deren Kontaktpersonen bzw. Quarantäne*. Vgl. Postexpositionsprophylaxe; Dispositionsprophylaxe; Infektkette.

Ex|positions|test: (engl.) provocative test; Provokationstest mit einer potentiell Allergie auslösenden Substanz (z.B. Nahrungsmittel, Arzneimittel); vgl. ROAT.

ex|pressiv (lat. exprimere, expressus ausdrücken): (engl.) expressive; ausdrückend, darstellend.

Ex|pressivität (↑) f: (engl.) expressivity; Grad der Ausprägung eines erbl. Merkmals, dem ein einzelnes Gen zugrunde liegt; E. kann von anderen modifizierenden Genen wie auch von Umweltfaktoren beeinflusst sein. Vgl. Genexpression; Penetranz; Krankheiten, genetische.

Ex|primat (↑) n: (engl.) exprimate; das aus einem Organ (Tonsille, Prostata, Mammille) manuell od. instrumentell herausgedrückte Sekret.

Ex|pulsion (lat. expellere, expulsus heraustreiben) f: Austreibung; syn. Extrusion; (zahnmed.) Vorgang des Zahnens; s. Dentition.

Ex|sikkanzien (lat. exsiccare austrocknen) n pl: (engl.) exsiccants; syn. Exsiccantia; austrocknende Mittel, die Gase u. gelöste Stoffe physik. binden (Adsorption), z.B. Aktivkohle, Talkum, Kieselgur, Kaolin.

Ex|sikkator (↑) m: (engl.) exsiccator; luftdicht geschlossener Behälter mit Bodeneinsatz für hygroskop. Stoffe (Calciumchlorid, Siliciumoxid, konzentrierte Schwefelsäure od. Phosphorpentoxid); dient zum Eintrocknen, Austrocknen u. Trockenhalten von Arzneimitteln, Chemikalien u. Bakterienkulturen; verstärkte Wirkung im luftleeren Raum (Vakuumexsikkator).

Ex|sikkose (↑; -osis*) f: Austrocknung; s. Dehydratation.

Ex|spiration (lat. exspirare herausblasen, aushauchen) f: (engl.) expiration, exhalation; auch Exspirium; syn. Ausatmung; Ausströmen von Luft aus Lungenalveolen u. Atemwegen inf. einer positiven Differenz zwischen intrapulmonalem Druck u. Umgebungsdruck; hervorgerufen durch elastische Rückstellkräfte der Lunge bei Relaxation der Inspirationsmukulatur (passiv) bzw. bei Absenken des Beatmungsdrucks* (vgl. Beatmung), bei verstärkter Atemarbeit durch aktiven Einsatz der Atemhilfsmuskeln* (forcierte E.). Vgl. Atmung.

Ex|stirpation (lat. exstirpare ausrotten) f: (engl.) extirpation; op. komplette Entfernung eines (kranken) Organ(teils), z.B. eines gut abgegrenzten Tumors. Vgl. Resektion; Ektomie.

Ex|sudat (lat. exsudare ausschwitzen) n: (engl.) exudate; durch Entzündung* bedingter Austritt von Flüssigkeit u. Zellen aus den Blut- u. Lymphgefäßen; je nach Zusammensetzung serös, serös-eitrig, fibrinös, hämorrhag. od. jauchig; E. hat ein höheres spezif. Gewicht (>1,015) als Transsudat*.

Ex|sudation (↑) f: (engl.) exudation; syn. Exsudatio; Ausschwitzung eines Exsudats*.

ext.: Abk. für externus.

Ex|tension (lat. extendere, extensum ausdehnen) f: 1. (engl.) extension; Streckung; (physiol.) aktive (mit Hilfe der Streckmuskulatur durchgeführte) od. passive Streckung einer Extremität in einem Gelenk; 2. (chir.) therap. E.: s. Extensionsmethoden.

Ex|tensions|methoden (↑) f pl: 1. (engl.) tractions; (chir.) konservatives Verf. zur Behandlung von Frakturen* mit Einwirken axialer Zugkräfte am distalen Frakturfragment zur Neutralisierung gegensinniger Muskelkräfte; **Anw.: a)** kurzfristig zur Reposition* einer frakturierten Gliedmaße od. eines luxierten Gelenks sowie zur anschl. Retention*; **b)** temporäre Dauerextension bei Frakturen vor der definitiven Osteosynthese*, zur endgültigen Ther. kaum mehr angewendet; **c)** zur Entlastung best. Körperregionen u. Gelenke (z.B. bei zervikalen od. lumbalen Kompressionssyndromen); **Formen: a)** Drahtextension*; **b)** Steinmann*-Nagelextension; **c)** Extensionsklammer (Haloextension*, Crutchfield*-Klammer); **d)** Extensionsverband (Streckverband), z.B. als Tapeverband bei kindl. Frakturen (s. Overhead extension), Rucksackverband*, Glisson*-Schlinge, hanging cast; **cave:** Zu hohe Zuglasten u. zu lange Behandlungsdauer verursachen u.U. Distraktion* u. Pseudarthrose*. 2. (orthop.) Extensionskorsett als orthop. Hilfsmittel zur redressierenden Korrektur einer Skoliose*; vgl. Redressement; Orthese.

Ex|tensor (↑) m: Strecker; z.B. Musculus extensor digitorum.

exterior (lat.): der äußere; äußerlich.

Externa (lat.) n pl: (engl.) external agents; äußerl. anzuwendende Arzneimittel*, z.B. Salben, Cremes, Tinkturen.

ex|ternus (lat.): außen liegend.

Extero|zeption (exterior*; lat. capere, captus nehmen, fassen) f: (engl.) exteroception; syn. Außenwahrnehmung, exterozeptive Sensibilität*; Sinneswahrnehmung äußerer (optischer, akustischer, olfaktorischer, gustatorischer, mechanischer u. termischer) Reize; schließt Oberflächensensibilität (Wahrnehmung durch Mechanosensoren*, Thermosensoren* u. Schmerz*-Sensoren der Haut) ein. Vgl. Propriozeption.

Ex|tinktion (lat. extinguere, extinctus auslöschen) *f*: **1.** (engl.) *extinction*; (physik.) Formelzeichen E; syn. Absorbanz; logarithm. Maß für die Schwächung der Lichtintensität durch Absorption* (s. Lambert-Beer-Gesetz) u. Streuung* beim Durchgang durch Lösungen; Messung durch Photometrie* od. Nephelometrie*; **2.** (physiol./psychol.) Erlöschen einer gelernten (bedingten) Reaktion, wenn der bedingte Reiz mehrfach ohne den unbedingten Reiz geboten wird bzw. wenn die Verstärkung* einer Verhaltensweise ausbleibt; vgl. Konditionierung, Lernen; **3.** (neurol.) Nichtwahrnehmen eines Reizes bei gleichzeitigem Auftreten mit einem ähnl. Reiz; vgl. Neglect.

Ex|tinktions|ko|ef|fizient, molarer (↑) *m*: (engl.) *molar absorbance*; syn. molare lineare Absorbanz; Formelzeichen ε (Einheit cm²/mol); von der Wellenlänge abhängige stoffspezifische Konstante, die der optischen Dichte* einer Lösung mit der Stoffmengenkonzentration 1 mol/l bei 1 cm Lichtweg entspricht. Anw. i. R. des Lambert*-Beer-Gesetzes zur photometr. Bestimmung von Konzentrationen. Vgl. Test, optischer.

Extra-: Wortteil mit der Bedeutung außerhalb, außen; von lat. extra.

Ex|trakt (lat. extrahere, extractum herausziehen) *n*: s. Extrakt.

Ex|tractum Bella|donnae (↑) *n*: (engl.) *belladonna extract*; Tollkirschenextrakt; brauner, hygroskop. pulverförmiger Extrakt aus den Blättern u. Wurzeln der Tollkirsche* von charakterist. Geruch u. bitterem Geschmack; Einstellung auf den vorgeschriebenen Extraktgehalt (1 g E. B. enthält zwischen 13 u. 14 mg Tropanalkaloide, berechnet als Hyoscyamin); **Anw.:** in Kombinationspräparaten v. a. gegen krampfartige Magenbeschwerden.

Ex|tractum faecis (↑) *n*: Bierhefeextrakt; s. Faex medicinalis.

Ex|tractum opii (↑) *n*: Extrakt aus Rohopium, eingestellt auf ein Morphingehalt zwischen 19,6 u. 20,4%; vgl. Opium.

extra|dural (Extra-*; lat. durus hart): außerhalb der Dura* mater liegend; i. e. S. epidural*.

Ex|trakt (Extractum*) *m*: (engl.) *extract*; Pflanzenauszug; **Formen: 1.** Fluidextrakt (Extractum fluidum): durch Perkolation hergestellter, flüssiger Drogenauszug, bei dem in 1 bis max. 2 Teilen E. die Extraktivstoffe aus 1 Teil Droge* enthalten sind; **2.** dünner E. (Extractum tenuum): mikrobiol. instabiler, nicht mehr offizineller E. von dickerer, noch fließfähiger Konsistenz; **3.** Dickextrakt (Extractum spissum): mikrobiol. instabile, zähflüssige, plast. Masse; **4.** Trockenextrakt (Extractum siccum): durch weiteres Einengen u. Trocknen gewonnener E. Die Zusammensetzung des Extrakts ist v. a. von der Art des Lösungsmittels (Ethanol-Wasser-Gemische, Methanol, Ether, CO₂), aber auch von der Ausgangsdroge u. dem Extraktionsprozess abhängig. Extrakte können durch Mischung od. Verdünnung auf einen best. Wirkstoffgehalt eingestellt werden (standardisierter bzw. normierter E.).

Ex|traktion (↑) *f*: **1.** (engl.) *extraction*; Herausziehen; (gebh.) Bez. für Herausziehen des Kindes während der Geburt; bei Kopflage durch Vakuumextraktion* od. Zangenextraktion*; bei Beckenendlage mit Hand od. Zange; Formen: halbe E.: s. Manualhilfe; ganze Extraktion*; **2.** (ophth.) s. Staroperation; **3.** (urol.) s. Schlingenextraktion; **4.** (pharmak.) Gewinnung eines Konzentrats mit Hilfe eines Lösungsmittels zur Anreicherung des Wirkstoffs; vgl. Extrakt.

Ex|traktion, ganze (↑) *f*: (engl.) *total breech extraction*; syn. manuelle Extraktion; gebh. Handgriffe zur Entw. aus Beckenendlage*, wenn der Rumpf noch nicht (bis zum Schultergürtel) geboren ist; **Anw.:** bei fetalen Notfällen; heute meist nur noch beim 2. Zwilling. Vgl. Manualhilfe.

Ex|traktion, manuelle (↑) *f*: ganze Extraktion*.

extra|medullär (Extra-*; Medulla*): (engl.) *extramedullary*; außerhalb des Marks; z. B. extramedulläre Hämatopoese*.

extra|mural (↑; lat. murus Mauer): außerhalb der Wand eines Hohlraums gelegen, z. B. ein Myom*.

extra|peri|toneal (↑; Peritoneum*): außerhalb des Bauchfells, jedoch im Bauch gelegen; auch präperitoneal (von u. retroperitoneal*.

extra|pyramidal (↑; gr. πυραμίς Pyramide): (neurophysiol.) außerhalb der Pyramidenbahn* gelegen, d. h. zum extrapyramidalen System* gehörend.

Extra|sy|stolen (↑; Systole*) *f pl*: (engl.) *extrasystoles, premature ventricular contractions*; Abk. ES; auf dem Boden einer Erregungsbildungsstörung* (gesteigerte od. abnorme Automatie) u./od. Erregungsleitungsstörung* (getriggerte Aktivität) entstehende, häufigste Form der Herzrhythmusstörung*, bei der in den regulären Grundrhythmus vorzeitig einzeln od. gehäuft Herzaktionen einfallen; **Einteilung: I.** nach dem Entstehungsort (s. Abb.; vgl. Tachykardie, Abb. dort): **1. supraventrikuläre ES** (Abk. SVES): ausgehend von Zentren des Erregungsleitungssystems* oberh. der Bifurkation des His-Bündels od. des atrialen Myokards; EKG: P-Welle vorzeitig einfallend, Form der P*-Welle sowie PQ*-Zeit je nach Lok. des Zentrums (Sinusknoten-, Vorhof-, AV-ES), QRS*-Komplex normal (bei ungestörter intraventrikulärer Erregungsleitung), kompensatorische Pause: selten; **a)** Sinusknoten-ES: morphol. wie Normalaktion; DD: Sinusarrhythmie*; **b)** Vorhof-ES: wie Sinusknoten-ES od. bei AV-Knoten-nahem Zentrum: P-Welle (gegenüber Normalaktion) deformiert mit verkürzter PQ-Zeit; **c)** AV-ES: P-Welle fällt in den QRS-Komplex u. ist daher nicht sichtbar (mittlere AV-ES) od. erscheint auf den Kopf gestellt (inf. verdrehter P-Achse) kurz vor (obere AV-ES) bzw. nach dem QRS-Komplex in der ST-Strecke (untere AV-ES); vgl. AV-Rhythmus; **2. ventrikuläre ES** (Abk. VES): ausgehend von ventrikulären Zentren des Erregungsleitungssystems (subjunktional) od. des Myokards; führen zu vorzeitiger Kontraktion nur

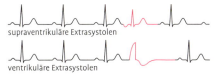

supraventrikuläre Extrasystolen

ventrikuläre Extrasystolen

Extrasystolen

Extrasystolie

der Kammern; EKG: P-Welle fehlt, QRS-Komplex verbreitert u. deformiert (rechtsventrikuläre ES: wie Linksschenkelblock*, linksventrikuläre ES: wie Rechtsschenkelblock*), meist kompensator. Pause; cave: R*-auf-T-Phänomen; Klassifikation nach Lown (Graduierung im Langzeit-EKG) klin. ohne Bedeutung; **II.** nach dem Auftreten im EKG: **1.** vereinzelte od. gehäufte ES (Extrasystolie*); **2.** monomorphe* u. polymorphe* Extrasystolie als Hinweis auf Konstanz bzw. Wechsel des Arrhythmiefokus; **3.** komplexe Extrasystolie: polymorph od. bis zu 3 ES hintereinander (z. B. Couplet* od. Triplet*); Salven (nichtanhaltende Tachykardie*; vgl. Kammertachykardie); **4.** regelmäßig gekoppelt mit normaler Herzaktion auftretende ES: Bigeminie*, Trigeminie*, Polygeminie*, n : 1-Extrasystolie (auf n normale Herzaktionen folgt eine ES; z. B. 3 : 1 Extrasystolie: auf 3 normale Herzaktionen folgt regelmäßig eine ES); ES mit fixer Kopplung (konstanter Abstand zwischen ES u. Normalaktion); **5.** interponierte ES: ES zwischen 2 in normalem Abstand auftretenden Systolen ohne postextrasystol. kompensator. Pause; **Vork.:** Bradykardie* (nächste reguläre Erregung vom Sinusknoten fällt nicht mehr in die Refraktärzeit der ES); **Vork.:** Herzgesunde, kardiale Grunderkrankung, Arzneimittel induziert, Elektrolytstörung, Hyperthyreose u. a.; **Sympt.:** variabel; asymptomat. Palpitation, Belastungsdyspnoe; **Ther.:** nur bei symptomat. ES; Beta*-Rezeptoren-Blocker, Calcium*-Antagonisten vom Nicht-Dihydropyridintyp (SVES), evtl. Antiarrhythmika* (nicht bei schwerer kardialer Grunderkrankung). Vgl. Umkehrextrasystole.

Extra|systolie (↑; ↑) f: (engl.) *extrasystoly*; gehäuftes Auftreten von Extrasystolen*.

Extra|töne (↑): s. Herztöne.

Extra|uterin|gravidität (↑; Uter-*; Gravidität*) f: (engl.) *extra-uterine gestation*; Abk. EUG, EU; ektope Gravidität, sog. Bauchhöhlenschwangerschaft; Schwangerschaft außerhalb der Gebärmutter; **Häufigkeit:** 3–21 : 1000 Geburten in Deutschland; **Ätiopathol.:** Salpingitis* gilt als Hauptursache für die Fehleinnistung der Blastozyste; begünstigend wirken Intrauterinpessare*, Tubenchirurgie*, Sterilitätsbehandlungen, angeb. Anomalien der Tuben, hormonale Imbalance, Nicotinmissbrauch, embryonale Faktoren; **Einteilung:** nach Lok.: Tubargravidität* (ampullär, isthmisch, interstitiell; 97,5 % der E.), Ovarialgravidität* (2 %), Abdominalgravidität im Peritoneum (<1 %), Zervixgravidität (0,5 %); **Klin.:** ziehende Unterbauchschmerzen, leichte vaginale Schmierblutungen (meist nach sekundärer Amenorrhö von ≥6 Wo.); schmerzhafter Tastbefund im Adnexbereich (50 %), vergrößerter Uterus (33 %); **Diagn.:** Vaginalsonographie* (s. Abb.), serielle Beta*-HCG-Bestimmungen, ergänzend Bestimmung des Serum-Progesterons; Laparoskopie* ermöglicht sehr definitive Diagn. (bei sehr frühen E. 2–5 % Fehldiagnosen); **Ther.:** laparoskop. Op. (sog. Goldstandard) möglichst zur Salpingotomie, sonst Salpingektomie, selten Laparotomie (1–2 %); pharmak. mit Methotrexat, Prostaglandinen, hyperosmolaren Lösungen; bei klin. unauffälligen Pat. in der sehr frühen Frühschwangerschaft exspektatives Vorgehen unter strenger

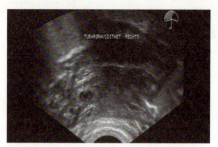

Extrauteringravidität: Querschnitt durch den rechten Eileiter, der auf 9 mm dilatiert ist; im Lumen ist der Dottersack zu erkennen (Vaginalsonographie) [77]

Kontrolle (Beta-HCG, Sonographie); **DD:** Salpingitis*, drohender od. inkompletter Abort, rupturiertes Corpus luteum, Appendizitis*, dysfunktionelle uterine Blutung, Adnextorsion, Myomnekrose, Endometriose*.

Extra|vasat (↑; lat. *vas, vasis* Gefäß) n: (engl.) *extravasation*; aus einem Gefäß in das umliegende Gewebe ausgetretene Blut-, Plasma- od. Lymphflüssigkeit.

Extra|version (↑; lat. *vertere* wenden) f: (engl.) *extroversion*; Bez. für Tendenz zu offenem, entgegenkommendem Verhalten u. Zuwendung zu Außenweltereignissen; i. e. S. Bez. für eine Dimension der Persönlichkeit* (C. G. Jung, H. J. Eysenck); vgl. Introversion.

extra|zellulär (↑; Zelle*): (engl.) *extracellular*; außerhalb der Zelle gelegen.

Extra|zellulär|flüssigkeit (↑; Zelle*): (engl.) *extracellular fluid*; Abk. EZF; die außerhalb der Zelle befindliche Flüssigkeit (Plasma, Lymphe, interstitielles u. transzelluläres Wasser; ca. 25 % des Körpergewichts bzw. ca. 35 % des Körperwassers); vgl. Wasserhaushalt; vgl. Flüssigkeitskompartimente (Abb. dort).

Extra|zellulär|raum (↑; ↑): (engl.) *extracellular space*; Abk. EZR; Raum, in dem sich die Extrazellulärflüssigkeit* befindet; die Messung des Volumens des E. erfolgt näherungsweise nach dem Prinzip der Indikatorverdünnung mit Inulin. Vgl. Wasserhaushalt; Flüssigkeitskompartimente.

Extremitäten (lat. *extremitas* das Äußerste) f pl: (engl.) *limbs*; Gliedmaßen; Arme u. Beine.

Extremitäten|ableitungen (↑): (engl.) *limb leads*; Registrierung eines EKG* durch Ableitung des Erregungsablaufs (Potentialdifferenzen) in der Frontalebene mit Hilfe von an den Extremitäten angebrachten Elektroden (EKG-Klammern bzw. Klebeelektroden); gehören zu den Standardableitungen* i. R. eines Oberflächen-12-Kanal-EKG; die Extremitätenelektroden werden am re. Arm (rot), li. Arm (gelb) u. li. Bein (grün) sowie zur Erdung am li. Bein (schwarz) angelegt. **Einteilung:** nach Ableitungsform (s. Abb.): **1.** Einthoven-Ableitungen (I, II, III): bipolare Ableitungen; vgl. Einthoven-Dreieck; **2.** Goldberger-Ableitungen (aVR, aVL, aVF): unipolare Ableitungen, wobei a für augmented (verstärkt) u. V für voltage (Spannung) steht, da die registrierten Amplituden vergrößert werden. R, L u. F bezeichnen die Lok. (right arm,

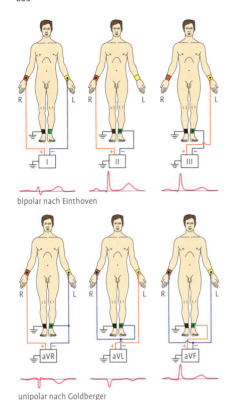

bipolar nach Einthoven

unipolar nach Goldberger

Extremitätenableitungen

left arm, foot). Vgl. Cabrera-Kreis; vgl. Lagetyp des Herzens (Abb. dort); Brustwandableitungen.

Extremitäten|isch|ämie, kritische (↑; Ischämie*) *f*: (engl.) *critical leg ischemia* (Abk. *CLI*); Durchblutungsstörung bei fortgeschrittenen arteriellen Verschlusskrankheiten, die den Fontaine*-Stadien III u. IV (Ruheschmerz bzw. Nekrosen) entspricht.

Extremitäten|per|fusion, hyper|therme (↑; Perfusion*) *f*: (engl.) *hyperthermic limb perfusion*; op. interventionelles Verf., bei dem nach zentraler Abklemmung u. peripherem Anschluss der großen zuführenden Arterie u. der abführenden Vene einer Extremität über einen extrakorporalen Kreislauf Chemotherapeutika unter lokaler Hyperthermie verabreicht werden; **Anw.:** z. B. zur Ther. eines Weichteilsarkoms.

extremus (lat.): äußerst.

Extrinsic-Faktor (engl. extrinsic äußerlich, von außen) *m*: wenig gebräuchl. Bez. für Cobalamin*, das nur zus. mit dem Intrinsic*-Faktor im Ileum resorbiert werden kann.

Ex|trusion (lat. extrudere, extrusus heraustreiben) *f*: **1.** (engl.) *extrusion*; (physiol.) Austreibung eines Sekrets aus Drüsenzellen; **2.** (zahnmed.) Expulsion*.

Ex|tubation (Ex-*; Tubus*) *f*: (engl.) *extubation*; Herausziehen des Trachealtubus (i. d. R. Endotrachealtubus*) entblockt u. bei positivem Atemwegdruck aus der Luftröhre bzw. des Doppellumentubus* (od. Endobronchialtubus*) aus dem Hauptbronchus; bei Spontanatmung, Oxygenierung (FiO$_2$=1) u. Schutzreflexen (v. a. Husten- u. Schluckreflex zum Schutz vor Aspiration*) i. R. der Ausleitung einer Intubationsnarkose (s. Narkose) bzw. nach Wegfall der Ind. zur intubierten Beatmung*; zuvor oropharyngeales (u. ggf. endotracheales) Absaugen; cave: Bronchospasmus*, Überhang*. Vgl. Intubation.

ex|uberans (lat.): wuchernd.

Ex|ulceratio simplex (Ex-*; Ulc-*) *f*: (engl.) *simple exulceration, Dieulafoy's ulcer*; syn. Dieulafoy-Ulkus, Ulcus Dieulafoy; akutes, solitäres Schleimhautulkus des oberen Magendrittels als seltene Unterform des Ulcus* ventriculi; entsteht auf dem Boden einer Gefäßanomalie (abnorme großkalibrige, unmittelbar unterh. der Muscularis mucosae verlaufende Arterie); **Sympt.:** lebensbedrohl. art. Blutung bei Arrosion der Gefäßwand; **Ther.:** endoskop. Clip auf den Gefäßstiel setzen od. op. Ulkusumstechung.

Ex|ulzeration (↑; ↑) *f*: (engl.) *ulceration*; Exulceratio; Ulzeration; Geschwürbildung, geschwüriger Zerfall; s. Ulkus.

Ex|zision (lat. excidere, excisus ausschneiden) *f*: (engl.) *excision*; Ausschneidung von Gewebeteilen ohne Rücksicht auf Organgrenzen od. Gewebestrukturen; vgl. Wundexzision.

Ex|zision, meso|rektale (↑) *f*: (engl.) *mesorectal excision*; vollständiges Entfernen des Mesorektums als radikale op. Maßnahme bei Rektumkarzinom (Verbesserung der Progn.); vgl. Karzinom, kolorektales.

Ex|zitation (lat. excitare anregen, erregen) *f*: Erregung.

EZ: 1. Abk. für Ernährungszustand; **2.** Abk. für eineiige Zwillinge.

E-Zellen (Zelle*): **1.** Kurzbez. für Erythematodeszellen; (engl.) *LE cells*; s. LE-Zellen; **2.** (engl.) *mammotropes*; veraltete Kurzbez. für Unterart der azidophilen Zellen im HVL, die Prolaktin* bilden (Endocrinocytus mammotrophicus); vgl. Hypophyse.

Ezetimib *n*: (engl.) *ezetimib*; Lipidsenker* aus der Gruppe der Cholesterol-Resorptions-Hemmer; **Wirkung:** selektiv Hemmung der intestinalen Resorption von Cholesterin u. verwandten Phytosterinen; **Ind.:** (in Komb. mit Diät) Hypercholesterolämie (i. d. R. zusammen mit HMG-CoA-Reduktase-Hemmer), homozygote familiäre Sitosterolämie (Phytosterolämie: seltene, rezessiv erbl. Störung der Phytosterolaufnahme, wodurch deutlich mehr Nahrungssterine resorbiert werden).

EZF: Abk. für Extrazellulärflüssigkeit*.

EZR: Abk. für Extrazellulärraum*.

DE GRUYTER

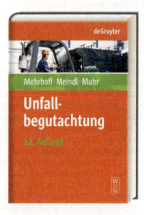

Friedrich Mehrhoff, Renate Ch. Meindl, Gert Muhr

UNFALLBEGUTACHTUNG

12. vollst. überarb. und erweiterte Aufl. 2010.
XV, 384 Seiten. 10 Abb. 15 Tab. Gebunden.
ISBN 978-3-11-020230-4
Auch als eBook erhältlich.
ISBN 978-3-11-021201-3

Die Unfallbegutachtung bleibt Standard- und damit unverzichtbares Nachschlagewerk für alle, die Gutachten über Unfallfolgen erstellen oder beauftragen. Wie gewohnt werden auch in der 12. Auflage rechtliche und medizinische Aspekte verknüpft. Alle gesetzlichen Änderungen zur Unfallversicherung werden angepasst und die Erläuterungen zu privaten Unfallversicherungen erweitert. Häufig auftretende unfallbedingte Erkrankungen wie Kniegelenksarthrose und Wirbelsäulenerkrankungen werden ausführlicher behandelt. Darüber hinaus wird besonders auf die funktionsbezogene Begutachtung eingegangen.

- neue aktualisierte Auflage
- Standard-Nachschlagewerk
- Verknüpfung von rechtlichen und medizinischen Aspekten

www.degruyter.com

F

f: 1. (physik.) Formelzeichen für Frequenz*; **2.** Vorsatzzeichen für Femto- (Faktor 10^{-15}) vor Einheiten* (Tab. 3 dort).
F: 1. (physik.) Einheitenzeichen für Farad*, French*; Abk. für Fahrenheit (s. Temperatur); Formelzeichen für Kraft*; **2.** (chem.) Symbol für Fluor*; **3.** (biochem.) Kurzbez. für Phenylalanin*.
Fabella (dim von lat. faba Bohne) *f*: inkonstantes Sesambein im M. gastrocnemius oberh. des fibularen Oberschenkelkondylus.
Faber-An|ämie (Knud H. F., Int., Kopenhagen, 1862–1956; Anämie*) *f*: (engl.) *Faber's anemia*; syn. Faber-Syndrom, Kaznelson-Syndrom; Form der Eisenmangelanämie* inf. verminderter Eisenresorption bei Achylia* gastrica u. beschleunigter Magen-Darm-Passage; **Sympt.:** hypochrome Anämie, Hautblässe, Nagelveränderungen, Heiserkeit, Dysphagie.
Fab-Fragment *n*: Abk. für (engl.) *fragment antigen binding*; s. Immunglobuline.
FAB-Klassifikation *f*: Kurzbez. für French-American-British-Klassifikation; (engl.) *FAB classification*; Einteilung der akuten Leukämien u. der myelodysplastischen Syndrome nach morphol. Kriterien; s. ALL (Tab. dort); s. AML (Tab. 1 dort); s. Syndrom, myelodysplastisches (Tab. 2 dort).
Fabry-Syn|drom (Johannes F., Dermat., Dortmund, 1860–1930) *n*: syn. Angiokeratoma corporis diffusum, Galacto-Cerebrosidose; (engl.) *Fabry disease*; seltene (Inzidenz 1:40000), X-chromosomal erbl. (Genlocus Xq22) progrediente multisystemische lysosomale Enzymopathie* mit verminderter od. fehlender Alphagalaktosidase-A-Aktivität u. lysosomaler Speicherung des nicht abbaubaren Ceramidtrihexosids u. a. in Endothel- u. glatten Muskelzellen der Blutgefäße sowie in Nervenzellen des zentralen u. peripheren Nervensystems mit Ischämie u. Infarkt des Versorgungsgebiets; **Klin.:** erste Sympt. im 1.–10. Lj.; schmerzhafte Parästhesien in den Akren, Hypo-, Anhidrose, unspezifische Enteropathie, Cornea verticillata; später makulopapulöse, blaurot bis schwärzl., nicht wegdrückbare Gefäßektasien an Haut u. Schleimhäuten (Angiokeratome), bes. an Lippen u. Wangen, Axilla, Nabel, Skrotum u. Endphalangen; progrediente Niereninsuffizienz, kardiovaskuläre Sympt. mit Kardiomyopathie u. EKG-Veränderungen; im Erwachsenenalter ischäm. Schlaganfall mit Hemiplegie, Aphasie u. zerebellaren Ausfällen; heterogene Ausprägung bei Merkmalträgerinnen zwischen asymptomat. Verlauf u. klassischem Vollbild der Erkrankung; **Diagn.:** verminderte od. fehlende Alphagalaktosidase-A-Aktivität, Genotypisierung, ggf. erhöhte Ceramidtrihexosid-Konzentration im Blut; Spaltlampenuntersuchung der Augen; Hautbiopsie: Angiokeratome, dilatierte Gefäße mit Lipidvakuolen der Endothelien; Nierenbiopsie: strukturelle Veränderungen der Glomerulazellen u. Tubulusepithelien; Elektronenmikroskopie versch. Gewebe: lamellare zelluläre Speicherphänomene; Pränataldiagnostik* ist z. B. aus Chorionbiopsat möglich. **Ther.:** i. v. Enzymsubsitution mit Agalsidasen*; **Progn.:** Männer: eingeschränkte Lebenserwartung (4.–5. Lebensjahrzehnt) inf. kardiovaskulärer u. nephrol. Komplikationen; ggf. beeinflussbar durch Enzymtherapie.
Face|lifting (engl.): (chir.) Straffung der Gesichtshaut durch Exzision von Hautstreifen in den Randpartien des Gesichts (am Haaransatz, vor u. hinter dem Ohr, unter dem Kinn) sowie Mobilisierung u. Raffung der Gesichtshaut innerh. der Subkutis zur Beseitigung von Falten, Hängebacken u. Doppelkinn.
Facette *f*: **1.** (engl.) *facet, veneer*; (orthop.) kleines Wirbelgelenk; vgl. Facettensyndrom; **2.** (zahnmed.) zahnfarbene Kunststoff- od. Keramikverkleidung einer (Verblend-)Krone od. eines Zahns.
Facett|ek|tomie (Ektomie*) *f*: (engl.) *facetectomy*; partielle chir. Abtragung des Gelenkfortsatzes eines Wirbelkörpers einschließl. Gelenkfacette (s. Processus articularis inferior, superior; Vertebra); **Ind.:** chron. Facettensyndrom (nach erfolgloser Facettenverödung*), zur Spondylodese* bei Skoliose, zur dorsal-zervikalen mikrochir. Wurzelkanaleröffnung bei Op. des zervikalen Bandscheibenvorfalls*.
Facetten|krone: (engl.) *veneer crown*; Verblendkrone mit zahnfarbenen Kunststoff- od. Keramikfacetten; s. Krone.
Facetten|syn|drom *n*: (engl.) *facette syndrome*; pseudoradikuläres Schmerzsyndrom inf. (unphysiol.) Belastung der Facettengelenke v. a. der LWS mit Gelenkkapselreizung; häufig bei degenerativen Bandscheibenschaden* mit unphysiol. Mobilität im Bewegungssegment; **Klin.:** tiefsitzender, durch Hyperlordose auslösbarer, diffus lokalisierter chron., belastungsabhängiger Kreuzschmerz, Besserung im Liegen; im Gegensatz zum Ischiassyndrom* keine Reizung der Nerven od. -wurzeln; **Ther.:** konservativ: Antiphlogistika, Entlordosierung (z. B. durch Physiotherapie), Injektion von Lokalanästhetika an od. in die Facettengelenke, Verödung der Facettengelenke z. B. durch Phenol (chem. Synovektomie); op.: Facettektomie*.

Facetten|verödung: (engl.) *facet coagulation*; Verödung vertebraler Gelenkfacetten (s. Processus articularis inferior, superior) durch Thermokoagulation* (auch perkutan mögl.) od. Elektrokoagulation* der Gelenkkapsel bzw. Koagulation des facettenversorgenden Nerven (N. Luschkae) an der Wurzel des Querfortsatzes (alternativ: op. Denervierung); **Ind.:** chron. Facettensyndrom* (ggf. nach Prüfung durch Injektion eines Lokalanästhetikums*), zur Spondylodese* bei Skoliose. Vgl. Facettektomie.

facialis (lat. *facies* Gesicht): (engl.) *facial*; fazial; zum Gesicht gehörend, Gesichts-.

Facies (lat.) *f*: **1.** (engl.) *face*; s. Gesicht; **2.** (anat.) Flächen von Organen, Regionen nach ihrer Lage zu angrenzenden Teilen u. Richtungen.

Facies ab|dominalis (↑) *f*: (engl.) *abdominal facies*; ängstlicher, verfallener Gesichtsausdruck bei akuter Peritonitis*.

Facies adenoidea (↑) *f*: (engl.) *adenoid facies, adenoid face*; charakterist. Gesichtsausdruck mit offenem Mund, blassem Gesicht, Spitzbogengaumen u. evtl. Fehlstellung der Schneidezähne bei adenoiden Vegetationen*.

Facies antonina (↑) *f*: (engl.) *facies antonina*; auf Muskelatrophien des Gesichts beruhendes Aussehen der an Lepra* Erkrankten (Ausdruckslosigkeit, Ektropium, Herabhängen der Unterlippe).

Facies articularis (↑) *f*: (engl.) *articular surface*; Gelenkfläche (der Knochen).

Facies gastrica (↑) *f*: (engl.) *gastric impression*; tiefe Nasolabialfalte bei Magenkrankheiten.

Facies hippo|cratica (↑) *f*: (engl.) *hippocratic face*; der Gesichtsausdruck des Sterbenden mit blasser, spitzer Nase, eingesunkenen Augen u. Wangen, graublasser Haut u. kaltem Schweiß auf der Stirn.

Facies leontina (↑) *f*: s. Lepra.

Facies lunata (↑) *f*: (engl.) *lunate surface*; Mondgesicht, auch Vollmondgesicht; durch Fetteinlagerungen rundl. u. aufgequollen wirkendes Gesicht mit Doppelkinn, schmalen Lidspalten u. evtl. geröteten Wangen (s. Abb.); Sympt. z. B. bei Cushing*-Syndrom.

Facies mitralis (↑) *f*: s. Mitralklappenstenose.

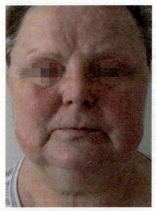

Facies lunata [107]

Facies myo|pathica (↑) *f*: (engl.) *myopathic facies*; sog. Sphinxgesicht; ausdruckslose Gesichtszüge; typ. für best. Formen der Myopathie*; vgl. Dystrophie, myotonische.

Facies para|lytica (↑) *f*: fehlende bzw. ausdruckslose Mimik bei beidseitiger Fazialisparese*.

Facies per|tussica (↑) *f*: (engl.) *facies pertussica*; charakterist. Gesichtsausdruck bei Kindern mit Keuchhusten*; gedunsenes, müdes Aussehen, geschwollene Augenlider, feuchte, glänzende Augen.

Facies scarlatinosa (↑) *f*: (engl.) *facies scarlatinosa*; gleichmäßige Rötung der Wangen mit scharf abgegrenzter Blässe des Kinn-Mund-Dreiecks; charakterist. für Scharlach*.

Facies tetanica (↑) *f*: s. Risus sardonicus.

Facilitated-PCI: Kurzbez. für (engl.) *facilitated percutaneous coronary intervention*; s. PCI.

FACS: Abk. für (engl.) *fluorescence-activated cell sorter*; Gerät zur automatisierten Durchführung der Flowzytometrie* im Durchflussverfahren; s. Durchflusszytometrie.

factitius (lat. *factus* gemacht): künstlich.

FAD: Abk. für **F**lavin**a**denin**d**inukleotid; s. Flavinnukleotide.

Faden|eiterung: (engl.) *stitch abscess*; Eiterung, Fistelbildung u. Fadenabstoßung als Folge einer Wundinfektion* im Bereich der Stichkanäle einer chir. Naht*.

Faden|granulom (Granulum*; -om*) *n*: (engl.) *suture granuloma*; Fremdkörpergranulom* als Gewebereaktion auf chir. Nahtmaterial.

Faden|würmer: Nematodes*.

Fading (engl. *to fade* abnehmen, verblassen): (anästh.) Bez. für die Abnahme der muskulären Reizantwort bei repetetiver Reizung (Frequenz 0,15–5 Hz) u. Nichtdepolarisationsblock (s. Muskelrelaxation) als Zeichen der Ermüdung; vgl. train of four.

Faeces (Faex*) *fpl*: Fäkalien, Kot*.

Fäkal|strepto|kokken (↑; Strept-*; Kokken*) *fpl*: (engl.) *fecal streptococci*; Enterokokken, die zus. mit E. coli Indikatoren bzw. Leitkeime für fäkale Kontamination des Wassers mit Darmbakterien sind; F. kommen meist in geringerer Zahl als E. coli vor, sind gegenüber Chlor resistenter als Desinfektionsmittel. Vgl. Kolititer.

fäkulent (↑): (engl.) *feculent*; kotig, kotartig.

Fälle|verteilungs|gesetz: (engl.) *law of case distribution*; Ergebnis der allgemeinmed. Epidemiologie*, wonach Menschen, die unter ähnl. Bedingungen leben, Gesundheitsstörungen mit sehr ähnl. Ergebnissen unterworfen sind; davon ausgenommen sind unverbundene Massenerscheinungen (z. B. Epidemien, Kriege). Das F. zeigte z. B. unter dem Einfluss zunehmenden Wohlstands die graduelle Abnahme der Häufigkeit oberflächlicher pyogener Infektionen.

Färbe|in|dex (Index*) *m*: (engl.) *colour index*; aus Hämoglobin u. Erythrozytenzahl ermittelter Quotient zur Angabe des Hämoglobingehalts der Erythrozyten; heute ersetzt durch MCH*.

Färbe|ko|ef|fizient *m*: MCH*.

Färbe|methode, pan|optische *f*: s. Pappenheim-Färbung.

Färbung. (engl.) *staining*; Behandlung hämat., histologischer, zytol. u. bakteriologischer Präparate mit

Farbstoffen, um Strukturen sichtbar zu machen, z. B. mit neutralen (Sudan III), sauren (Eosin, Orange, Pikrinsäure, Säurefuchsin) od. basischen (Fuchsin, Gentianaviolett, Hämatoxylin, Methylenblau, Toluidinblau) Farbstoffen; **Formen: 1. progressive** F. bis zur gewünschten Intensität; **2. regressive** F. mit Überfärbung des Präparats u. sog. Differenzierung, d. h. Beseitigung der überschüssigen Farbe durch Auswaschen; **3. Einfachfärbung** (s. Fettfärbung, Methylenblau-Färbung); **4. Mehrfachfärbung** (s. Kontrastfärbung).

Fäulnis: (engl.) *putrefaction*; Abbau stickstoffhaltiger Substanzen durch bakterielle Enzyme; bes. von Proteinen (Eiweißfäulnis*) unter Entw. von z. T. stinkenden Gasen u. Verbindungen (u. a. Indol, Skatol, NH_3, CO_2, H_2, H_2S) mit teilweise ausgesprochener Giftwirkung (s. Ptomaine); Endstufe der F. ist die **Mineralisierung:** Abbau org. Stoffe zu anorg. Verbindungen (Mineralien) unter Mitwirkung von Bakt. u. Pilzen.

Fäulnis|bakterien (Bakt-*) *f pl:* (engl.) *putrefactive bacteria;* Bakt., die den Abbau von Proteinen bewirken (s. Eiweißfäulnis*); verhalten sich antagonistisch zu Säurebakterien (vergären Kohlenhydrate) u. Schimmelpilz-Arten (aerobe Vermehrung bei genügender Luftfeuchtigkeit); **Hauptvertreter** der F. sind aerobe Species von Proteus u. Pseudomonas, aerobe Sporenbildner (Bacillus subtilis, Bacillus mesentericus, Bacillus mycoides u. a.) sowie anaerobe Sporenbildner (u. a. Clostridium botulinum, Clostridium histolyticum, Clostridium putrificum, Clostridium sporogenes).

Fäulnis|dys|pepsie (Dys-*; -pepsie*) *f:* (engl.) *dyspepsia secondary to non digested proteins*; auf mangelhafter Spaltung u. Resorption von Proteinen im Darm beruhendes Krankheitsbild mit Steigerung der Eiweißfäulnis* im Dünndarm u. im Dickdarm durch Fäulnisbakterien*. **Urs.:** Sekretionsanomalien (Achylia* gastrica, Pankreasinsuffizienz*), erhöhtes. Proteinangebot in der Nahrung (z. B. auch bei Behandlung von Gärungsdyspepsie*), vermehrte Entstehung von Proteinen im Darm (Schleim, Eiter bei Entz., Blut, Zelldetritus bei Tumoren); **Klin.:** zahlreiche, faulig stinkende, alkal., dünne Stühle, die mikroskop. reichl. unverdaute Muskelfasern enthalten.

Fäulnis|produkte *n pl:* s. Ptomaine.
Faex (lat. f$\underline{a}$ex, f$\underline{a}$ecis) *f:* Hefe.
Faex medicin$\underline{a}$lis (↑) *f:* (engl.) *brewers' yeast*; entbitterte Back- od. Bierhefe von Saccharomyces cerevisiae bzw. carlsbergensis, die v. a. Vitamine der B-Gruppe (Thiamin*, Riboflavin*, Pantothensäure*) enthält; **Verw.:** getrocknet bei Akne, Furunkulose; als Lyophilisat mit lebenden Zellen zur Behandlung akuter Diarrhö* (Wachstumshemmung fakultativ pathogener Mikroorganismen, Regenerationsförderung der natürl. Darmflora).

F$\underline{ä}$zes (↑) *f:* s. Kot.
Fahey-Technik *f:* s. Immundiffusion, radiale.
Fåhraeus-Lindqvist-Ef|fekt (Robin F., Pathol., Hämat., Uppsala, 1888–1968): lat. *efficere, effectus* hervorbringen) *m:* (engl.) *Fåhraeus' phenomenon;* Abnahme der Viskosität* des Bluts in engen Blutgefäßen inf. einer Aneinanderlagerung der Erythrozyten u. einer gleitenden Plasmahülle.

Fahrenheit (Gabriel Daniel F., deutscher Glasbläser u. Phys., 1686–1736): s. Temperatur.
Fahr-Krankheit (Theodor F., Pathol., Hamburg, 1877–1945): (engl.) *Fahr's disease*; nicht arteriosklerotisch bedingte Gefäßverkalkungen in Basalganglien u. Kleinhirn mit klin. Relevanz; **Formen: 1.** idiopathisch (Ätiol. unbekannt); **2.** erblich (autosomal-dominant, Genlocus 14q); **3.** sympt. (z. B. inf. fetaler Infektion, bei Hypoparathyroidismus* u. Pseudohypoparathyroidismus*); **Sympt.:** Parkinson*-Syndrom mit schlechtem Ansprechen auf L-Dopa, Hyperkinesen*, Koordinationsstörungen, langsam progrediente Demenz*, u. U. tetanische u. epilept. Anfälle, Pyramidenbahnzeichen, Kopfschmerz, Sprachstörungen; **Diagn.:** CT: Nachw. der typischerweise bilateral symmetrisch ausgeprägten Verkalkungen (cave: Basalganglienverkalkungen ohne Parkinson-Syndrom sind jenseits des 40 Lj. ohne pathol. Relevanz u. werden nicht als F. bezeichnet).

Fahrrad|ergo|metrie (Erg-*; Metr-*) *f:* s. Ergometrie.
Fahr|tüchtigkeit: syn. Verkehrstüchtigkeit; s. Verkehrsmedizin.
FAIT: Abk. für fetale Alloimmunthrombozytopenie; s. Alloimmunthrombozytopenie, neonatale.
Faktor, anti|hämo|philer *m:* Abk. AHF; antihämophiles Globulin*.
Faktoren, bio|trope *m pl:* (engl.) *biotropic factors;* auf die Lebewesen einwirkende Umweltfaktoren, z. B. Luftdruck, Temperatur u. Sonnenstrahlung.
Faktoren, kolizino|gene *m pl:* s. Col-Faktoren.
Faktoren|seren (Sero-*) *n pl:* (engl.) *monovalent antisera;* mit Castellani*-Agglutininabsättigung dargestellte, monospezif. agglutinierende Seren, die zur Typendiagnose versch. Bakterienarten dienen; vgl. Salmonella; Kauffmann-White-Schema.
Faktor, fibrin|stabilisierender *m:* (engl.) *fibrin stabilizing factor;* Abk. FSF; Faktor XIII der Blutgerinnung*; Heterotetramer aus je 2 globulären Untereinheiten A (mit aktivem Zentrum der Transglutaminase*) u. B; **Wirkung: 1.** nach Aktivierung durch Thrombin* u. in Anwesenheit von Ca^{2+}-Ionen (Cofaktor) Vernetzung von zunächst nur durch Wasserstoffbrücken gebildeten Fibrinpolymeren zu einem unlösl. Fibrinpolymer (s. Fibrin), so dass ein stabiles, in der extrazellulären Matrix verankertes Blutgerinnsel* entsteht; **2.** Vernetzung von Fibronektin* u. Vitronektin*; **klin. Bedeutung:** essentiell für Wundheilung*; vgl. Faktor-XIII-Mangel.

Faktor-V-Leiden-Mutation (Mutation*) *f:* (engl.) *factor V Leiden mutation;* nach dem Ort der Erstbeschreibung benannte Mutation, die der APC*-Resistenz meist zugrunde liegt.

Faktor-I-Mangel: s. Afibrinogenämie.
Faktor-II-Mangel: s. Hypoprothrombinämie.
Faktor-V-Mangel: s. Hypoproakzelerinämie.
Faktor-VII-Mangel: s. Hypoprokonvertinämie.
Faktor-VIII-Mangel: s. Hämophilie (A); s. von-Willebrand-Jürgens-Syndrom.
Faktor-IX-Mangel: s. Hämophilie (B).
Faktor-X-Mangel: s. Stuart-Prower-Defekt.
Faktor-XI-Mangel: s. PTA-Mangelsyndrom.
Faktor-XII-Mangel: (engl.) *factor XII deficiency;* syn. Hageman-Faktor-Defizit; Mangel an (funkt.) Hage-

man*-Faktor; **Ätiol.:** autosomal-rezessiv erbl. Genmutation (Genlocus 5q33-qter); **Formen: 1.** CRM⁻ (Abk. für crossreacting material): Hageman-Faktor fehlend; **2.** (selten) CRM⁺: nachweisbares (dysfunktionelles) Protein; **Klin.:** aPTT* verlängert ohne klin. Relevanz; **DD:** Antiphospholipid*-Syndrom (in ≤50% Antikörper gegen Hageman-Faktor; Klin.: habituelle Aborte).

Faktor-XIII-Mangel: (engl.) *factor XIII deficiency*; Mangel an fibrinstabilisierendem Faktor*; **Ätiol.: 1.** angeboren: autosomal-rezessiv erbl. Mutation mit Genlocus 6p25-p24 (A-Untereinheit) bzw. 1q31-q32.1 (B-Untereinheit); **2.** erworben: isoliert bei Purpura* Schoenlein-Henoch od. akuter Schub einer Enteritis* regionalis Crohn od. Colitis* ulcerosa, in Komb. mit Mangel an weiteren Gerinnungsfaktoren z. B. i. R. einer Verbrauchskoagulopathie*, Thrombolyse* nach Op.; **Klin.:** bei Faktor-XIII-Aktivität ≤50% traumat. bzw. postoperative Blutung sowie Wundheilungsstörung, spontane Blutung bei Faktor-XIII-Aktivität <7%; bei Erwachsenen z. B. große Hämatome, Nachblutung 2–5 Tage nach Trauma, habituelle Aborte, Hämarthrose, intrazerebrale Blutung, bei Neugeborenen schwere Nabelschnurblutung, bei männl. Homozygoten mit Oligospermie u. kleinen Hoden; **Ther.:** Substitution mit Faktor-XIII-Konzentrat; vgl. Gerinnungsfaktoren.

Faktor-V-Mutation *f*: s. APC-Resistenz.

fakultativ (lat. facultas Möglichkeit): (engl.) *facultative*; freiwillig, gelegentlich; nach Belieben; Gegensatz obligat.

falciformis (lat. falx, falcis Sichel; -formis*): sichelförmig.

Falciparum-Malaria (↑; Malaria*) *f*: Malaria* tropica.

Falk-Operation (Paul F., HNO-Arzt, Homburg, 1906–1985) *f*: Dakryorhinostomie* durch Anlage eines Knochenfensters von der lateralen Nasenwand zum Tränensack.

Fallarbeit, interaktionelle: (engl.) *interacting casework*; syn. interaktionsbezogene Fallarbeit; s. IFA-Gruppe.

Fallbericht: (engl.) *case report*; retrospektive u. hochselektive Beobachtung u. Schilderung des Behandlungsverlaufes einzelner Pat. zur Beurteilung der Wirksamkeit einer Behandlung; älteste Form des klin. Wirksamkeitsnachweises*. Vgl. Kasuistik.

Fallfuß: (engl.) *foot drop*; schlaffe Lähmung des Fußes bei Peroneuslähmung*.

Fallhand: (engl.) *wrist drop*; charakterist. Handstellung beim Versuch, Finger u. Handgelenk zu strecken durch eingeschränkte Dorsalextension der Hand; **Urs.:** hohe Radialislähmung*.

Fallkontrollstudie *f*: (engl.) *case-control study*; retrospektive, einzeitige Studie, in der mind. 2 hinsichtlich best. Variablen parallelisierte Gruppen miteinander verglichen werden, mit dem Ziel, die einer Krankheit zugrundeliegenden Einfluss- od. Risikofaktoren zu ermitteln; z. B. Untersuchung von Probanden mit arteriosklerot. Gefäßerkrankungen u. einem vergleichbaren (parallelisierten) gesunden Kollektiv zur Erkennung von Einfluss- od. Risikofaktoren.

Fallneigung: s. Gleichgewichtsstörungen; Schwindel.

Fallopio-Band (Gabriele F., Anat., Padua, 1523–1562): Ligamentum* inguinale.

Fallopio-Kanal (↑; Canalis*): s. Canalis nervi facialis.

Fallopio-Tube (↑) *f*: Tuba uterina; s. Eileiter.

Fallot-Pentalogie (Etienne L. F., Arzt, Marseille, 1850–1911; gr. πέντε fünf; -log*) *f*: syn. Fallot V; s. Fallot-Tetralogie.

Fallot-Tetralogie (↑; Tetra-*; -log*) *f*: (engl.) *tetralogy of Fallot*; syn. Fallot IV; angeborener Herzfehler* mit Komb. aus: **1.** Pulmonalstenose*, meist infundibulär (Infundibulumstenose*) od. kombiniert infundibulär-valvulär u. supravalvulär, in ca. 10% rein valvulär, im Extremfall als Pulmonalatresie* (bei 5–10% der Pat.); **2.** Ventrikelseptumdefekt (Abk. VSD); **3.** nach re. u. vorn verlagerte (über dem Ventrikelseptumdefekt reitende) Aorta, in ca. 25% der Fälle Arcus aortae dexter (s. Aortenbogenanomalien); **4.** Hypertrophie des re. Ventrikels; oft als (annähernd symptomgleiche) **Fallot-Pentalogie** (syn. Fallot V) in Komb. mit offenem Foramen* ovale od. (in ca. 15%) Vorhofseptumdefekt*;

> **Fallot-Tetralogie:**
> 1. Pulmonalstenose
> 2. Ventrikelseptumdefekt
> 3. nach rechts u. vorn verlagerte, über dem VSD reitende Aorta
> 4. Rechtsherzhypertrophie

Häufigkeit: ca. 5% der angeb. Herzfehler, häufigster zyanot. Herzfehler jenseits des Säuglingsalters (75%); **Vork.:** evtl. familiär gehäuft, u. a. bei Mikrodeletion 22q11 (v. a. bei F.-T. mit Pulmonalatresie u. VSD); **Pathophysiol.:** Der Grad der rechtsventrikulären Ausflussbahnverengung ist maßgebend für den Shunt* durch den großen subaortal gelegenen VSD mit interventrikulärem Druckausgleich (s. Abb. 1): Links-Rechts-Shunt in Ruhe bei relativ geringer Pulmonalstenose als sog. azyanot. Fallot IV od. (engl.) pink Fallot; hieraus Entw. der klass. zyanot. Form mit Zunahme der Infundibulumstenose u. des Rechts-Links-Shunts; **Klin.:** azyanot. bei ca. 50% der Neugeborenen; z. T. auch frühzeitig ausgeprägte Zyanose* (v. a. an Lippen u. Akren, auch generalisiert), verstärkt bei Anstrengung; kompensator. Polyglobulie* mit Er-

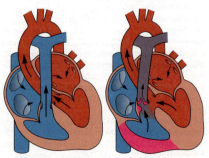

physiologische Systole   Fallot-Tetralogie

Fallot-Tetralogie Abb. 1: ventrikulärer Shunt in Abhängigkeit von Schweregrad der Pulmonalstenose u. Höhe des peripheren Widerstands

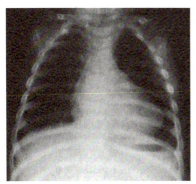

Fallot-Tetralogie Abb. 2: Röntgen-Thorax-Aufnahme: querliegendes Herz mit angehobener Spitze (sog. Holzschuhherz), helle Lungenfelder [28]

höhung des Hämatokrits u. damit u. U. krit. Zunahme der Blutviskosität (Gefahr von Hirngefäßthrombosen bzw. -embolien), allg. körperl. Entwicklungsstörung, ab 2. Lj. Ausbildung von Trommelschlägelfingern* u. Uhrglasnägeln* inf. chron. Hypoxämie, häufig sog. Herzbuckel*; Gefahr des Auftretens lebensbedrohl. hypox. Krisen (typ. Hockstellung*) v. a. bei azyanot. Fallot IV (mögl. Ursache: spast. Verengung der Infundibulumstenose); **Diagn.:** 1. Herzauskultation*: lautes systol. Herzgeräusch* (Austreibungsgeräusch) mit p. m. im 2.–4. ICR linkssternal (je kürzer umso hochgradiger die Pulmonalstenose); 2. Röntgen-Thorax-Aufnahme (s. Abb. 2): sog. Holzschuhherz*, helle periphere Lungenfelder inf. Minderdurchblutung; 3. EKG: Zeichen der Rechtsherzhypertrophie; s. Herzhypertrophie (Tab. dort); 4. Nachweis durch Echokardiographie* u. (präop.) Herzkatheterisierung* (Angiokardiographie); pränatal durch fetale Echokardiographie*; **Ther.:** Proph. hypox. Anfälle durch Propranolol; im hypox. Anfall Hockstellung in Seitenlage u. Gabe v. Bett, Morphin u. Sauerstoffzufuhr; therap. Offenhalten des Ductus arteriosus durch Prostaglandine bei Neugeborenen mit extremer Pulmonalstenose; palliativ durch Blalock*-Taussig-Operation (evtl. modifiziert als aortopulmonale Anastomosenoperation), ggf. Implantation eines Stents in den Ductus arteriosus od. Ballondilatation der Pulmonalstenose (Ballonvalvuloplastie*); op. Korrektur als Primäreingriff bis zum 6. Lebensmonat, nach vorangegangener Palliativoperation auch später.

Fallot-Tri|lo̱gie (↑; Tri-*; -log*) *f*: (engl.) *trilogy of Fallot*; kaum noch gebräuchl. Bez. für einen angeborenen Herzfehler* mit Pulmonalstenose*, Vorhofseptumdefekt* u. Rechtsherzhypertrophie; **Sympt.:** wie bei Pulmonalstenose mit intaktem Ventrikelseptum, zusätzl. Zyanose* inf. des Rechts-Links-Shunts auf Vorhofebene. Vgl. Fallot-Tetralogie.

Fall|sucht: s. Epilepsie.
Fall|tür|schnitt: Kulissenschnitt*.
Falsch|gelenk: s. Pseudarthrose.
falsch negativ: (engl.) *false negative*; Beschreibung von Testergebnissen, bei denen trotz Vorhandensein einer grundlegenden Änderung der entsprechende Befund negativ ist; vgl. Vierfeldertafel.
falsch positiv: (engl.) *false positive*; Beschreibung von Testergebnissen, bei denen der Befund positiv ist, obwohl keine Änderung aufgetreten ist; vgl. Vierfeldertafel.
Falsifikatio̱n *f*: (engl.) *falsification*; wissenschaftsmethodisches Vorgehen zur Überprüfung von Hypothesen u. Gegebenheiten der Realität mit logischem u. empirischem Beleg- u. Beweischarakter; eine einmal gelungene F. kann ein wissenschaftl. Gesetz od. eine Theorie schlüssig widerlegen; demgegenüber kann mit einer Verifikation* nicht auf alle vergleichbaren, aber nicht untersuchten Situationen geschlossen werden.
Falten|haut: s. Cutis laxa.
Falten|zunge: s. Lingua plicata.
Fa̱lx (lat. falx, falcis) *f*: Sichel.
Fa̱lx cerebe̱lli (↑) *f*: (engl.) *cerebellar falx*; Kleinhirnsichel; Duraduplikatur zwischen den Kleinhirnhemisphären.
Fa̱lx ce̱rebri (↑) *f*: (engl.) *cerebral falx*; Hirnsichel; von der Crista galli bis zur Protuberantia occipitalis int. reichende Duraduplikatur zwischen den Großhirnhemisphären in der Fissura longitudinalis cerebri.
Fa̱lx inguina̱lis (↑) *f*: (engl.) *inguinal falx*; syn. Tendo conjunctivus; Leistensichel; sehnige Platte am lateralen Rand des M. rectus abdominis; mediale Begrenzung des inneren Leistenrings.
Fa̱lx|meningeom (↑; Mening-*; -om*) *n*: (engl.) *falx meningeoma*; von der Falx cerebri ausgehendes Meningeom*; vgl. Hirntumoren.
Fam|ciclo|vir (INN) *n*: (engl.) *famciclovir*, Virostatikum* (Nukleosidanalogon*); oral anwendbare Form von Penciclovir*; **Ind.:** Früh- u. Akutbehandlung von Herpes genitalis u. Zoster; **Kontraind.:** Schwangerschaft u. Stillzeit, immunsupprimierte Pat.; **UAW:** gelegentl. Kopfschmerz u. Übelkeit, selten psych. Störungen.
Familien|planung: (engl.) *family planning*; Geburtenkontrolle* durch den bewusst gesteuerten Einsatz von Meth. der Kontrazeption* sowie durch Kinderwunschbehandlung*, die eine den individuellen Wünschen eines Paares bzw. der Mutter angepasste Kinderzahl u. Regelung der Schwangerschaften entspr. der jeweiligen Lebenslage u. -weise ermöglichen soll; i. w. S. werden auch demographische Aspekte wie Festlegung der Kinderzahl u. Berücksichtigung der Bevölkerungszahl unter dem Begriff der F. zusammengefasst.
Familien|therapie *f*: 1. (engl.) *family therapy*; i. e. S. Gruppenpsychotherapie* mehrerer Familienmitglieder; vgl. Psychotherapie, systemische; 2. i. w. S. Einbeziehung der Angehörigen in die Psychotherapie* durch Fremdanamnese, Angehörigenberatung, Angehörigengruppe* (indirekte Familientherapie).
Familien|versicherung: (engl.) *family insurance*; Leistungen der Gesetzlichen Krankenversicherung* nach § 10 SGB V an den Ehegatter u. die Kinder von versicherten Mitgliedern unter best. einkommensmäßigen u. a. Beschränkungen, die im wesentlichen mit denen für die Mitglieder identisch sind; Krankengeld wird nicht gewährt.

FAMMM-Syndrom

Das sozialrechtl. Konstrukt der F. ist Ausdruck des Solidarprinzips*.

FAMMM-Syn|drom *n*: Abk. für (engl.) *familial atypical mole-malignant melanoma*; syn. Nävusdysplasie*-Syndrom.

Famo|tidin (INN) *n*: Histamin*-H_2-Rezeptoren-Blocker.

Famulus (lat. Knecht) *m*; (engl.) *medical clerk*; Bez. für Medizinstudent, der in der unterrichtsfreien Zeit des Medizinstudiums die für Ärzte vorgeschriebene 4-monatige **Famulatur** an einem Krankenhaus, in einer Arztpraxis od. in anderen ärztl. geleiteten Einrichtungen ableistet (Approbationsordnung §§ 1 u. 7); für dem F. übertragene Tätigkeiten gelten die allg. Grundsätze für die rechtl. Zulässigkeit der Übertragung ärztl. Verrichtungen auf nichtärztl. Personal; auch in haftungsrechtl. Hinsicht ist der F. nichtärztl. Personal gleichgestellt.

Fanconi-Abderhalden-Syn|drom (Guido F., Päd., Zürich, 1892–1979; Emil A., Physiol., Biochem., Zürich, 1877–1950) *n*: s. Cystinose.

Fanconi-An|ämie (↑; Anämie*) *f*: (engl.) *Fanconi's anemia*; syn. Panmyelopathie Fanconi, konstitutionelle infantile Panmyelopathie; Komb. aus aplastischer Anämie* u. multiplen Fehlbildungen; autosomal-rezessiv erblich; **Ätiol.**: bisher 12 Gendefekte bekannt (Genlocus 16q24.3), die zu erhöhter Chromosomeninstabilität u. verminderten DNA-Reparaturmechanismen führen; **Sympt.**: (hämat.) chron., normochrome, makrozytäre Anämie, Leukozytopenie u. Thrombozytopenie, hypoplast., fetthaltiges Knochenmark; (klin.) Konstitutionsanomalien, v. a. Kleinwuchs, Hypogenitalismus, Mikrozephalie, Hypo- od. Aplasie des Daumens u. Radius (s. Abb.), Nierenfehlbildungen, fleckförmige Pigmentanomalien der Haut; erhöhte Chromosomenbrüchigkeit; **Ther.**: s. Anämie, aplastische; **Progn.**: mit zunehmendem Lebensalter starke Zunahme maligner Erkr., insbes. AML*, myelodysplastisches Syndrom*, gastrointestinale Tumoren, Tumoren der Lunge u. Leber.

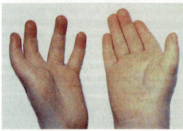

Fanconi-Anämie: Skelettanomalien der Hände [66]

Fanconi-Bickel-Syndrom (Guido F., Päd., Zürich, 1892–1979; Horst B., Arzt, Zürich, 1918–2000): (engl.) *Fanconi-Bickel syndrome*; Abk. FBS; syn. Glykogenose Typ XI; seltene erbl. Erkrankung mit hepatorenaler Glykogenspeicherung, proximal-tubulärer Dysfunktion, Hyperglykämie* u. Hypergalaktosämie; **Ätiol.**: autosomal-rezessiv erbl. Mutation im GLUT2-Gen (Genlocus 3q26.1-q26.3); **DD**: Galaktosämie*, Hyperphosphaturie, Hypophosphatämie, renale tubuläre Erkrankungen; vgl. Glykogenose (Tab. dort); vgl. Debré-Toni-Fanconi-Syndrom; Azidose, renale tubulari.

Fanconi-Debré-Toni-Syn|drom (↑) *n*: Debré*-Toni-Fanconi-Syndrom.

Fanconi-Hegglin-Syn|drom (↑; Robert Marquardt H., Int., Zürich, 1907–1970) *n*: (engl.) *Fanconi-Hegglin syndrome*; pseudoluetische, subakute hilifugale atypische Bronchopneumonie mit vorübergehend positiver unspezif. Syphilis (Wassermann-Reaktion); **Klin.**: Krankheitsverlauf schleichend, a- bis subfebril, Husten, Heiserkeit, BSG mäßig beschleunigt, oft nur geringer Auskultationsbefund; **Diagn.**: (röntg.) fleckig-streifige Herde ohne Prädilektionsstellen, z. T. sehr diskret; Hilusbeteiligung bes. bei Jugendlichen häufig; **Progn.**: günstig.

Fanconi-Schlesinger-Syn|drom (↑; Bernard Sch., Päd., London, 1896–1984) *n*: syn. Schlesinger-Syndrom; chron. Form der idiopathischen Hyperkalzämie* inf. zentralen Regulationsstörung des Calcium- u. Phosphatstoffwechsels; **Sympt.**: Beginn meist im 1. Lj. mit Osteosklerose, Nephrokalzinose, Weichteilverkalkungen; kraniofaziale Dysmorphien (Epikanthus, Elfengesicht) u. kardiovaskuläre Veränderungen (supravalvuläre Aortenstenose, periphere Pulmonalstenose) wie bei Williams*-Beuren-Syndrom; **Ther.**: Senkung der Calciumkonzentration im Blut, calciferolarme Ernährung.

Fango (italienisch Schmutz, Schlamm) *m*; (engl.) *fango*; Mineralschlamm aus Ablagerungen an Quellen vulkan. Ursprungs (z. B. Eifel-, Pystian-, Abano-F.); bindet getrocknet u. feinpulverisiert Wasser u. Wärme u. wird kalt, körperwarm od. heiß zu Packungen* od. Bädern verwendet; **Anw.**: äußerl. als Analgetikum* u. Antiphlogistikum*. Vgl. Peloidbad; Peloid.

FAP: Abk. für **f**amiliäre **a**denomatöse **P**olypose; obligate Präkanzerose* mit multiplen adenomatösen Polypen im gesamten Verdauungstrakt (insbes. im Colon); **Ätiol.**: autosomal-dominant erbl. mit variabler Penetranz; Mutationen im APC-Gen (Genlocus 5q21-q22); **Häufigkeit**: 1 : 10 000 bis 1 : 13 000; **Klin.**: Manifestation bei > 90 % der Pat. zwischen 10. u. 20. Lj. mit Blutstuhl, Schleimabgang u. Diarrhö, Bauchschmerzen, Gewichtsabnahme; in bis zu 85 % der Fälle kongenitale Hyperpigmentierung der Retina; Auftreten maligner Colontumoren vor dem 45. Lj. bei ca. 60–70 %; evtl. auch zus. mit anderen Tumoren (s. Turcot-Syndrom, Zanca-Syndrom, Gardner-Syndrom); **Diagn.**: Familienstammbaumanalyse, molekulargenet. Untersuchung zur Frühdiagnostik in Risikofamilien, Ophthalmoskopie, Vorsorge mit regelmäßigen endoskop. Untersuchungen; **Ther.**: bei ausgeprägtem Befall Koloproktektomie u. kontinenzerhaltende Anlage eines ileoanalen Pouchs* od. eines Ileostomas als Anus* praeternaturalis; evtl. Kolektomie od. Ileorektostomie; regelmäßige Nachsorge. Vgl. Adenom-Karzinom-Sequenz; vgl. Polyposis intestinalis (Tab. dort).

Farad (Michael Faraday, Phys., London, 1791–1867) *n*: SI-Einheit der elektrischen Kapazität* eines Kondensators; Einheitenzeichen F; 1 F = 1 C/V (Coulomb* pro Volt*).

Faradisation (↑) *f*: s. Impulsstromtherapie.

Farben|ambly|opie (Ambly-*; Op-*) *f*: (engl.) *colour amblyopia*; herabgesetztes Differenzierungsvermögen in best. Farbengebieten bei Prüfung des Farbsinns (mit Anomaloskop*); keine eigentliche Farbenfehlsichtigkeit*; vgl. Amblyopie.

Farben|an|omalie (Anomalie*) *f*: s. Farbenfehlsichtigkeit.

Farben|a|sthen|opie (Asthenie*; Op-*) *f*: (engl.) *colour asthenopia*; Farbenschwäche, die sich in rascher Ermüdung des normalen Farbensinns äußert; Farbunterscheidungsvermögen lässt rasch nach, Farbunterschiedsschwelle ist nach Anstrengung vergrößert; im ausgeruhten Zustand normales Farbensehen (Nachw. mit Anomaloskop*); vgl. Asthenopie.

Farben|blindheit: (engl.) *colour blindness*; Achromatopsie; keine Wahrnehmung von Farben, nur Unterscheidung von Helligkeitswerten; **Einteilung: 1.** Achromatopsie 2: autosomal-rezessiv erbl., Genlocus: 2q11, CNGA3-Gen; Klin.: Hemeralopie *, infantiler Nystagmus, Lichtscheu*, Farben nicht unterscheidbar, Stäbchenblindheit; **2.** Achromatopsie 3: autosomal-rezessiv erbl., Genlocus 8q21-q22, Missense-Mutation im CNGB3-Gen; Klin.: horizontaler Pendelnystagmus, Photophobie, Amaurose, komplette Achromatopsie, schwere Myopie; **3.** Achromatopsie 4: autosomal-dominant erbl., Genlocus: 1p13, GNAT2-Gen; **Urs.:** Zapfenaplasie bzw. -dystrophie, Netzhauterkrankungen, Albinismus*, Schädigung der opt. Bahnen zwischen Retina u. Hirnrinde, Erkr. der Hirnrinde; vgl. Farbenfehlsichtigkeit.

Farben|fehlsichtigkeit: (engl.) *defective colour vision*; Störung des normalen Farbensehens; **Formen: I. angeborene F.:** rezessiv geschlechtsgebunden vererbt; Vork. gehäuft bei Männern (8 % gegenüber <1 % bei Frauen), beide Augen gleichsinnig betroffen, Sehschärfe normal; **1.** anomale Trichromasie (Farbschwäche): herabgesetzte Empfindlichkeit für Rot (Protanomalie, Rotschwäche), Grün (Deuteranomalie, Grünschwäche; 50 % der Fälle von angeborenen F.) od. Blau (Tritanomalie, Blauschwäche, Blauanomalie; selten); **2.** Dichromasie (partielle Farbenblindheit): Fehlen eines der 3 Zapfensysteme, die für eine Farbunterscheidung notwendig sind; führt zu typischen Farbverwechslungen: **a)** Protanopie (sog. Rotblindheit, Rotgrünblindheit 1. Form), Fehlfarbe ist Rot; es wird außerdem ein Teil des normalerweise sichtbaren Spektrums nicht wahrgenommen; **b)** Deuteranopie (sog. Grünblindheit, Rotgrünblindheit 2. Form), Fehlfarbe ist Grün; **c)** Tritanopie (sog. Blaublindheit, Blaugelbblindheit; selten), Fehlfarbe ist Blau; **3.** Monochromasie: Fehlen von 2 Farbempfindungen; **4.** Achromatopsie: Farbenblindheit*. **II. erworbene F.:** sekundäre Störung des Farbensehens z. B. bei Erkr. der zentralen Netzhaut od. des N. opticus (Neuritis nervi optici bzw. Intoxikationen), Erkr. der Hirnrinde (z. B. Atrophie des Sehnerven, zentrale Skotome, einseitig bei Ablatio retinae); betroffen sind oft nur Teile des Gesichtsfeldes bei gleichzeitiger Störung anderer Sehfunktionen (Visus, Gesichtsfeld); typisch ist ein relatives Farbenskotom. **Diagn.:** qualitative Prüfung mit pseudoisochromat. Tafeln (Stilling*-Tafeln, Ishihara*-Tafeln, Farnsworth*-Panel-D-15-Test) od. quantitativ mit dem Anomaloskop*. Farbenfehlsichtige sind in Abhängigkeit von der Ausprägung der F. für best. Berufe nicht geeignet.

Farben|misch|apparat *m*: (engl.) *colour combination apparatus*; opt. Apparat zur Prüfung des Farbensinns durch Mischung von Spektralfarben; s. Anomaloskop.

Farben|schwäche: s. Farbenasthenopie, Farbenfehlsichtigkeit.

Farben|sehen: (engl.) *colour vision*; Fähigkeit des visuellen Systems zur Wahrnehmung von Farben; die Existenz von 3 Rezeptortypen (Zapfen*) mit spektralen Absorptionsmaxima bei 420 nm (blau), 530 nm (grün) u. 660 nm (rot) ermöglicht das trichromatische Sehen (sog. Trichromasie, **Young-Helmholtz-Dreifarbentheorie**) entspr. den Gesetzen der additiven Farbmischung; herabgesetzte Empfindlichkeit od. Fehlen eines od. mehrerer Zapfentypen bedingen Farbenfehlsichtigkeit*; in nachgeschalteten retinalen Neuronen (z. B. Horizontalzellen, bipolare Zellen) werden Rezeptorimpulse zur Steigerung des Farbkontrasts entspr. der Gegenfarbentheorie (**Hering-Theorie**) antagonistisch verarbeitet (Blau-Gelb-, Rot-Grün- sowie Hell-Dunkel-Antagonismus); bei Lokaladaptation der Retina entsteht das Phänomen des Nachbildes* in Komplementärfarben.

Farber-Krankheit (Sidney F., Päd., Boston, 1903–1973): Ceramidasemangel*.

Farb|stoff|verdünnungs|methode *f*: (engl.) *dye dilution method*; Form der Indikatorverdünnungsmethode* mit einem Farbstoff (z. B. Indocyaningrün) als Indikatorsubstanz; altes Verf., das durch den Einsatz von Fiberoptikkathetern wieder an klin. Bedeutung gewinnt, insbes. i. R. der Doppelindikatorverdünnungsmethode (Komb. mit Thermodilution*); **Prinzip:** photometr. Messung der Indikatorkonzentration.

Farfarae folium *n*: s. Huflattich.

Farmer|lunge: (engl.) *farmer's disease*; auch Dreschfieber, Drescherkrankheit; durch Inhalation von meist Thermoaktinomyzeten* aus verschimmeltem Getreide od. Heu hervorgerufene exogen-allergische Alveolitis*; BK Nr. 4201.

Farn|kraut|phänomen *n*: (engl.) *fern leaf phenomenon*; syn. Arborisationsphänomen; unter Östrogeneinwirkung auftretende, sehr charakterist. Bildung von farnkrautähnlichen NaCl-Kristallen in getrocknetem Zervixschleim* (s. Abb.), bes. deutlich kurz vor der Ovulation; verschwindet unter Progesteroneinfluss; **Anw.:** Zyklusdiagnostik.

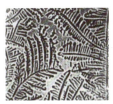

Farnkrautphänomen: Objektträgerausstrich

Farnsworth-Panel-D-15-Test *m*: (engl.) *Farnsworth panel D-15 test*; qual. Testverfahren zur Diagn. einer Farbenfehlsichtigkeit*, bei dem der Proband 15 Farbtöne entspr. ihrer Ähnlichkeit ordnen soll.

Farr-In|dex (Index*) *m*: Index zur quant. Erfassung des Reifegrads eines Frühgeborenen* u. zur Abschätzung des Gestationsalters, z. B. anhand von Geburtsgewicht, Lanugobehaarung u. Mamillendurchmesser; vgl. Reifezeichen des Neugeborenen.

Fasc-: auch Fasz-; Wortteil mit der Bedeutung Binde, Band; von lat. fascia.

Fascia (↑) *f*: s. Faszie.

Fascia abdominis parietalis (↑) *f*: syn. Fascia endoabdominalis; die Bauchwand innen überziehende Bindegewebeschicht.

Fascia axillaris (↑) *f*: unterer Abschluss der Achselgrube.

Fascia bucco|pharyngea (↑) *f*: Bindegewebeschicht auf dem M. buccinator, die sich über die Raphe pterygomandibularis auf den M. constrictor pharyngis sup. als Fascia buccopharyngealis fortsetzt.

Fascia cervicalis (↑) *f*: (engl.) *cervical fascia*; syn. Fascia colli; Bindegewebeschichten des Halses: **1. Lamina superficialis:** Bestandteil der allg. Körperfaszie, an Manubrium sterni, Clavicula u. Unterkieferrand befestigt, umscheidet M. sternocleidomastoideus, M. trapezius; **2. Lamina pretrachealis:** zwischen Mm. omohyoidei (seitl.), Zungenbein (oben) u. hinterem Brust- u. Schlüsselbeinrand (unten) befestigt, umscheidet untere Zungenbeinmuskeln; zwischen Lamina superficialis u. Lamina pretrachealis befindet sich das Spatium suprasternale; **3. Lamina prevertebralis:** umscheidet tiefe Halsmuskeln, setzt sich in das Bindegewebe des Mediastinums u. der Gefäßnervenscheide der Axilla fort; **4. Vagina carotica:** Scheide um A. carotis comm., V. jungularis int., N. vagus, hat Verbindung zur Lamina pretrachealis.

Fascia clavi|pectoralis (↑) *f*: die M. pectoralis minor u. M pectoralis subclavius umhüllende Bindegewebeschicht, an Proc. coracoideus u. Clavicula befestigt.

Fascia clitoridis (↑) *f*: Bindegewebeumhüllung des Klitorisschwellkörpers.

Fascia cribrosa (↑) *f*: siebartig durch Venen u. Lymphgefäße durchlöchertes oberflächl. Blatt der Fascia lata über den Hiatus* saphenus.

Fascia dia|phragmatica (↑) *f*: Bindegewebeschicht der Zwerchfellmuskulatur.

Fascia dia|phragmatis pelvis (↑) *f*: s. Diaphragma pelvis.

Fascia dia|phragmatis uro|genitalis (↑) *f*: s. Diaphragma urogenitale.

Fascia endo|thoracica (↑) *f*: (engl.) *endothoracic fascia*; syn. Fascia parietalis thoracis; bindegewebige Verschiebeschicht zwischen Brustwand u. Pleura parietalis.

Fascia inferior, superior dia|phragmatis pelvis (↑) *f*: die den M. levator ani unten bzw. oben überziehende Bindegewebeschicht.

Fascia infra|spinata (↑) *f*: die den M. infraspinatus bedeckende Bindegewebeschicht.

Fascia lata (↑) *f*: Oberschenkelfaszie.

Fascia masseterica (↑) *f*: Bindegewebeblatt auf dem M. masseter, geht teils in Fascia parotidea über, zieht teils unter der Parotis zum Jochbogen.

Fascia musculorum (↑) *f*: bindegewebige Muskelhülle.

Fascia nuchae (↑) *f*: Fortsetzung der Lamina superf. der Fascia cervicalis am Nacken.

Fascia obturatoria (↑) *f*: kräftige, den M. obduratorius int. bedeckende Bindegewebeschicht; Teil der Fascia pelvis parietalis.

Fascia parotidea (↑) *f*: Bindegewebehülle der Glandula* parotidea; außen teils sehr derb, nach medial (Spatium lateropharyngeum) sehr zart; am Jochbogen befestigt, geht teilweise in Fascia masseterica über, steht unten mit der Lamina superficialis der Fascia cervicalis in Verbindung.

Fascia pectoralis (↑) *f*: fest auf dem M. pectoralis major verwachsene Bindegewebehüllschicht; Bestandteil der oberflächl. Körperfaszie; gegenüber dem außen gelegenen Fettgewebe gut verschieblich (Brustdrüse); geht über u. a. in Lamina superficialis der Fascia cervicalis u. Fascia axillaris.

Fascia pelvis (↑) *f*: syn. Fascia pelvica; Beckenfaszie; ihr parietaler Anteil, Fascia pelvis parietalis, haftet ventral, lateral u. dorsal an der Wand des kleinen Beckens; ihr die Innenseite des M. obturatorius int. überziehender Abschnitt, Fascia obturatoria, bildet einen Teil der Ursprungslinie des M. levator ani. Dieser wird kaudal von der Fascia inferior diaphragmatis pelvis, kranial von der Fascia superior diaphragmatis pelvis bedeckt, die sich als Fascia pelvis visceralis auf die benachbarten Eingeweide, v. a. Rektum, Harnblase u. Vagina bzw. Prostata, umschlägt.

Fascia pelvis parietalis (↑) *f*: syn. Fascia endopelvina; die Beckenwand (Muskeln, Knochen) innen bedeckende Bindegewebeschicht.

Fascia penis (↑) *f*: derbe, die Schwellkörper umhüllende Bindegewebeschicht des männl. Gliedes.

Fascia perinei (↑) *f*: syn. Fascia investiens perinei superficialis; überzieht die oberflächlichsten Beckenbodenmuskeln (M. transversus perinei superficialis, M ischiocavernosus, M. bulbospongiosus).

Fascia pharyngo|basilaris (↑) *f*: (engl.) *pharyngobasilar fascia*; membranöser Teil der Schlundwand zwischen M. constrictor pharyngis sup. u. Schädelbasis.

Fascia renalis (↑) *f*: bindegewebige Umhüllung der Capsula adiposa der Niere.

Fascia spermatica ex|terna (↑) *f*: Fortsetzung der Aponeurose des M. obliquus externus abdominis u. der allg. äußeren Körperfaszie um Funiculus spermaticus, Hoden u. Nebenhoden.

Fascia spermatica in|terna (↑) *f*: Ausstülpung der Fascia transversalis; umfasst Samenleiter, Hoden u. Nebenhoden.

Fascia supra|spinata (↑) *f*: das derbe, den M. supraspinatus bedeckende Bindegewebeblatt.

Fascia temporalis (↑) *f*: (engl.) *temporal fascia*; Bindegewebedeckung des M. temporalis, zwischen Linea temporalis sup. u. Jochbogen; 2 Blätter (Lamina superficialis, Lamina prof.) trennen sich über dem Jochbogen u. inserieren an dessen Außenbzw. Innenrand.

Fascia thoracica (↑) *f*: Bindegewebehülle der Thoraxinnenmuskulatur.

Fascia thoraco|lumbalis (↑) *f*: v. a. im Lendenbereich aponeurotische Bindegewebehülle des M. erector spinae; Lamina post. (superf.): unten an der Crista iliaca, median an den Dornfortsätzen befestigt; Lamina ant. (profunda): von den Proc. costoformia der Lendenwirbel ausgehend, die Hinterfläche des M. quadratus lumborum bedeckend;

beide Blätter vereinigen sich am lateralen Rand des M. erector spinae; Ursprung für M. transversus, M. obliquus int. abdominis.

Fascia trans|versalis (↑) *f*: (engl.) *transversalis fascia*; Faszie zwischen der Innenfläche der Bauchwand u. dem Peritoneum.

Fasciculi inter|segmentales (lat. fasciculus Bündel) *m pl*: s. Fasciculi proprii medullae spinalis.

Fas|ciculi proprii medullae spinalis (↑) *m pl*: syn. Fasciculi intersegmentales; Grundbündel des Rückenmarks; verbinden einzelne Rückenmarksegmente untereinander.

Fas|ciculus (lat.) *m*: Bündel; Nerven- od. Muskelbündel; s. Tractus.

Fas|ciculus atrio|ventricularis (↑) *m*: s. Erregungsleitungssystem.

Fas|ciculus cuneatus (↑) *m*: s. Hinterstrang.

Fas|ciculus gracilis (↑) *m*: s. Hinterstrang.

Fas|ciculus inter|fascicularis (↑) *m*: s. Schultze-Komma.

Fas|ciculus lateralis (↑) *m*: s. Plexus brachialis.

Fas|ciculus longitudinalis dorsalis (↑) *m*: (engl.) *dorsal longitudinal fasciculus*; syn. Fasciculus longitudinalis posterior; dorsales Längsbündel, Schütz-Bündel; unmyelinisiertes, auf- u. absteigendes Fasersystem zwischen Hypothalamus u. Kerngebieten im Hirnstamm, insbes. motorische u. sekretorische Hirnnervenkerne (z. B. Nuclei nervi III, VII, X, XII, Nucleus ambiguus, Nucleus solitarius u. Nuclei salivatorii).

Fas|ciculus longitudinalis medialis (↑) *m*: (engl.) *medial longitudinal fasciculus*; mediales Längsbündel; im Hirnstamm (dorsaler Teil des Pons) gelegenes auf- u. absteigendes Fasersystem, das u. a. die motor. Hirnnervenkerne miteinander u. den Vestibularapparat mit Augen-, Hals- u. Rumpfmuskulatur verbindet u. koordiniert (z. B. Augen- u. Kopfbewegung nach vestibulocochleärer Stimulation od. Kau-, Zungen- u. Schlundmuskulatur beim Sprechen u. Schlucken).

Fas|ciculus medialis (↑) *m*: s. Plexus brachialis.

Fas|ciculus posterior (↑) *m*: s. Plexus brachialis.

Fas|ciculus retro|flexus (↑) *m*: s. Meynert-Bündel.

Fas|ciculus semi|lunaris (↑) *m*: s. Schultze-Komma.

Fasciitis nodularis pseudo|sarcomatosa (↑; -itis*) *f*: (engl.) *nodular fasciitis*; plötzl. auftretender, rasch wachsender, meist solitärer, evtl. schmerzhafter subkutaner Knoten, über dem die Haut verschiebbar ist, bes. an den Unterarmen; nach Mo. bis Mon. spontane Rückbildung; fibroblast. Proliferation unklarer Ätiol.; **DD:** Fibrosarkom*.

Fasciola (dim ↑) *f*: **1.** (anat.) Bändchen; **2.** (parasitolog.) Gattung endoparasit. Egel (s. Trematodes).

Fasciola hepatica (↑) *f*: (engl.) *Fasciola hepatica*; großer Leberegel; Saugwurm (s. Trematodes) in den Gallengängen von Hauswiederkäuern; selten beim Menschen; Größe ca. 13 mm × 20–30 mm, Fasciola gigantica in Afrika bis 70 mm; **Vork.:** weltweit (Schaf- u. Rinderzuchtgebiete); beim Menschen bes. in Mittel- u. Südamerika, Südfrankreich, England, Nordafrika; in Deutschland selten; **Entw.:** über Süßwasserschnecken als Zwischenwirt, in denen die Larve (Mirazidium) zur Sporozyste wird; durch ungeschlechtl. Vermehrungsstadien entstehen Zerkarien, die sich an Pflanzenteile binden u. enzystieren; **Übertragung:** orale Aufnahme von metazerkarienhaltigem Gemüse verursacht Fascioliasis*, von F. h. durchseuchte Schaf- od. Ziegenleber führt zu Halzoun*; **Diagn.: 1.** Wurmeiernachweis* im Stuhl, Duodenal- u. Gallensaft; **2.** (serol.) Immunfluoreszenztest, ELISA.

Fascioliasis (↑; -iasis*) *f*: (engl.) *fascioliasis*; syn. Fasciolosis, Leberegelkrankheit; Befall von Leber u. Gallengängen durch Fasciola* hepatica; **Übertragung:** v. a. durch Verzehr metazerkarienhaltiger Wasserkresse; **Klin.:** Fieber, epigastr. Schmerzen, Müdigkeit, Eosinophilie, Hepatomegalie, evtl. Diarrhö u. Gallengangverschluss; **Diagn.: 1.** Wurmeiernachweis* im Stuhl, Duodenalsaft (gelegentl. werden Eier von Fasciola hepatica u. a. Egeln mit Schafinnereien verzehrt ohne eigentl. Infektion; Verwechslung mit Eiern von Fasciolopsis* od. Echinostoma* mögl.); häufig durch im Leberparenchym wandernde juvenile Egel bereits Beschwerden vor der Geschlechtsreife, d. h. bevor ein Einachweis mögl. ist; **2.** Immunfluoreszenztest, ELISA; **Ther.:** Triclabendazol. Vgl. Halzoun.

Fasciolopsiasis (↑; Op-*; -iasis*) *f*: (engl.) *fasciolopsiasis*; syn. Darmegelkrankheit; Befall des Darms mit dem Riesendarmegel Fasciolopsis* buski durch perorale Aufnahme von ungekochten Wasserpflanzen (z. B. Wassernuss); **Sympt.:** inapparent od. Diarrhö, Bauchschmerz, Abmagerung, Aszites, Anämie; **Diagn.:** Wurmeiernachweis* im Stuhl; **Ther.:** Praziquantel.

Fasciol|opsis buski (↑; Op-*) *f*: (engl.) *Fasciolopsis buski*; Riesendarmegel (s. Darmegel, Trematodes); gefährl. Darmparasit des Menschen; Err. der Fasciolopsiasis*; Größe ca. 10–20 mm × 30–80 mm; **Vork.:** Süd-, Südost- u. Ostasien; **Übertragung:** orale Aufnahme von Metazerkarien* an essbaren Wasserpflanzen u. deren Früchten (Wassernuss, -kastanie); **Diagn.:** Wurmeiernachweis*.

Fasciolosis (↑; -osis*) *f*: Fascioliasis*.

Faser|jahre: (engl.) *fiber years*; Maß für die z. B. kumulative Asbestfaserstaub-Dosis als Produkt aus durchschnittl. Faserkonzentration in der Luft u. kumulierter Expositionsdauer in Jahren; 1 Faserjahr entspricht einer einjährigen 8-stündigen Einwirkung (Arbeitstag) von 1×10^6 Asbestfasern/m³ der krit. Abmessung (Länge >5 μm, ⌀ <3 μm, Länge zu Durchmesserverhältnis >3 : 1) bei 240 Arbeitstagen (Schichten pro Jahr); die Verdoppelungsdosis für asbestinduzierte maligne Lungenkrankheiten (doppelte Erkrankungsanzahl im Vergleich zur allgemeinen Bevölkerung) beträgt 25 Faserjahre. Vgl. Asbestose; Faserstaub.

Faser|knorpel: (engl.) *fibrous cartilage*; Fibrocartilago; zellarmer Knorpel*, dessen Interzellulärsubstanz aus kollagenen Faserbündeln besteht, die nur in unmittelbarer Nähe der Zellen durch Grundsubstanz maskiert sind; **Vork.:** Symphysenknorpel, Disken, Menisken, Gelenkklippen.

Fasern: 1. (engl.) *fibres*; Fibrae; Bestandteile der Interzellulärsubstanz des Bindegewebes*; **a)** kollagene F. (s. Kollagen), **b)** elastische Fasern*; **c)** retikuläre (syn. argyrophile) F. (s. Gitterfasern); **2.** F. von Muskeln (s. Muskelgewebe) u. Nerven*.

Fasern, argyro|phile: syn. retikuläre Fasern; s. Gitterfasern.

Fasern, elastische: (engl.) *elastic fibres*; dehnbare Netze u. Membranen bildende Fasern des Bindegewebes*, die aus einem zentralen Kern aus Elastin* u. einem peripheren Mikrofibrillenmantel bestehen; i. d. R. zus. mit kollagenen Fasern, z. B. in Ligamenta* flava, Ligamentum* nuchae, Stimmband, elast. Knorpel, herznahen Arterien (dort Bildung der Membranae fenestratae); finden sich bei mit Zerstörung von Lungengewebe einhergehenden Erkr. im Auswurf.

Fasern, prä|kollagene: s. Gitterfasern.

Faser|staub: (engl.) *fibrous dust*; arbeitsmed. Bez. für Staub, der lungengängige künstl. od. natürl. anorganische Mineralfasern außer Asbest* enthält (Länge >5 µm, ∅ <3 µm, Länge pro ∅ >3).

Faser|typen|dys|pro|portion, kon|genitale *f*: (engl.) *congenital fiber type dysproportion*; nicht progrediente Muskelerkrankung mit unterschiedl. starker, häufig bereits intrauterin auftretender Muskelhypotonie bis zum floppy*-infant mit Ateminsuffizienz; ursächlich wird eine Reifungsstörung der Muskulatur vermutet; möglicherweise keine nosolog. Entität; histol. zu kleine u. zu viele Typ-1-Muskelfasern; vgl. Myopathien, kongenitale.

Fass|thorax (Thorax*) *m*: (engl.) *barrel-shaped chest*; fassförmiger Thorax, typ. für Lungenemphysem*; starrer Brustkorb ohne Atemexkursionen, untere Thoraxapertur erweitert (epigastr. Winkel größer als 90°), vergrößerter Tiefendurchmesser (s. Abb.).

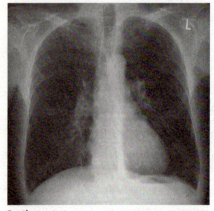

Fassthorax [167]

Fasten|test *m*: Hungerversuch*.
Fastidium (lat.) *n*: Ekel.
Fastigium (lat.) *n*: Gipfel, Höhepunkt.
Fasz-: s. a. Fasc-.
Faszie (Fasc-*) *f*: (engl.) *fascia*; wenig dehnbare, aus gekreuzt verlaufenden kollagenen Fasern u. elastischen Netzen aufgebaute Hülle einzelner Organe, Muskeln od. Muskelgruppen; allg. Körperfaszien umhüllen die Gesamtmuskulatur des Rumpfs od. der Extremitäten. Die Bez. richten sich nach dem Organ od. der Umgebung.

Faszien|naht (↑): (engl.) *fasciorrhaphy*; s. Nahtmethoden.

Faszien|quer|schnitt (↑): s. Querschnitt, suprapubischer.

Faszien|ruptur (↑; Ruptur*) *f*: s. Muskelhernie.

Faszien|trans|plantation (↑; Transplantation*) *f*: (engl.) *fascial grafting*; autogene Faszientransplan-tation zur Duraplastik* bzw. Duraerweiterungsplastik*.

Fasziitis, eosinophile (↑; -itis*) *f*: (engl.) *eosinophilic fasciitis*; syn. Shulman-Syndrom; seltene Sonderform der Sclerodermia* circumscripta mit akuter Entz. u. nachfolgender Sklerose tiefer Faszien u. der Subkutis, meist an den Extremitäten; **Ätiol.:** oft nach Traumen; **Klin.:** typ. tiefe Eindellungen entlang des Venenverlaufs im befallenen Bereich; **Diagn.:** in der Frühphase Eosinophilie (bis 30 %) im peripheren Blut, beschleunigte BSG; **Histol.:** charakterist. Biopsiebefund (Haut, Faszie, Muskel) mit eosinophilem u. histiozytärem Infiltrat; **Ther.:** Glukokortikoide; **Progn.:** günstig; spontane Besserung nach jahrelangem Verlauf möglich; meist mit Schrumpfung der Faszie u. irreversiblen Beugekontrakturen.

Fasziitis, nekrotisierende (↑, -itis*) *f*: (engl.) *necrotizing fasciitis*; Fasciitis necroticans ; Abk. FN; akute Entz. der Faszien mit Gangrän* des subkutanen Fettgewebes u. der Muskulatur als posttraumat. Weichteilinfektion (auch nach Bagatellverletzung), begünstigt durch Kontamination der Wunde u. krit. Weichteildurchblutung; **Err.:** Streptokokken der Gruppe A (evtl. Mischinfektion mit Anaerobiern); **Klin.:** Entz., Blasenbildung u. schnelle Entw. ausgedehnter Nekrosen; stark reduziertes Allgemeinbefinden; **Kompl.:** rasche Entw. von lebensbedrohl. Sepsis* u. Multiorganversagen*; **Diagn.:** klin. Untersuchung, Anti*-DNase-B-Test positiv; **Ther.:** ausgedehnte Exzision u. Drainage, Antibiotika (Penicilline, Tetracycline) hochdosiert, intensivmed., hyperbare Sauerstofftherapie; **Progn.:** rein konservatives Vorgehen oft mit deletären Folgen bis zur Amputation, hohe Mortalität i. R. eines sept. Multiorganversagens.

Faszikel (dim ↑) *m*: (engl.) *fascicle*; Fasciculus; kleine Bündel von Muskel- od. Nervenfasern; seltener auch Bez. für Sehnenzüge.

Faszikulation (↑) *f*: (engl.) *fasciculation*; sichtbare, regellose, blitzartige Kontraktion von Muskelbündeln ohne Bewegungseffekt; **Vork.:** als sog. benigne F. ohne pathol. Bedeutung od. bei Schädigung des 2. motorischen Neurons, bes. bei Vorderhornsyndrom*; als UAW depolarisierender peripherer Muskelrelaxanzien*. Vgl. Fibrillation.

Faszikulations|potentiale (↑) *n pl*: s. Elektromyographie.

Fatigue (lat. *fatigatio* Ermüdung): (engl.) *fatigue*; Zustand erheblicher anhaltender Schwäche u. schneller Erschöpfbarkeit, der die Fähigkeit zu körperlicher u. geistiger Arbeit u. somit ggf. die Erwerbsfähigkeit* einschränkt; häufig assoziiert mit anderen unspezif. Sympt. wie Kopf-, Hals-, Gelenk- u. Muskelschmerzen, Konzentrations- u. Gedächtnisstörungen; Verschlechterung des Zustands nach Anstrengung; im Unterschied zu physiol. Zuständen von Müdigkeit u. Erschöpfung bessert sich F. auch durch Ruhe, Schlaf u. Erholung nicht; **Vork.:** häufig bei maligner Erkr. bzw. während u. nach Chemotherapie; auch assoziiert mit rheumatischen Erkr. u. entzündl. ZNS-Erkr. (z. B. Multiple* Sklerose); kann auch ohne nachweisbare org. Grunderkrankung auftreten (s. Müdigkeitssyndrom, chronisches).

Fatigue-Syn|drom (↑) *n*: chronisches Müdigkeitssyndrom*.

fatty streaks (engl.): Fettstreifen; atherosklerot. Frühläsion, bestehend aus mit Cholesterolester überladenen Xanthomzellen*, die speziellen Makrophagen entsprechen u. sich streifenförmig unter dem Endothel von Arterien anhäufen; vgl. Arteriosklerose.

Fauces (lat.) *f*: Schlund; s. Isthmus faucium.

Faul|baum: (engl.) *glossy buckthorn*; Rhamnus frangula; Strauch aus der Fam. der Kreuzdorngewächse, dessen Rinde der Zweige u. Stämme (Frangulae cortex) 1,8-Dihydroxyanthracen-Derivate (Glucofrangulin A u. B, Frangulin A u. B) u. Aglykone (Frangula-Emodin, Chrysophanol, Physcion) enthält; **Wirkung:** aktive Sekretion von Elektrolyten u. Wasser in das Darmlumen u. Hemmung ihrer Rückresorption im Colon; dadurch Verstärkung des Füllungsdrucks u. Anregung der Peristaltik; **Verw. u. NW:** s. Laxanzien; **Kontraind.:** Ileus, evtl. Schwangerschaft u. Stillzeit.

Faul|brand: s. Gangrän.

Faul|ecke: s. Angulus infectiosus oris.

Faust|schluss|probe: (engl.) *fist clenching sign*; Funktionsprüfung zum Nachweis von Durchblutungsstörungen im Bereich der oberen Extremitäten bei pAVK*; wird bei erhobenem Arm die Hand innerh. von 2 Min. 60-mal zur Faust geschlossen u. geöffnet, kommt es bei Vorliegen einer Durchblutungsinsuffizienz zu einer diffusen od. fleckförmigen Abblassung der Handinnenflächen u. Finger u. zum verzögerten Auftreten der reaktiven Hyperämie u. Wiederauffüllung der Venen am herabhängenden Arm. Vgl. Thoracic-outlet-Syndrom, Allen-Test.

Faust|zeichen: s. Tetanie.

Favismus (lat. faba Bohne) *m*: (engl.) *favism*; sog. Bohnenkrankheit; Form des X-chromosomal-rezessiv erbl. Glukose*-6-phosphat-Dehydrogenasemangels, bei der es nach Verzehr von Saubohnen (Vicia faba) innerh. von Std. od. wenigen Tagen zu einer schweren, u. U. lebensbedrohl. hämolytischen Anämie* mit Hämoglobinurie kommt; anschl. Regenerationsphase mit Steigerung der Erythrozytenproduktion (Dauer ca. 20–25 Tage), in der die Pat. wegen des größeren Glukose-6-phosphat-Dehydrogenasegehalts junger Erythrozyten gegen weitere Expositionen mit der auslösenden Noxe refraktär sind. Vgl. Erythrozytenenzymopathie.

Favre-Racouchot-Krankheit (Maurice F., franz. Dermat., 1876–1954; Jean R., Arzt, Lyon, 1908–1994): Elastoidosis* cutanea nodularis.

Favus (lat. Honigwabe) *m*: (engl.) *favus*; syn. Tinea favosa; sog. Kopfgrind, Erbgrind; ansteckende, chron. persistierende Pilzinfektion (tiefe Trichophytie*) mit reaktiver narbiger sek. Alopezie (Pseudopelade*), bes. bei Kindern; **Err.:** Trichophyton* schönleinii; seltener Trichophyton violaceum u. Microsporum* canis; **Vork.:** v. a. in Südosteuropa, Vorderasien u. Afrika; **Sympt.:** schwefelgelbe, bröckelige, schüsselförmig gedellte Schildchen (Scutula) auf dem behaarten Kopf, penetranter Geruch, narbige Alopezie*; **Diagn.:** mikroskop. u. kultureller Pilznachweis in Hautschuppen, Skutula u. Haarstümpfen; in Kultur typische sog. Kronleuchterhyphen; **Ther.:** 4 Wo. system. u. lokale Antimykotika (Itraconazol, Fluconazol, Terbinafin); Wiederholung alle 2 Wo. bis Kultur negativ.

Fawcett-Plaques (Edward F., Anat., Bristol, 1867–1942; Plaque*) *f pl*: (engl.) *Fawcett's plaques*; kleinste Teleangiektasien an den Fingerbeeren bei Osler*-Rendu-Weber-Krankheit.

Fazialis (Facies*) *m*: Kurzbez. für Nervus* facialis.

Fazialis|de|kom|pression (↑; De-*; Kompression*) *f*: (engl.) *facial nerve decompression*; chir. Dekompression des Nervus* facialis; **Formen: 1.** mikrovaskuläre Dekompression im Kleinhirnbrückenwinkel* durch mikrochir. Freipräparation des vaskulär (z. B. durch art. Schlinge od. Ast der A. inferior anterior bzw. A. posterior cerebelli) komprimierten Nerven (s. Spasmus facialis) u. Interposition eines Polsters (z. B. Teflonwatte); vgl. Trigeminusneuralgie; **2.** knöcherne Freilegung im Canalis nervi facialis bei ischäm. Fazialisparese*, Melkersson*-Rosenthal-Syndrom u. Fazialislparese nach Schädelbasisfraktur*.

Fazialis|kon|traktur (↑; Kontraktur-*) *f*: (engl.) *contracture of facial muscles*; Dauerkontraktion der vom N. facialis versorgten Muskeln, v. a. nach Fazialisparese*.

Fazialis|krampf, tonischer (↑): Spasmus* facialis.

Fazialis|parese (↑): **1.** (engl.) *facial palsy*; auch Fazialislähmung; **periphere F.:** schlaffe Lähmung aller vom N. facialis (VII. Hirnnerv) innervierten Muskeln (s. Abb. 1); **Urs.:** unbekannt, wahrscheinlich entzündl. Genese; evtl. durch Virusinfektion (z. B. Zoster oticus) od. parainfektiös ausgelöst; selten Lyme-Borreliose, akute od. chron. Otitis, Raumforderung im Bereich des Felsenbeins (Epidermoid, Neurinom), Parotistumor; **Sympt.:** einseitig unvollständiger Lidschluss (Bell*-Phänomen, s. Abb. 2), Herabhängen des Unterlids, verstrichene Nasolabialfalte, Stirnrunzeln nicht möglich; häufig auch Hyperakusis (Parese des M. stapedius), Schmeckstörungen im Bereich der vorderen zwei Drittel der Zunge (Chorda tympani) u. Störungen der Tränensekretion (Ggl. geniculi); bei Defektheilung evtl. pathol. Mitinnervation anderer Gesichtsmuskeln (vgl. Ephapse), Fazialiskontraktur, selten Krokodilstränenphänomen*; **Diagn.:** Blinkreflex, Elektromyographie, Magnetstimulation; in 80 % der Fälle Leitungsblock (Neurapraxie) mit guter Progn.; in 20 % Axondegeneration (Axonotmesis); **Ther.:** bei idiopathischer F.

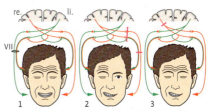

Fazialisparese Abb. 1: Patient wird aufgefordert, die Stirn zu runzeln, die Augen zusammenzukneifen u. die Zähne zu zeigen. 1: physiol. Erregungsleitung des N. facialis; 2: periphere F. links (Nucleus od. N. facialis); 3: zentrale F.

Fazialisparese, angeborene

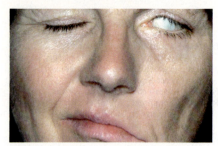

Fazialisparese Abb. 2: periphere F. links mit Bell-Phänomen u. verstrichener Nasolabialfalte [135]

Glukokortikoide, Nervendekompression umstritten; Augenklappe, Augensalbe; **2. zentrale F.**: zentral bedingte faziale Lähmung; Störung der mimischen Muskulatur v. a. im Mundbereich; Stirnrunzeln (meist) möglich (s. Abb. 1); **Urs.**: Schädigung im Bereich des Gyrus precentralis (zentrale F.) bzw. des Tractus corticonuclearis (supranukleäre F.) v. a. durch Hirntumoren od. vaskuläre Prozesse.
Fazialis|parese, angeborene (↑): (engl.) *congenital facial palsy*; ein- od. beidseitige Fazialisparese*, häufig zus. mit anderen Hirnnervenlähmungen, Augen- u. Ohrfehlbildungen; **Ätiol.**: **1.** Typ 1: HCFP1-Genmutation, Genlocus 3q21-q22; **2.** Typ 2: HCFP2-Genmutation, 10q21.3-q22.1. Vgl. Möbius-Kernaplasie.
Fazialis|spasmus (↑; Spas-*) *m*: Spasmus* facialis.
Fazialis|zeichen (↑): Chvostek*-Zeichen.
Fazilitation, proprio|zeptive neuro|muskuläre (lat. *facilitas* Leichtigkeit) *f*: s. PNF.
FBA: Abk. für Fetalblutanalyse; s. Fetalblutuntersuchung.
Fc-Fragment *n*: Abk. für (franz.) *fragment crystalline*; s. Immunglobuline.
FCKW: Abk. für Fluor-Chlor-Kohlenwasserstoffe; s. Halogenkohlenwasserstoffe.
Fc-Re|zeptor (Rezeptoren*) *m*: (engl.) *Fc-receptor*; zellulärer Rezeptor für Fc-Fragmente von Immunglobulinen*; F.-R. werden auf Leukozyten*, dendritischen Zellen* u. natürlichen Killerzellen* exprimiert, aktivieren diese Zellen bei Bindung von Immunglobulinen u. vermitteln ebenso wie Komplement-Rezeptoren (s. Komplement) Opsonisierung u. Phagozytose. F.-R. sind für je eine Hauptklasse von Immunglobulinen spezifisch (Fcγ für IgG*, Fcε für IgE*, Fcμ für IgM*, Fcα für IgA*).
FDA: Abk. für (amerikan.) Food* and Drug Administration.
FDG: Abk. für ^{18}F*-Fluor-Desoxyglukose.
Fe: chem. Symbol für Eisen*.
FEBK: Abk. für freie Eisenbindungskapazität*.
febril (Febris*): (engl.) *febrile*; fieberhaft.
Febris (lat.) *f*: Fieber*.
Febris biliosa (↑) *f*: (engl.) *bilious fever*; mit Ikterus* verbundenes Fieber, z. B. bei Rückfallfieber* od. als sog. Schwarzwasser-Fieber bei Malaria* tropica.
Febris herpetica (↑) *f*: s. Ephemera.
Febris inter|mittens (↑) *f*: intermittierendes Fieber*.

Febris medi|terranea (↑) *f*: s. Mittelmeerfieber, familiäres; Brucellosen.
Febris puerperalis (↑) *f*: s. Puerperalfieber.
Febris quartana (↑) *f*: s. Malaria quartana.
Febris quintana (↑) *f*: wolhynisches Fieber*.
Febris quoti|diana (↑) *f*: (engl.) *quotidian fever*; tägl. Fieberschübe bei Malaria* mit gleichzeitiger Inf. durch mehrere Plasmodien*-Generationen mit versch. Entwicklungsrhythmus od. Infek. mit Plasmodium* knowlesi.
Febris re|currens (↑) *f*: s. Rückfallfieber.
Febris rheumatica (↑) *f*: rheumatisches Fieber*.
Febris tertiana (↑) *f*: s. Malaria tertiana.
Febris traumatica (↑) *f*: Wundfieber; s. Resorptionsfieber, Sepsis.
Febris typhoides (↑) *f*: Typhus* abdominalis.
Febris undulans (↑) *f*: (engl.) *undulant fever*; wechselndes Fieber mit langer Periodizität, z. B. als Pel*-Ebstein-Fieber od. bei Bang-Krankheit (s. Brucellosen).
Febris uveo|parotidea Heerfordt (↑) *f*: Heerfordt*-Syndrom.
Febuxo|stat *n*: (engl.) *febuxostat*; 2-Aryl-Thiazol-Derivat; Urikostatikum*; **Wirkung**: Hemmung der Xanthinoxidase*, so dass vermehrt Hypoxanthin* u. Xanthin* renal ausgeschieden werden; im Gegensatz zu Allopurinol* keine Hemmung weiterer am Purin- od. Pyrimidinstoffwechsel beteiligter Enzyme; **Ind.**: chron. Hyperurikämie* bei bereits vorhandener Ablagerung von Uratkristallen; **Kontraind.**: ischäm. Herzerkrankung, dekompensierte Herzinsuffizienz, veränderte Schilddrüsenfunktion, gleichzeitige Einnahme von Azathioprin od. Mercaptopurin; **UAW**: Leberfunktionsstörungen, Diarrhö, Kopfschmerz, Übelkeit, Hautausschlag; in den ersten Tagen der Ther. ggf. Gichtanfall (durch sinkende Serum-Harnsäurespiegel Mobilisierung von Harnsäureablagerungen aus den Geweben); Ther. darf daher erst nach Abklingen eines akuten Anfalls begonnen u. bei Gichtanfall unter Ther. nicht abgesetzt werden.
Fechner-Gesetz (Gustav T. F., Phys., Leipzig, 1801–1887): (engl.) *Fechner's law*; neurophysiol. Regel, nach der die Stärke der Empfindung proportional des Logarithmus der Reizstärke wächst.
Fechter|stellung: **1.** (engl.) *right anterior oblique position*; (röntg.) Bez. für die Position, die der Pat. bei der Röntgen-Thorax-Aufnahme in RAO-Projektion einnimmt (Strahlengang im ersten schrägen Durchmesser; von links hinten nach rechts vorn, s. Abb.); gute Beurteilbarkeit des linken Vorhofs; vgl. Boxerstellung; Röntgendiagnostik; **2.** (päd.) seltene Haltung beim Brechdurchfall des Säuglings*; **3.** (engl.) *fencer's posture*; (neurol.) F. im Adversivanfall; s. Epilepsie; **4.** (forens.) typische Arm-

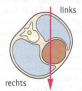

Fechterstellung: Strahlengang bei RAO-Projektion; Pat. um 60° gedreht, rechte Schulter röntgenfilmnah

Fehlbildung, anorektale
Klassifikation nach Peña

Männer	Frauen	Kolostomie
perineale Fistel	perineale Fistel	nein
rektourethrale Fistel	vestibuläre Fistel	ja
bulbär	persistierende Kloake mit gemeinsamem Kanal <3 cm	ja
prostatisch	persistierende Kloake mit gemeinsamem Kanal >3 cm	ja
rektovesikale Fistel (Blasenhals)		ja
Analatresie ohne Fistel	Analatresie ohne Fistel	ja
rektale Atresie	rektale Atresie	ja

u. Beinhaltung bei Brandleichen inf. Hitzeschrumpfung der Muskulatur (Masse der Beugemuskeln überwiegt die der Streckmuskeln).
Fechtner-Syn|drom n: s. Makrothrombozytopenie, MYH9-assoziierte.
Fecundatio (lat. fecundus fruchtbar) f: Befruchtung*; s. Superfecundatio.
Fede-Riga-Geschwür (Francesco F., Päd., Neapel, 1832–1913; Antonio R., Arzt, Neapel, 1832–1919): (engl.) Fede's disease, Riga's ulcer; sog. Keuchhustengeschwür; v. a. bei Kindern mit Keuchhusten* vorkommende Ulzeration am Zungenbändchen, die durch Einreißen od. Reibung an den unteren Schneidezähnen bei häufigem Husten mit herausgestreckter Zunge entsteht.
Feedback-Aktivierung (engl. feedback Rückkopplung): s. Rückkopplung.
Feedback-Mechanismus (↑) m: (engl.) feedback mechanism; s. Regelkreis; Rückkopplung.
Feed|forward-Aktivierung: (engl.) feedforward activation; biochem. Regulationsmechanismus, bei dem ein Metabolit das ihn verbrauchende Enzym aktiviert; z. B. aktiviert Glukose-6-Phosphat die Glykogensynthetase; vgl. Rückkopplung.
feeding on demand (Stillen auf Verlangen): Stillen* nach Bedarf, Füttern auf Verlangen; Brusternährung des Säuglings nach dessen Bedürfnissen, d. h. ohne feste Anlegezeiten; aus psychosomat. Sicht günstig für das Fürsorgeverhalten der Mutter u. zur Vermeidung diffuser Ängste beim Neugeborenen durch schnelle Befriedigung von Triebbedürfnissen (Hunger).
Feer-Re|aktion (Emil F., Päd., Zürich, 1864–1955) f: (engl.) systemic reaction with tuberculin testing; die Allgemeinreaktion i. R. der Tuberkulinreaktion*.
Feer-Selter-Swift-Krankheit (↑; Paul Se., Päd., Solingen, 1866–1941; H. Sw., Arzt, Adelaide, 1858–1937) n: Akrodynie*.
Fegeler-Syn|drom (Ferdinand F., Dermat., Hamburg, geb. 1920) n: Auftreten von Naevus* flammeus u. Teleangiektasien mit Hyperästhesie nach Verletzungen insbes. im Versorgungsgebiet des Nervus trigeminus.
Fehl|bildung: (engl.) malformation; veraltet Missbildung; (genet.) morphol. Anomalie eines Organs, Organteils od. einer Körperregion inf. Störung der embryonalen zellulären Musterbildung mit qualitativem Defekt der Embryogenese*; zeitl. abgeschlossener, top. begrenzter embryonaler Steuerungsdefekt der Prozesse, die Lage u. Differenzierung von Zellen während Blastogenese* u. Organogenese* determinieren; klin. auch verwendet für andere angeb. Anomalien, z. B. durch exogene Noxen verursacht (toxisch, mechanisch, infektiös u. a.; s. Embryopathie) od. Dysplasien* (z. B. Hüftdysplasie*); **Formen:** z. B. Aplasie*, Agenesie*, Hypoplasie*, Atresie*, Ektopie*.
Fehl|bildung, ano|rekta**le:** (engl.) anorectal malformation; angeb. Fehlen der Analöffnung (hohe od. tiefe Analatresie*) od. des Rektums (Rektumatresie) inf. Fehlbildung des Enddarms während der Differenzierung der primitiven Kloake mit Darmhypoplasie od. persistierender Analmembran; **Vork.:** z. T. in Komb. mit rektourethraler, rektoperinealer, rektovesikaler od. rektovaginaler Fistel u. Dystopie der Analöffnung (Anus vestibularis im Vestibulum vaginae, Anus perinealis am Damm) sowie Fehlbildungen anderer Organe (bes. des Urogenitaltrakts); symptomatisch auch i. R. der VATER*-Assoziation, des Katzenaugensyndroms* u. bei Sirenomelie*; **Einteilung:** s. Tab.; Sonderform: Analstenose (Einengung des Anus), i. d. R. durch Bougierung* therapierbar; **Klin.:** z. T. fehlendes Analgrübchen, evtl. perianale Fistel, tiefer Dickdarmileus, fehlende peranale Mekoniumentleerung (DD: Mekoniumpfropf), Mekonium- od. Luftabgang aus Harnröhre od. Vagina (bei Fistel); **Diagn.:** Röntgendiagnostik in Kopftieflage (aufsteigende Darmgase bis vor der Stenose sichtbar), Ultraschalldiagnostik; **Ther.:** op., bei hoher (supralevator.) Rektumatresie posteriore sagittale Anorektoplastik* (früher Rehbein*-Operation). Vgl. Darmatresie.
Fehl|bildungs|kom|plex m: (engl.) complex of deformities; (genet.) statistisch gehäuft zusammen auftretende morphol. Phänomene ohne Bezug zu ihrer kausalen Zugehörigkeit.
Fehl|bildungs|kom|plex, oro|akral**er** m: (engl.) glosso-palatine-ankylosis syndrome; syn. Hanhart-Syndrom, Ankyloglossum-superius-Syndrom; meist sporadisch heterogen auftretende Fehlbildungskombination mit versch. Zahndefekten, hypoplast. Kieferknochen, Zungenverwachsungen, Fazialis-

parese*, Peromelie u. Brachydaktylie* bei normaler Intelligenz.

Fehl|bildungs|syn|drome *n pl*: (engl.) *malformation syndromes*; syn. Polyphänie; veraltet Missbildungssyndrome; häufig bereits in Pränataldiagnostik od. im frühen Säuglingsalter erkennbare, charakterist. Komb. von Fehlbildungen* an versch. Organsystemen; vgl. Krankheiten, genetische.

Fehl|bildungs- und Re|tar|dierungs|syn|drome *n pl*: (engl.) *malformation and retardation syndromes*; zusammenfassende Bez. für Kombinationen von 2 od. mehr klin. Symptomgruppen mit obligater geistiger Entwicklungsstörung; **Einteilung** (nach Ätiol.): durch Mutationen*, Chromosomenaberrationen*, exogen bedingte od. idiopathische Syndrome.

Fehl|bildung, vaginale: (engl.) *vaginal malformation*; isoliert od. kombiniert mit Uterusfehlbildung* bzw. Fehlbildungen des Harntrakts vorkommende Hemmungsfehlbildung der Vagina*; **Formen: 1.** Aplasia vaginae: Agenesie* der Vaginalplatte; s. Mayer-von-Rokitansky-Küster-Hauser-Syndrom; **2.** Atresia vaginae: Ausbleiben der Kanalisierung, betrifft meist den oberen Abschnitt der Vagina (vgl. Gynatresie); Klin.: primäre Amenorrhö*, Mukometra*; **3.** Vagina septa: vollständige od. unvollständige (subsepta) Septierung bei unvollkommener Verschmelzung der Müller-Gänge; Längs- od. Querseptierungen sind möglich; ein median verlaufendes Septum kann ein Kohabitationshindernis sein, lateral verlaufende können unbemerkt bleiben (evtl. Geburtshindernis); bei Vagina subsepta sind Koitus, Schwangerschaft u. vaginale Geburt i. d. R. möglich; **4.** Atresia hymenalis (Hymen occlusivus): Verschluss der Vagina durch einen nicht perforierten Hymen, Klin.: wie Atresia vaginae; Mukokolpos* bzw. Hämatokolpos*.

Fehl|formen|rate: (engl.) *percentage of malformed spermatozoa*; prozentualer Anteil fehlgebildeter Spermien im Ejakulat; s. Spermauntersuchung.

Fehl|geburt: s. Abort.

Fehling-Probe (Hermann v. F., Chem., Stuttgart, 1812–1883): (engl.) *Fehling's test*; auch Fehling-Lösung; Reagenz zum qual. Nachweis reduzierender Verbindungen; früher med. Verwendung u. a. zum Nachweis von Glukose im Harn.

Fehl|leistung: (engl.) *dysfunction*; (psychoanalyt.) unbeabsichtigt fehlerhafte Handlung (z. B. Versprechen, Verschreiben), die auf einen unbewussten psych. Konflikt* hinweisen soll.

Fehl|sichtigkeit: s. Ametropie, Farbenfehlsichtigkeit.

Fehl|wirt: (engl.) *accidental host*; Bez. für eine Wirtsspecies, in der sich eingedrungene Larvenstadien von Parasiten: **1.** nicht weiterentwickeln können u. nach einiger Zeit absterben (z. B. der Mensch für Larven von Ancylostoma als Larva* migrans od. für Zerkarien als Err. der Zerkariendermatitis*); **2.** weiterentwickeln, eine Übertragung auf den Endwirt* jedoch nicht mögl. ist (z. B. Befall mit Finnen von Echinococcus u. mit Trichinella spiralis) bzw. Protozoen nicht auf einen nächsten Wirt übertragen werden können (z. B. Toxoplasma gondii).

Fehr-Syn|drom (Oskar F., Ophth., Berlin, 1871–1959) *n*: (engl.) *Fehr's dystrophy*; syn. fleckige Hornhautdystrophie; autosomal-rezessiv erbl. Form der Hornhautdystrophie* mit Mukopolysaccharidablagerungen; **Sympt.:** von Kindheit an zunehmende Sehbeeinträchtigung bis hin zur rudimentären Hell-Dunkel-Wahrnehmung im 40.–50. Lebensjahr.

FEIBA: Abk. für (engl.) *factor eight inhibitory bypassing activity*; geschützte Bez.; humane Plasmaproteinfraktion aus humanem Blutplasma, das zusätzl. zu inaktiven u. partiell aktivierten Blutgerinnungsfaktoren II, VII, IX, X (aktiviertes Prothrombinkomplex-Konzentrat) geringe Mengen an von-Willebrand-Faktor u. Faktoren des Kallikrein*-Kinin-Systems enthält; **Ind.:** Immunkoagulopathie* (Faktor VIII, IX od. XI), insbes. Hemmkörperhämophilie*.

Feig|warzen: s. Condylomata acuminata.

Feil-Krankheit (André F., Neurol., Paris, geb. 1884): s. Klippel-Feil-Syndrom.

Fein|nadel|bi|opsie (Bio-*; Op-*) *f*: (engl.) *fine needle biopsy*; diagn. Verf., bei dem mit Hilfe einer dünnen Hohlnadel (z. B. Menghini-Nadel), ggf. gezielt unter Ultraschallkontrolle durch Aspiration Zellmaterial zur zytol. Untersuchung (Punktionszytologie*) entnommen wird; vgl. Leberbiopsie; Prostatabiopsie.

Fein|staub: (engl.) *particulate matter* (Abk. PM); einatembare Teilchen (Partikel in fester Form) der Luftverschmutzung mit aerodynam. Durchmesser von <10 µm (PM$_{10}$); v. a. aus Industrieanlagen, Kraftwerken, auch aus Straßenverkehr (z. B. Dieselruß, Abrieb von Reifen u. Bremsbelägen, Ofenheizungen, Tierhaltung, Zigarettenrauch, Pollenflug; im Hinblick auf ein erhöhtes Gesundheitsrisiko durch Langzeitbelastung empfindl. Personen mit F. u. eine erhöhte Sterblichkeit von Pat. mit Asthma* bronchiale, COPD* u. Erkr. des Herz-Kreislauf-Systems kurz nach Belastungsspitzen durch partikuläre Luftverschmutzungen wurden in Europa mit der Richtlinie 1999/30/EG vom 22.04.1999 auch Grenzwerte für F. festgelegt u. mit der in Deutschland seit 1.1.2005 in Kraft getretenen 22. Verordnung zur Durchführung des Bundes*-Immissionsschutzgesetzes (22. BImSchV) vom 11.9.2002 in nationales Recht umgesetzt. Nach dieser beträgt der einzuhaltende **Jahresmittelwert** für PM$_{10}$ 40 µg/m³ u. der **Tagesmittelwert** 50 µg/m³; letzterer darf im Jahr nicht mehr als 35-mal überschritten werden. Als Maßnahmen gegen die in den Ballungsräumen häufigen Überschreitungen des Tagesmittelwertes werden z. B. Smogplaketten u. Fahrverbote für best. Fahrzeuge, Verkehrsberuhigungen u. Geschwindigkeitsbeschränkungen vorgeschrieben u. der Einbau von Partikelfilter in Dieselfahrzeuge steuerl. gefördert. Unter med. Aspekten scheint der messtechn. schwieriger erfassbare Anteil des lungengängigen (alveolären) F. mit einem aerodynam. Durchmesser von <2,5 µm (PM$_{2,5}$) hinsichtl. seiner Wirksamkeit in den tiefen Atemwegen u. den Lungenbläschen relevanter zu sein als der PM$_{10}$. Für die Wirkungen auf das Herz-Kreislauf-System u. a. Fernwirkungen auf den Gesamtorganismus scheinen v. a. die von den Messsystemen bisher nur unzureichend separat erfassten Feinstäube <0,1 µm, die auch als **ultrafeine Partikel** od. **Nanoparti-**

kel* bezeichnet werden, von entscheidender Bedeutung zu sein.

Feiung, stille: (engl.) *occult immunisation*; Immunität* nach inapparent verlaufener Infektion.

Fel (lat.) *n*: Galle.

Felbamat (INN) *n*: (engl.) *felbamate*; Antiepileptikum*; **Ind.:** Lennox*-Gastaut-Syndrom; **Kontraind.:** Hämatopoese- u. Leberfunktionsstörung, Schwangerschaft u. Stillzeit.

Feld: (engl.) *field*; (physik.) Raum, in dem Kräfte wirken; **1. elektrisches F.:** Raum zwischen positiv u. negativ geladenen Elektroden; **2. magnetisches F.:** Raum zwischen Nord- u. Südpol eines Magneten; **3. homogenes F.:** Feldlinien gleicher Dichte verlaufen parallel, z. B. zwischen den Platten eines Plattenkondensators.

Feld|block: s. Infiltrationsanästhesie.

Feld|fieber: (engl.) *field fever*; Schlammfieber, Erntefieber, Erbsenpflückerkrankheit, Wasserfieber; epidem. Infektionskrankheit in überschwemmten Gebieten; **Einteilung** nach Serovaren des Err. (Leptospira interrogans): **1. F. A:** Leptospirosis grippotyphosa u. Leptospirosis australis; **2. F. B:** Leptospirosis sejroe, Leptospirosis saxkoebing, Leptospirosis ballum; s. Leptospira; **Klin.:** grippeähnl. Verlauf, häufig mit Zeichen eines meningelen Syndroms, Episkleritis, evtl. Exanthem. Vgl. Leptospirosen.

Feld|stärke: (engl.) *field strength*; Kenngröße eines elektr. od. magnet. Feldes*; **1. elektrische F.:** Formelzeichen E; Quotient aus Kraft (F), die auf einen geladenen Körper wirkt, u. seiner elektr. Ladung (Q); E=F/Q; SI-Einheit: V/m (N/C); **2. magnetische F.:** Formelzeichen H; Quotient aus Durchflutung (Θ) u. mittlerer Feldlinienlänge (l); H=Θ:l; SI-Einheit A/m.

Feld|studie *f*: (engl.) *field study*; sozialwissenschaftl. Untersuchung, die nicht unter klin. od. experimentellen Bedingungen, sondern in der unbeeinflussten Umwelt der untersuchten Personen durchgeführt wird; vgl. Studie, epidemiologische.

Felinose (lat. feles Katzen, -osis*) *f*: s. Katzenkratzkrankheit.

Fellatio (lat. fellare saugen) *f*: orogenitaler Sexualkontakt* mit oraler Stimulation des Penis.

Fellchen: (engl.) *tuft of hair*; abnorme Behaarung der Haut über Spaltbildungen im Bereich der Wirbelsäule, insbes. der LWS (s. Sinus dermalis; Abb. 1 dort); vgl. Spina bifida.

felleus (lat. fel Galle): die Galle betreffend; z. B. Vesica fellea (Gallenblase).

Felodipin (INN) *n*: (engl.) *felodipine*; gefäßselektiver Calcium*-Antagonist zur Ther. der essentiellen Hypertonie*.

Felsen|bein: (engl.) *petrous bone*; Pars petrosa des Schläfenbeins; enthält das Innenohr.

Felsen|bein|frakturen (Fraktur*) *fpl*: s. Schädelbasisfrakturen.

Felsen|bein|spitzen|syn|drom *n*: Gradenigo*-Syndrom.

Felsen|gebirgs|fieber: Rocky*-Mountain-Fleckfieber.

Felty-Syn|drom (Augustus R. F., Int., Hartford, 1895–1963) *n*: Sonderform der rheumatoiden Arthritis* bei langjährigem progressivem Verlauf (<1 % der Pat.); vorwiegend bei Männern; **Sympt.:** Trias aus **1.** seropositiver rheumatoider Arthritis; **2.** Hepato-, Splenomegalie; **3.** Leukopenie (Granulozytopenie, <2000/µl); erhöhte Neigung zu Infektionen, vermehrt extraartikuläre Organbeteiligung (Rheumaknoten, generalisierte Lymphadenopathie, vaskulitische Ulzera v. a. der unteren Extremität, Pleuritis, Episkleritis); labordiagn. große Mengen zirkulierender Immunkomplexe* u. Kryoglobuline*, Nachw. von Rheumafaktoren* in 85 %; **Ther.:** im Einzelfall Besserung der Leukopenie durch sog. Basistherapeutika (Glukokortikoide, Methotrexat, Gold), GM-CSF (s. CSF) bei Therapieresistenz; bei rezidiv. schweren Infektionen u. Panzytopenie ggf. Splenektomie* (bei ca. 50 % erfolgreich); **DD:** T-Large-Granular-Lymphocyte-Leukämie (T-LGL-Leukämie), Neoplasien, Sarkoidose*, systemische Amyloidose*, Tuberkulose* u. a. chron. Infektionen; **Progn.:** Spontanremission selten, Kompl. durch gehäufte Infektionen. Vgl. Still-Syndrom.

Fely|pressin *n*: (engl.) *felypressin*; synthet. Analogon von Lypressin (Kurzbez. für 8-Lysin-Vasopressin; ADH* des Schweins) mit stärkerer vasokonstriktorischer als antidiuretischer Komponente; **Ind.:** als vasokonstriktorischer Zusatz in fixer Komb. mit Prilocain (s. Lokalanästhetika) i. R. der dentalchir. Infiltrationsanästhesie* od. Leitungsanästhesie*.

femininus (lat.): weiblich.

Feminisierung, testikuläre (↑): (engl.) *testicular feminisation*; Form der Intersexualität* mit normalem XY-Karyotyp; **Ätiol.:** Mutation des Androgen-Rezeptor-Gens (Genlocus Xq11-q12); **Formen: 1. komplette t. F.** (syn. Hairless-women-Syndrom): vollständige Resistenz der Androgen-Rezeptoren in den Endorganen bei normaler Testosteronkonzentration im Serum; Klin.: weibl. Habitus mit normaler Brustentwicklung, weibl. äußerem Genitale (blind endende Vagina, Fehlen von Uterus, Tuben u. Ovar) u. fehlender Sekundärbehaarung; Abdominal- od. Inguinalhoden ohne Spermatogenese; häufig Leistenhernie; psych. Geschlecht weiblich; **2. partielle t. F.** (syn. Reifenstein-Syndrom): Entw. eines intersexuellen Genitales mit Hypospadie, kleinen Hoden u. Hodenatrophie durch inkomplette Resistenz der Androgenrezeptoren; in der Pubertät Ausbildung einer Gynäkomastie, spärliche Sekundärbehaarung.

femoral (Femur*): femoralis; zum Oberschenkel gehörend.

Femoral|hernie (↑; Hernie*) *f*: Schenkelhernie*.

Femoralis|lähmung (↑): (engl.) *femoral palsy*; Lähmung inf. Schädigung des N. femoralis (L 1–L 4); **Urs.:** Trauma, Tumoren im Becken, retroperitoneale Raumforderungen, Operation (z. B. Totalendoprothese des Hüftgelenks, Herniotomie, Psoashämatom u. a.; **Sympt.:** Lähmung u. Atrophie des M. iliopsoas (Beugung des Oberschenkels im Hüftgelenk) u. M. quadriceps femoris (Behinderung beim Treppensteigen, Patellatiefstand, Abschwächung des Quadriceps-femoris-Reflexes, Sensibilitätsstörungen an der Vorderseite des Oberschenkels u. der medialen Seite des Unterschenkels, Genu recurvatum; bei hoher Läsion (im Becken) zusätzl. Parese der Hüftbeugung; **DD:** Bandscheibenvorfall (L 3/L 4), proximale diabetische Polyneuropathie (meist mit Schmerzen).

Femto-: Abk. f; Dezimalvorsatz zur Kennzeichnung des Faktors 10^{-15} einer Einheit; vgl. Einheiten (Tab. 3 dort).

Femur (lat.) *n*: Oberschenkelknochen; Teile: Caput femoris (Oberschenkelkopf, Gelenkkopf für das Hüftgelenk), Collum femoris (Oberschenkelhals), Trochanter major, minor (großer, kleiner Rollhügel), Condylus medialis, lateralis (Kniegelenkwalzen) am distalen Ende.

Femur|fraktur (↑; Fraktur*) *f*: s. Oberschenkelfraktur.

Fenchel: (engl.) *fennel;* Foeniculum vulgare (Bitterfenchel); Pflanze aus der Fam. der Doldengewächse mit Spaltfrüchten (Foeniculi fructus), deren ätherisches Öl (u. a. Anethol) sekretolytisch, spasmolytisch, karminativ u. antibakteriell wirkt; **Verw.:** bei Erkältungskrankheiten, Appetitlosigkeit, dyspept. Beschwerden.

Fen|di|lin (INN) *n*: (engl.) *fendilin;* nichtselektiver Calcium*-Antagonist, Koronartherapeutikum; **Ind.:** Herzinfarkt (Nachbehandlung).

Fenestra (lat.) *f*: Fenster.

Fenestra cochleae (↑) *f*: rundes od. Schneckenfenster; an der medialen Wand der Paukenhöhle, durch die bindegewebige Membrana tympanica secundaria verschlossen.

Fenestration (↑) *f*: s. Fensterungsoperation.

Fenestra vestibuli (↑) *f*: ovales od. Vorhoffenster; an der medialen Wand der Paukenhöhle, führt in den Vorhof des Labyrinths, verschlossen durch die Fußplatte des Steigbügels.

Fenger-Plastik (Christian F., Chir., Chicago, 1840–1902; -plastik*) *f*: (engl.) *Fenger's plasty;* op. Erweiterung einer umschriebenen Ureterstenose* durch Längsspaltung u. Quervernähung meist in Höhe des Ureterabgangs aus dem Nierenbecken. Vgl. Ureterotomie.

Feno|fibrat (INN) *n*: (engl.) *fenofibrate;* Lipidsenker* aus der Gruppe der Fibrate; **Ind.:** Hyperlipoproteinämie* (in Verbindung mit Diät).

Feno|terol (INN) *n*: (engl.) *fenoterol;* Beta-2-Sympathomimetikum*, Bronchospasmolytikum*; **Ind.:** obstruktive Atemwegerkrankungen, als Tokolytikum; **UAW:** s. Sympathomimetika.

Fenster, aorto|pulmonales: 1. (engl.) *aorto-pulmonary window* (Abk. APW); (kardiol.) s. Defekt, aortopulmonaler; **2.** (röntg.) Bez. für den Raum zwischen Aortenbogen u. li. A. pulmonalis in Röntgen-Thorax-Aufnahme (s. Abb.); vgl. Herzformen.

Fenster|gips: (engl.) *fenestrated plaster;* Gipsverband* mit Aussparung; **Anw.:** z. B. über weiter versorgungspflichtigen Wunden od. regelmäßig kontrollbedürftigen Arealen.

Fensterung, inter|laminäre: (engl.) *interlaminar fenestration;* syn. Flavektomie; chir. Resektion des Lig. flavum; vgl. Flavotomie; op. Zugang v. a. bei Nukleotomie*; ggf. als erweiterte i. F. (Laminotomie*) mit mikrochir. Abfräsen arthrot. Gelenkteile, Dekompression des Recessus lateralis (knöchern) des Wirbelkanals u. Unterfräsen (Undercutting) einengender Knochenränder benachbarter Wirbelbögen. Vgl. Laminektomie.

Fensterungs|operation *f*: (engl.) *fenestration;* op. Freilegung bzw. Schaffung eines neuen Zugangs, z. B. Fensterung der Kiefer- od. Stirnhöhle i. R. von Nasennebenhöhlenoperationen*.

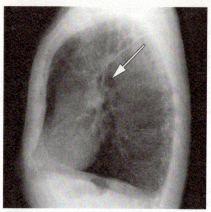

Fenster, aortopulmonales: freies a. F. (Pfeil); Röntgen-Thorax-Aufnahme (Nebenbefunde: Aortenverkalkung, Interlobärschwiele, narbige postentzündliche Veränderungen im Oberfeld; halbmondförmige Verschattung in Projektion auf das Herz, wahrscheinlich partiell verkalkter Anulus fibrosis der Mitralklappe) [54]

Fen|tanyl (INN) *n*: (engl.) *fentanyl;* Opioid* mit hoher analget. Potenz u. rel. kurzer Wirkungsdauer; vgl. Anästhesie, balancierte.

Fermente (lat. fermentum Gärungsmittel) *n pl*: veraltete Bez. für Enzyme*.

Fermium (nach E. Fermi, Phys., Italien, 1901–1954) *n*: (engl.) *fermium;* Symbol Fm, OZ 100, rel. Atommasse 257; zur Gruppe der Actinoide* gehörendes künstl., radioaktives Element.

Fernandez-Re|aktion *f*: s. Lepromintest.

Fern|aufnahme: (engl.) *teleoentgenogram;* Röntgenaufnahme mit großem Fokus*-Film-Abstand zur Verringerung von Projektionsfehlern; z. B. Herzfernaufnahme mit 2 m od. Schädelfernaufnahme (s. Abb.) mit mind. 1,40 m Fokus-Film-Abstand; vgl. Kephalometrie.

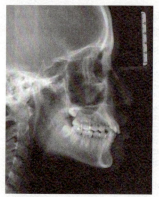

Fernaufnahme [46]

Fern|bestrahlung: (engl.) *teleradiotherapy;* Bestrahlung mit großem Fokus*-Haut-Abstand, z. B. bei Ganzkörperbestrahlungen; vgl. Strahlentherapie.

Fern|hämatom (Häm-*; -om*) *n*: (engl.) *distant hemorrhage;* bei Schädelbasisfrakturen* vorkommendes Hämatom* fern der Bruchstelle, z. B. als Brillenhämatom* od. Hämatotympanon*.

Fern|punkt: (engl.) *far point*; Punctum remotum; Bez. für den am weitesten vom Auge entfernten Punkt, der auf der Retina noch scharf abgebildet werden kann; liegt beim emmetropen Auge im Unendlichen. Vgl. Akkommodation.

Fern|rohr|brille: s. Brille.

Ferrein-Fortsätze (Antoine F., Chir., Paris, 1693–1769): (engl.) *Ferrein's tubules*; Striae medullares corticis renis; Markfortsätze in der Nierenrinde.

Ferri|chlorid|probe *f*: Fölling*-Probe.

Ferritin *n*: (engl.) *ferritin*; Protein (M_r 450 000), das durch Anlagerung von Fe^{2+}-Ionen aus Apoferritin hervorgeht u. neben Hämosiderin* u. Transferrin* wichtige Speicher- u. Transportform des Eisens* im Organismus ist; Eisenanteil ca. 20 %, entspr. ca. 4000 Eisenionen (im Hämosiderin 30–37 %); aus F. ist Eisen leicht mobilisierbar. **Vork.:** z. B. in Dünndarmschleimhaut, Monozyten-Makrophagen-System u. (in geringer Konz.) im Plasma/Serum; **Bestimmungsmethoden:** Immunoassay; erhöhte Werte z. B. bei Anämie* bei chronischen Erkrankung u. Hämochromatose, erniedrigte Werte bei Eisenmangel. Vgl. Referenzbereiche (Tab. dort); vgl. Transferrin, vgl. Tumormarker (Tab. 2 dort).

Ferro|chelatase (Ferrum*) *f*: (engl.) *ferrochelatase*, Lyase, die Fe^{2+} in Protoporphyrin IX einbaut, so dass Häm* entsteht; verminderte Enzymaktivität bei erythropoetischer Protoporphyrie*. Vgl. Porphyrine.

Ferro|kinetik (↑; Kin-*) *f*: (engl.) *ferrokinetics*; Untersuchung des Plasmaeisenumsatzes u. der Eisenutilisation mit radioaktivem Eisen (^{59}Fe); **Ind.:** Verdacht auf Eisenmangelanämie*, Nachw. einer pathol. Erythrozytopoese*. Vgl. Eisenbindungskapazität; Knochenmarkszintigraphie; Transferrinsättigung.

Ferr|oxidase *f*: s. Caeruloplasmin.

Ferro|zyten (Ferrum*; Zyt-*) *m pl*: Siderozyten*.

Ferrum (lat.) *n*: Eisen*.

Fersen|bein: Calcaneus; s. Ossa tarsi.

Fersen|bein|fraktur (Fraktur*) *f*: (engl.) *calcaneal fracture*; Kalkaneusfraktur; **Urs.:** Unfall od. Sturz aus großer Höhe (axialer Stauchungsbruch; meist Stück- od. Trümmerfraktur); knöcherne Abrissfraktur des Achillessehnenansatzes vom Tuber ossis calcanei (sog. Entenschnabelbruch, s. Abb. 1) durch indirekte Gewalteinwirkung; **Einteilung: I.** nach Essex-Lopresti: **1.** Fraktur ohne Gelenkbeteiligung; **2.** Fraktur mit Gelenkbeteiligung; **a)** tongue type (Horizontalfraktur des Calcaneus); **b)** joint depression type (Depression u. Zerstörung der subtalaren Gelenkfläche); **II.** nach Sanders, basierend auf Lage u. Anzahl der Frakturlinien unter Berücksichtigung der Beteiligung der posterioren Facette der Articulatio subtalaris (Beurteilung in axialen CT-Schichten); **1.** Typ I: nichtdislozierte Frakturen; **2.** Typ II: eine Frakturlinie der post. Facette; **3.** Typ III: 2 Frakturlinien der post. Facette; **4.** Typ IV: 3 Frakturlinien od. Trümmerfraktur der post. Facette; **Kompl.:** posttraumat. Subtalararthrose, stat. Rückfußfehlstellung; **Diagn.:** Rö. (Tubergelenkwinkel* nach Böhler abgeflacht od. negativ, veränderter Winkel nach Gisanne), Broden-Aufnahme (Ausschluss Beteiligung der subtalaren Gelenkfläche), CT; **Ther.:** konservativ-funktionell bei nichtdislozierten extraartikulären F. ohne Rückfußfehlstellung; ggf. geschlossene Reposition u. perkutane Verschraubung od. offene Reposition u. Osteosynthese zur Wiederherstellung des Alignments u. der Gelenkkongruenz (s. Abb. 2); selten bei ausgedehnter, irreparabler Zerstörung primäre talocalcaneare Fusion (Arthrodese).

Fersen|schmerz: s. Tarsalgie.

Fersen|sporn: s. Kalkaneussporn.

Fertig|arznei|mittel: (engl.) *preparation*; im voraus hergestellte, abgepackte Arzneimittel (Spezialitäten* u. Generika*) mit charakterist. Aufmachung u. beigelegter Gebrauchsinformation (Packungsbeilage mit Angaben über enthaltene Arzneistoffe, Indikation, Kontraindikation, Dosierung, Hinweise); F. müssen vom Bundesinstitut* für Arzneimittel und Medizinprodukte zugelassen sein.

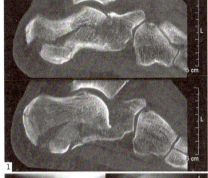
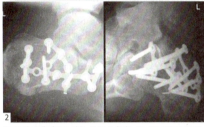

Fersenbeinfraktur Abb. 2: 1: F. links im CT, präoperativ; 2: Zustand nach offener Reposition u. Osteosynthese mit winkelstabiler Platte [88]

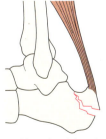

Fersenbeinfraktur Abb. 1: Abrissfraktur des Achillessehnenansatzes (sog. Entenschnabelbruch)

Fertig|nähr|böden: (engl.) *prefabricated culture media;* vorgefertigte Nährmedien zur In-vitro-Züchtung von Mikroorganismen; **Vorteile:** konstante Qualität durch gleichbleibende Zusammensetzung, Arbeits- bzw. Zeitersparnis; inf. Standardisierung Vergleichbarkeit mikrobiol. Untersuchungsergebnisse bei gemeinsamen Studien mehrerer Institute; **Formen:** Nähragar*, Nährböden*, Nährbouillon*, Elektivnährböden*, DST*-Agar, Mueller*-Hinton-Agar.

Fertilität (lat. fertilis fruchtbar) *f*: (engl.) *fertility;* Fruchtbarkeit; Fähigkeit zur geschlechtl. Fortpflanzung (Potentia generandi); s. Fertilitätsrate; Infertilität.

Fertilitäts|faktor (↑) *m*: s. F-Faktor.

Fertilitäts|gutachten (↑): **1.** (engl.) *fertility assessment;* syn. andrologisches Gutachten; Befund zur Zeugungsfähigkeit mit Angaben über anat. Verhältnisse der Samenwege u. Hoden, Spermiogramm (Zahl, Motilität u. Morphol. der Spermien) u. evtl. endokrine Störungen (Hodeninsuffizienz); **2.** i. R. der Vaterschaftsfeststellung: s. Abstammungsbegutachtung

Fertilitäts|rate (↑): (engl.) *fertility rate;* syn. Fruchtbarkeitsziffer; Maßzahl zur Beschreibung der Fortpflanzung der Bevölkerung; **1. allgemeine** F.: Zahl der Lebendgeborenen eines Kalenderjahrs bezogen auf die weibl. Bevölkerung im fortpflanzungsfähigen Alter (festgelegt auf 15–49 Jahre) zur Jahresmitte; Maß für die biol. Reproduktion, das die Geburtlichkeit einer Bevölkerung unabhängig von ihrem Altersaufbau wiedergibt; je nach Familienstand der Mutter zum Zeitpunkt der Geburt Unterscheidung in eheliche (verheiratete Frauen) u. nichteheliche F. (unverheiratete Frauen); **2. altersspezifische** F.: Zahl der von Frauen einer best. Altersgruppe Lebendgeborenen je 1000 Frauen desselben Alters; dient zur Darstellung altersabhängiger Differenzen der Fruchtbarkeit (F. für 20-Jährige wird mit 50–60 %, für 30-Jährige mit 30 %, für 40-Jährige mit 3 % Konzeptionserwartung angegeben); **3. totale** F. (Abk. TFR, syn. Gesamtfertilitätsrate): durchschnittliche Kinderzahl je Frau, d. h. Anzahl der Kinder, welche die Frau gebären würde, wenn sie ihre gesamte gebärfähige Zeit erleben u. in jedem Alter die durchschnittliche Fruchtbarkeit ihrer Altersgruppe im Beobachtungsjahr aufweisen würde; totale F. ergibt sich aus der Summe der altersspezifischen Fertilitätsraten. Vgl. Natalität.

Fertilitäts|störung (↑): (engl.) *fertility disorder;* Beeinträchtigung der Fortpflanzungsfähigkeit bei Mann u. Frau; **Urs.:** endokrin, genet., toxisch, immun., nach Entz. mit Verlegung der Samenwege od. Eileiter, Varikozele*. Vgl. Infertilität; Sterilität.

Ferumoxsil *n*: (engl.) *ferumoxsil;* MRT*-Kontrastmittel auf Basis von paramagnetischen Eisen(II,III)-oxid-Partikeln; **Verw.:** in der abdominalen MRT* zur Kontrastierung des Darmlumens nach oraler od. rektaler Applikation; **NW:** Übelkeit, Diarrhö.

Fesoterodin *n*: (engl.) *fesoterodine;* Spasmolytikum* zur p. o. Anw.; **Wirkungsmechanismus:** kompetitiver Antagonismus an muscarinergen Rezeptoren; **Ind.:** imperativer Harndrang, erhöhte Miktionsfrequenz u./od. Dranginkontinenz* z. B. bei überaktiver Blase* (symptomat. Ther.); **Kontra**-

ind.: u. a. Harnverhalt, Engwinkelglaukom, Myasthenia gravis pseudoparalytica, schwere Colitis ulcerosa, Leberinsuffizienz (Child-Pugh C), Lebensalter <18 Jahre; **UAW:** meist Mundtrockenheit, trockene Augen, Schwindel, Kopfschmerz u. a.; cave: u. U. Verlängerung der QTc-Zeit.

FESS: Abk. für (engl.) *functional endoscopic sinus surgery;* s. Nasennebenhöhlenoperation.

Fest|frequenz|schritt|macher (Frequenz*): s. Herzschrittmacher.

Fest|körper|de|tektor, digitaler *m*: (engl.) *solid state digital detector;* syn. Flachbilddetektor (flat panel detector); (radiol.) Flachbilddetektor in Sandwichbauweise, bei dem auf einem Glasträger eine Fotodiodenmatrix (z. B. 3000×3000 Dioden) u. auf diese eine Szintillatorschicht aufgebracht ist; **Anw.:** zur Bilddetektion bei der digitalen Radiographie*; **Prinzip:** Auftreffende Röntgenquanten werden im Szintillatormaterial absorbiert u. in Lichtquanten umgewandelt, die von den Photodioden punktweise erfasst, die entstehenden elektr. Signale ausgelesen u. in einem Computer gespeichert (**indirekter** Festkörperdetektor) werden. Alternativ zu Szintillator u. Photodioden wird amorphes Selen als Direktwandler für die Röntgenquanten (ohne Umweg über Lichtquanten) verwendet (**direkter** Festkörperdetektor).

Fet-: auch Feto-, Föt-; Wortteil mit der Bedeutung das Gezeugte, Leibesfrucht; von lat. fetus.

Fetal|blut|untersuchung (↑; Fet-*): (engl.) *fetal blood analysis;* Verf. zur Überwachung des Kindes unter der Geburt (frühzeitige Erfassung einer intrauterinen Azidose* bzw. Hypoxämie) durch Entnahme einiger Tropfen Blut aus der Haut der vorangehenden kindl. Teils u. Bestimmung des pH- u. Laktat-Werts.

fetal distress (engl.): syn. intrauterine Hypoxie; fetale Notsituation; Oberbegriff für Gefahren, die dem Kind vor, unter u. kurz nach der Geburt drohen; z. B. inf. akuter od. chron. Plazentainsuffizienz*, vorzeitiger Plazentalösung*, Nabelschnurvorfall*. Vgl. Risikoschwangerschaft, Depressionszustand des Neugeborenen.

fetalis (Fet-*): zum Fetus gehörig, fetal.

Fetal|naht|katarakt (↑; Katarakt*) *f*: (engl.) *embryonal cataract;* feine bilaterale, stationäre Trübungen der ypsilonförmigen Nähte des Fetalkerns der Augenlinse; **Vork.:** z. B. in Down*-Syndrom.

Fetischismus *m*: (portugiesisch *feitiço* Zauber) *m*: (engl.) *fetishism;* spezialisiertes Sexualverhalten, bei dem best. Objekte, z. B. Körperpartien außerhalb der Genitalsphäre (Fuß, Haar), Gegenstände (Kleidungsstücke) od. Materialien (Leder, Gummi), dem ihm Liebesobjekt zusammenhängen bzw. dieses ersetzen, zu sexueller Erregung führen. Vgl. Sexualverhalten, abweichendes.

Feto|genese (Fet-*; -gen*) *f*: (engl.) *fetogenesis;* an die Embryogenese* anschließende pränatale Entw. der Frucht im Mutterleib (ab 61. Gestationstag bis zur Geburt); während der F. wächst der gesamte Organismus, Organe differenzieren sich (entwickeln sich nicht mehr) u. werden funktionell aktiv. Vgl. Fetotoxizität; Blutkreislauf; Lungenreifung, fetale.

Feto|metrie (↑; Metr-*) *f*: (engl.) *fetometry;* sonograph. Bestimmung definierter fetaler Körpermaße (z. B. Biparietaldurchmesser, Femurlänge); Abweichungen von den Referenzbereichen weisen auf Plazentainsuffizienz*, genet. Störungen, intrauterine Infektionen, diabet. Fetopathie* u. a. hin. Vgl. Ultraschalldiagnostik.

Feto|pathia (↑; -pathie*) *f*: s. Fetopathie.

Feto|pathia rubeolosa (↑; ↑) *f*: s. Embryopathia rubeolosa.

Feto|pathia toxo|plasmotica (↑; ↑) *f*: s. Toxoplasmose.

Feto|pathie (↑; ↑) *f*: (engl.) *fetopathy*; pränatale Erkr. mit der Folge einer intrauterinen Entwicklungsstörung des ungeborenen Kindes während der Fetogenese*; **Urs.:** u. a. intrauterine Infektionen (s. Pränatalinfektion, Perinatalinfektion), mütterl. Hormone, Stoffwechselstörungen, Gifte (z. B. Alkohol), Blutgruppeninkompatibilitäten zwischen Mutter u. Kind (Morbus* haemolyticus fetalis bzw. Morbus* haemolyticus neonatorum). Vgl. Erkrankungen, pränatale; Embryopathie.

Feto|pathie, dia|betische (↑; ↑) *f*: (engl.) *diabetic fetopathy*; Fetopathie* inf. eines nach Ende der Embryogenese neu aufgetretenen (Gestationsdiabetes*) od. dekompensierten Diabetes* mellitus der Mutter; **Path.:** gesteigerter transplazentarer Glukosetransfer zum Fetus führt zu fetalem Hyperinsulinismus mit funktioneller Unreife der fetalen Organe (z. B. Lunge, Leber) u. sog. Insulinmast (Hypertrophie der Organe u. des Fetus); **Diagn.:** (sonographisch) abdominobiparietale Differenz >1 cm, subkutane Fettschicht >4 mm, Dicke des Herzkammerseptums >4 mm (diabet. fetale Kardiomyopathie), u. U. Hydramnion; mögl. **Folgen:** hypertrophes Neugeborenes mit einem Geburtsgewicht über dem 90. Perzentil bezogen auf das Gestationsalter (sog. large-for-date-baby) bei Frühgeburtneigung, Plazentainsuffizienz*, Tod des Fetus intrauterin od. unter der Geburt, neonatale Anpassungsstörungen (Hypoglykämie durch Hyperinsulinismus, Hypokalzämie, Hyperbilirubinämie, Atemnotsyndrom* des Neugeborenen); langfristig erhöhte Neigung zu Adipositas*, Stoffwechselstörungen u. kardiovaskulären Erkr.; **Proph. u. Ther.:** rechtzeitige, optimale Stoffwechseleinstellung der Mutter, Entbindung zum od. kurz vor dem errechneten Geburtstermin. Vgl. Embryopathie, diabetische; Regression, kaudale.

Feto|skopie (↑; -skopie*) *f*: (engl.) *fetoscopy*; direkte intrauterine Betrachtung des Fetus mit dem Fetoskop (Spezialendoskop); Abortrisiko 3–5 %, daher weitgehend durch die Ultraschalldiagnostik* ersetzt; **Anw.:** nur noch zur pränatalen Diagnostik (u. Biopsie) seltener, schwerwiegender Hautkrankheiten u. zur Laserverödung von Gefäßen bei fetofetalem Transfusionssyndrom*.

Feto|toxizität (↑; Tox-*) *f*: (engl.) *fetotoxicity*; Fähigkeit eines Agens zu tox. Wirkung während der Fetogenese*; i. d. R. können in dieser Phase keine grobstrukturellen Fehlbildungen mehr ausgelöst werden; der Keim kann jedoch auch in dieser Periode der Entw. geschädigt werden mit u. U. letaler Wirkung, Wachstumsretardierung, transplazentarer Kanzerogenese* u. funktionellen Defekten, die sich erst spät postnatal manifestieren. Vgl. Embryotoxizität; Fehlbildung.

Feto|zid, selektiver (↑; -zid*) *m*: (engl.) *selective feticide*; selektives Abtöten eines Fetus bei Mehrlingsschwangerschaft (z. B. nach In*-vitro-Fertilisation), um die Risiken der verbleibenden Feten u. der Schwangeren zu vermindern (z. B. hypertensive Schwangerschaftserkrankungen*, Anämie*, Frühgeburtlichkeit); **Kompl.:** in 10 % der Fälle vollständiges Ende der Schwangerschaft.

Fett-: s. a. Lip-, Lipo-.

Fett|durchfall: s. Steatorrhö.

Fette: 1. (engl.) *fats*; (anat.) s. Fettgewebe; 2. (biochem.) veraltete Bez. für Triglyceride*; 3. (diätet.) Hauptnährstoff mit hohem Energiegehalt (39 kJ/g = 9,3 kcal/g); tägl. Bedarf ca. 0,9 g/kg KG (25–30 % der Gesamtenergie); erhöhte freie Fettsäuren im Blut sind assoziiert mit einer verminderten Insulinsensitivität. F. sind zur Resorption fettlöslicher Vitamine* u. als Quelle essentieller Fettsäuren* unentbehrlich. Tierische F. enthalten v. a. gesättigte Fettsäuren (bes. Palmitin- u. Stearinsäure), pflanzl. F. (Öle) ungesättigte Fettsäuren (bes. Öl- u. Linolsäure). Fischöl ist reich an Omegafettsäuren*, die protektiv auf das art. Gefäßsystem wirken. Vgl. Depotfett; Fettstoffwechsel; Lipide.

Fett|em|bolie (Embol-*) *f*: (engl.) *fat embolism*; Form der Embolie* mit Einschwemmung feinverteilter Fetttropfen in die venöse Blutbahn mit Abstrom in die Lungenarterien u. konsekutive Kapillarverstopfung (Lipidglobuli) sowie thromboxanaktivierte Vasokonstriktion der Lungenstrombahn; **Vork.:** z. B. inf. Knochenmarkfreisetzung bei Frakturen*, auch i. R. der op. Frakturversorgung, z. B. bei der Marknagelung*; bei Schock* v. a. in Komb. mit Mikrozirkulationsstörung, verändertem Fettstoffwechsel, Hypoxie u. Verbrauchskoagulopathie als sog. Fettemboliesyndrom; **Klin.:** Sympt. u. Befunde einer Lungenembolie*, Bewusstseinsstörung, Sehstörung (Retinalbsung); **Ther.:** Beseitigung der Hypoperfusion, intensivmed. Ther. (Beatmung u. Schockbehandlung), primäre Frakturstabilisierung durch wenig invasive Verf. (z. B. Fixateur externe).

Fett|färbung: (engl.) *fat staining*; (histol.) Färbung von Lipiden in Zellen u. Geweben; in alkohol. Lösung von Sudan III orangegelb, durch Scharlachrot orangerot u. durch Osmiumsäure (1 %ige Überosmiumsäure) gelbbraun bis schwarz gefärbt; Fettsäurenadeln bleiben unverändert.

Fett|geschwulst: s. Lipom.

Fett|gewebe: (engl.) *adipose tissue*; Form des Bindegewebes, das aus Fettzellen* besteht, die von Gitterfasern* umsponnen u. durch kollagene u. elast. Fasern zu Fettgewebeläppchen zusammengefasst sind; das **weiße** F. dient v. a. als Energiereservoir u. Kohlenstoffquelle sowie als sog. („hungerfestes") Baufett, **braunes** F. zur Wärmeregulation. F. ist hormonal aktiv (s. Adipokine) u. informiert den Hypothalamus durch Sekretion von Leptin* u. a. Hormonen über Energievorräte. Adiponektin* aus weißem F. steuert u. a. die Insulinempfindlichkeit. Makrophagen im F. sezernieren Zytokine wie Interleukin-6 u. bedingen bei Adipositas* eine subklinische Inflammation, die für die Entstehung des metabolischen Syndroms* bedeutsam ist. Vgl. Fette; Fettstoffwechsel.

Fett|gewebe|nekrose (Nekr-*; -osis*) f: (engl.) fat necrosis; syn. Steatonekrose; Nekrose* des Fettgewebes inf. einer Pannikulitis*; vgl. Adiponecrosis subcutanea neonatorum.

Fett|hals: s. Madelung-Fetthals.

Fett|herz: (engl.) fatty heart; Cor adiposum; ungenaue Bez. für: **1.** Fettauflagerung am Herzen; **2.** Lipomatosis* cordis; **3.** Herzmuskelfaserverfettung, z. B. inf. chron. Sauerstoffmangels, chron. Myokarditis* od. bei extremer Adipositas*.

Fett|leber: (engl.) fatty liver; Steatosis hepatis, Hepar adiposum; Fettablagerung (Triglyceride, Phospholipide) in ≥50 % der Hepatozyten (normaler Fettanteil ca. 5 % des Leberfeuchtgewichts); **Epidemiol.:** häufigste Lebererkrankung in westl. Industrienationen; Prävalenz insgesamt ca. 25 % (bei Übergewicht mind. 75 %); deutl. Gynäkotropie; **Einteilung: 1.** alkoholische F. bei Alkoholmissbrauch; **2.** nichtalkoholische F. (Abk. NAFLD für engl. nonalcoholic fatty liver disease): voll reversible blande F. ohne Entzündungsreaktion; bei Diabetes mellitus, Adipositas, Insulinresistenz, Malnutrition, Zöliakie, Schwangerschaft, Toxinen, übermäßigem Fruktosekonsum (z. B. durch Getränke), best. Stoffwechselanomalien (z. B. Galaktosämie, Fruktoseintoleranz) u. a.; **Path.:** gestörter Fettsäure- u. Triglyceridstoffwechsel in den Hepatozyten durch erhöhtes Fettsäureangebot, erhöhte Fettsäuresynthese, verminderte Fettsäureoxidation in den Mitochondrien, verringerten Abtransport von Fettsäuren aus der Leberzelle bei Proteinmangel; **Sympt.:** z. T. unspezif. Oberbauchbeschwerden rechts (z. B. Druck, Ziehen, Stechen); **Kompl.:** Fettleberhepatitis*, Steatofibrose, Fettzirrhose*; **Diagn.:** Ultraschalldiagnostik* (vermehrte Echogenität), evtl. Leberbiopsie (Nachweis der F. mit Differenzierung zwischen mikro- u. makrovesikulärer Steatosis), Enzymdiagnostik (z. T. Erhöhung von ALT, γ-GT, GLDH, ChE), u. U. palpator. Hinweis (Leber vergrößert u. prall elastisch bis derb); **Progn.:** i. d. R. günstig, bei Ausschaltung der Urs. voll rückbildungsfähig; bei fortdauernder Schädigung Übergang in Fettleberhepatitis*, Leberzirrhose*; in Sonderfällen (Schwangerschaftsfettleber, mikrovesikuläre Steatosis bei Reye*-Syndrom od. durch Mitochondrientoxine) erhöhte Sterblichkeit. Vgl. Leberzellverfettung.

Fett|leber|hepatitis (Hepat-*; -itis*) f: (engl.) steatohepatitis; syn. Steatohepatitis; Bez. für degenerativ-nekrotische, granulozytär-entzündliche Erkr. der verfetteten Leber unterschiedlichster Genese); Zwischenstufe in der Sequenz Fettleber*, Fettleberhepatitis, Leberzirrhose*; **Einteilung: 1.** alkoholische F. (syn. alkohol. Steatohepatitis, Abk. ASH; s. Abb.): Alkoholhepatitis bei Alkoholkrankheit; **2.** nichtalkoholische F. (syn. nichtalkoholische Steatohepatitis, Abk. NASH) bei Diabetes mellitus, Insulinresistenz*, Adipositas, raschem Gewichtsverlust, funktionellem od. anat. Dünndarmverlust, Fettstoffwechselstörung, Arzneimitteleinnahme (z. B. Tamoxifen); NASH wird inzwischen als häufigste Ursache der kryptogenen Leberzirrhose gesehen; histol. kann zwischen ASH u. NASH nicht unterschieden werden (Mallory*-Körperchen bei beiden Formen); **Diagn.:** Sonogra-

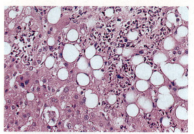

Fettleberhepatitis: floride alkoholische F. [23]

phie, Transaminasen (AP, γ-GT mäßig erhöht, oft auch Triglyceride u. Cholesterol; NASH: ALT mehr als AST erhöht; ASH: AST mehr als ALT erhöht). Vgl. Zieve-Syndrom.

Fett|mark: (engl.) yellow bone marrow; nicht hämatopoet. aktives Fettgewebeknochenmark; erste Fettmarkinseln entwickeln sich im 4. Lj.; beim Erwachsenen enthalten Röhrenknochen überwiegend F.; Hämatopoese* erfolgt fast nur noch in den flachen Knochen; F. behält aber eine hämatopoet. Potenz, d. h. unter bes. Umständen kann es in hämatopoet. Mark umgewandelt werden, z. B. nach großem Blutverlust, bei Myelofibrose*, Leukämie*, Polycythaemia* vera. F. kann sich bei verminderter Hämatopoese (aplast. Anämie) auch in flachen Knochen ausbilden. Vgl. Erythrozytopoese.

Fett|nekrose, zystische der Mamma (Nekr-*; -osis*) f: (engl.) cystic fatty necrosis of the mamma; meist bei adipösen Frauen nach einem Trauma auftretende gerötete Knoten, die im Inneren als Folge einer aseptischen Steatonekrose dünnflüssiges Fett enthalten; **DD:** insbes. Mammakarzinom*; **Ther.:** Exzision.

Fett|pneumonie (Pneum-*) f: s. Lipidpneumonie.

Fett|säure|bio|synthese f: (engl.) fatty acid biosynthesis; Lipogenese; Bildung von Fettsäuren* durch **1.** De-novo-Synthese im Zytoplasma aus Acetyl-CoA, das biotinabhängig durch die Acetyl-CoA-Carboxylase zu Malonyl-CoA umgesetzt u. von der **Fettsäuresynthase** (Multi-Enzymkomplex mit Panthothensäure* als prosthetische Gruppe) zur Kettenverlängerung genutzt wird (s. Abb.): **a)** Startreaktion: Acetyl-CoA (od. Butyryl-CoA) wird initial auf die zentrale SH-Gruppe an Acyl-Carrier-Protein (Abk. ACP) der Fettsäuresynthase u. anschließend auf eine periphere Cys-SH-Gruppe übertragen. **b)** Kettenverlängerung: Die Malonylgruppe von Malonyl-CoA (s. Malonsäure) wird auf die (nun freie) zentrale SH-Gruppe des ACP der Fettsäuresynthase übertragen u. kondensiert unter Decarboxylierung mit dem Acetylrest; der dabei gebildete Acetoacetylrest bleibt ACP-gebunden. Durch Reduktion, Dehydratation u. erneute Reduktion entsteht daraus ein gesättigter Butyrylrest, auf den bei mehrmals wiederholter Kettenverlängerung weitere Acetylgruppen unter Verwendung von Malonyl-CoA übertragen werden. **c)** Abschlussreaktion: Der Acylrest wird von ACP auf die SH-Gruppe von CoA übertragen (Palmityl-CoA). **2.** Kettenverlängerung von Acylresten in den Mikrosomen.

Fettzellen

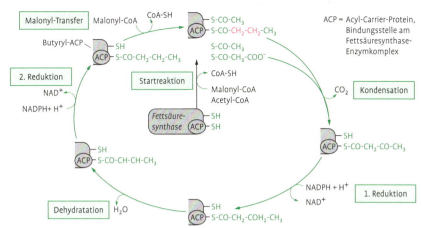

Fettsäurebiosynthese: Startreaktion u. Kettenverlängerung um 2 C-Einheiten pro Durchlauf

Fett|säuren: (engl.) *fatty acids*; aliphatische Monocarbonsäuren, die in Neutralfetten, Glycerolphosphatiden u. Sphingolipiden verestert, unverzweigt u. mit gerader Anzahl von C-Atomen vorkommen; **Einteilung: 1.** gesättigte F. (Summenformel: $C_nH_{2n}O_2$, z. B. Caprylsäure, Palmitinsäure, Stearinsäure); **2.** ungesättigte F. ($C_nH_{2(n-x)}O_2$) mit einer (z. B. Ölsäure 18 : 1) od. mehreren Doppelbindungen (x), die stets durch 2 Einfachbindungen getrennt sind (z. B. Linolsäure 18 : 2, Linolensäure 18 : 3, Arachidonsäure 20 : 4); F. werden von Lipasen* aus Nahrungs-, Depotfett od. endogenen Lipiden freigesetzt; **3.** Hydroxyfettsäuren, z. B. Rizinolsäure in Rizinusöl*; **4.** Cyclopentenfettsäuren, z. B. Chaulmoograsäure; **Biosynthese:** durch Kettenverlängerung aktivierter geradzahliger F. (Acyl-CoA) um 2 C-Atome (v. a. mikrosomal) od. de novo (zytoplasmat.); s. Fettsäurebiosynthese; **Abbau:** durch Betaoxidation*. Vgl. Lipide; Omegafettsäuren; Referenzbereiche.

Fett|säuren, essentielle: (engl.) *essential fatty acids*; die mehrfach ungesättigten Fettsäuren Linolsäure* u. Linolensäure*, die der Mensch mit der Nahrung aufnehmen muss, da er sie nicht synthetisieren kann u. z. B. zur Biosynthese der Arachidonsäure* benötigt; **Vork.:** pflanzl. Öle, Fischöl; **Mangel** inf. fettfreier Ernährung kann zu Hautveränderungen (Hyperkeratose, Alopezie), Thrombozytopenie* u. Wachstumsstörung führen. Vgl. Omegafettsäuren.

Fett|säuren, freie: (engl.) *free fatty acids*; Abk. FFS; unveresterte Fettsäuren, die bei Lipolyse* entstehen u. an Albumin gebunden im Serum transportiert werden; FFS sind Energielieferant (s. Betaoxidation) für fast alle Organe; **klin. Bedeutung:** vermehrte Freisetzung (Hyperlipazidämie) z. B. durch Adrenalin (bei Stress) u. gesteigerte Lipolyse (z. B. bei Diabetes mellitus), bei Hyperthyreose, Phäochromozytom u. Hunger. Vgl. Randle-Zyklus.

Fett|säure|syn|thase *f*: s. Fettsäurebiosynthese.

Fett|schürze: (engl.) *abdominal apron*; große, fettgefüllte, einfache od. doppelte Hautfalte am Bauch, überlagert die Leisten- u. Genitalregion; **Vork.:** bei Adipositas*, auch nach Gewichtsreduktion; Resektion aus kosmet. u./od. hygienischen Gründen (Candida-Dermatose).

Fett|sklerem (Skler-*) *n*: s. Sclerema adiposum neonatorum.

Fett|speicher|krankheiten: s. Lipidosen.

Fett|stoff|wechsel: (engl.) *fat metabolism, lipometabolism*; i. e. S. Metabolismus der Triglyceride*, i. w. S. syn. für Lipidstoffwechsel; die Resorption der Fettsäuren* u. Monoacylglycerole erfolgt nach Emulgierung u. hydrolyt. Spaltung der Nahrungsfette (s. Fette) durch Triacylglycerollipasen* aus Magen, Dünndarm u. Pankreas im Dünndarm (s. Verdauung). Kurzkettige Fettsäuren (<C12) werden nach der Resorption als freie Fettsäuren* an Albumin gebunden transportiert. Fettsäuren mit 12 od. mehr C-Atomen werden in der Darmschleimhaut mit Monoacylglycerolen zu Triacylglycerolen (s. Triglyceride) resynthetisiert. Diese werden mit Proteinen (Apolipoproteine*) zu Lipoproteinen* (Chylomikronen*) assoziiert u. über die Lymphe dem großen Blutkreislauf zugeführt. Im Fettgewebe* werden Triacylglycerole zus. mit Cholesterolestern gespeichert u. bei Bedarf mobilisiert. Die **Biosynthese** der Fette erfolgt insbes. in Leber, Fettgewebe, Nieren, Lunge u. Milchdrüsen. Die erforderl. Fettsäuren (s. Fettsäurebiosynthese) werden aus Acetyl-CoA, das v. a. aus dem Abbau von Glukose stammt (s. Abb.; vgl. Kohlenhydratstoffwechsel), synthetisiert. Die beim **katabolen Abbau** der Neutralfette im Fettgewebe (Lipolyse*) frei werdenden kurz- u. langkettigen Fettsäuren unterliegen in fast allen Geweben der Betaoxidation*. Aus Cholesterol* werden in der Leber Gallensäuren* synthetisiert. **Fettstoffwechselstörungen:** s. Dyslipidämie, Hyperlipoproteinämien, Hypolipoproteinämie, Lipidosen.

Fett|streifen: s. fatty streaks.

Fett|stuhl: s. Steatorrhö.

Fett|sucht: s. Adipositas.

Fett|wachs: s. Adipocire.

Fett|zellen (Zelle*): (engl.) *adipose cells*; syn. Adipozyten; große runde Zellen im Fettgewebe* mit randständigem Kern u. deutlicher Zellmembran,

Fettzirrhose

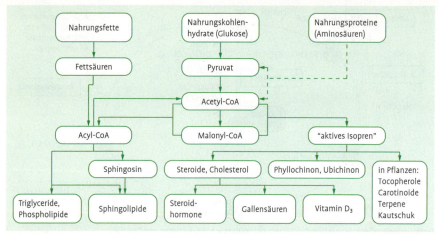

Fettstoffwechsel: Übersicht und Verbindung mit Kohlenhydratstoffwechsel [18]

die aus Retikulumzellen* hervorgehen; **Vork.:** 1. weißes Fettgewebe: als univakuoläre F., die nur ein großes Fetttröpfchen enthalten; 2. braunes Fettgewebe: als pluri-/multivakuoläre F. mit mehreren Fetttröpfchen.

Fett|zirrhose (Zirrhose*) f: (engl.) steatocirrhosis; über eine Fettleber* u. Fettleberhepatitis* entstandene Leberzirrhose*; **Diagn.:** Sonographie, labordiagn.: u. a. γ-GT, ALT, AST, Thromboplastinzeit, Blutbild; Leberbiopsie, Laparoskopie.

Fetus (Fet-*) m: (engl.) fetus; Bez. für die Frucht im Mutterleib während der Fetogenese*.

Fetus papyraceus (↑) m: (engl.) fetus papyraceus; intrauterin mumifizierter Fetus ohne Zeichen der Mazeration, durch Zwillingsfrucht plattgedrückt u. in der Eihaut des zweiten Fetus liegend; evtl. sog. Steinkind (Lithopädion); kein Risiko für das andere Kind.

Feuchte Kammer: 1. (engl.) moist chamber; (labormed.) Vorrichtung zur Aufbewahrung von Präparaten bei maximaler Luftfeuchtigkeit (s. Abb.); 2. (chir.) luftdichter Raum mit dadurch hoher Luftfeuchtigkeit, z. B. als Uhrglasverband*.

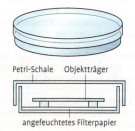

Feuchte Kammer

Feuer|mal: Naevus* flammeus.

Feuer|star: (engl.) heat-ray cataract; Cataracta calorica; Glasbläser-, Infrarot-, Schmiede-, Wärmestar; Augenlinsentrübung inf. lang dauernder intensiver Einwirkung langwelliger Strahlung (ca. 2000 nm); spinnennetzartige, später scheibenförmige hintere subkapsuläre Linsentrübung mit Entw. eines Totalstars; häufig Abblättern von Lamellen der vorderen Linsenkapsel (sog. Feuerlamelle); **Proph.:** Schutzbrille nach DIN 4646; BK Nr. 2401; nur noch selten vorkommend. Vgl. Strahlenkatarakt.

Feuer|stein|leber: (engl.) brimstone liver; (pathol.-anat.) bräunlich graue Leber mit derber Konsistenz u. glatter Schnittfläche bei konnataler Syphilis*; **Histol.:** interstitielle Bindegewebswucherung, oft Reste fetaler Hämatopoeseherde.

Feulgen-Nukleal|re|aktion (Robert F., Chem., Physiol., Gießen, 1884–1955; Nucl-*) f: (engl.) Feulgen reaction; histochem. Verfahren zur Unterscheidung von Desoxyribonukleinsäure (Feulgen-positiv) u. Ribonukleinsäure (Feulgen-negativ); auch zum Nachweis von Nukleoiden (Kernäquivalenten) in Bakt. u. anderen Mikroorganismen mit Hilfe der Feulgen*-Plasmalfärbung.

Feulgen-Plasma|färbung (↑; -plasma*): (engl.) Feulgen's plasmal staining; rotblaue Färbung von Gewebe mit hohem Aldehydanteil nach Reaktion mit fuchsinschwefliger Säure zum Nachweis von Plasmalogenen*.

FEV: Abk. für forciertes Exspirationsvolumen; s. Sekundenkapazität.

Fexo|fenadin (INN) n: (engl.) fexofenadine; nichtsedierender Histamin*-H$_1$-Rezeptoren-Blocker der 2. Generation zur p. o. Anw.; (kaum metabolisierter) carboxylierter (aktiver) Metabolit von Terfenadin*; **Ind.:** Rhinitis* allergica, Urtikaria*; **UAW:** gelegentlich Kopfschmerzen, Schläfrigkeit, Schwindel u. Übelkeit, selten Müdigkeit.

FFA: 1. Abk. für Fokus*-Film-Abstand; 2. Abk. für (engl.) free fatty acids; s. Fettsäuren, freie; 3. Abk. für Finger-Fußboden-Abstand.

F-Faktor m: (engl.) F factor; sog. Fertilitätsfaktor best. Bakterien; episomale DNA (s. Plasmide), die in den Trägerbakterien zur Ausbildung eines Sexualpilus* (für die Konjugation* mit anderen Bakterien u. den Austausch genet. Materials) führt; kann im Zytoplasma vorliegen od. in das Bakterienchromosom integriert sein.

FFI: Abk. für (engl.) *fatal familial insomnia*; s. Insomnie, tödliche familiäre.

^{18}F-Fluor-Des|oxy|glukose *f*: (engl.) *^{18}F-fluorodeoxyglucose*; Abk. FDG; 2-Fluoro-2-Deoxy-D-Glukose; Radiopharmakon*, das als (falscher) Baustein in die Glykolyse* eingeschleust wird; Radiopharmakon für die PET*; zelluläre Aufnahme über Glukosetransporter*, nachfolgend Phosphorylierung durch die Hexokinase (durch Fehlen der 2-Hydroxylgruppe keine weitere Metabolisierung); FDG spiegelt die Glukoseverteilung u. Glykolyseaktivität von Zellen u. Organen wider, insbes. in Tumor- u. Entzündungszellen; **Ind:** Tumor- u. Metastasensuche, Abklärung von Entz., Hirndiagnostik (z. B. bei Alzheimer-Krankheit); Vitalitätsdiagnostik am Myokard.

FFP: Abk. für (engl.) *fresh frozen plasma;* gefrorenes Frischplasma*.

FFS: 1. Abk. für freie Fettsäuren*; **2.** Abk. für (röntg.) Film-Folien-System.

F$_1$-Generation *f*: (engl.) *first filial generation;* syn. erste Filialgeneration; erste Generation von Nachkommen, die aus einer Kreuzung von in sich reinerbigen Eltern mit unterschiedl. Allelen* (Parentalgeneration) hervorgegangen ist; **F$_2$-Generation:** deren Nachkommen usw.

FGF: Abk. für (engl.) *fibroblast growth factor,* Fibroblastenwachstumsfaktor; das i. R. von Ontogenese, Wundheilung, Hämatopoese u. Tumorentstehung zur Wirkung kommt; Bildung der molekular unterschiedl. Substanzen (FGF$_1$–FGF$_{23}$) in Fibroblasten, Muskelzellen, Endothelzellen, T-Lymphozyten, Leberzellen, Makrophagen, embryonalem u. Tumorgewebe, Gliazellen. Vgl. Wachstumsfaktoren.

FH4: Abk. für Tetrahydrofolsäure*.

FHA: Abk. für Fokus*-Haut-Abstand.

FHF: Abk. für fetale Herzschlagfrequenz; s. CTG.

Fiber|broncho|skopie (Fibr-*; Broncho-*; -skopie*) *f*: s. Endoskop.

Fiber|endo|skop (↑; End-*; Skop-*) *n*: (engl.) *fibrescope;* syn. Fiberskop; Endoskop* mit Glasfaseroptik*.

Fibr-: Wortteil mit der Bedeutung Faser; von lat. *fibra*.

Fibra (↑; pl Fibrae) *f*: s. Fasern.

Fibrae cortico|nucleares (↑) *fpl*: (engl.) *corticonuclear fibres;* Teil der Pyramidenbahn* bis zu den motorischen Hirnnervenkernen.

Fibrae cortico|thalamicae (↑) *fpl*: (engl.) *corticothalamic fibres;* Projektionsbahnen zwischen Großhirnrindengebieten u. den einzelnen Thalamuskernen.

Fibrae medullares (↑) *fpl*: (engl.) *medullated nerve fibers;* myelinisierte Nervenfasern der Retina, bevorzugt an dem Discus nervi optici als weißl. Streifen sichtbar (s. Abb.); **Klin.:** häufig kein Funktionsverlust, gelegentl. excessive einseitige Myopie*.

Fibrae olivo|spinales (↑) *fpl*: (engl.) *olivospinal fibres;* vom Nucleus olivaris zu den Vorderwurzelzellen (vorwiegend im Halsmark) ziehende Fasern.

Fibrae zonulares (↑) *fpl*: auch Zinn-Zonula, Zona ciliaris Zinni, Zonula ciliaris; Aufhängeapparat der Augenlinse; vom Ziliarkörper ausgehende Bindegewebefasern, die am Linsenäquator u. an Vorder- u. Rückfläche der Linse enden.

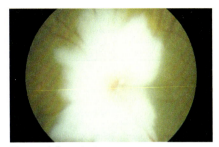

Fibrae medullares [106]

Fibrate *n pl*: s. Lipidsenker.

Fibrilla (Dim. von Fibr-*) *f*: (engl.) *fibril;* Fäserchen; aus 5–10 nm dicken Filamenten (s. Filamentum) bestehende Faserstrukturen; **Formen: 1. intrazellulär:** Tonofibrillen in Epithelgewebe, Myofibrillen in Muskelgewebe, Neurofibrillen in Nervengewebe, Gliafibrillen in Neuroglia; **2. extrazellulär:** Untereinheiten der kollagenen, argyrophilen (syn. retikulären) u. elast. Fasern*.

fibrillär (↑): (engl.) *fibrillary;* aus Fibrillen bestehend.

Fibrillation (↑) *f*: (engl.) *fibrillation;* elektromyographisch erfassbare Kontraktionen einzelner Fasern eines Muskels, meist inf. von Denervierung*; vgl. Faszikulation.

Fibrillations|potentiale (↑) *n pl*: s. Elektromyographie.

Fibrillin *n*: (engl.) *fibrillin;* Glykoprotein ($M_r > 350 000$) in den Mikrofibrillen der extrazellulären Matrix*; Synthesestörung bei Marfan*-Syndrom.

Fibrin (Fibr-*) *n*: (engl.) *fibrin;* Endprodukt (Faktor Ia) der Blutgerinnung*; hochmolekulares, wasserunlösl. Proteinpolymer mit zahlreichen Quervernetzungen (s. Abb.), das in Anwesenheit von Ca^{2+} aus Fibrinogen* durch proteolyt. Aktivität von Thrombin* entsteht; Bestandteil des Thrombus*. Vgl. Fibrinspaltprodukte; Fibrinolyse.

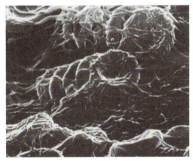

Fibrin: Erythrozyten im Netzwerk aus Fibrin (rasterelektronenmikroskopische Vergrößerung ca. 5000-fach) [41]

Fibrin|kleber (↑): (engl.) *fibrin glue;* biol. Zweikomponentenkleber; Gewebekleber zur intraoperativen lokalen Applikation (Fibrinklebung); **Wirkungsmechanismus:** Aktivierung der 2. Phase der Blutgerinnung* nach Mischung der beiden Komponenten (1.: gerinnungsfähiges Humanpro-

Fibrin-Monomer-Test

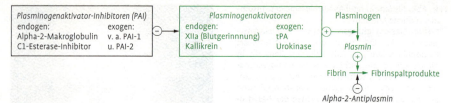

Fibrinolyse Abb. 1

tein, v. a. Fibrinogen*, Faktor XIII od. Fibronektin* enthaltend, sowie z. B. Tranexamsäure*; 2.: Thrombin* u. Ca^{2+}); **Ind.:** pharmak. Blutstillung* bei Op., z. B. bei diffuser Gewebeblutung bzw. Blutung aus parenchymatösen Organen (Milzkapselverletzung, Leberruptur) od. zur Fixation kleiner Knochenfragmente.

Fibrin-Monomer-Test (↑) *m*: (engl.) *fibrin monomer test*; Kurzbez. FM-Test; Nachw. von Komplexen aus Fibrinmonomeren im Plasma; **Prinzip:** 1. funkt.: Immunoassay* (z. B. ELISA) unter Nutzung der Aktivierung von t*-PA durch lösl. Fibrinmonomerkomplexe; 2. selten Präzipitation (z. B. nach Zugabe von Ethanol od. Protaminsulfat) od. Hämagglutination*; **Anw.:** Verbrauchskoagulopathie*. Vgl. Fibrinopeptide.

fibrinös (↑): (engl.) *fibrinous*; durch Fibrinbeimischung gerinnend; z. B. fibrinöses Exsudat.

Fibrino|gen (↑; -gen*) *n*: Faktor I der Blutgerinnung* (Tab. 1 dort); inaktive Vorstufe des Fibrins*; v. a. in der Leber gebildetes Glykoprotein (M_r 340 000; Kohlenhydratanteil 15 %), das zu den Akute*-Phase-Proteinen zählt; **Bestimmung:** 1. Methode nach Clauss; Messung der Gerinnungszeit von verdünntem Citratplasma nach Zugabe von Thrombin; 2. abgeleitet (engl. *derived*) aus nephelometr. od. turbidimetr. Endpunktmessung der Thromboplastinzeit*; 3. kinetischer Trübungstest: photometr. Trübungsmessung nach Zugabe von Batroxobin* zum Plasma; 4. nach Ratnoff-Menzie: Bildung von Fibringerinnsel nach Zugabe von Thrombin; nach Waschen u. Hydrolysieren photometr. Best. des Proteingehalts im Hydrolysat; 5. immun.: z. B. radiale Immundiffusion*, Nephelometrie*, ELISA*; **Referenzbereich:** s. Blutgerinnung (Tab. 2 dort); **Ind.:** Verdacht auf Störung der Blutgerinnung*, Verlaufskontrolle bei Verbrauchskoagulopathie* od. Lebererkrankung, Nachw. der Hyperfibrinogenämie* in der Akute*-Phase-Reaktion, evtl. bei koronarer Herzkrankheit (Risikofaktor). Vgl. Hypofibrinogenämie; Dysfibrinogenämie; Hyperfibrinogenämie.

Fibrino|gen|mangel|blutung (↑; ↑): s. Afibrinogenämie, Hypofibrinogenämie.

Fibrino|geno|penie (↑; ↑, -penie*) *f*: Hypofibrinogenämie*.

Fibrinoid (↑, -id*) *n*: (engl.) *fibrinoid*; bei Gewebezerfall frei werdende, extrazellulär lokalisierte homogene Substanz, die sich mit dem sauren Farbstoff Eosin färbt u. Färbeeigenschaften des Fibrins* besitzt; in der zellfreien Substanz finden sich Bestandteile von zerfallenen Zellen. Vgl. Nitabuch-Fibrinstreifen; Rohr-Fibrinoid.

Fibrino|lyse (↑; Lys-*) *f*: (engl.) *fibrinolysis*; proteolyt. Abbau von Fibrin* durch Plasmin*; **Regulation:** s. Abb. 1 u. 2; s. Plasminogenaktivatoren; Plasminogenaktivator-Inhibitoren; **physiol. Bedeutung:** 1. Aufrechterhaltung des dynam. hämostat. Gleichgewichts durch Neutralisierung der kontinuierl. ablaufenden Blutgerinnung* (Abb. 1 dort) in Wechselwirkung mit Fibrinolyse*-Inhibitoren (vgl. Hämostase); 2. Lösung von Fibrin aus Thromben; **klin. Bedeutung:** z. B. Hyperfibrinolyse* mit Afibrinogenämie* in der Folge. Vgl. Thrombolyse.

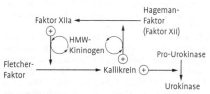

Fibrinolyse Abb. 2: Plasminogenaktivatoren

Fibrino|lyse-In|hibitoren (↑; ↑; Inhibition*) *m pl*: (engl.) *inhibitors of fibrinolysis*; syn. Antifibrinolytika; Hemmstoffe der Fibrinolyse*; **Einteilung:** 1. (physiol.) a) Antiplasmine*; b) Plasminogenaktivator*-Inhibitoren; 2. (therap.) PAMBA*, Tranexamsäure*.

Fibrino|lytika (↑; gr. λυτικός fähig zu lösen) *n pl*: (engl.) *fibrinolytics*; syn. Thrombolytika; therap. Plasminogenaktivatoren*; pharmak. Substanzen, die über eine Aktivierung der Fibrinolyse* wirken (bei intravasaler Applikation intravasale Thrombolyse*); **Vertreter:** Streptokinase*, Urokinase*, rt*-PA, Tenecteplase*, Reteplase*. Vgl. Fibrinolyse-Inhibitoren.

Fibrino|peptide (↑) *n pl*: (engl.) *fibrinopeptides*; bei der Umwandlung von Fibrinogen* zu Fibrinmonomer durch Thrombin* abgespaltene Peptide; Abspaltung von Fibrinopeptid A (Abk. FPA) von Aα-Kette u. Fibrinopeptid B (Abk. FPB) von Bβ-Kette des Fibrinogens ist Voraussetzung für die Bildung von vernetztem Fibrin* (vgl. Faktor, fibrinstabilisierender). **Nachweis** von FPA mit ELISA bei Hyperkoagulabilität, Thrombose, Embolie, Verbrauchskoagulopathie, Sepsis; als diagn. Mittel aufgrund der geringen Halbwertzeit von FPA durch die Bestimmung von D*-Dimeren abgelöst. Vgl. Fibrinspaltprodukte; vgl. Blutgerinnung (Abb. 1 dort).

Fibrin|spalt|produkte (↑) *n pl*: (engl.) *fibrin degradation products*; Abk. FSP; Fibrinogenspaltprodukte; als Antithrombin VI zusammengefasste Antithrombine*; durch Plasmin* von Fibrin* od. Fibrinogen* abgespaltene, unterschiedl. große Fragmente (hochmolekular: Fragmente X u. Y; niedermolekular: Fragmente D u. E), die von einer best. Konzentration an (bes. die Fragmente Y u. D) hemmend auf Fibrinpolymerisation u. Thrombozytenadhäsivität wirken; **Nachw.:** semiquant. u. quantitativ mit Turbimetrie* u. ELISA; **Referenzbereich:** <1 mg/l Serum; **klin. Bedeutung:** bei primärer Hyperfibrinolyse* Konz. von FSP erhöht ohne Dimerisierung von Fragment D (D*-Dimere). Vgl. Fibrinopeptide; vgl. Blutgerinnung (Abb. 1 dort).

Fibro|adenom (↑; Aden-*; -om*) *n*: (engl.) *fibroadenoma*; Fibroadenoma; Adenom* mit reichl. entwickeltem Bindegewebe, makroskop. als relativ scharf begrenzter Knoten von derb-elast. Konsistenz mit grau-weißer Schnittfläche; **Vork.:** z. B. in der weibl. Brust (s. Mammatumoren), im Ovar, Uterus, in der Prostata. Vgl. Adenofibrom; Cystosarcoma phylloides.

Fibro|blast (↑; Blast-*) *m*: (engl.) *fibroblast*; in Bezug auf die Fibrillogenese aktive Form des Fibrozyten*; hat viele irreguläre zytoplasmat. Fortsätze u. große ovale Kerne. Vgl. Fibronektine.

Fibro|blasten|wachstums|faktor (↑; ↑) *m*: s. FGF.

Fibro|cartilago (↑; Cartilago*) *f*: s. Faserknorpel.

Fibro|cartilago inter|vertebralis (↑; ↑) *f*: s. Bandscheibe.

Fibro|cartilago palmaris (↑; ↑) *f*: (engl.) *palmar plate*; sog. palmare Platte; Teil der Beugesehnenscheide; Bestandteil des Kapsel-Band-Apparats der Finger- u. Zehengelenke mit fester distaler Anheftung des Faserknorpelanteils u. verschiebl. proximaler Befestigung des bindegewebig-membranösen Anteils; **Funktion:** Verhinderung einer stärkeren Hyperextension des Gelenks.

Fibro|dys|plasia ossi|ficans pro|gressiva (↑; Dys-*; -plasie*) *f*: (engl.) *progressive ossifying myositis*; Abk. FOP-Syndrom; syn. Münchmeyer-Syndrom, Myositis ossificans multiplex progressiva; wahrscheinl. autosomal-dominant erbl., in 95 % der Fälle sporadische Erkr. (Genlocus 4q27-q31), mit mangelhafter Differenzierung des Mesenchyms; **Häufigkeit:** mehr als 500 Fälle bekannt, häufiger bei Jungen; **Sympt.:** ab 5. Lj. fortschreitende ektope Verknöcherung der Muskulatur während der Wachstumsphase; meist auch andere Deformitäten (fast immer Mikrodaktylie, v. a. an Daumen u. Großzehe); Beginn oft im Nacken, zunehmende Körperversteifung u. Marasmus; **DD:** Rigid*-spine-Syndrom.

Fibr|ödem, idio|pathisches (↑; Ödem*) *n*: (engl.) *idiopathic fibromatoid swelling*; Bez. für Fibrosierungen im Gesicht beim Melkersson*-Rosenthal-Syndrom.

Fibro|elastosis endo|cardiaca (↑; gr. ἐλαστός dehnbar; -osis*) *f*: Endokardfibroelastose*.

Fibro|epitheliom (↑; Epithel*; -om*) *n*: (engl.) *fibroepithelioma*; benigner differenzierter Tumor aus Binde- u. Epithelgewebe, z. B. als Papillom*.

Fibro|epithelioma Pinkus (↑; ↑; ↑) *n*: Pinkus*-Tumor.

fibrös (↑): (engl.) *fibrous*; bindegewebig, aus faserigem Bindegewebe bestehend.

Fibro|keratom, erworbenes digitales (↑; Kerat-*; -om*) *n*: (engl.) *digital fibrokeratoma*; halbkugeliger benigner Tumor; **Lok.:** Finger, Handkante od. Handinnenfläche; **DD:** Fingerrudiment.

Fibro|lipom (↑; Lip-*; -om*) *n*: (engl.) *fibrolipoma*; Lipom* mit reichl. Bindegewebeanteil.

Fibro|lysin (↑) *n*: Plasmin*.

Fibrom (↑; -om*) *n*: (engl.) *fibroma*; Bindegewebegeschwulst; benigne mesenchymale Neoplasie, die v. a. aus Bindegewebezellen u. Kollagenfasern besteht; **Vork.:** überall im Körper, häufig als Sehnenscheidenfibrom; auch in Komb. mit anderen Gewebearten, z. B. als Myofibrom, Adenofibrom*. Vgl. Weichteiltumoren; Fibrosarkom*.

Fibroma (↑; ↑) *n*: s. Fibrom.

Fibroma cavernosum (↑; ↑) *n*: (engl.) *telangiectatic fibroma*; auch Fibroma teleangiectaticum, Fibroma lymphangiectaticum; gefäßreiches, oft polypöses Fibrom*.

Fibroma cysticum (↑; ↑) *n*: (engl.) *cystic fibroma*; Fibrom* mit Höhlenbildung.

Fibroma durum (↑; ↑) *n*: Dermatofibrom*.

Fibroma molle (↑; ↑) *n*: (engl.) *soft fibroma*; syn. Akrochordon, Fibroma pendulans, Fibroma pendulum; weiches Fibrom durch Ausstülpung von Dermis u. Epidermis; **Vork.:** multiple, gestielte, kleine Papeln im Bereich von Achseln, Hals u. Leistenbeuge (bes. bei adipösen Personen) od. bis zu einigen Zentimetern großer, meist solitärer Tumor (s. Abb.); **Ther.:** Abtragung mit der Schere (sog. Scherenschlag).

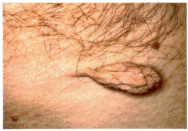

Fibroma molle [55]

Fibroma myxomatodes (↑; ↑) *n*: Fibrom* mit Verflüssigung der Grundsubstanz.

Fibroma pendulans (↑; ↑) *n*: Fibroma* molle.

Fibro|matose (↑; ↑; -osis*) *f*: **1.** (engl.) *fibromatosis*; diffuse od. umschriebene, im Allg. benigne Bindegewebevermehrung bei gleichzeitiger Parenchymatrophie, z. B. in der Mamma, Prostata, **2.** i. e. S. Bez. für das multiple Auftreten von Fibromen*; vgl. Neurofibromatose.

Fibro|matose, juvenile hyaline (↑; ↑; ↑) *f*: (engl.) *juvenile hyaline fibromatosis*; syn. Murray-Puretic-Syndrom, systemische juvenile Hyalinose; im Säuglingsalter beginnende autosomal-rezessiv erbl. Erkr. mit fibröser Gingivahyperplasie* u. hyalinen Fibromen (histol. PAS-positive, amorphe Substanz), die zuerst im Kopfbereich, später generalisiert auftreten; **Ätiol.:** Mutationen im ANTXR2-Gen (Genlocus 4q21); allelisch zur infantilen systemischen Hyalinose; **Sympt.:** ab 2. Lj. schmerzhafte Kontrakturen der großen Gelenke inf. Osteolysen u. zystische Prozesse, perianale Granulome u. sklerodermiforme Atrophie der Haut.

Fibro|matosis gingivae (↑; ↑; ↑) *f*: fibröse Gingivahyperplasie*.

Fibromyalgiesyndrom

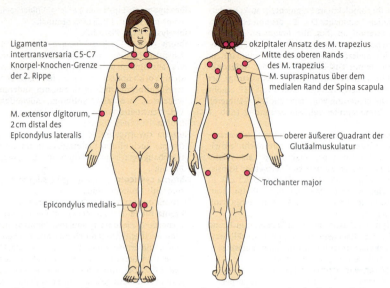

Fibromyalgiesyndrom: Zur Diagnose müssen mindestens 11 der dargestellten 18 Punkte druckschmerzhaft sein.

Fibro|my|algie|syn|drom (↑; My-*; -algie*) *n*: (engl.) *fibromyalgia*; Abk. FMS; nicht entzündl. bedingtes Schmerzsyndrom mit chron. Weichteilbeschwerden; **Formen: 1. primäres** F.: extraartikuläre Erkrankung* des rheumatischen Formenkreises mit unklarer Ätiol.; **Klin.**: Gemeinsamkeiten mit chronischem Müdigkeitssyndrom*; generalisierte Tendomyopathie mit chron. Muskelschmerzen; Ein- u. Durchschlafstörungen; zu 80–90 % das weibl. Geschlecht betreffend; Manifestation meist zwischen 20. u. 50. Lj.; Schmerzverstärkung durch Kälte, Stress, körperl. Überlastung u. Ruhe, Besserung durch Wärme u. mäßige Aktivität; Begleitsymptome: Morgensteifigkeit der Gelenke ohne Schwellungen, periphere Parästhesien u. Schwellungsgefühl an den Händen ohne objektiven Befund, gute (passive) Beweglichkeit, keine Muskelatrophie, Spannungskopfschmerz, Reizdarmsyndrom; **Diagn.**: ausgedehnte seit mind. 3 Monaten bestehende Schmerzen in re. u. li. Körperhälfte, ober- u. unterhalb der Hüfte; mind. 11 der 18 Druckpunkte (sog. tender points, s. Abb.) sind bei Druck von ca. 40 N/cm² (ca. 4 kg Masse) schmerzhaft; kein Druckschmerz an best. Kontrollpunkten (laterales Drittel des Schlüsselbeins, Mitte des dorsalen Unterarms, volares Radiokarpalgelenk, Daumenballen, Daumennagel, dorsales Zeigefingergrundglied, Tuber calcanei); normale Laborwerte (BSG, Leukozyten, Rheumafaktor, antinukleäre Antikörper, Kreatinkinase) u. Röntgenbefunde; **Ther.**: **1.** nicht pharmak.: Hydrotherapie mit u. ohne Bewegungsübungen, Aerobic u. Muskeltraining, Änderung der Lebensweise, z. B. Entspannung, Schlaf, Bewegung, Relaxations-, Rehabilitations-, Physio- u. Psychotherapie; **2. pharmak.**: Tramadol*, Gabapentin*, Pregabalin* u. a. Analgetika (Paracetamol) sowie schwache Opioide; Antidepressiva (z. B. Amitriptylin, Fluoxetin, Maprotilin, Moclobemid); **Progn.**: häufig spontane Besserung im Alter; **DD**: sekundäres F., myofasziales Schmerzsyndrom*, Tendopathie*, Periarthropathia* humeroscapularis. **2. sekundäres F.**: generalisiertes od. regionales (psychogenes) Schmerzsyndrom bei anderen Erkr. (v. a. Trauma, entzündl. u. degenerative rheumat. Erkr., endokrin., infektiöse, maligne Erkr.) od. als UAW; ca. 3-mal häufiger als das primäre F.; **Diagn.**: druckschmerzhafte Kontrollpunkte; **Ther.**: Behandlung der Grundkrankheit, sonst wie bei primärem F.; **DD**: larvierte Depression*. Vgl. Myalgie; Myogelose; Myopathie.

Fibro|myom (↑; My-*; -om*) *n*: s. Myom.

Fibro|myo|pathie, ossi|fizierende (↑; ↑; -pathie*) *f*: s. Myositis ossificans circumscripta.

Fibro|nektine *n pl*: (engl.) *fibronectins*; durch alternatives mRNA-Splicing entstandene Glykoproteine* (M_r 200 000–250 000); **Lok.**: extrazelluläre Matrix* u. Zelloberfläche; Bildung in Fibroblasten*; **Funktion**: Zell-Zell-Interaktion durch Bindung an Makromoleküle, z. B. Kollagen, Glykosaminoglykane, Fibrinogen, Fibrin, Aktin (sog. Molekülkleber) sowie Integrine, u. einige Bakt. (als Opsonin). An Zellmembranen lokalisierte F. bewirken die Anheftung an Nachbarzellen od. extrazelluläre Strukturen. Die Faktor-XIII-vermittelte kovalente Bindung von F. an Fibrin begünstigt die Anlagerung von Zellen an Blutgerinnsel u. fördert bes. Ansiedlung u. reparative Funktionen von Fibroblasten im Wundgebiet. **Referenzbereich**: ca. 330 mg/l Blutplasma.

Fibro|osteo|klasie (Fibr-*; Ost-*; gr. κλάσις das Brechen, Bruch) *f*: (engl.) *fibrous osteoclasia*; Vermehrung von Osteoklasten u. Bindegewebe im Knochen i. S. eines primären od. sekundären Hyperparathyroidismus*; vgl. Osteoklasie, Osteopathie, renale.

Fibro|plasie, retro|lentale (↑; -plasie*) *f*: (engl.) *retrolental fibroplasia, retinopathy of prematurity*; heute sehr seltenes Endstadium der Retinopathia* praematurorum mit hinter der Linse liegender abgehobener, vernarbter Netzhaut u. vollständiger Erblindung.

Fibro|sarkom (↑; Sark-*; -om*) *n*: (engl.) *fibrosarcoma*; hartes, kollagenfaserreiches Sarkom*; **Histol.:** zell- u. mitosereich; aus maligne entarteten Fibroblasten* aufgebaut.

Fibrose (↑; -osis*) *f*: (engl.) *fibrosis*; auch Sklerose; Vermehrung des Bindegewebes*.

Fibrose, kon|genit̲a̲le hep̲a̲tische (↑; ↑) *f*: (engl.) *congenital hepatic fibrosis*; autosomal-rezessiv erbl. Entwicklungsstörung der Leber (Malformation der Duktalplatte) mit fortschreitender Leberfibrose; **Vork.:** in Assoziation mit ARPKD (s. Zystennieren) od. Caroli*-Krankheit.

Fibrose, nephro|gene systemische (↑; ↑) *f*: (engl.) *nephrogenic systemtic fibrosis*; Abk. NSF; systemische Fibrose* als Kompl. nach Gabe gadoliniumhaltiger Kontrastmittel im MRT* bei vorbestehender Niereninsuffizienz*.

Fibrose, retro|peri|toneale (↑; ↑) *f*: s. Retroperitonealfibrose.

Fibrose|syn|drom der Augen|muskeln (↑; ↑) *n*: (engl.) *congenital fibrosis of extraocular muscles*; angeb., oft autosomal-dominant erbliche Augenbewegungsstörung; die Augen sind im Abblick fixiert, meist zus. mit beidseitiger Ptosis*; histol. Fibrose der Augenmuskeln (evtl. Folge einer Innervationsstörung).

Fibrose, zystische (↑; ↑) *f*: (engl.) *cystic fibrosis (Abk. CF)*; syn. Mukoviszidose; autosomal-rezessiv erbl. Stoffwechselstörung, die in generalisierter Dysfunktion exokriner Drüsen resultiert; **Häufigkeit:** regional unterschiedl., Inzidenz in Europa ca. 1 : 2000 Neugeborene;

> gehört zu den häufigsten angeborenen Stoffwechselkrankheiten

Ätiol.: Vielzahl unterschiedl. Mutationen im CFTR-Gen mit dem Genlocus 7q31.2 (>1100 bekannt; in 60–80 % Deletion von Phenylalanin auf Position 508); heterozygote Merkmalträger erkranken nicht od. haben milden Verlauf mit später Manifestation; **Path.:** noch nicht eindeutig geklärt; das mutierte Gen codiert für einen in der Membran eukaryont. epithelialer Zellen lokalisierten Cl⁻-Kanal, der aktiv Cl⁻-Ionen aus der Zelle transportiert (Abk. CFTR für *cystic fibrosis transmembrane regulator*). Durch vermehrte Produktion u. erhöhte Viskosität des Sekrets der mukösen Drüsen (Bronchien, Verdauungstrakt) kann es u. a. zu schweren Kompl. im Bereich der Atemwege, zu Maldigestion u. Malabsorptionssyndrom sowie durch einen erhöhten Elektrolytgehalt des Sekrets von (Schweiß-)Drüsen zu Flüssigkeits- u. Elektrolytverlusten kommen. **Klin.:** Manifestation von subklin., sehr leichter bis zu schwerster, protrahierter Verlaufsform; meist bereits in der frühen Kindheit keuchhustenähnl. Reizhusten, Tachypnoe, Tachykardie u. Bronchospasmus; gastrointestinale Manifestation häufig mit Anal- od. Rektumprolaps; bei Neugeborenen in ca. 15 % Mekoniumileus*; die erhöhte Viskosität der Galle kann zu Cholestase* mit Gallepfropfsyndrom* (bei Neu-

geborenen evtl. mit Icterus prolongatus) u. im weiteren Verlauf zu einer cholestat. Leberzirrhose* führen. Als Folge der zyst. Pankreasfibrose kommt es zur exokrinen Pankreasinsuffizienz* mit schwerer Steatorrhö u. häufigen, voluminösen, übelriechenden Stühlen, bei fortschreitender Fibrosierung auch zur endokrinen Pankreasinsuffizienz mit Diabetes* mellitus. Maldigestion u. Malabsorption können v. a. im Säuglingsalter zu schwerer Dystrophie mit Hypoproteinämie, Ödemen u. Vitaminmangel führen. Das von den mukösen Drüsen der Atemwege sezernierte viskose, eiweißreiche Sekret kann durch Verlegung der Lumina der (kleinen) Bronchien Atelektasen verursachen. Eine bakterielle Besiedlung des Sekrets ist häufig Urs. für rezidiv. od. chron. Bronchitis, Peribronchitis, Pneumonie u. Bronchiektasen. Häufigste Err. pulmonaler Infektionen sind Pseudomonas aeruginosa, Burkholderia cepacia, Staphylococcus aureus u. Haemophilus influenzae. Männl. Infertilität tritt in 98 % der Fälle auf inf. Ductus-deferens-Aplasie beiderseits. **Pathol.:** Hypertrophie u. Vermehrung der Becherzellen in Dünn- u. Dickdarm sowie der schleimproduzierenden Zellen des Bronchialepithels mit intrazellulärer Ablagerung von Sekreten, zyst. Pankreasfibrose, ausgedehnte pulmonale Veränderungen inf. Entz.; **Diagn.:** Wichtig ist die Früherkennung im Neugeborenenalter: erhöhte Elektrolytkonzentration im Schweiß (Werte für Na⁺-Ionen u. Chlorid im Schweiß ≤60 mmol/l bzw. 50 mmol/l gelten als normal, der Mittelwert bei z. F. beträgt ca. 90 mmol/l); Albumingehalt im Mekonium u. Trypsinkonzentration (immunreaktives Trypsin) im Blut erhöht; Bestimmung der Pankreaselastase im Stuhl; Untersuchung des Speicheldrüsensekrets; direkte Genanalyse* mit Nachw. der Mutation möglich; **Ther.:** Im Vordergrund steht die Behandlung der pulmonalen Kompl. (respirator. Versagen häufigste Todesursache, ca. 90 % der Pat.) durch Atemphysiotherapie (Klopfdrainage der betroffenen Lungenabschnitte), Inhalationstherapie mit Beta-2-Sympathomimetika, Mukolytika, rechtzeitige u. gezielte Antibiotikatherapie, nach Ausschöpfung aller sonstigen Therapieoptionen Doppellungentransplantation od. Herz-Lungen-Transplantation. Die Pankreasinsuffizienz kann durch orale Substitution von Pankreasenzymen u. Diät (hochkalor. Ernährungstherapie mit 40 % Fettanteil) ausgeglichen werden, bei Diabetes mellitus Insulintherapie; u. U. Anlage einer PEG-Sonde; antibiot. Intervalltherapie; Choleretika*; evtl. Substitution von Elektrolyten u. fettlösl. Vitaminen; **Progn.:** ca. 80 % der Pat. erreichen mind. das 30. Lebensjahr.

fibrosus (↑): fibrös.

Fibro|thorax (↑; Thorax*) *m*: **1.** (engl.) *fibrothorax*; ausgedehnte Pleuraschwarte, welche die Lunge mantelartig umgreift u. damit die normale Atemexkursion behindert; **Klin.:** restriktive Ventilationsstörung*, Skoliose*; **2.** Fibrosierung der Thoraxresthöhle nach Pneumektomie* als langsam ablaufender einseitiger Schrumpfungsprozess; Folge: Zwerchfellhochstand, Mediastinalverziehung, Überblähung der restl. bzw. kontralateralen Lun-

Fibrozyt

ge, Verlagerung des Herzens u. der großen Gefäße. Vgl. Serothorax.

Fibro|zyt (↑; Zyt-*) *m*: (engl.) *fibrocyte*; spindelförmige Zelle des Bindegewebes* mit länglich-ovalen Kernen u. langen Fortsätzen, in Bezug auf die Fibrillogenese inaktive Form des Fibroblasten*.

Fibula (lat. Heftnadel, Spange) *f*: (engl.) *fibula*; Wadenbein; schwächerer Unterschenkelknochen; Teile: Caput fibulae (proximal gelegener Wadenbeinkopf mit Gelenkfläche zur Tibia), Collum u. Corpus fibulae (Hals u. Schaft), Malleolus lateralis (äußerer Knöchel) am distalen Ende.

Fibula|fraktur (↑; Fraktur*) *f*: s. Knöchelfraktur; Maisonneuve-Fraktur; Unterschenkelfraktur.

Fibularis|lähmung (↑): Peroneuslähmung*.

Fibularis|phänomen (↑) *n*: Peroneusphänomen*.

Fibula|transplantat (↑): (engl.) *fibula flap*; knöchernes Gewebetransplantat aus der Fibula mit anat. definierter Gefäßversorgung über die A. peronea u. die mit ihr verlaufenden Venen; **Verw.**: als freies Knochentransplantat, Augmentationsplastik* od. auch mit Gefäßanschluss in der plast. Gesichtschirurgie. Vgl. Lappenplastik.

Fichten|nadel|öl: (engl.) *fir needle oil*; Piceae aetheroleum; das ätherische Öl* versch. Picea- u. Abies-Arten.

Fick-Formel (Adolf E. F., Physiol., Zürich, Würzburg, 1829–1901): (engl.) *Fick formula*; Formel zur Berechnung des Herzminutenvolumens* (Abk. HMV):

$$HMV = \frac{VO_2}{avDO_2}$$

VO_2: Sauerstoffaufnahme* pro Minute in ml; $avDO_2$: arteriovenöse Sauerstoffdifferenz* in ml O_2/l Blut.

Fick-Zeichen (Rudolf A. F., Anat., Berlin, 1866–1939): Vakuumphänomen*.

Fieber: (engl.) *fever*; (lat.) Febris; Erhöhung der Körpertemperatur als Folge einer Sollwertverstellung im hypothalam. Wärmeregulationszentrum (im Unterschied zur Hyperthermie*); **Einteilung:** bis 38 °C subfebrile Temp., bis 39 °C mäßiges F., über 39 °C hohes F.; F. steigt selten über 41 °C; **Path.:** Sympt. einer Akute*-Phase-Reaktion; Urs. sind Pyrogene* (endogene Pyrogene; z. B. Interleukin-1) aus aktivierten Phagozyten, insbes. aus Makrophagen, aber auch aus Tumorzellen; auslösend wirken Infektionen (exogene Pyrogene: Endotoxine; s. Toxine), Zerstörung von Körperzellen (Zerfalls- od. Stoffwechselprodukte z. B. aus Hämatomen, Extravasat, Frakturen, Tumornekrosen, Hirngewebenekrose; vgl. Resorptionsfieber), Injektion von körperfremdem od. -verfremdetem Protein (z. B. bei Eigenblutbehandlung), wobei endogene Pyrogene über eine Kaskade von Prozessen (z. B. Steigerung der Prostaglandinsynthese) zur sog. Sollwertverstellung der Körpertemperatur im Hypothalamus führen; F. kann Abwehrvorgänge des Körpers unterstützen, z. T. über eine Beschleunigung biochem. Reaktionen (Van't-Hoff-Regel); vorteilhaften Effekten von mäßigem F. stehen subjektive Beschwerden (Krankheitsgefühl, Inappetenz, Kopfschmerz) u. objektive Nachteile (Katabolismus, Proteolyse von Muskeleiweiß) gegenüber; **Klin.:** unter Fieberanstieg (Stadium incrementi)

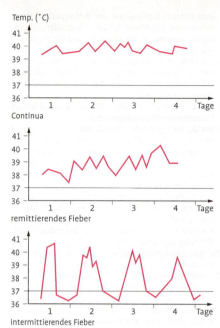

Fieber: Fiebertypen

bei Infektion können Säuglinge u. Kleinkinder mit zerebralen Krampfanfällen (Fieberkrämpfe*) reagieren; bei älteren Kindern wird Fieberanstieg begleitet von Frösteln, kühlen Gliedern u. Kreislaufzentralisation; bei Erwachsenen Schüttelfrost; nach Erreichen der sog. Fieberhöhe (Fastigium) gelegentlich Bewusstseins- u. Sinnestrübung (Fieberdelir); Fieberabfall (Stadium decrementi, Deferveszenz): langsam (Lysis) im Verlauf von Tagen; schnell (Krisis) im Verlauf von Std., evtl. von Kreislaufdysregulation begleitet; **Formen:** s. Abb.; **1.** Continua (Febris continua): meist über 39 °C u. nicht um mehr als 1 °C schwankend während Tagen; z. B. bei Typhus abdominalis, Fleckfieber, Brucellose, infektiöser Endokarditis, Virusinfektionen; **2.** remittierendes F. (Febris remittens): stärker schwankend, aber stets über Normaltemperatur; Hinweis auf Lokal- od. Hohlrauminfektionen; z. B. Sinusitis, Harnweginfektion, Segmentpneumonie; **3.** intermittierendes F. (Febris intermittens): Fieberspitzen wechselnd mit Unterod. Normaltemperatur; Hinweis auf pyogene Infektionen, evtl. schubweise Toxin- od. Erregereinschwemmung in das Blut (septisches F., Abszessfieber); **4.** Relapsfieber: kurze Fieberperioden, unterbrochen von einem bis mehreren fieberfreien Tagen; z. B. bei Malaria, Rückfallfieber; **Ther.:** unter Erwägung von Nach- u. Vorteilen; kausal (Infektionstherapie, Nekrosenentfernung); symptomatisch (physik. durch Verbesserung von Wärmeabgabe, pharmak. durch Gabe von Antipyretika*).

Fieber, alimentäres: (engl.) *nutritional hyperthermia*; bei Säuglingen durch Nahrungsproteine hervorgerufenes Fieber, das auf einer Störung des Wasserhaushalts (Wassermangel) beruht; **Ther.:** Flüssigkeitszufuhr; vgl. Durstfieber, Kochsalzhyperthermie.

Fieber, argentinisches hämor|rhagisches: (engl.) *Argentine hemorrhagic fever*; durch das Junin*-Virus verursachte Infektion, die fäkal od. hämatogen auf den Menschen übertragen wird; **Vork.:** ländl. Gebiete Argentiniens; Reservoir Nager; **Inkub.:** 7–14 Tage; **Klin.:** Fieber, Kopfschmerzen, retroorbitale Schmerzen, petechiales Exanthem, Zahnfleischblutungen, Ulzerationen im Mund, Hämorrhagien, Erbrechen, Leukopenie u. Proteinurie; Letalität ca. 10 %; **Diagn.:** Isolierung in Vero-Zellen (Affennierentumor Zelllinie) bzw. Baby-Hamster-Kidney-Zellen (Abk. BHK-Zellen) aus Blut, Rachenspülwasser od. Urin; Immunhistochemie, RT-PCR aus Blutproben, Antikörpernachweis durch indirekten Immunfluoreszenztest; **Ther.:** symptomat., Flüssigkeitsersatz, Transfusionen, Rekonvaleszenzenserum, Ribavirin*; **Proph.:** attenuierter Lebendimpfstoff, nur in Argentinien erhältlich.

Fieber, a|septisches: s. Resorptionsfieber.

Fieber|bläschen: s. Herpes simplex.

Fieber, bolivianisches hämor|rhagisches: (engl.) *Bolivian hemorrhagic fever*; durch das Machupo*-Virus verursachte u. durch Nager übertragene Infektion mit Sympt. u. Verlauf, die argentinischen hämorrhagischem Fieber* ähnlich sind.

Fieber, brasilianisches hämor|rhagisches: (engl.) *Brazilian hemorrhagic fever*; durch das Sabia*-Virus verursachte Inf., die von einem unbekannten Reservoirwirt auf den Menschen übertragen wird; **Vork.:** ein Fall in der Region um Sao Paulo, Brasilien, sowie 2 Laborinfektionen; **Inkub.:** 7–14 Tage; **Klin.:** ähnl. dem argentinischen hämorrhagischen Fieber*; **Diagn.:** aktivierte Lymphozyten im peripheren Blut, Thrombozytopenie, mäßiggradige CRP-Vermehrung im Serum; in Abgrenzung zu den akuten Virushepatitiden AST im Serum höher als ALT.

Fieber, familiäres auto|somal-dominantes peri|odisches: (engl.) *TNF-receptor-associated periodic syndrome*; syn. TNF-Rezeptor-assoziiertes periodisches Syndrom (Abk. TRAPS); autosomal-dominant erbl. Erkr. mit Mutationen im TNF*-Rezeptor-Superfamilie-1A-Gen (Abk. TNFRSF1A, Genlocus 12p13.2), das für den p55-TNF-Rezeptor codiert (bisher ca. 40 Mutationen bekannt); **Klin.:** meist Fieberepisoden über Tage bis Wochen mit lokalisierten Myalgien, erythematösem Exanthem, Konjunktivitis mit periorbitalem Ödem u. abdominalen Schmerzen mit Koliken, Erbrechen, Durchfall; häufig Entw. einer sekundären systemischen Amyloidose*; **Diagn.:** im Schub unspezif. Entzündungszeichen, erniedrigter lösl. TNF-Rezeptor-Titer (<1 ng/ml), Serum-IgA- u. -IgD-Spiegel häufig erhöht (aber <100 IE/ml); **Ther.:** hochdosiert Glukokortikoide*, TNF*-Blocker (z. B. Etanercept); **Progn.:** durch Amyloidose bestimmt. Vgl. Fiebersyndrome, hereditäre periodische.

Fieber, hämor|rhagisches mit renalem Syn|drom: (engl.) *haemorrhagic fever with renal syndrome*; Abk. HFRS; syn. koreanisches hämorrhagisches Fieber, Tula-Fieber; mit Blutungen u. Niereninsuffizienz einhergehende fieberhafte Infektionskrankheit; **Vork.:** weltweit, bes. Korea, China, Japan, GUS, Balkan, Skandinavien; **Err.:** Hantaanvirus, Puumalavirus, Dobrava-Belgrad- u. Seoulvirus der Gattung Hantavirus* aus der Fam. der Bunyaviridae*; **Epidemiol.:** Virusreservoir sind Ratten u. Mäuse; Virusausscheidung über Urin, Fäzes, Speichel; Übertragung auf den Menschen durch Schmierinfektion, Tröpfcheninfektion durch virushaltige Exkremente, gelegentl. Biss; keine Übertragung von Mensch zu Mensch; **Inkub.:** 2–3 Wo.; **Klin.:** plötzl. hohes Fieber, Kopf-, Augen-, Bauch- u. Gliederschmerzen, Erbrechen, Diarrhö, erythematöser Hautausschlag mit Petechien (Gesicht, Hals, Schultern); am 5.–8. Tag Proteinurie*, Hämaturie*, dann akutes Nierenversagen*, evtl. Hämatemesis*, Meläna; bei günstigem Verlauf am 12.–14. Tag Polyurie, Rekonvaleszenz; Letalität in Ostasien (Hantaan-Virus) 10–30 %, in Nord- u. Westeuropa (Puumula-Virus; sog. Nephropathia epidemica, milde Verlaufsform des HFRS) 0,5 %; **Diagn.:** IgM-Antikörpernachweis; **Ther.:** symptomat., evtl. Dialyse; Gabe von Ribavirin*.

Fieber|krämpfe: (engl.) *febrile seizures*; zerebrale Krampfanfälle (tonisch-klonische Krämpfe, überwiegend vom Grand-mal-Typ; Gelegenheitsanfälle*) von meist wenigen Minuten Dauer mit Bewusstseinsverlust zu Beginn od. während fieberhafter Infektionen (z. B. Exanthema subitum, Salmonellose, Shigellose); **Urs.:** plötzlicher Fieberanstieg bei Kindern mit (evtl. familiärer) Disposition während einer Phase mit altersabhängig erniedrigter Krampfschwelle; Auftreten v. a. bei Kindern vom 6. Mon. bis zum 5. Lj.; 3–4 % der Kinder dieser Altersgruppe werden betroffen, Progn. meist günstig. Bei ca. 4 % der Kinder mit F. entwickelt sich später eine Epilepsie*. Ungünstigere Progn. bei komplizierten F. mit einem od. mehreren der Merkmale: 1. Epilepsie in der Familie; 2. Zeichen zerebraler Vorschädigung; 3. Auftreten der F. bereits im 1. od. erst im 5. Lj. u. später; 4. Herdsymptome während des Krampfanfalls; 5. mehrmalige u. langdauernde (über 15 Min.) Krampfanfälle; 6. bleibende EEG-Veränderungen; **Ther.:** Antiepileptika*, Antipyretika*; **cave:** bei anhaltenden F. drohende Parese; **DD:** Meningoenzephalitis, Hypoglykämie, rachitogene Tetanie.

Fieber|mücke: s. Anopheles.

Fieber, Omsk-hämor|rhagisches: (engl.) *Omsk hemorrhagic fever*; durch das Flavivirus* Omsk-hämorrhag. Fiebervirus verursachtes u. durch Zecken von Nagern u. a. Säugetieren auf den Menschen übertragenes hämorrhagisches Fieber in Zentralrussland; **Kompl.:** Hepatitis, Nephritis.

Fieber, rheumatisches: (engl.) *rheumatic fever*; syn. Febris rheumatica; sog. Streptokokkenrheumatismus; seltene postinfektiöse, entzündl. Systemerkrankung bei genet. Prädisposition induziert durch β-hämolysierende Streptokokken (Streptococcus*) der Gruppe A (ca. 160 Serotypen, am häufigsten vom Lancefield-Typ 1, 3, 5, 6 u. 18), die spezielle Proteinsequenz (sog. PARF-Motiv) auf ihrer Oberfläche tragen, mit dem Streptokokken sich an menschliche Zellen heften, ggf. auch an Kollagen; als Zweitkrankheit nach Scharlach*, Tonsillitis; **Urs.:** sowohl Immunreaktion gegen die Bakterien als auch gegen Kollagen (reaktive Arthritis*); **Vork.:** v. a. bei Kindern u. Jugendlichen, bei Erwachsenen oft nur periphere Arthritis mit mon-

Fieber, rheumatisches
Diagnostische Kriterien für die Ersterkrankung nach Jones (Modifikation 1992)

Hauptkriterien
- Karditis
- Polyarthritis
- Chorea minor
- Erythema marginatum
- subkutane Knötchen

Nebenkriterien
- Fieber
- Arthralgie
- Laborbefunde: erhöhte Akute-Phase-Proteine, z. B. CRP; beschleunigte BSG
- verlängertes RR-Intervall im EKG

Zusatzkriterien
- positiver kultureller oder Antigen-Nachweis von Streptokokken der Gruppe A
- erhöhter oder ansteigender Streptokokken-Antikörper-Titer

Ausnahmekriterien (lassen allein die Diagnosestellung eines rheumatischen Fiebers zu)
- Chorea minor, isoliert (bedarf keiner weiteren diagn. Kriterien, sondern des Ausschlusses anderer Ursachen)
- larvierte, inapperente Karditis
- Rezidiv des rheumatischen Fiebers

od. polyartikulärem Befallsmuster u. migratorischem Charakter; **Klin.:** wenige Tage bis wenige Wochen nach Streptokokkeninfektion charakterist. Sympt. (sog. Major-Kriterien nach Jones; s. Tab.); **Diagn.:** Nachw. einer Streptokokkeninfektion (Scharlach) u./od. Nachw. von β-hämolysierende Streptokokken od. Antigen-Nachw. im Rachenabstrich u./od. erhöhte bzw. ansteigende Antikörpertiter gegen Streptokokkenexoenzyme (Antistreptolysin-O, Antihyaluronidase, Anti-DNase-B, Anti-NADase, Antistreptokinase) u. mind. 2 Haupt- od. 1 Haupt- u. 2 Neben-Kriterien; kein Nachw. des auslösenden Erregers im Gelenk; **Ther.: 1.** symptomat. antientzündl.: Bettruhe; Acetylsalicylsäure*; nichtsteroidale Antirheumatika*, ggf. ergänzend Analgetika; bei hohem Fieber, hochflorider Polyarthritis u. extraartikulären Manifestationen (insbes. bei schwerer Karditis) Glukokortikoide; bei fehlendem Ansprechen u. anhaltender Arthritis langwirksame Antirheumatika, z. B. Sulfasalazin; **2.** Erregerelimination: mind. 10-tägige Antibiotikatherapie mit Penicillin V od. Benzylpenicillin (ersatzweise Clemizol-Penicillin G bzw. bei Penicillinallergie Erythromycin); **3.** Rezidivprophylaxe: oral Penicillin V od. Sulfadiazin od. parenteral Benzathin-Penicillin alle 4 Wochen (bei Kindern ohne Karditis mind. 5 Jahre od. bis zum 21. Lj.; bei Herzbeteiligung mit bleibendem Klappenfehler 10 Jahre, mind. bis zum 40. Lj., u. U. lebenslang; bei Herzbeteiligung ohne bleibenden Klappenfehler 10 Jahre od. bis zum 21. Lj.); **Progn.:** durch Karditis (Letalität 2–5 %) u. deren Folgen (Rezidivneigung, rheumat. Herzklappenfehler v. a. an Mitral- u. Aortenklappe) bestimmt; übrige Sympt. heilen folgenlos ab. Vgl. Glomerulopathie.

Fieber|syn|drome, hereditäre peri|odische *n pl*: (engl.) *hereditary periodic fever syndrome*; rekurrierendes Fieber* auf genet. Grundlage; **Formen: 1.** familiäres Mittelmeerfieber*; **2.** Hyper*-IgD-Syndrom; **3.** familiäres autosomal-dominant erbl. periodisches Fieber*; **4.** zykl. angeborene Neutropenie*; **5.** cold-induced-autoinflammatory-syndrome-1-Gen-assoziierte Syndrome (Kurzbez. CIAS-1-Syndrome): familiäre Kälteurtikaria* (Abk. FCU), Muckle*-Wells-Syndrom (Abk. MWS), chronic infantile neurological cutaneous and articular syndrome (Abk. CINCA); CIAS-1-Syndrome bei rezidivierendem Fieber mit den Leitsymptomen Urtikaria (FCU, MWS) od. neurol. Ausfälle (MWS, CINCA); **Diagn.:** klin. Sympt. in Verbindung mit der ethnischen Zugehörigkeit des Pat. u. positiver Familienanamnese, Erstmanifestation im Kindesod. Jugendalter.

Fieber, venezolanisches hämor|rhagisches: (engl.) *Venezuelan hemorrhagic fever*; durch Guanarito*-Virus verursachte Infektion, die durch Exkremente von Nagern auf Menschen übertragen wird; **Häufigkeit:** ca. 200 Fälle bekannt; **Vork.:** ausschließlich Venezuela; **Inkub.:** 7–14 Tage; **Klin.:** ähnlich Dengue*-Fieber u. Leptospirosen*; nach 7–15 Tagen hohes Fieber, Hals- u. Kopfschmerzen, allg. Schwäche, Übelkeit mit Erbrechen, evtl. Hämorrhagien.

Fieber, virales hämor|rhagisches: (engl.) *viral hemorrhagic fever*; Abk. VHF; durch versch. Viren verursachte schwere Krankheitsbilder mit Störung der Blutgerinnung* (s. Tab.); da viele VHF eine erhebl. Gefahr der nosokomialen Übertragung bergen, müssen Pat. unter spez. Sicherheitsvorkehrungen (Isolierung*) behandelt werden. Meldepflichtige Krankheit bei Krankheitsverdacht, Erkrankung od. Tod.

Fieber, wolhynisches: (engl.) *trench fever*; syn. Fünftagefieber, Ikwafieber, Febris quintana; durch Bartonella* quintana verursachte u. durch Kleiderläuse übertragene akute Infektionskrankheit; **Inkub.:** 10–30 Tage; **Klin.:** mehrere, 4–5 Tage andauernde Fieberschübe mit fieberfreiem Intervall u. erneutem Auftreten nach 3–6 Tagen sowie Kopf- Gelenk- u. Beinschmerzen; gelegentl. chron. Bakteriämie, Bartonellen-Endokarditis od. bazillärer Angiomatose*; **Ther.:** Entlausung* bzw. Entsorgung der Kleidung; Gentamicin* bei Endokarditis u. chron. Bakteriämie, Erythromycin* bei Angiomatose; **Progn.:** gut. Vgl. Rickettsiosen.

Fiedler-Myo|kardi|tis (Carl L. F., Arzt, Dresden, 1835–1921; My-*; Kard-*; -itis*) *f*: (engl.) *Fiedler's myocarditis*; ältere Bez. für eine akute interstitielle Myokarditis* unklarer Ätiologie.

Fiessinger-Rendu-Syn|drom (↑; Henri J. R., Int., Paris, 1844–1902) *n*: s. Stevens-Johnson-Syndrom.

FIGLU-Test *m*: Kurzbez. für Formiminoglutaminsäure-Test; Histidinbelastungstest*.

FIGO: Abk. für (franz.) Fédération Internationale de Gynécologie et d'Obstétrique; internationale Ver-

Filariose, lymphatische

Fieber, virales hämorrhagisches

Familie	Genus	Virus	Erkrankung (hämorrhagisches Fieber, Abk. HF)
Flaviviridae	Flavivirus	Gelbfieber-Virus	Gelbfieber
		Dengue-Virus Typen 1–4	Dengue-Fieber, Dengue-HF
		Omsk-hämorrhagisches Fiebervirus	Omsk-HF
		Kyasanur-Forest-Virus	Kyasanur–Forest–HF
Bunyaviridae	Phlebovirus	Rift-Tal-Fieber-Virus (RVF)	Rift-Tal-Fieber
	Nairovirus	Krim-Kongo-Virus (CCHF)	hämorrhagisches Krim-Kongo-Fieber
	Hantavirus	Hantaanvirus	HF mit renalem Syndrom (HFRS)
		Seoulvirus	
		Puumalavirus	
		Dobravavirus/Belgradvirus	
Togaviridae	Alphavirus	Chikungunya-Virus	Chikungunya-Fieber
Arenaviridae	Arenavirus	Lassa-Virus	Lassa-Fieber
		Junin-Virus	argentinisches HF
		Machupo-Virus	bolivianisches HF
		Guanarito-Virus	venezolanisches HF
		Sabia-Virus	brasilianisches HF
Filoviridae	Marburg-Virus	Marburg-Virus	Marburg-Viruskrankheit
	Ebola-Virus	Ebola-Zaire-Virus	Ebola-Viruskrankheit
		Ebola-Sudan-Virus	Ebola-Viruskrankheit
		Ebola-Reston-Virus	(nicht humanpathogen)
		Ebola-Côte d'Ivoire-Virus	Ebola-Viruskrankheit

einigung der Frauenärzte; gyn. Tumoren werden durch sog. FIGO-Stadien beschrieben; die entspr. TNM*-Klassifikation wurde so definiert, dass sie mit den FIGO-Stadien weitgehend übereinstimmt.

Filamentum (lat. filum Faden) *n*: **1.** (engl.) *filament*; Filament; **a)** extrazellulär: Untereinheit der Bindegewebefibrillen (s. Fibrilla); **b)** intrazellulär: Mikrofilament (syn. Aktinfilament, Ø 5–7 nm), Intermediärfilament (Ø 8–10 nm); als Bestandteile des Zytoskeletts gruppieren sich beide zu Fibrillen, diese zu Fasern*; **Formen:** Myosinfilamente (Myofibrillen) in Muskelzellen, Tonofilamente (Tonofibrillen) in Epithelzellen, Neurofilamente (Neurofibrillen) in Nervenzellen, Gliafilamente in Gliazellen u. a.; **2.** i. w. S. Bez. für einen fadenförmigen Fortsatz.

Fila olfactoria (↑) *n pl*: s. Nervus olfactorius.
Fila radicularia (↑) *n pl*: (engl.) *root filaments of spinal nerve*; Wurzelfasern der Rückenmarknerven.
Filaria bancrofti (↑) *f*: Wuchereria* bancrofti.
Filaria loa (↑) *f*: Loa* loa.
Filaria malayi (↑) *f*: Brugia* malayi.
Filaria medinensis (↑) *f*: Dracunculus* medinensis.
Filaria perstans (↑) *f*: Mansonella* perstans.
Filarien (↑) *f pl*: (engl.) *filariae*; Sammelbez. für fadenförmige, hochspezialisierte Vertreter der Nematodes* aus den Fam. Filariidae u. Onchocercidae; **Gattungen:** Wuchereria, Brugia, Loa, Mansonella, Onchocerca, Dirofilaria; **Vork.:** beim Menschen auf trop. u. subtrop. Regionen beschränkt; **Entw.:** über Wirtswechsel*: **1.** Adultwürmer (Makrofilarien) im Lymphsystem od. im subkutanen bzw. peritonealen Bindegewebe; ♀♀ lebendgebärend; **2.** Larven (Mikrofilarien*, gescheidet od. ungescheidet) gelangen ins Blut od. wandern in die Dermis; **3.** Weiterentwicklung in blutsaugenden Insekten (Dipteren), die als Zwischenwirte* u. Überträger dienen; **4.** infektionsfähige Larven dringen durch den entstandenen Stichkanal des Insekts aktiv in den Endwirt* ein; **5.** Entw. zu adulten F. in den spezif. Organsystemen innerh. von Monaten od. Jahren. Vgl. Filariosen.

Filariose, lymphatische: (engl.) *lymphatic filariasis*; syn. lymphatische Filariasis; Infektion mit Filarien* der Species Wuchereria* bancrofti, Brugia* malayi u. Brugia* timori, deren Adulte (Makrofilarien) das Lymphgefäßsystem des Menschen besiedeln u. deren Nachkommen (Mikrofilarien*) im peripheren Blut zirkulieren; **Übertragung** der infektiösen Filarien-Larven durch Stechmücken; herangereifte Adulte setzen Mikrofilarien ab; **Verlaufsformen: 1.** inapparente Infektion; **2.** symptomat. Infektion: **a)** akute Infektion: i. d. R. frühe Infektionsstadien der l. F. mit Eosinophilie, Fieber, intermittierender Lymphangitis u. -adenitis, zunehmender Mikrofilariämie mit zirkadianer Periodizität, später Funikulitis, Orchitis, Epididymitis*, Hydrozele, sog. Lymphskrotum (Lymphödem des Skrotums, s. Abb.); **b)** chron. Infektion: nach mehrjährigem Verlauf unter andauernder Exposition kann es zu Obstruktion u. Veröden der Lymphgefäße durch absterbende Filarien mit Lymphvarikose, Elephantiasis*, Chylurie*, Hämatochylurie od. Chylothorax* kommen; s. Loiasis, Onchozerkose;

Filariosen

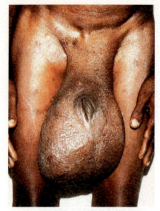

Filariose, lymphatische: Lymphskrotum [71]

3. **tropische Eosinophilie*** als allerg. Reaktion auf Filarienantigene mit pulmonalen Infiltraten u. pulmonaler Hypertonie; **Diagn.:** Nachw. der von den geschlechtsreifen Weibchen produzierten Mikrofilarien vorzugsweise nachts im peripheren Blut (zirkadiane Periodizität); gefärbter Ausstrich, Blutfiltration, PCR, Serodiagnostik; **Ther.:** Diethylcarbamazin, Ivermectin, Doxycyclin od. Albendazol als Mono- od. Kombinationstherapie; chir. Vorgehen bei Lymphskrotum; **Proph.:** Insektenschutz, intermittierende Massenbehandlung in den endem. Gebieten.

Filariosen (↑; -osis*) *f pl*: (engl.) *filariases*; syn. Filariasen; Infektion mit Filarien*; i. e. S. lymphatische Filariose* durch Infektion mit Wuchereria* bancrofti, Brugia* malayi u. Brugia* timori; i. w. S. auch Onchozerkose*, Loiasis* u. Infektion des Menschen mit Tierfilarien.

Fil|grastim *n*: (engl.) *filgrastim*; rekombinanter humaner Granulozytenkolonien stimulierender Faktor (G-CSF*); Zytokin; **Ind.:** Neutropenien, insbes. i. R. myelosuppressiver Chemotherapie, zur Mobilisierung autogener peripherer Blutstammzellen; **Kontraind.:** eingeschränkte Knochenmarkfunktion (ohne myelotox. Chemotherapie), Myelodysplasie, CLL, Leber- u. Niereninsuffizienz; **UAW:** u. a. Knochen- u. Muskelschmerzen, Blutbildveränderungen. Vgl. Pegfilgrastim.

Filial|generation (lat. *filia* Tochter) *f*: s. F_1-Generation.

Filialisierung (↑): Metastasierung*.

fili|formis (lat. *filum* Faden; -formis*): fadenförmig.

Filipendula ulmaria *f*: s. Mädesüß.

Film|dosi|meter (Dosis*; Metr-*) *n*: (engl.) *film badge*; sog. Strahlenschutzplakette; in Deutschland vorgeschriebenes Messgerät zur Bestimmung der Personendosis* bei Strahlenexposition*; wird an einer für die Strahlenexposition repräsentativen Stelle der Körperoberfläche getragen (i. d. R. Vorderseite des Rumpfs in Brusthöhe, bei Verw. von Strahlenschutzkleidung darunter); **Prinzip:** Schwärzung eines Lichtdicht verpackten Films in einem mit Blei- u. Kupferfiltern versehenen Kunststoffgehäuse durch ionisierende Strahlung* (Gamma-, Beta- u. Elektronenstrahlen; Messbereich für Gammastrahlen zwischen etwa 0,1 mSv u. 1 Sv); mit spez. Filmanordnungen kann auch die Äquivalentdosis* von Neutronen gemessen werden. Vgl. Dosimeter; Dosimetrie; Strahlenschutz.

Film|oxy|genator (Ox-*; -gen*) *m*: s. Oxygenator.

Filo|viridae (lat. *filum* Faden; Virus*; Idio-*) *f pl*: (engl.) *Filoviridae*; Fam. fadenförmiger RNA-Viren mit Hüllmembran (∅ 50–80 nm, Länge 700 nm–10 µm; helikales Nukleokapsid, 5 Proteine, einzelsträngige RNA); **Einteilung:** in 2 Genera: Marburg-like viruses mit Marburg-Virus (s. Marburg-Viruskrankheit) u. Ebola-like viruses mit Ebola-Virus (Species Ebola-Zaire, Ebola-Sudan, Ebola-Côte d'Ivoire, Ebola-Reston; s. Ebola-Viruskrankheit); serol. kaum verwandt, morphol. jedoch sehr ähnlich; **Vork.:** trop. Afrika (außer Reston); Naturreservoir unbekannt; **klin. Bedeutung:** Infektion des Menschen oft über Kontakt mit (meist erkrankten) Affen u. a. Wildtieren od. nosokomial; verursachen beim Menschen schwere (z. T. hämorrhag.) Fieberzustände mit hoher Letalität.

Filter *n*: **1.** (engl.) *filter*; (hyg.) poröses Material, das in Flüssigkeiten od. Gasen befindl. feste Teilchen aufgrund seiner Sieb- bzw. Absorptionswirkung zurückhält u. der keimfreien Filtration*, der Reinigung von Luft, Gasen u. Trinkwasser dient; **Anw.: a)** keimfreie Filtration von Arzneimitteln, Impfstoffen od. sporenfreien Alkoholen; Filtermaterialien aus Kieselgur, Porzellan, Glasfaser, Asbest, Zellulose-Estern od. polymeren Stoffen; man unterscheidet Oberflächen- od. Membranfilter (mit Siebwirkung) u. Tiefenfilter (Adsorptionswirkung bzw. Teilchenablagerung beim Durchfluss); durch Ultrafeinfilter (Adsorptionsprinzip) können auch Viren u. Pyrogene zurückgehalten werden; **b)** in der Krankenhaushygiene zur Herabsetzung des Gehalts an Mikroorganismen in der Raumluft von OP-Räumen, Intensivpflegestationen, Räumen für abwehrgeschwächte Pat. u. a. Sterilräumen mit Schwebstofffiltern; **c)** zur Abgasreinigung bei schadstoffhaltigen Emissionen: Abscheider (Fliehkraft-, elektr., Nassabscheider), Sorptionsverfahren (Adsorption, Absorption, Chemisorption, Biofilter), Kondensations-, Oxidations-, Reduktionsverfahren sowie komb. Methoden; **d)** bei der Rohwasseraufbereitung (Trinkwassergewinnung) zur Entfernung von Feststoffen, kolloiddispersen u. ausgeflockten Stoffen durch Langsamfilter (Sandschichten mit sich bildendem Biofilm) od. Schnellfilter in offener od. geschlossener Bauweise (Druckfilter) durch Quarzsand, gekörntes Calciumcarbonat u. halbgebranntes Dolomit; **2.** (physik.) Substanzen, die Licht best. Wellenlängen od. Polarisationsrichtungen bevorzugt absorbieren; **3.** (radiol.) In der Röntgentherapie u. Diagn. kann die Strahlenqualität (Durchdringungsfähigkeit) der Röntgenstrahlung durch geeignete F. verändert werden.

Filtration, keim|freie *f*: (engl.) *germ-free filtration, sterile filtration*; syn. Entkeimungsfiltration, Sterilfiltration; schonendes aseptisches Verf. zur Abtrennung von Mikroorganismen einschließlich der toten Formen aus Flüssigkeiten u. Gasen; je nach Porenweite des Filters* werden Bakterien, Sporen, Chlamydien od. Viren zurückgehalten; **cave:** Gefahr der Verstopfung bzw. des sog. Durchwachsens des Filters; daher stets Sterilitätsprüfung des Filtrats im Anschluss an die Filtration. Vgl. Sterilisation.

Filtrations|druck, effektiver: (engl.) *effective filtration pressure*; Summendruck (P_{eff}) als treibende Kraft für den Flüssigkeitsaustausch im Gewebe u. in der Niere (Starling-Prinzip); errechnet sich aus hydrostat. (ΔP) u. kolloidosmot. ($\Delta \pi$) Druckunterschieden zwischen Kapillaren u. Gewebe sowie aus Reflektionskoeffizienten δ (bei intakter Kapillarwand ~1 für Plasmaproteine):

$P_{eff} = (P_{kap} - P_{interst}) - \delta (\pi_{plasma} - \pi_{interst})$

In Kapillaren des Körperkreislaufs herrscht nach experimentellen Messungen unter Normalbedingungen positiver e. F. von ca. 10 mmHg ähnlich wie in glomerulären Kapillaren der Niere (s. Tab.).

Filtrationsdruck, effektiver

Parameter	Kapillaren (Körperkreislauf)	Kapillaren (glomerulär)
P_{kap}	~ 25 mmHg	~ 48 mmHg
$P_{interst}$	~ 0 mmHg	~ 13 mmHg
π_{plasma}	~ 25 mmHg	~ 25 mmHg
$\pi_{interst}$	~ 10 mmHg	~ 0 mmHg
P_{eff}	~ 10 mmHg	~ 10 mmHg

Filtrations|fraktion (lat. fractio Bruch, Bruchstück) *f*: (engl.) *filtration fraction*; Abk. FF; (physiol.) Anteil der glomerulären Filtrationsrate* am effektiven renalen Plasmafluss*:

$$FF = \frac{\text{glomeruläre Filtrationsrate}}{\text{renaler Plasmafluss}}$$

Bestimmung mit Hilfe der PAH- u. Inulin-Clearance*.

Filtrations|rate, glomeruläre: (engl.) *glomerular filtration rate*; Abk. GFR; Flüssigkeitsvolumen, das von allen Glomeruli* der Nieren* pro Zeiteinheit filtriert wird; normal ca. 120 ml/min (180 l/d) bei 1,73 m^2 Körperoberfläche; der Anteil der GFR am renalen Plasmafluss* beträgt ca. 20 % (= Filtrationsfraktion*). **Bestimmung:** s. Clearance.

Filum (lat.) *n pl*: Faden.
Filum terminale (↑) *n*: s. Rückenmark.
Filz|laus: Phthirus pubis; Schamlaus; s. Läuse.
Fimbria (lat. Franse) *f*: s. Fimbrien; Eileiter; Infundibulum tubae uterinae.
Fimbria hippo|campi (↑) *f*: s. Hippocampus.
Fimbria ovarica (↑) *f*: die einzige Fimbria tubae uterinae (s. Fimbrien), die am Ovar befestigt ist.
Fimbri|ek|tomie (↑; Ektomie) *f*: (engl.) *fimbriectomy*; rel. sicheres Verf. der Tubensterilisation* mit op. Entfernen der Fimbrien der Eileiter u. Verschluss der freien Enden.
Fimbrien (↑) *f pl*: **1.** (engl.) *fimbria, pili*; (bakteriol.) fadenförmige Anhänge an Bakterienzellen aus Protein-Untereinheiten in helikaler Symmetrie (Fimbrillin) zur Adhärenz von Bakt. an Oberflächen, Zellen u. in Biofilmen (meist mit Adhäsinen*); stellen Virulenzfaktor dar; variable antigene Eigenschaften; **2.** (gyn.) fransenförmige Anhängsel des abdominalen Endes des Eileiters* (Fimbriae tubae uterinae); die einzige am Ovar befestigte Fimbria tubae uterinae wird als Fimbria ovarica bezeichnet; **klin. Bedeutung:** Sterilität* bei Fimbrienverklebungen u. Verwachsungen.

Fimbrio|lyse (↑; Lys-*) *f*: (engl.) *fimbriolysis*; mikrochir. Beseitigung von Fimbrienverklebungen u. Verwachsungen im Bereich der Fimbrien des Eileiters (häufige Urs. weibl. Sterilität*), ggf. mit Salpingostomatoplastik; vgl. Tubenchirurgie.

Fimbrio|plastik (↑; -plastik*) *f*: s. Tubenchirurgie.

Finasterid *n*: (engl.) *finasteride*; Inhibitor der 5α-Reduktase (Typ II); **Wirkungsmechanismus:** hemmt die Umsetzung von Testosteron zu 5α-Dihydrotestosteron, das die Zellteilungsrate des Prostatagewebes steigert u. an best. Haarfollikeln die Wachstumsphase reduziert (vgl. Androgene); **Ind.:** Alopecia* androgenetica (in niedriger Dosierung); benignes Prostatasyndrom*; **Kontraind.:** Leberinsuffizienz; cave: nicht zugelassen für Frauen u. Kinder; **UAW:** gelegentl. Impotenz, verminderte Libido, vermindertes Ejakulationsvolumen, Gynäkomastie.

Finger|a|gnosie (A-*; -gnos*) *f*: (engl.) *finger agnosia*; Unfähigkeit, die Finger der Hand zu benennen, zu unterscheiden u. vorzuzeigen; Form der Autotopagnosie (s. Agnosie); **Vork.:** z. B. bei Gerstmann*-Syndrom.

Finger|apo|plexie (gr. ἀποπληξία Schlagfluss) *f*: paroxysmales Fingerhämatom*.

Finger|arthrosen (Arthr-*; -osis*) *f pl*: s. Bouchard-Arthrose; Heberden-Polyarthrose; Rhizarthrose.

Finger|beuge|re|flex (Reflekt-*) *m*: s. Reflexe (Tab. 1 dort).

Finger-Finger-Per|kussion (Perkussion*) *f*: (engl.) *indirect percussion*; Perkussion* mit dem Finger auf dem aufgelegten Finger der anderen Hand; im Gegensatz zur Plessimeter- u. Hammerperkussion.

Finger|flexoren|re|flex (Flexor*; Reflekt-*) *m*: (engl.) *finger flexion reflex*; syn. Fingerbeugereflex; s. Reflexe (Tab. 1 dort).

Finger|fraktur (Fraktur*) *f*: (engl.) *finger fracture*; durch direkte od. indirekte Gewalteinwirkung verursachte Fraktur* der Fingerphalangen; evtl. in Komb. mit Fingerstrecksehnenabriss* (Busch-Fraktur); **Ther.:** meist konservativ durch Immobilisierung* der Hand auf einer palmaren Schiene in Intrinsic-plus-Stellung; op. bei Dislokation (z. B. durch Muskelzug, s. Abb. 1; cave: Drehfehler), Instabilität od. Gelenkbeteiligung durch geschlossene Reposition u. perkutane Stabilisierung (z. B. Bohrdrähte; s. Abb. 2; Mini-Schrauben) od. offene Reposition u. Osteosynthese* mit frühestmöglicher funktioneller Weiterbehandlung.

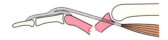

Fingerfraktur Abb. 1: dorsal offener Winkel durch Zug der Mm. interossei u. Mm. lumbricales

Finger|grund|gelenk|re|flex (Reflekt-*) *m*: s. Mayer-Fingergrundgelenkreflex.

Finger|hämatom, par|oxysmales (Häm-*; -om*) *n*: (engl.) *paroxysmal hematoma of the hand*; syn.

Fingerhut

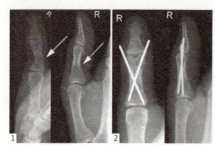

Fingerfraktur Abb. 2: Fraktur der proximalen Phalanx des rechten Daumens; 1: präoperativ mit Dislokation; 2: nach Versorgung mit Bohrdrähten [88]

Achenbach-Syndrom, Fingerapoplexie; an der Volarseite der Finger od. Hände, bes. in Gelenknähe paroxysmal auftretendes Handhämatom spontan od. nach Belastung (Pakete verschnüren, Einkaufstaschen tragen u. a.); **Klin.:** der Hämatombildung gehen manchmal Schmerzen voraus; Rückbildung innerh. weniger Tage, häufig Rezidive. Im Intervall sind im betroffenen Bereich (bes. bei herabhängendem Arm) oft durch die Haut schimmernde, leicht erhabene Venektasien zu sehen. **Vork.:** v. a. bei Frauen im mittleren Alter; **Urs.:** unklar; Gerinnungswerte normal, evtl. erhöhte Gefäßfragilität.
Finger|hut: (engl.) *foxglove*; Digitalis lanata (Wolliger F.) u. Digitalis purpurea (Roter F.); Pflanzen aus der Fam. der Rachenblütler mit Cardenolidglykosiden (Digitoxin* aus Digitalis purpurea, Lanatosid C aus Digitalis lanata; s. Digitalisglykoside) in den Blättern der im 1. Jahr gebildeten Blattrosette (Digitalis folium), die als Reinstoffe isoliert werden.
Finger|knochen: s. Ossa digitorum manus.
Finger|knöchel|polster: (engl.) *knuckle pads*; (franz.) coussinets des phalanges; digitale Fibromatose mit ovalären, polsterartigen Verdickungen über den Streckseiten der Interphalangealgelenke (s. Abb.); gelegentl. gleichzeitiges Auftreten mit Induratio* penis plastica u. Dupuytren-Kontraktur. Vgl. Bouchard-Arthrose, Heberden-Polyarthrose.

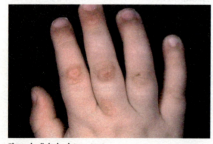

Fingerknöchelpolster [143]

Finger|luxation (Luxation*) *f*: s. Phalangenluxation.
Finger|nagel: s. Nagel.
Finger-Nase-Versuch: (engl.) *finger nose test*; Abk. FNV; Test zur Prüfung der Koordination*; Pat. muss zuerst mit offenen, dann mit geschlossenen Augen nach einer weiten Ausholbewegung zügig den Zeigefinger an die Nasenspitze führen.
Finger|poly|arthrose (Poly-*; Arthr-*; -osis*) *f*: s. Heberden-Polyarthrose.
Finger|ring|dosi|meter (Dosis*; Metr-*) *n*: s. Dosimeter.
Finger, schnellender: (engl.) *trigger finger*; s. Tendovaginitis stenosans.
Finger|streck|sehnen|abriss: (engl.) *rupture of the extensor tendon*; Strecksehnenabriss am Fingerendglied, auch als knöcherner Ausriss (Busch-Fraktur, s. Abb. 1); **Urs.:** meist ruckartiges Flexionstrauma, (z. B. Bettenmachen); **Formen:** 1. F. der Endphalanx bei aktiver Streckunfähigkeit; **Ther.:** Ruhigstellung in Hyperextension durch Stack*-Schiene; bei dislozierter Fraktur mit/ohne Subluxation temporäre Fixation des Endgelenks durch Kirschner-Draht od. Titankrallenplättchen (s. Abb. 2); 2. F. über Mittel- od. Grundphalanx mit sog. Knopflochdeformität*; **Ther.:** Sehnennaht u. Ruhigstellung.

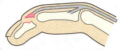

Fingerstrecksehnenabriss Abb. 1: mit Knochenbeteiligung (Busch-Fraktur)

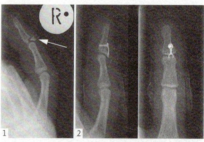

Fingerstrecksehnenabriss Abb. 2: 1: dislozierter knöcherner Strecksehnenabriss; 2: temporäre Fixation mit Titankrallenplättchen; Röntgenaufnahmen [88]

Finger|versuch: 1. (engl.) *finger test*; (neurol.) auch Finger-Finger-Versuch; Zusammenführen beider Zeigefingerkuppen aus größerem Abstand zuerst bei offenen, dann bei geschlossenen Augen zur Prüfung der Koordination*; 2. s. Ehrlich-Fingerversuch.
Finne *f*: (engl.) *larva*; Larvenstadium von Bandwürmern (Cestodes*); je nach Bau folgende Bez.: 1. Zystizerkoid*; 2. Zystizerkus*, F. i. e. S., Blasenwurm; 3. Hydatide*, Hülsenwurm; 4. Prozerkoid, Vorfinne (1. Larvenstadium); 5. Plerozerkoid, Vollfinne (2. Larvenstadium) von Diphyllobothrium* latum (Zerkoid); 6. Zönurus*.
FiO₂: Formelzeichen für **i**nspirator. Sauerstofffraktion; vgl. Sauerstoffgabe; Atemgasfraktionen.
First-pass-Ef|fekt (engl. *first pass* erster Durchgang; lat. *efficere, effectus* hervorbringen) *m*: (engl.) *first pass effect*; Bez. für den bei oraler Gabe verstärkten metabol. Abbau von Arzneistoffen bei

Passage durch die Leber, bevor sie über den Kreislauf an ihren Wirkort gelangen.

First-set-Re|aktion (engl. erster Satz, erste Reihe) *f*: s. Abstoßungsreaktion.

Fisch|auge, gekochtes: (engl.) *cooked fisheye*; beschreibende Bez. für das Aussehen der Hornhaut des Auges bei Kalkverätzung 3. Grades (s. Kalkverätzung am Auge); Stadium der Nekrose.

Fisch|band|wurm: s. Diphyllobothrium latum.

Fisch|maul|schnitt: 1. (engl.) *fishmouth incision*; bogenförmige Schnittführung bei Oberschenkelamputation zur muskulären Abdeckung des verbleibenden Femurknochens; **2.** wenig gebräuchl. Schnittvariante bei Panaritium*, horizontal u. bogenförmig über die Fingerbeere verlaufend; mögl. postoperative Störung od. Aufhebung von Sensibilität u. Tastsinn.

Fisch|öle: (engl.) *fish oils*; fette Öle von Hochseefischen mit hohem Anteil langkettiger ω-3-polyungesättigter Fettsäuren, v. a. Eikosapentaensäure u. Clupanodonsäure; vgl. Omegafettsäuren.

Fisch|vergiftung: (engl.) *fish poisoning*; Vergiftung durch Fischgenuss; **1.** durch bakteriell kontaminierte od. zersetzte Fische (auch geräuchert od. mariniert) mit gastroenterit. Sympt.; **2.** durch spezif., bereits im lebenden Fisch enthaltene Gifte (s. Ciguatera, Tetrodotoxin). Vgl. Lebensmittelvergiftung, Scombrotoxismus.

Fisch|wirbel: (engl.) *cod-fish vertebrae formation*; bikonkave Verformung der Lendenwirbelkörper durch Sinterung von Grund- u. Deckfläche; in Verbindung mit Höhenminderung des Wirbelkörpers Zeichen einer manifesten Osteoporose* (Höhenminderung um 15–25 % entspricht einer Fraktur), s. Abb.; vgl. Wirbelsäulenaffektionen.

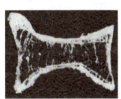

Fischwirbel: fortgeschrittener Befund bei Osteoporose der Wirbelsäule

FISH: Abk. für **Fluoreszenz*-in-situ-Hybridisierung.**

Fisher-Syn|drom (Charles Miller F., amerikan. Neurol., geb. 1913) *n*: (engl.) *Fisher syndrome*; idiopath. Polyneuritis* mit zerebellarer Ataxie, Areflexie u. Ophthalmoplegie; Sonderform des Guillain*-Barré-Syndroms.

Fissur (lat. fissum Spalt, Einschnitt) *f*: (engl.) *cleft*; Einriss in Haut bzw. Schleimhaut (vgl. Analfissur, Kutisfissur, Rhagade) od. Knochen (s. Fraktur, unvollständige).

Fissura (↑) *f*: Fissur*.

Fissura ani (↑) *f*: s. Analfissur.

Fissura ligamenti teretis (↑) *f*: (engl.) *fissure for ligamentum teres*; Rinne an der Facies visceralis der Leber zur Aufnahme des Lig. teres hepatis, zwischen Lobus quadratus u. Lobus sinister.

Fissura ligamenti venosi (↑) *f*: (engl.) *fissure for ligamentum venosum*; Rinne in der Facies visceralis der Leber zur Aufnahme des Lig. venosum, zwischen Lobus caudatus u. Lobus sinister.

Fissura-orbitalis-superior-Syn|drom (↑) *n*: (engl.) *superior orbital fissure syndrome*; Lähmung des N. oculomotorius (III), N. trochlearis (IV) u. N. abducens (VI) sowie Sensibilitätsstörungen od. Schmerzen im 1. Trigeminusast (V_1); **Urs.:** pathol. Prozesse (meist Tumoren der mittleren Schädelgrube, Trauma od. Aneurysma) im Bereich der Fissura orbitalis sup. der Orbita oculi; **DD:** Kavernosussyndrom*.

Fissura ossium (↑) *f*: s. Fraktur, unvollständige.

Fissura pterygo|maxillaris (↑) *f*: (engl.) *pterygopalatine fissure*; Spalt zwischen Tuber maxillae u. Processus pterygoideus ossis sphenoidalis, Zugang zur Fossa pterygopalatina, durchzogen von der A. maxillaris.

Fissura Sylvii (↑) *f*: s. Sulcus lateralis cerebri.

Fissura urethrae in|ferior (↑) *f*: Hypospadie*.

Fissuren|versiegelung (↑): (engl.) *fissure sealant*; Verschluss der bes. gefährdeten Fissuren u. Grübchen von Zähnen mit Glasionomer-Zementen od. Kunststoffen zur Kariesprophylaxe*.

Fistel (lat. fistula Röhre) *f*: **1.** (engl.) *fistula*; (pathol.) röhrenförmige, mit Granulationsgewebe (Röhrenfistel) od. Epithelgewebe (Lippenfistel) ausgekleidete Verbindung zwischen Körperhöhlen bzw. Hohlorganen untereinander (innere F.) od. der Körperoberfläche (äußere F.); als angeb. F. meist inf. Persistenz embryonal angelegter Organverbindungen (z. B. Vesikoumbilikalfistel*, Ösophagotrachealfistel*) od. als erworbene F. durch Entz., Tumoren, Trauma bzw. Op. verursacht sowie nach Strahlentherapie auftretend; z. B. Analfistel*, Blasenfistel*, Darmfistel*, Urogenitalfistel*; **2.** (chir.) therap. angelegte Kurzschlussverbindung, z. B. Shunt* zur Hämodialyse.

Fistel, ano|rektale (↑) *f*: s. Analfistel; Darmfistel.

Fistel, arterio|venöse (↑) *f*: (engl.) *arteriovenous fistula*; pathol. Kurzschlussverbindung zwischen art. u. venösem Blutgefäßsystem, bei der die Durchblutung im Gegensatz zu einer arteriovenösen Anastomose* nicht regulierbar ist; Sonderform: aneurysmat. a. F. (Aneurysma* arteriovenosum); **Ätiol.: 1.** kongenitale a. F. inf. Differenzierungsstörungen des frühembryonalen Kapillarsystems od. Persistenz embryonaler arteriovenöser Gefäßkurzschlüsse; Formen: **a)** Typ I: direkter Querachsenkurzschluss zwischen Hauptgefäßen; **b)** Typ II: multiple Querachsenkurzschlüsse kleinerer Gefäße in Weichteilen u. Knochen, v. a. im Bereich der Extremitäten (Klippel*-Trénaunay-Weber-Syndrom); **c)** Typ III: Längsachsenkurzschluss ohne zwischengeschaltetes Kapillarnetz, v. a. in Gehirn (vgl. Malformation, arteriovenöse) u. Lunge (arteriovenöse Lungenfistel*); **2.** erworbene a. F.: **a)** traumat. bedingt, meist als Folge einer penetrierenden Verletzung von Arterie u. Begleitvene (z. B. nach Punktion bei Angiographie*); **b)** als Folge von (art.) Gefäßerkrankungen (Syphilis, Aneurysma* u. a.); **c)** als gefäßchirurgisch angelegter Shunt* zur Hämodialyse; **Klin.:** u. a. Nicoladoni*-Israel-Branham-Zeichen.

Fistel, biliäre (↑) *f*: s. Fistel, biliodigestive.

Fistel, bilio|digestive (↑) *f*: (engl.) *biliodigestive fistula*; Gallenfistel, biliäre Fistel; pathol. Verbindung

Fistel, gastrokolische

zwischen Gallenblase bzw. Gallengängen u. einem Nachbarorgan (Magen, Duodenum, re. Colonflexur); **Urs.:** schwere akute od. chron. Form der Cholezystitis* od. Cholangitis* mit Übergreifen der Entz. auf Nachbarstrukturen; **Klin.:** wie bei Akuter* Galle od. eitriger Cholangitis, ggf. Gallensteinileus*; subakut od. chron.-rezidiv. Cholangitis, bei der selteneren Gallenblasen-Colon-Fistel chologener Durchfall (durch Umgehung der Rückresorption im Ileum u. laxanzienartiger Wirkung der Galle im Colon; **Diagn.:** Sonographie, Abdomenübersicht (Rö.) bzw. CT: gasgefüllte Gallengänge (Aerobilie*); **Ther.:** Auflösung der Fistel u. je nach Befund Cholezystektomie, Übernähung des Gallenganges, ggf. biliodigestive Anastomose*.

Fistel, gastro|kolische (↑) *f*: (engl.) *gastrocolic fistula*; Fistel* inf. Durchbruchs zwischen Magen u. benachbartem Colon transversum v. a. bei Ulcus* ventriculi, Magenkarzinom* od. i. R. einer Pankreatitis*.

Fistel|karzinom (↑; Karz-*; -om*) *n*: (engl.) *fistula cancer*; von der epithelialen Wandauskleidung einer Fistel* ausgehendes Karzinom*.

Fistel, öso|phago|tracheale (↑) *f*: (engl.) *tracheo-esophageal fistula*; s. Ösophagotrachealfistel.

Fistel, pelvi|rektale (↑) *f*: s. Analfistel.

Fistel|symptom (↑) *n*: s. Gleichgewichtsprüfungen.

Fistula (↑) *f*: Fistel*.

Fistula ani (↑) *f*: Analfistel*.

Fistula colli con|genita (↑) *f*: angeborene Halsfistel; s. Halszyste.

Fistula com|pleta (↑) *f*: (engl.) *complete fistula*; vollkommene, doppelt mündende Fistel*, die 2 Organe od. Organsysteme miteinander verbindet.

Fistula in|completa (↑) *f*: (engl.) *incomplete fistula*; unvollkommene, nur mit einer Öffnung versehene u. blind endende Fistel*.

Fistula omphalo|enterica (↑) *f*: (engl.) *umbilical fistula*; angeb. Nabelfistel* mit zum Nabel offener Mündung bei nicht obliteriertem Ductus* omphaloentericus; **Klin.:** bei inkompletter Fistel sog. nässender Nabel*, bei kompletter Fistel Absonderung von Schleim u. Dünndarmexkrement; **Ther.:** ggf. chir. Revision. Vgl. Meckel-Divertikel.

Fistula recto|perinealis (↑) *f*: Mastdarm-Dammfistel; s. Darmfistel; Enteritis regionalis Crohn.

Fistula recto|urethralis (↑) *f*: Mastdarm-Harnröhrenfistel; s. Darmfistel.

Fistula recto|vaginalis (↑) *f*: (engl.) *rectovaginal fistula*; Mastdarm-Scheidenfistel; vgl. Darmfistel.

Fistula recto|vesicalis (↑) *f*: Mastdarm-Harnblasenfistel; s. Darmfistel.

Fistula vesico|vaginalis (↑) *f*: s. Urogenitalfistel.

Fistulo|graphie (↑; -graphie*) *f*: (engl.) *fistulography*; Röntgenkontrastuntersuchung einer Fistel* unter Durchleuchtungskontrolle mit Dokumentation auf Röntgenaufnahmen.

FITC: Abk. für Fluoresceinisothiocyanat*.

Fitzgerald-Faktor *m*: HMW*-Kininogen.

Fitz-Hugh-Curtis-Syn|drom (Thomas F.-H. Jr., amerikan. Med., 1894–1963; Arthur H. C., amerikan. Gyn., 1881–1955) *n*: Perihepatitis* acuta gonorrhoica.

Fixateur externe (franz. fixateur Befestiger) *m*: (engl.) *external fixator*; außerhalb des Körpers befindl. Kraftträger, der über i. d. R. perkutan einge-

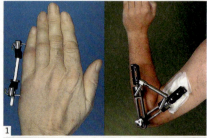
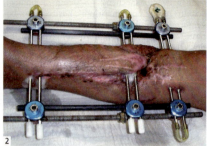
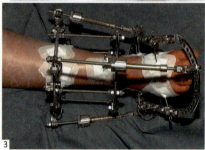

Fixateur externe: 1: eindimensionaler F. e.: Monofixateur an der Hand u. Bewegungsfixateur am Ellenbogengelenk; 2: zweidimensionaler F. e.; 3: dreidimensionaler F. e. (Hybridfixateur) am Fuß [58]

brachte Knochenschrauben überbrückend zur Stabilisierung von Knochen u. Gelenken bei Erkr. u. Verletzungen des Skelettsystems eingesetzt wird; **Prinzip:** Schanz-Schrauben, Steinmann-Nägel od. Drähte werden in die Knochenfragmente fern der Fraktur* od. Osteotomie*, dann Fixation od. Verspannung mit einem Rohrsystem; Montage erfolgt statisch zur Ausschaltung äußerer Kräfte od. dynamisch mit Zulassung axialer Kräfte im Frakturbereich. **Formen:** s. Abb.; **1.** eindimensionaler F. e.: Klammer- od. Monofixateur (häufigste Form); **2.** zweidimensionaler F. e.: V- od. Rahmenfixateur (Charnley-Fixateur); **3.** dreidimensionaler F. e.: z. B. Ring- od. Ilizarov-Fixateur, gelochte Metallringe od. -halbringe werden mit Gewindestäben in Zylinderform montiert u. durch den Kochen gekreuzt eingebrachte Bohrdrähte durch Klemmbacken an den Ringen fixiert u. gespannt, so dass eine mechan. hochstabile, dreidimensionale Fixateurmontage entsteht. **Anw.: 1.** zur raschen, wenig invasiven temporären Stabilisierung bei Frakturen* der Extremitäten od. des Beckens bei lokal od. system. ungünstigen Voraussetzungen (Polytrauma, höhergradige Weichgewebeschäden) bis zur definitiven Osteosynthese*, auch gelenküberbrückend bei gelenknahen od. -beteiligenden Frakturen (Transfixation); **2.** zur Knochen- u. Gelenkstabilisierung bei ungünstigen Weichteilverhältnissen um die Fraktur (z. B. Osteomyelitis) zur Minimierung der lokalen Implantate; **3.** zum Segmenttransport nach Transportkortikotomie zur Knochenverlängerung (v. a. Ilizarov-Fixateur, s. Kallusdistraktion), Defektausgleich u. Achsumstellung; **4.** zur Arthrodese*, insbes. bei schwer vorgeschädigtem Weichgewebemantel.

Fixateur interne (↑) *m*: (engl.) *internal fixator*; implantierbares winkelstabiles Festhalte- u. Spannsystem aus Fixationsstäben (Längsträger), Pedikelschrauben (transpedikuläre Schanz*-Schrauben bis in Wirbelkörper) u. Backen zu deren Verbindung (s. Abb.); **Ind.:** Reposition u. Retention von instabilen Frakturen* u. Fehlstellungen (z. B. Spondylolisthesis*) im gesamten Wirbelsäulenbereich, bes. mittlere u. untere BWS, LWS sowie Kreuzbeinbasis (ausreichend breite Pedikel); bei Wirbelkörpertumor bzw. Spondylolisthesis zus. mit Wirbelkörperersatz u./od. Cage*; in Form der sog. winkelstabilen Platte (mit Längsträger) wurde das Prinzip des F. i. auf viele Anwendungsgebiete der Extremitätenchirurgie, insbes. für komplexe gelenknahe od. gelenkbeteiligende Frakturen, transferiert. Vgl. Implantate; Spondylodese.

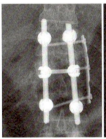

Fixateur interne: mit zusätzl. ventraler Platte [88]

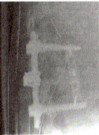

Fixation (lat. fi̱gere, fi̱xus befestigen) *f*: s. Fixierung.

Fixations|nystagmus (↑; Nystagmus*) *m*: (engl.) *fixation nystagmus*; Form des Nystagmus*, der durch Fixation nicht gebremst wird.

Fixierung (↑): **1.** (engl.) *fixation*; (chir.) mechan. Befestigung eines Hilfsmittels, Körperteils od. Organs; **2.** (histol.) Befestigung luftgetrockneten Materials auf dem Objektträger vor Färbung*, Proteinbehandlung für eine bessere Farbstoffaufnahme u. Homogenisierung (Denaturierung des Proteins verringert z. B. die Quellfähigkeit); am gebräuchlichsten sind Hitze- u. Methanolfixierung (95 %), außerdem F. mit Pikrin- od. Osmiumsäure, gesättigter Sublimatlösung u. a. Gemischen; **3.** (anat.) versch. Methoden zur Konservierung u. Strukturverfestigung von Gewebe u. Organen in möglichst natürl. Zustand (z. B. mit Formaldehyd, Gefriertrocknung, Osmiumtetroxid); **4.** (ophth.) monokularer Vorgang mit Ausrichten u. Festhalten des Blicks auf ein best. Objekt; Abbildung des Fixationsobjekts in der Fovea centralis (zentrale F.) kann bei hochgradiger Amblyopie* durch Abbildung in peripheren Netzhautbereichen (exzentrische F.) ersetzt sein; **5.** (psychiatr.) jede Maßnahme, die die körperl. Bewegungsfreiheit eines Pat. einschränkt od. entzieht; nur zulässig, wenn der betroffene Pat. einwilligt, Gefahr im Verzuge ist (bei Vorliegen akuter Eigen- od. Fremdgefährdung), durch das Vormundschaftsgericht od. wenn eine Unterbringung nach Maßgabe des jeweiligen Landesgesetzes für psychisch Kranke (PsychKG) erfolgte.

Flach|rücken: s. Haltungsstörungen.

Fläche: (engl.) *area*; Oberfläche, Querschnittsfläche; Formelzeichen A; SI-Einheit m^2.

Flächen|dosis|produkt (Dosis*) *n*: (engl.) *dose-area product*; in der Röntgendiagnostik verwendete Messgröße zur Ermittlung der Strahlenexposition* von Pat.; Messung mit großflächigen Ionisationskammern, die an der Tiefenblende der Röntgenröhre angebracht sind; Produkt aus der Dosis innerh. des Nutzstrahlbündels einer Röntgenstrahlung u. dessen Querschnittfläche an derselben Stelle; aufgrund des Abstandsquadratgesetzes* unabhängig vom Fokusabstand; das F. wird in der Einheit Gray (Gy)×cm^2 (früher Röntgen (R)×cm^2) angegeben. Vgl. Dosimetrie.

Flächen|kymo|graphie (gr. κῦμα Welle; -graphie*) *f*: (engl.) *area kymography*; (röntg.) Aufzeichnung von Organbewegungen auf einer Röntgenaufnahme; früher zur Darstellung von Herz- u. Gefäßpulsationen genutzt; durch die Echokardiographie* ersetzt.

Flagellata (lat. flagellum Geißel) *n pl*: (engl.) *Flagellata*; syn. Mastigophora; sog. Geißeltierchen; s. Protozoen.

Flagellation (lat. flagella̱re schlagen) *f*: (engl.) *flagellation*; körperl. Züchtigung zur sexuellen Erregung, auch aus religiöser Motivation; vgl. Sadomasochismus.

Flake-Fraktur (engl. flake Splitter; Fraktur*) *f*: (engl.) *flake fracture*; Absprengung eines osteochondralen Fragments im Gelenkbereich; **Vork.:** z. B. bei Patellaluxation, Distorsion des oberen Sprunggelenkes. Vgl. Fraktur.

Flammen|e|missions|photo|metrie (lat. emi̱ssio Aussendung; Phot-*; Metr-*) *f*: (engl.) *flame photometry*; Spektrophotometrie* zur quant. Bestimmung von Substanzen in Lösungen unter Verw. eines spez. (Flammen-)Photometers, in dem die Lösung zerstäubt, die gelösten Substanzen in einer Flamme atomisiert, die Atome angeregt u. die Wellenlängen der emittierten Strahlung (Emissionsspektrum*) gemessen werden; **Anw.:** u. a. zur Konzentrationsbestimmung von Elektrolyten (z. B. Kalium, Natrium, Calcium). Vgl. Atomabsorptionsspektroskopie.

Flanken|atmung: (engl.) *flank respiration*; inspirator. Einziehung der unteren u. seitl. Interkostalräume bei Stenosen im Bereich der oberen Atemwege; vgl. Atmung, inverse.

Flapping-Tremor (engl. to flap flattern; Tremor*) *m*: Flattertremor; s. Asterixis.

Flare-up-Ef|fekt (engl. to flare up aufflackern; lat. effi̱cere, effe̱ctus hervorbringen) *m*: (engl.) *flare-up effect*; kurzzeitiger Anstieg der Gonadotropinsekretion nach Verabreichung eines GnRH-Analogons (s. GnRH-Rezeptor-Agonisten); diesem folgt starke Suppression der Gonadotropine über ein Herunterregulieren der Rezeptoren (Down*-Regulation) sowie sekundär der Sexualsteroide.

Flaschen|zeichen: inf. mangelnder Daumenabduktion auftretende Unfähigkeit der Hand, eine Flasche fest (ohne Zwischenraum zwischen Daumen-Zeigefinger-Interdigitalfalte u. Flasche) zu umschließen; **Urs.:** Medianuslähmung* mit Parese des M. abductor pollicis brevis.

Flash|back (engl. Nachhall): Bez. für die Wiederkehr sich aufdrängender alptraumartiger Bilder, Erinnerungen od. übermächtiger Sinneseindrücke (sog. Nachhallerinnerungen); **Vork.:** bei Missbrauch von Halluzinogenen* od. i. R. einer posttraumatischen Belastungsstörung*.

Flatulenz (lat. flatus Wind, Blähung) f: (engl.) flatulence; Aufblähung des Magens bzw. des Darms (Blähungen) mit reichl. Abgang von Darmgasen (nervös, org. od. nahrungsbedingt).

Flatus (↑) m: (engl.) flatus; Wind, Blähung.

Flatus vaginalis (↑) m: (engl.) flatus vaginalis; geräuschvolles Entweichen von eingedrungener Luft aus der Vagina, z. B. bei Descensus* uteri et vaginae, Mastdarm-Scheidenfistel (s. Darmfistel).

Flaum|haar: Lanugo*.

Flav|ek|tomie (lat. flavus gelb; Ektomie*) f: interlaminäre Fensterung*.

Flavine (↑) n pl: (engl.) flavins; syn. Isoalloxazine; gelbe wasserlösl. Farbstoffe mit Flavinringsystem, z. B. Riboflavin*; je nach Herkunft Bez. als Lakto-, Ovo- u. Hepatoflavin; vgl. Flavinnukleotide.

Flavin|en|zyme (↑; Enzyme*) n pl: (engl.) flavin enzymes; auch Flavoenzyme, gelbe Enzyme; Oxidoreduktasen* mit den Flavinnukleotiden FMN od. FAD als Coenzym od. prosthetische Gruppe, die als Elektronencarrier reversibel reduziert werden.

Flavin|nukleotide (↑) n pl: (engl.) flavin nucleotides; Coenzyme od. prosthetische Gruppen in Flavinenzymen, Elektronencarrier bei biol. Redoxreaktionen; 1. Flavinmononukleotid (Abk. **FMN**): Riboflavin-5'-phosphat, das aus Riboflavin* u. ATP entsteht; 2. Flavinadenindinukleotid (Abk. **FAD**), das bei der Verknüpfung der AMP-Gruppe von ATP mit FMN entsteht. Vgl. Atmungskette.

Flavi|viridae (↑; Virus*, -id*) f pl: (engl.) Flaviviridae; Fam. sphärischer, einzelsträngiger RNA-Viren mit Hüllmembran (Ø 40–60 nm, kubisches Kapsid); **Einteilung** in 3 Genera: Flavivirus*, Pestivirus (ausschließl. tierpathogen, z. B. Err. der klass. Schweinepest) u. Hepacivirus (mit Hepatitis-C-Virus u. Hepatitis-G-Virus; s. Hepatitis-Viren).

Flavi|virus (↑; ↑) n: (engl.) Flavivirus; früher Gruppe B der Arboviren*; Genus von ca. 50 RNA-Viren (Ø 50 nm) aus der Fam. der Flaviviridae* mit mind. 26 humanpathogenen Vertretern, darunter das Gelbfieber*-Virus, Dengue*-Virus, West-Nil-Virus (vgl. West-Nil-Virusinfektion), FSME*-Virus; **Übertragung:** v. a. durch Mücken u. Zecken, selten nosokomial od. Mensch-zu-Mensch-Kontaktinfektion; **klin. Bedeutung:** F. verursachen weltweit regional vektorengebunden endem., epidem. u. sporad. Infektionen, die häufig inapparent od. mit grippeähnl. Symptomen, aber auch mit Kompl. (Enzephalitis, Hämorrhagie) u. hoher Letalität verlaufen können. **1.** benignes Fieber, z. T. mit Arthralgien u. Exanthem, sehr selten ZNS-Beteiligung od. Hämorrhagien v. a. bei Infektion durch Dengue- (Typ 1 u. 2), Kunjin-, Ilheus-, Spondweni-, Uganda-S-, Wesselsbron-, West-Nil-, Zika-, Banzi-, Bussuquara-, Koutango- u. Rio-Bravo-Virus (alle durch Mücken übertragen); **2.** Infektion mit häufiger Beteiligung des ZNS durch Murray-Valley-, St. Louis-Enzephalitis-, Rocio- u. das japanische B-Enzephalitis-Virus (durch Mücken übertragen); ferner durch FSME-, RSSE-, Louping-ill- u. Powassan-Virus (durch Zecken übertragen); **3.** hämorrhag. Fieber v. a. bei Infektion durch Dengue- (Typ 2–4), Gelbfieber-Virus, Kyasanur-Forest-Virus u. Omsk-hämorrhagisches Fiebervirus.

Flavo|bacterium (↑; Bakt-*) n: (engl.) Flavobacterium; Gattung gramnegativer, unbewegl., sporenloser, aerober Stäbchenbakterien der Fam. Flavobacteriaceae (vgl. Bakterienklassifikation), die gelben Farbstoff bilden (sog. Gelbkeime); **Vork.:** weit verbreiteter Wasser- u. Bodenkeim; isoliert aus rohem Fleisch, Milch u. gelegentl. aus Untersuchungsmaterial; med. relevante **Species:** F. meningosepticum, seltener Err. von Meningitis spez. bei Früh- u. Neugeborenen, Sepsis u. Pneumonie bei immungeschwächten Patienten.

Flavo|enzyme n pl: s. Flavinenzyme.

Flavonoide n pl: (engl.) flavonoids; Bez. für eine Gruppe von meist gelb gefärbten, stickstofffreien phenol. Pflanzenstoffen mit Phenylchroman-Grundgerüst; je nach Oxidationsgrad werden Flavone, Flavonole, Flavanone u. Isoflavonoide (stilbenähnliche Struktur, sog. Phytoöstrogene*) unterschieden; **Vork.:** im Pflanzenzellsaft in gelöster, glykosid. Form, in meist methoxylierter Form als nichtflüchtige Komponenten in Sekretgängen, Holzparenchym od. Blättern (z. B. roter Weinlaub, Buchweizen); **Verw.:** wegen diuret. (F. aus Birkenblättern u. Schachtelhalmkraut) u. spasmolyt. (F. aus Kamillenblüten u. Passionsblume) Wirkung bei Venenerkrankungen (Rutosid), koronaren u. peripheren Durchblutungsstörungen (Crataegus- u. Ginkgo-F.), Lebererkrankungen (Flavonoidkomplex aus Mariendistel).

Flavo|tomie (↑; -tom*) f: (engl.) flavotomy; partielle Eröffnung des Lig. flavum zur op. Spinalkanalfreilegung; vgl. Fensterung, interlaminäre.

Flavoxat (INN) n: (engl.) flavoxate; Spasmolytikum*; **Ind.:** symptomat. Behandlung von Blasenfunktionsstörungen; **Kontraind.:** u. a. Stenosen im Magen-Darm-Trakt u. in den ableitenden Harnwegen; **UAW:** u. a. Akkommodationsstörungen, selten Übelkeit.

Fle|cainid (INN) n: (engl.) flecainide; membranstabilisierendes Antiarrhythmikum*; **Ind.:** schwere (lebensbedrohl.) tachykarde (supra-)ventrikuläre Herzrhythmusstörungen; **Kontraind.:** u. a. Zustand nach Herzinfarkt, dekompensierte Herzinsuffizienz, schwere Bradykardie; **UAW:** u. a. Schwindel, Übelkeit, Sehstörungen, Kopfschmerz.

Flechsig-Bahn (Paul E. F., Neurol., Leipzig, 1847–1929): s. Tractus spinocerebellaris posterior.

Flechsig-Bündel, ovales (↑): (engl.) oval bundle of Flechsig; Fasciculus septomarginalis des Hinterstranges* des Rückenmarks*; enthält kurze absteigende Kollateralen der Hinterstrangbahnen.

Flechte: 1. (engl.) *lichen*; (dermat.) umgangssprachl. Bez. für versch. Dermatosen, z. B. Schuppenflechte (Psoriasis*), Schmetterlingsflechte (chronischer diskoider Lupus* erythematodes), Knötchenflechte (Lichen* ruber planus), Dermatomykose*; **2.** (bot.) Symbiose aus Algen u. Pilzen.

Fleck, blinder: (engl.) *blind spot*; Bez. für den Discus* nervi optici bzw. das ca. 12° temporal u. 1,5° unterh. des Fixationspunkts (der Gesichtsfeldmitte) gelegene physiol. Skotom* von 5–6° Breite u. 7–8° Höhe, das inf. Fehlens der Neuroepithelien im Bereich des Discus nervi optici bedingt ist u. normalerweise subjektiv nicht bemerkt wird; Vergrößerung des Skotoms z. B. bei Neuritis* nervi optici, Stauungspapille*, Bjerrum*-Skotom.

Fleck|fieber, brasilianisches: Rocky*-Mountain-Fleckfieber.

Fleck|fieber, endemisches: (engl.) *murine typhus*; syn. murines Fleckfieber, Rattenfleckfieber, Flohfleckfieber, Tabardillofieber; von Rickettsia* typhi verursachte u. durch den Rattenfloh (Xenopsylla cheopis) übertragene Infektionskrankheit; **Vork.:** Tropen u. Subtropen; **Klin.:** Bild entspricht dem des epidemischen Fleckfiebers*, Verlauf ist milder, Spätrezidive sind nicht bekannt. Vgl. Rickettsiosen.

Fleck|fieber, epi|demisches: (engl.) *epidemic louse-borne typhus*; syn. Typhus exanthematicus, Läusefleckfieber, klassisches Fleckfieber, Flecktyphus; von Rickettsia* prowazekii verursachte u. durch Kleiderläuse übertragene Infektionskrankheit; **Vork.:** früher bes. Ost- u. Südosteuropa, heute auch in Höhenlagen der Tropen unter schlechten hygienischen Bedingungen; **Inkub.:** 10–14 Tage (5–23 Tage); **Klin.:** sehr schweres Krankheitsbild, hohes Fieber, Kopf- u. Gliederschmerzen, Milzschwellung; am 4.–6. Tag petechiales Exanthem (Roseolen); nicht selten Tod in der 2. Woche (Kreislaufkollaps, Enzephalitis); Status typhosus führt oft zur Verwechslung mit Typhus* abdominalis; in der 4.–5. Wo. kann einer typ. Polyneuritis auftreten. **Pathol./Anat.:** entzündl. Reaktion der Gefäßendothelien inf. intrazellulärer Vermehrung der Err. mit Bildung von perivaskulären Knötchen (Fraenkel-Knötchen); **Diagn. u. Ther.:** s. Rickettsiosen, Schutzimpfung; **Progn.:** Letalität ohne Ther. bis 20%; 3–40 Jahre nach überstandenem e. F. kann inf. im Knochenmark persistierender u. nach langer Latenz reaktivierter Rickettsien ein Spätrezidiv auftreten (sog. Brill-Zinsser-Krankheit). **Proph.:** Bekämpfung der Kleiderlaus, Verbesserung des Lebensstandards; Impfung; nach Überstehen der Krankheit lebenslange Immunität.

Fleck, gelber: s. Macula lutea.

Fleck|typhus (Typhus*) *m*: epidemisches Fleckfieber*.

Fleischer-Kayser-Ring (Bruno R. F., Ophth., Erlangen, 1848–1904; Bernhard K., Ophth., Stuttgart, 1869–1954): s. Kayser-Fleischer-Kornealring.

Fleischer-Ring (↑): s. Keratokonus.

Fleisch|mole (Mole*) *f*: s. Blutmole.

Fleisch|vergiftung: (engl.) *meat poisoning*; Vergiftung durch Verzehr von verdorbenem Fleisch; **1.** durch tox. Eiweißzersetzungsprodukte bei Fäulnis*; **2.** durch Bakterientoxine bei Kontamination mit z. B. Salmonellen, Staphylokokken, Clostridium botulinum. Vgl. Lebensmittelvergiftung

Fleisch, wildes: (engl.) *proud flesh*; umgangssprachl. Bez. für überschießendes Granulationsgewebe*.

Fletcher-Faktor (Sir William F., Arzt, London, Malaya, 1872–1938) *m*: (engl.) *Fletcher's factor*; syn. Präkallikrein; in der Leber ohne Mitwirkung von Vitamin K gebildetes plasmat. Gerinnungsfaktor bzw. endogener Plasminogenaktivator*, der in enger Beziehung zur Aktivierung von Hagemann*-Faktor u. Faktor XI der Blutgerinnung steht; inaktive Vorstufe (Proenzym) von Kallikrein*; fehlt bei Neugeborenen; **klin. Bedeutung:** bei Mangel (erworben bei hochgradiger Leberinsuffizienz, Verbrauchskoagulopathie, nephrot. Syndrom od. sept. Schock; selten hereditär) aPTT-Verlängerung ohne klin. Relevanz (keine manifeste Gerinnungsstörung); Nachw. in ungekühlter Probe (cave: F.-F.-Aktivierung durch Kälte) durch chromogene Substrate. Vgl. Fibrinolyse; Kontaktaktivierungssystem.

Flexibilitas cerea (lat. *flexibilis* biegsam) *f*: (engl.) *cerea flexibilitas, waxy flexibility*; wachsartige Biegsamkeit der Extremitäten, wobei einmal eingenommene bzw. vom Untersucher vorgegebene Körperstellungen unverändert beibehalten werden (sog. Haltungsstereotypie; s. Stereotypie); **Vork.:** z. B. bei Katatonie*, org. Hirnerkrankungen od. i. R. einer Hypnosebehandlung. Vgl. Katalepsie.

Flexion (lat. *flexio* Biegung) *f*: (engl.) *flexion*; Flexio; aktive od. passive Beugung einer Extremität in einem Gelenk; vgl. Extension.

Flexions|lagen (↑): (engl.) *attitude*; Geburtshaltungen des Kindes mit Beugung des Kopfs auf die Brust; normale Einstellung. Vgl. Deflexionslagen.

Flexio uteri (↑) *f*: (engl.) *uterine flexion*; Haltung der Gebärmutter, definiert durch den Winkel zwischen Zervix- u. Korpusachse des Uterus; physiol. besteht ein nach vorn geöffneter stumpfer Winkel von ca. 135° (Anteflexio, s. Abb.); pathol. **Abweichungen: 1.** Retroflexio uteri: Abknickung des Gebärmutterkörpers gegen die Zervix nach hinten; **a)** Retroflexio uteri mobilis: meist asymptomat. Normvariante; bei der bimanuellen Untersuchung Aufhebung der Abknickung möglich, meist spontane Aufrichtung bei Schwangerschaft; **b)** Retroflexio uteri gravidi: Ausbleiben der Aufrichtung nach Eintritt einer Schwangerschaft;

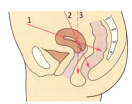

Flexio uteri: Die Achse des Corpus uteri (1) bildet mit der Achse der Cervix uteri (2) einen nach vorn offenen stumpfen Winkel (Anteflexio uteri). Daneben besteht physiologisch Anteversio: Die Achse der Cervix uteri fällt vor die senkrechte Körperachse (3).

Kompl.: u. U. Einklemmungserscheinungen (sog. Retroflexio uteri gravidi incarcerata), Kompression der Urethra mit Ischuria* paradoxa; **c)** Retroflexio uteri fixata: Verwachsungen mit Nachbarorganen; Aufhebung der Abknickung nicht möglich; **Urs.:** Entz., Douglas*-Abszess, Endometriose*; **Ther.:** bei vorliegender Symptomatik evtl. aufrichtendes Pessar od. op. Korrektur; **2. Hyperanteflexio uteri:** übermäßige, spitzwinklige Beugung des Gebärmutterkörpers gegen die Zervix; oft kombiniert mit einer Uterushypoplasie*; **3. Lateroflexio uteri** (seitl. Beugung). Vgl. Uteruslagen.

Flexner-Bakterien (Simon F., Bakteriol., New York, Baltimore, 1863–1946; Bakt-*) *fpl*: s. Shigella.

Flexor (lat. flectere, flexus biegen) *m*: (engl.) *flexor*; Beuger, Beugemuskel, z. B. Musculus flexor digitorum longus.

Flexura (↑) *f*: Biegung.

Flexura ano|rectalis (↑) *f*: s. Flexura perinealis.

Flexura duodeno|jejunalis (↑) *f*: s. Duodenum.

Flexurae coli (↑) *fpl*: s. Colon.

Flexurae duodeni (↑) *fpl*: s. Duodenum.

Flexura perinealis (↑) *f*: (engl.) *anorectal flexure*; syn. Flexura anorectalis; nach vorn konvexe, vor dem Centrum perinei gelegene Krümmung am Übergang des Rektums in den Canalis analis.

Flexura sacralis recti (↑) *f*: (engl.) *sacral flexure of rectum*; nach hinten konvexe, dem Os sacrum angelagerte Krümmung des Rektums*.

Flicken|trans|plantat (Transplantat*) *n*: s. Patch-Plastik.

Fliegen: (engl.) *flies*; Brachycera; Kurzfühler; Insekten (Ordnung Diptera) mit meist dreigliedrigen Fühlern u. gedrungenem Körperbau; **Entw.:** Ei - Larve (Made) - Tönnchenpuppe - Imago; Dauer ca. 3–4 Wo.; **1. blutsaugende Parasiten:** ♂♂ u. ♀♀ saugen tagsüber Blut; **a) Tabanidae (Bremsen):** 5-25 mm große aggressive F., deren Larven sich in feuchten Böden u. Schlamm entwickeln; z. B. Pferdebremse (Tabanus bovinus), Regenbremse (Haematopota pluvialis), Chrysops-Arten (sog. Blindbremse); **b) Muscidae (F. i. e. S.):** gemeine Stechfliege (Stomoxys calcitrans), Hornfliege (Haematobia irritans); Entw. der Larven in Stallmist; **c) Glossinidae (Tsetsefliegen, Zungenfliegen):** lebendgebärende F., die jeweils eine Larve intrauterin mit Milchsekret ernähren; mehrere Glossinida-Arten übertragen Trypanosoma*. **2. passive Krankheitsüberträger:** z. B. große (Musca domestica) u. kleine (Fannia canicularis) Stubenfliege, Latrinenfliege (Fannia scalaris); Larven entwickeln sich in Kot u. Fäkalien; Imagines leben von Lebensmitteln, Eiter, Wundsekret, Sputum u. a., wodurch Krankheitserreger (Viren, Bakt., Protozoenzysten, Wurmeier) verschleppt werden können. **3. Err. der Myiasis*:** Calliphoridae (Aasfliegen, Schmeißfliegen, Fleischfliegen); Maden leben in Exkrementen, Kadavern od. Wunden; z. B. blaue Brummer (Calliphora erythrocephala), Goldfliegen (Lucilia sericata), Phormia regina u. Sarcophaga-Arten; obligatorische Entw. einer Myiasis bei Tumbufliegen (Cordylobia anthropophaga), Schraubenwurmfliegen (Cochliomyia hominivorax bzw. bezziana), Wohlfahrtia magnifica u. Dasselfliegen*. Vgl. Arthropoden; Mücken.

Fliegen|maden|krankheit: s. Myiasis.

Fliegen|pilz: (engl.) *fly agaric*; Amanita muscaria; s. Giftpilze.

Fließ|gleich|gewicht: (engl.) *steady state*; syn. dynamisches Gleichgewicht, Steady State; Gleichgewichtszustand, bei dem sich die betreffende Größe (z. B. Glukosekonzentration im Plasma od. Körpertemperatur) nicht ändert, da kontinuierlich der Verlust bzw. Schwund aus dem betrachteten Kompartiment durch eine entspr. Neubildung od. Zufuhr ausgeglichen wird. Voraussetzung für die Aufrecherhaltung eines F. ist Energiezufuhr; bei Ausfall dieser stellt sich ein passives (thermodynamisches) Gleichgewicht ein. Nahezu alle im lebenden Körper gemessenen Zustandsgrößen, sowohl auf system. als auch auf zellulärem Niveau, beruhen auf Fließgleichgewichten; vgl. Enzyme.

Flimmer|epithel (Epithel*) *n*: (engl.) *ciliated epithelium*; Epithelgewebe*, das an seiner freien Oberfläche mit Kinozilien* ausgestattet ist; **Vork.:** z. B. in Uterus, Eileiter, Atemwegen.

Flimmer|haare: s. Kinozilien.

Flimmer|larve: s. Korazidium.

Flimmer|skotom (Skotom*) *n*: (engl.) *scintillating scotoma*; Amaurosis partialis fugax; peripher beginnender, homonymer Gesichtsfeldausfall mit visuellen Sensationen (Flimmern, Funken, Blitze) meist zickzackförmige Begrenzung des sich rasch ausbreitenden Skotoms* (sog. Fortifikationsillusion), evtl. Hemianopsie; **Vork.:** als Prodrom (Aura) od. Begleitsymptom der Migräne*.

Flimmer|test *m*: (engl.) *flicker test*; spez. Untersuchungsverfahren zum Nachw. einer akuten Neuritis* nervi optici; **Prinzip:** Vergleich der subjektiven Helligkeitsempfindung eines stationären u. eines flimmernden (5–25 Hz) Reizes; das Flimmern wird von erkrankten Probanden dunkler empfunden als von gesunden.

Flint-Geräusch (Austin F., Int., New York, 1812–1886): (engl.) *Flint's murmur*; syn. Austin-Flint-Geräusch; funktionelles Herzgeräusch*; auskultator. tieffrequentes präsystol. Crescendo mit p. m. über der Herzspitze; im Gegensatz zur Mitralklappenstenose* ohne Mitralöffnungston*; **Vork.:** Aortenklappeninsuffizienz*; **Urs.:** echokardiograph. nachweisbare Schwingungen der Chordae tendineae cordis der Mitralklappe durch das Regurgitationsvolumen (Strömungsdruck des aortalen Pendelbluts auf das ant. Mitralsegel). Vgl. Steel-Geräusch.

FLM II-Test *m*: Abk. für (engl.) *fluorescent-lung-maturity II-test*; s. Lungenreifediagnostik, pränatale.

floating knee (engl. *to float* fluten, gleiten; *knee* Knie): hochgradige, multidirektionale Instabilität des Kniegelenks bei Komb. ligamentärer, osteoligamentärer u. ossärer Verletzung im Bereich der unteren Extremität i. R. eines Hochrasanztraumas (z. B. Verkehrsunfall); z. B. ipsilaterales Auftreten von Oberschenkelfraktur*, Kniegelenkbandruptur*, Tibia*- od. Unterschenkelfraktur*; ggf. mit vaskulären u. neuralen Begleitverletzungen; **Diagn.:** Rö., MRT, Ausschluss einer Gefäßläsion zwingend erforderl. (Angiographie); **Ther.:** akut: entspr. Lokalbefund u. AZ des Patienten i. R. des damage* control primär Reposition u. Ruhigstellung (ggf. mit gelenküberbrückendem Fixator externe*); Definitivversorgung der vorliegenden Verletzungsentitäten nach weiterer Diagnostik.

floating line (↑; engl. line Linie): Bez. im CTG* für eine die Oszillationsmittellinie darstellende fiktive Linie.

floating shoulder (↑; engl. shoulder Schulter): hochgradige Instabilität des Schultergelenks mit klavikuloskapulärer Instabilität u. thorakoskapulärer Dissoziation durch Komb. von ipsilateraler Skapulafraktur* u. Klavikulafraktur* i. R. eines Hochrasanztraumas (z. B. Verkehrsunfall); ggf. kombiniert mit lebensbedrohl. Thoraxtrauma* u./od. Begleitverletzungen der Gefäße u. des Plexus brachialis; **Diagn.:** Rö., CT; **Ther.:** Clavicula: Plattenosteosynthese, Scapula: ggf. ORIF.

Flocculus (dim von lat. flocculus Flocke) *m*: (engl.) *flocculus*; Flöckchen; Teil der Hemisphärenunterfläche des Cerebellums*.

Floccus (lat.) *m*: (engl.) *floccus*; Flocke.

Flockungs|re|aktionen *f pl*: (engl.) *flocculation tests*; Oberbegriff für serol. Reaktionen, die zur Ausflockung von makro- u. mikroskop. erkennbaren Aggregaten bzw. Präzipitaten führen (s. Präzipitationsreaktion); z. B. als Serumlabilitätsreaktionen, unspezif. Seroreaktionen bei Syphilis* (VDRL-Test, Meinicke-Klärungsreaktion); sind weitgehend durch spezif. serol. Reaktionen ersetzt.

Flöhe: (engl.) *fleas*; Siphonaptera, Aphaniptera; max. 1–7 mm große, seitl. stark abgeplattete Insekten; blutsaugende Arthropoden*, z. T. wichtige Krankheitsüberträger; **Entw.:** Ei - Larve - Puppe (in Kokon bes. in Fußbodenritzen) - Imago*; Dauer im Sommer ca. 4 Wo.; **Formen: 1. Menschenfloh** (Pulex irritans): pathogene Bedeutung gering (gelegentl. Überträger der Pest); **2. Hunde- u. Katzenfloh** (Ctenocephalides canis bzw. Ctenocephalides felis, s. Abb.): gehen auch auf den Menschen über, gelegentl. Überträger von Rickettsia typhi u. Bartonella henselae, Zwischenwirt von Bandwürmern (Dipylidium, Hymenolepis); **3. trop.** (oriental.) **Rattenfloh** (Xenopsylla cheopis): häufigster Floh von Haus- u. Wanderratte in warmen Ländern; wichtigster Pestfloh; Überträger von Yersinia pestis auf den Menschen beim Stich sowie von Rickettsia typhi u. Hymenolepis; **4. nord.** (europ.) **Rattenfloh** (Nosopsyllus fasciatus): seltener Pestfloh, außerdem Überträger von Rickettsia typhi u. Hymenolepis. Tierflöhe befallen bei fehlendem Hauptwirt auch den Menschen; bei Flohplage ist die Artbestimmung wichtig, um Brutplätze (z. B. Katzenkörbe, Vogelnester) zu ermitteln. Proph.: regelmäßiges, wöchentl. Staubsaugen der Wohnung; **5. Sandfloh** (Tunga penetrans); syn. Sarcopsylla penetrans, Dermatophilus penetrans): Blutsauger bei Mensch u. Schwein; Lebensweise u. Habitus der ♂♂ entspricht dem anderer F.; ♀♀ wachsen langsam in die Haut v. a. der Füße ein; nach Begattung sind die ♀♀ nur noch durch die Abdomenspitze mit der Außenwelt verbunden (stationärer Endoparasitismus), schwellen beim Reifen der Eier bis zu Erbsengröße an u. führen zu Entz., Phlegmone, Nekrose, auch Begünstigung von Tetanus* u. Gasbrand*; Autoamputation von Zehen möglich; Vork.: ursprüngl. trop. Amerika, von dort nach Afrika, Madagaskar, Indien u. China eingeschleppt; Ther.: Entfernung der Weibchen unter streng asept. Bedingungen, Wundversorgung.

Floh|fleck|fieber: endemisches Fleckfieber*.

Floh|samen: (engl.) *flea seed*; Psyllii semen; Samen von Plantago psyllium bzw. Plantago indica od. als indischer F. von Plantago ovata; **Verw.:** ganze Samen od. Samenschalen als mildes Laxans; reichl. Flüssigkeitszufuhr wichtig, da F. auf ein Vielfaches ihres ursprüngl. Volumens aufquellen (Dehnungsreiz auf die Darmwand u. Wassertransport zum Kolon); unterstützende Ther. bei Durchfall durch Wasserbindung; leicht cholesterolsenkend; **Kontraind.:** Ileus.

Flood-Band: s. Ligamenta glenohumeralia.

Flooding (engl. Überschwemmung): s. Reizüberflutung.

floppy infant (engl. floppy schlaff; infant Kind): Bez. für ein Neugeborenes od. Kleinkind mit einer Verminderung des kontraktilen u. insbes. des reflektor. Muskeltonus (Myatonia congenita); typ. ist eine Überstreckbarkeit der Gelenke; **Urs.:** z. B. mesenchymale Anomalien (Gelenke, Sehnen, Muskeln), (kongenitale) Myo- u. Neuropathien, Ehlers*-Danlos-Syndrom, Zellweger*-Syndrom, Prader*-Willi-Syndrom.

Floppy-Valve-Syn|drom (engl. ↑; valve Klappe) *n*: Mitralklappenprolapssyndrom*.

Flora in|testinalis (lat. Flora römische Blumengöttin) *f*: s. Darmflora.

florid (lat. floridus): (engl.) *floride*; blühend, stark entwickelt; z. B. florides Stadium einer Krankheit.

Flos (lat. Blume, Blüte) *m*: (engl.) *flower*; Blüte; (pharmaz.) Bez. für Blüten, Blütenstände od. -teile, die als Droge* verwendet werden.

flottieren (engl.) *to float*; sich hin- u. her bewegen.

Flow (engl. flow Fluss, Strömung): Bez. für Strömungsgeschwindigkeit (l/min) von Flüssigkeiten od. Gasen; z. B. Gasfluss bei Beatmung* bzw. Narkose* (Frischgasfluss); F. bei Narkoseeinleitung hoch (Präoxygenierung: ca. 6 l/min), bei Fortführung meist niedrig (deutl. kleiner als Atemminutenvolumen*: low F. 1 l/min, minimal F. 0,5 l/min; cave: ausreichend hohe FiO$_2$ u. häufiger Wechsel des Atemkalks* erforderl.) mit Reduktion des Verbrauchs an Inhalationsanästhetika* sowie Verlust an Wärme u. Feuchtigkeit der Atemgase; vgl. Narkoseapparat. Vgl. Flowmeter; Peak-Flow.

Flow|meter (↑; Metr-*) *n*: Durchflussströmungsmesser für Gase od. Flüssigkeiten; z. B. in einem Narkoseapparat* als Rotameter zur konventionellen Gasflowmessung mit einem Schwebekörper in einer Messröhre. Vgl. Flow.

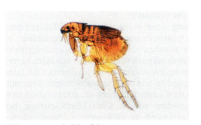

Flöhe: Ctenocephalides felis [89]

Flow|zyto|metrie (↑; Zyt-*; Metr-*) *f*: (engl.) *flow cytometry*; syn. Immunzytometrie; Zytofluorometrie* mikroskop. Präparate bzw. im Durchflussverfahren (s. Durchflusszytometrie) unter Anw. monoklonaler, mit einem Fluoreszenzfarbstoff markierter Antikörper gegen charakterist. Zellantigene; **Anw.:** zur immundiagn. Erfassung von Leukozytensubpopulationen, Zellgröße, Granularität u. Aktivierungszustand, Diagn. von Leukämie, HLA-Bestimmung, Diagn. von Immundefekten u. Nachw. von Autoantikörpern. Vgl. CD-Nomenklatur.

Flucht: (engl.) *escape, flight*; Reaktion bei Einengung, Bedrohung od. Angst* i. S. eines räuml. Distanzbestrebens z. B. bzgl. eines Angst auslösenden Objekts; über die ursprüngl. Schutzfunktion hinaus kann unangepasste F. als Vermeidungsverhalten Sympt. einer Angststörung* sein. Vgl. Poriomanie.

Flucht|re|flex (Reflekt-*) *m*: (engl.) *escape reflex*; polysynaptischer Reflex* als Antwort auf einen schmerzhaften, (potentiell) schädigenden Reiz; führt im Bereich der Extremitäten zu Beugung u. Zurückziehen der betroffenen sowie Streckung der gegenseitigen Extremität.

Flu|cloxa|cillin (INN) *n*: (engl.) *flucloxacillin*; halbsynthet. penicillinasefestes Isoxazolyl-Penicillin*.

Flu|conazol (INN) *n*: (engl.) *fluconazol*; Antimykotikum* zur oralen u. parenteralen Anw.; Azolderivat; gut wasserlösl. u. liquorgängig (Anw. u. a. bei HIV-Erkrankung); Wechselwirkung mit der Metabolisierung anderer Arzneimittel, die von Zytochrom*-P-450-Isoenzymen abhängig sind; **Ind.:** Systemmykosen*, die durch Candida u. Cryptococcus neoformans verursacht werden; **UAW:** gastrointestinale Beschwerden, Übelkeit.

Fluctuatio (lat. unruhige Bewegung) *f*: s. Fluktuation.

Flu|cytosin (INN) *n*: (engl.) *flucytosine*; syn. 5-Fluorcytosin (Abk. 5-FC); Antimykotikum* mit fungistat. u. fungiziden Eigenschaften zur i. v. Applikation; Pyrimidinderivat; **Wirkungsspektrum:** Candida, Cryptococcus neoformans, Geotrichum candidum, die meisten Aspergillus-Arten u. die Err. der Chromomykose*; primär resistente Pilzstämme kommen vor, sekundäre Resistenzentwicklung unter Behandlung mögl., Empfindlichkeitsprüfung vor Therapiebeginn ratsam; **Ind.:** generalisierte Infektion u. schwere Organmykosen durch flucytosinempfindl. Err.; häufig in Komb. mit Amphotericin* B angewendet; **UAW:** gastrointestinale Störungen, Blutbildveränderungen, Anstieg der Transaminasen, Hautreaktionen, selten Schwindel, Kopfschmerz, Halluzinationen u. Müdigkeit.

Flud|arabin (INN) *n*: (engl.) *fludarabine*; Zytostatikum (Antimetabolit*, Purinanalogon); **Ind.:** CLL* (initiale Ther. in fortgeschrittenem Stadium od. bei Rezidiv); **Kontraind.:** schwere Nierenfunktionsstörung, dekompensierte hämolyt. Anämie; **cave:** Wechselwirkung mit Pentostatin; **UAW:** u. a. Tumorzerfallsyndrom, Neurotoxizität, Exanthem.

Flu|dro|cortison (INN) *n*: (engl.) *fludrocortisone*; syn. 9-α-Fluorhydrocortison; synthet. Kortikoid* mit glukokortikoider u. starker mineralokortikoider Wirkung; **Ind.:** schwere art. Hypotonie, Addison*-Krankheit, adrenogenitales Syndrom*; **UAW:** s. Mineralokortikoide.

Flu|droxy|cortid (INN) *n*: (engl.) *fludroxycortide*; halogeniertes Glukokortikoid* zur top. Anw. bei Dermatosen.

Flügel|fell: s. Pterygium.
Flügel|gaumen|grube: s. Fossa pterygopalatina.
Flügel|schlagen: s. Asterixis.
Flügel|zelle (Zelle*): (engl.) *tendon cell*; Sehnenzelle (modifizierter Fibrozyt).
Flüssigkeit, extra|zelluläre: s. Extrazellulärflüssigkeit.
Flüssigkeit, inter|stitielle: s. Wasserhaushalt (Abb. dort).
Flüssigkeit, intra|zelluläre: s. Intrazellulärflüssigkeit.
Flüssigkeitsbilanzierung *f*: Bilanzierung*.

Flüssigkeits|chromato|graphie (Chrom-*; -graphie*) *f*: (engl.) *liquid chromatography*; Verf. der Chromatographie* mit flüssiger mobiler u. beliebiger stationärer Phase zur Trennung gelöster Substanzen; bei der Hochdruck-F. (Abk. HPLC für engl. *high performance/pressure liquid chromatography*) wird die mobile Phase mit Druck durch die Trennsäule gepumpt; **Anw.:** z. B. zur quant. u. qual. Bestimmung von Hormonen, Arzneimitteln u. ihren Metaboliten.

Flüssigkeits|kompartimente (Kompartiment*) *n pl*: (engl.) *fluid compartments*; hypothet. Volumenbereiche des Organismus, die in ihrer Summe das Gesamtkörperwasser beinhalten u. deren anat., biochem. u. physiol. Besonderheiten von elementarer Bedeutung sind; **Unterteilung:** (s. Abb.) in **1.** Intrazellulärraum* (ca. 30 l); **2.** Extrazellulärraum* (ca. 15 l): Plasmaraum (ca. 2,8 l), Interstitium (ca. 10 l) s. Tab., transzelluläre Flüssigkeit (ca. 2,2 l) u. third* space. Vgl. Dehydratation; Körperwasser; Kompartiment; Wasserhaushalt; Flüssigkeit, transzelluläre.

Flüssigkeit, trans|zelluläre: (engl.) *transcellular fluid*; Körperflüssigkeit außerhalb des Interstitiums u. des Blutplasmas, die meist als Anteil der Extrazellulärflüssigkeit betrachtet wird u. sehr heterogen zusammengesetzt ist (z. B. Sekrete des Magen-Darm-Trakts, Urin, Liquor, Augenkammerwasser).

Flüster|probe: (engl.) *whispered voice test*; s. Hörprüfungen.

Flug|medizin *f*: (engl.) *aviation medicine*; Spezialgebiet, das sich mit med. Belangen bei Flugreisen befasst; umfasst v. a. flugphysiologische Forschung (z. B. zu Jetlags; s. Dysrhythmie) sowie Flugtauglichkeitsuntersuchung bzw. -beurteilung von Piloten u. von (u. U. kranken) Passagieren.

Fluidität (lat. fluidus fließend, flüssig) *f*: (engl.) *fluidity*; Fließeigenschaften einer Flüssigkeit; Kehrwert der Viskosität*.

fluid lung (engl.): Flüssigkeitslunge; (röntg.) Bez. für ein interstitielles, subakutes Lungenödem* in den hilusnahen Abschnitten; röntg. gekennzeichnet durch schmetterlingsförmige, annähernd symmetrisch, zentral betonte Verschattungen der Lunge, umgeben von einer mantelförmigen Zone mit normalem Luftgehalt; geht oft einem manifesten Lungenödem voraus; **Urs.:** Überwässerung bei Nierenversagen od. zu intensiver Infusionstherapie; **Ther.:** Diuresesteigerung, Flüssigkeitsrestrik-

Fluor

Flüssigkeitskompartimente
Ionale Zusammensetzung von Plasma und interstitieller Flüssigkeit

Ion	Plasma (g/l)	(mmol/l)	Interstitium (g/l)	(mmol/l)
Na^+	3,25	142		145
K^+	0,16	4,4		4,5
Ca^{2+}	0,1	2,5		1,2
Mg^{2+}	0,02	0,9		0,55
Cl^-	3,60	102		117
HCO_3^-	1,60	22		28
PO_4^{2-}	0,04	1		1,3
SO_4^{2-}	0,02	0,5		0,5
$Protein^-$	60 – 80	ca. 2	10–30	

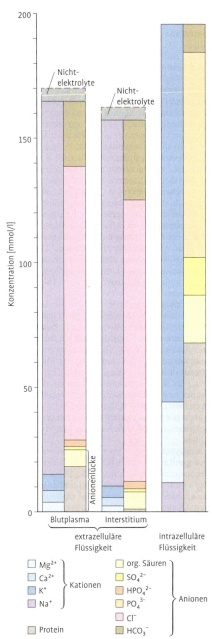

Flüssigkeitskompartimente: Ionogramm verschiedener Flüssigkeitskompartimente

tion, ggf. Beatmung u. Flüssigkeitsentzug durch Hämofiltration*; bei f. l. im Rahmen einer Urämie* sofortige Dialyse*-Behandlung mit Volumenentzug. Vgl. ARDS.

Fluidum (lat. fluidus fließend, flüssig) *n*: Flüssigkeit.

Fluktuation (lat. fluctuatio unruhige Bewegung) *f*: **1.** (engl.) *fluctuation*; (klin.) palpable wellenförmige Flüssigkeitsbewegungen bei lokalen Flüssigkeitsansammlungen (z. B. Abszess*, Aszites*); **2.** (gebh.) s. Oszillationen.

Fluma|zenil (INN) *n*: (engl.) *flumazenil*; Benzodiazepin-Antagonist; **Ind.**: Antidot* zur Aufhebung der zentral sedativen Wirkung von Benzodiazepinen*, z. B. bei Vergiftungen; **Kontraind.**: therap. erforderliche Gabe von Benzodiazepinen; **UAW:** u. a. Übelkeit, Erbrechen, Angst.

Flu|metason (INN) *n*: (engl.) *flumetasone*; halogeniertes Glukokortikoid*; **Ind.**: infizierte Ekzeme (top.).

Flu|narizin (INN) *n*: (engl.) *flunarizine*; Antiemetikum*; Derivat des Cinnarizins* mit calcium-antagonist. u. antihistaminartiger Wirkung; **Ind.**: u. a. vestibulärer Schwindel, Migräne.

Flun|isolid (INN) *n*: (engl.) *flunisolide*; halogeniertes Glukokortikoid*; **Ind.**: Rhinitis* allergica (topisch).

Flu|nitr|azepam (INN) *n*: (engl.) *flunitrazepam*; Benzodiazepin*; **Ind.**: als Schlafmittel*, Injektionsnarkotikum zur Narkoseeinleitung.

Fluo|cinolon|acetonid (INN) *n*: (engl.) *fluocinolone acetonide*; stark wirksames fluoriertes Glukokortikoid* zur top. Anw.; **Ind.**: kleinflächige Dermatosen.

Fluo|cinonid (INN) *n*: (engl.) *fluocinonide*; halogeniertes Glukokortikoid* zur top. Anw.; **Ind.**: entzündl. und allerg. Dermatosen.

Fluo|cortin|butyl (INN) *n*: (engl.) *fluocortinbutyl*; halogeniertes Glukokortikoid* zur top. Anw.; **Ind.**: allerg. Rhinokonjunktivitis.

Fluo|cortolon (INN) *n*: (engl.) *fluocortolon*; fluoriertes Glukokortikoid*; **Ind.**: systemisch: s. Glukokortikoide; topisch bei Hämorrhoiden*, Proktitis*, Analekzem*.

Fluor (lat. fluere fließen, ausströmen) *m*: **1.** (engl.) *fluorine*; (chem.) chem. Element, Symbol F, OZ 9, rel. Atommasse 18,998; schwach gelbgrünes, 1-wertiges Gas aus der Gruppe der Halogene*; reaktionsfähigstes aller Elemente, stärkstes chem. Oxi-

Fluor albus

dationsmittel; **Verw.:** 1. Fluorsalze zur Kariesprophylaxe*; 2. (nuklearmed.) Isotop ¹⁸F als Positronenstrahler; s. PET; Hirnszintigraphie. Vgl. Fluorintoxikation. 2. (engl.) *discharge*; (gyn.) Ausfluss; s. Fluor genitalis.

Fluor albus (↑) *m*: (engl.) *whites*; veraltete Bez. für Leukorrhö*.

Fluor|chinolone *n pl*: s. Chinolone.

5-Fluor|cytosin *n*: Flucytosin*.

Fluores|cein (engl. fluorescence das Schillern) *n*: (engl.) *fluorescein*; syn. Pyoverdin; Xanthenfarbstoff; **Verw.:** als Natriumsalz od. Fluoresceindilaurat zur Fluoresceinfärbung* u. zum Fluoresceinversuch*.

Fluores|cein|färbung (↑): (engl.) *fluorescein staining*; Vitalfärbung mit Fluorescein* zum Nachw. von Hornhautepitheldefekten des Auges, z. B. bei Hornhauterosion*, Ulcus* corneae od. Herpes* corneae (Grünfärbung).

Fluores|cein|iso|thio|cyanat (↑) *n*: (engl.) *fluorescein isothiocyanate*; Abk. FITC; Fluoresceinderivat; Fluoreszenzfarbstoff; **Anw.:** zur Markierung von Antikörpern, z. B. im Immunfluoreszenztest* u. bei der Durchflusszytometrie*.

Fluores|cein|versuch (↑): (engl.) *fluorescein test*; Untersuchung des Tränenabflusses; in den Bindehautsack eingeträufelte Fluoresceinlösung erscheint beim Gesunden in der Nase u. färbt beim Schneuzversuch das Taschentuch gelb-grün.

Fluoreszenz (↑) *f*: s. Lumineszenz.

Fluoreszenz|angio|graphie (↑; Angio-*; -graphie*) *f*: (engl.) *fluorescence angiography*; Methode zur Darstellung des retinalen u. uvealen Gefäßsystems bzw. Blutflusses am Augenhintergrund* nach Gabe von Na-Fluorescein (s. Abb.); **Anw.:** Diagn. u. Verlaufsbeobachtung von Netzhaut- u. Aderhauterkrankungen (z. B. diabetische Retinopathie*, Makuladegeneration*).

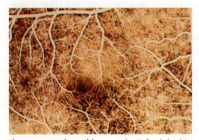

Fluoreszenzangiographie: normaler Befund des hinteren Augenpols [98]

Fluoreszenz-Anti|körper-Technik (↑; Anti-*) *f*: s. Immunfluoreszenztest.

Fluoreszenz|färbung (↑) *f*: (engl.) *fluorescence staining*; Anfärbung von (lebenden) Zellen od. von Gewebe- bzw. Zellstrukturen mit Fluorochromen*, z. B. Hageman-Fluoreszenzfärbung; vgl. Fluoreszenzmikroskopie; Immunfluoreszenztest; Lumineszenz.

Fluoreszenz-in-situ-Hybridisierung (↑) *f*: (engl.) *fluorescence in situ hybridisation*; Abk. FISH; zytogenet. Verf. zum Nachw. numerischer od. struktureller Chromosomenaberrationen* in Patientenzellen mit spezif. fluoreszenzmarkierten DNA-Sonden, die komplementäre Abschnitte der Chromosomen binden.

Fluoreszenz-Mikro|hämato|krit-Anreicherung (↑; Mikr-*; Häm-*; gr. κριτής Beurteiler): (engl.) *quantitative buffy coat assay*; Abk. FMHA; Anreicherung von Plasmodien, Trypanosomen, Mikrofilarien od. Rückfallfieber-Borrelien im peripheren EDTA-Blut; **Meth.:** Blut wird in mit Acridinorange* (Färbung von Nukleinsäuren) innen beschichteten Mikrohämatokrit-Röhrchen zentrifugiert; Mikroorganismen reichern sich in der Erythrozytenfraktion an u. können mit Hilfe einer spez. Ausrüstung fluoreszenzmikroskop. dargestellt werden; **Vorteil** gegenüber Blutausstrich u. Dickem* Tropfen: Beweglichkeit der Mikroorganismen bleibt erhalten, Ergebnis innerhalb von Minuten.

Fluoreszenz|mikro|skopie (↑; Mikr-*; -skopie*) *f*: (engl.) *fluorescence microscopy*; mikroskop. Verfahren (Auflichtmikroskopie) zur Sichtbarmachung fluoreszierender bzw. fluorochromisierter Objekte, die bei Bestrahlung mit kurzwelligem od. UV-Licht inf. Anregung der Fluorochrome* Licht einer längeren Wellenlänge abstrahlen u. (nach Abfilterung des anregenden Lichts) auf dunklem Hintergrund aufleuchten; **Anw.:** u. a. beim Immunfluoreszenztest*.

Fluoreszenz|photo|metrie (↑; Phot-*; Metr-*) *f*: (engl.) *fluorescence photometry*; syn. Fluorometrie; Methode der Spektrophotometrie* u. Photometrie* zur Messung der Intensität des bei Bestrahlung mit kurzwelligem od. ultraviolettem (monochromatischem) Licht inf. Anregung der Fluoreszenz abgestrahlten in. herausgefilterten Lichts; **Anw.:** u. a. zur Konzentrationsbestimmung fluoreszierender bzw. fluorochromisierter Substanzen (z. B. Proteine), i. R. der Zytofluorometrie*.

Fluoreszenz-Trepo|nemen-Anti|körper|test (↑; Treponema*; Anti-*) *m*: Kurzbez. FTA*-Test; s. Syphilis.

Fluores|zyten (↑; Zyt-*) *m pl*: Porphyrozyten*.

Fluor genitalis (Fluor*; Genitale*) *m*: (engl.) *genital discharge*; meist unblutiger Ausfluss aus den äußeren weibl. Geschlechtsteilen; **Einteilung: 1.** nach **Ätiol.: a)** nichtinfektiös: physiol. (vaginales Transsudat, abgeschilferte Epithelzellen u. Zervixschleim* mit zyklusabhängigen Veränderungen); Ektopia* cervicis; Fremdkörper, z. B. retinierter Tampon; chemisch, z. B. Kondombeschichtung, Vaginalspülung, Spermizide, Vulvadermatitis; **b)** nicht sexuell übertragene Infektion: bakterielle Vaginose*; Mykosen, insbes. Candidose; **c)** sexuell übertragene Infektion: Chlamydia trachomatis, Neisseria gonorrhoeae, Trichomonas vaginalis; **2.** nach **Entstehungsort: a)** vestibulär; vgl. Lubrikation; **b)** vaginal; bei entzündl. Infektion mit Candida* albicans (krümelig gelb), Trichomonas* (übelriechend, schaumig, Chlamydien*, Neisseria* gonorrhoeae (eitrig, übelriechend), Gardnerella* vaginalis, Anaerobiern* (dünnflüssig mit Fischgeruch; vgl. Aminkolpitis); durch Spermizide, Fremdkörper od. bei Diabetes* mellitus; **c)** zervikal; v. a. bei Zervizitis*; **d)** korporal; v. a. bei Korpuskarzinom*, Korpuspolyp*, Pyometra* u. Endometritis*; **e)** sehr selten tubar. Vgl. Scheidenflora; Gonorrhö*.

Fluoride *n pl*: (engl.) *fluorides*; Salze der Fluorwasserstoffsäure (Flusssäure, HF); essentieller Mineralstoff; s. Nährstoffzufuhr, empfohlene (Tab.); therap. **Verw.**: Natriumfluorid (NaF), Monofluorphosphat (MFP), Zinn- u. Aminofluorid zur Kariesprophylaxe* u. Ther. der Osteoporose*; **Wirkung:** Zunahme der Knochenmasse durch Stimulation der Osteoblasten; **UAW:** iatrogene Fluorintoxikation*.

Fluor|intoxikation (Fluor*; Intoxikation*) *f*: (engl.) *fluorine poisoning*; Vergiftung durch Aufnahme von Fluor od. seinen Verbindungen über Magen-Darm-Trakt, Lungen od. Haut; Fluorwasserstoff (HF) u. seine Lösung in Wasser (Flusssäure) mit extrem starker Ätzwirkung (stärker als Salzsäure); **Formen** u. **Sympt.:** 1. **akute F.:** a) gastrointestinal: Schleimhautverätzung, Übelkeit, schleimiges, später blutiges Erbrechen, unstillbarer Durst, heftige Leibschmerzen, blutiger Durchfall, evtl. tödl. Ausgang; b) inhalativ: Tränenfluss, Niesen, Husten, Atemnot, Lungenödem, evtl. Tod unter Krämpfen; c) dermal: tief greifende Nekrosen, schlecht heilende Ulzera; 2. **chronische F.** (syn. Fluorose): nach inhalativer Aufnahme (meist berufl. bedingt; BK Nr. 1308;) Husten, Auswurf, Atemnot, Dentalfluorose*, Fluorosteopathie (Osteosklerose), evtl. sog. Fluorkachexie. Vgl. Zahnschäden, berufliche.

Fluor neo|natalis (↑) *m*: (engl.) *desquamation discharge*; auch Desquamativkatarrh; physiol. Abstoßung des intrauterin unter dem Einfluss plazentarer Östrogene* aufgebauten Scheidenepithels bei weibl. Neugeborenen in den ersten Lebenstagen (Hormonentzug), meist als milchig-schleimiger, gelegentl. auch blutiger Ausfluss.

Fluoro|chrome *n pl*: (engl.) *fluorochromes*; für die Fluoreszenzfärbung* verwendete fluoreszierende Farbstoffe; z. B. Acridinorange, Auramin (Tuberkelbakterien, Geißeldarstellung), Berberinsulfat (Spirochaeta recurrentis), Thioflavin u. Primulin (Thrombozyten, Protozoen, Viren), 4′,6-Diamidino-2-phenylindol (Abk. DAPI), Propidiumiodid (Abk. PJ) u. Fluoresceinisothiocyanat zur Immunfluoreszenz.

Fluoro|metholon (INN) *n*: (engl.) *fluorometholone*; halogeniertes Glukokortikoid*; **Ind.:** lokal bei nichtinfektiösen entzündl. u. allerg. Erkr. des Auges.

Fluoro|metrie (Metr-*) *f*: Fluoreszenzphotometrie*.

Fluorose (Fluor*; -osis*) *f*: (engl.) *fluorosis*; syn. chronische Fluorvergiftung; s. Fluorintoxikation; Dentalfluorose.

Fluorouracil (INN) *n*: (engl.) *fluorouracil*; Zytostatikum* (Antimetabolit*, Pyrimidinanalogon); **Anw.:** zur Palliativbehandlung von Mamma*-, Rektum-, Kolon-, Magen*- u. Ovarialkarzinom, topisch bei Keratosen; **Kontraind.:** schwere Knochenmarkdepression, akute Infektion, schwere Leberfunktionsstörung.

Fluor vaginalis (Fluor*) *m*: s. Fluor genitalis.

Fluoxetin (INN) *n*: (engl.) *fluoxetine*; selektiver Serotoninwiederaufnahme*-Hemmer; Antidepressivum*.

Flu|pentixol (INN) *n*: Thioxanthenderivat; s. Neuroleptika.

Flu|phenazin (INN) *n*: Neuroleptikum*; Phenothiazinderivat* mit antipsychot. Eigenschaften.

Flu|pred|niden (INN) *n*: (engl.) *fluprednidene*; halogeniertes Glukokortikoid* zur top. Anw.; **Ind.:** nichtinfektiöse entzündl. Hauterkrankung, z. B. atopisches Ekzem.

Flur|azepam (INN) *n*: Benzodiazepin*; **Anw.:** als Schlafmittel*.

Flurbi|profen (INN) *n*: (engl.) *flurbiprofen*; nichtsteroidales Antiphlogistikum*.

Flush (engl. Erröten): anfallsweise Hautrötung mit Hitzegefühl; **Vork.:** z. B. bei Karzinoidsyndrom; **Urs.:** u. a. Neurokinine*, versch. Arznei- u. Lebensmittel, endokrin. Veränderungen, Hitze u. psychovegetativer Stress. Vgl. Rubeosis faciei.

Flush-Syn|drom (↑) *n*: Karzinoidsyndrom*.

Flu|spirilen (INN) *n*: Diphenylbutylpiperidinderivat (Dopamin-Antagonist); s. Neuroleptika.

Fluss|blindheit: s. Onchozerkose.

Fluss|reserve, fraktionierte: Abk. FFR; Maßzahl für die Schwere einer vaskulären Stenose*; Bestimmung durch prä- u. poststenotische Blutdruckmessung mit Führungsdrähten mit integriertem Drucksensor u. Division des poststenotischen durch den prästenotischen Wert; Anw. v. a. im Rahmen der Herzkatheterisierung* zur Einschätzung der Behandlungsbedürftigkeit (Stent*-Implantation) einer Koronarstenose* (hämodynamisch relevant ab FFR <0,75).

Fluss-Volumen-Kurve (Volumen*): (engl.) *flow-volume curve*; graph. Darstellung von Atemstromstärke (Flow) u. -volumen während ruhiger u. forcierter Atmung bei der Lungenfunktionsprüfung* (s. Abb.); direkt ablesbar aus der F.-V.-K. sind der exspirator. Peak*-Flow (Abk. PEF), der max. exspirator. Flow bei 25, 50 u. 75 % der forcierten Vitalkapazität (Abk. MEF$_{25}$, MEF$_{50}$, MEF$_{75}$) sowie der inspirator. Peak-Flow (Abk. PIF). Lungenfunktion korreliert negativ mit dem Grad der Kurvenkonkavität zwischen PEF u. Residualvolumen bei forcierter Exspiration*; **Ind.:** obstruktive u. restriktive Ventilationsstörungen*, extrathorakale Trachealstenosen (verlangsamter inspiratorischer Atemfluss).

Flut|amid (INN) *n*: (engl.) *flutamide*; nichtsteroidales Antiandrogen* (Toluidinderivat); **Wirkungsmechanismus:** Androgen-Rezeptor-Blocker; **Ind.:** Prostatakarzinom (palliativ), Hyperandrogenämie*, Mann-zu-Frau-Transsexualität; **UAW:** verminderte Libido, Gynäkomastie, Verminderung der Muskelmasse. Vgl. Zytostatika.

Fluticason (INN) *n*: (engl.) *fluticasone*; fluoriertes Glukokortikoid* zur top. Anw., auch in Komb. mit Salmeterol*; **Ind.:** Asthma* bronchiale, Rhinitis* allergica.

Fluva|statin (INN) *n*: (engl.) *fluvastatin*; Lipidsenker* aus der Gruppe der HMG-CoA-Reduktase-Hemmer; **Ind.:** Hypercholesterolämie (in Verbindung mit Diät), Sekundärprophylaxe kardiovaskulärer Ereignisse nach Herzkatheterisierung.

Flu|vox|amin (INN) *n*: selektiver Serotoninwiederaufnahme*-Hemmer; Antidepressivum*.

FLV: Abk. für (engl.) *feline leukemia virus*; s. Retroviridae.

Flynn-Aird-Syn|drom (P. F., Neurol., San Francisco; R. B. A., Neurol., San Francisco) *n*: (engl.) *Flynn-Aird*

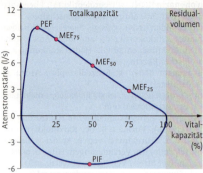

physiologische Ventilation

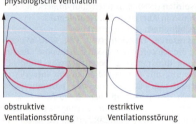

obstruktive Ventilationsstörung   restriktive Ventilationsstörung

Fluss-Volumen-Kurve: beim Lungengesunden mit initial hohem Peak-Flow (Abk. PEF); bei obstruktiver Ventilationsstörung mit verringertem PEF, charakterist. konkavem Kurvenverlauf (niedriger MEF$_{50}$ u. MEF$_{25}$) inf. Bronchialkollaps u. erhöhtem Residualvolumen; bei restriktiver Ventilationsstörung mit verringertem PEF durch verringerte Vitalkapazität, aber ansonsten normalem Kurvenverlauf

syndrome; im frühen Schulalter manifest werdende, autosomal-dominant erbl. Erkr. mit Innenohrschwerhörigkeit, Gesichtsfeldausfällen, Ataxie, Aphasie, Muskelschwäche, Parästhesien, progredienter Myopie u. Kataraktbildung, sklerodermieähnl. Hautatrophien, Alopezie, Kyphose, Osteoporose u. erhöhter Proteinkonzentration im Liquor.
Fm: chem. Symbol für Fermium*.
FMF: Abk. für familiäres Mittelmeerfieber*.
FMHA: Abk. für Fluoreszenz*-Mikrohämatokrit-Anreicherung.
FMN: Abk. für Flavinmononucleotid; s. Flavinnukleotide.
FMS: Abk. für Fibromyalgiesyndrom*.
FNV: Abk. für Finger*-Nase-Versuch.
FOBT: Abk. für fäkaler okkulter Bluttest; Stuhluntersuchung* zum Nachweis (meist Guajakprobe*) von okkultem Blut* im Stuhl; bei positivem Befund ist eine Koloskopie* zur Abklärung der Urs. indiziert; vgl. Karzinom, kolorektales.
Focal-: auch Fokal-; Wortteil mit der Bedeutung Herd, Brennpunkt; von lat. focus.
Focus (↑) *m*: s. Fokus.
Föhn|krankheit: (engl.) *foehn disorder*; bei (wahrscheinl. prädisponierten) Personen unter Einfluss von Föhn (trocken-warme Fallwinde der Gebirge, auch im Flachland als sog. freier F.) auftretende Erscheinungen wie Reizbarkeit, Übelkeit, Kopfschmerz, rasche Ermüdung, allg. Unlust; **Urs.:** u. U. Druckunterschiede der Luftfronten.

Fölling-Probe (Ivar A. F., Physiol., Oslo, 1888–1973): (engl.) *Fölling's test*; syn. Ferrichloridprobe; Probe zum Nachweis von Phenylalanin u. Phenylbrenztraubensäure im Harn, insbes. bei Phenylketonurie* (vgl. Guthrie-Test); **Prinzip:** im angesäuerten Harn entsteht durch Zugabe von Eisenchlorid ein instabiler grüner Farbstoff.
Foeniculi fructus *m*: s. Fenchel.
Foeniculum vulgare *n*: s. Fenchel.
Förster-Operation (Otfried F., Neurol., Breslau, 1873–1941) *f*: (engl.) *Foerster's operation*; syn. Radikotomie, Rhizotomia posterior, selektive dorsale Rhizotomie; palliative op. Durchtrennung der hinteren Wurzeln (Radix posterior) der Spinalnerven*; Durchführung heute perkutan durch Thermokoagulation* (z. B. selektiv der C-Fasern als perkutane Rhizotomie: s. Thermorhizolyse, perkutane); **Ind.:** zur Schmerztherapie* refraktärer Schmerzen, Spastik*. Vgl. Chordotomie; DREZ-Läsion.
fötid (lat. foetidus): (engl.) *fetid*; übelriechend, stinkend.
Fötor (lat. foetor Gestank) *m*: übler Geruch.
Foetor ex ore (↑) *m*: (engl.) *fetor ex ore*; Kakostomie; übler Mundgeruch bzw. Atemgeruch; **Urs.:** bakterieller Abbau von Nahrungsresten, abgeschilferten Epithelien u. Gewebeteilen bei schlecht gereinigten od. kariösen Zähnen, auch bei Schleimhautentzündung (u. a. Gingivitis*, Stomatitis*, Parodontitis*, chron. Angina*) u. langem Nüchternbleiben; charakterist. Geruch bei best. Erkr. (Halitosis): z. B. Ketoazidose* (Acetongeruch), hepat. (Foetor* hepaticus) od. renale (Foetor* uraemicus) Insuffizienz.
Foetor hepaticus (↑) *m*: (engl.) *fetor hepaticus*; charakterist. Mundgeruch nach frischer Leber od. Lehmerde bei schweren Lebererkrankungen mit Parenchymuntergang.
Foetor uraemicus (↑) *m*: urinartiger Geruch der Atemluft u. der Haut bei terminaler Niereninsuffizienz*.
Fötus (Fet-*) *m*: s. Fetus.
Fogarty-Ballon|katheter (Thomas J. F., Chir., Bethesda; Katheter*) *m*: (engl.) *Fogarty's catheter*; zur Desobliteration* von Gefäßen (Ballondilatation*) verwendeter Ballonkatheter* (s. Abb.); wird intravasal am Thrombus od. Embolus vorbeigeführt, der dann mit Hilfe des aufgeblasenen Ballons beim Zurückziehen aus dem Gefäß entfernt werden kann; s. Embolektomie (Abb. dort).

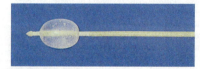

Fogarty-Ballonkatheter

Foix-Alajouanine-Syn|drom (Charles F., Neurol., Paris, 1882–1927; Theophile A., franz. Neurol., 1890–1980) *n*: (engl.) *Foix-Alajouanine syndrome*; sog. subakute nekrotisierende Myelitis, spinale Varikose; progrediente angiodysgenetische Myelomalazie* inf. eines extra- od. intramedullär gelegenen venösen Angioma racemosum des Rückenmarks (von Venen der Pia mater ausgehend), am häufigsten im Bereich des thorakolumbalen Übergangs der Wirbelsäule; **Sympt.**: wie bei Rückenmarktumoren* (meist akut mit Sympt. einer Querschnittläsion* beginnend), treten bes. bei Männern zwischen 20. u. 40. Lj. auf; **Diagn.**: Myelographie, evtl. Angiographie; **Progn.**: trotz chir. Therapie schlecht.

fokal (Focal-*): (engl.) *focal*; von einem Herd ausgehend; s. Fokus.

Fokal|block (↑): (engl.) *focal block*; Form der intraventrikulären Erregungsleitungsstörung* inf. umschriebener Veränderung der Purkinje-Fasern (s. Erregungsleitungssystem) des Myokards; pathol. (außerhalb des R/S-Umschlags) Knotung im EKG (s. QRS-Komplex); **Vork.**: u. a. Myokarditis*, Herzinfarkt*. Vgl. Schenkelblock.

Fokal|in|fektion (↑; Infekt-*) *f*: (engl.) *focal infection*; Herdinfektion; durch Bakterien, insbes. Streptokokken u. deren Toxine, verursachte sekundäre Erkr., die mit zeitl. Latenz nach einer lokalen Infektion (häufig im HNO-Bereich u. im Bereich der Zähne, seltener des Urogenitaltrakts) auftritt; die Err. u. Toxine gelangen durch septische Metastasierung bzw. (schubweise) Ausschüttung aus dem Ausgangsherd (primärer Fokus, sog. Streuherd) über den Blutkreislauf zu entfernten Organen u. verursachen dort entzündliche bzw. allergische Krankheitsprozesse (z. B. embolische Herdenzephalitis, Hirnabszess, Glomerulopathie).

Fokus (lat. focus Herd) *m*: **1.** (engl.) *focus*; (pathol.) Herd, Streuherd; Sitz eines lokalen Krankheitsprozesses, der über die direkte Umgebung hinaus pathol. Fernwirkungen auslösen kann; vgl. Fokalinfektion; **2.** (kardiol.) Automatiezentrum innerhalb od. außerhalb des Erregungsleitungssystems*; s. Erregungsbildungsstörung; **3.** (neurol.) Herdbefund; s. EEG, Epilepsie; **4.** (röntg.) Mittelpunkt des Brennflecks* einer Röntgenröhre.

Fokus-Film-Abstand (↑): (engl.) *focus-film distance*; Abk. FFA; (röntg.) Entfernung zw. Brennfleck* u. Filmebene im Zentralstrahl. Das Verhältnis des FFA zum Fokus-Objekt-Abstand (Abk. FOA; Entfernung zwischen Brennfleck u. Objektebene im Zentralstrahl) bestimmt das Maß der Vergrößerung des abgebildeten Objekts

Fokus-Haut-Abstand (↑): (engl.) *focus-skin distance*; Abk. FHA; Distanz zwischen der Haut des Pat. u. dem Brennfleck* der Röntgenröhre; wichtiger Parameter in der Strahlentherapie*.

Fokus-Objekt-Abstand (↑): (engl.) *focus-object distance*; Abk. FOA; Entfernung zwischen dem Mittelpunkt des Brennflecks* u. dem Auftreffpunkt des Zentralstrahls auf einer zur Filmebene parallelen Ebene.

Fokussierung, iso|elektrische (↑) *f*: (engl.) *electrofocussing*; Abk. IEF, IF; syn. Isoelektrofokussierung, Elektrofokussierung; Verf. zur Trennung geladener Makromoleküle (insbes. Proteine) ähnl. der Elektrophorese*; **Prinzip**: in einem Gel mit linearem pH-Gradienten wandern Ionen im elektr. Feld an die ihrem isoelektrischen Punkt* entspr. Position; **Ind.**: v. a. Multiple Sklerose. Vgl. Polyacrylamidgel-Elektrophorese.

Fol.: Abk. für Folium (Blatt) od. Folia (Blätter).

Foley-Katheter (Frederic E. F., Urol., St. Paul, 1891–1966; Katheter*) *m*: (engl.) *Foley catheter*; Ballonkatheter*; **Anw.**: v. a. im Urogenitalbereich (z. B. zur Darstellung von Fisteln, für Blasenspülungen). Vgl. Blasenkatheter.

Folia cerebelli (lat. folium Blatt) *n pl*: s. Cerebellum.

Folie à deux (franz. Irresein zu zweit): s. Wahn, induzierter.

Folium (lat.) *n*: Blatt; (pharmaz.) Bez. für den oberirdischen Pflanzenteil der Sprosspflanzen, der der Assimilation u. Transpiration dient u. (in Zubereitungen) als Droge* verwendet wird; vgl. Herba.

Folius-Fortsatz: s. Processus anterior mallei.

Follicul-: auch Follikel-, Follikul-; Wortteil mit der Bedeutung Schlauch, Beutel; von lat. folliculus.

Folliculi lymphoidei ag|gregati (↑) *m pl*: s. Peyer-Plaques.

Folliculi lymphoidei solitarii (↑) *m pl*: (engl.) *solitary lymphatic follicles*; Solitärfollikel; vereinzelte Lymphknötchen in der Lamina* propria mucosae.

Folliculitis (↑; -itis*) *f*: s. Follikulitis.

Folliculitis barbae (↑; ↑) *f*: (engl.) *sycosis barbae, folliculitis barbae*; umgangssprachl. Rasierflechte; bakterielle Entz. der Barthaarfollikel, bes. durch Staphylococcus* aureus; begünstigende Faktoren sind chron. Rhinitis, Diabetes mellitus od. Immundefekte; **Ther.**: lokal antiseptisch, Desinfektion des Rasiergeräts, evtl. systemisch Antibiotika; **DD**: Trichophytie* des Barts.

Folliculitis barbae candido|mycetica (↑; ↑) *f*: Entz. der Barthaarfollikel durch Candida* albicans mit follikulären Pusteln u. gelben Krusten an Lippe u. Kinn; **DD**: Impetigo* contagiosa.

Folliculitis de|calvans faciei (↑; ↑) *f*: (engl.) *decalvant folliculitis of the face*; Folliculitis* sycosiformis atrophicans.

Folliculitis ec|zematosa barbae (↑; ↑) *f*: mit einem chron. Ekzem* der Bartgegend einhergehende Folliculitis* barbae; **Progn.**: oft chron. Verlauf mit Rezidivneigung.

Folliculitis sclerotisans nuchae (↑; ↑) *f*: (engl.) *folliculitis keloidalis*; syn. Acne keloidalis nuchae; der Acne* vulgaris zugeordnete Erkr. mit bei Männern (insbes. mit stark gekrausten, schwarzen Haaren) an der Nackenhaargrenze auftretenden follikulären Papeln u. Pusteln (s. Abb.), die zu keloidartigen Wülsten u. narbiger Alopezie führen.

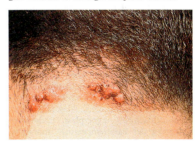

Folliculitis sclerotisans nuchae [55]

Folliculitis simplex dis|seminata (↑; ↑) *f*: über größere od. kleinere Hautbezirke ausgestreute Follikulitiden; **Ätiol.**: Entstehung wird gefördert durch Verschmutzung, Schwitzen, Reibung, Diabetes mellitus.

Folliculitis staphylo|genes super|ficialis (↑; ↑) *f*: (engl.) *ostiofolliculitis*; Ostiofolliculitis, veraltet Bockhart-Krankheit, Impetigo Bockhart; ober-

Folliculitis suffodiens et abscedens

flächliche Entz. der Haarfollikel durch Staphylococcus* aureus mit im Infundibulum lokalisierten Pusteln.

Folliculitis suf|fodiens et abs|cedens (↑; ↑) *f*: (engl.) *dissecting cellulitis of scalp*; syn. Perifolliculitis capitis abscedens et suffodiens; Abszessbildung mit Unterminierung, Nekrose u. Alopezie der Haut auf dem Kopf u. im Nacken bei Männern durch Infektion der Haarfollikel mit Staphylococcus aureus, evtl. auch gramnegativen Keimen; **Progn.:** chron. Verlauf; **Ther.:** Versuch mit Antibiotika, Glukokortikoiden, Isotretinoin. Vgl. Furunkel.

Folliculitis sycosi|formis a|trophicans (↑; ↑) *f*: syn. Folliculitis decalvans faciei, Ulerythema sycosiforme; chron. verlaufende, follikuläre Pyodermie im Gesicht, bes. im Bart- u. Augenbrauenbereich, mit narbiger Abheilung.

Folliculitis vulvae (↑; ↑) *f*: s. Furunculosis vulvae.

Folliculus ovaricus primarius (↑) *m*: Primärfollikel; s. Follikelreifung.

Folliculus ovaricus tertiarius (↑) *m*: (engl.) *vesicular ovarian follicle*; syn. Folliculus ovaricus vesiculosus; Bläschenfollikel, Graaf-Follikel; Tertiärfollikel, der einen von Granulosazellen gebildeten Liquor enthält; die Eizelle* liegt randständig, umgeben von Zona pellucida u. Corona radiata, im Cumulus oophorus. Die Follikelwand besteht aus Epithelium folliculare sowie Theca interna u. Theca externa.

Folliculus ovaricus maturus: sprungreifer Tertiärfollikel. Vgl. Follikelreifung.

Folliculus ovaricus vesiculosus (↑) *m*: Tertiärfollikel; Folliculus* ovaricus tertiarius.

Follikel (↑) *m*: (engl.) *follicle*; kleiner Schlauch, Bläschen; **1.** Haarbalg; s. Haare; **2.** Lymphknötchen (z. B. in der Darmwand); **3.** F. im Eierstock; s. Eizelle; **4.** kolloidhaltige F. der Schilddrüse u. Nebenschilddrüse; **5.** sekrethaltige F. des Hypophysenmittellappens.

Follikel|epi|thel (↑; Epithel*) *n*: s. Follikelreifung.

Follikel|per|sistenz (↑; Persistenz*) *f*: (engl.) *follicle persistence*; Bestehenbleiben des reifen Eifollikels über den Ovulationstermin hinaus, d. h. Ausbleiben des Follikelsprungs bei persistierender Estradiolsekretion durch den Follikel (anovulatorischer Zyklus*); **Vork.:** v. a. am Beginn (Menarche*) u. Ende (Perimenopause) der fertilen Lebensphase; **Ätiol.:** zentrale Regulationsstörung, verminderte Ansprechbarkeit der Ovarien auf hypophysäre Gonadotropine*; **Klin.:** blutungsfreies Intervall von 5–7 Wo. mit glandulär-zystischer Hyperplasie* durch andauernde Östrogenstimulation, danach dysfunktionelle Blutung (Durchbruchblutung* aufgrund rel. Östrogenmangels); **Diagn.:** Sonographie (Follikelnachweis, hyperplast. Endometrium), Messung der Basaltemperatur* (monophasisch), Kolpozytologie* (östrogentypisches Zellbild, Zervixfaktoren); **DD:** Granulosa-Thekazelltumor*; vgl. Ovarialtumoren.

Follikel|reifung (↑): (engl.) *follicular maturation*; Entw. eines kleinen Teils der pränatal angelegten Primordialfollikel im Ovarium* i. R. des Ovarialzyklus*; in jedem Zyklus erreicht gewöhnl. nur ein Follikel die Sprungreife (Atresie* der übrigen gewachsenen Follikel); **Stadien: 1. Primärfollikel:** ⌀ ca. 45 µm, bestehen aus primärer Oozyte (s.

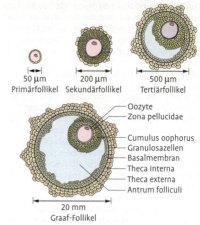

Follikelreifung: Follikelentwicklung im Ovar im Verlauf des Zyklus [113]

Ovogenese), umgeben von einer Schicht prismat. Epithelzellen (s. Abb.); **2. Sekundärfollikel:** entwickeln sich mit jedem Ovarialzyklus aus mehreren Primärfollikeln; Größenzunahme der Oozyte mit mehrschichtigem umgebendem Follikelepithel, flüssigkeitsgefüllter Follikelhöhle (Antrum folliculi) zwischen den Follikelepithelzellen u. deutl. Hülle aus von der Oozyte sezernierten Glykoproteinen (Zona* pellucida); **3. Tertiärfollikel:** beinhaltet in einer Ansammlung des Follikelepithels (Cumulus oophorus) die exzentrisch liegende Oozyte; Antrum u. Cumulus sind (von innen nach außen) von Follikelepithel (Granulazellen*), Theca interna u. externa umgeben; s. Eizelle (Abb. dort); **4. Graaf-Follikel:** Folliculus ovaricus maturus; der reife Follikel; am Tag der Ovulation Durchmesser bis ca. 25 mm; nach der Ovulation entsteht aus Follikelepithel u. Theca interna das Corpus* luteum; **klin. Bedeutung: 1.** Superovulation (Reifen mehrerer Tertiärfollikel innerh. eines Ovarialzyklus*); **2.** Follikelpersistenz mit fortdauernder Östrogenproduktion; **3.** Störungen des Endometrialzyklus. Vgl. Menstruationszyklus.

Follikel|reifungs|phase (↑; Phase*) *f*: (engl.) *follicular maturation phase*; erste Phase des 2-phasigen Menstruationszyklus* mit Heranreifen eines Follikels zum sprungreifen Tertiärfollikel; steht v. a. unter dem Einfluss der Östrogene*. Vgl. Follikelreifung.

Follikel|sprung (↑): s. Ovulation.

Follikel|zyste (↑; Kyst-*) *f*: (engl.) *follicle cyst*; zyst. gonadotropinabhängige Auftreibung eines Eifollikels im Ovarium bei ausbleibender Ovulation (Follikelpersistenz*); häufigste zyst. Struktur in normalen Ovarium; **Vork.:** meist bei jungen, menstruierenden Frauen; ⌀ wenige mm bis 15 cm inf. Vermehrung von Follikelflüssigkeit (Retentionszyste*), dünnwandig; solitär od. multipel; **Ther.:** meist nach 4–8 Wo. spontan od. geg. Untersuchung perforiert; unter vaginalsonograph. Kontrollen kann abgewartet werden; **DD:** benigne u. maligne Ovarialtumoren*.

Follikular|zyste (↑; ↑) *f*: (engl.) *eruption cyst*; Zahnkeimzyste; s. Kieferzyste.

Follikulitis (↑; -itis*) *f*: (engl.) *folliculitis*; veraltet Sycosis; meist durch Staphylococcus* aureus verursachte Entz. des Haarfollikels* als gerötetes, schmerzhaftes Knötchen mit zentraler, von einem Haar durchbohrter Pustel; evtl. Entw. einer Perifollikulitis* u. eines Furunkels*.

Follikulitis, gram|negative (↑; ↑) *f*: (engl.) *gramnegative folliculitis*; akute Entz. der Haarfollikel im Gesichtsbereich durch gramnegative Bakterien (z. B. Pseudomonas, Klebsiella, Enterobakterien), meist bei Pat. mit Acne* vulgaris u. lang andauernder Antibiotikabehandlung; **Ther.:** Aminoglykoside, Quinolone.

Follikulitis, nekrotisierende lympho|zytäre (↑; ↑) *f*: Acne* necroticans.

Folli|liberin *n*: s. Somatostatin.

Folli|statin *n*: (engl.) *follistatin*; Protein, das Aktivine* (A u. B) bindet u. somit deren biol. Aktivität neutralisiert.

Follow-on-Biologics: Biosimilars*.

Fol|säure (INN): (engl.) *folic acid*; Acidum folicum; syn. Pteroylglutaminsäure; hitze- u. lichtempfindl., wasserlösl. Vitamin; Wuchsstoff für Bakterien; **chem. Struktur:** Verbindungen aus Pteridinring, p-Aminobenzoesäure u. einem od. mehreren Glutaminsäureresten; **Funktion:** Als biol. aktive Form ist Tetrahydrofolsäure (Abk. FH4) Coenzym bei der Übertragung von C_1-Gruppen (Methyl, Formyl, Formiat) u. der Nukleinsäuresynthese (Purin, Thymin). **Vork.:** F. wird v. a. mit der Nahrung aufgenommen (Leber, Eidotter, Getreidekeime, Gemüse, Salat, Nüsse, Hefe, Milch) u. im Dünndarm bakteriell synthetisiert. **Bedarf:** Erwachsene: ca. 150 μg freie F. pro Tag (Pteroylmonoglutamat) od. Folatäquivalente, die mit 400 μg Nahrungsfolat erreicht werden können (Folatäquivalent = Monoglutamat + 0,2 × Polyglutamat); vgl. Nährstoffzufuhr, empfohlene (Tab. dort); **klin. Bedeutung: 1.** Hypovitaminose: s. Folsäuremangel; **2.** Hypervitaminose: alimentär nicht bekannt; bei therap. hoher Dosierung evtl. gastrointestinale, psych. od. Schlafstörungen, selten Allergien; bei Epilepsie kann eine hohe Dosierung epileptogen wirken bzw. die Wirkung von Antiepileptika abschwächen. **Wechselwirkung:** mit Folsäure*-Antagonisten (z. B. Methotrexat*).

Fol|säure-Ant|agonisten (Antagonismus*) *m pl*: (engl.) *folic acid antagonists*; Analoga u. Antimetaboliten* der Folsäure*; **Einteilung: 1.** Sulfonamide* hemmen bakterielle Biosynthese der Dihydrofolsäure; **2.** Diaminobenzylpyridine (z. B. Trimethoprim) hemmen Dihydrofolatreduktase*; **3.** Methotrexat*.

Fol|säure|mangel: (engl.) *folic acid deficiency*; unzureichende Versorgung des Organismus mit Folsäure* (vgl. Referenzbereiche, Tab. dort); **Urs.: 1.** unzureichende Zufuhr, z. B. bei allg. Mangel- u. Fehlernährung, vegan ernährten Säuglingen u. Kleinkindern, Alkoholkrankheit od. bei gesteigertem Bedarf, z. B. in der Pubertät, Schwangerschaft u. Stillzeit, bei Hyperthyreose, u. U. auch bei hämolytischer Anämie; **2.** gestörte Resorption, z. B. bei Zöliakie u. Sprue, Whipple-Krankheit, nach Jejunumresektion od. evtl. Magenteilresektion, evtl. pharmak. bedingt (z. B. durch Ovulations-Hemmer); **3.** Hemmung der Folsäurebiosynthese, z. B. durch Folsäure*-Antagonisten (z. B. Antiepiletika, Chemotherapeutika u. Zytostatika), Alkohol; **4.** sekundärer Folsäuremangel bei Mangel an Cobalamin*; **Klin.: 1.** hämat.: makrozytäre (megaloblastäre) hyperchrome Anämie* mit Leukopenie* u. Thrombozytopenie* (Auftreten bei Folsäureserumkonzentration <11,3 nmol/l bzw. 0,5 μg/dl; dd-Abgrenzung von perniziöser Anämie* durch Bestimmung der Serumkonzentration von Cobalamin); Leuko- od. Thrombozytopenie; **2.** gastrointestinal: Schleimhautveränderungen, Diarrhö; **3.** neurol. Veränderungen; **4.** Resorptions-, Wachstums- u. Fortpflanzungsstörungen; **5.** erhöhtes Arterioskleroserisiko mit Folge erhöhter Homocysteinkonzentration (s. Homocysteinämie); **6.** in der Schwangerschaft Fehlbildungen beim Fetus, z. B. Spina* bifida (Substitution von F. ca. 2 Mon. vor Konzeption bei geplanter Schwangerschaft u. mind. 2 Mon. nach Konzeption zur Risikoreduktion empfohlen) u. Frühgeburt; **Ther.:** Beseitigung der Urs., folsäurereiche Nahrungsmittel, orale od. parenterale Zufuhr von Folsäure*.

Fomepizol (INN): (engl.) *fomepizol*; kompetitiver Hemmstoff der Alkoholdehydrogenase* zur i. v. Applikation; **Ind.:** Antidot bei akuter Intoxikation* mit Ethylenglykol; **UAW:** u. a. Benommenheit, Kopfschmerzen.

Fomivirsen (INN) *n*: (engl.) *fomivirsen*; Antisense*-Nukleotid, komplementär zu einer spezif. Sequenz der mRNA des Zytomegalie*-Virus (CMV); hemmt die CMV-Virusreplikation in vitro etwa 40-fach stärker als Ganciclovir*; **Ind.:** CMV-Retinitis bei HIV*-Erkrankung; intravitreale Injektion; **UAW:** Augenentzündungen, erhöhter Augeninnendruck, intraokulare Entz., Netzhautablösung, Photophobie, Photopsie, Glaskörpertrübung.

Fonda|parinux *n*: (engl.) *fondaparinux*; synthet. sulfatiertes Pentasaccharid zur parenteralen Anw. als Antikoagulans*; **Wirkungsmechanismus:** indirekte (Antithrombin III-vermittelte) selektive Hemmung des Faktors Xa der Blutgerinnung*; **Ind.: 1.** (s. c.) venöse Thromboseprophylaxe* u. Embolieprophylaxe nach orthop. od. abdominaler Op. u. bei erhöhtem Risiko für venöse Thrombose*; **2.** therap. bei Akutem* Koronarsyndrom s. c. bzw. bei STEMI Initialdosis i. v.; **Kontraind.:** u. a. Niereninsuffizienz; **UAW:** Anämie, Blutung; bei Überdosierung od. Niereninsuffizienz (GFR ≤20 ml/min) Therapiekontrolle (Anti*-Faktor-Xa-Aktivitätstest, Hep*-Test) erforderlich.

Fontaine-Stadien (René F., Chir., Paris, 1899–1979) *n pl*: (engl.) *Fontaine's classification*; Stadieneinteilung der Durchblutungsinsuffizienz bei pAVK* im Bereich der Extremitäten zur Beurteilung des Schweregrades; **Stadium I:** Beschwerdefreiheit (ausreichender Kollateralkreislauf*), meist Zufallsbefund (fehlende periphere Arterienpulse); **Stadium II:** Belastungsschmerz, Claudicatio* intermittens (Stadium **II a:** beschwerdefreie Gehstrecke >200 m; **II b:** <200 m); **Stadium III:** Ruheschmerz in der betr. Extremität bei horizontaler Lage inf. Mangeldurchblutung der Muskulatur, oft vorübergehendes Nachlassen bei Tieflagerung; **Stadium IV:** trophische Störungen in Form von

Nekrosen (trockene od. feuchte Gangrän). Vgl. Gehtest.

Fontana-Räume (Felice F., Naturforscher, Physiol., Florenz, 1720–1805): (engl.) *spaces of Fontana*; Spatia anguli iridocornealis; mit Kammerwasser gefüllte Räume zw. den Bälkchen der schwammigen Gerüstsubstanz im Angulus iridocornealis; kommunizieren mit der vorderen Augenkammer.

Fontanelle (franz. kleine Quelle) *f*: (engl.) *fontanelle*; Fonticulus; Knochenlücke am kindl. Schädel; **große F.** (Fonticulus ant.): zwischen Stirn- u. Scheitelbein (wo Kranz- u. Pfeilnaht zusammenstoßen), viereckig; schließt sich bei 50% der Kinder zwischen 9. u. 18. (spätestens zwischen 24. u. 27.) Lebensmonat; **kleine F.** (Fonticulus post.): zwischen Scheitelbeinen u. Hinterhauptbein gelegen, dreieckig; stellt bei der regelrechten Geburt die Leitstelle* dar; schließt sich im ersten Vierteljahr post natum; **hintere Seitenfontanelle** (Fonticulus mastoideus): zwischen Schläfen-, Scheitel- u. Hinterhauptbein; schließt sich bis zum 18. Lebensmonat; **vordere Seitenfontanelle** (Fonticulus sphenoidalis): zwischen Stirn-, Scheitelbein u. großem Keilbeinflügel; schließt sich im 1. Lj.; sog. **dritte F.**: s. Mongolenlücke. Bei der vaginalen Untersuchung unter der Geburt sind die F. wichtige Anhaltspunkte für die Festlegung der Einstellung des kindl. Köpfchens; s. Kindslage.

Fontanellen|punktion (↑; Punktion*) *f*: (engl.) *fontanelle puncture*; Punktion der großen Fontanelle beim Säugling; therap. bei Hydrozephalus, diagn. u. a. zur Feststellung u. Entleerung von subduralen Ergüssen.

Fontan-Operation (Francois M. F., Herzchir., Bordeaux, geb. 1929) *f*: (engl.) *Fontan procedure*; Palliativoperation zur Umgehung der Herzkammer, aus der die A. pulmonalis kommen sollte; (häufig in Komb. bzw. nach vorausgegangener Glenn*-Operation durchgeführte) chir. Anbindung des unteren Hohlvenenbluts an die Pulmonalarterie, ursprüngl. durch direkte Anastomose zwischen Vv. cavae u. A. pulmonalis mit klappentragendem Conduit*, heute (nach vorangegangener Glenn*-Operation) entweder durch Aufteilung des re. Vorhofs (sog. lateral tunnel Fontan) od. ein den re. Vorhof umgehendes Gefäßinterponat (sog. extrakardialer Fontan); **Ind.**: angeborene Herzfehler, bei denen eine Trennung von systemischer u. pulmonaler Zirkualtion auf der Ebene der Ventrikel nicht möglich ist, z. B. Trikuspidalatresie*, singulärer Ventrikel*, Linksherzhypoplasie*-Syndrom (sog. Norwood*-Operation III), Ebstein*-Anomalie.

Fonticulus (lat. kleine Quelle) *m*: s. Fontanelle.

Food and Drug Administration: Abk. FDA; Verbraucherschutzorganisation u. Teil des staatlichen Öffentlichen Gesundheitswesens in den USA mit Sitz in Rockville (Maryland); **Aufgaben:** Förderung u. Schutz der Gesundheit der Bevölkerung; 8 Zentren sind zuständig für die Sicherheit u. Wirkungsweise von Nahrungsmitteln, Arzneimitteln, med. u. radiol. Verf., biol. Produkten, Kosmetik, strahlungsemittierenden Geräten sowie veterinärmed. Produkten u. Tierfutter; Entscheidungen der FDA begründen international relevante Standards.

For.: Abk. für **Foramen.**

Foramen (lat.) *n*: Loch.

Foramen apicis dentis (↑) *n*: Wurzelkanalöffnung des Zahns.

Foramen caecum linguae (↑) *n*: Morgagni-Foramen (Foramen Morgagnii), Morand-Foramen (Foramen Morandi); Grube hinter dem Sulcus terminalis der Zunge; entwicklungsgeschichtl. Rest des Ductus* thyroglossalis.

Foramen epi|ploicum (↑) *n*: Foramen* omentale.

Foramen ethmoidale anterius et posterius (↑) *n*: in der medialen Augenhöhlenwand zwischen Sieb- u. Stirnbein für den Durchtritt der gleichnamigen Nerven u. Gefäße.

Foramen infra|orbitale (↑) *n*: vordere Mündung des gleichnamigen Kanals unterh. des unteren Augenhöhlenrands für den Durchtritt von A. u. N. infraorbitalis; Trigeminusdruckpunkt (V_2).

Foramen infra|piriforme (↑) *n*: durch den M. piriformis abgetrennte untere Abteilung des Foramen ischiadicum majus; Durchtritt des N. ischiadicus, der Aa., Vv. u. Nn. glutei inff., des N. pudendus, der A. u. V. pudenda interna.

Foramen inter|ventriculare (↑) *n*: Monro-Foramen (Foramen Monroi); Verbindung zwischen 3. Hirnventrikel* u. den Seitenventrikeln.

Foramen inter|vertebrale (↑) *n*: Zwischenwirbelloch für den Durchtritt der Rückenmarknerven.

Foramen ischiadicum majus (↑) *n*: begrenzt durch die Incisura ischiadica major des Hüftbeins, des Lig. sacrospinale u. sacrotuberale.

Foramen ischiadicum minus (↑) *n*: begrenzt durch die Incisura ischiadica minor, das Lig. sacrospinale u. sacrotuberale; Eintritt der A. u. V. pudenda int. u. des N. pudendus ins Becken.

Foramen jugulare (↑) *n*: an der Schädelbasis zwischen Hinterhaupt- u. Felsenbein; Durchtritt der V. jugularis int., des IX., X. u. XI. Hirnnerven.

Foramen lacerum (↑) *n*: unregelmäßige Öffnung in der mittleren Schädelgrube zwischen Felsenbeinspitze u. großem Keilbeinflügel, verschlossen von Faserknorpel.

Foramen magnum (↑) *n*: großes Hinterhauptloch; Durchtritt der Medulla oblongata.

Foramen mandibulae (↑) *n*: Beginn des gleichnamigen Kanals an der Innenseite des Unterkieferasts; Eintritt der A. u. des N. alveolaris inf., Austritt der V. alveolaris inf.

Foramen mastoideum (↑) *n*: Loch hinter dem Warzenfortsatz, Abfluss aus den Diploevenen.

Foramen mentale (↑) *n*: Ende des Canalis mandibulae an der Außenseite des Unterkieferkörpers unterh. des 2. Prämolars; Durchtritt der A., V. u. des N. mentalis; Trigeminusdruckpunkt (V_3).

Foramen nutricium (↑) *n*: Öffnung in Knochen für ernährende Gefäße.

Foramen ob|turatum (↑) *n*: von Scham- u. Sitzbein gebildete, durch die Membrana obturatoria verschlossene Öffnung.

Foramen omentale (↑) *n*: syn. Foramen epiploicum, Winslow-Foramen (Foramen Winslowi); Eingang der Bursa* omentalis hinter dem Lig. hepatoduodenale.

Foramen ovale (↑) *n*: **1.** (am Herzen) Botallo-Foramen; ovale Öffnung im Vorhofseptum für den physiol. Rechts-Links-Shunt des pränatalen Blutkreislaufs*, die sich normalerweise durch Verklebung der kulissenartigen Ränder (Septum primum

u. Septum secundum; s. Septumdefekt, Abb.) postnatal schließt; in 20–25 % der Fälle Persistenz (offenes F. o.) durch unvollkommene Verklebung (kein Vorhofseptumdefekt* i. e. S., da funktionell verschlossen; nur bei rechtsatrialem Druckanstieg Shunt mögl.); **2.** (an der Schädelbasis) Öffnung für den Durchtritt des N. mandibularis.

Foramen palatinum majus (↑) *n*: Öffnung zwischen Os palatinum u. Maxilla am knöchernen Gaumen, Ende des Canalis palatinus major aus der Fossa pterygopalatina.

Foramen rotundum (↑) *n*: in die Fossa pterygopalatina mündende Öffnung im großen Keilbeinflügel für den N. maxillaris.

Foramen spheno|palatinum (↑) *n*: zwischen Gaumen- u. Keilbein; führt oben aus der Flügelgaumengrube in die Nasenhöhle.

Foramen spinosum (↑) *n*: im großen Keilbeinflügel; Durchtritt der A. meningea media in die mittlere Schädelgrube.

Foramen stylo|mastoideum (↑) *n*: äußere Öffnung des Canalis n. facialis.

Foramen supra|orbitale (↑) *n*: am oberen Augenhöhlenrand; Durchtritt der A., V. u. des N. supraorbitalis; Trigeminusdruckpunkt (V_1).

Foramen supra|piriforme (↑) *n*: durch den M. piriformis abgetrennte obere Abteilung des Foramen ischiadicum majus; Durchtritt der A. u. V. glutea sup. sowie des N. gluteus sup.

Foramen trans|versarium vertebrae cervicales (↑) *n*: Loch in den Querfortsätzen der Halswirbel für den Durchtritt der A. u. V. vertebralis.

Foramen venae cavae (↑) *n*: für den Durchtritt der unteren Hohlvene durch das Zwerchfell.

Foramen vertebrale (↑) *n*: Wirbelloch, umgrenzt von Wirbelbogen u. -körper; enthält das Rückenmark mit seinen Häuten.

Foramen zygomatico|orbitale (↑) *n*: an der Facies orbitalis ossis zygomatici gelegener Eingang in einen Knochenkanal für den N. zygomaticus, der sich im Knochen teilt u. über das For. zygomaticofaciale u. For. zygomaticotemporale öffnet.

Foramen zygomatico|temporale (↑) *n*: Öffnung an der Facies temporalis ossis zygomatici für den gleichnamigen Nervenast des N. zygomaticus.

Foramina alveolaria corporis maxillae (↑) *n pl*: Öffnungen im Tuber maxillae für den Durchtritt der Rr. alveolares supp. postt. der Aa. u. Nn. alveolares superiores.

Foramina incisiva (↑) *n pl*: Mündungen der Canales* incisivi am harten Gaumen.

Foramina palatina minora (↑) *n pl*: Öffnungen der Canales palatini minores im Proc. pyramidalis ossis palatini.

Foramina venarum minimarum (↑) *n pl*: syn. Foramina Thebesii; kleine Löcher an der Innenfläche des re. Herzvorhofs; Mündungsstellen kleinster Venen der Herzwand.

Forbes-Albright-Syn|drom (Alexander F., amerikan. Phys., 1882–1965; Fuller A., Arzt, Boston, 1900–1969) *n*: s. Galaktorrhö-Amenorrhö-Syndrom.

Forbes-Syn|drom (↑) *n*: syn. Glykogenose Typ III, Cori-Krankheit; s. Glykogenosen (Tab. dort).

Forced-use-Therapie *f*: CI*-Therapie.

Forceps (lat. Zange) *m*: **1.** (anat.) s. Corpus callosum; **2.** (allg.) Zange; s. Geburtszange.

Fordyce-Drüsen (John A. F., Dermat., New York, 1858-1925): (engl.) *Fordyce granules, Fordyce spots*; heterotope Talgdrüsen, v. a. an der Mundschleimhaut in Verlängerung der Mundspalte (Interdentallinie), seltener an der Schleimhaut der Lippen, des Penis u. der Vulva; schimmern als gelbe, stecknadelgroße Knötchen durch die Mukosa.

Forel-Felder: (engl.) *Forel's fields*; auch Forel-Kerne; Nuclei campi perizonalis des Subthalamus*.

Forel-Hauben|kreuzung (Auguste H. F., Psychiater, Zürich, 1848–1931): (engl.) *Forel's tegmental decussation*; (lat.) Decussatio tegmentalis ant.; die ventral in der Mittellinie des Tegmentum* mesencephali kreuzenden Fasern der Tractus rubroreticulospinales.

forensisch (lat. forensis): (engl.) *forensic*; gerichtlich, gerichtsmedizinisch; vgl. Rechtsmedizin.

Forestier-Krankheit (Jacques F., Int., Aix-les-Bains, 1890–1978): Hyperostosis* ankylosans vertebralis senilis.

Form|aldehyd *m*: (engl.) *formaldehyde*; syn. Methanal; HCHO; farbloses, stechend riechendes Gas, M_r 30,03, Siedepunkt −21 °C; natürl. vorkommende Substanz, die insbes. bei unvollständigen Verbrennungsprozessen entsteht (Vork. z. B. in Kraftfahrzeugabgasen u. Zigarettenrauch); chem. Gewinnung durch Oxidation von Methanol. Die Handelsform ist eine mehr als 30 %ige wässrige methanol. Lösung (**Formalin**). Aufgrund seiner Reaktivität ist F. ein vielfach verwendetes Zwischen- u. Endprodukt. **Anw.:** technisch u. med.: bei der Herstellung von Spanplatten, zur Textil- u. Papierveredelung, in Isolierschäumen, als Ausgangsstoff zahlreicher chem. Substanzen u. Kunststoffe, als Desinfektions- u. Konservierungsmittel in vielen Arzneimitteln, Kosmetika u. a. Produkten des tägl. Bedarfs. Zur chem. Desinfektion* (z. B. Raumgasdesinfektion) bzw. Formaldehyd*-Wasserdampf-Sterilisation ist F. weitgehend unverzichtbar; wirksam gegen Bakt., bakterielle Sporen, Mykobakterien, Pilze u. Viren (starker Eiweißfehler*). **Wirkung:** F. führt insbes. bei Einatmen u. Hautkontakt zu Reizungen u. allerg. Reaktionen, außerdem zu Augenreizung, Geruchsbelästigung u. Kopfschmerz; nachweisl. kanzerogenes Potential. MAK 0,3 ppm; max. Innenraumkonzentration in Wohn- u. Arbeitsräumen ohne F.-Verwendung 0,1 ppm. Vgl. Formalinverdampfungsapparat; Schlussdesinfektion.

Form|aldehyd-Wasser|dampf-Sterilisation *f*: (engl.) *steam and formaldehyde sterilization*; syn. Formaldehydsterilisation, Formaldehyd-Gas-Sterilisation; Verf. der chem. Sterilisation für thermolabile Materialien, bei dem Formaldehyd* (2–3 %) mit Amino-, Carboxyl- u. Sulfhydrylgruppen von Zellproteinen sowie mit Nukleinsäuren von Mikroorganismen reagiert; nur geringes Diffusionsvermögen in Kunststoffe; nach Sterilisation Desorption durch fraktionierte Vakuum- od. Dampfspülung; vgl. Formalinverdampfungsapparat.

Formalin *n*: s. Formaldehyd.

Formalin|in|stillation, intra|vesikale (Instillation*) *f*: (engl.) *intravesicle formalin instillation*; Blaseninstillation* von Formalin (3–5 %) für 10–15 Min.;

Ind.: unstillbare Blasenblutung, bes. inf. Strahlenod. Zytostatika induzierter Zystitis*; evtl. diffus nekrotisierender Blasentumor*; **Kompl.:** Schrumpfblase, Retroperitonealfibrose, Inkontinenz; cave: bei vesikoureterorenalem Reflux* Tubulusnekrose bis hin zur Niereninsuffizienz.

Formalin|verdampfungs|apparat m: (engl.) *formalin evaporation device*; Gerät zur Raumentkeimung i. R. der Schlussdesinfektion*; wird in der Krankenhaushygiene nur in Ausnahmefällen, z. B. bei virusbedingtem hämorrhagischem Fieber u. offener Lungentuberkulose, eingesetzt; **Prinzip:** Verdampfen von Formalin u. Wasser od. als Aerosol. Da Formalin Proteine fällt, ist die Eindringtiefe (in Sputum, Blut, Eiter) gering u. eine anschl. Scheuerdesinfektion erforderlich.

Formatio (lat. Gestaltung) f: Bildung, Gebilde.

Formatio reticularis (↑) f: (engl.) *reticular formation*; von der Medulla* oblongata bis ins Diencephalon* reichendes System longitudinal u. transversal verlaufender markhaltiger Fasern u. diffus verteilter Ganglienzellen, die z. T. zu unscharf umschriebenen Kernen (in ihrer Gesamtheit als motorischer Haubenkern bezeichnet) zusammentreten. **Physiol.:** Durch direkte Reizübertragung von den sensiblen auf die somato- u. viszeromotor. Kerne der Hirnnerven u. indirekte Übertragung durch mehrgliedrige Neuronenketten bis hinauf ins Mes- u. Diencephalon u. abwärts bis zu den motorischen Vorderhornzellen des Rückenmarks ermöglicht das System der F. r. die Vermittlung lebenswichtiger reflektor. Erregungen, die Steuerung vegetativer Funktionen, die Koordination von Reflexen zu Bewegungsabläufen u. die Verarbeitung afferenter Erregungen i. S. unspezif. Informationen für die Großhirnrinde. Vgl. Locus caeruleus; Raphekerne.

Formiat n: (engl.) *formate*; Salz der Ameisensäure*.

Formica (lat. Ameise) f: (engl.) *Formica*; Ameisengattung; Zwischenwirt von Dicrocoelium* dendriticum.

Formicatio (↑) f: (engl.) *formication*; sog. Ameisenlaufen, Kribbeln; Form der Parästhesie*.

-formis: Wortteil mit der Bedeutung -förmig; von lat. *forma*.

Formol|toxoid n: syn. Anatoxin; s. Toxoide.

Formoterol (INN) n: beta-2-selektives Sympathomimetikum* (s. Betasympathomimetika) zur Langzeitbehandlung des schweren Asthma bronchiale.

Fornix (lat. Gewölbe, Wölbung) m: **1.** (engl.) *fornix*; (allg.) Gewölbe; z. B. Fornix* renalis, Fornix* vaginae; **2.** (neuroanat.) Hirngewölbe; Fornix cerebri: bogenförmiges Markbündel, das als Crus fornicis (Schenkel des F.) aus der Fimbria hippocampi (s. Hippocampus) hervorgeht; die Schenkel beider Seiten vereinigen sich zum Corpus fornicis, das mit der Unterseite des Corpus callosum verschmolzen ist u. den 3. Hirnventrikel bedeckt. Am vorderen Ende des Ventrikels ziehen beide Schenkel wieder isoliert als Columnae fornicis abwärts zum jeweiligen Corpus mamillare. Teil des limbischen Systems*.

Fornix con|junctivae inferior (↑) m: Umschlagstelle der Tunica conjunctiva bulbi auf der Bindehaut des unteren Augenlids.

Fornix con|junctivae superior (↑) m: Umschlagstelle der Tunica conjunctiva bulbi auf der Bindehaut des oberen Augenlids.

Fornix pharyngis (↑) m: Dach des Schlundes.

Fornix renalis (↑) m: der kleine gewölbeartige Raum, der dadurch zustande kommt, dass die Nierenpapillen in die Calices renales minores hineinragen.

Fornix|ruptur (↑; Ruptur*) f: (engl.) *rupture of the fornix*; Einriss im Bereich des Fornix des Nierenbeckens mit peripelviner od. ausgedehnterer Urinextravasation; **Urs.:** akute Harnabflussstörung u. gleichzeitig hohe Flüssigkeitsbelastung, z. B. bei Ausscheidungsurographie wegen eines Uretersteins; selten durch plötzl. Druckerhöhung im Nierenbeckenkelchsystem i. R. einer retrograden Urographie*; auch spontan; **Klin.:** starker Kolikschmerz, der plötzlich spontan sistiert; **Diagn.:** Sonographie (perirenal freie Flüssigkeit), Kontrastmittelaustritt außerhalb der Harnwege bei Urographie; **Ther.:** Ureterschiene* u. Harnröhrenverweilkatheter.

Fornix vaginae (↑) m: Scheidengewölbe; oberes Ende der Vagina, in das die Portio vaginalis der Zervix ragt.

Fornix ventriculi (↑) m: syn. Fornix gastricus, Fundus ventriculi; Fundus des Magens*.

Forrester-Brown-Schiene: (engl.) *Forrester-Brown splint*; Orthese* zur Behandlung einer Hüftdysplasie* (Normalisierung der Hüftpfannenform); Gestell aus Flachstahl, mit dem die Oberschenkel rechtwinklig abduziert gehalten werden; vgl. Spreizapparate.

Forrest-Klassifikation f: (engl.) *Forrest's classification*; Einteilung der Aktivität einer Ulkusblutung i. R. einer (oberen) gastrointestinalen Blutung* nach dem endoskop. (gastroskop.) Befund; s. Tab.

Forrest-Klassifikation	
Typ	klinische Merkmale
I	aktive Blutung
I a	spritzende arterielle Blutung
I b	Sickerblutung
II	sistierende Blutung
II a	mit sichtbarem Gefäßstumpf
II b	mit Blutkoagel
II c	mit Hämatinauflagerung
III	Ulkus ohne sichtbare Blutungszeichen

Forssel-Syn|drom (Jarl F., Int., Helsinki, 1912–1964) n: (engl.) *Forssel's syndrome*; nephrogene Polyzythämie mit Polyglobulie* u. Hämaturie*; **Vork.:** z. B. bei Zystennieren*, Nierentumoren*, Hydronephrose*, Überproduktion von Erythropoetin*.

Forssman-Anti|gen (John F., Pathol., Lund, 1868–1947; Antigen*) n: bei vielen Tierspecies u. best. Bakterien vorkommendes Antigen* (in Zellmembranen als Glykolipid, in Körperflüssigkeiten als Glykoprotein); fehlt u. a. bei Menschen, Primaten, Kaninchen u. Ratten. Vgl. Antigene, heterophile.

Fort-Bragg-Fieber: (engl.) *Fort Bragg fever, bushy creek fever*; syn. prätibiales Fieber, japanisches

Herbstfieber; durch Bakt. der Gattung Leptospira* (u. a. Leptospira interrogans Serovar autumnalis) verursachte fieberhafte Erkrankung; **Vork.**: Australien, Japan, USA; **Sympt.**: s. Leptospirosen.

Forzeps (lat. forceps Zange) *m*: s. Forceps.

Fosamprenavir (INN) *n*: (engl.) *fosamprenavir*; Virostatikum* (Protease*-Hemmer); Phosphatester-Prodrug von Amprenavir*; **Ind.**: Infektion mit HIV-1 als Teil einer antiviralen Kombinationstherapie*; **Kontraind.**: schwere Leberfunktionsstörung, zeitgleiche Behandlung mit Substanzen, die eine geringe therap. Breite besitzen u. Substrate der Zytochrom-P-450-Isoenzyme CYP3A4 od. CYP2D6 der Leber sind; **UAW:** Diarrhö, Kopfschmerz, Schwindel, Hautausschlag, Müdigkeit.

Fosa|pre|pitant *n*: (engl.) *fosaprepitant*; Antiemetikum* (Prodrug von Aprepitant*) zur i. v. Anw.; **Ind.**: Zytostatika induzierte Übelkeit u. Erbrechen (Anw. in Komb. mit Kortikoid u. Serotonin-5-HT₃-Rezeptor-Antagonist).

Foscarnet-Natrium (INN) *n*: (engl.) *foscarnet sodium*; syn. Trinatriumphosphonoformiat; Virostatikum* (Pyrophosphatanalogon) mit breitem antiviralem Spektrum, hemmt virale DNA-Polymerasen u. Reverse Transkriptase; **Ind.**: topisch bei rezidiv. Herpes-simplex-Infektion; systemisch bei Pat. mit AIDS* nur im Falle einer lebens- od. augenlichtbedrohenden Infektion mit Zytomegalie*-Virus u. bei Aciclovir-resistenter Infektion mit Herpes*-simplex-Virus; **Kontraind.**: Behandlung mit anderen nephrotox. Substanzen; **UAW:** u. a. Nephrotoxizität, Hypokalzämie, EKG-Veränderung, Herzrhythmusstörung, psych. Störung, Exantheme, Genitalulzera bei Verbleiben F.-N.-haltigen Urins auf der Harnröhrenöffnung.

Fosfo|mycin (INN) *n*: (engl.) *fosfomycin*; bakterizid wirkendes Antibiotikum* (Phosphonsäurepropylepoxid); **Wirkungsspektrum:** grampositive Kokken, Enterokokken, Enterobacteriaceae, Haemophilus influenzae, Pseudomonas; **Ind.**: Atem- u. Harnweginfektionen, Lungenabszess, Osteomyelitis, postop. Infektionen u. a.; **UAW:** selten u. a. Exantheme, gastrointestinale Störungen, Phlebitis, Transaminasenanstieg.

Fosinopril *n*: s. ACE-Hemmer.

Fossa (lat. Graben) *f*: Grube.

Fossa acetabuli (↑) *f*: nicht überknorpelte Grube am Grund der Hüftgelenkpfanne.

Fossa axillaris (↑) *f*: Achselgrube; zwischen Humerus, M. serratus ant., Mm. pectorales, M. latissimus dorsi, M. teres major, M. subscapularis; enthält u. a. Plexus brachialis, A., V. axillaris.

Fossa canina (↑) *f*: Grube an der Facies ant. maxillae unterhalb des Foramen infraorbitale.

Fossa cerebellaris (↑) *f*: Mulde für das Cerebellum* an der Innenfläche der Squama occipitalis.

Fossa cerebralis (↑) *f*: Mulde für den Okzipitallappen des Telencephalons* an der Innenfläche der Squama occipitalis.

Fossa coronoidea (↑) *f*: oberh. der Trochlea humeri; zur Aufnahme des Processus coronoideus der Ulna bei Beugestellung des Arms.

Fossa cranii anterior, media, posterior (↑) *f*: vordere, mittlere, hintere Schädelgrube; Abteilungen der inneren Schädelbasis; die vordere nimmt den Stirnlappen des Gehirns auf, die mittlere den Schläfenlappen, Hypophyse u. Chiasma opticum, die hintere den Hinterhauptlappen, Kleinhirn, Pons u. Medulla oblongata.

Fossa cubitalis (↑) *f*: Ellenbogengrube, an der Beugeseite des Ellenbogengelenks; zw. Bizepssehne, M. pronator teres u. M. brachioradialis; enthält u. a. N. medianus, N. radialis; A. brachialis, Vv. brachiales mit Ästen.

Fossa glandulae lacrimalis (↑) *f*: an der seitl. Wand der Augenhöhle zur Aufnahme der Tränendrüse.

Fossa hyaloidea (↑) *f*: Mulde in der Glaskörpervorderseite zur Aufnahme der Hinterfläche der Augenlinse.

Fossa hypo|physialis (↑) *f*: im Grund des Türkensattels zur Aufnahme der Hypophyse.

Fossa iliaca (↑) *f*: flache Mulde an der Innenseite der Darmbeinschaufel.

Fossa infra|spinata (↑) *f*: Untergrätengrube des Schulterblatts.

Fossa infra|temporalis (↑) *f*: unterh. der Crista infratemporalis des großen Keilbeinflügels, nach außen durch den Unterkieferast von der oberflächl. Gesichtsregion abgegrenzt; enthält Mm. pterygoidei, N. mandibularis u. A. maxillaris mit ihren Ästen u. den venösen Plexus pterygoideus.

Fossa inguinalis lateralis (↑) *f*: lateral der Plica umbilicalis lateralis gelegene sog. seitl. Leistengrube; entspricht der Lok. des Anulus* inguinalis profundus.

Fossa inguinalis medialis (↑) *f*: zwischen Plica umbilicalis medialis u. lateralis gelegene sog. innere Leistengrube; liegt dem Anulus* inguinalis superficialis gegenüber.

Fossa inter|condylaris (↑) *f*: Einschnitt zwischen den Femurkondylen.

Fossa inter|peduncularis (↑) *f*: Vertiefung zwischen den Crura* cerebri.

Fossa ischio|analis (↑) *f*: Raum zwischen M. obturatorius u. M. levator ani, nach unten durch die Haut des Damms begrenzt; enthält Baufett u. A., V., N. pudendus im Alcock-Kanal.

Fossa jugularis (↑) *f*: an der Unterfläche des Felsenbeins; nimmt den Bulbus sup. der V. jugularis int. auf.

Fossa lateralis cerebri (↑) *f*: Grube in der Tiefe des Sulcus lat. des Gehirns.

Fossa mandibularis (↑) *f*: Gelenkgrube des Schläfenbeins für den Unterkieferkopf.

Fossa navicularis urethrae (↑) *f*: kahnförmige Erweiterung der männl. Harnröhre kurz vor der äußeren Öffnung.

Fossa olecrani (↑) *f*: Grube an der Hinterfläche des Humerus zur Aufnahme des Olecranons in Streckstellung.

Fossa ovalis (↑) *f*: Vertiefung im Vorhofseptum des re. Herzens, Rest des fetalen Foramen ovale.

Fossa ovarica (↑) *f*: paarig seichte Vertiefung in der Seitenwand des kleinen Beckens, begrenzt von Vasa iliaca externa, interna u. Ureter; Vasa obturatoria u. N. obturatorius verlaufen in ihrem Grund; nimmt meist das intraperitoneal gelegene Ovarium auf.

Fossa poplitea (↑) *f*: (engl.) *popliteal fossa*; Kniekehle; zwischen M. biceps femoris, M. semimembranosus, M. gastrocnemius (Caput lat., med.); enthält u. a. N. ischiadicus, A., V. poplitea (s. Abb.).

Fossa pterygoidea

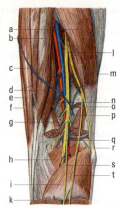

Fossa poplitea: a: M. biceps femoris; b: M. semitendinosus; c: V. femoropoplitea; d: M. semimembranosus; e: M. gracilis; f: M. sartorius; g: M. gastrocnemius, medialer u. lateraler Kopf; h: M. popliteus; i: M. soleus; k: M. gastrocnemius; l: N. tibialis; m: N. peroneus communis; n: A. genus medialis superior; o: A. genus lateralis superior; p: V. saphena parva (abgeschnitten); q: N. tibialis; r: N. peroneus communis; s: N. suralis; t: N. cutaneus surae lateralis [159]

Fossa pterygoidea (↑) *f:* zwischen Lamina lat. et med. des Flügelfortsatzes des Keilbeins.

Fossa pterygo|palatina (↑) *f:* Flügelgaumengrube; zwischen Keilbeinflügelfortsatz, Gaumenbein u. Oberkiefer; kommuniziert mit Schädel-, Augen-, Nasen-, Mundhöhle u. Fossa infratemporalis.

Fossa radialis (↑) *f:* an der Vorderseite des Oberarmknochens; nimmt in Beugestellung den Radiuskopf auf.

Fossa retro|mandibularis (↑) *f:* zwischen Unterkieferast, M. sternocleidomastoideus u. den am Griffelfortsatz entspringenden Muskeln; Inhalt: Parotis, A. carotis ext., V. retromandibularis, N. auriculotemporalis, Stamm des N. facialis, Lymphknoten.

Fossa rhomboidea (↑) *f:* Rautengrube; Boden des 4. Hirnventrikels.

Fossa supra|clavicularis major, minor (↑) *f:* zwischen Schlüsselbein, unterem Bauch des M. omohyoideus u. M. sternocleidomastoideus (Trigonum omoclaviculare) bzw. zwischen den Köpfen des M. sternocleidomastoideus.

Fossa supra|spinata (↑) *f:* Obergrätengrube des Schulterblatts.

Fossa supra|tonsillaris (↑) *f:* Bucht oberh. der Gaumenmandel.

Fossa supra|vesicalis (↑) *f:* flache Mulde zwischen Plica umbilicalis mediana u. medialis.

Fossa temporalis (↑) *f:* Schläfengrube.

Fossa tonsillaris (↑) *f:* syn. Sinus tonsillaris; Gaumenmandelnische zwischen Arcus palatoglossus u. Arcus palatopharyngeus.

Fossa trochanterica (↑) *f:* Vertiefung an der medialen Fläche des Trochanter major des Oberschenkelknochens.

Fossa vestibuli vaginae (↑) *f:* vor dem Frenulum labiorum pudendi, zwischen diesem u. den kleinen Schamlippen bzw. dem Hymen od. seinen Resten gelegene tiefste Stelle des Vestibulum* vaginae.

Fossulae tonsillares (dim von lat. fossa Graben) *f pl:* flache Einsenkungen an den Oberflächen von Gaumen- u. Rachenmandel; Mündungen der Mandelkrypten.

Fossula petrosa (↑) *f:* flache Grube an der äußeren Schädelbasis zwischen Fossa jugularis u. äußerer Öffnung des Canalis caroticus; enthält das Ganglion inferius des N. glossopharyngeus.

Foster-Kennedy-Syn|drom (Foster K., Neurol., New York, 1884–1952) *n:* (engl.) *Kennedy's syndrome;* homolaterale Optikusatrophie* u. kontralaterale Stauungspapille* bei Tumoren an der Basis des Stirnhirns.

foudroyant (franz. foudroyer durch den Blitz erschlagen): syn. fulminant; plötzlich einsetzend; z. B. foudroyante Sepsis.

Fourchette-Stellung (franz. fourchette Gabel): (engl.) *silver-fork deformity;* Gabelstellung; in Seitenansicht gabelähnl. Deformierung (Dislokation nach dorsal) des Handgelenks bei Radiusextensionsfraktur; s. Radiusfraktur, distale.

Fournier-Gangrän (Jean A. F., Dermat., Paris, 1832–1915; Gangrän*) *f:* (engl.) *Fournier's gangrene;* syn. Gangraena acuta genitalium, Gangrène foudroyante; meist bei Männern auftretende, von der Genital- od. Perinealregion ausgehende fieberhafte Gangrän* mit rascher Ausbreitung entlang der Faszien u. massiver Nekrose (Sonderform der nekrotisierenden Fasziitis*); **Err.:** oft Streptokokken (Erysipelas gangraenosum genitalium), häufig Mischinfektion (gramnegative u. anaerobe Bakt.); **Vork.:** selten; nach Trauma, perinealer od. genitaler Infektion; auch ohne vorangegangene Schädigung; v. a. in hohem Lebensalter od. bei reduzierter Immunabwehr (z. B. Diabetes mellitus, chronischer Alkoholmissbrauch); **Kompl.:** rel. häufig innerh. von Stunden Entw. eines septischen Schocks* mit hoher Letalität (19–45 %); **Ther.:** radikale Nekrosektomie, Drainage, suprapub. Harnableitung, hochdosierte kombinierte Antibiotikatherapie; sekundär ggf. plastische operative Rekonstruktion; **DD:** Harnphlegmone* inf. Harnröhrenruptur*.

Fournier-Zähne (↑): Hutchinson*-Zähne.

Fournier-Zeichen (↑): Parrot*-Narben.

Fovea (lat.) *f:* (engl.) *fovea;* Grube; z. B. F. articularis.

Fovea centralis (↑) *f:* (engl.) *Fovea centralis;* die vertiefte zentrale Stelle des gelben Flecks, Macula* lutea; Ort des schärfsten Sehens (des Auftreffens der gedachten, geometrischen Konstruktionslinie der opt. Achse); enthält nur Zapfen*, keine Stäbchen*.

Foveolae gastricae (Dim. von lat. fovea Grube) *f pl:* (engl.) *gastric pits;* Magengrübchen, in die die Magendrüsen münden.

Foveolae granulares (↑) *f pl:* (engl.) *granular foveolae;* durch die Granulationes archnoideae (Pacchioni-Granulationen) der Arachnoidea* mater bedingte Grübchen an der Innenfläche des Schädeldachs; am häufigsten in der Nähe der Medianlinie (Sinus sagittalis sup.).

Foville-Syn|drom (Achille L. F., Psychiater, Toulouse, Rouen, 1799–1878) *n:* s. Hirnstammsyndrome (Tab. dort).

Fowler-Lagerung (George R. F., Chir., New York, 1848–1906): (engl.) *Fowler's position*; syn. Entlastungslagerung, Douglas-Lagerung; Beckentieflagerung in halbsitzender Stellung mit Rückenlehne, Knierolle u. Fußstütze; **Anw.:** z. B. bei Peritonitis od. Douglas-Abszess. Vgl. Lagerung.

Fowler-Test *m*: s. Audiometrie.

Fox-Fordyce-Krankheit (George H. Fox, Dermat., New York, 1846–1937; John A. F., Dermat., New York, 1858–1925): (engl.) *Fox-Fordyce disease*; Bez. für gynäkotrope Hautveränderungen unklarer Ätiol. in Bereichen mit apokrinen Schweißdrüsen (Axillen, Brustwarze, Nabel, Genitale); **Klin.:** juckende, bräunliche, dicht stehende, flache Papeln; Manifestation in der Pubertät; **Progn.:** chron. Verlauf, Abheilung im Klimakterium; **Ther.:** hormonale Kontrazeptiva mit antiandrogener Wirkung, Retinoide; evtl. chir. Entfernung der axillären Haut.

Fp.: 1. (chem.) Abk. für **F**lamm**p**unkt; Temperatur, bei der sich über einer brennbaren Flüssigkeitgebildete Dämpfe entflammen; **2.** Abk. für **F**usions**p**unkt; Schmelzpunkteiner Substanz; wichtiges Substanzcharakteristikum.

FPAH: Abk. für **f**amiliäre **p**ulmonal**a**rterielle **H**ypertonie; s. Hypertonie, pulmonale (Tab. dort).

FPI: Abk. für **F**reiburger **P**ersönlichkeits**i**nventar; s. Testverfahren, psychologische.

F-Plasmid (-plasma*, -id*) *n*: s. F-Faktor.

Fr: chem. Symbol für Francium*.

Fränkel-Funktions|regler (Rolf F., Kieferorthop., Zwickau, 1908–2001): (engl.) *Fränkel's appliance*; kieferorthop., herausnehmbares Gerät zur Korrektur von Zahn- u. Kieferfehlstellungen unter Beeinflussung der Weichteilfunktion (insbes. von Wangen, Lippen u. Zunge); durch im Mundvorhof platzierte ausgedehnte Wangenschilde u. Lippenpelotten wird der hemmende Einfluss der Weichteile auf das Kieferwachstum abgeschirmt u. über die Gestaltungskraft der Zungenmuskulatur eine transversale u. sagittale Nachentwicklung der Kiefer ermöglicht. Der F.-F. ist mit Drahtelementen für rein dentale Korrekturen kombinierbar. Vgl. Aktivator.

Fraenkel-Gas|bazillus (Eugen F., Pathol., Hamburg, 1853–1925; Bacill-*) *m*: s. Clostridium perfringens.

Fraenkel-Knötchen (↑): s. Fleckfieber, epidemisches.

Fränkel-Weichselbaum-Diplo|kokkus (Albert F., Int., Berlin, 1848–1916; Anton W., Pathol., Wien, 1845–1920; Dipl-*; Kokken*) *m*: Streptococcus* pneumoniae.

Fragiles-X-Syn|drom (lat. fragilis zerbrechlich) *n*: (engl.) *fragile X syndrome*; syn. Marker-X-Syndrom, Martin-Bell-Syndrom; überwiegend bei Männern vorkommende genet. Krankheit mit auffälliger Facies (langes ovales Gesicht, große prominente Ohren, Progenie), Hodenvergrößerung, Hyperaktivität u. Verzögerung der motor. u. geistigen Entw. unterschiedl. Ausmaßes (Sprachentwicklungsstörungen, Aggressivität, Autismus) sowie Epilepsie; **Häufigkeit:** 1 : 2000 männl. Neugeborene. Gesunde Männer mit fragilem X-Chromosom übertragen das Gen ohne Krankheitsrisiko an ihre Kinder; Töchter werden jedoch sog. Prämutationsträgerinnen. Frauen mit einer Prämutation sind immer symptomfrei, mit einer Vollmutation können sie unterschiedl. Intelligenzminderungen aufweisen. **Ätiol.:** Mutation im FMR1-Gen am Genlocus Xq27.3 mit mögl. genetischer Antizipation*; **Diagn.:** Nachw. der brüchigen Stelle am X-Chromosom (fra(X)(q)) im Karyogramm od. durch molekulargenet. Nachw. einer Triplettrepeatexpansion der Cytosin-Guanin-Guanin-Basen im fraX-Gen (Normalpersonen 6–54-mal, symptomlose Überträger 55–200-mal, Erkrankte >200-mal); Pränataldiagnostik durch Amniozentese od. Chorionbiopsie möglich.

Fragiles-X-Tremor-A|taxie-Syn|drom (↑; Tremor*; Ataxie*) *n*: (engl.) *fragile X tremor ataxia syndrome*; Abk. FXTAS; X-chromosomal erbl. zerebellare degenerative Ataxie*; **Ätiol.:** FMR1-Prämutation (Vorstufe der Vollmutation für Fragiles*-X-Syndrom); **Klin.:** Aktionstremor u. zerebellare Ataxie, kognitive Sympt. u. andere Bewegungsstörungen möglich; Vork. v. a. bei älteren Männer, selten bei Frauen; **Diagn.:** cMRT (Hyperintensitäten der Kleinhirnstiele, nahe der Kleinhirnkerne); Molekulargenetik; **Ther.:** symptomatisch; Therapie des Tremors wie bei essentiellem Tremor.

Fragilitas (↑) *f*: Brüchigkeit; z. B. von Knochen (F. ossium).

Fragment (lat. fragmentum Bruchstück) *n*: Bruchstück; z. B. Knochenfragment, Chromosomenbruchstück; auch Bez. für Fibrinogenspaltprodukte (s. Fibrinopeptide).

Fragmento|zyten (↑; Zyt-*) *m pl*: (engl.) *helmet cells*; syn. Schistozyten; kleine, unregelmäßig od. abnorm geformte Erythrozyten* od. Erythrozytenbruchstücke meist inf. mechan. Schädigung; **Vork.:** z. B. bei Thalassämie*, mechan. bedingten Anämien, hämolyt.-uräm. Syndrom, thrombot.-thrombozytopen. Purpura, mikroangiopath. hämolyt. Anämie, Marschhämoglobinurie*.

fraktioniert (↑): (engl.) *fractional*; aufgeteilt, unterteilt.

Fraktionierung (↑): **1.** (engl.) *fractionation*; (strahlentherap.) Unterteilung der Gesamtdosis in mehrere in Abständen verabfolgte Teildosen bei der Strahlentherapie* mit dem Ziel einer verbesserten Toleranz des Normalgewebes; vgl. Normalgewebe, akut reagierendes; **2.** (chem.) stufenweise Trennung von Substanzgemischen durch Destillation*, Zentrifugation od. Chromatographie*.

Fraktionierungs|faktor (↑) *m*: (engl.) *fractionation factor*; Verhältnis der biol. Wirksamkeit einer Einzeldosis (Abk. ED) im Vergleich zu ihrer Wirksamkeit bei zeitl. aufgeteilter Applikation; vgl. Dosis.

Fraktur (lat. frangere, fractum brechen, zerbrechen) *f*: (engl.) *fracture*; Knochenbruch; Kontinuitätsunterbrechung eines Knochens unter Bildung von Fragmenten (Bruchstücken); **Urs.: 1.** adäquates Trauma: direkte Gewalteinwirkung (z. B. Schlag od. Stoß) mit unmittelbar am Ort erfolgender F. od. indirekte, frakturferne Gewalteinwirkung (Hebelwirkung), **2.** inadäquates Trauma bei vorgeschädigtem Knochengewebe durch z. B. Osteoporose, Metastasen (s. Fraktur, pathologische); **3.** wiederholte Einwirkung von Mikrotraumen z. B. metatarsale Fraktur (Marschfraktur*), Schipperkrankheit* (s. Ermüdungsbruch); **Einteilung:**

Frakturen, laterobasale

I. nach Art der Gewalteinwirkung u. Verlauf der Frakturlinie: **1.** Schub- od. Abscherfraktur: durch Einwirkung direkter Gewalt mit hoher kinet. Energie, z. B. Fuß- u. Handwurzel; **2.** Biegungsfraktur: F. unter Aussparung eines Biegungskeils durch das Biegemoment des Knochens überschreitende direkte od. indirekte Gewalteinwirkung auf einen langen Röhrenknochen; **3.** Torsionsfraktur: sog. Dreh-, Rotations-, Schrauben- od. Spiralfraktur; durch gegensinnige rotatorische indirekte Gewalt auf einen Röhrenknochen entstehende. F. mit spiraligem Frakturverlauf; **4.** Kompressionsfraktur: Stauchungsfraktur v. a. an spongiösen Knochen (Wirbelkörper, Kalkaneus, Tibiakopf) z. B. durch axiale Druckkraft (z. B. Sturz aus großer Höhe); **5.** Abriss- od. Rissfraktur: Absprengung eines Knochenstücks im Bereich ansetzender Bänder u. Sehnen aufgrund einwirkender Zugkräfte mit senkrecht dazu verlaufender Frakturlinie (z. B. bei Olekranonfraktur, Patellafraktur, Knöchelfraktur); **6.** Defektfraktur: z. B. durch Schussverletzung mit ausgedehntem Knochensubstanzverlust; **II.** nach der Fragmentanzahl: **1.** einfache F.: 2 Fragmente; **2.** Mehrfragmentfraktur: z. B. als Splitterfraktur: **a)** Stück- od. Etagenfraktur: aus insgesamt <7 Fragmenten bestehende, durch breitflächig einwirkende Kraft (z. B. Stoßstangenverletzung) entstehende F. mit zwischen den Hauptfragmenten liegendem intaktem Knochenzylinder; **b)** Trümmer- od. Komminutivfraktur: aus >7 Fragmenten bestehende, durch schwere, meist breitflächige Gewalteinwirkung entstehende F.; **c)** Sonderform: Kettenfraktur: typ. Sequenz mehrerer F. an einer Extremität bis zum Körperstamm, meist Folge von Rasanzverletzungen; z. B. dashboard* injury od. ipsilaterale Fersenbein-, Femur- u. Acetabulum-Fraktur u. Wirbelkörperfraktur bei Sturz aus großer Höhe; **III.** nach der Art der Dislokation* (Abb. dort); **IV.** nach Beteiligung der Haut u. Weichteile: **1.** geschlossene F. ohne Verletzung der Haut od. Weichteile; **2.** offene F. mit Haut- u. ggf. ausgeprägter Weichteilverletzung unterschiedl. Ausmaßes; Graduierung nach Gustilo-Andersen: **a)** Grad 1: Durchspießung der Haut von innen nach außen mit einem Knochenfragment; **b)** Grad 2: Zerreißung der Haut von außen nach innen mit großer Hautwunde, jedoch ohne wesentl. Weichteilschädigung; **c)** Grad 3: breitflächige Zerstörung der Haut mit Schädigung von Muskeln, Sehnen, Nerven od. Blutgefäßen; **d)** Grad 4: totale od. subtotale Amputation*; **V.** nach AO-Klassifikation: umfasst 4 Zahlen u./od. Buchstaben zur Beschreibung der F.: Nummerierung der betroffenen Knochens (1–9), Position innerh. des Knochens (1–3), Komplexität der Fraktur (A–C), Schweregrad (1–3); **VI.** nach Art der Kontinuitätsunterbrechung: vollständige u. unvollständige Fraktur*; **Klin.:** Frakturzeichen: **1.** sichere: Fehlstellung, abnorme Beweglichkeit, Crepitatio, sichtbare Knochenfragmente; **2.** unsichere: Schwellung, Hämatom, Schmerz, aufgehobene od. eingeschränkte Funktion; ggf. Begleitverletzungen (v. a. Nervenschädigungen), allgemeine Auswirkungen (z. B. hämorrhag. Schock); **Kompl.:** Pseudarthrose, Osteomyelitis, posttraumat. Osteitis, Gelenkinfektion, CRPS I (s. Schmerzsyndrome, komplexe regionale), Achs- u. Drehfehler, posttraumat. Arthrose, Kompartmentsyndrom, Fettembolie; **Diagn.:** klin. Untersuchung, Nachw. durch Rö. in 2 Ebenen, ggf. CT, auch Sonographie; **Ther.:** Reposition, Retention u. Ruhigstellung bis zur Frakturheilung* durch konservative od. chir. Behandlungsmethoden (Brace- od. Gipsverband*, Extensionsmethoden*, Osteosynthese*, ORIF, Fixateur* externe).

Frakturen, latero|basale (↑) *fpl*: s. Schädelbasisfrakturen.

Fraktur, fronto|rhino|basale (↑) *f*: s. Schädelbasisfrakturen.

Fraktur|heilung (↑): (engl.) *fracture healing*; syn. Knochenbruchheilung; Ausheilung eines Knochens nach Fraktur* od. Osteotomie*; **Formen: 1. Primärheilung** ohne Kallusbildung bei vollständiger Fragmentkongruenz u. stabiler Druckosteosynthese: **a)** sog. Kontaktheilung: Ausheilung des Knochens wie beim physiol. Knochenumbau nach Adaptation der Fragmente in der Abfolge: Aktivierung (Latenzphase), Resorption von Knochensubstanz u. Schaffung breiter Kanäle durch Osteoklasten sowie Formation i. S. einer Auffüllung mit Lamellenknochen durch Osteoblasten; **b)** sog. Spaltheilung: Einsprossen meist endostaler Gefäße, Bildung von Geflechtknochen u. sekundärer Umbau in Lamellenknochen bei Bestehenbleiben kleinster Spalten (<0,4 mm) nach Reposition; **2. Sekundärheilung:** bei geringer Instabilität (z. B. bei konservativer Ther. mit Gipsverband) erfolgt vermehrte Resorption am Frakturspalt mit Kallusbildung; Differenzierung erfolgt über Bindegewebekallus, Geflechtknochen (Fixationskallus) zu Lamellenknochen. Vgl. Callus luxurians; Brückenkallus; Ossifikation.

Fraktur, oto|basale *f*: s. Schädelbasisfrakturen.

Fraktur, patho|logische (↑) *f*: (engl.) *pathologic fracture*; sog. Spontanfraktur; ohne Einwirkung eines adäquaten Traumas an einem vorgeschädigten u. dadurch vermindert belastbaren Knochen auftretende Fraktur* (s. Abb.); **Vork.:** Metastasen* bei Malignomen, Osteoporose* u. a. Osteopathien, Osteomyelitis*, Osteitis, Erkr. des rheumat. Formenkreises, des hämatopoetischen Systems u. innerer Organe, Knochenzysten, Knochentumoren, Paget*-Krankheit, Osteopetrose*, Osteogenesis* imperfecta, Gorham*-Osteolyse, Radiatio. Vgl. Spontanverformung.

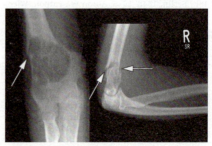

Fraktur, pathologische: Fraktur bei Tumor im distalen Humerus [88]

Fraktur, schleichende (↑) *f*: s. Ermüdungsbruch.
Fraktur, un|vollständige (↑) *f*: (engl.) *incomplete fracture*; syn. inkomplette Fraktur; traumat. bedingte, einseitige od. anteilige Fraktur*; **Formen: 1.** Fissur: Diskontinuität als Haar-Riss (Fissura ossium) od. Knochenstufe; **2.** Infraktion: Diskontinuität mit Stufen- od. Spaltbildung (Spaltfraktur); **3.** Ermüdungsbruch*; **4.** Sonderformen der kindlichen u. F.: **a)** Grünholzfraktur (vollständiger od. anteiliger Kortikalisbruch mit einseitig erhaltenem Periost auf der Konkavseite der Fraktur, s. Abb., Bruchverhalten entspr. eines grünen Zweiges mit starker Rinde); **b)** Wulstbruch (Einstauchung der noch weichen Kortikalis); **Ther.:** meist konservativ (Gipsverband).

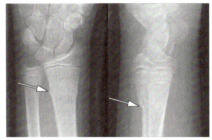

Fraktur, unvollständige: Grünholzfraktur des rechten Radius [88]

Frambösie (franz. framboise Himbeere) *f*: (engl.) *yaws*; syn. Framboesia tropica, Polypapilloma tropicum, Pian, Yaws; durch Treponema* pertenue verursachte chron. Infektionskrankheit, meist in früher Kindheit unter schlechten hyg. Bedingungen erworben; **Vork.:** endem. in feuchtwarmen Regionen Afrikas, Lateinamerikas u. Asiens; **Übertragung:** durch direkten Kontakt (Schmierinfektion); **Inkub.:** 3–4 Wo.; **Klin.:** himbeerartige Primärläsion im Gesicht u. an Extremitäten; Sekundärläsionen: Hyperkeratosen, Ulzera, Osteitis, Periostitis; Tertiärläsion (meist erst Jahre später): Hyperkeratosen, Nodositas juxtaarticularis, gummöse Knochen- u. Knorpelzerstörungen (z. B. Rhinopharyngitis mutilans, sog. Gangosa); s. Abb.; im Gegensatz zur Syphilis keine Gefäß- od. ZNS-Beteiligung; **Diagn.:** serol. nicht von Syphilis* zu unterscheiden, Treponemennachweis in Primärläsion; **Ther.:** Penicillin G; **Proph.:** individuelle Hygiene, Wasserversorgung verbessern, Schmierinfektion vermeiden; durch weltweite Bekämpfungsmaßnahmen (WHO) ist die F., insbes. das

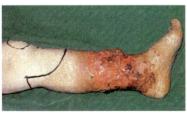

Frambösie: Befund nach jahrelangem Bestand der Läsion [65]

zur Invalidität führende Tertiärstadium, heute selten geworden. **DD:** Leishmaniasen*, Lepra*, Tuberkulose*, Tertiärstadium bei Syphilis*. Vgl. Treponematosen, tropische.
Frame-shift-Mutation (Mutation*) *f*: Rastermutation*.
Fra|mycetin (INN) *n*: (engl.) *framycetin*; Aminoglykosid-Antibiotikum mit dem Neomycin* ähnl. Wirkungsspektrum u. Eigenschaften (entspr. Neomycin B); von Streptomyces fradiae gebildet; **Ind.:** v. a. lokale Ther. von Infektion von Haut, Nase, Ohren u. Augen, oft in Komb. mit anderen Antibiotika u. Kortikoiden; **UAW:** Überempfindlichkeitsreaktionen; cave: auch bei top. Anw. ototoxische Wirkung möglich.
Franceschetti-Erosion (Adolphe F., Ophth., Genf, 1896–1968; Erosion*) *f*: (engl.) *recurring hereditary corneal erosions*; syn. Franceschetti-Syndrom II; autosomal-dominant erbliche Erkr. mit rezidiv. Erosionen der Hornhaut; vgl. Hornhautdystrophie.
Franceschetti-Jadassohn-Syn|drom (↑; Josef J., Dermat., Bern, 1863–1936) *n*: Naegeli*-Syndrom.
Franceschetti-Zwahlen-Syn|drom (↑) *n*: Dysostosis* mandibulofacialis.
Francisella *f*: (engl.) *Francisella*; Gattung gramnegativer, unbewegl., aerober kokkoider od. stäbchenförmiger Bakterien der Fam. Francisellaceae (vgl. Bakterienklassifikation); **Verbreitung:** weltweit unter Warmblütern u. deren Ektoparasiten in gemäßigten Klimazonen; die humanpathogene Species F. tularensis kommt in 2 Biovaren vor u. verursacht Tularämie*. **Übertragung** durch Arthropoden (v. a. Zecken*), Inhalation, Ingestion u. (selten) Mensch-zu-Mensch-Kontakt.
Francium *n*: radioaktives Element, Symbol Fr, OZ 87, rel. Atommasse 223; Alkalimetall.
François-Syn|drom (Jules F., Ophth., Gent, 1907–1984) *n*: **1.** (engl.) *François' syndrome*; syn. hereditäre idiopathische Osteolyse Typ V, dermatochondrokorneale Dystrophie; autosomal-rezessiv erbl. Lipidose* (Cholesterolose); **Sympt.:** Dystrophie der Hornhaut, symmetr. osteochondrale Atrophie, proportionierter Kleinwuchs, Mandibulahypoplasie, irreguläre Dentition u. Hautatrophie mit Xanthombildung; **2.** Hallermann*-Streiff-Syndrom.
Frangulae cortex *m*: s. Faulbaum.
Frank-Ableitungen (Ernest F., Kardiol., Philadelphia): (engl.) *Frank's leads*; korrigierte, sog. orthogonale EKG*-Ableitungen mit 5 transversalen Brustwandelektroden u. je einer Elektrode im Nacken u. am li. Bein, die so gewählt sind, dass sich das Herz im Zentrum dreier zueinander rechtwinklig (orthogonal) stehender Ableitungen (Horizontalebene: V_x, Vertikalebene: V_y, Sagittalebene: V_z) befindet; die F.-A. stellen eine Korrektur der mit Standardableitungen* erhaltenen Projektionen der Herzvektoren dar, die wegen der Inhomogenität des menschl. Körpers stark verzerrt sind. Vgl. Vektorkardiographie.
Frankel-Schema (Hans Ludwig F., engl. Arzt, geb. 1932) *n*: s. ASIA Impairment Scale.
Frankenhäuser-Ganglion (Ferdinand F., Gyn., Jena, 1832–1894; Gangl-*) *n*: in den Plexus uterovaginalis eingestreute sympathische u. parasympathische Ganglien am seitl. Umfang der Cervix ute-

ri im Parametrium (Beeinflussung der Uteruskontraktionen unter der Geburt).

Frankfurter Horizontal|ebene *f*: (engl.) *Frankfurt horizontal plane*; Frankfurter Horizontale, Deutsche Horizontale; Ebene vom Unterrand der Orbita zum Oberrand des Porus acusticus externus, s. Krönlein-Linienschema (Abb. dort); Bezugsebene für Röntgenaufnahmen u. Schädelbezug bei Registrierung der Gelenkbewegungen u. Einbau in einen Artikulator* mit Hilfe von Gesichtsbögen.

Franklin-Syn|drom (Edward C. F., Arzt, New York, geb. 1928) *n*: s. Schwerkettenkrankheit.

Frank-Starling-Mechanismus (Otto F., Physiol., München, 1865–1944; Ernest H. St., Physiol., London, 1866–1927): (engl.) *Frank-Starling mechanism*; syn. Frank-Starling-Gesetz; Abhängigkeit der Auswurfleistung des Herzens vom enddiastol. Ventrikelvolumen, wobei die Kontraktionskraft zunächst proportional der Herzmuskelfaserlänge zunimmt, um nach Überschreiten einer kritischen Länge (Überdehnung) wieder abzufallen; wesentl. physiol. Mechanismus zur Aufrechterhaltung der Strömungskontinuität in Lungen- u. Körperkreislauf; abgeschwächt bei Herzinsuffizienz*. Vgl. Vorlast; Bowditch-Effekt.

Franz|brannt|wein: Spiritus* Vini gallici.

Franz-Hirsch-Operation *f*: s. Kolposuspension.

Frauen|jahr: (engl.) *woman year*; Bezugsgröße zur Berechnung der Sicherheit versch. Verf. der Kontrazeption; s. Pearl-Index.

Frauen|milch: s. Muttermilch.

FRC: Abk. für (engl.) *functional residual capacity*; s. Lungenvolumina.

FREDI: Abk. für (engl.) *fallopian replacement of eggs and delayed insemination*; s. GIFT.

Freeman-Sheldon-Syn|drom (Ernest A. F., Orthop., Chir., Wolverhampton, 1900–1975; Joseph H. Sh., Arzt, Wolverhampton, 1893–1972) *n*: Dysplasia* cranio-carpo-tarsalis.

freeze etching (engl. *to freeze* einfrieren; *to etch* einritzen): elektronenmikroskop. Technik zur Darstellung von Oberflächen, insbes. Membranen u. mit diesen verknüpfter Strukturen, bei der das Präparat tiefgefroren wird u. dann an Phasengrenzen von Zellbestandteilen in charakterist. Weise aufspringt.

Freiberg-Köhler-Epi|physen|nekrose (Albert H. F., Chir., Cincinnati, 1868–1940; gr. ἐπιφυεσθαι daraufwachsen, entstehen; Nekr-*; -osis*) *f*: s. Köhler-II-Krankheit.

Freie Radikale (Radikal*) *n pl*: (engl.) *free radicals*; sehr reaktionsfreudige Verbindungen mit einem ungepaarten Elektron, die vielfältige, oft irreversible Reaktionen auslösen; F. R. entstehen durch Zufuhr von Energie, z. B. durch ionisierende Strahlung* od. bei Elektronenübertragung. Vgl. Antioxidanzien, Strahlenwirkung.

Fremd|ana|mnese (Anamnese*) *f*: s. Anamnese.

Fremd|beurteilungs|verfahren: (engl.) *observer rating scale*; psychologisches Testverfahren*, bei dem der Untersucher die zu untersuchende Person z. B. zu Depressivität (z. B. Hamilton-Depressionsskala) od. Ängstlichkeit (z. B. Hamilton-Angstskala) befragt u. die Angaben u. Beobachtungen während der Befragung auf einer meist mehrstufigen Skala hinsichtl. Häufigkeit od. Dauer der Symptomatik bewertet; **Anw.:** in der klin. psychologischen Diagnostik* neben Selbstbeurteilungsverfahren* am häufigsten eingesetztes Verf. u. im Unterschied zu diesen auch bei Personen mit stärkeren Störungsgraden einsetzbar.

Fremdeln: (engl.) *stranger anxiety*; auch Achtmonatsangst; Reaktion von Säuglingen auf fremde Personen, die v. a. zwischen dem 6. u. 12. Lebensmonat auftritt u. sich durch Abwenden u. Angst äußert. Vgl. Entwicklungsphasen.

Fremd|gas|misch|methode *f*: (engl.) *washing-in method*; auch Einwaschmethode; syn. Gasmischmethode; Verf. zur Bestimmung von nicht (vollständig) ventilierbaren Lungenvolumina* nach dem Prinzip der Massenbilanz; **Meth.:** Der Proband atmet nach maximaler (zur Bestimmung des Residualvolumens) od. normaler (zur Bestimmung der funktionellen Residualkapazität) Exspiration eine nicht od. nur in geringem Maße am Gasaustausch teilnehmende vorgegebene Fremdgasmenge (meist Helium) aus einem definierten Volumen im geschlossenen System (Spirometer). Bei gleichmäßiger Verteilung ist die eintretende Konzentrationsabnahme des Fremdgases proportional der Zunahme des Verdünnungsvolumens. Hinweis auf air* trapping, wenn das Residualvolumen mit der F. deutlich niedriger bestimmt wird als mit der Ganzkörperplethysmographie*. Vgl. Lungenfunktionsprüfung.

Fremd|körper: (engl.) *foreign body*; (lat.) *corpus alienum*; durch Körperöffnungen od. transkutan, z. B. durch Verschlucken, Fremdkörperaspiration* od. Perforation, sowie bei diagn. od. therap. Eingriffen in den Körper eingedrungener unphysiol. Gegenstand; bei längerem Verbleib kann es zu Fremdkörperreaktionen im umgebenden Gewebe kommen (Entz., Fremdkörpergranulom*); Eindringen eines F. in die Blutbahn kann zur Fremdkörperembolie* führen. Vgl. Implantate; Harnröhrenfremdkörper.

Fremd|körper|a|spiration (Aspiration*) *f*: (engl.) *foreign-body aspiration*; Aspiration* eines Fremdkörpers (bei Kindern v. a. Erdnüsse, kleine Spielzeugteile); **Formen:** 1. laryngeal: inspirator. Stridor; cave: totaler Verschluss mit Bolustod*; 2. tracheobronchial (in 70 % der Fälle im re. Hauptbronchus): exspirator. Stridor, Giemen u. Pfeifen; (je nach Schweregrad u. Lok.) Atelektase, Emphysem, Bronchiektase; bei chron. rezidiv. bronchopulmonale Infektion; **Ther.:** Entfernen des Fremdkörpers (ggf. laryngoskop. mit Magill-Zange od. bronchoskop.; evtl. Heimlich*-Handgriff); ggf. Koniotomie*. Vgl. Bolusobstruktion.

Fremd|körper|em|bolie (Embol-*) *f*: (engl.) *foreign body embolism*; durch in den Blutkreislauf eingedrungene Fremdkörper (z. B. Holzsplitter, Projektile, abgebrochene Kanülen od. Katheterteile bei der Durchführung einer Angiographie, insbes. Koronarangiographie) sowie durch Tumorzellen verursachte Embolie*; die Fremdkörper können u. U. mit einem Spezialkatheter mit Dormia*-Körbchen chir. entfernt werden.

Fremd|körper|granulom (Granulum*; -om*) *n*: (engl.) *foreign body granuloma*; als Folge der Gewebereaktion auf einen Fremdkörperreiz (granulomatöse Entzündung*) durch körperfremdes (z. B.

Holz-, Glas-, Metallsplitter, Stäube, Talkum, Nahtmaterial) od. körpereigenes Material (z. B. Cholesterol-, Uratkristalle, Haarschäfte, Amyloid) entstehendes Granulom*, z. B. Fadengranulom*, Talkumgranulom*, lipophages Granulom*.

Fremd|körper, intra|vesika**ler:** (engl.) *intravesical foreign body*; Fremdkörper in der Harnblase; **Urs.:** diagn. od. therap. Eingriff (abgebrochener Katheter, Sonde), Einwanderung durch die Blasenwand (Metallsplitter, Geschoss, Nadel), Einführen von Gegenständen durch die Harnröhre (z. B. zum Zweck der Masturbation); **Kompl.:** meist schwere Zystitis*, Fremdkörperstein; **Diagn.:** Sonographie, Röntgen(kontrast)untersuchung (s. Abb.), Zystoskopie; **Ther.:** op. Entfernung (transvesikal bzw. transurethral).

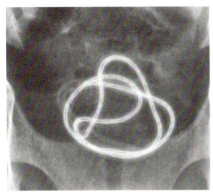

Fremdkörper, intravesikaler: 40 cm langes Elektrokabel [40]

Fremd|körper|meningitis (Mening-*; -itis*) *f*: (engl.) *foreign body-induced meningitis*; meist asymptomat., aseptische eosinophile Meningitis* als allerg. Reaktion nach Implantation einer Ventrikeldrainage.

Fremd|körper|riesen|zelle (Zelle*): (engl.) *foreign body giant cell*; große, aus einem Histiozyten entstehende vielkernige Zelle; **Vork.:** meist bei Fremdkörperreiz, z. B. durch Nahtmaterial; auch bei Hand-Schüller-Christian-Krankheit.

Fremd|re|flexe (Reflekt-*) *m pl*: s. Reflexe.

Fre**mitus** (lat. dumpfes Getöse, Brausen, Rauschen) *m*: (engl.) *fremitus*; auch Frémissement, Stimmfremitus; Schwirren, Vibration; bes. das Erzittern der Brustwand, das beim Sprechen d. Pat. über verdichteten Lungenteilen der aufliegenden Hand des Arztes verstärkt fühlbar wird. Bei der klin. Untersuchung lässt man „33" od. „99" mit tiefer Stimme sagen: **Stimm-(Pektoral-)fremitus**. F. ist auch bei Pneumoperitoneum über dem Abdomen prüfbar: **abdominaler Stimmfremitus**; sind mind. 100 ml Luft im Abdomen vorhanden, spürt die palpierende Hand über der Luftansammlung beim Sprechen ein deutl. Schwirren. Vgl. Bronchophonie.

French *n*: (engl.) *French unit*; Einheitenzeichen F; Einheit für den Durchmesser von Kathetern, Nadeln u. Führungsdrähten; 1 F = 1 Charr = 1/3 mm; vgl. Charrière; Gauge.

Frenulo|tomie (Frenulum*; -tom*) *f*: (engl.) *frenotomy*; **1.** op. Durchtrennung eines Frenulums, z. B. des Zungen- od. Lippenbändchens; bei persistierendem Frenulum meist nicht ausreichend, besser Exzision u. plastische Deckung (Z*-Plastik bzw. V*-Y-Plastik); **2.** Dissektion des Frenulum preputii i. R. einer Zirkumzision*.

Fre**nulum** (dim von lat. fr**e**num Band, Zügel) *n*: Bändchen; z. B. F. linguae (Zungenbändchen), F. preputii (F. des Penis).

Fre**nulum, verkürztes** (↑) *n*: **1.** (engl.) *shortened frenulum*; Frenulum breve; angeb. od. nach Balanoposthitis verkürztes Frenulum des Penis; führt beim Koitus leicht zu schmerzhaften Einrissen mit narbiger Abheilung u. evtl. weiterer Verkürzung; **2.** verkürztes Zungenbändchen bei progressiver systemischer Sklerose*.

Frenzel-Brille (Hermann F., Otol., Göttingen, 1895–1967): (engl.) *Frenzel lenses*; Leuchtbrille zur Beobachtung des Nystagmus*; Vergrößerungsgläser u. Lämpchen zur Beleuchtung der Augen schalten die Fixation aus u. ermöglichen die Beurteilung der Augenbewegungen bei Lupenvergrößerung.

freque**nt** (lat. fr**e**quens): häufig.

Freque**nz** (lat. frequ**e**ntia Häufigkeit) *f*: (engl.) *frequency*; Anzahl der Zyklen eines periodischen Vorgangs (z. B. Schwingung, Umdrehung) pro Zeiteinheit; Formelzeichen f od. v; abgeleitete SI-Einheit ist das Hertz (Einheitenzeichen Hz): 1 Hz = 1 s^{-1}.

Fress|re|flex (Reflekt-*) *m*: (engl.) *oral feeding reflex*; (neurol.) syn. Schnauzreflex; primitiver Hirnstammreflex mit Kau-, Saug- u. Schluckbewegungen bei Bestreichen der Lippen u. Zunge; **Vork.:** physiol. beim Säugling; im späteren Lebensalter als Enthemmungsphänomen inf. Hirnschädigung.

Fress|zellen (Zelle*): (engl.) *scavenger cells*; z. B. Phagozyten*, Osteoklasten*, Makrophagen*.

Fre**tum Halleri** (lat. fr**e**tum Meerenge; Albrecht von H., Schweizer Physiol., 1708–1777) *n*: (engl.) *Haller's isthmus*; Enge zw. embryonaler Herzkammer u. Bulbus arteriosus, an der sich später die Semilunarklappen bilden.

Frey-Reiz|haare (Max von F., Physiol., Würzburg, 1852–1932): (engl.) *Frey's hairs*; kleine Haare zur Prüfung der Hornhautsensibilität.

Frey-Syn|drom (Lucie F., franz. Ärztin, 1852–1932) *n*: aurikulotemporales Syndrom*.

Fricke-Dosi|me**ter** (Dosis*; Metr-*) *n*: (engl.) *Fricke's dosimeter*; auch Eisensulfat-Dosimeter; (radiol.) Strahlendosismessgerät (Dosimeter*), das aufgrund einer strahleninduzierten chem. Reaktion die Bestimmung der Energiedosis* in Wasser erlaubt (chem. Dosimetrie*); der Anwendungsbereich liegt zwischen 10 u. 10^3 Gy (10^3–10^5 rd); **Prinzip:** Durch ionisierende Strahlung werden in einer Lösung Fe^{2+}-Ionen zu Fe^{3+}-Ionen oxidiert; die resultierende Änderung der opt. Dichte kann photometr. erfasst werden. **Anw.:** u. a. zur Überprüfung strahlenerzeugender Anlagen in der Strahlentherapie* (Dosimetrievergleiche).

Fri**ctio** (lat. fric**a**re reiben) *f*: (engl.) *friction*; syn. Unktion; Reibung, Einreibung.

Friderichsen-Waterhouse-Syn|drom (Carl F., Päd., Kopenhagen, 1886–1961) *n*: s. Waterhouse-Friderichsen-Syndrom.

Friedenreich-Anti|gen (V. F., Serol., Kopenhagen; Antigen*) *n*: s. Kryptantigene.

Friedenreich-Phänomen (↑) *n*: s. T-Antigen.

Friedländer-Pneumonie (Carl F., Pathol., Berlin, 1847-1887; Pneum*) *f*: (engl.) *Friedländer's pneumonia*; abszedierende Pneumonie, verursacht durch Klebsiella*pneumoniae; **Vork.**: 1–5% aller bakteriellen Lungenentzündungen; primär (meist mit lobärem Befall des rechten Lungenoberlappens), häufiger jedoch sekundär bei abwehrgeschwächten Personen (v. a. mit Befall der Unterlappen); **Klin.**: plötzlicher Beginn mit Fieber, Dyspnoe, Thoraxschmerzen, Husten u. typischem ziegelrotem Auswurf; **Diagn.**: Röntgen, Erregernachweis aus Sputum od. Blutkultur; **Ther.**: Aminoglykosid-Antibiotika, Cephalosporine; **Progn.**: bei verzögerter Diagn. u. Ther. letaler Verlauf möglich.

Friedländer-Pneumonie|bakterien (↑; ↑; Bakt-*) *fpl*: s. Klebsiella pneumoniae.

Friedreich-A|taxie (Nicolaus F., Int., Heidelberg, Würzburg, 1825–1882; Ataxie*) *f*: (engl.) *Friedreich's ataxia*; Abk. FRDA; häufigste autosomal-rezessiv erbl. degenerative Ataxie* mit spinozerebellarer Degeneration; **Ätiol.**: Mitochondropathie* mit Mangel an Frataxin; >95 % homozygot für GAA-Repeat-Expansion im Frataxin-Gen (FRDA-Mutation; Genlocus 9q13); selten compound-Heterozygote mit Punktmutation auf einem Allel u. GAA-Repeat-Expansion auf dem anderen; **Pathol.**: primär spinale Degeneration, meist nur geringe Kleinhirnatrophie, Muskelatrophie, sensible axonale Polyneuropathie; **Klin.**: Beginn meist in der späten Kindheit od. im frühen Erwachsenenalter mit progredienter Ataxie*, Dysarthrie, Areflexie, pathol. Reflexen (Babinski-Zeichen), zusätzl. Störung des Lage- und Vibrationsempfindens, Fixationsgegenrucke (Sakkadenstörung, vermehrte Gegenrucke bringen das Auge zurück zum Fixationspunkt), distal betonte atrophe Paresen; ggf. Paraspastik der Beine, Optikusatrophie, Innenohrschwerhörigkeit; häufig Skelettdeformitäten, v. a. Friedreich-Fuß u. Kyphoskoliose, Herzbeteiligung i. S. einer Kardiomyopathie* u. Diabetes mellitus; Vork. auch als sog. Late-onset-FRDA mit Manifestation nach dem 30. Lj. sowie von Friedreich-Phänotypen mit erhaltenen Muskeleigenreflexen; **Diagn.**: Molekulargenetik; MRT von Kopf (ohne wesentliche Kleinhirnatrophie) u. zervikalem Rückenmark (Atrophie); Blutglukose im Tagesverlauf, HbA1c; EKG, Echokardiographie; **Ther.**: symptomat. Physiotherapie, Logopädie, Hilfsmittel; bei Kardiomyopathie evtl. Idebenone (über Auslandsapotheke beziehbar); **Progn.**: langsam progredienter Verlauf; häufig Rollstuhlpflichtigkeit, verkürzte Lebenserwartung.

Friedreich-Fuß (↑): (engl.) *Friedreich's foot*; Hohl- u. Spitzfußbildung mit Dorsalflexion der Zehen im Grundgelenk bei Friedreich*-Ataxie (s. Abb.); s. Pes cavus.

Friedreich-Krankheit (↑): 1. Friedreich*-Ataxie; 2. Mediastinopericarditis adhaesiva; durch Adhäsionen gekennzeichnete Mitbeteiligung des Mediastinums bei Perikarditis*.

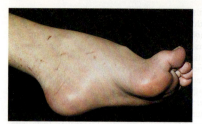

Friedreich-Fuß [162]

Friedreich-Schall|wechsel (↑): (engl.) *Friedreich's change of note*; Änderung der Tonlage des tympanitischen od. metallischen Perkussionsschalls; über den Lungen wird er bei Einatmung höher, bei Ausatmung tiefer.

Friedreich-Zeichen (↑): (engl.) *Friedreich sign*; kurzzeitiger diastol. Kollaps gestauter Halsvenen durch steilen kurzzeitigen Abfall des diastol. Jugularvenendrucks (tiefes y-Tal; s. Venenpuls, Abb. dort); **Vork.**: Rechtsherzinsuffizienz*, Panzerherz (s. Perikarditis).

Friedrich-Syn|drom (Heinrich F., Chir., Erlangen, 1893–1954) *n*: schmerzhafte Schwellung u. Rötung im Bereich des Sternoklavikulargelenks; röntg. Aufhellungen u. Sklerosierungen im sternalen Klavikulaende; keine aseptische Knochennekrose; **DD**: Tbc, Osteomyelitis, Tietze-Syndrom.

Friedrich-Wund|ausschneidung (Paul L. F., Chir., Greifswald, Marburg, 1864–1916): s. Wundexzision.

Friesel: s. Miliaria.

Frigidität (lat. frigidus kühl, kalt) *f*: (engl.) *frigidity*; sog. Geschlechtskälte; veraltete, ungenaue u. wertende Bez. für sexuelle Funktionsstörungen von Frauen (sexuelle Appetenzstörungen*, sexuelle Erregungsstörungen* u. Orgasmusstörungen*).

Frisch|plasma, gefrorenes *n*: (engl.) *fresh frozen plasma* (Abk. FFP); Abk. GFP; frisches, eingefrorenes (−30 bis −40 °C) Blutplasma, gewonnen aus Vollblut durch Zentrifugation od. Plasmapherese im Zellseparator u. innerh. von 6-8 (max. 24) Std. nach Entnahme schockgefroren; enthält funktionsfähige Gerinnungsfaktoren u. Fibrinolysenzyme sowie deren Inhibitoren (Antithrombin III, Protein C, Protein S u. a.); zulässiger Restgehalt an zellulären Bestandteilen: Erythrozyten <6000/μl, Leukozyten <500/μl, Thrombozyten <20 000/μl; Lagerungsfähigkeit: 12 Mon.; sog. **Quarantäneplasma** wird erst dann zur Transfusion freigegeben, wenn der Plasmaspender 4 Mon. nach Plasmagewinnung serol. mit negativem Ergebnis auf HIV-, Hepatitis-B- od. Hepatitis-C-Infektion getestet wurde. **Verw.**: zur Transfusion bei komplexen Störungen der Hämostase, Perikard-, Verlust-, Verbrauchskoagulopathie, Faktor-V- od. Faktor-XI-Mangel, thrombot.-thrombozytopen. Purpura, Guillan-Barré-Syndrom, zur Austauschtransfusion; nicht zum Volumen- od. Proteinersatz. Vgl. Blutkonserve; Bluttransfusion.

Fristen|lösung: s. Schwangerschaftsabbruch.

Fritsch-Bauch|decken|haken (Heinrich F., Gyn., Breslau, Bonn, 1844–1915): (engl.) *Fritsch's retrac-*

tor; stumpfer Haken zum Auseinanderziehen der Bauchdecke; vgl. Instrumente, chirurgische.

Fritsch-Hand|griff (↑): (engl.) *Fritsch's maneuver;* (gebh.) Handgriff zur Stillung einer atonischen Nachblutung*; eine Hand umfasst den Uterus wie beim Credé*-Handgriff, die andere drückt die Schamlippen in die Vulva hinein.

Fritsch-Lagerung (↑): (engl.) *Fritsch's position;* Herunterstreichen der Gesäßbacken u. Übereinanderlegen der gestreckten Beine (s. Abb.); **Anw.:** zur Vermeidung der Atonia* uteri u. Förderung der Involutio* uteri in der Nachgeburtsperiode.

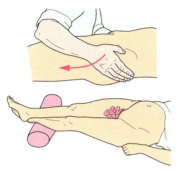

Fritsch-Lagerung [112]

FRK: Abk. für funktionelle Residualkapazität; s. Lungenvolumina.

Fröhlich-Syn|drom (Alfred F., Neurol., Pharmak., Wien, 1871–1953) *n:* (engl.) *Fröhlich's syndrome, adiposogenital dystrophy;* syn. hypothalamisches Syndrom, Dystrophia adiposogenitalis; Adipositas* mit weibl. Fettverteilungstyp, verzögerte Sexualreife, Kleinwuchs, Sehstörungen u. variable endokrine Störungen inf. destruierender hypothalamischer Prozesse; **DD:** einfache Pubertätsfettsucht*.

Frösch|lein|geschwulst: s. Ranula.

Frohse-Arkade (Fritz F., Anat., Berlin; franz. arcade Bogengang) *f:* (engl.) *arcade of Frohse;* Bez. für den sehnigen Rand des oberfläch. Kopfs des M. supinator am Eingang zum Supinatorkanal (Hiatus superior canalis supinatorii); **klin. Bedeutung:** Ort der Kompressionsschädigung des N. radialis, die zu Interosseus-posterior- bzw. Supinatorsyndrom führt; s. Radialiskompressionssyndrom.

Frohse-Syn|drom (↑; Syndrom*) *n:* s. Radialiskompressionssyndrom.

Froin-Syn|drom (Georges F., Arzt, Paris, 1874–1926) *n:* Nonne*-Froin-Syndrom.

Froment-Zeichen (Jules F., Int., Lyon, 1878-1946): (engl.) *Froment's sign;* Sympt. bei Ulnarislähmung*; das Festhalten eines flachen Gegenstandes zw. radialer Zeigefingerseite u. Daumen ist nur bei Daumenendgliedbeugung (s. Abb.) durch den vom N.

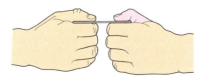

Froment-Zeichen: positiv an der linken Hand

medianus versorgten M. flexor pollicis longus möglich.

frondosus (lat. belaubt): zottenreich.

Frons (lat.) *f:* (anat.) Stirn.

frontal (↑): frontalis; stirnwärts, stirnseitig.

Frontal|ebene (↑) *f:* (engl.) *frontal plane;* parallel zur Stirn verlaufende Ebene; senkrecht zur Sagittalebene.

Frontal|hirn|syn|drom (↑) *n:* s. Syndrom, hirnlokales.

Frontal|lappen|epi|lepsie (↑; Epilepsie*) *f:* (engl.) *frontal-lobe epilepsy;* Form der Epilepsie* mit komplex-partiellen Anfällen, die auf Herde im Frontalhirn (insbes. in supplementär-motorischer Region, Cingulum, frontopolarem, orbitofrontalem, dorsolateralem od. motor. Cortex) zurückzuführen sind; **Sympt.:** typischerweise sind die Anfälle von kurzer Dauer u. hoher Frequenz u. treten als hypermotor. Automatismen (Strampeln, Wälzen, Grätschen, Radfahrbewegungen) im Schlaf auf.

fronto|okzipital (↑; lat. occipitium Hinterhaupt): (engl.) *frontooccipital;* Richtung Stirn-Hinterhaupt.

Fronto|tomie (↑; -tom*) *f:* Leukotomie*.

Front|zähne (↑): (engl.) *anterior teeth;* Schneide*- u. Eckzähne des Ober- u. Unterkiefers.

Frosch|bauch: (engl.) *frog belly;* breites, etwas aufgetriebenes Abdomen (durch Schlaffheit der Bauchmuskulatur u. Meteorismus) bei Kindern als Zeichen einer Rachitis*.

Frosch|gesicht: (engl.) *subcutaneous emphysema of the face;* Auftreibung des Gesichts u. der Halsregion durch Hautemphysem* bei aufsteigendem Mediastinalemphysem*.

Frosch|zeichen: (kardiol.) s. AV-Knotentachykardie.

Frostberg-Zeichen (Nils F., Röntg., Stockholm): (engl.) *Frostberg's sign;* (röntg.) Deformität des absteigenden Duodenums in Form einer bikonkaven Impression der inneren Zirkumferenz; darstellbar durch hypotone Duodenographie* als sog. umgekehrte Drei bzw. ε-Zeichen; Sympt. bei Pankreaskopfkarzinom u. Pankreatitis. Vgl. Gutmann-Zeichen.

Frost|beule: s. Pernio.

Frost|brand: s. Erfrierung.

Frova|triptan (INN) *n:* Migränetherapeutikum, selektiver Serotonin-5-HT$_1$-Rezeptor-Agonist (s. Triptane); Wirkungseintritt erst nach 4 Std., jedoch geringes Potential für Wechselwirkungen; **Ind.:** akuter Migräneanfall (s. Migräne); **UAW:** u. a. Schwindel, Parästhesien, Kopfschmerz, Somnolenz, Übelkeit.

frozen shoulder (engl. fibröse Schultersteife): s. Periarthropathia humeroscapularis.

Frucht: 1. Leibesfrucht; s. Embryo, Fetus; 2. s. Fructus.

Frucht|blase: (engl.) *amniotic sac;* der von den Eihäuten*, die Frucht u. Fruchtwasser umschließende, gebildete Sack.

Frucht|schmiere: s. Vernix caseosa.

Frucht|tod, intra|uteriner: (engl.) *intrauterine fetal death;* Abk. IUFT; Absterben des Fetus vor Geburtsbeginn (in der 2. Hälfte der Schwangerschaft); **Häufigkeit:** ca. 1–4% aller Schwangerschaften; erhöht bei Mehrlingsschwangerschaften; wichtigste **Urs.: 1.** Plazentainsuffizienz bei hypertensiven Schwangerschaftserkrankungen*, Übertragung, Prädiabetes, Diabetes* mellitus u. vorzeitige Plazentalösung; **2.** Morbus* haemolyticus fetalis; **3.** Infektionen u. Fehlbildungen; **4.** Nabelschnurkomplikationen*; **Sympt.:** **1.** fehlende kindl. Herztöne; **2.** fehlende Kindsbewegungen; **3.** fehlendes Uteruswachstum; **4.** Fundusstand sinkt (etwa 14 Tage nach dem Absterben); **5.** Leibesumfang nimmt ab infolge Abnahme der Fruchtwassermenge; **Diagn.:** Ultraschalldiagnostik*; **Kompl.:** bei längerer Retention der Frucht evtl. Dead*-fetus-Syndrom, Verbrauchskoagulopathie*; Emboli des verstorbenen Fetus können Hirninfarkt bei überlebenden Mehrlingen auslösen. Vgl. Abort.

Frucht|wasser: (engl.) *amniotic fluid*; Liquor amnii; anfangs gelbl., später weißl. klare (bei Übertragung getrübte) Flüssigkeit; pH >6.5 (meist 8), spezif. Gewicht 1,007; Proteine 500 mg/dl, Glukose 22 mg/dl, Harnstoff 23 mg/dl; Bildung durch das Epithel des Amnions*, ab der 12. SSW auch durch Abgabe von Urin u. in den letzten SSW von Flüssigkeit aus der Lunge des Fetus; das Sediment enthält Wollhaare, Epidermisschüppchen, Talgdrüsenreste u. a.; normales Volumen am Ende der Schwangerschaft 400–2000 ml; Resorption direkt über die Eihäute sowie indirekt über den Respirations- u. Magen-Darm-Trakt des Fetus u. den Plazentarkreislauf; **Funktion:** Schutz des Fetus, Transport- u. Austauschmedium; **Bestimmung der Menge des F.:** sonograph. mit Amniotic*-fluid-Index; Vermehrung des Fruchtwasservolumens über 2000 ml (**Hydramnion**) häufig bei mütterl. Diabetes* mellitus, Blutgruppenunverträglichkeit, intrauteriner Infektion, best. angeborenen Fehlbildungen (Anenzephalie*, Meningomyelozele*) u. Chromosomenanomalien; Verminderungen des Fruchtwasservolumens unter 400 ml (**Oligohydramnion**) bei fetaler renaler Fehlbildung, feto-fetaler Transfusion, Zytomegalie*, Wachstumsretardierung, Übertragung od. unbemerktem vorzeitigem Blasensprung. Vgl. Mekonium; Amniozentese; Amnioskopie.

Frucht|wasser|a|spiration (Aspiration*) *f*: (engl.) *amniotic fluid aspiration*; Aspiration von Fruchtwasser* vor od. unter der Geburt durch den Fetus; **Vork.:** meist inf. fetaler Hypoxie; bes. gefährlich bei zusätzl. Mekoniumaspiration.

Frucht|wasser|dia|gnostik *f*: (engl.) *amniotic fluid tests*; Untersuchung des durch Amniozentese* gewonnenen Fruchtwassers i. R. der Pränataldiagnostik*; **Formen: 1.** zelluläre F.: Karyotypisierung fetaler Zellen (s. Karyogramm); **2.** chem. F.: Diagn. von Dysrhaphiesyndromen*, Bauchwanddefekten (Acetylcholinesterase, Alphafetoprotein*) u. Stoffwechselstörungen sowie zur pränatalen Lungenreifediagnostik*; **3.** immun. F.: Diagn. fetaler Infektionen (Toxoplasmose*, Zytomegalie*) u. des Morbus* haemolyticus fetalis.

Frucht|wasser|em|bolie (Embol-*) *f*: (engl.) *amniotic fluid embolism*; syn. Amnioninfusionssyndrom; Fruchtwasser dringt während od. kurz nach der Geburt in die Blutbahn der Mutter ein; **Häufigkeit:** 1:6000 bis 1:80 000; Mortalität 25–86 %; **Urs.:** Eröffnen des mütterl. Gefäßsystems meist durch Op. (Schnittentbindung*, intrauteriner Eingriff) od. Trauma (vorzeitige Plazentalösung*, Uterusruptur*, Placenta praevia, Zervixriss, verstärkte Wehentätigkeit bei Oxytocinüberdosierung, Tetanus uteri); **Sympt.:** kardiorespirator. Insuffizienz, anschl. Blutgerinnungsstörungen; **Ther.:** Oxygenation, Sauerstoffgabe, Volumensubstitution, ggf. Dopaminsubstitution, Korrektur der Gerinnungsstörung durch Gabe von gefrorenem Frischplasma, Glukokortikoide wegen der mögl. anaphylakt. Genese. Vgl. Verbrauchskoagulopathie.

Frucht|wasser|in|fektion (Infekt-*) *f*: s. Amnioninfektionssyndrom.

Frucht|wasser|punktion (Punktion*) *f*: Amniozentese*.

Frucht|wasser-Spektro|photo|metrie (Phot-*; Metr-*) *f*: (engl.) *amniotic fluid spectrophotometry*; opt. Untersuchung einer durch Amniozentese* gewonnenen Fruchtwasserprobe mit Spektrophotometrie* bei Morbus* haemolyticus fetalis; ein (kleiner) Teil der entstehenden Hämolyseprodukte wird in das Fruchtwasser ausgeschieden, wodurch sich dieses gelb verfärbt; **Meth.:** Bestimmung der Bilirubinkonzentration im Fruchtwasser durch Messung der Extinktion bei 450 nm (semiquant. Meth. nach Liley); **Referenzbereich:** s. Abb.

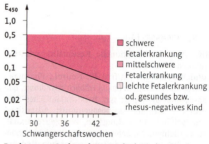

Fruchtwasser-Spektrophotometrie: kritische Grenzwerte nach Liley für die Extinktion bei 450 nm (E_{450})

Frucht|zucker: Fruktose*.
Fruct-: s. a. Frukt-.
Fructose *f*: Fruktose*.
Fructus (lat.) *m*: Frucht.
Früh|ab|ort (Abort*) *m*: (engl.) *early abortion*; Abort* bis 16+0 SSW.
Früh|de|zeleration (De-*; lat. cęler *schnell*) *f*: s. Dezeleration.
Früh|epi|lepsie, traumatische (Epilepsie*) *f*: (engl.) *early onset traumatic epilepsy*; Bez. für epilept. Anfälle in unmittelbarem zeitl. Zus. mit einem zerebralen Trauma; s. Epilepsie, traumatische.
Früh|erkennungs|untersuchungen: (engl.) *early detection examinations*; Untersuchungen zur möglichst frühzeitigen Erkennung vorhandener Krankheiten od. Entwicklungsstörungen; in der Gesetzlichen Krankenversicherung haben Versicherte Anspruch auf Maßnahmen zur Früherkennung von Krankheiten: **1.** Kinder bis zur Vollendung des 6. Lj. u. Jugendliche zwischen vollendetem 13. u. vollendetem 14. Lj. auf Erkr., die ihre normale körperl. od. geistige Entw. in nicht geringfügigem Maß gefährden (Kinderfrüherkennungsuntersuchungen, Jugendgesundheitsuntersuchung); **2.** Männer u. Frauen altersabhängig auf best. Malignome (s. Krebsfrüherkennungsun-

tersuchungen); **3.** über 35 Jahre alte Personen jedes zweite Jahr auf Zivilisationskrankheiten, bes. Herz-, Kreislauf- u. Nierenerkrankungen sowie auf Diabetes mellitus. Die Ausgestaltung dieser Vorsorgemaßnahmen regeln Richtlinien (sog. Kinder-Richtlinien, Richtlinien zur Jugendgesundheitsuntersuchung, Krebsfrüherkennungs-Richtlinien, sog. Gesundheitsuntersuchungs-Richtlinien) des Gemeinsamen* Bundesausschusses. Vgl. Vorsorgeuntersuchungen.

Früh|geborenes: (engl.) *preterm infant*; lebendes Neugeborenes* mit einem Schwangerschaftsalter von <37 abgeschlossenen Wo. p. m.; **Einteilung** nach dem Geburtsgewicht: **1.** eutrophes F. (intrauterine Normalentwicklung): Geburtsgewicht oberh. des 10. Perzentils*; **2.** hypotrophes F. (intrauterine Wachstumsretardierung): Geburtsgewicht unterh. des 10. Perzentils des entspr. Gestationsalters. Vgl. Mangelgeborenes.

Früh|geburt: (engl.) *preterm delivery*; Partus prematurus, Partus immaturus; Geburt vor Beendigung von 37 SSW p. m.; **Häufigkeit:** in Deutschland 7 %; **Urs.:** Infektion, Störung der Plazentation, primäre Pathol. des Fetus od. des Uterus, psychosoziale Faktoren, Mehrlinge; **Prävention:** Aufklärung der Schwangeren über Belastungen u. Risiken (Nicotinkonsum!), Intensivüberwachung frühgeburtsgefährdeter Frauen, Frühdiagnostik der aszendierenden Infektionen, vaginale pH-Bestimmung, Beteiligung der Schwangeren an Selbstvorsorgemaßnahmen durch vaginale pH-Selbstmessungen nach Saling; **Diagn.:** vorzeitige Wehentätigkeit bei pathol. Zervixmessung (ultrasonograph. Zervixmessung); **Ther.:** Tokolyse* zur kurzfristigen Schwangerschaftsverlängerung u. Induktion der fetalen Lungenreifung, antibiot. Ther. der Infektion. Alle Lebendgeborenen u. Totgeborene mit einem Geburtsgewicht ab 500 g sind meldepflichtig. Vgl. Säuglingssterblichkeit.

Früh|gestosen (Gestose*) *f pl*: (engl.) *pre-eclampsia*; früher übliche Bez. für versch. Erkr. im ersten Drittel bis zur Hälfte der Schwangerschaft (z. B. Hyperemesis* gravidarum, Ptyalismus* gravidarum); vgl. Gestose; Schwangerschaftserkrankungen, hypertensive.

Früh|in|filtrat (Infiltration*) *n*: (engl.) *Assmann's focus*; (radiol.) Bez. für kleine, wenig kontrastdichte (weiche) Fleckschatten, v. a. in den Lungenoberlappen, od. für eine größere, unscharf begrenzte Trübung (infraklavikuläres F., **Assmann-Herd**) im Röntgen-Thorax-Aufnahme; entsteht durch hämatogene Streuung ca. 1 Jahr nach der Erstinfektion bei Tuberkulose* der Lunge; häufig Zufallsbefund; vgl. Frühkaverne.

Früh|karzinom (Karz-*; -om*) *n*: (engl.) *early cancer*; invasives, über die Basalmembran* hinaus in die Submukosa eingewachsenes Karzinom*, z. B. Magenfrühkarzinom; vgl. Carcinoma in situ.

Früh|kaverne (Caverna*) *f*: (engl.) *early caverne*; dünnwandiger Hohlraum, der durch Einschmelzung eines Assmann-Herdes (s. Frühinfiltrat) entstanden u. von intaktem Lungengewebe umgeben ist; leitet häufig eine ungünstige Verlaufsform der Tuberkulose* inf. bronchogener Streuung ein.

Früh|reife: s. Pubertas praecox.

Früh|sommer-Meningo|en|zephalitis (Mening-*; Enkephal-*; -itis*) *f*: s. FSME.

Früh|sterblichkeit: s. Säuglingssterblichkeit (Tab. dort).

Früh|syn|ov|ek|tomie (Syn-*; Ov-*; Ektomie*) *f*: s. Synovektomie.

Früh|tief: s. Dezeleration.

Fruktane *n pl*: (engl.) *fructans*; Homoglykane (s. Polysaccharide) aus Fruktose*, z. B. Inulin*.

Frukto|kinase *f*: Ketohexokinase*.

Frukto|lyse (lat. *fructus* Frucht; Lys-*) *m*: (engl.) *fructolysis test*; Fertilitätsuntersuchung zur Beurteilung der Stoffwechseltätigkeit der Spermien; Fruktose im Spermaplasma dient als Energiespender für die Spermien u. wird durch sie selektiv abgebaut. Im Sperma sind normalerweise >1,2 mg/ml Fruktose enthalten (erniedrigt z. B. bei postpuberaler Leydigzell-Insuffizienz, Entz. od. anlagebedingter Anomalie im Bereich der Prostata od. Bläschendrüsen); die Fruktolyse beträgt ca. 1,1–4,4 mmol/l (0,2–0,8 mg/ml) in 2 Stunden. Der **Fruktolyseindex** (Quotient aus verbrauchter Fruktosemenge u. Spermiendichte, normal 100) ist herabgesetzt bei fehlenden od. abgestorbenen Spermien.

Fruktos|ämie (↑; -ämie*) *f*: hereditäre Fruktoseintoleranz*.

Fruktose (↑) *f*: (engl.) *fructose*; Fructose, D-Fruktose, Fruchtzucker; syn. Lävulose; opt. aktive Ketohexose (s. Monosaccharide), die polarisiertes Licht nach links dreht (s. Isomerie); süßester natürl. Zucker, der als Monosaccharid in süßen Früchten u. Honig, als Oligo- u. Polysaccharid z. B. in Saccharose u. Inulin vorkommt. In der Zelle wird F. durch Ketohexokinase* zu Fruktose-1-phosphat phosphoryliert u. durch Aldolase* zu Glyceron-3-phosphat u. Glyceral hydrolysiert. Von geringer Bedeutung ist der Stoffwechselweg, bei dem Hexokinase* in Abwesenheit von Glukose F. in Fruktose-6-phosphat überführt, das in die Glykolyse* eingeschleust wird. **Bedeutung bei Diabetes mellitus:** Da die Fruktoseverwertung v. a. über die Ketohexokinasereaktion erfolgt, wird die Glukokinasereaktion umgangen u. Glyceron-3-phosphat in der Glykolyse unter Gewinn von 2 ATP zu Pyruvat abgebaut. Die Aufnahme von F. in die Zelle ist insulinunabhängig, so dass auch bei schwerem Diabetes mellitus bis zu 30 g F. pro Tag umgesetzt werden. F. ist physiol. im fetalen Blut u. Spermaplasma (s. Fruktolysetest) vorhanden. **Störungen der Verwertung** von F.: s. Fruktoseintoleranz, Fruktosurie.

Fruktose-1,6-Bis|phosphatase (↑) *f*: (engl.) *fructose-1,6-bisphosphatase*; spezif. Enzym der Glukoneogenese*.

Fruktose-1,6-bis|phosphat-Aldolase (↑) *f*: s. Aldolase.

Fruktose-1,6-Bis|phosphatase|mangel (↑): (engl.) *fructose-1,6-bisphosphatase deficiency*; syn. Aldolase-A-Mangel; autosomal-rezessiv erbl. Störung der Glukoneogenese* (Genlocus 9q22.2-q22.3); **Klin.:** ausgeprägte Hypoglykämie u. Laktatazidose*, Hyperbilirubinämie im Neugeborenenalter; Beginn der klin. Sympt. beim Abstillen; **Ther.:** ausreichende Kohlenhydratzufuhr unter Vermeidung von Fruktose u. Saccharose.

Fruktose|in|toleranz (↑; Intoleranz*) *f*: (engl.) *aldolase B deficiency*; syn. Aldolase-B-Mangel, Fruktosämie; autosomal-rezessiv erbliche Stoffwechselstörung mit einem Defekt der Untereinheit B der Aldolase* (Genlocus 9q22.3 mit mehreren Mutationen, von denen ALA149PRO die häufigste in Mitteleuropa ist); dadurch Akkumulation von Fruktose-1-phosphat, das Glykogenolyse u. Glukoneogenese hemmt; **Häufigkeit:** 1 : 10 000–20 000; **Klin.:** hypoglykämischer Schock* nach Aufnahme fruktosehaltiger Nahrungsmittel (Früchte, saccharosehaltige Milchpräparate, Süßigkeiten usw.); im Säuglingsalter häufig rezidiv. Ernährungsstörungen mit Erbrechen, Fieber u. Dystrophie*, Hepatomegalie, Funktionsstörungen der Leber; später besteht eine Abneigung gegen Obst, Gemüse u. Süßigkeiten, kariesfreie Zähne. **Diagn.:** Nachweis des Enzymmangels in der Leber (evtl. in der Dünndarmschleimhaut); NMR-spektrometrische Messung der Anreicherung von ^{35}P in der Leber nach Gabe geringer Fruktosemengen; sekundäre Hypophosphatämie u. Hypermagnesiämie nach Fruktosegabe; **Ther.:** Reduktion der Fruktoseaufnahme; **DD:** benigne Fruktosurie*; vgl. Galaktosämie.

Fruktose-1-phosphat-Aldolase (↑) *f*: s. Aldolase.

Fruktos|urie (↑; Ur-*) *f*: (engl.) *fructosuria*; nichtdiabetische Melliturie*; **Formen:** 1. benigne autosomal-rezessiv erbl. Stoffwechselanomalie (Genlocus 2p23.3-23.2) mit Mangel an Ketohexokinase*; 2. symptomatische F. bei schwerer Lebererkrankung nach Aufnahme fruktosehaltiger Nahrung.

Frustration (lat. *frustratio* Täuschung) *f*: (engl.) *frustration*; (psychol.) Erlebnis der enttäuschten Erwartung; Folge der Behinderung der Befriedigung eines od. mehrerer Verhaltensziele; kann bei Unfähigkeit zur entspr. Verarbeitung zu Aggression* u. anderen psych., psychosomat. od. psychosozialen Folgen führen.

FSF: Abk. für fibrinstabilisierender Faktor*.

FSH: Abk. für follikelstimulierendes Hormon; in basophilen Zellen des Hypophysenvorderlappens gebildetes Gonadotropin*; Ausscheidung renal; **Grundstruktur:** saures (sialinsäurereiches) heterodimeres Glykoprotein (M_r 34 000; Kohlenhydratanteil 27 %) aus einer unspezif. α- u. einer spezif. β-Untereinheit; **Regulation:** Steuerung der pulsatilen Freisetzung durch GnRH*; Hemmung der FSH-Sekretion durch Inhibine, Progesteron (Frau) u. Testosteron (Mann); **Wirkung:** Stimulation der Gonadenentwicklung u. -funktion; 1. **bei der Frau:** Regulation des Menstruationszyklus* (zus. mit Estradiol* u. Progesteron*); zykl. Ausschüttung fördert Granulosazellwachstum im Tertiärfollikel sowie Glykolyse* u. Proteinbiosynthese* im Ovar; 2. **beim Mann:** fördert Spermatogenese*, bewirkt Vergrößerung der Hodenkanälchen u. Biosynthese von Androgenbindungsprotein in Sertoli*-Zellen; **Referenzbereiche:** s. Tab.; **klin. Bedeutung:** erniedrigte Werte bei primärem Hypogonadismus*, Adipositas, Mangelernährung; (stark) erhöhte Werte bei sekundärem Hypogonadismus.

FSHRH: (engl.) *FSH-RH (follicle-stimulating hormone-releasing hormone)*; Abk. für follikelstimulierendes-Hormon-Releasing-Hormon; GnRH*.

FSME: Abk. für Frühsommer-Meningoenzephalitis; (engl.) *western tick-borne encephalitis (Abk. TBE)*; sog. Zeckenenzephalitis; durch Zecken (insbes. Ixodes ricinus) übertragene, im Sommer auftretende Enzephalitis*; **Vork.:** v. a. Süddeutschland, Österreich, Skandinavien, Balkan, Westrussland; **Err.:** FSME*-Virus; **Inkub.:** 4–14 Tage; **Klin.:** nach grippeähnl. Sympt. fieberfreies Intervall von 1–20 Tagen, dann erneuter Fieberanstieg u. Entw. einer Meningitis (ca. 50 % der Fälle; günstige Progn.), Meningoenzephalitis (ca. 40 % der Fälle; Letalität ca. 1–2 %, häufig Defektheilung) od. Meningoenzephalomyelitis (ca. 10 % der Fälle; häufig Defektheilung); **Diagn.:** Pleozytose* im Liquor cerebrospinalis, serol. Antikörpernachweis; **Proph.:** aktive Immunisierung gefährdeter Personen (Waldarbeiter, Einwohner von bzw. Reisende in Endemiegebiete); vgl. Schutzimpfung (Tab. dort).

FSME-Virus *n*: Kurzbez. für Frühsommer-Meningoenzephalitis-Virus; (engl.) *tick-borne encephalitis virus (Abk. TBEV)*; Flavivirus* der Fam. Flaviviridae; **Err.** der durch Zecken übertragenen FSME*; **Vork.:** europäischer Subtyp in Mittel- u. Osteuropa, Südschweden u. Südfinnland (Überträger: Ixodes ricinus), fernöstlicher Subtyp (RSSE*-Virus) in asiatischen Teil Russlands, Nordchina u. Nordjapan (Überträger: Ixodes persulcatus). **Nachw.:** Virusnachweis (PCR) aus dem Liquor, Antikörpernachweis aus Liquor u. Serum; **Infektionsprophylaxe:** Zeckenschutz; Impfung; postexpositionell evtl. sofort Hyperimmunglobulin. Vgl. Arboviren.

FSP: Abk. für Fibrinspaltprodukte*.

FT3: Abk. für freies Triiodthyronin; s. Schilddrüsenhormone.

FT$_4$: Abk. für freies Thyroxin; s. Schilddrüsenhormone.

FTA-ABS-Test *m*: Kurzbez. für Fluoreszenz-Treponema-Antikörper-Absorptionstest; s. Syphilis.

FTA-Test *m*: Kurzbez. für Fluoreszenz-Treponemen-Antikörper-Test; Verf. der spezif. Syphilisserologie mit versch. Modifikationen, v. a. als FTA-ABS-Test, IgM-FTA-Test.; vgl. Syphilis.

Fuchs|band|wurm: s. Echinococcus multilocularis.

Fuchs-Fleck (Ernst F., Ophth., Lüttich, 1851–1930): (engl.) *Fuchs coloboma, Fuchs spot*; schwarzer Fleck in der Macula lutea; **Vork.:** bei myopischer Makulopathie*.

FSH		
Geschlecht und Alter		Referenzbereich (IU/l Blut)
Männer		
≤8.	Lebensjahr	<6
12.–14.	Lebensjahr	2 – 15
>14.	Lebensjahr	2 – 18
Frauen		
≤8.	Lebensjahr	<4
12.–14.	Lebensjahr	3 – 15
>14.	Lebensjahr	1 – 34
Postmenopause		27 – 133

Fuchs-Horn|haut|dys|trophie (↑; Dys-*; Troph-*) *f*: (engl.) *Fuchs corneal dystrophy*; wahrscheinlich autosomal-dominant erbl., meist bei Frauen zw. 30. u. 50. Lj. auftretende, primäre Dystrophie des Hornhautendothels mit Zusammenbruch der Endothelschranke zunächst im Zentrum; Verlauf über Jahrzehnte mit fortschreitendem Stromaödem u. bläschenförmiger Abhebung des Epithels, zunehmender Sehverschlechterung u. Schmerzattacken beim Platzen der Epithelbläschen (sog. Keratitis bullosa); **Ther.**: Keratoplastik*.

Fuchsin *n*: (engl.) *fuchsin*; Anilinfarbstoff; vgl. Karbolfuchsinlösung; Feulgen-Plasmalfärbung.

Fuchs-Rosenthal-Kammer (Alfred F., Neurol., Wien, 1870–1927; S. M. R., amerikan. Arzt, geb. 1897) *f*: (engl.) *Fuchs-Rosenthal counting chamber*; Zählkammer* zur Zellzählung in der Liquordiagnostik*; vgl. Drittelzellen.

Fuchs-Zyklitis, hetero|chrome (Ernst F., Ophth., Wien, 1851–1930; Zykl-*; -itis*) *f*: (engl.) *heterochromic cyclitis syndrome*; syn. Heterochromiezyklitis; unilaterale Iridozyklitis* bei Heterochromia complicata; s. Heterochromie.

Fucose *f*: Fukose*.

Führer-Arterie (Arteria*) *f*: (engl.) *Führer's artery*; Ramus ascendens der Arteria* circumflexa ilium profunda.

Führungs|linie des Beckens: (engl.) *axis of pelvis*; Axis pelvis; Beckenachse; Verbindung der Mittelpunkte der Beckenebenen* (Abb. dort).

Fülleborn-Anreicherung (Friedrich F., Hygieniker, Tropenarzt, Hamburg, 1866–1933): (engl.) *Fülleborn's method*; Anreicherung von Wurmeiern aus Stuhlproben in gesättigter Kochsalzlösung an der Oberfläche; geeignet zur Erfassung von Nematodeneiern u. Eiern der Bandwurmgattungen Taenia u. Hymenolepis; ungeeignet bei Trematodeneiern, bei Eiern von Diphyllobothrium u. unbefruchteten Askarideneiern. Vgl. Wurmeiernachweis.

Füll|halter|dosi|meter (Dosis*; Metr-*) *n*: (engl.) *pencil dosimeter*; auch Stabdosimeter, Taschendosimeter; (radiol.) nach dem Prinzip der Ionisationskammer* aufgebautes Dosimeter* zur Überwachung der Personendosis*; mit Hilfe des eingebauten Elektrometers jederzeit ablesbar; Messbereich zw. 0–200 mR. Vgl. Dosimetrie; Filmdosimeter.

Füllungs|phase (Phase*) *f*: s. Diastole.

Füllungs|zysto|metrie (Kyst-*; Metr-*) *f*: s. Zystomanometrie.

Fünf|tage|fieber: (engl.) *quintan fever*; s. Rickettsiosen; Fieber, wolhynisches.

Fünfte Krankheit: Erythema* infectiosum acutum.

Fütter|störung im frühen Kindes|alter: (engl.) *feeding disorder of early childhood*; im Säuglings- u. Kleinkindesalter auftretende Unfähigkeit, adäquat zu essen od. anhaltende Rumination* od. Regurgitation von Speisen ohne org. Urs. mit resultierender mangelnder Gewichtszunahme od. Gewichtsverlust; oft in Komb. mit Schlaf-Wach-Problemen u. Entwicklungsrückständen durch chron. mangelnde Nahrungsaufnahme; 1–3 % aller pädiatr. Krankenhauszugänge weisen eine F. i. f. K. auf; **Ätiol.:** Zusammenwirken physiol., neuromechan. (z. B. verzögerte Reifungs- u. Entwicklungsprozesse der Mundmotorik), sozialer u. Lernfaktoren; **Ther.:** kurzfristig evtl. Sondenernährung zur Gewichtsstabilisierung; langfristig therap. Beeinflussung der Eltern-Kind-Interaktion durch verhaltenstherap. Methoden wie Verhaltensmanagement, Ernährungsberatung, Konfrontations- od. Desensibilisierungstechniken; **Progn.:** meist spontane Besserung; **DD:** Erkr. des Magen-Darm-Trakts, endokrin. od. neurol. Erkrankungen.

fugax (lat.): flüchtig; z. B. Amaurosis* fugax.

Fugue, dis|soziative (engl. fugue Verlassen der Umgebung) *f*: (engl.) *dissociative fugue*; auch psychogene Fugue; zu den dissoziativen Störungen* gehörender Zustand von unterschiedl. Dauer mit unerwarteter u. zielgerichteter Ortsveränderung über den gewöhnl. Aktionsbereich hinaus, wobei i. d. R. alle Kennzeichen einer vollständigen dissoziativen Amnesie* bestehen. Die betroffene Person kann u. U. eine andere Identität annehmen, bleibt jedoch für die neue Umgebung psych. meist unauffällig. Vgl. Poriomanie.

Fukose *f*: (engl.) *fucose*; 6-Desoxy-L-galaktose; Monosaccharid (Aldose); Bestandteil der ABNull-Substanzen (s. ABNull-Blutgruppen) sowie einiger Glykoside, Antibiotika, Oligosaccharide der Milch u. a. Glykoproteine*.

Fukosidose (-osis*) *f*: (engl.) *fucosidosis*; autosomal-rezessiv erbl. Mangel an lysosomaler Alpha-L-Fukosidase mit Speicherung von Glykolipiden u. Glykoproteinen in Lysosomen; **Ätiol.:** Mutationen im FUCA1-Gen (Genlocus 1p34); **Formen:** versch. Phänotypen durch Mutation zweier Allele; **Klin.:** **1. Typ 1:** im 1. Lj. psychomotor. Retardierung u. rezidiv. Infektionen, Störung des Muskeltonus, Ataxie, Skelett- u. Gesichtsveränderungen wie bei Hurler*-Pfaundler-Krankheit, Angiokeratome wie bei Fabry*-Syndrom, Hepatomegalie; Verlauf progredient unter zunehmender Entw. von Spastik u. Krampfanfällen, finale Dezerebration in den ersten 3 Lj.; **2. Typ 2:** wie Typ 1 beginnend, aber mit langsamerer Progression; Lebenserwartung bis zu 6 Jahren; **3. Typ 3** (juveniler Typ): im Kleinkindalter beginnend mit langsamerer Progression; Pat. erreichen das 2. Lebensjahrzehnt. **Diagn.:** spez. Vermehrung von Oligosacchariden im Urin; Enzymnachweis im Serum, vakuolisierte Zellen in peripherem Blut u. Knochenmark; Pränataldiagnostik* möglich; vgl. Mukopolysaccharid-Speicherkrankheiten.

Fukuyama-Muskel|dys|trophie (Muskel*; Dys-*; Troph-*) *f*: s. Muskeldystrophien, kongenitale.

Fulguration (lat. fulgur Blitz) *f*: **1.** (engl.) *fulguration*; Blitzeinwirkung; s. Elektrounfall. **2.** (engl.) *electrofulguration*; Methode zur Destruktion von z. B Tumorgewebe u. Hautläsionen mit elektrisch. Strom.

fulminant (lat. fulminare blitzen): syn. foudroyant; plötzlich.

Fulvestrant (INN) *n*: (engl.) *fulvestrant*; Antiöstrogen*; **Ind.:** Östrogen-Rezeptor positives, lokal fortgeschrittene od. metastasiertes Mammakarzinom* (postmenopausal); **UAW:** Hitzewallungen, Übelkeit u. Erbrechen, Diarrhö, Effloreszenzen, Harnweginfektionen, venöse Thromboembolien, lokale Reaktionen an der Injektionsstelle.

Fumar|säure: (engl.) *fumaric acid*; trans-1,2-Ethylendicarbonsäure; intermediäres pflanzl. u. tier. Stoffwechselprodukt (vgl. Citratzyklus); cis-Isomer heißt Maleinsäure; **Vork.:** v. a. in Pflanzen, z. B. Fumaria officinalis; **Ind.:** als Fumarsäureester systemisch bei schweren Formen der Psoriasis*; **Kontraind.:** Magen- u. Darmulzera, Nierenerkrankung, schwerer Leberschaden; keine gleichzeitige Einnahme mit Methotrexat, Retinoiden, Psoralenen u. Ciclosporin; **UAW:** Flush, Übelkeit, Diarrhö, Eosinophilie, Leukopenie, Lymphopenie, selten Nephrotoxizität.

Functio (lat.) *f*: Verrichtung, Funktion.

Functio laesa (↑) *f*: gestörte Funktion; z. B. als Kardinalsymptom einer Entzündung* od. Fraktur*.

Funda (lat. Schleuder) *f*: schleuderförmiger Verband*, z. B. für Kinn (F. maxillae) od. Nase (F. nasi); s. Abb.

Funda: 1: F. maxillae; 2: F. nasi

Fundo|plicatio (↑; lat. plicare zusammenfalten) *f*: (engl.) *fundoplication*; Antirefluxplastik, meist kombiniert mit einer Hiatoplastik, zur Verhinderung eines gastroösophagealen Reflux* bei Hiatushernie*; **Formen: 1. vollständige** F.: aus Magenfundus gebildete Manschette wird um Ösophagus geschlungen u. vor diesem fixiert (sog. 360°-Manschette; s. Abb.); **2. Semifundoplicatio:** Bildung einer 180°-Manschette sowie Fixierung li. u. re. am Ösophagus; **3. Hemifundoplicatio:** Fixierung der Magenfunduskuppel an der Ösophagusvorderwand. Vgl. Achalasie; Refluxösophagitis.

Fundus (lat. Grund, Boden) *m*: **1.** (engl.) *fundus of eye*; (ophth.) Kurzbez. für F. oculi; s. Augenhintergrund; **2.** (engl.) *fundus*; (gastroenterol.) Kurzbez. für F. ventriculi; syn. Fornix ventriculi, Fornix gastricus; s. Magen.

Fundus albi|punctatus (↑) *m*: (engl.) *fundus albipunctatus*; autosomal-rezessiv erbl. Erkr. der Retina; **Urs.:** Defekt in der 11-cis Retinoldehydrogenase (Abk. RDH5, Enzym im Sehzyklus); **Sympt.:** Verlangsamung u. evtl. Verringerung der Dunkeladaptationsfähigkeit, Bildung zahlreicher heller, punktförmiger Ablagerungen im Pigmentepithel; im Verlauf der Erkr. evtl. Verminderung der Zapfenfunktion mit Visusminderung.

Fundus arterio|scleroticus (↑) *m*: (engl.) *attenuation retinopathy*; i. R. einer Arteriosklerose* veränderter Augenhintergrund; blasse, reflexarme Netzhaut, Gefäße mit starken Reflexen durch geringere Wandtransparenz (sog. Kupferdraht-, Silberdrahtarterien), Gunn-Zeichen (Venenverschmälerung unter Arterien), Salus-Zeichen (bogenförmige Ausbiegungen der Venen), Aderhautgefäße mit weißen Randkonturen, später grau-weiße Bänder.

Fundus flavi|maculatus (↑) *m*: s. Stargardt-Krankheit.

Fundus gastricus (↑) *m*: Magengrund, Magenblindsack; s. Magen.

Fundus hyper|tonicus (↑) *m*: Veränderungen des Augenhintergrunds* bei benignen Verlaufsformen der (essentiellen) Hypertonie* in Abhängigkeit von Blutdruckhöhe, Erkrankungsdauer u. Ausmaß der Gefäßsklerose; generalisierte Gefäßverengung, fokale Konstriktionen u. arteriosklerot. Veränderungen (s. Fundus arterioscleroticus); **Frühstadium:** Verhältnis der Gefäßdurchmesser Arteriole : Veno-

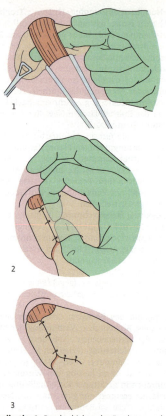

Fundoplicatio: 1: Durchschieben der Fundusmanschette hinter dem Ösophagus; 2: Überprüfen der Weite der Manschette; 3: distale Fixation der Manschette am Magen zur Vermeidung des Teleskop-Phänomens

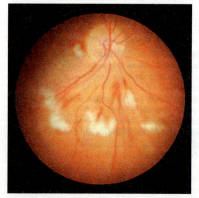

Fundus hypertonicus: Spätstadium mit verengten Arterien, Cotton-wool-Herden u. Blutungen [106]

le 3:4 bis 1:2, vermehrte Schlängelung der Gefäße, unterschiedl. ausgeprägte Kreuzungszeichen (Gunn-Zeichen, Salus-Zeichen); **Spätstadium:** Retinopathia hypertonica; bei länger bestehender Hypertonie verengte u. wechselnde Arteriolenkaliber (Verhältnis der Gefäßdurchmesser Arteriole:Venole 1:3 bis 1:4), verstärkte Venenschlängelung, Hyperämie der Papille, Netzhautblutungen, Venenastthrombosen (s. Abb.); **DD:** schwere Veränderungen der hypertensiven Retinopathie*.

Fundu|skopie (↑; -skopie*) *f*: auch Fundoskopie; s. Ophthalmoskopie.

Fundus meatus acustici in|terni (↑) *m*: Boden des inneren Gehörgangs.

Fundus my|opicus (↑) *m*: (engl.) *myopic fundus*; Augenhintergrund des kurzsichtigen Auges, häufig gekennzeichnet durch Netzhaut-Aderhautatrophien u. Defekte in der Bruch*-Membran; bei chron. progressivem Verlauf der Myopie* kommt es zu progredientem Sehverlust.

Fundus oculi (↑) *m*: s. Augenhintergrund.

Fundus poly|cyt|haemicus (↑) *m*: s. Polycythaemia vera.

Fundus|re|flex (↑; Reflekt-*) *m*: (engl.) *red reflex*; syn. Fundusrotlicht; Bez. für das rote Aufleuchten der Pupille inf. Netzhautreflexion von direkt ins Auge einfallendem Licht; Prüfung als einfacher Test zur Kontrolle der opt. Medien (Schwärzung bei opt. Hindernissen im Auge) u. der Netzhaut; Farbverschiebung nach gelb bzw. grau bei Ablatio* retinae u. Retinitis*. Vgl. Leukokorie.

Fundus|stand (↑): (engl.) *fundus height*; Stand des Fundus uteri am Ende der einzelnen Schwangerschaftswochen u. in der Rückbildungsphase*; vgl. Leopold-Handgriffe.

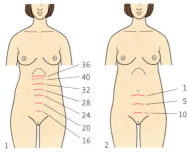

Fundusstand: oberer Rand des Corpus uteri im Verlauf der Schwangerschaft (1: Angabe der SSW) u. des Wochenbetts (2: Tage post partum)

Fundus uteri (↑) *m*: (engl.) *fundus of uterus*; gewölbter Grund der Gebärmutter, der den Tubenansatz überragt.

Fundus|varizen (↑; Varizen*) *f pl*: (engl.) *fundus varicoses*; Varizenbildung im Fundus des Magens als portokavale Anastomose* bei portaler Hypertension*, auch zusammen mit Ösophagusvarizen* u. portal-hypertensiver Gastropathie* auftretend (s. Abb.). **Kompl.:** Varizenblutung; **Ther.:** endoskop. Varizensklerosierung, Beta-Rezeptoren-Blocker, transjugulärer intrahepat. portosystem. Shunt*, portokavaler Shunt.

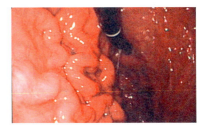

Fundusvarizen: Varizen im Bereich der kleinen Kurvatur des Magenkorpus, im Vordergrund netzige Felderung der Schleimhaut i. S. einer portalhypertensiven Gastropathie; Gastroskopie mit Blick aus dem Antrum in Richtung Fundus (Endoskop in Inversion) [105]

Fundus vesicae (↑) *m*: (engl.) *fundus of bladder*; dem Damm zugekehrter Harnblasengrund.

Fundus vesicae biliaris (↑) *m*: (engl.) *fundus of gallbladder*; syn. Fundus vesicae felleae; nach kaudal gerichtete, den vorderen Leberrand überragende Gallenblasenkuppe.

Fung|ämie (Fungus*; -ämie*) *f*: (engl.) *fungemia*; syn. Mykämie; Pilzsepsis; wiederholte, schubweise od. fortlaufende Einschwemmung von Pilzen in die Blutbahn mit nachfolgender Krankheitssymptomatik; in europäischen Ländern v. a. durch opportunistische Hefen (Candida, Cryptococcus) u. Schimmelpilze (Aspergillus) bei schwerer Grunderkrankung (z. B. Leukämie, Immunsuppression nach Organtransplantation); **Ther.:** Amphotericin B, evtl. in Komb. mit Flucytosin; vgl. Blutkultur; Sepsis; Systemmykosen.

Fungi (↑) *m pl*: (engl.) *Fungi*; syn. Mycophyta; sog. echte Pilze (im Gegensatz zu früher verwendeten Bez. wie höhere u. niedere Pilze); veraltet Eumycota; eukaryot., wenig differenzierte, i. d. R. myzelbildende, kohlenstoffheterotrophe Lebewesen (ohne Plastiden) mit charakterist. Zellwänden, deren Matrix Chitin enthält; werden wie die Pflanzen u. Tiere in einem eigenen Reich mit über 100 000 Arten zusammengefasst; aufgrund physiol. u. biochem. Unterschiede lassen sie sich gegenüber pilzähnl. Protisten abgrenzen. F. bilden Sporen als Verbreitungsformen; haben sexuelle u. asexuelle Phasen im Entwicklungszyklus. **Einteilung:** nach Merkmalen ihrer geschlechtl. Entw. (nach Müller u. Loeffler) in folgende Abteilungen u. Klassen: **1.** Zygomycota (jochpilzartige): **a)** Zygomycetes; **b)** Trichomycetes; **2.** Ascomycota (schlauchpilzartige): **a)** Endomycetes; **b)** Ascomycetes; **3.** Basidiomycota (ständerpilzartige): **a)** Ustomycetes; **b)** Basidiomycetes. Vgl. Fungi imperfecti.

Fungi im|perfecti (↑) *m pl*: (engl.) *Fungi imperfecti*; syn. Deuteromycetes; den Asco- u. Basidiomycota nahestehende Pilze, von denen keine sexuellen Hauptfruchtformen, aber unterschiedl. asexuelle Nebenfruchtformen bekannt sind; bilden vegetative Sporen (Arthrosporen*, Konidiosporen*); **Einteilung:** erfolgt nach morphol. Merkmalen der Nebenfruchtformen (Makro- u. Mikrokonidien), Chlamydosporen, Myzel- u. Sprosszellformen, Ultrastruktur der Septen usw. Ursprünglich wurden fast alle opportunist. od. obligat humanpathogenen Err. von Mykosen* den F. i. zugeordnet. In-

Fungistatika

zwischen wurden in vielen Fällen entspr. Hauptfruchtformen gefunden. Dies hat z. T. zu Umbenennungen geführt, die sich aber nicht durchsetzen konnten. Wo Zuordnungen mögl. sind, können die meisten Hefen den Endomycetes innerh. der Ascomycota zugeordnet werden, vereinzelt aber auch den Basidiomycota (Cryptococcus* neoformans). Dermatophyten* sind, wenn entspr. Hauptfruchtformen gefunden werden, Ascomycetes (Askomyzeten*). Humanpathogene Schimmelpilze sind entweder mit Zygomycetes (Mucorales u. a.) od. mit Ascomycetes verwandt (Aspergillus u. a.). Bez. wie Fadenpilze od. Hyphomyzeten sind ungenau, da auch einige Sprosspilze Hyphen bilden können; s. Pilzdiagnostik.

Fungi|statika (↑; statisch*) *n pl*: s. Antimykotika.

Fungi|zide (↑; -zid*) *n pl*: s. Antimykotika.

Fungus (lat.) *m*: **1.** (engl.) *fungus*; (mikrobiol.) Pilz; s. Fungi; **2.** (pathol.) Schwamm; breit aufsitzende, flache Geschwulst; vgl. Tumor.

Fungus articuli (↑) *m*: (engl.) *fungous arthritis*; syn. Tumor albus; Gelenkschwamm; diffuse Gelenkkapselschwellung bei Arthritis* tuberculosa mit darüber liegender blasser Haut, z. B. als Fungus manus meist am re. Handgelenk.

Fungus umbilicalis (↑) *m*: Nabelgranulom*.

Funiculus (lat. funiculus dünnes Seil) *m*: (engl.) *funiculus*; (neuroanat.) kleiner Strang; z. B. Markstränge im Rückenmark* (Funiculi medullae spinalis); Funiculus anterior medullae spinalis: Vorderstrang, Funiculus lateralis medullae spinalis: Seitenstrang, Funiculus posterior medullae spinalis: Hinterstrang*.

Funiculus spermaticus (↑) *m*: (engl.) *spermatic cord*; Samenstrang; enthält Hodenhüllen (mit Ausnahme des Peritoneums), Ductus deferens, zahlreiche Blutgefäße u. Nerven, die zum Skrotum u. seinem Inhalt ziehen od. von dort kommen.

Funiculus umbilicalis (↑) *m*: s. Nabelschnur.

Funikulitis (↑; -itis*) *f*: (engl.) *funiculitis*; Entz. des Funiculus spermaticus; **Vork.:** isoliert od. i. R. einer Orchitis* bzw. Epididymitis*, oft als Folge einer gonorrhoischen Entz. des Ductus deferens; **Klin.:** Schwellung u. Rötung des Funiculus spermaticus, lokale u. in die betroffene Leiste ziehende Schmerzen, selten Begleitperitonitis; **Kompl.:** Durchblutungsstörung u. Nekrose von Hoden u. Nebenhoden, Peritonitis, Sepsis; **Ther.:** Antibiotika i. v., bei V. a. Abszedierung inguinale Freilegung des Funiculus spermaticus, Ruhigstellung, Kühlung.

Funikulo|lyse (↑; Lys-*) *f*: (engl.) *funiculolysis*; op. Mobilisation des retinierten Hodens u. des Funiculus spermaticus mit nachfolgender Orchidopexie* bei Maldescensus* testis.

Funikulo|zele (↑; -kele*) *f*: (engl.) *funiculocele*; syn. Hydrocele funiculi spermatici; s. Hydrozele.

Funktion (Functio) *f*: (engl.) *function*; Verrichtung, Leistung, Fähigkeit.

Funktionalis (↑) *f*: s. Endometrium.

Funktions|kreis (↑): Regelkreis*.

Funktions|pflege (↑): (engl.) *functional care*; auch funktionelle Pflege; Organisation der Pflege nach Funktionsbereichen entsprechend der Tätigkeitsbereiche (z. B. Körperpflege, Blutdruckmessen, Verbände erneuern); unterteilt patientenbezogene Pflegehandlungen in einzelne Arbeitsschritte, die von unterschiedl. Pflegenden bei jeweils allen Pat. entsprechend ihrer Qualifikation ausgeführt werden. **Hinweis:** Gefahr von Doppelarbeit u. unterlassener Arbeit, Zergliederung von patientenbezogenen Aufgaben, ausgeprägte Hierarchisierung des Personals. Vgl. Gruppenpflege; Bezugspflege.

Funktions|prüfung (↑): (engl.) *functional testing*; Prüfung der spezifischen Leistungen eines Organs; z. B. Hörprüfungen*.

Funktions|stellung der Hand: s. Immobilisierung der Hand.

Funktions|störungen, sexuelle (): (engl.) *sexual dysfunction*; syn. sexuelle Dysfunktion; funktionelle Sexualstörung; Störung im Ablauf des sexuellen Reaktionszyklus*, die von den Betroffenen (bzw. von der jeweiligen Partnern) als nachteilig empfunden wird; **Urs.:** ausschließl. psychische od. organische Urs. od. deren Komb.; org. Urs.: z. B. Drogenkonsum, Arzneimittel, Alkoholmissbrauch, vaskuläre od. endokrin. Erkr.; psychische Urs.: z. B. sexuelle Traumata, Partnerschaftsprobleme; **Formen** (ident. Systematik für beide Geschlechter): **1.** Störung des sexuellen Verlangens: sexuelle Appetenzstörungen*; **2.** Störung der Erregungsphase: sexuelle Erregungsstörungen*; **3.** Störung der Kontrolle über den Zeitpunkt od. Fehlen des Orgasmus: Orgasmusstörungen*; **4.** Schmerzen beim Geschlechtsverkehr (Dyspareunie*), bei Frauen auch Vaginismus*; **Ther.:** Aufklärung u. Beratung, u. U. zus. mit Verhaltenstherapie*; auch als Paarpsychotherapie mit spez. Übungen u. unter Berücksichtigung von Beziehungsstörungen (Sexualtherapie*).

Funktions|störung, somatoforme autonome (↑) *f*: (engl.) *somatoforme dysfunction*; somatoforme Störung* mit wiederholter Darbietung körperl. Symptome eines Systems od. Organs, das weitgehend od. vollständig vom vegetativen Nervensystem* innerviert u. kontrolliert wird; trotz wiederholter negativer Untersuchungsergebnisse u. der Versicherung der Ärzte, dass die Sympt. nicht körperl. begründbar sind, werden vom Pat. weitere med. Untersuchungen gefordert. **Vork.: 1.** kardiovaskulär: z. B. Herzneurose*, Da* Costa-Syndrom; **2.** respiratorisch: psychogener Husten, Hyperventilation*; **3.** gastrointestinal: Magenneurose, funktionelle Dyspepsie*, psychogener Singultus, psychogene Dysphagie*, psychogene Aerophagie, Reizdarmsyndrom*, psychogene Flatulenz, psychogene Diarrhö; **4.** urogenital: psychogener Harndrang, überaktive Blase*.

Funktions|wandel (↑): (engl.) *change of function*; Bez. aus der Sinnesphysiologie, die die Senkung der Wahrnehmungsschwelle eines Sinnesorgans bei kontinuierl. (v. a. optisch, akust., taktiler, aber auch olfaktor. u. gustator.) Reizung beschreibt; widerspricht der klassischen sinnesphysiol. Lehre von der Konstanz der Schwelle der Sinnesorgane. Vgl. Sensibilität; Sensibilitätsstörungen; Reizschwelle.

Furan *n*: (engl.) *furan*; auch Furfuran, auch C_4H_4O; flüssiger 5-Ring-Heterocyclus mit Ringsauerstoff; Ausgangssubstanz zahlreicher Arzneimittel, Grundkörper der Furanose*.

Furano|cumarine *n pl*: (engl.) *furanocoumarins*; photosensibilisierende bzw. phototoxische Substanzen, die in Doldengewächsen, Rautengewächsen u. a. Pflanzen vorkommen u. bei Hautkontakt Rötung, Schwellung, Blasenbildung u. Nekrosen verursachen; Verw. von Psoralenen* als Photosensibilisatoren bei PUVA*.

Furanose *f*: (engl.) *furanose*; durch intramolekulare Halbacetalbildung entstandene O-heterocyclische Ringform (5-Ring) der Monosaccharide*, deren Grundgerüst Furan* ist; z. B. bei D-Ribose der RNA.

Furcht: (engl.) *fear*; sog. Realangst; objektbezogene Angst*, die sich z. B. als Reaktion auf eine konkrete Bedrohung bzw. Gefahr einstellt; vgl. Angststörung.

Furchung: (engl.) *cleavage*; (embryol.) mitotische, sog. meridionale u. äquatoriale Teilungen der Zygote* in jeweils kleinere Zellen (Blastomeren*) bis zum Stadium der Morula*.

furfuraceus (lat. furfur Kleie): kleienförmig.

furibundus (lat.): rasend.

Furkations|befall (lat. furca Gabel): (engl.) *furcation invasion*; Eröffnung der Wurzelaufteilung durch Attachmentverlust* bei fortgeschrittener Parodontitis im Bereich der Molaren u. ersten oberen Prämolaren (s. Abb.); **Diagn.:** Sondierung; aufgrund zahlreicher anat. Varianten schwierig; **Ther.:** Scaling*.

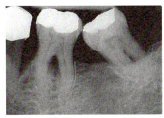

Furkationsbefall [72]

Furor (lat.) *m*: (engl.) *furor*; Bez. für Wut, Raserei; Aggression i. R. einer psych. Erkrankung.

Furo|semid (INN) *n*: (engl.) *furosemide*; Schleifendiuretikum (Sulfonamid); s. Diuretika.

Fur|sul|tiamin (INN) *n*: s. Allithiamine.

Furunculosis vulvae (Furunkel*; -osis*) *f*: durch Infektion mit Staphylococcus* verursachte Folliculitis bzw. Perifolliculitis profunda, die im behaarten Teil der Vulva zu Abszessen* führen kann; oft bei Diabetes* mellitus.

Furunkel (lat. furunculus kleiner Dieb, eitrige Entzündung) *m*: (engl.) *furuncle*; meist aus einer Follikulitis* hervorgehende akute eitrige Entz. eines Haarfollikels u. seiner Talgdrüse (Perifolliculitis) als schmerzhafter, bis zu einigen cm großer, geröteter Knoten mit zentralem Eiterpfropf u. starkem Ödem der Umgebung; **Err.:** meist Staphylococcus aureus; **Lok.:** v. a. an Nacken, Gesäß, Oberschenkelinnenseiten u. im äußeren Gehörgang; **Disposition:** geschwächte Abwehrlage (z. B. bei Diabetes mellitus, chron. Infektions- u. Stoffwechselkrankheiten, Immundefekten, Ekzeme; **Ther.:** Ruhigstellung, Antibiotika; nach Demarkierung Inzision u. ggf. Nekroseausräumung; lokal Antiseptika; **Kompl.:** Ausbildung eines Karbunkels*, regionäre Lymphangitis u. Lymphadenitis, bei Lok. im Gesicht (Nase, Oberlippe) Gefahr der Sinusthrombose*, Meningitis* u. Sepsis (keine Manipulation!).

Furunkulose (↑; -osis*) *f*: (engl.) *furunculosis*; rezidiv. od. kontinuierliches Auftreten einzelner od. mehrerer Furunkel* an versch. Körperteilen, v. a. bei abwehrgeschwächten Personen.

Fusel|öle: (engl.) *fusel oils*; unangenehm riechende Nebenprodukte der alkohol. Gärung*, die hauptsächl. aus Propyl- bis Amylalkoholen sowie aus Estern u. Carbonylverbindungen bestehen; **Anw.:** z. B. zur Vergällung von Alkohol.

Fusidin|säure (INN): (engl.) *fusidic acid*; tetracyclische Triterpensäure aus dem Pilz Fusidium coccineum; bakteriostat. u. bakterizides Antibiotikum; **Ind.:** lokal bei Infektionen des Auges u. der Haut durch Staphylococcus; auch bei Neisseria, Clostridium u. Corynebacterium; **Kontraind.:** Schwangerschaft; cave bei Früh- u. Neugeborenen, schweren Leberfunktionsstörungen; **UAW:** gelegentl. u. a. gastrointestinale Störungen, selten allerg. Reaktionen, Blutbildveränderungen, Schwindel.

Fusion (lat. fusio Ausguss, -fluss, Verbreitung) *f*: **1.** (engl.) *fusion*; (orthop.) angeb., auf eine frühembryonale Entwicklungsstörung zurückzuführende Wirbelverschmelzung (Blockwirbel*), die im Bereich der HWS zw. den Halswirbelkörpern C II u. III am stärksten ausgeprägt ist; **2.** (orthop.) op. Wirbelkörperfusion, z. B. ALIF, PLIF; vgl. Spondylodese; **3.** (ophth.) zentrale Verschmelzung der differierenden Netzhautbilder beim binokularen Sehen* zu einem gemeinsamen Sinneseindruck; F. querdisparater Netzhautbilder (vgl. Disparität) von Gegenständen innerh. der sog. Panum*-Areale bedingt stereoskopisches Sehen*; Bestimmung von Fusionskraft u. -breite durch haploskop. Geräte (Synoptophor*) u. Prismenbelastungen.

Fusions|gen (↑; Gen*) *n*: (engl.) *fusion gene*; neu zusammengesetztes Gen, das meist durch eine chromosomale Translokation* an den Bruchstellen entsteht; Veränderungen der Genregulation durch Verschiebung der Kontrollsequenzen können zu maligner Entartung u. klonaler Expansion der betr. Zelle führen; z. B. Philadelphia*-Chromosom.

Fusions-In|hibitoren (↑) *m pl*: s. Entry-Inhibitoren.

Fusions|niere (↑): (engl.) *fused kidney*; syn. Verschmelzungsniere; s. Nierenfehlbildungen.

Fusions|sy|stole (↑; Systole*) *f*: s. Kammertachykardie.

Fuso|bacterium (lat. fusus Spindel; Bakt-*) *n*: (engl.) *Fusobacterium*; Gattung gramnegativer, unbewegl., spindelförmiger, nicht sporenbildender Stäbchenbakterien der Fam. Fusobacteriaceae; Kultur obligat anaerob auf blut- u. serumhaltigen Nährböden; mehrere Species, im Mundbereich u. Magen-Darm-Trakt von Mensch u. Tier nachweisbar; einige Species sind Err. eitriger u. gangränöser Infektion im orofazialen Bereich, der Atemwege u. des Bauchraums beim Menschen: **F. nucleatum** (syn. F. fusiforme, F. Plauti-Vincenti): in Symbiose mit Treponema vincentii Err. von Plaut*-Vincent-Angina, Stomatitis* ulcerosa, Noma* u. a. zu Gewebezerfall führenden Erkr.; **F. necrophorum:** s. Lemierre-Syndrom. F.-Species sind empfindlich ge-

Fuß

genüber Penicillin, Cephalosporinen u. Metronidazol.

Fuß: (anat.) s. Pes.

Fuß|block: (engl.) *ankle block*; periphere Nervenblockade (s. Leitungsanästhesie) sämtl. den Fuß innervierender Nerven (N. tibialis, N. peroneus profundus, N. peroneus superficialis, N. suralis, N. saphenus) durch mehrere Punktionen im perimalleolaren Bereich.

Fuß|de|formitäten (Deformation*) *f pl*: (engl.) *foot deformities*; angeborene od. erworbene Verformungen des Fußes (s. Abb.), z.B. Pes* equinovarus bzw. Hallux* valgus.

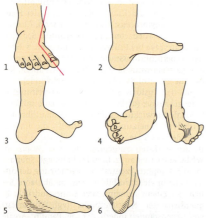

Fußdeformitäten: 1: Pes adductus congenitus; 2: Pes calcaneus; 3: Pes cavus; 4: Pes equinovarus; 5: Pes planus; 6: Pes valgus (linker Fuß)

Fuß, diabetischer: (engl.) *diabetic foot*; syn. diabet. Fußsyndrom; Spätkomplikation bei Diabetes* mellitus inf. Makro- u. Mikroangiopathie* peripherer Gefäße, diabetischer Neuropathie* u. Chondroarthropathie; **Klin.:** schmerzlose Ulzera (s. Abb.), Nekrose, diabetische Gangrän*; **Einteilung:**

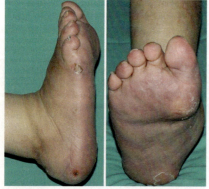

Fuß, diabetischer: trophische Hautveränderungen mit diabet. Ulkus am Fußrand bei diabetischer Neuropathie [56]

Fuß, diabetischer   Tab. 1
Wagner-Klassifikation

Stadium	Läsion
0	keine Läsion, ggf. Fußdeformation oder Zellulitis
I	oberflächliche Ulzeration
II	tiefes Ulkus bis zu Gelenkkapsel, Sehnen oder Knochen
III	tiefes Ulkus mit Abszedierung, Osteomyelitis, Infektion
IV	auf Vorfuß oder Ferse begrenzte Nekrose
V	vollständig nekrotischer Fuß

1. Klassifikation nach Wagner (s. Tab. 1); **2.** Wagner-Armstrong-Klassifikation (s. Tab. 2): Komb. aus Wagner-Klassifikation u. University of Texas Wound Classification System (sog. Armstrong-Klassifikation); **Proph.** u. **Ther.:** Entlastung des Fußes, orthop. Schuhe u. Einlagen, Fußpflege, frühzeitige u. konsequente Behandlung jeder kleinen Wunde (stadienorientiertes Wundmanagement*, bei Inf. zusätzl. Antibiotika ggf. parenteral); evtl. Angioplastie*, Gefäßrekonstruktion, u. U. Amputation.

Fuß|ex|artikulation (Ex-*; Articul-*) *f*: (engl.) *foot exarticulation*; op. Absetzen des Fußes in einer Gelenklinie; z.B. Lisfranc*- od. Chopart*-Gelenklinie; vgl. Amputation.

Fuß|geschwulst: (engl.) *swollen dorsum of the foot*; diffuse Weichteilschwellung des Fußrückens; **Urs.:** entzündl. Veränderungen an den Strecksehnen der Zehen; **Ther.:** konservativ (Ruhigstellung, nichtsteroidale Antiphlogistika); **DD:** dorsaler Fußrückenhöcker* (bisweilen mit Schleimbeutelbildung über der Exostose), Angioödem, Infraktion des 2., seltener 3. Metatarsalknochens (Marschfraktur*), traumat. Periostitis der Mittelfuß- u. Fußwurzelknochen.

Fuß|greif|re|flex (Reflekt-*) *m*: (engl.) *plantar reflex*; plantarer Greifreflex*; Druck gegen den Fußballen löst tonische Plantarflexion aller Zehen aus; vgl. Reflexe, frühkindliche.

Fuß|klonus (Klonus*) *m*: (engl.) *foot clonus*; Steigerung des Triceps-surae-Reflexes (s. Reflexe).

Fuß|knochen: s. Ossa pedis.

Fuß|lage: s. Beckenendlage.

Fuß|pilz: Tinea pedis; s. Dermatophytose; Tinea.

Fuß|rücken|höcker, dorsaler: (engl.) *dorsal prominence of the foot*; Exostose od. osteophytäre Wucherung an der Rückfläche des Fußes, häufig in Höhe des Gelenks zw. Os naviculare u. Os cuneiforme (meist II) od. zw. Talus u. Os naviculare, häufig mit Schleimbeutelbildung; **Urs.:** initiale Arthrose; **Ther.:** Polsterung, adaptiertes Schuhwerk; op.: Abtragung, Resektion etwas unter Niveau der Knochen (cave: Rezidiv).

Fuß|skelett (Skelett*) *n*: (engl.) *pedal skeleton*; die das F. bildenden Knochen; s. Abb.

Fuß|tief|lagerung: Anti*-Trendelenburg-Lagerung.

Fuß|wurzel: Tarsus; s. Fußskelett (Abb. dort).

Fuß, diabetischer
Wagner-Armstrong-Klassifikation

Tab. 2

Stadium	0	1	2	3	4	5
A	prä- oder postulzerative Läsion	oberflächliche Wunde	Ulzeration bis Sehne oder Gelenkkapsel	Ulzeration bis Knochen oder Gelenk	Nekrose von Fußteilen	vollständig nekrotischer Fuß
B	mit Infektion	mit Infektion	mit Infektion	mit Infektion	mit Infektion	mit Infektion
C	mit Ischämie	mit Ischämie	mit Ischämie	mit Ischämie	mit Ischämie	mit Ischämie
D	mit Infektion und Ischämie	mit Infektion und Ischämie	mit Infektion und Ischämie	mit Infektion und Ischämie	mit Infektion und Ischämie	

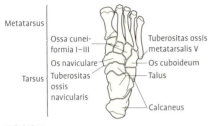

Fußskelett

Fuß|zellen (Zelle*): s. Sertoli-Zellen.
Fuszin (lat. fuscus dunkelbraun, schwarzgelb) *n*: **1.** (engl.) *fuscin*; gelbbrauner Farbstoff des Pigmentepithels der Choroidea; **2.** braunes Pigment als Abbauprodukt der Blutfarbstoffe in Galle, Harn u. Stuhl; Pyrrolderivat ohne Pentdyopent*. Vgl. Lipofuszin.

F-Welle: (engl.) *foot wave*; bei elektr. Stimulation eines motor. peripheren Nervs gelegentl. auftretendes Muskelantwortpotential inf. antidromer (rückläufiger) Erregung der Alphamotoneuronen mit nachfolgender orthodromer Erregungsaussendung; **Bestimmung:** durch Elektroneurographie*; **klin. Bedeutung:** F.-W. hat verlängerte Latenz od. fehlt z. B. bei proximaler Schädigung eines peripheren Nervs; vergrößerte Amplitude bei gesteigerter Erregbarkeit im ZNS, insbes. bei Polyneuritis u. Guillain*-Barré-Syndrom.

Fy: (serol.) Symbol der Duffy*-Blutgruppen.

G

g: (physik.) **1.** Einheitenzeichen für Gramm; vgl. Kilogramm; Masse; **2.** Formelzeichen für die Erdbeschleunigung (g = 9,81 m/s²).

G: 1. (chem.) Abk. für **G**uanin*, **G**uanosin*, **G**lycin*, **G**lukose*, **G**lobuline*; **2.** (physik.) Formelzeichen für Gewichtskraft*; Einheitenzeichen für Gauge*; **3.** Vorsatzzeichen für Giga- (Faktor 10⁹).

Ga: chem. Symbol für Gallium*.

GABA: Abk. für **G**amma**a**mino**b**uttersäure(-**a**cid); $H_2N-(CH_2)_3-COOH$; inhibitor. Neurotransmitter*, der in ca. 30 % der Synapsen im ZNS nachweisbar ist; biogenes Amin, das die Glutamatdecarboxylase aus Glutamat* synthetisiert; **Abbau:** durch Transaminierung* u. Oxidation zu Bernsteinsäure; **klin. Bedeutung:** Krämpfe bei Blockade der GABA-Biosynthese; GABA*-Rezeptor als Wirkort von Arzneimitteln.

Gaba|pentin (INN) *n:* (engl.) *gabapentin;* mit GABA* strukturverwandtes Antiepileptikum*; **Ind.:** als Mono- od. Zusatztherapie bei Epilepsie mit partiellen epilept. Anfällen mit od. ohne sekundäre Generalisierung, bei neuropath. Schmerzen (z. B. diabet. Neuropathie, postherpet. Neuralgie); **Kontraind.:** akute Pankreatitis; **UAW:** u. a. Müdigkeit, Schwindel, Kopfschmerz.

GABA-Re|zeptor *m:* (engl.) *GABA receptor;* ligandenaktivierter Ionenkanal für Chlorid- u. Bicarbonat-Ionen; Transmembranprotein in Nervenzellen, das spezifisch GABA* bindet; Wirkort von Arzneimitteln; **Einteilung: 1.** GABA_A-Rezeptor: ionotrop, öffnet Chloridkanäle (ligandengesteuerter Cl⁻-Kanal), hyperpolarisiert Neuronen, gehemmt durch versch. Hypnotika u. Narkotika (z. B. Barbiturate* u. Benzodiazepine*); **2.** GABA_B-Rezeptor: metabotrop, vermittelt über G*-Proteine eine verminderte Leitfähigkeit für Calciumkanäle*, öffnet Kaliumkanäle*; selektiver Agonist z. B. für Baclofen*; **3.** GABA_C-Rezeptor: ähnl. GABA_A-Rezeptor, vorwiegend in Retina; Aktivierung präsynapt. GABA-Rezeptoren (Autorezeptoren) führt zu verminderter GABA-Ausschüttung aus dem Axon (präsynapt. Hemmung).

Gabel|mücke: s. Anopheles.

Gabel|rippen: (engl.) *bifid ribs;* angeborene Spaltung von Rippen am vorderen Ende.

Gabel|stellung: s. Fourchette-Stellung.

Gadoben|säure (INN) *n:* (engl.) *gadobenic acid;* Gadolinium*-haltiges MRT*-Kontrastmittel zur i. v. Applikation; **Verw.:** kraniale u. spinale MRT*, Detektion u. Differenzierung von Leberläsionen.

Gado|butrol (INN) *n:* (engl.) *gadobutrol;* Gadolinium*-haltiges MRT*-Kontrastmittel zur i. v. Applikation; **Verw.:** in der kranialen u. spinalen MRT*, MR-Angiographie zur Detektion u. Differenzierung von Leber- u. Nierenläsionen.

Gado|di|amid (INN) *n:* (engl.) *gadodiamide;* Gadolinium*-haltiges MRT*-Kontrastmittel zur i. v. Applikation; **Verw.:** kraniale u. spinale MRT*, Ganzkörper-MRT.

Gadofosveset (INN) *n:* (engl.) *gadofosveset;* Gadolinium*-haltiges MRT*-Kontrastmittel zur i. v. Applikation; **Verw.:** in MRT*, MR-Angiographie.

Gadolinium (nach Johann Gadolin, finn. Chem., 1760–1852) *n:* (engl.) *gadolinium;* Symbol Gd, OZ 64, rel. Atommasse 157,25; zur Gruppe der Lanthanoide* gehörendes chem. Element; **Verw.: 1.** Gd-Komplexe als MRT*-Kontrastmittel; **2.** Gadoliniumoxysulfid mit geringen Beimengungen von Terbium als Leuchtstoff auf Verstärkerfolien.

Gado|pentet|säure (INN): (engl.) *gadopentetate dimeglumine;* Gadolinium*-haltiges MRT*-Kontrastmittel zur i. v. Applikation; **Verw.:** kraniale u. spinale MRT*, Ganzkörper-MRT.

Gado|teridol (INN) *n:* (engl.) *gadoteridole;* Gadolinium*-haltiges MRT*-Kontrastmittel zur i. v. Applikation; **Verw.:** zur Kontrastverbesserung bei MRT* zur Darstellung von Läsionen des Gehirns, Rückenmarks u. des umgebenden Gewebes, von Weichteiltumoren* in Kopf- u. Halsbereich, Brust, muskuloskelettalen System; zur DD von Lebertumoren u. Erkr. im Becken.

Gadoter|säure (INN) *n:* (engl.) *gadoterate;* Gadolinium*-haltiges MRT*-Kontrastmittel zur i. v. Applikation; **Verw.:** zur Kontrastverbesserung bei MRT* zur Darstellung von Läsionen des Gehirns, Rückenmarks u. des umgebenden Gewebes, der Leber, Nieren, Lunge, Brust, des Pankreas, Beckens, Herzens, sowie des muskuloskelettalen Systems, bei MR-Angiographie der Nierenarterien u. der direkten MR-Arthrographie.

Gadoxet|säure (INN) *n:* (engl.) *gadoxetate;* Gadolinium*-haltiges, leberspezifisches MRT*-Kontrastmittel zur i. v. Applikation; **Verw.:** MRT* zur Detektion u. Charakterisierung von Leberläsionen.

Gänse|gurgel|arterie (Arteri-*) *f:* s. Mönckeberg-Sklerose.

Gänse|haut: s. Cutis anserina.

Gaenslen-Hand|griff (Frederick J. G., Chir., Milwaukee, 1877–1937): (engl.) *Gaenslen's maneuver;* Zusammendrücken der Finger- u. Zehengrundgelenke auf Ebene der Metacarpo(tarso)phalangealgelenke; leichter Druck löst im Frühstadium u. bei florider rheumatoider Arthritis* Kompressionsschmerz an entzündeten Gelenken aus.

Gärung

Gärung: (engl.) *fermentation*; Abbau org. Substanzen, i. e. S. von Kohlenhydraten, ohne Endoxidation in der Atmungskette*; **Formen: 1.** anaerobe G.: **a)** alkoholische G.: Glukose, z. B. in Fruchtsäften, wird von Hefe durch Glykolyse* bis zum Pyruvat abgebaut, aus dem Ethanol u. CO_2 entstehen (vgl. Pasteur-Effekt); Alkoholkonzentrationen >12–14 Vol.% für Hefe toxisch; **b)** Milchsäuregärung (syn. Laktatgärung): aus Glukose entsteht in der Glykolyse Pyruvat, das die Laktatdehydrogenase* zu Milchsäure reduziert; Vork.: in tier. Zellen u. Milchsäurebakterien, die Lebensmittel fermentieren (z. B. zu Sauerkraut, Salzgurken, Sauermilch, Joghurt, Käse). **c)** Buttersäuregärung: Abbau von Hexosen in die Endprodukte Buttersäure u. CO_2 durch Buttersäurebakterien (z. B. in der Darmflora, bei der Verrottung von Laub); **d)** Butanolgärung: Endprodukt Butanol; **e)** Ameisensäuregärung: Spaltung von Ameisensäure durch z. B. E. coli in CO_2 u. H_2; **2.** aerobe G.: z. B. Essigsäure- u. Citratgärung; **3.** Eiweißgärung: bakterieller Abbau von Proteinen, der bei anaerobem Verlauf als Fäulnis*, bei aerobem Verlauf als Verwesung* bezeichnet wird; vgl. Eiweißfäulnis.

Gärungs|dys|pepsie (Dys-*; -pepsie*) *f*: (engl.) *fermentative dyspepsia*; Störung der Kohlenhydratverdauung; nach Aufnahme kohlenhydratreicher Nahrungsmittel auftretende Beschwerden mit Blähungen, Erbrechen, Durchfall; **Urs.:** beschleunigte Dünndarmperistaltik od. zu große Zufuhr von Kohlenhydraten (Wirkung der vorhandenen Amylase im oberen Dünndarm nicht ausreichend).

Gaisböck-Syn|drom (Felix G., Int., Innsbruck, 1868–1955) *n*: Polycythaemia* rubra hypertonica.

Galakt-: Wortteil mit der Bedeutung Milch; von gr. γάλα, γάλακτος.

Galakt|agoga (↑, -agoga*) *n pl*: (engl.) *galactagogues*; syn. Laktagoga; die Laktation* stimulierende Substanzen, z. B. Oxytocin*.

Galaktane (↑) *n pl*: (engl.) *galactans*; in Pflanzen vorkommende, unverzweigte hochmolekulare Polysaccharide* aus Galaktose*; z. B. in Hemizellulosen*, Agar*, Carrageen.

Galakto|cerebrosid|lipidose (↑; Zerebr-*; Lip-*; -osis*) *f*: Globoidzellen*-Leukodystrophie.

Galakto|graphie (↑, -graphie*) *f*: (engl.) *galactography*; syn. Duktographie, Galaktophorographie; röntg. (retrograde) Darstellung der einzelnen Milchgänge der (weibl.) Brustdrüse (s. Abb.) in 2 Ebenen mit Röntgenkontrastmittel nach Sondierung der Ausführungsgänge; **Anw.:** v. a. bei sezernierender bzw. blutender Mamille zusätzlich zur Mammographie*. Vgl. Duktoskopie.

Galakto|kinase (↑; Kin-*) *f*: (engl.) *galactokinase*; Enzym, das in der Leber ATP-abhängig exogen zugeführte Galaktose* zu Galaktose-1-phosphat phosphoryliert; erbl. Mangel an G. führt zu Galaktosämie* Typ II.

Galaktor|rhö (↑; -rhö*) *f*: (engl.) *galactorrhea*; spontane milchige Absonderungen aus der Brustdrüse außerhalb der Laktationsperiode*, meist inf. Hyperprolaktinämie* unterschiedlicher Urs.; physiol. als geringe G. während der Schwangerschaft u. bei Wöchnerinnen in den Stillpausen; insbes. bei einseitiger Sekretion sorgfältige Abklärung der Urs., ggf. Ausschluss von Milchgangpapillomen sowie eines Komedokarzinoms* mit Galaktographie* od. Mammographie*.

Galaktor|rhö-A|menor|rhö-Syn|drom (↑; ↑; A-*; gr. μήν, μηνός Monat; -rhö*) *n*: (engl.) *galactorrhea-amenorrhea syndrome*; auch Oligo-Amenorrhö-Galaktorrhö-Syndrom; Symptomkomplex aus Galaktorrhö* u. Amenorrhö*; **Urs.: 1.** meist Hyperprolaktinämie (Tab. dort) mit konsekutiver Überstimulierung der (weibl.) Mammae u. Hemmung der generativen Ovarialfunktion; bei Hypophysentumor als Urs. der Hyperprolaktinämie als Forbes-Albright-Syndrom, bei postpartaler hypothalamischer Fehlfunktion als Chiari*-Frommel-Syndrom u. bei idiopathischer hypothalamischer Dysfunktion als Argonz-Ahumada-Castillo-Syndrom bezeichnet; **2.** selten bei normwertigem Prolaktin in Verbindung mit regelmäßigen ovulatorischen Menstruationszyklen (Mechanismus unbekannt).

Galaktos|ämie (↑; -ämie*) *f*: (engl.) *galactosemia*; syn. Galaktoseintoleranz; Sammelbez. für angeb., autosomal-rezessiv erbl. Störungen des Galaktosestoffwechsels; **Formen: Typ I** (klassische G.): Mangel an Galaktose-1-Phosphaturidyltransferase (Genlocus 9p13 mit vielen Mutationen); Häufigkeit ca. 1 : 50 000; Klin.: inf. Verwertungsstörung der aus Laktose (in Muttermilch) entstandenen Galaktose kommt es bereits in den ersten Lebenstagen zu schweren Hypoglykämien*, Krampfanfällen (s. Epilepsie), lang anhaltender Hyperbilirubinämie* des Neugeborenen, Hepatomegalie, Katarakt, leichtem Hirnödem mit klin. Zeichen einer Meningitis (Pseudomeningitis); später Ausbildung einer renalen tubulären Insuffizienz mit generalisierter Hyperaminoazidurie*, Glukosurie, Phosphaturie (sekundäre Form des Debré*-Toni-Fanconi-Syndroms) u. frühzeitig Galaktosurie, gelegentl. Durchfälle; Progn.: im späteren Verlauf trotz Früherkennung (Neugeborenen-Screening) u. -behandlung ungeklärtes Auftreten von Intelligenzverlust im Pubertätsalter, bei Mädchen zusätzl. Ovarialinsuffizienz; **Typ II:** Mangel an Galaktokinase* u. teilweiser Abbau der Galaktose zu Galaktitol (Genlocus 17q24); Vork.: gehäuft bei Roma; Klin.: Galaktosurie u. sehr hohe Blutgalaktosekonzentration (Galaktosediabetes), häufig Katarakte* (auch bei Heterozygoten), keine Hypoglykämie; **Typ III:** Defekt der UDP-Galaktose-4-Epimerase (Umwandlung von Galaktose in Glukose; Genlocus 1p36-p35); Klin.: selten schwere Verlaufsform; häufiger Epimerase-Defekte mit Katarakt als einziges klin. Symptom; **Diagn.:** Neuge-

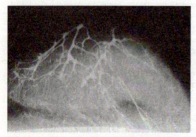

Galaktographie: Normalbefund rechte Mamma (kraniokaudaler Strahlengang) [168]

borenen*-Screening (Bestimmung der Konz. von Galaktose u. Galaktose-1-Phosphat im Blut bzw. Bestimmung der Enzymaktivität in Erythrozyten); Heterozygotenuntersuchung mit Enzymaktivitätsmessung in Erythrozyten; Pränataldiagnostik*; **Ther.:** milchfreie Säuglingsnahrung*, lebenslang laktose- u. galaktosefreie Diät.

Galaktos|amin (↑) *n*: (engl.) *galactosamine*; syn. Chondrosamin; 2-Amino-2-desoxy-D-galaktose; C2-Amin der D-Galaktose; s. Aminozucker.

Galaktose (↑) *f*: (engl.) *galactose*; Monosaccharid (Aldohexose); C4-Epimer der Glukose; **Vork:** z. B. in Laktose*, Cerebrosiden u. Glykoproteinen; **Nachw.: 1.** Rechtsdrehung im Polarimeter (spezif. Drehung: +80,8°); **2.** spezif. Probe: Tollens-Probe (Farbreaktion). Vgl. Kohlenhydratstoffwechsel; UDP-Galaktose.

Galaktose|dia|betes (↑; Diabet-*) *m*: s. Galaktosämie.

Galaktose-Toleranz|test (↑) *m*: (engl.) *galactose tolerance test*; quantitativer Leberfunktionstest*; klin. ohne zusätzl. Informationsgewinn gegenüber Child*-Pugh-Klassifikation (daher i. d. R. nur in Studien verwendet); **Prinzip:** nach i. v. Bolusgabe von Galaktose werden Plasmaelimination u. renale Exkretion gemessen; in Abhängigkeit vom Verlust der Leberfunktion nehmen Plasmahalbwertzeit u. renale Elimination zu. Vgl. Indozyaningrüntest; MEGX-Test.

Galaktosidasen (↑) *fpl*: (engl.) *galactosidases*; Glykosidasen*, die galaktosid. Bindungen spalten; z. B. Laktase (s. Disaccharidasen), die im Darm Laktose in Galaktose u. Glukose spaltet; Mangel an G. führt zu Laktoseintoleranz (s. Kohlenhydratmalabsorption).

Galakto|stase (↑; -stase*) *f*: s. Milchstau.

Galaktos|urie (↑; Ur-*) *f*: (engl.) *galactosuria*; Vork. von Galaktose im Harn, z. B. bei Magen- u. Darmerkrankungen der Säuglinge; s. Galaktosämie, Mellliturie.

Galaktosyl|ceramid (↑; Ceramid*) *n*: (engl.) *galactosylceramide*; einfacher Vertreter der Glykolipide* aus glykosidisch mit Galaktose verknüpftem Ceramid; s. Cerebroside.

Galakto|zele (↑; -kele*) *f*: **1.** (engl.) *galactocele*; Milchgangzyste als Retentionszyste* bei Milchstau* in einem verschlossenen Milchgang der Brustdrüse; **2.** syn. Lipozele; Hydrozele* mit milchigem Inhalt (u. a. Fett u. Lymphozyten).

Galakt|uron|säure: (engl.) *galacturonic acid*; typ. Baustein in Pektinen* (40–60 %); vgl. Uronsäuren.

Galant|amin (INN) *n*: (engl.) *galantamin*; reversibler Cholinesterase*-Hemmer; **Ind.:** zur Verbesserung der kognitiven Funktionen bei leichter bis mittelschwerer Alzheimer*-Krankheit; **Kontraind.:** schwere Leber- od. Nierenfunktionsstörung; **UAW:** u. a. Diarrhö, Übelkeit, allerg. Reaktionen, abdominale Schmerzen, Kopfschmerz, Verwirrtheit, Harnweginfektionen, Appetitminderung, Gewichtsabnahme.

Galant-Re|flex (Johann S. G., Neurol., Moskau; Reflekt-*) *m*: s. Reflexe, frühkindliche.

Galea (lat.) *f*: Helm, Haube.

Galea apo|neurotica (↑) *f*: syn. Aponeurosis epicranialis; haubenartig u. verschieblich dem Schädeldachperiost aufsitzende Sehne des M. epicranius; mit der Kopfhaut fest zur Kopfschwarte verbunden.

Galeazzi-Luxations|fraktur (Riccardo G., Chir., Orthop., Mailand, 1866–1952; Luxation*; Fraktur*) *f*: (engl.) *Galeazzi's fracture*; Schaftfraktur des Radius u. Luxation der Ulna aus dem distalen Radioulnargelenk (Abk. DRUG). s. Abb.; **Ther.:** Osteosynthese* des Radius, Sicherung des DRUG durch temporäre Stellschraube u. Ruhigstellung im Oberarmgipsverband in Neutralstellung. Vgl. Unterarmfraktur.

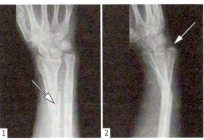

Galeazzi-Luxationsfraktur: 1: Radiusschaftfraktur; Luxation der Ulna aus dem distalen Radioulnargelenk; a.-p. u. seitl. Röntgenaufnahme [88]

Galenik (nach Galenos, griech. Arzt, 129–199) *f*: (engl.) *galenics*; auch pharmaz. Technologie; Wissenschaft von der Zubereitung von Arzneimitteln* aus Arznei- u. Hilfsstoffen.

Galenika (↑) *n pl*: (engl.) *galenics*; pharmaz. Zubereitungen, im Gegensatz zu Rohdrogen u. chem. Substanzen. Vgl. Galenik.

Galen-Vene (↑; Vena*) *f*: s. Vena magna cerebri.

Gallaudet-Faszie (Fasc-*) *f*: **1.** (engl.) *Gallaudet's fascia*; Fascia investiens abdominis superficialis; **2.** syn. Fascia investiens perinei superficialis; s. Fascia perinei.

Galle: (engl.) *bile*; Lebersekret (sog. **A-G.**, gelb, 0,5–1 l/d, 99 % Wasser), das beim Menschen u. einigen Tieren in der Gallenblase gesammelt u. durch Wasserresorption konzentriert wird (sog. **B-G.**, grün-braun, pH 5,6–8,0, 75 % Wasser); weitere **Bestandteile:** Gallensäuren* u. Phospholipide*, die für die Emulgierung* der Fette im Speisebrei u. die Aktivierung von Lipasen* sorgen (s. Verdauung). Außerdem enthält G. körpereigene u. -fremde Substanzen, meist als Glukuronide*, z. B. Gallenfarbstoffe*, Hormone (Steroide, Insulin) u. Arzneimittel, sowie Cholesterol*. Cholecystokinin* bewirkt die Kontraktion der Gallenblase u. Abgabe von G. ins Duodenum. Bei starker Konz. der G. od. Entz. können sich Gallensteine* bilden.

Galle, akute: Akute* Galle.

Galle|bouillon *f*: (engl.) *bile broth*; Nährmedium mit Rindergalle od. Gallensalzen zur Anreicherung von Bakt. der Gattung Salmonella*.

Galle, eingedickte: s. Gallepfropfsyndrom.

Gallen|blase: (engl.) *gall-bladder*; Vesica biliaris; auch Vesica fellea; dünnwandiger, birnenförmiger, mit glatten Muskelfasern durchsetzte Schleimhautsack (s. Abb.); Fassungsvermögen 50 ml; **Funktion:** Reservoir für die Galle, Konzentration der Galle u. Ausgleich von Druckschwankungen in

Gallenblasendyskinesie

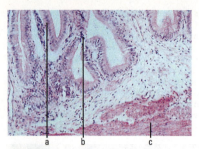

Gallenblase: a: Tunica mucosa mit einschichtigem hochprismatischem Epithel; b: Schleimhautbrücke; c: Tunica muscularis

den äußeren Gallenwegen; Teile: Fundus, Corpus u. Collum mit Heister-Klappe; das Collum setzt sich fort in den Ductus cysticus, der sich mit dem von der Leber kommenden Ductus hepaticus comm. zum Ductus choledochus vereinigt. Mündung in die Papilla duodeni major des Zwölffingerdarms. Vgl. Cholangitis; Cholezystitis; Cholelithiasis.

Gallen|blasen|dys|kinesie (Dys-*; Kin-*) *f*: s. Dyskinesie des Gallensystems.

Gallen|blasen|em|pyem (Empyem*) *n*: (engl.) *empyema of the gall-bladder*; Eiteransammlung in der Gallenblase; s. Cholezystitis.

Gallen|blasen|hydrops (Hydrops*) *m*: (engl.) *gall-bladder hydrops*; syn. Stauungsgallenblase; Vergrößerung der Gallenblase durch Verschluss des Gallenblaseninfundibulums od. des Ductus cysticus u. fortgesetzter Schleimproduktion; **Urs.:** bes. Gallensteineinklemmung, entzündl. od. narbige Stenose, Tumor, Dyskinesie des Gallensystems u. a.; **Folgen:** zunehmende Ausweitung der Blase, Verdünnung der Wand, später Atrophie u. narbiger Umbau oft mit Kalkablagerung (Porzellangallenblase) durch steigenden intraluminalen Sekretionsdruck; sog. weiße Galle (weißl. muköses Sekret) durch Rückresorption von Gallensäuren u. -pigmenten; **Klin.:** häufig palpator. gut abzugrenzender, evtl. druckunempfindl. Tumor (s. Courvoisier-Zeichen); **Kompl.:** Gallenblasenempyem, akute Cholezystitis, Perforation, Mirizzi-Syndrom; **Diagn.:** Sonographie; **Ther.:** Cholezystektomie*. Vgl. Cholestase.

Gallen|blasen|karzinom (Karz-*; -om*) *n*: (engl.) *gall-bladder carcinoma*; vom Epithel der Gallenblase ausgehendes, am häufigsten im Gallenblasenhals lokalisiertes Karzinom; Karzinominzidenz bei Schrumpf-* bzw. Porzellangallenblase* um ca. 20% erhöht; histol. meist schleimbildendes Adenokarzinom*; Metastasierung erfolgt häufig per continuitatem in Leber u. Peritoneum; als prädisponierend wird eine Cholelithiasis* mit chron. Cholezystitis* diskutiert. **Vork.:** meist ab 60. Lj., v. a. bei Frauen (w : m = 4 : 1); **Klin.:** häufig Zufallsbefund bei pathol.-histol. Aufarbeitung der Gallenblase nach Cholezystektomie, Sympt. meist sehr spät: Ikterus, Gewichtsabnahme, schmerzlose Resistenz im Oberbauch (Courvoisier-Zeichen); **Diagn.:** Ultraschalldiagnostik, CT, Magnetresonanz-Cholangiographie (Abk. MRC); **Ther.:** 1. kurativ: im Frühstadium (beschränkt auf Mucosa u. Muscularis) Cholezystektomie*, bei Infiltration der Serosa od. mehr Resektion des Gallenblasenbetts bzw. Lebersegmentresektion (Segment IVb u. V) sowie Lymphknotendissektion; derzeit keine gesicherte wirksame adjuvante Therapie; 2. **palliativ:** ERC* u. Stentimplantation in den Ductus hepatocoledochus, PTCD* zur Entstauung der Gallenwege; **Progn.:** insgesamt schlecht, meist nur ein palliativer Eingriff möglich. Vgl. Gallengangkarzinom.

Gallen|blasen|per|foration (lat. *perforare* durchbohren) *f*: (engl.) *gall-bladder perforation*; syn. Gallenblasenruptur; Platzen bzw. Zerreißen der Gallenblase inf. schwerer Entz. u. mechan. Beanspruchung, selten traumat. bedingt; führt meist zu galliger Peritonitis*; **Vork.:** v. a. bei akuter gangränöser Cholezystitis*, Gallenblasenhydrops u. -empyem, akalkulöser Cholezystitis.

Gallen|blasen|polypen (Polyp*) *m pl*: (engl.) *gall-bladder polyps*; benigne Tumoren der Gallenblase; größere Polypen* sollten op. entfernt werden, da diese karzinomatös entarten können.

Gallen|blasen|ruptur (Ruptur*) *f*: Gallenblasenperforation*.

Gallen|blasen|tumoren (Tumor*) *m pl*: **1.** (engl.) *tumors of the gall-bladder*; benigne G.: Adenome*, Adenomyome, Papillome*; **2.** maligne G.: Gallenblasenkarzinome*.

Gallen|farb|stoffe: (engl.) *biliary pigments*; lineare Tetrapyrrole, die beim Abbau von Porphyrinen*, bes. des Häms* entstehen; 80% der pro Tag gebildeten G. (250–300 mg) stammen aus Hämoglobin* von Erythrozyten, die im retikuloendothelialen System abgebaut werden. Die mikrosomale Hämoxygenase spaltet aus Protohäm Kohlenmonoxid ab. **Biliverdin** entsteht, das weiter zu **Bilirubin*** reduziert, in der Leber an Glukuronsäure gekoppelt u. mit der Galle ausgeschieden wird. Im Colon bauen es Darmbakterien weiter ab.

Gallen|fistel (Fistel*) *f*: s. Fistel, biliodigestive.

Gallen|gänge: (engl.) *bile pathways*; intralobuläre Gallenkapillaren (Canaliculi biliferi; interzelluläre Kapillaren, deren Wand von Leberzellen gebildet wird) münden über kurze Schaltstücke (Ductuli biliferi) in die interlobulären G. (Ductus interlobulares biliferi in den Bindegewebszwickeln zw. den Leberläppchen, begleitet von A. u. V. interlobularis); sie vereinigen sich zu den extrahepat. Ductus hepatici dexter et sinister (Lebergänge) u. danach zum Ductus hepaticus communis; s. Gallenblase.

Gallen|gang|adenom (Aden-*; -om*) *n*: (engl.) *bile duct adenoma*; syn. benignes Cholangiom; in der Leber vorkommender, benigner Tumor, der aus verzweigten, mit hohem Zylinderepithel ausgekleideten Gängen aufgebaut ist (benignes Cholangiom*).

Gallen|gang|a|tresie (Atresie*) *f*: (engl.) *bile duct atresia*; fortschreitender Verschluss der extrahepat. u. im Verlauf auch der intrahepat. Gallengänge (s. Abb.) mit rückläufigem u. schließl. fehlendem Gallefluss in den Darm (häufigste Urs. für Cholestase* im Neugeborenenalter); **Formen:** 1. isolierte, perinatal erworbene G. (bis zu 90% der Fälle); 2. pränatal beginnende G. mit assoziierten Fehlbildungen (Polysplenie, Asplenie, Situs inversus

Gallensäuren

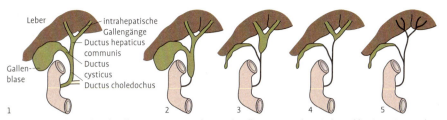

Gallengangatresie: 1: physiol. Gallengänge; 2–5: Einteilung nach Helbig; 2–4: extrahepatisch; 2: obliterierter Ductus choledochus distal; 3, 4: Obliteration nach proximal bis einschließl. Ductus cysticus (3) mit Obliteration des Ductus hepaticus communis (4); 5: Obliteration nach proximal bis einschließl. intrahepatische Gallengänge (intrahepatische G.)

viscerum, Malrotation); **Sympt.:** pathol. Hyperbilirubinämie* des Neugeborenen (persistierender Ikterus* im Anschluss an physiol. Icterus* neonatorum od. Auftreten eines erneuten Ikterus nach dessen Abklingen); durch Cholestase bedingte Fett- u. Vitamin-Malabsorption (A, D, E, K); ohne op. Behandlung frühzeitige Ausbildung einer biliären Zirrhose* (daher frühzeitige Diagnosestellung innerh. der ersten 6 Lebenswochen erforderlich); **Diagn.:** klin. entfärbte Stühle, Sklerenikterus, labordiagn. (direkte Hyperbilirubinämie bei neonataler Cholestase, erhöhte Transaminasen- u. γ-GT-Werte), Ultraschalldiagnostik (typischerweise keine od. nur kleine Gallenblase), ERCP, Cholangiographie i. R. einer Laparotomie, Leberbiopsie; **Ther.:** chir. (Kasai*-Operation mit Anastomosierung von Leberhilus u. hochgezogener Jejunumschlinge (Y-Schlinge; s. Roux-Operation); **Progn.:** trotz Op. ungünstig; bei im Verlauf partiellem od. ausbleibendem Gallefluss häufigste Urs. für Lebertransplantation* im Kindesalter.

Gallen|gang|endo|skopie (End-*; -skopie*) f: s. Cholangioskopie.

Gallen|gang|karzinom (Karz-*; -om*) n: (engl.) *carcinoma of the bile duct*; syn. malignes Cholangiom, cholangiozelluläres Karzinom; vom Gallengangepithel ausgehendes Karzinom, das am häufigsten nach dem 60. Lj. v. a. bei Männern mit primär sklerosierender Cholangitis* auftritt; histol. meist Adenokarzinom* mit intra- od. extrahepat. Manifestation; **Lok.:** s. Tab.; Ductus choledochus (Typ I nach Bismuth) bzw. im Bereich der Gabelung des Ductus hepaticus communis (sog. Klatskin-Tumor; Typ II–IV nach Bismuth); relativ langsames Wachstum u. späte lympho- u. hämatogene Metastasierung; **Klin.:** schmerzloser, progredienter Ikterus*, evtl. epigastr. Schmerzen u. Gewichtsverlust; **Ther.:** stadiengerechte Resektion (s. Tab.) od. palliativ; Lebertransplantation ohne erwiesenen Vorteil; **Progn.:** Drei-Jahres-Überlebensrate nach kurativer Resektion 40–50 %, nach palliativen Eingriffen 20–30 %; vereinzelt bei erfolgreicher Gallendrainage (ERCP*, PTCD*, biliare Endoprothese, photodynam. Therapie) auch mehrere Jahre.

Gallen|grieß: grießartige kleine Gallensteine*.

Gallen|kapillare (kapillar*) f: (engl.) *bile capillary*; s. Leber.

Gallen|kolik (Kolik*) f: s. Kolik; Cholelithiasis.

Gallen|säuren: (engl.) *bile acids*; von den Leberzellen aus Cholesterol* synthetisierte Bestandteile der Galle*; **Einteilung: 1.** primäre G.: Cholsäure (3α,7α,12α-Trihydroxycholansäure) u. Chenodesoxycholsäure (3α,7α-Dihydroxycholansäure); **2.** sekundäre G.: Desoxycholsäure (3α,12α-Dihydroxycholansäure) u. Lithocholsäure (3α-Monohydroxycholansäure), die aus den primären G. durch Dehydroxylierung an C-7 durch bakterielle Enzyme im Darm hervorgehen. In der Leber bilden G. mit Glycin od. Taurin Säureamide, die konjugierten G. od. Gallensalze (Glyko- bzw. Taurocholsäuren). **Funktion: 1.** Emulgierung* von Fetten; **2.** Aktivierung von Verdauungsenzymen

Gallengangkarzinom
Lokalisation und stadiengerechte Therapie

Bismuth-Typ	Tumorlokalisation	Therapie
I	Ductus hepaticus communis unterhalb der Gabelung	Resektion des extrahepatischen Gallengangs mit regionaler Lymphadenektomie; bei distaler Lokalisation zusätzlich den Magen erhaltende Duodenopankreatektomie
II	Hepatikusgabel, nicht aber sekundäre Aufzweigungen rechts oder links	wie Bismuth-Typ I, ggf. unter Resektion des Lobus caudatus
III	Hepatikusgabel, auf einer Seite (rechts: III a, links III b) bis an Segmentabgänge reichend	wie Bismuth-Typ I, jedoch mit Hemihepatektomie einschließlich Lobus caudatus; ggf. auch Gefäßresektionen; Lymphadenektomie bis Truncus coeliacus
IV	Hepatikusgabel, mit Einbeziehung der sekundären Zusammenflüsse rechts und links	kurative Resektion nicht möglich

Gallensäurenbestimmung

Gallensteine
Klassifikation der häufigsten Gallensteine

Steintyp	Häufigkeit	Lage	Charakterisierung
Cholesterolstein	über 90 % aller Steine	Gallenblase, selten Gallengänge	hart, rund, mit zunehmendem Alter polygonal
Pigmentstein			
schwarzer Stein	ca. 6 % aller Steine	Gallenblase, selten Gallengänge	sehr hart, klein, zackig oder maulbeerförmig
Calciumbilirubinatstein	nach Operation, 40–50 % aller Gallengangsteine	Gallengänge, selten Gallenblase	erdig, groß, tonnenförmig, in bis zu 40 % Nahtmaterial enthaltend

durch pH-Verschiebung; **3.** Anregung der Dickdarm- u. Hemmung der Dünndarmperistaltik; bei Verschlussikterus gelangen G. zus. mit Bilirubin ins Blut (u. U. Urs. für Bradykardie u. Juckreiz). Der Gallensäurepool (ca. 4 g) durchläuft 6–8-mal pro Tag einen enterohepatischen Kreislauf*, an dem auch die im Darm bakteriell dekonjugierten sekundären G. nach Rekonjugation in der Leber teilnehmen; etwa 0,4–0,8 g der G. werden tägl. mit dem Stuhl ausgeschieden.

Gallen|säuren|bestimmung *f*: (engl.) *bile acid assay*; qual. u. quant. Nachweis von Gallensäuren im Serum; **1.** photometr. Bestimmung nach Farbreaktionen (z. B. mit Phosphorsäuren, Aceton, Furfurol, Iodlösung); **2.** Dünnschichtchromatographie* u. Gaschromatographie*.

Gallen|säure|verlust|syn|drom, enterales *n*: (engl.) *bile acid malabsorption*; syn. chologene Diarrhö; Auftreten von meist wässrigen Durchfällen inf. Entzündung od. Resektion des Ileums; bei der dekompensierten Form des e. G. (nach Resektion von mehr als 1 m Ileum, wodurch der Verlust von Gallensalzen die Resyntheserate der Leber überschreitet) auch Steatorrhö*; **Urs.:** sekretorische Diarrhö durch in das Colon übergetretene, nicht im Ileum resorbierte Gallensäuren*; meist bei Enteritis* regionalis Crohn, nach Bestrahlung, evtl. nach Cholezystektomie* u. Vagotomie*; **Ther.:** Besserung der Diarrhö durch Gallensalzbinder (Colestyramin, Colestipol) bei der kompensierten Form, Verschlechterung bei der dekompensierten Form. Vgl. Kreislauf, enterohepatischer.

Gallen|stein|auflösung: s. Cholelitholyse.
Gallen|steine: (engl.) *gall-stones*; Konkrementbildung (s. Abb.) der (übersättigten) Galle* um einen Kristallisationskern in Gallengängen bzw. Gallen-

blase (s. Cholelithiasis), als sog. Solitärstein od. multipel bzw. als Gallengrieß (kleinste G.); **Einteilung: 1.** nach mögl. Bestandteilen (Cholesterol, Calciumcarbonat, Bilirubin od. Protein; s. Tab.): **a)** Cholesterolsteine: v. a. Cholesterolpigmentkalksteine, in ca. 10 % reine Cholesterolsteine (häufig solitär); **b)** Pigmentsteine: v. a. Bilirubinsteine, oft mit Kalkeinlagerungen; **c)** Calciumbilirubinatsteine; **2.** nach Ätiol.: **a)** primäre G.: sehr häufig multifaktorielle Pathogenese mit polygener Risikokonstellation (>20 sog. lithogene Gene) u. Abhängigkeit von weiteren Faktoren (z. B. Adipositas, Ernährung, Infektion), sehr selten monogen (obligat zu G. führender Gendefekt); **b)** sekundäre G.: erbl. od. erworbene Erkr. mit erhöhter Bilirubinproduktion (Hämolyse*) od. defekter Gallebildung (progrediente familiäre intrahepatische Cholestase*); inf. rezidivierender Entz. u. Destruktion der Gallenganganatomie (Caroli*-Krankheit, eitrige Cholangitis*); inf. gestörter Motilität der Gallenblase (z. B. nach totaler Vagotomie).

Gallen|steine, stumme: (engl.) *asymptomatic gallstones*; als Zufallsbefund (z. B. bei abdominaler Ultraschall- od. Röntgendiagnostik) entdeckte Gallensteine, die keine Beschwerden verursachen (i. d. R. keine Ind. zur Cholezystektomie*).

Gallen|stein|ileus (Ileus*) *m*: (engl.) *gall-stone ileus*; (inkompletter) Ileus* inf. Übertritts von Gallensteinen* in den Darm durch eine biliodigestive Fistel*; **Sonderform:** Bouveret-Syndrom mit Einklemmung des Gallensteins im Pyloruskanal.

Gallen|stein|kolik (Kolik*) *f*: s. Cholelithiasis.
Gallen|stein|zertrümmerung: s. Cholelithotripsie.
Gallen|weg|dys|kinesie (Dys-*; Kin-*) *f*: s. Dyskinesie des Gallensystems.

Gallen|wege: s. Gallenblase; Gallengänge.

Galle|pfropf|syn|drom *n*: (engl.) *inspissated bile syndrome*; syn. Syndrom der eingedickten Galle; Abflussbehinderung durch zähflüssige Galle im Neugeborenenalter; kann Icterus prolongatus (mit erhöhtem direktem Serumbilirubin) hervorrufen u. Gallengangatresie* vortäuschen; tritt gelegentl. im Gefolge eines Morbus* haemolyticus neonatorum auf; **DD:** zystische Fibrose*.

Galle, pleio|chrome: (engl.) *pleochromatic bile*; sehr dunkle, schwarzbraune Galle inf. hohen Bilirubingehalts (über 400 mg%) bei erhöhter Bilirubinbildung (erhöhter Anfall von Blutabbauprodukten z. B. bei hämolyt. u. perniziöser Anämie); vgl. Gallensteine.

Gallensteine [127]

Gallert|bauch: s. Pseudomyxoma peritonei.

Gallert|karzinom (Karz-*; -om*) *n*: (engl.) *mucinous carcinoma*; syn. Kolloidkarzinom; muzinöses, schleimproduzierendes Adenokarzinom* mit Siegelringzellen*; **Vork.:** z. B. als muzinöses Mammakarzinom*, Magenkarzinom* od. kolorektales Karzinom*.

Galle|stauung: s. Cholestase.

Galle, weiße: (engl.) *white bile*; Inhalt der Gallenblase nach Verschluss (Stein) u. Resorption des Bilirubins; s. Gallenblasenhydrops.

Gallium *n*: (engl.) *gallium*; chem. Element, Symbol Ga, OZ 31, rel. Atommasse 69,72; zur Borgruppe gehörendes 1- u. 3-wertiges Metall; **Verw.:** als Radionuklid in der nuklearmed. Diagn.; ^{67}Ga: Gammastrahler, HWZ 78 Std.; reichert sich z. B. als ^{67}Ga-Citrat in Tumoren u. entzündl. Prozessen v. a. durch Bindung an Laktoferrin, Transferrin u. Ferritin an; zur unspezif. szintigraph. Tumor- u. Entzündungssuche; ^{68}Ga: kurzlebiger Positronenemitter, HWZ 68 Min.; Anw. in der PET*-Diagn., z. B. ^{68}Ga-DOTATOC zur Diagn. neuroendokriner Tumoren.

Gallopamil (INN) *n*: Calcium*-Antagonist (Phenylalkylaminderivat).

Galopp|rhythmus (Rhythmus*) *m*: (engl.) *gallop rhythm*; auskultator. Klang bei Dreierrhythmus meist durch zusätzl. Herzton* zum normalen 1. u. 2. Herzton; **Formen:** 1. protodiastol. Galopp: durch 3. Herzton; syn. Dritter*-Ton-Galopp; 2. präsystol. Galopp: durch Vorhofton (4. Herzton); 3. Komb. als Viererrhythmus od. zum Summationsgalopp verschmolzen. Vgl. Ebstein-Anomalie.

Galsulfase (INN) *f*: (engl.) *galsulfase*; rekombinante Form der humanen N-Acetylgalaktosamin-4-Sulfatsulfatase zur i. v. Applikation; **Ind.:** langfristige Enzymersatztherapie bei Mukopolysaccharid*-Speicherkrankheit Typ VI (Maroteaux-Lamy-Syndrom); **Kontraind.:** akute fieberhafte Infektion u. Atemwegerkrankung; **UAW:** u. a. Ohrenschmerzen, Bauchschmerzen, Dyspnoe, Infusionsreaktionen (v. a. Fieber, Schüttelfrost/Rigor, Exanthem, Urtikaria).

GALT: Abk. für (engl.) *gut associated lymphoid tissue*; Bez. für das Immunsystem* des Darms; vgl. MALT.

Galvanisation (Luigi Galvani, Anat., Phys., Bologna, 1737–1798) *f*: (engl.) *galvanization*; Form der niederfrequenten Elektrotherapie* mit konstant fließendem Gleichstrom; Sonderformen: hydroelektrische Bäder (s. Stanger-Bad, Zellenbad), Iontophorese*; **Wirkung:** analgetisch, hyperämisierend, tonisierend bzw. detonisierend (je nach Stromrichtung). Vgl. Elektrotonus.

Gamaschen|ulkus (Ulc-*) *n*: (engl.) *gaiter ulcer*; zirkuläres Geschwür im Bereich der Unterschenkel; **Vork.:** meist in fortgeschrittenen Stadien der chronisch-venösen Insuffizienz*.

Gamasidiose (-osis*) *f*: (engl.) *gamasoidosis*; syn. Vogelmilbenkrätze; durch Dermanyssidae* verursachte, von Vögeln (Tauben, Hühner, Schwalben) auf Menschen übertragbare Erkr., insbes. durch Kleintierhaltung od. massenhaftes Auftreten von Vogelnestern in Gebäuden; **Sympt.:** kleinfleckiges, stark juckendes Exanthem* an Rumpf u. Extremi-

täten, das nach häufigem Kontakt auch allerg. bedingt sein kann; evtl. Entw. eines allerg. Asthma* bronchiale.

Gameten (gr. γαμέτης Gatte) *m pl*: (engl.) *gametes*; zusammenfassende Bez. für männl. u. weibl. Keimzellen (Spermien u. Eizellen); entstehen durch Ovogenese* bzw. Spermatogenese* u. haben nach der Meiose* nur einen einfachen Chromosomensatz. Bei der Befruchtung entsteht aus der männl. u. weibl. Gamete die Zygote*.

Gameto|genese (↑, -genese*) *f*: (engl.) *gametogenesis*; Oberbegriff für Ovogenese* u. Spermatogenese*; Entstehung von haploiden Gameten aus diploiden Urkeimzellen durch Reifeteilungen (Meiose*); **Urkeimzellen** entstehen beim menschl. Embryo in der Wand des sekundären Dottersacks* gegen Ende der 3. Woche u. wandern bis Ende der 4. Woche (Anfang 5. Woche) in die Gonadenanlagen ein.

Gameto|pathie (↑, -pathie*) *f*: (engl.) *gametopathy*; Oberbegriff für pränatale Erkrankungen* inf. Schädigung der Gameten (Ei- u. Samenzelle).

Gameto|zyt (↑; Zyt-*) *m*: (engl.) *gametocyte*; Vorstufe von Zellen der geschlechtl. Vermehrung, z. B. von Plasmodien*; Vork. im Blut nach einigen Zyklen der ungeschlechtl. Vermehrung von Plasmodien, reifen zu Mikrogametozyten (männl.) od. Makrogametozyten (weibl.) heran u. bilden die Grundlage für den geschlechtl. Vermehrungszyklus (Gamogonie) der Plasmodien in der Mücke (Hauptwirt); Mikro- u. Makrogametozyt vereinigen sich zur Zygote.

Gamma|amylase (gr. ἄμυλον Stärkemehl) *f*: s. Amylasen.

Gamma|globuline (Globuline*) *n pl*: (engl.) *gamma globulins*; heterogene, überwiegend Antikörper enthaltende Fraktion der Globuline* des Plasmas, die (bei bas. pH) in der Elektrophorese* die geringste Wanderungsgeschwindigkeit besitzt u. daher am weitesten kathodenwärts (im Gammabereich) lokalisiert ist; **2.** frühere Bez. für Immunglobuline*.

Gamma|globulin-Mangel|krankheit (↑): s. Agammaglobulinämie.

Gamma|glutamyl|carb|oxy|peptidase *f*: (engl.) *gamma-glutamyl carboxypeptidase*; syn. Konjugase; Hydrolase in der Mukosa des Jejunums, die Glutaminsäurereste von Folsäure* abspaltet.

Gamma|glutamyl|cystein|syn|thetase *f*: (engl.) *gamma-glutamyl-cysteine synthetase*; Ligase in der Biosynthese von Glutathion*.

Gamma|glutamyl|trans|ferase *f*: (engl.) *gamma-glutamyltransferase*; Abk. GGT od. γ-GT; syn. Gammaglutamyltranspeptidase; membrangebundenes Enzym, das zum Transport in die Zelle den Glutamylrest von Glutathion* auf Aminosäuren u. Peptide überträgt; **Vork.:** v. a. in Niere, Leber (bes. im intrahepat. Gallenwegepithel), Pankreas, Milz, Dünndarm; **Bestimmung:** aus Gammaglutamyl-4-Nitroanilid setzt G. gelbes 4-Nitroanilin frei, dessen Extinktion bei 405 nm gemessen wird; erhöhte Werte bei Erkr. der Leber u. Gallenwege (z. B. Cholestase, Fettleber, Tumoren, durch Arzneimittel u. Alkohol bedingt). Vgl. Referenzbereiche (Tab. dort); vgl. Leberfunktionstest.

Gammahämolyse

Gamma|hämo|lyse (Häm-*; Lys-*) *f*: s. Hämolysereaktionen.

Gamma|hydr|oxy|butyrat *n*: (engl.) *gamma-hydroxybutyrate*; Abk. **GHB**; selten eingesetztes Injektionsnarkotikum* mit hypnot. u. narkot. Eigenschaft ohne analget. Wirkung; Missbrauch als Rauschmittel* (sog. Liquid Ecstasy) zunehmend; **UAW:** (cave: geringe therap. Breite) Venenreizung, Erbrechen, Krampfanfall, Hypernatriämie, Hypokaliämie, nicht respirator. Alkalose, zentrale Atemdepression, Bradykardie.

Gamma|kamera *f*: (engl.) *gamma camera*; syn. Szintillationskamera, Anger-Kamera; bildgebende Apparatur der nuklearmed. Diagn. (Szintigraphie*), bei der mit stationären od. rotierenden Detektoren eine simultane Messung der Gammastrahlung* eines Untersuchungsfelds u. in Verbindung mit einem Rechnersystem eine Bilddarstellung der Aktivitätsverteilung erfolgt; der Detektor besteht aus einem wechselbaren, der Gammaenergie des Untersuchungsnuklids angepassten Kollimator*, einem großen NaI-(Tl)-Kristall, Lichtleitern u. Photomultipliern.

Gamma|ketten|marker: s. Gm-System.

Gamma Knife: spez. Bestrahlungsgerät zur Durchführung kleinvolumiger (stereotakt.) Bestrahlungen im Kopfbereich; besteht aus einer Schale aus Abschirmmaterial, in der sich >200 auf einen Raumpunkt fokussierte Kanäle befinden, in die zur Bestrahlung 201 Cobalt-60-Quellen gefahren werden.

Gamma|moto|neurone (Mot-*; Neur-*) *n pl*: (engl.) *gamma motoneurons*; Gammazellen in den Vorderhörnern* des Rückenmarks, die zus. mit Agammafasern efferent intrafusale Muskelfasern der Muskelspindel* innervieren. Vgl. Alphamotoneurone.

Gamma|spektro|metrie (Spektrum*; Metr-*) *f*: (engl.) *gamma spectrometry*; elektron. Verf. zur Messung der in einem Gammastrahlengemisch od. -spektrum enthaltenen Strahlenenergie in Elektronvolt* (bzw. in keV od. MeV); über Kalibrierquellen ist eine Trennung u. Aktivitätsbestimmung der Einzelnuklide möglich. **Anw.:** v. a. in der Nuklearmedizin bei der Qualitätskontrolle von Radiopharmaka*, in der Forschung u. im Strahlenschutz*.

Gamma|strahlen|konstante, spezifische *f*: (engl.) *specific gamma-ray constant*; nuklidspezif. Konstante, mit deren Hilfe die durch Gammastrahlung* bedingte Ionendosisleistung berechnet werden kann; durch die Dosisleistungskonstante* ersetzt.

Gamma|strahler: (engl.) *gamma radiators*; Radionuklide*, die Gammastrahlung* emittieren u. zur nuklearmed. Diagn. eingesetzt werden; als reine G. werden isomere Nuklide bezeichnet, die wegen fehlender Korpuskularstrahlung zu bes. niedriger Strahlenexposition der Pat. führen (z. B. ^{99m}Technetium*).

Gamma|strahlung: (engl.) *gamma radiation*; syn. γ-Strahlung; energiereiche elektromagnet. Wellenstrahlung, die als Folge radioaktiver Kernumwandlung (Abgabe der Anregungsenergie des Tochternuklids) bzw. bei der Paarvernichtung* entsteht; indirekt u. locker ionisierende Strahlung* mit diskreten Energien von ca. 50 keV bis 3 MeV u. sehr kurzer charakterist. Wellenlänge von ca. 10^{-9}–10^{-14} cm; besitzt eine hohe Durchdringungsfähigkeit u. wird daher in der nuklearmed. Messtechnik u. in der Strahlentherapie* eingesetzt. Vgl. Wellen, elektromagnetische (Tab. dort).

Gamma|typ: s. Schwerkettenkrankheit.

Gamma|zellen der Hypo|physe (Zelle*; Hypophyse*): (engl.) *gamma cells of hypophysis*; chromophobe Zellen des Hypophysenvorderlappens (s. Hypophyse); Hauptanteil (ca. 50 %) des Zellbestandes.

Gammen *f pl*: Chlamydosporen*.

Gammexan *n*: Lindan*.

Gammo|pathie (-pathie*) *f*: (engl.) *gammopathy*; Oberbegriff für Erkr. mit (exzessiv) gesteigerter Synthese von Immunglobulinen*; **Formen: 1. monoklonale** G. bei Proliferation eines Klons von B*-Lymphozyten (wahrscheinl. von einer maligne transformierten Zelle ausgehend; s. MGUS; Schwerkettenkrankheit; Myelom, multiples); **2. polyklonale** G. bei Proliferation versch. B-Lymphozytenklone (Hyperimmunglobulinämie), z. B. als Begleitphänomen chron. entzündlicher Erkr. (Leberzirrhose, Infektion u. a.) u. maligner Neoplasien. Vgl. Paraproteinämie.

Gamo|gonie (gr. γαμεῖν heiraten; γονή Erzeugung) *f*: (engl.) *gamogony*; geschlechtl. Entwicklungsphase der Plasmodien*.

Gamstorp-Syn|drom (Ingrid G., Päd., Lund/Schweden, geb. 1924) *n*: periodische hyperkaliämische Lähmung*.

Gan|ciclo|vir (INN) *n*: (engl.) *ganciclovir*; Virostatikum* (Nukleosidanalogon*); **Ind.:** system. u. intraokular bei lebens- od. augenlichtbedrohender Infektion mit Zytomegalie*-Virus bei immunsupprimierten Pat. (insbes. mit AIDS*); **Kontraind.:** schwere Neutropenie u./od. Thrombozytopenie; **UAW:** bei system. Therapie: Neutropenie, Thrombozytopenie, gastrointestinale Störungen, erhöhte Leberfunktionswerte, Fieber, Verwirrtheit; bei intraokularem Depot: Astigmatismus, Endophthalmitis, Ablatio retinae; potentiell kanzerogen, teratogen.

Gandy-Gamna-Knötchen (Charles Gan., Chir., Mesilla Park, New Mexico, 1872–1943; Carlo Gam., Arzt, Italien, 1866–1950): (engl.) *Gandy-Gamna's nodules*; Knötchen bestehend aus Eisenablagerung mit Kalkinkrustationen in Infarktherden der Milz.

Gang|abweichung: s. Gleichgewichtsstörungen.

Gang|ana|lyse (Analyse*) *f*: (engl.) *gait analysis*; Laufstilanalyse; Computer-assistiertes Verf. zur Analyse des Gangbilds durch Marker an versch. Punkten an den Beinen, Rumpf u. Armen; **Prinzip:** mit Videoanalyse Bestimmung der Positionsveränderungen beim Gehen u. der Stellung von Gelenken u. a. Skelettabschnitten der Beine u. des Körpers zu unterschiedl. Zeitpunkten des Gangzyklus; **Ind.:** Diagn. von Gangstörungen* u. Gangbildveränderungen, z. B. bei der Rehabilitation von neuromuskulären Erkr. u. nach Implantation von Endoprothesen*.

Gangl-: auch Ganglio-; Wortteil mit der Bedeutung Überbein, Nervenknoten; von gr. γαγγλίον.

Ganglia aortico|renalia (↑; Sing. Ganglion) *n pl*: Ganglienzellenanhäufungen am Abgang der A. renalis, teilweise mit den Ganglia coeliaca zusam-

menhängend; nehmen häufig N. splanchnicus minor auf.
Ganglia cardiaca (↑) *n pl*: s. Plexus cardiacus.
Ganglia coeliaca (↑) *n pl*: mit dem Plexus coeliacus zusammenhängende Ganglienzellen beiderseits der Aorta neben dem Truncus* coeliacus.
Ganglia cranio\spinalia sensoria (↑) *n pl*: veraltet Ganglia encephalospinalia; Ganglien der sensor. Wurzeln der Hirnnerven* (Ganglia sensoria nervi cranialis) u. der Spinalnerven* (Ganglia sensoria nervi spinalis; s. Spinalganglion); enthalten die Zellleiber der pseudounipolaren Nervenzellen der afferenten Fasern.
Ganglia inter\media (↑) *n pl*: s. Truncus sympathicus.
Ganglia lumbalia (↑) *n pl*: s. Truncus sympathicus.
Ganglia pelvica (↑) *n pl*: parasympath. Zellgruppen, Umschaltung von prä- auf postganglionäre Neuronen; Radix parasympathica: Nn. splanchinici pelvici aus den 2.–4. Sakralnerven; Radix sympathica: Truncus sympathicus; Radix sensoria: Sakralnerven; ––→ Plexus hypogastricus inf.; **V:** Beckenorgane u. Genitale.
Ganglia phrenica (↑) *n pl*: Nervenzellenanhäufungen an der A. phrenica inferior.
Ganglia renalia (↑) *n pl*: s. Plexus renalis.
Ganglia sacralia (↑) *n pl*: s. Truncus sympathicus.
Ganglia spinalia (↑) *n pl*: s. Ganglia craniospinalia sensoria, Truncus sympathicus.
Ganglia thoracica (↑) *n pl*: s. Truncus sympathicus.
Ganglia trunci sym\pathici (↑) *n pl*: s. Truncus sympathicus.
Ganglien\blockade (↑) *f*: (engl.) *ganglionic block*; Blockade der Reizübertragung in den Synapsen* des vegetativen Nervensystems durch best. Pharmaka; vgl. Ganglien-Blocker.
Ganglien-Blocker (↑): (engl.) *ganglionic blockers*; syn. Ganglioplegika; Stoffe mit hemmender Wirkung auf die Erregungsübertragung des vegetativen Nervensystems an sympath. u. parasympath. Ganglien; **Wirkung: 1.** durch Stabilisierung der postsynapt. Membran (z. B. Pentamethonium, Hexamethonium); **2.** nach initial gesteigerter Erregung durch länger anhaltende Depolarisation der postsynapt. Membran (z. B. durch Nicotin); die Blockade sympath. innervierter Gefäße führt zu Vasodilatation u. Blutdrucksenkung. G.-B. werden heute wegen erhebl. UAW nicht mehr therap. angewendet.
Ganglien\leiste (↑): (engl.) *ganglionic crest*; syn. Neuralleiste; s. Neuralplatte.
Ganglien\zelle (↑; Zelle*): s. Nervenzelle.
Ganglien\zelle, bi\polare (↑; ↑): (engl.) *bipolar neuron*; Nervenzelle mit einem Axon (Neurit) u. einem Dendrit; z. B. als erstes Neuron in der Retina (Netzhaut), in Ganglien des N. vestibulocochlearis od. des N. trigeminus.
Ganglio\gliom (↑; Glia*; -om*) *n*: (engl.) *ganglioglioma*; neuroepithelialer Tumor mit neoplastischer Ganglien- u. Gliazellkomponente; Manifestation v. a. 10–30. Lj.; häufig mit fokalen epilept. Anfällen; **Formen:** G. WHO-Grad I u. anaplastisches G. WHO-Grad III, s. Hirntumoren (Tab. dort); **Lok.:** meist in den Hemisphären (>60%), v. a. Temporallappen; 25% infratentoriell od. spinal (vgl. Rückenmarktumoren); **Ther.:** bei symptomat., wachstumsaktivem G. WHO-Grad I möglichst komplette op. Resektion; bei seltenem anaplastischem G. WHO-Grad III weitestmögl. Resektion mit anschließender Bestrahlung (bei Kindern <3. Lj. nur bei postoperativem Tumorrest), evtl. auch Chemotherapie; **Progn.:** bei G. WHO-Grad I hoher Prozentsatz dauerhafter Heilung nach vollständiger Resektion (evtl. persistierende od. rezidivierende Sympt. wie epilept. Anfälle). Vgl. Ganglioneurom.

Ganglion (↑) *n*: **1.** (engl.) *ganglion*; (chir.) Überbein; einzeln od. multipel vorkommende, von Sehnenscheiden od. Gelenkkapseln ausgehende Gallertzyste (Hyaluronsäure, Muzin); **Lok.:** v. a. Streckseite des Handgelenks (evtl. Ausdruck einer interkarpalen Relativinstabilität), s. Abb. 1, u. Fußrücken; **Klin.:** langsames Wachstum mit Hervortreten bei best. Gelenkstellungen, verbunden mit Schmerzen; **Ther.:** Exstirpation mit eindeutiger Identifikation von Stiel u. Basis; **Progn.:** Rezidivrate ca. 25 %; **DD:** benigne u. maligne Tumoren des Sehnengleitgewebes (Fibroblastom, Hämangiom, Hygrom, Synovialom, Lipom, Fibrosarkom); **2.** (engl.) *neural ganglion*; (anat.) Nervenknoten; in den Verlauf peripherer Nerven eingeschaltete Anhäufung

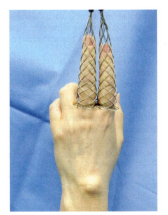

Ganglion Abb. 1: Handgelenk im Mädchenfänger von dorsal [169]

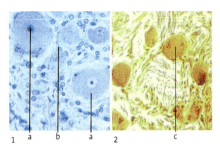

Ganglion Abb. 2: histol. Schnitt; 1: durch ein Spinalganglion (Held-Färbung); 2: durch ein vegetatives Ganglion (Silberimprägnation); a: pseudounipolare Nervenzellen; b: Mantelzelle (Glia); c: multipolare Nervenzellen

Ganglion autonomicum

von Ganglienzellen, die zu einer Verdickung des Nervs führt u. von einer Bindegewebekapsel (Capsula ganglii) umgeben ist (s. Abb. 2).
Ganglion auto|nomicum (↑) *n*: Ganglion des vegetativen Nervensystems* (sympathisch, parasympathisch od. enterisch).
Ganglion cervicale inferioris (↑) *n*: s. Truncus sympathicus.
Ganglion cervicale medium (↑) *n*: s. Truncus sympathicus.
Ganglion cervicale superius (↑) *n*: s. Truncus sympathicus.
Ganglion cervico|thoracicum (↑) *n*: s. Truncus sympathicus.
Ganglion ciliare (↑) *n*: parasympath. Ganglion, Umschaltung präganglionärer Fasern des Nervus* oculomotorius (Radix parasympathica) auf postganglionäre Neuronen; postganglionäre Sympathikusfasern des Plexus caroticus int. (Radix sympathica) u. afferente Fasern des N. nasociliaris (Radix sensoria) ziehen ohne Umschaltung hindurch; ---→ zw. N. opticus u. M. rectus lat. bulbi; → Nn. ciliares breves; **V:** innere Augenmuskeln, Cornea, Sklera, Choroidea, Bindehaut.
Ganglion cochleare (↑) *n*: syn. Ganglion spirale cochleae, Corti-Ganglion; entlang der Basis der Lamina spiralis ossea an der Schneckenachse gelegener, wendelförmiger Strang von bipolaren Ganglienzellen; enthält die Zellleiber der afferenten Nervenfasern der Pars cochlearis des Nervus* vestibulocochlearis. Vgl. Hörbahn.
Ganglio|neurom (↑; Neur-*; -om*) *n*: (engl.) *ganglioneuroma*; benigner, aus Zellen des sympathischen Nervensystems entstehender Ganglienzelltumor; **Vork.:** meist bei Säuglingen u. Kleinkindern; **Lok.:** intrazerebral (vgl. Hirntumoren) u. extrazerebral (v. a. entlang des Grenzstrangs); **Pathol.:** histol. ausdifferenzierter Tumor, im Gegensatz zum Neuroblastom* aus reifen Strukturen (Ganglienzellen, Schwann-Zellen, Neurofibrillen) bestehend; **Sympt.:** oft lang inapparent, evtl. Symp. durch Kompression umliegender Strukturen; **Ther.:** chir., evtl. Strahlentherapie*.
Ganglion Gasseri (↑; Johann L. Gasser, Anat., Wien, 1725–1765) *n*: s. Ganglion trigeminale.
Ganglion geniculatum (↑) *n*: syn. Ganglion geniculi; sensorisches Ganglion des Nervus* facialis; liegt im Felsenbein am Fazialisknie, erhält über die Chorda tympani Fasern von den Geschmacksknospen der Zunge.
Ganglion geniculi (↑) *n*: Ganglion* geniculatum.
Ganglion im|par (↑) *n*: das unterste unpaarige Ganglion des Truncus* sympathikus; liegt vor dem Os coccygis.
Ganglion inferius nervi glosso|pharyngei (↑) *n*: das untere, größere Ganglion für afferente Fasern des Nervus* glossopharyngeus; liegt unmittelbar unterh. des Foramen jugulare. Vgl. Jacobson-Anastomose.
Ganglion inferius nervi vagi (↑) *n*: das untere, größere Ganglion für afferente Fasern des Nervus* vagus; liegt unterh. des Foramen jugulare; vgl. Ganglion superius nervi vagi.
Ganglionitis ciliaris acuta (↑; ↑) *f*: Entz. des Ganglion ciliare; seltenes Krankheitsbild mit Mydriasis* u. Akkommodationslähmung* inf. Lähmung des M. sphincter pupillae u. des M. ciliaris; Auftreten einer Pupillotonie* bei Defektheilung.
Ganglionitis (↑; -itis*) *f*: Entz. eines (meist sympathischen) Ganglions*.
Ganglion mes|entericum inferius (↑) *n*: s. Plexus mesentericus inferior.
Ganglion mes|entericum superius (↑) *n*: sympath. Nervenzellgruppe beiderseits des Abgangs der A. mesenterica sup.; häufig mit benachbarten Ganglien verschmolzen.
Ganglion oticum (↑) *n*: parasympath. Ganglion, Umschaltung präganglionärer Fasern des Nervus* petrosus minor (Radix parasympathicus) auf postganglionäre Neuronen; postganglionäre Sympathikusfasern des Plexus caroticus int. (Radix sympathica) u. afferente Fasern des N. mandibularis (Radix sensoria) ziehen ohne Umschaltung hindurch; ---→ unter dem Foramen rotundum, medial des N. mandibularis; **V:** Ohrspeicheldrüse. Vgl. Jacobson-Anastomose.
Ganglion para|sympathicum (↑) *n*: Parasympathikusganglion; in der Nähe des Erfolgsorgans liegendes Ganglion des Parasympathikus*.
Ganglion pterygo|palatinum (↑) *n*: Meckel-Ganglion; parasympath. Ganglion; Umschaltung präganglionärer Fasern des Nervus* petrosus major (Radix parasympathica; s. Nervus canalis pterygoidei) auf postganglionäre Neuronen; postganglionäre Sympathikusfasern des Plexus caroticus internus (Radix sympathica: N. petrosus prof.; s. Nervus canalis pterygoidei) u. afferente Fasern des N. maxillaris ziehen ohne Umschaltung hindurch; ---→ Fossa pterygopalatina; **V:** Orbita, Tränendrüse, Nasen-, Gaumen-, Rachenschleimhaut.
Ganglion sensorium nervi cranialis, spinalis (↑) *n*: s. Ganglia craniospinalia sensoria.
Ganglion spirale cochleae (↑) *n*: Ganglion* cochleare.
Ganglion stellatum (↑) *n*: s. Truncus sympathicus.
Ganglion sub|linguale (↑) *n*: gelegentliche Ansammlungen parasympath. Ganglienzellen in den Rami glandulares zw. N. lingualis u. Glandula submandibularis; vgl. Ganglion submandibulare.
Ganglion sub|mandibulare (↑) *n*: parasympath. Ganglion, Umschaltung präganglionärer Fasern der Chorda tympani (Radix parasympathica) auf postganglionäre Neuronen; postganglionäre Sympathikusfasern des Plexus caroticus internus (Radix sympathica) u. afferente Fasern des N. lingualis (Radix sensoria) ziehen ohne Umschaltung hindurch; ---→ zw. N. lingualis u. Glandula submandibularis im Trigonum submandibulare; **V:** Glandula submandibularis, Glandula sublingualis, Glandulae linguales.
Ganglion superius nervi glosso|pharyngei (↑) *n*: Ehrenritter-Ganglion; das kleinere obere, im Foramen jugulare gelegene sensor. Ganglion des Nervus* glossopharyngeus; vgl. Ganglion inferius nervi glossopharyngei.
Ganglion superius nervi vagi (↑) *n*: das kleinere obere, im Foramen jugulare gelegene sensor. Ganglion des Nervus* vagus; vgl. Ganglion inferius nervi vagi.
Ganglion sym|pathicum (↑) *n*: Sympathikusganglion; Einzelganglion des Sympathikus*; über die Rami communicantes albi bzw. Rami communi-

cantes grisei mit den Spinalnerven* verbunden. Vgl. Truncus sympathicus.

Ganglion terminale (↑) *n*: Summe der in den Nervus* terminalis eingestreuten Nervenzellen.

Ganglion thoracicum splanchnicum (↑) *n*: in den Nervus* splanchnicus major in Höhe des 12. Brustwirbelkörpers eingeschaltetes zusätzl. Ganglion.

Ganglion tri|geminale (↑) *n*: syn. Gasser-Ganglion; Ganglion Gasseri; halbmondförmiges Ganglion der Radix sensoria des Nervus* trigeminus; liegt über dem Foramen lacerum am medialen Ende der Felsenbeinvorderfläche in einer Aussackung des Subarachnoidalraums (Cavum trigeminale).

Ganglion tympanicum (↑) *n*: Intumescentia* tympanica.

Ganglion vertebrale (↑) *n*: kleines sympath. Ganglion im Plexus vertebralis kurz vor dem Eintritt der Arterie in das Foramen transversarium vertebrae cervicalis.

Ganglion vestibulare (↑) *n*: Scarpa-Ganglion; aus bipolaren Nervenzellen bestehendes Ganglion der Pars vestibularis des Nervus* vestibulocochlearis; liegt am Boden des Meatus acusticus internus.

Ganglio|side (↑; -id*) *n pl*: (engl.) *gangliosides*; komplexe Glykolipide*, deren charakterist. Bestandteil N-Acetylneuraminsäure (s. Neuraminsäure) ist u. die als Membranlipide Rezeptorfunktion haben; **Vork.:** v. a. in der grauen Substanz des Gehirns u. in Zellmembranen; pathol. Speicherung in ZNS u. a. Organen bei Gangliosidosen*.

Ganglio|sidosen (↑; ↑) *f pl*: (engl.) *gangliosidoses*; autosomal-rezessiv erbl. lysosomale Lipidspeicherkrankheiten aus der Gruppe der Sphingolipidosen*; **Einteilung:** versch. Typen (s. Tab.) mit Speicherung der Monosialoganglioside G_{M1}, G_{M2} od. G_{M3} im ZNS u. z. T. auch in anderen Organen; versch. Mutationen im Chromosom 3p21 (G_{M1}) sowie Genloci 5q13, 5q31.3-5q33.1, 15q23 u. 15q24 (G_{M2}) sind nachgewiesen.

Ganglio|zytom (↑; Zyt-*; -om*) *n*: (engl.) *gangliocytoma*; benigner, langsam wachsender, neuroepithelialer Hirntumor* (Tab. dort) aus einer singulären reifen Ganglienzellkomponente; Sonderform: dysplastisches G. des Kleinhirns (häufig in Komb. mit Kleinhirnmalformationen als sog. Lhermitte-Duclos-Syndrom); **Vork.:** v. a. im Kindes- u. Jugendalter; **Ther.:** möglichst vollständige neurochir. Resektion; **Progn.:** gut (kaum anaplastische Entwicklung; bei Rezidiv erneute OP mit kurativer Zielsetzung). Vgl. Gangliogliom.

Gangosa *f*: s. Frambösie.

Gangrän (gr. γάγγραινα fressendes Geschwür) *f*: (engl.) *gangrene*; sog. Brand; Form der ischäm. Nekrose* mit Autolyse des Gewebes u. Verfärbung durch Hämoglobinabbau; **Formen: 1. trockene G.** (v. a. an der Körperoberfläche): Nekrose mit Eintrocknen u. Schrumpfen des Gewebes (schwärzl., lederartige Mumifikation) inf. Wasserverlusts; **2. feuchte G.** (Sphakelus, sog. Faulbrand): Nekrose mit livider Verfärbung u. Verflüssigung des Gewebes inf. bakterieller Stoffwechseltätigkeit (v. a. Anaerobier u. Fäulnisbakterien), evtl. Bakteriennachweis möglich; **Vork.:** an den Extremitäten bei art. Verschlusskrankheiten (Fontaine-Stadium IV), diabet. Mikro- u. Makroangio-

pathie, nach Erfrierung; als Lungengangrän meist in Zus. mit einem Lungenabszess*, als sog. Gasgangrän bei Gasbrand*, im Bereich der Mundschleimhaut bei Noma*, als Darmgangrän, Uterusgangrän, Fournier-Gangrän; **Kompl.:** Lymphangitis* bzw. Lymphadenitis, Phlegmone*; **Ther.:** je nach betroffenem Organ Resektion od. Exstirpation; bei G. der Gliedmaßen Ruhigstellung, lokal Antiseptika, evtl. Grenzzonenamputation* bzw. op. Entfernung des zerstörten Gewebes. Vgl. Entzündung.

Gangraena acuta genitalium (↑) *f*: Fournier*-Gangrän.

Gangraena con|gelationis (↑) *f*: Gangrän* inf. Erfrierung* 3. Grades.

Gangraena emphysematosa (↑) *f*: sog. Gasgangrän; s. Gasbrand.

Gangrän, dia|betische (↑) *f*: (engl.) *diabetic gangrene*; erst trockene, dann feuchte Gangrän* der Zehen (s. Abb.) des diabetischen Fußes*.

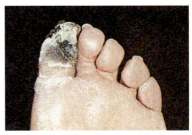

Gangrän, diabetische: schmerzloser Befund, Großzehe [12]

Gang|störungen: (engl.) *gait disturbances*, Dysbasie; *dysbasia*; Störungen des Gehens; **Formen: 1.** Hinken: Vork. bei Lähmungen (z. B. spast. Hemiparese, Peroneuslähmung), Fußdeformitäten, Beinverkürzung, Ischiassyndrom, Wurzelirritationssyndrom, Perthes*-Calvé-Legg-Krankheit, nach Trauma od. Fraktur, als intermittierendes Hinken (Claudicatio* intermittens) bei peripherer art. Verschlusskrankheit; **2.** kleinschrittiger Gang: Vork. bei Parkinson-Syndrom, Normaldruckhydrozephalus*, zerebrovaskulärer Insuffizienz, Frontalhirnsyndrom; Unterform: kleinschrittiger, am Boden klebender Gang (sog. frontale G.); **3.** sog. Watschel- od. Entengang: Vork. bei Hüftgelenkluxation, Lähmung der Mm. glutei (Trendelenburg-Zeichen), progressiver Muskeldystrophie, Symphysensprengung, Rachitis, Ostitis deformans Paget, Coxa vara; **4.** schiebender Gang: Vork. bei Arthrose, Spondylitis ankylosans, Arthropathie; **5.** spast. Gang: Vork. bei amyotrophischer Lateralsklerose, frühkindl. Hirnschaden od. infantiler Zerebralparese, Spinalparalyse, Wernicke*-Mann-Prädilektionstyp; **6.** atakt. Gang mit Gleichgewichtsstörungen: Vork. bei zerebellaren Syndromen, Friedreich-Ataxie, Tabes* dorsalis, funikulärer Myelose*; **7.** G. mit plötzl. einschießenden unwillkürl. Bewegungen: Vork. bei einseitigem Ballismus*, Chorea*, extrapyramidalen Syndromen, Hyperkinesen; **8.** Innen- bzw. Außenrotationsgang, meist als gewohnheitsmäßige Normvariante; **Diagn.:** Ganganalyse*.

Gangliosidosen

Typ	klinische Merkmale	Enzymdefekt	Erbgang (Genlocus)
G$_{M1}$-Gangliosidosen		Betagalaktosidase-Mangel	autosomal-rezessiv (3p21.33)
infantiler Typ I (Landing-O'Brien-Syndrom, Norman-Landing-Krankheit)	psychomotorische Retardierung, Hyperreflexie, Krampfanfälle, später Dezerebration; Hyperplasie besonders der Röhrenknochen und Wirbelkörper, kirschroter Fleck in der Retina, Hepatosplenomegalie; bei Geburt manifest, Tod vor Ende des 2. Lebensjahrs		
spätinfantiler Typ II (Derry-Krankheit)	Symptome ähnlich Typ I ohne kirschroten Fleck und Hepatosplenomegalie; Beginn im 1. Lebensjahr, Tod zwischen dem 7. und 10. Lebensjahr		
adulter Typ III	normale Entwicklung bis zum 8. Lebensjahr möglich, Dystonie mit Gangunsicherheit, Störungen der Augenbewegungen, der Sprache, beim Schlucken und Atmen, protrahierter Verlauf mit leicht eingeschränkter Lebenserwartung		
G$_{M2}$-Gangliosidosen			
Typ I (Tay-Sachs-Syndrom, klassische Form der amaurotischen Idiotie)	psychomotorische Retardierung, hypotone Lähmungen, später Spastizität, Krampfanfälle und Dezerebration; Sehverschlechterung bis zur Erblindung, kirschroter Fleck in der Makula, Optikusatrophie; Beginn im 1. Lebensjahr, Tod innerhalb von 2–3 Jahren	Hexosaminidase-A-Mangel	autosomal-rezessiv (15q23-q24)
Typ AB (Tay-Sachs-Syndrom, AB-Variante)	wie bei klassischer Form Typ I	Hexosaminodase-aktivator-Mangel	autosomal-rezessiv (5q31.3-q33.1)
Typ II (Sandhoff-Krankheit)	Symptome ähnlich Typ I mit Hepatomegalie und Kardiomyopathie	Hexosaminidase-A- und -B-Mangel	autosomal-rezessiv (5q13)
Typ III (Typ Bernheimer-Seitelberger)	Beginn im 2. Lebensjahr mit ataktischen Störungen, Symptome ähnlich Typ I ohne kirschroten Fleck; Tod zwischen 5. und 10. Lebensjahr		
Typ IV und V	seltene Varianten mit unterschiedlichem Manifestationsalter und verschiedenen phänotypischen Ausprägungen		
G$_{M3}$-Gangliosidose	sehr seltene Form; Manifestation in den ersten Lebenstagen mit psychomotorischer Retardierung, Makroglossie, Gingivahypertrophie, schlaffer Haut und Hepatosplenomegalie; Tod vor Ende des 1. Lebensjahrs	Galaktosaminyl-transferase-Mangel	

Ganirelix (INN) *n*: (engl.) *ganirelix*; synthet. GnRH*-Antagonist; **Wirkung:** blockiert die Ausschüttung von LH* u. FSH* aus der Hypophyse (verzögert die Ovulation) durch kompetitive Bindung an GnRH-Rezeptoren; **Ind.:** ovarielle Hyperstimulation i. R. einer künstl. Befruchtung; **Kontraind.:** eingeschränkte Leber- u. Nierenfunktion; **UAW:** Hautreaktion, Kopfschmerz, Übelkeit.

Ganser-Kommissur (Commissura*) *f*: (engl.) *Ganser's commissure*; s. Commissurae supraopticae.

Ganser-Syn|drom (Sigbert G., Psychiater, Dresden, 1853–1931) *n*: sog. Scheinblödsinn; Form der dissoziativen Störungen*, die als Reaktion auf eine unerträgl. Situation bei eigener Hilflosigkeit entsteht; **Sympt.:** Vorbeireden, offensichtl. falsches Handeln u. scheinbares Nichtwissen (Pseudodemenz), Täuschungsversuche, die sich durch bes. groteske seelische Fehlhandlungen auszeichnen.

Ganz|körper|dosis (Dosis*) *f*: (engl.) *whole-body dose*; früher im Strahlenschutz verwendeter Dosisbegriff, der den Mittelwert der Äquivalentdosis* über Kopf, Rumpf, Oberarmen u. Oberschenkeln bei einer als homogen angenommenen Strahlenexposition bezeichnet; nach DIN 6814-5 ist der Körperdosis* als Sammelbegriff für die Organäquivalentdosis u. effektive Dosis definiert.

Ganz|körper|hyper|thermie, extra|korporale (Hyper-*; Therm-*) *f*: s. Hyperthermie, künstliche.

Ganz|körper|plethysmo|graphie (Plethysmographie*) *f*: (engl.) *body plethysmography*; syn. Body-Plethysmographie, Körperplethysmographie; Verf. der Lungenfunktionsprüfung* zur Bestimmung des Atemwegwiderstands* u. intrathorakalen Gasvolumens* (statische Lungenvolumina*: totale Lungenkapazität, Reservevolumen) durch Messung u. Aufzeichnung der Atemstromstärke sowie der atemabhängigen Luftdruckschwankungen am Mund des Probanden u. in einer luftdicht verschlossenen Kammer, in der der Proband sitzt u. durch einen Pneumotachographen atmet unter Anw. des Boyle*-Mariotte-Gesetzes; vgl. Druck-Strömungsdiagramm; Lungenvolumina.

Ganz|körper|szinti|graphie (Szinti-*; -graphie*) *f*: (engl.) *whole-body scintigraphy*; Messung u. Darstellung der Verteilung eines Radiopharmakons* im ganzen Körper mit Gammakamera* (im Gegensatz zur Teilkörperszintigraphie*; **Anw.:** z. B. in der Skelettszintigraphie* zur Metastasensuche.

Ganz|körper|tomo|graphie (-tom*; -graphie*) *f*: s. CT.

Ganz|körper|zähler: (engl.) *whole-body counter*; Messgerät zum Nachw. u. zur Quantifizierung von Gammastrahlung* inkorporierter Radionuklide*; als Strahlungsdetektoren werden i. d. R. Szintillationszähler* verwendet, die so angeordnet sind, dass eine möglichst günstige Messgeometrie (u. damit eine hohe Zählausbeute) entsteht. Voraussetzung für genaue Messungen der oft niedrigen Aktivitäten ist eine aufwendige, radioaktivitätsarme Abschirmung der G. gegenüber der terrestrischen u. kosmischen Strahlung (Blei, Stahl, Sand). **Verw.:** v. a. im Strahlenschutz*.

gap junction (engl. Lücke, Verbindung): Nexus; (engl.) *Zell-Zell-Kanal*; kanalartige Verbindung (Ø 2 nm), die den Raum zwischen 2 benachbarten Zellen (Interzellulärspalt) durchspannt u. deren Zytosole (Abstand ca. 3,5 nm) verbindet; dient dem Stoffaustausch u. der interzellulären Kommunikation bzw. Erregungsleitung; durch g. j. gelangen kleine (<1 kd) hydrophile Moleküle (z. B. anorganische Ionen, Glucose, Aminosäuren, Nukleotide) von einer Zelle in die andere; **Aufbau:** g. j. bilden eine Pore zwischen 2 Zellen u. bestehen aus je 6 membranständigen Connexin*-Molekülen; eine einmal gebildete g. j. bleibt Sek. bis Min. geöffnet u. wird u. a. durch das Membranpotential u. hormonabhängige Phosphorylierung kontrolliert; sie schließt sich durch hohe Ca^{2+}- u. niedrige H^+-Konz., wodurch unbeschädigte Zellen von geschädigten bzw. absterbenden Zellen isoliert werden sollen. Vgl. tight junction; Zellmembran.

Garcin-Syn|drom (Raymond G., Neurol., Paris, 1875–1971) *n*: (engl.) *half base syndrome*; einseitiger Ausfall sämtl. Hirnnerven* bei pathol. Prozessen (v. a. Nasopharynxtumoren, Ewing-Sarkom, basale Meningitis, nach Trauma) in einer Hälfte der Schädelbasis.

Garden-Klassifikation *f*: s. Schenkelhalsfraktur.

Gardnerella vaginalis (nach H. L. Gardner, amerikan. Bakteriol.) *f*: (engl.) *Gardnerella vaginalis*; pleomorphes, unbewegl., gramvariables (früher als gramnegativ eingestuftes u. als Haemophilus vaginalis bezeichnetes) Kurzstäbchen (vgl. Bakterienklassifikation); **Vork.:** Vagina von Frauen im geschlechtsfähigen Alter; G. v. lässt sich zu über 90 % bei bakterieller Vaginose* nachweisen u. findet sich gehäuft bei unspezif. Kolpitis u. Urethritis; auch im Urogenitaltrakt gesunder Frauen nachweisbar; **Nachw.:** fluoreszenzmikroskop. wird im Scheidenabstrich bei bakterieller Vaginose* die massive Bakterienbeladung von Epithelzellen (sog. clue cells) deutlich; Kultur auf Elektivnährböden u. mit Blut angereichertem Agar; sensitiv gegenüber Metronidazol, Amoxicillin.

Gardner-Syn|drom (Eldon J. G., Humangenet., Logan, Utah, 1909–1989) *n*: (engl.) *Gardner syndrome*; früher familiäre multiple Polyposis, Polyposis intestinalis III; seltenes familiäres Krebssyndrom* mit multiplen adenomatösen Polypen (bes. im Colon u. Magen), Osteomen u. Osteofibromen (bes. im Unterkiefer) sowie Hauttumoren (Atherome, Dermoidzysten, kutane Fibrome, multiple Talgu. Hornzysten am behaarten Kopf, Papillome, Leiomyome); **Ätiol.:** autosomal-dominant erbl. Mutationen im APC-Gen (Genlocus 5q21–22) mit variabler Penetranz (phänotyp. Variante der adenomatösen Polyposis* des Colons); **Klin.:** Manifestation im 3.–4. Lebensjahrzehnt mit unspezif. abdominalen Beschwerden u. Blutungen; Tumoren: adrenale Karzinome, Astrozytome, Medulloblastome, Fibrosarkome, Odontome; Hyperdontie, nicht durchbrechende Zähne; zunehmende Pigmentierung der Haut, Keloide; erhöhte Sensibilität gegen UV-Licht, Röntgenstrahlen; **Diagn.:** präsymptomat. durch direkte od. indirekte Genotypanalyse im chromosomalen Abschnitt 5q21–22; **Ther.:** Kolektomie*; **Progn.:** obligate Präkanzerose (zu 100 % maligne Entartung). Vgl. Polyposis intestinalis (Tab. dort).

Gargoylismus (franz. gargouille Wasserspeier, Fratzengesicht) *m*: (engl.) *gargoylism*; histor. Bez. für die morphol. Veränderungen des Gesichts (sog. Wasserspeiergesicht) u. des Skeletts insbes. beim Typ I-H der Mukopolysaccharid*-Speicherkrankheiten (Hurler*-Pfaundler-Krankheit).

Garin-Bujadoux-Bannwarth-Syn|drom *n*: Bannwarth*-Syndrom.

Garland-Dreieck (George M. G., Int., Boston, London, 1848–1926): (engl.) *Garland's triangle*; perkutor. etwa dreieckiges Feld mit tympanischem Beiklang oberhalb der seitl. normalen Intensität zw. Wirbelsäule u. Ellis*-Damoiseau-Linie bei Pleuraergüssen.

Garré-Krankheit (Carl G., Chir., Breslau, Bonn, 1857–1928): syn. Osteomyelitis sicca Garré; s. Osteomyelitis.

Gartner-Gang (Hermann T. G., Anat., Chir., Kopenhagen, 1785–1827): (engl.) *Gartner's duct*; Ductus longitudinalis epoophori; erhaltener Endabschnitt des Wolff*-Ganges, liegt seitl. im Bindegewebe der Gebärmutter (insbes. Zervixbereich) u. der Scheidenwand, bisweilen auch im Parametrium u. Hymen; führt zu Zysten (s. Abb.); vgl. Epoo-

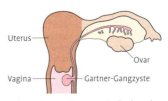

Gartner-Gang: Gartner-Gangzyste in der lateralen Scheidenwand

phoron; **Histol.:** glatte Muskulatur, Flimmerepithel.

Gartner-Gang-Adenose (↑; Aden-*; -osis*) *f*: (engl.) *Gartner's duct adenosis*; adenomatöse, meist benigne Wucherung von Gartner-Gang-Resten; **Vork.:** v. a. im Bereich der Vagina, auch in der Zervixwand, maligne Entartung möglich (Adenokarzinom*). Vgl. Stilbestrol-Syndrom.

Gas|ana|lyse (Analyse*) *f*: s. BGA; Spektralanalyse.

Gas|austausch: (engl.) *gas exchange*; Austausch von Atemgasen zw. Blut u. Alveolarraum bzw. zwischen Blut u. Gewebe durch Diffusion* inf. bestehender Partialdruckdifferenzen; i. e. S. die Sauerstoffaufnahme ins Blut u. die Kohlendioxidabgabe durch Atemgasdiffusion über die alveolokapilläre Membran*; **künstlicher G.:** s. Herz-Lungen-Maschine, Oxygenator.

Gas|brand: (engl.) *gas gangrene*; syn. Gasödem, malignes Ödem; schwere Wundinfektion, die durch hochgradige Toxämie u. ausgedehntes lokales Ödem mit unterschiedl. ausgeprägter Gasbildung charakterisiert ist; **Err.:** Clostridium* perfringens; **Inkub.:** 5–48 Std.; **Path.:** entsteht durch direkte Besiedlung von stark verschmutzten, zerstörten u. zerklüfteten traumat. od. chir. Wunden durch Clostridium perfringens; Sauerstoffmangel im devitalisiertem Wundgewebe, lokale Minderdurchblutung, Schock u. Begleiterkrankungen begünstigen anaerobes Wachstum von Clostridium perfringens; spontaner G. meist Folge einer hämatogenen Ausbreitung von Clostridium perfringens aus Magen-Darm-Trakt in das Muskelgewebe bei neutropenen u. immunsupprimierten Patienten. Clostridien bilden CO_2 u. starke Exotoxine, insbes. Phospholipase C u. aktiviertes Cytolysin. Diese Toxine zerstören Zellmembranen, führen zu Gerinnungsstörungen mit Thrombosierung der kleinen Gefäße, Hämolyse, Herzversagen mit refraktärer Hypotension u. peripheren Vasodilatation, ähnlich einem septischen Schock, durch Aktivierung einer Zytokinkaskade. **Klin.:** Ödembildung unter plötzl. sich verstärkendem Wundschmerz, gelbbraune bis blau-schwarze Verfärbung, trüb-braune bis blutige Absonderung u. Gasentwicklung; auf Druck entweichen Gasblasen unter hörbarem Knistern (Krepitationen); wenig Eiter, Rötung u. Hitze, kaum Temperaturerhöhung, jedoch beschleunigter Puls, meist fad-süßl. Wundgeruch (Mischinfektion mit Fäulniserregern); **Kompl.:** Gangrän*, die zuerst die benachbarte Muskulatur des Wundgebiets betrifft, sich von da ausbreitet u. schwere Allgemeinsymptome, z. B. Tachykardie, Blutdruckabfall, Zyanose, ggf. tiefe Atmung (Kussmaul-Atmung) u. Ikterus hervorrufen kann; u. U. Tod inf. tox. Herz-Kreislauf- od. Nierenversagens; der lokalisierte G. mit Myonekrose (sog. Gasabszess) u. eine langsamer fortschreitende Form (sog. Gasphlegmone) werden aufgrund des klin. Verlaufs als benigne Formen des G. bezeichnet. **Sonderformen:** Lebensmittelvergiftung* durch Clostridium perfringens (als Kompl. Enteritis* necroticans), Uterusgasbrand (ggf. als Urs. für Puerperalsepsis u. sept. Abort); **Diagn.:** klin. Bild, schon bei Verdacht Ther. einleiten; Abwarten der mikrobiol. Ergebnisse nicht zulässig, da biochem. u. tierexperimentelle Differenzierung verdächtiger Err. mehrere Tage dauert; als typisches Rö. sog. gefiederte Muskulatur; **Ther.:** chir. Intervention (Herbeiführen aerober Wundverhältnisse), Sauerstoff-Überdrucktherapie (frühzeitiger Beginn), Chemotherapie (Cephalosporine der 3. Generation mit Metronidazol, Clindamycin, Penicillin G) u. unterstützende Behandlung (v. a. Schockbehandlung, Transfusionen, Hämodialyse bei Nierenversagen); **Progn.:** Letalität 30–50 %; bei abdominalem G. meist tödl.; **DD:** atmosphärische Luft in Wunden (Hautemphysem), Phlegmonen* u. Abszesse* mit Gasbildung inf. von Mischinfektionen (reichlich Eiter, Fieber bei relativ gutem AZ), Verletzung durch Pressluftwinwirkung.

Gas|brand|bazillen (Bacill-*) *f pl*: s. Clostridium perfringens.

Gas|chromato|graphie (Chrom-*; -graphie*) *f*: (engl.) *gas chromatography*; Abk. GC; Verf. der Chromatographie* zur Trennung von gasförmigen u. flüchtigen Substanzen sowie solchen, die sich beim Verdampfen nicht zersetzen; die Trennung erfolgt in einer Kapillare, die von einem inerten Trägergas (meist N_2, He od. Ar) mit dem zu analysierenden Gemisch durchströmt wird; **Formen:** Gasadsorptions- u. Gasverteilungschromatographie. Vgl. GC-MS.

Gas|em|bolie (Embol-*) *f*: s. Luftembolie.

Gase, nitrose: (engl.) *nitrous gases*; syn. Stickoxide; Bez. für das gelbl.-rotbraune, stechend riechende Gasgemisch versch. Oxide des Stickstoffs (NO, NO_2, N_2O_4); entstehen durch Einwirkung von Salpetersäure auf Metalle (z. B. in Kupferstechereien), Holz, Stroh, durch Verbrennen von Schießbaumwolle od. beim Schweißen sowie in der chem. Industrie bei Nitrierungen; auch enthalten in Autoabgasen. Vergiftung nach Inhalation (dabei entsteht auf den Schleimhäuten salpetrige Säure u. Salpetersäure) mit Hustenreiz, Schwindel, Kopfschmerz, Übelkeit, Methämoglobinämie; nach freiem Intervall von mehreren Std. bis 2 Tagen Glottis- u. Lungenödem, Bronchopneumonie, Herzmuskelschädigung, Schock; MAK für Stickstoffdioxid: 5 ppm.

Gase, radio|aktive: (engl.) *radioactive gases*; gasförmige Radionuklide*, z. B. Radon*.

Gas|in|toxikation (Intoxikation*) *f*: (engl.) *gas poisoning*; i. e. S. Kohlenmonoxidintoxikation*.

Gas|ko|agulation (Koagul-*) *f*: (engl.) *gas coagulation*; Meth., bei der elektr. Energie über den Strahl eines ionisierten Gases (i. d. R. Argon) zur Koagulation* genutzt wird; **Verw.:** zur dosierten Gewebedestruktion u. Blutstillung bei endoskop. u. chir. Eingriffen.

Gas|misch|methode *f*: Fremdgasmischmethode*.

Gas|ödem (Ödem*): Gasbrand*.

Gasperini-Syn|drom *n*: s. Hirnstammsyndrome (Tab. dort).

Gas|phlegmone (Phlegmone*) *f*: (engl.) *gas phlegmon*; erst epifaszial lokalisierte u. dann bis in die tiefe Muskulatur gehende, aerobe u. anaerobe Mischinfektion mit fäulnis- u. gasbildenden fakultativ pathogenen Err. aus dem Intestinum (meist Clostridien, Bacteroides-Species, E. coli, Klebsiellen); **Vork.:** häufig an Extremitäten mit art. Durchblutungsstörung; intraabdominal nach Weichteilverletzung häufig im Bereich von Leber,

Gallenblase, Appendix u. Peritoneum; **Ther.**: Antibiotika mit breitem Wirkungsspektrum; op. Nekrosenabtragung, Laparotomie, ggf. Amputation. Vgl. Gasbrand.
Gasser-Ganglion (Johann L. G., Anat., Wien, 1725–1765; Gangl-*) *n*: Ganglion* trigeminale.
Gasser-Syn|drom (Konrad J. G., Päd., Zürich, 1912–1982) *n*: s. Mikroangiopathie, thrombotische.
Gas|sterilisation (Sterilisation*) *f*: (engl.) *gas sterilization*; Sterilisation temperaturempfindl. Materialien mit Ethylenoxid*, Formaldehyd* od. Wasserstoffperoxid (s. Plasmasterilisation).
Gaster (gr. γαστήρ) *f*: s. Magen.
Gastr-: Wortteil mit der Bedeutung Bauch, Magen; von gr. γαστήρ.
Gastr|ek|tasie (↑; -ektasie*) *f*: (engl.) *gastrectasis*; Magenerweiterung; primäre, akute (idiopath.) G. od. sekundäre, chronische G. inf. Passagebehinderung im Bereich des Magenausgangs; z. B. bei Pylorusstenose* od. bei postop. Magenatonie*.
Gastr|ek|tomie (↑; Ektomie*) *f*: (engl.) *gastrectomy*; Magenexstirpation; totale op. Magenentfernung; bei malignen Erkr. unter Mitnahme von regionalen Lymphknoten u. Omentum majus (En-bloc-Resektion), ggf. auch benachbarter Organe bzw. Organteile wie Milz, Pankreas, Querkolon, li. Leberlappen (sog. erweiterte G.) bei Tumorinfiltration; anschl. Rekonstruktion des Verdauungswegs durch Ersatzmagenbildung*; **Ind.:** v. a. Magenkarzinom*, selten malignes Lymphom od. Leiomyosarkom des Magens; **Kompl.:** Blutung, Nahtinsuffizienz; Spätkomplikation: s. Magenoperationsfolgen; **Letalität:** 1–5 %, meist bedingt durch Nahtinsuffizienz der Ösophagoenteroanastomose. Vgl. Magenteilresektion.
gastric banding (engl.): s. Magenplastik.
gastric inhibitory polypeptide (engl.): s. GIP.
Gastricsin *n*: (engl.) *gastricsin*; Protease im Magensaft, die wie Pepsin* u. Chymosin von der Magenmukosa als Proenzym synthetisiert wird u. bei pH 3 lösl. in unlösl. Casein überführt.
Gastrin *n*: (engl.) *gastrin*; Gewebehormon, wird in den G-Zellen von Antrum u. Duodenum gebildet (in versch. Formen vorliegendes Oligopeptid mit z. B. 14, 17 od. 34 Aminosäuren); **Wirkung:** bei Vagusreiz, Dehnung im Bereich des Antrums, pH-Anstieg des Magensafts über 2,5 sowie bei Einwirkung von Proteinabbauprodukten, Alkohol u. Coffein wird G. an das Blut abgegeben u. regt im Magen die Sekretion von Salzsäure (Belegzellen) u. Pepsinogen (Hauptzellen) an; **pharmak. Effekte:** Tonisierung des unteren Ösophagussphinkters, Anregung der Antrumperistaltik, Pankreas- u. Gallensekretion; die Gastrinproduktion wird gehemmt durch Secretin*, Übersäuerung des Magens (Autoregulation) sowie Überdehnung; GIP* u. Somatostatin* wirken antagonist. (hemmen Salzsäureproduktion); **Pathol.:** Hypergastrinämie bei autonomer Produktion von G. (bzw. gastrinähnl. Substanzen) in Inselzelltumoren des Pankreas (Zollinger*-Ellison-Syndrom) sowie inf. antraler G-Zellüberfunktion bzw. -hyperplasie, führt zu einer dauernden Erhöhung der Salzsäureproduktion (Hyperchlorhydrie*) mit Entstehung pept. Ulzera; vgl. Ulkuskrankheit.

Gastrinom (Gastr-*; -om*) *n*: (engl.) *gastrinoma*; Gastrin produzierender neuroendokriner Tumor* (Tab. dort); **Klin.:** s. Zollinger*-Ellison-Syndrom. Vgl. Wermer-Syndrom.
Gastritis (↑; -itis*) *f*: (engl.) *gastritis*; histol. gesicherte Entzündung der Magenschleimhaut; **Einteilung:** nach klin. Verlauf (akute G., chron. G.), Topographie (z. B. Antrum-, Korpus- od. Pangastritis; s. Tab.), Ätiologie (z. B. Helicobacter-pylori-assoziiert) u. Morphologie (Infiltrationsdichte mit Granulozyten als Maß für die Aktivität, Infiltrationsdichte mit Plasmazellen u. Lymphozyten als Maß für den Grad der Entzündung; außerdem wird das Ausmaß der Atrophie u. der intestinalen Metaplasie beschrieben (Typ I: komplette intestinale Metaplasie; Typ II: inkomplette intestinale Metaplasie; Typ III: inkomplette Metaplasie vom Colontyp); **Formen:** 1. **Typ A** (ca. 5 % aller G.): Autoimmunkrankheit mit Antikörpern gegen Belegzellen u. Intrinsic-Faktor; evtl. autosomal-dominant erbl.; Vork. bes. bei Nordeuropäern; diffuse atrophische G. im Bereich von Korpus u. Fundus; führt zu Achlorhydrie u. perniziöser Anämie*; gehäuftes Auftreten zus. mit anderen Autoimmunendokrinopathien (z. B. Hashimoto-Thyroiditis, Addison-Krankheit, Diabetes mellitus Typ 1); wahrscheinl. erhöhtes Karzinomrisiko; 2. **Typ B** (ca. 80 % aller G.): chron. aktive G., verursacht durch Infektion mit Helicobacter* pylori, in 80 % der Fälle ist Antrum u. Korpus, in jeweils 10 % nur Antrum od. Korpus betroffen; in mehr als 90 % ätiopathogenet. Faktor für die Entstehung eines Ulcus* ventriculi od. Ulcus* duodeni; erhöhtes Risiko für die Entw. eines Magenkarzinoms* od. MALT*-Lymphoms; 3. **Typ C** (ca. 10 % aller G.): meist durch alkal. duodenogastr. Gallereflux verursacht; **Sonderformen:** hämorrhagisch-erosive G., phlegmonöse od. abszedierende G. (z. B. durch Streptokokkeninfektion), Riesenfaltengastritis (s. Ménétrier-Syndrom), virale G. (z. B. bei Zytomegalie, Varizellen), eosinophile G. mit eosinophilen Infiltraten unklarer Genese, spezif. G. (i. R. von Tuberkulose, Syphilis, Sarkoidose, Enteritis regionalis Crohn u. a.); **Klin.:** Völlegefühl, Schmerzen, Brechreiz, Übelkeit bei akuter G.; bei chron. G. oft

Gastritis
Einteilung der chronischen Gastritis nach dem Ausbreitungsmuster

Typ	klinische Merkmale
A	Korpusgastritis
	Antrum entzündungsfrei (sog. Perniziosa-Konstellation)
B	primäre Antrumgastritis pylorokardiale Ausbreitung
AB	Intermediärtyp
	Korpus und Antrum entzündlich verändert
C	Oberflächengastritis im Fundus bei Hiatushernie
	Antrum entzündungsfrei

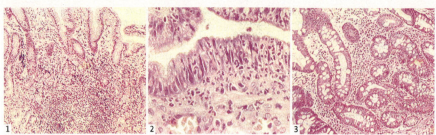

Gastritis: 1: chronische Oberflächengastritis; 2: akut entzündlicher Schub einer chronischen G. (aktive chronische G.); Infiltration der Lamina propria u. des Epithels mit neutrophilen Granulozyten; 3: intestinale Metaplasie (Hämatoxylin-Eosin-Färbungen) [23]

keine Beschwerden; **Diagn.:** Gastroskopie mit Biopsie (s. Abb.); **Ther.:** Protonenpumpen-Inhibitoren; Eradikationstherapie* bei Ulcus ventriculi u. Ulcus duodeni, MALT-Lymphom, Riesenfaltengastritis sowie Kindern u. jungen Erwachsenen mit familiärer Belastung für Magenkarzinome; **DD:** funktionelle Dyspepsie*, Refluxösophagitis*, Cholelithiasis*, koronare Herzkrankheit*, Pankreaserkrankungen.

Gastro|cnemius|punkt (↑; gr. κνήμη Unterschenkel): (engl.) *gastrocnemius point*; Stelle in der Wadenmitte, die bei Insuffizienz der Venae* perforantes zw. den Venen des M. gastrocnemius u. der V. saphena parva als sog. blow* out der May*-Vene sichtbar wird; vgl. Soleuspunkt.

Gastro|discoides hominis (↑; gr. δίσκος Scheibe; -id*) *f*: (engl.) *Gastrodiscoides hominis*; parasit. Darmegel* (s. Trematodes); Err. eines Fasciolopsiasis*-ähnl. Krankheitsbildes; Endwirt: Schwein, Mensch; **Vork.:** Süd- u. Ostasien; **Übertragung:** durch Metazerkarien an Wasserpflanzen u. Früchten.

Gastro|duo|deno|stomie (↑; Duodenum*; -stomie*) *f*: (engl.) *gastroduodenostomy*. op. Anlage einer Anastomose zwischen Magen u. Duodenum im Allg. bei Magenteilresektion nach Billroth I od. als sog. Anastomosierungspyloroplastik zur Erweiterung des gastroduodenalen Übergangs bei benigner Pylorusstenose*; vgl. Magenteilresektion; Pyloroplastik.

Gastro|enteritis, in|fektiöse (↑; Enter-*; -itis*) *f*: (engl.) *infectious gastroenteritis*; Magen-Darm-Katarrh, umgangssprachl. Darmgrippe; infektiöse Schleimhautentzündung von Magen (Gastritis*) u. Dünndarm (Enteritis*), je nach Err. auch unter Einbeziehung des Dickdarms (Gastroenterocolitis); direkte od. indirekte Übertragbarkeit von Mensch zu Mensch (im Gegensatz zur bakteriellen Lebensmittelvergiftung*); **Err.:** meist Viren (v. a. Rotavirus*, Norovirus*) od. Bakterien (z. B. Salmonella*, Campylobacter*, Yersinia*, Escherischia* coli, Shigella*); **Klin.:** nach Inkub. von ≥6 Std. (viral meist 12–72 Std.) plötzl. Beginn mit Bauchschmerzen, Erbrechen u. Diarrhö* (je nach Err. z. T. blutig-schleimig) sowie evtl. Fieber; häufig selbstlimitierend innerhalb 1–2 (Erbrechen) bzw. 2–7 (Diarrhö) Tagen; **Kompl.:** Dehydratation* mit Elektrolytstörung, u. U. bis hypovoläm. Schock (Gefahr bes. für Kleinkinder u. ältere Menschen); **Diagn.:** anamnestischer u. klin.; ggf. mikrobiol. Nachweis, z. B. bei schwerem klin. Verlauf od. Immunsuppression; **Ther.:** symptomat. (v. a. Glukose-, Elektrolyt- u. Flüssigkeitssubstitution, i. d. R. oral als Rehydratationslösung); ggf. Antibiotika bei invasiven Infektion mit systemischen Auswirkungen u./od. Risikofaktoren (Alter, Immunsuppression, Begleitkrankungen). Vgl. Brechdurchfall des Säuglings.

Gastro|entero|ana|stomose (↑; ↑; Anastomose*) *f*: s. Gastroenterostomie.

Gastro|entero|kolitis (↑; ↑; Kol-*; -itis*) *f*: (engl.) *gastroenterocolitis*; Schleimhautentzündung des Magen-Darm-Trakts; vgl. Gastroenteritis, infektiöse; Enterokolitis.

Gastro|entero|logie (↑; ↑; -log*) *f*: (engl.) *gastroenterology*; Spezialgebiet der Inneren Medizin, das sich mit der Erkr. des Magen-Darm-Trakts u. angrenzenden Organen befasst.

Gastro|entero|pathie (↑; ↑; -pathie*) *f*: (engl.) *gastroenteropathy*; Erkr. des Magen-Darm-Trakts; vgl. Enteropathie, exsudative; Ménétrier-Syndrom.

Gastro|entero|stomie (↑; ↑; -stomie*) *f*: (engl.) *gastroenterostomy*; Abk. GE; op. Anastomose zwischen Magen u. Dünndarm (meist Jejunum) zur Wiederherstellung der Magen-Darm-Passage; **Anw.:** 1. häufig als Palliativoperation*, z. B. bei ausgedehntem Antrumkarzinom mit hochgradiger Magenausgangsstenose (s. Abb.); 2. i. w. S. jede Magenteilresektion* mit Wiederherstellung der gastrointestinalen Passage. Vgl. Roux-Operation.

gastro|in|testinal (↑; Intestin-*): (engl.) *gastro-intestinal*; Magen u. Darm betreffend.

Gastro|in|testinal|trakt (↑; ↑; lat. tractus Zug, Richtung, Gegend) *m*: Magen*-Darm-Trakt.

Gastro|kolon|fistel (↑; Kol-*; Fistel*) *f*: s. Fistel, gastrokolische.

Gastro|lith (↑; Lith-*) *m*: Bezoar*.

Gastro|malazie (↑; -malazie*) *f*: (engl.) *gastromalacia*; sog. saure Magenerweichung; postmortale Selbstverdauung der Magenwand, evtl. mit Austritt von Mageninhalt in die freie Bauchhöhle u. Andauung von benachbarten Organen.

Gastro|parese (↑; Parese*) *f*: Magenatonie*.

Gastro|pathia hyper|trophicans gigantea (↑; -pathie*) *f*: Ménétrier*-Syndrom.

Gastro|pathia nervosa (↑; ↑) *f*: funktionell bedingte Magenbeschwerden ohne pathol. Befund; vgl. Magenneurose, Dyspepsie, funktionelle.

Gastro|pathie, portal-hyper|tensive (↑; ↑) *f*: (engl.) *portal hypertensive gastropathy*; Abk. PHG; Magen-

Gastrostomie

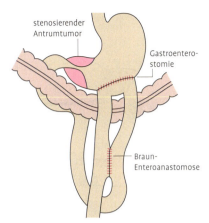

Gastroenterostomie: antekolische G. mit Braun-Enteroanastomose bei inoperablem stenosierendem Antrumkarzinom

schleimhautveränderung i. R. der portalen Hypertension* durch arteriovenöse Shuntbildungen, Erweiterung der kleinen Gefäße der Submukosa u. reduzierter Durchblutung der Mukosa; **Sympt.:** akute u. chron. Blutungen; **Diagn.:** endoskop. (u. a. Mosaikmuster der Schleimhaut, intramukosale Hämatinablagerungen); **Ther.:** Beta-Rezeptoren-Blocker, Koagulation, transjugulärer intrahepatischer portosystemischer Shunt*.

Gastro|pexie (↑; -pexie*) f: (engl.) gastropexy; Anheftung des Magens an das vordere Bauchwandperitoneum u. die hintere Rektusscheide bei paraösophagealer Hiatushernie*; vgl. Fundoplicatio.

Gastro|plastik (↑; -plastik*) f: Magenplastik*.

Gastro|poda (↑; gr. πούς, ποδός Fuß) n pl: s. Schnecken.

Gastro|ptose (↑; -ptose*) f: (engl.) gastroptosis; Magensenkung, v. a. bei leptosomen Konstitutionstypen; meist ohne Krankheitswert.

Gastror|rhagie (↑; gr. ῥαγῆναι reißen, brechen) f: (engl.) gastrorrhagia; Magenblutung; s. Blutung, gastrointestinale.

Gastro|schisis (↑; gr. σχίσις Spaltung, Trennung) f: (engl.) schistocoelia; syn. Bauchspalte; angeb. paraumbilikaler, meist rechtsseitig neben dem Nabel gelegener Bauchwanddefekt unklarer Genese mit prolabierten, strangulierten u. ödematösen Darmschlingen (s. Abb.), häufig in Komb. mit Vorfall

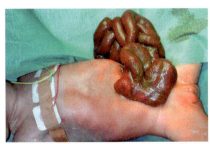

Gastroschisis: ausgetretene Darmschlingen [67]

von Magen, Harnblase u. innerem (weibl.) Genitale; **Vork.:** gynäkotrop, bei ca. 1 : 9000 Geburten (häufig Frühgeborene); **Diagn.:** pränatale Ultraschalldiagnostik; **Ther.:** Entbindung im Perinatalzentrum, Erstversorgung (steriles Abdecken, Seitenlagerung, Magensonde) u. Op. (Erweiterung der Bruchpforte, Rückverlagerung der prolabierten Organe, primärer Bauchwandverschluss, ggf. Bauchdeckenerweiterungsplastik); **Progn.:** Letalitätsrate ca. 5 % inf. Strangulation u. begleitender Darmfehlbildung (Fehlrotation, Stenosen, Atresien). Vgl. Eventeration.

Gastro|skopie (↑; -skopie*) f: (engl.) gastroscopy; sog. Magenspiegelung; endoskop. Untersuchung des Magens unter Verw. eines flexiblen Spezialendoskops (Gastroskop) mit der Möglichkeit zur Biopsie* u. zur Durchführung kleiner op. Eingriffe (z. B. Elektro- od. Laserkoagulation blutender Gefäße, endoskopische Polypektomie*); **Ind.:** wichtige Untersuchungsmethode bei rezidivierenden Oberbauchbeschwerden u. Verdacht auf Magenschleimhauterosionen, Gastritis, Ulcus ventriculi, Magenpolypen od. Magenkarzinom, als Kontrollgastroskopie (s. Tab.) u. sog. Notfallendoskopie zur Lokalisierung der Blutungsquelle bei gastrointestinaler Blutung im Bereich des oberen Magen-Darm-Trakts (ggf. als Ösophago-Gastro-Duodenoskopie). Die Inspektion von Antrum u. Kardia des Magens ist nach starker Flexion der Instrumentenspitze möglich (sog. Inversionsgastroskopie, wichtig v. a. bei Verdacht auf Kardiakarzinom). Vgl. Endoskopie.

Gastroskopie
Zeitintervalle für Vorsorgeuntersuchungen bei präkanzerösen Bedingungen für Magenkarzinom (nach Empfehlungen der Deutschen Krebsgesellschaft)

präkanzeröse Bedingung	Zeitintervall
Zustand nach subtotaler Resektion oder lokaler Exzision wegen Magenkarzinom	alle 1–2 Jahre
Ménétrier-Krankheit	
chronische atrophische Gastritis mit intestinaler Metaplasie	alle 3–5 Jahre
Zustand nach Entfernung eines hyperplastischen Polypen	
Zustand nach aboraler Magenteilresektion wegen benigner Erkrankung (ab dem 45. Lebensjahr)	
Magenkarzinom in der Familienanamnese	alle 3 Jahre ab dem 40. Lebensjahr
HNPCC	

Gastro|spasmus (↑; Spas-*) m: Magenkrampf*.

Gastro|stomie (↑; -stomie*) f: (engl.) gastrostomy; Anlage einer Magenfistel bes. zur enteralen Ernährung bei schwerwiegenden neurol. Erkr., Langzeitbeatmung u. evtl. als palliative Maßnahme bei

Gastrotomie

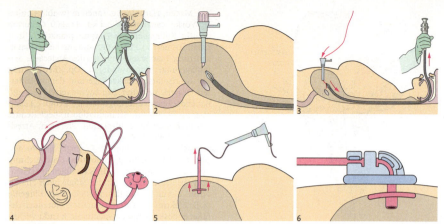

Gastrostomie: Anlage einer PEG-Sonde; 1: Beleuchten der Mageninnenwand (Diaphanoskopie), um eine günstige Position für die Sonde zu finden; 2: Einführen eines Trochars (vergrößerte Darstellung); 3: Einbringen eines Fadens u. Ergreifen mit gastroskopischer Zange; 4: Zurückziehen des Gastroskops u. Verknoten des Fadens mit der Magensonde; 5: Zurückziehen des Fadens durch Mund, Speiseröhre u. Magen, bis die Magensonde aus der Bauchwand ragt; 6: Fixieren der Sonde von außen mit einer Gegenplatte

inoperablem, stenosierendem Ösophagus- u. Larynxkarzinom; **Meth.: 1.** perkutane endoskop. G. (Abk. PEG, s. Abb.); Kompl.: Verletzung anderer Organe bei fehlender Diaphanoskopie*, Pneumoperitoneum* u. ggf. Peritonitis bei ungenügendem Zug an der Sonde u. damit ungenügend anliegender Magenvorderwand an der Bauchdecke durch fehlenden Druck der Gegenplatte, Magenwandnekrose bei zu starkem Druck der Gegenplatte auf die Magenwand; **2.** durch PEG fast vollständig ersetzte op. Meth. zur Anlage einer äußeren Magenfistel*.

Gastro|tomie (↑; -tom*) *f*: (engl.) *gastrotomy*; Magenschnitt; op. Eröffnung des Magens.

Gastrulation (↑) *f*: (engl.) *gastrulation*; Bildung der Keimblätter* durch Zellverschiebungen, bei denen Zellmaterial zwischen Ektoderm u. Entoderm verlagert wird, um das Mesoderm zu bilden; G. beginnt mit Bildung des Primitivstreifens. Vgl. Blastozyste.

Gas|volumen, intra|thorakales (Volumen*) *n*: (engl.) *intrathoracic gas volume*; Abk. IGV; Gasvolumen, das am Ende einer normalen Exspiration in der Lunge verbleibt; **Bestimmung:** mit Ganzkörperplethysmographie*; IGV entspricht beim Gesunden der funktionellen Residualkapazität; Hinweis auf air* trapping, wenn IGV die mit Fremdgasmischmethode* bestimmte funktionelle Residualkapazität deutlich übersteigt. Vgl. Lungenvolumina.

Gating (engl. Takt): getriggert durchgeführte Strahlentherapie*; Trigger ist eine definierte Phase im Atemzyklus des Patienten. Das Organ od. der Tumor (z. B. Bronchialkarzinom, Lebertumor/-metastasen) wird immer in der gleichen Atemphase bestrahlt, um so die Strahlenexposition* des gesunden Gewebes zu minimieren.

Gattung: s. Genus.

Gaucher-Krankheit (Philippe C. E. G., Dermat., Paris, 1854–1918): (engl.) *Gaucher's disease*; syn. lyso-

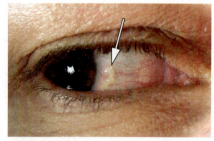

Gaucher-Krankheit: Pingueculae [154]

somale Cerebrosidlipidose; autosomal-rezessiv erbl. Mangel an lysosomaler Beta-Glukosidase, der inf. einer Abbaustörung zur lysosomalen Speicherung von Glukozerebrosiden v. a. in Retikulumzellen (Gaucher-Zellen) zur Infiltration bzw. Vergrößerung der beteiligten Organe führt; zahlreiche Mutationen des Strukturgens für die Betaglukosidase im Genlocus 1q21 sind nachgewiesen. **Epidemiol.:** häufigste lysosomale Speicherkrankheit, panethnische Inzidenz 1 : 40 000 (1 : 1500 bei Ashkenasi-Juden); **Formen: Typ 1:** nichtneuronopathische Form; in jedem Lebensalter auftretend; **Typ 2:** akut neuronopathische, infantile Form; Manifestation in der frühen Kindheit (ca. 2 Jahre) mit infauster Progn.; **Typ 3:** chron. neuronopathische, in jedem Lebensalter auftretende Form mit langsamer Progredienz; **Sympt.:** Anämie, Thrombozytopenie, Hepatosplenomegalie, Knochen- u. Gelenkschmerzen, Erlenmeyerkolbendeformitäten der Knochen, Osteolyse, pathol. Frakturen, avaskuläre Hüftkopfnekrose, Kyphoskoliose, interstitielle Lungeninfiltrationen, Pingueculae (braune, aus Gaucher-Zellen bestehende Flecken am corneoskleralen Limbus, s. Abb.); bei den neuronopathischen Formen zusätzl. progrediente neurodegenerative Sympt. wie supranukleäre Blickparese mit verlangsamten horizontalen Sakkaden, spastische Paraplegie, geistige Retardierung, Krampfanfälle; **Diagn.**: Erhöhung der tartrathemmbaren, sauren Phosphatase, ACE u. Chitotriosidase im Serum (bei ca. 96% der Betroffenen), Enzymaktivitätsbestimmungen in Leukozyten od. Fibroblasten, Nachweis von Gaucher-Zellen im Knochenmark, Mutationsanalyse; Heterozygotentest u. pränatale Diagn. möglich; **Ther.**: Enzymsubstitutionstherapie mit modifizierter Betaglukosidase (Imiglucerase*) bes. bei Typ 1 erfolgreich; Substratreduktionstherapie mit Miglustat*; adjuvant Bisphosphonate; Knochenmarktransplantation. Vgl. Lipidosen.

Gauer-Henry-Re|flex (Otto G., Physiol., Berlin, 1909–1979; James H., amerikan. Arzt; Reflekt-*) *m*: syn. Diuresereflex; bei Vorhofdehnung induzierte Diurese*; **Mechanismus**: durch die Ausschüttung von ANP vermittelte Regelung der renalen Wasserausscheidung über Dehnungssensoren (Typ B) beider Herzvorhöfe; Vorhofdehnung führt zum ADH-Abfall u. vermehrter Diurese; **Vork.**: z. B. bei externer Druckminderung in Flugzeugen; bei normalem externem Druck auch bei Herzrhythmusstörungen* u. post-arrhythmischer Polyurie. Vgl. Polyurie; Diabetes insipidus.

Gauge (engl. Eichmaß) *n*: (engl.) *gauge*; Einheitenzeichen G; Maß für den Außendurchmesser z. B. von Punktionskanülen* (Tab. dort); vgl. Charrière; French.

Gaumen: (engl.) *palate*; (anat.) Palatum.
Gaumen|bein: s. Os palatinum.
Gaumen|bögen: s. Arcus palatoglossus; Arcus palatopharyngeus.
Gaumen|mandel: (engl.) *palatine tonsil*; Tonsilla palatina; paariges Organ aus lymphat. Gewebe; Teil des lymphatischen Rachenrings*.
Gaumen|platte: (engl.) *palatal plate*; sog. Trinkplatte; Basisplatte aus Prothesenkunststoff od. CoCrMo-Legierung bei Oberkiefer-Zahnersatz od. Gaumenspalte, die den Gaumen teilweise od. vollständig bedeckt.
Gaumen|re|flex (Reflekt-*) *m*: Würgreflex; s. Reflexe (Tab. 2 dort).
Gaumen|segel: (engl.) *palatal velum*; Velum palatinum.
Gaumen|segel|krampf: s. Spasmus palatinus.
Gaumen|segel|lähmung: (engl.) *palatoplegia*; Lähmung des Velum palatinum inf. Schädigung des N. vagus u. N. glossopharyngeus; **Urs.**: Hirntumoren, Enzephalitis, Bulbärparalyse, Diphtherie u. a.; **Sympt.**: Näseln (Rhinolalia aperta), Schluckstörung; **DD**: Myasthenia* gravis pseudoparalytica.
Gaumen|segel|nystagmus (Nystagmus*) *m*: (engl.) *palatal nystagmus*; Nystagmus veli palatini; Myoklonien* des Gaumensegels; **Urs.**: Schädigung des Tractus tegmentalis centralis, Hirnstammsyndrome*.
Gaumen|segel|tremor (Tremor*) *m*: s. Spasmus palatinus.
Gaumen|spalte: (engl.) *palatine cleft*; Palatoschisis, Uranoschisis; angeb. Spaltbildung des sekundären Gaumens hinter dem Foramen incisivum, die entw. nur den weichen Gaumen (sog. Velumspalte)

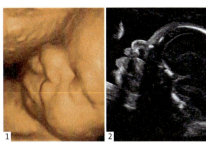

Gaumenspalte: 3D-Rekonstruktion (1) der Ultraschalluntersuchung (2) [119]

od. zusätzl. auch den harten Gaumen (typ. G.) betreffen kann, s. Abb., evtl. in Komb. mit Lippen- u. Kieferspalte (s. Lippen-Kiefer-Gaumenspalte); **Klin.**: u. U. erhebliche Ernährungsprobleme beim Säugling, rezidiv. Inf. im Bereich der Atemwege, Sprechstörungen, Tubenventilationsstörung durch muskuläre Fehlfunktion mit Sero- u. Mukotympanon; **Ther.**: mehrschrittige op. Ther. (möglichst frühzeitig op. Verschluss durch Uranoplastik, meist im 2.–3. Lj., im Jugendalter kieferorthop. Korrektur der stets vorhandenen Kieferanomalien, Einlage von Paukenbelüftungsröhrchen; logopäd. Übungsbehandlung. Vgl. Gesichtsspalten; Robin-Syndrom.

Gauss-Eintritts|ef|fekt (Carl J. G., Gyn., Würzburg, 1875–1957; lat. *efficere*, effectus hervorbringen) *m*: (engl.) *Gauss' engagement effect*; (gebh.) Bradykardie* des Kindes bei der Geburt durch plötzl. Schädeldruck beim Eintritt des Kopfs ins Becken.

Gauß-Verteilung (Carl F. G., Mathematiker, Astronom, Göttingen, 1777–1855): (engl.) *Gauss' distribution*; syn. Normalverteilung; graph. Darstellung als sog. Glockenkurve; stetige Wahrscheinlichkeitsverteilung, die z. B. die durch zufällige Messfehler entstandenen Abweichungen der Messwerte von ihrem arithmetischen Mittel wiedergibt; je größer die Standardabweichung* ist, desto flacher u. breiter ist der mittlere Teil der Glockenkurve.

Gauss-Zeichen (Carl J. G., Gyn., Würzburg, 1875–1957): (engl.) *Gauss' sign*; bei der bimanuellen Untersuchung inf. der Auflockerung des unteren Uterinsegments auffallend weit nach allen Seiten bewegl. Portio, ohne dass der Korpus die Bewegungen mitmacht (sog. Wackelportio als Schwangerschaftszeichen*).

Gaze *f*: Mull*.
G-BA: Abk. für Gemeinsamer* Bundesausschuss.
GBS: Abk. für Guillain*-Barré-Syndrom.
GC: Abk. für Gaschromatographie*.
GC-MS: Abk. für Gaschromatographie-Massenspektrometrie; kombiniertes Verf. zur quantitativen u. qualitativen Analyse von Gemischen org. Substanzen; die einzelnen, durch Gaschromatographie* getrennten Substanzen werden durch Massenspektrometrie* identifiziert.
GCS: Abk. für (engl.) Glasgow* Coma Scale.
Gc-System *n*: Abk. für (engl.) *group specific component*; (engl.) *Gc system*; gruppenspezif. Komponente; autosomal-kodominant erbl. Serumgruppe eines Alpha-2-Globulins (Vitamin-D-bindendes Pro-

tein) inf. genet. Polymorphismus* (Hauptallele Gc¹ u. Gc²); durch Immunelektrophorese mit heterologen präzipitierenden Antiseren lassen sich 3 Standardphänotypen (Gc 1-1, Gc 2-1, Gc 2-2), mit Elektrofokussierung >30 seltene Gc-Varianten (Subtypen) des Glykoproteins unterscheiden. **Klin. Bedeutung:** Vaterschaftsfeststellung; Blutgruppenbestimmung* an Spuren (Gc-Subtypen sind noch in einige Mon. alten Blutspuren erkennbar). Vgl. Serumgruppen.

Gd: chem. Symbol für Gadolinium*.
GD: (radiol.) Abk. für Gesamtdosis*.
GdB: Abk. für Grad der Behinderung; s. Behinderung.
GDP: Abk. für Guanosindiphosphat; s. Guanosin.
GdS: Abk. für Grad* der Schädigungsfolgen.
Ge: **1.** (chem.) Symbol für Germanium*; **2.** (serol.) Symbol für Gerbich*-Blutgruppe.
GE: Abk. für Gastroenterostomie*.
Gebär|mutter: (anat.) s. Uterus.
Gebär|mutter|entzündung: s. Endometritis; Myometritis; Perimetritis.
Gebär|mutter|krebs: s. Korpuskarzinom; Zervixkarzinom.
Gebär|mutter|polyp (Polyp*) *m*: s. Korpuspolyp; Zervixpolyp.
Gebär|mutter|senkung: s. Descensus uteri et vaginae.
Gebiss: (engl.) *dentition, set of teeth*; Zahnreihen des Ober- u. Unterkiefers; das menschl. G. zeichnet sich durch Heterodontie*, Diphyodontie* (mit Ausnahme der permanenten Molaren) u. Thekodontie* aus (s. Abb.). Vgl. Dentition; Gebissschema; Zahn; vgl. Orthopantomographie (Abb. dort).

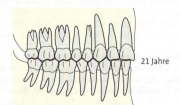

21 Jahre

Gebiss: vollständige Zahnreihe des rechten Ober- u. Unterkiefers

Gebiss|an|omalien (Anomalie*) *fpl*: (engl.) *dental anomalies*; Abweichungen der Gebissform von der Norm (dysgnathes Gebiss im Gegensatz zum eugnathen Gebiss); **Formen:** skelettale Anomalien, Zahnfehlstellungen; **Urs.: 1.** endogen: Vererbung u. endokrine Störungen (z. B. thyroidale Störungen, Rachitis); **2.** exogen: vorzeitiger Zahnverlust, Durchbruchstörungen der Zähne, Mundatmung, Gewohnheiten (Lutschen) u. Zungendysfunktionen.

Gebiss|formel: (engl.) *dental formula*; syn. Zahnformel; schemat. Darstellung der artspezif. Anatomie des Gebisses, d. h. der Zahnarten, ihrer Anordnung u. Anzahl bei Mensch u. Tier (s. Abb.); die Zahnarten werden abgekürzt als I (Incisivi, Schneidezähne*), C (Canini, Eckzähne*), P (Praemolares, Prämolaren*) u. M (Molares, Molaren*); für Milchzähne* werden kleine Buchstaben verwendet. Vgl. Gebissschema; Zahn.

	I	C	P	M
1	2	1	2	3
	2	1	2	3

	i	c	m
2	2	1	2
	2	1	2

Gebissformel: 1: bleibende Zähne; 2: Milchzähne

Gebiss|schema *n*: (engl.) *dentition diagram*; syn. Zahnschema; formelhafte Darstellung eines individuellen, aktuellen Zahn- bzw. Gebisszustandes; das heute meist verwendete G. ist das von der Fédération Dentaire Internationale (Abk. FDI) ausgearbeitete u. der WHO genehmigte System (Two-Digit-System) nach der europäischen Norm EN ISO 3950 (s. Abb.). Jeder Zahn wird durch die Komb. zweier Ziffern gekennzeichnet. Die 1. Ziffer bezeichnet den Kieferquadranten, die 2. den Zahn innerh. des Quadranten. Die Quadranten erhalten die Ziffern 1–4 im bleibenden u. 5–8 im Milchgebiss (im Uhrzeigersinn, beginnend mit der oberen re. Seite). Die Zähne eines Quadranten werden von der Mittellinie aus nach distal (dorsal) durch die Ziffern 1–8 (Milchzähne 1–5) gekennzeichnet. Die Ziffern werden einzeln ausgesprochen; so heißt z. B. der Eckzahn im re. Oberkiefer 1-3.

Gebrauch, schädlicher: (engl.) *abuse*; Missbrauch*.

Gebühren|ordnung: (engl.) *fee schedule*; Verzeichnis der Vergütung von Leistungen; **1. für Ärzte** (Abk. **GOÄ**): Grundlage für Berechnung u. Abrechnung der Vergütung für die nicht durch die Sozialversicherung (vgl. Bewertungsmaßstab, einheitlicher) abgedeckten berufl. Leistungen der Ärzte in der Neufassung vom 9.2.1996 (BGBl. I S. 210; zuletzt geändert durch Gesetz vom 4.12.2001, BGBl. I S. 3320); basiert auf Bundesärzteordnung, wird als Rechtsverordnung durch das Bundesministerium für Gesundheit erlassen u. ist zustimmungspflichtig durch den Bundesrat. Als Vergütung stehen dem Arzt nach GOÄ Gebühren, Entschädigungen (z. B. Wegegeld) u. Ersatz best. Auslagen zu (Gebührenverzeichnis für ärztliche Leistungen). Vgl. Gesundheitsleistungen, individuelle. **2. für Zahnärzte** (Abk. **GOZ**): Grundlage für Berechnung u. Abrechnung der Vergütung für die nicht durch die Sozialversicherung abgedeckten berufl. Leistungen der Zahnärzte in der Fassung vom 22.10.1987 (BGBl. I S. 2316), zuletzt geändert am 4.12.2001 (BGBl. I S. 3320); **3. für Psychologische Psychotherapeuten u. Kinder- u. Jugendlichenpsychotherapeuten** (Abk. **GOP**): in der Fassung vom 8.6.2000, geändert durch § 5 Satz 3 der Verordnung vom 18.10.2001; § 1 (1). Vergütungen für berufliche Leistungen der Psychologischen Psychotherapeuten u. der Kinder- u. Jugendlichenpsychotherapeuten i. S. von § 1 Abs. 3 des Psychotherapeutengesetzes richten sich nach GOÄ, soweit nicht durch Bundesgesetz etwas anderes bestimmt ist.

Geburt: (engl.) *birth*; Vorgang der Ausstoßung des Kindes aus dem Mutterleib unter Wehentätigkeit; dem eigentl. Geburtsbeginn (regelmäßige, zervixwirksame Wehen*, Fruchtblase gesprungen; ggf. Zeichnen, d. h. Ausstoßung des Zervixschleimpfropfs) gehen i. d. R. Geburtsanzeichen (Stellwe-

	bleibende Zähne	
oben rechts		oben links
18 17 16 15 14 13 12 11	21 22 23 24 25 26 27 28	
48 47 46 45 44 43 42 41	31 32 33 34 35 36 37 38	
unten rechts		unten links

	Milchzähne	
oben rechts		oben links
55 54 53 52 51	61 62 63 64 65	
85 84 83 82 81	71 72 73 74 75	
unten rechts		unten links

Gebissschema

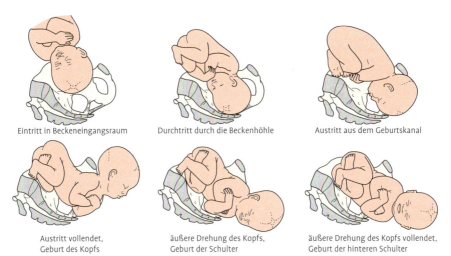

Eintritt in Beckeneingangsraum | Durchtritt durch die Beckenhöhle | Austritt aus dem Geburtskanal

Austritt vollendet, Geburt des Kopfs | äußere Drehung des Kopfs, Geburt der Schulter | äußere Drehung des Kopfs vollendet, Geburt der hinteren Schulter

Geburt: Verlauf der normalen Entbindung bei Hinterhauptlage [112]

hen*, die sog. Zervixreifung) voraus; **Verlauf:** einer normalen G. bei vorderer Hinterhauptlage: **1. Eröffnungsperiode:** Zeitraum vom Wehenbeginn (Eröffnungswehen) mit beginnender Entfaltung der Zervix (Distraktion) u. Vorwölbung der Fruchtblase bis zur vollständigen Eröffnung des Muttermundes (Blase wölbt sich stark vor; Ende der Eröffnungsperiode); **2. Austreibungsperiode** (s. Abb.): Zeitraum von der vollständigen Eröffnung des Muttermundes bis zur Geburt des Kindes; Auswalzung des sog. Vaginalrohrs; **a)** Eintrittsmechanismus: beim Eintritt in den Beckeneingang verläuft die Pfeilnaht quer; **b)** Durchtrittsmechanismus: Beugung (Flexion, Hinterhaupt mit kleiner Fontanelle als Leitstelle*), Tiefertreten u. Drehung (Rotation) des Kopfs stellen den Weg des kleinsten Widerstands dar; **c)** Austrittsmechanismus: beginnende Deflexion des Kopfs (Pfeilnaht schräg, kleine Fontanelle li. od. re. vorn), ausgesprochene Deflexion (kleine Fontanelle vorn, Pfeilnaht im geraden Durchmesser); Einschneiden (Durchtreten durch den Damm, Dammschutz!) u. G. des Kopfs (Pfeilnaht gerade); die G. des Kindskörpers erfolgt nach Rückdrehung bei einer der nächsten Wehen (Pfeilnaht quer); **3. Nachgeburtsperiode:** Zeitraum von der Ausstoßung des Kindes bis 2 Std. nach Ausstoßung der Plazenta (währenddessen Abnabelung* des Kindes), nach dessen Beendigung die Entbundene als Wöchnerin bezeichnet wird. Vgl. Kindslage; Geburtsdauer; Entbindung, operative; Risikogeburt; Säuglingssterblichkeit; Rooming-in; Schwangerschaftsgymnastik.

Geburten|kontrolle *f*: (engl.) *birth control*; Maßnahmen zur gezielten Einflussnahme auf Geburtenhäufigkeit u. Kinderzahl; individuell i. R. einer persönl. Familienplanung* (z. B. durch Kontrazeption*) od. bevölkerungspolitisch motiviert als kollektive G. zur Beeinflussung der Bevölkerungszahl (z. B. durch Aufklärung od. Propaganda, soziale u. materielle Anreize, rechtl. Maßnahmen).

Geburten|rate: (engl.) *birth rate*; syn. Geburtenziffer; Zahl der Lebendgeborenen eines Kalenderjahrs bezogen auf die Bevölkerung zur Jahresmitte; vgl. Natalität.

Geburten|regelung: s. Familienplanung; Geburtenkontrolle.

Geburten|ziffer: s. Natalität.

Geburt, programmierte: (engl.) *induced delivery*; geplante Geburt; umstrittene Form der Entbindung* zu einem für optimal gehaltenen Termin ohne Gefährdung von Mutter od. Kind; Einleitung durch Blaseneröffnung u. pharmak. Steuerung durch i. v. Dauertropfinfusion von Wehenmitteln* od. durch die geplante Schnittentbindung.

Geburtsdauer

Geburts|dauer: (engl.) *duration of labor*; Zeit zw. Beginn der Eröffnungswehen bis zur Geburt* des Kindes; **Durchschnittszeiten:** Erstgebärende 12 Std. (Eröffnungsperiode 9 Std., Austreibungsperiode 2–3 Std.), Mehrgebärende 8 Std. (Eröffnungsperiode 7 Std., Austreibungsperiode 0,5–1 Std.).

Geburts|einleitung: (engl.) *induction of labor*; Einleitung der Geburt vor Wehenbeginn durch orale, intrazervikale od. intravaginale Applikation von Prostaglandinen* bzw. i. v. Infusion von Oxytocin*; **Ind.:** Gefährdung der Mutter od. des Kindes (z. B. Antikörperkonflikt, Plazentainsuffizienz*, Diabetes* mellitus, Präeklampsie) od. Geburtsterminüberschreitung

Geburts|geschwulst: (engl.) *caput succedaneum*; syn. Caput succedaneum; blutig-seröse Durchtränkung der Haut u. des lockeren Zellgewebes des unter der Geburt vorangehenden kindl. Teils (Leitstelle*; s. Abb.); vgl. Kephalhämatom.

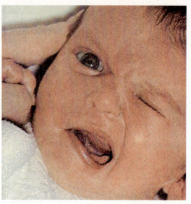

Geburtslähmung: Fazialisparese rechts; im Gegensatz zum Crying-face-Syndrom asymmetrische Nasolabialfalten [66]

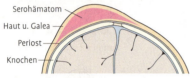

Geburtsgeschwulst [112]

Geburts|gewicht: (engl.) *birth weight*; das bei der Geburt vorhandene Gewicht des Kindes (am Termin bei Jungen durchschnittlich 3700 g, bei Mädchen 3500 g); weist eine große physiol. Schwankungsbreite auf. Vgl. Neugeborenes; Gewichtsentwicklung des Säuglings.

Geburts|hilfe: (engl.) *obstetrics*; med. Fachgebiet, das sich mit der Betreuung der Schwangeren i. R. eines Vorsorgeprogramms (s. Mutterschafts-Richtlinien), dem Embryo bzw. dem Fetus, dem normalen Geburtsverlauf u. dessen Komplikationen sowie dem gesunden Neugeborenen beschäftigt.

Geburts|hindernis: (engl.) *obstructed labor*; ein den regelrechten Geburtsverlauf verhindernder Umstand bzw. Zustand, z. B. geburtsunmögliche Kindslagen, Tumoren im kleinen Becken, Uterusanomalie, Hydrozephalus*; **cave:** Geburtsstillstand, Uterusruptur*.

Geburts|kanal (Canalis*): (engl.) *birth canal*; Kanal, den das Kind bei der Geburt durchwandert; **Einteilung: 1.** knöcherner G.: das kleine Becken (s. Beckenebenen); **2.** weicher G.: **a)** unteres Uterinsegment u. Zervix; **b)** Weichteilansatzrohr (Scheide, Vulva u. Beckenbodenmuskulatur).

Geburts|lähmung: (engl.) *birth palsy*; kindliche Entbindungslähmung; **Formen: 1.** meist Fazialisparese* (s. Abb.), entsteht fast immer durch Druck des Zangenlöffels bei Zangenextraktion* meist auf den unteren Ast des N. facialis; Prognose gut; **2.** Armplexuslähmung* durch Druck od. Zerrung. Vgl. Entbindungslähmung, mütterliche.

Geburts|schäden: (engl.) *birth traumas*; syn. Geburtstraumen; gesundheitl. Schäden des Neugeborenen*, die ursächl. mit dem Geburtsvorgang zusammenhängen; v. a. **1.** geburtsbedingte Hypoxien; s. fetal distress, Azidose, intrauterine; **2.** Haut-, Nerven- u. Weichteilverletzungen, z. B. Adiponecrosis* subcutanea neonatorum, Geburtslähmung*; **3.** Blutungen, z. B. intrakranielle geburtstraumatische Blutung*, Blutungen im Bauchraum, Leber- u. Nebennierenblutungen; **4.** Knochenverletzungen, z. B. Frakturen von Clavicula, Humerus, Femur; progn. ungünstig sind die seltenen Wirbel- u. Schädelfrakturen.

Geburts|termin *m*: s. Naegele-Regel; Schwangerschaftsdauer.

Geburts|trauma (Trauma*) *n*: s. Geburtsschäden.

Geburts|zange: (engl.) *delivery forceps*; Forzeps; i. d. R. aus 2 zusammensetzbaren Löffeln bestehendes gebh. Zuginstrument zur Zangenextraktion*; **Formen: 1.** Divergenzzange zur Vermeidung von Druckschäden des kindl. Kopfs, z. B. Bamberger*-Zange, Laufe*-Zange; **2.** Parallelzange, z. B. Shute*-Zange; **3.** Naegele*-Zange, Kielland*-Zange.

Geburt, überstürzte: (engl.) *precipitate delivery*; Partus praecipitatus; überschnelle Geburt; sehr rasch verlaufende Geburt (Dauer <3 Std.) mit einer od. vereinzelten Presswehen. **Vork.:** bei weitem Becken der Mutter, Mehrgebärender, sehr kleinem od. leichtem Kind. Vgl. Sturzgeburt.

Gedächtnis: (engl.) *memory*; Merk- u. Erinnerungsfähigkeit; **Einteilung: 1.** sensorisches Gedächtnis: Schnittstelle zwischen Wahrnehmung u. G., hält die über die Sinnesorgane wahrgenommenen externalen u. internalen Reize zur weiteren Verarbeitung im Arbeitsgedächtnis aufrecht; **2.** Arbeitsgedächtnis: u. Kurzzeitgedächtnis: enthält momentan aktivierte, aus dem sensorischen Gedächtnis transferierte Wahrnehmungsinhalte, selektiert diese nach Bedeutung u. verknüpft relevante Informationen mit Inhalten aus dem Langzeitgedächtnis; **3.** Langzeitgedächtnis: langfristige Speicherung von Wahrnehmungen mit Konsolidierung von Engrammen*. Reproduzieren lang zurückliegender Gedächtnisinhalte durch retrograde Prozesse erfolgt aus dem **Altgedächtnis**, die Speicherung neuer Informationen mit anterograden Prozesse erfolgt hauptsächlich im **Neugedächtnis**. Nach neueren Auffassungen ist das Gedächtnis nicht in reine funktionsspezifische Kategorien

einteilbar, sondern versch. Bereiche der untereinander vernetzten Gedächtnisinhalte werden durch selektive Aufmerksamkeitsprozesse aktiviert. So können z. B. weitere Gedächtnisarten unterschieden werden: autobiographisches G., Bewegungsgedächtnis, Handlungsgedächtnis, Lokalisationsgedächtnis, Metagedächtnis, Textgedächtnis. **Prozesse: 1.** Encodierung: Transformation der sensorisch präsenten Information in speicherfähige Einheiten u. deren Integration in eine bestehende kognitive Struktur; Prozess von der flüchtigen Informationsaufnahme bis zum intentional gesteuerten Einprägen von bewusst u. mit voller Aufmerksamkeit aufgenommenen Informationen; **2.** Konsolidierung: Aufrechterhalten der encodierten Information über eine Zeitspanne durch Verknüpfung mit langfristig gespeicherten Informationen od. aktives Memorieren; **3.** Decodierung: Abruf der gespeicherten Information durch: **a)** Wiedererkennen von bekannter aus unbekannter Information; **b)** Erinnern (Ekphorie). **Lok.:** Cerebellum*: prozedurales Gedächtnis (Handlungswissen); zerebraler Cortex: sensorisches Gedächtnis, je nach Sinnesmodalität u. Gedächtnisaufgabe; Hippocampus* u. Corpus* amygdaloideum: deklaratives Gedächtnis; Präfrontalcortex: episodisches G. (Erinnerung an Erlebnisse) u. semantisches G. (Bedeutungswissen); medialer Temporallappen: semantisches Gedächtnis; Corpus* striatum: Gewohnheitsbildung u. Reiz-Reaktionsverbindungen. Das Erinnern episodischer Gedächtnisinhalte geht mit höherer Aktivität im rechten Präfrontalcortex einher, Erinnerungen des semantischen Gedächtnisses aktivieren den linken Präfrontalcortex. G. ist eine kortikale Funktion; an der Engrammbildung ist wahrscheinl. das limbische System* beteiligt. Vgl. Erinnerungsverfälschung; Lernen.
Gedächtnis|lücke: s. Amnesie.
Gedächtnis|störung: (engl.) *memory disorder*; Veränderung in der Funktion des Gedächtnisses*; **Formen: 1.** qualitative G.: z. B. Erinnerungsverfälschung*; **2.** quantitative G.: z. B. Hypermnesie*, Hypomnesie*, Amnesie*. Vgl. Gedächtnistraining.
Gedächtnis|training: (engl.) *memory training*; neuropsychol. begründete Maßnahme zur effizienten Nutzung von Gedächtnisressourcen mit dem Ziel der Wiedergewinnung od. Erhaltung von Selbständigkeit u. Lebensqualität. **Anw.:** zur Verbesserung od. Kompensation defizitärer Gedächtnisleistungen nach Hirnschädigung u. bei Demenz*.
Gedächtnis|zellen (Zelle*): (immun.) s. memory cells.
Gedanken|ausbreitung: (engl.) *thought broadcasting*; Ich*-Störung, bei der der Betroffene überzeugt ist, dass andere Anteil an den eigenen Gedanken haben u. diese kennen; **Vork.:** bei Schizophrenie*.
Gedanken|eingebung: (engl.) *thought insertion*; Ich*-Störung, bei der eigene Gedanken als fremd u. von außen eingegeben empfunden werden; **Vork.:** bei Schizophrenie*.
Gedanken|entzug: (engl.) *thought withdrawal*; Ich*-Störung, bei der das Gefühl besteht, die eigenen Gedanken würden entzogen (z. B. durch eine äußere Macht od. Person); **Vork.:** bei Schizophrenie*.

Gedanken|stopp: (engl.) *thought stop technique*; (psychol.) Methode der Verhaltenstherapie* zur Unterbrechung unerwünschter persistierender Gedanken (z. B. durch lautes „Stopp"-Rufen, sobald sich die Gedanken einstellen).
Gefäß|chirurgie (Chirurgie*) *f*: (engl.) *vascular surgery*; med. Fachgebiet der Chirurgie mit Anw. op.-instrumenteller (z. T. mikrochir., interventioneller) Verf. zur Wiederherstellung v. a. erkrankter od. verletzter Blutgefäße, selten von Lymphgefäßen; **Methoden:** direkte Gefäßnaht* od. Ligatur, Patch*-Plastik, Angioplastie*, Desobliteration*, Varizenstripping*, Gefäßtransplantation* u. Bypass*-Operation; **Ind.:** v. a. Beseitigung od. Umgehung von Strömungshindernissen bei Verschlusskrankheiten, Beseitigung pathol. Strömungsverhältnisse (z. B. bei Varikose*, Aneurysma*, Angiom, arteriovenöser Fistel*), Änderung der Strömungsrichtung (z. B. durch Anlage eines gefäßchir. Shunts*). Vgl. Sympathektomie.
Gefäße, ab|errierende: (engl.) *aberrant vessels*; Vasa aberrantia; im Verlauf von der Norm abweichende (atyp.) Gefäße.
Gefäße, extra|kranielle: (engl.) *extracranial vessels*; die 4 großen arteriellen Zuflussbahnen des Gehirns: Arteria* carotis communis dextra u. sinistra, Arteria* vertebralis dextra u. sinistra.
Gefäß|fehl|bildung: (engl.) *vascular malformation*; vaskuläre Malformation; Fehlbildung von Blut- od. Lymphgefäßen; bei Geburt vorhanden, jedoch oft nicht voll ausgeprägt u. erst in späterem Lebensalter z. B. nach Trauma, Operation od. während Hormonumstellung (Pubertät, Schwangerschaft) symptomatisch od. sichtbar werdend; im Gegensatz zu vaskulären Tumoren* keine Spontaninvolution mögl.; **Einteilung: 1.** lymphatisch, z. B. Lymphangiom*; **2.** vaskulär; **a)** kapillär (s. Naevus flammeus); **b)** arteriell, z. B. angeb. Aneurysma*, Ektasie, Stenose; **c)** venös, z. B. venöses Angiom*, selten venöses Aneurysma; **d)** arteriovenöse Malformation*; **3.** gemischt vaskulär u. lymphatisch.
Gefäß|geräusch: (engl.) *vascular murmur*; bei der Auskultation* von Blutgefäßen inf. besonderer Strömungsverhältnisse hörbares, pulssynchrones Geräusch; **Urs.:** v. a. Gefäßstenosen*, Aneurysma*, arteriovenöse Fistel*, Hyperämie von Organen (z. B. der Schilddrüse bei Hyperthyreose), hochgradige Anämie (sog. Nonnensausen*), Fieber; vgl. Ultraschalldiagnostik; Blutdruckmessung, nichtinvasive.
Gefäß|geschwulst: s. Angiom.
Gefäß|in|jektion (Injektion*) *f*: s. Injektion.
Gefäß|klemme: 1. (engl.) *artery forceps*; Klemme zum Fassen blutender Gefäße; z. B. Satinsky-Klemme; **2.** Mikroklemme zur Unterbrechung des Blutstroms durch Zusammendrücken kleiner Gefäße ohne Verletzung der Gefäßwand; z. B. Bulldog-Klemme; **Anw.:** z. B. bei mikrochir. Gefäßnaht.
Gefäß|naht: (engl.) *vascular suture*; gefäßchir. Naht zur Behandlung von offenen od. geschlossenen Gefäßverletzungen (s. Abb.); direkt als fortlaufende G., Einzelknopf- od. Matratzennaht (s. Nahtmethoden) mit dünnem atraumat. (nicht resorbierbarem) chir. Nahtmaterial* unter Erfassung al-

Gefäßneurosen

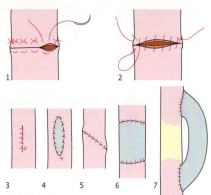

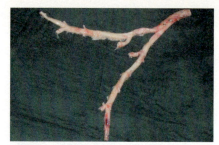

Gefäßtransplantation: Aorta (Homograft), welche als Gefäßinterponat implantiert wird [56]

Gefäßnaht: 1: evertierende U- od. Matratzennaht; 2: evertierende fortlaufende überwendliche Naht; 3–7: op. Behandlung von Gefäßverletzungen: 3: direkte Naht bei tangentialer Gefäßeröffnung; 4: Versorgung einer tangentialen Gefäßeröffnung unter plastischer Erweiterung mit Hilfe eines Venenstreifens; 5: direkte Naht einer vollständigen Gefäßdurchtrennung nach schräger Anfrischung der Gefäßstümpfe; 6: Behandlung einer geschlossenen Gefäßverletzung durch Resektion des Adventitiazylinders u. Wiederherstellung der Strombahn durch Interposition eines autogenen Venentransplantats; 7: Behandlung eines traumatischen Gefäßverschlusses durch Umleitung mit Hilfe eines Venentransplantats

ler Wandschichten des Gefäßes, bei kompletter Durchtrennung evertierende G. od. Rekonstruktion des Gefäßes unter plast. Erweiterung (Patch*-Plastik). Vgl. Gefäßchirurgie.

Gefäß|neurosen (Neur-*; -osis*) *f pl*: s. Angioneuropathien.

Gefäß|pro|these (Prothese*) *f*: (engl.) *prosthetic bypass graft*; Prothese* zum Ersatz natürlicher Blutgefäße; **Formen: 1.** künstl. G. aus Polyestergewebe (z. B. Dacron) od. expandiertem Polytetrafluorethylen (e-PTFE, z. B. Gore-Tex); in der Herzchirurgie auch als klappentragendes Conduit*; **2.** biologische G. (z. B. Homograft) für infizierte Gefäße (bei Protheseninfektionen od. mykotischem Aneurysma). Vgl. Gefäßtransplantation.

Gefäß|spinne: s. Naevus araneus.

Gefäß|stenosen (Steno-*; -osis*) *f pl*: (engl.) *angiostenoses*; Verengungen von Gefäßen, i. e. S. von Blutgefäßen, z. B. inf. Arteriosklerose od. Kompression von außen; vgl. Verschlusskrankheiten, Thoracic-outlet-Syndrom, Gefäßgeräusch.

Gefäß|trans|plantation (Transplantation*) *f*: (engl.) *vascular bypass grafting*; Verf. der Gefäßchirurgie* zur Wiederherstellung ausreichender Durchblutungsverhältnisse durch Umgehung bzw. Überbrückung stenosierter od. verschlossener Gefäßabschnitte (Bypass*-Operation) od. Erweiterungsplastik (Patch*-Plastik); als Gefäßersatz für klein- bis mittelkalibrige Blutgefäße werden autogene (z. B. V. saphena magna) od. allogene (z. B. Nabelschnurgefäße, Organspendergefäße), für große Gefäße i. d. R. Ersatzgefäße aus alloplast. Material (Gefäßprothesen aus Kunststoffen) od. Homograft (s. Abb.) verwendet. **Ind.:** v. a. bei fehlender Möglichkeit einer Gefäßrekonstruktion durch direkte Gefäßnaht, Desobliteration* od. Angioplastie*. Vgl. Transplantation.

Gefäß|verletzung: (engl.) *vascular injury*; traumat. od. iatrogene Verletzung von Arterien od. Venen; **Formen:** direkte, indirekte, offene, geschlossene, perforierende u. nichtperforierende G.; im Bereich der Extremitäten häufig mit Fraktur od. Luxation kombiniert; vgl. Aortenruptur.

Gefäß|widerstand: Kreislaufwiderstand*.

Gefahr|stoff|verordnung: Abk. GefStoffV; „Verordnung zum Schutz vor gefährl. Stoffen" vom 23.12.2004 (BGBl. I S. 3758, 3759), zuletzt geändert durch Art. 2 der Verordnung vom 18.12.2008 (BGBl. I S. 2768); dient dem Arbeitsschutz* u. regelt den Umgang mit (u. a. krebserregenden u. erbgutverändernden) Gefahrstoffen, ordnet Herstellungs- u. Verwendungsverbote an (z. B. für Asbest*) u. schreibt arbeitsmed. Vorsorgeuntersuchungen* vor; vgl. MAK.

Gefitinib (INN) *n*: (engl.) *gefitinib*; Tyrosinkinase*-Inhibitor; **Wirkungsmechanismus:** blockiert die intrazelluläre Tyrosinkinase-Domäne des EGFR*; **Ind.:** lokal fortgeschrittenes od. metastasiertes, nichtkleinzelliges Bronchialkarzinom (engl. *non-small-cell lung cancer*, Abk. NSCLC) mit aktivierenden Mutationen der EGFR-Tyrosinkinase; **Kontraind.:** Überempfindlichkeit gegen den Wirkstoff od. einen der sonstigen Bestandteile; Stillzeit; **UAW:** u. a. Diarrhö, Hautreaktionen; cave: Risiko für interstitielle Lungenkrankheiten; **Wechselwirkungen:** cave bei gleichzeitiger Ther. mit starken CYP3A4-Hemmern (z. B. Ketoconazol, Clarithromycin, Protease-Hemmern).

Geflecht: (anat.) s. Plexus.

Geflecht, intra|murales: s. Nervensystem, vegetatives; Nervensystem, enterisches.

Geflügel|pest, klassische: (engl.) *fowl plague*; hochpathogene aviäre Influenza (Abk. HAVI), verursacht durch versch. Stämme des Influenza-Virus Typ A (s. Vogelgrippe); im Gegensatz zur atyp. Geflügelpest, der sog. Newcastle disease, einer bei Hühnervögeln durch das Newcastle*-disease-Virus verursachten Infektion.

Gefrier|punkt|erniedrigung: (engl.) *freezing point depression*; Herabsetzung des Gefrierpunkts eines Lösungsmittels durch Zugabe lösl. Substanzen; die G. ist proportional der Zahl der gelösten Teilchen pro Volumeneinheit u. unabhängig von der Art des gelösten Stoffs (z. B. erfährt eine einmolare wässrige Lösung eines vollständig dissoziierten einwertigen Elektrolyten eine G. von 1,85 °C im Vergleich zu destilliertem Wasser). **Bestimmung:** Kryoskopie*.

Gefrier|schnitt: (engl.) *frozen section*; histol. Schnitt von gefrorenem Gewebe zur Schnellschnittdiagnostik*.

Gefrier|trocknung: (engl.) *freeze-drying*; syn. lyophile Trocknung, Lyophilisation, Kryodesikkation; schnelles Einfrieren mit anschl. sofortiger Entfernung des gefrorenen Wassers durch Sublimation* in einem Hochvakuum; **Anw.:** zur schonenden Konservierung* labiler biol. Substanzen, z. B. von Seren, Impfstoffen, Antibiotika, Bakterienkulturen, Lebensmitteln; Aufbewahrung bei Raumtemperatur u. Schutz vor Feuchtigkeit.

Gegen|gift: s. Antidot.

Gegen|regulation, dia|betische (lat. *regula* Richtschnur, Norm) *f*: (engl.) *diabetic counter-regulation*; reaktive Hyperglykämie* nach Hypoglykämie durch kontrainsuläre Hormone (Glucagon, Adrenalin, Cortisol, STH); vgl. Diabetes mellitus; Somogyi-Effekt.

Geheimnis|schutz: s. Schweigepflicht; Sozialdatenschutz; Datenschutz.

Geh|gips: s. Gehverband.

Gehirn-: s. a. Hirn-, Zerebral-, Cerebr-, Encephal-, Enzephal-.

Gehirn: (engl.) *brain*; Encephalon, Enzephalon, auch Hirn; kranial-rostraler Teil des Zentralnervensystems; die gewölbte Oberfläche des G. heißt Facies convexa, die abgeplattete Grundfläche Facies basalis (Basis cerebri, Hirnbasis), an der die Hirnnerven* aus- bzw. eintreten. Im G. liegen die Hirnventrikel*. Das G. ist wie das Rückenmark*, in das es am Foramen magnum übergeht, von 3 Hüllen, den Meninges* (Pia, Arachnoidea u. Dura mater), umgeben. Der Raum zw. den weichen Hirnhäuten ist mit Liquor* cerebrospinalis gefüllt. **Anat. Gliederung** beim erwachsenen Menschen: s. Abb.; **1.** Telencephalon* (Endhirn) mit den beiden Großhirnhemisphären u. den telenzephalen Kernen; **2.** Diencephalon* (Zwischenhirn) mit Hypophyse u. Epi-, Sub, Hypo-, Metathalamus u. Thalamus; **3.** Mesencephalon* (Mittelhirn) mit Tectum mesencephali, Tegmentum mesencephali u. Crura cerebri; **4.** Rhombencephalon* (Rautenhirn), zu dem Metencephalon (Hinterhirn) mit Cerebellum u. Pons sowie Medulla oblongata (Nachhirn) gehören. **Funktionelle Gliederung** in Hirnrinde (s. Rindenfelder) mit Iso- u. Allocortex, Kerne (Nuclei) sowie Assoziationsbahnen*, Kommissurenbahnen* u. Projektionsbahnen*; weiter in Großhirn (Telencephalon*), Cerebellum* u. Hirnstamm* (Hirnstamm u. Diencephalon werden zusammen als Stammhirn bezeichnet); **klin. Bedeutung:** s. Schädelhirntrauma; Meningitis; Hirntumoren; Subarachnoidalblutung; Subduralhämatom.

Gehirn|ab|szess (Abszess*) *m*: s. Hirnabszess.

Gehirn|anhang|drüse: s. Hypophyse.

Gehirn|bi|opsie (Bio-*; Op-*) *f*: (engl.) *brain biopsy*; auch Hirnbiopsie; Biopsie* des Gehirns i. R. einer offenen od. stereotakt. Op.; Computer-assistiert (CAS*) als rahmengeführte Stereotaxie (s. Operation, stereotaktische) od. Neuronavigation*; **Ind.:** dd bei entzündl. zerebralen Erkr. (z. B. Herpessimplex-Enzephalitis), als temporale G. (i. e. S.) meist offen, sowie bei Hirntumoren* (Tumorbiopsie; fließender Übergang von Tumor- u. Gehirngewebe bei Gliom).

Gehirn|blutung: s. Blutung, intrazerebrale; Ventrikelblutung; Blutung, intrakranielle geburtstraumatische.

Gehirn|druck: s. Hirndrucksteigerung.

Gehirn|entzündung: Enzephalitis*.

Gehirn|erschütterung: s. Commotio cerebri.

Gehirn|erweichung: s. Enzephalomalazie.

Gehirn|haut|entzündung: Meningitis*.

Gehirn|in|farkt (Infarkt*) *m*: s. Enzephalomalazie; Schlaganfall.

Gehirn|kom|pression (Kompression*) *f*: Compressio* cerebri.

Gehirn|kon|tusion (Kontusion*) *f*: Contusio* cerebri.

Gehirn|schlag: s. Schlaganfall.

Gehör: (engl.) *hearing*; s. Hörvermögen.

Gehör|gang: (engl.) *auditory canal, acoustic meatus*; Meatus acusticus.

Gehör|gang, äußerer: s. Meatus acusticus externus.

Gehör|gang|a|tresie (Atresie*) *f*: (engl.) *atresia of the external acoustic meatus*; angeb. häutiger, knorpeliger od. knöcherner Verschluss des äußeren Gehörgangs; häufig als Atresia auris congenita (s. Abb.) mit ein- od. beidseitiger G. in Komb. mit Ohrmuscheldysplasie* 3. Grades u. ggf. Einbeziehung des Mittelohrs, aber ohne Assoziation mit Innenohrschwerhörigkeit (Urs.: meist sporadisch, häufig auch Deletion 18q22.3-23); **Kompl.:** bei unvollständiger (partieller) G. Entw. eines Cholesteatoms* in Resten des Gehörgangs; **Ther.:** bei beidseitiger G. frühestmögl. Versorgung mit Knochenleitungshörgeräten zur Stimulation des Innenohrs, später evtl. op. Rekonstruktion des Gehörgangs u. der dysplast. Ohrmuschel; bei einseitiger G. u. Normalgehör auf der Gegenseite i. d. R. zurückhaltende Indikationsstellung zur Gehörgangrekonstruktion, ggf. Ohrmuschelaufbau od. Epithese aus kosmet. Indikation.

Gehör|gang|ek|zem (Ekzem-*) *n*: s. Otitis externa.

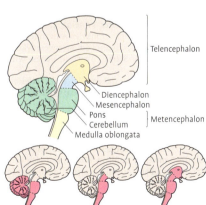

Gehirn: Mediansagittalschnitt

Gehörgangentzündung

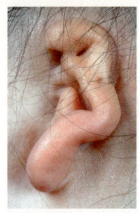

Gehörgangatresie: Atresia auris congenita [160]

Gehör|gang|entzündung: s. Otitis externa.
Gehör|gang|polyp (Polyp*) *m*: (engl.) *otopolypus*; Hautvorwölbung in das Lumen des äußeren Gehörgangs, meist im Bereich des hinteren oberen Trommelfellrandes; **Urs.:** i.d.R. chron. Knocheneiterung (Cholesteatom*); **Ther.:** operativ.
Gehör|gang|stenose (Steno-*; -osis*) *f*: (engl.) *stenosis of the external auditory meatus*; Verengung des äußeren Gehörgangs; **Urs.:** angeb. (Gehörgangatresie*), traumat., postoperativ, selten entzündl. (schwere Otitis* externa diffusa); **Kompl.:** Entw. eines Gehörgangcholesteatoms (s. Cholesteatom*); **Ther.:** plast. Rekonstruktion.
Gehör|knöchelchen: (engl.) *auditory ossicles*; (anat.) Ossicula auditus; in der Paukenhöhle: **1.** Hammer (Malleus); **2.** Amboss (Incus); **3.** Steigbügel (Stapes).
Gehör|organ *n*: (engl.) *hearing organ*; der dem Hören dienende Teil des Hör- u. Gleichgewichtsorgans, bestehend aus äußerem Ohr*, Mittelohr*, Cochlea mit Corti*-Organ im Innenohr; i.w.S. auch Hörbahn* u. Hörzentrum*; vgl. Hörvermögen.
Gehör|prüfung: s. Hörprüfungen.
Geh|störung: s. Gangstörungen.
Geh|test *m*: (engl.) *claudication test*; klin. Funktionsprüfung, bei der die (horizontale) Wegstrecke eines auf ebener Fläche gehenden Pat. (ggf. auf einem Laufband) standardisiert ermittelt wird; **Formen: 1.** (i.e.S.) zur orientierenden Beurteilung einer Durchblutungsinsuffizienz der Beine bei pAVK* (vgl. Fontaine-Stadien): Bestimmung der Gehstrecke bis zum Auftreten von Belastungsschmerzen (Claudicatio* intermittens) beim Gehen mit vorgegebener Geschwindigkeit (z.B. 80 Schritte/Min.); **2.** (Sechs-Minuten-G.) zur ergometr. Beurteilung der körperl. Belastbarkeit bei COPD* bzw. pulmonaler Hypertonie*: Bestimmung der innerhalb 6 Min. (ggf. mit Pausen) maximal erreichbaren Gehstrecke.
Geh|training *n*: (engl.) *ambulatory training*; Basisbehandlung der Claudicatio* intermittens; dosiertes Gehen u. rechtzeitiges Stehenbleiben vor der Schmerzgrenze gewährleisten den Eintritt einer reaktiven Hyperämie. Das therap. Prinzip des Intervalltrainings besteht im Wechsel einer Ischämie mit nachfolgender postischämischer Muskelmehrdurchblutung, wodurch die Kollateralgefäße aktiviert werden sollen.
Geh|verband: (engl.) *walking cast*; Gipsverband* od. Kunststoffverband* im Bereich von Unter- bzw. Oberschenkel mit Fensterabsatz im Fußteil (Gips, Gummibügel od. Gehbügel); **Ind.:** konservative Fraktur-, Luxations- od. Kontrakturbehandlung durch Ruhigstellung bei mögl. axialer Belastung des Beins; auch nach Osteosynthese, wenn Belastungsstabilität gegeben ist.
Geiger-Müller-Zähl|rohr (Hans G., Phys., Kiel, Tübingen, Berlin, 1882–1945; Walther M., deutscher Phys.): (engl.) *Geiger-Müller counter*; Zählrohr*, bei dem im Unterschied zum Proportionszählrohr Impulsgröße u. absorbierte Energie nicht proportional sind; die Ionisation des Gases führt in Zähldrahtnähe zu Entladungen mit Leuchterscheinungen, die durch spez. Löschgase gelöscht werden müssen.
Geipel-Knötchen: s. Aschoff-Geipel-Knötchen.
Geißel|anti|gen (Antigen*) *n*: H*-Antigen.
Geißeln: (engl.) *flagellates*; fadenförmige, ektoplasmat. Organellen zur Fortbewegung best. Bakterien* u. Protozoen* (Flagellaten); Benennung der Bakt. je nach Zahl u. Anordnung der G. in monotrich*, amphitrich*, lophotrich*, peritrich*, atrich*; Feststellung der Eigenbewegungen im Hängenden* Tropfen od. halbstarren Agar; Anfärbung mit spez. Färbemethoden.
Geißel|tierchen: Flagellata, Mastigophora; s. Protozoen.
Geistes|krankheit: 1. (engl.) *mental illness*; (jurist.) Bez. für jede psych. Störung von erheblichem Ausmaß, z.B. für Schizophrenie, u.U. auch für geistige Behinderung* od. best. Persönlichkeitsstörungen*; **2.** (psychiatr.) veraltete Bez. für pathol. Störung der psych. Funktion, i.e.S. für Psychose* od. (im Gegensatz zu Gemütskrankheit) Schizophrenie*. Als **Geistesschwäche** wird jede psych. Störung leichteren Ausmaßes bezeichnet.
Gekröse: (engl.) *mesentery*; Bauchfellduplikaturen an Darm, Magen, Leber, Hoden usw.; z.B. Mesogastrium, Mesocolon, Mesenterium, Mesometrium, Mesosalpinx, Mesovarium.
Gel *n*: **1.** (engl.) *gel*; (chem.) reversibel od. irreversibel ausgefallenes Sol* (z.B. durch Salz-, Säure- od. Hitzefällung koaguliertes Protein); **2.** (pharmaz.) halbfeste Zubereitung zur lokalen Anw., meist Mischung aus Wasser, Glycerol od. Propylenglykol u. Quellstoffen (z.B. Stärke, Agar), in denen Wirkstoffe gelöst sind.
Gelạsma (gr. γελᾶν lachen) *n*: (engl.) *gelasmus*; zwanghaftes, verkrampftes Lachen; vgl. Zwangsaffekte.
Gelatine (lat. gelare erstarren machen, verdichten) *f*: (engl.) *gelatin*; farb- u. geruchlose, gallertartige Substanz, die beim Verkochen von Bindegewebe (Häute, Knochen, Sehnen) durch Auflösung des Glutins* entsteht; quillt in Wasser, löst sich beim Erwärmen (oberh. 40–50 °C), erstarrt beim Abkühlen zu einem Gel u. ist biol. abbaubar; **Verw.: 1.** (mikrobiol.) zur Herstellung fester Bakteriennährböden; **2.** (med.) **a)** Gelatineschwamm zur Blutstillung; **b)** Gelatinederivate (kleinere quervernetzte Bruchstücke, deren Lösungen bis 4 °C

flüssig bleiben) als Plasmaersatzstoffe* (sog. Plasmaexpander); **3.** (pharmaz.) Zusatz beim Granulieren wässriger Lösungen, Herstellung von Hart- u. Weichgelatinekapseln, Verdickungsmittel für flüssige u. halbfeste Arzneiformen.

Gelbe-Finger|nägel-Syn|drom *n*: Skleronychiesyndrom*.

Gelb|fieber: (engl.) *yellow fever*; syn. Ochropyra; akute, fieberhafte Infektionskrankheit, die durch das Gelbfieber*-Virus (Flavivirus) verursacht wird; **Formen:** epidemiol. Einteilung in silvatisches G. (endem. Zoonose bei Wald- u. Savannenaffen; Mensch als Zufallswirt), urbanes G. (ohne tier. Wirt); **Vork.:** Afrika südl. der Sahara sowie trop. Mittel- u. Südamerika; **Übertragung:** silvatisches G.: Affe–Stechmücke–Affe, gelegentl. zu Mensch; urbanes G.: Mensch–Stechmücke–Mensch; **Inkub.:** 3–6 Tage; **Sympt.:** Der klin. Verlauf variiert von leichtem Fieber u. Kopfschmerz für 1–2 Tage bis zu plötzl. Fieberanstieg auf 39–40 °C (s. Abb.) u. Entw. eines schweren Krankheitsbildes mit Allgemeinsymptomatik wie Kopf- u. Gliederschmerzen, Übelkeit u. Erbrechen; typ. biphas. Verlauf bei schwerer Krankheit; nach kurzer Remission am 4. Tag erneuter Fieberanstieg mit Leberschwellung, Ikterus u. Nierenbeteiligung (Phase der Organmanifestation), Kreislaufkollaps, Gefäßschädigung, die zu Bluterbrechen (Vomito negro) od. Darmblutungen, seltener zu Hämaturie führt; **Diagn.:** In-vitro-Anzucht des G.-Virus in Affennierenzellen od. embryonalen Hühner- u. Entenzellen; (serol.) ELISA, Immunfluoreszenz-, Hämagglutinationshemm-, Virusneutralisationstest, PCR; meldepflichtige Krankheit bei Krankheitsverdacht, Erkrankung od. Tod; **Ther.:** symptomat.; **Progn.:** bei ungünstigem Verlauf Tod in der 2. Woche; bei günstigem Verlauf meist völliges Ausheilen nach kurzer Rekonvaleszenz; Letalität ca. 10 %, in Ausnahmefällen über 80 %; **Proph.:** Impfung mit attenuiertem G.-Virus; s. Schutzimpfung.

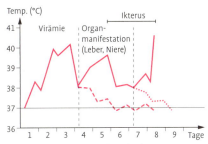

Gelbfieber: Varianten des Fieberverlaufs

Gelb|fieber-Virus (Virus*) *n*: (engl.) *yellow fever virus*; syn. Charon evagatus; Flavivirus* der Fam. Flaviviridae mit ⌀ ca. 60 nm; Err. des trop. Gelbfiebers* u. des silvat. Gelbfiebers (sog. Dschungelfieber; endem. Zoonose bei Urwaldtieren, bes. Brüllaffen); **Übertragung:** durch Mücken (Aedes aegypti, Hämagogus); Verbreitung auf dem See- u. Luftweg; **Infektionsprophylaxe:** Impfung mit attenuiertem Lebendvirus Stamm 17D. Vgl. Arboviren.

Gelb|keime: s. Flavobacterium.

Gelb|knoten: s. Xanthom.
Gelb|körper: s. Corpus luteum.
Gelb|körper|hormon (Horm-*) *n*: Progesteron*.
Gelb|kreuz: syn. S-Lost; s. Lost.
Gelb|sehen: s. Xanthopsie.
Gelb|sucht: (engl.) *jaundice*; umgangssprachliche Bez. für Ikterus* u. akute Hepatitis*.
Gelb|wurz, Javanische: (engl.) *Javanese turmeric*; Curcuma xanthorrhiza; Pflanze aus der Fam. der Ingwergewächse, deren Wurzelstöcke äther. Öl u. gelborange gefärbte Curcuminoide (v. a. Curcumin) Farbstoffe enthalten; choleret. Wirkung; **Verw.:** bei dyspept. Beschwerden.

Geld|rollen|bildung: (engl.) *rouleau formation*; syn. Rouleau-Bildung; geldrollenähnl. Lagerung benachbarter Erythrozyten im Blutausstrich; **Vork.:** häufig bei Paraproteinämien (multiples Myelom, Makroglobulinämie) od. als Artefakt. Vgl. Sludge-Phänomen.

Gelegenheits|anfälle: (engl.) *event-induced seizures*; syn. akute epileptische Reaktionen; epileptische Anfälle, die nur i. R. einer akuten od. subakuten (entzündl., toxischen, metabol. od. traumat.) Erkr. od. nach übermäßiger Belastung (z. B. Schlafentzug) auftreten; vgl. Fieberkrämpfe; Epilepsie.

Gel|elektro|phorese (Elektro-*; -phor*) *f*: s. Elektrophorese.

Gelenk: (engl.) *joint*; (anat.) Articulatio, Junctura synovialis, Diarthrosis; bewegliche Verbindung zwischen 2 od. mehreren Knochen; bestehend aus: **1.** artikulierenden Gelenkflächen (Facies articulares), meist mit hyalinem (selten Faser-)Knorpel überzogen; **2.** Gelenkkapsel (Capsula articularis) mit einer äußeren fibrösen Schicht aus straffem kollagenem Bindegewebe (Membrana fibrosa), die sich am Rand der überknorpelten Flächen in das Periost fortsetzt, u. der Gelenkinnenhaut (Membrana synovialis), die Gelenkschmiere (Synovia) absondert; **3.** Gelenkhöhle (Cavitas articularis), ein spaltförmiger kapillärer Raum; **4.** Verstärkungsbänder zur Verstärkung der bindegewebigen Kapsel, zur Führung u. Hemmung von Bewegungen; Binnenbänder im Innern des G.; Zwischenscheiben (Disci u. Menisci articulares, verschiebbare Gelenkflächen, die als Puffer wirken u. inkongruente Gelenkflächen ausgleichen), Schleimbeutel (Bursae synoviales) u. ggf. faserknorpelige Pfannenlippen zur Vergrößerung mancher Gelenkpfannen.

Gelenk|chondro|matose (Chondr-*; -om*; -osis*) *f*: (engl.) *synovial chondromatosis*; syn. Osteochondromatosis articularis, Henderson-Jones-Syndrom, Reichel-Syndrom; benigne tumoröse Veränderung

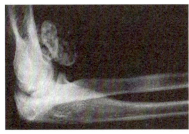

Gelenkchondromatose: Ellenbogen [163]

Gelenkdistorsion

Gelenkerguss
Differentialdiagnose des Synoviapunktats

Diagnose	Farbe	Trübung	Viskosität	Zellzahl ca.	Leukozytenanteil	Besonderheiten
Normalbefund	strohgelb	klar	↑	100	10 %	—
Arthrose	strohgelb	klar	↑	≤1000	10 - 20 %	—
Traumafolge	rosa bis blutig	klar bis trüb	↑	2000	20 %	Erythrozyten
rheumatoide Arthritis	gelb/grün	trüb, flockig	↓	5000 - 50 000 (bei Schub)	50 - 75 %	Rhagozyten
systemischer Lupus erythematodes	gelb	trüb	(↓)	≤10 000	25 %	Rhagozyten
Spondylitis ankylosans	gelb	klar bis leicht trüb	(↓)	>2000	50 %	Rhagozyten
Gicht	milchig	trüb	↑	10 000	90 %	Harnsäurenadeln intrazellulär
Chondrokalzinose-Arthropathie	gelb bis milchig	trüb	↑	20 000	90 %	Calciumpyrophosphat-Kristalle
Tuberkulose	graugelb	trüb, flockig	↓	20 000 - 50 000	50 %	Tuberkelbakterien
eitrige Arthritis	purulent	rahmig, flockig	↓↓	(>)50 000	95 %	Eitererreger

des paraartikulären Gewebes mit hyalinen Knorpelknoten in der Synovialis u. Bildung von multiplen (bis zu 100) freien Gelenkkörpern bei epi- bzw. metaphysärer Dysostose; **Lok.:** v.a. Knie- (>50 %), Hüft- u. Ellenbogengelenk (s. Abb.), meist monoartikulär; **Sympt.:** lang symptomarm, dann Schmerzen, Gelenkblockade u. -erguss, frühzeitige sekundäre deformierende Arthrose*; **Diagn.:** Rö., Sonographie, MRT; **Ther.:** arthroskop. Entfernung der freien Körper u. Synovektomie; **DD:** Osteochondrosis* dissecans (im Gegensatz zur G. hier Mausbett nachweisbar).
Gelenk|dis|torsion (Distorsion*) *f*: s. Distorsion.
Gelenk|em|pyem (Empyem*) *n*: (engl.) *intraarticular empyema*; syn. Pyarthrose; auf dem Boden einer bakteriellen Arthritis* (meist Staphylokokken) entstehende, an der Synovialis ausgehende, eitrige Exsudatansammlung in einer Gelenkhöhle; **Urs.:** direkte Kontamination durch offene Verletzung, gelenknahe infizierte Osteosynthese, intraartikuläre Injektion, selten hämatogen; **Klin.:** Schmerzen, Schonhaltung; **Diagn.:** lokale u. system. Entzündungsreaktion, eitriges Gelenkpunktat, Keimnachweis im Punktat; labordiagn. Leukozytose mit Linksverschiebung, beschleunigte BSG, erhöhtes CRP; **Ther.:** Ruhigstellung, Antibiotika, Spülsaugdrainage, evtl. Synovektomie*; **Progn.:** bei chron. Verlauf Zerstörung des Gelenkknorpels mit Ind. zur Arthrodese*. Vgl. Panarthritis; Kapselphlegmone.

Gelenk|endo|pro|these (Prothese*) *f*: s. Endoprothese; Hemiendoprothese; Totalendoprothese.
Gelenk|entzündung: s. Arthritis.
Gelenk|erguss: (engl.) *joint effusion*; Hydrops articularis; Hydarthrose, Hydrarthrose, seröses, serofibrinöses, fibrinöses, blutiges od. eitriges, von der Synovialmembran abgesondertes Exsudat im Gelenkinneren; **Urs.:** traumat. (s. Hämarthros), reaktiv als Reizerguss bei vorbestehenden, v. a. degenerativen Gelenkerkrankungen (s. Arthrose), entzündl. (infektiös u. nichtinfektiös; s. Arthritis, Synovialitis), selten neoplast. bedingt; **Sympt.:** Gelenkschwellung, Fluktuation (z. B. tanzende Patella*), Verstreichen der äußeren Gelenkkonturen; **Diagn.:** Gelenkpunktion mit Analyse des Synoviapunktats (s. Tab.), Arthrosonographie (bes. bei schwer zugängl. Gelenken, z. B. Hüftgelenk); **Ther.:** Druckentlastung durch Punktion, lokale Eisanwendungen, u. U. Bandage; bei entzündl. Sympt. ggf. nichtsteroidale Antiphlogistika, intraartikuläre Steroidinjektion unter strenger Indikationsstellung u. erst nach Ausschluss einer infektiösen Genese (s. Gelenkempyem).
Gelenk|erkrankung: s. Arthropathie.
Gelenk|formen: (engl.) *types of joints*; nach der Form der artikulierenden Gelenkkörper Einteilung in: **1. Kugelgelenk** (Articulatio spheroidea), kugelschalenähnl. Gelenkflächen, die Bewegungen in jede Richtung gestatten, z. B. Schultergelenk; Sonderform: Nussgelenk (Articulatio cotyli-

ca, Enarthrosis), dessen Pfanne den Gelenkkopf mehr als halb umfasst, z. B. Hüftgelenk; **2. Walzengelenk** (Articulatio cylindrica, Articulatio bicondylaris): **a)** Scharniergelenk (Ginglymus), ein Gelenkstück besteht aus einer Walze (Trochlea) mit Führungsrinne, das Gegenstück besitzt eine der Rinne entspr. Führungsleiste; gestattet nur Bewegungen in einer Ebene, z. B. Articulatio humeroulnaris, Articulationes interphalangeae; **b)** Radgelenk (Articulatio trochoidea), scheibenförmiger Gelenkkopf, dessen überknorpelter Umfang sich in entspr. ausgehöhlter Pfanne dreht, z. B. Articulatio radioulnaris proximalis u. distalis; **3. Ellipsoidgelenk** (Eigelenk, Articulatio ellipsoidea) mit ellipsoiden Gelenkflächen, Bewegung um 2 Hauptachsen, z. B. Articulatio radiocarpea; **4. Sattelgelenk** (Articulatio sellaris): 2 sattelförmige Gelenkflächen, die Konkavität der einen entspricht der Konvexität der anderen; Bewegungen um 2 Achsen, z. B. Articulatio carpometacarpea des Daumens; **5. Gleitgelenk** (Articulatio plana): ebenes Gelenk, bei dem nahezu ebene Gelenkflächen artikulieren, z. B. Zwischenwirbelgelenke der HWS; **6. Wackelgelenk** (Amphiarthrosis): straffes Gelenk, das aufgrund straffer Bänder nur federnde Bewegungen zulässt, z. B. Kreuzbeingelenk.

Gelenk|körper, freier: (engl.) *arthrolith*; Corpus liberum, Mus articularis; sog. Arthrolith, Gelenkmaus; intraartikulärer, vollständig freier od. gestielter Körper aus Knochen, Knorpel od. Synovialis; **Vork.:** am häufigsten im Kniegelenk evtl. mit Einklemmungssymptomatik (plötzl. Gelenkblockade u. anschl. Reizergussbildung); **Urs.:** Osteochondrosis* dissecans (v. a. oberes Sprunggelenk), osteochondrale Fraktur, Gelenkchondromatose*, Köhler*-II-Krankheit (Metatarsophalangealgelenke), Corpora* oryzoidea bei Tuberkulose; **Ther.:** Behandlung der Grunderkrankung, evtl. operative, i. d. R. arthroskop. Entfernung.

Gelenk|kon|tusion (Kontusion*) *f*: (engl.) *joint contusion*; durch direkte Gewalteinwirkung verursachte stumpfe Quetschung eines Gelenks; **Klin.:** Schwellung, schmerzhafte Bewegungseinschränkung, evtl. Hämarthros*; **Ther.:** symptomatisch, bei ausgedehntem u. schmerzhaftem Hämarthros ggf. Entlastung durch Punktion.

Gelenk|maus: s. Gelenkkörper, freier.

Gelenk|punktion (Punktion*) *f*: (engl.) *arthrocentesis*; Punktion eines Gelenkinnenraums (unter streng asept. Kautelen, meist sonograph. assistiert); **Ind.:** Entlastungspunktion bei Gelenkerguss*, intraartikuläre Injektion von Arzneimitteln, diagn. Gewinnung von Synovialflüssigkeit; vgl. Arthroskopie.

Gelenk|re|sektion (Resektion*) *f*: s. Arthrektomie.

Gelenk|rheumatismus (Rheumatismus*) *m*: s. Arthritis, Erkrankungen des rheumatischen Formenkreises.

Gelenk|schwamm: s. Fungus articuli.

Gelenk|steife: s. Kontraktur.

Gelenk|tuberkulose (Tuberkel*; -osis*) *f*: s. Arthritis tuberculosa.

Gelenk|verletzung: s. Bandruptur; Distorsion; Flake-Fraktur; Gelenkkontusion; Luxation; Luxationsfraktur.

Gel|filtration *f*: (engl.) *gel filtration chromatography*; schonendes Trennverfahren, das als Verteilungschromatographie (s. Chromatographie) in Säulen mit Gelpartikeln versch. Porengröße Makromoleküle entspr. ihrer Größe u. Tertiärstruktur trennt; **Prinzip:** sog. negatives Sieb, d. h. große Moleküle eluieren zuerst.

Gellé-Hör|versuch (Marie Ernest G., Otol., Paris, 1834–1923): s. Hörprüfungen.

Gelo|plexie (gr. γελᾶν lachen; -plexie*) *f*: sog. Lachschlag; s. Kataplexie.

Gelo|therapie (↑) *f*: (engl.) *laughter therapy*; Lachtherapie; therap. Einsatz von Lachen zum Abbau von Spannungen, Verbesserung der Atmung u. Unterstützung des Aufbaus einer Vertrauensbeziehung zw. Pat. u. Therapeut durch taktile, verbale u./od. mimische Lachstimulation.

Gel|prä|zipitation (lat. praecipitatio Herabstürzen) *f*: (engl.) *immunoprecipitation*; in einem Gel (z. B. Agarosegel) ablaufende Antigen*-Antikörper-Reaktion, die zur Präzipitation unlösl. Immunkomplexe führt; Prinzip zahlreicher immun. Untersuchungsmethoden, z. B. der Immundiffusion* u. der Immunelektrophorese*.

Gel|zentri|fugations|test *m*: (engl.) *gel centrifugation test*; immunhämat. Verf. zur Diagnostik von gegen Erythrozyten gerichteten Antikörpern i. R. der Kreuzprobe* u. zur Blutgruppenbestimmung*; **Prinzip:** Pipettierung von Erythrozyten (Test- bzw. Spendererythrozyten) u. Patientenserum od. -plasma auf mit Gel gefülltes Röhrchen, Inkubation u. anschl. Zentrifugation; bei Antigen-Antikörper-Reaktion Bindung der agglutinierten Erythrozyten im Gel (positive Reaktion); bei fehlender Antigen-Antikörper-Reaktion Durchtritt der Erythrozyten durch das Gel u. Absetzen am Boden des Röhrchens (negative Reaktion); Durchführung auch als Antiglobulintest* od. i. R. eines Enzymtests* bei der Antikörper-Differenzierung; ein ähnl. Verf. ist der **Säulenagglutinationstest** (statt Gel Anw. von Mikrokügelchen).

Gemcitabin (INN) *n*: (engl.) *gemcitabine*; Zytostatikum* (Antimetabolit, Pyrimidinanalogon); **Ind.:** lokal fortgeschrittenes od. metastasiertes Pankreas- u. Bronchialkarzinom; **Kontraind.:** Schwangerschaft u. Stillzeit, Nieren- u. Leberfunktionsstörung; **UAW:** u. a. Erbrechen, Anämie, Leukopenie.

Gemeinde|psych|iatrie (Psych-*; -iatr*) *f*: (engl.) *community psychiatry*; syn. kommunale Psychiatrie; psychiatrische Richtung, die sich gegen Ausgrenzung u. institutionelle Unterbringung von psych. kranken Menschen wendet u. statt dessen eine Betreuung in den Gemeinden befürwortet (sog. gemeindepsychiatrische Pflichtversorgung); **Ziele:** **1.** Organisation der polit. Zuständigkeit u. der versorgenden Dienste in überschaubaren Regionen; **2.** Bereitstellung u. Vernetzung bedürfnisorientierter stationärer, teilstationärer, ambulanter u. komplementärer Einrichtungen, wobei grundsätzl. gilt: ambulante vor stationärer Versorgung (u. a. durch die flächendeckende Einführung der sozialpsychiatr. Dienste); **3.** Versorgung u. Betreuung des chron. psychiatr. Pat., auch in Fragen gesetzl. Konfliktsituationen (z. B. Betreuung* od. Zwangsmaßnahmen); **4.** auf demokrat. Grundsätzen beruhendes Arbeiten in berufsübergreifenden, jedoch die spezif. Berufsrollen wahrenden Teams mit flachen Hierarchien; **5.** Unterstützung von Selbsthilfeinitiativen u. Angehörigengruppen. Vgl. Sozialpsychiatrie.

Gemeinsamer Bundes|ausschuss: (engl.) *Federal Joint Committee*; Abk. G-BA; oberstes Beschlussgremium der gemeinsamen Selbstverwaltung der Ärzte, Zahnärzte, Psychotherapeuten, Krankenhäuser u. Krankenkassen in Deutschland; bestimmt in Form von Richtlinien den Leistungskatalog der Gesetzlichen Krankenversicherung* (Abk. GKV) u. legt damit fest, welche Leistungen der med. Versorgung von der GKV erstattet werden. Darüber hinaus beschließt der G-BA Maßnahmen der Qualitätssicherung* für den ambulanten u. stationären Bereich des Gesundheitswesens.

Gemella: (engl.) *Gemella*; Gattung grampositiver Kokken der Fam. Staphylococcaceae mit den Species G. haemolysans, G. cuniculi u. G. morbillorum (vgl. Bakterienklassifikation); **Vork.:** weltweit; **Err.** von respirator. u. genitourethralen Wundinfektionen, Abszessen, Sepsis u. Endokarditis.

Gemelli (lat. gemellus doppelt, zugleich geboren) *m pl*: s. Zwillinge.

Gem|fibro|zil (INN) *n*: (engl.) *gemfibrozil*; Lipidsenker* aus der Gruppe der Fibrate; **Ind.:** schwere primäre Hyperlipoproteinämie* u. sekundäre Hypertriglyceridämie*.

Gemini (lat. geminus doppelt, zwillingsgeboren) *m pl*: s. Zwillinge.

Gemmae gustatoriae (lat. gemma Knospe) *f pl*: syn. Caliculi gustatorii; s. Geschmacksknospen.

-gen: Wortteil mit der Bedeutung **1.** etwas hervorbringend, verursachen; **2.** durch etwas hervorgebracht, aus etwas entstanden; von gr. γενής.

Gen (↑) *n*: (engl.) *gene*; syn. Erbfaktor, Erbeinheit, Erbanlage; funktionelle Einheit des Genoms* (Strukturgen, Operatorgen, Regulatorgen), welche die genetische Information* für ein Genprodukt* enthält; besteht bei Eukaryoten meist aus mehreren Untereinheiten (Exons*); Gene sind in den Chromosomen linear aneinandergereiht, können sich aber auch in den Introns* anderer Gene befinden bzw. Gene auf dem (+)- u. (–)-Strang der DNA* überlappen. Mehrere G. können gemeinsam an der Ausbildung eines Merkmals beteiligt sein (Polygenie*), od. ein G. kann die Ausprägung versch. Merkmale beeinflussen (Polyphänie; s. Pleiotropie). G. wird syn. zu der molekulargenet. Bez. Cistron* gebraucht. Vgl. Operon; Proteinbiosynthese.

Gena (lat.) *f*: (anat.) Wange, Backe.

Gen|ampli|fikation (-gen*; lat. amplificare vergrößern, vermehren) *f*: (engl.) *gene amplification*; Vervielfachung einzelner Gene od. Genomteile, z. B. zur vermehrten Produktion von ribosomaler RNA, bes. während der Embryonalentwicklung u. in stoffwechselaktiven Zellen bzw. Tumorzellen; vgl. Reduplikation, Genredundanz.

Gen|ana|lyse (↑; Analyse*) *f*: (engl.) *genetic analysis*; Nachw. der Mutation* eines Gens od. eines damit gekoppelten Genlocus zur DD von genet. Krankheiten u. als Grundlage für die genetische Beratung*; **Formen: 1. direkte** G.: Untersuchung eines bekannten Gens auf Punktmutation, Deletion, Insertion u. a. mit Hilfe von Southern*-Blotting-Methode, PCR od. DNA*-Sequenzierung; **2. indirekte** G.: Untersuchung von Erbkrankheiten, bei denen die chromosomale Lok. des mutanten Gens bekannt ist, die molekulare Struktur jedoch nicht; Identifizierung hetero- u. homozygoter Anlageträger in einer Familie durch Vergleich der Vererbung der Allele mutanter Gene mit denen bekannter Genloci, die mit dem Krankheitsgen eng gekoppelt sind. Vgl. DNA-Diagnostik.

Gen|bank (↑): **1.** (engl.) *genebank*; Genbibliothek*; **2.** Datenbank der DNA-Sequenzen von Genen.

Gen|biblio|thek (↑) *f*: (engl.) *DNA-library*; auch Genbank; Sammlung versch. DNA-Fragmente, die in Bakt. od. Hefen kloniert vorliegen u. vermehrbar sind; **Einteilung: 1.** cDNA-Bibliothek: enthält von RNA transkribierte Genomabschnitte in Form von cDNA*; ist gewebespezif. bzw. enthält Kopien aktiver Gene in einem best. Entwicklungsstadium; **2.** genom. Bibliothek: enthält Fragmente des gesamten Genoms (transkribierte, nichttranskribierte u. regulator. DNA-Abschnitte).

Gen-Chip (↑) *m*: s. DNA-Mikroraster.

Gender Medicine: Bez. in der Humanmedizin für die Erforschung geschlechtsspezifischer Aspekte bei Gesundheit u. Krankheit in klin. Manifestation, Verlauf u. Progn., in Ther. u. Prävention; **Aufgaben: 1.** Analyse der biol. Grundlagen von Geschlechterunterschieden auf genet., molekularer u. zellulärer Ebene mit Auswirkungen auf Pathophysiol. u. Arzneimittelwirkungen; **2.** Untersuchung der geschlechtsspezifischen Aspekte im Zugang zum Gesundheitssystem u. in der Versorgung, von Geschlechterunterschieden in Bezug auf umweltbedingte Krankheitsursachen u. gesellschaftliche Einflussfaktoren auf Krankheit; **Ziel:** optimale Behandlung von Frauen u. Männern unter geschlechtsspezifischen Aspekten ohne Beschränkung auf die Erkrankung der Genitale.

Gen|dia|gnostik (-gen*; Diagnostik*) *f*: s. DNA-Diagnostik.

Gen|dia|gnostik|gesetz (↑; ↑): Abk. GenDG; „Gesetz über genetische Untersuchungen beim Menschen" vom 24.4.2009, in Kraft getreten am 1.2.2010, regelt genet. Untersuchungen für medizinische Zwecke, zur Lebensplanung, im Versicherungsbereich, im Arbeitsleben u. für wissenschaftliche Forschung sowie die Verw. genet. Proben u. Daten; genet. Untersuchungen dürfen nur mit Einwilligung der zu untersuchenden Person (s. Selbstbestimmungsrecht) u. nur von Ärzten vorgenommen werden. Erlauben diese Tests eine Voraussage über die Gesundheit der jeweiligen Person od. eines ungeborenen Kindes, ist eine Beratung vor u. nach der Untersuchung zwingend vorgeschrieben. Genet. Untersuchungen vor der Geburt sind auf rein medizinische Zwecke beschränkt. Auch dürfen dabei nur Eigenschaften festgestellt werden, welche die Gesundheit des ungeborenen Kindes vor od. nach der Geburt beeinträchtigen können, nicht erst später in seinem Leben. Vgl. Präimplantationsdiagnostik.

Genée-Wiedemann-Syn|drom (Ekkart G., Ophth., Göttingen, geb. 1936; Hans-Rudolf W., Päd., Kiel, geb. 1915): s. Dysostosis acrofacialis.

Gene, pseudo|autosomale (-gen*) *n pl*: (engl.) *pseudo-autosomal genes*; Gene der pseudoautosomalen Region auf den kurzen Armen der Gonosomen*, die während der Meiose* wie die Autosomen rekombinieren, jedoch einem X- bzw. Y-chromosomalen Erbgang folgen; **Beispiel:** die das Längenwachstum fördernden Gene SHOX (Abk. für engl. short stature homeobox) bzw. SHOXY, deren Verlust den Kleinwuchs bei der Dyschondrosteosis* Léri-Weill mitverursachen. Vgl. Rekombination.

generalis (lat.): allgemein, generell.

Generalisierung (↑): **1.** (engl.) *generalisation*; (allg.) Ausbreitung (z. B. einer Infektion) auf den ganzen Körper od. ein ganzes Organsystem (z. B. Haut); **2.** (psychol.) Auftreten einer für eine best. Situation konditionierten Verhaltensweise in anderen (meist ähnl.) Situationen ohne eine vorangehende spezif. Konditionierung*.

General|lamellen (↑; Lamella*) *f pl*: (engl.) *circumferential lamellae*; lamellär angeordnete Kollagenfasern an der äußeren (unter dem Periost) u. inneren (an der Grenze der Markhöhle) Oberfläche der Kompakta der Knochen.

Generations|wechsel (generativ*): (engl.) *alternation of generations*; Entw. eines Lebewesen über mehrere Generationen mit Wechsel zwischen geschlechtlicher, ungeschlechtlicher od. parthenogenet. Fortpflanzung, der mit einer unterschiedl. Morphologie verbunden ist; häufig gebunden an Organwechsel* bzw. Wirtswechsel*; vgl. Heterogonie; Metagenese.

Generations|zeit (↑): s. Zellzyklus.

Generations|zyklus (↑; Zykl-*) *m*: s. Zellzyklus.

generativ (lat. *generare* erzeugen): (engl.) *generative*; mit der Fortpflanzung zusammenhängend.

Generator (↑) *m*: s. Radionuklidgenerator, Röntgengenerator.

generic name (engl. allgemeingültige Bezeichnung): international gebräuchl., warenrechtl. nicht geschützte Bez. von Arzneistoffen, die i. d. R. als Fertigarzneimittel* im Handel sind; vgl. Generika, Arzneimittelgesetz.

Generika (↑) *n pl*: (engl.) *generics*; Fertigarzneimittel*, die unter einem nicht geschützten Freinamen (sog. generic name) im Handel sind; werden hinsichtl. des Wirkstoffs einem Originalpräparat, dessen Patentschutz abgelaufen ist, nachempfunden (identische chem. Struktur u. biol. Wirkung, Bioäquivalenz); können wegen der geringeren Entwicklungskosten i. d. R. preisgünstiger angeboten werden. Vgl. Biosimilars.

-genese: auch -genesie; Wortteil mit der Bedeutung Erzeugung, Entstehung; von gr. γένεσις.

Genesung: Konvaleszenz*.

Genetik (Gen*) *f*: (engl.) *genetics*; Wissenschaft von den Grundlagen u. Gesetzmäßigkeiten der Vererbung; 1865 durch das Aufstellen der Mendel*-Gesetze begründet; umfasst i. w. S. auch Ontogenese* u. Phylogenese*.

Genetik, psych|iatrische (↑) *f*: (engl.) *psychiatric genetics*; Arbeitsrichtung der Psychiatrie*, die den Einfluss genet. Faktoren auf psych. Störungen untersucht; Erforschung angeb. Stoffwechsel- u. Chromosomenanomalien bei versch. psych. Erkrankungen, die familiär gehäuft auftreten (z. B. endogene Depression, Psychose, Schizophrenie). Vgl. Psychiatrie, biologische.

Gen|ex|pression (↑; lat. *exprimere, expressus* herausdrücken) *f*: (engl.) *gene expression*; Biosynthese eines spezif. Genprodukts* (RNA od. Protein), die einer Kontrolle (Genregulation*) unterliegt; in Zus. mit der Synthese spezif. Proteine als Genprodukte erfolgt sie in 2 Teilschritten: Transkription* u. Translation* (s. Proteinbiosynthese). Vgl. Information, genetische.

Gen|frequenz (↑; Frequenz*) *f*: (engl.) *gene frequency*; syn. Allelhäufigkeit; in der Populationsgenetik wird die Häufigkeit eines Gens als Wahrscheinlichkeit seines Auftretens im Verhältnis zu seinen außerdem vorkommenden Allelen in Bruchteilen von 1 (Summe der Häufigkeiten der einzelnen Allele*) angegeben. Zur Bez. bedient man sich bei 2 Allelen der Buchstaben p u. q. Nach Hardy (1908) u. Weinberg (1909) gilt $1 = p^2 + 2pq + q^2$, wobei 2pq die Heterozygotenfrequenz ist u. q^2 die Häufigkeit eines (rezessiven) Gendefekts in der Population. Bei bekannter Häufigkeit der Erkr. lässt sich mit dieser Formel die Heterozygotenfrequenz ermitteln. Bei 3 Allelen wird zusätzlich r eingeführt (z. B. im AB-Null-System): $p = A$, $q = B$, $r = 0$; $p + q + r = 1$. So errechnet sich die Phänotypenhäufigkeit mit den G. p u. q für die Allele A u. B bei vollständiger Durchmischung (Panmixie) nach den Formeln $f(AA) = p^2$, $f(BB) = q^2$; wichtig in der humangenet. Familienberatung zur Abschätzung des Auftretens von genet. Krankheiten. Vgl. Abstammungsbegutachtung; Genzählung.

geniculatus (lat.): mit Knoten versehen.

Geniculum (dim von lat. *genu* Knie) *n*: z. B. die Biegung im Canalis nervi facialis.

Genikulatum|neur|algie (↑; Neur-*, -algie*) *f*: (engl.) *geniculate neuralgy*; syn. Genikulatumotalgie, Intermediusneuralgie; Gesichtsneuralgie*, die durch Irritationen des Ganglion geniculatum od. des N. intermedius ausgelöst wird; **Ätiol.:** idiopathisch od. symptomatisch bei Zoster* oticus (Hunt-Syndrom); **Sympt.:** Schmerzen in der Tiefe des äußeren Gehörgangs; evtl. Geschmackssensationen u. Speichelfluss.

Genin *n*: (engl.) *genin*; syn. Aglykon; zuckerfreier Rest eines Glykosids; s. Herzglykoside.

genio|glossus (gr. γένειον Kinn; Gloss-*): vom Kinn zur Zunge reichend.

genio|hyoideus (↑; gr. ὑοειδής dem Rüssel einer Sau ähnlich): vom Kinn zum Zungenbein (Os* hyoideum) reichend.

Genitale (lat. *genitalis* zur Zeugung gehörig) *n*: (engl.) *genital*; syn. Geschlechtsorgane, Sexualorgane; Gesamtheit der dem Geschlechtsverkehr u. der Arterhaltung (Bildung, Aufbewahrung u. Weiterleitung der Keimzellen, Fruchtpflege bis zur Geburt) dienenden Organe; **1. weibliches** G.: **a)** inneres G.: Ovarium* u. Eileiter* (paarig), Uterus* u. Vagina* (unpaarig); **b)** äußeres G. (Pudendum femininum, sog. weibl. Scham): große Schamlippen (Labia majora pudendi), umschließen Schamhügel (Mons pubis), Schamspalte (Rima pudendi) u. Klitoris*; kleine Schamlippen (Labia minora pudendi), umschließen den Scheidenvorhof (Vestibulum vaginae); Bartholin*-Drüsen; **2. männliches** G.: **a)** inneres G.: paarig: Hoden*, Nebenhoden*, Duc-

Genitale, inneres

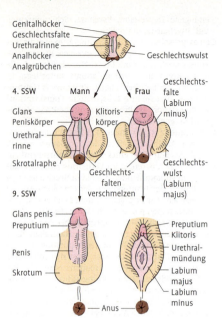

Genitale: Entwicklung des äußeren Genitales bei Mann u. Frau

tus* deferens (Samenleiter) u. Ductus ejaculatorius, Bläschendrüse*, Glandulae* bulbourethrales; unpaarig: Prostata*; **b)** äußeres G.: Skrotum*, Penis*; **Entw.:** s. Abb.; vgl. Geschlechtsmerkmale.
Genitale, inneres (↑) *n:* (engl.) *internal genital organs;* der äußerl. nicht sichtbare Anteil des Genitales.
Genital|fluor (↑; Fluor*) *m:* s. Fluor genitalis.
Genital|höcker (↑): (engl.) *genital tubercle;* Geschlechtshöcker*; Tuberculum genitale; s. Genitale (Abb. dort).
Genital|leiste (↑): (engl.) *groin;* auch Keimleiste; beidseits des dorsalen Mesenteriums, medial der Urnieren in der 4. Wo. entstehende (sexuell indifferente) embryonale Struktur, aus der sich die Gonaden* entwickeln; Urkeimzellen (s. Gametogenese) wandern gegen Ende der 4. Wo. (Anfang der 5. Wo.) in die G. ein.
Genital|phase (↑; Phase*) *f:* s. Entwicklungsphasen.
Genital|tuberkulose (↑; Tuberkel*; -osis*) *f:* (engl.) *genital tuberculosis;* disseminierte Form der Tuberkulose* mit hämatogener Streuung aus dem Primärherd; **Formen: 1.** bei der Frau Salpingitis* tuberculosa u. Endometritis* tuberculosa; **Klin.:** uncharakterist. Beschwerden (Nachtschweiß, Gewichtsverlust), Blutungsanomalien, Unterbauchschmerzen, Störungen des Tubenfaktors*; **2.** beim Mann i. d. R. postprimäre Tuberkulose mit jahrelanger Latenzzeit, meist ohne allg. Krankheitszeichen, lokale Sympt.: Prostatatuberkulose*, tuberkulöse Orchitis*, Vesikulitis od. chronische, oft beidseitige Epididymitis* (Sekundärerkrankung bei Prostata- u. Bläschendrüsentuberkulose); evtl. mit skrotaler Fistelbildung); **Kompl.:** Sterilität*; **Diagn.:** kultureller Nachw. von Mycobacterium tuberculosis aus Sputum*, Eiter, Menstruationsblut, Ejakulat, Urin, Gewebematerial (z. B. Ho-

den-, Nebenhoden- od. Prostatabiopsie, Laparoskopie*); **Ther.:** langfristige 3- od. 4-fach Kombinationsbehandlung mit Antituberkulotika*; bei komplett verkäsender Nekrose ggf. auch op. (z. B. Ablatio testis).
Genital|verkehr (↑): (engl.) *genital sex;* Geschlechtsverkehr* durch Vereinigung der Genitalien, überwiegend als Koitus*.
Genital|verstümmelung (↑): (engl.) genitale Verstümmelung*.
Genital|zentren (↑) *n pl:* (engl.) *genital centers;* (lat.) Centrum genitospinale; Sammelbez. für die im Rückenmark lokalisierten Neuronengruppen zur Steuerung genitaler Funktionen, v. a. Erektionszentrum* u. Ejakulationszentrum*. Vgl. Sexualzentrum.
Gen|kartierung (-gen*) *f:* (engl.) *mapping;* Lokalisierung von Genen* auf Chromosomen; **Formen: 1. genet. G.:** Ermittlung der Entfernung zweier Genloci (mit erkennbarem Phänotyp) aus der Häufigkeit der durch Rekombination* (s. Crossingover) bei der Vererbung auftretenden Trennung (Einheit Centi*-Morgan) mit Kopplungsanalyse. Die Lok. eines unbekannten Gens wird durch die gemeinsame Vererbung (Cosegregation) seines Phänotyps mit einem best. Allel eines genetischen Markers* bekannter Lok. bestimmt, das beim gesunden Phänotyp nicht vorhanden ist (s. Koppelungsungleichgewicht). Voraussetzung sind eine große Zahl an Rekombinationen (Familien) u. Chromosomenkarten bekannter genetischer Marker mit möglichst vielen versch. Allelen. **2. physik. G.:** mit Bestimmung der Überlappung u. Sequenzierung* von Fragmenten genom. DNA; vgl. Humangenomprojekt.
Gen|koppelung (↑): s. Koppelung, genetische.
Gen|locus (↑; Locus*) *m:* (engl.) *gene locus;* Genort; die Lage eines Gens bzw. einer Gengruppe in einem best. Chromosom bzw. in einem best. funktionellen Chromosomenabschnitt; s. Genkartierung.
Gen|mani|pulation (↑; lat. manipulus eine Handvoll) *f:* s. Gentechnologie.
Gen|mutation (↑; Mutation*) *f:* s. Mutation.
Gennari-Streifen: (engl.) *line of Gennari;* Vicq*-d'Azyr-Streifen.
Geno|kopie (Gen-*) *f:* Heterogenie*.
Genom (↑) *n:* (engl.) *genome;* Gesamtheit des genet. Materials einer Zelle od. eines Organismus; umfasst neben den Genen auch große Abschnitte nichtcodierender DNA* mit regulator. u. unbekannter Funktion.
Genomics (↑): Genomforschung; Wissenschaft, die sich mit der Identifizierung u. Erforschung des Genoms* beschäftigt; vgl. Proteomics.
Genom, mito|chondriales (↑) *n:* (engl.) *mitochondrial genome;* zirkuläre DNA der Mitochondrien* (mtDNA), die in ca. 5 Kopien (ca. 16 000 Basenpaare) für 22 tRNAs, 2 rRNAs u. 13 Polypeptide (Bestandteile der Komplexe der Atmungskette*) codiert; vgl. Mitochondropathien.
Gen|ort (↑): s. Genlocus.
Geno|toxizität (↑; Tox-*) *f:* (engl.) *genotoxicity;* tox. Wirkung auf genet. Material von Zellen (DNA) u. Zellteilungsbestandteile (Mitoseapparat), die zu Schädigungen des Genoms* führen kann.

Geno|typus (↑) *m*: **1.** (engl.) *genotype*; Gesamtheit aller Erbanlagen eines Organismus (dominante u. rezessive Gene* bzw. Allele*), die den Phänotypus* bestimmen; **2.** genet. Ursache einer speziellen Eigenschaft, z. B. der Blutgruppen.

Gen|produkt (↑) *n*: (engl.) *gene product*; Molekül, dessen Bildung von einem best. Gen bzw. Cistron* codiert ist; G. sind entweder durch Transkription* der DNA erhaltene u. nichttranslatierte RNAs (z. B. ribosomale RNA, tRNA*) od. die durch Translation* von mRNAs entstehenden Polypeptide (s. Proteinbiosynthese).

Gen|red|undanz (↑) *f*: (engl.) *gene redundancy*; mehrfaches Vorhandensein von gleichen Genen, deren Genprodukte in größeren Mengen von einer Zelle benötigt werden.

Gen|regulation (↑; lat. regula Richtschnur, Norm) *f*: (engl.) *gene regulation*; Kontrolle der Aktivität eines Gens durch versch. Faktoren, wie Umwelteinflüsse, genet. od. epigenet. Faktoren; vgl. Trankriptionsfaktoren; Repression; Epigenetik.

Gen|sonde (↑) *f*: (engl.) *gene probe*; DNA- od. RNA-Fragment, das kloniert od. mit PCR* amplifiziert u. zur späteren Nachweisbarkeit radioaktiv od. nichtradioaktiv (z. B. mit Digoxigenin) markiert wurde; **Anw.:** bei der Genanalyse* u. Genkartierung* zur Markierung nachzuweisender Genabschnitte.

Genta|micin (INN) *n*: (engl.) *gentamicin*; bakterizid wirkendes Aminoglykosid-Antibiotikum* aus den Kulturen von Micromonospora purpurea, Gemisch von G. C1, C1a, C2; **Wirkungsspektrum:** insbes. gegen Staphylokokken u. gramnegative Enterobacteriaceae.; **Ind.:** schwere Infektionen mit gramnegativen Bakt.; **Kontraind.:** cave bei Myasthenia gravis pseudoparalytica, Parkinson-Syndrom, Schwangerschaft; **UAW:** Otoxizität, Nierenfunktionsstörungen, in Einzelfällen periphere Parästhesie, Störungen der neuromuskulären Übertragung, Überempfindlichkeitsreaktionen, Blutbildveränderungen.

Gen|techno|logie (Gen*, -log*) *f*: (engl.) *gene technology*; sog. genetische Manipulation; wissenschaftl. Teilgebiet der Genetik, das sich mit der Entwicklung sowie der diagn., therap. u. technologischen Nutzung von Verf. zur Übertragung definierter DNA-Fragmente mit bekannter genetischer Information* aus einem Organismus in Zellen eines anderen befasst (sog. Gentransfer); diese Möglichkeit ist prinzipiell dadurch gegeben, dass der Aufbau der DNA* u. deren Übersetzung in RNA u. Proteine (Proteinbiosynthese*) bei allen biol. Organismen gleich ist. Voraussetzung für einen gezielten Gentransfer ist die Isolierung der gewünschten Gene. Außerhalb der lebenden Zelle ist ein isoliertes Gen* funktionsunfähig u. kann auch nach Einschleusung in eine lebende Zelle nur unter best. Voraussetzungen biol. aktiv werden (Genexpression*). Damit die Enzyme der Wirtszelle die fremdartige DNA-Sequenz ablesen können, müssen weitere regulierende DNA-Abschnitte vor das Gen eingefügt werden. Als Vehikel bzw. Vektoren für den Gentransfer können u. a. (defiziente) Viren*, Bakteriophagen* (v. a. bei E. coli als Wirtsbakterium) od. geeignete Plasmide* dienen, die mit den isolierten DNA-Fragmenten zuvor in vitro rekombiniert wurden (s. Rekombination). Dazu werden z. B. Vektor-DNA u. Spender-DNA gleicherweise mit Restriktionsenzymen* geschnitten u. die entstehenden Enden enzymat. neu miteinander verknüpft (Ligation). Nach Einbringen der so rekombinierten DNA in geeignete Wirtszellen (Transformation; bei eukaryot. Zellen Transfektion) werden diese kultiviert (s. DNA-Klonierung). Med. praktische, z. T. noch experimentelle **Anwendungsgebiete: 1. Herstellung von rekombinanten Arzneimitteln:** Proteine wie Humaninsulin, Interleukine, Interferone, Impfstoffe (bes. gegen Viren) u. Plasmafaktoren; DNA bzw. RNA wie Antisense*-Nukleotide, Ribozyme* u. DNA*-Vakzine; auch best. Antikörper, z. B. humanisierte; **2. Diagn.:** Sequenzierung* von DNA, PCR, Southern*-Blotting-Methode, Fluoreszenz*-in-situ-Hybridisierung u. (experimentell) DNA*-Mikroraster; zur Abklärung von Mutationen: i. R. der Pränataldiagnostik* u. genetischen Beratung* bei genet. bedingten Erkr., Bestimmung von Prognosefaktoren bei Tumoren, Verträglichkeitsbestimmung von Arzneimitteln aufgrund von Polymorphismen der am Abbau beteiligten Enzyme; **3.** die prinzipielle Möglichkeit der **somat. Behandlung von genet. bedingten Krankheiten**, die auf dem Fehlen eines funktionsfähigen Gens od. Ausschalten eines defekten (mutierten) Gens bzw. seines für einen normalen Stoffwechsel unentbehrl. Genprodukts* beruhen, durch Implantation eines funktionsfähigen Gens in Körperzellen (s. Gentherapie); während die im Labor durchgeführten gentechnolog. Arbeiten der Bestimmungen des „Gesetzes zur Regelung der Gentechnik" (Gentechnikgesetz, Abk. GenTG) in der Fassung vom 16.12.1993 (BGBl. I S. 2066), zuletzt geändert am 13.12.2007 (BGBl. I S. 2930), unterliegen, sind bei der unmittelbaren Anw. der G. am Menschen in Gestalt des sog. somat. Gentransfers neben den zivil- u. strafrechtl. Vorschriften gegen Körperverletzung u. Tötung die allg. Regeln für den med. Neulandschritt (s. Ethik-Kommission) sowie die Richtlinien der Bundesärztekammer zu beachten; die künstl. Veränderung menschl. Keimbahnzellen ist nach dem Embryonenschutzgesetz*, der Gentransfer in Embryonen nach dem ärztl. Standesrecht verboten.

Gen|therapie (↑) *f*: (engl.) *gene therapy*; Therapieform zur Ausschaltung genbedingter Fehlfunktion bzw. Wiederherstellung einer normalen Genfunktion bei Erkr., die durch Elimination od. Bereitstellung eines Proteins zu beeinflussen sind u. für die keine ausreichend effektive andere Behandlungsmethode vorhanden ist.; **Ind.: 1.** erbl. Stoffwechselkrankheiten mit bekanntem Gendefekt (z. B. Adenosindesaminasemangel*, zystische Fibrose*, familiäre Hypercholesterolämie*) durch Substitution der fehlerhaften Genfunktion; **2.** Tumoren durch: **a)** direkt zytotox. od. die Empfindlichkeit für sonst unschädl. Substanzen erhöhende Wirkung des neuen Genprodukts; **b)** Resistenzerhöhung gesunder Zellen bzw. Resistenzerniedrigung von Tumorzellen gegenüber Chemotherapeutika*; **c)** Steigerung der Immunantwort mit Erhöhung der Antigenität von Tumorzellen (u. a. Er-

Gentiana lutea

zeugung eines immun. Gedächtnisses für Tumorantigene); **3.** retrovirale Erkr. (z. B. AIDS*), u. a. durch Bildung antiviraler Enzyme; **Prinzip:** Einschleusen genet. Materials mit Vektor od. durch chem.-physik. Methoden (z. B. Mikroinjektion von DNA*) in eine Zelle u. Bildung des gewünschten Genprodukts; als Vektoren werden gentechn. modifizierte Viren (z. B. Retroviren, Adenoviren, Adeno-assoziierte Viren, Herpes-simplex-Viren Typ 1) od. DNA-tragende Liposomen eingesetzt. Als Kontrollparameter des Therapieerfolgs dienen genspezif. Funktionsanalysen (z. B. Konz. des therap. intendierten Genprodukts) zus. mit den Verlaufsparametern der Grunderkrankung. **Method. Probleme: 1.** bislang geringe Transfektionseffizienz (max. 10% der Zielzellen bei retroviralen Vektoren); **2.** unbefriedigende Zellspezifität; **3.** begrenzte Lebensdauer der transfizierten Zellen; **4.** Immunreaktionen gegen Vektoren od. therap. Genprodukt.

Gentiana lutea *f* : s. Enzian, Gelber.
Gentiana|violett: (engl.) *gentian violet*; syn. Methylrosaliniumchlorid (INN), Methylviolett, Kristallviolett, blaues Pyoktanin; Hexamethylenpararosaanilinchlorid; Anilinfarbstoff; **Anw.:** zu histol. (Zellkern) u. mikrobiol. (Pilze, Bakt.) Färbungen. Vgl. Gram-Färbung.
Gen|trans|fer (Gen*; Transfer*) *m*: (engl.) *gene transfer*; Übertragung von Genen in pro- od. eukaryot. Zellen; auch über Artgrenzen hinweg mögl.; vgl. DNA-Klonierung, Gentechnologie.
Genu (lat.) *n*: s. Knie.
genuin (lat. *genus* Geburt, Abstammung): (engl.) *genuine*; angeboren, selbständig, eigentlich, ursprünglich.
Genu re|curvatum (Genu*) *n*: (engl.) *back knee*; sog. Hohlknie; abnorme Überstreckbarkeit des Unterschenkels im Kniegelenk durch Bänderschlaffheit; führt im Wachstum zu Überlastung der ventralen Tibiakopfepiphyse u. Fehlwachstum mit Abflachung des Tibiakopfs nach ventral im Gegensatz zur physiol. Abflachung nach dorsal von 7–10°; **Urs.:** angeb. (bei Knieluxation), nach Wachstumsstörungen, Osteomyelitis, posttraumat. nach in Fehlstellung verheilten Frakturen, kompensator. bei Pes* equinovarus, nach Femoralislähmung*; **Ther.:** Behandlung der Grunderkrankung, bei G. r. congenitum Quadrizepssehnenverlängerung, bei Ventralneigung der Tibiagelenkfläche Korrekturosteotomie.
Genus (lat. Geschlecht) *n*: (engl.) *genus*; Gattung; Kategorie der biol. Systematik (Taxonomie*); enthält mehrere nah verwandte Arten; erster Teil des Artnamens, z. B. *Homo* sapiens. Vgl. Species; Taxon.
Genu valgum (Genu*) *n*: (engl.) *genu valgum, knock knee*; sog. X-Bein; angeborene od. erworbene Valgus-Fehlstellung im Bereich des Kniegelenks; physiol. bis zur Pubertät; **Urs.:** angeb. (einseitig als Hinweis auf eine Hüftgelenkluxation), bei Rachitis, Hypogonadismus, Knochendysplasien, Myopathien, Paralysen, kompensator. bei Knick-Senk-Fuß u. bei Adduktionskontraktur der Hüfte; auch einseitig nach Trauma, lang andauernder Fehlbelastung u. inf. Fehlwachstums bei epiphysären Störungen; **Klin.:** vergrößerter Innenknöchelabstand bei Femurkondylenschluss, Außenrotationsstellung des Unterschenkels; **Ther.:** Behandlung der Grunderkrankung; im Kindesalter supinierende Einlagen (gute Tendenz zur Spontankorrektur); im Erwachsenenalter korrigierende Osteotomie* (ggf. Blount-Klammerung, femorale varisierende Korrekturosteotomie od. Pendelosteotomie ohne Überkorrektur).

Genu varum (↑) *n*: (engl.) *bowleg*; sog. O-Bein; angeborene od. erworbene Varus-Fehlstellung im Bereich des Kniegelenks; in leichter Form im Säuglingsalter physiol., pathol. bei Persistenz über das 2. Lj.; **Urs.:** angeb., posttraumat., Rachitis, entzündl. od. neoplast. Störung im Epiphysenbereich, Knochendysplasie, Lähmung, Blount-Krankheit, kompensator. bei Hüftarthrodese in Abduktionsstellung, Pes equinovarus; **Klin.:** vergrößerter Kniebinnenabstand bei Innenknöchelschluss, Innenrotationsstellung des Unterschenkels; **Ther.:** im Kindesalter Einlagen mit Außenranderhöhung, bei Jugendlichen u. Erwachsenen u. U. Korrekturosteotomie, Blount-Klammerung.
Gen|wirk|kette (Gen*): (engl.) *gene activity chain*; best. Abfolge von genabhängigen biochem. Reaktionen für das Zustandekommen eines erbl. Merkmals, wobei das nachfolgende Gen jeweils das unter dem Einfluss der vorher wirksam gewordenen Gens entstandene Produkt modifiziert; der Ausfall eines Gens innerh. einer G. führt zum Abbruch der Synthese u. zur Anhäufung des nicht weiter verarbeiteten Stoffwechselprodukts bzw. zum Fehlen des betreffenden Merkmals.
Gen|zählung (↑): (engl.) *gene count*; empir. Ermittlung einer Genfrequenz* in einer best. Anzahl von Personen, die von der rechner. Ermittlung abweichen kann.
Geo|medizin (gr. γῆ Erde, Boden, Gebiet) *f*: (engl.) *geomedicine*; Zweig der Medizin, der Krankheiten u. deren Entstehung, Verlauf, Ausbreitung in geograph. Bedingungen in Beziehung setzt; vgl. Epidemiologie.
Geo|trichose (↑; Trich-*; -osis*) *f*: (engl.) *geotrichosis*; syn. Geotrichum-Mykose; Mykose mit chron. Entz. von Haut, Mund- u. Rachenschleimhaut (insbes. Bronchien) bei verminderter Infektionsabwehr; **Err.:** Geotrichum* candidum.
Geo|trichum candidum (↑; ↑) *n*: (engl.) *Geotrichum candidum*; Milchschimmel; hefeähnl., zu den Fungi* imperfecti gehörender Pilz; **Morphol.:** septierte Hyphen mit dichotomer Verzweigung u. Zerfall in zylindr. Arthrosporen*; Saprophyten auf sauren Lebensmitteln (Sauermilch, Butter, Käse, Sauerkraut; jedoch nicht Urs. der Säuerung), gelegentl. auf der Mundschleimhaut u. im Stuhl nachweisbar; humanpathogen in massenhafter Präsenz. Vgl. Geotrichose.
Gepe|frin (INN) *n*: Sympathomimetikum*; Antihypotonikum.
Gerad|lage: s. Kindslage.
Gerad|stand, hoher: (engl.) *high longitudinal position*; regelwidrige, geburtsunmögliche Stellung (Einstellungsanomalie) des Kopfs im Beckeneingang bei fast vollständig eröffnetem Muttermund, wobei die Pfeilnaht im geraden Durchmesser des Beckeneingangs steht; **Formen: 1.** Positio occipitalis pubica (dorsoanteriorer od. vorderer h. G.)

mit nach vorn gerichtetem Hinterhaupt; **2.** *Positio occipitalis sacralis* (dorsoposteriorer od. hinterer h. G.) mit nach hinten gerichtetem Hinterhaupt; **Urs.:** Beckenanomalie; charakterist. Geburtsverlauf mit Verharren des Kopfs in der regelwidrigen Stellung während des ganzen weiteren Verlaufs der Geburt; **Ther.:** wechselnde Seitenlagerung, bei Persistenz Schnittentbindung*. Vgl. Kindslage.

Geräusch: (engl.) *murmur, sound*; Schallereignis, das sich aus Tönen versch. Frequenzen zusammensetzt; vgl. Schall, Lärm, Auskultation.

Geräusch des fallenden Tropfens: (engl.) *falling-drop sound*; syn. *Gutta cadens*; seltener Auskultationsbefund beim frischen Seropneumothorax*; von der apikalen Pleura ausgeschwitztes Exsudat tropft klatschend in den Flüssigkeitsspiegel am Boden der Pleurahöhle.

Geräusch des gesprungenen Topfs: s. Münzenklirren; Kavernensymptome.

Geräusch, dia|stolisches: s. Herzgeräusche.

Geräusche, para|kardiale: (engl.) *paracardial murmurs*; auskultator. wahrnehmbare, außerhalb der Herzhöhlen durch die Herztätigkeit entstehende Geräusche (z. B. perikarditisches Reiben u. Plätschern, extraperikardiales Reiben, präkardiales Emphysemgeräusch). Vgl. Herzgeräusche.

Geräusche, pseudo|peri|kardiale: s. Reiben, extraperikardiales.

Geräusch, in|spiratorisches: (engl.) *inspiratory breath sound*; beim Einatmen hörbares Auskultationsgeräusch.

Geräusch, prä|sy|stolisches: s. Herzgeräusche.

Geräusch, proto|dia|stolisches: s. Herzgeräusche.

Geräusch, sy|stolisches: s. Herzgeräusche.

Gerbich-Blut|gruppe: (engl.) *Gerbich blood group*; Symbol Ge; seit 1960 bekannte Blutgruppe; das Blutgruppenmerkmal Ge^a ist an Erythrozyten (auch an Leukozyten) praktisch aller Populationen nachweisbar (s. Antigene, ubiquitäre); fehlt in best. Populationen von Papua-Neuguinea (ca. 50 % Ge^{a-}).

Gerb|säure: s. Tannin.

Gerb|stoffe: (engl.) *tannins*; Oligo- u. Polyphenole pflanzl. Herkunft (z. B. in Quercus cortex, Ratanhiawurzel, Tormentillae rhizoma) mit der Eigenschaft, Kollagen zu binden (Gerben von Haut zu Leder); **Einteilung** med. verwendeter G.: Catechin-, Tannin- u. Lamiaceen-G.; **Wirkung:** Bildung einer Koagulationsmembran auf Schleimhäuten, reizmildernd, antiphlogist., antimikrobiell, sekretionshemmend; **Verw.:** äußerl. zur Wundbehandlung, innerl. bei Katarrh der Atemwege u. Diarrhö. Vgl. Tannin.

GERD: Abk. für (engl.) *gastroesophageal reflux disease*; s. Refluxkrankheit.

Gerdy-Ligament (Pierre N. G., franz. Chir., 1797–1856; Ligamentum*) *n*: Ligamentum suspensorium axillae der Fascia* axillaris.

Gerhardt-Schall|wechsel (Carl A. G., Int., Berlin, 1833–1902): (engl.) *Gerhardt's sign*; syn. Biermer-Schallwechsel; Veränderung des Perkussionsschalls über z. T. mit Sekret gefüllten Kavernen (z. B. Abzesshöhle, Seropneumothorax) bei Lagewechsel des Pat.; im Liegen tiefer, im Sitzen hoher Klang (Sekretspiegel immer horizontal).

Ger|iatrie (gr. γέρων Alter, Greis; -iatr*) *f*: (engl.) *geriatrics*; fachübergreifendes Gebiet der Medizin, das Prävention, Diagnostik, Therapie u. Rehabilitation akuter u. chronischer körperl., geistiger u. seelischer alterstypischer Erkrankungen umfasst; wichtige Aspekte der G. sind Assessment*, Angehörigenbetreuung, Irreversibilität von Alterungs- u. Krankheitsprozessen, Multimorbidität*, Rehabilitation*, Demenz* sowie Sterbebegleitung*. Vgl. Gerontologie.

Ger|iatrika (↑; ↑) *n pl*: (engl.) *geriatric agents*; Arzneimittel, denen eine substituierende, roborierende u. stimulierende Wirkung zur Steigerung der körperl. u. geistigen Leistungsfähigkeit im Alter zugeschrieben wird; vgl. Nootropika.

Gerinnsel: s. Blutgerinnsel.

Gerinnung: s. Koagulation, Blutgerinnung.

Gerinnung, dis|seminierte intra|vasale: Verbrauchskoagulopathie*.

Gerinnungs|faktoren *m pl*: (engl.) *coagulation factors*; Plasmaproteine* (Glykoproteine) des plasmat. Gerinnungssystems; s. Blutgerinnung (Tab. 1 dort); **Ind.:** 1. i. v. Substitution bei best. Koagulopathien*; **a)** humane G.: gefrorenes Frischplasma*, Konzentrat von Prothrombinkomplex (PPSB*) od. isolierten G. (I, VII, VIII, IX, XIII); **b)** rekombinante G.: VIIa (aktiviertes Eptacog* alfa), VIII (Moroctocog* alfa, Octocog* alfa), IX (Nonacog* alfa); **2.** (intraoperative) lokale Applikation zur Blutstillung* (v. a. Faktor I u. IIa, meist als Fibrinkleber*). Vgl. Bluttransfusion.

Gerinnungs|störungen: (engl.) *coagulation disorders*; Sammelbez. für Störungen der Blutgerinnung* i. S. einer hämorrhagischen Diathese* od. Thrombophilie*; vgl. Koagulopathie; Verbrauchskoagulopathie.

Gerlach-Klappe (Joseph von G., Anat., Erlangen, 1820–1896): (engl.) *Gerlach's valve*; Klappe zwischen Blinddarm u. Wurmfortsatz.

Gerlach-Tonsille (↑; Tonsilla*) *f*: s. Tonsilla tubaria.

German Childhood Cirrhosis: Abk. GCC; frühkindl. Leberzirrhose* inf. übermäßiger Kupferexposition (>1–2 mg/d); vgl. Wilson-Krankheit.

Germanium *n*: 2- od. 4-wertiges Element der Kohlenstoffgruppe, Symbol Ge, OZ 32, rel. Atommasse 72,59; sehr sprödes Metall mit Halbleitereigenschaft.

Germen (lat. Erzeugtes, Leibesfrucht) *n*: Keim, Keimbahn; s. Idioplasma.

germinal (↑): auch germinativ; den Keim betreffend, von den Keimblättern ausgehend.

Germinal|zell|a|plasie (↑; Zelle*; A-*; -plasie*) *f*: s. Sertoli-cell-only-Syndrom.

Germino|blastom (↑; Blast-*; -om*) *n*: s. Lymphom, follikuläres.

Germinom (↑; -om*) *n*: (engl.) *germinoma*; Tumor des Keimgewebes; **Vork.:** Hoden (Seminom*), Ovar (Dysgerminom*) u. ZNS (Lok.: v. a. mittellinienahe Strukturen, z. B. Epiphyse; meist benigne mit guter Progn., selten maligne Form; vgl. Hirntumoren). Vgl. Keimzelltumoren.

Germino|zyten (↑; Zyt-*) *m pl*: Keimzellen; s. Gameten; Eizelle; Spermien.

Gero|derma (gr. γέρων Alter, Greis; Derm-*) *n*: (engl.) *geroderma, aging skin*; sog. Greisenhaut; schlaffe, welke Haut bei hormonalen Störungen;

Geroderma osteodysplastica

z. B. bei hypophysärem Kleinwuchs*; vgl. Altershaut.

Gero|derma osteo|dys|plastica (↑; ↑) *n*: (engl.) *geroderma osteodysplastica*; autosomal-rezessiv erbl. Entwicklungsstörung des Bindegewebes; **Sympt.**: vorzeitige Alterung der Haut, Cutis* laxa, faziale Dysmorphien, überstreckbare Gelenke, Osteopenie, Kleinwuchs; vgl. Progeroid.

Geröll|zysten (Kyst-*) *fpl*: (engl.) *subchondral cysts*; zyst. Osteolysen in der subchondralen Knochenzone, v. a. in der Druckbelastungszone als Sympt. einer Arthrose*; je nach Inhalt auch als Blutungsod. Detrituszysten bezeichnet.

Geronto|logie (gr. γέρων Alter, Greis; -log*) *f*: (engl.) *gerontology*; Wissenschaft, die sich mit den biol., somatischen, psychischen u. sozialen Grundlagen des Alterns* beschäftigt; vgl. Geriatrie.

Geron|toxon (↑; gr. τόξον Bogen) *n*: (engl.) *gerontotoxon*; syn. Arcus senilis; im höheren Alter häufig unabhängig von erhöhten Serumlipidwerten vorkommender Arcus* lipoides corneae.

Gerota-Faszie (Dimitrie G., Anat., Bukarest, 1867–1939; Fasc-*) *f*: s. Fascia renalis.

Gersten|korn: s. Hordeolum.

Gerstmann-Sträussler-Scheinker-Krankheit (Josef G., Neurol., Wien, New York, 1887–1969; Ernst St., Neurol., Prag, Wien, 1872–1959) *n*: (engl.) *Gerstmann-Sträussler-Scheinker syndrome*; Abk. GSS; sehr seltene, familiär gehäuft vorkommende (autosomal-dominant erbl. Komponente) Form der Prionkrankheiten* des mittleren Erwachsenenalters; **Pathol.**: spongiforme Veränderungen u. multizentrische Plaqueablagerungen in Groß- u. Kleinhirnrinde; **Klin.**: progredienter Verlauf mit Kleinhirnataxie, später auch Demenz; vgl. Creutzfeldt-Jakob-Krankheit; Insomnie, tödliche familiäre.

Gerstmann-Syn|drom (↑) *n*: (engl.) *Gerstmann's syndrome*; Bez. für ein klin. nicht einheitl. Syndrom mit Fingeragnosie*, Rechts*-Links-Störung, Dysgraphie* u. Akalkulie*; **Urs.**: Läsion im Bereich des Gyrus angularis der dominanten Hemisphäre, meist durch Verschluss der A. gyri angularis; vgl. Angularissyndrom.

Geruchs|aura (Aura*) *f*: (engl.) *olfactory aura*; olfaktorische Aura; Riechstörung (Hyperosmie*, Parosmie*), die einen epileptischen, insbes. einen komplex-partiellen Anfall* einleitet; s. Epilepsie.

Geruchs|kor|rigenzien (Korrigenzien*) *n pl*: (engl.) *olfactory corrigents*; zur Verbesserung des Geruchs (u. Geschmacks) peroral einzunehmenden Arzneimitteln* zugesetzte Stoffe; z. B. Aqua Rosea, Lavendulae aetheroleum.

Geruchs|störung: s. Riechstörung.

Gerüst|proteine (Prot-*) *n pl*: Strukturproteine*.

Gesäß: (engl.) *buttocks*; (anat.) Clunes, Nates, Ischium.

Gesäß|gegend: (engl.) *gluteal area*; Regio glutealis (s. Abb.).

Gesamt|azidität (Azid-*) *f*: (engl.) *total acidity*; Gesamtsäure; Sammelbez. für die sauer reagierenden Substanzen im Magensaft*: freie Salzsäure*, an Eiweiß locker gebundene Salzsäure, saure Salze u. (pathol.) die durch Gärung entstandenen org. Säuren (Milchsäure, Buttersäure usw.); s. Magensaftuntersuchung.

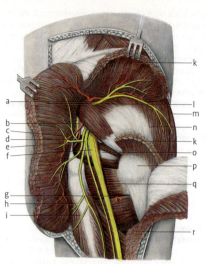

Gesäßgegend: a: A. glutea superior u. N. gluteus superior; b: A. pudenda interna, N. pudendus; c: A. glutea inferior; d: N. gluteus inferior; e: N. cutaneus femoris posterior; f: N. ischiadicus et A. comitans; g: A. perforans I; h, i: Nn. clunium inferiores; k: M. gluteus medius; l: M. gluteus maximus; m: M. tensor fasciae latae; n: M. gluteus minimus; o: M. obturatorius internus; p: Trochanter major; q: M. quadratus femoris; r: M. gluteus maximus (Tab.), vgl. Proteinbestimmung, Blut. [159]

Gesamt|dosis (Dosis*) *f*: (engl.) *total dose*; Abk. GD; auch Zielvolumendosis (Abk. ZVD); in der Strahlentherapie* gebräuchl. Begriff für die am Ende einer Bestrahlungsserie (Fraktionierung*) insgesamt eingestrahlte Referenzdosis*.

Gesamt|eiweiß: (engl.) *total serum protein*; korrekte Bez. Gesamtproteine; Summe aller Proteine des Blutserums (Plasmaproteine minus Fibrinogen); erhöht z. B. bei multiplem Myelom, chron. Entzündungen, Leberzirrhose (kompensiertes Stadium); erniedrigt z. B. bei Mangelernährung, Malabsorption, nephrot. Syndrom, Aszites, Verbrennungen, Leberzirrhose (dekompensiertes Stadium); **Bestimmung**: mit Biuretreaktion*; vgl. Referenzbereiche (Tab.), vgl. Proteinbestimmung, Blut.

Gesamt|körper|wasser: s. Körperwasser.

Gesamt|lipide (Lip-*) *n pl*: (engl.) *total lipids*; historische Bez. für alle im Serum vorliegenden Lipide*; s. Lipoproteine.

Gesamt|stick|stoff *n*: (engl.) *total nitrogen*; Gesamt-N; Summe aus Reststickstoff* u. Stickstoffgehalt des Gesamteiweißes* in einer Körperflüssigkeit.

Geschäfts|fähigkeit: (engl.) *legal competence*; Fähigkeit einer Person, selbständig Rechtsgeschäfte mit voller Wirksamkeit abzuschließen, d. h. Handlungen vorzunehmen, die auf das Herbeiführen von Rechtsfolgen abzielen. **Geschäftsunfähig** ist nach § 104 BGB, wer das 7. Lj. nicht vollendet hat od. sich in einem die freie Willensbestimmung ausschließenden Zustand krankhafter Störung der Geistestätigkeit befindet, sofern nicht dieser Zustand seiner Natur nach ein vorübergehender ist. Nach § 105 BGB sind Willenserklärungen eines

Geschäftsunfähigen nichtig (ebenso wie im Zustand von Bewusstlosigkeit od. vorübergehender Störung der Geistestätigkeit abgegebene Willenserklärungen). Ausnahmen gelten bei von volljährigen Geschäftsunfähigen getätigten Geschäften des tägl. Lebens (§ 105 a BGB). **Beschränkt geschäftsfähig** ist nach § 106 BGB, wer das 7. Lj. vollendet hat, aber noch nicht volljährig (18 Jahre alt) ist (§ 2 BGB). Eine beschränkt geschäftsfähige Person bedarf zur Abgabe einer Willenserklärung, durch die sie nicht lediglich einen rechtlichen Vorteil erlangt, der Einwilligung des gesetzlichen Vertreters (Eltern, Vormund; § 107 BGB). Die Wirksamkeit eines ohne die erforderliche Einwilligung abgeschlossenen Vertrages hängt von der Genehmigung durch den gesetzlichen Vertreter ab (§ 108 BGB); ein ohne die Einwilligung vorgenommenes einseitiges Rechtsgeschäft ist unwirksam (§ 109 BGB). Die Einwilligung* in einen ärztlichen Eingriff ist nach vorherrschender Auffassung keine rechtsgeschäftliche Willenserklärung (bedarf also nicht der G.), sondern ein Gestatten zur Vornahme tatsächlicher Handlungen; dafür ist Einwilligungsfähigkeit* erforderlich, die auch bei Minderjährigen gegeben sein kann (bei Personen unter 18 Jahren im Zweifelsfall stets Einwilligung des personensorgeberechtigten gesetzlichen Vertreters einholen). Vgl. Testierfähigkeit; Betreuung; Zwangsbehandlung.

Geschiebe: (engl.) *attachment*; i. d. R. nicht sichtbares Halteelement für kombinierten festsitzend-herausnehmbaren Zahnersatz; in eine Matrize (an festsitzenden Kronen*) wird eine passgenaue Patrize (an der herausnehmbaren Prothese) geschoben. Der Geschiebezapfen kann parallelwandig od. konisch sein. Halt entsteht durch Haftreibung u. Verkanten. Ein Schubverteilungsarm an der herausnehmbaren Prothese umfasst die Lingualfläche der endständigen Kronen, um Kipp- u. Schubkräfte zu kompensieren. Vgl. Doppelkrone.

Geschlecht: (engl.) *sex*; auf versch. Weise definierbare Eigenschaften, die bei allen zweigeschlechtl. Species ein Individuum als entweder männlich od. weiblich kennzeichnen (s. Geschlechtsmerkmale); beim Menschen werden unterschieden: **1. somatisches** G. (auch biol. G.): Summe körperl. Merkmale mit eindeutig männl. bzw. weibl. Ausprägung; **a)** chromosomales G. (auch Kerngeschlecht): Bestimmung aus dem Genom; Zellen mit einem Y-Chromosom u. dem physiol. Karyotyp 46,XY sind männl., Zellen ohne Y-Chromosom (physiol. Karyotyp 46,XX) sind weibl.; **b)** gonadales G. (auch endokrines G.): Bestimmung aus den Gonaden* bzw. den durch sie produzierten Sexualhormonen*; **c)** gonoduktales G.: Bestimmung aus dem inneren Genitale (Nebenhoden, Samenwege, Prostata od. Eileitern, Uterus, Vagina); **d)** genitales G.: Bestimmung aus dem äußeren Genitale (Penis, Skrotum, od. Labien, Klitoris); **2. psychisches** G.: subjektive Bewertungen u. objektive neurophysiol. Merkmale, die eine (mehr od. weniger) eindeutige Zuordnung erlauben: **a)** empfundenes G.: Bestimmung aus subjektiver Wahrnehmung; **b)** zerebrales G.: Bestimmung aus der neurohormonalen Aktivität (Hypothalamushormone) bzw. aus neuroanat. Unterschieden (Sexualzentren); **3. soziales** G.: Summe soziokultureller Attribute, die ein Individuum als männl. od. weibl. einordnen; **a)** zugeschriebenes G. (auch Zuweisungsgeschlecht, Bestimmungsgeschlecht, Geburtsgeschlecht, sog. Hebammengeschlecht): das aufgrund der bei Geburt sichtbare Genitale bestimmte u. in der Geburtsurkunde dokumentierte G.; **b)** anerzogenes G. (auch Erziehungsgeschlecht): das von Eltern u. sozialem Umfeld in der Erziehung zugrunde gelegte G., das für die Übernahme einer best. Geschlechtsrolle bedeutsam ist; **c)** jurist. G.: das ausgehend von der Geburtsurkunde in den Personaldokumenten genannte G.; Änderungen sind nur in Ausnahmefällen mögl. (s. Geschlechtsangleichung, Transsexuellengesetz). Im Regelfall sind diese Ebenen untereinander kongruent, u. die Zuordnung ist eindeutig; ausnahmsweise feststellbare androgyne Zwischenstufen (d. h. uneindeutige od. sich widersprechende Merkmale) werden in Bezug auf das somat. G. als Intersexualität*, in Bezug auf das psychosoziale G. als Transsexualität* bezeichnet.

Geschlecht, chromo|so|males: (engl.) *chromosomal sex*; s. Geschlechtsdeterminierung, chromosomale; Geschlecht.

Geschlechter|verhältnis: (engl.) *sex ratio*; Sexilität; Zahlenverhältnis männl. u. weibl. Individuen in einer Population; wird angegeben als Zahl der Männer auf 100 Frauen od. als Prozentsatz der Männer, oft in einer best. Altersgruppe; selten Angabe als Geschlechtsexzess, d. h. als Überschuss eines Geschlechts. Vgl. Altersaufbau.

Geschlecht, genitales: (engl.) *genital sex*; durch die äußeren Geschlechtsmerkmale* definiertes Geschlecht*, u. U. vom chromosomalen u. gonadalen Geschlecht abweichend.

Geschlecht, gonadales: s. Geschlecht.

Geschlechts|angleichung: (engl.) *sex change*; sog. Geschlechtsumwandlung; Bez. für hormonale u. plastisch-chir. Eingriffe zur Anpassung von gonadalem u. genitalem Geschlecht* bei Intersexualität* u. Transsexualität*; **Ind.:** psychosoziale Belastung u. starker Leidensdruck; **Vorgehen:** 1. Vorbehandlung mit Sexualhormonen des angestrebten Geschlechts; 2. plastisch-chir. Eingriff mit Entfernen der Gonaden (Kastration*): **a)** Mann-zu-Frau-G.: Bildung von Vulva u. Neovagina (s. Kolpopoese), Mammaplastik*; **b)** Frau-zu-Mann-G.: subkutane Mastektomie* unter Erhalt der Mamillen, Hysterektomie* mit beidseitiger Ovarektomie; ggf. Harnröhrenverlängerung (aus Vaginallappen, kleinen Schamlippen u. freiem Transplantat), Bildung eines Neopenis mit Phallus (freies Hauttransplantat aus Unter- od. Oberarm, od. Unterschenkel), Glans penis, Penisimplantat u. Bildung eines Skrotums (aus großen Schamlippen nach Vaginaverschluss) mit Implantation von Hodenprothesen*. Funktionelle Ergebnisse der Mann-zu-Frau-G. sind generell besser; eine sehr sorgfältige, enge Indikationsstellung u. intensive psych. Betreuung sind wichtige Voraussetzungen für den Erfolg. Zur personenstandsrechtlichen Seite der G. s. Transsexuellengesetz.

Geschlechts|bestimmung, chromo|so|male: s. Geschlechtsdiagnostik, pränatale; Geschlechtsdeterminierung, chromosomale.

Geschlechtschromatin

Geschlechts|chromatin (Chrom-*) *n*: (engl.) *sex chromatin*; syn. Barr-Körper; Chromatinverdichtungen, die meist als scharf umschriebene Körperchen der Kernmembran in somat. Zellkernen im Ruhezustand anliegen (s. Abb.); besteht aus dem einen X-Chromosom, das funktionell inaktiv ist, u. wird nur bei Individuen gefunden, die mind. 2 X-Chromosomen haben, beim Menschen also nur bei Frauen; doppeltes G. in einer Zelle weist auf das abnorme Vorhandensein von 3 X-Chromosomen hin. Vgl. Y-Chromatin, Kerngeschlecht.

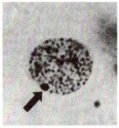

Geschlechtschromatin: Mundepithelzellkern mit X-Chromatin

Geschlechts|chromo|somen (↑; Soma*) *n pl*: syn. Heterochromosomen; Gonosomen*.

Geschlechts|de|terminierung, chromo|somale: (engl.) *chromosomal sex determination*; Festlegung des somat. Geschlechts durch die auf den Gonosomen* lokalisierten geschlechtsdeterminierenden Gene (s. Abb.); beim (homogameten) weibl. Geschlecht entstehen im Verlauf der Meiose* ausschließl. einheitl. Gameten* (Eizellen) mit jeweils 22 Autosomen* u. einem X-Chromosom, beim (heterogameten) männl. Geschlecht dagegen 2 Typen von Gameten (Spermien*), die alle ebenfalls 22 Autosomen, jedoch zur Hälfte ein X- od. ein Y-Chromosom enthalten. Bei Befruchtung der Eizelle* mit einem ein X-Chromosom tragenden Spermium entsteht eine weibl. determinierte, bei Vereinigung mit einem ein Y-Chromosom tragenden Spermium eine männl. determinierte Zygote*.

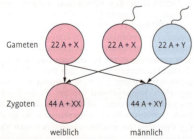

Geschlechtsdeterminierung, chromosomale: A: Autosomen; X, Y: Gonosomen

Geschlechts|dia|gnostik, prä|natale *f*: (engl.) *prenatal sex determination*; Bestimmung des Kerngeschlechts* von Amnionzellen nach Amniozentese* durch Nachw. von Geschlechtschromatin* bzw. Y*-Chromatin (schon im 1. Trimenon möglich).

Geschlechts|di|morphismus (Di-*; -morph*) *m*: s. Dimorphismus.

Geschlechts|hormone (Horm-*) *n pl*: Sexualhormone*.

Geschlechts|identifikation *f*: (engl.) *sex identification*; Selbstidentifikation eines Menschen als männlich od. weiblich; findet meist in den ersten 3 Lj. statt u. ist zum Zeitpunkt feststellbarer sexueller Orientierung (zunächst bes. an den Reaktionen gegenüber einem der beiden Eltern beobachtbar) i. d. R. nicht mehr korrigierbar. Vgl. Transsexualität.

Geschlechts|identitäts|störungen: (engl.) *gender dysphoria disorder*; Bez. für versch. ausgeprägte Ablehnung des eigenen somat. Geschlechts, die nach DSM-IV gekennzeichnet ist durch eine tiefgehende u. langdauernde Identifikation mit dem anderen somat. Geschlecht, verbunden mit Unbehagen u. Leidensdruck über die somat. Geschlechtszugehörigkeit, ohne dass anat. od. hormonale Hinweise auf Intersexualität* bestehen. Die sexuelle Orientierung kann homo- od. heterosexuell sein, sich überhaupt nicht ausdrücken (asexuell) od. ausschließlich auf den eigenen (gewünschten) Körper gerichtet sein (autophil). **Urs.:** Entstehung weitgehend ungeklärt; sexueller Missbrauch im Kindesalter scheint keine ursächl. Bedeutung zu haben. Die Formen, in denen die Ablehnung des eigenen Körpers sich zeigt, sind vielfältig bis zum Wunsch nach vollständiger od. teilweise op. Geschlechtsangleichung*, die diagn. Merkmale von Transsexualität* können erfüllt sein, die Ablehnung kann sich aber auch nur auf einen Teilaspekt beziehen u. wird dann als partielle Geschlechtsdysphorie (sog. gender confusion) bezeichnet. Bei Adoleszenten sind vorübergehende G. nicht selten, insbes. bei Jungen sind Störungen der sexuellen Identität häufiger mit späterer Homosexualität als mit Transsexualität verbunden. **Diagn.:** ausführliche, u. U. langdauernde Erhebung von Anamnese u. weiteren Informationen (unter Einbeziehung von Partnern u. Angehörigen); soll bis zum Ende ergebnisoffen gestaltet werden.

Geschlechts|krankheiten: (engl.) *venereal diseases*; durch Geschlechtsverkehr übertragbare Krankheiten; sog. klassische G. sind Syphilis* (Lues), Gonorrhö* (Tripper), Ulcus* molle (weicher Schanker), Lymphogranuloma* venereum (venerische Lymphknotenentzündung) u. Granuloma* inguinale. Unter dem Begriff STD* sind alle sexuell übertragbaren Erkr. zusammengefasst.

Geschlechts|merkmale: (engl.) *sexual characteristics*; charakterist., das weibl. u. männl. somatische Geschlecht* unterscheidende Kennzeichen; **1. primäre** G.: direkt der Fortpflanzung dienende, bei der Geburt vorhandene G. (Genitale*): Hoden, Nebenhoden, Samenwege, Penis bzw. Ovarien, Tuben, Uterus, Vagina, Vulva; **2. sekundäre** G.: in der Pubertät* sich entwickelnde G. (beim Mann: Bart, Körperbehaarung, tiefe Stimme; bei der Frau: Brüste, weibl. Behaarungstyp, charakterist. Fettverteilung); **3. tertiäre** G.: u. a. Körperlänge, Knochenbau.

Geschlechts|organe *n pl*: s. Genitale.

Geschlechts|reife: (engl.) *sexual maturity*; Lebensabschnitt nach völliger morphol. u. funktioneller Ausreifung der sekundären u. tertiären Geschlechtsmerkmale; geht normalerweise mit voller

Fertilität einher. Klimakterium beendet die G. der Frau. Vgl. Lebensabschnitte.

Geschlechts|trieb: s. Sexualtrieb.

Geschlechts|umwandlung: s. Geschlechtsangleichung.

Geschlechts|verkehr: 1. (engl.) *sexual intercourse*; i. w. S. Sammelbez. für alle (auch nicht penetrierende) Sexualkontakte*; **2.** i. e. S. Koitus*; vgl. Reaktionszyklus, sexueller.

Geschmacks|aura (Aura*) *f*: (engl.) *gustatory aura*; gustatorische Aura; meist als unangenehm empfundene Geschmackswahrnehmung, die einen komplex-partiellen Anfall* einleitet.

Geschmacks|knospen: (engl.) *taste buds*; Caliculi gustatorii; knospenähnl. aussehende Chemosensoren im Epithel der Papillae* vallatae u. Papillae* foliatae der Zunge, vereinzelt auch in den Papillae* fungiformes, am Gaumen, Kehldeckel u. in der Pharynxschleimhaut; bestehen aus zylindr. Sinneszellen, deren Geschmacksstiftchen (Mikrovilli*) in den Geschmacksporus (Porus gustatorius) an der Epitheloberfläche hineinragen.

Geschmacks|nerven (Nervus*): (engl.) *gustatory nerves*; Geschmacksfasern von den vorderen zwei Dritteln der Zunge, verlaufen über N. lingualis, Chorda tympani, N. facialis (N. intermedius), von den Papillae vallatae (hinteres Drittel) u. Papillae foliatae über den N. glossopharyngeus.

Geschmacks|organ (Organ*) *n*: (engl.) *gustatory organ*; Organum gustatorium, Organum gustus; Summe der Geschmacksknospen* (Caliculi gustatorii), hauptsächl. auf Zungenrücken, -rand, -grund, auch an Gaumenbögen.

Geschmacks|störung: s. Schmeckstörung.

Geschwindigkeit: (engl.) *velocity*; Formelzeichen v; Quotient aus Weg (s) u. Zeit (t); $v = s/t$; SI-Einheit: Meter pro Sekunde (m/s); zulässig auch Kilometer pro Stunde (km/h); vgl. Einheiten (Tab. 2 dort).

Geschwür: s. Ulkus.

Geschwulst: s. Tumor.

Gesicht: (engl.) *face*; Facies*, der Gesichtsteil des Schädels; pathol. Veränderungen des G.: **1. rachitisches G.:** Vertiefung der Fossa canina, als ob man mit Daumen u. Zeigefinger stark in die Gegend gedrückt u. dadurch die Schneidezähne herausgepresst hätte, mit Atrophie des Oberkieferknochens; **2. viereckige Stirn:** Frons quadrata, annähernd rechtwinklig u. vorspringend bei Rachitis, meist verbunden mit einem Caput quadratum; **3. olympische Stirn:** stark ausgebildete Stirn bei konnataler Syphilis; durch gleichzeitige Vorwölbung der seitl. Schädelteile u. Kleinheit des Unterkiefers entsteht umgekehrte Birnenform des Gesichts; **4. adenoides G.:** Facies* adenoidea; **5. zygomatische Falte:** doppelte od. 3-fache Falte auf der Mitte der Wange über dem Jochbein, von da nach dem Mundwinkel verlaufend, 3–5 cm lang, nach unten in die Kinnfurchen übergehend, bei starker Ausbildung narbenähnlich; **6. Faltengesicht:** greisenartiges G. durch unphysiol. Faltenbildung bei Jugendlichen; ähnl. bei Dysgenitalismus, Hypophysen- u. Schilddrüsenstörungen; **7. abdominales G.:** Facies* abdominalis; **8. Choleragesicht:** sog. spitzes, verfallenes Aussehen der Cholerakranken; **9. Hippokrates-G.:** Facies* hippocratica; **10. Greisengesicht:** bei Kleinkindern mit schweren Darmstörungen u. Progeroid-Syndromen; **11. Eskimogesicht:** bei Myxödem*; **12. Löwengesicht:** Facies leonina bei Lepra*; **13. Hutchinson-G.:** Anspannung der Stirnmuskeln zum Ausgleich der Ptosis bei Ophthalmoplegia* chronica progressiva; **14. Maskengesicht*; 15. choreatisches G.:** bei Chorea; beim Herausstrecken der Zunge wird der Mund weit geöffnet, Lider u. Augen werden gehoben. **16. Salbengesicht*; 17. Corvisart-G.:** klin. nicht mehr gebräuchl. Bez. für das typ. G. bei Herzinsuffizienz*: u. a. Zyanose der Lippen, langsame, abgesetzte Atmung, rotfleckige Wangen; **18. Krötengesicht:** s. Anenzephalie.

Gesichts|a|trophie (Atrophie*) *f*: s. Hemiatrophia faciei progressiva.

Gesichts|bogen: (engl.) *face bow*; Metallbügel zur Ermittlung der Position von Kiefergelenken, Zahnsystem u. Bezugsebenen am Schädel zur Modelljustage im Artikulator* od. zur Registrierung von Gelenkbewegungen; **Einbau: 1.** arbiträr: Orientierung des G. am Schädel nach Mittelwerten (z. B. Quick-Mount-Bogen, Schnellübertragungsbogen); **2.** schädelgelenkbezüglich: individuelle Ermittlung der Scharnierachse des Kiefergelenkes zur Positionierung des Gesichtsbogens.

Gesichts|chirurgie, plastische (gr. χειρουργία Handtätigkeit, Wundarzneikunst) *f*: (engl.) *plastic facial surgery*; Sammelbez. für op. Verf. zur anat. u. funktionellen Rekonstruktion von Knochen u. Weichgeweben des Gesichts; **Anw.:** bes. nach Tumorresektion, bei angeborenen bedingten Gewebeverlusten, Gesichtsspalten* u. zur ästhet. Harmonisierung des Gesichts. Vgl. Mund-Kiefer-Gesichtschirurgie.

Gesichts|feld: (engl.) *visual field*; der mit einem (monokulares G.) od. beiden (binokulares G.) unbewegten Augen wahrnehmbare Teil des Raums; die Größe des G. ist abhängig vom Grad der Adaptation der Augen sowie Größe, Helligkeit, Farbe u. evtl. Bewegung des Objekts; **Bestimmung:** mit (meist statischer) Perimetrie*; bei einfachen Lichtreizen i. d. R. oben bis 60°, unten bis 70°, nasal bis 60°, temporal bis 90° (s. Abb.); ein nicht od. eingeschränkt wahrnehmbarer Bereich innerh. des G. (Skotom*) ist mit Ausnahme des sog. blinden Flecks* pathologisch. Vgl. Blickfeld.

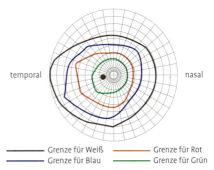

Gesichtsfeld: normales Gesichtsfeld des linken Auges

Gesichts|feld|ausfall: s. Skotom; Hemianopsie; Gesichtsfeldeinengung.

Gesichts|feld|einengung: (engl.) *visual field constriction*; zeitweilige od. dauernde Verkleinerung des Gesichtsfeldes* in eine best. Richtung od. nach allen Seiten; **Vork.:** Sympt. versch. Augenerkrankungen, z. B. Hornhaut- od. Linsentrübung, Glaukom*, Ablatio* retinae, Retinopathia* pigmentosa.

Gesichts|krampf, mastikatorischer: Kaumuskelkrampf; s. Trismus.

Gesichts|krampf, mimischer: s. Tic convulsif.

Gesichts|lähmung: s. Fazialisparese.

Gesichts|lage: (engl.) *face presentation*; stärkster Grad der Deflexionslagen* unter der Geburt mit dem Gesicht als vorliegendem Teil (Leitstelle: Kinn); **Einteilung:** 1. mentoposteriore G. (Kinn nach hinten gerichtet, geburtsunmögliche Lage); 2. mentoanteriore G. (Kinn nach vorn gerichtet). Vgl. Kindslage.

Gesichts|nerv (Nervus*): s. Nervus facialis, Nervus trigeminus.

Gesichts|neur|algie (Neur-*; -algie*) *f*: (engl.) *facial neuralgia*; neuralgiforme Schmerzen im Bereich des Gesichts; **Formen:** 1. Neuralgie im Versorgungsgebiet eines kranialen Nervs: Genikulatumneuralgie*, Glossopharyngeusneuralgie*, Nasoziliarisneuralgie*, Okzipitalisneuralgie*, Sluder*-Neuralgie, Trigeminusneuralgie*; 2. atypische G.: bes. bei Frauen auftretender, oft diffuser, lange andauernder Schmerz in einer Gesichtshälfte ohne anat. Zuordnung (nicht durch lokalisierten Krankheitsprozess erklärbar; Ausschlussdiagnose!); Auftreten z. B. nach kieferchir. Behandlung; vgl. Cluster-Kopfschmerz, Hunt-Syndrom.

Gesichts|rose: s. Erysipel, Zoster.

Gesichts|skoliose (gr. σκολιός krumm; -osis*) *f*: (engl.) *craniofacial asymmetry*; Scoliosis capitis et faciei; asymmetr. Kopf- u. Gesichtsform bei kindl. Schiefhals; s. Torticollis, Skoliose.

Gesichts|spalten: (engl.) *facial clefts, prosoposchises*; Prosoposchisis; ein- od. beidseitige Hemmungsfehlbildungen inf. ausbleibender od. gestörter Verschmelzung der Gesichtsfortsätze im 1.–2. Embryonalmonat; **Formen: 1. Gesichtsspalten i. e. S.: a)** schräge G. (Wangenspalte, Meloschisis): zw. Oberkiefer- u. lateralem Stirnfortsatz von der Oberlippe zum Auge verlaufend; **b)** quere G. (Makrostoma): Vergrößerung der Mundöffnung zw. Ober- u. Unterkieferfortsatz; **c)** mediane G. (s. Abb.); **2. andere Gesichtsspalten:** Lippenspalte* (Cheiloschisis), Kieferspalte (Gnathoschisis) u. Gaumenspalte* (Palatoschisis) können isoliert od. in Komb. miteinander (regional versch.) auftreten (Häufigkeit 1 : 500–1000); mediane u. laterale Nasenspalte; **Ätiol.:** unterschiedl. Erbgänge u. sporad., multifaktorielles Auftreten; häufig Teilsymptom anderer Fehlbildungssyndrome; **Ther.:** interdisziplinäres Rehabilitationskonzept mit standardisiertem Vorgehen von der Geburt bis zum Abschluss des Gesichtswachstums; u. a. chir. Schließung der Defekte ab dem 1. Lebensmonat (Lippenplastik, später Weichgaumenplastik, zuletzt Hartgaumen- u. Kieferkammplastik) mit späteren Revisionen (Osteoplastik des Kieferkamms, Lippenverlängerung, Rhinoplastik, bimaxilläre Osteotomie), logopäd. Betreuung der Sprechstörungen u. zahnärztl. Versorgung (Kieferorthopädie, Prothe-

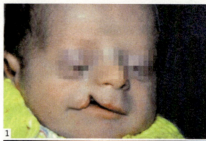

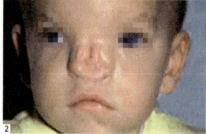

Gesichtsspalten: 1: schräge Gesichtsspalte; 2: mediane Gesichtsspalte [136]

tik, Kariesprophylaxe), Einlage von Paukenbelüftungsröhrchen.

Gesprächs|führung, gesundheits|orientierte: s. Arzt-Patient-Beziehung.

Gesprächs|psycho|therapie (Psych-*) *f*: 1. (engl.) *client-centered therapy*; syn. klientenzentrierte Psychotherapie; im Wesentl. auf C. Rogers u. die humanist. Psychologie zurückgehende Form der Psychotherapie*, bei der die Grundhaltung des Therapeuten durch Echtheit (Authentizität), Akzeptanz u. Wertschätzung des Klienten u. einfühlendes Verstehen (Empathie*) gekennzeichnet ist; **Prinzip:** Auf der Grundlage dieser Haltung versucht der Therapeut in nichtdirektiver Weise, (emotionale) Erlebnisse des Klienten zu verbalisieren u. konfrontiert diesen mit eigenen Widersprüchen (Inkongruenzen) zwischen Erleben u. Selbstkonzept. **Ziel:** Auflösung bestehender Inkongruenzen, wodurch sich beim Klienten u. a. über die Stärkung der Fähigkeit zur Selbstreflexion u. durch die eigenständige Lösung von Problemen ein zunehmendes Selbstwertgefühl entwickelt; **Ind.:** Alternative zu Verhaltenstherapie od. psychodynam. Verfahren v. a. bei affektiven Störungen, Angst- u. Belastungsstörungen; **2.** (engl.) *conversation therapy*; i. w. S. jede Form der Psychotherapie* auf der Grundlage eines Gesprächs.

Gestagene (lat. gestare tragen; -gen*) *n pl*: (engl.) *gestagens*; Stoffklasse von natürl. u. synthet. Hormonen mit z. T. ähnl. Wirkungen wie das physiol. Gelbkörperhormon Progesteron*; leiten sich vom Testosteron* od. 17α-Hydroxyprogesteron* ab; physiol. **Wirkung:** s. Tab.; nahezu alle biol. Effekte werden im Zusammenwirken mit Östrogenen* ausgelöst u. hängen dabei vom Östrogen/Gestagen-Verhältnis u. der zeitl. Abfolge des Zusammenwirkens ab. Dabei tritt die Wirkung nur in Organen auf, deren Zellen spezif. Hormon*-Re-

Gestagene
Physiologische Wirkungen

Funktion, Organ	Wirkung
Blutgerinnung	Anstieg von Antithrombin III
Endometrium	sekretorische Transformation, Glykogeneinlagerung
Mammae	Stimulation des tubulo-alveolären Wachstums (synergistisch mit Östrogen und Prolaktin)
Myometrium	Ruhigstellung (sog. Progesteronblock), Herabsetzung der Ansprechbarkeit auf Oxytocin
Ovarien	Verminderung der Ansprechbarkeit auf Gonadotropine
Stoffwechsel	allgemein: gesteigerter Energiestoffwechsel; vorübergehend vermehrte Natrium- und Wasserausscheidung; Differenzierung bestimmter Gewebe; Erhöhung der Körpertemperatur
	Fette: Abfall von Triglyceriden (vermehrter VLDL-Katabolismus)
Tuben	Herabsetzung von Motilität und Sekretion
Vagina	Massenabschilferung von Oberflächen- und Intermediärzellen, Herabsetzung des Karyopyknose-Index
Zentralnervensystem	dosisabhängige Wirkung auf Hypothalamus und Hypophyse: Steigerung der LH-Sekretion, Hemmung der Sekretion von Gonadotropin-releasing-Hormon
Zervix	Engerstellung von Muttermund und Zervikalkanal (Schleim: spärlich, zähflüssig)

zeptoren aufweisen. Bedeutung der G. für die Regulation von Reproduktionsvorgängen des weibl. Genitales: Endometriumtransformation, schwangerschaftserhaltende Wirkung (Beeinflussung des Zervikalsekrets, der Spermienkapazitation u. des Eitransports, Einwirkung auf die Beschaffenheit des tubalen u. uterinen Milieus); jedes Gestagen besitzt **Partialwirkungen:** u.a. antiöstrogene, östrogene, androgene, antiandrogene Eigenschaften, das Fehlen od. Vorhandensein zentraler Hemmwirkungen (Gonadotropin-Hemmung), eine negative od. positive Beeinflussung der Nebennierenrindenfunktion; **Ind.:** v. a. zur hormonalen Kontrazeption* (allein od. in Komb. mit Östrogenen), zur Substitutionstherapie in der Postmenopause (in Komb. mit Östrogenen), bei Zyklusstörungen*; früher auch bei habituellem Abort (Gefahr der Virilisierung* des Fetus) u. bei Mamma-* u. Korpuskarzinom*; **UAW:** abhängig von den Partialwirkungen. Vgl. Östrogene.

Gestagen|test (↑; ↑) m: (engl.) progesterone test; auch Progesterontest; Verf. zur hormonalen Diagnostik bei Amenorrhö*; **Prinzip:** nach oraler Gabe von Gestagenen* lässt sich nur dann eine Transformation des Endometriums u. eine Hormonentzugsblutung erzielen, wenn durch (vorherige) endogene Östrogenstimulation eine Endometriumproliferation stattgefunden hat; **Beurteilung:** bei positivem Ergebnis ist Ovarialhypoplasie* (u. Gynatresie*) ausgeschlossen; meist Dysregulation im Hypothalamus-Hypophysen-System (Klärung mit dem Clomifentest*), bei gleichzeitig erhöhtem Serumspiegel von LH* wahrscheinl. polyzystische Ovarien; bei negativem G. erfolgt weitere Differenzierung i. d. R. mit Östrogen*-Gestagen-Test. Vgl. Östrogentest; Zyklusstörungen.

Gestalt|therapie f: (engl.) gestalt therapy; Form der Psychotherapie* mit gegenwarts- (Leben im „Hier und Jetzt") u. personenzentriertem (Beziehung „Ich-Du") Ansatz, die über ein ganzheitl. Verständnis von Körper, Geist u. Seele sowie die Betonung von Selbstverantwortung u. Selbstregulationsfähigkeit Blockierungen in Wahrnehmung, Erleben u. Handeln auflösen u. vorhandene Potentiale freisetzen will.

Gestaltungs|therapie f: (engl.) art therapy; sog. Kunsttherapie; Bearbeiten von Konflikten bzw. Förderung der Ausdrucksmöglichkeiten des Pat. über gestalter. Tätigkeiten (z. B. Malen, Plastizieren); **Anw.:** in der Ergotherapie* u. in Zus. mit Psychotherapie*.

Gestation (lat. gestare tragen) f: s. Schwangerschaft.

Gestations|alter (↑): s. Schwangerschaftsdauer, Reifezeichen des Neugeborenen.

Gestations|diabetes (↑; Diabet-*) m: (engl.) gestational diabetes; Diabetes* mellitus, der erstmals während einer Schwangerschaft auftritt; **Häufigkeit:** 3–8 % der Schwangerschaften; bei 90 % der Frauen mit einer latenten od. okkulten Kohlenhydratstoffwechselstörung manifestiert sich das Krankheitsbild in der Schwangerschaft; erhöhtes Risiko bei übergewichtigen u. familiär mit Diabetes mellitus belasteten Frauen; **Urs.:** schwangerschaftsbedingte hohe Exkretion kontrainsulinärer Hormone; **Kompl.:** erhöhte Neigung zu urogenitalen Infektionen u. hypertensiven Schwangerschaftserkrankungen*; Risiko der diabetischen Fetopathie*, v. a. Makrosomie u. perinatale Kompl. wie z. B. Schulterdystokie* u. Armplexuslähmung*; Totgeburt; **Ther.:** Diät u./od. Insulin (häufige Blutzuckerkontrollen), so dass die Blutzuckerkonzentration präprandial <90 mg/dl, postprandial <140 mg/dl (Mittelwert <100 mg/dl) bleiben; je fortgeschrittener der Diabetes mellitus u. je schlechter der Stoffwechsel der Mutter eingestellt ist, desto höher das Risiko für potentielle fetale Schädigung; **DD:** physiol. Schwangerschaftsglukosurie.

Gestoden (INN) *n*: (engl.) *gestodene*; Gestagen* zur hormonalen Kontrazeption*.

Gestose (lat. gestare tragen; -osis*) *f*: 1. (engl.) *gestosis*; früher übliche Bez. für alle durch eine Schwangerschaft bedingten Krankheitszustände (Frühgestose in der Frühschwangerschaft, z. B. Hyperemesis* gravidarum, Ptyalismus* gravidarum; Spätgestose); 2. Sammelbez. für Gestationshypertonie u. Präeklampsie; s. Schwangerschaftserkrankungen, hypertensive.

Gesundheit: 1. (engl.) *health*; i. w. S. nach Definition der WHO der Zustand völligen körperl., geistigen, seel. u. sozialen Wohlbefindens; vgl. Salutogenese; 2. i. e. S. die (subjektive) Abwesenheit des Fehlens körperl., geistiger u. seel. Einschränkungen od. pathol. Veränderungen; Konzepte subjektiver G. variieren nach Lebensalter, Geschlecht, sozioökonom. Lage u. soziokulturell-religiöser Orientierung. **Formen: 1. bedingte** G.: Integration einer (chron.) Krankheit od. Behinderung im täglichen Leben: Fähigkeit zur aktiven Lebensgestaltung, Leistungsfähigkeit in Beruf u. Alltag; **2. funktionale** G.: versch. Komponenten der ICF*, nach der unter Berücksichtigung der Faktoren, die den gesamten Lebenshintergrund einer Person darstellen ein Zustand beschrieben wird, bei dem Körperfunktionen, Körperstrukturen, Aktivitäten u. Teilhabe einer Person denen eines gesunden Menschen entsprechen. Vgl. Sozialmedizin; Gesundheitsrecht; Krankheit.

Gesundheits|akte, elektronische: (engl.) *electronic health record*; Abk. eGA; sog. e-Gesundheitsakte; institutionsübergreifende Dokumentation der longitudinalen (bzw. lebenslangen) Kranken- u. Gesundheitsgeschichte einer Person; im Vergleich zur elektronischen Patientenakte* obliegt der Zugriff auf die EGA dem Pat.; die EGA kann zusätzl. gesundheitsfördernde Informationen u. Verweisfunktionen beinhalten, z. B. ein Patiententagebuch. Vgl. E-Health.

Gesundheits|bericht|erstattung: (engl.) *health reporting*; Abk. GBE; regelmäßige (oft jährliche) beschreibende u. bewertende detaillierte Darstellung der gesundheitlichen Lage u. Versorgung der Bevölkerung auf Bundes-, Landes- u. kommunaler Ebene; Erfassung vor Ort. Lebenserwartung u. -qualität, bedeutsamen Risiken für die Gesundheit, erreichten od. angestrebten Merkmalen des Versorgungs- u. Vorsorgesystems; wird in Deutschland vom Robert*-Koch-Institut erstellt.

Gesundheits|fach|berufe: Heilhilfsberufe*.

Gesundheits|fonds: i. R. der Gesundheitsreform* 2007 eingesetztes Finanzierungsmodell der GKV; Beitrags- u. Steuermittel bilden den G., aus dem die Krankenkassen für jeden Versicherten den gleichen Betrag erhalten sollen; die Krankenkassen erhalten künftig für ihre Versicherten aus dem G. neben einer Grundpauschale einen alters- u. risikoadjustierten Zuschlag. Für Kinder wird ein einheitl. Betrag kalkuliert, der die durchschnittl. Kosten deckt. **Finanzierung: 1.** Der G. erhebt Beiträge von den Mitgliedern u. Arbeitgebern; beide Beitragssätze für alle Kassen einheitlich gesetzl. fixiert. **2.** Die Finanzierung gesamtgesellschaftl. Aufgaben (insbes. die beitragsfreie Mitversicherung von Kindern) soll künftig zunehmend aus Steuermitteln erfolgen. **3.** Krankenkassen, die nicht mit den Fondsmitteln auskommen, müssen entsprechende Fehlbeträge ausgleichen, z. B. durch kostensparende Tarife od. Versorgungsformen wie integrierte Versorgung, Modellvorhaben, Chronikerprogramme. Auch kann ein prozentualer od. pauschaler Zusatzbetrag von den Mitgliedern erhoben werden (max. 1 % des Haushaltseinkommens). **4.** Überschüsse werden an die Mitglieder zurückerstattet. Die Finanzierung der Gesundheitsausgaben muss zu mind. 95 % aus dem G. erfolgen.

Gesundheits|in|dikator *m*: (engl.) *health indicator*; Parameter zur Beschreibung des Gesundheitsstands von Bevölkerungen; als Indikatoren werden einfach messbare Merkmale gewählt (z. B. durch Screening* od. Auswertung vorhandener Datenbestände), die eindeutig definiert sind (z. B. Mortalität*, Arbeitsunfähigkeit) u. denen hohe Repräsentativität für die zu untersuchende Problem beigemessen wird (z. B. Häufigkeit des Arztbesuchs, Säuglingssterblichkeit, Frühberentung). Vgl. Risikoindikator.

Gesundheits|karte, elektronische: (engl.) *electronic health insurance card*; Abk. eGK; sog. e-Gesundheitskarte; entspr. GKV*-Modernisierungsgesetz einzuführende elektronische Krankenversichertenkarte* der 2. Generation für Versicherte der Gesetzlichen Krankenversicherung* mit Patientenstammdaten u. dem Auslandsversicherungsschein (E 111-Formular) auf Grundlage der europäischen Gesundheitskarte (European Health Insurance Card, EHIC), visueller Ausweisfunktion u. der Funktionalität des elektron. Rezepts*; Chipkarte kann auf freiwilliger Basis u. mit Zugangsberechtigung weitere med. Dateneinträge od. Verweisfunktionen für den Zugriff auf andere Datenbestände beinhalten (z. B. Online-Gesundheitsdienste, elektronische Patientenakte*, Risikofaktoren, anamnestische Daten, Befunde in Text u. Bild, Impfdaten) beinhalten. Für die Einsichtnahme in die eGK durch den Arzt sind der elektronische Heilberufeausweis* u. die Autorisierung durch den Pat. notwendig. **Ziel:** u. a. Verbesserung von Qualität u. Wirtschaftlichkeit im Gesundheitswesen, Vermeidung von Doppeluntersuchungen, höhere Transparenz von Arzneimittelverordnungen, insbes. hinsichtlich UAW. Vgl. E-Health.

Gesundheits|leistungen, individu|elle: Abk. IGeL; alle ärztlichen Leistungen (Diagnose- u. Behandlungsmethoden), die nicht zu den Regelleistungen der Gesetzlichen Krankenversicherung* gehören u. daher nicht von den Vertragsärzten* mit den Kassenärztlichen Vereinigungen* zu Lasten der Krankenkassen abgerechnet werden können, deren Anw. dennoch med. angezeigt sein kann; Leistungen der sog. IGeL-Liste sind vom Versicherten in voller Höhe selbst zu bezahlen; Honorierung auf Basis der Gebührenordnung*.

Gesundheits|öko|nomie *f*: (engl.) *health economics*; Teilgebiet der Wirtschaftswissenschaften, welches das System der gesundheitl. Versorgung hinsichtl. seiner ökonom. Struktur u. Funktion unter Verw. spezieller Theorien der Ökonomie (z. B. Mikroökonomie, Finanzwissenschaft, Vertragstheorie) u. Medizin (z. B. Epidemiologie) untersucht u. Modelle entwickelt, die Vorhersagen über den künftigen Bedarf an Gesundheitsgütern u. den für ihre Bereitstellung notwendigen finanziellen Aufwand erlauben.

Gesundheits|recht: (engl.) *health legislation*; Bez. für die Gesamtheit der dem Schutz der Volksgesundheit u. des Rechts auf Leben u. körperl. Unversehrtheit gemäß Art. 2 Abs. 2 GG dienenden Bestimmungen; **1.** die Gesundheit* u. das Selbstbestimmungsrecht* des Pat. sowie die Arzt*-Patient-Beziehung schützende Vorschriften des Zivilrechts (s. Arzthaftung, Aufklärungspflicht, Betreuung) u. des Strafrechts (s. Körperverletzung, Schwangerschaftsabbruch, Schweigepflicht, Sterbehilfe); **2.** das Recht der Gesetzl. Krankenversicherung* einschließl. des Vertragsarztrechts (s. Kassenärztliche Vereinigung, Vertragsarzt); das Organisations-, Finanzierungs-, Mitgliedschafts- u. Leistungserbringungsrecht der GKV ist aus Gründen der Beitragsstabilität in den vergangenen Jahren durch Reformen in der Krankenhausfinanzierung, zunehmend stärkere Verzahnung der Leistungsbereiche (Integrierte Versorgung*), Intensivierung der Qualitätssicherung* u. der Gliederung in haus- u. fachärztl. Versorgung, Steuerung der Arztzahlen mit verschärfter Bedarfsplanung u. Zulassungsbegrenzungen, kassenartübergreifenden Risikostrukturausgleich mit erweitertem Kassenwahlrecht der Versicherten sowie durch Budgetierung der wichtigsten Leistungsbereiche wesentl. verändert worden (SGB V in der Fassung vom 20.12.1988, zuletzt geändert durch Gesetz vom 30.7.2009, BGBl. I S. 2495). Daneben lassen sich folgende weitere (i. d. R. gleichfalls miteinander verwobene) **Teilbereiche** des G. unterscheiden: **3.** das Recht der sonstigen Sozialversicherungssysteme (Bundessozialhilfegesetz, seit dem 1.1.2005 abgelöst durch SGB XI; s. Sozialgesetzbuch); **4.** das (zur Kompetenz des Bundesgesetzgebers gehörende, weitgehend EU-einheitl. geregelte) Berufszulassungsrecht der Heilberufe (s. Arzt) u. Heilhilfsberufe*; **5.** das (dem Landesrecht vorbehaltene) Berufsausübungsrecht (s. Ärztekammer); **6.** die dem präventiven u. repressiven Gesundheitsschutz dienenden Rechtsnormen (s. Betäubungsmittelgesetz, Infektionsschutzgesetz) sowie das Recht des öffentl. Gesundheitswesens (s. Amtsarzt); **7.** das (stark von EU-rechtl. Vorgaben geprägte) Arzneimittel-, Medizinprodukte-, Lebensmittel- u. Diätrecht (s. Arzneimittelgesetz, Medizinproduktegesetz, Lebensmittel-, Bedarfsgegenstände- und Futtermittelgesetzbuch); **8.** das (nur in Teilen EU-abhängige) Recht des Arbeitsschutzes*; **9.** sonstige Bestimmungen des Straf-, Umwelt- u. Datenschutzrechts von gesundheitsrechtl. Relevanz (s. Datenschutzgesetze, Embryonenschutzgesetz, Gentechnologie, Bundes-Immissionsschutzgesetz). Regeln, die sich unmittelbar od. mittelbar auf die Ausübung der Heilkunde beziehen, werden unter dem (engeren) Begriff des **Medizinrechts** zusammengefasst.

Gesundheits|reform: (engl.) *health care reform*; Gesamtheit der Maßnahmen der Bundesregierung zur Änderung der Inhalte u. Grundstrukturen des Gesundheitswesens mit dem Ziel der Qualitätskontrolle u. Optimierung der gesundheitl. Versorgung u. der Kostensenkung im Gesundheitswesen; Gesundheitsreformen der letzten 20 Jahre: **1.** Gesundheitsreformgesetz: „Gesetz zur Strukturreform im Gesundheitswesen" vom 20.12.1988 (BGBl. I S. 2477), zuletzt geändert am 27.4.1993 (BGBl. I S. 512), mit dem das seit 1911 in der Reichsversicherungsordnung geregelte Krankenversicherungsrecht inhaltlich überarbeitet u. im SGB V neu gefasst wurde; **2.** Gesundheitsstrukturgesetz: „Gesetz zur Sicherung u. Strukturverbesserung der gesetzlichen Krankenversicherung" vom 21.12.1992 (BGBl. I S. 2266), zuletzt geändert am 25.11.2003 (BGBl. I S. 2304), mit dem Hauptziel der Kostenbegrenzung u. Stabilisierung der Beitragssätze in der Gesetzlichen Krankenversicherung*; **3.** Beitragsentlastungsgesetz: „Gesetz zur Entlastung der Beiträge in der gesetzlichen Krankenversicherung" vom 1.11.1996 (BGBl. I S. 1631) mit dem Ziel, durch Sparmaßnahmen die Beitragssätze zur Gesetzlichen Krankenversicherung zu senken; **4.** GKV-Neuordnungsgesetz: „Erstes Gesetz zur Neuordnung von Selbstverwaltung u. Eigenverantwortung in der gesetzlichen Krankenversicherung" vom 23.6.1997 (BGBl. I S. 1518), zuletzt geändert am 24.3.1998 (BGBl. I S. 526), regelt die Erschwerung von Beitragssatzanhebungen durch automatische Erhöhung der Zuzahlung der Versicherten, Einführung eines Kündigungsrechts (Wechsels) zu einer anderen Krankenkasse bei Beitragssatzerhöhungen sowie bestimmte Härtefallregelungen für chronisch kranke Versicherte. **5.** GKV-Solidaritätsstärkungsgesetz: „Gesetz zur Stärkung der Solidarität in der gesetzlichen Krankenversicherung" vom 19.12.1998 (BGBl. I S. 3853), zuletzt geändert am 11.12.2008 (BGBl. I S. 2426), revidierte zum 1.1.1999 einige im Beitragsentlastungsgesetz u. GKV-Neuordnungsgesetz geregelte Mehrbelastungen der Versicherten, weiterhin wurden die Ausgaben der GKV zeitlich befristet begrenzt (im Hinblick auf die Gesundheitsreform 2000); **6.** GKV-Gesundheitsreformgesetz 2000: „Gesetz zur Reform der gesetzlichen Krankenversicherung ab dem Jahr 2000" vom 22.12.1999 (BGBl. I S. 2626), geändert am 15.12.2002 (BGBl. I S. 684); **7.** GKV*-Modernisierungsgesetz vom 14.11.2003 (BGBl. I S. 2190), zuletzt geändert am 15.12.2004 (BGBl. I S. 3445); **8.** GKV*-Wettbewerbsstärkungsgesetz.

Gesundheits|risiko *n*: (engl.) *health hazard, health risk, medical risk*; Wahrscheinlichkeit des Eintritts einer definierten gesundheitl. Störung bei einer Population, die einem schädigenden Faktor ausgesetzt ist; Höhe des G. abhängig von Intensität u. Dauer der Exposition sowie Wirksamkeit des Agens.

Gesundheits|tele|matik *f*: s. E-Health.

Gesundheits- und Kinder|kranken|pfleger: s. Pflegeberufe.
Gesundheits- und Kranken|pfleger: s. Pflegeberufe.
Gesundheits|wissenschaften: s. Public Health.
Gewahrsams|tauglichkeit: (engl.) *be kept in custody*; Fähigkeit, eine zeitlich begrenzte polizeiliche Gewahrsamsnahme ohne Gefährdung von Gesundheit od. Leben zu ertragen; schwere Intoxikationen, Verletzungen od. andere relevante behandlungsbedürftige Zustände schließen G. aus. Vgl. Haftfähigkeit.
Gewebe: (engl.) *tissue*; Textus; Verband von Zellen gleichartiger Differenzierung u. deren Interzellulärsubstanz; z. B. Epithel-, Binde- u. Stützgewebe, Muskel-, Nerven-, Gliagewebe, auch Blut u. lymphat. Gewebe.
Gewebe|atmung: s. Atmung.
Gewebe|baso|phile (Bas-*; -phil*) *f*: syn. Gewebemastzellen; s. Mastzellen.
Gewebe, brady|trophes: (engl.) *bradytrophic tissue*; kapillarfreies Gewebe (z. B. Hornhaut, Linse, Knorpel) mit stark verlangsamtem Stoffwechsel; der Stoffaustausch findet durch Diffusion* statt.
Gewebe-Doppler-Echo|kardio|graphie (Christian J. D., Phys., Math., Wien, Prag, 1803–1853; gr. ἠχώ Ton, Schall; Kard-*; -graphie*) *f*: s. Echokardiographie.
Gewebe-Eindring|tiefe: (engl.) *tissue penetration*; Bez. für das unterschiedl. Eindringvermögen ionisierender Strahlung* in Körpergewebe (s. Abb.); während Gammastrahlung* Gewebe durchdringen kann, dringt Betastrahlung* nur wenige Millimeter ein; Alphastrahlung* entfaltet nahezu ausschließl. eine lokale Strahlenwirkung*. Vgl. Radiopharmaka, Gewebe-Halbwerttiefe.

Gewebe-Eindringtiefe: Werte für verschiedene Strahlenarten (Energie jeweils 1 MeV)

Gewebe|expansion (expansiv*) *f*: (engl.) *tissue expansion*; chir. Verf. zur Gewinnung zusätzl. Haut mit Unterhautgewebe durch Dehnung nach Implantation u. langsamem Auffüllen eines Kunststoffballons (sog. Expander); **Vorteil:** Vermeiden weiterer Hautlappen*, verminderte Narbenbildung; **Ind.:** Exzision ausgedehnter Narben, prothet. Aufbau der Mamma.
Gewebe|faktor *m*: (engl.) *tissue factor (Abk. TF)*; syn. Gewebethromboplastin, Gewebethrombokinase; Faktor III der Blutgerinnung*, CD142, M_r ca. 45 kDa; membranständiger Rezeptor, der auf Endothelzellen u. Monozyten* nach geeigneter Stimulation sowie auf vielen Zellen, die normalerweise nicht mit Blut in Kontakt kommen, konstitutiv exprimiert wird u. den Komplex aus Faktor VII u. VIIa bindet (entscheidend für enzymat. Aktivität von Faktor VIIa) u. so die Blutgerinnung aktiviert; in der Gerinnungsanalytik wird G. zur Aktivierung des exogenen Wegs der Blutgerinnung eingesetzt (vgl. Thromboplastinzeit). Die Expression von G. wird durch Mediatoren der Immunantwort (z. B. Zytokine, Komplementfaktoren, Lipopolysaccharide, Radikale), Viren, Thrombin, oxidierte LDL u. a. stimuliert; Vork. ubiquitär (bes. hoher Gehalt in Lunge, Gehirn u. Plazenta).
Gewebe-Halb|wert|tiefe: (engl.) *tissue half-value layer*; Abk. GHW; (radiol.) Dicke einer Gewebeschicht, die Dosisleistung* im Nutzstrahlenbündel (Zentralstrahl) durch Absorption* u. Streuung* auf den halben Wert reduziert; abhängig von Strahlenqualität, Abstand zwischen Quelle u. Oberfläche sowie Feldgröße.
Gewebe|hormone (Horm-*) *n pl*: (engl.) *tissue hormones*; Bez. für Hormone*, die nicht in einer best. Drüse, sondern (z. T. in spezialisierten Zellen) in Körpergeweben gebildet werden; Wirk- u. Bildungsort können nah od. entfernt liegen; z. B. Prostaglandine, Serotonin, Histamin, Bradykinin, Kallikrein u. gastrointestinale Hormone*. Vgl. System, disseminiertes neuroendokrines; Mediatoren.
Gewebe|kleber: s. Fibrinkleber.
Gewebe|kultur (lat. *cultura* Züchtung) *f*: (engl.) *tissue culture*; Verf. zur Züchtung von Geweben od. Organteilen (Organkultur) in künstl. Nährmedien; vgl. Deckglaskultur; Zellkultur.
Gewebe|lehre: s. Histologie.
Gewebe|mast|zellen (Zelle*): s. Mastzellen.
Gewebe, osteo|ides: (engl.) *osteoid tissue*; unverkalkte Interzellulärsubstanz im Knochengewebe* aus kollagenen Fasern u. glykoproteinhaltiger Grundsubstanz.
Gewebe|re|generation, gesteuerte (Regeneration*) *f*: (engl.) *guided tissue regeneration*; (zahnmed.) Verf. zur Regeneration parodontaler Strukturen durch versch. Gewebereaktionen; Anw. von Membranen aus expandiertem Polytetrafluorethylen, Polyglactin, Polylactin u. Kollagen, um Epithel u. Gingivakorium von der Wurzeloberfläche fernzuhalten; Zellen aus parodontalen Gewebegruppen, die zur Ausbildung von Zahnzement, Wurzelhaut u. Alveolarknochen befähigt sind, sollen sich an der Zahnoberfläche etablieren u. zahnhalteapparatähnl. Strukturen ausbilden.
Gewebe|spiegel: (engl.) *tissue level*; (pharmak.) Konz. eines Wirkstoffs* im Gewebe od. in der Gewebeflüssigkeit.
Gewebe|thrombo|plastin (Thromb-*; Plast-*) *n*: Gewebefaktor*.
Gewebetrans|glutaminase *f*: (engl.) *tissue transglutaminase (Abk. tTG)*; Transglutaminase* 2 als Bestandteil des Endomysiums der Darmwand; **klin. Bedeutung:** spezif. Antigen der Zöliakie* (mit hoher Affinität zum Gluten); **Nachw.:** tTG-spezifische IgA u. IgG bei Zöliakie; verstärkte Assoziation mit HLA-DQ2 u. HLA-DQ8 (s. HLA-System); tTG-spezifische Immunglobuline auch bei anderer Autoimmunerkrankung, z. B. Diabetes* mellitus Typ 1.
Gewebe|tropismus (-trop*) *m*: (engl.) *tissue tropism*; Eigenschaft von Mikroorganismen, nur best. Gewebe od. Organe zu befallen; weitgehend abhängig von den jeweiligen Adhäsinen*.

Gewebe|typisierung: (engl.) *tissue typing*; syn. HLA-Typisierung; Identifizierung von Histokompatibilitätsantigenen zur Auswahl einer geeigneten Spender-Empfänger-Kombination vor Transplantation* von Organen u. Geweben; untersucht wird das Antigenmuster des HLA*-Systems beim Spender u. Empfänger, dessen weitgehende Übereinstimmung für die Gewebeverträglichkeit (Histokompatibilität) u. damit die Akzeptanz des Transplantats von großer Bedeutung ist; beeinflusst die Häufigkeit von akuten Abstoßungsreaktionen*, insbes. nach Nierentransplantation; **Testverfahren: 1.** serol. Nachw. des auf Lymphozytenoberflächen exprimierten Phänotyps mit heterologen zytotox. Antikörpern, die bei Schwangerschaft u. Entbindung (Übertritt von fetalen Zellen durch die Plazenta) od. nach Bluttransfusion bzw. Organtransplantation entstehen können (Lymphozytotoxizitätstest); **2.** DNA-Typisierung von Klasse-II-Antigenen, z. B. durch PCR. Vgl. Lymphozytenmischkultur.

Gewebe|wichtungs|faktor *m*: (engl.) *tissue weighting factor*; Formelzeichen W_T; im Strahlenschutz verwendete Größe, um die rel. Beiträge der einzelnen Organdosen* (H_T) zu den stochast. Strahlenwirkungen abzuschätzen; Zahlenwerte sind in der ICRP 60 (1990) niedergelegt. Vgl. Äquivalentdosis, Dosis, effektive.

Gewerbe|arzt: (engl.) *(government) physician responsible for health and safety*; arbeitsmed. Sachverständiger (Facharzt für Arbeitsmedizin) der staatl. Arbeitsschutzbehörden (s. Arbeitsschutz) mit den Aufgaben Überwachung gesundheitsgefährdender Betriebe, Beratung der Gewerbeaufsichtsämter, Mitwirkung bei Durchführung des Mutter- u. Jugendarbeitsschutzes u. arbeitsmedizinischer Fortbildung der Betriebsärzte.

Gewerbe|toxiko|logie (Tox-*; -log*) *f*: (engl.) *occupational toxicology*; syn. Arbeitstoxikologie; Gebiet der Arbeitsmedizin u. Toxikologie, das sich mit den Wirkungen von Gefahrstoffen am Arbeitsplatz u. deren Prävention durch Beachtung von Schutzmaßnahmen u. Einhaltung von Grenzwerten (s. MAK, TRK, BAT, EKA) befasst.

Gewicht: (engl.) *weight*; die mit der durch Wägung ermittelten Masse* eines Körpers zusammenhängende Anziehungskraft auf der Erde; vgl. Gewichtskraft.

Gewichts|alter: (engl.) *weight age*; (päd.) Lebensalter, bei dem das aktuelle Körpergewicht* dem 50. Perzentil (d. h. dem Durchschnittsgewicht) der Normalpopulation entspricht; vgl. Längenalter.

Gewichts|entwicklung des Säuglings: (engl.) *infant growth*; stetige Zunahme des Körpergewichts*, nachdem zunächst durch physiol. Gewichtsabnahme das Geburtsgewicht* unterschritten wurde (s. Tab.).

Gewichts|kraft: (engl.) *force*; Formelzeichen G; die Kraft, mit der ein Körper der Masse m von der Erde angezogen wird: G = m · g (g = Erdbeschleunigung); Einheit der G. ist das Newton. Vgl. Kraft.

Gewicht, spezifisches: (engl.) *specific gravity*; Wichte; (physik.) Formelzeichen γ; Verhältnis zw. Gewichtskraft* (G) u. Volumen (V) bei einer best. Temperatur (t): γ = G/V; Einheit: N/m³, N/l; von geringer Bedeutung, da der Zahlenwert, genau

Gewichtsentwicklung des Säuglings	
Zeitraum	Gewichtsentwicklung
in den ersten 3–5 Tagen	physiologische Gewichtsabnahme um ca. 10 % des Geburtsgewichts
nach 10–20 Tagen	Wiedererreichen des Geburtsgewichts
im 1. Vierteljahr	ca. 25 g/d Gewichtszunahme
im 2. Vierteljahr	ca. 20 g/d Gewichtszunahme
im 3. Vierteljahr	ca. 15 g/d Gewichtszunahme
im 4. Vierteljahr	ca. 10 g/d Gewichtszunahme
in 5 Monaten	Verdoppelung des Geburtsgewichts
in 10 Monaten	Verdreifachung des Geburtsgewichts

wie die Erdbeschleunigung g, von der geograph. Breite abhängt. Vgl. Dichte.

Gewichts|zunahme in der Schwangerschaft: (engl.) *weight gain during pregnancy*; die optimale Gewichtszunahme während der Schwangerschaft hängt vom Body*-mass-Index (Abk. BMI) vor der Schwangerschaft ab; bei BMI <19,8 kg/m² ist die Zunahme von 12,5–18 kg optimal, bei BMI 19,8–26,0 kg/m² von 11,5-16 kg, bei BMI >26 kg/m² von 7,0–11,5 kg.

Gewöhnung: 1. (engl.) *habituation*; (pharmak.) Entw. einer Toleranz*; **2.** (psychiatr.) Entw. einer Abhängigkeit* durch körperl. od. psych. Adaptation; **3.** (psychol.) s. Habituation.

Gewohnheits|lähmung: (engl.) *Ehret's phenomenon*; Unfähigkeit, Muskeln nach Rückbildung einer org. bedingten Lähmung zu bewegen; **Urs.:** psychogen od. Verlust der Erregungsbahnung.

GFP: Abk. für gefrorenes Frischplasma*.
GFR: Abk. für glomeruläre Filtrationsrate*.
GFV: Abk. für Gelbfieber*-Virus.
Ggl.: (anat.) Abk. für Ganglion*.
GGT: Abk. für Gammaglutamyltransferase*.
GGTP: Abk. für Gammaglutamyltranspeptidase; s. Gammaglutamyltransferase.
GH: Abk. für (engl.) *growth hormone*; STH*.
GHB: Abk. für Gammahydroxybutyrat*.
Ghon-Herd (Anton G., Anat., Pathol., Prag, 1866–1936): (engl.) *Ghon's focus*; verkäster bzw. verkalkter Primärherd bei Tuberkulose*.
Ghrelin *n*: Kurzbez. für (engl.) *growth hormone-releasing peptide*; (engl.) *ghrelin*; Peptidhormon, das überwiegend im Magenfundus gebildet wird; vor Nahrungsaufnahme starke Sekretion, danach verringert; **Wirkung:** stimuliert Appetit u. Sekretion von STH*; Antagonist von Leptin*.
GHRH: Abk. für (engl.) *growth hormone releasing hormone*; SRH*.
GHRIH: Abk. für (engl.) *growth hormone release inhibiting hormone*; s. Somatostatin.
GI: Abk. für glykämischer Index*.
Giacomini-Vene (Carlo G., Anat., Italien, 1840–1898; Vena*) *f*: (engl.) *Giacomini's vein*; von der V.

Gianotti-Crosti-Syndrom

saphena parva über die Kniekehle nach kranial verlaufende u. von dorsal/lateral her in die V. saphena magna einmündende Vene; bei Insuffizienz der G.-V. u. ihrer Anastomose entsteht eine inkomplette Stammvarikose der V. saphena magna.

Gianotti-Crosti-Syn|drom (Fernando G., Dermat., Italien, geb. 1920; Agostino C., Dermat., Italien, 1896–1988) *n*: (engl.) *papular acrodermatitis of childhood*; syn. Akrodermatitis papulosa infantum; bei Kindern auftretende Hauterkrankung mit lichenoid-papulösen u. schmerzhaften Exanthemen an Extremitäten, Gesicht u. Gesäß; gelegentl. zus. mit Tonsillitis, Pharyngitis, Lymphadenitis u. anikterischer Hepatitis; Fieber; **Urs.:** unklar; assoziiert mit Virusinfektionen (Hepatitis-B-Virus, Epstein-Barr-Virus u. a.).

Gianuzzi-Halb|mond (Giuseppe G., Physiol., Anat., Siena, 1839–1876): (engl.) *Gianuzzi's demilune*; halbmondförmiges, seröses Endstück (Acinus) gemischter Drüsen; vgl. Ebner-Halbmond.

Giardia lamblia (Alfred Giard, Biol., Paris, 1846–1908) *f*: (engl.) *Giardia lamblia*; veraltet Lamblia intestinalis; birnenförmiger, flacher Darmflagellat mit 2 Kernen (Doppelindividuum), Sauggrube u. 4 Geißelpaaren; Err. der Giardiasis*; Größe 5–10 × 10–20 μm; Bildung von zwei- bis vierkernigen ovalen Zysten 8 × 12 μm (s. Abb.); vgl. Protozoen; **Vork.:** im Dünndarm des Menschen (Giardienträger in 2–20% der untersuchten Fälle) u. von Haustieren (perorale Übertragung auf den Menschen durch Zysten ist möglich).

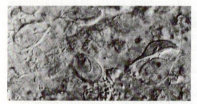

Giardia lamblia: Trophozoiten u. eine Zyste (Bildmitte); Interferenzkontrast-Mikrophotographie [138]

Giardiasis (↑; -iasis*) *f*: (engl.) *giardiasis*; veraltet Lambliasis; Besiedlung des Dünndarms (v. a. Duodenum u. oberes Jejunum) mit Giardia* lamblia; begünstigt durch Anazidität od. Hypazidität des Magensafts; **Übertragung:** perorale Aufnahme von Zysten aus Trinkwasser u. Nahrungsmitteln; **Sympt.:** asymptomat. od. chron.-rezidivierende Diarrhö, Meteorismus, Malabsorption; **Diagn.:** parasitol. im Stuhl od. Duodenalsaft; Antigennachweis im Stuhlüberstand; **Ther.:** 5-Nitroimidazole (Metronidazol, Ornidazol), Nitazoxanid, Albendazol.

GIA-stapler: Kurzbez. für (engl.) *gastrointestinal anastomosis stapler*; s. Klammernahtgeräte.

Gibbus (lat.) *m*: sog. Buckel; s. Kyphose.

Gicht: (engl.) *gout*; Urikopathie; in akuten Schüben od. primär chronisch verlaufende Purinstoffwechselstörung, die durch Abscheidung von Salzen der Harnsäure* an versch. Körperstellen, bes. im Bereich der Gelenke (Arthritis urica), charakterisiert ist; **Formen: 1. primäre** G.: angeb. Stoffwechseldefekt, meist als renale Ausscheidungsstörung, seltener als hereditäre Konstitutionsanomalie

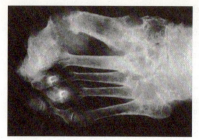

Gicht Abb. 1: Manifestation im Großzehengrundgelenk (Podagra) mit weiteren umfangreichen Gelenkdestruktionen im Fußskelett in Folge der Arthopathie [163]

(z. B. Lesch-Nyhan-Syndrom); Vork.: 95% Männer; Hyperurikämie bei 12–25% der Verwandten Betroffener (dagegen 0,1–0,8% in der Gesamtbevölkerung); exogene (manifestationsfördernde, anfallsauslösende) Faktoren: purinreiche Nahrung, Alkoholkonsum, körperl. Anstrengung, Unterkühlung; **2. sekundäre** G.: a) bei Erkr. des hämatopoet. Systems (gesteigerter Zelluntergang), bes. bei Polycythaemia* vera u. CML*; b) bei Nierenfunktionsstörung (z. B. nach Diuretikatherapie od. Tuberkulosebehandlung mit Pyrazinamid, selten bei primären Nierenkrankheiten); **Path.:** bes. im Gewebe peripherer Gelenke (rel. niedrige Temp.) ausfallende Natriumuratkristalle, die über Phagozytose durch neutrophile Leukozyten zur Zellzerstörung, Freisetzung von Zytokinen u. a. Mediatoren u. damit zu akuter lokaler Entz. führen; **Klin.: 1.** asymptomat. Hyperurikämie*; **2.** akuter Gichtanfall (primäre Gelenkgicht) mit uncharakterist. Symptomen; Beginn meist nachts od. frühmorgens mit heftigen Schmerzen, in zwei Dritteln der Fälle im Großzehengrundgelenk (Podagra; s. Abb. 1), seltener im Sprung- od. Fußwurzelgelenk, Knie (Gonagra), Finger- od. Handgelenk (Chiragra), Schulter- (Omagra) u. Sternoklavikulargelenk. Das betroffene Gelenk (meist Monarthritis) ist hochrot, oft teigig geschwollen, heiß u. sehr druckschmerzhaft; u. U. Übergreifen der Entz. auf die Umgebung (cave: Verwechslung mit Phlegmone*), ggf. auch auf Sehnenscheiden u. Faszien; Dauer des Anfalls meist bis zum Morgen, evtl. auch einige Tage; Frösteln u. mäßiges Fieber (38,5–39 °C); in den folgenden Nächten meist Rezidive, u. U. werden mehrere Gelenke nacheinander befallen; **3.** interkrit. Phase: klin. symptomlos bei persistierender Hyperurikämie (Rezidivwahrscheinlichkeit 60% innerhalb von 10 Jahren); **4.** chron.-tophöse G.: massive extraartikuläre Uratablagerungen; Prädilektionsstellen der Gichttophi sind Nieren, Herz, Ohrknorpel (Helix u. Anthelix), Augenlider, Nasenflügel, Schleimbeutel, Streckseiten der Ellenbogengelenke; Gelenktophi mit irreversiblen Gelenkdestruktionen; **Kompl.:** Schädigung innerer Organe (Viszeralgicht) durch Ablagerung von Harnsäurekristallen im Myokard (Gichtherz) od. im Nierenmark (Gichtniere); sog. Gichtnephropathie* (stadienunabhängig), u. U. Erstmanifestation bei jungen Pat.; Nephrolithiasis bei 10–20% aller Gichtpatienten (Harnsäurekristalle sind nicht schattengebend im Rö.); arterielle

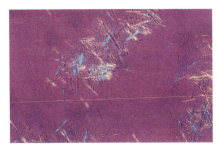

Gicht Abb. 2: typische doppeltbrechende Kristalle im Polarisationsmikroskop [27]

Hypertonie* (50% der Pat. mit Hyperurikämie); Iridopathia* urica; Auftreten weiterer Begleiterkrankungen, z. B. Fettstoffwechselstörung (40–100% der Pat.), Diabetes mellitus (manifest bei 10–25%, latent bei 25–35%), Adipositas, Leberschädigung; **Diagn.:** klin. Beschwerdebild, (labordiagn.) Nachw. der Hyperurikämie, insbes. im Anfall; Goldstandard: Nachw. der Natriumuratkristalle (spitz, nadelartig; negativ doppelbrechend im Polarisationsmikroskop; s. Abb. 2) im Gelenkpunktat od. Aspirat, z. B. aus Tophi; röntg. Nachw. von Knochentophi (ausgestanzte Defekte); **Ther.:** pharmak. u. nichtpharmak. Maßnahmen entspr. des individuellen Risikoprofils (Klin.; Harnsäurekonzentration im Blut.; röntg. Befund; allgemeine Risikofaktoren, z. B. Alter, Geschlecht, Adipositas, arterielle Hypertonie, Hyperlipidämie, Hyperglykämie, Rauchen, Alkoholkonsum, best. Arzneimittel) einschließl. Schulung des Pat.; **1.** im Anfall: **a)** p. o. nichtsteroidale Antiphlogistika (Indometacin u. a.) u./od. Colchicin*; ggf. intraartikuläre Injektion eines langwirksamen Glukokortikoids; **b)** Ruhigstellung, feuchte kalte Umschläge; **2.** Dauertherapie der Hyperurikämie als Rezidivprophylaxe: **a)** Urikostatika (Allopurinol), alternativ Urikosurika (Benzbromaron); cave: zur Proph. eines akuten Gichtanfalls in ersten Monaten zus. mit nichtsteroidalem Antiphlogistikum u./od. Colchicin; **b)** purinarme Diät; **cave:** hyperurikäm. UAW unterschiedl. Arzneimittel (v. a. Diuretika); bei erforderl. Pharmakotherapie urikosurische Wirkstoffe (z. B. Losartan, Fenofibrat) bevorzugen; **DD:** Chondrokalzinose*-Arthropathie (sog. Pseudogicht), Hydroxylapatitkristall*-Ablagerungskrankheit, versch. Formen der Arthritis* (z. B. bakterielle Monarthritis, in Zus. mit Sarkoidose*, Psoriasis*, Kollagenosen*).

Gicht|nephro|pathie (Nephr-*; -pathie*) *f*: (engl.) *gout nephropathy*; syn. Uratnephropathie; chron. interstitielle Nephritis* u. Nephroangiosklerose mit Ablagerung von Uratkristallen im Nierenmark als Kompl. der Gicht*; bei purinem Pat. häufig Erstmanifestation; **Vork.:** evtl. in Zus. mit generalisierten vaskulären Veränderungen i. S. einer Arteriosklerose* mit art. Hypertonie i. R. des metabolischen Syndroms*.

Giemen *n*: s. Rasselgeräusche.

Giemsa-Färbung (Gustav G., Chem., Bakteriol., Hamburg, 1867–1948): (engl.) *Giemsa staining*; histol. Kontrastfärbung; **Meth.:** nach dreiminütiger Fixierung des Präparats mit Methylalkohol Übergießen mit Giemsa-Lösung (Azur-Eosin-Lösung, 1–2 Tropfen der Lösung auf 1 ml gepuffertes Wasser, pH 6,8–7,2); 20–25 Min. färben, mit Aqua dest. abspülen u. trocknen lassen. Vgl. Romanowsky-Giemsa-Färbung, Pappenheim-Färbung.

Gierke-Bündel (Hans P. B. G., Anat., Tokio, Breslau, 1847–1886): s. Tractus solitarius.

Gierke-Krankheit (Edgar O. von G., Pathol., Karlsruhe, 1877–1945): syn. Glykogenose Typ I a, Von-Gierke-Krankheit; s. Glykogenosen (Tab. dort).

Gieson-Färbung (Ira T. van G., Neuropathol., New York, 1866–1913): (engl.) *Gieson's staining*; typische Bindegewebefärbung mit Alaun-Hämatoxylin-Vorfärbung u. nachträgl. Entfärben bzw. Nachfärben in Säurefuchsin u. Pikrinsäuregemisch (Dreifachfärbung); Kerne grau bis dunkelbraun, Zytoplasma gelb, Kollagenfasern rot. Vgl. Färbung.

Gieß|becken|knorpel: s. Cartilago arytenoidea.

Gießer|fieber: Metalldampffieber*.

Gieß|kannen|phänomen *n*: (engl.) *watering-can sign*; Überlaufen des Röntgenkontrastmittels vom Bulbus duodeni in die weitgestellte Pars descendens bei Magen*-Darm-Passage; **Urs.:** Tonusverminderung des Duodenums inf. Erkr. der Nachbarorgane (Pankreas, Gallengangsystem); bei Doppelkontrastuntersuchung des Magens mit Pharmakoradiographie* ohne diagn. Bedeutung. Vgl. Gutmann-Zeichen.

Gieß|kannen|schimmel: s. Aspergillus.

Gifford-Zeichen (Harold G., Ophth., Omaha, 1858–1929): (engl.) *Gifford's sign*; Schwierigkeit bzw. Unmöglichkeit, das verdickte, spast. retrahierte Oberlid zu ektropionieren; Sympt. bei progressiver systemischer Sklerose*, Basedow-Krankheit (s. Thyroiditis) u. Myxödem*.

GIFT: Abk. für (engl.) *gamete intrafallopian (tube) transfer*; Einbringen von mit Ovarpunktion entnommenen Eizellen u. frisch gewonnenen Spermatozoen in den Eileiter; Sonderform: intratubarer Eizelltransfer mit homologer intrauteriner Insemination (engl. fallopian replacement of eggs and delayed insemination; Abk. FREDI). Vgl. In-vitro-Fertilisation; Embryotransfer; Insemination.

Gifte: (engl.) *poisons*; syn. Venena, Toxika; Stoffe, die in einer best. (von Applikationsweg u. Einwirkungsdauer abhängigen) Dosis durch ihre chem. od. physik. Eigenschaften tox. Wirkungen, u. U. den Tod, herbeiführen.

> „Alle Dinge sind Gift und nichts ohne Gift, allein die Dosis macht, dass ein Ding kein Gift ist". Paracelsus (1538)

Viele typ. Giftwirkungen manifestieren sich zunächst an einzelnen Organsystemen (Organotropie*), z. T. erst nach Giftung* im Körper. Vgl. Antidot, Dosis/Wirkungsbeziehung, Toxine, Toxizität.

Gift|informations|zentren *n pl*: (engl.) *poison information center*; Beratungsstellen zur schnellen Hilfestellung in (akuten) Vergiftungsfällen; s. Intoxikation; s. Tab. im Anhang.

Gift|klassen: (engl.) *toxicity classes*; Einteilung von Stoffen entspr. ihrer LD_{50} (s. Dosis) bzw. LC_{50} (s. Konzentration); **Einteilung:** nach der Verordnung zum Schutz vor gefährl. Stoffen (LD_{50} nach oraler Applikation bei Ratten) **1.** sehr giftig: $LD_{50} \leq 25$ mg/kg KG; **2.** giftig: LD_{50} zwischen 25 u. 200 mg/kg KG; **3.** gesundheitsschädlich: LD_{50} zwischen 200 u. 2000 mg/kg KG; LD_{50} >2000 mg/kg KG gilt als ungiftig.

Gift|pilze: (engl.) *poison mushrooms*; bei Verzehr u. U. Pilzvergiftung* verursachende Großpilze; wichtige europäische G. sind u. a.: **1.** Grüner Knollenblätterpilz (Amanita phalloides): häufig verwechselt mit Champignon; enthält neben Muscarin* hochtox., kochfeste Mykotoxine* (Amanitine), die auf Leber u. Gehirn wirken sowie RNA-Polymerasen hemmen; häufigste u. gefährlichste Pilzvergiftung; der Verzehr bereits eines Pilzes kann tödl. wirken. Bei Pilzvergiftung treten gastroenterit., hämolyt. u. zerebrale Störungen erst mit einer Latenz von etwa 12 Std. auf. Letalität >50 %, bei Ther. (mit Silibinin, Extrakt der Silberdistel) <20 %; **2.** Fliegenpilz (Amanita muscaria): enthält parasympatholyt. Ibotensäure; Vergiftung selten, da Verwechslungen kaum mögl.; **3.** Lorchel* u. a. Helvellaarten; **4.** Pantherpilz od. Brauner Knollenblätterpilz (Amanita pantherina): führt aufgrund der enthaltenen Ibotensäure zu einer der Atropinintoxikation* ähnl. Pilzvergiftung (Pantherina-Syndrom).

Giftung: (engl.) *toxification*; metabolische Aktivierung; Umwandlung einer primär für den Organismus unschädl. Substanz (bzw. eines unwirksamen od. wenig wirksamen Prodrugs*) durch einen Metabolisierungsschritt zu einem tox. Produkt (bzw. wirksamen Pharmakonmetaboliten); z. B. Methanol zu Formaldehyd od. Cyclophosphamid zu Spaltprodukten. Vgl. Detoxikation.

Giga-: Abk. G; Dezimalvorsatz für den Faktor 10^9 vor einer Einheit; vgl. Einheiten (Tab. 3 dort).

Gigant|ismus (gr. γίγας, γίγαντος Riese) *m*: (engl.) *gigantism*; ausgeprägter proportionierter Hochwuchs*; **Formen: 1.** hypophysärer G. inf. vermehrter Bildung von STH* vor Abschluss des Wachstums (meist inf. eines Hypophysenadenoms); vgl. Akromegalie; **2.** primordialer G. z. B. bei Sotos*-Syndrom; **3.** s. Adiposogigantismus.

Giganto|blast (↑; Blast-*) *m*: bes. großer Megaloblast*.

Giganto|zyt (↑; Zyt-*) *m*: (engl.) *gigantocyte*; bes. großer Erythrozyt; z. B. großer Megalozyt bei Cobalaminmangel.

Gilbert-Syn|drom (Nicolas A. G., Int., Paris, 1858–1927) *n*: (engl.) *Gilbert syndrome*; syn. Hyperbilirubinämie vom Arias-Typ; früher Meulengracht-Krankheit, Gilbert-Meulengracht-Syndrom, familiärer nichthämolytischer Ikterus, veraltet Icterus juvenilis intermittens; indirekte Hyperbilirubinämie* ohne Krankheitswert; **Ätiol.:** autosomal-rezessiv erbl. Mutation im UGT1A1-Gen mit Genlocus 2q37 (codiert für UDP*-Glukuronyltransferase, Abk. UGT); allelisch zum Crigler*-Najjar-Syndrom Typ I u. II; **Häufigkeit:** ca. 16 % der Bevölkerung homozygot; **Pathol.:** geringere Aktivitätsverminderung der UGT u. infolgedessen niedrigere Bilirubinkonzentration als beim Crigler-Najjar-Syndrom; zur Manifestation sind weitere Faktoren erforderl. (gesteigerter Abbau von Häm); **Sympt.:** intermittierender, durch Stress (z. B. Nahrungskarenz, Schlafentzug) provozierbarer Ikterus; **Di-**

agn.: Hyperbilirubinämie mit vorwiegender Erhöhung des unkonjugierten Bilirubins* bei sonst normalen Leberfunktionswerten; **Ther.:** Enzyminduktion mit Phenobarbital.

Gilchrist-Krankheit (Thomas C. G., Dermat., Baltimore, 1862–1927): nordamerikanische Blastomykose*.

Gilchrist-Verband: (engl.) *Gilchrist's bandage*; Trikotschlauchverband, der den Arm fixiert u. den Oberkörper frei lässt zur Ruhigstellung der Schulter in Desault-Stellung (90° Beugung im Ellenbogengelenk, Arm in Innenrotationsstellung; s. Abb.); **Ind.:** Humerusfraktur* (subkapital, Schaft) u. Verletzungen (z. B. Schultergelenkluxation* od. Akromioklavikularluxation*, Skapulafraktur*) od. op. Eingriffe im Bereich des Schultergürtels; Anwendungsdauer indikations- u. altersabhängig. Vgl. Desault-Verband; Velpeau-Verband; Mitella.

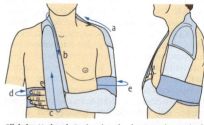

Gilchrist-Verband: Buchstaben (a–e) zeigen den Verlauf beim Anlegen

Gilford-Syn|drom (Hastings G., Chir., London, 1861–1941) *n*: s. Hutchinson-Gilford-Syndrom.

Gilles-de-la-Tourette-Syn|drom *n*: s. Tourette-Syndrom.

Gimbernat-Band (Antonio de G., Chir., Anat., Madrid, 1734–1816): s. Ligamentum lacunare.

Gingiva (lat.) *f*: syn. Zahnfleisch; Teil der Mundauskleidung, der die Alveolarfortsätze bedeckt u. blasser als die eigentl. Mundschleimhaut ist; **Einteilung:** topographisch: **1.** G. alveolaris: unverschiebl. mit dem Periost des Alveolarknochens verbunden; **2.** Margo gingivalis: 1–2 mm hoher Zahnfleischsaum, der den Zahn umgibt; **3.** Papilla gingivalis: zw. den Kontaktpunkten der Zähne u. dem interalveolären Knochenseptum gelegene Zahnfleischpapillen.

Gingiva|hyper|plasie, fibröse (↑; Hyper-*; -plasie*) *f*: (engl.) *fibrotic gingival hyperplasia*; Fibromatosis gingivae; generalisierte od. auf Zahngruppen begrenzte, derbe, fibröse Vergrößerung der Gingiva*, häufig im Tuber- u. Gaumenbereich der Molaren symmetrisch lokalisiert (s. Abb.); die Gingiva ist primär entzündungsfrei, durch Ausbildung von Pseudotaschen u. damit erschwerter Mundhygiene kommt es häufig sekundär auch zu entzündl. Veränderungen. **Formen: 1.** idiopathische f. G.: Vork. in jedem Lebensalter; generalisiert od. begrenzt auf den Molaren- u. Tuberbereich des Oberkiefers; unbekannte Genese, möglicherweise hereditär; **2. pharmak. bedingte** f. G.: mögl. Begleiterscheinung bei Einnahme best. Arzneimittel, z. B. Diphenylhydantoin-, Ciclosporin- u. Nifedipin-Präparate. Die Gingivawucherungen beginnen

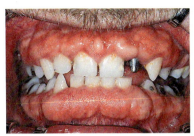

Gingivahyperplasie, fibröse [72]

i. d. R. interdental, erfassen später auch die übrige Gingiva u. können die gesamten Zahnkronen bedecken; Gingiva anteriorer Zähne häufiger u. oft stärker betroffen. **Ther.:** Gingivektomie*; **DD:** Gingivawucherungen bei akuter Leukämie.

Gingiv|ek|tomie (↑; Ektomie*) *f*: (engl.) *gingivectomy*; operatives Verf. zur Beseitigung von gingivalem Gewebe bis zum Fundus der Zahnfleischtasche; **Ind.:** idiopath. od. pharmak. bedingte fibröse Gingivahyperplasie*, chir. Knochenverlängerung vor prothet. Versorgung; Durchführung häufig in Komb. mit Gingivoplastik* u. Lappenoperation*.

Gingivitis (↑; -itis*) *f*: (engl.) *oulitis*; sog. Zahnfleischentzündung; Parodontalerkrankung* Typ I mit akuter od. chron. Entz. des gingivalen Weichgewebes ohne Beteiligung des knöchernen Gewebes; klin. Manifestation durch Blutung bei Sondierung des gingivalen Sulkus, in schweren Fällen durch Rötung u. Schwellung besonders im Papillenbereich; **Formen: 1. Plaque induzierte G.:** ubiquitär vorkommend (s. Abb.); **Urs.:** Plaque*, ggf. auch durch system. od. anat. prädisponierende Faktoren (z. B. Engstand der Zähne) Faktoren induziert; **Sympt.:** Anwesenheit von Plaque mit Erkrankungsbeginn am Zahnfleischsaum, Veränderung von Farbe, Kontur u. Temp. der Gingiva; Erkr. ist reversibel bei Plaqueentfernung; **2. nicht Plaque induzierte G.** (Läsionen): genet. od. infektiös (viral, bakteriell, mykotisch) bedingte Erkr. **Ther.:** professionelle Zahnreinigung, Intensivierung der Mundhygiene. Vgl. Parodontalerkrankungen (Tab. dort).

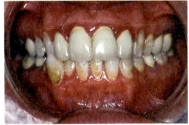

Gingivitis: im Frontzahnbereich; Plaque induzierte Form [45]

Gingivitis gravidarum (↑; ↑) *f*: Schwangerschaftsgingivitis; s. Gingivitis.

Gingivo|plastik (↑; -plastik*) *f*: (engl.) *gingivoplasty*; operatives Verf. zur Beseitigung von hyperplast. Gingiva u. Herstellung physiol. Verhältnisse; **Ind.:** fibröse Gingivahyperplasie*; Durchführung häufig in Komb. mit Gingivektomie* bzw. Lappenoperation*.

Gingivo|stomatitis herpetica (↑; Stoma*; -itis*) *f*: (engl.) *aphthous stomatitis*; syn. Stomatitis aphthosa; sog. Mundfäule; Entz. der Mundschleimhaut bei Primärinfektion mit Herpes*-simplex-Virus (HSV-1); **Klin.:** insbes. bei Kleinkindern Fieber, multiple Bläschen u. Aphthen, regionale Lymphadenitis, starke Schmerzen; spontane Abheilung innerh. 2–3 Wo.; die schwere Verlaufsform wird als Aphthoid* Pospischill-Feyrter bezeichnet. **Ther.:** symptomat., Virostatika (z. B. Aciclovir, Famciclovir).

Ginglymus (gr. γίγγλυμος Türangel) *m*: Scharniergelenk; s. Gelenk.

Ginkgo-biloba-Extrakt (Extractum*) *n*: (engl.) *ginkgo biloba extract*; Extrakt aus Ginkgo biloba (Fächerblattbaum), der u. a. Flavonoide*, Ginkgolide u. Bilobalid enthält; **Verw.:** als durchblutungsförderndes Mittel (Verminderung der Plasmaviskosität sowie Hemmung der Erythrozyten- u. Thrombozytenaggregation) bei peripheren art. Durchblutungsstörungen; zur Behandlung von Hirnleistungsstörungen.

Ginseng *m*: (engl.) *ginseng*; Panax ginseng; Staude aus der Fam. der Efeugewächse, deren Haupt-, Neben- u. Haarwurzel (G. radix) Ginsenoside enthalten, die als Tonikum bei Müdigkeitsgefühl, nachlassender Leistungs- u. Konzentrationsfähigkeit sowie in der Konvaleszenz verwendet werden.

GIP: Abk. für (engl.) **g**lucose-dependent **i**nsulinotropic **p**olypeptide; früher Enterogastron, gastric inhibitory polypeptide; gastrointestinales Hormon (Polypeptid aus 43 Aminosäuren) aus K-Zellen des oberen Dünndarms; **Wirkung:** steigert die Insulinfreisetzung; die früher angenommene Stimulation der HCl-Sekretion des Magens ist nur experimentell auslösbar. Vgl. Secretin.

Gips: (engl.) *cast, plaster of Paris*; Calciumsulfat-Dihydrat ($CaSO_4 \cdot 2\,H_2O$); Calciumsulfat ($CaSO_4$) bildet nach Zusatz von ca. 50 Vol.% Wasser einen Brei, der unter Wärmeabgabe rasch zu einer festen Masse erstarrt; med. Anw.: Gipsverband*.

Gips|korsett *n*: (engl.) *body cast*; auch Böhler-Mieder; im dorsalen Durchhang angelegter zirkulärer hyperlordosierender Gipsverband* am Rumpf mit Abstützung über Sternum, Symphyse u. LWS; **Ind.: 1.** Ruhigstellung einer eingestauchten stabilen Wirbelkörperfraktur (s. Wirbelfraktur) im Bereich des unteren BWS-Drittels u. der LWS (durch die Hyperlordosierung wird die Fraktur im ventralen Wirbelkörperbereich wieder aufgerichtet); **2.** Korrektur- bzw. Reklinationskorsett zur Lordosierung* der Wirbelsäule nach dem Prinzip des Dreipunktkorsetts*. Vgl. Orthese, Thoraxhals-Gipsverband.

Gips|verband: (engl.) *plaster bandage*; aus gewässerten Gipsbinden/-longuetten (sog. Weissgips) od. schnellabbindenden Kunststoffen hergestellter u. individuell modellierter Fixationsverband (s. Abb. 1) zur Ruhigstellung von Gliedmaßen u. Gelenken bei Frakturen, nach Operationen u. zur Ruhigstellung bei Weichteilinfektionen; **Formen: 1.** gepolsterter G.: Polsterung der Gliedmaße vor

Giraldés-Organ

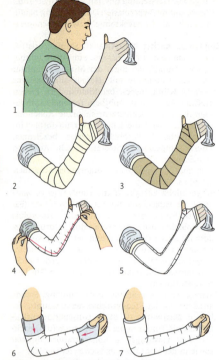

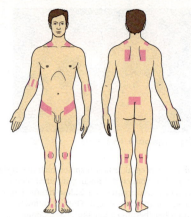

Gipsverband Abb. 2: zu polsternde Körperstellen beim Anlegen ungepolsterter Gipsverbände

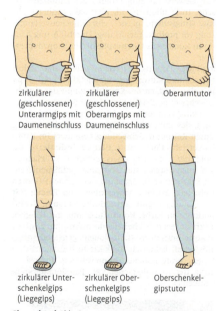

Gipsverband Abb. 1: Anlegen eines zirkulären Oberarmgipses; 1: Überstülpen des Unterzugs, Freilegen des Daumens; 2: Polsterung mit Watte; 3: Umwickeln mit Krepppapier; 4: Anbringen einer ersten Gipslage mit anschließendem Abmessen der Longuetten-Länge; 5: Anlegen der vorbereiteten Longuette; 6: Umschlagen des Unterzugs; 7: Anbringen abschließender Gipstouren

Gipsanlage mit Trikotschlauch, Watteverband u. Kreppbinden; **2.** ungepolsterter G.: unmittelbar der Haut anmodellierter G. unter alleiniger Polsterung der prominenten Knochenvorsprünge (s. Abb. 2); **Sonderformen: 1.** Gipstutor od. -hülse: zirkulärer G. zur Ruhigstellung v. a. des Kniegelenks, der vom oberen Sprunggelenk bis zum hüftgelenknahen Oberschenkel reicht; **2.** Gipsschale, -schiene od. -longuette: aufgrund posttraumat. od. postop. Schwellung anmodellierter halbzirkulärer G., der nach Wundheilung u. Abschwellung durch einen zirkulären G. (s. Abb. 3) ersetzt wird; **3.** Spaltgipsverband: posttraumat. angelegter, zunächst zirkulärer G., der nach Anlage durch sofortige komplette längsgerichtete Spaltung einer Weichteilschwellung nachgeben kann; **4.** Beckenbeinfußgips (Abk. BBF): von den Füßen bis über das Becken reichender G. zur Ruhigstellung des Beckens, Hüftgelenkes u. Oberschenkels z. B. nach Fraktur od. Operation. Vgl. Kunststoffverband; Gehverband.

Giraldés-Organ *n*: s. Paradidymis.

Girdlestone-Hüfte (Gathorne R. G., Orthop., Oxford, 1881–1950): (engl.) *Girdlestone's pseudarthrosis*; Bez. für den Zustand nach Entfernung einer infizierten Totalendoprothese* der Hüfte bei nicht mögl. Prothesenwechsel, wobei sich der Trochanter minor in der Hüftpfanne u. der Trochanter major an der Beckenschaufel abstützt (s. Abb.); **Folge:** instabile Hüfte (positives Trendelenburg*-Zeichen), Beinverkürzung; **Ther.:** Ausgleich der Längendifferenz (ca. 6 cm) durch orthop. Hilfsmittel.

Girdlestone-Plastik (↑, -plastik*) *f*: (engl.) *Girdlestone procedure*; intraartikuläre Arthrodese* des Hüftgelenks; **Anw.:** meist bei infizierter Totalendoprothese, wenn keine erneute Prothesenimplantation mögl. ist.

Gitelman-Syn|drom (Hillel J. G., amerikan. Arzt) *n*: (engl.) *Gitelman's syndrome*; autosomal-rezessiv

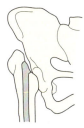

Girdlestone-Hüfte

erbl. Erkr. mit Polyurie sowie renalem K^+- u. Mg^{2+}-Verlust; **Ätiol.**: Mutationen im SLC12A3-Gen (Genlocus 16q13) mit Funktionsverlust des an der apikalen Membran der distalen Tubuluszellen u. der Sammelrohre lokalisierten, thiazidsensitiven Na^+-Cl^--Cotransporters; **Klin.**: Manifestation im Kleinkindalter; Chondrokalzinose*, muskuläre Hypotonie, Muskelkrämpfe, Tetanie, Parästhesien, Krampfanfälle; Hypokaliämie*, Hypomagnesiämie* u. Hypokalzurie*; vgl. Bartter-Syndrom.

Git|oxi|genin *n*: s. Digitalisglykoside.

Gitter|fasern: (engl.) *reticular fibres*; Fibrae reticulares; argyrophile Fasern; **Vork.**: an Grenzflächen der Gewebe (Basalmembranen, Grundhäutchen der Kapillaren) u. als Netz, z. B. um Muskelfasern, periphere Nervenfasern, Leberläppchen, in lymphat. Organen. G. können in kollagene Fasern ausreifen u. werden daher auch als präkollagene Fasern bezeichnet. Vgl. Retikulinfasern.

Gitter|lunge: (engl.) *reticular lung*; Bez. für gitterartige, gefäßführende Stränge u. Septen in der Erweichungshöhle eines Lungenabszesses*.

Gitter|netz: Amsler*-Netz.

Gitter|spektrum *n*: (engl.) *grating spectrum*; Spektrum*, das durch die Zerlegung eines Wellenlängengemischs (z. B. weißes Licht) mit Hilfe eines Strich- od. Beugungsgitters entsteht.

Gitter|zellen (Zelle*): (engl.) *compound granular corpuscles*; Mikrogliazellen mit gitterartigem Zytoplasma wegen des Gehalts an Lipidtropfen; **Funktion:** Aufnahme von zerfallenem Myelin* nach sekundärer Nervenfaserdegeneration.

GK: 1. Abk. für Glukokinase*; 2. Abk. für Gegenstandskatalog; Prüfungsstoffkataloge 1 bis 4 für die ärztl. Vorprüfung bzw. ärztl. Prüfung, inhaltl. geregelt nach den in der Anlage zur Ärztlichen Approbationsordnung aufgeführten Stoffgebieten.

GKV: Abk. für Gesetzliche Krankenversicherung*.

GKV-Modernisierungs|gesetz: Gesundheitssystem-Modernisierungsgesetz (Abk. GMG); „Gesetz zur Modernisierung der Gesetzlichen Krankenversicherung" vom 14.11.2003 (BGBl. I S. 2190); gesetzl. Regelwerk zum weiteren Umbau der Gesetzlichen Krankenversicherung* u. des Sozialsystems in Deutschland mit Wirkung zum 1.1.2004; erfasst sind u. a. **Maßnahmen** zur Stärkung der Patientensouveränität, Verbesserung der Patientenversorgung, Weiterentwicklung der Versorgungsstrukturen (Zulassung von med. Versorgungszentren, Ausbau der Integrierten Versorgung, Teilöffnung der Krankenhäuser zur ambulanten Versorgung), Neugestaltung der Vergütung im ambulanten Bereich, Reform der Organisationsstrukturen, Neuordnung der Versorgung mit Zahnersatz u. Finanzierung der GKV. Wesentliche **Veränderungen** ergeben sich bei der Versorgung mit Arzneimitteln*: Künftig sind nicht verschreibungspflichtige Arzneimittel grundsätzl. aus der Leistungspflicht der GKV ausgeschlossen, mit Ausnahme bei Verordnungen für Kinder bis zum 12. Lj., für Jugendliche mit Entwicklungsstörungen u. bei der Behandlungen schwerwiegender Erkrankungen. Bei ambulanter ärztlicher od. zahnärztlicher Behandlung wird eine Praxisgebühr (10 EUR pro Quartal) für den erstbehandelnden Arzt/Zahnarzt erhoben (ausgenommen Vorsorge od. Überweisung aus demselben Quartal). Bei allen Leistungen wird grundsätzl. eine Zuzahlung von 10 % erhoben, mindestens jedoch 5 EUR, höchstens 10 EUR. Sehhilfen werden nur noch bis zum 18. Lj. od. bei schwerer Sehbehinderung erstattet. Seit 2005 wird bei der Versorgung mit Zahnersatz ein Festzuschuss gewährt; darüber hinausgehende Kosten müssen Pat. selbst tragen bzw. können separat versichert werden. Entbindungsgeld, Sterbegeld, Leistungen bei einer Sterilisation sowie Fahrtkosten bei einer ambulanten Behandlung entfallen. Arbeitnehmer müssen seit 2005 einen zusätzl. Beitragssatz von 0,9 % selbst tragen. Mutterschaftsgeld, Haushaltshilfe od. Krankengeld bei Erkrankung eines Kindes werden künftig aus Steuermitteln finanziert. Leistungserweiterungen betreffen die Behandlungspflege für Wohnsitzlose u. sozialmed. Nachsorgemaßnahmen. Für an der Versorgung von GKV-Patienten teilnehmende Ärzte gilt künftig eine eigenständige sozialversicherungsrechtliche Fortbildungspflicht mit Bezug auf einen Fünf-Jahreszeitraum u. Sanktionen bei Nichterfüllung (sog. Continuing Medical Education; s. Ärztekammer).

GKV-Wettbewerbs|stärkungs|gesetz: Abk. GKV-WSG; „Gesetz zur Stärkung des Wettbewerbs in der gesetzlichen Krankenversicherung" vom 26.3.2007 (BGBl. I S. 378), zuletzt geändert am 15.12.2008 (BGBl. I S. 2426); **Ziele:** 1. strukturelle Reformen im Ausgabenbereich; 2. Ausbau u. Optimierung der ambulanten Versorgung u. Honorierung; 3. Abbau von Über- u. Unterversorgung; 4. Qualitätsverbesserung in der stationären Rehabilitation*; 5. Kostensenkung in der Arzneimittelversorgung; 6. Wettbewerbsförderung im Heil- u. Hilfsmittelbereich; 7. Optimierung von Schnittstellen zwischen Versorgungsbereichen; 8. Transparenz u. Bürokratieabbau; 9. Erweiterung der Wahl- u. Entscheidungsmöglichkeiten der Versicherten; 10. Stärkung der Prävention* als eigenständige Säule der gesundheitl. Versorgung; 11. Reform der Institutionen; 12. Finanzierung der gesetzlichen Krankenversicherung (Abk. GKV) durch einen Gesundheitsfonds* u. Verzahnung von GKV u. Privater Krankenversicherung (Abk. PKV); 13. Versicherungspflicht für alle Einwohner in der GKV od. PKV; 14. Basistarif mit Kontrahierungszwang aber ohne Risikozuschläge od. -ausschlüsse in der PKV. **Hinweis:** Die Änderungen treten stufenweise zum 1.4.2007, zum 1.1.2009 od. später in Kraft.

Gl.: Abk. für **Gl**andula*; Plural: Glandulae (Abk. Gll.).

Glabella (lat. glaber kahl) *f*: Glätzchen; die unbehaarte Stelle zw. den Augenbrauen.

Glabella|re|flex (↑; Reflekt-*) *m*: Orbicularis*-oculi-Reflex.

glando|trop (lat. glandula Drüse, Halsdrüse; -trop*): (engl.) *glandotropic*; auf eine (periphere) Drüse gerichtet od. einwirkend; z. B. einige Hormone des Hypophysenvorderlappens (neben somatotropen HVL-Hormonen), Sexualhormone.

Glandula (↑; pl Glandulae) *f*: Drüse.

Glandulae areolares (↑) *fpl*: s. Areola mammae.

Glandulae bronchiales (↑) *fpl*: unter der Bronchialschleimhaut gelegene gemischte (seromuköse) Drüsen.

Glandulae buccales (↑) *fpl*: kleine gemischte (seromuköse) Speicheldrüsen an der Innenseite der Wangen.

Glandulae bulbo|urethrales (↑) *f*: Cowper-Drüsen; in den M. transversus perinei prof. eingebettete paarige Drüsen, die eine alkal. glykoproteinhaltige Flüssigkeit zur Neutralisation des Harntraktmilieus u. zur Lubrikation sezernieren; münden jeweils über einen Ductus glandula bulbourethralis im Bereich des Bulbus penis in die männl. Harnröhre.

Glandulae ceruminosae (↑) *fpl*: sog. Ohrenschmalzdrüsen; apokrine Schweißdrüsen im äußeren Gehörgang, die an der Bildung von Zerumen* beteiligt sind.

Glandulae cervicales (↑) *fpl*: tubulöse Schleimdrüsen des Gebärmutterhalskanals.

Glandulae ciliares (↑) *fpl*: s. Moll-Drüsen.

Glandulae circum|anales (↑) *fpl*: um den Anus gelegene tubulöse apokrine Schweiß- u. Duftdrüsen.

Glandulae con|junctivales (↑) *fpl*: syn. Krause-Drüsen; akzessor. Tränendrüsen am oberen Rand der Tarsalplatte des Oberlids.

Glandulae cutis (↑) *fpl*: zusammenfassende Bez. für Drüsen der Haut ektodermaler Herkunft wie z. B. Duft-, Milch-, Schweiß-, Talg- u. Wimperndrüsen.

Glandulae duo|denales (↑) *fpl*: s. Brunner-Drüsen.

Glandulae endo|crinae (↑) *fpl*: (engl.) *endocrine glands*; hormonbildende Drüsen ohne Ausführungsgang mit sog. innerer Sekretion, die das Sekret in Blutbahn, Lymphbahn od. Interzellulärraum sezernieren.

Glandulae gastricae (↑) *fpl*: Drüsen in Corpus u. Fundus des Magens* mit Beleg-, endokrinen u. Hauptzellen am Drüsengrund bzw. im Mittelstück der Drüsen, mit Nebenzellen im Drüsenhals sowie mit Schleimzellen auf Höhe der Magengrübchen (Foveolae* gastricae).

Glandulae glomi|formes (↑) *fpl*: Knäueldrüsen; veraltete Bez. für Glandulae* sudoriferae merocrinae.

Glandulae gustatoriae (↑) *fpl*: s. Ebner-Drüsen.

Glandulae intestinales (↑) *fpl*: Darmdrüsen; s. Lieberkühn-Krypten.

Glandulae labiales (↑) *fpl*: kleine gemischte (seromuköse) Speicheldrüsen an der Innenseite der Lippen.

Glandulae lacrimales ac|cessoriae (↑) *fpl*: kleine, zusätzl. Tränendrüsen mit 7–15 Ausführungsgängen in den seitl. oberen Konjunktivalsäcken.

Glandulae laryngeales (↑) *fpl*: gemischte Drüsen der Kehlkopfsubmukosa, vermehrt in der Schleimhaut des Sacculus laryngis.

Glandulae linguales (↑) *fpl*: zahlreiche kleine muköse, seröse u. seromuköse (gemischte) Drüsen am Zungenrand u. Zungengrund.

Glandulae molares (↑) *fpl*: kleine gemischte (seromuköse) unter der Mundschleimhaut gelegene Speicheldrüsen auf Höhe der Molaren.

Glandulae mucosae biliosae (↑) *fpl*: schleimproduzierende Drüsen in der Wand der größeren Gallengänge.

Glandulae oesophageae (↑) *fpl*: gemischte (seromuköse) Drüsen in der Submukosa der Speiseröhre.

Glandulae ol|factoriae (↑) *fpl*: Bowman-Drüsen; unter der Riechschleimhaut gelegene seröse Drüsen.

Glandulae oris (↑) *fpl*: Mund(speichel)drüsen; **Einteilung:** 1. Glandulae salivariae majores: große Speicheldrüsen (Glandula* parotidea, Glandula* sublingualis, Glandula* submandibularis); 2. Glandulae salivariae minores: kleine Speicheldrüsen (Glandulae* labiales, Glandulae* buccales, Glandulae* molares, Glandulae* palatinae, Glandulae* linguales).

Glandulae palatinae (↑) *fpl*: unter der Schleimhaut des harten u. weichen Gaumens gelegene kleine Speicheldrüsen.

Glandulae para|thyroideae (↑) *fpl*: s. Nebenschilddrüsen.

Glandulae pharyngeales (↑) *fpl*: kleine gemischte (seromuköse) Speicheldrüsen der Rachenschleimhaut.

Glandulae pre|putiales (↑) *fpl*: Talgdrüsen der Vorhaut im Bereich des Eichelkranzes, Penishalses u. des Vorhautinnenblatts; vgl. Smegma.

Glandulae pyloricae (↑) *fpl*: Drüsen im Antrum* pyloricum u. im Canalis pyloricus mit schleimproduzierenden Zellen u. enterohormonalen G-Zellen; s. Gastrin.

Glandulae salivariae majores (↑) *fpl*: s. Glandulae oris.

Glandulae salivariae minores (↑) *fpl*: s. Glandulae oris.

Glandulae sebaceae (↑) *fpl*: s. Talgdrüsen.

Glandulae sudori|ferae mero|crinae (↑) *fpl*: kleine merokrine Schweißdrüsen* (Knäueldrüsen), die über die gesamte Körperoberfläche verteilt sind (unabhängig von Haaren).

Glandulae supra|renales ac|cessoriae (↑) *fpl*: gelegentlich in Eierstöcken bzw. Hoden sowie retroperitoneal od. im Lig. latum vorhandenes zusätzl. Nebennierenrindengewebe; s. Nebenniere.

Glandulae tarsales (↑) *fpl*: s. Meibom-Drüsen.

Glandulae thyroideae ac|cessoriae (↑) *fpl*: selten vorkommendes, versprengtes Schilddrüsengewebe; am häufigsten am Zungengrund hinter dem Foramen caecum linguae. Vgl. Schilddrüse, Zungengrundstruma.

Glandulae tracheales (↑) *fpl*: Luftröhrendrüsen, Trachealdrüsen; in der Schleimhaut der Luftröhre gelegene gemischte (seromuköse) Drüsen.

Glandulae tubariae (↑) *fpl*: Schleimdrüsen der Ohrtrompete, bes. zahlreich im knorpeligen Anteil.

Glaskörperabhebung

Glandulae urethrales urethrae femininae (↑) *f pl*: (engl.) *urethral glands of female urethra*; Skene-Drüsen; kleine, in die weibl. Harnröhre mündende muköse Schleimdrüsen.

Glandulae urethrales urethrae masculinae (↑) *f pl*: Littré-Drüsen; kleine, in die männliche Harnröhre mündende muköse Schleimdrüsen, die eine alkal. glykoproteinhaltige Flüssigkeit zur Neutralisation des sauren Milieus (durch Urin) in der Harnröhre u. zur Lubrikation sezernieren; vgl. Glandulae bulbourethrales.

Glandulae uterinae (↑) *f pl*: in der Schleimhaut von Corpus u. Fundus der Gebärmutter gelegene, tubulöse Drüsen, die zykl. Veränderungen unterliegen; s. Endometrium.

Glandulae vestibulares minores (↑) *f pl*: Schleimdrüsen am Grund des Scheidenvorhofs.

Glandula lacrimalis (↑) *f*: s. Tränendrüse.

Glandula lingualis anterior (↑) *f*: gemischte (seromuköse) Drüse unter der Zungenspitze.

Glandula mammaria (↑) *f*: Brustdrüse, Milchdrüse; s. Mamma.

Glandula mucosa (↑) *f*: Schleimdrüse; s. Drüsen.

Glandula para|thyroidea (↑) *f*: s. Nebenschilddrüsen.

Glandula par|otidea (↑) *f*: Ohrspeicheldrüse; vor der Ohrmuschel u. dem äußeren Gehörgang sowie hinter dem Unterkieferast gelegene seröse Speicheldrüse; ihr Ausführungsgang (Ductus parotideus) verläuft auf dem M. masseter nach vorn, durchsetzt den Wangenmuskel (M. buccinator) u. mündet auf der Papilla ductus parotidei in Höhe des 2. oberen Molaren.

Glandula par|otidea ac|cessoria (↑) *f*: im Verlauf des Ausführungsgangs der Glandula* parotidea vorkommender zusätzl. Drüsenlappen.

Glandula pinealis (↑) *f*: s. Epiphyse.

Glandula pituitaria (↑) *f*: s. Hypophyse.

Glandula seminalis (↑) *f*: s. Bläschendrüse.

Glandula sero|mucosa (↑) *f*: gemischte Drüse*.

Glandula serosa (↑) *f*: s. Drüsen.

Glandula sub|lingualis (↑) *f*: Unterzungendrüse; zw. Zunge u. Mundboden gelegene, überwiegend muköse Speicheldrüse; der vordere Drüsenanteil mündet mit einem Hauptausführungsgang (Ductus sublingualis major) auf der Caruncula sublingualis (gemeinsam mit dem Ausführungsgang der Glandula* submandibularis), während die hinteren u. seitl. Abschnitte ihr Sekret über zahlreiche kleine Ausführungsgänge (Ductus sublinguales minores) im Bereich einer Schleimhautfalte über der Drüse (Plica sublingualis) abgeben.

Glandula sub|mandibularis (↑) *f*: überwiegend seröse Unterkieferspeicheldrüse, die nahezu vollständig unter dem Mundboden im Trigonum submandibulare liegt; ihr Ausführungsgang (Ductus submandibularis) zieht, umgeben von Drüsengewebe, von dorsal her unter den Hinterrand des Mundbodens, verläuft dann medial der Glandula* sublingualis u. mündet gemeinsam mit dem Hauptausführungsgang der Glandula sublingualis auf der Caruncula* sublingualis.

Glandula supra|renalis (↑) *f*: s. Nebenniere.

Glandula thyroidea (↑) *f*: s. Schilddrüse.

Glandula vesiculosa (↑) *f*: syn. Glandula seminalis, Vesicula seminalis; s. Bläschendrüse.

Glandula vestibularis major (↑) *f*: in das Diaphragma urogenitale eingebettete Schleimdrüse seitlich der Scheide; s. Bartholin-Drüsen.

Glandulo|graphie (↑; -graphie*) *f*: (engl.) *adenography*; Röntgenkontrastuntersuchung von Drüsen, z. B. Sialographie*, Galaktographie*.

Glans clitoridis, penis (lat.) *f*: (anat.) Eichel; das etwas verdickte Ende der Klitoris u. des Penis.

Glanz|auge: (engl.) *glossy eye*; weites, stark befeuchtetes Auge; Sympt. bei Hyperthyreose*.

Glanz|haut: (engl.) *atrophoderma, leiodermia*; syn. Leioderma, Atrophoderma neuroticum; troph. Störung der Haut, die zu einem glatten, glänzenden Aussehen führt; z. B. nach Op. mit größerem Hautdefekt, bei Sklerodermie.

Glanzmann-Naegeli-Syn|drom (Eduard G., Päd., Bern, 1887–1959; Otto N., Hämat., Zürich, 1871–1938) *n*: (engl.) *Glanzmann thrombasthenia*; Thrombasthenie*.

Glanz|streifen: (engl.) *intercalated disks*; Disci intercalares; die Herzmuskelzellbalken quer od. treppenförmig gestuft durchsetzende, stark lichtbrechende u. gut anfärbbare Scheiben; elektronenmikroskopisch darstellbare Zellgrenzen der Herzmuskelzellen, in deren Bereich die Zellenden eng verzahnt sind; liegen stets in Höhe der Z-Streifen. Die Myofibrillen* enden in einer Zytoplasmazone nahe dem Plasmalemm im Bereich des Glanzstreifens.

Glas|bläser|star: s. Feuerstar.

Glaser-Spalte (Johann H. G., Schweizer Anat., 1629–1675): Fissura petrotympanica.

Glas|faser|optik *f*: (engl.) *glass fiber optics*; optisches System für die Licht- u. Bildübertragung im Endoskop*; in gebündelten, hauchdünnen (7–20 μm) starken Glasfasern (Lichtleitern) werden die Lichtstrahlen durch vielfache Totalreflexion (an der Grenze zw. Glasfaser u. der sie umgebenden Isoliermantel) im Innern der einzelnen Glasfaser weitergespiegelt (s. Abb.).

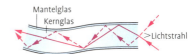

Glasfaseroptik: Strahlengang in einer Glasfaser

Glasgow Coma Scale (Koma*) *f*: Abk. GCS; international gebräuchl. physiol. Score* zur Quantifizierung einer Bewusstseinsstörung* (ursprüngl. nach Schädelhirntrauma*; s. Tab.); vgl. Injury Severity Score.

Glas|haut: (engl.) *glassy membrane*; Bez. für die bei der Follikelatresie stark verbreiterte u. gefaltete Basalmembran* des Follikelepithels u. für die zw. äußerer Wurzelscheide des Haares u. innerer Schicht des Haarbalgs gelegene dicke Basalmembran wegen ihrer lichtmikroskopisch homogenen Beschaffenheit u. starken Lichtbrechung.

Glas|knochen: s. Osteogenesis imperfecta.

Glas|körper: s. Corpus vitreum.

Glas|körper|abhebung: (engl.) *vitreous body detachment*; Lösung des oberen u. hinteren Corpus* vitreum von der Netzhautinnenfläche bei Glaskörperdestruktion*; **Vork.:** bes. im Alter, nach Trauma, Blutung, Op., Entz. (z. B. Chorioiditis) od. bei

Glaskörperblutung

Glasgow Coma Scale		
Prüfung	Reaktion	Punkte
Augenöffnen	spontan	4
	nach Aufforderung	3
	auf Schmerzreiz	2
	nicht	1
Motorik	nach Aufforderung	6
	gezielte Abwehrbewegung	5
	ungezielte Abwehrbewegung	4
	Beugesynergien	3
	Strecksynergien	2
	keine	1
Sprache	orientiert, klar	5
	verwirrt	4
	einzelne Wörter	3
	einzelne Laute	2
	keine	1

Bewertung: Summe aller Reaktionen, d. h. 3–15 Punkte;
15–14 Punkte: leichtes Schädelhirntrauma;
13–9 Punkte: mittelschweres Schädelhirntrauma;
8–3 Punkte: schweres Schädelhirntrauma (>7 Punkte: leichtes Koma, 6–7 Punkte: mittelschweres Koma, <6 Punkte: tiefes Koma)

Myopie*; **Sympt.:** Wahrnehmung von Blitzen, Flusen, Mouches* volantes; **Kompl.:** Ablatio* retinae.

Glas|körper|blutung: (engl.) *intravitreal hemorrhage*; Blutung in das Corpus* vitreum; **Vork.:** z. B. nach Trauma, bei Glaskörperabhebung*, Ablatio* retinae, Gefäßneubildungen durch diabetische Retinopathie*, retinalen Venenverschluss, Eales*-Krankheit, Retinopathia praematurorum, senile Makuladegeneration*.

Glas|körper|de|struktion (lat. *destruere, destructus* vernichten) *f*: (engl.) *vitreous body destruction*; altersabhängige kolloidchem. Veränderung der Corpus* vitreum (vom Gel- zum Solzustand); **Kompl.:** Glaskörperabhebung*, Verflüssigung.

Glas|körper|entfernung: s. Vitrektomie.

Glas|körper|glitzern: s. Synchisis scintillans.

Glas|körper|trübungen: (engl.) *vitreous body opacities*; verminderte Durchsichtigkeit des Corpus* vitreum; **Urs.:** z. B. Uveitis*, Retinitis*, Glaskörperblutungen*, Traumen, mykotische Infektion, okulozerebrales Retikulumzellsarkom.

Glas|spatel|probe: (engl.) *glass spatula test*; einfaches diagn. Verf. zur dd Unterscheidung einer Rötung: (durch Verwendung eines Glaspatels sichtbares) Abblassen unter Druck (positive G.) bei hyperämisch bedingter Rötung (z. B. Erythem*); vgl. Hautblutungen.

Glas|zähne: s. Capdepont-Syndrom.

Glatiramer (INN) *n*: (engl.) *glatiramer*; in der Wirksamkeit mit Interferon* beta-1b vergleichbares synthet. Polypeptid zur s. c. Anw; polymerisiertes Gemisch aus Glutamin, Lysin, Alanin u. Tyrosin im selben Verhältnis wie im Myelin; **Wirkung:** Immunmodulation* (Hemmung der Entzündungsaktivität), evtl. auch Neuroprotektion bzw. -regeneration; **Ind.:** schubförmig-remittierende Multiple* Sklerose bei Gehfähigkeit ohne Hilfe (EDSS* 0–3,5) u. ≥2 Schüben während vergangener 2 Jahre; **Kontraind.:** ≤18. Lj., Überempfindlichkeit, Schwangerschaft; **UAW:** u. a. lokale Reaktion an Einstichstelle (z. B. Erythem, Ödem, Induration), grippeähnl. Sympt., Postinjektionsreaktion innerhalb weniger Min. (Thoraxschmerz, Dyspnoe, Tachykardie, Flush).

Glatt|form: s. Antigenwechsel.

Glatze: s. Alopecia androgenetica.

Glauber|salz (Johann R. Glauber, Chem., Arzt, Amsterdam, 1604–1668): Natriumsulfat*.

Glau_kom_ (gr. γλαυκός grau-blau; -om*) *n*: (engl.) *glaucoma*; sog. grüner Star; Sammelbez. für versch. Erkr. des Auges, die mit einer vergrößerten Excavatio* disci nervi optici (s. Abb. 1) u. meist einer Erhöhung des Augeninnendrucks* einhergehen (s. Abb. 2); eine der häufigsten Erblindungsursachen in Industrieländern; **Formen: 1. primäres G. mit offenem Kammerwinkel:** Glaucoma chronicum simplex; meist in höherem Lebensalter manifest werdende chron. Erkr., die unbehandelt zum allmähl. Funktionsverlust des Auges führt; **Klin.:** im Anfangsstadium keine Beschwerden, erst im Spätstadium Gesichtsfeldausfälle (Bjerrum*-Skotom, nasaler Sprung*; s. Abb. 3); meist mäßig erhöhter Augeninnendruck (25–35 mmHg), seltener auch <20 mmHg (s. Normaldruckglaukom*); Vorderkammer normal tief; sog. Weitwinkelglaukom bei weitem Kammerwinkel; **Ther.:** pharmak. Drucksenkung (Beta*-Rezeptoren-Blocker, Parasympathomimetika*, Prostaglandin $F_{2\alpha}$, Carboanhydrasehemmer*, Alpha-2-Rezeptor-Agonisten; vgl. Miotika), Laserbehandlung (Lasertrabekuloplastik) od. fistulierende Op. (z. B. Trabekulektomie*); ein bereits eingetretener Glaukomschaden (Papillenexkavation, Gesichtsfeldausfall) ist irreversibel; **Proph.:** regelmäßige Kontrolle des Augeninnendrucks ab dem 40. Lj.; **2. primäres G. mit verschlossenem Kammerwinkel:** Winkelblockglaukom, sog. Engwinkelglaukom; i. d. R. akute Form mit anfallartiger starker Erhöhung des Augeninnendrucks auf 50–80 mmHg inf. eines

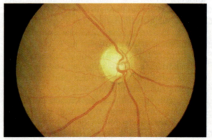

Glaukom Abb. 1: typische Zeichen einer Optikusatrophie bei G.: abgeblasste Papille u. abgeknickte Gefäße [106]

Gleichgewichtsprüfungen

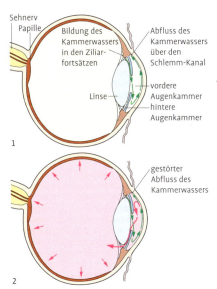

Glaukom Abb. 2: 1: physiologischer Abfluss des Kammerwassers; 2: verminderter Abfluss des Kammerwassers führt zur Drucksteigerung im Auge

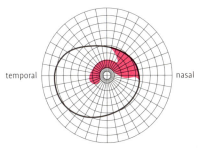

Glaukom Abb. 3: Gesichtsfeldausfall bei Glaucoma simplex

Winkelblocks (sog. Glaukomanfall); Klin.: im Frühstadium Sehen von Nebeln u. Regenbogenfarben; sehr starke Kopfschmerzen mit Übelkeit bis zum Erbrechen (Vagusreiz); enge Vorderkammer, Kammerwinkel durch Regenbogenhaut verlegt; Bulbus palpatorisch steinhart, oft Bindehauthyperämie, Hornhautödem, lichtstarre Pupille; Ther.: initial pharmak. Drucksenkung mit Carboanhydrasehemmern, dann Iridektomie*; Proph.: bei entspr. Disposition, d. h. sehr engem Kammerwinkel od. vorausgegangenem Glaukomanfall am anderen Auge Iridektomie; **3. sekundäres G.:** Augeninnendruckerhöhung inf. einer anderen Augenerkrankung od. einer Systemerkrankung; Urs.: Neovaskularisation* inf. Minderdurchblutung bei Diabetes mellitus, Zentralarterien- bzw. Zentralvenenverschluss, Rubeosis* iridis, Verletzung des Kammerwinkelgewebes nach stumpfem od. perforierendem Bulbustrauma, sekundäre Verlegung der Abflusswege durch Stoffwechselprodukte (z. B. bei längerdauernder Cortisoneinnahme) od. Pigment (Pigmentdispersionsglaukom*), intraokulare Entz. (z. B. Uveitis), intraokulare Tumoren (malignes Melanom der Uvea, Retinoblastom); Ther.: Beseitigung der Urs., sonst wie bei Glaucoma chronicum simplex; **4. angeborenes G.:** Buphthalmus congenitus; s. Hydrophthalmus.

GLDH: Abk. für **Gl**utamat**d**e**h**ydrogenase*.

Gleason-Klassifikation (Donald F. G., Pathol., 1929–2008) *f*: (engl.) *Gleason score*; histol. Einteilung des Wachstumsmusters eines Prostatakarzinoms* zur Bestimmung des Malignitätsgrads; **Prinzip:** Beurteilung der häufigsten u. zweithäufigsten Wachstumsmusters (Drüsenform, -größe u. -abstand sowie Stromainvasion) mit einem Wert von 1–5 Punkten (1: hochdifferenziert, dem normalen Gewebe sehr ähnlich; 5: extrem entdifferenziert, aggressiv) in Biopsiematerial od. Operationspräparat; Addition beider Werte zum Gleason-Score (2–10); s. Abb.; Beurteilung: Gleason-Score 2–4: gut differenziert (entspricht WHO Grad I; s. Grading), Gleason-Score 5–7a (3+4): mittel differenziert (WHO Grad II), Gleason-Score 7b (4+3)–10: entdifferenziert, aggressiv (WHO Grad III).

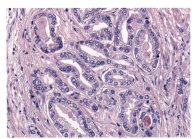

Gleason-Klassifikation: Adenokarzinom der Prostata (HE, 100-fach); nach Durchmusterung mehrerer Schnitte werden Wachstumsmuster u. Gleason-Score bestimmt; hier Gleason-Score 6 (3+3) [50]

Gleich|gewichts|organ *n*: s. Vestibularapparat.
Gleich|gewichts|prüfungen: (engl.) *balance test*; Untersuchungen der Funktion des Vestibularapparats* durch Prüfung der vestibulospinalen Reaktionen (Stand, Blind- u. Seiltänzergang, Romberg*-Versuch, Unterberger*-Tretversuch), des vestibulookularen Reflexes (Blickstabilisation bei raschen Kopfbewegungen) u. des vestibulären Nystagmus mit der Frenzel*-Brille; evtl. Elektronystagmographie* zur Registrierung der Augenbewegungen; **1. Drehprüfung** (rotatorische Prüfung): gleichzeitige Reizung beider horizontaler Bogengänge; ermöglicht Aussage über Funktion des Vestibularapparats u. zentrale Kompensationsvorgänge; bei Drehbeschleunigung Nystagmus* in die Drehrichtung, beim plötzl. Abbremsen für ca. 20–50 Sek. in die entgegengesetzte Richtung; **2. thermische Prüfung** (kalorische Prüfung, Bárány-Versuch): Untersuchung der peripheren Erregbarkeit eines einzelnen Labyrinths; beim Spülen eines äußeren Gehörgangs mit kaltem (30 °C) od. warmem Wasser (44 °C) schlägt der Nystagmus physiol. zur jeweils wärmeren Seite. **3. mechanische Prüfung:** Prüfung des sog. Fistelsymptoms; bei Trommelfellperforation u. Defekt in der knöchernen Labyrinthkapsel (z. B. beim Cholesteatom*) wird

Gleichgewichtsstörungen

durch Kompression mit einem Politzer-Ballon ein Nystagmus zur kranken Seite, bei Aspiration zur gesunden Seite ausgelöst. **4. optokinetische Prüfung:** Untersuchung des optokinet. Nystagmus mit einer Bildtrommel od. einer Videoanimation zur Diagn. zentraler okulomotor. u. vestibulärer Störungen; **5. Fixationsprüfung:** Untersuchung der Fixation eines stationären zentralen od. exzentrischen bzw. eines sich sinusförmig bewegenden Lichtpunkts; **6. Lagerungsprüfung:** Überprüfung der Auslösbarkeit von Schwindel u. Nystagmus durch Lagewechsel des Kopfs (s. Lagerungsschwindel; Hallpike-Test); **7. Zervikaltest:** Nystagmusregistrierung bei Rotation des Rumpfes gegenüber fixiertem Kopf. Vgl. Schwindel.

Gleich|gewichts|störungen: (engl.) *balance disorders*; Störungen der Kontrolle der Körperstellung u. -bewegung im Raum inf. Funktionsstörung eines od. beider Vestibularapparate, Erkr. des Kleinhirns od. Störung propriozeptiver Bahnen (bei Polyneuropathie od. Läsion des spinalen Hinterstrangs). Vgl. Ataxie.

Gleich|strom: (engl.) *direct current*; auch galvanischer Strom; elektr. Strom mit konstanter Flussrichtung der Ladungsträger (Elektronen od. Ionen); Gegensatz Wechselstrom*.

Gleit|hernie (Hernie*) *f*: (engl.) *sliding hernia*; Gleitbruch; Hernie* (v. a. große Leistenhernie) mit vollständig od. teilweise fehlendem peritonealem Bruchsack, bei der partiell mit Peritoneum überzogene Organe (z. B. Caecum, Harnblase) auf dem lockeren retroperitonealen Bindegewebe durch die Bruchpforte „gleiten" u. als Bruchinhalt gleichzeitig auch einen Teil der Bruchsackwand bilden; **cave:** Gefahr der Eröffnung bei op. Eingriffen. Vgl. Hiatushernie.

Gleit|hoden: (engl.) *sliding testicle*; vor den äußeren Leistenring retinierter Hoden, der sich unter manuellem Zug bis ins Skrotum verlagern lässt; inf. des zu kurzen Funiculus spermaticus wird der Hoden nach dem Loslassen sofort wieder hochgezogen (im Gegensatz zum Pendelhoden* pathol. Befund); **Ther.:** s. Maldescensus testis.

Gleit|mittel: s. Lubrikanzien.

Gleit|rippe: (engl.) *sliding rib*; auch gleitende Rippe; an den interkostalen Synchondrosen gelockerte Costa spuria, die durch (traumat.) Luxation entsteht u. zur Irritation der Nn. intercostales führen kann.

Gleit|wirbel: (engl.) *sliding vertebra*; instabiles Bewegungssegment der Wirbelsäule inf. eines knöchernen Wirbelbogendefekts; s. Spondylolyse, Spondylolisthesis.

Glenn-Operation (William W. L. G., amerikan. Arzt, geb. 1914) *f*: (engl.) *Glenn operation*; sog. Hemi-Fontan-Operation; Palliativoperation mit op. Anlage einer kavopulmonalen Anastomose (Verbesserung der Lungendurchblutung); ursprüngl. in Form einer End-zu-End-Verbindung (Glenn-Anastomose) der oberen Hohlvene mit der rechten A. pulmonalis, modifiziert als End-zu-Seit-Verbindung (bidirektionale kavopulmonale Anastomose, auch bidirektionale Glenn-Anastomose); **Ind.:** Linksherzhypoplasie*-Syndrom (sog. Norwood-Operation II; erfolgt nach Norwood*-Operation), Ebstein*-Anomalie, Trikuspidalatresie* u. singulä-rer Ventrikel* zur Vorbereitung der Fontan*-Operation.

glenoides (gr. γλήνη Auge; -id*): s. Cavitas glenoidalis scapulae.

Glenoid|fraktur (↑; Fraktur*) *f*: (engl.) *glenoidal fracture*; Schulterpfannenbruch; Fraktur* im Bereich des Glenoids (Cavitas glenoidalis scapulae), meist im Zus. mit traumat. Schultergelenkluxation* (z. B. Bankart-Fragment) od. bei sonstigen schweren Schulterverletzungen (floating* shoulder) durch Rasanztrauma; **Ther.:** wegen Instabilität u. Gelenkinkongruenz i. d. R. operativ: perkutane arthroskop. kontrollierte Verschraubung od. ORIF.

Glia (gr. γλία Leim) *f*: s. Neuroglia.

Glia|archi|tektonik (↑) *f*: (engl.) *glial architectonics*; Aufbau u. Verteilung der Neuroglia* in der Großhirnrinde*; Anordnung, Größe u. Aussehen der versch. Gliazellen zeigen sowohl in den einzelnen Rindenschichten als auch in den einzelnen Rindenfeldern charakterist. Unterschiede, die zus. mit der Angio-, Myelo- u. Zytoarchitektonik eine Differenzierung ermöglichen. Vgl. Rindenfelder.

Gliadin *n*: Prolamin* aus Weizen u. Roggen; vgl. Zöliakie.

Gliadin|unverträglichkeit: s. Zöliakie.

Glia|filamente (Glia*; Filamentum*) *n pl*: (engl.) *glial filaments*; Intermediärfilamente des Zytoskeletts*, die in Gliazellen vorkommen.

Glia|grenz|membran (↑; Membran*) *f*: s. Membrana limitans gliae perivascularis, Membrana limitans gliae superficialis.

Glia|knötchen (↑): (engl.) *glial node*; knötchenförmige Ansammlung von Mikrogliazellen in der grauen Substanz des ZNS, bes. in Pons u. Medulla oblongata; **Vork.:** v. a. i. R. viral bedingter Enzephalitiden*, insbes. bei HIV-Enzephalitis.

Glia|zelle (↑; Zelle*): (engl.) *gliocyte*; s. Neuroglia.

Gliben|cl|amid (INN) *n*: s. Sulfonylharnstoffe.

Gli|cla|zid (INN) *n*: s. Sulfonylharnstoffe.

Glieder|füßer: s. Arthropoden.

Glieder|gürtel|dys|trophien (Dys-*; Troph-*) *fpl*: (engl.) *limb-girdle muscular dystrophies*; heterogene Gruppe von hereditären progressiven Muskeldystrophien mit proximal betonter Muskelschwäche, die nicht durch einen Mangel an Dystrophin (vgl. Dystrophinopathien) bedingt sind; **Formen:** s. Muskeldystrophien, progressive (Tab. dort); **Sympt.:** Varianz der klin. Ausprägung innerhalb derselben Familie; z. T. einhergehend mit Kardiomyopathie, bes. bei Mangel an Sarkoglykan*; **Diagn.:** erhöhte Kreatinkinase, Nachw. des Gendefekts, Muskelbiopsie.

Glied|ersatz: s. Prothese.

Glieder|taxe (Taxis*) *f*: (engl.) *schedule of compensation*; Begriff aus der allg. (privaten) Unfallversicherung*; Bemessungsgrundlage für Dauerschäden durch Unfall, die anhand eines Leistungsschemas errechnet werden.

Glied, männliches: (anat.) s. Penis.

Glied|maßen: (engl.) *limbs, extremities*; Extremitäten; Arme u. Beine.

Glime|pirid (INN) *n*: s. Sulfonylharnstoffe.

Glinide *n pl*: (engl.) *glinides*; Gruppe oraler Antidiabetika, die nach Glukosereiz die Insulinsekretion steigern; **Vertreter:** Nateglinid*, Repaglinid*;

Wirkung: binden an den B-Zellen der Langerhans*-Inseln an Sulfonylharnstoff-Rezeptoren, allerdings an eigene Bindungsstellen, u. hemmen ATP-abhängige Kaliumkanäle, so dass es nach Einstrom von Ca^{2+} u. Depolarisation der Zelle zur Entleerung insulinspeichernder Granula kommt. **Ind.:** Diabetes* mellitus Typ 2.

Glio|blasten (Glia*; Blast-*) *m pl*: (engl.) *glioblasts*; aus dem Neuralrohr hervorgehende Zellen, die sich zu Zellen der Neuroglia* differenzieren.

Glio|blastom (↑; ↑; -om*) *n*: (engl.) *glioblastoma*; Glioblastoma multiforme; maligner (WHO-Grad IV) astrozytärer Hirntumor* (Tab. dort)); **Epidemiol.:** 12–15 % aller Hirntumoren; Prädilektionsalter 50.–70. Lj.; **Vork.:** sporadisch, als Rezidiv eines zuvor niedergradigeren Astrozytoms*, selten i. R. familiärer Krebssyndrome* (Turcot*-Syndrom, Li*-Fraumeni-Syndrom); **Lok.:** Großhirnhemisphären, Frontallappen, Corpus callosum (s. Abb. 1; Schmetterlingsgliom*); **Histol.:** astroglial differenziert mit Nachw. unterschiedl. Morphologien; zahlreiche Mitosen, Gefäßproliferation (s. Abb. 2), Tumornekrosen, Einblutungen; Variante: Riesenzellglioblastom (z. T. bizarre, ein- u. mehrkernige Riesenzellen); **Ther.:** op. Resektion in Abhängigkeit von Lebensalter u. Tumorlokalisation; simultane Strahlentherapie (54–60 Gy; 1,8–2 Gy-Fraktionen) u. Chemotherapie mit Temozolomid* in halber Dosierung u. nach Abschluss der Strahlentherapie weitere Temozolomid-Zyklen in voller Dosierung; bei älteren Pat. ggf. nur Ther. mit Temozolomid; evtl. interstitielle Chemotherapie mit BCNU-Pellets (s. Carmustin) in Komb. mit Bestrahlung (cave: hohes Infektionsrisiko); bei Rezidiv in ca. 30 % erneute Operation, alternativ stereotaktische hypofraktionierte Strahlentherapie bzw. Chemotherapie (bei Versagen von Temozolomid evtl. Nimustin* i. v. od. Lomustin* p. o.); **Progn.:** Zwei-Jahres-Überlebensrate bei alleiniger Strahlentherapie 9 %, bei kombinierter Radiochemotherapie mit Nitrosohemmstoffen 13 %, bei kombinierter Radiochemotherapie mit Temozolamid (parallel zur Strahlentherapie u. bis zu 6 Zyklen anschließend) 26 % bzw. bei G. mit Methylierung des O^6-Methylguanin-DNA-Methyltransferase (MGMT)-Gens 46 %.

Glio|cyti ganglii (↑; Zyt-*) *m pl*: s. Mantelzellen.

Gliom (↑; -om*) *n*: (engl.) *glioma*; Sammelbez. für vom neuroepithelialen Gewebe ausgehende intrazerebrale od. intraspinale Tumoren; s. Hirntumoren; Rückenmarktumoren.

Gliom, angio|zentrisches (↑; ↑) *n*: (engl.) *angiocentric glioma*; v. a. bei Kindern u. jungen Erwachsenen vorkommender seltener, benigner (WHO-Grad I) neuroepithelialer Hirntumor* (Tab. dort); meist in Komb. mit langjähriger Epilepsie; **Histol.:** in ein- od. mehrreihigen Formationen um Gefäße angeordnete bipolare gliale Tumorzellen mit fokalem ependymalem Erscheinungsbild; **Lok.:** Großhirnhemisphären, v. a. frontal u. temporal, Hippocampus; **Ther.:** op. Resektion, stereotaktische Strahlentherapie; **Progn.:** bei kompletter Resektion Heilung u. postoperative Anfallsfreiheit; nach Strahlentherapie evtl. rezidivierende Symptomatik.

Glio|sarkom (↑; Sark-*; -om*) *n*: (engl.) *gliosarcoma*; Variante des Glioblastoma multiforme mit mesenchymalen Anteilen, im Allg. neoplastische Transformation des gefäßführenden Bindegewebes eines Glioblastoms*; histol. sind spindelförmige, sarkomatöse Zellelemente charakteristisch.

Gliose (↑; -osis*) *f*: (engl.) *gliosis*; Vermehrung von Gliagewebe im ZNS, im Allg. als Reparaturvorgang nach neuronaler Läsion; vgl. Neuroglia.

Gliose, epi|retinale (↑; ↑) *f*: (engl.) *macular pucker*; syn. Zellophanmakulopathie; idiopathisch od. nach intraokularen Eingriffen auftretende Membranbildung zw. Retina u. Glaskörper, v. a. im Bereich der Macula* lutea; **Sympt.:** Sehschärfeverlust u. Metamorphopsie*; **Ther.:** Vitrektomie*; vgl. Makulopathie.

Gliosis spinalis (↑; ↑) *f*: s. Syringomyelie.

Gliptine *n pl*: s. DPP-4-Inhibitoren.

Gliquidon (INN) *n*: s. Sulfonylharnstoffe.

Glisson-Dreiecke (Francis G., Arzt, Anat., London, 1597–1677): Periportalfelder*.

Glisson-Kapsel (↑): (engl.) *Glisson's capsule*; Capsula fibrosa perivascularis hepatis; Bindegewebekapsel der Leber.

Glisson-Krankheit (↑): s. Rachitis.

Glisson-Schlinge (↑): (engl.) *Glisson's sling*; halftertartiger, weich gepolsterter Lederring mit seitl. Schlaufen als Aufhängevorrichtung zur Durchführung einer dosierten (über einen Flaschenzug aus-

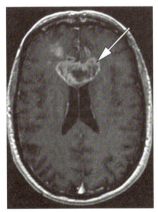

Glioblastom Abb. 1: Schmetterlingsglioblastom (mit weiteren Ablegern); MRT (T1 mit Kontrastmittel) [42]

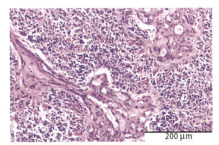

Glioblastom Abb. 2: Glioblastoma multiforme mit ausgeprägter Gefäßproliferation [60]

Glisson-Trias

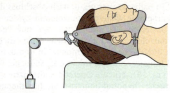

Glisson-Schlinge

geübten) Extension der HWS (s. Abb.); **Ind.:** Bestandteil der Skoliosetherapie u. der konservativen Extensionstherapie der Wirbelsäule bei degenerativ bedingten HWS-Beschwerden; vgl. Extensionsmethoden.

Glisson-Trias (↑; Trias*) *f*: s. Leber.
Glita|zone *n pl*: Thiazolidindione*.
Gln: Abk. für **Glutamin***.
GLO I: Abk. für **Glyoxalase* I.**
Global|in|suffizienz, re|spirato̱rische (Globus*; Insuffizienz*) *f*: (engl.) *global respiratory insufficiency*; schwere Form der respiratorischen Insuffizienz* inf. alveolärer Hypoventilation* mit Hyperkapnie* u. Hypoxie* in der arteriellen BGA*; **Urs.:** schwere obstruktive Atemwegerkrankung*, ARDS*.
Globi̱n (↑) *n*: (engl.) *globin*; (farbloser) Proteinanteil von Hämoglobin*.
Globoi̱d|zellen-Leuko|dys|trophi̱e (↑; -id*; Zelle*; Leuk-*; Dys-*; Troph-*) *f*: (engl.) *globoid cell leukodystrophy, Krabbe disease*; syn. Krabbe-Krankheit, Galaktocerebrosidlipidose; autosomal-rezessiv erbl. Form der Leukodystrophie* (Genlocus 14q31 mit mehreren Mutationen im GALC-Gen); **Ätiol.:** Mangel an Galaktocerebrosid-Betagalaktosidase mit Ablagerung von Cerebrosiden* im ZNS, v. a. in mehrkernigen, um Blutgefäße herumliegenden Riesenzellen (Globoidzellen); diffuse Entmarkung im Großhirn, herdförmig im Rückenmark u. an peripheren Nerven; **Formen:** frühkindl. Form mit Beginn im 4.–6. Lebensmonat u. rascher Progredienz od. juvenile Form mit Beginn nach dem 2. Lj. bis frühen Erwachsenenalter u. protrahiertem Verlauf sowie Erwachsenenform mit späterem Beginn und langsamerer Progredienz; **Klin.:** Optikusatrophie*, Hörverlust, Spastik, zerebellare Sympt., Krämpfe, Demenz u. schließl. Hydrozephalus* u. Dezerebrationsstarre*; **Diagn.:** verminderte Enzymaktivität in Serum, Leukozyten, Fibroblasten, Chorionepithelzellen u. Amnionzellen; Eiweißkonzentration im Liquor cerebrospinalis erhöht, Nervenleitgeschwindigkeit verlangsamt; **Ther.:** bei juveniler Form evtl. Stammzelltransplantation*.
Globulin/Albumi̱n-Quotie̱nt (Globuline*; Albumin*) *m*: s. Eiweißquotient.
Globuli̱n, anti|hä̱mo|phi̱les (↑) *n*: (engl.) *antihemophilic globulin*; Abk. AHG; syn. Antihämophiliefaktor (Abk. AHF); Faktor VIII der Blutgerinnung* (Tab. 1 dort); **klin. Bedeutung:** s. Hämophilie.
Globuli̱ne (lat. globulus Kügelchen) *n pl*: (engl.) *globulins*; globuläre Proteine, die in vielen tierischen u. pflanzl. Zellen sowie in Körperflüssigkeiten vorkommen; G. des Blutplasmas lassen sich elektrophoret. nach steigender Molekularmasse in Alpha-, Beta- u. Gammafraktionen sowie weitere

Globuline Untergruppen		Tab. 1
Gruppe	g/dl	Anteil (rel. %)
Albumine	3,5 – 5,3	52 – 61
Alpha-1-Globuline	0,16 – 0,34	2,5 – 6,0
Alpha-2-Globuline	0,45 – 0,85	7,0 – 8,0
Betaglobuline	0,53 – 1,0	8,3 – 10,3
Fibrinogen	0,2 – 0,4	
Gammaglobuline	0,91 – 1,7	14,0 – 14,7

Globuline Plasmaeiweißveränderungen bei ausgewählten Krankheitsbildern				Tab. 2
Krankheit	Albumin	α-G.	β-G.	γ-G.
Nephrose	– –		+	++
Leberzirrhose	– –			++
Entzündungen	–		+	+

–: vermindert; +: vermehrt; G.: Globulin

Untergruppen trennen. Anteile einzelner Plasmaproteinfraktionen an der Konz. von Gesamteiweiß im Blut (6,56–8,3 g/l): s. Tab. 1; quantitative Plasmaproteinveränderungen weisen auf Erkr. hin (s. Tab. 2). **Funktion:** Transport wasserunlösl. Stoffe (z. B. Lipide u. Lipochrome), Hormone u. Enzyme, spezif. (Antikörper) u. unspezif. Immunität, Gerinnung. Vgl. Albumine; Fibrinogen; Immunglobuline; Caeruloplasmin; Haptoglobin; Transferrin; Hämopexin; Myosin; vgl. Elektrophorese (Abb. dort).
Globuli̱n, thyroxi̱n|bindendes (↑) *n*: Abk. TBG; s. Schilddrüsenhormone; Schilddrüsendiagnostik.
Glo̱bus (lat.) *m*: Kugel, Klumpen.
Glo̱bus|gefühl (↑): s. Globussymptom.
Glo̱bus palli̱dus (↑) *m*: (engl.) *globus pallidus*; syn. Pallidum; Palaeostriatum; zu den Basalganglien* gehörender medialer, phylogenet. älterer Teil des Nucleus* lentiformis; dienzephales Korngebiet des extrapyramidalen Systems*; **Physiol.:** gilt als Zentrum der Trieb- u. primitiven Reaktionsbewegungen u. des unmittelbaren motorischen Ausdrucks u. untersteht der hemmenden Kontrolle des Corpus striatum.
Glo̱bus|sym|ptom (↑) *n*: (engl.) *lump in the throat*; intermittierend od. kontinuierl. auftretendes Gefühl eines im Rachen steckenden Kloßes, evtl. mit Druckgefühl bzw. Schluckzwang; **Vork.:** meist psychogen bedingt (z. B. als Sympt. bei Depression, somatoformer Störung, Konversionsstörung, bei Stress od. Erwartungsangst), seltener i. R. organischer Erkr. (z. B. Struma, Seitenstrangangina, Ösophagusdivertikel, proximal gelegenes Ösophaguskarzinom, Wirbelsäulenaffektionen im HWS-

Glomerulopathie

Bereich) od. pharmak. bedingt (z. B. bei Therapie mit Neuroleptika). Vgl. Dysphagie.

Glocken|thorax (Thorax*) *m*: (engl.) *bell-shaped chest*; glockenförmiger Brustkorb, bes. bei Rachitis*.

Glom|angiose (Glomus*; Angio-*; -osis*) *f*: (engl.) *glomangiosis*; syn. familiäre Glomangiomatose; s. Glomustumor.

glomeri|form (↑; -formis*): knäuelförmig.

Glomerulo|nephritis (↑; Nephr-*; -itis*) *f*: entzündl. Unterform der Glomerulopathie* mit glomerulärer Infiltration von Entzündungszellen (neutrophile Granulozyten, Lymphozyten, Makrophagen) sowie Endothel- u. Mesangiumzellenproliferaten in glomerulären Strukturen.

Glomerulo|pathie (↑; -pathie*) *f*: (engl.) *glomerulopathy*; Abk. GP; Sammelbez. für Nierenerkrankungen unterschiedl. Urs. mit histopathol. Veränderungen in den Glomerula der Malpighi*-Körperchen u. ggf. Läsionen an anderen Abschnitten des Nephrons u. des Interstitiums; **Einteilung: 1.** nach **Ätiol.** (s. Tab. 1): **a)** primär-idiopathisch; **b)** sekundär-systemisch als integriertes Krankheitsbild im Zusammenhang mit einer Grunderkrankung; **2.** nach **Pathogenese** (s. Tab. 1): **a)** entzündlich-proliferativ (Glomerulonephritis*, Abk. GN); **b)** nichtentzündlich-degenerativ (Glomerulopathie, Abk. GP); **3.** nach **Histopathologie** in Bezug auf Lok. u. Verteilungsmuster der Läsionen (s. Abb. 1): **a)** diffus (alle Glomeruli); **b)** fokal (einige, häufig juxtamedulläre Glomeruli); **c)** segmental (Kapillarschlingensegmente in den Glomeruli); **d)** mesangial (Mesangiumzellen u. -matrix); **e)** subendothelial (Blutseite der Kapillarschlingen); **f)** subepithelial/perimembranös (Primärharnseite der Kapillarschlingen); **g)** extrakapillär (im Raum der Bowman-Kapsel); **Path.:** GP wird als Folge sowohl immun. als auch nichtimmun. Reaktionen aufgefasst, die an versch. Strukturen des Glomerulus ablaufen. Die glomerulären Zielepito-

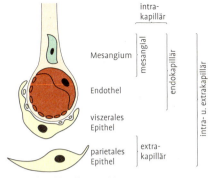

Glomerulopathie Abb. 1: Proliferationstypen im Glomerulus

pe sind teilweise bekannt (z. B. die Alpha-3-Kette des Kollagens Typ IV beim Goodpasture*-Syndrom u. bei der rapid-progressiven GN Typ I od. anionische Domänen der glomerulären Basalmembran für Streptokokken-Antikörper u. Doppelstrang-DNA-Antikörper). Unklar ist, ob sich glomerulär fixierte Immunkomplexe lokal bilden od. präformiert aus der Blutzirkulation abgefangen werden. Immun. Schäden des Glomerulus (v. a. an Kapillarschlingen, Basalmembran, Endothel u. Podozyten, Mesangium u. extrakapillärem Kapselraum) können durch humorale u./od. zelluläre Effektormechanismen verursacht werden, z. B. durch lokale Aktivierung des Komplementsystems mit Bildung des sog. späten Komplementkomplexes (membrane attack complex C5b-C9) sowie lokale Freisetzung von Zytokinen aus Makrophagen*, neutrophilen Granulozyten* u. T*-Lymphozyten, die eine Schädigung der benachbarten glomerulären Strukturen bewirken. Die Art der glomerulären Schädigung hängt vom Ort der glomerulären Fi-

Glomerulopathie Tab. 1
Vierfelderschema

Form	primär-idiopathisch	sekundär-systemisch
entzündlich-proliferativ	Poststreptokokken-GN	Lupusnephritis
	idiopathische, rapid-progressive GN	Goodpasture-Syndrom
	IgA-Nephropathie	Purpura Schoenlein-Henoch
	membranoproliferative GN	Wegener-Granulomatose
	mesangioproliferative GN	Panarteriitis nodosa
		Churg-Strauss-Syndrom
		Sharp-Syndrom
nichtentzündlich-degenerativ	Minimal-changes-GP	diabetische Glomerulopathie
	fokal-segmentale Glomerulosklerose	paraproteinämische GP
	membranöse GP	GP bei Amyloidose
	Syndrom der dünnen Basalmembran	GP bei Kryoglobulinämie
		Alport-Syndrom
		Cystinose
		LCAT-Mangel

GN: Glomerulonephritis; GP: Glomerulopathie; LCAT: Lecithin-Cholesterol-Acyltransferase

Glomerulopathie

xation der Antikörper od. Immunkomplexe ab: **I. immunogene GP: 1.** GP durch Antibasalmembran-Antikörper: Bindung an die subendotheliale Seite der Basalmembran; Path.: Komplementaktivierung, Infiltration von neutrophilen Granulozyten u. Monozyten; Histopath.: exsudative u. proliferative GN mit Einrissen in der Basalmembran, Halbmondbildung (Proliferate des parietalen Kapselepithels), Fibrinfällung im Bowman-Kapselraum; Klin.: rasch progrediente Niereninsuffizienz*, Mikrohämaturie, Proteinurie, Hypertonie; klin. Formen: rapid-progressive GN Typ I u. Goodpasture*-Syndrom; **2.** GP durch Immunkomplexe: **a)** Fixation auf der subendothelialen Seite der Basalmembran: Path.: Komplementaktivierung, Infiltration von neutrophilen Granulozyten u. Monozyten; Histopath.: lichtmikroskop. wie bei GP durch Antibasalmembran-Antikörper; Klin.: rasch progrediente Niereninsuffizienz, Mikrohämaturie, Proteinurie, Hypertonie; klin. Formen: rapid-progressive GN Typ II, akute Poststreptokokken-GN, membranoproliferative GN Typ I, Lupusnephritis* Typ III u. IV; **b)** Fixation auf der subepithelialen Seite der Basalmembran: Path.: Komplementaktivierung (Komplementkomplex C5b-C9), Schädigung der Podozyten; Histopath.: Verdickung der Kapillarwand, elektronenmikroskop. erkennbare subepitheliale Ablagerung von größeren Immunkomplexaggregaten (sog. Humps); Klin.: nephrotisches Syndrom*; klin. Formen: membranöse GP, rapid-progressive GN Typ II, membranoproliferative GN Typ III, Lupusnephritis* Typ V; **c)** Fixation im Mesangium: Path.: mesangiale Proliferation u. mesangiale Matrixvermehrung, Makrophagen-Rekrutierung, Antigenpräsentation, T-Zellaktivierung, Komplementaktivierung; Histopath.: mesangiale Expansion, segmentale Halbmonde, Kapseladhäsionen; elektronenmikroskop. erkennbare mesangiale elektronendichte Ablagerungen von größeren Immunkomplexaggregaten; Klin.: Hämaturie, Hypertonie, Proteinurie; klin. Formen: IgA-Nephropathie, mesangioproliferative GN, rapid-progressive GN Typ II; **3.** pauciimmune GP mit Beteiligung von antineutrophilen zytoplasmat. Antikörpern (cANCA): Path.: cANCA induzierte Degranulierung u. Aktivierung von neutrophilen Granulozyten im marginalen Granulozytenpool der präkapillären Arteriolen; Histopathol.: nekrotisierende GN; Klin.: Mikrohämaturie, Proteinurie, Hypertonie, rasch progrediente Niereninsuffizienz; klin. Formen: rapid-progressive GN Typ III bei mikroskop. Polyangiitis*, Wegener*-Granulomatose, Churg*-Strauss-Syndrom; **4.** GP durch Dysfunktion der T-Helfer-Lymphozyten: Path.: vermutl. Produktion eines permeabilitätssteigernden Lymphokins* durch T-Helfer-Lymphozyten u. dadurch bedingte Schädigung der ladungsselektiven Basalmembranpermeabilität; Histopathol.: lichtmikroskop. u. immunhistol. keine Veränderungen an den Glomeruli erkennbar; Lipidakkumulation im proximalen Tubulusepithel; elektronenmikroskop. sichtbare Verschmelzung der Fußfortsätze der Podozyten; klin. Formen: Minimal-changes-GP; **II. nichtimmunogene GP: 1.** fokal-segmentale Glomerulosklerose:

Path.: unbekannt, vermutl. glomerulär wirksamer Wachstumsfaktor TGF-β1; **2.** gammopathische GP: Path.: Ablagerung von (u. U. monoklonalen) Paraproteinen*; Histopath.: fibrilläre GP; klin. Formen: AL-Amyloidose, Makroglobulinämie*, Kryoglobulinämie* Typ I; **3.** immunotakoide GN: Path.: Ablagerung von polyklonalen Paraproteinen; klin. Formen: Kryoglobulinämie Typ II, systemischer Lupus* erythematodes; **4.** diabetische GP: Path.: Glykolysierung von Basalmembranproteinen; **5.** GP bei thrombotisch-thrombozytopenischer Purpura/hämolytisch-urämischem Syndrom: Path.: mikroangiopath. Endothelschäden durch bes. große von-Willebrand-Faktor-Multimere bei Defekt der 300 kDa-Metalloprotease; bei pädiatr. hämolytisch-urämischem Syndrom: Endothelschäden durch Shiga-Toxin eines Escherichia coli-Stammes; **Klin.** (Hauptsyndrome): s. Tab. 2; klin. Formen: **I. primär-idiopathische GP: 1. akute postinfektiöse Glomerulonephritis:** insbes. akute Poststreptokokken-GN (Abk. PSGN); Ätiol.: Streptokokkeninfekt, Leptospirosen*, Endocarditis lenta, Staphylokokkeninfekte, infizierter ventriculoatrialer Shunt (Shunt-Nephritis), Fleckfieber, infektiöse Mononukleose, Diphterie*, Typhus* abdominalis, Shigellose*, Cholera*, Brucellosen*, Lepra*, wolhyn. Fieber*, Malaria*, Masern*; Path.: GP durch auf der subendothelialen Seite der Basalmembran fixierte, mikrobielle Antigene enthaltende Immunkomplexe; elektronenmikroskop. erkennbare subendotheliale Ablagerung von größeren Immunkomplexaggregaten (sog. Humps); immunhistol. granuläre IgG-Ablagerungen mit C3-Komplement in Mesangium u. Kapillarschlingen; s. Abb. 2; Klin.: PSGN mit Beginn 7–28 Tage nach Streptokokkeninfekt (Angina, Zahnabszess, Sinusitis*, Otitis, Erysipel*, Scharlach*), hauptsächl. mit β-hämolysierenden Streptokokken der Gruppe A; Oligurie mit Proteinurie u. Mikrohämaturie, art. Hypertonie, Ödeme* (bes. Augenlider, Gesicht), passagere Komplementerniedrigung; Ther.: supportiv; bei Hinweis auf persistierenden Infekt gezielte antibiot. Ther.; Progn.: selten Übergang zu Niereninsuffizienz* nach Jahrzehnten; **2. rapid-progressive Glomerulonephritis** (Abk. RPGN): Ätiol.: sowohl primär-idiopath. als auch sekundär-system. Formen; Einteilung: **a)** Typ I: Goodpasture-Typ; Path.: GP durch Antibasalmembran-Antikörper gegen die Alpha-3-Kette des Kollagens Typ IV; elektronenmikroskop. erkennbare ausgedehnte Unterbrechungen der Basalmembran in unmittelbarem Kontakt mit intrakapillär adhärierenden Granulozyten; immunhistol. lineare Ablagerung von IgG entlang der Basalmembran; Klin.: Beginn häufig nach grippalem Infekt, schwere Hypertonie, Mikro- od. Makrohämaturie, Proteinurie (<3,5 g/24 Std.), schneller Verfall der Nierenfunktion (<6 Monate) mit zu oligo-anurischer Niereninsuffizienz führendem Verlauf oder sog. Goodpasture-Syndrom mit Hämoptoen, pulmonalen Infiltraten u. GN; Ther.: Plasmapherese* u. Immunsuppression (Glukokortikoide, Cyclophosphamid); Progn.: bei frühzeitiger Ther. (Kreatinin <6 mg/dl) relativ günstig; **b)** Typ II: Immunkomplex-Typ; ANCA-negative Vaskulitis kleiner Gefäße; Path.: rapid-progressiv verlau-

Glomerulopathie

Glomerulopathie Tab. 2
Klinische Einteilung in 5 Hauptsyndrome

klinische Syndrome	Symptome	Vorkommen
akute Glomerulonephritis	Oligurie, Ödeme, Hypertonie	akute Poststreptokokken-GN
rapid-progressive Glomerulonephritis	rasch progrediente Niereninsuffizienz, Mikrohämaturie, Proteinurie, Hypertonie	rapid-progressive GN, nekrotisierende GN
chronische Glomerulonephritis	Mikrohämaturie, Proteinurie, Hypertonie, progrediente Niereninsuffizienz	IgA-Nephropathie, membranoproliferative GN, fokal-segmentale Glomerulosklerose, mesangioproliferative GN
nephrotisches Syndrom	große Proteinurie (>3 g/24 Std.), Ödeme, Hyperlipoproteinämie, Hypoproteinämie	Minimal-changes-GP, fokal-segmentale Glomerulosklerose, membranöse GP, IgA-Nephropathie
persistierende Urinabnormalität	Mikrohämaturie, Proteinurie	IgA-Nephropathie, akute Poststreptokokken-GN, Alport-Syndrom, Lupusnephritis, Syndrom der dünnen Basalmembran, Minimal-changes-GP

GN: Glomerulonephritis; GP: Glomerulopathie

fende GP durch Immunkomplexe bei systemischem Lupus* erythematodes, Purpura* Schoenlein-Henoch); elektronenmikroskop. erkennbare subendotheliale, subepitheliale u. mesangiale elektronendichte Ablagerungen; immunhistol. diffus-granuläre Ablagerungen von IgG (z. T. auch IgA) u. C3 in Kapillarschlingen (bei SLE auch C1q u. C4); Klin.: Symptome der zugrunde liegenden Systemerkrankung (Vaskulitis*, system. Lupus* erythematodes); Ther.: entspr. Grunderkrankung; Progn.: entspr. Grunderkrankung; **c) Typ III:** pauciimmune GP mit segmentalen od. diffusen Schlingennekrosen; ANCA-positive Vaskulitis kleiner Gefäße; elektronenmikroskop. erkennbare extensive Destruktion der Basalmembran; immunhistol. kein Befund; Klin.: Symptome der zugrunde liegenden Systemerkrankung (Vaskulitis, system. Lupus erythematodes); Ther.: Immunsuppression (Methylprednisolon, Cyclophosphamid); Progn.: entspr. Grunderkrankung; **3. Minimal-changes-GP** (Abk. MCGP): bei Kindern häufigste Urs. eines nephrotischen Syndroms*; Ätiol.: unbekannt; Path.: GP durch Dysfunktion der T-Helfer-Lymphozyten; Klin.: nephrotisches Syndrom*; Ther.: Glukokortikoide, Ciclosporin A; Progn.: rel. günstig; Ausheilung bei Kindern in 90 %, bei Erwachsenen in 50 % der Fälle; Übergang in FSGS möglich; **4. fokal-segmentale Glomerulosklerose** (Abk. FSGS): häufig Folgezustand von MCGP, selten primär-idiopathisch; Ätiol.: unbekannt; lichtmikroskop. erkennbare fokale u. segmentale, perihiläre od. Kapillarspitzen-Sklerose mit Hyalinose, Kapseladhäsionen, tubuläre Lipidakkumulation; elektronenmikroskop. erkennbare Verschmelzung der Fußfortsätze, lipidbeladene granulozytäre Lysosomen; immunhistol. geringfügige granuläre Ablagerungen von IgM, C1q u. C3 im Mesangium; s. Abb. 2; Klin.: nephrotisches Syndrom*; Ther.: wenig wirksam; ACE-Hemmer, Glukokortikoide ggf. in Komb. mit Ciclosporin A, Mycophenolatmofetil; Progn.: ungünstig; Niereninsuffizienz*; **5. membranöse Glomerulopathie** (Abk. MGP): Ätiol.: 25 % idiopath., 75 % sekundär bei Malignomerkrankungen (v. a. bei Karzinomen), durch Arzneimittel induziert (z. B. durch Gold, Captopril) od. bei Autoimmunerkrankungen (z. B. system. Lupus* erythematodes, Sjögren*-Syndrom); Path.: GP durch Fixation von Immunkomplexen auf der subepithelialen Seite der Basalmembran; lichtmikroskop. erkennbare diffuse granuläre IgG-Ablagerungen in den Kapillarschlingen; elektronenmikroskop. erkennbare subepitheliale Ablagerungen (sog. spikes); s. Abb. 2; Einteilung in 4 Stadien (nach Ehrenreich u. Churg): Stadium I: subepitheliale elektronendichte Ablagerungen; Stadium II: Basalmembranprojektionen neben elektronendichten Ablagerungen; Stadium III: von Basalmembran umgebene elektronendichte Ablagerungen; Stadium IV: verdickte Basalmembran mit Aufhellungen; Klin.: Manifestation häufig im 5. Lebensjahrzehnt; nephrotisches Syndrom*, erst nach Jahren progrediente Niereninsuffizienz*; Ther.: Methylprednisolon u. Chlorambucil (Ponticelli-Schema), alternativ Cyclophosphamid u./od. Glukokortikoide; Progn.: ein Drittel Spontanremission, ein Drittel progrediente Niereninsuffizienz, ein Drittel persistierendes nephrot. Syndrom; **6. mesangioproliferative Glomerulonephritis** (Abk. MESPGN): Ätiol.: idiopathisch od. sekundär bei Systemerkrankungen (z. B. system. Lupus* erythematodes, Purpura* Schoenlein-Henoch), Folgezustand einer PSGN; Path.: GP durch Fixation von Immunkomplexen im Mesangium; immunhistol. IgA, IgG u. C3-Ablagerungen im Mesangium; Klin.: Verlauf meist als chron.-nephritisches Syndrom mit progredienter Niereninsuffizienz*, selten nephrotisches Syndrom*; Ther.: ACE-Hemmer u. entspr. Grunderkrankung; Progn.: ungünstig; Niereninsuffizienz*; **7. IgA-Nephropathie** (syn. Berger-Nephritis): häufigste Form der GN; Ätiol.: idiopathisch u. sekundäre mesangioproliferative GN; Defekt der

Glomerulopathie

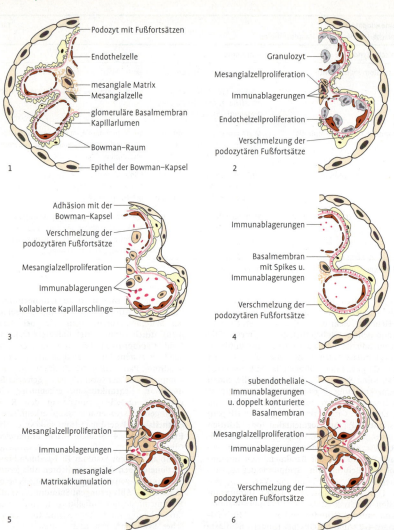

Glomerulopathie Abb. 2: 1: physiol. Morphologie eines Glomerulums; 2–6 wichtigste histol. Veränderungen bei Erkrankung: 2: PoststreptokokkegGlomerulopathie; 3: fokal-segmentale Glomerulosklerose; 4: membranöse G.; 5: IgA-Nephropathie; 6: membranoproliferative G. Typ I

mukosalen Immunität, vermutl. Bildung eines galaktosedefizienten IgA_1-Moleküls, das die Autoantikörperbildung induziert; Path.: GP mit Fixation von IgA_1-Immunkomplexen im Mesangium; s. Abb. 2; auf die Niere beschränkte Sonderform der Purpura* Schoenlein-Henoch; Klin.: Mikro- u. Makrohämaturie, in 50 % der Fälle erhöhte Plasmakonzentration von polyklonalem IgA_1; Ther.: ACE-Hemmer, Omega-3-Fettsäuren; Glukokortikoide bei Progredienzrisiko; Progn.: langjähriger Verlauf mit Übergang in Niereninsuffizienz* möglich (ca. 33 % der Fälle); **8. membranoproliferative Glomerulonephritis** (Abk. MPGN): Ätiol.: idiopath. od. sekundär bei Systemerkrankungen; insgesamt selten; 80 % der Fälle Kinder zw. 8 u. 16 J.; Einteilung: **a)** Typ I: mesangiokapilläre GN (80 %);

Histopathol.: lichtmikroskop. mesangiale Proliferation in den Kapillarschlingen u. am Gefäßpol mit Matrixvermehrung; doppelt konturierte Basalmembran (Straßenbahnschienen-Phänomen); elektronenmikroskop. elektronendichte subendotheliale Ablagerungen an der Basalmembran in räumlicher Nähe zu interponierten Mesangiumzellen; immunhistol. mesangiale u. kapilläre Ablagerungen von granulären C3- u. ggf. Immunglobulinaggregaten; s. Abb. 2; **b)** Typ II: dense deposit disease (15 %); Histopathol.: lichtmikroskop. bandförmige Verdickung der Basalmembran in den Kapillarschlingen u. am Bowman-Kapselraum; elektronenmikroskop. Verbreiterung der Basalmembran auf bis zu 1500 nm, extrem elektronendicht; Verschmelzung der Fußfortsätze; im-

Glomerulopathie

Glomerulopathie — Tab. 3
Sekundäre Formen bei verschiedenen Grunderkrankungen

Primärerkrankung	sekundäre Form der Glomerulopathie/ Histopathologie	Klinik
inflammatorische Grunderkrankungen		
Autoimmunthyroiditis	membranöse GP	nephrotisches Syndrom
Kollagenosen		
SLE	⎫	⎫
Sharp-Syndrom	Lupusnephritis	chronische GN, nephrotisches Syndrom, Niereninsuffizienz
Sjögren-Syndrom	⎭	⎭
Purpura Schoenlein-Henoch	IgA-Nephropathie, mesangioproliferative GN	Hämaturie, chronische GN
Vaskulitiden kleiner Gefäße		
Churg-Strauss-Syndrom	⎫ rapid-progressive GN Typ III, extrakapillär proliferative und nekrotisierende GN, fokal-segmentale Glomerulosklerose ⎭	rapid-progressive GN, Niereninsuffizienz
mikroskopische Polyangiitis		
Wegener-Granulomatose		
Infektionskrankheiten		
Endokarditis	fokal-segmentale Glomerulosklerose	⎫
Hepatitis B	membranöse GP, membranoproliferative GN	
Hepatitis C	membranoproliferative GN Typ I	akute GN, chronische GN, nephrotisches Syndrom, Niereninsuffizienz
HIV-Erkrankung	fokal-segmentale Glomerulosklerose	
Malaria	diffuse proliferative GN	
Shunt-Nephritis	mesangioproliferative GN, membranoproliferative GN	⎭
Stoffwechselkrankheiten		
Lipid- und Zuckerstoffwechselstörungen		
Adipositas	fokal-segmentale Glomerulosklerose	Niereninsuffizienz
Angiokeratoma corporis diffusum	Vakuolisierung der glomerulären Epithelzellen	Niereninsuffizienz
Diabetes mellitus	noduläre oder diffuse Glomerulosklerose	nephrotisches Syndrom, Niereninsuffizienz
familiärer LCAT-Mangel	Vakuolisierung der Basalmembran, intramembranale Lakunen	Anämie, nephrotisches Syndrom, Hornhauttrübung
Proteinstoffwechselstörungen		
AA-Amyloidose	Ablagerungen von N-terminalen Bruchstücken der Immunglobulin-λ-Leichtketten (∅ 8–12 nm)	⎫ nephrotisches Syndrom, Niereninsuffizienz
AL-Amyloidose	Ablagerungen von N-terminalen Bruchstücken des Serum-Amyloid-A	⎭
Amyloid-Niere	Amyloid-Ablagerungen in Mesangium und Kapillarschlingen	
fibrilläre GP	fibrilläre Ablagerungen von Immunglobulinen (∅ 16–24 nm)	⎫ nephrotisches Syndrom, Niereninsuffizienz
immunotaktoide GP	fibrilläre Ablagerungen von Immunglobulinen oder Fibronektin (∅ 30–50 nm)	⎭
kongenitales nephrotisches Syndrom	fokal-segmentale GN, zystische Erweiterung der proximalen Tubuli	nephrotisches Syndrom, Niereninsuffizienz

Fortsetzung nächste Seite

Glomerulosklerose, diabetische

Glomerulopathie
Sekundäre Formen bei verschiedenen Grunderkrankungen

Primärerkrankung	sekundäre Form der Glomerulopathie/ Histopathologie	Klinik
Kryoglobulinämie	hyaline Kapillarschlingenthromben, subendotheliale, tubulär strukturierte Ablagerungen von monoklonalen (Typ I) oder polyklonalen (Typ II und III) Immunglobulinen	chronische GN (80 %), nephrotisches Syndrom (20 %)
Paraproteinämie		
Leichtkettenerkrankung	noduläre Glomerulosklerose; granuläre Ablagerungen vorwiegend von Bruchstücken der Immunglobulin-κ-Leichtketten	Bence-Jones-Proteinurie, nephrotisches Syndrom, Niereninsuffizienz
multiples Myelom	noduläre Glomerulosklerose; subendotheliale elektronendichte Ablagerungen von monoklonalen Immunglobulinen	chronische GN, Niereninsuffizienz, nephrotisches Syndrom (50 %)
Waldenström-Erkrankung	hyaline Kapillarschlingenthromben	akutes Nierenversagen
Kollagenstoffwechselstörungen		
Alport-Syndrom	Verdickung und Lamellierung der glomerulären Basalmembran (>250 nm)	chronisches nephritisches Syndrom
Nagel-Patella-Syndrom	fokal-segmentale Glomerulosklerose; Verdickung der Basalmembran	chronische GN
Syndrom der dünnen Basalmembran	Verlust der subepithelialen Zone der Basalmembran (Verschmälerung auf <200 nm)	Hämaturie
Karzinome	membranöse GP	nephrotisches Syndrom

munhistol. lineare Ablagerung von C3 u. ggf. Immunglobulinen längs der Basalmembran; **c)** Typ III: Mischform (5 %); Histopathol.: wie Typ I mit zusätzl. subepithelialen Ablagerungen; Klin.: Typ I: charakterist. Verminderung von C3- u. C4-Komplement u. C3-Nephritisfaktor, nephrotisches Syndrom*; Typ II: nephrot. Syndrom, Niereninsuffizienz, chron. GN, persistierende Hypokomplementämie, häufig rekurrierend in Nierentransplantaten; Typ III: nephrot. Syndrom in 50 % der Fälle, sonst chron. GN; charakteristische Verminderung von C3- u. C4-Komplement; C3-Nephritisfaktor nicht nachweisbar; Ther.: Typ I u. III: ACE-Hemmer u. entspr. Grunderkrankung; Typ II: ACE-Hemmer; Progn.: Typ I: Spontanremission in 30 % der Fälle, sonst Niereninsuffizienz*; Typ II ungünstiger als Typ I; Typ III: ungünstig, Niereninsuffizienz. **II. sekundär-systemische GP:** s. Tab. 3; bei inflammatorischer Grunderkrankung histopathol. den primären GP ähnlich; bei Stoffwechselstörungen spezifische glomeruläre Manifestationen mit charakteristischer Histopathol.; Ther.: entspr. der Grunderkrankung; bei Niereninsuffizienz pharmak. Renoprotektion mit ACE-Hemmern od. AT$_1$-Rezeptor-Blockern.
Glomerulo|sklerose, dia|betische (↑; Skler-*; -osis*) f: diabetische Nephropathie*.
glomerulosus (↑): reich an Gefäßknäueln.
Glomerulus (Dim. von lat. glomus Knäuel) m: (engl.) glomerulus, glomerule; Kapillarknäuel der Malpighi*-Körperchen der Nierenrinde; die einzelnen Kapillarschlingen sind vom inneren Blatt der Bowman-Kapsel (Deckzellen, die den Grundhäutchen der Kapillaren direkt anliegen; vgl. Podozyten) überzogen; zuführendes u. abführendes Gefäß werden als Arteriola glomerularis afferens u. efferens bezeichnet. Vgl. Nephron, Niere.
Glomerulus|filtrat (↑) n: (engl.) glomerular ultrafiltrate; syn. Primärfiltrat; der in den Glomeruli der Niere aus dem Blut filtrierte Primärharn*.
Glomus (lat.) n: Knäuel.
Glomus caroticum (↑) n: sog. Karotisdrüse; Chemosensor an der Teilungsstelle der A. carotis commun.; vgl. Paraganglien.
Glomus coccygeum (↑) n: Knötchen mit arteriovenösen Anastomosen u. epitheloiden Zellen am Ende der A. sacralis mediana.
Glomus jugulare (↑) n: s. Paraganglien.
Glomus|organ (↑) n: (engl.) glomus body; syn. Anastomosis arteriovenosa glomeriformis, Masson-Glomus, Masson-Organ, Hoyer-Grosser-Organ; knäuelartiges Gefäßgebilde mit arteriovenösen Anastomosen in der Unterhaut, insbes. im Bereich der Endarterien von Hand u. Fuß lokalisiert; wichtig für die periphere Wärmeregulation u. Hautdurchblutung. Vgl. Corpus coccygeum.
Glomus|tumoren (↑; Tumor*) m pl: **1.** (engl.) glomus tumors; von einem Glomusorgan* ausgehende Tumoren; **Formen: a) solitäre G.:** Masson-Tumor, Glomangiom; aus azidophilen Epitheloidzellen bestehender benigner Tumor, der v. a. an Fingern u. Zehen lokalisiert ist; Sympt.: blaurot durch die Haut scheinender, druckschmerzhafter Tumor; Ther.: op. Entfernung; DD: Hämangiom, malignes Melanom; **b) multiple G.** (auch: familiäre Glomangiomatose, Glomangiose) autosomal-domi-

nant erbl. Erkr. mit generalisiertem Auftreten nicht schmerzhafter G. an Haut u. inneren Organen, z. B. an den kleinen Lungenarterien mit konsekutivem Cor* pulmonale (Einengung od. Verschluss des Gefäßlumens durch Polster von großzelligen Myoepithelien, v. a. im Übergangsbereich zw. elastikahaltigen u. rein muskulären kleinen Lungenarterien); **2.** häufig nicht korrekt für Paragangliome* verwendet.

Glomus tympanicum (↑) *n*: s. Paraganglien.

Gloss-: auch Glott-; Wortteil mit der Bedeutung Zunge, Sprache, Mundstück der Flöte; von gr. γλῶσσα, γλῶττα.

Glossa (↑) *f*: Zunge.

Gloss|algie (↑; -algie*) *f*: (engl.) *glossalgia*; Zungenbrennen; s. Glossodynie.

Gloss|anthrax (↑; gr. ἄνθραξ Kohle) *m*: (engl.) *glossanthrax*; akute, parenchymatöse Glossitis bei Milzbrand*.

Glossinidae (↑) *fpl*: s. Fliegen.

Glossitis (↑; -itis*) *f*: (engl.) *glossitis*; Zungenentzündung; entzündl. Veränderung der Zungenschleimhaut, häufig in Verbindung mit Stomatitis* bei Infektionskrankheiten.

Glossitis a|trophicans (↑; ↑) *f*: (engl.) *atrophic glossitis*; Zungenatrophie; **Vork.:** v. a. als Hunter*-Glossitis, auch bei Pellagra, Syphilis* u. Tuberkulose.

Glossitis dissecans (↑; ↑) *f*: (engl.) *dissecting glossitis*; entzündl. Schwellung u. Furchung der Zunge; vgl. Lingua plicata.

Glossitis ex|foliativa marginata (↑; ↑) *f*: s. Lingua geographica.

Glossitis granulomatosa (↑; ↑) *f*: (engl.) *granulomatous glossitis*; diffuse Zungenvergrößerung; Sympt. des Melkersson*-Rosenthal-Syndroms; vgl. Makroglossie.

Glossitis mediana rhombica (↑; ↑) *f*: (engl.) *median rhomboid glossitis*; rhombisches od. ovales, 1,5–4 cm langes, 0,5–1 cm breites rötl. od. weißl. Areal in der Mitte des hinteren Zungenrückens mit eingesunkener od. erhabener Oberfläche u. Papillenverlust; **Ätiol.:** seltene Entwicklungsanomalie mit Fortbestehen des Tuberculum impar od. Infektion mit Candida* albicans.

Glossitis phlegmonosa (↑; ↑) *f*: (engl.) *phlegmonous glossitis*; phlegmonöse Zungenentzündung; z. B. nach Verletzung u. Infektion.

Glossitis ulcerosa (↑; ↑) *f*: (engl.) *ulcerous glossitis*; entzündl. Veränderung der Zunge mit flachem, schmierig belegtem, schmerzhaftem Ulkus meist am Zungenrand; **Urs.:** mechan. Irritation durch Zahnkanten od. schadhaftes Gebiss; **Ther.:** zahnärztl. Sanierung; **DD:** Zungenkarzinom.

Gloss|odynie (↑; -odynie*) *f*: (engl.) *glossodynia*; syn. Glossalgie; Zungenbrennen; schmerzhafte Empfindung an der Zungenoberfläche; **Vork.:** u. a. Sympt. von perniziöser Anämie (Möller-Hunter-Glossitis), Costen-, Plummer-Vinson-, Sjögren-Syndrom u. Diabetes mellitus; häufig auch psychisch bedingt.

Glosso|lalie (↑; gr. λαλεῖν reden) *f*: (engl.) *glossolalia*; für andere unverständl. Lautäußerungen u. Neologismen* ohne erkennbaren Sinn u. ohne ersichtl. Syntax; **Vork.:** bei Schizophrenie*, selten bei religiöser Ekstase (sog. Zungenreden).

Glosso|pharyngeus (↑; Pharyng-*) *m*: s. Nervus glossopharyngeus.

glosso|pharyngeus (↑; ↑): zu Zunge u. Schlund gehörend.

Glosso|pharyngeus|krampf (↑; ↑): (engl.) *glossopharyngeal spasm*; Schlundkrampf, Pharyngismus; Krampf der vom N. glossopharyngeus versorgten Pharynxmuskulatur; **Urs.:** u. a. Tetanus, Tollwut, Reizung durch Fremdkörper, psychogen. Vgl. Dysphagie.

Glosso|pharyngeus|lähmung (↑; ↑): (engl.) *glossopharyngeal paresis*; Lähmung inf. Läsion des Nervus* glossopharyngeus; selten isoliert, meist ist der N. vagus mitbeteiligt; **Sympt.:** Gaumensegellähmung*, Aufhebung des Würgreflexes u. der Geschmacksempfindung im hinteren Zungendrittel u. am Gaumen; **Urs.:** u. a. Diphtherie, Tumoren, Neurosyphilis, Bulbärparalyse, Schädelbasisfrakturen, Polyneuritis cranialis.

Glosso|pharyngeus|neur|algie (↑; ↑; Neur-*; -algie*) *f*: (engl.) *glossopharyngeal neuralgia*; seltene Form der Gesichtsneuralgie*; Schmerzen ähnl. der Trigeminusneuralgie* im Bereich der Zungenbasis, Tonsillen, des Hypopharynx u. in der Ohrregion (beim Schlucken, Sprechen od. Husten); gelegentl. Komb. von Schmerzattacken u. synkopalen Anfällen mit Asystolie od. Bradykardie bei Beteiligung des Karotissinus*-Nervs.

Glosso|plegie (↑; -plegie*) *f*: (engl.) *glossoplegia*; vollständige Lähmung der Zungenmuskulatur inf. Schädigung des N. hypoglossus; s. Hypoglossuslähmung.

Glosso|ptose (↑; -ptose*) *f*: (engl.) *glossoptosis*; Zurücksinken der Zunge (u. damit Atemwegverlegung); **Urs.:** muskuläre Hypotonie (tiefe Bewusstlosigkeit*, z. B. Narkose); Mundbodenabszess; angeb. bei Robin*-Syndrom; **Ther.:** Vorverlagerung der Zunge: manuell (z. B. Esmarch*-Heiberg-Handgriff), mit Hilfsmittel (Pharyngealtubus), evtl. op. (anteriore Nahtfixation).

Glosso|schisis (↑; gr. σχίσις Spaltung, Trennung) *f*: s. Spaltzunge.

Glosso|spasmus (↑; Spas-*) *m*: (engl.) *glossospasm*; tonischer od. klon. Krampf der Zungenmuskulatur; **Vork.:** bei Erkr. des extrapyramidalen Systems, Epilepsie. Vgl. Züngelkrampf.

glotticus (↑): zur Zunge gehörig.

Glottis (↑) *f*: s. Cavitas laryngis.

Glottis|krampf (↑): s. Laryngospasmus.

Glottis|ödem (↑; Ödem*) *n*: (engl.) *glottal edema*; Oedema glottidis; Schwellung der Stimmlippen u. i. w. S. der gesamten Kehlkopfschleimhaut (Kehlkopfödem*); **Vork.:** bei allerg. Reaktion, bei hereditärem od. durch ACE-Hemmer induziertem Angioödem, bei viraler od. bakterieller Infektion (Komplikation der Epiglottitis), nach Bestrahlung des Kehlkopfs od. posttraumatisch (z. B. Würgen); **Sympt.:** vorwiegend inspirator. Stridor, Heiserkeit, rasch zunehmende Atemnot; evtl. Schluckschmerzen, Fieber; **Ther.:** Glukokortikoide, Eiskrawatte, evtl. Antibiotika, Intubation od. Tracheotomie.

GLP: Abk. für (engl.) **g**lucagon-**l**ike **p**eptide; veraltet Enteroglucagon; gastrointestinales Peptidhormon mit ähnl. immun. Eigenschaften, aber anderen Wirkungen als Glucagon*; nach Nahrungszufuhr

Freisetzung aus L-Zellen des Ileums; **Formen: 1. GLP-1:** stimuliert Synthese u. Sekretion von Insulin*, hemmt Sekretion von Glucagon*, hemmt Magensäuresekretion, Magenentleerung u. Appetit*; Abbau durch DPP* 4; vgl. Exenatide; **2. GLP-2:** stimuliert Wachstum des Darmepithels.

Glu: Abk. für Glutaminsäure*.

Gluc-: s. a. Gluk-, Glyk-.

Glucagon (INN) *n*: (engl.) *glucagon;* syn. Glukagon; in den A-Zellen der Langerhans*-Inseln des Pankreas gebildetes Polypeptidhormon aus 29 Aminosäuren; **Regulation:** verstärkte Sekretion v. a. bei Hypoglykämie*, erhöhter Konz. best. Aminosäuren im Blut sowie durch Gastrin*, Katecholamine, Acetylcholin u. versch. Hormone (TRH, Neurotensin, VIP); Hemmung durch Somatostatin* u. Anstieg der Blutzuckerkonzentration; **Wirkung: 1.** metabol.: **a)** Erhöhung des Blutzuckers durch Förderung der Glykogenolyse* u. Glukoneogenese* in der Leber nach Bindung an membranständige Rezeptoren u. nachfolgender Induktion der jeweiligen Schlüsselenzyme sowie Verminderung der Glukoseoxidation (insulin-antagonist. Wirkung); **b)** Förderung der Lipolyse* durch Aktivierung der Fettgewebelipase; **c)** gesteigerter Proteinabbau; **2.** kardial: positiv chronotrop u. inotrop durch Beta-Rezeptoren-unabhängige Erhöhung der intrazellulären cAMP-Konz.; **3.** gastrointestinal: Relaxation der glatten Muskulatur; **Ind.: 1.** (diagn.) röntg. u. endoskop. Untersuchungen, Glucagontest*; **2.** (therap.) Hypoglykämie u. Hyperinsulinismus*. Vgl. GLP; Kohlenhydratstoffwechsel.

Glucagonom (Glyk-*; -agoga*; -agoga*) *n*: (engl.) *glucagonoma;* Glucagon* bildender, meist von den A-Zellen des Pankreas ausgehender sehr seltener neuroendokriner Tumor* (Tab. dort); **Sympt.:** Erythema* necrolyticum migrans; herabgesetzte Glukosetoleranz bis Diabetes* mellitus; häufig auch asymptomatisch.

Glucagontest (↑; ↑) *m*: selten durchgeführter Provokationstest mit i. v. Injektion von 1 mg Glucagon*; **Anw.: 1.** zur Diagn. eines Phäochromozytoms*; die Plasmakonzentration der Katecholamine* steigt über das Dreifache der Norm u. der systol. Blutdruck um mind. 20 mmHg; **cave:** Auslösung einer hypertensiven Krise; **2.** zur Überprüfung der Insulinreserve bei Diabetes* mellitus; Bestimmung von C-Peptid (s. Insulin) basal u. 3 Min. nach Injektion.

Gluck-Soerensen-Operation (Themistokles G., Chir., Berlin, 1853–1942) *f*: s. Kehlkopfoperationen.

Glucosamin *n*: Glukosamin*.

Glucuronyltransferase *f*: s. UDP-Glucuronyltransferase.

Glückshaube: s. Caput galeatum.

Gluk-: s. a. Gluc-, Glyk-.

Glukagon (Glyk-*; gr. ἄγων treibend, führend) *n*: Glucagon*.

Glukane (↑) *n pl*: (engl.) *glucans;* Polyglukosane, Sammelbez. für lineare u. verzweigte Glukose-Polymere.

Glukokinase (↑) *f*: (engl.) *glucokinase;* Abk. GK; Bez. für das in Leber u. B-Zellen des Pankreas vorkommende Isoenzym IV der Hexokinase*; phosphoryliert im Gegensatz zur ubiquitären Hexokinase ausschließl. Glukose (jedoch mit 1000-fach geringerer Affinität) ATP-abhängig zu Glukose-6-phosphat; Induktion der G. durch Insulin bewirkt gesteigerte Glykolyse* in der Leber.

Glukokortikoide (↑; Cort-*; -id*) *n pl*: (engl.) *glucocorticoids;* Glukosteroide, sog. Stresshormone; Steroidhormone* der Nebennierenrinde u. deren synthetische Analoga (synthet. Kortikoide* mit glukokortikoider Wirkung); **Formen:** unterscheiden sich hinsichtl. Wirkungsstärke u. -dauer; s. Kortikoide (Tab. dort); **1.** natürl. G.: Cortisol (Hydrocortison, physiol. wichtigstes G.), Cortison, Corticosteron u. 11-Dehydrocorticosteron; Regulation der Synthese u. Sekretion hypothalamisch-hypophysär mit ausgeprägtem zirkadianen Rhythmus: Minimum um Mitternacht u. Maximum zwischen 6–8 Uhr morgens (hier 70 % der Cortisol-Tagesproduktion); s. ACTH; **2.** synthet. G.: glukokortikoide Aktivität z. T. mit zusätzl. mineralokortikoider Wirkung (z. B. Prednison); **Wirkung:** s. Tab.; Induktion der Transkription hormonal gesteuerter Gene im Zellkern; schnelle Wirkung wahrscheinl. z. T. über Membran-Rezeptoren vermittelt, z. T. auf membranstabilisierender Wechselwirkung beruhend; **1.** Induktion der Enzyme der Glukoneogenese*; Förderung des Proteinabbaus (freigesetzte Aminosäuren z. T. Precursoren der Glukoneogenese); **2.** Erhöhung der Lipolyse* (permissiver Effekt auf Katecholamine*); **3.** antiphlogist. u. a. durch Hemmung der Phospholipase* A₂ (Senkung der zur Biosynthese der Eikosanoide* notwendigen

Glukokortikoide Wirkungen	
Funktion, Organ	Wirkung
zentrale Wirkung	Einfluss auf das Gehirn mit Veränderung des Verhaltensmusters
Hypothalamus/Hypophyse	negative Rückkopplung mit der ACTH-Sekretion
Differenzierung	Einfluss auf die Organentwicklung in der Fetalperiode (z. B. Lungendifferenzierung) sowie auf die allgemeine Embryonalentwicklung nach Metabolisierung zu fetalen Östrogenen
Stoffwechsel	spezifische Stimulation von Enzymsystemen in der Leber und anderen Organen, z. B. Förderung der Glukoneogenese aus Aminosäuren
periphere Gewebe	Hemmung der Synthese von Nukleinsäuren und Proteinen (in Muskulatur, Haut und im lymphatischen System) Induzierung verminderter Glukoseverwertung und erhöhter Lipolyse
Membranen	Stabilisierung von Membranen und Lysosomen (bei Dosen >60 mg Methylprednisolon)

Konz. an Arachidonsäure*) sowie Induktion des Transkriptionsfaktors NF-κB (aktivierte Transkription u. a. von best. Zytokinen); **4.** antiallerg., immunsuppressiv u. antiproliferativ; **5.** Erhöhung der Salzsäure-, Pepsinogen- u. Trypsinogensekretion im Magen-Darm-Trakt; **6.** kreislaufstabilisierend in hoher Konz. (verbesserte Mikrozirkulation im Schock): **a)** permissiver Effekt auf die Wirkung von Katecholaminen* inf. Vermehrung vasaler Alpha- und Beta-Rezeptoren u. Steigerung der Rezeptoraffinität (u. a. positive Inotropie); zusätzl. Hemmung der Down-Regulation nach längerer Anwendung von Sympathomimetika; **b)** Blutdruckerhöhung durch Steigerung des extrazellulären Volumens (mineralokortikoide Wirkung); **klin. Bedeutung:** s. Cushing-Syndrom; **Ind.:** **1.** (therap.) Nebennierenrindeninsuffizienz* (Substitutionstherapie); Autoimmunerkrankungen (z. B. rheumatoide Arthritis*), allerg. Erkr. (z. B. anaphylakt. Schock*, Urtikaria*), Blutkrankheiten (z. B. Werlhof*-Krankheit), Erkr. des Magen-Darm-Trakts (z. B. Colitis* ulcerosa), der Leber, der Lungen (z. B. Asthma* bronchiale), der Haut u. Augen; bei Organtransplantation (in Komb. mit Immunsuppressiva), Malignom (in Komb. mit Zytostatika); Hirndrucksteigerung* bei Hirntumor u. a.; **2.** (diagn.) s. Dexamethason-Hemmtest; **Kontraind.:** system. Anw.: u. a. Ulcus duodeni u. Ulcus ventriculi (v. a. in Kombination mit NSAR*), schwere Osteoporose, Herpesinfektion, Systemmykose, Glaukom, Schädelhirntrauma*; **UAW:** bei system. Langzeittherapie **1.** Suppression der endogenen Cortisolsekretion, Cushing*-Syndrom, Steroidulkus*, Ödeme, art. Hypertonie, Petechien, Steroidakne, Steroiddiabetes*, Steroidkatarakt*, Steroidmyopathie*, Steroidosteoporose*, erhöhtes Infektionsrisiko; bei top. Langzeittherapie u. a. Hautatrophie, je nach Dosis u. Fläche auch system. Wirkungen; **2.** Cortisonentzugssyndrom bei abruptem Abbruch der Langzeittherapie als Folge der erworbenen Nebennierenrindeninsuffizienz (vgl. Pseudorheumatismus).

Gluko|neo|genese (↑; Neo-*; -genese*) *f*: (engl.) *gluconeogenesis*; Neusynthese von Glukose in Leber (90 %) u. Niere aus Nicht-Kohlenhydratvorstufen, z. B. glukoplastischen Aminosäuren* (die v. a. bei Hunger aus abgebautem Muskelprotein stammen), Laktat (aus Erythrozyten u. anaerobem Muskelstoffwechsel; vgl. Cori-Zyklus) u. Glycerol (aus der Lipolyse); die G. ist formal die Umkehrung der Glykolyse* (Abb. dort), jedoch werden dabei 3 irreversible **Reaktionen** (Hexokinase, Phosphofruktokinase, Pyruvatkinase) durch folgende spezif. glukoneogenetische Enzyme umgangen: **1.** Phosphoenolpyruvat (Abk. PEP) wird aus Pyruvat über Oxalacetat gebildet: Das von der Laktatdehydrogenase* gebildete Pyruvat wird nach Einschleusung in Mitochondrien unter ATP-Spaltung von der Pyruvatcarboxylase* zu Oxalacetat carboxyliert; nach Ausschleusung in das Zytoplasma decarboxyliert u. phosphoryliert die Phosphoenolpyruvat-Carboxykinase Oxalacetat GTP-abhängig zu PEP. **2.** Die Fruktose-1,6-Bisphosphatase katalysiert die Abspaltung des Phosphatrests von Fruktose-1,6-bisphosphat, so dass Fruktose-6-phosphat entsteht. **3.** Die im endoplasmat. Retikulum memb-

ranständige Glukose-6-Phosphatase hydrolysiert Glukose-6-phosphat zu Glukose u. anorg. Phosphat.

Glukon|säure *f*: (engl.) *gluconic acid*; Dextronsäure; eine aus Glukose durch Oxidation an C-1 entstehende Polyhydroxycarbonsäure; Entstehungswege: **1.** (chem.) durch milde Oxidationsmittel; **2.** (labormed.) enzymat. durch Dehydrierung mit Hilfe der Glukoseoxidase*; **3.** (biochem.) als Glukonsäure-6-phosphat (Metabolit des Pentosephosphatweges*) aus Glukose-6-phosphat. **Anw.:** Salze der G. (Glukonate) werden in pharmaz. Zubereitungen verwendet.

Gluko|pyranose *f*: (engl.) *glucopyranose*; cycl. Glukose*; s. Pyranose.

Glukos|amin *n*: (engl.) *glucosamine*; 2-Amino-2-desoxy-D-glukose; physiol. Aminozucker* (C2-Amin der D-Glukose); **Ind.:** leichte bis mittelgradig schwere Gonarthrose* (symptomat. p. o. Ther.); **Kontraind.:** Schalentierallergie; **UAW:** meist gastrointestinal (z. B. Übelkeit, Obstipation, Diarrhö).

Glukose (Glyk-*) *f*: (engl.) *glucose*; Abk. G; syn. Traubenzucker, Dextrose, D-Glucopyranose; $C_6H_{12}O_6$, M_r 180; Monosaccharid (Aldohexose, Pyranose), dreht polarisiertes Licht nach rechts u. reduziert Fehling-Probe. Das asymmetr. Zentrum an C-1 bedingt, je nach Stellung der OH-Gruppe, die 2 anomeren Formen α-D-G. u. β-D-G., die in Lösung durch Mutarotation* im Gleichgewicht stehen. **Vork.:** in freier Form in süßen Früchten, im Pflanzensaft, Honig, tier. Gewebe u. Blut (Blutzucker); als Bestandteil von Oligo-, Poly- (z. B. Stärke, Glykogen, Zellulose) u. Disacchariden (z. B. Saccharose, Maltose, Zellobiose), in vielen Glykosaminoglykanen, Glykoproteinen* u. Glykolipiden*. G. ist das quantitativ wichtigste Monosaccharid im Kohlenhydratstoffwechsel*. **Anw.:** z. B. parenterale Ernährung, Ther. u. Proph. der Dehydratation, Ther. des hypoglykämischen Schocks; **Nachw.** im Blut: s. Blutzucker-Bestimmungsmethoden. Vgl. Referenzbereiche (Tab. dort).

Glukose-6-phosphat (↑) *n*: (engl.) *glucose-6-phosphate*; Abk. G-6-P; an C-6 phosphorylierte Glukose*; Intermediärprodukt im Kohlenhydratstoffwechsel*.

Glukose-6-Phosphatase (↑) *f*: (engl.) *glucose-6-phosphatase*; ein Schlüsselenzym der Glukoneogenese* u. der Glykogenolyse*, das v. a. in der Leber Glukose-6-phosphat dephosphoryliert; erbl. Mangel an G.-6-P. verursacht Glykogenose Typ Ia (s. Glykogenosen, Tab. dort).

Glukose|belastung (↑) *f*: s. Glukosetoleranztest.

Glukose|bestimmung (↑) *f*: s. Blutzucker-Bestimmungsmethoden.

Glukose-Fett|säure-Zyklus (↑; Zykl-*) *m*: Randle*-Zyklus.

Glukose-Galaktose-Mal|ab|sorption (↑; Galakt-*; Mal-*; Absorption*) *f*: (engl.) *glucose-galactose malabsorption*; autosomal-rezessiv erbl. Transportdefekt für Glukose u. Galaktose in der Darmschleimhaut (Genlocus 22q13.1); **Sympt.:** im Säuglingsalter beginnende, osmotisch bedingte Diarrhö, milde Glukosurie, Hypoglykämie, Entwicklungsverzögerung; **Ther.:** glukose- u. galaktosearme Ernährung (ersatzweise v. a. Fruktose). Vgl. Kohlenhydratmalabsorption.

Glukose-Insulin|toleranz|test (↑) *m*: s. Insulin-Glukosetoleranztest.

Glukose|oxidase (↑) *f*: (engl.) *glucose oxidase*; Abk. GOD; (labormed.) Enzym, das FAD-abhängig die Oxidation freier Glukose an C-1 katalysiert; nach H_2O-Anlagerung entsteht Glukonsäure u. H_2O_2. Vgl. Blutzucker-Bestimmungsmethoden.

Glukose|oxidase-Per|oxidase-Methode (↑) *f*: s. Blutzucker-Bestimmungsmethoden.

Glukose-1-phosphat (↑) *n*: Abk. G-1-P; s. Glykogenese.

Glukose-Phosphat-Amino|säure-Dia|betes (↑; Diabet-*) *m*: s. Debré-Toni-Fanconi-Syndrom.

Glukose-6-phosphat-De|hydro|genase (↑) *f*: (engl.) *glucose-6-phosphate dehydrogenase*; Abk. G-6-PDH, GPDH; Schlüsselenzym im Pentosephosphatweg*, das Glukose-6-phosphat mit $NADP^+$ zu 6-Phosphoglukonolakton oxidiert; bisher sind ca. 250 Varianten bekannt, die zu Glukose-*-6-phosphat-Dehydrogenasemangel führen können.

Glukose-6-phosphat-De|hydro|genase|mangel (↑): (engl.) *glucose-6-phosphate dehydrogenase deficiency*; Abk. G-6-PDH-Mangel; X-chromosomal erbl. Form der Erythrozytenenzymopathien*, bei der die Bildung von $NADPH_2$ u. die Reduktion von oxidiertem Glutathion* in den Erythrozyten vermindert ist; oxidiertes Glutathion kann zur Schädigung der Erythrozyten (Hämolyse*) u. zur Bildung von Methämoglobin (Methämoglobinämie*) mit Heinz*-Innenkörperchen führen. Durch best., Glutathion-Oxidation steigernde Arzneimittel (z. B. Primaquin) od. Nahrungsmittel (z. B. Favabohnen, sog. Favismus*) kann akute Hämolyse ausgelöst werden. **Vork.:** v. a. in Gebieten mit endem. Malaria*; leicht erhöhte Resistenz gegenüber Malaria bei G-6-PDH-Mangel.

Glukose-6-phosphat-Iso|merase (↑) *f*: (engl.) *glucose-6-phosphate isomerase*; Enzym der Glykolyse*, das Glukose-6-phosphat zu Fruktose-6-phosphat reversibel umsetzt; **klin. Bedeutung:** früher Parameter zur Verlaufs- u. Therapiekontrolle maligner Tumoren u. Liquordiagnostik bakterieller Meningitiden; **Bestimmung:** im optischen Test* mit Glukose-6-phosphat-Dehydrogenase als Indikatorenzym. Vgl. Kohlenhydratstoffwechsel.

Glukose|schwelle (↑): (engl.) *glucose threshold*; altersabhängige Blutzuckerkonzentration, ab der es zu Glukosurie* kommt; **Referenzwert:** 10 mmol/l bzw. 180 mg/dl.

Glukose-Toleranz|faktor (↑) *m*: (engl.) *glucose tolerance factor*; Abk. GTF; biol. aktiver organ. Komplex, der stimulierend auf Insulin-Rezeptoren wirkt u. wahrscheinl. Cr(III) enthält; GTF-Mangel soll zu verminderter Glukosetoleranz führen. Besonders reich an GTF ist Hefe.

Glukose|toleranz, gestörte (↑; Toleranz*): (engl.) *impaired glucose tolerance (Abk. IGT)*; labordiagn. definiertes (präklin.) Stadium zwischen physiol. Glukosestoffwechsel u. Diabetes* mellitus; **Diagn.:** oraler Glukosetoleranztest* (Tab. dort); **klin. Bedeutung:** häufig Vorstadium von Diabetes mellitus Typ 2 (falls Kriterien eines Diabetes mellitus nicht erfüllt sind); Übergang in Diabetes mellitus häufig, aber nicht unvermeidlich, insbes. bei passageren Störungen wie Glukokortikoid-Therapie; Ausdruck einer Insulinresistenz* jeglicher Urs.; zus. mit eingeschränkter od. gestörter Insulinsekretionsleistung, abzugrenzen von abnormer Nüchternglukose* (mehr Ausdruck der Insulinsekretionsstörung).

Glukose|toleranz|test (↑) *m*: (engl.) *glucose tolerance test*; Abk. GTT; labordiagn. Verfahren zur Erkennung u. Differenzierung des Diabetes* mellitus u. der (präklin.) pathol. Glukosetoleranz (gestörte Glukosetoleranz*, abnorme Nüchternglukose*) durch Bestimmung der Blutzuckerkonzentration nüchtern sowie nach Belastung mit Glukose od. Oligosacchariden; **Formen:** 1. oraler GTT (Abk. oGTT): Glukosebestimmung in Blut nach mind. 3 Tagen kohlenhydratreicher Ernährung (≥150 g KH/d) nüchtern sowie 1, 2 (evtl. 3) Std. nach oraler Gabe von 75 g Glukose in 250–300 ml Wasser (Kinder erhalten 1,75 g/kg Körpergewicht, maximal 75 g); Durchführung ohne Muskelanstrengung in Ruhe, bei Frauen Abstand von mind. 3 Tagen zur Menstruation; Auswertung: s. Tab.; 2. intravenöser GTT bei Verdacht auf Störung der enteralen Glukoseresorption (z. B. nach Magenteilresektion, bei Enteritis) od. prädiktiv (s. Prädiabetes). Vgl. Insulin-Glukosetoleranztest.

Glukose|trans|porter (↑; Transport*) *m pl*: (engl.) *glucose transporter*; Abk. GLUT; Transmembranglykoproteine mit 12 Subtypen (GLUT1–12) unterschiedl. Gewebespezifität, die den Transport* von Glukose u. anderen Hexosen durch Zellmembranen ermöglichen.

Glukose|transporter-1-Mangel (↑; ↑) *n*: (engl.) *glucose transporter 1 deficiency*; autosomal-dominant erbl. od. sporadisch auftretende Erkr. mit Glukosemangel im Gehirn inf. eines Defekts des für den Glukosetransport durch die Blut*-Hirn-Schranke zuständigen Glukosetransporters Typ 1 (Abk. GLUT1), der auf einer Mutation im GLUT1-Gen (Genlocus 1p35-p31.3) beruht; **Sympt.:** Hypotonie, Krampfanfälle, extrapyramidale Sympt., mentale Retardierung; **Diagn.:** Glukosebestimmung in Blut (normal) u. Liquor cerebrospinalis (erniedrigt), Bestimmung der Glukoseaufnahme in Erythrozyten, molekulargenet. Nachweis des Gendefekts; **Ther.:** zur Bildung von Ketonkörpern* führende Diät.

Glukosidasen (↑) *f pl*: (engl.) *glucosidases*; Untergruppe der Glykosidasen*; glykosid. Bindungen spaltende Hydrolasen; **Vork.:** in reifen Früchten, Mikroorganismen (u. a. Hefe), Mukosa des Dünndarms; **Einteilung:** 1. α-1,4-G.; hydrolysieren z. B. Maltose, Saccharose; 2. β-1,4-G.; hydrolysieren z. B. β-Glukoside wie Zellobiose, Gentiobiose. Alphaglukosidase*-Inhibitoren wirken hemmend auf intestinale G., verzögern dadurch die Aufnahme von Monosacchariden u. reduzieren die postprandialen Blutzuckerspiegel-Spitzen. Vgl. Disaccharidasen.

Glukoside (↑) *n pl*: (engl.) *glucosides*; Glykoside*, die als Zucker nur Glukose enthalten.

Gluko|steroide (↑; Stereo-*; -id*) *n pl*: s. Glukokortikoide.

Glukos|urie (↑; Ur-*) *f*: (engl.) *glucosuria*; syn. Glykosurie; erhöhte Ausscheidung von Glukose* im Harn (>200 mg/24 Std. od. 0,8 mmol/l bzw. 15 mg/dl); **Vork.:** v. a. bei Diabetes* mellitus, nach kohlenhydratreicher Mahlzeit (sog. prärenale G.

Glutamat-Pyruvat-Transaminase

Glukosetoleranztest
Blutzuckerkonzentration vor und nach 75 g Glukose oral

Befund		nüchtern[1]		nach 2 Stunden	
		mmol/l	mg/dl	mmol/l	mg/dl
normale Glukosetoleranz	PG	<5,6	<100	<7,8	<140
	kV	<5,0	<90	<7,8	<140
abnorme Nüchternglukose	PG	5,6 – 6,9	100 – 125		
	kV	5,0 – 6,0	90 – 109		
gestörte Glukosetoleranz	PG	<7,0	<126	7,8 – 11,0	140 – 199
	kV	<6,1	<110	7,8 – 11,0	140 – 199
Diabetes mellitus	PG	≥7,0	≥126	≥11,1	≥200
	kV		≥6,1	≥110	≥11,1	≥200

PG: Plasmaglukose; kV: kapilläres Vollblut;
[1] mindestens 8 Stunden keine Kalorienzufuhr

bei Überschreiten der Glukoseschwelle*) bei renaler G. od. pharmak. bedingt; **Nachw.**: Teststreifen auf der Basis der Glukoseoxidase-Methode (s. Blutzucker-Bestimmungsmethoden); falsch negative Ergebnisse nach Stehenlassen des Urins bei Raumtemperatur durch bakteriellen Glukoseabbau.

Glukos|urie, renale (↑; ↑) *f*: (engl.) *renal glucosuria*; erhöhte Glukoseausscheidung im Harn (s. Glukosurie) bei normalem Blutzuckergehalt u. ohne diabet. Stoffwechsellage; **Urs.:** 1. Verminderung der tubulären Rückresorption in den Nierentubuli: **a)** angeboren bei sog. Diabetes renalis (Glomerulusfiltrat u. Blutzuckergehalt normal); Genloci 16p11.2, 6p21.3, Defekt des Natrium-D-Glukose-Cotransporters; **Klin.:** erniedrigte Schwelle für die D-Glukose-Rückresorption im proximalen Tubulus der Niere; homozygote Merkmalsträger scheiden tägl. ca. 50 g D-Glukose im Urin aus; **b)** erworben v. a. bei org. Nierenschädigung (z. B. Glomerulonephritis*, Pyelonephritis*, Schockniere od. Intoxikation); **2.** Zunahme der filtrierten Glukosemenge durch Erhöhung des Glomerulusfiltrats u. Minderung der Resorption in der Schwangerschaft (Schwangerschaftsglukosurie). Vgl. Gestationsdiabetes; Diabetes mellitus; Debré-Toni-Fanconi-Syndrom.

Glukosyl|ceramid (↑) *n*: (engl.) *glucosyl ceramide*; einfaches Glykolipid aus Ceramid, das glykosidisch mit Glukose verbunden ist; s. Cerebroside.

Gluk|uronide *n pl*: (engl.) *glucuronides*; Glykoside* der Glukuronsäure*, die in der Leber i. R. der Biotransformation* durch Koppelung (Konjugation) von Xenobiotika od. körpereigenen Substanzen (z. B. Hormone, Bilirubin) mit UDP-Glukuronsäure entstehen (UDP*-Glukuronyltransferase); G. sind im Allg. physiol. inaktiv u. wasserlösl., werden über Harn od. Galle ausgeschieden.

Gluk|uron|säure: (engl.) *glucuronic acid*; auch Glykuronsäure; entsteht enzymat. durch Oxidation von Glukose an C-6: aus UDP-Glukose (sog. aktive Glukose) wird UDP-G. (sog. aktive G.) gebildet; **Bedeutung:** 1. Bildung von Glukuroniden* i. R. der Biotransformation*; **2.** Ausgangsverbindung für die Ascorbinsäure-Biosynthese (nicht beim Menschen); **3.** G. u. ihre isomere Verbindung Iduronsäure sind Bestandteile von Glykosaminoglykanen*, z. B. Hyaluronsäure* u. Chondroitinsulfaten*.

Glutae-: Wortteil mit der Bedeutung Gesäß, Hinterbacke; von gr. γλουτός.

Glut|amat *n*: (engl.) *glutamate*; Salz der Glutaminsäure*; exzitatorischer Neurotransmitter* an mind. 5 versch. Rezeptortypen: NMDA- (Abk. für N-Methyl-D-aspartat), AMPA- (Abk. für α-Amino-3-hydroxy-5-methyl-4-isooxazolpropionat) u. Kainat-Rezeptor sind Ionenkanäle, m-Glu$_1$- u. m-Glu$_2$-Rezeptor aktivieren G*-Proteine. Glutamaterg sind viele kortikale Projektionen (zum Hippocampus, Thalamus u. zu den Basalganglien), die an der Vermittlung von Sinneswahrnehmungen, der Modulation der Motorik sowie an höheren Gehirnfunktionen wie Lernen u. Gedächtnis beteiligt sind. Vgl. China-Restaurant-Syndrom.

Glut|amat|de|hydro|genase *f*: (engl.) *glutamate dehydrogenase*; Abk. GLDH; allosterisch regulierte Oxidoreduktase, die mit NAD$^+$ od. NADP$^+$ als Coenzym v. a. i. R. des hepatischen Ammoniakstoffwechsels bei Azidose L-Glutamat oxidativ zu Alphaketoglutarat u. NH$_4^+$ (Ammoniak*) desaminiert; NH$_4^+$ wird in der Leber zur Biosynthese von Harnstoff* genutzt; läppchenzentrale, in der sauerstoffärmeren Zone 3 gelegene Hepatozyten weisen die höchste GLDH-Konz. auf; **Bestimmung:** durch photometrische Messung von NADH; **Vork.:** erhöhte Werte im Plasma/Serum v. a. bei Schädigung der läppchenzentralen Hepatozyten durch Hypoxie (vor allem Rechtsherzinsuffizienz) od. Fremdstoffe; in der klin. Praxis mangels diagn. Zugewinn ungebräuchl., historisch wurde bei einem Schmidt-Quotienten [(AST + ALT)/GLDH] eine schwere Leberzellschädigung diagnostiziert. Vgl. Leberfunktionstest; vgl. Citratzyklus (Abb. dort).

Glut|amat-Oxal|acetat-Trans|aminase *f*: (engl.) *glutamic-oxaloacetic transaminase*; Abk. GOT; alte Bez. für Aspartataminotransferase*.

Glut|amat-Pyruvat-Trans|aminase *f*: Abk. GPT; alte Bez. für Alaninaminotransferase*.

Glut|am<u>a</u>t|zyklus *m*: (engl.) *glutamate cycle*; Entgiftung von Ammoniak* in perivenösen Zellen der Leber unter Umsetzung von Glutaminsäure* zu Glutamin*; vorwiegend wird Ammoniak in der Periportalzone durch den Harnstoffzyklus* eliminiert. Bei Mangel an Bicarbonat, d. h. bei nicht respiratorischer Azidose*, erfolgt eine Umstellung vom Harnstoffzyklus auf den G. zur Ammoniakentgiftung.

Glut|am<u>i</u>n *n*: (engl.) *glutamine*; Abk. Gln, Glu(NH$_2$), Q; 2-Aminoglutarsäure-5-amid; proteinogene Aminosäure*, Amid der Glutaminsäure*; zentraler Metabolit im Stickstoffmetabolismus der Pflanzen u. Tiere; Aminogruppendonor bei vielen biochem. Reaktionen (z. B. Transaminierung*, Purin-, Tryptophan-, Glukosaminsynthese); **Glutaminsynthetase** katalysiert Amidbildung aus Glutaminsäure u. NH$_4^+$ unter ATP-Verbrauch u. dient damit v. a. in der Muskulatur der Ammoniakentgiftung.

Glut|aminase *f*: Hydrolase, die Glutamin* in Glutaminsäure u. Ammoniak spaltet; bes. in der Niere dient Ammoniak der Resorption von Kalium- u. Natriumionen.

Glut|am<u>i</u>n|säure: (engl.) *glutamic acid*; Abk. Glu, E; α-Aminoglutarsäure, 2-Aminopentandisäure*, proteinogene Aminosäure, die biosynthet. durch Transaminierung aus Alphaketoglutarsäure entsteht; Synthese v. a. in Leber, Niere, Gehirn u. Lunge; Abbau im Citratzyklus nach Transaminierung zu Alphaketoglutarsäure od. Decarboxylierung zu 4-Aminobuttersäure, die weiter zu Bernsteinsäure umgesetzt wird; **Bedeutung:** Vorstufe der Biosynthesen von GABA, Ornithin, Prolin, Hydroxyprolin; Baustein der Folsäure; Neurotransmitter (s. Glutamat); als Natriummonoglutamat Geschmacksverstärker in der Lebensmittelindustrie (vgl. China-Restaurant-Syndrom).

Glut|am<u>i</u>n|säure-5-semi|aldehyd *m*: (engl.) *glutamic acid 5-semialdehyde*; Zwischenprodukt bei Biosynthese u. Abbau von Prolin* u. Ornithin*.

Glutar<u>a</u>l (INN) *n*: (engl.) *glutaral*; syn. Pentandial, Glutaraldehyd; Desinfektionsmittel mit bakterizider, fungizider u. viruzider Wirkung; **Verw.:** zur Desinfektion von Instrumenten (z. B. Endoskope).

Glutar|az<u>i</u>d|ur<u>i</u>e (Ur-*) *f*: (engl.) *glutaric aciduria*; syn. Glutarazidämie; autosomal-rezessiv erbl. Erkr. des Tryptophan-, Lysin- u. Hydroxylysinstoffwechsels mit Ausscheidung von Glutarsäure im Urin; **Formen: G. I:** Defekt der mitochondrialen Glutaryl-CoA-Dehydrogenase (Genlocus 19p13.2) führt zur Abbaustörung von Tryptophan, Lysin u. Hydroxylysin. Sympt.: inf. Nervenzellverlust in Basalganglien kommt es zu progressiver Dystonie, Dysarthrie, Enzephalopathie (Agyrie), Optikusatrophie, schwerer geistiger Retardierung u. Makrozephalie (z. T. schon intrauterin). Diagn.: massive Ausscheidung von Milchsäure u. Glutarsäure, OH-Glutarsäure u. Glutaconsäure im Urin u. Vermehrung deren Carnitinester im Blut (Erfassung von C5DC mit Tandem*-Massenspektrometrie-Screening; s. Acylcarnitin, Tab. dort), keine Hypoglykämie; Pränataldiagnostik* ist möglich. Ther.: Lysin- u. Tryptophan-reduzierte Diät, Gabe von Carnitin, Pharmaka zur Unterdrückung der neurol. Sympt. (z. B. GABA-Analoga); **G. II** (syn. multipler Acyl-CoA-Dehydrogenasemangel): Störung im Aminosäurestoffwechsel wie beim G. I ist der Abbau der Fettsäuren betroffen. 3 Subtypen (IIa: Genlocus 15q23-q25; IIb: Genlocus 19q13.3; IIc: Genlocus 4q32-qter); Vork. als milde u. schwere, meist im Neugeborenenalter bereits letal verlaufende Form; Sympt.: postpartal Hypotonie, Apnoe, schwere nicht respiratorische Azidose, Hypoglykämie, Hyperammonämie*, große zystische Nieren, Gesichtsdysmorphien, Genitalanomalien; Diagn.: Störung des Elektronentransports mit massiver Ausscheidung von Milchsäure, Glutarsäure, Ethylmalonsäure, Adipinsäure, Buttersäure, Methylbuttersäure u. a. im Urin u. Vermehrung des Carnitinester im Blut (Erfassung von C4, C5DC u. a. mit Tandem*-Massenspektrometrie; s. Acylcarnitin, Tab. dort); Pränataldiagnostik ist möglich. Ther.: Versuch mit protein- u. fettreduzierter Diät, Gabe von Riboflavin, Glycin u. Carnitin; **G. III:** sehr selten vorkommender autosomal-rezessiv erbl. Defekt der peroxisomalen Glutaryl-CoA-Oxidase; Sympt.: Entwicklungsverzögerung; Diagn.: hohe Konz. von Glutarsäure im Urin; vgl. Enzymopathien.

Glutar|säure: (engl.) *glutaric acid*; 1,3-Propandicarbonsäure; Salze: Glutarate; als 3-Hydroxy-3-methylglutaryl-CoA Metabolit der Ketogenese (s. Ketonkörper).

Gluta|thion *n*: (engl.) *glutathione*; Tripeptid; biol. Redoxsystem* (reduzierte Form: Glutathionsulfhydryl, Abk. GSH; oxidierte Form: Glutathiondisulfid, Abk. GSSG), das als Coenzym, Cofaktor, Substrat u. Antioxidans wirkt; schützt in Zellen Enzyme mit Sulfhydrylgruppen vor Oxidation; GSH reduziert in Erythrozyten Methämoglobin u. entstehende Peroxide (katalysiert durch Glutathionperoxidase, Cofaktor Selen; bei Mangel evtl. Hyperbilirubinämie* des Neugeborenen). Regeneration von GSH erfolgt durch die NADPH-abhängige Glutathionreduktase (bei Mangel evtl. hämolyt. Anämie). Durch Glutathion-S-Transferase (bes. in Leber u. Niere) bildet G. mit elektrophilen, hydrophoben Xenobiotika (z. B. Paracetamol, org. Halogenverbindungen) i. R. der Biotransformation* z. T. inaktive Konjugate, aus denen durch Hydrolyse der Tripeptidkette (v. a. in der Niere) wasserlösl., leicht eliminierbare Mercaptursäuren entstehen (Entgiftung od. Giftung durch erhöhte Nephrotoxizität). Biosynthese in 2 ATP-abhängigen Schritten: aus Glutaminsäure u. Cystein entsteht durch Katalyse der γ-Glutamylcysteinsynthetase γ-Glutamylcystein, das durch Glutathionsynthetase mit Glycin zu GSH verknüpft wird. Vgl. Erythrozytenenzymopathien; Antioxidanzien.

Glutathion-Insul<u>i</u>n-Trans|hydro|genase *f*: (engl.) *glutathione-insulin transhydrogenase*; Enzym, das Insulin* durch Reduktion der Disulfidbrücken inaktiviert; **Vork.:** in Leber, Nieren u. Muskeln.

Gluteal|re|flex (Glutae-*; Reflekt-*) *m*: (engl.) *gluteal reflex*; Fremdreflex; bei Bestreichen der Gesäßbacken kommt es zur Kontraktion der Gesäßmuskulatur (Mm. glutei); Reflexzentrum in Höhe des Segments L 4–S 1. Vgl. Reflexe.

Gluteline *n pl*: (engl.) *glutelins*; Glutenine; Getreideproteine, die bis zu 45 % Glutaminsäure* enthalten; s. Gluten, Oryzenin.

Gluten *n*: (engl.) *gluten*; syn. Klebereiweiß; in vielen Getreidearten (Weizen, Roggen, Gerste, Hafer u. a.) vorkommende Getreideproteine; bestehen etwa zu gleichen Teilen aus Prolaminen* u. Glutelinen*; bewirken (durch Prolamingehalt) Backfähigkeit des Mehls. Vgl. Zöliakie (Tab. 2 dort).
Glutenine *n*: s. Gluteline.
Glutin *n*: (engl.) *glutin*; Proteingemisch, das bei Hitzedenaturierung von Kollagen* entsteht; **Verw.:** techn. als G.-Leim in der Holzverarbeitung. Vgl. Gelatine.
glutinosus (lat.): klebrig, zäh.
Gly: Abk. für Glycin*.
Glyc-: s. a. Glyz-, Glyk-, Gluc-, Gluk-.
Glyceral *n*: (engl.) *glyceraldehyde*; syn. Dihydroxypropanal, Glycerolaldehyd; $HOCH_2—CHOH—CHO$; von Glycerol* abgeleitete Triose mit Aldehydgruppe (Aldose); G. ist Bezugssystem opt. aktiver Monosaccharide (s. Isomerie), entsteht beim Abbau von Fruktose* u. ist als phosphoryliertes D-G. Metabolit der Glykolyse*.
Glycer|al-3-phosphat-De|hydro|gen|ase *f*: (engl.) *glyceraldehyde phosphate dehydrogenase*; Abk. GAPDH; Enzym der Glykolyse*, das NAD^+-abhängig Oxidation u. Phosphorylierung von Glyceral-3-phosphat zu 1,3-Bisphosphoglycerat katalysiert.
Glyceride *n pl*: Acylglycerole*.
Glycerol (INN) *n*: (engl.) *glycerol*; syn. Glyzerin; Trihydroxypropan; $HOCH_2—CH(OH)—CH_2OH$; 3-wertiger Alkohol, der mit Fettsäuren Acylglycerole* bildet; alkohol. Komponente sämtl. natürl. Fette, fetter Öle u. Phosphatide; dicke, farblose, süß schmeckende Flüssigkeit, Nebenprodukt der alkohol. Gärung; **Ind.:** u. a. Obstipation (Laxans mit Steigerung der rektalen Motilität u. des Defäkationsreizes; Anw. als Klistier) u. Hirndrucksteigerung* (Anw. system. i. R. der Osmotherapie); vgl. Nervenblockade; **UAW:** u. a. lokale Irritation.
Glycerol|agar *m*: Nährboden mit Glycerol zur Züchtung von Mycobacterium tuberculosis*, Brucella* u. Burkholderia* mallei.
Glycerol|in|jektion *f*: (engl.) *glycerol injection*; (neurochir.) perkutane Injektion von wasserfreiem Glycerol* in das Ganglion* trigeminale (nach Punktion durch das Foramen* ovale der Schädelbasis) in Lokalanästhesie bei Trigeminusneuralgie* mit unzureichendem pharmak. Erfolg zur neurolyt. Nervenblockade*; weniger traumat. (geringere Belastung des Pat.) als Thermokoagulation* des Ganglion trigeminale u. daher ggf. besser wiederholbar; **Kompl.:** Rezidive (30–40 % der Fälle); Anaesthesia* dolorosa u. Keratitis* neuroparalytica seltener als bei Thermokoagulation.
Glycerol-3-phosphat-De|hydro|gen|ase *f*: (engl.) *glycerol-3-phosphate dehydrogenase*; Abk. GDH; Oxidoreduktase, die NAD^+-abhängig Glyceron-3-phosphat zu Glycerol-3-phosphat reduziert; verbindet Kohlenhydrat- u. Fettstoffwechsel.
Glycerol|tri|nitrat *n*: s. Nitroglycerol.
Glyceron *n*: (engl.) *glycerone*; syn. Dihydroxyaceton; $CH_2OH—CO—CH_2OH$; Ketose; als Glyceron-3-phosphat Zwischenprodukt der Glykolyse*.
Glycero|phospho|lipide *n pl*: s. Phosphatide.
Glycin *n*: (engl.) *glycine*; Abk. Gly, G; veraltet Glykokoll; Aminoessigsäure; einfachste u. einzige nicht optisch aktive proteinogene Aminosäure*; süßer Geschmack; **Vork.:** z. B. in Hippursäure, Glutathion u. Glykocholsäuren. G. fungiert als inhibitor. Neurotransmitter* in Rückenmark u. Hirnstamm (Kontrolle der Motorik) u. als Ligand für einen dem $GABA_A$-Rezeptor ähnl. Cl^--Kanal, der durch Strychnin* selektiv blockiert wird.
Glycinose (Glyk-*; -osis*) *f*: (engl.) *nonketotic hyperglycinemia*; veraltete Bez. für isolierte nichtketotische Hyperglycinämie*.
Glyco|delin *n*: (engl.) *glycodelin*; syn. Plazentaprotein 14 (Abk. PP14); Schwangerschaftsprotein (Glykoprotein) mit immunsuppressiver u. kontrazeptiver Wirkung; **Formen:** 1. G. A in Endometrium, Amnionflüssigkeit, Ovar u. Ovarialtumoren*; 2. G. B in Seminalplasma u. Samenblase.
Glyco|pyrr|onium|bromid (INN) *n*: (engl.) *glycopyrronium bromide*; Anticholinergikum mit v. a. peripherer Wirkung; **Ind.:** Prämedikation bei Narkose, Spasmen des Gastrointestinaltrakts u. a.; s. Parasympatholytika.
Glycyl|cycline *n pl*: (engl.) *glycylcyclines*; Substanzklasse der Breitband-Antibiotika*; Derivate der Tetracycline*, die 2 wesentl. Resistenzmechanismen der Tetracycline (Efflux u. ribosomale Schutzmechanismen) umgehen; **Wirkungsmechanismus:** binden 5-mal effektiver als Tetracycline an 30S-Untereinheit der Ribosomen u. hemmen Translation u. damit der bakteriellen Proteinbiosynthese. **Wirkungsspektrum:** zahlreiche grampositive, gramnegative, aerobe, anaerobe, atypische Erreger sowie multiresistente Erreger (z. B. MRSA*). Vgl. Tigecyclin.
Glyk-: auch Glyc-, Gluc-, Gluk-; Wortteil mit der Bedeutung süß; von gr. γλυκύς.
Glyk|ämie (↑, -ämie*) *f*: (engl.) *glycemia*; Bez. für den Glukosegehalt des Bluts; s. Hyperglykämie; Hypoglykämie.
Glykane (↑) *n pl*: Polysaccharide*.
Glyko|chol|säure (↑, Chol-*): s. Gallensäuren.
Glyko|gen (↑, -gen*) *n*: (engl.) *glycogen*; sog. tier. Stärke; Homoglykan aus D-Glucose in α-1,4- u. α-1,6-glykosidischer Bindung; stark verzweigtes wasserlösl. Makromolekül (M_r 1–20 Mio.); **Nachw.:** qualitativ durch Braunfärbung mit Iod; quantitativ durch enzymat. Hydrolyse; **Bedeutung:** Kurzzeitspeicherung von Glukose bei Überangebot in osmotisch inaktiver Form; Hauptspeicherorte: Leber (ca. 150 g) u. Muskel (ca. 300 g); Leberglykogen dient v. a. der Regulation der Blutzuckerkonzentration, Muskelglykogen als Energiereserve. **Aufbau:** Glykogenese*; **Abbau:** Glykogenolyse*. Vgl. Glykogenosen.
Glyko|genese (↑, -genese*) *f*: (engl.) *glycogenesis*; Glykogensynthese; Biosynthese von Glykogen* aus Glukose im tier. Organismus; Glukose wird ATP-abhängig von Hexokinase od. Glukokinase am C-6 phosphoryliert, zu Glukose-1-phosphat isomerisiert (Phosphoglukomutase) u. nach Übertragung von UDP aus UTP (Glukose-1-phosphat-Uridyltransferase) zu UDP-Glukose. Bei Neusynthese von Glykogen bindet das katalytisch wirksame Glykogenin die ersten 8 UDP-Glukosemoleküle, danach verknüpft die Glykogensynthase UDP-Glukose mit dem so gebildeten Startermolekül (Grenzdextrin) α-1,4-glykosidisch zu einem linearen Glukosepolymer. Das Branching-Enzym katalysiert die

Bildung der α-1,6-Verzweigungen, indem es eine 1,4-Bindung löst u. die Kette 1,6-glykosidisch verknüpft. cAMP-generierende Signalwege (Glucagon, Adrenalin) hemmen die G. u. fördern die Glykogenolyse*.

Glyko|genin (↑; -gen*) *n*: (engl.) *glycogenin*; Protein, das die Neusynthese von Glykogen* katalysiert; vgl. Glykogenese.

Glyko|geno|lyse (↑; ↑; Lys-*) *f*: (engl.) *glycogenolysis*; intrazellulärer Abbau von Glykogen*, den Adrenalin (in Leber u. Muskel) u. Glucagon* (in der Leber) stimuliert; vom nichtreduzierenden Ende spaltet Phosphorylase* Glukose ab u. überträgt darauf anorg. Phosphat. Glukose-1-phosphat (Abk. G-1-P) entsteht so lange, bis (bedingt durch die Konformation des Enzyms) die Reaktion 4 Glukosereste vor einer α-1,6-Verzweigung stoppt. Die 4α-Glukanotransferase überträgt eine Trisaccharideinheit auf eine andere Kette. Das Debranching-Enzym hydrolysiert nun die 1,6-glykosidische Bindung der verbliebenen Hauptkette u. setzt Glukose frei. Neben dieser geringen Menge an freier Glukose (ca. 10 %) entsteht G-1-P, das die Phosphoglukomutase zu Glukose-6-phosphat (Abk. G-6-P) umsetzt. G-6-P kann zur Energiegewinnung über Glykolyse* bzw. Pentosephosphatweg* abgebaut bzw. durch Glukose-6-Phosphatase (nicht im Muskel vorhanden) dephosphoryliert u. als freie Glukose ins Blut abgegeben werden. Vgl. Glykogenosen.

Glyko|genosen (↑; ↑; -osis*) *f pl*: (engl.) *glycogenoses*; syn. Glykogenspeicherkrankheiten; autosomal- bzw. X-chromosomal-rezessiv erbl. Speicherkrankheit mit Störung des Abbaus, der Synthese od. des Metabolitentransports mit veränderten Konz. u. Strukturen von Glykogen in versch. Organen; **Formen u. Sympt.**: s. Tab.; pränatale **Diagn.**: nicht bei allen Formen möglich; **Ther.**: symptomatisch, Diät auf der Basis ungekochter Stärke bei den Formen mit Hypoglykämie; Enzymsubstitution (Alglucosidase alpha) bei Typ II (Pompe-Krankheit).

Glyko|gen|phosphorylase (↑; ↑) *f*: Phosphorylase*.

Glykogen|syntase (↑; ↑; Syn-*) *f*: (engl.) *glycogen syntase*; durch Interkonversion (Phosphorylierung/ Dephosphorylierung) reguliertes Enzym im Glykogenmetabolismus (vgl. Phosphorylase); **Formen**: 1. G. a: aktive Form, die normalerweise im Muskel vorkommt u. bei Glykogenese* Glukose (von UDP-Glukose) auf die wachsende Glykogenkette überträgt; 2. G. b: inaktive Form; entsteht durch Phosphorylierung von G. a mit cAMP-aktivierter Kinase.

Glyko|hämo|globine (↑; Häm-*; Globus*) *n pl*: (engl.) *glycohemoglobins*; Hämoglobin-HbA$_1$-Derivate, an deren Betaglobinkette Glukose gebunden ist; chromatograph. 3 Fraktionen (HbA$_{1a}$, HbA$_{1b}$, HbA$_{1c}$) der Hauptkomponente HbA$_1$ des Hämoglobins*; **Bildung**: Die in Erythrozyten aufgenommene Glukose bindet nichtenzymatisch z. T. an die terminale Aminogruppe der Betakette des Globins. Über die labilen Zwischenstufen HbA$_{1a}$ u. HbA$_{1b}$ (Schiff*-Base) entsteht das stabile HbA$_{1c}$ (Ketoaminform); **Referenzbereich**: Anteil des HbA$_{1c}$ am Gesamthämoglobin bei Gesunden 4–6 %; bei Pat. mit Diabetes* mellitus kann HbA$_{1c}$ proportional zur Konz. des Blutzuckers in 6– 8 Wo. bis auf 12 % steigen. Die Bestimmung von HbA$_{1c}$ dient als Qualitätskontrolle der Blutzuckereinstellung (sog. Blutzuckergedächtnis). Ziel der antidiabet. Ther. ist ein HbA$_{1c}$-Wert <6,5 %. **Bestimmung**: Elektrophorese, Elektrofokussierung, Immunoassay, Photometrie u. HPLC als Referenzmethode.

Glyko|kalyx (↑; gr. κάλυξ Kelch, Hülse, Knospe) *f*: (engl.) *glycocalix*; Kohlenhydratsaum an der Außenfläche der Zellmembran* bei Eukaryoten; besteht aus Kohlenhydratketten der Glykolipide* (bes. Cerebroside* u. Ganglioside*), Glykoproteinen* u. Glykosaminoglykanen*; hat Rezeptoren für Antikörper u. Hormone u. ist bei der Gewebeentwicklung für Zusammenhang u. Erkennung von Zellen verantwortlich.

Glyko|koll (↑; gr. κόλλα Leim) *n*: s. Glycin.

Glykol (↑) *n*: syn. Ethylenglykol; 1,2-Dihydroxyethan; $CH_2OH—CH_2OH$; einfachster 2-wertiger Alkohol; vgl. Diethylenglykol.

Glykol|aldehyd (↑) *m*: (engl.) *glycolic aldehyde*; $HOCH_2—CHO$, Semialdehyd des Glykols; einfachster Aldehydzucker; starkes Reduktionsmittel, das in wässriger Lösung ein stabiles Hydrat bildet.

Glyko|lipide (↑; Lip-*) *n pl*: (engl.) *glycolipids*; nicht phosphorylierte, (fett-)säurehaltige Membranlipide* mit glykosid. gebundenem Mono- od. Oligosaccharid; **Lok.**: Plasmamembranaußenseite; im Nervengewebe Bestandteile der Rezeptoren; **1. Glyceroglykolipide**: Monogalaktosyl- u. Digalaktosyldiglyceride sowie pflanzl. Sulfolipide; **2. Sphingoglykolipide**: a) Ganglioside*; b) nicht Neuraminsäure-haltige einfache (ein Glykosylrest) u. komplexe (mehrere Glykosylreste) G., z. B. Cerebroside* u. Sulfatide*. Vgl. Glykokalyx.

Glyko|lyse (↑; Lys-*) *f*: (engl.) *glycolysis*; syn. Embden-Meyerhof-Weg; kataboler anaerober Stoffwechselweg im Zytoplasma vieler Organismen zur Energiegewinnung (in Form von ATP), bei dem 1 mol Glukose zu 2 mol Laktat abgebaut wird; **Enzyme u. Schritte** der G.: s. Abb.; 1. Glukose wird nur in freier Form in die Zelle aufgenommen u. nach Passage der Plasmamembran sofort unter ATP-Verbrauch mit Hexokinase od. Glukokinase zu Glukose-6-phosphat phosphoryliert. 2. Nach Isomerisierung (Glukose-6-phosphat-Isomerase) zu Fruktose-6-phosphat erfolgt 3. die zweite Phosphorylierung zu Fruktose-1,6-bisphosphat (Phosphofruktokinase). 4. Bei der folgenden Spaltung durch Aldolase entstehen die 2 phosphorylierten Triosen, Dihydroacetonphosphat u. Glycerinaldehyd-3-phosphat, die 5. durch Triosephosphatisomerase ineinander überführt werden können. 6. Glycerinaldehyd-3-phosphat wird oxidiert (Phosphoglycerinaldehyd-Dehydrogenase, Coenzym NAD^+) u. durch Aufnahme eines anorg. Phosphats (sog. Substratstufenphosphorylierung; s. Phosphorylierung) zu 1,3-Bisphosphoglycerat, das eine sehr energiereiche gemischte Säureanhydridbindung enthält. 7. Diese wird durch die Phosphoglyceratkinase hydrolysiert, die freiwerdende Energie dient der Regeneration von ATP aus ADP (erster energieliefernder Schritt). 8. Das entstehende 3-Phosphoglycerat wird zu 2-Phosphoglycerat isomerisiert (Phosphoglyceratmutase). 9. Durch H_2O-Abspaltung (Enolase) entsteht Phosphoenol-

Glykogenosen

Typ	Enzymdefekt	betroffene Organe	Klinik	Erbgang (Genlocus/Gen)
I a (von Gierke)	Glukose-6-Phosphatase	Leber, Niere, Darm, Skelett, Haut	Hepatomegalie, Nierenvergrößerung, Diarrhö, Puppengesicht, Kleinwuchs, Osteoporose, Xanthome, Hypoglykämie	autosomal-rezessiv (17q21/G6PC-Gen)
I b	Glukose-6-phosphat-Transportdefekt	wie Typ I a	wie Typ I a, zusätzlich Neutropenie	autosomal-rezessiv (11q23/G6PT1-Gen)
I c	Glukose-6-phosphat-Transportdefekt	Niere, Leber, Haut	Leberadenome, Hyperurikämie, Xanthome, Hypoglykämien	
II a (Pompe)	lysosomale Alpha-1,4-Glukosidase (saure Maltase)	Muskulatur, Herz	Hepatomegalie, Kardiomegalie, WPW-Syndrom, muskuläre Hypotonie, Zerebralaneurysma, Dyspnoe; infantile und adulte Form	autosomal-rezessiv (17q25.2-25.3/GAA-Gen)
II b (Danon, autophagozytäre vakuoläre Myopathie)	lysosomenassoziiertes Membranprotein-2	Herz, Muskulatur	vakuoläre Kardiomyopathie, skelettäre Myopathie	X-chromosomal-rezessiv (Xq24/LAMP-2-Gen)
III (Cori, Forbes)	Amylo-1,6-Glukosidase (Debranching-Enzym)	Leber, Muskulatur, Herz	geringere Hepatomegalie als bei Typ I a, leichte Muskelhypotonie und Kardiomegalie, Hypoglykämie (pathologischer Glucagontest im Nüchternzustand), gute Prognose	autosomal-rezessiv (1p21/AGL-Gen)
IV (Andersen)	Amylo-1,6 → 1,4-Transglukosidase (Branching-Enzym)	Leber, Muskulatur, Herz, Gelenke, ZNS	klassische hepatische Form mit Hepatosplenomegalie, Leberzirrhose und schlechter Prognose nicht-progrediente hepatische Form fatale perinatale neuromuskuläre Form kongenitale neuromuskuläre Form neuromuskuläre Kleinkindform adulte Form mit isolierter Myopathie adulte Polyglucosanbody-Krankheit	autosomal-rezessiv (3p12/GBE1-Gen)
V (McArdle)	muskuläre Phosphorylase	Muskulatur	Muskelschwäche, Muskelkrämpfe, Myoglobinurie, Rhabdomyolyse	autosomal-rezessiv (11q13/PYGM-Gen)
VI (Hers)	hepatische Phosphorylase	Leber	Hepatomegalie, Hypoglykämie (pathologischer Glucagontest)	autosomal-rezessiv (14q21-q22/PYGL-Gen)

Fortsetzung nächste Seite

Glykopeptid-Antibiotika

Glykogenosen

Typ	Enzymdefekt	betroffene Organe	Klinik	Erbgang (Genlocus/Gen)
VII (Tarui)	Phosphofruktokinase	Muskulatur, Erythrozyten	Muskelschwäche, Muskelkrämpfe, hämolytische Anämie, gestörte Glukosetoleranz	autosomal-rezessiv (12q13.3/PKFM-Gen)
VIII	hepatische Phosphorylasekinase (Alpha-Untereinheit)	Leber, Muskulatur, nicht-muskuläre Organe	Hepatomegalie, asymptomatisch im Alter	X-chromosomal-rezessiv (Xp22.2-22.1/ PHKA2-Gen)
X-chromosomale muskuläre Glykogenose	muskuläre Phosphorylasekinase (Alpha-Untereinheit)	Muskulatur	Muskelkrämpfe, muskuläre Hypotonie	X-chromosomal-rezessiv (Xq13/PHKA1-Gen)
autosomal-rezessive Glykogenose der Leber und Muskulatur	hepatische und muskuläre Phosphorylasekinase (Beta-Untereinheit)	Leber, Muskulatur	Hepatomegalie, muskuläre Hypotonie	autosomal-rezessiv (16q12-q13/PHKB-Gen)
Glykogenose des Herzens	AMP-abhängige Proteinkinase (Gamma-Untereinheit)	Herz	Kardiomegalie, neonatale Hypoglykämie	autosomal-rezessiv (7q36/PRKAG2-Gen)
XI (Fanconi-Bickel)	nicht geklärt	Darm, Niere (Leber), Knochen	Malabsorption, Galakteseintoleranz, tubuläre Nephropathie, Frakturen, geistige Retardierung (leicht)	autosomal-rezessiv (3q26.1-q26.3/GLUT2-Gen)
0	Glykogensynthetase	Leber	Nüchternhypoglykämie, lange postprandiale Hyperglykämie	autosomal-rezessiv (12p12.2/GYS2-Gen)

pyruvat, dessen Phosphorylrest 10. durch Pyruvatkinase auf ADP übertragen wird (zweiter energieliefernder Schritt), Pyruvat entsteht als Endprodukt der G. Wie die Schritte 1 u. 3 ist auch dieser Schritt prakt. irreversibel u. muss bei Glukoneogenese* umgangen werden. Unter **anaeroben** Verhältnissen findet Milchsäuregärung statt: Damit NAD⁺ regeneriert wird u. die G. nicht zum Stillstand kommt, werden Reduktionsäquivalente auf Pyruvat übertragen (Laktatdehydrogenase). Das so gebildete Laktat wird über die Blutbahn zur Leber transportiert, dem Cori*-Zyklus od. über Glukoneogenese* der Glykogenese* zugeführt; Vork. in Zellen u. Geweben, die trotz mangelnder Sauerstoffversorgung Energie benötigen (Skelettmuskulatur, Knorpel, Dünndarmmukosa), od. bei reifen Erythrozyten, die keine Mitochondrien* besitzen. Bei **aeroben** Bedingungen wird Pyruvat über weitere Metaboliten (Acetyl-CoA in Mitochondrien od. Malat im Zytosol) in den Citratzyklus* eingeschleust. Da aerob, d. h. mit Citratzyklus u. Atmungskette wesentl. mehr Energie (38 mol ATP/mol Glukose) als bei G. (2 mol ATP/mol Glukose) entsteht, findet bei O_2-Zufuhr im Allg. keine anaerobe Gärung statt (Pasteur*-Effekt). Ausnahmen: für Tumor- u. in Retinazellen ist aerobe Gärung typisch. **Regulation:** s. Kohlenhydratstoffwechsel.

Glyko|peptid-Anti|biotika (↑) *n pl*: s. Vancomycin; Teicoplanin.

Glyko|protei̱ne (↑; Prot-*) *n pl*: (engl.) *glycoproteins*; Abk. GP; Proteine mit kovalent gebundenem Kohlenhydratanteil (5 bis >50 %), meist ein verzweigtes Heterooligo- od. -polysaccharid, das häufig aus Glukose, N-Acetyl-hexosamin, Galaktose, Mannose, Fukose u. Neuraminsäure zusammengesetzt ist; zu den G. gehören u. a. viele Plasma- (z. B. Alpha-1-Antitrypsin, Haptoglobin, Gammaglobuline) u. Membranproteine (z. B. Blutgruppensubstanzen), Hormone, Kollagen.

Glyko|proteino̱sen (↑; ↑; -osis*) *f pl*: (engl.) *glycoproteinoses*; syn. Oligosaccharidosen; Stoffwechselkrankheiten mit Störung des Glykoproteinabbaus in den Lysosomen; die Abbauprodukte (Oligosaccharide) werden lysosomal gespeichert bzw. in großen Mengen im Harn ausgeschieden. **Formen:** z. B. Mannosidose*, Fukosidose*, Sialidose*, Neuraminsäure*-Speicherkrankheit.

Glyko|protein-IIb/IIIa-Re|zeptor (↑; ↑; Rezeptoren*) *m*: Abk. GP IIb/IIIa; aus Glykoprotein IIb (Alpha-Untereinheit) u. Glykoprotein IIIa (Beta-Untereinheit) aufgebauter Fibrinogen-Rezeptor auf Thrombozyten (thrombozytäres Integrin*); **Funktion:** veränderte sterische Konformation der GP I-Ib/IIIa-Rezeptoren u. Bindung von Fibrinogen nach ADP-vermittelter Thrombozytenaktivierung; Bildung des Fibrinogen-Rezeptor-Komplexes mit Hilfe einer Calcium-abhängigen Verbindung von GP IIb u. GP IIIa ist Voraussetzung für Thrombo-

Glykoside

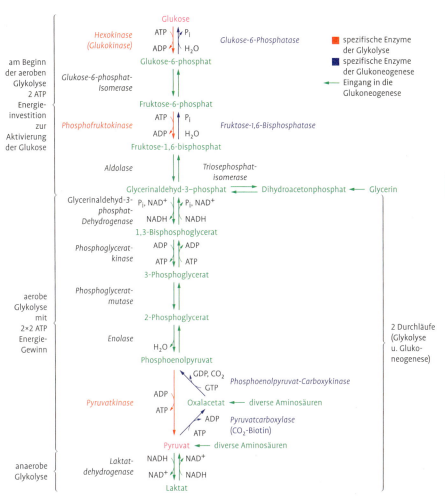

Glykolyse: Glykolyse mit Abbau von Glukose zu Pyruvat unter Energiegewinnung von netto 2 ATP pro Molekül Glukose u. Glukoneogenese mit Aufbau von Glukose aus Pyruvat unter partieller Verwendung anderer Enzyme

zytenaggregation* u. Adhäsion am Gefäßendothel; **klin. Bedeutung:** Thrombasthenie* bei erbl. Defekt; pharmak. Anw. von GP IIb/IIIa-Rezeptor-Antagonisten (Abciximab*, Eptifibatid*, Tirofiban*) als Thrombozytenaggregations*-Hemmer. Vgl. HPA.

Glyko|protein-IIb/IIIa-Re|zeptor-Ant|agon|isten (↑; ↑) *m pl*: s. Abciximab, Eptifibatid, Tirofiban.

Glyko|protein|syn|drome, kohlen|hydrat|de|fizien|te (↑; ↑) *n pl*: s. CDG.

Glykos|amino|glykane (↑) *n pl*: (engl.) *glycosaminoglycans*; Abk. GAG; Gruppe hochpolymerer, saurer Heteropolysaccharide, die aus Aminozuckern* sowie Glukuron- od. Iduronsäure u. in unterschiedl. Maß mit Schwefelsäure verestert sind; z. B. Chondroitinsulfate*, Keratansulfat*, Heparin, Heparinsulfat, Dermatansulfat u. Hyaluronsäure*; GAG kommen bes. im Bindegewebe vor, wo sie den verbindenden Teil der gallertigen Grundsubstanz darstellen; mit Ausnahme von Hyaluronsäu-

re sind sie dort kovalent an Proteine gebunden, bilden Proteoglykane*) u. binden als Polyanionen K^+, Na^+, Ca^{2+} u. H_2O in der Hydrathülle.

Glyko|sidasen (↑) *f pl*: (engl.) *glycosidases*; Hydrolasen*, die Glykoside* z. B. in Oligo- u. Polysaccharide, Glykolipide u. -proteine spalten; **Einteilung: 1.** nach Art der zu hydrolysierenden Bindung: O- u. N-G.; **2.** nach Konfiguration: z. B. α- u. β-G., α- u. β-Glukosidasen, α- u. β-Galaktosidasen; **3.** nach Substrat: z. B. Alphaamylase, Disaccharidasen*, Betagalaktosidase.

Glyko|sid|bindung (↑): (engl.) *glycosidic bond*; s. Glykoside.

Glyko|side (↑) *n pl*: (engl.) *glycosides*; org. Verbindungen, deren alkohol. od. phenol. Hydroxyl- od. Aminogruppe mit Mono- od. Oligosacchariden durch Acetalbindung (= glykosidisch) verknüpft ist; **Einteilung:** nach Stellung am C-1 (α- u. β-G.) u. Art des an der Bindung beteiligten Atoms (z. B. O- u. N-G.): **1. Holoside:** ausschließl. Monosac-

Glykosphingolipide

charide* sind glykosid. verknüpft zu Di-, Oligo- u. Polysacchariden; **2. Heteroside:** bestehen aus Kohlenhydrat- u. Nicht-Kohlenhydratanteil, der als Aglykon od. Genin bez. wird u. v. a. bei pharmaz. relevanten G. die Wirksubstanz darstellt; **Vork.:** Im tier. Organismus kommen O-G. in Kohlenhydraten*, Glykolipiden*, Glykosaminoglykanen*; N-G. bei Glykoproteinen* u. Nukleotiden* vor. **Anw.:** therap. z. B. Digitalisglykoside*, Aminoglykosid*-Antibiotika, Cumarinderivate* u. Laxanzien* vom Anthrachinontyp. Vgl. Herzglykoside.

Glyko|sphingo|lipide (↑) n pl: Glykolipide*.

Glykosyl|phosphatidyl|inositol n: (engl.) glycosylphosphatidylinositol; Abk. GPI; Phospholipid, das an der Außenseite von Zellmembranen lokalisierte Proteine (z. B. Acetylcholinesterase an der Erythrozytenmembran) verankert.

Gly|oxalase I f: (engl.) glyoxalase I; Abk. GLO I; intraerythrozytäres Enzym, das die irreversible Umsetzung von Glutathion u. Methylglyoxal zu S-Lactosyl-Glutathion katalysiert; inf. genet. Polymorphismus* gibt es mind. 3 Isoformen (GLO 1, GLO 2, GLO 2-1). Vgl. Enzymgruppen.

Gly|oxalin n: Imidazol*.

Glyzerin n: Glycerol*.

Glyzerin|aldehyd m: Glyceral*.

GMP: 1. (biochem.) Abk. für **G**uanosin**m**ono**p**hosphat; s. Guanosin; s. Nukleotide (Tab. dort); vgl. cGMP; **2.** Abk. für (engl.) **G**ood **M**anufacturing **P**ractices; WHO-Richtlinien zur Arzneimittelqualität.

Gm-System n: Kurzbez. für **G**amma**k**ettenm**a**rker-System; genet. Polymorphismus* der H-Ketten der Immunglobuline* der Klasse IgG (Serumgruppe), vorwiegend im Fc-Fragment lokalisiert; Varianten werden autosomal-dominant u. -kodominant vererbt; Gm-Marker sind subklassenspezif. (G₁m für IgG₁, G₂m für IgG₂ usw.); bei Kindern sind Gm-Eigenschaften erst im 2. Lj. voll ausgeprägt (vorher evtl. diaplazentar von der Mutter übertragene sog. Leihantigene nachweisbar); **Bedeutung:** Abstammungsbegutachtung*, Analyse von Blutspuren (lange Nachweisbarkeit von Gm-Faktoren in eingetrocknetem Blut). Vgl. Allotypie, Am-System, Serumgruppen.

gnatho|gen (gr. γνάθος Kinnbacke; -gen*): (engl.) gnathogenic; vom Kiefer ausgehend.

Gnatho|schisis (↑; gr. σχίσις Spaltung, Trennung) f: Kieferspalte*.

Gnatho|stoma (↑; Stoma*) n: (engl.) Gnathostoma; zu den Nematodes* gehörender Wurm im Magen von Schwein (G. hispidum) od. Hund u. Katze (G. spinigerum); Err. der Gnathostomiasis*; Zwischenwirte sind Fische, Krebse u. Hühner.

Gnatho|stomiasis (↑; ↑; -iasis*) f: (engl.) gnathostomiasis; durch das Larvenstadium von Gnathostoma* spinigerum (selten Gnathostoma hispidum) verursachte Infektion (Larva* migrans) des Menschen als Fehlwirt (Endwirt: Karnivoren); **Vork.:** Ost- u. Südostasien, bes. Thailand u. Japan; **Übertragung:** durch Verzehr infizierten roher od. ungenügend erhitzter Fische u. Hühner. **Sympt.:** epigastr. Beschwerden, Übelkeit, Eosinophilie, tox. Erscheinungen, Leberfunktionsstörung, sehr selten eosinophile Enzephalomyelitis; flüchtige subkutane Knotenbildung durch eosinophile Infiltrate; **Ther.:** Albendazol od. Ivermectin.

Gnitzen: s. Ceratopogonidae.

-gnos: auch -gnose, -gnosis, -gnosie; Wortteil mit der Bedeutung Kenntnis; von gr. γνῶσις.

Gnoto|biotik (gr. γνωτός bekannt; Bio-*) f: (engl.) gnotobiotics; Wissenschaft von keimfrei zur Welt gebrachten u. aufgezogenen Versuchstieren (Gnotobionten). Vgl. Behandlung, gnotobiotische.

GnRH: Abk. für **G**onadotropin-**R**eleasing-**H**ormon; syn. Gonadoliberin, Gonadorelin (INN), LHRH, FSHRH, GRH, GRF; im Hypothalamus* synthetisiertes Dekapeptid (M_r 1182) mit Pyroglutaminsäure am N-terminalen Ende, dessen Produktion das Hypothalamus-Hypophysen-System steuert; biol. HWZ: 2–10 Min.; renale Ausscheidung; **Wirkung:** als Neurotransmitter Stimulation der Synthese u. Freisetzung von LH* u. FSH* aus dem Hypophysenvorderlappen; die zykl. pulsatile Sekretion in das Pfortadersystem der Hypophyse* ist Voraussetzung für normale weibl. u. männl. Sexualfunktionen; **Ind.:** diagn. bei GnRH*-Test, therap. u. a. bei Maldescensus* testis. Vgl. HCG; HMG.

GnRH-Ant|agonisten (Antagonismus*) m pl: (engl.) GnRH-antagonists; Substanzen mit zu GnRH antagonistischer Wirkung; **Vertreter:** z. B. Ganirelix*, Abarelix*, Degarelix*, Cetrorelix*; **Wirkungsmechanismus:** kompetitive Hemmung am GnRH-Rezeptor mit dosisabhängiger, sofortiger (ohne Rezeptoraktivierung od. Gonadotropinfreisetzung) Hemmung von Gonadotropinen u. Sexualsteroiden (Wegfall des Flare*-up-Effekts, der Down*-Regulation u. der Desensibilisierung); **Ind.:** z. B. ovarielle Hyperstimulation i. R. einer künstl. Befruchtung (z. B. IVF, ICSI); pharmak. Absenkung des Testosteronspiegels bei Prostatakarzinom.

GnRH-Re|zeptor-A|gonisten (Rezeptoren*; Agonist*) m pl: (engl.) GnRH-agonists; syn. LHRH-Agonisten; körpereigene (GnRH*) u. körperfremde Agonisten am GnRH-Rezeptor; synthet. GnRH-R.-A. (z. B. Buserelin, Decapeptyl, Goserelin, Histrelin, Leuprorelin, Nafarelin, Triptorelin) besitzen im Vergleich zu GnRH höhere Rezeptoraffinität u. aufgrund verzögerter Metabolisierung erhöhte biol. Wirkung; **Wirkung:** physiol.: s. GnRH; pharmak.: durch synthet. GnRH-Analoga initial verstärkte Gonadotropinsekretion (sog. Flare-up-Effekt), der starke Suppression der Gonadotropine* inf. hypophysärer Down*-Regulation u. konsekutiv der Sexualhormone* folgt; **Ind.:** Pubertas praecox, Endometriose*, palliativ bei Mamma*- u. Prostatakarzinom*; **UAW:** Libidoverlust, Hitzewallungen, selten Schlafstörungen, Gynäkomastie; ggf. Unterdrückung der hypoöstrogenen UAW durch zusätzl. Gabe von Östrogen-Gestagen-Kombinationen od. reinen Gestagenen (sog. Add-back-Therapie); cave: Gelenk- u. Knochenschmerzen, Neuropathie od. Harnwegobstruktionen durch kurzzeitigen Hormonanstieg zu Beginn der Ther.; evtl. Gabe von Antiandrogenen.

GnRH-Test m: syn. LHRH-Test; Verf. zur Beurteilung der gonadotropen Partialfunktion des Hypophysenvorderlappens; **Meth.:** Bestimmung der Serumkonzentrationen von LH* u. FSH* vor u. nach Stimulation durch i. v. injiziertes GnRH*; keine Erhöhung der LH- u. FSH-Konz. bei hypogonado-

tropem Hypogonadismus* i. R. einer Hypophysenvorderlappen*-Insuffizienz.
Go: Abk. für **G**onorrh**o***.
GOÄ: Abk. für **G**ebühren**o**rdnung* für **Ä**rzte.
GOD: Abk. für **G**luk**o**se**o**xi**d**ase*.
Goethe-Knochen (Johann W. von G., Dichter, Naturwissenschaftler, Weimar, 1749–1832): s. Os incisivum.
Gold: (engl.) *gold*; chem. Element, Symbol Au (Aurum), OZ 79, rel. Atommasse 196,97; gelbl. glänzendes Edelmetall der Kupfergruppe; **Verw.: 1.** in der Zahnmedizin Basis von Dentallegierung* für Füllungen, Kronen, Klammern u. Brücken, als Reinmetall (sog. Stopfgold) für Goldhämmerfüllungen; **2.** bei rheumatoider Arthritis* (als Aurothioglukose, Natriumaurothiomalat od. Auranofin); **3.** in der Strahlentherapie* als radioaktives Isotop Gold-198 (auch Radiogold, ^{198}Au; Nukleonenzahl 198; Beta-minus- u. Gammastrahler; HWZ: 2,7 Tage; Gammaenergie: 0,41 MeV); s. Gold Seeds; **4.** früher in der Nuklearmedizin als Gold-198-Kolloid zur intrakavitären Strahlentherapie* (z. B. der Peritonealkarzinose); **UAW:** (system.) allergische u. tox. Haut- u. Schleimhautreaktion, Störung der Hämatopoese, Nieren- u. Leberschaden; vgl. Chrysose.
Gold|ausschlag: s. Chrysose.
Goldberger-Ableitungen (Emanuel G., Kardiol., New York, 1913–1994): s. Extremitätenableitungen (Abb. dort).
Goldblatt-Mechanismus (Harry G., Physiol., Cleveland, 1891–1977) *m*: (engl.) *Goldblatt's mechanism*; tierexperimentell reproduzierbare Auslösung einer renalen Hypertonie* (Drosselungshochdruck) inf. reflektor. Ausschüttung von Renin* nach ein- od. beidseitiger Beeinträchtigung der Nierendurchblutung; z. B. bei Nierenarterienstenose*. Vgl. Renin-Angiotensin-Aldosteron-System.
golden disease (engl. goldene Krankheit): s. Ileitis follicularis.
Goldenhar-Sym|ptomen|kom|plex (Maurice G., Arzt, Oceanside, geb. 1924) *m*: (engl.) *Goldenhar's syndrome, oculo-auriculo-vertebral dysplasia*; syn. okulo-aurikulo-vertebrale Dysplasie; Fehlbildungssyndrome* inf. Entwicklungsstörungen im Bereich des 1. u. 2. embryonalen Kiemenbogens u. der 1. Schlundtasche; **Häufigkeit:** 1 : 3000–5000 Neugeborene; **Ätiol.:** intrauterin vaskulär bedingte Disruption; **Sympt.:** meist einseitige Hypoplasie u. quere Spaltbildung des Gesichts, Fehlbildungen der Augen (epibulbäres Dermoid oft lateral am Unterlid) u. Ohren (Helixdysplasie bzw. -aplasie, präaurikuläre Anhängsel u. Fisteln), Defekte der Halswirbelsäule, Herzfehler (z. B. Fallot*-Tetralogie, Ductus* arteriosus apertus, Ventrikelseptumdefekt*), Hypoplasie od. Agenesie von Uterus u. Niere. Vgl. Klippel-Feil-Syndrom, Poland-Symptomenkomplex, Symptomenkomplex, okulovertebraler.
Goldflam-Krankheit (Samuel V. G., Neurol., Warschau, 1852–1932): Myasthenia* gravis pseudoparalytica.
Goldmann-Ap|planations|tono|meter (Hans G., Ophth., Bern, 1899–1991; Ad-*; lat. pl**a**nus eben, flach; Ton-*; Metr-*) *n*: s. Applanationstonometer.

Goldmann-Kontakt|glas (↑): (engl.) *Goldmann's goniolens*; dreispiegeliges, auf das Auge zu setzendes Glas zur Fundus- u. Kammerwinkeluntersuchung; s. Ophthalmoskopie; Gonioskopie.
Goldmann-Peri|me**ter** (↑; Per-*; Meter*) *n*: s. Perimetrie.
Gold|regen: (engl.) *golden chain*; Laburnum anagyroides; veraltet Cytisus laburnum; s. Zytisismus.
Gold|rute: (engl.) *goldenrod*; Bez. für versch. Solidago-Arten; Pflanzen aus der Fam. der Korbblütler, deren oberirdischen Teile (Solidaginis herba) Flavonoide, Saponine, Phenolglykoside, Gerb- u. Bitterstoffe enthalten; diuretische, schwach spasmolytische u. antiphlogistische Wirkung; **Verw.:** zur Durchspülungstherapie bei Entz. der ableitenden Harnwege u. bei Nierengrieß.
Goldscheider-Perkussion (Alfred G., Int., Berlin, 1858–1935; Perkussion*) *f*: (engl.) *Goldscheider's percussion*; Schwellenwertperkussion* der Lungenspitzen.
Gold Seeds (engl. seeds Samenkörner): radioaktives, metall. Gold*-198 in Form kleinerer Stücke von dünnem Golddraht; **Anw.:** bei interstitieller Tumortherapie (Kopf-Hals-Tumoren, inoperables Bronchialkarzinom*, Pancoast*-Tumor, Prostatakarzinom).
Goldstein-Reichmann-Syn|drom (Kurt G., Neurol., Psychiater, Frankfurt a. M., New York, 1878–1954) *n*: s. Kleinhirnsyndrom.
Gold|thio|glukose *f*: s. Aurothioglukose.
Golf|loch|ostium (Ostium*) *n*: (engl.) *golf hole ureteral orifice*; golflochartig deformiertes, schlaff erweitertes Harnleiterostium; mit vesikoureterorenalem Reflux* assoziierter Befund in der Zystoskopie* v. a. im Kindes- u. Jugendalter. Vgl. Megazystis-Megaureter-Syndrom.
Golgi-Ap|parat (Camillo G., Pathol., Pavia, 1843–1926) *m*: (engl.) *Golgi apparatus*; syn. Golgi-Komplex; sog. Binnennetz; Zellorganelle (meist nahe dem Zellkern), bestehend aus mehreren hintereinander gelagerten konvex-konkav zusammengefalteten Doppelmembransäckchen (Diktyosomen), die z. T. zu Vesikeln od. Vakuolen erweitert sind (s. Abb.); auf der konvexen (cis-) Seite des G.-A. werden Vesikel aus dem endoplasmatischen Retikulum* aufgenommen; auf der konkaven (trans-) Seite werden sog. Golgi-Vesikel abgegeben, die dann mit anderen Zellorganellen od. der Zell-

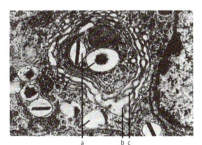

Golgi-Apparat: elektronenmikroskopische Aufnahme eines Golgi-Apparats einer B-Zelle des Pankreas; a: Doppelmembranen mit eingeschlossenen Sacculi; b: Vakuolen; c: Bläschen [115]

Golgi-Bergmann-Epithelialzellen

membran verschmelzen können. **Funktion:** Kondensation u. Umhüllung von Sekreten; Bildung u. Regeneration von Zellmembran* u. Glykokalyx* (sog. zentrales Membrandepot); Bildung von Lysosomen*.

Golgi-Bergmann-Epi|thelial|zellen (↑; Gottlieb H. B., Psychiater, Hildesheim, 1781–1861; Epithel*; Zelle*): (engl.) *Bergmann's cells*; Gliazellen im Cortex cerebri, deren Zellleiber in der Purkinje-Zellschicht liegen u. deren lange, radiär verlaufende Fortsätze die Molekularschicht bis zur äußeren Oberfläche durchdringen u. dort die oberflächl. Gliagrenzmembran bilden.

Golgi-Mazzoni-Körperchen (↑; Vittorio M., Physiol., Italien, 1880–1940): (engl.) *Golgi-Mazzoni corpuscles*; sensible Drucksensoren bes. in Fingerhaut u. Genitallappen; den Vater*-Pacini-Lamellenkörperchen ähnl., jedoch kleiner.

Golgi-Sehnen|organ (↑; Organ*) *n*: (engl.) *Golgi tendon organ*; muskelnah in Sehnen gelegener, dehnungsempfindlicher Sensor; Aktivierung des G.-S. bewirkt reflektorische Hemmung der Kontraktion des entsprechenden Muskels. Vgl. Muskelspindel; Propriozeption; Reflexbogen.

Golgi-Typ-Neuron (↑; Neur-*) *n*: (engl.) *Golgi's type neuron*; multipolare Nervenzelle mit kurzem Axon, das bereits in der grauen Substanz mit einer Endverzweigung (Telodendron) endet; **Funktion:** Schaltzelle.

Golgi-Zelle (↑; Zelle*): (engl.) *Golgi's cell*; große Körnerzelle in der Kleinhirnrinde.

Golimumab (INN) *n*: (engl.) *golimumab*; humaner monoklonaler Antikörper*, der sich gegen TNF*-α richtet; **Ind.:** mittelschwere bis schwere rheumatoide Arthritis* (in Komb. mit Methotrexat* bei Erwachsenen, wenn Ansprechen auf antirheumatische Basistherapie einschließl. Methotrexat unzureichend), Spondylitis* ankylosans; **UAW:** Reaktionen an der Injektionsstelle, erhöhte Infektanfälligkeit.

Goll-Kern (Friedrich G., Anat., Zürich, 1829–1903): s. Nucleus gracilis.

Goll-Strang (↑): s. Hinterstrang.

Goltz-Gorlin-Syn|drom (Robert W. Goltz, Dermat., Minneapolis, geb. 1923; Robert J. Gorlin, Stomatologe, Minneapolis, geb. 1923) *n*: (engl.) *focal dermal hypoplasia syndrome*; syn. fokale dermale Hypoplasie; seltenes, X-chromosomal-dominant erbl. Syndrom (Genlocus Xp22.31, letal für männl. Merkmalträger) mit ekto- u. mesodermalen Anomalien mit typ. atroph. Hautveränderungen in variabler Komb. mit Augen-, Zahn- u. Skelettfehlbildungen (Syn- u. Polydaktylien, Wirbelanomalien); **Häufigkeit:** mehr als 200 Fälle bekannt; **Sympt.:** meist schon bei Geburt manifeste, überwiegend streifenförmige, an Blaschko*-Linien orientierte, atroph. Hautveränderungen mit Pigmentverschiebungen u. Teleangiektasien sowie sog. Fettgewebehernien, multiple Papillome der Mundschleimhaut; häufig schwere psychomotor. Retardierung; assoziierte Skelettanomalien (Spalthände u. -füße), Augen- (Kolobome*, Aniridie*, Anophtalmie) u. Nierenanomalien (zystische Dysplasie, Hydronephrose*).

Gomphosis (gr. γόμφος Zahn) *f*: Einzapfung; Einfügen des Zahns in den Alveolarknochen.

Gonad|arche (Gonaden*; gr. ἀρχή Anfang) *f*: (engl.) *gonadarche*; Reifung der Gonaden* (Keimdrüsen) unter dem Einfluss der Gonadotropine* des Hypophysenvorderlappens in der Pubertät*; führt zur Steigerung der Östrogensekretion der Ovarien bzw. Testosteronsekretion der Hoden. Vgl. Adrenarche.

Gonaden (gr. γονή Zeugung, Geschlecht; ἀδήν Drüse) *fpl*: **1.** (engl.) *gonads*; (physiol.) Geschlechtsdrüsen (Keimdrüsen); Eierstöcke (Ovarien) u. Hoden (Testes); s. Abb.; **2.** (embryol.) Keimzellen; Zellen der Keimdrüsen vor der somat. Geschlechtsdifferenzierung.

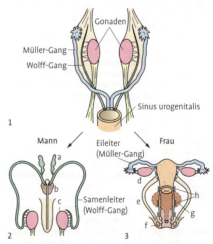

Gonaden: Entwicklung der Keimdrüsen u. des inneren Genitales; 1: indifferentes Stadium; 2: Entwicklung beim Mann; 3: Entwicklung bei der Frau; a: Samenblase; b: Prostata; c: Hoden; d: Ovar; e: Lig. teres uteri; f: Bartholin-Drüse; g: Harnblase; h: Reste des Wolff-Gangs

Gonaden|a|genesie (↑; ↑; A-*; -genese*) *f*: (engl.) *gonadal agenesis*; Fehlen der Gonadenanlage; vgl. Gonadendysgenesie; Agonadismus.

Gonaden|a|plasie (↑; ↑; ↑; -plasie*) *f*: (engl.) *gonadal aplasia*; fehlende od. unvollständige Entw. (bei vorhandener Anlage) der Gonaden*; vgl. Gonadenagenesie.

Gonaden|dosis (↑; ↑; Dosis*) *f*: (engl.) *gonadal dose*; die von den Keimdrüsen (Hoden, Eierstöcke) absorbierte Strahlendosis; **Wirkungsarten: 1.** somat.: Fertilitätsstörungen; **2.** genet.: Schädigung des Erbguts (Mutationen). G. durch natürliche Strahlenexposition*: ca. 1,1 mSv/a (110 mrem/a); Schwellendosis*, unterh. derer keine zusätzl. genet. Wirkungen zu erwarten sind, kann nicht angegeben werden. Verdopplungsdosis*, d. h. die Dosis bei künstl. Strahlenexposition, die zu einer Verdopplung der natürl. Mutationsrate führt, beträgt unterschiedl. Angaben zufolge zwischen 0,2–2 Sv (20–200 rem).

Gonaden|dys|genesie (↑; ↑; Dys-*; -genese*) *f*: (engl.) *gonadal dysgenesis*; anlagebedingtes Fehlen funktionstüchtiger Keimzellen; **Ätiol.:** numerische Chromosomenaberration*, z. B. beim Turner*-Syndrom (45,X0); Mutation im SRY-Gen bei Swyer*-

Gonadendysgenesie
Gonadendysgenesie-Syndrome

Syndrom	Gonaden	Karyotyp	Phänotyp	Mamma	Klitoris	Labien	Vagina	Penis	Skrotum
XO-Syndrome									
Turner-Syndrom	undiff.	45,XO oder 46,XO/XX/isoX/XY	w	nv	n/↓	(↓)	inf.	nv	nv
XX-Syndrome									
Turner-Syndrom	undiff.	46,XX/45,XO	w	nv	n	(↓)/n	↓/(n)	nv	nv
XY-Syndrome									
Swyer-Syndrom	undiff.	46,XY	w/(eun.)	nv	n/(↑)	inf.	inf.	nv	nv
Turner-Syndrom[1]	undiff.	46,XY/45,XO	m	nv	nv	nv	nv	n/(↓)	n
Klinefelter-Syndrom	Testes	47,XXY 48,XXXY	m (eun.)	(↑)/↑↑	nv	nv	nv	n/(↓)	n

nv: nicht vorhanden; n: normal ausgeprägt; ↑: hyperplastisch; ↓: hypoplastisch; undiff.: undifferenziert; w: weiblich; m: männlich; inf.: infantil; eun.: eunuchoid;
[1] sog. männliches Turner-Syndrom;

Syndrom; autosomal-rezessiv erbl. G. mit Geschlechtsbegrenzung (46,XY); Zeitpunkt des Keimdrüsenuntergangs meist in der frühen Embryogenese; **Sympt.:** fehlende Pubertätsentwicklung zusammen mit variablen Anomalien; nach dem Chromosomenbefund lassen sich versch. Gonadendysgenesie-Syndrome differenzieren (s. Tab.).

Gonaden|schutz (↑; ↑): (engl.) *gonadal shield*; (radiol.) Gonadenabdeckung aus Blei od. anderem strahlenabsorbierendem Material zur Minimierung der Gonadendosis* bei der Anw. ionisierender Strahlung* (insbes. Röntgenstrahlung), meist als Bleigummiabdeckung (Ovarschablone, Hodenkapsel); eine weitere Schutzmaßnahme ist die enge u. objektnahe Einblendung des Strahlenbündels.

Gonado|blastom (↑; ↑; Blast-*, -om*) *n*: (engl.) *gonadoblastoma*; seltener, ontogenet. von Keimzellen u. Keimleiste abstammender hormonproduzierender Tumor; **Vork.:** in fehlgebildeten Keimdrüsenanlagen von unter 30-jährigen Pat. mit Intersexualität*; in ca. 95 % trotz männl. Genotyps der Phänotyp oft weibl. (ca. 80 %); meist besteht Gonadendysgenesie*, z. T. Virilisierung*; **Progn.:** gut bei vollständiger op. Entfernung. Vgl. Ovarialtumoren.

Gonado|liberin *n*: GnRH*.
Gonado|relin (INN) *n*: GnRH*.
gonado|trop (Gonaden*; -trop*): (engl.) *gonadotropic*; auf die Gonaden wirkend.
Gonado|tropine (↑; ↑) *n pl*: (engl.) *gonadotropins*; Keimdrüsen stimulierende, nicht geschlechtsspezif. Proteohormone (Glykoproteine), die im Hypophysenvorderlappen u. in der Plazenta gebildet werden; **Funktion:** fördern das Wachstum der männl. u. weibl. Keimdrüsen, stimulieren u. steuern endokrine Funktionen (s. FSH; LH; HMG; HCG; Prolaktin).
Gonado|tropin-Releasing-Hormon (↑; ↑; engl. to release freisetzen; Horm-*) *n*: GnRH*.

Gon|agra (gr. γόνυ Knie; ἄγρα Falle, in Zusammensetzungen: Gicht) *n*: (engl.) *gonagra*; Schmerzen im Knie bei Gicht*.
Gon|arthritis (↑; Arthr-*; -itis*) *f*: (engl.) *gonarthritis*; syn. Gonitis; Entz. des Kniegelenks; **Urs.:** Trauma, aktivierte Arthrose*, Infektion, entzündlich-rheumatische Erkr. (v. a. reaktivierte Arthritis* u. seronegative Spondylarthritis*); bei Jugendlichen u. jungen Erwachsenen auch i. R. einer Chondropathia* patellae. Vgl. Gelenkerguss.
Gon|arthrose (↑; ↑; -ose*) *f*: (engl.) *gonarthrosis*; degen. Erkrankung des Kniegelenks; **Urs.:** Dysplasie u. Dysostose, Achs- u. Gelenkfehlstellung, primäre Qualitätsstörung des Gelenkknorpels, traumat. od. entzündl. Schädigung; **Ther.:** 1. (konservativ) Physiotherapie, Einlagen, nichtsteroidale Antiphlogistika, intraartikuläre Injektion von Hyaluronsäure; 2. (op.) arthroskop. od. offenes Knorpelcrushing (Einpressen der Oberfläche von Knorpelläsionen) zur Einleitung der Regeneration (meist von Faserknochen), Korrekturosteotomie*, Schlittenprothese, Kniegelenktotalendoprothese; **Hinweis:** kann bei Tätigkeiten im Knien od. vergleichbarer Kniebelastung mit kumulativer Einwirkungsdauer während des Arbeitslebens von mind. 13 000 Std. u. Mindesteinwirkungsdauer von insgesamt 1 Std. pro Schicht als BK Nr. 2112 anerkannt werden. Vgl. Arthrose (Abb. dort).
Gonda-Zeichen: syn. Marie-Foix-Zeichen; s. Pyramidenbahnzeichen.
Gongylo|nema pulchrum (gr. γογγύλος rund; νῆμα Faden) *n*: (engl.) *Gongylonema pulchrum*; Fadenwurm (s. Nematodes) in der Mundschleimhaut der Wiederkäuer; Infektion des Menschen über Insekten als Zwischenwirt od. larvenhaltiges Trinkwasser (meist symptomfrei).
Gonio|skopie (gr. γωνία Winkel, Ecke; -skopie*) *f*: (engl.) *gonioscopy*; Ausleuchtung u. Betrachtung des Augenkammerwinkels mit einer Spaltlampe* unter Zuhilfenahme eines Kontaktglases mit Spie-

Goniotomie

gel (Gonioskop); **Anw.:** DD versch. Formen des Glaukoms*.

Gonio|tomie (↑; -tom*) *f*: (engl.) goniotomy; Op. zur Behandlung des kongenitalen u. juvenilen Glaukoms (s. Hydrophthalmus); **Meth.:** Einschneiden des unreifen Gewebes im fehlgebildeten Kammerwinkel von der Vorderkammer aus unter gonioskop. Kontrolle u. Eröffnung des Schlemm*-Kanals.

Gonitis (gr. γόνυ Knie; -itis*) *f*: Gonarthritis*.

Gono|blennor|rhö (gr. γονή Abstammung, Samen, Geschlecht; Blenn-*; -rhö*) *f*: (engl.) gonococcal conjunctivitis; syn. Blennorrhoea neonatorum, Conjunctivitis gonorrhoica, Ophthalmia neonatorum; durch Neisseria* gonorrhoeae verursachte eitrige Bindehautentzündung; **Vork.:** häufig bei Neugeborenen, die bei gonorrhoischer Zervizitis der Mutter intrapartal infiziert werden; **Klin.:** starke Entz. mit Gefährdung der Hornhaut durch Einschmelzung u. Perforation innerh. weniger Std.; **Ther.:** Penicillin od. Cephalosporine i. v.; Vorbeugung durch Credé*-Prophylaxe. Vgl. Gonorrhö, Einschlusskonjunktivitis.

Gono|kokken (↑; Kokken*) *f pl*: s. Neisseria gonorrhoeae.

Gono|kokken|sepsis (↑; ↑; Sepsis*) *f*: (engl.) disseminated gonoccocal infection; disseminierte Gonokokkeninfektion (Abk. DGI); **Urs.:** hämatogene Aussaat von Neisseria* gonorrhoeae, z. B. bei chron. Adnexitis od. Prostatitis gonorrhoica, mit lokaler Vaskulitis; prädisponierende Faktoren: mikrobiol. Eigenschaften des verursachenden Gonokokkenstammes (sog. AHU-Typ), immun. Abwehrlage des Patienten; **Vork.:** häufiger bei Frauen; **Sympt.:** Trias aus Fieber (>40 °C), asymmetr. Arthralgien u. Hauterscheinungen (hämorrhag. Pusteln akral od. in Gelenknähe); **Kompl.:** Endo-, Myo-, Perikarditis, Meningitis.

Gono|nephro|tom (↑; Nephr-*; -tom*) *n*: s. Ursegmentstiele.

Gonor|rhö (↑; -rhö*) *f*: (engl.) gonorrhea, clap; sog. Tripper; häufigste Geschlechtserkrankung; Kontakt- od. Schmierinfektion der Epithelien des Urogenitaltrakts, seltener auch extragenitaler Regionen mit Neisseria* gonorrhoeae; **Inkub.:** meist 2–4 (1–10) Tage; **Klin.:** 1. genitale G. der Frau: Infektionsrate 80 % nach Kontakt mit infiziertem Partner; in ca. 60 % der Fälle symptomarm; zunächst als untere G. (Zervizitis*, Urethritis*, evtl. anorektale Infektion) mit Fluor* genitalis, Brennen bei Miktion u. Bartholinitis*; vaginaler Befall bei Frauen inf. Schutzfunktion der sauren Scheidenflora selten, außer bei Mädchen vor der Pubertät (vgl. Vulvovaginitis gonorrhoica); Weiterentwicklung in obere G. (aszendierende G.) mit Endometritis* u. Salpingitis* gonorrhoica; kolikartige Schmerzen, peritonit. Zeichen, hohes Fieber; **Kompl.:** Gonokokkensepsis*, Perioophoritis*, Tuboovarialabszess*, chron. Adnexitis* mit Spätfolgen (Sterilität*, Tubargravidität*), Peritonitis*, Perihepatitis* acuta gonorrhoica; DD der oberen G.: Tubargravidität, stielgedrehter Ovarialtumor*, perforierte Appendizitis*; 2. genitale G. des Mannes: entsteht nach ungefähr 20 % der Kontakte mit infiziertem Partner; in ca. 30 % symptomarm; Akutsymptome: Brennen der Harnröhre, dann

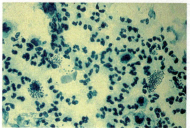

Gonorrhö: intrazellulär gelegene Diplokokken als direkter Erregernachweis (Methylenblau-Färbung) [55]

starker, gelbl.-grüner, eitriger Urethralausfluss; 10–14 Tage später Urethritis posterior, Fieber, Sympt. eines grippalen Infekts u. Gelenkschmerzen (chron. Urethritis: morgens sog. Bonjour-Tropfen); **Kompl.:** Epididymitis*, Prostatitis*, Vesikulitis*; **extragenitale Manifestationen u. Kompl.:** anorektale u. pharyngeale G. mit nur geringen, uncharakteristischen Sympt.; rel. selten Gonoblennorrhö*, Gonokokkensepsis*, Meningitis*, Arthritis* (meist Monarthritis), Endokarditis*, Hautläsionen; **Diagn.:** Nachw. von intra-, gelegentlich auch extraleukozytären gramnegativen Diplokokken im Ausstrich nach Gram- od. Methylenblau-Färbung (s. Abb.); sicher nur durch Kultur der Err. auf Selektivnährböden; DNA-Hybridisierung u. -Amplifikation (ohne Aussage über Antibiotikaresistenz); Antigennachweis mit ELISA* wegen geringer Spezifität u. mangelnder Resistenzprüfung nicht empfohlen; **Ther.:** bei G. ohne Kompl. einzeitige Behandlung mit Ceftriaxon* i. m., alternativ Spectinomycin* i. m. (auch bei gleichzeitiger Chlamydieninfektion wirksam) od. Cefixim, Ofloxacin* od. Ciprofloxacin* p. o.; bei ausgedehnten Formen i. U. für mehrere Wochen Cephalosporine* (wegen der zunehmenden Resistenz der Err. kein Penicillin); Therapiekontrolle 7 Tage nach Behandlungsende (bei Frauen unmittelbar nach der nächsten Menstruation) durch Abstrich u. ggf. Kultur; zum Ausschluss einer gleichzeitig bestehenden Syphilis* nach 6–8 Wo. serol. Kontrolle (TPHA-Test); wichtig parallele Untersuchung u. ggf. Therapie des Partners; **cave:** Koinfektion mit Chlamydia* trachomatis in 50 %; mangelnde protektive Immunität begünstigt Reinfektionen mit Neisseria* gonorrhoeae.

Gono|somen (↑; Soma*) *n pl*: (engl.) gonosomes; syn. Geschlechtschromosomen, Heterochromosomen, Heterosomen, Allosomen; die Chromosomen*, von deren Genen die somat. Geschlechtsentwicklung bestimmt wird (bei Frauen 2 X-Chromsomen, bei Männern 1 X- u. 1 Y-Chromosom); auf dem menschl. Y-Chromosom sind bisher nur geschlechtsdeterminierende Gene nachgewiesen, das rel. große X-Chromosom trägt daneben auch zahlreiche andere Gene. Man geht davon aus, dass das Y-Chromosom aus einem Vorläufer-X-Chromosom entstanden ist u. im Laufe der Evolution die meisten Gene verloren hat. Es enthält nur ca. 300 Gene, während auf dem X-Chromosom etwa 1300 Gene identifiziert wurden. Vgl. Kerngeschlecht, H-Y-Antigen.

Gono|zyten (↑; Zyt-*) *m pl*: (engl.) *gonocytes*; Ursprungszellen der Spermatogenese*; primordiale Keimzellen, die in der Embryonalzeit in die Gonadenanlage einwandern; durch Maldescensus* testis, insbes. wenn er über das 2. Lj. hinaus bestehen bleibt, kann es zu postnatalem Gonozytenverlust kommen.

Good Clinical Practice: Abk. GCP; Richtlinien für die ordnungsgemäße klin. Prüfung von Arzneimitteln; vgl. Arzneimittelprüfung, GMP.

Good Manufacturing Practice: s. GMP.

Goodpasture-Syn|drom (Ernest W. G., Pathol., Nashville, 1886–1960) *n*: (engl.) *Goodpasture's syndrome*; syn. Purpura pulmonis mit Nephritis, renopulmonales Syndrom; seltene Autoimmunerkrankung mit Nieren- u. Lungenbeteiligung; **Inzidenz:** 1 : 10 Mio. pro Jahr; Vork. v. a. bei jungen Männern; **Urs.:** Autoantikörper (IgG) gegen die nichtkollagene Domäne von Kollagen Typ IV in der glomerulären u. alveolären Basalmembran sowie der vorderen Linsenwand u. motor. Endplatte; **Klin.:** rezidiv., u. U. massive lebensbedrohl. Lungenblutungen (häufig erstes Symptom), rapid-progressive Glomerulonephritis*, Dyspnoe*, Proteinurie*, Hämaturie* u. rasch fortschreitende Niereninsuffizienz*, hypochrome Anämie*, Eisenmangel, art. Hypertonie*; **Diagn.:** Nierenbiopsie (extrakapilläre, proliferative Glomerulonephritis mit extensiver Halbmondbildung bei >80 % der Glomerula); in Röntgen-Thorax-Aufnahme beidseitige, konfluierende, hämorrhagische Infiltrate; funktionell restriktive Ventilationsstörung; **Ther.:** so früh wie möglich Plasmapherese* zus. mit aggressiver Immunsupression (Cyclophosphamid u. Methylprednisolon als hochdosierte Bolus-Therapie), Behandlung der Hypertonie, ggf. Hämodialyse*; **Progn.:** unbehandelt Mortalität 80 %, bei frühzeitiger Ther. 15 %.

Goodsall-Regel (David H. G., Chir., London, 1843–1906): (engl.) *Goodsall's rule*; Regel über Lage u. Verlauf perianaler Fisteln; Analfisteln, deren äußere Öffnung in Steinschnittlage oberh. einer gedachten, durch den Anus gelegten, horizontalen Linie liegt, verlaufen gewöhnl. geradlinig; unterh. der Horizontalen liegende Fisteln verlaufen bogenförmig u. münden i. d. R. zwischen 5 u. 7 Uhr in den Analkanal.

Goormaghtigh-Zelle (Norbert G., Pathol., Gent, 1890–1960; Zelle*): (engl.) *Goormaghtigh's cell*; extraglomeruläre Mesangiumzelle des juxtaglomerulären Apparats*.

GOP: Abk. für **G**ebühren**o**rdnung* für **P**sychologische Psychotherapeuten u. Kinder- u. Jugendlichenpsychotherapeuten.

Gordon-Syn|drom (Harold G., Pathol., Louisville, geb. 1894) *n*: **1.** (engl.) *Gordon's syndrome*; exsudative Enteropathie*; **2.** syn. Arthrogryposis distalis Typ 3; autosomal-dominant erbl. Fehlbildungssyndrom; **Klin.:** Kleinwuchs*, Gaumenspalte*, kurzer Nacken (evtl. mit Pterygium*), Kyphoskoliose*, Hüftdysplasie*, Kniegelenkkontraktur, Pes* equinovarus, kurze Finger, Kamptodaktylie* prox. Interphalangealgelenke, kutane Syndaktylie*, Ptosis oculi. Vgl. Arthrogryposis-multiplex-congenita.

Gordon-Test (↑) *m*: (engl.) *Gordon's test*; syn. Polyvinylpyrrolidon (PVP)-Test; Test zum Nachw. einer exsudativen Enteropathie* u. einer pathol. Eiweißexsudation in den Intestinaltrakt; z. B. bei Zöliakie*, Colitis* ulcerosa; Sprue; **Prinzip:** nach i. v. Injektion von Polyvinylpyrrolidon-^{131}Iod wird die Aktivität im Stuhl bestimmt. Vgl. Stuhluntersuchungen.

Gordon-Zeichen I (Alfred G., Neurol., Philadelphia, 1874–1953): s. Pyramidenbahnzeichen (Tab. dort).

Gordon-Zeichen II (↑): (engl.) *Gordon's sign II*; Plateauinnervation (kurzzeitig anhaltende Unterschenkelstreckung) nach Auslösung des Quadrizeps-femoris-Reflexes, z. B. bei Chorea*.

Gorham-Osteo|lyse (Lemuel G., Int., New York, 1885–1968; Ost-*; Lys-*) *f*: (engl.) *disappearing bone*; meist posttraumat. auftretende, umschriebene Osteolyse*, die sich nach anfängl. Progression langsam spontan zurückbildet; **Klin.:** Extremitätenschmerzen, u. U. pathologische Fraktur*.

Gorlin-Goltz-Syn|drom (Robert J. Gorlin, Stomatologe, Minneapolis, geb. 1923; Robert W. Goltz, Dermat., Minneapolis, geb. 1923) *n*: Basalzellnävussyndrom*.

Goserelin *n*: (engl.) *gosereline*; synthet. GnRH*-Rezeptor-Agonist; **Wirkungsmechanismus:** Suppression der Testosteron- u. Östrogensynthese durch paradoxe Hemmung der LH-Sekretion; **Ind.:** nicht operativ behandelbares Prostatakarzinom, Mammakarzinom, Endometriose, symptomat. Myoma uteri.

GOT: Abk. für **G**lutamat-**O**xalacetat-**T**ransaminase; alte Bez. für Aspartataminotransferase*.

Gottron-Zeichen (Heinrich A. G., Dermat., Tübingen, 1890–1974): (engl.) *Gottron's sign*; Sympt. der Dermatomyositis* mit initial violettfarbenen Papeln, später eher Atrophien mit Teleangiektasien* u. Pigmentveränderungen v. a. an der Dorsalseite der Fingergelenke.

Gott-Shunt (Shunt*) *m*: **1.** (engl.) *Gott shunt*; Bez. für einen Shunt* für den veno-venösen Bypass* während der Lebertransplantation*, über den das Blut aus dem Pfortadersystem u. den unteren Extremitäten (V. femoralis) via V. axillaris dem Herzen zugeführt wird; **2.** Bez. für einen temporären Bypass in der Aortenchirurgie, z. B. bei der Versorgung eines Aortenaneurysmas* oder Aortentraumas.

Gottstein-Heller-Operation (Georg G., Chir., Breslau, geb. 1868; Ernst H., Chir., Leipzig, 1877–1964) *f*: s. Kardiomyotomie.

Gougerot-Krankheit (Henri G., Dermat., Paris, 1881–1955): (engl.) *Gougerot's disease*; veraltete Bez. für 4 inzwischen als eigenständig erkannte Krankheitsbilder: Pemphigus* chronicus benignus familiaris, Sjögren*-Syndrom (Gougerot-Sjögren-Syndrom) u. 2 andere seltene Hauterkrankungen unklarer Ätiol.: Dermatitis* lichenoides purpurica et pigmentosa (Gougerot-Blum-Syndrom), Papillomatosis* confluens et reticularis (Gougerot-Carteaud-Syndrom).

Gowers-Bündel (Sir William R. G., Int., Neurol., London, 1845–1915): s. Tractus spinocerebellaris anterior.

Gowers-Zeichen (↑): (engl.) *Gowers' sign*; bei proximal betonter Muskelschwäche (z. B. Duchenne*-Muskeldystrophie) zu beobachtender Ablauf des

Aufrichtens aus dem Liegen; aufgrund der Schwäche der Hüft- u. Kniestrecker rollen sich die Pat. zunächst auf den Bauch, um sich dann nach Einnahme der Vierfüßerstellung mit den Händen an den Beinen hochzudrücken.

GOZ: Abk. für **G**ebühren**o**rdnung* für **Z**ahnärzte.

GP: Abk. für **G**lyko**p**rotein*.

G-Pha**sen** (von engl. gap Lücke; Phase*) *f pl*: (engl.) *G phases*; Ruhephasen im Zellzyklus* vor bzw. nach der Mitose*.

GPI: Abk. für **G**lykosyl**p**hosphatidyl**i**nositol*.

G-Prote**ine** (Prot-*) *n pl*: (engl.) *G proteins*; Kurzbez. für **G**uaninnukleotide bindende **P**roteine, die spez. Zellaktivitäten steuern; durch Konformationsänderung gehen sie in den aktiven Zustand über, wenn GTP gebunden ist u. werden inaktiv, wenn sie GDP tragen; besitzen häufig intrinsische GTPase-Aktivität; **Formen:** 1. Translationsfaktoren mit Beteiligung an ribosomaler Proteinsynthese (z. B. Initiationsfaktor IF-2 u. Elongationsfaktor EF-Tu); 2. heterotrimere G-P., die rezeptorgekoppelt der Zelle Hormon-, Neurotransmitter- u. Lichtsignale vermitteln; Untereinheit G_α (4 Formen: $G_{\alpha s}$, $G_{\alpha i}$, $G_{\alpha q}$, $G_{\alpha 12}$; Abk. s für stimulierend, i für inhibierend), G_β, G_χ; 3. Ras-Proteine zur Kontrolle von Zellproliferation u. -differenzierung; 4. sog. kleine GTPasen (M_r 20 000–35 000), die intrazelluläre Transportvorgänge in Vesikeln regulieren; 5. G-P., die die entstehende Polypeptidkette zum endoplasmatischen Retikulum* dirigieren. Vgl. Rezeptoren; second messenger.

GPT: Abk. für **G**lutamat-**P**yruvat-**T**ransaminase; alte Bez. für Alaninaminotransferase*.

Graaf-Follikel (Regnier de G., Anat., Delft, 1641–1673; Follicul-*) *m*: (engl.) *graafian follicle*; Folliculus ovaricus maturus; sprungreifer Tertiärfollikel; s. Follikelreifung.

gra**cilis** (lat.): schlank, zart, dünn; z. B. Musculus gracilis (Schlankmuskel).

Grad der Behinderung: Abk. GdB; s. Behinderung.

Grad der Schädigungs|folgen: (engl.) *level of secondary damage*; Abk. GdS; im sozialen Entschädigungsrecht Maßstab für die Beurteilung der körperlichen u./od. geistigen Beeinträchtigungen in allen Lebensbereichen unter Berücksichtigung seelischer Begleiterscheinungen u. Schmerzen; GdS gibt an, um wie viel die Befähigung zur üblichen, auf Erwerb gerichteten Arbeit u. deren Ausnutzung im wirtschaftlichen Leben durch die als Folgen einer Schädigung anerkannte Gesundheitsstörung beeinträchtigt ist. Vgl. Behinderung; Minderung der Erwerbsfähigkeit.

Gradenigo-Syn|dro**m** (Giuseppe G., Otol., Neapel, Turin, 1859–1926) *n*: (engl.) *Gradenigo's syndrome*; syn. Felsenbeinspitzensyndrom; heftiger Kopfschmerz in der Schläfen- u. Scheitelgegend, Abduzenslähmung u. gleichseitige Reizerscheinungen im Bereich des N. trigeminus (N. ophthalmicus); **Urs.:** Mitbeteiligung der Pyramidenspitzenzellen*, z. B. im Verlauf einer Mastoiditis* (Gradenigo-Trias: Abduzenslähmung, Trigeminusaffektion, Mastoiditis); **Kompl.:** Meningitis, Sinusthrombose; **DD:** Gesichtsneuralgie*.

Gradie**nt** (lat. gr**a**di schreiten, Schritte machen) *m*: (engl.) *gradient*; Verlauf der Veränderung einer Größe in Abhängigkeit von einer anderen, z. B. Temperatur-, Druck-, Dichte-, Konzentrations-, Helligkeitsgradient; als alveolokapillärer G. (Endgradient) wird die Änderung des Sauerstoffdrucks während der Diffusion* aus den Lungenalveolen in die Lungenkapillaren bezeichnet.

Grading (engl. to grade einteilen) *n*: Abk. G; histopathol. Differenzierung maligner Tumoren nach den Richtlinien der UICC (s. TNM-Klassifikation); **Einteilung:** GX: Differenzierungsgrad kann nicht bestimmt werden; **G1:** gut differenziert; **G2:** mäßig differenziert; **G3:** schlecht differenziert; **G4:** undifferenziert; je höher die Gradzahl, d. h., je weniger differenziert der Tumor, umso höher der Malignitätsgrad. Vgl. Staging, Tumoreinteilung.

Gräfenberg-Zo**ne** (Ernst G., Gyn., USA, 1881–1957; Zona*) *f*: (engl.) *Gräfenberg's spot*; syn. G-Spot, G-Zone; Bez. für eine anat. nicht endgültig definierte Zone in der Scheidenvorderwand, die wohl z. T. mit den Skene*-Gängen identisch ist; Stimulation der G.-Z. beim Geschlechtsverkehr führt (individuell versch. ausgeprägt) zu einer Schwellung des umgebenden Gewebes, bei einigen Frauen kommt es gleichzeitig mit dem Orgasmus zum Erguss eines Sekrets paraurethraler, der männl. Prostata homologer Drüsen aus der Urethra (sog. weibliche Ejakulation).

Graefe-Zeichen (Albrecht von G., Ophth., Berlin, 1828–1870): (engl.) *lid lag*; Zurückbleiben des oberen Lids bei Bewegung des Auges nach unten, so dass die Sklera sichtbar bleibt; **Vork.:** z. B. endokrine Ophthalmopathie*, retrobulbäre Tumoren.

Graft (engl. graft Transplantat) *n*: s. Transplantat.

Graft|dys|funktion, primäre (↑; Dys-*; Functio*) *f*: (engl.) *initial graft dysfunction*; Abk. PGD; früh-postoperative Kompl. nach Organtransplantation mit leichter, mittelschwerer od. schwerer Transplantatdysfunktion bis zum Transplantatversagen; **Urs.:** Konservierungsschaden, lange Ischämiezeit, Infektion, Abstoßungsreaktion*, chir.-techn. Fehler.

Graft Patency Rate (↑; engl. patency Durchgängigkeit; rate Anteil, Rate): Patency* Rate.

Graft-versus-Host-Re|aktio**n** (↑; engl. versus gegen; host Wirt) *f*: (engl.) *graft-versus-host disease (GvHD)*; Abk. GVH; Transplantat-gegen-Wirt-Reaktion nach Übertragung nichtautogener, immunkompetenter Zellen aus Knochenmark, Lymphknoten, Milz od. dem Spenderorgan anhängenden Lymphgeweben (z. B. Leber, Lunge), die im Organismus des Empfängers zelluläre Immunreaktionen vermitteln u. spezif. gegen den Wirt gerichtete zytotox. T-Lymphozyten u. Antikörper* bilden; im gesunden Empfängerorganismus werden die übertragenen Zellen rasch abgebaut. Bei Empfängern, bei denen die Immunabwehr* durch Bestrahlung od. immunsuppressive Behandlung unterdrückt ist, kann die GVH zur sog. Sekundärreaktion führen, einer schweren, akuten od. chron. Erkrankung mit Leber- u. Milzvergrößerung, Atrophie der lymphat. Organe, Diarrhö, Hautveränderungen u. Kachexie, oft mit tödl. Ausgang. **Einteilung:** nach Ausprägung u. Anzahl der befallenen Organe in 4 Schweregrade (Stage 1–4 u. Grad I–IV); alle Schweregrade mit mehr od. minder schwerer Hautbeteiligung, zusätzlich je nach Grading mit Darm- u./od. Leberbeteiligung;

Granulationsanomalie

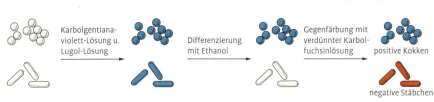

Gram-Färbung: grampositive Bakt. durch Farbstoff-Fixierung in den Mureinschichten alkoholbeständig blau gefärbt; aus gramnegativen Bakt. wird der Farbstoff aus der einschichtigen Mureinschicht durch Ethanol wieder herausgelöst, erscheinen durch Gegenfärbung rot

Nachw.: bei klin. Verdacht durch Biopsie der befallenen Organe (i. d. R. Hautbiopsie ausreichend). Vgl. runt disease; Immunsuppression; Abstoßungsreaktion.

Graham-Färbung (George S. G., Pathol., Albany, 1879–1942): (engl.) *Graham's staining*; Nachweis von Peroxidasen* in Blutzellen; **Meth.:** Überschichten des fixierten Ausstrichs mit Peroxidasereagenz (1 % Alphanaphthol in 40 % Alkohol + H_2O_2), abspülen nach 5 Min., färben mit Pyroninlösung (0,1 Teile Pyronin + 96 Teile 40 %iger Alkohol + 4 Teile Anilinöl), abspülen, nachfärben mit Methylenblaulösung od. Azur-II-Lösung; Peroxidasezellen rötlich, Kerne blau.

Graham-Little-Syn|drom (Sir Ernest G. L., britischer Dermat., 1867–1950) *n*: s. Lasseur-Graham-Little-Syndrom.

Graham-Steel-Geräusch (Graham St., Int., Manchester, 1851–1942): Steel*-Geräusch.

Graham-Tumor (Allen G., Arzt, Melrose; Tumor*) *m*: (engl.) *Graham's tumor*; kleines, inselförmiges Adenokarzinom* mit geringer Malignität mit fibrösem Stroma (Mikrokarzinom) in einer hyperplast. Struma*; vgl. Schilddrüsentumoren.

Gram-Färbung (Hans C. G., Pharmak., Arzt, Kopenhagen, 1853–1938): (engl.) *Gram's method*; Methode zur Differenzierung mikrobiol. Präparate; Färbung mit Karbolgentianaviolett-Lösung u. Lugol*-Lösung, Differenzierung mit Ethanol (Entfernen des blauen Farbstoffs aus gramnegativen Bakt.), Gegenfärbung mit verdünnter Karbolfuchsinlösung* (s. Abb.); **Schnellmethode** mit Färbung mit Kristallviolett- u. Gram-Iod-Lösung, Gegenfärbung mit Safraninlösung; zur Kontrolle kann ein grampositives (Staphylokokken) u. ein gramnegatives (E. coli) Präparat mitgefärbt werden. Grampositive Bakt. erscheinen dunkelblau, gramnegative Bakt. rot; s. Gram-Verhalten.

Grami|cidin (INN) *n*: (engl.) *gramicidin*; lokal wirksames Polypeptid-Antibiotikum aus Bacillus brevis, Bestandteil des Tyrothricins*; **Ind.:** in Komb. mit anderen Antibiotika* zur äußerl. Anw. bei Inf. von Auge, Ohr, Nase u. Haut; **Kontraind.:** blutende Wunden (system. stark toxische Substanz).

Graminis flos *m*: s. Heublumen.

Gramm (gr. γράμμα Buchstabe) *n*: (engl.) *gram*; Einheit der Masse*; Einheitenzeichen g; $1 g = 10^{-3} kg$ (Kilogramm*); s. Einheiten (Tab. 1 dort).

-gramm: Wortteil mit der Bedeutung Geschriebenes, bildliche Darstellung; von gr. γράμμα.

Gram-Verhalten (Hans C. G., Pharmak., Arzt, Kopenhagen, 1853–1938): (engl.) *Gram-stain character*; (mikrobiol.) zur Differenzierung von Bakt. mit Hilfe der Gram*-Färbung geeignete bakterielle Ei-

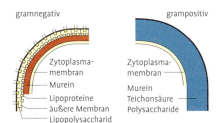

Gram-Verhalten: Aufbau der Zellwand gramnegativer u. grampositiver Bakterien

genschaft; **gramnegativ** sind u. a. Neisseriaceae, Enterobacteriaceae, Pseudomonadaceae, Achromobacteriaceae, Bacteroidaceae, Brucellaceae u. Spirochaetales; **grampositiv** sind u. a. Micrococcaceae, Lactobacillaceae, Corynebacterium, Bacillaceae u. Actinomycetales (s. Abb.). Ältere Kulturen (bes. von Anaerobiern) u. durch Chemotherapie modifizierte Erreger können sich **gramlabil** (gramvariabel) verhalten. Vgl. Bakterienklassifikation.

Grand mal (franz. großes Übel): (engl.) *grand mal epilepsy*; (primär od. sekundär) generalisierter Anfall mit tonisch-klonischen Krämpfen bei Epilepsie*.

Granisetron (INN) *n*: (engl.) *granisetron*; Antiemetikum*; Serotonin*-Antagonist; **Ind.:** durch Zytostatika- od. Strahlentherapie induziertes Erbrechen; **UAW:** Kopfschmerz, Obstipation.

Granula (Dim. von lat. granum Kern) *n pl*: **1.** (engl.) *granules*; (pharmaz.) Arzneikörner, kleinste Arzneikugeln; alte Bez. für Semen; **2.** (mikroskop.) Körnchen in Zellen, z. B. in Leukozyten (Granulozyten); **3.** (ophth.) Trachomkörner; s. Trachom.

Granular|zell|tumor (↑; Zelle*) *m*: (engl.) *granular cell tumor*; syn. Abrikossoff-Tumor, Granularzellmyoblastom; seltener, benigner Schwann-Zell-Tumor aus glykogen- u. lipoidreichen, polygonalen Zellen mit in der PAS*-Reaktion positivem granulärem Zytoplasma; **Vork.:** bes. Zunge, Haut; im ZNS in der Neurohypophysen-Region; bei Neugeborenen gelegentl. in der Mundhöhle als Epulis* congenita; maligne Entartung nicht bekannt.

Granulation (↑) *f*: (engl.) *granulation*; Körnelung; **1.** körnige Fleischwärzchen des jungen Granulationsgewebes*; **2.** toxische Granulation*; **3.** intrazelluläre Granula*.

Granulationes arachnoideae (↑) *f pl*: s. Arachnoidea mater; Foveolae granulares.

Granulations|an|omalie (↑; Anomalie*) *f*: (engl.) *granulation anomaly*; konstitutionelle Veränderung

Granulationsgeschwulst

der Leukozytengranulierung; **1.** Alder*-Reilly-Anomalie; **2.** Chediak*-Higashi-Syndrom.
Granulations|geschwulst (↑): s. Granulom.
Granulations|gewebe (↑): (engl.) *granulation tissue*; zell- u. gefäßreiches, durch oberflächl. Gefäßgranula tiefrot gefärbtes, feucht glänzendes, körniges u. leicht verletzliches faserarmes Bindegewebe als pathol.-anat. Gewebeneubildung bei sekundärer Wundheilung* od. i. R. einer chron.-proliferativen Entzündung*; Ausgangsgewebe ist das Gefäßbindegewebe; zelluläre Elemente des G. sind v. a. Lymphozyten*, Plasmazellen*, Monozyten*, Makrophagen*, Fibroblasten u. Fibrozyten; **Funktion:** Schutz oberflächl. Wunden vor dem Eindringen pathogener Mikroorganismen, Demarkation u. Organisation von Nekrosen, Thromben u. Hämatomen, Wiederauffüllung von Gewebedefekten i. R. der Wundheilung*; **Klin.:** i. R. der Wundheilung* (Kollagensynthese, Verminderung der Vaskularisation) entsteht die endgültige Narbe*. Vgl. Fibronektine.
Granulation, toxische (↑) *f*: (engl.) *toxic granulation*; reversible Veränderung der Granulozyten* bei schweren Infekten, Stoffwechselstörungen od. Intoxikationen; Auftreten violett gefärbter Granula im Zytoplasma.
Granulom (↑; -om*) *n*: (engl.) *granuloma*; knötchenförmige Neubildung aus mononukleären Entzündungszellen u. Epitheloid- od. Riesenzellen als Gewebereaktion auf allergisch-infektiöse od. chron.-entzündliche (resorptive) Prozesse, die einen für best. Erkrankungen relativ charakterist. histol. Aufbau haben kann (sog. spezifisches G.); **Formen: 1.** infektiöses G., z. B. als Aschoff-Geipel-Knötchen bei rheumat. Fieber*, Tuberkulom*, Leprom, Rhinosklerom, Aktinomyzetom, syphilit. Gumma, auch bei Leishmaniasen*, Listeriose*, tiefer Mykose* (z. B. Blastomykose) u. Wurminfektion (z. B. Schistosomiasis*); **2.** nichtinfektiöses G., z. B. bei Sarkoidose*, Hodgkin*-Lymphom, system. Vaskulitis* (Arteriitis* temporalis, Takayasu*-Arteriitis, Churg*-Strauss-Syndrom, Wegener*-Granulomatose), als Epulis*, Zahngranulom* od. lipophages Granulom*; **3.** allergisches G. inf. immunpathol. Gewebereaktion i. R. der zellvermittelten Überempfindlichkeitsreaktion vom verzögerten Typ (Typ IV der Allergie*); Vork. v. a. bei Erreger- bzw. Antigenpersistenz od. Persistenz von Immunkomplexen in Makrophagen; lymphozytär-mononukleäres Infiltrat mit typ. zentraler Ansammlung von Makrophagen u. Epitheloidzellen sowie u. U. mehrkernigen Riesenzellen, evtl. zentrale Nekrose* od. Verkalkung u. Fibrose durch Proliferation von Fibroblasten; **4.** durch nichtimmunogene Substanzen induziertes G. (Fremdkörpergranulom*); selten mit Epitheloidzellen. Vgl. Entzündung.
Granuloma anulare (↑; ↑) *n*: (engl.) *granuloma anulare*; derbe, meist ringförmige od. serpiginöse, dicht aneinandergereihte, alabasterfarbene bis rötliche dermale Knötchen mit peripherer Ausbreitung (s. Abb.), bes. an Hand- u. Fußrücken bei Kindern u. jungen Erwachsenen; **Urs.:** unklar; der generalisierten Form im höheren Lebensalter liegt evtl. ein Diabetes mellitus zugrunde; **Ther.:** evtl. Glukokortikoide (intrafokal od. systemisch), Kryo-

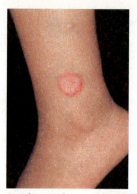

Granuloma anulare: typische Lokalisation [3]

chirurgie; **Progn.:** meist spontane Abheilung nach Mon. bis Jahren.
Granuloma brasiliense (↑; ↑) *n*: südamerikanische Blastomykose*.
Granuloma eosino|philicum faciei (↑; ↑) *n*: braunrote, rundliche od. polyzyklische, flach erhabene, scharf begrenzte, oft multipel auftretende Herde mit erweiterten Follikeln (daher orangenschalenartiges Aussehen; s. Abb.); **Urs.:** unklar, Vaskulitis in der oberen Dermis; **Klin.:** entsteht meist im 4.–5. Lebensjahrzehnt im Gesicht, bes. an Schläfen u. Wangen; evtl. Juckreiz; **Ther.:** Dapson, lokale Infiltration mit Kortikoiden.

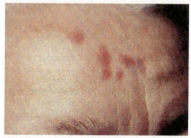

Granuloma eosinophilicum faciei [3]

Granuloma fissuratum (↑; ↑) *n*: (engl.) *granuloma fissuratum*; syn. Akanthoma fissuratum; am Rand erhabene, in der Mitte eingesunkene od. ulzerierte, einem Basalzellkarzinom* sehr ähnl. Hautveränderung; **Lok.:** retroaurikuläre Falte bzw. Nasenwurzel neben dem Augenwinkel; **Urs.:** benigne, reaktive, epidermale u. dermale Hyperplasie inf. Drucks durch Brillen.
Granuloma gangraenescens nasi (↑; ↑) *n*: (engl.) *lethal midline granuloma*; wenig schmerzhafte, granulomatöse Destruktionen im Bereich des Mittelgesichts; Beginn mit einer uncharakterist., chron.-rezidivierenden Rhinitis; **Ätiol.: 1.** Wegener*-Granulomatose; **2.** T-Zell-Lymphom; **Ther.: 1.** Immunsuppression, evtl. Cotrimoxazol; **2.** Chemo- u. Radiotherapie; **Progn.:** bei T-Zell-Lymphom meist ungünstig; **DD:** Blastomykose, Histoplasmose.
Granuloma gluteale infantum (↑; ↑) *n*: (engl.) *granuloma gluteale infantum*; runde od. ovale, bis pflaumengroße, polsterartige prall-elastische, blaurote,

derbe Knoten mit vergrößerter Hautfelderung an Gesäß u. Oberschenkelbeugeseiten; **Vork.**: oft im Anschluss an Behandlung mit (fluorierten) top. Glukokortikoiden od. unbehandelte Windeldermatitis* bei Säuglingen.

Granuloma inguinale (↑; ↑) *n*: (engl.) *fourth venereal disease*; syn. Donovanosis, Granuloma venereum; chron. verlaufende Geschlechtskrankheit mit geringer Kontagiosität; **Vork.**: insbes. in trop. u. subtrop. Ländern; bei Männern doppelt so häufig wie bei Frauen; **Err.**: Klebsiella* granulomatis; **Klin.**: nach Inkub. von 7–90 Tagen Auftreten eines derben, schmerzlosen Knötchens an der Eintrittspforte, dann weitere Ausbildung von einzelnen od. multiplen, meist schmerzlosen Granulationen im Anogenitalbereich, meist ohne ausgeprägte Lymphknotenschwellung; destruktives Wachstum mit Verstümmelungen u. Verlegung der Lymphgefäße bei chron. Verläufen (Elephantiasis* genitoanorectalis); kann durch frühzeitige Therapie verhindert werden; **Diagn.**: Nachw. intrazytoplasmat., bipolar gefärbter Stäbchen im Quetschpräparat (Giemsa-Färbung); Zellkultur u. PCR nur in Spezialabors verfügbar; **Ther.**: Cotrimoxazol, Tetracyclin, Doxycyclin, Erythromycin, Azithromycin, Makrolide. Vgl. Lymphogranuloma venereum.

Granuloma pediculatum (↑; ↑) *n*: Granuloma* pyogenicum.

Granulom, apikales (↑; ↑) *n*: Zahngranulom*.

Granuloma pyo|genicum (↑; ↑) *n*: (engl.) *pyogenic granuloma*; syn. Granuloma pediculatum; veraltet Botryomykom, Granuloma teleangiectaticum; schnell wachsendes, gestielt auf der Haut sitzendes, pilzförmiges, schmerzhaftes leicht blutendes Hämangiom mit ⌀ bis 2 cm; **Vork.**: bes. an den Akren (s. Abb.), meist nach Verletzungen; **Ther.**: Exzision; Elektrokaustik (Rezidive bei Hämangiomen im Wachstumsstadium mögl.); **DD**: malignes Melanom, Kaposi-Sarkom.

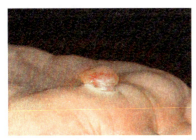

Granuloma pyogenicum: gestieltes Granulom an der Hand [3]

Granuloma tele|angiectaticum (↑; ↑) *n*: s. Granuloma pyogenicum.

Granulomatose, benigne (↑; ↑; -osis*) *f*: s. Sarkoidose; Berylliose.

Granulomatose, septische (↑; ↑; ↑) *f*: (engl.) *chronic granulomatous disease*; syn. chronisch-familiäre kongenitale Dysphagozytose; angeb. Defekt des oxidativen Metabolismus* der Granulozyten u. Monozyten (fehlende Bildung von intrazellulären mikrobiziden Sauerstoffradikalen durch Mangel an Zytochrom b_{558}) mit meist X-chromosomal-rezessivem Erbgang; Granulozyten, Makrophagen u. Monozyten verlieren die Fähigkeit, phagozytierte Katalase-positive Bakterien u. Pilze abzutöten, so dass diese intrazellulär überleben u. in alle Organsysteme verschleppt werden; **Klin.**: schwere rezidivierende Infektion (v. a. mit Staphylokokken, gramnegativen Darmbakterien, Aspergillus u. Candida albicans), z. B. als periorale u. perinasale Pyodermie, Lymphadenitis, Pneumonie, Leberabszess, Osteomyelitis; oft mit Splenomegalie u. ausgeprägter Leukozytose; **Ther.**: Interferone*, Dauerbehandlung mit intrazellulär wirksamen Antibiotika, gezielte antibiot. Behandlung akuter Infektionen, ggf. op. Sanierung der sept. Absiedlungen; ggf. Knochenmarktransplantation.

Granulomatosis disci|formis chronica et pro|gressiva Miescher (↑; ↑; ↑; Guido M., Dermat., Zürich, 1887–1961) *f*: (engl.) *granulomatosis disciformis progressiva et chronica*; Sonderform der Necrobiosis* lipoidica mit ausgeprägter granulomatöser Reaktion ohne Assoziation zum Diabetes mellitus.

Granulomatosis infanti|septica (↑; ↑; ↑) *f*: s. Listeriose.

Granuloma venereum (↑; ↑) *n*: Granuloma* inguinale.

Granulom, eosino|philes (↑; ↑) *n*: (engl.) *eosinophilic granuloma*; syn. eosinophiles Knochengranulom; veraltet Bez. für die isoliert das Skelettsystem betreffende Langerhans*-Zell-Histiozytose.

Granulo|mer (↑; gr. μέρος Teil) *n*: (engl.) *granulomere*; zentral in Thrombozyten* liegendes Gebilde; besteht aus Granula, Mitochondrien, endoplasmat. Retikulum u. Ribosomen; vgl. Hyalomer.

Granulom, lipo|phages (↑; -om*) *n*: (engl.) *lipophagic granuloma*; Fremdkörpergranulom* als Folge einer durch endogene (z. B. nach traumat. Schädigung von Fettgewebe od. inf. Fettgewebenekrose freiwerdende) od. exogene Fettstoffe (z. B. nach Injektion öliger Lösungen) verursachten resorptiven Entzündung*.

Granulo|poese (↑; -poese*) *f*: s. Granulozytopoese.

Granulo|poetin (↑; gr. ποιητής Hervorbringer) *n*: (engl.) *granulopoietin*; koloniestimulierender Faktor (CSF*), der in Zellkulturen die Bildung von Granulozytenkolonien fördert (G-CSF).

Granulosa|lutein|zellen (↑; lat. luteus gelb; Zelle*): (engl.) *granulosa lutein cells*; Zellen des Follikelepithels, die sich bei Bildung des Corpus* luteum mit lipochromhaltigen feinen Lipidtröpfchen beladen; entwickeln die ultrastrukturellen Merkmale für steroidbildende Zellen.

Granulosa-Theka|zell|tumor (↑; gr. θήκη Behälter, Kiste; Zelle*; Tumor*) *m*: s. Thekazelltumor.

Granulosa|zellen (↑; Zelle*): (engl.) *granulosa cells*; Zellen des Follikelepithels in Ovarialfollikeln; vgl. Follikelreifung.

Granulosa|zell|tumor (↑; ↑; Tumor*) *m*: (engl.) *granulosa cell tumor*; seltener östrogenbildender Keimstrangtumor; **Vork.**: in jedem Lebensalter mit Maximum im 6. Lebensjahrzehnt, selten im Kindesalter; **Lok.**: vorwiegend im Ovar (1–3 % aller Ovarialtumoren*), sehr selten im Hoden (vgl. Hodentumoren); **Pathol.**: ähnelt histol. Granulosazellen, die in versch., meist gleichmäßigen Mustern wachsen; in ca. 30 % maligne bei niedrigem Malignitätsgrad (meist nur lokale Ausbreitung u. selten

Metastasierung); **Klin.:** 1. bei der Frau Metrorrhagie*; im geschlechtsreifen Alter als Folge der gesteigerten Östrogenbildung v. a. glandulär-zystische Hyperplasie* bzw. adenomatöse Hyperplasie* des Endometriums mit Durchbruchblutungen*, bei Mädchen Pseudopubertas* praecox; 2. beim Mann schmerzlose Induration des Hodens, evtl. Gynäkomastie; **Ther.:** bei ovariellem G. stadiengerechte Operation (Figo-Stadien: s. Ovarialtumoren, Tab. dort); Stadium I A: bei Kinderwunsch einseitige Ovarektomie u. Abrasio zum Ausschluss eines Korpuskarzinoms*; Stadium I B u. höher: beidseitige Adnektomie, Hysterektomie, Omentektomie, evtl. Lymphonodektomie, bei verbliebenem Tumorrest Strahlentherapie möglich; bei ausgedehnten Befunden Chemotherapie wie beim Ovarialkarzinom; Progn.: Zehn-Jahres-Überlebensrate 70–95 %, Spätrezidive auch nach 20–30 Jahren möglich. Vgl. Call-Exner-Körperchen; Luteom.

Granulosis rubra nasi (↑; -osis*) *f*: (engl.) *granulosis rubra nasi*; syn. Jadassohn-Krankheit; sog. rote Schweißnase; bei Kindern sehr selten auftretende bläul. Verfärbung der Haut im Bereich der knorpeligen Nase mit bis zu 3 mm großen rötl. Knötchen, Pusteln, Bläschen u. Hyperhidrose*; unklare Path.; meist Spontanheilung in der Pubertät.

Granulo|zyten (↑; Zyt-*) *m pl*: (engl.) *granulocytes*; zu den Leukozyten* gehörende, polymorphkernige Zellen (ca. 60–70 % der Blutleukozyten); **Einteilung:** entsprechend der Anfärbbarkeit ihrer spezif. Granula mit panopt. Färbemethoden in neutrophile G. (über 90 %), eosinophile G. (veraltet Azidophile, 2–4 %) u. basophile G. (bis 1 %); s. Leukozyten (Abb. dort); alle G. besitzen die Fähigkeit zur Adhäsion an das vaskuläre Endothel (bilden dort sog. marginalen Granulozytenpool im Randstrom des Bluts) u. zur v. a. durch Chemotaxis* vermittelten Migration* bzw. Diapedese* in das Gewebe; enthalten Myeloperoxidase u. a. Leukozytenenzyme*, mit deren Hilfe sie phagozytierte Mikroorganismen abtöten können; sie binden an Mikroorganismen durch sog. multi ligand receptors, insbes. durch sog. Scavenger*-Rezeptoren u. sog. toll* like receptors, sowie, nach deren Opsonisierung (s. Opsonine), durch Fc*-Rezeptoren u. Komplementrezeptoren (s. Komplement). **Lebensdauer:** 2–3 Tage, Halbwertzeit der im Blut zirkulierenden G.: 6–8 Std.; **Bedeutung: 1. neutrophile** G.: Phagozytose von (opsonisierten) Mikroorganismen, virusinfizierten Zellen, Tumorzellen u. a. körperfremden Antigenen; Abtötung bzw. Inaktivierung v. a. mit Hilfe des oxidativen Metabolismus*; entscheidende Rolle bei der akuten nichtinfektiösen u. bakterielle Entz., zentrale Stellung bei der Abwehr von Mikroorganismen; **2. eosinophile** G.: Beteiligung bei der Abwehr von Infektionen mit Würmern u. a. Parasiten sowie an IgE-vermittelten Überempfindlichkeitsreaktionen vom Soforttyp (Typ I der Allergie) u. zellvermittelten Überempfindlichkeitsreaktionen vom verzögerten Typ (Typ IV der Allergie); **3. basophile** G. (sog. Blutmastzellen): Beteiligung an IgE-vermittelten Überempfindlichkeitsreaktionen vom Soforttyp (Typ I der Allergie) durch Freisetzung biol. wirksamer Mediatoren* aus den wasserlösl. basophilen Granula bei Degranulation, z. B. Histamin*, Heparin*, ECF*-A; vermehrtes Vork. (Basophilie*) u. a. bei CML*, Polycythaemia* vera.

Granulo|zyten|kon|zentrat (↑; ↑) *n*: s. Leukozytenkonzentrat.

Granulo|zyto|penie (↑; ↑; -penie*) *f*: (engl.) *granulocytopenia*; Verminderung der Granulozyten* im Blut, meist bei Leukopenie*. Vgl. Agranulozytose.

Granulo|zyto|poese (↑; ↑; -poese*) *f*: (engl.) *granulocytopoiesis*; auch Granulopoese; Bildung u. Entwicklung der Granulozyten* i. R. der Hämatopoese* (Abb. 2 dort); ausgehend von myeloisch determinierten unipotenten hämatopoetischen Stammzellen*, aus denen unter Einfluss humoraler (koloniestimulierender) Faktoren (z. B. Granulopoetin*, IL-3) die Myeloblasten* (bzw. Eosino- u. Basophiloblasten) u. durch Teilung (mitotische Phase, etwa 7,5 Tage) neutro-, eosino- u. basophile Promyelozyten*, Myelozyten* u. Metamyelozyten* (jugendl. Granulozyten) hervorgehen, die sich in einer Reifungsphase (etwa 6,5 Tage) zu den sog. Stabkernigen* u. Segmentkernigen* weiterentwickeln. Nach der Reifung werden pro Tag mehr als 100 Mrd. Granulozyten aus dem Knochenmark in das Blut freigesetzt.

Granulum (dim von lat. granum Korn) *n*: Körnchen; s. Granula.

grape cell (engl.): s. Traubenzelle.

Graph|ästhesie (-graphie*; -ästhesie*) *f*: (engl.) *graphesthesia*; physiol. Fähigkeit, auf der Haut geschriebene Formen (z. B. Buchstaben) zu erkennen; vgl. Sensibilität.

-graphie: Wortteil mit der Bedeutung Aufzeichnungs-, Darstellungsverfahren; von gr. γράφειν.

Grapho|spasmus (↑; Spas-*) *m*: s. Schreibkrampf.

Graser-Di|vertikel (Ernst G., Chir., Erlangen, 1860–1929; Divertikel*) *n*: (engl.) *Graser's diverticulum*; Darmdivertikel; multiple Ausstülpung der Mukosa durch Gefäßlücken der Lamina muscularis mucosae, meist in Dickdarm u. Rektum, v. a. im Sigmoid; vgl. Divertikulose.

Grasping (engl. grasp gezielter Griff): pathol. Greifreflex*.

Gratiolet-Seh|strahlung (Louis-P. G., Anat., Paris, 1815–1865): (engl.) *Gratiolet's radiating fibres*; Radiatio optica; Marklamelle zw. dem subkortikalen Sehzentrum* (Corpus geniculatum lat.) u. dem kortikalen Sehzentrum in der Umgebung des Sulcus calcarinus des Hinterhauptlappens des Gehirns; innerh. der G.-S. verlaufen auch kortikofugale Projektionsfasern (sekundäre Sehstrahlung) zu Corpus geniculatum lat., Pulvinar thalami, Colliculus superior u. Kernen des Pons.

Grau, peri|aquä|duktales: Substantia* grisea centralis.

Graves' disease (Robert J. G., Int., Dublin, 1796–1853; engl. disease Krankheit): syn. Basedow-Krankheit; s. Thyroiditis.

Gravi-: Wortteil mit der Bedeutung schwer, gewichtig; von lat. gravis.

Gravida (lat. gravida schwanger) *f*: die Schwangere.

Gravidität (Graviditas*) *f*: s. Schwangerschaft.

Graviditas (lat.) *f*: s. Schwangerschaft.

Graviditas extra|uterina (↑) *f*: s. Extrauteringravidität.

Graviditas inter|stitialis (↑) *f*: interstitielle Schwangerschaft; s. Tubargravidität.

Graviditas nervosa (↑) f: s. Scheinschwangerschaft.
Grawitz-Tumor (Paul A. G., Pathol., Greifswald, 1850–1932; Tumor*) m: Nierenzellkarzinom*.
Gray (Louis G., Phys., London, 1905–1965) n: SI-Einheit der Energiedosis* bzw. der Kerma*; Einheitenzeichen Gy; 1 Gy = 1 J/kg = 1 m^2/s^2; vgl. Einheiten (Tab. 2 dort).
Gray-Syn|drom n: s. Grey-Syndrom.
Grazilis|syn|drom (lat. gracilis schlank) n: (engl.) *Pierson's syndrome*; syn. Ostitis necroticans pubis, Pierson-Krankheit; Sportverletzung mit Überdehnung der Sehnen des M. gracilis u. Auseinanderziehung der Symphyse; **Sympt.:** lokaler Druckschmerz u. röntg. nachweisbare Osteonekrose am Ansatz der Adduktorenmuskeln am Ramus inferior des Os pubis.
Greenfield-Syn|drom (Joseph G. G., Neuropathol., London, 1884–1958) n: s. Leukodystrophie, metachromatische.
Gregg-Syn|drom (Sir Norman McAllister G., Ophth., Sidney, 1892–1966) n: s. Embryopathia rubeolosa.
Greif|re|flex (Reflekt-*) m: (engl.) *grasp reflex*; reflexartiges Fingerschließen bei Berührung der Handfläche; **Vork.:** 1. physiol. bei Neugeborenen (s. Reflexe, frühkindliche); 2. pathol. (als sog. Grasping) v.a. bei Stirnhirnsyndrom (s. Syndrom, hirnlokales), auch bei Bewusstseinsstörung u. apallischem Syndrom; evtl. kombiniert mit dem sog. Nachgreifen od. der sog. Magnetreaktion (die Hand folgt mit od. ohne Greifbewegungen dem reizauslösenden Gegenstand).
Greig-Zephalo|poly|syn|daktylie-Syn|drom (David M. G., Arzt, Edinburgh, 1864–1936) n: (engl.) *Greig cephalopolysyndactyly syndrome*; auch Zephalosyndaktylie; autosomal-dominant erbl. Fehlbildungssyndrom mit Mutationen im GLI3-Gen (Genlocus 7p13); allelisch mit akrokallosalem Syndrom*; **Häufigkeit:** ca. 100 Fälle bekannt; **Sympt.:** variabler klin. Phänotyp; Makrozephalie*, Polydaktylie* u. kutane Syndaktylie* der Finger u. Zehen bei normaler Intelligenz.
Greisen|bogen: s. Gerontoxon.
Grenz|dextrin n: (engl.) *limit dextrin*; Glukosepolymer, das aus Amylopektin* od. Glykogen* bei unvollständigem Abbau durch Amylasen* (i.R. der Verdauung*) od. Phosphorylase* (bei Glykogenolyse*) um Verzweigungsstellen (α-1,6-glykosidische Bindungen) entsteht; vollständiger Abbau zu Glukose durch Debranching*-Enzym od. Glykosidasen*.
Grenz|divertikel (Divertikel*) n: s. Zenker-Divertikel.
Grenz|kontrast m: Simultankontrast*.
Grenz|strahlen: (engl.) *grenz rays*; syn. Bucky-Strahlen; sehr weiche (sog. ultraweiche, 6–12 keV), wenig durchdringungsfähige Röntgenstrahlung* (Gewebe*-Halbwerttiefe ca. 0,5 mm).
Grenz|strang: s. Truncus sympathicus.
Grenz|strang|blockade f: (engl.) *sympathetic block*; Form der Sympathikusblockade* mit Blockierung des Truncus* sympathicus durch Lokalanästhetika*; s. Paravertebralanästhesie (Abb. dort); **Formen:** zervikal (s. Stellatumblockade), thorakal, lumbal.

Grenz|strang-Quadranten|syn|drom n: (engl.) *sympathetic trunk quadrants syndrome*; Krankheitserscheinungen bei Läsion des Truncus* sympathicus; **Formen:** 1. oberes G.-Qu. (syn. Claude-Bernard-Syndrom): einseitige Ausbildung eines peripheren Horner*-Syndroms, Versiegen der Tränensekretion, Hyperämie sowie Störungen der Schweißsekretion einer Gesichtshälfte u. des gleichseitigen Arms inf. einer gleichseitigen Schädigung des Ganglion cervicale superius, Ganglion cervicale medium u. Ganglion cervicothoracicum (zervikaler Truncus sympathicus) unterschiedlicher Ätiol. (Op. im Halsbereich, Tumor, Zoster); 2. unteres G.-Qu.: Schädigung des lumbalen Truncus sympathicus durch Tumoren mit Anhidrose des Beins.
Grenz|strang|re|sektion (Resektion*) f: Sympathektomie*.
Grenz|wert: (engl.) *threshold limit value*; durch eine Norm od. eine Rechtsvorschrift festgelegter Höchstwert für Emission u. Immission von Schadstoffen, Lärm u. Strahlung, der nach den gegenwärtigen wissenschaftl. Erkenntnissen nicht schädl. für Mensch od. die Umwelt ist; toxikol. begründete G. existieren z.B. für Höchstmengen von Pestiziden, Kanzerogene in Nahrungsmitteln od. für schädl. Substanzen im Trinkwasser; s. Atemgrenzwert; Dosisgrenzwerte; AGW; BAT; EKA; MAK; MIK; TRK.
Grenz|wert, bio|logischer: BGW*.
Grenz|wert|hyper|tonie (Hyper-*; Ton-*) f: (engl.) *borderline hypertension*; syn. Borderline-Hypertonie; frühere Bez. für einen Blutdruck* mit systol. 140–159 mmHg u. diastol. 90–94 mmHg, die wegen des Fehlens definierter Grenzwerte zur Definition einer Hypertonie* nicht mehr verwendet werden sollte.
Grenz|zonen|amputation (Zona*; lat. amputatio das Abschneiden) f: (engl.) *marginal area amputation*; Abtragung von nekrot. Material bis zur Demarkationszone, d.h. der scharfen Abgrenzung vom kranken zum gesunden Gewebe; vgl. Amputation; Gangrän.
Grenz|zonen|in|farkt (Zona*; Infarkt*) m: s. Schlaganfall.
Grey-platelet-Syn|drom (engl. grey grau; platelet Plättchen) n: (engl.) *grey platelet syndrome*; sehr seltene, autosomal-dominant erbl. Thrombozytopenie* mit sog. Riesenthrombozyten, die einen Mangel an Alphagranula aufweisen s. im Ausstrich grau erscheinen; **Klin.:** leichte Haut- u. Schleimhautblutungen, evtl. Myelofibrose; **Ther.:** Desmopressin*, Thrombozytenkonzentrat*.
Grey-Syn|drom (↑) n: auch Gray-Syndrom; Vergiftung mit Chloramphenicol* bei Früh- u. Neugeborenen, die aufgrund der physiol. Unreife ihrer Enzymsysteme noch nicht zur Entgiftung mit Glukuronsäurekonjugation in der Lage sind; die Ausscheidung erfolgt nur sehr langsam über die Nieren, wodurch es zur Kumulation von Chloramphenicol im Organismus kommt. **Sympt.:** grau-blasse Zyanose, Hypothermie, Erbrechen, aufgetriebener Leib, Hyperammonämie; u.U. tödl. verlaufendes Herz-Kreislauf-Versagen; **Proph.:** Arzneimittelspiegel-Bestimmung bei vital indiziertem Einsatz.

Grey-Turner-Zeichen (George Grey T., Chir., London, 1877–1951): (engl.) *Grey Turner's sign*; zyanotische Verfärbung im Flankenbereich als selten auftretendes Sympt. einer hämorrhagischen nekrotisierenden Pankreatitis*.

GRF: 1. Abk. für (engl.) *growth hormone releasing factor*; SRH*; 2. Abk. für (engl.) *gonadotropin releasing factor*; GnRH*.

GRH: 1. Abk. für (engl.) *growth hormone releasing hormone*; s. SRH; 2. Abk. für (engl.) *gonadotropin releasing hormone*; s. GnRH.

Griesinger-Zeichen (Wilhelm G., Neurol., Berlin, Kairo, 1817–1868): (engl.) *Griesinger sign*; druckschmerzhaftes Ödem mit erweiterten Venen hinter dem Processus mastoideus bei Thrombose des Sinus transversus cerebri; vgl. Sinusthrombose.

Grieß: s. Gallensteine; Harngrieß; Breikost.

Griess-Ilosvay-Probe (Johann P. G., deutscher Chem., 1829–1888; Lajos de I., Chem., Budapest, 1851–1936) *f*: (engl.) *Griess test*; syn. Griess-Probe; Probe zum Nachweis von Nitriten im Harn (Azoreaktion) als indirekter Nachw. einer bakteriellen Kontamination, da die wichtigsten Err. von Harnweginfektionen mit der Nahrung zugeführte Nitrate zu Nitriten reduzieren; wird heute in modifizierter Form als Schnelltestverfahren* durchgeführt.

Griffel|fortsatz: (engl.) *styloid process*; Processus styloideus; z.B. der Speiche: Processus styloideus radii.

Grimm|darm: Colon; s. Darm.

Grind: (engl.) *scab*; volkstüml. Bez. für eine Hauterkrankung mit Schuppen- u. Krustenbildung, bes. im Bereich der behaarten Kopfhaut; vgl. Favus, Impetigo contagiosa, Ekzem, atopisches.

Grinker-Myelino|pathie (Myel-*, -pathie*) *f*: (engl.) *Grinker's myelinopathy*; s. Kohlenmonoxidintoxikation.

Grippe: (engl.) *influenza*; syn. Influenza; akute, endemisch, epidemisch od. pandemisch auftretende Infektionskrankheit des Respirationstrakts; **Einteilung:** 1. nach Art des Auftretens: saisonale u. pandemische Influenza; s. Neue Grippe (Influenza A/H1N1); 2. nach Herkunft der Erreger: Abgrenzung der aviären Influenza (s. Vogelgrippe); **Err.:** Influenza*-Virus; **Verbreitung:** weltweit; betroffen sind alle Altersgruppen; selten sporadisches, meist saisonal epidemisches (mit Häufung in den Wintermonaten) u. gelegentl. pandemisches Auftreten in Abständen von Jahrzehnten: 1889–1892 als sog. russischer Schnupfen; 1918–1920 als sog. spanische Grippe mit 500 Mio. Erkrankungen u. 40 Mio. Toten; 1957–1958 als sog. asiatische Grippe; 1968–1969 als sog. Hongkong-Grippe; 2009 als sog. Mexiko- od. Schweine- od. Neue Grippe. Kontagionsindex* in Epidemiezentren um 0,2–0,3, bei Pandemien höher; Influenzapandemien sind gekennzeichnet durch das (Wieder-)Auftreten eines Influenza-A-Subtyps, gegen den die Mehrheit der menschlichen Bevölkerung nicht immun ist u. der sich in einer weltumfassenden Epidemie über den Globus verbreitet; Immunität nicht dauerhaft u. nur gegen die jeweilige Virusvariante. **Übertragung:** Tröpfcheninfektion über v. a. relativ große Tröpfchen (>5 μm), evtl. auch aerogen über kleinere Tröpfchen (<5 μm); auch durch direkten Kontakt der Hände zu kontaminierten Oberflächen u. Hand-Mund-/Hand-Nasen-Kontakt (Schmierinfektion); **Path.:** Influenza-Viren zerstören Epithelien der respirator. Schleimhaut (Nase bis Bronchien): Invasionsmöglichkeit für Virustoxine u. für sekundäre bakterielle Infektionen (v. a. mit Haemophilus influenzae, Staphylokokken u. Streptokokken); **Inkub.:** 1–4 Tage; Kontagiosität bereits kurz (< 24 Std.) vor Auftreten der klin. Sympt., besteht i. d. R. für 3–5 Tage od. bis 1 Tag nach Gesundung (Kleinkinder scheiden Viren evtl. früher u. für längere Zeit als Erwachsene aus); **Klin.:** Influenza-typische Sympt. (Abk. ILI für engl. influenza-like illness): plötzl. Beginn mit hohem Fieber (≥38,5 °C), trockener Reizhusten, Muskel- u./od. Kopfschmerzen; weitere Sympt. Schwäche, Schweißausbrüche, Rachenbeschwerden (Pharyngitis), evtl. Erbrechen, Leibschmerzen u. Diarrhö (sog. Darmgrippe); jedes Organ(system) kann tox. geschädigt werden, was zum Auftreten unterschiedl. Symptome führen kann: u. a. Hypotonie, Bradykardie (mit EKG-Veränderungen), Leberschwellung, hämorrhagische Diathese (Nasenbluten, Bluthusten), Albuminurie bzw. Erythrozyturie, Grippeenanthem* u. Grippeexanthem*. Bei unkompliziertem Verlauf bilden sich die Erscheinungen nach wenigen (4–8) Tagen zurück; lange Rekonvaleszenz. **Kompl.:** v. a. bei älteren Pat., bei Pat. mit Grunderkrankungen u. bei Immungeschwächten; 1. Bronchitis, Bronchopneumonie, Pneumonie (Urs. von 80–100% der Grippetodesfälle); Sekundärinfektion mit Staphylokokken führt u. U. zu Abszessbildung mit Pleuraempyem. 2. Entz. von Nasennebenhöhlen (Sinusitis) u. Mittelohr (Otitis* media); 3. Kreislaufinsuffizienz durch infektiös-toxische Myokarditis od. toxische Schädigung der Kapillaren; 4. Beteiligung des Nervensystems (Neuritis, Neuralgie, Meningitis); **Diagn.:** klin. Bild; Blutbild (Leukopenie mit Linksverschiebung u. relative Lymphozytose; Eosinopenie); Virusnachweis in Rachensekret u. Abstrich; Schnelldiagnostik: direkter Nachweis viraler Antigene mit Immunfluoreszenz, ELISA od. Schnelltests (point-of-care- od. near-patient tests) aus klin. Materialien des oberen (Nase, Rachen) od. unteren Respirationstrakts; Genomnachweis durch PCR, Virusisolierung mit Zellkultur, serol. Antikörpernachweis (Titeranstieg nach 10–14 Tagen); es besteht **Meldepflicht** gemäß § 7 Abs. 1 Nr. 24 Infektionsschutzgesetz bei direktem Nachweis von Influenza-Virus; auch bei sog. Schnelltests. **Ther.:** symptomatisch (antipyretisch, antiphlogistisch; bei bakterieller Superinfektion Antibiotika; cave: bei Kindern wegen Gefahr des Reye*-Syndroms keine Gabe von Acetylsalicylsäure); bei tox. Verlauf evtl. Rekonvaleszentenserum; Influenza-wirksame Virostatika (Neuraminidase*-Hemmer, Amantadin*); Oseltamivir* bei Kindern ab 1 Jahr, Zanamivir* u. Amantadin bei Kindern ab 5 Jahren zugelassen; jedoch zunehmend resistente Virusstämme. **Progn.:** bei unkompliziertem Verlauf günstig; schwerste Verlaufsformen: perakute Todesfall innerh. weniger Stunden, primäre Influenzapneumonie, sekundäre bakterielle Pneumonie; **Proph.:** 1. s. Schutzimpfung (Influenza); 2. Hygienemaßnahmen: Mund u. Nase beim Husten bzw. Niesen bedecken, sorgfältige Händehygiene; **3.** ggf. Chemoprophylaxe mit Neuraminidase-Hemmern od. Amantadin; **DD:** andere Virusinfektionen (v. a. durch Adeno- od. Coxsackie*-Viren), Ornithose*, Sepsis*, Typhus* abdominalis, Miliartuberkulose*.

Grippe|enanthem (Enanthem*) *n:* (engl.) *influenca enanthema;* in Zus. mit einer Grippe* auftretendes Enanthem*; stecknadelkopfgroße Bläschen am vorderen Gaumenbogen u. am weichen Gaumen, flohstichartige Petechien bes. an der Wangenschleimhaut, kleine gelblich weiße Flecken (Grippepünktchen) an der Wangenschleimhaut, am Übergang von Lippenrot zur Lippenschleimhaut.

Grippe|ex|anthem (Exanthem*) *n:* (engl.) *influenza exanthema;* in Zus. mit einer Grippe* auftretendes skarlatiniformes bzw. morbilliformes Exanthem*; entsteht am 1. Krankheitstag, bleibt 1–2 Tage bestehen; bei Kindern häufiger als bei Erwachsenen.

Grippe|otitis (Ot-*; -itis*) *f:* (engl.) *influenza otitis;* syn. Blutblasenotitis; Myringitis bullosa; i. R. einer Grippe* auftretende Otitis externa et media durch bakterielle Superinfektion; **Klin.:** Blutblasen auf dem Trommelfell u./od. im Gehörgang, häufig auch Innenohrbeteiligung (Hörminderung, Tinnitus, Schwindel, Nystagmus); **Ther.:** Parazentese, Antibiotika, rheolog. Therapie.

Grippe-Virus (Virus*) *n:* s. Influenza-Virus.

Grisel-Syn|drom (Pierre G., Chir., Paris, 1869–1959) *n:* (engl.) *Grisel's syndrome;* syn. Torticollis atlantoepistrophealis, Watson-Jones-Krankheit; bes. bei Kindern u. Jugendlichen in Zus. mit einem Racheninfekt (z. B. Tonsillitis) od. nach Adenotomie vorkommendes Zervikalsyndrom mit schmerzhafter Schiefhaltung des Kopfs; **Urs.:** Verdrehung u. seitl. Subluxation des Atlas im Atlantoaxialgelenk durch lymphogen fortgeleitete Entz. i. S. einer Spondylarthritis der HWS; **Ther.:** Ruhigstellung der HWS; bei verbleibender Instabilität mit radikulärer Sympt. evtl. versteifende Op.; **DD:** Torticollis*.

Griseo|fulvin (INN) *n:* (engl.) *griseofulvin;* nicht mehr häufig eingesetztes Antimykotikum* zur oralen u. topischen Anw.; Benzofuranderivat; **Wirkung:** hemmt die Ausbildung des Spindelapparats bei der Kernteilung; **Ind.:** durch Trichophyton-, Microsporum-Arten u. Epidermophyton floccosum verursachte Dermatophytosen*, extensive Tinea* (Tinea corporis, Tinea capitis, Tinea barbae u. Tinea inguinalis, wenn Skrotum u. Penis mitbeteiligt sind), tiefe Dermatophytosen u. Tinea unguium (Onychomykosen); Erregerdifferenzierung vor Behandlung, da G. gegen Hefen u. Schimmelpilze unwirksam ist; **Kontraind.:** akute hepat. Porphyrien, Nierenschäden, schwere Leberfunktionsstörungen, Kollagenosen, Neugeborenenalter u. Schwangerschaft; **UAW:** selten Photosensibilisierung, schwere Hautveränderungen, Kopfschmerz, Parästhesie, gastrointestinale Störungen.

gri̱seus (lat.): grau.

Grocco-Rauchfuß-Dreieck (Pietro G., Int., Florenz, 1856–1916; Karl A. R., russ. Päd., 1835–1915): (engl.) *Grocco's triangle;* veraltete Bez. für bei Pleuraerguss* paravertebral auf der gesunden Seite vorkommendes dreieckiges Gebiet mit leichter Dämpfung, auskultator. Abschwächung des Vesikuläratmens u. Aufhebung des Stimmfremitus; vgl. Ellis-Damoiseau-Linie (Abb. dort).

Grocott-Gomori-Färbung: (engl.) *Grocott-Gomori methenamine-silver nitrate staining;* Methamin-Silberfärbung zur Darstellung von Pilzelementen (Zellen, Hyphen, Sporen) u. Zysten von Pneumocystis* jiroveci.

Grönblad-Strandberg-Syn|drom (Ester E. G., Ophth., Stockholm, 1898–1970; James V. St., Dermat., Stockholm, 1883–1942) *n:* s. Pseudoxanthoma elasticum.

Größen|wahn: (engl.) *megalomania;* syn. Megalomanie, expansiver Wahn; Wahn* mit pathol. Ich-Überschätzung; der auch als geschlossenes Wahnsystem auftritt; **Vork.:** z. B. bei Schizophrenie*, wahnhafter Störung, Manie* od. org. Psychose*.

Groping (engl. to grope wahllos tasten): Zwangstasten u. Nachgreifen als pathol. Greifreflex*.

Grosser-Organ (Otto G., Anat., Wien, Prag, 1873–1951) *n:* s. Glomusorgan.

Grosser-Sta̱dien (K. D. G., Pneumol., Berlin) *n pl:* s. Lungenembolie (Tab. 1 dort).

Groß|hirn: s. Telencephalon.

Groß|hirn|brücken|bahn: s. Pyramidenbahn.

Groß|hirn|hemi|sphären (Hemi-*; sphaericus*) *f pl:* s. Gehirn.

Groß|hirn|rinde: (engl.) *cerebral cortex;* Cortex cerebri; Schicht grauer Substanz an den Großhirnhemisphären des Gehirns*; besteht aus Isocortex* (Neo- u. Mesocortex) u. Allocortex* (Palaeo- u. Archicortex); 2–3 mm dick, den einzelnen Windungen (Gyri) folgend, meist Sechs-Zellschichten-Aufbau (granuläre Rinde, z. B. Gyrus postcentralis); Abweichungen davon (heterotyp. Rinde) sind z. B. Fünf-Schichten-Aufbau (agranuläre Rinde, z. B. Gyrus precentralis) od. Schichtenteilung (Area striata). Entspr. der physiol. Bedeutung wird die G. in Rindenfelder*, entspr. des zytoarchitekton. Aufbaus in Brodmann*-Areale eingeteilt.

Groß|wuchs: (engl.) *macrosomia;* Längenwachstum über das 90. Perzentil der Wachstumskurve; vgl. Hochwuchs; Gigantismus; Kleinwuchs; Wachstumsstörungen.

Groß|zehe: s. Hallux.

Grotte-Operation (Gunnar G., Chir., Uppsala) *f:* (engl.) *Grotte operation;* op. Methode zur Behebung einer Stuhlinkontinenz* durch Autotransplantation des M. palmaris longus bzw. Transposition des M. sartorius um den Anus herum; vgl. Sphinkterplastik, anale.

Grover-Krankheit: transitorische akantholytische Dermatose*.

Growing-skull-Fraktur (engl. growing wachsend; skull Schädel; Fraktur*) *f:* (engl.) *growing skull fracture;* Abk. GSF; bes. im Kleinkindalter auftretende Form der Schädelfraktur, bei der ein Einriss der Dura* mater zur Interposition von Hirnsubstanz, Liquor od. Granulationsgewebe führt, so dass der Verschluss des Frakturspalts ausbleibt u. der Spalt sich auch den Schädelinnendruck verbreitert; **Klin.:** subgaleale Schwellung (s. Abb.); **Ther.:** Verschluss od. plast. Deckung des Duradefekts (s. Duraplastik). Vgl. Schädelhirntrauma.

growth hormone (engl. Wachstumshormon): Abk. GH; STH*.

Gruben|krankheit: Hakenwurmkrankheit*.

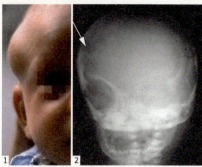

Growing-skull-Fraktur: wachsende Schädelfraktur beim Säugling nach Sturz vom Tisch; 1: subgaleale Schwellung durch Liquorkissen; 2: darunter klaffende Fraktur (Pfeil) [42]

Gruber-Syn|drom (Georg B. O. G., Pathol., Göttingen, 1884–1977) n: s. Meckel-Gruber-Syndrom.
Gruber-Widal-Re|aktion (Maximilian F. M. von G., Bakteriol., Wien, München, 1853–1927) f: s. Widal-Reaktion.
Grübchen|nägel: Tüpfelnägel*.
Grün|blindheit: s. Farbenfehlsichtigkeit.
Grün|holz|fraktur (Fraktur*) f: s. Fraktur, unvollständige.
Grüntzig-Katheter (Andreas G., Kardiol., Zürich, 1939–1985; Katheter*) m: (engl.) Gruentzig catheter; flexibler doppellumiger Ballonkatheter*; **Anw.:** v. a. zur PTCA (s. PCI), auch zur intravasalen Druckmessung.
Grütz|beutel: umgangssprachl. Bez. für Atherom*.
Grund: s. Punktierung.
Grund|bündel des Rücken|marks: s. Fasciculi proprii medullae spinalis.
Grund|gesetz, bio|logisches: s. Arndt-Schulz-Gesetz.
Grund|pflege: (engl.) basic nursing; Pflegemaßnahmen zur Unterstützung der Bewältigung von Alltagsanforderungen (Aktivitäten* des täglichen Lebens), die ohne gesundheitl. Beeinträchtigung selbständig durchgeführt werden könnten; im SGB XI verkürzt auf Körperpflege, Ernährung, Ausscheidung, An- u. Auskleiden, Mobilität. Vgl. Behandlungspflege; Krankenpflege, häusliche.
Grund|substanz (Substantia*) f: s. Matrix, extrazelluläre.
Grund|sym|ptome n pl: (engl.) basic symptoms; histor. Bez. (E. Bleuler) für Symptome, die für eine Schizophrenie* charakterist. sind: Störungen des assoziativen Denkens u. der Affektivität, Ambivalenz*, Autismus*; vgl. Symptome, akzessorische.
Grund|umsatz: (engl.) basal metabolic rate; Abk. GU; syn. Basalumsatz, Erhaltungsumsatz, Ruheumsatz; Energieproduktion, die zur Erhaltung der Organfunktionen notwendig ist, abhängig von Alter, Geschlecht, Körperoberfläche, -gewicht, Hormonfunktion (bes. Schilddrüsenhormone); zusätzl. Faktoren wie körperl. Tätigkeit, Verdauung, Wärmeregulation führen zu Steigerung, daher Bestimmung 12–14 Std. nach der letzten Mahlzeit bei Indifferenztemperatur* u. völliger körperl. Ruhe; verminderter GU pro kg KG bei akuter Gewichtsabnahme; Erhöhung des GU bei Schwangerschaft, Fieber, Tumoren, Schilddrüsenüberfunktion, Hunger u. a.; **Bestimmung: 1.** im Speziallabor durch Messung der als Wärme frei werdenden Energie (direkte Kalorimetrie); **2.** in der Praxis durch Berechnung des energetischen Äquivalents* der mit Spirometrie* u. Gasanalyse der Atemluft gemessenen verstoffwechselten Sauerstoffmenge (indirekte Kalorimetrie), extrapoliert auf 24 Std.; Fehlerbreite der Methode: ±15 %; Mittelwert: 5800–7500 kJ/d (1400–1800 kcal/d). Vgl. Energieumsatz; Harris-Benedict-Gleichung; Quotient, respiratorischer.
Gruppen|dynamik (gr. δύναμις Kraft, Macht) f: (engl.) group dynamics; Bez. für einen in der Sozialpsychologie entwickelten theoret. Ansatz, der sich mit den versch. Formen von Gruppenbildung u. deren Entstehungsbedingungen u. -ursachen beschäftigt; ferner richtet sich die Untersuchung auf das Kräftespiel innerh. eines Gruppenverbandes (vgl. Soziometrie), auf das Verhalten einer Gruppe selbst u. die Wechselbeziehungen zw. einzelnen Gruppen (s. Interaktion). Vgl. Gruppenpsychotherapie.
Gruppen, funktionelle: Eigenschaften u. reaktives Verhalten prägende Molekülgruppen einer meist org. Verbindung (s. Tab.); Nichtkohlenwasserstoffteil eines org. Moleküls.
Gruppen, hapto|phore: s. Seitenkettentheorie.
Gruppen|pflege: (engl.) team nursing; syn. Zimmerpflege; Prinzip der stationären Pflege*, bei dem eine kleine Gruppe von Pat. von einer Pflegenden betreut wird, die alle Tätigkeiten selbständig verteilt u. ausführt; **Vorteil:** individuelle Pflege durch wenige Personen; Aufhebung der Zergliederung in einzelne Maßnahmen. Vgl. Funktionspflege.
Gruppen|psycho|therapie (Psych-*) f: **1.** (engl.) group psychotherapy; Gruppentherapie als Therapiesetting; spezif. Durchführungsform verhaltenstherapeutischer, psychodynamischer u. a. Therapien (s. Psychotherapie); Anw. z. B. bei sozialer Phobie od. Suchterkrankung sowie i. R. des sozialen Kompetenztrainings u. Kommunikationstrainings; vgl. Selbsterfahrungsgruppe. **2.** Form der Psychotherapie*, bei der Kreativität u. Spontaneität von Individuen u. Gruppen durch Gruppendynamik* gefördert werden sollen; oft erweitert um Psychodrama* u. Soziometrie*.
Gruppe, pros|thetische: (engl.) prosthetic group; i. e. S. kovalent ans Apoenzym gebundenes Coenzym*; i. w. S. der Nichtproteinteil zusammengesetzter Proteine*.
GRV: Abk. für Gesetzliche Rentenversicherung*.
Grynfelt-Dreieck (Joseph K. G., Gyn., Montpellier, 1840–1913): (engl.) Grynfelt's triangle; Trigonum lumbale superius; inkonstantes muskelfreies Dreieck unter der 12. Rippe.
Gryposis (gr. γρυπός gekrümmt; -osis*) f: s. Arthrogryposis-multiplex-congenita; Onychogryposis.
GSH: Abk. für Glutathionsulfhydryl; s. Glutathion.
GSPECT: Abk. für (engl.) Gated Single Photon Emission Computed Tomography; Kurzbez. Gated SPECT; (kardiol.) Registrierung endsystol. u. -diastol. Aufnahmen u. daraus Berechnung von Funktionsparametern, z. B. der Auswurffraktion* sowie para-

Gruppen, funktionelle
Benennung der wichtigsten funktionellen Gruppen

Verbindungsklasse	charakteristische Gruppe[1]	Gruppenbezeichnung Präfix	Suffix substitutiv	Suffix radikofunktionell
Halogen-Verbindungen	—F, —Cl, —Br, —I	Halogen-	—	-halogenid
Alkohole	—OH	Hydroxy-	-ol	-hydroxid
Ether	—O—R	Alkoxy-	—	—
	—O—	—	—	-ether
Carbonsäureester	—COOR	Acyloxy-	—	Name des Anions
Aldehyde	—CH=O	Formyl-	—	-carbaldehyd
	=O	Oxo-	-al	—
Ketone	=O	Oxo-	-on	
Carbonsäuren	—COOH	Carboxy-	-carbonsäure	
carbonsaure Salze	—COOM[2]	M-Carboxylato-[2]	-carboxylat	
Carbonsäurechloride	—CO—Cl	Chloroformyl-	—	-carbonylchlorid
Carbonsäureamide	—CO—NH$_2$	Carbamoyl-	—	-carboxamid
Mercaptane, Thiole	—SH	Mercapto-	-thiol	—
Thioether	—S—R	Alkylmercapto-	—	—
	—S—	—	—	-sulfid
Sulfonsäuren	—SO$_3$H	Sulfo-	-sulfonsäure	—
Amine	—NH$_2$	Amino-	—	-amin
Ammoniumionen	—NR$_3^+$	-ammonio-	—	-ammonium-
Nitrile	—C≡N	Cyan-	-carbonitril	-cyanid
	≡N	—	-nitril	—

[1] Für Aldehyde, Carbonsäuren und Nitrile bestehen 2 verschiedene Benennungsmöglichkeiten in Abhängigkeit davon, ob das Gruppen-C-Atom als Bestandteil des Stammsystems oder der funktionellen Gruppe betrachtet wird.
[2] M: Metall.

metrischer Bilder zur Beurteilung der Wandbewegung.
G-Spot (engl. Fleck, Punkt) *m*: s. Gräfenberg-Zone.
GSS: Abk. für **G**erstmann*-**S**träussler-**S**cheinker-Krankheit.
G-Syn|drom *n*: Hypertelorismus*-Hypospadie-Syndrom.
GTP: Abk. für **G**uanosin**t**ri**p**hosphat; s. Guanosin.
GTPasen *f pl*: Kurzbez. für **GTP**-Hydrol**asen**; (engl.) *GTPases*; syn. G*-Proteine.
Gtt: Abk. für (lat.) **Gutt**ae (Tropfen).
GTT: Abk. für **G**lukose**t**oleranz**t**est*.
GU: Abk. für **G**rund**u**msatz*.
Guai|fenesin (INN) *n*: syn. Guajacolglycerolether; Antiasthmatikum, Expektorans*, Spasmolytikum* u. Sedativum*.
Guajak|harz: (engl.) *guaiac gum*; Naturprodukt aus dem Kernholz der Zygophyllaceae Guajacum officinalis L. u. Guajacum sanctum L.; **Verw.:** als Reagenz bei der Guajakprobe*.

Guajak|probe: (engl.) *guaiac test*; syn. Weber-Deen-Probe; Test zum qual. Blutnachweis; **Prinzip:** Farbreaktion durch Umwandlung von Guajakharz inf. der Peroxidasewirkung des Hämoglobins (ergibt mit Wasserstoffperoxid in Anwesenheit von Hämoglobin blaue Farbstoffe u. Wasser); **Anw.:** v. a. zum Nachweis von okkultem Blut* im Stuhl, z. B. als Suchtest mit Testbriefchen. Vgl. Stuhluntersuchungen.
Guanarito-Virus (Virus*) *n*: (engl.) *Guanarito virus*; zur Gattung der Tacaribe*-Viren gehörender Err. des venezolanischen hämorrhagischen Fiebers*.
Guanethidin (INN) *n*: (engl.) *guanethidine*; Antisympathotonikum* mit blutdrucksenkender Wirkung v. a. über Depolarisationshemmung der Axonmembran; **Ind.:** Hypertonie; **UAW:** deutliche Senkung der Herzfrequenz u. -kontraktilität u. des peripheren Widerstands, gravierende orthostat. Störungen.

Guanidin *n*: (engl.) *guanidine*; syn. Iminoharnstoff; $HN=C(NH_2)_2$; Diamid der Iminokohlensäure (starke Base), zuerst als Oxidationsprodukt der Guanins (aus Guano) isoliert; kommt im Saft der Zuckerrübe u. als Baustein von Streptomycin* vor; wichtige **Derivate:** Kreatin*, Arginin* u. Biguanide*.

Guanidin|acetat|methyl|trans|ferase-Mangel: (engl.) *guanidinoacetate methyltransferase deficiency*; seltene, autosomal-rezessiv erbl. Störung der Kreatinsynthese (Genlocus 19p13.3; GAMT-Gen) mit ausgeprägter Entwicklungsverzögerung, Muskelhypotonie, schweren extrapyramidalen Symptomen* u. Epilepsie*; **Diagn.:** verminderte Enzymaktivität im Lebergewebe (Biopsie), fehlendes Kreatinsignal bei der Protonenmagnetresonanzspektroskopie des Gehirns, erniedrigte Kreatinin- u. erhöhte Guanidinacetatkonzentration im Urin; **Ther.:** weitgehende Besserung nach Gabe von Kreatinmonohydrat.

Guanin *n*: (engl.) *guanine*; Abk. G, Gua; 2-Amino-6-oxopurin; Purinbase der Nukleoside* Guanosin* u. Desoxyguanosin; vgl. Nukleinsäuren, Purinbasen.

Guanosin *n*: (engl.) *guanosine*; Abk. G; Nukleosid aus Guanin* u. Ribose*, Baustein der RNA; DNA enthält aus Guanin u. Desoxyribose gebildetes Desoxyguanosin (dG); die mit Phosphorsäure veresterten Guaninnukleoside bilden die Nukleotide **GMP** (Guanosinmonophosphat), **GDP** (Guanosindiphosphat) u. **GTP** (Guanosintriphosphat) bzw. dGMP, dGDP u. dGTP. cGMP* wirkt als second* messenger, GTP ist als energiereiche Verbindung u. a. an der Proteinbiosynthese* u. Glukoneogenese* beteiligt. Vgl. G-Proteine; vgl. Nukleotide (Tab. dort).

Guanylat|cyclase *f*: (engl.) *guanylate cyclase*; Lyase, die GTP (s. Guanosin) zu cGMP* umsetzt.

Guar *n*: pflanzl. nicht enzymat. spaltbares Polysaccharid; **Wirkung:** Viskositätserhöhung u. damit verzögerte Entleerung des Mageninhalts; **Ind.:** zusätzl. zu Diät bei ernährungsbedingtem Übergewicht, Diabetes mellitus mit postprandialer Hyperglykämie od. Hypercholesterolämie; cave: kein Wirksamkeitsnachweis; **Kontraind.:** gastrointestinale Passagestörung; exokrine Pankreasinsuffizienz. Vgl. Antiadiposita.

Guar|kern|mehl: (engl.) *guar gum*; aus den Samen der indischen Guarbohne gewonnenes Mehl, das durch Inhalation u. Ingestion zu allerg. Reaktionen führen kann; **Verw.:** in der Nahrungsmittelindustrie als Stabilisator, Verdickungs-, Gelier-, Binde- u. Backmittel. Vgl. Nahrungsmittelallergie.

Guarnieri-Körperchen (Giuseppe G., Pathol., Pisa, 1856–1918): (engl.) *Guarnieri bodies*; extrakulär gelegene, rundl., in der Giemsa*-Färbung intensiv rot färbbare Zelleinschlüsse in den von Poxviridae* befallenen Epithelzellen; vgl. Einschlusskörperchen.

Gubaroff-Klappe (Alexander P. G., Anat., Gyn., Moskau, 1855–1931): (engl.) *Gubaroff's valve*; Schleimhautfalte am ösophago-gastralen Übergang (innere Spitze des His-Winkels); dichtet den Magen ab, indem sie sich vor die Einmündung des Ösophagus legt (Ventilmechanismus verhindert den Reflux).

Gubernaculum testis Hunteri (lat. *gubernaculum* Steuerruder; John Hunter, schott. Anat., 1728–1793) *n*: (engl.) *Hunter's gubernaculum*; Leitband des Hodens od. kaudales Keimdrüsenband, Ligamentum inguinale der Urniere; Verbindung des in der Höhe der Niere in der Leibeshöhle angelegten Hodens mit dem Skrotum; seine Verkürzung leitet den Descensus* testis ein.

Gudden-Ganglion (Bernhard A. von G., Psychiater, München, 1824–1886; Gangl-*) *n*: Pars dorsalis des Darkschewitsch*-Kerns.

Gudden-Kern (↑): Nucleus tegmentalis posterior (s. Pons).

Gudden-Kommissur (↑) *f*: s. Commissurae supraopticae.

Gudden-Strang (↑): Fasciculus mamillotegmentalis.

Guedel-Schema (Arthur E. G., Anästh., Los Angeles, geb. 1883) *n*: s. Narkosestadien (Abb. dort).

Guedel-Tubus (↑; Tubus*) *m*: s. Pharyngealtubus.

Günther-Krankheit (Hans G., Int., Bonn, Leipzig, 1884–1956): erythropoetische Porphyrie*.

Guérin-Falte (Alphonse F. G., Chir., Paris, 1816–1895): Valvula foraminis ovalis.

Guérin-Fraktur (↑; Fraktur*) *f*: s. LeFort-Oberkieferfrakturlinien (Abb. dort).

Guérin-Klappe (↑): (engl.) *Guérin's valve*; (anat.) Valvula fossae navicularis; inkonstante Schleimhautfalte in der oberen Wand der Fossa* navicularis urethrae.

Gürtel|gefühl: (engl.) *girdle sensation*; Zonästhesie; Gefühl, als ob ein fester Gürtel den Körper umgibt; **Vork.:** bei intraspinaler Raumforderung, entzündl. Erkrankungen des Rückenmarks; gürtelförmige Schmerzen auch bei Tabes dorsalis, Multipler Sklerose u. Spondylitis tuberculosa. Vgl. Hitzig-Gürtel.

Gürtel|rose: s. Zoster.

Guillain-Barré-Syn|drom (Georges G., Neurol., Paris, 1876–1961; Jean A. B., Neurol., Straßburg, 1880–1967) *n*: (engl.) *Guillain-Barré syndrome*; Abk. GBS; idiopathische entzündl. Polyradikuloneuropathie; **Ätiol.:** unklar, wahrscheinlich Infektion mit Viren (Zytomegalie-, Varizella-Zoster-, Masern-, Mumps-, Hepatitis-Viren, HIV) od. Bakterien (Campylobacter jejuni, Salmonella, Brucella, Shigella, Spirochäten) bzw. Störung des Immunsystems; **Pathol.:** multifokale Entz. mit Infiltration von Makrophagen u. Lymphozyten in den Myelinscheiden der Spinalwurzeln (Polyradikulitis), Spinalganglien u. peripheren Nerven (Polyneuritis); im Allg. erfolgt primär Entmarkung u. sekundär axonale Schädigung; **Formen:** 1. akutes G.-B.-S. mit einem Höhepunkt nach 2–4 Wo.; 2. chronisches G.-B.-S. mit langsamerem, z. T. remittierendem u. rezidiv. Verlauf; 3. Sonderformen: Fisher*-Syndrom, Landry*-Paralyse, Pandysautonomie*; **Klin.:** meist symmetrisch angeordnete schlaffe Lähmung zunächst der Beine mit Reflexabschwächung, Parästhesien od. Areflexie, evtl. Schmerzen u. Sensibilitätsstörungen, die (meist innerh. weniger Tage) bis zur Tetraplegie fortschreiten kann; in der Folge evtl. Muskelatrophien; **Kompl.:** bei Mitbeteiligung der Spinalwurzel C4 Gefahr der Atemlähmung, autonome Neuropathie des Herzens mit Rhythmusstörungen, Thrombose in den gelähmten Beinen mit Lungenembolie; **Diagn.:** Liquordiagnostik (albumino-zytologische Dissoziation*), Elektroneurographie (Herabsetzung der Nervenleitgeschwindigkeit od. Leitungsblock), Biopsie (Demyelinisation peripherer Nerven); **Ther.:** Plasmapherese über 3–5 Tage od. Immunglobuline i. v. zur Beschleunigung der Rückbildung; Steroide ohne Wirksamkeitsnachweis; bei respirator. Insuffizienz Intubation u. Beatmung; Thromboseprophylaxe; **Progn.:** i. d. R. günstig; **DD:** Nonne*-Froin-Syndrom, Myelitis*, Polyneuropathie*, Poliomyelitis*.

Guinea|wurm: Dracunculus* medinensis.

Guinea|wurm-In|fektion (Infekt-*) *f*: Drakunkulose*.

Gumma (lat. cummi Gummi) *n*: (engl.) *gumma*; syn. Syphilom, Gummigeschwulst, -knoten; bei der Spätsyphilis (s. Syphilis) auftretendes derb-elastisches, kaum schmerzhaftes Granulom.

Gummi arabicum *n*: (engl.) *gum arabic*; getrocknetes Sekret, das durch Anritzen des Stamms von Acacia senegal u. a. Acaciaarten gewonnen wird; enthält Ca-, Mg- u. K-Salze der Arabinsäure, saures Polysaccharid aus Arabinose, Rhamnose, Galaktose, Glukuronsäure; löst sich in doppelter Menge Wasser zu hochviskoser Flüssigkeit; **Verw.:** als Rezepturhilfsmittel (Emulgator, Stabilisator, Klebemittel).

Gummi|band|ligatur (lat. ligare binden) *f*: (engl.) *banding*; Abschnürung von Hämorrhoiden* od. blutenden Ösophagusvarizen* mit kleinen Gummibändern; führt zur Unterbrechung der Blutzufuhr u. damit zur Nekrose der betr. Hämorrhoiden bzw. Verödung der Ösophagusvarizen.

Gummi|haut: s. Cutis hyperelastica.

Gumprecht-Schatten (Ferdinand G., Int., Weimar, 1864–1947): (engl.) *Gumprecht's shadows*; syn. Gumprecht-Schollen, Gumprecht-Kernschatten; Reste zerstörter kernhaltiger Zellen im Blutausstrich; **Vork.:** bes. zahlreich bei CLL*, aber auch bei ALL*, in geringer Zahl in jedem Ausstrich. Vgl. Blutschatten.

Gunn-Zeichen (Robert M. G., Ophth., London, Moorfields, 1850–1909): **1.** (engl.) *Gunn sign*; (ophth.) s. Fundus arteriosclerotikus; **2.** (neurol.) maxillopalpebrale Synkinese: paradoxe Mitbewegung des gelähmten Oberlids beim Kauen od. seitl. Verschieben des Unterkiefers; **Urs.:** angeb. (90 %) od. erworbene Anomalie der Innervation des Lidhebers.

Gurken|kern|band|wurm: s. Dipylidium caninum.

Guss|platten: (engl.) *pour plates*; mit bakterienhaltigem Material vermischte flüssige Nährböden (Nährgelatine, Nähragar), die zu Platten gegossen werden; die einzeln liegenden Bakt. können zu getrennten Kolonien auswachsen. Vgl. Reinkultur.

gustatorisch (lat. gustus Geschmack): (engl.) *gustatory*; geschmacklich, den Geschmack (Geschmackssinn) betreffend.

Gusto|metrie (↑; Metr-*) *f*: s. Elektrogustometrie, Schmeckprüfung.

Gutachten, geburts|hilflich-gynäko|logisches: (engl.) *obstetrical gynecological assessment*; schriftliche, selten mündliche Beschreibung u. Bewertung eines Sachverhalts durch unabhängigen Gutachter auf Anforderung von z. B. Gerichten, Sozialleistungsträgern u. Versicherungsgesellschaften; **1.** über Behandlungsfehler* in der Geburtshilfe* od. Gynäkologie* u. dessen ursächl. Zusammenhang mit einem Gesundheitsschaden; **2.** i. R. eines Strafprozesses zur Beurteilung der Verletzungen durch eine Vergewaltigung*.

Guthrie-Muskel (George J. G., engl. Chir., 1785–1856) *m*: **1.** Musculus* sphincter urethrae externus; **2.** Musculus* transversus perinei profundus.

Guthrie-Test (Robert G., Bakteriol., Buffalo, New York, 1916–1995) *m*: (engl.) *Guthrie test*; auch Guthrie-Hemmtest; Untersuchungsverfahren zum Nachw. einer Phenylalaninerhöhung im Blut u. Ausschluss einer Phenylketonurie*; als Screening (am 4.–5. Lebenstag) in Deutschland nicht mehr empfohlen (ersetzt durch Tandem*-Massenspektrometrie-Screening); **Prinzip:** Aufbringen eines blutgetränkten Filterpapierblättchens auf eine mit Bakteriensporen (Bacillus subtilis) beimpfte Agarplatte, deren Wachstum durch Zusatz von Betathienylalanin, einem Phenylalaninanalogon, zum Nährboden gehemmt ist u. nur bei entspr. Phenylalaningehalt der Blutprobe erfolgen kann; Nachweisgrenze bei ca. 4 mg/dl ($\hat{=}$ 242 µmol/l); falsch normale Ergebnisse z. B. bei Antibiotikatherapie.

Gutmann-Zeichen: (engl.) *Gutmann's sign*; (röntg.) auffällige Ausbuchtung des oberen Anteils der 2. Duodenalportion bei Pankreaskarzinom*; häufig kombiniert mit Hypotonie des Bulbus duodeni (Megabulbus). Vgl. Gießkannenphänomen, Magen-Darm-Passage, Duodenographie, hypotone.

GUV: Abk. für **G**esetzliche **U**nfall**v**ersicherung*.

Guyon-Loge (Félix C. G., Chir., Urol., Paris, 1831–1920; franz. loge Fach) *f*: (engl.) *Guyon's canal*; Canalis ulnaris; tunnelähnl. Struktur im ulnar-palmaren Handgelenkbereich durch die A. ulnaris u. N. ulnaris zur Hohlhand ziehen; Begrenzungen: ulnar vom Os pisiforme, dorsal vom Lig. pisohamatum u. Retinaculum flexorum, radial vom Ausläufer der Palmaraponeurose, distal vom Hamulus ossis hamati, palmar von Ausläufern der Unterarmfaszie, der Sehne des M. flexor carpi ulnaris u. dem Lig. carpi palmare; häufig Ort einer Kompression des N. ulnaris (s. Nervenkompressionssyndrom).

Guyon-Logen|syn|drom (↑) *n*: (engl.) *Guyon's canal syndrome*; syn. Ulnartunnelsyndrom; Kompression des N. ulnaris in der Guyon*-Loge (z. B. als sog. Radfahrerlähmung inf. festen Griffs um den Fahrradlenker); **Sympt.:** Parästhesien im Bereich des 4. u. 5. Fingers, später Handgelenkschmerzen, v. a. nachts; bei Läsion des motor. Asts Atrophie u. Lähmung der Hypothenarmuskulatur u. der Handbinnenmuskeln; Hoffmann*-Tinel-Zeichen häufig positiv. Vgl. Ulnarislähmung.

Guyon-Sym|ptom (↑) *n*: (engl.) *Guyon's sign*; ballotierende Niere; s. Hydronephrose.

GVH: Abk. für **G**raft*-**v**ersus-**H**ost-Reaktion.

Gy: Einheitenzeichen für Gray*.

Gyn–: auch Gynäko–; Wortteil mit der Bedeutung Frau; von gr. γυνή, γυναικός.

Gynäko|logie (↑; -log*) *f*: (engl.) *gynecology*; syn. Frauenheilkunde; Lehre von den Frauenkrankheiten einschl. Geburtshilfe*.

Gynäko|mastie (↑; Mast-*) *f*: (engl.) *gynecomastia*; hormonabhängige Vergrößerung des männl.

Gynäkotropie

Brustdrüsenparenchyms; **Urs.**: gesteigerte Sekretion u./od. verminderter Abbau von Östrogen, Prolaktin* u. Gonadotropinen*, verminderte Androgensekretion, Organresistenz gegen Testosteron; häufig physiol. Pubertätsgynäkomastie* u. i. R. einer Östrogentherapie bei Prostatakarzinom* (wenn zuvor keine Mamillenbestrahlung vorgenommen wurde); s. Brustdrüsenbestrahlung); bei Akromegalie, Basedow-Krankheit, myoton. Dystrophie, Hodenatrophie, Hodenteratom (s. Hodentumoren), primärem Hypergonadismus, Hypophysenadenomen (s. Hirntumoren), Hypothalamusschäden, primärer Hypothyreose, Klinefelter-Syndrom, Leberzirrhose (Silvestrini*-Corda-Syndrom), konsumierenden Prozessen, feminisierenden östrogenproduzierenden Tumoren (z. B. Leydig-Zelltumor, Chorionkarzinom) sowie inf. Anw. von Antiandrogenen u. chron. Hämodialyse; **DD**: Pseudogynäkomastie* (sog. falsche Gynäkomastie).

Gynäko|tropie (↑; -trop*) *f*: (engl.) *gynecotropism*; syn. Gynäkotropismus; gehäuftes Vork. bestimmter Krankheiten u. (erbl.) Syndrome bei Frauen; vgl. Androtropie.

Gyn|andro|blastom (↑; ↑; Blast-*; -om*) *n*: (engl.) *gynandroblastoma*; sehr seltener gemischtzelliger Keimstrangtumor des Ovars (s. Ovarialtumoren) aus weibl. angelegten (follikulären) u. männl. determinierten (testikulären) Abkömmlingen der Keimleiste; oft hormonproduzierend (Östrogene, Androgene).

Gyn|a|tresie (↑; Atresie*) *f*: (engl.) *gynatresia*; Sammelbez. für versch. Formen des angeb. Verschlusses der weibl. Geschlechtsöffnung; völliger Verschluss od. Verschluss einzelner Mündungen od. Kanäle des Genitales, z. B. des Zervikalkanals (Zervikalatresie), der Scheide (Vaginalatresie; s. Fehlbildung, vaginale) od. der Eileiter. Vgl. Uterusfehlbildung; Kryptomenorrhö; Mayer-von-Rokitansky-Küster-Hauser-Syndrom.

Györgyi-Formel (Albert Szent-G. von Nagyrapolt, Biochem., Szeged, 1893–1986): s. Szent-Györgyi-Quotient.

Gyrase *f*: (engl.) *DNA gyrase*; zu den Topoisomerasen* Typ II gehörendes bakterielles Enzym, das die Bildung der Tertiärstruktur der DNA-Doppelhelix (Superspiralisierung) katalysiert; G. wird i. R. der Antibiotikatherapie von Chinolonen* gehemmt.

Gyrase-Hemmer: s. Chinolone.

gyratus (gr. γῦρος Kreis): kreisförmig, gewunden.

Gyri cerebri (↑) *m pl*: (engl.) *cerebral gyri*; Windungen des Großhirns; s. Telencephalon.

Gyri insulae (↑) *m pl*: s. Insel.

Gyri temporales trans|versii (↑) *m pl*: (engl.) *transverse temporal gyri*; 2–4 Querwindungen an der Innenfläche des Gyrus temporalis sup.; der vorderste Gyrus temporalis transversum wird als Heschl-Querwindung bezeichnet.

Gyrus (gr. γῦρος; pl Gyri) *m*: (engl.) *gyrus*; Kreis, Windung, v. a. Hirnwindung.

Gyrus angularis (↑) *m*: (engl.) *angular gyrus*; das hintere Ende des Sulcus temporalis sup. bogenförmig umgreifende Hirnwindung.

Gyrus cinguli (↑) *m*: (engl.) *cingulate gyrus*; Hirnwindung parallel zum Corpus callosum; zwischen Sulcus cinguli u. Sulcus corporis callosi.

Gyrus dentatus (↑) *m*: (engl.) *dentate gyrus*; Hirnwindung aus gezähnelter, grauer Substanz, die zwischen Hippocampus* u. Gyrus* parahippocampalis liegt.

Gyrus fasciolaris (↑) *m*: (engl.) *fasciolar gyrus*; untere Hirnwindung an der Konvexität des Stirnlappens.

Gyrus frontalis inferior (↑) *m*: (engl.) *inferior frontal gyrus*; Windung des Stirnhirns unterhalb des Gyrus frontalis medius, bestehend aus den Teilen Pars orbitalis, Pars triangularis u. Pars opercularis.

Gyrus frontalis medius (↑) *m*: (engl.) *gyrus frontalis medius*; Windung des Stirnhirns an der Seitenfläche vorn zwischen Sulcus frontalis sup. u. Sulcus frontalis inferior.

Gyrus frontalis superior (↑) *m*: (engl.) *superior frontal gyrus*; Windung des Stirnhirns oberhalb des Gyrus frontalis medialis.

Gyrus oc|cipito|temporalis lateralis (↑) *m*: (engl.) *gyrus occipitotemporalis lateralis*; Windung an der Basalfläche des Schläfen- u. Hinterhauptlappens zwischen Sulcus occipitotemporalis u. Sulcus collateralis; anschl. zwischen Sulcus collateralis u. Sulcus calcarinus.

Gyrus occipito|temporalis medialis (↑) *m*: (engl.) *gyrus occipitotemporalis medialis*; Windung an der Unterfläche lateral vom Gyrus parahippocampalis.

Gyrus para|hippo|campalis (↑) *m*: (engl.) *parahippocampal gyrus*; Windung an der Basalfläche des Schläfenlappens, entlang des Sulcus hippocampalis, am vorderen Ende hakenförmig umgebogen (Uncus).

Gyrus para|terminalis (↑) *m*: (engl.) *paraterminal gyrus*; Windung an der medialen Fläche des Stirnlappens unter dem Rostrum des Corpus callosum.

Gyrus post|centralis (↑) *m*: (engl.) *postcentral gyrus*; hintere Zentralwindung, hinter dem Sulcus centralis cerebri gelegen; sensibles Rindenfeld*, kortikale Repräsentation u. somatotope Gliederung der Sensibilität*; vgl. Homunkulus.

Gyrus pre|centralis (↑) *m*: (engl.) *precentral gyrus*; vordere Zentralwindung, vor dem Sulcus centralis cerebri gelegen; motor. Rindenfeld*, kortikale Repräsentation u. somatotope Gliederung der Motorik; vgl. Homunkulus.

Gyrus rectus (↑) *m*: (engl.) *straight gyrus*; Windung medial an der Basalfläche des Stirnlappens.

Gyrus supra|marginalis (↑) *m*: (engl.) *supramarginal gyrus*; bogenförmig das hintere Ende des R. posterior des Sulcus lateralis cerebri umgreifende Hirnwindung.

Gyrus temporalis inferior, medius, superior (↑) *m*: (engl.) *inferior temporal gyrus*; untere, mittlere, vordere Windung an der Konvexität des Schläfenlappens.

G-Zellen (Zelle*): **1.** (engl.) *G cells*; Kurzbez. für Gammazellen* der Hypophyse; **2.** Kurzbez. für Gastrin-bildende Zellen; s. Magen.

H

h: 1. (physik.) Formelzeichen für Planck*-Wirkungsquantum; 2. Einheitenzeichen für Stunde (lat. hora); 3. Vorsatzzeichen für Hekto- (Faktor 10^2); s. Einheiten (Tab. 3 dort).
H: 1. (chem.) Symbol für Wasserstoff* (Hydrogenium), als Kation (Proton) H^+, als Molekül H_2; 2. (immun.) Abk. für **H***-Substanz; 3. (immun.) Abk. für **H**ämaglutinin*; 4. (biochem.) Abk. für **H**istidin*.
HA: Abk. für **H**ämagglutination*.
Haar|ausfall: (engl.) *hair loss*; Effluvium capillorum; s. Effluvium, telogenes.
Haar|balg: (engl.) *hair follicle*; bindegewebige Haarwurzelscheide; s. Haare (Abb.); vgl. Haarfollikel.
Haar|balg|milbe: Demodex folliculorum, Demodex brevis; s. Milben.
Haare: (engl.) *hair(s)*; Hautanhangsgebilde (s. Abb.); aus Lanugohaaren der Fetalzeit werden nach der Geburt etwas dickere Vellushaare am ganzen Körper u. Terminalhaare im Bereich von Capillitium (Capilli), Augenbrauen (Supercilia), Wimpern (Cilia) sowie sexualhormonabhängig im Bart- (Barba), Achsel- (Hirci), Brust-, Schambereich (Pubes), im äußeren Gehörgang (Tragi) u. am Naseneingang (Vibrissae). Vgl. Haarveränderungen.

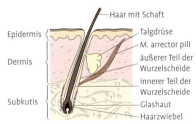

Haare

Haar|follikel (Follicul-*) *m*: (engl.) *hair follicle*; Haarbalg i. w. S.; besteht aus der inneren u. äußeren epithelialen Wurzelscheide u. der bindegewebigen Haarwurzelscheide (Haarbalg). Vgl. Follikulitis.
Haar|gefäße: Kapillaren; vgl. Blutkapillaren.
Haar|granulome (Granulum*, -om*) *n pl*: (engl.) *hair granulomas*; insbes. bei Friseuren vorkommende interdigitale Granulome (u. U. mit Fistelbildung) durch Eindringen von Haaren (beim Waschen, Massieren) in die (mazerierte) Haut mit Lok. bes. im 2. u. 3. Interdigitalraum.
Haar|knötchen|krankheit: Piedra*.
Haar|kutikula (dim von lat. cutis Haut) *f*: (engl.) *hair cuticle*; äußerste Schicht der Haare; aufgebaut aus dachziegelartig angeordneten kernlosen Zellen, die die Rindenoberfläche des Haars bedecken.
Haar|leuko|plakie (Leuk-*; gr. πλάξ, πλακός Platte, Fläche) *f*: (engl.) *hairy leukoplakia*; orale haarförmige Leukoplakie*; erstmals in Zus. mit der HIV*-Erkrankung beobachtete, leukoplakieartige Effloreszenz an Rand od. Unterseite der Zunge, vermutl. als Manifestation einer (inf. zunehmenden Immundefekts reaktivierten) Infektion mit Epstein*-Barr-Virus; **Klin.:** unscharf begrenzte, leicht erhabene, weißliche Beläge (s. Abb.), die sich (im Gegensatz zu den Belägen bei Candidose* der Mundschleimhaut) nicht abstreifen lassen; Herde heilen z. T. spontan innerh. von Mon. ab; Rezidive möglich. Die H. ist ein Hinweis auf Vorliegen einer HIV-Infektion u. stellt eines der Kriterien zur Einteilung in die CDC-Stadien dar; sie tritt i. d. R. einige Monate bis Jahre vor der Erkr. am Vollbild AIDS* auf. **Ther.:** Aciclovir, spezif. HIV-Therapie, ggf. Lokaltherapie mit Podophyllin.

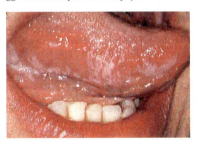

Haarleukoplakie [3]

Haar|pilze: s. Dermatophyten.
HAART: Abk. für (engl.) *highly active antiretroviral therapy*; hoch aktive antiretrovirale Kombinationstherapie bei HIV*-Erkrankung aus mind. 3 Arzneimitteln; reduziert die HIV-assoziierte Morbidität u. Mortalität signifikant; stringente Einnahmemodalitäten u. erhebl. UAW stellen an den Pat. hohe Anforderungen. Vgl. Kombinationstherapie, antivirale.
Haar|veränderungen: (engl.) *hair changes*; Änderungen von Farbe u. Struktur des Haarschafts (s. Abb.); **Formen: 1. Canities** (syn. Leukotrichose): diffuses Ergrauen im Alter durch Pigmentschwund; vorzeitiges Auftreten z. B. bei perniziöser Anämie, Basedow-Krankheit, Cushing-Syndrom; **2. Monilethrix** (syn. Spindelhaare): unregelmäßig dominant erbl., beginnt meist im 1. Lj.; Haare zeigen in Abständen von 0,5–1 mm abwech-

Haarwurzelstatus

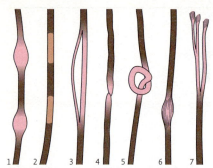

Haarveränderungen: 1: Monilethrix; 2: Pili anulati; 3: Pili bifurcati; 4: Trichokinesis; 5: Trichonodose; 6: Trichorrhexis nodosa; 7: Trichoschisis

selnd Anschwellungen u. Einschnürungen u. brechen ab; der Kopf ist fast kahl u. mit follikulären Hornkegeln bedeckt; evtl. gleichzeitig Nagel- u. Zahnanomalien; **3. Pili anulati** (Ringelhaare): längs angeordnete, ca. 2 mm lange, dunkle u., offenbar inf. abnormen Luftgehalts im Markkanal, helle Zonen wechseln miteinander ab; **4. Pili bifurcati:** Gabelung des Haarschafts in unregelmäßigen Abständen; **5. Pili planati:** Haare zeigen durch einseitige Abplattung bedingte, hellere u. darauf folgende dunklere Stellen; **6. Pili recurvati:** Barthaare treten in ganz flachem Winkel aus den Follikeln, so dass ihre Spitzen wieder in die Hornschicht eindringen; dadurch bilden sich kleine Papeln, die beim Rasieren angeschnitten werden; **7. Trichokinesis** (Pili torti): bandartige Abflachung u. Drehung in Abständen von 5–12 mm; Vork. z. B. bei Menkes*-Syndrom, Netherton*-Syndrom; **8. Trichomalazie:** erhöhte Weichheit der Haare, bes. bei Kindern; bis handtellergroße, unscharf begrenzte Stellen mit schütterem Haarwuchs auf dem behaarten Kopf; Urs.: wahrscheinl. mechan. durch häufiges Zupfen; **9. Trichonodose:** Bildung von Schlingen u. Doppelschlingen an den Haaren, meist in Komb. mit Trichoschisis u. Trichorrhexis nodosa; Lok.: bes. Kopf- u. Schamhaare; Urs.: Zerren, Kratzen (z. B. bei juckenden Dermatosen), Massieren, längere starke Windexposition; **10. Trichorrhexis invaginata** (sog. Bambushaare): Knotenbildung durch Invagination des distalen in den proximalen Haarschaft bei Netherton-Syndrom; **11. Trichorrhexis nodosa:** erhöhte Brüchigkeit der Haare; pinselartige Aufsplitterungen an Kopf- u. Barthaaren, die aussehen wie hellgraue Knötchen (an Nissen erinnernd); Urs.: zu häufiges Waschen u. Bürsten, bei Menkes-Syndrom u. Argininbernsteinsäure*-Krankheit, evtl. auch idiopathisch; **12. Trichoschisis** (syn. Trichoptilose): pinselförmige Auffaserung u. Längsspaltung des Haars; Urs.: mechan. u. chem. Traumatisierung; **13. Trichoklasie:** erhöhte Brüchigkeit der Haare bei Trichorrhexis invaginata, Trichorrhexis nodosa u. Trichoschisis; **14. Trichostasis spinulosa** (syn. Pinselhaare, Thysanothrix; follikuläre): komedoartige Bildungen, die (nach Expression) mikroskop. bis zu 60 dicht nebeneinanderliegende, dünne Kolbenhaare

enthalten; Lok.: bes. Nase u. Stirn, meist bei älteren Menschen; Urs.: überschießende Papillenaktivität u. Retention der abgestorbenen Haare im hyperkeratotischen Follikel.

Haar|wurzel|status *m*: (engl.) *hair root status*; Trichogramm; Ergebnis der lichtmikroskop. Untersuchung von Haarwurzeln zur dd Abklärung einer Alopezie*; **Normalbefund:** mind. 80 % Anagenhaare (Haare in der Wachstumsphase), ca. 1 % Katagenhaare (Haare in der Übergangsphase), bis zu 20 % Telogenhaare (Haare in der Ruhephase), bis zu 2 % dystrophische Haare.

Haar|zellen (Zelle*): (engl.) *hair cells*; Mechanosensoren*, die mechanische Reize (Schall, Dreh- od. Linearbeschleunigung) in Nervenaktivität umwandeln; **Aufbau:** Zellkörper u. haarähnliche Strukturen (sog. Haarbündel) aus mehreren Stereozilien*, die an den Spitzen miteinander verbunden sind (sog. Tip-Links); Reizung durch Auslenkung der Haarbündel führt zur Ausschüttung von Neurotransmitter; **Vork.: 1.** im Corti*-Organ (Hörzellen): in einer inneren u. 3–5 äußeren Reihen angeordnet, von Stützzellen getragen; Stereozilien berühren die Tektorialmembran; **2.** im Vestibularapparat: Haarbündel mit Stereozilien u. einem Kinozilium*.

Haar|zellen-Leuk|ämie (↑; Leuk-*; -ämie*) *f*: (engl.) *hairy-cell leukemia* (Abk. HCL); veraltet leukämische Retikuloendotheliose; reifzellige B-Zell-Neoplasie (s. Non-Hodgkin-Lymphom), die klin. durch Splenomegalie, Panzytopenie u. Vork. kleiner bis mittelgroßer lymphoider Zellen mit ovalen od. bohnenförmigen Zellkernen mit reichl. Zytoplasma u. haarförmigen Fortsätzen (s. Abb.) im peripheren Blut sowie dem Fehlen von Monozyten gekennzeichnet ist; **Diagn.:** Nachw. B-Zell-assoziierter Antigene u. Expression von CD11c, CD25, CD103 u. FMC7; **Ther.:** Cladribin* (Abk. 2-CDA), evtl. Pentostatin*; Interferon-alfa-2, evtl. monoklonale Antikörper (Rituximab* bei Rezidiv); Splenektomie nur selten indiziert (hochgradige Splenomegalie, Therapieresistenz); **Progn.:** ohne Behandlung oft langfristiger symptomarmer Verlauf; mit 2-CDA-Behandlung hohe Ansprechrate u. Langzeitremissionen; hohes Infektionsrisiko unter Therapie.

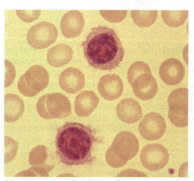

Haarzellen-Leukämie: Blutausstrich (Pappenheim-Färbung) [57]

Haar|zunge, schwarze: s. Lingua villosa nigra.

Habenula (dim von lat. habena Zügel) *f*: Zirbelstiel; 2 dünne Markbündel, welche die Epiphyse mit den Striae medullares thalami verbinden.

Haber-Regel: Giftwirkung als Produkt aus einwirkender Konzentration (c) u. Einwirkungsdauer (t); s. Summationsgifte.

Habituation (lat. habitare an etwas gewohnt sein) *f*: (engl.) *habituation*; Gewöhnung; (psychol.) allmähl. Verschwinden einer Reaktion nach wiederholter Konfrontation* mit dem auslösenden Reiz. Vgl. Escape-Phänomen.

habituell (↑): (engl.) *habitual*; gewohnheitsmäßig, öfter auftretend.

Habitus (lat. äußere Erscheinung) *m*: (engl.) *constitution, habitus*; Besonderheiten der äußeren Erscheinung, die u. U. einen Schluss auf best. Krankheiten od. Krankheitsanlagen zulassen können. Vgl. Konstitution.

HACEK-Gruppe: (engl.) *HACEK group*; Kurzbez. für Bakteriengruppe aus **H**aemophilus, **A**ctinobacillus, **C**ardiobacterium hominis, **E**ikenella u. **K**ingella, die physiol. im Oropharynx vorkommen u. gelegentl. Abszesse, Endokarditis u. a. Infektionen verursachen; hoher Anspruch an die Kulturbedingungen.

Hacken|fuß: s. Pes calcaneus.

Hacken|sporn: s. Kalkaneussporn.

Haeckel-Gesetz (Ernst H., Zool., Jena, 1834–1919): (engl.) *Haeckel's law*; biogenetische Regel, wonach während der Ontogenese* phylogenet. Entwicklungsstadien durchlaufen werden.

Häm-: auch Hämato-, Hämo-; Wortteil mit der Bedeutung Blut; von gr. αἷμα, αἵματος.

Häm (↑) *n*: *heme*; Sammelbez. für Eisen-(II)-Protoporphyrin-Komplexe mit Farbstoffcharakter (s. Porphyrine), die als prosthetische Gruppen Bestandteil der Hämoproteine* sind; **Funktionen:** Sauerstoffbindung (Hämoglobin*, Myoglobin*), -transport (Hämoglobin) u. -übertragung (Monooxygenasen* u. Peroxidasen*) sowie Elektronentransport (Zytochrome*); bei Redoxreaktionen wird Fe^{2+} zu Hämin* (Fe^{3+}) oxidiert. Hämoglobin u. Myoglobin enthalten immer Fe^{2+}. **Biosynthese:** s. Porphyrine; **Abbau:** s. Gallenfarbstoffe, Bilirubin.

Haema|dipsa (↑; gr. δίψα Durst) *f*: (engl.) *Haemadipsa*; Gattung der Blutegel (Hirudinea*) mit terrestr. Lebensweise (Landegel); bekannteste Art: **H. ceylanica** (massenhaftes Vork. in Sri Lanka); Err. externer Hirudiniasis*; Egel suchen aktiv den Wirt auf od. lassen sich von z. B. Sträuchern fallen; Länge bis 3 cm. **Vork.:** trop. Regenwälder in Asien, Madagaskar, Ost-Australien.

Häm|ag|glutination (↑; Agglutination*) *f*: (engl.) *hemagglutination*; Abk. HA; durch Hämagglutinine* verursachte sichtbare Verklumpung von Erythrozyten; **Formen: 1. direkte** (aktive) HA durch spezif., gegen Oberflächenantigene der Erythrozyten gerichtete Antikörper; **2. indirekte** (passive) HA nach Beladung von Erythrozyten mit einem Antigen (z. B. Vi-Antigen bei der Typhus-Vi-Hämagglutination, Globulin im Antiglobulintest) durch spezif., gegen das entspr. Antigen gerichtete Antikörper. Stärke einer HA wird (z. B. bei serol. Titration eines hämagglutinierenden Antiserums) mit einem Zahlenwert als Titer (Verdünnungsstufe des getesteten Serums, bei der gerade noch eine HA ablesbar ist) angegeben. Vgl. Agglutination; Boyden-Technik.

Häm|ag|glutination-Hemm|test (↑; ↑) *m*: (engl.) *hemagglutination-inhibition test*; Abk. HAH, HHT; auf der Hemmung einer Hämagglutination* beruhender serol. Test zum Nachw. von Antikörpern od. Antigenen; **Formen: 1. direkter** (aktiver) HAH, z. B. als Hirst-Test zum Nachw. von neutralisierenden Antikörpern im Serum, die gegen virale Hämagglutinine* gerichtet sind (indirekter Nachw. viraler Infektion); **2. indirekter** (passiver) HAH, z. B. zum Nachw. von Antigenen im Serum durch Mischung einer Serumprobe mit einem spezif. Antiserum u. Inkubation mit Testerythrozyten, die mit dem gesuchten Antigen beladen sind; enthält das Serum die Antigene, so werden sie von den im Antiserum enthaltenen spezif. Antikörpern gebunden, u. die Agglutination der Testerythrozyten bleibt aus.

Häm|ag|glutinine (↑; ↑) *n pl*: (engl.) *hemagglutinins*; Abk. H; Substanzen, die eine Hämagglutination* herbeiführen; v. a. Alloagglutinine*, Lektine* u. Oberflächenantigene best. Virusarten (z. B. Masern-, Mumps-, Röteln-, Influenza-, Arboviren).

Häm|alaun *m*: (engl.) *hemalum*; Gemisch aus Hämatoxylin* u. Alaun*: 1,0 g Hämatoxylin, 0,2 g Natriumiodat u. 50,0 g Kaliumalaun, Aqua bidest. ad 1000,0 g; **Verw.:** Färbung* histol. Präparate (färbt Zellkerne blau).

Häm|alaun-Eosin|färbung: (engl.) *hemalum-eosin staining*; Kurzbez. HE-Färbung; Färbung*, bei der Chromatin durch Hämalaun blau gefärbt wird u. Zytoplasma u. Interzellulärsubstanz durch Eosin rosa.

Häm|angio|blastom (Häm-*; Angio-*; Blast-*; -om*) *n*: (engl.) *haemangioblastoma*; zelldichter, gefäßreicher Tumor aus einer Stromazellkomponente u. zahlreichen kleinen Gefäßen; **Vork.:** sporadisch (v. a. im Erwachsenenalter; Lok. meist im Kleinhirn); häufig i. R. des von*-Hippel-Lindau-Syndroms (v. a. im Kindesalter, Lok. meist im Hirnstamm u. spinal); Wirbelkörper, Retina; multiples Auftreten möglich. **Vgl.** Hirntumoren.

Häm|angio|endo|theliom (↑; ↑; Endothel*; -om*) *n*: (engl.) *hemangioendothelioma*; von den Blutgefäßen (v. a. von den Endothelien) ausgehender Tumor unsicherer Dignität; **Lok.:** v. a. Haut, Leber u. Lunge. Vgl. Hämangiosarkom.

Häm|angio|fibro|sarkom (↑; ↑; Fibr-*; Sark-*; -om*) *n*: s. Hämangiosarkom.

Häm|angiom, arterio|venöses (↑; ↑; -om*) *n*: s. Malformation, arteriovenöse.

Häm|angio|matose (↑; ↑; ↑; -osis*) *f*: (engl.) *hemangiomatosis*; Auftreten (sehr selten autosomal-rezessiv erbl.) zahlreicher arterieller u./od. venöser Gefäßbildungen ohne Wachstums- bzw. Rückbildungstendenz i. R. versch. Krankheiten, z. B. bei Blue*-rubber-bleb-nevus-Syndrom, von*-Hippel-Lindau-Syndrom, Maffucci*-Syndrom, Sturge*-Weber-Krabbe-Syndrom.

Häm|angiom, eruptives (↑; ↑; ↑) *n*: (engl.) *eruptive hemangioma*; syn. Angioma senile; sog. Kirschangiom, Rubinfleck; ab dem mittleren Lebensalter meist am Stamm (insbes. prästernal) auftretende,

Hämangiom, kapilläres

punkt- bis stecknadelkopfgroße Papel aus in der oberen Dermis gelegenen Kapillargefäßen; vgl. Lippenangiom.

Häm|angiom, kapilläres (↑; ↑; ↑) *n*: (engl.) *capillary hemangioma*; syn. Säuglingshämangiom; häufiger (1:200 Neugeborene) benigner vaskulärer Tumor* englumiger Kapillaren bes. in der Haut; **Vork.:** Auftreten meist konnatal od. in den ersten Lebenswochen; ⌀ meist 2–3 cm, evtl. mit erheblicher Ausdehnung; Lok. v. a. im Bereich von Hals u. Kopf (s. Abb.); häufig assoziiert mit kavernösem Hämangiom*; **Ther.:** Glukokortikoide systemisch u. intraläsional, evtl. Laserkoagulation, chir. Entfernung, Kryotherapie, Strahlentherapie; **Progn.:** nach einer Ruhephase bilden sich 70–90 % der Tumoren bis zum 7. Lj. (evtl. mit geringen bleibenden narbigen Hautveränderungen) spontan zurück.

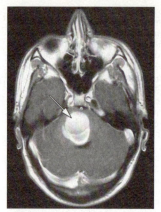

Hämangiom, kavernöses: großes k. H. im Pons (Pfeil) mit intrazerebraler Blutung; MRT (T1, mit Kontrastmittel)

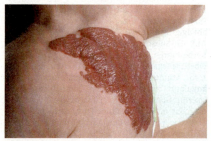

Hämangiom, kapilläres [82]

Häm|angiom, kavernöses (↑; ↑; ↑) *n*: (engl.) *cavernous hemangioma*; syn. Kavernom; sog. Blutschwamm; angeb. od. sich in den ersten Lebenswochen manifestierende Gefäßfehlbildung mit kavernenartig weitem blutgefülltem, z. T. thrombosiertem Lumen u. sehr dünner Wand; **Ätiol.:** sporadisch; hereditäre Form (familiäres k. H.); meist mit multiplem Auftreten), z. B. bei Mutation im KRIT1-Gen mit Genlocus 7q11.2-q21 bei zerebralem k. H. Typ 1; **Lok.:** v. a. Haut, bes. Kopf-Hals-Region (≥50 % der Fälle) od. Stammbereich (ca. 27 %); auch Auge, Orbita, Gehirn (s. Abb.), Rückenmark, Leber, Niere, Milz, Darm, Lunge u. a.; **Sympt.:** je nach Lok., z. B. (subkutan) unscharf begrenzter, weicher, bläul. durch die Haut schimmernder, wenig erhabener Tumor; bei zerebraler Lok. evtl. epileptische Anfälle (ca. 50 %) od. fokalneurologisches Defizit (<50 %), oft asymptomat. kleine Einblutung im MRT (Hämosiderin); bei spinaler Lok. evtl. Lähmung; **Kompl.:** Infektion (k. H. der Haut); Blutung, z. B. bei zerebraler Lok. intrazerebrale Blutung*, seltener Subarachnoidalblutung* (Risiko einer symptomatischen Blutung ≤3 %; erhöhtes Blutungsrisiko, v. a. Nachblutungsrisiko nach erster Blutung, bei Lok. in Kleinhirn od. Hirnstamm), Hämatomyelie* bei spinaler, Hämoptyse* bei pulmonaler u. gastrointestinale Blutung* bei rektaler Lok.; cave: okklusiv wachsende k. H. des Auges; **Diagn.:** je nach Lok., z. B. kraniales MRT bei zerebralem k. H. (kleine, nichtverkalkte k. H. im CCT nicht erkennbar); **Ther.:** zunächst Abwarten unter Verlaufsbeobachtung bei unkomplizierter Lok. ohne Wachstumstendenz u. ohne Kompl., sonst Entfernung durch Kryotherapie* (nur Initialstadium) od. Laserchirurgie*, ggf. zusätzl. pharmak. (Prednisolon, Interferon-α); bei zerebraler Lok. bei asymptomatischem Zufallsbefund zunächst Verlaufskontrolle mit MRT, bei symptomatischem k. H. unter Abwägung von Schwere der Symptomatik u. operativem Risiko (v. a. bei schlechter operativer Zugänglichkeit, z. B. in Hirnstamm, Stammhirn, Rückenmark) mikrochir. Exstirpation, wegen der i. d. R. geringen Größe meist unter Einsatz der Computer-assistierten (s. CAS) Neuronavigation* sowie ggf. Epilepsiechirurgie*. Vgl. Kasabach-Merritt-Syndrom; Naevus flammeus.

Häm|angiom, verruköses (↑; ↑; ↑) *n*: Angiokeratoma* *circumscriptum*.

Häm|angio|peri|zytom (↑; ↑; Peri-*; Zyt-*; -om*) *n*: (engl.) *haemangiopericytoma*; zelldichter, gefäßreicher mesenchymaler Tumor mit charakteristisch aufgezweigten Gefäßspalten; **Lok.:** ZNS (der Dura mater anhaftend; häufig progredienter Verlauf, Rezidive u. hämatogene Metastasierung; WHO-Grad II od. III; vgl. Hirntumoren), Stamm, untere Extremitäten, retroperitoneal.

Häm|angio|sarkom (↑; ↑; Sark-*; -om*) *n*: (engl.) *hemangiosarcoma*; syn. Angiosarkom; maligner, von den Blutgefäßen ausgehender Tumor (s. Abb.); **Ätiol.:** u. a. Exposition mit Vinylchlorid* od. Thorotrast (s. Thorotrastose); **Sonderform:** Häman-

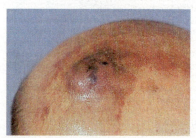

Hämangiosarkom: der Kopfhaut [3]

giofibrosarkom (von den Perithelzellen der Kapillaren ausgehend). Vgl. Hämangioendotheliom.

Häm|a|pherese (↑; A-*; Pher-*) *f*: (engl.) *hemapheresis*; apparatives, meist vollautomatisches Trennungsverfahren mit extrakorporalem Kreislauf zur Gewinnung einzelner Blutkomponenten u. Rückführung der übrigen Bestandteile an den Spender; **Anw.**: als Zytapherese (Zellseparation) od. Plasmapherese* in der Transfusionsmedizin zur Gewinnung von Blutbestandteilkonserven; therap. zur Zelldepletionsbehandlung, z. B. bei Sichelzellenanämie u. Thalassämie, bei schwerer Malaria tropica zur raschen Verminderung plasmodienbefallener Erythrozyten, bei Polyzythämie zur Herabsetzung der Blutviskosität.

Haema|physalis *f*: (engl.) *Haemaphysalis*; Gattung der Schildzecken; s. Zecken.

Häm|arthros (Häm-*; Arthr-*; -osis*) *m*: (engl.) *hemarthrosis*; blutiger Gelenkerguss*; **Urs.**: i. d. R. traumatische Gelenkbinnenläsion wie Kapselbandruptur, Gelenkkontusion, -distorsion, -luxation od. -fraktur; Fettaugen im Gelenkpunktat sind Hinweis für knöcherne Mitbeteiligung; häufig auch ohne adäquates Trauma bei Hämophilie* (sog. Blutergelenk*).

Häm|askos (↑; gr. ἀσκός Schlauch) *m*: Hämoperitoneum*.

Hämat|emesis (↑; Emesis*) *f*: (engl.) *hematemesis*; bei einer frischen Blutung im Bereich des oberen Magen-Darm-Trakts hellrotes, bei Einwirkung von Magensäure durch Bildung von Hämatin* kaffeesatzartiges Bluterbrechen; **Urs.**: z. B. Ulcus ventriculi, Ösophagusvarizen; **DD**: Hämoptoe*. Vgl. Blutung, gastrointestinale.

Hämatin (↑) *n*: (engl.) *hematin*; Ferriprotoporphyrinhydroxid; neutrales Hämin, Oxyhämin; Eisen-(III)-Protoporphyrin-Komplex, in dem eine Koordinationsstelle von Fe^{3+} mit einer Hydroxylgruppe (OH^-) besetzt ist; H. entsteht bei Einwirkung von Salzsäure auf Hämoglobin* (vgl. Hämatemesis) od. von Alkalien auf Hämin*; **Vork.**: Methämoglobin, Zytochrome, als prosthetische Gruppe einiger Peroxidasen u. Monooxygenasen.

Hämato-: s. a. Hämo-, Blut-.

Hämato|bilie (Häm-*; Bili-*) *f*: s. Hämobilie.

Hämato|chezie (↑; gr. χέζειν Stuhlgang absetzen) *f*: (engl.) *hematochezia*; Beimengung von rotem Blut im Stuhl; s. Blutstuhl.

Hämato|chyl|urie (↑; ↑; Ur-*) *f*: (engl.) *hematochyluria*; Blut- u. Fettbeimengung im Urin, z. B. bei lymphat. Filariose*; vgl. Hämaturie; Chylurie.

Hämatoidin (↑) *n*: (engl.) *hematoidin*; nach Austritt von Blut in Gewebe durch Abbau von Hämoglobin entstandenes Bilirubin*, das mikroskop. in Form kleiner rotbrauner, rhombischer Kristalle nachweisbar ist.

Hämato|kolpos (↑; Kolp-*) *m*: (engl.) *hematocolpos*; Ansammlung von Menstruationsblut in der Scheide bei hymenaler Atresie (s. Fehlbildung, vaginale); vgl. Hämatometra; Hämatosalpinx.

Hämato|krit (↑; gr. κριτής Beurteiler) *m*: (engl.) *hematocrit*; Abk. Hkt, Hk; prozentualer Anteil zellulärer Bestandteile am gesamten Blutvolumen (Einheit: Vol.% × 0,01 od. l/l); **Bestimmung**: heute i. d. R. aus MCV u. Erythrozytenzahl berechnet (Durchflusszytometrie*); auch durch Messung der elektr. Leitfähigkeit des Plasmas in einer Vollblutprobe möglich; ursprüngl. Originalmethode: Der Volumenanteil der Erythrozyten (unter Vernachlässigung der restl. Blutzellen von ca. 4 Vol.% am zellulären Gesamtvolumen) wird nach Zentrifugieren einer ungerinnbar gemachten Blutprobe (nur Antikoagulanzien, die das Erythrozytenvolumen nicht verändern: z. B. EDTA) in graduiertem Röhrchen ermittelt (auch als Mikromethode mit Glaskapillaren). Der nach dem Zentrifugieren zwischen den Erythrozyten verbleibende Anteil des Plasmas beträgt ca. 1–4 %. **Referenzwerte:** s. Blutbild (Tab. dort); u. a. abhängig von Körperhaltung u. Aktivität, z. B. im Liegen niedriger als im Stehen, bei (u. unmittelbar nach) körperl. Belastung höher als in Ruhe; pathol. erhöht z. B. bei Polyglobulie* od. Dehydratation*, erniedrigt bei Anämie* od. Hyperhydratation*.

Hämato|labyrinth (↑; Labyrinth*) *n*: Einblutung in das Innenohr mit plötzl. einsetzendem Schwindel u. Hörverlust; **Urs.**: stumpfes Schädeltrauma (auch ohne knöcherne Fraktur), hämorrhag. Diathese.

Hämato|logie (↑; -log*) *f*: (engl.) *hematology*; Spezialgebiet der Inneren Medizin, das sich mit Prophylaxe, Diagn. u. Ther. von Erkr. des Bluts, des hämatopoetischen Systems u. von Gerinnungsstörungen sowie mit der Erforschung der zugehörigen (patho-)physiologischen Grundlagen befasst.

Hämatom (↑; -om*) *n*: (engl.) *hematoma*; sog. Bluterguss; durch Trauma, nach op. Eingriff od. bei Gerinnungsstörungen (plasmat. hämorrhag. Diathese*) auch spontan entstandene tiefgehende (evtl. bis ins Muskelgewebe reichende), massive, meist vorwölbende Blutansammlung im Gewebe od. in einer anat. präformierten Körperhöhle (z. B. Hämarthros*, Hämatothorax*, Hämoperitoneum*); bei längerem Bestehen (nicht resorbiertes od. entlastetes H.) erfolgt eine bindegewebige Umbildung (sog. organisiertes H.). Vgl. Hautblutungen; Reaktion, vitale.

Hämatom, epi|durales (↑; ↑) *n*: Epiduralhämatom*.

Hämato|metra (↑; gr. μήτρα Gebärmutter) *f*: (engl.) *hematometra*; Ansammlung von Menstruationsblut im Uterus; **Urs.**: zervikale Stenose bzw. Atresie; Kompl. nach Konisation bzw. Endometriumablation; obstruktive Uterusfehlbildungen (rudimentäres Horn eines Uterus septus od. bicornis). Vgl. Hämatokolpos; Gynatresie.

Hämatom, intra|kranielles (↑; -om*) *n*: (engl.) *intracranial hematoma*; Hämatom* innerhalb des Schädels; **Formen**: Epiduralhämatom*, Subduralhämatom*, intrazerebrales Hämatom bei intrazerebraler Blutung* u. Ventrikelblutung*; vgl. Subarachnoidalblutung; Blutung, intrakranielle geburtstraumatische.

Hämatom, intra|murales (↑; ↑) *n*: (engl.) *intramural hematoma*; Abk. IMH; umschriebene Einblutung in die Gefäßwand ohne Nachweis eines Intima-Einrisses od. einer Dissektion; **Lok.**: v. a. Aorta; in allen großen Art. mögl.; **Urs.**: Riss der Vasa vasorum; traumatisch, od. spontan, gehäuft bei art. Hypertonus u. mesoektodermalen Dysplasiesyndromen; **Klin.**: akut od. subakut auftretender Schmerz; oft assoziiert mit Kollapsneigung; **Diagn.**: transösophageale Echokardiographie, CT,

Hämatom, intrazerebrales

MRT (halbmondförmige, konzentrische Wandverdickung der Aorta ohne Nachweis von Blutflusses od. Dissektionsmembran); **Kompl.:** Frühform der Dissektion, daher engmaschige Kontrolle und ggf. Ther. wie bei Dissektion (s. Aortendissektion).
Hämatom, intra|zerebrales (↑; ↑): s. Blutung, intrazerebrale; Ventrikelblutung; Blutung, intrakranielle geburtstraumatische.
Hämatom, retro|plazentares (↑; ↑) *n*: (engl.) *retroplacental hematoma*; bei vorzeitiger Plazentalösung* entstehendes Hämatom; **DD:** retrochoriales Hämatom bei Abortus* imminens.
Hämatom, sub|durales (↑; ↑) *n*: Subduralhämatom*.
Hämato|myelie (↑; Myel-*) *f*: (engl.) *hematomyelia*; syn. Blutung, intramedulläre; Blutung innerhalb des Rückenmarks; **Lok.:** häufig zentral (röhrenförmig); **Ätiol.:** häufig traumat. (z. B. Kontusion, Starkstromunfall), auch iatrogen, selten spontan (z. B. bei hämorrhagischer Diathese, perniziöser Anämie, Gefäßfehlbildung, bes. Angiom od. Aneurysma) od. als Geburtskomplikation (Sympt. bei zentraler Lok. ähnl. wie bei Syringomyelie*); **Kompl.:** Querschnittläsion*; **Ther.:** je nach Ätiol.; ggf. explorative Op. mit Duraerweiterungsplastik*. Vgl. Blutung, spinale.
Hämato|pneumo|thorax (↑; Pneum-*; Thorax*) *m*: (engl.) *hemopneumothorax*; Blut- u. Luftansammlung im Pleuraraum (s. Abb.); vgl. Hämatothorax; Pneumothorax.

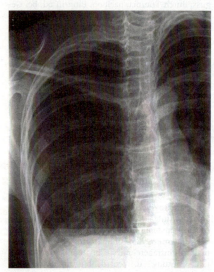

Hämatopneumothorax: H. mit Rippenfrakturen rechts (Röntgen-Thorax-Aufnahme); basale Spiegelbildung (Grenze zwischen Blut u. Luft in Pleurahöhle), Linie im Verlauf der von der Thoraxwand abgehobenen Pleura visceralis (Pneumothorax) [151]

Hämato|poese (↑; -poese*) *f*: (engl.) *hematopoiesis*; syn. Blutbildung; Hämopoese; Bildung u. Differenzierung der Blutzellen; umfasst Erythrozytopoese*, Thrombozytopoese*, Leukozytopoese (Granulozytopoese*, Lymphozytopoese* u. Bildung von Monozyten* bzw. Makrophagen*); **Einteilung:**
1. embryonale H.: **a)** mesoblast. Periode: bis Ende des 3. Fetalmonats mit Bildung von Megaloblasten* in den mesenchymalen Blutinseln des Dottersacks u. in den Gefäßsprossen des Embryos; **b)** hepat. Periode: vom 2. Embryonalmonat an (Leberanlage) mit Auftreten von Myeloblasten u. ihren Abkömmlingen; **c)** hepatolienale Periode: ab 4. Fetalmonat H. auch in Milz u. Thymus; erstmals Granulozyten*, Megakaryozyten* u. Thrombozyten*; **d)** lienomyelopoet. Periode: ab 6. Fetalmonat H. in Milz u. Knochenmark; **e)** myelopoet. Periode: ab 6.–7. Monat H. v. a. im Knochenmark (in Milz, Thymus u. Lymphknoten werden vorwiegend Lymphozyten* gebildet); 2. H. beim Erwachsenen: permanente Zellneubildung zum Ausgleich der durch die z. T. sehr kurze mittlere Überlebenszeit der bei den verschiedenen Zellreihen entstehenden Verluste, v. a. im Knochenmark aller größeren Knochen sowie im lymphat. System (Milz, Lymphknoten); durch einen kleinen, sich klonal replizierenden Pool indeterminierter hämatopoetischer Stammzellen* mit geringer Teilungsaktivität, aus denen determinierte (nur noch in Richtung einer bestimmten Blutzelllinie entwicklungsfähige) Stammzellen hervorgehen (s. Abb. 1), die nachgeordnete Proliferationsspeicher auffüllen (sog. feeder cells); dort Zellvermehrung u. -differenzierung (s. Abb. 2); Ausreifen der Zellinien im angeschlossenen Reifungsspeicher, der den Funktionsspeicher mit funktionsfähigen Zellen (Erythrozyten*, Granulozyten, Lymphozyten, Thrombozyten) beliefert, die durch Knochenmarkskapillaren in das periphere Blut ausgeschwemmt werden. **Lok.:** 1. medullär (im Knochenmark); 2. extramedullär (myeloische Metaplasie): in Leber, Milz u. Lymphknoten; physiol. während der Embryonalzeit, pathol. bzw. reaktiv z. B. bei Hämoblastosen*, Myelofibrose*, Knochenmarkkarzinose od. nach ausgedehnter Bestrahlung des Knochenmarks, z. B. im Bereich des Beckens od. der Wirbelsäule.
Hämato|porphyrin (↑; ↑) *n*: (engl.) *hematoporphyrin*; künstl. Abbauprodukt von Hämoglobin*, Hämin* u. Hämatin*, das durch Addition von H_2O an die ungesättigten Seitenketten (Vinylgruppen) des Protoporphyrins entsteht, z. B. bei Einwirkung von konzentrierter Schwefelsäure od. Eisessig-Bromwasserstoff auf Blut od. Hämin.
Hämator|rhö (↑; -rhö*) *f*: (engl.) *hematorrhea*; starke Blutung; vgl. Hämoptoe; Hämatemesis.
Hämato|salpinx (↑; Salpinx*) *f*: (engl.) *hematosalpinx*; Ansammlung von Blut in einem od. beiden Eileitern; **Vork.:** Extrauteringravidität*, Salpingitis* u. Gynatresie*.
Hämato|sero|thorax (↑; Sero-*; Thorax*) *m*: (engl.) *hemoserothorax*; hämorrhagischer Pleuraerguss (>1% Erythrozyten im Sediment), meist inf. einer Pleurakarzinose*.
Hämato|sinus (↑; Sinus*) *m*: (engl.) *hematosinus*; Einblutung in den Sinus maxillaris od. Sinus frontalis nach Mittelgesichtsfraktur od. den Sinus sphenoidalis nach Fraktur im Bereich des Keilbeins; **Diagn.:** Rö. der Nasennebenhöhlen, CT.
Hämato|statika (↑; statisch*) *n pl*: Hämostatika*.
Hämato|thorax (↑; Thorax*) *m*: (engl.) *hemothorax*; Ansammlung von Blut im Pleuraraum (hämor-

Hämatozele

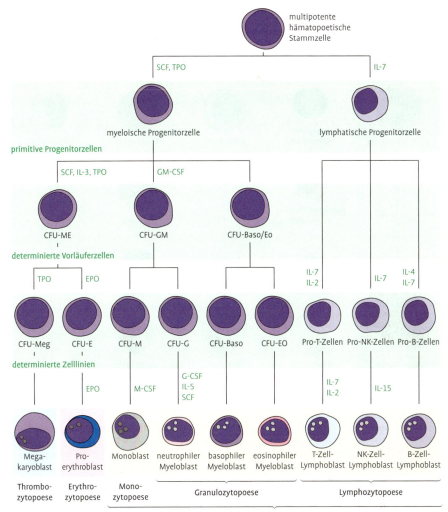

Hämatopoese Abb. 1: Differenzierung hämatopoetischer Stammzellen im Knochenmark u. Regulationsfaktoren (Auswahl); CFU: colony forming unit; SCF: Stammzellfaktor; TPO: Thrombopoetin; EPO: Erythropoetin; G-CSF: granulocyte colony stimulating factor; GM-CSF: granulocyte-macrophage colony stimulating factor; Il: Interleukin

rhag. Pleuraerguss*); häufig in Komb. mit Pneumothorax* (Hämatopneumothorax*, Abb. dort); **Urs.:** Thoraxtrauma* mit Rippenfrakturen, Zerreißung der Pleura parietalis, Verletzung von Brustwandgefäßen, Zwerchfell, intrathorakalen Organen od. Gefäßen (Aortenruptur*), häufig auch iatrogen; **Klin.:** abgeschwächtes Atemgeräusch, Hypovolämie*, hypovolämischer Schock*; **Diagn.:** Röntgen-Thorax-Aufnahme, Sonographie, Pleurapunktion, ggf. CT-Thorax; **Ther.:** Thoraxdrainage*, ggf. Operation.

Hämato|tympanon (↑; Tympanum*) n: (engl.) hematotympanon; Blutansammlung in der Paukenhöh-

le* bei intaktem Trommelfell; **Vork.:** z. B. Felsenbeinfraktur (s. Schädelbasisfrakturen).

Hämato|xylin (↑; gr. ξύλον Holz) n: (engl.) hematoxylin; im Holz des südamerikan. Baumes Hämatoxylinum campechianum vorkommender, in Alkohol u. Wasser lösl. Farbstoff ($C_{17}H_{14}O_6$); vgl. Hämalaun; Heidenhain-Färbung.

Hämato|zele (↑, -kele*) f: (engl.) hematocele; sog. Blutbruch; Blutansammlung in natürl. Organhohlräumen; **Vork.:** meist als Blutung in die Tunica vaginalis propria des Hodens mit schmerzhafter Schwellung, livider Verfärbung der Skrotalhaut u. tastbar von Flüssigkeit umgebenen Hoden u. Ne-

Hämatozoen

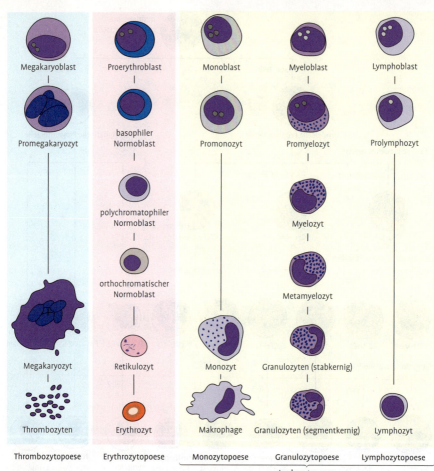

Hämatopoese Abb. 2: Differenzierung der Zelllinien

benhoden nach Trauma, Op., bei älteren Männern auch nach Entz. des Urogenitalsystems; bei der Frau als Hämatometra*, Hämatosalpinx*, Hämatokolpos* od. peritubar inf. Tubargravidität*.

Hämato|zoen (↑; gr. ζῷον Tier) *n pl*: (engl.) hemozoon; Bez. für im Blut nachweisbare Parasiten (Protozoen, Würmer), z. B. Filarien*, Trypanosoma*, Leishmania*, Plasmodien*.

Hämat|urie (↑; Ur-*) *f*: (engl.) *hematuria, hematuresis*; syn. Erythrozyturie; pathol. Ausscheidung von Erythrozyten* im Harn, als schmerzlose od. schmerzhafte H.; **Formen: 1.** Makrohämaturie: sichtbare Blutspuren im Urin (Rotfärbung bei >50 Erythrozyten/Gesichtsfeld in 400-facher Vergrößerung); zur Lok. der Blutungsquelle Zystoskopie* noch während der Blutung; **2.** Mikrohämaturie: mikroskop. erkennbare H. (>5 Ery/µl); Nachw. durch Teststreifen (ab 10 Ery/µl), Durchflusszytometrie* od. manuelle Auszählung im Harnsediment* (bei 400-facher Vergrößerung >5 Ery/Gesichtsfeld in mind. 5–20 Gesichtsfeldern); dysmorphe Erythrozyten weisen auf glome-

ruläre Mikrohämaturie hin. **Urs.:** v. a. Zystitis* u. Urethritis* (ca. 50 %), benignes Prostatasyndrom* (ca. 22 %), Blasenkarzinom* (ca. 7,5 %); seltener Urolithiasis, Engstellen im Bereich des Harnblasenausgangs oder der Harnröhre, Glomerulonephritis, andere bakterielle (z. B. Urogenitaltuberkulose) od. parasitäre Erkr. (z. B. Schistosomiasis*), Malignom von Niere, Nierenbecken, Harnleiter; benigne familiäre Hämaturie*; klin. Hinweise auf Ursache einer Makrohämaturie: s. Tab. Vgl. Harnuntersuchung.

Hämat|urie, benigne familiäre (↑; ↑) *f*: (engl.) *benign familial hematuria* (Abk. *BFH*); syn. Syndrom der dünnen Basalmembranen; autosomal-dominant erbl. Krankheitsbild mit elektronenmikroskop. sichtbaren Verschmälerungen der Basalmembranen der glomerulären Kapillarschlingen (<250 nm); **Ätiol.:** Mutationen im COL4A4- (codiert für Alpha-4-Kette von Kollagen Typ IV) u. COL4A3-Gen (codiert für Alpha-3-Kette von Kollagen Typ IV) mit dem Genlocus 2q36-q37; **Sympt.:** glomeruläre Mikrohämaturie bei normaler Nie-

Hämaturie
Einteilung und Ursachen der Makrohämaturie nach Hauri und Jaeger

Form	Ursache
initiale Makrohämaturie (zu Beginn der Miktion)	Prozess in der Urethra (Tumor, Entzündung, Stein, Striktur, Manipulation)
	Prozess in Prostata oder Samenblasen (Hyperplasie, Malignom, Entzündung, Manipulation)
terminale Makrohämaturie (am Ende der Miktion)	Prozess im Trigonum oder Blasenhals (Tumor, Entzündung)
totale Makrohämaturie (während der gesamten Miktion)	Erkrankung von Niere, Harnleiter, Blase oder Prostata (Entzündung, Tumor, Stein, Embolie, Trauma)
	Arzneimittel (Antikoagulanzien, Zytostatika, Goldpräparate, Quecksilber)
	hämatologische Erkrankung
	Manipulation
	sog. Jogger-Makrohämaturie (Joggen mit leerer Blase)
	intrarenale Blutung bei kongenitalen Zystennieren
sog. essentielle Makrohämaturie	keine diagnostizierbare Ursache (ca. 5 %)

renfunktion, geringe Proteinurie (<1,5 g/24 Std.), gelegentl. Flankenschmerzen, keine Progredienz zur Niereninsuffizienz; **Ther.:** nicht erforderlich; vgl. Alport-Syndrom; Glomerulopathie.
Häma|zoin (↑) *n*: (engl.) *hemozoin*; auch Hämozoin; durch Malariaplasmodien (s. Plasmodien) verursachtes unlösl., braunschwarzes, im polarisierten Licht doppelbrechendes Pigment (sog. Malariapigment); physiol. inert; entsteht aus Hämoglobin* durch Denaturierung des Globins, an das der oxidierte, eisenhaltige Anteil des Hämoglobins gebunden bleibt; Speicherung in Makrophagen, Monozyten u. Granulozyten; bedingt die charakterist. Pigmentierung von Organen u. Leukozyten bei Malaria*.
Haem|enteria officinalis *f*: (engl.) *Haementeria officinalis*; syn. Placobdella officinalis; Blutegel (vgl. Hirudinea); 5–8 cm lang; **Vork.:** Mittelamerika; wird in Mexiko zum Blutschröpfen genutzt; Haementeria ghilianii (größte Art, bis 30 cm) im Amazonasgebiet.
Hämi|globin (Häm-*; Globus*) *n*: s. Hämoglobin.
Hämin (↑) *n*: (engl.) *hemin*; Ferriprotoporphyrinchlorid; syn. Chlorhämin, salzsaures Hämatin; Eisen-(III)-Protoporphyrin-Komplex, bei dem eine Koordinationsstelle von Fe^{3+} mit einem Chloridion (Cl^-) besetzt ist; **Bedeutung: 1.** als neutrales Hämin (syn. Hämatin*) oxidierte Form des Häm* (in Methämoglobin); **2.** als salzsaures Hämatin Bestandteil der Teichmann*-Kristalle.

Hämochromatose

Hämo-: s. a. Hämato-, Blut-.
Hämo|bilie (Häm-*; Bili-*) *f*: (engl.) *hemobilia*; auch Hämatobilie; Blutung aus den Gallenwegen über die Papilla duodeni major in den Darmtrakt; seltene Sonderform der gastrointestinalen Blutung*, die nach EPT (s. Papillotomie) od. op. Eingriffen autreten kann.
Hämo|blastosen (↑; Blast-*; -osis*) *f pl*: (engl.) *hemoblastoses*; Oberbegriff für maligne Erkr. des hämatopoetischen Systems; v. a. Leukämie*, i. w. S. auch multiples Myelom, Makroglobulinämie, Schwerkettenkrankheit u. maligne Lymphome. Vgl. Erkrankungen, myeloproliferative.
Hämo|chromatose (↑; Chrom-*; -osis*) *f*: (engl.) *hemochromatosis*; Siderophilie; durch erhöhte Eisenresorption u. -ablagerung v. a. in Parenchymzellen von Leber, Pankreas (insbes. Beta-Zellen) u. Hypophyse sowie im Myokard charakterisierte erbl. Eisenspeicherkrankheit; **Ätiol.: 1.** klassische H.: autosomal-rezessiv erbl. Mutation im HFE-Gen (Genlocus 6p21.3); **2.** juvenile H. (Typ 2): autosomal-rezessiv erbl. Mutation im Hämojuvelin-Gen (Kurzbez. HJV-Gen; Genlocus 1q21; Typ 2a) od. HAMP-Gen (Genlocus 19q13; Typ 2b); **3.** H. Typ 3: autosomal-rezessiv erbl. Mutation im TFR2-Gen (codiert für Transferrin-Rezeptor-2; Genlocus 7q22); **4.** H. Typ 4: autosomal-dominant erbl. Mutation im SLC40A1-Gen (codiert für Ferroportin-1; Genlocus 2q32); **Klin.:** Manifestation der klassischen H. meist im Alter >40 Jahre, bei Frauen inf. Eisenverlust i. R. der Menstruation später u. seltener als bei Männern; Hepatomegalie od. bereits Leberzirrhose* mit portaler Hypertension, Adynamie u. Schwäche, braun-graue Hautpigmentierung (Melanin), Diabetes mellitus (Bronzediabetes*), Arthropathie, Hypogonadismus (inf. Hypophysenschädigung), Kardiomyopathie; **Kompl.:** diabet. Komplikationen; Impotenz; sekundäre Hypothyreose; kardiale Insuffizienz; hepat. Koma; primäres Leberzellkarzinom* inf. Leberzirrhose; **Diagn.:** s. Tab.; stark erhöhtes Ferritin* im Serum, gesteigerte Transferrinsättigung*, erhöhter Eisen-

Hämochromatose
Diagnostik

Parameter	normal	Hämochromatose
Serum		
Eisen (µg/dl)	60 – 180	180 – 300
Transferrinsättigung (%)	20 – 50	55 – 100
Ferritin (µg/dl)		
Männer	20 – 200	300 – 3000
Frauen	15 – 150	250 – 3000
Lebergewebe		
Eisenkonzentration[1]	300 – 1500	3000 – 30 000
Eisenindex[2]	<1,1	>1,9

[1] in µg/g Trockengewicht;
[2] Eisenkonzentration in µmol/g Trockengewicht/Alter (Jahre)

Hämochromogene

gehalt im Lebergewebe; molekulargenet. Nachw. (z. B. Mutationen C282Y u. H63D im HFE-Gen); **Ther.**: regelmäßig Aderlass* zur Entfernung von Eisen aus dem Organismus, Deferoxamin u. a. enteisende Arzneimittel, Lebertransplantation als Ultima Ratio bei beginnendem Leberversagen; **Progn.**: sehr variabel, abhängig vom Ausmaß der Eisenakkumulationen u. Entw. sekundärer Organschäden. Vgl. Hämosiderose.

Hämo|chromo|gene (↑; ↑; -gen*) n pl: (engl.) hemochromogens; syn. Hämochrome; Abbauprodukte von Hämoglobin*, bei denen das Eisenion von Häm mit Basen od. Proteinen komplexiert ist.

Hämo|cuprein n: (engl.) hemocuprein; veraltet für Superoxiddismutase*.

Hämo|dia|filtration (↑; Dia-*) f: (engl.) hemodiafiltration; Abk. HDF; extrakorporales Blutreinigungsverfahren* mit Komb. von Hämodialyse* u. Hämofiltration*, das v. a. bei chron. Niereninsuffizienz* angewendet wird; **Vorteile**: Elimination sowohl klein- als auch mittelmolekularer Substanzen; gut steuerbarer Flüssigkeitsentzug durch kontrollierten Ersatz des Ultrafiltrats durch physiol. Elektrolytlösungen, die als Prädilution zugeführt werden (25 % des effektiven Blutflusses); **Nachteil**: Verlust niedermolekularer Plasmaeiweiße u. Polypeptide. Vgl. Dialyse-Behandlung.

Hämo|dia|lyse (↑; Dialyse*) f: (engl.) hemodialysis; Abk. HD; sog. Blutwäsche; extrakorporales Blutreinigungsverfahren* zur Dialyse*-Behandlung; als Langzeitbehandlung (Dauerdialyse) ambulant (88 %), stationär (11 %) od. nach entspr. Ausbildung des Pat. relativ selbständig mit Unterstützung eines Partners als sog. Heimdialyse (1 %) zu Hause durchgeführt. **Meth.**: Das dem Pat. über Punktion eines Shunts* zur Hämodialyse bzw. über einen zentralen Gefäßzugang (Shaldon*-, Uldall- od. Demerskatheter) entnommene u. zur Verhinderung der Blutgerinnung heparinisierte Blut wird mit Hilfe von Blutpumpen in das „arterielle" Schlauchsystem des Dialysegeräts gepumpt, durchströmt den Dialysator* u. wird über das „venöse" Schlauchsystem des extrakorporalen Kreislaufs in den Blutkreislauf des Pat. zurückgeleitet; bes. Messeinrichtungen u. Detektoren ermöglichen u. a. die Überwachung des Blutflusses (ca. 200–300 ml/min), der Zusammensetzung, Temperatur u. Durchflussmenge (ca. 500 ml/min) des Dialysats*, der Druckverhältnisse im Blut- u. Dialysatkompartiment sowie die Erkennung von Membrandefekten u. Luftbeimengungen im blutführenden „venösen" Teil des Systems; durch Erzeugung eines Überdrucks im Blut- bzw. eines Unterdrucks im Dialysatkompartiment findet eine Ultrafiltration* u. damit ein Flüssigkeitsentzug aus dem Patientenblut möglich. **Kompl.**: während der H. art. Hypo- u. Hypertonie, Schock, akute Blutungen (Heparinisierung), pyrogene Reaktionen, Elektrolytstörungen mit Wadenkrämpfen, Herzrhythmusstörungen, Dysäquilibriumsyndrom*, Hartwassersyndrom*; Langzeitkomplikation: heparininduzierte Thrombozytopenie*, sekundärer Hyperparathyreoidismus*, Dialyse*-Arthropathie, Kachexie. Vgl. Hämofiltration.

Hämo|di|lution (↑; lat. diluere verdünnen) f: (engl.) hemodilution; sog. Blutverdünnung; Senkung der Blutviskosität durch Erhöhung des Plasmavolumens (Erniedrigung des Hämatokrits*) mit Infusion von Plasmaersatzstoffen* (v. a. langwirksame Kolloidlösungen) mit u. ohne gleichzeitigen Aderlass; **Wirkung**: Förderung von Hirndurchblutung u. Mikrozirkulation (verbesserter Sauerstofftransport, Zunahme des Herzzeitvolumens); **Ind.**: z. B. retinale Venenverschlüsse, Hörsturz, als Thromboseprophylaxe (Hemmung der Thrombozytenaggregation, Unterstützung der körpereigenen Fibrinolyse), auch i. R. einer präoperativen autogenen Blutspende zu (späterer) Eigenbluttransfusion; vgl. Hämodilution, hypertensive hypervolämische.

Hämo|dilution, hyper|tensive hyper|volämische (↑; ↑) f: (engl.) hypervolemia hypertension and hemodilution therapy; Kurzbez. Triple-H-Therapie (HHH-Therapie); Bez. für die therap. Hämodilution* durch kristalloide u. kolloidale Infusionslösungen (u. a. mit Hydroxyethylstärke*) in Komb. mit Katecholaminen i. v. (Dopamin od. Noradrenalin) zur Steigerung der regionalen Hirndurchblutung bei erhöhtem art. Strömungswiderstand; **Ind.**: zerebraler Vasospasmus (s. Subarachnoidalblutung).

Hämo|dynamik (↑; gr. δύναμις Kraft) f: (engl.) hemodynamics; Lehre von den physik. Grundlagen des Blutkreislaufs u. dem Zusammenwirken der Faktoren, die auf den intravasalen Blutfluss einwirken (Blutdruck*, Blutvolumen*, -viskosität, Strömungswiderstand, Gefäßarchitektur u. -elastizität); vgl. Hämorheologie.

Hämo|filtration (↑) f: (engl.) hemofiltration; Abk. HF; extrakorporales Blutreinigungsverfahren*, das v. a. bei akutem Nierenversagen* u. chron. Niereninsuffizienz* zur Elimination harnpflichtiger Substanzen* u. zum Flüssigkeitsentzug (insbes. bei Hyperhydratation*) sowie bei Vergiftungen zur Elimination tox. Substanzen aus dem Blut alternativ zur Dialyse*-Behandlung angewendet wird; in der dauerhaften Nierenersatztherapie wenig gebräuchlich (ca. 1 % der Dialysepatienten); **Formen**: 1. kontinuierl. venovenöse H. (Abk. CVVH): Abscheidung eines Ultrafiltrats ähnlich dem Glomerulusfiltrat* aus dem Blut durch reine Druck- bzw. Ultrafiltration* über hochpermeable Membranen (sog. Hämofilter) bei gleichzeitigem Flüssigkeits- u. Elektrolytersatz durch Infusion von Elektrolytlösungen; 2. kontinuierl. arteriovenöse H. (Abk. CAVH): Zwischenschaltung des Hämofilters u. eine große Körperarterie u. -vene. Vgl. Hämodialyse.

Hämo|fuszin (↑; Fuszin*) n: (engl.) hemofuscin; gelblich-bräunliches eisenfreies Pigment*, das durch Abbau von Hämosiderin* im Gewebe entsteht; bei Kachexie Ablagerung in den glatten Muskelzellen bes. der Magen- u. Darmwand mit bräunl. Verfärbung.

Hämo|globin (↑; Globus*) n: (engl.) hemoglobin; Abk. Hb; sog. roter Blutfarbstoff; eisenhaltiges, sauerstofftransportierendes Chromoprotein der Wirbeltiere; tetrameres Hämoprotein (M_r 64 500), das **Globin** als Apoprotein u. 4 **Häm*** als prosthet. Gruppe enthält; **Vork.**: v. a. in Erythrozyten*; in geringer Menge auch im Plasma als freies Hb an Haptoglobin* gebunden; der Organismus eines Erwachsenen enthält ca. 950 g Hb; Erythroblasten* bilden tägl. ca. 57 g Hb; das Globinmolekül wird von mind. 7 Strukturgenen (Chromosom 11 u. 16) codiert. **Aufbau:** Das Hb-Molekül ist aus 4 Peptidketten mit je 1 Häm aufgebaut; bei den Peptidketten werden 4 Typen unterschieden (α-, β-, γ- u. δ-Ketten); **Formen:** 1. physiol. H.: **HbA** (adultes Hb) u. **HbF** (fetales Hämoglobin*), enthalten jeweils 2 ident. Peptidketten: **HbA₁** = $\alpha_2\beta_2$ (ca. 96–98 %; vgl. Glykohämoglobine), **HbA₂** = $\alpha_2\delta_2$ (ca. 1–3 %) u. **HbF** = $\alpha_2\gamma_2$ (bei Neugeborenen ca. 60–80 % des Gesamt-Hb, bei Erwachsenen nur in Spuren vorhanden); vgl. Hämoglobinelektrophorese; 2. pathol. H.: kommen bei angeb. Hämoglobinopathien* u. erworbenen Störungen der Hb-Bildung vor (z. B. bei sideroblast. Anämie inf. gestörter Bildung des Protoporphyrins od. bei Mangel an Eisen, Vit. B₆, Proteinen); **Funktion:** 1. Bindung u. Transport von Sauerstoff, der in der Lunge unter Bildung von Oxyhämoglobin aufgenommen u. in den Kapillaren in das Gewebe abgegeben wird (s. Sauerstoff-Dissoziationskurve, Bohr-Effekt, 2,3-Diphosphoglycerat); 2. Beteiligung an der pH-Regulation des Blutplasmas (vgl. Pufferung); **Abbau:** nach Untergang der Erythrozyten in Zellen des Monozyten*-Makrophagen-Systems; der Protoporphyrinring des Häms wird unter Freisetzung von CO gespalten u. über versch. Schritte zu Bilirubin* abgebaut; freiwerdendes Eisen wird weitgehend zur Neubildung von H. verwendet. **Bestimmung:** s. Hämoglobinbestimmung; **Referenzbereich:** s. Blutbild (Tab. dort); **Hämoglobinderivate:** 1. Oxyhämoglobin (HbO₂): Anlagerung von je einem Molekül O₂ an das Eisenion der Hämgruppen, das dabei 2-wertig bleibt; 2. Carboxyhämoglobin (CO-Hb): entsteht bei Vorhandensein geringer CO-Mengen in der Atemluft (z. B. durch Auspuffgase, bei unvollständiger Verbrennung; bei Rauchern sind ca. 10 % CO-Hb nachweisbar), da Kohlenmonoxid* eine ca. 300-fach höhere Affinität zu Hb hat als Sauerstoff; ein CO-Hb-Anteil >65 % ist tödlich (s. Kohlenmonoxidintoxikation); 3. Methämoglobin (syn. Hämiglobin): geht aus Hb durch Oxidation des 2-wertigen Häm-Eisens zu Fe^{3+} hervor; entsteht tox. durch Oxidanzien wie Anilin, Sulfonamide, Nitrite u. a. sowie durch Spontanoxidation in Gegenwart von O₂, weshalb es im Blut physiol. mit einem Anteil von 0,5–2,0 % am Gesamt-Hb nachweisbar ist u. durch eine NADH₂-abhängige Methämoglobinreduktase ständig wieder zu Hb reduziert wird; vgl. Methämoglobinämie; 4. Sulfhämoglobin: enthält an Häm gebundenes Sulfid (S^{2-}) u. entsteht nach (langfristiger) Einnahme von Phenacetin, Sulfonamiden u. bei Schwefelwasserstoffvergiftung; 5. Methämoglobincyanid: entsteht aus Methämoglobin durch Bindung von Cyanid (CN⁻, Anion der Blausäure), das die Hydroxylgruppe des Methämoglobins ersetzt; nicht tox. im Gegensatz zur Cyanidvergiftung der Enzyme der zellulären Atmungskette; Hb-Derivate (außer HbO₂) haben die Fähigkeit zur Sauerstoffbindung verloren, sie können durch Spektrophotometrie nachgewiesen werden.

Hämo|globin|ämie (↑; ↑; -ämie*) *f*: engl. *hemoglobinemia*; Auftreten von freiem, d. h. nicht an Haptoglobin* gebundenem Hämoglobin* im Blutserum; wird renal ausgeschieden (Hämoglobinurie*); ab einem freien Hämoglobingehalt von 500 mg/l gelb-rötliche Färbung des Serums; **Urs.:** akute schwere Hämolyse*.

Hämo|globin|bestimmung (↑; ↑): engl. *hemoglobinometry*; Hämoglobinometrie; Bestimmung der Konz. von Hämoglobin (Abk. Hb) im Blut; **1.** Cyanhämiglobinmethode: nach Hämolyse freigesetztes Hb wird durch Kaliumhexacyanoferrat III zu Hämiglobin oxidiert, das mit Kaliumcyanid in Hämiglobincyanid überführt u. photometrisch bei 546 nm gemessen wird; **2.** photometrische Messung nach Herstellung von Sulfhämoglobin; **Referenzwerte:** s. Blutbild (Tab. dort); erhöhte Werte z. B. bei Polyglobulie, erniedrigte Werte z. B. bei Anämie.

Hämo|globin-C-Krankheit (↑; ↑): engl. *hemoglobin C disease*; leichte chron. hämolytische Anämie* (mit Splenomegalie) inf. einer erbl. Hämoglobinopathie mit Bildung eines abnormen Hämoglobins (HbC), die sich nur bei Homozygotie klin. manifestiert (Anteil des HbC nahezu 100 %); im Blutausstrich neben normalen u. mikrozytären Erythrozyten Targetzellen u. Normoblasten. Die heterozygoten Träger der Erbanlage sind klin. symptomfrei (Anteil des HbC ca. 28–44 %). **Vork.:** v. a. in Westafrika (Ghana).

Hämo|globine, ab|norme (↑; ↑) *n pl*: s. Hämoglobinopathien.

Hämo|globin-E-Krankheit (↑; ↑): engl. *hemoglobin E disease*; bei Homozygotie sich klin. als milde hypochrome mikrozytäre Anämie* manifestierende Hämoglobinopathie mit Bildung eines abnormen Hämoglobins (HbE); im Blutausstrich viele Targetzellen; **Vork.:** v. a. in Südostasien.

Hämo|globin|elektro|phorese (↑; ↑; Elektro-*; -phor*) *f*: engl. *hemoglobin electrophoresis*; elektrophoret. Auftrennung einer Hämoglobinlösung (z. B. als Stärkegelelektrophorese) zur Differenzierung abnormer Hämoglobine, die sich in ihrer Wanderungsgeschwindigkeit von den normalen Hämoglobinen (A, A₂, F) unterscheiden; **Anw.:** v. a. zur Diagn. von Hämoglobinopathien*.

Hämo|globin, fetales (↑; ↑) *n*: engl. *fetal hemoglobin*; Abk. HbF; Hämoglobin* mit der Globin-Variante γ₂ (Globinformel α₂γ₂); HbF hat gegenüber adultem Hämoglobin eine höhere Sauerstoffaffinität u. nimmt daher bei niedrigerem pO₂ leichter Sauerstoff auf; nach der Geburt enthält das Blut 60–80 % HbF; ca. 5 Mon. nach der Geburt noch 3–15 %, im Erwachsenenalter nur noch in Spuren vorhanden. Vgl. Thalassämie.

Hämo|globin|gehalt (↑; ↑): s. MCH.

Hämo|globin-M-Krankheit (↑; ↑): s. Methämoglobinämie.

Hämo|globino|pathien (↑; ↑; -pathie*) *f pl*: engl. *hemoglobinopathies*; Erkrankung inf. pathol. Hämoglobinbildung aufgrund unterschiedl. genet. Defekte, von denen v. a. die Alpha- u. Betaketten betroffen sind; beim pathol. Hb ist meist eine Aminosäure in einer Peptidkette ausgetauscht, es können auch Aminosäuren fehlen od. Hb aus nur einer Kettenart gebildet werden (HbH = β₄; Hb-Bart's = γ₄); zahlreiche H. sind bekannt, zuerst entdeckt wurde HbS (Sichelzellhämoglobin) durch Pauling (1949). Die Bez. der pathol. Hämoglobine erfolgte zunächst mit großen Buchstaben (S, E, C usw.), dann nach dem Entdeckungsort (Hb-Memphis, Hb-Zürich, Hb-Köln usw.) u. der chem. Abweichung (z. B. Hb-Köln = $\alpha_2\beta_2$ 98 Val → Met). **Nachw.:** u. a. durch Hämoglobinelektrophorese, Chromatographie; **klin. Bedeutung:** sehr unterschiedl., abhängig von der Lok. des Defekts im Peptidkette u. dem Erbmodus; es gibt H., die bei homozygoten u. heterozygoten Trägern der Anlage keine Sympt. verursachen (z. B. HbG-Accra), andere führen bei homozygoten Trägern zu einer hämolyt. Anämie, während die heterozygoten Träger erscheinungsfrei sind (z. B. HbS, HbC, HbD, HbE), bei einigen Formen tritt bereits bei den heterozygoten Anlageträgern eine gesteigerte Hämolyse auf (z. B. Hb-Köln). Pat. mit HbM haben eine auffallende Zyanose. Die Thalassämien, bei denen die Bildung chem. normaler Peptidketten quant. verändert ist, werden im Allg. als eigene Krankheitsgruppe angesehen; i. w. S. werden sie auch den H. zugeordnet. Eine Komb. von Thalassämie mit einer H. kommt z. B. als Hämoglobin-S-Betathalassämie in Mittelmeerländern u. Asien vor. Vgl. Sichelzellenanämie; Methämoglobinämie.

Hämo|globin-S-Beta|thalass|ämie (↑; ↑; gr. θάλασσα Meer; -ämie*) *f*: (engl.) *hemoglobin S-beta thalassemia*; syn. Sichelzellen-Betathalassämie; durch gleichzeitiges Vork. der Erbanlagen für das abnorme Sichelzellenhämoglobin (HbS) u. die Betathalassämie verursachte leichte Anämie*, ähnlich der Sichelzellenanämie*, jedoch mit milderem klin. Verlauf; im Blutausstrich einige Sichelzellen u. Retikulozytose.

Hämo|globin-S-C-Krankheit (↑; ↑): (engl.) *hemoglobin SC disease*; syn. Sichelzellen-HbC-Krankheit; durch heterozygote Komb. der Erbanlagen für das Sichelzellenhämoglobin (HbS) u. das abnorme Hämoglobin C (HbC) verursachte Anämie*, die klin. weniger schwer verläuft als die Sichelzellenanämie*; im Blutausstrich Targetzellen u. einige Sichelzellen.

Hämo|globin|urie (↑; ↑; Ur-*) *f*: (engl.) *hemoglobinuria*; Ausscheidung von Hämoglobin* im Urin nach Überschreiten der Bindungskapazität von Haptoglobin*; **Urs.:** akute, schwere Hämolyse*, z. B. bei Transfusionszwischenfällen u. hämolytischen Anämien.

Hämo|globin|urie, par|oxysma|le nächtliche (↑; ↑; ↑) *f*: (engl.) *paroxysmal nocturnal hemoglobinuria*; Abk. PNH; syn. Marchiafava-Micheli-Anämie; erworbene, erythrozytär bedingte hämolytische Anämie* mit während des Schlafs verstärkter, z. T. intravasaler Hämolyse* u. (v. a. im dunkel gefärbten Morgenurin nachzuweisender) Hämoglobinurie*; **Urs.:** Mutation des PIG-A-Gens in hämatopoetischen Stammzellen, dadurch membranbedingter Bindungsverlust der Komplement-Regulationsproteine CD55 u. CD59 u. ungesteuerte Aktivierung von Komplement* durch beste. Oberflächenstrukturen der Erythrozyten über den alternativen Weg u. Hämolyse durch die terminalen Komplementproteine; außerdem verminderte Aktivität der Acetylcholinesterase in der Zellmembran; **Häufigkeit:** Neuerkrankungen zwischen 1 : 100 000 u. 1 : 500 000 pro Jahr; in jedem Lebensalter, gehäuft zwischen 25–45 Jahren; **Klin.:** oft chron., über viele Jahre konstanter od. schubweiser Verlauf mit hämolytischen od. aplastischen Krisen, die u. a. durch Op., Bluttransfusionen, Arzneimittel, Infektion u. Stress ausgelöst werden können; neben der unterschiedl. schweren Anämie häufig auch Leuko- u. Thrombozytopenie; **Kompl.:** Thrombosen u. Thromboembolien (v. a. Lebervenen, Pfortader, mesenteriale u. zerebrale Venen), Niereninsuffizienz, schwere Allgemeininfektionen; evtl. Übergang in AML; **Diagn.:** normochrome makrozytäre od. (bei Eisenmangel) hypochrome mikrozytäre Anämie mit Hämolysezeichen; Hämosiderin im Harnsediment; verminderte Erythrozytenresistenz im Säure-Hämolyse-Test, Thrombin-Hämolyse-Test u. Zuckerwasser-Test (vgl. Resistenzbestimmung der Erythrozyten); meist fehlende Nachweisbarkeit der komplementinhibierenden Erythrozytenantigene DAF (Abk. für engl. decay accelerating factor) u. MIRL (Abk. für engl. membrane inhibitor of reactive lysis) im Gelzentrifugationstest*; **Ther.:** Transfusion von Erythrozytenkonzentrat*; rekombinanter humanisierter monoklonaler IgG2/4κ-Antikörper gegen humanes Komplement C5 (Eculizumab*) i. v; zur Thromboseprophylaxe evtl. Cumarinderivate, ggf. Eisenpräparate; in schweren Fällen Knochenmarktransplantation; eine Splenektomie ist unwirksam; **Progn.:** bei etwa der Hälfte der Pat. annähernd normale Lebenserwartung u. Abnahme der Hämolyse mit zunehmendem Lebensalter.

Hämo|lyse (↑; Lys-*) *f*: (engl.) *hemolysis*; Erythrolyse (Erythrozytolyse); Auflösung von Erythrozyten (mit freiem Austritt von Hämoglobin*) infl. Zerstörung ihrer Zellmembran; **Urs.:** z. B. mechan. od. hypotonische Einflüsse bzw. Hämolysine*; **Formen: 1. physiol.** H.: extravasal (90 %) v. a. im hämatopoetischen Knochenmark sowie in der Milz u. intravasal (10 %) nach ca. 120 Tagen; gealterte Erythrozyten mit erhöhter Membransteifigkeit werden durch Autoantikörper* gegen Bande*-3-Protein markiert u. von Zellen des Monozyten*-Makrophagen-Systems sowie durch mechan. Beanspruchung zerstört, die Erythrozytenbruchstücke von Zellen des Monozyten-Makrophagen-Systems phagozytiert (sog. Blutmauserung). Das intravasal frei werdende Hb wird an Haptoglobin gebunden, zur Leber transportiert u. abgebaut. **2. pathol.** H.: gesteigerte H. bei beschleunigtem Abbau von Erythrozyten, d. h. verkürzte Erythrozytenlebensdauer* (bei schwerer u. U. nur wenige Tage); eingeteilt nach Lok.: **a)** gesteigerte intravasale H.; **b)** gesteigerte extravasale H. (lienal, hepat., hepatolienal). Beim Überschreiten der Kompensationsmöglichkeit durch gesteigerte Erythrozytopoese bzw. nicht ausreichender Aktivierung des Knochenmarks durch Erythropoetin* entsteht eine hämolyt. Anämie*; auch als Immunhämolyse* durch hämolysierende Antikörper* unter Mitwirkung von Komplement; **3. H. in vitro:** nach Einwirkung oberflächenaktiver Stoffe (z. B. Saponin), bakterielle Hämolysine (z. B. Betalysine von Streptokokken), von Hämolysinen aus tier. Giften (von Schlangen, Insekten usw.), bei Hypo- od. Hypertonie des Mediums, in stark saurem od. alkal. Milieu. **Diagn.:** laborchem. Hämolyseparameter: s. Anämie, hämolytische.

Hämo|lyse, akute familiäre (↑; ↑) *f*: s. Sphärozytose, hereditäre.
Hämo|lyse, hepatische (↑; ↑) *f*: s. Hämolyse.
Hämo|lyse-im-Gel-Test (↑; ↑) *m*: s. HIG-Test.
Hämo|lyse|re|aktionen (↑; ↑) *fpl*: (engl.) *hemolysis reactions*; Wirkung bakterieller Hämolysine* auf Erythrozyten in Nährmedien, durch die Bakt. differenziert werden können; **1. Alphahämolyse:** grünl. schmale Höfe um die Bakterienkolonien durch bakt. Bildung von H_2O_2, das eine Reaktion des Hb im Inneren der intakten Erythrozyten zu Methämoglobin bewirkt; sichtbar auch auf Hämatin (Kochblutagar); sog. Vergrünung, z. B. bei vergrünenden Streptokokken, Pneumokokken; **2. Betahämolyse:** meist relativ große durchsichtige Höfe um die Bakterienkolonien durch vollständige Hämolyse auf Blutagar; Betahämolysin schädigt Erythrozytenwände, Hb tritt aus u. diffundiert in die Umgebung; z. B. bei betahämolysierenden Streptokokken, Staphylokokken; **3. Gammahämolyse:** keine sichtbare Wirkung auf die Erythrozyten des Blutagars; z. B. bei nichthämolysierenden Streptokokken.
Hämo|lysine (↑; ↑) *n pl*: (engl.) *hemolysines*; Bez. für Substanzen, die eine Hämolyse* verursachen; **1.** Antikörper*, die bei Bindung an Erythrozytenantigene Komplement* aktivieren (sog. Immunhämolysine); **2.** Substanzen, die direkt die Erythrozytenmembran schädigen; u. a. bakterielle (sezernierte od. an Zellmembran gebundene Porine, z. B. Streptolysine*, Alphatoxin bei Staphylococcus aureus), pflanzl. (z. B. Saponin) u. tierische H. (z. B. best. Schlangengifte).
Hämo|lysin|test (↑; ↑) *m*: **1.** (engl.) *hemolysin test*; (bakteriol.) Nachw. der Bildung von bakteriellen Hämolysinen* durch Anzüchtung der Bakt. auf Blutnährböden (z. B. Agar mit Schaferythrozyten); **2.** (blutgruppenserol.) Nachw. hämolysierender (durch direkte Immunisierung gebildeter) Antikörper, die humane Testerythrozyten* unter Aktivierung von Komplement hämolysieren; **Anw.:** v. a. zum Nachw. einer Anti-A- od. Anti-B-Sensibilisierung (z. B. bei Müttern); reguläre Antikörper* führen im H. zu keiner od. nur zu einer geringen Hämolyse von Testerythrozyten. Vgl. Antiglobulintest.
Hämo|mediastinum (↑; Mediastinum*) *n*: (engl.) *hemomediastinum*; Einblutung in das Mediastinum, meist nach stumpfem Thoraxtrauma*.
Hämo|per|fusion (↑; Perfusion*) *f*: (engl.) *hemoperfusion*; extrakorporales Blutreinigungsverfahren* insbes. zur Elimination tox. Substanzen aus dem Blut unter Verw. von Adsorbenzien (beschichtete Aktivkohle od. Neutralharze) mit hohem Adsorptionsvermögen für lipophile u. eiweißgebundene Substanzen, die sich als Granula in einer vom Blut perfundierten sog. Hämoperfusionssäule befinden; je geringer Verteilungsvolumen, umso wirkungsvoller die H.; die techn. Durchführung ähnelt der Hämodialyse*; **Ind.:** Methode der Wahl bei schweren Intoxikationen (z. B. Carbamazepin, Barbiturate und Salicylate in hochtoxischer Dosis); **cave:** Thrombozytopenie* u. hämorrhagische Diathese* inf. Adsorption von Thrombozyten. Vgl. Hämofiltration.

Hämo|peri|kard (↑; Peri-*; Kard-*) *n*: (engl.) *hemopericardium*; syn. Hämatoperikard; Einblutung in das Perikard (hämorrhag. Perikarderguss*) mit konsekutiver Kompression von re. Vorhof u. Ventrikel u. Pumpversagen (Perikardtamponade*) in der Folge; **Ätiol.:** u. a. Thoraxtrauma* (meist), Aneurysma* dissecans der Aorta ascendens, hämorrhag. Diathese.
Hämo|peri|toneum (↑; Peritoneum*) *n*: (engl.) *hemoperitoneum*; syn. Hämaskos; Blutansammlung in der freien Bauchhöhle, z. B. bei inneren Verletzungen, Extrauteringravidität; vgl. Aszites.
Hämo|pexin *n*: (engl.) *hemopexin*; Abk. Hx; in der Leber synthetisiertes Glykoprotein (M_r 57 000) der Betafraktion (s. Globuline), das Hämin bindet u. zum Abbau in das Monozyten*-Makrophagen-System transportiert; **Bestimmung:** z. B. durch radiale Immundiffusion*, um das Ausmaß der intravasalen Hämolyse* einzuschätzen; **Referenzbereich:** 0,63–1,44 µmol/l Plasma/Serum, steigt von der Geburt im Laufe des Lebens bis zu diesen Werten stetig an; erniedrigte Konz. erst bei massivem Erythrozytenabbau, wenn die Bindungskapazität von Haptoglobin* erschöpft ist.
Hämo|philie (Häm-*; -phil*) *f*: (engl.) *hemophilia*; syn. Bluterkrankheit; erbl. Koagulopathie* mit hämorrhagischer Diathese*; **Formen: 1.** (i. e. S.) **X-chromosomal-rezessiv** (sog. echte H.): s. Abb.; ca. 25–40 % durch Neumutationen ohne Familienanamnese; weibl. Merkmalträger erkranken i. d. R. nicht (Konduktorinnen), haben jedoch in ca. 30 % der Fälle Gerinnungsstörungen unterschiedl. Ausprägung; selten Vork. bei Frauen mit hämophilen Vätern u. einer Konduktorin als Mutter, mit einem X0-Genotyp od. durch extreme Lyonisierung (s. Lyon-Hypothese); **a)** H. A (klassische H.); **Ätiol.:** Mangel an Faktor VIII der Blutgerinnung* (Tab. 1 dort) inf. Genmutation (Genlocus Xq28); **b)** H. B (Christmas disease); **Ätiol.:** Mangel an Faktor IX der Blutgerinnu inf. Genmutation (Genlocus Xq27.1-q27.2); kombinierte Formen kommen vor. **2.** (i. w. S.) **autosomal** erbl. H.; **Typen: a)** Stuart*-Prower-Defekt; **b)** Hypoprokonvertinämie*; **c)** Hypoprokonvertinämie*; **d)** von*-Willebrand-Jürgens-Syndrom; **e)** PTA*-Mangelsyndrom; **Klin.:** s. Tab.; Manifestation meist erst nach Säuglingszeit, selten (bei schwerer Verlaufsform) früher; Blutungstendenz ist Schwankungen unterworfen, im Allg. im Kindesalter ausgeprägter als im Erwachsenenalter; Blutungen fast immer traumatisch verursacht, häufig nach banalem Mikrotrauma durch z. B. Stoß, Zahnextraktion; mit zunehmender motor. Aktivität der Kinder insbes. Gelenkblutungen mit Blutergelenk*, erhebl. Bewegungseinschränkung u. Deformierung in der

Frauen: ○ gesund ○ mit Hämophilie ○ Konduktorin
Männer: ▫ gesund ▫ mit Hämophilie
○ X-Chromosom mit normalem Allel
○ X-Chromosom mit pathologischem Allel
▫ Y-Chromosom

Hämophilie: X-chromosomal-rezessive Vererbung

Haemophilus

Hämophilie
Klinische Manifestation in Abhängigkeit von der Restaktivität der Gerinnungsfaktoren VIII/IX

Grad	Aktivität (%)	Blutungserscheinungen
schwer	0 – 2	typisches Bild mit Spontanblutungen, Gelenk- und Muskelblutungen
mittelschwer	>2 – 5	Spontanblutungen, Gelenk- und Muskelblutungen seltener, weniger ausgeprägt
leicht	>5 – 15	Gelenk- und Muskelblutungen nur nach schweren Verletzungen
Subhämophilie	>15 – 50	Blutungsneigung nur bei schwerer Verletzung oder Operation, häufig fehlend

Folge; vgl. Subhämophilie; **Kompl.**: Spätblutung (nach Std. bis Tagen erneut einsetzende Blutung nach anfängl. Blutstillung); **Diagn.**: labordiagn. Bestimmung von Gerinnungsfaktoren im Blut u. molekulargenet. Nachweis; cave: die meisten zur DD von hämorrhagischen Diathesen angewandten Globaltests (Blutungszeit, aPTT usw.) fallen normal aus. **Ther.**: langfristige Betreuung sowie Notversorgung akuter Blutungen mit Substitution durch gerinnungsaktive Plasmakonzentrate (vgl. Gerinnungsfaktoren); spezif. (kausale) Ther. bei H. A durch Substitution des fehlenden Faktors VIII bzw. bei H. B durch Faktor-IX-Substitution; therap. Wirkungsdauer entspr. biol. HWZ (VIII: 6–12 Std., IX: 12–24 Std.); cave: Bildung von Antikörpern mit der Folge einer Hemmkörperhämophilie* u. a. Transfusionszwischenfälle*; potentielles Infektionsrisiko durch neue Herstellungsverfahren (u. a. doppelte Virusinaktivierung) deutlich reduziert. Vgl. Immunkoagulopathie.

Haemo|philus (↑; gr. φίλος Freund) *m*: (engl.) *Haemophilus*; Gattung gramnegativer, aerober od. fakultativ anaerober, sehr kleiner, unbewegl. Stäbchenbakterien der Fam. Pasteurellaceae (vgl. Bakterienklassifikation); klin. relevante Species: H. influenzae, H. ducreyi, H. haemolyticus, H. aegyticus, H. parainfluenzae; obligate Parasiten der Schleimhaut von Mensch u. Tier; **Kultur**: auf Nährböden mit Blut- bzw. Hämoglobinzusatz, da hämophile Bakt. zur Vermehrung Wachstumsfaktoren aus Blut benötigen.

Haemo|philus aegypticus (↑; ↑) *m*: (engl.) *Haemophilus aegyptius*; syn. Koch-Weeks-Bazillus; Err. einer epidem. auftretenden purulenten Konjunktivitis*; **Vork.**: trop. u. subtrop. Länder (v. a. Nordafrika u. Ägypten); in Brasilien häufig system. Infektion als sog. Purpura-Fieber (engl. Brazilian purpuric fever); **Sympt.**: hohes Fieber, Erbrechen, Bauchschmerzen, Petechien, periphere Nekrosen, Kreislaufkollaps; **Diagn.**: bakterielle Kultur aus Abstrichen, Blut, Liquor od. Organaspiraten.

Haemo|philus ducreyi (↑; ↑; Augusto Ducrey, Dermat., Rom, 1860–1940) *m*: (engl.) *Haemophilus ducreyi*; syn. Streptobacillus des weichen Schankers; Err. des Ulcus* molle; morphol. von anderen Haemophilus-Species durch Kettenbildung der Stäbchen zu unterscheiden (fischzugartige Anordnung); **Kultur**: Anzucht nach verlängerter Bebrütung in 5 %iger CO_2-Atmosphäre u. auf Spezialmedien; empfindlich gegen Makrolid-Antibiotika, Sulfonamide, Tetracycline, Chinolone, Ceftriaxon.

Haemo|philus haemo|lyticus (↑; ↑) *m*: (engl.) *Haemophilus haemolyticus*; nicht humanpathogene Haemophilus-Species, die im Gegensatz zu Haemophilus* influenzae mit Hämolyse* wächst.

Haemo|philus in|fluenzae (↑; ↑) *m*: (engl.) *haemophilus influenzae*; kokkoide, unbewegl., gramnegative, pleomorphe Stäbchen, die aufgrund des unterschiedl. Aufbau der Kapselpolysaccharide in 6 Serovarianten (a–f) zu unterteilen sind; Kapsel ist wesentl. Pathogenitätsfaktor, Kapseltyp b (Hib) verursacht die meisten Infektionen; **Kultur**: fakultativ anaerobes Wachstum; wächst zus. mit Staphylococcus aureus auf Blutagar (sog. Ammenphänomen) mit NAD u. Hämin als Wuchsstoffe; **Verbreitung**: Vork. nur beim Menschen, bes. Affinität zu serösen Häuten u. Schleimhäuten (v. a. des oberen Respirationstrakts); Übertragung durch Tröpfchen- u. Kontaktinfektion; geht außerhalb des Organismus schnell zugrunde; **klin. Bedeutung**: H. i. gilt als Sekundärerreger respiratorischer Erkr. bzw. als opportunistischer Erreger*. Als Primärerreger verursacht der Typ b bei Säuglingen u. Kleinkindern v. a. Meningitis* u. akute Kehlkopfstenose (Epiglottitis*), seltener Osteomyelitis, Pneumonie, Sepsis, akute Laryngotracheitis, Pharyngitis, Sinusitis od. Otitis media (mit Erguss), sehr selten septische Arthritis od. akute Endokarditis. **Nachw.**: mikroskop. u. kulturell in Liquor, Blut, Eiter od. Sputum; Ammenphänomen auf Blutagar; wirksame Antibiotika: Betalaktam*-Antibiotika; cave: Zunahme der Betalaktamase-Bildner bei H. i.; Ceftriaxon bei Meningitis u. Sepsis; **Proph.**: Schutzimpfung* gegen H. i. Typ b mit Konjugatvakzine Hib im Kleinkindesalter, ab 3. Lebensmonat dreimalige (als Kombinationsimpfstoff mit Pertussis-Antigen viermalige), bei Impfbeginn nach dem 18. Lebensmonat einmalige Impfung; Rifampicin zur Chemoprophylaxe nicht geimpfter Kleinkinder. Vgl. Impfkalender.

Haemo|philus para|in|fluenzae (↑; ↑) *m*: (engl.) *Haemophilus parainfluenzae*; schmales, filamentöses Stäbchen als Bestandteil der menschl. Mundflora*; selten Krankheitserreger beim Menschen (Endokarditis*).

Haemo|philus vagin|alis (↑; ↑) *m*: s. Gardnerella vaginalis.

Häm|ophthalmus (↑; Ophthalm-*) *m*: (engl.) *hemophthalmos*; Bluterguss ins Auge, d. h. in Glaskörper od. Vorderkammer; verursacht z. B. durch Trauma, hämorrhag. Diathese* od. hämorrhag. Glaukom*.

Hämo|poese (↑; -poese*) *f*: Hämatopoese*.
Hämo|poetin (↑; ↑) *n*: s. Erythropoetin.
Hämo|proteine (↑) *n pl*: (engl.) *hemoproteins*; syn. Porphyrinproteine; Chromoproteine mit Häm* als prosthetischer Gruppe; z. B. Hämoglobin, Myoglobin, Zytochrome, Katalase, einige Peroxidasen u. Monooxygenasen.

Hämo|ptoe (↑; -ptoe*) *f*: (engl.) *hemoptysis*; Aushusten größerer Blutmengen (>50 ml); **Urs.:** Gefäßarrosion od. -ruptur durch Tumor, Lungenkaverne, Aspergillom; vgl. Blutsturz; Hämatemesis; Hämoptyse.

Hämo|ptyse (↑; ↑) *f*: (engl.) *mild hemoptysis*; Aushusten od. Ausspucken von blutig tingiertem Sputum od. geringen Blutmengen (<50 ml), die aus dem Rachen, den Bronchien od. Lungen stammen; **Urs.:** v. a. Tumoren u. Herz-Gefäß-Krankheiten (Lungenstauung, Lungenembolie, Lungeninfarkt), Infektionen (Bronchitis, Pneumonie, Lungenabszess, Tuberkulose), System- u. Autoimmunkrankheiten (z. B. Goodpasture-Syndrom, Wegener-Klinger-Granulomatose), Lungenhämosiderose, Bronchiektasen; **Diagn.:** Anamnese, Röntgen-Thorax-Aufnahme, Bronchoskopie* u. evtl. bronchiale Angiographie*. Vgl. Hämoptoe.

Hämo|rheo|logie (↑; Rheo-*; -log*) *f*: (engl.) *hemorheology*; Wissenschaft von den Fließeigenschaften des Bluts; Ansatzpunkt eines wichtigen Pharmakotherapieprinzips der pAVK* u. Mikrozirkulationsstörungen; vgl. Störungen, rheologische.

Hämor|rhagie (↑; gr. ῥαγῆναι reißen, brechen) *f*: s. Blutung.

Hämor|rhoiden (gr. αἱμορροίδες Blutfluss) *fpl*: (engl.) *hemorrhoids*; knotenförmige, durch erhöhten Pressdruck bei Defäkation, Schwangerschaft od. langer sitzender od. stehender Tätigkeit entstehende Erweiterungen der Äste der A. rectalis sup. bzw. V. rectalis sup. im Bereich der arteriell u. venös durchbluteten Corpora cavernosa recti; **Einteilung:** in klin. Stadien: s. Abb. 1; **1.** Grad 1: leichte, äußerlich nicht sicht- u. tastbare Vorwölbung; **2.** Grad 2: beim Pressen prolabierende H. mit spontaner Reposition; **3.** Grad 3: Bestehenbleiben des Prolapses, der digital reponiert werden

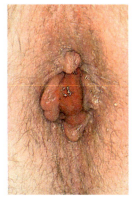

Hämorrhoiden Abb. 2: Hämorrhoidalprolaps Grad 4, zusätzl. Marisken bei 12, 6 u. 9 Uhr [3]

kann; **4.** Grad 4: digital nicht reponibler (permanenter) großer Hämorrhoidalknoten (s. Abb. 2); vgl. Analprolaps (Abb.); **Sympt.:** v. a. Darmblutungen (helles Blut) u. Juckreiz (Pruritus ani), evtl. schleimige Sekretion (ab Grad 3), dumpfes Druckgefühl, Brennen u. Schmerzen im Rektum; u. U. zusätzl. Analprolaps, Proktitis, Analekzem u. lokale Ulzerationen; **Kompl.:** starke Blutung, evtl. chron. Blutungsanämie, Inkarzeration prolabierter H., Störung der Stuhlkontinenz; **Diagn.:** rektodigitale Untersuchung zum Ausschluss eines Analkarzinoms od. tiefsitzenden Rektumkarzinoms, bei Proktoskopie typ. Lok. der H. in Steinschnittlage* bei 3, 7 u. 11 Uhr; evtl. komplette Koloskopie zum Ausschluss anderer Blutungsquellen; **Ther.:** konservative Stuhlregulierung, Analhygiene, lokal entzündungshemmende Salben u. Suppositorien, ggf. Gewichtsreduktion; op. durch Gummibandligatur, Sklerotherapie*, Infrarotkoagulation od. Kryohämorrhoidektomie*; bei Grad 2–4 ggf. submuköse Hämorrhoidektomie (segmentäre Exzision) mit versch. Modifikationen (nach Milligan-Morgan, Parks); bei H. an allen 3 Lok. od. bei Analprolaps* ggf. Stapler*-Hämorrhoidektomie; **DD:** perianale Thrombose, Analfissur, Analfistel, Analabszess, Anal- od. Rektumkarzinom, Anal- od. Rektumprolaps (vgl. Symptomenkomplex, analer). Vgl. Marisken; Analthrombose.

Hämo|siderin (Häm-*; gr. σίδηρος Eisen) *n*: (engl.) *hemosiderin*; dem Ferritin* verwandtes Protein mit Eisenspeicherfunktion (ca. 37 % Eisenanteil); **Vork.:** bes. in Leber, Milz u. Knochenmark; goldgelbe Farbe (z. B. in ungefärbten Knochenmarkausstrichen), darstellbar mit Berliner*-Blau-Reaktion.

Hämo|siderin|urie (↑; ↑; Ur-*) *f*: (engl.) *hemosiderinuria*; Hämosiderin im Urinsediment in Form von Kristallen od. in den vorhandenen Epithelzellen; **Vork.:** paroxysmale nächtliche Hämoglobinurie*.

Hämo|siderose (↑; ↑; -osis*) *f*: (engl.) *hemosiderosis*; vermehrte Eisenablagerung im Organismus inf. erhöhter Eisenkonz. im Blut; **Urs.:** hereditär (Hämochromatose*); sekundär inf. erhöhter oraler od. parenteraler Eisenzufuhr (bes. Bluttransfusionen

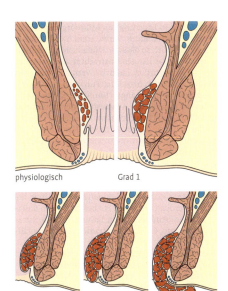

physiologisch — Grad 1 — Grad 2 — Grad 3 — Grad 4

Hämorrhoiden Abb. 1: klin. Stadieneinteilung

Hämospermie

von >100 Erythrozytenkonzentraten*, vgl. Transfusionssiderose), chron. intravasaler Hämolyse*, bei Leberparenchymschaden od. pathol. gesteigerter Eisenresorption im Darm (idiopath. H.); **Klin.:** Organkomplikationen v. a. in Leber (Leberzirrhose), auch im endokrinen Pankreas (Diabetes mellitus) u. Herz (restriktive Kardiomyopathie); **Ther.:** Eisen-Chelat-Bildner (z. B. Deferoxamin*). Vgl. Lungenhämosiderose.

Hämo|spermie (↑; Sperm-*) *f*: (engl.) *hemospermia*; Hämatospermie; Beimengung von Blut zum Sperma*; **Vork.:** Trauma, Prostatitis u. Spermatozystitis, Prostatastein, Genitaltuberkulose, selten Genitaltumor.

Hämo|stase (↑; -stase*) *f*: 1. (engl.) *hemostasis*; (physiol.) Prozess der Beendigung einer Blutung, i. d. R. lokalisiert; **Einteilung: I.** nach beteiligten Faktoren; **a)** zellulär: v. a. Endothel u. Thrombozyten*; **b)** humoral (plasmat.): vasokonstriktor. Mediatoren; Faktoren u. Inhibitoren der Blutgerinnung* u. Fibrinolyse*; **II.** nach zeitl. Ablauf (z. T. gleichzeitig u. wechselseitig verstärkend); **a)** primäre H.: Thrombozytenaggregation* u. lokale Vasokonstriktion inf. Wechselwirkung zwischen Thrombozyten u. Kollagen des verletzten Gewebes sowie zwischen Thrombozyten u. Thrombin u. zwischen Thrombozyten via Fibrinogen; so aktivierte Thrombozyten sezernieren ADP (fördert Aggregation), Serotonin* (wirkt vosokonstriktorisch), Ca^{2+}-Ionen (Cofaktor der Gerinnung), Thromboxan A_2 (wirkt synergistisch mit ADP u. Serotonin) u. der Plättchen-aktivierende Faktor (PAF); vgl. Blutungszeit; **b)** sekundäre H.: Blutgerinnung*; **c)** (3. Phase der H. i. w. S.) Fibrinolyse*; **klin. Bedeutung:** essentiell für Wundheilung*; Störung der H.: s. Diathese, hämorrhagische; Thrombophilie; vgl. Blutstillung. **2.** (pathophysiol.) Stillstand od. Verminderung der Blutzirkulation, meist lokal; vgl. Sludge-Phänomen.

Hämo|statika (↑; statisch*) *n pl*: (engl.) *hemostatic agents*; syn. Hämostyptika; therap. Substanzen zur Blutstillung*; **Einteilung: 1.** lokal: Fibrinkleber*, Gelatine*, Kollagen*, Vasokonstriktoren (z. B. Adrenalin*) zur (endoskop.) Unterspritzung, Macrogollaurylether zur Sklerotherapie; **2.** system.: Phytomenadion*, Fibrinolyse*-Inhibitoren, Gerinnungsfaktoren*, Desmopressin*, Terlipressin*, Protaminhydrochlorid*. Vgl. Blutdrucksenkung, kontrollierte.

Hämo|stilette (↑) *f*: (engl.) *hemostilet, hemolancette*; steriles, 3–4 cm langes, spitzes Einmalgerät zur kapillären Blutentnahme aus Fingerbeere od. Ohrläppchen.

Hämo|styptika (↑; gr. στυπτικός verstopfend, verdickend) *n pl*: Hämostatika*.

Hämo|therapie (↑) *f*: (engl.) *hemotherapy*; therap. Übertragung (Transfusion) von Vollblut, best. korpuskulären Blutbestandteilen (Erythrozyten, Granulozyten, Thrombozyten) od. spez. Blutpräparationen (z. B. Gerinnungsfaktoren), i. w. S. auch von Plasma (z. B. Humanalbumin, PPL) od. Plasmaersatzstoffen* (sog. Plasmaexpander); **Ind.:** v. a. akuter Blutverlust od. Mangel an Blutbestandteilen; s. Bluttransfusion; Blutkonserve.

Hämo|toxine (↑; Tox-*) *n pl*: (engl.) *hemotoxins*; Bez. für Faktoren, die zu Hämolyse* (Membranschädigung durch Chinin, Digitonin, Saponin, Schlangengifte u. a.), Hemmung der Sauerstoffbindung an Hämoglobin (CO, HCN, Arsen, Blei, Methämoglobinbildner wie z. B. Nitrite, Kaliumchlorat od. Anilin) od. Störung der Hämatopoese* (ionisierende Strahlung, Benzol) führen.

Hämo|zyten (↑; Zyt-*) *m pl*: (engl.) *hemocytes*; Blutzellen; zusammenfassende Bez. für die zellulären Bestandteile des Bluts*.

Hämo|zyto|blast (↑; ↑; Blast-*) *m*: (engl.) *hemocytoblast*; undeterminierte Stammzelle der Blutkörperchen; vgl. Hämatopoese.

Hände|des|in|fektion (De-*; Infekt-*) *f*: (engl.) *hand disinfection*; Maßnahme i. R. der Asepsis* zur Vermeidung der manuellen Übertragung von Krankheitserregern; **Formen: 1. hygienische H.** (erst desinfizieren, dann reinigen) zur Entfernung der auf die Haut gelangten Keime (transiente Hautflora*) bei tatsächlicher u. fraglicher mikrobieller Kontamination der Hände; u. a. vor asept. Arbeiten (z. B. Injektion, Blutentnahme o. a. invasiver Eingriff), nach Kontakt mit kontaminierten Objekten, infektiösen Personen, Blut u. Exkreten; vorzugsweise sind hierfür Mittel auf Alkoholbasis zu verwenden. **2. chirurgische H.** (erst reinigen, dann desinfizieren) zur Entfernung der transienten u. weitgehender Reduktion der residenten Flora (physiol. Haftkeime); insbes. vor chir. Eingriffen, Injektionen u. Punktionen mit bes. hohen Anforderungen an die Asepsis; **Prinzip:** Waschen der Hände u. Unterarme mit warmem Wasser u. neutraler Waschlotion, Bürsten der Nägel u. Nagelfalze mit desinfizierter Kunststoffbürste, dann Einreiben der Hände u. Unterarme mit Desinfektionslösung (i. d. R. für 3–5 Min.).

Hänge|brust: s. Mastoptose.

Hänge|hüfte: s. Myotomie (Abb. dort).

Hängender Tropfen: 1. (engl.) *hanging drop*; (mikrobiol.) mikroskop. Methode zur Prüfung der Beweglichkeit u. Lagerung von Mikroorganismen im Lebendpräparat unter Verw. eines Objektträgers mit Hohlschliff, so dass das Untersuchungsmaterial am Deckglas hängend betrachtet werden kann; vgl. Mikrokultur; **2.** (anästh.) Verf. zur Lok. des Epiduralraums während der Punktion zur Periduralanästhesie* (Ausnahme: lumbal u. tiefthorakal); **Prinzip:** Ein auf das Ansatzstück der Punktionsnadel aufgebrachter Kochsalztropfen (H. T.) wird epidural durch den (v. a. thorakal u. inspirator.) i. d. R. bestehenden Unterdruck angesaugt (Orientierungshilfe).

Härte: 1. (engl.) *hardness*; Pulsqualität; **2.** beim Wasser Maß für den Gehalt an Calcium- u. Magnesiumsalzen; vorübergehende H.: bedingt durch Bicarbonate u. Carbonate (können durch Kochen beseitigt werden), bleibende H.: bedingt durch Sulfate (bleiben beim Kochen in Lösung, ebenso Nitrate, Phosphate, Chloride); **3.** (radiol.) Strahlenqualität*.

Hafer|zellen|karzinom (Zelle*; Karz-*; -om*) *n*: (engl.) *oat-cell carcinoma*; kleinzelliges Bronchialkarzinom*.

Hafnia *f*: (engl.) *Hafnia*; Gattung gramnegativer, peritrich begeißelter, aerober, nicht sporenbildender Stäbchenbakterien der Fam. Enterobacteriaceae* (vgl. Bakterienklassifikation); Oxidase-, Laktose-

u. Indol-negativ, Katalase-positiv; einzige Species: H. alvei (syn. Enterobacter hafniae); **Verbreitung:** Boden- u. Wasserkeim; Intestinaltrakt von Mensch u. Tier; gelegentl. isoliert in Mischkultur aus Blut, Sputum, Urin u. Wundsekret als opportunistischer Erreger* für Gastroenteritis.

Hafnium *n*: (engl.) *hafnium*; chem. Element, Symbol Hf, OZ 72, rel. Atommasse 178,49; zur Titangruppe gehörendes Metall.

Haft|fähigkeit: 1. (engl.) *adhesive power*; syn. Tenazität; (mikrobiol.) Fähigkeit von Keimen, an einer Zellmembran eines Makroorganismus zu binden; vgl. Adhäsine; **2.** (engl.) *fitness for a custodial sentence*; syn. Vollzugstauglichkeit; (jurist.) Fähigkeit, eine Unterbringung in Vollzugsanstalt od. Haftkrankenhaus ohne Gefährdung von Gesundheit od. Leben zu ertragen; schwere psychopathol. Syndrome, nahe Lebensgefahr od. in der Einrichtung nicht behandelbare schwerwiegende Erkr. schließen H. aus; Beurteilung v. a. durch Anstaltsärzte; Haftunfähigkeit geregelt in § 455 StPO; vgl. Gewahrsamstauglichkeit.

Haft|platten: s. Desmosom.
Haft|schalen: Kontaktlinsen*.
Haft|zecken: Ixodidae; s. Zecken.
Hagel|korn: s. Chalazion.

Hageman-Faktor *m*: (engl.) *Hageman factor*; Faktor XII der Blutgerinnung*; Biosynthese in Leber (Vitamin-K-unabhängig); **Wirkung:** nach Aktivierung zu Faktor XIIa (Serinprotease) durch Kallikrein*; **1.** Aktivierung von Fletcher*-Faktor zu Kallikrein (reziproke Aktivierung); **2.** Aktivierung von Faktor XI der Blutgerinnung; **3.** Aktivierung von Plasminogen (endogener Plasminogenaktivator*); **klin. Bedeutung:** s. Faktor-XII-Mangel; Angioödem. Vgl. Kontaktaktivierungssystem.

Hageman-Faktor-Defizit (Defizit*) *n*: Faktor*-XII-Mangel.

Hageman-Fluoreszenz|färbung (engl. fluorescence Schillern): (engl.) *Hageman's fluorescent stain*; (mikrobiol.) auf luftgetrocknetem, unfixiertem Ausstrich 1–2 Min. verdünnte Fluorchromlösung einwirken lassen, trocknen; vgl. Fluoreszenzmikroskopie.

Hagen-Poiseuille-Gesetz (Gotthilf H., Phys., 1797–1884; Jean L. P., Physiol., Paris, 1799–1869): (engl.) *Poiseuille's law*; (physik.) beschreibt die laminare Strömung* eines Gases od. einer Flüssigkeit durch eine Röhre (z. B. Kapillare) unter dem Einfluss einer zwischen Ein- u. Ausgang wirkenden Druckdifferenz; das in der Zeit (t) durchströmende Volumen (V) ist abhängig von Druckdifferenz (p_1–p_2), dynamischer Viskosität (η), Länge (l) u. Radius (r) der Röhre.

$$V = \frac{\pi \cdot r^4}{8\,\eta\,l}(p_1 - p_2) \cdot t$$

H-Ag|glutination (Agglutination*) *f*: (engl.) *H agglutination*; flockige Agglutination* von Bakt. mit H*-Antigen (Geißelantigen) unter Einwirkung von Antiseren mit spezif. H-Agglutininen; vgl. Salmonella; Widal-Reaktion.

Haglund-Ex|ostose (Patrik S. H., Orthop., Stockholm, 1870–1937; Ex-*; Ost-*; -osis*) *f*: (engl.) *Haglund's deformity*; starke, meist spitzwinklige Ausbildung der oberen hinteren Ecke des Tuber calcanei; häufig mit Schleimbeutelbildung u. schmerzhafter Weichteilschwellung im Bereich des Achillessehnenansatzes (Achillodynie*) inf. Schuhdrucks, Entw. der Haglund-Ferse; Auftreten bes. in der Jugend (Apophysitis* calcanei); **Ther.:** anderes Schuhwerk, lokale balneophysik. Maßnahmen, u. U. Resektion der Exostose.

HAH: Abk. für Hämagglutination*-Hemmtest.
Hahnen|tritt: (engl.) *steppage gait*; s. Steppergang.
Hahn-Spalten (Eugen H., Chir., Berlin, 1841–1902): (engl.) *Hahn's canals*; horizontal verlaufende Gefäßkanäle in den Wirbelkörpern; vgl. Volkmann-Kanäle.

Hailey-Hailey-Krankheit (William H. H., Dermat., Atlanta, 1898–1967; Hugh H., Dermat., Atlanta, 1909–1963): Pemphigus* chronicus benignus familiaris.

Hairless-woman-Syn|drom (engl. hairless haarlos; woman Frau) *n*: s. Feminisierung, testikuläre.

Hairy-cell-Leuk|ämie (engl. hairy cell Haarzellen; Leuk-*; -ämie*) *f*: Haarzellen*-Leukämie.

Haken|bein: Os hamatum; s. Ossa carpi.
Haken|larve: s. Onkosphäre.
Haken|magen: s. Angelhakenform.
Haken|nagel: s. Onychogryposis.
Haken|wurm: s. Ancylostoma; Necator americanus.

Haken|wurm|krankheit: (engl.) *hookworm disease*; syn. Ankylostomiasis, Tunnelkrankheit, Grubenkrankheit; durch Befall des Dünndarms mit Ancylostoma* duodenale od. Necator* americanus hervorgerufene chron. Krankheit; **Vork.:** in allen warmen u. feuchten Gebieten der Tropen u. Subtropen weit verbreitet; **Klin.:** Pruritus (ground itch); auf dem Weg durch die Lunge können die Larven Bronchitis u. a. respirator. Beschwerden verursachen (eosinophiles Lungeninfiltrat*, seltener als bei Askariasis*). Enteritis u. hohe Eosinophilie im frühen intestinalen Stadium, später Entw. einer hypochromen, mikrozytären Anämie. Der chron. Blut- u. auch Proteinverlust kann erhebl. sein u. zu Apathie, Entwicklungsstörung u. allg. Resistenzminderung führen; **Diagn.:** Wurmeiernachweis* im Stuhl; **Ther.:** Benzimidazolderivate, z. B. Mebendazol, Albendazol; **Proph.:** feste Schuhe, Latrinenbau.

Halb|acetal|bildung: (engl.) *hemiacetal formation*; Reaktion von Alkoholen (OH-Gruppe) mit Aldehyden od. Ketonen zu Halbacetalen, die sich unter Wasserabspaltung zu Acetalen umsetzen können; intramolekulare H.: s. Monosaccharide.

Halb|elektro|lyt|lösung: (engl.) *half normal saline in dextrose*; aus Elektrolyten* (Na^+ 61–90 mmol/l) u. Kohlenhydraten bestehende Infusionslösung (kristalloides Volumenersatzmittel) mit einer Elektrolytkonzentration, die halb so hoch ist wie die des Extrazellulärraums*; vgl. Elektrolyttherapie.

Halberstädter-Prowazek-Körperchen (Ludwig von H., Röntg., Berlin, 1876–1949; Stanislaus J. von P., Bakteriol., Hamburg, 1875–1915): (engl.) *trachoma bodies*; basophile intrazytoplasmat. Retikularkörperchen in Bindehautzellen bei einem durch Chlamydia* trachomatis verursachten Trachom*; bestehen aus Granulomen, die Chlamydien enthalten; durch Giemsa*-Färbung od. Fluoresceinisothiocyanat-markierte Antikörper darstellbar.

Halb|lebens|zeit: (engl.) *half life span*; Zeitraum, bei dem noch 50% der Transplantate* funktionstüchtig sind; entspricht der Halbwertzeit*.

Halb|milch: (engl.) *halfstrength milk*; Säuglingsnahrung; Verdünnung der Vollmilch mit Wasser od. Schleim im Verhältnis 1:1, angereichert mit Kohlenhydraten (u. a. 5% Zucker); vgl. Säuglingsernährung.

Halb|mond|körper: 1. seröse H.: s. Gianuzzi-Halbmond; Ebner-Halbmond; **2.** s. Achromozyten.

Halb|seiten|lähmung: s. Hemiparese; Hemiplegie.

Halb|seiten|syn|drom des Rücken|marks *n*: s. Brown-Séquard-Syndrom.

Halb|tiefen|therapie *f*: (engl.) *semi-deep therapy*; Strahlentherapie* eines Herdes bis zu einer max. Gewebetiefenausdehnung von ca. 5 cm unter der Haut; Verwendung von Elektronenstrahlung* mit einer Energie von max. 15 MeV.

Halb|wert|schicht|dicke: (engl.) *half-value layer* (Abk. HVL), *half-value thickness*; Abk. HWS; (radiol.) diejenige Schichtdicke eines Stoffs, durch die die Dosisleistung* eines Strahlenbündels auf die Hälfte herabgesetzt wird; dient zur Charakterisierung der Durchdringungsfähigkeit von Photonenstrahlung.

Halb|wert|zeit: 1. (engl.) *half-life*; Abk. HWZ; **physik.** HWZ (T$_{phys}$): gibt an, nach welcher Zeit die Hälfte der anfängl. vorhandenen Atomkerne eines Radionuklids zerfallen sind; s. Zerfallsgesetz; **2. biol.** HWZ (T$_{biol}$): **a)** gibt an, nach welcher Zeit sich eine im (Teil-)Körper inkorporierte Substanz durch Stoffwechselvorgänge u./od. Ausscheidung auf die Hälfte vermindert hat; **b)** diejenige Zeit, in der die Hälfte einer physiol. Substanz im Organismus neu gebildet wird (z. B. für Serum- u. in der Leber synthetisierte Proteine 7–10 Tage); **3. effektive** HWZ (T$_{eff}$): gibt an, nach welcher Zeit die in einem (Teil-)Körper gemessene Aktivität einer radioaktiven Substanz durch radioaktiven Zerfall (physik. HWZ) u. Elimination* (biol. HWZ) auf die Hälfte abgefallen ist; die effektive HWZ ist immer kleiner od. gleich der kürzesten Einzelhalbwertzeit; es gilt der Zusammenhang:

$$T_{eff} = \frac{T_{phys} \cdot T_{biol}}{T_{phys} + T_{biol}}$$

4. pharmak. HWZ: gibt an, nach welcher Zeit die Plasmakonzentration eines Arzneimittels auf die Hälfte des anfängl. Maximalwerts abgefallen ist; Maß für die Gesamtelimination eines Arzneimittels, das das erforderl. Dosierungsintervall bestimmt; vgl. Pharmakokinetik.

Halb|wirbel: (engl.) *hemivertebra*; Störungen des Zusammenschlusses der mesenchymalen Wirbelanlagen; s. Schaltwirbel, Blockwirbel, Klippel-Feil-Syndrom, Skoliose.

Haldane-Ef|fekt (John Scott H., Physiol., Oxford, 1860–1936; lat. *efficere, effectus* hervorbringen) *m*: (engl.) *Haldane effect*; Abhängigkeit der CO$_2$-Aufnahmefähigkeit des Bluts von der Sauerstoffkonzentration; in den alveolären Lungenkapillaren (hohe O$_2$-Konz.) werden H$^+$ u. CO$_2$, im Gewebe (hohe H$^+$- u. CO$_2$-Konz.) wird O$_2$ aus Hämoglobin frei. Vgl. Bohr-Effekt.

Haldane-Lösung (John B. H., Biochem., London, Orissa, 1892–1964): (engl.) *Haldane's oral rehydration solution*; Elektrolytlösung (1,5 g Natriumbicarbonat u. 3 g NaCl ad 1 l H$_2$O) zum oralen Flüssigkeitsersatz bei Verbrennungen.

Halfter|verband: s. Capistrum.

Hali|sterese (gr. ἅλς, ἁλός Salz; στέρησις Beraubung) *f*: (engl.) *halisteresis*; Entkalkung der org. Knochenmatrix bei Osteomalazie*.

Halitose (lat. *halitus* Hauch, Atem; *-osis*) *f*: s. Foetor ex ore.

Haller-Arterie (Albrecht von H., Physiol., Anat., Botaniker, Bern, 1708–1777; Arteria*) *f*: s. Arteria pancreatica dorsalis.

Haller-Bögen (↑): (engl.) *Haller's arches*; Lig. nervi arcuatum mediale u. laterale der Pars lumbalis des Zwerchfells.

Haller-Ductulus (↑; Ductulus*) *m*: Ductulus aberrans inf. des Nebenhodens*.

Haller-Gefäß|ring (↑): (engl.) *Haller's circle*; syn. Zinn-Zonula; (lat.) Circulus vasculosus nervi optici; von den Aa. ciliares posteriores breves gebildeter Gefäßkranz rings um die Austrittstelle des Nervus* opticus aus dem Bulbus; Äste treten durch die Sklera zum hinteren Teil der Choroidea.

Hallermann-Streiff-Syn|drom (Wilhelm H., Ophth., Göttingen, Freiburg, geb. 1909; Bernard St., Ophth., Genf, Lausanne, 1908–1988) *n*: (engl.) *Hallermann-Steiff syndrome*; syn. mandibulookulofaziale Dyszephalie, François-Syndrom; seltene (mehr als 150 Fälle), sporadisch auftretende Erkr.; **Sympt.:** Dyszephalie (Brachy- od. Skaphozephalus), kongenitale Katarakt, Mikrophthalmie, schmale Nase, Mikrogenie u. Zahnstellungsanomalien, Hypotrichose des Kopfhaars, vorzeitige Hautatrophie im Gesichtsbereich, proportionierter Kleinwuchs, Progeroid.

Haller-Netz (↑): s. Rete testis.

Haller-Schicht (↑): syn. Sattler-Schicht; Lamina vasculosa der Choroidea*.

Hallervorden-Spatz-Erkrankung (Julius H., Neuropathol., Gießen, 1882–1965; Hugo Sp., Neuropathol., Berlin, 1888–1969): neuroaxonale Dystrophie*.

Hallopeau-Syn|drom (François H. H., Dermat., Paris, 1842–1919) *n*: s. Pemphigus vegetans Hallopeau.

Hallpike-Test (Charles S. H., HNO-Arzt, London, 1900–1979) *m*: syn. Dix-Hallpike-Test; Lagerungsmanöver zur Diagn. des benignen paroxysmalen Lagerungsschwindels*; der Pat. sitzt auf der Liege mit seitl. Drehung des Kopfs um 45°. Nach rascher Lagerung auf den Rücken unter Reklination des gedreht gehaltenen Kopfs werden die Augenbewegungen des Pat. in der liegenden Position beobachtet. Bei positivem Testergebnis (Nystagmus*) ist die Seite des unten liegenden Ohrs betroffen.

Hallux (lat. große Zehe) *m*: Großzehe.

Hallux malleus (↑) *m*: s. Hammerzehe.

Hallux rigidus (↑) *m*: (engl.) *stiff toe*; Teilversteifung des Großzehengrundgelenks inf. Arthrose* bei Überlastung, Entz. (Gicht), asept. Knochennekrose, Trauma; **Sympt.:** schmerzhafte Einschränkung od. Aufhebung der Dorsalflexion im Großzehengrundgelenk, Behinderung der Abrollbewegung des Fußes beim Gehen; **Ther.:** Abrollhilfe, Nachtschiene, Physiotherapie; bei starker Deformierung u. schmerzhafter Bewegungseinschränkung Resektion der Grundphalanxbasis (Operation nach

Keller-Brandes) od. des Metatarsale-I-Köpfchens (Operation nach Hueter-Mayo) mit anschl. Einlagenversorgung od. Arthrodese des Großzehengrundgelenks od. Implantation einer Endoprothese (Alloarthroplastik).

Hallux valgus (↑) *m*: (engl.) *hallux valgus*; Fußfehlstellung, begünstigt durch enge, spitze Schuhe, immer bei Spreizfuß (Pes* transversus); **Sympt.:** Abknickung der Großzehe im Großzehengrundgelenk nach der Kleinzehenseite hin (s. Abb. 1); Abspreizung des Metatarsale I (Pes transverso-planus) täuscht Exostose vor; die Haut über dem Ballen ist häufig verhornt u. entzündet (sog. Ballenzeh, s. Abb. 2); **Ther.:** in Frühfällen mit Hallux*-valgus-Nachtschiene; op. Verf. werden eingeteilt in isolierte Weichteileingriffe, gelenkerhaltende Korrekturosteotomien (z. B. proximale, diaphysäre od. distale Metatarsale-I-Osteotomie, Chevron-Operation), gelenkzerstörende Verf. (z. B. Resektions-Interpositions-Arthroplastik, Arthrodese, Endoprothese), die Auswahl des Verf. erfolgt in Abhängigkeit von Vorhandensein od. Fehlen einer Arthrose im Metatarsophalangealgelenk, in Abhängigkeit vom Intermetatarsalwinkel, der Patientenpriorität (Mobilität vs. Stabilität) u. dem Vorliegen von Osteoporose; Beispiele (s. Abb. 3): **1.** (nach Keller-Brandes) Zweidrittelresektion des Grundglieds, Abmeißelung der Exostose, Interposition eines distal gestielten Kapselperiostlappens; **2.** (nach Hueter-Mayo) Resektion des Metatarsalköpfchens I, plast. Deckung mit Faszienlappen; **3.** (nach Hohmann) subkapitale Osteotomie des Metatarsale I, Verlagerung des M. abductor hallucis longus; **4.** (nach Chevron, Austin) V-förmige intrakapitale Korrekturosteotomie des Metatarsale I mit Lateralverschiebung des distalen Fragments nach Abtragung der medialen Pseudoexostose, meist mit Schraubenfixierung; Ind.: leichte u. mittelschwere Deformitäten bei erhaltener Kongruenz der Gelenkflächen.

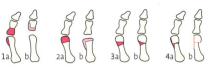

Hallux valgus Abb. 3: Operationsverfahren (a: präoperativ, b: postoperativ): 1: nach Keller-Brandes; 2: nach Hueter-Mayo; 3: nach Hohmann; 4: nach Chevron

Hallux-valgus-Nacht|schiene (↑): (engl.) *hallux valgus night splint*; früher Thomsen-Schiene; Hebelschiene aus gepolstertem Metallbügel mit Lederlasche zur Stellungskorrektur bei Hallux* valgus.

Hallux varus (↑) *m*: (engl.) *hallux varus*; Abknickung der Großzehe im Grundgelenk zum anderen Fuß hin (selten).

Halluzination (lat. alucinatio Verwirrung) *f*: (engl.) *hallucination*; Sinnestäuschung*, bei der Wahrnehmung kein reales Objekt zugrunde liegt u. ein adäquater Sinnesreiz fehlt; Betroffene sind meist von der Tatsächlichkeit des vermeintl. Wahrgenommenen überzeugt; **Einteilung: 1.** elementare (syn. einfache) H. mit ungestaltetem Inhalt; **2.** komplexe H. mit ausgestaltetem Inhalt; **3.** Pseudohalluzination, deren Trugcharakter erkannt wird. **Formen:** akustisch (häufigste Form, als Stimmenhören od. Akoasma*), optisch (Photopsie*), olfaktorisch, gustatorisch, haptisch, kinästhetisch od. zönästhetisch; **Vork.:** Delir*, org. Psychose*, Schizophrenie*, inf. der Wirkung von Halluzinogenen*, in der Aura eines epilept. Anfalls bzw. Migräneanfalls sowie im hemianopen Gesichtsfeld nach Okzipitalhirnschädigung, als UAW von Arzneimitteln.

Halluzino|gene (↑; -gen*) *n pl*: (engl.) *hallucinogens*; Substanzen (Rauschmittel*), die Sinnestäuschungen verursachen od. Sinneseindrücke verändern u. psychot. Zustände hervorrufen können; z. B. LSD*, Mescalin*, Haschisch*, Psilocybin*. Vgl. Psychedelika.

Halluzinose (↑; -osis*) *f*: (engl.) *hallucinosis*; Bez. für psychopathol. Zustand, bei dem anhaltende od. sich wiederholende (häufig akust., aber auch opt., taktile od. andere) Halluzinationen* im Vordergrund stehen u. meist keine Bewusstseinsstörung besteht; **Vork.:** z. B. org. Psychose*, Alkoholhalluzinose*, Durchgangssyndrom*.

Halluzinose, taktile (↑; ↑) *f*: Dermatozoenwahn*.

Halo (gr. ἅλως Rundung, Hof) *m*: **1.** (engl.) *halo*; (dermat.) **a)** geröteter Pustelhof während des makulopapulösen Eruptionsstadiums der Variola*; **b)** ringförmige dunkle Verfärbung um die Augen; **c)** Depigmentierung um einen Pigmentherd; s. Halonävus; **2.** (anat.) Warzenhof; s. Areola mammae; **3.** (physik.) Lichthof, Farbenkreis.

Halo|ex|tension (↑; Extension*) *f*: (engl.) *halo traction*; Verf. zur Extensionsbehandlung der Wirbel-

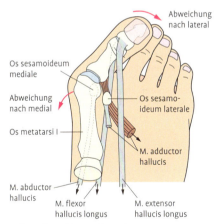

Hallux valgus Abb. 1: Pathomechanismus

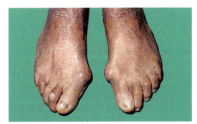

Hallux valgus Abb. 2: Ballen- u. Hammerzehen [99]

Halofantrin

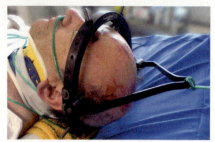

Haloextension [58]

säule mit einem Zugsystem über einen an der Schädelkalotte befestigten Ring, der mit 4 spitzen Spannschrauben zur Fixation in die knöcherne Kalotte eingebracht wird (s. Abb.); **Ind.:** Halswirbelfrakturen, Aufdehnung einer teilkontrakten Skoliose* i. R. der präop. Skoliosebehandlung; vgl. Extensionsmethoden.

Halo|fantrin (INN) *n*: (engl.) *halofantrine*; Phenanthrenderivat, das zu den blutschizontoid wirkenden Malariamitteln gehört; in Deutschland nicht mehr im Handel; **Ind.:** Malaria* durch Infektion mit Plasmodium* falciparum, Plasmodium* vivax, Plasmodium* ovale u. Plasmodium* malariae; nicht zur Proph. geeignet; **Kontraind.:** QT-Verlängerung, Schwangerschaft u. Stillzeit; **UAW:** gastrointestinale Störungen, Kopfschmerz, Hautreaktionen, reversibler Anstieg von Leberenzymwerten, QT-Verlängerung im EKG, ventrikuläre Rhythmusstörungen mit gelegentl. letalem Ausgang.

Halo|gene (gr. ἅλς, ἁλός Salz; -gen*) *n pl*: (engl.) *halogens*; sog. Salzbildner; Gruppenbez. für die Elemente Fluor, Chlor, Brom, Iod u. Astat (VII. Hauptgruppe des Periodensystems* der Elemente), Halogen-Verbindung als funktionelle Gruppe*.

Halo|genide (↑; ↑; -id*) *n pl*: (engl.) *halogenides*; Bez. für Halogenmetallsalze u. Halogenkohlenwasserstoffe* (kovalente H.).

Halo|gen|kohlen|wasser|stoffe (↑; ↑): (engl.) *halogenated hydrocarbons*; lipidlösl. halogenhaltige (Fluor, Chlor, Brom, Iod) org. Kohlenwasserstoffverbindungen (meist fluorierte u./od. chlorierte Kohlenwasserstoffe); tox. u. a. für Leber, Nieren u. ZNS, verursachen z. T. Chlorakne*; Erkr. durch berufl. Exposition mit H. sind Berufskrankheiten (BK Nr. 1302, 1310, 1311). **Verw.:** als Lösungs-, Reinigungs- u. Feuerlöschmittel, Pestizid, Treibmittel für Spraydosen, Inhalationsanästhetika*; wichtige H.: Chloroform*, Chlorethan*, Tetrachlorkohlenstoff*, Methylenchlorid*, Trichlorethylen*, Perchlorethylen*, Lindan*, DDT*, TCDD*, Perchlornaphthalin (Perna), Vinylchlorid*.

Halo glaucomatosus (↑) *m*: (engl.) *halo glaucomatosus*; gelblich rötlicher Hof um den Discus nervi optici durch zirkuläre Aderhautatrophie; häufiges, jedoch nicht eindeutiges Zeichen für ein Glaukom*.

Halo|metason (INN) *n*: (engl.) *halometasone*; halogeniertes Glukokortikoid* zur top. Anw. in Kombinationspräparaten; **Ind.:** Dermatitis, Ekzem, allerg. Hautreaktion, Psoriasis (Kurzzeittherapie).

Halo|metrie (Halo*; Metr-*) *f*: (engl.) *halometry*; mikroskop. Methode zur Bestimmung des Erythrozytendurchmessers mit einem spez. Messokular (sog. Erythrozytometer); vgl. Price-Jones-Kurve.

Halo|nävus (↑; Nävus*) *m*: (engl.) *halonevus*; syn. Sutton-Nävus, Leucoderma acquisitum centrifugum; bes. bei Jugendlichen vorkommender, von einem depigmentierten Hof umgebener melanozytärer Nävus* mit lymphohistiozytärem Infiltrat, das eine (partielle) Destruktion des melanozytären Nävus zur Folge hat (s. Abb.).

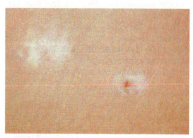

Halonävus [3]

Halo|peridol (INN) *n*: (engl.) *haloperidol*; Neuroleptikum*; Butyrophenonderivat; spezif. Dopamin-Antagonist mit bes. Wirkung auf die D_2-Rezeptoren u. antipsychot. Eigenschaften.

Halo saturninus senilis (Halo*) *m*: (engl.) *halo saturninus*; Hof um den Discus nervi optici im Senium, bedingt durch Atrophie der Choroidea u. Sklerose des Haller*-Gefäßrings.

Halothan (INN) *n*: s. Inhalationsanästhetika.

Hals|fistel (Fistel*) *f*: (engl.) *cervical fistula*; kongenitale Fistel inf. des fehlenden Verschlusses des Ductus thyroglossalis (mediane H.) od. des Sinus cervicalis (laterale H.); vgl. Halszyste.

Hals|grenz|strang|blockade *f*: s. Stellatumblockade.

Hals|lymph|knoten (Lymph-*): (engl.) *cervical lymph nodes*; Lymphknoten* im Halsbereich (s. Abb.).

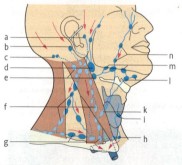

Halslymphknoten: a: Nll. parotidei; b: Nl. retroauricularis; c: Nll. occipitales; d: Nl. jugulodigastricus; e: Nll. cervicales laterales profundi superiores; f: Nll. cervicales laterales profundi inferiores; g: Nll. supraclaviculares; h: Nll. tracheales; i: Nl. prelaryngeus; k: Nll. juguloomohyoideus; l: Nll. submentales; m: Nll. submandibulares; n: Nll. buccinatorii (Nl.: Nodus lymphoideus, Nll.: Nodi lymphoidei) [159]

Hals|lymph|knoten|schwellung (↑): (engl.) *cervical lymph node swelling*; Sympt.: einer Vielzahl von Erkr.; z. B. **1.** (entzündl.) unspezifische u. spezif. Entz. des lymphatischen Rachenrings*, bakterielle (u. a. Tonsilitis, Tularämie u. Katzenkratzkrankheit), virale (z. B. HIV) od. parasitäre (v. a. Toxoplasmose) Infektion, Autoimmunerkrankung (u. a. Sjögren*-Syndrom); **2.** (neoplast.) Lymphom*, regionäre Metastasen einer malignen Neubildung im Kehlkopf od. Nasenrachenraum.

Hals|lymph|knoten|tuberkulose (↑; Tuberkel*; -osis*) *f*: (engl.) *tuberculosis of the cervical lymph nodes*; meist bei Jugendlichen auftretende Manifestation der Tuberkulose* in den Halslymphknoten*.

Hals|muskel|krämpfe (Musculus*): **1.** (engl.) *neck muscle spasms*; Krämpfe u. Hyperkinesen v. a. im Bereich der vom N. accessorius versorgten Muskulatur mit rotatorischen Bewegungen (Spasmus rotatorius) bei Torticollis* spasmodicus; **2.** als Nickkrampf (Spasmus nutans) bei Blitz-Nick-Salaam-Krämpfen (s. West-Syndrom).

Hals|rippen (engl.) *cervical ribs*; (meist asymptomat.) Assimilationsstörung am Übergang der HWS zur BWS in Form von rippentragenden Halswirbelkörpern; betroffen ist meist der 7. Halswirbelkörper, wobei häufig nur dorsal rippenähnl. Stummel mit knorpeliger od. bindegewebiger Verbindung zum Sternum ausgebildet sind; **Häufigkeit:** ca. 1 % aller Menschen; vgl. Halsrippensyndrom.

Hals|rippen|syn|drom *n*: (engl.) *cervical rib syndrome*; syn. Naffziger-Syndrom; kostozervikales Syndrom; seltene Form des Thoracic*-outlet-Syndroms mit mechan. Kompression der A. subclavia u. des Armplexus in der hinteren Skalenuslücke durch eine Halsrippe; **Sympt.:** meist lageabhängige sensible Störungen im Innervationsgebiet C 8/Th 1 sowie Armschmerzen u. Paresen der Handbinnenmuskulatur; selten Durchblutungsstörungen der Hände; **Diagn.:** radiol. Nachweis einer Halsrippe, positiver Adson-Test; Doppler-Sonographie bei Armelevation >90°C; **Ther.:** evtl. Resektion der Halsrippe. Vgl. Scalenus-anterior-Syndrom.

Hals|sym|pathikus (Sympathikus*) *m*: (engl.) *cervical sympathetic chain*; der in der Halsgegend liegende Abschnitt des Truncus* sympathicus; besteht aus 3 sympath. Halsganglien (Ganglion cervicale superius, Ganglion cervicale medium u. Ganglion cervicale inferius).

Halsted-Naht (William S. H., Chir., Baltimore, 1852–1922): s. Nahtmethoden.

Halsted-Operation (↑) *f*: (engl.) *Halsted's radical mastectomy*; auch Rotter-Halsted-Operation; Radikaloperation des Mammakarzinoms mit Entfernen beider Brustmuskeln; heute weitgehend ersetzt durch modifizierte Verf. der Mastektomie*.

Hals|wirbel: s. Vertebrae cervicales.

Hals|wirbel|säulen-Schleuder|trauma (Trauma*) *n*: s. Beschleunigungstrauma der Halswirbelsäule.

Hals|wirbel|säulen|syn|drom *n*: Zervikobrachialsyndrom*.

Hals|zyste (Kyst-*) *f*: (engl.) *cervical cyst*; im Halsbereich lokalisierte kongenitale Zyste; **Formen:** s. Abb.; **1. mediane H.:** zw. Foramen caecum linguae u. Isthmus der Schilddrüse, durch unvollständige Obliteration des Ductus thyroglossalis;

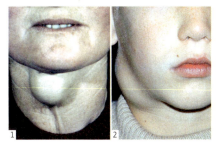

Halszyste: mediane (1) u. laterale Halszyste (2)

von Epithelzellen ausgekleidet; meist symptomlos; Kompl.: v. a. Infektion u. nachfolgende Spontanperforation der Zyste mit Ausbildung einer medianen Halsfistel, Kompression der Trachea; DD: Schilddrüsendystopie; **2. laterale H.** (syn. branchiogene od. Kiemengangzyste): meist einseitige Zyste am vorderen Rand des M. sternocleidomastoideus, entstanden durch unvollständige Rückbildung von Embryonalanlagen (3. bzw. 4. Schlundtasche); u. U. kompletter Fistelgang vom Pharynx bis zum Vorderrand des M. sternocleidomastoideus (laterale Halsfistel); als derber Strang subkutan tastbar; Kompl.: Entz., Abszess, sehr selten maligne Entartung (branchiogenes Karzinom*); DD: Lymphom, Lymphangioma circumscriptum superficiale, Hygrom; **Diagn.:** Ultraschalldiagnostik (Sonographie), Injektion blauen Farbstoffs, Röntgenkontrastuntersuchung; **Ther.:** vollständige Exstirpation.

Haltung: (gebh.) s. Kindslage.

Haltungs|an|omalien (Anomalie*) *f pl*: **1.** (engl.) *postural anomalies*; (gebh.) regelwidrige Geburtshaltungen; s. Deflexionslagen; **2.** (orthop.) s. Haltungsstörungen.

Haltungs|re|flexe (Reflekt-) *m pl*: (engl.) *postural reflexes*; auf versch. Ebenen des ZNS integrierte u. stark vom extrapyramidalen System* beeinflusste Reflexe* zur Sicherstellung einer aufrechten balancierten Körperhaltung bzw. Haltungsanpassung bei Willkürbewegungen (u. a. über die Beeinflussung der Erregbarkeitsschwelle spinaler Muskeleigenreflexe); als statische H. mit Dauerkontraktion der Muskulatur u. als phasische H., d. h. reflektor. Bewegungen. Vgl. Stellreflexe.

Haltungs|störungen: (engl.) *postural abnormalities*; Sammelbez. für Abweichungen von der physiol. Körperhaltung*; **Formen: 1. Haltungsschwäche** (funktionelle muskuläre Insuffizienz des Bewegungssystems) bei normaler aktiver u. passiver Beweglichkeit (sog. Haltungsfehler); s. Abb.; a) Flachrücken: Minderung od. Aufhebung der physiol. Krümmung der Wirbelsäule in der Sagittalebene, Steilstellung des Beckens; b) Rundrücken: Schultervorstand, Beckenkippung nach vorn, Vorwölbung des Bauchs, vermehrte Lendenlordose; c) Hohlrundrücken (sog. Hohlkreuz): verstärkte Brustwirbelsäulenkyphose u. Lendenlordose, Ventralverlagerung der Schultern, Abflachung des Brustkorbs, Vorwölbung des Bauchs; durch aktives Muskeltraining (ggf. Physiotherapie) voll ausgleichbar; **2. Haltungsfehlformen:** a) angeboren, z. B. bei Morquio-Brailsford-Syndrom,

Halzoun

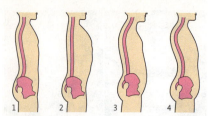

Haltungsstörungen: 1: normaler, 2: flacher, 3: runder u. 4: hohlrunder Rücken

Pfaundler-Hurler-Krankheit, Chondrodystrophia fetalis; **b)** erworben (sog. Haltungsschäden): inf. funktioneller Fehlhaltung od. erworbener Wirbelsäulendeformitäten, die in einen strukturell fixierten (nicht mehr ausgleichbaren) Skelettzustand übergegangen sind; Vork. bei Beinlängendifferenz*, Skoliose*, Kyphose*, spast. u. schlaffer Lähmung, als ischiat. Fehlhaltung bei Bandscheibenvorfall* (Schonhaltung), Schiefhals bei Zervikalsyndrom sowie i. R. der Scheuermann*-Krankheit. Es besteht keine eindeutige Beziehung zwischen dem Ausmaß von Rückenbeschwerden u. der Art der H.; vgl. Lordose.

Halzoun (arab.): (engl.) *halzoun*; parasitäre Pharyngitis; **Err.:** Fasciola* hepatica od. Linguatula* serrata; **Übertragung:** Aufnahme infizierter Schafs- od. Ziegenleber; Err. heften sich an die Pharynxmukosa; **Klin.:** nach einigen Std. Heiserkeit, Halsschmerzen, Dysphagie, Erbrechen, Glottisödem mit Erstickungsgefahr; spontane Rückbildung innerh. von ca. 10 Tagen; **Ther.:** mechan. Entfernen der Parasiten.

Hamarto|chondrom (gr. ἁμαρτάνειν verfehlen; Chondr-*; -om*): (engl.) *hamartochondroma*; benigner Lungentumor* aus Knorpelgewebe.

Hamartom (↑, -om*) *n*: (engl.) *hamartoma*; während der Embryonalentwicklung entstehende tumorartige Fehlbildung, **Urs.:** atyp. Differenzierung von Keimgewebe (Hamartie), **Lok.:** v. a. Haut, Lunge u. Leber; selten maligne Entartung (Hamartoblastom); multiples Vork. (Hamartose, Phakomatose*) z. B. bei Peutz*-Jeghers-Syndrom. Vgl. Dysontogenie.

hamatus (lat.): mit einem Haken versehen; z. B. Os hamatum (Hakenbein).

Hamburger-Phänomen (Hartog J. H., Physiol., Groningen, 1859–1924) *n*: (engl.) *Hamburger interchange*; Anionenaustausch von HCO_3^- gegen Cl^- in Erythrozyten durch Bande*-3-Protein; der Hauptteil des im Blut gelösten CO_2 diffundiert in Erythrozyten, wo es durch Carboanhydrase* beschleunigt in H^+ u. HCO_3^- umgesetzt wird; H^+ wird von Hämoglobin gepuffert (s. Pufferung), das Hydrogencarbonat-Ion zum großen Teil gegen Cl^- aus dem Plasma ausgetauscht.

Hamburg-Wechsler-Intel|ligenz|test (David W., Psychol., New York, 1896–1981; lat. *intellegere*, *intellectus* geistig wahrnehmen) *m*: (engl.) *Wechsler intelligence scale*; von C. W. Bondy (Hamburg) bearbeiteter Intelligenztest*; standardisierte Testskalen mit einem sprachgebundenen Verbalteil u. einem sprachfreien Handlungsteil (je 5 Untertests)

für Erwachsene (Abk. HAWIE) od. in spez. Abwandlung für Kinder (Abk. HAWIK).

Hamilton-De|pressions|skala (Depression*; Skala*) *f*: (engl.) *Hamilton depression rating scale*; Fremdbeurteilungsverfahren mit 21 Merkmalen zur Quantifizierung eines depressiven Syndroms*.

Hamilton-Hand|griff (Alexander H., Gebh., Edinburgh, 1739–1802): (engl.) *Hamilton's maneuver*; auch Punchingball-Handgriff; gebh. Handgriff zur Stillung einer aton. Nachblutung* mit innerer u. äußerer Hand (s. Abb.).

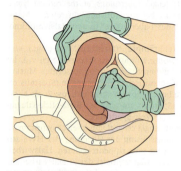

Hamilton-Handgriff [112]

Hamman-Rich-Syn|drom (Louis V. H., Int., Baltimore, 1877–1946; Rice R., Pathol., Baltimore, 1893–1968) *n*: (engl.) *Hamman-Rich syndrome*; idiopathische diffus fibrosierende Alveolitis mit fulminantem Verlauf; s. Lungenkrankheit, interstitielle.

Hamman-Zeichen (↑): (engl.) *Hamman's sign*; Auskultationsbefund bei Mediastinalemphysem* od. kleinem linksseitigem Pneumothorax; pulssynchrones, plätscherndes bzw. knisterndes Geräusch präkardial.

Hammer: (anat.) s. Malleus.

Hammer|zehe: (engl.) *hammer toe*; Digitus malleus; angeb. od. (viel häufiger) erworbene Zehenfehlstellung mit Beugekontraktur des distalen Interphalangealgelenkes u. Überstreckung im Zehengrundgelenk (Luxation od. Subluxation); v. a. an den Kleinzehen (Digitus malleus, s. Abb.), selten an den Großzehen (Hallux malleus) vorkommend; **Ther.:** indiziert bei schmerzhaften, durch Schuhwerk, Einlagen u. Bandagen nicht beherrschbaren Veränderungen: Dermodese u. Tenodese nach Köpfchenresektion; Flexor-Extensor-Sehnentransfer bei geringer Fehlstellung; Hohmann*-Operation, Op. nach Gocht (Basisresektion des Grundgliedes) od. Diaphysenresektion der Grundphalanx. Vgl. Krallenzehe.

Hammond-Syn|drom (William A. H., Neurol., New York, 1828–1900) *n*: Athétose* double.

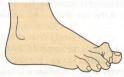

Hammerzehe

Hampton hump (O. A. H., Röntg., USA; engl. hump Buckel, Höcker): (röntg.) Verschattung in Form eines stumpfen Kegels bei Lungeninfarkt* (selten nachweisbar); Spitze zeigt nach zentral zum Hilus, Basis liegt an der Pleura.

Hampton-Linie (↑): (engl.) *Hampton line*; (röntg.) Aufhellungslinie (gastraler Befund der Magen*-Darm-Passage), die bei der im Profil dargestellten Magenwandnische die entzündl. Schleimhautwulst wiedergibt; nicht sicherer Hinweis auf Benignität eines Ulcus* ventriculi, da sie in Einzelfällen auch bei ulzeriertem Karzinom gefunden wird.

Ham-Test (Thomas H. H., Arzt, Cleveland, geb. 1905) *m*: Säurehämolysetest*.

Hamulus (lat.) *m*: kleiner Haken; z. B. H. pterygoideus: hakenförmiger Fortsatz an der Lamina med. des Proc. pterygoideus ossis sphenoidalis.

Hand: (anat.) Manus; das Handskelett besteht aus Handwurzel (Carpus, Ossa carpi), Mittelhand (Metacarpus, Ossa metacarpi) u. Fingern (Ossa digitorum).

Hand|beatmungs|beutel: (engl.) *bag valve unit*; auch Beatmungsbeutel; Gummi- od. Kunststoffbeutel als Hilfsmittel zur manuellen Beatmung*; **Formen**: **1.** Ruben-Beutel (Ambu®-Beutel): H., der sich nach Kompression selbsttätig wieder ausdehnt, mit Rückschlagventil, Ansatzstück für Atemmaske* (o. a. Atemweghilfsmittel, z. B. Larynxmaske* od. Endotrachealtubus*), Luft- u. Sauerstoffeinlassstutzen; erweiterbar um PEEP-Ventil, Sauerstoffreservoirbeutel u. Sauerstoff-Demand-Ventil; Anw. zur Beatmung im Notfall (meist Maskenbeatmung*); **2.** H. des Narkoseapparats* mit Ansatzstück für Faltenschlauch des Narkosesystem; selbsttätige Füllung nur bei ausreichendem Flow* z. B. als Reservoir über FGE-Ventil (s. Narkoseapparat); Anw. i. R. der Narkose*, z. B. bei Einleitung od. (kurzzeitig) Beatmungsschwierigkeit mit Respirator*. Vgl. Reanimation.

Hand|ekzem (Ekzem-*) *n*: (engl.) *hand eczema*; akutes od. chron. Kontaktekzem* im Bereich der Hand; **Vork.**: ca. 4% der Bevölkerung (w : m = 2 : 1), v. a. bei in sog. Nassbereichen tätigen Personen (z. B. bei Friseuren u. bis 40% des Krankenhauspersonals); ggf. BK Nr. 5101.

Hand|ersatz, myo|el̩ektrischer: (engl.) *myoelectrical hand prosthesis*; bioelektr. gesteuerte Armprothese; **Funktion**: Muskelaktionspotentiale werden über Kontaktelektroden abgeleitet, verstärkt u. zur Motorisierung genutzt. Fein abgestufte Greifbewegungen der Langfinger u. ein Oppositionsgriff des Daumens können ausgeführt werden. Vgl. Orthese.

Hand|flächen|regel: s. Verbrennung.

Hand-Fuß-Genital-Syn|drom (lat. genitalis zur Zeugung gehörig) *n*: (engl.) *hand-foot-genital syndrome*; syn. Hand-Fuß-Uterus-Syndrom; komplexes hereditäres Fehlbildungssyndrom mit Brachydaktylie von Daumen u. Großzehen sowie Brachykarpie in Komb. mit Duplikationen des weibl. Genitaltrakts od. Hypospadie* bei Knaben; **Ätiol.**: autosomal-dominanter Erbgang mit voller Penetranz u. variabler Expressivität; Mutationen im HOXA13-Gen, Genlocus 7p15-p14.2; **Diagn.**: charakterist. röntg. Befunde an Hand u. Fuß mit kurzen Ossa metacarpi et metatarsi I, Fusion des Os scaphoideum mit dem Os trapezium sowie des Os naviculare mit einem Os cuneiforme.

Hand-Fuß-Mund-Krankheit: (engl.) *hand, foot and mouth disease*; epidemische Erkr. mit Bläschenbildung u. Ulzerationen; meist erkranken Kinder <10 Jahre. **Err.**: Coxsackie*-Virus Typ A 16 (auch A 4–6 u. A 9); **Inkub.**: 4–8 Tage; **Sympt.**: ovale od. eckige, 1–3 mm große, flache, weiße od. graue, von einem schmalen, roten Rand umgebene Bläschen an Händen (bes. Volae, Fingerseiten) u. Füßen (bes. Fersen, Großzehen); sie wandern ggf. als Ausschlag an Nates u. Oberschenkeln, im Mund Aphthen-ähnl. Ausschläge; evtl. leichtes Fieber, Dyspepsie; Abheilung nach 1 Woche; **Ther.**: meist nicht erforderlich; **DD**: Maul*- und Klauenseuche, Varizellen*.

Hand-Fuß-Syn|drom *n*: **1.** (engl.) *hand-foot syndrome*; syn. palmar-plantare Erythrodysästhesie; Hautreaktion an versch. Körperstellen, v. a. an Händen u. Füßen, nach Verabreichung von Zytostatika, z. B. Capecitabin*, Irinotecan*, pegyliertes liposomales Doxorubicin*, 5-Fluorouracil; **Sympt.**: Hautrötung, Kribbelparästhesien, Spannungsgefühl u. Schmerzen an Händen u. Füßen, Schwellung, ggf. Blasenbildung u. Ulzeration; **Ther.**: Dosisreduktion, ggf. Therapieabbruch; **2.** bei Sichelzellenanämie* auftretende schmerzhafte Schwellung der Hände u. Füße in den ersten 2 Lj. inf. Gefäßverschluss durch Sichelzellen.

Hand|gelenke: (engl.) *joints of hand*; Articulationes manus; **1.** Art. radiocarpalis (proximales Handgelenk), **2.** Art. mediocarpalis (distales Handgelenk), **3.** Artt. carpi (Handwurzelgelenke) mit **4.** Art. ossis pisiformis, **5.** Artt. carpometacarpales (Handwurzelmittelhandgelenke) mit **6.** Art. carpometacarpalis pollicis (Daumensattelgelenk), **7.** Artt. intermetacarpales (Gelenke zwischen der Basen der Mittelhandknochen), **8.** Artt. metacarpophalangeae (Fingergrundgelenke), **9.** Artt. interphalangae manus (Fingergelenke).

Hand|hämatom, par|oxysmales (Häm-*; -om*) *n*: (engl.) *paroxysmal hematoma of the hand*; paroxysmales Fingerhämatom*.

Hand|klonus (Klonus*) *m*: (engl.) *wrist clonus*; klonische Zuckungen der Hand- u. Fingerbeuger nach deren plötzl. passiver Streckung als Zeichen gesteigerter Reflexerregbarkeit bei Pyramidenbahnläsion; vgl. Reflexe.

Hand|knochen: s. Ossa manus.

Hand-Mund-Re|flex (Reflekt-*) *m*: (engl.) *hand and mouth reflex*; syn. Babkin-Reflex; beim Druck auf beide Handflächen kommt es reflektorisch zum Öffnen des Mundes, Vorwärtsneigen des Kopfs u. Schließen der Augen; vgl. Reflexe, frühkindliche.

Hand-Schüller-Christian-Krankheit (Alfred H., Päd., Philadelphia, 1868–1949; Arthur Sch., Neurol., Wien, 1874–1958; Henry Ch., Arzt, Boston, 1876–1951): (engl.) *Hand-Schüller-Christian disease*; syn. Christian-Schüller-Krankheit, Schüller-Christian-Hand-Krankheit; veraltete Bez. für disseminierte Langerhans*-Zell-Histiozytose im Kindesalter.

Handschuh-Socken-Syn|drom *n*: (engl.) *gloves and socks syndrome*; meist bei jungen Erwachsenen im Frühjahr u. Sommer auftretende Virusinfektion, zu

50 % durch Parvovirus* B19, sonst durch Coxsackie-, Zytomegalie-, Masern- od. Hepatitis-B-Viren verursacht; **Klin.:** v. a. an Handinnenseiten, Fußsohlen, Knöchel- u. Handgelenkbereich ödematöse Schwellungen, flächige Rötungen mit scharfer, oft unregelmäßiger Begrenzung u. juckende, brennende Papeln; kleinflächige Blutungen, orale Schleimhautläsionen in Form von Aphthen u. Erosionen begleitet von Unwohlsein, geringen Temperaturen, Lymphadenopathie u. Gelenkbeschwerden sind bei Jugendlichen u. Erwachsenen häufiger als bei Kindern; die Erkr. dauert i. d. R. 1–2 Wochen u. ist selbstlimitierend. **Ther.:** symptomatisch. Vgl. Erythema infectiosum acutum.

Hand-Vorder|arm-Zeichen: (engl.) *Léri's sign*; syn. Léri-Vorderarmzeichen; s. Pyramidenbahnzeichen.

Hand|wurzel: (engl.) *wrist*; Carpus; vgl. Ossa carpi.

Hand|wurzel|kanal (Canalis*): (engl.) *carpal canal*; s. Canalis carpi.

Hand|wurzel|knochen: s. Ossa carpi.

Hanf|fieber: Cannabiose*.

Hanf, Indischer: (engl.) *cannabis sativa*; Cannabis sativa; Pflanze der Fam. Cannabinaceae mit versch. Cannabinoiden (z. B. Cannabidiol, Δ⁹-Tetrahydrocannabinol, Cannabinol) im harzigen Sekret der weibl. Pflanze, die wegen ihrer psych. Effekte zur Erzeugung von Rauschzuständen benutzt werden; Aufnahme meist durch Rauchen von Haschisch* od. Marihuana.

Hanganutziu-Deicher-Re|aktion (Marius H., Immunbiol., Bukarest; Hans D., Arzt, Berlin) *f*: (engl.) *Hanganutziu-Deicher reaction*; Agglutination von Schaferythrozyten durch heterophile Antikörper*, die nach Serumtherapie* mit Pferdeserum auftreten u. zu einem falsch positiven Ergebnis der Paul*-Bunnell-Reaktion führen können.

Hanged-man-Fraktur (engl. *to hang* hängen; *man* Mensch; *Fraktur*) *f*: (engl.) *hanged-man fracture*; syn. Hangman-Fraktur; traumat. (hyperextensionsbedingte) Wirbelfraktur* des 2. Halswirbels (Axis*) mit Spondylolyse* (doppelseitiger Bogenwurzelbruch) u. Dissoziation der dorsalen u. ventralen Anteile; **Einteilung:** nach Dislokationsgrad, s. Abb.; **Ther.:** nicht od. minimal dislozierte H.-m.-F. evtl. konservativ (Haloextension*; stiff* neck); instabile u. dislozierte H.-m.-F. durch Verschraubung der Bögen von dorsal, ventrale Fusion von C II u. C III. Vgl. Dens-axis-Fraktur.

hanging groin (engl. hängende Leiste): typ. Befund bei Onchozerkose* (bei Onchodermatitis mit Ver-

Hanged-man-Fraktur: Einteilung nach Effendi: Typ 1: nichtdisloziert; Typ 2: Diastase im Axisbogen, Winkel zwischen C II u. C III >10°; Typ 3: Abstand C II/C III >3,5 mm (immer instabil)

lust der elast. Fasern) aufgrund vergößerter Leistenlymphknoten.

Hangover (engl. Nachhang, Nachwirkung) *m*: allg. gebräuchliche Bez. für unangenehme Nachwirkungen von Arzneimitteln (insbes. von Schlafmitteln), ionisierender Strahlung (sog. Röntgen- od. Strahlenkater*) sowie für den Zustand nach exzessivem Alkoholgenuss; vgl. Überhang.

Hanhart-Syn|drom (Ernst H., Int., Humangenet., Ascona, Zürich, 1891–1973) *n*: orokraler Fehlbildungskomplex*.

Hanken-Büngner-Bänder (Otto von B., Chir., Hanau, 1858–1905): (engl.) *Büngner bands*; syn. Büngner-Bänder; nach Axonverlust im amputierten Nerventeil überlebende u. z. T. proliferierende Schwann-Zellen; bilden die Leitstrukturen, an denen entlang die Axone in den distalen Nervenstumpf wieder hineinwachsen.

Hannover-Kanal (Adolph H., dän. Anat., 1814–1894): (engl.) *Hannover's canal*; auch Hannover-Räume; Spatia* zonularia der Zonula ciliaris (s. Fibrae zonulares; Linse).

Hanot-Krankheit (Victor C. H., Int., Paris, 1844–1896): (engl.) *Hanot's cirrhosis*; hypertrophische Leberzirrhose, entspricht der primären biliären Zirrhose*.

Hantaan|virus (Virus*) *n*: Virus der Gattung Hantavirus*, dessen Erstisolierung 1978 in Korea (Fluss Hantaan) erfolgte; Err. des hämorrhagischen Fiebers* mit renalem Syndrom; **Vork.:** Fernost, Tierreservoir ist Apodemus agrarius.

Hanta|virus (↑) *n*: (engl.) Hantavirus; Virusgattung der Fam. der Bunyaviridae* mit den humanpathogenen Vertretern u. a. Hantaanvirus, Puumalavirus, Seoulvirus; **Vork.:** bei Nagetieren (Mäuse, Ratten); Ausscheidung mit Urin, Kot u. Speichel; **klin. Bedeutung:** Übertragung auf den Menschen über direkten Tierkontakt od. Inhalation erregerhaltigen Staubes od. über kontaminierte Lebensmittel; verursachen hämorrhagisches Fieber* mit renalem Syndrom u. (z. B. Sin-Nombre-Virus) Hantavirus*-Lungensyndrom.

Hanta|virus-Lungen|syn|drom *n*: (engl.) *hantavirus pulmonary syndrome* (Abk. HPS); eine 1993 erstmals im Südwesten der USA nachgewiesene Virusinfektion mit schwerer Lungenbeteiligung, ausgelöst durch versch. neuweltl. Species des Genus Hantavirus* (Varianten des Sin*-Nombre-Virus); in den Folgejahren wurden eine Reihe von H.-L. auslösenden Hantaviren in Nord-, Mittel- u. Südamerika gefunden. Bis Dezember 2009 sind dem CDC 537 H.-L.-Fälle gemeldet geworden; 36 % dieser Pat. sind verstorben. **Übertragung:** Inhalation von erregerhaltigem Staub; Mensch-zu-Mensch-Übertragung in wenigen Fällen in Südamerika beschrieben; **Klin.:** Nach unspezif. Frühsymptomatik entwickelt sich in schweren Fällen das Vollbild eines ARDS* mit oft tödl. Ausgang: Letalität auch bei optimaler Versorgung 30–40 %. **Proph.:** Atemmasken bei Gefährdung tragen; bislang kein Impfstoff od. spezif. Chemotherapie.

H-Anti|gen (Antigen*) *n*: **1.** Kurzbez. für Hauch-Antigen; (engl.) *H antigen*; syn. Geißelantigen; in den Geißeln von Salmonellen u. a. Bakterien lokalisiertes Antigen, das aus einem thermolabilen Protein besteht u. mit spezif. Antikörpern (Agglutininen) flockig agglutiniert; vgl. O-Antigen; R-Antigen; M-Antigen; Kauffmann-White-Schema. **2.** Oberflächenantigen an Erythrozyten; s. ABNull-Blutgruppen.

haploid (gr. ἁπλόος einfach; -id*): (engl.) *haploid*; Bez. für einen Chromosomensatz, in dem jedes Chromosom nur einmal vorhanden ist; die Gameten besitzen nach Abschluss der Meiose* einen haploiden Chromosomensatz. Vgl. Ploidiegrad.

Haplo|typ (↑) *m*: (engl.) *haplotype*; der von mütterl. u. väterlicher Seite geerbte Komplex gekoppelter Allele* (s. Koppelung, genetische), etwa als Dublette im MNSs-System (z. B. MS/Ns; s. MNSs-Blutgruppen) od. als Tripel im Rh-System (z. B. CDe/cde; s. Rhesus-Blutgruppen); Haplotypenanalyse kann auch mit genetischen Markern* durchgeführt werden u. je nach Übereinstimmung der Markerallele Hinweise auf gemeinsame bzw. unterschiedl. Vorfahren od. Abstammung geben. Vgl. Abstammungsbegutachtung.

Hapten (gr. ἅπτειν haften) *n*: meist niedermolekulare, chem. definierte Substanz, die in einem zuvor mit ihr nicht in Kontakt gekommenen Organismus nur unter best. Bedingungen (insbes., wenn sie an einen Carrier* gekoppelt ist) eine Immunantwort* induziert, jedoch aufgrund ihrer Struktur (Epitop) mit spezif. Antikörpern (bzw. spezif. sensibilisierten Lymphozyten) reagiert.

Hapto|globin (↑; Globus*) *n*: (engl.) *haptoglobin*; Abk. Hp; in der Leber gebildetes Glykoprotein (Akute*-Phase-Protein), Alpha-2-Globulin (s. Plasmaproteine); zeigt genet. Polymorphismus* (s. Hp-System); **Funktion:** Bindung von freiem Hämoglobin* u. Transport zum Monozyten*-Makrophagen-System. Die entstehenden Komplexe (ca. M_r 310 000) sind nicht nierengängig, so dass ein renaler Eisenverlust verhindert wird. **Bestimmung:** Immunoassay (nephelometrisch, turbidimetrisch) zur Diagnostik u. Verlaufsbeurteilung hämolyt. Erkr.; **Referenzbereich:** 0,3–2,0 g/l (30–200 mg/dl); max. Bindekapazität des Gesamt-Hp beim Erwachsenen: 3 g Hämoglobin; Verminderung v. a. (sekundär) bei Hämolyse*, Icterus neonatorum, Leberparenchymschaden, Malabsorption, selten durch genet. bedingte (primäre) Ahaptoglobinämie*; Erhöhung bei Infektion (bes. Tuberkulose), Malignom, nekrotischem Prozess, Cholestase, Nierenerkrankungen, rheumatoider Arthritis u. Eisenmangelanämie. Vgl. Hämopexin.

Harada-Mori-Kultur *f*: (engl.) *Harada-Mori culture*; Verf. zum empfindl. Nachw. von Hakenwurm- (s. Ancylostoma) u. Strongyloides-Larven, die in Stuhlproben nach Inkubation in Gegenwart von Filterpapier u. Wasser zum Schlüpfen gebracht werden.

Hardy-Weinberg-Gesetz (George H., engl. Mathematiker, 1877–1947; Wilhelm W., deutscher Med., 1862–1937): (engl.) *Hardy-Weinberg law*; s. Genfrequenz.

Harlekin-Fetus (Fet-*) *m*: s. Ichthyosis congenita.

Harn-: s. a. Urin-.

Harn: (engl.) *urine*; Urina; Urin; über die Nieren* durch die Harnwege ausgeschiedene Flüssigkeit, die harnpflichtige Substanzen* enthält; tägl. Menge 1–1,5 l je nach Trinkmenge, Schweißsekretion u. a. Flüssigkeitsverlusten (z. B. Erbrechen, Diar-

Harn
Hauptbestandteile des 24-Std.-Urins gesunder Erwachsener

Parameter	Referenzwert	
Harnstoff	20	g
Kreatinin	1,2 – 1,8	g
Gesamtprotein	<150	mg
Albumin	<30	mg
Aminosäuren	800	mg
Harnsäure	500	mg
D-Glukose	70	mg
Ionen		
Natrium	60 – 200	mmol
Kalium	30 – 100	mmol
Calcium	2,5 – 6	mmol
Magnesium	1 – 10	mmol
Ammonium	30 – 40	mmol
Chlorid	120 – 240	mmol
Phosphat	15 – 30	mmol
Sulfat	18 – 22	mmol

rhö); Bestandteile: s. Tab. Vgl. Harngewinnung; Harnuntersuchung.

Harn|abfluss|behinderung: (engl.) *urinary obstruction*; syn. obstruktive Harntransportstörung; Einengung, Verlegung, Abknickung od. kompletter Verschluss der Harnwege mit Blasenentleerungsstörung od. gestörtem Harnabgang; Einteilung: s. Tab.; **Kompl.:** rezidiv. Harnweginfekte inf. Restharnbildung, obstruktive Nephropathie*. Vgl. Harnableitung, künstliche.

Harn|ableitung, künstliche: (engl.) *artificial urinary diversion*; Ableitung des Harns* durch Punktion, Katheterisierung od. op. Verbindung der ableitenden Harnwege mit der Haut, dem Darm od. einem Darmreservoir; **Ind.:** Harnabflussbehinderung*, intensivmed. u. perioperative Flüssigkeitsbilanzierung, Polytrauma, Schädelhirntrauma*, Verletzung od. Tumor im Urogenitalbereich; **Meth.:** vorübergehend durch Blasenkatheter*, Ureterkatheter*, Zystostomie*, Nephrostomie*, Ureterostomie*; permanent i. R. einer Op. bei Harnblasenkarzinom als Urostomie (z. B. durch Ileum*-Conduit, Pouch*, Kolon*-Conduit, Sigma*-Conduit, Harnleiter-Darm-Anastomose).

Harn|blase: (engl.) *urinary bladder*; (anat.) Vesica urinaria; von Schleimhaut mit Übergangsepithel ausgekleidetes muskulöses Hohlorgan; **Lok.:** im kleinen Becken hinter der Symphyse, z. T. extraperitoneal (von Bauchfell nur im oberen u. hinteren Bereich überzogen); **Einteilung:** Corpus (Blasenkörper), Apex (Blasenscheitel, nach vorn oben gerichtet), Fundus (Blasengrund) mit dem Trigonum* vesicae (Lieutaudi) zwischen der Einmündungen der Harnleiter u. dem Abgang der Urethra*, Blasenhals*; **Funktion:** Harnreservoir (physiol. Fas-

Harndrang

Harnabflussbehinderung Einteilung nach Lokalisation und Ursache		
Lokalisation	angeborene Ursachen	erworbene Ursachen
supravesikal		
Nieren	Kelchhalsstenose, Harnleiterabgangsstenose	Stein, Nierenbeckentumor
Harnleiter	obstruktiver Megaureter, Ureterozele	Retroperitonealfibrose, Lymphom und andere Raumforderungen; Uretertumor, Harnleiterstein, entzündliche Stenose, Koagel
vesikal		
Harnblase	Megazystitis	neurogene Blasendysfunktion, Blasenkarzinom, Blasensteine
infravesikal		
Blasenhals	angeborene Blasenhalsstenose	benignes Prostatasyndrom, Prostatakarzinom
Harnröhre	Meatusstenose, Urethralklappe	Detrusor-Sphinkter-Dyssynergie, Harnröhrenstriktur

sungsvermögen 300–500 ml bei guter Dehnungsfähigkeit der Blasenwand u. niedrigem Blasendruck; Kontinenz durch Kontraktion der Mm. sphincter vesicae int. (sympathisch) u. ext. (willkürlich, N. pudendus); Aktivierung von Dehnungssensoren (Nn. splanchnici pelvini) bei Blasenfüllung (Harndrang*); Harnentleerung (Miktion) durch Kontraktion des M. detrusor vesicae (parasympathisch, Nn. splanchnici pelvini) u. Erschlaffung der Sphincter; Initiation der Miktion über pontines Miktionszentrum; **klin. Bedeutung: 1.** Erkrankungen: z. B. Blasendysfunktion*, Zystitis*, Blasenfehlbildungen*, Blasentumor*, Blasenfistel*, Blasenstein*; **2.** diagn.: z. B. Urographie*, Zystoskopie*, Zystomanometrie*; **3.** Ther.: z. B. Blasenkatheter*, transurethrale Resektion*, Zystektomie*, Blasenteilresektion*, Blasenerweiterungsplastik*, orthotoper Blasenersatz*.

Harn|drang: (engl.) *urinary urgency*; Blasenreiz bei zunehmender Blasenfüllung mit dem Ziel der Miktion; erster H. normalerweise bei 150–250 ml, max. H. bei 300–500 ml; vgl. Miktion, imperative; Strangurie; Zystomanometrie.

Harn|drang, imperativer: (engl.) *imperative urinary urgency*; plötzlicher, heftiger u. nicht unterdrückbarer Reiz zur Miktion; **Vork.:** z. B. bei Zystitis*, überaktiver Blase, psych. Stress. Vgl. Dranginkontinenz; Dysurie; Pollakisurie; Strangurie.

Harn|fluss|messung: s. Uroflowmetrie.

Harn|gärung: (engl.) *urinary fermentation*; Alkalisierung des (normal leicht sauren) Harns durch bakt. Zersetzung von Harnstoff*; verleiht infiziertem od. bei Raumtemperatur aufbewahrtem Harn den typ. ammoniakalischen Geruch. Vgl. Urease.

Harn|gang: s. Urachus.

Harn|gewinnung: (engl.) *urine collection*; Gewinnung von Harn zur bakteriol. u. klinischen Harnuntersuchung*; cave: zur Vermeidung sekundärer Vermehrung von Mikroorganismen sofortige mikrobiol. Aufarbeitung des Harns od. Aufbewahrung u. Transport bei 4 °C; **Formen:** Auffangen von Mittelstrahlurin*, fraktionierte H. (Zweigläserprobe*, Dreigläserprobe*, Viergläserprobe*), Einmalkatheterisierung mit einem Blasenkatheter* (transurethrale diagn. H. obsolet), suprapub. Blasenpunktion*; bei Säuglingen u. Kleinkindern H. mit sterilem Plastikbeutel.

Harn|glukose (Glyk-*) *f*: s. Glukosurie.

Harn|grieß: (engl.) *urocheras*; sandkorngroße Harnkonkremente; **Vork.:** u. a. nach Anw. der extrakorporalen Lithotripsie bei Nephrolithiasis*. Vgl. Blasenstein; Ureterstein.

Harn, hoch|gestellter: (engl.) *concentrated urine*; klin. Bez. für stark konzentrierten (Dichte >1,025 g/ml), meist in geringer Menge ausgeschiedenen Harn* von dunkelgelber bis gelb-brauner Farbe; z. B. bei Fieber; vgl. Hypersthenurie.

Harn|in|filtration (Infiltration*) *f*: (engl.) *infiltration of urine*; syn. Urinextravasation, Urinom; Eindringen von Harn in perirenales, -ureterales, -vesikales u. -urethrales Gewebe; **Urs.:** Trauma, Fremdkörper, Entz., op. Eingriff; **Formen: 1.** retroperitoneale H. pararenal u. periureteral, z. B. bei organerhaltendener Nierentumorentfernung mit Eröffnung des Nierenbeckenkelchsystems; **2.** intrapelvine H., proximal des Diaphragma urogenitale, z. B. bei prox. Harnröhrenruptur* bei Beckenringfraktur, Blasenruptur*; **3.** extrapelvine H., distal davon, z. B. bei distaler Harnröhrenruptur (s. Abb.); **Klin.:** i. d. R. asymptomat.; bei infizier-

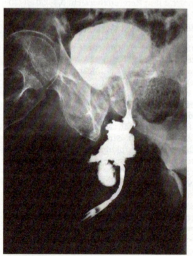

Harninfiltration: extrapelvine H. inf. spontaner Harnröhrenruptur bei Harnröhrenstriktur; Urinphlegmone im Damm- u. Skrotalbereich; anterograde Urethrographie [131]

tem Urin u. geschwächter Immunabwehr Harnphlegmone* mit Urosepsis*, Harnabszess od. Bildung einer urinösen Pseudozyste. **Ther.:** Drainage des Urins, ggf. op. Ursachenbeseitigung.

Harn|in|kon|tinenz (Inkontinenz*) *f*: (engl.) *urinary incontinence*; gestörte Reservoirfunktion der Harnblase mit unwillkürl. Harnabgang (Mictio involuntaria); **Formen:** 1. Belastungsinkontinenz*; 2. Dranginkontinenz*; 3. Reflexinkontinenz*; 4. Überlaufinkontinenz*; 5. extraurethrale H.: Urinverlust aus anderen Öffnungen als der Urethra, z. B. bei Blasenfistel*, Urogenitalfistel*, ektop mündender Ureter; **Diagn.:** urodynam. Messungen zur dd Abklärung; Objektivierung u. Quantifizierung mit Windeltest* u. Miktionsprotokoll*. Vgl. Enuresis.

Harn|kon|kremente (Konkrement*) *n pl*: s. Nephrolithiasis; Blasenstein; Ureterstein.

Harn|leiter: s. Ureter.

Harn|leiter|abgang|stenose (Steno-*; -osis*) *f*: (engl.) *pelvi-ureteric junction obstruction*; syn. Nierenbeckenabgangstenose, Subpelvinstenose; Einengung des pelviureteralen Übergangs; **Urs.:** meist angeboren durch hypoplast. Segment od. aberrierende Gefäße; erworben z. B. durch Briden (s. Abb.); **Sympt.:** obstruktive Nephropathie*, Pyelonephritis, Kolik, Flankenschmerz, Steinbildung od. symptomlos; **Ther.:** offene od. laparoskop. Nierenbeckenplastik* od. Endopyelotomie*. Vgl. Ureterstenose.

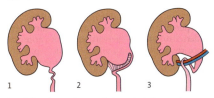

Harnleiterabgangstenose: 1: hypoplast. Segment; 2: Briden; 3: aberrierende Gefäße

Harn|leiter|im|plantation (In-*; lat. plantare pflanzen) *f*: s. Ureterimplantation.

Harn|leiter|stein: s. Ureterstein.

Harn|leiter|stenose (Steno-*; -osis*) *f*: s. Ureterstenose.

Harn|organe *n pl*: (engl.) *urinary organs*; Nieren, Nierenbecken, Harnleiter, Harnblase u. Harnröhre.

Harn|phlegmone (Phlegmone*) *f*: (engl.) *urinary phlegmon*; schwere phlegmonöse Entz. des Bindegewebes im Bereich der Nieren od. der ableitenden Harnwege; u. U. mit Ausbildung eines Harnabszesses; **Urs.:** Harninfiltration* mit infiziertem Urin od. sekundärer Infizierung.

Harn|re|tention (Retentio*) *f*: s. Harnverhalt.

Harn|röhre: s. Urethra.

Harn|röhren|di|vertikel (Divertikel*) *n*: (engl.) *urethral diverticulum*; als echtes od. falsches Divertikel vorkommende angeb. od. erworbene Ausstülpung der Harnröhrenwand; **Lok.:** an allen Abschnitten möglich, i. d. R. an der Unterseite; falsche Divertikel proximal von meist entzündl. bedingten Strikturen mit variabel breiter, bei Frauen meist schmaler Verbindung zur Harnröhre; **Klin.:** bei Entz. chron. Urethritis mit Dysurie, Hämaturie u. Harninkontinenz; **Diagn.:** retrograde od. antegra-

de Urethrographie*, Urethrozystoskopie; **Ther.:** bei asymptomat. H. Verlaufsbeobachtung, bei reziv. Inf. Antibiotika; ggf. op. Revision.

Harn|röhren|entzündung: s. Urethritis.

Harn|röhren|fehl|bildungen: (engl.) *urethral malformations*; angeborene Fehlbildungen der Urethra; **Formen:** 1. Atresie*: nur bei persistierendem Urachus* (Urachusfistel) mit dem Leben vereinbar; 2. Persistenz des Sinus urogenitalis: Mündung der verkürzten Harnröhre u. Vagina in Sinus urogenitalis, bei sehr hoher Form evtl. Fehlen der Harnröhre; 3. atyp. Mündung: v. Hypospadie; Epispadie; 4. Einengung der Harnröhre z. B. durch Klappen (s. Urethralklappe, Abb. dort) od. selten Stenosen (vgl. Meatusstenose); 5. abnorm weite Harnröhre (Megalourethra) od. Harnröhrendivertikel*; 6. überzählige Harnröhre (oft rudimentär, hypoplast. od. abnorm endend).

Harn|röhren|fistel (Fistel*) *f*: s. Urogenitalfistel.

Harn|röhren|fremd|körper: (engl.) *urethral foreign body*; von außen in die Harnröhre eingeführter bzw. aus der Blase ausgewanderter Fremdkörper, i. w. S. in der Harnröhre entstandenes Konkrement; **Klin.:** u. U. Drucknekrose, Abszess, Fistelbildung; **Diagn.:** Sondierung, Palpation, Urethroskopie, Urethrographie.

Harn|röhren|karunkel (Caruncula*) *f*: (engl.) *urethral caruncle*; benigne, stark vaskularisierte, schleimhautüberzogene Geschwulst aus mit Entzündungszellen durchsetztem Bindegewebe; entsteht im Bereich der äußeren Harnröhrenmündung u. kann sich als livider Tumor nach außen vorwölben; **Vork.:** meist bei Frauen in der Postmenopause; **Sympt.:** Dysurie, Blutung; **Ther.:** op. Entfernung; **DD** Harnröhrenpolyp*, Harnröhrenschleimhautprolaps*.

Harn|röhren|klappe: s. Urethralklappe.

Harn|röhren|polyp (Polyp*) *m*: (engl.) *urethral polyp*; von der Harnröhrenschleimhaut ausgehender fibroepithelialer Polyp*; **Vork.:** v. a. bei Frauen postmenopausal; **Klin.:** u. U. Harnabflussbehinderung*; **Diagn.:** Zystoskopie; **DD** Harnröhrenkarunkel*, Harnröhrenschleimhautprolaps*; **Ther.:** op. Entfernung.

Harn|röhren|ruptur (Ruptur*) *f*: (engl.) *urethral rupture*; partieller Ein- od. kompletter Abriss der Harnröhre; **Urs.:** Gewalteinwirkung im Bereich von Becken od. Damm, transurethral eingeführte Instrumente od. Harnröhrenfremdkörper; auch als sog. Spontanruptur inf. eines entzündl. Prozesses oberhalb einer Harnröhrenstriktur*; **Klin.:** Harnverhalt, Blutung aus der Harnröhre, Hämatom (s. Abb.) u. Harnfluss aus der Wunde bei offener Verletzung; evtl. Harninfiltration* u. Harnphlegmone*; **Diagn.:** Palpation, Urethrographie; **Ther.:** suprapubische Harnableitung (cave: Harnröhrenkatheterismus ist kontraindiziert), Drainage, ggf. primäre Naht der Läsion; vgl. Blasenruptur.

Harn|röhren|schleim|haut|pro|laps (Prolaps*) *m*: (engl.) *urethral prolapse*; Vorfall von Harnröhrenschleimhaut u. submukösem Bindegewebe aus dem Ostium urethrae externum; **Vork.:** bes. im Kindesalter, bei Paraplegie u. bei Frauen im Senium; **Klin.:** urethrale Blutung, Harnweginfektion, obstruktive Miktionsbeschwerden, Fremdkörper-

Harnröhrenstriktur

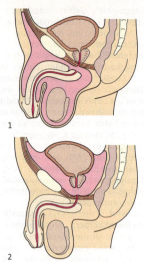

Harnröhrenruptur: durch Diaphragma urogenitale begrenzte Hämatomausdehnung; 1: infradiaphragmatischer Harnröhrenabriss; 2: supradiaphragmatischer Harnröhrenabriss: Prostata u. U. nach oben disloziert u. transrektal schwer palpabel

gefühl; **Diagn.:** Inspektion, Zystoskopie; **Ther.:** op. Entfernung. Vgl. Harnröhrenpolyp.

Harn|röhren|striktur (Striktur*) f: (engl.) urethral stricture; Strictura urethrae; Verengung der Harnröhre; **Urs.: 1.** angeboren; **2.** erworben: **a)** postinfektiös: nach Urethritis*; **b)** posttraumatisch; **c)** postoperativ: nach Entfernen eines Fremdkörpers od. Tumors, langdauernder Katheterbehandlung o. a. transurethralem Eingriff; **d)** mechanisch: Urethralkarzinom*, Harnröhrenpolyp*, Harnröhrendivertikel*; **e)** hormonal: Schrumpfen des Meatus urethrae externus durch Östrogenmangel (vgl. Craurosis*); **Sympt.:** Dysurie, Drehung, Fächerung, Abnahme, u. U. Sistieren des Harnstrahls, terminales Nachträufeln; **Diagn.:** Uroflowmetrie* (Abb. dort), retrograde Urethrographie, Miktionszystourethrographie, Urethroskopie; **Ther.:** Bougierung, Urethrotomia* interna, Urethroplastik*.

Harn|röhren|verengung: s. Harnröhrenstriktur.

Harn|säure: (engl.) uric acid; Acidum uricum, 2,6,8-Trihydroxypurin; in Wasser schwer lösl. org. Säure, die wie ihre Salze (Urate) in kleinen Schuppen kristallisiert; Purinstoffwechsel-Endprodukt, das aus Hypoxanthin u. Xanthin unter Katalyse der Xanthinoxidase* entsteht u. als natürl. Antioxidans* wirkt; erhöhte Harnsäurewerte im Blut (Hyperurikämie*) kommen v. a. bei Gicht*, erhöhtem Zellabbau (z. B. bei Leukämie*, nach zytostat. od. Strahlentherapie) u. Laktatazidose* vor; Ablagerungen im Gewebe u. Gelenken v. a. bei Gicht. Vgl. Referenzbereiche (Tab. dort); vgl. Purinbasen.

Harn|säure|in|farkt (Infarkt*) m: (engl.) uric acid infarction; Niederschläge von Ammoniumurat (Harnsäurekristalle) in Nierentubuli (u. ableitenden Harnwegen) durch Überangebot von Purinen bei vermehrtem Abbau kernhaltigen Zellmaterials; **Vork.:** prädisponierte Neugeborene inf. (physiol.) vermehrten Abbaus kernhaltiger Erythrozyten; Kindern u. Erwachsenen z. B. bei Gicht* (sog. Gichtniere) od. inf. von Zerfall schnell wachsender Tumoren u. hochdosierter Chemotherapie* bei Leukämien*; Entw. einer Urämie* möglich; **Ther.:** Allopurinol*, Urikosurika*, Natriumcitrat*.

Harn|sediment (Sediment*) n: (engl.) urinary sediment; aus 10 ml frischem Mittelstrahlurin durch Zentrifugieren gewonnenes Sediment; vgl. Harnuntersuchung.

Harn|sepsis (Sepsis*) f: s. Urosepsis.

Harn|starre: s. Isosthenurie.

Harn|stauungs|niere: (engl.) hydronephrosis; uneinheitl. verwendete Bez. für das dilatierte Nierenbeckenkelchsystem inf. obstruktiver Harntransportstörung; **DD:** Dilatation im Nierenbeckenkelchsystem ohne Obstruktion (anlagebedingt, bei höhergradigem vesikoureterorenaler Reflux*). Vgl. Hydronephrose; Megakalikose.

Harn|stein: s. Blasenstein; Nephrolithiasis.

Harn|stein|auflösung: s. Urolitholyse.

Harn|stoff: (engl.) urea; Carbamid, Karbamid; Kohlensäurediamid ($H_2N-CO-NH_2$); wichtigstes Endprodukt des Proteinstoffwechsels, Hauptausscheidungsform von Stickstoff (vgl. Stickstoffbilanz); wird im Harnstoffzyklus* in der Leber gebildet u. renal ausgeschieden (<580 mmol/24 h, 20–35 g/24 h). H. ist leicht wasserlösl. u. bildet mit Mineralsäuren u. Metallen Salze. Harnstoffbestimmung* v. a. zur Diagn., Verlaufs- u. Diätkontrolle bei Niereninsuffizienz; **pharmak. Wirkung:** verändert Struktur u. Eigenschaften des Keratins der Hornschicht, wirkt antimikrobiell (Antiseptikum) u. juckreizstillend; externe therap. **Anw.:** zur Intervall- u. Nachbehandlung bei top. Glukokortikoid- u. Phototherapie, Ichthyose u. trockenen Hautzuständen versch. Genese; **UAW:** Hautirritationen. Vgl. Referenzbereiche (Tab.).

Harn|stoff|bestimmung: (engl.) urea assay; Bestimmung der Konz. von Harnstoff* in Serum u. Harn; **Meth.:** quant. Bestimmung; Harnstoffspaltung in einer durch Urease katalysierten Reaktion unter Bildung von Ammoniumcarbonat; Umsetzung der entstehenden NH_4^+-Ionen: **1.** mit Phenol u. Natriumhypochlorit unter Bildung eines blauen Indophenolfarbstoffs (Photometrie bei 530–570 nm); **2.** mit 2-Oxoglutarat, $NADH_2$ u. GLDH (Photometrie der abnehmenden $NADH_2$-Konz. im optischen Test*); vgl. Referenzbereiche (Tab.).

Harn|stoff|bouillon f: (engl.) urea agar; Nährmedium zum Nachw. der Harnstoffspaltung* von Bakterien; heute weitgehend durch Fertignährböden ersetzt. Vgl. Urease-Schnelltest.

Harn|stoff|spaltung: (engl.) urea degradation; Fähigkeit best. Bakterien, Harnstoff durch Urease zu Ammoniak u. Kohlendioxid enzymat. abzubauen; ermöglicht die Unterscheidung verwandter Bakterienarten in Urease-positive u. -negative Keime (Vorhandensein od. Fehlen von harnstoffspaltendem Enzym); s. Bunte Reihe, Urease-Schnelltest.

Harn|stoff|zyklus (Zykl-*) m: (engl.) urea cycle; syn. Ornithinzyklus, Arginin-Harnstoff-Zyklus; Entgiftung des beim Abbau v. a. von Aminosäuren entstehenden Ammoniaks in Mitochondrien u. Zyto-

Harnweginfektion

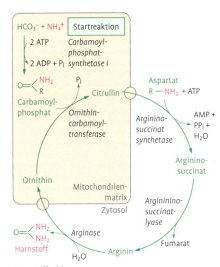

Harnstoffzyklus

sol der Leberzellen durch Verknüpfung mit CO_2 zu Harnstoff* (s. Abb.); Ornithin u. Citrullin sind nichtproteinogene Aminosäuren u. benötigen einen Carrier für den Transport zw. Mitochondrien u. Zytosol. Zur Bildung von Carbamoylphosphat* u. Argininosuccinat werden im H. insgesamt 3 ATP benötigt. **Klin. Bedeutung:** s. Citrullinämie, Argininbernsteinsäure-Krankheit, Argininämie.

Harn|stoff|zyklus, angeborener En|zym|de|fekt *m*: (engl.) *urea cycle deficiency*; erbl. Störungen der Stickstoffentgiftung inf. verminderter Funktion von Enzymen des Harnstoffzyklus* (Carbamylphosphatsynthetase I, Ornithincarbamoylatransferase, Argininosuccinatsynthetase, Argininosuccinatlyase, Arginase, N-Acetylglutamatsynthetase); **Sympt.:** neurologisch (bis Enzephalopathie) inf. Hyperammonämie* (vgl. Enzephalopathie, hepatische; Reye-Syndrom), verursacht unter Stoffwechselstress (Neonatalperiode, spätes Säuglingsalter, Pubertät, bei Frauen peripartal, interkurrente Infekte, Behandlung mit Valproat); **Ther.:** bei akuter Hyperammonämie Proteinkarenz, Glukoseinfusion, Arginin zur Stimulation des Harnstoffzyklus, Natriumbenzoat; im Intervall titrierte Eiweißzufuhr, Diät: Arginin, Citrullin, Natriumbenzoat, Natriumphenylbutyrat, Lactulose; im Einzelfall Lebertransplantation.

Harn|stottern: s. Miktion, intermittierende.

Harn|system *n*: (engl.) *urinary system*; rechte u. linke Niere, Ureter*, Harnblase* u. Urethra*.

Harn|träufeln: (engl.) *urinary dribbling*; unwillkürl. (oft unbemerktet) tropfenweiser Urinabgang bei Harninkontinenz* od. Ischuria* paradoxa; **DD:** Nachträufeln von Urin im Anschluss an die Miktion, z. B. bei Harnröhrendivertikel* od. -striktur.

Harn|transport|störung: (engl.) *urinary obstruction*; Sörung des Harnabflusses mit Dilatation der Harnwege; **Formen: 1.** obstruktiv: s. Harnabflussbehinderung; **2.** refluxiv bei vesikoureterorenalem Reflux*.

Harn|untersuchung *f*: (engl.) *urinalysis*; Untersuchung des frischen Mittelstrahlurins*; Ergebnis ist der sog. Urinstatus; **Formen: 1.** klin.: z. B. Farbe (physiol. klar, bernsteingelb; abhängig u. a. von Harnkonzentrierung u. gelösten Farbstoffen; s. Tab. 1; s. Chromurie), Geruch (z. B. stechend bei bakt. Harnstoffspaltung, obstartig bei Ketonurie*); **2.** labormed.: z. B. pH (physiol. bei frischem Harn: pH 5–7; Alkalisierung durch bakterielle Harnstoffspaltung durch Urease*), Dichte, spezif. Gewicht (physiol. 1,001–1,035), Glukose, Protein, Urobilinogen, Bilirubin, Leukozyten, Erythrozyten (Hämoglobin u. Myoglobin), Nitrit, Ketonkörper; auch im qual. od. semiquant. Schnelltest mit Teststreifen (v. a. Screeningverfahren); **3.** mikroskop.: Untersuchung des Harnsediments*, auf Objektträger getropft u. mit Deckblättchen abgedeckt als Nativpräparat, Beurteilung von 10 Gesichtsfeldern; evtl. Kammerzählung; diagn. Bedeutung haben Zellen u. Zylinder* (s. Tab. 2); Nachw. von Urothelkarzinomzellen mögl., (s. Harnzytologie), Bakterien (erkennbar ggf. erst im gefärbten Harnsediment, polygonale Epithelien als Hinweis auf entzündl. Harnwegveränderung; geringe diagn. Bedeutung: Kristalle (je nach pH-Wert des Urins z. B. Urate*, Calciumoxalat u. -phosphate); ohne Krankheitswert: Plattenepithelien u. geschwänzte Epithelien. Vgl. Eintauchverfahren; Nierendiagnostik.

Harn|vergiftung: Urämie*.

Harn|verhalt: (engl.) *retention of urine*; Ischurie; Unvermögen, die gefüllte Harnblase spontan zu entleeren; **Formen: 1.** i. e. S. akuter H. mit vollständiger Unfähigkeit zu urinieren, schmerzhaftem Harndrang u. sichtbarem Unterbauchtumor; **2.** i. w. S. auch chronischer H. mit Bildung von Restharn*, schmerzloser Überlaufinkontinenz u. Harnstauungsniere bei initial erhaltener Miktion od. Harntröpfeln (Ischuria* paradoxa); kann in akuten H. übergehen; **Urs.: 1.** mechanisch: z. B. bei benignem Prostatasyndrom*, Trauma, Op., protrahiertem Geburtsverlauf; vgl. Harnabflussbehinderung; **2.** neurogen: z. B. Querschnittläsion od. Bandscheibenvorfall; **Ther.:** Einmalkatheterisierung, Katheterableitung od. suprapubische Blasenfistel.

Harn|weg|infektion (Infekt-*) *f*: (engl.) *urinary infection*; Abk. HWI; entzündliche Erkr. der Harnwege; **Einteilung: 1.** nach betroffenen Organen; **a)** untere H.: Zystitis*, Urethritis*; **b)** obere H.: Pyelonephritis*; **2.** nach Risikofaktoren; **a)** komplizierte HWI: HWI bei Pat. mit Grunderkrankung (z. B. Diabetes mellitus, metabolisches Syndrom, Multimorbidität), strukturellen u./od. funktionellen Abnormalitäten des Harntrakts; HWI durch Bakterien mit hoher Virulenz u. Resistenz; jede HWI beim Mann; **b)** unkomplizierte HWI: HWI bei Frauen ohne Risikofaktoren mit strukturell u. funktionell normalem Harntrakt; **Path.:** v. a. autogene bakterielle Infektion (Enddarm als Keimreservoir), meist aszendierend, selten hämatogen, lymphogen od. per continuitatem; **prädisponierende Faktoren:** Harnabflussbehinderung*, weibl. Geschlecht (kurze Harnröhre, bakt. Besiedlung der Vulva), Urolithiasis, Schwangerschaft, hohes Alter, Diabetes* mellitus, Immunsuppressi-

Harnzucker

Harnuntersuchung — Tab. 1
Interpretation der visuellen Beurteilung des Harns

Aussehen	Ursachen	Vorkommen
blass, wässrig	verdünnter Harn	Polyurie, Diabetes insipidus, Diabetes mellitus, Hyposthenurie
bernsteingelb	Gallenfarbstoffe, Nahrungsfarbstoffe (z. B. Flavine)	normaler Harn, Einnahme von Arzneimitteln oder Vitamin B
gelb-orange	Gallenfarbstoffe, Nahrungsfarbstoffe (z. B. Rhabarber, Folia Sennae)	Hypersthenurie, Cholestase
bräunlich braun	Biliverdin, Bilirubin	hepatischer Ikterus
rötlich, rötlich braun	Hämoglobin und Derivate	Hämaturie, Hämoglobinurie
	Myoglobin, Porphyrine, Arzneimittel (z. B. L-Dopa, Metronidazol, Chinin, Phenacetin)	Rhabdomyolyse, Therapeutika
ziegelrotes Sediment	Urate mit gebundenen Farbstoffen	saurer Harn (ohne Krankheitswert)
gelb-grün, blau-grün	Gallenfarbstoffe, alkalisch	Cholestase
	Pyozyanin	Pseudomonasinfektion
	Chlorophyll	Mundspülmittel
dunkelbraun-schwarz, evtl. nachdunkelnd	Methämoglobin	Hämolyse
	Homogentisinsäure	Alkaptonurie
	Melanin	Melanom
	Porphyrine, Serotonin, Arzneimittel	Chlorpromazin, Methyldopa
wolkig (Nubecula) bei Abkühlung	Phosphate	ohne Krankheitswert
	Schleim, Bakterien	Infektion, Kontamination
	Kontrastmittel	Röntgenkontrastuntersuchung
milchig-trüb beim Harnlassen	Eiter	Infektion, Pyelonephritis
	Lipide, Chylus	nephrotisches Syndrom, Chylusfistel
	Paraffin	Vaginalcreme
trüb-blau	Indikan, Arzneimittel	systemische Infektionen (Cholera, Typhus, Sepsis)

on; **Err.: 1.** ambulant erworbene H.: Escherichia coli (89,2 %), Proteus mirabilis (3,2 %), Staphylococcus epidermidis (1,6 %), andere (6 %); **2.** nosokomial erworbene H.: Escherichia coli (52,7 %), Proteus mirabilis (12,7 %), übrige Proteus spec. (9,3 %), Serratia marcescens (3,3 %), Staphylococcus epidermidis (0,7 %), Staphylococcus aureus (0,7 %), andere (20,6 %); **Sympt.:** Algurie, Dysurie, Pollakisurie, Pyurie, u. U. Schmerzen im Bereich der Nierenloge (parasternale Regio* lumbalis), Fieber, Krankheitsgefühl; **Diagn.:** klin. Harnuntersuchung, Urinkultur, Sonographie, evtl. Ausscheidungsurographie zum Nachw. von Obstruktion u. Restharnbildung; 4 Wo. nach H. Miktionszystourethrographie* zum Refluxausschluss; **Ther.:** Erhöhung der Trinkmenge u. Kurzzeittherapie (3–5 Tage) mit harnwegspezif. Antibiotikum (z. B. Trimethoprim-Sulfonamid-Kombination, Cephalosporine*, Chinolone*) bei unkomplizierter unterer H.; bei fieberhaftem Verlauf u. fehlendem Therapieerfolg weitere Abklärung bzw. Langzeittherapie nach bakteriol. Austestung.
Harn|zucker: s. Melliturie; Glukosurie.

Harn|zylinder: s. Harnuntersuchung (Tab. 2 dort).
Harn|zyto|lo|gie (Zyt-*; -log*) *f*: (engl.) *urinary cytology*; zytol. Untersuchung des Harnsediments* (Exfoliativzytologie*); **Ind.:** i. R. der Primärdiagnostik von Urotheltumoren insbes. der Harnblase (z. B. Carcinoma in situ, papilläres Urothelkarzinom) sowie zur Verlaufs- u. Therapiekontrolle; bei V. a. Urotheltumoren der Ureteren u. des Nierenbeckens zur Erhöhung der diagn. Treffsicherheit Anw. von Lavagezytologie* u. Bürstenbiopsie*. Vgl. Harnuntersuchung.
Harpago|phytum pro|cumbens *n*: s. Teufelskralle, südafrikanische.
Harrington-Operation (Paul R. H., Chir., Houston, 1911–1980) *f*: (engl.) *Harrington instrumentation*; dorsal Distraktions-Kompressions-Spondylodese mit spezieller Instrumentation zur op. Korrektur und Stabilisierung von Thorakolumbalskoliosen bei starker Progredienz der Skoliose* während des Wachstums; vgl. Spondylodese.
Harris-Benedict-Gleichung (Francis G. B., Physiol., Boston, 1870–1957): (engl.) *Harris-Benedict equation*; Formel zur Berechnung der von einem Menschen

Harnuntersuchung — Tab. 2
Klinische Bedeutung von Zellen und Zylindern im Harnsediment

Bestandteile	Referenzwert	Bewertung pathologischer Befunde
Zellen		
Erythrozyten	1–5 pro Gesichtsfeld bzw. <2 Mio./24 h (Addis-Count)	Hämaturie; evtl. auch Menstruationsblut
Leukozyten	1–5 pro Gesichtsfeld bzw. <4 Mio./24 h (Addis-Count)	Infektion oder Tumor der Harnwege
Zylinder		
hyaline Zylinder	<15 000/24 h (Addis-Count)	Proteinurie
Epithelzylinder	0	Nephropathie, abgeschilfertes Tubulusepithel
Wachszylinder	0	chronische Nephritis, selten
granulierte Zylinder	0	akute und chronische Nephritis
Fettzylinder	0	nephrotisches Syndrom, diabetische Glomerulosklerose
Erythrozytenzylinder	0	vaskuläre und parenchymatöse Nierenerkrankung
Leukozytenzylinder	0	interstitielle Nephritis

bei niedrigstem Aktivitätsniveau tägl. benötigten Energiemenge (sog. basale Energieabgabe, Abk. BEE); entspricht dem Grundumsatz*. Für **Männer**: BEE = 66,5 + (13,8 × kg KG) + (5 × cm Körperlänge) – (6,8 × Lebensalter). Für **Frauen**: BEE = 655,1 + (9,6 × kg KG) + (1,9 × cm Körperlänge) – (4,7 × Lebensalter). Maßeinheit ist kcal/d (Umrechnung in kJ/d durch Multiplikation mit 4,187).

Harrison-Furche (Edward H., Arzt, Horncastle, 1766–1838): (engl.) *Harrison's groove*; Thoraxdeformierung mit Abflachung u. horizontaler Einbuchtung der seitl. Thoraxpartien als Folge einer Rachitis*; vgl. Herzbuckel.

Hartmanella *f*: (engl.) *Hartmanella*; Gattung freilebender Amöben*; früher neben Arten von Naegleria u. Acanthamoeba als potentieller Err. der Amöben*-Meningoenzephalitis angesehen; nach Revision der Amöbentaxonomie enthält die Gattung H. (wahrscheinl.) keine pathogenen Arten mehr.

Hartmann-Operation (Henri H., Chir., Paris, 1860–1952) *f*: (engl.) *Hartmann's colostomy*; sog. Diskontinuitätsresektion; zweizeitiges op. Verf. bei pathol. Veränderungen d. li. Hemikolons u. des Rektums; **Ind.**: v. a. als Notfalleingriff bei Komplikationen i. R. einer Divertikulitis od. eines Karzinoms (Ileus, Perforation, Stenose, Abszess od. Peritonitis); **Meth.**: 1. Resektion des betr. Darmabschnitts, Blindverschluss des restl. Rektums u. Anlage eines endständigen Anus* praeternaturalis; 2. elektive Rückverlagerung u. Wiederherstellung der Kontinuität durch End-zu-End-Anastomose nach ca. 4–6 Monaten. Vgl. Kolonresektion; Rektumresektion.

Hartmann-Tasche (↑): Corpus vesicae biliaris.

Hart|metall|lunge: (engl.) *heavy metal pneumoconiosis, welder's lung*; Form der kollagenösen, progredienten Pneumokoniosen* durch Einatmen von Hartmetallstäuben (Sinter- u. Gusskarbide aus Wolfram, Cobalt, Titan, Tantal u. Molybdän) bei der Herstellung od. Verarbeitung von Hartmetallen; **Sympt.**: Husten, Auswurf, Dyspnoe; bei chron. Verlauf respiratorische Insuffizienz* u. Cor* pulmonale; BK Nr. 4107.

Hartnup-Krankheit: (engl.) *Hartnup disease*; seltene, autosomal-rezessiv erbl. Stoffwechselstörung (Genlocus 5p15); Häufigkeit ca. 1 : 100 000; nach der erstbeschriebenen Familie benannt; **Formen**: Typ 1 mit Defekt der intestinalen u. tubulären Resorption von neutralen Aminosäuren, beim Typ 2 sind nur die Nieren betroffen. **Sympt.**: meist klin. inapparent, u. U. pellagraähnliche Lichtdermatose inf. Tryptophanmangels (Verminderung der Nicotinamidsynthese), selten zerebellare Sympt.; **Ther.**: ggf. Nicotinamid; vgl. Cystinurie.

Hart|schaum|verband: (engl.) *plastozote*; thermoplastischer Verband; Stützverband auf Polyurethanbasis, bei dem das Kunststoffmaterial in verformbarem Zustand angelegt wird u. am Körper aushärtet; vgl. Kunststoffverband.

Hart|spann: (engl.) *myogelosis*; großflächige druckschmerzhafte Muskelverhärtung parallel des Faserlaufs des (gesamten) betroffenen Muskels; vgl. Myogelose.

Hart|strahl|technik *f*: (engl.) *high kilovoltage technique*; spez. Röntgenaufnahmetechnik mit Röhrenspannungen ab 100 kV; **Anw.**: Diagn. von Lunge, Larynx, Pharynx, Trachea, Magen-Darm-Trakt u. in der Geburtshilfe; mit Erhöhung der Röhrenspannung verringert sich der Kontrast zw. unterschiedl. Gewebearten. Dadurch lässt sich z. B. bei einer Thoraxaufnahme Lungen-, Weichteil- u. Knochengewebe gleichzeitig beurteilbar auf dem Röntgenfilm darstellen (Knochen werden transparenter). Wegen der höheren Durchdringungsfähigkeit der Röntgenstrahlung ergibt sich eine Verringerung der Strahlenexposition des Pat. im Nutzstrahlenfeld, durch die Verkürzung der Belichtungszeit eine geringere Bewegungsunschärfe.

Hart|strahl|therapie *f*: (engl.) *megavoltage therapy*; Strahlentherapie* mit Hochenergiestrahlung*; vgl. Betatron, Linearbeschleuniger.

Hart-Tasche (Carl H., Pathol., Berlin, 1876–1922): (engl.) *Hart's pouch*; (röntg.) durch Narbenzug bei chron. Ulcus* duodeni bedingte taschenförmige Ausstülpung bzw. Ausziehung des Bulbus duodeni.

Hart|wasser|syn|drom *n*: (engl.) *postdialysis syndrome*; während od. direkt nach Hämodialyse* auftretende, durch eine nicht ausreichende Wasserenthärtung (Calciumbestimmung) bei der Zubereitung des Dialysats* verursachte akute Hyperkalzämie*; **Klin.**: Blutdruckanstieg, Wärmegefühl, Übelkeit, Erbrechen, Kopfschmerz u. Krämpfe; u. U. letaler Verlauf.

Harvey-Band: s. Ligamentum arteriosum.

Harzer-Zeichen (Friedrich A. H., Arzt, Leipzig): (engl.) *Harzer's sign*; spürbare Pulsationen des Herzens im epigastr. Winkel; Hinweis auf vermehrte Rechtsherzbelastung (z. B. bei Cor* pulmonale).

H-Arzt: an der Heilbehandlung von durch Arbeits-(od. Wege)unfälle Verletzten neben den D*-Ärzten beteiligte niedergelassene Ärzte, die auf unfallmed. od. orthop. Gebiet qualifiziert sein müssen; abweichend zum D-Arzt-Verfahren bestehen keine Vorstellungspflichten des Unternehmen od. Ärzte; der H-Arzt selbst ist von der Vorstellung des Unfallverletzten beim D-Arzt befreit. Vgl. Arbeitsunfall; Unfallversicherung.

Haschisch (arab. Kraut) *n*: (engl.) *hashish*; Extrakt aus dem Harz von Indischem Hanf* (Cannabis sativa) mit den wirksamen Tetrahydrocannabinolen* (Abk. THC); wird als Rauschmittel* (traditionell im vorderen Orient u. Nordafrika) geraucht u. entspricht im Hinblick auf Inhaltsstoffe u. Wirkung den getrockneten Pflanzenbestandteilen von Cannabis sativa (in Lateinamerika als Marihuana bezeichnet); H. führt individuell unterschiedl. zu Dämmerzuständen, Euphorie, Unruhe, veränderter Wahrnehmung bis zu kurzzeitigen Halluzinationen u. erhöhter sexueller Erregbarkeit. **Nachw.:** Cannabinole u. -derivate können durch Dünnschichtchromatographie* od. Hochdruckflüssigkeitschromatographie in Blut, Urin u. Speichel nachgewiesen werden. Vgl. Psychodysleptika; Abhängigkeit.

Hasen|auge: s. Lagophthalmus.
Hasen|pest: s. Tularämie.
Hasen|scharte: s. Lippenspalte.
Hashimoto-Thyro|iditis (Hakaru H., japan. Chir., 1881–1934; Thyreo-*; -id*; -itis*) *f*: syn. Struma lymphomatosa Hashimoto; s. Thyroiditis

Hashi|toxikose (Tox-*; -osis*) *f*: (engl.) *hashitoxicosis*; Hyperthyreose* bei Hashimoto-Thyroiditis*.

Hasner-Falte (Joseph H., Ritter von Artha, Ophth., Prag, 1819–1892): Plica lacrimalis; Schleimhautfalte an der Mündung des Tränen-Nasen-Gangs im unteren Nasengang.

Hassall-Körperchen (Arthur H. H., Arzt, Chem., London, 1817–1894): (engl.) *Hassall's corpuscles*; konzentrisch geschichtete Gebilde im Mark des Thymus, bestehend aus Retikulumzellen mit Degenerationserscheinungen (Verkalkung usw.); wahrscheinl. Reste der ursprüngl. epithelialen Anlage des Organs; Zunahme der Anzahl von H.-K. bis zur Pubertät, dann Abnahme.

Hass-Krankheit (Julius H., Orthop., Wien, New York, 1884–1976): (engl.) *Hass disease*; seltene aseptische* Knochennekrose der proximalen Humerusepiphyse bei Kindern u. Jugendlichen.

HAT: 1. Abk. für **H**istoa**c**etyl**t**ransferasen*; **2.** Abk. für **H**eparin **a**ssoziierte **T**hrombozytopenie; s. Thrombozytopenie, Heparin-induzierte.

H₂-Atem|test *m*: s. Wasserstoff-Exhalationstest.

Hauben|bahn, zentrale: s. Tractus tegmentalis centralis.

Hauben|meningitis (Mening-*; -itis*) *f*: (engl.) *helmet meningitis*; syn. Konvexitätsmeningitis; bakterielle Meningitis* mit Eiteransammlung v. a. über den Großhirnhemisphären; vgl. Meningitis, basale.

Hauben|region *f*: **1.** (engl.) *tegmental region*; Mittelhirnhaube: s. Tegmentum mesencephali; **2.** Brückenhaube: s. Pons.

Haudek-Nische (Martin H., Röntg., Wien, 1880–1931): (engl.) *Haudek's niche*; röntg. Nachweis eines Ulcus ventriculi durch Füllung des Ulkuskraters mit Kontrastmittel u. Darstellung im Profil; vgl. En-face-Nische.

Hauffe-Schweninger-Arm|bad (Georg H., Arzt, Berlin, geb. 1872; Ernst Sch., Arzt, Berlin, 1850–1924): (engl.) *Hauffe-Schweninger arm bath*; ansteigendes Armbad, dessen Temp. von ca. 32 °C in 10–15 Min. auf 39 °C ansteigt u. dort anschl. 10 Min. verbleibt; soll reflektorisch zur Dilatation der Koronargefäße führen (einphasisch, ohne vorherige sympathisch vermittelte Vasokonstriktion). Vgl. Hydrotherapie.

Hauhechel, dorniger: (engl.) *spiny restharrow*; Ononis spinosa; Halbstrauch aus der Fam. der Schmetterlingsblütler, dessen Wurzel (Ononidis radix) Isoflavonoide (z. B. Ononin), Triterpene u. ätherisches Öl enthält; **Verw.:** pflanzl. Diuretikum bei Entz. der ableitenden Harnwege.

Haupt|histo|kompatibilitäts|kom|plex *m*: s. HLA-System.

Haupt|wirt: (engl.) *host of predilection*; Species (Tiere, Mensch), die von einer best. Parasitenart bevorzugt befallen wird; häufig nicht korrekt für Endwirt* gebraucht. Vgl. Nebenwirt; Zwischenwirt; Wirtswechsel.

Haupt|zellen (Zelle*): (engl.) *chief cells*; s. Magen.

Haus|arzt|system *n*: (engl.) *gatekeeper system*; Gatekeeper-Modell; syn. Hausarztmodell; System der Gesundheitsversorgung, in dem die Versicherten zuerst den Hausarzt aufsuchen, der ggf. seine Pat. an niedergelassene Spezialisten od. in das Krankenhaus überweist, so über die Behandlungskette seiner Pat. informiert wird u. diese koordiniert; gesetzlich Krankenversicherte können sich gegenüber der Krankenkasse verpflichten, einen bestimmten Hausarzt zu wählen u. ambulante fachärztl. Behandlung (mit Ausnahme von Leistungen der Augen- u. Frauenärzte) nur auf Überweisung des Hausarztes in Anspruch zu nehmen (§ 73 b SGB V). Der Versicherte ist an diese Entscheidung mind. 1 Jahr gebunden. Als Bonus kann die Krankenkasse eine Ermäßigung der Zuzahlungen od. eine Prämienzahlung in ihrer Satzung vorsehen; zur Sicherstellung der hausarztzentrierten Versorgung bestehen Direktverträge zwischen Krankenkassen u. Hausärzten.

Haus|fliegen: (engl.) *house flies*; nicht stechende Fliegen*, die als Lästlinge, Schädlinge od. Keimverschlepper in Haushalten vorkommen; z. B. Stubenfliege (Musca- u. Fanniaarten), Schmeißfliege,

Fleischfliege, Käsefliege (Piophila casei), Tau- u. Essigfliege (Drosophila).

Haus|mücke: s. Culex.

Haus|staub|milben: s. Milben.

Haustra coli (lat. h<u>au</u>strum Schöpfrad) *n pl*: (engl.) *haustra of colon*; Ausbuchtungen zwischen den Tänien der Wand des Colons; wandern mit der Peristaltik (sog. Fließen der Haustren).

Haut: (engl.) *integument*; Integumentum commune; oberflächengrößtes Organ (1,5–2 m^2); **Aufbau: 1.** Kutis: Epidermis (Oberhaut), Dermis (Lederhaut); **2.** Tela subcutanea: Subkutis, Unterhautbinde- u. Unterhautfettgewebe; s. Abb.; **Funktion:** Schutz (physik., chem., immun.), Wärmeregulation, Aufnahme von Sinnesreizen.

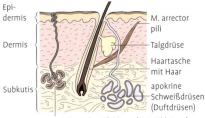

Haut

Haut|amyloidose, makulöse (gr. ἄμυλον Stärkemehl; -osis*) *f*: s. Amyloidosis cutis.

Haut|arzt|verfahren: (engl.) *dermatologist's procedure*; Regelung zur Früherkennung u. Prävention berufl. Hautkrankheiten mit Erstellen eines Hautarztberichts an den Unfallversicherungsträger u. die Gesetzliche Krankenversicherung* vor der Anzeige einer Berufskrankheit* (BK Nr. 5101); vgl. D-Arzt.

Haut|ausschlag: s. Effloreszenzen; Exanthem; Ekzem.

Haut|blutungen: (engl.) *dermatorrhagias*; Austritt von Blut aus Gefäßen in Haut od. Schleimhaut inf. Trauma od. hämorrhag. Diathese*; **Formen: 1.** punktförmig (bis kleinfleckig): Petechien*, Purpura*, Vibices*; **2.** flächig (bis voluminös): Sugillation*, Suffusion*, Hämatom*; **DD:** Erythem* (verblassen im Gegensatz zu H. unter Glasspateldruck; vgl. Glasspatelprobe).

Haut|em|physem (Emphysem*) *n*: (engl.) *surgical emphysema*; Emphysema subcutaneum; Luft- od. Gasansammlung im Unterhautzellgewebe; **Urs.:** meist traumat., selten spontane Ruptur lufthaltiger Organe (z. B. Pleura, Bronchien, Trachea, Lungenparenchym, Ösophagus) mit Verbindung zum Mediastinum (Mediastinalemphysem*) od. direkt zur Subkutis; iatrogen als Kompl. einer Luftfüllung (z. B. Pneumoperitoneum*) od. Eröffnung von Körperhöhlen (z. B. Laparoskopie*), auch durch gasbildende Erreger (s. Gasbrand) sowie im Bereich des Kopfes nach Schädelbasisfrakturen mit Beteiligung der Nasennebenhöhlen (kraniales H., z. B. im Bereich der Augenlider nach Fraktur des Os ethmoidale); **Sympt.:** unter sog. Schneeballknirschen wegdrückbare subkutane Schwellungen. Vgl. Weichteilemphysem.

Haut|ersatz: (engl.) *replacement of skin*; Transplantation von Haut od. Ersatzstoffen nach Verletzung, Verbrennung od. Erfrierung; **Einteilung: 1.** autologener H., d. h. s. Hauttransplantate* in Form von Spalthaut od. Vollhaut od. im Labor angezüchter Haut; **2.** allogener H. in Form von attenuierter Leichenhaut; als Hautersatzmaterialien zum temporären H. dienen auch künstl. Membranen od. Verbandstoffe. Vgl. Hautlappen.

Haut|feuchtigkeit, re|lati̲ve: (engl.) *relative skin moisture*; Abk. RHF; Maß für den intrazellulären Wassergehalt der Hornzellen der oberen Epidermis; s. Korneometrie.

Haut|fistel, odonto|gene (Fistel*) *f*: (engl.) *odontogenic cutaneous fistula*; Fistel* mit kraterförmiger Hauteinziehung im Bereich von Kinn, Wangen od. Hals; **Vork.:** z. B. bei Parodontitis, Osteomyelitis, infizierter Kieferzyste*.

Haut|flora (lat. Fl<u>o</u>ra röm. Blumengöttin) *f*: (engl.) *skin flora*; die auf der Haut zu findende Bakterienflora*; **Einteilung: 1.** residente H. (Standortflora): besteht v. a. aus Vertretern der Gattungen Staphylococcus (z. B. Staphylococcus epidermidis), Micrococcus, Corynebacterium sowie Propionibacterium (in tieferen Hautschichten); **2.** transiente H. (Anflugflora): mit großer Variabilität, u. a. Staphylococcus aureus, Bacillus-, Pseudomonas-, Enterobacteriaceae-Arten. Vgl. Händedesinfektion.

Haut|grieß: Milien*.

Haut|horn: s. Cornu cutaneum.

Haut|jucken: s. Pruritus.

Haut|karzinom (Karz-*; -om*) *n*: (engl.) *cutaneous carcinoma*; von der Epidermis ausgehende maligne epitheliale Neubildung; s. Basalzellkarzinom, Basalzellnävussyndrom, Plattenepithelkarzinom.

Haut|klammer|naht: s. Nahtmethoden.

Haut|krebs: (engl.) *skin cancer*; von der Haut ausgehende maligne Neubildung; s. Hautkarzinom, Hautsarkom; Melanom, malignes.

Haut|lappen: (engl.) *skin flap*; syn. Hautplastik; Gewebeareal aus körpereigenem Haut- u. Unterhautgewebe zur Deckung eines tiefen Hautdefekts; im Gegensatz zum Hauttransplantat* benötigen H. wegen ihrer Dicke ständige Blutversorgung, die zufällig als sog. Random-pattern Flap od. gezielt durch definiertes, das zu verschiebende Hautareal versorgende, axiales Gefäß erfolgt; **Einteilung: 1.** nach der Durchblutung: **a)** beim H. mit Zufallsgefäßmuster muss ein best. Längen-Breiten-Verhältnis (2 : 1 bis 3 : 1) eingehalten werden; **b)** beim Arterienlappen kann die Länge die Breite um ein Mehrfaches überschreiten; **2.** nach Operationstechnik: **a)** lokaler Verschiebelappen od. Nahlappen als Transpositions-Rotations- od. Dehnungslappen zur Deckung kleiner tiefer Defekte in Nähe der Entnahmestelle; der Gefäßstiel bleibt erhalten, der Hebungsdefekt wird im Allg. direkt verschlossen, u. U. mit einem Burow-Dreieck (s. Abb.); häufige Formen: Z*-Plastik, W*-Plastik, V*-Y-Plastik; **b)** gestielter Fernlappen mit Entnahme an entfernt liegenden Körperteilen; der Gefäßstiel bleibt erhalten u. wird erst durchtrennt, wenn Blutgefäße von der Empfängerstelle eingewachsen sind (nach ca. 3 Wo.). Deckung der Entnahmestelle durch Mobilisation u. direkte Naht der Wundränder, lokalen Verschiebelappen od.

Hautleishmaniase

Hautlappen: Rotationslappen mit Burow-Dreieck zur Erleichterung der Rotation

Spalthaut; doppelt gestielte Hautlappen werden als Brücken-, Visier-, Rundstiellappen bezeichnet; c) regionaler H.: Entnahmestelle des gestielten H. in Nähe eines kleinen Defekts (z. B. der Hand); häufige Formen: gekreuzter Finger-, Thenar-, Flaggenlappen; **Sonderformen:** 1. Insellappen: Hautinsel mit flexiblem Gefäß(nerven)stiel, der durch Durchtrennen der Hautbrücke eines Arterienlappens gewonnen wird; große Reichweite; 2. freier H. mit zentraler Arterie u. Venen; sofortiger Anschluss an die Blutversorgung durch mikrochir. Gefäßnähte nach Abtrennen von der Entnahme- u. Übertragung auf die Empfängerstelle.

Haut|leishmaniase (-iasis*) *f*: syn. kutane Leishmaniase; s. Leishmaniasen.

Haut|leisten: (engl.) *epidermal ridges*; Tastleisten, Papillarleisten, Dermatoglyphen; Leistenmuster an Hautpartien (Fingerbeeren, Handflächen, Fußsohlen), die dem Druck ausgesetzt sind; bestehen aus feinen Rillen, an deren Kämmen die Schweißporen liegen. Die Form der H. ist erbl. determiniert.

Haut|milz|brand: s. Milzbrand.

Haut|nabel: s. Nabelanomalien.

Haut|naht: s. Nahtmethoden.

Haut|ödem (Ödem*) *n*: Anasarka*.

Haut|pilze: s. Dermatophyten; Hefen; Schimmelpilze.

Haut|pilz|erkrankung: s. Dermatomykose.

Haut|plastik (-plastik*) *f*: Hautlappen*.

Haut|re|flexe (Reflekt-*) *m pl*: (engl.) *skin reflexes*; durch Hautreizung verursachte polysynaptische Reflexe*; von Bedeutung in der klin. Praxis sind der Bauchhautreflex u. der Kremasterreflex; s. Reflexe (Tab. 2).

Haut|sarkom (Sark-*; -om*) *n*: (engl.) *cutaneous sarcoma*; von kutanem od. subkutanem Gewebe ausgehende maligne mesenchymale Neubildung; entspr. dem histol. Aufbau als Hämangiosarkom*, Kaposi*-Sarkom, Dermatofibrosarcoma* protuberans, malignes Fibrohistiozytom, Fibrosarkom, Leiomyosarkom, Liposarkom od. Neurofibrosarkom. Vgl. Weichteilsarkom.

Haut-Schleim|haut-Leishmaniase, süd|amerikanische (-iasis*) *f*: syn. mukokutane Leishmaniase; s. Leishmaniasen.

Haut|schnitt: s. Schnittführung.

Haut, seröse: (engl.) *serous membrane*; Serosa, Tunica serosa; aus einer bindegewebigen Lamina propria u. einschichtigem Plattenepithel (Mesothel*) bestehende Struktur: Peritoneum, Perikard, Pleura.

Haut|spalt|linien: (engl.) *Langer's lines*; Linea distractiones; Langer*-Linien.

Haut|testung: (engl.) *skin test*; Prüfung der spezif. Sensibilisierung eines Organismus durch Applikation von Antigenen auf od. in die Haut; **Verf.:** 1. Nachw. einer IgE-vermittelten Sensibilisierung vom Soforttyp (Typ I) durch Reibtest*, Scratch*-Test, Prick*-Test, Intrakutantest*; 2. Nachw. einer durch spezifische T-Lymphozyten vermittelten Sensibilisierung vom Spättyp (Typ IV) durch Epikutantest*, ROAT* od. Spätablesung (48 od. 72 Std.) beim Intrakutantest.

Haut|trans|plantat (Transplantat*) *n*: (engl.) *skin graft*; vollständig aus der Spenderstelle gelöstes Hautareal ohne Unterhautfettgewebe zur op. Deckung eines oberflächl. Hautdefekts mit gut durchblutetem Wundgrund; **Formen:** 1. **Spalthauttransplantat:** Epidermis mit versch. dicken Schichten des Koriums (je nach Körperteil 0,2–0,5 mm); Entnahme mit Dermatom, spez. Messer bzw. Skalpell an ebenem (od. durch Unterspritzung von physiol. Kochsalzlösung geebneten) Hautareal (z. B. Außenseite des Oberschenkels); Fixierung durch Nähte u. leichte Kompression; Entnahmestelle heilt durch spontane Epithelisierung; Sonderform: Meshgraft*; 2. **Vollhauttransplantat:** gesamte Hautdicke ohne Unterhautfettgewebe zur Deckung asept. Hautwunden (z. B. nach Narbenexzision); Entnahme mit Skalpell u. sofortiger Verschluss der Entnahmestelle durch direkte Hautnaht od. Spalthaut; Vorteil: kosmetisch günstiges Ergebnis, keine Schrumpfungsneigung; 3. **Reverdin-Transplantat:** Übertragung kleinster Epidermisinseln auf granulierende Wundflächen; Anw. nur bei infizierten Wunden, die anders nicht gedeckt werden können; nicht empfehlenswert, da kosmetisch ungünstige Ergebnisse an Spender- u. Empfängerstelle. Vgl. Hautlappen.

Haut|tuberkulose (Tuberkel*; -osis*) *f*: Tuberculosis* cutis.

Haut|tumoren (Tumor*) *m pl*: (engl.) *skin tumors*; allg. Bez. für benigne, prämaligne u. maligne Neubildungen, ausgehend von allen Strukturen der Haut u. den Hautanhangsgebilden; vgl. Hautkrebs, Nävus.

HAV: Abk. für **H**epatitis-**A**-**V**irus; s. Hepatitis-Viren.

Haverhill-Fieber: s. Rattenbisskrankheit.

Havers-Falten (Clopton H., Anat., London, 1650–1702): (engl.) *haversian folds*; Plicae synoviales von Gelenkkapseln.

Havers-Kanäle (↑): (engl.) *haversian canals*; den Knochen in Längsrichtung durchlaufende Gefäßkanälchen, die von konzentrischen Knochenlamellen umgeben sind; vgl. Volkmann-Kanäle.

Hayashi-Mitsuda-Re|ak̲tio̲n̲ (Harvo H., Pharmak., Fukuoka, Tokio, geb. 1874; Kensuke M., Arzt, Japan, 1876–1964) *f*: Spätreaktion beim Lepromintest*.

Hb: Abk. für **H**ämoglobin*.

HbA: Abk. für **a**dultes **H**ämoglobin*; vgl. Glykohämoglobine.

HbC: s. Hämoglobinopathien, Hämoglobin-C-Krankheit.

HBcAg: Abk. für **H**epatitis-**B**-**c**ore-**A**nti**g**en; s. Hepatitis-Viren.

HBc-Antikörper: Kurzbez. für Antikörper gegen Hepatitis-B-core-Antigen; (engl.) *anti-HBc*; anti-HBc; Durchseuchungsmarker nach ausgestandener od. chronisch gewordener Infektion; s. Hepatitis-Viren.

HbD: s. Hämoglobinopathien.

Hb_E: Abk. für **H**ämoglo**b**ingehalt des **E**rythrozyten; s. MCH.

HBeAg: Abk. für **H**epatitis-**B**-**e**-**A**nti**g**en; Aktivitätsmarker bei HBsAg*-positiven Pat.; s. Hepatitis-Viren.

HBe-Anti|körper: Kurzbez. für Antikörper gegen Hepatitis-B-e-Antigen; (engl.) *anti-HBe*; anti-HBe; Aktivitätsmarker bei HBsAg*-positiven Pat.; s. Hepatitis-Viren.

HbF: Abk. für fetales Hämoglobin*.

H.-B.-G.-Syn|drom *n*: Kurzbez. für Hypoparathyroid*-Biermer-Gonadendysgenesie-Syndrom.

HbH: s. Hämoglobinopathien.

Hb-Köln: s. Hämoglobinopathien.

Hb-Memphis: s. Hämoglobinopathien.

HbO₂: Abk. für Oxyhämoglobin; s. Hämoglobin.

HBO-Kammer: Kurzbez. für Überdruckkammer* zur **h**yper**b**aren **O**xygenierung; s. Sauerstoff-Überdrucktherapie.

HbS: Kurzbez. für **S**ichelzellenhämoglobin; s. Hämoglobinopathien; Sichelzellenanämie.

HBsAg: Abk. für **H**epatitis-**B**-**s**urface-**A**nti**g**en; frühere Bez. Australia-Antigen; Infektionsmarker für Infektion mit Hepatitis-B-Virus; s. Hepatitis-Viren.

HBs-Anti|körper: Kurzbez. für Antikörper gegen Hepatitis-B-surface-Antigen; (engl.) *anti-HBs*; anti-HBs; Immunitätsmarker nach ausgestandener Infektion mit Hepatitis-B-Virus, Immunglobulingabe od. aktiver Impfung; s. Hepatitis-Viren; Hepatitis B-Vakzine.

HbS-HbC-Krankheit: s. Hämoglobin-S-C-Krankheit.

HBV: Abk. für **H**epatitis-**B**-**V**irus; s. Hepatitis-Viren.

Hb-Zürich: s. Hämoglobinopathien.

HC: Abk. für (engl.) *hazardous concentration*; die Konz. eines Stoffes in Luft, Wasser od. Boden ab der er als schädl. (tox.) für seine Umwelt anzusehen ist

HCG: Abk. für (engl.) *human chorionic gonadotropine*, humanes Choriongonadotropin; Proteohormon (M_r 37 000), das zunächst von der Blastozyste u. später von Synzytiotrophoblasten der Plazenta gebildet u. pulsatil sezerniert wird (Maximum im 2.–3. Schwangerschaftsmonat); biol. Halbwertzeit 8 Std.; **Aufbau:** besteht aus einer unspezif. α-Untereinheit (ident. mit denjenigen von FSH*, LH* u. TSH*) u. einer spezif. β-Untereinheit (Beta*-HCG); **Funktion:** Stimulation der Progesteronsekretion des Corpus* luteum in der Schwangerschaft, bis diese von der Plazenta übernommen wird (sog. luteoplazentarer Shift); thyreotrope Wirkung; Hemmung der Prostaglandinsynthese im Endometrium; Stimulation der Leydig*-Zwischenzellen des fetalen Hodens u. Regulation der Testosteronproduktion; Aktivierung der fetalen Nebennierenrinde; **Anw.: 1.** (diagn.) der qualitative immun. Nachw. im Harn dient als Schwangerschaftstest*; erhöhte HCG-Werte im Blut bei Mehrlingsschwangerschaft, Blasenmole* u. Chorionkarzinom*, evtl. verminderte Werte bei drohendem Abort, Extrauteringravidität*, drohender Frühgeburt, intrauterinem Fruchttod od. hypertensiver Schwangerschaftserkrankung*; als Tumormarker* bei HCG-bildenden Tumoren (Chorion-, Embryonal- u. Teratokarzinom). **2.** (therap.) i. R. der Sterilitätsbehandlung der Frau; beim Mann bei hypogonadotropem Hypogonadismus*, Maldescensus* testis u. Sterilität*. Vgl. Plazentahormone.

HCG-Test *m*: Abk. für (engl.) *human chorionic gonadotropine*; syn. Leydigzell-Funktionstest; Verf. zur DD von primärem u. sekundärem Hypogonadismus* bzw. von Anorchie* u. Maldescensus* testis bei erniedrigter Androgenkonzentration im Blut sowie zur Beurteilung der Hodenfunktionsreserve bei der Testosteronbiosynthese u. zum Nachw. von Testisgewebe bei Intersexualität; **Prinzip:** Bestimmung der Testosteronkonzentration vor u. 48 u. 72 Std. nach i. m. Injektion von HCG zur Stimulation der Leydig*-Zwischenzellen; physiol.: Anstieg der Testosteronkonzentration im Blut um das 1,5- bis 2,5-fache des Basalwerts; **Auswertung:** bei beidseitiger Anorchie* fehlender, bei Maldescensus* testis verminderter u. bei sekundärem Hypogonadismus normaler Testosteronanstieg. Vgl. Leydigzell-Insuffizienz.

H-chain disease (engl.): s. Schwerkettenkrankheit.

HCl: chem. Formel für Chlorwasserstoff*; s. Salzsäure.

H₂CO₃: chem. Formel für Kohlensäure*.

HCS: Abk. für (engl.) *human chorionic somatotropine*; s. HPL.

HCT: Abk. für **h**umanes **C**horionthyreotropin; (engl.) *human chorionic thyrotropin*; plazentares Proteohormon (Glykoprotein) mit thyreotroper Wirkung u. noch unklarer physiol. Bedeutung (evtl. Förderung der embryonalen Entw. der Schilddrüse*).

HCV: Abk. für **H**epatitis-**C**-**V**irus; s. Hepatitis-Viren.

HD: (radiol.) Abk. für **H**erd**d**osis; s. Referenzdosis.

HDAC: Abk. für **H**iston**d**e**ac**etylasen*.

HDC: Abk. für (engl.) *human diploid cells*; Vermehrungssubstrat für ein Tollwut- (Pitman-Moore-Stamm) u. a. Impfviren ; vgl. Tollwut-Virus.

HDL: Abk. für (engl.) *high density lipoproteins*; Lipoproteine* hoher Dichte (1,063–1,210 g/ml) der Alpha-1-Globulinfraktion (s. Plasmaproteine), die in Leber u. Darmmukosa gebildet (HDL_1) u. im Blut in HDL_2 umgewandelt werden; HDL bestehen zu ca. 50 % aus Apolipoproteinen* u. zu ca. 50 % aus Cholesterol* u. Phospholipiden*. **Funktion:** Transport von Cholesterol aus peripheren Zellen in die Leber; dazu wird freies Cholesterol unter Katalyse der LCAT* mit einem Acylrest von Lecithin verestert (HDL_3); erhöhtem HDL wird ein protektiver Effekt bzgl. des Arterioskleroserisikos zugeschrieben. Vgl. Hyperlipoproteinämien, Cholesterol.

HDV: Abk. für **H**epatitis-**D**-**V**irus; s. Hepatitis-Viren.

He: (chem.) Symbol für Helium*.

Head|gear (engl. Kopfvorrichtung): kieferorthop. Behandlungsmittel zur Ausübung einer distalisierenden Kraft auf die Molaren insbes. des Oberkiefers; herausnehmbarer Drahtbogen, der intraoral an den Molaren, extraoral im Nacken (cervical pull) od. am Hinterkopf (occipital pull) verankert ist (s. Abb.); **Anw.:** meist i. R. einer Ther. mit Multibandapparatur* zum Halten der Molaren od. des Oberkiefers am Ort u. zum Distalisieren der Molaren bei Korrektur eines Distalbisses* (Angle-Klasse II).

Head-Zonen

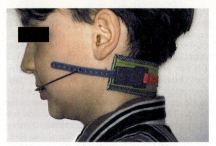

Headgear [116]

Head-Zonen (Sir Henry H., Neurol., London, 1861–1940; Zona*) *f pl*: (engl.) *Head's zones*; Hautareale, in denen bei Erkr. innerer Organe Hyperästhesie u. Hyperalgesie (als viszerokutane Reflexe*) auftreten können u. die in ihrer Ausdehnung dem Dermatom* entsprechen, das aus demselben spinalen Segment* innerviert wird wie das erkrankte Organ (s. Abb.); z. B. in die Innenseite des Oberarms (C 8, Th 1) ausstrahlende Schmerzen bei koronarer Herzkrankheit*.

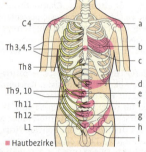

Head-Zonen: segmentale Versorgung einiger innerer Organe (links) u. Hautbezirke, in denen bei Erkrankung dieser Organe durch viszerokutane Reflexe Hyperästhesie u. Hyperalgesie auftreten können; a: Zwerchfell (C 4); b: Herz (C 8, Th 1); c: Speiseröhre (Th 4, Th 5); d: Magen (Th 8); e: Leber u. Gallenblase (Th 8–Th 11); f: Dünndarm (Th 10); g: Dickdarm (Th 11–L 1); h: Harnblase (Th 11–L 1); i: Niere u. Hoden (Th 10–L 1)

Health Technology Assessment: Abk. HTA; wissenschaftliche, praxisorientierte u. multidisziplinär durchgeführte Untersuchung u. Bewertung der kurz- u. langfristigen Konsequenzen des Einsatzes od. der Anw. von insbes. neuen Technologien, z. B. zur Feststellung, Heilung, Linderung od. Prävention von Krankheiten mit Methoden der evidenzbasierten Medizin*; untersucht werden versch. Aspekte; bewertet wird Sicherheit einer Technologie (für Pat. u. Anwender), ihre med. Wirksamkeit (unter Studien- u. Alltagsbedingungen), ihr Entwicklungs- u. Diffusionsstand sowie organisator. Einbettung in das Versorgungssystem, ihre psychosozialen Konsequenzen u. ihre rechtlichen, ethischen u. ökonom. Implikationen. **HTA-Bericht** ist formeller Abschluss eines HTA.
Heavy chain disease (engl.): s. Schwerkettenkrankheit.
Heavy chains (engl.): schwere Ketten; s. Immunglobuline.
Hebamme: (engl.) *midwife*; nichtärztliche Geburtshelferin; männl. nichtärztliche Geburtshelfer werden als **Entbindungspfleger** bezeichnet; **Aufgabe:** Schwangerschaftsbetreuung u. -beratung, Geburtsvorbereitung u. Geburtshilfe, Nachsorge von Wöchnerinnen u. Neugeborenen in den ersten 10 Tagen nach der Geburt, Beratung von Müttern zur Säuglingspflege u. -ernährung i. R. der Hebammenhilfe*; nach Hebammengesetz (HebG) ist der Arzt zur Hinzuziehung einer H. bei der Entbindung verpflichtet (§ 4 Abs. 1 Satz 2 HebG); die zu leistende Geburtshilfe umfasst Überwachung des Geburtsvorgangs von Beginn der Wehen an sowie Hilfe bei der Geburt*; **Ausbildung:** 3-jährig an Berufsfachschulen; geregelt im „Gesetz über den Beruf der Hebamme u. des Entbindungspflegers" (Hebammengesetz, HebG) sowie durch die Ausbildungs- u. Prüfungsordnung für H. u. Entbindungspfleger (HebAPrV); Berufsausbildung u. Prüfung, Zulassung u. Ausübung werden vornehmlich nach Bundes-, z. T. auch nach Landesrecht durch sog. Hebammendienstordnungen geregelt.
Hebammen|hilfe: (engl.) *midwifery benefit*; Bestandteil der Mutterschaftshilfe* (§§ 195, 196 RVO); umfasst Schwangerenvorsorge*, Schwangerenbetreuung, Geburtsvorbereitung u. -hilfe sowie Überwachung des Wochenbettverlaufs einschließl. der Beratung u. Versorgung der Wöchnerin u. des Neugeborenen durch eine Hebamme* bzw. einen Entbindungspfleger.
Hebe|phrenie (gr. ἥβη Jugend; φρήν, φρενός Geist) *f*: (engl.) *hebephrenia*; Bez. für hebephrene Schizophrenie*.
Heberden-Poly|arthrose (William H., Arzt, London, 1710–1801; Poly-*; Arthr-*; -osis*) *f*: (engl.) *Heberden's polyarthrosis*; genet. bedingte Osteoarthrose (geschlechtsgebunden-dominanter Erbgang) mit bevorzugtem Befall der distalen Interphalangealgelenke der dreigliedrigen Finger; gehäuft bei Frauen (m : w = 1 : 10); **Sympt.:** charakterist. Heberden-Knoten: erbsengroße, knorpelig-knöcherne Verdickungen (zystenähnl., gefüllt mit Hyaluronsäure) an den Dorsalseiten dieser Gelenke (s. Abb.); vgl. Bouchard-Arthrose.

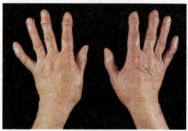

Heberden-Polyarthrose: Verdickung der distalen Interphalangealgelenke [65]

Heber|drainage (Drainage*) *f*: (engl.) *siphon drainage*; Drainage* unter Ausnutzung eines hydrostat. Druckgefälles; z. B. Bülau*-Drainage. Vgl. Saugdrainage.

Heck-Krankheit (John W. H., amerikan. Dentist, geb. 1923): fokale epitheliale Hyperplasie*.
Hederae helicis folium *f pl*: s. Efeublätter.
Hedinger-Syn|drom *n*: s. Karzinoidsyndrom.
Heerfordt-Syn|drom (Christian F. H., Ophth., Kopenhagen, 1871–1953) *n*: (engl.) *Heerfordt's disease*; syn. Febris uveoparotidea; chron. Entz. der Parotis u. der Tränendrüse mit Iridozyklitis*, evtl. Hirnnervenausfälle (insbes. N. facialis u. N. oculomotorius) bei länger anhaltenden subfebrilen Temperaturen; fakultativ Entz. der Mamma u. der Gonaden; Manifestationsform der Sarkoidose*.
HE-Färbung: Kurzbez. für Hämalaun*-Eosin-Färbung.
Hefe|mykosen (Myk-*; -osis*) *f pl*: s. Hefen; Mykosen.
Hefen: 1. (engl.) *yeasts*; (pharmaz.) Faex; s. Faex medicinalis; **2.** (mykolog.) einzellige Pilze, die sich vegetativ durch Sprossung od. Spaltung vermehren; **Einteilung:** gehören taxonom. unterschiedl. Klassen an (s. Fungi, Fungi imperfecti). In der Klasse der Endomycetes werden perfekte, askogene H. zusammengefasst, die zur sexuellen Vermehrung mit Bildung von Asken* u. Askosporen* (Ascomycetenhefen) befähigt sind u. von den anaskogenen, imperfekten H. unterschieden werden, die in den Familien Cryptococcaceae u. Sporobolomycetaceae zusammengefasst sind. Unter diesen sind humanpathogene Arten von Candida*, Trichosporon* sowie Cryptococcus* neoformans zu finden. Verw.: Viele H. vergären unter anaeroben Bedingungen Zucker zu Alkohol, z. B. Saccharomyces cerevisiae. In der Industrie werden H. zur Herstellung von Bier, Wein, als Backhefe u. Futterhefe eingesetzt. Manche, v. a. Saccharomyces cerevisiae, sind zu wichtigen Labor-Organismen für die genet. Forschung geworden. Vgl. Mykosen.
Hegar-Stift (Alfred H., Gyn., Freiburg, 1830–1914): (engl.) *Hegar's dilator*; leicht gekrümmter Stift aus Metall mit konischer Spitze u. unterschiedl. Durchmessern zur schrittweisen Aufdehnung des Gebärmutterkanals, der Harnröhre u. von Analstenosen od. zur Prüfung von Klappendurchmessern bei Herzoperationen; vgl. Bougierung; Laminariastift.
Hegar-Zeichen (↑): (engl.) *Hegar's sign*; bei Betastung des Gebärmutterhalses feststellbares Schwangerschaftszeichen* (besonders weicher u. leicht zusammendrückbarer Isthmusbereich im 2.–3. Monat).
Hegemann-Syn|drom (Gerd H., Chir., Erlangen, geb. 1912) *n*: asept. Epiphyseonekrose im Bereich des Ellenbogengelenks (Capitulum humeri, Capitulum radii, Trochlea humeri) mit Spongiosaverdichtung u. Verschmälerung der Epiphyse; vgl. Panner-Krankheit, Knochennekrosen, aseptische.
Hegglin-An|omalie (Robert M. P. H., Int., Zürich, 1907–1970; Anomalie*) *f*: s. Makrothrombozytopenie, MYH9-assoziierte.
Hegglin-Fanconi-Syn|drom (↑; Robert M. P. H., Int., Zürich, 1907–1970; Guido F., Schweizer Päd., 1892–1979) *n*: s. Fanconi-Hegglin-Syndrom.
Heiberg-Esmarch-Hand|griff (Jacob H., Chir., Oslo, 1843–1888): s. Esmarch-Heiberg-Handgriff.
Heidel|beere: (engl.) *bilberry*; Vaccinium myrtillus; Pflanze aus der Fam. der Heidekrautgewächse, deren Früchte (Myrtilli fructus) Catechingerbstoffe, Anthocyanoside, organische Säuren u. Flavonolglykoside enthalten; **Verw.:** als Adstringens* bei unspezif., akuten Durchfallerkrankungen sowie leichten Entz. der Mund- u. Rachenschleimhaut.
Heidelberger Kapsel: (engl.) *Heidelberg capsule*; Endoradiosonde; nicht mehr gebräuchl. verschluckbarer Hochfrequenzsender zur elektron. Säurewert-(pH-)Messung im Magen-Darm-Trakt.
Heidelberger-Kurve: s. Präzipitationsreaktion (Abb. dort).
Heidelberger Lagerung: (engl.) *Heidelberger position*; Bauchlage des Pat. mit gespreizten, im Knie- u. Hüftgelenk gebeugten (90°) Beinen bei diagn. u. op. Eingriffen an Anus u. Rektum; vgl. Mason-Operation.
Heidenhain-Färbung (Martin H., Anat., Tübingen, Würzburg, 1864–1949): (engl.) *Heidenhain's staining*; Verf. zur Färbung histol. Präparate; **Formen: 1.** Hämatoxylin-Färbung: Chromatin, Mitochondrien u. Zentrosom tiefschwarz; Zytoplasma gelblich; vgl. Eisen-Hämatoxylin-Färbung; **2.** Azan-Färbung (Azokarmin-Anilinblau-Orange): Chromatin rot, Zytoplasma rosa, Bindegewebefasern u. Schleim blau.
Heidenhain-Syn|drom (Adolf H., Neurol., Tübingen) *n*: Variante der Creutzfeldt*-Jakob-Krankheit (ca. 20 % aller Fälle) mit zentralen Sehstörungen durch Befall v. a. des Okzipitallappens des Großhirns.
Heil|berufe|ausweis, elektronischer: (engl.) *Health Professional Card (Abk. HPC)*; Abk. HBA; Chipkarte mit visueller Ausweisfunktion zur Authentifizierung von Angehörigen med. Berufe; autorisiert (ggf. mit gestaffelter Zugangsberechtigung) den Zugang zu digitalen Kommunikationsformen untereinander u. den Abruf von Informationen über einen Pat. aus med. Datenbanken od. aus der elektronischen Gesundheitskarte* u. gewährleistet über die digitale Signatur eine gesicherte Übermittlung patientenrelevanter Daten. Sonderform: elektronischer Arztausweis. Vgl. E-Health, Rezept.
Heil|erde: (engl.) *healing earth*; terrestr. Peloid* in wechselnder Zusammensetzung; **Anw.:** in Breiform äußerl. (als Packung) od. innerlich.
Heil|gymnastik *f*: s. Physiotherapie.
Heil|hilfs|berufe: (engl.) *medical assisting profession*; syn. Gesundheitsfachberufe, medizinische Assistenzberufe; Sammelbez. für die ärztl. Leistungserbringung mitwirkenden nichtakademischen bzw. nichtärztlichen Heilberufe mit staatl. geregelter Ausbildung (z. B. medizinisch-technischer Assistent, medizinisch-technischer Radiologieassistent, operationstechnischer Assistent, Podologe, Rettungsassistent, Zytologieassistent). Angehörigen der H. ist die heilende od. krankheitslindernde Tätigkeit am Pat. nur aufgrund ärztl. Anordnung od. Verschreibung erlaubt. Die früher dazu geordneten u. im KrPflG u. AltenPflG geregelten Pflegeberufe* haben eigenverantwortl. Aufgaben u. sind nur in Teilen von ärztl. Anordnungen abhängig; sie sind den **Heilberufen** zuzuordnen. Dies gilt ebenso für die Hebammen*, die über gesetzl. geregelte Vorbehaltsaufgaben verfügen. Vgl. Assistenzberufe, medizinisch-technische.

Heil|klima (gr. κλῖμα Gegend, Landstrich) *n*: (engl.) *favourable climate*; besondere atmosphär. Bedingungen, die durch schonende od. anregende Reize kurative od. präventive (vgl. Abhärtung) Anpassungsreaktionen menschl. Funktionssysteme vermitteln, z. B. Meeresküsten-, Mittelgebirgs- u. Hochgebirgsklima; biotrop wirken bes. thermische, hygrische, photoaktinische u. luftchem. Wetterfaktoren sowie der Höhenreiz (Sauerstoffpartialdruck); typ. Merkmale sind u. a. hohe Luftreinheit, geringe zirkadiane Temperaturschwankungen (Mittelgebirge), Abwesenheit von Allergenen (ab ca. 2000 m); seltenes Vorkommen von Nebel u. Inversionswetterlagen (oberhalb 300 m). Vgl. Klimatherapie.

Heil|kunde: ausgeübte Medizin*.

Heil|mittel: (engl.) *drugs*; in der Sozialversicherung* solche Mittel zur Behandlung von Krankheiten, die (im Gegensatz zu Arzneimitteln*) v. a. äußerl. angewendet werden (Definition der Gesetzlichen Krankenversicherung), ferner alle ärztl. verordneten Dienstleistungen, die einem Heilzweck dienen od. einen Heilerfolg sichern u. nur von entspr. ausgebildetem Personenkreis erbracht werden dürfen (Definition der Gesetzlichen Unfallversicherung, § 30 SGB VII); z. B. Maßnahmen der physik. u. der Sprach- u. Ergotherapie. Bei der Verordnung von Heilmitteln zu Lasten der GKV durch Vertragsärzte sind die Heilmittel-Richtlinien des Gemeinsamen Bundesausschusses zu beachten. Vgl. Hilfsmittel.

Heil|nahrung: (engl.) *therapeutic diet*; bei der Behandlung von Enteritiden* eingesetzte Säuglingsnahrung, die sich v. a. durch niedrige Osmolalität, teilweise veränderte Proteinanteile (Proteinhydrolysate, Zusatz von Aminosäuren), verminderten Fettgehalt u. Bevorzugung von mittelkettigen Triglyceriden sowie durch Laktosearmut u. Fehlen anderer Disaccharide sowie Anreicherung mit Ballaststoffen (meist auch Glutenfreiheit) auszeichnet.

Heil|phase, lympho|zytär-eosino|phile (Phase*) *f*: s. Leukozyten.

Heil|praktiker: (engl.) *non-medical practitioner*; geschützte Bez. für Personen, die die Heilkunde ohne ärztl. Approbation berufsmäßig mit staatl. Erlaubnis ausüben; Rechtsgrundlage ist das Heilpraktikergesetz (Abk. HeilprG) vom 17.2.1939 in der Fassung vom 2.3.1974 (BGBl. S. 469), zuletzt geändert durch Gesetz vom 23.10.2001 (BGBl. I 2702) u. der entsprechenden Durchführungsverordnung vom 18.2.1939 (RGBl. I S. 259), zuletzt geändert durch Verordnung vom 14.12.2002 (BGBl. I S. 4456). Die gleichzeitige Heilkundeausübung als Arzt u. H. ist unzulässig; die Berufsordnungen verbieten darüber hinaus das Zusammenwirken von Arzt u. H. Grundsätzlich darf der H. alle Behandlungs- u. Untersuchungsmethoden ausführen; ausgenommen sind insbes. die Behandlung übertragbarer Krankheiten (Infektionsschutzgesetz*), Geburtshilfe (Hebammengesetz), Organentnahme (Transplantationsgesetz*), Leichenschau, die Verordnung von verschreibungspflichtigen Arzneimitteln u. Betäubungsmitteln u. die eigenverantwortl. Anw. von Röntgenstrahlen (Röntgenverordnung*). Der H. hat bei Anwendung ärztl. (insbes. invasiver) Methoden grundsätzl. dieselben Sorgfaltsanforderungen zu erfüllen wie ein Arzt; Aufklärungspflicht* u. Dokumentationspflicht* bestehen auch für ihn. **Ausbildung:** Heilpraktikerschulen bereiten auf die Prüfung nach dem Heilpraktikergesetz bzw. die eingeschränkte Heilpraktikerprüfung für Psychotherapie vor (i. d. R. am zuständigen Gesundheitsamt).

Heilung: (engl.) *cure*; Curatio; vollständige (Restitutio ad integrum) od. nur teilweise (Defektheilung) Wiederherstellung der Gesundheit (bzw. des Ausgangszustands) nach einer Erkrankung; vgl. Remission; Rezidiv; Wundheilung.

Heil|verfahren, alternative: (engl.) *alternative medical treatments*; Sammelbez. für Therapieformen, die alternativ od. ergänzend zur Schulmedizin als Behandlungsmethoden gelten u. sich u. a. durch folgende Ansprüche auszeichnen: 1. Behandlung des gesamten Organismus vor Behandlung einzelner gestörter Organfunktionen; 2. Förderung von Selbstheilungstendenzen vor exogen (z. B. pharmak.) induzierter Sanierung erkrankter Systeme; 3. Unschädlichkeit der Therapie; 4. Maß für den Therapieerfolg ist ganz wesentlich die subjektive Befindlichkeit des Patienten. Zu den a. H. gehören Medizinsysteme wie Homöopathie*, Anthroposophische Medizin, TCM u. weitere wissenschaftl. anerkannte Naturheilverfahren o. Formen der (Auto-)Suggestionsbehandlung, z. B. Hypnose*, Autogenes* Training sowie paramedizinische Verfahren; i. w. S. auch Methoden, deren zugrunde liegende Konzepte wissenschaftl. nicht od. nur in Ansätzen erklärt werden können (s. Erfahrungsheilkunde). Vgl. Naturheilkunde.

Heil|versuch, individueller: (engl.) *individual therapeutic attempt*; auf den Einzelfall beschränkter Heilversuch (z. B. Off*-Label-Use) bei Therapieresistenz gegenüber den üblicherweise eingesetzten Behandlungsmethoden; setzt Nutzen-Risiko-Abwägung auf Basis wissenschaftl. Erkenntnis mit günstigem Ergebnis voraus; der Arzt übernimmt Verantwortung für eventuelle Folgen aus der Anwendung der nicht zugelassenen Therapie.

Heil|wasser: (engl.) *medicinal mineral water*; zu Bädern, Trinkkuren u. Inhalationen genutztes natürl. Quellwasser, das sich von gewöhnl. Süßwasser durch einen Mindestgehalt an gelösten Mineralien (Chlorid-, Hydrogencarbonat-, Sulfatquellen), anderen Elementen od. Verbindungen (Eisen, Arsen, Iod, Fluor, Schwefel, Radium, Radon, Kohlensäure) od. eine höhere Temperatur (Therme*) unterscheidet; vgl. Balneotherapie.

Heimlich-Hand|griff (Henry J. H., amerikan. Chir., geb. 1920): (engl.) *Heimlich maneuver*; Verf. zur manuellen abrupten Erhöhung des intrathorakalen Drucks in oraler Richtung als Ultima Ratio bei Erstickungsgefahr durch Fremdkörperaspiration* bzw. Bolusobstruktion*; **Formen:** 1. Bei stehendem od. sitzendem Pat. umfasst der Helfer von hinten den Betroffenen; die Hände werden im Epigastrium verschränkt (s. Abb.); es erfolgen ein od. mehrere kräftige Druckstöße in Richtung Zwerchfell. 2. Bei liegendem (bewusstlosem) Pat. kniet der Helfer mit gespreizten Beinen über dem Betroffenen, setzt die übereinander gelegten Hän-

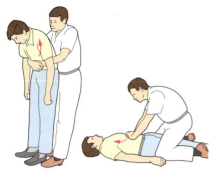

Heimlich-Handgriff: Durchführung beim stehenden u. beim liegenden Patienten

de im Epigastrium auf u. drückt kräftig in Richtung Zwerchfell (s. Abb.). **Kompl.:** innere Verletzungen (Magen-, Leber-, Milzruptur), Regurgitation; deshalb immer klin. Nachuntersuchung erforderlich.

Heimlich-Ventil (↑) *n*: (engl.) *Heimlich's valve*; sog. Einwegflatterventil; Ventil zur exspirator. Entfernung von Luft od. Sekreten aus der Pleurahöhle (inspiratorisch verschlossen); vgl. Thoraxdrainage; Tiegel-Ventil.

Heine-Medin-Krankheit (Jacob von H., Orthop., Bad Cannstadt, 1800–1879; Karl O. M., Päd., Stockholm, 1847–1928): s. Poliomyelitis.

Heinz-Innen|körperchen (Robert H., Pharmak., Erlangen, München, 1865–1924): (engl.) *Heinz granule*; syn. Heinz-Körper, Heinz-Ehrlich-Körper, Heinz-Blaukörper, Innenkörper; in Erythrozyten vorhandenes, oxidativ denaturiertes Hämoglobin, kann als dunkelblaue, exzentrisch liegende, 0,3–2,0 μm große Farbkugeln durch Spezialfärbung (s. Abb.) sichtbar gemacht werden; **Vork.:** einige Erythrozytenenzymopathien (z. B. Glukose-6-Phosphatdehydrogenase- u. Glutathionsynthetase-Mangel), Hämoglobinopathien mit instabilem Hämoglobin (in >50% der Erythrozyten, z. B. Hämoglobin-Köln-Krankheit, bes. nach Splenektomie), bestimmte zu Methämoglobinämie führende Intoxikationen (durch Phenylhydracin, Anilin, aromat. Nitroverbindungen), hereditäre Heinz-Körper-Anämie u. nach Splenektomie.

Heiserkeit: s. Dysphonie.
Heiß|hunger: Bulimie*.

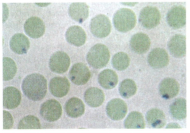

Heinz-Innenkörperchen: Brillantkresylblau-Färbung; Blutausstrich [57]

Helicobacter pylori

Heiß|luft|bad: (engl.) *hot-air bath*; trockene Heißluftbehandlung als Vollbad (finnisches Bad, Sauna) od. als Teilbad mit Heißluftduschen (Lufttemperatur 70–90 °C); **Ind.:** Gelenkkontrakturen, Arthrose, Muskelverspannungen; **Kontraind.:** (relativ) Herzinsuffizienz, Kachexie; Hyperthyreose. Vgl. Dampfbad.

Heiß|luft|sterilisator (lat. *sterilis* unfruchtbar) *m*: (engl.) *hot-air sterilizer*; Gerät zur Sterilisation* durch Heißluft bei 180 °C für 30 Min.; gereinigtes bzw. desinfiziertes u. trockenes Sterilisiergut im Sterilisierbehälter muss dabei ungehindert von der Luft umströmt werden

Heister-Klappe (Lorenz H., Anat., Chir., Altdorf, Helmstedt, 1683–1758): (engl.) *Heister's valve*; Plica spiralis; Schleimhautfalte am Gallenblasenhals.

Hekto-: Abk. h; Dezimalvorsatz für den Faktor 10^2 vor einer Einheit; vgl. Einheiten (Tab. 3 dort).

HeLa-Zellen (Zelle*): (engl.) *HeLa cells*; Zellen von einem bes. stark wachsenden Zervixkarzinom*, die zu experimentellen Zwecken in vitro weiter gezüchtet werden; **Verw.:** Prüfung von Zytostatika* u. Stoffwechseluntersuchungen von Karzinomgewebe sowie Virusdiagnostik.

Held-Bündel (Hans H., Anat., Leipzig, 1866–1942): s. Tractus tectospinalis.

Held-Syn|apsen (↑; Synapse*) *fpl*: **1.** (engl.) *end-feet of Held*; (histol.) runde bis dreieckige synapt. Endfüßchen an Nervenzellen des ZNS; **2.** (engl.) *calyx of Held*; (neuroanat.) große glutamaterge Synapse im auditor. Bahnsystem des Hirnstamms (Synapsen an den Perikarya des medialen Kerns des Corpus trapezoideum); vgl. Hörbahn.

Heleidae (gr. ἕλιξ Windung; -id*) *fpl*: Ceratopogonidae*.

Helenin *n*: (engl.) *helenine*; Gemisch versch. Alantolactonderivate (Sesquiterpene) im ätherischen Öl des Rhizoms von Inula helenium (Alant); **Wirkung:** antibiotisch u. anthelminthisch, jedoch auch allergisierend (Kontaktekzeme).

Helico|bacter pylori (gr. ἕλιξ Windung; Bakt.-*) *m*: (engl.) *Helicobacter pylori*; Abk. Hp; gramnegatives, spiralig gekrümmtes, mikroaerophiles Bakterium mit lophotricher Begeißelung, das die Magenschleimhaut zw. den Oberflächenepithelien kolonisiert u. infiziert; mit Urease bildet H. p. aus Harnstoff Ammoniak u. neutralisiert so die Magensäure der unmittelbaren Umgebung. Mehrere genet. heterogene Stämme unterschiedl. Virulenz sind bekannt. **Pathogenitätsfaktoren:** interzelluläres Adhäsionsprotein (bewirkt Adhärenz an Zellen des Magenepithels); CAG A (Cytotoxin associated gene A), entscheidender Pathogenitätsfaktor (aktiviert intrazelluläre Signalkaskaden); Zytotoxin VacA (zerstört Epithelzellen); außerdem Katalasen, Phospholipasen, Mucinase, PAF u. Hitzeschockproteine; **Übertragung:** fäkal-oral, direkt od. durch kontaminierte Lebensmittel; bei sozial schwächeren Teilen der Bevölkerung weiter verbreitet, steigende Durchseuchung mit dem Alter; klonale Beziehungen der H. p.-Stämme innerh. Bevölkerungsgruppen; **Nachw.:** histol. in Biopsaten aus Antrum- u. Korpusschleimhaut, Kultur auf Anreicherungs- u. Selektivmedien unter mikroaeroben Bedingungen, Urease*-Schnelltest, nichtinvasiver Kohlenstoff*-13-Exhalationstest,

Helicotrema

Antikörperbestimmung im Serum (ELISA* od. Western*-Blotting-Methode); **klin. Bedeutung:** H. p. ist Err. der Gastritis* Typ B u. wesentl. ätiopathogenet. Faktor bei der Entstehung von Ulcus* ventriculi u. Ulcus* duodeni; es besteht eine pathogenet. Beziehung zw. einer H. p.-Besiedlung u. dem Auftreten von Magenkarzinom* u. gastralem MALT*-Lymphom. Vgl. Eradikationstherapie.

Helico|trema (↑; gr. τρῆμα Loch, Öffnung) *n*: (engl.) *helicotrema*; Schneckenloch; Verbindung zwischen Scala tympani u. Scala vestibuli an der Schneckenspitze.

Heliosis (gr. ἅλιος Sonne; -osis*) *f*: Sonnenstich; s. Hitzeschäden.

Helio|therapie: s. Lichttherapie.

Helium (↑) *n*: chem. Element, Symbol He, OZ 2, rel. Atommasse 4,003; nicht brennbares Edelgas, nach dem Wasserstoff leichtestes Gas; **Anw.:** wegen seiner sehr geringen Löslichkeit im Blutserum in Mischung mit 21 Vol.% Sauerstoff (sog. Taucherluft) zur Verhinderung von Luftembolien; in der Spirometrie zur Ermittlung des Residualvolumens.

Helix (gr. ἕλιξ Windung) *f*: Ohrleiste, äußerer Rand der Ohrmuschel; s. Ohr, äußeres (Abb. dort).

helko|gen (gr. ἕλκος Geschwür, -gen*): (engl.) *helcogenic*; aus einem Geschwür entstanden; z. B. Ulkuskarzinom.

Hell|a|daptation (Adaptation*) *f*: (engl.) *light adaptation*; Übergang zum Tag- od. photoptischen Sehen; Anpassung des Auges an Helligkeit mit Abnahme der Lichtempfindlichkeit (Anstieg der Reizschwelle) inf. Pupillenverengung, Übergang vom Stäbchen- zum Zapfensehen mit Abbau (Dissimilation) des Rhodopsins sowie abnehmender Konvergenz der Verschaltung in der Netzhaut; erfolgt schneller als Dunkeladaptation* (Alphaadaptation: ca. 0,05 Sek., folgende Betaadaptation: 6–7 Min.).

Heller-Operation (Ernst H., Chir., Leipzig, 1877–1964) *f*: **1.** (herzchir.) s. Kardiomyotomie; **2.** (thoraxchir.) s. Thorakoplastik.

Heller-Syn|drom (Theodor H., Heilpädagoge, Wien, 1869–1938) *n*: (engl.) *childhood disintegrative disorder*; syn. desintegrative Störung des Kindesalters; Dementia infantilis; nach dem 2. Lj. beginnende tief greifende Entwicklungsstörung mit Demenz* nach zunächst normaler Entwicklung; **Ätiol.:** unklar; **Klin.:** Verlust mentaler Fähigkeiten, Agitiertheit, Stereotypien bis zur völligen Kontakt- u. Beziehungslosigkeit; **DD:** genet. bedingte Stoffwechselanomalie, frühkindlicher Autismus*. Vgl. Behinderung, geistige.

Helligkeits-Scan (engl. *to scan* abtasten, absuchen) *m*: syn. B-Scan; s. Ultraschalldiagnostik.

Hellin-Regel (Dyoniszy H., poln. Pathol., 1867–1935): (engl.) *Hellin's rule*; gibt die natürl. Häufigkeit von Mehrlingsgeburten an (ohne die Erhöhung durch die moderne Reproduktionsmedizin); s. Tab.; vgl. Mehrlinge.

HELLP-Syn|drom *n*: (engl.) *HELLP syndrome*; seltene, gefährl. Variante der Präeklampsie (s. Schwangerschaftserkrankungen, hypertensive) mit Hämolyse (*hemolysis*), pathol. erhöhten Transaminasen- u. Bilirubinwerten (*elevated liver function test*) u. niedrigen Thrombozytenzahlen (*low platelet counts*); **Path.:** Endothelzellschädigung mit Vaso-

Hellin-Regel
Häufigkeit von Mehrlingsgeburten

Mehrlinge	Häufigkeit		
Zwillinge	1 : 85	=	1,18 %
Drillinge	$1 : 85^2$	=	0,013 %
Vierlinge	$1 : 85^3$	=	1 : 614 125
Fünflinge	$1 : 85^4$	=	1 : 52 200 625

konstriktion u. Aktivierung der intravasalen Gerinnung unter Bildung von Mikrothromben sowie hypox. Leberzellschädigung; **Sympt.:** Oberbauchbeschwerden, Druckschmerz im re. Oberbauch, Hypertonie* (fehlt bei 15 %), Proteinurie*, Ödeme*; **Ther.:** in Abhängigkeit von der Situation u. dem Schweregrad der Erkr. abwartendes Management zum Zeitgewinn u. Lungenreifeinduktion* od. sofortige Entbindung; **Progn.:** mütterl. Mortalität ca. 1 %, perinatale kindl. Mortalität <15 %; **DD:** thrombot.-thrombozytopen. Purpura, hämolyt.-uräm. Syndrom, akute Schwangerschaftsfettleber; ferner Gastroenteritis, Pyelonephritis*, Appendizitis*, Glomerulonephritis*, Cholezystitis*, Ulcus* ventriculi, Hepatitis.

Hell|zellen|akanthom (Zelle*; Akanth-*; -om*) *n*: Klarzellakanthom*.

Helmholtz-Re|sonanz|theorie (Hermann L. F. von H., Phys., Physiol., Königsberg, Berlin, 1821–1894) *f*: (engl.) *Helmholtz theory*; Hörtheorie, wonach jeder Ton das Corti*-Organ an einer umschriebenen Stelle erregt, da die Fasern der Basilarmembran wie Klaviersaiten in den knöchernen Rahmen der Schnecke eingespannt sind u. jeweils von einem best. Ton in Schwingung versetzt werden (Resonanzphänomen). In der Spitze werden dabei die tiefen Töne aufgenommen (lange Fasern), in der Basis die hohen Töne (kurze Fasern); **Hinweis:** teils veraltet; man geht heute nicht mehr davon aus, dass die Basilarmembran wie Klaviersaiten gespannt ist. Die longitudinale frequenzabhängige Auslenkung der Basilarmembran ist jedoch zutreffend. Vgl. Békésy-Hörtheorie.

Helminthes (gr. ἕλμινς, ἕλμινθος Wurm) *f pl*: (engl.) *helminths*; Eingeweidewürmer; Sammelbez. für mehrzellige, endoparasit. Organismen, die 2 völlig versch. Tierstämmen angehören; **1.** Plathelminthes* (Plattwürmer) mit den Klassen Trematodes* (Saugwürmer) u. Cestodes* (Bandwürmer); **2.** Nemathelminthes* (Fadenwürmer) mit den Klassen Nematodes* u. evtl. Acanthocephala* (Kratzer). Auch die zu den Arthropoden gehörenden Pentastomida* (Zungenwürmer) können als Endoparasiten zu den H. gezählt werden.

Helminthiasis (↑; -iasis*) *f*: Wurmerkrankung*.

Helo|pyra (gr. ἕλος Sumpf; πῦρ Feuer) *f*: s. Malaria.

Helweg-Bahn (Hans K. S. H., dän. Arzt, 1847–1901): s. Tractus spinoolivaris.

Hemer|al|opie (gr. ἡμέρα Tag; ἀλαός blind; Op-*) *f*: (engl.) *hemeralopia*; Nachtsichtigkeit, Tagblindheit (nicht korrekt auch für Nachtblindheit gebraucht); eingeschränkte Sehfähigkeit mit Lichtscheu* im Hellen bei gutem Sehvermögen im Dämmerlicht od. bei Dunkelheit; Leitsymptom bei Farbenblindheit*; **Urs.:** Ausfall od. Minderfunktion des Zapfenapparats (s. Zapfendystrophie) der Netzhaut; vgl. Nyktalopie.

Hemi-: Wortteil mit der Bedeutung halb, einseitig; von gr. ἄμυσυς.

Hemi|a|chromat|opsie (↑; A-*; Chrom-*; Op-*) *f*: (engl.) *hemiachromatopsia*; syn. Hemichromatopsie; unvollständige Hemianopsie*, wobei der Farbensinn halbseitig gestört ist (s. Farbenblindheit); fast immer in Komb. mit homonymem Gesichtsfeldausfall im oberen Quadranten; **Urs.:** Läsion im Gyrus occipitotemporalis medialis.

Hemi|an|ästhesie (↑; Anästhesie*) *f*: (engl.) *hemianesthesia*; einseitige Aufhebung der Berührungsempfindung; **Urs.:** Schädigung von kontralateralem Gyrus postcentralis, Thalamus, Lemniscus medialis od. ipsilateralem Hinterstrang. Vgl. Sensibilitätsstörungen.

Hemi|an|opsie (↑; An-*; Op-*) *f*: (engl.) *hemianopsia*; Halbseitenblindheit mit Ausfall einer Hälfte des Gesichtsfelds*; **Formen: 1.** homonyme, gleichseitige H. (auf beiden Augen die linke od. die rechte Hälfte betreffend), z. B. als homonyme, bilaterale H. bei Schädigung im Tractus opticus, in der Sehstrahlung u. im Sehzentrum, wobei der Gesichtsfeldausfall auf der Gegenseite der zerebralen Schädigung auftritt; **2.** heteronyme, gekreuzte H. (die beiden Schläfen- od. Nasenhälften des Gesichtsfelds betreffend), z. B. als bitemporale H. (sog. Scheuklappenblindheit) bei Herden am Chiasma opticum (vgl. Chiasmasyndrom); eine binasale H. ist extrem selten (vgl. Arachnoiditis optico-chiasmatica); **3.** beidseitige H. inf. Ausfalls beider Sehzentren im Okzipitallappen (Schlaganfall u. a.); bedingt nicht immer völlige Erblindung; das zentrale, makuläre Sehen kann bei röhrenförmiger Gesichtsfeldeinengung* erhalten sein. Vgl. Hemiachromatopsie; vgl. Sehbahn (Abb. dort).

Hemi|a|taxie (↑; Ataxie*) *f*: (engl.) *hemiataxia*; einseitige Ataxie*; **Vork.:** bei einigen Hirnstammsyndromen* (Tab. dort) u. fokalen Erkr. einer Kleinhirnhemisphäre (z. B. Schlaganfall, Tumor).

Hemi|a|trophia faciei pro|gressiva (↑; Atrophie*) *f*: syn. Romberg-Syndrom; halbseitig fortschreitende Gesichtsatrophie; Atrophie von Haut, Fettgewebe, evtl. auch Muskeln u. Knochen, im Trigeminusbereich einer Gesichtshälfte, selten auf den gleichseitigen Schultergürtel, die ganze Körperhälfte od. die andere Körperseite übergreifend; **Urs.:** ungeklärt; Vork. in Verbindung mit Sclerodermia* circumscripta möglich.

Hemi|a|trophia linguae (↑; ↑) *f*: Muskelschwund einer Zungenhälfte durch nukleäre od. periphere Schädigung des N. hypoglossus; **Urs.:** u. a. Trauma (auch iatrogen inf. chir. Eingriffs, z. B. Tonsillektomie), Tumoren im Halsbereich, Aneurysma der A. carotis ext., Dissektion der A. carotis int., Syringobulbie; vgl. Hypoglossuslähmung.

Hemi|a|zygos (↑; A-*; Zyg-*) *f*: (engl.) *hemiazygos vein*; Kurzbez. für Vena* hemiazygos.

Hemi|ballismus (↑; Ballismus*) *m*: (engl.) *hemiballism*; einseitiger Ballismus*.

Hemi|block (↑); (engl.) *hemiblock*; Form der intraventrikulären Erregungsleitungsstörung* im li. Ventrikel durch Leitungsunterbrechung in nur einem der beiden Faszikel des li. Tawara-Schenkels (s. Erregungsleitungssystem); **Formen:** s. Schenkelblock (Abb. dort); **1.** linksanteriorer H. (Abk. LAH; häufig): Block im ant. Faszikel des li. Tawara-Schenkels; EKG: überdrehter Linkstyp (DD: Herzinfarkt der Vorderwand), verzögerte R-Progression mit Verlagerung des R/S-Umschlags nach li. u. S-Persistenz bis V_6 (fehlt bei Vorderwandinfarkt; s. QRS-Komplex); **2.** linksposteriorer H. (Abk. LPH; selten): Block im post. Faszikel des li. Tawara-Schenkels; EKG: Drehung der elektr. Herzachse nach re. (Rechts- bis überdrehter Rechtstyp; DD: Rechtsherzbelastung; **Vork.:** isoliert od. in Komb. (s. Schenkelblock), z. B. LAH mit Rechtsschenkelblock*.

Hemi|chorea (↑; Chorea*) *f*: (engl.) *hemichorea*; Form der Chorea*, bei der die Sympt. der Bewegungsstörung nur in einer Körperhälfte auftreten; **Vork.:** bei Schädigung des kontralateralen Corpus striatum (z. B. nach frühkindlichem Hirnschaden, seltener nach Schlaganfall) od. als progrediente H. bei Hirntumoren, insbes. Plexuspapillom od. Thalamusgliom.

Hemi|crania ophthalmo|plegica (↑; ↑) *f*: Migraine* ophtalmoplégique.

Hemi|endo|prothese (↑; End-*; Prothese*) *f*: (engl.) *hemiarthroplasty*; Abk. HEP; künstl. Hüftkopfersatz ohne künstl. Pfanne (s. Abb.); z. B. Moore-HEP (Schaft u. Kopf ein Implantat) od. bipolare, modulare Duokopf-HEP (Duokopf wird auf den Femurschaft modular aufgesteckt); vgl. Totalendoprothese.

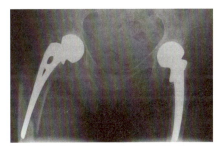

Hemiendoprothese: Femurkopfprothese beidseitig, Röntgenbild [58]

Hemi|en|zephalie (↑; Enkephal-*) *f*: (engl.) *hemiencephalus, hemicephaly*; syn. Hemizephalie; Hemmungsfehlbildung mit partiellem Defekt des Schädeldachs u. Gehirns; vgl. Hirnfehlbildungen.

hemi|fazial (↑; Facies*): (engl.) *hemifacial*; halbseitig auf das Gesicht bezogen.

Hemi|hepat|ek|tomie (↑; Hepat-*; Ektomie*) *f*: s. Leberresektion.

Hemi|hyper|hidrosis (↑; Hyper-*; Hidr-*; -osis*) *f*: syn. Hyperhidrosis unilateralis; einseitige, pathol. gesteigerte Perspiratio* sensibilis; **Vork.:** v. a. Querschnittläsion od. partielle Läsion peripherer Nerven; **Sonderformen: 1.** H. cruciata: H. einer Gesichtshälfte u. der kontralateralen Körperhälfte; **2.** H. paradoxa: H. als atypische Reaktion auf einen Reiz, z. B. Kältereiz.

Hemi|kol|ek|tomie (↑; Kol-*; Ektomie*) *f*: s. Kolonresektion.

Hemikorporektomie

Hemi|korpor|ek|tomie (↑; Corpus*; Ektomie*) *f*: (engl.) *hemicorporectomy*; selten ausgeführte Ultraradikaloperation bei sehr weit fortgeschrittenen Unterleibtumoren bzw. schwersten Traumen; Entfernung der gesamten unteren Körperhälfte, u. U. Teilerhaltung von Organen des kleinen Beckens unter Anlage eines Anus praeternaturalis u. einer Blasen- od. beidseitigen Harnleiterfistel.

Hemi|kranie (↑; Krani-*) *f*: (engl.) *hemicrania*; einseitiger Kopfschmerz; vgl. Migräne.

Hemi|kraniose (↑; ↑; -osis*) *f*: (engl.) *hemicraniosis*; einseitige Schädelhypertrophie; vgl. Makrozephalie.

Hemi|lamin|ek|tomie (↑; Lamina*; Ektomie*) *f*: (engl.) *hemilaminectomy*; einseitige op. Abtragung eines od. mehrerer Wirbelbögen zwischen der Facette auf Dornfortsätze u. den kleinen Wirbelgelenken mit Exzision des Lig. flavum (s. Fensterung, interlaminäre) zur Freilegung des Wirbelkanals; **Ind.**: z. B. Nukleotomie*, zur Dekompression bei Spinalkanalstenose*, i. R. der Mobilisation, Instrumentation u. Spondylodese* bei Skoliosen* sowie bei spinalem Epiduralhämatom bzw. Empyem (Stabilisierung). Vgl. Laminektomie; Laminotomie.

Hemi|melie (↑; -melie*) *f*: (engl.) *hemimelia*; Form der Peromelie mit Fehlbildung an nur einem Gliedmaßenstrahl; s. Dysmelie.

Hemi|nephro|ureter|ek|tomie (↑; Nephr-*; Ureter*; Ek-*; -tom*) *f*: (engl.) *heminephroureterectomy*; Entfernung eines krankhaft veränderten Nierenanteils u. des dazugehörigen Ureters; **Ind.**: z. B. bei Doppelniere*; bei obstruktivem od. refluxivem Megaureter* mit dysplast. oberen od. geschrumpftem unteren Nierenanteil.

Hemi|parese (↑; Parese*) *f*: (engl.) *hemiparesis*; inkomplette Lähmung* einer Körperhälfte; **Urs.**: z. B. Schlaganfall*, Hirntumor, entzündl. Erkr. des Gehirns, infantile Zerebralparese*; passager postiktal bei epileptischem Anfall. Lagerung: s. Abb.; vgl. Bobath-Methode.

Hemi|parkinsonismus (↑; James P., Chir., Paläontologe, London, Hoxton, 1755–1824) *m*: (engl.) *hemi-parkinsonism*; parkinsonähnliche Sympt., die ausschließlich od. vorwiegend im Bereich einer Körperhälfte auftreten; **Vork.**: v. a. bei kortikobasalganglionärer Degeneration*, auch raumfordernden intrakraniellen Prozessen; vgl. Parkinson-Syndrom.

Hemi|pelv|ek|tomie (↑; Pelv-*; Ektomie*) *f*: (engl.) *hemipelvectomy*; selten ausgeführte op. Abtrennung eines Beins zus. mit der zugehörigen Beckenhälfte bei Tumoren des proximalen Oberschenkels od. des Beckens.

Hemi|plegia alternans facialis (↑; -plegie*) *f*: s. Hirnstammsyndrome (Tab. dort).

Hemi|plegia alternans oculo|motoria (↑; ↑) *f*: s. Hirnstammsyndrome (Tab. dort).

Hemi|plegie (↑; ↑) *f*: (engl.) *hemiplegia*; vollständige Lähmung* einer Körperhälfte; vgl. Wernicke-Mann-Prädilektionstyp.

Hemi|rhachi|schisis (↑; Rhachi-*; gr. σχίσις Spaltung) *f*: (engl.) *hemirachischisis*; unvollständige Spaltbildung der Wirbelsäule ohne Vorfall des Rückenmarks; es existieren sakrolumbale u. zervikale Formen. Vgl. Spina bifida.

Hemi|sektion (↑; Sectio*) *f*: (engl.) *hemidissection*; chir. Abtrennung einer Zahnwurzel mit dazugehörendem Zahnkronenanteil bei zum Teil zu erhaltendem Molaren.

Hemi|spasmus facialis (↑) *m*: s. Spasmus facialis.

Hemi|sphär|ek|tomie (↑; sphaericus*; Ektomie*) *f*: (engl.) *hemispherectomy*; op. Entfernung einer Großhirnhemisphäre, im Allg. subtotal mit vollständiger Diskonnektion (funktionelle H. od. Hemisphärotomie, evtl. endoskop.) der Hemisphären; **Ind.**: Epilepsiechirurgie* bei Kindern, bes. bei Rasmussen*-Enzephalitis, therapieresister Epilepsie mit Fokus in der geschädigten Hemisphäre bei Hemiplegie od. Hemimegalenzephalie.

Hemi|sphären (↑) *f pl*: (engl.) *hemispheres*; Halbkugeln, z. B. des Gehirns*.

Hemi|spinal|an|ästhesie (↑; Spina*; Anästhesie*) *f*: (engl.) *hemi-spinal anesthesia*; Halbseiten-Spinalanästhesie; Form der Spinalanästhesie* mit hyperbarer Lokalanästhetikalösung u. Seitenlagerung des Pat. zur seitenselektiven Nervenblockade inf. einseitiger Ausbreitung des Lokalanästhetikums*.

Hemi|thyroid|ek|tomie (↑; Thyrco-*; Ektomie*) *f*: (engl.) *hemithyroidectomy*; op. Entfernung eines Schilddrüsenlappens; vgl. Strumektomie.

Hemi|zellulosen (↑) *f pl*: (engl.) *hemicelluloses*; syn. Polyosen; Gemisch unterschiedl. Polysaccharide*, typ. Vertreter der Heteroglykane, die mit Zellulose* u. Lignin* vernetzt die Gerüstsubstanz der pflanzl. Zellwände bilden; **Einteilung: 1. Hexosane:** Aufbau aus Hexosen; z. B. Mannane*, Galaktane*; **2. Pentosane:** Aufbau aus Pentosen; z. B. Xylane*, Arabane*.

Hemi|zephalie (↑; Keph-*) *f*: Hemienzephalie*.

hemi|zygot (↑; Zyg-*): (engl.) *hemizygous*; Bez. für ein einzelnes Gen, das nicht in Form eines Allelenpaares auftritt; z. B. sind Männer bezüglich aller X-chromosomalen Gene hemizygot, da sie nur ein X-Chromosom besitzen. Hemizygotie für autosomale Genorte entsteht z. B. nach einer Deletion* in einem der beiden homologen Chromosomen. Vgl. homozygot.

Hemm|hof|test *m*: s. Antibiogramm.

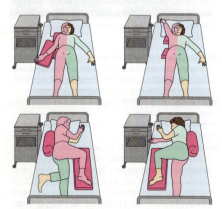

Hemiparese: Lagerung nach Bobath; die gelähmte Körperhälfte (magenta) wird durch Lagerungskissen unterstützt; der Tisch steht neben der gelähmten Körperseite.

Hemm|körper|hämo|philie (Häm-*; -phil*) *f*: (engl.) *inhibitor hemophilia*; immun. bedingte, hämophilieähnliche, erworbene Koagulopathie (Immunkoagulopathie*), die durch spezif. Antikörper (meist IgG) gegen Faktor VIII od. IX (selten andere) der Blutgerinnung* verursacht wird; **Vork.**: v. a. bei Hämophilie* A nach wiederholter Faktor-VIII-Substitution durch Bildung von Alloantikörper* mit Typ-1-Kinetik (1 Antikörper bindet 1 Molekül Gerinnungsfaktor) gegen therap. applizierten Faktor VIII (Prävalenz: ca. 15 %, bei Hämophilie B ca. 0,5 %) od. als paraneoplastisches Syndrom* durch Autoantikörper mit Typ-2-Kinetik (komplexe Kinetik mit Interaktion mehrerer Antikörper mit mehreren Gerinnungsfaktoren); auch z. B. nach Entbindung, bei immun. Erkr. (rheumatoide Arthritis, Lupus erythematodes, Enteritis regionalis Crohn, Colitis ulcerosa), Hauterkrankung u. in Zus. mit Arzneimitteln (z. B. Penicillinallergie); selten spontan durch Autoantikörper*; **Diagn.**: s. Bethesda-Test, Plasmatauschtest; **Ther.**: bei akuter Blutung Substitution durch aktiviertes Eptacog* alfa, FEIBA*; Hemmkörperelimination durch Plasmapherese*, Immunsuppressiva*; kausal je nach Grunderkrankung; **Progn.**: Letalität bis zu 22 %.

Hemm|kon|zentration, minimale *f*: (engl.) *minimal inhibitory concentration*; Abk. MHK; kleinste Konz. eines antimikrobiellen Wirkstoffs, die die Keimvermehrung im Kulturansatz noch verhindert; kein sichtbares Wachstum nach 20 Std. nachweisbar. Vgl. Antibiotika; Antibiogramm.

Hemm|test *m*: s. Antibiogramm; Guthrie-Test; Hämagglutination-Hemmtest; Hemmungsreaktion; Neutralisationstest.

Hemmung, kom|petitive: s. Antagonismus.

Hemmung, nicht|kom|petitive: s. Antagonismus.

Hemmung, psychische: (engl.) *psychic inhibition*; Blockierung von psych. Abläufen, z. B. als Denkstörung*, Antriebsstörung*, Auffassungsstörung, auch als Schüchternheit. Vgl. Stupor.

Hemmungs|fehl|bildung: (engl.) *reduction malformation*; Fehlbildung*, die auf vorzeitigem Stillstand der normalen Entw. eines Organs beruht (z. B. Spina* bifida, Lippen-Kiefer-Gaumenspalte); **Urs.**: mechan. Hindernisse, exogene u. genet. Faktoren (multifaktoriell).

Hemmungs|re|aktion *f*: (engl.) *inhibition test*; serol. Reaktion zum indirekten Nachw. antigener Substanzen, bei der die (primäre) Antigen-Antikörper-Reaktion den Ablauf einer nachgeschalteten Indikatorreaktion (v. a. Agglutination, Präzipitation, Hämolyse, i. w. S. auch Komplementbindungsreaktion) hemmt; z. B. Hämagglutination*-Hemmtest.

Hempt-Impf|stoff (Adolf H., Mikrobiol., 1874–1943): s. Schutzimpfung (Tollwut).

Henderson-Hasselbalch-Gleichung (Lawrence J. He., Biochem., Boston, 1878–1942; Karl A. Ha., Biochem., Kopenhagen, 1874–1962): (engl.) *Henderson-Hasselbalch equation*; aus dem Massenwirkungsgesetz* entwickelte Formel zur Berechnung des pH* eines Puffers aus der Konz. an nicht dissoziierter schwacher Säure [HA], der Konz. an zugehörigem Anion [A⁻] u. dem pK$_S$ (Säuredissoziationskonstante); es gilt pK$_S$ + pK$_b$ = 14):

$$pH = pK_S + \log \frac{[A^-]}{[HA]}$$

Theoret. Grundlage von Puffersystemen (bes. Bicarbonatpuffer*); dient der Berechnung der Pufferkapazität. Vgl. Säure-Basen-Haushalt.

Henderson-Jones-Syn|drom (Melvin St. H., orthop. Chir., Rochester, 1883–1954; Hugh Toland J., orthop. Chir., USA, geb. 1892) *n*: Gelenkchondromatose*.

Henkel|korb|schnitt: (engl.) *basket handle incision*; (gerichtsmed.) Knochensägeschnittführung bei der Kopfsektion Neugeborener, die einem Henkelkorb ähnelt; zur Begutachtung von Falx u. Tentorium, um evtl. Risse mit Blutung (s. Geburtsschäden) als natürl. Todesursache zu erkennen.

Henle-Band (Friedrich G. J. H., Anat., Zürich, Göttingen, 1809–1885): s. Falx inguinalis.

Henle-Dorn (↑): (engl.) *Henle's spine*; Spina suprameatica des Processus* zygomaticus ossis temporalis (inkonstant).

Henle-Koch-Postulate (↑; Robert K., Bakteriol., Berlin, 1843–1910) *n pl*: (engl.) *Henle-Koch postulates*; zur Ermittlung eines Err. als Krankheitsursache müssen folgende Bedingungen erfüllt sein: **1. optischer Nachweis**: Err. muss mikroskop. regelmäßig nachweisbar sein; beim Gesunden muss er stets fehlen. **2. kultureller Nachweis**: Err. muss sich vom Kranken auf ein Nährmedium übertragen u. unter Beibehaltung der charakterist. Eigenschaften über Generationen hinweg fortzüchten lassen. **3. Pathogenitätsnachweis**: Die so fortgezüchteten Err. müssen bei einem Versuchstier eine typ. Krankheit erzeugen, die der natürl. vorkommenden gleicht. Im Organismus des Versuchstiers müssen die betreffenden Err. wiederum mikroskop. u. kulturell nachweisbar sein.

Henle-Scheide (↑): (engl.) *Henle's sheath*; der Schwann*-Scheide peripherer Nervenfasern aufliegendes Gitterfaserhäutchen; vgl. Endoneuralscheide.

Henle-Schleife (↑): s. Niere.

Henoch-Syn|drom (Eduard H. H., Päd., Berlin, 1820–1910) *n*: veraltete Bez. für Purpura* Schoenlein-Henoch.

Hensen-Zellen (Victor H., Anat., Physiol., Kiel, 1835–1924; Zelle*): (engl.) *Hensen's cells*; Stützzellen des Corti*-Organs auf der Lamina basilaris; nicht von Haarzellen* unterbrochen.

HEP: Abk. für Hemiendoprothese*.

Hepadna|viridae *f pl*: s. Hepatitis-Viren.

Hepar (gr. ἧπαρ) *n*: s. Leber.

Hepar adiposum (↑) *n*: s. Fettleber.

Hepar crocatum (↑) *n*: s. Safranleber.

Heparin (INN) *n*: (engl.) *heparin*; Glucosamin-N-sulfat-, Glucosamin-O-sulfat-, Glucuronsäure-O-sulfat-mucopolysaccharid; gerinnungshemmendes Polymer aus D-Glukuronsäure u. D-Glukosamin, das pro Struktureinheit mehrere Moleküle Schwefelsäure enthält; physiol. Vork. in Granula basophiler Granulozyten* v. a. in Lunge, Darm, Thymus u. Milz; **Wirkung**: **1.** Hemmung der Wirkung von Thrombin auf Fibrinogen (Antithrombin) durch Bindung an Antithrombin III (indirekte

Thrombin-Hemmung; vgl. Thrombin-Inhibitoren); **2.** Hemmung der Wirkung von Thrombokinase u. dadurch bedingt der Umwandlung von Prothrombin in Thrombin; **3.** Hemmung der Thrombozytenagglutination u. der Gerinnselretraktion; **4.** inhibierende Wirkung auf die Faktoren XII, Xa, IXa u. VIIa der Blutgerinnung*; **5.** Aktivierung der Lipoproteinlipase (PHLA-aktivierende Wirkung im Blutplasma); **Anw.:** parenteral (vgl. Heparinisierung); top.; **Ind.: 1.** parenteral als Antikoagulans* (Therapiekontrolle durch Thrombinzeit*, aPTT*, Hep*-Test, Anti*-Faktor-Xa-Aktivitätstest); **a)** primäre Thromboseprophylaxe* bzw. Embolieprophylaxe*; **b)** therap. bei Phlebothrombose, Lungenembolie*, Akutem* Koronarsyndrom mit ST-Hebung, ischämischem Schlaganfall mit erhöhtem Rezidivrisiko (Emboliequelle meist Vorhofthrombus*); **c)** i. R. von PCI* u. a. gefäßchir. Eingriff; Hämodialyse*, Hämofiltration*, Herz*-Lungen-Maschine; **d)** Bridging*; **2.** top. (mit umstrittener Wirkung) nach stumpfem Trauma; **Einteilung:** (parenteral) **1.** Standardheparin (unfraktioniertes, hochmolekulares H., Abk. UFH); M_r 3000–30 000 (mittleres M_r ca. 15 000); Anw. s. c. od. i. v. bzw. labormed. zur Ungerinnbarmachung von Blutproben (Antikoagulans* in vitro); **2.** niedermolekulares (fraktioniertes) H. (Abk. NMH; Kurzbez. LMW-Heparin für engl. low molecular weight heparin; mittleres M_r <8000 (3500–6800; Certoparin*, Enoxaparin*, Reviparin*, Nadroparin*, Dalteparin*, Tinzaparin*); Anw. i. d. R. s. c.; geringere Blutungsgefahr, geringere Inzidenz Heparin induzierter Thrombozytopenie* Typ II, höhere biol. Verfügbarkeit u. längere Wirkungsdauer (tägl. Einmalgabe mögl.) als Standardheparin; **UAW:** (parenteral) Heparin induzierte Thrombozytopenie*, Allergie, Blutung, Anstieg der Transaminasen, Alopecia* medicamentosa, Osteoporose*; **Antidot:** Protaminhydrochlorid*.

Heparin|co|faktor m: syn. Antithrombin III; s. Antithrombine.

Hepar in|dur_a_tum (Hepar*) n: (engl.) indurated liver; verhärtete Leber; beschreibende Bez. (Tastbefund) ohne nosologische Zuordnung.

Heparin-In|hibitor (Inhibition*) m: syn. Plättchenfaktor 4, Antiheparinfaktor; s. Plättchenfaktoren (Tab. dort).

Heparinisierung: 1. (engl.) heparinisation; klin. Bez. für parenterale Applikation von Heparin* als Antikoagulans*; **Formen: 1.** Low-dose-Heparinisierung: s. c. Injektion von Heparin* in niedriger Dosierung zur Thromboseprophylaxe* od. Embolieprophylaxe*, insbes. perioperativ od. bei Immobilisierung*; **2.** Vollheparinisierung: h. in therap. Dosierung (höher als bei Low-dose-H.; i. d. R. intravenös) entspr. Ziel-aPTT (in Abhängigkeit der Ind., meist Verdopplung der physiol. aPTT*); **2.** (labormed.) innere Beschichtung von Blutprobengefäßen mit Heparin zur Vermeidung einer Blutgerinnung; vgl. Antikoagulanzien in vitro.

Heparin|klär|faktor m: veraltete Bez. für PHLA*.

Heparinoide n pl: (engl.) heparinoids; Sammelbez. für natürlich vorkommende, halbsynthet. u. synthet. Mukopolysaccharide mit heparinähnl. antikoagulator. Wirkung; im Vergleich zu Heparin* geringere therap. Breite u. stärkere Toxizität; **Ind.: 1.** (natürl.) Chondroitinpolysulfat: stumpfes Trauma (Salbe zur perkutanen Applikation); **2.** s. Danaparoid; **3.** s. Pentosanpolysulfat.

Hepar lob_a_tum (Hepar*) n: (engl.) lobular liver; Lappenleber inf. tiefer narbiger Einziehungen; **Vork.:** bes. nach Hepatitis gummosa (tertiäre Syphilis*).

Hepar mobile (↑) n: (engl.) wandering liver; auch Hepar migrans, Wanderleber; z. B. bei Enteroptose*.

Hepar moschatum (↑) n: s. Muskatnussleber.

Hepat-: auch Hepato-; Wortteil mit der Bedeutung Leber; von gr. ἧπαρ, ἅπατος.

Hep_a_ticus (↑) m: Kurzbez. für Ductus* hepaticus communis.

Hepatisation (↑) f: (engl.) hepatization; (pathol.) leberähnl. Beschaffenheit der Lunge u. a. durch intraalveoläre Fibrinexsudation u. Infiltration mit Entzündungszellen bei Pneumonie*; je nach Stadium rote, gelbe od. graue H. (s. Pneumonie).

Hepatitis, akute (↑; -itis*) f: (engl.) acute hepatitis; akute diffuse Entz. des Leberparenchyms; klin. meist syn. für a. H. durch Hepatitis*-Viren; **Formen: 1. a. H. durch Hepatitis-Viren** (syn. Hepatitis infectiosa): **a) Hepatitis A** (syn. Hepatitis epidemica): Err. Hepatitis-A-Virus (Abk. HAV); häufigste infektiöse a. H. in Deutschland bei abnehmender Durchseuchungsrate, typ. Reisekrankheit (Mittelmeerraum, Afrika, Südamerika, Orient); Übertragung erfolgt fäkal-oral (z. B. durch Trinkwasser, Nahrungsmittel); Anreicherung in Muscheln; Inkub.: 15–45 (meist 25–30) Tage; häufig symptomat., gelegentl. protrahierter bzw. zweigipfliger (bis zu 6 Mon.), selten fulminanter (0,1 %), niemals chron. Verlauf; Infektiosität besteht während HAV-Ausscheidung mit dem Stuhl (mit Beginn klin. Sympt. rasch abnehmend); serol. Diagn.: Nachw. von Anti-HAV-IgM für mind. 3 Mon., von Anti-HAV-IgG lebenslang als Zeichen der Immunität; Proph.: allg. Hygienemaßnahmen, aktive Immunisierung (s. Hepatitis-A-Vakzine); **b) Hepatitis B:** Err. Hepatitis-B-Virus (Abk. HBV); zweithäufigste infektiöse a. H. in Deutschland, Prävalenz der Virusträger (HBsAg positiv, bedeutet Infektiosität) 0,3–0,5 % (in vielen anderen Ländern deutl. höher); die Übertragung erfolgt sexuell (ca. 50 %, mit hoher Effektivität) sowie parenteral u. perinatal (vertikal); Risikogruppen bzw. -faktoren sind v. a. Drogenabhängige, Empfänger von Blutprodukten, med. Personal, enger Kontakt mit HBsAg-Trägern, Promiskuität; Inkub. 40–160 Tage, meist asymptomat., selten (ca. 1 %) fulminanter Verlauf, Entw. einer chron. Hepatitis bei Infektion unter der Geburt in ca. 90 %, im Erwachsenenalter in ca. 5 % der Fälle; bei atyp. Befundkonstellationen od. Verläufen besteht die Möglichkeit einer Infektion mit HBV-Mutanten bzw. Simultan- od. Superinfektion mit HDV; serol. Diagn.: Nachw. von HBsAg (Infektionsmarker), Anti-HBc (Durchseuchungsmarker; weltweit ca. 40 % positiv, in Deutschland ca. 7 %), Anti-HBs (Immunitätsmarker), Anti-HBc-IgM (Marker der frischen Infektion), HBeAg u. Anti-HBe (Aktivitätsmarker) als Basisdiagn. (s. Abb. 1) bzw. HBV-DNA; Progn.: spontane Ausheilung in 95–99 %; Proph.: allg. Desinfektionsmaßnahmen, serol. Screening von Blutspendern, enge Indikationsstellung bei Gabe von Blutprodukten, Verw. von Präservativen; akti-

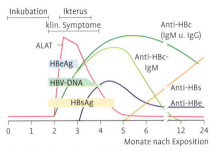

Hepatitis, akute Abb. 1: typischer serologischer Verlauf einer akuten Hepatitis B

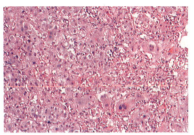

Hepatitis, akute Abb. 2: Virushepatitis (Leberhistologie)

ve (s. Hepatitis-B-Vakzine) bzw. passive (spezif. Immunglobuline) Immunisierung (postexpositionell kombiniert); **c) Hepatitis C:** Err. Hepatitis-C-Virus (Abk. HCV); häufigste Form (ca. 90%) der Transfusionshepatitis; weltweites Vork., Prävalenz der Virusträger in Deutschland <0,5%, in Südeuropa u. Südostasien deutl. höher; die Übertragung erfolgt v. a. parenteral durch Blutkontakt, zunehmend sexuell, selten vertikal; Risikogruppen sind v. a. Drogenabhängige u. Empfänger von Blutprodukten, Infektion durch Organtransplantate sind möglich; Inkub. 2–26 Wo., meist asymptomat. (ca. 90%), nahezu nie fulminanter Verlauf, Chronifizierungsrate 70–80%; Kompl. durch gleichzeitiges Auftreten von Autoimmunkrankheiten; serol. Diagn.: Nachw. von HCV-Antikörpern (cave: oft erst Monate nach Infektion nachweisbar); HCV-RNA qualitativ zum Nachw. einer aktiven Virusreplikation (damit Infektiosität) u. zur Identifizierung des Virusgenotyps sowie quant. Bestimmung (Genotyp u. Viruslast bedeutsam für Ther. u. Progn.); Ther.: Interferon-α (Peginterferon) in Komb. mit Ribavirin; Frühtherapie kann Chronifizierung vermeiden; Proph.: wie bei Hepatitis B, keine Immunisierung mögl.; **d) Hepatitis D:** Err. Hepatitis-D-Virus (Abk. HDV); weltweites Vork., endem. z. B. im Mittelmeerraum, sporad. nur in Hochrisikogruppen (HBsAg-Träger) z. B. in Mittel- u. Nordeuropa; Auftreten nur in Komb. mit HBV-Infektion, als HBV-Simultaninfektion (häufig; oft unbemerkt, meist zweigipfliger, selten fulminanter od. chron. Verlauf) od. als HDV-Superinfektion (selten; häufig fulminanter, fast immer chron., meist schwerer Verlauf); Übertragung parenteral über Blut- u. Sexualkontakt; serol. Diagn.: Nachw. von Anti-HDV-IgM, HDV-RNA; Übertragung, Inkub. und Proph. wie bei Hepatitis B; HBV-Immunität schützt vor HDV-Infektion; **e) Hepatitis E:** Err. Hepatitis-E-Virus (Abk. HEV); endem. Vork. in Indien, Nordafrika, Mittel- u. Südamerika; Übertragung, Inkub., Infektiosität (HEV im Stuhl), Proph. u. klin. Bild wie bei Hepatitis A, jedoch häufiger ikterischer Verl.; in 5–10% (bei Schwangeren bis zu 25%) fulminanter Verlauf mit meist letalem Ausgang; nie chron.; serol. Diagn.: Nachw. von Anti-HEV-IgM, HEV-RNA; Virusnachweis im Stuhl; Ther.: symptomatisch, Proph.: Impfstoff in Entw.; **f) Hepatitis G:** Err. Hepatitis-G-Virus (Abk. HGV, GBV-C); Viruserkrankung, die inzwischen als nicht vorrangig Hepatitis auslösend angesehen wird. **2. A. H. im Rahmen systemischer Infektionskrankheiten** (syn. Begleithepatitis); **a)** viral: v. a. durch Herpes-Viren (z. B. Mononucleosis* infectiosa, Zytomegalie*), Masernviren, Coxsackie-Viren, Arboviren (z. B. Gelbfieber*) u. Arenaviren (z. B. Lassafieber); **b)** bakteriell: v. a. Brucellosen*, Leptospirosen* u. Typhus* abdominalis; **c)** parasitär: z. B. Malaria, Amöbiasis*, Schistosomiasis*; **3. Arzneimittelhepatitis:** durch Arzneimittel (toxisch, allergisch, idiosynkratisch) ausgelöste a. H.; **4. toxische a. H.:** am häufigsten als alkoholische Fettleberhepatitis*, seltener durch Umwelttoxine (z. B. Knollenblätterpilz) induziert; **5. a. H. im Rahmen anderer Lebererkrankungen:** z. B. autoimmune Hepatitis, Schub bei Wilson-Krankheit, Tumoren, Stoffwechselkrankheiten; **Pathol./Anat.:** makroskop. große, rote Leber, mikroskop. entzündl. Infiltration der Portal- u. Periportalfelder mit Plasmazellen, Lymphozyten u. Histiozyten, Proliferation von Kupffer-Sternzellen; einzelne Koagulationsnekrosen (sog. Councilman-Körperchen) u. Zellnekrosen, die konfluieren u. von Zentralvene bis Portalfeld reichen können (sog. brückenbildende Nekrosen); s. Abb. 2; **Klin.:** meist asymptomat. Verlauf, bes. bei Kindern; Prodromalstadium mit schleichendem Beginn (2–9 Tage); schweres Krankheitsgefühl, Nausea, Inappetenz, häufig mäßiges Fieber, evtl. Arthralgien, flüchtiges Exanthem, Bradykardie; anschl. Stadium der Organmanifestation (ca. 6–10 Wo.) mit Ikterus* (nur ca. ein Drittel aller Fälle, Risiko steigt mit dem Lebensalter), Juckreiz, Stuhlentfärbung, Dunkelfärbung des Urins, evtl. Leber- u. Milzvergrößerung; **Kompl.:** akutes Leberversagen, bei Hepatitis A, Hepatitis B mit u. ohne HDV-Koinfektion u. Hepatitis E mit häufig letalem Ausgang, wenn keine Lebertransplantation mögl. ist; Viruspersistenz mit Übergang in eine chron. Hepatitis* bei Hepatitis B, besonders bei Hepatitis C mit Entw. einer Leberzirrhose* sowie evtl. eines primären Leberzellkarzinoms*; Risikofaktor: Viruslast* bei Viruspersistenz (HBV: >10^4/ml); **Diagn.:** klin. Bild; labordiagn. stark erhöhte Serumkonzentration der Transaminasen ALT u. AST als Zeichen der Hepatozytenläsion (vgl. de-Ritis-Quotient), erhöhtes Serumeisen u. Ferritin, evtl. (bei Cholestase stark) erhöhte GGT u. AP, Anstieg von Bilirubin (Serum, Harn) u. Urobilinogen (Harn); im Blutbild häufig Leukopenie mit rel. Lymphozytose, bei schweren Verlaufsformen Gerinnungsstörung als Zeichen verminderter Syntheseleistung der Leber (s. Leberfunktionstest); serol. Diagn.

Hepatitis, autoimmune

durch Nachw. spezif. IgM-Antikörper u. viraler DNA bzw. RNA; bei Hepatitis A Virusnachweis im Stuhl. Hepatitis A, B, C, D u. E sind meldepflichtige Krankheiten bei Krankheitsverdacht, Erkrankung od. Tod. **Ther.:** symptomatisch; Hepatitis C: Interferon-α führt in >90% zur virol. Ausheilung (HCV-RNA 6 Mon. nach Therapieende negativ) u. verhindert damit den bei HCV häufigen Übergang in eine chron. Hepatitis; für alle anderen Hepatitiden existieren neben allg. Maßnahmen wie Alkoholkarenz, Vermeiden von (v. a. hepatotoxischen) Arzneimitteln u. Bettruhe (im Akutstadium) keine spezif. Therapien; **Proph.:** aktive Impfung od. Immunglobulingabe.

Hepatitis, auto|im|mune (↑; ↑) *f*: früher lupoide Hepatitis, veraltet Kunkel-Krankheit, Plasmazellenhepatitis; s. Hepatitis, chronische.

Hepatitis-A-Vakzine (↑; ↑; Vacci-*) *f*: (engl.) *hepatitis A vaccine*; Impfstoff aus inaktivierten Hepatitis-A-Viren, die auf humanen diploiden Zellen gezüchtet wurden u. an Aluminiumhydroxid adsorbiert sind, zur aktiven Immunisierung gegen das Hepatitis-A-Virus; nach zweimaliger Impfung ist mit einem im Allg. mind. 10 Jahre anhaltenden Schutz zu rechnen (ggf. Kontrolle des Titers). Impfung ist zu empfehlen bei exponierten Personen u. für Reisende in Epidemiegebiete (auch in Komb. mit Hepatitis-B- od. Typhus-abdominalis-Vakzine). Vgl. Hepatitis-Viren; Hepatitis, akute.

Hepatitis-B-Vakzine (↑; ↑; ↑) *f*: (engl.) *hepatitis B vaccine*; gentechnisch gewonnener Impfstoff zur aktiven Immunisierung gefährdeter Personengruppen gegen Hepatitis-B-Virus (Neugeborene, Kinder u. Jugendliche, Sexualpartner Hepatitis-B-Infizierter, med. Personal, Dialysepatienten u. Pat., denen häufig Blut bzw. Blutprodukte transfundiert werden sowie von Personen mit häufig wechselnden Sexualpartnern u. Drogenabhängigen); **Grundimmunisierung** besteht i. d. R. aus 2 bzw. 3 Impfungen u. einer Boosterung nach 6 bzw. 12 Mon.; danach besteht in den meisten Fällen jahrelanger Impfschutz (anti-HBs-Ag-Wert im Serum >100 IU/l). **Auffrischungsimpfungen** erfolgen nach festem Schema (z. B. alle 5 Jahre) od. entsprechend den Antikörpertiters. Da die Immunantwort relativ langsam erfolgt, wird nichtimmunen Personen, die plötzlich einem hohen Infektionsrisiko ausgesetzt sind (z. B. Nadelstichverletzung bei Ungeimpften, Neugeborene infizierter Mütter), zusätzl. die passive Immunisierung mit Hepatitis-B-Immunglobulin empfohlen. Mehr als 95% der vor Impfung Seronegativen zeigen nach einem Jahr eine Immunreaktion. Alle Hepatitis-B-Impfstoffe enthalten das nicht infektiöse Hüllprotein des Hepatitis-B-Virus (HBsAg); früher aus dem Plasma von chron. Infizierten, jetzt rekombinant hergestellt (vgl. Arzneimittel, rekombinante). Eine Virusreplikation innerh. des Körpers wie bei Impfstoffen mit attenuierten Krankheitserregern findet somit nicht statt. Verfügbar sind auch Kombinationsimpfstoffe gegen Hepatitis A. Vgl. Hepatitis-Viren; Hepatitis, akute.

Hepatitis, chronische (↑; ↑) *f*: (engl.) *chronic hepatitis*; diffuse Leberentzündung, die länger als 6 Mon. anhält; **Pathol./Anat.:** Infiltrate von Entzündungszellen, Untergänge von Leberzellen durch Apoptose u. Nekrose, Bindegewebevermehrung; bedeutsam ist die Lok. (lobulär, interface, portal) u. das Ausmaß der entzündl. u. der fibrot., damit die Azinusarchitektur zerstörenden Aktivität; Bewertung anhand sog. Score Systeme, relevant für Therapieentscheidung u. Progn.; **Klin.:** meist asymptomat. od. wenig spezif. Beschwerden (z. B. Müdigkeit, Leistungsminderung), im entzündl. Schub klin. Bild einer akuten Hepatitis*; im weiteren Verlauf zunehmend Zeichen einer Leberzirrhose*; **Kompl.:** Übergang in Leberzirrhose, Entw. eines primären Leberzellkarzinoms*; **Diagn.:** klin. Bild; labordiagn. meist nur gering bis mäßig erhöhte Transaminasen, evtl. leicht erhöhte GGT u. AP (v. a. bei Hepatitis C), Virusserologie (Hepatitis B u. C), Bestimmung von Autoantikörpern*; AFP (Marker: primäres Leberzellkarzinom), Ultraschalldiagnostik, CT, MRT, Leberbiopsie*, evtl. Laparaskopie; **Ther.:** allg. Maßnahmen wie bei akuter Hepatitis, antivirale Therapie (chron. Virushepatitis), Immunsuppressiva u. Glukokortikoide (autoimmune ch. H.), Lebertransplantation; **Formen:** 1. **ch. H. durch Infektion mit Hepatitis*-Viren;** **a)** Hepatitis B: weltweit häufigste (Prävalenz ca. 5%), im deutschsprachigen Raum immer seltenere Form der ch. H.; ca. 20% der HBsAg-Träger entwickeln eine ch. H., die ohne Ther. meist in eine Leberzirrhose übergeht; bei HBV >10^4/ml Ther. mit PEG-Interferon-α für ca. 6 Mon., Nukleosid*-, Nukleotidanaloga* (Lamivudin, Telbivudin, Tenofovir, Entecavir u. a.); **b)** Hepatitis B u. Hepatitis D: ch. H. meist als Folge einer Superinfektion mit Hepatitis-D-Virus; trotz Ther. mit Interferon-α od. Nukleosid-, Nukleotidanaloga schlechte Progn.; **c)** Hepatitis C: häufige ch. H. mit meist subakutem Verlauf u. gelegentl. Assoziation mit Autoimmunkrankheiten; für Planung der Ther. Bestimmung von Viruslast (HCV-RNA quantitativ), Virusgenotyp, oft auch Leberhistologie erforderl.; **Ther.:** Kombination Ribavirin (oral) u. Peginterferon für 3–12 Mon. (abhängig vom Virusgenotyp u. initiale Reduktion der Viruslast unter Ther.); Virusgenotyp 1: dauerhafter Erfolg bei ca. 45% der Pat., andere Virusgenotypen: >70%; zweifelhafter Therapieerfolg bei hohem Alter des Pat., langem Verlauf der Erkr.; 2. **autoimmune ch. H.:** insbes. bei jungen Frauen auftretende Autoimmunkrankheit mit familiärer Disposition (HLA-B8 in mehr als 50% der Fälle nachweisbar), Klin.: schubweiser Verlauf, führt unbehandelt in kurzer Zeit über eine chron. Hepatitis zur Leberzirrhose, häufig mit Befall weiterer Organe (z. B. Schilddrüse, Gelenke), selten auch Überlappungssyndrome mit anderen autoimmunen Lebererkrankungen (z. B. primär biliäre Zirrhose* od. primär sklerosierende Cholangitis); Diagn.: Hypergammaglobulinämie, negative Virusserologie (cave: Anti-HCV manchmal falsch positiv), Nachw. von Autoantikörpern (Typ 1: ANA, SMA; Typ 2: LKM-1, Anti-LC1; Typ 3: Anti-SLA/LP); Ther.: Glukokortikoide, Azathioprin; 3. **toxische ch. H.**, induziert durch Alkoholmissbrauch (alkohol. Fettleberhepatitis*), selten Arzneimittel (z. B. Isoniazid, Methyldopa); Diagn.: Expositionsanamnese, Ausschluss anderer Formen einer ch. H.; keine spezif. Ther., Expositionsprophylaxe; **DD:** Biliäre Zirrhose* sowie einige hepatotrope Stoffwechselkrankheiten (z. B. Porphyria cutanea tarda, s. Porphyrie, hepatische; Hämochromatose, Wilson*-Krankheit) können unter dem klin. Bild einer ch. H. verlaufen.

Hepatitis, ischämische: (engl.) *ischemic hepatitis*; syn. hypoxische Hepatitis; sog. Schockleber; Laborkonstellation einer schweren Hepatitis mit massiver Erhöhung von Aspartataminotransferase*, Alaninaminotransferase* u. Laktatdehydrogenase* inf. einer Zirkulationsstörung der Leber i. R. eines kardialen Rückwärts- (Lungenembolie*) bzw. meist eines Vorwärtsversagens (kardiogener Schock*) od. einer Kreislaufinsuffizienz anderer Genese (s. Schock, hypovolämischer); keine entzündl. Lebererkrankung i. e. S.; **Path.:** Die Enzymfreisetzung ist Folge der hypoxischen Leberzellschädigung u. sistiert nach Beseitigung der Hypoxämie; nach Überwinden der Kreislaufinsuffizienz fällt die AST entspr. ihrer Plasmahalbwertszeit ab (Halbierung der AST Werte alle 16 Std.); **Progn.:** abhängig von Dauer der Hypoxämie (i. d. R. nicht durch Leberschaden bestimmt).

Hepatitis, lupoide (↑; ↑) *f*: veraltet Kunkel-Krankheit; veraltete Bez. für autoimmune chronische Hepatitis*.

Hepatitis, neo|natale (↑; ↑) *f*: (engl.) *neonatal hepatitis*; häufigste Urs. des prolongierten Icterus* neonatorum; **Urs.:** wahrscheinl. Virusinfektion, parenterale Ernährung, posthämolyt. Cholestase, Gendefekt; **Diagn.:** szintigraph. Nachw. gallengängiger Stoffe; Riesenzellen in der Leberbiopsie; **DD:** Gallengangatresie* (cave: entfärbte Stühle); **Ther.:** symptomatisch; **Progn.:** gut, wenn keine cholestat. Zeichen bestehen. Vgl. Riesenzellhepatitis.

Hepatitis-Viren (↑; ↑; Viren*) *n pl*: (engl.) *hepatitis viruses*; Err. einer beim Menschen auftretenden, ansteckenden Allgemeininfektion, die sich u. a. an der Leber manifestiert (akute Hepatitis*, chronische Hepatitis*); **Einteilung: 1. Hepatitis-A-Virus** (Abk. HAV): Err. der Hepatitis A; zum Genus Hepatovirus* der Fam. Picornaviridae* gehörendes kubisches RNA-Virion (∅ 27 nm); Vork. beim Menschen u. Affen; wird in großer Menge mit dem Stuhl ausgeschieden; **2. Hepatitis-B-Virus** (Abk. HBV): Err. der Hepatitis B; kubisches Virus (∅ 42–45 nm) mit ringförmig doppelsträngiger DNA der Familie Hepadnaviridae; Vork. beim Menschen u. Affen; Struktur: Die äußere Hülle des HBV wird vom Hepatitis-B-Oberflächen(surface)-Antigen (HBsAg), einem sphärischen od. tubulären Partikel (∅ 22 nm), gebildet. Der Innenkörper (core) enthält das Kernantigen HBcAg (∅ 27 nm), dessen kryptische Form (HBeAg), eine DNA-Polymerase sowie eine Phosphokinase. Freies HBcAg ist nur in Leberzellkernen nachweisbar; HBeAg ist im Akutstadium der Erkr. u. bei einem Teil der chron. Virusträger im Blut nachweisbar u. gilt neben HBsAg als wichtiger Hinweis auf Infektiosität. HBV besitzt keine direkten zythopathogenen Eigenschaften, Erkrankungserscheinungen beruhen vermutl. auf Immunreaktionen. Gehäuftes Vork. von HBsAg bei Pat. mit hepatozellulärem Karzinom u. die Integration von HBV-Genom in Wirtszellgenom weisen auf eine kausale Verknüpfung von HBV mit dem primären Leberzellkarzinom* hin. **3. Hepatitis-C-Virus** (Abk. HCV): Err. der Hepatitis C; Virus (∅ 50–60 nm) der Fam. Flaviviridae* mit hoher Mutationsrate, die u. a. Urs. für die häufige Chronifizierung von HCV-Inf. sein könnte; es existieren mind. 6 Genotypen (1–6) u. 3 Subtypen (a–c), deren geograph. Verteilung äußerst variabel ist (in Mitteleuropa ist Typ 1b mit ca. 50 % am häufigsten); **4. Hepatitis-D-Virus** (Abk. HDV): Err. der Hepatitis D; Virusoid; besteht aus einzelsträngigem, zirkulärem RNA-Genom, das mit dem Hepatitis-Delta-Antigen (HDAg) komplexiert ist (∅ 19 nm), benötigt zur Replikation u. seine primäre Zytopathogenität die Hülle von HBV (HBsAg) (∅ dann 35 nm) u. infiziert daher nur akut od. chron. HBV-Infizierte; **5. Hepatitis-E-Virus** (Abk. HEV): Err. der Hepatitis E; Virus der Fam. Hepeviridae (Genus Hepevirus), ohne Hüllmembran, ∅ 30–34 nm; Vork. beim Menschen u. versch. Tierarten, u. a. Schweinen; Virus wird in großer Menge mit dem Stuhl ausgeschieden; **6. Hepatitis-G-Virus** (Abk. HGV, auch GBV-C): Err. der Hepatitis G; Virus der Fam. Flaviviridae mit Ähnlichkeit zu HCV; verursacht nur selten eine Leberentzündung. Versch. Untersuchungen weisen auf die Existenz weiterer Hepatitis-Viren hin.

Hepato-: s. a. Leber-.

Hepato|blastom (Hepat-*; Blast-*; -om*) *n*: (engl.) *hepatoblastoma*; seltener maligner embryonaler Lebermischtumor aus epithelialer u. mesenchymaler Tumorkomponente mit Altersgipfel zw. 6. Lebensmonat u. 3. Lj.; **Vork.:** gehäuft bei Pat. mit Wiedemann*-Beckwith-Syndrom, Trisomie* 18 u. fam. Belastung durch adenomatöse Polyposis* des Colons; **Ther.:** multimodal mit Chemotherapie u. Tumorresektion, u. U. Lebertransplantation; **Progn.:** abhängig vom Stadium der Tumorausbreitung beträgt die Gesamtheilungsrate im Durchschnitt ca. 75 %; **DD:** echtes Teratom*, Lebermetastasen bei Neuroblastom* u. Wilms*-Tumor.

hepato|cellularis (↑; Cellula*): s. hepatozellulär.

Hepato|entero|stomie (↑; Enter-*; -stomie*) *f*: (engl.) *hepatoenterostomy*; Form der biliodigestiven Anastomose*; häufig als Hepatikojejunostomie (Anastomose zwischen Ductus hepaticus u. seinen beiden Hauptäste sowie Jejunum); vgl. Kasai-Operation.

Hepato|lieno|graphie (↑; Lien*; -graphie*) *f*: (engl.) *hepatosplenography*; syn. Hepatosplenographie; Röntgenkontrastuntersuchung der Gefäße u. des Parenchyms von Leber u. Milz durch Angiographie* (meist transfemoral nach selektiver Sondierung des Truncus coeliacus); **Ind.:** Verdacht auf Verschluss od. Stenose der Milz- u. Lebergefäße, präoperativ Ausschluss von anat. Varianten u. tumorbedingten Gefäßinfiltrationen, vor geplanter Tumorembolisation zur Klärung der Gefäßversorgung, z. B. bei primärem Leberzellkarzinom, Suche nach Blutungsquellen. Vgl. Splenoportographie.

Hepato|lith (↑; Lith-*) *m*: (engl.) *hepatolith*; sog. Leberstein; in einem intrahepatischen Gallengang befindlicher Gallenstein; vgl. Cholelithiasis.

Hepatom (↑; -om*) *n*: (engl.) *hepatoma*; jede Art von Primärtumor der Leber; i. e. S. das Leberlade-

Hepatomegalie

nom* (benignes H.) u. das primäre Leberzellkarzinom* (hepatozelluläres Karzinom). Vgl. Cholangiom.

Hepato|megalie (↑; Mega-*) *f*: (engl.) *hepatomegaly*; generalisierte Lebervergrößerung; **Vork.**: u. a. kongestiv (passive Blutfülle durch Abflussbehinderung inf. kardialen Rückwärtsversagens), entzündlich (s. Hepatitis, akute), metabolisch (Speicherkrankheit* mit hepat. Akkumulation von Stoffwechselprodukten, Kwashiorkor), toxisch (s. Fettleber), neoplastisch (u. a. bei Leukämie*, Hodgkin*-Lymphom). Vgl. Hepatosplenomegalie.

Hepaton (↑) *n*: funktionelle (nicht anat.) Einheit des Lebergewebes (Leberzelle, Gallenkapillare, Sinusoid); vgl. Leber.

Hepato|pathie (↑; -pathie*) *f*: (engl.) *hepatopathy*; syn. Hepatose; Sammelbez. für nicht näher benannte Erkrankungen der Leber.

Hepato|phosphorylase|mangel (↑): syn. Glykogenose Typ VI; s. Glykogenosen (Tab. dort).

Hepato|spleno|graphie (↑; Spleno-*; -graphie*) *f*: Hepatolienographie*.

Hepato|spleno|megalie (↑; Splen*; Mega-*) *f*: (engl.) *hepatosplenomegaly*; Leber- u. Milzvergrößerung; **Vork.**: u. a. bei hepatolienalen Krankheiten* od. schwerer Rechtsherzinsuffizienz. Vgl. Hepatomegalie; Splenomegalie.

Hepato|spleno|megalie, lipoid|zellige (↑; ↑; ↑) *f*: Niemann*-Pick-Krankheit.

Hepato|toxizität (↑; Tox-*) *f*: (engl.) *hepatotoxicity*; Giftwirkung einer Substanz auf die Leber; als Form der Organtoxizität* häufig, da Prozesse der Biotransformation*, bei denen auch tox. Metaboliten entstehen, v. a. in der Leber ablaufen.

Hepato|virus (↑; Virus*) *n*: (engl.) *hepatovirus*; Virusgattung der Fam. Picornaviridae*; **Vork.**: bei Menschen u. Affen, in Muscheln angereichert; humanpathogen ist das **Hepatitis-A-Virus**, das fäkal-oral durch Schmutz- u. Schmierinfektion übertragen wird; s. Hepatitis-Viren.

hepato|zellulär (↑; Cellula*): (engl.) *hepatocellular*; hepatocellularis; die Leberzelle betreffend, von ihr ausgehend, z. B. hepatozellulärer Ikterus*.

Hepato|zyten (↑; Zyt-*) *m pl*: Leberzellen; s. Leber.

Hepcidin *n*: (engl.) *hepcidin*; in der Leber aus Pro-H. synthetisiertes Peptid, das an der Regulation des Eisenstoffwechsels beteiligt ist; **Formen:** H.-20 (20 Aminosäuren) u. H.-25 (25 Aminosäuren); **Funktion:** bindet in Dünndarmmukosazellen u. Makrophagen an Ferroportin, das in ungebundenem Zustand Eisen aus dem Zellinneren transportiert u. an Transferrin im Blut abgibt; limitiert somit intestinale Eisenadsorption (wenn Ferroportin durch Hepcedin inaktiviert wird, geht das in den Darmmukosazellen gespeicherte Eisen mit der Zellabschilferung über den Stuhl verloren) u. fördert Eisenretention im retikuloendothelialen System (Eisen aus den in der Milz abgebauten Erythrozyten verbleibt in den Makrophagen u. wird nicht wiederverwertet); Hepcidinexpression in Hepatozyten steigt bei hohem Eisenspiegel an u. vermindert sich bei Eisenmangel; **klin. Bedeutung:** pathogenet. Faktor bei der Entstehung der Anämie* bei chronischer Erkrankung (Erhöhung des Hepcidinspiegels durch i. R. chron. Entzündungen erhöhtes Interleukin-6); erbl. Hepcidinmangel durch Mutation im HFE-Gen (codiert für Pro-H.) bei autosomal-rezessiven Formen der Hämochromatose (Typ 2B).

Hep-Test *m*: funktioneller Gerinnungstest zur Bestimmung der Anti-Faktor-Xa-, Anti-Faktor-IIa- sowie TFPI*-Aktivität im Blutplasma; **Prinzip:** koagulometr. Messung der Zeit (sog. Hep-Test-Zeit) bis zur Gerinnung nach Zugabe einer standardisierten Menge Faktor Xa, Calcium u. Phospholipiden; Hep-Test-Zeit korreliert v. a. mit Konz. von niedermolekularem Heparin* (Abk. NMH), auch mit unfraktioniertem Heparin u. partiell mit Fondaparinux* im Blut. **Referenzbereich:** Hep-Test-Zeit <30 Sek. (Verlängerung durch NMH prophylakt. 1,5–2-fach, therap. 3–5-fach); Angabe auch als Einheit pro ml Blutplasma anhand Standardkurven mögl.; **Ind.**: v. a. Heparinisierung* mit NMH; Fondaparinux. H. ist eingetragenes Warenzeichen. Vgl. Blutgerinnung (Tab. 1 dort); vgl. Thrombin.

Heptosen *f pl*: (engl.) *heptoses*; Monosaccharide* mit 7 C-Atomen, z. B. Sedoheptulose (eine Ketose), die, an C-7 phosphoryliert, ein Metabolit im Pentosephosphatweg* ist.

HER2: Abk. für **h**uman **e**pidermal growth factor **r**eceptor **2**; syn. ERBB2 (erbB2); 185 kD-Glykoprotein mit Tyrosinkinase-Aktivität (s. Tyrosinkinase-Rezeptor); zelluläres Onkogen* (Tab. dort) mit Genlocus 17q21.1; **klin. Bedeutung:** Überexpression bzw. Mutation u. a. bei Mammakarzinom*, Ovarialkarzinom, Glioblastom*; vgl. Trastuzumab. Vgl. EGFR.

Herba (lat.) *f*: (engl.) *herb*; (pharmaz.) Bez. für die getrockneten oberirdischen Teile krautiger Pflanzen, die als Droge* verwendet werden; je nach Pflanze u. Erntezeit können neben Blättern u. Stängeln auch Blüten od. Früchte enthalten sein.

Herbi|voren (↑; lat. *vorare* verschlingen, fressen) *m pl*: (engl.) *herbivores*; Pflanzenfresser; Konsumenten 1. Ordnung in der Nahrungskette*. Vgl. Karnivoren.

Herbi|zide (↑; -zid*) *n pl*: (engl.) *herbicides*; chem. heterogene Substanzgruppen zur Unkrautbekämpfung bzw. Anw. als sog. Entlaubungsmittel; med. relevant sind insbes. chlorierte Phenoxycarbonsäuren (Hauptvertreter 2,4,5-T*) u. Bispyridium-Verbindungen (Paraquat* als ein Hauptvertreter). Schwere akute u. chron. Intoxikationen sind beschrieben, spezif. Therapie bzw. Antidote sind nicht bekannt.

Herbst|fieber, japanisches: Fort*-Bragg-Fieber.

Herbst|gras|milbe: Neotrombicula autumnalis; s. Milben.

Herbst|zeitlose: Colchicum autumnale; s. Colchicin.

Herd: 1. (engl.) *focus*; umschriebener Krankheitsprozess, Fokus*; **2.** Fokalinfektion*.

Herd|befund: s. EEG.

Herd|dosis (Dosis*) *f*: s. Referenzdosis.

Herd|en|zephalitis, em|bolische (Enkephal-*; -itis*) *f*: s. Enzephalitis.

Herd|in|fektion (Infekt-*) *f*: s. Fokalinfektion.

Herd|nephritis (Nephr-*; -itis*) *f*: (engl.) *focal nephritis*; syn. Shuntnephritis; herdförmige Glomerulonephritis* mit entzündl. Läsionen in der Nierenrinde; **Urs.:** bakteriell-metastatisch, v. a. bei subakuter Endokarditis* od. Staphylokokkensepsis. Vgl. Pyelonephritis.

Herd|re|aktion *f*: **1.** (engl.) *focal reaction*; lokale Reaktion im Gegensatz zur Allgemeinreaktion; **2.** Aufflammen od. Verstärkung einer lokalen (entzündl.) Reaktion, z. B. als Tuberkulinreaktion* eines tuberkulösen Lungenherds, i. R. einer Jarisch*-Herxheimer-Reaktion.

Herd|störung, zerebrale: s. Defizit, fokal-neurologisches.

hereditär (lat. hereditarius erblich): (engl.) *hereditary*; erblich; vgl. Heredität.

Heredität (lat. hereditas Erbschaft) *f*: (engl.) *heredity*; syn. Erblichkeit; Grad der Weitergabe von (Krankheits-)Anlagen an die nächste Generation; s. Krankheiten, genetische; Beratung, genetische.

Heredo|a|taxia spinalis (lat. heres, heredis Erbe, Erbin; Ataxie*) *f*: Friedreich*-Ataxie.

Heredo|de|generation (↑; Degeneratio*) *f*: (engl.) *heredodegeneration*; progressiv erbl. Erkr. mit Degeneration*, z. B. Makuladegeneration*.

Heredo|pathia a|tactica poly|neuriti|formis (↑; -pathie*) *f*: Refsum*-Syndrom.

Hering-Breuer-Re|flex (Heinrich E. H., Physiol., Wien, Köln, 1866–1949; Josef B., Int., Wien, 1842–1925; Reflekt-*) *m*: (engl.) *Hering-Breuer reflex*; syn. Lungendehnungsreflex; Dehnung der Lunge bei Inspiration führt über die Aktivierung von Lungendehnungs-Sensoren u. deren Afferenzen im Nervus* vagus zur reflektor. Hemmung der inspiratorischen u. simultan zur Aktivierung der postinspiratorischen Neurone des Atemzentrums*; begrenzt die inspiratorische Atemexkursion u. beugt der Überdehnung des Lungenparenchyms vor; nach Ausschalten der Afferenzen resultiert ein vertieftes Atemzugvolumen.

Hering-Kanälchen (Carl Ewald K. H., Physiol., Wien, Prag, 1834–1918): s. Ductuli biliferi.

Herings|wurm: s. Anisakis.

Herings|wurm|krankheit: s. Anisakiasis.

Hering-Theorie (Carl E. H., Physiol., Wien, Leipzig, 1834–1918) *f*: s. Farbensehen.

Herlitz-Syn|drom (Gillis H., schwed. Päd., 1903–1982) *n*: (engl.) *Herlitz syndrome*; schwerste Form der Epidermolysis* bullosa hereditaria (Tab. dort).

Hermansky-Pudlak-Syn|drom (F. H., Int., Prag; P. P., Int., Prag) *n*: (engl.) *Hermansky-Pudlak syndrome*; autosomal-rezessiv erbl. Erkr. mit Tyrosinase-positivem okulokutanem Albinismus*, hämorrhagischer Diathese (Thrombozytendefekt) u. später auftretender restriktiver Ventilationsstörung, Kardiomyopathie, Nystagmus, Sehverlust; **Häufigkeit:** mehr als 100 Fälle bekannt, in Puerto Rico 1 : 2000; **Ätiol.:** bisher Mutationen in 8 Genen bekannt, z. B. Mutation im HPS1-Gen (Genlocus 10q23.1) od. im AP3B1-Gen (Genlocus 5q14.1).

Herm|aphroditismus (gr. Ἑρμαφρόδιτος Zwitter, mytholog. Sohn des Hermes u. der Aphrodite) *m*: (engl.) *hermaphroditism*; Intersexus, Zwitterbildung; Bez. für das Auftreten von Anomalien des gonadalen od. genitalen Geschlechts* (Intersexualität*) bei eindeutig männlichem od. weiblichem chromosomalen Geschlecht od. (äußerst selten) chromosomalen Mosaikbildungen; **Formen:** **1. echter H.** (H. verus, sog. echtes Zwittertum): gleichzeitiges Vorhandensein von Ovar- u. Testisgewebe (als Ovarium u. Testis od. als Ovotestis*, beidseits od. gemischt) bei normalem männlichem od. weiblichem Karyotyp bzw. Mosaik (sehr selten); äußeres Genitale u. sekundäre Geschlechtsmerkmale* variieren zwischen rein männlicher u. rein weiblicher Ausprägung; **2. Pseudohermaphroditismus** (falscher H., sog. Scheinzwittertum): Vorliegen von Gonadengewebe, das dem chromosomalen Geschlecht entspricht, u. davon abweichendem Erscheinungsbild des Genitale u. der sekundären Geschlechtsmerkmalen; **a) Pseudohermaphroditismus femininus:** äußerer Habitus vorwiegend männlich, z. B. bei kongenitalem adrenogenitalem Syndrom* od. inf. Androgeneinwirkung in der Schwangerschaft (Hormonbehandlung bzw. hormonproduzierender Tumor der Mutter); **b)** Pseudohermaphroditismus masculinus: äußeres Genitale u. sekundäre Geschlechtsmerkmale vorwiegend weiblich; u. a. bei testikulärer Feminisierung*, Swyer*-Syndrom u. bestimmten Formen des kongenitalen adrenogenitalen Syndroms.

Hernia (lat. Bruch) *f*: Hernie*.

Hernia cerebri (↑) *f*: sog. Hirnbruch; Enzephalozele*.

Hernia dia|phragmatica (↑) *f*: Zwerchfellhernie*.

Hernia epi|gastrica *f*: s. Hernia ventralis.

Hernia inguinalis (↑) *f*: s. Leistenhernie.

Hernia lumbalis *f*: (engl.) *lumbar hernia*; syn. Petit-Hernie; Lendenhernie; durch das Trigonum* lumbale inferius tretende Hernie*.

Hernia obturatoria *f*: (engl.) *obturator hernia*; durch das Foramen obturatorium tretende (meist rechtsseitige) Hernie*; **Vork.:** v. a. bei Frauen nach dem 60. Lj. (selten). Vgl. Canalis obturatorius.

Hernia para|umbilicalis *f*: s. Hernia ventralis.

Hernia scrotalis (↑) *f*: sog. Hodenbruch; s. Leistenhernie.

Hernia spuria (↑) *f*: (engl.) *spurious hernia*; sog. falsche Hernie; Prolaps von Eingeweideteilen ohne Bruchsack (Peritoneum); z. B. falsche Zwerchfellhernie*, Gleithernie*. Vgl. Hernie.

Herniation, zerebrale (↑) *f*: (engl.) *cerebral herniation*; Hirngewebeverschiebung (ohne Gewebedefekt) durch anat. präformierte Lücken; **Urs.:** intrakranieller raumfordernder Prozess; **Formen:** **1.** transtentorielle Herniation: horizontale Dislokation u. a. des oberen Anteils des Hirnstamms u. des Uncus in den Tentoriumschlitz; **2.** tonsilläre Herniation: Verdrängung einer od. beider Kleinhirntonsillen in das Foramen magnum; **3.** subfalciale Herniation: Dislokation von Teilen des Gyrus cinguli unter die Falx cerebri. Vgl. Einklemmung, Unkusdruckfurche.

Hernia umbilicalis (↑) *f*: Nabelhernie*.

Hernia ventralis (↑) *f*: (engl.) *abdominal hernia*; vordere Bauchwandhernie; **Formen: 1.** Hernia lineae albae: mittlere Bauchwandhernie im Bereich der Linea alba meist über (Hernia epigastrica) od. um den Nabel (Hernia paraumbilicalis), seltener darunter (Hernia hypogastrica, Hernia supravesicalis); s. Hernie (Abb. dort); vgl. Nabelhernie; **2.** Hernia ventralis lateralis (auch Spieghel-Hernie): seitl. Bauchwandhernie, tritt durch eine Lücke der Bauchwandaponeurosen zwischen Linea semilu-

Hernie

naris Spiegheli u. dem lateralen Rand der Rektusscheide; **3.** Hernia traumatica sive postoperativa sive cicatricea: nach abdominaler Verletzung od. postoperativ entstandene Narbenhernie*; **DD:** Rektusdiastase*.

Hẹrnie (↑) *f*: (engl.) *hernia*; syn. Hernia; Bruch; i. e. S. (Hernia vera) Verlagerung von Eingeweideteilen (Bruchinhalt) mit sackartiger Ausstülpung des parietalen Peritoneums (Bruchsack; vgl. Hernia spuria) durch anat. präformierte Lücken od. Schwachstellen (Bruchpforte); **Vork.: 1.** angeboren: z. B. unvollständiger Bauchwandschluss (s. Omphalozele) od. partiell offener Processus* vaginalis peritonei; **2.** erworben: meist durch starke intraabdominale Drucksteigerung (z. B. bei Husten, Obstipation, Schwangerschaft, Heben schwerer Lasten) bei (konstitutioneller od. degen.) Bindegewebeschwäche, Narbe (s. Narbenhernie) u. a.; **Einteilung:** nach Lok. der Bruchpforte; **1. äußere H.:** Hervortreten von Bruchinhalt aus der Bauchhöhle heraus (Bruchpforte: Bauchwand; s. Abb.; vgl. Eventeration; **a)** Bauchwand der Leistenregion: Leistenhernie* (ca. 80 % aller H.), Schenkelhernie* (ca. 10 % aller H.); **b)** vordere Bauchwand: Nabelhernie* (ca. 5 %), Hernia* ventralis, **c)** sup.: Zwerchfellhernie*; **d)** selten: Hernia* obturatoria, Hernia* lumbalis, Hernia ischiadica (ober- u. unterhalb des M. piriformis durch das Foramen ischiadicum tretend); sehr selten: Hernia perinealis sive ischiorectalis (durch Douglas*-Raum tretende H.: Hernia vaginalis, Hernia rectalis, Hernia sacralis); **2. innere H.:** Verlagerung von Bruchinhalt innerhalb des Abdomens (z. B. in peritoneale Taschen, s. Treitz-Hernie); **Klin.:** (je nach Lok. u. Bruchinhalt) Schwellung (v. a. bei Hustenstoß u. Bauchpresse), Schmerz, Druckempfinden; **Kompl.:** s. Inkarzeration, Inflammatio herniae, Littré-Hernie; **Diagn.:** je nach Lok. bei äußerer H. durch Inspektion, Palpation (bei reponibler H. mit zusätzl. Beurteilung unter intraabdominaler Druckerhöhung durch Hustenstoß od. Bauchpresse), sonst auch Sonographie, selten Rö., CT, MRT, Endoskopie; **Ther.:** op. durch Hernioplastik*; sog. Bruchbänder u. Bandagen sind obsolet (weiterhin Inkarzerationsgefahr); **DD:** u. a. Tumor, Zyste. Vgl. Gleithernie; Lungenhernie; Mediastinalhernie; Blasenhernie; Linsenhernie; Herniation, zerebrale.

Hẹrnie, inter|stitiẹlle (↑) *f*: Hernia interstitialis; s. Leistenhernie.

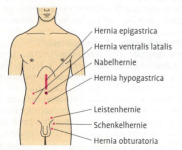

Hernie: typische Lok. der äußeren Hernie

Hẹrnie, para|öso|phageạle (↑) *f*: (engl.) *paraesophageal hernia*; Form der Hiatushernie*.

Herniọ|plạstik (↑; -plastik*) *f*: (engl.) *hernioplasty*; op. Meth. zur plast. Stabilisierung der Leistenhinterwand u. Rekonstruktion des inneren u. äußeren Leistenrings (Anulus inguinalis) bei Hernia inguinalis bzw. der Bauchwand bei Hernia* ventralis, Narbenhernie* u. Nabelhernie*; **Verf.: 1.** Reparation konventionell durch Hautschnitt bei Leistenhernie in der Leistenregion, ggf. Herniotomie*, Verschluss des Bruchsacks an der Basis u. Resekti-

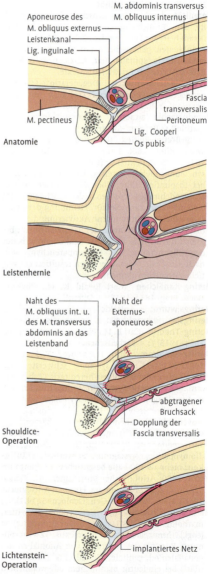

Hernioplastik Abb. 1: Shouldice-Operationen bei Adoleszenten; bei Erwachsenen vorwiegend Netzimplantationen, z. B. mit der Lichtenstein-Operation

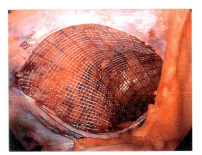

Hernioplastik Abb. 2: Verschluss der Bruchlücke durch Netzimplantation [104]

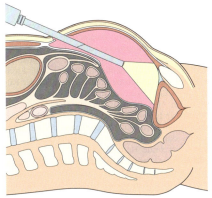

Hernioplastik Abb. 3: total extraperitoneale H.

on; anschl. H. durch **Nahtverfahren** (s. Shouldice-Operation, s. Abb. 1; Marcy-Operation; McVay-Lotheissen-Operation; Bassini-Operation; Pfeilernaht; Mayo-Fasziendoppelung; Spitzy-Operation) od. **Netzplastiken** (s. Lichtenstein-Operation, s. Abb. 1 u. 2, Wantz-Operation; Stoppa-Operation) u. spez. Bauchwandplastiken, wobei die Bruchpforte durch Implantation eines nicht resorbierbaren od. teilresorbierbaren Maschennetzes (Polypropylen) überspannt u. in der Bauchwand befestigt wird; **2.** transabdominale präperitoneale H. (Abk. TAPP): minimal-invasive Meth. zum laparoskop. Verschluss der Bruchpforte zwischen Muskulatur bzw. Aponeurose u. Peritoneum über die Bauchhöhle; **3.** total extraperitoneale H. (Abk. TEP): vollständig außerhalb des Bauchraums durchgeführte Op. mit Schaffung eines präperitonealen Hohlraums zwischen Bauchdeckenmuskulatur u. Peritoneum mit einem Ballon u. anschl. Gasinsufflation; Platzierung des Netzes zentral über die Bruchpforte zwischen Symphyse u. Spina iliaca (s. Abb. 3); **4.** laparoskopische Bauchwandrekonstruktion durch intraperitoneal eingebrachtes, die Bruchpforte überspannendes Netz (sog. intraperitoneales onlay mesh, Abk. IPOM) mit einseitiger Beschichtung zum Darm, um Verwachsungen zu vermeiden.

Hernio|tomie (↑; -tom*) *f*: (engl.) *herniotomy*; Bruchschnitt; Inzision des Bruchsacks zur Reposition des Bruchinhalts u. Resektion des Bruchsacks bei konventioneller op. Versorgung einer Hernie*; vgl. Hernioplastik.

Heroin *n*: (engl.) *heroin*; Diacetylmorphin, Diamorphin; zu den nicht legal verkehrsfähigen Betäubungsmitteln* gehörendes Acetylderivat des Morphins* mit mind. 3-facher Wirkungsstärke u. v. a. analget. Wirkung; führt zu starker Atemdepression. H. ist gut lipidlösl. u. passiert die Blut-Hirn-Schranke sehr leicht.

Heroin|abhängigkeit: (engl.) *heroin addiction*; physische u. psychische Abhängigkeit* von Heroin*, das (überwiegend) i. v. injiziert od. geschnupft wird u. zu Euphorie, Schwindel u. Sedierung führt. **Folgen:** Länger dauernde H. resultiert i. d. R. in schwerwiegenden sozialen Folgen aufgrund der Kriminalisierung durch Beschaffung, Besitz u. Handel des illegalen Rauschmittels (außerdem erhöhtes Risiko für durch Blut übertragbare Krankheiten wie HIV-Erkrankung, Hepatitis B u. C bei Nutzung gebrauchter Spritzen, sog. needle-sharing). Bei H. führt Abstinenz zu einem schweren Entzugssyndrom* mit Schwindel, Durchfall, Erbrechen, Schweißausbrüchen, Blutdruckanstieg, Insomnie u. Schmerzen, das ca. 36–72 Std. nach der letzten Inj. seinen Höhepunkt erreicht u. 5–8 Tage anhalten kann. **Ther.:** Prinzipiell wird als Ziel Drogenfreiheit angestrebt, d. h. (meist) stationäre Entziehung* u. langfristige intensive psychische u. soziale Betreuung (Entwöhnung*). Unter best. Voraussetzungen (z. B. schwere, mehrjährige H., Konsum anderer psychoaktiver Substanzen, Komorbidität) werden als therap. Alternativen Substitutionsbehandlungen mit Levomethadon* u. bei therapieresistenten Schwerstabhängigen auch heroingestützte Behandlungen durchgeführt.

Herp|angina (gr. ἕρπειν schleichen; Angina*) *f*: (engl.) *herpangina*; syn. Zahorsky-Krankheit; meist bei Kleinkindern in den Sommermonaten auftretende Enterovirusinf.; **Err.:** Coxsackie*-Viren Typ A; **Inkub.:** 2–6 Tage; **Klin.:** rasch ansteigendes Fieber, samtartig aufgelockerter Rachen u. kleine Bläschen bzw. Ulzerationen am weichen Gaumen mit Schluckbeschwerden, manchmal Erbrechen; Kopfschmerz, u. U. Meningismus.

Herpes corneae (gr. ἕρπης Gürtelrose; Cornea*) *m*: (engl.) *herpetic keratitis*; syn. Keratoconjunctivitis herpetica; oft rezidiv. Infektion der Hornhaut durch Herpes-simplex-Viren (Typ 1, perinatal selten Typ 2); **Vork.:** meist i. R. einer endogenen Re-

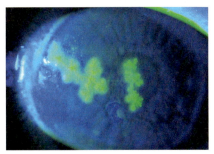

Herpes corneae: typische bäumchenartige Epithelläsion der Hornhaut; Fluoresceinfärbung [106]

Herpes genitalis

infektion durch Latenz der Viren im Ganglion trigeminale Gasseri, selten als Primärinfektion; **Formen:** 1. oberfächl. (epithelialer) H.c. (syn. Keratitis dendritica, Keratitis geographica); s. Abb.; 2. tiefer H.c. (syn. Keratitis stromalis, Keratitis disciformis): Endothelbefall mit scheibenförmiger Hornhauttrübung; **Klin.:** Bildung von Hornhautgeschwüren u. Narben, Verlust der Hornhautsensibilität mit schweren troph. Störungen (sog. Metaherpes); **Ther.:** Virostatika* system. u. lokal (z. B. Aciclovir, Trifluorthymidin).

Herpes genitalis (↑) *m*: s. Herpes simplex.
Herpes gestationis (↑) *m*: Pemphigoid* gestationis.
Herpes labialis (↑) *m*: s. Herpes simplex.
Herpes menstrualis (↑) *m*: s. Herpes simplex.
Herpes|sepsis des Neugeborenen (↑; Sepsis*) *f*: (engl.) *herpes sepsis of the newborn*; schwere Verlaufsform eines Herpes* simplex (Primärinfektion) nach Virusübertragung auf das Neugeborene durch mit Herpes*-simplex-Virus (HSV-1 od. HSV-2) im Genitalbereich infizierte Mutter (Herpes neonatorum), Verwandte od. durch med. Personal; **Sympt.:** initial Übererregbarkeit, Zyanose*, Aphthen*, Konjunktivitis*, Fieber, oft Ikterus*, Krampfanfall, Apnoe, evtl. generalisierte Bläseneruption; häufig tödl. Verlauf; **Ther.:** bereits im Verdachtsfall i. v. Aciclovir; **Proph.:** Schnittentbindung* bei klin. aktiver genitaler Herpes-simplex-Virus-Inf. am Geburtstermin; bei Erstmanifestation eines genitalen Herpes simplex der Mutter während der Schwangerschaft od. rekurrierendem Herpes genitalis Untersuchung auf Herpes-simplex-Virus-Inf. beim Kind nach der Geburt.
Herpes simplex (↑) *m*: (engl.) *herpes simplex*; pantrope, fakultativ neurotrope Viruserkrankung durch Primärinfektion mit Herpes*-simplex-Virus od. durch Reaktivierung von in Ganglien persistierenden Viren; **Übertragung:** Erstinfektion meist im Kleinkindesalter durch Schmier- u. Tröpfcheninfektion aus Herpesläsionen; **Inkub.:** Primärinfektion 2–7 Tage; **Klin.:** nur 1 % aller Infektionen verlaufen (vorwiegend bei Kindern) klinisch apparent, meist als Gingivostomatitis* herpetica, seltener als Aphthoid* Pospischill-Feyrter, Vulvovaginitis* herpetica, Herpes* corneae; schwere Verlaufsformen mit z. T. hoher Mortalität sind Herpessepsis* des Neugeborenen, Ekzema herpeticatum u. Herpes*-simplex-Enzephalitis; **Rezidive** durch Irritation latent infizierter Neurone nach fiebrigen Infekten (Herpes febrilis), Sonnenlichtexposition (Herpes solaris), Menstruation (Herpes menstrualis), Traumata (Herpes traumaticus), Magen-Darm-Störungen, hormonale od. psych. Faktoren; **Sympt.:** Juckreiz u. Spannungsgefühl, dann gruppierte Bläschen auf gerötetem Grund, die zu Krusten eintrocknen u. nach 8–10 Tagen narbenlos abheilen (s. Abb.). Häufig sind regionale Lymphknoten gering geschwollen u. schmerzhaft. H. s. kann in regelmäßigen Abständen wieder auftreten (H. s. recidivans), oft auch am gleichen Ort (H. s. recidivans in loco). **Lok.:** meist Lippen (Herpes labialis, i. d. R. Typ 1) od. Vulva bzw. Penis (Herpes genitalis, i. d. R. Typ 2), auch im Gesicht (v. a. Naseneingang), an Wangen, Ohrläppchen, Augenlidern, Conjunctiva, Hornhaut (H. s. cornea); nicht selten

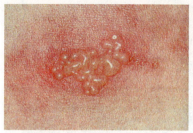

Herpes simplex [3]

an den Glutäen (H. s. glutaealis); **Diagn.:** klinisch, Virusnachweis; **Ther.:** symptomatisch; Virostatika (z. B. Aciclovir) insbes. bei Rezidivneigung bereits im Frühstadium.
Herpes-simplex-En|zephalitis (↑; Enkephal-*; -itis*) *f*: (engl.) *herpes simplex encephalitis*; Abk. HSE; syn. Meningoencephalitis herpetica; sporad., nekrotisierende herdförmige Enzephalitis* mit bevorzugtem Befall von Temporal- u. Frontallappen durch Primärinfektion (ca. 30 % der Fälle, meist Kinder) od. endogene Reaktivierung (ca. 70 %, im Allg. Erwachsene) von Herpes-simplex-Virus Typ 1, sehr selten Typ 2; **Häufigkeit:** ca. 1 : 250 000; **Klin.:** kurzes grippales Prodromalstadium, dann Fieber, Kopfschmerz, Wesensänderung, zerebrale Herdstörungen, bes. Aphasie u. Hemiparese, epilept. Anfälle; **Diagn.:** Pleozytose u. Erregernachweis im Liquor cerebrospinalis; MRT (Ödem u. Kontrastmittelaufnahme im mediobasalen Temporallappen); EEG (Allgemeinveränderung, Herdbefund, epilept. Aktivität); Gehirnbiopsie; **Ther.:** Aciclovir, intensivmed. Überwachung, ggf. antikonvulsiv, Ther. der Hirndrucksteigerung*; **Progn.:** Letalität unbehandelt 70 %, behandelt <20 %, häufig Defektheilung.
Herpes-simplex-Virus (↑; ↑; Virus*) *n*: (engl.) *herpes simplex virus*; Abk. HSV; DNA-Virus aus der Alphasubfamilie der Herpesviridae; **Typen:** HSV-1 (sog. oraler Stamm), HSV-2 (sog. genitaler Stamm); ihre Zuordnung zu den jeweils typ. klinischen Lok. ist nicht obligat. **Vork.:** weltweit; in Speichel, Urin u. Stuhl; **klin. Bedeutung:** Infektion durch Mikroläsionen in Haut u. Schleimhaut (Urogenitaltrakt, Mund u. Magen-Darm-Trakt, Konjunktiven); Erstinfektion meist bis zum 5. Lj., verläuft in 99 % der Fälle inapparent; 85 % der jungen u. über 90 % der älteren Erwachsenen sind seropositiv. HSV penetriert als Nukleokapsid in die Nervenendigungen u. gelangt mit dem axonalen Strom in das zugehörigen Ganglien. Nach 1–2 Tagen beginnt die aktive produktive Infektion, die am 4. Tag ihren Höhepunkt erreicht u. ab dem 6. Tag (wahrscheinl. durch die zelluläre Abwehr) auf ein Minimum begrenzt wird. Sympt. treten erst ab dem 6. Tag nach Infektion auf, Virusausscheidung hält bis zum 10. Tag an. Es schließt sich eine obligat lebenslang latent persistierende Infektion mit Möglichkeit der Reaktivierung an. Diese hängt ab v. a. von einer Irritation latent infizierter Neurone (durch Fieber, Traumata, Strahlung), aber auch von der Abwehrlage des Organismus u. kann asymptomatisch od.

symptomatisch als Rezidiv unterschiedl. Schweregrades verlaufen. Bei der Geburt auf das Neugeborene übertragene Herpes*-simplex-Viren können zu schweren, generalisierten u. häufig tödl. Erkrankungen (Herpes neonatorum) führen (vgl. Herpessepsis des Neugeborenen). **Onkogenität:** HSV können Zellen in Tieren u. Zellkulturen neoplast. transformieren; diskutiert wird ein Zus. von HSV-2 u. der Genese von Zervixkarzinomen; im Vergleich zum humanen Papillomavirus (Typ 16 u. 18) von untergeordneter Bedeutung. **Nachw.:** Virusisolierung, PCR, Immunfluoreszenztest*, ELISA*.

Herpes-Viren (↑; Viren*) *n pl*: s. Herpesviridae.

Herpes|viridae (↑; Virus*; Idio-*) *f pl*: (engl.) *herpes viruses*; Fam. kubischer DNA-Viren mit einer Hüllmembran (∅ 150–200 nm), 162 Kapsomeren u. linear-doppelsträngiger DNA; mehr als 100 Species bekannt; **Vork.:** weltweit bei Vertebraten u. Evertebraten; sehr enges Wirtsspektrum; **Übertragung:** direkte u. indirekte Kontaktinfektion; diaplazentar; **Einteilung:** in 3 Subfamilien: **1.** Alphavirinae (Replikationszyklus <24 Std.) mit den Genera **a)** Simplexvirus: Herpes*-simplex-Virus (HSV-1 = humanes Herpesvirus HHV-1; HSV-2 = HHV-2) u. **b)** Varicellovirus: Varicella*-Zoster-Virus (= HHV-3); Herpesvirus simiae (Herpes-B-Virus), Herpesvirus suis (Pseudorabies*-Virus); **2.** Betavirinae (Replikationszyklus >24 Std.) mit den Genera **a)** Cytomegalovirus: Zytomegalie*-Virus bei Mensch (= HHV-5), Nager u. Schwein; **b)** Muromegalovirus: Maus-Zytomegalie-Virus; **c)** Roseolovirus: HHV*-6 u. HHV*-7; **3.** Gammavirinae (lymphoproliferativ) mit den Genera **a)** Lymphocryptovirus: Epstein*-Barr-Virus (= HHV-4) u. **b)** Rhadinovirus: HHV-8 (Nachweis von Virus-DNA-Sequenzen in Kaposi-Sarkom-Zellen); **klin. Bedeutung:** H. etablieren nach erfolgter Primärinfektion ein Stadium der lebenslangen Persistenz (z. T. als echte Latenz); Reaktivierungen sind unterschiedl. häufig; einige H. sind in ihren natürl. Wirten od. in Versuchstieren onkogen.

Herpes zoster (↑) *m*: Zoster*.

Herpes-zoster-Virus (↑; ↑; Virus*) *n*: s. Varicella-Zoster-Virus.

Herpin-Janz-Syn|drom (Dieter J., Neurol., Berlin, Heidelberg, geb. 1920) *n*: Impulsiv*-petit-mal.

Herring-Körper (Percy T. H., engl. Physiol., 1872–1967); (engl.) *Herring bodies*; tropfenförmige körnige od. homogene Gebilde in den Nervenfasern des Hypophysenhinterlappens (s. Hypophyse); werden als Sekretionsprodukt der Ganglienzellen des Nucleus supraopticus u. Nucleus paraventricularis des Hypothalamus gedeutet, das entlang der Axone der Nervenfaser in die Neurohypophyse wandert; vgl. Neurosekretion.

Hers-Krankheit (Henry-G. H., Biochem., Physiol., Brüssel): syn. Glykogenose Typ VI; s. Glykogenosen (Tab.).

Hertoghe-Zeichen (Eugène H., Chir., Löwen, 1860–1928): (engl.) *Hertoghe's sign*; Ausfall der seitl. Partien der Augenbrauen; **Vork.:** z. B. bei atopischem Ekzem* u. Hypothyreose.

Hertwig-Magendie-Syn|drom (Richard H., Zool., München, 1850–1937; François M., Physiol., Paris, 1783–1855) *n*: skew* deviation.

Hertz (Heinrich R. H., Phys., Berlin, Bonn, 1857–1894) *n*: (engl.) *hertz*; Einheitenzeichen Hz; abgeleitete SI-Einheit der Frequenz*; $1\,Hz = 1\,s^{-1}$; vgl. Einheiten (Tab. 2 dort).

Herxheimer-Jarisch-Re|aktion (Karl H., Dermat., Frankfurt a. M., 1861–1944; Adolf J., Physiol., Wien, Innsbruck, 1891–1965) *f*: s. Jarisch-Herxheimer-Reaktion.

Herxheimer-Krankheit (↑): s. Akrodermatitis chronica atrophicans.

Herz: (engl.) *heart*; (anat.) Cor, Cardia; muskuläres Hohlorgan mit der Aufgabe, durch wechselnde Kontraktion (Systole) u. Erschlaffung (Diastole) von Vorhöfen u. Kammern (s. Herzzyklus) den Blutstrom in den Gefäßen in Bewegung (s. Blutkreislauf) zu halten; liegt im Mediastinum auf dem Zwerchfell u. zwischen den Lungen. Durch eine Scheidewand (Herzseptum*) wird das H. in eine linke (sog. linkes H.) u. eine rechte Hälfte (sog. rechtes H.) geteilt (s. Abb. 1), jede Hälfte wiederum in einen oberen muskelschwächeren (**Vorhof**, Atrium) u. unteren muskelstärkeren Teil (**Kammer**, Ventriculus; linke Kammer muskelstärker als rechte). In die Vorhöfe münden rechts die V. cava sup. u. V. cava inf. sowie der Sinus coronarius, links die Vv. pulmonales. Aus den Kammern treten rechts der Truncus pulmonalis, links die Aorta aus. Die Grenze zw. Vorhof u. Kammer (s. Abb. 2; vgl. Herzskelett) ist u. a. gekennzeichnet durch den Sulcus* coronarius, die Grenze zwischen den Kammern durch die Längsfurchen (Sulcus interventricularis ant., Sulcus interventricularis post.), in denen die ernährenden Gefäße des Herzens (**Koronararterien*** u. **-venen***) verlaufen. Die **4 Herzklappen** (Valvae cordis) sind am Herzskelett* angeheftete Endokardduplikaturen (Schichten der Herzwand: Endokard* innen, Myokard* als Mittelschicht u. Perikard* außen). Die **2 Segelklappen** (Valva atrioventricularis dextra, Valva atrioventricularis sinistra) sind segelförmige Verschlusseinrichtungen zwischen Vorhöfen u. Kammern, rechts dreizipflig: Trikuspidalklappe, links zweizipflig: Mitralklappe. Die freien Ränder der Klappensegel sind durch die Chordae tendi-

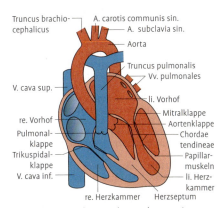

Herz Abb. 1: arterialisiertes Blut rot, desoxygeniertes Blut blau

Herz/Lungen-Quotient

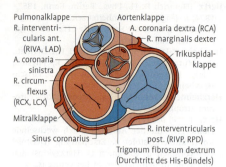

Herz Abb. 2: Schnitt durch die Ventilebene; Aufsicht von kranial

neae cordis* mit den Papillarmuskeln (Musculi* papillares cordis) verbunden, deren Kontraktion ein Rückschlagen der Klappen in die Vorhöfe während der Systole verhindert. Die **2 Taschenklappen** (aus je 3 halbmondförmigen Semilunarklappen bestehend: Valvula semilunaris anterior, dextra, sinistra) sitzen am Übergang der re. Herzkammer in den Truncus pulmonalis u. der li. Herzkammer in die Aorta: Valva trunci pulmonalis u. Valva aortae (Pulmonalklappe, Aortenklappe). Sie verhindern während der Diastole den Rückstrom des Bluts in die Kammern. Vgl. Erregungsleitungssystem; Herzauskultation; Herzinfarkt; Herzinsuffizienz; Herzklappenfehler; Herzfehler, angeborene.

Herz/Lungen-Quotient *m*: (engl.) *cardiothoracic ratio*; (röntg.) Quotient aus transversalem Herz- u. basalem Thoraxdurchmesser zur groben Einschätzung der Herzgröße (s. Herzvolumen); normal 1 : 2 (größer bei Herzvergrößerung); vgl. Herzformen.

Herz|achse: 1. (engl.) *heart axis*; (röntg.) **anatomische** H.: Verbindungslinie auf der Röntgen-Thorax-Übersichtsaufnahme im posterior-anterioren Strahlengang zwischen dem Schnittpunkt des li. Rands der Herzsilhouette mit dem Zwerchfell u. dem Einschnitt des re. Rands der Herzsilhouette am Übergang von V. cava superior in den re. Vorhof; s. Herzformen (Abb. dort). Vgl. Herz. **2.** (kardiol.) **elektrische H.**: Richtung des größten Integralvektors während der Erregungsausbreitung im Herzen (s. Vektorkardiographie); definiert den Lagetyp* des Herzens u. stimmt meist weitgehend mit der anatomischen H. überein.

Herz|aktion *f*: (engl.) *heartbeat*; Herztätigkeit; s. Herzzyklus.

Herz|aktion, kindliche *f*: (engl.) *fetal cardiac activity*; (gebh.) Herztätigkeit der Frucht, deren Nachw. ab 5.–7. SSW vaginal bzw. ab 7.–8. SSW abdominal mit Ultraschalldiagnostik* mögl. ist (sicheres Schwangerschaftszeichen); vgl. Echokardiographie, fetale.

Herz|akzeleration (Akzeleration*) *f*: (engl.) *heart rate acceleration*; Bez. für Erhöhung der Herzfrequenz* durch Fieber*.

Herz|an|eurysma (Aneurysma*) *n*: s. Herzwandaneurysma.

Herz|asthma (Asthma*) *n*: Asthma* cardiale.

Herz|auskultation (Auskultation*) *f*: (engl.) *heart auscultation*; Auskultation* des Herzens* mit Stethoskop zur Beurteilung der während der Herzaktion auftretenden Herztöne* u. evtl. Herzgeräusche*; **Auskultationspunkte** des Herzens: **1.** p. m. der 4 Herzklappen: Lok. inf. der Geräuschfortleitung mit dem Blutstrom an Punkte geringerer Schalldämpfung unterschiedl. als anat. Projektionsorte der Herzklappen auf der Thoraxwand (s. Abb. 1 u. 2); **a)** Aortenklappe: 2. ICR, re. parasternal; mit Fortleitung in die Karotiden sowie nach li. parasternal bis zur Herzspitze; **b)** Pulmonalklappe: 2. ICR, li. parasternal; **c)** Trikuspidalklappe: 5. ICR, re parasternal; **d)** Mitralklappe: 5. ICR, li. MCL; mit Fortleitung in die li. Axilla; **2.** Erb-Punkt (syn. Punctum quintum): 3. ICR, li. parasternal; Projektionsstelle des Klappenschlusstons der Aortenklappe u. versch. pathol. Herzgeräusche*.

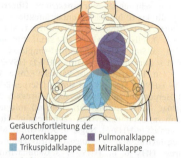

Herzauskultation Abb. 1: Geräuschfortleitung

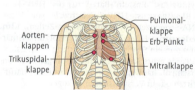

Herzauskultation Abb. 2: Auskultationspunkte

Herz|automatie (gr. αὐτόματος aus eigenem Antrieb) *f*: (engl.) *automatic cardiac activity*; auch Automatie; kardiale Autorhythmie*; physiol. automat. rhythmische Erregungsbildung des Herzens ohne Einwirkung eines äußeren Reizes; erfolgt in hierarch. Automatiezentren des kardialen Erregungsleitungssystems* (Abb. dort) mit unterschiedl. Formen der Aktionspotentiale*: **1.** Sinusknoten (Frequenz 60–80/min): primäres Automatiezentrum, physiol. Herzschrittmacher* (Sinusrhythmus*) v. a. inf. steiler diastol. Depolarisation; **2.** AV-Knoten (40–60/min): sekundäres Automatiezentrum, Schrittmacherfunktion i. R. eines Ersatzrhythmus* (AV*-Rhythmus); **3.** ventrikuläres (tertiäres) Automatiezentrum (Purkinje-Fasern; Frequenz 20–40/min): Schrittmacherfunktion i. R. eines Ersatzrhythmus (idioventrikulärer Rhythmus*). Vgl. Erregungsbildungsstörung.

Herz|beschwerden, funktionelle: (engl.) *functional heart trouble*; gehäuft im 4. Lebensjahrzehnt anfallartig auftretende Beschwerden ohne org. Urs. mit thorakalen Schmerzen, Tachykardie u. Angst, die sich bei selbstunsicheren, ängstl. u. depressiven Persönlichkeiten bis zur Herzneurose* verstärken können; Ausschlussdiagnose (Ruhe-EKG, Echokardiographie, kardiovaskuläre Belastungsuntersuchungen, Langzeit-EKG, laborchem. Diagn.). Vgl. Da Costa-Syndrom; Funktionsstörung, somatoforme autonome.

Herz|beutel: s. Perikard.

Herz|beutel|entzündung: Perikarditis*.

Herz|beutel|tamponade (franz. tampon Stöpsel) *f*: Perikardtamponade*.

Herz|binnen|raum|szinti|graphie (Szinti-*; -graphie*) *f*: Radionuklidventrikulographie*.

Herz|block: s. Erregungsleitungsstörung.

Herz|buckel: (franz.) voussure cardiaque; meist asymmetr. thorakale Vorwölbung durch Herzvergrößerung mit verstärkten Pulsationen bei schweren angeb. od. erworbenen Herzfehlern*; häufig in Komb. mit nicht rachit. Harrison*-Furche inf. chron. Dyspnoe.

Herz|chirurgie (Chirurgie*) *f*: (engl.) *heart surgery*; med. Fachgebiet der Chirurgie zur Durchführung op. Eingriffe am Herzen u. an großen herznahen Gefäßen; **Formen: 1. geschlossene** Herzoperation bei Eingriff außerhalb des Herzens bzw. bei digital od. instrumentell ausgeführtem intrakardialem Eingriff; ohne Einsatz der Herz*-Lungen-Maschine; z. B. Op. des Ductus* arteriosus apertus, Pulmonalis*-Banding, Perikardektomie*, OPCAB, MIDCAB; **2. offene** Herzoperation bei komplizierter Op. am eröffneten, blutleeren Herzen in Kardioplegie*, ggf. Hypothermie*, unter Einsatz der Herz-Lungen-Maschine zur Überbrückung des Herz-Kreislauf-Stillstands; v. a. bei aortokoronarem Bypass*, Klappenersatz-Op. (s. Herzklappe, künstliche), Korrektur-Op. bzw. palliative Op. angeborener Herzfehler* u. Herztransplantation*; **3. minimalinvasive** H.: Transkatheter-Aortenklappenimplantation (transfemoral, transapikal, transaxillar). Vgl. Postkommissurotomiesyndrom; Gefäßchirurgie.

Herz|dämpfung: (engl.) *cardiac dullness*; Bez. für den gedämpften Perkussionsschall (s. Perkussion) über dem Herzen zur groben, perkussor. Einschätzung der Herzgröße; **Einteilung:** s. Abb.; **1.** absolute H.: kleiner Bereich der Brustwand, dem das Herz unmittelbar anliegt, mit bei leiser Perkussion stark gedämpftem Schall; **2.** relative H. (syn. große H.): thorakaler Bereich, in dem das Herz von der Lunge überlagert ist, mit v. a. bei stärkerer Perkussion mäßig gedämpftem Schall.

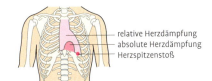

Herzdämpfung

Herz|de|kompensation (De-*; Kompensation*) *f*: (engl.) *cardiac decompensation*; Bez. für die klin. Dekompensation einer Herzerkrankung, z. B. dekompensierte Herzinsuffizienz*.

Herz|di|latation (Dilatation*) *f*: (engl.) *heart dilatation*; Vergrößerung des Herzens durch Erweiterung der Herzinnenräume; häufig mit rel. Herzklappenfehlern*; **Vork.:** physiol. beim sog. Sportherz* als Adaptation (Erhöhung der Restblutmenge) an Dauerbelastung, pathol. v. a. bei akuter od. chron. Volumen- od. Drucküberlastung (s. Herzinsuffizienz), z. B. bei Kardiomyopathie*, Cor* pulmonale, Herzklappeninsuffizienz, angeb. Herzfehlern mit Shunt, best. Formen der Kardiomyopathie; **Klin.:** verlagerter Herzspitzenstoß*, Herzrhythmusstörungen*; **Diagn.:** Echokardiographie*: Beurteilung der kardialen Druck- bzw. Volumenbelastung, Graduierung anhand der Vergrößerung von enddiastol. ventrikulären Durchmesser u. enddiastol. Volumenindex des betroffenen Ventrikels, z. B. bei linksventrikulärer H. von LVD_d (Abk. für linksventrikulärer enddiastol. Durchmesser) u. LVEDVI (Abk. für linksventrikulärer enddiastol. Volumenindex). Vgl. Herzhypertrophie.

Herz|druck|massage *f*: (engl.) *cardiac massage*; auch extrathorakale (externe) Herzmassage*; Basismaßnahme der Reanimation* zur Gewährleistung eines Minimalkreislaufs (zerebrale u. koronare Perfusion) trotz Herz*-Kreislauf-Stillstand mit höherer Priorität als die Atemspende*; **Durchführung:** rhythm. Thoraxkompressionen (möglichst auf harter, flacher Unterlage liegenden) Pat. beim Erwachsenen 4–5 cm tief in Richtung Wirbelsäule mit Frequenz von 100/min durch Verlagerung des Körpergewichts über die gestreckten Arme u. übereinandergelegten Handballen auf der Mitte des Brustkorbs auf der unteren Hälfte des Sternums mit vollständiger Entlastung des Sternums nach jeder Kompression bei unverändert erhaltenem Kontakt zw. Händen u. Sternum (s. Abb.); Wirksamkeit (nur auf harter Unterlage) durch palpablen Femoralispuls überprüfbar; Durchführung der H. möglichst in Komb. mit Beatmung* (H. durch Atemspende* kurzzeitig unterbrochen, nach endotrachealer Intubation wird ohne Unterbrechung der H. simultan beatmet); **Kinder:** Thoraxkompression im Bereich des unteren Sternum-

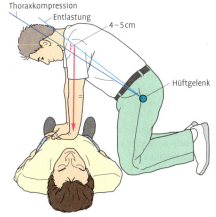

Herzdruckmassage

Herzenge

drittels (ein fingerbreit kranial der Insertionshöhe der untersten Rippen; s. Costa) mit einem Handballen u. Verlagerung des Körpergewichts über einem Arm (ggf. beide Handballen wie bei Erwachsenen), bei Säuglingen mit Zeige- u. Mittelfinger (sog. 2-Finger-Methode) od. Daumen (evtl. mit Umfassen des Brustkorbs als zirkulär umgreifende sog. Zwei-Daumen-Methode i. R. der Reanimation durch 2 Helfer); Kompressionstiefe ein Drittel des Thoraxdurchmessers (ca. 2 cm), Frequenz 100–120/min; **cave:** Jede Unterbrechung führt zur deutl. Reduktion der Koronarperfusion. **Kompl.:** Rippenfrakturen, Milz- u. Leberverletzung; **Progn.:** abhängig von frühestmögl. u. kontinuierl. Durchführung; s. Reanimation.

Herz|enge: s. Angina pectoris.

Herz|entzündung: s. Endokarditis; Myokarditis; Pankarditis; Perikarditis.

Herz|fehl|bildung: s. Herzfehler, angeborene.

Herz|fehler: (engl.) *cardiac defect*; Vitium cordis; syn. Herzvitium; Sammelbez. für angeb. Fehlbildungen des Herzens (angeborene Herzfehler*) u. angeb. od. erworbene Herzklappenfehler*, i. w. S. auch für angeb. Fehlbildungen der herznahen Gefäße.

Herz|fehler, angeborene: (engl.) *congenital heart defects*; syn. konnatale Angiokardiopathien, Vitia cordis congenita; angeb. Fehlbildungen des Herzens bzw. des Gefäßsystems; **Ätiol.:** meist multifaktoriell, Komb. von genet. u. Umweltfaktoren bzw. exogenen Noxen; **Häufigkeit:** 6–10 auf 1000 Lebendgeborene (ohne Berücksichtigung der häufigen bikuspidalen Aortenklappe u. des Mitralklappenprolapssyndroms); **Vork.:** in einem Drittel der Fälle in Komb. mit Fehlbildungen anderer Organsysteme (v. a. des Urogenitaltrakts), häufig bei Chromosomenaberrationen*; **Einteilung:** v. a. pathophysiol. (Shunt*, Zyanose*): s. Tab.; **Diagn.:** Hinweise durch klin. Bild, EKG*, Röntgen-Thorax-Aufnahme; Nachweis durch Echokardiographie*, Herzkatheterisierung* u. Angiokardiographie; **Ther.:** interventionell od. op. durch Herzchirurgie* (Korrektur-. od. Palliativoperation); Endokarditisprophylaxe mit Antibiotika (s. Endokarditis) unabhängig vom Schweregrad der a. H. erforderlich. Vgl. Vorhofseptumdefekt; Ventrikelseptumdefekt; Pulmonalstenose; Ductus arteriosus apertus; Fallot-Tetralogie; Herzklappenfehler.

Herz|fehler|zellen (Zelle*): (engl.) *heart-failure cells*; pigmentierte Alveolarmakrophagen* (phagozytiertes Hämosiderin*); **Vork.:** im Sputum nach Blutaustritt in die Alveolen bei chron. Lungenstauung, v. a. bei Mitralklappenfehlern; **Nachw.:** im Sputumausstrich mit Berliner*-Blau-Reaktion.

Herz|flimmern: s. Kammerflimmern, Vorhofflimmern.

Herz|formen: (engl.) *cardiac silhouette*; syn. Herzkonfigurationen; (röntg.) Formen der Herzsilhouette (sog. Herzschatten) auf Röntgen-Thorax-Übersichtsaufnahmen im posterior-anterioren (Abk. p.-a.) Strahlengang (s. Abb.) zur Beurteilung der anat. Herzachse* u. 4 Herzhöhlen durch synopt. Betrachtung der Größen der Kammern u. Vorhöfe, Aortenkriterien (z. B. Länge, Weite u. Form des Aortenknopfs*), Lungengefäßzeichnung (röntg. Schatten der pulmonalen Arterien u. Venen; z. B. normal, vermehrt, vermindert) u. zusätzl. Kriterien (z. B. Herzklappenverkalkungen) unter gleichzeitiger Betrachtung der Röntgen-Thorax-Aufnahme im seitl. Strahlengang; die genauere Beurteilung morphol. u. funktioneller Veränderungen des Herzens erfolgt durch die Echokardiographie* u. Kardio-MRT (s. MRT). **Formen:** u. a. **1.** Normbefund: Herzkontur überschreitet rechts von der Wirbelsäule nicht den Bronchus intermedius,

Herzfehler, angeborene Pathophysiologische Einteilung nach Hämodynamik und relativer Häufigkeit		
azyanotische Herzfehler ohne Shunt mit Behinderungen des Blutkreislaufs		
Pulmonalstenose	ca. 7	%
Aortenisthmusstenose	ca. 7	%
Aortenstenose	ca. 4	%
Aortenbogenanomalien	ca. 1	%
primär azyanotische Herzfehler mit überwiegendem arteriovenösem (Links-Rechts-)Shunt und vermehrter Lungendurchblutung		
Ventrikelseptumdefekt (isoliert)	ca. 30	%
Vorhofseptumdefekt	ca. 8	%
Ductus arteriosus apertus	ca. 7	%
atrioventrikulärer Septumdefekt	ca. 7	%
aortopulmonaler Defekt	ca. 1	%
zyanotische Herzfehler mit überwiegendem venoarteriellem (Rechts-Links-)Shunt		
Fallot-Tetralogie	ca. 5	%
Transposition der großen Arterien	ca. 5	%
Linksherzhypoplasie-Syndrom	ca. 3	%
Double-outlet-right-Ventrikel	ca. 2	%
Trikuspidalatresie	ca. 2	%
Pulmonalatresie	ca. 2,5	%
Truncus arteriosus communis	ca. 1,5	%
singulärer Ventrikel	ca. 1,5	%
totale Lungenvenenfehlmündung	ca. 1	%

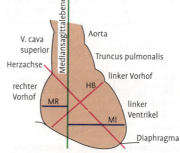

Herzformen: Schema der Herzsilhouette im p.-a.-Strahlengang; HB: Herzbreite; Mr: rechter Medianabstand; Ml: linker Medianabstand [159]

links nicht mehr als zwei Drittel der Strecke zw. der Mitte der Wirbelsäule u. der lateralen Thoraxwand (vgl. Herz/Lungen-Quotient). **2.** Rechts- od. Linksverbreiterung: lässt keine sicheren Rückschlüsse auf Vergrößerung eines Ventrikels zu, z. B. kann eine Linksverbreiterung durch den rechten od. linken Ventrikel bedingt sein; (häufig) gleichzeitige Vergrößerung mehrerer Herzhöhlen erschwert zusätzl. die Größenbeurteilung der einzelnen Herzhöhlen anhand der Herzkontur. **a)** Vergrößerung des linken Ventrikels: Herzspitze nach links u. kaudal verlagert; Seitenaufnahme (seitl. Strahlengang): hintere untere Herzkontur nach dorsal verlagert u. überragt V. cava inferior um >2 cm nach dorsal; **b)** Vergrößerung des rechten Ventrikels: Herzvergrößerung nach links mit Anhebung der Herzspitze sowie Herzvergrößerung nach rechts; Seitenaufnahme: verkleinerter Retrosternalraum (sternal anliegender Herzschatten >50 % der Sternumlänge) u. Verlagerung der hinteren Herzkontur nach dorsal; **c)** Vergrößerung des li. Vorhofs: Doppelkontur des rechten Herzrand u. Vorwölbung des linken Herzohrs in Höhe der Herztaille*, Aufspreizung der Carina tracheae (subcarinaler Winkel >90°) durch Anhebung des linken Hauptbronchus; **d)** Vergrößerung des rechten Vorhofs: rechte Herzkontur überragt Medianlinie um >1/3 des halben Thoraxdurchmessers; Seitenaufnahme: Verkleinerung des Retrosternalraums; **3.** typ. röntg. H.: Aortenkonfiguration*; Mitralkonfiguration*; Tropfenherz*; Cor* pulmonale; Bocksbeutelform*. Vgl. Röntgendiagnostik (Abb. 2 dort).

Herz|frequenz (Frequenz*) *f*: (engl.) *heart rate*; Abk. HF; Herzschlagfrequenz; Zahl der Herzschläge (Aktionspotentiale) pro Min.; abhängig von Lebensalter, Geschlecht, sportl. Trainingszustand, Körpertemperatur, Vigilanz u. vegetativen Faktoren; beim Erwachsenen in Ruhe ca. 60–80/min. Vgl. Pulsfrequenz; Bradykardie; Tachykardie.

Herz|funktions|prüfung: s. Kreislauffunktionsprüfungen; EKG; Echokardiographie; Herzszintigraphie.

Herz|geräusche: (engl.) *heart murmurs*; Auskultationsbefund zwischen den Herztönen* inf. Turbulenzen im Blutstrom; **Einteilung: I.** zur **Klangcharakterisierung: 1.** Lok.: p.* m., Fortleitung; vgl. Herzauskultation; **2.** zeitl. Beziehung zum Herzzyklus*: **a)** diastol. (zw. 2. u. 1. Herzton; auch Diastolikum): holo-(pan-; während der ganzen Diastole andauernd), proto-(früh-; unmittelbar nach dem 2. Herzton), meso-(mittel-), tele-(spät-)diastol. (präsystol.: unmittelbar vor 1. Herzton); **b)** systol. (zw. 1. u. 2. Herzton; auch Systolikum): holo-(pan-), proto-(früh-), meso-(mittel-), tele-(spät-)systol.; **c)** kontinuierl.; **3.** Lautstärke: **a)** quantitativ (nach Levine, s. Tab.); **b)** zeitl. Verlauf: Crescendo, Decrescendo, Crescendo-Decrescendo (spindelförmig) bzw. bandförmig (mit konstanter Lautstärke); **4.** Frequenz: hoch- (besser über Stethoskopmembran auskultierbar), mittel-, tieffrequent (besser über Stethoskoptrichter auskultierbar); **5.** Qualität: z. B. blasend, schabend, rau, weich, gießend, rollend; **II. Ätiol.: 1. org. H.:** Vork. inf. Änderung der Strömungsgeschwindigkeit u. Turbulenzbildung bei org. Veränderungen des Herzen (angeb. Herzfehler* u. angeb. od. erworbene Herzklappenfehler*: s. Abb.); **a)** Insuffizienzgeräusche durch Regurgitationsvolumen bei Herzklappeninsuffizienz: blasend, gießend, hochfrequent; pansystol. H. bei hochgradiger (protosystol. Decrescendo bei geringgradiger) Segelklappen- bzw. protodiastol. Decrescendo bei Taschenklappeninsuffizienz; **b)** Stenosegeräusche bei Herzklappenstenosen: mittel- bis tieffrequent, als raues spindelförmiges Systolikum (Austreibungsgeräusch) bei Taschenklappenstenose bzw. als diastol. Rollen (protodiastol. Decrescendo u. präsystol. Crescendo) bei Segelklappenstenose (meist Mitralstenose); **c)** Shuntgeräusche: z. B. raues hochfrequentes pansystol. H. durch ventrikuläres Shuntvolumen bei Ventrikelseptumdefekt* od. bei Ductus* arteriosus apertus als raues, lautes, maschinenartiges, mittelfrequentes kontinuierl. H. (Lokomotivgeräusch*) mit Lautstärkemaximum um den 2. Herzton; **d)** Perikardeiben (perikardiales Reibegeräusch*, sog. Lokomotivgeräusch) bei Perikarditis*: ohrnah, hochfrequent, systol. u. diastol.; vgl. Mühlradgeräusch; **2. funktionelle H.:** Vork. ohne org. Veränderung am Herzen (z. B. durch erhöhte Flussgeschwindigkeit bei rel. Herzklappenstenose od. bei erhöhtem Schlagvolumen) als Coombs*-, Flint*-, Steel*-Geräusch od. bei nichtkardialen Erkr. (z. B. Fieber, Anämie, Hyperthyreose); i. d. R. niederfrequent u. leise; **3. akzidentelle H.:** Vork. bei Herzgesunden (meist Kinder, 80–90 % im Vorschulalter, u. Jugendl.) ohne strukturelle od. hämodynamische Veränderung; protosystol. H. (meist max. Grad 2/6) mit parafokalem p. m. (2.–3. ICR li. parasternal) ohne Fortleitung, im Stehen leiser u. unter Belastung lauter, Still*-Geräusch u. Nonnensausen* bei Kindern. Vgl. Phonokardiographie.

Herz|gewicht, kritisches: (engl.) *critical heart weight*; Gewicht, bis zu dem das Herz bei Belastung mit Herzhypertrophie* reagiert, ca. 500 g (normales Herzgewicht ca. 300 g bei Erwachsenen); dadurch Hyperplasie* mit Gefahr der Hypo-

Herzgeräusche
Lautstärkegrade nach Levine

Grad	Herzgeräusch
1/6	sehr leise; nur während Apnoe in geräuschloser Umgebung zu hören
2/6	leise, gleich zu hören, auch während der Atmung
3/6	mittellautes Geräusch, immer ohne Schwirren
4/6	lautes Geräusch, häufig mit Schwirren
5/6	sehr lautes Geräusch, aber nur mit aufgesetztem Stethoskop zu hören; Schwirren
6/6	Distanzgeräusch, sehr laut zu hören bis auf 1 cm von der Thoraxwand entfernt; Schwirren

Herzglykoside

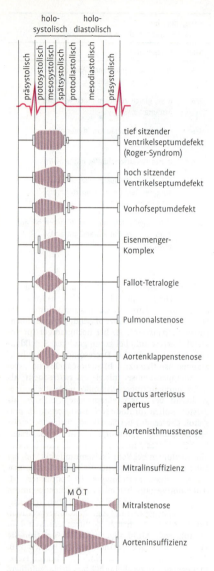

Herzgeräusche: Schallbilder der wichtigsten Herzfehler; MÖT: Mitralöffnungston

xie inf. relativer Koronarinsuffizienz* u. Herzdilatation*. **Herz|glykoside** (Glyk-*) *n pl*: (engl.) *cardiac glycosides*; Bez. für in versch. Pflanzen, z. B. Digitalis-, Strophanthus-, Scilla- u. Convallariaarten vorkommende herzwirksame Steroidglykoside aus einem Steroidgerüst (Steroide*) mit Zuckeranteil; **Wirkungsmechanismus:** Hemmung der Na^+/K^+-ATPase; dadurch Anstieg der intrazellulären Na^+-Konz. u. verminderter Austausch von intrazellulärem Ca^{2+} u. extrazellulärem Na^+ (Anreicherung von Ca^{2+}); **Wirkung:** Ökonomisierung der Herzarbeit u. Verbesserung der Pumpleistung am insuffi- zienten Herzen: Steigerung der Kontraktilität des Myokards u. Erhöhung des Schlagvolumens (positiv inotrope Wirkung), Senkung der Herzfrequenz über den Sinusknoten u. indirekt-reflektor. Mechanismen (negativ chronotrope Wirkung), Hemmung der atrioventrikulären Überleitung (negativ dromotrope Wirkung); Glykosidempfindlichkeit ist inter- u. intraindividuell verschieden (beeinflusst u. a. durch versch. Erkr., Elektrolytverschiebungen u. zahlreiche Arzneimittel); die Einstellung mit H. muss daher individuell erfolgen. Therap. Anw. finden H. mit hoher Bioverfügbarkeit (Digitoxin, Digoxin u. Derivate). **Ind.:** chron. Herzinsuffizienz, Tachyarrhythmia absoluta bei Vorhofflattern/-flimmern, paroxysmales Vorhofflattern/-flimmern; **Kontraind.:** Hypokaliämie, Hyperkalzämie, Kammertachykardie, obstruktive Kardiomyopathie; **UAW:** enge therap. Breite, daher therapeutisches Drugmonitoring* erforderl. (Konzentrationsbestimmung im Serum v. a. mit Radio*-Immunoassay. Vgl. Digitalisglykoside, Digitalisintoxikation.

Herz|größe: s. Herzvolumen.

Herz-Hand-Syn|dr<u>o</u>m *n*: Holt*-Oram-Syndrom.

Herz|hyper|trophie (Hyper-*; Troph-*) *f*: (engl.) *cardiac hypertrophy*; Herzvergrößerung durch Verdickung der Herzwand inf. Dickenzunahme der Herzmuskelfasern eines od. aller Herzabschnitte; **Einteilung: 1.** pathol.-anat.: **a)** konzentr. H. mit gleichbleibendem bzw. verkleinertem ventrikulärem Lumen; Urs.: chron. myokardiale Druckbelastung; **b)** exzentr. H., verbunden mit Herzdilatation*; Urs.: chron. myokardiale Volumenbelastung; **2.** pathophysiol.: **a)** Linksherzhypertrophie (linksventrikuläre H.) bei linksventrikulärer Belastung; **b)** Rechtsherzhypertrophie (rechtsventrikuläre H.) bei rechtsventrikulärer Belastung; **c)** biventrikuläre H.; **Urs.: 1.** idiopath. (z. B. primäre Kardiomyopathie); **2.** chron. Belastung des Herzens; **a)** rechtsventrikuläre Druck- (z. B. pulmonale Hypertonie*, s. Cor pulmonale) od. Volumenbelastung (z. B. Trikuspidalklappeninsuffizienz*); **b)** linksventrikuläre Druck- (z. B. art. Hypertonie*, s. Herzkrankheit, hypertensive; Aortenklappenstenose) od. Volumenbelastung (z. B. Hyperthyreose*, Aortenklappeninsuffizienz*); **c)** Sportherz* (ohne Krankheitswert); **Klin.:** hebender Herzspitzenstoß (linksventrikuläre H.), epigastrische Pulsationen* (rechtsventrikuläre H.); **Diagn.: 1.** Echokardiographie*: Beurteilung der kardialen Druck- bzw. Volumenbelastung, Graduierung anhand der Zunahme der Herzmuskelwanddicke (z. B. bei Linksherzhypertrophie Vergrößerung von $IVSD_d$, Abk. für enddiastol. Durchmesser des interventrikulären Septums, u. PWD_d, Abk. für enddiastol. post. Wanddiameter), ventrikulären Durchmesser u. von enddiastol. Volumenindex (s. Herzdilatation); **2.** Hinweise im EKG: s. Tab. (cave: Hypertrophieindizes mit niedriger Sensitivität bei hoher Spezifität); vgl. Roller-coaster-Syndrom; **3.** Hinweise in Röntgen-Thorax-Aufnahme: z. B. Einengung des Retrosternalraums im Seitenbild bei Rechtsherzhypertrophie; vgl. Herzformen. Vgl. Herzinsuffizienz.

Herz|in|dex (Index*) *m*: Abk. HI; (engl.) *cardiac index (Abk. CI)*; auf die Körperoberfläche* bezogenes

Herzinfarkt

Herzhypertrophie
EKG-Zeichen (Auswahl)

EKG	Linksherzhypertrophie	Rechtsherzhypertrophie
elektrische Herzachse (Lagetyp des Herzens)	Drehung nach links (meist Linkstyp oder überdrehter Linkstyp)	Drehung nach rechts (Steiltyp oder Rechtstyp) oder aus der Frontalebene heraus (Sagittaltyp)
P-Wellen	P-sinistroatriale	P-dextroatriale
QRS-Komplex		
Amplitudenerhöhung der R-Zacken	in I, aVL, V_{4-6}	in III, aVF, V_{1-2}
Amplitudenerhöhung der S-Zacken	in III, aVF, V_{1-3}	in I, aVL, V_{5-6}
positiver Hypertrophieindex		
Horizontalebene (Brustwandableitungen)	Sokolow-Index: $R_{V5/6} + S_{V1} \geq 3{,}5$ mV (Summe der maximalen Amplituden der R-Zacke in $V_{5/6}$ und der S-Zacke in V_1)	Sokolow-Index II: $R_{V1} + S_{V5} \geq 1{,}05$ mV R_{V1}-Index: $R_{V1} \geq 0{,}7$ mV oder $= S_{V1}$
Frontalebene (Extremitätenableitungen)	Lewis-Index: $R_I + S_{III} - (R_{III} + S_I) \geq 1{,}6$ mV	Whitebock-Index: $R_I + S_I - R_{III} \leq -1{,}4$ mV
Horizontal- und Frontalebene	Cornell-Index: $R_{aVL} + S_{V3} \geq 2{,}8$ mV (Männer) bzw. $\geq 2{,}2$ mV (Frauen) Cornell-QRS-Quotient: Cornell-Index (+ 0,6 mV bei Frauen) · QRS-Dauer ≥ 244 mV·ms	
verzögerte R-Progression	mit abruptem R/S-Umschlag	mit Verschiebung des R/S-Umschlags nach links und S-Persistenz
bei höhergradiger Hypertrophie		
Endstrecke (ST-Strecke und T-Welle)	Erregungsrückbildungsstörung: deszendierende ST-Streckensenkung mit präterminal negativen T-Wellen (Druckbelastung) oder ST-Streckenaszension mit überhöhten T-Wellen (Volumenbelastung) in den links- bzw. rechtsventrikulären Ableitungen	
QRS-Komplex	intraventrikuläre Erregungsleitungsverzögerung in den links- bzw. rechtsventrikulären Ableitungen	

Herzminutenvolumen* als Parameter für die Herzleistung; physiol. $3{,}5 \pm 0{,}5$ l/min/m².

Herz|in|farkt (Infarkt*) *m*: (engl.) *myocardial infarction*; Abk. HI; syn. Myokardinfarkt, Herzmuskelinfarkt; Nekrose* eines umschriebenen Herzmuskelbezirks;

klinischer Notfall

meist akut auftretende lebensbedrohl. Kompl. (Akutes* Koronarsyndrom) bei koronarer Herzkrankheit* mit typ. klin. Symptomen u. laborchem. Veränderungen (Troponin*, CK-MB; s. unter Diagn.); **Ätiol.:** anhaltende krit. myokardiale Minderperfusion bei Koronarinsuffizienz*, auch durch länger andauernden Koronarspasmus*; Manifestation häufig bei od. nach körperl. od. psych. Belastung inf. Steigerung des Sauerstoffbedarfs des Herzmuskels od. durch akute Unterbrechung der Blutversorgung v. a. bei Koronarsklerose mit akutem thrombot. Koronarverschluss inf. Plaqueruptur od. -erosion; kardiovaskuläre **Risikofaktoren:** s. Herzkrankheit, koronare (Tab. 1 dort); **Häufigkeit:** Inzidenz: 300–500/100 000 pro Jahr in Europa (geograph. Schwankungen); **Einteilung:** 1. nach EKG*-Veränderungen (s. unter Diagn.; vgl. Akutes Koronarsyndrom): **a) ST-Hebungs-Infarkt** (Abk. STEMI; engl. ST-segment elevation myocardial infarction); entspr. der früheren pathol.-anat. Bez. transmuraler H.; **b) Nicht-ST-Hebungs-Infarkt** (Abk. NSTEMI; engl. non-ST-segment elevation myocardial infarction); entspricht der früheren pathol.-anat. Bez. nichttransmuraler H. (subendokardialer, subepikardialer od. intramuraler H.); 2. nach Lok.: Vorderwandinfarkt (u. a. anteroseptal, anterolateral), Hinterwandinfarkt (posterior, inferior), Seitenwandinfarkt (linkslateral, inferolateral; s. Lateralinfarkt) sowie kombinierte Formen; **Klin.:** als Leitsymptom retrosternales Druckgefühl mit thorakalem Schmerz u. ausstrahlenden Schmerzen (s. Abb. 1), i. d. R. intensiver u. länger andauernd als bei Angina* pectoris (>20 Min.) u. nitrosensibel (Besserung durch organische Nitrate* innerhalb ≤5 Min.) sowie meist in Komb. mit Angst u. Vernichtungsgefühl; häufig niedriger Blutdruck, kleiner frequenter Puls, Blässe u. kalter Schweiß, vagale Reaktion (häufig bei Hinterwandinfarkt) mit symptomat.

Herzinfarkt

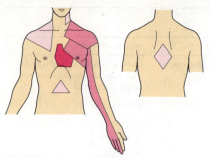

Herzinfarkt Abb. 1: Schmerzlokalisationen; meist (ca. 75 % der Fälle) präkordialer Thoraxschmerz

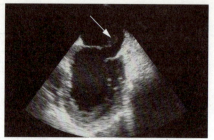

Herzinfarkt Abb. 2: Mitralklappeninsuffizienz bei Papillarmuskelabriss, Papillarmuskel (Pfeil) flotiert in der Systole am posterioren Segel im linken Vorhof; transösophageale Echokardiographie [81]

Herzinfarkt
Schweregrade einer Herzinsuffizienz nach Herzinfarkt

Killip-Klassifikation	Kriterien
Klasse I	keine klinischen Zeichen der Herzinsuffizienz
Klasse II	Stauungslunge (<50 % der Lunge) oder 3. Herzton (Dritter-Ton-Galopp)
Klasse III	Stauungslunge (≥50 % der Lunge)
Klasse IV	kardiogener Schock

Stadium 0
Erstickungs-T:
T positiv, hoch, breit

Stadium I
Q klein
R klein
deutliche monophasische ST-Streckenhebung
T positiv

Stadium II
Q groß
R klein
ST-Hebung rückläufig
T spitz, negativ

Stadium III
Q groß
R höher als in Stadium II
ST-Hebung veschwunden
T spitz, negativ

Stadium IV
Q noch groß
R wieder normal groß
keine ST-Hebung,
keine ST-Senkung
T wieder positiv

Herzinfarkt Abb. 3: klassische Entwicklungsstadien des EKG-Befunds bei STEMI

Bradykardie*, Übelkeit u. (seltener) Erbrechen; atyp. Schmerz meist bei Pat. mit Lebensalter <40 bzw. >75 Jahre, Frauen u. Diabetes mellitus, in 30 % der Fälle asymptomat. H. (stummer H.; Vork.: v. a. Diabetes mellitus); evtl. nach 1–2 Tagen Anstieg der Körpertemperatur (sog. Resorptionsfieber), am 2. u. 3. Tag Pericarditis* epistenocardica; später evtl. Postmyokardinfarktsyndrom*; **Kompl.:** häufig Herzrhythmusstörungen* im Frühstadium (v. a. ventrikuläre Extrasystolen*, Bradykardie mit AV*-Block v. a. bei Hinterwandinfarkt, ventrikuläre Tachykardie*, Kammerflimmern*), Herzinsuffizienz* (Einteilung nach Killip-Klassifikation: s. Tab.) bis kardiogener Schock*, Herzwandaneurysma*, Wandruptur mit Perikardtamponade*, Septumperforation mit Ventrikelseptumdefekt, Sehnenfadenabriss*, Papillarmuskelabriss (s. Abb. 2) mit akuter Mitralklappeninsuffizienz*, kardiogene Embolien, plötzlicher Herztod*; **Diagn.: 1.** klin. Sympt.; **2.** 12-Kanal-Oberflächen-EKG in Ruhe; infarkttyp. Veränderungen bei STEMI: v. a. signifikante persistierende ST-Streckenhebung in mind. 2 zusammenhängenden Ableitungen (s. ST-Strecke, Akutes Koronarsyndrom) u. dynam. EKG-Veränderungen (v. a. akuter Linksschenkelblock*) zusätzl. (infarktunspezif.) Hinweise: plötzl. Änderung der elektr. Herzachse*, neu aufgetretener Schenkelblock*; infarkttyp. (dynam.) EKG-Veränderungen v. a. in den Ableitungen (s. EKG, Tab. 2), die das Versorgungsgebiet der betroffenen Koronararterie* (in ca. 2/3 der Fälle im Bereich der li. Koronararterie) repräsentieren (z. B. in I, aVL, V$_{5-6}$ bei LCX-Stenose mit konsekutiver Änderung des Lagetyps* des Herzens nach re.), dadurch primäre Lok. des infarzierten Herzwandareals mögl.; (klin. sehr selten vollständig erfasste) klass. EKG-Stadien (s. Abb. 3): **a)** Stadium 0: hochpositive T*-Welle (sog. Erstickungs-T); klin. selten erfasst, da noch sehr frühe Phase; **b)** Stadium I: hohe Hebung der ST*-Strecke bei positivem T; frischer H., akute Phase; **c)** Stadium II: Übergang in terminal negative T-Wellen, R-Potentialverlust. Ausbildung einer pathol. Q*-Zacke (Pardee-Q) bei Rückbildung der ST-Streckenhebungen; Zwischenstadium; **d)** Stadium III: tiefe breite Q-Zacken bei isoelektr. ST-Strecke u. gleichschenklig spitznegativen T-Wellen; **e)** Stadium IV: bleibende pathol. verbreiterte Q-Zacke (Narbenstadium, sog. alter Infarkt; frühere Bez. Q-wave-Infarkt) od. sel-

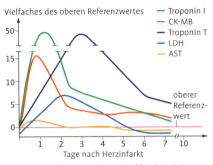

Herzinfarkt Abb. 4: typischer Verlauf kardialer laborchem. Parameter/Enzymkonzentrationen im Blut

ten vollständige Rückbildung aller Veränderungen (frühere Bez. Non-Q-wave-Infarkt); **3.** laborchem. Diagn. (Konz. von Troponin-T u. -I als hochspez. Frühmarker im Serum erhöht) sowie Enzymdiagnostik* (s. Abb. 4) zum Nachw. einer erhöhten (dynam.) Serumkonzentration herzmuskelspez. Isoenzyme (cave: zeitl. Latenz) v. a. der Kreatinkinase* (CK-MB) u. Laktatdehydrogenase* (LDH₁), weniger spezif. Erhöhung der Aspartataminotransferase (AST), weitere labordiagn. unspezif. Zeichen: beschleunigte BSG, CRP-Erhöhung, Leukozytose, Hyperglykämie u. a.; **4.** Echokardiographie* zur Beurteilung der Kontraktilität (Auswurffraktion, Wandbewegungsstörungen, Herzklappenfunktion) u. Nachweis spez. Kompl. (z. B. Perikarderguss); **Ther.: 1.** STEMI: unter intensivmed. Überwachung (EKG-Monitoring, Messungen von Blutdruck, ZVD u. ggf. Pulmonalarteriendruck als Maß für den enddiastol. Druck im li. Ventrikel mit Pulmonaliskatheter*) in Oberkörperhochlagerung (30°); **a)** als Erstmaßnahmen Sauerstoffgabe* u. i. v. Gaben (Venenzugang; i. m. Injektionen sind obsolet, da sie eine Lysetherapie ausschließen u. die Enzymdiagnostik verfälschen) von Acetylsalicylsäure* u. Heparin*, Nitroglycerol* u. Opioidanalgetika (Morphin*) sowie Clopidogrel* p. o., möglichst frühzeitige koronare Reperfusionstherapie zur Revaskularisation* unter Einhaltung vorgegebener Zeitfenster: als Primär- od. Akut-PCI (s. PCI) i. R. der frühestmöglich durchzuführenden diagn. Koronarangiographie* od. als präklin. primäre system. koronare Thrombolyse* (z. B. mit Streptokinase*, rt*-PA) bei Durchführbarkeit der PCI erst nach 90 Min. u. fehlender Kontraindikation für Lysetherapie; ggf. aortokoronarer Bypass*; **b)** pharmak. Begleittherapie (u. Risikofaktoren-Reduktion, s. u.), Beta*-Rezeptoren-Blocker (v. a. bei Tachykardie od. art. Hypertonie ohne Herzinsuffizienz), ACE*-Hemmer (bei verminderter linksventrikulärer EF), Atropin* (bei Bradykardie u. AV-Block), ggf. organische Nitrate*, Korrektur der Serumkaliumkonzentration in den hochnormalen Bereich, Antiarrhythmika (Amiodaron), positiv inotrope Substanzen (Dopamin, Dobutamin), Antihypertensiva (z. B. Urapidil); eine rezidivprophylakt. Wirkung u. Prognoseverbesserung ist für Acetylsalicylsäure, Beta-Rezeptoren-Blocker, ACE-Hemmer u. HMG-CoA-Reduktase-Hemmer als Lipidsenker* nachgewiesen (vgl. Herzkrankheit, koronare), für Dihydropyridine (s. Calcium-Antagonisten) dagegen nachteilige Effekte. **c)** ggf. transvenöser passagerer Herzschrittmacher* (bei Bradykardie, Herzblock), intraaortale Ballongegenpulsation* (bei kardiogenem Schock); **d)** möglichst Frühmobilisation u. Überführung (nach weniger als 10 Tagen bei unkompliziertem Verlauf) in eine ambulante Rehabilitation od. evtl. eine Rehabilitationsklinik zur Anschlussheilbehandlung, später evtl. Teilnahme an ambulanten Koronarsportgruppen; **2.** NSTEMI: s. Akutes Koronarsyndrom; **Progn.:** hohe Letalität (ca. 50 %) in Abhängigkeit von Klin. u. Kompl. (z. B. Kammerflimmern, postinfarzielle Perikarditis); 2/3 der Todesfälle ereignen sich prästationär, die Hälfte davon in der ersten Stunde nach Infarkt. **Prävention:** Reduktion beeinflussbarer kardiovaskulärer Risikofaktoren: s. Herzkrankheit, koronare (Tab. 1 dort); **DD:** v. a. instabile Angina* pectoris, Lungenembolie*, Perikarditis*, dissezierendes thorakales Aortenaneurysma*, Tako*-Tsubo-Kardiomyopathie, Spontanpneumothorax u. (insbes. bei epigastr. Schmerzlokalisation bei Hinterwandinfarkt bzw. inferiorer H.) Ulkusperforation, Cholelithiasis, Pankreatitis. Vgl. Bland-White-Garland-Syndrom.

Herz|in|suffizienz (Insuffizienz*) *f*: (engl.) *heart failure, cardiac insufficiency;* Insufficientia cordis; syn. Myokardinsuffizienz, Herzmuskelschwäche; myokardiale Dysfunktion mit der kardialen Unfähigkeit, eine den Anforderungen entspr. Förderleistung zu erbringen; **Häufigkeit:** Inzidenz u. Prävalenz mit Lebensalter zunehmend; zweithäufigste Todesursache in Deutschland; **Path.:** kurzfristige Stabilisierung der Myokardfunktion zur Sicherung der Perfusion lebenswichtiger Organe durch erhöhte kardiale Wandspannung (Laplace-Gesetz), Aktivierung von Barorezeptoren u. inf. peripherer Minderperfusion neuroendokrine Gegenregulation (Aktivierung des Sympathikus* u. Renin*-Angiotensin-Aldosteron-Systems; vermehrte Synthese von Vasokonstriktoren: Endothelin*, Vasopressin; verminderte Konz. von Vasodilatatoren: kardiale natriuretische Peptide*, Bradykinin* u. a.) mit funktionellen (Frank*-Starling-Mechanismus u. Bowditch*-Effekt abgeschwächt), strukturellen (kardiales Remodeling: Herzhypertrophie*, Herzdilatation*, vermehrte kardiale Apoptose* u. Fibrose) u. molekularen (veränderte Genexpression z. B. der sarkoplasmat. Kalzium-ATPase) Anpassungsmechanismen des Herzens, die wiederum bei chron. Aktivierung zur Progredienz der H. mit Ausschöpfung der kardialen Funktionsreserven führen; **Einteilung: 1.** Lok.: 80–90 % der Fälle ventrikulär; **a)** Linksherzinsuffizienz: linksventrikuläre H., häufigste Form; **b)** Rechtsherzinsuffizienz: rechtsventrikuläre H.; **c)** Globalinsuffizienz: biventrikuläre H.; **2.** klin.: **a)** kompensierte (asymptomat.) u. dekompensierte (symptomat.) H.; **b)** nach zeitl. Verlauf: akute u. chron. H.; **c)** nach Schweregrad: Belastungs- (Sympt. nur unter Belastung) u. Ruheinsuffizienz (Sympt. auch in Ruhe); NYHA-Klassifikation: s. Tab. 1; Klassifikation der American Heart Association (Abk. AHA): s. Tab. 2; Killip-Klassifikation: s. Herzinfarkt (Tab. dort); **3.** pathophysiol.: **a)** systol. H.: systol. Dysfunktion mit verminderter EF; **b)** diastol. H.: dias-

Herzinsuffizienz

Herzinsuffizienz   Tab. 1
Klassifikation der Herzinsuffizienz nach der New York Heart Association (NYHA-Klassifikation)

Grad	Symptome
I	Beschwerdefreiheit in Ruhe und unter Belastung
II	Beschwerden (Dyspnoe) und eingeschränkte Leistungsfähigkeit ab einer mittelschweren körperlichen Belastung
III	Beschwerden (Dyspnoe) und deutliche Leistungseinschränkung bereits bei geringer Belastung, jedoch noch Beschwerdefreiheit in Ruhe
IV	Beschwerden (Dyspnoe) bereits in Ruhe

Herzinsuffizienz   Tab. 2
Klassifikation der Herzinsuffizienz nach der American Heart Association

Stadium	Kriterien
A	hohes Risiko für Herzinsuffizienz, keine strukturelle Herzerkrankung
B	strukturelle Herzerkrankung, bisher ohne Symptome
C	(anamnestisch) symptomatische strukturelle Herzerkrankung
D	in Ruhe symptomatische, fortgeschrittene strukturelle Herzerkrankung trotz maximaler Pharmakotherapie

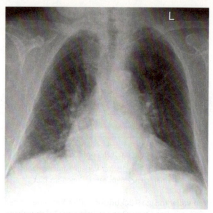

Herzinsuffizienz: globale H. mit beidseits verbreitertem Herz u. chronischer Stauung der Lunge mit ausgeprägten Kerley-B-Linien; Rö.-Thorax p.a. [1]

tol. Dysfunktion mit der kardialen Unfähigkeit zur Aufnahme eines adäquaten Blutvolumens, um bei normalen diastol. Drücken ein ausreichendes Schlagvolumen* aufzubauen, inf. Störung der linksventrikulären Relaxation u. verminderter Compliance (restriktive Kardiomyopathie*) mit verlängerter, verlangsamter od. inkompletter Diastole bei erhaltener systol. Pumpfunktion; **Urs.:** koronare Herzkrankheit*, art. Hypertonie* (linksventrikuläre H. i. R. der hypertensiven Herzkrankheit*), Herzinfarkt*, Kardiomyopathie*, angeb. od. erworbener Herzfehler, pulmonale Hypertonie* (rechtsventrikuläre H.), hämodynam. relevante Herzrhythmusstörung*, Myokarditis*, chron. Perikarditis*, nichtkardiale Ursachen (z. B. metabol. oder endokrinol.); **Klin.:** bei dekompensierter H. Sympt. durch Rückwärtsversagen (Stauung vor dem insuffizienten Ventrikel) u. Vorwärtsversagen (Minderperfusion nach dem insuffizienten Ventrikel); Dyspnoe, Tachykardie, Müdigkeit, pathol. Flüssigkeitsretention (periphere Ödeme, Pleuraerguss*, Stauungslunge*, Lungenödem* mit feuchten Rasselgeräuschen*, Orthopnoe* u. Asthma* cardiale, Perikarderguss*), Nykturie*, Zyanose*, Corvisart-Gesicht (s. Gesicht); Kardiomegalie (mit kardialer Arrhythmie, z. B. Vorhofflimmern*), stauungsbedingte Hepatosplenomegalie mit hepatojugulärem Reflux*, erhöhter zentraler Venendruck* (evtl. mit Friedreich*-Zeichen) durch Einflussstauung*, Dritter*-Ton-Galopp, art. Hypotonie* bis kardiogener Schock* bei akuter H. (Vorwärtsversagen); vgl. Rechtsherzinsuffizienz, Linksherzinsuffizienz; **Kompl.:** plötzlicher Herztod*; **Diagn.:** 1. Echokardiographie*: wichtigstes Verf. zur Diagn.; u. a. Herzhypertrophie*, Herzdilatation*, rel. Herzklappenfehler*, Perikarderguss, Pleuraerguss, globale od. regionale systol. Dysfunktion (z. B. verminderte EF, Wandbewegungsstörung, paradoxe Septumbewegung bei rechtsventrikulärer H.), diastol. Dysfunktion (z. B. dopplersonograph. veränderter transmitraler u. pulmonalvenöser Fluss, gewebedopplersonograph. reduzierte Mitralklappenringgeschwindigkeit, linksatriale Vergrößerung u. Linksherzhypertrophie bei linksventr. H.); 2. EKG*: fast immer verändert, je nach Urs. der H.; s. Herzhypertrophie (Tab. dort); 3. laborchem.: Konz. von BNP u. NT-proBNP im Blut fast immer erhöht (bei systol. H. höher als bei diastol.), Parameter zur akuten DD der Dyspnoe (bei Exazerbation der COPD keine Erhöhung) u. Verlaufskontrolle der H.; 4. Röntgen-Thorax-Aufnahme: Veränderung der Herzform*, Stauungslunge, Lungenödem mit Kerley-B-Linien (s. Abb.), Pleuraerguss; **Ther.:** kausale Ther. der die H. verursachenden Erkr. (z. B. KHK, art. Hypertonie, s. o.) sowie: 1. nichtpharmak.: Reduktion bestehender kardiovaskulärer Risikofaktoren, s. Herzkrankheit, koronare (Tab. 1 dort), sowie Flüssigkeits-, Kochsalz- u. Alkoholrestriktion u. a.; 2. pharmak.: a) Beta*-Rezeptoren-Blocker ohne intrins. sympathomimet. Aktivität (Bisoprolol, Carvedilol, Metoprolol) v. a. bei art. Hypertonie, nach Herzinfarkt od. bei diastol. Dysfunktion (Verlängerung der Diastole durch negative Chronotropie), cave: nicht bei rechtsventrikulärer H.; b) ACE*-Hemmer (alternativ AT*₁-Rezeptor-Antagonisten) v. a. bei verminderter linksventrikulärer systol. Funktion u. bei H. i. R. eines Herzinfarkts*, cave: nicht bei rechtsventrikulärer H.; c) Diuretika* v. a.

Herzklappe, künstliche

bei art. Hypertonie u. Flüssigkeitsretention sowie zur Vorlastsenkung bei diastol. Dysfunktion u. bei rechtsventrikulärer H. (v. a. Aldosteron*-Antagonist); **d)** Herzglykoside* v. a. bei tachyarrhythm. Vorhofflimmern (dann zus. mit Antikoagulanzien*), auch bei rechtsventrikulärer H.; **e)** i. v. Gabe von Katecholaminen od. selektiven Phosphodiesterase-3-Hemmern zur positiven Inotropie nur bei akuter H. (Vorwärtsversagen) od. zur Überbrückung bis zur Herztransplantation*; **f)** evtl. organische Nitrate* zur Vorlastsekung bei diastol. Dysfunktion; **3.** ggf. interventionell u. op.: intraaortale Ballongegenpulsation*, Implantation eines Herzschrittmachers* zur kardialen Resynchronisationstherapie*, implantierbarer Kardioverter*-Defibrillator, ventrikuläre Assistenzsysteme (s. Kunstherz), Herztransplantation; **Progn.:** jährl. Letalität gegenüber der Normalbevölkerung erhöht: 19 % bei systol. u. 8 % bei diastol. Dysfunktion; **Prävention:** frühzeitige Ther. von Erkr., die zu einer H. führen können, u. Reduktion bestehender kardiovaskulärer Risikofaktoren (s. Herzkrankheit, koronare, Tab. 1 dort). Vgl. Cor pulmonale; Low-cardiac-output-Syndrom; Vorlast; Nachlast.

Herz|jagen: s. Palpitation.

Herz|katheterisierung (Katheter*): (engl.) *heart catheterisation*; Verf. zur kardiovaskulären Diagn. od. Therap.; **Prinzip:** Punktion od. chir. Eröffnung eines art. (Linksherzkatheter) od. venösen Gefäßes (z. B. in der Femoralis- od. Kubitalregion, Rechtsherzkatheter) zur Sondierung aller zentralen Herz- u. Gefäßabschnitte mit Hilfe von vorgeformten, röntgenkontrastgebenden, dreh- u. formstabilen Kathetern kleinen Durchmessers (ein- u. mehrlumig, flüssigkeitsgefüllt, mit einem antithrombogenen Spezialkunststoff beschichtet), die über einen externen Druckwandler mit einem Registriergerät verbunden sind, od. als geschlossene Kathetersysteme mit Mikrodruckwandler in der Katheterspitze zur störungsfreien Aufnahme von Druckkurven; Spezialkatheter: z. B. Kathetersysteme zur Messung des Herzminutenvolumens* durch Indikatorverdünnungsmethoden*; **Ind.:** **1. kardiol. Diagn.:** **a)** Druckmessung: Sondierung der Herzhöhlen u. herznahen Gefäßabschnitte unter Röntgenkontrolle, Registrierung von Druckkurvenverläufen in Ruhe u. unter versch. Belastungsbedingungen (körperl. Arbeit, pharmak. Interventionen, Vorhofstimulation u. a.) zur Beurteilung der Herzfunktion, s. Abb.; **b)** Messung der Sauerstoffsättigung nach Blutentnahme aus versch. Herzabschnitten zur Bestimmung von Shuntvolumina bei Rezirkulationsvitien wie Vorhof- od. Ventrikelseptumdefekt; **c)** Röntgenkontrastuntersuchung der Herzhöhlen u. der herznahen Gefäße (Angiokardiographie*) bei angeborenen Herzfehlern*, angeb. u. erworbenen Herzklappenfehlern* sowie Fehlbildungen u. Veränderungen des Koronargefäßsystems insbes. bei koronarer Herzkrankheit (Koronarangiographie*); **d)** linksventrikuläre Kinekardiographie* zur Funktionsanalyse; mit Hilfe versch. mathemat. Modelle können Ventrikelvolumina, Schlagvolumen u. Herzminutenvolumen, die Auswurffraktion u. die zirkumferentielle Faserverkürzungsge-

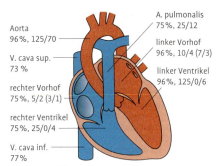

Herzkatheterisierung: Normwerte für O_2-Sättigung u. intrakardiale Drücke (in mmHg); für die großen Gefäße sind systolischer u. diastolischer Druck angegeben; für die Ventrikel der maximale systolische sowie der früh- u. spätdiastolische Druck; für die Vorhöfe der systolische u. diastolische Druck bei Exspiration u. (in Klammern) bei Inspiration.

schwindigkeit V_{CF} errechnet werden, außerdem Beurteilung der linksventrikulären Wandbewegung zur Beschreibung von segmentalen Myokarddefekten, z. B. nach Herzinfarkt; wird zunehmend durch die Echokardiographie* abgelöst. **e)** Messung des Herzminutenvolumens durch Indikatorverdünnungsmethoden* mit Spezialkathetern (z. B. Swan-Ganz-Katheter; s. Pulmonaliskatheter): Injektion von Farbstoff od. kalten Lösungen in den re. Vorhof unter gleichzeitiger Messung des Konzentrationsabfalls von Farbstoff od. des Temperaturanstiegs in der A. pulmonalis nach Blut-Indikator-Vermischung im re. Ventrikel; **f)** Berechnung versch. hämodynam. Größen, z. B. Kreislaufwiderstände*, Klappenöffnungsflächen*, Parameter der linksventrikulären Kontraktilität, Herzarbeit, Schlagarbeit, Schlagleistung, Regurgitationsvolumina; **g)** elektrophysiologische Untersuchung* bei Herzrhythmusstörungen: Mapping* i. R. der intrakardialen EKG*, Vorhofstimulation*, Ventrikelstimulation*; **2. kardiol. Ther.:** z. B. PCI* (z. B. Koronarangioplastie*) u. koronare Thrombolyse bei akutem Herzinfarkt, selektiven, intrakoronaren Arzneimittelapplikation, Ballonvalvuloplastie*, Katheterablation* od. intrakardialen elektr. Stimulation (s. Herzschrittmacher, Kardioverter-Defibrillator, implantierbarer) u. a. Vgl. Seldinger-Methode.

Herz|klappe, künstliche: (engl.) *artificial heart valve*; Prothese zum Ersatz defekter bzw. degenerierter Herzklappen; **Formen: 1.** Alloprothese aus Kunststoffmaterial (s. Abb.): Doppelflügelklappe, Kippscheibenprothese, früher auch Kugelklappe; Lebensdauer 20–30 Jahre, lebenslange Antikoagula-

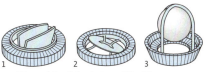

Herzklappe, künstliche: 1: Doppelflügelklappe; 2: Kippscheibenprothese; 3: Kugelklappe (obsolet)

Herzklappen

tion erforderl.; **2.** Bioprothese: **a)** homologe k. H. von Leichen bzw. explantierten Herzen von Herztransplantationsempfänger; **b)** xenogene k. H. vom Schwein od. Rinde, z. B. als Ionescu-Shiley- od. Hancock- od. Carpentier-Edwards-Klappe; Lebensdauer max. 10–15 Jahre, abhängig von Lok. (Aortenklappenprothese > Mitralklappenprothese) u. Patientenalter (bei älteren Pat. länger als bei jüngeren); Antikoagulation nur früh postoperativ erforderlich; **Kompl.:** Prothesendysfunktion, sog. Randleck inf. Nahtausriss, Klappenthrombose, Infektion (Prothesen- assoziierte Endokarditis*), Embolierisiko, kardiogene Koagulopathie* (mechan. bedingte Zerstörung der von*-Willebrand-Faktor-Multimere durch k. H. in Aortenposition). Vgl. Transplantation (Tab. 1 dort); vgl. Gefäßtransplantation; Herzchirurgie.

Herz|klappen: (engl.) heart valves; s. Herz.

Herz|klappen|an|eurysma (Aneurysma*) *n*: (engl.) heart valve aneurysm; umschriebene Ausweitung einer Herzklappe inf. Entz. (Endocarditis ulcerosa) od. Degeneration sowie bei angeb. Herzfehlern; führt meist zu einer Herzklappeninsuffizienz (s. Herzklappenfehler). Vgl. Herzwandaneurysma, Aneurysma.

Herz|klappen|fehler: (engl.) heart valve defect; syn. Herzklappenvitien, Klappenvitien; Dysfunktion der Herzklappen (s. Herz); **Formen: 1.** Herzklappeninsuffizienz: Schlussunfähigkeit der Herzklappen mit konsekutiver Regurgitation des Blutflusses (diastol. bei Taschenklappen-, systol. bei Segelklappeninsuffizienz); **2.** Herzklappenstenose: Verengung der Herzklappen mit konsekutiver Behinderung des Blutflusses (systol. bei Taschenklappen-, diastol. bei Segelklappenstenose); **3.** kombiniertes Klappenvitium: Insuffizienz u. Stenose einer Herzklappe (v. a. bei Verkalkung); **Ätiol.: 1.** angeboren: meist Stenosen (v. a. Aortenstenose*, Pulmonalstenose*), isoliert od. in Komb. mit weiteren angeborenen Herzfehlern*; **2.** erworben: degenerativ od. entzündl. (Endokarditis*); meist Mitralklappe isoliert (Mitralklappenstenose*, Mitralklappeninsuffizienz*), gefolgt von der kombinierten Beteiligung der Mitral- u. Aortenklappe (Aortenklappeninsuffizienz* od. -stenose); **3.** i. R. einer Ventrikeldilatation (s. Herzdilatation) od. Erhöhung der Durchflussvolumina (z. B. bei Herzinsuffizienz*, Aortenklappeninsuffizienz) als relativer (funktioneller) H.; **Diagn.:** u. a. Quantifizierung (Graduierung) durch Echokardiographie* (u. a. Berechnung von Druckgradienten u. Klappenöffnungsflächen* bei Stenosen, Beurteilung der Regurgitation bei Insuffizienz) u. Herzkatheterisierung*; **Ther.:** op. (Revision, künstliche Herzklappe*); Endokarditisprophylaxe (s. Endokarditis). Vgl. Herzgeräusche; Mitralklappenprolapssyndrom; Ventrikelseptumdefekt; Vorhofseptumdefekt.

Herz|klappen|fensterung: (engl.) heart valve fenestration; angeb. od. erworbene Substanzdefekte von Herzklappen, insbes. Taschenklappen; vgl. Herzklappenfehler.

Herz|klopfen: s. Palpitation.

Herz|kon|figuration (Konfiguration*) *f*: (röntg.) Herzform*.

Herz|kon|traktion, frustrane (Kontrakt-*) *f*: (engl.) hemodynamic inefficient cardiac contraction; hämodynam. wirkungslose Kontraktion des Herzmuskels; **Vork.:** v. a. frühzeitig einfallende Extrasystole* u. Arrhythmia* absoluta; Urs.: sehr kurze diastol. ventrikuläre Füllungsphase u. dadurch vermindertes Schlagvolumen* mit palpator. fehlender Pulswelle in der Peripherie u. konsekutivem Pulsdefizit*.

Herz|kon|tusion (Kontusion*) *f*: (engl.) heart contusion; (lat.) Contusio cordis; Quetschung des Herzens inf. direkter, nicht penetrierender Gewalteinwirkung; häufigste Form der Herzverletzung bei stumpfem Thoraxtrauma* ohne knöcherne Thoraxverletzung, in 70 % der Fälle mit äußeren Prellmarken (Inspektion); **Histol.:** herdförmig interstitielle Erythrozytenextravasate u. Myokardnekrosen; **Kompl.:** Herzrhythmusstörung* (meist); Herzklappenabriss; Hämoperikard, Perikardtamponade*; Akutes* Koronarsyndrom bis plötzlicher Herztod* inf. Intimadissektion, Ruptur od. Kompression einer Koronararterie* (meist RIVA); **Diagn.:** erhöhte Serumkonzentration von herzmuskelspezif. Isoenzymen u. Troponin*, EKG-Veränderungen (unspezif. Repolarisationsstörungen) in 26 % der Fälle, echokardiograph. nachweisbare regionale Wandbewegungsstörungen (Störung der Ventrikelfunktion); **Progn.:** meist reversibel, ggf. lebensbedrohl. (abhängig von Komplikationen).

Herz|krankheit, hyper|tensive: (engl.) hypertensive heart disease; Bez. für kardiale Veränderungen (v. a. linksventrikulär u. -atrial) inf. art. Hypertonie*; **Path.:** initial konzentr. Herzhypertrophie* u. konsekutiv diastol. Dysfunktion durch Relaxationsstörung u. Complianceverminderung (diastol. Herzinsuffizienz*), verstärkt durch hypertensive Veränderung kleiner u. kleinster Äste der Koronararterien*; später mit Herzdilatation* durch Verminderung der Stützfunktion des kardialen Bindegewebes u. klin. Herzinsuffizienz; **Klin.:** wie bei Angina* pectoris, später Sympt. der Herzinsuffizienz (häufig mit Vorhofflimmern*); **Diagn.** u. **Ther.:** s. Herzhypertrophie, Hypertonie, Herzinsuffizienz. Vgl. Cor pulmonale.

Herz|krankheit, koronare: (engl.) coronary heart disease; Abk. KHK; syn. stenosierende Koronarsklerose, koronare Herzerkrankung (Abk. KHE), degen. Koronararerkrankung, ischäm. Herzerkrankung; Erkr. uneinheitlicher Ätiol., die pathophysiol. durch eine primäre Koronarinsuffizienz* gekennzeichnet ist;

> häufigste Todesursache in Deutschland

Ätiol.: meist Koronarstenose* inf. Arteriosklerose* der großen Koronararterien* (Koronarsklerose*) od. Mikroangiopathie der kleinen Koronararterienäste (small* vessel disease), seltener Koronarspasmus* (Prinzmetal-Angina, Tako*-Tsubo-Kardiomyopathie, selten dilatative Koronaropathie*; kardiovaskuläre **Risikofaktoren:** s. Tab. 1; **Klin.:** asymptomat. (latente) KHK (stumme Ischämie, Vork.: v. a. Diabetes mellitus), symptomat. (manifeste) KHK: Angina* pectoris bzw. Akutes* Koronarsyndrom (z. B. Herzinfarkt*, Herzinsuffizienz*, Herzrhythmusstörung* (z. B. Schenkel-

Herz-Kreislauf-Stillstand

Herzkrankheit, koronare Tab. 1
Kardiovaskuläre Risikofaktoren

beeinflussbar

Nicotinkonsum

Höhe des Blutdrucks (Hypertonie)

Dyslipidämie (erhöhtes LDL-Cholesterol, erniedrigtes HDL-Cholesterol, erhöhtes Lipoprotein A, Hypertriglyceridämie)

Diabetes mellitus

Adipositas (abdominal)

Bewegungsmangel

Depression

Hyperfibrinogenämie

Homocysteinämie

CRP-Erhöhung auf >2 mg/dl

nicht beeinflussbar

männliches Geschlecht

Lebensalter (≥55 Jahre bei Männern, ≥65 Jahre bei Frauen)

positive Familienanamnese

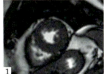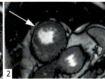

Herzkrankheit, koronare: pharmak. Stress-MR-Untersuchung während steigender Infusion mit Dobutamin (Kurzachsengeometrie); 1: in Ruhe normale regionale Wanddickenzunahme des linken Ventrikels in allen Segmenten; 2: unter maximaler Dobutamininfusion fehlende Wanddickenzunahme (Pfeil) der linksventrikulären Vorderwand [101]

block), plötzlicher Herztod*; klin. DD zwischen Thoraxschmerz bei Angina pectoris, Herzinfarkt u. psychovegetativem Herzsyndrom: s. Tab. 2; **Diagn.:** laborchem. (z. B. Lipidprofil i. R. der systemat. Risikostratizifizierung u. Troponin* bei Akutem Koronarsyndrom); 12-Kanal-Oberflächen-EKG in Ruhe (z. B. deszendierende Senkung der ST*-Strecke mit präterminal negativen T*-Wellen als unspezif. Erregungsrückbildungsstörung), Belastungs*-EKG, Langzeit*-EKG (Rhythmus- u. ST-Streckenananlyse), Stressechokardiographie* (alternativ Myokardszintigraphie* od. bei eingeschränkter Bildqualität kardiales MRT*, s. Abb.), Koronarangiographie*; **Ther.:** 1. Reduktion der Risikofaktoren nach systemat. Risikostratizifierung: s. u. (Prävention); 2. Pharmakotherapie: a) zur Senkung der kardiovaskulären Morbidität: Acetylsalicylsäure* (alternativ Clopidogrel*, nach PCI* in Komb.), Beta*-Rezeptoren-Blocker, ACE*-Hemmer (alternativ AT$_1$*-Rezeptor-Antagonisten), HMG-CoA-Reduktase-Hemmer (s. Lipidsenker); b) symptomat.: organische Nitrate*, Molsidomin*, Calcium*-Antagonisten, Ivabradin*; 3. Revaskularisation: PCI* (PTCA, ggf. mit Stentimplantation; transmyokardiale Laser-Revaskularisation (Abk. TMLR) Laserangioplastie*) od. op. durch aortokoronaren Bypass*; 4. Herztransplantation*; **Prävention:** Reduktion beeinflussbarer kardiovaskulärer Risikofaktoren mit Änderung des Lebensstils (ggf. Gewichtsreduktion, Ernährungsumstellung, regelmäßiges körperl. Training, Nicotinentwöhnung, u. a.; vgl. Adipositas) kombiniert mit Pharmakotherapie (z. B. HMG-CoA-Reduktase-Hemmer zur signifikanten Prognoseverbesserung der KHK bei Fettstoffwechselstörung, antihypertensive Ther. bei art. Hypertonie, strenge Stoffwechseleinstellung bei Diabetes mellitus). Vgl. Kardiomyopathie.

Herz|kranz|gefäße: s. Koronararterien.
Herz-Kreis|lauf-Still|stand: (engl.) *cardiac arrest*; Sistieren einer effizienten Herzfunktion u. Blutzirkulation mit konsekutiver Gewebehypoxie u. Gefahr des Hirntodes*; **Einteilung:** (anhand EKG) 1. H.-K.-St. mit Ind. zur Defibrillation: Kammerflimmern*, pulslose ventrikuläre Tachykardie* (Abk. PVT); 2. H.-K.-St. ohne Defibrillationsindikation: Asystolie*, pulslose elektr. Aktivität (Abk. PEA); die elektromechan. Entkoppelung (syn. elektromechan. Dissoziation; Abk. EMD) ist eine Form der PEA. **Urs.:** u. a. 1. primär kardial: Pumpversagen bei schwerer Herzrhythmusstörung*, Perikardtamponade*, Herzinfarkt*, Elektrounfall, Lungenembolie* u. a.; vgl. Herztod, plötzlicher; 2. primär hämodynam.: Schock* (nach Polytrau-

Herzkrankheit, koronare Tab. 2
Differentialdiagnose Angina pectoris, Herzinfarkt und psychovegetatives Herzsyndrom

Erkrankung	Schmerzlokalisation	auslösbar durch	Dauer	Ansprechbarkeit auf Nitrate
Angina pectoris	meist retrosternal mit vielen Ausstrahlungsmöglichkeiten	körperliche und psychische Belastung	3–20 Minuten	prompt
Herzinfarkt	retrosternal, interskapulär	körperliche und psychische Belastung	>20 Minuten	gering
psychovegetatives Herzsyndrom	punktförmig über dem Herzen	meist psychische Belastung; während und nach körperlicher Belastung eher besser	Sekunden bis Stunden	keine

Herz, künstliches

ma*, häufigste Urs. bei jungen Erwachsenen) u. a.; **3.** primär respirator. (häufigste Ursache bei Kleinkindern): Atemwegobstruktion, Aspiration, Atemlähmung bzw. Atemdepression u. a.; **4.** primär metabol. (z. B. schwere Elektrolytstörung*) od. endokrin. (z. B. schwere Hypothyreose*); **Sympt.:** Bewusstlosigkeit, Atemstillstand, Pulslosigkeit (fehlender Karotispuls); evtl. blasse, graue od. zyanot. Hautverfärbung, beidseits weite, reaktionslose Pupillen; **Ther.:** sofortige Reanimation*. Vgl. Synkope.

Herz, künstliches: s. Kunstherz.

Herz-Lungen-Maschine: (engl.) *heart-lung machine, cardiopulmonary bypass (Abk. CPB)*; Abk. HLM; Gerät, das durch die Errichtung eines extrakorporalen Kreislaufs* chir. Eingriffe am offenen u. blutleeren Herzen (z. B. bei angeb. od. erworbenen Herzfehlern) bzw. an herznahen Gefäßen (z. B. bei koronarer Herzkrankheit) ermöglicht; durch die künstl. Pumpfunktion, Sauerstoffanreicherung, CO_2-Elimination u. Thermoregulation kann die natürl. Herz- u. Lungentätigkeit für mehrere Stunden ausgeschaltet werden. **Prinzip:** s. Abb.; **1.** Ableitung des venösen Bluts des Pat. über in die Hohlvenen eingelegte Katheter in ein venöses Reservoir, in dem ggf. zusätzl. während der Op. mit Kardiotomiesaugern abgesaugtes Blut aufgefangen, filtriert u. entschäumt wird; enthält außerdem elektronische Sicherheitseinrichtungen wie Luftblasensensor u. Low-level-Detektor zum Schutz vor gasförmigen u. partikulären Emboli; **2.** Sauerstoffsättigung des Bluts, CO_2-Eliminierung u. Zuführung von Narkosegasen im Oxygenator*; Regulation der Körpertemperatur mit meist in den Oxygenator integrierten Wärmetauscher (normotherm gehalten od. zur Erzeugung einer künstl. Hypothermie* gekühlt); **3.** Rückleitung des arterialisierten Bluts durch eine Pumpe (Rollerpumpe, Zentrifugalpumpe) über ein arterielles Filtersystem in ein arterielles Gefäß des Pat. (meist Aorta ascendens, selten A. femoralis od. A. axillaris dextra). Bei rel. kleinem Maschinenfüllvolumen (priming volume) können zur Auffüllung Blutersatzmittel verwendet werden. Das Blut wird durch Antikoagulanzien (meist Heparin) während der Maschinenzeit ungerinnbar ge-

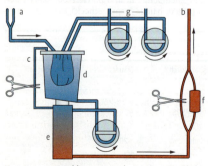

Herz-Lungen-Maschine: a: Vene; b: Arterie; c: Rezirkulationslinie; d: offenes venöses Reservoir mit Entschäumer u. Kardiotomiefilter; e: Membranoxygenator mit integriertem Wärmetauscher; f: arterieller Filter; g: Kardiotomiesauger [90]

macht. Ggf. Induktion einer Kardioplegie* bei laufender HML durch Injektion einer Kardioplegie-Lösung in die Aortenwurzel od. direkt in die Herzkranzgefäße; **Kompl.:** evtl. leichte kognitive Dysfunktion; Schlaganfall* bei partikulärer Embolie (z. B. verursacht durch Einführung der Aortenkanüle bei verkalkter Aorta ascendens). Vgl. Herzchirurgie.

Herz-Lungen-Trans|plantation (Transplantation*) *f*: (engl.) *heart and lung transplantation*; Abk. HLTx; orthotope, gemeinsame Transplantation* von Herz u. Lunge; **Prinzip:** mediane Sternotomie*; Herz*-Lungen-Maschine; Exzision von Herz u. Lunge; Anastomose der Trachea, des rechten Vorhofs u. der Aorta; postop. Immunsuppression zur Proph. u. Ther. einer Abstoßungsreaktion*; Abstoßungsdiagnostik wie bei Herz- u. Lungentransplantation; **Ind.: 1.** Ind. gegenüber der alleinigen Herz-* od. Lungentransplantation* bei bestehender pulmonaler Hypertonie* (rechtsventrikuläre Auswurffraktion unter 30 %) inf. primär pulmonaler Hypertonie, rezidiv. Lungenembolien (sekundäre pulmonale Hypertonie) od. Eisenmenger-Komplex; **2.** irreversibles Endstadium einer chron. interstitielle Lungenkrankheit u. gleichzeitig bestehender koronarer Herzkrankheit*; **Progn.:** Ein-Jahres-Überlebensrate ca. 60 %.

Herz-Lungen-Wieder|belebung: Abk. HLW; s. Reanimation.

Herz|massage *f*: (engl.) *cardiac massage*; i. e. S. intrathorakale (offene, blutige, intraoperative) H.: rhythm. Kompression des Herzens mit den Händen bei eröffnetem Brustraum; i. w. S. extrathorakale (geschlossene, unblutige) H.: s. Herzdruckmassage.

Herz|minuten|volumen (Volumen*) *n*: (engl.) *cardiac output (per minute)*; Abk. HMV; syn. Herzzeitvolumen (HZV), Minutenvolumen; das vom li. Ventrikel ausgeworfene Blutvolumen pro Min.; rechner. das Produkt aus Schlagvolumen* u. Herzfrequenz*; vgl. Herzindex; **Referenzbereich:** 4,5–5 l/min (gesunder Erwachsener in Ruhe); **Bestimmung:** nichtinvasiv v. a. durch Echokardiographie*, auch durch Impedanzkardiographie* od. Kardio-MRT*; invasiv mit Indikatorverdünnungsmethode* i. R. der Herzkatheterisierung* od. weniger invasiv (bei i. R. des erweiterten Kreislaufmonitorings bereits vorhandenem ZVK u. art. Katheter) durch transpulmonale Thermodilution* nach zentralvenöser Indikatorinjektion mit art. Thermosensor (PiCCO®-System). Vgl. Pulmonaliskatheter; High-cardiac-output-Syndrom; Sportherz; Herzinsuffizienz; Low-cardiac-output-Syndrom.

Herz|muskel|entzündung (↑): Myokarditis*.
Herz|muskel|in|farkt (↑; Infarkt*) *m*: Herzinfarkt*.
Herz|muskel|schwäche (↑): Herzinsuffizienz*.
Herz|neurose (Neur-*; -osis*) *f*: (engl.) *heart neurosis*; Herzphobie; Form der somatoformen autonomen Funktionsstörung* mit innerer Unruhe, Herzschmerz u. der Furcht, herzkrank zu sein, gedrückter Stimmung, Selbstunsicherheit u. Ängstlichkeit bis hin zur Vernichtungsangst; auch i. R. einer Angststörung* auftretend; **Vork.:** v. a. zwischen 18. u. 40. Lj.; auslösende Faktoren sind oft Trennungssituationen (z. B. Todesfall). **DD:** Herz-

infarkt, akute Psychose, larvierte Depression. Vgl. Neurose; Psychosomatik; Somatisierungsstörung.
Herzog-Naht: s. Nahtmethoden.
Herz|ohr: (engl.) *cardiac auricle*; normale Ausbuchtung der Vorhöfe; **klin. Bedeutung:** Prädilektionsstelle (v. a. Auricula atrii sinistra) eines Vorhofthrombus* (Abb. dort).
Herz|palpitation (lat. palpitatio Zucken) *f*: Palpitation*.
Herz|peri|ode *f*: s. Herzzyklus.
Herz|phobie (Phob-*) *f*: s. Herzneurose.
Herz|polyp (Polyp*) *m*: (engl.) *heart polyp*; organisierter, am Endokard fixierter Thrombus; s. Herzthrombose.
Herz|rhythmus|störungen (Rhythmus*): (engl.) *cardiac arrhythmias*; Abk. HRST; Bez. für alle Veränderungen der elektr. Herztätigkeit, die durch eine unregelmäßige Abfolge der Erregungen (Arrhythmie), eine Abweichung von der normalen Herzfrequenz* (ca. 60–80/min) od. eine Störung des zeitl.

Herzrhythmusstörungen
Einteilung nach Entstehungsmechanismus

Erregungsbildungsstörung
  nomotope Störungen
    Sinusarrhythmie
    Sinusbradykardie
    Sinustachykardie
    Sick-Sinus-Syndrom
  heterotope Störungen
    passive Störungen
      Ersatzsystolen
      Ersatzrhythmus
      wandernder Schrittmacher
    aktive Störungen
      Extrasystolen
      supraventrikuläre Tachykardie
      Vorhofflattern
      Vorhofflimmern
      ventrikuläre Tachykardie
      Kammerflattern
      Kammerflimmern

Erregungsleitungsstörung
  SA-Block
  AV-Block
  Schenkelblock
  Fokalblock
  Verzweigungsblock

Pararrhythmie
  AV-Dissoziation
  Interferenzdissoziation
  Parasystolie

Präexzitationssyndrome
  WPW-Syndrom
  LGL-Syndrom

Ablaufs der einzelnen Herzaktionen gekennzeichnet sind; **Einteilung:** nach Herzfrequenz (bradykard, tachykard; s. Bradykardie, Tachykardie), Entstehungsort (supraventrikulär, ventrikulär) u. Entstehungsmechanismus (Erregungsbildungsstörung*, Erregungsleitungsstörung*; s. Tab.); klin. u. a. in chron.-persistierend (anhaltend) u. akut-paroxysmal sowie nach hämodynam. Wirksamkeit; häufigste Form: Extrasystolen*; **Urs.:** funktionelle od. morphol. Veränderungen des Erregungsleitungssystems* durch org. Herzerkrankungen, Elektrolytstörungen, vegetative u. psychosomat. Störungen, Arzneimittel (insbes. Herzglykoside, Antiarrhythmika, Psychopharmaka), Intoxikation, endokrin. Störungen (v. a. der Schilddrüsenfunktion), Elektrounfälle od. Herzverletzungen (s. Herzkontusion) sowie kongenital (z. B. bei QT*-Syndrom); Vork. häufig auch ohne Krankheitswert (v. a. bei Kindern, Jugendlichen, Sportlern); **Klin.:** meist asymptomat., häufig als Herzklopfen, Herzrasen (tachykarde HRST) od. Herzstolpern (v. a. Extrasystolen) wahrgenommen (s. Palpitation), bei hämodynam. wirksamen HRST evtl. Synkope (Adams*-Stokes-Syndrom) od. Koronarinsuffizienz* (Angina pectoris, Herzinfarkt) sowie Herzinsuffizienz*, Schock* u. ggf. kardiale Thromboembolien (vgl. Schlaganfall); cave: Herz*-Kreislauf-Stillstand; **Diagn.:** Langzeit*-EKG, Mapping*; **Ther.:** bei symptomat. HRST; neben Beseitigung ursächl. Faktoren (z. B. Korrektur einer Elektrolytstörung) je nach Form der HRST: physik. (z. B. vagale Manöver bei WPW*-Syndrom), pharmak. (z. B. Antiarrhythmika), elektr. (Kardioversion*, Defibrillation*, Katheterablation*, passagere Elektrostimulation, Implantation eines Herzschrittmachers* od. ICD).
Herz|ruptur (Ruptur*) *f*: (engl.) *myocardial rupture*; Zerreißen der Herzwand; führt zur Perikardtamponade*; **Urs.:** starkes Trauma, Herzinfarkt*, selten Herzwandaneurysma*. Vgl. Herzkontusion.
Herz|schatten: s. Herzformen.
Herz|schlag: 1. (engl.) *heartbeat*; (physiol.) eine vollständige mechan. Herzaktion; vgl. Herzzyklus; **2.** (allg.) umgangssprachl. Bez. für plötzlicher Herztod*.
Herz|schlag|registrierung, in|stantane: (engl.) *instantaneous fetal heart-rate recording*; Form der apparativen Herzfrequenzregistrierung des Fetus; die Herzschlagfrequenz wird aus dem Abstand von 2 Herzaktionen (ein Herzzyklus*) ermittelt (sog. Schlag-zu-Schlag-Methode). Vgl. Oszillationen.
Herz|schlag|volumen (Volumen*) *n*: s. Schlagvolumen.
Herz|schritt|macher: 1. (engl.) *heart pacemaker*; (physiol.) der Sinusknoten als Erregungsbildungszentrum des Erregungsleitungssystems*; **2.** (kardiol.) künstl. H. (syn. Pacemaker, Schrittmacher): elektron. Impulsgenerator, dessen Impulse zur Elektrostimulation des Myokards verwendet werden; **Formen: 1.** H. zur **passageren** (temporären) Elektrostimulation des Herzens mit externem Schrittmacher; Stimulation: **a)** (notfallmed.) transthorakal: über Plattenelektroden auf der Haut, sehr schmerzhaft (Analgosedierung); **b)** transösophageal: über eine intraösophageal auf Vorhofhö-

Herzschwiele

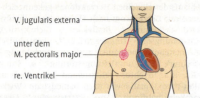

Herzschrittmacher: schematische Darstellung eines implantierten transvenösen künstlichen Schrittmachers; Position der bipolaren Elektrode in der Spitze des rechten Ventrikels; Impulsgeber im Pektoralisbereich submuskulär implantiert

he platzierte Elektrodenspitze, keine ventrikuläre Stimulation mögl.; **c)** transvenös endokardial: über einen perkutan meist über die V. jugularis interna od. V. subclavia platzierten Elektrodenkatheter, Stimulation auch prolongiert bis zu 2 Wochen mögl.; **d)** epikardial: über intraoperativ i. R. der Herzchirurgie* platzierte Elektrodendrähte, zur postoperativen Stimulation; **2.** Implantation eines H. zur **permanenten** Anw. mit Übertragung der Impulse des unterhalb des Schlüsselbeins subkutan od. submuskulär (unter dem M. pectoralis major) implantierten, batteriebetriebenen Schrittmacheraggregats (Laufzeit 10–14 Jahre) durch transvenös endokardial im re. Herz implantierte Elektroden (Kammerelektrode: durch re. Vorhof u. Trikuspidalklappe im Trabekelgeflecht der re. Herzspitze; Vorhofelektrode bogenförmig im re. Herzohr; s. Abb.). Der Modus des H. wird durch den revidierten NASPE/BPEG-Code; Abk. NASPE für North American Society of Cardiac Pacing and Electrophysiology, Abk. BPEG für British Pacing and Electrophysiology Group) charakterisiert: **a)** 1. Stelle: Stimulationsort; 0: kein, A: Atrium, V: Ventrikel, D: dual (A u. V); **b)** 2. Stelle: Detektionsort; 0: kein, A: Atrium, V: Ventrikel, D: dual (A u. V); **c)** 3. Stelle: Betriebsart; 0: keine spezielle, T: Triggerung, I: Inhibierung, D: dual (T u. I); **d)** 4. Stelle: Frequenzadaptation; 0: keine, R: mit (engl. rate modulation, rate response); **e)** 5. Stelle: multifokale (biatriale od. -ventrikuläre) Stimulation; 0: keine, A: Atrium, V: Ventrikel, D: dual (A u. V). In Bezug auf die Impulssteuerung unterscheidet man vorhofgesteuerte u. kammergesteuerte H.; bei den **kammergesteuerten H.** erfolgt die Impulssteuerung durch das interne Kammer-EKG, das über die intrakardiale Reizelektrode während der Reizpause an den Impulsgenerator weitergeleitet wird. Der früher eingesetzte QRS-getriggerte H. (VVT, Stand*-by-Schrittmacher) wartet das Erscheinen eines QRS-Komplexes ab, dem er mit dem eigenen Impuls folgt. Der QRS-inhibierte H. (VVI) gibt nur dann einen Impuls ab, wenn keine natürl. Erregung stattfindet u. der künstl. Reizimpuls angefordert wird (Demand*-Schrittmacher). Der **vorhofgesteuerte H.** steuert die Impulsfolge mit einer eigens im Vorhof implantierten Detektorelektrode u. wird bei isolierten Störungen des Sinusknotens mit intakter AV-Überleitung verwendet. **Zweikammerschrittmacher** können nach Bedarf sowohl im Vorhof wie in der Kammer Erregungen ableiten als auch sti-

mulieren (DDD). Bei den **Rate-response-Schrittmachern** wird die Impulsrate abhängig von Parametern körperl. Aktivität, die i. d. R. herzunabhängig sind (z. B. Muskelbewegung, Lungenfunktionsparameter, O_2-Sättigung), gesteuert. Die Erregungsübertragung auf das Myokard erfolgt unipolar ab. bipolar, wobei bei der unipolaren Anordnung der 2. Leitungsweg ein unspezif. Weg zurück über das Körpergewebe u. auf eine neutrale Flächenelektrode am H. selbst ist. **Ind.:** Asystolie*, Adams*-Stokes-Syndrom, höhergradiger AV- od. SA-Block (z. B. totaler AV-Block), symptomat. (systol. Blutduck <80 mmHg, Bewusstseinsstörung) Bradykardie* <40/min z. B. bei Karotissinus*-Syndrom od. Sick*-Sinus-Syndrom sowie pharmakotherapierefraktäre Herzinsuffizienz* (kardiale Resynchronisationstherapie*) u. a.; **Kompl.:** Infektion der Implantationsstelle, Elektrodendislokation (Pacemaker*-Twiddler-Syndrom), techn. Fehler u. Elektrodenbruch, Schrittmachersyndrom*; selten Ventrikelperforation, Lungenarterienembolie. Vgl. Hysterese, Kardioverter-Defibrillator, implantierbarer.

Herz|schwiele: (engl.) *cardiac scar*; pathol.-anat. Bez. für myokardiale Narbe nach Herzinfarkt*; klin. Akinesie*.

Herz|septum (Septum*) *n*: (engl.) *cardiac septum*; Trennwand (Scheidewand) zw. den beiden Herzkammern (s. Septum interventriculare) u. den beiden Herzvorhöfen (s. Septum interatriale). Vgl. Septumdefekt (Abb. dort), vgl. Cor triloculare, vgl. Herz (Abb. 1 dort); Herzfehler, angeborene.

Herz|silhouette *f*: s. Herzformen.

Herz|skelett (Skelett*) *n*: (engl.) *cardiac skeleton*; Bindegewebegerüst, das die Kammerbasis von den Vorhöfen trennt; besteht aus den Anuli fibrosi, aus denen die Herzklappen entspringen, den dazwischenliegenden Bindegewebezwickeln (Trigonum fibrosum dextrum u. Trigonum fibrosum sinistrum) u. dem membranösen Teil der Scheidewand (s. Abb.); vgl. Herz (Abb. 2 dort).

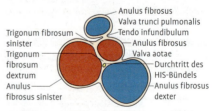

Herzskelett

Herz|sono|graphie (lat. *sonus* Laut, Ton; -graphie*) *f*: Echokardiographie*.

Herz|spitzen|stoß: (engl.) *apical impulse*; Ictus cordis; während der Systole fühlbares (evtl. auch sichtbares) Anstoßen des Herzens an die Brustwand; **Lok.: 1.** (physiol.) kleinflächig im 5. ICR in der li. Medioklavikularlinie; **2.** (pathol.) verlagert bei Herzdilatation* (Rechtsherzdilatation: nach lateral, Linksherzdilatation nach li. außen unten), großflächig u. hebend bei Herzhypertrophie*; negativer H. (Jaccoud-Zeichen) mit systol. Einziehung der Interkostalräume über dem Herzen bei Accretio* pericardii.

Herz|still|stand: s. Herz-Kreislauf-Stillstand.

Herz|still|stand, in|du|zier|ter: s. Kardioplegie.

Herz|stolpern: (engl.) *allodromy*; Bez. für die subjektive, oft unangenehme Empfindung bei Herzrhythmusstörungen* (v. a. Extrasystolen*). Vgl. Palpitation.

Herz|syn|drom, hyper|kinetisches *n*: (engl.) *hyperkinetic heart syndrome*; hyperdyname funktionelle Kreislaufstörung* (vgl. Kreislaufstörungen, hyperdyname), die klin. weitgehend dem pharmak. Effekt der vorwiegend auf die Beta-Rezeptoren einwirkenden Katecholamine (z. B. Adrenalin) entspricht; **Vork.:** v. a. Jugendliche mit meist psych. Veränderungen; **Sympt.:** Neigung zu (Dauer-)Tachykardie, vergrößerte Blutdruckamplitude, vegetative Begleitsymptome; **Ther.:** Entspannungs- u. Psychotherapie.

Herz|szinti|graphie (Szinti-*; -graphie*) *f*: (engl.) *heart scintigraphy*; Sammelbez. für spezielle Verf. der Szintigraphie*, die zur Untersuchung des Herzens angewendet werden; v. a. Radionuklidventrikulographie* u. Myokardszintigraphie*.

Herz|taille: (engl.) *cardiac waist*; (röntg.) Bez. für Kerbe der linksseitigen Herzkontur (s. Herzformen) zwischen Truncus pulmonalis u. linkem Vorhof.

Herz|thrombose (Thromb-*; -osis*) *f*: (engl.) *cardiac thrombosis*; Thrombenbildung im Herzen; **Urs.:** lokale Strömungsturbulenz bzw. -verlangsamung bis Stase inf. Dilatation der Herzwand u. a.; **Lok.:** bes. in den Herzohren (s. Vorhofthrombus), zw. den Trabekeln u. auf den Herzklappen bei Endokarditis*; **Kompl.:** Kugelthrombus*, Embolie*, plötzlicher Herztod*. Vgl. Herzpolyp.

Herz|tod, plötzlicher: (engl.) *sudden cardiac death (SCD)*; sog. Herzschlag, akuter Herztod; Tod innerh. weniger Minuten durch plötzl. eingetretenes Herzversagen; **Urs.:** u. a. hämodynam. relevante Herzrhythmusstörungen* (Kammerflimmern*, Asystolie*, hochgradige Erregungsleitungsstörung* u. a.), hochgradige Herzinsuffizienz*, Akutes* Koronarsyndrom. Vgl. Adams-Stokes-Syndrom; Herz-Kreislauf-Stillstand.

Herz|töne: (engl.) *heart sounds*; Abk. HT; im Gegensatz zu den (länger andauernden) Herzgeräuschen* kurze Schallereignisse (physik. keine Töne, sondern Geräusche) am Herzen, die bei der normalen Herzfunktion durch Bewegungen des Klappenapparats u. durch Muskelanspannungen entstehen u. durch Herzauskultation* (u. Phonokardiographie*) differenziert werden können; bei einem Zeitintervall von <0,08 Sek. zwischen 2 unterscheidbaren Segmenten eines Herztons spricht man von einer **Spaltung**, bei einem Intervall ≥0,08 Sek. von einer **Doppelung** des Herztons. Einteilung: **1. Herzton** (S_1): entsteht kurz nach dem Schluss der Segelklappen als Anspannungston der Herzmuskulatur um das inkompressible Blut bei noch geschlossenen Taschenklappen, p.* m. über der Herzspitze; Aortenöffnungston nur phonokardiograph. erfassbar; Spaltung des 1. Herztons bei Rechtsschenkelblock*, 1. Herzton laut bei Tachykardie* u. Mitralklappenstenose*, leise bei AV-*Block u. Mitralklappeninsuffizienz*; **2. Herzton** (S_2) entsteht durch den Schluss der Taschenklappen (Aortenklappe: A_2, Aortenton, -segment; Pulmonalklappe: P_2, Pulmonalton, -segment); normalerweise lauter als der 1. Herzton mit p. m. über der Herzbasis u. atemabhängig physiol. gespalten (bis zu 0,07 Sek.) in A_2 u. P_2 durch inspirator. Verspätung des Pulmonalklappenschlusses; pathol. Spaltung: verlängerte (weite) Spaltung od. sogar Doppelung bei Rechtsschenkelblock, linksventrikulären Extrasystolen*, Pulmonalstenose*, vergrößertem Schlagvolumen* des re. Ventrikels, Mitralklappeninsuffizienz; fixe Spaltung (fixiert, atemunabhängig) bei Vorhofseptumdefekt*; paradoxe Spaltung (P_2 vor A_2) mit inspirator. Verkürzung des Intervalls bei Linksschenkelblock* mit starker Volumen- u. Druckbelastung des li. Ventrikels; 2. Herzton laut bei art. Hypertonie* (A_2) u. pulmonaler Hypertonie* (P_2), leise bei valvulärer Aortenstenose (A_2), Aortenklappeninsuffizienz* (A_2) u. Pulmonalstenose (P_2); **3. Herzton** (S_3) entsteht durch den frühdiastol. Bluteinstrom; auskultator. Dritter*-Ton-Galopp; Vork.: physiol. bei Kindern, Jugendlichen u. im 3. Trimenon der Schwangerschaft, pathol. bei Herzinsuffizienz*, Mitralklappeninsuffizienz, Aortenklappeninsuffizienz, Trikuspidalklappeninsuffizienz*); **4. Herzton** (S_4) entsteht durch die Vorhofkontraktion (sog. Vorhofton); auskultator. präsystol. Galopprhythmus (sog. Vorhofgalopp); Vork.: physiol. bei Jugendlichen, pathol. u. a. bei Aortenklappenstenose, art. Hypertonie; auskultator. S_3 u. S_4 als sog. Viererrhythmus oder verschmolzen zum sog. Summationsgalopp; **5. Extratöne: a)** frühsystol. H. in der Austreibungsphase als Gefäßdehnungston in Form aortaler od. pulmonalen Ejektionsklicks (s. Klick, systolischer), z. B. bei org. Herz- u. Gefäßkrankheiten; **b)** mittel- bis spätsystolische Extratöne v. a. bei Mitralklappenprolapssyndrom*; **c)** diastol. Klappenöffnungstöne v. a. bei Mitralklappenstenose (Mitralöffnungston*) u. bei Trikuspidalklappenstenose (Trikuspidalöffnungston*). Vgl. Herzzyklus.

Herz|töne, kindliche: (engl.) *fetal heart sounds*; ab 6.–7. Monat mit dem Stethoskop auskultierbare kindl. Herzaktionen* mit einer Basalfrequenz von 110–150/min.

Herz|trans|plantation (Transplantation*) *f*: (engl.) *heart transplantation*; orthotope Transplantation* des Herzens bei terminaler Herzinsuffizienz (dilatative bzw. ischämische Kardiomyopathie*, koronare Herzkrankheit u. a.); bei pulmonaler Hypertonie u. U. als Herz*-Lungen-Transplantation; **Meth.:** kardiopulmonaler Bypass; biatriale (Anastomose des li. u. re. Vorhofs des Spenderherzens mit der bei Kardektomie in situ belassenen Hinterwand der Vorhöfe des Empfängers, in die die Lungen- bzw. die Hohlvenen einmünden) od. bicavale Anastomose anstelle der rechtsatrialen Verbindung; End-zu-End-Anastomose der Pulmonalarterie u. der Aorta ascendens; postop. Immunsuppression zur Proph. u. Ther. einer Abstoßungsreaktion*; **Überwachung:** Myokardbiopsie (transvenös, i. d. R. über die re. V. jugularis interna od. transfemoral), EKG mit Registrierung von Voltage u. Arrhythmien durch telemetrisch nutzbares intramyokardiales Elektrogramm (Abk. IMEG), Kontrolle von Lymphozyten-Subpopulationen (CD3, CD4, CD8 u. CD20 pos. Zellen) durch zytoimmu-

Herztumoren

nologisches Monitoring (Abk. CIM für engl. cyto-immunological monitoring); Echokardiographie* unter Einschluss von Gewebe-Doppler-Echokardiographie (pw-Spektraldoppler u. Messung der regionalen Kontraktionsgeschwindigkeit des Myokards, sog. strain rate); **Progn.:** Ein-Jahres-Überlebensrate ca. 85 %, Fünf-Jahres-Überlebensrate ca. 70 %, Zehn-Jahres-Überlebensrate ca. 50 %. Vgl. Kunstherz; Herzchirurgie.

Herz|tumoren (Tumor*) *m pl*: (engl.) *heart tumors*; in Myokard* od. Perikard* lokalisierte Tumoren (häufig im Vorhof); **Formen: 1.** primäre H.: selten; Einteilung: s. Tab.; **2.** sekundäre H.: Metastasen* nahezu aller maligner Tumoren (v. a. Mammakarzinom*, maligne Lungentumoren* u. malignes Melanom*); **Klin.:** Herzrhythmusstörungen*; bei Verlegung von Herzklappen Sympt. einer Herzklappenstenose; **Diagn.:** Echokardiographie* (s. Abb.), Angiokardiographie*; **Ther.:** s. Herzchirurgie.

Herz|vektor (Vektor*) *m*: (engl.) *cardiac vector*; gerichtete Spannungsgröße zwischen erregten u. nicht erregten Herzmuskelfasern; s. Vektorkardiographie.

Herz|vitium (Vitium*) *n*: Herzfehler*.

Herz|volumen (Volumen*) *n*: (engl.) *cardiac volume*; Größe des Herzens; Normalwert beim Mann ca. 800 ml, bei der Frau ca. 630 ml; bei Leistungssportlern in Ausdauersportarten bis zu 1700 ml (Sportherz*); **Bestimmung:** Echokardiographie*.

Herz|wand|an|eurysma (Aneurysma*) *n*: (engl.) *myocardial aneurysm*; umschriebene Aussackung der Herzwand, meist über dem Spitzenbereich aber auch Vorderwand od. Hinterwand des li. Ventrikels, v. a. nach Herzinfarkt*; behindert Herzfunktion durch Dyskinesie* u. Akinesie* der Ventrikelwand; **Kompl.:** Bildung parietaler intrakavitärer Thromben inf. Blutstase im Aneurysma (Herzthrombose*) mit der Gefahr kardialer Thromboembolien, Perforation in re. Vorhof od. Ventrikel, Herzruptur*; **Diagn.:** Echokardiographie* (s. Abb. 1), Angiokardiographie*, CT, MRT (s. Abb. 2); **Ther.:** Herzchirurgie*: op. Aneurysmektomie, -verkleinerung. Vgl. Vorhofseptumaneurysma.

Herztumoren
Tumoren und Häufigkeit des Vorkommens bei 425 Herztumorpatienten

Tumor	Häufigkeit (%)
benigne Herztumoren	
Myxome	30,5
Lipome	10,5
Fibroelastome	9,9
Rhabdomyome	8,5
Fibrome	4,1
Hämangiome	3,5
Teratome	3,3
Mesotheliome	2,9
andere	1,9
maligne Herztumoren	
Angiosarkome	9,2
Rhabdomyosarkome	6,1
Fibrosarkome	3,3
maligne Lymphome	1,6
andere	4,7

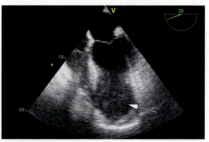

Herzwandaneurysma Abb. 1: Spitzenaneurysma (Pfeil) des li. Ventrikels mit Blutstase; transösophageale Echokardiographie [81]

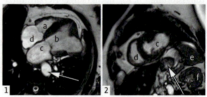

Herzwandaneurysma Abb. 2: linksventrikulären H. der Inferolateralwand (Pfeil); endsystolische Cine-MR-Aufnahme; 1: 4-Kammerblickgeometrie; 2: Kurzachsengeometrie, a: re. Vorhof; b: li. Vorhof; c: li. Ventrikel; d: re. Ventrikel, e: Milz; f: li. Niere [101]

Herz|zeit|volumen (Volumen*) *n*: Abk. HZV; Herzminutenvolumen*.

Herz|zyklus *m*: (engl.) *cardiac cycle*; auch Herzperiode; Dauer einer vollständigen Herzaktion (s. Abb.), bestehend aus Systole* u. Diastole*; vgl. EKG; vgl. Blutdruck (Abb. 2 dort); vgl. Venenpuls (Abb. dort).

HES: 1. Abk. für Hydroxyethylstärke*; **2.** Abk. für hypereosinophiles Syndrom*.

Heschl-Quer|windung (Richard L. H., Pathol., Wien, 1824–1881): s. Gyri temporales transversii.

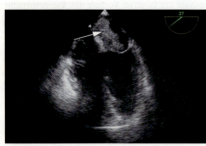

Herztumoren: Myxom im linken Vorhof (Pfeil); transösophageale Echokardiographie [81]

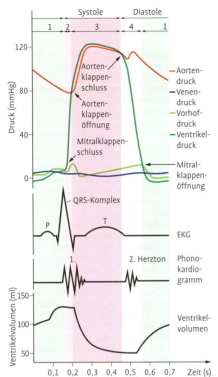

Herzzyklus: zeitlich parallel angeordnete Darstellung von vaskulären u. kardialen (linker Vorhof u. linker Ventrikel) Drücken, EKG, Phonokardiogramm u. linksventrikulärem Volumen; 1: Füllungsphase; 2: Anspannungsphase; 3: Austreibungsphase; 4: Entspannungsphase

Hesperidin *n*: (engl.) *hesperidin*; Hesperetin-7-rutinosid; Glykosid z. B. in Zitrusfrüchten, das kapillarabdichtend wirkt u. die Hyaluronidase* hemmt; **Verw.:** bei chronisch-venöser Insuffizienz*. Vgl. Flavonoide.
Hesselbach-Band (Franz K. H., Chir., Würzburg, 1759–1816): s. Ligamentum interfoveolare.
Hesselbach-Dreieck (↑): Trigonum* inguinale.
Hesselbach-Faszie (↑; Fasc-*) *f*: Fascia* cribrosa des Hiatus* saphenus.
Hesselbach-Hernie (↑; Hernie*) *f*: s. Schenkelhernie.
Hessing-Korsett (Friedrich von H., orthop. Mechaniker, Göggingen, 1838–1918) *n*: (engl.) *Hessing's corset*; selten angewendete, individuell gefertigte fixierende Rumpforthese aus anmodelliertem Kunststoff mit Beckenkammbügel, Stahlschienenrumpf, verstellbaren Arm-, Kinn- u. Okzipitalstützen, speziell eingearbeiteten Pelotten u. ventralem Verschluss; **Ind.:** Entlastung der BWS u. LWS v. a. postoperativ nach langstreckigen Spondylodesen*, weitgehend vom Stagnara-Korsett abgelöst.
Hetero-: Wortteil mit der Bedeutung anders beschaffen, verschieden, entgegengesetzt; von gr. ἕτερος.

Hetero|anti|körper (↑; Anti-*): s. Antikörper, heterologe.
Hetero|chromatin (↑; Chrom-*) *n*: (engl.) *heterochromatin*; Chromatin*, das gegenüber Euchromatin* stärker kondensiert u. besser färbbar ist; konstitutives H. ist z. B. das Zentromer*, fakultatives H. ist das sog. Geschlechtschromatin*. Die Unterschiede zeigen sich besonders deutl. in versch. Phasen der Mitose* (Zentromerregion, Satelliten).
Hetero|chromie (↑; ↑) *f*: 1. (engl.) *heterochromia*; (allg.) Auftreten von Farbunterschieden in normalerweise gleichfarbigen Strukturen, z. B. einzelne weiße Haarbüschel (Poliose); 2. (ophth.) Irisheterochromie; unterschiedl. Färbung der rechten u. linken Iris (Heterochromia simplex) ohne pathol. Bedeutung; bei der sog. Heterochromia complicata ist das hypochrome Auge äußerlich häufig reiz- u. schmerzfrei; Descemet-Beschläge u. Glaskörpertrübungen als Zeichen einer chron. unilateralen Iridozyklitis (heterochrome Fuchs-Zyklitis), oft Entw. von Sekundärglaukom u. Linsentrübung (Cataracta complicata); Vork. auch als okulares Merkmal des Passow-Symptomenkomplexes u. beim Waardenburg*-Syndrom; in Zus. mit Horner*-Syndrom als Heterochromia sympathica (v. Herrenschwand) bezeichnet.
Hetero|chromo|somen (↑; ↑; Soma*) *n pl*: Gonosomen*.
Hetero|chronie (↑; gr. χρόνος Zeit) *f*: (engl.) *heterochronia*; zeitl. Verschiebung eines (physiol.) Geschehens im Vergleich zur Norm, z. B. frühzeitiger Beginn endokriner Funktionen (bei Pubertas* praecox); vgl. Heterogenese.
Hetero|cyclen (↑; Zykl-*) *m pl*: (engl.) *heterocyclic compounds*; cyclische org. Verbindungen, deren Ringe außer Kohlenstoff noch andere Atome (meist N, O od. S) enthalten; z. B. Pyrrol, Thiophen, Furan, Pyridin, kondensierte Derivate (Indol, Chinolin); weit verbreitete Strukturelemente von Naturstoffen u. Pharmaka. Vgl. Benzol.
Hetero|didymus (↑; -dymus*) *m*: Heteropagus*.
Heter|odontie (↑; Odont-*) *f*: (engl.) *heterodontia*; syn. Anisodontie; Gebiss mit verschiedenartig gestalteten Zähnen, verbunden mit einer Reduzierung der Zahnanzahl; Gegensatz Homodontie*.
Hetero|dys|trophie (↑; Dys-*; Troph-*) *f*: (engl.) *heterodystrophy*; Bez. für eine Dystrophie* des Säuglings als Folge des Übergangs von der Ernährung mit Muttermilch zu künstl. Säuglingsernährung*.
hetero|gametisch (↑; Gameten*): (engl.) *heterogametic*; Bez. für das Geschlecht, das 2 versch. Gonosomen* hat; beim Menschen wie bei den meisten Wirbeltieren ist es das männl., bei den Vögeln das weibliche. Vgl. homogametisch.
hetero|gen (↑; -gen*): 1. (engl.) *heterogenic*; (allg.) verschiedenartig; Gegensatz homogen; 2. (chem.-physik.) Bez. für eine über einen betrachteten Bereich unterschiedl. Eigenschaften aufweisende Substanz bzw. Substanzgemisch; genauere Bez. bei Vorliegen einer Substanz mit mehreren Phasen inhomogen; 3. (transplantationsmed.) frühere Bez. für xenogen; s. Transplantation (Tab. 1 dort).
Hetero|genese (↑; -genese*) *f*: (engl.) *heterogenesis*; zeitl. (Heterochronie), örtl. (Heterotopie) od. quantitative Störung der Differenzierung eines Gewebes.

Hetero|genie (↑; ↑) f: (engl.) *heterogeneity*; syn. Genokopie; Entstehung gleichartiger od. wenigstens nicht sicher unterscheidbarer erbl. Merkmale (ident. Phänotyp) durch versch., nicht allele Gene; Erkr. wie z. B. Taubstummheit, Retinopathia* pigmentosa, Ichthyosis* congenita od. hereditäre Elliptozytose* können auf Mutationen in unterschiedl. Genen beruhen. Vgl. Phänokopie.

Hetero|glyk<u>a</u>ne (↑; Glyk-*) *n pl*: s. Polysaccharide.

Hetero|glykanosen (↑; ↑; -osis*) *f pl*: (engl.) *heteroglycanoses*; Speicherkrankheiten* mit gestörtem Abbau u. pathol. Speicherung von Heteroglykanen, z. B. Mukopolysaccharid*-Speicherkrankheiten.

Hetero|gon<u>ie</u> (↑; gr. γονή Abstammung, Erzeugung, Geschlecht) f: (engl.) *heterogony*; Form des Generationswechsels mit gesetzmäßigem Wechsel von geschlechtl. u. parthenogenet. Fortpflanzung in der Generationenfolge; **Vork.:** z. B. bei Blattläusen u. einigen Fadenwürmern (z. B. Strongyloides stercoralis); vgl. Parthenogenese; Metagenese.

hetero|log (↑; -log*): (engl.) *heterologous*; frühere Bez. für xenogen; s. Transplantation (Tab. 1 dort).

Hetero|lyse (↑; Lys-*) f: **1.** (engl.) *heterolysis*; (immun.) Hämolyse* durch heterogene Hämolysine; **2.** (pathol.) Abräumung nekrot. Gewebes (z. B. nach Herzinfarkt) durch Makrophagen* u. Granulozyten*; **3.** (pathol.) Zellabbau durch Enzyme*, die aus pathol. veränderten Geweben (z. B. Tumoren) stammen.

hetero|morph (↑; -morph*): (engl.) *heteromorphous*; von anderer (andersartiger) Gestalt.

Hetero|pagus (↑; -pagus*) *m*: (engl.) *asymmetrical conjoined twins*; syn. Heterodidymus; Doppelfehlbildung*, wobei der eine Zwilling deutlich kleiner u. mit der Vorderseite am anderen angewachsen ist.

Hetero|phor<u>ie</u> (↑; -phor*) f: (engl.) *heterophoria*; latentes Schielen, das bei binokularem Sehen* meist durch Fusion kompensiert werden kann; kann eine Asthenopie* bedingen od. bei Ermüdung, fieberhaften Erkr., Nervosität u. Alkoholeinfluss als manifestes Schielen mit Diplopie* dekompensieren; **Häufigkeit:** 70–80 % der Bevölkerung; **Formen: 1.** Esophorie: latentes Einwärtsschielen; **2.** Exophorie: latentes Auswärtsschielen; **3.** Hyperphorie: latente Höhenabweichung des rechten Auges nach oben; **4.** Hypophorie: latente Höhenabweichung des rechten Auges nach unten; **5.** Zyklophorie: latente Verrollung um die Sagittalachse; **Diagn.:** Unterbrechung des Binokularsehens, z. B. durch Abdecktest* od. Farbfilter; **Ther.:** bei spez. Beschwerden Prismenbrille od. Schieloperation. Vgl. Strabismus.

Hetero|phyes hetero|phyes (↑; gr. φυή Wuchs, Gestalt) f: (engl.) *Heterophyes heterophyes*; 1–2,5 mm langer Zwergdarmegel des Menschen u. fischfressender Säugetiere (vgl. Trematodes); Err. der Heterophyiasis*; **Übertragung:** Infektion durch Verzehr metazerkarienhaltiger roher Fische (2. Zwischenwirt); **Vork.:** u. a. Ägypten, Ostasien; **Nachw.:** Wurmeiernachweis* im Stuhl.

Hetero|phyi<u>a</u>sis (↑; ↑; -iasis*) f: (engl.) *heterophyiasis*; Befall durch den kleinen Darmegel Heterophyes* heterophyes; **Sympt.:** epigastr. Schmerzen, Diarrhö, ZNS- u. kardiale Sympt. durch Verschleppung der Eier; **Ther.:** Praziquantel. Vgl. Metagonimus yokogawai.

Hetero|pl<u>a</u>stik (↑; -plastik*) f: syn. Xenoplastik; s. Plastik.

Hetero|prote<u>in</u>|ämie (↑; Prot-*; -ämie*) f: (engl.) *heteroproteinemia*; Auftreten von Heteroproteinen* im Blut.

Hetero|proteine (↑; ↑) *n pl*: (engl.) *heteroproteins*; unphysiol. Plasmaproteine* (z. B. Paraproteine*); vgl. Dysproteinämie.

Heter<u>o</u>|ptera (↑; gr. πτερόν Flügel) *n pl*: Wanzen*.

Hetero|serum (↑; Sero-*) *n*: (engl.) *heterologous serum*; Serum einer anderen (Tier-)Species; heterologes Immunserum*, das reguläre (z. B. Anti-P in Normalseren von Rindern u. Pferden) od. durch künstl. Immunisierung induzierte heterologe Antikörper (z. B. Anti-M- u. Anti-N-haltige H. von Kaninchen) enthält; **Anw.:** Testserum* zur Blutgruppenbestimmung.

Hetero|sexualität (↑; Sexual-*) f: (engl.) *heterosexuality*; Bez. für sexuelle Orientierung, Erregbarkeit u. Aktivität gegenüber Partnerinnen od. Partnern des jeweils anderen Geschlechts; häufigste Form des Sexualverhaltens*; vgl. Bisexualität, Homosexualität.

Heter<u>o</u>sis (↑; -osis*) f: (engl.) *heterosis*; Selektionsvorteil des Trägers heterozygoter Allele* eines Gens; z. B. bei **Sichelzellenanämie*;** homozygote Träger des Sichelzellengens (Allel des Hämoglobingens) haben einen Selektionsnachteil (Manifestation der Sichelzellenanämie), der eigentl. zum Verschwinden des pathogenen Allels führen würde. Heterozygote Träger sind aber weniger anfällig gegenüber Malaria* tropica, weshalb die Häufigkeit des pathogenen Allels in dieser Bevölkerungsgruppe größer ist als erwartet. Vgl. Polymorphismus.

Hetero|somen (↑; Soma*) *n*: Gonosomen*.

Hetero|stereo|typ (↑; Stereo-*) *n*: s. Stereotyp.

Hetero|trans|plantation (↑; Transplantation*) f: (engl.) *heterotransplantation*; syn. Xenotransplantation; Übertragung von Tierorganen auf den Menschen, d. h. über Speciesbarrieren hinweg; vgl. Transplantation (Tab. 1 dort).

Hetero|trop<u>ie</u> (↑; -trop*) f: s. Strabismus.

Hetero|vakz<u>i</u>ne (↑; Vacci-*) *n pl*: s. Vakzinetherapie.

hetero|zygot (↑; Zyg-*): (engl.) *heterozygous*; mischerbig; Bez. für Individuen, bei denen derselbe Genlocus auf homologen Chromosomen durch 2 verschiedene Allele besetzt ist; die Ausprägung der Merkmale erfolgt je nach Vererbungsmodus (dominant-rezessiv, kodominant, unvollständig dominant) unterschiedlich. Vgl. homozygot.

Heu|blumen: (engl.) *hay flowers*; Graminis flos; Blüten, Früchte u. a. oberirdische Teile von Poaceen (Gräser, Heublumen) mit ätherischem Öl, Gerbstoffen, Cumarin, Furanocumarinen; durchblutungsfördernde u. muskelentspannende Wirkung; **Verw.:** lokale Wärmetherapie bei degen. Erkrankungen des rheumatischen Formenkreises als feuchtheiße (42 °C) Kompresse (Heublumensack); **Kontraind.:** Allergie gegen Blütenpollen, offene Wunden.

Heubner-Arterie, re|kurr<u>e</u>nte (Otto H., Päd., Berlin, Leipzig, 1843–1926; Arteria*) f: s. Arteria striata medialis distalis.

Heubner-Arteriitis (↑; Arteri-*; -itis*) *f*: (engl.) *Heubner's disease*; Entz. großer u. mittelgroßer Hirnarterien bei meningovaskulärer Neurosyphilis*.
Heubner-Energie|quotient (↑) *m*: (engl.) *Heubner's energy quotient*; empirisch ermittelter Energiequotient*, der die notwendige Energiezufuhr pro Kilogramm Körpergewicht u. Tag für den Säugling angibt; durchschnittl. 418 kJ (bzw. 100 kcal).
Heubner-Herter-Krankheit (↑; Christian A. H., Pathol., Pharmak., New York, 1865–1910): Zöliakie*.
Heu|fieber: Pollinosis*
Heul|tag: s. Wochenbettdepression.
Heu|schnupfen: (engl.) *pollinosis*; s. Rhinitis allergica; Pollinosis.
Heuser-Membran (Chester H., amerikan. Embryol., geb. 1885) *f*: s. Zytotrophoblast.
HEV: Abk. für Hepatitis-E-Virus; s. Hepatitis-Viren.
Hex-: Wortteil mit der Bedeutung sechs; von gr. ἕξ.
Hexa|chlor|benzol *n*: (engl.) *hexachlorobenzene*; Perchlorbenzol; C_6Cl_6; in der Landwirtschaft als Fungizid (s. Antimykotika) verwendetes Benzolderivat; Entstehung auch bei der Müllverbrennung; Nachw. in Lebensmitteln u. Muttermilch; **Wirkung:** kann inf. Störung des Porphyrinstoffwechsels (Porphyrie*) zu phototox. Reaktionen führen; Krankheitsbild wird in der Türkei Kara Yara u. Pembe Yara genannt. BAT: 150 μg/l Serum.
Hexa|chlor|cyclo|hexan *n*: (engl.) *benzene hexachloride (Abk. BHC)*; Lindan*.
Hexa|chloro|phen (INN) *n*: (engl.) *hexachlorophene*; fast wasserunlösl. Phenolderivat mit stark bakterizider Wirkung; **cave:** bildet i. R. der Herstellung od. Zersetzung TCDD*; wirkt in hoher Konz. haut- u. schleimhautreizend sowie neurotoxisch; Verw. als Desinfektionsmittel* obsolet.
Hexa|daktylie (↑; Daktyl-*) *f*: s. Polydaktylie.
Hexa|midin (INN) *n*: (engl.) *hexamidine*; kationisches lokales Antiseptikum*; **Ind.:** Mundspülung; oberflächliche Hefepilzinfektionen der Haut, Pyodermie.
Hexa|poda (Hex-*; gr. πούς, ποδός Fuß) *n pl*: Insekten; s. Arthropoden.
Hexen|milch: s. Lac neonatorum.
Hexen|schuss: s. Lumbago.
Hexetidin (INN) *n*: (engl.) *hexetidine*; Antiseptikum* mit bakteriziden u. fungiziden Eigenschaften; **Ind.:** entzündl. Erkrankungen des Mund- u. Rachenraums u. a.; pathol. Besiedelung der Scheide mit grampositiven Bakterien (z. B. Gardnerella* vaginalis); auch im Rahmen einer päoperativen Prophylaxe u. bei vorzeitigem Blasensprung*; **UAW:** bei längerer oraler Anw. u. U. Geschmacksirritationen, bei vaginaler Anw. Brennen u. Juckreiz.
Hexitole *n pl*: (engl.) *hexitols*; syn. Hexite; 6-wertige Zuckeralkohole* ($C_6H_{14}O_6$), die techn. (z. B. Sorbitol* aus Fruktose, Mannitol* aus Mannose) od. physiol. (z. B. Inositol* aus D-Glukose) durch Reduktion der entspr. Hexosen gebildet werden.
Hexo|kinase *f*: (engl.) *hexokinase*; Transferase der Glykolyse*, die ATP-abhängig mit Mg^{2+} als Cofaktor Hexosen (Glukose, Fruktose, Glukosamin, im Gehirn auch Galaktose) am C-6 phosphoryliert.
Hexo|kinase-Iso|enzym IV *n*: s. Glukokinase.

Hexo|kinase|mangel: (engl.) *hexokinase deficiency*; seltener Enzymdefekt, der alle Zellen des Bluts betrifft; u. a. bei Pat. mit Fanconi*-Anämie; vgl. Erythrozytenenzymopathien.
Hexo|kinase|methode *f*: s. Blutzucker-Bestimmungsmethoden.
Hexos|amine *n pl*: (engl.) *hexosamines*; Aminozucker* der Hexosen*.
Hexosane *n pl*: (engl.) *hexosans*; Polysaccharide* aus Hexosemonomeren (s. Hexosen).
Hexose|mono|phosphat|weg: Pentosephosphatweg*.
Hexosen *f pl*: (engl.) *hexoses*; Monosaccharide* mit 6 C-Atomen; 8 Aldosen (z. B. Glukose, Mannose, Galaktose) u. 6 Ketosen (z. B. Fruktose).
Hey-Band (William H., engl. Chir., 1736–1819): Margo falciformis des Hiatus* saphenus.
Hf: chem. Symbol für Hafnium*.
Hg: chem. Symbol für Quecksilber*.
HG-A: Abk. für Hypoglycin* A.
HGF: Abk. für (engl.) *hepatocyte growth factor, human growth factor*; s. Wachstumsfaktoren.
hGH: Abk. für (engl.) *human growth hormone*, humanes Wachstumshormon; s. STH.
HGPRT-Test: Kurzbez. für Hypoxanthin-Guanin-Phosphoribosyltransferase-Test; Mutagenitätsprüfung* an V79-Zellen (Fibroblasten des männlichen chinesischen Hamsters mit kurzer Verdopplungszeit u. hoher Klonierungseffizienz) durch Untersuchung einer Mutation des HGPRT-Gens; ermöglicht Aussage zur Mutagenität einer Substanz für Säugerzellen. Vgl. AMES-Test.
HGV: Abk. für Hepatitis-G-Virus; s. Hepatitis-Viren.
HHH-Syn|drom *n*: Kurzbez. für Hyperornithinämie-Hyperammonämie-Homocitrullinurie-Syndrom; (engl.) *HHH syndrome*; seltene, autosomal-rezessiv erbl. Stoffwechselerkrankung (Genlocus 13q14) mit Störung des Ornithintransports in die Mitochondrien (Ornithin-Translokase-Defekt); **Formen:** Neugeborenen-, infantiler u. Erwachsenen-Typ; **Klin.:** Lethargie, Krampfanfälle, geistige Retardierung, Hyperornithinämie, Homocitrullinurie u. schwere Hyperammonämie bes. nach eiweißreicher Nahrung, meist auch Vermehrung von Orotsäure im Urin; **Ther.:** Reduktion der Proteinzufuhr, Maßnahmen zur Senkung der Ammoniakkonzentration; s. Hyperammonämie.
HHH-Therapie *f*: Kurzbez. für hypertensive hypervolämische Hämodilution*.
HHL: 1. Abk. für Hypophysenhinterlappen; s. Hypophyse; **2.** (gebh.) Abk. für Hinterhauptlage*.
HHT: Abk. für Hämagglutination*-Hemmtest.
HHV: Abk. für humanes Herpesvirus; s. Herpesviridae.
HHV-6: Abk. für humanes Herpesvirus-6; weltweit verbreitetes Herpes-Virus (Fam. Herpesviridae*), das durch Speichel od. aerogen übertragen wird; 80 % der Erwachsenen sind seropositiv; **Einteilung:** in Subtypen A u. B (mit Subtyp A konnte bisher keine Erkr. in Verbindung gebracht werden); Primärerkrankung im 1. u. 2. Lj. durch Subtyp B als Exanthema* subitum (bei 30 % der Infizierten), bei Jugendlichen auch als HHV-6-Mononukleose; Latenz des Virus in T-Lymphozyten u.

Monozyten; Reaktivierung ist möglich, jedoch mit keinem gesicherten Krankheitsbild einhergehend.

HHV-7: Abk. für **h**umanes **H**erpes**v**irus-**7**; weltweit verbreitetes Herpes-Virus (Fam. Herpesviridae*) beim Menschen, das durch Speichel übertragen wird; Primärinfektion ab dem 3. Lj. erfolgt meist symptomlos od. als Exanthema* subitum; Viruslatenz in T-Lymphozyten.

Hiat|odontie (Hiatus*; Odont-*) f: offener Biss*.

Hiato|plastik (↑; Plastik*) f: (engl.) *hiatoplasty*; Einengung des Hiatus* oesophageus durch Naht od. Kunststoffnetz meist in Komb. mit einer Fundoplicatio* zur Verhinderung des Rezidivs einer Hiatushernie*.

Hiatus (lat.) *m*: (engl.) *hiatus*; Spalt.

Hiatus adductorius (↑) *m*: (engl.) *adductor hiatus*; Adduktorenschlitz zwischen Canalis adductorius u. Fossa poplitea (A., V. femoralis).

Hiatus aorticus (↑) *m*: Aortenschlitz des Zwerchfells für den Durchtritt von Aorta u. Ductus thoracicus.

Hiatus|hernie (↑; Hernie*) f: (engl.) *hiatus hernia*; Hernie* mit Verlagerung von Magen(anteilen) u. ggf. weiteren Baucheingeweiden durch den Hiatus* oesophageus in den Brustraum (s. Abb.);

häufigste Form der Zwerchfellhernie*

Formen: 1. Hiatusgleithernie (auch gastroösophageale od. axiale Hernie) mit Verlagerung von Kardia u. Magenfundus in das hintere Mediastinum, wobei der Peritonealüberzug der Kardia einen inkompletten Bruchsack bildet; Vork.: v. a. nach dem 50. Lj., Prädisposition durch Adipositas; Sympt.: häufig asymptomat.; evtl. Refluxösophagitis*, hypochrome Anämie inf. Blutung (Zufallsbefund); Ther.: bei auftretenden Sympt. Protonenpumpen-Hemmer, ggf. op. durch Fundoplicatio*, Teresplastik* od. Antirefluxprothese*; **2. paraöso**-phageale Hernie mit Verlagerung eines Teils des proximalen Magens (selten auch der Milz, des Omentum majus u. eines Teils des Colon transversum) innerh. eines vom Peritoneum gebildeten Bruchsacks an der an normaler Stelle fixierten Kardia u. dem distalen Ösophagus vorbei in den Thorax, im Extremfall mit supradiaphragmaler Verlagerung des ganzen Magens in Komb. mit einem Magenvolvulus* (sog. Thoraxmagen; engl. upside-down stomach); Sympt.: Verdrängungserscheinungen (u. a. Völlegefühl, Aufstoßen, Tachykardie inf. Herzverlagerung, Dyspnoe); wegen der meist erhaltenen Sphinkterfunktion i. d. R. kein Reflux; Kompl.: Ulzeration mit Blutung (Anämie) od. Perforation, Inkarzeration*; Ther.: Hiatoplastik* (aufgrund der Größe der H. ggf. mit Kunststoffnetz), Fundoplicatio u. Gastropexie*; **3. Misch- bzw. Übergangsformen**; **DD:** angeb. Brachyösophagus*, Barrett*-Ösophagus, Mediastinaltumoren* (bes. Zysten), distales Ösophaguskarzinom*, Kardiakarzinom*.

Hiatus leuc|aemicus (↑) *m*: (engl.) *leucemic hiatus*; Bez. für eine im Blutbild* nachweisbare sog. Lücke der Granulozytopoese mit Auftreten v. a. von Blasten u. segmentkernigen Granulozyten bei Fehlen der dazwischen liegenden Reifungsstufen; **Vork.:** akute Leukämie*, CML (Myeloblastenschub*); bei Hyperleukozytose* u. extremer Linksverschiebung* hingegen i. d. R. nicht vorkommend.

Hiatus maxillaris (↑) *m*: (engl.) *maxillary hiatus*; Öffnung der Kieferhöhle an der Innenseite des Oberkieferknochens in den mittleren Nasengang.

Hiatus oeso|phageus (↑) *m*: (engl.) *oesophageal hiatus*; Öffnung im Zwerchfell für den Durchtritt der Speiseröhre.

Hiatus sacralis (↑) *m*: (engl.) *sacral hiatus*; untere Öffnung des Kreuzbeinkanals; **klin. Bedeutung:** s. Kaudalanästhesie.

Hiatus saphenus (↑) *m*: (engl.) *saphenous opening*; ovale Öffnung in der Fascia lata des Oberschenkels direkt unterh. des Ligamentum inguinale; verschlossen von einer durch den Durchtritt von Blut- (V. saphena magna) u. Lymphgefäßen siebartig durchlöcherten Faszienplatte (Fascia cribrosa).

Hiatus semi|lunaris (↑) *m*: (engl.) *hiatus semilunaris*; halbmondförmiger Spalt im mittleren Nasengang zwischen Bulla ethmoidalis u. Proc. uncinatus des Siebbeins; setzt sich durch das Infundibulum ethmoidale in die Kieferhöhle fort.

Hiatus uro|genitalis (↑) *m*: (engl.) *urogenital hiatus*; Levatorspalt.

Hib: Abk. für **H**aemophilus* **i**nfluenzae Serotyp **b**.

Hibernom (lat. *hibernare* überwintern; *-om**) *n*: (engl.) *hibernoma*; braunes Lipom*; bis apfelgroßer benigner Tumor, der aus maulbeerähnlichen, vieltropfigen Fettzellen besteht; **Lok.:** v. a. Nacken, Schulter, Axillen; **Ther.:** Exzision.

HIDA-Szinti|graphie (Szinti-*; -graphie*) f: Abk. für (engl.) *hepatobiliary iminodiacetatic acid*; (engl.) *hepatobiliary iminodiacetatic acid scintigraphy*; syn. Leberfunktionsszintigraphie, hepatobiliäre Funktionsszintigraphie; Darstellung der biliären Ausscheidung ^{99m}Tc-markierter Substanzen (Iminodiacetat, Abk. IDA) u. nachfolgendem Abfluss in Gallenblase u. Dünndarm; **Ind.:** Spätaufnahmen (bis zu 4 Std.) zur Diagn. der fokal nodulären Hy-

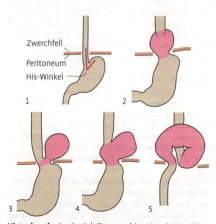

Hiatushernie: 1: physiol. Topographie mit spitzem His-Winkel; 2: Hiatusgleithernie, der spitze His-Winkel ist aufgehoben, da die Kardia in den Thorax prolabiert; 3: paraösophageale Hernie; 4: gemischte Hernienform (Gleithernie u. paraösophageale Hernie); 5: der Magen ist in den Thorax prolabiert (sog. upside-down stomach).

perplasie; Leberadenom nimmt IDA nicht auf. Vgl. Leberszintigramm.

Hidr-: Wortteil mit der Bedeutung Schweiß; von gr. ἱδρώς.

Hidr|adenitis (↑; Aden-*; -itis*) *f*: Schweißdrüsenentzündung; s. Schweißdrüsenabszess.

Hidr|adenom (↑; ↑; -om*) *n*: (engl.) *hidradenoma*; benignes Adenom* der Schweißdrüsen mit Vermehrung der sekretor. Drüsenendstücke mit bis 2 cm großen Papeln ohne bevorzugte Lok.; vgl. Syringom.

Hidrotika (↑) *n pl*: (engl.) *hidrotics*; die Schweißsekretion fördernde Substanzen (Parasympathomimetika*), z. B. Pilocarpin*, Muscarin*.

Hidro|zystom (↑; Kyst-*; -om*) *n*: (engl.) *hidrocystoma*; bläschenförmige Erweiterung eines Schweißdrüsenausführungsgangs; bis 3 cm große, durchsichtige Zyste, bes. im Gesicht, aus der sich nach Inzision Schweiß entleert; vgl. Miliaria, Syringom.

HID-Syn|drom *n*: Abk. für (engl.) *Hystrix-like ichthyosis with deafness*; s. KID-Syndrom.

5-HIES: Abk. für **5-H**ydroxyindol**e**ssig**s**äure*.

HIES: Abk. für **H**yper*-**I**g**E**-**S**yndrom.

HIG: Abk. für **H**yper**i**mmun**g**lobulin*.

High cardiac output (engl.): hohes Herzminutenvolumen*; **Vork.:** z. B. bei hyperdynam. sept. Schock*.

High-cardiac-output-Syn|drom (engl. *high cardiac output* hohe Herzleistung) *n*: Syndrom des erhöhten Herzminutenvolumens*; **Vork.:** hyperdyname Kreislaufstörung*. Vgl. Low-cardiac-output-Syndrom.

high density lipoproteins (engl. *high density* hohe Dichte; Lip-*; Prot-*) *n pl*: HDL*.

Highmore-Höhle (Nathaniel H., Chir., Sherborne, 1613–1685): (engl.) *Highmore's antrum*; Antrum Highmori; Sinus* maxillaris.

Highmore-Körper (↑): s. Mediastinum testis.

high risk families (engl. *high risk* hohes Risiko; *family* Familie): genet. Risikofamilien*.

HIG-Test *m*: Kurzbez. für **H**ämolyse-**i**m-**G**el-Test; (engl.) *hemolysis-in-gel test*; syn. Radialhämolyse; Serumtest zum Nachw. einer zurückliegenden Infektion mit Röteln*-Virus; **Prinzip:** durch Antikörper vermittelte Lyse mit Röteln-Antigen beladener Schaferythrozyten durch Komplement; erfasst IgG-Antikörper, deren Konz. semiquantitativ anhand des Hämolysehofdurchmessers bestimmt wird.

Hikojima-Variante *f*: (engl.) *Hikojima's variant*; s. Vibrio cholerae.

Hilfe|leistung, unterlassene: (engl.) *denial of assistance*; liegt nach § 323 c StGB vor, wenn jemand, also auch ein Arzt, bei Unglücks- od. Notfällen keine Hilfe leistet, obwohl diese **erforderlich** u. **zumutbar** ist. (Unter einem Unglücksfall ist ein plötzlich eintretendes Ereignis zu verstehen, das eine erhebliche Gefahr für Personen od. Sachen mit sich bringt. Hierunter fallen auch schwere Krankheiten, die sich plötzlich bedrohlich verschlimmern, u. der Suizidversuch.) **Erforderlich** ist die Hilfeleistung, wenn der Verunglückte sich selbst nicht zu helfen vermag u. kein anderer ausreichende Hilfe leistet. Die Hilfeleistung muss sofort u. auf die wirksamste Weise erfolgen. Auf die Erfolgsaussichten kommt es nicht an. (Bei Schwerverletzten ist sie selbst dann noch erforderlich, wenn zwar keine Rettung mehr möglich ist, sich aber zumindest eine Schmerzlinderung erreichen lässt.) Als **zumutbar** gilt die Hilfeleistung, wenn sie ohne erhebliche eigene Gefahr u. ohne Verletzung anderer wichtiger Pflichten möglich ist. Maßgebend für den Umfang der Hilfeleistung sind die persönlichen Fähigkeiten u. Möglichkeiten des zur Hilfe Verpflichteten. Für den Arzt bedeutet dies, dass er aufgrund seiner Sachkunde bei Unglücksfällen mit Verletzten regelmäßig geeignet ist, die erforderliche Hilfe zu leisten. Er hat seine beruflichen Fähigkeiten u. Hilfsmittel, i. R. des Erforderlichen u. Zumutbaren, voll einzusetzen. Verpflichtet ist auch der zu Hilfe gerufene Arzt, soweit ihm die Hilfeleistung unter Berücksichtigung aller Umstände möglich u. zumutbar ist; dies gilt insbes. für den Bereitschafts- u. Notfallarzt. Allerdings führt § 323 c StGB nicht zu einer Erweiterung der ärztlichen Berufspflichten. Der Arzt sollte nicht verkennen, dass § 323 c StGB lediglich die von Anfang an nicht geleistete Hilfe unter Strafe stellt. Sobald er die Behandlung aufgenommen hat, trägt er eine (auch im strafrechtlichen Sinne) höhere Verantwortung. Er kann dann u. U. einen Straftatbestand durch Unterlassen verwirklichen. Voraussetzung hierfür ist eine **Garantenstellung**: Diese besteht für den Arzt nicht schon aufgrund seiner Arzteigenschaft; vielmehr ergibt sie sich erst aus der tatsächlichen Übernahme der Behandlung u. der daraus (für den Verunglückten) geschaffenen Vertrauenslage.

Hilfs|mittel: (engl.) *appliances, aid(e)s*; Körperersatzstücke, orthop. od. andere Geräte (einschl. Hörhilfen sowie Brillen u. a. Sehhilfen) zum Ausgleich od. zur Vorbeugung eines körperl. Funktionsdefizits (Behinderung) od. zur Sicherung des Erfolgs einer Heilbehandlung (Definition der Gesetzlichen Krankenversicherung § 33 SGB V, der Gesetzlichen Unfallversicherung § 31 SGB VII); vgl. Heilmittel.

Hilfs|stoffe, pharmazeutische: (engl.) *pharmaceutical additives*; Stoffe, die der Herstellung von Arzneiformen* dienen, wobei sie die Arzneistoffwirkung der pharmaz. Wirkstoffe steuern bzw. unterstützen können (z. B. Verzögerung der Arzneistofffreisetzung durch Tablettenhilfsstoffe, Resorptionsverbesserer), ohne selbst eine pharmak. Wirkung zu besitzen; ph. H. in Fertigarzneimitteln müssen nicht deklariert werden.

Hill-Sachs-Läsion (Harold A. H., amerikan. Radiol., 1901–1973; Maurice D. S., amerikan. Radiol., 1909–1987; Läsion*) *f*: (engl.) *Hill-Sachs lesion*; posterolaterale Delle im Humeruskopf nach osteochondraler Impressionsfraktur durch Druckeinwirkung vom vorderen Pfannenrand bei habitueller Schultergelenkluxation*; umgekehrte H.-S.-L. (engl. *reversed Hill-Sachs lesion*): ventrale Delle nach dorsaler Schultergelenkluxation.

Hilton-Zisterne *f*: Cisterna pontocerebellaris.

Hilum (lat. kleines Ding) *n*: (engl.) *hilus*; auch Hilus; (anat.) Vertiefung an der Oberfläche eines Organs, wo strangförmig Gefäße, Nerven, Ausführungsgänge ein- bzw. austreten.

Hilum pulmonis (↑) *n*: Lungenhilum*.

Himasthla muehlensi *f*: (engl.) *Himasthla muehlensi*; zu den Trematodes* gehörender Darmegel der Vögel; gelegentl. bei Menschen.

Himbeer|zunge: s. Zunge.

Hinken: s. Gangstörungen.

Hinken, inter|mittierendes: s. Claudicatio intermittens.

Hinter|damm|griff: Ritgen*-Handgriff.

Hinter|haupt|bein: Os* occipitale.

Hinter|haupt|lage: (engl.) *occiput presentation*; Abk. HHL; gebh. Lage, bei der der Kopf des Kindes tief gebeugt ist, so dass das Hinterhaupt die Führung übernimmt (Leitstelle: kleine Fontanelle); dabei liegt es meist vorn (vordere od. regelrechte HHL) od. ist nach hinten gerichtet (hintere HHL). Vgl. Kindslage (Abb. 2).

Hinter|hirn: s. Metencephalon.

Hinter|horn|syn|drom *n*: (engl.) *posterior horn syndrome*; Symptomenkomplex inf. lokaler Schädigung der Columna posterior des Rückenmarks; z. B. bei Dysrhaphiesyndromen*, Syringomyelie*; **Sympt.:** homolaterale, segmental begrenzte dissoziierte Sensibilitätsstörungen*, troph. Störungen, Abschwächung von Muskeltonus u. Muskeleigenreflexen.

Hinter|kammer|linse: s. Linsenimplantation.

Hinter|scheitel|bein|einstellung: s. Asynklitismus.

Hinter|strang: (engl.) *posterior funiculus of spinal cord*; (lat.) Funiculus posterior medullae spinalis; Teil der Substantia alba des Rückenmarks*, der zw. Sulcus medianus posterior u. der Hintersäule (Columna posterior) liegt; **Anat.:** Im oberen Brust- u. im Halsmark wird er durch ein Septum intermedium in den kleineren, medialen Fasciculus gracilis (Goll-Strang, besteht aus den Hinterwurzelfasern aus der unteren Körperhälfte, bis Th 4) u. den größeren lateralen Fasciculus cuneatus (Burdach-Strang, besteht aus den Hinterwurzelfasern aus der oberen Körperhälfte, von Th 4 kranialwärts) unterteilt. Die aufsteigenden Fasern geben kurze absteigende Kollateralen ab: zervikal das Schultze*-Komma, thorakal das ovale Flechsig*-Bündel, lumbosakral das Phillippe-Gombault-Dreieck. **Funktion:** epikrit. u. propriozeptive Sensibilität*; **klin. Bedeutung:** Schädigung führt zu ipsilateralen Hinterstrangsymptomen* (vgl. Tabes dorsalis); Schmerztherapie mögl. über Hinterstrangstimulation*.

Hinter|strang|stimulation (lat. *stimulare* anstacheln, antreiben) *f*: (engl.) *dorsal column stimulation* (Abk. DCS); neurochir. Schmerztherapie* durch elektr. Stimulation des Hinterstrangs*; **Durchführung:** perkutane Testung mit externem Stimulator u. anschl. Implantion eines Schrittmachers mit Mehrkanalelektrode subdural auf dem Hinterstrang oberhalb der Schmerzregion; **Ind.:** Arachnoiditis, peri- bzw. epidurale Vernarbung (z. B. bei Postdiskotomiesyndrom*).

Hinter|strang|sym|ptome *n pl*: (engl.) *dorsal funiculus symptoms*; neurol. Symptome, die bei Schädigung der Hinterstränge des Rückenmarks auftreten; z. B. bei Tabes dorsalis, funikulärer Myelose, Rückenmarktumoren, Friedreich-Ataxie; **Klin.:** Störung von epikrit. Sensibilität, Lage- u. Vibrationsempfinden, Stereoagnosie, spinale Ataxie mit Gangstörungen inf. Störung der Tiefensensibilität; Romberg-Versuch u. Fingerversuch positiv.

Hinter|wand|in|farkt (Infarkt*) *m*: (engl.) *inferior/posterior myocardial infarction*; Abk. HWI; Herzinfarkt* der kardialen Hinterwand mit typ. EKG-Veränderungen in den entspr. Ableitungen; vgl. EKG (Tab. 2 dort).

Hiob-Syn|drom *n*: Hyper*-IgE-Syndrom.

HIPA-Test: Kurzbez. für **H**eparin **i**nduzierter **P**lättchenaktivierungstest; (engl.) *heparin-induced platelet activation test*; Verf. zum Nachweis Heparin induzierter Antikörper (IgG) bei Heparin induzierter Thrombopenie* Typ II; **Prinzip:** Inkubation von Thrombozyten gesunder Probanden mit Patientenserum u. Heparin in therap. sowie excessiv hoher Konz. in einer Mikrotiterplatte; positives Ergebnis bei Heparin induzierter Thrombopenie Typ II (visuelle Beurteilung): Thrombozytenagglutination bei therap. Heparinkonzentration u. fehlende Thrombozytenagglutination bei excessiv hoher Heparinkonzentration. Vgl. Serotoninfreisetzungstest.

Hippo|campus (gr. ἱππόκαμπος Seepferdchen) *m*: (engl.) *hippocampus*; zum Archicortex der Großhirnrinde* gehörender Teil des limbischen Systems*; **Anat.:** Lok. im Lobus parietalis an der medialen Wand des Unterhorns des Seitenventrikels, verläuft in einem Bogen nach hinten oben bis zum Corpus callosum; besteht aus Pes hippocampi (tatzenartiges Vorderende), Digitationes hippocampi, Cornu ammonis (Abk. CA, auch Ammonshorn, enthält Regio I—IV hippocampi proprii bzw. Regio I—IV cornus ammonis, CA1–4); der H. setzt sich dann als Alveus hippocampi (weiße Substanz auf der Oberfläche des H. mit überwiegend efferenten Fasern) u. Fimbria hippocampi in den Fornix* fort; **klin. Bedeutung:** spielt eine zentrale Rolle bei der Gedächtnisbildung, bei bestimmten Formen der Epilepsie (s. Ammonshornsklerose) u. Schizophrenie*.

Hippokrates-Re|position (Hippokrates, Arzt u. Begründer der wissenschaftl. Medizin, Insel Kos, ca. 460 v. Chr.–ca. 370 v. Chr.; Reposition*) *f*: (engl.) *Hippocrates manipulation*; Verf. zur Reposition einer vorderen Schultergelenkluxation* in Rückenlage des Patienten; **Prinzip:** Traktion des leicht abduzierten Armes u. Hebelung des Humeruskopfs über die in die Axilla gestemmte Ferse des Ausführenden (s. Abb.).

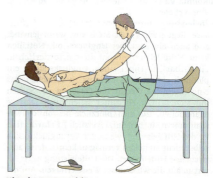

Hippokrates-Reposition

Hippokratischer Eid (↑): (engl.) *hippocratic oath, oath of Hippocrates*; Schwurformel nach Hippokrates, die in Abwandlungen auch heute noch für Ärzte gültig ist: „Ich schwöre, Apollon den Arzt und Asklepios und Hygieia und Panakeia und alle Götter und Göttinnen zu Zeugen anrufend, dass ich nach bestem Vermögen und Urteil diesen Eid und diese Verpflichtung erfüllen werde: den, der mich diese Kunst lehrte, meinen Eltern gleich zu achten, mit ihm den Lebensunterhalt zu teilen und ihn, wenn er Not leidet, mitzuversorgen; seine Nachkommen meinen Brüdern gleichzustellen und, wenn sie es wünschen, sie diese Kunst zu lehren ohne Entgelt und ohne Vertrag; Ratschlag und Vorlesung und alle übrige Belehrung meinen und meines Lehrers Söhnen mitzuteilen, wie auch den Schülern, die nach ärztlichem Brauch durch den Vertrag gebunden und durch den Eid verpflichtet sind, sonst aber niemandem. Meine Verordnungen werde ich treffen zu Nutz und Frommen der Kranken, nach bestem Vermögen und Urteil; ich werde sie bewahren vor Schaden und willkürlichem Unrecht. Ich werde niemandem, auch nicht auf seine Bitte hin, ein tödliches Gift verabreichen oder auch nur dazu raten. Auch werde ich nie einer Frau ein Abtreibungsmittel geben. Heilig und rein werde ich mein Leben und meine Kunst bewahren. Auch werde ich den Blasenstein nicht operieren, sondern es denen überlassen, deren Gewerbe dies ist. Welche Häuser ich betreten werde, ich will zu Nutz und Frommen der Kranken eintreten, mich enthalten jedes willkürlichen Unrechtes und jeder anderen Schädigung, auch aller Werke der Wollust an den Leibern von Frauen und Männern, Freien und Sklaven. Was ich bei der Behandlung sehe oder höre oder auch außerhalb der Behandlung im Leben der Menschen, werde ich, soweit man es nicht ausplaudern darf, verschweigen und solches als ein Geheimnis betrachten. Wenn ich nun diesen Eid erfülle und nicht verletze, möge mir im Leben und in der Kunst Erfolg zuteil werden und Ruhm bei allen Menschen bis in ewige Zeiten; wenn ich ihn übertrete und meineidig werde, das Gegenteil". Vgl. Arztgelöbnis.

Hippo|therapie (gr. ἵππος Pferd) *f*: s. Reiten, therapeutisches.

Hipp|uricase *f*: (engl.) *hippuricase*; Hydrolase, die Hippursäure* reversibel in Benzoesäure u. Glycin spaltet.

Hippur|säure: (engl.) *hippuric acid*; N-Benzoylglycin, Benzamidoessigsäure; i. R. der Biotransformation* v. a. in der Leber unter Katalyse der Hippuricase zur Ausscheidung von Benzoesäure gebildetes Konjugat mit Glycin; im menschl. Harn normalerweise in Spuren vorhanden; vermehrt nach Genuss von Stoffen, die im Organismus Benzoesäure bilden (z. B. Pflaumen, Birnen, Preiselbeeren), auch bei Eiweißfäulnis. Vgl. Clearance.

Hippus (gr. ἵππος Pferd) *m*: s. Mydriasis, springende.

Hirano-Korpuskeln (Michio H., Neurol., New York; Korpuskeln*): (engl.) *Hirano bodies*; stäbchenförmige Ansammlungen von Aktin* im Hippocampus bei Alzheimer*-Krankheit.

Hirci (lat. hircus Ziegenbock) *m pl*: Achselhaare; vgl. Haare.

Hirn-: s. a. Gehirn-, Cerebr-, Zerebr-, Encephal-, Enzephal-.

Hirn: s. Gehirn.

Hirn|ab|szess (Abszess*) *m*: (engl.) *brain abscess*; intrazerebraler Abszess*; **Urs.:** 1. meist lokal fortgeleitete Infektion, v. a. bei Sinusitis, Otitis; 2. hämatogen fortgeleitete Infektion bei Endokarditis, Pneumonie od. Bronchiektasen; 3. (seltener) Schädelhirntrauma* (vgl. Spätabszess, traumatischer) od. Liquorfistel; **Err.:** meist Streptokokken, Anaerobier, Staphylokokken; häufig als Mischinfektion; **Lok.:** v. a. Großhirn, seltener Kleinhirn od. Hirnstamm; **Klin.:** Kopfschmerz, zerebrale Herdsymptome, Bewusstseinstrübung, Epilepsie, Zeichen der intrakraniellen Raumforderung, Hirndrucksteigerung* u. a.; Verlauf häufig afebril; **Diagn.:** CCT, MRT; **Ther.:** hochdosiert Antibiotika, neurochir. Drainage. **DD:** v. a. Hirntumoren, Toxoplasmose. Vgl. Epiduralabszess.

Hirn|an|eurysma (Aneurysma*) *n*: s. Aneurysma, intrakranielles.

Hirn|anhang|drüse: s. Hypophyse.

Hirn|a|trophie (Atrophie*) *f*: (engl.) *cerebral atrophy*; generalisierte od. umschriebene Atrophie* des zerebralen Nervengewebes; führt zur Erweiterung der äußeren Liquorräume u. Hydrocephalus e vacuo, Erweiterung des Ventrikelsystems zu Hydrocephalus internus (s. Hydrozephalus). **Vork.:** z. B. im Altersgehirn*, bei metabolischen u. degenerativen Erkr., Intoxikation, nach Trauma.

Hirn|basis *f*: s. Gehirn.

Hirn|bi|opsie (Biopsie*) *f*: s. Gehirnbiopsie.

Hirn|blutung: s. Blutung, intrazerebrale; Ventrikelblutung; Blutung, intrakranielle geburtstraumatische.

Hirn|druck: (engl.) *intracranial pressure* (Abk. ICP); syn. intrakranieller Druck; Druck innerhalb des knöchernen Schädels; **Referenzbereich:** beim Erwachsenen in horizontaler Lage 5–15 mmHg (oberer Grenzbereich ab 12 mmHg); physiol. kurzfristige Druckspitzen, z. B. beim Husten bis 100 mmHg; **Bestimmung:** s. Hirndruckmessung; **klin. Bedeutung:** Durch die rel. Inkompressibilität von Hirngewebe u. Liquor sowie die Unnachgiebigkeit der Schädelknochen können bereits geringfügige bes. akute Veränderungen des intrakraniellen Volumens zu einer massiven Hirndrucksteigerung* evtl. mit Compressio* cerebri führen; s. Monro-Kellie-Doktrin. Vgl. Perfusionsdruck, zerebraler; Liquordruck.

Hirn|druck|messung: (engl.) *intracranial pressure monitoring*; syn. intrakranielle Druckmessung; Verf. der Intensivmedizin zur kontinuierl. direkten Messung des Hirndrucks* mit Hilfe eines durch ein Bohrloch im Schädel eingeführten spez. Katheters (intraventrikuläre Drainage od. epidurale bzw. intraparenchymatöse Sonde) mit internem od. externem Druckaufnehmer*; **Ind.:** zur Diagn. einer Hirndrucksteigerung* mit therap. Konsequenz) i. R. der intensivmed. Überwachung (Neuromonitoring) bei Einschränkung der klin. neurol. Untersuchungsmöglichkeit, v. a. Bewusstseinsstörung* (Koma) nach Schädelhirntrauma*, i. R. einer neurochir. Op. od. bei Hydrozephalus bzw. Arachnoidalzyste zur Indikationsstellung einer Ther.;

Hirndrucksteigerung

Kontraind.: hämorraghische Diathese*. Vgl. Liquordruck.

Hirn|druck|steigerung: (engl.) *increase of intracranial pressure*; sog. Hirndruck; pathol. erhöhter Hirndruck* (Abk. ICP für engl. intracranial pressure); **Urs.:** intrakranielle Raumforderung, auch bei zerebralem Hyperperfusionssyndrom* (Vasoparalyse); s. Monro-Kellie-Doktrin; **Vork.:** Hydrozephalus*, Hirnödem*, intrakranielle Blutung, Schädelhirntrauma*, Hirntumoren*, entzündl. intrakranielle Erkr., vaskuläre Enzephalopathie* (v. a hypertensiv), Status epilepticus (s. Epilepsie) u. a.; **Klin.:** je nach Entw. (akut od. chron.), Urs. u. Lok.; Kopfschmerz, Hirnnervenstörungen (v. a. des N. abducens u. N. oculomotorius), Stauungspapille*, Nüchternerbrechen, Bradykardie (Vaguspuls*), Atemstörung, Bewusstseinsstörung, evtl. Einklemmung*, Dezerebration*, Compressio* cerebri; **Diagn.:** 1. direkt: Hirndruckmessung*; 2. indirekt: u. a. **a)** radiol. (CCT, MRT): stärkeres Hervortreten der Impressiones digitatae (Wolkenschädel*), Atrophie des Dorsum sellae bei chron. Verlauf, volumenverkleinerte Ventrikel u. (bis vollständig aufgehobene) basale Cisternae* sowie verstrichene Sulci cerebri; **b)** evtl. transkranielle Doppler*-Sonographie (Pulsatilitätsindex); **c)** evtl. intraparanchymatöse Sauerstoffmesssonden (Sauerstoffpartialdruck*) u. jugularvenöse Oxymetrie* (Sauerstoffsättigung* im Bulbus* superior venae jugularis); **Ther.:** 1. v. a. konservativ intensivmed. mit Sicherung der Vitalfunktionen (ggf. Intubation u. Beatmung) u. zerebralen Perfusion (CPP >60–70 mmHg), meist bei Oberkörperhochlagerung um ≤30° (Ausnahme: H. mit art. Hypotonie od. ICP >30 mmHg; cave: krit. CPP); Senkung des erhöhten ICP u. a. durch Osmotherapie* (Wirkstoff je nach Ätiol. der H.; Glycerol auch p. o., dann 85 %ig), ggf. Tris*-Puffer, evtl. kurzfristige Hyperventilation* (cave: Abnahme der zerebralen Perfusion, deshalb bei Schädelhirntrauma* stärkere Hyperventilation unter pCO$_2$ 28 mmHg kontraindiziert; Vorsicht bereits bei Werten <32 mmHg), Glukokortikoide* (Dexamethason) nur bei best. Ätiol. (z. B. Hirntumor, evtl. auch Hirnabszess mit perifokalem Ödem; bei Schädelhirntrauma u. ischämischen Schlaganfall nicht relevant wirksam); 2. ggf. op. je nach Ätiol., z. B. Ventrikeldrainage* (mit Hirndruckmessung), Hämatomausräumung, Tumorexstirpation, dekompressive Trepanation* mit Duraerweiterungsplastik*.

Hirn|em|bolie (Embol-*) *f*: (engl.) *cerebral embolism*; Embolie* von art. Hirngefäßen; meist zur Enzephalomalazie* führende Thromboembolie (v. a. der A. cerebri media) bei Thrombenbildung insbes. im Herzen u. an arteriosklerotischen Plaques im Bereich der A. carotis, seltener Fett- od. Luftembolie; vgl. Schlaganfall.

Hirn|erschütterung: Commotio* cerebri.

Hirn|fehl|bildungen: (engl.) *brain anomalies*; angeborene Fehlbildungen des Gehirns od. einzelner Gehirnanteile, z. B. Anenzephalie*, Hemienzephalie*, Mikrozephalie*, Porenzephalie*, Agyrie*, Mikrogyrie*, Dysgyrie od. Agenesie*, Hydrozephalus* od. Aplasie einzelner Hirnteile, z. B. Hydranenzephalie*, Kleinhirnagenesie* od. -atrophie*, Corpus-callosum-Agenesie.

Hirn|haut: s. Meninges.

Hirn|haut|entzündung: Meningitis*.

Hirn|in|farkt (Infarkt*) *m*: s. Schlaganfall; Enzephalomalazie.

Hirn|kammer: s. Hirnventrikel.

Hirn|kom|pression (lat. comprimere, compressus zusammendrücken) *f*: s. Compressio cerebri.

Hirn|kon|tusion (Kontusion*) *f*: Contusio* cerebri.

Hirn|leistungs|schwäche, post|traumatische: (engl.) *posttraumatic brain dysfunction*; Bez. für neurol. u. psych. Störungen nach Schädelhirntrauma*; **Sympt.:** Verlangsamung, leichte Ermüdbarkeit, Lethargie, Aufmerksamkeits- u. Konzentrationsschwäche, Gedächtnis- u. Denkstörung, depressive Verstimmung, Kopfschmerz u. Schwindel; evtl. Aphasie od. Apraxie; vgl. Syndrom, pseudoneurasthenisches.

Hirn|meta|stasen (Metastase*) *f pl*: s. Hirntumoren.

Hirn|nerven (Nervus*): (engl.) *cerebral nerves*; Nn. craniales; 12 paarige Hirnnerven I–XII, die das Gehirn* an der Hirnbasis (Ausnahme IV auf der Dorsalseite des Mesencephalons) u. den Schädel durch Öffnungen der Schädelbasis verlassen; werden entspr. des Austritts aus dem Gehirn von rostral nach kaudal nummeriert (s. Abb.). I u. II sind von den Meninges* umgebene, peripher gelegene Hirnteile. V: Strukturen an Kopf u. Hals sowie über den N. vagus (X) auch in Thorax u. Bauchhöhle; **klin. Bedeutung:** Schädigungen im Bereich der H. führen zu spezif. Hirnnervensymptomen (s. Tab.).

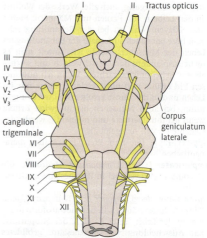

Hirnnerven: Gehirnbasis mit Hirnnerven; I: Tractus olfactorius; II: N. opticus; III: N. oculomotorius; IV: N. trochlearis; V1: N. ophthalmicus; V2: N. maxillaris; V3: N. mandibularis; VI: N. abducens; VII: N. facialis; VIII: N. vestibulocochlearis; IX: N. glossopharyngeus; X: N. vagus; XI: N. accessorius; XII: N. hypoglossus

Hirn|nerven|syn|drom, poly|neuritisches (↑) *n*: (engl.) *polyneuritic cranial nerve syndrome*; Ausfall von Hirnnerven bei Polyneuritis*; am häufigsten ist der N. facialis betroffen.

Hirn|ödem (Ödem*) *n*: (engl.) *brain edema*; vermehrte Einlagerung von Wasser in das Gehirn inf. Schä-

Hirnnerven

Hirnnerven und Hirnnervensymptome

Bezeichnung		Symptomatik bei Hirnnervenläsion
I	N. olfactorius	Hyp- bis Anosmie
II	N. opticus	Visusstörung
III	N. oculomotorius	Okulomotoriuslähmung
IV	N. trochlearis	Trochlearislähmung
V	N. trigeminus	symptomatische Trigeminusneuralgie, Sensibilitätsstörungen des Gesichts, Kaumuskellähmung
VI	N. abducens	Abduzenslähmung
VII	N. facialis	Fazialisparese
VIII	N. vestibulocochlearis	Hörminderung, Tinnitus; zentrale Vestibularisschädigung: Schwindel, Nystagmus, vegetative Symptomatik
IX	N. glossopharyngeus	Glossopharyngeuslähmung
X	N. vagus	Vaguslähmung
XI	N. accessorius	Akzessoriuslähmung
XII	N. hypoglossus	Hypoglossuslähmung

digung der Blut*-Hirn-Schranke od. der Blut*-Liquor-Schranke; **Formen: 1.** vasogenes H.: extrazelluläres H. inf. Störung der Kapillarpermeabilität u. Hämodynamik (s. Hyperperfusionssyndrom, zerebrales); z. B. nach Schädelhirntrauma*, perifokal (umschrieben) v. a. bei Hirntumoren, Hirnabszess, Enzephalitis; **2.** zytotoxisches H.: intrazelluläres H. inf. Störung der Na$^+$/K$^+$-ATPase; z. B. bei Ischämie, Urämie, Wasserintoxikation, Hypoxie; **3.** interstitielles H. durch vermehrten Einstrom von Liquor cerebrospinalis; z. B. bei Hydrozephalus; **Sympt.:** Zeichen der Hirndrucksteigerung* inf. Volumenzunahme des Gehirns; vgl. Perfusionsdruck, zerebraler; **Kompl.:** Ödemnekrose* bei länger bestehendem H.; **Ther.:** Osmotherapie*, ggf. künstl. Beatmung evtl. mit kurzfristiger Hyperventilation (kontraindiziert bei traumat. od. ischämischem H.), evtl. Barbiturate (nicht bei ischämischem H.), Glukokortikoide nur bei perifokalem vasogenem Hirnödem; ggf. op. Entlastung (dekompressive Trepanation*); vgl. Hirndrucksteigerung.

Hirn|prolaps (Prolaps*) *m*: (engl.) *brain prolapse*; Prolapsus cerebri; **1.** äußerer H.: s. Enzephalozele; **2.** innerer H.: s. Einklemmung.

Hirn|quetschung: Compressio* cerebri.

Hirn|rinde: (engl.) *cortex of brain*; an der Oberfläche von Groß- u. Kleinhirn liegende graue Substanz aus in mehreren Schichten angeordneten Nerven- u. Gliazellen; s. Großhirnrinde, Cerebellum; wesentl. für die sensor., motor. u. höheren psych. Leistungen des Gehirns*.

Hirn|rinden|a|trophie (Atrophie*) *f*: s. Hirnatrophie.

Hirn|schaden, früh|kindlicher: (engl.) *infantile brain damage*; allg. Bez. für ätiol. u. pathol.-anat. unterschiedliche org. Schädigungen des ZNS, die zwischen 6. Schwangerschaftsmonat u. 3.–6. Lj. auftreten; **Urs.:** z. B. perinatale Hypoxie (häufigste Urs.) od. Hypoxie in utero, Infektion, Hirnblutung, Trauma, Fetopathie; **Klin.:** nach Ausmaß u. Lok. der Hirnschädigung unterschiedl. stark ausgeprägte Sympt., z. B. ADHS*, Verhaltensstörungen, frühkindl. exogenes Psychosyndrom, psychomotor. Retardierung, Intelligenzstörung*, evtl. infantile Zerebralparese* od. Epilepsie*; **Diagn:** Früherfassung von Störungen durch Beurteilung der somat. u. motor. Entwicklung, der frühkindlichen Reflexe* u. der psych. Entwicklung (vgl. Screening); **Ther.:** je nach Symptomatik frühzeitig Physiotherapie, Psychotherapie, Logopädie. Vgl. Risikoschwangerschaft.

Hirn|schenkel: s. Crus cerebri.

Hirn|schlag: s. Schlaganfall.

Hirn|schwellung: s. Hirnödem.

Hirn|sichel: s. Falx cerebri.

Hirn|sinus (Sinus*) *m pl*: s. Sinus durae matris.

Hirn|sklerose (Skler-*; -osis*) *f*: **1.** (engl.) *cerebral sclerosis*; Bez. für pathogenet. nicht einheitliche Prozesse mit Vermehrung von Gliafasern, z. B. Multiple* Sklerose, Leukodystrophie*, Altersatrophie, tuberöse Sklerose*; **2.** nicht korrekte Bez. für Arteriosklerose* von Hirngefäßen.

Hirn|sklerose, dif|fuse (↑; ↑) *f*: (engl.) *cerebral sclerosis*; syn. Schilder-Krankheit; Bez. für diffuse Entmarkungskrankheiten des Gehirns; Sonderform der Multiplen* Sklerose.

Hirn|sklerose, tuberöse (↑; ↑) *f*: s. Sklerose, tuberöse.

Hirn|stamm: (engl.) *brainstem*; Truncus cerebri; von den Hemisphären fast vollständig umschlossener Teil des Gehirns*; enthält Medulla* oblongata, Pons* u. Mesencephalon*; **klin. Bedeutung:** Schädigung des H. führt Hirnstammsyndromen*.

Hirn|stamm|audio|metrie (Audi-*; Metr-*) *f*: s. ERA.

Hirn|stamm|en|zephalitis (Enkephal-*; -itis*) *f*: (engl.) *brainstem encephalitis*; Enzephalitis* im Bereich des Hirnstamms; **Urs.:** infektiös (Mycobacterium tuberculosis, Listeria monocytogenes, Herpes-Viren), immun. bzw. bei Multipler Sklerose od. paraneoplastisch; vgl. Bickerstaff-Enzephalitis X vgl. Mesenzephalitis.

Hirn|stamm|en|zephalitis, benigne (↑; ↑) *f*: Bickerstaff*-Enzephalitis.

Hirn|stamm|kon|tusion (Kontusion*) *f*: (engl.) *brainstem contusion*; s. Contusio cerebri.

Hirn|stamm|syn|drome *n pl*: (engl.) *brain stem syndromes*; Symptomenkomplexe, die als Folge umschriebener Läsionen im Bereich des Hirnstamms* auftreten; **Urs.:** vertebrobasiläre Durchblutungsstörung*, intrazerebrale Blutung* od. ischämischer Schlaganfall* des Hirnstamms, Hirntumoren*, Rückenmarktumoren* des oberen Zervikal-

Hirnstammsyndrome

Bezeichnung	Lokalisation	Symptome ipsilateral	kontralateral
Hemiplegia alternans oculomotoria; Weber-Syndrom	Pedunculus cerebri (Mittelhirnfuß)	Okulomotoriuslähmung	Hemiparese
oberes Nucleus-ruber-Syndrom; Nothnagel-Syndrom	Mittelhirn, Vierhügelregion, Nucleus ruber		Hemiparese, Tremor, Hemiathetose, Hemichorea[1]
unteres Nucleus-ruber-Syndrom; Claude-Syndrom	Mittelhirn (Tegmentum), Nucleus ruber	Okulomotoriuslähmung	Hemiparese, Rigor, Tremor, Hemiataxie
unteres Nucleus-ruber-Syndrom; Benedikt-Syndrom	Mittelhirn (Tegmentum), Nucleus ruber	Okulomotoriuslähmung	Hemiparese, Rigor, Tremor, Hemiataxie, Hemichorea[2]
Parinaud-Syndrom	Vierhügelregion	vertikale Blicklähmung, vertikaler Nystagmus	
paramedianes Ponssyndrom	ventrale Brücke	(Ataxie)	Hemiparese, Ataxie, Hypotonie
laterales Ponssyndrom	Brücke	Trigeminusausfälle, Ataxie, Horner-Syndrom	dissoziierte Sensibilitätsstörung, (Hemiparese)[3]
Brückenhauben-Syndrom; Gasperini-Syndrom	kaudale Brückenhaube	Fazialisparese, Abduzenslähmung, Trigeminusausfälle; Hörstörungen, Nystagmus, Intentionstremor, Blicklähmung	Sensibilitätsstörungen
Cestan-Raymond-Syndrom	orale Brückenhaube	horizontale Blick- oder Abduzenslähmung, Ataxie	Hemihypästhesie, Hemiparese
Foville-Syndrom	kaudale Brücke	horizontale Blick- oder Abduzenslähmung, Fazialisparese	Hemiparese
Hemiplegia alternans facialis; Millard-Gubler-Syndrom	kaudale Brücke	nukleäre (periphere) Fazialisparese	Hemiparese
Brissaud-Syndrom	kaudale Brückenhaube	Zuckungen der Gesichtsmuskulatur	Hemiparese
paramedianes Oblongatasyndrom; Jackson-Syndrom	paramediane Medulla oblongata	Hypoglossuslähmung	Hemiparese, Sensibilitätsstörungen
dorsolaterales Oblongatasyndrom; Wallenberg-Syndrom	dorsolaterale Medulla oblongata	zentrales Horner-Syndrom, Stimmbandparese, Gaumensegel- und Rachenhinterwandlähmung; Trigeminusausfall, Ataxie, Nystagmus	dissoziierte Sensibilitätsstörung, evtl. Hemiparese[4]
Babinski-Nageotte-Syndrom	laterale Medulla oblongata	Ataxie, zentrales Horner-Syndrom	Hemiparese, Sensibilitätsstörung[5]
Cestan-Chenais-Syndrom	laterale Medulla oblongata	zentrales Horner-Syndrom, Stimmband-, Gaumensegel- und Rachenhinterwandlähmung	Hemiparese, Hemihypästhesie
(Longhi-) Avellis-Syndrom	laterale Medulla oblongata	Stimmband-, Gaumensegel- und Rachenhinterwandlähmung	Hemiparese, Hemihypästhesie
Schmidt-Syndrom	laterale Medulla oblongata	Stimmband-, Gaumensegel- und Rachenhinterwandlähmung, Akzessoriuslähmung	Hemiparese, Hemihypästhesie

Hirnstammsyndrome

Bezeichnung	Lokalisation	Symptome ipsilateral	kontralateral
Vernet-Syndrom	laterale Medulla oblongata	Gaumensegel- und Rachenhinterwandlähmung, Akzessoriuslähmung, Hemiageusie hinteres Zungendrittel, Hemihypästhesie Pharynx[6]	Hemiparese

Besonderheiten: [1] skandierende Sprache; [2] Gangstörungen; [3] Myorhythmien des Gaumensegels; [4] Schwindel; [5] evtl. Nystagmus und Gangstörungen; [6] Ursache evtl. Glomustumoren

marks, traumat. Schädigung, Enzephalitis*, Multiple* Sklerose; **Klin.:** bei einseitiger Läsion ipsi- u. kontralaterale Sympt. in Abhängigkeit von der Lok. der Schädigung (s. Tab.); bei umschriebener bilateraler Schädigung motor. Hirnnervenkerne in der Medulla oblongata Bulbärparalyse*.
Hirn|stiel: s. Pedunculus cerebri; Pedunculi cerebelli.
Hirn|stimulation, tiefe (Stimulation*) *f*: Tiefenhirnstimulation*.
Hirn|ströme: s. EEG.
Hirn|substanz, graue (Substantia*) *f*: s. Substantia grisea.
Hirn|substanz, weiße (↑) *f*: s. Substantia alba.
Hirn|szinti|graphie (Szinti-*; -graphie*) *f*: (engl.) *cerebral scintigraphy, brain scan*; Szintigraphie* zur Darstellung versch. Hirnfunktionen; **Ind.:** i. d. R. als Emissionscomputertomographie* (PET* od. SPECT*) zur Beurteilung der Perfusion (regionaler zerebraler Blutfluss, Abk. rCBF), des Stoffwechsels (mit PET z. B. Glukosestoffwechsel mit ^{18}F-Fluor-Desoxyglukose zur Tumor- u. Epilepsiediagnostik sowie zur Demenzabklärung; Proteinstoffwechsel zur Tumordiagnostik) u. von Rezeptoren (Dopamin, Serotonin, Benzodiazepine u. a.); Untersuchung der Liquorräume v. a. zum Nachw. einer Liquorrhö.
Hirn|tod: (engl.) *brain death*; Tod* des Individuums durch Organtod des Gehirns; Zustand der irreversibel erloschenen Gesamtfunktion des Großhirns, Kleinhirns u. Hirnstamms bei durch kontrollierte Beatmung noch aufrechterhaltener Herz- u. Kreislauffunktion; **Pathol./Anat.:** Das reaktionslose Gehirn wird von den Stellen, die noch durchblutet werden (Sehnerv, Hypophyse, Zervikalmark), abgegrenzt. Durch den aufgrund eines Hirnödems maximal erhöhten Hirndruck werden Teile des Kleinhirns in das Foramen magnum hineingepresst. **Voraussetzungen für die Feststellung des H.:** eindeutige Diagnose einer schweren Hirnschädigung u. Ausschluss einer reversiblen Hirnfunktionsstörung sowie von Bewusstseinsstörungen bekannter Urs., z. B. nach Vergiftung od. bei metabol. Störungen; **Kriterien: 1.** neurol.-klin. Zeichen (wiederholt prüfen!): Koma, Ausfall der Spontanatmung (s. Apnoetest), Hirnstammareflexie (Pupillenstarre, fehlender Korneal-, Tracheal- u. Pharyngealreflex, fehlender okulozephaler Reflex, keine Reaktion auf Schmerzreize im Versorgungsgebiet des N. trigeminus); diese Ausfallsymptome gelten als beweisend für den H., wenn sie bei primärer Hirnschädigung mind. 12 Std., bei sekundärer 3 Tage bestehen. **2.** Resultate apparativer Zusatzuntersuchungen: bei einer über 30 Min. kontinuierlich abgeleiteten EEG* entspr. den Kriterien der Deutschen EEG-Gesellschaft muss eine hirnelektr. Stille bestehen (Null-Linien-EEG); die Wellen III–V akustisch evozierter, früher Hirnstammpotentiale dürfen nicht nachweisbar sein (bei Säuglingen bzw. Kleinkindern Wiederholung nach 72 bzw. 24 Std. erforderlich). Ein Zirkulationsstillstand innerh. der Gehirngefäße (bei zuvor eindeutigem Zirkulationsnachweis) kann durch Doppler*-Sonographie nachgewiesen werden u. beweist dann ebenfalls den H. (No-flow-Phänomen); Angiographie u. Perfusionsszintigraphie haben in dieser Indikation an Bedeutung verloren. Feststellung des H. ist nach Transplantationsgesetz* eine der notwendigen Voraussetzungen für die Organentnahme zur Transplantation* beim toten Spender. Sie ist grundsätzl. von 2 dafür qualifizierten Ärzten unabhängig voneinander durchzuführen, die nicht Mitglieder des Transplantationsteams sein dürfen. Vgl. Todeszeitpunkt; Syndrom, apallisches.
Hirn|trauma (Trauma*) *n*: s. Schädelhirntrauma.
Hirn|tumoren (Tumor*) *m pl*: (engl.) *brain tumors*; Bez. für intrakranielle Tumoren, klin. auch für Tumoren des Zentralnervensystems* verwendet (vgl. Rückenmarktumoren); **Epidemiol.:** jährl. Inzidenz bei Erwachsenen ca. 18 pro 100 000, bei Kindern (0–15 Lj.) 3 pro 100 000 (zweithäufigste maligne Erkr. im Kindesalter); Anteil maligner H. an allen malignen Erkr.: ca. 10 %; maligne H. (einschließl. Metastasen) häufiger bei Männern als bei Frauen; **Einteilung: 1.** WHO-Klassifikation der Tumoren des zentralen Nervensystems (s. Tab.); 2. Grading nach biol. Verhalten (s. Tumoreinteilung) unter Berücksichtigung histol. Malignitätskriterien, Rezidivneigung, Ansprechen auf Ther. u. Verlauf in WHO-Grad I (benigne), WHO-Grad II (semimaligne), WHO-Grad III (maligne), WHO-Grad IV (hochmaligne); **Häufigkeit: 1.** im Erwachsenenalter v. a. Hirnmetastasen (20–30 %), Meningeome (Abb. dort; 24–30 %), Glioblastom (Abb. 1 dort; 12–15 %), Vestibularisschwannome (ca. 8 %); **2.** im Kindes- u. Jugendalter v. a. pilozytisches Astrozytom* (21 % bei Kindern bis 15 Jahre), embryonale (21 %) u. ependymale Tumoren (6–12 %), häufigster maligner Hirntumor des Kindesalter: Medulloblastom*; **Ätiol.:** primär intrakraniell entstandene H.: vermutl. genet. u. hormonale Faktoren, onkogene Viren, ionisierende Strahlung u. exogene Kanzerogene; Hirnmetastasen: hämato-

Hirntumoren

Hirntumoren
Tumoren des zentralen Nervensystems
(nach WHO-Klassifikation 2007)

Bezeichnung	WHO-Grad
1. neuroepitheliale Tumoren	
astrozytäre Tumoren	
pilozytisches Astrozytom	I
pilomyxoides Astrozytom	II
subependymales Riesenzellastrozytom	I
pleomorphes Xanthoastrozytom	II
Astrozytom	II
anaplastisches Astrozytom	III
Glioblastom	IV
Riesenzellglioblastom	IV
Gliosarkom	IV
oligodendrogliale Tumoren	
Oligodendrogliom	II
anaplastisches Oligodendrogliom	III
Oligoastrozytom	II
anaplastisches Oligoastrozytom	III
ependymale Tumoren	
Subependymom	I
myxopapilläres Ependymom	I
Ependymom	II
anaplastisches Ependymom	III
Tumoren des Plexus choroideus	
Plexuspapillom	I
atypisches Plexuspapillom	II
Plexuskarzinom	III
andere neuroepitheliale Tumoren	
Astroblastom	—
chordoides Gliom des III. Ventrikels	II
angiozentrisches Gliom	I
neuronale und glioneuronale Tumoren	
dysplastisches Gangliozytom des Kleinhirns	—
desmoplastisches infantiles Gangliogliom (DIG)	I
desmoplastisches infantiles Astrozytom (DIA)	I
dysembryoplastischer neuroepithelialer Tumor (DNT)	I
Gangliozytom	I
Gangliogliom	I
anaplastisches Ganliogliom	III
zentrales Neurozytom	II
extraventrikuläres Neurozytom	II
zerebelläres Liponeurozytom	II
papillärer glioneuronaler Tumor (PGNT)	I
rosettenbildender glioneuronaler Tumor des IV. Ventrikels (RGNT)	I
Paragangliom	I
Pinealistumoren	
Pineozytom	I
Pinealisparenchymtumor intermediärer Differenzierung	II, III
Pineoblastom	IV
papillärer Tumor der Pinealisregion	II, III
embryonale Tumoren	
primitiver neuroektodermaler Tumor des ZNS (ZNS-PNET)	
ZNS-Neuroblastom	IV
ZNS-Ganglioneuroblastom	IV
Medulloepitheliom	IV
Ependymoblastom	IV
Medulloblastom	IV
atypischer teratoid-/rhabdoid Tumor (AT/RT)	IV
2. Tumoren der kranialen und spinalen Nerven	
Neurinom (Schwannom)	I
Neurofibrom	I
Perineuriom	I–III
maligner peripherer Nervenscheidentumor (MPNST)	II–IV
3. Tumoren der Meningen	
Meningeom	I
chordoides Meningeom	II
atypisches Meningeom	II
klarzelliges Meningeom	II
papilläres Meningeom	III
rhabdoides Meningeom	III
anaplastisches Meningeom	III
nicht meningotheliale, mesenchymale Tumoren	
Lipom	—
Angiolipom	—
Hibernom	—
Liposarkom	—
solitärer fibröser Tumor	—
Fibrosarkom	—
malignes fibröses Histiozytom	—
Leiomyom	—
Leiomyosarkom	—
Rhabdomyom	—

Hirnventrikel

Hirntumoren
Tumoren des zentralen Nervensystems
(nach WHO-Klassifikation 2007)

Bezeichnung	WHO-Grad
Rhabdomyosarkom	—
Chondrom	—
Chondrosarkom	—
Osteom	—
Osteosarkom	—
Osteochondrom	—
Hämangiom	—
epitheloides Hämangioendotheliom	—
Hämangioperizytom	II
anaplastisches Hämangioperizytom	III
Angiosarkom	—
Kaposi-Sarkom	—
Ewing-Sarkom	—
primär melanozytäre Läsionen	
diffuse Melanozytose	—
Melanozytom	—
Melanozytom intermediärer Dignität	—
malignes Melanom	—
andere	
Hämangioblastom	I
4. Lymphome und hämatopoetische Tumoren	
malignes Lymphom	—
Plasmozytom	—
granulozytäres Sarkom	—
5. Keimzelltumoren	
Germinom	—
Chorionkarzinom	—
Dottersacktumor	—
reifes Teratom	—
unreifes Teratom	—
Teratom mit maligner Transformation	—
embryonales Karzinom	—
Mischformen	—
6. Tumoren der Sellaregion	
adamantinomatöses Kraniopharyngeom	I
papilläres Kraniopharyngeom	I
Granularzelltumor	I
Pituizytom	I
Spindelzell-Onkozytom der Adenohypophyse	I
7. Metastasen	
— kein WHO-Grad zugewiesen	

gene Metastasierung v. a. bei Bronchialkarzinom (54 %), Mammakarzinom (20 %), Melanom (10 %), infiltrativ z. B. bei Olfaktoriusneuroblastom*; **Lok.:** 1. supratentoriell (ca. 70 % der H. bei Erwachsenen): **a)** Großhirnhemisphären: Meningeom, Glioblastom; **b)** Sella-Region, Chiasma opticum: Hypophysenadenome*, suprasellare Meningeome, Kraniopharyngeom*, Optikusgliom*; **c)** Seitenventrikel: Ependymom*, subependymales Riesenzellastrozytom; 2. infratentoriell (>50 % der H. bei Kindern): **a)** Kleinhirn, IV. Ventrikel: Medulloblastom, Astrozytom, atypischer teratoid/rhabdoid Tumor (AT/RT); **b)** Kleinhirnbrückenwinkel: Vestibularisschwannom, Meningeom; **c)** kaudaler Hirnstamm: pilozytisches Astrozytom, Glioblastom; **Klin.:** in Abhängigkeit von Lok., Wachstumsgeschwindigkeit u. Größe; **1.** initial Kopfschmerz, epilept. Anfall (häufig Erstmanifestation); **2.** fokal-neurologisches Defizit*, hirnlokales Syndrom*; **3.** psych. Auffälligkeit (u. a. Persönlichkeitsveränderung, affektive Verflachung, Verlangsamung, Erregungszustand); **4.** evtl. endokrine Störung bei hormonproduzierendem H. od. Kompression hormonproduzierender zerebraler Areale, Penfield*-Syndrom; **5.** Sympt. der Hirndrucksteigerung* (durch Raumforderung, Hirnödem u. Verschlusshydrozephalus); **6.** Schlaganfall bei Gefäßkompression; **Diagn.:** 1. (radiol.) v. a. kraniale MRT (ohne u. mit Kontrastmittel; s. Astrozytom, Abb. 2 dort), ggf. mit PET (z. B. Methionin-PET); evtl. MR-Angiographie (Lagebeziehung zwischen H. u. Gefäßen, Nachw. pathol. Gefäße), CCT (Verkalkung); **2.** Gehirnbiopsie* (histol. Diagnosesicherung); **3.** evtl. Tumormarker (z. B. hormonaktiver Hypophysentumor, Metastasen); **Ther.:** in Abhängigkeit von Klin., Lok. u. Dignität; **1.** (operativ) möglichst vollständige Exstirpation mit Neuronavigation*, Fluoreszenzmarkierung (vgl. Therapie, photodynamische), intraoperativer MRT (alternativ frühpostoperativ MRT u. ggf. Sekundäroperation) u. evtl. intraoperatives elektrophysiol. Monitoring; bei asymptomat. benignen Gliomen evtl. Abwarten unter MRT-Verlaufskontrollen; **2.** bei malignem H.: Strahlenther. (postoperativ od. bei Inoperabilität primär) u./od. Chemother. (systemisch od. intrathekal); **3.** symptomat. Ther. bei Hirndrucksteigerung od. Epilepsie*; **DD:** Schlaganfall, Hirnabszess*, Enzephalitis*, Granulom (z. B. bei Sarkoidose*), Subduralhämatom*, parasitäre Erkrankung (z. B. Zystizerkose*, Echinokokkose*), zerebrale Zysten (Rathke*-Zyste, Kolloidzyste*, Epidermoidzyste*).

Hirn|venen|thrombose (Vena*; Thromb-*; -osis*) *f*: Sinusthrombose*.

Hirn|ventrikel (Ventriculus*) *m pl*: (engl.) *cerebral ventricles*; Ventriculus cerebri; auch Hirnkammer; mit Liquor* cerebrospinalis gefüllte Gehirnkammern; Rest des Neuralrohrs, Fortsetzung des Rückenmarkkanals im Gehirn, der sich hier zu 4 mit Ependym ausgekleideten Kammern erweitert (s. Abb.); **Einteilung: 1. u. 2. Ventrikel:** Seitenventrikel (Ventriculus lateralis, in den Großhirnhemisphären), führen durch das Foramen interventriculare (Monro-Foramen) in den **3. Ventrikel** (Ventriculus tertius), der durch den Aqueductus mesencephali in den **4. Ventrikel** (Ventriculus

Hirnverletzung

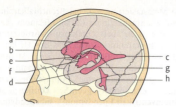

Hirnventrikel: a–d: Seitenventrikel: a: Pars centralis; b: Cornu anterius (frontalis), Vorderhorn; c: Cornu posterius (occipitalis), Hinterhorn; d: Cornu inferius (temporalis), Unterhorn; e: Foramen interventriculare; f: 3. Ventrikel; g: Aqueductus mesencephali; h: 4.Ventrikel

quartus, im Rhombencephalon liegend) übergeht; letzterer läuft aus in den Zentralkanal des Rückenmarks u. steht über die Aperturae laterales u. mediana mit dem Subarachnoidalraum in Verbindung. **Klin. Bedeutung:** Mit den extrazerebralen, intrakraniellen Zisternen des Liquorraums (s. Cisterna) bestehen in der hinteren Schädelgrube Verbindungen durch die Apertura* mediana ventriculi quarti (Magendi-Foramen) u. Apertura* lateralis ventriculi quarti (Luschka-Foramen); letztere können durch Tumoren, z. B. Vestibularisschwannome*, verquollen sein, so dass z. B. in der basalen Cisterna cerebromedullaris posterior ein Sperrliquor entsteht. Ein Verschluss der Abflüsse des Liquors aus den H. führt zum Hydrocephalus internus occlusus (s. Hydrozephalus).
Hirn|verletzung: s. Schädelhirntrauma.
Hirsch-Ef|fekt (Rahel H., Ärztin, Berlin, 1870–1953; lat. efficere, effectus hervorbringen) *m*: (engl.) *Hirsch effect*; renale Elimination großkorpuskulärer Partikel (z. B. Stärkekörner) über die Glomeruli* in den Harn*.
Hirschsprung-Krankheit (Harald H., Päd., Kopenhagen, 1830–1916): kongenitales Megakolon*.
Hirsutismus (lat. hirsutus stachelig) *m*: (engl.) *hirsutism*; verstärkte, dem männl. Behaarungstyp entspr. Pubes-, Körper- u. Gesichtsbehaarung bei Frauen durch Androgen induzierte Umwandlung des Vellushaars in Terminalhaar; **Ätiol.:** 1. symptomatisch inf. vermehrter Androgenbildung in den Nebennierenrinden (bei Tumoren od. Hyperplasie) od. Ovarien (Stein-Leventhal-Syndrom; s. Ovarialsyndrom, polyzystisches); pharmak. bedingt, z. B. durch Androgene*, Glukokortikoide*, ACTH*, Acetazolamid, Diazoxid*, Minoxidil*, Phenytoin*, Spironolacton*; 2. ethnisch, familiär od. idiopathisch inf. gesteigerter Empfindlichkeit der Haarfollikel gegenüber androgenen Reizen od. verstärkter Umwandlung von Testosteron in das wirksame Dihydrotestosteron im Bereich der Haarwurzeln; **Einteilung:** nach Ausbreitung u. Schweregrad; **Diagn.:** je nach Urs.; v. a. Ausschluss eines hormonbildenden ovariellen od. adrenalen Tumors; **Ther.:** je nach Urs.; Hormontherapie mit Östrogenen* u. Antiandrogenen*; kosmet. Maßnahmen (z. B. Epilation). Vgl. Hypertrichose; Virilisierung.
Hirudin (lat. hirudo Blutegel) *n*: (engl.) *hirudin*; ursprüngl. aus Blutegeln (Hirudo medicinalis) gewonnenes, heute zur therap. Anw. rekombinantes Polypeptid (s. Lepirudin, Bivalirudin) als Antikoagulans* (direkter Thrombin*-Inhibitor).
Hirudinea (↑) *f*: (engl.) *leeches*; Blutegel; aquatische od. terrestr. Ringelwürmer (Annelida) mit meist temporär-ektoparasit., z. T. auch temporär-endoparasit. Lebensweise; Hermaphroditen; typ. ist jeweils 1 Haftscheibe an beiden Körperenden; **Gattungen:** Hirudo, Haementeria, Haemadipsa, Dinobdella, Limnatis; Err. der Hirudiniasis*.
Hirudiniasis (↑, -iasis*) *f*: (engl.) *hirudiniasis*; Befall mit blutsaugenden Ringelwürmern (Blutegel, Hirudinea*); **Formen:** 1. externe H.: Befall der äußeren Haut durch aquat. lebende Arten der Gattungen Hirudo, Haementeria u. a. od. durch Landegel der Gattung Haemadipsa; 2. interne H.: Befall der Schleimhäute von Mund-, Nasen- u. Rachenhöhlen, selten Ösophagus durch Gattungen Dinobdella u. Limnatis beim Trinken u. Baden; **Klin.:** ödematöse Schwellungen der betroffenen Regionen mit Erstickungsgefahr, Blutungen, Anämie; **Ther.:** endoskop. Entfernung mit Cocainlösung u. Pinzette; externe H.: Entfernung mit starker Salzlösung, Alkohol od. Essig.
Hirudo medicinalis (↑) *f*: (engl.) *Hirudo medicinalis*; med. Blutegel; ektoparasit. Blutsauger an Mensch u. Tier; **Vork.:** Europa; im Süßwasser, zeitweise in feuchter Erde (Eiablage); **Anw.:** i. R. der Naturheilkunde als ausleitende Therapie od. Reflexzonentherapie.
His: Abk. für Histidin*.
His-Bündel (Wilhelm H., Anat., Berlin, 1863–1934): (anat.) *Fasciculus atrioventricularis*; s. Erregungsleitungssystem.
His-Bündel-EKG: (engl.) *His bundle electrocardiography*; auch His-Bündel-Elektrographie; s. EKG, intrakardiale.
Hist-: auch Histio-, Histo-; Wortteil mit der Bedeutung Gewebe; von gr. ἱστός.
Hist|amin *n*: (engl.) *histamine*; 4-(2′-Aminoethyl)-Imidazol; durch Histidindecarboxylase aus Histidin gebildetes biogenes Amin; Gewebehormon, Neurotransmitter*; **Lok.:** Granula v. a. der Mastzellen* u. basophilen Leukozyten, in geringerer Menge in Thrombo- u. Keratinozyten; in Neuronen des hinteren Hypothalamus; im Pflanzen- (z. B. Brennhaare der Brennnessel) u. Tierreich (z. B. Bienengift); **Regulation:** Freisetzung durch endogene u. exogene Histaminliberatoren, z. B. anti-IgE od. gegen spezif. IgE gerichtete Antigene bei der Typ-I-Allergie, Komplementspaltprodukte bei Endotoxinschock, Verbrennung u. Entz., Gewebehormone (Gastrin, Alpha-MSH), Neuropeptide (Substanz P), Pharmaka (Tubocurarin, Suxamethonium, Thiopental, Morphin u. a. Opiate, Chloroquin), Substanz 48/80 (synthet. Polyamin, experimentell verwendet) u. Röntgenkontrastmittel; **Abbau:** durch 1. Histamin-N-Methyltransferase (v. a. in Niere u. Gehirn); 2. Monoaminoxidase* u. Diaminoxidase* zu Imidazolylessigsäure (v. a. in Magen u. Darm); 3. bakterielle Acetylase zu Acetylhistamin (durch Darmbakterien); **Wirkung:** über 1. H_1-Rezeptoren: Kontraktion glatter Muskulatur in Darm, Uterus, Bronchien, großen Gefäßen (Ø >80 μm), Dilatation kleiner Gefäße (Hautrötung, Quaddelbildung) u. der Koronargefäße, Endothelkontraktion an Kapillaren u. Venolen

(Permeabilitätserhöhung, Hämokonzentration), Adrenalinausschüttung, Schmerzen u. Juckreiz durch Wirkung auf sensible Nervenenden; **2.** H$_2$-Rezeptoren: Stimulation der Magensaftsekretion, positiv inotrope u. chronotrope Wirkung (Tachykardie), Beteiligung an der Dilatation kleiner Gefäße u. der Koronargefäße, Modulation der Mediatorfreisetzung aus Mastzellen; **3.** präsynaptische H$_3$-Rezeptoren: Hemmung der Histaminfreisetzung; **4.** H$_4$-Rezeptoren: Eosinophilen-, Lymphozyten- u. Mastzellenchemotaxis; **Ind.:** (diagn.) bronchialer Provokationstest* od. oraler Provokationstest* u. Positivkontrolle beim Prick*-Test, Intrakutantest*. Vgl. Scombrotoxismus; Antihistaminika; Histamin-H$_2$-Rezeptoren-Blocker.

Hist|amin-Ant|agon|isten (Antagonisten*) *m pl*: s. Antihistaminika.

Hist|amin|ase *f*: Diaminoxidase*.

Hist|amin-H$_2$-Re|zeptoren-Blocker (↑): (engl.) *H$_2$-receptor blocker*; auch H$_2$-Antihistaminika, Kurzbez. H$_2$-Blocker; (in ihrer Struktur dem Histamin* ähnl.) kompetitive Antagonisten am Histamin-H$_2$-Rezeptor; **Vertreter:** Cimetidin, Ranitidin, Famotidin; **Wirkung:** Hemmung der histaminvermittelten Magensäureproduktion; **Anw.:** p. o. od. i. v.; **Ind.:** u. a. gastroduodenales Ulkus, Refluxösophagitis, Zollinger-Ellison-Syndrom, Stressläsion; auch zur Aspirationsprophylaxe* i. R. der Prämedikation* u. in Komb. mit Histamin-H$_1$-Rezeptoren-Blocker zur Allergieprophylaxe vor nicht vermeidbarer Allergenexposition (z. B. Kontrastmittel); **UAW:** Kopfschmerz, Müdigkeit, Gynäkomastie u. Impotenz (Cimetidin), Anstieg der Transaminasen, selten Blutbildveränderungen u. Überempfindlichkeitsreaktionen.

Hist|amin-H$_1$-Re|zeptoren-Blocker (Rezeptoren*): (engl.) *histamine$_1$ receptor-blocking agents, H$_1$ receptor-blocking agents*; auch H$_1$-Antihistaminika, Kurzbez. H$_1$-Blocker, sog. Antihistaminika; (in ihrer Struktur dem Histamin* ähnl.) kompetitive Antagonisten am Histamin-H$_1$-Rezeptor; Alkyl- u. Ethanolamin-, Ethylendiamin-, Piperazin-, Piperidin-, Phenothiazin- u. a. Derivate; **Vertreter: 1. Generation** (Histamin-H$_1$-Rezeptor-Selektivität gering): z. B. Promethazin*, Chlorpheniramin*, Dimenhydrinat*, Diphenhydramin*, Dexchlorpheniramin*, Mequitazin*, Ketofifen*, Dimetinden*, Clemastin*, Doxylamin*, Doxepin*, Hydroxyzin*, Cyproheptadin*; Metabolisierung durch hepat. Zytochrom*-P-450-Isoenzym 3A4; **2. Generation** (selektiver Antagonismus peripherer Histamin-H$_1$-Rezeptoren): z. B. Azelastin*, Mizolastin*, Cetirizin*, Levocetirizin*, Loratadin*, Desloratadin*, Ebastin*, Levocabastin*, Terfenadin*, Emedastin*, Epinastin*, Bamipin*, Olopatadin*, Rupatadin*; **Wirkung: 1.** Hemmung der über Histamin-H$_1$-Rezeptoren vermittelten (allerg.) Reaktionen; **2.** zusätzl.: **a)** Histamin-H$_1$-Rezeptoren-Blocker der 2. Generation: Mastzellmembran stabilisierend (Hemmung der Histaminfreisetzung); **b)** Histamin-H$_1$-Rezeptoren-Blocker der 1. Generation (inf. Liquorgängigkeit u. geringer H$_1$-Rezeptor-Selektivität): zentral dämpfend (v. a. Promethazin), antiemet., häufig auch antiadrenerg, anticholinerg u. Serotonin-antagonist. (z. B. Cyproheptadin) sowie in hoher Dosierung lokalanästhetisch; **Anw.:** topisch (nasal, konjunktival, kutan), systemisch (p. o., i. v.); **Ind.: 1.** als Antiallergikum*: bei Urticaria*, Rhinitis* allergica, allerg. Konjunktivitis* u. a. Allergie, auch symptomat. bei Pruritus (top. od. p. o.); i. v. Anw. zur (adjuvanten) Akuttherapie bei anaphylaktoidem Schock*, anaphylaktischem Schock* u. a. schwerer allerg. Erkr. sowie in Komb. mit Histamin*-H$_2$-Rezeptoren-Blocker zur Allergieprophylaxe, z. B. vor unvermeidbarer Kontrastmittelexposition bei -allergie bzw. als antiallerg. Prämedikation*); **2.** Histamin-H$_1$-Rezeptoren-Blocker der 1. Generation z. T. als Sedativa* u. Antiemetika*; **UAW: 1.** Müdigkeit (cave: gleichzeitige Einnahme sedierender Arzneimittel od. Alkoholkonsum): v. a. bei Histamin-H$_1$-Rezeptoren-Blocker der 1. Generation; selten durch Histamin-H$_1$-Rezeptoren-Blocker der 2. Generation, z. B. bei Azelastin, (Levo-)Cetirizin, Ebastin, (Des-)Loratadin, Fexofenadin u. Mizolastin; **2.** Verlängerung der QT*-Zeit: v. a. bei Histamin-H$_1$-Rezeptoren-Blocker der 1. Generation, potentiell auch durch Zytochrom-P-450-metabolisierte Histamin-H$_1$-Rezeptoren-Blocker der 2. Generation (z. B. Terfenadin, Ebastin, Loratadin; cave: Torsades* de pointes durch pharmak. erworbenes QT*-Syndrom, insbes. bei hoher Dosierung, Leberschädigung od. gleichzeitiger Einnahme Zytochrom-P-450-metabolisierter Arzneimittel (z. B. Makrolid*-Antibiotika, Azol-Antimykotika); **Intox.:** (v. a. bei Histamin-H$_1$-Rezeptoren-Blocker der 1. Generation) Sedierung, zentralnervöse Sympt. (Halluzination, Koordinationsstörung, Krämpfe) u. Sympt. ähnl. der Atropinintoxikation*, evtl. Koma mit respirator. Insuffizienz.

Hist|amin-In|toler|anz *f*: (engl.) *histamine intolerance*; syn. Histaminose; Abk. HIT; Ungleichgewicht zwischen anfallendem Histamin (z. B. durch histaminreiche Lebensmittel, Alkohol, histaminliberierende od. Diaminoxidase* blockierende Arzneimittel) u. Histaminabbau durch reduzierte Aktivität von Diaminoxidase (evtl. inf. Prädisposition od. gastrointestinale Erkr.), i. w. S. Pseudoallergie*; **Klin.:** u. a. Kopfschmerzen, Diarrhö, Dysmenorrhö, Hypotension, Arrhythmien, Urtikaria, Pruritus, Flush, Asthma; **Diagn.:** oraler Provokationstest* mit Histamin nach histaminarmer Diät; Messung der Diaminoxidase-Aktivität umstritten.

Hist|amin|liberatoren *m pl*: s. Histamin.

Hist|amin|ose *f*: Histamin*-Intoleranz*.

Hist|amin|test, bronch|ialer *m*: (engl.) *bronchial histamine sensibility test*; unspezif. bronchialer Provokationstest* zur Feststellung einer bronchialen Hyperreaktivität* (positiv bis zur Schwellendosis von 0,5 mg).

Histid|ase *f*: (engl.) *histidine ammonia-lyase*; syn. Histidin-Ammoniak-Lyase; Lyase, die beim Abbau von Histidin die Desaminierung* zu Urocanat katalysiert; Mangel führt zu Histidinämie*.

Histi|din *m*: (engl.) *histidine*; Abk. His, H; Imidazolylalanin, 2-Amino-3-(4-imidazolyl)propansäure; proteinogene, z. T. essentielle Aminosäuren*; **Vork.:** bes. in Hämoglobin; als 3-Methylhistidin in Aktin u. Myosin; Decarboxylierung ergibt Histamin*.

Histidinämie

Histidin|ämie *f*: (engl.) *histidinemia*; autosomal-rezessiv erbl. Erkrankung (Genlocus 12q22-q23) mit dem Leitsymptom Histidinämie inf. Histidasemangels; Akkumulation von Histidin* in Blut u. Geweben sowie gesteigerte Ausscheidung von Histidin u. atypischen Metaboliten im Harn; **Formen: 1.** blande Form ohne klin. Sympt.; **2.** Entw. einer mäßigen Demenz mit gestörter Sprachentwicklung; Krampfanfälle, häufig fahlblondes Haar; **Diagn.**: Bestimmung der Enzymaktivität in der Haut; geringe Konz. von Urokaninsäure im Stratum corneum der Epidermis u. in den Nägeln; **Ther.**: eiweiß- u. histidinarme Diät bei stark erhöhter Histidinkonzentration im Serum.

Histidin|belastungs|test *m*: (engl.) *histidine tolerance test*; syn. FIGLU-Test; nicht mehr verwendete Meth. zum Nachweis von Folsäuremangel*; Belastung mit Histidin führt zu gesteigerter Ausscheidung von Formiminoglutaminsäure (Abk. FIGLU) im Urin; ersetzt durch direkte Bestimmung von Folsäure* im Blut.

Histio|cytosis X (Hist-*; Cyt-*; -osis*) *f*: veraltet für Langerhans*-Zell-Histiozytose.

Histio|zyten (↑; Zyt-*) *m pl*: (engl.) *histiocytes*; Macrophagocyti stabiles; ruhende Wanderzellen; Makrophagen* des lockeren Bindegewebes, häufig als Adventitialzellen kleinerer Blutgefäße; gehören zum Monozyten*-Makrophagen-System.

Histio|zytom (↑; ↑; -om*) *n*: (engl.) *histiocytoma*; kleiner, oft bräunlich (Hämosiderineinlagerung) od. gelblich (Lipidspeicherung) pigmentierter Tumor an den unteren Extremitäten, evtl. in ein Dermatofibrom* übergehend; **Urs.**: entzündl. Veränderung nach Mikrotrauma; **Histol.**: Ansammlung von Histiozyten u. Fibroblasten.

Histio|zytose (↑; ↑; -osis*) *f*: (engl.) *histiocytosis*; Gruppe heterogener Krankheitsbilder mit unterschiedl. klin. Phänotypen mit Infiltration od. Akkumulation dendritischer Zellen* od. Zellen des Monozyten*-Makrophagen-Systems u. Absiedlung der Zellen in versch. Organsysteme; **Einteilung:** Klassifikation nach klin. Verlauf in benigne, variable (Klasse I u. II) u. maligne (Klasse III) Gruppe; **1. Klasse I-H.:** Erkr. der dendrit. Zellen, häufigste Form Langerhans*-Zell-Histiozytose u. juveniles Xanthogranulom*; **2. Klasse II-H.:** Erkr. der Histiozyten/Makrophagen, z. B. hämophagozyt. Lymphohistiozytose; **3. Klasse III-H.:** Nachw. mononukleärer Zellen dendrit. od. histiozytären Ursprungs mit eindeutig malignen Eigenschaften, z. B. monozytäre Leukämie* u. maligne H.; **Ätiol.:** ungeklärt.

Histo|chemie (↑) *f*: (engl.) *histochemistry*; Histologie* unter Anwendung zytochemischer Methoden*.

Histo|genese (↑; -genese*) *f*: (engl.) *histogenesis*; Gewebeentstehung unter normalen od. pathol. Bedingungen.

Histo|gramm (↑; -gramm*) *n*: (engl.) *histogram*; graphische Darstellung von Häufigkeitswerten bzw. Häufigkeitsverteilungen in Form von z. B. Säulen, deren Höhe den Häufigkeiten der Messwerte entspricht u. die direkt über den Messwerten aufgetragen werden; im med. Bereich z. B. zur Darstellung der Ergebnisse einer Chromatographie*.

Histo|kom|patibilität (↑; Kompatibilität*) *f*: (engl.) *histocompatibility*; Gewebeverträglichkeit bei Transplantation*; i. e. S. Übereinstimmung in den HLA-Klasse-I-Molekülen A u. B sowie den Klasse-II-Molekülen DR (HLA-Match); vgl. Gewebetypisierung, HLA-System.

Histo|kom|patibilitäts|anti|gene (↑; ↑; Antigen*) *n pl*: (engl.) *histocompatibility antigens*; syn. MHC-Antigene, HLA-Moleküle; Gewebeantigene auf der Zellmembran; s. HLA-System.

Histo|kom|patibilitäts|testung (↑; ↑): (engl.) *histocompatibility test*; Bestimmung u. Vergleich der Histokompatibilitätsantigene (s. HLA-System), insbes. von Spender u. Empfänger vor einer Transplantation*; s. Cross-match, Gewebetypisierung.

Histo|logie (↑; -log*) *f*: (engl.) *histology*; Lehre von den Geweben des Körpers; vgl. Histopathologie, Histochemie.

Histon|acetyl|trans|ferasen *f pl*: (engl.) *histone acetyltransferases*; Abk. HAT; Enzyme, die mit Acetyl-CoA Proteine, v. a. Histone*, acetylieren; z. B. PCAF.

Histon|de|acetylasen *n pl*: (engl.) *histone deacetylases*; Enzyme, die Histone* u. a. Proteine deacetylieren; Gegenspieler der Histonacetyltransferasen* bei der Regulation der Genexpression*.

Histone *n pl*: (engl.) *histones*; basische, bei Eukaryoten strukturell sehr ähnl. Zellkernproteine, die mit der negativ geladenen DNA* Komplexe bilden (s. Nukleosom), u. so die enge Packung der DNA im Zellkern ermöglichen; die Modifikation der H. durch Acetylierung, Methylierung u. Phosphorylierung ist ein wichtiger Mechanismus bei der (epigenet.) Regulation der Genaktivität; bisher sind 5 versch. Histontypen bekannt (H1, H2a, H2b, H3, H4). Vgl. Chromatin; Epigenetik.

Histo|patho|logie (Hist-*; Patho-*; -log*) *f*: (engl.) *histopathology*; Lehre von den unter dem Mikroskop erkennbaren krankhaften Veränderungen der Körpergewebe.

Histo|plasma capsulatum var. capsulatum (↑; -plasma*) *n*: (engl.) *Histoplasma capsulatum var. capsulatum*; primär pathogener, dimorpher Pilz; Nebenfruchtform von Ajellomyces* capsulatus (Emmonsia capsulata), die bis 30 °C in der Myzelphase (watteähnl., weiße Kolonien häufig mit bräunl. Zentrum auf Sabouraud-Glukoseagar) u. bei 37 °C in der Hefephase wächst; grampositive, runde bis ovale, 2–4 μm große Sprosszellen mit farbloser kapselähnl. Zone; **Vork.:** saprophytäre Erdbewohner inbes. in Nordamerika sowie in Mittel- u. Südamerika, angereichert an Orten mit Ausscheidungen von Geflügel, Staren u. Fledermäusen; **Übertragung:** Infektion von Mensch u. Tier durch Einatmen von Konidiosporen*; **klin. Bedeutung:** Err. der amerikan. Histoplasmose*.

Histo|plasma capsulatum var. duboisii (↑; ↑) *n*: (engl.) *Histoplasma capsulatum var. duboisii*; Err. der afrikan. Histoplasmose*; vgl. Mykosen; Systemmykosen.

Histo|plasmin (↑; ↑) *n*: (engl.) *histoplasmin*; Pilzantigen aus dem Kulturfiltrat von Histoplasma* capsulatum var. capsulatum; **Verw.:** Nachw. einer Sensibilisierung.

Histo|plasmom (↑; ↑; -om*) *n*: (engl.) *histoplasmoma*; tuberkelähnl. benignes Granulom an inneren Organen bei Histoplasmose*.

Histo|plasmose (↑; ↑; -osis*) *f*: (engl.) *histoplasmosis*; auch Histoplasma-Mykose; intrazelluläre, system. Pilzerkrankung; **Formen: 1. amerikan. H.**: Infektion mit Histoplasma* capsulatum var. capsulatum; Vork. v. a. in Nord- u. Zentralamerika; gehäuft als opportunist. Infektion bei HIV*-Erkrankung; **a)** primäre H. der Lunge: meist asymptomat. Lungeninfektion nach Inhalation der Sporen; röntg. bilateral flaue Infiltrate, häufig mit Vergrößerung u. Verkalkung der Hiluslymphknoten; nach Jahren multiple kleine Kalkherde od. ein solitärer Rundherd (sog. Histoplasmom*); **b)** chron. H. der Lunge: Befall der Oberlappen mit progredienter Infiltration u. Kavernenbildung durch Keimreaktivierung; ähnelt klin. der Tuberkulose*; **c)** hämatogene H.: generalisierte Erkr. mit Hepatosplenomegalie, Pneumonie, Endokarditis, Meningitis, Hepatitis, Nebennierenrindeninsuffizienz, multiplen Ulzera, Anämie; **2. afrikan. H.**: Infektion mit Histoplasma* capsulatum var. duboisii; verläuft unter Bildung von Granulomen in der Haut (s. Abb.), den Lymphknoten u. im Skelett od. als disseminierte Systemmykose*; **Diagn.**: mikroskop. od kultureller Nachw. aus Bronchialsekret, Urin od. Material von Infektionsherden (Giemsa-Färbung), serol. Nachw., PCR, Hauttest; **Ther.**: Itraconazol od. Amphotericin B; u. U. Operation.

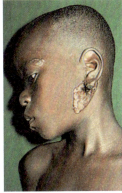

Histoplasmose: Hautgranulom bei afrikanischer Histoplasmose [61]

Histo|radio|graphie (↑; Radio-*; -graphie*) *f*: (engl.) *historadiography*; Herstellung radiograph. Bilder von Gewebeschnitten, v. a. als Autoradiographie*.
histo|trop (↑; -trop*): (engl.) *histotropic*; auf Gewebe (ein)wirkend.
Histrelin (INN) *n*: (engl.) *histreline*; Histrelinacetat; GnRH*-Rezeptor-Agonist in subkutanem Implantat (auf der Innenseite des Oberarms) zur jährlichen Applikation; **Ind.**: lokal fortgeschrittenes Prostatakarzinom*; **UAW**: Hitzewallung, Gynäkomastie, Hodenatrophie, erektile Dysfunktion; häufig Müdigkeit; selten Schmerzen, Schwellung od. Entz. an Operationsstelle; Implantatausstoßung möglich.
His-Winkel (Wilhelm H., Anat., Berlin, 1863–1934): (engl.) *His' angle*; Incisura cardialis; ösophogogastrischer Winkel; durch subdiaphragmalen Ösophagus u. mediale Kontur der Magenblase

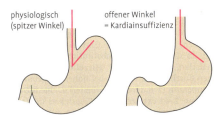

physiologisch (spitzer Winkel)   offener Winkel = Kardiainsuffizienz

His-Winkel

(Fornix) gebildeter beim Gesunden spitzer (röntg. darstellbarer) Winkel (s. Abb.); verschiebt sich die ösophagogastrale Verbindung nach oben (z. B. bei einer Hiatushernie*), dann bildet sich inf. Öffnung des H.-W. ein Trichter als charakterist. Zeichen der Kardiainkontinenz. Dieser Trichter ist bei der kardiofundalen Fehlbildung angedeutet, bei der Hiatusgleithernie reversibel, beim Brachyösophagus* feststehend. Die trichterförmige Umbildung ist die maßgebende Voraussetzung für den Rückfluss von Mageninhalt in die Speiseröhre. Vgl. Refluxösophagitis.
HIT: **1.** Abk. für **H**eparin-**i**nduzierte **T**hrombozytopenie*; **2.** Abk. für **H**istamin*-**I**ntoleranz.
Hitselberger-Zeichen (William H., Neurochir., Los Angeles): (engl.) *Hitselberger's sign*; Sensibilitätsausfall des hinteren oberen Abschnitts des äußeren Gehörgangs bei Vestibularisschwannom* u. Fazialisläsion.
HITT: Abk. für **h**ochfrequenz**i**nduzierte **T**hermotherapie*.
Hitze|dermatosen (Derm-*; -osis*) *fpl*: (engl.) *heat dermatoses*; durch Hitzeeinwirkung verursachte od. begünstigte Hauterkrankungen wie Hitzeschäden nach Verbrennungen u. Verbrühungen, Wärmeerythem, Wärmeurtikaria od. Hitzemelanose; vgl. Lichtdermatosen.
Hitze|krämpfe: s. Hitzeschäden.
Hitze|melanose (Melan-*; -osis*) *f*: (engl.) *heat melanosis*; syn. Cutis marmorata pigmentosa; umschriebene grobmaschige, netzförmige Braunfärbung der Haut nach Hitzeeinwirkung (Heizkissen, Heißluftkasten u. a.).
Hitzenberger-Schnupf|versuch (Karl H., Int., Wien, 1893–1941): (engl.) *Hitzenberger's test*; syn. Sniff-Test; bilaterale Zwerchfellfunktionsprobe, bei der der Proband während Thoraxdurchleuchtung ruckartig durch die Nase einatmet; bei Phrenikuslähmung* schnellt die kranke Hälfte nach oben, während sich die gesunde Seite senkt. Vgl. Waagebalkenphänomen; Atmung, paradoxe.
Hitze|schäden: (engl.) *heat injuries*; Folgen einer gestörten therm. Homöostase; **Formen: 1. Hitzeerschöpfung**: hypovoläm. Schock durch Verkleinerung des Extrazellulärraums (Dehydratation*) u. Elektrolytverlust inf. starker Schweißverluste ohne ausreichende Flüssigkeitszufuhr, z. B. nach langen Märschen, Sport; keine Temperaturerhöhung; Sofortmaßnahmen: Flachlagerung, p. o. od. i. v. Elektrolyt- u. Flüssigkeitssubstitution; **2. Hitzschlag** (syn. Hyperthermiesyndrom): Störung der Wärmeregulation* nach längerer Einwirkung hoher Temp. u. unzureichender Wärmeabgabe; Sympt.: Kopfschmerz, Übelkeit, Bewusstlosigkeit,

erhöhte Pulsfrequenz; Blutdruck zunächst normal, später abfallend; Körpertemperatur über 40 °C, Haut rot, trocken, heiß; Sofortmaßnahmen: Kühlen, z. B. durch kalte Umschläge; Abkühlen auf 38 °C; i. v. Elektrolytsubstitution, Sauerstoffinhalation, evtl. Beatmen; **3. Hitzekrämpfe:** entstehen durch schwere Arbeit bei hoher Umgebungstemperatur (z. B. Hochofenarbeiter) u. einem Defizit von 2–4 l extrazellulärer Flüssigkeit u. NaCl-Mangel; Sympt.: Muskelzuckungen u. Krämpfe; Sofortmaßnahmen: p. o. od. i. v. Elektrolyt- u. Flüssigkeitssubstitution; **4. Sonnenstich** (syn. Insolation, Heliosis, Ictus solis): entsteht durch unmittelbare Einwirkung der Sonnenstrahlen bes. auf den unbedeckten Kopf u. Nacken; Sympt.: heftiger Kopfschmerz, Übelkeit, Fieber, Schwindel, Ohrensausen, orthostat. Kollaps; in schweren Fällen Koma u. generalisierte Krämpfe durch Hirndrucksteigerung (pathol.-anat.: seröse Meningitis u. Hyperämie des Gehirns); Sofortmaßnahmen: erhöhte Lagerung des Kopfs, Kopf in kalte, feuchte Tücher hüllen. Vgl. Verbrennung.

Hitze|schock|proteine (Prot-*) *n pl*: s. Stressproteine.

Hitze|wallungen: s. Klimakterium.

Hitzig-Gürtel (Julius E. H., Psychiater, Zürich, Halle, 1838–1907): (engl.) *Hitzig's girdle*; Bez. für Hypästhesie u. Anästhesie in einem gürtelförmigen Hautareal des Rumpfs, evtl. mit Parästhesien; **Vork.:** bei Neurinom* u. umschriebenen spinalen Läsionen (z. B. Tabes* dorsalis).

Hitz|schlag: s. Hitzeschäden.

HIV: Abk. für (engl.) *human immunodeficiency virus*; vom International Committee of Taxonomy of Viruses 1986 empfohlene einheitliche Bez. für das zuvor als HTLV*-III bzw. LAV*-I (heute HIV-1) bezeichnete, seit 1983 bekannte Retrovirus (Fam. Retroviridae*, Genus Lentivirus), das HIV*-Erkrankung u. AIDS* verursacht. **Einteilung:** HIV-1 mit den Subtypen A–I u. den Subtypen HIV-00 („outlier") u. HIV-N („new") sowie HIV-2 (Schwerpunkt des Vork. in Ostafrika).

HIV-En|zephalo|pathie (Enkephal-*; -pathie*) *f*: (engl.) *HIV encephalopathy*; syn. HIV-assoziierte Demenz, AIDS-Demenz, AIDS-Demenz-Komplex; i. R. einer fortgeschrittenen HIV*-Erkrankung (Stadium C) auftretende Enzephalopathie, gekennzeichnet durch progrediente kognitive od. motor. Störungen mit Beeinträchtigung i. R. berufl. Tätigkeit od. alltägl. Verrichtungen bzw. bei Kindern durch Entwicklungsrückschritt; **Vork.:** ohne antiretrovirale Ther. bei ca. 15 % aller an AIDS Erkrankten; durch HAART Inzidenz rückläufig, Prävalenz (wegen steigender Lebenserwartung) zunehmend; **Ätiol.:** vermehrte Replikation von HIV in Makrophagen u. Mikrogliazellen des Hirnparenchyms mit neuronalen Funktions- u. Strukturstörungen durch immunpathol. Mechanismen; **Einteilung: 1.** asymptomatische, HIV-assoziierte, neurokognitive Einschränkung (Abk. ANCE, unter Ther. im Verlauf ggf. Übergang in Remission); **2.** HIV-assoziiertes, mildes neurokognitives Defizit (Abk. MNCD, unter Ther. im Verlauf ggf. Übergang in Remission); **3.** HIV-assoziierte Demenz (Abk. HAD, unumkehrbar); **Pathol.:** Hirnatrophie, perivaskuläre mehrkernige Riesenzellen, Gliaknötchen, Schädigung der weißen Substanz; **Klin.:** Konzentrations- u. Gedächtnisstörungen, Verlangsamung u. Störung der Feinmotorik, Gangstörung, Miktionsstörung, Antriebsminderung, psychomotor. Verlangsamung, Abnahme der Merkfähigkeit, sozialer Rückzug mit Verlust sozialer Kompetenz, Depressivität u. Verminderung der emotionalen Schwingungsfähigkeit, später Zeitgitterstörung, schwere Demenz sowie spastische Tetraparese mit Blasenstörungen u. Mutismus; **Diagn.:** nachgewiesene HIV-Infektion, Ausschluss anderer Urs. einer Hirnfunktionsstörung (obligat); **Ther.:** HAART* mit möglichst liquorgängigen Substanzen; auch zur Prophylaxe (nicht immer erfolgreich); bei Versagen der HAART breit wirksame antivirale Substanzen (z. B. Foscarnet od. Cidofovir); ggf. antidepressive Medikation unter Beachtung der pharmakokinetischen Interaktionen; **Progn.:** stark verkürzte Überlebenszeit; **DD:** Depression, metabol. Enzephalopathie, opportunist. ZNS-Infektion.

HIV-Erkrankung: (engl.) *HIV disease*; durch HIV* ausgelöste Erkr., charakterisiert durch einen im Verlauf zunehmenden Immundefekt mit opportunist. Infektion u. spezif. Malignomen im Endstadium AIDS*; **Epidemiol.:** weltweit ca. 33,4 Mio. HIV infizierte Personen (UNAIDS u. WHO, Stand Dezember 2008), in Deutschland ca. 67 000 Menschen (2009: ca. 3000 Neuinfektionen), davon ca. 11 300 mit AIDS; Todesfälle seit Beginn der HIV-Epidemie bei HIV-Infizierten in Deutschland ca. 28 000 (RKI, Stand Ende 2009). Höchste Inzidenz weiterhin in Afrika (v. a. südl. der Sahara; meist Frauen); in Europa u. Nordamerika v. a. homosexuelle Männer u. i. v. drogenabhängige Frauen u. Männer. **Ätiol./Path.:** Infektion mit HIV-1 (weltweit verbreitet) od. HIV-2 (weitgehend auf Westafrika beschränkt); HIV* ist ein Retrovirus (s. Virusklassifikation, Tab. dort) mit ausgeprägtem genet. Polymorphismus. Es ist wenig stabil, wird durch übl. Desinfektionsmaßnahmen rasch inaktiviert. Zielzellen: Subpopulation der T-Lymphozyten, die T*-Helferzellen (auch CD4-Zellen, CD4-Lymphozyten), sowie Zellen des Monozyten-Makrophagen-Systems, mukosale Langerhans-Zellen, dendrit. lymphat. Zellen sowie Mikrogliazellen; außerdem CD4-unabhängige Zelleintrittsmechanismen; Makrophagen gelten als Reservoir von HIV im Organismus. Die stets lebenslang persistierende HIV-Infektion führt über Zerstörung infizierter Zellen, Autoimmunphänomenen u. Immundysregulation zur Verminderung der zellulären Immunität, insbes. zur Abnahme der T-Helferzellen, die zu charakterist. Erkr. durch opportunist. Err. u. Parasiten sowie zu spezif. Malignomen (Kaposi*-Sarkom) u. Lymphomen führt; der Verlauf der Erkr. weist große interindividuelle Unterschiede auf, die von der Entw. des AIDS-Vollbilds innerh. weniger Mon. nach der HIV-Infektion bis zu asymptomat. immunkompetenten Verläufen von ≥10 Jahren Dauer reichen. **Infektion:** HIV-Nachw. in lymphat. Gewebe, Blut, Samenflüssigkeit, Vaginalsekret, Speichel, Muttermilch u. a. Körperflüssigkeiten (Aszites, Gelenkergüsse, Liquor cerebrospinalis u. a.) infizierter Personen; Übertragung durch parenterale Inokulation von u. Schleimhautkontakt mit erregerhaltigen Körperflüssigkeiten (außer Speichel), Blut bzw. Blutbestandteilen, d. h. insbes. beim Geschlechtsverkehr, durch Injektion bzw. Transfusionen, epidemiol. gesichert; Infektiosität des Err. geringer als die des Hepatitis-B-Virus; Wahrscheinlichkeit der prä- u. perinatalen Übertragung bei Seropositivität der Mutter ohne Prophylaxemaßnahmen 15–25 % in Industriestaaten, durch antiretrovirale Behandlung der Mutter auf 1 % u. weniger senkbar. Infizierte Personen entwickeln nach mehreren Wo. im Serum nachweisbare Ak; Seropositivität zeigt Infektion u. potentielle Kontagiosität an (Infektions-, kein Immunitätsmarker). **Inkub.:** 2–6 Wo. nach HIV-Infektion oft nicht erkanntes mononukleoseartiges Krankheitsbild (akutes retrovirales Syndrom, Serokonversionskrankheit) bei einem Teil der frisch Infizierten, nach dessen Abklingen HIV-Antikörper messbar sind; Entw. eines klin. manifesten Immundefekts kann nach 6 Mon. bis >10 Jahren erfolgen. Es ist davon auszugehen, dass fast alle unbehandelten HIV-Infizierten einen manifesten Immundefekt i. S. einer AIDS-Erkr. entwickeln. **Klassifikation:** Die nach den Centers for Disease Control (Abk. CDC) benannte Klassifikation gilt seit 1993. HIV-Pat. werden in 3 klinische (A, B, C) u. 3 Laborkategorien (1, 2, 3) eingeteilt (s. Tab. 1 u. 2); **Diagn.: 1.** Infektionsnachweis durch Nachw. von spezif. Ak mit standardisierten serol. Testverfahren in Screeningtests (z. B. ELISA*), die i. d. R. Ak gegen die versch. HIV-1-Subtypen u. gegen HIV-2 mit erfassen sollten, obligat gefolgt von Bestätigungstest (Western-Blotting-Methode zum Nachw. von Ak gegen virale Proteine nach deren gelelektrophoret. Auftrennung od. indirekter Immunfluoreszenztest mit Virusantigen in infizierten Kulturzellen); in spez. Situationen (Neugeborene mit mütterl. IgG-Antikörpern od. bei Verdacht auf frische Infektion während der Serokonversionsphase) sollte die Antikörpertestung durch Tests zum Nachw. von HIV-Komponenten (p24-Antigentest, Nukleinsäurenachweis) sowie Verlaufskontrollen ergänzt werden; **2.** klin. unter Zugrundelegen best. definierender Kategorien; **3.** quant. Bestimmung der CD4-Lymphozyten (als Marker der zellulären Immunfunktion) sowie der sog. Viruslast* (Konz. viraler RNA im Patientenplasma als Marker für das Ausmaß der Virusreplikation) als wichtige Parameter u. a. als Entscheidungshilfe vor Einleitung u. zur Überwachung einer antiretroviralen Ther.; nach Serokonversion stellt sich ein für den Infizierten charakterist. Viruslastwert (set point) ein. Ein weiterer Parameter für eine fortschreitende Immunschwäche ist die kutane Anergie, d. h. das Ausbleiben der erwarteten Hautreaktion bei Tuberkulin- od. ähnl. Tests (v. a. als sog. Multitest mit zahlreichen Antigenen); in fortgeschrittenen Stadien sehr häufig Leukopenie, Thrombozytopenie u. leichte Anämie; typ. Befunde der Lymphknotenhistologie sind follikuläre Hyperplasie bei gleichzeitiger Lymphopenie. Als „Nebeneffekt" des Erlöschens der normalen immun. Reaktionen wird die Beurteilung klin.-serol. Befunde zunehmend schwieriger (fehlender Antikörpertiter-Anstieg bei verschiedenen Infektionen). Die dd Abgrenzung ge-

HIV-Erkrankung Tab. 1
CDC-Klassifikation (1993), Einteilung in klinische Kategorien

A **asymptomatische HIV-Infektion**
persistierende generalisierte Lymphadenopathie (LAS)
akute (primäre) HIV-Infektion

B **Erkrankungen, die auf eine Störung der zellulären Immunität hinweisen (und nicht unter C aufgeführt sind)**
rezidivierende bakterielle Pneumonien, Meningitiden oder Septikämien
oropharyngeale Candidosen
vulvovaginale Candidosen (>4 Wochen, rezidivierend)
zervikale Dysplasien oder zervikales Carcinoma in situ
konstitutionelle Symptome wie Fieber >38,5° C, Diarrhö (>4 Wochen), ungewollter Gewichtsverlust von 5–10 %
bazilläre Angiomatose
idiopathische thrombozytopenische Pupura (Werlhof-Krankheit)
Listeriose
Mundsoor mit Hautexanthem
orale Haarleukoplakie (Epstein-Barr-Virus)
periphere Polyneuropathie

C **AIDS definierende Erkrankungen**
Candidose von Ösophagus (Soorösophagitis), Trachea, Bronchien und Lunge
Cytomegalie-Virus-Infektion, Retinitis, Enzephalitis, gastrointestinal
Enzephalopathie, HIV-assoziiert
Herpes-simplex-Infektionen: chronische Ulzera (>1 Monat bestehend), Ösophagitis, Bronchitis, Pneumonitis, Enzephilitis
Histoplasmose, extrapulmonal oder disseminiert
Isospora-belli-Infektion, chronisch, intestinal, >1 Monat bestehend
Kaposi-Sarkom
Kokzidioidomykose, extrapulmonal oder disseminiert
Kryptokokkose, extrapulmonal
Kryptosporidiose, chronisch, intestinal, >1 Monat bestehend
maligne Lymphome: Non-Hodgkin-Lymphome oder primär zerebrales Lymphom
Mykobakteriose, atypische: Mycobacterium avium Komplex (MAC) oder andere (disseminiert), MTB-Komplex (pulmonal oder extrapulmonal)
Mycobakteriose, typische (pulmonal oder extrapulmonal)
Pneumocystis-jiroveci-Pneumonie (PCP)
Pneumonie, rezidivierend bakteriell (>2 innerhalb eines Jahres)

Fortsetzung nächste Seite

HIV-Erkrankung

HIV-Erkrankung
CDC-Klassifikation (1993), Einteilung in klinische Kategorien

- progressive multifokale Leukenzephalopathie (PML)
- Salmonella-Septikämie, rezidivierend
- Toxoplasmose, zerebral
- Wasting-Syndrom bei HIV
- Zervixkarzinom, invasiv maligne Lymphome

HIV-Erkrankung Tab. 2
CDC-Klassifikation (1993), Labor- und klinische Kategorien

Laborkategorien (CD4-Zellen/μl)	klinische Kategorien A	B	C
1	≥500	A1	B1	C1
2	200–499	A2	B2	C2
3	<200	A3	B3	C3

gen die schlecht definierte Nezelof-Krankheit sowie das DiGeorge*-Syndrom, Wiskott*-Aldrich-Syndrom, Louis-Bar-Syndrom u. a. Dysproteinämien erfolgt mit HIV-Serologie. Der gesicherte Labornachweis einer HIV-Infektion ist nach dem Infektionsschutzgesetz* §7 durch die Untersuchungslabors nicht namentl. an das RKI zu melden; außerdem freiwilliges Melderegister für klin. manifeste AIDS-Fälle; **Ther.: 1.** HIV-Arzneimittel: s. Tab. 3; **2.** HIV-Infektion: antivirale Kombinationstherapie*; Initialtherapie meist mit einer Komb. aus 2 NRTI (bevorzugt: Tenofovir/Emtricitabin od. Abacavir/Lamivudin) mit entweder einem NNRTI (bevorzugt: Efavirenz od. Nevirapin) od. einem Protease-Hemmer (bevorzugt: mit Ritonavir geboostert Atazanavir, Fosamprenavir, Lopinavir; ungeboostert Saquinavir); bei Unverträglichkeit od. Therapieversagen individuelle Anpassung einer Kombination; vgl. HAART; Ziel ist möglichst starke Senkung der Viruslast u. Verbesserung der zellulären Immunität (S3-Leitlinie der Deutschen AIDS-Gesellschaft (Abk. DAIG) u. der Österreichischen AIDS-Gesellschaft (Abk. ÖAG) in Abstimmung mit weiteren Fachgesellschaften, Stand 2008; s. Tab. 4); **3.** Primärprophylaxe opportunist. Infektionen: Bei einer Anzahl von T-Helferzellen <200/μl wird eine prophylakt. Behand-

HIV-Erkrankung Tab. 3
Zur Therapie zugelassene HIV-Arzneimittel

Arzneimittelgruppe	Angriffspunkte im Replikationszyklus des HI-Virus	Substanz
Entry-Inhibitoren		
CCR5-Antagonisten	blockieren die Interaktion zwischen humanem CCR5 und HIV-1 gp120, verhindern dadurch den Eintritt von CCR5-tropem HIV-1 in die Körperzellen	Maraviroc
Fusions-Inhibitoren	hemmen die Fusion von HIV-1 mit CD4$^+$ Zellen, verhindern dadurch das Eindringen des Virus in die Wirtszelle	Enfuvirtid
Reverse-Transkriptase-Inhibitoren (Abk. RTI)	hemmen das virale Enzym Reverse Transkriptase, blockieren dadurch die für die Virusreplikation notwendige Umschreibung der viralen RNA in DNA	
nukleosidische Reverse-Transkriptase-Inhibitoren (Abk. NRTI)	Wirkstoff wird zuerst durch intrazelluläre Phosphorylierung aktiviert und anschließend als falscher Baustein in die DNA eingebaut; dadurch kommt es zum Kettenabbruch und einer Hemmung der DNA-Synthese	Abacavir, Didanosin, Emtricitabin, Lamivudin, Stavudin, Zidovudin; Tenofovir (Nukleotidanalogon)
nicht-nukleosidische Reverse-Transkriptase-Inhibitoren (Abk. NNRTI)	brauchen keine Aktivierung, binden in Nähe der Substratbindungsstelle für Nukleoside an das Enzym und hemmen so seine Funktion	Efavirenz, Etravirin, Nevirapin
Integrase-Hemmer	hemmen die katalytische Aktivität der HIV-Integrase und verhindern damit die Integration des HIV-Genoms in das Wirtszellgenom	Raltegravir
Protease-Hemmer	hemmen die HIV-Protease, dadurch wird das gag-pol-Polyprotein nicht mehr verarbeitet und es entstehen HIV-Partikel mit unreifer Morphologie, die nicht in der Lage sind, einen neuen Infektionskreislauf in Gang zu setzen	Atazanavir, Darunavir, Fosamprenavir, Indinavir, Lopinavir, Nelfinavir, Saquinavir, Tipranavir, Ritonavir

HIV-Erkrankung Tab. 4
Therapieindikationen und -empfehlungen (nach S3-Leitlinie der Deutschen AIDS-Gesellschaft (Abk. DAIG) und der Österreichischen AIDS-Gesellschaft (Abk. ÖAG) in Abstimmung mit weiteren Fachgesellschaften, Stand 2008)

Klinik	CD4+ Lymphozyten (/μl Blut)	HIV-RNA (/ml Blut; RT-PCR)	Therapieempfehlung
HIV-assoziierte Symptome und Erkrankungen, AIDS (CDC B oder C)	unabhängig von den Laborwerten		eindeutige Empfehlung
asymptomatische Patienten (CDC A)	<200	alle Werte	eindeutige Empfehlung
	200 – 350	alle Werte	im Allg. ratsam
	350 – 500	>50 000 – 100 000	vertretbar
		<50 000	vertretbar
	>500	alle Werte	im Allg. abzulehnen
akutes retrovirales Syndrom	unabhängig von den Laborwerten		vertretbar (bevorzugt in Studien)

lung gegen die in dieser Phase häufige Pneumocystis*-Pneumonie empfohlen; mögl. Substanzen sind Pentamidin od. Pyrimethamin u. Cotrimoxazol; ein gleichzeitiger Toxoplasmoseschutz kann mit Dapson erreicht werden; **4. Sekundärprophylaxe opportunist. Infektionen:** Da opportunist. Erkr. bei immundefizienten HIV-Erkrankten auch nach Abklingen der klin. Sympt. häufig erneut auftreten, ist eine prophylakt. Medikation bei folgenden Infektion zu empfehlen: Pneumocystis-Pneumonie, zerebrale Toxoplasmose, Zytomegalie-Retinitis, Histoplasmose, Kryptokokkose, atyp. Mykobakteriose; **5. psychosoziale Unterstützung** unter Einbeziehung von Angehörigen, Bezugspersonen u. Selbsthilfegruppen; **Prävention:** Ein protektiver Impfstoff ist nicht vorhanden, eine passive Immunisierung nicht möglich. Kontakt mit Blut u. -produkten, Vaginalsekret u. Sperma, Oberfläche der Darmschleimhaut sowie Nadelstichverletzungen vermeiden; HIV-Testung (Antikörper u. z. T. Nukleinsäure) von Blut-, Plasma- u. Organspendern sowie strenge Indikationsstellung bei Transfusionen; HIV-Testung bei Bluttransfusionen u. Ausschluss von Spendern aus Risikogruppen haben eine HIV-Übertragung äußerst unwahrscheinl. gemacht. Bei Sexualkontakten kann die konsequente Verw. von Präservativen das HIV-Infektionsrisiko erheblich vermindern. **Postexpositionsprophylaxe:** Bei Stich- od. Schnittverletzungen wird Förderung des Blutflusses durch Druck auf das umliegende Gewebe, antiseptische Spülung u. unmittelbar nach der Verletzung beginnende Behandlung mit einer Dreierkombination (Postexpositionsprophylaxe, PEP; i. e. Tenofovir/Emtricitabin plus Lopinavir/r) empfohlen. Durch konsequente Behandlung HIV-infizierter Schwangerer u. Neugeborener (u. a. pharmak., Verzicht auf Stillen) lässt sich die Mutter-Kind-Übertragungsrate stark reduzieren.

In der Pflege von Patienten mit HIV-Erkr. bzw. AIDS u. bei der Verarbeitung von Untersuchungsmaterial sind die bei Hepatitis-B-Infektion üblichen Schutzmaßnahmen unbedingt einzuhalten. Die unmittelbare Ansteckungsgefahr auch bei akzidentellen Inokulationen scheint im Vergleich zu Hepatitis B wesentlich geringer zu sein; ein Übertragungsrisiko auf nichtsexuellem Weg ohne unmittelbaren Kontakt mit Körperflüssigkeiten besteht nach heutigem Wissen nicht.

Progn.: variiert erheblich u. ist abhängig von der virol. u. immun. Ausgangslage, Koinfektionen, Ther. u. individuellen Faktoren. Konsequente Behandlung der HIV-Infektion sowie die Proph. opportunist. Infektionen führen zu erhebl. Verbesserungen der Lebensqualität u. Verlängerung der Lebenszeit. Wenn unter der Ther. die Viruslast wieder ansteigt, ist von einem Therapieversagen, u. U. von einer Resistenzbildung auszugehen. Insgesamt lässt sich durch einen rechtzeitigen Behandlungsbeginn mit antiviralen Substanzen die Progression der HIV-Erkr. deutlich verlangsamen u. die Lebenszeit verlängern.

HIV-Hilfe|gesetz: (engl.) *HIV Assistance Act*; Abk. HIVHG; „Gesetz über die humanitäre Hilfe für durch Blutprodukte HIV-infizierte Personen" vom 24.7.1995 (BGBl. I S. 972, 979), zuletzt geändert durch Art. 79 der Verordnung vom 31.10.2006 (BGBl. I S. 2470); gewährleistet allen aufgrund von Blutprodukten vor dem 1.1.1988 unmittelbar mit HIV Infizierten od. als Folge einer HIV-Infektion an AIDS Erkrankten u. deren nächsten Familienangehörigen Rentenzahlungen durch eine zu diesem Zweck errichtete Bundesstiftung. Vgl. Anti-D-Hilfegesetz.

HIV-Kachexie|syn|drom (Kachexie*) *n*: (engl.) *HIV-related cachexia*; auch Wasting-Syndrom; nach zurzeit gültiger Definition ein i. R. einer HIV-Erkrankung auftretender unbeabsichtigter Gewichtsverlust von mehr als 10 % des Ausgangsgewichts, verbunden mit chron. Diarrhö od. Schwäche u. Fieber (jeweils seit mehr als 30 Tagen), soweit keine andere Grundkrankheit als die HIV-Infektion in Frage kommt; **Ther.:** orale od. parenterale Hyperalimentation, evtl. Versuch mit Gestagenen, Cortison, STH; Ther. der Grunderkrankung.

HIV-Retinopathie

HIV-Retino|pathie (Retina*; -pathie*) *f*: (engl.) *HIV retinopathy*; Manifestation der HIV*-Erkrankung am hinteren Augensegment (Retina, N. opticus); v. a. als Vaskulopathie, opportunist. Infektion (Zytomegalie*-Retinitis), Optikusneuropathie od. retinales Malignom.

Hk: Abk. für Hämatokrit*.

H⁺/K⁺-ATPase *f*: (engl.) *H⁺,K⁺-ATPase*; Protonenpumpe der Belegzellen des Magens; ATPase*, die entgegen den Konzentrationsgradienten H⁺ gegen K⁺ tauscht u. damit den sauren pH des Magensafts aufrecht erhält; selektive Hemmung durch Protonenpumpen*-Hemmer.

HKB: Abk. für **h**interes **K**reuz**b**and*.

HKB-Ruptur (Ruptur*) *f*: Kurzbez. für die Ruptur des **h**interen **K**reuz**b**andes; s. Kniegelenkbandruptur.

H-Ketten: s. Immunglobuline.

H-Ketten-Krankheit: Schwerkettenkrankheit*.

Hkt: Abk. für **H**ämato**k**ri**t***.

HLA-System *n*: Abk. für (engl.) *h*uman *l*eucocyte *a*ntigen; komplexes, autosomal-kodominant erbl. System von Histokompatibilitätsantigenen (sog. Transplantationsantigenen) des Menschen, die auf der Oberfläche fast aller Zellen vorkommen, als Antigen-präsentierende Moleküle von T-Lymphozyten erkannt werden u. daher für die Gewebeverträglichkeit von Transplantaten u. die physiol. Formen der Immunabwehr eine zentrale Bedeutung haben; die zur Immunglobulin*-Superfamilie gehörenden Gewebeantigene werden von Genen des Haupthistokompatibilitätskomplexes (engl. *major histocompatibility complex*, Abk. MHC; daher auch als MHC-Antigene bez.) codiert, der auf dem kleinen Arm des Chromosoms 6 (Genlocus 6p21.3) lokalisiert ist u. zahlreiche eng gekoppelte Genloci mit multipler Allelie enthält; aufgrund eines extremen genet. Polymorphismus* existieren eine sehr große Anzahl versch. HLA-Phänotypen. **Einteilung:** s. Abb.; **1.** HLA-Klasse-I-Moleküle (konstitutiv exprimiert), die von den Genlokalisationen HLA-A, -B, -C codiert werden u. außer auf Spermien auf allen kernhaltigen Zellen u. Thrombozyten vorkommen; dienen v. a. der Erkennung u. Tötung virusinfizierter u. fremder Zellen durch zytotox. T-Lymphozyten; vgl. Immuntoleranz; **2.** HLA-Klasse-II-Moleküle (induzierbar), die von genet. Untereinheiten wie z. B. HLA-DR, -DQ, -DP codiert u. auf B-Lymphozyten, Monozyten/Makrophagen, anderen Antigen-präsentierenden Zellen sowie aktivierten T-Lymphozyten exprimiert u. von T-Helferzellen erkannt werden; i. w. S. existieren auch HLA-Klasse-III-Moleküle (keine Gewebeantigene): Gruppe von immun. wirksamen Proteinen des Komplementsystems, TNF* u. Stressproteinen*. **Bedeutung: 1.** HLA-Alloantigene auf Transplantaten können als „Nichtselbst" erkannt werden u. eine immun. Abstoßungsreaktion* beim Transplantatempfänger verursachen. Vor jeder Transplantation erfolgt zur Gewährleistung einer möglichst weitgehenden HLA-Kompatibilität eine sog. Gewebetypisierung* von Spender u. Empfänger. **2.** Versch. HLA-Typen u. bestimmte Erkr. sind miteinander assoziiert; diagn. relevant sind z. B. Typ HLA-B27 bei Spondylitis ankylosans, HLA-B8, -DR3 bei Sjögren-Syndrom, HLA-DR2 bei Narkolepsie, HLA-DR4 bei rheumatoider Arthritis, HLA-DR3, -DR7 bei Zöliakie, HLA-Dw21, -DR3, -DR4 bei Diabetes mellitus Typ 1 bei Jugendlichen, HLA-B13, -B17, -B27, -Cw6 bei Psoriasis. Vgl. HPA.

HLM: Abk. für **H**erz*-**L**ungen-**M**aschine.

HLW: Abk. für **H**erz-**L**ungen-**W**iederbelebung; s. Reanimation.

HMC-Syn|drom *n*: Abk. für (engl.) *h*ypertelorism, *m*icrotia and *f*acial *c*lefting; autosomal-rezessiv erbl. Fehlbildungskomplex mit Hypertelorismus*, Mikrotie* u. Gesichtsspalte (engl. *facial clefting*) u. psychomotorischer Retardierung (Mikrozephalie*).

HME-Filter *n*: Abk. für (engl.) *h*eat and *m*oisture *e*xchanger; Wärme- u. Feuchtigkeitsaustauscher; s. Nase, künstliche.

HMG: 1. Abk. für **h**umanes **M**enopausengonadotropin (syn. Urofollitropin*); **2.** (biochem.) Abk. für 3-**H**ydroxy-3-**m**ethyl**g**lutarylsäure.

HMG-CoA: Abk. für 3-**H**ydroxy-3-**m**ethyl**g**lutaryl-**Co**enzym-A; (engl.) *β-hydroxy-β-methylglutaryl-coenzyme A*; entsteht bei der Biosynthese von Cholesterol* durch Kondensation von Acetyl- u. Acetoacetyl-CoA.

HMG-CoA-Reduktase *f*: Kurzbez. für 3-**H**ydroxy-3-**m**ethyl**g**lutaryl-**Co**enzym-A-Reduktase; (engl.) *β-hydroxy-β-methylglutaryl-CoA reductase*; Schlüsselenzym der Biosynthese von Cholesterol*, das HMG-CoA zu Mevalonsäure reduziert.

HMG-CoA-Reduktase-Hemmer: Kurzbez. für 3-**H**ydroxy-3-**M**ethyl**g**lutaryl-**Co**enzym-A-Reduktase-Hemmer; (engl.) *HMG-CoA reductase inhibitors*; s. Lipidsenker.

HMSN: Abk. für **h**ereditäre **m**otorisch-**s**ensible **N**europathie*.

HMV: Abk. für **H**erz**m**inuten**v**olumen*.

HMW-Kinino|gen (Kin-*; -gen*) *n*: Abk. für (engl.) *h*igh *m*olecular *w*eight; (engl.) *HMW kininogen*; syn. Fitzgerald-Faktor; hochmolekulares Kininogen (M_r 120 000), das als Cofaktor die Aktivierung von Hagemann*-Faktor durch Kallikrein* sowie von Fletcher*-Faktor zu Kallikrein durch aktivierten Hagemann-Faktor vermittelt; bei Mangel aPTT-Verlängerung ohne klin. Relevanz (keine manifeste Gerinnungsstörung). Vgl. Kinine; Fibrinolyse; Kontaktaktivierungssystem.

HNA: Abk. für (engl.) *h*uman *n*eutrophil *a*ntigens; menschl. Alloantigene auf neutrophilen Granulozyten*; HNA-Inkompatibilität kann Urs. sein z. B.

HLA-System: HLA-Klasse-I- und -II-Moleküle; CD8⁺: zytotoxische T-Lymphozyten; CD4⁺: T-Helferzellen; TCR: T-Zell-Rezeptor [152]

für transfusionsassoziierte akute Lungeninsuffizienz (TRALI*), neonatale Alloimmunneutropenie. Antikörper gegen HNA-1a sind auch nachweisbar bei Autoimmunneutropenie*.
HNO: Abk. für das med. Fachgebiet Hals-Nasen-Ohren-Heilkunde.
HNO₃: chem. Formel für Salpetersäure*.
HNPCC: Abk. für (engl.) *hereditary nonpolyposis colorectal carcinoma syndrome*; syn. Lynch-Syndrom; autosomal-dominant erbl. Erkr. mit Entw. eines kolorektalen Karzinoms*; **Ätiol.:** Mutationen von Reparaturgenen; meist MSH2-Genmutation (Genlocus 2p22-p21) od. MLH1-Genmutation (Genlocus 3p21.3); vgl. Muir-Torre-Syndrom; **Klin.:** Auftreten bereits im 3. u. 4. Lebensjahrzehnt bes. im proximalen Colon (2–5 % der kolorektalen Karzinome); gehäuftes Vork. u. a. von Zweitkarzinomen in Endometrium, Ovar, Magen, hepatobiliärem System, Urothel; **Proph.:** Familienstammbaumanalyse, molekulargenet. Untersuchung, regelmäßige klin. Untersuchung, Endoskopie, Ultraschalluntersuchung. Vgl. FAP.
Ho: chem. Symbol für Holmium*.
H₂O: chem. Formel für Wasser.
H₂O₂: chem. Formel für Wasserstoffperoxid*.
Hoch|druck: s. Hypertonie.
Hoch|druck|en|zephalo|pathie (Enkephal-*; -pathie*) *f*: syn. hypertensive Enzephalopathie; s. Enzephalopathie.
Hoch|druck|krise *f*: hypertensive Krise*.
Hoch|druck, neuro|gener: Entzügelungshochdruck*.
Hoch|druck|system *n*: (engl.) *high-pressure system*; funktionelle Bez. für die Gesamtheit der Abschnitte des Blutkreislaufs*, in denen der Blutdruck v. a. vom Herzminutenvolumen* u. peripheren Widerstand* abhängt u. i. d. R. bei >30 mmHg liegt; besteht aus li. Ventrikel (während der Systole) u. Arterien des Körperkreislaufs. Vgl. Niederdrucksystem.
Hochenegg-Durch|zug|verfahren (Julius von H., Chir., Wien, 1859–1940): (engl.) *Hochenegg's operation*; kontinenzerhaltende (sphinktererhaltende) Rektumresektion* mit Mobilisierung des Colon sigmoideum, das durch den erhaltenen distalen Rektumstumpf gezogen u. am Anus fixiert wird (sog. koloanale Anastomose); **Ind.:** Rektumkarzinom (s. Karzinom, kolorektales).
Hoch|en|ergie|strahlen|therapie *f*: (engl.) *megavoltage therapy*; Form der perkutanen Strahlentherapie*.
Hoch|en|ergie|strahlung: (engl.) *high-energy radiation*; ultraharte Röntgenstrahlung* bzw. Korpuskularstrahlung mit hoher Energie, z. B. für die perkutane Strahlentherapie*.
Hoch|frequenz|beatmung (Frequenz*): s. Beatmung.
Hoch|frequenz|kaustik (Frequenz*; Kaustik*) *f*: s. Elektrokoagulation.
Hoch|frequenz|therapie (↑) *f*: (engl.) *high-frequency therapy*; syn. Kurzwellentherapie; Verf. der Elektrotherapie*, bei dem hochfrequente elektromagnet. Energie (Wechselstrom mit einer Frequenz von mehr als 300 000 Hz) angewandt wird, die im Körper in Wärme übergeht; **Prinzip:** Joule-Widerstandswärme entsteht im elektr. Feld zwischen

Hochfrequenztherapie
Technische Daten

Bezeichnung	Wellenlänge (m)	Frequenz (MHz)	Methode
Kurzwellen	11,06	27,12	Kondensatorfeld- und Spulenfeldmethode
Dezimeterwellen	0,69	433,92	Strahlenfeldmethode
Mikrometerwellen	0,124	2400	Strahlenfeldmethode

den Platten eines Kondensators, im (mit der Frequenz wechselnden) Magnetfeld einer Spule (Kurzwellen, Wellenlänge 11,06 m) u. im wellenförmig sich ausbreitenden elektromagnet. Feld eines Strahlers (Dezimeterwellen, Wellenlänge 0,69 m; Mikrowellen, Wellenlänge 0,124 m); durch Wahl versch. Frequenzen od. Applikatoren kann die Tiefenwirkung der Wärme gesteuert werden (im inhomogenen Gewebe des Körpers aufgrund ungleicher Absorption u. Reflexion der Primärenergie an den Grenzflächen ungleich, ebenso wie Wärmeverteilung durch Abtransport mit dem Blutstrom), größte Tiefenwirkung: Kurzwelle-Kondensatorfeldmethode (s. Tab.).
Hoch|spannung: (engl.) *high voltage*; elektrische Spannung* über 1000 Volt.
Hoch|wuchs: (engl.) *macrosomia*; Makrosomie; pathol. Steigerung des Längenwachstums (Überlänge), bei der die Körperlänge* das 97. Perzentil der Wachstumskurve für das entspr. Alter überschreitet; **Formen:** 1. primordialer H.: proportionierter H. seit Geburt mit normaler Geschlechtsentwicklung u. Intelligenz; 2. familiärer od. konstitutioneller H. bei genet. Disposition; 3. neurohormonaler H.: a) hypophysärer H. mit. vermehrter Produktion von STH*; nach Abschluss der Wachstumsperiode zu Akromegalie* führend; eine dyszerebral-hypothalamische Form bei Hirnerkrankung (Hydrozephalus*) ist vom hypophysären H. kaum abzugrenzen. b) thyreogener H. inf. Hyperthyreose* (selten); c) H. bei anderer endokriner Störung (hypergonadotroper Hypogonadismus, adrenogenitales Syndrom) während der Wachstumsperiode; 4. partieller H.: pathol. Vergrößerung eines umschriebenen Körperabschnitts, z. B. Hemihypertrophie (Halbseitenriesenwuchs), Elephantiasis* congenita hereditaria, Dolichostenomelie*, Proteus*-Syndrom, Klippel*-Trénaunay-Weber-Syndrom; 5. H. bei Adipositas*: s. Adipogigantismus*. Vgl. Großwuchs; Gigantismus; Kleinwuchs; Wachstumsstörungen.
Hock|stellung: (engl.) *squatting*; charakterist. Haltung, die Kinder mit zyanot. angeborenen Herzfehler* (z. B. Fallot*-Tetralogie) nach geringer Anstrengung (hypox. Krise) einnehmen; durch Erhöhung des peripheren Widerstands* u. Verminderung des venösen Rückflusses zum Herzen kommt es dabei zu einer Abnahme des Rechts-Links-

Hoden

Shunts u. damit zum Anstieg der aortalen Sauerstoffsättigung.

Hoden: (engl.) *testis*; Testis, Orchis; paarige männl. Keim- u. endokrine Drüse, die sich im Skrotum befindet (s. Abb. 1); **Anat.:** durch von der umgebenden derben Tunica albuginea ausgehende Bindegewebesepten (Septula testis) in ca. 250 Läppchen (Lobuli testis) unterteilt, die sich im Mediastinum testis treffen; Hodenläppchen enthalten je 1–4 Hodenkanälchen (Tubuli seminiferi contorti), bestehend aus den ständig proliferierende Keimzellen u. den Sertoli*-Zellen, die ernährende u. regulierende Funktion haben; Hodenkanälchen gehen zum Mediastinum testis hin in die Tubuli seminiferi recti über u. bilden das Hodennetz (Rete testis), aus dem über die Ductuli efferentes testis die Verbindung zum Ductus epididymidis besteht (s. Abb. 2); im Stroma zwischen den Hodenkanälchen befinden sich die Leydig*-Zwischenzellen; **Funktion:** Spermatogenese* (im Keimepithel der Hodenkanälchen); Synthese von Androgenen* (in Leydig-Zwischenzellen); **klin. Bedeutung:** Erkrankungen des Hodens, z. B. **1.** (funkt.) s. Hypogonadismus; **2.** (entzündl.) s. Orchitis; **3.** (morphol.) s. Hodenfehlbildung; **4.** (neoplast.) s. Hodentumoren.

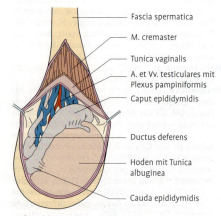

Hoden Abb. 1: rechter H., Nebenhoden u. Funiculus spermaticus (Ansicht von der Seite)

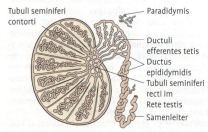

Hoden Abb. 2: Schema der Samenwege in H., Nebenhoden u. Funiculus spermaticus

Hoden, akuter: s. Skrotum, akutes.
Hoden|a|trophie (Atrophie*) *f*: (engl.) *testicular atrophy*; atroph. Veränderungen der Tubuli seminiferi u. der interstitiellen Zellen des Hodens mit Störung der Spermatogenese*; meist fokale Atrophie, gelegentl. Schrumpfung des ganzen Organs; **Urs.:** Orchitis*, Hodentorsion*, Durchblutungsstörungen, Trauma.

Hoden|bi|opsie (Bio-*; Op-*) *f*: (engl.) *testicular biopsy*; Biopsie* des Hodens nach Inzision der Skrotalhaut u. Stichinzision der Hodenkapsel; **Ind.:** **1.** histol. Abklärung einer Sterilität* bei normaler Hodengröße u. normalem FSH*; Beurteilung der Spermatogenese* bei Oligo- od. Azoospermie; bei normalem Aufbau, normaler Tubulusweite u. erhaltenem spermatogenet. Epithel kann auf Verschluss der samenableitenden Wege od. sog. spermatogenet. Reifungsstillstand geschlossen werden, bei Fehlen des Keimepithels u. erhaltenen Sertoli*-Zellen meist kongenitale Keimdrüsenfehlanlage (vgl. Sertoli-cell-only-Syndrom); **2.** Ausschluss eines Carcinoma in situ des kontralateralen Hodens bei Semikastration wegen Tumor; **3.** Gewinnung von Samenzellen zur ICSI* (vgl. TESE).

Hoden|bruch: Hernia scrotalis; s. Leistenhernie.
Hoden|dys|topie (Dys-*; gr. τόπος Ort) *f*: s. Maldescensus testis.
Hoden|ek|topie (Ek-*; gr. τόπος Ort) *f*: (engl.) *ectopic testicle*; Ektopia testis; Form des Maldescensus* testis mit Abweichen des Hodens von der regelhaften Abstiegsbahn nach Passage des Canalis inguinalis; i. d. R. asymptomatisch; **Formen:** s. Abb.; bei der häufigsten Form der epifaszialen H. über den Rand des äußeren Leistenrings auf die Aponeurose des M. obliquus externus hochgeschlagen; **Ther.:** s. Maldescensus testis.

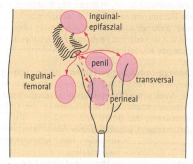

Hodenektopie: mögliche Lokalisationen

Hoden|entzündung: s. Orchitis.
Hoden|fehl|bildung: (engl.) *testicular malformation*; angeborene Fehlbildung eines od. beider Hoden*; **Formen:** Differenzierungsstörung, z. B. Dys- od. Hypoplasie, Ovotestis*, Streak-Gonade; i. w. S. auch Lageanomalien (s. Maldescensus testis), Anorchie*, Monorchie*.
Hoden|hoch|stand: s. Maldescensus testis.
Hoden|hüllen: (engl.) *testicular fasciae*; Hoden u. Funiculus spermaticus einhüllende Häute; Fascia spermatica externa, Fascia cremasterica, Fascia spermatica interna, Tunica vaginalis testis, Tunica albuginea.
Hoden|hüllen|entzündung: Periorchitis*.
Hoden|in|suffizienz (Insuffizienz*) *f*: (engl.) *testicular insufficiency*; unzureichende Funktion der Ho-

den; **Formen: 1.** exkretorische (tubuläre) H. mit isolierter Schädigung der spermatogenet. Funktion bei intakter inkretor. Funktion; **2.** inkretorische (interstitielle) H. mit Schädigung der Funktion der Leydig-Zwischenzellen. Vgl. Hypogonadismus, Pasqualini-Syndrom.

Hoden|pro|these (Prothese*) f: (engl.) *testicular prosthesis*; hodenförmiges Silikonimplantat, das bei Hodenverlust aus kosmet. Gründen im Skrotum eingesetzt wird.

Hoden|re|flex (Reflekt-*) m: (engl.) *cremasteric reflex*; Kremasterreflex; s. Reflexe (Tab. 2 dort).

Hoden|re|tention (Retentio*) f: s. Maldescensus testis.

Hoden|sack: (anat.) Skrotum*.

Hoden|torsion (Torsion*) f: (engl.) *testicular torsion*; Drehung von Hoden u. Funiculus spermaticus um die Längsachse inf. abnormer Beweglichkeit, auch beidseitig möglich; **Formen: 1.** extravaginale H. (in Höhe des äußeren Leistenrings), meist bei Säuglingen; **2.** intravaginale H. (ca. 90%), meist bei Jugendlichen; **Sympt.:** akutes Skrotum*, später Skrotalödem, Rötung; **Diagn.:** starke Druckempfindlichkeit des verdrehten Hodens mit Schmerzverstärkung bei Anheben des Hodens (negatives Prehn*-Zeichen) u. fehlendem Kremasterreflex, Minderdurchblutung in der Doppler*-Sonographie; **Ther.:** organerhaltende Detorsion innerhalb von 4–6 Std., wenn möglich äußerl. manuell, meist jedoch op. mit beidseitiger Orchidopexie*, bei hämorrhag. Infarzierung Entfernung u. prophylakt. Fixierung des kontralateralen Hodens; **DD:** v. a. Epididymitis*, Hydatidentorsion*, Hodentumor*.

Hoden|tumoren (Tumor*) m pl: (engl.) *testicular tumors*; Tumoren des Hodens*; **Formen: 1.** benigne H.: selten, z. B. Teratom*, Fibrom (von Tunica vaginalis testis u. Tunica albuginea ausgehend), Rhabdomyom, Adenom*; **2.** maligne H.: Altersgipfel zwischen 20. u. 40. Lj.; ca. 1 % aller malignen Tumoren des Mannes; **Urs.:** unbekannt, evtl. endokrin bedingt; erhöhtes Erkrankungsrisiko bei Maldescensus* testis; **Pathol.: 1.** germinative (von den Keimzellen ausgehende) H.: **a)** Seminom: häufigster Hodentumor mit Maximum zwischen 30. u. 50. Lj., metastasiert lymphogen v. a. in paraaortale Lymphknoten; **b)** embryonales Karzinom (Orchioblastom); **c)** entdifferenziertes Teratom (Teratokarzinom) als häufigster Hodentumor im Kindesalter; **d)** Chorionkarzinom*, selten; **e)** Mischtumoren mit Anteilen eines Seminoms; **2.** nicht germinative H., die vom Stroma des Hodens ausgehen: Androblastom* (z. B. Leydig-Zelltumor) u. Granulosazelltumor*; **Einteilung:** nach TNM-Klassifikation (s. Tab.); **Sympt.:** schmerzlose Hodenvergrößerung u. Schweregefühl, bei Chorionkarzinom u. Leydig-Zelltumor evtl. Gynäkomastie* od. Pubertas* praecox; **Diagn.:** palpator. derber bis harter, vergrößerter indolenter Hoden; Ultraschalldiagnostik des Hodens (s. Abb.) u. Abdomens, CT zur Suche nach Lymphknoten- und Lungenmetastasen; labordiagn. Bestimmung der Tumormarker* (Alphafetoprotein*, Beta*-HCG, Laktatdehydrogenase*), bei Chorionkarzinom der Choriongonadotropine (HCG*) im Urin; **DD:** Epididymitis*, Orchitis*, Hydrozele*, Hämatozele*,

Hodentumoren
TNM-Klassifikation

Kategorie[1]	Bedeutung
T1	Tumor auf Hoden und Nebenhoden begrenzt und ohne Lymph- oder Blutgefäßinvasion
T2	Gefäßinvasion bei auf Hoden und Nebenhoden begrenztem Tumor oder Einbruch in die Tunica albuginea und Tunica vaginalis testis
T3	Einbruch in den Funiculus spermaticus
T4	Einbruch in die Skrotalhaut
N1	solitär ≤2 cm
N2	solitär >2 cm, maximal 5 cm, multipel 5 cm
N3	>5 cm
M1 a	nichtregionäre Lymphknoten- oder Lungenmetastasen
M1 b	sonstige Fernmetastasen

T: Primärtumor; N: regionäre Lymphknoten; M: Fernmetastasen
[1] für alle Tumoren einheitlich definierte Kategorien (z. B. N0: keine Evidenz für Befall regionärer Lymphknoten; NX: regionäre Lymphknoten nicht beurteilbar): s. TNM-Klassifikation

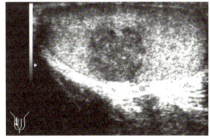

Hodentumoren: echoarmer Tumor intratestikulär (Sonographie des Hodens) [8]

Hodentorsion, Hodenmetastasen (z. B. bei malignem Lymphom); **Ther.:** op. Semikastration (Ablatio testis) u. ggf. retroperitoneale Lymphadenektomie, evtl. Chemotherapie (z. B. bei Seminom, metastasiertem Chorionkarzinom) u. Strahlentherapie; bei benignen Hodentumoren ggf. hodenerhaltende Operation; **Progn.:** Fünf-Jahres-Überlebensrate unter Therapie bei für Stadium I (Tumor auf Hoden begrenzt) 98%, Stadium II A/B (Lymphknotenmetastasen unterhalb des Zwerchfells) 95 % u. Stadium III (Lymphknotenmetastasen oberhalb des Zwerchfells oder Fernmetastasen) 40–60 %.

Hodge-Pessar (Hugh L. H., Gyn., Philadelphia, 1796–1873; Pessar*) n: (engl.) *Hodge pessary*; ein in zwei Dimensionen gebogenes Pessar*, das zur Aufrichtung des Gebärmutterkörpers bei Retroflexio uteri (s. Flexio uteri) in die Scheide eingelegt wird.

Hodgkin-Lymphom (Thomas H., Pathol., London, 1798–1866; Lymph-*; -om*) *n*: (engl.) *Hodgkin's disease*; syn. Morbus Hodgkin; veraltet Lymphogranulomatose; malignes Lymphom*, das durch das Auftreten einkerniger Hodgkin*-Zellen u. mehrkerniger Sternberg*-Reed-Riesenzellen in Infiltraten mit einer variablen Mischung aus neoplast. u. nichtneoplast. Zellen, u. a. kleinen Lymphozyten, charakterisiert ist (s. Abb.); **Urs.**: unklar, onkogene Viren (Epstein-Barr-Virus) spielen sicher eine wesentliche Rolle; **Häufigkeit**: Inzidenz ca. 2–4 : 100 000/Jahr; 2 Altersgipfel: 20.–30. Lj., >60 Jahre; **Einteilung**: 1. histol.: a) lymphozytenreich (oder: lymphozytenprädominanter Typ, Abk. LPHD; Synonym: noduläres Paragranulom); b) nodulär-sklerosierend (syn. noduläre Sklerose); c) gemischtzellig; d) lymphozytenarm; 2. klin.: Ann*-Arbor-Klassifikation (Tab. dort); **Klin.**: Beginn meist mit indolenten Lymphknotenschwellungen (Lymphomen) im Halsbereich, im Waldeyer-Rachenring u. Mediastinum, als unspezif. Allgemeinsymptome u. a. Leistungseinschränkung, Gewichtsverlust, generalisierter Juckreiz od. Nachtschweiß (B*-Symptomatik); sehr selten Schmerzen in Lymphknotenregionen nach Alkoholkonsum (sog. Alkoholschmerz); Fieber (evtl. als wellenförmiges Pel-Ebstein-Fieber mit intermittierenden afebrilen Perioden), in Abhängigkeit von der Lok. der Lymphome u. in fortgeschrittenen Stadien Kompressionserscheinungen, Hepatomegalie u. Splenomegalie; **Diagn.**: histol. u. zytol. Untersuchung von betroffenen Lymphknoten; Staging* durch körperl. Untersuchung, CT, Röntgen- u. Ultraschalldiagnostik, Knochenmarkpunktion; (labordiagn.) normochrome, normozytäre Anämie, Leukozytose, im Differentialblutbild Lymphozytopenie, Eosinophilie in 30 % der Fälle, BSG erhöht, evtl. pathol. Serumelektrophorese u. Erhöhung der Phosphatasen im Serum; **Ther.**: stadien- u. risikoadaptierte Strahlentherapie u./od. Polychemotherapie; **Progn.**: abhängig vom Stadium, weniger vom histol. Subtyp; insgesamt rezidivfreies Überleben bei 70–95 %; die Langzeitprognose wird mitbestimmt von 0,5 %–2 % Sekundärmalignomen pro Jahr. Vgl. Non-Hodgkin-Lymphom.

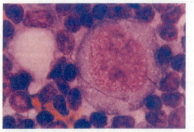

Hodgkin-Lymphom: Lymphknotentupfpräparat (Pappenheim-Färbung) mit Sternberg-Reed-Riesenzelle u. Hodgkin-Zellen [57]

Hodgkin-Zellen (↑; Zelle*): (engl.) *Hodgkin's cells*; große, einkernige Zellen, die als wahrscheinl. Vorstufen der Sternberg*-Reed-Riesenzellen bei Hodgkin*-Lymphomen gelten.

Höchst|abgabe|menge: (engl.) *maximum daily quantity*; Höchstmenge; (pharmaz.) diejenige Menge eines unter das Betäubungsmittelgesetz* fallenden Pharmakons, die maximal pro Tag vom Arzt für einen Pat. verschrieben werden darf.
Höhen|krankheit: Bergkrankheit*.
Höhen|lungen|ödem (Ödem*) *n*: (engl.) *high-altitude pulmonary edema* (Abk. HAPE); nach schnellem Aufstieg in größere Höhen (>3000 m) entstehendes Lungenödem*; **Prävalenz**: abhängig von individuellen Prädispositionsfaktoren, Geschwindigkeit des Höhenaufstiegs u. absoluter Höhe; bei 4500 m 0,2–6 % mit 60 % Rekurrenzrate bei erneutem Höhenaufstieg; **Urs.**: alveoläre Hypoxie mit konsekutiver hypox.-pulmonaler Vasokonstriktion (Euler*-Liljestrand-Reflex) bei gleichzeitig erhöhtem Herzminutenvolumen*, die zu einem Anstieg des hydrostat. Drucks im pulmonalen Gefäßsystem führt; in der Folge Übertritt von zell- u. proteinreicher Flüssigkeit aus den Lungenkapillaren in den interstitiellen Raum u. die Alveolen mit konsekutiver Diffusionsstörung u. Hypoxämie*; cave: Hirnödem; **Ther.**: sofortiger Abstieg, ergänzende Sauerstoffgabe od. Inhalation von Stickstoffmonoxid, u. U. Nifedipin, Dexamethason; vgl. Bergkrankheit.
Höhen|re|aktion *f*: (engl.) *altitude acclimatisation*; Anpassungsvorgänge an die bes. Umweltbedingungen in großen Höhen; bei kurzfristigem Aufenthalt in Höhen ab ca. 2000 m kommt es inf. Sauerstoffmangel zu Tachykardie u. Hyperventilation mit respirator. Alkalose*, wodurch die Sauerstoffaffinität* des Hämoglobins heraufgesetzt wird; nach ca. 2–3 Tagen Steigerung der Erythrozytopoese* mit reaktiver Polyglobulie durch verstärkte Bildung von Erythropoetin u. Steigerung der Angiogenese durch vermehrte Bildung des VEGF*, renale Teilkompensation der respiratorischen Alkalose aufgrund erhöhter Bicarbonat-Elimination sowie Normalisierung der Atmung u. Herztätigkeit. Vgl. Bergkrankheit.
Höhen|training *n*: (engl.) *altitude training*; körperl. Training bes. in Höhen von 2000–3000 m zur Steigerung der kardiopulmonalen Leistungsfähigkeit durch zusätzliche Bildung von Erythrozyten (Steigerung der Sauerstoff-Transportkapazität des Bluts) v. a. im Leistungssport. Vgl. Hypoxietraining.
Höhlen|grau, zentrales: (engl.) *central gray substance*; s. Substantia grisea centralis.
Höllen|stein: s. Argentum nitricum.
Höllen|stift: s. Argentum nitricum.
Hör|bahn: (engl.) *auditory pathway*; aus einem peripheren u. zentralen Anteil bestehende afferente Leitungsbahn für akust. Erregungen; **Verlauf**: Die von Schallwellen ausgelösten Endolymphbewegungen im Innenohr werden von den Haarzellen* des Corti*-Organs in Signale übersetzt u. von den bipolaren Nervenzellen des Ganglion cochleare der Schnecke abgeleitet (1. Neuron). Die Neuriten liegen im akust. Anteil (Pars cochlearis) des N. vestibulocochlearis u. enden aufgeteilt im Nucleus cochlearis (Beginn des 2. Neurons). Vom ventralen Anteil des Nucleus cochlearis zieht der überwiegende Teil der Fasern zu den Kernen des Corpus trapezoideum der Gegenseite. Der ipsilaterale An-

teil zieht unter mehreren Umschaltungen wie der dorsale Teil der H. zur primären Hörrinde. Vom Nucleus cochlearis dorsalis verlaufen die Neuriten zur Gegenseite dicht unter den Striae medullares der Rautengrube u. enden in den Kernen des Trapezkörpers. Über das nächste Neuron in der lateralen Schleife (Lemniscus lateralis) entsteht die Verbindung zum Colliculus inf. der Vierhügelplatte. Von hier verläuft das 3. Neuron über das Brachium colliculi inf. zum Corpus geniculatum mediale. Von dort erreicht das letzte Neuron über die Hörstrahlung (Radiatio acustica) die primären akust. Rindenfelder* des Schläfenlappens (Area 41, Gyri temporales transversii, s. Hörzentrum, tonotope Gliederung). Durch die Umschaltungen in den medialen Kniehöckern entstehen Kollateralen für Reflexe auf akust. Reize. Neurone der Formatio reticularis sind mit den afferenten Abschnitten parallel geschaltet. **Klin. Bedeutung:** häufigste Urs. für eine Hörstörung (s. Dysakusis): Funktionsstörung der Haarzellen im Corti-Organ (sog. cochleäre Hörminderung), Nachweis durch positives Recruitment u. otoakust. Emissionen; retrokochleäre Hörstörungen (Urs. v. a. Tumoren des inneren Gehörgangs u. des Kleinhirnbrückenwinkels) sind seltener, Nachweis u. weitere Abklärung durch Hirnstammaudiometrie.

Hör|bereich: (engl.) *hearing range*; wahrnehmbarer Frequenzbereich (Tonhöhenbereich), liegt beim Menschen zw. 16 Hz (untere Hörgrenze) u. 16 000–20 000 Hz (obere Hörgrenze, diese sinkt mit zunehmendem Lebensalter, s. Altersschwerhörigkeit); vgl. Hörschwelle; Hörvermögen.

Hör|brille: (engl.) *eyeglass hearing aid*; Komb. aus Brille* u. 1 od. 2 Hörgeräten*, die ohrnah in die Brillenbügel integriert sind.

Hör|ermüdung: (engl.) *threshold tone decay* (Abk. TTD); syn. Schwellenschwund; Verschwinden der Wahrnehmung eines definierten Tons bei beständiger Lautstärke im Bereich der zunächst bestehenden Hörschwelle*; **Vork.:** symptomat. für eine retrokochleäre Schädigung im Bereich der Hörbahn (z. B. bei Vestibularisschwannom*); **Diagn.:** Carhart*-Test.

Hör|geräte: (engl.) *hearing aids*; elektr. bzw. elektron. Geräte zur Verbesserung des Hörvermögens bei Schwerhörigkeit*, falls hörverbessernde op. Eingriffe (z. B. Tympanoplastik, Stapesplastik) nicht in Frage kommen. H. bestehen aus Mikrophon, Verstärker u. Lautsprecher; die Verstärkung erfolgt über: **1.** ein im Gehörgang platziertes In-dem-Ohr-Gerät (Kurzbez. IdO-Gerät) od. ein Hinter-dem-Ohr-Gerät (Kurzbez. HdO-Gerät) od. **2.** über eine Knochenleitungshörbrille od. ein in Knochen verankertes Hörgerät (Abk. BAHA für engl. bone anchored hearing aid), wenn der Gehörgang für die Schallzuleitung nicht zur Verfügung steht (z. B. Gehörgangatresie, chron. Otitis media). Vgl. Cochlear Implant.

Hör|grenze: (engl.) *hearing frequency limit*; Begrenzung des Hörvermögens durch die noch wahrnehmbaren höchsten u. niedrigsten Frequenzen; s. Hörbereich, Hörschwelle.

Hör|nerv (Nervus*): (engl.) *auditory nerve*; N. cochlearis des Nervus* vestibulocochlearis.

Hör|prüfungen: (engl.) *hearing tests*; Methoden zur Untersuchung des Hörvermögens*, die Aussagen über Ausmaß, Art (Frequenzbereich), Lokalisation (Schallleitungs-, Schallempfindungsschwerhörigkeit) u. evtl. Ursache einer Schwerhörigkeit* ermöglichen; **I. apparative** H: s. Audiometrie, Pädaudiologie; **II. nichtapparative** H.: **1.** Hörweitenprüfung zur orientierenden Beurteilung eines Hörverlusts für Flüster- u. Umgangssprache nach Ausschalten des Gegenohrs durch Geräusche (Bárány-Lärmtrommel); mit Flüstersprache Erfassen des Hörverlusts in den oberen Frequenzen (2000–8000 Hz). **2.** Stimmgabelprüfungen zur DD zw. Schallleitungs- u. Schallempfindungsschwerhörigkeit: **a)** Weber-Versuch zur binauralen Prüfung der Knochenleitung (s. Abb.): Der Ton einer in Kopfmitte aufgesetzten Stimmgabel ($a^1 = 440$ Hz) wird von einem Normalhörenden auch in Kopfmitte gehört. Bei einer Mittelohrerkrankung bzw. Schallleitungsstörung wird der Ton auf der gestörten Seite gehört (Lateralisierung zur Seite der Störung). Bei einer Schallempfindungsstörung wird der Ton im besser hörenden Ohr wahrgenommen (Lateralisierung zur gesunden Seite). **b)** Rinne-Versuch zum monauralen Vergleich zw. Luft- u. Knochenleitung (s. Abb.): Stimmgabel wird zuerst auf das Mastoid gesetzt (Knochenleitung). Sobald der Ton nicht mehr wahrgenommen wird, hält man die Stimmgabel direkt vor das Ohr (Luftleitung). Der Normalhörende hört den Ton dann immer noch (Rinne positiv), ebenso der Schallempfindungsschwerhörige, nicht jedoch der Schallleitungsschwerhörige (bei Schallleitungsstörung Tonleitung über Knochen besser als über Luft, Rinne negativ). **c)** Gellé-Versuch bei Verdacht auf Fixation der Gehörknöchelchenkette (z. B. bei Otosklerose): Mit einem luftdicht auf den Gehörgang gesetzten Politzer-Ballon wird ein Druck auf das Trommelfell ausgeübt. Der Ton der auf den Schädelknochen gesetzten Stimmgabel wird beim Normalhörenden leiser bzw. bei Nachlassen der Kompression lauter (Gellé positiv). Bei Fixation der Kette ändert sich die Lautstärke des Tons nicht (Gellé negativ). **d)** Schwabach-Versuch (historisch): Vergleich der Knochenleitung des Pat. mit der des Untersuchers durch Aufsetzen einer Stimmgabel.

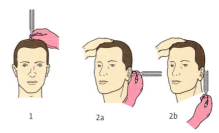

Hörprüfungen: 1: Weber-Versuch; 2: Rinne-Versuch; a: Prüfung der Knochenleitung; b: Prüfung der Luftleitung

Hör|rohr: s. Stethoskop.

Hör|schwelle: (engl.) *hearing threshold*; durch Audiometrie* bestimmbare Begrenzung des menschl. Wahrnehmungsbereichs für die Schallintensität*;

Hörstörung

die **untere** H. liegt im Frequenzbereich um 1 kHz bei 10^{-12} W/m² ($\triangleq 0$ dB); Schall wird bei langfristiger Einwirkung gehörschädigend ab ca. 10^{-3} W/m² ($\triangleq 90$ dB) u. schmerzhaft im Bereich der **oberen** H. (Unbehaglichkeitsschwelle) von 10^{-1} W/m² (= 120 dB). Vgl. Hörvermögen; Lärm.

Hör|störung: s. Dysakusis.

Hör|störung, zentrale: (engl.) *central auditory disorder*; funktionelle Störung in der Hörbahn vom Hirnstamm bis zur Hörrinde; **Diagn.:** Hirnstamm- u. Hirnrindenaudiometrie (s. ERA), Prüfung des Richtungshörens u. der zentralen Summation (z. B. dichotische Tests).

Hör|strahlung: s. Hörbahn.

Hör|stummheit: Stummheit* bei intaktem Gehör als Manifestation einer Erkr. des ZNS; **Formen:** 1. motorische H.: Audimutitas; s. Sprachstörung, zentrale; 2. sensorische H.: akustische Agnosie*. Vgl. Taubstummheit.

Hör|sturz: (engl.) *sudden deafness*; plötzl. auftretende, meist einseitige Schallempfindungsschwerhörigkeit, die mit Tinnitus* aurium u./od. Schwindel* einhergehen kann; **Urs.:** unklar, diskutiert werden Mikrozirkulationsstörungen des Innenohrs, autoimmun. Prozesse, virale Entz., vaskuläre Faktoren; **Diagn.:** Hörprüfungen u. Audiometrie; im Anschluss an die akute Phase evtl. MRT zum Ausschluss eines Vestibularisschwannoms; **Ther.:** rheolog. Infusionstherapie z. B. mit Hydroxyethylstärke, Pentoxifyllin, Glukokortikoide; **Progn.:** bei Therapiebeginn innerh. weniger Tage ist eine partielle od. komplette Restitution mögl., evtl. Spontanremission. **DD:** s. Schwerhörigkeit.

Hör|theorien *f pl:* s. Békésy-Hörtheorie; Helmholtz-Resonanztheorie.

Hör|vermögen: (engl.) *(faculty of) hearing*; Fähigkeit des Gehörorgans zur Aufnahme, Wahrnehmung u. Verarbeitung akust. Reize; der Schall wird im Mittelohr transformiert u. in der Cochlea einer Frequenz- u. Intensitätscodierung unterzogen. Die Informationen erreichen über den N. cochlearis die zentrale Hörbahn; die Lok. von Schallquellen (Richtungshören) wird durch zentrale Verarbeitung der Zeit- u. Intensitätsdifferenz ermöglicht, mit der akust. Reize beide Ohren erreichen. Das menschl. H. ist auf den Hörbereich* beschränkt; **Überprüfung** des H. durch Hörprüfungen*.

Hör|zentrum *n:* 1. (engl.) *auditory center*; akust. Wahrnehmungsfeld in der Rinde des vorderen Gyrus temporalis transversus (Heschl-Querwindung) beider Schläfenlappen; primäres Hörfeld, Area 41; (bilaterale) Zerstörung führt zu Rindentaubheit. 2. akust. Erinnerungsfeld beidseits im angrenzen. Bereich des Gyrus temporalis sup., das in enger Verbindung mit dem Wernicke*-Zentrum steht; sekundäre Hörfelder, Area 42 u. 22; Schädigung führt zu akust. Agnosie* u. kortikaler sensor. Aphasie*. Vgl. Hörbahn.

Hoesch-Test *m:* (engl.) *Hoesch's test*; Suchtest zum Nachweis von Porphobilinogen* im Harn; Rotfärbung nach Zugabe von p-Dimethylbenzaldehyd (modifiziertes Ehrlich*-Reagenz).

Hoffa-Krankheit (Albert H., Chir., Würzburg, Berlin, 1859–1907): (engl.) *Hoffa's disease, infrapatellar fat pad injuries*; Vergrößerung u. Reizzustand des Fettkörpers zw. Lig. patellae u. Kniegelenk inf. Synovitis durch häufige Traumen (Kapsel-Band-Schaden od. Meniskusverletzung bei Arbeit u. Sport) od. Entz.; **Sympt.:** Fettkörper beidseitig neben Lig. patellae palpabel, druckdolent; **Ther.:** op. bei Einklemmung von Fettzotten.

Hoffa-Lorenz-Operation (↑; Adolf L., Orthop., Wien, 1854–1946) *f:* selten indizierte offene Reposition der angeb. Hüftgelenkluxation*; evtl. mit Neubildung einer Pfanne.

Hoffa-Platt|fuß|operation (↑) *f:* (engl.) *Hoffa's flat foot operation*; Verpflanzung des M. tibialis ant. an die Kahnbeinunterseite; **Ind.:** noch nicht voll ausgebildeter Plattfuß. Vgl. Pes valgus, Pes planus.

Hoffmann-Daimler-Schiene: (engl.) *Hoffmann-Daimler splint*; Orthese* zur Behandlung der Hüftdysplasie* bei Säuglingen; ähnl. der Forrester*-Brown-Schiene; vgl. Spreizapparate.

Hoffmann-Re|flex (Johann H., Neurol., Heidelberg, 1857–1919; Reflekt-*) *m:* (engl.) *Hoffmann's reflex*; Kurzbez. H-Reflex; durch elektr. Reizung der afferenten Fasern der Muskelspindeln auslösbarer monosynapt. Muskeleigenreflex (v. a. im M. gastrocnemius u. in den Unterarmbeugern); experimentelle Auslösung zur Feststellung des spinalen Erregungsniveaus; **klin. Bedeutung:** fehlt bei proximaler Schädigung peripherer Nerven, insbes. bei S1-Wurzelschädigung. Vgl. Elektroneurographie.

Hoffmann-Tinel-Zeichen (Paul H., Physiol., Freiburg, 1884–1962; Jules T., Neurol., Paris, 1879–1952): (engl.) *Hoffmann-Tinel sign*; elektrisierendes Gefühl bei Perkussion des über einem geschädigten od. durchtrennten u. genähten peripheren Nerv liegenden Hautareals als Zeichen beginnender Regeneration des Axons*; vgl. Axonotmesis, Karpaltunnelsyndrom.

Hoffmann-Zurhelle-Nävus (Erich H., Dermat., Bonn, 1868–1959; Emil Z., Dermat., Groningen, Aachen, 1889–1965; Nävus*) *m:* Naevus* lipomatodes superficialis.

Hofman-Eliminierung: (engl.) *Hofman elimination*; von Leber- u. Nierenfunktion unabhängiger Abbau quarternärer Stickstoffverbindungen durch nichtenzymat. Spaltung der N-C-Bindung; z. B. wird Atracuriumbesilat durch H.-E. in ein tertiäres Amin u. ein Olefin gespalten.

Hohl|anoden|röhre: (engl.) *hollow anode tube*; Röntgenröhre mit rohrförmiger Anode (Spitz- od. Schräganode); **Anw.:** Strahlentherapie* (kann in Körperhöhlen eingeführt werden) u. Nahdistanztherapie (extrem kleiner Fokus*-Haut-Abstand).

Hohl|fuß: s. Pes cavus.

Hohl|hand|phlegmone (Phlegmone*) *f:* (engl.) *midpalmar space infection*; eitrige Entz. der Hohlhand; Entstehung häufig nach Bagatellverletzung; **Formen:** s. Abb.; 1. oberfläch. H.: unterh. der Palmaraponeurose lokalisierte Phlegmone* nach direkter Verletzung; 2. tiefe H.: eitrige Entz. der Hohlhand inf. tief greifender Verletzung od. fortgeleiteter Interdigital- od. Sehnenscheidenphlegmone, z. B. V-Phlegmone zwischen I. u. V. Finger aufgrund der bei ca. 50 % der Bevölkerung bestehenden Verbindung zw. der Sehnenscheiden dieser beiden Finger in Höhe des Karpaltunnels; **Err.:** meist Staphylo- u. Streptokokken, bes. hohe Vi-

Phlegmone der Hohlhandfaszienräume — V-Phlegmone der Hohlhandfaszienräume — ulnare Sehnensackphlegmone der Hohlhand
Hohlhandphlegmone

rulenz nach Bissverletzung; **Klin.**: Handrückenödem, Streckung der Finger im Grundgelenk, Beugung im Mittel- u. Endgelenk, heftiger Druck- u. Dehnungsschmerz in der Hohlhand, allg. Entzündungsreaktion, Lymphangitis; **Kompl.**: Fortleitung der Entz. entlang der Sehnenscheiden auf den Unterarm; **Ther.**: großzügige chir. Eröffnung der infizierten Räume (bis zu Karpaltunnel u. Unterarm), Drainage, Ruhigstellung u. system. Antibiotikagabe, ggf. Resektion der Palmaraponeurose; **Progn.**: häufig eingeschränkte Beweglichkeit od. Funktionsverlust.

Hohl|nägel: s. Koilonychie.
Hohl|rund|rücken: (engl.) *swayback*; s. Haltungsstörungen.
Hohl|vene (Vena*) *f*: Vena* cava superior u. Vena* cava inferior.
Hohl|warze: (engl.) *retracted nipple*; syn. Schlupfwarze; eingezogene Brustwarze der (weibl.) Brust; **Ätiol.**: **1.** angeborene H. inf. eines Missverhältnisses zwischen papillärer u. areolärer Muskulatur; **2.** erworbene H. aufgrund invertierender Prozesse insbes. inf. von Entz., Präkanzerosen* od. Mammakarzinom*. Ausgeprägte H. erschweren ggf. das Stillen* (Abhilfe durch Saughütchen od. Abpumpen zur Säuglingsernährung mit Muttermilch).
Hohlweg-Ef|fekt (Walter H., Endokrin., Graz, Berlin, 1902–1992; lat. *efficere, effectus* hervorbringen) *m*: s. Rückkopplung.
Hohmann-Operation (Georg H., Orthop., München, 1880–1970) *f*: **1.** Keilosteotomie bei Hallux* valgus unter Verschiebung des Metatarsalköpfchens nach lateral u. plantar u. Vernähung der Sehne des M. abductor hallucis an die Gelenkkapsel medial u. unten; **2.** Köpfchenresektion des Grundglieds mit Raffung der Extensorsehne bei Hammerzehe*; **3.** subkutane Tenotomie der Sehnenplatte unter der betr. Epicondylus humeri bei Epikondylitis*.
Hohmann-Über|brückungs|mieder (↑): s. Orthese.
Hoigné-Syn|drom (Rolf V. H., Int., Bern, geb. 1923) *n*: (engl.) *Hoigné syndrome*; syn. toxisch-embolisches Syndrom; schwere Allgemeinreaktion bei akzidenteller i. v. Injektion von Depotpenicillin mit Mikroembolien in den Lungen (Penicillinkristalle) u. tox. Reaktionen im Gehirn (Zusatzstoffe); **Klin.**: Beklemmungsgefühl, Schleiersehen, Tinnitus aurium, motor. Unruhe, Todesangst, Verwirrtheit, Bewusstseinstrübung; **Verlauf**: die Sympt. beginnen meist während der Injektion u. klingen i. d. R. in wenigen Min. ab, können aber auch zum Tod des Pat. führen.
hol|andrisch (gr. ὅλος ganz; Andro-*): s. Erbgang, Y-chromosomaler.

Holmium *n*: (engl.) *holmium*; Symbol Ho, OZ 67, rel. Atommasse 164,93; zur Gruppe der Lanthanoide* gehörendes chem. Element.
Holo|enzym (gr. ὅλος ganz; Enzyme*) *n*: s. Coenzyme.
holo|gyn (↑; Gyn-*): (engl.) *hologynic*; Bez. für die ausschließl. Vererbung eines mütterlichen Merkmals auf sämtl. weibl. Nachkommen; **Vork.**: z. B. bei Drosophila* melanogaster als Folge einer Nondisjunction des X-Chromosoms, beim Menschen bisher nicht gesichert; Gegensatz holandrisch.
holo|krin (↑; -krin*): (engl.) *holocrine*; s. Drüsen.
Holo|pros|en|zephalie (↑; gr. πρόσωπον Gesicht; Enkephal-*) *f*: (engl.) *holoprosencephaly* (Abk. *HPE*); schwere Fehlbildungen des Gehirns u. Gesichts mit meist schwerer geistiger Behinderung; **Häufigkeit**: 0,48–0,88 : 10 000 Lebendgeborene; Gynäkotropie (w : m = 2 : 1); **Ätiol**: heterogen; teratogene Urs. (bes. maternaler Diabetes mellitus); in 24–45 % versch. Chromosomopathien; auch monogene Urs. (bisher HPE1–9 bekannt); **1.** HPE1: Genlocus 21q22.3 (Mutation im HPE1-Gen); **2.** HPE2: Genlocus 2p21 (SIX3-Genmutation); **3.** HPE3: Genlocus 7q36 (SHH-Genmutation); **4.** HPE4: Genlocus 18p11.3 (TGIF-Gen); **5.** HPE5: Genlocus 13q32 (ZIC2-Genmutation); **6.** HPE6: Genlocus 2q37.1-q37.3 (HPE6-Genmutation); **7.** HPE7: Genlocus 9q22.3 (PTCH1-Genmutation); **8.** HPE8: Genlocus 14q13 (HPE8-Genmutation); **9.** HPE9: Genlocus 2q14 (GLI2-Genmutation); **Path.**: Entwicklungsfelddefekt des prächordialen Mesoderms; klin. **Formen**: Zyklopie*, Ethmozephalie, Zebozephalie, prämaxillare Agenesie, minimale faziale Dysmorphie; alobäre (64 %), semilobäre (24 %) od. lobäre H. (12 %); **Progn.**: Pat. mit Zyklopie u. Ethmozephalie überleben kaum die 1. Lebenswoche, die anderen sterben meist bis zum 12. Lebensmonat.
Holter-Drainage (Norman H., amerikan. Biophysiker, 1914–1983; Drainage) *f*: s. Ventrikeldrainage.
Holtermüller-Wiedemann-Syn|drom (Kurt H., Päd., Saarbrücken; Hans-R. W., Päd., Kiel, 1915–2006) *n*: s. Kleeblattschädel.
Holt-Oram-Syn|drom (Mary H., Kardiol., London, geb. 1924; Samuel O., Kardiol., London, geb. 1939) *n*: (engl.) *heart hand syndrome*; syn. atriodigitale Dysplasie, Herz-Hand-Syndrom; autosomal-dominant erbl. Krankheitsbild mit Mutationen im TBX5-Gen (Genlocus 12q24.1) mit Radiusdefekt u. a. Defekten des 1. Strahls der oberen Extremität sowie Herzfehlbildungen; **Häufigkeit**: mehrere 100 Fälle sind dokumentiert; **DD**: TAR*-Syndrom, Fanconi*-Anämie.
Holunder|blüten: s. Holunder, Schwarzer.
Holunder, Schwarzer: (engl.) *elder*; Sambucus nigra; Strauch aus der Fam. der Geißblattgewächse, dessen Blüten (Sambuci flos) Flavonoide, Hydroxyphenylcarbonsäuren, Steroide u. Triterpene enthalten; diaphoretisch u. die Bronchialsekretion steigernde Wirkung; **Verw.**: bei fieberhaften Erkältungskrankheiten als Diaphoretikum (sog. Fliedertee).
Holz|bock: Ixodes ricinus; s. Zecken.
Holzel-Syn|drom *n*: angeborenes Laktasemangelsyndrom mit Kohlenhydratmalabsorption*.

Holzknecht-Raum (Guido H., Röntg., Wien, 1872–1931): (röntg.) Retrokardialraum*.
Holz|phlegmone (Phlegmone*) f: (engl.) *woody phlegmon*; bretthart bindegewebige Induration der Weichteile als chron. verlaufende, wenig eitrige Form einer Phlegmone* ohne akute Entzündungszeichen; **Lok.:** häufig Hals (sog. Reclus-Phlegmone) u. Finger.
Holz|schuh|herz: (engl.) *boot shaped heart, sabot heart*; (franz.) *cœur en sabot*; (röntg.) kaum noch gebräuchl. Bez. für die Herzkonfiguration bei kompliziertem angeborenem Herzfehler* mit verminderter Lungendurchblutung, v. a. bei Fallot*-Tetralogie (Abb. 2 dort) u. Pulmonalatresie*; der hypertrophierte re. Ventrikel verdrängt dabei den kleinen li. Ventrikel nach dorsal u. bildet die angehobene Herzspitze. Durch die Hypoplasie des Pulmonalarterienhauptstammes erscheint die Herztaille stark eingezogen. Vgl. Herzformen; Aortenkonfiguration.
Homans-Operation (John H., Chir., Boston, 1877-1954) f: **1.** (engl.) *Homan's operation*; en-bloc-Resektion eines chron. Ulcus* cruris (chron. venöse Insuffizienz* Grad III) mit Exzision des Ulkus, des indurierten Gewebes u. der Fascia cruris; **2.** wenig gebräuchl. Verf. zur Embolieprophylaxe* nach Lungenembolien* bei Unterschenkelthrombose durch Unterbindung der V. femoralis am Abgang der V. profunda femoris.
Homans-Zeichen (↑): (engl.) *Homans sign*; Wadenschmerz bei Dorsalflexion des Fußes; **Vork.:** Thrombose* u. Thrombophlebitis*.
Homo-: Wortteil mit der Bedeutung gleich, gleichartig, gemeinsam; von gr. ὁμός.
Homo|cystein n: (engl.) *homocysteine*; Abk. Hcy; 1-Amino-3-mercaptobuttersäure; Homolog von Cystein* mit zusätzl. Methylengruppe; entsteht durch Demethylierung aus Methionin* i. R. des normalen Methioninabbaus u. wird selbst unter Beteiligung von Folsäure, Pyridoxin u. Cobalamin abgebaut; kommt im Stoffwechsel auch als oxidiertes Disulfiddimer Homocystin (vgl. Cystin) vor; **Bestimmung:** Immunoassay (z. B. Latex-verstärkter nephelometrischer Immunoassay) od. chromatograph. (z. B. HPLC, Gaschromatographie); **Referenzbereich:** <12 μmol/l Blutplasma; **klin. Bedeutung:** vermehrt bei Homocystinurie* u. Homocysteinämie*. Vgl. Methionin-Belastungstest.
Homo|cystein|ämie (-ämie*) f: (engl.) *homocysteinemia*; syn. Hyperhomocysteinämie; Auftreten erhöhter Konz. von Homocystein* im Blut mit Thrombophilie* in der Folge; **Vork.: 1.** angeb. i. R. der Homocystinurie* mit Schlaganfall u. Herzinfarkt im frühen Erwachsenenalter bei Homozygoten; **2.** erworben bei Pyridoxin-, Cobalamin- u. Folsäuremangel*; **3.** häufig bei metabolischem Syndrom* u. Diabetes* mellitus; **Pathophysiol.:** Schädigung des Endothels, Proliferation glatter Muskelzellen, prothrombotische Wirkung durch Interaktion mit Gerinnungsfaktoren (u. a. Faktor VII a u. V, Protein* C, Fibrinopeptid* A, Prothrombin*) u. Oxidation von LDL-Cholesterol; **Klin.:** erhöhtes Risiko für Arteriosklerose*, Thrombose*, habituelle Aborte*; kardiovaskulärer Risikofaktor (s. Herzkrankheit, koronare, Tab. 1 dort); **Ther.:** Folsäure*, Cobalamin, Pyridoxin.

Homo|cystin|urie (Ur-*) f: (engl.) *homocystinuria*; Sammelbez. für mehrere autosomal-rezessiv erbl., in Mitteleuropa seltene Stoffwechselstörungen mit erhöhter Konz. der schwefelhaltigen Aminosäure Homocystin (vgl. Homocystein) in Blut u. Urin; **Häufigkeit:** homozygot 1 : 200 000, heterozygot 1 : 100; **Formen: Typ I:** Mangel an Cystathioninbetasynthase (Genlocus 21q22.3); Sympt.: Linsenluxation u. Myopie, marfanoide Langgliedrigkeit, Skelettveränderungen, schwere psychomotor. u. geistige Retardierung, Hellhäutigkeit, feines spärliches Haar, Störung der Thrombozytenaggregation; Kompl.: Thromboembolien (erhöhtes Risiko auch für Heterozygote); Diagn.: Konz. von Methionin* im Blut meist erhöht (auch schon im Neugeborenenalter); Ther.: Gabe von Pyridoxin* (zu 50 % erfolgreich), Betain*, Folsäure* u. Cobalamin*, proteinarme Diät, evtl. Acetylsalicylsäure*; **Typ II:** Mangel an 5,10-Methylentetrahydrofolat-Reduktase (Genlocus 1p36.3); die Mutation C677T (thermolabiles Enzym) wird als eigenständige Erkr. Homocysteinämie* bezeichnet u. stellt einen rel. häufigen Risikofaktor für Herz-Kreislauf-Erkrankung dar. Sympt.: Neben milden Verläufen, bei denen erst im Erwachsenenalter Auffälligkeiten auftreten, kommt es bei der sehr seltenen schweren Verlaufsform bereits bei Neugeborenen zu Enzephalo- u. Myopathie, später zu geistiger Retardierung, spast. Tetraplegie, Krämpfen u. peripherer Neuropathie. Diagn.: Methionin im Blut meist vermindert, evtl. Methionin*-Belastungstest; Ther.: Gabe von Folsäure u. Betain, evtl. Cobalamin, Riboflavin* u. Substitution von Methionin; **Typ III** (H. mit Methylmalonazidurie*): mehrere Stoffwechselstörungen in der Cobalaminsynthese (Cobalamin-C-, -D-Defekt), Intrinsic*-Factor-Mangel, Imerslund*-Gräsbeck-Syndrom; Sympt.: neben milden Verläufen Formen mit Krämpfen, Muskelhypotonie, makrozytärer Anämie; Ther.: Gabe von Hydroxycobalamin, Folsäure, Betain. Vgl. Homocysteinämie.

Hom|odontie (Homo-*; Odont-*) f: (engl.) *homodontia*; syn. Isodontie; aus gleichgeformten Zähnen bestehendes Gebiss, wie z. B. das der Amphibien (Kegel als Grundform); Gegensatz Heterodontie*.
Homöo|pathie (Homoio-*; -pathie*) f: (engl.) *homeopathy*; durch Samuel Hahnemann (1755–1843) begründetes Pharmakotherapieprinzip, das Krankheitserscheinungen nicht durch exogene Zufuhr direkt gegen das Symptombild gerichteter Arzneimittel behandelt (sog. Allopathie*), sondern bei dem Substanzen eingesetzt werden, die in hoher Dosis beim Gesunden den Krankheitserscheinungen ähnliche Sympt. verursachen (z. B. Thallium in niedrigster Dosis zur Behandlung der Alopezie). Dieses sog. Ähnlichkeitsprinzip (similia similibus curentur) wird in der klassischen H. praktiziert durch ein komplexes System von Zuschreibungen sowohl im Hinblick auf Patienteneigenschaften (Konstitutionstypen) als auch im Hinblick auf die eingesetzten Arzneimittel (Pflanze, Tier, Mineral), das bei der individuellen Verordnung berücksichtigt wird. Die Arzneistoffe, die durch Verreibung od. Verschüttelung eine „energetische Umwandlung" erfahren sollen (sog. Potenzieren), werden meist extrem niedrig dosiert.

Die jeweilige Potenzierungsstufe wird nach der Dezimalmethode D (D1 = 1 : 10, D2 = 1 : 100) od. der Centimalmethode C (C1 = 1 : 100, C2 = 1 : 10 000) durch schrittweises Verdünnen u. Verschütteln hergestellt; es entstehen D(Dezimal)- od. C(Centesimal)-Potenzen. LM-Potenzen (Quinquagintamillesimal-Potenzen) werden in einem speziellen Verf. hergestellt u. haben einen rechner. Verdünnungsgrad von 1 : 50 000. Arzneipotenzen bis D6/C6 werden als Tiefpotenzen, von D6/C6 bis D30/C30 als mittlere u. ab D30/C30 als Hochpotenzen bezeichnet. Pharmak. Wirkungen sind bei hohen Potenzen unwahrscheinl., da das Arzneimittel ab D23 kein Wirkstoffmolekül enthält. Vgl. Phytotherapie.

Homöo|stase (↑; -stase*) *f*: (engl.) *homeostasis*; Aufrechterhalten eines relativ konstanten inneren Milieus od. Gleichgewichts im Organismus (z. B. Blutkreislauf*, Körpertemperatur, Säure*-Basen-, Wasser-* u. Elektrolythaushalt*) mit Hilfe von Regelkreisen zwischen Hypothalamus, Hormon- u. Nervensystem.

homo|gametisch (Homo-*; Gameten*): (engl.) *homogametic*; Bez. für das Geschlecht, das 2 gleiche Gonosomen* hat; beim Menschen wie bei den meisten Wirbeltieren ist es das weibl., bei Vögeln dagegen das männliche. Vgl. heterogametisch.

homo|gen (↑; -gen*): **1.** (engl.) *homogeneous*; (allg.) gleichartig; Gegensatz heterogen, inhomogen; **2.** (chem.-physik.) Bez. für eine über einen betrachteten Bereich gleiche Eigenschaften aufweisende Substanz bzw. Substanzgemisch; homogene Substanzen bestehen aus einer Phase. **3.** (transplantationsmed.) frühere Bez. für allogen; s. Transplantation (Tab. 1 dort).

Homo|genat (↑; ↑) *n*: (engl.) *homogenate*; auch Homogenisat; in Homogenisatoren mechanisch feinst zerkleinertes frisches Gewebe, das v. a. die Strukturelemente u. Enzyme der zerstörten Zellen enthält.

Homo|gentisin|säure: (engl.) *homogentisic acid*; 1,4-Dihydroxyphenyl-3-essigsäure; Zwischenprodukt beim Abbau von Tyrosin*, das die Homogentisinat-1,2-dioxygenase weiter zu Maleylacetoacetat abbaut; vgl. Alkaptonurie.

Homo|glykane *n pl*: (engl.) *homoglycans*; s. Polysaccharide.

Homo|graft (Homo-*; engl. graft Transplantat) *n*: s. Transplantat.

Homoio-: auch Homöo-; Wortteil mit der Bedeutung gleich, ähnlich; von gr. ὁμοῖος.

Homoio|thermie (↑; Therm-*) *f*: (engl.) *homeothermy*; syn. Isothermie; evolutiv unabhängig erworbene Fähigkeit von Säugern u. Vögeln, trotz Schwankungen der Umgebungstemperatur durch Wärmeregulation* eine konstante Körpertemperatur aufrechtzuerhalten. Vgl. Poikilothermie.

homo|lateral (Homo-*; Lateral-*): gleichseitig, dieselbe Körperhälfte betreffend.

homo|log (↑; -log*): (engl.) *homologous*; s. Transplantation (Tab. 1 dort).

Homo|serin *n*: (engl.) *homoserine*; 2-Amino-3-hydroxybuttersäure; Homolog von Serin* mit zusätzl. Methylengruppe; entsteht bei Bromcyanspaltung als Lakton aus Methionin am carboxyterminalen Ende von Peptiden.

Homo|sexualität (Homo-*; Sexual-*) *f*: (engl.) *homosexuality*; Bez. für sexuelle Orientierung, Erregbarkeit u. Aktivität mit Bezug auf Partner gleichen Geschlechts; Genese weitgehend unklar; biographisch frühe Entstehung, Entdeckung meist erst im Jugendalter, oft verbunden mit heftigen Abwehrmechanismen, die erst i. R. der homosexuellen Identitätsfindung (sog. Coming-out) überwunden werden. **Vork.: 1. bei Frauen:** etwa jede vierte Frau macht im Lauf ihres Lebens homosexuelle Erfahrungen, jede achte Frau unter Einschluss eines Orgasmus; ausschließlich homosexuelles Verhalten bei ca. 1–2 %; **2. bei Männern:** etwa jeder zweite Mann macht im Lauf seines Lebens homosexuelle Erfahrungen, jeder dritte Mann unter Einschluss eines Orgasmus; ausschließlich homosexuelles Verhalten bei ca. 2–4 %; hohe Promiskuitätsraten sind häufiger als bei Frauen. Durch das 29. Strafrechtsänderungsgesetz vom 31.5.1994 (BGBl. I S. 1168) ist der eine besondere Strafbarkeit homosexueller Handlungen an minderjährigen Männern begründende § 175 StGB abgeschafft u. die Bestimmung des § 182 StGB in eine für beide Geschlechter geltende einheitl. Jugendschutzvorschrift umgestaltet worden, die den sexuellen Missbrauch* von männl. u. weibl. Jugendlichen unter 16 Jahren durch über 18 bzw. 21 Jahre alte Personen unter Strafandrohung stellt. **Eingetragene Lebenspartnerschaft** als eigenständiger familienrechtl. Status möglich (mit überwiegend eheähnl. Rechtsfolgen) mit dem „Gesetz über die Eingetragene Lebenspartnerschaft", sog. Lebenspartnerschaftsgesetz (LPartG) vom 16.2.2001 (BGBl. I S. 266), zuletzt geändert durch Art. 7 des Gesetzes vom 6.7.2009 (BGBl. I S. 1696).

Homo|vanillin|säure: (engl.) *homovanillic acid*; Abk. HVS; 3-Methoxy-4-hydroxy-phenylessigsäure; Hauptmetabolit von Dopamin*; vermehrte Ausscheidung im Harn z. B. bei Neuroblastom. Vgl. Vanillinmandelsäure.

homo|zygot (Homo-*; Zyg-*): (engl.) *homozygous*; reinerbig, gleichanlagig; Bez. für Individuen, bei denen für ein Erbmerkmal die Allele* eines Genpaares od. genetischen Markers* vollkommen gleichartig sind; vgl. heterozygot.

Homo|zystein *n*: Homocystein*.

Homunkulus (lat. homunculus Menschlein) *m*: (engl.) *homunculus*; schemat. Darstellung der kortikalen Repräsentation von Motorik u. Oberflächensensibilität in Gyrus precentralis u. Gyrus postcentralis mit weitgehend somatotop. Gliederung; die unteren Extremitäten sind im oberen, die oberen Extremitäten im mittleren u. die Zungen- u. Gesichtsmuskeln im unteren Drittel repräsentiert (s. Abb.). Vgl. Rindenfelder.

Hopfen|zapfen: (engl.) *hops*; Lupuli strobulus, Lupuli flos; die ganzen, getrockneten weiblichen Blütenstände von Hopfen mit ätherischem Öl, Bittersäuren u. 2-Methyl-3-buten-ol; **Verw.:** bei Unruhe, Angst u. Schlafstörungen.

Hoppe-Goldflam-Syn|drom (Hermann H., Neurol., Cincinnati, 1867–1929; Samuel V. G., Neurol., Warschau, 1852–1932) *n*: Myasthenia* gravis pseudoparalytica.

HOPS: Abk. für **h**irn**o**rganisches **P**sycho**s**yndrom; s. Psychose.

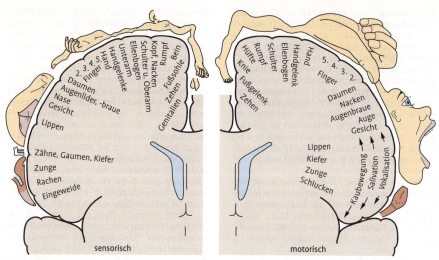

Homunkulus: sensorischer H. (Gyrus postcentralis) u. motorischer H. (Gyrus precentralis)

Hordeolum (dim von lat. hordeum Gerste) *n*: (engl.) *hordeolum*; sog. Gerstenkorn; Abszess der Liddrüsen, Form der Blepharoadenitis; **Formen: 1. H. externum:** akut-eitrige, bakterielle Entz. der Zeis-Drüsen (Talgdrüsen) od. Moll-Drüsen (Schweißdrüsen); auch multipel bzw. rezidivierend vorkommend (Hordeolosis); **2. H. internum:** eitrige Entz. der Meibom-Drüsen am Tarsus (Lidinnenseite); **Ther.:** Wärmeapplikation, evtl. lokal Antibiotika; bei H. internum häufig Stichinzision notwendig. Vgl. Chalazion.

Horizontale, obere (gr. ὁρίζων Gesichtskreis, das Begrenzte) *f*: s. Krönlein-Linienschema (Abb. dort).

Horizontal|zellen (↑; Zelle*): (engl.) *horizontal cells*; in Höhe der inneren Körnerschicht der Netzhaut des Auges (s. Retina) liegende Assoziationszellen mit horizontal verlaufenden Axonen.

Horm-: Wortteil mit der Bedeutung antreiben, erregen; von gr. ὁρμᾶν.

Hormon, ad|reno|cortico|tropes (↑) *n*: (engl.) *adrenocorticotropic hormone*; s. ACTH.

Hormon, anti|di|uretisches (↑) *n*: (engl.) *antidiuretic hormone*; s. ADH.

Hormon|bildung, ek|tope (↑): (engl.) *ectopic hormonogenesis*; Bez. für die endokrine Aktivität von Drüsengewebe, das außerhalb seiner physiol. Lokalisation auftritt; **Vork.:** z. B. Zungengrundstruma*, Hormon produzierende Tumoren (vgl. Tumormarker; paraneoplastisches Syndrom).

Hormone (↑) *n pl*: (engl.) *hormones*; (physiol.) org. Verbindungen, die als interzelluläre Signalstoffe oft in endokrinen Organen produziert werden (Ausnahme z. B. Gewebehormone*), mit dem Blut in freier od. gebundener Form zu ihren Erfolgsorganen gelangen u. in extrem geringer Konz. (10^{-12}–10^{-15} mol/mg Gewebe) den Stoffwechsel charakteristisch beeinflussen; **Einteilung: 1.** biochem.: **a)** Steroidhormone*; **b)** Peptid- od. Proteohormone des Hypothalamus (Releasing*-Hormone, Oxytocin*, ADH*) u. der Hypophyse sowie Insulin u. Glucagon (Pankreas), Parathormon (Glandula parathyroidea), Calcitonin (C-Zellen der Schilddrüse) u. gastrointestinale Hormone*; entstehen aus Prohormonen*; **c)** von Aminosäuren abgeleitete H.: z. B. Schilddrüsenhormone, Katecholamine*, Histamin*, Acetylcholin*; **d)** von ungesättigten Fettsäuren abgeleitete H., z. B. Prostaglandine*; **2.** nach Wirkungsmechanismus (s. Tab.): **a)** Bindung an intrazelluläre Hormon*-Rezeptoren durch lipophile H.; **b)** Bindung an Zellmembran-Rezeptoren u. Freisetzung eines second* messenger durch hydrophile H.; **Regulation:** u. a. durch Regelkreise*; Inaktivierung enzymat. durch Hydrolyse ihres second messengers (z. B. cAMP) od. Abbau, z. B. der Proteohormone

---

Hormone
Klassifikation nach Wirkungsmechanismus

Bindung an intrazelluläre Rezeptoren

Steroidhormone, Schilddrüsenhormone, Calcitriol, Retinsäure, Eikosanoide

Bindung an Zellmembran-Rezeptoren und Freisetzen eines second messengers

cAMP

Katecholamine (α_2-, β-adrenerge), ACTH, Angiotensin, ADH, Calcitonin, HCG, CRH, FSH, Glucagon, LH, MSH, Parathormon, Somatostatin, TSH

cGMP

ANP, Stickstoffmonoxid

Ca^{2+} und/oder Inositoltrisphosphat

Acetylcholin, Katecholamine (α_1-adrenerge), Angiotensin II, Cholecystokinin, Gastrin, GnRH, Oxytocin, PDGF, TRH, Substanz P

Kinase- oder Phosphatasekaskade

HPL, Wachstumsfaktoren (EGF, FGF, IGF, NGF, PDGF), Erythropoetin, Insulin, Prolaktin, STH

durch Proteasen*, der Katecholamine durch Monoaminoxidase*, der Steroidhormone durch Oxidation, Reduktion od. i. R. der Biotransformation* zu Glukuroniden od. Sulfaten.

Hormone, gastro|in|testinale (↑) *n pl*: (engl.) *gastrointestinal hormones*; im Magen-Darm-Trakt gebildete, an der Verdauung* beteiligte Proteohormone: Gastrin*, Cholecystokinin*, Secretin*, GIP*, VIP*, Motilin*, Enteropeptidase*, Serotonin*, Bulbogastron, Substanz* P, GLP-1 u. GLP-2 (s. GLP), PYY*, Leptin*, Ghrelin*; vgl. System, disseminiertes neuroendokrines.

Hormon|entzugs|blutung (↑): s. Abbruchblutung.

Hormone, renale (↑) *n pl*: (engl.) *renal hormones*; von der Niere gebildete Hormone: Erythropoetin, Prostaglandine, Cholecalciferol, Kinine.

Hormon, follikel|stimulierendes (↑) *n*: s. FSH.

Hormon, lakto|tropes (↑) *n*: s. Prolaktin*.

Hormon, luteinisierendes (↑) *n*: s. LH.

Hormon, natri|uretisches (↑) *n*: s. Peptide, kardiale natriuretische.

Hormon-Re|zeptoren (↑; Rezeptoren*) *m pl*: (engl.) *hormone receptors*; meist für ein best. Hormon spezif. Rezeptoren*, die an od. in der Zellmembran, im Zytoplasma od. Zellkern der Zielzellen lokalisiert sind u. durch reversible Bindung der Hormone* deren Wirkung über unterschiedl. biochem. Sekundärreaktionen in die Zelle vermitteln; **Einteilung: 1. H.-R.** hydrophiler Hormone: integrale Membranproteine, die nach Bindung des Hormons an der Membranaußenseite durch Änderung ihrer Konfiguration an der Innenseite ein zweites Signal auslösen in Form von a) Aktivierung einer Tyrosinkinaseaktivität am Rezeptor (s. Tyrosinkinase-Rezeptoren) mit intrazellulären Phosphorylierungsreaktionen; b) G*-Protein gekoppelte Reaktionen (Adenylatcyclase*, Phospholipase* C); c) Veränderungen der zytosolischen Ca^{2+}-Konzentration; **2. H.-R.** lipophiler Hormone: Proteine des Zytoplasmas od. Zellkerns der Zielzelle; nach Passage der Zellmembran entsteht unter Konfigurationsänderung ein Hormon-Rezeptor-Komplex, der an die DNA bindet, die Transkription* u. somit die Synthese von Effektorproteinen aktiviert. Vgl. Therapie, antihormonale.

Hormon, somato|tropes (↑) *n*: s. STH.

Hormon|substitution, trans|dermale (↑) *f*: (engl.) *transdermal hormone substitution*; Verabreichen von Hormonen über die Haut; bei Frauen werden v. a. Hormonpflaster, bei Männern i. d. R. Testosteron-Gele eingesetzt. **Anw.:** bei Frauen postmenopausal bei ausgeprägten Beschwerden, nur vorübergehend; bei Männern bei Hypogonadismus* od. erniedrigtem Testosteron im Serum in Verbindung mit Testosteronmangel-Symptomen. Morgendliche Applikation ermöglicht die Nachahmung des physiol. zirkadianen Rhythmus. Vgl. Kontrazeption, hormonale.

Hormon|therapie (↑) *f*: (engl.) *hormone therapy*; pharmak. Anw. hormonell od. antihormonell wirkender Arzneimitteln; **Formen:** z. B. **1.** Substitutionstherapie bei Hormonmangel, z. B. Levothyroxin*-Natrium nach Thyroidektomie, Hormontherapie* im Klimakterium; **2.** hormonale Stimulationstherapie, z. B zur Ovulationsinduktion* i. R. der Kinderwunschbehandlung*; **3.** paradoxe H., z. B. in der Onkologie bei hormonsensitivem Tumor (s. Therapie, antihormonale).

Hormon|therapie im Klimakterium (↑) *f*: (engl.) *hormone therapy*; Abk. HT; sog. Hormonersatztherapie; Behandlung mit Hormonpräparaten im Klimakterium*; **Formen: 1.** Östrogenmonopräparate; **2.** Sequenz- u. Kombinationspräparate (Östrogene*, Gestagene*, Androgene*); **3.** Gestagenmonopräparate. **4.** Sonderformen: Gestagenderivat Tibolon mit guter Wirksamkeit bezüglich vegetativer Sympt. (keine Wirkung auf das Endometrium); Raloxifen als selektiver Östrogen-Rezeptor-Modulator mit guter Wirksamkeit bezüglich Osteoporose (keine Wirkung bezüglich vegetativer Beschwerden); **Ind.:** klimakterisches Syndrom*, Prophylaxe u. Therapie der Urogenitalatrophie, Prävention der Osteoporose* u. osteoporot. Frakturen; vermindert Risiko für kolorektale Karzinome*; **UAW:** erhöhtes Risiko für Korpuskarzinom* bei langzeitiger Östrogenmonotherapie; Blutungsstörungen; erhöhtes Risiko für Mammakarzinom*; cave: erhöhtes kardiovaskuläres Risiko (Akutes* Koronarsyndrom, ischämischer Schlaganfall*).

Horner-Muskel (William E. H., Anat., Philadelphia, 1793–1853; Musculus*): (engl.) *Horner's muscle*; Pars prof. (ehemalige Pars lacrimalis) der Pars palpebralis des M. orbicularis oculi; **Funktion:** Abtransport der Tränenflüssigkeit durch die Tränenpunkte u. -röhrchen in den Tränensack zum Ductus nasolacrimalis; s. Tränenwege.

Horner-Syn|drom (Johann F. H., Ophth., Zürich, 1831–1886) *n*: (engl.) *Horner's syndrome*; auch Horner-Trias; symptomat. Trias (s. Abb.): **1.** Miosis* (Lähmung des M. dilatator pupillae), **2.** Ptosis* (Lähmung des M. tarsalis superior); **3.** Hebung des Unterlids mit scheinbarem Enophthalmus*; **Formen: 1. zentrales** H.-S.: Läsion der zentralen Sympathikusbahn zwischen Hypothalamus u. Centrum ciliospinale im Rückenmarksegment C 8–Th 1; oft mit Schweißsekretionsstörung der ipsilateralen Körperhälfte; Urs.: v. a. Hirnstamminfarkt (z. B. Wallenberg-Syndrom; vgl. Hirnstammsyndrome, Tab. dort), auch Syringomyelie, traumat. Halsmarkläsion; **2. präganglionäres** H.-S.: Läsion des präganglionären sympath. Neurons im Verlauf vom Centrum ciliospinale über die Lungenspitze zum Ganglion cervicale superius (Karotisgabel); Urs.: Tumor (Bronchialkarzinom, Mammakarzinom u. a.), iatrogen (chir. Eingriff); **3. postganglionäres** H.-S.: Läsion des postganglionären sympath. Neurons (entlang der A. carotis interna u. dem N. ophthalmicus zum M. dilatator pupillae verlaufend); Urs.: v. a. Dissektion od. Verschluss der A. carotis interna, auch Tumor, Kavernosusthrombose* u. bei Cluster*-Kopfschmerz;

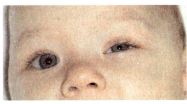

Horner-Syndrom: Befund bei 6 Monate altem Kind [66]

Hornhaut

Horner-Syndrom
Diagnostik

Prüfsubstanz	physiologische Reaktion	zentrales Horner-Syndrom	präganglionäres Horner-Syndrom	postganglionäres Horner-Syndrom
Cocain	Mydriasis	Mydriasis (gemindert)	keine Veränderung der Pupille	keine Veränderung der Pupille
Hydroxyamphetamin	Mydriasis	Mydriasis	Mydriasis	keine Veränderung der Pupille

Diagn.: Applikation von 5–10 %igen Cocain- u. 1 %igen Hydroxyamphetamin-Tropfen in den Bindehautsack (s. Tab.).

Horn|haut: s. Cornea.

Horn|haut|de|generation (Degeneratio*) *f*: (engl.) *corneal degeneration*; nicht erbl., ein- od. beidseitige, nicht primär entzündl. degenerative Erkr. der Hornhaut; **Urs.:** exogene u. endogene (Alter) Faktoren sowie andere Augenerkr. (z. B. Iritis*, Glaukom*); vgl. Hornhautdystrophie.

Horn|haut|dys|trophie (Dys-*; Troph-*) *f*: (engl.) *corneal dystrophy*; Sammelbez. für eine Gruppe erbl., immer beidseitiger, angeb. od. sich später manifestierender Trübungen in den versch. Schichten der Hornhaut; **Ätiol.:** je nach klin. Form Mutationen in bisher 13 Genen (versch. Genloci); **Formen:** 1. **epitheliale** (vordere) H.: z. B. als rezidiv. Hornhauterosion (Franceschetti-Erosion); 2. **stromale H.:** dominant erbl. knötchenförmige, gitterartige (s. Abb. 1) od. bröckelige (Typ Groenouw, s. Abb. 2) Formen; rezessiv erbl. fleckige Form (s. Fehr-Syndrom); 3. **endotheliale H.:** s. Fuchs-Hornhautdystrophie; **Ther.:** Keratoplastik* bei starker Sehverschlechterung durch Hornhauttrübung.

Horn|haut|endo|thel-Mikro|skopie (Endothel-*; Mikr-*; -skopie*) *f*: (engl.) *corneal endothelial microscopy*; ophth. Methode: 1. zur Untersuchung des Endothels am Patientenauge mit Hilfe des Spaltlampenmikroskops im sog. Spiegelbezirk; 2. zur Beurteilung der Güte u. Dichte des Endothels einer Spenderhornhaut mit dem Durchlicht- od. Auflichtmikroskop vor der Hornhauttransplantation (s. Keratoplastik).

Horn|haut|entzündung: s. Keratitis.

Horn|haut|e|rosion (Erosion*) *f*: (engl.) *corneal erosion*; syn. Erosio corneae; Abschilferung des Hornhautepithels mit Epitheldefekt; **Urs.:** Trauma, Keratoconjunctivitis photoelectrica; **Sympt.:** starke Schmerzen, Fremdkörpergefühl, verstärkte Tränensekretion, evtl. Lidkrampf; **Diagn.:** intensive Grünfärbung des Epitheldefekts in der Fluoresceinfärbung*; **Ther.:** zur Verhinderung einer Infektion lokale Desinfektion, Augenverband; bei rezidivierenden H.: Abtragen des Epithels mit dem Excimerlaser, um glatte Wundränder zu schaffen u. die Wundheilung zu verbessern; **Progn.:** i. d. R. rasche Heilung.

Horn|haut|geschwür: s. Ulcus corneae.

Horn|haut|in|filtrat (Infiltration*) *n*: (engl.) *corneal infiltrate*; entzündl. Infiltration des Hornhautstromas mit Granulozyten, Lymphozyten u. Plasmazellen; Zerstörung der Struktur u. Verlust der Durchsichtigkeit mit Hornhauttrübung; ggf. Hornhautnarbe*.

Horn|haut|naht: (engl.) *corneal suture*; Naht der Hornhaut des Auges (Cornea*, s. Abb.) mit feinen Nylonfäden (11-0, ⌀ 30 µm) z. B. nach perforierenden Verletzungen od. bei Keratoplastik*.

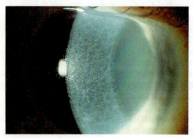

Hornhautdystrophie Abb. 1 [106]

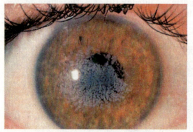

Hornhautdystrophie Abb. 2: parenchymatöse, erbliche Hornhauttrübung (Typ Groenouw) [98]

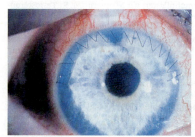

Hornhautnaht: Zustand nach Staroperation [166]

Horn|haut|narbe: (engl.) *corneal scar*; Bildung undurchsichtigen od. trüben Narbengewebes im Hornhautstroma nach Entz. od. Verletzung als

Trübungswölkchen (Nubecula), grauer Fleck (Macula corneae) od. weiße Platte (Leukom), je nach Dichte u. Ausmaß der Trübung; das Epithel über der Narbe ist meist intakt; Lichtstreuung durch Störung der Kollagenfibrillenanordnung.
Horn|haut|re|flex (Reflekt-*) *m*: syn. Kornealreflex; s. Reflexe (Tab. 2 dort).
Horn|haut-Ring|ab|szess (Abszess*) *m*: (engl.) *ring abscess of cornea*; ringförmige, zum Limbus corneae parallele Infiltration des peripheren Hornhautstromas mit Leukozytenansammlung (s. Abb.); Kompl. einer infektiösen, ulzerativen Keratitis*, einer Verletzung od. Endophthalmitis mit Perforationsgefahr; **Ther.:** abhängig von der Ätiologie; ggf. antimikrobielle od. immunmodulator. Therapie.

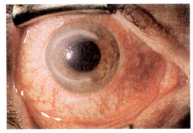

Hornhaut-Ringabszess [98]

Horn|haut|trans|plantation (Transplantation*) *f*: s. Keratoplastik.
Horn|haut|verätzung: (engl.) *caustic burn of cornea*; Nekrose der Hornhaut des Auges nach Einbringen von Kalk, Laugen (s. Abb.), Säuren u. a. Chemikalien mit Narbenbildung der Binde- u. Hornhaut, Hornhauttrübung, Symblepharon*, Sekundärglaukom; **Ther.:** Erste Hilfe durch gründliches Ausspülen mit Wasser od. (besser) neutralisierender Pufferlösung, notfalls mit Getränken; klin. Versorgung durch weitere Reinigung des Auges u. Neutralisation des Schadstoffs, ggf. Inzision der Bindehaut zum Ablassen des subkonjunktivalen Ödems, Weitstellen der Pupille, Unterdrücken der Entzündungsreaktion durch Ascorbinsäure (oral) u. Glukokortikoide, Antibiotika in Spülflüssigkeiten; **Progn.:** bei Hornhauttrübung starker Visusabfall bis zur Erblindung möglich; eine Keratoplastik* hat bei H. schlechte Erfolgsaussichten. Vgl. Kalkverätzung am Auge.

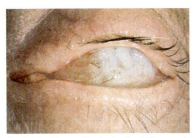

Hornhautverätzung: Hornhautnarbentrübung nach vorausgegangener Laugenverätzung [98]

Horn|perlen: (engl.) *epithelial pearls, squamous eddies*; auch Epithelperlen; (histol.) kugelig geschichtete Verbände aus verhornten Plattenepithelien; **Vork.:** z. B. bei Verrucae* seborrhoicae u. Plattenepithelkarzinom*.
Hor|opter (gr. ὅρος Grenze; ὀπτήρ Späher) *m*: s. Netzhautpunkte, korrespondierende.
Horror auto|toxicus (lat. horror Schrecken) *m*: (engl.) *horror autotoxicus*; Bez., die ausdrücken soll, dass körpereigene Bestandteile normalerweise nicht zu einer Immunisierung führen; vgl. Immuntoleranz; Autoimmunkrankheiten.
Hortega-Zellen (Pío del Río H., Histol., Madrid, Buenos Aires, 1882–1945; Zelle*): s. Neuroglia.
Horton-Magath-Brown-Syn|drom (Bayard Taylor H., Int., Rochester, 1895–1980; Thomas B. M., amerikan. Arzt, 1895–1981; George E. B., Rochester, 1885–1935) *n*: s. Arteriitis* temporalis.
Horton-Syn|drom (↑) *n*: **1.** s. Arteriitis temporalis; **2.** Cluster*-Kopfschmerz.
Hospital (lat. hospitalis gastlich) *n*: (engl.) *hospital*; im Allg. Bez. für ein Krankenhaus* für chron. kranke Menschen.
Hospitalismus (↑) *m*: (engl.) *hospitalism*; Bez. für alle durch bzw. während eines Krankenhaus- od. Heimaufenthalts auftretenden Schädigungen; **Urs.:** Ernährungs- od. Pflegefehler, sekundäre Infektion od. psych. Einwirkungen; **Formen: 1. infektiöser H.:** Auftreten von Nosokomialinfektionen* durch Hospitalkeime; begünstigend wirken Selektion u. Ausbreitung multiresistenter Err. im Krankenhaus durch unkrit. Chemotherapie (v. a. mit Breitbandantibiotika), ungenügende Händehygiene, Mängel in Raum- u. Medizintechnik sowie in Betriebsorganisation u. Pflegetechnik, höhere Anzahl infektionsanfälliger (inf. Resistenz- u. Immunschwäche), älterer u. polytraumatisierter Pat.; **Inzidenz:** ca. 800 000 Menschen erkranken in Deutschland pro Jahr an einer Nosokomialinfektion (ca. 40 % der Infektionen sind vermeidbar); klin. **Manifestation:** 80 % aller Krankenhausinfektionen sind auf Infektion der Harnwege, des Respirationstrakts, der Haut u. Schleimhäute, Septikämie u. postoperative Wundinfektion zurückzuführen; v. a. in der Chirurgie, Inneren Medizin (bes. Hämodialyse- u. Onkologiestation), Gynäkologie, Ophthalmologie, Dermatologie u. Intensivpflegestation; **Err.: a)** gramnegative Stäbchen: Enterobacteriaceae, Pseudomonas aeruginosa, Acinetobacter, Legionellen; **b)** grampositive Kokken: Staphylokokken (Staphylococcus aureus u. epidermidis), Streptokokken; **c)** Sporenbildner: Clostridium perfringens u. difficile, Bacillus subtilis u. cereus; **d)** Pilze: Hefen (Candida albicans), Schimmelpilze (Aspergillus), Mucor, Dermatophyten; **e)** Viren: Influenza-, Masern-, Mumps-, Röteln-, Rota-, Adeno-, Zytomegalie-, Varizella-Zoster-, Herpes-simplex- u. Hepatitis-Viren; **Proph.:** ständige mikrobiol. Kontrolle beim Pat., Einsatz von Krankenhaushygieniker*, hygienebeauftragtem Arzt* u. Hygienefachkraft*; Durchführung hygienischer Untersuchungen von med. Geräten (auch Sterilisations-, Reinigungs- u. Desinfektionsautomaten), Oberflächen, Trinkwasser u. Wasser aus Klimaanlagen, Beatmungs-, Aerosol- u. Dialysegeräten; Luftkeimzahlbestimmung insbes. im

Hospitalkeime

Operationssaal; Beachtung der Einwirkungszeit von Desinfektionsmitteln; Patientenisolierung; Händedesinfektion*, Hygienevorschrift beachten; baul. Abgrenzung von Risikobereichen. **2. psychischer H.:** psych. Schädigung, die inf. fehlender emotionaler Zuwendung (s. Deprivation) auftritt; Vork. v. a. bei Säuglingen u. Kleinkindern, auch bei Langzeitpatienten in Krankenhäusern u. Heimen; Sympt.: psychomotor. u. somatische Retardierung, erhöhte Mortalität, Kontaktstörungen, Angst, Apathie, erhöhte Infektionsanfälligkeit. Vgl. Depression, anaklitische.

Hospital|keime (↑): s. Hospitalismus.

Hospiz (lat. hospitium Herberge) *n*: (engl.) *hospice*; Einrichtung zur Begleitung, Betreuung u. Pflege sowie palliativen Versorgung schwerstkranker u. sterbender Menschen, ggf. unter Einbeziehung ihrer Angehörigen; **Einteilung: 1.** ambulant: Versorgung zu Hause bzw. in der gewohnten Umgebung (z. B. in stationärer Pflegeeinrichtung) bis zum Lebensende; wird bei Vorliegen der Voraussetzungen (bei fachlicher Verantwortung; Zusammenarbeit mit palliativ-medizinisch erfahrenen Pflegediensten u. Ärzten ist sichergestellt) durch die Krankenkassen gefördert (§ 39 a Abs. 2 SGB V). **2.** stationär: eine vom Krankenhaus od. von stationären Pflegeeinrichtungen unabhängige Einrichtung, in der Schwerstkranke mit absehbarem Lebensende betreut werden. **Maßnahmen:** u. a. palliativ-pflegerisch u. -medizinisch (v. a. Schmerztherapie*, Symptomkontrolle) u. psychosoziale, ggf. auch religiöse u. spirituelle Betreuung von Pat. u. Angehörigen; multiprofessionell u. a. durch qualifiziertes Pflegepersonal, Ärzte, Sozialarbeiter, Psychologen u. ehrenamtliche Helfer. Vgl. Palliativstation; Sterbebegleitung.

Hospiz|dienst, ambulanter (↑): Begleitung schwerkranker u. sterbender Menschen u. ihrer Angehörigen durch ehrenamtl. Mitarbeiter mit dem Ziel, ein den Bedürfnissen der Betroffenen entsprechendes Netzwerk zu schaffen, so dass eine Versorgung zu Hause bzw. in der gewohnten Umgebung (z. B. in stationärer Pflegeeinrichtung) bis zum Lebensende möglich wird; wird unter best. Voraussetzungen (u. a. Zusammenarbeit mit palliativ-medizinisch erfahrenen Pflegediensten u. Ärzten ist sichergestellt) durch die Krankenkassen gefördert (§ 39 a Abs. 2 SGB V).

Host-versus-Graft-Re|aktion (engl. host Wirt; versus gegen; graft Transplantat) *f*: s. Abstoßungsreaktion.

HOT: Abk. für (engl.) *hyperbaric oxygen therapy*; s. Sauerstoff-Überdrucktherapie.

Hotchkiss-MacManus-Re|aktion *f*: s. PAS-Reaktion.

Hounsfield-Einheit (Sir Godfrey N. H., Elektroingenieur, England, 1919–2004): Abk. HE; s. CT.

Houston-Falte: (engl.) *Houston's valve*; syn. Kohlrausch-Falte; mittlere der 3 Plicae transversae recti.

Howell-Jolly-Körperchen (William H. H., Physiol., Baltimore, 1860–1945; Justin M. J. J., Histol., Paris, 1870–1950): s. Jolly-Körperchen.

Howship-Lakunen (John H., Chir., London, 1781–1841; lat. lacuna Vertiefung, Höhlung) *f pl*: (engl.) *Howship's lacunae*; bei der Knochenentwicklung durch Einwirkung von Osteoklasten* in der Knochensubstanz entstehende grubenförmige Vertiefungen.

Howship-Romberg-Phänomen (↑; Moritz H. von R., Int., Neurol., Berlin, 1795–1873) *n*: (engl.) *Howship-Romberg sign*; syn. Obturatoriusneuralgie; Schmerz an der Knie-Innenseite durch Reizung des N. obturatorius inf. Hernia obturatoria, Tumor od. Trauma.

Hoyer-Grosser-Organ (Heinrich F. H., Histol., Warschau, 1834–1907) *n*: Glomusorgan*.

Hp: 1. (biochem.) Abk. für **Haptoglobin***; **2.** (mikrobiol.) Abk. für **H**elicobacter* **p**ylori.

HPA: Abk. für (engl.) *human platelet antigens*; menschl. thrombozytäre Alloantigene; bisher mind. 16 versch. HPA-Systeme (häufig Glykoprotein-IX, Glykoprotein-IIb/IIIa u. a.) bekannt; **klin. Bedeutung:** HPA-Inkompatibilität als Urs. z. B. für neonatale Alloimmunthrombozytopenie*, posttransfusionelle Purpura* u. Ausbleiben eines adäquaten Thrombozytenanstiegs nach wiederholter Thrombozytentransfusion (sog. Refraktärzustand). Vgl. HLA-System.

HPC: Abk. für (engl.) **H**ealth **P**rofessional **C**ard; s. E-Health.

HPL: Abk. für (engl.) *human placental lactogen*; syn. HCS, Plazentalaktogen, Choriosomatomammatropin, humanes Chorionsomatotropin; aus 191 Aminosäuren bestehendes Proteohormon (M_r 21 500), das in den Synzytiotrophoblasten der Plazenta gebildet wird, mit deren Menge die HPL-Serumkonz. korreliert; **Funktion:** wahrscheinl. Mobilisierung von mütterl. Glukose, Fettsäuren u. Ketonkörpern zur Versorgung des Fetus sowie mammo- u. laktotrope Effekte; **Bestimmung:** Immunoassay*; Maß für Plazentafunktion; zum Nachw. von Plazentainsuffizienz*, hypertensiven Schwangerschaftserkrankungen* u. intrauteriner Wachstumsretardierung kaum noch verwendet. Vgl. Plazentahormone.

HPLC: Abk. für (engl.) **h**igh **p**erformance (bzw. **p**ressure) **l**iquid **c**hromatography; s. Flüssigkeitschromatographie, Chromatographie.

Hp-System *n*: (engl.) *Hp system*; Serumgruppe von **H**aptoglobin* (5 Allele) mit autosomal-kodominanter Vererbung der Haptoglobintypen (Haupttypen Hp 1-1, Hp 2-1 u. Hp 2-2); wegen der physiol. Ahaptoglobinämie* Neugeborener Bestimmung des Hp-Typs ab dem 2. Lj.; **Bedeutung:** Vaterschafts- u. anthrop. Untersuchungen. Vgl. Serumgruppen.

HPV: Abk. für Human**p**apillomaviren; s. Papillomavirus.

hr: (serol.) Antigen der Rhesus*-Blutgruppen

HRCT: Abk. für **h**igh **r**esolution **c**omputed **t**omography; s. CT.

H-Re|flex (Reflekt-*) *m*: Kurzbez. für Hoffmann*-Reflex.

H-Re|zeptoren-Blocker (Rezeptoren*): Kurzbez. für Histamin-Rezeptoren-Blocker; s. Antihistaminika; Histamin-H_2-Rezeptoren-Blocker.

H_2S: chem. Formel für Schwefelwasserstoff*.

hsCRP: Abk. für **h**och**s**ensitives **CRP***.

HSE: Abk. für **H**erpes*-**s**implex-**E**nzephalitis.

HSG: Abk. für **H**ystero**s**alpin**g**ographie*.

HSN: Abk. für **h**ereditäre **s**ensible **N**europathie*.

H_2SO_3: chem. Formel für Schweflige* Säure.

H₂SO₄: chem. Formel für Schwefelsäure*.
H-Streifen: s. Myofibrillen.
H-Substanz (Substantia*) *f*: Kurzbez. für heterogenetische Grundsubstanz; (engl.) *H substance*; durch den H/h-Genlocus (h rezessiv) determinierte Ausgangssubstanz der Blutgruppenantigene der AB-Null*-Blutgruppen; das Gen H codiert wahrschein. eine Transferase, die L-Fukose (als antigene Determinante) auf endständige D-Galaktose versch. Disaccharidstrukturen (sog. Precursoren, 4 Typen bekannt) glykosidisch überträgt; die Nachweisbarkeit des H-Antigens nimmt in der Reihenfolge 0, A_2, B, A_2B, A_1, A_1B ab. Bei Individuen mit dem seltenen Genotyp hh (Bombay*-Blutgruppe) fehlt diese Transferase (Bereitstellung kompatibler Erythrozytenkonzentrate problematisch, da neben Anti-A und Anti-B auch Anti-H regulär vorhanden ist). Vgl. Sekretorsystem.
HSV: Abk. für Herpes*-simplex-Virus.
HT: 1. Abk. für Herztöne*; 2. (radiol.) Abk. für Herdtiefe; 3. Abk. für Hydrotherapie*; 4. Abk. für Hypothalamus*.
5-HT: Abk. für 5-Hydroxytryptamin; s. Serotonin.
HTA: Abk. für (engl.) *Health* *Technology* *Assessment*.
HTLV: Abk. für (engl.) *human T-cell-leucemia-virus*; Bez. für humane lymphotrope Retroviren (RNA-Tumorviren; vgl. Viren, onkogene) der Fam. Retroviridae*, die mit einer Reihe von ungewöhnl. lymphoretikulären T-Lymphozyten-Neoplasien (Leukämien, maligne Lymphome) assoziiert sind. HTLV positive Infektionen zeigen untereinander ähnl. klin. Bilder. HTLV-I wurde bei der adulten T-Zell-Leukämie nachgewiesen, HTLV-II bei der Mycosis* fungoides. 1982 wurde HTLV-II aus Zellen einer Haarzellleukämie isoliert. Das 1984 beschriebene, als HTLV-III bezeichnete Virus gehört jedoch zu den Lentiviren (s. Virusklassifikation), ist identisch mit LAV-I u. wird seit 1986 einheitlich als HIV* bezeichnet.
Hübener-Thomsen-Friedenreich-Phänomen (Georg H., Serol., Berlin, geb. 1926; Oluf Th., Serol., Kopenhagen; V. F. Serol., Kopenhagen) *n*: (engl.) *Hübener-Thomsen-Friedenreich phenomenon*; s. T-Antigen.
Hüfner-Zahl (Carl G. v. H., Chem., Tübingen, 1840–1908): (engl.) *Hüfner's number*; beschreibt die chem. Bindungsfähigkeit von Sauerstoff an Hämoglobin in vivo (1 g Hb bindet 1,34 ml O_2). Vgl. Sauerstoffkapazität.
Hüft|ankylose (Anky-*; -osis*) *f*: (engl.) *ankylosis of the hip joint*; Hüftgelenkversteifung durch knöcherne Durchbauung des Gelenkspalts od. max. Schrumpfung der Gelenkkapsel; **Urs.:** Arthrose, Fehlstellung, posttraumat., akute od. chron. Entzündung.
Hüft|arthrose (Arthr-*; ↑) *f*: s. Koxarthrose.
Hüft|bein: Os* coxae.
Hüft|dys|plasie (Dys-*; -plasie*) *f*: (engl.) *hip dysplasia*; Dysplasia coxae congenita; angeb. Mangelentwicklung (Abflachung) der Hüftgelenkpfanne; **Häufigkeit:** häufigste kongenitale Skelettfehlentwicklung (4 %), in 40 % beidseits; w : m = 6 : 1; **Urs.:** multifaktoriell; Risikofaktoren: Erst-, Zwillings-, Frühgeburt, Oligohydramnion, Beckenendlage; **Sympt.:** Abspreizbehinderung, Asymmetrie der Oberschenkel- u. Gesäßfalten, ggf. Vorhandensein anderer Skelettfehlbildungen; **Kompl.:** Austritts des Hüftkopfs aus der Hüftpfanne (Hüftgelenksubluxation bzw. Hüftgelenkluxation*); Entw. einer sekundären Arthrose (Dysplasiekoxarthrose) im Erwachsenenalter; **Diagn.:** routinemäßiger Einsatz der Hüftgelenksonographie* i. R. der Kinderfrüherkennungsuntersuchungen*, dadurch frühzeitige Erkennung der H. u. Verhinderung einer Luxation möglich; **Ther.:** 1. konservativ bei Neugeborenen u. Säuglingen durch frühe Abspreizbehandlung bis zum 6.–8. Monat bei Reifungsdefizit u. Verknöcherungsverzögerung unter sonograph. Kontrolle der Hüftkopfnachreifung z. B. durch Spreizhose*, ggf. Sitz-Hock-Gips (nach Fettweiss) od. Spreizschiene (s. Spreizapparate); 2. operativ bei Luxation mit Repositionshindernis od. bei Restdysplasie: s. Hüftgelenkluxation.
Hüfte: (engl.) *hip, coxa*; (anat.) Coxa.
Hüfte, schnappende: s. Coxa saltans.
Hüft|gelenk: Articulatio* coxae.
Hüft|gelenk|arthrose (Arthr-*; -osis*) *f*: s. Koxarthrose.
Hüft|gelenk|dys|plasie (Dys-*; -plasie*) *f*: s. Hüftdysplasie; Hüftgelenkluxation.
Hüft|gelenk|entzündung: s. Koxitis.
Hüft|gelenk|ersatz: s. Totalendoprothese.
Hüft|gelenk|kon|traktur (Kontrakt-*) *f*: s. Kontraktur.
Hüft|gelenk|luxation (Luxation*) *f*: (engl.) *dislocation of the hip*; Luxatio coxae; Verrenkung im Hüftgelenk, wobei der Femurkopf aus der Gelenkpfanne tritt; **Formen: 1.** sog. **angeborene H.** (Luxatio coxae congenita): **a)** postnatale H., die sich aus einer Hüftdysplasie* durch muskeldynam. Kräfte u. Belastung entwickelt; Häufigkeit: 2–5 %; bei Mädchen bis zu 8-mal häufiger als bei Jungen; Path.: als Risikofaktoren gelten Geburt aus Beckenendlage* od. andere atyp. Geburtslagen, fam. Belastung, Stellungsanomalie der Füße u. Instabilität sowie Abspreizhemmung des Hüftgelenks; Klin.: neben Zeichen der Dysplasie Bewegungsarmut u. Außenrotationsadduktionsstellung der Beine, relative Beinverkürzung; Diagn.: Hüftgelenksonographie* i. R. der Kinderfrüherkennungsuntersuchungen* (U3), ggf. Rö. (s. Abb. 1 u. 2); Ther.: abhängig vom sonograph. Hüfttyp nach Graf Spreizhose* od. Spreizapparate* (z. B. Pavlik*-Bandage, Tübinger Hüft-Beugeschiene) bzw. Gipsverbände (Fett-

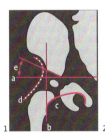 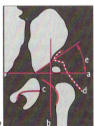

Hüftgelenkluxation Abb. 1: Hilfslinien zur röntg. Beurteilung: 1: Normalbefund u. 2: pathologischer Befund eines 3-jährigen Kindes; a: Hilgenreiner-Linie; b: Ombrédanne-Lot; c: Ménard-Shenton-Linie; d: Calvé-Linie; e: Pfannendachwinkel

Hüftgelenksonographie

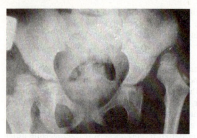

Hüftgelenkluxation Abb. 2: Hüftgelenkluxation links [163]

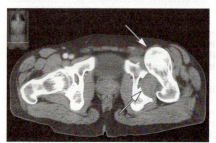

Hüftgelenkluxation Abb. 3: traumatische H. links, Pfeile zeigen auf den nach ventral luxierten Hüftkopf u. die leere Hüftgelenkpfanne [88]

Hüft|gelenk|sono|graphie (lat. sonare tönen; -graphie*) f: (engl.) hip joint sonography; Ultraschalldiagnostik* zur Beurteilung der Entw. des Hüftgelenks u. ggf. zum Nachw. einer Hüftdysplasie* bzw. Hüftgelenkluxation*, bes. i. R. der Kinderfrüherkennungsuntersuchungen* (U3) u. als Verlaufskontrolle i. R. der Therapie; Beurteilung des Luxationsgrads aus den Winkeln zw. Grundlinie u. Pfannendachlinie bzw. Ausstellungslinie, des Reifegrads aus den morphol. Kriterien des Labrum acetabulare, des knorpeligen u. knöchernen Erkers, der knöchernen Pfanne u. des Hüftkopfs (s. Abb.); **Einteilung:** der Hüftgelenkreifung nach Graf: s. Tab.

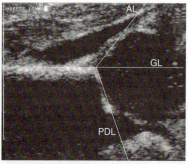

Hüftgelenksonographie: normale Hüfte; GL: Grundlinie; AL: Ausstellungslinie; PDL: Pfannendachlinie [144]

Hüftgelenksonographie Einteilung der Hüftgelenkreifung nach Graf	
Typ	Klinik
I	reife Hüfte
II a	unreife Hüfte (bis 3. Lebensmonat)
II b	Dysplasie (ab 3. Lebensmonat)
III	Hüftgelenkluxation und Dezentrierung des Femurkopfs
IV	hohe Luxation

weiss-Gips), ggf. weitere Nachbehandlung mit Hilfe von Schienenapparaten (z. B. Forrester*-Brown-Schiene, ggf. Overhead extension); bei Versagen der konservativen Maßnahmen schonende offene Reposition; bei persistierender Pfannendysplasie Pfannendachplastik (z. B. nach Lance od. Pemberton), Chiari*-Operation, Salter*-Operation, Pfannenschwenkoperation (dreifache Osteotomie*); bei H. des Erwachsenen ggf. palliative Umstellungsosteotomie, u. U. Implantation einer Endoprothese erforderl.; Kompl.: Hüftkopfnekrose*; Progn.: abhängig von Diagnosezeitpunkt u. Therapiebeginn; gute Korrekturmöglichkeiten im 1. u. 2. Lj.; **b)** pränatale H.: selten, i. d. R. kombiniert mit anderen Fehlbildungen; Progn. ungünstig, da meist irreponible Luxation; **2. traumatische** H. (s. Abb. 3) inf. großer Gewalteinwirkung (z. B. dashboard* injury), Begleitverletzung i. S. einer Pipkinfraktur (s. Oberschenkelfraktur) möglich; Einteilung: **a)** nach hinten oben (Luxatio iliaca) bzw. hinten unten (Luxatio ischiadica); **b)** nach vorn oben (Luxatio pubica) bzw. vorn unten (Luxatio obturatoria); **c)** nach medial bei Acetabulumfraktur (sog. zentrale Hüftluxation); Klin.: Schmerzen, Gehunfähigkeit, federnde Gelenkfixation in typ. Stellung; Diagn.: Rö., CT; Ther.: notfallmäßige Reposition, da Gefahr der Hüftkopfnekrose (vgl. Böhler-Hüftgelenkreposition); frühfunktionelle Nachbehandlung unter Beinentlastung; Kompl.: Instabilität des Gelenks u. Reluxation bei Abbruch des hinteren Pfannenrands; Acetabulum-, Kopfkalotten- od. Schenkelhalsfraktur; Progn.: Ischiadicusläsion bzw. Hüftkopfnekrose in ca. 15 % der Fälle (Kontrolle durch KM-MRT).

Hüft|gelenk|tuberkulose (Tuberkel*; -osis*) f: s. Arthritis tuberculosa.

Hüft|kopf|nekrose (Nekr-*; -osis*) f: (engl.) avascular necrosis of the head of femur; aseptische nichttraumat. Osteochondrose im Erwachsenenalter als Kompl. nach Behandlung einer angeb. od. traumat. Hüftgelenkluxation, nach Schenkelhals- u. Acetabulumfraktur inf. Durchblutungsstörungen des Hüftkopfs; **Klin.:** Bewegungseinschränkung u. -schmerz nach symptomlosem Intervall; Entw. einer Koxarthrose* möglich; **Diagn.:** im Rö. erhöhter Kalksalzgehalt, später Sklerosierung, Hüftkopfentrundung, Randzacken u. Zysten bei verschmälertem Gelenkspalt; **Ther.:** Anbohrung, Knochenspanplastik, Umstellungs- u. Rotationsosteotomie bei jungen Pat. mit partieller H.; ggf. Endoprothese. Vgl. Perthes-Calvé-Legg-Krankheit.

Hüft|schraube, dynamische: (engl.) dynamic hip screw; Abk. DHS; Implantat* zur osteosynthet.

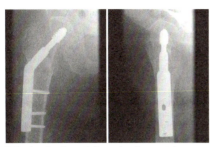

Hüftschraube, dynamische: rechter Femur [88]

Versorgung von Schenkelhalsfrakturen* od. pertrochanteren Oberschenkelfrakturen* (s. Abb.); Entfernung bei jüngeren Pat. nach ca. 1,5 Jahren (wird bei älteren Pat. belassen). Vgl. Osteosynthese (Abb. 1 dort).

Hühner|auge: eigentlich Hornauge; s. Clavus.
Hühner|brust: s. Pectus carinatum.
Hühner|milben|krätze: s. Gamasidiose.
Hüll|proteine (Prot-*) *n pl*: (engl.) *coating proteins*; diejenigen Proteine, aus denen eine Virus- od. Bakteriophagen-Hülle (Envelope) zusammengesetzt ist.
Hülsen|früchte: (engl.) *legumes*; Bez. für Leguminosen bzw. deren Samen, z. B. Erbsen, Bohnen, Linsen, Sojabohnen; haben unter den pflanzl. Nahrungsmitteln den höchsten Eiweißgehalt, wenn auch mit nur geringem Anteil an essentiellen Aminosäuren; enthalten Kohlenhydrate (hauptsächl. Stärke) u. 7–13 % unverdaul. Zellulose, evtl. auch Fett u. Vitamin B; zeichnen sich durch niedrigen glykämischen Index* aus, in rohem Zustand haben viele H. tox. Wirkung (Meteorismus, hämorrhag. Gastroenteritis, ton. Krämpfe, Schock, Hypokaliämie). Bereits 5–6 rohe grüne Bohnen wirken u. U. tödlich. Urs. sind die Hämagglutinine* u. versch. andere Proteinfraktionen mit geringerer hämagglutinierender u. stärkerer tox. Wirkung (z. B. Phaseolotoxin, Phasin u. Concanavalin* A). H. u. a. Gemüse enthalten Protease*-Hemmer. Durch Kochen (mind. 15 Min.) wird die schädl. Wirkung dieser Proteine zerstört. Vgl. Favismus, Lathyrismus.
Hülsen|kapillaren (kapillar*) *fpl*: (engl.) *sheathed arterioles*; von verdichtetem retikulärem Bindegewebe umgebene arterielle Kapillaren der Milz*.
Hüpferlinge: (engl.) *copepods*; syn. Copepoda; Ruderfußkrebse des Unterstammes Diantennata der Arthropoden*; Gattungen Cyclops u. Diaptomus sind Zwischenwirte für Diphyllobothrium* latum; Gattung Cyclops i. w. S. ist Zwischenwirt für Dracunculus* medinensis.
Hürthle-Tumor (Karl W. H., Histol., Breslau, 1860–1945; Tumor*) *m*: (engl.) *Hürthle cell tumor*; syn. Struma postbranchialis; aus feingranulierten, großen eosinophilen Zellen (Onkozyten, Hürthle-Zellen) bestehendes Adenom* der Schilddrüse (selten malignes onkozytäres Karzinom); vgl. Schilddrüsentumoren, Onkozytom.
Hürthle-Zellen (↑; Zelle*): (engl.) *Hürthle cells*; in der Schilddrüse vorkommende Onkozyten*; vgl. Hürthle-Tumor.

Hufeisenniere

Hueter-Linie (Karl H., Chir., Greifswald, 1838–1882): (engl.) *Hueter's line*; querverlaufende Gerade zw. den Epikondylen u. dem Olekranon bei Armstreckung; bei Armbeugung Bildung eines gleichschenkeligen Dreiecks (s. Abb.); vgl. Ellenbogenluxation.

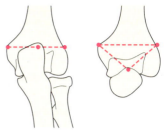

Hueter-Linie: Gerade in Streckstellung, Hueter-Dreieck bei 90° Beugestellung

Hueter-Mayo-Operation (↑; William J. M., Chir., USA, 1861–1939; Charles H. M., Chir., USA, 1865–1939) *f*: s. Hallux valgus.
Huet-Operation *f*: s. Kehlkopfoperationen.
Huf|eisen|niere: (engl.) *horseshoe kidney*; Ren arcuatus; Fehlbildung der Nieren in Form einer Verschmelzungsniere; in 95 % der Fälle Verschmelzung beider unterer Pole durch einen Isthmus aus Nieren- od. Kapselbindegewebe in Höhe von LWK 4; gleichzeitig Fehlrotation (Nierenhilus zeigt nach vorn); **Häufigkeit:** 1 : 600; **Sympt.:** gelegentl. uncharakterist. Abdominalbeschwerden; Harnabfluss aus dem Nierenbecken kann beeinträchtigt sein; Folgen: v. a. Hydronephrosen*, chron. Infektion, Steinbildung, gehäuftes Auftreten von Nephritiden; **Diagn.:** Ultraschalldiagnos-

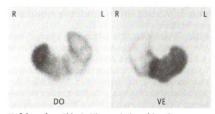

Hufeisenniere Abb. 1: Nierenszintigraphie mit DMSA [36]

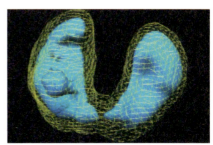

Hufeisenniere Abb. 2: SPECT mit 3D-Rekonstruktion [36]

Huflattich

tik, Rö., Angiographie, Nierenszintigraphie (s. Abb. 1), SPECT* (s. Abb. 2). Vgl. Nierenfehlbildungen.

Huflattich: (engl.) *colt's foot;* Tussilago farfara; Kraut aus der Fam. der Korbblütler, dessen Laubblätter (Farfarae folium) u. a. Schleim- u. Gerbstoffe sowie tox. Pyrrolizidinalkaloide enthalten; **Verw.:** Husten, Heiserkeit u. leichte Entz. im Mund- u. Rachenraum; **Kontraind.:** Schwangerschaft, Stillzeit; Anwendungsdauer nicht länger als 6 Wochen pro Jahr.

Hughes-Stovin-Syn|drom (John P. H., Arzt, London; Peter G. J. St., Arzt, London) *n*: (engl.) *Hughes-Stovin syndrome;* sehr seltene multifaktorielle Erkr. mit Aneurysmen der A. pulmonalis, verursacht durch infizierte Embolien (viral, bakteriell, mykotisch) inf. häufig rezidivierender Thrombophlebitiden peripherer Venen u. der Sinus durae matris.

Hultén-Variante (Olof H., Chir., Uppsala, 1897–1984) *f*: (engl.) *Hultén's variance;* Verkürzung (Minusvariante) od. Verlängerung (Plusvariante) der Ulna gegenüber der distalen Radiusgelenkfläche aufgrund angeb. Entwicklungsstörung (s. Abb.); kann zu Arthrose im distalen Radioulnargelenk u. ggf. zu Lunatummalazie* führen; **Ther.:** Verkürzungs- od. Verlängerungsosteotomie (Kallusdistraktion, Fixateur externe).

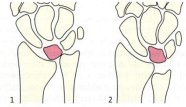

Hultén-Variante: 1: Plusvariante; 2: Minusvariante

Human-: Wortteil mit der Bedeutung menschlich; von lat. humanus.

Human|albumin (↑; Album-*) *n*: (engl.) *human albumin;* Lösung aus menschl. Albumin zur Infusion (s. Plasmaersatzstoffe); **Anw.:** 4–5 %ige Lösung als Volumenersatz bei Blutverlusten (u. niedrigen Plasmaalbuminkonzentrationen); 20–25 %ige (hyperonkotische) Lösung zur Anhebung des kolloidosmot. Drucks bei best. chron. Albuminmangelzuständen.

Human-Bio|monitoring (↑; Bio-*; Monitoring*) *n*: Abk. HBM; systematische, unter Beobachtungsaspekten erfolgende, einmalige od. wiederholte Messung der Konz. od. deren Stoffwechselprodukten (Metaboliten) in humanbiol. Materialien (u. a. Blut, Serum, Muttermilch, Harn, Haare, Zähne, Ausatmungsluft, Sektionsmaterial) als Expositions-Monitoring od. die unter entspr. Bedingungen erfolgende Messung biol. Parameter, die auf Belastungen durch chem., physik. od. biol. Faktoren „reagieren" bzw. deren Wirkungen anzeigen (Wirkungsparameter) als Effekt-Monitoring. Vgl. Biomonitoring.

Human|genetik (↑; Genetik*) *f*: (engl.) *human genetics;* Fachgebiet der Medizin u. Genetik, das sich mit der Vererbung genet. Merkmale beim Menschen, den Ursachen genet. Krankheiten* u. deren Vermeidung bzw. Behandlung befasst; vgl. Beratung, genetische.

Human|genom|projekt (↑; Gen*) *n*: (engl.) *human genome project;* Abk. HGP; Vorhaben der Human Genome Organization (Abk. HUGO), die gesamte DNA-Sequenz (ca. 3 Mrd. Basen) des Menschen zu ermitteln u. als Datenbank zur Verfügung zu stellen; ermöglicht wurde das HGP durch hochauflösende Genkarten (s. Genkartierung), Genbanken*, automatisierte Sequenzierung* u. leistungsfähige Rechnerprogramme. Die geschätzte Anzahl der menschl. Gene beträgt 30 000–35 000. Ziel ist die Aufklärung der Funktion bzw. des Zusammenspiels dieser Gene sowie die Identifizierung von DNA-Varianten, die für Erkr. prädisponieren, um auf dieser Basis u. a. neue Diagnostika u. Arzneimittel entwickeln zu können.

human growth hormone (↑; engl. growth Wachstum; Horm-*): s. STH.

Human|insulin (↑) *n*: (engl.) *human insulin;* menschl. Insulin*, das sich von Rinderinsulin in 3, von Schweineinsulin in 1 Aminosäurerest unterscheidet (s. Abb.).

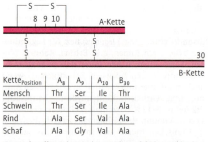

Humaninsulin: Schema des Insulinmoleküls; Vergleich der Insulinprimärstruktur von Mensch, Schwein, Rind u. Schaf

Human|papilloma|viren (↑; Papilla*; -om*; Viren*) *n pl*: Abk. HPV; s. Papillomavirus.

Human|toxizität (↑; Tox-*) *f*: (engl.) *human toxicity;* tox. Wirkung eines Agens auf den Menschen.

Humerus (lat. umerus Oberarm) *m*: (engl.) *humerus;* Oberarmknochen; Teile: Caput humeri (Gelenkkopf des Schultergelenks), Collum anatomicum u. Collum chirurgicum (anat., chir. Hals), Tuberculum majus et minus (Muskelansatzhöcker), Corpus humeri (Schaft des Oberarmknochens), Condylus humeri (distales Ende mit Gelenkflächen für das Ellenbogengelenk).

Humerus|fraktur (↑; Fraktur*) *f*: (engl.) *fracture of the humerus;* Oberarmfraktur; Fraktur des Humerus; **Formen** entspr. der Lok.: s. Abb. 1; **1. proximale** H. im Bereich Collum chirurgicum (s. Abb. 2) u. (seltener) Collum anatomicum (mit höherer Nekroserate), Klassifikation nach Neer od. AO, häufig typ. Unfallmechanismus (Sturz auf die Schulter, häufige Altersfraktur; Sympt.: schmerzhafte Bewegungseinschränkung, Schwellung, Hämatom, ggf. Gefäß- u. Nervenläsion (Plexus brachialis, A. u. N. axillaris, bei Hochrasanztrauma); Diagn.: Rö. in 2 Ebenen, CT; Ther.: konservativ funktionell, Osteosynthese; bei Trümmerbrüchen Endoprothese; **2. Humerusschaftfraktur:** klass.

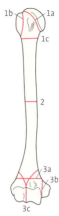

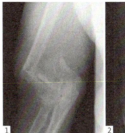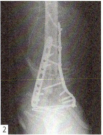

Humerusfraktur Abb. 4: distale H.; 1: präoperative Röntgenaufnahme mit deutlicher Dissoziation des Schafts u. der Kondylen; 2: Versorgung mit Plattenosteosynthese [88]

Humerusfraktur Abb. 1: Lokalisation; 1: proximal: a: Kalottenfraktur (selten); b: Abrissfraktur des Tuberculum majus; c: subkapitale Fraktur; 2: Humerusschaftfraktur; 3: distale Humerusfraktur: a: suprakondylär; b: Abrissfraktur des Epikondylus ulnaris; c: Y-förmige transkondyläre Fraktur

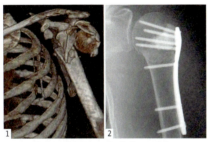

Humerusfraktur Abb. 2: proximale H. am Collum chirurgicum; 1: CT-3D-Rekonstruktion, 2: Versorgung mit winkelstabiler Plattenosteosynthese [88]

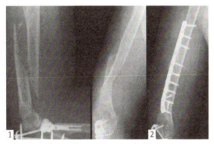

Humerusfraktur Abb. 3: Humerusschaftfraktur u. osteosynthetisch versorgte Unterarmfraktur; 1: präoperative Röntgenaufnahmen in 2 Ebenen; 2: plattenosteosynthetische Versorgung [88]

Frakturzeichen mit Dislokation; Gefäßläsionen u. Verletzung des N. radialis müssen ausgeschlossen werden; Ther.: konservativ mit kurzfristiger Ruhigstellung im Gips-Desault-Verband, später mit Brace; Osteosynthese mit Platte (s. Abb. 3) od. Nagel, bei Kindern auch dynam. Markraumschienung; **3. distale** H. als suprakondyläre H., Epikondylenfraktur*, monokondyläre (intraartikuläre) bzw. bi(trans)kondyläre Fraktur; Sympt.: Hämatom, Schwellung, schmerzhafte Bewegungseinschränkung, ggf. Begleitverletzungen von Nerven u. Gefäßen, Gefahr des Kompartmentsyndroms; Ther.: beim Erwachsenen überwiegend op. (Osteosynthese, s. Abb. 4), bei kindl. suprakondylärer Fraktur (häufige Verletzung am wachsenden Skelett, meist Extensionsfraktur) ggf. offene Reposition (Ausgleich des Drehfehlers) u. Fixation mit Kirschner-Drähten, u. U. Cuff*-and-collar-Verband. Vgl. Ellenbogenluxation.

humidus (lat. umidus): feucht.

Humin|säuren: s. Moorbad.

Humor (lat. umor) *m*: Flüssigkeit, Feuchtigkeit.

humoral (↑): die Körperflüssigkeiten betreffend.

Humor aquosus (↑) *m*: Kammerwasser*.

Humor vitreus (↑) *m*: s. Corpus vitreum.

Humphrey-Band: Ligamentum meniscofemorale anterior.

Hunde|band|wurm: s. Echinococcus granulosus.

Hunde|floh: Ctenocephalides canis; s. Flöhe.

Hunderter|regel: s. Baux-Score.

Hunde|spul|wurm: Toxocara canis; s. Toxocara.

Hunger: (engl.) *hunger*; Allgemeingefühl bei Nahrungsmangel (kataboler Stoffwechsel), das zur Nahrungsaufnahme veranlasst; **Regulation: 1.** mechanisch: Hemmung (anorexigene Wirkung) durch Magendehnung (aktiviert Sekretion von Cholecystokinin u. Parasympathikus) inf. Nahrungsaufnahme; **2.** psychosensorisch: z. B. olfaktor. Reiz als orexigener Stimulus; **3.** metabolisch: **a)** orexigen: Abnahme der verfügbaren Glukosemenge im Organismus (unabhängig von Blutzuckerkonzentration; Glukorezeptoren in Diencephalon, Dünndarm, Leber u. Magen) u. Stoffwechselprodukte der Lipolyse* sowie Anstieg der Wärmeproduktion des Körpers bei Abnahme der Umgebungstemperatur; **b)** anorexigen: Anstieg von Stoffwechselendprodukten des Glukosestoffwechsels (v. a. Laktat*); **4.** neuroendokrin: s. Tab.; Steuerung von Nahrungsaufnahme u. Energiebilanz durch Interaktion zirkulierender Hormone (Leptin*, Insulin, Ghrelin*, PYY*) u. Stoffwechselmetabolite (z. B. Glukose, Fett- u. Aminosäuren) mit Neuronengruppen des Nucleus* arcuatus, die die

Hungerazidose

Hunger	
Neuroendokrine Regulation	
orexigen	anorexigen
peripher[1]	
Ghrelin*	Cholecystokinin*
	PYY*
	GLP*-1
	Leptin*
zentral (Hypothalamus)	
Neuropeptid* Y	Alpha-MSH
Orexin*	Serotonin (5-HT)
Agouti-related-Protein	TRH*
MCH*	CRH*
Anandamid	ADH*
	Proopiomelanocortin*
	cocaine-and amphetamine-regulated transcript (Abk. CART)

[1]zirkulierende adipozytäre u. gastrointestinale Hormone*, die nach Passage der Blut*-Hirn-Schranke zentral wirken

orexigenen Neuropeptide Neuropeptid* Y (NPY) u. Agouti-related Protein (AGRP, hemmt MSH-Bindung an MC3- u. MC4-Rezeptoren) u. die anorexigenen Peptide PYY, GLP*-1, Proopiomelanocortin* (POMC) u. cocaine-and amphetamine-regulatetd transcript (CART) exprimieren; Steigerung der körperl. Aktivität durch CART u. alpha-melanocyte-stimulating hormone (Abk. Alpha-MSH) unter Einfluss erhöhter Leptinspiegel; bei Rückgang an verfügbaren Nährstoffen wird über die gesteigerte Ausschüttung von Ghrelin u. eine reduzierte Ausschüttung von Leptin u. gastrointestinalen Hormonen* (PYY, GLP-1) im Hypothalamus die Synthese von NPY u. AGRP stimuliert, wodurch andere orexigene Neurone aktiviert werden u. die Nahrungsaufnahme initiiert wird. Nach erfolgter Nahrungsaufnahme Abfall der Ghrelinspiegel u. Anstieg von Leptin, Cholecystokinin* (Freisetzung durch Fette u. Proteine im Darm im oberen Dünndarm), PYY, GLP-1 (Freisetzung im unteren Dünndarm u. Colon), Amylin* u. Serotonin (wird durch Glukose stimuliert u. sendet direkte Signale an das Gehirn zur Glukosehomöostase) u. Umschaltung auf Fettspeicherung u. Glukoseoxidation. Vgl. Appetit; Adipositas; Prader-Willi-Syndrom.

Hunger|azidose (Azid-*; -osis*) *f*: (engl.) *starvation acidosis*; Form der Ketoazidose* inf. gesteigerter Lipolyse bei fehlender Kohlenhydratzufuhr mit erhöhten Spiegeln von Aceton*, Betahydroxybuttersäure* u. Acetessigsäure*.

Hunger|dys|trophie (Dys-*; Troph-*) *f*: s. Protein-Energie-Mangelsyndrome.

Hunger|ödem (Ödem*) *n*: s. Ödem; Dystrophie; Protein-Energie-Mangelsyndrome.

Hunger|osteo|pathie (Ost-*; -pathie*) *f*: s. Osteopathie, alimentäre.

Hunger|schmerz: (engl.) *hunger pain*; oft bei Duodenalgeschwüren, insbes. nachts auftretender Schmerz in der Magengegend; vgl. Ulcus duodeni.

Hunger|stuhl: (engl.) *starvation stool*; substanzarmer, schwarzbrauner bzw. grünlicher, wässriger, alkalischer Kot des unterernährten Säuglings (häufig bei Pylorusstenose*), v. a. aus Schleim, Galle u. Darmzellen bestehend.

Hunger|versuch: (engl.) *diagnostic starvation*; syn. Fastentest; Nahrungskarenz für 48 (–72) Std. zum Ausschluss eines Insulinoms* bei ungeklärter Hypoglykämie*; **Prinzip:** Blutentnahme alle 6 Std. zur Bestimmung der Konz. von Glukose, Insulin u. C-Peptid bei Sympt. einer Hypoglykämie (Abbruchkriterium) u. bei V. a. selbstinduzierte Hypoglykämie (z. B. durch Sulfonylharnstoffe); **Auswertung:** bei Insulinom Absinken der Blutglukosekonzentration unter 40 mg/dl u. langsamer od. ausbleibender Abfall der Insulinkonzentration.

Hunner-Zystitis (Guy H., Urol., Baltimore, 1868–1957; Kyst-*; -itis*) *f*: interstitielle Zystitis*.

Hunter-Band (John H., Chir., London, 1728–1793): Ligamentum* teres uteri.

Hunter-Glossitis (William H., Arzt, London, 1861–1937; Gloss-*; -itis*) *f*: (engl.) *Hunter's glossitis*; syn. Glossitis atrophicans; Rotfärbung von Zungenspitze u. -rücken inf. Atrophie der Zungenpapillen, verbunden mit Parästhesien u. Zungenbrennen; **Vork.:** v. a. bei perniziöser Anämie.

Hunter-Kanal (↑; Canalis*): (engl.) *adductor canal*; Canalis adductorius; s. Adduktorenkanal.

Hunter-Krankheit (Charles H., Int., Manitoba, 1873–1955): (engl.) *Hunter's syndrome*; syn. Mukopolysaccharid-Speicherkrankheit Typ II; X-chromosomal-rezessiv erbl. Typ II der Mukopolysaccharid*-Speicherkrankheit (Genlocus Xq28 mit versch. Mutationen) mit Defekt der lysosomalen Iduronatsulfatase u. vermehrter renaler Ausscheidung von Heparan- u. Dermatansulfat in der Folge; **Klin.:** Manifestation im frühen Kindesalter (schwere Verlaufsform) od. erst gegen Ende der Kindheit (milde Verlaufsform); Kleinwuchs, Kyphose, grobe Gesichtszüge, Makroglossie, Hernien, Herzklappenveränderungen, Hepatosplenomegalie, normale Intelligenz; **Ther.:** Enzymersatztherapie (s. Idursulfase).

Huntington-Chorea (George S. H., Neurol., New York, 1851–1916; Chorea*) *f*: s. Chorea.

Hunt-Syn|drom (James R. H., Neurol., New York, 1872–1937) *n*: **1.** Hunt-Neuralgie; seltene Gesichtsneuralgie* bei Zoster* oticus mit Beteiligung des Ganglion geniculatum (Genikulatumneuralgie*); **Sympt.:** anfallartige Ohrenschmerzen, evtl. Fazialisparese, Hör- u. Gleichgewichtsstörungen; **2.** Dyssynergia* cerebellaris myoclonica; **3.** progressive Pallidumatrophie*.

Hurler-Pfaundler-Krankheit (Gertrud H., Päd., München, 1889–1965; Meinhard von P., Päd., München, 1872–1947): (engl.) *mucopolysaccharidosis type I-H*; syn. Hurler-Syndrom, Mukopolysaccharid*-Speicherkrankheit Typ I-H, Pfaundler-Hurler-Krankheit; autosomal-rezessiv erbl. Stoffwechselstörung (Genlocus 4p16.3, mehrere Mutationen im für Alpha-L-Iduronidase codierenden IDUA-Gen) mit schweren Veränderungen der enchondralen u. periostalen Ossifikation* (Dysostosis multiplex) als Folge eines lysosomalen Alpha-L-Iduronidasemangels; die allele Mutation des gleichen Enzyms führt zur klin. unterschiedl. Scheie-Krankheit (s. Mukopolysaccharid-Speicherkrankheiten, Tab. dort). **Klin.**: Knochenwachstumsstörungen (Kleinwuchs, Dyskranie, Kyphose der LWS), Gelenkversteifungen, Vergröberung der Gesichtszüge (Gargoylismus*), Hernien; Ablagerung von Mukopolysacchariden in Leber u. Milz (mit entspr. Organvergrößerungen) sowie in Herzklappen, Cornea u. Gehirn, wodurch die geistige Entw. u. U. erhebl. gestört sein kann; **Diagn:** Rö., vermehrte Ausscheidung von Dermatan- u. Heparansulfat, Enzymmangel z. B. in Leukozyten u. Fibroblasten; Pränataldiagnostik* möglich; **Ther.**: im Kindesalter beginnender Enzymersatz, Knochenmarktransplantation.

Hurler-Zellen (↑; Zelle*): (engl.) *Hurler cells*; frühere Bez. für Mukopolysaccharid-Speicherzellen bei Hurler*-Pfaundler-Krankheit.

Hurst-En|zephali̱tis (Enkephal-*; -itis*) *f*: s. Enzephalomyelitis, akute disseminierte.

HUS: Abk. für hämolytisch-urämisches Syndrom; s. Mikroangiopathie, thrombotische.

Huschke-Knorpel: Cartilago vomeronasalis.

Husten: (engl.) *cough*; forcierte Exspiration gegen die zunächst verschlossene, dann plötzlich geöffnete Glottis; physiol. Schutzreflex (reflektor. Antwort auf Reizung der tracheobronchialen Schleimhaut; s. Hustenreflex) bzw. pathol. Symptom; **Einteilung: 1.** nach Dauer in akut (<3 Wochen) u. chron. (≥3 Wochen; nach WHO); **2.** nach Sekretproduktion in unproduktiv (ohne Sekret; syn. trockener H., sog. Reizhusten) u. produktiver H. (mit Sekret); **Urs.:** entzündl., chem., physikal. od. mechan. Reizung der Atemwege; bei akutem H. v. a. viraler grippaler Infekt, akute Bronchitis, Pneumonie, Influenza, akute Exazerbationen einer COPD; bei chronischem H. v. a. chronische Bronchitis, COPD, Asthma bronchiale, bronchiale Hyperreagibilität, gastroösophageale Refluxkrankheit, chron. Sinusitis; seltener Arzneimittel-induziert (z. B. ACE-Hemmer), psychogen, eosinophile Bronchitis, Pertussis, chron. Linksherzinsuffizienz, Bronchial- od. Lungentumor, Fremdkörperaspiration, sensible Vagusreizung (z. B. im Bereich von Meninges, äußerem Gehörgang, Magen-Darm-Trakt u. Nieren); **Kompl.:** Erbrechen, Kopfschmerzen, Herzrhythmusstörungen, **Ther.:** bei produktivem H. evtl. Expektoranzien* (nicht evidenzbasiert), bei unproduktivem H. ggf. Antitussiva* (Codein im Ausnahmefall, cave: Sucht); Ther. der Grunderkrankung. Vgl. Stakkatohusten; Hämoptyse.

Husten, bi|tonaler: (engl.) *bitonal cough*; doppeltönender Husten; **Vork.:** bei Tracheomalazie*, kindl. Bronchiallymphknoten-Tuberkulose (s. Tuberkulose) od. bei Keuchhusten durch exspiratorischen trachealen (tracheobronchialen) Hustenkollaps.

Husten|fraktur (Fraktur*) *f*: (engl.) *cough fracture*; durch starkes Husten verursachte Rippen(serien)fraktur od. Wirbelkörperfraktur; v. a. bei ausgeprägter Osteoporose* u. Osteolyse*.

Husten|mittel: s. Antitussiva.

Husten|platte: (engl.) *Chievitz cough plate*; Nährboden zur Isolierung von Bordetella* pertussis; Kartoffel-Glycerol-Blutagarplatte od. Frischblutagarplatte mit Penicillinzusatz. Bei der Diagn. des Keuchhustens* durch den tiefen Nasenabstrich mit Alginat-Tupfer auf cephalexinhaltigem Kohle-Pferdeblut-Agar ersetzt.

Husten|re|flex (Reflekt-*) *m*: (engl.) *cough reflex*; polysynaptischer, von der Medulla* oblongata kontrollierter Schutzreflex zur Reinigung der Atemwege von eingedrungenen Schmutzpartikeln u. Fremdkörpern; ausgelöst durch Reizung von Sensoren in der tracheobronchialen Schleimhaut. Vgl. Aspiration; Extubation.

Husten|syn|kope (Synkope*) *f*: (engl.) *cough syncope*; sog. Hustenschlag; Synkope* inf. einer akuten Durchblutungsminderung u. nachfolgender Ischämie des Gehirns durch eine während einer Hustenattacke auftretenden intrakraniellen Druckerhöhung u. Verminderung des Schlagvolumens*; **Vork.:** v. a. bei Pat. mit Erkr. der Atmungsorgane u. gestörter Regulation der Vasomotoren*.

Husten|test *m*: (engl.) *cough test*; Verf. zum Nachw. einer Klappeninsuffizienz oberflächlicher Venen an den unteren Extremitäten; ein Reflux des venösen Bluts wird bei insuffizienten Venenklappen durch Palpation od. Ultraschalldiagnostik (Doppler-, Duplexsonographie) festgestellt. Vgl. Varikose.

Huster|muskel (Musculus*): (engl.) *cough muscle*; Bez. für eine Hypertrophie des lateralen Bündels des M. latissimus dorsi bei chron. Husten.

HUT: Abk. für Helicobacter-Urease-Test; s. Urease-Schnelltest.

Hutchinson-Gesicht (Sir Jonathan H., Chir., London, 1828–1913): s. Gesicht.

Hutchinson-Gilford-Syn|drom (↑; Hastings G., Chir., London, 1861–1941) *n*: (engl.) *Hutchinson-Gilford disease*; syn. Progeria infantilis; sog. greisenhafter Kleinwuchs; autosomal-dominant erbl. schwere kindl. Entwicklungsstörung; **Ätiol.:** Genlocus 1q21.2, Mutationen im Lamin A/C-Gen; **Häufigkeit:** ca. 1 : 8 000 000, mehr als 100 Fälle sind bekannt; **Sympt.:** bereits im frühesten Kindesalter einsetzende hochgradige Vergreisung mit proportioniertem Kleinwuchs bei altersgemäßer Intelligenzentwicklung; Hypoplasien, Zahnentwicklungsstörungen, Osteoporose, Arthrosen, u. U. Hydrozephalus; rel. typisch ist eine verstärkte Kopfvenenzeichnung. **Progn.:** Wegen generalisierter Arteriosklerose erreichen die Pat. meist nicht das 20. Lebensjahr. Vgl. Progeroid; Erythrokeratodermie, progressive symmetrische.

Hutchinson-Trias (↑; Trias*) *f*: (engl.) *Hutchinson's triad*; Symptomentrias bei Syphilis* connata.

Hutchinson-Zähne (↑): (engl.) *Hutchinson's teeth*; syn. Fournier-Zähne; tonnenförmige od. von der Basis zur Krone hin sich verschmälernde obere mittlere Schneidezähne des bleibenden Gebisses mit halbmondförmigen Aussparungen an den Kauflächen u. Zahnlücken (s. Abb. 1 u. 2); wichtigstes Zeichen der Spätfolge einer konnatalen Syphilis*. Vgl. Moon-Zähne.

Hut|krempen|regel: Faustregel zur Beurteilung der Genese einer Kopfverletzung; die sog. Hutkrempe ist eine gedachte Linie in Höhe des größten Kopfumfangs; bei einem Sturz auf der Ebene sind Verletzungen oberh. dieser Linie eher schlagbedingt

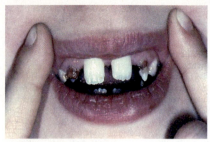

Hutchinson-Zähne Abb. 1 [143]

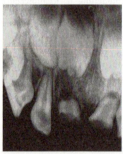

Hutchinson-Zähne Abb. 2: typische Tonnenform der bleibenden Zähne bei verkümmertem Milchgebiss [163]

Hutkrempenregel

(Verdacht auf Fremdeinwirkung), während Verletzungen in od. unterh. der Hutkrempenlinie i. d. R. mit einem Sturzgeschehen vereinbar sind (s. Abb.).

Huxley-Schicht (Thomas H. H., Physiol., Naturwissenschaftler, London, 1825–1895): (engl.) *Huxley's layer*; Schicht polygonaler Zellen als Teil der inneren Haarwurzelscheide; vgl. Haare (Abb. dort).

HVL: Abk. für Hypophysenvorderlappen; s. Hypophyse.

HVS: Abk. für Homovanillinsäure*.

HWI: 1. (kardiol.) Abk. für Hinterwandinfarkt*; **2.** (urol.) Abk. für Harnweginfektion*.

HWK: Abk. für Halswirbelkörper.

HWS: 1. Abk. für Halswirbelsäule; s. Wirbelsäule*. **2.** Abk. für Halbwertschichtdicke*.

HWS-Dis|torsion (Distorsion*) *f*: s. Beschleunigungstrauma der Halswirbelsäule.

HWZ: Abk. für Halbwertzeit*.

Hyal-: auch Hyalo-; Wortteil mit der Bedeutung glasartiger, durchsichtiger Stein; Glas; von gr. ὕαλος.

Hyalin (↑) *n*: (engl.) *hyaline*; Bez. für heterogene Substanzen (im Allg. einfache od. zusammengesetzte Proteine*), die lichtmikroskop. homogen glasigtransparent erscheinen u. sich mit sauren Farbstoffen in der Gieson*-Färbung rot färben; **Vork.: 1.** bei Alterungsprozessen ohne pathol. Bedeutung, z. B. im Corpus albicans, altersbedingt z. B. in Lymphknoten; **2.** in Zus. mit pathol. Prozessen: **a)** intrazellulär als Councilman*-Körperchen, Mallory*-Körperchen, Russell*-Körperchen od. Crooke*-Zellen; **b)** extrazellulär, z. B. bei Hyalinose* od. bei Proteinurie* als hyaline Zylinder im Harnsediment*. Vgl. Degeneration.

Hyalinose (↑; -osis*) *f*: (engl.) *hyalinosis*; Erkr. mit Einlagerung von Hyalin* in bzw. hyaliner Degeneration* von Bindegewebe (Hyalinisierung); **Vork.:** u. a. bei chron.-entzündl. Prozessen (z. B. als sog. Zuckergussleber* od. Zuckergussmilz*, Pleuraschwarte*), bei Arteriosklerose* (als homogene Verdickung der Arterienwand).

Hyalinosis cutis et mucosae (↑; ↑) *f*: (engl.) *lipoid proteinosis*; syn. Lipidproteinose, Urbach-Wiethe-Syndrom, Morbus Urbach-Wiethe; autosomal-rezessiv erbl. (Genlocus 1q21, Mutationen im ECM1-Gen), in der frühen Kindheit beginnende Erkr. mit Ablagerungen hyaliner Glykolipoproteine bes. in Haut u. Schleimhaut, aber auch anderen Organen; **Sympt.:** gelbl. Papeln u. Plaques im Gesicht (an den Lidrändern perlschnurartig angeordnet), an Stamm, Ellenbogen u. Knien, Heiserkeit durch Ablagerungen an den Stimmlippen, Makroglossie, evtl. Beteiligung des ZNS, der Atemwege u. des Verdauungstrakts mit Obstruktionen. Vgl. Lipidosen.

hyaloideus (↑, -id*): glasartig.

Hyalo|mer (↑; gr. μέρος Teil) *n*: (engl.) *hyalomere*; glasartige, organellen- u. granulafreie, durchsichtige Randpartie der Thrombozyten*.

Hyalo|plasma (↑; -plasma*) *n*: Zytosol*.

Hyal|uronidase (INN) *f*: (engl.) *diffusion factor*; lysosomale Glykosidase, die glykosid. Bindungen der Hyaluronsäure* u. der Chondroitinsulfate* spaltet u. sie zus. mit anderen Glykosidasen* u. Sulfatasen depolymerisiert; **Vork.:** in vielen Geweben; ermöglicht z. B. das Eindringen der Spermien in die Eizelle u. erhöht die Gefäß- u. Bindegewebepermeabilität bei Entzündung; therap. **Verw.:** Infusions- u. Injektionszusatz zur Förderung der lokalen Ausbreitung u. Resorption.

Hyal|uron|säure: (engl.) *hyaluronic acid*; lineares, in Fibroblasten aus Glukose synthet. Glykosaminoglykan* (M_r 200 000–400 000) aus N-Acetyl-D-glukosamin, das $\beta(1{\rightarrow}4)$-glykosidisch mit D-Glukuronsäure verknüpft ist; die Disaccharideinheiten sind untereinander $\beta(1{\rightarrow}3)$-glykosidisch verbunden. Insulinmangel u. Kortikoide hemmen die Biosynthese; Abbau durch Hyaluronidase*. **Vork.:** Synovialflüssigkeit, Glaskörper des Auges, Nabelschnur, Haut, Knochen; als Bestandteil von Proteoglykanen* in der extrazellulären Matrix*; therap. **Anw.:** als Filmbildner bei trockenem Auge* (Augentropfen) u. bei Gonarthrose*.

H-Y-Anti|gen (Antigen*) *n*: (engl.) *H-Y antigen*; genet. vom Y-Chromosom u. Chromosom 6 gesteuerte spezif. Antigeneigenschaft von Zelloberflächen, die während der Ontogenese über die Differenzierung der primären männl. Gonadenanlage entscheidet; vgl. HLA-System.

hybrid (lat. hybrida Bastard, Mischling): von zweierlei Herkunft, gemischt.

Hybridisierung (↑): (engl.) *hybridisation*; Meth. zur Veränderung des genet. Materials eines Organismus; **1.** in der klass. Genetik i. S. von geschlechtl. Paarung od. künstl. Befruchtung (Kreuzung); **2.** in der Gentechnologie* benutztes Verf.; komplementäre Anlagerung eines synthet. DNA-Abschnitts (Sonde) an zu untersuchende DNA od. RNA unter Bildung eines Doppelstranges; zur Untersuchung von Chromosomen u. Genen sowie deren Expression; vgl. Southern-Blotting-Methode, Fluoreszenz-in-situ-Hybridisierung.

Hybridom (↑; -om*) *n*: (engl.) *hybridoma*; Zellkultur von Zellhybriden*; Herstellung z. B. durch Hybridisierung normaler Lymphozyten immunisierter Tiere (meist Mäuse) mit Myelomzellen des gleichen Maus-Inzuchtstammes mit der Fähigkeit zur Synthese monoklonaler Antikörper*.

Hybrid|pro|these (↑; Prothese*) *f*: (engl.) *hybride denture*; syn. subtotale Prothese; Teilprothese*, die bei weitgehender Zahnlosigkeit an den noch verbliebenen Zähnen verankert wird; vgl. Totalprothese.

Hybrid|verfahren (↑): (engl.) *hybrid method*; kombinierte Anw. unterschiedl. Verfahren; in der Gefäßchirurgie als Komb. aus offener Op. u. endovaskulärem Verfahren, z. B. chirurg. Ersatz von Aortensegmenten u. endovaskuläre Stent-Implantation bei Aortenaneurysma* (z. B. bei Descendensbogenaneurysma Ersatz des Aortenbogens u. Stent der Aorta Thoracalis descendens); auch i. R. der Ther. von Aortenbogenanomalien (vgl. Norwood-Operation).

Hybrid|zellen (↑; Zelle*): Zellhybriden*.

Hydantoine *n pl*: (engl.) *hydantoins*; Substanzen mit charakterist. heterocyclischem Fünferringsystem (Glykolylharnstoffe, Derivate des nicht mehr im Gebrauch befindl. Hydantoins) u. hypnotischer u. antiepilept. Wirkung; vgl. Antiepileptika-Embryofetopathie, Phenytoin.

Hydantoin|syn|drom *n*: s. Antiepileptika-Embryofetopathie.

Hydatide (gr. ὑδατίς, ὑδατίδος Wasserblase) *f*: **1.** (engl.) *hydatid cyst*; auch Hydatidenzyste; Finne des Echinococcus* granulosus; **2.** s. Morgagni-Hydatide.

Hydatiden|torsion (↑; Torsion*) *f*: (engl.) *hydatid torsion*; Drehung der gestielten Morgagni*-Hydatide um die eigene Achse mit konsekutiver, meist hämorrhagischer Infarzierung; **Vork.:** bes. in der Adoleszenz; **Klin.:** akutes Hemiskrotum mit Schmerz, Nebenhodenschwellung, Skrotalödem u. in 50 % der Fälle mit typischem blauem Fleck (sog. blue dot sign, s. Abb.), über dem die gespannte Skrotalhaut verschieblich ist (pathognomonisch); Tastschmerzmaximum über dem oberen Hodenpol/Nebenhodenkopf, evtl. mit tastbarer hirsekorngroßer Resistenz; gelegentlich Übelkeit bzw. Brechreiz; **Diagn.:** klinisch (eindeutig bei Nachw. eines blue dot sign od. tastbare Resistenz), evtl. Sonographie des Hodens; **DD:** Hodentorsion*, Epididymitis*; **Ther.:** bei eindeutiger Diagn. keine Ther. erforderlich; bei V. a. Hodentorsion op. Freilegung.

Hyde-Krankheit (James N. H., amerikan. Dermat., 1840–1910): s. Prurigo nodularis Hyde.

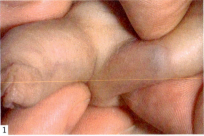

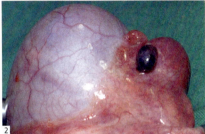

Hydatidentorsion: pathognomonischer blauer Fleck (blue dot sign); 1: klinischer Befund; 2: intraoperativ freigelegt [37]

Hydr-: auch Hydro-, Hyd-; Wortteil mit der Bedeutung Wasser; von gr. ὕδωρ.

Hydr|ämie (↑; -ämie*) *f*: (engl.) *hydremia*; erhöhter Wassergehalt des Bluts u. dadurch bedingte Zunahme des Blutvolumens (Hypervolämie); s. Hyperhydratation.

Hydr|amnion (↑; Amnion*) *n*: (engl.) *hydramnios*; auch Polyhydramnion; abnorm vermehrtes Volumen der Amnionflüssigkeit (Fruchtwasser*) über 2000 ml od. sonograph. gemessener Amniotic*-fluid-Index >18 cm; **Kompl.:** Frühgeburtlichkeit.

Hydr|an|en|zephalie (↑; An-*; Enkephal-*) *f*: (engl.) *hydranencephaly*; syn. Blasenhirn; schwere intrauterine Hirnschädigung mit Umbildung des Großhirns in Form einer Flüssigkeitsblase; Form der Porenzephalie*.

Hydr|argyrose (gr. ὑδράργυρος Quecksilber; -osis*) *f*: s. Quecksilberausschläge; Quecksilberintoxikation.

Hydr|argyrum (↑) *n*: Quecksilber*.

Hydr|argyrum bi|chloratum cor|rosivum (↑) *n*: s. Sublimat.

Hydratation (↑) *f*: **1.** (engl.) *hydration*; syn. Solvatation; (chem.) Zustand od. Vorgang der Lösung polarer (hydrophiler) Moleküle od. Ionen in Wasser; durch die starke elektrostat. Anziehungskraft der Ionen bzw. Ausbildung von Wasserstoffbindungen bei nach außen ungeladenen Molekülen ordnen sich H_2O-Moleküle in Form einer Hydrathülle um das gelöste Teilchen an; **2.** syn. Hydratisierung; (chem.) Addition von H_2O insbes. an eine C—C- od. C=O-Doppelbindung (Chloralhydrat*); **3.** (physiol.) auch Hydration; Menge u. Verteilung des Körperwassers*; vgl. Dehydratation; Hyperhydratation; Wasserhaushalt.

Hydroa vaccini|formia (↑) *f*: (engl.) *hydroa vacciniforme*; seltene, meist vor dem 10. Lj. erstmals auf-

Hydrocele

tretende Lichtdermatose unklarer Ätiol.; **Klin.:** bes. im Frühjahr nach stärkerer Sonnenbestrahlung an lichtexponierten Stellen Entw. roter Flecken mit genabelten Bläschen (eingedellte Vesiculae) u. Pusteln, die varioliforme, eingesunkene Narben hinterlassen; **Progn.:** nach der Pubertät hören die Schübe meist auf. **DD:** Porphyrie*.

Hydro|cele (↑; -kele*) *f:* Hydrozele*.

Hydro|cele chylosa (↑; ↑) *f:* s. Chylozele.

Hydro|cele feminae (↑; ↑) *f:* (engl.) *female hydrocele;* auch Hydrocele muliebris; Ansammlung seröser Flüssigkeit im distalen Teil des persistierenden Processus vaginalis peritonei der Frau; führt zur Anschwellung im oberen Teil der großen Labien. Vgl. Nuck-Divertikel.

Hydro|cele muliebris (↑; ↑) *f:* s. Hydrocele feminae.

Hydro|cele renis (↑; ↑) *f:* syn. Perinephritis serosa; s. Perinephritis.

Hydro|cele testis (↑; ↑) *f:* s. Hydrozele.

Hydro|cephalus (↑; -kele*) *m:* s. Hydrozephalus.

Hydro|chloro|thiazid (INN) *n:* (engl.) *hydrochlorothiazide;* Thiaziddiuretikum; s. Diuretika.

Hydro|codon (INN) *n:* (engl.) *hydrocodone;* halbsynthet. Derivat des Morphins* mit stark antitussiver (u. analgetischer) Wirkung; **Ind.:** Prämedikation vor Bronchoskopie, kurzzeitigen Anw. als Antitussivum*; UAW: s. Opioide; cave: hohes Suchtpotential.

Hydro|cortison (INN) *n:* Cortisol*.

Hydro|en|zephalo|zele (Hydr-*; Enkephal-*; -kele*) *f:* s. Enzephalozele.

Hydro|gen|carbonate (↑; -gen*) *n pl:* Bicarbonate*.

Hydro|genium (↑; ↑) *n:* Wasserstoff*.

Hydro|kalix (↑; Calix*) *m:* (engl.) *hydrocalyx;* partielle Hydronephrose* eines Haupt- od. Nebenkelchs einer Niere; bei Beschwerden op. Polresektion.

Hydro|kortison *n:* Cortisol*.

Hydro|lasen *f pl:* (engl.) *hydrolases;* dritte Hauptklasse der Enzyme*, die versch. chem. Bindungen hydrolysieren (s. Hydrolyse); vgl. Amidasen, Glykosidasen, Esterasen, Phosphatasen, Lipasen, Proteasen.

Hydro|lyse (Hydr-*; Lys-*) *f:* (engl.) *hydrolysis;* Spaltung chem. Verbindungen unter Wasseraufnahme, die in vivo von Hydrolasen* katalysiert wird; formal ist ein Spaltprodukt Akzeptor für OH^-, das andere für H^+.

Hydro|meningo|zele (↑; Mening-*; -kele*) *f:* s. Meningozele.

Hydro|mikro|zephalie (↑; Mikr-*; Keph-*) *f:* (engl.) *hydro-microcephaly;* gleichzeitiges Vorkommen von Mikrozephalie* u. Hydrozephalus*.

Hydro|morphon (INN) *n:* (engl.) *hydromorphone;* Morphinderivat; Analgetikum; **Ind.:** starke Schmerzen; s. Opioide.

Hydro|myelie (Hydr-*; Myel-*) *f:* (engl.) *hydromyelia;* Hydrorrhachis interna; angeborene, mit Flüssigkeitsansammlung einhergehende lokale Erweiterung des Zentralkanals des Rückenmarks; vgl. Dysrhaphiesyndrome.

Hydro|myelo|zele (↑; ↑; -kele*) *f:* s. Meningomyelozele.

Hydro|nephrose (↑; Nephr-*; -osis*) *f:* (engl.) *hydronephrosis;* sog. Wassersackniere; irreversibler Nierengewebeschaden inf. Harnrückstau in den ableitenden Harnwegen mit extensiver Erweite-

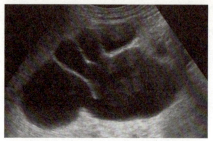

Hydronephrose: deutliche Dilatation des Hohlraumsystems mit nicht mehr nachweisbarem Parenchym (sog. Sackniere); Ultraschalldiagnostik [36]

rung des Nierenbeckenkelchsystems; klin. auch für Dilatation des Nierenbeckenkelchsystems bei noch erhaltener Nierenfunktion verwendet; **Urs.:** Endzustand der obstruktiven Nephropathie* bei Harnabflussbehinderung* (Tab. dort); seltener refluxive Harntransportstörung; **Klin.:** lang symptomlos, uncharakterist. Kreuz- u. Flankenschmerzen, Fieberschübe, Harnweginfektionen*, ballotierende Niere (Guyon-Symptom), beim Säugling Gedeihstörung, Diarrhö, Erbrechen; **Diagn.:** Ultraschalldiagnostik (s. Abb.), Szintigraphie, Ausscheidungsurographie, retrograde Pyelographie, CT, MR-Urographie; **Ther.:** temporäre Harnableitung bei Infektion; anschl. Nephrektomie, wenn funktionelle Besserung ausbleibt od. nicht zu erwarten ist; ansonsten op. Abflusshindernisbeseitigung. Vgl. Harnstauungsniere.

Hydronium|ion *n:* H_3O^+; s. Wasserstoffionenkonzentration.

Hydro|peri|kard (Hydr-*; Peri-*; Kard-*) *n:* (engl.) *hydropericardium;* (lat.) Hydrops pericardii; sog. Herzbeutelwassersucht; Perikarderguss* mit Ansammlung von Transsudat* im Perikard; **Vork.:** z. B. Herzinsuffizienz* (inf. Stauung).

Hydro|per|tubation (↑; Per-*; Tube*) *f:* s. Pertubation.

Hydro|philie (↑; -phil*): (engl.) *hydrophilia;* Neigung einer chem. Verbindung, Wasser aufzunehmen bzw. in Wasser einzudringen; abhängig von Struktur u. funktionellen Gruppen; hydrophile Gruppen sind z. B. OH-Gruppen, Sulfonsäure- od. Ammoniumreste; Beispiel: Ethan ist in Wasser sehr wenig löslich, Ethanol dagegen beliebig mischbar.

Hydro|phobie (↑; Phob-*) *f:* **1.** (engl.) *hydrophobia;* Wasserscheu; Symptom bei Tollwut*; **2.** (chem.) Eigenschaft einer Verbindung, Wasser abzustoßen; hydrophobe Gruppen sind langkettige u. aromatische Kohlenwasserstoffreste; tragen zur Stabilität der Raumstruktur bei, indem sie Mizellen bilden u. sich so gegen Wasser abschirmen.

Hydr|ophthalmus (↑; Ophthalm-*) *m:* (engl.) *hydrophthalmos, hydrophthalmia;* syn. Buphthalmus; sog. Ochsenauge; kindl. Glaukom* mit gleichsinniger Vergrößerung des gesamten Bulbus inf. pathol. Steigerung des Augeninnendrucks bei noch wachsendem Augapfel; **Vork.:** bes. im 1. Lj., häufig beidseits; **Urs.:** Fehlbildung od. mangelnde Ausreifung des Kammerwinkels mit Behinderung des

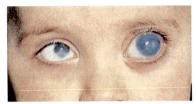

Hydrophthalmus: ausgeprägte Vergrößerung des gesamten Bulbus einschl. Hornhaut (links) sowie Descemet-Einrisse u. Hornhauttrübung (rechts) bei H. congenitus [98]

Kammerwasserabflusses, seltener andere angeb. Fehlbildungen od. prä- bzw. postnatale Entz.; **Sympt.:** Hornhauttrübung durch Einrisse in der Descemet-Membran (sog. Haab-Bänder); Hornhautdurchmesser u. Bulbuslänge vergrößert (s. Abb.); erhöhter Augeninnendruck; Papillenexkavation; **Diagn.:** Tonometrie* (in Narkose); **Ther.:** Goniotomie* bzw. Trabekulektomie*.

Hydr|ops (gr. ὕδρωψ Wassersucht) *m*: (engl.) *hydrops*; Wassersucht; i. e. S. vermehrte Flüssigkeitsansammlung in vorgebildeten Höhlen, i. w. S. auch im Gewebe (Ödem*). Vgl. Hydrops fetalis.

Hydr|ops ab|dominis (↑) *m*: Aszites*.

Hydr|ops articularis (↑) *m*: s. Gelenkerguss.

Hydr|ops articul|orum inter|mittens (↑) *m*: (engl.) *intermittent hydrarthrosis*; ein- od. beidseitiger Lympho- u. Granulozyten enthaltender Kniegelenkerguss unklarer Genese, bevorzugt bei jungen Frauen in regelmäßigen Zeitabständen (1–3 Wo.) auftretend u. mit nur geringen Gelenkschmerzen einhergehend; Übergang in rheumatoide Arthritis* möglich.

Hydr|ops, endo|lymphatischer (↑) *m*: s. Menière-Krankheit.

Hydr|ops fetalis (↑) *m*: (engl.) *fetal hydrops*; auch Hydrops congenitus (universalis), Hydrops universalis (fetus); generalisierte Ödeme, Pleuraerguss, Aszites, häufig auch Herzinsuffizienz; **Urs.:** Fehlbildungen, Anämie, immun. od. infektiös bedingt; selten durch Hämolyse bei Blutgruppeninkompatibilität (s. Morbus haemolyticus fetalis); hohe Letalität.

Hydr|ops genus (↑) *m*: (engl.) *hydrops of the knee joint*; seröse Kniegelenkentzündung; vgl. Gonarthritis

Hydr|ops gravidarum (↑) *m*: (engl.) *hydrops of pregnancy*; pathol. Steigerung der physiol. Wasserretention in der Schwangerschaft, bes. mit Labienödem auftretend, ohne Blutdruckerhöhung od. Proteinurie. Vgl. Schwangerschaftserkrankungen, hypertensive.

Hydr|ops peri|cardii (↑) *m*: Hydroperikard*.

Hydr|ops tubae (↑) *m*: Hydrosalpinx; s. Salpingitis.

Hydr|ops universalis (↑) *m*: s. Hydrops fetalis.

Hydr|ops vesicae felleae (↑) *m*: s. Gallenblasenhydrops.

Hydror|rhoea (Hydr-*; -rhö*) *f*: (engl.) *hydrorrhea*; Abgang wässriger Flüssigkeit.

Hydro|salpinx (↑; Salpinx*) *f*: s. Salpingitis.

Hydro|talcit (INN) *n*: (engl.) *hydrotalcite*; Antazidum*, das zusätzlich pH-abhängig Gallensäuren u. Lysolecithin bindet.

Hydro|therapie (Hydr-*) *f*: (engl.) *hydrotherapy*; methodische Anw. von Wasser versch. Temperatur u. Erscheinungsform: fest (Kryotherapie*), flüssig (Wasser od. wasserhaltige, kalte od. warme Stoffe) od. als Wasserdampf; **Formen:** z. B. Waschungen*, Abklatschung*, Wickel u. Auflagen, Packungen*, Gussbehandlungen, med. Bäder (Voll- od. Teilbad, z. B. Hand-, Fuß-, Sitzbad) mit Zusätzen z. B. von Mineralien, Kohlensäure, Sauerstoff (Luftperlbad) od. pflanzl. Auszügen od. mit durch auf- od. absteigende Temp. gesteuertem therm. Wirkungsfaktor (vgl. Hauffe-Schweninger-Armbad). Vgl. Kneipp-Therapie.

Hydro|thorax (↑; Thorax*) *m*: (engl.) *hydrothorax*; Bez. für eiweiß- u. zellarmen Pleuraerguss* (Transsudat); meist inf. einer links- bzw. rechtsventrikulären Herzinsuffizienz (Stauungserguss) sowie bei Leberzirrhose od. nephrotischem Syndrom. Vgl. Serothorax; Hämatothorax; Chylothorax.

Hydro|tropie (↑; -trop*) *f*: (engl.) *hydrotropism*; Fähigkeit einiger Verbindungen (Hydrotropika, z. B. Alkalisalze org. Säuren, Gallensäuren, Harnstoff, Säureamide), die Löslichkeit schwer wasserlösl. org. Stoffe zu verbessern u. ihre Fällung zu verhindern.

Hydro|ureter (↑; Ureter*) *m*: Megaureter*.

Hydr|oxide *n pl*: (engl.) *hydroxide*; i. w. S. alle chem. Verbindungen, die eine OH-Gruppe enthalten; gebräuchlich u. i. e. S. alle basischen u. amphoteren Salze der Metalle u. des Ammoniums, z. B. NaOH, $Ca(OH)_2$, $Al(OH)_3$.

Hydr|oxid|ion *n*: (engl.) *hydroxide ion*; OH^--Ion; entsteht bei der Dissoziation von Basen (vgl. Hydroxide), basisch reagierenden Salzen u. Wasser; vgl. Wasserstoffionenkonzentration.

Hydr|oxo|cobal|amin (INN) *n*: s. Cobalamin.

Hydr|oxonium|ion *n*: s. Wasserstoffionenkonzentration.

Hydr|oxy|carb|amid (INN) *n*: (engl.) *hydroxycarbamide*; syn. Hydroxyharnstoff; Zytostatikum* zur p. o. Anw., das die Ribonukleotidreduktase* u. damit die DNA-Synthese hemmt; **Ind.:** CML, Polycythaemia vera, essentielle Thrombozythämie; **Kontraind.:** schwere Knochenmarkdepression; **UAW:** u. a. Megaloblastenanämie.

Hydr|oxy|chloro|quin (INN) *n*: s. Chloroquin.

Hydr|oxy|cole|calciferol *n*: s. Alfacalcidol; Calcifediol.

Hydr|oxy|ethyl|stärke: (engl.) *hydroxyethyl starch*; Abk. HES; Plasmaersatzstoff* (Tab. dort) aus hochverzweigten Stärkemolekülen (Amylopektin); Bez. unter Angabe der relativen molaren Masse* (M_r) u. des Substitutionsgrads (Hydroxyethylgruppen): z. B. HES 200/0,5 für HES mit $M_r = 200\,000$ u. Substitutionsgrad 50 %; vgl. small volume resuscitation.

Hydr|oxy|harn|stoff: Hydroxycarbamid*.

5-Hydr|oxy|indol|essig|säure *f*: (engl.) *5-hydroxyindoleacetic acid*; Abk. 5-HIES; Hauptabbauprodukt von Serotonin*; Bestimmung im Harn durch optischen Test od. Chromatographie; **Referenzbereich:** 10–47 µmol/24 h (2–9 mg/24 h); Werte von 10–40 mg sind verdächtig, >40 mg beweisend für Serotonin produzierenden neuroendokrinen Tumor*.

Hydr|oxyl|apatit n: (engl.) hydroxyapatite; Calciumphosphathydroxid; $Ca[Ca_3(PO_4)_2]_3^{2+} \cdot 2\,OH^-$; biokompatible anorg. Verbindung mit hexagonalem Kristallgitter; Hauptbestandteil von Knochen u. (neben Fluorapatit) Zähnen. Vgl. Apatite.

Hydr|oxyl|apatit|kristall-Ablagerungs|krankheit: (engl.) hydroxyapatite deposition disease; syn. generalisierte Periarthritis calcarea, akute kalzifizierende Periarthritis; sog. Hydroxylapatitrheumatismus; periartikuläre bzw. artikuläre Ablagerung von Hydroxylapatitkristallen mit Tendinitis u. Bursitis v. a. in Schulter (Supraspinatussehne, Rotatorenmanschette, Bursa subdeltoidea u. subacromialis) u. Hüfte (um den Trochanter major); **Sympt.:** rezidiv. entzündl. periartikuläre Schmerzen, ansatznahe Sehnenrupturen u. Risse von Gelenkkapseln, Rotatorenmanschettenruptur; **Diagn.:** Alizarin-Rot-Färbung von aspiriertem Material od. Gelenkpunktat als Screening; transmissionselektronenmikroskop. Kristallnachweis od. Röntgenbeugungsanalyse; röntg. nur wenig schattengebende, wolkenartige, unscharf begrenzte kalzifizierende Depots i. d. R. in u. um den Sehnenansatz; **Sonderformen:** 1. Milwaukee*-Schultersyndrom; 2. sog. Kristallarthritis (v. a. Schulter, Knie, Hüfte); klin. ähnlich der Chondrokalzinose*-Arthropathie; **a)** akute Form; **b)** chron. destruierende Form; 3. destruierende Spondylopathie (vgl. Dialyse-Arthropathie).

Hydr|oxylasen f pl: (engl.) hydroxylases; (biochem.) veraltete, im klin. Sprachgebrauch z. T. noch gängige Bez. für hydroxylierende Oxidoreduktasen*; z. B. molybdänhaltige Hydroxylasen* u. Monooxygenasen*.

Hydr|oxylasen, molybdän|haltige f pl: (engl.) molybdenum containing hydroxylases; hydroxylierende Oxidoreduktasen*, die das aus H_2O stammende Sauerstoffatom in ihr Substrat einbauen; z. B. Xanthinoxidase, Aldehyddehydrogenase; vgl. Monooxygenasen.

Hydr|oxyl|gruppe: (engl.) hydroxyl group; OH-Gruppe; vgl. Hydroxide.

Hydr|oxylierung: (engl.) hydroxylation; Einführung einer od. mehrerer OH-Gruppen in eine org. Verbindung; enzymat. durch Oxidoreduktasen*, z. B. in Phase 1 der Biotransformation*.

Hydr|oxy|lysin n: (engl.) hydroxylysine; Abk. Hyl od. Lys(OH); α,ε-Diamino-δ-hydroxycapronsäure, 2,6-Diamino-5-hydroxyhexansäure; Aminosäure, die v. a. in Kollagen* vorkommt.

3-Hydroxy-3-Methyl-Glutaryl-CoA-Lyase-Mangel: (engl.) 3-Hydroxy-3-methylglutaric aciduria; angeb. autosomal-rezessiv erbl. Störung im Abbau von Leucin u. in der Ketogenese (Genlocus 1pter-p33); **Sympt.:** hypoketotische Hypoglykämie, Azidose, Hyperammonämie, Hepatopathie, Tachypnoe, Krampfanfälle, Koma; **Diagn.:** erhöhte Ausscheidung von 3-OH-3-Methylglutaconsäure, 3-Methylglutaconsäure u. a. im Urin; Hypocarnitinämie u. erhöhte Serumkonzentration der entspr. Acylcarnitine (Erfassung von C6DC mit Tandem*-Massenspektrometrie; s. Acylcarnitin, Tab. dort); **Ther.:** Reduktion der Eiweiß- u. Fettzufuhr, Gabe von L-Carnitin.

p-Hydr|oxy|phenyl|brenz|trauben|säure: (engl.) p-hydroxyphenylpyruvic acid; Zwischenprodukt im Abbau von Tyrosin, das durch Transaminierung in der Leber entsteht u. weiter zu Homogentisinsäure* abgebaut wird; erhöhte renale Ausscheidung bei den verschiedenen Formen der Tyrosinose*.

17α-Hydr|oxy|pro|gesteron n: (engl.) 17α-hydroxyprogesterone; Abk. 17α-OHP; v. a. in den Lutealzellen u. der Plazenta aus Progesteron* durch Substitution von OH-Gruppen gebildetes Gestagen*; Anstieg der Serumkonzentration während des Menstruationszyklus* parallel zu LH* (Maximum zum Zeitpunkt der Ovulation, Indikator für Beginn der Bildung des Corpus luteum); **klin. Bedeutung:** erhöht im Blut z. B. bei Hyperandrogenämie*; Bestimmung des Metaboliten Pregnantriol im Urin; **Ind.:** 17α-OHP-Derivate (z. B. Cyproteronacetat, Chlormadinonacetat, Medroxyprogesteronacetat, 17α-OHP-Capronat) zur oralen hormonalen Kontrazeption*. Vgl. Nebenniere (Abb. dort).

Hydr|oxy|pro|gesteron|caproat (INN) n: (engl.) hydroxyprogesterone caproate; von 17α-Hydroxyprogesteron abgeleitetes synthet. Gestagen*; **Ind.:** Corpus*-luteum-Insuffizienz.

Hydr|oxy|prolin n: (engl.) hydroxyproline; Abk. Hyp; 4-Hydroxypyrrolidin-2-carbonsäure; v. a. in Kollagen* vorkommende Aminosäure*; erhöhte Konz. im Serum od. Harn weisen u. a. auf metabol. Knochenbau (z. B. Hyperparathyroidismus*, Ostitis* deformans Paget, Knochenmetastasen) od. eine erhöhte Knochenresorption bei Osteoporose hin. Aufgrund der relativ geringeren Spezifität hat es seit der Einführung spezifischerer Marker des Knochenstoffwechsels (z. B. Osteocalcin*, Calcitonin*, Ostase für Knochenaufbau; Pyridinolin od. Desoxypyridinolin für Knochenabbau) an Bedeutung verloren.

Hydr|oxy|säuren: (engl.) hydroxy acids; Carbonsäuren* mit einer od. mehreren Hydroxylgruppen; z. B. Milchsäure, Weinsäure.

5-Hydr|oxy|trypt|amin n: Serotonin*.

3-Hydr|oxy|tyr|amin n: Dopamin*.

Hydr|oxyzin (INN) n: (engl.) hydroxyzine; Piperazinderivat mit antihistamin. (Histamin*-H_1-Rezeptoren-Blocker) u. anxiolyt. Wirkung; **Ind.:** s. Tranquilizer, auch Juckreiz, Ein- u. Durchschlafstörungen, Prämedikation; **Kontraind.:** Blasenentleerungsstörungen mit Restharnbildung, Engwinkelglaukom, akute Vergiftung mit Alkohol od. zentral dämpfenden Pharmaka, Einnahme von MAO-Hemmern, Stillzeit; **UAW:** Sedierung, zentralvenöse Störungen, Mundtrockenheit, erhöht die Krampfbereitschaft.

Hydro|zele (Hydr-*; -kele*) f: (engl.) hydrocele; sog. Wasserbruch; Ansammlung seröser Flüssigkeit zwischen viszeralem u. parietalem Anteil der Tunica* vaginalis testis; **Lok.:** meist im Cavum scroti (Hydrocele testis), seltener im Bereich des Funiculus spermaticus (Hydrocele funiculi spermatici, sog. Funikulozele) od. als Hydrocele multilocularis mit mehreren abgekapselten Anteilen (v. a. bei Kindern), s. Abb.; **Urs.:** 1. bei Kindern (meist Neugeborene u. Säuglinge): persistierende Öffnung des Processus* vaginalis peritonei zum Cavum abdominalis (Hydrocele testis communicans); häufig spontane Rückbildung; Übergang zur angeborenen, indirekten Leistenhernie* möglich; 2. bei Er-

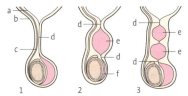

Hydrozele: 1: Hydrocele testis; 2: Hydrocele funiculi spermatici; 3: Hydrocele multilocularis; a: Peritoneum; b: Fascia transversalis; c: Ductus deferens; d: geschlossene Strecke des Processus vaginalis peritonei; e: offen gebliebener Teil des Processus vaginalis peritonei; f: Cavum scroti

wachsenen: oft unbekannt (wahrscheinl. angeboren inf. inkompletter Obliteration); erworben nach Trauma od. entzündl. Erkr. von Hoden u. Nebenhoden; **Klin.:** prall-elastische Hodengeschwulst, bei Kindern wechselnde Größe des Skrotums; **Diagn.:** Palpation, positive Diaphanoskopie*, Sonographie; **DD:** v. a. inguinale Hernie, Hämatozele, Hodentumor; **Ther.:** beim Erwachsenen bei großer H. Jaboulay*-Winkelmann-Operation od. Bergmann-Operation (skrotaler Zugang), beim Kind Hydrozelensackresektion vom inguinalen Zugang. Vgl. Hydrocele feminae.

Hydro|zephalus (↑; ↑) *m*: (engl.) *hydrocephalus*; sog. Wasserkopf; pathol. Erweiterung der Liquorräume; **Einteilung: 1.** nach Lok.: **a)** Hydrocephalus externus: Erweiterung des Subarachnoidalraums; **b)** Hydrocephalus internus: Erweiterung des Ventrikelsystems; **2.** nach Verbindung zwischen inneren u. äußeren Liquorräumen: **a)** Hydrocephalus communicans (erhaltene Verbindung zw. Liquorräumen): Hydocephalus internus (u. evtl. externus), inf. Liquorresorptionsstörung od. vermehrter Liquorproduktion (s. Ätiol.); **b)** Hydrocephalus occlusivus (nicht frei kommunizierende Liquorräume): bei H. mit Liquorpassagestörung; **3.** nach Pathophysiol.: **a)** Normaldruckhydrozephalus* (Abk. NPH); **b)** Überdruckhydrozephalus: erhöhter Hirndruck*, meist inf. Störung der Liquorzirkulation; **Ätiol.: 1.** Störung der Liquorzirkulation: **a)** Liquorresorptionsstörung: Hydrocephalus aresorptivus; Vork.: z. B. postmeningitisch od. posthämorrhagisch (z. B. nach Subarachnoidalblu-

tung*); häufig bei NPH; **b)** Liquorpassagestörung: Hydrocephalus (internus) occlusivus (Verschlusshydrozephalus, s. Abb.); Vork.: z. B. Aquäduktstenose bzw. Obstruktion des Foramen Monroi durch Fehlbildungen (basale Membranen), Tumoren, Entz., Blutgerinnsel (posttraumat. z. B. nach Ventrikelblutung*); **c)** vermehrte Liquorproduktion: Hydrocephalus hypersecretorius; Vork.: z. B. entzündlich, toxisch od. Plexuspapillom; **2.** kompensator. Erweiterung der Liquorräume: Hydrocephalus e vacuo (Liquorvermehrung ohne eigene pathophysiolgische Bedeutung od. Hirndrucksteigerung); Vork.: primäre Hirnatrophie z. B. bei frühkindl. Hirnschaden, Enzephalopathie, Enzephalitis, Abszess; **Klin.:** je nach Hirndruck, Verlauf (akut/chron.) u. Alter des Pat. unterschiedl.; bei Feten, Säuglingen u. Kleinkindern abnormes Schädelwachstum bis zu erheblichen Ausmaßen (ballonförmiger Schädel), zentralnervöse Ausfallerscheinungen (Spastik, Nystagmus, geistige Behinderung) rel. spät; bei älteren Kindern wegen der bereits abgeschlossenen Synostosierung der Schädelknochen sog. Hirndruckzeichen (Sympt. einer Hirndrucksteigerung*); vgl. Normaldruckhydrozephalus; **Diagn.:** Nachweis radiol. (Ultraschalldiagnostik, CT, MRT); zusätzl. (zur dd u. ätiol. Abklärung) u. a. Hirndruckmessung, ggf. mit Infusionstest (Messung des Druckanstieges u. Berechnung des Liquorabsflusswiderstandes nach Lumbalpunktion), am aussagekräftigsten jedoch Spinal*-tap-Test; **Ther.:** je nach Ätiol. (nicht bei Hydrocephalus e vacuo) neurochir. mit Ventrikeldrainage*, ggf. akut; endoskop. Ventrikulostomie* bei Verschlusshydrozephalus; wiederholte Lumbalpunktion als initiale Behandlung des posthämorrhag. od. postinfektiösen H. insbes. beim Neugeborenen; **DD:** Makrozephalie. Vgl. Arnold-Chiari-Syndrom; Dandy-Walker-Fehlbildung.

Hygiene (gr. ὑγιεινός gesund, heilsam) *f*: (engl.) *hygiene*; med. Fachgebiet, das die Wechselbeziehungen zw. Mensch u. belebter sowie unbelebter Umwelt, insbes. den Einfluss der Umwelt auf die Gesundheit ärztl. untersucht, aus ärztl. Sicht wertet u. wissenschaftl. begründete Kriterien, Anforderungen u. Maßnahmen für den Umweltzustand sowie für das kollektive u. individuelle Verhalten erarbeitet; Ziel ist die primäre Prävention, um Gesundheitsstörungen u. Krankheiten zu verhüten u. zu be-

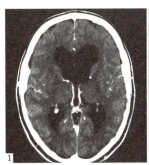
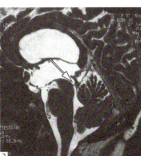
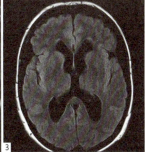

Hydrozephalus: Verschlusshydrozephalus mit Hirndruck; 1: Ventrikelerweiterung (CT); 2: ursächlich Aquäduktverschluss (Pfeil; MRT sagittal); Ventrikelnormalisierung nach endoskopischer Ventrikulostomie (MRT) [42]

Hygienefachkraft

kämpfen sowie Wohlbefinden u. Leistungsfähigkeit des Menschen zu erhalten u. zu steigern.

Hygiene|fach|kraft (↑): Krankenschwester bzw. -pfleger mit mind. 3-jähriger Berufstätigkeit u. zusätzl. Ausbildung in der Krankenhaushygiene; s. Krankenhaushygieniker; Arzt, hygienebeauftragter.

Hygiene|kommission (↑): Kommission im Krankenhaus mit den Aufgaben Prophylaxe u. Bekämpfung von Nosokomialinfektionen*; Teilnehmer sind ärztlicher, Verwaltungs- u. technischer Leiter, Krankenhaushygieniker*, hygienebeauftragter Arzt*, leitende Pflegekraft, Hygienefachkraft* u. Krankenhausdesinfektor.

Hygr-: Wortteil mit der Bedeutung feucht, flüssig; von gr. ἑγρός.

Hygrom (↑; -om*) n: (engl.) hygroma; Hygroma; chron. Entzündung eines Schleimbeutels (Bursitis*) od. einer Sehnenscheide mit Ergussbildung, z. B. bei Tuberkulose, Syphilis, Gonorrhö, Rheumatismus, bei chron. Reizzuständen sowie nach Traumen; bei tuberkulös bedingtem H. häufig Corpora oryzoidea im Sehnenscheidenhydrops, Verkäsung od. Durchbruch nach außen mit Fistelung möglich. Vgl. Hygrom, subdurales.

Hygroma colli (↑; ↑) n: zervikales Hygrom*.

Hygroma prae|patellare (↑; ↑) n: präpatellare Bursitis*.

Hygrom, sub|durales (↑; ↑) n: (engl.) subdural hygroma; xanthochrome, durch fibröse Membranen gekammerte Flüssigkeitsansammlung zwischen Dura mater u. Arachnoidea; **Vork.:** nach Resorption eines Subduralhämatoms* bei Säuglingen, Kleinkindern u. multimorbiden älteren Patienten.

Hygrom, zervikales (↑; ↑) n: (engl.) cervical hygroma; syn. Hygroma colli; vom Saccus lymphaticus jugularis ausgehendes Lymphangiom* im Bereich des Halses; große, intrauterin entstandene z. H. stellen u. U. ein Geburtshindernis dar u. sind in bis zu 70 % mit Chromosomenanomalien u. oft weiteren Fehlbildungen verbunden; **DD:** Halszyste*. Vgl. Nackenödem; vgl. Pränataldiagnostik.

hygro|skopisch (↑; -skopie*): (engl.) hygroscopic; wasseranziehend.

Hyme|cromon (INN) n: (engl.) hymecromone; Cumarinderivat zur p. o. Anw. mit papaverinartiger, erschlaffender Wirkung auf die glatte Muskulatur (Spasmolytikum*); Choleretikum*; **Ind.:** funktionelle Cholezystopathie* od. Cholangiopathie*, z. B. nach Cholezystektomie*; **UAW:** selten gastrointestinale Störungen, Schwindel, Überempfindlichkeitsreaktionen, Blutdruckabfall.

Hymen (gr. ὑμήν Häutchen) m: (engl.) hymen; sog. Jungfernhäutchen; Schleimhautfalte am Scheideneingang mit kleiner Öffnung; vgl. Virginität; Defloration.

Hymenal|a|tresie (↑; Atresie*) f: s. Fehlbildung, vaginale.

Hymeno|lepiasis (↑; gr. λέπος Hülse, Schale; -iasis*) f: (engl.) hymenolepiasis; Infektion des Dünndarms mit dem Zwergbandwurm Hymenolepis* nana; Endwirt: Nagetiere u. Mensch; bei Kindern häufiger als bei Erwachsenen; **Übertragung:** perorale Aufnahme von Eiern durch verunreinigte Nahrung; **Sympt.:** Leib- u. Kopfschmerzen, Diarrhö, Pruritus, neurol. Symptome; häufig symptomlos;

Diagn.: Wurmeiernachweis* im Stuhl; **Ther.:** Niclosamid, Praziquantel, Albendazol.

Hymeno|lepis di|minuta (↑; ↑) f: (engl.) rat tapeworm; Rattenbandwurm (s. Cestodes); Skolex ohne Hakenkranz, Gesamtlänge 20–60 cm; Endwirt: Maus, Ratte, gelegentl. Mensch; Zwischenwirt: Larven von Hunde- u. Rattenfloh; **Vork.:** kosmopolitisch; **Übertragung:** Infektion des Endwirts durch orale Aufnahme infizierter Larven mit der Nahrung; **Nachw.:** Wurmeiernachweis* im Stuhl.

Hymeno|lepis nana (↑; ↑) f: (engl.) Hymenolepis nana; Zwergbandwurm; Err. der Hymenolepiasis*; 10–40 mm lang, 0,5–1,0 mm breit; Skolex mit 4 runden Saugnäpfen u. Hakenkranz; **Subspecies:** 1. beim Menschen **H. n. nana**; Vork.: Tropen u. Subtropen; 2. bei Ratten u. Mäusen **H. n. fraterna**; Vork.: kosmopolitisch; **Entw.:** evtl. mit Zwischenwirt (Insekten: Flöhe, Mehlkäfer u. a.); Schlüpfen der Eier im Darmlumen, Entw. der Finne (Zystizerkoid*) in den Dünndarmzotten, die im Darmlumen zum Adultwurm wird: Endo-Autoinfektion ohne Wirtswechsel (häufige Folge Massenbefall); fäkal-orale Exo-Autoinfektion; **Nachw.:** Wurmeiernachweis* im Stuhl. Vgl. Cestodes.

Hymeno|pteren|gift|allergie (↑; gr. πτέρυξ Flügel; Allergie*) f: (engl.) hymenoptera venom allergy; IgE-vermittelte (Typ I) allergische Allgemeinreaktion nach Insektenstich von Hautflüglern (z. B. Bienen, Hornissen od. Wespen, selten Hummeln); **Proph.:** spezifische Immuntherapie* mit hochgereinigtem Insektengift; vgl. Bienengift; Wespengift.

Hymenor|rhaphie (↑; Raphe*) f: (engl.) hymenorrhaphy; syn. Hymennaht, Hymenoplastik; op. Rekonstruktion des Hymens* mit Anfrischung u. Adaptation der Hymenalkarunkel durch Einzelknopfnähte; als sog. Revirginisierungsoperation aus kulturellen Gründen durchgeführt; keine med. Indikation.

hyo|glossus (gr. ὗς, ὑός Schwein; Gloss-*): (anat.) vom Os hyoideum zur Zunge ziehend; z. B. Musculus hyoglossus.

hyo|ideus (↑; -id*): (engl.) hyoid; (anat.) zum Zungenbein (Os hyoideum) gehörend.

Hyoscin|butyl|bromid n: Butylscopolaminiumbromid*.

Hyoscyamus niger m: s. Bilsenkraut, Schwarzes.

Hyp-: auch Hypo-; Wortteil mit der Bedeutung unter, unterhalb; von gr. ὑπό.

Hyp|ästhesie (↑; -ästhesie*) f: (engl.) hypoesthesia; herabgesetzte Empfindung von Sinnesreizen, i. e. S. von Berührungsreizen; vgl. Sensibilitätsstörungen.

Hyp|akusis (↑; gr. ἀκούειν hören) f: s. Schwerhörigkeit; vgl. Dysakusis.

Hyp|albumin|ämie (↑; Album-*; -ämie*) f: (engl.) hypoalbuminemia; Verminderung des Albumins im Blut als Folge vermehrter Ausscheidung, beschleunigten Abbaus od. verminderter Synthese; **Nachw.:** Serumelektrophorese; **Vork.:** u. a. exsudative Enteropathie, Lipoidnephrose, Leberzirrhose.

Hyp|algesie (↑; -algie*) f: (engl.) hypoalgesia; syn. Hypopathie; verminderte Schmerzempfindlichkeit; vgl. Sensibilitätsstörungen.

Hyp|azidität (↑; Azid-*) f: s. Subazidität.

Hyper-: Wortteil mit der Bedeutung über (- hinaus), oberhalb; von gr. ὑπέρ.

Hyper|ab|duktions|syn|drom (↑; lat. abd_u_cere, abducere wegführen) *n*: (engl.) *hyperabduction syndrome*; syn. Subkorakoid-Pectoralis-minor-Syndrom, Korakopektoralsyndrom; seltene Form des Thoracic*-outlet-Syndroms mit Kompression von Plexus brachialis, A. u. V. axillaris am Processus coracoideus des Schulterblatts durch den bei Hyperelevation des Arms angespannten M. pectoralis minor; **Klin.**: passagere Brachialgie u. Ermüdbarkeit des Armes, Parästhesien (z. B. sog. Einschlafen der Finger), Raynaud-Phänomen (vgl. Raynaud-Syndrom), selten neurol. Defizite.

Hyper|ämie (↑; -ämie*) *f*: (engl.) *hyperemia*; Blutreichtum; Blutüberfüllung eines Organs; **Urs.**: 1. arteriell bedingt: aktiv, z. B. durch Muskelarbeit od. Gefäßerweiterung bei Entz.; 2. venös bedingt: passiv bei künstl. od. durch Herzinsuffizienz* behindertem Blutabfluss, kollateral bei Verlegung benachbarter Gefäßbahnen.

Hyper|ämie, re|aktive (↑; ↑) *f*: (engl.) *reactive hyperemia*; Steigerung der Durchblutung eines Organs, insbes. der Extremitäten, nach vorübergehender Drosselung der Blutversorgung; **klin. Bedeutung**: stark überschießende Rötung bei geschädigter Endstrombahn; diagn. (Ratschow*-Lagerungsprobe) u. therap. (Physiotherapie) insbes. bei arterieller Verschlusskrankheit* genutzt; i. R. der Kneipp*-Therapie erhöhte Hautdurchblutung als Reaktion auf Kaltanwendungen.

Hyper|ästhesie (↑; -ästhesie*) *f*: 1. (engl.) *hyperaesthesia*; (neurol.) Überempfindlichkeit für Schmerz-, Temperatur- u. Berührungsreize, i. e. S. nur für Berührungsreize; vgl. Sensibilitätsstörungen, Hyperpathie; 2. (psychol.) gesteigerte affektive Erregbarkeit.

Hyper|aktivitäts|störung (↑; lat. a_c_tivus tätig, handelnd): s. ADHS.

Hyper|akusis (↑; gr. ἀκούειν hören) *f*: (engl.) *hyperacusis*; gesteigertes Hörempfinden; **Vork.**: v. a. bei Tinnitus* aurium, auch bei Fazialisparese*, selten psychogen. Vgl. Parakusis, Dysakusis.

Hyper|aldo|steron|ismus (↑) *m*: (engl.) *hyperaldosteronism*; syn. Aldosteronismus; übermäßige Sekretion von Aldosteron* aus der Nebennierenrinde; führt v. a. zu Hypokaliämie, Hypomagnesiämie, Hypernatriämie, Hyperkaliurie u. nicht respiratorischer Alkalose mit entspr. klin. Sympt. (paroxysmale Lähmungen, Muskelschmerzen u. -schwäche, Obstipation, Tetanie, Parästhesien, Polyurie, Nykturie u. Proteinurie, Hypervolämie u. Hypertonie); **Formen**: 1. **primärer H.**: Conn*-Syndrom; 2. **sekundärer H.**: Folge permanenter Überstimulation der Aldosteronproduktion durch extraadrenale Faktoren, insbes. bei Aktivierung des Renin*-Angiotensin-Aldosteron-Systems (z. B. bei Herzinsuffizienz, Leberzirrhose, Nierenarterienstenose, Erkr. des Nierenparenchyms, Phäochromozytom, therap. Anw. von Diuretika, Laxanzien, Ovulations-Hemmern, Beta-2-Sympathomimetika u. a.), Überproduktion von ACTH* u. Hyperkaliämie*.

Hyper|algesie (↑; -algie*) *f*: (engl.) *hyperalgesia*; gesteigerte Schmerzempfindlichkeit; vgl. Sensibilitätsstörungen.

Hyper|alimentation (↑; alimentär*) *f*: 1. (engl.) *hyperalimentation*; Überernährung; überhöhte Nahrungsaufnahme, die zu Adipositas* führen kann; vgl. Überfütterungsdyspepsie; 2. Form der parenteralen Ernährung in der Intensivmedizin bei Krankheitsbildern mit erhöhtem Stoffwechsel, z. B. nach Traumen (Postaggressionssyndrom*); vgl. Ernährung, künstliche.

Hyper|alimentations|syn|drom (↑; ↑) *n*: (engl.) *hyperalimentosis*; zusammenfassende Bez. für die verschiedensten Krankheitsbilder inf. chron. Überernährung mit Adipositas*, Zwerchfellhochstand, Querstand des Herzens, chron. Dyspepsie, Sodbrennen, Meteorismus, Flankenblähung u. v. a. Infarktgefährdung.

Hyper|amino|azid|ämie (↑; Azid-*; -ämie*) *f*: (engl.) *hyperaminoacidemia*; vermehrtes Vork. einer od. mehrerer Aminosäuren im Blut, meist inf. eines angeb. Enzymdefekts (z. B. bei Ahornsirupkrankheit*, Phenylketonurie*); häufig Urs. einer Hyperaminoazidurie*.

Hyper|amino|azid|urie (↑; ↑; Ur-*) *f*: (engl.) *hyperaminoaciduria*; pathol. vermehrte Aminosäureausscheidung im Urin; wird häufig nicht korrekt als Aminoazidurie* bezeichnet; **Einteilung** in prärenale, renale u. generalisierte H.: s. Tab.; 1. Die prärenale H. mit erhöhtem Aminosäureserumspiegel (Hyperaminoazidämie) tritt primär u. a. bei der

---

Hyperaminoazidurie
Einteilung

prärenale Hyperaminoazidurien
 bei Hyperaminoazidämien („Überlauf-Hyperaminoazidurien")
  ohne kompetitive Hemmung gruppenspezifischer Transportsysteme, z. B. bei der Phenylketonurie
  mit kompetitiver Hemmung gruppenspezifischer Systeme („kompetitive Hyperaminoazidurie"), z. B. durch Iminosäuren, dibasische Aminosäuren
 bei fehlender oder geringer tubulärer Rückresorption („Non-threshold-Hyperaminoazidurie"), z. B. Betaaminoisobuttersäure, Cystathionin (Homocystinurie)

renale Hyperaminoazidurien
 spezifische Hyperaminoazidurien
  Störung der individualspezifischen Transportsysteme
   Hypercystinurie
   Hyperglycinurie
  Störung der gruppenspezifischen Transportsysteme
   Cystinurie
   dibasische Hyperaminoazidurie
   Hartnup-Krankheit
   Iminoglycinurie

generalisierte Hyperaminoazidurien
 erworben (sekundäre renale Hyperaminoazidurie)
 vererbt (primäre renale Hyperaminoazidurie)

Hyperammonämie

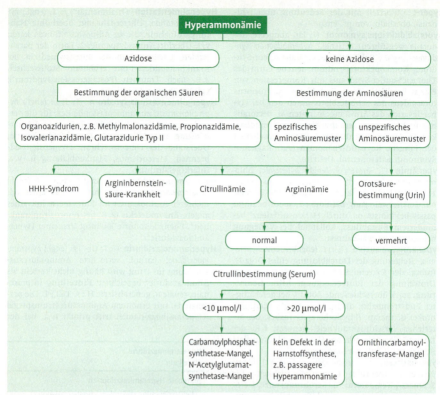

Hyperammonämie: Differentialdiagnostik der H. bei Neugeborenen u. Säuglingen [93]

Phenylketonurie* auf u. sekundär hauptsächl. bei akuten Leberparenchymschäden (Störung des Proteinstoffwechsels). **2.** Die renale H. kommt als primäre erbl. Störung der tubulären Rückresorption (Debré*-Toni-Fanconi-Syndrom, Lowe*-Syndrom u. a.) od. sekundär i. R. anderer Erkr. (z. B. Galaktosämie*, Rachitis*, Cystinose*, Tyrosinose*) u. bei tox. Störungen der Tubuluszellen (z. B. durch Schwermetalle) vor. Vgl. Cystinurie.
Hyper|ammon|ämie (↑; -ämie*) *f*: (engl.) *hyperammonemia*; Leitsymptom einer Gruppe von Störungen der Synthese von Harnstoff, Aminosäuren u. org. Säuren (Organoazidurien); **Ätiol.:** autosomal-rezessiv (z. B. Argininämie*, Argininbernsteinsäure*-Krankheit, Carbamoylphosphatsynthetase*-Mangel, HHH*-Syndrom, Citrullinämie*, lysinurische Proteinintoleranz*) u. X-chromosomal (Ornithintranscarbamylase*-Mangel) erbl. Enzymdefekte; **Sympt.:** neonatal Trinkunlust, Erbrechen, Krampfanfälle, Koma; zunehmende psychomotor. Retardierung, geistige Behinderung; **Diagn.:** typ. Laborparameter entspr. dem jeweiligen Enzymdefekt (s. Abb.); Pränataldiagnostik* ist möglich. **Ther.:** Reduktion der Proteinzufuhr, Dialyse, ggf. Gabe von Arginin*, Natriumbenzoat u. Natriumphenylbutyrat*; **Progn.:** schwere Fälle: z. T. stark verminderte Lebenserwartung.
Hyper|androgen|ämie (↑; Andro-*; -gen*; -ämie*) *f*: (engl.) *hyperandrogenemia*; allg. Bez. für erhöhte Androgenkonzentration im Serum durch gesteigerte Produktion in Gonaden od. Nebennierenrinde; Folge: Androgenisierung*, Pseudopubertas* praecox.
Hyper|ante|flexio uteri (↑; Ante-*; lat. flexio Biegung) *f*: s. Flexio uteri.
Hyper|arousal (↑; Arousal*): (engl.) *hyperarousal*; syn. Übererregbarkeit; anhaltend erhöhtes zentralnervöses Aktivierungsniveau (s. Arousal); **Vork.:** bei Insomnie*, Angststörung* u. posttraumatischer Belastungsstörung*.
Hyper|azidität (↑; Azid-*) *f*: (engl.) *hyperacidity*; Übersäuerung des Magensafts; s. Hyperchlorhydrie.
Hyper|azot|ämie (↑; -ämie*) *f*: frühere Bez. für hochgradige Azotämie*.
Hyper|bili|rubin|ämie (↑; Bili-*; lat. ruber rot; -ämie*) *f*: (engl.) *hyperbilirubinemia*; erhöhter Gehalt von Bilirubin* im Blut (s. Referenzbereiche, Tab. dort); **Formen: 1. indirekte** H.: erhöhter Gehalt an unkonjugiertem Bilirubin; Urs.: **a)** prähepatisch: erhöhte Produktion (s. Ikterus, Hämolyse); **b)** intrahepatisch: verminderte hepatozelluläre Aufnahme bzw. Konjugation (Konjugationsikterus) von Bilirubin; s. Dubin-Johnson-Syndrom, Crigler-Najjar-Syndrom, Gilbert-Syndrom; **2. direkte** H.: erhöhter Gehalt an konjugiertem Bilirubin; Urs.: **a)** intrahepatisch: verminderte kanalikuläre Exkretion (Exkretionsikterus) von Bilirubin;

s. Rotor-Syndrom; **b)** posthepatisch: extrahepat. Cholestase*; **Sympt.:** Ikterus*, dunkler Urin (Bilirubinurie*, zusätzl. entfärbter (acholischer) Stuhl bei H. inf. Acholie*. Vgl. Cholämie.

Hyper|bilirubin|ämie des Neugeborenen (↑; ↑; ↑; ↑) *f:* (engl.) *hyperbilirubinemia of the newborn;* früher Icterus gravis; Erhöhung des Bilirubins* beim Neugeborenen*; **Formen: 1.** physiol.: Icterus* neonatorum; **2.** pathol.: **a)** Icterus gravis: Erhöhung des Gesamtbilirubins beim reifen Neugeborenen >256 µmol/l (>15 mg/dl) bzw. bei Frühgeborenen >170 µmol/l (>10 mg/dl); **b)** Icterus praecox (verfrühter Beginn): Gesamtbilirubin >120 µmol/l bzw. >7 mg/dl innerhalb der ersten 24 Lebensstunden; **c)** Icterus prolongatus (verlängertes Bestehen): erhöhte Bilirubinkonzentration bei reifen Neugeborenen über den 10. Lebenstag hinaus; **Urs.: 1.** Besonderheiten des Bilirubinstoffwechsels beim Neugeborenen, z. B. 2- bis 3-fach höhere Bilirubinproduktion durch höhere Erythrozytenkonzentration, verkürzte Erythrozytenüberlebenszeit (Neugeborene: 70–90 Tage, Erwachsene: ca. 120 Tage), verminderte Albuminbindung durch niedriges Serumeiweiß (insbes. bei Frühgeborenen), verminderte Glucuronyltransferase-Aktivität während der ersten Lebenstage, Hydrolyse des in den Darm gelangten glukuronidierten Bilirubins durch intestinale Glukuronidasen u. vermehrte Rückresorption des Bilirubins aus dem Darm (enterohepatischer Kreislauf, verstärkt durch verzögerte Darmpassage des mekoniumhaltigen Darminhalts u. durch fehlende intestinale Kolonisation mit Bakterien, die Bilirubin in Urobilinogen u. Sterkobilinogen umwandeln); **2.** vermehrter Bilirubinanfall, z. B. bei Morbus* haemolyticus neonatorum, einigen seltenen erbl. Erkr. (z. B. hereditäre Sphärozytose, Glukose-6-phosphat-Dehydrogenasemangel), Blutungen u. Hämatomen; **3.** verstärkte Bilirubinrückresorption, z. B. bei intestinalen Stenosen u. Mangelernährung; **4.** verminderte Glukuronidierung des Bilirubins, z. B. bei Frühgeborenen, Kindern diabet. Mütter, Crigler-Najjar-Syndrom, Galaktosämie, Hypothyreose des Neugeborenen, Lucey*-Driscoll-Syndrom; **5.** Störungen des Galleabflusses (H. mit überwiegender Erhöhung des direkten Bilirubins; klin. kalkfarbener Stuhl, s. Acholie), z. B. bei Gallengangatresie, zyst. Fibrose, extrahepat. Obstruktion der Gallenwege, Alpha-1-Antitrypsinmangelkrankheit, Gallepfropfsyndrom; **6.** Pränatalinfektion* u. Sepsis* des Neugeborenen; **Kompl.:** Bilirubinintoxikation (s. Kernikterus); **Ther.:** zur Proph. eines Kernikterus bei path. H. d. N. Phototherapie*, Austauschtransfusion* u. Beschleunigung der Darmpassage; evtl. Enzyminduktion* kurz vor od. nach der Geburt.

Hyper|chlor|hydrie (↑; Hydr-*) *f:* (engl.) *hyperchlorhydria;* gesteigerte Salzsäureproduktion der Belegzellen der Magenschleimhaut; **Urs.:** vagale od. hormonale Überstimulation bzw. Vermehrung der Belegzellen. Vgl. Magensaftuntersuchung.

Hyper|chlorid|ämie (↑; -ämie*) *f:* (engl.) *hyperchloridemia;* Form einer Elektrolytstörung mit Erhöhung der Chloridkonzentration im Blut über den Referenzbereich* (Tab. dort); **Vork.:** z. B. bei Nierenerkrankungen, Hämokonzentration.

Hyper|cholesterol|ämie (↑; -ämie*) *f:* (engl.) *hypercholesterolemia;* erhöhte Konz. von Cholesterol* im Serum (Referenzwerte: s. Referenzbereiche, Tab. dort, Lipidprofil); **Formen: 1.** primäre (familiäre H.); **2.** sekundäre H. inf. Diabetes* mellitus, Hypothyreose*, nephrotischen Syndroms*, Lebererkrankungen; **Kompl.:** Arteriosklerose* (Risikofaktor); s. Herzkrankheit, koronare (Tab. 1 dort). Vgl. Hyperlipoproteinämien.

Hyper|chromasie (↑; Chrom-*) *f:* **1.** (engl.) *hyperchromatism;* (histol.) gesteigerte Anfärbbarkeit, z. B. von Zellkernen durch erhöhten DNA-Gehalt; vgl. Tumorzellen; **2.** (hämat.) vermehrter Hämoglobingehalt der Erythrozyten (dadurch zentrale Aufhellung weitgehend od. ganz fehlend), z. B. bei megaloblastären Anämien*.

Hyper|cortisol|ismus (↑; Cort-*) *m:* (engl.) *hypercortisolism;* Überproduktion von Cortisol*; **Vork.:** Cushing*-Syndrom. Vgl. Nebenniere.

hyper|dens (↑; lat. densus dicht): (engl.) *hyperdense;* (röntg.) Bez. eines Gewebes od. Organs mit hoher Dichte bei der Darstellung z. B. im CT.

hyper|diploid (↑; Dipl-*; -id*): Bez. für einen Chromosomensatz, bei dem ein Chromosom* mehr als zweimal vorkommt (z. B. 2n + 1); vgl. Chromosomenaberrationen, Trisomie.

Hyper|dontie (↑; Odont-*) *f:* (engl.) *hyperodontia;* syn. Hyperodontie; Zahnüberzahl; angeb. Vorhandensein von mehr als 20 Milch- od. 32 bleibenden Zähnen; überzählige Zähne sind häufig dysmorph (s. Abb.) u. behindern den Durchbruch der Nachbarzähne; häufige Urs. von Zahnstellungsfehlern; **Ätiol.:** unbekannt; **Vork.:** familiär gehäuft; Extremausprägungen z. B. bei einer Dysostosis* cleidocranialis, Gefahr der Unterkieferspontanfraktur; Sonderform: Mesiodentes im Oberkieferfrontzahnsegment, häufig in der Orthopantomographie* nicht sichtbar.

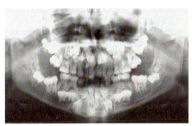

Hyperdontie: Röntgenorthopantomogramm mit 21 überzähligen Zähnen [45]

Hyper|ek|plexie (↑; Ek-*; -plexie*) *f:* (engl.) *startle disease;* syn. Kok-Krankheit; angeb. Form der Myoklonien* mit überschießender Schreckreaktion u. Myoklonien von Gesichts-, Hals- u. Extremitätenmuskulatur, ausgelöst durch visuelle, akustische od. propriozeptive Reize; **Ätiol.:** versch. autosomal erbl. Mutationen bekannt; meist autosomal-rezessiv od. -dominant erbl. Mutation im GLRA1-Gen (codiert für Alpha-1-Untereinheit des Rezeptors für Glycin*, Genlocus 5q32), autosomal-rezessiv erbl. SLC6A5-Mutation (Genlocus 11p15.2-p.15.1) od. GLRB-Mutation (codiert für Beta-Untereinheit des Glycin-Rezeptors, Genlocus 4q31.3).

Hyperelektrolytämie

Hyper|elektro|lyt|ämie (↑; Elektro-*; gr. λυτός gelöst; -ämie*) *f*: (engl.) *hyperelectrolytemia*; Erhöhung der Elektrolytkonzentrationen im Blut mit Erhöhung des osmot. Drucks (s. Osmose); vgl. Dehydratation.

Hyper|emesis (↑; Emesis*) *f*: (engl.) *hyperemesis*; sehr starkes Erbrechen; s. Vomitus.

Hyper|emesis gravidarum (↑; ↑) *f*: (engl.) *hyperemesis gravidarum*; syn. perniziöses Schwangerschaftserbrechen; übermäßiges, über die Symptome der Emesis* gravidarum hinausgehendes Schwangerschaftserbrechen im 1. Trimenon; **Path.:** Folge schwangerschaftsbedingter hormonaler, metabol. u. immun. Umstellungen u. z. T. als psychosomat. Erkrankung; **Sympt.:** bei schwerer H. g. Dehydratation* (Exsikkose) sowie Störung des (Kohlenhydrat-)Stoffwechsels (Ketonurie*) u. Elektrolythaushalts mit Gewichtsabnahme, Temperaturanstieg, Ikterus*, Benommenheit bis zum Delirium; **Ther.:** bei schwerer H. g. stationäre Infusionstherapie (Volumen- u. Elektrolytsubstitution), Antiemetika, Sedativa, Psychotherapie; **DD:** Hyperthyreose*, Nebennierenrindeninsuffizienz*, Cholezystopathie*, Pankreatitis*, Zwerchfellhernie* u. Magen-Darm-Ulkus.

Hyper|eosino|philie-Syn|drom (↑; Eosin*; -phil*) *n*: (engl.) *hypereosinophilic syndrome*; idiopathische Erkr., die versch. Organe betrifft, bes. häufig eosinophile Perikarditis, Ileokolitis, Asthma, Parästhesien u. Erythema nodosum; mit Urticaria* factitia assoziiert; **Ätiol.:** gewebetox. Schäden durch Toxine der massiv vermehrten Eosinophilen bei unklarer Genese der Eosinophilie; **Ther.:** Glukokortikoide, Hydroxyurea, Interferon-α; **DD:** Inhalationsallergien, Reaktionen auf Arzneimittel; Eosinophilenleukämie.

Hyper|ergie (↑; Erg-*) *f*: (engl.) *hyperergy*; gesteigerte Empfindlichkeit, Reaktionsbereitschaft u. Reizbeantwortung eines sensibilisierten Gewebes bzw. Organismus bei Kontakt mit einem Antigen (Allergie* i. e. S.).

Hyper|ex|zitabilitäts|syn|drom (↑; lat. excitare aufscheuchen, erregen) *n*: (engl.) *hyperexcitability syndrome*; bei Neugeborenen u. jungen Säuglingen auftretende allg. Übererregbarkeit aller frühkindlichen Reflexe*; die Kinder schreien viel, trinken schlecht u. schlafen wenig; **Urs.:** z. B. gestörte Mutter-Kind-Beziehung, Infektion, Mangel an Calcium od. Zucker, perinataler Sauerstoffmangel, Enzephalopathie. Vgl. ADHS, Hyperekplexie.

Hyper|fibrino|gen|ämie (↑; Fibr-*; -gen*; -ämie*) *f*: (engl.) *hyperfibrinogenemia*; erhöhte Konz. von Fibrinogen (Akute*-Phase-Protein) im Blut mit konsekutiv beschleunigter BSG bei normaler Blutgerinnung*; kardiovaskulärer Risikofaktor, s. Herzkrankheit, koronare (Tab. 1 dort); **Vork.:** Infektion, Erkr. des rheumat. Formenkreises, Malignom (bes. Hodgkin-Lymphom), Schwangerschaft, Adipositas. Vgl. Hypofibrinogenämie, Dysfibrinogenämie.

Hyper|fibrino|lyse (↑; ↑; Lys-*) *f*: (engl.) *hyperfibrinolysis*; vermehrte Fibrinolyse* durch massive Freisetzung von Plasminogenaktivatoren mit der Folge einer gesteigerten Plasminkonzentration im Blut u. einer Verminderung von Fibrinogen, Faktor II, V u. VIII der Blutgerinnung; **Formen: 1. primäre H.:** ohne vorausgehende Thrombenbildung; z. B. postoperativ, bei malignem Tumor bes. der Lunge, Prostata, Schilddrüse, des Pankreas od. bei gebh. Komplikationen; **2. sekundäre H.:** i. R. einer Thrombose od. Embolie, v. a. bei Verbrauchskoagulopathie*; **Diagn.:** stark verlängerte Gerinnungszeit bzw. keine nachweisbare Blutgerinnung, Verlängerung der Thrombinzeit, der Thromboplastinzeit u. der PTT, normale Thrombozytenzahl, Nachweis von Fibrinspaltprodukten*, erhöhte Konz. des PAP*-Komplexes, typ. Thrombelastogramm (s. Thrombelastographie, Abb. dort) durch verringerte Thrombusfestigkeit und-stabilität (Elastizität); **Ther.:** bei primärer H. Fibrinolyse*-Inhibitoren, bei sekundärer H. ggf. Antikoagulanzien* (bes. Heparin); bei hyperfibrinolyt. bedingtem Mangel Fibrinogen- bzw. Faktor-XIII-Substitution nach H.-Beendigung.

Hyper|flexions|phänomen (↑; lat. flexio Biegung) *n*: (engl.) *hyperflexion phenomenon*; übermäßige Beugung des Beins u. Aufsetzen der Ferse am Oberschenkel beim Knie*-Hacken-Versuch als Zeichen einer Hypermetrie; vgl. Dysmetrie.

Hyper|gamma|globulin|ämie (↑; Globuline*; -ämie*) *f*: (engl.) *hypergammaglobulinemia*; absolute Erhöhung der Gammaglobuline* im Blut; **Urs.:** gesteigerte Synthese von Immunglobulinen* od. Paraproteinen*, z. B. reaktiv bei (chron.) Entzündung, bei Paraproteinämie*. Vgl. Antikörper, Elektrophorese.

Hyper|genitalismus (↑; Genitale*) *m*: (engl.) *hypergenitalism*; übermäßig starke bzw. vorzeitige Entw. von Genitale u. sekundärem Geschlechtsmerkmalen; vgl. Pubertätsstörungen.

Hyper|globulin|ämie (↑; ↑; -ämie*) *f*: (engl.) *hyperglobulinemia*; absolute od. relative Vermehrung der Globuline* im Blutplasma; **Vork.:** z. B. bei Infektionskrankheiten o. a. entzündl. Erkr. sowie Leberparenchymschäden, Plasmazellenleukämie; vgl. Makroglobulinämie, Paraproteinämie, Elektrophorese.

Hyper|glycin|ämie (↑; -ämie*) *f*: (engl.) *hyperglycinemia*; syn. Glykokollkrankheit, Glycinurie mit H.; Erhöhung der Konz. von Glycin* im Plasma; **Formen: 1. isolierte nichtketotische H.** (Abk. NKH, Glycin-Enzephalopathie; veraltet Glycinose): autosomal-rezessiv erbl. Störung des Glycinabbaus mit 4 Formen entsprechend den 4 Proteinen des glycinabbauenden Enzymkomplexes: **a)** (meist) P-Protein (Glycindecarboxylase; Genlocus 9p22); **b)** T-Protein (Aminomethyltransferase; Genlocus 3p21.2-p21.1); **c)** H-Protein (Genlocus 16q24); **d)** L-Protein (bisher kein Patient beschrieben); die Mehrzahl der Patienten sind gemischt heterozygot. **Klin.:** meist schon in den ersten Lebenstagen sehr ausgeprägte Muskelhypotonie (floppy* infant), myoklonische Krämpfe, Apnoe, Lethargie; **Diagn.:** erhöhte Glycinkonzentration in Plasma, Urin u. Liquor mit Veränderung des Blut/Liquor-Quotienten; Pränataldiagnostik* ist möglich; **Ther.:** Versuch mit Proteinreduktion, Natriumbenzoat, Strychnin (als Glycin-Antagonist; nur kurze Zeit wirksam), Dextromethorphan, antikonvulsive Therapie; **Progn.:** oft Tod innerh. der ersten Lebensjahre, milde Verläufe sind beschrieben; **2. ketotische H.:** Sammelbez. für Erkr. mit Ver-

Hyper-IgD-Syndrom

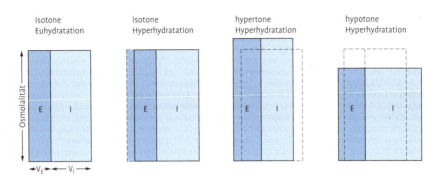

Hyperhydratation: Veränderung von Serumosmolalität (v. a. Na+-Konzentration) u. Volumen der extrazellulären (VE) u. intrazellulären Flüssigkeit (VI) bei versch. Formen der Hyperhydratation im Vergleich zur physiologischen isotonen Euhydratation

mehrung von Ketosäuren u. sekundärer H.; z. B. Propionazidämie*, Methylmalonazidurie*, Isovalerianazidämie*.
Hyper|glyk|ämie (↑; Glyk-*; -ämie*) f: (engl.) *hyperglycemia*; erhöhte Konz. von Glukose im Blut; **Vork.:** u. a. bei Diabetes* mellitus, Hyperthyreose*, Hypercortisolismus*, Phäochromozytom* durch β-adrenerge Überstimulation od. Akromegalie, frischem Herzinfarkt, Schock, Kohlenmonoxidvergiftung, zentralnervösen Störungen (Meningitis*, Schädelhirntrauma*, Hirntumoren*). Vgl. Blutzucker.
Hyper|glyk|ämie, idio|pathische des Neugeborenen (↑; ↑; ↑) f: (engl.) *idiopathic hyperglycemia of the newborn*; Krankheitsbild bei unreifen Neugeborenen, das durch Hyperglykämie, Erbrechen, Polyurie u. Dehydratation gekennzeichnet ist; eine Ketoazidose tritt nicht auf. Zur Behandlung sind nur geringe Insulinmengen (bis zu 6 IE) nötig; nach einigen Mon. spontane Ausheilung.
Hyper|gonad|ismus (↑; Gonaden*) m: (engl.) *hypergonadism*; endokrine Überfunktion der weibl. od. männl. Gonaden*, meist inf. hormonproduzierender Tumoren.
Hyper|hidrose (↑; Hidr-*; -osis*) f: (engl.) *hyperhidrosis*; generalisierte od. lokale Steigerung der Perspiratio* sensibilis, physiol. zur Wärmeregulation* u. während des Klimakteriums*; **Formen:** 1. symptomatische H. v. a. bei endokrin. (z. B. Hyperthyreose*, Phäochromozytom) u. neurol. Erkrankungen (z. B. bei Schädigung des Sympathikus, fam. Dysautonomie, als sog. gustator. Schwitzen bei aurikulotemporalem Syndrom); 2. Hyperhidrosis oleosa mit gleichzeitiger Vermehrung der Talgsekretion (Seborrhö) v. a. bei Parkinson-Syndrom; 3. pharmak. bedingte H. z. B. durch Parasympathomimetika, Kortikoide, Salicylsäure; 4. inf. psych. Belastung (Angst, Schmerz, Stress) od. konstitutionell bedingt (emotionale od. genuine H.) als Hyperhidrosis axillaris (Achselschweiß), Hyperhidrosis manuum (Handschweiß, auch als Reaktion auf chem. Substanzen, z. B. Kaltwellmittel bei Friseuren) u., begünstigt durch enges Schuhwerk, als Hyperhidrosis pedum (Fußschweiß); **Kompl.:** Dermatophytose*; **Ther.:** Behandlung der zugrunde liegenden Störung, Antihidrotika, evtl. Leitungswasseriontophorese; versuchsweise Lokalinjektion mit Botulinumtoxin; vgl. Nachtschweiß; Hemihyperhidrosis.
Hyper|homo|cystein|ämie (↑) f: Homocysteinämie*.
Hyper|hydration (↑; Hydr-*) f: (engl.) *hyperhydration*; Überschuss an Körperwasser* durch überschießende Flüssigkeitszufuhr u./od. nicht ausreichende renale Ausscheidung; **Diagn.:** Erniedrigung von Hb, Hämatokrit*, Serumprotein (rel. Hypoproteinämie*); **Klin.:** Blutdruckanstieg (Volumenhochdruck), Gewichtszunahme; **Einteilung:** s. Abb.; **1. isotone H.:** Überwässerung des Organismus mit isoton. Flüssigkeit, d. h. Plasmaosmolalität u. Serum-Na+ sind normal; Wassereinlagerung (Ödeme), u. U. Aszites, Pleuraerguss*; **Urs.:** bei Herzinsuffizienz*, Hypokaliämie*, sekundärer Hyperaldosteronismus*, nephrot. Syndrom*, akuter od. chron. Niereninsuffizienz*, exsudativer Enteropathie*, iatrogen durch Zufuhr größerer Mengen isoton. Infusionen; **Ther.:** Na+- u. Wasserzufuhr absetzen, Diuretika. **2. hypertone H.:** Überwässerung bei zusätzlich gesteigerter Na+-Bilanz, Plasmaosmolarität, Serum-Na+ u. Blutvolumen erhöht; Flüssigkeitsabstrom aus dem Intrazellulärraum nach extrazellulär bewirkt Durst; **Urs.:** Conn*-Syndrom, zentrales Salzspeichersyndrom, Trinken von Meerwasser, iatrogene übermäßige Na+-Zufuhr (v. a. bei bestehender Niereninsuffizienz*); **Ther.:** Diuretika, (Peritoneal-)Dialyse bei Anurie*); vgl. Ödem; **3. hypotone H.:** Überwässerung ohne Na+-Zufuhr (sog. Wasserintoxikation*), Plasmaosmolarität u. Serum-Na+ vermindert; **Rö.:** typisches interstitielles Lungenödem (fluid* lung) ohne Auskultationsbefund; **Urs.:** terminale Niereninsuffizienz, inadäquate ADH*-Sekretion, übermäßige Zufuhr hypoton. Flüssigkeit, intensive Magenspülung mit Wasser; **Ther.:** Wasserzufuhr einstellen, ggf. Dialyse*-Behandlung. Vgl. Bilanzierung.
Hypericum perforatum n: s. Johanniskraut.
Hyper-IgD-Syn|drom (Hyper-*) n: (engl.) *hyperimmunoglobulinemia D syndrome*; Abk. HIDS; syn. periodisches Fieber Typ Dutch; autosomal-rezessiv erbl. Erkr.; **Ätiol.:** ca. 20 versch. Mutationen im MVK-Gen (codiert für Mevalonsäurekinase, Genlocus 12q24); **Vork.:** primär Niederlande, inzwischen generell in Europa; **Klin.:** Manifestation

meist in den ersten Lj.; Fieberschübe von 4–7 Tagen alle 4–6 Wo.; im Fieberschub oft zervikale Lymphadenopathie, abdominale Schmerzen mit Erbrechen u. Durchfall, Polyarthralgie, Arthritis großer Gelenke, Kopfschmerz, makulopapulöses Exanthem; seltener aphthöse Ulzerationen der Mund- od. Genitalschleimhaut, Hepato- u. Splenomegalie; **Diagn.:** klin. Sympt. u. Laborbefunde: kontinuierl. Erhöhung von Serum-IgD (>100 IE/ml) u. (oft) Serum-IgA; im Krankheitsschub unspezif. Entzündungszeichen (Leukozytose, CRP- u. Serumamyloid-A-Erhöhung); **Ther.:** zurzeit keine gesicherte Therapie; symptomat. mit nichtsteroidalen Antiphlogistika*, Glukokortikoiden*; i.v. Gabe von Immunglobulinen, Colchizin, Ciclosporin A u. Thalidomid in Einzelfällen erfolgreich; neue Therapieformen: TNF*-Blocker (z. B. Etanercept) od. Einsatz von Statinen; **Progn.:** oft lebenslang Fieberschübe in abnehmender Frequenz. Vgl. Fiebersyndrome, hereditäre periodische.

Hyper-IgE-Syn|drom (↑) *n*: (engl.) *hyperimmunoglobulinemia E syndrome*; Abk. HIES; syn. Hiob-Syndrom; autosomal-dominant erbl. Erkr. (Genlocus 4q21) mit unterschiedl. Expressivität; **Klin.:** im Säuglingsalter beginnende ekzematoide Dermatitis, rezidivierende, zur Abszessbildung neigende Infektion (insbes. durch Staphylokokken) v. a. in Haut u. Atemwegen, chron. mukokutane Candidose u. grobe Gesichtszüge; **Diagn.:** erhöhte IgE-Konz. (5000 bis >50 000 IE/ml), Eosinophilie; **Ther.:** Antibiotika-Dauerprophylaxe mit z. B. Flucloxacillin od. Cotrimoxazol.

Hyper-IgM-Syn|drom (↑) *n*: (engl.) *immunodeficiency with hyper-IgM*; Abk. HIGM; Gruppe genet. Erkr. mit Verminderung der Immunglobuline* IgG u. IgA bei normalen od. erhöhten IgM; **Urs.:** Ausbleiben der Umschaltung der B-Lymphozyten von der IgM- zur IgG- u. IgA-Synthese; **Einteilung** in versch. Subtypen: **1. HIGM 1:** X-chromosomal-rezessiv erbl. Defekt (Genlocus Xq26) des CD40-Liganden (s. CD-Nomenklatur), humoraler Immundefekt (bes. Empfindlichkeit gegenüber bakteriellen Infektionen); **2. HIGM 2:** autosomal-rezessiv erbl. Mutation der durch Aktivation induzierten Cytidin-Deaminase (Genlocus 12p13), Keimzentren in den Lymphknoten sind hyperplast., keine Infektion mit opportunist. Err.; **3. HIGM 3:** autosomal-rezessiv erbl. Defekt (Genlocus 20q12-q13.2) des CD40, Klinik und Schweregrad entspricht HIGM 1; **4. HIGM 4:** meist sporad. auftretende Gruppe unklassifizierter HIGM-Erkr., genaue Urs. noch ungeklärt, häufig milde klin. Verläufe; **5. HIGM 5:** autosomal-rezessiv erbl. Defekt der Uracil-DNA-Glykosylase (Genlocus 12q23-q24.1); **Ther.:** Behandlung der Hypogammaglobulinämie mit i. v. Gabe von Immunglobulinen, antibiot. Proph. der Infektion, Knochenmarktransplantation; **Progn.:** eingeschränkt in Abhängigkeit von der Schwere der Infektionen.

Hyper|im|mun|globulin (↑; immun*; Globuline*) *n*: (engl.) *hyperimmunoglobulin*; Abk. HIG; Bez. für spezif. humane Immunglobuline*, gewonnen von selektierten Spendern mit hohen Antikörpertitern gegen bestimmte Krankheitserreger (z. B. FSME-, Hepatitis-, Tollwut-, Röteln-, Varicella-Zoster-Viren), Bakteriengifte (Tetanustoxin), humane Rh-positive (D-) Erythrozyten; **Ind.:** passive Immunisierung; s. Serumtherapie. Vgl. Immunserum.

Hyper|insulin|ämie (↑; -ämie*) *f*: (engl.) *hyperinsulinemia*; relativ erhöhte Insulinkonzentration; pathogenet. Teilkomplex des metabolischen Syndroms* als Folge mangelnder Insulinwirkung (Insulinresistenz*); Risikofaktor für die Entstehung der Arteriosklerose*.

Hyper|insulin|ismus (↑) *m*: (engl.) *hyperinsulinism*; vermehrte Insulinkonzentration im Blut primär durch vermehrte Insulinproduktion (bei diffuser Inselzellhyperplasie od. Insulinom* der Langerhans-Inseln; Hypoglykämie* in der Folge) od. sekundär i. R. einer endogenen Insulinresistenz bei metabolischem Syndrom*; Vorstadium des Diabetes* mellitus Typ 2, der bei unzureichender Insulinsekretionskapazität manifest wird. Vgl. Nesidioblastose.

Hyper|in|volution (↑; Involution*) *f*: Superinvolution*.

Hyper|kali|ämie (↑; -ämie*) *f*: (engl.) *hyperkalemia*; Form einer Elektrolytstörung* mit Serumkaliumkonzentrationen über dem Referenzbereich* (Tab. dort; > 4,8mmol/l bei Erwachsenen); cave: erhöhte Werte durch Hämolyse* bei unsachgemäßer Blutabnahme); **Urs.:** Azidose* (Koma bei Diabetes* mellitus), Bluttransfusion, Niereninsuffizienz*, Hypoaldosteronismus, Hypokortizismus, Polytrauma*, Verbrennung* (endogene Kaliumfreisetzung aus dem Intrazellulärraum zerstörten Gewebes), Hämolyse*, Therapie mit Zytostatika (Kaliumfreisetzung durch Zytolyse), Arzneimittel (kaliumsparende Diuretika, ACE-Hemmer); **Klin.:** Sympt. (Hyperkaliämiesyndrom) inf. vermindeter zellulärer Erregbarkeit (u. a. durch Erhöhung des Ruhemembranpotentials*), Schweregrad abhängig von der Geschwindigkeit der K^+-Konzentrationserhöhung; **1.** (allg.) Unlust, Schwäche, Verwirrtheit; **2.** (neurol.) Parästhesien, metall. Geschmack, schlaffe myoplegische Lähmung*; **3.** (kardiovaskulär) Bradykardie*, Herzrhythmusstörungen*, evtl. diastol. Herzstillstand (Herz*-Kreislauf-Stillstand); EKG: QT*-Zeit verkürzt, QRS*-Komplex schenkelblockartig verbreitert mit hoher, plumper S-Zacke, T*-Welle hoch u. schmalbasig spitz, PQ-Strecke (s. PQ-Zeit) verlängert; bei hochgradiger H. P*-Welle nicht mehr abgrenzbar u. sinusoide od. biphas. QRS-Komplexe; **Ther.:** Ionenaustauscher* (oral, langsamer Wirkungseintritt), Alkalisierung (z. B. isotone Natriumcarbonatlösung i. v.), Glukose-Insulin-Infusion, u. U. Dialyse*.

Hyper|kali|ämie|syn|drom (↑; ↑) *n*: s. Hyperkaliämie.

Hyper|kalz|ämie (↑; Calc-*; -ämie*) *f*: (engl.) *hypercalcemia*; Form einer Elektrolytstörung mit Anstieg der Calciumkonzentration im Serum (vgl. Referenzbereiche, Tab. dort) durch erhöhte intestinale Ca^{2+}-Resorption, verminderte renale Ca^{2+}-Ausscheidung od. gesteigerte Ca^{2+}-Freisetzung aus Knochengewebe; **Urs.:** primärer Hyperparathyroidismus* (auch i. R. der MEN*-Syndrome), maligner Tumor mit diffusen Osteolysen (z. B. multiples Myelom* od. (paraneoplast.) endokriner Aktivität u. Sekretion von parathormonähnl. Peptiden, familiäre hypokalzurische Hyperkalzämie, Arzneimittel (u. a. Tamoxifen, Diuretika, Ionenaustauscher od. nach Absetzen von Glukokortikoiden), Calciferol- od. Vitamin-A-Intoxikation, granulomatöse Erkr. (z. B. Sarkoidose*), Burnett*-Syndrom, Hyperthyreose*, Hyperkalzämiesyndrom bei Neugeborenen, angeborene Stoffwechselanomalie (Fanconi*-Schlesinger-Syndrom, Williams*-Beuren-Syndrom) od. idiopathisch; **Klin.**: Hyperkalzämiesyndrom mit Polyurie*, Polydipsie*, Übelkeit, Erbrechen, Obstipation, Muskelschwäche, Paresen, Adynamie, Herzrhythmusstörungen*, psych. Veränderungen bis zur Psychose*, Calciumablagerungen in Organen (Augen, Gelenkknorpel, Nieren); EKG: verkürzte QT*-Zeit; **Kompl.**: hyperkalzäm. Krise mit Niereninsuffizienz*, Somnolenz, Koma u. Herzstillstand; **Ther.**: bei Ca^{2+}-Konz. >3 mmol/l: Flüssigkeitszufuhr, Furosemid, ggf. Calcitonin*, Bisphosphonate*, Glukokortikoide; op. bei primärem Hyperparathyroidismus* u. paraneoplast. Syndrom*.

Hyper|kalz|ämie, idio|pathische (↑; ↑; ↑) ƒ: (engl.) *idiopathic hypercalcemia*; Sympt. verschiedener angeb. Stoffwechselanomalien mit erhöhtem Serum-Calcium-Spiegel bei Kalziurie u. Calciumablagerung in versch. Organen; **Formen**: 1. chronische i. H.: s. Fanconi-Schlesinger-Syndrom; 2. infantile i. H.: s. Williams-Beuren-Syndrom.

Hyper|kalz|ämie|syn|drom (↑; ↑; ↑) *n*: s. Hyperkalzämie.

Hyper|kalz|urie (↑; ↑; Ur-*) ƒ: (engl.) *hypercalciuria*; vermehrte Calciumausscheidung im Harn (ca. 6,5–17,5 mmol bzw. 260–700 mg/24 h); **Vork.**: z. B. bei primärem Hyperparathyroidismus*, renaler tubulärer Azidose*, Frakturen bei Immobilisationsosteoporose, Knochenmetastasen, multiplem Myelom, Cushing*-Syndrom, Überdosierung von Calciferolen* od. Dihydrotachysterol u. als idiopath. Hyperkalzurie (aufgrund ungenügender Calciumrückresorption in den Nierentubuli); wichtiger Risikofaktor bei der Osteoporose* des Mannes; **Kompl.**: Nephrolithiasis* (Calciumoxalat- u. Calciumphosphatsteine).

Hyper|kapnie (↑; gr. καπνός Dunst, Gas) ƒ: (engl.) *hypercapnia*; Erhöhung des art. CO_2-Partialdrucks über 45 mmHg; **Urs.**: v. a. Globalinsuffizienz (s. Insuffizienz, respiratorische) inf. alveolärer Hypoventilation* od. pulmonalen Diffusionsstörungen*, pulmonalen Verteilungsstörungen* od. Ventilationsstörungen*; führt u. U. zur respirator. Azidose*; kann auch (kompensator.) bei nicht respirator. Alkalose* od. bei erhöhtem Kohlendioxidgehalt in der Inspirationsluft (ab 8–10 Vol.% Kohlendioxidintoxikation) auftreten; **Sympt.**: initial Hautrötung, Muskelzuckungen, Extrasystolen, in fortgeschrittenen Stadium Panik, Krampfanfälle, Bewusstseinsstörungen, evtl. Koma (sog. Kohlendioxidnarkose), Tod; **permissive H.**: Zulassung moderat erhöhter art. CO_2-Partialdrücke (<70 mmHg, art. pH-Wert >7,15) bei der künstl. Beatmung von Patienten mit ARDS* zur Reduktion des Atemzugvolumens mit dem Ziel, Barotraumata* u. beatmungsinduzierte Lungenschäden zu vermeiden. Vgl. Hypokapnie.

Hyper|keratose (↑; Kerat-*; -osis*) ƒ: (engl.) *hyperkeratosis*; Verdickung der Hornschicht der Haut; verursacht durch vermehrte Bildung (Proliferationshyperkeratose) od. verminderte Abstoßung von Hornzellen (Retentionshyperkeratose); vgl. Callositas, Clavus, Cornu cutaneum.

Hyper|keratosis follicularis et para|follicularis in cutem penetrans (↑; ↑; ↑) ƒ: (engl.) *Hyperkeratosis follicularis et parafollicularis in cutem penetrans*; syn. Kyrle-Krankheit; seltene Verhornungsstörung unbekannter Ätiol.; regellos angeordnete bis linsengroße Knötchen mit zerklüfteten graubraunen Hornmassen im Zentrum durch übermäßige Verhornung im Stratum spinosum u. basale mit Penetration des Hornpfropfs in die Dermis.

Hyper|keratosis follicularis senilis (↑; ↑; ↑) ƒ: (engl.) *hyperkeratosis follicularis senilis*; follikuläre Verhornung auf der Basis einer degenerativ-senilen Atrophie der Haut; **Lok.**: bes. Stirn, Jochbogen, Schläfen. Vgl. Elastoidosis cutanea nodularis.

Hyper|keratosis lenticularis per|stans (↑; ↑; ↑) ƒ: (engl.) *hyperkeratosis lenticularis perstans*; autosomal-dominant erbl. Verhornungsstörung mit entzündl., rund-ovalen, bis linsengroßen, keratotischen Papeln u. Collerette-artigen Schuppenkrausen; **Lok.**: bes. im Alter an Unterschenkelstreckseiten u. Fußrücken auftretend.

Hyper|keratosis traumatica marginis calcis (↑; ↑; ↑) ƒ: (engl.) *hyperkeratosis traumatica marginis calcis*; hufeisenförmige Hyperkeratose am hinteren Fersenrand mit schmerzhaften Rhagaden.

Hyper|kinese (lat.; gr.; ↑; Kin-*) ƒ: (engl.) *hyperkinesia*; syn. Hyperkinesie; pathol. gesteigerte Motorik v. a. der Skelettmuskulatur mit z. T. unwillkürl. ablaufenden Bewegungen; **Vork.**: 1. bei Erkrankung des extrapyramidalen Systems (z. B. Athetose*, Ballismus*, Chorea*); 2. bei Störungen der Psychomotorik (z. B. affektive Psychose, Motilitätspsychose); 3. als unspezifisches psychisches Symptom bei organischem Hirnschaden (z. B. Enzephalitis, Hirntrauma) bei Kindern, äußert sich in psychomotorischer Unruhe, Hyperprosexie*, ggf. mit Verhaltensstörungen; 4. als Akathisie*, vgl. Poriomanie; ADHS; Herzsyndrom, hyperkinetisches.

Hyper|ko|agulabilität (↑; Koagul-*) ƒ: (engl.) *hypercoagulability*; vermehrte Gerinnbarkeit des Bluts mit Thrombophilie* in der Folge; **Path.**: gesteigerte Aktivierung der Blutgerinnung, z. B. bei: 1. Überschuss prokoagulator. Gerinnungsfaktoren (z. B. Prothrombin); 2. Mangel an Hemmstoffen der Blutgerinnung (Protein*-C-Mangel, Protein*-S-Mangel, Antithrombin*-Mangel, Mangel an TFPI*) bzw. Resistenz (meist APC*-Resistenz); 3. verminderter Aktivität der Fibrinolyse* (z. B. erhöhte Aktivität von Plasminogenaktivator*-Inhibitoren od. verminderte t*-PA-Aktivität); **Vork.**: 1. erworben: u. a. bei Malignom, Entzündung, Trauma (z. B. Op., Geburt, Verbrennung), Sepsis bzw. Schock, Herzinsuffizienz*, nephrot. Syndrom, Antiphospholipid*-Syndrom od. als UAW (z. B. PPSB*); 2. kongenital: u. a. APC-Resistenz, Protein-C-Mangel, Protein-S-Mangel, Antithrombin-Mangel; vgl. D-Dimere; Koagulopathie.

Hyper|kreatin|ämie (↑; Kreat-*; -ämie*) ƒ: (engl.) *hypercreatinemia*; Bez. für die Vermehrung des Kreatins im Blut über 2,1 mg/dl; **Vork.**: z. B. bei Fieber, im Hunger, bei kohlenhydratfreier Ernährung, progressive Muskeldystrophie, Basedow-Krankheit, Diabetes mellitus, Karzinom; kein relevanter diagn. Parameter.

Hyperkrinie

Hyperlipoproteinämien
Einteilung der primären Hyperlipoproteinämien

Charakteristika/ Parameter	Typ I	II a	II b	III	IV	V
Synonyma	exogene Hyperlipidämie; Bürger-Grütz-Krankheit	Hypercholesterolämie	kombinierte Hyperlipidämie	Broad-Beta-Disease; „Remnant"-Hyperlipidämie	endogene Hyperlipidämie	gemischte Hyperlipidämie
Pathophysiologie	Lipoprotein-Triglycerid-Lipase-Mangel	Membran-Rezeptor-Defekt, komplexe Vererbung oder polygenetische Ursache		Apolipoproteinsynthese-Defekt	unbekannt	unbekannt
Klinik	Xanthome, Hepatosplenomegalie	tendinöse Xanthome, Xanthelasmen, Arcus lipoides corneae		tuberöse Xanthome	eruptive Xanthome	wie Typ I
Arterioskleroserisiko	gering	sehr hoch	sehr hoch	hoch	hoch	gering
Serum	milchig	klar	klar bis trüb	trüb	trüb	trüb bis milchig
Triglyceride	↑	n oder ↑	↑	↑	↑	↑
Chylomikronen	↑	n	n	n	n	↑
LDL	n	↑	↑	n	n	n
VLDL	n	n	↑	↑	↑	↑
Betalipoproteine	n	↑	↑	verbreiterte Bande	n	n
Präbetalipoproteine	n	n	↑	n	↑	↑
Glukosetoleranz	n	n	n	↓	↓	↓

n: normal; ↑: erhöht; ↓: vermindert

Hyper|krinie (↑; -krin*) *f*: übermäßige Sekretion*.
Hyper|lakt|azid|ämie (↑; Lact-*; Azid-*; -ämie*) *f*: (engl.) *hyperlactacidemia*; pathol. erhöhte Konz. von Milchsäure* im Blut (u. Gewebe); führt zur Laktatazidose*; **Vork.**: idiopathisch, bei verstärkter anaerober Glykolyse* (z. B. inf. schwerer Muskelarbeit, akuter Hypoxie*), angeb. Störung der Atmungskette od. des Pyruvatabbaus (z. B. Pyruvatdehydrogenasedefekt*), bei Glykogenosen*.
Hyper|leuko|zytose (↑; Leuk-*; Zyt-*; -osis*) *f*: (engl.) *hyperleukocytosis*; syn. leukämoide Reaktion; reaktive Vermehrung der segmentkernigen Leukozyten auf Werte über 20 000/μl mit einer starken Linksverschiebung* im Differentialblutbild; **DD**: Leukämie*.
Hyper|lip|ämie (↑; Lip-*; -ämie*) *f*: (engl.) *hyperlipemia*; Vermehrung des Fettgehalts, insbes. der Neutralfette im Serum; vgl. Lipämie, Hyperlipoproteinämien.
Hyper|lip|azid|ämie (↑; ↑; Azid-*; -ämie*) *f*: (engl.) *hyperlipacidemia*; erhöhte Konz. von freien Fettsäuren* im Serum; **Vork.**: metabolisches Syndrom* u. Hungerzustände bedingt durch verstärkte Lipolyse.
Hyper|lipid|ämien (↑; ↑; -ämie*) *f*: Hyperlipoproteinämien*.

Hyper|lipo|chrom|ämie (↑; ↑; Chrom-*; -ämie*) *f*: (engl.) *hyperlipochromemia*; alimentäre Vermehrung der gelben Lipochrome Xanthophyll u. Carotin (s. Carotinoide) im Blut durch gleichzeitige überreichl. Zufuhr von Fett u. lipochromreichen Nahrungsmitteln (z. B. grünes Gemüse, Tomaten).
Hyper|lipo|protein|ämien (↑; ↑; Prot-*; -ämie*) *f pl*: (engl.) *hyperlipoproteinemias*; syn. Hyperlipidämien; Fettstoffwechselstörungen mit erhöhter Konz. best. Lipoproteine* im Serum u. evtl. Verschiebung der Lipoproteinanteile; **Formen: 1. primäre H.**: autosomal erbl. Erkr., die nach Fredrickson in die Typen I–V eingeteilt werden (s. Tab.); häufigste Form Typ IV; Typ I, III u. V sehr selten; **2. sekundäre H.**: Vork. z. B. bei Diabetes* mellitus, Adipositas*, metabolischem Syndrom*, biliärer Zirrhose*, Pankreatitis*, Cholestase*, Hypothyreose*, nephrotischem Syndrom*, Zieve*-Syndrom, nach Alkoholkonsum, fettreicher Mahlzeit od. pharmak. bedingt, z. B. durch hormonale Kontrazeptiva; **Diagn.**: Bestimmung von Gesamtcholesterol, HDL-Cholesterol, LDL-Cholesterol u. Triglyceriden im Serum 12 Std. nach der letzten Nahrungsaufnahme (s. Referenzbereiche, Tab. dort); evtl. Lipoproteinelektrophorese bzw. Ultrazentrifugation

Hyperostosis corticalis generalisata

zur exakten Quantifizierung der einzelnen Lipoproteine; **Ther.:** ggf. Behandlung einer Grunderkrankung, Gewichtsreduktion, Diät, evtl. Lipidsenker* od. Plasmapherese*; Behandlungsziel nach Risikoprofil. Vgl. Lipidosen; Hypercholesterolämie; Hypertriglyceridämie.

Hyper|magnesi|ämie (↑; -ämie*) *f*: (engl.) *hypermagnesemia*; Form einer Elektrolytstörung mit erhöhter Magnesiumblutkonzentration (vgl. Referenzbereiche, Tab.); z. B. bei Nierenversagen, Urämie*, erhöhter Magnesiumzufuhr.

Hyper|mastie (↑; Mast-*) *f*: s. Mammahypertrophie.

Hyper|menor|rhö (↑; gr. μήν, μηνός Monat; -rhö*) *f*: (engl.) *hypermenorrhea*; übermäßig starke Menstruationsblutung bei normaler Dauer; **Urs.:** 1. organisch (über 90 %): a) genital, z. B. bei Endometriose*, Myoma* uteri, Polypen*, Endometritis*; b) extragenital (sehr selten), z. B. durch Bluthochdruck, Herz-, Nierenkrankheiten, Blutgerinnungsstörungen; 2. funktionell, hormonal bedingt, meist bei Uterushypoplasie*. Vgl. Zyklusstörungen.

Hyper|meta|bolismus (↑; metabolisch*) *m*: (engl.) *hypermetabolism*; Steigerung des Stoffwechsels im gesamten Organismus, z. B. bei Hyperthyreose*, maligner Hyperthermie* od. Postaggressionssyndrom*.

Hyper|methionin|ämie (↑; -ämie*) *f*: (engl.) *hypermethioninemia*; Erhöhung der Blutkonzentration von Methionin*; **Urs.:** z. B. 1. Leberschaden; 2. Enzymmangelkrankheiten: a) Fumarylacetoacetase-Mangel (Tyrosinose* Typ I); b) Cystathioninbetasynthase-Mangel (Homocystinurie* Typ I); c) Methioninadenosyltransferase-Mangel (Genlocus 10q22); d) S-Adenosylhomocysteinhydrolase-Mangel (Genlocus 20cen-q13.1); e) Glycin-N-Methyltransferase-Mangel (Genlocus 6p12).

Hyper|metrie (↑; Metr-*) *f*: (engl.) *hypermetria*; Form der Dysmetrie*.

Hyper|metr|opie (↑; ↑; Op-*) *f*: (engl.) *hypermetropia*; syn. Hyperopie, Übersichtigkeit; Weitsichtigkeit; Form der Ametropie*, bei der parallel laufende Strahlen im nicht akkommodierenden Auge hinter der Retina vereinigt werden (s. Abb.); **Formen:** 1. Achsenhypermetropie mit zu kurzer Bulbusachse; 2. Brechungshypermetropie mit zu geringem Brechwert des opt. Apparats, z. B. bei Abflachung der Hornhaut od. Verlust der Linse; klin. Einteilung: 1. **latente H.:** erkennbar erst nach Ausschaltung einer kompensatorisch bereits für den Fernblick eingeschalteten Akkommodation*;

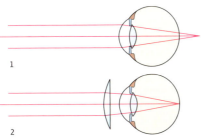

Hypermetropie: 1: unkorrigierte H. im nicht akkommodierten Auge; 2: durch Konvexglas ausgeglichene H.

2. **manifeste H.:** v. a. im Alter inf. abnehmender Akkommodationsfähigkeit; bei fehlender Korrektur Neigung zur Asthenopie* inf. Überanstrengung des Ziliarmuskels sowie zur Esophorie (s. Heterophorie) inf. der relativen Koppelung zwischen Akkommodation u. Konvergenz.

Hyper|mnesie (↑; -mnese*) *f*: (engl.) *hypermnesia*; quantitative Gedächtnissteigerung* mit gesteigertem Erleben best. (u. U. bereits vergessen geglaubter) Erinnerungen; **Vork.:** z. B. im Traum, in Trance, i. R. einer Hypnose*, bei Fieber od. in Zus. mit einer org. Psychose* (z. B. nach Schädelhirntrauma*); **DD:** Zwangsgedanken.

Hyper|motilität (↑; Mot-*) *f*: (engl.) *hypermotility*; allgemein pathol. gesteigerte Beweglichkeit; i. e. S. krankhafte Steigerung der unwillkürl. (reflektorischen od. vegetativ gesteuerten) Muskelbewegungen z. B. von Hohlorganen des Verdauungstrakts; vgl. Hyperkinese.

Hyper|natri|ämie (↑; -ämie*) *f*: (engl.) *hypernatremia*; Form einer Elektrolytstörung* mit Erhöhung der Serum-Na+-Konz. (vgl. Referenzbereich, Tab. dort) u. (Serum-)Osmolarität*; konsekutiv evtl. hyperosmolares Koma; **Urs.:** Hyperaldosteronismus*, hypertone Dehydratation* (z. B. Diabetes insipidus, Fieber), hypertone Hyperhydratation* (z. B. iatrogen durch Infusion hypertoner Kochsalzlösung).

Hyper|nephrom (↑; Nephr-*; -om*) *n*: Nierenzellkarzinom*.

Hyper|odontie (↑; Odont-*) *f*: Hyperdontie*.

Hyper|onychie (↑; Onych-*) *f*: (engl.) *hyperonychia*; übermäßige Nagelbildung; vgl. Onychogryposis.

Hyper|opie (↑; Op-*) *f*: Hypermetropie*.

Hyper|orexie (↑; gr. ὄρεξις Verlangen, Begierde) *f*: s. Bulimie.

Hyper|ornithin|ämie-Hyper|ammon|ämie-Homocitrullin|urie-Syn|drom (↑; -ämie*; Ur-*) *n*: s. HHH-Syndrom.

Hyper|osmie (↑; gr. ὀσμή Geruch) *f*: (engl.) *hyperosmia*; gesteigerte Riechwahrnehmung; **Vork.:** z. B. bei Epilepsie, Psychose, in der Schwangerschaft. Vgl. Parosmie.

Hyper|ostose (↑; Ost-*; -osis*) *f*: (engl.) *hyperostosis*; Hyperostosis; syn. Ostitis ossificans; Hyperplasie von Knochensubstanz; **Formen:** 1. Exostose: von der Knochenoberfläche ausgehender, höckeriger u. spornartiger Knochenvorsprung; 2. Enostose: Verdickungen im Knocheninnern, meist von den Knocheninnen in die Spongiosa ausgehend; 3. diffuse H. auf hereditärer Grundlage, z. B. Hyperostosis* corticalis generalisata. Vgl. Osteom, Osteosklerose.

Hyper|ostosis ankylosans vertebralis senilis (↑; ↑; ↑) *f*: (engl.) *senile ankylosing hyperostosis of spine*; syn. Forestier-Krankheit; Spondylosis* deformans der LWS bei alten Menschen, führt bes. bei Männern kaum zu klin. Beschwerden; **Vork.:** gehäuft bei Diabetes* mellitus.

Hyper|ostosis calvariae dif|fusa (↑; ↑; ↑) *f*: (engl.) *hyperostosis calvariae diffusa*; diffuse Hyperostose* des Schädeldachs.

Hyper|ostosis corticalis generalisata (↑; ↑; ↑) *f*: 1. (engl.) *generalized cortical hyperostosis*; syn. van-Buchem-Syndrom, Hyperphosphatasämie tarda, endostale Hyperostosis; autosomal-rezessiv erbl. Erkr. (Deletion Genlocus 17q12-q21; SOST-spezif.-

regulator.-Element; Typ 2: LRP5-Genmutation, Genlocus 11q13.4) mit variabler Expressivität; **Sympt.**: ab der Pubertät progrediente Mandibulahyperplasie u. Vortreten der Stirnregion, später Hirnnervenausfälle inf. Schädelbasishyperostose; röntg. Sklerose von Schädelkalotte u. -basis, Endostose der langen Röhrenknochen; **2.** syn. Typ Worth; autosomal-dominant erbl. Erkr. (Genlocus 11q13.4, Mutationen im LRP5-Gen); **Sympt.**: Torus* palatinus, Osteosklerose, kraniale u. faziale Hyperkeratose, zentrale Hörstörung, Hirnnervenlähmungen, erhöhter Schädelinnendruck, Endostose der langen Röhrenknochen, Beckenosteosklerose, Schädelveränderungen.

Hyper|ostosis corticalis infantilis (↑; ↑; ↑) *f*: Caffey*-Silverman-Syndrom.

Hyper|ostosis dif|fusa generalisata con|genita (↑; ↑; ↑) *f*: Osteopetrose*.

Hyper|ostosis frontalis in|terna (↑; ↑; ↑) *f*: s. Morgagni-Syndrom.

Hyper|ostosis sterno|clavicularis (↑; ↑; ↑) *f*: syn. Hyperostosis sternocostoclavicularis; SAPHO*-Syndrom.

Hyper|ostosis tri|angularis ilii (↑; ↑; ↑) *f*: Iliitis* condensans.

Hyper|ox|ämie (↑; Ox-*; -ämie*) *f*: (engl.) *hyperoxemia*; erhöhter Sauerstoffpartialdruck* im Blut; vgl. Hyperoxie.

Hyper|oxal|ämie (↑; gr. ὀξαλίς Sauerampfer; -ämie*) *f*: (engl.) *hyperoxalemia*; Erhöhung des Blutgehalts an Oxalsäure*; **Vork.**: u. a. bei Hyperoxalurie*, Gicht*.

Hyper|oxal|urie (↑; ↑; Ur-*) *f*: (engl.) *hyperoxaluria*; syn. Oxalose; Sammelbez. für 2 seltene, autosomalrezessiv erbl. Enzymdefekte mit Störung des Oxalsäurestoffwechsels; erhöhte endogene Produktion von Oxalsäure* u. Glyoxalsäure, die bei normaler Nierenfunktion zunächst durch erhöhte Ausscheidung (physiol. Oxalurie* bis zu 40 mg/24 Std.) kompensiert wird; **Formen: Typ I**: Mangel an peroxisomaler Alaninglyoxalat-Aminotransferase (Genlocus 2q36-q37); **Typ II**: Mangel an D-Glyceratdehydrogenase (Genlocus 9cen), mildere Form als Typ I; **Sympt.**: Ablagerung von Calciumoxalatkristallen, vorwiegend im Nierengewebe, z. T. auch in anderen Organen, Nephrolithiasis, Hämaturie; **Ther.**: Versuch mit großen Mengen Pyridoxalphosphat, ggf. Leber- u. Nierentransplantation. Vgl. Nephrokalzinose.

Hyper|oxie (↑; Ox-*) *f*: (engl.) *hyperoxia*; erhöhter Sauerstoffgehalt* in Blut u. Geweben; **Urs.**: therap. Erhöhung der FiO₂ bei atmosphär. (normobare H.) od. supraatmosphär. Gesamtgasdruck (hyperbare H.; s. Sauerstoff-Überdrucktherapie) bei Störungen der Ventilation, alveolären Diffusion, Perfusion, des Sauerstofftransports od. der Sauerstoffutilisation; cave: Sauerstofftoxikose*.

Hyper|oxie|test (↑; ↑) *m*: (engl.) *hyperoxia test*; diagn. Verfahren mit Beurteilung des art. Sauerstoffpartialdrucks bzw. der Spontanatmungsaktivität unter Zuführen von Sauerstoff; **Ind.**: **1.** dd Abklärung einer Zyanose* hinsichtl. pulmonaler od. kardialer Urs.; cave: drast. Verschlechterung (Verschluss des Ductus* arteriosus) bei best. angeborenen Herzfehlern* (daher zur DD von Herzfehlern ungebräuchl.); **2.** Teil des Apnoetests* i. R. der Hirntoddiagnostik.

Hyper|oxie|training (↑; ↑) *n*: (engl.) *hyperoxic training*; unter Atmung von Sauerstoff bei normalem od. überhöhtem atmosphärischem Druck durchgeführtes Training; hat gegenüber dem normalen Training zusätzliche leistungssteigernde Effekte durch Vergrößerung der maximalen Sauerstoffaufnahme; vgl. Hypoxietraining.

Hyper|para|thyroid|ismus (↑; Par-*; Thyreo-*; -id*) *m*: (engl.) *hyperparathyroidism*; Überfunktion der Nebenschilddrüsen mit vermehrter Bildung von Parathormon*; **Formen: 1. primärer H.**: Vork. meist bei Parathyroid*-Adenom, evtl. auch bei Hyperplasie, Karzinom der Nebenschilddrüsen od. sporadisch bzw. familiär i. R. von MEN*-Syndromen; Klin: renale Manifestation mit Nephrolithiasis*, Nephrokalzinose*; gastrointestinale Manifestation mit rezidiv. Ulcus ventriculi u. Ulcus duodeni, Neigung zu Pankreatitiden; ossäre Manifestation als Osteodystrophia* fibrosa generalisata; Kalkablagerungen in versch. Organen (Lunge, Magen, Konjunktiven, Cornea); Pseudogicht u. Chondrokalzinose; Hyperkalzämiesyndrom; Diagn.: Hyperkalzämie, Hyperkalzurie, Hypophosphatämie, Erhöhung von alkal. Phosphatase u. Parathormon; Osteodensitometrie*, evtl. Knochenbiopsie; Ther.: chir. durch Adenomexstirpation od. subtotale Parathyroidektomie; postop. Tetanieprophylaxe mit Calciumsalzen od. Calciferolen; **2. sekundärer H.**: reaktive Hyperplasie aller 4 Nebenschilddrüsen; Urs.: Hypokalzämie (z. B. bei Malabsorption*, Calciferolmangel, Schwangerschaft, Laktation*, kalkarmer Ernährung, Steatorrhö*), Hyperphosphatämie (z. B. bei Niereninsuffizienz) od. neonatal durch mütterlichen H.; Sympt.: Normo- od. Hypokalzämie; Ther.: Behandlung der Grunderkrankung; **3. tertiärer H.**: seltene, sich meist auf dem Boden eines sekundären H. mit renaler Urs. entwickelnde Form des H. bei reaktiver Überfunktion inf. autonomer adenomatöser Wucherung im bereits hyperplast. Nebenschilddrüsengewebe bzw. massiver irreversibler Hyperplasie der Parathyroideae; Sympt., Diagn. u. Ther. sind mit dem primären H. weitgehend identisch.

Hyper|pathie (↑; -pathie*) *f*: (engl.) *hyperpathy*; Überempfindlichkeit für sensible Reize bei gleichzeitig jedoch erhöhter Reizschwelle; alle Sinnesreize (auch Geräusche od. Vibrationen) werden erst ab einer höheren Intensität od. bei wiederholter Reizung, dann aber um so heftiger, länger anhaltend u. generell schmerzhaft empfunden; **Vork.**: nach Verletzung peripherer Nerven, bei Thalamussyndrom; vgl. Hyperästhesie, Sensibilitätsstörungen.

Hyper|per|fusions|syn|drom, zerebrales (↑; Perfusion*) *n*: (engl.) *cerebral hyperperfusion syndrome, engorgement*; vermehrte Durchblutung geschädigter Hirnareale aufgrund gestörter Autoregulation der Gefäße (Vasoparalyse); **Vork.**: z. B. nach Schädelhirntrauma* od. Thrombendarteriektomie* der Karotis.

Hyper|phagie (↑; Phag-*) *f*: (engl.) *polyphagia*; krankhaft gesteigerte Nahrungsaufnahme, häufig nach einseitigen Diäten; vgl. Bulimia nervosa, Essstörungen.

Hyper|phenyl|alanin|ämie (↑; -ämie*) *f*: **1.** (engl.) *hyperphenylalaninemia*; Bez. für Phenylalaninhydroxylase-Mangel mit rel. hoher Restaktivität (im Gegensatz zur Phenylketonurie*); vgl. Tetrahydrobiopterin-Mangel; **2.** Erhöhung von Phenylalanin im Blut aufgrund unterschiedl. Enzymdefekte.
Hyper|phorie (↑, -phor*) *f*: s. Heterophorie.
Hyper|phosphat|ämie (↑; -ämie*) *f*: (engl.) *hyperphosphatemia*; Form einer Elektrolytstörung mit erhöhter Konz. des anorg. Phosphats im Serum (>1,5 mmol/l); **Vork.**: Niereninsuffizienz*, Akromegalie*, Hypoparathyroidismus* u. Tetanie*.
Hyper|phosphat|urie (↑; Ur-*) *f*: (engl.) *hyperphosphaturia*; vermehrte Phosphatausscheidung im Urin; z. B. bei Phosphatdiabetes, Hyperparathyroidismus*; vgl. Phosphaturie.
Hyper|pigmentierung (↑; Pigmente*): (engl.) *hyperpigmentation*; lokalisiert od. generalisiert auftretende, verstärkte Färbung der Haut durch vermehrte Bildung od. Ablagerung von Pigment; **Formen**: Nävus, Ephelides, Chloasma, Lentigo u. a. Hauterkrankungen sowie H. bei Stoffwechselstörungen (z. B. Porphyrie) u. Arzneimitteleinnahme (z. B. Zytostatika); vgl. Depigmentierung, Erythem.
Hyper|pipecolat|ämie (↑; -ämie*) *f*: (engl.) *hyperpipecolic acidemia*; autosomal-rezessiv erbl. Stoffwechselanomalie mit Abbaustörung der Pipecolinsäure* inf. einer generalisierten Unterfunktion der Peroxisomen*; **Sympt.**: ab 6. Lebensmonat beginnender Entwicklungsstillstand mit schwerer geistiger Retardierung (durch Demyelinisierung) u. Hepatomegalie; **Diagn.**: erhöhte Konz. von Pipecolinsäure* in Serum; **Progn.**: letaler Ausgang in den ersten Lebensjahren; **DD**: Hyperpipecolatämie bei Zellweger*-Syndrom.
Hyper|pituitarismus (↑; Pituita*) *m*: (engl.) *hyperpituitarism*; Bez. für die pathol. gesteigerte Sekretion eines od. (selten) mehrerer Hormone der Hypophyse*, i. e. S. des Hypophysenvorderlappens; s. Akromegalie, Cushing-Syndrom; Thyreotropinom.
Hyper|plasie (↑, -plasie*) *f*: (engl.) *hyperplasia*; sog. numerische Hypertrophie; Vergrößerung eines Gewebes od. Organs durch Zunahme der Zellzahl bei unveränderter Zellgröße; **Urs.**: z. B. vermehrte funktionelle Belastung od. hormonale Stimulation; im Gegensatz zur Neoplasie* nach Wegfall des entspr. Stimulus reversibel. Vgl. Hypertrophie.
Hyper|plasie, adenomatöse (↑; ↑) *f*: (engl.) *adenomatous hyperplasia*; komplexe Endometriumhyperplasie*.
Hyper|plasie, angio|lymphoide (↑; ↑) *f*: (engl.) *angiolymphoid hyperplasia*; meist solitär in der Kopfhaut auftretender bis ca. 4 cm großer, benigner Gefäßtumor aus proliferierenden Kapillaren mit lymphomartigen Infiltraten u. Gewebeeosinophilie; vgl. Kimura-Krankheit.
Hyper|plasie, fokale epi|theliale (↑; ↑) *f*: (engl.) *epithelial hyperplasia*; syn. Heck-Krankheit; durch Papillomaviren (HPV 13, 32) ausgelöste weißl., flache Warzen im Bereich der gesamten Mundschleimhaut; **Vork.**: bes. bei Kindern u. Jugendlichen, endemisch bei Ureinwohnern Nordamerikas u. Inuit, gelegentl. in Mitteleuropa; **DD**: Leukoplakie*, Naevus* spongiosus albus mucosae.

Hyper|plasie, fokale noduläre (↑; ↑) *f*: s. Lebertumoren.
Hyper|plasie, foveoläre (↑; ↑) *f*: s. Ménétrier-Syndrom.
Hyper|plasie, glandulär-zystische (↑; ↑) *f*: (engl.) *cystic-glandular hyperplasia*; übermäßige Proliferation der Uterusschleimhaut mit vermehrter Drüsenbildung u. histol. großen zyst. Hohlräumen (sog. Schweizer-Käse-Muster); **Ätiol.**: lang (über Wochen) anhaltende Östrogeneinwirkung, meist bedingt durch Follikelpersistenz*, das Sich-Ablösen mehrerer Follikel in ihrer Östrogenproduktion ohne Ovulation od. (seltener) Östrogene produzierenden Ovarialtumor (Granulosazelltumor*, Thekazelltumor*); **Sympt.**: verstärkte u. verlängerte Blutung (Durchbruchblutung*), insbes. als juvenile Blutung bei Beginn u. als sog. klimakterische Blutung am Ende der Geschlechtsreife; **Diagn.**: Sonographie, Hysteroskopie*, Kürettage; **Ther.**: hormonal (hochdosiertes Gestagen* i. m. über mind. 2 Wo., danach p. o. geringere Erhaltungsdosis); wiederholte Kontrollen. Vgl. Hyperplasie, adenomatöse; Korpuskarzinom.
hyper|plasio|gen (↑; ↑; -gen*): **1.** (engl.) *hyperplastic*; aus einer Hyperplasie entstanden, z. B. ein Polyp*; **2.** eine Hyperplasie erzeugend.
Hyper|plasmie (↑, -plasma*) *f*: (engl.) *hyperplasmia*; vermehrtes Blutplasmavolumen.
Hyper|plasmin|ämie (↑; ↑; -ämie*) *f*: (engl.) *hyperplasminemia*; vermehrter Gehalt des Bluts an Plasmin* mit schwerem Hämostasedefekt (Haut- u. Schleimhautblutungen); **Vork.**: Anw. von Fibrinolytika od. i. R. der Hyperfibrinolyse*; **Ther.**: s. Hyperfibrinolyse.
Hyper|pnoe (↑, -pnoe*) *f*: (engl.) *hyperpnea*; vertiefte Atmung (erhöhtes Atemzugvolumen), i. e. S. ohne Hyperventilation*.
Hyper|polarisation (↑) *f*: (engl.) *hyperpolarization*; Erhöhung des (intrazellulär negativen) Ruhemembranpotentials* einer erregbaren Zelle, die mit einer Erregbarkeitserniedrigung einhergeht; physiol. z. B. im Rahmen der späten Repolarisationsphase des Aktionspotentials* od. bei der postsynapt. Hemmung. Vgl. Depolarisation.
Hyper|prolaktin|ämie (↑; Pro-*; Lact-*; -ämie*) *f*: (engl.) *hyperprolactinemia*; Erhöhung der Serumkonzentration von Prolaktin*; **Urs.**: physiol. während Schwangerschaft u. Stillzeit; pathol.: s. Tab.; **Klin.**: Hemmung der pulsatilen Sekretion von GnRH u. somit der Gonadotropinsekretion mit verminderter Östrogen- bzw. Testosteronbildung; daher bei der Frau Anovulation, hypogonadotrope Amenorrhö, evtl. Galaktorrhö (vgl. Galaktorrhö-Amenorrhö-Syndrom), beim Mann Hypogonadismus, Impotenz; **Diagn.**: Nachw. der erhöhten Prolaktinserumkonzentration; **Ther.**: je nach Urs. chirurgisch od. pharmak. (z. B. Dopamin*-Rezeptor-Agonisten).
Hyper|prolin|ämie (↑; -ämie*) *f*: (engl.) *hyperprolinemia*; seltene, autosomal-rezessiv erbl. Störung des Prolinabbaus mit erhöhter Prolinkonzentration in Plasma u. Liquor; **Formen**: **Typ I**: Prolinoxidasemangel (Genlocus 22q11.2); Klin.: Nephropathie, Taubheit, photosensible Epilepsie u. Demenz; **Typ II**: Pyrrolincarboxylsäure-Dehydrogenasemangel (Genlocus 1p36) mit Vermehrung von Pyr-

Hyperprosexie

Hyperprolaktinämie
Ursachen pathologischer Hyperprolaktinämie

Pathomechanismus	Ursache
primäre Hyperprolaktinämie	
Prolaktin sezernierender Tumor	v. a. Prolaktinom; selten andere Prolaktin produzierende Hypophysentumoren oder (sehr selten) ektop (z. B. Hypernephrom)
sekundäre Hyperprolaktinämie durch Unterbrechung des inhibierenden Einflusses von Dopamin	
Zerstörung der Dopamin freisetzenden hypothalamischen Neurone oder Störung des Dopamintransports zu den laktotrophen hypophysären Zellen	Kompression des Hypophysenstils durch endokrin inaktiven Hypophysentumor oder suprasellär wachsende Hirntumoren, granulomatöse Erkrankungen (z. B. Sarkoidose), iatrogene Durchtrennung der hypothalamisch-hypophysären Verbindung, Infektionen (Meningitis, Enzephalitis)
Antagonisierung am Dopamin-Rezeptor, Entleerung der Dopaminspeicher	Arzneimittel, u. a. Dopamin-Rezeptor-Antagonisten, östrogenhaltige Kontrazeptiva, einige Neuroleptika und zentral wirkende Antihypertensiva
hypothalamische Stimulation durch GnRH (selten)	bestimmte Formen der Hypothyreose mit vermehrter Sekretion von TRH, Niereninsuffizienz
unbekannt	Hyperprolaktinämie nach Thoraxverletzung

rolincarbonsäure u. Prolin in Blut u. Harn; **Klin.:** Krämpfe u. geistige Retardierung; **DD:** Iminoglycinurie*.
Hyper|prosexie (↑; gr. προσεξις Aufmerksamkeit) *f*: (engl.) *hyperprosexia*; gesteigerte Aufmerksamkeit mit beschleunigtem Auffassungsvermögen u. erhöhter Ablenkbarkeit; **Vork.:** z. B. manische Zustände, organischer Hirnschaden. Vgl. Aprosexie, Tenazität, Vigilität.
Hyper|protein|ämie (↑; Prot-*; -ämie*) *f*: (engl.) *hyperproteinemia*; Vermehrung des Gesamteiweißes* auf über 85 g/l im Serum od. über 87 g/l im Plasma; **Formen: 1. absolute H.** durch starke Vermehrung einer od. mehrerer Komponenten der Immunglobuline (meist Paraproteinämie*); **2. relative H.** durch Verminderung des Plasmavolumens (bei Exsikkose), labordiagn. meist parallele Zunahme des Hämatokrits.
Hyper|pyrexie (↑; Pyrexie*) *f*: (engl.) *hyperpyrexia*; hohes Fieber* über 41 °C.
Hyper|pyrexie, maligne (↑; ↑) *f*: maligne Hyperthermie*.
Hyper|re|aktivität, bronchiale (↑) *f*: (engl.) *bronchial hyperreactivity*; auch Hyperreagibilität; gesteigerte Reaktionsbereitschaft der Bronchien gegenüber potentiell bronchokonstriktorisch wirkenden exogenen (z. B. Kälte, Änderung von Luftdruck od. Luftfeuchtigkeit, chem. Irritantien, Tabakrauch) u. endogenen (psychische Alteration) Reizen inf. chron. Entzündungsprozesse durch Infekte, permanente Allergenexposition od. inhalative Noxen; **Vork.:** bei ca. 7 % der Bevölkerung, v. a. mit Asthma* bronchiale u. COPD*, bei Atopikern, aber auch bei gesunden Personen mit Belastung durch Umweltnoxen od. Virusinfektionen; **Klin.:** Reizhusten, Hyperkrinie, evtl. Dyspnoe; **Diagn.:** Lungenfunktionsprüfung*, bronchialer Provokationstest* mit Cholinergika (Acetylcholin, Carbachol, Methacholin) od. Histamin; **Ther.:** inhalative Glukokortikoide.

Hyper|reaktivität, nasale (↑) *f*: (engl.) *nasal hyperreactivity*; früher Rhinopathia vasomotorica non allergica, Rhinitis vasomotorica; durch äußere (mechan., thermische od. chem.) od. innere (hormonale, psych.) Faktoren ausgelöste Fehlregulation der Nasenschleimhaut, nicht durch Allergene* ausgelöst; **Sympt.:** anfallartig auftretende, wässrige Absonderung aus der Nase (Hydrorrhoea nasalis), oft nur für einige Stunden am Tag; **Ther.:** Glukokortikoide od. Parasympathikolytika lokal, ggf. Injektion von Botulinumtoxin.
Hyper|reflexie (↑; Reflekt-*) *f*: (engl.) *hyperreflexia*, meist in einer (pathol.) verbreiterten Reflexzone auslösbare gesteigerte Muskeleigenreflexe (s. Reflexe) durch Ausfall hemmender Einflüsse kortikospinaler u. extrapyramidaler Bahnen auf die Gammamotoneurone*, z. B. bei Pyramidenbahnläsion (erworben z. B. bei Schlaganfall*, angeb. z. B. bei hereditärer spastischer Spinalparalyse*).
Hyper|reninismus, primärer (↑; Ren-*) *m*: (engl.) *primary hyperreninism*; syn. Robertson-Kihara-Syndrom; vermehrte Sekretion von Renin* durch einen Tumor des juxtaglomerulären Apparats* der Nieren (Hämangioperizytom, Wilms*-Tumor) bzw. durch extrarenale hormonaktive Tumoren (z. B. kleinzelliges Bronchialkarzinom); **Sympt.:** Hypertonie, Hypokaliämie, Alkalose, Kopfschmerz, sekundärer Hyperaldosteronismus; **Diagn.:** CT*, Kavographie* mit seitengetrennter Reninbestimmung aus Nierenvenenblut; **DD:** Bartter*-Syndrom, Gitelman*-Syndrom. Vgl. Renin-Angiotensin-Aldosteron-System.
Hyper|salivation (↑; Salivation*) *f*: Ptyalismus*.
Hyper|schall (↑): (engl.) *hypersound*; Schall* im Frequenzbereich oberhalb von 1 GHz (10^9 Hz).
Hyper|sekretion (↑; Sekretion*) *f*: (engl.) *hypersecretion*; vermehrte Ausscheidung eines Drüsensekrets, z. B. Magensaft.

Hyper|sensibilität (↑; sensibel*) *f*: **1.** (engl.) *hypersensitivity*; (neurol.) s. Sensibilitätsstörungen; **2.** (immun.) s. Allergie.

Hyper|sensitivitäts|vaskulitis (↑; ↑; Vas*; -itis*) *f*: (engl.) *hypersensitivity vasculitis*; Vasculitis* allergica

Hyper|serotoni̱smus (↑) *m*: Karzinoidsyndrom*.

Hyper|siderin|ämie (↑; gr. σίδηρος Eisen; -ämie*) *f*: (engl.) *hyperferremia*; pathol. erhöhte Konz. von Eisen* im Serum; **Vork.:** z. B. bei hämolytischer Anämie*, Hämochromatose*, ineffektiver Erythrozytopoese, Myelodysplasien, pure red cell aplasia, aplastischer Anämie, akuter Hepatitis u. a. Leberparenchymschäden; passager nach akutem Blutverlust.

Hyper|somato|tropi̱smus (↑; Soma*; -trop*) *m*: (engl.) *hypersomatotropism*; erhöhte Serumkonzentration von STH* inf. hormonaktiven eosinophilen Hypophysenadenoms; vgl. Akromegalie.

Hyper|somi̱e (↑; ↑) *f*: (engl.) *hypersomia*; Riesenwuchs; s. Gigantismus; Hochwuchs.

Hyper|somni̱e (↑; lat. so̱mnus Schlaf) *f*: (engl.) *hypersomnia*; Form der Schlafstörung* mit erhöhtem Schlafbedürfnis (>10 Std. pro Tag) u./od. vermehrter Tagesschläfrigkeit; häufig verbunden mit erschwerter Weckbarkeit am Morgen od. Schlaftrunkenheit nach dem Wecken; hohe Komorbiditätsrate mit affektiven Störungen*; **Formen: 1.** primäre H.: z. B. idiopathische Hypersomnie*, Narkolepsie*, period. Hypersomnie (z. B. Kleine*-Levin-Syndrom); Sympt.: fast täglich u. über längeren Zeitraum auftretende Zustände von Schläfrigkeit, die zu Einschränkungen der (sozialen) Leistungsfähigkeit u. subjektiven Befindlichkeit führen u. nicht durch eine andere physische od. psychische Urs. zu erklären sind; **2.** sekundäre H.: symptomat. erhöhtes Schlafbedürfnis, z. B. bei Intoxikation*, zentralem u. obstruktivem Schlafapnoesyndrom*.

Hyper|somni̱e, idio|pa̱thische (↑; ↑) *f*: (engl.) *idiopathic hypersomnia*; syn. Non-REM-Narkolepsie; Form der Hypersomnie* mit exzessiver Tagesschläfrigkeit u. nicht erholsamem Tagschlaf; **Urs.:** unbekannt, vermutl. ZNS-bedingte Störung der Schlaf-Wach-Regulation; **Häufigkeit:** 2–5 : 100 000; **Einteilung:** nach ICSD-2: **1.** i. H. mit langer Schlafdauer (Nachtschlaf >10 Std.); **2.** i. H. ohne lange Schlafdauer; **Diagn.:** Ausschluss anderer Urs. für Tagesschläfrigkeit mit Polysomnographie*, im MSLT* Schlaflatenz ≤8 Min., aber weniger als 2 Einschlaf-REM-Perioden; **Ther.:** symptomat. mit Stimulanzien (z. B. Modafinil*, Methylphenidat*).

hyper|sono̱r (↑; lat. sono̱rus tönend, schallend): (engl.) *hypersonorous*; lauter u. schachtelartiger Perkussionsschall; z. B. bei Lungenemphysem* u. Pneumothorax*.

Hyper|spleni̱e|syn|drom (↑; Splen*) *n*: s. Hypersplenismus.

Hyper|spleni̱smus (↑; ↑) *m*: (engl.) *hypersplenism*; gesteigerte Blutzellsequestration in der Milz, meist in Verbindung mit Milzvergrößerung u. kompensatorischer Knochenmarkhyperplasie; führt zu Anämie*, Granulozytopenie* bzw. Thrombozytopenie* od. zu Panzytopenie*; **Formen: 1.** primärer H.: ohne erkennbare Grundkrankheit; **2.** sekundärer H.: bei mit Splenomegalie einhergehenden Erkr., insbes. bei portaler Hypertension* inf. Leberzirrhose, Milzvenenprozessen (z. B. Thrombose).

Hyper|sthen|uri̱e (↑; gr. σθένος Stärke, Kraft; Ur-*) *f*: (engl.) *hypersthenuria*; Ausscheidung eines stark konzentrierten Harns (spezif. Gewicht >1,025); vgl. Isosthenurie, Hyposthenurie.

Hyper|tel|ori̱smus (↑; gr. τῆλε fern; ὁρίζειν begrenzen) *m*: (engl.) *hypertelorism*; vergrößerter Abstand der Augen mit vergrößertem Interpupillarabstand als Sympt. vieler genet. Krankheitsbilder, aber auch familiär als Einzelsymptom ohne Krankheitsrelevanz.

Hyper|tel|ori̱smus-Hypo|spa̱die-Syn|drom (↑; ↑; ↑; Hyp-*; gr. σπαδών Spalte) *n*: (engl.) *hypertelorism-hypospadia syndrome*; syn. Opitz-Syndrom, BBB-Syndrom, G-Syndrom; androtroper Symptomenkomplex mit Hypertelorismus, Hypospadie, Helixdysplasie u. Gesichtsspalten; **Häufigkeit:** über 500 Fälle sind bekannt; **Einteilung: 1.** Hypertelorismus-Ösophagusanomalie-Hypospadie-Syndrom (syn. Opitz-G (BBB) Typ 2); autosomal-dominant erbl., Genlocus 22q11.2, Mutationen im OGS2-Gen; **2.** Opitz-Syndrom (syn. Opitz-G (BBB) Typ 1); geschlechtsgebunden erblich (Genlocus Xp22, Mutationen im MID1-Gen).

Hyper|tensi̱n (↑; Tend-*) *n*: syn. Angiotensin II; s. Angiotensine.

Hyper|tensi̱on (↑; ↑) *f*: Spannungs- bzw. Druckerhöhung; z. B. Erhöhung des art. Blutdrucks (s. Hypertonie).

Hyper|tensi̱on, intra|abdomina̱le *f*: (engl.) *intraabdominal hypertension* (Abk. IAH); anhaltende od. wiederholte pathol. Erhöhung des intraabdominalen Drucks* auf ≥12 mmHg; **Einteilung:** s. Tab.; **Pathophysiol.:** führt zu Abnahme von abdominalem venösem Abfluss u. abdominalem Perfusionsdruck* (Abk. APP) sowie bei krit. APP-Erniedrigung (APP <60 mmHg) zu Funktionsstörungen abdominaler (später auch extraabdominaler) Organe; vgl. Kompartmentsyndrom.

Hypertension, intraabdominale Einteilung nach World Society of the Abdominal Compartment Syndrome (WSACS-Konsensuskonferenz 2007)	
Grad	intraabdominaler Druck (mmHg)
I	12–15
II	16–20
III	21–25
IV	>25
abdominales Kompartmentsyndrom*: anhaltende intraabdominale Hypertension Grad ≥III und neu auftretende Organdysfunktion (bzw. -ausfall) mit oder ohne Verminderung des abdominalen Perfusionsdrucks* auf <60 mmHg	

Hyper|tensi̱on, porta̱le (↑; ↑) *f*: (engl.) *portal hypertension*; syn. portale Hypertonie, Pfortaderhochdruck, Pfortaderstauung; erhöhter Druck in der Pfortader od. ihren Ästen; **Ätiol.: I.** häufig Widerstandshochdruck (i. d. R. mechan. Strömungshin-

Hypertension, pulmonale

dernisse im Pfortadersystem); Lok.: **1.** intrahepatischer Block (70–80 %) mit Strömungsbehinderung innerh. der Leber; a) präsinusoidal, selten (z. B. bei Hodgkin-Lymphom, Sarkoidose, biliärer Zirrhose); b) postsinusoidal häufig (z. B. bei Leberzirrhose* als Hauptursache der p. H., chron. Hepatitis); **2.** prähepatischer Block (15–25 %) mit einem vor der Leber, meist zentral im Pfortaderstamm (inf. Pfortaderthrombose*) od. peripher in einem der zuführenden Äste (z. B. Milzvenenthrombose bei Pankreatitis bzw. Pankreaskarzinom) lokalisierten Strömungshindernis; **3.** posthepatischer Block (ca. 1 %) durch eine Abflussstörung im Bereich der großen u. kleinen Lebervenen (sog. Budd*-Chiari-Syndrom) bzw. der V. cava inferior; **II.** selten Volumenhochdruck (z. B. bei arterioportaler Fistelbildung); **Folgen:** Ausbildung versch. **Kollateralkreisläufe** möglich: **1.** gastroösophageal mit Bildung von Fundusvarizen* u. Ösophagusvarizen*; **2.** umbilikal mit Caput* medusae; **3.** mesenterikohämorrhoidal mit Hämorrhoiden; **4.** gastrophrenikorenal bzw. suprarenal; **Klin.:** obere gastrointestinale Blutung aus Varizen (s. Ösophagusvarizenblutung) od. aufgrund portal-hypertensiver Gastropathie*, Ödeme, Aszites*, hepatische Enzephalopathie*, Hypersplenismus*; **Diagn.:** Ösophagogastroskopie, Sonographie, Messung von Lebervenenverschlussdruck u. freiem Lebervenendruck zur Berechnung des hepatisch portalvenösen Druckgradienten (erhöhtes Varizenblutungsrisiko oberhalb 14 mmHg); **Ther.:** bei Leberzirrhose: (konservative) Behandlung des Aszites bis hin zur Parazentese*, Senkung des Pfortaderdrucks (Beta-Rezeptoren-Blocker u. organische Nitrate; im Notfall: Terlipressin, Octreotid); als Primär- u. Sekundärprophylaxe der Varizenblutung: Beta-Rezeptoren-Blocker; Drucksenkung durch portosystemischen Shunt*: als transjugulärer intrahepatischer portosystemischer Shunt* od. chir. als portokavaler od. splenorenaler Shunt; vgl. Enzephalopathie, hepatische.

Hyper|tension, pulmon̲a̲le (↑; ↑) *f*: s. Hypertonie, pulmonale.

Hyper|tetra|ploid̲i̲e (↑; Tetra-*; -ploid*) *f*: s. Ploidiegrad.

Hyper|thec̲o̲sis ovarii (↑; -osis*) *f*: (engl.) *thecomatosis*; syn. Thekomatose; sehr seltene, fam. auftretende, mit dem polyzystischen Ovarialsyndrom* eng verwandte Erkr.; **Klin.:** Vergrößerung meist beider Ovarien durch umschriebene od. diffuse Hyperplasie von Thekazellen mit Luteinisierung unter starker Verbreitung des ovariellen Rindenstromas u. Verdrängung der Follikel; **Sympt.:** oft Virilisierung mit Hirsutismus* inf. vermehrter Produktion von Androgenen* u. Androstendion* in den luteinisierten Thekazellen; gleichzeitig besteht Infertilität*. Vgl. Ovarien, polyzystische.

Hyper|therm̲i̲e (↑; Therm-*) *f*: (engl.) *hyperthermia*; Erhöhung der Körpertemperatur ohne Sollwertverstellung (s. Regelkreis) im hypothalamischen Wärmeregulationszentrum (im Gegensatz zu Fieber*); **Urs.:** vermehrte Wärmezufuhr od. Wärmebildung bzw. verminderte Wärmeabgabe; vgl. Hitzeschäden, Wärmestauung, Wärmetherapie.

Hyper|therm̲i̲e, künstliche (↑; ↑) *f*: (engl.) *induced hyperthermia*; künstl., mit physik. Mitteln von außen bewirkte Erhöhung der Körpertemperatur über die Normaltemperatur; **Formen: 1.** (Onkologie) Überwärmungstherapie: Ausnutzung der höheren Temperaturempfindlichkeit von Tumorzellen in der S-Phase des Zellzyklus im Vergleich zu normalen Zellen; meist in Komb. mit Chemo- od. Strahlentherapie; **a)** lokal begrenzt (möglichst selektive Erhitzung des Tumors); **b)** extrakorporale Ganzkörperhyperthermie (k. H. von mehr als 41 °C über einen extrakorporalen Kreislauf u. Wärmetauscher); **2.** (physikalische Therapie*) Erhöhung der Körperkerntemperatur um 0,5 °C durch wassergefilterte Infrarottherapie (wIRA) od. Bäder (bei 41 °C, sog. Überhitzungsbad nach Lampert); vgl. Wärmetherapie.

Hyper|therm̲i̲e, maligne (↑; ↑) *f*: (engl.) *malignant hyperthermia*; Abk. MH; syn. maligne Hyperpyrexie, paroxysmale Hyperthermie; seltene hypermetabole Stoffwechselentgleisung (Kompl. einer Narkose*); **Ätiol.:** genet. Prädisposition (bisher mind. 6 Genloci bekannt, z. B. 19q13.1 mit Mutation des skelettmuskulären Ryanodin*-Rezeptors) zur Störung der Ca^{2+}-Homöostase in Skelettmuskelzellen (u. a. verstärkte Freisetzung von Ca^{2+} aus dem sarkoplasmat. Retikulum in das Sarkoplasma) bei Vorhandensein von Trigger*-Faktoren (Triggersubstanzen: v. a. volatile Inhalationsanästhetika* sowie depolarisierende periphere Muskelrelaxanzien*); **Vork.:** z. T. assoziiert mit neuromuskulärer Erkr. (z. B. central* core disease); **Klin.:** variabel; abortiver, moderater od. fulminanter (MH-Krise) Verlauf; MH-Krise: tachykarde Herzrhythmusstörung, Hyperventilation (bzw. bei Beatmung kapnometr. Anstieg des endexspirator. pCO_2), Zyanose, Schwitzen, Masseterspasmus, Rigor; Hyperthermie (bis 43 °C) als Spätsymptom; laborchem.: Hyperkapnie, respirator. Azidose, Laktatazidose, Elektrolytstörung, Erhöhung von CK u. Transaminasen, Myoglobinämie u. -urie; **Kompl.:** Rhabdomyolyse, akutes Nierenversagen, Verbrauchskoagulopathie, Hirnödem, Lungenversagen; **Ther.:** sofortige Beendigung der Zufuhr von Triggersubstanzen bei schnellstmögl. Applikation von Dantrolen* i. v. (kontinuierl. nach Initialbolus); symptomat.: Hyperventilation (Beatmung mit $FiO_2 = 1$) u. Azidosekorrektur durch Natriumbicarbonat i. v., Kühlung, forcierte Diurese, Antiarrhythmika; **Progn.:** MH-Krise unbehandelt fast immer letal, mit Ther. Letalität ca. 10 %; **Proph.:** triggerfreie Narkose bei Pat. mit (vermuteter) genet. Prädisposition.

Hyper|therm̲i̲e|syn|drom (↑; ↑) *n*: syn. Hitzschlag; s. Hitzeschäden.

Hyper|th̲e̲rmo|bakterien (↑; ↑; Bakt-*) *fpl*: (engl.) *thermophile bacteria*; Hitzebakterien, die bei 45–75 °C u. teilweise bis zu 110 °C wachsen; **Vork.:** im Humusboden (Komposthaufen, feuchte Heuhaufen) u. in heißen Quellen; größtenteils Sporenbildner, ferner sporenlose Thermobakterien, Thermoaktinomyzeten* u. extrem thermophile Archaea. Vgl. Mesothermobakterien; Psychrobakterien.

Hyper|thym̲i̲e (↑; gr. θυμός Lebhaftigkeit, Gemüt) *f*: (engl.) *hyperthymia*; Bez. für Aktivitäts- u. Antriebssteigerung mit gehobener Stimmung, die im Unterschied zur Hypomanie* nicht vorübergehend, sondern als Persönlichkeitsmerkmal i. d. R. dauerhaft ist. Vgl. Persönlichkeitsstörung.

Hyper|thyreose (↑; Thyreo-*; -osis*) *f*: (engl.) *hyperthyroidism*; Überfunktion der Schilddrüse* mit gesteigerter Produktion u. Sekretion der Schilddrüsenhormone*; **Path.**: s. Tab.; **1.** Entz. (s. Thyroiditis): v. a. bei Basedow-Krankheit, aber auch bei subakuter Thyroiditis de Quervain od. akuter Strahlenthyroiditis; **2.** hormonal bedingt; **a)** primäre (thyroidale) H. bei funktioneller Autonomie (der hypophysären TSH-Kontrolle entzogene Schilddrüsenhormonsynthese) der Schilddrüse; häufig disseminierte Schilddrüsenautonomie*, auch fokal (multifokal: s. Schilddrüsenautonomie, multifokale; unifokal: s. Schilddrüsenadenom, autonomes); **b)** sekundäre H.: vermehrte Sekretion von TSH* in der Hypophyse*; **c)** tertiäre H. (selten): hypothalam. Mehrsekretion von TRH*; **3.** Neoplasie: **a)** autonomes Adenom* der Schilddrüse; **b)** best. Formen des Schilddrüsenkarzinoms*; paraneoplast. Syndrom*, meist Synthese von TSH(-ähnl. Substanzen); **4.** exogen: Iod induzierte Hyperthyreose*; vgl. Hyperthyreosis factitia; **5.** angeb. (neonatale H.): **a)** kongenitale H.; autosomal-dominant erbl. Dysfunktion des TSH-Rezeptors (Abk. TSHR) durch TSHR-Mutation mit Genlocus 14q31 (allelisch zur kongenitalen Hypothyreose* ohne Struma; s. Kretinismus*); Schilddrüsenhormonresistenz* u. a.; **b)** konnatale transiente H. inf. diaplazentarer Passage thyroidal aktivierender maternaler Schilddrüsenantikörper bei Basedow-Krankheit der Mutter; **Vork.**: oft gleichzeitig mit Funktionsstörung anderer endokriner Drüsen u. des Stoffwechsels (erhöhter Insulinbedarf bei Pat. mit Diabetes mellitus); **Klin.: 1.** meist

Hyperthyreose
Pathogenetische Einteilung nach der Deutschen Gesellschaft für Endokrinologie (Sektion Schilddrüse)

Autoimmunthyroiditis
  Basedow-Krankheit
  andere (z. B. Struma lymphomatosa Hashimoto)

andere Thyroiditis

funktionelle Autonomie
  disseminiert
  unifokal
  multifokal

Neoplasie
  Adenom
  Karzinom

vermehrte Synthese von TSH bzw. Substanz mit TSH-ähnlicher Aktivität
  hypophysär
  paraneoplastisch

Iod induziert

exogene Schilddrüsenhormonzufuhr (Hyperthyreosis factitia)

Struma*, häufig hyperperfundiert (Struma vasculosa); je nach Path. diffus (z. B. bei Basedow-Krankheit) od. nodulär (z. B. bei autonomem Adenom); **2.** motorisch-psych. Unruhe mit feinschlägigem Tremor, Affektlabilität, Müdigkeit, warmfeuchte Haut, Hyperhidrose, Hitzeintoleranz, Haarausfall, Muskelschwäche (thyreotoxische Myopathie), Osteoporose, Diarrhö, Gewichtsabnahme inf. pathol. gesteigerten Stoffwechsels im gesamten Organismus (Hypermetabolismus) trotz Heißhungers; **3.** kardiovaskulär: Palpitation, Tachykardie (cave: Vorhofflimmern), Pulsus magnus, art. Hypertonie (systol.), High*-cardiac-output-Syndrom u. evtl. (Dekompensation einer) Herzinsuffizienz durch hyperdyname Kreislaufstörung, bei langer Dauer sek. Kardiomyopathie*; **4.** Augensymptome i. R. der endokrinen Ophthalmopathie*: Exophthalmus* mit Glanzauge*, Dalrymple*-, Stellwag*-, Graefe*-, Möbius*-Zeichen; Gifford*- u. Jellinek*-Zeichen; **Kompl.:** Dekompensation (thyreotoxische Krise*); **Diagn.: 1.** typ. Anamnese (v. a. bei jugendl. Pat., bei Pat. hohen Alters eher oligo- bzw. monosymptomat.; s. Altershyperthyreose) u. körperl. Untersuchung (z. B. endokrine Ophtalmopathie als Hinweis auf Basedow-Krankheit); **2.** labordiagn. Nachweis i. R. der Schilddrüsendiagnostik*: **a)** TSH-Konz. im Blut erniedrigt (TSH-basal) als Ausdruck der negativen Rückkopplung* auf das Hypothalamus*-Hypophysen-System; Ausnahme: sekundäre u. tertiäre H.; **b)** Konz. freier Schilddrüsenhormone* (FT$_4$, FT$_3$) im Blut (rel. od. absolut) erhöht; Erhöhung von TT$_4$- u./od. TT$_3$-Konz. im Serum u. a. in Abhängigkeit von der Konz. von Plasmaproteinen im Blut; cave: u. U. noch normale Schilddrüsenhormonwerte bei supprimiertem TSH-basal (subklinische Hyperthyreose*); in ca. 5 % isolierte Erhöhung von T$_3$ (sog. T$_3$-Hyperthyreose); **c)** Schilddrüsenantikörper* i. R. der path. Abklärung (v. a. TR-AK bei Basedow-Krankheit); **3.** Abklärung der Grundkrankheit mit Ultraschalldiagnostik u. Szintigraphie, ggf. Zytodiagnostik (Punktionszytologie); Radioiodtest* (nur vor Einleitung einer Radioiodtherapie*); **Ther.:** je nach Path.; **1.** pharmak.: Thioharnstoffderivate (s. Thyreostatika) zur Hemmung der Schilddrüsenhormonsynthese; ggf. zusätzl. symptomat. Beta*-Rezeptoren-Blocker; **2.** op. (Strumektomie*) nach thyreostat. Prämedikation zur Induktion einer Euthyreose (ggf. Plummerung, s. Schilddrüsenblockade); **3.** Radioiodtherapie*.

Hyper|thyreose, iod in|duzierte (↑; ↑; ↑) *f*: (engl.) *iodine-induced hyperthyroidism*; sog. Iod-Basedow; Hyperthyreose* inf. massiver Zufuhr von Iod bei bestehender Schilddrüsenhypertrophie nach Iodmangel u. autonomen Funktionsstörungen; vgl. Iodmangelstruma.

Hyper|thyreose, prä|klinische: (engl.) *subclinical hyperthyroidism*; präklinische (latente) Hyperthyreose; labordiagn. erniedrigter Basalwert für TSH* bei noch normaler Konz. der Schilddrüsenhormone im Blut (periphere Euthyreose); im Gegensatz zur klin. manifesten Hyperthyreose asymptomatisch (bzw. milde Hyperthyreose).

Hyper|thyreosis factitia (↑; ↑; ↑) *f*: durch bewusst (Münchhausen*-Syndrom) od. unbewusst (z. B. in Nahrungsmitteln) eingenommene Schilddrüsen-

hormonpräparate herbeigeführte Hyperthyreose*; Thyreoglobulin* dabei häufig supprimiert.
Hyper|tonie (↑; Ton-*) *f*: (engl.) *hypertension*; syn. art. Hypertonie, Hypertonus, art. Hypertension; sog. Bluthochdruck, Hochdruckkrankheit; pathol. Erhöhung des Blutdrucks* mit konsekutiv erhöhtem kardiovaskulärem Risiko (u. a. Schlaganfall*, koronare Herzkrankheit*, Herzinsuffizienz*); **Häufigkeit:** Prävalenz in Deutschland ca. 55 %; **Einteilung:** nach Blutdruckhöhe (s. Tab.), wobei die Grenzwerte zur Definition der H. dem individuellen kardiovaskulären Risiko des Pat. anzupassen sind, da das kardiovaskuläre Risiko kontinuierl. (exponentiell) mit der Blutdruckhöhe ansteigt (Hypertonietherapie erforderl. bereits bei hochnormalem Blutdruck mit individuell hohem kardiovaskulären Risiko). **Ätiol.:** 1. **essentielle** (primäre) H.: Urs. unbekannt, vermutl. multifaktoriell u. polygenet.; 90–95 % der H.; 2. **sekundäre** H.: spezif. Urs.; 5–10 % der H.; **a)** renale H.: renalparenchymatöse (häufigste Form der sekundären H.) od. renovaskuläre H. (zweithäufigste Form der sekundären H.; meist Nierenarterienstenose*); **b)** endokrine H.: Conn*-Syndrom, Phäochromozytom*, Cushing*-Syndrom, Akromegalie*, Hyperthyreose*, Hyperparathyroidismus*, Reninom; **c)** pharmak. (u. a. nichtsteroidale Antiphlogistika*, Steroidhormone*, z. B. zur hormonalen Kontrazeption*, Ciclosporin*, Amphetamin* zur ADHS-Therapie), alimentär (z. B. Glycyrrhicinsäure der Lakritze) od. durch Rauschmittel (Alkohol, Cocain) induziert; **d)** kardiovaskulär bedingt: z. B. als H. der oberen Körperhälfte bei Aortenisthmusstenose*; **e)** Schlafapnoesyndrom*; **f)** während der Schwangerschaft als hypertensive Schwangerschaftserkrankung*; **g)** zerebral bedingt: Entzügelungshochdruck*; **h)** monogenet. (sehr selten): z. B. Liddle*-Syndrom; **Pathophysiol.:** 1. Widerstandshochdruck: erhöhter peripherer Widerstand* (u. a. bei endothelialer Dysfunktion*) mit Erhöhung v. a. des diastol. Blutdrucks; Vork.: essentielle H., Phäochromozytom u. a.; 2. Minutenvolumenhochdruck: erhöhtes Herzminutenvolumen* mit Erhöhung v. a. des systol. Blutdrucks, später inf. hypertoniebedingter Gefäßveränderungen Entwicklung eines Widerstandshochdrucks; Vork.: z. B. Hyperthyreose, Aortenklappeninsuffizienz*, erstes Stadium der essentiellen H.; **Klin.:** unspezif. u. sehr variabel; u. a. Schwindel, Kopfschmerz, Sehstörungen, häufig auch symptomarm bzw. asymptomat.; Sympt. inf. hypertensiver Endorganschäden (s. unter Diagn.) u. klin. Manifestation als begleitende kardiovaskuläre Erkr.: hypertensive Herzkrankheit* u. frühzeitige Entw. einer Arteriosklerose* mit koronarer Herzkrankheit*, zerebraler Durchblutungsstörung*, Niereninsuffizienz* (Schrumpfnieren; unbehandelt u. U. rasch progredient mit letalem Verlauf innerhalb von 1–2 Jahren) u. pAVK* sowie hypertensive Retinopathie*; Herzauskultation: lauter 2. Herzton* (A_2), 4. Herzton; **Kompl.:** hypertensive Krise* (Notfall), Schlaganfall* u. a.; **Diagn.:** I. Bestimmung der **Blutdruckhöhe** durch nichtinvasive Blutdruckmessung* (vgl. Blutdruckmessung, invasive): 1. wiederholte Gelegenheitsmessung; zuerst an beiden Armen, (bei unterschiedl. Blutdruckhöhe) im Folgenden an dem Arm mit höherem Blutdruck; jeweils mind. 2 Messungen im Abstand von 1–2 Min.; 2. ggf. ambulante Langzeit-Blutdruckmessung (Blutdruck systol. u. diastol. um ca. 10 mmHg niedriger als bei Gelegenheitsmessung) unter Berücksichtigung der Tageszeit (Blutdruck während der Schlafphase systol. u. diastol. mind. um 10 % niedriger als während der Wachphase); II. Nachweis bzw. Ausschluss **spezif. Urs.** (sekundäre H.); III. Ermittlung des **individuellen kardiovaskulären Risikos** (u. damit der Progn. der H.) durch Nachweis von: 1. kardiovaskuläre Risikofaktoren (Anamnese, körperl. Unteruchung u. laborchem. Diagn): s. Herzkrankheit, koronare (Tab. 1 dort); 2. **Endorganschäden: a)** kardial: linksventrikuläre Herzhypertrophie*, nachweisbar echokardiograph. u. im EKG; **b)** vaskulär: art. artherosklerot. Plaque od. Gefäßwandverdickung, nachweisbar durch vaskuläre Ultraschalldiagnostik v. a. der Karotis; verminderter Knöchel-Arm-Index; **c)** renal: Erhöhung der Serumkreatininkonzentration, Mikroalbuminurie (s. Albuminurie, Tab. dort), nachweisbar durch laborchem. Blut- u. Urinanalyse i. R. der Nierendiagnostik*; 3. Diabetes mellitus; 4. klin. manifeste kardiovaskuläre Begleiterkrankungen: **a)** zerebrovaskulär: Schlaganfall; vgl. Enzephalopathie, subkortikale arteriosklerotische; **b)** kardial: KHK (Angina* pectoris, Herzinfarkt*, koronare Revaskularisation*, Herzinsuffizienz); **c)** renal: diabetische Nephropathie*, Niereninsuffizienz, Proteinurie*; **d)** periphervaskulär: z. B. dissezierendes Aneurysma*, pAVK; **e)** retinal: Blutung, Exsudation od. Papillenödem (art. Engstellung ist nicht ausreichend

Hypertonie
Klassifikation von Blutdruckwerten (Deutsche Hochdruckliga, 2008)

Klassifikation	Blutdruck (mmHg) systolisch	diastolisch
optimal	<120	<80
normal	120 – 129	80 – 84
hochnormal	130 – 139	85 – 89
Hypertonie		
Grad 1 (leicht)	140 – 159	90 – 99
Grad 2 (mittelschwer)	160 – 179	100 – 109
Grad 3 (schwer)	≥180	≥110
isolierte systolische Hypertonie[1]	≥140	<90
Grad 1	140 – 159	<90
Grad 2	160 – 179	<90
Grad 3	≥180	<90

Bei unterschiedlicher Kategorie des systolischen und diastolischen Blutdrucks gilt die höhere.
[1] besonders hohes kardiovaskuläres Risiko bei sehr niedrigem diastolischem Blutdruck

hypertoniespezif.), ophthalmoskop. nachweisbar; vgl. Fundus hypertonicus. **Ther.**: Behandlungsindikation je nach Höhe des i. R. der Diagn. ermittelten individuellen kardiovaskulären Risikos (ggf. bereits bei hochnormalem Blutdruck); Behandlungsziel: Reduktion der kardiovaskulären Mortalität, kontrollierte Blutdrucksenkung auf <140/ 90 mmHg bzw. ggf. <130/80 mmHg (z. B. bei Diabetes mellitus; bei Niereninsuffizienz mit Proteinurie >1 g/d auf <125/75 mmHg); **1.** nichtpharmak.: Reduktion beeinflussbarer kardiovaskulärer Risikofaktoren mit Normalisierung des Körpergewichts, Ernährungsumstellung, regelmäßig körperl. Bewegung (Ausdauersportart); Nicotinverzicht, Alkohol- u. Kochsalzrestriktion; **2.** pharmak. (bei hochnormalem Blutdruck nur bei KHK, Schlaganfall od. Diabetes mellitus): Antihypertensiva* (Tab. dort), insbes. Thiaziddiuretika, Beta-Rezeptoren-Blocker, Calcium-Antagonisten, ACE-Hemmer, AT$_1$-Rezeptor-Antagonisten; langsam einschleichend dosieren, initial als Monotherapie od. (bei Hypertonie Grad ≥2 bzw. mindestens hohem individuellen kardiovaskulären Risiko) Komb. von 2 niedrigdosierten Antihypertensiva (Kombinationstherapie mit Diuretikum od. Komb. aus ACE-Hemmer bzw. AT$_1$-Rezeptor-Antagonist mit Calcium-Antagonist od. von Beta-Rezeptoren-Blocker mit Calcium-Antagonist vom Dihydropyridintyp), später ggf. Erweiterung der initialen Pharmakotherapie um ein Antihypertensivum erforderl.; Substanzwahl differenziert nach Begleiterkrankung, z. B. bei Diabetes mellitus v. a. ACE*-Hemmer od. AT$_1$*-Rezeptor-Antagonisten; **3.** ggf. kausale Ther. bei sekundärer H.; **Progn.**: günstig beeinflussbar durch Prävention hypertensiver Endorganschäden, Begleiterkrankungen u. Kompl. durch frühzeitige antihypertensive Ther. u. Reduktion bestehender kardiovaskulärer Risikofaktoren (s. o.). Vgl. Subclavian-steal-Syndrom.

Hyper|tonie des Neugeborenen, persistierende pulmonale (↑; ↑) *f*: s. PPHN.

Hyper|tonie, maligne (↑; ↑) *f*: (engl.) *malignant hypertension*; früher übl. Bez. für Hypertonie* mit konstanter Erhöhung des diastol. Blutdrucks auf >120 mmHg.

Hyper|tonie, portale (↑; ↑) *f*: s. Hypertension, portale.

Hyper|tonie, primäre pulmonale (↑; ↑) *f*: frühere Bez. für die sporad. od. familiär gehäuft vorkommende, heute als idiopath. u. familiäre pulmonalarterielle Hypertonie (Abk. IPAH, FPAH) klassifizierte pulmonale Hypertonie mit Pulmonalsklerose; s. Hypertonie, pulmonale (Tab. dort).

Hyper|tonie, pulmonale (↑; ↑) *f*: (engl.) *pulmonary hypertension*; Abk. PH; früher pulmonale Hypertension; persistierende Erhöhung des pulmonalarteriellen Mitteldrucks (Abk. mPAP; s. PAP) auf >25 mmHg (systol. PAP >35 mmHg) in Ruhe od. auf >30 mmHg unter Belastung; bei nur unter Belastung erhöhtem mPAP als latente PH bezeichnet; **Ätiol.**: multifaktoriell; u. a. inf. von Linksherz- u. Lungenkrankheiten od. i. R. systemischer Erk.; erbl. bei familiärer pulmonalarterieller Hypertonie (Abk. FPAH), u. a. autosomal (meist dominant) erbl. Mutation im BMPR-2-Gen (Abk. für engl. bone morphogenetic protein receptor 2) mit

Genlocus 2q33 od. im ACVRL1-Gen (syn. ALK1) mit Genlocus 12q11-q14; idiopathisch (Vork. meist bei Frauen, 20.–40. Lj.); **Einteilung**: s. Tab.; **Pathophysiol.**: unterschiedl. pathogenet. Faktoren (Erhöhung des pulmonalvaskulären Widerstands, pulmonalen Blutflusses od. linksatrialen Drucks) u. unterschiedl. Lok. (s. unter 1.–3.) bei gleicher pathophysiol. Konsequenz: vaskuläre Proliferation u. Umbauprozesse (vaskuläres Remode-

Hypertonie, pulmonale
Klassifikation nach dem 3rd World Symposium on PAH (Venedig, 2003)

pulmonalarterielle Hypertonie (Abk. PAH)
 idiopathische PAH (Abk. IPAH)
 familiäre PAH (Abk. FPAH)
 PAH assoziiert mit (Abk. APAH)
  Kollagenose
  angeborenem Links-Rechts-Shunt[1]
  portaler Hypertension
  HIV-Infektion
  Drogen und Arzneimitteln
  u. a. wie Schilddrüsenerkrankung, Glykogenose, Gaucher-Krankheit, Osler-Rendu-Weber-Krankheit, Hämoglobinopathie, myeloproliferatives Syndrom, Splenektomie
 PAH in Verbindung mit signifikanter venöser oder kapillärer Gefäßpathologie
  pulmonale venookklusive Erkrankung (Abk. PVOD für engl. pulmonary veno-occlusive disease)
  pulmonalkapilläre Hämangiomatose (Abk. PCH für engl. pulmonary capillary hemangiomatosis)
 persistierende pulmonale Hypertonie des Neugeborenen (Abk. PPHN)

pulmonale Hypertonie mit Linksherzerkrankung
 linksatriale oder linksventrikuläre Erkrankung
 valvuläre Erkrankung des linken Herzens

pulmonale Hypertonie mit Lungenerkrankung und/oder Hypoxämie
 COP
 interstitielle Lungenkrankheit
 schlafbezogene Atemstörung (Schlafapnoesyndrom)
 Erkrankung mit alveolärer Hypoventilation
 chronische Höhenexposition
 Entwicklungsstörung

pulmonale Hypertonie infolge chronischer (thrombo)embolischer Erkrankung (Abk. CTEPH für engl. chronic thromboembolic pulmonary hypertension)
 thromboembolische Obstruktion proximaler Lungenarterien
 thromboembolische Obstruktion distaler Lungenarterien
 nichtthrombotische Pulmonalarterienembolie (Tumor, Parasit, Fremdkörper)

Fortsetzung nächste Seite

Hypertonie, pulmonale

Klassifikation nach dem 3rd World Symposium on PAH (Venedig, 2003)

sonstige Formen

Sarkoidose

Langerhans-Zell-Histiozytose

Lymphangiosis

Kompression pulmonaler Gefäße (Lymphadenopathie, Tumor, fibrosierende Mediastinitis)

[1] einfach (Vorhofseptumdefekt, Ventrikelseptumdefekt, Ductus arteriosus apertus, totale oder partielle Lungenvenenfehlmündung), kombiniert (Kombination einfacher Links-Rechts-Shunts) oder komplex (Truncus arteriosus communis, singulärer Ventrikel mit unverlegtem pulmonalem Blutfluss, atrioventrikulärer Septumdefekt)

ling) mit Querschnittsreduktion des pulmonalen Gefäßbetts inf. Verdickung u. struktureller Veränderung der Gefäßwand (u. a. Intimafibrose, Media- u. Adventitiahypertrophie) sowie endotheliale Dysfunktion mit Überexpression v. a. von Endothelin* (vasokonstriktor.) u. verminderter Synthese v. a. der vasodilatator. Substanzen Stickstoffmonoxid* (NO) u. Prostacyclin*; damit Verstärkung des vaskulären Remodelings, Perpetuierung der PH mit progredientem Verlauf sowie Entw. einer fixierten (irreversiblen) PH; rechtsventrikuläre Druckbelastung (Rechtherzinsuffizienz) mit Cor* pulmonale bei präkapillärer u. kapillärer PH; primäre Lok.: 1. präkapilläre (aktive) PH: Veränderung im Bereich der Arteriolen, z. B. bei CTEPH od. PH mit alveolärer Hypoventilation (Euler*-Liljestrand-Reflex); 2. kapilläre PH: Kompression der Kapillaren durch Erhöhung des intraalveolären Drucks, z. B. inf. erhöhten pulmonalen Blutflusses bei APAH mit angeb. Links-Rechts-Shunt; 3. postkapilläre (passive) PH: retrograde Druckerhöhung bei PH mit Linksherzerkrankung (atrial, ventrikulär, valvulär); **Sympt.:** initial unspezif. (Diagnosestellung meist erst ca. 2,5 Jahre nach Beginn der Sympt.): langsam progrediente Belastungsdyspnoe u. schnelle Ermüdbarkeit; später belastungsabhängig Synkopen* (v. a. IPAH, FPAH) u. thorakale Schmerzen (DD: Angina pectoris, periphere Ödeme, Palpitation, zentrale Zyanose* (evtl. mit Uhrglasnägel u. Trommelschlägelfinger), Einflussstauung* (gestaute Halsvenen); **Klin.:** Störung des Ventilation*/Perfusionsverhältnisses, intrapulmonale Rechts-Links-Shunts, Aszites, Hepatomegalie, erhöhter ZVD, präkordiale Pulsation, Herzauskultation: pathol. Spaltung des 2. Herztons* mit lauter pulmonaler Komponente, rel. Trikuspidalklappeninsuffizienz* u. Pulmonalklappeninsuffizienz* bei Rechtherzdilatation; **Kompl.:** häufig Pneumonie, daher Prävention mit Influenza- u. Pneumokokken-Schutzimpfung erforderlich; **Diagn.:** 1. Lungenfunktionsprüfung*; 2. ergometr. Beurteilung der körperl. Belastbarkeit (z. B. Sechs-Minuten-Gehtest); 3. Echokardiographie*: rechtskardiale Vergrößerung (Herzhypertrophie*, Herzdilatation*, abgeflachtes Septum interventriculare, Perikarderguss) u. Beurteilung der rechtsventrikulä-

ren (Herzinsuffizienz*, paradoxe Septumbewegung) u. valvulären (Trikuspidal-, Pulmonalklappeninsuffizienz) Funktionsstörung, Quantifizierung der PH u. a. mit Bestimmung des systol. PAP (anhand des max. systol. Druckgradient an der Trikuspidalklappe bei rel. Trikuspidalklappeninsuffizienz) sowie Klassifikation (PH mit Linksherzerkrankung, APAH mit angeb. Links-Rechts-Shunt; ggf. TEE, Kontrastechokardiographie); Stressechokardiographie* zur frühzeitigen Diagn. der latenten PH (v. a. bei genet. Disposition zur FAPH, s. o. unter Einteilung; progn. relevante Parameter: s. u. unter Progn.; **4. EKG:** Zeichen der Rechtherzbelastung (s. Herzhypertrophie, Tab. dort; s. Cor pulmonale; **5.** Röntgen-Thorax: Zeichen des Cor* pulmonale; **6.** laborchem.: u. a. BGA*, Blutbild* (Polyglobulie*), Leberwerte (erhöht bei Stauungsleber*), evtl. Troponin*, D*-Dimere sowie BNP u. NT-proBNP (s. Peptide, kardiale natriuretische); **7.** Rechtsherzkatheterisierung (Pulmonaliskatheter*): Sicherung der Diagn., Graduierung der PH mit Bestimmung des PAP (u. a. Erhöhung von mPAP u. des pulmonalvaskulären Widerstands (im Verhältnis zum system.), Messung der Sauerstoffsättigung, standardisierte pharmak. Testung der pulmonalarteriellen Vasoreagibilität mit kurzwirksamen vasoaktiven Substanzen (O_2, NO u. inhalatives Iloprost*; evtl. i. v. Epoprostenol, Adenosin): erhalten bei ausreichendem Abfall von mPAP od. des pulmonalvaskulären Widerstands; **8.** ggf. Lungenszintigraphie (Lungenventilations- u. Perfusionsszintigraphie), thorakale CT, Pulmonalisangiographie u. a. Tests (z. B. Polysomnographie*) zur Klasssifikation der PH (assoziierte Erkr. bzw. Grunderkrankung); **Ther.:** Ziel ist Besserung der körperl. Belastbarkeit, Hämodynamik (ausreichend hoher system. Blutdruck auch unter Belastung; cave: system. Hypotension vermeiden) u. Sauerstoffversorgung; **1.** kausale Ther. der assoziierten Erkr. bzw. Grunderkrankung: z. B. op. bei APAH mit angeb. Links-Rechts-Shunt od. Ther. der Linksherzinsuffizienz; **2.** Basistherapie: Vermeidung von Belastungen, die Dyspnoe, Thoraxschmerz, Schwindel od. Synkope auslösen (moderate, regelmäßige körperl. Aktivität mögl.), Gewährleistung von Sauerstoffzufuhr bei Aufenthalt in Höhen (z. B. Flugreise) erforderlich; **3.** Aderlass* mit anschl. Volumensubstitution bei neurol. Sympt. (Kopfschmerz, Sehstörung, TIA-ähnl.) durch die Polyglobulie (ggf. zusätzl. Eisen- od. Folsäuresubstitution); **4.** Sauerstofftherapie bei art. Sauerstoffsättigung <90–93 %; vgl. Sauerstoff-Langzeittherapie; **5.** Diuretika (Aldosteron*-Antagonist) u. evtl. Herzglykosid* bei Rechtsherzinsuffizienz (kein ACE-Hemmer od. Beta-Rezeptoren-Blocker, da progn. ungünstig); **6.** Antikoagulation (Cumarinderivate*) bei IPAH u. FPAH mit INR-Zielwert 1,5–2,0 od. CTEPH (INR-Zielwert 3,0); **7.** pharmak. Vasodilatation bei PAH (nach Testung der pulmonalarteriellen Vasoreagibilität durch Herzkatheterisierung, s. o. unter Diagn.) **a)** bei erhaltener pulmonaler Vasoreagibilität: hochdosiert Calcium*-Antagonist (Amlodipin, Diltiazem) zur Vasodilatation (Ansprechrate 10–20 %; ohne pulmonale Selektivität), cave: kardiale UAW; **b)** bei nicht erhaltener pulmonaler Vasoreagibilität od. Therpieversagen unter Calcium-Antagonisten: Endothelin-1-Rezeptor-Antagonisten (Bosentan*, Sitaxentan*, Ambrisentan*), selektive Phosphodiesterase-5-Inhibitoren (Sildenafil*, Tadalafil), Prostazyklin-Analoga: Iloprost (inhalativ), Beraprost (oral); cave: pulmonalselektive Vasodilatatoren nur nach vorheriger Ther. einer bestehenden Linksherzerkrankung, sonst Gefahr durch Lungenödem; **8.** frühzeitige bilaterale pulmonale Thrombendarteriektomie* bei CTEPH mit kompletter Desobliteration der Intima aller Pulmonalarterienäste bis jenseits der thromboembol. Ablagerungen nach medianer Sternotomie u. unter Einsatz der Herz*-Lungen-Maschine, perioperative Mortalität 5–20 %; bei therapierefraktärer PH: **a)** interventionell: Ballonatrioseptostomie* zur funktionellen Entlastung des re. Ventrikels durch iatrogenen Rechts-Links-Shunt auf Vorhofebene, cave: perioperative Letalität ca. 10 %; **b)** op.: Doppellungentransplantation (s. Lungentransplantation), mittlere Überlebenszeit 4 Jahre; Herz*-Lungen-Transplantation; **Progn.:** ungünstig (progredienter Krankheitsverlauf); wird v. a. bestimmt durch die rechtsventrikuläre Funktion (Rechtsherzinsuffizienz häufigste Todesursache der PH), weitere progn. ungünstige Faktoren: nicht erhaltene pulmonalarterielle Reagibilität (s. o. unter Diagn.), Höhe des rechtsatrialen Drucks u. des mPAP, Reduktion der EF u. der zentralvenösen Sauerstoffsättigung (<60 %); IPAH: mittlere Überlebenszeit nach Diagnosestellung ohne Ther. 2,8 Jahre (10 Mon. bei Kindern unter 16 Jahren); CTEPH: Fünf-Jahres-Überlebensrate je nach Höhe des mPAP <10–30 %; echokardiograph. Parameter mit progn. Relevanz: TAPSE (Abk. für engl. tricuspid anular plane excursion; Quantifizierung der rechtsventrikulären longitudinalen Verkürzung, Maß für systol. Funktion) bei PAH; linksventrikulärer Exzentrizitätsindex (systol. zunehmende Kompression des li. Ventrikels inf. morphol. Veränderungen des rechten Ventrikels u. Septums) bei IPAH; erhöhter Tei-Index (anhand der dopplersonograph. Flusskurve zur Darstellung der E-/A-Welle rechner. ermittelter Wert unter Berücksichtigung best. Zeitintervalle); **Prävention:** frühzeitige Ther. bei PH-assoziierten Erkr. (z. B. angeb. Shuntvitien) mit frühzeitiger PH-Diagn.; genet. Beratung bei positiver Familienanamnese (genet. Disposition) mit frühzeitiger PH-Diagn.; Prävention von Pneumonien: s. o. (unter Kompl.).

Hyper|tonie, renale (↑; ↑) *f*: s. Hypertonie.

Hyper|tonus (↑; ↑) *m*: Hypertonie*.

Hyper|trichose (↑; Trich-*; -osis*) *f*: (engl.) *hypertrichosis*; syn. Polytrichie; lokalisiert od. generalisiert auftretende, vermehrte Körperbehaarung durch Übergang von Vellus- in Terminalhaare; vgl. Hirsutismus.

Hyper|trichosis circum|scripta (↑; ↑; ↑) *f*: (engl.) *circumscript hypertrichosis*; angeb., umschriebener Haarwuchs an untyp. Stelle, z. B. Haarbüschel über Os sacrum (Hypertrichosis sacralis); **Vork.:** oft bei kongenitalen Pigmentnävi, Becker*-Melanose u. Spina* bifida; tritt H. c. nach dem 40. Lj. auf, ist an Porphyria cutanea tarda (s. Porphyrie) zu denken.

Hyper|trichosis ir|ritativa (↑; ↑; ↑) *f*: (engl.) *irritative hypertrichosis*; nach lang anhaltenden mechan. od. therm. Hautreizungen auftretende Hypertrichose; z. B. bei Lastträgern auf den Schultern.

Hyper|trichosis lanuginosa ac|quisita (↑; ↑; ↑) *f*: (engl.) *acquired hypertrichosis lanuginosa*; plötzliches ungehemmtes Haarwachstum der sonst unsichtbaren Vellushaare; **Vork.:** als paraneoplastisches Syndrom* bei Karzinomen versch. Organe; kann als Prodrom einem malignen Tumor um Jahre vorausgehen.

Hyper|trichosis lanuginosa con|genita (↑; ↑; ↑) *f*: (engl.) *congenital hypertrichosis lanuginosa*; sehr seltene, angeb., manchmal X-chromosomal-rezessiv (CGH-Gen, Genlocus Xq24-q27.1) od. autosomaldominant erbl. Erkr. mit Weiterwuchs der fetalen Lanugobehaarung u. Ausbleiben der Sekundärbehaarung; die Haare können am ganzen Körper, auch im Gesicht, eine erhebliche Länge (ca. 10 cm) u. Dichte erreichen (s. Abb.). Beide genet. Formen sind in je ca. 40 Familien beschrieben. Sehr selten ist die autosomal-dominant erbl. **Hypertrichosis universalis congenita**, sog. Ambras-Typ (HTC1-Gen, Genlocus 8q22) mit persistierender Hypertrichose, bes. im Gesicht, an den Ohren u. an den Schultern. Vgl. Cornelia-de-Lange-Syndrom; Hurler-Pfaundler-Krankheit; Mukopolysaccharid-Speicherkrankheiten.

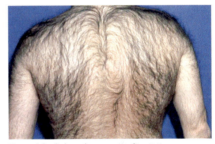

Hypertrichosis lanuginosa congenita [82]

Hyper|trichosis medicamentosa (↑; ↑; ↑) *f*: (engl.) *hypertrichosis medicamentosa*; Hypertrichose nach Langzeitbehandlung mit Hydantoinpräparaten, Streptomycin, Kortikoiden, ACTH, Ciclosporin A u. a.; nach Absetzen der Präparate i. d. R. Rückbildung. Vgl. Hirsutismus.

Hyper|tri|glycerid|ämie (↑; -ämie*) *f*: (engl.) *hypertriglyceridemia*; erhöhte Konz. von Triglyceriden* im Serum; **Einteilung: 1.** primäre H. (familiäre H.) mit Lipoproteinlipasemangel; **2.** sekundäre H. z. B. inf. Diabetes* mellitus, Adipositas*, Alkoholmissbrauch, Pankreatitis*, chron. Nierenversagen, Glykogenosen*. Vgl. Hyperlipoproteinämien.

Hyper|trophie (↑; Troph-*) *f*: (engl.) *hypertrophy*; sog. einfache Hypertrophie; Vergrößerung von Geweben od. Organen durch Zunahme des Zellvolumens bei gleichbleibender Zellzahl; **Urs.:** Anpassung an eine physiol. funktionelle Mehrbelastung (sog. Aktivitätshypertrophie, z. B. Leistungsherz*) od. eine pathol. Überlastung (z. B. Herzhypertrophie* bei pathol. Volumen- od. Druckbelastung des Herzens); nach Wegfall des Stimulus weitgehend reversibel. Vgl. Hyperplasie.

Hyper|trophie|in|dex (↑; ↑; Index*) *m*: s. Herzhypertrophie (Tab. dort).

Hyper|urik|ämie (↑; Ur-*; -ämie*) *f*: (engl.) *hyperuricemia*; erhöhte Harnsäurekonzentration im Blut (bei Frauen >400 μmol/l, bei Männern >440 μmol/l) mit gehäuftem Auftreten in Industrienationen; prädisponierend für Gicht*; **Urs.:** 1. Harnsäureüberproduktion: a) primär bei Enzymopathie (Lesch*-Nyhan-Syndrom), autosomaldominant bei. familiärer Nephropathie (s. Nephropathie, hyperurämische) u. a. versch. Formen der angeb. Gicht od. idiopathisch; b) sekundär bei exzessiver Purinaufnahme, gesteigertem Nukleotidabbau (myeloproliferative, lymphoproliferative od. hämolyt. Erkr., Psoriasis*), Glykogenose* Typ I, III, V u. VII sowie extremer Muskelarbeit; **2.** verringerte Harnsäureausscheidung: z. B. bei chron. Niereninsuffizienz*, verminderter tubulärer Uratausscheidung (z. B. bei Ketoazidose, Laktatazidose), verstärkter Uratreabsorption (z. B. Dehydratation, Einnahme von Diuretika) sowie bei art. Hypertonie*, Hyperparathyroidismus*, Bleinephropathie, Einnahme von Arzneimitteln (z. B. Ciclosporin A, Pyrazinamid, Ethambutol, Salicylate); **Ther.** der persistierenden H.: **1.** diätetisch durch purinarme Kost, Gewichtsreduktion, Alkoholverzicht; **2.** Urikostatika (Allopurinol) od. Urikosurika (Probenecid), Vermeidung von Acetylsalicylsäure u. Thiaziddiuretika; **3.** zu Beginn der Ther. nichtsteroidale Antiphlogistika od. Colchicin, um das erhöhte Gichtanfallrisiko bei Mobilisierung von Harnsäure* im Gewebe zu minimieren. Vgl. Nephropathie, hyperurämische.

Hyper|urik|ämie|syn|drom (↑; ↑; ↑) *n*: Lesch*-Nyhan-Syndrom.

Hyper|ventilation (↑; Ventilation*) *f*: (engl.) *hyperventilation*; im Verhältnis zum erforderl. Kohlendioxidaustausch des Körpers gesteigerte alveoläre Ventilation mit normalem bis erhöhtem art. Sauerstoffpartialdruck bei Erniedrigung des art. CO_2-Partialdrucks (Hypokapnie), führt u. U. zur respiratorischen Alkalose; **Urs.:** psychogen (z. B. i. R. einer Somatisierungsstörung od. Angstneurose; sog. Hyperventilationssyndrom); willkürlich; metabolisch (z. B. bei Fieber, Hyperthyreose) bei Erkr. des ZNS (Läsion des Atemzentrums, Meningitis, Enzephalitis, Schädelhirntrauma u. a.); kompensatorisch als Folge einer Hypoxie (z. B. bei Anämie od. als Höhenreaktion*); kompensatorisch bei nicht respiratorischer Azidose (Kussmaul*-Atmung); hormonal od. pharmak. bedingt (z. B. durch Progesteron, Adrenalin, Salicylsäure); **induzierte H.:** **1.** in der neurol. Diagn. Provokationsmethode für pathol. Veränderungen in der EEG*; **2.** Form der Beatmung* bei Hirndrucksteigerung*; Reduktion des zerebralen Blutvolumens durch zerebrale Vasokonstriktion bei Abfall des art. CO_2-Partialdrucks (Hypokapnie*) u. damit vorübergehende Senkung eines erhöhten Hirndrucks; cave: bei Schädelhirntrauma kontraindiziert.

Hyper|ventilations|syn|drom (↑; ↑) *n*: s. Hyperventilationstetanie.

Hyper|ventilations|tetanie (↑; ↑; Tetanus*) *f*: (engl.) *hyperventilation tetany*; tetanische Krämpfe mit Karpopedalspasmen (bes. Pfötchenstellung der Hände) u. periorealem Kribbeln inf. Hyperventilation* (respirator. Alkalose) u. daraus resultierender Abnahme der Serumkonzentration des ionisierten Calciums; **Ther.:** Pat. beruhigen; kurzfristig Rückatmung in eine Plastiktüte (Erhöhung des alveolären pCO_2). Vgl. Tetanie; Hypokapnie.

Hyper|viskositäts|syn|drom (↑; Viskosität*) *n*: (engl.) *hyperviscosity syndrome*; Symptomenkomplex, der bei Erkr. mit erhöhter Viskosität* des Bluts (z. B. Polycythaemia* vera, Makroglobulinämie*, multiples Myelom*) vorkommt; **Sympt.:** u. a. Parästhesien, Kopfschmerz, Schwindel, Sehstörungen, Tinnitus aurium, Taubheit, Synkopen, Claudicatio intermittens, Raynaud-Syndrom, Angina pectoris; **Ther.:** je nach Grunderkrankung, z. B. Aderlass, Plasmapherese, Hämapherese, Thrombapherese, Antikoagulation, Zytostatika, Glukokortikoide*, Sauerstoff.

Hyper|vitaminosen (↑; -osis*) *fpl*: (engl.) *hypervitaminoses*; durch Überdosierung von Vitaminen (meist in synthet. Form) hervorgerufene Erkrankungen; **Vork.:** v. a. bei den fettlöslichen Vitaminen (A, D, E, K), da diese im Gegensatz zu den wasserlösl. Vitaminen gespeichert werden.

Hyper|vol|ämie (↑; -ämie*) *f*: (engl.) *hypervolemia*; erhöhtes zirkulierendes Blutvolumen bei Hyperhydratation*; physiol. in der Schwangerschaft.

Hyp|haema (Hyp-*; Häm-*) *n*: (engl.) *hyphema*; Blutansammlung in der vorderen Augenkammer (s. Abb.); **Urs.:** Verletzung, Infektion, hämorrhag. Iritis; **Kompl.:** bei lang bestehendem H. Ausbildung einer Hämatocornea; **Ther.:** Spülung der Vorderkammer, falls keine Spontanresorption erfolgt; **Progn.:** hohe Rate spontaner Rückbildungen.

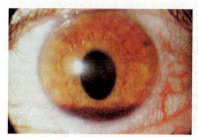

Hyphaema [166]

Hyphen (gr. ὑφή Weben, Gewebtes) *fpl*: (engl.) *hyphae*; fädige Vegetationsorgane von Pilzen; bilden ein weit verzweigtes Röhrensystem (Myzel), das bei echten Pilzen (Fungi*) i. d. R. durch Querwände (Septen) unterteilt ist. Unterschiedl. differenzierte H. dienen der Substrataufnahme od. der Fortpflanzung.

Hypho|myzeten (↑; Myk-*) *m pl*: (engl.) *hyphomycetes*; Gruppe myzelbildender Fungi* imperfecti, die Schimmelpilze, Dermatophyten u. Pflanzenparasiten umfasst; lassen sich nur in Kultur, nicht aber im Nativpräparat identifizieren, da u. a. auch die Hefe Candida* albicans Myzel bilden kann. Ist nicht eindeutiger Lok. der Erkr. ist zusätzl. eine Differenzierung zw. Schimmelpilzen u. Dermatophyten erforderlich. Vgl. Pilzdiagnostik.

Hypno|gramm (gr. ὕπνος Schlaf; -gramm*) *n*: (engl.) *hypnogram*; Schlaftiefenkurve; graphische Darstellung der Abfolge der durch Polysomnographie* gemessenen Schlafstadien; s. Schlaf.

hypnoid (↑; -id*): (engl.) *hypnoidal*; Bez. für einen der Bewusstseinsveränderung beim Einschlafen ähnl. Zustand, z. B. bei oberflächl. Hypnose* od. beim Autogenen* Training.

Hypnose (↑) *f*: **1.** (engl.) *hypnosis*; durch best. Reize (z. B. verbale Suggestion) hervorgerufener Zustand der Bewusstseinsveränderung mit Einengung der Aufmerksamkeit, Minderung des Realitätsbezugs u. gesteigerter Suggestibilität (s. Suggestion); die oberflächl. H. ist dem Wachzustand ähnl. (komplexe Handlungen mögl. bei gleichzeitiger Senkung von Atem- u. Herzfrequenz u. des Blutdrucks), bei der tiefen, schlafähnl. (gegenüber dem Schlaf nachweisbar differente EEG-Befunde) H. besteht oft eine posthypnot. Amnesie*. Vgl. Trance. **2.** (psychotherap.) s. Hypnotherapie.

Hypno|therapie (↑) *f*: (engl.) *hypnotherapy*; therap. Anwendung der Hypnose*, meist in Komb. mit tiefenpsychol. od verhaltenstherap. Methoden; **Ziel:** durch vertiefte Entspannungsreaktion soll gezielt auf bestimmte psychosomat. Sympt. eingewirkt, sollen unbewusste Erinnerungen evoziert u. Selbstheilungskräfte des Unbewussten angeregt werden. Die Herbeiführung der Hypnose* selbst ist in hohem Maße von der Suggestibilität des Pat. abhängig, Einleitung durch visuelle Fixationsübungen u. Verbalsuggestion, Aufhebung durch einfache Anweisungen des Therapeuten. **Anw.:** z. B. bei Asthma bronchiale, Ess- u. Schlafstörungen, Hypertonie od. in der Schmerztherapie (Geburtshilfe, Zahnmedizin); **Kontraind.:** akute Psychosen, versch. Persönlichkeitsstörungen. Vgl. Psychotherapie.

Hyp|notika (↑) *n pl*: Schlafmittel*.

Hypno|zoit (↑; gr. ζῷον Lebewesen) *m*: (engl.) *hypnozoite*; einkernige exoerythrozytäre Entwicklungsform der Plasmodien* (∅ ca. 5 μm) in Leberparenchymzellen; entsteht (wie exoerythrozytäre Schizonten) aus einem durch Anophelesmücken übertragenen Sporozoit*; Urs. echter Spätrezidive bei Malaria* tertiana durch Plasmodium vivax od. ovale.

Hypo|aldosteronismus (Hyp-*) *m*: (engl.) *hypoaldosteronism*; Mangel an Aldosteron*; **Formen: 1. primärer H.** mit adrenaler Genese; bei generalisierter NNR-Insuffizienz (z. B. Addison-Krankheit) od. isoliert, kongenital bei Enzymdefekten der Steroidbiosynthese (z. B. 17α- od. 11β-Monooxygenase-Mangel); Klin.: Hyponatriämie, Hyperkaliämie u. Hypovolämie (bei Blutstörungen der adrenalen Steroidbiosynthese z. T. nicht auftretend); **2. sekundärer H.** mit extraadrenaler Genese; bei Hypernatriämie u. Hypervolämie, bei Mangel an Kalium od. ACTH; **3. hyporeninämischer H.;** v. a. bei älteren Pat. mit Diabetes mellitus u. Nierenfunktionsstörung. Vgl. Renin-Angiotensin-Aldosteron-System.

Hypo|alpha-Lipo|protein|ämie (↑; Lip-*; Prot-*; -ämie*) *f*: s. Analpha-Lipoproteinämie.

Hypo|beta-Lipo|protein|ämie (↑; Lip-*; Prot-*; -ämie*) *f*: s. Hypolipoproteinämie (Tab. dort).

Hypo|chlor|hydrie (↑; Hydr-*) *f*: (engl.) *hypochlorhydria*; verminderte Salzsäureabsonderung des Magens; vgl. Magensaftuntersuchung.

Hypo|chlorid|ämie (↑; -ämie*) *f*: (engl.) *hypochloridemia*; Form einer Elektrolytstörung mit Verminderung des Chloridgehalts im Serum (<95 mmol/l); **Vork.:** schwere Azidose*, Urämie*, Pneumonie*, starkes Erbrechen (hypochlorämische nicht respiratorische Alkalose), Exsikkose (hypertone Dehydratation*), Diarrhö*, Stenose des Magenausgangs.

Hypo|chole|sterol|ämie (↑; -ämie*) *f*: (engl.) *hypocholesterolemia*; erniedrigte Konz. von Cholesterol* im Serum; **Vork.:** primäre (familiäre H.) od. sekundäre H. inf. Hyperthyreose*, Malabsorptionssyndrom, Diabetes* mellitus Typ 1, best. Arzneimittel od. ernährungsbedingt. Vgl. Hypolipoproteinämie.

Hypo|chondrie (gr. ὑποχόνδρια Gegend unter den Rippen) *f*: s. Störung, hypochondrische.

Hypo|chondrie, zirkum|skripte (↑) *f*: (engl.) *circumscribed hypochondriasis*; Bez. (K. Bonhoeffer) für Form der hypochondrischen Störung*, bei der die Krankheitsbefürchtungen auf eine umschriebene Körperregion bezogen werden.

Hypo|chondrium (↑) *n*: Regio hypochondriaca; vgl. Bauchregionen.

Hypo|chondro|plasie (Hyp-*; Chondr-*; -plasie*) *f*: (engl.) *hypochondroplasia*; autosomal-dominant erbl. Fehlbildungssyndrom mit kurzgliedrigem Kleinwuchs; **Ätiol.:** Mutation im Gen für FGFR-3 (codiert für FGF-Rezeptor), Genlocus 4p16.3; **Klin.:** Manifestation im Kleinkindesalter; unauffälliger Schädel; Abnahme der Bogenwurzelabstände vom 1. bis zum 5. Lendenwirbelkörper; kleines Becken, kurze Röhrenknochen; Endgröße für Männer 135–155 cm, für Frauen 128–148 cm; vgl. Achondroplasie.

Hypo|chromasie (↑; Chrom-*) *f*: (engl.) *hypochromatism*; verminderter Hämoglobingehalt der Erythrozyten (dadurch große zentrale Aufhellung); z. B. Anulozyten*; vgl. Anämie; MCH.

Hypo|cortisolismus (↑; Cort-*) *m*: (engl.) *hypocortisolismus*; Mangel an Cortisol*; **Vork.:** Nebennierenrindeninsuffizienz*, Hypophysenvorderlappen*-Insuffizienz.

hypo|dens (↑; lat. densus dicht): (engl.) *hypodense*; (röntg.) Bez. für ein Gewebe od. Organ mit geringer Dichte bei der Darstellung z. B. im CT.

Hypo|dermis (↑; Derm-*) *f*: Subkutis*.

Hypo|dermitis (↑; ↑; -itis*) *f*: abakterielle Entz. der Unterschenkelhaut im Stadium II der chronisch-venösen Insuffizienz*.

Hypo|dermo|clysis (↑; ↑) *f*: (engl.) *hypodermoclysis*; subkutane Infusion isotonischer Flüssigkeit an mehreren Stellen gleichzeitig; **Ind.:** bei leichter Dehydratation* v. a. alter Menschen; **Kontraind.:** Gerinnungsstörung.

hypo|di|ploid (↑; Di-*; -ploid*): Bez. für einen diploiden Chromosomensatz, bei dem ein Chromosom* nur einfach vorhanden ist (2n – 1); vgl. Chromosomenaberrationen, Monosomie.

Hyp|odontie (↑; Odont-*) *f*: (engl.) *hypodontia*; s. Anodontie.

Hypo|ergie (↑; Erg-*) *f*: (engl.) *hypoergy*; abgeschwächte Reaktionsbereitschaft u. Reizbeantwortung eines sensibilisierten Gewebes bzw. Organismus bei Kontakt mit einem Antigen; vgl. Allergie.

Hypo|ferr|ämie (↑; lat. ferrum Eisen; -ämie*) *f*: s. Hyposiderinämie.

Hypo|fibrino|gen|ämie (↑; Fibr-*; -gen*; -ämie*) *f*: (engl.) *hypofibrinogenemia*; verminderte Konz. von Fibrinogen* im Blut; **Vork.:** angeboren od. erworben; s. Afibrinogenämie.

Hypo|galaktie (↑; Galakt-*) *f*: (engl.) *hypogalactia*; quantitativ ungenügende Milchsekretion der Wöchnerin in der Laktationsperiode*, tritt häufig passager nach komplizierter Schwangerschaft od. Geburt (op. Entbindung) auf; **Urs.:** funktionell u. a. inf. psychischer Faktoren wie Angst od. fehlende Bereitschaft zum Stillen*, auch unsachgemäße Stilltechnik; **Ther.:** Die funktionelle H. kann oft durch Motivierung, Erlernen der Stilltechnik u. regelmäßiges Anlegen des Säuglings überwunden werden.

Hypo|gamma|globulin|ämie, postnatale (↑; Globuline*; -ämie*) *f*: (engl.) *hypogammaglobulinemia*; transitor. H. des Kindesalters; postnatal verzögert einsetzende Synthese von Immunglobulinen* der Klasse IgG bei i. d. R. altersentsprechend niedrigen Serumkonzentrationen von IgM u. IgA; **Vork.:** insbes. bei Frühgeborenen; nach Antigenstimulation erfolgt eine adäquate Bildung spezif. Antikörper, die Zahl der B-Lymphozyten ist normal, die zellvermittelte Immunität nicht gestört. Eine Normalisierung der IgG-Serumkonzentration erfolgt meist innerh. der ersten 3 Lj.; **Ther.:** Substitution von IgG nur bei bedrohlichen u. rezidiv. Inf. erforderlich. Vgl. Agammaglobulinämie; vgl. Immundefekte (Tab. dort).

hypo|gastricus (↑; Gastr-*): im Unterbauch liegend.

Hypo|gastrium (↑; ↑) *n*: syn. Regio pubica; Areal über der Symphyse; s. Bauchregionen.

Hypo|genesie (↑; -genese*) *f*: Hypoplasie*.

Hypo|genitalismus (↑; Genitale*) *m*: (engl.) *hypogenitalism*; Unterentwicklung von Genitalen u. sekundären Geschlechtsmerkmalen*; **Urs.:** meist endokrine Störung (z. B. Hypogonadismus*, Hypophysenvorderlappen*-Insuffizienz, Nebennierenrindeninsuffizienz) od. angeb. chromosomale Anomalie (z. B. Turner*-Syndrom, Klinefelter*-Syndrom).

Hypo|geusie (↑; gr. γεῦσις Geschmack) *f*: (engl.) *hypogeusia*; herabgesetzte Schmeckempfindung. **Urs.:** Schädigung der Geschmacksnerven* durch Trauma, Hirntumoren, Entz., toxische od. pharmak. Schädigung. Vgl. Schmeckprüfung.

Hypo|glossus (↑; Gloss-*) *m*: Kurzbez. für Nervus* hypoglossus.

Hypo|glossus|lähmung (↑; ↑): (engl.) *glossoplegia*; Lähmung der Zungenmuskulatur inf. Schädigung des Nervus* hypoglossus mit Atrophie einer Zungenhälfte; Zug der Zunge im Mund zur gesunden, beim Herausstrecken zur gelähmten Seite hin; bei beidseitiger H. völlige Zungenunbeweglichkeit; **Urs.:** tumoröse, traumat. od. op. Schädigung (z. B. bei Tonsillektomie), Dissektion der A. carotis bilateral bei Prozessen im Kerngebiet des Hirnnerven (v. a. amyotrophische Lateralsklerose, progressive Bulbärparalyse).

Hypo|glycin A *n*: (engl.) *hypoglycin A*; Abk. HG-A; nichtproteinogene Aminosäure, die die Acyl-CoA-Dehydrogenasen (v. a. Butyryl-CoA-Dehydrogenase) bei der Betaoxidation* inaktiviert; **Vork.:** frei od. in Hypoglycin B (Dipeptid aus HG-A u. Glutaminsäure*) in unreifen Ackee-Früchten des auf Jamaika, in Nord- u. Zentralamerika sowie Westafrika vorkommenden Baumes Blighia sapida; **Wirkung:** Blutzuckersenkung, da nur unzureichende Energiegewinnung über Betaoxidation mögl. ist (H. hemmt Acyl-CoA-Dehydrogenase); bei akuter Vergiftung (Mortalität 80–90%) Hypoglykämie* mit Erbrechen, Somnolenz, Krämpfen, Stupor u. Bewusstlosigkeit.

Hypo|glyk|ämie (Hyp-*; Glyk-*; -ämie*) *f*: (engl.) *hypoglycemia*; Verminderung der Konz. von Glukose im Blut unter einen dem jeweiligen Lebensalter entspr. Wert (s. Tab.); **Urs.: 1.** pharmak.: inadäquate antihyperglykäm. Ther. (z. B. Insulin, Sulfonylharnstoffe) bei Diabetes mellitus (im Unterschied zum diabetischen Koma* ohne hochgradige Dehydratation); **2.** gesteigerte Glukoseverwertung, z. B. bei Insulin produzierendem neuroendokrinen Tumor* (Insulinom) u. IGF*-II produzierenden großen Sarkomen od. Karzinomen (paraneoplastisches Syndrom*), Nesidioblastose* od. bei Neugeborenen diabet. Mütter; **3.** verminderte Glukoseproduktion, z. B. bei Leberfunktionsstörungen, Alkoholintoxikation, Mangel an Insulin-Antagonisten (NNR-Hormone, Glucagon, Katecholamine) u. Glykogenosen* (bes. Typ I); **4.** postprandial, z. B. bei Diabetes mellitus (spätpostprandial); **5.** leucinempfindliche Hypoglykämie* Cochrane; **6.** H. bei Fruktoseintoleranz*, Galaktosämie* Typ I, Störungen der Betaoxidation* von Fettsäuren; **Sympt.: 1.** vegetative Sympt. als Ausdruck der adrenergen (sympathikotonen) Gegenregulation: kalter Schweiß, Zittern, Hungergefühl, Herzklopfen, Blässe der Haut, Unruhe, Mydriasis u. a.; Übelkeit, Erbrechen u. Schwächegefühl als parasympathikoton Reaktion; **2.** zentralnervös (neuroglukopenisch): z. B. Kopfschmerz, psych. Veränderung, Koordinationsstörung, Doppelbilder, Ataxie, Konvulsionen, manchmal Apathie, evtl. psychot. Zustand mit Erregtheit u. Wutausbrüchen, evtl. fokale Sympt. (DD: Schlaganfall*); quant. Bewusstseinsstörung bis hypoglykämischer Schock*; **Diagn.:** Nachweis des niedrigen Blutzuckerspiegels (z. B. Schnelltest mit Teststreifen), Hungerversuch*; **Ther.:** Glukose, ggf. i. v. mit Injektion von Glucagon*, Sicherung der Vitalfunktionen.

Hypoglykämie
Grenzwerte der Glukosekonzentration im Blutplasma

Altersklasse	Grenzwert
Frühgeborene	1,1 mmol/l (20 mg/dl)
Reifgeborene	1,6 mmol/l (30 mg/dl)
Säuglinge	2,2 mmol/l (40 mg/dl)
Kinder und Erwachsene	2,8 mmol/l (50 mg/dl)

Hypo|glyk|ämie Cochrane, leucin|empfindliche (↑; ↑; ↑; W. A. C., Päd., London) *f*: (engl.) *leucine-induced hypoglycemia*; syn. proteinempfindliche Hypoglykämie; bes. bei Säuglingen u. Kleinkindern beobachtetes Auftreten einer ausgeprägten Hypoglykämie nach oraler Proteinzufuhr, die insbes. durch Leucin* induziert wird; Provokation durch Gabe von 100–150 mg Leucin pro kg Körpergewicht; schwer zu unterscheiden von anderen Formen der leucininduzierbaren Hypoglykämie bei Insulinom*.

Hypo|gonad|ismus (↑; Gonaden*) *m*: (engl.) *hypogonadism*; fehlende od. verminderte endokrine Aktivität der Geschlechtsdrüsen (Hoden bzw. Ovarium) mit gestörter Ausbildung bzw. Rückbildung der primären u. ggf. der sekundären Geschlechtsmerkmale*; **Formen: 1. hypergonadotroper** (primärer) H. mit kompensator. Erhöhung der zirkulierenden Gonadotropine* inf. angeb. Fehlanlage (Gonadenagenesie* bzw. Gonadendysgenesie*) od. erworben, z. B. bei traumat. Schädigung, Kastration, Ovarektomie, Orchitis, schwerem (beidseitigem) Maldescensus testis, Castillo-Syndrom, Klinefelter-Syndrom; **2. hypogonadotroper** (sekundärer) H. mit Erniedrigung der Gonadotropine im Serum inf. einer dienzephal-hypophysären Störung (Fehlanlage von Neuronen, die GnRH* produzieren, entzündl., tumoröse, vaskuläre od. traumat. Veränderung von Hypothalamus/Hypophysenvorderlappen). **Klin.:** Ausprägung je nach Grad des Hormonmangels; bei präpuberalem H. Ausbleiben der Pubertät* (sexueller Infantilismus, primäre Amenorrhö*, Eunuchismus*), sowie bei sek. H. z. T. Kleinwuchs durch gleichzeitigen Wachstumshormonmangel*; bei postpuberalem H. Rückbildung primärer u. sekundärer Geschlechtsmerkmale (mit Ausnahme androgen vermittelter Merkmale wie Axillar- u. Pubesbehaarung), Fertilitätsstörungen*, Sterilität*, Nachlassen von Libido u. Potenz, Zyklusstörungen*, Osteoporose*; **Ther.: 1. beim Mann:** bei primärem H. Testosteron*-Substitution zur Stimulation der Spermatogenese, bei hypophysär bedingtem H. Therapie der Grunderkrankung, danach HCG* in Komb. mit Urofollitropin* oder FSH*, bei hypothalamischem H. alternativ pulsativ GnRH*; **2. bei der Frau:** Östrogenpräparate zur Verhinderung der prämaturen Osteoporose, bei sekundärem od. tertiären H. Gonadotropine* od. GnRH*. Vgl. Pasqualini-Syndrom; Syndrom, adrenogenitales; Kallmann-Syndrom.

Hypo|hidrose (↑; Hidr-*; -osis*) *f*: (engl.) *hypohidrosis*; verminderte Perspiratio* sensibilis; **Urs.:** nerval bedingte Störung, Ausführungsgänge verlegen od. Schweißdrüsen* zerstören; **Vork.:** angeb. bei Ektodermaldysplasie*-Syndromen sowie erworben bei Allgemeinerkrankungen (z. B. Addison-Krankheit, Exsikkose, Diabetes insipidus, Hypothyreose, Niereninsuffizienz, Sjögren-Syndrom I), neurol. (z. B. Adie-Syndrom, Polyneuropathie, Läsionen peripherer Nerven, Sympathikusläsionen od. nach Sympathektomie) u. dermat. Erkrankungen (z. B. atopisches Ekzem, Ichthyosis vulgaris).

Hypo|hydratation (↑; Hydr-*) *f*: Dehydratation*.

Hypo|kali|ämie (↑; -ämie*) *f*: (engl.) *hypokalemia*; häufige Form einer Elektrolytstörung* mit Erniedrigung der Serum-K⁺-Konz. unter den Referenzbereich* (Tab. dort), meist in Komb. mit Alkalose* (als Urs. od. Folge). **Urs.:** 1. verminderte Zufuhr von Kalium, z. B. bei Anorexie od. Infusionstherapie mit kaliumfreien Flüssigkeiten; 2. erhöhte renale Ausscheidung, z. B. bei Ther. mit best. Diuretika (häufig) od. Steroiden, chron. Niereninsuffizienz in der polyurischen Phase, Cushing*-

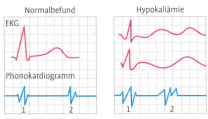

Hypokaliämie: EKG (mit U-Welle) u. Phonokardiogramm (1. und 2. Herzton)

Syndrom od. Hyperaldosteronismus*; 3. gastrointestinale Verluste, z. B. bei Laxanzienmissbrauch* (sehr häufig), Erbrechen, Durchfall, Ileus*, enteralen Fisteln, Zollinger*-Ellison-Syndrom od. Verner*-Morrison-Syndrom; 4. Verteilungsstörungen ohne Verminderung des Gesamtkörperkaliums, z. B. bei Alkalose* od. Insulintherapie bei diabetischem Koma*; **Klin.:** Sympt. (Hypokaliämiesyndrom, syn. Kaliummangelsyndrom) inf. erhöhter zellulärer Erregbarkeit (s. Membranpotential): Schweregrad abhängig von der Geschwindigkeit der K⁺-Konzentrationserniedrigung; 1. neuromuskulär, z. B. Apathie, Adynamie, Parese u. Hypotonie der Muskulatur, Wulstbildung bei Beklopfen der Muskulatur, Bewusstseinsstörungen bis zum Koma; 2. gastrointestinal, z. B. Appetitlosigkeit, spast. Obstipation (bis zum paralyt. Ileus*); 3. renal; s. Nephropathie, hypokaliämische; 4. kardiovaskulär, z. B. Tachykardie, Extrasystolen*, Ödeme*; EKG (s. Abb.): deszendierende Senkung der ST*-Strecke, T*-Welle abgeflacht od. präterminal negativ, QT*-Zeit verlängert, U-Welle od. TU-Verschmelzungswelle; **cave:** gesteigerte Empfindlichkeit gegenüber Herzglykosiden* (Gefahr der Digitalisintoxikation* auch bei normaler Dosis); **Ther.:** (neben Beseitigung der Urs.) Substitution von Kalium (p. o. oder i. v.).

Hypo|kali|ämie|syn|drom (↑; ↑) *n*: syn. Kaliummangelsyndrom; s. Hypokaliämie.

Hypo|kalie (↑) *f*: (engl.) *kaliopenia*; Kaliumverarmung der Zellen; vgl. Hypokaliämie.

Hypo|kalz|ämie (↑; Calc-*; -ämie*) *f*: (engl.) *hypocalcemia*; Form einer Elektrolytstörung mit erniedrigter Calciumkonzentration im Blutserum (vgl. Referenzbereiche, Tab. dort). **Urs.:** Hypoparathyroidismus*, Calciferolmangel, Rachitis*, Malabsorptionssyndrom, chron. Niereninsuffizienz*, akute Pankreatitis* u. a.; **Klin.:** gesteigerte neuromuskuläre Erregbarkeit bis Tetanie*; EKG: verlängerte QT*-Zeit.

Hypo|kalz|urie (↑; ↑; Ur-*) *f*: (engl.) *hypocalciuria*; verminderte Calciumausscheidung durch die Niere (<2,5 mmol/d bzw. 100 mg/d), meist zus. mit Hypokalzämie, z. B. bei Osteomalazie*; wichtiger Hinweis auf einen Calciferolmangel; tritt auch bei Gabe von Thiaziden (s. Diuretika) auf.

Hypo|kapnie (↑; gr. καπνός Dunst, Gas) *f*: (engl.) *hypocapnia*; verminderter art. CO₂*-Partialdruck unter 35 mmHg bei Hyperventilation*; kann zu respirator. Alkalose* führen; tritt auch sekundär bei respirator. Kompensation einer nicht respirator. Azidose* auf.

Hypokinese

Hypo|kinese (↑; Kin-*) *f*: (engl.) *hypokinesia*; (neurol.) in der (höchsten) Auslenkung (Amplitude) geminderte Willkür- u. Reaktivbewegungen sowie physiol. Mitbewegungen* bei Erkr. des extrapyramidalen Systems (z. B. Parkinson-Syndrom) u. bei Stirnhirnerkrankungen. Vgl. Akinese.

Hypo|kinesie (↑; kin-*) *f*: (engl.) *hypokinesia*; Form der myokardialen Wandbewegungsstörung mit verminderter od. verlangsamter systol. Bewegung in der Herzwand (regional od. global); nachweisbar u. a. in der Echokardiographie*; **Vork.**: koronare Herzkrankheit*. Vgl. Akinesie, Dyskinesie.

Hypo|kinesie-Sequenz, intra|uterine (↑; ↑; Sequenz*) *f*: s. Arthrogryposis-multiplex-congenita.

Hypo|koagulabilität (↑; Koagul-*) *f*: (engl.) *hypocoagulability*; verminderte Gerinnbarkeit des Bluts mit plasmat. hämorrhagischer Diathese* in der Folge. Vgl. Koagulopathie.

Hypo|kretin (↑;) *n*: Orexin*.

Hypo|lipid|ämie (↑; Lip-*; -ämie*) *f*: Hypolipoproteinämie*.

Hypo|lipo|protein|ämie (↑; ↑; Prot-*; -ämie*) *f*: (engl.) *hypolipoproteinemia*; syn. Hypolipidämie; Erkrankung mit erniedrigter Konz. der Lipoproteine* im Serum; **Vork.**: 1. primäre, angeb. H. (s. Tab.); 2. sekundäre H. mit erniedrigter Konz. versch. Lipoproteine u. Hypocholesterolämie* od. Hypotriglyceridämie* z. B. inf. Hunger, Malabsorptionssyndrom, Hyperthyreose*, Lebererkrankung.

Hypo|magnesi|ämie (↑; -ämie*) *f*: (engl.) *hypomagnesemia*; Form einer Elektrolytstörung mit verminderter Magnesiumkonzentration im Serum (vgl. Referenzbereiche, Tab. dort); **Urs.**: z. B. bei schwerem Erbrechen, Diarrhö, renalen Magnesiumverlusten, chron. Alkoholkrankheit*, fast ausschließlich Milchernährung (Milch ist sehr magnesiumarm), nach Jejunoileostomie (mit Hypokaliämie*); Parathormon* beeinflusst Magnesium in gleicher Weise wie Calcium; **Klin.:** Hypomagnesiämiesyndrom (syn. Magnesiummangelsyndrom); normokalzämische Tetanie, Tremor*, Muskelzuckungen, choreiforme u. athetoide Bewegungen, seltener Krämpfe* u. delirante Zustände.

Hypo|magnesi|ämie, primäre (↑; ↑) *f*: (engl.) *primary hypomagnesemia*; autosomal-rezessiv erbl. Störung der intestinalen Magnesiumresorption bzw. renalen Rückresorption (Genlocus 3q27), die zu Hypomagnesiämie u. sekundär zu Hypokalzämie u. Hyperphosphatämie führt; **Klin.:** schwere generalisierte tetanische Krämpfe bereits im Neugeborenenalter, Oligozoospermie*, männl. Infertilität.

Hypo|magnesi|ämie|syn|drom (↑; ↑) *n*: syn. Magnesiummangelsyndrom; s. Hypomagnesiämie.

Hypo|manie (↑; Manie*) *f*: (engl.) *hypomania*; affektive Störung* mit leichter, mehrere Tage andauernder submanischer Erregung, bei der die Sympt. geringer ausgeprägt sind als bei der Manie*.

Hypo|mastie (↑; Mast-*) *f*: (engl.) *hypomastia*; Unterentwicklung, evtl. auch Fehlen einer Brust bzw. beider Brüste als angeb. Anomalie; extrem unterentwickelte Brust wird als **Mikromastie** bezeichnet. Vgl. Poland-Symptomenkomplex.

Hypo|melanosen (↑; Melan-*; -osis*) *f pl*: (engl.) *hypomelanotic disorders*; Erkr., bei denen es zu vorübergehender od. dauerhafter Verminderung der Anzahl, dem völligen Verlust od. einer Unterfunktion der Melanozyten in der Haut kommt; **Urs.:**

Hypolipoproteinämie
Primäre Hypolipoproteinämien

Erkrankung	Erbgang (Genlocus)	Pathophysiologie	klinische Symptome	Laborbefunde
Analpha-Lipoproteinämie (Tangier-Krankheit)	autosomal-rezessiv (9q22-q31)	völliges Fehlen von Apolipoprotein A	langsam progredienter Verlauf mit Beginn im Kindes- bzw. Erwachsenenalter; Hepatosplenomegalie, periphere Polyneuropathie mit Muskelatrophie, stark vergrößerte, gelblich verfärbte Tonsillen, Xanthomzellen	Hypocholesterolämie, normale oder erhöhte Triglyceridwerte, HDL-Mangel
Abeta-Lipoproteinämie (Bassen-Kornzweig-Syndrom)	autosomal-rezessiv (4q22-q24)	völliges Fehlen von Apolipoprotein B	Retinopathia pigmentosa, Akanthozytose, Steatorrhö, evtl. Ataxie und Areflexie	extreme Hypocholesterolämie, Hypotriglyceridämie, Fehlen von Chylomikronen, VLDL, LDL
Hypobeta-Lipoproteinämie, familiäre	autosomal-dominant (2p24; Typ 2: 3p22-p21.3)	Mangel an Apoliprotein B	selten; evtl. Ataxie und Polyneuropathie	erniedrigtes LDL, normales HDL, evtl. Hypocholesterolämie und Hypotriglyceridämie
Hooft-Syndrom		unklar	Hautveränderungen, tapetoretinale Degeneration, Leukonychie	erniedrigte Konzentration aller Lipoproteine, Hypocholesterolämie, Hyperphosphatämie

Trauma (Narbe), Kontakt mit Chemikalien (Phenole, Chloroquin), Arzneimittel (z. B. Kortikosteroide, Vitamin-A-Säure) als Folge von Mangelzuständen (z. B. Cobalamin), Infektionen (z. B. Pityriasis versicolor, Syphilis, Lepra), entzündl. Dermatosen (z. B. Ekzemen), idiopathisch (Vogt-Koyanagi-Harada-Syndrom, Vitiligo) od. angeboren (Piebaldismus, Waardenburg-Syndrom, Incontinentia pigmenti achromians, Naevus depigmentosus, Albinismus, Chediak-Higashi-Syndrom); **Ther.:** Camouflage, PUVA*, Hauttransplantation. Vgl. Hyperpigmentierung.

Hypo|melano**sis gutt**a**ta idio|p**a**thica** (↑; ↑; ↑) f: idiopath. Auftreten multipler weißer, bis linsengroßer Flecken bes. an den Streckseiten der Beine bei Frauen ab 3. Lebensjahrzehnt; **Urs.:** posttraumatisch (z. B. Rasur), nach UV-Lichtschäden; **DD:** Vitiligo*, Pityriasis* versicolor.

Hypo|melano**sis Ito** (↑; ↑; ↑) f: (engl.) *Ito's syndrome*; syn. Incontinentia pigmenti achromians, Naevus achromians Ito; Ito-Syndrom; genet. Heterochromie*, die meist sporadisch bei versch. Chromosomenaberrationen* auftritt; ca. 200 Fälle sind bekannt; **Sympt.:** meist schon bei Geburt vorhandene multiple, meist streifenförmige Depigmentierungen an Stamm u. Extremitäten, deren Verlauf sich oft an den Blaschko-Linien orientiert bzw. als Blatt- od. Schachbrettmuster auftritt; weitere Anomalien u. a. Alopezie, geistige Behinderung, Strabismus, Hüftgelenkdysplasie. Vgl. Incontinentia pigmenti; Mongolenfleck.

Hypo|menor|rhö (↑; gr. μήν, μηνός Monat; -rhö*) f: (engl.) *hypomenorrhea*; schwache Menstruationsblutung; **Urs.:** 1. organisch, z. B. nach forcierter Kürettage* (s. Asherman-Fritsch-Syndrom), bei chron. Endometritis* od. Endometritis* tuberculosa; 2. psychogen bzw. hormonal, z. B. als Initialsymptom einer Ovarialinsuffizienz*, unter der Einnahme von hormonalen Kontrazeptiva, bei Störungen des Körpergewichts (Anorexia* nervosa, Adipositas*).

Hypo|methionin|ä**mie** (↑; -ämie*) f: (engl.) *hypomethioninemia*; Erniedrigung der Methioninkonzentration im Blut als Folge der Störung der Remethylierung von Homocystein* (z. B. bei Folsäuremangel) od. angeb. Defekt der Methioninsynthetase).

Hypo|metrie (↑; Metr-*) f: Form der Dysmetrie*.

Hypo|mimie (↑; gr. μιμεῖσθαι nachahmen) f: (engl.) *hypomimesis*; herabgesetzte Mimik*.

Hypo|mnesie (↑; -mnesie*) f: (engl.) *hypomnesia*; quantitative Gedächtnisstörung* mit Schwächung des Erinnerungsvermögens, wobei i. d. R. das Kurzzeitgedächtnis stärker als das Langzeitgedächtnis betroffen ist. Im Gegensatz zur Amnesie* ist H. nicht auf einen best. Zeitraum beschränkt. **Urs.:** org. Psychose*, Schädelhirntrauma*.

Hypo|mochlion (↑; gr. μοχλίον kleiner Hebel) n: Dreh-(Unterstützungs-)Punkt eines Hebels; med. v. a. in der Gelenklehre, aber auch i. S. von gebh. Stemmpunkt: diejenige Stelle des Kindskörpers, die sich bei der Austrittsbewegung während der Geburt* gegen den Schambogen anstemmt.

Hypo|natri|ä**mie** (↑; -ämie*) f: (engl.) *hyponatremia*; Form einer Elektrolytstörung mit verminderter Natriumkonzentration im Blut (<135 mmol/l); meist als Zeichen eines Wasserüberschusses im Organismus, auch eines Mangels an Gesamtnatrium (absolute H.) inf. regulator. Verzichts auf Isotonie* zugunsten der Isovolämie*; **Vork.:** bei hypotoner Dehydratation* sowie hypotoner Hyperhydratation*; **Urs.:** Einteilung nach der Na⁺-Konz. im Harn: **1. H.** mit Harn-Na⁺ <5 mmol/l bei extrarenalen Na⁺-Verlusten (z. B. bei Erbrechen, Diarrhö, Pankreatitis, Schwitzen) u. als Verdünnungshyponatriämie (bei Herzinsuffizienz*, Leberzirrhose*, inadäquater Infusionstherapie); **2. H.** mit Harn-Na⁺ >5 mmol/l bei Nierenfunktionsstörungen, renalem bzw. zentralem Salzverlustsyndrom*, Diuretikatherapie, Nebennierenerkrankungen (Hypoaldosteronismus*), Syndrom* der inadäquaten ADH-Sekretion, Alkalose*; **Sympt.:** Apathie, Kopfschmerz, Durst, Anorexie, Erbrechen, ggf. Zeichen der Hypovolämie* (Tachykardie u. a.); **Ther.:** schrittweiser Natriumersatz unter Berücksichtigung der Kreislaufsituation, Tolvaptan*.

Hyp|onychium (↑; Onych-*) n: Übergang des Epithels des Nagelbettes (Lectulus) in das der Epidermis als Unterlage des freien Randes am Nagel*.

Hypo|para|thyroid**-Biermer-Gonaden|dys|genesie-Syn|drom** (↑; para-*; Thyreo-*; -id*; Gonaden*; Dys-*, -genese*) n: (engl.) *hypoparathyroid-pernicious anemia-gonadal dysgenesis syndrome*; auch H.-B.-G.-Syndrom; bes. Verlaufsform des polyglandulären Autoimmunsyndroms* (Typ I) bei jungen Mädchen; **Sympt.:** Hypoparathyroidismus, primärer Hypogonadismus, perniziöse Anämie.

Hypo|para|thyroid**ismus** (↑; ↑; ↑; ↑) m: (engl.) *hypoparathyroidism*; verminderte od. fehlende Produktion von Parathormon*, meist nach versehentl. op. Entfernung od. Schädigung der Nebenschilddrüsen i. R. einer Strumektomie (parathyreopriver H.) od. als Folge anderer Erkrankungen (Metastasen, Entz.); sehr selten autoimmun. bedingt (idiopathischer H.); ein passagerer H. kurz nach der Geburt ist physiologisch. **Klin.:** Hypokalzämie (<2 mmol/l bzw. 8 mg/dl) mit Tetanie*, Hyperphosphatämie (>1,5 mmol/l bzw. 5 mg/dl), starke Hypokalzurie, Hypophosphaturie; als Spätsymptome troph. Störungen an Haaren, Haut u. Nägeln, metastat. Verkalkungen in Lungen, Linse, basalen Hirnganglien (vgl. Fahr-Krankheit); **Ther.:** Dauersubstitution mit Colecalciferol od. Calcitriol, individuelle Einstellung des Serumcalciums im unteren Referenzbereich. Vgl. Ellsworth-Howard-Test, Pseudohypoparathyroidismus.

Hypo|pathie (↑; -pathie*) f: Hypalgesie*.

Hypo|phagie (↑; Phag-*) f: krankhaft verminderte Nahrungsaufnahme; Gegensatz Hyperphagie*. Vgl. Anorexia nervosa, Essstörungen.

Hypo|pharyngo|skopie (↑; Pharyng-*; -skopie*) f: (engl.) *hypopharyngoscopy*; instrumentelle Inspektion des Hypopharynx*; **Einteilung: 1.** indirekte H. mit einem zw. Gaumensegel u. Rachenhinterwand eingeführten Endoskop, Lupenendoskop od. Kehlkopfspiegel, wobei bei herausgezogener Zunge der Einblick bis zum Ösophaguseingang mögl. ist; **2.** direkte H. (meist in Intubationsnarkose) nach Einführen eines Endoskops bis zum Kehlkopfeingang; ermöglicht die Entnahme einer Biopsie bei Verdacht auf maligne Veränderungen u. die Durchführung kleinerer Eingriffe. Vgl. Laryngoskopie, Ösophagoskopie.

Hypo|pharynx (↑; ↑) *m*: unterster Bereich (Pars laryngea) des Pharynx*.
Hypo|pharynx|divertikel (↑; ↑; Divertikel*) *m*: Zenker*-Divertikel.
Hypo|pharynx|karzinom (↑; ↑; Karz-*; -om*) *n*: (engl.) *hypopharyngeal carcinoma*; falsch äußeres Larynxkarzinom; maligner Tumor des Hypopharynx, der mit Maximum zwischen 50. u. 70. Lj. v. a. bei Männern auftritt; **Histol.**: meist Plattenepithelkarzinom; **Lok.**: häufig Recessus piriformis, seltener hintere Rachenwand u. Postkrikoidgegend; **Urs.**: exogene Noxen (v. a. Tabak u. Alkohol), selten Paterson*-Kelly-Syndrom; **Klin.**: einseitige, zum Ohr ziehende Schmerzen, Dysphagie, Heiserkeit, blutig tingiertes Sputum u. Schwellung der zervikalen Lymphknoten; **Diagn.**: Hypopharyngoskopie (i. R. einer Panendoskopie*), CT; **Ther.**: je nach Tumorlokalisation u. -ausdehnung transorale Laserresektion, transzervikale Tumorresektion, Laryngektomie mit Teilpharyngektomie, ggf. Rekonstruktion mit freien od. gefäßgestielten Lappenplastiken; alternativ zur op. Ther. auch primäre simultane Chemoradiotherapie; **Progn.**: Fünf-Jahres-Überlebensrate ca. 20–30 %. Vgl. Larynxkarzinom.
Hypo|phonie (↑; Phono-*) *f*: **1.** (engl.) *hypophonesis, hypophonia*; (perkutor.) Dämpfung bzw. (auskultator.) vermindertes Atemgeräusch, bes. über den Lungenspitzen; vgl. Grocco-Rauchfuß-Dreieck; **2.** s. Phonasthenie.
Hypo|phorie (↑; -phor*) *f*: s. Heterophorie.
Hypo|phosphat|ämie (↑; -ämie*) *f*: (engl.) *hypophosphatemia*; Form einer Elektrolytstörung mit herabgesetztem Phosphatgehalt im Serum (<0,57 mmol/l) durch renal-tubulären Phosphatverlust; **Vork.**: bei Überfunktion der Nebenschilddrüsen, auch als (seltene) X-chromosomal-dominant erbl. Form (bei Frauen meist nur H., während Männer außerdem eine Vitamin-D-resistente Rachitis* aufweisen). Vgl. Phosphatstörungen, primäre.
Hypo|phosphatasie (↑) *f*: (engl.) *hypophosphatasia*; syn. Rathbun-Syndrom; auch Phosphatasemangelrachitis; autosomal-rezessiv erbl. Stoffwechselstörung mit verminderter Aktivität der alkal. Phosphatase (Genlocus 1p36.1-p34); **Sympt.**: gestörte Mineralisation des Skeletts (Kraniosynostose, Thoraxdeformitäten, früher Zahnverlust, Kleinwuchs, Entwicklungsverzögerung, Hyperkalzämie u. vermehrte Ausscheidung von Phosphoethanolamin im Harn; **Formen: 1.** letaler kongenitaler Typ mit Osteopenie des gesamten Skeletts; Tod bereits in utero od. in den ersten Lebenstagen; **2.** infantile Form mit Sympt. ab dem 1. Lebensmonat: Gedeihstörungen, weite Schädelnähte, Fontanellenwölbung, Krampfanfälle; **3.** kindl. Form (oft in der frühen Kindheit entdeckt): verzögertes Laufenlernen, schmerzhafte Extremitäten, Zahnkaries, frühzeitiger Milchzahnverlust; **4.** Erwachsenentyp mit evtl. zusätzl. autosomal-dominantem Erbgang u. leichten, Rachitis-ähnlichen Symptomen: Knochenschmerzen, Frakturneigung.
Hypo|physe (↑; gr. φύεσθαι entstehen, wachsen) *f*: (engl.) *hypophysis, pituitary (gland)*; Glandula pituitaria (Pituitaria); Hirnanhangdrüse; in der Sella turcica der knöchernen Schädelbasis lokalisiertes,

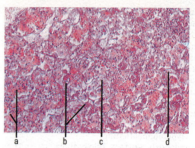

Hypophyse: histologischer Schnitt durch die Pars distalis des Hypophysenvorderlappens (Trichrom-PAS-Färbung); a: azidophile Zellen (orange); b: basophile Zellen (rot bis purpur); c: chromophobe Zellen (blassblau); d: sinusoidale Kapillare [47]

aus 2 Anteilen zusammengesetztes, kirschgroßes endokrines Organ; über den Hypophysenstiel (Infundibulum) mit dem Boden des 3. Hirnventrikels verbunden; **Einteilung: 1. Hypophysenvorderlappen** (syn. Adenohypophyse; Abk. HVL): mit Diencephalon über spez. Gefäßsystem (Pfortadergefäße* der Hypophyse) verbundene endokrine Drüse; embryonale Entw. aus ektodermalem Epithel des Mundhöhlendachs; Gliederung in Pars distalis, Pars tuberalis u. Pars intermedia (Hypophysenzwischenlappen, beim Menschen nur rudimentär angelegt; Bildungsort von MSH*); Funktion: Synthese von glandotropen (FSH*, LH*, TSH*, ACTH*) u. nicht glandotropen Proteohormonen (STH*, Prolaktin*); Regulation der Hormonsekretion durch Releasing*-Hormone; Histol.: 3 Arten epithelialer Zellen (s. Abb.); 2 Formen von azidophilen Zellen (STH- bzw. Prolaktinproduktion), betabasophile (TSH-Produktion), deltabasophile Zellen (Gonadotropinproduktion) u. chromophobe Zellen. ACTH-Synthese wahrscheinl. in basophilen Zellen; **2. Hypophysenhinterlappen** (syn. Neurohypophyse; Abk. HHL): entwicklungsgeschichtl. Ausstülpung des Bodens des Diencephalons*; besteht aus marklosen Nervenfasern, einem Kapillarnetz u. einer spez. Gliaform (Pituizyten); steht über Nervenfasern mit den Nuclei supraoptici u. Nuclei paraventriculares des Hypothalamus* in Verbindung; Funktion: Bindung an Polypeptide, Speicherung u. Freisetzung durch Exozytose der hypothalam. Hormone Oxytocin* u. ADH*. **klin. Bedeutung:** z. B. Hypophysentumoren*, Hypophyseninsuffizienz*. Vgl. Hypothalamus-Hypophysen-System.
Hypo|phys|ek|tomie (↑; ↑; Ektomie*) *f*: s. Hypophysenausschaltung.
Hypo|physen|adenome (↑; ↑; Aden-*; -om*) *n pl*: (engl.) *pituitary adenoma*; benigne, epitheliale Tumoren der Hirnanhangdrüse; **Formen: 1.** Wachstumshormon produzierendes Adenom; **2.** Prolaktinom* (häufigstes endokrin aktives H.); **3.** TSH-produzierendes Adenom (Thyreotropinom*); **4.** ACTH-produzierendes Adenom; **5.** gonadotropes Adenom; **6.** Nullzelladenom; **Diagn.**: CT od. MRT der Sella turcica (s. Abb., Prolaktinbestimmung im Serum; ggf. Überprüfung anderer endokriner Funktionen des Hypophysenvorderlappens,

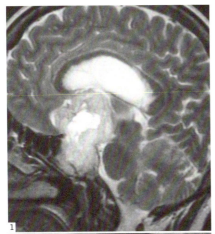
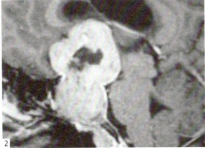

Hypophysenadenome: ausgedehnter cystischer Tumor der Sella-Region (MRT; 1: T2 gewichtet, 2: T1 gewichtet, mit Kontrastmittel) [42]

z. B. mit TRH-Test; **Klin.: 1.** Sympt. durch lokale Raumforderung: Chiasmasyndrom*, Verschlusshydrozephalus; **2.** endokrine Störungen: durch Hormon produzierende Tumoren (z. B. Akromegalie*) od. Gewebeverdrängung bei hormoninaktiven Tumoren (s. Hypophysenvorderlappen-Insuffizienz); **Ther.:** op. Tumorentfernung (mikrochir. durch transnasal-transsphenoidalen Zugang, bei suprasellärer Lage durch Kraniotomie), ggf. postop. Bestrahlung; bei Prolaktinom primär pharmakologisch. Vgl. Hypophysentumoren; Hirntumoren.
Hypo|physen|ausschaltung (↑; ↑): (engl.) *hypophysectomy*; therap. Eingriff an der Hypophyse*, um deren hormonale Aktivität zu unterbinden; **Verf.:** neurochir. Hypophysektomie (evtl. endoskop.), Strahlentherapie (stereotakt. interstitiell od. extern konventionell), evtl. pharmak. durch Dopamin*-Rezeptor-Agonisten; **Ind.:** hormonsensible Tumoren (evtl. Mamma- od. Prostatakarzinom); op. nicht selektiv zu entferendes Hypophysenadenom*; s. Hirntumoren.
Hypo|physen|gang (↑; ↑): (engl.) *pituitary duct*; Ductus craniopharyngeus; embryonaler Gang zw. Hypophyse u. Schlund; vgl. Rathke-Tasche.
Hypo|physen|hinter|lappen (↑; ↑): Abk. HHL; s. Hypophyse.
Hypo|physen|hormone (↑; ↑; Horm-*) *n pl*: s. Hypophyse.

Hypo|physen|in|suffizienz (↑; ↑; Insuffizienz*) *f*: (engl.) *pituitary insufficiency*; partielle od. (selten) generalisierte Verminderung der Sekretionsleistung der Hypophyse; s. Hypophysenvorderlappen-Insuffizienz, Diabetes insipidus.
Hypo|physen|tumoren (↑; ↑; Tumor*) *m pl*: (engl.) *pituitary tumors*; Tumoren der Hirnanhangdrüse; **Formen: 1.** Tumoren des Hypophysenvorderlappen: v. a. Hypophysenadenome* (Abb. dort); **2.** Tumoren der Neurohypophyse (selten): Granularzelltumor*, Pituizytom*; **DD:** z. B. Kraniopharyngeom*, Rathke*-Zyste.
Hypo|physen|vorder|lappen (↑; ↑): Abk. HVL; s. Hypophyse.
Hypo|physen|vorder|lappen-In|suffizienz (↑; ↑; Insuffizienz*) *f*: (engl.) *hypopituitarism*; syn. Hypopituitarismus, Simmonds-Krankheit; partieller od. kompletter Ausfall der endokrinen Funktionen des Hypophysenvorderlappens (Abk. HVL) inf. Zerstörung od. Verdrängung von HVL-Gewebe od. dessen Abtrennung von hypothalam. Zentren; **Urs.:** degenerativ (v. a. Nekrosen, u. a. postpartal beim Sheehan-Syndrom), autoimmune od. granulomatöse Prozesse (z. B. Sarkoidose), Entz., Traumen, intra- (v. a. Hypophysenadenome) u. paraselläre Tumoren, Hämochromatose, nach neurochir. Eingriffen u. Strahlentherapie; **Klin.:** häufig schleichende Abnahme der somato-, gonado-, thyreo- u. adrenokortikotropen HVL-Funktionen u. a. mit Adynamie, Oligo- u. Amenorrhö bzw. Libido- u. Potenzstörungen, blasser atroph. Haut, Pigmentschwund u. Reduktion der sekundären Körperbehaarung. Mit dem Leben vereinbar, wenn eine minimale Schilddrüsenhormon- u. basale Kortikosteroidsekretion erhalten bleibt. Im präpubertären Alter kommt es bei ausreichender STH-Sekretion zu eunuchoidalem Hochwuchs, bei STH-Mangel zu Kleinwuchs. Eine akute H.-I. (selten) führt zum hypophysären Koma mit Hypothermie, Bradykardie u. Hypoventilation. **Ther.:** Substitution mit Cortisol, Testosteron bzw. Östrogenen u. Schilddrüsenhormonen unter Kontrolle der Hormonkonzentrationen im Blut. Vgl. Panhypopituitarismus.
Hypo|pigmentierung (↑; Pigmente*): (engl.) *hypopigmentation*; umschriebene Depigmentierung* der Haut; s. Hypomelanosen.
Hypo|pituitarismus (↑; Pituita*) *m*: Hypophysenvorderlappen*-Insuffizienz.
Hypo|plasie (↑; -plasie*) *f*: **1.** (engl.) *hypoplasia*; (pathol.) Verkleinerung (Atrophie*) durch Abnahme der Zellzahl; vgl. Hyperplasie; **2.** (genet.) Hypogenesie; anlagebedingte morphol. Unterentwicklung, bei der die Organanlage vorhanden, das Organ aber nicht vollständig entwickelt ist; **Vork.:** v. a. bei Nieren u. Herz. Vgl. Aplasie; Kleinwuchs.
Hypo|plasie, fokale dermale (↑; ↑) *f*: Goltz*-Gorlin-Syndrom.
Hypo|pnoe (↑; -pnoe*) *f*: (engl.) *hypopnoea*; Episode flacher Atmung während des Schlafs* mit deutlicher Reduktion des Atemstroms für mind. 10 Sek.; gewöhnl. mit Abfall der Sauerstoffsättigung u. Aufwachreaktion (Arousal*-Effekt). Vgl. Schlafapnoesyndrom; Apnoe-Hypopnoe-Index.
Hypo|pro|ak|zelerin|ämie (↑; Pro-*; lat. accelerare beschleunigen; -ämie*) *f*: (engl.) *hypoproaccelerine-*

Hypoprokonvertinämie

mia; syn. Parahämophilie, Owren-Syndrom; autosomal-rezessiv erbl. Mangel an Faktor V (Proakzelerin*) der Blutgerinnung* (Tab. 1 dort); **Ätiol.:** Mutation im Proakzelerin-Gen (Genlocus 1q23); **Vork.:** selten; gelegentl. Komb. mit Faktor-VIII-Mangel (s. Hämophilie); **Sympt.:** hämorrhagische Diathese v. a. mit Haut- u. Schleimhautblutungen u. Menorrhagien. Vgl. Koagulopathie.

Hypo|pro|kon|vertin|ämie (↑; ↑; -ämie*) *f*: (engl.) *hypoproconvertinemia*; autosomal-rezessiv erbl. Mangel an Faktor VII (Prokonvertin*) der Blutgerinnung* (Tab. 1 dort); **Ätiol.:** Mutation im Gen für Prokonvertin (Genlocus 13q34); **Vork.:** selten; **Klin.:** hämorrhagische Diathese*. Vgl. Hämophilie; Koagulopathien.

Hypo|protein|ämie (↑; Prot-*; -ämie*) *f*: (engl.) *hypoproteinemia*; Verminderung des Serumproteingehalts; **Formen: 1. absolute** H. bei Verminderung v. a. der Albuminfraktion (Hypalbuminämie*) mit deutl. Abnahme des onkotischen Drucks, was eine interstitielle Wasseranreicherung (Ödeme) zur Folge hat (ab einem Proteingehalt von weniger als 5 g/dl Serum); Urs.: z. B. als Folge länger dauernder Proteinurie (meist Albuminurie) bei glomerulärer Nierenschädigung (Glomerulonephritis, Nephrose), Proteinmangelernährung (Hungerdystrophie, Mehlnährschaden, Kwashiorkor), mangelhafter Proteinsynthese bei chron. Leberzirrhose, kataboler Stoffwechsellage bei Neoplasien, Tuberkulose, bei starkem Proteinverlust durch großflächige Hautläsionen (Verbrennungen, Dermatitis, Ekzem) u. exsudativer Enteropathie; 2. **relative** H. bei Wasserretention (Hydrämie*), z. B. bei übermäßiger Infusionstherapie, kapillärer Leckage bei Sepsis, Anurie.

Hypo|pro|thrombin|ämie (↑; Pro-*; Thromb-*; -ämie*) *f*: (engl.) *hypoprothrombinemia*; Mangel an Prothrombin* im Blut; **Formen: 1.** kongenital (selten): autosomal-rezessiv erbl. Defekt der Prothrombinsynthese (Prothrombinaktivität etwa 1–10% der Norm) inf. Mutation mit Genlocus 11p11-q12; **2.** erworben: bei Vitamin-K-Mangel (einschließl. iatrogen bei therap. Anw. von Antikoagulanzien); **3.** transitor. bei Neugeborenen (keine Vitamin-K-Reserven, Synthese durch Darmflora gering, Unreife der Leberzellen); **Klin.:** hämorrhag. Diathese mit Schleimhautblutung, Hämatom, traumat. Blutung, Menorrhagie; bei transitor. neonataler H. flächige Hautblutung; **Ther.:** Substitution mit Frischplasma od. Prothrombinkonzentrat, ggf. Phytomenadion. Vgl. Dysprothrombinämie.

Hypo|pyon (↑; Py-*) *n*: (engl.) *hypopyon*; Eiteransammlung am Boden der Vorderkammer des Auges mit typ. Spiegelbildung (s. Abb.); **Urs.:** eitrige Keratitis*, postoperative od. posttraumat. intraokulare Infektion, schwere Iritis i. R. einer Behçet*-Krankheit; **Ther.:** in Abhängigkeit von der Ätiologie antiinflammatorisch od. antimikrobiell; **Progn.:** i. R. einer Behçet*-Krankheit häufig Rezidiv.

Hypo|re|flexie (↑; Reflekt-*): (engl.) *hyporeflexia*; generalisierte Abschwächung od. Verlangsamung der Reflexe* bei verminderter Reflexbereitschaft des ZNS; **Vork.:** z. B. bei Hypothyreose. Vgl. Areflexie.

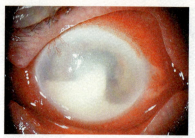

Hypopyon [106]

Hypo|sensibilisierung (↑; sensibel*): spezifische Immuntherapie*.

Hypo|siderin|ämie (↑; gr. σίδηρος Eisen; -ämie*) *f*: (engl.) *hypoferremia*; pathol. verminderte Konz. von Eisen* im Serum; **Vork.:** bei Eisenmangel mit u. ohne Anämie, bei Anämie* bei chronischer Erkrankung (dabei Serum-Ferritin erhöht) u. bei der seltenen Atransferrinämie*.

Hyp|osmie (↑; gr. ὀσμή Geruch) *f*: (engl.) *hyposmia*; herabgesetztes Riechvermögen, z. B. bei Schädelhirntrauma, Entz. der Hirnnerven, Verlegung der Riechspalte (Polypen, hyperplast. Schleimhaut, Tumoren), Parkinson-Syndrom, Schleimhauttrockenheit, pharmak. od. toxisch bedingt; vgl. Anosmie.

Hypo|spadie (↑; gr. σπαδών Spalte) *f*: (engl.) *hypospadia*; syn. Fissura urethrae inferior; Hemmungsfehlbildung der Harnröhre, die eine nach unten offene Rinne bildet u. proximal ihrer orthotopen Stelle mündet; oft in Komb. mit Penisverkrümmung, Meatusstenose, Scrotum fissus; bei gleichzeitigem Maldescensus testis Geschlechtsbestimmung wegen mögl. Verwechslung mit Pseudohermaphroditismus femininus erforderlich; bei der weibl. H. Mündung der Harnröhre weiter dorsal in die Vagina; **Einteilung:** je nach Lok. der Urethramündung in glanduläre, penile, skrotale u. perineale H. (s. Abb.); **Ther.:** op. Rekonstruktion im 1.–5. Lj.; Verf. in Abhängigkeit von Lok. des Meatus: Meatusplastik, Inzision der Harnröhrenrinne mit Tubularisierung (Snodgrass-Operation); Harnröhrenrekonstruktion mit gestieltem Vorhautlappen od. Mundschleimhaut. Vgl. Epispadie.

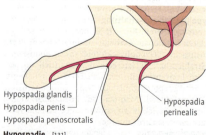

Hypospadia glandis
Hypospadia penis
Hypospadia penoscrotalis
Hypospadia perinealis

Hypospadie [131]

Hypo|spermie (↑; Sperm-*) *f*: (engl.) *hypospermia*; nicht mehr gebräuchl. Bez. für Parvisemie; s. Sperma-Untersuchung (Tab. dort).

Hypo|sphagma (gr. ὑπόσφαγμα Bluterguss am Auge) *n*: (engl.) *subconjunctival hemorrhage*; gelegentl.

rezidiv. Blutung unter die Augenbindehaut; **Urs.:** meist idiopathisch; Trauma, Infektion, Gefäßerkrankung (generalisiert od. lokal), Keuchhusten*, nach Valsalva-Manöver; **Progn.:** i.d.R. spontane Abheilung.

Hypo|stase (gr. ὑπόστασις Bodensatz) *f*: **1.** (engl.) *hypostasis*; (pathol.) äußere H.: s. Totenflecke; **2.** (genet.) Überdeckbarkeit einer Erbanlage durch ein nicht zum gleichen Erbanlagepaar gehörendes Gen; Gegensatz Epistase*.

Hypo|sthen|urie (Hyp-*; gr. σθένος Kraft, Stärke; Ur-*) *f*: (engl.) *hyposthenuria*; Bildung von Harn, dessen Osmolarität erheblich unter der Plasmaosmolarität liegt (verminderte Harnkonzentration); spezif. Gewicht des Harns <1,006, minimale Harnosmolarität 40 mosmol/l; **Urs.:** ADH*-Mangel od. -Suppression (durch Wasser od. Alkohol). Vgl. Hypersthenurie, Isosthenurie.

Hypo|tension (↑; Tend-*) *f*: s. Hypotonie.

Hypo|tension, kontrollierte (↑; ↑) *f*: s. Blutdrucksenkung, kontrollierte.

Hypo|thalamus (↑; gr. θάλαμος Lager, Kammer) *m*: (engl.) *hypothalamus*; Abk. HT; unterh. des Thalamus* gelegener Teil des Diencephalons*; s. Abb. 1; zum HT gehören u.a. Chiasma opticum, Tractus opticus, Tuber cinereum, Lamina terminalis, Hypophyse u. Corpus mammillare. Kerne: Nucleus* suprachiasmaticus, Nucleus paraventricularis, Nucleus* supraopticus, Nucleus infundibularis, Nuclei tuberales u.a.; **Funktion: 1.** Regulation des vegetativen Nervensystems (vegetative Zentren): Wärmeregulation, Wach- u. Schlafrhythmus, Blutdruck- u. Atmungsregulation, Nahrungsaufnahme (Hunger- u. Sättigungszentrum, Fettstoffwechsel; vgl. Leptin), Wasserhaushalt, Sexualfunktion; **2.** endokrin: s. Hypothalamus-Hypophysen-System (Abb. dort); s. Hypothalamushormone; s. Abb. 2.

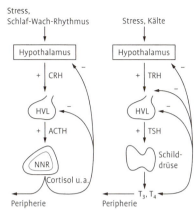

Hypothalamus Abb. 2: Regulation am Beispiel der Cortisol- u. Thyroxinsekretion

Hypo|thalamus|hormone (↑; ↑; Horm-*) *n pl*: (engl.) *hypothalamic hormones*; im Hypothalamus gebildete Neuropeptide; **1.** ADH* u. Oxytocin*: gelangen über den Tractus supraopticohypophysalis direkt zum Hypophysenhinterlappen; **2.** Releasing*-Hormone: setzen über die neurovaskuläre Kette* Hypophysenvorderlappen-Hormone frei.

Hypo|thalamus-Hypo|physen-System (↑; ↑; Hypophyse*) *n*: (engl.) *hypothalamic-hypophyseal axis*; (neurophysiol.) zentrales Steuer- u. Regelsystem zur funktionellen Koordination zwischen ZNS u. Hormonsystem (s. Abb.); vgl. Hypothalamus; Hypophyse; Releasing-Hormone.

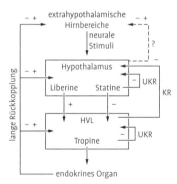

Hypothalamus-Hypophysen-System: Regulation; UKR: ultrakurze Rückkopplung; KR: kurze Rückkopplung [140]

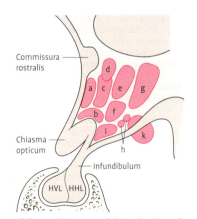

Hypothalamus Abb. 1: Sagittalschnitt des Diencephalons in der Medianebene; a: Area preoptica; b: Nucleus supraopticus; c: Nucleus ventromedialis hypothalami; d: Nucleus paraventricularis; e: Nucleus dorsomedialis hypothalami; f: Nucleus tuberomamillaris; g: Nucleus posterior hypothalami; h: Nuclei tuberales laterales; i: Nucleus infundibularis; k: Corpus mamillare; HVL: Hypophysenvorderlappen; HHL: Hypophysenhinterlappen

Hypo|thenar (↑; gr. θέναρ Handfläche) *n*: Kleinfingerballen.

Hypo|thenar-Hammer-Syn|drom (↑; ↑) *n*: (engl.) *hypothenar hammer syndrome*; akuter traumatischer Verschluss der Endstrecke der A. ulnaris durch Endothelläsion; **Vork.:** häufig bei Handwerkern (z.B. Automechaniker, Tischler) od. Sportlern, die Handkantenschläge einsetzen (z.B. bei Karate).

Hypo|thermie (↑; Therm-*) *f*: (engl.) *hypothermia*; Unterkühlung, Untertemperatur; erniedrigte Körpertemperatur*; **Formen: 1.** H. bei Kollaps, Hypothyreose, Kachexie u.a.; **2.** akzidentelle H.: Kälte-

Hypothyreose

exposition bes. bei Berg- u. Ertrinkungsunfällen, Wärmeverlust perioperativ (Proph.: s. Narkose; vgl. Shivering) u. postnatal (Proph. erforderl. bei Neugeborenen, spez. Frühgeborenen) inf. unreifer Wärmeregulation*; **3.** kontrolliert (therap.) induzierte H. durch externe od. interne Kühlung (z. B. Infusion gekühlter Lösung bzw. extrakorporal im Wärmetauscher der Herz*-Lungen-Maschine), konsekutiv Hypometabolismus, Senkung des Sauerstoffverbrauchs u. damit Verlängerung der Ischämietoleranz aller Organe; bes. in der offenen Herzchirurgie, auch in der Neurochirurgie u. Transplantation (Kühlung der entnommenen Organe durch Perfusionslösung von 4 °C) sowie ggf. nach erfolgreicher Reanimation*, bei Neugeborenen nach schwerer Asphyxie*; **Klin.:** s. Tab.; cave: erhöhte Ischämietoleranz* (vgl. Reanimation). Vgl. Kryotherapie.

Hypothermie

Körper-temperatur	Klinik	tolerierter Kreislaufstillstand
36 °C	Kältezittern, Kältegefühl	4–10 Min.
35–34 °C	psychische Alteration	
33 °C	Rigor	
30 °C	Bewusstseinsverlust, Pupillenerweiterung	10–16 Min.
28 °C	Kammerflimmern, Asystolie oder andere Herzrhythmusstörungen	
27 °C	Muskelerschlaffung	16–60 Min.
<18 °C	isoelektrisches EEG	60–90 Min.

Hypo|thyreose (↑; Thyreo-*; -osis*) *f*: (engl.) *hypothyroidism*; Unterfunktion der Schilddrüse* mit unzureichender Produktion u. Sekretion von Schilddrüsenhormonen*; **Path.: I.** angeb. (Neugeborenenhypothyreose); **1.** konnatal (intrauterin erworben): teilreversible bzw. reversible H. inf. Iodmangels bzw. erhöhter Iodaufnahme der Mutter, Einfluss strumigener Substanzen (z. B. Thyreostatika) od. immunogen (z. B. mütterl. TSH-Rezeptor-AK) bedingt; **2.** kongenital: irreversible H. zusammen mit anderen klin. Sympt. i. R. angeb. Syndrome (z. B. Pendred*-Syndrom) od. isoliert; z. B. **a)** TSH-Rezeptordysfunktion (Resistenz gegenüber TSH) als kongenitale Hypothyreose ohne Struma (Ätiol.: autosomal-rezessiv erbl. Mutation im TSHR-Gen, Genlocus 14q31; Abk. TSHR für TSH-Rezeptor) bzw. kongenitale Hypothyreose ohne Struma Typ 3 (Ätiol.: autosomal-dominant erbl. Mutation mit Genlocus 15q25.3-q26.1) od. als Schilddrüsendysgenesie (kongenitale Hypothyreose ohne Struma Typ 2) mit Aplasie (Athyreose*), Hypoplasie bzw. Ektopie (z. B. Zungengrundstruma*) der Schilddrüse (Ätiol.: autosomal-dominant erbl. Mutation im Gen für Transkriptionsfaktor PAX8, Genlocus 2q12-q14); **b)** Schilddrüsenhormonresistenz*; **c)** defekte Schilddrüsenhormonsynthese (versch. Genloci bekannt) einschließl. Iodfehlverwertung*; **d)** Mangel an TSH* (isoliert bei Mutation mit Genlocus 1p13) od. TRH* (isoliert bei Mutation mit Genlocus 3q13.3-q21); **II.** postnatal erworben (reversibel): **1.** Entz. (s. Thyroiditis), v. a. bei Struma lymphomatosa Hashimoto; **2.** iatrogen: **a)** nach Strahlentherapie* (z. B. Radioiodtherapie*, externe perkutane Bestrahlung); **b)** postoperativ nach Strumektomie* bzw. Thyroidektomie*; **c)** pharmak. (z. B. Thyreostatika*); **3.** alimentär: extremer Iodmangel, strumigene Substanzen (z. B. massive Zufuhr von Iod); **4.** zentrale sekundäre (hypophysäre) bzw. tertiäre (hypothalam.) H. (Bez. je nach betroffener Ebene der Achse zwischen Schilddrüse* u. Hypothalamus*-Hypophysen-System, z. B. primäre H. bei thyrogener H.) oft in Komb. mit Störungen anderer endokriner Drüsen; **5.** andere (z. B. inf. Schilddrüsentumoren*, durch hormonbindende Antikörper); **Klin.:** Struma* bei primärer H. (Ausnahme: z. B. Athyreose, atroph. Thyroiditis) durch fehlende negative Rückkopplung* auf hypophysäre TSH-Sekretion (evtl. mit röntg. vergrößerter Sella turcica inf. Hypertrophie des Hypophysenvorderlappens); **1.** Neugeborene: verlängerte Hyperbilirubinämie* des Neugeborenen, muskuläre Hypotonie, Trinkfaulheit bei guter Gewichtszunahme, Obstipation, häufig weite Fontanellen; u. U. psychomotor. Behinderung; vgl. Kretinismus; erste Sympt. meist erst nach ca. 2 Wo. wegen diaplazentar passierter mütterl. Schilddrüsenhormone; **2.** Kinder: v. a. Störung von Wachstum u. körperl. Entw.; **a)** verzögerte enchondrale u. periostale Ossifikation*; Epiphysenfugen lange offen (röntg. kalkreiche Flecken u. Linien als sog. Abschlussplatte, da Kalkeinlagerung in Osteoid ungestört), Knochenkerne verspätet, Dentition verzögert; in der Folge Kleinwuchs* mit gedrungenen Körperbau u. kurzen Extremitäten; **b)** gestörtes Sprechvermögen (verspätet, Unvermögen), Apathie, herabgesetzte Intelligenz, verzögerte Pubertät; **3.** Erwachsene: **a)** leichte Ermüdbarkeit, körperl. Schwäche mit abgeschwächten Muskeleigenreflexen (s. Reflex), insbes. des ASR; evtl. Parästhesie, Muskelkrämpfe, Schwerhörigkeit; Antriebslosigkeit, Apathie u. a. psych. Störungen einschließl. org. Psychose*; **b)** Gewichtszunahme (trotz verminderten Appetits), Obstipation, Kälteintoleranz, kühle, trockene Haut (häufig zusätzlich rau, verdickt u. inf. Carotineinlagerung gelblich gefärbt), heisere, raue, tiefe Stimme, glanzloses, struppiges Haar; Haarausfall, Zyklusstörung, Sterilität; **c)** Myxödem* mit aufgedunsenem Gesicht u. schlitzförmig verschmälerten Augen inf. periorbitalem Ödem, verdickte Lippen, Makroglossie; **d)** art. Hypotonie, Bradykardie, u. U. Herzdilatation (sek. Kardiomyopathie), Perikarderguss; **e)** Zeichen des Hypometabolismus (Hypoglykämie, niedrige Aktivität der alkal. Serumphosphatase im Serum, Hypercholesterolämie, Anämie inf. Resorptionsstörung von Eisenionen bzw. Cobalamin; **Diagn.: 1.** Neugeborenen*-Screening (TSH-Filterpapierbestimmung am 2.–4. Tag postpartal); **2.** typ. Anamnese (Ausnahme: bei Pat. hohen Alters eher oligo- bzw. monosymptomat.; s. Altershypothyreose) u. körperl. Untersuchung; **3.** labordiagn. Nachweis i. R.

der Schilddrüsendiagnostik*: bei manifester H. (vgl. Hypothyreose, subklinische) Konz. im Blut von (freiem) Thyroxin erniedrigt u. von TSH erhöht (Ausnahme: zentrale H.); Triiodthyronin normal od. erniedrigt (vgl. Low-T3-low-T4-Syndrom, Low-T3-Syndrom); **4.** zusätzl. i. R. der path. Abklärung: **a)** (labordiagn.) Bestimmung von Schilddrüsenantikörpern*, evtl. TRH*-Test (Differenzierung zentraler H.); **b)** (apparativ) Ultraschalldiagnostik; **Ther.:** Levothyroxin*-Natrium zur pharmak. Substitution fehlender Schilddrüsenhormone.

Hypo|thyreose, subklinische (↑; ↑; ↑) *f*: (engl.) *subclinical hypothyroidism*; präklinische (latente) Hypothyreose*; labordiagn. erhöhter Basalwert für TSH* u. überschießende Antwort im TRH*-Test bei noch normalen Schilddrüsenhormonwerten (periphere Euthyreose); bei der Frau u. U. Ursache einer Hyperprolaktinämie* mit sekundärer Amenorrhö.

Hypo|tonia bulbi (↑; Ton-*) *f*: verminderter Augeninnendruck; führt bei längerem Bestehen zu Amotio* choroideae u. Schrumpfen des Augapfels (Ophthalmophthisis*); **Urs.:** Ablatio* retinae, Trauma, Fistel der Augapfelwand nach Op., im diabet. Koma.

Hypo|tonie (↑; ↑) *f*: (engl.) *hypotension*; Druck-, Spannungs- bzw. Tonusemiedrigung; **Formen: I. arterielle** H. (syn. Hypotension, Hypotonus): bei Blutdruckmessung unter Ruhebedingung systol. Blutdruck beim Mann <110 mmHg, bei der Frau <100 mmHg u. diastol. <60 mmHg; Formen: **1.** konstitutionelle H. (syn. essentielle od. primäre H.): hypotone Kreislaufregulation mit Kollapsneigung, Hyperhidrose, kalten Extremitäten, meist Bradykardie u. Palpitation sowie Neigung zur Hypoglykämie; **Vork.:** v. a. bei asthen. Konstitution; **2.** symptomat. (sekundäre) H. u. a. bei Herzinsuffizienz, Herzinfarkt, Aortenstenose, Accretio pericardii u. Concretio pericardii, Hypophysenvorderlappen- od. Nebennierenrindeninsuffizienz, Myxödem, paroxysmale Tachykardie, Fieber, Hypovolämie, Schwangerschaft u. Rekonvaleszenz; **3.** orthostat. H. (syn. Orthostasesyndrom*): Störung der orthostatischen Regulation* mit Blutdruckabfall inf. Blutverschiebung in Beine u. Splanchnikusgebiet beim Übergang vom Liegen od. Hocken zum Stehen; **Sympt.:** Schwarzwerden vor Augen, Ohrensausen, Schwindel, Synkope inf. zerebraler Minderperfusion; **Vork.:** v. a. jüngere Frauen u. Personen mit asthen.-leptosomem Konstitutionstyp sowie bei längerer Immobilisation, Infektion u. endokrin. Dysfunktion; Formen (Diagn.: Schellong*-Test): **a)** sympathikoton: isolierte Abnahme des systol. Blutdrucks um mehr als 15 mmHg bei starkem Pulsanstieg; **b)** asympathikoton: Abfall von systol. u. diastol. Blutdruck sowie fehlende sympath. Gegenregulation (Tachykardie, Schwitzen); **II. muskuläre** H. (syn. Muskelhypotonie): herabgesetzter Ruhetonus eines Muskels od. der gesamten Muskulatur (d. h. des Dehnungswiderstands bei passiver Bewegung eines Muskels); **Urs.:** funktionelle Störungen des extrapyramidalen Systems, des Kleinhirns, der Hinterstrangbahnen des Rückenmarks, des 2. Neurons der Willkürmotorik (Vorderhornzelle u. peripherer Nerv), metabol. (z. B. Rachitis*) od. angeb. (floppy* infant bei Prader*-Willi-Syndrom, Smith*-Lemli-Opitz-Syndrom u. a.); vgl. Lähmung.

Hypo|trichose (↑; Trich-*; -osis*) *f*: (engl.) *hypotrichosis*; spärliche Behaarung; s. Alopezie.

Hypo|tri|glycerid|ämie (↑; -ämie*) *f*: (engl.) *hypotriglyceridemia*; erniedrigte Konz. der Triglyceride* im Serum; **Vork.:** als primäre (familiäre H.) od. sekundäre H., z. B. bei Malabsorptionssyndrom. Vgl. Hypolipoproteinämie.

Hypo|trophie (↑; Troph-*) *f*: **1.** (pathol.) s. Atrophie; **2.** (päd.) s. Ernährungsstörungen.

Hypo|trophie, fetale (↑; ↑) *f*: intrauterine Wachstumsretardierung*.

Hypo|tympanicum (↑; Tympanum*) *n*: (engl.) *hypotympanum*; syn. Hypotympanon; Raum zwischen dem Boden der Paukenhöhle* u. einer gedachten Ebene durch den unteren Trommelfellrand.

Hypo|ventilation (↑; Ventilation*) *f*: (engl.) *hypoventilation*; alveoläre Minderbelüftung in Relation zur erforderl. Kohlendioxidabgabe des Organismus mit Anstieg des art. pCO$_2$ (Hyperkapnie); führt u. U. zu respiratorischer Azidose*; **Urs.:** Störung der Ventilation, Diffusion- od. Perfusion (s. Atmung) z. B. bei Schlafapnoesyndrom*, Atemlähmung* inf. zentralnervöser Störung des Atemzentrums* (z. B. Undine*-Syndrom) od. pharmak. bedingter zentraler Atemdepression* sowie kompensatorisch bei nicht respiratorischer Alkalose.

Hypo|vitaminose (↑; -osis*) *f pl*: (engl.) *hypovitaminoses*; durch Vitaminmangel entstandene Erkr. leichterer Art (schwere Form: Avitaminose*); meist durch Zufuhr des fehlenden Vitamins* völlig reversibel.

Hypo|vol|ämie (↑; -ämie*) *f*: (engl.) *hypovolemia*; Verminderung der zirkulierenden Blutmenge; **Urs.:** Blutverluste nach außen, in Körperhöhlen od. Gewebe; Plasmaverluste, z. B. nach Verbrennungen, Flüssigkeitsverluste, z. B. inf. Diarrhö, Hitzeschäden od. durch Arzneimittel (Diuretika); vgl. Dehydratation; **Sympt.:** kleine Blutdruckamplitude, Blutdruckabfall, Pulsanstieg, unzureichende periphere Durchblutung, niedriger zentraler Venendruck, Oligurie (hypovolämischer Schock*).

Hyp|ox|ämie (↑; Ox-*; -ämie*) *f*: (engl.) *hypoxemia*; erniedrigter Sauerstoffpartialdruck* im Blut (art. pO$_2$ <70 mmHg); **Urs.:** niedriger Sauerstoffpartialdruck in der Umgebungsluft (Höhenatmung), Störung der äußeren Atmung* (z. B. pulmonale Ventilations-, Diffusions- od. Perfusionsstörungen); Kohlenmonoxidvergiftung; Anämie. Vgl. Hypoxie.

Hypo|xanthin *n*: (engl.) *hypoxanthine*; 6-Hydroxypurin; Purinbase von Inosin*; Abbau durch Xanthinoxidase*; vgl. Nukleoside.

Hyp|oxie (Hyp-*; Ox-*) *f*: (engl.) *hypoxia*; verminderter Sauerstoffgehalt in Gewebe od. Blut; **Einteilung:** nach Ätiol.; **1.** hypoxäm. H.: Erniedrigung des art. Sauerstoffpartialdrucks inf. respiratorischer Insuffizienz* od. Aufenthalt in großen Höhen; **2.** anäm. H.: Herabsetzung der O$_2$-Transportkapazität des Bluts durch Verminderung des Hämoglobingehalts (Anämie*) od. durch Beeinträchtigung des O$_2$-Bindungsvermögens (z. B. Kohlenmonoxidvergiftung); **3.** isch. od. zirkulator. H. (sog. Stagnationshypoxie): Beeinträchtigung der

Hypoxietraining

Gewebeperfusion inf. von Herzinsuffizienz*, Blutgefäßverschluss u. a.; **4.** zytotox. H.: Blockierung der Zellatmung durch Gifte (Cyanid, Pentachlorphenol); **Sympt.:** Angst u. Unruhe, Dyspnoe*, Zyanose*, Tachykardie*, Blutdruckanstieg, Verwirrtheit, u. U. Bradykardie*, Herzstillstand. Vgl. Hypoxämie.

Hyp|oxie|training (↑; ↑) *n*: (engl.) *hypoxic training*; meist im Labor durchgeführtes körperliches Training unter vermindertem Sauerstoffpartialdruck; Effekte ähneln denen bei Höhentraining*; bei submaximaler Belastung verringern sich Herzfrequenz u. Atemminutenvolumen (Leistungsreserve).

Hyps|ar|rhythmie (gr. ὕψος Höhe; A-*) *f*: s. EEG.

Hyrtl-Muskel (Jozsef H., Anat., Prag, Wien, 1810–1894) *m*: Musculus iliopsoas.

Hyrtl-Plexus (↑; Plexus*) *m*: (engl.) *Hyrtl's plexus*; Venenplexus unterhalb des Schilddrüsenisthmus.

Hyster|ek|tomie (gr. ὑστέρα Gebärmutter; Ektomie*) *f*: (engl.) *hysterectomy*; syn. Uterusexstirpation; Entfernung der Gebärmutter; **Formen: 1.** H. über vaginalen Zugang, häufig laparosk. assistiert: Schauta*-Stoeckel-Operation, Trachelektomie*, intrafasziale H. u. a.; **2.** H. über abdominalen Zugang: Wertheim*-Meigs-Operation, subtotale (suprazervikale) H. mit Erhalt der Cervix uteri u. a.; **3.** laparosk. H.: erweiterte H., subtotale H. (zervixerhaltend, mit Resektion der Transformationszone).

Hysterese (gr. ὑστερεῖν später kommen) *f*: **1.** (engl.) *hysteresis*; (physik.) nach Änderung einer Größe (Ursache) Änderung einer abhängigen anderen (Wirkung) mit zeitl. Verzögerung; **2.** (kardiol.) Verlängerung der relativen QT-Dauer im EKG bei plötzl. Wechsel der Herzaktion od. Differenz zw. Triggerfrequenz u. Impulsrate des Herzschrittmachers* (z. B. Eigenfrequenz 60/min, Schrittmacheraktion 70/min); **3.** (chem.) sekundäre Verfestigung eines Kolloids* inf. alterungsbedingter Verringerung der Hydratation*.

Hysterie (gr. ὑστερικός an der Gebärmutter leidend) *f*: (engl.) *hysteria*; (psychoanalyt.) psychogene körperl. Störung i. S. einer Konversionshysterie (Umsetzung eines intrapsychischen Konflikts in körperl. Sympt.) od. Angsthysterie, bei der die Angst auf ein best. äußeres Objekt fixiert ist (s. Phobie); früher als nosologische Krankheitsentität betrachtet, seit Einführung von ICD-10 u. DSM-IV differenziert in dissoziative Störungen* u. histrionische Persönlichkeitsstörung*.

Hystero|salpingo|graphie (gr. ὑστέρα Gebärmutter; Salpinx*; -graphie*) *f*: (engl.) *hysterosalpingography*; Abb. HSG; Darstellung des Zervikalkanals, des Uteruskavums u. der Tuben, z. T. mit Kontrastmittel; **Formen: 1.** sonographisch; **2.** röntg. (selten), s. Abb.; **Ind.:** Sterilitätsdiagnostik (Prüfung der Tubendurchgängigkeit), Nachw. von Uterusfehlbildungen* (Abb. 3 dort). Vgl. Pertubation.

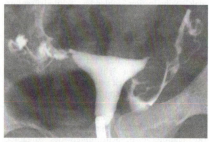

Hysterosalpingographie: normaler röntg. HSG-Befund mit dreizipfligem Cavum uteri u. Kontrastmittelaustritt aus den durchgängigen Tuben

Hystero|skopie (↑; -skopie*) *f*: (engl.) *hysteroscopy*; diagn. u. operative Meth. zur Inspektion der Gebärmutterhöhle od. Einbringen von Instrumenten durch das Endoskop; **Ind.:** z. B. Teilresektion submuköser Myome (s. Myoma uteri, Abb. 2 dort), laserchir. Trennung von Septen (s. Uterusfehlbildung, Abb. 4 dort) od. intrauterine Blutungsstillung. Vgl. Endoskopie.

Hystero|tomie (↑; -tom*) *f*: (engl.) *hysterotomy*; auch Uterotomie; Eröffnung der Gebärmutter durch Schnitt, z. B. bei Schnittentbindung*, Myomenukleation*.

Hystero|zele (↑; -kele) *f*: (engl.) *hysterocele*; sehr seltene Form bei großer Hernia* ventralis im Unterbauch mit Uterus als Bruchinhalt.

Hz: Einheitenzeichen für Hertz*.

HZV: Abk. für Herzzeitvolumen; s. Herzminutenvolumen.

I: **1.** (biochem.) Abk. für Isoleucin*, Inosin*; **2.** (physik.) Formelzeichen für elektr. Stromstärke*, Schallintensität*; **3.** (chem.) Symbol für Iod*.
IP₃: Abk. für Inositoltrisphosphat*.
i-: (chem.) Abk. für iso-; z. B. i-Butanol.
i. a.: **1.** Abk. für intraarteriell*; **2.** Abk. für intraartikulär*.
IAP: Abk. für (engl.) *intraabdominal pressure*; s. Druck, intraabdominaler.
-iasis: auch -iase; aus dem Griech. übernommene Endung mit der Bedeutung Krankheit, krankhafter Zustand; Befall von Parasiten od. Ungeziefer.
-iatr: auch -iater, -iatrie; Wortteil mit der Bedeutung Arzt; von gr. ἰατρός.
iatrogen (↑; -gen*): (engl.) *iatrogenic*; durch den Arzt verursacht, z. B. durch diagn. od. therap. Maßnahmen.
Ibandron|säure (INN) *n*: (engl.) *ibandronate*; zur Gruppe der Bisphosphonate* gehörendes, p. o. od. i. v. anwendbares Arzneimittel; **Ind.:** Osteoporose* bei postmenopausalen Frauen (Reduktion des Risikos von vertebralen Frakturen), Mammakarzinom* mit Knochenmetastasierung (Prävention pathol. Frakturen u. a. Knochenkomplikationen), Ostitis* deformans Paget, tumorinduzierte Hyperkalzämie*.
IBD: Abk. für (engl.) *Inflammatory Bowel Disease*; s. Enteritis regionalis Crohn; Colitis ulcerosa.
IBIDS-Syn|drom *n*: Abk. für (engl.) *ichthyosis, brittle hair, impared intelligence, decreased fertility, short stature*; s. Tay-Syndrom.
IBM: Abk. für (engl.) *inclusion body myositis*; s. Einschlusskörperchenmyositis.
Ibritumomab-Tiuxetan, Yttrium-90-markiertes *n*: (engl.) *yttrium 90-labeled ibritumomab tiuxetan*; Radioimmuntherapeutikum (s. Radioimmuntherapie) zur hochspezif. Applikation (mit der herkömml. Strahlentherapie nicht mögl.) von Strahlendosen an einen Tumor durch die Kopplung des Betastrahlers ⁹⁰Yttrium* an Ibritumomab, einen gegen CD20-Oberflächenantigene gerichteten Antikörper; **Ind.:** rezidivierendes od. refraktäres CD20-positives follikuläres Non*-Hodgkin-Lymphom vom B-Zell-Typ nach einer Behandlung mit Rituximab*.
Ibu|profen (INN) *n*: (engl.) *ibuprofen*; nichtsteroidales Antiphlogistikum*; die Wirkung von (S)-(+)-I. ist ca. 150-fach stärker als die seines Enantiomeren (vgl. Isomerie).
i. c.: **1.** Abk. für intracutan; s. intrakutan; **2.** Abk. für intracardial; s. intrakardial.

Icatibant *n*: (engl.) *icatibant*; synthet. Dekapeptid zur s. c. Injektion; **Wirkungsmechanismus:** selektiver kompetitiver Antagonismus an Bradykinin-Rezeptor Typ 2 (B₂); **Ind.:** akute Atacke bei erblichem Angioödem* im Erwachsenenalter (symptomat. Ther.); **Kontraind.:** Überempfindlichkeit; rel.: koronare Herzkrankheit, Schlaganfall, Schwangerschaft, Stillzeit; **UAW:** meist lokal an der Einstichstelle, auch u. a. gastrointestinal (meist Bauschschmerz, Übelkeit), Kopfschmerz, Schwindel.
ICD: **1.** Abk. für (engl.) *International Statistical Classification of Diseases and Related Health Problems*; internationale statistische Klassifikation der Krankheiten u. verwandter Gesundheitsprobleme (WHO) für medizinstatist. Zwecke entwickeltes (bis zu sechsstelliges) Verzeichnis der Diagnosen, Symptome, abnormen Laborbefunde, Verletzungen u. Vergiftungen, äußerer Ursachen von Morbidität u. Mortalität u. auch Faktoren, die den Gesundheitszustand beeinflussen; einzelne Gruppen sind nach versch. Prinzipien (z. B. Ätiologie, Morphologie, klin. Fächer, Organe, Regionen) verteilt. Die ICD wird seit der 6. zehnjährlichen Revision in der Verantwortung der WHO weiterentwickelt u. liegt in der 10. Revision (ICD-10) vor; Anw. zur Verschlüsselung von Todesursachen sowie Diagnosen in der Gesetzlichen Kranken- u. Sozialversicherung. Im kurativen u. rehabilitativen Bereich (Morbidität) wird deutsche Adaptation ICD-10-GM (German Modification) benutzt. Vgl. ICPM; SNOMED; SNOP; OPS. **2.** (kardiol.) Abk. für (engl.) *implantable cardioverter-defibrillator*; s. Kardioverter-Defibrillator, implantierbarer.
ICD-O: Abk. für (engl.) *International Classification of Diseases for Oncology*; Spezialausgabe der ICD* für die Dokumentation von Tumorerkrankungen; aktuelle, von den Krebsregistern* verwendete Fassung: ICD-O-3; enthält 2 Subklassifikationen (Schlüssel) für Lokalisation (Ort des primären Tumors, verwendet i. d. R. die Schlüsselnummern der ICD-10, Kapitel II Neubildungen) u. Morphologie (Zelltyp u. biol. Verhalten, histol. Differenzierung u. Lok. des Tumors).
ICF: Abk. für (engl.) *International Classification of Functioning, Disability and Health*; internationale Klassifikation von Folgeerscheinungen von Krankheit u. Behinderung; 2001 von WHO verabschiedet; standardisierte Beschreibung funktionaler Aspekte von Gesundheit u. Behinderung unter Berücksichtigung des Lebenshintergrunds einer Person (umwelt- u. personbezogene Kontextfaktoren)

Ichthyose
Einteilung isolierter Ichthyosen (Auswahl)

Typ	Erbgang (Genlocus)	Defekt	Besonderheiten und Klinik
isolierte nichtkongenitale Ichthyosen (vulgäre Ichthyosen)			
Ichthyosis vulgaris	autosomal-dominant (1q21)	Profillagrin und Fillagrin	Beginn: Kindheit; milde Symptomatik, vertiefte Palmar- und Plantarfurchen, Aussparung der Beugen der Extremitäten
X-chromosomale Ichthyose	X-chromosomal-rezessiv (Xp22.32)	Steroidsulfatase	Befall der Beugen der Extremitäten
isolierte kongenitale Ichthyosen			
lamelläre Ichthyose 1	autosomal-rezessiv (14q11.2)	Transglutaminase-1	bräunliche, groblamelläre Schuppung
lamelläre Ichthyose	autosomal-dominant	unbekannt	bräunliche, groblamelläre Schuppung
Typ Harlekin-Fetus	autosomal-rezessiv (2q34)	ABCA12	panzerartige Schuppung, Ektropium
Erythrodermia congenitalis ichthyosiformis bullosa Brocq	autosomal-dominant (12q13 und 17q21-q22)	Keratin-1 und -10	panzerartige, rissige Haut bei Geburt; danach stachelige Hyperkeratose auf rotem Grund; bei Keratin-1-Defekt auch Hyperkeratosen von Händen und Füßen
Ichthyosis hystrix Curth-Macklin	12q13	Keratin-1	dicke, tief gefurchte Hyperkeratosen über Gelenken, gering an Hand- und Fußsohlen
Ichthyosis bullosa Siemens	autosomal-dominant (12q11-q13)	Keratin-2e	Blasen nach geringem Trauma; lokalisierte Hyperkeratosen (primär an Extremitäten)

in Ergänzung zu ICD*. Teilklassifikation: Körperfunktionen, Körperstrukturen, Aktivitäten u. Teilhabe, Umweltfaktoren; personbezogene Faktoren sind wegen großer soziokultureller Unterschiede nicht klassifiziert.
Ich: 1. (engl.) *self*; syn. Ego; (psychol.) allg. Bez. für das Subjekt von Selbstbewusstsein u. Verhalten; 2. (engl.) *ego*; (psychoanalyt.) psych. Instanz, die im Konflikt zwischen Es* u. Über*-Ich sowie Anforderungen der Außenwelt durch Wahrnehmung, Motorik, Denken od. Abwehrmechanismus vermittelt (sog. Realitätsprinzip); Ausbildung der Ich-Funktion (sog. Individuation) erfolgt in den Entwicklungsphasen*. Vgl. Ich-Störung.
Ich-Bewusstsein: (engl.) *consciousness of self*; Bez. für das im 2. Lj. einsetzende Bewusstsein vom eigenen Ich*.
Ich-Störung: (engl.) *ego disturbance*; gestörtes Erleben der eigenen Persönlichkeit mit Störung der Abgrenzung zw. Ich u. Umwelt; Gedanken, Handlungen u. Zustände werden als Ich-fremd u. von außen beeinflusst erlebt. **Vork.:** z. B. bei Übermüdung, Angststörung* od. als (nicht beweisendes) Symptom bei Schizophrenie*. Vgl. Depersonalisation, Derealisation, Sperrung.
Ichthyose (gr. ἰχθύς Fisch; -osis*) *f*: (engl.) *ichthyosis*; sog. Fischschuppenkrankheit; heterogene Gruppe erbl. flächenhafter Verhornungsstörung; **Urs.:** molekulare Defekte in epidermalen Keratinen od. Lipiden; **Einteilung:** 1. isolierte I. (s. Tab.); a) nichtkongenital: vulgäre I. (s. Ichthyosis vulgaris; Ichthyosis, X-chromosomale); relativ häufig u. milde Sympt.; b) kongenital: s. Ichthyosis congenita; 2. mit Syndromen assoziierte I.: a) vulgäre I. mit Refsum*-Syndrom u. multiplem Sulfatasemangel*; b) kongenitale I. mit Sjögren*-Larsson-Syndrom, PIBIDS*-Syndrom, Tay*-Syndrom, Netherton*-Syndrom u. Conradi-Hünermann-Happle-Syndrom (s. Chondrodysplasia-punctata-Syndrome); **Ther.:** lokal: milchsäure- od. harnstoffhaltige Salben; system. od. lokal: Retinoide.
Ichthyosis con|ge̱nita (↑, ↑) *f*: (engl.) *congenital ichthyosis*; Bez. für eine Gruppe seltener, bereits bei Geburt vorhandener od. in den ersten Lebensmonaten auftretender Verhornungsstörungen der gesamten Haut mit differentem Erbgang; **Einteilung: 1. nichtbullöse** (lamelläre) I. c.: mit od. ohne Erythrodermie* bei Geburt; im späteren Alter groblamelläre, bräunl. Schuppung (s. Abb. 1 u. 2); meist autosomal-rezessiv, z. B. a) Ichthyosis lamellaris 1 (syn. lamelläre Ichthyose 1): Mutationen im Transglutaminase-Gen (TGM1-Gen; Genlocus 14q11.2); b) Ichthyosis lamellaris 2: Mutationen im ABCA12-Gen (Genlocus 2q34); c) Ichthyosis lamellaris 3: Mutationen im LI3-Gen (Genlocus 19p13.12); **Klin.:** weiß-graue periumbilikale Schuppen im Gesäßbereich u. unteren Körperabschnitte; d) Ichthyosis lamellaris 5: Mutationen im LI5-Gen (Genlocus 17p13.2-p13.1); **Klin.:** milde Ichthyose im Nacken, an Ellenbeugen, Kniegelenken, Stamm u. Extremitäten; Genlocus der autosomal-dominanten kongenitalen lamellären Ichthyose unbekannt; **2. bullöse** I. c.: selten; Hyper-

ICSI

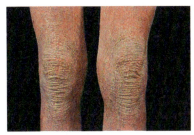

Ichthyosis congenita Abb. 1: lamelläre Ichthyose

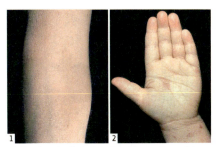

Ichthyosis vulgaris: 1: freie Gelenkbeuge; 2: verstärkte Handlinien und atopische Dermatitis über dem Handgelenk [143]

Ichthyosis congenita Abb. 2: bullöse ichthyosiforme Erythrodermie [3]

keratose u. Spaltbildung in der oberen Epidermis; milde Form (sog. Collodium-Baby) mit pergamentartiger, zusammenhängender Hornschicht u. Rhagadenbildung (1. Lebenswoche), klin. Bild der schwersten Form (sog. Harlekin-Fetus) mit universeller schuppenpanzerartiger Bedeckung der Haut, Ektropium der Lider, fischmaulartig aufgeworfenen Lippen; frühzeitige Behandlung mit Retinoiden oft lebensrettend; **a)** I. c. Typ Harlekin-Fetus: autosomal-rezessiv; Mutationen im ABCA12-Gen (Genlocus 2q34); allelisch zu Ichthyosis lamellaris 2; **b)** Erythrodermia* congenitalis ichthyosiformis bullosa Brocq; **c)** Ichthyosis hystrix Curth-Macklin: Mutation im KRT1-Gen (Genlocus 12q13); **d)** Ichthyosis bullosa Siemens, Ichthyosis exfoliativa: autosomal-dominant erbl. Mutationen im KRT2E-Gen (Genlocus 12q11-q13); **3.** z. T. bullöse, mit Syndromen (z. B. Chondrodysplasia*-punctata-Syndrome, Netherton*-Syndrom, Sjögren*-Larsson-Syndrom) assoziierte Ichthyosen. Vgl. Ichthyose (Tab.).
Ichthyosis hystrix (↑; ↑) ƒ: s. Erythrodermia congenitalis ichthyosiformis bullosa Brocq.
Ichthyosis linearis circumflexa (↑; ↑) ƒ: s. Netherton-Syndrom.
Ichthyosis vulgaris (↑; ↑) ƒ: (engl.) ichthyosis vulgaris; häufigste (1:250) u. leichteste Form der Ichthyose* mit Erstmanifestation meist im 1. Lj. (nach dem 3. Lebensmonat); **Ätiol.:** homozygoter od. heterozygoter autosomal-dominant erbl. Defekt der Profilaggrin- u. Filaggrinsynthese (Gen FLG, Genlocus 1q21); **Sympt.:** sehr trockene, pulverartig schuppende Haut, z. T. mit dickeren, dunkelgrauen bis grünl. Schuppen od. follikulären Erhebungen; Gelenkbeugen bleiben frei, Handfurchen u. Fußsohlen vermehrt u. vertieft (s. Abb.); sekundäre Begleiterkrankung: Asthma bronchiale, atopisches Ekzem; vgl. Ichthyose (Tab. dort); vgl. Refsum-Syndrom.

Ichthyosis, X-chromosomale (↑; ↑) ƒ: (engl.) X-linked ichthyosis; X-chromosomal-rezessiv erbl. Ichthyose* mit einer Inzidenz von 1:6000; **Ätiol.:** Steroidsulfatasemangel (nur beim Mann ausgeprägt) inf. Mutation mit Genlocus Xp22.32; **Sympt.:** postpartal feine Schuppung (bevorzugt an Ohren u. Kopf sowie im Nacken), nach 3–4 Mon. grobe, bräunl. Schuppung mit Beteiligung der großen Gelenkbeugen; häufig Geburtskomplikationen, Maldescensus testis u. leichte Corneatrübung; Besserung der Hautveränderungen im Sommer; bei Frauen Minimalbefall der Haut, reduzierter Steroidsulfatase-Blutspiegel; vgl. Ichthyose (Tab. dort).
ICP: Abk. für (engl.) intracranial pressure; s. Hirndruck.
ICPM: Abk. für (engl.) International Classification of Procedures in Medicine; internationale Klassifikation der Behandlungsmethoden in der Medizin; für medizinstatist. Zwecke entwickeltes Verzeichnis zur Anw. bei der Verschlüsselung von Therapien in der Gesetzlichen Kranken- u. Sozialversicherung. Vgl. OPS; ICD.
ICR: 1. Abk. für Interk(c)ostalraum, Zwischenrippenraum; **2.** Abk. für Interz(c)ellulärraum.
ICRU: Abk. für (engl.) International Commission on Radiation Units and Measurements; Internationale Kommission zur Festlegung u. Definition von Einheiten u. Größen zur Messung von Strahlung*; vgl. Ionendosis, Äquivalentdosis.
ICSD: Abk. für (engl.) International Classification of Sleep Disorders; von der American Academy of Sleep Medicine herausgegebene systemat. Klassifikation der Schlafstörungen*.
ICSH: Abk. für (engl.) interstitial cell stimulating hormone; dem LH* entspr. Gonadotropin beim Mann.
ICSI: Abk. für (engl.) intracytoplasmatic spermia injection, intrazytoplasmatische Spermieninjektion; Methode der In*-vitro-Fertilisation, bei der ein aus Ejakulat, op. aus dem Nebenhoden od. durch Hodenbiopsie* (TESE*) gewonnenes Spermatozoon

Icterus

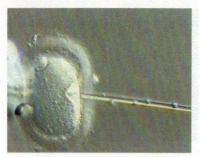

ICSI: Mikropipette durchdringt Zona pellucida u. drückt Ooplasmamembran ein. [123]

mit einer Mikropipette direkt in das Zytoplasma der Eizelle injiziert wird (s. Abb.); **Ind.**: männl. Subfertilität; Schwangerschaftsrate 22–34%; erhöhte Prävalenz von Chromosomenanomalien. Sonderform: s. SUZI. Vgl. Spermauntersuchung.

Icterus (Ikterus*) *m*: (engl.) *icterus*; s. Ikterus.

Icterus gravidarum (↑) *m*: (engl.) *jaundice of pregnancy*; syn. Hepatopathia gravidarum; Schwangerschaftsikterus; während der Schwangerschaft auftretender Ikterus*; **Formen: 1. Icterus in graviditate** (Urs. unabhängig von der Schwangerschaft): Vork. bei akuter Hepatitis* (bei Hepatitis B evtl. Infektion des Kindes unter der Geburt, postnatal passiv-aktive Schutzimpfung* erforderl.), akutem Leberversagen*, Leberzirrhose*, Gallenstein-(Verschluss-)Ikterus u. Hämolyse*; **2. Icterus e graviditate** (durch die Schwangerschaft bedingt): bei akuter Schwangerschaftsfettleber (selten, unbehandelt rasch progredient, oft genet. Störung der Fettsäureoxidation beim Fetus, erhöhte kindl. u. mütterl. Sterblichkeit, Behandlung durch umgehende Entbindung), hypertensiver Schwangerschaftserkrankung* mit HELLP*-Syndrom, intrahepat. Cholestase (syn. Schwangerschaftscholestase, auch bei Einnahme hormonaler Kontrazeptiva beobachtet); Frühgeburtenrate 20%, perinatale Mortalität 10%.

Icterus gravis (↑) *m*: s. Hyperbilirubinämie des Neugeborenen.

Icterus juvenilis inter|mittens (↑) *m*: veraltete Bez. für Gilbert*-Syndrom.

Icterus neo|natorum (↑) *m*: (engl.) *jaundice of the newborn*; syn. Neugeborenengelbsucht; physiol. Ikterus* des Neugeborenen inf. passagerer Erhöhung des Gesamtbilirubins durch vermehrten Anfall von Bilirubin* u./od. verlangsamten Abbau bei transitorischer Unreife der Transport- (u. a. Ligandin) u. Koppelungssysteme (UDP-Glukuronyltransferase) in der Leber; beginnt beim reifen Neugeborenen (v. a. inf. des Anstiegs des unkonjugierten Bilirubins) 2–3 Tage nach Geburt, Höhepunkt am 4.–5. Lebenstag mit max. Wert von 256 µmol/l (15 mg/dl), langsamer Abfall innerh. von 2–3 Wochen auf Normwerte; pathol. Abweichungen (früherer Beginn, höhere Serumbilirubinkonzentrationen, prolongiertes Bestehen): s. Hyperbilirubinämie des Neugeborenen.

Ictus laryngis (↑) *m*: (engl.) *ictus laryngis*; auf einen Hustenanfall folgender Laryngospasmus*, evtl. mit kurzzeitiger Bewusstlosigkeit; **Vork.**: v. a. bei Männern; **Urs.**: unbekannt.

Ictus solis (↑) *m*: Sonnenstich; s. Hitzeschäden.

-id: auch -ides, -ideus, -idea; Wortteil mit der Bedeutung ähnlich sein, gleichen; von gr. εἰδής.

Id (gr. ἴδιον das erbl.Wesen) *n*: s. Gen.

Idarubicin (INN): (engl.) *idarubicin*; semisynthetisches Anthrazyklin* mit gegenüber Doxorubicin* erhöhter Lipophilie (daher sowohl i. v. als auch p. o. Anw.); **Ind.**: AML* im Erwachsenenalter; **Kontraind.**: Überempfindlichkeit gegen Idarubicinhydrochlorid, andere Anthrazykline, Nierenod. Leberinsuffizienz, Infektionen, Herzmuskelschwäche u. a. Herzerkrankungen, max. tolerable kumulative Anthrazyklindosis, ausgeprägte Myelosuppression od. Stomatitis, hämorrhagische Diathese; Schwangerschaft u. Stillzeit; **UAW:** u. a. Kardiotoxizität.

IDCA: Abk. für **i**diopathische **z**(c)erebellare **A**taxie; s. Ataxie, sporadische.

Ideal|gewicht: (engl.) *ideal weight*; nach Körperlänge u. Geschlecht bestimmtes Körpergewicht* mit der (statist. ermittelt) höchsten Lebenserwartung; vgl. Body-mass-Index.

Ideation *f*: (engl.) *ideation*; gedankl. Handlungsentwurf od. Generierung eines Denkprozesses; vgl. Apraxie.

Idee (gr. ἰδέα Meinung, Vorstellung, Urbild) *f*: (engl.) *idea*; Inhalt eines Gedankens; psychopathol. Bedeutung z. B. als überwertige Idee*, katathyme I. (s. Katathymie), Wahnidee (s. Wahn) od. Zwangsidee (Zwangsgedanken*).

Ideen|flucht (↑): (engl.) *flight of ideas*; formale Denkstörung* mit ständig wechselnden Assoziationen bei fehlender Tenazität*, Beschleunigung des Denkablaufs u. starker Ablenkbarkeit; **Vork.**: insbes. Manie* u. Delir*.

Idee, über|wertige (↑) *f*: (engl.) *exaggerated idea*; inhaltliche Denkstörung*; eine Idee, der affektiv eine übertriebene Bedeutung zugemessen wird u. die Denken u. Handeln prägt, ohne dass dies bewusst empfunden wird (im Gegensatz zu Zwangsgedanken*); im Gegensatz zu wahnhaften Ideen (s. Wahn) bleiben Realitätskontrolle u. logische Konsistenz erhalten; **Vork.**: z. B. paranoide Persönlichkeitsstörung*.

Identi|fikation (lat. idem derselbe, facere machen) *f*: **1.** (engl.) *identification*; Gleichsetzung, Verschmelzung; (psychol.) Angleichung an eine andere Person durch Einstellungsbildung u. -veränderung; **2.** (psychol.) Wiedererkennen durch Erinnerung; **3.** (psychoanalyt.) Abwehrmechanismus, durch den sich eine Person unbewusst an die Stelle einer anderen setzt u. deren Eigenschaften u. Verhalten übernimmt; **4.** (forens.) eindeutiges Wiedererkennen einer Person od. Leiche anhand körperl. Merkmale; vgl. Leichenschau.

Identität (↑) *f*: **1.** (engl.) *identity*; sog. Selbst; (allg.) Komb. unverwechselbarer Daten des Individuums, die es eindeutig kennzeichnen; **2.** (psychol.) einzigartige Persönlichkeitsstruktur u. das Bild, das andere davon haben.

Identitäts|störung, dis|soziative (↑): s. Persönlichkeitsstörung, multiple.

Ideo|kinese (Idee*; Kin-*) *f*: (engl.) *ideokinesis*; koordinierter Bewegungsablauf, der auf einem Vorstellungsbild (Idee) beruht; vgl. Apraxie; Carpenter-Effekt.

Idio-: Wortteil mit der Bedeutung **1.** eigentümlich, eigen; **2.** zu einer Art gehörig; von gr. ἴδιος.

Idio|glossie (↑; Gloss-*) *f*: (engl.) *idioglossia*; Sprachstörung mit Ausbilden einer eigenständigen Sprache meist ohne Kehl- u. Gaumenlaute, wobei die Sprechfähigkeit selbst nicht beeinträchtigt ist; **Vork.:** Kleinkinder, Schizophrenie od. geistige Behinderung. Vgl. Idiolalie.

Idio|lalie (↑; gr. λαλεῖν schwatzen) *f*: (engl.) *idiolalia*; eigenständige u. individuell ausgebildete, einfache Sprache mit gestammelten Wörtern u. Silben, Lautverschiebungen u. Auslassungen; **Vork.:** z. B. Phase der Sprachentwicklung bei Kindern u. Schizophrenie*. Vgl. Dyslalie.

idio|pathisch (↑; -pathie*): (engl.) *idiopathic*; ohne erkennbare Urs. entstanden, Urs. nicht nachgewiesen; med. oft gleichbedeutend mit essentiell gebraucht.

Idio|plasma (↑; -plasma*) *n*: (engl.) *germ plasma*; syn. Erbplasma, Erbsubstanz; sog. Keimplasma; wird kontinuierl. über die Keimbahn von einer Generation auf die nächste übertragen u. beinhaltet die Erbanlagen, ohne direkt Stoffwechselprozesse zu beeinflussen; vgl. Genotypus.

Idio|syn|krasie (↑; Syn-*; gr. κρᾶσις Mischung) *f*: (engl.) *idiosyncrasy*; angeb. Überempfindlichkeit gegenüber best. (exogenen) Stoffen bereits beim ersten Kontakt aufgrund eines Enzymdefekts*, z. B. Favismus*; vgl. Pseudoallergie; Intoleranz.

Idio|typie (Idio-*) *f*: (engl.) *idiotype*; genet. bedingte Variantenbildung von intramolekularen Strukturen (Aminosäuresequenz) der variablen Region der H- u. L-Ketten der Immunglobuline* (unabhängig vom Allotyp) im Bereich der Antigenbindungsstelle (auch als Idiotop bezeichnet); bei den individuell auftretenden Idiotypen handelt es sich um komplexe antigene (idiotyp.) Determinanten, die spezif. für alle von einem B-Lymphozyten- od. Plasmazellklon gebildeten (monoklonalen) Antikörper sind. Vgl. Allotypie.

IDL: Abk. für (engl.) *intermediate density lipoproteins*; an Transport u. Verteilung von Cholesterol* beteiligte Lipoproteine* mittlerer Dichte (1,006–1,019 g/ml), die als Vorläufer der LDL* aus VLDL* entstehen.

Idox|uridin (INN) *n*: iodiertes Thymidinderivat; in Kombinationspräparaten enthaltenes Virostatikum* (Nukleosidanalogon*) zur top. Anw.; **Wirkungsmechanismus:** Thymidinanalogon (Einbau in die virale DNA hemmt die virale DNA-Synthese); **Ind.:** Infektion der Haut mit Herpes*-simplex-Virus u. Varicella*-Zoster-Virus; **UAW:** lokale Überempfindlichkeitsreaktionen.

Id-Re|aktion: (engl.) *id-reaction*; syn. Mikrobid; Sammelbez. für entzündl. Fernreaktionen der Haut (meist symmetr. Exantheme), die bei hyperg. Reaktionslage in Zus. mit Infektion durch Bakt. (Bakteriid), Tuberkelbakterien (Tuberkulid*), Treponema pallidum (Syphilid), Pilze (Mykid*), Trypanosomen (Trypanid) od. Viren (Virusid) entstehen; Reaktion auf im Blut zirkulierende, als Antigen wirkende Bestandteile der Err., häufig ohne Erregernachweis in den Läsionen. Vgl. Trichophytid.

Id|uron|säure: (engl.) *iduronic acid*; 5-Epimer der Glukuronsäure*; Vork. in vielen Glykosaminoglykanen; vgl. Uronsäuren.

Idur|sulfase *f*: rekombinante Iduronat-2-Sulfatase (Iduronatsulfatsulfatase; s. Mukopolysaccharid-Speicherkrankheiten, Tab. dort; vgl. Iduronsäure) zur i. v. Infusion; **Wirkung:** lysosomal (enzymat.) nach zellulärer Internalisierung über Mannose-6-Phosphat-Rezeptoren; **Ind.:** Hunter*-Krankheit; **UAW:** meist Kopfschmerz, art. Hypertonie, funkt. Dyspepsie, Pruritus, Fieber, lokale Schwellung; auch Schwindel, Tremor, vermehrte Tränensekretion, Übelkeit, Diarrhö, Arthralgie, Ödem (peripher, Gesicht, Zunge), Husten; cave: Hypoxämie (Herzrhythmusstörung, Bronchospasmus, Lungenembolie).

IDV: Abk. für **Ind**inavir*.

IE: **1.** Abk. für **I**nternationale **E**inheit; auch I. E.; z. B. diejenige Menge eines Antibiotikums, die in 1 ml Nährmedium das Wachstum des Testkeims gerade noch zu hemmen vermag (s. Antibiogramm); bei chem. reinen Substanzen erfolgt Angabe in Gewichtseinheiten (g, mg, ng), unabhängig von Testmethoden (absolute Maßeinheit). IE der Enzymaktivität: s. IU; **2.** Abk. für **I**nsulin**e**inheit; **3.** Abk. für **I**mmunitäts**e**inheit; s. Antitoxineinheit.

IEF: Abk. für **i**so**e**lektrische **F**okussierung*.

IEI: Abk. für (engl.) *idiopathic environmental intolerances*; s. Sensibilität, multiple chemische.

IEP: Abk. für **i**so**e**lektrischer **P**unkt*.

I : E-Verhältnis: (engl.) *I : E ratio*; Kurzbez. für Inspiration-Exspiration-Verhältnis; Atemphasenzeit*-Verhältnis.

IF: **1.** Abk. für **I**ntermediärfilamente; s. Zytoskelett; **2.** Abk. für **i**so**e**lektrische **F**okussierung*; **3.** Abk. für **I**nter**f**erone*.

IFA-Gruppe: Kurzbez. für **I**nteraktionelle-**F**allarbeit-Gruppe; (engl.) *behavioral case discussion group*; i. d. R. durch Supervisor angeleitete Selbsterfahrungsgruppe* für Psychotherapeuten* mit verhaltenstherap. Grundorientierung, die der Reflexion der Arzt-(Therapeut-)Patient-Beziehung u. durch Betrachtung des Interaktionsprozesses zwischen Therapeut u. Pat. dient u. zum Ziel hat, die therap. Beziehungskompetenz zu optimieren. Vgl. Balint-Gruppe; Arzt-Patient-Beziehung.

IFG: Abk. für (engl.) *impaired fasting glucose*; s. Nüchternglukose, abnorme.

IFN: Abk. für **I**nter**f**eron*.

Ifosf|amid (INN) *n*: (engl.) *ifosfamide*; Zytostatikum* (synthet. Analogon von Cyclophosphamid, Alkylans*); **Ind.:** Ovarial- u. Bronchialkarzinom, Hodentumor, Lymphom u. a.; **Kontraind.:** schwere Knochenmarkdepression, akute Infektion.

IfSG: Abk. für **I**nfektions**s**chutz**g**esetz*.

IFT: Abk. für **I**mmun**f**luoreszenz**t**est*.

Ig: Abk. für **I**mmunglobuline*.

IgA: Abk. für **I**mmunglobuline der Klasse **A**; **Vork.:** **1.** im Serum (Serum-IgA) zu über 80 % als Monomer mit einem M_r von ca. 160 000 u. einer Sedimentationskonstante von 7 S; die restl. als Dimer u. Polymer vorkommende IgA enthalten zusätzl. eine J*-Kette. Es existieren 2 Subklassen (IgA$_1$ u. IgA$_2$), die zus. ca. 15–20 % aller Immunglobuline* im Serum ausmachen; Serumkonzentration 0,9–

IgA-Mangel

4,5 g/l; biol. Halbwertzeit 5–6 Tage; **2.** als sekretor. IgA: besteht aus 2 IgA-Molekülen, der J-Kette u. der Sekret-Komponente (Transportstück, das vor Proteolyse schützt); M_r 385 000, Sedimentationskonstante 11 S; **Bedeutung:** Agglutination von Bakt. u. Viren, Neutralisation von Toxinen, jedoch keine Präzipitation lösl. Antigene; vorherrschende Antikörper* in seromukösen Sekreten (Speichel, Tränenflüssigkeit, Nasen- u. Tracheobronchialsekret, intestinale u. urogenitale Sekrete, Kolostrum u. a.) bei der immun. Abwehr an Schleimhautoberflächen. Sekretor. IgA wird nach lokaler antigener Stimulation v. a. in lymphat. Geweben des Verdauungs- u. Respirationstrakts gebildet. IgA passiert nicht die Plazenta. Die Synthese beginnt nach der Geburt u. erreicht erst mit dem 16. Lj. ihr Maximum; Säuglinge werden über die Muttermilch mit IgA versorgt u. so vor gastrointestinalen Infektionen geschützt.

IgA-Mangel: Kurzbez. für Immunglobulin-A-Mangel; (engl.) *IgA deficiency*; Verminderung od. Fehlen von IgA im Serum u. in Körpersekreten bei normaler Konz. der anderen Immunglobuline* u. intakter zellvermittelter Immunität*; **Epidemiol.:** häufigster Immundefekt (Häufigkeit ca. 1 : 600); **Urs.:** angeb. Defekt IgA-produzierender B*-Lymphozyten bei Chromosom*-18q⁻-Syndrom; autosomal-dominant erbl. IGAD1-Genmutation (Genlocus 6p21.3; IgA-Mangel-Typ 1); TNFRSF13B-Genmutation (Genlocus 17p11.2; IgA-Mangel-Typ 2) u. a.; **Klin.:** Neigung zu Erkr. des Respirations- (sinubronchopulmonale Infektion) u. Magen-Darm-Trakts (sprueähnl. Sympt.), Atopie, Autoimmunkrankheiten, z. T. asymptomat. Verlauf. Vgl. Immundefekte (Tab. dort).

IgA-Nephro|pathie (Nephr-*; -pathie*) *f*: s. Glomerulopathie.

IgD: Abk. für Immunglobuline der Klasse **D**; (monomere) Immunglobuline* (Abk. Ig) mit einem M_r von ca. 175 000 u. einer Sedimentationskonstante von 7 S; <1 % aller Ig im Serum; Serumkonzentration ca. 40 mg/l; biol. Halbwertzeit 3 Tage; **Bedeutung:** Antigen-Rezeptor (gemeinsam mit 7-S-IgM-Antikörpern) auf der Membranoberfläche von B*-Lymphozyten; wahrscheinl. Mitwirkung bei deren antigeninduzierter Differenzierung.

IgE: Abk. für Immunglobuline der Klasse **E**; (monomere) Immunglobuline* (Abk. Ig) mit einem M_r von ca. 190 000 u. einer Sedimentationskonstante von 8 S; kommen im Serum nur in Spuren (100–300 µg/l) vor; bei atopischen Erkr. u. parasitären Infektionen häufig stark erhöht; biol. Halbwertzeit im Serum 3 Tage, zellgebunden (hochaffine IgE-Rezeptoren) wesentl. länger; **Bedeutung:** IgE-Antikörper werden auf der Membranoberfläche von basophilen Granulozyten u. Mastzellen von IgE-Rezeptoren gebunden u. führen nach Bindung entspr. Antigene (Allergene) durch Vernetzung der IgE-Rezeptoren zur Freisetzung von Mediatoren* (bes. Histamin) aus diesen Zellen u. damit v. a. zu Überempfindlichkeitsreaktionen vom Soforttyp (Typ I der Allergie*); Beteiligung bei der immun. Abwehr von Parasiten (z. B. Helminthen). Vgl. Atopie.

IGeL: Abk. für **I**ndividuelle **Ge**sundheitsleistungen*.

IGF: Abk. für (engl.) *insulin-like growth factors;* unter dem Einfluss von STH* in Leber, Niere u. Bindegewebe gebildete Wachstumsfaktoren*, die an der normalen körperl. Entwicklung, aber auch an der Tumorentstehung beteiligt sind; Transport im Plasma proteingebunden (IGFBP, Abk. für engl. insulin-like growth factor binding protein); **Grundstruktur:** Polypeptide (M_r ca. 7500), strukturell (hohe Sequenzhomologie) u. funktionell dem Insulin* ähnlich (keine Kreuzreaktion); **Formen: 1.** IGF-I (früher Somatomedin C, 67 Aminosäurereste; in Körperflüssigkeiten zu über 85 % an IGFBP-III gebunden); **2.** IGF-II (früher Somatomedin A, 70 Aminosäurereste); **Wirkung:** über spezif. membranständige Rezeptoren auf Osteoblasten, Fibroblasten u. Knorpelgewebe (Einbau von Sulfat), Wachstum in Kindheit (IGF-I), Schwangerschaft (IGF-2), anabole Effekte (IGF-I) u. a.; **klin. Bedeutung:** Parameter zur Diagn. von Wachstumsstörungen, bei Akromegalie i. d. R. erhöht (IGF-I u. IGFBP-III); **Ind.:** s. Mecasermin.

IgG: Abk. für Immunglobuline der Klasse **G** (G für Gammaglobuline); intra- u. extravaskulär gleichmäßig verteilte (monomere) Immunglobuline* (Abk. Ig) mit einem M_r von ca. 150 000 u. einer Sedimentationskonstante von 7 S; ca. 75 % aller Ig im Serum u. ca. 15 % aller Serumproteine; Serumkonzentration 8–18 g/l; biol. Halbwertzeit 20–23 Tage; **Einteilung:** 4 Subklassen (IgG_{1-4}), deren Synthese von Art u. Eintrittspforte des Antigens abhängt sowie von der Dauer seiner Einwirkung; IgG_1- u. IgG_3-Synthese wird, vermittelt durch T*-Helferzellen, vorwiegend durch Proteine induziert, IgG_4-Synthese durch Parasiten, Haptene u. Allergene; **Bedeutung:** präzipitierende (auch agglutinierende), komplementbindende (v. a. IgG_3) Antikörper* insbes. der sekundären Immunantwort*, u. a. wichtig bei der immun. Abwehr mikrobieller Infektionen (z. B. durch Opsonisierung, Zytolyse); führen direkt über Immunkomplexbildung u. Aktivierung von Komplement* zur Zerstörung des Antigens bzw. (indirekt über die Bindung an Killerzellen*) der antigentragenden Zielzelle; können als einzige Klasse der Ig die Plazenta passieren u. sind daher von bes. Bedeutung für den postnatalen Infektionsschutz während der ersten Lebensmonate (aber auch in der Pathogenese des Morbus haemolyticus neonatorum); gehäufte Infekte bei Kindern beruhen oft auf einem IgG-Subklassenmangel (meist IgG_2-Mangel). Vgl. Antitoxine.

IgG-Index (Index*) *m*: (engl.) *immunoglobulin G index*; labordiagn. berechneter Wert (nach Delpech u. Lichtblau) zur Erfassung einer intrathekalen IgG-Synthese: Relation zwischen dem Verhältnis der Konz. von IgG im Liquor zur Konz. im Serum sowie dem Verhältnis der Konz. von Albumin im Liquor zur Konz. im Serum; pathol. erhöht (>0,7) v. a. bei Multipler* Sklerose. Vgl. Eiweißquotient.

IgM: Abk. für Immunglobuline der Klasse **M** (M für Makroglobuline); hauptsächl. intravaskulär vorkommende Immunglobuline* (Abk. Ig) mit einem M_r von ca. 900 000, pentamerer Struktur u. einer Sedimentationskonstante von 19 S; ca. 10 % aller Ig im Serum; Serumkonzentration 0,6–2,8 g/l; biol. Halbwertzeit 5–6 Tage. Die carboxyterminalen

Enden der Moleküle werden durch eine J*-Kette stabilisiert; Vork. auch als monomerer Antigen-Rezeptor auf der Zellmembran ruhender B-Lymphozyten; **Bedeutung:** agglutinierende, komplementbindende u. toxinneutralisierende Antikörper*; Bildung insbes. i. R. der primären Immunantwort* bei Kontakt mit (partikulären) Antigenen komplexer Struktur (z. B. Bakt.); ihr Auftreten im Serum Neugeborener deutet auf eine Prä- od. Perinatalinfektion hin, da mütterl. IgM-Antikörper die Plazenta nicht passieren können. Zur IgM-Klasse gehören die natürl. Antikörper wie Blutgruppenantikörper, Kälteagglutinine u. Rheumafaktoren.

IgM-FTA-ABS-Test m: Kurzbez. für **I**mmunglobulin-**M**-**F**luoreszenz-**T**reponema-**A**ntikörper-**Ab**sorptions-Test; s. Syphilis.

IgM-Latex|test m: Kurzbez. für **I**mmunglobulin-**M**-**L**atextest; (engl.) *IgM latex test*; Schnelltest zur Bestimmung von IgM* im Nabelschnur- bzw. Neugeborenenserum bei Verdacht auf Pränatalinfektion*; bis zum 5. Lebenstag werden vom Neugeborenen fast ausschließl. IgM-Antikörper gebildet, mütterl. IgM-Antikörper können die Plazentaschranke nicht passieren. **Prinzip:** An Latexpartikel gekoppelte Anti-IgM-Antikörper werden mit einem Tropfen Serum vermischt; bei IgM-Werten >0,3 g/l (Referenzbereich ≤0,2 g/l) tritt nach 2–3 Min. eine Agglutination auf.

Igoumenakis-Zeichen: (engl.) *Igoumenakis' sign*; Verdickung der medialen Enden der Schlüsselbeine bei Erwachsenen als Spätsymptom einer angeb. Syphilis* (Syphilis connata).

IGT: Abk. für (engl.) *impaired glucose tolerance*; s. Diabetes mellitus.

IH⁺: Abk. für Wasserstoffionen-Clearance-Index; s. Azidose.

IHA: 1. Abk. für **i**ndirekte **H**äm**a**gglutination*; 2. Abk. für **i**diopathischer **H**yper**a**ldosteronismus*; s. Nebennierenrindenhyperplasie.

Ii-System n: (engl.) *I blood group*; auf Erythrozyten, Lymphozyten u. Thrombozyten vorkommende Antigene (auch in Speichel, Fruchtwasser, Muttermilch nachgewiesen); das I-Antigen wird im Verlauf der ersten 18 Lebensmonate ausgebildet (vorher i-Eigenschaft) u. kommt in versch. antigenen Stärkegraden vor; Vererbungsmodus unklar; der Phänotyp ii (i-Ag) ist sehr selten. **Klin. Bedeutung:** hohe Titer von Anti-I-IgM bei erworbener hämolyt. Anämie v. a. nach Kälteexposition; Anti-i (z. T. Auto-Ak) bei hämolyt. Anämie; sek. Ak-Bildung auch bei Infektion mit Mycoplasma pneumoniae o. Mononucleosis infectiosa bzw. Lymphomen u. Bronchialkarzinom; Antikörper des Ii-S. insbes. als Kältehämagglutinine* (Auto-Anti-I als IgM mit niedrigem Titer in fast jedem Serum; Auto-Anti-I od. Auto-Anti-i als IgG selten ursächl. für eine paroxysmale Kältehämoglobinurie), aber auch als Wärmeantikörper. Vgl. Antigene, ubiquitäre.

Ikterus (gr. ἴκτερος Gelbsucht) m: (engl.) *jaundice*; Gelbsucht; sichtbare hell- bis dunkelgelbe Färbung inf. pathol. Übertritts von Bilirubin* zunächst ins Blut (Hyperbilirubinämie*) sowie durch das Gefäßendothel in Haut, Schleimhaut, Conjunctiva (wegen des weißen Untergrunds am frühesten sichtbar als sog. Sklerenikterus) u. das übrige Körpergewebe mit Bindung z. B. an elast. Fasern*; **Vork.:** versch. Grunderkrankungen mit Hyperbilirubinämie ≥34 μmol/l bzw. ≥2,0 mg/dl; **Einteilung:** 1. nach Lok. der auslösenden Urs.; **a) prähepatischer** I. (nicht hepat. I.): erhöhte Bilirubinproduktion (Produktionsikterus) inf. gesteigerten Abbaus von Häm; Vork.: v. a. pathol. Hämolyse* (bei Neugeborenen z. B. Morbus* haemolyticus neonatorum); **b) intrahepatischer** I. (Parenchymikterus): Störung des Bilirubinstoffwechsels von seiner hepatozellulären Aufnahme über die Konjugation (Konjugationsikterus) bis hin zur Ausscheidung (Exkretionsikterus) in den Gallekanalikulus; Vork.: Arzneimittelikterus*, intrahepat. Cholestase* (z. B. bei akuter Hepatitis*), Icterus* neonatorum, Gilbert*-Syndrom, Crigler*-Najjar-Syndrom, Dubin*-Johnson-Syndrom, Rotor*-Syndrom u. a.; **c) posthepatischer** I. (Verschlussikterus, Obstruktionsikterus): mechan. Behinderung des Galleflusses in den Gallengängen (extrahepat. Cholestase*); 2. (historisch) nach Farbe: Verdinikterus, Flavinikterus, Melasikterus, Rubinikterus; **Kompl.:** ZNS-Schäden (s. Kernikterus); **Diagn.:** Inspektion; zusätzlich dd Stufendiagnostik zur Lok. der Urs.; 1. labordiagn.: Bilirubin (dd Einteilung: s. Hyperbilirubinämie), enzymat. Cholestaseparameter u. a. Leberwerte (vgl. Leberfunktionstest) sowie Zeichen gesteigerter Hämolyse* (Blutbild; Haptoglobin vermindert; erhöht: Retikulozyten, LDH u. LDH/AST-Quotient ≥5) in Blut, Bilirubin u. Urobilinogen* im Urin (Bilirubinurie* fehlt bei prähepat. I.; Urobilinogenurie* fehlt bei posthepat. I.); ggf. zusätzl. Hepatitis-Serologie, Bestimmung von Autoantikörpern im Blut u. a.; 2. apparativ: abdominale Ultraschalldiagnostik*; ggf. zusätzl. spezif. Diagn. (z. B. ERCP*, Leberbiopsie*). Vgl. Charcot-Trias; Reynold-Pentade.

Ikterus Crigler-Najjar, familiärer (↑; John F. C. Jr., Päd., Boston, geb. 1919) m: Crigler*-Najjar-Syndrom.

Ikterus, familiärer hämo|lytischer (↑) m: s. Sphärozytose, hereditäre.

Ikterus, hämo|lytischer (↑) m: (engl.) *hemolytic icterus*; prähepatischer Ikterus* inf. eines beschleunigten Erythrozytenabbaus; s. Hämolyse.

Ikterus, konstitutioneller nicht|hämo|lytischer (↑) m: Dubin*-Johnson-Syndrom.

Ikterus|zylinder (↑) m: (engl.) *pigmented cast*; hyaliner, gelb gefärbter Harnzylinder im Harnsediment* bei Ikterus mit Hyperbilirubinurie; vgl. Harnuntersuchung.

Ikwa|fieber: (engl.) *Ikwa fever*; syn. Fünftagefieber; wolhynisches Fieber*.

IL: Abk. für Interleukin*.

iLA: Abk. für (engl.) *interventional lung assist*; s. ECMO.

IL-1-Blocker: Kurzbez. für Interleukin-1-Blocker; s. Anakinra.

ILC: Abk. für (engl.) *interstitial laser coagulation*; interstitielle Laserkoagulation; s. Prostatasyndrom, benignes.

Ile-: auch Ileo-, Ileum-; Wortteil mit der Bedeutung Gedärme, Unterleib, Krummdarm; von lat. ile, ilis; pl ilia.

Ile (↑) *n*: **1.** Weiche; (anat.) Gegend seitl. zwischen Rippen u. Inguinalregion; davon gebildet z. B. Os* ilium (Weichenbein); **2.** (biochem.) Abk. für Isoleucin*.

Ileitis (↑; -itis*) *f*: Entz. des Ileums*.

Ileitis follicularis (↑; ↑) *f*: (engl.) *golden disease*; hyperplast. Lymphknoten (Peyer*-Plaques) im terminalen Ileum; s. Lymphadenitis mesenterialis acuta.

Ileitis terminalis (↑; ↑) *f*: Enteritis* regionalis Crohn.

Ileo|ano|stomie (↑; Ano-*; -stomie*) *f*: (engl.) *ileoanostomy*; op. Anastomosierung von Ileum u. Anus bei Anlage eines ileoanalen Pouchs*.

Ileo|kolo|stomie (↑; Kol-*; -stomie*) *f*: (engl.) *ileocolostomy*; op. Anastomosierung von Ileum u. Colon nach Kolonresektion*; z. B. Ileosigmoideostomie (Colon sigmoideum), Ileoaszendostomie (Colon ascendens) od. Ileotransversostomie (Colon transversum).

Ileo|rekto|stomie (↑; Rect-*; -stomie*) *f*: (engl.) *ileorectostomy*; op. Anastomosierung des Ileums mit dem Rektum nach subtotaler Kolektomie*.

Ileo|skopie (↑; -skopie*) *f*: (engl.) *ileoscopy*; endoskop. retrograde Untersuchung des unteren Ileums i. R. einer Koloskopie* nach Passieren der Ileozäkalklappe.

Ileo|stomie (↑; -stomie*) *f*: (engl.) *ileostomy*; op. Anlage eines Anus* praeternaturalis im Bereich des Ileums; z. B. protektiv doppelläufig zur Verhinderung einer Anastomoseninsuffizienz bei Op. am Dickdarm od. permanent endständig bei adenomatöser Polyposis* des Colons.

Ileo|trans|verso|stomie (↑; transversus*; -stomie*) *f*: (engl.) *ileotransversostomy*; op. Seit-zu-Seit- od. (häufiger) End-zu-End-Anastomosierung von Ileum u. Colon transversum nach Hemikolektomie rechts (Colon ascendens); vgl. Kolonresektion.

ileo|zäkal (↑; Caec-*): (engl.) *ileocaecal*; das terminale Ileum u. Caecum betreffend.

Ileo|zäkal|geräusch (↑; ↑): (engl.) *ileocaecal gurgle*; Plätschergeräusch bei Druck auf die ileozäkale Gegend.

Ileo|zäkal|klappe (↑; ↑): s. Bauhin-Klappe.

Ileo|zäkal|tuberkulose (↑; ↑; Tuberkel*; -osis*) *f*: (engl.) *ileocaecal tuberculosis*; Tuberkulose des unteren Ileums u. des Caecums; häufigste Lok. der Darmtuberkulose*.

Ileo|zäkal|tumor (↑; ↑; Tumor*) *m*: **1.** (engl.) *ileocaecal tumor*; entzündl. Konglomerattumor im re. Unterbauch; Vork. bei Enteritis* regionalis Crohn durch verklebte Darmschlingen (v. a. Ileum u. Caecum) bei Appendizitis* u. Darmtuberkulose*; **2.** ileozäkaler Tumor.

Ileo|zäkal|volvulus (↑; ↑; Volvulus*) *m*: (engl.) *ileocaecal volvulus*; Achsendrehung von Caecum u. Teilen des Ileums um das Mesenterium mit Entw. eines Ileus*; **Vork.:** insbes. im Säuglingsalter u. Mesenterium* ileocolicum commune; vgl. Volvulus.

Ileum (↑) *n*: (engl.) *ileum*; Krummdarm; an das Jejunum anschließender Teil des Dünndarms, der in das Caecum mündet u. dessen Wand typ. Lymphfollikel enthält (Peyer*-Plaques); vgl. Darm.

Ileum|ausschaltung (↑; -ausschaltung*): (engl.) *ileal bypass*; op. Meth. zur Herstellung einer Kurzschlussverbindung zwischen Jejunum u. Colon ascendens; **Anw.:** bei Tumoren des Ileums i. S. eines Bypass*; früher zur Behandlung von Hypercholesterolämie u. Adipositas. Vgl. Dünndarmresektion.

Ileum-Conduit (↑; Conduit*) *n*: (engl.) *ileum conduit*; syn. Bricker-Blase; op. Bildung einer inkontinenten künstlichen Harnableitung* (sog. Urostoma) aus einem ausgeschalteten Dünndarmsegment; **Prinzip:** 15–20 cm Darm werden mit dem aboralen Ende durch die Bauchwand nach außen geführt (s. Abb. 1); Einpflanzung der beiden Ureteren in das an der vorderen Bauchwand fixierte Ileumsegment u. transkutane Ableitung des Harns in ein Stomaversorgungssystem (s. Abb. 2). Vgl. Dünndarmersatzblase; Kolon-Conduit; Sigma-Conduit.

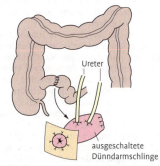

Ileum-Conduit Abb. 1

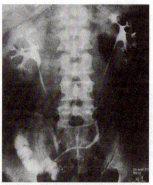

Ileum-Conduit Abb. 2: Urogramm nach Zystektomie u. Anlage eines Ileum-Conduits [6]

Ileum|neo|blase (↑; Neo-*): s. Dünndarmersatzblase.

Ileus (gr. εἰλεῖν zusammendrängen, einschließen) *m*: (engl.) *ileus*; lebensbedrohl. Störung der Darmpassage (Akutes* Abdomen); **Einteilung:** nach Path.; **1. mechan. I.:** inf. Darmstenose*; **a)** Okklusionsileus (syn. Obturation- bzw. Obstruktionsileus): intestinale Stenose ohne Abschnürung von Mesenterialgefäßen; Urs.: meist Entz. od. Tumor, seltener Gallenstein, Kotballen, Bezoar, Mekonium, Würmer, Fremdkörper, auch Kompression des Darms von außen, häufig durch Briden (meist späte Kompl. nach abdominaler Op.) od. Malrotation*; **b)** Strangulationsileus: intestinale Stenose mit mesenterialer Durchblutungsstörung; Vork. z. B. Volvulus*, Invagination*, Inkarzeration*

Iliakalabszess

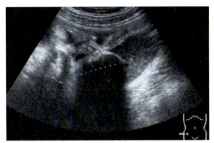

Ileus Abb. 1: ca. 3 cm großer Fremdkörper mit dorsalem Schallschatten vor der Ileozökalklappe, proximales Ileum distendiert (Sonographie) [149]

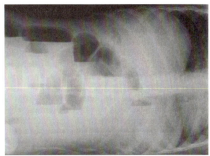

Ileus Abb. 2: Abdomenübersichtsaufnahme in Seitenlage mit Luft-Flüssigkeits-Spiegeln [149]

(Hernie); **2. funkt.** I.: inf. Störung der Darmmotilität; **a) paralytischer** I.: I. durch intestinale Lähmung (Darmatonie*); Urs.: meist Entz. (Pankreatitis, Appendizitis, Cholezystitis, Enteritis, Peritonitis, basale Pneumonie), gelegentl. metabol. (z. B. ketoazidot. diabet. Koma*, Urämie, Hypokaliämie), endokrin. (z. B. Schwangerschaft), reflektor. (Gallen- od. Nierenkolik, frühe Kompl. nach abdominaler Op., Blasenüberdehnung, Wirbelkörperfraktur u. a.), vaskulär (z. B. Mesenterialgefäßverschluss), pharmak. (z. B. Opiate, Antidepressiva, Anticholinergika), neurol. (z. B. spinaler Schock); **b) spastischer (dynamischer)** I.: I. durch krampfartig erhöhten Darmtonus; Vork.: u. a. Blei-Intoxikation, Porphyrie, Askariasis; **3. gemischter** I. (sog. Kombinationsileus): häufig bei länger bestehendem mechan. I.; **Pathophysiol.:** Darmwandüberdehnung (Distension; vgl. Megakolon) inf. Stase des Darminhalts, dadurch (prästenot.) reflektor. Zunahme der intestinalen Peristaltik (Sympt.: kolikartiger Bauchschmerz) bis schließl. (bzw. primär bei paralyt. I.) Verlust von Darmtonus u. -peristaltik; mit zunehmender Darmwandüberdehnung: intestinale Durchblutungsstörung, Darmwandödem, intestinaler Flüssigkeits- u. Proteinverlust (Klin.: Hypovolämie* bis hypovoläm. Schock*) sowie Translokation von Darmflora bzw. Enterotoxinen (cave: Sepsis*); **Sympt.:** akuter Beginn mit: **1.** Ruktus, Übelkeit u. Erbrechen (erst Mageninhalt, später gallig, terminal Miserere*; abhängig vom Ort des Verschlusses bei mechan. I.); **2.** Störung der Stuhlentleerung (Meteorismus mit Stuhl- u. Windverhalt, evtl. nach initialer Diarrhö); **3.** (kolikartiger) Bauchschmerz; bei Subileus* langsam zunehmende Klin., bei Adhäsionen evtl. chron. rezidiv. Verlauf; **Diagn.: 1.** Anamnese u. körperl. Untersuchung mit Inspektion (Operationsnarben, Hernien), Auskultation (Darmperistaltik erst hochgestellt, terminal sog. Totenstille), Perkussion (tympanit. Klopfschall), Palpation (Darmsteifungen, Tumor, Abwehrspannung, Bruchpforten) u. rektaler Untersuchung (leere Rektumampulle, Tumor); **2. apparativ: a)** abdominale Ultraschalldiagnostik* (Widerstandsperistaltik, erweiterte Darmschlingen, s. Abb. 1; Kokardenbildung); **b)** Abdomenübersichtsaufnahme* (charakteristische Spiegelbildung, s. Abb. 2 u. 3) u. Magen-Darm-Passage mit wasserlösl. Kontrastmittel; evtl. CT; **3.** Labordiagnostik: u. a. zur Ab-

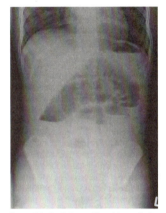

Ileus Abb. 3: Abdomenübersichtsaufnahme im Stehen mit Luft-Flüssigkeits-Spiegeln [149]

schätzung des Elektrolyt- u. Volumenverlusts (einschließl. BGA*; cave: Laktatazidose) sowie Operationsvorbereitung; **4.** ggf. notfallmäßig explorative Laparatomie; **Ther.:** je nach Urs. kausal (i. d. R. dringliche Op. bei mechan. I. sowie funkt. I. bei Peritonitis od. Mesenterialgefäßverschluss; cave: Blitzeinleitung* erforderl.) unter symptomat. Ther. (v. a. Volumenersatz*); zusätzl. symptomat. Ther.: Ableitung von Darminhalt (Magensonde, Darmrohr, koloskop. Dekompression*, Sphinkterdehnung), Nahrungskarenz; bei paralyt. I.: Stimulation der intestinalen Peristaltik von luminal durch Klistier, Darmeinlauf bzw. Schwenkeinlauf sowie pharmak. durch Laxanzien, Prokinetika (v. a. Metoclopramid), Ceruletid*, Parasympathomimetika*, Sympatholytika* u. Anlage eines Periduralkatheters (anästh. Sympathikolyse); evtl. Erythromycin* als Prokinetikum (Reservetherapeutikum); **Progn.:** Letalität insgesamt 10–20 %. Vgl. Neugeborenenileus.

Ileus|einleitung (↑): Blitzeinleitung*.
Ilex para|guariensis *f*: s. Mate.
iliakal (Ile-*): iliacus; zur Weiche, zum Darmbein (Os ilium) gehörend.
Iliakal|ab|szess (↑; Abszess*) *m*: (engl.) iliac abscess; Psoasabszess*, der dem Verlauf des M. iliacus folgt

Iliitis condensans

u. sich unter Lig. inguinale (Poupart-Band) ausbreitet; verursacht Beugekontraktur des Beins.
Iliitis con|densans (↑; ↑) *f*: syn. Ostitis condensans, Hyperostosis triangularis ilii; belastungsbedingte, dreieckige Sklerosierungszone des Os ilium, die meist mit Kreuzschmerz* einhergeht; **Vork.**: bes. bei Frauen zwischen dem 30. u. 40. sowie 70. u. 80. Lebensjahr.
Ilio|inguinal|neur|algie (↑; Inguen*; Neur-*; -algie*) *f*: (engl.) *ilioinguinal neuralgia*; auch Ilioinguinalissyndrom; Schmerzen u. Parästhesien im Versorgungsgebiet des N. ilioinguinalis (Leiste u. Oberschenkelinnenseite) inf. mechan. Nervenreizung; dabei Schonhaltung des Beins (Innenrotation u. Hüftbeugung) u. schmerzhafter Druckpunkt an der Nervendurchtrittsstelle knapp oberh. der Spina iliaca anterior superior; **Ther.**: Infiltration mit Lokalanästhetika od. Neurolyse.
Ilio|psoas|syn|drom (↑; Psoas*) *n*: (engl.) *iliopsoas syndrome*; durch plötzl. Kontraktion des M. iliopsoas od. seiner Sehne bei Überdehnung, Zerrung od. Riss hervorgerufene Schmerzen; vgl. Psoaszeichen.
Ilio|sakral|syn|drom (↑; sacralis*) *n*: (engl.) *iliosacral syndrome*; syn. Sakroiliakalsyndrom; ausstrahlende Schmerzen u. Druckschmerzhaftigkeit im Bereich der Iliosakralfugen u. des dorsalen Oberschenkels; **Urs.**: Blockierung der Kreuzbein-Darmbein-Gelenke bei Bänderlockerung, Überlastung, Spondylarthrose, Sakroiliitis u. reflektor. bei Bandscheibenschaden*; **Sympt.**: ähnl. Lumbago* (ohne echtes Lasègue*-Zeichen), positives Mennell*-Zeichen; **Ther.**: physik. u. manuelle Therapie, NSAR, Injektion von Lokalanästhetika u. Glukokortikoiden.
Ilio|thorako|pagus (Thorax*; -pagus*) *m*: (engl.) *iliothoracopagus*; Doppelfehlbildung* mit seitl. Verschmelzung des Beckens u. ausgedehnter Verwachsung im Bereich des Brustkorbs; Doppelfehlbildung mit Verwachsung im Bereich des unteren Brustbeins wird als Ilioxiphopagus bezeichnet.
Ilium: Os* ilium.
Ilizarov-Fixateur (Gawril Abramovich I., russ. Orthop., Chir., 1921–1992) *m*; s. Fixateur externe.
Il|lusion (lat. illusio Verspottung, Täuschung) *f*: (engl.) *illusion*; sog. Verkennung; Sinnestäuschung* mit gestörter Wahrnehmung realer Objekte, die subjektiv umgedeutet od. verkannt werden, wobei aber der Bezug zu einem realen Sinnesreiz erhalten bleibt (im Gegensatz zur Halluzination*); **Vork.**: bei allen Formen von Psychosen möglich, insbes. bei org. Psychose; als veränderte Empfindung der zeitl. u. räuml. Objektmerkmale bei Migräne, epileptischer Aura u. Okzipitalhirnläsion; selten bei Übermüdung. Vgl. Metamorphopsie, Palinopsie, Pareidolie.
ILO-Klassifikation *f*: Abk. für (engl.) *International Labour Organization*; (engl.) *ILO classification*; von der ILO (Internationale Arbeitsorganisation, Abk. IAO) herausgegebene standardisierte weltweit angewandte Bewertungsschema röntg. Veränderungen bei Pneumokoniosen; ILO 2000 verzeichnet Angaben zu Bildgüte, Streuung, Verbreitung, Form u. Größe der Lungenschatten sowie zu Pleurabefunden, einschließl. u. a. Brustwand, Zwerchfell (z. B. Mediastinum); **Verw.**: Grundlage für epidemiol. Erhebungen, med. Befundung u. Begutachtung.
Ilo|prost (INN) *n*: (engl.) *iloprost*; synthet. Analogon von Prostacyclin* zur i. v. od. inhalativen Anw.; **Wirkung**: vasodilatierend, zytoprotektiv u. Thrombozytenaggregations-hemmend; **Ind.**: 1. (i. v.) fortgeschrittene Thrombangiitis* obliterans mit schwerer Durchblutungsstörung, bei der op. od. Katheterrevaskulierung nicht angezeigt ist; 2. (per inhalationem) pulmonale Hypertonie* (PHA) im funktionellen Schweregrad NYHA III; **UAW**: Gesichtsrötung, Kopfschmerz, nach längerer Infusion Übelkeit u. Erbrechen; Parästhesien u. Schmerzen in den betroffenen Extremitäten, Tachykardie, Herzrhythmusstörungen, in Einzelfällen Dyspnoe u. Asthma bronchiale. Vgl. Thrombozytenaggregations-Hemmer.
IL-stapler (engl.): Kurzbez. für (engl.) *intraluminal stapler*; s. Klammernahtgeräte.
ILVEN: Abk. für *i*nflammatorischer *l*inearer *v*erruköser *e*pidermaler *N*ävus; psoriasiformer Nävus* entlang den Blaschko*-Linien bes. an den Extremitäten, meist mit Juckreiz.
i. m.: Abk. für *i*ntra*m*uskulär*.
Image-Guided-Radio|therapie (Imago*) *f*: Abk. IGRT; Verf. der Strahlentherapie*, bei dem der Pat. anhand von Bildinformationen (z. B. Darstellung des Tumors durch Rö., Ultraschalldiagnostik, CT, MRT, PET) exakt u. reproduzierbar für die Bestrahlung positioniert u. somit eine höhere Präzision der Strahlentherapie erreicht werden kann.
imaginär (↑): (engl.) *imaginary*; nur in der Einbildung vorhanden.
Imagination (↑) *f*: (engl.) *imagination*; innere bildhafte Vorstellung; Form der Psychotherapie*, die mit inneren Bildern arbeitet; **Formen**: 1. geführte I.: s. Psychotherapie, katathym-imaginative; 2. aktive I.: vom Pat. selbständig erlebte Begegnung mit inneren Bildern u. Symbolgestalten, auch i. R. des Psychodramas*; 3. I. im Rahmen der In-sensu-Konfrontation (s. Konfrontation); 4. I. in Verbindung mit psychotherap. Entspannungsverfahren*. Vgl. Hypnose.
imaging methods (engl. ↑): s. Verfahren, bildgebende.
Imago (lat. Bild) *f*: 1. (engl.) *imago*; (zool.) vollständig entwickelter Gliederfüßer; vgl. Arthropoden; 2. (psychol.) sog. Urbild; in der analytischen Psychologie* Ersteindruck des Kindes (z. B. das Bild von Mutter u. Vater), der in der Erinnerung dauerhaft fixiert bleiben soll.
Imatinib (INN) *n*: (engl.) *imatinib*; selektiver Tyrosinkinase*-Inhibitor; **Ind.**: 1. CML*; 2. myelodysplastisches Syndrom*; 3. ALL (Philadelphia-Chromosom-positiv): neu diagnostiziert in Komb. mit Chemotherapie; rezidiviert od. refraktär: Monotherapie; 4. fortgeschrittenes hypereosinophiles Syndrom u./od. chron. Eosinophilenleukämie; 5. c-Kit-(CD117-)positive nichtresezierbare u./od. metastasierte maligne gastrointestinale Stromatumoren; 6. nichtresezierbares Dermatofibrosarcoma* protuberans (Abk. DFSP) od. rezidivierendes u./od. metastasiertes DFSP bei Erwachsenen (wenn chir. Ther. nicht möglich); **UAW**: häufig Übelkeit, Erbrechen, Diarrhö.

Im|bezillität (lat. imbecillus schwach) *f*: (engl.) imbecility, mental deficiency; s. Behinderung, geistige.

Im|bibition (lat. imbibere einsaugen) *f*: Durchtränkung.

IMC: Abk. für (engl.) *intermediate care*; s. Wachstation.

Imerslund-Gräsbeck-Syn|drom (Olga I., Päd., Oslo; Ralph G. G., Biochem., Helsinki, geb. 1930) *n*: (engl.) *Imerslund-Graesbeck syndrome*; syn. megaloblastäre Anämie 1; juvenile perniziöse Anämie* durch autosomal-rezessiv erbl., selektive Störung der Resorption von Cobalamin*; **Klin.:** schwere megaloblastäre Anämie*, Proteinurie* u. körperl. sowie geistige Entwicklungshemmung ab dem Kleinkindalter; **Ätiol.:** Mutation im CUBN- (Genlocus 10p12.1) od. AMN-Gen (Genlocus14q32); **Ther.:** i. m. Gabe von Cobalamin.

Imidapril (INN) *n*: (engl.) *imidapril*; ACE*-Hemmer zur Behandlung der essentiellen arteriellen Hypertonie*; **Kontraind.:** Schwangerschaft, Stillzeit; **UAW:** Husten, Schwindel, Müdigkeit.

Imid|azol *n*: (engl.) *imidazole*; syn. Glyoxalin; heterocycl. Verbindung, Fünfring mit 2 Stickstoffatomen in 1,3-Position; vom I. leiten sich das Histidin* u. Histamin* ab; Grundstruktur für versch. Chemotherapeutika.

Imid|azol|derivate *n pl*: (engl.) *imidazoles*; Chemotherapeutika*, die vom Imidazol* abgeleitet sind u. gegen Protozoen (z. B. Metronidazol), Helminthen (z. B. Mebendazol, Albendazol), Pilze (z. B. Miconazol, Ketoconazol) od. anaerobe Bakt. (z. B. Metronidazol) wirksam sind; **Wirkung:** Hemmung der Ergosterolbiosynthese durch Hemmung der 14-alpha-Demethylase.

Imi|glucerase (INN) *f*: (engl.) *imiglucerase*; rekombinant hergestellte modifizierte Form des menschl. Enzyms Betaglukosidase zur parenteralen Anw.; **Wirkung:** spaltet Glukocerebroside in Glukose u. Ceramide; **Ind.:** Gaucher*-Krankheit Typ 1 u. 3 ohne neurol. Manifestation (zur Enzymsubstitutionstherapie); vgl. Miglustat; **UAW:** evtl. Überempfindlichkeitsreaktionen, z. B. Pruritus, Flush.

Imin *n*: (engl.) *imine*; org. Verbindung mit einer Doppelbindung zw. einem Kohlenstoff- u. einem Stickstoffatom (C=N).

Imino|di|peptid|urie (Ur-*) *f*: (engl.) *prolidase deficiency*; seltene, autosomal-rezessiv erbl. Stoffwechselstörung (Genlocus 19cen-q13.11) mit Ausscheidung von Prolin- u. Hydroxyprolin-enthaltenden Di- u. Tripeptiden im Harn; **Urs.:** verminderte Prolidaseaktivität; **Sympt.:** charakterist. Gesichtsveränderungen, Teleangiektasien, Splenomegalie, Thrombozytopenie, Knochenentkalkung, evtl. geistige Retardierung.

Imino|glycin|urie (↑) *f*: (engl.) *iminoglycinuria*; autosomal-rezessiv erbl. tubuläre Anomalie, die zur vermehrten Ausscheidung von Prolin, Hydroxyprolin u. Glycin im Harn führt; klin. symptomfrei; **Häufigkeit:** ca. 1 : 15 000; **DD:** Hyperprolinämie*, Hyperglycinämie*.

Imino|harn|stoff: Guanidin*.

Imi|penem (INN) *n*: (engl.) *imipenem*; zu den Carbapenemen* gehörendes Betalaktam-Antibiotikum mit sehr breitem Wirkungsspektrum; in fixer Komb. mit Cilastatin*; **Ind.:** schwere bzw. lebensbedrohl. Infektionen mit Imipenem-empfindl. Erregern, z. B. der Atemwege, Nieren, Harnwege, Knochen, Gelenke, bei Sepsis; bes. wichtig wegen Wirksamkeit gegen Pseudomonas* aeruginosa u. Enterococcus-Species; **Kontraind.:** Alter <3 Mon., Meningitis; **UAW:** gastrointestinale Störungen, Überempfindlichkeitsreaktionen.

Imipr|amin (INN) *n*: (engl.) *imipramine*; tricyclisches Antidepressivum* mit geringer sedierender Wirkungskomponente.

Imiquimod (INN) *n*: (engl.) *imiquimod*; Virostatikum* (Immunmodulator) zur top. Anw. bei äußerl. Condylomata* acuminata u. im Genital- u. Perianalbereich u. kleinen superfiziellen Basalzellkarzinomen*; toll* like receptor-Agonist (TLR7); **UAW:** örtl. Hautreizungen, Hautausschläge (auch außerhalb des Applikationsortes).

Imitations|phänomen (lat. imitari nachahmen) *n*: (engl.) *imitation phenomenon*; neurol. Untersuchungstechnik, bei der der Pat. mit geschlossenen Augen die passive Bewegung einer Extremität mit der anderen imitiert; pathol. bei Störung der Koordination* u. der Lageempfindung*.

Imlach-Fett|pfropf (Francis I., Chir., Edinburgh, 1819–1891): (engl.) *Imlach's fat plug*; Fettgewebe des Canalis inguinalis der Frau.

Im|maturität (lat. immaturus unreif) *f*: (engl.) *immaturity*; unreife, unvollständige Entwicklung des Neugeborenen bzw. seiner Organe (bes. der Lunge; s. Surfactantmangel-Syndrom), z. B. eines Fetus zw. der 22.–28. SSW p. m. (bei Frühgeburt* unter optimaler Versorgung bedingt lebensfähig).

Im|mediat|pro|these (lat. immediatus unvermittelt; Prothese*) *f*: (engl.) *immediate prosthesis*; Sofortprothese; künstl. Gebiss, das sofort nach Entfernen der Zähne eingesetzt wird u. nach Abheilen des Kiefers durch eine Dauerprothese ersetzt bzw. zu einer solchen umgearbeitet wird; vgl. Interimsprothese.

Im|mersion (lat. immergere, immersus eintauchen) *f*: **1.** (engl.) *immersion*; (histol.) Eintauchen eines Gewebes in eine Flüssigkeit zur Fixierung*; **2.** (histol.) s. Ölimmersion; **3.** (naturheilkundl.) Eintauchen des Körpers od. eines Körperteils in z. B. Wasser, Moorbrei, Luft; vgl. Balneotherapie.

Im|migration (lat. immigrare einwandern) *f*: s. Diapedese; Migration.

Im|mission (lat. immittere, immissus hineinschicken) *f*: (engl.) *immission*; durch Emission* entstandene Umweltveränderungen mit potentiell schädlicher Wirkung auf Menschen, Tiere u. Pflanzen; vgl. Bundes-Immissionsschutzgesetz.

Im|missions|schutz|gesetz (↑): s. Bundes-Immissionsschutzgesetz.

Im|missio penis (↑) *f*: (engl.) *penile penetration*; Einführen des Penis in die Vagina (Koitus*).

Im|mobilisierung (lat. immobilis unbeweglich): (engl.) *immobilisation*; Unbeweglichmachen, Ruhigstellung; z. B. des Körpers od. eines Körperteils bei Schmerzen (Schonhaltung) od. therap. durch Schienung od. Gipsverband.

Im|mobilisierung der Hand (↑) *f*: (engl.) *immobilisation of the hand*; Ruhigstellung von Hand- u. Fingergelenken mit Schiene od. Gipsverband*; i. d. R. in **Intrinsic-plus-Stellung** mit Extension im Handgelenk (30°), Flexion (80°) in den Metakarpophalangeal- u. vollständiger Streckung in

Immortalisierung

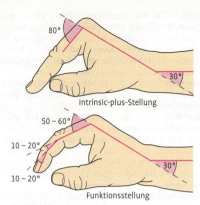

Immobilisierung der Hand [17]

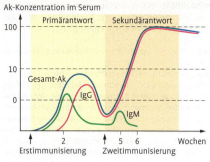

Immunantwort

den proximalen u. distalen Interphalangealgelenken (s. Abb.); die früher gebräuchl. **Funktionsstellung** mit Extension im Handgelenk (30°), Flexion (50–60°) in den Metakarpophalangeal- u. proximalen u. distalen Interphalangealgelenken (jeweils 10°) wird nicht mehr angewendet (Nachteil: Schrumpfung der Kapseln u. Kollateralbänder der Fingergelenke).

Im|mortalisierung: (engl.) *immortalisation*; gentechnolog. Verf., bei dem Zellen mit best. Viren (z. B. Epstein*-Barr-Viren) infiziert werden, was u. a. durch die Unterdrückung der Kontaktinhibition zu ungebremster Vermehrung der Zellen in der Zellkultur führt (permanente Zellkultur).

im|mun (lat. *immunis* frei, verschont, unberührt, rein): (engl.) *immune*; unempfänglich, gefeit; s. Immunität.

Im|mun|abwehr (↑): (engl.) *immune defense*; Fähigkeit des Organismus zur spezif. Abwehr von Krankheitserregern durch das Immunsystem* mit Hilfe spezif. Antikörper (humorale I.) u. antigenspezif. zytotox. T-Lymphozyten (zellvermittelte I.). Vgl. Immunität.

Im|mun|ad|härenz (↑; adhärent*) *f*: (engl.) *immune adherence*; Anlagerung von Immunkomplexen* nach Aktivierung von Komplement* an zellmembranständige Rezeptoren für die Komplementproteine C3b u. C4b (z. B. auf Erythro-, Leuko-, Monozyten u. Makrophagen); vgl. Phagozytose, Opsonine.

Im|mun|ad|sorbtion (↑) *f*: s. Plasmapherese.

Im|mun|anti|körper (↑; Anti-*): s. Antikörper, irreguläre.

Im|mun|antwort (↑): (engl.) *immune reaction*; Bez. für die nach Kontakt mit einem Antigen* erfolgende immun. Reaktion des Organismus; dabei kann es sich um die Bildung von spezif. Antikörpern* (humorale Immunität*) bzw. mit dem Antigen spezif. reagierenden T*-Lymphozyten (zellvermittelte Immunität) od. um die Ausbildung einer Immuntoleranz* gegen dieses Antigen handeln. Als **primäre** I. wird die Reaktion auf den erstmaligen, als **sekundäre** I. die auf einen erneuten Antigenkontakt erfolgende, i. d. R. stärkere (rascher einsetzende u. länger anhaltende) Reaktion des Immunsystems* bezeichnet (s. Abb.). Vgl. Immunität; Booster-Effekt; Allergie.

Im|mun|de|fekte (↑; Defekt*) *m pl*: (engl.) *immunodeficiencies*; syn. Immundefizienz, Immuninsuffizienz; auch Immunmangelkrankheiten; Störungen des Immunsystems*, die zu inadäquater Immunantwort* bei Einwirkung immunogener Reize auf den Organismus führen; **Formen: 1. primäre** (angeborene) I. inf. von Störungen der Entw. bzw. Differenzierung immunkompetenter Zellen, v. a. der hämatopoetischen Stammzellen* im Knochenmark (Insuffizienz der humoralen u. zellvermittelten Immunität*), B*-Lymphozyten (Insuffizienz der humoralen Immunität: Störung der Antikörperbildung mit gesteigerter Empfänglichkeit insbes. für bakterielle Infektionen) u. T*-Lymphozyten (Insuffizienz der zellvermittelten Immunität mit Disposition für virale u. einige bakterielle Infektionen u. verminderter immun. Überwachung von entarteten Körperzellen); Klassifikation: s. Tab.; **2. sekundäre** (erworbene) I.: Auftreten i. R. verschiedener Erkr., u. a. bei Virusinfektionen (z. B. HIV*-Erkrankung), Leukämie, Hodgkin-Lymphom, exsudativer Enteropathie, intestinal Lymphangiektasie, nephrot. Syndrom, Autoimmunerkrankungen, Verbrennungen od. als (z. T. erwünschte) Folge best. therap. Maßnahmen (Immunsuppression*, Behandlung mit Zytostatika*, Strahlentherapie*).

Im|mun|de|fekt, schwerer kombinierter (↑; ↑) *m*: (engl.) *severe combined immunodeficiency* (Abk. *SCID*); kombinierter primärer, autosomal-rezessiv od. X-chromosomal-rezessiv erbl. Immundefekt mit Insuffizienz der humoralen u. zellvermittelten Immunität* inf. eines Defekts der T*-Lymphozyten (meist TH2-Subtyp mit einem kompletten Mangel an Ekto-5-Nukleotidase); **Formen: 1.** retikuläre Dysgenesie: schwerste Form ohne T- u. B-Lymphozyten sowie gestörtem hämatopoet. System; **2.** SCID ohne T- u. B-Lymphozyten mit normaler Hämatopoese; **3.** sog. Schweizer Typ mit vorhandenen B-Lymphozyten; **4.** SCID mit Adenosindesaminasemangel* u. Purinnukleosidphosphorylasemangel; **5.** SCID mit defekter Expression von HLA-Klasse-I/II-Genprodukten; **6.** SCID mit defekter Expression des TCR-CD3-Komplexes bzw. defekter Interleukinbildung; **Klin.:** Manifestation in den ersten Lebensmonaten mit schweren, häufig wiederk. verlaufenden Infektionen, z. B. Otitis, Bronchitis, Pneumonie (oft Pneumocystis-Pneumonie), orale, intestinale u. perianale Candidose, Diarrhö u. Malabsorption (meist inf. einer Rotavi-

Immundefekte
Vereinfachte Klassifikation primärer Immundefekte (in Anlehnung WHO-Empfehlung)

Bezeichnung	Befund Immunglobuline (Serum)	zirkulierende B-Lymphozyten	zirkulierende T-Lymphozyten	Immundefekt
überwiegender Defekt der Antikörperbildung				
infantile X-chromosomal vererbte Agammaglobulinämie	↓↓	↓↓	n	B-Zell-Reifung
autosomal-rezessiv vererbte Agammaglobulinämie	↓↓	↓↓	n	B-Zell-Reifung
Hypogammaglobulinämie mit vermehrter Bildung von IgM, z. B. NEMO-Defekt	↓	↓	n	B-Zell-Reifung
IgA-Mangel	↓ (IgA)	n	n	IgA-produzierende B-Zelle
vorübergehende Hypogammaglobulinämie im Kindesalter	↓	n	n	B-Zell-Reifung
Hypogammaglobulinämie mit Thymom	↓↓	n	↓↓ (TH)	unbekannt
überwiegender Defekt der T-Zell-vermittelten Immunität				
kombinierter Immundefekt	n-↓↓	n	↓↓	vermutlich T-Zell-Reifung
schwerer kombinierter Immundefekt bei Adenosindesaminase (ADA)-Mangel	↓↓	↓↓	↓↓	Schädigung von T- und B-Zellen durch toxische Metabolite (Enzymdefekt)
schwerer kombinierter Immundefekt	↓↓	↓	↓↓	T- und B-Zell-Reifung
schwerer kombinierter Immundefekt (Schweizer Typ)	↓↓	↓↓	↓↓	T- und B-Zell-Reifung
schwerer kombinierter Immundefekt mit Panmyelopathie	↓↓	↓↓	↓↓	Stammzelle
Wiskott-Aldrich-Syndrom (Immundefekt, Thrombozytopenie, Ekzem)	↓	n	↓↓	Membrandefekt hämatopoetischer Stammzellen
Ataxia teleangiectatica	↓	n	↓↓	unbekannt
variable Immundefekte (common variable immunodeficiency)				
überwiegend B-Zell-Defekt, z. B. ICOS/ICOS-L-Defekt	↓↓	n-↓↓	n-↓↓	B-Zell-Reifung
überwiegend T-Zell-Defekt	↓↓	n	n-↓↓	T-Zell-Reifung

n: normale Serumkonzentration aller Immunglobulinklassen und/oder normale Anzahl zirkulierender B- und T-Lymphozyten;
↓: verminderte Serumkonzentration einzelner Immunglobulinklassen bzw. verminderte Anzahl von B-Lymphozyten, die bestimmte Antikörperklassen bilden (z. B. von IgG-produzierenden B-Zellen);
↓↓: verminderte Serumkonzentration aller Immunglobulinklassen und/oder verminderte Zahl zirkulierender B- und T-Lymphozyten

rus-Infektion) sowie Entwicklungsstörungen; **Diagn.:** keine Lymphknoten od. Tonsillen, unterentwickelter Thymus, Lymphopenie (<1500/mm³) bei normaler Anzahl der Granulozyten, Agammaglobulinämie; Lymphozytentransformationstests mit Mitogenen fallen negativ aus; Pränataldiagnostik bei den meisten Formen mögl.; **Ther.:** Stammzelltransplantation*, parenterale Ernährung; **Progn.:** meist letal innerhalb des 1. Lebensjahrs. Vgl. Immundefekte (Tab. dort).

Im|mun|de|fekt|syn|drom, erworbenes (↑; ↑) n: s. AIDS.
Im|mun|dif|fu|sion (↑; diffus*) f: (engl.) *immundiffusion*; immun. Methode zur qual. u. quant. Analyse flüssiger antigen- od. antikörperhaltiger Proben, die auf der Ausbreitung von Antigenen od. Antikörpern in (Agar-)Gelen u. der sichtbaren Präzipitationsreaktion* von Immunkomplexen in der Äquivalenzzone beruht; **Formen: 1. einfache** I.: eine Komponente befindet sich in Lösung, die an-

Immundiffusion, radiale

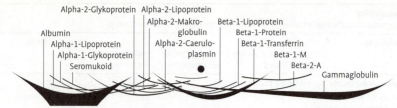

Immunelektrophorese: normales Serum; schematische Darstellung

dere im Gelmilieu (radiale Immundiffusion*, Präzipitationstest*). **2. doppelte I.:** die antigen- u. antikörperhaltigen Lösungen sind durch ein Gel getrennt, in das beide Partner hineindiffundieren (z. B. Ouchterlony*-Test). Vgl. Elektroimmundiffusion.

Im|mun|dif|fusion, radiale (↑; ↑) *f*: (engl.) *radial immunodiffusion;* Abk. RID; auch Mancini-Ringdiffusionstest; Verf. der Immundiffusion* zur quant. Bestimmung von Antigenen; **Prinzip:** Auf Platten, die mit einem den spezif. Antikörper enthaltenden Agarosegel beschichtet sind, werden die antigenhaltigen Proben in runde Stanzlöcher aufgetragen; inf. radialer Diffusion der Antigene erfolgt im Bereich der Äquivalenzzone eine kreisförmige Präzipitation; vgl. Präzipitationsreaktion. **Auswertung** durch Vergleich mit Standardverdünnungen: **1.** nach Mancini, wenn die Diffusion beendet ist (nach 2–3 Tagen), wobei die Antigenkonzentration dem Quadrat des Durchmessers des Präzipitatrings proportional ist; **2.** nach Fahey aufgrund der konzentrationsabhängigen Diffusionsgeschwindigkeit (Vorteil: frühere Auswertung möglich).

Im|mun|elektro|phorese (↑; Elektro-*; -phor*) *f*: (engl.) *immunoelectrophoresis;* aus Elektrophorese* u. Immundiffusion* kombiniertes Verf. zur Identifizierung einzelner Komponenten in komplexen Gemischen, v. a. zur Analyse von Plasmaproteinen; **Prinzip:** elektrophoret. Auftrennung der Proteinkomponenten in einem Trägermedium (z. B. Agargel), anschl. Diffusion der Proteine u. eines Antiserums in das Gel u. Ausbildung typ. Präzipitationslinien (s. Abb.); **Anw.:** v. a. bei Verdacht auf Paraproteinämie*, weitgehend abgelöst durch Immunfixation*. Vgl. Elektroimmundiffusion.

Im|mun|e|vasion (↑; Ex-*; lat. v̲adere gehen) *f*: (engl.) *immune evasion;* Strategie von Mikroorganismen, der Immunabwehr* zu entgehen; z. B. durch Antigenvariation (antigene Phasen, Antigendrift*, Antigenshift*), Inaktivierung immun. Effektoren (z. B. IgA$_1$-Proteasen, Infektion immunkompetenter Zellen), Maskierung mit wirtseigenen Antigenen, Blockade der Antigenpräsentation.

Im|mun|fixation (↑; Fixation*) *f*: (engl.) *immunofixation;* Variante der Immunelektrophorese* mit Anfärbung der durch Präzipitation mit monospezif. Antikörpern gebildeten Immunkomplexe; **Anw.:** Differenzierung von Proteinuntergruppen, z. B. zum Nachw. von Paraproteinen* des Leichtkettentyps bei Bence*-Jones-Plasmozytom.

Im|mun|fluoreszenz|test (↑; Fluoreszenz*) *m*: (engl.) *immunofluorescence test;* Abk. IFT; immun. Meth. zum mikroskop. Nachw. von Antigenen od. Antikörpern in histol. od. zytol. Präparaten (z. B. Erregerantigene), zur Differenzierung von Zellen (z. B. Tumorzellen) u. versch. Gruppen von Immunglobulinen, in der immun. Diagn. von Autoimmunkrankheiten; **Prinzip:** Immunoassay* unter Verw. fluoreszenzmarkierter Antikörper, die direkt an das homologe Antigen binden (**direkter I.**), od. unter Anw. der sog. Sandwich*-Methode mit fluoreszenzmarkierten Sekundär-Antikörpern, die sich an zuvor gebildete Immunkomplexe anlagern (**indirekter I.**); die fluoreszierenden Immunkomplexe können in der Fluoreszenzmikroskopie* sichtbar gemacht werden, eine quant. Auswertung ist mit Fluoreszenzphotometrie* möglich.

Im|mun|genetik (↑; Genetik*) *f*: (engl.) *immunogenetics;* Teilgebiet der Immunologie*, das sich mit der Erforschung der genet. Steuerung von Immun- bzw. Abwehrmechanismen befasst.

Im|mun|globulin A (↑; Globuline*) *n*: s. IgA.

Im|mun|globulin D (↑; ↑) *n*: s. IgD.

Im|mun|globuline (↑; ↑) *n pl*: (engl.) *immunoglobulins;* Abk. Ig; Glykoproteine mit gemeinsamer Grundstruktur, die nach Kontakt des Organismus mit einem Antigen* von B*-Lymphozyten bzw. Plasmazellen* gebildet werden u. als Antikörper* in Blut, Gewebeflüssigkeiten u. Körpersekreten die Effektormoleküle für die humorale Immunität* darstellen (Ausnahme: Paraproteine*) od. als Antigenrezeptoren auf der Zellmembran von B-Lymphozyten vorkommen; **Grundstruktur:** s. Abb.; Ig bestehen aus 2 jeweils paarweise ident. Polypeptidketten (s. Tab. 1), den leichten (Kurzbez. L-Ketten,

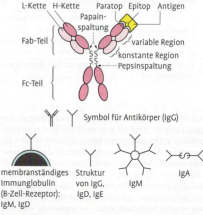

Immunglobuline: Grundstruktur [152]

Immunglobuline

Immunglobuline — Tab. 1
Immunglobulinketten des Menschen

Bezeichnung	Vorkommen in Immunglobulinen der Klasse	Molekulargewicht	isotypische oder Subklassenvarianten	allotypische Varianten	
leichte Ketten					
κ	alle Klassen	22 000	keine	InV	1–3
λ	alle Klassen	22 000	Oz^+, Oz^- Ke^+, Ke^-	—	
schwere Ketten					
γ	IgG	50 000	1–4	Gm	1–23
α	IgA	50 000	1–2	Am	1–2
μ	IgM	58 000	1–2	Mm	1–2
δ	IdD	56 000	—	—	
ε	IgE	61 000	—	—	
J-Kette	IgM sekretorisches IgA	15 000	—	—	

Immunglobuline — Tab. 2
Einteilung nach dem Aufbau ihrer schweren Ketten

Eigenschaft	Immunglobulinklassen des Menschen (ohne Untergruppen)				
	IgG	IgM	IgA	IgD	IgE
schwere Ketten	γ	μ	α	δ	ε
Molekulargewicht	150 000	970 000	160 000 und 385 000	175 000	190 000
Sedimentationskoeffizient	7 S	19 S	7 S, 11 S	7 S	8 S
elektrophoretische Fraktion	$γ_2$-$γ_1$	$γ_1$	$γ_1$-β	$γ_1$	$γ_1$
Vorkommen	Serum	Serum	Serum, Sekrete, Muttermilch	Serum[1]	Serum[2]
diaplazentare Übertragung	+	–	–	–	–
Komplementfixation	+	+	–	–	–
funktionelle Bedeutung	(protektive) Antikörper der sekundären Immunantwort	Antikörper der primären Immunantwort	immunologische Schleimhautbarriere	antigeninduzierte Differenzierung von B-Lymphozyten	Sofortallergie, immunologische Abwehr von Parasiten

+: vorhanden; –: nicht vorhanden
[1] membranständig auf B-Lymphozyten; [2] membranständig auf Basophilen und Mastzellen

engl. light chains) u. den schweren (Kurzbez. H-Ketten, engl. heavy chains), die über symmetr. angeordnete Disulfidbrücken miteinander verbunden sind; die H-Ketten besitzen einen außen sitzenden Kohlenhydratanteil, der bis zu 12 % des Gesamtmoleküls ausmachen kann. Der aminoterminale, in seiner Aminosäuresequenz variable Teil des Moleküls trägt die Antigenbindungsstellen (Paratope), der carboxyterminale Teil hat eine relativ konstante Struktur. Polymere Ig (IgM* u. IgA*) enthalten zusätzl. eine J-Kette*. Nach Aufspaltung durch proteolyt. Enzyme entstehen versch. **Immunglobulinfragmente: 1.** durch Papain* 2 ident. monovalente Fab-Fragmente (antigenbindende Fragmente, die jedoch keine Agglutination od. Präzipitation bewirken) u. ein Fc-Fragment (Fragment ohne Antigenbindungsstelle, für best. biol. Funktionen, z. B. Bindung an zelluläre Rezeptoren u. von Komplementproteinen verantwortl.); **2.** durch Pepsin* ein bivalentes sog. F(ab')$_2$-Fragment (bewirkt nach Antigenbindung eine Agglutination od. Präzipitation) u. neben kleineren Bruchstücken ein Fc'-Fragment. **Einteilung:** nach physikochem. u. biol. (physiol. u. anti-

Immunglobulin E

genen) Eigenschaften der schweren Ketten in **5 Immunglobulinklassen** (s. Tab. 2); eine Unterteilung in Subklassen mit gemeinsamer bzw. nur geringfügig voneinander abweichender Aminosäurensequenz im konstanten Teil ist möglich. Die leichten Ketten werden aufgrund ihrer Primärstruktur u. antigenen Eigenschaften in 2 Typen (κ u. λ) unterteilt u. sind nicht klassenspezifisch. Ig sind aufgrund ihrer Proteinstruktur selbst Antigene. Die versch., bei allen gesunden Individuen einer Species vorkommenden (Sub-)Klassen u. Kettentypen lösen bei nicht artverwandten Organismen eine Immunantwort aus u. werden als **isotypische Determinanten** bezeichnet. Best. genet. Varianten der L- u. insbes. H-Ketten, die sich durch einzelne Aminosäuren in der Primärstruktur v. a. der konstanten Regionen unterscheiden, kommen (aufgrund kodominanter Allele*) nicht bei allen gesunden Individuen einer Species vor u. stellen spezif. antigene, sog. **allotypische Determinanten** dar; z. B. die Allotypen InV 1–3 in Abhängigkeit von der Aminosäure (Leucin, Valin) in Position 191 der L(κ)-Ketten sowie über 20 allotyp. Varianten der H-Ketten (z. B. Gm-Marker auf γ-Ketten, Am-Marker auf α-Ketten; vgl. Gm-System, Am-System). Die für monoklonal gebildete Antikörper (Idiotypen; s. Idiotypie) spezif. Anordnung der Aminosäuren im Paratop wird als **idiotypische Determinante** bezeichnet. Vgl. IgG, IgE, vgl. Referenzbereiche (Tab. dort).

Im|mun|globulin E (↑; ↑) *n*: s. IgE.
Im|mun|globuline, mono|klona|le (↑; ↑) *n pl*: s. Antikörper, monoklonale; Paraproteine.
Im|mun|globulin G (↑; ↑) *n*: s. IgG.
Im|mun|globulin|klassen (↑; ↑): s. Immunglobuline.
Im|mun|globulin M (↑; ↑) *n*: s. IgM.
Im|mun|globulin|mangel (↑; ↑): (engl.) *immunoglobulin deficiency*; Verminderung der Konz. aller od. einzelner Klassen der Immunglobuline* (Abk. Ig) in Serum u. Sekreten mit konsekutiver Störung der humoralen Immunität*; **Formen: 1. angeb. I.:** v. a. als IgA*-Mangel, postnatale Hypogammaglobulinämie*, Agammaglobulinämie* u. Hyper*-IgM-Syndrom; **2. erworbener I.:** häufiger als angeb. I.; v. a. durch Proteinverlust (z. B. bei nephrot. Syndrom, exsudativer Enteropathie) u. verminderte Ig-Synthese (physiol. im Säuglingsalter, pathol. bei Erkr. des lymphat. Systems, Immunsuppression u. a.). Die klin. Manifestation eines I. ist abhängig von der resultierenden Funktionsminderung der (am stärksten) betroffenen Immunglobulinklasse(n). **Ther.:** Substitution mit nativen Immunglobulinpräparaten von Rekonvaleszenten. Vgl. Immundefekte.
Im|mun|globulin-Super|familie (↑; ↑; Super-*): (engl.) *immunoglobulin super family*; Gruppe von membranständigen Proteinen mit mind. einer immunglobulinähnl. Domäne (globuläre Struktur mit Disulfidbrücke); dazu gehören z. B. die Immunglobuline* selbst, Histokompatibilitätsantigene (s. HLA-System), CD1, CD2, CD3, CD4, CD8, Rezeptoren für das Fc-Fragment, für PDGF* u. M-CSF* sowie versch. Zelladhäsionsmoleküle*.

Im|mun|häm|ag|glutination (↑; Häm-*; Agglutination*) *f*: (engl.) *immunohemagglutination*; durch Antikörper* gegen Erythrozytenantigene hervorgerufene Hämagglutination*.
Im|mun|hämo|lyse (↑; ↑; Lys-*) *f*: (engl.) *immunohemolysis*; Hämolyse* durch Aktivierung des Komplementsystems durch komplementbindende, gegen Erythrozytenantigene gerichtete Antikörper; **Ther.:** Immunsuppression, z. B. Glukokortikoide; bei rezidiv. I. evtl. Splenektomie.
Im|mun|histo|logie (↑; Hist-*; -log*) *f*: (engl.) *immunohistology*; auch Immunhistochemie, Immunzytochemie; Darstellung antigener Strukturen (z. B. Tumorantigene*) auf od. in Zellen u. Geweben mit daran bindenden Antikörper-Farbkomplexen in histol. Präparaten.
Im|mun|in|suffizienz (↑; Insuffizienz*) *f*: Immundefekte.
Im|munisierung (↑): (engl.) *immunisation*; Herbeiführung einer Immunität* des Organismus; s. Schutzimpfung, Serumprophylaxe, Serumtherapie.
Im|munität (↑) *f*: (engl.) *immunity*; Unempfänglichkeit des Organismus für Infektion mit pathogenen Mikroorganismen (antiinfektiöse I.) bzw. Schutz vor der Wirkung mikrobieller Stoffwechselprodukte (v. a. Endo- u. Exotoxine) sowie pflanzl. od. tier. Gifte (antitoxische I.) aufgrund unspezif. Abwehrmechanismen bzw. einer adäquaten (protektiven) Immunantwort* des Immunsystems*; **Einteilung:** Eine **unspezifische** (auch konstitutionelle od. genetische) I. kommt durch versch. physik. (v. a. die rouge. Haut-Schleimhaut-Barriere) u. biol. Schutzmechanismen (z. B. antimikrobiell wirksame Enzyme u. a. Substanzen in Zellen, Geweben u. auf Schleimhäuten, Phagozytose*, Mikrobizidie*, Komplement*) zustande u. äußert sich u. a. als natürl. Resistenz* einer Species (z. B. des Menschen gegen die Err. der Hundestaupe). Eine **spezifische** (auch erworbene) I. wird durch selektiv zu einer immun. Reaktion mit dem entspr. Antigen befähigte spezif. Antikörper* in Körperflüssigkeiten (humorale I.) sowie durch spezif. sensibilisierte T*-Lymphozyten, Makrophagen* u. a. immunkompetente Zellen* (zellvermittelte I.) gewährleistet u. kann durch Immunisierung* i. R. einer Infektion bzw. Schutzimpfung* induziert (aktiv erworben) od., als sog. Leihimmunität, z. B. durch Übertragung von spezif. Antikörpern der Mutter über die Plazenta auf das ungeborene Kind (v. a. IgG-Antikörper) od. über die Muttermilch auf den Säugling (v. a. sekretorisches IgA) passiv erworben werden. Als **angeborene** I. wird die bereits zur Zeit der Geburt aufgrund unspezif. sowie spezif. immun. Schutzmechanismen (v. a. diaplazentar übertragene mütterl. Antikörper) bestehende (noch unvollkommene) Fähigkeit zur immun. Abwehr, als **natürliche** I. die auf dem Vork. sog. natürlicher Antikörper beruhende immun. Reaktionsbereitschaft (z. B. gegen fremde Blutgruppenantigene) ohne früheren Kontakt mit dem entspr. Antigen bezeichnet. Vgl. Paraimmunität; Allergie; Immuntoleranz.
Im|mun|ko|agulo|pathien (↑; Koagul-*; -pathie*) *f pl*: (engl.) *immunocoagulopathies*; durch neutralisierende (gegen Gerinnungsfaktoren gerichtete

Immunologie

spezif.) od. interferierende Antikörper (sog. Immunhemmkörper) verursachte Störungen der Blutgerinnung*; **Vork.:** v. a. bei Hämophilie A (selten B) als Hemmkörperhämophilie*; I. durch spezif. Antikörper gegen Fibrinogen, Faktor V, VII, X, XI, Protein C, Protein S. u. a. treten vereinzelt bei Frauen post partum, als Arzneimittelreaktion, bei Allergien, Antiphospholipid*-Syndrom u. rheumatoider Arthritis auf.

Im|mun|kom|plexe (↑) *m pl:* (engl.) *immunocomplexes;* Abk. IK; die inf. Antigen*-Antikörper-Reaktion gebildeten, präzipitierenden od. lösl. (zirkulierenden) Antigen-Antikörper-Komplexe; zirkulierende IK enthalten oft Komplement* (C1q, C3d); insbes. mittelgroße IK mit Antigenüberschuss können zu Immunkomplexkrankheiten* führen. Vgl. Arthus-Reaktion.

Im|mun|kom|plex|krankheiten (↑): (engl.) *immune complex diseases;* Erkr., bei denen die Ablagerung von lösl. Immunkomplexen* in den Blutgefäßwänden eine ursächl., den Krankheitsprozess unterhaltende od. mitbestimmende Rolle spielt; zu den I. gehören Serumkrankheit, viele Autoimmunkrankheiten (z. B. rheumatoide Arthritis, system. Lupus erythematodes, Panarteriitis nodosa, Dermatomyositis, diffuse fibrosierende Alveolitis, Kryoglobulinämie), Glomerulonephritis, bakterielle Endokarditis, Lepra, Malaria, afrikan. Trypanosomiasis, chron.-aggressive Hepatitis (v. a. Hepatitis C) u. hämorrhagisches Dengue-Fieber. **Path.:** Immunkomplexe verursachen eine Überempfindlichkeitsreaktion vom Arthus-Typ (Typ III der Allergie*), weil sie das Komplementsystem (C3a u. C5a) u. damit neutrophile Granulozyten aktivieren, so dass lokale Entzündungsprozesse verstärkt werden.

Im|mun|mangel|krankheiten (↑): s. Immundefekte.

Im|mun|modulation (↑; lat. modulari rhythmisch abmessen) *f:* (engl.) *immunomodulation;* Veränderung der Immunantwort* durch versch. Substanzen i. S. einer positiven Unterstützung (Immunstimulation) od. negativen Beeinflussung (Immunsuppression*). Vgl. Immunstimulanzien.

Im|mun|nephelo|metrie (↑; gr. νεφέλη Nebel; Metr-*) *f:* s. Immunoassay, nephelometrischer.

Im|muno|assay (↑; engl. to assay prüfen, analysieren) *m:* (engl.) *immunoassay;* Nachw. antigener Substanzen in vitro durch Antigen*-Antikörper-Reaktion als Prinzip immun. u. serol. Verfahren mit unterschiedl. Testaufbau (s. Abb.); **Formen: 1.** kompetitive Verf.: Probenantigen u. markierter Ligand konkurrieren um ein Defizit an Antikörpern, z. B. Radio*-Immunoassay; **2.** nichtkompetitive Verf.: Antikörper im Überschuss, wobei die Reaktionspartner alle in Lösung (homogener I., z. B EMIT*) od. ein Antigen od. Antikörper an eine Festphase gebunden (heterogener I., z. B. ELISA*) vorliegen od. Nachw. in der Sandwich*-Methode. Auswertung: **1. direkt** durch physik. (photometr.) Nachweis der gebildeten Immunkomplexe, z. B. beim nephelometr. u. turbidimetr. I.; **2. indirekt** unter Verwendung spez. Antikörper od. Liganden (z. B. Staphylokokkenprotein A), an die ein Markermolekül kovalent gebunden ist; die Marker (z. B. Fluoreszenzfarbstoffe, Enzyme od. Radionuklide) verstärken das Signal der detektierten

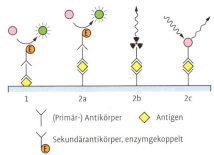

1 2a 2b 2c

(Primär-) Antikörper ◇ Antigen

Sekundärantikörper, enzymgekoppelt

Immunoassay: 1: ELISA: an Festphase gebundenes Antigen bindet den nachzuweisenden Antikörper; Nachweis des Antikörpers durch einen Sekundärantikörper, der den ersten erkennt u. der an ein Enzym gekoppelt ist, das eine Farbreaktion katalysiert; 2: Sandwich-Methode: a: an Festphase gebundener monoklonaler Primärantikörper bindet das nachzuweisende Antigen; Nachweis des Antigens mit spez. Sekundärantikörper, der von einem dritten, enzymgekoppelten Antikörper erkannt wird, die Farbreaktion detektiert die Antikörperbindung (z. B. Sandwich-ELISA); b: Markierung des Sekundärantikörpers mit einer radioaktiven Substanz, deren Strahlung quantitativ erfasst werden kann (z. B. Radio-Immunoassay); c: Kopplung des Sekundärantikörpers mit einem Fluoreszenzfarbstoff, der nach Anregung Licht in einer bestimmten Wellenlänge emittiert (z. B. Immunfluoreszenstest) [152]

Antigene u. erhöhen die Sensitivität des I.; der indirekte I. wird photometr. über die Fluoreszenzintensität od. eine enzymat. Farbreaktion bzw. die Messung der Strahlungsintensität quantitativ ausgewertet. Vgl. Immunelektrophorese; Immunfluoreszenztest; Enzym-Immunoassay; Lumineszenz-Immunoassay.

Im|muno|assay, nephelo|metrischer (↑; ↑) *m:* (engl.) *nephelometric immunoassay;* Abk. NIA; immun. Methode zur direkten quant. Bestimmung von Antigenen (z. B. Plasmaproteinen); **Prinzip:** Photometrie des durch die Immunkomplexe in der Suspension hervorgerufenen Streulichts; die Lichtstreuung kann bei kleinen od. niedrig konzentrierten Antigenen durch Kopplung von Latex-Kügelchen an die Antikörper verstärkt werden (PENIA, Abk. für engl. particle enhanced nephelometric immunoassay). Vgl. Immunoassay, Nephelometrie.

Im|muno|blasten (↑; Blast-*) *m pl:* (engl.) *immunoblasts;* unter dem Einfluss von Antigenen* (in vivo u. in vitro) od. Mitogenen* (in vitro) stimulierte (aktivierte) Lymphozyten* mit vergrößertem Zellvolumen (ca. 12 μm) u. aufgelockertem Kern (B- bzw. T-Zellblasten), die daraufhin proliferieren u. sich zu sog. Effektorzellen (Plasmazellen bzw. aktivierte T-Lymphozytensubpopulationen) od. zu Gedächtniszellen (memory* cells) entwickeln.

Im|muno|blot (↑; engl. blot Fleck) *n:* s. Western*-Blotting-Methode.

Im|muno|gen (↑; -gen*) *n:* s. Antigen; Allergen.

Im|muno|logie (↑; -log*) *f:* (engl.) *immunology;* Lehre von Struktur u. Funktion des Immunsystems*, den Erkennungs- u. Abwehrmechanismen eines Organismus für körperfremde (u. U. auch körper-

Immunopathien

eigene) Substanzen u. Gewebe; umfasst zahlreiche Teilgebiete wie u. a. Immunchemie, -genetik, -pathologie, -pharmakologie, -hämatologie, -endokrinologie sowie Psychoneuro-, Tumor-, Transplantationsimmunologie.

Im|muno|pathien (↑; -pathie*) f pl: (engl.) *immunodeficiency diseases*; durch Störungen des Immunsystems* bzw. durch Immunreaktionen verursachte Krankheiten; z. B. Immundefekte*, Autoimmunkrankheiten*, Immunkomplexkrankheiten*.

Im|mun|orchitis (↑; Orch-*; -itis*) f: (engl.) *autoimmune orchitis*; syn. Autoimmunorchitis; durch lokale Entz. (z. B. Mumpsorchitis) od. Trauma verursachte Atrophie des Keimzellepithels u. Fibrose der Tubuluswände mit Antikörperbildung gegen Spermien u. Hodengewebe. Vgl. Sterilität.

Im|muno|zyten (↑; Zyt-*) m pl: immunkompetente Zellen*.

Im|muno|zytom (↑; ↑; -om*) n: Makroglobulinämie*.

Im|mun|para|lyse (↑; Paralyse*) f: erworbene Immuntoleranz*.

Im|mun|re|aktion (↑) f: 1. Antigen*-Antikörper-Reaktion; 2. induzierte Immunantwort*; 3. s. Allergie.

Im|mun|re|konstitutions|syn|drom (↑; Re-*; lat. *constituere, constitutus* einrichten, ordnen, festigen) n: (engl.) *immune reconstitution syndrome*; Abk. IRS; bei Pat. mit HIV-Infektion kurz nach Beginn einer antiviralen Kombinationstherapie* auftretende Krankheitserscheinungen; bereits vor Therapiebeginn latent bestehende Infektionen werden durch das sich restaurierende Immunsystem suffizienter bekämpft u. äußern sich mit deutlichen Entzündungszeichen (z. B. CMV-Retinitiden, mykobakterielle Infektionen).

Im|mun|serum (↑; Sero-*) n: (engl.) *immune serum*; durch natürliche od. künstliche Immunisierung von Tieren (heterologes I.) od. von Menschen (homologes I., meist Rekonvaleszentenserum) gewonnenes Antiserum mit hohem Gehalt (Titer) an spezif. Antikörpern; vgl. Hyperimmunglobulin; **Verw.:** zur Serumprophylaxe* u. Serumtherapie* (passive Immunisierung) sowie als Testserum*.

Im|mun|stimulanzien (↑; Stimulanzien*) n pl: (engl.) *immunostimulants*; (pharmak.) Sammelbez. für Substanzen, die das Immunsystem* aktivieren; werden z. T. zur Förderung der Immunabwehr bei Immundefekt* therap. angewendet; **Einteilung:** 1. pflanzl. Stoffe: insbes. Presssäfte u. Auszüge von Echinacea, Mistelpräparate, Lektine*; 2. chem. definierte Substanzen; 3. Zytokine: Interferone*, CSF*, Interleukine*, Lymphokine*; 4. Präparate aus Organen od. Mikroorganismen (z. B. Thymusfaktoren*, Vakzine*); 5. Homöopathika (oft Gemische von Echinacea mit anderen Pflanzenauszügen); vgl. Adjuvans, Schutzimpfung.

Im|mun|sup|pression (↑; Suppression*) f: (engl.) *immunosuppression*; veraltet Immundepression; Unterdrückung od. Abschwächung der Immunantwort*; **Vork.:** 1. als Teil der immun. zellulären Regulation des adaptiven Immunsystems durch spezif. T-Lymphozyten (CD8+), komplementär zu T*-Helferzellen (CD4+) u. B-Lymphozyten (CD20-positiv) sowie Plasmazellen (CD20-negativ); 2. als Teil der humoralen Immunantwort durch Störungen im Komplementsystem, der Immunglobulinprotektion u. a.; 3. als Störung des angeb. Immunsystems (Monozyten/Makrophagen, Enzymdefekte); 4. (therap.) durch Strahlentherapie* (Bestrahlung des lymphat. Systems, sog. umgekehrtes Y-Feld) od. pharmak. Wirkstoffe (Immunsuppressiva*) mit dem Ziel, unerwünschte Immunreaktionen auszuschalten; z. B. bei Autoimmunkrankheiten* od. nach Transplantation*; **Kompl.:** erhöhtes Infektionsrisiko, spezif. Infektionen (z. B. endogene Reaktivierung einer latenten Tuberkulose-Infektion unter TNF-α-Blockade); arterielle Hypertonie, Diabetes mellitus, Niereninsuffizienz. Vgl. Immundefekte.

Im|mun|sup|pressiva (↑; ↑) n pl: 1. (engl.) *immunosuppressives*; i. e. S. Arzneimittel, die immun. Reaktionen unterdrücken bzw. abschwächen (s. Tab.); **Einteilung:** 1. selektive I.: z. B. therap. monoklonale Antikörper*; 2. unspezifische I.: z. B. Glukokortikoide*, Cyclophosphamid, Azathioprin; Anw.: v. a. in der Transplantationsmedizin u. zur Behandlung von Autoimmunkrankheiten*; 2. i. w. S. auch andere Agenzien (z. B. ionisierende Strahlen) mit hemmender Wirkung auf das Immunsystem*. Vgl. Immunsuppression.

Im|mun|system (↑) n: (engl.) *immune system*; komplexes funktionelles System (der Vertebraten) zur Erhaltung der Integrität des Körpers durch Abwehr körperfremder Substanzen (Antigen*) u. kontinuierl. Elimination anomaler (z. B. maligne entarteter) Körperzellen (immun. Überwachung), an der die Organe des lymphatischen Systems*, im gesamten Organismus verteilte Zellen (v. a. Leukozyten*, Zellen des Monozyten*-Makrophagen-Systems) u. Moleküle (Immunglobuline*, Lymphokine) beteiligt sind. Die unspezif. Abwehrmechanismen des **angeborenen** I. werden u. a. durch Phagozyten*, natürliche Killerzellen*, Komplement* u. Lysozym*, die spezif. Immunantwort des **erworbenen** I. v. a. durch Lymphozyten* u. spezif. Antikörper* vermittelt. Vgl. Immunität.

Im|mun|szinti|graphie (↑; Szinti-*; -graphie*) f: (engl.) *immunoscintigraphy*; spezielles Verf. der Szintigraphie*, bei dem mit Gammastrahlen radioaktiv markierte, monoklonale Antikörper od. deren Fragmente nach Injektion in vivo mit entspr. Zielantigenen reagieren u. damit eine Aktivitätsanreicherung im Zielgewebe erreicht wird (positive Darstellung im Szintigramm); **Ind.:** Tumordiagnostik (z. B. ^{99m}Tc-Anti-CEA-Antikörper bei kolorektalen Tumoren u. ihren Metastasen, ^{68}Ga-DOTATOC bzw. ^{111}In-Octreotid* zum Nachw. von Somatostatin-Rezeptoren bei neuroendokrinen Tumoren); Entzündungsdiagnostik (Antigranulozyten-Antikörper-^{99m}Tc-NCA-95 bei umschriebenen Entz., auch zur Untersuchung des Knochenmarks). Vgl. Radioimmuntherapie.

Im|mun|therapie (↑) f: (engl.) *immunotherapy*; Beeinflussung immun. Reaktionen (Immunmodulation*) durch therap. od. prophylakt. Maßnahmen; **Formen:** 1. Immunsuppression; u. a. durch Zufuhr von hochspezif. Immunglobulinen: z. B. Anti-TNF-α-Antikörper bei Enteritis* regionalis Crohn, rheumatoider Arthritis* u. Spondylarthritis*; Anti-HER-2/neu-Antikörper bei Mammakarzinom; Anti-Lymphozytenantikörper (Anti-CD4)

Immuntherapie, spezifische

Immunsuppressiva

Substanzen	Wirkungsmechanismen
chemische Agenzien	
Glukokortikoide	anti-inflammatorisch (Hemmung der Phospholipase A_2); Hemmung der Antigenpräsentation durch Makrophagen; Hemmung der Zytokin-Gentranskription (Interleukin-1 u. a.); Hemmung der Expression von Adhäsionsmolekülen u. a.
Ciclosporin/Tacrolimus (cyclisches Peptid bzw. Makrolid)	Hemmung der Lymphokinsynthese (Interleukin-2); Bindung an Immunophilline; Hemmung der Calcineurin-Calmodulin induzierten Phosphorylierung und damit der Gentranskription für Interleukin-2
Sirolimus (cyclisches Makrolid)	Hemmung der Lymphokinantwort; Bindung an Immunophilline; Blockierung zytokinvermittelter Signaltransduktion über ToR (Abk. für engl. target of rapamycin, z. B. nach Bindung von Interleukin-2 an den IL-2-Rezeptor)
Antimetabolite	Hemmung der DNA-Synthese bevorzugt in Lymphozyten durch Blockade der De-novo-Purin- oder Pyrimidinsynthese
Methotrexat	Folsäure-Antagonist; hemmt Dihydrofolatreduktase
Azathioprin	Purinanalog; Derivat des 6-Mercaptopurins
Mizoribin	Purinsynthese-Hemmer; hemmt Inosinmonophosphat-Dehydrogenase
Mycophenolatmofetil	wie Mizoribin nach Umwandlung in mykophenolische Säure in vivo
Brequinar	Pyrimidinsynthese-Hemmer; hemmt Dihydroorotat-Dehydrogenase im Lymphozyten
Leflunomid	Hemmung der Dihydroorotat-Dehydrogenase im Lymphozyten sowie Hemmung der Tyrosinphosphorylierung (Hemmung der IL-2-Signaltransduktion)
Deoxyspergualin	nicht bekannt; hemmt Reifung von T- und B-Lymphozyten
biologische Agenzien	
polyklonale Antilymphozyten-Antikörper ALS, ALG, ATG	Globuline von lymphozytenimmunisierten Pferden oder Kaninchen; inaktivieren vorwiegend T-Lymphozyten
monoklonale Antilymphozyten-Antikörper	Globuline meist aus klonierten Mäusezellen
1-Anti-CD3 (OKT3), Anti-TCR	Hemmung der T-Zell-Mitogenese und -Zytotoxität durch Antigenmodulation und selektive T-Zell-Depletion
Anti-CD4	u. a. Hemmung der Adhäsion von T-Zellen an spezifische Zielzellen
Anti-CD20	Depletion von B-Zellen
Anti-CD25	Blockade des IL-2-Rezeptors
Anti-LFA-1, Anti-ICAM-1	Hemmung von Adhäsionsmolekülen auf Lymphozyten und Endothelzellen
Anti-IgE	Blockade der Bindung zirkulierender IgE-Antikörper an Mastzellen
Anti-TNF-α	Blockade von TNF-α
löslicher TNF-Rezeptor	Blockade von TNF-α und TNF-β
Anti-IL-1	Blockade von IL-1
IL-1-Rezeptor-Antagonist	Blockade der IL-1-Wirkung durch Antagonist des Rezeptors
Anti-IL-6	Blockade von IL-6 od. Blockade des löslichen IL-6-Rezeptors

Anti-CD20, 22) zur therap. Immunsuppression*; 2. Applikation von Anti-D zur Prophylaxe des Morbus hämolyticus neonatorum od. zur Ther. der Immunthrombopenie; 3. aktive spezif. (z. B. Schutzimpfung) od. unspezif. (z. B. Interferone) Immunstimulation.

Im|mun|therapie, spezifische (↑) *f* : (engl.) *specific immunotherapy*; Abk. SIT; syn. Hyposensibilisierung; veraltet Desensibilisierung; schrittweises Herabsetzen einer allergenspezif. IgE-vermittelten Reaktionsbereitschaft (Allergie* vom Soforttyp) durch regelmäßige, meist über einen längeren Zeitraum (oft mehr als 3 Jahre) erfolgende subkutane Injektion (Abk. SCIT) od. sublinguale Zufuhr (Abk. SLIT) des auslösenden Allergens* in unterschwelligen, langsam ansteigenden Konz. einer standardisierten Allergenlösung; Schnellhyposensibilisierung (sog. ultra-rush) auch innerh. von 1–2 Tagen, z. B. gegen Hymenopterengifte. **Wirkung:** Bildung blockierender Antikörper der IgG-Klasse, Induktion regulatorischer T-Zellen, Induktion antiidiotypischer Antikörper, Supprimierung der Produktion spezif. IgE-Antikörper, verminderte Degranulationsbereitschaft der Mastzellen u. basophilen Granulozyten sowie Produktion immunmodulator. Zytokine; Prävention von Neusensibilisierungen u. Verminderung des Asthmarisikos (Etagenwechsel*) sowie mehrjährige Langzeiteffekte auch nach Absetzen z. B. bei best. SCIT nachgewiesen. **Ind.:** Nachw. einer IgE-vermittelten Sensibilisierung (mit Hauttest u./od. In-vitro-Diagnostik) in eindeutigem Zusammenhang mit klin. Symptomatik (ggf. gesichert durch Provokationstest) wie Rhinitis* allergica, Rhinokonjunktivitis allergica, leichtes u. kontrolliertes allerg. Asthma* bronchiale, Verfügbarkeit von standardisierten bzw. qualitativ hochwertigen Allergenextrakten (insbes. Pollen, Hausstaubmilben, Tierepithelien, Hymenopterengifte), Wirksamkeitsnachweis der geplanten SIT für die jeweilige Ind., nicht mögl. Allergenkarenz. **Kontraind.:** u. a. schwere Grunderkrankung, unkontrolliertes Asthma bronchiale, Ther. mit Beta-Blockern, fehlende Compliance*.

Im|mun|thrombo|zyto|penie (↑; Thromb-*; Zyt-*; -penie*) *f*: s. Thrombozytopenie.

Im|mun|toleranz (↑) *f*: (engl.) *immunotolerance*; erworbener Zustand der immun. Nichtreaktivität gegen best. Antigene als eine Möglichkeit der Immunantwort* des intakten Immunsystems* neben der Entw. einer spezif. Immunität* des Organismus; kann u. a. durch Kontakt mit einem Antigen während der Reifung des Immunsystems in der Embryonalentwicklung entstehen (als natürliche I. z. B. bei Blutchimärismus; s. Chimärismus) od. durch Zufuhr hoher Antigenmengen (z. B. Diphtherietoxoid, Pneumokokkenpolysaccharide) beim Erwachsenen hervorgerufen werden (erworbene sog. High-zone-Toleranz); einige schwachimmunogene Antigene induzieren eine (unvollständige) I., wenn sie in kleinen Dosen appliziert werden (erworbene sog. Low-zone-Toleranz). Die Dauer der Antigenpersistenz ist von entscheidender Bedeutung für die Aufrechterhaltung einer erworbenen I., sie erlischt i. d. R. bei Elimination des betreffenden Antigens aus dem Organismus. Eine I. muss nicht vollständig sein u. kann sich durch Fehlen best. Merkmale einer Immunantwort äußern, da B- u. T-Lymphozyten unabhängig voneinander u. auf unterschiedl. Weise eine I. entwickeln (z. B. Induktion einer Antikörperproduktion durch ein best. Antigen, jedoch keiner zellvermittelten Immunantwort). Gegen körpereigene Gewebe besteht (wahrscheinl. durch fehlende Aktivierung normalerweise im Organismus vorhandener Anti-„Selbst"-B-Lymphozyten inf. Ausbleibens der Erkennung von Selbstantigenen durch T-Helferzellen bzw. durch dauernde Hemmung dieser B-Lymphozyten u. von T-Helferzellen durch regulator. T-Lymphozyten) eine natürliche I. (sog. Selbsttoleranz), wodurch i. d. R. eine Autoimmunität* verhindert wird. I. ist ein aktiver Vorgang, wobei die Stärke der Immunaktivierung u. die Interaktion von T- u. B-Zellen (T-Zell-B-Zell-Kooperation) wichtig ist. Schwache Antigene, geringgradige Immunaktivierung u. Fehlen bestimmter Signale zw. T- u. B-Zellen (Kostimulation) können zur I. führen.

Im|mun|toxin (↑; Tox-*) *n*: (engl.) *immunotoxin*; Konjugat aus einer tox. Substanz bakteriellen (Diphtherietoxin, Pseudomonas-Exotoxin A) od. pflanzl. (z. B. Ricin, Abrin) Ursprungs u. einem spezif., meist monoklonalen Antikörper gegen Zellmembranantigene (z. B. Tumorantigene*); **Anw.:** v. a. in vitro, z. B. Zerstörung von Tumorzellen bei autogener Stammzelltransplantation*.

Im|mun|toxizität (↑; ↑) *f*: (engl.) *immunotoxicity*; tox. Wirkung eines Agens auf das Immunsystem.

Im|mun|vaskulitis (↑; lat. vasculum kleines Gefäß; -itis*) *f*: Vasculitis* allergica.

Im|mun|zellen (↑; Zelle*): immunkompetente Zellen*.

Im|mun|zyto|metrie (↑; Zyt-*; Metr-*): s. Flowzytometrie.

IMP: Abk. für Inosinmonophosphat*.

Im|pedanz (lat. impedire hindern) *f*: **1.** (engl.) *impedance*; (physik.) Wechselstromwiderstand (Scheinwiderstand) einer elektron. Schaltung, die sich aus Widerständen, Kondensatoren u. Spulen zusammensetzen kann; Formelzeichen Z, Einheit Ohm*; **2.** (physik.) **akustische I.:** Bez. für den Wellenwiderstand (= Dichte × Schallgeschwindigkeit) eines Mediums, in dem sich Schall od. Ultraschall ausbreitet. An der Grenzfläche zwischen Medien mit unterschiedl. Wellenwiderstand wird ein Teil des Schalls bzw. Ultraschalls reflektiert. Dies ist die Grundlage für die Bildgebung in der Ultraschalldiagnostik*.

Im|pedanz|an|alyse, bio|elektrische (↑; Analyse*) *f*: (engl.) *bioelectrical impedance analysis*; Abk. BIA; Bestimmung der Körperzusammensetzung mit Hilfe einer elektr. Messung über Hautklebeelektroden od. Elektroden in der Standfläche von entspr. Personenwaagen (sog. Körperfettwaagen); **Prinzip:** im Körperwasser* gelöste Elektrolyte leiten Strom; Leitfähigkeit u. elektr. Widerstand des Körpers sind daher abhängig von der Gewebezusammensetzung, bes. dem Fettanteil; **Meth.:** Erzeugung eines homogenen elektr. Feldes mit niedriger Stromstärke (z. B. 800 µA) u. hoher Frequenz (meist 50 kHz); Messung des Widerstandes (Impedanz) und der Phasenverschiebung des Wechselstroms im Körpergewebe; daraus ableitbare Parameter sind Körperfettmasse u. fettfreie Körpermasse (Magermasse), Gesamtkörperwasser, Körperzellmasse (Muskel- u. Organmasse), extrazelluläre Masse (Blut- u. Gewebeflüssigkeit); **Anw.:** bes. in der Ernährungs- u. Sportmedizin.

Im|pedanz|audio|metrie (↑; Audi-*; Metr-*) *f*: (engl.) *impedance audiometry*; Messung der Impedanzänderung des Trommelfells bei Änderung des Drucks im äußeren Gehörgang; **Anw.: 1.** indirekte Messung der Tubenfunktion u. der Belüftung der Paukenhöhle (Veränderung durch Unterdruck, Erguss) v. a. zum Nachw. eines Seromukotympanons im Kindesalter bei adenoiden Vegetationen; **2.** Erfassung atem- u. pulssynchroner Impedanzänderungen, z. B. bei klaffender Tube, Paragangliom des Mittelohrs; **3.** Bestimmung der Schwelle für den Stapediusreflex (s. Stapediusreflexmessung) bei ipsi- u. kontralateraler Schallzuführung (Fixierung des Gehörknöchelchens bei Otosklerose, Unterbrechung der Kette). Vgl. Audiometrie; Tympanometrie.

Im|pedanz|kardio|graphie (↑; Kard-*; -graphie*) *f*: (engl.) *impedance cardiography*; v. a. intensivmed. eingesetztes nichtinvasives Verf. zur Messung hämodynam. Parameter des Herzens (Schlagvolumen*, Herzminutenvolumen*) über Schwankungen des Widerstands (Impedanzänderung) am Thorax während eines Herzzyklus.

Im|pedanz, respiratorische (↑) *f*: (engl.) *respiratory impedance*; Messung der Atembewegung über Thorax u. Abdomen mit Dehnungsstreifen (bedeutsam für die Diagn. des OSAS*).

Im|pedanz|zyto|metrie (↑; Zyt-*; Metr-*) *f*: (engl.) *impedance-based flow cytometry*; Verf. der Durchflusszytometrie*, bei der an der Messkapillare eine Spannung angelegt ist; bei Durchtritt einer Lösung suspendierter Zellen erfolgen messbare Spannungsänderungen, deren Häufigkeit bzw. Ausmaß von Zellzahl bzw. Zellgröße u. -form abhängig sind.

im|per|fectus (lat.): unvollkommen.

im|per|meabel (In-*; lat. permeare hindurchziehen): (engl.) *impermeable*; undurchgängig, undurchlässig.

Im|petigo (lat. Hautausschlag) *f*: (engl.) *crusted tetter*; Eiterflechte, Grindflechte; Bez. für eine nichtfollikuläre, oberflächliche Pyodermie mit Blasenbildung; vgl. Erysipel.

Im|petigo Bockhart (↑; Max B., Dermat., Wiesbaden, 1883–1921) *f*: s. Folliculitis staphylogenes superficialis.

Im|petigo bullosa (↑) *f*: s. Impetigo contagiosa.

Im|petigo contagiosa (↑) *f*: (engl.) *impetigo (contagiosa)*; Bez. für blasenbildende Pyodermien*; **Formen:** 1. **kleinblasige I. c.** (syn. Impetigo vulgaris, Grindflechte): häufigste Hautinfektion bei Kindern durch betahämolysierende Streptokokken der Gruppe A u. Staphylokokken; Klin.: im Gesicht, an Kopf u. Extremitäten lokalisierte rötl. Flecken, auf denen sich Bläschen, Pusteln, Erosionen u. gelbe bis braune Krusten (s. Abb.) bilden; Entstehung oft auf vorgeschädigter Haut u. bei mangelnder Körperpflege; endem. Auftreten mögl.; Kompl.: akute Glomerulonephritis;

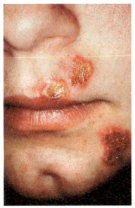

Impetigo contagiosa: typische goldgelb belegte entzündliche Herde bei kleinblasiger Impetigo contagiosa [55]

2. **großblasige I. c.** (syn. Impetigo bullosa, Pemphigus neonatorum bei Neugeborenen): lokalisierte Form des Staphylococcal scalded skin syndrome (SSSS*), bes. an Abdomen, Hals- u. Achselfalten, Genitalregion; Progn.: günstig; **Ther.:** lokal Antiseptika, bei gefährdeten Pat. system. Antibiotika.

Im|petigo herpeti|formis (↑) *f*: (engl.) *impetigo herpetiformis*; sehr seltene u. schwer verlaufende Variante der Psoriasis* pustulosa Typ Zumbusch bei Nebenschilddrüseninsuffizienz (s. Hypoparathyroidismus); **Vork.:** meist bei Frauen insbes. in der Schwangerschaft (v. a. 2. Schwangerschaftshälfte), bei erneuter Schwangerschaft oft Rezidiv; selten bei Männern u. Kindern nach Strumektomie; **Sympt.:** Hypokalzämie, Fieber, Erbrechen, Durchfälle, tonisch-klon. Krämpfe, schubweise auftretende, rasch zu Krusten eintrocknende Pusteln auf gerötetem Grund bes. in der Leistengegend u. submammär; **Ther.:** Glukokortikoide, Flüssigkeits- u. Elektrolytersatz; evtl. vorzeitige Geburtseinleitung.

Im|petigo vulgaris (↑) *f*: s. Impetigo contagiosa.

Impf|feder: (engl.) *vaccinating lancet*; zweischneidige, federförmige Lanzette zur Impfung od. Wundsetzung bei kapillarer Blutentnahme.

Impf|kalender: (engl.) *calendar of vaccination*; sog. Impfprogramm; festgelegte Reihenfolge der von der Ständigen Impfkommission (STIKO*) empfohlenen Impfungen für Säuglinge, Kinder, Jugendliche u. Erwachsene mit dem Ziel einer Immunität* gegen wichtige Infektionskrankheiten (s. Tab.); für Erwachsene u. best. Personengruppen gelten außerdem bes. Empfehlungen für Auffrisch- u. Indikationsimpfungen (z. B. vor Reisen, bei Risikogruppen wie med. Fachpersonal). Vgl. Schutzimpfung (Tab. dort).

Impf|komplikation *f*: (engl.) *postvaccinal complications*; über die normale Impfreaktion hinausgehende, oft therapiebedürftige Erkrankung aufgrund einer Impfung; in seltenen Fällen kann diese auch zu bleibenden Schäden (s. Impfschaden) führen. I. können durch das Impfantigen selber od. die im Impfstoff enthaltenen Hilfsstoffe verursacht werden. Vorübergehende therapiebedürftige Erkr. werden z. B. nach BCG-Impfung als abszedierende Lymphadenitis (ca. 3 : 1000 Impfungen), bei Immungeschwächten als disseminierte BCG-Infektion (1 : 1 Mio.) beobachtet. Nach oraler Poliomyelitis-Schutzimpfung (Sabin) kann eine Impfpoliomyelitis (1 : 3,3 Mio.) od. Kontaktimpfpoliomyelitis (1 : 3,3 Mio.) auftreten. Dementsprechend wird die Polio-Impfung in Deutschland nur noch mit der inaktivierten Polio-Vakzine nach Salk (Abk. IPV) empfohlen. Bei Verdacht auf eine I. ist eine genaue Untersuchung u. Dokumentation einzuleiten, ggf. die Überweisung an eine Spezialabteilung u. Asservierung von Untersuchungsmaterial (Blut, Stuhl, Liquor u. a.) vorzunehmen. Bei Verdacht auf eine I. muss das zuständige Gesundheitsamt verständigt werden (Infektionsschutzgesetz § 6). Vgl. Schutzimpfung.

Impf|metastase (Metastase*) *f*: s. Metastase.

Impf|schaden: (engl.) *vaccination damage*; bleibender Schaden nach Schutzimpfung*, der über die übliche Impfreaktion hinausgeht; ein I. liegt auch vor, wenn eine andere als die mit vermehrungsfä-

Impfkalender
Empfehlungen der Ständigen Impfkommission (STIKO, Stand Juli 2008) für Säuglinge, Kinder, Jugendliche und Erwachsene

Impfstoff/Antigen-kombination	Geburt	Alter in vollendeten Monaten					Alter in vollendeten Jahren				
		2	3	4	11–14	15–23[a]	5–6[a]	9–11[a]	12–17[a]	ab 18	≥60
Tetanus (T)[1]		1.	2.	3.	4.		A	A	A	A[6]	A[6]
Diphtherie (D/d)[1][b]		1.	2.	3.	4.		A	A	A	A[6]	A[6]
Pertussis (aP/ap)[1]		1.	2.	3.	4.		A	A	A	A[7]	A[7]
Haemophilus influenzae Typ b (Hib)[1]		1.	2. c)	3.	4.						
Poliomyelitis (IPV)[1]		1.	2. c)	3.	4.			A	A		
Hepatitis B (HB)[1]	d)	1.	2. c)	3.	4.			G	G		
Pneumokokken[2]		1.	2.	3.	4.						S
Meningokokken					1. e) ab vollendetem 12. Monat						
Masern, Mumps, Röteln (MMR)[3]					1.	2.					
Varizellen[3]					1.	2.			g)	g)	
Influenza[4]											S
HPV[5]									SM		

Um die Zahl der Injektionen möglichst gering zu halten, sollten vorzugsweise Kombinationsimpfstoffe verwendet werden. Bei Verwendung von Kombinationsimpfstoffen sind die Angaben des Herstellers zum Impfalter und zu den Impfabständen zu beachten. Zur gleichzeitigen Gabe von Impfstoffen sind die Angaben der Hersteller zu beachten. Der Zeitpunkt der empfohlenen Impfungen wird in Monaten und Jahren angegeben. Die Impfungen sollten zum frühestmöglichen Zeitpunkt erfolgen.

- A Auffrischimpfung: zu den Impfabständen bei Verwendung von Kombinationsimpfstoffen, die Td-Antigen enthalten, s. Schutzimpfung (Tab., Anwendungshinweis)
- G Grundimmunisierung aller noch nicht geimpften Jugendlichen bzw. Komplettierung eines unvollständigen Impfschutzes
- S Standardimpfungen mit allgemeiner Anwendung (Regelimpfung)
- SM Standardimpfungen für Mädchen

a) Zu diesen Zeitpunkten soll der Impfstatus unbedingt überprüft und ggf. vervollständigt werden.
b) Ab einem Alter von 5 bzw. 6 Jahren wird zur Auffrischimpfung ein Impfstoff mit reduziertem Diphtherietoxoid-Gehalt (d) verwendet.
c) Bei monovalenter Anwendung bzw. bei Kombinationsimpfstoffen ohne Pertussiskomponente kann diese Dosis entfallen.
d) Bei Neugeborenen von HBsAg-positiven Müttern sollte unmittelbar (innerhalb von 12 Std.) post partum die Immunisierung mit HB-Impfstoff und HB-Immunglobulin durchgeführt werden; Wiederimpfung nach 1 und 6 Monaten; bei Neugeborenen von Müttern mit nicht bekanntem HBsAg-Status wird unabhängig vom Geburtsgewicht ebenfalls unmittelbar post partum die Grundimmunisierung mit HB-Impfstoff begonnen; bei nachträglicher Feststellung der HBsAg-Positivität der Mutter kann beim Neugeborenen innerhalb von 7 Tagen postnatal die passive Immunisierung nachgeholt werden; nach Abschluss der Grundimmunisierung serologische Kontrolle erforderlich.
e) Zur Möglichkeit der Koadministration von Impfstoffen sind die Fachinformationen zu beachten.
f) Bei Anwendung des Kombinationsimpfstoffes MMRV sind die Angaben des Herstellers zu beachten. Entsprechend den Fachinformationen ist die Gabe einer 2. Dosis gegen Varizellen erforderlich. Zwischen beiden Dosen sollten 4–6 Wochen liegen.
g) s. Schutzimpfung (Tab.)

[1] Abstände zwischen den Impfungen der Grundimmunisierung mindestens 4 Wochen; Abstand zwischen vorletzter und letzter Impfung der Grundimmunisierung mindestens 6 Monate

[2] generelle Impfung gegen Pneumokokken für Säuglinge und Kleinkinder bis zum vollendeten 2. Lebensjahr mit einem Pneumokokken-Konjugatimpfstoff; Standardimpfung für Personen ≥60 Jahre mit Polysaccharid-Impfstoff; Wiederholungsimpfung im Abstand von 5 Jahren nur bei bestimmten Indikationen (s. Schutzimpfung, Tab. dort)
[3] Mindestabstand zwischen den Impfungen 4–6 Wochen
[4] jährlich mit dem von der WHO empfohlenen aktuellen Impfstoff
[5] Grundimmunisierung mit 3 Dosen für alle Mädchen im Alter von 12 bis 17 Jahren Dosis
[6] jeweils 10 Jahre nach der letzten vorangegangenen
[7] alle Erwachsenen sollen die nächste fällige Td-Impfung einmalig als Tdap (bei entsprechender Indikation als Tdap-IPV)-Kombinationsimpfung erhalten

higen Erregern geimpfte Person geschädigt wurde. I. trat vor Abschaffung der Pockenimpfpflicht relativ häufig nach Pockenschutzimpfung auf, z. B. als postvakzinale Enzephalitis* od. Vaccinia inoculata (Autoinokulation durch Verschmieren der Vakzine). Seit die Poliomyelitis-Schutzimpfung nur noch mit einer inaktivierten Vakzine (Salk) u. die Tuberkulose- u. Pockenschutzimpfung nicht mehr in Deutschland durchgeführt werden, sind Impfschäden sehr selten. Nach § 60 Infektionsschutzgesetz* begründen I., die in Zus. mit einer gesetzl. vorgeschriebenen od. aufgrund des IfSG od. internationaler Gesundheitsvorschriften angeordneten Impfung stehen od. auf einer von einer Gesundheitsbehörde öffentl. empfohlenen Schutzimpfung beruhen, öffentl.-rechtl. Entschädigungsansprüche, deren Art u. Höhe sich nach dem Bundesversorgungsgesetz bemessen. Vgl. Impfkomplikation.
Impf|schutz: s. Schutzimpfung; Immunität.
Impf|stoff: s. Vakzine; vgl. Schutzimpfung.
Impf|stoff, poly|valẹnter: (engl.) *multivalent vaccine*; Vakzine* bestehend aus einem Gemisch versch. Impfantigene der Typen eines Erregers (z. B Influenza-Virus, Poliomyelitis-Viren); vgl. Kombinationsimpfstoff; Simultanimpfung.
Impf|tuberkulose (Tuberkel*; -osis*) *f*: (engl.) *immunisation tuberculosis*; auch Inokulationstuberkulose; tuberkulöse Erkr. (meist Tuberculosis* cutis od. Tendovaginitis tuberculosa) inf. Inokulation von Mycobacterium tuberculosis; z. B. bei Pathologen (BK Nr. 3101) od. Fleischern (BK Nr. 3102).
Impfung: 1. (engl.) *vaccination*; (immun.) s. Schutzimpfung; **2.** (mikrobiol.) Übertragung lebender Mikroorganismen auf einen Nährboden od. in ein Nährmedium.
Impf|zerti|fikat, inter|nationales *n*: (engl.) *international inoculation certificate*; bei Einreise in versch. Länder gefordertes Impfzeugnis über best. Schutzimpfungen, meist gegen Gelbfieber u. in best. Ländern gegen Cholera; vgl. Schutzimpfung.
Impingement (engl. impinge an-, gegenstoßen, auftreffen auf) *n*: schmerzhafte Verdrängung od. Einklemmung von Gewebe, am häufigsten im Bereich des Schultergelenks (s. Impingement-Syndrom).
Impingement-Syn|drom (↑) *n*: (engl.) *impingement syndrome*; Supraspinatus-outlet-Syndrom, Painful-arc-Syndrom, subakromiales Engpasssyndrom; Funktionsbeeinträchtigung des Schultergelenks durch Irritation der Rotatorenmanschette u. der Bursa subacromialis unter dem Akromion (s. Abb.). **Urs.:** Überbelastung, degenerative Verän-

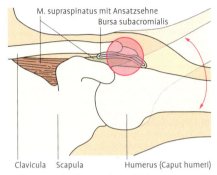

Impingement-Syndrom: Pathomechanismus

derungen, muskuläre Dysbalance, knöcherne Anomalien (versch. Formen des Akromions), posttraumat. Inkongruenzen z. B. nach Fraktur des Tuberculum majus, Reizung der Supraspinatussehne u. Bursa subacromialis mit sekundärer Bursitis; **Klin.:** Überkopfarbeiten schmerzhaft, painful* arc bei Abduktion des Arms; **Diagn.:** Impingement-Zeichen u. -Test nach Neer ed. Hawkins, ggf. Rö., MRT; **Ther.:** konservativ: subakromiale Infiltrationen; Physiotherapie; operativ: offene od. arthroskop. subakromiale Dekompression (Abk. SAD; s. Akromioplastik). Vgl. Periarthropathia humeroscapularis.
Im|plantate (In-*; lat. plantatus gepflanzt) *n pl*: (engl.) *implants*; zusammenfassende Bez. für Stoffe u. Teile, die zur Erfüllung best. Ersatzfunktionen für einen begrenzten Zeitraum od. auf Lebenszeit in den menschl. Körper eingebracht werden; **Ersatzfunktionen: 1.** Unterstützung, Steuerung bzw. partieller od. kompletter Ersatz von Organfunktionen (z. B. Linsenimplantation*, künstl. Herzschrittmacher*, künstl. Herzklappe*, Gefäßimplantate aus Kunststoff bei der rekonstruktiven Gefäßchirurgie, Endoprothese*); **2.** Unterstützung von Heilungsprozessen (z. B. Ruhigstellung einer Fraktur mit Osteosynthese*); **3.** Übertragung von Kräften (z. B. übungsstabile u. exakte Reposition von Frakturenden mit Osteosynthese*); **4.** Korrektur von Deformitäten (z. B. Implantation von Harrington-Stäben zur Aufrichtung einer Skoliose*); **5.** plast. Raumausfüllung (z. B. Mammaplastik* mit Kunststoffimplantaten); **6.** Defektdeckung (z. B. der Bruchpforten einer Hernie* mit Kunststoffnetz od. von Kalottendefekten mit künstl. Schädelplatte). Bei Langzeitimplantaten ist

Implantation

die Materialverträglichkeit bedeutsam. Vgl. Zahnimplantat.

Im|plantation (↑; ↑) *f*: **1.** (chir.) Einbringen od. Einpflanzen körperfremder (häufig alloplast.) Materialien (Implantate*) in den Organismus; vgl. Transplantation; **2.** (embryol.) Nidation*.

Im|plantations|meta|stase (↑; ↑; Metastase*) *f*: s. Metastase.

Im|plantations|phase (↑; ↑; Phase*) *f*: (engl.) *implantation stage*; früheste Phase der Plazentaentwicklung (Nidation*) von der ersten Ausbreitung des Trophoblasten* (ab dem 6. Tag p. c.) bis zur Formierung der Zotten.

Im|plantations|schäden (↑; ↑): (engl.) *defective implantation*; fehlerhafte Eieinnistung in das Endometrium; **Formen: 1.** falscher Implantationsort (Placenta* praevia); **2.** Störungen der Implantationstiefe (Placenta* accreta, Placenta* increta, Placenta* percreta), häufig bedingt durch Schädigung der Uterusschleimhaut (u. a. durch Kürettage*, Schwangerschaftsabbruch*, Schnittentbindung*, Endomyometritis); **3.** Asymmetrie der Trophoblastausbreitung (pathol. Nabelschnuransatz; s. Insertio); **4.** Rückbildungsstörung des Chorion laeve (Placenta* extrachorialis, Placenta* membranacea). Vgl. Plazentation, Plazentalösungsstörungen.

Im|planto|logie (↑; ↑; -log*) *f*: (engl.) *implantology*; Lehre vom Einpflanzen nicht lebender Gewebe u. Materialien; vgl. Implantate.

Im|plosion (↑; lat. plaudere, plausus schlagen) *f*: Methode der Verhaltenstherapie*, die den Pat. massiv mit imaginalen angstauslösenden Reizen konfrontiert (Konfrontation* in sensu), um ein Verhalten der Angstvermeidung i. S. der operanten Konditionierung zu verhindern bzw. eine Extinktion der angstbesetzten Reiz-Reaktionsverknüpfung zu erreichen; **Anw.:** Angststörung, Phobie. Vgl. Reizüberflutung.

Im|potentia (lat. Unvermögen) *f*: Impotenz*.

Im|potentia co|eundi (↑) *f*: (engl.) *inability to cohabit*; Bez. für die Unfähigkeit zur Ausübung des Koitus; i. e. S. Erektionsstörung* u. Ejakulationsstörung, i. w. S. auch Lubrikationsmangel (s. Lubrikation) u. Vaginismus*. Vgl. Funktionsstörungen, sexuelle.

Im|potentia con|cipiendi (↑) *f*: (engl.) *impotentia concipiendi*; Unfähigkeit der Frau, eine Eizelle* zur Befruchtung durch Spermien zur Verfügung zu stellen; s. Sterilität.

Im|potentia con|cupiscentiae (↑) *f*: sexuelle Appetenzstörungen*.

Im|potentia generandi (↑) *f*: (engl.) *inability to reproduce*; Bez. für die Unfähigkeit zur Fortpflanzung; bei Männern Zeugungsunfähigkeit, bei Frauen Unfruchtbarkeit; s. Fertilitätsstörung. Vgl. Infertilität; Sterilität; Disruptoren, endokrine.

Im|potentia gestandi (↑) *f*: s. Infertilität.

Im|potenz (↑) *f*: (engl.) *impotence*; Sammelbez. für die Unfähigkeit zur Fortpflanzung (Impotentia generandi; s. Infertilität; Sterilität) sowie für Störungen der intakten Sexualfunktion bei beiden Geschlechtern (Impotentia coeundi, insbes. Erektionsstörung*; s. Erregungsstörungen, sexuelle); vgl. Funktionsstörungen, sexuelle.

Im|prägnation (In-*; lat. praegnans schwanger) *f*: **1.** (engl.) *impregnation*; (gyn.) Eindringen des Samenfadens in das reife Ei; s. Befruchtung; **2.** (histol.) Durchtränkung von Geweben, Zellen u. a. mit Gold- od. Silbersalzen (Metallimprägnation) zur Darstellung von Strukturen.

Im|pressio (lat. Eindruck) *f*: (engl.) *impression*; Knochenvertiefung, -eindruck.

Im|pression, basale (↑) *f*: (engl.) *basal impression*; syn. basiläre Impression, Platybasie, Konvexobasie; Anomalie des kraniozervikalen Übergangs mit Hochstand des Dens axis u. Einstülpung des Bodens der hinteren Schädelgrube; **Urs.:** meist angeb. (z. B. bei Osteogenesis imperfecta Typ IV), selten erworben bei Osteomalazie, Rachitis, Osteoporose, Osteolysen (z. B. Knochentumoren), Ostitis deformans Paget; oft kombiniert mit Atlasdysplasie od. Syringomyelie; **Sympt.:** ab mittlerem Lebensalter Kopfschmerz, Schwindel, Einschränkung der Halsbeweglichkeit u. a.; **Kompl.:** mechan. Kompression des Rückenmarks, dadurch ggf. Entwicklung einer Syringomyelie; Hydrozephalus, Durchblutungsstörung im Versorgungsbereich der Aa. vertebrales; **Diagn.:** röntg. Schädelaufnahme in 2 Ebenen, evtl. CT od. MRT (s. Abb.); Spitze des Dens axis überragt die Verbindungslinie zwischen Foramen magnum u. hartem Gaumen; **Ther.:** neurochir. Dekompression (z. B. durch transorale Densresektion) u. Stabilisierung (dorsal, Hinterhaupt bis C2).

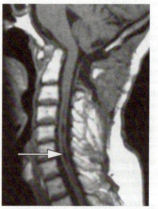

Impression, basale: Kompression der Medulla oblongata mit zervikaler Syringomyelie (Pfeil); die Densspitze steht über dem Niveau des Foramen magnum und imprimiert die Medulla oblongata [42]

Im|pressiones digitatae (↑) *fpl*: (engl.) *digital impressions*; Vertiefungen an der Innenfläche des knöchernen Schädels, den Gyri cerebri entsprechend; vermehrt v. a. bei chron. Hirndrucksteigerung*.

Im|pressions|fraktur (↑; Fraktur*) *f*: (engl.) *depression fracture*; Einbruch von lasttragenden Knochenflächen (z. B. Tibiafraktur*, Pilon-tibiale-Fraktur, Acetabulumfraktur) od. des Schädeldaches (s. Schädelfrakturen) mit Einsinken der Fragmente.

Imprinting, genomisches (engl. imprinting Einprägen) *n*: (engl.) *genomic imprinting*; syn. genomische Prägung; unterschiedl. Expression eines Gens od. mehrerer, teilweise benachbarter Gene in Abhängigkeit von der Vererbung über die paternale od. maternale Gametogenese*; die maternale od. paternale Prägung von Genen ist reversibel, die maternale Prägung eines Gens wird in der Keimbahn eines Mannes aufgehoben u. in eine paternale Prägung umgewandelt (u. umgekehrt). G. I. ist eine epigenet. Form der Regulation der Genaktivität; vgl. Epigenetik. Eine wichtige Rolle nimmt dabei die DNA-Methylierung ein, die meist eine Stilllegung der Genaktivität zur Folge hat. Die selektive Methylierung einer maternalen bzw. paternalen Genkopie bewirkt, dass nur eine Genkopie (ein Allel) aktiv ist. Ist diese aktive Genkopie defekt od. fehlt, können Krankheiten entstehen. Ähnl. Deletionen des proximalen Bereichs von Chromosom 15 führen z. B. bei maternalem Ursprung zum Angelman*-Syndrom, bei paternalem Ursprung zum Prader*-Willi-Syndrom.

Im|puls (lat. impellere, impulsus anstoßen, antreiben) *m*: **1.** (engl.) *impulse*; (physik.) Formelzeichen p; Produkt aus Masse (m) u. Geschwindigkeit (v) eines Körpers: p = m · v. Der Gesamtimpuls eines abgeschlossenen Systems ist konstant. **2.** (engl.) *pulse*; (physik.) kurzzeitiges Auftreten od. kurzzeitige Änderung einer physik. Größe (z. B. Spannungsimpuls, Lichtimpuls); entweder als Einzelimpuls od. als Impulsfolge bzw. Impulsgruppenfolge; die I. od. Impulsfolgen können aperiodisch auftreten od. eine best. Frequenz* haben; med. von Bedeutung in der Nuklearmedizin* (jedes registrierte Gammaquant löst einen elektrischen I. aus), Ultraschalldiagnostik* (Echoimpuls), bei Anw. von Herzschrittmachern*, Laser*, bei der Lithotripsie* u. a.; vgl. Impulsrate.

Im|puls|echo|verfahren (↑): (engl.) *pulse echo technique*; Sammelbez. für versch. Verfahren der Ultraschalldiagnostik*.

Im|pulsiv-petit-mal (↑; franz. kleines Übel): (engl.) *impulsive petit mal*; syn. Herpin-Janz-Syndrom, juvenile myoklonische Epilepsie; idiopath. generalisierte Form der Epilepsie*, häufig in Komb. mit Grand* mal; **Klin.:** Manifestationsalter meist 12.–20. Lj.; bilaterale Myoklonien (plötzl. Schleuderbewegungen der Extremitäten, insbes. der Arme); v. a. beim morgendl. Aufwachen (Aufwachepilepsie); Auslösung durch Schlafmangel möglich.

Im|puls|kontroll|störungen (↑): (engl.) *impulse-control disorders*; Sammelbez. für Störungen der Impulskontrolle, die über Impulsivität u. spontane Handlungen hinausgehen u. durch unbeherrschbare, wiederkehrende Handlungen charakterisiert sind; nach subjektiv wahrgenommenem Erregungs- od. Spannungszustand kommt es zur unkontrollierten Ausführung von Handlungen mit nachfolgender Erleichterung, Befriedigungsgefühl u. evtl. Lustgewinn; **Formen** (nach DSM-IV): u. a. **1.** pathol. Spielen* od. Glücksspiel; **2.** Pyromanie*; **3.** Kleptomanie*; **4.** Trichotillomanie*; **5.** intermittierende explosive Störungen (z. B. unbeherrschbare Wutanfälle mit gewalttätigen Handlungen), zu denen als Sonderfälle auch isolierte explosive Störungen wie z. B. schwere Gewalttaten, Tötungsdelikte u. a. gezählt werden.

Im|puls|rate (↑): (engl.) *pulses per unit of time*; Anzahl der Impulse pro Zeiteinheit; z. B. von einem Strahlungsdetektor gemessen od. bei der Behandlung mit Laser* vorgewählt.

Im|puls|strom|therapie (↑) *f*: (engl.) *pulsed direct current therapy*; syn. Reizstromtherapie; Verf. der Elektrotherapie* bei dem Reizstrombehandlung mit niederfrequenten Impulsen erfolgt; **Prinzip:** entspr. der Ind. Auswahl der Impulsform (Rechteckstrom*, Exponentialstrom*, Dreieckstrom*), Stromart (Schwellstrom*) u. -intensität, Impuls- u. Pausendauer; der bei der sog. **Faradisation** angewandte Exponentialstrom mit einer Frequenz von 50 Hz (Impulsdauer 1 ms) wird in Anlehnung an den histor. faradischen Strom (50-Hz-Wechselstrom) als neofaradischer Strom bezeichnet; **Anw.:** wiederholte Kontraktionen bei kompletter u. inkompletter Denervation, schlaffer Parese, muskulärer Inaktivitätsatrophie, chron. Obstipation, neurogener Harnblasenstörung u. Schmerzsyndromen. Vgl. Elektrodiagnostik; Niederfrequenztherapie.

Im|puls|zyto|photo|metrie (↑; Zyt-*; Phot-*; Metr-*) *f*: s. Durchflusszytometrie.

IMRT: Abk. für (engl.) **i**ntensitäts**m**odulierte **R**adio**t**herapie; Verf. der Strahlentherapie*, bei dem neben der Ausformung des Strahlenfelds auch unterschiedl. Dosisintensitäten in versch. Anteilen des Zielvolumens erreicht werden können; neben einer Dosiserhöhung im Tumor kann dies durch die Ausbildung steilerer Dosisgradienten auch zu einer bes. effektiven Schonung des Normalgewebe bzw. Organe in direkter Nähe des Tumors führen u. dadurch eine Verbesserung des therap. Quotienten bewirken.

IMV: Abk. für (engl.) **i**ntermittent **m**andatory **v**entilation; Form der assistierten Beatmung*, bei dem Spontanatmungsphasen durch zwischengeschaltete maschinelle Beatmungshübe mit vorgewählter Frequenz unterbrochen bzw. unterstützt werden; im Gegensatz zur heute durchgeführten SIMV nicht synchronisiert.

-in: Endung, die in der systemat. Nomenklatur der organischen Chemie das Vorhandensein einer Dreifachbindung anzeigt; z. B. Butin: HC≡C—CH$_2$—CH$_3$; vgl. -an, -en.

In: chem. Symbol für Indium*.

In-: auch Im-; Wortteil mit der Bedeutung **1.** in, hinein; **2.** Um-, Ohn-, Nicht-; von lat. in.

Inaba-Variante *f*: s. Vibrio cholerae.

in|äqual (lat. inaequalis): (engl.) *unequal*; ungleich.

In|aktivierung (In-*; lat. activus tätig, handelnd) *f*: **1.** (engl.) *inactivation*; (serol.) I. von Komplement* durch Erhitzen von Serum für 30 Min. auf 56 °C; **2.** chem. od. physik. Eingriff in die Struktur eines Virus, der dessen Vermehrungsfähigkeit aufhebt. Vgl. Denaturieren.

In|aktivitäts|a|trophie (↑; ↑; Atrophie*) *f*: (engl.) *inactivity atrophy, disuse atrophy*; Atrophie* durch Nichtgebrauch, d. h. Fortfall der mit Tätigkeit verbundenen Blutzufuhr u. Nervenreize; betrifft bes. Muskulatur u. Knochen der Extremitäten.

In|anition (lat. inanis leer) *f*: Hungerzustand; Abmagerung mit völliger Entkräftung als Folge un-

zureichender Ernährung od. bei auszehrender Erkrankung; vgl. Malnutrition.
in|ap|parent (In-*; lat. apparere erscheinen, sichtbar werden): symptomlos, symptomarm.
In|ap|petenz (↑; lat. appetere verlangen) *f*: (engl.) *inappetence*; fehlendes Verlangen; z.B. nach Nahrung.
In|azidität (↑; Azid-*) *f*: Anazidität*.
inborn errors of metabolism (engl.): s. Enzymopathie.
In|carceratio herniae (In-*; lat. carcer Gefängnis) *f*: s. Inkarzeration.
In|cisio (lat. incidere, incisus einschneiden) *f*: s. Inzision.
In|cisivus (↑) *m*: Dens incisivus; s. Schneidezähne.
In|cisura (↑) *f*: (engl.) *notch*; Inzisur, Einschnitt, Einkerbung.
In|cisura acetabuli (↑) *f*: (engl.) *acetabular notch*; Unterbrechung im unteren Umfang der Facies lunata des Hüftbeins.
In|cisura angularis gastricae (↑) *f*: (engl.) *angular incisure of stomach*; Knick, der als tiefster Punkt der Curvatura minor die Grenze zwischen Corpus u. Pars pylorica des Magens markiert.
In|clinatio pelvis (lat. inclinatio Hinneigung) *f*: (engl.) *pelvic inclination*; Beckenneigung; Winkel zwischen der Achse des Beckeneingangs u. der Waagerechten; im Stehen 55° beim männl., 60° beim weibl. Becken (s. Abb.).

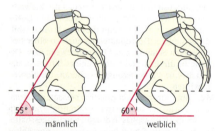

Inclinatio pelvis

In|clusio (lat.) *f*: Einschließung.
In|clusio fetalis (↑) *f*: (engl.) *fetal inclusion*; syn. Fetus in fetu; Doppelfehlbildung, wobei der eine, unentwickelte Fetus in einer Körperhöhle (Schädel-, Brust-, Bauchhöhle) des anderen, entwickelten Fetus eingeschlossen ist.
in|com|pletus (In-*; lat. completus vollständig, gefüllt): unvollständig.
In|con|tinentia alvi (↑; ↑) *f*: s. Stuhlinkontinenz.
In|con|tinentia alvi para|doxa (↑; ↑) *f*: Enkopresis* bei Defäkation großer retinierter Kotmassen; bei idiopath. Megakolon*.
In|con|tinentia pigmenti (↑; ↑) *f*: (engl.) *incontinentia pigmenti*; syn. Bloch-Sulzberger-Syndrom; X-chromosomal-dominant erbl. ektodermales Fehlbildungssyndrom mit typ. Veränderungen der Haut, der Augen u. des ZNS; letal für männl. Hemizygote; mehr als 700 Fälle bekannt; **Ätiol.:** Mutationen im IKK-Gamma-Gen, auch NEMO (Abk. für NFκB essentieller Modulator) genannt (Genlocus Xq28); häufig Neumutationen; **Sympt.:** meist schon bei Neugeborenen auftretende Erkr.; **Ablauf** der Hauterscheinungen in 3 Stadien: **1.** streifige, erythematöse, papulo-vesikuläre Effloreszenzen entlang den Blaschko*-Linien (seitl. Rumpf u. Extremitäten) mit Eosinophilie u. Leukozytose; **2.** Übergang in verruköse Herde; **3.** Abheilung (2.–6. Mon.) mit meist graubraunen Pigmentierungen, die bis zur Pubertät verblassen; Stadium 1 u. 2 können auch vor der Geburt in utero ablaufen. Häufig assoziiert sind Alopezie der Kopfhaut, Nagelwachstumsstörungen, Zahnanomalien, Strabismus, Katarakt, Optikusatrophie, psychomotor. Retardierung u. Krampfanfälle. Vgl. Naegeli-Syndrom.
In|con|tinentia pigmenti a|chromians (↑; ↑) *f*: Hypomelanosis* Ito.
In|con|tinentia urinae et alvi (↑; ↑) *f*: (engl.) *incontinence*; kombinierte Harninkontinenz* u. Stuhlinkontinenz*.
In|con|tinentia urinae para|doxa (↑; ↑) *f*: Ischuria* paradoxa.
In|crementum (lat.) *n*: (engl.) *increment*; Anwachsen, Zuwachs, Zunahme einer variablen Größe, häufig Veränderung einer Größe in einem Zeitintervall, z.B. Bevölkerungszunahme in einem Jahr.
In|cretum (In-*; lat. cernere, cretus absondern) *n*: s. Inkrete.
in|curabilis (lat. incuratus unheilbar): unheilbar.
Incus (lat.) *f*: (engl.) *anvil*; Amboss*.
Inda|caterol (INN) *n*: (engl.) *indacaterol*; lang wirksames Betasympathomimetikum*; partieller Beta-2-Rezeptoren-Agonist mit hoher intrinsischer Aktivität; **Wirkung:** erweitert durch Stimulation bronchialer Beta-2-adrenerger Rezeptoren die Bronchien u. stimuliert die Cilientätigkeit; Wirkung innerhalb von 5 Min. nach Inhalation u. hält über 24 Std. an; **Ind.:** COPD*; **Kontraind.:** Asthma* bronchiale; **UAW:** Nasopharyngitis, Husten, obere Atemweginfektionen u. Kopfschmerzen.
Indana|zolin (INN) *n*: (engl.) *indanazoline*; Alphasympathomimetikum* (Imidazolinderivat); **Anw.:** als lokaler Vasokonstriktor (in Nasentropfen).
Inda|pamid (INN) *n*: (engl.) *indapamid*; analog zu den Benzothiadiazinderivaten wirkendes Diuretikum*.
In|dex (lat. Anzeiger) *m*: **1.** (engl.) *index finger*; (anat.) Zeigefinger; **2.** (engl.) *index*; (statist.) eine aus mind. 2 Zahlenwerten errechnete Kenngröße zur einfachen Beurteilung komplexer Sachverhalte, in der Medizin meist als **Quotient** von 2 Werten (z. B. Broca-Index, Schädelindex u. a.) od. als Summe aus mehreren Werten (**additiver I.**, z. B. APGAR-Schema, I. der sozialen Schichtzugehörigkeit, des Behinderungsgrads).
In|dex|a|metropie (↑; A-*; Metr-*; Op-*) *f*: (engl.) *index ametropia*; Brechungsfehler des Auges durch Veränderung des Brechungsverhältnisses der Linse od. anderer Medien; z.B. bei Trauma, Diabetes mellitus, Sklerose der Linse.
In|dex, chemo|therapeutischer (↑) *m*: (engl.) *chemotherapeutic index*; Verhältnis der für den Wirt gerade noch verträgl. Konz. zu der für den Erreger toxischen Konz. eines Chemotherapeutikums; je größer der ch. I., um so geringer die UAW.
In|dex, glykämischer (↑) *m*: (engl.) *glycemic index*; Abk. GI; Parameter zur Angabe des Blutzuckeranstiegs nach Verzehr einer best. Menge eines Nahrungsmittels bezogen auf dieselbe Menge einer reinen Glukosemahlzeit (GI=100); definiert als

Blutglukosefläche unter der Kurve, die dem Anstieg nach der Aufnahme von 25–50 g verfügbaren Kohlenhydraten folgt, ausgedrückt als Prozent der Fläche, die der Aufnahme eines Referenznahrungsmittels (Glukose od. Weißbrot) entspricht; GI-Werte gelten ausschließl. für einzelne Nahrungsmittel, nicht für komplette Mahlzeiten; **Beispiel:** niedriger GI (<55): Hülsenfrüchte, Milch, Vollkornprodukte; hoher GI (>70): Weißbrot (100), Cornflakes, gekochte Kartoffeln, Reis. Vgl. Last, glykämische.

In|dex, therapeutischer (↑) *m*: therapeutische Breite*.

In|dicatio (lat. indicare anzeigen) *f*: s. Indikation.

Indicis|plastik (-plastik*) *f*: s. Trommlerlähmung.

in|different (lat. indifferens): gleichgültig, neutral, uncharakteristisch.

In|differenz|temperatur (↑; Temperatur*) *f*: (engl.) *neutral temperature*; syn. Behaglichkeitstemperatur; Umgebungstemperatur, bei der sich Wärmeproduktion i. R. des Stoffwechsels u. physiol. Wärmeabgabe ausgleichen u. die Körpertemperatur ohne Einwirken des hypothalamischen Wärmeregulationszentrums bei ca. 37 °C bleibt; abhängig von Alter, Luftfeuchtigkeit, Windverhältnissen u. a.; ca. 20 °C beim bedeckten, 30 °C beim nackten Menschen; vgl. Grundumsatz.

In|dif|ferenz|typ (↑) *m*: s. Lagetyp des Herzens.

In|digestion (lat. indigestus ungeordnet) *f*: (engl.) *indigestion*; Verdauungsstörung; s. Maldigestion; Malabsorption; vgl. Verdauung.

Indigo (lat. indicus indisch) *m*: (engl.) *indigo blue*; Indigoblau; Oxidationsprodukt von Indoxyl*; pflanzl. Naturfarbstoff, der v. a. aus Indigofera tinctoria u. Isatis tinctoria gewonnen u. durch chem. Synthese hergestellt wird.

Indikan *n*: 1. (engl.) *indican*; farbloses pflanzl. Glykosid*; Vorstufe von Indigo*; **2.** Kaliumsalz der Indoxylschwefelsäure; wird im Urin z. B. bei Patienten mit Ileus* ausgeschieden (Tryptophan*-Abbau durch Darmflora); vgl. Indoxyl.

Indikan|urie (Ur-*) *f*: (engl.) *indicanuria*; vermehrtes Auftreten von Indikan* im Harn; **Referenzwert:** ca. 5–20 mg/d; **Vork.:** bes. bei gesteigerter Eiweißfäulnis* im Darm (Enteritis*, Pankreasinsuffizienz*, Peritonitis*, Typhus* abdominalis, chron. Obstipation*, Ileus*); verminderte Ausscheidung bei Niereninsuffizienz*.

In|dikation (lat. indicare anzeigen) *f*: (engl.) *indication*; Abk. Ind.; sog. Heilanzeige; Kriterium zur hinreichend gerechtfertigten Anw. eines bestimmten therap. od. diagn. Maßnahme bzw. Arzneimittels*; **Einteilung: 1. absolute** I. bei zwingendem Grund; z. B. vitale I. (bei Lebensgefahr); **2. relative** I. bei bedingter Gefährdung des Pat. od. Inbetrachtkommen sinnvoller alternativer Maßnahmen; hierbei sind hinsichtl. der Beachtung von Nebenwirkungen strenge Maßstäbe anzulegen. Vgl. Kontraindikation; Arzneimittelzulassung.

In|dikations|lösung (↑): s. Schwangerschaftsabbruch.

In|dikator (↑) *m*: (engl.) *indicator*; (chem.) Substanz, die durch sicht- bzw. messbare Reaktion (z. B. Farbwechsel, Fluoreszenz) einen Vorgang od. Zustand anzeigt; z. B. pH-Indikatoren (Lackmus, Methylorange, Phenolphthalein). Vgl. Bunte Reihe.

In|dikator, radio|aktiver (↑) *m*: Tracer*.

In|dikator|re|aktion (↑) *f*: (engl.) *indicator reaction*; (labormed.) gekoppelte enzymatische Reaktion, bei der das zu bestimmende Substrat in einer meist nachgeschalteten I. zu einer Substanz umgesetzt wird, deren Konzentration i. d. R. photometrisch bestimmt werden kann (z. B. Hexokinasemethode; s. Blutzucker-Bestimmungsmethoden).

In|dikator|verdünnungs|methoden (↑) *fpl*: (engl.) *indicator-dilution methods*; Sammelbez. für klin. u. wissenschaftl. Verfahren zur Bestimmung von Blutfluss u. -volumen (z. B. Herzminutenvolumen*, Shuntvolumen, regionale Durchblutung); **Prinzip:** i. v. Injektion (z. B. bei Herzkatheterisierung*) eines Indikators, Bestimmung des zeitl. Konzentrationsverlaufs des Indikators (Indikatorverdünnungskurve) stromabwärts u. Berechnung des Flusses nach dem Prinzip der Massenerhaltung (z. B. Stewart-Henriques-Hamilton-Formel bei Thermodilution* u. Farbstoffverdünnungsmethode*) od. anhand der Transitzeit (z. B. zerebrale Perfusionsmessung nach Kety-Schmid); **Einteilung:** je nach verwendetem Indikator; **1.** Thermodilution: Kälte, klin. am häufigsten verwendete I. zur Messung des Herzminutenvolumens; **2.** Farbstoffverdünnungsmethode: Farbstoff; **3.** Doppelindikatorverdünnungsmethode: Komb. von Kälte u. Farbstoff; **4.** Oxymetrie*: Sauerstoff; Berechnung mit Fick*-Formel; **5.** Isotopenverdünnungsmethode: radioaktive Substanz.

Indina|vir (INN) *n*: (engl.) *indinavir*, Abk. IDV; Virostatikum* (Protease*-Hemmer); **Ind.:** Infektion mit HIV*-1 (als Teil einer antiviralen Kombinationstherapie*); **Kontraind.:** schwere Leberfunktionsstörung, zeitgleiche Behandlung mit Substanzen, die eine geringe therap. Breite besitzen u. Substrate des Zytochrom-P-450-3A4-Isoenzyms der Leber sind; **UAW:** abdominale Beschwerden, Nephrolithiasis, akute hämolytische Anämie, Hyperglykämie, Lipodystrophie-Syndrom, Diabetes mellitus; **cave:** Wechselwirkungen mit anderen Substanzen aufgrund der Beeinflussung des Leberstoffwechsels.

Indium (lat. indicum blauer Farbstoff) *n*: (engl.) *indium*; chem. Element, Symbol In, OZ 49, rel. Atommasse 114,82; zur Borgruppe gehörendes 1-, 2- u. 3-wertiges Metall; **Verw.:** in der Zahnmedizin als Bestandteil von Edelmetall-Dentallegierungen; Radionuklid Indium-111 (HWZ 2,8 Tage) zur Szintigraphie* in Verbindung mit versch. Trägersubstanzen (z. B. Octreotid*, DTPA*) u. zur Bestimmung der Lebensdauer von Thrombozyten. Vgl. Immunszintigraphie.

In|dividual|dosi|meter (mlat. individuum Person; Dosis*; Metr-*) *n*: (engl.) *individual dosimeter*; Personendosimeter; kleines, tragbares Strahlendosismessgerät (Dosimeter*) für die Messung u. Überwachung der individuellen Strahlenexposition (Dosimetrie*); wird am Körper od. an bes. der Strahlung ausgesetzten Körperteilen (z. B. Finger) getragen. Die Benutzung ist für berufl. strahlenexponierte Personen nach der Röntgenverordnung* u. der Strahlenschutzverordnung* gesetzl. vorgeschrieben. Vgl. Filmdosimeter; Füllhalterdosimeter.

Individualeigenschaften

In|dividual|eigenschaften (↑): (engl.) *individual traits*; erbl. Ausprägung antigener Determinanten auf Körperzellen (familiäre Antigene*), die im Gegensatz zu Art-, Stamm- od. Gruppenantigenen nur bei einzelnen Individuen auftreten.

In|dividual|psycho|logie (↑; Psych-*; -log*) *f*: (engl.) *individual psychology*; psychoanalyt. Schulrichtung (A. Adler, 1870–1937), die den Menschen aus seinem sog. Lebensplan zu verstehen sucht. Dieser Lebensplan umfasst das Streben nach sozialer Anerkennung u. die Kompensation (bzw. Überkompensation) des in früher Kindheit (z. B. durch naturbedingte Hilflosigkeit, sog. Organminderwertigkeit, soziale Benachteiligung) entstandenen Minderwertigkeitsgefühls* durch Streben nach Macht. Während dieses Prozesses formen sich Charakterzüge u. neurot. Fehlentwicklungen (sog. falscher Lebensplan). Die Heilung einer Neurose* wird durch erzieher. Umwandlung, Korrektur von Irrtümern u. Eingliederung in die Gemeinschaft angestrebt. Vgl. Psychologie.

in|diziert (lat. indicare anzeigen): (engl.) *indicated*; angezeigt.

Indol *n*: (engl.) *indole*; Benzopyrrol; biosynthet. aus Tryptophan* gebildeter Naturstoff, dessen Grundgerüst in Indigo* u. Indolkaloiden (z. B. Yohimbin, Reserpin) zu finden ist; **Vork.:** u. a. im Kot.

Indol|bildung: (engl.) *formation of indole*; (mikrobiol.) Entstehung von Indol* beim enzymat. Abbau von Tryptophan durch Bakt. (z. B. Proteus, Vibrio cholerae, Escherichia coli); **Nachw.:** durch Paradimethylaminobenzaldehyd-Lösung (Ehrlich-Reagenz), das der tryptophanhaltigen Kultur zugegeben wird; positiv kirschrote Farbe.

In|dolenz (lat. indolentia) *f*: (engl.) *indolence*; Schmerzlosigkeit, Gleichgültigkeit.

Indo|metacin (INN) *n*: s. Antiphlogistika, nichtsteroidale.

Indor|amin (INN) *n*: (engl.) *indoramin*; Alpha*-Rezeptoren-Blocker mit selektiver Blockade von Alpha-1-Rezeptoren; **Ind.:** arterielle Hypertonie (vgl. Antihypertensiva); **Kontraind.:** Alter unter 18 Jahren, gleichzeitige Gabe von MAO-Hemmern; **UAW:** u. a. Müdigkeit, Schwindel, Hypotonie, Gewichtszunahme.

Ind|oxyl *n*: (engl.) *indoxyl*; 3-Hydroxyindol; entsteht biol. durch Oxidation von Indol* u. wird nach Biotransformation* als Schwefelsäureester od. an Glukuronsäure gebunden mit dem Harn (s. Indikan) ausgeschieden.

Indo|zyanin|grün|test *m*: (engl.) *indocyaninegreen clearance*; Abk. ICG-Test; Leberfunktionstest* mit ICG, das bei der ersten Leberpassage fast vollständig von den Hepatozyten aus dem Blut extrahiert wird; nach Bolusinjektion von ICG kann in sukzessiven Blutproben die ICG-Konz. gemessen u. damit die ICG-Abnahme bestimmt werden; diese gibt ein Maß für die Leberdurchblutung bzw. die hepatische ICG-Clearance als Abbild der Leberfunktion.

In|duktion (lat. inductio Hineinführen) *f*: **1.** (engl.) *induction*; (virol.) Derepression eines Prophagen*, dessen virulenter Zyklus nach Inaktivierung des Repressors (z. B. durch UV-Strahlen od. induzierende Chemikalien) u. Desintegration der Phagen-DNA aus der Wirts-DNA beginnt; **2.** (physiol.) Hervorrufen einer nervalen Hemmung durch nervale Erregung u. umgekehrt; **3.** (immun.) durch Antigene induzierte Bildung von Antikörpern u. immunkompetenten T-Lymphozyten; vgl. Immunität; **4.** (biochem.) Enzyminduktion*; **5.** (physik.) elektromagnetische I. z. B. zur Erzeugung elektr. Spannung in Generatoren.

In|duktions|therapie (↑) *f*: Remissionsinduktionstherapie; s. Chemotherapie.

In|duktor (↑) *m*: (engl.) *inducer, inductor*; syn. Effektor; (genet.) bewirkt durch Aktivierung bzw. Inaktivierung eines Repressors die Steuerung der Aktivität eines Operatorgens u. damit indirekt auch der Ausprägung von auf dem dazugehörigen Strukturgen codierten Merkmalen; vgl. Genregulation.

In|duration (lat. indurare verhärten) *f*: (engl.) *induration*; Verhärtung u. Verdichtung von Gewebe od. Organen inf. Bindegewebeproliferation (Fibrose); z. B. als rote od. braune Stauungs-I. der Lunge bei Mitralvitien (Färbung durch Hämosiderose*), interstitielle I. der Lunge bei Lungenemphysem*, schiefrige I. der Lunge mit grauer bis schwarzer Gewebepigmentierung durch Rußinfiltration.

In|duratio penis plastica (↑) *f*: (engl.) *fibroplastic induration of the penis*; syn. Sclerosis penis, Peyronie-Krankheit; chron. progredient verlaufende Induration* des Penis inf. herdförmiger od. diffus sich ausbreitender bindegeweberiger Verhärtungen (Schwielen) der Tunica albuginea der Schwellkörper, u. U. des Septum penis u. seitl. Anteile des Corpus cavernosum, evtl. mit knorpeliger Umwandlung u. Verknöcherung; **Häufigkeit:** ca. 1 : 1000 bei >40-Jährigen; **Ätiol.:** unbekannt, evtl. Disposition (nicht selten gleichzeitig Dupuytren*-Krankheit); **Sympt.:** Peniskurvatur* (Abb. dort) meist nach dorsal, u. U. Kohabitationsunmöglichkeit; **Ther.:** Tocopherole; operativ; **Progn.:** Spontanremissionen möglich.

in|duriert (↑): (engl.) *indurated*; verhärtet; s. Induration.

In|dusium (lat.) *n*: Schleier.

In|dusium griseum (↑) *n*: (engl.) *indusium griseum*; dünne Schicht der Substantia* grisea auf der oberen Fläche des Corpus callosum; Teil des limbischen Systems*.

In|ermi|capsi|fer madagascariensis *f*: (engl.) *Inermicapsifer madagascariensis*; syn. Inermicapsifer cubensis; Bandwurm (s. Cestodes) in Nagetieren (ca. 30 cm lang); beim Menschen vereinzelt in Afrika, rel. häufig bei Kindern in Madagaskar; Inermicapsifer cubensis in Kuba verbreitet; Zwischenwirte u. Übertragungsweg unbekannt.

inert (lat. iners, inertis): untätig, reaktionsträge.

Inertia (↑) *f*: Trägheit, Langsamkeit.

inf.: (anat.) Abk. für inferior* (der untere).

Inf.: **1.** Abk. für Infektion; **2.** Abk. für Infusion.

In|fans (lat.) *n*: Kind.

In|fantilismus (↑) *m*: **1.** (engl.) *infantilism*; (päd.) Bez. für Stehenbleiben der geistigen, seelischen od. körperl. Entwicklung auf einer kindl. Stufe; **Sympt.:** Kleinwuchs, Intelligenzminderung, Hypogonadismus. Vgl. Puerilismus; Retardierung. **2.** (psychiatr.) Bez. für das Beibehalten einzelner kindl. Verhaltens- u. Denkweisen in der erwachsenen Persönlichkeit (z. B. Unselbständigkeit, Anschmiegsamkeit).

In|farkt (lat. infarcīre hineinstopfen) *m*: (engl.) *infarct, infarction*; Nekrose* eines Organs, Organteils od. Gewebes durch Ischämie* inf. eines akuten Arterienverschlusses* bei Fehlen eines den Verschluss kompensierenden Kollateralkreislaufs (verschlossenes Gefäß ist echte od. funktionelle Endarterie); die meist keilförmige Form des Infarkts zeigt mit der Spitze gegen den Gefäßverschluss u. entspricht dem Verteilungsgebiet der verschlossenen Arterie; **Histol.**: Koagulations- od. Kolliquationsnekrosen (s. Nekrose) im Infarktbezirk; **Formen: 1.** anäm. (ischäm., weißer) I.: gelbl., bräunl., grau-blasser bis weißer (z. B. bei Plazentainfarkt*), trockener u. derber Gewebebezirk; z. B. bei Nieren-*, Milz-, Hirn- u. Herzinfarkt*; **2.** hämorrhag. (roter) I.: inf. von Blutaustritt in das nekrot. Gewebe dunkelroter bis schwarzer Gewebebezirk, Vork. insbes. in Organen mit doppelter Gefäßversorgung, z. B. Lungeninfarkt*; **3.** sept. I.: i. e. S. Infarkt durch infizierten Embolus* mit Sequestrierung od. Abszessbildung; i. w. S. die sekundäre Inf. eines I.; blander I.: nicht infizierter, steriler Infarkt. Vgl. Harnsäureinfarkt, Kalkinfarkt.

In|farkt|pleuritis (↑; Pleur-*; -itis*) *f*: (engl.) *pleurisy due to pulmonary infarction*; Pleuritis über einem hämorrhagischen Lungeninfarkt.

In|farkt|pneumonie (↑; Pneum-*) *f*: (engl.) *pneumonia due to pulmonary infarction*; Pneumonie inf. Lungeninfarkt, meist als Pleuropneumonie.

In|farkt|schrumpf|niere (↑): (engl.) *renal contraction due to infarction*; syn. vaskuläre Schrumpfniere; Schrumpfniere* nach partiellem od. totalem Niereninfarkt*.

In|farzierung, hämor|rhagische (↑): (engl.) *hemorrhagic infarction*; hochgradige Blutstauung in einem Gewebe od. Organ inf. Blockierung des venösen Abflusses; Folge: starke Hyperämie des betr. Bezirks, Nekrose bzw. Gangrän; **Vork.**: z. B. h. I. des Darms bei eingeklemmter Hernie*, Mesenterialvenenthrombose; vgl. Thrombose.

in|faust (lat. infaustus): aussichtslos; z. B. infauste Prognose.

Infekt-: auch Infect-; Wortteil mit der Bedeutung hineintun, anstecken; von lat. inficere.

In|fekt|an|ämie (↑; Anämie*) *f*: (engl.) *anemia of infection*; Bez. für eine in Zus. mit chron. Infektionskrankheiten (z. B. Tuberkulose, Hepatitis, Malaria, HIV-Erkrankung, Endokarditis) auftretende Anämie*; s. Anämie bei chronischer Erkrankung.

In|fekt, grippaler (↑) *m*: (engl.) *influenzal infect*; unspezif. Sammelbez. für fieberhafte Allgemeinerkrankungen mit unterschiedl. Ätiologie, meist mit mehr od. weniger starker Beteiligung der oberen Atemwege od. (seltener) des Magen-Darm-Trakts; **DD**: echte Grippe*.

in|fektiös (↑): (engl.) *infectious*; ansteckend.

In|fektio|logie (↑; -log*) *f*: (engl.) *infectology*; auch Infektologie; Bez. für die Lehre von den Infektionskrankheiten.

In|fektion (↑) *f*: (engl.) *infection*; Ansteckung; Übertragung, Haftenbleiben u. Eindringen von Mikroorganismen (Viren, Bakterien, Pilze, Protozoen, Würmer u. a.) in einen Makroorganismus (Pflanze, Tier, Mensch) u. Vermehrung in ihm. I. bildet die Voraussetzung für die Entstehung einer Infektionskrankheit u. wird von den infektiösen (Kontagiosität, Tenazität, Invasivität, Vitalität) u. pathogenen Eigenschaften des Mikroorganismus (Pathogenität) wesentl. bestimmt (vgl. Virulenz). Entstehung u. Verlauf einer Infektionskrankheit hängen außerdem von der Empfänglichkeit bzw. Unempfänglichkeit (Basisimmunität) u. von der Abwehr- u. Überwindungskraft (Immunität) des Makroorganismus ab; als **stumme I.** ohne Krankheitserscheinungen (stille Feiung), **abortive I.** mit leichten Krankheitserscheinungen, **manifeste I.** mit klin. deutlichen Krankheitserscheinungen. **Einteilung: 1.** Primärinfektion, Sekundärinfektion*, Superinfektion*, Doppelinfektion, Koinfektion, Reinfektion*; **2.** nach dem Krankheitserreger: Viren, Bakterien, Pilze, Parasiten (Protozoen, Würmer, Ektoparasiten wie Läuse, Flöhe, Fliegen od. Milben), Prionen; **3.** nach Herkunft des Erregers: endogen, exogen, nosokomial, iatrogen, polymerassoziiert; **4.** nach Übertragbarkeit des Erregers: **a)** direkt von Mensch zu Mensch, z. B. als Tröpfcheninfektion, Kontaktinfektion, Staubinfektion; **b)** indirekt über Zwischenträger od. Zwischenwirte (Vektoren); vgl. Infektkette; **5.** nach Infektionsweg: Tröpfcheninfektion*, Kontaktinfektion*, über den Austausch von Körperflüssigkeiten, über blutsaugende Insekten; **6.** nach der Eintrittspforte des Erregers: **a)** parenteral: perkutan (über die Haut), permukös (über die Schleimhäute), Inhalationsinfektion, urogenital, genital, intrauterin; **b)** enteral (über den Darm); **7.** nach der Ausdehnung: lokal, generalisiert, fokal, systemisch; **8.** nach dem zeitlichen Ablauf der Krankheitserscheinungen: **a)** foudroyant (schneller Beginn, schwerster Verlauf, oft tödlich); **b)** akut (plötzl. Beginn, fieberhafter Verlauf über Tage); **c)** subakut; **d)** chronisch (allmählicher Beginn, subfebriler Verlauf über Wo., Mon. od. Jahre); **e)** rezidivierend (wiederholt auftretend, meist mit akut verlaufenden fieberhaften Krankheitsschüben); **f)** latent, persistierend (klin. stumme Phasen über Monate bis Jahre); **9.** nach der Immunitätslage u. Abwehrkraft des befallenen Organismus: **a)** opportunistisch auf Basis einer geschwächten Immunabwehr in Folge einer anderen Primärerkrankung (z. B. bei HIV-Infektion, Tumorerkrankung); **b)** manifeste, apperente od. klinische I.; **c)** abortive I. mit nur leichten Symptomen; **d)** stumme, inapperente od. symptomlose I. bei wirksamer Immunabwehr ohne Krankheitserscheinungen (subklinisch od. persistierend, persistierende I. werden unterteilt in latente, tolerierte u. okkulte I.); **10.** nach anderen Gesichtspunkten: **a)** horizontal; **b)** vertikal: pränatal/transplantar, perinatal, postnatal.

In|fektion, fokale (↑) *f*: s. Fokalinfektion.

In|fektion, intra|uterine (↑) *f*: s. Pränatalinfektion, Perinatalinfektion.

In|fektion, noso|komiale (↑) *f*: s. Nosokomialinfektionen.

In|fektions|abwehr (↑): (engl.) *resistance to infection*; physiol. Vorgänge, die der Abwehr von infektiösen Err. (Viren, Bakt., Pilze, Protozoen, Würmer) i. R. der Immunabwehr dient Erkennung, Aufnahme, Prozessierung u. Zerstörung dienen; **Einteilung: 1.** sog. Epithelschranke; **2.** unspezif. I. durch Enzyme in Körperflüssigkeiten (z. B. Lysozym*) u.

Infektionsepidemiologie

humorale Abwehrsysteme (Komplement*, Properdin*) sowie durch phagozytierende Zellen des Monozyten*-Makrophagen-Systems u. Granulozyten; 3. spezif. I. durch Zellen des Immunsystems* (zelluläre Abwehr durch polymorphnukleäre Granulozyten, T- u. B-Lymphozyten, Zellen des mononukleären phagozytären Systems) u. Antikörper* (humorale Abwehr). Vgl. Immunität.

In|fektions|epi|demio|logie (↑; Epidemie*; -log*) *f*: s. Epidemiologie.

In|fektions|index (↑) *m*: Kontagionsindex*.

In|fektions|krankheiten (↑): (engl.) *infectious diseases*; Krankheiten, die durch Infektion* entstehen, unabhängig davon, ob sie ansteckend sind od. nicht.

In|fektions|krankheiten, melde|pflichtige (↑): s. Infektionsschutzgesetz; Meldepflicht.

In|fektions|psychose (↑; Psych-*; -osis*) *f*: (engl.) *psychosis due to infection*; syn. Fieberpsychose; Form der akuten org. Psychose*, die bei bzw. nach Infektionskrankheiten (z. B. Typhus abdominalis, Fleckfieber, Grippe, Pneumonie, Sepsis) auftritt.

In|fektions|quelle (↑): (engl.) *source of infection*; infizierte Personen od. Tiere, die im Verbreitungsgebiet einer Krankheit ständige Reservoire infektiöser Err. sind (z. B. Wildtiere bei Tollwut); in besonderen Fällen besteht ein primäres Erregerreservoir auch außerhalb von Makroorganismen z. B. Legionellen im Wasser, Tetanussporen im Staub).

Infektions|schutz|gesetz (↑): (engl.) *Infectious Disease Control Law*; Abk. IfSG; „Gesetz zur Verhütung u. Bekämpfung von Infektionskrankheiten beim Menschen" vom 20.7.2000 (BGBl. I S. 1045), zuletzt geändert durch Art. 2a des Gesetzes vom 17.7.2009 (BGBl. I S. 2091), das mit Wirkung ab dem 1.1.2001 (anstelle des Bundesseuchengesetzes) übertragbaren Krankheiten vorbeugen, Infektionen frühzeitig erkennen u. ihre Weiterverbreitung verhindern soll; **Inhalt:** allg. Vorschriften (z. B. Prävention durch Aufklärung), Koordinierung u. Früherkennung (Aufgaben des Robert Koch-Instituts, Bund-Länder-Informationsverfahren), Meldewesen (einschließl. Fristen, Datenaustausch zwischen Behörden, behördl. (z. B. Entseuchung, Entwesung, Quarantäne) u. prophylakt. Maßnahmen (z. B. Schutzimpfungen), Unterrichtungspflicht bei infizierten Blut-, Organ- u. Gewebespendern, bes. Vorschriften für Schulen u. a. Gemeinschaftseinrichtungen, Infektionshygiene, Beschaffenheit von Trink-, Schwimm- u. Badewasser, Abwasserbeseitigung, Tätigkeits- u. Beschäftigungsverbote (z. B. für Ausscheider) beim Umgang mit Lebensmitteln, Entschädigungen, Versorgung bei Impf- u. Gesundheitsschäden, Aufgaben von Bundeswehr u. Gesundheitsamt sowie Straf- u. Bußgeldvorschriften. Dem Gesundheitsamt sind Krankheitsverdacht, Erkr. u. Tod bei **meldepflichtigen Krankheiten** mitzuteilen (§ 6): Botulismus, Cholera, Diphtherie, humane spongiforme Enzephalopathie, akute Virushepatitis, enteropathisches hämolyt.-uräm. Syndrom, virusbedingtes hämorrhag. Fieber, Masern, Meningokokkenmeningitis od. -sepsis, Milzbrand, Poliomyelitis, Pest, Tollwut, Typhus abdominalis, Paratyphus, Tuberkulose, Verdacht bzw. Erkrankung an mikrobiell bedingter Lebensmittelvergiftung, akuter infektiöser Gastroenteritis, gesundheitsschädl. Impfreaktion u. nosokomiale Infektionen. Der Nachweis best. Krankheitserreger* (s. Tab.) ist nach § 7 bei Hinweis auf eine akute Infektion zu melden. Generell meldepflichtig sind ferner das Auftreten einer bedrohlichen Krankheit od. von mindestens 2 gleichartigen Erkrankungen, bei denen ein epidemischer Zusammenhang wahrscheinlich ist od. vermutet wird, wenn dies auf eine schwerwiegende Gefahr für die Allgemeinheit hinweist u. als Ursache ein im Gesetz nicht aufgelisteter Erregern in Betracht kommt; die Meldungen erfolgen meist namentlich. Zur Meldung verpflichtet ist i. d. R. der feststellende od. leitende Arzt bzw. Laborleiter, aber auch z. B. die Hebamme, der Luftfahrzeugführer, Kapitän eines Seeschiffs od. Heilpraktiker.

In|fektions|wechsel (↑): (engl.) *selection of resistant organisms*; Verdrängung der autochthonen, antibiotikaempfindlichen Populationen von Mikroorganismen durch antibiotikaresistente Hausstämme; nicht identisch mit Erregerwechsel*. Vgl. Nosokomialinfektionen.

In|fekt|kette (↑): (engl.) *chain of infection*; Übertragungsmodus von Krankheitserregern bei Infektionskrankheiten*; **Formen:** I. homogene I.: Übertragung der Err. auf Warmblüter bei Warmblüter; 1. Beschränkung auf eine Warmblüterspecies: **a)** Tröpfcheninfektion (Diphtherie, Scharlach, Masern, Meningitis, Windpocken, Pocken, Keuchhusten, Grippe, Tuberkulose); Ausbreitung abhängig v. a. von Bevölkerungsdichte u. Verkehrswegen; sicherste Bekämpfung durch aktive Schutzimpfung*; **b)** Kontaktinfektion: als fäkal-orale Schmierinfektion (Typhus, Paratyphus, Shigellose, Poliomyelitis, Trachom), als Geschlechtskrankheit (Syphilis, Gonorrhö, Ulcus molle, Lymphogranuloma venereum, HIV-Infektion, Hepatitis B), alimentär (Cholera, Amöbiasis, Hepatitis A), diaplazentar (Röteln, Toxoplasmose, Listeriose, Syphilis, HIV-Infektion) od. iatrogen (Hepatitis B, Hepatitis C, Zytomegalie); Ausbreitung überwiegend bei ungünstigen hygienischen u. sozialen Bedingungen; 2. Übertragung auf mehrere Warmblüterarten; primäre Tierseuchen, Zoonosen, die gelegentl. auf den Menschen übertragen werden u. hier meist enden (Tiersalmonellose ohne Typhus u. Paratyphus, Malleus, Melioidose, Pasteurellose ohne Pest, Rotlauf, Listeriose, Leptospirose, Rattenbisskrankheit; Tollwut, Maul- u. Klauenseuche; Echinokokkeninfektion, Taeniasis, Trichinose); einige werden vom Menschen auf Menschen weiter übertragen (Rindertuberkulose, Maltafieber, Milzbrand). **II. heterogene** I.: Übertragung der Err. auf Warmblüter durch Insekten od. Spinnentiere (Wirtswechsel*); 1. Beschränkung auf eine Warmblüterspecies; überwiegend Protozoen- u. Viruserkrankungen der Tropen u. Subtropen (Malaria, Schlafkrankheit, Rückfallfieber, Fleckfieber, wolhyn. Fieber, Gelbfieber, Dengue-Fieber, Pappatacifieber), ferner Wurmkrankheiten (Filariose, Onchozerkose); 2. Übertragung auf mehrere Warmblüterarten: v. a. Zoonosen, z. T. endet I. beim Menschen (Tularämie, Pest; Zeckenfleckfieber, Milbenfleckfieber; Buschgelbfieber), z. T. vom Menschen über Insekten auf Menschen übertrag-

Infektionsschutzgesetz
Meldepflichtiger Nachweis von Krankheitserregern bei Hinweis auf akute Infektion

namentliche Meldung bei
  Adenoviren
  Bacillus anthracis
  Borrelia recurrentis
  Brucella sp.
  Campylobacter sp. (darmpathogene)
  Chlamydia psittaci
  Clostridium botulinum
  Corynebacterium diphtheriae
  Coxiella burnetii
  Cryptosporidium parvum
  Ebola-Virus
  Escherichia coli (EHEC)
  Escherichia coli (darmpathogene)
  Francisella tularensis
  FSME-Virus
  Gelbfieber-Virus
  Giardia lamblia
  Haemophilus influenzae
  Hantaviren
  Hepatitis-Viren (A, B, C, D, E)
  Influenza-Viren
  Lassa-Virus
  Legionella sp.
  Leptospira interrogans
  Listeria monocytogenes
  Marburg-Virus
  Masern-Virus
  Mycobacterium bovis
  Mycobacterium leprae
  Mycobacterium tuberculosis
  Neisseria meningitidis
  Norwalk-Virus
  Poliomyelitis-Virus
  Tollwut-Virus
  Rickettsia prowazekii
  Rotavirus
  Salmonella paratyphi
  Salmonella typhi
  andere Salmonellen
  Shigella sp.
  Trichinella spiralis
  Vibrio cholerae (O1, O139)
  Yersinia enterocolitica (darmpathogen)
  Yersinia pestis
  andere Erreger hämorrhagischer Fieber

nicht namentliche Meldung bei
  Treponema pallidum
  HIV
  Echinococcus sp.
  Plasmodium sp.
  Röteln-Virus
  Toxoplasma gondii

bar (endem. Fleckfieber, Leishmaniasen) bzw. direkt von Mensch zu Mensch (Pestpneumonie); Bekämpfung der unter 2. genannten Infektionskrankheiten v. a. durch Bekämpfung der Vektoren.
In|fekt|krämpfe (↑): s. Fieberkrämpfe.
In|fekt|zyklus (↑; Zykl-*) *m*: s. Infektkette.
in|ferior (lat.): (anat.) Abk. inf.; der untere, weiter unten gelegen.
In|fertilität (In-*; lat. fertilis fruchtbar) *f*: (engl.) *infertility*; bei der Frau Bez. für die Unmöglichkeit, eine Schwangerschaft bis zu einem lebensfähigen Kind auszutragen, obwohl eine Konzeption möglich ist (Impotentia gestandi); ein Absterben der Frucht vor der Implantation od. inf. Nidationsstörung ist klin. von Sterilität* der Frau nicht zu unterscheiden. Beim Vorliegen chromosomaler Störungen, die zu einem frühzeitigen Fruchttod führen, kann die Urs. auch beim Mann liegen. Beim Mann werden die Begriffe I. u. Sterilität meist synonym verwendet.
In|fibulation (In-*; lat. fibula Spange) *f*: (engl.) *infibulation*; teilweiser Verschluss der Vorhaut des Penis bzw. der Scheidenöffnung durch Ringe od. Klammern bzw. durch Vernarbung nach Verstümmelung u. Naht; dies heute insbes. bei Frauen in manchen Kulturen häufig praktiziert; man unterscheidet: **1. Infibulatio penis:** Preputium penis wird durchbohrt u. mit eingesetztem Ring verschlossen, so dass die Vorhaut nicht mehr zurückgestreift werden kann; **2. Infibulatio vaginae:** nach Entfernen der kleinen u. großen Schamlippen werden Wundränder unterschiedl. weit vernäht, um den Scheideneingang bis auf eine kleine Öffnung zu verschließen (s. Verstümmelung, genitale).
Infiltrat (Infiltration*) *n*: **1.** (engl.) *infiltrate*; eine in das Körpergewebe eingedrungene od. eingebrachte Substanz, z. B. Blut, Exsudat, Zellen, Arzneimittel (z. B. Lokalanästhetika); **2.** Bez. für den durch die Infiltration* veränderten Gewebebezirk, z. B. Lungeninfiltrat*.
In|filtration (lat. in hinein; filtrum Seihetuch) *f*: **1.** (engl.) *infiltration*; meist örtl. begrenztes Eindringen von Flüssigkeiten od. Zellen (z. B. Erythrozyten, Leukozyten, Tumorzellen) in das bindegewebige Interstitium; i. w. S. auch das Infiltrat*, z. B. als hämorrhag., entzündl., eitrige I.; **2.** (engl.) *invasion*; das Einbringen von Substanzen in Gewebe durch Injektion, z. B. zur Infiltrationsanästhesie*.
In|filtrations|an|ästhesie (↑; ↑; Anästhesie*) *f*: (engl.) *infiltration anesthesia*; Form der Lokalanästhesie* mit intrakutaner, subkutaner od. intramuskulärer Infiltration des zu anästhesierenden Areals; Ind.: u. a. vor Op. (Umspritzung des Operationsgebietes; sog. Feldblock), z. B. zur Implantation eines künstl. Herzschrittmachers; vor Punktion*: intradermal (sog. Hautquaddel) ggf. mit

Stichkanalinfiltration, z. B. vor zentraler Leitungsanästhesie*.

in|fimus (lat.): der Unterste.

In|flammatio (lat.) *f*: Entzündung*.

In|flammatio herniae (↑) *f*: (engl.) *hernial inflammation*; seltene lokale schmerzhafte Entz. des Bruchinhalts als Kompl. einer Hernie*; **Urs.:** u. a. misslungener Repositionsversuch, Trauma, Kompression durch Bruchband od. fortgeleitete Infektion; **Kompl.:** Peritonitis*. Vgl. Inkarzeration.

Infliximab (INN): (engl.) *infliximab*; monoklonaler IgG1-Antikörper, der an TNF*-α bindet u. dessen funktionale Aktivität hemmt; **Ind.:** 1. Enteritis* regionalis Crohn nach erfolgloser Ther. mit Glukokortikoiden u./od. anderen Immunsuppressiva; 2. Colitis* ulcerosa nach erfolgloser Ther. (einschließl. Glukokortikoiden u./od. anderen Immunsuppressiva) od. bei Unmöglichkeit dieser Ther.; 3. aktive rheumatoide Arthritis* in Komb. mit Methotrexat* (nach Versagen konventioneller Basistherapeutika); 4. Spondylitis* ankylosans nach Versagen konventioneller Ther.; 5. Psoriasis*-Arthritis bei Versagen der vorhergehenden krankheitsmodifizierenden, antirheumat. Ther., ggf. in Komb. mit Methotrexat; 6. Psoriasis* vom Plaque-Typ bei Versagen od. Unmöglichkeit anderer system. Ther.; **Kontraind.:** Sepsis, klin. manifeste Infektion u./od. Abszess; **UAW:** Überempfindlichkeitsreaktionen, anaphylakt. Schock, Infektion (u. a. der oberen Atemwege), selten durch Arzneimittel induzierter Lupus erythematodes; Reaktivierung einer Tuberkulose (Röntgen-Thorax-Aufnahme u. Tuberkulintest* vor Infliximabgabe erforderl.); in seltenen Fällen malignes Lymphom.

In|fluenza (lat. *influere* hineinfließen, sich einschleichen) *f*: s. Grippe; Neue Grippe (Influenza A/H1N1).

In|fluenza, aviäre (↑) *f*: (engl.) *aviary influenza*; Viruserkrankung der Vögel durch Influenzaviren; in Einzelfällen erfolgte Übertragung auf Säugetiere u. Menschen i. S. einer Zoonose; die Bez. Vogelgrippe* wird heute i. e. S. für a. I. des Menschen mit dem Influenzavirus A/H5N1 verwendet.

In|fluenza|bakterien (↑; Bakt-*) *fpl*: s. Haemophilus influenzae.

In|fluenza-Virus (↑; Virus*) *n*: (engl.) *influenza virus*; syn. Grippe-Virus; zur Familie der Orthomyxoviridae* gehörendes RNA-Virus; **Einteilung:** aufgrund des Matrixproteins in Typen A, B u. C; für den Menschen sind Influenza-A- u. -B-Viren relevant; gegenwärtig zirkulieren in der menschl. Bevölkerung die Subtypen A/H1N1, A/H3N2 sowie Influenza B. **Aufbau:** Die auf der Virushülle lokalisierten spikeartigen Oberflächenstrukturen, die durch die Proteinantigene Neuraminidase (N) u. Hämagglutinin (H) gebildet werden, zeichnen sich durch eine erhebl. Antigenvariabilität aus (s. Antigenshift, Antigendrift; vgl. Reassortment*). H dient zum Attachment an die Zielzelle u. löst eine Immunantwort aus (80 % des Proteins der Virushülle), N spielt eine wichtige Rolle bei der Freisetzung neu gebildeter Viren aus der Zelle. Es sind 16 versch. H u. 9 N bekannt; dienen zur Einordnung von Serovarianten des Typs A nach dem H-N-System (z. B. das zuletzt vorherrschende Hongkong-Virus H3N2 od. „Sowjet 77" H1N1); bei Influenza B gibt es keine Subtypen. Ein weiteres integrales Hüllprotein ist das Matrixprotein M2, das Angriffspunkt von Amantadin* ist. Im Inneren des I.-V. befindet sich das segmentierte Genom, assoziiert mit dem viralen Polymerasekomplex u. dem Nukleoprotein. **Vork.:** 1. Influenza-A-Viren: bei Mensch u. Säugern (Schweine, Pferde); Reservoir sind Vögel, insbes. Wasservögel; menschliche u. aviäre I. unterscheiden sich u. binden sehr spezifisch an unterschiedl. zelluläre Rezeptoren, Schweine haben Rezeptoren sowohl für menschl. als auch für aviäre I.; 2. Influenza-B-Viren: nur beim Menschen. **Übertragung:** durch Tröpfchen- u. Schmierinfektion; **klin. Bedeutung:** Viren des Typs A verursachen bei Mensch u. Tier (v. a. Pferde, Schweine u. Vögel; s. Vogelgrippe) die Grippe* u. Neue* Grippe (Influenza A/H1N1). Typ B führt (nur beim Menschen) zu saisonal-epidemischen u. Typ C zu sporadischen Erkrankungen. **Infektionsprophylaxe:** 1. Schutzimpfung*; Antigenvariabilität verhindert die Entw. eines konstanten allgemein wirksamen Standardimpfstoffs, so dass für jede Influenzasaison jährl. ein jeweils aktueller Impfstoff gegen die jeweils zirkulierenden Virusvarianten entwickelt werden muss. 2. u. U. Neuraminidase*-Hemmer, Amantadin*.

In|formatik, medizinische (lat. *informare* gestalten, darstellen) *f*: (engl.) *medical information technology*; Abk. MI; Wissenschaft von der Informationsverarbeitung u. der Gestaltung von Informationssystemen im Gesundheitswesen; **Ziel:** Unterstützung von Gesundheitsfürsorge u. Krankenversorgung sowie von med. Forschung u. Lehre in Aspekten der Informationsverarbeitung, Förderung der fachlichen gesundheitsberufsbezogenen Aus- u. Weiterbildung in Hinblick auf Informationsverarbeitung; **Ausbildung:** 4 formalisierte Ausbildungsgänge: Medizinischer Dokumentationsassistent*, Biowissenschaftlicher Dokumentar, Diplominformatiker (Fachrichtung Medizin), Diplominformatiker der Medizin; als Richtlinie für die postgraduierte Fortbildung u. zur Förderung der beruflichen Weiterbildung wurde von der Deutschen Gesellschaft für Medizinische Informatik, Biometrie u. Epidemiologie (GMDS) u. der Gesellschaft für Informatik (GI) das Zertifikat „Medizinischer Informatiker" geschaffen; für Ärzte besteht die Möglichkeit zum Erwerb der Zusatzbezeichnung „Medizinische Informatik".

In|formation, genetische (↑) *f*: (engl.) *genetic information*; Gesamtheit der von einer Generation auf die nächste übertragbaren, erbl. bedingten Merkmale, die für die Morphologie u. Metabolismus bestimmend sind; ist im genetischen Material* gespeichert; strukturelle Träger der g. I. sind die Chromosomen*.

Informed Consent (engl.): informierte, d. h. auf Aufklärung beruhende Einwilligung*.

Infra-: Wortteil mit der Bedeutung unten, unterhalb von; von lat. *infra*.

Infra|duktion (↑; lat. *ducere, ductus* führen, ziehen) *f*: (engl.) *infraduction*; Abwärtswendung eines Auges; entspr. Blickwendung beider Augen wird als Infraversion bezeichnet. Vgl. Sonnenuntergangsphänomen.

In|fraktion (lat. infringere, infractus einknicken) *f*: s. Fraktur, unvollständige.

Infra|orbitalis|neur|algie (Infra-*; Orbita*; Neur-*; -algie*) *f*: (engl.) *infraorbital neuralgia*; Neuralgie* im Versorgungsgebiet des N. infraorbitalis mit anfallsweise auftretenden Schmerzen u. schmerzhaftem Trigeminusdruckpunkt am Foramen infraorbitale; vgl. Trigeminusneuralgie.

Infra|rot|ko|agulation (↑; Koagul-*) *f*: (engl.) *infrared coagulation*; Wärmekoagulation durch gebündeltes Licht einer Wolframhalogenlampe (>100 °C); Einwirktiefe ca. 2–3 mm; **Ind.**: schmerzarme Ther. von Hämorrhoiden od. Stillung iatrogen od. traumat. bedingter Blutungen parenchymatöser Organe durch Berührung mit der Lichtquelle. Vgl. Elektrokoagulation.

Infra|rot|strahlung (↑): (engl.) *infrared radiation*; Kurzbez. IR-Strahlung, syn. Ultrarotstrahlung (UR-Strahlung); auch Infrarotlicht (IR-Licht), Ultrarotlicht (UR-Licht); unsichtbarer, als Wärme wahrgenommener Frequenzbereich der elektromagnetischen Wellen*, der sich in Richtung größerer Wellenlänge (niedrigerer Frequenz) an den roten Bereich des sichtbaren Lichts anschließt (1 mm–760 nm; $3 \cdot 10^{11}$–$3{,}8 \cdot 10^{14}$ Hz); **Anw.**: diagn. i. R. der Thermographie*; therap. z. B. bei Infrarotkoagulation* od. Wärmetherapie*.

Infra|rot|thermo|graphie (↑; Therm-*; -graphie*) *f*: s. Thermographie.

Infra|version (↑; lat. vertere, versus wenden, drehen) *f*: s. Infraduktion.

In|fundibulum (lat. infundere hineingießen) *n*: **1.** Trichter; s. Hypophyse; **2.** Conus* arteriosus.

In|fundibulum ethmoidale (↑) *n*: hinteres trichterförmiges Ende des mittleren Nasengangs, an dessen Grund sich der Zugang zur Kieferhöhle befindet.

In|fundibulum|stenose (↑; Steno-*; -osis*) *f*: (engl.) *infundibular stenosis*; syn. Konusstenose; angeborener Herzfehler* mit Verengung der rechtsventrikulären Ausflussbahn durch Hypertrophie der Crista* supraventricularis; häufige Form der Pulmonalstenose* bei Fallot*-Tetralogie.

In|fundibulum tubae uterinae (↑) *n*: abdominales Ende des Eileiters.

In|fusion (lat. infundere, infusus hineingießen) *f*: (engl.) *infusion*; kontinuierl. Applikation (i. v., auch epidural, sehr selten intraarteriell, intraossär od. subkutan) von Flüssigkeiten (>20 ml), meist über längeren Zeitraum (im Gegensatz zur Injektion*); **Ind.**: Volumenersatztherapie zur Kreislaufstabilisierung, Wasser-, Elektrolyt- u. Substratsubstitution i. R. einer künstlichen Ernährung*, Applikation von Arzneimitteln od. Diagnostika (Kontrastmittel, Indikatoren), Bluttransfusion*; **Prinzip**: peripher-venös über Venenverweilkanüle (s. Punktionskanüle, Abb. dort) od. kurzzeitig über Butterfly-Kanüle; zentral-venös über zentralen Venenkatheter*; Applikation konventionell als Schwerkraftinfusion mit rel. ungenauer Dosierung (Tropfen pro Min.) durch Regulierung mit Rollenklemme, ggf. mit Durchflussregler (sog. Tropfenzähler) bzw. mit Druckmanschette zur forcierten Applikation (pneumat. Druckinfusion); genauere Dosierung (ml/h) durch elektr. Infusionspumpe od. Spritzenpumpe*. Vgl. Instillation; Bilanzierung.

Infusions|lösungen (↑): s. Volumenersatz; Plasmaersatzstoffe; Elektrolyttherapie.

In|fusoria (↑) *n pl*: (engl.) *Infusoria*; syn. Ciliata; Wimperntierchen, Aufgusstierchen; s. Protozoen.

In|fusum (↑) *n*: (engl.) *infusion*; Aufguss.

In|gesta (lat. ingerere, ingestus hineinführen) *n pl*: (engl.) *ingesta*; Gesamtheit der im Verdauungstrakt befindl. Nahrung.

In|gestion (↑) *f*: Aufnahme eines Stoffs in den Verdauungstrakt mit dem Trinkwasser od. der Nahrung; vgl. Inkorporation.

In|gestions|all|ergie (↑; Allergie*) *f*: (engl.) *food allergy*; Allergie*, die durch Aufnahme eines Allergens* über den Magen-Darm-Trakt verursacht wird; s. Nahrungsmittelallergie.

In|grediens (lat. ingredi hineinkommen) *n*: (engl.) *ingredient*; Bestandteil.

Inguen (lat.) *n*: (engl.) *groin*; (anat.) Leistengegend.

Inguinal|hernie (↑; Hernie*) *f*: Leistenhernie*.

Inguinal|tunnel|syn|drom (↑) *n*: Meralgia* paraesthetica.

Ingwer: (engl.) *ginger*; Zingiber officinale; Staude aus der Fam. der Ingwergewächse, deren Wurzelstock (Zingiberis rhizoma) ätherisches Öl mit Sesquiterpenen (Zingiberen, Zingiberol) u. Scharfstoffe (Gingerole, Shoagole) enthält; **Wirkung**: antiemetisch, Förderung der Speichel- u. Magensaftsekretion, cholagog, Steigerung von Tonus u. Peristaltik des Darms; **Verw.**: bei dyspeptischen Beschwerden, als Proph. gegen Reisekrankheit u. als Gewürz.

INH: Abk. für **I**so**n**icotinsäure**h**ydrazid; s. Isoniazid.

In|halation (lat. inhalare hauchen) *f*: (engl.) *inhalation*; syn. Einatmung; i. e. S. Aufnahme von Gasen, Dämpfen, Aerosolen u. Stäuben in den Respirationstrakt; **Anw**: therap. zur top. Applikation von Wirkstoffen, z. B. Aerosoltherapie*. Vgl. Inkorporation.

In|halations|an|ästhetika (↑; Anästhesie*) *n pl*: (engl.) *inhalation anesthetics*; auch Inhalationsnarkotika, Narkosegase; Narkotika* zur inhalativen Applikation (Inhaltionsnarkose*); Applikation (Inhalation in I. bzw. Beatmung mit I.) über Atemmaske*, Larynxmaske* od. Tubus (meist Endotrachealtubus*); v. a. zur Fortführung der Narkose* (häufig nach Einleitung mit Injektionsnarkotikum*), Einleitung mit I. (Sevofluran) meist bei Kindern; **Einteilung**: **I.** Gase: Lachgas* (nur zur Supplementierung), Xenon*; **II.** volatile I.: Flüssigkeiten mit niedrigem Siedepunkt, deren inhalative Applikation einen Verdampfer* erfordert; gute Steuerbarkeit; **1.** halogenierte Ether: **a)** ausschließl. fluoriert: Sevofluran (Methylpropylether) u. Desfluran (Methylethylether); niedriger Blut/Gas-Verteilungskoeffizient (u. damit gute Steuerbarkeit durch schnelles An- u. Abfluten), daher am häufigsten verwendete I.; cave: Siedetemperatur von Desfluran nahe Raumtemperatur, daher bruchsichere Flaschen u. spez. Verdampfer erforderl.; **b)** Methylethylether (fluoriert u. chloriert): Isofluran u. Enfluran (strukturisomer zu Isofluran); **2.** halogenierter Kohlenwasserstoff: Halothan (sehr selten wegen schwerer UAW, s. u.); **Wirkung**: hypnot. (Lachgas: sehr schwach), analget. (Lachgas, Xenon), muskelrelaxierend (volatile I.),

Inhalationsnarkose

reflexdämpfend (volatile I.); kardioprotektiv bei Myokardischämie (volatile I.); **Pharmakokinetik:** Anfluten bei Einleitung der Narkose*, MAC* u. Abfluten bei der Ausleitung (Abbrechen der Narkosegaszufuhr) in Abhängigkeit der Verteilungskoeffizienten (Blut/Gas, Gehirn/Blut u. Fett/Blut) sowie Herzminutenvolumen, Anteil des Fettgewebes am Körpergewicht u. a. Faktoren; Aufwachzeit nach Narkose mit Isofluran, Enfluran od. Halothan entspr. der applizierten Gesamtdosis, bei Sevo- u. Desfluran unabhängig von Gesamtdosis; **UAW: Gase:** s. Lachgas, Xenon; volatile I.: **1.** Schleimhautreizung (v. a. Desfluran; bes. gering bei Sevofluran; keine bei Halothan, cave: Laryngospasmus bei Einleitung; daher inhalative Narkoseeinleitung mit Sevofluran, nicht mit Desfluran; **2. kardiovaskulär:** dosisabhängig Blutdruckabfall durch negative Inotropie (v. a. Halothan, Enfluran) u. Abnahme des peripheren Widerstands (halogenierte Ether); Tachykardie u. art. Hypertonie inf. sympathomimet. Wirkung (Desfluran); arrhythmogen (v. a. Halothan); **3. respirator.:** Atemdepression, Reduktion eines erhöhten Atemwegwiderstands; **4. zerebral:** konvulsiv (Enfluran), Vasodilatation (v. a. Halothan); daher volatile I. bei Schädelhirntrauma bzw. Hirndrucksteigerung kontraindiziert; **5. tox.:** hepatotox. (Halothan); durch Reaktion mit Atemkalk* u. a. nephrotox. (Halothan, Sevofluran); **6.** postoperativ: PONV*, Shivering*; **7. cave:** maligne Hyperthermie*. Zum Schutz langzeitexponierten med. Personals sind substanzspezif. Grenzwerte nach Gefahrstoffverordnung* einzuhalten. Niedrige Arbeitsplatzbelastung bei Narkosesystem mit möglichst niedriger Frischgaszufuhr (s. Narkoseapparat, Flow), Filter- u. Absauganlagen; hohe bei Einleitung mit I. u. Maskennarkose. Vgl. Diethylether; Narkosestadien; Chloroform.

In|halations|narkose (↑; Nark-*) *f*: (engl.) *inhalation anesthesia*; Narkose* unter inhalativer Wirkstoffapplikation (Inhalationsanästhetika*); meist nicht ausschließl. inhalativ (reine I.), sondern i. v. supplementiert i. R. einer balancierten Anästhesie*: z. B. Einleitung der Narkose mit Injektionsnarkotikum* u. Fortführung mit Inhalationsanästhetikum (häufig supplementiert durch i. v. Opioidanalgetika). Vgl. Narkose, intravenöse.

In|halations|trauma (↑; Trauma*) *n*: s. Rauchgasintoxikation; Reizgasintoxikation; Verbrennung.

In|hibine (lat. inhibēre, inhibitus hemmen, einhalten) *n*: (engl.) *inhibins*; der TGF-β-Superfamilie zugehörige, in den Gonaden (Sertoli-Zellen, Granulosazellen) gebildete, vermutl. die Follikulo- u. Spermatogenese regulierende Schlüsselhormone. **Grundstruktur:** heterodimere Glykoproteine (M_r 31 000) aus je einer über Disulfidbrücken verbundenen α- u. β-Untereinheit (βA od. βB); **Formen:** Inhibin A (αβA), Inhibin B (αβB); **Wirkung:** hemmen Sekretion von FSH*, stimulieren Biosynthese von LH*; bewirken bei Geschlechtsdifferenzierung Rückbildung des Müller-Gangs. Vgl. Aktivine; Releasing-Hormone.

Inhibiting-Faktoren (engl. ↑) *m pl*: s. Releasing-Hormone.

In|hibition (lat. inhibitio) *f*: Hemmung.

In|hibitoren (↑) *m pl*: **1.** (engl.) *inhibitors*; Hemmer; (neurol.) hemmende Interneurone*; **2.** (biochem.) Hemmstoffe enzym- od./u. rezeptorspezif. Aktivität; vgl. Enzyme; **3.** (pharmak.) s. Antagonismus.

in|homo|gen (In-*; Homo-*; -gen*): (engl.) *inhomogeneous*; ungleichartig.

Ini|en|zephalie (gr. ἰνίον Hinterkopf; Enkephal-*) *f*: (engl.) *iniencephaly*; Enzephalie* mit Austritt von Gehirn im Hinterhauptbereich; vgl. Dysrhaphiesyndrome.

in|itial (lat. initialis am Anfang): am Anfang stehend, Anfangs-.

In|itial|dosis (↑; Dosis*) *f*: (engl.) *initial dosis*; die zu Beginn einer pharmak. Behandlung verabreichte Arzneistoffmenge, durch die der erwünschte Blutspiegel möglichst rasch erreicht wird; vgl. Erhaltungsdosis, Depotpräparate.

In|itial|karies (↑; Karies*) *f*: (engl.) *initial carious lesion, white spot lesion*; syn. Initialläsion, Kreidefleck; matt opake, kreidig weiße u. oberflächl. intakte Läsion im Zahnschmelz*, die aufgrund erhöhter Porosität u. Mineralverlust nach bakterieller Säurebildung an dem Zahnbelag auffällt (s. Abb.); durch verstärkte Kariesprophylaxe* kann I. remineralisieren. Bei weiterer Demineralisierung kommt es zu einem kariösen Defekt (s. Zahnkaries).

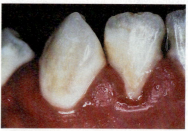

Initialkaries [139]

In|itial|sym|ptom (↑) *n*: (engl.) *initial symptom*; erstes Zeichen einer Krankheit*.

In|itiation (lat. initium Eingang, Beginn) *f*: **1.** (engl.) *initiation*; (genet.) Bez. für die bei der Reduplikation*, Transkription* od. Proteinbiosynthese* notwendigen ersten Teilschritte; **2.** (toxikol.) erstes Stadium der Krebsentstehung; DNA-Schädigung durch ein Kanzerogen*.

In|itiator (↑) *m*: s. Kanzerogenese.

In|itiator-tRNA (↑): s. Proteinbiosynthese.

In|jektion (lat. inicere, iniectus hineintun, einflößen) *f*: **1.** (engl.) *injection*; Einspritzung; Einbringen von Flüssigkeit (i. d. R. gelöste od. suspendierte Arzneimittel) in den Körper auf parenteralem Weg (meist intravenös, intramuskulär, subkutan, intrakutan bzw. intradermal, auch intraarteriell, intrakardial, intrathekal u. a.) durch Einspritzen mit Injektionsspritze* nach Punktion*; appliziertes Flüssigkeitsvolumen im Vergleich zur Infusion* meist kleiner u. Applikationsdauer kürzer (vgl. Schnellinjektion); **2.** (ophth., pathol.) Gefäßinjektion: Sichtbarwerden von Gefäßen inf. entzündlicher Hyperämie, bes. am Bulbus des Auges; **Formen: a) konjunktivale I.:** einzelne Gefäße hellrot zu erkennen, lassen sich mit der Bindehaut verschieben; **b)** ziliare od. perikorneale I.: bläulich roter Farbton in Limbusnähe; einzelne Gefäße nicht zu erkennen; **c)** gemischte I. als Komb. aus konjunktivaler u. ziliarer od. perikornealer I.; vgl. Konjunktivitis; Pannus.

In|jekti̱on, intra|muskulä̱re (↑) *f*: (engl.) *intramuscular injection*; tiefe Injektion* in einen Muskel, meist intragluteal, insbes. ventrogluteal nach Hochstetter od. in den M. vastus lateralis (s. Abb.), auch in den M. deltoideus (Impfstoffe) u. a.; **cave:** korrekte Injektionstechnik zur Vermeidung von Nervenschädigungen wichtig, ebenso Aspiration, um eine Gefäßpunktion auszuschließen.

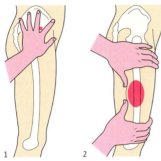

Injektion, intramuskuläre: 1: ventrogluteale Injektion nach Hochstetter; 2: Injektion in den M. vastus lateralis

In|jekti̱ons|kanüle (↑; Kanüle*) *f*: s. Punktionskanüle.

In|jekti̱ons|narkotika (↑; Nark-*) *n pl*: (engl.) *intravenous narcotics*; Narkotika* zur i. v. Applikation; v. a. zur Einleitung einer Narkose* (schneller Wirkungseintritt), bei TIVA* auch zur Fortführung (inhalativ: s. Inhalationsanästhetika); rel. kurze Wirkungsdauer v. a. durch Umverteilung aus dem ZNS; **Formen: 1.** kurzwirkende Barbiturate*, z. B. Thiopental*-Natrium od. Methohexital; **2.** Etomidat*; **3.** Propofol*; **4.** Ketamin*; **5.** Benzodiazepine* (Midazolam, Diazepam; cave: Wirkungsdauer, zentrale Atemdepression); **6.** Neuroleptika (früher zur Neuroleptanästhesie* bzw. Neuroleptanalgesie*); **7.** Gammahydroxybutyrat*. Vgl. Anästhesie, balancierte.

In|jekti̱ons|spritze (↑): (engl.) *syringe*; zylindr. Instrument mit Kanülenansatz u. bewegl. Kolben zur Injektion* bzw. Aspiration* (z. B. Blutentnahme); i. d. R. als Einmalspritze aus Kunststoff zum Aufsetzen auf Kanülen (s. Punktionskanüle); **Formen:** graduierter Kunststoff- od. Glaszylinder; Kanülenansatz zentrisch (Rekordspritze) od. exzentrisch (Loeb-Spritze; leichtere hautparallele Injektion); Kolben aus Metall (Rekordspritze), Glas (Luer-Spritze; Injektion von Substanzen, die sich bei Metallkontakt verändern) od. Kunststoff.

Injury Severity Score: Abk. ISS; international gebräuchl. anat. (Trauma-)Score* zur Bewertung der Verletzungsschwere bei Pat. mit Polytrauma*, basierend auf dem Abbreviated* Injury Scale (Abk. AIS); Berechnung: Summe der Quadrate von den höchsten AIS-Codes der 3 am schwersten betroffenen Körperregionen (mit Zuordnung jeder Einzelverletzung einer von 6 ISS-definierten Körperregionen); AIS-Code mit 6 Punkten in einer Region resultiert automat. in ISS von 75 Punkten (Maximalwert). Vgl. Trauma and Injury Severity Score.

Inka-Knochen: (engl.) *Inca bone*; Os incae; oberer Teil der Hinterhauptschuppe, bisweilen isoliert bleibend.

In|karzerati̱on (In-*; lat. c̱arcer Umfriedung, Gefängnis) *f*: (engl.) *incarceration*; Incarceratio; Einklemmung; i. e. S. die Incarceratio herniae (sog. Brucheinklemmung) mit akuter od. sich progredient entwickelnder Abschnürung des Bruchinhalts einer Hernie* von der Blutzufuhr; **Pathophysiol.:** bei I. von Darmteilen kommt es zu mechan. Ileus*, Darmgangrän mit Peritonitis*, bei eingeklemmten Netzteilen meist reflektor. zum paralyt. Ileus; seltene Sonderform: retrograde I. (syn. paradoxe I.): Minderdurchblutung von intraabdominal liegenden Organen, deren zuführende Gefäße Teil des Bruchinhalts sind u. in der Bruchlücke eingeschnürt werden, während die im Bruchsack liegenden Eingeweide verhältnismäßig wenig durchblutungsgestört sind. **Ther.:** sofortiger manueller Repositionsversuch innerh. der ersten Stunden nach I. unter Analgosedierung; gelingt dies nicht, sofortige Operation.

In|klinati̱on (lat. inclinati̱o Krümmung) *f*: (engl.) *inclination*; Neigung, Neigungswinkel; z. B. Inclinatio pelvis.

In|kohä̱renz (In-*; lat. cohaerentia Zusammenhang) *f*: (engl.) *incoherence*; syn. Zerfahrenheit; formale Denkstörung*, bei der Denken u. Sprechen durch einen Mangel an logischen u. assoziativen Verknüpfungen den verständl. Zusammenhang verlieren (bis zur Auflösung von Satzbau u. Silbenzusammenhang); **Vork.:** im Traum, bei org. Psychose od. Manie. Vgl. Ideenflucht.

In|komi̱tanz (In-*; comitans*) *f*: (engl.) *incomitance*; inkomitantes Schielen bei Abblick (sog. A-Inkomitanz, engl. A-pattern strabismus) bzw. Aufblick (sog. V-Inkomitanz, engl. V-pattern strabismus) mit Abnahme des Innenschielwinkels bzw. Zunahme des Außenschielwinkels; **Urs.:** Überfunktion des M. obliquus superior (bei A-Inkomitanz) bzw. des M. obliquus inferior (bei V-Inkomitanz) mit resultierender Unterfunktion des jeweiligen Antagonisten; vgl. Strabismus; Trochlearislähmung.

In|kom|patibilitä̱t (↑; Kompatibilität*) *f*: **1.** (engl.) *incompatibility*; Unverträglichkeit; (serol.) **a)** Unverträglichkeit von transfundiertem Blut bzw. Blutbestandteilen od. eines Transplantats wegen vorhandener Antikörper gegen fremde Alloantigene* bzw. Histokompatibilitätsantigene beim Empfänger; **b)** Bildung von Blutgruppenantikörpern* durch die Schwangere gegen die vom Vater ererbten Blutgruppenantigene des Fetus mit Schädigung der fetalen Erythrozyten; s. Morbus haemolyticus fetalis; **2.** (pharmak.) Unverträglichkeit gleichzeitig od. als Gemisch verabreichter Arzneimittel*, die miteinander (chem. od. physik.) reagieren (Komplex- od. Salzbildung u. a.) u. dadurch tox. od. unwirksam werden (Wechselwirkung*); vgl. Interaktion.

i̱n|kon|stant (lat. inco̱nstans): (engl.) *inconstant*; unbeständig, wechselnd.

Inkontinenz

In|kon|ti|nenz (In-*; lat. continentia das Zurückhalten, Unterdrücken) *f*: s. Harninkontinenz; Stuhlinkontinenz; Incontinentia pigmenti.

In|kor|po|ra|ti|on (↑; Corpus*) *f*: (engl.) *incorporation*; syn. Einverleibung; Aufnahme eines Stoffs in den Organismus, i. e. S. von Radionukliden* über die Atmungsorgane (Inhalation), den Magen-Darm-Trakt (Ingestion) u. die Haut (perkutane Resorption) bzw. (bei nuklearmed. Anw.) durch intravenöse od. intrakavitäre Injektion; bei **diaplazentarem Transfer** können Radioisotope in gleicher Weise wie ihre inaktiven Isotope die Plazentaschranke* passieren u. akkumulieren u. U. im fetalen Gewebe (dadurch Verlängerung der biol. Halbwertzeit*). Die Elimination* inkorporierter Radionuklide erfolgt physiol. über sämtl. Exkretionswege (einschließl. der Muttermilch); sie kann unter best. Bedingungen therap. beschleunigt werden (s. Dekorporation). Vgl. Submersion; Strahlenrisiko; Kompartiment.

In|kre|te (↑; lat. cernere, cretus scheiden, sondern) *n pl*: (engl.) *incretions*; von endokrinen Drüsen* in den Blutkreislauf abgegebene Hormone*.

In|kre|ti|on (↑; ↑) *f*: s. Sekretion.

In|krus|ta|ti|on (lat. incrustare mit einer Kruste od. Schicht überziehen) *f*: (engl.) *incrustation*; Verkrustung, Ablagerung v. a. von Kalksalzen.

In|ku|ba|ti|ons|re|sis|tenz (lat. incubare bewachen, brüten; Resistenz*) *f*: (engl.) *incubation resistance*; Resistenzbestimmung* der Erythrozyten nach Inkubation des Bluts bei 37 °C für 24 Std.; bei hereditärer Sphärozytose ist die Resistenz inkubierter gegenüber nichtinkubierten Erythrozyten deutl. herabgesetzt.

In|ku|ba|ti|ons|zeit (↑): (engl.) *incubation period*; Zeit zwischen der Infektion* (Eindringen des Krankheitserregers in den Körper) bis zum Auftreten der ersten Symptome der Infektionskrankheit*; kann wenige Stunden (z. B. Gasbrand), Tage od. Wochen (z. B. Scharlach, Röteln) od. auch Jahre (z. B. Lepra) betragen.

In|ku|ba|tor (↑) *m*: (engl.) *incubator*; klimatisierte Kleinkammer zur Pflege der Frühgeborenen* u. schwerkranken Neugeborenen*, bestehend aus einem Patientenraum u. einem Geräteteil; vgl. Brutschrank.

in|ku|ra|bel (lat. incuratus unheilbar): (engl.) *incurable*; unheilbar.

INN: Abk. für (engl.) *International Nonproprietary Name*; in einer von der WHO herausgegebenen Liste enthaltener internationaler Freiname pharmaz. Grundstoffe; die Bez. INN wird ggf. mit folgenden Zusätzen verwendet: pINN (engl. proposed) vorgeschlagener bzw. rINN (engl. recommended) empfohlener internationaler Freiname; INNv: zur Aufnahme in das INN-Verzeichnis vorgeschlagen; INN-L (INNv-L): (vorgeschlagener) lateinischer Name des betr. pharmaz. Grundstoffs; INN-E (INNv-E): (vorgeschlagener) englischer Name des betr. pharmaz. Grundstoffs. Vgl. generic name.

Innen|kör|per: s. Heinz-Innenkörperchen.

Innen|kör|per|an|ämie (Anämie*) *f*: (engl.) *Heinz granule anemia*; Bez. für eine Anämie*, bei der intraerythrozytäre Heinz*-Innenkörperchen im Blutausstrich nachgewiesen werden können.

Innen|ohr: (engl.) *internal ear, inner ear*; (anat.) Auris int.; in der Felsenbeinpyramide (Pars* petrosa ossis temporalis) untergebrachte Teile des Gehör- u. Gleichgewichtsorgans (Labyrinth; s. Abb. 1, 2 u. 3). Das knöcherne Labyrinth (Labyrinthus osseus) besteht aus Vestibulum, 3 Canales semicirculares, Cochlea u. Meatus acusticus int., es umschließt das Spatium perilymphaticum mit der Perilymphe, in dem das mit Endolymphe gefüllte häutige Labyrinth (Labyrinthus membranaceus) untergebracht ist. Das Labyrinthus vestibularis ist der Gleichgewichtsanteil des Labyrinths mit Utriculus, Sacculus, 3 Ductus semicirculares, Ductus utriculosaccularis, Ductus endolymphaticus. Das Labyrinthus cochlearis enthält den Ductus cochlearis (Schneckengang) mit dem Organum spirale (Corti-Organ) für das Gehörorgan. **Klin. Bedeutung:** Störung des Gehörorgans: s. Dysakusis; Störung des Gleichgewichtsorgans: s. Labyrinthausfall, akuter; Labyrinthhydrops bei Menière-Krankheit*.

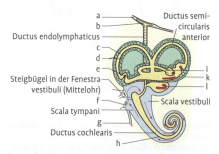

Innenohr Abb. 1: Schema der endo- u. perilymphatischen Räume; a: Dura mater an der Hinterfläche der Felsenbeinpyramide; b: Saccus endolymphaticus; c: Ductus semicircularis posterior; d: Spatium perilymphaticum; e: Crista ampullaris; f: Fenestra cochleae; g: Aqueductus cochleae; h: Lamina basilaris; i: Ductus semicircularis lateralis; k: Utriculus mit Macula; l: Sacculus mit Macula

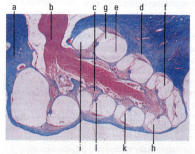

Innenohr Abb. 2: histologischer Schnitt durch die Cochlea (Azan-Färbung); a: Knochenwand der Cochlea; b: Nervus cochlearis; c: Ganglion spirale; d: Stria vascularis; e: Scala vestibuli; f: Membrana vestibularis (Reissner-Membran); g: Ductus cochlearis; h: Corti-Organ; i: Scala tympani; k: Membrana spiralis (Basilarmembran); l: Lamina spiralis ossea [47]

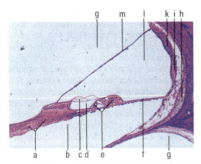

Innenohr Abb. 3: histologischer Schnitt durch die Spitzenwindung der Cochlea (Hämatoxylin-Eosin-Färbung); a: Äste des Nervus cochlearis in der Lamina spiralis ossea; b: Scala tympani; c: Membrana tectoria; d: Canalis spiralis cochleae; e: Corti-Organ; f: Membrana basilaris (Basilarmembran); g: Scala vestibuli; h: Ligamentum spirale cochleae; i: Prominentia spiralis; k: Stria vascularis; l: Ductus cochlearis; m: Membrana vestibularis (Reissner-Membran) [80]

Innen|ohr|schwerhörigkeit: (engl.) *cochlear hearing loss*; syn. Schallempfindungsstörung; auf Erkr. des Innenohrs beruhende Schwerhörigkeit* inf. Haarzellschadens.

Innen|rotations|gang (lat. *rotare* kreisförmig herumdrehen): s. Gangstörungen.

Innere Medizin *f*: (engl.) *internal medicine*; Spezialgebiet der Humanmedizin, das sich mit Prävention, Diagn., konservativer Ther. u. Rehabilitation der Krankheiten der Atmungsorgane, des Herz- u. Kreislaufs- sowie des Verdauungssystems, der Nieren u. ableitenden Harnwege, des Bluts u. der hämatopoetischen Organe, des Stoffwechsels u. der inneren Sekretion, der Infektionskrankheiten sowie z. T. auch mit Erkr. des Stütz- u. Bewegungsapparats u. allergischer bzw. immun. Erkr. befasst; umfasst auch die Intensivmedizin*.

In|nervation (In-*; Nervus*) *f*: (engl.) *innervation*; nervale Versorgung von Körpergeweben u. Organen; u. a. segmentale (radikuläre) I. der einzelnen Körperbezirke durch best. Spinalnerven* (z. B. sensible u. motorische I. durch die Nervi costales im Bereich des Rumpfes, sensible segmentale I.: s. Dermatom); periphere I. durch periphere Nerven, z. B. als gemischt-segmentale Extremitätennerven nach der Bildung von Nervenplexus durch die Rami anteriores der Spinalnerven. Vgl. Nervensystem.

In|nervation, reziproke (↑; ↑) *f*: s. Sherrington-Gesetz.

in|nocens (lat.): unschädlich, harmlos, auch *innocuus*.

INO: Abk. für **in**ter**n**ukleäre **O**phthalmoplegie*.

In|okulation (lat. *inoculatio* Einpflanzung) *f*: (engl.) *inoculation*; Einbringen (Übertragung, Impfung) von Erreger- od. Zellmaterial in ein Nährmedium od. einen Organismus.

In|okulum (↑) *n*: (engl.) *inoculum*; Menge od. Anzahl eingesetzter Mikroorganismen (Reinkultur) im Tierversuch, zur Erregeridentifizierung u. im Antibiogramm; vgl. Inokulation.

Inosin (INN) *n*: (engl.) *inosine*; 9-β-D-Ribofuranosylhypoxanthin; Nukleosid aus Hypoxanthin* u. Ribose; **Vork.:** 1. in Fleisch u. Hefe, als Zwischenprodukt im Purinstoffwechsel u. integriert im Anticodon best. tRNAs; 2. in fixer Komb. mit Dimepranolacedoben zur unspezif. Immunstimulation bei Virusinfektion (z. B. Herpes* simplex); vgl. Immunstimulanzien.

Inosin|mono|phosphat *n*: (engl.) *inosine monophosphate*; Inosin-5-monophosphat; Abk. IMP; Mononukleotid aus Phosphorsäure, Ribose u. Hypoxanthin; in der Purinbiosynthese Vorläufer von AMP u. GMP sowie aller anderen Purinbasen*; in Augentropfen enthalten (sog. Antikataraktikum) sowie Anw. als Geschmacksverstärker.

Inosit *n*: Inositol*.

Inositol *n*: (engl.) *inositol*; syn. Inosit; 1,2,3,4,5,6-Hexahydroxycyclohexan; cycl. Hexitol (s. Zuckeralkohole) mit 9 natürl. Isomeren; das opt. inaktive myo-I. (cis-1,2,3,5-trans-4,6-Hexahydroxycyclohexan) ist in den Phosphatiden* aller Zellmembranen enthalten u. Vorstufe von Inositoltrisphosphat*; **Vork.:** Getreide, Früchte, Hefe, Fleisch u. Milch; **Bedarf:** ca. 1–1,5 g/d.

Inositol|tris|phosphat *n*: (engl.) *inositol trisphosphate*; Abk. IP$_3$; myo-Inositol-1,4,5-trisphosphat; second* messenger vieler hydrophiler Hormone*; nach Bindung an G-Protein gekoppelte Rezeptoren u. nachfolgender Aktivierung einer Phospholipase C wird IP$_3$ aus membranständigen Phosphatidylinositol-4,5-bisphosphat frei gesetzt; IP$_3$ bindet an Rezeptoren am endoplasmatischen Retikulum (IP$_3$-Rezeptor. Ryanodin-Rezeptor, Kationenkanäle) u. erhöht die Ca^{2+}-Freisetzung aus intrazellulären Speichern.

Ino|skopie (gr. ἴς, ἰνός Faser, Muskel; -skopie*) *f*: (engl.) *inoscopy*; Freisetzung u. mikroskop. Untersuchung von in Gewebe eingeschlossenen Bakt. durch Andauung mit Pepsin*.

ino|trop (↑; -trop*): (engl.) *inotropic*; die Schlagstärke od. Kontraktionskraft (Inotropie) des Herzmuskels beeinflussend; Pharmaka mit steigernder Wirkung (positiv inotrop) sind z. B. Herzglykoside*, Katecholamine*, Methylxanthine; herabsetzend (negativ inotrop) wirken z. B. best. Calcium*-Antagonisten.

INR: Abk. für (engl.) *international normalized ratio*; s. Thromboplastinzeit.

Insall-Salvati-In|dex *m*: s. Patellahochstand, angeborener.

Insect Repellents (lat. *insectus* mit Einschnitt; engl. *repellent* abstoßend): Repellents; Substanzen, die auf die Haut aufgetragen, durch ihren spezif. Geruch Stechmücken, Fliegen* u. a. Insekten abhalten sollen; z. B. Ester der Phthalsäure, Icaridin.

In|sekten (↑) *n pl*: (engl.) *insects*; Hexapoda; Klasse der Tracheata; s. Arthropoden.

In|sekti|zide (↑; -zid*) *n pl*: (engl.) *insecticides*; zu den Pestiziden* gehörende Chemikalien zur Insektenbekämpfung; z. B. Kontakt-, Fraß- u. Atemgifte, Niederschlagsmittel, Akarizide, Ovizide u. Systeminsektizide; angewendet werden neben aus pflanzl. Rohstoffen gewonnenen I. (z. B. Pyrethrum, Nicotin) anorg. (z. B. Antimon) u. org. Verbindungen (z. B. Chlorkohlenwasserstoffe, Ester von Phosphor- u. Thiophosphorsäuren). Vgl. Insect Repellents.

Insel (lat. insula): (engl.) *island of Reil*; Insula (Reili), Lobus insularis; Inselrinde; Teil der Großhirnrinde*, der von den umgebenden Teilen des Stirn-, Scheitel- u. Schläfenlappens verdeckt wird; **Anat.:** enthält die Gyri insulae (Gyrus longus u. Gyri breves insulae) u. den Sulcus centralis sowie Sulcus circularis insulae, geht am Limen insulae in die basale Fläche des Telencephalons* über; **Physiol.:** Teil der viszerosensiblen u. viszeromotor. Rinde, primärer gustator. Cortex (vgl. Rindenfelder).

Insel|organ *n*: s. Langerhans-Inseln.

Insel|zellen (↑): s. Pankreas; Insulin.

Insel|zell|karzinom (↑; Karz-*; -om*) *n*: (engl.) *islet-cell carcinoma*; von den Zellen der Langerhans*-Inseln ausgehendes neuroendokrines Karzinom (selten); vgl. Tumor, neuroendokriner.

Insel|zell|trans|plantation (↑; Transplantation*) *f*: (engl.) *islet-cell transplantation*; syn. Inseltransplantation; Übertragung von Zellen der Langerhans*-Inseln; **Formen: 1.** autogene I. i. R. einer Pankreatektomie* wegen chron. Pankreatitis; **2.** allogene I. zur Behandlung des Diabetes* mellitus Typ 1: Aus Bauchspeicheldrüsengewebe von Organspendern isolierte Inselzellen werden über die Pfortader in die Leber od. operativ auf das Peritoneum übertragen. Nach allogener I. ist die Insulinproduktion oft zu gering, um Insulinfreiheit zu erreichen. Wegen der erforderl. Immunsuppression* erfolgt I. meist kombiniert mit od. nach Nierentransplantation*. Vgl. Pankreastransplantation.

In|semination (In-*; lat. seminare säen, pflanzen) *f*: (engl.) *insemination*; Besamung; künstl. Einbringen des Samens in das weibl. Genitale, i. w. S. auch natürl. Besamung (Kohabitation) od. extrakorporale Vereinigung von Samen- u. Eizelle (s. In-vitro-Fertilisation); **Vorbereitung: 1. a)** Spermauntersuchung* zur dd Abklärung männl. Subfertilität; **b)** bakteriol. Untersuchung von Scheideninhalt u. Zervixsekret, ggf. Abklärung weibl. Empfängnishindernisse (z. B. zum Ausschluss tubar bedingter Sterilität od. Uterusanomalie); **2.** Sperma wird durch Masturbation gewonnen, frisch verwendet od. kryokonserviert; **Formen: 1. homologe** I. (engl. *artificial semination, husband*; AIH): Verbringung einer aufbereiteten Samenprobe des Ehemannes (bei Partners (quasi-homologe I.) in den oberen Genitaltrakt der Frau (meist intrauterine I., seltener intratubare od. intraperitoneale I.); Ind.: v. a. Störungen der Kohabitation (z. B. Erektionsstörung*, Fehlbildungen, nach plast. Eingriffen an äußeren Genitale der Frau; psychogen); juristisch unbedenklich; **2. heterologe I.** (artifizielle donogene I., engl. *artificial insemination, donor*, Abk. AID): Verwendung von Sperma eines dritten, i. d. R. der Frau nicht bekannten Mannes; Ind.: v. a. Azoospermie*, OAT*-Syndrom; obwohl durch Embryonenschutzgesetz* weder verboten noch eingeschränkt, sind berufsethische u. juristische Probleme (Persönlichkeitsrechte u. familienrechtl. Status des Kindes; Recht des Ehemannes u. des Kindes zur Ehelichkeitsanfechtung) vorhanden. Vgl. Reproduktion, assistierte.

In|semination, extra|korporale (↑; ↑) *f*: s. In-vitro-Fertilisation.

In|sertio (lat. inserere, insertus einfügen, einlassen) *f*: **1.** (engl.) *attachment*; (anat.) Muskelansatz; wird für alle knöchernen Befestigungen von Muskeln anstelle des alten Wortpaares Ansatz/Ursprung (Insertio/Origo) verwendet, da sie bei fast allen Muskeln funktionell austauschbar sind; **2.** (gebh.) Ansatz, Anheftung der Nabelschnur; Formen: **a)** I. centralis: Anheftung in der Mitte der Plazenta; **b)** I. lateralis: exzentr. Anheftung; **c)** I. marginalis: Anheftung am Rand der Plazenta; **d)** I. velamentosa: Anheftung an den Eihäuten, wobei es beim Blasensprung zu Einrissen der aberrierenden Nabelschnurgefäße mit Verblutungsgefahr des Kindes kommen kann; die Blutung beginnt mit dem Blasensprung.

In|sertion (↑) *f*: (engl.) *insertion*; (genet.) spontane, durch Mutagene* od. gentechn. bewirkte Einfügung einer od. mehrerer Nukleotide* in eine DNA-Sequenz; vgl. Plasmide.

In|sertions|mutation (↑; Mutation*) *f*: s. Mutation.

In|sertions|tendo|pathie (↑; Tend-*; -pathie*) *f*: s. Tendopathie.

in situ (lat. am natürlichen Ort): in natürl. Lage, im Körper.

In-situ-Bypass (↑; Bypass*) *m*: (engl.) *in-situ bypass*; Operationsverfahren bei Verschluss der Beinarterien; **Vorgehen:** als Ersatz vorgesehene V. saphena magna wird in ihrem Strombett belassen u. nur im Bereich der geplanten Anastomosen präpariert; die Venenklappen werden reseziert (Valvulotomie) u. die Seitenäste verschlossen. Vgl. Bypass-Operation.

In|solation (In-*; lat. sol Sonne) *f*: **1.** Sonnenbestrahlung; vgl. Ultraviolettstrahlung; **2.** Sonnenstich; s. Hitzeschäden.

in|solubel (lat. insolubilis): (engl.) *insoluble*; unlöslich.

In|somnie (lat. insomnia) *f*: (engl.) *insomnia*; syn. Schlaflosigkeit; Agrypnie; Form der Schlafstörung* mit über längere Zeit (mind. 1 Monat) anhaltender Einschlaf- od. Durchschlafstörungen, ungenügender Schlafdauer od. unzureichend erholsamem Schlaf u. subjektivem Leidensdruck; **Formen: 1. nach DSM-IV: a)** primäre I.: Ausschluss psychiatrischer od. organischer Urs.; **b)** sekundäre I.: insomnisches Syndrom bei psychiatrischer (v. a. Depression, Angststörungen), neurol. (v. a. degenerative u. entzündl. Erkr., Schmerzen) od. anderer organischer Grunderkrankung (z. B. Schlafapnoesyndrom*, Herzinsuffizienz) od. bei schädlichem Substanzgebrauch (z. B. Amphetamin*, Ecstasy*); **2. nach ICSD-2: 1.** akute I. (syn. Belastungsinsomnie, Schlafanpassungsstörung) inf. u. in zeitlichem Zus. mit belastenden Lebensumständen; **2.** psychophysiol. I.: bedingt durch Hyperarousal* u. Fehlverhalten; **3.** Fehlwahrnehmung des Schlafs (sog. paradoxe I.); **4.** idiopathische I.: reicht bis in die Kindheit zurück; **5.** verhaltensbedingte Schlafstörung im Kindesalter; **6.** I. durch Rauschmittel, Arzneimittel od. Substanzen; **7.** I. durch psychiatrische od. körperl. Erkr.; **Häufigkeit:** leichtere Formen bei 15–35 % der Bevölkerung, schwere Form bei 4 %; **Diagn.:** Anamnese, Schlaftagebuch; **Ther.:** Verhaltenstherapie*, Schlafmittel*.

In|somnie, fat<u>a</u>le famili<u>ä</u>re (↑) *f*: Abk. FFI; tödliche familiäre Insomnie*.

In|somn<u>ie</u>, spor<u>a</u>dische tödliche (↑) *f*: (engl.) *sporadic fatal insomnia*; syn. sporadische fatale Insomnie (Abk. SFI); idiopathische Form der Prionkrankheiten*, verursacht vermutl. durch spontanes Umfalten des Prionproteins od. durch somatische Mutation; entspricht thalamischer Demenz od. thalamischer Variante der Creutzfeldt*-Jakob-Krankheit (Abk. CJK); **Klin.:** s. Insomnie, tödliche familiäre; **Pathol.:** meist identisch mit tödl. familiärer Insomnie; neuropathol. auch zwischen tödl. familiärer Insomnie u. CJK.

In|somn<u>ie</u>, tödliche famili<u>ä</u>re (↑) *f*: (engl.) *fatal familial insomnia*; syn. fatale familiäre Insomnie (Abk. FFI), letale familiäre Insomnie; autosomal-dominant erbliche Form der Prionkrankheiten* des mittleren Erwachsenenalters, die rasch progredient u. immer tödlich verläuft; **Klin.:** Sympathikotonie*, andere autonome u. endokrine Störungen, unbeeinflussbare Insomnie, komplexe Halluzinationen; **Pathol.:** schwammförmige Degeneration von Thalamuskernen, Kleinhirnrinde u. unterer Oliva.

In|spekti<u>o</u>n (lat. *inspectio* Durchsicht) *f*: (engl.) *inspection*; äußerl. Untersuchung eines Pat. durch Betrachten.

In|spirati<u>o</u>n (lat. *inspir<u>a</u>re* einhauchen) *f*: (engl.) *inhalation*; auch Inspirium; syn. Einatmung; Einströmen von Außenluft in die Atemwege u. Lungenalveolen; bei physiol. Atmung inf. eines subatmosphär. intrapulmonalen Drucks, der hervorgerufen wird durch Erweiterung des Thorax u. nachfolgende Vergrößerung des Lungenvolumens bei Anspannung der inspiratorischen Atemmuskeln*; bei der Beatmung* dagegen inf. Zufuhr eines Atemgasgemischs mit supraatmosphär. Druck in die Atemwege.

INSS: Abk. für (engl.) *International Neuroblastoma Staging System*; s. Neuroblastom.

In|stab<u>i</u>litas (lat. *inst<u>a</u>bilis* nicht standhaltend) *f*: Unbeständigkeit.

Inst<u>a</u>nzen, psychische (lat. *inst<u>a</u>ntia* zuständige Stelle) *f pl*: s. Psychoanalyse.

In|stillati<u>o</u>n (lat. *instill<u>a</u>re* einträufeln) *f*: (engl.) *instillation*; tropfenweise erfolgendes Einbringen von Flüssigkeiten bzw. flüssigen Arzneimitteln in den Organismus (Hohlorgane, Körperhöhlen u. -öffnungen, Blutgefäße, Bindehautsack), z. B. rektal zur Darmreinigung*; vgl. Infusion.

In|stillati<u>o</u>ns|zyto|st<u>a</u>tika|therap<u>ie</u> (↑, Zyt-*; statisch*) *f*: (engl.) *instillation cytostatic therapy*; Blaseninstillation* von Zytostatika* bei oberflächl. wachsendem Tumor der Harnblase, bes. nach transurethraler Resektion zur Rezidivprophylaxe.

Institut für das Entgelt|system im Kranken|haus: (engl.) *Institute for the Remuneration of Hospitals*; Abk. InEK; von den Spitzenverbänden der Krankenkassen, dem Verband der Privaten Krankenversicherung u. der Deutschen Krankenhausgesellschaft 2001 gegründetes Institut, das Aufgaben im Zusammenhang mit der Einführung, Weiterentwicklung u. Pflege des DRG*-Fallpauschalensystems übernimmt; **Aufgaben:** Pflege der Definition u. Pflege der Fallgruppen, Kodierrichtlinien u. Kalkulation der Relativgewichte. Zu- od. Abschlägen.

Institut für Qualität und Wirtschaftlichkeit im Gesundheits|wesen: (engl.) *Institute for Quality and Economic Efficiency in the Health Care Sector*; Abk. IQWiG; nach dem GKV*-Modernisierungsgesetz gemäß § 139a SGB V 2004 vom Gemeinsamen* Bundesausschuss nach § 91 SGB V gegründete Einrichtung zur wissenschaftl. Bewertung des med. Nutzens, der Qualität u. der Wirtschaftlichkeit von i. R. der GKV erbrachten Leistungen; **Aufgaben:** Recherche, Darstellung u. Bewertung des aktuellen med. Wissensstandes zu diagn. u. therap. Verfahren bei ausgewählten Krankheiten; Erstellen von wissenschaftl. Ausarbeitungen, Gutachten u. Stellungnahmen zu Fragen der Qualität u. Wirtschaftlichkeit der i. R. der GKV erbrachten Leistungen; Bewertung evidenzbasierter Leitlinien für die epidemiol. wichtigsten Krankheiten; Empfehlungen zu Disease*-Management-Programmen; Nutzenbewertung u. Kosten-Nutzen-Bewertung von Arzneimitteln, Bereitstellen von allg. Informationen zur Qualität u. Effizienz in der Gesundheitsversorgung.

Instrum<u>e</u>nte, chirurgische *n pl*: (engl.) *surgical instruments*; für op. Eingriffe erforderl. Geräte; **1.** Standardinstrumente: z. B. Skalpell, Diathermiemesser, Pinzetten, Klemmen, Zangen, Wundsperrer, Haken, Nadelhalter, Nadeln; **2.** Spezialinstrumente: z. B. in der Knochenchirurgie (Elevatorien, Hämmer, Meißel, Sägen, Bohrer), der Endoskop. Chirurgie u. der Mikrochirurgie.

In|sudati<u>o</u>n (lat. *insud<u>a</u>re* bei etwas schwitzen) *f*: (engl.) *insudation*; Eindringen od. Einpressen von Plasmabestandteilen in die Gefäßwand, insbes. in die gefäßlose Intima; vgl. Intimaödem.

In|suf|fizi<u>e</u>nz (lat. *in* un-; *sufficiens* hinreichend, genügend) *f*: (engl.) *insufficiency*; Schwäche, ungenügende Leistung eines Organs od. Organsystems; z. B. Herzinsuffizienz, Leberinsuffizienz, Niereninsuffizienz.

In|suf|fizi<u>e</u>nz, chronisch-ven<u>ö</u>se (↑; ↑) *f*: (engl.) *chronic venous insufficiency*; Abk. CVI; früher variköser Symptomenkomplex, Status varicosus; Form der venösen Insuffizienz der unteren Extremitäten mit Störung des venösen Rücktransports aus den tiefen Venen; **Ätiol.:** primärvariköse (Varikose*); postthrombotisch (postthrombotisches Syndrom*); auch i. R. einer (unteren) Einflussstauung* (Herzinsuffizienz, intraabdominale Raumforderung); aggravierend wirken z. B. Immobilisierung* (Ausfall der Muskelpumpe*) u. Adipositas*. **Path.:** subkutanes Ödem (später Fibrose), Dilatation der oberflächl. Venen, Gewebeuntergang u. chron. Ulzerationen (Spätfolge); **Klin.: Grad I:** Venenerweiterungen an den Seiten der Füße (Corona phlebectatica paraplantaris), leichte Ermüdbarkeit, Spannungs- u. Schweregefühl in den Beinen, Brennen der Fußsohlen, beim Stehen zunehmende Beschwerden, Besserung beim Laufen; Besenreiservarizen; sog. venöses Stauungsödem: perimalleolar bzw. prätibial (evtl. bis zu den Zehengrundgelenken reichend, die Zehen selbst bleiben frei), tagsüber zunehmend, bei horizontaler Lagerung der Beine reversibel; **Grad II:** Hyperpigmentierungen (Purpura jaune d'ocre; s. Abb. 1), abakterielle Entz. (Hypodermitis), regionale (bis zu handflächengroße) Dermatoliposklerose*, Depig-

Insuffizienz, pluriglanduläre

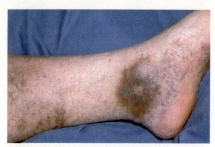

Insuffizienz, chronisch-venöse Abb. 1: Hyperpigmentierung bei CVI Grad II [25]

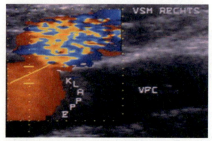

Insuffizienz, chronisch-venöse Abb. 2: Insuffizienz der venösen Mündungsklappe (farbcodierte Duplexsonographie) [143]

mentierungen (Capillaritis alba), evtl. Ulcus cruris; **Grad III:** florides od. abgeheiltes Ulcus* cruris; **Grad IV:** chronisch venöses Kompartmentsyndrom*, zirkuläre od. den gesamten Unterschenkel betreffende Dermatoliposklerose, ausgedehntes chronisch persistierendes Ulkus od. Manschettenulkus (zirkulär um den Unterschenkel verlaufend); sekundäres Lymphödem; **Kompl.:** Unterschenkelstauungsekzem, Kontaktekzem, Elephantiasis; vgl. Thrombose; **Diagn.:** klin. Untersuchung, farbcodierte Duplexsonographie (s. Abb. 2), Phlebographie; **Ther.:** nach Schweregrad; Grad I u. II konservativ (Kompressionsbehandlung* u. Lauftraining), ab Grad III ggf op. (paratibiale Dermatofasziotomie*, Homans-Operation*); bei ausgeprägten Varizen* op. Sanierung, evtl. Sklerotherapie*, Varizenstripping*.

In|suf|fi|zienz, pluri|glandu|läre (↑; ↑) f: polyglanduläres Autoimmunsyndrom* .

In|suf|fi|zienz|punkt (↑; ↑): (engl.) *insufficiency point*; Bez. für den Punkt einer Vene bei Varikose*, an dem der insuffiziente Anteil nach proximal bzw. distal hin mit einer kompetenten Venenklappe endet.

In|suf|fi|zienz, re|spi|ra|to|rische (↑; ↑) f: (engl.) *respiratory insufficiency*; Störung der äußeren Atmung*; **Einteilung:** nach BGA; **1. Partialinsuffizienz:** Hypoxämie* bei normalem art. pCO_2 ; **2. Globalinsuffizienz:** Hypoxämie bei Hyperkapnie*; **Urs.:** **1.** alveoläre Hypoventilation* inf. Beeinträchtigung des Atemantriebs bzw. der Atemmuskulatur, z. B. bei Überhang*, sowie inf. obstruktiver od. restriktiver Ventilationsstörung*; **2.** pulmonale Diffusionsstörung*; **3.** pulmonale Verteilungsstörung*; **Sympt.:** Dyspnoe* mit Tachypnoe* u. a.; **Ther.:** bei akuter, schwerer r. I. (z. B. inf. Pneumonie, ARDS) sofortige maschinelle Beatmung*. Vgl. ALI; ARDS.

In|suf|fla|tion (In-*; Sub-*; lat. fla̱re blasen) f: (engl.) *insufflation*; Einblasen von Gasen; **Formen: 1.** (intensivmed.) s. Sauerstoffgabe; **2.** (chir.) CO_2-I. zur Schaffung eines Pneumoperitoneums*; **3.** (radiol.) Luft- od. CO_2-I. ins Darmlumen i. R. der Doppelkontrastmethode* od. CT-Kolonographie.

Insula (lat.) f: s. Insel.

Insulae pan|cre|aticae (↑) fpl: s. Langerhans-Inseln.

Insulin (INN) n: (engl.) *insulin*; in den B-Zellen der Langerhans*-Inseln des Pankreas gebildetes Proteohormon (M_r >6000); biol. HWZ ca. 30 Min.; bei Gesunden ca. 200 µE/ml Gesamtaktivität u. 20 µE/ml freies I. (0,5–1 IE/h basale Insulinsekretionsrate; Insulinkonzentration im Blut nüchtern 5 µE/ml); **Grundstruktur:** 51 Aminosäuren (speciesspezifisch, s. Humaninsulin), bestehend aus 2 Polypeptidketten (A-Kette: 21, B-Kette: 30 Aminosäuren), die über Disulfidbrücken (1 intramolekulare in der A-Kette, 2 intermolekulare zwischen A- u. B-Kette) verbunden sind; natürl. I. besteht aus Di- u. Polymeren der Grundeinheit; Speicherung nach Anlagerung von Zink in stabilisierter Form (Zink-Hexamer); **Biosynthese:** s. Abb.; **1.** Bildung von Proinsulin (84 Aminosäuren) aus Präproinsulin (107 Aminosäuren) durch posttranslationale Abspaltung des N-terminalen Signalpeptids; **2.** proteolyt. Spaltung von Proinsulin zu Insulin im Golgi-Apparat; **Wirkung:** u. a. Blutzucker senkend u. an der Einstellung der normalen Blutzuckerkonzentration (s. Referenzbereiche, Tab. dort) beteiligt; weitere (v. a. anabole) biol. Wirkungen: s. Tab.; **Regulation:** Ausschüttung durch nervale (adrenerg v. a. über Beta-2-Rezeptoren) u. hormonale Reize; Stimulation der Biosynthese bei Blutzuckerkonzentrationen >2–4 mmol/l; Steigerung der physiol. Insulinsekretion durch Blutzuckerkonzentrationen >4–6 mmol/l, Drosselung durch

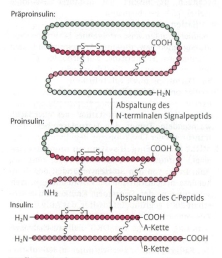

Insulin: Biosynthese

Insulin
Wirkung auf Leber, Muskel- und Fettgewebe

Aktivierung	Hemmung
Leber	
Glykolyse	Lipolyse
Glykogensynthese	Kaliumtransport
Proteinbiosynthese	
Muskel- und Fettgewebe	
Glukosetransport	Lipolyse
Glykogensynthese	
Proteinbiosynthese	
Kaliumtransport	
Aminosäuretransport	

Blutzuckerabfall; Sekretion durch Glukose über Hemmung des KATP-Kanal (Kurzbez. für ATP-sensitiver Kaliumkanal; vgl. Sulfonylharnstoffe); **Abbau:** v. a. durch Glutathion*-Insulin-Transhydrogenase u. Insulinase*; **Ind.:** Diabetes* mellitus (s. Insulintherapie); **Anw.:** parenteral (v. a. subkutan, ggf. i. v., auch intraperitoneal; s. Insulininfusionssysteme), da bei oraler Gabe durch Verdauungsenzyme inaktiviert; **Synthese:** (zur therap. Anw.) **1.** Biosynthese durch Gentechnologie*: **a)** Integration der für die A- u. B-Kette von Humaninsulin codierenden cDNA* in Plasmide*, Klonierung in Escherichia coli (od. Bacillus subtilis), Kombination der mikrobiell synthetisierten Humaninsulinketten; **b)** rekombinante Synthese von Pro-Humaninsulin durch Hefezellen (Saccharomyces cerevisiae) u. anschl. enzymat. Abspaltung des C-Peptids zu Humaninsulin; **2.** enzymkatalysierte Umwandlung von Schweineinsulin in semisynthet. Humaninsulin (Abk. SHI) durch Austausch des Alaninrestes (Position B 30) gegen einen Threoninrest; **Einteilung:** (therap. eingesetzte I. nach Wirkungsdauer) **1.** kurz wirkend mit schnellem Wirkungseintritt: Normalinsulin (syn. Altinsulin; Alt-I. nicht modifiziertes I. ohne resorptionsverzögernden Zusatz) sowie die **Insulinanaloga** (I. mit modifizierter Aminosäuresequenz) Insulin* Lispro, Insulin* Aspart u. Insulin* Glulisin; **2.** Verzögerungsinsulin (Depotinsulin): **a)** intermediär wirkend: mit Protamin als resorptionsverzögerndem Zusatz (Isophan*-Insulin); **b)** lang wirkend: I. mit Zusatz von Zinkkristallen zur Resorptionsverzögerung sowie die Insulinanaloga Insulin* Glargin u. Insulin* Detemir; **UAW:** Hypoglykämie*, immun. (lokale Allergien, system. Reaktionen, Insulinlipodystrophie), durch primäre Anw. fast vollständig vermeidbar; evtl. Sehstörung, Ödem; Schweineinsulin ist wegen Antikörperbildung zunehmend verdrängt worden durch Humaninsulin*. Vgl. Insulin-Rezeptor; Insulinresistenz; Kohlenhydratstoffwechsel.

Insulin|all|ergie (Allergie*) *f*: (engl.) *insulin allergy*; IgE vermittelte Allergie* vom Soforttyp od. T-Zell-vermittelte Allergie vom Spättyp, v. a. verursacht durch tier. Insulin, dimeres Humaninsulin (selten) od. Begleitstoffe in Insulinpräparaten (z. B. Protamin); selten system. Ausprägung (Urtikaria, gastrointestinale bzw. kardiopulmonale Sympt. od. Anaphylaxie*); **Diagn.:** Prick*-Test, Intrakutantest*; **Ther.:** Glukokortikoide*, Histamin*-H$_1$-Rezeptoren-Blocker, Wechsel des Insulinpräparats, ggf. Toleranzinduktion (Desensibilisierung). Vgl. Insulinresistenz.

Insulin|analoga *n pl*: s. Insulin.

Insulin-Ant|agon|isten (Antagonismus*) *m pl*: (engl.) *insulin antagonists*; Biomoleküle der diabetischen Gegenregulation*, die vermehrt bei Hypoglykämie* ausgeschüttet werden.

Insulinase *f*: (engl.) *insulinase*; spezif. Protease der Skelettmuskulatur, die am Abbau von Insulin* beteiligt sein kann; vgl. Glutathion-Insulin-Transhydrogenase.

Insulin Aspart (INN) *n*: (engl.) *insulin aspart*; Antidiabetikum*; schnell wirkendes Insulinanalogon; s. Insulin; **Ind.:** Diabetes* mellitus.

Insulin Detemir (INN) *n*: (engl.) *insulin detemir*; Antidiabetikum*; langwirkendes Insulinanalogon; s. Insulin; **Ind.:** Diabetes* mellitus.

Insulin|einheit: (engl.) *insulin unit*; internationale Einheit (Abk. IE) der Insulinmenge, die der Aktivität eines biol. Standardpräparats von 41,67 µg entspricht, d. h. 1 mg kristallisiertes Insulin ≙ 25 IE; **Bestimmung:** im biol. Test durch Messung des Abfalls der Blutzuckerkonzentration beim Kaninchen.

Insulin Glargin (INN) *n*: (engl.) *insulin glargin*; Antidiabetikum*; langwirkendes Insulinanalogon; s. Insulin; **Ind.:** Diabetes* mellitus.

Insulin-Glukose-Äqui|valent *n*: (engl.) *insulin-glucose equivalent*; Glukosemenge, die durch eine Insulineinheit* aus dem Harn entfernt werden kann; vgl. Diabetes mellitus.

Insulin-Glukose-Dosier|einheit (Dosis*): s. Insulininfusionssysteme.

Insulin-Glukose|toleranz|test *m*: (engl.) *insulin-glucose tolerance test*; diagn. Test zur Funktionsprüfung des Hypothalamus-Hypophysen-Nebennierenrinden-Systems, weitestgehend abgelöst durch den Immunoassay*; **Meth.:** Gabe von 0,1 IE/kg KG Insulin i. v., nach 30 Min. Gabe von 0,8 g Glukose/ kg KG p. o.; **Auswertung:** normalerweise fällt die Blutzuckerkonzentration auf Werte unter 2,5 mmol/l (<45 mg/dl), steigt dann bis zum physiol. Gipfel nach 90 Min. u. erreicht nach 180 Min. den Ausgangswert; bei Hypophysenerkrankung u. Nebennierenrindeninsuffizienz flacher Kurvenverlauf. Vgl. Insulin-Hypoglykämietest; Gegenregulation, diabetische.

Insulin Glulisin (INN) *n*: (engl.) *insulin glulisin*; Antidiabetikum*; schnell u. kurz wirkendes Insulinanalogon; s. Insulin; **Ind.:** Diabetes* mellitus.

Insulin-Hypo|glyk|ämie|test (Hyp-*; Glyk-*; -ämie*) *m*: (engl.) *insulin hypoglycemia test*; Funktionstest zur DD zwischen hypophysärer u. hypothalam. endokriner Störung (STH-Mangel); **Prinzip:** Auslösung von Hypoglykämie* durch Insulingabe mit anschl. Bestimmung der ACTH-, Cortisol- bzw. STH-Konzentration im Blut (als Parameter der physiol. Stressreaktion); **Auswertung:** hypothalam. Störung bei normalem CRH*-Test od. Lysin*-Vasopressintest u. pathol. I.-H. (verminderte ACTH- u. Cortisolsekretion).

Insulininfusionssysteme

Insulin|in|fus|i̯o̱ns|systeme (Infusion*) *n pl*: (engl.) *insulin infusion systems*; elektr. betriebene Pumpsysteme zur kontinuierl. geregelten Dauerinfusion von Insulin* (u. ggf. Glukose); **Formen: 1. CSII** (Abk. für engl. continuous subcutaneous insulin infusion): subkutane Insulinzufuhr über einen s. c. fixierten flexiblen dünnen Kunststoffkatheter; **2. GCIIS** (Abk. für engl. glucose-controlled-insulin-infusion-system; syn. closed-loop-system): Insulinzufuhr über i. v. Katheter; **3. CIPII** (Abk. für engl. continuous intraperitoneal insulin infusion): kontinuierliche intraperitoneale Insulininfusion; **Ind.:** Blutzuckereinstellung i. S. einer möglichst permanenten Normoglykämie bei Pat. mit insulinpflichtigem Diabetes* mellitus Typ 1, die mit der herkömmlichen u. unphysiol. subkutanen Insulin-Injektionsbehandlung nur selten mögl. ist. Die kontinuierl. Basalinfusionsrate von Insulin, bes. auch nachts, trägt vermutl. erhebl. zur Stabilisierung der Stoffwechsellage bei. Neben der Symptomfreiheit kommt es oft zu weitgehender Normalisierung anderer diabetesbedingter Stoffwechselveränderungen u. zur Besserung der Spätkomplikationen Neuropathie, Nephropathie u. floride proliferative Retinopathie. Die bessere Blutzuckereinstellung auch nach Beendigung der therap. Anwendung von I. erklärt sich möglicherweise u. a. durch gesteigerte Sensitivität des Insulin*-Rezeptors inf. Stoffwechseloptimierung. **Prinzip: 1. GCIIS:** blutzuckerkontrollierte computergesteuerte Insulin- u. Glukoseinfusionssysteme ahmen das physiol. Insulinsekretionsmuster nach u. bestehen prinzipiell aus Glukosesensor zur Messung der Glukosekonzentration im Blut, Rechnereinheit zur Bestimmung der zu verabreichenden Insulindosis entspr. der Vorgabe u. Insulin-Glukose-Dosiereinheit; v. a. zur stationären Anw., z. B. bei diabetischem Koma*, Op., Entbindung von Diabetikerinnen, Pat. mit Insulinom*, zur Neubzw. Schnelleinstellung insulinpflichtiger Diabetiker; **2. CSII, CIPII:** tragbare batteriebetriebene I. ohne Glukosesensor (open loop systems); mit der Insulinpumpe ist neben der kontinuierl. Insulininfusion die steuerbare, bedarfsadaptierte Insulinzufuhr vor u. zu den Mahlzeiten möglich (entspr. der in Eigenkontrolle ermittelten aktuellen Blutzuckerkonzentration). Diese Geräte können ca. 1 Std. tägl. abgenommen werden. Bei guter Blutzuckereinstellung kann der Pat. Ernährungsweise u. Tagesablauf relativ frei gestalten. **Kompl.:** bei langdauernder ambulanter Anw. u. a. techn. Probleme (z. B. Katheterknickung od. -ausriss), lokale Schmerzen u. Verhärtungen. Vgl. Pankreastransplantation.

insulin-like hormone superfamily: Gruppe evolutionär verwandter Sekretproteine, bestehend aus ca. 100 Aminosäuren (11 Cys-Reste konserviert) u. mind. 3 Disulfidbrücken, mit unterschiedl. hormonellen Eigenschaften; **Vertreter:** Insulin*, Insulin-ähnliche Wachstumsfaktoren (IGF*-1 u. 2), Relaxin*, das Leydig-Zellen-spezifische Insulin-ähnliche Peptid (Insulin-like 3; Genbez. INSL3) u. das Frühe Plazenta Insulin-ähnliche Peptid (early placenta insulin-like peptide, Abk. ELIP; Genbez. INSL4).

Insulin|lipo|dys|trophie (Lip-*; Dys-*; Troph-*) *f*: (engl.) *insulin induced lipodystrophy*; Fettschwund (Lipatrophie*), seltener Lipombildung (Lipohypertrophie*) an Insulininjektionsstellen bes. bei Pat. mit Diabetes mellitus Typ 1; **Proph.:** regelmäßiger Wechsel der Injektionsstellen; Anw. von hochgereinigtem tierischem Insulin od. (rekombinantem) Humaninsulin*.

Insulin Lispro (INN) *n*: (engl.) *insulin lispro*; Antidiabetikum*; schnellwirkendes Insulinanalogon; s. Insulin; **Ind.:** Diabetes* mellitus.

Insulin|mangel|diabetes (Diabet-*) *m*: s. Diabetes mellitus (Typ 1).

Insulino̱m (-om*) *n*: (engl.) *insulinoma*; syn. Nesidioblastom; Inselzelltumor; seltener, meist benigner, von den B-Zellen der Langerhans*-Inseln ausgehender neuroendokriner Tumor* (Tab. dort) mit autonomer Produktion von Insulin*; **Klin.:** Hyperinsulinismus* u. Hypoglykämie* mit vegetativen Sympt. (Schweißausbruch, Schwindel, Müdigkeit, Tachykardie), zentralnervösen Störungen (Dämmer- od. Erregungszustände, Sprach- u. Sehstörungen, Lähmungen u. Krämpfe), evtl. hypoglykämischer Schock; charakteristisch für I.: **Whipple-Trias** (hypoglykäm. Anfälle nach Fasten od. körperl. Anstrengung, Blutzuckerkonzentration <1,65 mmol/l bzw. 30 mg/dl, schlagartige Besserung nach i. v. Glukosezufuhr); **Diagn.:** Hungerversuch*; Lok. u. Morphol. insbes. durch Ultraschalldiagnostik mit Endosonographie*, MRT, CT, Szintigraphie, Zöliakographie; **Ther.:** op. Entfernung; Diazoxid*, Somatostatin*-Analoga; **DD:** Hypoglykämie anderer Ursache.

Insulin|pumpe: s. Insulininfusionssysteme.

Insulin|re|sistenz (Resistenz*) *f*: (engl.) *insulin resistance*; Stoffwechselzustand mit hohen Insulinwerten trotz normaler od. erhöhter Blutzuckerkonzentration aufgrund ineffizienter Interaktion zwischen Insulin u. Insulin-Rezeptor, der zu Mehrbedarf an Insulin (>80 IE/d) bei der Stoffwechseleinstellung des Diabetes* mellitus führt; **Urs.: 1.** neben primären (genet. bedingt; z. B. angeb. Insulin-Rezeptordefekt) auch sekundäre, z. B. bei Bewegungsmangel, fettreicher Ernährung u. (v. a. abdominaler) Adipositas* mit Freisetzung von Mediatoren wie freien Fettsäuren, TNF-α u. Leptin aus Fettzellen; als Folge entwickelt sich bei Diabetes mellitus Typ 2 zunächst eine Hyperinsulinämie; **2.** i. R. der Insulintherapie bedingt durch spezif. IgG-Antikörper; **Diagn.:** Glukosetoleranztest*, Insulintoleranztest*; **Ther.:** Gewichtsreduktion; Behandlung des Diabetes mellitus. Vgl. Insulinsensitizer.

Insulin-Re|zeptor (Rezeptoren*) *m*: (engl.) *insulin receptor*; membranständiger (v. a. in Leber-, Muskel- u. Fettzellen), insulinspezifischer Rezeptor (Tyrosinkinase*-Rezeptor), der nach Bindung von Insulin* als I.-R.-Komplex in das Zellinnere aufgenommen wird (Internalisierung); **Grundstruktur:** tetrameres Glykoprotein aus 2 Alpha- u. 2 Beta-Untereinheiten (mit Tyrosinkinasen), die über Disulfidbrücken miteinander verbunden sind (s. Abb.); **Wirkung:** Insulinbindung an die Insulinbindungsregion der Alpha-Untereinheit führt über Konformationsänderung der Beta-Untereinheit zu Autophosphorylierungen spezif. intrazellulärer

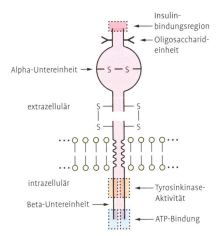

Insulin-Rezeptor

Tyrosinreste des I.-R. u. damit über eine Signaltransduktionskaskade (einschließl. Assoziation u. Phosphorylierung von IRS-1; Abk. für Insulin-Rezeptor-Substrat-1) u. a. zur Translokation von GLUT-4 (Abk. für Glukosetransporter*-4) in die Zellmembran mit konsekutiv vermehrter Glukoseaufnahme in Muskel- u. Fettzellen.

Insulin|schock *m*: (engl.) *insulin shock*; hypoglykämischer Schock* nach inadäquater Insulingabe.

Insulin|sensitizer *m pl*: (engl.) *insulin sensitizer*; Antidiabetika* zur Senkung der Insulinresistenz*; therap. eingesetzt werden Thiazolidindione*. **Wirkung:** erhöhen die Blutzuckeraufnahme des peripheren Muskel- u. Fettgewebes, indem sie den Kernrezeptor PPAR-γ (Abk. für Peroxisomen-Proliferator-aktivierter-Rezeptor-gamma) aktivieren; **Ind.:** Diabetes* mellitus Typ 2, metabolisches Syndrom*.

Insulin|therapie *f*: (engl.) *insulin therapy*; Behandlung des Diabetes* mellitus durch Substitution von Insulin mit dem Ziel einer normnahen Einstellung des Blutzuckers (nüchtern bzw. präprandial: Blutzucker 80–120 mg/dl, HbA$_{1c}$ <6,5 %; s. Glykohämoglobine); **Formen: 1.** s. Insulininfusionssysteme; **2.** konventionelle intensivierte I. (Abk. ICT für engl. intense conventional therapy) nach dem Basis-Bolus-Prinzip: zweimalige Injektion eines Intermediärinsulins morgens u. spät abends zur Deckung des Insulinbasalbedarfs (Imitation der Basalsekretion von Insulin des Gesunden) u. zusätzl. eines Normalinsulins präprandial zu den Mahlzeiten (angepasst an den Kohlenhydratgehalt der Nahrung u. präprandial gemessene Blutzuckerwerte); **3.** konventionelle I. (Abk. CT für engl. conventional therapy): starres Schema von 2–3 Injektionen einer vorgegebenen Mischung aus Intermediärinsulin (verzögernd wirkend) u. Normalinsulin (rasch wirkend) morgens, evtl. mittags u. abends; nicht optimal auf Schwankungen des Blutzuckerwerts abstimmbare Variante; erfordert streng reglementierte Diät u. Lebensweise; **UAW:** s. Insulin.

Insulin|toleranz|test *m*: (engl.) *insulin tolerance test*; Testverfahren zur Diagn. der Insulinresistenz*;

Meth.: nach i. v. Injektion von 0,1 IE Insulin/kg KG sinkt die Blutzuckerkonzentration innerh. von 30 Min. auf max. 40 % des Ausgangswerts; Insulinresistenz: Abfall der Blutzuckerkonzentration auf max. 80 % des Ausgangswerts erst bei höherer Dosierung (0,3–1,0 IE/kg KG); **cave:** hypoglykämischer Schock* (klin. Überwachung).

Insulinum isophanum *n*: Isophan*-Insulin.

Insulitis (-itis*) *f*: (engl.) *insulitis*; (histol.) intra- u. periinsuläre lymphozytäre Infiltration bei 70 % der jugendl. Pat. bis zu 1 Jahr nach Manifestation eines juvenilen Diabetes* mellitus.

Insult, apoplektischer (lat. insultare taumeln) *m*: s. Schlaganfall.

Insult, ischämischer zerebraler (↑) *m*: s. Schlaganfall.

Integral|dosis (lat. integer unversehrt; Dosis*) *f*: (engl.) *integral dose*; syn. Raumdosis, Volumendosis; (radiol.) die gesamte durch Einwirkung ionisierender Strahlung* auf den Organismus übertragene Energie*; SI-Einheit Gray × Kilogramm (Gy × kg) bzw. Joule (J).

Integrase *f*: s. Raltegravir.

Integration (↑) *f*: **1.** (engl.) *integration*; (genet.) Einfügung eines zelleigenen od. fremden Plasmids*, einer Virus-DNA od. einer sonstigen DNA in das Wirtsgenom; der Prozess erfordert Rekombination* u. häufig spezif. Integrationsproteine. Die I. kann sich, je nach System, statist. od. an fest liegenden Integrationspunkten vollziehen. Sie ist bei einigen Plasmiden od. Viren notwendig für deren Vermehrung. Der Vorgang der I. ist meist (mehr od. weniger spezif.) umkehrbar (Exzision der DNA) u. kann wiederum spezif. Exzisionsfaktoren benötigen. **2.** s. Rehabilitation.

Integrine (↑) *n pl*: (engl.) *integrins*; ubiquitär im Tierreich verbreitete Zelladhäsionsmoleküle*, die als heterodimere Transmembranproteine (Glykoproteine) aktivierbar Moleküle des intrazellulären Zytoskeletts* mit der extrazellulären Matrix* od. mit anderen Zellen verbinden; **Aufbau:** insgesamt 24 Heterodimere, werden gebildet aus je einer von 18 α-UE (enthält Ligandenspezifität) u. einer von 8 β-UE; I. binden Liganden, die das Tripeptid Arginin(R)-Glycin(G)-Aspartat(D) (sog. RGD-Rezeptor), wie in Vitronektin, Fibronektin, Fibrinogen, od. die Sequenz GFOGER (Kollagen-Rezeptor) enthalten u. binden an Laminine* (Laminin-Rezeptor) bzw. Leukozyten* (Leukozyten-Rezeptor); **Funktion:** örtl. Organisation von Immunprozessen, z. B. Zellhaftung, Zellmobilität, interzellulärer Kontakt u. Kommunikation (z. B. bei Adhäsion von Leukozyten an Endothelzellen der Blutkapillaren; z. B. bindet α4/β1 an Fibronektin an der Oberfläche von Lymphozyten) u. Migration zum Entzündungsort, Interaktion zw. Zellen i. R. der Immunantwort*, bei Hämostase, Morphogenese, Wundheilung); Blockade von I. kann zu erhebl. Beeinflussung der Immunaktivierung führen.

Integrität (↑) *f*: (engl.) *integrity*; Unversehrtheit.

In|tegumentum (lat.) *n*: (engl.) *integument*; Decke, Hülle, äußere Haut (I. commune).

Intel|ligenz (lat. intelligentia geistige Fähigkeit) *f*: (engl.) *intelligence*; Bez. für kognitive psych. Fähigkeiten (z. B. Konzentration, Vorstellung, Gedächtnis, Denken, Lernen, Sprache, Fähigkeit zum Um-

Intelligenzquotient

gang mit Zahlen u. Symbolen); i. e. S. geistige Begabung u. Beweglichkeit, die Menschen befähigt, sich schnell in neuen Situationen zurecht zu finden, Sinn- u. Beziehungszusammenhänge zu erfassen sowie den neuen Gegebenheiten u. Anforderungen durch Denkleistungen sinnvoll zu entsprechen. Die Ausprägung ist von genet., kulturellen u. sozialen Faktoren abhängig. Vgl. Intelligenztest.

> Für das Merkmal Intelligenz gibt es keine allgemein akzeptierte Definition oder Messmethode.

Intel|ligenz|quotient (↑) *m*: (engl.) *intelligence quotient*; Abk. IQ; Ergebnis eines Intelligenztests*; der von W. Stern (1912) als Maß für Intelligenz* eingeführte IQ ist der Quotient aus Intelligenz- u. Lebensalter (×100). Gebräuchlicher ist inzwischen der Abweichungs-IQ, der die rel. Position in der Vergleichsgruppe widerspiegelt. Der IQ-Mittelwert beträgt 100, Abweichungen beschreiben graduelle Leistungsabstufungen. Die IQ-bezogene Intelligenzstörung* dient der Einteilung geistiger Behinderung*.

Intel|ligenz|störung (↑): (engl.) *retardation*; Zustand verzögerter od. unvollständiger Entw. der geistigen Fähigkeiten; **Einteilung**: entspr. des Intelligenzquotienten* (Abk. IQ) in leichte (IQ 50–69), mittelgradige (IQ 35–49), schwere (IQ 20–34) u. schwerste (IQ <20) I.; bildet die Grundlage für die Festlegung des Schweregrads einer geistigen Behinderung*.

Intel|ligenz|test (↑) *m*: (engl.) *intelligence test*; Verf. zur Prüfung intellektueller Fähigkeiten u. Bestimmung des Intelligenzquotienten*; ein I. erlaubt nur begrenzte Aussagen über die Intelligenz des Probanden, da versch. Tests unterschiedl. Aspekte der Intelligenz erfassen. Verwendung finden u. a. der Hamburg*-Wechsler-Intelligenztest für Erwachsene bzw. Kinder, die Raven-Tests u. der Intelligenzstrukturtest (Abk. IST). Vgl. Testverfahren, psychologische.

Intensität (lat. *intensio* Spannung) *f*: (engl.) *intensity*; Energie einer Strahlung*, die pro Zeiteinheit durch eine Flächeneinheit hindurchtritt: I = E/t·A (I = Intensität; E = Energie; t = Zeit; A = Fläche).

In|tensiv|medizin (↑) *f*: (engl.) *intensive care, intensive care medicine*; Überwachung u. Ther. von Pat. mit gefährdeten od. gestörten Vitalfunktionen* zur Wiederherstellung der Funktionen lebenswichtiger Organsysteme unter bes. räuml., personellen u. apparativen Voraussetzungen (Intensivstation*) mit einem Höchstmaß an Behandlungsintensität, häufig mit temporärem maschinellen Ersatz gestörter od. ausgefallener Organfunktionen (z. B. Beatmung*, Hämodialyse*, Hämofiltration*), bei gleichzeitiger Behandlung der Urs.; **Ind.**: (potentiell) lebensbedrohl. Erkrankung, Kompl., Trauma od. ggf. nach Op.; meist Schock, Herzinfarkt, schwere Herzrhythmusstörung, respirator. Insuffizienz, Polytrauma, Bewusstlosigkeit unterschiedl. Genese, z. B. Schädelhirntrauma, Vergiftung, Stoffwechselentgleisung, postoperativ, Status epilepticus. Vgl. APACHE.

Intensiv|station (↑) *f*: (engl.) *intensive care unit* (Abk. ICU; Intensivbehandlungseinheit (stationäre Betteneinheit) mit bes. personeller, räuml. u. apparativer Ausstattung zur bestmöglichen Behandlung u. Pflege von schwerkranken Pat., die der Sicherung von Vitalfunktionen* i. R. der Intensivmedizin* bedürfen. Vgl. Wachstation.

In|tentions|tremor (lat. *intentio* Spannung; Tremor*) *m*: s. Tremor; Charcot-Trias; Ataxie.

Inter-: Wortteil mit der Bedeutung (da)zwischen, inmitten; von lat. *inter*.

Inter|aktion (↑; lat. *agere, actus* treiben, bewegen) *f*: **1.** (engl.) *interaction*; (pharmak.) Wechselwirkung zwischen 2 od. mehr Arzneimitteln* i. S. einer quantitativen (Abschwächung od. Verstärkung) od. qualitativen Änderung der Wirkung bei gleichzeitiger od. nacheinander verabreichter Arzneimittelgabe; Unterscheidung zwischen pharmakodynamischen u. pharmakokinetischen I.; **2.** (soziol.) aufeinander bezogene Handlungen u. deren wechselseitige Beeinflussung von Mitgliedern einer Gruppe od. von Gruppen untereinander; wichtigstes Instrument der sozialen I. ist die Kommunikation. Vgl. Gruppendynamik.

Inter|dentalität (↑; Dens*) *f*: Artikulationsstörung*, bei der best. vordere Laute (z. B. t, l, s od. ts) gebildet werden, indem die Zunge zw. den Zähnen liegt; z. B. bei Sigmatismus* interdentalis.

Inter|digital|mykose (↑; lat. *digitus* Finger; Myk-*; -osis*) *f*: (engl.) *interdigital mycosis*; Pilzinfektion mit Läsionen zwischen den Fingern od. Zehen; **Err.**: Dermatophyten* u. Hefen*; **Ther.**: lokal Antimykotika*.

Inter|digital|räume (↑; ↑): (engl.) *web spaces, interdigital areas*; die Räume zw. den Ansätzen der Finger u. Zehen.

Inter|ferenz (↑; lat. *ferre* tragen, bringen) *f*: **1.** (engl.) *interference*; gegenseitige Beeinflussung; (virol.) Hemmung der Virusreplikation bei Doppel- od. Superinfektion einer Zelle durch Bildung von Interferonen*; **2.** (pharmak.) Zusammenwirken bzw. gegenseitige Beeinflussung von Arzneimitteln*; kann außerhalb od. innerh. des Organismus stattfinden; vgl. Interaktion; **3.** (physik.) Erscheinungen, die bei Überlagerung von unterschiedl. Wellen* auftreten, z. B. Verstärkung, Schwächung od. Aufhebung.

Inter|ferenz|dis|soziation (↑; ↑ Dissoziation*) *f*: (engl.) *interference dissociation*; Form der Pararhythmie*; Wechsel zw. normalen Herzerregungen u. dissoziierten Vorhof- u. Kammererregungen (wie bei AV*-Dissoziation), wobei sich 2 od. mehr Automatiezentren (meist Sinusknoten u. AV-Knoten) unterschiedl. Frequenz zeitweise in der Erregung der Kammer abwechseln u. jeweils gegen den evtl. schnelleren Rhythmus des anderen Erregungsbildungszentrums abgeschirmt sind. Vgl. Parasystolie.

Inter|ferenz|filter (↑; ↑) *n*: (engl.) *interference filter*; Filter, das mit Hilfe von Interferenz* durch Vielfachreflexion u. additive Überlagerung reflektierter Strahlen bei Auslöschung anderer Wellenlängenbereiche annähernd monochromatisches Licht erzeugt.

Inter|ferenz|muster (↑; ↑): (engl.) *interference pattern*; normales dichtes Innervationsmuster bei maximaler Muskelkontraktion u. Rekrutierung aller verfügbaren motorischen Einheiten; s. Elektromyographie.

Inter|ferenz|strom|therapie (↑; ↑) *f*: (engl.) *interferential current therapy*; Verf. der Elektrotherapie*, bei dem 2 mittelfrequente, in der Tiefe sich kreuzende Wechselströme mit gleicher Amplitude u. nur geringem Frequenzunterschied (z. B. 3900 u. 4000 Hz) im Körper Überlagerungen i. S. von stehenden Wellen erzeugen, wodurch bei geringer Hautbelastung die Stromintensität im Körper erhöht wird; **Anw.**: bei Durchblutungsstörungen, Myalgie u. degen. Wirbelsäulenerkrankungen.

Inter|feron alfa-2 *n*: (engl.) *interferon alfa-2*; Abk. IFN-α_2; rekombinantes Interferon* (IFN-α_{2a} bzw. IFN-α_{2b}) zur parenteralen Anw.; Immunstimulanz*, Virostatikum*; **Ind.**: Haarzellen-Leukämie, CML, chron. Hepatitis B u. C (in Komb. mit Ribavirin); IFN-α_{2a} zusätzl. bei progressivem, asymptomat. Kaposi-Sarkom i. R. einer HIV-Erkrankung u. bei kutanem T-Zell-Lymphom, IFN-α_{2b} bei multiplem Myelom, follikulärem Lymphom, malignem Melanom u. neuroendokrinem Tumor; **Kontraind.**: schwere Leberfunktionsstörungen, dekompensierte Leberzirrhose, Autoimmunhepatitis od. Autoimmunerkrankungen in der Anamnese, schwere Herzerkrankung, nicht behandelte Schilddrüsenerkrankungen, Epilepsie od. andere ZNS-Erkr.; zusätzl. bei Kindern u. Jugendl.: schwere psych. Störungen; **UAW**: u. a. schwerwiegende psych. Störungen, Blutdruckabfall, Netzhautveränderungen, Neutropenie, Rötungen an der Injektionsstelle, Grippe-ähnl. Sympt., gastrointestinale Beschwerden, Fieber, Kopfschmerzen, Müdigkeit, Myalgie, Arthralgie. Vgl. Peginterferon alfa-2.

Inter|feron alfacon-1 (INN) *n*: (engl.) *interferon alfacon-1*; rekombinantes Interferon* (IFN-α_1-Konsensussequenz) zur parenteralen Anw.; **Ind.**: Infektion mit Hepatitis-C-Virus (vgl. Hepatitis-Viren), bes. bei ungünstigem HCV-Genotyp 1 od. hoher Viruslast*; **UAW**: Fieber, Müdigkeit, Kopfschmerzen, Myalgie.

Inter|feron beta-1 (INN) *n*: (engl.) *interferon beta-1*; Abk. IFN-β_1; rekombinantes humanes Interferon* (IFN-β_{1a} bzw. IFN-β_{1b}) zur parenteralen Anw.; **Ind.**: Multiple* Sklerose (schubweiser Verlauf mit ≥2 Schüben in den letzten 2 Jahren; klin. Schub bei sekundär progredientem Verlauf; erstmaliges demyelisierendes Ereignis mit aktivem entzündl. Prozess, wenn ein hohes Risiko für klin. gesicherte Multiple Sklerose besteht); **UAW**: Entz., Schmerzen, grippeähnl. Sympt., Bronchospasmus, anaphylakt. Reaktionen; gelegentl. Nekrosen an der Injektionsstelle; cave: neutralisierende Antikörper (Wirkungsabschwächung), HUS (s. Mikroangiopathie, thrombotische).

Inter|ferone *n pl*: (engl.) *interferons*; Abk. IFN; speciesspezif. Proteine, die von vielen menschl. u. tier. Zellen i. R. der Immunantwort* auf virale Infektionen sowie unter Einfluss zahlreicher antigener od. mitogener Stimuli (z. B. Lektine*) gebildet werden; **Einteilung**: **1.** IFN-α (Makrophagen-IFN): besteht aus 150–172 Aminosäuren, 23 Varianten bekannt, überwiegend nicht glykolysiert, Herkunft: B-Zellen, T-Zellen; **2.** IFN-β (Leukozy-

Interferone
Wirkungen

Einteilung	Wirkung
antiviral (v. a. IFN-α und IFN-β)	Hemmung der Virusreplikation
antiproliferativ (v. a. IFN-α und IFN-β)	Hemmung des Übergangs von der G_1- in die S-Phase des Zellzyklus, d. h. Hemmung der Wirkung von Wachstumsfaktoren
immunmodulatorisch (v. a. IFN-γ)	Induktion von Zytokinen; Aktivierung von Makrophagen, Lymphozyten (T und B) und natürlichen Killerzellen; Expression von HLA-Molekülen (Klasse I und II); Beeinflussung der Expression tumorassoziierter Antigene

ten- bzw. Fibroblasten-IFN, säurestabil, früher Typ I), Glykoprotein aus 166 Aminosäuren, Herkunft: Fibroblasten, epitheliale Zellen; **3.** IFN-γ (Immun-IFN, säurelabil, früher Typ II), Glykoprotein aus 146 Aminosäuren, liegt in aktiver Form als Dimer vor, Herkunft: T-Zellen, Lymphozyten, NK-Zellen; **Wirkung**: antiviral, antiproliferativ u. immunmodulator. nach Bindung an versch. Rezeptoren der Zielzelle, Genaktivierung u. Induktion spezif. Proteine (s. Tab.); **Bestimmung**: Bioassay (Hemmung von Testviren auf Zellkulturen) od. Immunoassay*; **Ind.**: **1.** IFN-α: **a)** s. Interferon alfacon-1; **b)** s. Interferon alfa-2; **c)** s. Peginterferon alfa-2; **2.** IFN-β: **a)** schwere therapierefraktäre Virusinfektion (Virusenzephalitis, Zoster generalisatus od. Varizellen bei Immunsuppression, virale Innenohrinfektion mit Gehörverlust), undifferenziertes Nasopharynxkarzinom; **b)** s. Interferon beta-1; **3.** IFN-γ: s. Interferon gamma-1b.

Inter|feron gamma-1b (INN) *n*: (engl.) *interferon gamma-1b*; Abk. IFN-γ_{1b}; rekombinantes humanes Interferon* gamma-1b zur parenteralen Anw.; **Ind.**: Infektionsprophylaxe bei septischer Granulomatose*, infantil maligner Osteopetrose*.

Inter|feron-Gamma-Test *m*: (engl.) *interferon gamma test*; immun. In-vitro-Testverfahren zum Nachweis der Freisetzung von IFN-γ durch Lymphozyten nach Zugabe Mycobacterium-tuberculosis -spezifischer Antigene bzw. der Zahl der IFN-γ-produzierenden Zellen, die i. R. einer früheren od. aktuellen Infektion gegenüber Mycobacterium-tuberculosis-spezifischen Peptiden sensibilisiert wurden; **Verf.**: basiert auf ELISA*- od. ELISPOT*-Technik; bessere Spezifität als Tuberkulintest* nach Mendel-Mantoux (Tuberkulinhauttest; Abk. THT) hat mindestens vergleichbare Sensitivität; THT-ergänzendes Verf. i. S. eines zweistufigen Testverfahrens zur Validierung eines positiven THT vor Einleitung einer Tuberkulosetherapie; erhöht die diagn. Sicherheit bei falschpositivem THT-Ergebnis nach BCG-Impfung bzw. falschnegativem bei Immunsuppression, **cave**: keine Unterscheidung zwischen latenter Infektion u. akti-

interfoveolar

ver Erkrankung mögl., kein Parameter zur Kontrolle des Therapieverlaufs.

inter|foveolar (Inter-*; Dim. von lat. fovea Grube): zwischen den Grübchen liegend.

Interims|pro|these (Prothese*) *f*: (engl.) *temporary denture*; syn. provisorische Prothese; Prothese, die nur für eine Übergangszeit genutzt wird u. i. d. R. nur Frontzahnlücken komplettiert; vgl. Immediatprothese.

inter|kalar (lat. intercalare einschalten, einschieben): (engl.) *intercalary*; zwischengeschaltet.

Inter|kalar|staphylom (↑; gr. σταφυλή Weintraube; -om*) *n*: s. Staphyloma.

inter|kostal (Inter-*; lat. costa Rippe): (engl.) *intercostal*; zw. den Rippen liegend.

Inter|kostal|blockade (↑; ↑) *f*: (engl.) *intercostal block*; Form der peripheren Leitungsanästhesie* mit Blockade eines Interkostalnerven (s. Nervi intercostales) durch Injektion von Lokalanästhetikum* in den Sulcus costae der entspr. Rippe; **Ind.:** i. R. der Schmerztherapie*, z. B. postoperativ od. bei Rippenfraktur; **Kompl.:** system. UAW der Lokalanästhetika (rasche system. Resorption durch intervetrebrale Blutgefäße), Pneumothorax*, Blutung. Vgl. Paravertebralanästhesie.

Inter|kostal|nerven (↑; ↑): s. Nervi intercostales.

Inter|kostal|neur|algie (↑; ↑; Neur-*; -algie*) *f*: (engl.) *intercostal neuralgia*; Neuralgie* eines od. mehrerer Zwischenrippennerven (Nn. intercostales) mit Hyper- od. Hypästhesie in den entspr. Interkostalräumen; **Urs.:** häufig Teilsymptom eines Zoster* sowie u. a. bei Veränderungen an den Rippen (Fraktur, Periostitis), Wirbelsäulenerkrankungen (Spondylitis, Osteochondrose, Tumor), extramedullären Rückenmarktumoren, Tabes dorsalis, Pleuritis.

inter|kurrent (lat. intercurrens): (engl.) *intercurrent*; zwischenlaufend, dazukommend, auch interkurrierend.

Inter|kuspidation (Inter-*; Cuspis*) *f*: (engl.) *intercuspidation*; Vielpunktkontakt der Zähne*; **Einteilung: 1.** habituelle (gewohnheitsmäßige) I.; **2.** maximale I.; vgl. Okklusion.

Inter|leukin-1-Blocker (↑; Leuk-*): s. Anakinra.

Inter|leukine (↑; ↑) *n pl*: (engl.) *interleukins*; Abk. IL; von Leukozyten* sezernierte Kommunikationsproteine der Immunregulation; **Einteilung: IL-1:** von vielen Zellarten, v. a. von Makrophagen gebildet; stimuliert T-Lymphozyten zur Bildung von IL-2 u. T-Helferzellen; bewirkt Proliferation von B-Lymphozyten, Chemotaxis, Degranulation u. Freisetzung von neutrophilen Granulozyten aus dem Knochenmark; beeinflusst über Wachstumsfaktoren* die Hämatopoese; wirkt als endogenes Pyrogen; induziert Prostaglandinfreisetzung, Chemotaxis u. Tumorzelllyse durch Makrophagen; **IL-2:** (veraltet TCGF, Abk. für engl. T-cell growth factor): wirkt (autokrin u. parakrin) v. a. in der zellvermittelten Immunität; wird von aktivierten T-Helferzellen produziert u. aktiviert T- u. B-Lymphozyten u. natürl. Killerzellen; **IL-3** (auch multi-CSF): fördert Wachstum u. Differenzierung von Zellen der Hämatopoese (wirkt u. a. auf Stammzellen im Knochenmark); **IL-4:** wird von T-Lymphozyten gebildet; stimuliert über einen spezif., hochaffinen Rezeptor (auf Gehirn-, Muskel-, Lebergewebe, Fibroblasten, Lymphozyten, Makrophagen u. Melanomzellen) die IgG- u. IgE-Synthese; **IL-5:** stimuliert die Immunglobulinproduktion durch aktivierte Lymphozyten, die Expression von IL-2-Rezeptoren auf B-Zellen sowie die Granulozytopoese; **IL-6:** wird v. a. von T-Zellen, aber auch von Mono- u. Hepatozyten gebildet; induziert die Bildung von Akute*-Phase-Proteinen; beeinflusst B-Zell-Aktivierung u. Hämatopoese; **IL-7:** gebildet von Fibroblasten u. Endothelzellen, wirkt als Wachstumsfaktor für die Lymphopoese; **IL-8:** wird nach Induktion durch TNF* od. IL-1 von Monozyten als chemotakt. Faktor für neutrophile Granulozyten gebildet; **IL-9:** von T-Zellen gebildeter Wachstumsfaktor für versch. Helferzellklone; **IL-10:** wird als Zytokinsynthese-Inhibitor von T-Helferzellen gebildet; hemmt T-Suppressorzellen u. damit die Produktion von Interferonen* (IFN-γ); **IL-11:** von Stromazellen (Fibroblasten) des Knochenmarks als Stimulator der Megakaryozytopoese gebildet; **IL-12:** von Makrophagen u. B-Lymphozyten gebildet; wirkt auf NK- u. TH1-Zellen, induziert die Bildung von IFN-γ u. erhöht die zytotox. Aktivität des Immunsystems; **IL-13:** von TH2-Zellen gebildet; wirkt auf B-Lymphozyten u. fördert die humorale Immunität; **IL-14:** von aktivierten B-Lymphozyten gebildet; wirkt parakrin auf B-Lymphozyten; **IL-15:** von mononukleären Zellen gebildet; wirkt auf T-Lymphozyten; **IL-16:** von CD8$^+$-T-Lymphozyten gebildet; blockiert wahrscheinl. die HIV-Replikation in CD4$^+$-T-Lymphozyten; **IL-17:** in CD4$^+$-T-Lymphozyten gebildet, wichtiges inflammatorisches Zytokin, welches TH17-Zellen definiert; induziert Expression von IL-6, IL-8 u. ICAM-1 durch Makrophagen/Fibroblasten, stimuliert T-Zellproliferation; **IL-18:** induziert die Bildung von IFN-γ u. G-CSF, hemmt Bildung von IL-10 u. aktiviert NK-Zellen; **Ind.:** als rekombinante Arzneimittel*: z. B. rekombinantes IL-2 (Aldesleukin) bei metastasiertem Nierenzellkarzinom*; vgl. CSF; TNF-Blocker; Anakinra.

Inter|lock (engl.): (zahnmed.) geschiebeartige Verbindung im Interdentalraum zwischen festsitzenden Kronen u. Brücken zur funktionellen Trennung von Brückenteilen u. zum Ausgleich von Pfeilerdivergenzen; vgl. Geschiebe.

Inter|maxillar|knochen (Inter-*; Maxilla*): s. Os incisivum.

inter|mediär (↑; lat. medium Mitte): (engl.) *intermediate*; dazwischenliegend.

Inter|mediär|filamente (↑; ↑; filum Faden) *n pl*: s. Zytoskelett.

Inter|mediär|sinus (↑; ↑; Sinus*) *m*: s. Lymphknoten.

Inter|mediär|stadium (↑; ↑) *n*: (engl.) *intermediary stage*; Phase zw. akutem Krankheitsstadium u. Intervallstadium (Stadium nach Abklingen aller entzündl. Erscheinungen).

Inter|mediär|stellung (↑; ↑): (engl.) *intermediary position*; Position der Stimmlippen bei Lähmung des N. laryngeus sup. u. inf. zw. Inspirations- u. Phonationsstellung; s. Kehlkopflähmung (Abb. dort).

Inter|mediär|zellen (↑; ↑; Zelle*): (engl.) *intermediate cells*; Zellen eines scheingeschichteten Säulenepithels (z. B. in der Trachea), die der Basalmembran aufsitzen, aber nur bis zur Hälfte der Strecke bis zur Oberfläche reichen.

Inter|mediate-Care-Station (↑; engl. care Pflege) *f*: (engl.) *intermediate care station*; Einrichtung zur Behandlung schwerkranker Pat. im Krankenhaus, die auf einer Normalstation nicht mehr ausreichend versorgt werden können, jedoch nicht der Behandlungsintensität einer Intensivstation* bedürfen.

intermediate density lipoproteins (engl. intermediate dazwischenliegend; mittlere Dichte; Lip-*; Prot-*): s. IDL.

Inter|medin (Inter-*; lat. medium Mitte) *n*: MSH*.

inter|medius (↑; ↑): in der Mitte liegend; z. B. Nervus intermedius.

Inter|medius (↑; ↑) *m*: Kurzbez. für Nervus intermedius; s. Nervus facialis.

Inter|medius|neur|algie (↑; ↑; Neur-*; -algie*) *f*: Genikulatumneuralgie*.

Inter|menstruum (↑; lat. menstruus monatlich) *n*: (engl.) *intermenstruum*; Zeit zwischen 2 Regelblutungen; vgl. Menstruationszyklus.

Inter|mission (lat. intermissio Unterbrechung) *f*: symptomfreie Phase im Verlauf einer Krankheit.

inter|mittierend (lat. intermittere unterbrechen): (engl.) *intermittent*; auch intermittens; zeitweise (aussetzend), stoßweise, zwischenzeitl. nachlassend; z. B. intermittierendes Fieber bei Malaria.

intern (lat. internus): (engl.) *internal*; innerlich.

Inter|nationale Klassi|fikation der Krankheiten: s. ICD.

Inter|neurone (Inter-*; Neur-*) *n pl*: (engl.) *interneurons*; Nervenzellen* im ZNS, deren kurzes Axon die Substantia grisea nicht verlässt; **Funktion**: dienen der Erregungssteuerung u. Informationsverarbeitung, indem sie Leitungsbahnen* exzitatorisch od. inhibitorisch miteinander verschalten; können auch i. S. einer Rückkopplung auf eine Nervenzelle wirken (Renshaw*-Zellen). Als Transmitter an den Synapsen der I. dienen GABA*, Glycin* u. möglicherweise andere Aminosäuren sowie Katecholamine*. Vgl. Neurotransmitter.

Inter|neuronen|gifte (↑; ↑): (engl.) *interneuron poisons*; auch Interneuronen-Blocker; Stoffe, die die Vorgänge an den Synapsen im Rückenmark zw. 2 Neuronen beeinflussen; z. B. führen Strychnin* u. Tetanustoxin in Interneuronen (insbes. Renshaw-Zellen) zur Aufhebung der postsynapt. Hemmung u. damit zu einer gesteigerten Erregbarkeit (Krämpfe inf. Enthemmung).

Inter|nodium (↑) *n*: interanuläres Segment*.

internus (lat.): Abk. int.; innen (gelegen).

Internus|schwäche (↑): s. Kehlkopflähmung (Abb. dort).

Inter|ok|klusal|abstand (Inter-*; lat. occludere, occlusus verschließen): (engl.) *interocclusal distance*; (zahnmed.) Ruheschwebe* bei bezahnten Patienten.

inter|osseus (↑; Os-*): (engl.) *interosseal*; zwischen Knochen liegend.

Inter|osseus-anterior-Syn|drom (↑; Os-*; anterior*) *n*: s. Medianuskompressionssyndrom.

Inter|osseus-posterior-Syn|drom (↑; ↑; posterior*) *n*: s. Radialiskompressionssyndrom.

Inter|phalangeal|arthrose (↑; Phalanx*; Arthr-*; -osis*) *f*: s. Bouchard-Arthrose; Heberden-Polyarthrose.

Inter|phase (↑; Phase*) *f*: s. Zellzyklus.

Inter|ponat (↑) *n*: (engl.) *interponate*; Conduit; zwischengeschaltetes Ersatzstück bei rekonstruktiven Operationen; vgl. Interposition.

Inter|positio hepato-dia|phragmatica (↑; lat. positio Stellung, Lage) *f*: s. Chilaiditi-Syndrom.

Inter|position (↑; ↑) *f*: **1.** (engl.) *interposition*; (chir.) op. Zwischenschaltung von Trans- u. Implantaten, z. B. bei Gefäß-, Sehnen- od. Magen-Darm-Operationen; s. Abb.; **2.** spontane Verlagerung von Gewebe od. Organen zwischen andere Organstrukturen, evtl. mit Einklemmung (z. B. von Weichteilen in einen Frakturspalt).

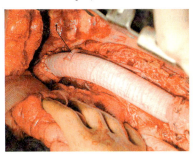

Interposition: Interponat der Aorta descendens mit einer Rohrprothese; 1: autogenes V. saphena magna-Transplantat als Ansatz für die reanastomosierten Interkostalarterien [104]

Inter|ruptio (lat.) *f*: (engl.) *interruption of pregnancy*; Unterbrechung; s. Schwangerschaftsabbruch.

Inter|sectiones tendineae (Inter-*; Sectio*) *f pl*: (engl.) *tendinous intersections*; die sehnigen Querstreifen des M. rectus abdominis.

Inter|section-Syn|drom (↑; ↑) *n*: (engl.) *intersection syndrome*; Schmerzsyndrom an der Radialseite des Handgelenks (2. Streckerfach u. Überkreuzungsbereich des M. abductor pollicis longus u. M. extensor pollicis brevis mit den Sehnen der beiden Handgelenkstrecker); **Urs.**: wiederholte ungewohnte Bewegungen des Handgelenks bei Sport u. Arbeit, lokales Trauma; **Ther.**: Ruhigstellung, nichtsteroidale Antiphlogistika; evtl. op. (Synovektomie, Spaltung des 2. Streckerfachs).

Inter|sexualität (↑; Sexual-*) *f*: (engl.) *intersexuality*; Sammelbez. für Störungen der vorgeburtlichen sexuellen Differenzierung, bei der sich das innere u. äußere Genitale in unterschiedlich starker Ausprägung im Widerspruch zur chromosomalen Geschlechtsdeterminierung* entwickeln (s. Hermaphroditismus); i. w. S. auch Agonadismus*, Gonadendysgenesie*; **Häufigkeit**: 1 : 500; **Ther.**: abwartendes Vorgehen mit Berücksichtigung der sich entwickelnden sexuellen Identität; die früher übliche Zuweisung eines sog. Erziehungsgeschlechts (in den ersten Lebensjahren) u. entspr. operative Anpassungen des Genitale sind heute umstritten. Vgl. Feminisierung, testikuläre; Syndrom, adrenogenitales.

Inter|skalenus|block (↑; gr. σκαληνός ungleichseitig, uneben): s. Armplexusanästhesie.

Inter|skapular|linie (↑; Scapula*): (engl.) *interscapular line*; Linie zwischen hinterer Medianlinie u. Skapularlinie (Linea* scapularis).

inter|spinal (↑; Spina*): (engl.) *interspinal*; interspinalis; zwischen den Processus spinosi der Wirbel liegend.

Inter|spinal|linie (↑; ↑): (engl.) *interspinal line, midplane line*; gedachte Linie, die 2 Spinae, z. B. die beiden vorderen oberen Darmbeinstachel od. die beiden Spinae ischiadicae, verbindet.

inter|stitiell (lat. interstitium Zwischenraum): (engl.) *interstitial*; im Zwischengewebe liegend, interstitialis.

Inter|stitium (↑) *n*: (engl.) *interstice*; Zwischenraum; der zwischen den organtypischen Parenchymkomplexen gelegene Raum, der Bindegewebe, Gefäße u. Nerven enthält.

inter|tarsalis (Inter-*; gr. ταρσός Fläche, Fußsohle): (engl.) *intertarsal*; zw. Knochen der Fußwurzel liegend.

Inter|trigo (lat. Wundreiben) *f*: (engl.) *intertrigo*; umgangssprachl. Wolf; rote, erosive, juckende u. brennende Hautveränderungen in den Körperfalten (unter Brüsten, in Analfalte, am Damm, zw. den Oberschenkeln usw.), oft Rhagaden, durch Reibung, Okklusion u. Mazeration sowie sekundäre Infektion mit Bakterien u. Candida (s. Candidose der Körperfalten); **Vork.:** bes. bei Säuglingen (Windeldermatitis), adipösen Menschen u. Diabetikern; **DD:** Psoriasis*.

inter|trochantericus (Inter-*; Trochanter*): zwischen den beiden Rollhügeln liegend.

Inter|vall (lat. intervallum Zwischenraum) *n*: (engl.) *interval*; ruhige Zwischenzeit; z. B. das fieberfreie I. bei Malaria; vgl. Latenzzeit.

Inter|vall|operation (↑) *f*: s. Operation.

Inter|vall|therapie (↑) *f*: (engl.) *interval therapy*; Behandlungsmethode, bei der in verschiedl. lange Zeitintervalle zwischen den einzelnen Therapiemaßnahmen (Arzneimittelapplikation, Strahlentherapie u. a.) eingeschaltet werden.

inter|ventionell (lat. interventio Dazwischenkommen, Eingreifen, Vermittlung): Bez. für invasive nichtkonservative Maßnahmen (diagn., therap. od. präventiv) ohne Op.; z. B. koronare Revaskularisation mit Herzkatheterisierung* (PCI*).

Inter|ventions|radio|logie (↑; Radio-*) *f*: (engl.) *interventional radiology*; Bez. für minimal-invasive diagn. u. therap. Maßnahmen der Radiologie unter Steuerung durch bildgebende Verf. wie Röntgen, Ultraschall, CT u. MRT sowie angiographische Verf. an Gefäßen u. Organen; z. B. therapeutische Embolisation*, Gefäßdilatation, Stent- u. Endoprotheseneinlage, Punktion, Biopsie, Drainage, Anlage eines Gastrostomas, laserinduzierte Thermotherapie*.

Inter|ventions|studie (↑) *f*: (engl.) *intervention study*; Kohortenstudie*, bei der durch eine Intervention bewusst auf einzelne od. mehrere Aspekte der Gesundheit Einfluss genommen wird; kann als Vorher-Nachher-Vergleich od. als randomisierte kontrollierte Studie* durchgeführt werden.

inter|ventrikulär (Inter-*; Ventriculus*): (engl.) *interventricular*; interventricularis; zw. den Kammern liegend, z. B. das Septum.

Inter|vertebral|scheibe (↑; Vertebra*): Discus intervertebralis; (anat.) Bandscheibe*.

Inter|view *n*: (engl.) *interview*; gezielte mündl. Befragung (gestellte Fragen verfolgen ein definiertes Ziel); **Formen: 1. standardisiertes** I.: Befragung anhand eines festgelegten, ausformulierten Katalogs von Fragen, wobei die Antwortmöglichkeiten bereits festgelegt sind od. vorgegebenen Kategorien zugeordnet werden; es erfolgt keine klin. Einschätzung durch den Interviewer; vollständige Standardisierung der Informationserfassung u. Auswertung, **2. strukturiertes** (halbstandardisiertes) I.: Befragung anhand vorformulierter Fragen, wobei der Interviewer an einzelnen Stellen die Möglichkeit zur freien Exploration hat (Übergang in eine offene Interviewtechnik); die klin. Beurteilung des Interviewers fließt explizit mit ein; **3. offenes (qualitatives, narratives)** I.: Befragung anhand eines Leitfadens anzusprechender Themen, wobei entscheidend ist, die Äußerungen der Befragten so wenig wie möglich zu beeinflussen (z. B. durch suggestive Formulierungen).

Interview, diagnostisches *n*: (engl.) *diagnostic interview*; (psychol.) Methode zur Erfassung u. Quantifizierung von Merkmalen, die direkter Beobachtung, apparativer Registrierung od. Erfassung mit psychologischen Testverfahren* nicht od. nur bedingt zugängl. sind; meist mit dem Ziel durchgeführt, eine Diagnose nach einem Klassifikationssystem (z. B. ICD-10, DSM-IV) zu stellen; **Formen: 1.** klin. Interview ohne Vorgaben; **2.** strukturiertes d. I. mit vorgegebenem Fragenkatalog u. Ablauf; **3.** standardisiertes d. I. mit festgelegtem Prozess der Informationserhebung u. -bewertung; s. Interview; **4.** computerisiertes diagn. Interview.

Inter|vision (Inter-*; Vision*) *f*: kollegiale Beratung meist i. R. regelmäßiger Treffen einer Gruppe von Psychotherapeuten*, die der Analyse, Reflexion od. ggf. Modifikation therap. Maßnahmen u. der Problemlösung in der therap. Arbeit der einzelnen Gruppenmitglieder mit ihren jeweiligen Patienten dient. Im Unterschied zur (Gruppen-)Supervision* sind alle Teilnehmer gleichberechtigte Partner.

inter|zellulär (Inter-*; Zelle*): (engl.) *intercellular*; intercellularis; zwischen den Zellen liegend.

Inter|zellulär|brücken (↑; ↑): s. Desmosom.

Inter|zellulär|substanz (↑; ↑; Substantia*) *f*: syn. Knochenmatrix; extrazelluläre Matrix*.

Inter|zeption (lat. intercipere, interceptus auffangen, abfangen, unterbrechen) *f*: (engl.) *interception*; auch postkoitale Kontrazeption; Bez. für Maßnahmen zur Schwangerschaftsverhütung nach ungeschütztem Geschlechtsverkehr od. nach Versagen angewandter Kontrazeptiva; **Methoden: 1.** hormonal (sog. Pille danach, Postkoitalpille, engl. *morning after pill, emergency contraception*): enthält meist Gestagene (Levonorgestrel), Antigestagene (Mifepriston*; in Deutschland in dieser Ind. nicht zugelassen) u. wegen der UAW nur im Ausnahmefall Östrogen-Gestagen-Kombinationen; Verminderung des natürl. Schwangerschaftsrisikos um das 3–5-fache; Anw. bis höchstens 72 Stunden nach ungeschütztem Geschlechtsverkehr zugelassen; Ausnahme: Ulipristalacetat*; **2.** mechanisch (sog. Spirale danach): Einlegen eines Intrauterinpessars* bis zu 5 Tage nach der

Konzeption (Vorteil gegenüber der hormonalen I.) zur Verhinderung der Nidation*; Zuverlässigkeit 99 %. **Wirkungsmechanismus:** nicht vollständig geklärt, vermutl. Hemmung von Ovulation, Spermienmotilität u. Nidation (nicht abortiv). Vgl. Kontrazeption; Nidations-Hemmmer.

Intestin-: Wortteil mit der Bedeutung Darm, Eingeweide; von lat. intestinum.

in|testinal (↑): intestinalis; zum Darmkanal gehörend.

In|testinal|sonde (↑) *f*: s. Duodenalsonde.

In|testinum (lat.) *n*: Darm*.

In|testinum crassum (↑) *n*: (engl.) *large intestine*; Dickdarm mit Caecum, Colon, Rektum u. Canalis analis

In|testinum tenue (↑) *n*: (engl.) *small bowel*; Dünndarm mit Duodenum, Jejunum u. Ileum.

Intima (lat. intimus der innerste) *f*: (engl.) *intima*; Tunica intima, Tunica interna; innerste Schicht der Gefäßwand der Arterien*, Venen* u. Lymphgefäße (s. Lymphe).

Intima|fibrose (↑; Fibr-*; -osis*) *f*: (engl.) *intimal fibrosis*; Bindegewebevermehrung u. daraus resultierende Verdickung der Gefäßintima, z. B. bei Arteriosklerose*.

Intima|ödem (↑; Ödem*) *n*: (engl.) *edema of the intima*; Insudat; durch Insudation* entstandene Flüssigkeitsansammlung in der Gefäßintima; Initialstadium der Arteriosklerose*.

Intim|pflege (↑): (engl.) *intimate hygiene*; Reinigung des äußeren Genitales u. des Analbereichs; in der Pflege als Teil der Unterstützung bei der Körperpflege; als Maßnahme zur Verhinderung einer aufsteigenden Infektion postpartal, nach gyn., urol. u. a. Operationen, nach Verletzungen u. Op. im Analbereich u. bei liegendem Blasenkatheter*.

Intim|sphäre (↑; sphaericus*) *f*: (engl.) *privacy*; Bereich des Menschen, der des bes. Schutzes vor dem Eindringen Anderer bedarf; auf die Verletzung der I. wird mit Scham reagiert.

In|toleranz (lat. intolerantia Ungeduld, Unwille) *f*: (engl.) *intolerance*; (immun.) nichtimmun. Haut- u. Schleimhautveränderungen, die klinisch allerg. Reaktionen vom Soforttyp ähneln (Pseudoallergie*); **Pathophysiol.:** unklar; diskutiert werden Komplementaktivierung, Störungen im Stoffwechsel der Arachidonsäure* bzw. gesteigerte Reaktivität der Mastzellen u. basophilen Leukozyten; **Sympt.:** z. B. Konjunktivitis, Rhinitis, Asthma bronchiale, Urtikaria. Klin. bedeutsam sind insbes. Analgetika*-Intoleranz u. Nahrungsmittelzusatzstoff-Überempfindlichkeit (Additiva-Intoleranz). Vgl. Allergie; Schock, anaphylaktoider.

In|toxikation (In-*; gr. τοξικόν φάρμακον Pfeilgift) *f*: (engl.) *intoxication*; Vergiftung; schädliche Wirkung von Giften*, die in ihrem Ausmaß v. a. von der Art der chem. Substanz, ihrer Toxizität* u. Dosis*, der Einwirkungshäufigkeit u. -dauer sowie von Merkmalen des Pat. (Alter, Vorerkrankungen u. a.) bestimmt wird, sowie das daraus resultierende Krankheitsbild (auch Toxikose*); **Formen: 1. akute** I.: v. a. durch akzidentelle od. beabsichtigte (z. B. suizidale) Aufnahme von u. a. Arzneimitteln, Haushalts- u. Arbeitsstoffen, Nahrungs- u. Genussmitteln (Lebensmittelvergiftung*), Pflanzen, tier. Giften; **2. chronische** I.:

entsteht i. d. R. durch lang dauernde Exposition gegenüber Umweltchemikalien od. Nahrungsgiften bzw. durch chron. Überdosierung von Arzneimitteln (s. Kumulation); **Ther.:** Der Rat eines Giftinformationszentrums (s. Tab. im Anhang) sollte eingeholt werden. Allg. gilt: **1.** bei akuter I. Aufrechterhaltung der Vitalfunktionen, ggf. Reanimation* (cave: Selbstschutzmaßnahmen u. U. erforderlich, z. B. bei Kontaktgiften: Handschuhe, Beatmung über Hilfsmittel); **2.** unspezif. Giftentfernung durch ausgiebiges Spülen mit Wasser (Augen, Haut) od. durch Magenspülung u. nachfolgende Verabreichung von Aktivkohle, ggf. von Laxanzien u. lokal wirksamen Antidoten; vgl. Erbrechen, induziertes; **3.** soweit mögl. spezif. Pharmakotherapie; s. Antidot (Tab. dort) u. s. Tab. im Anhang; **4.** Beschleunigung der Giftelimination mit Urinalkalisierung (i. v.-Gabe von Natriumhydrogencarbonat zur beschleunigten Ausscheidung von Säuren wie z. B. Barbituraten u. Chlorphenoxyessigsäure), Blutreinigungsverfahren (Hämodialyse*, Hämoperfusion*, Plasmapherese*); ggf. Unterbrechung des enterohepat. Kreislaufs (z. B. durch Colestyramin). Vgl. Autointoxikation.

Bei Intoxikationen an das Asservieren von Giftproben und Untersuchungsmaterial (auch Sammelurin) denken.

In|toxikation, alimentäre (↑; ↑) *f*: (engl.) *alimentary intoxication*; s. Lebensmittelvergiftung.

In|toxikations|ambly|opie (↑; ↑; Ambly-*; Op-*) *f*: (engl.) *toxic amblyopia*; toxischer Schnervenschaden; klin. Bild wie bei Retrobulbärneuritis (s. Neuritis nervi optici); **Ätiol.:** Alkohol- u. Nicotinmissbrauch, Intoxikation mit Methanol, Ethambutol, Salicylaten, Blei.

Intra-: Wortteil mit der Bedeutung innerhalb, inhinein; von lat. intra.

intra|abdominal (↑; Abdomen*): (engl.) *intraabdominal*; auch intraabdominell; innerh. des Bauchraums.

intra|arteriell (↑; Arteri-*): (engl.) *intra-arterial*; Abk. i. a.; intraarterialis; in einer Arterie liegend; in eine Arterie hinein; z. B. intraarterielle Injektion.

intra|artikulär (↑; Articul-*): (engl.) *intra-articular*; Abk. i. a.; intraarticularis; im Innern eines Gelenks liegend, in einem od. in ein Gelenk hinein; z. B. intraartikuläre Injektion.

intra|bronchial (↑; Bronchi-*): in einen od. innerh. eines Bronchus (endobronchial).

intra|dermal (↑; Derm-*): intradermalis; s. intrakutan.

intra|epi|thelial (↑; Epithel*): intraepithelialis; innerh. der Epithelschicht gelegen; z. B. intraepitheliales Karzinom (Carcinoma in situ).

intra|fusal (↑; lat. fusus Spindel): innerh. einer Muskelspindel*.

intra|gastral (↑; Gastr-*): im od. in den Magen, z. B. intragastrale pH-Messung.

intra|gluteal (↑; Glutae-*): (engl.) *intragluteal*; innerh. des Gesäßmuskels, in den Gesäßmuskel hinein; z. B. intragluteale Injektion.

intra|hepatisch (↑; Hepat-*): (engl.) *intrahepatic*; innerh. der Leber od. in die Leber hinein.

intra|kanalikulär (↑; lat. canalicula Röhrchen): (engl.) *intracanalicular*; in den od. in die Kanälchen.

intra|kardial (↑; Kard-*): (engl.) *intracardiac*; intracardialis; im Herzen od. in das Innere des Herzens, innerh. des Herzens gelegen, in das Herz hinein; z. B. intrakardiale Injektion.

intra|kavitär (↑; Cavum*): (engl.) *intracavitary*; in einer der natürl. Körperhöhlen stattfindend od. von dort ausgehend; z. B. intrakavitäre Strahlentherapie.

intra|koronar (↑; Corona*): (engl.) *intracoronary*; intracoronaris; innerhalb der Kranzarterien des Herzens, in die Kranzarterien hinein.

intra|kraniell (↑; Krani-*): (engl.) *intracranial*; intrakranial, intracranialis; im od. in den Schädel bzw. die Schädelhöhle; z. B. intrakranieller Tumor.

intra|kutan (↑; Cut-*): (engl.) *intracutaneous*; intracutaneus, intradermal; in der Haut (gelegen), in die Haut (hinein); z. B. intrakutane Injektion.

Intra|kutan|naht (↑; ↑): s. Nahtmethoden.

Intra|kutan|test (↑; ↑) *m*: (engl.) *intradermal test*; Hauttestung* durch intrakutane Applikation von Antigenen zum Nachw. einer IgE-vermittelten Sensibilisierung vom Soforttyp (s. Allergie) durch Auslösung einer urtikariellen Reaktion (Jucken, Erythem, Quaddelbildung) am Testort; **Meth.:** intrakutane Injektion geringer Mengen (max. 0,05 ml) einer sterilen, standardisierten, wässrigen Antigenlösung in die obere Dermis der Unterarmbeugeseite (seltener auch der Rückenhaut) bei negativem Prick*-Test, jedoch weiterbestehendem Allergieverdacht; Beurteilung der Hautreaktionen nach 15–20 Min. (Allergie vom Soforttyp; s. Abb.) u. ggf. nach einigen Std. (verzögerte Soforttypreaktion) im Vergleich zu Kontrollreaktion mit physiol. Kochsalzlösung u. Histaminlösung (0,1–0,01 %); **cave:** kann bei bei hohem Sensibilisierungsgrad Fernreaktionen vom Typ I (Rhinokonjunktivitis, Asthma* bronchiale, Urtikaria*, Angioödem*, anaphylaktischer Schock*) auslösen. Vgl. Epikutantest; Tuberkulintest; Schick-Test.

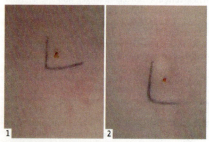

Intrakutantest: 1: Kontrollreaktion nach Injektion einer Histaminlösung; 2: positiver I. mit Bildung von Erythem u. Quaddel 20 Min. nach intrakutaner Injektion von Cefotiam

intra|lobär (↑; Lobus*): (engl.) *intralobar*; intralobaris; in einem od. in einen Lobus* hinein; z. B. intralobäre Sequestration.

intra|medullär (↑; Medulla*): **1.** (engl.) *intramedullary*; im Rückenmark gelegen (Medulla, Medulla oblongata), in das Rückenmark hinein; **2.** im Knochenmark gelegen (z. B. intramedullärer Tumor); in das Knochenmark hinein.

intra|mural (↑; lat. murus Mauer, Wand): intramuralis; innerh. der Wand eines Hohlorgans gelegen; z. B. intramurales Myom*; intramuraler Teil des Ureters.

intra|muskulär (↑; Musculus*): (engl.) *intramuscular*; Abk. i. m.; intramuscularis; in einen Muskel hinein (z. B. intramuskuläre Injektion*), in einem Muskel gelegen.

intra|okular (↑; lat. oculus Auge): (engl.) *intraocular*; innerh. des Auges.

Intra|okular|linse (↑; ↑): (engl.) *intraocular lens*; nach Kataraktextraktion eingesetzte künstl. Linse zum Ausgleich der fehlenden Brechkraft der natürl. Linse; **Formen: 1.** monofokale I.: Objekte werden in der Nähe od. in der Ferne scharf gesehen; **2.** biod. multifokale I.: Objekte werden in Nähe u. Ferne gleichzeitig scharf gesehen; vgl. Staroperation, Linsenimplantation.

intra|operativ (↑): (engl.) *intraoperative*; während einer Operation.

intra partum (↑; lat. partus Geburt): während bzw. unter der Geburt*.

intra|peritoneal (↑; Peritoneum*): Abk. i. p.; intraperitonealis; innerh. des Bauchfells, (klin.) im Bauchraum. Eine intraperitoneale Lage besitzen Organe des Bauch- u. Beckenraums, die an Bauchfellduplikaturen aufgehängt od. allseits von Peritoneum umschlossen sind, z. B. Magen, Milz, Leber, Dünndarm, Colon transversum u. Colon sigmoideum. Vgl. Cavitas abdominis.

intra|pleural (↑; Pleur-*): in die od. innerh. der Pleurahöhle.

intra|pulmonal (↑; Pulmo*): innerh. der Lunge od. des Lungengewebes.

intra|thekal (↑; gr. θήκη Rahmen, Hülle, Überzug): (engl.) *intrathecal*; intrathecalis; **1.** innerh. der Theca* folliculi; **2.** innerh. der Theca medullae spinalis, d. h. der Dura mater spinalis zw. äußerem u. innerem Durablatt (intradural) bzw. im Liquorraum.

intra|thorakal (↑; Thorax*): (engl.) *intrathoracic*; innerh. der Brusthöhle.

Intra|uterin|pessar (↑; Uter-*; Pessar*) *n*: (engl.) *intra-uterine device*; Abk. IUP; sog. Spirale; zur Kontrazeption* in die Uterushöhle eingelegtes Gebilde unterschiedl. Form u. Größe; **Formen: 1.** mit feinem Kupferdraht (zusätzl. kontrazeptiver Effekt) umwickelte Kunststoffspirale, die wegen des Kupferverbrauchs nach 3–5 Jahren gewechselt werden sollte; **2.** gestagenhaltige IUP (syn. Intrauterinsystem, Abk. IUS; sog. Hormonspirale) mit protrahierter Levonorgestrel-Abgabe, die nach 5 Jahren gewechselt werden sollte; Metall- u. reine Kunststoffspiralen werden heute kaum noch verwendet. **Wirkungsweise:** Atrophisierung des Endometriums, Verdichtung des Zervixschleims (vgl. Nidations-Hemmer); Zuverlässigkeit relativ hoch (s. Pearl-Index, Tab. dort); **Kompl.:** Adnexitis (aszendierende Infektion; ca. 3–7mal häufiger als bei Frauen ohne IUP), Extrauteringravidität* (ca. 10-mal häufiger); Uterusperforation (bes. bei der Einlage); bei Hormonspiralen Zwischenblutungen, Oligo- u. Amenorrhö. Die Quote der wegen Blutungen u. Schmerzen notwendigen Entfernungen des IUP u. von Spontanausstoßungen liegt bei 5–15 % pro Anwendungsjahr. Eine trotz IUP eingetretene Schwangerschaft muss bei rechtzeitiger Entfernung des IUP nicht unbedingt abgebrochen werden.

intra|vasal (↑; Vas*): (engl.) *intravasal*; in ein Gefäß, innerh. eines Gefäßes.

intra|venös (↑; Vena*): (engl.) *intravenous*; Abk. i. v.; in eine bzw. in einer Vene; z. B. intravenöse Injektion.

intra|vital (↑; Vita*): während des Lebens, in Bezug auf den lebenden Körper.

intra|zellulär (↑; Zelle*): (engl.) *intracellular*; in (innerh.) der Zelle.

Intra|zellulär|flüssigkeit (↑; ↑): (engl.) *intracellular fluid*; Abk. IZF; die innerhalb der Zelle befindl. Flüssigkeit (ca. 40 % des Körpergewichts bzw. ca. 65 % des Körperwassers); vgl. Flüssigkeitskompartimente; Wasserhaushalt.

Intra|zellulär|raum (↑; ↑): (engl.) *intracellular space*; Abk. IZR; der von der Plasmamembran umgebene Raum, in dem sich die Intrazellulärflüssigkeit* befindet; die Messung des Volumens des I. erfolgt näherungsweise nach dem Prinzip der Indikatorverdünnung (Differenz der Verteilungsräume von z. B. Phenazon u. Inulin). Vgl. Wasserhaushalt; Flüssigkeitskompartimente.

Intrinsic-Faktor (engl. intrinsic innerlich): (engl.) *intrinsic factor*; syn. Castle-Faktor; neuraminsäurehaltiges Glykoprotein, das in den Belegzellen der Magenschleimhaut gebildet wird; **Wirkung:** bildet mit Cobalamin* (sog. Extrinsic-Faktor) einen gegen Pepsin* resistenten Komplex u. ermöglicht so dessen Resorption im Ileum; **klin. Bedeutung:** Fehlen des I.-F. (z. B. bei Atrophie der Magenschleimhaut od. nach totaler Magenresektion) führt zu perniziöser Anämie*. Vgl. Schilling-Test.

Intrinsic-minus-Stellung (↑): s. Krallenhand.

Intrinsic-plus-Stellung (↑): s. Immobilisierung der Hand (Abb. dort).

Intro|itus (lat. Eintritt) *m*: Eingang.

Intron *n*: DNA-Abschnitt eines eukaryot. Gens zwischen den Exons*, der nach der Transkription* aus der mRNA entfernt wird; vgl. mRNA-Reifung.

Intro|spektion (lat. introspectare hineinsehen) *f*: (engl.) *introspection*; (psychol.) Selbstbeobachtung der eigenen Erlebnis- u. Verhaltensweisen mit ausschließl. explorativem (Hypothesen generierendem, nicht nachweisendem) method. Stellenwert.

Intro|version (lat. intro hinein; vertere, versus wenden) *f*: (engl.) *introversion*; Bez. für eine gegenüber der Außenwelt zurückhaltende, zögernde Einstellung; i. e. S. Bez. für eine Dimension der Persönlichkeit*. Vgl. Extraversion.

In|tubation (In-*; Tubus*) *f*: (engl.) *intubation*; Einführen eines Tubus* durch Mund (orale I.) od. Nase (nasale I.): **1.** (i. e. S.) endotracheal: Trachealtubus, i. d. R. Endotrachealtubus*; **2.** endobronchial: Doppellumentubus* bzw. Endobronchialtubus*; **Ind.:** **1.** notfallmed. Sicherung der Atemwege u. Respiration (z. B. bei akuter Kehlkopfstenose inf. Larynx- od. Glottisödem); s. Reanimation; **2.** intensivmed. Beatmung (z. B. Langzeitbeatmung*); **3.** (anästh.) Beatmung i. R. einer Narkose*; Intubationsnarkose mit Endotrachealtubus z. B. bei erhöhtem Aspirationsrisiko (s. Aspiration), Op. in

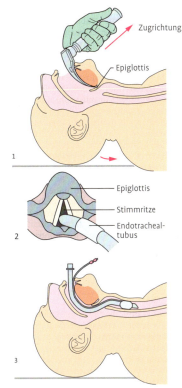

Intubation: 1: Position des Laryngoskops mit gebogenem Spatel zur oralen Intubation; 2: Blick auf den Kehlkopf; 3: Position des endotrachealen Tubus nach Intubation

Bauchlage od. intraabdominaler Op.; **Formen:** **1. laryngoskop.** I. mit Laryngoskop* zur I. unter direkter Sicht der Glottis; häufig orotracheal (orale I. mit Endotrachealtubus; s. Abb.): **a)** Pat. in Jackson*-Lagerung, i. d. R. in Narkose (mit Muskelrelaxation) od. Analgosedierung* u. Lokalanästhesie; **b)** re. Hand (des i. d. R. hinter dem Pat. befindl. Intubierenden) in Kreuzgriff (Daumen auf unterer, Zeigefinger auf oberer Zahnreihe) im Mund des Pat. zur Erhaltung der Mundöffnung u. zum Schutz der Zähne vor Schädigung durch Laryngoskop; **c)** Einführen des Laryngoskopspatels (i. d. R. gebogen nach Macintosh; cave: vorher Lichtquelle kontrollieren) mit der li. Hand über den re. Mundwinkel des Pat. mit Aufladen der Zunge nach li., Vorschieben der Spatelspitze median in die Vallecula* epiglottica u. Aufrichten der Epiglottis* durch Zug des Laryngoskopspatels nach ant. (keine Hebelbewegung, cave: Zahnschädigung) zur freien (direkten) Sicht auf die Stimmbänder; bei Anw. eines geraden Spatels (meist Miller-Spatel; häufig bei Neugeborenen od. Kleinkindern; bei Erwachsenen evtl. zur besseren Sicht auf die Glottis) mit Aufladen der Epiglottis; **d)** Einführen des Endotrachealtubus i. d. R. ohne Führungsstab (mit eingelegtem Führungsstab z. B. bei schwierigen Atemwegen* od. Blitzeinleitung*) mit der re.

Intubationsgranulom

Hand unter laryngoskop. Sicht durch Rima* glottidis (einschließl. Cuff*; Tubusspitze proximal der Carina* tracheae; cave: einseitige Ventilation bei zu tiefer I.); Blocken des Tubus (vgl. Blitzeinleitung) mit minimal erforderl. Luftvolumen u. Fixierung des Tubus (mit Beißschutz, während Narkose z. B. Guedel-Tubus) nach auskultator. Kontrolle der regelrechten Tubuslage (beidseitige Ventilation, keine Mageninsufflation) unter manueller Beatmung; **2. fiberopt.** I. (nasal od. oral) mit Fiberendoskop zur indirekten Larngoskopie*; v. a. bei (erwarteter) schwieriger I. (s. Atemwege, schwierige; Prämedikation) od. bei erhöhtem Aspirationsrisiko (s. Narkose, Aspiration): Wachintubation bei spontanatmendem entspr. prämediziertem Pat. in Analgosedierung u. Schleimhautanästhesie; fiberopt. I. in Narkose (ohne Muskelrelaxans) bei Maskenbeatmung mögl. durch spez. Maskenansatzstück (Adapter; sog. Mainzer-Universaladapter) auf Atemmaske*; **3.** (im Notfall) **blinde** I. orotracheal unter digitaler Kontrolle (ohne Laryngoskop). **Kompl.:** Laryngospasmus* bzw. Bronchospasmus; Erbrechen, Aspiration*; nasale, pharyngeale, laryngeale od. tracheale Verletzung; endoösophageale od. endobronchiale Fehllage; cave: Zahnschädigung bei inkorrekter Haltung des Laryngoskops.

In|tubations|granulom (↑; lat. granum Kern; -om*) *n*: (engl.) *intubation granuloma*; benigne reaktive Neubildung im hinteren Drittel der Stimmlippen* als Folge einer Intubationsnarkose; Auftreten meist beidseits in einem zeitl. Intervall von mehreren Wo. nach der Intubation; **Sympt.:** Dysphonie* mit Heiserkeit u. verminderter Stimmqualität; **Progn.:** gelegentl. spontane Rückbildung, sonst op. Abtragung erforderlich.

In|tubations|narkose (↑; Nark-*) *f*: (engl.) *endotracheal anesthesia*; Abk. ITN; Narkose* mit Beatmung* über Endotrachealtubus* (Ind.: s. Intubation), i. w. S. auch mit Doppellumentubus*; vgl. Maskennarkose; Larynxmaske.

In|tuition (lat. intueri in sich hineinschauen) *f*: (engl.) *intuition*; plötzl. Idee; Erkennen eines Zusammenhangs ohne verstandesmäßige Überlegung.

In|tumescentia (lat. intumescere anschwellen) *f*: (engl.) *intumescentia*; Anschwellung; (anat.) **I. cervicalis** u. **I. lumbosacralis:** Anschwellung des Rückenmarks im Halsbereich bzw. im Bereich der LWS, bedingt durch den Eintritt zahlreicher Nervenfasern aus den Innervationsarealen der oberen bzw. unteren Extremitäten; vgl. Rückenmark.

In|tumescentia tympanica (↑) *f*: (engl.) *tympanic ganglion*; syn. Ganglion tympanicum; in den Nervus* tympanicus unregelmäßig eingestreute Ganglienzellen.

In|tumeszenz (↑) *f*: (engl.) *intumescence*; Anschwellung, Verdickung; vgl. Intumescentia.

In|turgeszenz (lat. inturgescere anschwellen) *f*: (engl.) *edematous tumescence*; Anschwellung mit Ödem.

Intus|sus|zeption (lat. intus innen; suscipere, susceptus aufnehmen) *f*: Invagination*.

Inulin *n*: (engl.) *inulin*; β(2-1)-D-Fruktofuranan; pflanzl. Reservekohlenhydrat (z. B. in Chicorée- u. Dahlienwurzel, Topinamburknolle) aus ca. 5–40 (bis ca. 60) glykosid. verknüpften D-Fruktosemonomeren; die Wasserlöslichkeit u. damit Bioverfügbarkeit von I. sinkt mit dem Polymerisationsgrad. **Anw.: 1.** Oligofruktoside (gut wasserlösliches I. mit ca. 5–12 Fruktosemonomeren): sog. lösl. Ballaststoff; Präbiotikum (fördert spez. die Vermehrung der Bifidobakteriums* in Darm); geeignetes Kohlenhydrat zur bes. Ernährung bei Glukosetoleranzstörung u. Diabetes mellitus; **2.** hochpolymeres I.: diagn. zur Bestimmung der glomerulären Filtrationsrate (s. Clearance). Vgl. Fruktose.

In|vagination (In-*; Vagina*) *f*: (engl.) *invagination*; syn. Intussuszeption; Einstülpung eines Darmschnitts in einen anderen (am häufigsten des Ileums in das Caecum bzw. das Colon ascendens; s. Abb. 1) od. eines Magenabschnitts in den Magen selbst, den Ösophagus od. das Duodenum; **Vork.:** meist als idiopath. I. bei Säuglingen u. Kleinkindern bis zum 3. Lj. (abnorme Darmbeweglichkeit; eine der häufigsten Urs. des Akuten* Abdomens im Kindesalter); bei älteren Kindern u. Erwachsenen meist in Zus. mit Tumoren, Polypen od. Divertikeln des Darms; **Sympt.:** je nach Lok. anfallsweise krampfartige Bauchschmerzen, bei Säuglingen u. Kleinkindern typ. Schreiattacken (auch aus dem Schlaf heraus), Erbrechen, Kollaps, Blut- u. Schleimabgang möglich, Ileus*; **Diagn.:** palpator. walzenförmiger Tumor, bei rektaler Untersuchung oft Blutnachweis; apparativ v. a. Ultraschalldiagnostik (Schießscheiben- u. Kokardenphänomen, s. Abb. 2 u. 3); Abdomenübersichtsaufnahme (Dünndarmileus), Kolonkontrasteinlauf mit Barium (Aussparung des Invaginats, Krebsscherenphänomen, partielle perifokale Kontrastmittelstraße); **Ther.:** Devagination* bzw. Resektion; Reponierung der Invagination bei Kindern durch Luftinsufflation od. hydrostat. (sonographiegestützt bzw. durch Kontrasteinlauf; am aussichtsreichsten in den ersten 14 Std.); **DD:** Purpu-

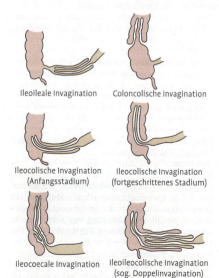

Invagination Abb. 1

In-vitro-Verfügbarkeit

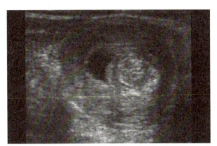

Invagination Abb. 2 [149]

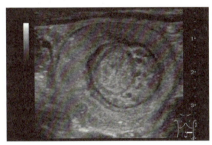

Invagination Abb. 3: Kokardenphänomen bei Dünndarminvagination aufgrund einer Stenose bei Dünndarmtumor (Sonographie) [137]

ra* Schoenlein-Hennoch, infektiöse Gastroenteritis*, Volvulus*, Meckel*-Divertikel, Lymphadenitis* mesenterialis acuta.

In|vaginations|ileus (↑; ↑; Ileus*) *m*: (engl.) *invagination ileus*; durch Invagination* bedingter mechan. Ileus*.

In|vasion (lat. in*vasio*) *f*: **1.** (engl.) *invasion*; Eindringen; I. von Krankheitserregern; vgl. Infektion; **2.** (pharmakokinet.) die sich überlagernden Vorgänge von Resorption*, Verteilung* u. Speicherung eines Arzneimittels.

In|vasions|test (↑) *m*: s. Penetrationstest.

in|vasiv (↑): eindringend.

In|vasivität (↑) *f*: (engl.) *invasivity*; Eindringvermögen von Mikroorganismen in Makroorganismen; s. Virulenz.

in|vers (lat. in*versio* Umstellung, Umkehrung): umkehrbar, umgekehrt.

In|version (↑) *f*: **1.** (engl.) *inversion*; Umkehrung; (physik.-chem.) Umkehrung der Drehung von polarisiertem Licht; vgl. Isomerie; **2.** (genet.) s. Mutation.

In|versions|gastro|skopie (↑; Gastr-*; -skopie*) *f*: s. Gastroskopie.

In|versio uteri (↑) *f*: (engl.) *inversion of uterus*; Um- bzw. Einstülpung der Gebärmutter nach der Geburt, wobei der Uteruskörper mit der Schleimhautschicht nach außen in der Scheide (inkomplette I. u.) od. vor der Vulva liegt (komplette I. u.); vgl. Prolapsus uteri et vaginae.

In|versio viscerum (↑) *f*: Situs* inversus viscerum.

In|vertase *f*: s. Invertzucker.

In|vert|zucker: (engl.) *invertose*; äquimolares Gemisch aus Glukose u. Fruktose, das aus Saccharo-

se* entsteht, wenn sie enzymat. durch Saccharase od. durch verdünnte Mineralsäuren hydrolyt. gespalten wird; dabei kommt es zur Umkehrung (Inversion) des opt. Drehungssinns der rechtsdrehenden Saccharose, da Fruktose stärker links- als Glukose rechtsdrehend ist. Vork. z. B. in Honig.

in|visibel (lat. invisibilis): unsichtbar.

in vitro (lat.): im (Reagenz-)Glas, d. h. außerhalb des lebenden Organismus; vgl. in vivo.

In-vitro-Fertilisation (↑; lat. fertilis fruchtbar) *f*: (engl.) *in-vitro fertilization*; Abk. IVF; Verf. der Reproduktionsmedizin, das die extrakorporale Befruchtung von unter Ultraschallkontrolle transvaginal aus den (evtl. zuvor hormonal stimulierten) Ovarien entnommenen Eizellen (meist unmittelbar präovulatorisch) mit präparierten Spermien, Embryokultur u. intrauterinem Embryotransfer* umfasst; gilt als Standard in der Behandlung der Sterilität*; Fertilisationsrate 50–75 % (Zygoten mit 1 od. 2 Vorkernen); Schwangerschaftsrate pro Behandlungszyklus 19–21 %, pro Embryotransfer 23–27 % (definiert als β-HCG >100 U/l od. klin. Schwangerschaft nach Deutschem IVF-Register; Zahl der geborenen Kinder (baby take home rate) 13,5 % pro Behandlungszyklus; **Ind.:** tubare Funktionseinschränkungen, fortgeschrittene Endometriose*, leichte bis mittelgradige androl. Subfertilität, langjährige ungeklärte Kinderlosigkeit, immun. bedingte Sterilität; **Kompl.:** u. a. ovarielles Hyperstimulationssyndrom, Verletzung des Darms u. der großen Blutgefäße bei Follikelpunktion, Verschleppung von Keimen, Narkosezwischenfälle, Blutungen aus dem hoch aufgebauten Endometrium beim Embryotransfer; Extrauteringravidität* u. Mehrlingsschwangerschaft; **gesetzl. Grundlagen:** Das Embryonenschutzgesetz* hat die mit Konsens der Beteiligten u. nicht postmortal vorgenommene IVF grundsätzl. nicht unter Strafe gestellt; es behält sie lediglich dem Arzt vor, begrenzt sie auf Schwangerschaftszwecke u. verbietet, mehr Eizellen zu entnehmen, als benötigt werden, Embryonen zu selektieren (s. Präimplantationsdiagnostik), mehr als 3 Embryonen zu implantieren od. fremde Eizellen zu übertragen (sog. Eizellspende). Nach ärztl. Standesrecht gilt eine (vom Arzt vor ihrer Durchführung der Ärztekammer anzuzeigende) IVF mit anschl. Embryotransfer zur Sterilität nur dann als medizinisch u. ethisch vertretbar, wenn die von der Ärztekammer erlassenen Richtlinien befolgt werden; diese beschränken die IVF u. a. grundsätzl. auf Ehepaare u. das homologe System; bei Nichtverheirateten ist u. a. eine stabile Partnerschaft erforderlich; Ausnahmen vom homologen System bedürfen der Erfüllung besonderer Voraussetzungen. Die Mitwirkung an einer IVF ist dem Arzt gesetzl. u. berufsrechtl. freigestellt; Meldung u. Dokumentation (anonymisierte Behandlungsdaten) beim Deutschen IVF-Register verpflichtend. Vgl. Insemination; ICSI; Ovulationsinduktion.

In-vitro-Verfügbarkeit (↑): (engl.) *in-vitro availability*; Aussage über die Arzneistofffreisetzung* aus einer Arzneiform in vitro; im Allg. unter Simulierung von In-vivo-Verhältnissen; vgl. Bioverfügbarkeit.

in vivo (lat. am Lebendigen): in einem lebenden Organismus; vgl. in vitro.
In|volution (lat. involvere, involutus einhüllen) *f*: Rückbildung; übermäßig starke I.: Hyperinvolution bzw. Superinvolution*.
In|volutions|osteo|porose (↑; Ost-*; gr. πόρος Öffnung, Loch; -osis*) *f*: (engl.) *involutional osteoporosis*; Bez. für postmenopausale u. senile Osteoporose* der Frau.
In|volutions|psychose (↑; Psych-*; -osis*) *f*: (engl.) *involutional psychosis*; Bez. für im höheren Lebensalter auftretendes psychot. Syndrom, **Sympt.:** ängstl. Getriebensein, Agitiertheit, Wahn.
In|volutio uteri (↑) *f*: Rückbildung der Gebärmutter nach der Geburt; Stillen fördert die I. u. durch vermehrte Ausschüttung von Oxytocin* (Uteruskontraktionen). Vgl. Rückbildungsphase, vgl. Fundusstand (Abb. dort).
Inzest (lat. incestus unrein) *m*: (engl.) *incest*; sog. Blutschande; Beischlaf (Koitus*) zwischen Verwandten; nach § 173 StGB ist mit Strafe bedroht, wer mit einem leibl. Abkömmling, mit einem leibl. Verwandten in aufsteigender Linie sowie unter leibl. Geschwistern den Beischlaf vollzieht; für Abkömmlinge u. Geschwister unter 18 Jahren ist die Tat nach § 173 Abs. 3 StGB straffrei. Vgl. Vergewaltigung.
Inzi-: s. a. Inci-.
Inzidentom (lat. incidere vorkommen, sich ereignen; -om*) *n*: (engl.) *incidental tumor*, syn. Inzidentalom; Bez. für eine zufällig (z. B. im bildgebenden Verfahren) diagnostizierte Raumforderung; **Vork.:** u. a. in der Hypophyse (bei ca. 10 % der Bevölkerung), in der Nebenniere (hiervon ca. 70 % hormoninaktive benigne Tumore, meist Adenome; sonst v. a. hormonaktive Adenome, Phäochromozytome, Nebennierenkarzinome, Metastasen u. Myelolipome).
In|zidenz (↑) *f*: (engl.) *incidence*; (statist.) Anzahl der Neuerkrankungsfälle einer best. Erkrankung innerh. eines best. Zeitraums (absolute I.); epidemiol. Maß zur Charakterisierung des Krankheitsgeschehens in einer best. Population; **Inzidenzrate** (relative I.): Quotient aus Anzahl der Personen mit Neuerkrankung einer Krankheit u. der gemittelten Risikopopulation im Beobachtungszeitraum, oft geschätzt durch die Risikopopulation zur Mitte des Beobachtungszeitraums. Vgl. Prävalenz.
in|zipient (lat. incipere beginnen, anfangen): (engl.) *incipient*; beginnend, incipiens.
in|zisal (lat. incidere einschneiden): (engl.) *incisal*; (zahnmed.) schneidekantenwärts.
In|zision (lat. incisio) *f*: (engl.) *incision*; Einschnitt; (chir.) Durchtrennung körpereigenen Gewebes od. Eröffnung pathol. entstandenen Hohlraums (z. B. Abszess*). Vgl. Schnittführung.
In|zisur (lat. incisura) *f*: **1.** (engl.) *incisure*; (anat.) Einschnitt, Einbuchtung eines Knochens; **2.** (angiolog.) dikrote Einsenkung in der art. Blutdruckkurve (s. Blutdruck, Abb. 1 dort) durch den Aortenklappenschluss; s. Dikrotie.
Iobitridol (INN) *n*: (engl.) *iobitridol*; iodhaltiges (monomeres, nichtionisches, niederosmolares) Röntgenkontrastmittel*.
Iod (gr. ἰοειδής veilchenfarben) *n*: (engl.) *iodine*; veraltet J; chem. Element, Symbol I, OZ 53, rel. Atommasse 126,90; 1-, 3-, 5- u. 7-wertiges Halogen, in reinem Zustand grau-schwarz glänzende Kristalle; 24 Isotope; essentielles Spurenelement (vgl. Nährstoffzufuhr, empfohlene; Tab. dort); HWZ 8,02 Tage; biol. HWZ bezogen auf die Schilddrüse* 138, auf versch. andere krit. Organe 7–14 u. auf den ganzen Körper durchschnittl. 138 Tage; **Verw.: 1.** ^{123}Iod (radioaktives Isotop, HWZ 13 Std.) als Natriumiodid od. in Verbindung mit versch. Trägersubstanzen, z. B. Hippuran, Iodobenzamid, Metaiodbenzylguanidin (Abk. MIBG*) zur MIBG*-Szintigraphie*; **2.** ^{131}Iod (HWZ 8 Tage) zur Radioiodtherapie*, diagn. wegen Strahlenhygiene nur noch in Ausnahmefällen bei best. Fragestellungen (Schilddrüsenszintigraphie*, ^{131}Iod-markierte Norcholesterol- od. Aldosteronanaloga zur Nebennierenszintigraphie*, MIBG*-Therapie); heute Radioisotope mit kürzerer HWZ, geringerer Strahlenexposition u. besserer Bildqualität verfügbar; **3.** ^{125}Iod (HWZ 60 Tage) in der In-vitro-Diagnostik (s. Schilddrüsendiagnostik) od. tierexperimentell; **4.** ^{124}Iod (HWZ 4,2 Tage) als Positronenstrahler für die PET*; **5.** Iodhaltige Röntgenkontrastmittel*. Vgl. Serumiod; Kaliumiodid.
Iod|akne (↑; Acne*) *f*: s. Acne venenata; Iodausschlag.
Iod|amoeba bütschlii (↑; Amöben*; Otto Bütschli, Zool., Heidelberg, 1848–1920) *f*: (engl.) *Iodamoeba bütschlii*; apathogene Darmamöbe des Menschen (⌀ 10–20 µm) ohne definitive Trennung von Ekto- u. Endoplasma, letzteres enthält Bakterien; langsam fließende Bewegung; Kern mit großem zentralem Karyosom, Kernmembran ohne Chromatin; Zysten kugelförmig od. länglich, ⌀ ca. 10 µm, 1 Kern. Trophozoit u. Zysten haben eine große, Glykogen enthaltende Vakuole, die sich mit Lugol-Lösung braun färbt. Vgl. Entamoeba; Protozoen.
Iodate (↑) *n pl*: (engl.) *iodates*; (chem.) Salze der Iodsäure HIO$_3$.
Iod|ausschlag (↑): (engl.) *iodine rash*; Bez. für Hautveränderungen, die nach kutaner, enteraler od. parenteraler Aufnahme von Iod (z. B. in Arzneimitteln, Röntgenkontrastmitteln, Seefisch) auftreten; z. B. Erythem, Urtikaria*, Iodakne (follikuläre Papeln mit zentralen Pusteln), bullöse Exantheme, Iododerma* tuberosum.
Iod|fehl|verwertung (↑): (engl.) *defective metabolism of iodine*; Störung der thyroidalen Iodverwertung mit Synthese abnormer Schilddrüsenhormone (z. B. von Mono- u. Diiodtyrosin) in der Folge; mögl. Urs. einer Hypothyreose*; **Formen:** z. B. **1.** verminderte Oxidation von Iodid zu Iod (Iodisation) bei erworbenem od. angeb. (Genlocus 2p25) Defekt der Schilddrüsenperoxidase* (Abk. TPO); **2.** defekter Iodidtransport (Iodination) bei Pendred*-Syndrom; **3.** DUOX2-Defekt (Genlocus 15q15.3; DUOX: Abk. für engl. dual oxidase; für TPO-Funktion essentielle Oxidase).
^{123}Iod-Hippur|säure-Clearance (↑): s. Nierendiagnostik.
Iodide (↑) *n pl*: (engl.) *iodides*; (chem.) Salze der Iodwasserstoffsäure (HI); z. B. Kaliumiodid*; vgl. Thyreostatika.
Iodination (↑) *f*: (engl.) *iodination*; der aktive Transport von Iodid aus dem Blut bzw. Extrazellulär-

raum in die Schilddrüse* zum Zweck der Anreicherung; vgl. Iodisation; Schilddrüsenhormone.

Iodisation (↑) *f*: (engl.) *iodization*; Bez. für die enzymat. katalysierte Oxidation (Iodidperoxidase) von Iodid zu Iod in Gegenwart von H_2O_2 in der Schilddrüse*; vgl. Iodination; Schilddrüsenhormone.

Iodixanol (INN) *n*: (engl.) *iodixanol*; iodhaltiges (dimeres, nichtionisches, isoosmolares) Röntgenkontrastmittel*.

Iod|mangel|struma (Iod*; Struma*) *f*: (engl.) *iodine deficiency goitre*; Struma* mit euthyreoter Stoffwechsellage bei exogenem Iodmangel;

häufigste Form der Struma

Pathophysiol.: Schilddrüsenhyperplasie, induziert durch kompensator. erhöhte Ausschüttung von TSH* inf. eingeschränkter Biosynthese von Schilddrüsenhormonen; **Proph.:** s. Speisesalz.

Iodo|derma tuberosum (↑; Derm-*) *n*: nach langer Iodeinnahme bei Überempfindlichkeit auftretende umschriebene, dunkelrote, rundl., schwammigweiche Vegetationen mit ulzerokrustöser Oberfläche u. pustulösem Randsaum, bes. im Gesicht u. an den Unterschenkeln; vgl. Bromoderma tuberosum, Iodausschlag.

Iod|probe (Iod*): s. Schiller-Iodprobe.

Iod, protein|gebundenes (↑) *n*: s. PBI.

Iod|re|aktion (↑) *f*: (engl.) *iodine reaction*; qualitativer Nachw. von Stärke* (Blaufärbung) od. Glykogen* (Braunfärbung) mit Iod-Iodkalium-Lösung.

[131]Iod|test (↑) *m*: s. Radioiodtest.

[131]Iod|therapie (↑) *f*: s. Radioiodtherapie.

Iod|tinktur (↑) *f*: (engl.) *iodine tincture*; syn. Tinctura Iodi, Iodi solutio; Desinfektionsmittel mit 2,5 Teilen Iod, 2,5 Teilen Kaliumiodid, 28,5 Teilen Wasser u. 66,5 Teilen Alkohol (90 %); **Anw.:** zu gleichen Teilen mit Wasser verdünnt für die Haut- u. Wunddesinfektion, **cave:** Überempfindlichkeit (Iodausschlag*), Gefahr der Iod induzierten Hyperthyreose* bei Prädisposition, bes. nach wiederholter Anwendung. Vgl. Lugol-Lösung.

Iod|zahl (↑): (engl.) *iodine number*; die Iodmenge in g, die von 100 g Lipid an die Doppelbindungen der ungesättigten Fettsäuren addiert werden; Bestimmung zur Abschätzung des Gehalts an ungesättigten Fettsäuren*. Vgl. Säurezahl, Verseifungszahl.

Io|hexol (INN) *n*: (engl.) *iohexol*; iodhaltiges (monomeres, nichtionisches, niederosmolares) Röntgenkontrastmittel*.

Iomeprol (INN) *n*: (engl.) *iomeprol*; iodhaltiges (monomeres, nichtionisches, niederosmolares) Röntgenkontrastmittel*.

Ionen (gr. ἰών *wandernd*) *n pl*: (engl.) *ions*; positiv (Kationen*) od. negativ (Anionen*) geladene Atome od. Moleküle, die sich im elektr. Feld zur jeweils entgegengesetzt geladenen Elektrode bewegen.

Ionen|austausch|chromato|graphie (↑; Chrom-*; -graphie*) *f*: (engl.) *ion exchange chromatography*; Verf. der Chromatographie* unter Verw. einer stationären Phase, an die Ionenaustauscher* gekoppelt sind.

Ionen|austauscher (↑): (engl.) *ion exchangers*; wasserunlösl., polymere Polyelektrolyte (Kunstharze, auch Resine genannt), die je nach funktioneller Gruppe, pH u. Beladung in wässriger Lösung Ionen reversibel binden; **Einteilung: 1.** Kationentauscher mit saurer funktioneller Gruppe (z. B. $-SO_3H$) tauschen Kationen gegen H^+ o. a. Kationen; **2.** Anionentauscher mit bas. funktioneller Gruppe (z. B. $-N(CH_3)_3OH$) tauschen Anionen gegen OH^- o. a. Anionen; **Anw.:** Entsalzung z. B. von Trinkwasser, analyt. u. präparative Trennung von Biomolekülen (z. B. Ionenaustauschchromatographie zur Proteintrennung od. DNA-Isolierung), Aufbereitung von Spüllösungen für die Hämodialyse; klin. Anw. als Lipidsenker* (Colestyramin*) u. als Antidot bei Vergiftungen mit Cumarinderivaten* u. Herzglykosiden*.

Ionen|bindung (↑): s. Bindung, chemische.

Ionen|dosis (↑; Dosis*) *f*: (engl.) *ion dose*; Formelzeichen *j*; elektr. Ladung der durch ionisierende Strahlung* in Luft erzeugten, positiv od. negativ geladenen Ionen bezogen auf die Masse der Luft; SI-Einheit Coulomb pro Kilogramm (C/kg); frühere Einheit Röntgen (R); 1 R = $2{,}58 \times 10^{-4}$ C/kg. Vgl. Energiedosis; Kerma.

Ionen|dosis|rate (↑; ↑): (engl.) *ionisation dose per time unit*; auch Ionendosisleistung; Formelzeichen *j*; Quotient aus Ionendosis* (J) u. Zeit (t); j = J/t; Einheit A/kg; frühere Einheit Röntgen pro Sek. (R/s); 1 R/s = $2{,}58 \times 10^{-4}$ A/kg.

Ionen|kanal (↑; Canalis*): (engl.) *ion channel*; auch Membrankanal; Bez. für ein integrales Membranprotein, das einen ionenspezif. Kanal (mit ausgeprägter od. fehlender Selektivität für bestimmte Ionen) durch die Zell- od. Zellorganellmembran bildet, z. B. Calciumkanal*, Kaliumkanal*, Natriumkanal*; **Aufbau:** tetramere Struktur mit 4 identischen Proteinuntereinheiten (Domänen, I-IV) u. zentraler Pore; jede Untereinheit besteht aus 6 Segmenten (α-Helices, S1-S6); Regulierung der Permeabilität* z. B. durch Änderungen des Membranpotentials, Hormone od. Neurotransmitter (evtl. mit second* messenger); die zytoplasmat. Konz. des entsprechenden Ions beeinflusst z. B. die Kontraktion von Myofibrillen od. Sekretionsvorgänge; Ansatzpunkt für Pharmakotherapie mit öffnenden od. blockierenden (sog. Kanal-Blocker) Substanzen, z. B. Kaliumkanalöffner*, Ivabradin*, Lokalanästhetika* od. Calcium*-Antagonisten.

Ionen|therapie (↑) *f*: **1.** Strahlentherapie* mit ionisierender Strahlung*; **2.** Iontophorese*.

Ionisation (Ionen*) *f*: Ionisierung*.

Ionisations|kammer (↑): (engl.) *ionization chamber*; Strahlungsdetektor, dessen Funktion auf der Fähigkeit ionisierender Strahlung* zur Ionisierung von Gasen beruht; das Funktionsprinzip entspricht dem eines gasgefüllten Kondensators, wobei die unter Strahlungseinwirkung entstehenden positiven Ionen u. negativen Elektronen im elektr. Feld getrennt werden u. zu einem messbaren elektr. Strom führen. Der gemessene Strom ist unter best. Voraussetzungen der einwirkenden Dosisleistung* proportional, so dass je nach Schaltung die einwirkende Dosis od. Dosisleistung gemessen werden können. Je nach Eichung kann mit der Ionisationskammer die Energiedosis (bzw. -leistung) in Wasser od. die Luftkerma (bzw. -leis-

Ionisierung

tung) gemessen werden. Vgl. Dosimetrie; Strahlungsdetektoren; Kerma.

Ionisierung (↑): (engl.) *ionisation*; syn. Ionisation; Veränderung der Elektronenzahl in der Hülle eines Atoms* od. Moleküls durch Entfernen od. Hinzufügen von Elektronen*, wodurch positive od. negative Ionen*entstehen. Ionisierende Strahlung* kann unter Energieaufwand Elektronen aus der Atomhülle entfernen; dabei wird Energie auf das absorbierende Material übertragen, was bei Körpergewebe zu chem. u. biochem. Reaktionen u. strahlenbiol. Folgen führen kann.

Iono|gramm (↑; -gramm*) *n*: (engl.) *ion diagram*; graphische Darstellung (Histogramm) der Konz. von Ionen, z. B. in Flüssigkeitskompartimenten*.

Ionto|phorese (↑; -phor*) *f*: (engl.) *iontophoresis*; syn. Ionentherapie; gezieltes Einschleusen von Ionen od. undissoziierten, aber ionisierbaren (Molekularionen) Arzneimitteln* durch die intakte Haut mit galvan. Strom.; die unter der aktiven Elektrode liegenden Wirkstoffe wandern in Richtung der Gegenelektrode. Aufgrund unzuverlässiger Dosierbarkeit (abhängig von Wirkstoffmenge, Größe der aktiven Elektrode, Stromstärke, Stromflusszeit) wenig genutzte Meth.; Anw. der sog. Leitungswasseriontophorese zur Ther. der Hyperhidrose* an Händen u. Füßen.

Iop|amidol (INN) *n*: (engl.) *iopamidol*; iodhaltiges (monomeres, nichtionisches, niederosmolares) Röntgenkontrastmittel*.

Iopentol (INN) *n*: (engl.) *iopentol*; iodhaltiges (monomeres, nichtionisches, niederosmolares) Röntgenkontrastmittel*.

Iopromid (INN) *n*: (engl.) *iopromide*; iodhaltiges (monomeres, nichtionisches, niederosmolares) Röntgenkontrastmittel*.

Io|sarcol (INN) *n*: (engl.) *iosarcol*; iodhaltiges (monomeres, nichtionisches, niederosmolares) Röntgenkontrastmittel*.

Iotrolan (INN) *n*: (engl.) *iotrolan*; iodhaltiges (dimeres, nichtionisches, isoosmolares) Röntgenkontrastmittel*; **Verw.:** Röntgen- od. CT-Untersuchung von Gastrointestinaltrakt, Subarachnoidalraum, zur Arthrographie*, Hysterosalpingographie*, ERCP*, Galaktographie*, Lymphszintigraphie*.

Iotroxin|säure (INN): (engl.) *iotroxic acid*; iodhaltiges (ionisches) Röntgenkontrastmittel* für die i. v. Cholangiographie*.

Ioxaglin|säure (INN): (engl.) *ioxaglic acid*; iodhaltiges (ionisches) Röntgenkontrastmittel* für Angio- u. Arthrographie.

Ioxital|amin|säure (INN): (engl.) *ioxitalamine*; iodhaltiges, wasserlösliches (ionisches) Röntgenkontrastmittel*; **Verw.:** Kontrastierung des Magen-Darm-Trakts (orale Anw. od. rektale Instillation) für abdominale Röntgendiagnostik* u. CT*; **NW:** Beschleunigung der Darmpassage.

i. p.: Abk. für **i**ntra**p**eritoneal*.

IPAH: Abk. für **i**diopathische **p**ulmonal**a**rterielle **H**ypertonie; s. Hypertonie, pulmonale (Tab. dort).

IPD: Abk. für (engl.) **i**ntermittent **p**eritoneal **d**ialysis; intermittierende Peritonealdialyse*.

Ipecacuanha *f*: (engl.) *ipecac*; Cephaelis ipecacuanha u. Cephaelis acuminata; Brechwurz; Stauden aus der Fam. der Rötegewächse, deren unterirdische Organe (Ipecacuanhae radix) die Alkaloide Emetin* u. Cephaelin enthalten; **Verw.:** Expektorans* mit sekretolytischen u. sekretomotorischen Eigenschaften; in Sirupform u. hoher Dosierung als Emetikum* bei Vergiftungen.

IPF: Abk. für **i**nterstitielle **p**ulmonale **F**ibrose; (engl.) *usual interstitial pneumonitis* (Abk. UIP); s. Lungenkrankheit, interstitielle (Tab. dort).

IPPV: Abk. für (engl.) **i**ntermittent **p**ositive **p**ressure **v**entilation Form der kontrollierten Beatmung* mit inspirator. positivem (über dem atmosphär.) Atemwegdruck u. endexspirator. atmospär. (Null-)Druck (Abk. ZEEP für engl. zero endexpiratory pressure); d. h. im Gegensatz zur CPPV* ohne PEEP*.

Ipr|atropium|bromid (INN) *n*: (engl.) *ipratropium bromide*; Parasympatholytikum*; **Ind.:** COPD*, Bradykardie.

ipsi|lateral (lat. ipse selbst; Lateral-*): syn. kollateral*; auf der gleichen Seite.

IPSP: Abk. für **i**nhibitorisches **p**ostsynaptisches **P**otential; Hyperpolarisation* der Nervenzellmembran inf. Transmitterwirkung mit Permeabilitätserhöhung für Kalium- bzw. Chloridionen, z. B. durch ein hemmendes Zwischenneuron.

IPSS: **1.** Abk. für **I**nternationaler **P**rostata-**S**ymptom-**S**core; Score* zur Quantifizierung der Sympt. bei benignem Prostatasyndrom* (s. Tab.). **2.** Abk. für (engl.) **I**nternational **P**rognostic **S**coring **S**ystem; Score* zur Prognoseabschätzung bei myelodysplastischem Syndrom* (Tab. 1 dort).

IPT: Abk. für **i**nterpersonelle **P**sychotherapie*.

IQ: Abk. für **I**ntelligenz**q**uotient*.

Ir: chem. Symbol für Iridium*.

Irbesartan (INN) *n*: (engl.) *irbesartan*; AT$_1$*-Rezeptor-Antagonist; **Ind.:** essentielle Hypertonie*; **UAW:** Schwindel, Hypotonie, Kopfschmerz.

IRDS: Abk. für (engl.) **i**nfant **r**espiratory **d**istress **s**yndrome; s. Atemnotsyndrom des Neugeborenen.

Irid-: auch Iris-; Wortteil mit der Bedeutung Regenbogen, Regenbogenhaut; von gr.ἶρις, ἴριδος.

Irid|ek|tomie (↑; Ektomie*) *f*: (engl.) *iridectomy*; op. Entfernung von Teilen der Iris; **Formen: 1.** Sektoriridektomie bei Iristumoren od. zur Erzeugung einer opt. Lücke; **2.** basale I. (s. Abb.) unter Erhalt der Pupille u. des M. sphincter pupillae zur Verhinderung eines Pupillarblocks* u. zur Behandlung des akuten Glaukomanfalls.

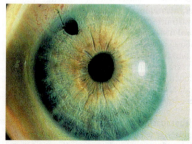

Iridektomie: basale Iridektomie bei 11 Uhr [166]

Irid|en|kleisis (↑; gr. ἐγκλείειν einschließen) *f*: (engl.) *iridencleisis*; nicht mehr gebräuchliche fistulierende Op. zur Behandlung eines chron. Glau-

Iridozyklitis

IPSS							
Symptom[1]	Punkte						
	0	1	2	3	4	5	
	Häufigkeit (%)						
subjektiv unvollständige Harnentleerung (Harnverhalt)	0	<20	<50	ca. 50	>50	nahezu 100	
≥2 Miktionen innerhalb 2 Stunden (Pollakisurie)	0	<20	<50	ca. 50	>50	nahezu 100	
intermittierende Miktion (Harnstottern)	0	<20	<50	ca. 50	>50	nahezu 100	
imperativer Harndrang	0	<20	<50	ca. 50	>50	nahezu 100	
subjektiv abgeschwächter Harnfluss	0	<20	<50	ca. 50	>50	nahezu 100	
erschwerter Miktionsbeginn	0	<20	<50	ca. 50	>50	nahezu 100	
	Miktionen pro Nacht						
Nykturie	0	1	2	3	4	≥5	

[1] innerhalb der letzten 4 Wochen;
IPSS: Punktsumme (0–35); 0–7: milde Symptomatik; 8–19: mittlere Symptomatik; 20–35: schwere Symptomatik; Angabe in Kombination mit Lebensqualitätsindex (Qol 0–6; subjektive Einschätzung der Lebensqualität durch den Patienten): ausgezeichnet (Qol 0), zufrieden (Qol 1), überwiegend zufrieden (Qol 2), gemischt (Qol 3), überwiegend unzufrieden (Qol 4), unglücklich (Qol 5), sehr schlecht (Qol 6)

koms*; ersetzt durch Trabekuloektomie* od. Viskokanalostomie*; **Meth.**: Eröffnung der Sklera im Limbusbereich, Durchtrennung der Iris u. Einklemmen der Irisschenkel in die Sklerawunde, Abdecken mit Bindehaut.

Iridium (↑) *n*: chem. Element, Symbol Ir, OZ 77, rel. Atommasse 192,22; zur Gruppe der Platinmetalle gehörendes 3-, 4- u. 6-wertiges Edelmetall; 20 Isotope, die (bis auf ^{191}Ir u. ^{193}Ir) sämtl. instabil sind; biol. Halbwertzeit bezogen auf einzelne Organe bis zu 50 Tage, auf den ganzen Körper durchschnittl. 20 Tage; **Verw.**: in der Zahnmedizin als Bestandteil von Edelmetall-Dentallegierungen.

Irido|dia|lysis (↑; Dialyse*) *f*: traumat. od. op. Ablösung der Iris vom Ziliarrand; vgl. Contusio bulbi.

Irido|donesis (↑; gr. δονεῖν heftig bewegen, schütteln) *f*: syn. Iris tremulans; Schlottern der Iris nach Entfernung od. Luxation der sie stützenden Linse.

Irido|korneal|winkel (↑; Cornea*): (engl.) *iridocorneal angle*; Angulus iridocornealis; s. Kammerwinkel.

Irido|pathia urica (↑; -pathie*) *f*: anfallsweise bei Gicht* vorkommende, schmerzhafte Iridozyklitis*; oft in Komb. mit Konjunktivitis* od. Episkleritis*.

Irido|plegie (↑; -plegie*) *f*: (engl.) *iridoplegia*; Ausfall der Irismuskulatur (v. a. des M. sphincter pupillae) nach Schädelhirntrauma, Intoxikationen u. a.); vgl. Pupillenstarre.

Irido|schisis (↑; gr. σχίσις Spaltung, Trennung) *f*: Abtrennung der vorderen Irisblätter von den hinteren Anteilen; **Vork.**: nach Traumen sowie spontan im Alter (assoziiert mit Winkelblockglaukom; s. Glaukom).

Irido|tomie (↑; -tom*) *f*: (engl.) *iridotomy*; op. Einschnitt in die Iris, z. B. zur Bildung einer künstl. Pupille, zur Drucksenkung bei Glaukom* u. bei Staroperation; i. d. R. als Laseriridotomie durchgeführt; vgl. Iridektomie.

Irido|zyklitis (↑; Zykl-*; -itis*) *f*: (engl.) *iridocyclitis*; Entz. der Iris u. des Ziliarkörpers; **Ätiol.**: meist endogene immun. bedingte Entz.; isoliert v. a. bei Erkrankungen* des rheumatischen Formenkreises (z. B. juvenile rheumatoide Arthritis, Spondylitis ankylopoetica, häufig mit HLA B-27 assoziiert) u. Allgemeinerkrankungen (z. B. Sarkoidose); auch begleitend bei schweren Entz. anderer Augenhäute (Skleritis, Keratitis, Chororetinitis), seltener als bakterielle (Syphilis, Tuberkulose) od. virale (Herpes) Infektion; **Sympt.**: Lichtscheu, ziliare Injektion* der Bindehaut, Trübung des Kammerwassers (Tyndall*-Effekt) u. des vorderen Glaskörpers, Hyperämie der Iris, Hornhautpräzipitate; s. Abb.; **Kompl.**: Verklebung zw. Linse u. Iris, Seclusio pupillae, Sekundärglaukom, Katarakt, Ophthalmophthisis; **Ther.**: lokal Glukokortikoide*, My-

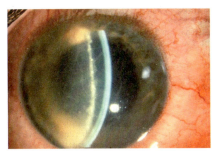

Iridozyklitis [106]

driatika*, bei bakterieller bzw. viraler Inf. ggf. Antibiotika* bzw. Aciclovir. Vgl. Zyklitis.

Irino|tecan (INN) *n*: (engl.) *irinotecane*; Zytostatikum (Topoisomerase*-I-Hemmer); **Ind.:** fortgeschrittenes kolorektales Karzinom*; **Kontraind.:** schwere Knochenmarkdepression, Nierenfunktionsstörung, chron. entzündl. Darmerkrankung, Schwangerschaft, Stillzeit; **UAW:** akutes cholinerges Syndrom (Diarrhö, Schweißausbruch, abdominale Krämpfe; durch Atropin therap. beeinflussbar).

Iris (Irid-*) *f*: (engl.) *iris*; Regenbogenhaut des Auges*; Teil der mittleren Augenhaut (Tunica vasculosa bulbi); frontal gestelltes Segel zw. vorderer u. hinterer Augenkammer mit einer zentralen kreisrunden Öffnung (Sehloch, Pupille*). Der freie Pupillarrand (Margo pupillaris) liegt der Vorderfläche der Linse auf, der äußere Rand, die Iriswurzel (Margo ciliaris), ist am Ziliarkörper u. am Balkenwerk des Kammerwinkels befestigt. Die eingelagerten glatten Muskelzellen des M. dilatator u. M. sphincter pupillae regulieren die Pupillenweite u. damit die Intensität des Lichteinfalls.

Iris|blenden|phänomen (↑) *n*: s. Akrozyanose.
Iris|block (↑): Pupillarblock*.
Iris|pro|laps (↑; Prolaps*) *m*: (engl.) *iris prolapse*; Prolapsus iridis; Vorfall der Iris. **Urs.:** Verletzung des vorderen Augenabschnitts, entzündl. Hornhautperforation, während bzw. nach Kataraktoperation (Bücken u. Pressen bei mechanisch noch instabiler Wunde); **Sympt.:** Verziehung der Pupille; **Ther.:** op. Reposition.
Iris|schlottern (↑): s. Iridodonesis.
Iris|tumoren (↑; Tumor*) *m pl*: (engl.) *iris tumors*; pigmentierte (s. Abb.) od. unpigmentierte, benigne (Nävus, Angiom, Myom) od. maligne (Melanom) Tumoren der Iris; **Ther.:** Iridektomie* bei Tumorwachstum.

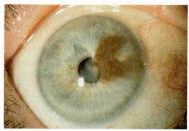

Iristumoren [106]

Iris|zyste (↑; Kyst-*) *f*: (engl.) *iris cyst*; angeb. epitheliale Zyste des hinteren Pigmentblatts od. des Stromas der Iris (Entwicklungsstörung), erworbene Zyste des Pigmentblatts (z. B. durch langdauernde Anw. von Cholinesterase-Hemmern bei Glaukom) od. Epithelimplantationszyste (nach Op. od. Perforation).
Iritis (↑; -itis*) *f*: (engl.) *iritis*; Regenbogenhautentzündung; anteriore Form der Uveitis* (s. Abb.), meist rheumatisch bedingt u. bei Fokalinfektionen sowie in Zus. mit einer Keratitis*, seltener bei Gicht, Gonorrhö, Syphilis, Tuberkulose, Katarakt od. länger bestehender Netzhautablösung. Vgl. Iridozyklitis.

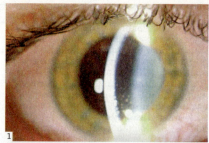

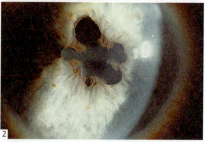

Iritis: 1. Pupille pharmak. erweitert zur Verhinderung posteriorer Synechien; im regredienten Licht des Spaltlampenbildes deutlich erkennbare Präzipitate auf der Hornhautrückfläche; 2: Iritis mit Ausbildung posteriorer Synechien (sog. Kleeblattpupille) [98, 106]

Ir|radiation (lat. irradiare bestrahlen) *f*: (engl.) *irradiation*; Ausstrahlung, z. B. von Schmerzen.
ir|regulär (In-*; lat. regula Maß, Ordnung): (engl.) *irregular*; unregelmäßig.
ir|reponibel (↑; lat. reponere zurückbringen, wiederherstellen): (engl.) *irreducible*; auch irreduktibel; nicht mehr zurückschiebbar (z. B. Hernie mit eingeklemmtem Inhalt), nicht einrenkbar (z. B. Luxation*).
ir|reversibel (In-*; lat. reversio Umkehr, Rückkehr): (engl.) *irreversible*; nicht umkehrbar, nicht rückgängig zu machen.
Irrigation (lat. irrigatio Bewässerung) *f*: (engl.) *irrigation*; Darmspülung (s. Darmreinigung); nach Anlage eines endständigen Anus* praeternaturalis (Sigmaafter) I. mit 0,5–1 l Wasser zur geplanten Stuhlentleerung u. Erlangung von Stuhlkontinenz für 1–2 Tage.
Ir|rigator (↑) *m*: (engl.) *irrigator, enemator*; Spülkanne; Gefäß, aus dem durch einen Schlauch Flüssigkeit unter versch. hydrostat. Druck (je nach Flüssigkeitsmenge u. Höhe der Ausflussöffnung) ausfließt, z. B. zum Darm- od. Schwenkenlauf (s. Darmreinigung).
Ir|ritanzien (lat. irritare reizen) *n pl*: (engl.) *irritants*; Reizmittel für die Haut, die bei top. Aufbringung eine Hyperämie verursachen, z. B. Senföl, ätherische Öle, Kampfer, Nicotinsäurederivate; vgl. Rubefacienzien.
Ir|ritatio (↑) *f*: Reizung.
Irrtums|wahrscheinlichkeit: (engl.) *level of significance*; syn. Signifikanzniveau; (statist.) Festlegung darüber, wie häufig Irren bei einer Signifikanzaussage akzeptiert wird; vor der Interpretation des Ergebnisses eines statistischen Testverfahrens* muss

die I. (Symbol α) angegeben werden (meist 0,05, 0,01, od. 0,001). Wenn die Wahrscheinlichkeit* p eines Testergebnisses bei der Prüfung einer Hypothese unter der gewählten I. bleibt, wird das Ergebnis als signifikant bezeichnet.

IR-Spektro|photo|metrie (Spektrum*; Phot-*; Metr-*) *f*: Kurzbez. für **I**nfra**r**ot-**Spektro**photo**metrie**; (engl.) *IR spectrophotometry*; Methode der Spektrophotometrie* mit elektromagnetischen Wellen, z. B. zum Nachw. von Drogen im Urin.

IRV: 1. Abk. für **i**nspiratorisches **R**eserve**v**olumen (s. Lungenvolumina); **2.** Abk. für (engl.) *inversed ratio ventilation;* druck- od. volumenkontrollierte Beatmung* (PC- od. VC-IRV) mit umgekehrtem Atemphasenzeit*-Verhältnis, bei der die Inspirationszeit (T_{insp}) auf das 2–3-fache der Exspirationszeit (T_{exsp}) verlängert wird; **Wirkung: 1.** lange T_{insp}: langsamer Flow u. damit gleichmäßige Verteilung des Atemzugvolumens auf gesunde u. kranke Lungenbezirke; **2.** kurze T_{exsp}: unvollständige Entleerung von Lungenbezirken mit niedriger Resistance, enspricht funktionellem selektivem (intrinsischem) PEEP*; **Ind.:** ARDS*, Atemnotsyndrom* des Neugeborenen, einseitige Ventilationsstörung.

ISA: Abk. für **i**ntrinsische **s**ympathomimetische **A**ktivität*.

Isch|ämie (gr. ἴσχειν zurückhalten, hindern; -ämie*) *f*: (engl.) *ischemia*; Verminderung od. Unterbrechung der Durchblutung eines Organs, Organteils od. Gewebes inf. mangelnder art. Blutzufuhr (z. B. durch Thrombose*, Embolie*, Thrombangiitis* obliterans, Gefäßspasmus, Tumoren); **Folge:** Hypoxie*, bei längerem Bestehen Nekrose*. Vgl. Infarkt.

Isch|ämie|syn|drom (↑; ↑) *n*: (engl.) *ischemic syndrome*; nach akutem od. verzögert verlaufendem Arterienverschluss auftretende Sympt. der arteriellen Durchblutungsstörung; **mögl. Folgen:** Infarkt*, Nekrose*.

Isch|ämie|toleranz (↑; ↑) *f*: (engl.) *ischemic tolerance*; Widerstandsfähigkeit eines Gewebes gegenüber einer pathol. od. künstlich erzeugten Ischämie* (reversible hypox. Schädigungen); abhängig von Zeitdauer, betroffenem Gewebe (Hirn: 3 Min.; Haut: mehrere Std.) u. Temperatur (verlängerte Ischämiezeit bei Hypothermie*); vgl. Wiederbelebungszeit.

Isch|ämie, transitorische (↑; ↑) *f*: s. Schlaganfall.

Isch|ämie|zeit (↑; ↑): s. Ischämietoleranz.

Ischi-: auch Ischio-; Wortteil mit der Bedeutung Hüftgelenk, Hüfte; von gr. ἰσχίον.

ischiadicus (↑): zum Sitzbein gehörend; z. B. N. ischiadicus.

Ischi|algie (↑; -algie*) *f*: (engl.) *sciatic pain*; Schmerzen im Versorgungsbereich des N. ischiadicus; s. Ischiassyndrom.

Ischias|syn|drom (↑) *n*: (engl.) *sciatica, sciatic pain syndrome*; akut od. subakut auftretende radikuläre Reizsymptomatik mit dermatomorientierter Schmerzausstrahlung im Bein, Abschwächung der Muskeleigenreflexe u. Störung der Willkürmotorik; **Ätiol.:** Reizung bzw. Kompression des Nervus* ischiadicus od. seiner Wurzeln (z. B. inf. Irritation bzw. Kompression im Bereich L 4/L 5/S 1 durch Bandscheibenvorfall, Rückenmarktumoren, Tumor im Bereich des kleinen Beckens, Retroflexio uteri, in der Schwangerschaft), Erkr. der Wirbelsäule (z. B. Osteochondrosis lumbalis, Spondylose, Spondylolisthesis), Neuritis bei Infektionskrankheiten (z. B. Lepra, Zoster), Traumen (auch durch chir. Eingriff, z. B. bei Totalendoprothese der Hüfte), Frakturen, Hüftgelenksluxation, unsachgemäße intramuskuläre Injektion sowie i. R. einer Polyneuropathie (z. B. bei Diabetes mellitus); **Sympt.:** Schmerzen in der Lendengegend, die in das betroffene Bein bis zum Fußaußenrand ausstrahlen, evtl. mit Verstärkung beim Niesen, Husten od. Pressen; typ. Schonhaltung des Pat. mit leicht angewinkeltem u. außenrotiertem Bein, Bewegungseinschränkung (Schober*-Zeichen); lokale Druck- u. Klopfempfindlichkeit über den Dornfortsätzen mit Verspannung der paravertebralen Muskulatur, Druckschmerzhaftigkeit der Valleix*-Punkte, Sensibilitätsstörungen* u. motor. Lähmungen (insbes. Fuß- u. Zehensenker, Zehenspreizer, Kniebeuger; bei hoher Nervenläsion am Hauptstamm Komb. aus Tibialislähmung* u. Peroneuslähmung*); Abschwächung des Achillessehnenreflexes, Lasègue*-Zeichen u. Moutard*-Martin-Zeichen positiv, häufig Minor*-Zeichen, reflektor. Skoliose (Vanzetti-Zeichen), Schmerzen (inf. Nervendehnung) bei Dorsalflexion des Fußes (Bragard-Gowers-Zeichen) od. Beugung u. Dorsalflexion der gestreckten Großzehe (Turyn-Zeichen) sowie bei Adduktion des Beins (Bonnet-Zeichen); **Ther.:** (bei Kompression der Nervenwurzel): Flach- od. Stufenlagerung, Analgetika u. Antiphlogistika, Massage, Physiotherapie, Elektrotherapie; Nukleotomie* bei häufigen, Wochen anhaltenden od. beidseitigen Schmerzen sowie motor. Ausfällen u. Blasen- bzw. Rektumstörungen; **DD:** Erkr. des Hüft- u. Iliosakralgelenks, Spinalkanalstenose, Spondylodiszitis, Syringomyelie, zerebraler Krankheitsprozess an der Mantelkante des Gyrus precentralis, Pankreatitis, Borreliose.

Ischio|pagus (↑; -pagus*) *m*: Doppelfehlbildung* mit Verschmelzung im Beckenbereich.

Ischium (↑) *n*: Gesäß.

Isch|uria para|doxa (gr. ἴσχειν zurückhalten, hindern; Ur-*) *f*: (engl.) *overflow incontinence*; syn. Incontinentia urinae paradoxa; Überlaufinkontinenz* mit ständigem Harntröpfeln bei chron. Harnverhalt* mit hohen Restharnmengen; **Urs.:** benignes Prostatasyndrom*, Harnröhrenstriktur*, Blasenlähmung, Retroflexio uteri gravidi (s. Flexio uteri).

Isch|urie (↑; ↑) *f*: Harnverhalt*.

ISDN: Abk. für **I**so**s**orbi**d**i**n**itrat*; vgl. Nitrate, organische.

IS-Elemente (Element*) *n pl*: Kurzbez. für **I**nsertions**s**equenz-Elemente; (engl.) *insertion elements*; syn. Insertosome; (genet.) DNA-Sequenzen, die zwischen den Transposons* liegen u. keine genet. Information enthalten.

Iselin-Krankheit (Marc H. I., Chir., Paris, 1898–1987): (engl.) *Iselin's disease*; aseptische Knochennekrose* des Metatarsale V.

Ishihara-Tafeln (Shinobu I., japan. Ophth., 1879–1963): (engl.) *Ishihara plates*; pseudoisochromat. Testtafeln zur Diagn. der Farbenfehlsichtigkeit* (v. a. im Rot-Grün-Bereich); zeigen aus helligkeits-

Iso-

gleichen Farbpunkten zusammengesetzte Flächen, auf denen der Normalsichtige in der Mitte eine Zahl erkennt, der Farbenfehlsichtige nicht.

Iso-: auch Is-; Wortteil mit der Bedeutung gleich, ähnlich; von gr. ἴσος.

iso-: Abk. für (chem.) isomere Verbindungen (z. B. iso-Butanol); vgl. Isomerie.

Iso|ag|glutin|ine (↑; Agglutination*) *n pl*: s. Alloagglutinine.

Iso|all|oxazine *n pl*: Flavine*.

Iso|anti|gen (Iso-*; Antigen*) *n*: s. Alloantigen.

Iso|anti|körper (↑; Anti-*): s. Alloantikörper.

Iso|bare (↑; gr. βάρος Schwere) *n pl*: **1.** (engl.) *isobars*; (kernphysik.) Nuklide* mit gleicher Nukleonenzahl* u. versch. Kernladungszahl*; z. B. ^{3}H (Tritium) u. ^{3}He; **2.** (physik.) graph. Darstellung der Veränderung von Volumen od. Temperatur eines idealen Gases bei gleichbleibendem Druck; auch Bez. für Linien od. Flächen gleichen Drucks in graph. Darstellungen (Wetterkarten u. a.); vgl. Isotherme.

iso|chrom (Iso-*; Chrom-*): (engl.) *isochromatic*; gleichfarbig.

Iso|chromo|somen (↑; ↑; Soma*) *n pl*: (engl.) *isochromosomes*; durch Quer- statt Längsteilung des Zentromerapparats entstandene Chromosomen* mit 2 homologen Armen (entweder p- od. q-Arme; s. Abb.); **Vork.:** z. B. beim X-Chromosom des Menschen (Iso-X-Chromosom).

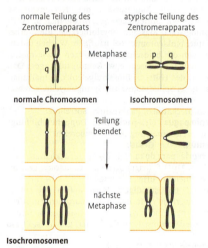

Isochromosomen

Iso|conazol (INN) *n*: (engl.) *isoconazole*; Antimykotikum* mit breitem Wirkungsspektrum zur top. Anwendung bei Infektion mit Candida, Dermatophyten, Schimmelpilzen; Imidazolderivat*; **Ind.:** oberflächl. Hautmykosen, Erythrasma, Pityriasis versicolor; **UAW:** Hautreizung.

Iso|cortex (Iso-*; Cort-*) *m*: (engl.) *isocortex*; Areale der Großhirnrinde* mit weitgehend einheitl. 6-schichtigem zytoarchitektonischem Grundplan; **Aufbau:** von außen nach innen werden folgende Schichten (Laminae, Strata isocorticis) unterschieden: **1.** Lamina molecularis (I): mit Gliazellen u. spärl. kleinen Nervenzellen; **2.** Lamina granularis externa (II): äußere Körnerschicht mit zahlreichen, dicht gelagerten Nervenzellen; **3.** Lamina pyramidalis externa (III): äußere Pyramidenzellschicht mit kleinen u. mittelgroßen, pyramidenförmigen Nervenzellen; **4.** Lamina granularis interna (IV): innere Körnerschicht mit kleinen, dichtgelagerten Nervenzellen; **5.** Lamina pyramidalis interna (V): innere Pyramidenzellschicht mit mittelgroßen Pyramidenzellen, im Gyrus precentralis mit Betz*-Zellen; **6.** Lamina multiformis (VI): mit meist spindelförmigen Nervenzellen versch. Größe. Vgl. Allocortex; Rindenfelder.

Iso|cyanate (↑; Zyan-*) *n pl*: (engl.) *isocyanates*; Klasse org. Substanzen mit dem Strukturelement —N=C=O (v. a. Toluen-, Hexamethylen-, Naphthalen- u. Diphenylmethandiisocyanat), die u. a. zur Herstellung von Polyurethankunststoffen, Lacken, Schaum- u. Klebstoffen, Gummi u. Plastik dienen; **klin. Bedeutung:** mögl. gesundheitsschädl. Folgen einer Exposition mit I.: exogen-allergische Alveolitis*, bronchiale Hyperreaktivität* u. Asthma* bronchiale durch Inhalation bzw. tox.-irritatives od. allerg. Kontaktekzem nach Hautkontakt; BK Nr. 1315 bzw. 5101.

Is|odontie (↑; Odont-*) *f*: Homodontie*.

Iso|dosen (↑; Dosis*) *f pl*: (engl.) *isodoses*; diejenigen Linien in graph. Darstellungen der Dosisverteilung eines bestrahlten Gebiets, die alle Punkte mit gleicher Dosis verbinden; in der Strahlentherapie* wichtig für die Bestrahlungsplanung*.

Iso|dosen|plan (↑; ↑): (engl.) *isodose plan*; in der Strahlentherapie* für best. Bestrahlungsmethoden vorgeschriebene Darstellung der zu bestrahlenden Körperstrukturen mit den entspr. Isodosen*.

iso|dynamisch (↑; gr. δύναμις Kraft): (engl.) *isodynamic*; für die Kraft- bzw. Wärmeerzeugung gleichwertig; i. sind die Mengen versch. Nährstoffe, deren Verbrennung im Körper gleiche Mengen von Wärme bzw. nutzbarer Energie liefert (z. B. 2,3 g Protein, 1 g Fett, 2,3 g Kohlenhydrate). Vgl. Brennwert, physiologischer.

Iso|elektro|fokussierung (↑; Elektro-*; Fokus*) *f*: s. Fokussierung, isoelektrische.

Iso|en|zyme (↑; Enzyme*) *n pl*: (engl.) *isoenzymes*; genetische Varianten von Enzymen*, die sich in der Primärstruktur meist gering, in ihren Eigenschaften (z. B. isoelektrischer Punkt*, Reaktionskinetik, Regulation, Substrataffinität, Substratspezifität*) jedoch oft erheblich unterscheiden u. durch Genduplikation, -diversifikation u. die Entw. von Polymorphismen entstanden sind (Glukose-6-phosphat-Dehydrogenase hat z. B. mehr als 250 I.); gewebe- od. zellspezifisch unterschiedl. Genexpression kann zu versch. Enzymmustern führen, z. B. bei Kreatinkinase* u. Laktatdehydrogenase*, die z. T. für die Diagn. einer Organschädigung verwendbar sind. Pharmak. wichtig I. sind die I. von Zytochrom-P-450 (s. Biotransformation). I. sind mit physik., biochemischen u. immun. Meth. differenzierbar. Vgl. Enzymdiagnostik, Polymorphismus.

Iso|fluran *n*: s. Inhalationsanästhetika.

Iso|gamie (Iso-*; gr. γάμος Hochzeit) *f*: (engl.) *isogamy*; Fortpflanzung durch morphol. gleiche Gameten*; vgl. Anisogamie.

iso|gen (↑; -gen*): (engl.) *isogenic*; frühere Bez. für syngen; s. Transplantation (Tab. 1 dort).

Iso|hämo|lysine (↑; Häm-*; Lys-*) *n pl*: (engl.) *isohemolysins*; Alloantikörper* (meist der Klasse IgM), die unter Aktivierung von Komplement Erythrozyten hämolysieren; von Bedeutung sind v. a. die Alloagglutinine*.

Iso|im|munisierung (↑; immun*): s. Alloimmunisierung.

Iso|kapnie (↑; gr. καπνός Gas) *f*: (engl.) *isocapnia*; Zustand bei physiol. art. CO_2*-Partialdruck (Referenzbereich: 35–45 mmHg); auch Bez. für konstanten art. CO_2-Partialdruck.

Iso|kinetik (↑; Kin-*) *n*: (engl.) *isokinetic*; Methode zur Muskelbeanspruchung außerhalb der üblichen konzentrischen u. exzentrischen dynamischen Belastung; **Prinzip:** apparative Durchführung einer kontrollierten Bewegung mit konstant gehaltener Geschwindigkeit gegen einen maximalen Widerstand über den gesamten Bewegungsbereich; **Anw.:** v. a. in der Sportmedizin für Training, Therapie u. Rehabilitation.

Iso|korie (↑; gr. κόρη Pupille) *f*: (engl.) *isocoria*; Gleichheit der Pupillenweite beider Augen; vgl. Anisokorie.

Iso|leucin *n*: (engl.) *isoleucine*; Abk. Ile, I; L-α-Amino-β-methylpentansäure; proteinogene, essentielle, aliphat. u. neutrale Aminosäure*; gluko- u. ketoplastisch; enthalten in Infusionslösungen zur parenteralen Ernährung. Vgl. Ahornsirupkrankheit.

Isolierung: (engl.) *isolation*; räuml. Absonderung von Pat. (meist in der Isolierungsstation), von denen eine bes. Infektionsgefahr ausgeht od. die bes. infektionsgefährdet sind, um Übertragung von Infektionskrankheiten zu verhindern; **Formen: 1. Standardisolierung** (z. B. bei Shigellose, Typhus abdominalis, Meningokokken-Meningitis): Einzelzimmer, hygienische Händedesinfektion, Schutzkittel, Schutzhandschuhe; **2. strikte** I. (z. B. bei virusbedingtem hämorrhag. Fieber): zusätzl. eigene Nasszelle, Mund-Nasenschutz, Klimaanlage mit virusdichten Filtern; **3. protektive** I. (Umkehrisolierung) zum Schutz immungeschwächter Pat. vor Infektionen, z. B. nach zytostat. Ther., Verbrennungen, Transplantationen aufgrund der pharmak. herbeigeführten Immunsuppression. Bei 1. u. 2. Desinfektion* aller auszubringenden, bei 3. Sterilisation aller einzubringenden Gegenstände. Vgl. Quarantäne; life island.

iso|log (Iso-*; -log*): (engl.) *isologous*; frühere Bez. für syngen; s. Transplantation (Tab. 1 dort).

Iso|malt *n*: (engl.) *isomalt*; Zuckeraustauschstoff aus Disaccharidalkoholen; s. Palatinose.

Iso|maltose *f*: Disaccharid aus alpha-1,6-glykosid. verknüpfter Glukose; entsteht beim Abbau verzweigter Homoglykane, z. B. Amylopektin* u. Glykogen*.

Iso|merasen *f pl*: (engl.) *isomerases*; fünfte Hauptklasse der Enzyme*, die intramolekulare Umlagerungen katalysieren, z. B. Triosephosphatisomerase*, Phosphoglyceratmutase*; vgl. Isomerie.

Iso|mere (Iso-*; gr. μέρος Teil) *n pl*: **1.** (engl.) *isomers*; (chem.) s. Isomerie. **2.** (kernphysik.) * mit gleicher Nukleonenzahl*, die sich durch den Anregungszustand (Energiezustand) ihres Kerns unterscheiden (sog. metastabile Nuklide) u. mit einer charakterist. Halbwertzeit im Allg. unter Emission von Gammastrahlung (Radionuklide*) in ihren Grundzustand übergehen (isomerer Übergang). Der metastabile Zustand wird durch ein m hinter der Nukleonenzahl* gekennzeichnet, z. B. ^{99m}Technetium.

Iso|merie (; ↑) *f*: (engl.) *isomerism*; Bez. für das Phänomen, dass chem. Verbindungen mit gleicher Summenformel (Isomere) versch. chemische u. physik. Eigenschaften zeigen; **1. Strukturisomerie** (syn. Konstitutionsisomerie): unterschiedl. Strukturformeln;

Beispiele:

```
     HO    O              H    O                    H₂C — OH
       \\ //                \\ //                      |
         C                    C                      C = O
         |                    |                       |
    H — C — OH          H — C — OH                  H₂C — OH
         |                    |
        CH₃                 H₂C — OH

   Milchsäure            Glyceral                  Glyceron


                                                       CH₃
                                                        |
  H₃C — CH₂ — CH₂ — CH₃              H₃C — CH
                                                        |
                                                       CH₃
        n-Butan                           iso-Butan
```

2. Raum- od. **Stereoisomerie:** räuml. Anordnung (Konfiguration) bei gleichartiger Verkettung der Atome: **a) cis/trans-I.** od. **(Z/E)-I:** benachbarte, durch Doppelbindung verbundene C- u./od. N-Atome sind in einer Ebene fixiert (im Gegensatz zur Einfachbindung ist die freie Drehbarkeit aufgehoben). Ihre Substituenten können auf der gleichen (cis-Form) od. entgegengesetzten (trans-Form) Seite dieser Ebene stehen (cis-Isomere sind energiereicher als trans-Isomere). Werden die Substituenten nach Priorität entspr. ihrer Atomnummer geordnet, können die mit höherer Priorität auf der gleichen (Z-Form) od. entgegengesetzten Seite (E-Form) stehen. Die (Z/E)-Bezeichnung kann von der cis/trans-Bezeichnung abweichen.

Beispiele:

```
    H       COOH            H        COOH
     \\    /                  \\     /
      C                        C
      ||                       ||
      C                        C
     /    \\                  /     \\
    H       COOH          HOOC        H

    Maleinsäure              Fumarsäure
   (cis-Form, Z-Form)    (trans-Form, E-Form)
```

b) Optische I. (Chiralität, Spiegelbildisomerie, Enantiomerie): Jedes C-Atom mit 4 versch. Substituenten ist ein asymmetr. od. chirales C-Atom u. kommt in 2 Konfigurationen vor, die wie Bild u. Spiegelbild sind, d. h. sie können nicht zur Deckung gebracht werden. Moleküle mit Chiralitätszentrum sind opt. aktiv. Sie drehen polarisiertes Licht, nach rechts (+) od. links (−).

Beispiel:

D(+) - Glyceral L(−) - Glyceral
(R) - Glyceral (S) - Glyceral

Enantiomere gleichen sich in allen anderen chem. u. physik. Eigenschaften. Sie sind nur in chiralen Medien trennbar; da biol. Prozesse (z. B. Enzymreaktionen) im Allg. in chiraler Umgebung ablaufen, erzeugen Enantiomere häufig versch. biol. Wirkungen (s. Ibuprofen, Thalidomid-Embryopathie). Wird in der Formel das am höchsten oxidierte C-Atom (größte Oxidationszahl) nach oben geschrieben, werden die Enantiomere entspr. der Stellung der Gruppen am asymmetr. C-Atom als **D**- od. **L-Form** bezeichnet (z. B. bei Aminosäuren, die physiol. in L-Form vorkommen). Bei Monosacchariden* (physiol. in D-Form) bezieht sich die Zugehörigkeit zur D- od. L-Reihe auf Glyceral u. leitet sich von der Stellung der OH-Gruppe an dessen asymmetr. C-Atom ab. D- u. L-Form drehen polarisiertes Licht stets in die entgegengesetzte Richtung (s. Drehung, spezifische). Ein Racemat, die DL-, (±)- od. (RS)-Form, ist ein Gemisch aus D- u. L-Form u. opt. inaktiv. Beim **(R/S)-System** zur Bestimmung der absoluten Konfiguration am Chiralitätszentrum werden dessen 4 Liganden entspr. ihrer Ordnungszahl nach Priorität geordnet. Im Tetraedermodell liegt das Atom mit der niedrigsten Priorität hinten; die anderen, nach vorn gerichteten Atome werden in fallender Priorität geordnet. Diese weist im Uhrzeigersinn nach rechts, (R)-Form, od. entgegen dem Uhrzeigersinn nach links, (S)-Form. **c) Diastereomerie:** nichtspiegelbildl. Stereoisomerie; Diastereomere haben mehrere Chiralitätszentren u. zeigen erhebl. chemische u. physik. Unterschiede; **Epimerie:** Sonderform der Diastereomerie, bei der sich Verbindungen nur an einem Chiralitätszentrum unterscheiden, u. bei Monosacchariden, deren Konfiguration sich nur am chiralen C-Atom 2 unterscheidet (z. B. D-Glukose, D-Mannose).

iso|metrisch (↑; Metr-*): s. Kontraktion, isometrische.

Iso|metr|opie (↑; ↑; Op-*) *f*: (engl.) *isometropia*; Gleichsichtigkeit (Refraktionsgleichheit) beider Augen; vgl. Ametropie.

iso|morph (↑; -morph*): (engl.) *isomorphous*; gleichgestaltig.

Iso|niazid (INN) *n*: (engl.) *isoniazid*; syn. Isonicotinsäurehydrazid (Abk. INH); Antituberkulotikum* der 1. Wahl zur oralen u. parenteralen Anw.; **Wirkung:** bakteriostatisch bis bakterizid gegen schnellwachsende Stämme von Mycobacterium* tuberculosis; wird in der Bakterienzelle zu Isonicotinsäure u. statt Nicotinsäure in NAD (Nicotinamid-Adenin-Dinucleotid) eingebaut; dadurch Hemmung der bakteriellen Nikotinsäure- u. Mykolsäuresynthese, was zu Verlust der Säurebeständigkeit u. Zerfall der Bakterienwand führt; **Ind.:** in Komb. mit anderen Antituberkulotika (rasche Resistenzentwicklung unter Monotherapie); **Kontraind.:** akute Lebererkrankungen, periphere Neuropathien (Pyroxidin*-Gabe), Psychosen od. Krampfanfälle; **UAW:** u. a. Kopfschmerz, Schwindel, Polyneuropathien, gastrointestinale Störungen, Transaminasenanstieg, Überempfindlichkeitsreaktionen.

Iso|niazid|poly|neuro|pathie (Poly-*; Neur-*; -pathie*) *f*: (engl.) *isoniacide polyneuropathy*; tox. Polyneuropathie* inf. einer langfristigen Einnahme von Isoniazid* in hoher Dosierung; **Ther.:** Pyridoxin*.

Iso|nicotin|säure|hydr|azid *n*: Abk. INH; Isoniazid*.

Iso|pentenyl|di|phosphat *n*: sog. aktives Isopren*.

iso|phän (↑; gr. φαίνεσθαι sich zeigen): (engl.) *isophenous*; (genet.) Bez. für Lebewesen mit gleichem Phänotypus*.

Iso|phan-Insulin (INN) *n*: (engl.) *isophane insulin*; syn. Insulinum isophanum, NPH-Insulin; kristalliner Insulin-Protamin-Komplex in einem die Bindungskapazität von Protamin* für Insulin vollständig ausschöpfendem Mischungsverhältnis (isophan); intermediär wirkendes Verzögerungsinsulin; kann mit kurz wirkendem Insulin* gemischt werden, die Resorptionseigenschaften bleiben auch in der Mischung erhalten.

Iso|plastik (Iso-*; -plastik*) *f*: s. Plastik.

Iso|pren *n*: (engl.) *isoprene*; 2-Methyl-1,3-butadien; ungesättigter Kohlenwasserstoff; als sog. **aktives I.** (Isopentenyldiphosphat) Zwischenprodukt in der pflanzl. u. tier. Biosynthese mono-, oligo- u. polymerer Isoprenoide (z. B. Cholesterol, Gallensäuren, Steroide, Kautschuk, Carotinoide, Mono- u. Diterpene, Dolichol); aktives I. entsteht über Mevalonsäure aus 3 Molekülen Acetyl-CoA.

Iso|propyl|alkohol *m*: (engl.) *isopropyl alcohol*; 2-Propanol; $(CH_3)_2CHOH$; sekundärer Alkohol, der häufig als Ersatz für Ethylalkohol zur Desinfektion u. als Lösungsmittel in der Kosmetik, Lack- u. Farbenindustrie verwendet wird; häufiger Kontakt führt zu Hautentfettung u. Dermatitis; etwa doppelt so tox. wie Ethanol*; MAK: 200 ppm bzw. 500 mg/m^3; BAT: 50 mg Aceton/l Blut od. Urin (am Ende einer Arbeitsschicht).

Iso|sorbid|di|nitrat (INN) *n*: (engl.) *isosorbide dinitrate*; Abk. ISDN; Vasodilatator*; s. Nitrate, organische.

Iso|sorbid|mono|nitrat (INN) *n*: (engl.) *isosorbide mononitrate*; Vasodilatator*; s. Nitrate, organische.

Iso|spora (Iso-*; Spora*) *f*: (engl.) *isospora*; zu den Kokzidien gehörende Sporozoengattung (vgl. Protozoen); Parasiten des Darmepithels bei Mensch u. Karnivoren, Err. der Kokzidiose*; **Entw.:** im Darmepithel Schizogonie u. Gamogonie mit Bildung von Oozysten, die mit dem Stuhl ausgeschieden werden; bei der anschl. Sporogonie entstehen 2 Sporozysten mit je 4 Sporozoiten innerh. einer

Oozyste. **Übertragung:** Infektion des Menschen durch orale Aufnahme von Oozysten; **Vork.:** rel. selten; häufiger in warmen Klimazonen, bes. südwestl. Pazifik, Chile, Brasilien, Kolumbien, USA, Südafrika; **Nachw.:** Oozysten im Stuhl; **1.** Nativpräparat; **2.** Anreicherung (MIFC- od. Flotationsmethode).

Iso|spora belli (↑; ↑) *f*: (engl.) *Isospora belli*; zu den Cryptosporidien gehörende Protozoen*; Err. der Kokzidiose*; ovale bis kugelförmige Oozysten; reife Formen ca. 10–20×20–40 μm, mit derber Membran.

Iso|sthen|urie (↑; gr. σθένος Kraft, Stärke; Ur-*) *f*: (engl.) isosthenuria; Harnstarre; annäherndes Gleichbleiben der Harnkonzentration (spezif. Gewicht zw. 1,010 u. 1,012 od. 270–320 mosmol/l) sowohl beim Dursten als auch bei vermehrter Flüssigkeitszufuhr inf. mangelnder Konzentrations- u. Verdünnungsfähigkeit der Niere bei Niereninsuffizienz*; führt zu Polyurie* u. Nykturie* mit einer Ausscheidung von ca. 2,5 l Urin/24 Std.; eine Unterschreitung dieser Harnmenge bei I. hat die zunehmende Retention harnpflichtiger Substanzen zur Folge u. zeigt damit die Entw. einer Urämie* mit Übergang in das Terminalstadium der Niereninsuffizienz an. Vgl. Hyposthenurie, Hypersthenurie.

Iso|therme (↑; Therm-*) *f*: (engl.) *isotherm*; graph. Darstellung der Veränderung von Druck od. Volumen eines idealen Gases bei konstanter Temperatur. Vgl. Boyle-Mariotte-Gesetz, Isobare.

Iso|thermie (↑; ↑) *f*: (engl.) *isothermia*; Bez. für die Erhaltung der normalen Körpertemperatur; vgl. Wärmeregulation.

Iso|tone (↑; Ton-*) *n pl*: (engl.) *isotones*; Atome mit gleicher Neutronen-, aber unterschiedl. Protonenbzw. Kernladungszahl.

Iso|tonie (↑; ↑) *f*: (engl.) *isotonia*; Gleichheit zweier Lösungen hinsichtl. des wirksamen osmot. Drucks an einer trennenden Membran; wenn die Permeabilität für die gelösten Teilchen gleich ist, wird I. bei Gleichheit der Konz. erreicht; zum Blutplasma isotonische Lösungen enthalten gelöste Teilchen in einer Konz. von ca. 290 mosmol/l (z. B. 0,9 %ige wässrige NaCl-Lösung). Harnstofflösung ist unabhängig von der Konz. nicht iston, da Harnstoff die Zellmembran frei passieren kann u. keinen osmot. Druck aufbaut.

iso|tonisch (↑; ↑): **1.** s. Kontraktion, isotonische; **2.** s. Isotonie.

iso|top (↑; gr. τόπος Ort): (engl.) *isotopic*; s. Transplantation (Tab. 1 dort).

Iso|tope (↑; ↑) *n pl*: (engl.) *isotopes*; unterschiedl. Atomarten des gleichen chem. Elements mit gleicher Kernladungszahl* u. unterschiedl. Nukleonenzahl* u. Neutronenzahl*; I. haben meist gleiche chem. Eigenschaften (Ausnahmen: v. a. die I. Wasserstoff*, Deuterium* u. Tritium*), können stabil sein od. unterschiedl. Arten der radioaktiven Umwandlung zeigen. Sie treten bei Inkorporation* durch den Menschen im Allg. als Bestandteile physiol. Substanzen auf u. entfalten, sofern sie ionisierende Strahlung* emittieren, im Körper eine Strahlenwirkung*; **Anw.** radioaktiver I.: in der Nuklearmedizin* in Ther. (Strahlentherapie*) u. Diagn. (z. B. Szintigraphie*); nahezu alle chem. Elemente sind Gemische von I., deren Anzahl u. jeweilige Häufigkeit pro Element festliegen. Vgl. Nuklid.

Iso|topen|dia|gnostik (↑; ↑) *f*: s. Radionuklide; Nuklearmedizin.

Iso|topen|gemisch (↑; ↑): (engl.) *isotope mixture*; (physik.) **1.** Gemisch versch. Isotope* unterschiedl. chem. Elemente, wie es z. B. bei der Kernspaltung* entsteht (sog. Spaltgemisch); **2.** Gemisch versch. schwerer Isotope des gleichen Elements*. Natürlich vorkommende Elemente liegen gewöhnlich als I. vor.

Iso|topen|nephro|graphie (↑; ↑; Nephr-*; -graphie*) *f*: Radioisotopennephrographie*.

Iso|trans|plantation (↑; Transplantation*) *f*: syn. syngene Transplantation; s. Transplantation (Tab. 1 dort).

Iso|tretinoin (INN) *n*: (engl.) *isotretinoin*; 13-cis-Retinsäure; Derivat des Tretinoins; s. Retinoide.

Iso|typie (Iso-*; gr. τύπος das Geprägte) *f*: s. Allotypie.

Iso|valerian|azid|ämie (Azid-*; -ämie*) *f*: (engl.) *isovaleric acidemia*; Abk. IVA; autosomal-rezessiv erbl. Mangel an Isovaleryl-CoA-Dehydrogenase (Genlocus 15q14-q15) mit charakterist. sog. Schweißfußgeruch; **Diagn.:** Anstieg von Isovaleriansäure*, Isovalerylcarnitin (Erfassung von C5 im Blut mit Tandem*-Massenspektrometrie-Screening s. Acylcarnitin, Tab. dort) u. Isovalerylglycin (im Urin); sekundärer Anstieg der Glycinkonzentration (ketotische Hyperglycinämie*) noch nicht im Neugeborenenalter); **Klin.:** kann bei der akuten Form zu Ketoazidose, Erbrechen, Dehydratation u. Koma in den ersten Lebenstagen führen; häufig auch Thrombozyto- u. Leukopenie; bei der chron. Form zerebrale Krampfanfälle nach eiweißreicher Kost; **Ther.:** leucin- u. glycinarme Diät, Gabe von L-Carnitin; vgl. Ahornsirupkrankheit, vgl. Hyperammonämie (Abb. dort).

Iso|valerian|säure: (engl.) *isovaleric acid*; 3-Methylbuttersäure; C_5H_9COOH, Monocarbonsäure; Metabolit im Stoffwechsel von Leucin*; zus. mit Valeriansäure charakterist. Inhaltsstoff der Baldrianwurzel (s. Baldrian); vgl. Isovalerianazidämie.

Iso|vol|ämie (Iso-*; -ämie*) *f*: (engl.) *isovolemia*; Konstanz des Blutvolumens, i. w. S. auch der Extrazellulärflüssigkeit; die Regulation erfolgt bei Änderungen des zirkulierenden Blutvolumens vermittelt durch Volumen*-Sensoren im Niederdrucksystem, d. h. in Hohlvenen, Pulmonalarterie, Vorhöfen) über Freisetzung von ADH* (nichtosmot. Stimulation), vgl. Gauer-Henry-Reflex) u. ANP aus Kardiomyozyten der Vorhöfe. Vgl. Hypovolämie.

Iso|zytose (Iso-*; Zyt-*; -osis*) *f*: (engl.) *isocytosis*; Bez. für normale, gleich große, rote Erythrozyten; Gegensatz Anisozytose*.

ISS: Abk. für (engl.) *Injury* Severity Score*.

ISTA: Abk. für **I**sthmus**s**tenose der **A**orta; s. Aortenisthmusstenose.

Isthm-: Wortteil mit der Bedeutung schmaler Zugang; von gr. ἰσθμός.

Isthmus (↑) *m*: Engpass, verengte Stelle, schmale Verbindung.

Isthmus aortae (↑) *m*: syn. Aortenisthmus; Aortenenge; physiol. Verengung (um 25–30 % des Aortendurchmessers) innerhalb der Endstrecke des Aortenbogens (s. Aorta) zw. Abgang der li. A. subclavia u. Einmündung des Ductus* arteriosus; **klin. Bedeutung:** pathol. verengt als Coarctatio* aortae bei Aortenisthmusstenose*.

Isthmus faucium (↑) *m*: die Schlund- od. Rachenenge zw. Mundhöhle u. Rachen, durch die Gaumenbögen gebildet.

Isthmus glandulae thyroideae (↑) *m*: Verbindungsstück der beiden Schilddrüsenlappen.

Isthmus prostatae (↑) *m*: die beiden Seitenlappen verbindender Mittelteil der Prostata vor der Urethra.

Isthmus|stenose (↑; Steno-*; -osis*) *f*: s. Aortenisthmusstenose.

Isthmus tubae auditivae (↑) *m*: Enge zw. knöchernem u. knorpeligem Teil der Ohrtrompete.

Isthmus tubae uterinae (↑) *m*: mediales enges Drittel des Eileiters.

Isthmus uteri (↑) *m*: s. Uterus.

i. t.: Abk. für intrathekal.

Itai-Itai-Krankheit (japan. *itai* schmerzhaft): (engl.) *itai-itai disease*; in Japan bei ca. 350 Personen beobachtete chron. Cadmiumintoxikation* nach Verseuchung von Getreide-, Reis- u. Gemüsefeldern durch cadmiumhaltige Bergwerkabwässer; **Klin.:** heftige Schmerzen im Rücken u. in den Schenkeln sowie Spontanfrakturen inf. Osteomalazie; labordiagn. Proteinurie, Glukosurie, Anstieg der Serumphosphatasen, Abfall des Serumphosphatspiegels sowie nicht respirator. Azidose; z. T. tödl. Verlauf (ca. 100 Todesfälle).

Iteration (lat. *iteratio* Wiederholung) *f*: (engl.) *iteration, iterance*; stereotype Wiederholung von Lauten, Silben, Wörtern, Satzteilen bzw. Sätzen od. rhythmischen Bewegungen ohne konkreten Bezug; vgl. Stereotypie; Verbigeration.

Iterativ|bewegungen (↑): (engl.) *iterative behavior*; sog. Beschäftigungsunruhe; ständig wiederholte Bewegungen; s. Stereotypie.

-itis: aus dem Griech. übernommene Endung mit der Bedeutung Entzündung.

ITN: Abk. für Intubationsnarkose*.

Ito-Nävus (Minor I., japan. Dermat.; Nävus*) *m*: (engl.) *nevus of Ito*; Mongolenfleck* im Schulterbereich; vgl. Hypomelanosis Ito.

Ito-Syn|drom (↑) *n*: s. Hypomelanosis Ito.

Ito-Zellen (↑; Zelle*): (engl.) *Ito cells*; Fett u. Vitamin A speichernde interstitielle Zellen im Disse*-Raum der Leber (s. Abb.); produzieren intralobuläre retikuläre u. kollagene Fasern. Vgl. Fettleber.

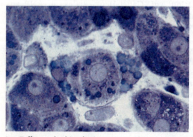

Ito-Zellen: Leberhistologie [23]

ITP: 1. Abk. für Inosintriphosphat; 2. Abk. für idiopathische thrombozytopenische Purpura; s. Werlhof-Krankheit.

I/T-Quotient *m*: Parameter zur Diagn. einer Infektion bei Früh- u. Neugeborenen; Verhältnis von unreifen (engl. *immature*, z. B. stabkernige neutrophile Granulozyten) bzw. entzündl. stimulierten Vorstufen zur Gesamtzahl (engl. *total*) der neutrophilen Granulozyten*; Hinweis auf bakterielle Infektion bei Werten >0,2. Vgl. CRP-.

Itra|conazol (INN) *n*: (engl.) *itraconazole*; Antimykotikum* zur oralen u. parenteralen Anw.; Azolderivat; gute Verträglichkeit aufgrund des selektiven Angriffs an der Lanosteroldemethylase; Wechselwirkung mit der Metabolisierung anderer Arzneimittel, die von Zytochrom*-P-450-Isoenzymen abhängig sind; **Ind.:** schwere Dermatophytosen*, die einer externen Behandlung nicht ausreichend zugängl. sind; **Kontraind.:** Schwangerschaft, Stillzeit, Lebererkrankungen, Allergie; **UAW:** gastrointestinale Beschwerden, Kopfschmerz, Hautausschlag.

IU: Abk. für (engl.) *international unit*; auch I. U.; internationale Einheit (IE); z. B. für Enzymaktivität: 1 IU ist die Enzymmenge, die unter definierten Bedingungen 1 µmol Substrat pro Min. umsetzt (Definition der Enzymkommission der Internationalen Union für Biochemie). Vgl. Katal; IE.

IUP: Abk. für Intrauterinpessar*.

IUPAC: Abk. für (engl.) *International Union of Pure and Applied Chemistry*; Internationale Union für Reine u. Angewandte Chemie (Basel); Organisation, die u. a. Regeln für die internationale chem. Nomenklatur aufstellt (IUPAC-Regeln); vgl. *generic name*.

iuxta (lat.): auch juxta; neben, daneben.

i. v.: Abk. für intravenös*.

IV: Abk. für integrierte Versorgung*.

IVA: Abk. für (engl.) *intravenous anesthesia*; s. Narkose, intravenöse.

Ivabradin (INN) *n*: (engl.) *ivabradin*; Ionenkanal-Blocker; Koronartherapeutikum; **Wirkung:** dosisabhängige Reduktion der Herzfrequenz inf. selektiver Hemmung des I_f-Stroms (Schrittmacherstrom; unspezif. Kationeneinwärtsstrom, v. a. von Na⁺, während der spontanen distol. Depolarisation von Sinusknotenzellen; vgl. Erregungsleitungssystem); **Ind.:** symptomat. Ther. der stabilen Angina* pectoris bei normalem Sinusrhythmus u. Kontraind. od. Unverträglichkeit für Beta*-Rezeptoren-Blocker; **Kontraind.:** Ruhebradykardie, schwere art. Hypotonie, akuter Herzinfarkt, instabile Angina pectoris, AV- od. SA-Block, Stillzeit, Schwangerschaft; **UAW:** Sehstörung, Herzrhythmusstörung (Bradykardie, AV-Block I. Grades, ventrikuläre Extrasystolen), Kopfschmerz.

Ivemark-Syn|drom (Björn I., Päd., Pathol., Stockholm, geb. 1925) *n*: syn. Milzagenesiesyndrom; kombiniertes Fehlbildungssyndrom mit fehlender Milzanlage, Lageanomalien der Eingeweide (typ. ist der partielle od. komplette Situs inversus), Agenesie des Corpus callosum u. versch., häufig zyanot. angeborene Herzfehler*; **Urs.:** wahrscheinl. pränatale Schädigung zw. dem 31. u. 36. Tag der Embryogenese; autosomal-rezessive Vererbung vereinzelt beobachtet; **Klin.:** bereits im Neugeborenenalter Zyanose; **Diagn.:** röntg. z. B. Mittelständigkeit od. Rechtslage des Magens; im Blutausstrich intraerythrozytäre Jolly-Körperchen u. Heinz-Innenkörperchen; **Progn.:** 80 % der Kinder sterben im 1. Lebensjahr.

Iver|mectin (INN) *n*: (engl.) *ivermectin*; in Deutschland nicht mehr im Handel befindl. Wurmmittel* mit breitem Wirkungsspektrum; gehört zu einer Gruppe makrocycl. Lactone, die von Streptomyces avermitilis gebildet werden; **Wirkung:** Hemmung der neuromuskulären Erregung; evtl. direkte GABAerge Wirkung od. verstärkte präsynaptische Freisetzung von GABA; **Ind.:** Nematodeninfektionen, insbes. Onchozerkose*, Filariose*, Scabies*, Strongyloidiasis*; **UAW:** u. a. Fieber, Juckreiz, Urtikaria, Gelenk- u. Muskelschmerzen, Hypotension, Ödeme, gastrointestinale Beschwerden; **cave:** Enzephalitis bei Loiasis*.

IVF: Abk. für In*-vitro-Fertilisation.

IVRA: Abk. für intravenöse Regionalanästhesie; s. Bier-Block.

IVUS: Abk. für intravaskulärer Ultraschall; s. Endosonographie.

Ixodes (gr. ἰξός Mistel) *m*: (engl.) *Ixodes*; Gattung der Schildzecken; s. Zecken.

I-Zell-Krankheit (Zelle*): (engl.) *I-cell disease (inclusion cell disease)*; syn. Leroy-Syndrom; Mukolipidose* Typ II mit Mangel an lysosomaler N-Acetylglukosamin-Phosphotransferase u. Speicherung von Dermatansulfat in Fibroblasten; autosomalrezessiv erbl. GNPTAB-Genmutation (Genlocus 12q23.3); Pränataldiagnostik* möglich; **Histopathol.:** Einschlüsse in Fibroblasten u. Leukozyten; **Klin.:** ähnlich den Mukopolysaccharid*-Speicherkrankheiten.

IZF: Abk. für Intrazellulärflüssigkeit*.

IZR: Abk. für Intrazellulärraum*.

J

J: **1.** (physik.) Einheitenzeichen für Joule*; **2.** (radiol.) Formelzeichen für Ionendosis*; **3.** (chem.) veraltetes Symbol für Iod*.

Jaboṟandi|blätter: (engl.) *jaborandi leaves*; Jaborandi folium; Fiederblättchen von Pilocarpus-Arten, z. B. Pilocarpus jaborandi; **Verw.:** zur Gewinnung von Pilocarpin*.

Jaboulay-Winkelmann-Operati̱on (Mathieu J., Chir., Lyon, 1860–1913; W. Karl W., Chir., Barmen, 1863–1925) *f*: (engl.) *Jaboulay's operation*; Operation einer Hydrozele* ohne Resektion des Hydrozelensacks; **Meth.:** eröffnete Zystenwand wird auf die Rückseite von Hoden u. Funiculus spermaticus umgeschlagen, vernäht u. an der Rückwand des Skrotums befestigt.

Jaccoud-Zeichen (Sigismond J., Arzt, Paris, 1830–1913): (engl.) *Jaccoud's sign*; s. Herzspitzenstoß.

Jackson-Anfall (John H. J., Neurol., London, 1834–1911): (engl.) *jacksonian epilepsy*; motor. einfachpartieller Anfall (s. Epilepsie); **Sympt.:** tonische Verkrampfungen od. Myoklonien, Beginn meist an einem distalen Extremitätenabschnitt u. Ausbreitung auf der betr. Körperhälfte (sog. march of convulsion); auch Beginn im Gesicht möglich.

Jackson-Lagerung (Chevalier J., Laryngologe, Philadelphia, 1865–1958): (engl.) *Jackson's position*; Schnüffelstellung; Lagerung des Kopfes zur Intubation*; **Prinzip:** Anheben des Kopfes (durch Intubationskissen) u. Überstreckung im Atlantookzipitalgelenk zur Schaffung einer kurzen, nahezu gerade verlaufenden Achse von den Schneidezähnen bis zur Epiglottis; **Kontraind.:** z. B. schweres HWS-Trauma.

Jackson-Lawler-Syn|dṟom *n*: Pachyonychia* congenita.

Jackson-Membraṉ *f*: Fascia precaecocolica; inkonstant.

Jackson-Syn|dṟom (John H. J., Neurol., London, 1834–1911) *n*: s. Hirnstammsyndrome (Tab. dort).

Jacob-Monod-Sche̱ma (François J., Genet., Paris, geb. 1920; Jacques M., Biochem., Paris, 1910–1976) *n*: (engl.) *Jacob-Monod model*; Modell zur Erklärung der Genregulation* mit einer funktionellen Einteilung der DNA in Strukturgene, Operatorgene u. Regulatorgene.

Jacobsen-Syn|dṟom (Petrea J., Humangenet., Breining, 1914–1994): Chromosom*-11q⁻-Syndrom.

Jacobson-Ana|stomo̱se (Ludwig L. J., Anat., Kopenhagen, 1783–1843; Anastomose*) *f*: (engl.) *Jacobson's nerve*; Verbindung des Ganglion* inferius nervi glossopharyngei mit dem Ganglion* oticum über den N. tympanicus u. seine Fortsetzung, den N. petrosus minor; führt parasympath. Fasern für die Glandula parotidea.

Jacobson-Geflecht (↑): s. Plexus tympanicus.

Jacobson-Kanälchen (↑): Canaliculus* tympanicus.

Jacobson-Knorpel (↑): Cartilago vomeronasalis.

Jacobson-Nerv (↑): s. Nervus tympanicus.

Jacobson-Organ (↑) *n*: (engl.) *Jacobson's organ*; Organum vomeronasale, Organon vomeronasale; vomeronasales Organ; rudimentäres, bei vielen Amphibien, Reptilien u. manchen Säugetieren stark ausgebildetes Riechorgan, das am vorderen unteren Abschnitt des Nasenseptums liegt; beim Menschen ein kurzer u. blind endender Kanal beidseits der Nasenscheidewand; Schleimhaut enthält Chemosensoren, die für die unbewusste Wahrnehmung von Pheromonen* bedeutsam sind.

Jacod-Syn|dṟom (Maurice J., franz. Neurol., geb. 1880) *n*: petrosphenoidales Syndrom; Ausfall der Hirnnerven* II–VI; **Urs.:** v. a. die Schädelbasis infiltrierende maligne Nasopharynxtumoren*.

Jacṯatio cap̱itis noctuṟna (lat. iactatio Werfen) *f*: (engl.) *jactatio capitis nocturna*; v. a. im Einschlafstadium auftretendes rhythm. Kopfschaukeln u. -wackeln, das als lustbetonte Bewegung od. Selbststimulation bei sensorischer Deprivation* interpretiert wird; **Vork.:** v. a. im Kleinkindesalter, evtl. in Zus. mit frühkindl. Hirnschaden, geistiger Behinderung, Hospitalismus; **cave:** Verletzungsgefahr; **DD:** Tic*, fokaler komplex-partieller Anfall. Vgl. Jaktation.

Jacṯatio coṟporis noctuṟna (↑) *f*: (engl.) *jactatio corporis nocturna*; Störung des Wach-Schlaf-Übergangs mit v. a. im Einschlafstadium auftretenden rhythm. Körperbewegungen; **Urs.:** unbekannt; **Vork.:** bei Kleinkindern sehr häufig, nach dem 5. Lj. selten; **Ther.:** vorwiegend pharmak.: Benzodiazepine, Antiparkinsonmittel, Narkotika; **DD:** Restless*-Legs-Syndrom. Vgl. Jactatio capitis nocturna.

Jadassohn-Krankheit (Josef J., Dermat., Bern, 1863–1936): Granulosis* rubra nasi.

Jadassohn-Lewandowsky-Syn|dṟom (↑; Felix L., Dermat., Basel, 1879–1921) *n*: s. Pachyonychia congenita.

Jaffé-Lichtenstein-Syn|dṟom (Henry L. J., Pathol., New York, 1896–1979; Louis L., Pathol., Los Angeles, 1906–1977) *n*: (engl.) *Jaffé-Lichtenstein disease*; syn. Osteofibrosis deformans juvenilis, poly- od. monoostotische fibröse Knochendysplasie, fibröse Dysplasie Jaffé-Lichtenstein; meist einseitig u. lokalisierte Störung der Knochenentwicklung inf. fibröser Dysplasie (Ersatz des Knochenmarks durch zellarmes, faserreiches Bindegewebe); Beginn zwischen 5. u. 15. Lj., schubweiser Verlauf; **Sympt.:** Hinken, Knochenschmerzen, Knochenverbiegungen, u. U. Spontanfrakturen; Schädelasymmetrie (Leontiasis-ähnl. Aussehen), Skoliose, Lordose, Thoraxdeformität; Vork. oft in Komb. mit Pigmentstörungen der Haut, Pubertas praecox u. a. endokrinen Störungen (McCune*-Albright-Syndrom); **Diagn.:** röntg. Auftreibung der flachen Knochen, Ausweitung u. Spongiosierung der Dia- u. Metaphysen der langen Röhrenknochen (bes. Femur u. Humerus), exzentrische Kompaktaatrophie, Pseudozystenbildung; labordiagn. Calcium- u. Phosphatspiegel im Serum normal; **Ther.:** op. Herdresektion u. Spongiosaplastik, Korrekturosteotomie.

Jaffé-Methode (Max J., Int., Pharmak., Königsberg, 1841–1911): (engl.) *Jaffé method*; Verf. der Kreatininbestimmung; alkalisierte Kreatininlösung zeigt nach Komplexbildung mit Pikrinsäure eine orangerote Färbung, deren Intensität proportional zur Kreatininkonzentration ist.

Jagd|hund|stellung: Chien*-de-fusil-Stellung.

Jakob-Creutzfeldt-Krankheit: s. Creutzfeldt-Jakob-Krankheit.

Jaksch-Hayem-Syn|dro̱m (Rudolf Ritter von J.-Wartenhorst, Int., Prag, Wien, 1855–1947; Georges H., Int., Paris, 1841–1933) *n*: Ziegenmilchanämie*.

Jaktation (lat. iactatio Werfen) *f*: (engl.) *jactation*; Hin- u. Herwälzen des Kopfs (Jactatio* capitis nocturna) od. des Körpers (Jactatio* corporis nocturna) als Bewegungsstereotypie; **DD:** Tourette*-Syndrom.

Jalousie|plastik (-plastik*) *f*: s. Thorakoplastik.

Jamais-vu-Erlebnis (franz. jamais vue nie gesehen): (engl.) *jamais vu*; Erinnerungsverfälschung* mit Entfremdungserlebnis gegenüber der vertrauten Umwelt; **Vork.:** z. B. Aura bei fokalen Anfällen (s. Epilepsie). Vgl. Déjà-vu-Erlebnis.

James-Bündel: (engl.) *James bundle*; akzessor. Leitungsbahn des Erregungsleitungssystems* im Herzen; **Lok.:** Verbindung zwischen posteriorem, internodalem, intraatrialem Reizleitungssystem u. tiefen Anteilen des AV-Knotens od. des His-Bündels; s. WPW-Syndrom (Abb. 2 dort); **klin. Bedeutung:** s. Präexzitationssyndrom.

Janetta-Operation *f*: s. Trigeminusneuralgie.

Janeway-Läsio̱nen (Edward G. J., amerikan. Arzt, 1841–1911; Läsion*) *fpl*: (engl.) *Janeway lesion*; schmerzlose, erythematöse Flecken der Palmar- u. Plantarflächen (kapilläre Mikroabszesse) inf. Mikroembolien*; **Vork.:** subakute Endokarditis*. Vgl. Osler-Knötchen.

Jansky-Bielschowsky-Krankheit (Jan J., Psychiater, Prag, Baltimore, 1873–1921; Max B., Neuropathol., Berlin, 1869–1940): s. Zeroidlipofuszinose, neuronale.

Janus|grün-Färbung: (engl.) *Janus green (B) staining*; Färbemethode der Supravitalfärbung* zur Darstellung von Mitochondrien*.

Jargon *m*: (engl.) *jargon*; (neurol.) sinnlose Aneinanderreihung von Wörtern u. Redefloskeln (semantischer J.) od. von Lauteinheiten (phonematischer J.) bei erhaltenem Sprechvermögen; **Vork.:** z. B. bei sensorischer Aphasie*. Vgl. Paraphasie.

Jarisch-Herxheimer-Re|aktio̱n (Adolf J., Physiol., Wien, Innsbruck, 1891–1965; Karl H., Dermat., Frankfurt a. M., 1861–1944) *f*: (engl.) *Herxheimer's reaction*; Reaktion auf Endotoxine, die durch den Zerfall von Treponema* pallidum nach der ersten Injektion eines Antibiotikums frei werden: Temperaturerhöhung, grippeähnliche Symptome, Anstieg proinflammatorischer Zytokine (TNF), Exazerbation od. Manifestation noch nicht sichtbar gewesener klin. Erscheinungen, bes. bei Früh- u. Spätsyphilis; ähnliche Reaktionen können bei Ther. von Typhus abdominalis, Rückfallfieber u. Leptospirosen auftreten. **Ther.:** Glukokortikoid-Stoßtherapie; einschleichende Antibiotikatherapie zur Proph. sinnlos.

Jatene-Operation (Adib D. J., brasilian. Herzchirurg): (engl.) *Jatene operation*; syn. arterielle Switch-Operation; Verf. zur op. anat. Korrektur der Transposition* der großen Arterien durch Austausch der oberhalb der Taschenklappen durchtrennten großen Arterien u. Verpflanzung der Koronararterien* in die neugebildete Aorta*; ersetzt Mustard*-Operation bzw. Senning*-Operation fast vollständig.

JBE: Abk. für (engl.) *Japanese B encephalitis*; s. Enzephalitis, japanische.

JC-Vi̱rus (↑) *n*: s. Polyomavirus.

Jeans-Krankheit: (engl.) *designer jeans syndrome*; durch Tragen sehr enger Hosen (z. B. Jeans) hervorgerufene Meralgia* paraesthetica.

Jecur (lat. iecur) *n*: Leber*.

Jefferson-Fraktur (Sir Geoffrey J., Neurochir., London, 1886–1961; Fraktur*) *f*: (engl.) *Jefferson fracture*; Berstungsfraktur des Atlas* u. Auseinanderweichen der Massae laterales (im Verhältnis zum Dens axis) mit Ruptur des Lig. transversum inf. axialer Gewalteinwirkung auf Schädel u. HWS; **Klin.:** Nackenschmerzen, einseitiger Hinterhauptkopfschmerz, evtl. neurol. Ausfälle; **Diagn.:** CT (ggf. 3D-Rekonstruktion); alternativ röntg. Dens-Zielaufnahme; **Ther.: 1.** unverschoben od. stabil: konservativ mit Haloextension/Halsorthese; **2.** disloziert od. instabil: Reposition u. Fusion C I/C II (z. B. dorsal nach Magerl, ventral nach Apfelbaum). Vgl. Wirbelfraktur; Schädelfrakturen.

Jeghers-Syn|dro̱m (Harold J., Int., Boston, 1904–1990) *n*: s. Peutz-Jeghers-Syndrom.

jejunalis (lat. ieiunus mit leerem Magen): zum Jejunum* gehörig.

Jejunitis (↑, -itis*) *f*: (engl.) *jejunitis*; Entzündung des Jejunums; **Vork.:** bei Gastroenteritis u. als isoliertes Krankheitsbild (nekrotisierende J.); **Sympt.:** schwere Darmkoliken, Ileus*, Peritonitis*.

Jejuno|ileo|stomie̱ (↑, Ile-*; -stomie*) *f*: (engl.) *jejunoileostomy*; Enteroanastomose* zwischen Jejunum u. Ileum; ggf. nach Tumorresektion od. als Meth. zur Gewichtsreduktion i. S. einer Dünndarmausschaltung bei extremer Adipositas.

Jejuno|plicatio (↑; lat. plicare zusammenfalten) *f*: (engl.) *jejunoplication*; auch Jejunoplikation; op. Verfahren zur Sicherung der ösophagojejunalen Anastomose*, d. h. zur Verhinderung einer postoperativ auftretenden Nahtinsuffizienz nach Gastrektomie* u. Ersatzmagenbildung* durch Umhüllung der Ösophagojejunostomie mit dem überstehenden proximalen Dünndarmschenkel.

Jejuno|stomie̱ (↑, -stomie*) *f*: s. Enterostomie.

Jejuno|stomie, endo|skopisch kontrollierte perkutane (↑; ↑) *f*: (engl.) *percutaneous endoscopic jejunostomy*; Abk. EPJ; endoskop. angelegte Enterostomie* zur Sicherstellung der enteralen Ernährung bei Pat. mit Tumorrezidiv u. Voroperation am oberen Magen-Darm-Trakt.

Jejunum (↑) *n*: Leerdarm; an den Zwölffingerdarm anschließender Teil des Dünndarms mit hohen Kerckring*-Falten u. schlanken Zotten; vgl. Darm.

Jejunum|trans|plantat (↑) *n*: (engl.) *jejunum flap*; Gewebelappen mit anat. definierter Gefäßversorgung (Darmschlingenarkadengefäße); Verw.: nach Auftrennung des abgesetzten Darmrohrs u. Exposition der Schleimhautseite zur intraoralen Lappenplastik* in der plast. Gesichtschirurgie.

Jellinek-Zeichen (Stefan J., Pathol., Wien, 1871–1964): (engl.) *Jellinek's sign*; Pigmentation der Augenlider bei Hyperthyreose*.

Jendrassik-Hand|griff (Ernest J., Int., Budapest, 1858–1921): (engl.) *Jendrassik's maneuver*; Methode zur Reflexbahnung* bei Prüfung der Muskeleigenreflexe an den Beinen, wobei der Pat. die Arme bei ineinandergehakten Fingern aktiv auseinanderzieht (s. Abb.); wahrscheinlich führen die aus den oberen Extremitäten stammenden afferenten Impulse zu einer Steigerung der Impulsfrequenz am gammamotorischen System der Beinmuskulatur bzw. zu einer latenten Mitinnervation der lumbosakralen Alphamotoneurone.

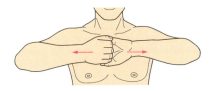

Jendrassik-Handgriff

Jerne-Technik (Niels K. J., Immun., Frankfurt a. M., Dänemark, 1911–1994) *f*: s. Plaque-Test.

Jervell-Lange-Nielsen-Syn|drom (Anton J., Int., Oslo, geb. 1901; Fred L.-N., Int., Tönsberg) *n*: (engl.) *Jervell and Lange-Nielsen syndrome (Abk. JLNS)*; syn. kardioauditives Syndrom; autosomal-rezessiv erbl. QT*-Syndrom mit Innenohrschwerhörigkeit; **Häufigkeit:** ca. 0,25 % aller gehörlosen Kinder; in Deutschland ca. 10 000–12 000 Fälle; **Ätiol.:** 1. JLNS 1: Mutation des KCNQ1 (syn. KVLQT1)-Gens (Genlocus 11p15.5; codiert für die Alpha-Untereinheit des spannungsabhängigen K⁺-Kanals) mit konsekutiver Dysfunktion des I_{Ks}-Stroms (K⁺-Auswärtsstrom bei Repolarisation), allel. mit Romano*-Ward-Syndrom; 2. JLNS 2: Mutation des KCNE1-Gens (Genlocus 21q22.1-q22.2; codiert für die Beta-1-Untereinheit des spannungsabhängigen K⁺-Kanals) mit konsekutiver Dysfunktion des I_{Ks}-Stroms; **Sympt.:** angeb. Gehörlosigkeit, bei körperl. od. psych. Belastung Neigung zu synkopalen Anfällen inf. Kammerarrhythmien (Torsade* de pointes) mit Gefahr des plötzlichen Herztods*; **Diagn.** u. **Ther.:** s. QT-Syndrom.

Jet|beatmung: s. Beatmung (Hochfrequenzbeatmung).

Jet|lag-Syn|drom (engl. jetlag Dysrhythmie, Störung des physiol. Rhythmus) *n*: (engl.) *jetlag syndrome*; Form der zirkadianen Schlaf-Wach-Rhythmus-Störung nach raschem Zeitzonenwechsel mit Schlafstörungen*, Tagesmüdigkeit, Konzentrationsstörungen, Veränderung gastrointestinaler Funktionen u. Störung des Allgemeinbefindens. **Vork.:** zeitlich befristet, abhängig von Anzahl der übersprungenen Zeitzonen; bei zwei Drittel aller Flugreisenden; **Urs.:** transiente Desynchronisation des endogenen zirkadianen Rhythmus* u. exogener Zeitgeber; **Ther.:** ggf. Tageslichtexposition, Schlafmittel*.

Jeune-Syn|drom *n*: (engl.) *Jeune's syndrome*; syn. asphyxierende Thoraxdystrophie; autosomal-rezessiv erbl. Erkr.; **Ätiol.:** Mutation im ATD-Gen (Genlocus 15q13); **Häufigkeit:** 1 : 100 000 Lebendgeborene; **Klin.:** Kleinwuchs; langer, schmaler Thorax mit kurzen horizontalen Rippen, aufgetriebenen Rippenenden, pulmonaler Hypoplasie, Insuffizienz u. Infektion; Hexadaktylie der Hände u. Füße; retinale Degeneration; Pankreas- u. Leberfibrose; Ikterus; Zysten in Leber, Pankreas u. Nieren; renale Insuffizienz; kleines Becken mit radiol. Dreizackkonfiguration des Beckenunterrands u. horizontalem Acetabulumdach; frühe Ossifikation der Femurkopfepiphysen; kurze Ulna u. Fibula mit irregulären Epi- u. Metaphysen während des Wachstums; **Progn.:** meist Tod inf. pulmonaler Insuffizienz im Neugeborenen- u. Säuglingsalter od. später inf. renaler Insuffizienz u. hepat. Dysfunktion; Überleben bis in 4. Lebensdekade möglich.

JEV: Abk. für Japanisches Enzephalitis-Virus; s. Enzephalitis, japanische.

Jitter (engl. Zittern): **1.** (neurol.) bei Einzelfaserelektromyographie* nachweisbare zeitl. Differenz zw. den nach einem nervalen Erregungsimpuls ableitbaren Aktionspotentialen der zu einer motorischen Einheit* gehörenden Muskelfasern mit einer Schwankungsbreite von ca. 20 µs; erhöhte Jitterwerte weisen auf eine Störung der Impulsübertragung hin, z. B. bei Myasthenia gravis pseudoparalytica; **2.** (phoniatr.) Schwanken der Grundfrequenz im Stimmsignal; meist unregelmäßige Kurzzeitvariation der Periodenlänge aufeinanderfolgender glottaler Schwingungsperioden in gehaltenen od. langen Vokalen (Referenzbereich 0,1–0,4 %); Messgröße des Dysphonia* Severity Index; bei Stimmkrankheiten (insbes. die Stimmlippensymmetrie betreffende Erkr., z. B. hyperfunktionelle Dysphonie*) erhöht sich die Abweichung (>0,5 %).

Jk: (serol.) Symbol der Kidd*-Blutgruppen.

J-Kette: (engl.) *joining chain, J-chain*; Kurzbez. für das von den Plasmazellen synthetisierte Polypeptid (M_r 15 000), das die Monomere des (pentameren) IgM* u. (dimeren) sekretor. IgA* verbindet; wahrscheinl. an dem vor Sekretion der Immunglobuline* stattfindenden Polymerisationsprozess beteiligt.

JNK: Abk. für c-Jun N-terminale Kinase, s. MAP-Kinasen.

Jobert-Grube (Antoine J. J. de Lamballe, Chir., Paris, 1799–1867): (engl.) *Jobert's fossa*; Muskellücke an der Innenseite des Oberschenkels zw. M. adductor magnus einerseits, M. sartorius u. M. graci-

Jochbein

lis andererseits; markiert hohe Unterbindungsstelle der A. poplitea.

Joch|bein: Os* zygomaticum.

Joch|bogen|ab|szess (Abszess*) *m*: s. Zygomatizitis.

Jod *n*: (engl.) *iodine*; frühere Bez. für Iod* (chem. Symbol: ältere Nomenklatur J).

Johannis|kraut: (engl.) *St. John's wort*; Hypericum perforatum; Pflanze aus der Fam. der Johanniskrautgewächse, deren oberirdischen Pflanzenteile (Hyperici herba) Naphtodianthrone (z. B. Hypericin), Phloroglucinderivate (z. B. Hyperforin), ätherisches Öl, Flavonoide u. Xanthone enthalten; **Verw.:** äußerlich als Johanniskrautöl bei Verletzungen, Verbrennungen 1. Grades, Myalgien; innerlich bei leichten (u. mittelschweren) depressiven Episoden. Psychovegetative Störungen, Angst u./od. nervöse Unruhe können nur i. R. der antidepressiven Gesamtwirkung beeinflusst werden. **NW:** Photosensibilisierung; mögl. Interaktion mit anderen Arzneimitteln, z. B. Ciclosporin, Kontrazeptiva.

Johnson-Syn|drom (1. Frank C. J., amerikan. Päd., 1894–1934; 2. Frank B. J., Pathol., Washington, geb. 1919) *n*: **1.** (dermat.) Stevens*-Johnson-Syndrom; **2.** (gastroenterol.) Dubin*-Johnson-Syndrom.

Jolly-Körperchen (Justin M. J., Histol., Paris, 1870–1950): (engl.) *Howell-Jolly bodies*; syn. Howell-Jolly-Körperchen; meist einzelner kleiner Kernrest in Erythrozyten (ca. 0,5 µm großes punktförmiges, meist exzentrisch gelegenes Gebilde; s. Abb.); **Vork.:** nach Splenektomie, bei Hyposplenismus, bei hämolyt. u. megaloblast. Anämien.

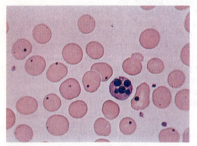

Jolly-Körperchen: intraerythrozytär gelegene, homogenbasophile Granula; Blutausstrich (Pappenheim-Färbung) [57]

Jones-Fraktur (Sir Robert J., engl. Orthop. u. Chir., 1858–1933) *f*: (engl.) *Jones fracture*; Fraktur* am proximalen Dia-/Metaphysenübergang des Metatarsale V; **Vork.:** Ermüdungsbruch*, auch akut bei Distorsion des Fußes, v. a. bei Sportlern; **Ther.:** meist konservativ (zunächst Gipsverband, danach 4 Wo. Carbonsohleneinlage), selten Osteosynthese.

Jones-Krankheit: Cherubismus*.

Jones-Kriterien (Dukett T. J., Kardiol., Boston) *n pl*: (engl.) *Jones diagnostic criteria*; klinische u. paraklinische Parameter zur Diagn. des rheumatischen Fiebers*.

Jones-Mote-Re|aktion *f*: (engl.) *Jones-Mote reaction, cutaneous basophil hypersensitivity*; syn. kutane basophile Überempfindlichkeit; IgE-abhängige Spätreaktion der Allergie* vom Soforttyp mit lokaler Entzündungsreaktion der Haut (v. a. Infiltration mit basophilen Granulozyten unterhalb der Epidermis), die 24 Std. nach (erneutem) Kontakt mit einem sehr hoch dosierten Antigen ihren Höhepunkt erreicht.

Jordan-An|omalie (Anomalie*) *f*: (engl.) *Jordans' anomaly*; seltene, familiär gehäuft auftretende Anomalie der Leukozyten (Granulozyten, Monozyten u. gelegentl. der Lymphozyten) mit Vork. zahlreicher lipidhaltiger Vakuolen im Zytoplasma.

Joseph-Krankheit: syn. Machado-Joseph-Krankheit; s. Ataxie, spinozerebellare.

Joubert-Syn|drom (Marie J., Ärztin, Montreal) *n*: (engl.) *Joubert's syndrome*; autosomal-rezessiv erbl. Erkr. mit u. a. Hypo- bzw. Aplasie des Vermis cerebelli, Backenzahnzeichen im MRT, Dandy*-Walker-Fehlbildung, Corpus-callosum-Hypoplasie, okzipitaler Meningoenzephalozele, retrobulbären zyst. Gewebemassen, retinaler Dystrophie u. Nierenzysten*; **Klin.:** Ataxie, Tachydyspnoe, Entwicklungsretardierung sowie z. T. unerwartete Todesfälle im Kleinkindesalter (vgl. Kindstod, plötzlicher); **Formen: 1.** J.-S. 1: syn. Joubert-Boltshauser-Syndrom, zerebello-okulo-renales Syndrom 1 (Abk. CORS 1), zerebello-parenchymatöse Störung IV; **Ätiol.:** Mutation im NPHP1-Gen (Genlocus 2q13) u. JBTS1-Gen (Genlocus 9q34.3); **2.** J.-S. 2: syn. zerebello-okulo-renales Syndrom 2; Ätiol.: Mutation im JBTS2-Gen (Genlocus 11p12-q13.3); **3.** J.-S. 3: Ätiol.: Mutation im AHI1-Gen (Genlocus 6q23.3); **4.** J.-S. 4: Ätiol.: Deletion im NPHP1-Gen (Genlocus 2q13); **5.** J.-S. 5: Ätiol.: Mutation im CEP290-Gen (codiert für ein zentrosomales Protein, Genlocus 12q21.3); **6.** J.-S. 6: Ätiol.: Mutation im TMEM67-Gen (codiert für ein transmembranäres Protein, Genlocus 8q21.13-q22.1); allelisch zu Meckel*-Gruber-Syndrom Typ 3.

Joule (James J., engl. Physiker, 1818–1889) *n*: (engl.) *joule*; Einheitenzeichen J; abgeleitete SI-Einheit der Arbeit, Energie u. Wärme; weitere SI-Einheit: Newtonmeter (Nm); 1 J = 1 Nm = 1 VAs = 1 Ws; J gibt auch den chem. Nährwert an, der früher mit Kalorie* (cal) angegeben wurde (1 J = 0,239 cal). Vgl. Elektronvolt.

J-Pouch (Pouch*): s. Pouch.

J-Punkt: (kardiol.) Abk. für (engl.) *junctional point*; Übergangspunkt; Endpunkt des QRS*-Komplexes im EKG u. damit Beginn der ST*-Strecke (Abb. dort); wichtiger Referenzpunkt zur ST-Streckenanalyse.

J-Re|zeptoren (Rezeptoren*) *m pl*: Kurzbez. für juxtakapilläre Rezeptoren; s. Sensoren, juxtakapilläre.

J-Sensoren (Sensoren*) *m pl*: Kurzbez. für juxtakapilläre Sensoren*.

Juck|reiz: s. Pruritus.

Jüngling-Krankheit (Otto A. J., Chir., Tübingen, Flensburg, 1884–1944): s. Ostitis multiplex cystoides Jüngling.

Jürgens-Syn|drom (Rudolf J., Hämat., Berlin, Basel, 1898–1961) *n*: s. von-Willebrand-Jürgens-Syndrom.

Juga alveolaria (Jugum*) *n pl*: (engl.) *alveolar yokes*; durch die Zahnwurzeln bedingte Erhabenheiten an der Außenseite des Ober- u. Unterkiefers.

Jugend|gesundheits|untersuchung: (engl.) *youth health check*; sog. J1; einmalige Maßnahme i. R. der GKV zur Früherkennung psych. u. psychosozialer Risiken bei Jugendlichen im Zeitraum von 12 Mon. vor Vollendung des 13. Lj. u. nach Vollendung des 14. Lj. mit dem Ziel der Verhinderung einer Fehlentwicklung in der Pubertät*.

Juglans regia *f*: s. Walnuss, Echte.

jugularis (lat. iugulum Schlüsselbein): (engl.) *jugular*; zur Drosselgrube (zur vorderen Halsseite) gehörend.

Jugularis|punktion (↑; Punktion*) *f*: (engl.) *jugular puncture*; perkutane Punktion der V. jugularis interna (s. Abb.) od. V. jugularis externa; **Ind.:** 1. parenterale Ernährung; 2. Verabreichung von venenreizenden, hyperosmolaren (≥ 600 mosmol/l) u. vom physiol. pH-Wert abweichenden Infusionslösungen (z. B. Kalium, Natriumbicarbonat); 3. intensivmed. Monitoring (zentrale Venendruckmessung, zentralvenöse Sättigung); 4. zentrale Gabe von Katecholaminen; 5. fehlende Möglichkeit der periphervenösen Punktion; **Durchführung:** 1. Trendelenburg*-Lagerung zur besseren Venenfüllung; 2. großflächige Hautdesinfektion, ggf. Lokalanästhesie, steriles Vorgehen; 3. Palpation der A. carotis auf Höhe des Schildknorpels, Punktion mit Punktionskanüle mit aufgesetzter 5–10 ml-Spritze unter steter Aspiration ca. 1 cm lateral der Arterie, Vorschieben der Kanüle parallel zur Arterie in laterokaudale Richtung (Zielpunkt ist der mediale Ansatz des lateralen Bauches des M. sternocleidomastoideus); 4. nach erfolgreicher Punktion Katheteranlage in Seldinger*-Methode; 5. Lagekontrolle mit intrakardialer EKG-Ableitung; 6. Annaht, Verband, ggf. Röntgen-Thorax. Vgl. Venenkatheter, zentraler; Pulmonaliskatheter.

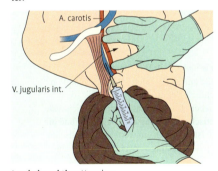

Jugularispunktion: Vorgehen

Jugular|venen|puls (↑; Vena*; Puls*) *m*: s. Venenpuls.

Jugulum (↑) *n*: Drosselgrube.

Jugum (lat. iugum) *n*: Joch, Erhebung.

Juhel-Renoy-Syn|drom (Jean E. J.-R., franz. Arzt, 1855–1894) *n*: Nierenrindennekrose*.

Juliusberg-Krankheit (Fritz J., Dermat., Braunschweig, 1872–1939): s. Pityriasis lichenoides.

Jump|graft (engl. jump Sprung; graft Transplantat) *n*: sequentieller Bypass*; **Anw.: 1.** Gefäßchirurgie: z. B. femorokrural zur Revaskularisation des Unterschenkels bei langstreckigem od. Mehretagenverschluss der Beinarterien (s. Abb.), am Herzen zur Überbrückung von Koronarstenosen*; **2.** Neurochirurgie: Fazialisrekonstruktion über eine Hypoglossus-Fazialis-Anastomose, z. B. bei peripherer Fazialisparese nach Operation eines Vestibularisschwannoms; Prinzip: statt einer direkten Anastomose zwischen N. hypoglossus als sog. Spender u. dem denervierten N. fazialis wird der N. fazialis über ein Nerventransplantat (z. B. aus N. auricularis magnus) mit einer End-zu-Seit-Anastomose (interpositionelles jumpgraft) mit dem damit z. T. erhaltenen N. hypoglossus verbunden; Vorteil: teilweiser Erhalt der ipsilateralen Zungeninnervation, geringere Zungenatrophie u. weniger Massenbewegungen des Gesichts bei gleich hoher Rate der Fazialis-Reinnervation).

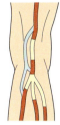

Jumpgraft: Überbrückung eines Mehretagenverschlusses der Beinarterien [24]

Junctura (lat. iunctura) *f*: (engl.) *joint*; Verbindung.

Junctura cartilaginea (↑) *f*: (engl.) *cartilaginous joint*; knorpelige Verbindung; s. Synchondrose; Symphyse.

Junctura fibrosa (↑) *f*: (engl.) *fibrous joint*; Bandverbindung zwischn 2 Knochen; s. Syndesmose.

Junctura ossea (↑) *f*: (engl.) *articulation*; Knochenhaftung zwischen 2 Knochen; s. Synostose.

Junctura synovialis (↑) *f*: s. Gelenk.

Jungfern|häutchen: (anat.) Hymen*.

Junin-Virus (Virus*) *n*: (engl.) *Junin virus*; zur Gattung der Tacaribe*-Viren gehörender Err. des argentinischen hämorrhagischen Fiebers*.

Juniperi fructus *m*: s. Wacholder.

Junktion (lat. iunctio Verbindung) *f*: (kardiol.) s. Erregungsleitungssystem.

Junktions|nävus (↑; Nävus*) *m*: (engl.) *junctional nevus*; s. Nävus, melanozytärer.

juvans (lat. iuvare helfen): helfend, heilend.

juvenil (lat. iuvenilis): (engl.) *juvenile*; jugendlich.

Juxta|position (lat. iuxta daneben, nahe dabei; positio Stellung, Lage) *f*: (engl.) *juxtaposition*; Anlagerung; z. B. bei Steinbildung.

DE GRUYTER

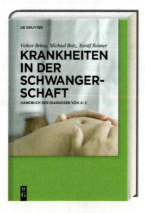

Volker Briese, Michael Bolz, Toralf Reimer

KRANKHEITEN IN DER SCHWANGERSCHAFT

Handbuch der Diagnosen von A–Z

2010. XI, 392 Seiten. 10 Tab. Gebunden.
ISBN 978-3-11-022692-8
Auch als eBook erhältlich.
ISBN 978-3-11-022693-5

Das neue Handbuch bietet dem Frauenarzt in Praxis und Klinik Handlungsanleitungen für die Schwangerenberatung und -behandlung im Falle einer mütterlichen Erkrankung. Von A–Z gegliedert werden über 100 Diagnosen hinsichtlich Definition,
Klinik und geburtshilflichem Management beschrieben. Ein Merksatz fasst das Wichtigste für die Behandlung zusammen. Durch die alphabetische Auflistung der Diagnosen und die praxisnahen und kurz gefassten einzelnen Einträge ist das Buch ein wertvolles Nachschlagewerk für jeden Frauenarzt. Literaturangaben zu jedem Eintrag verweisen auf relevante weiterführende Quellen.

- Krankheiten in der Schwangerschaft von A–Z
- Praxistipps und Merksätze
- kompakte Darstellung
- Entscheidungshilfe im Notfall

www.degruyter.com

K

k: Vorsatzzeichen für Kilo- (Faktor 10^3).
K: 1. (chem.) Symbol für Kalium*; **2.** (serol.) Symbol für Kell*-Blutgruppen; **3.** (physik.) Einheitenzeichen für Kelvin*; **4.** (physik.) Formelzeichen für Kerma*.
Kabuki-Syn|dr<u>o</u>m *n*: (engl.) *Kabuki's syndrome*; syn. Kabuki-make-up-Syndrom, Niikawa-Kuroki-Syndrom; autosomal-dominant erbl., meist aber sporadisch auftretender Fehlbildungskomplex (benannt nach der charakterist. Schminkart traditioneller japan. Schauspieler); **Häufigkeit:** in Japan 1:32 000 Neugeborene, auch beschrieben in Australien, Neuseeland, Nordamerika, Brasilien, Thailand, Italien u. Deutschland; **Sympt.:** lange Augenlidspalten, Epikanthus u. Ektropion im lateralen Drittel der Unterlider, große, dysplast., abstehende Ohrmuscheln, Fingerpolster, sekundärer Kleinwuchs, Einschränkungen des Gehörs u. leichte geistige Retardierung.
Kachektin *n*: s. TNF.
Kach|ex<u>i</u>e (gr. καχεξία schlechter Zustand) *f*: (engl.) *cachexia*; sog. Auszehrung; schwere Form der Abmagerung* mit allg. Atrophie*.
Kad<u>a</u>ver|re|aktion (lat. cad<u>a</u>ver, cad<u>a</u>veris Leiche) *f*: (engl.) *cadaver-type reaction*; in der Elektrodiagnostik* Abnahme der elektr. Erregbarkeit geschädigter Muskeln für faradischen u. galvanischen Strom.
Kader-F<u>i</u>stel (Bronislaw K., Chir., Breslau, 1863–1937; Fistel*) *f*: (engl.) *Kader's gastrostomy*; durch PEG (s. Gastrostomie) fast vollständig verdrängte op. Meth. zur Anlage einer äußeren Magenfistel* mit Bildung eines senkrechten Kanals durch Einnähen eines gebildeten Magenschlauchs in der Bauchdecke.
K<u>a</u>dmium *n*: Cadmium*.
Kälte|ag|glutin<u>i</u>n|krankheit (Agglutination*): (engl.) *cold agglutinin disease*; seltene durch Kältehämagglutinine* hervorgerufene autoimmun. bedingte hämolyt. Anämie*; **Formen: 1.** chron. idiopathische K. (häufigste Form); **2.** chron. sekundäre K. in Zus. mit malignen lymphoproliferativen Erkr. (z. B. malignes Lymphom); **3.** akute (passagere) K. nach Mykoplasmenpneumonie u. (selten) Mononucleosis infectiosa; **Klin.:** Blässe u. Zyanose (evtl. Nekrose) der Akren insbes. bei niedriger Umgebungstemperatur, kälteinduzierte Hämoglobinurie*, evtl. leichter Ikterus u. Hepatosplenomegalie; als Zeichen der meist nur geringen, in der kalten Jahreszeit oft stärker ausgeprägten normochromen Anämie Erhöhung der Retikulozyten* im Blut u. gesteigerte Erythrozytopoese* im Knochenmark; **Diagn.:** Nachw. eines erhöhten Kältehämagglutinintiters (meist um 1:30 000), indirekter Antiglobulintest* mit sensibilisierten Erythrozyten positiv, direkter Antiglobulintest positiv (meist mit IgM u./od. Komplement), in der Immunelektrophorese* evtl. deutl. M*-Gradient; **cave:** Wegen der Verstärkung der Hämolyse u. des mögl. Auftretens von Kompl. (v. a. Gangrän der Akren) ist Kälteexposition unbedingt zu vermeiden. Blutprodukte müssen erwärmt (37 °C) transfundiert werden. **DD:** Kryoglobulinämie*.
Kälte|an|ästhes<u>i</u>e (Anästhesie*) *f*: (engl.) *cryoanesthesia*; wegen der u. U. auftretenden Gewebeschäden nicht mehr gebräuchl. Form der Lokalanästhesie* mit Kohlensäureschnee od. Chlorethan*.
Kälte|angi<u>i</u>tis (Angio-*; -itis*) *f*: (engl.) *cold induced angiitis*; durch lokale Gefäßwandschäden inf. Kältetraumas (ab Erfrierung* 2. Grades) verursachte obliterierende Angiitis v. a. an Haut- u. peripheren (akralen) Gefäßen; **Folgen:** umschriebene Nekrosezonen bis zum Verlust des betroffenen Gliedmaßenabschnitts. Vgl. Kälteagglutininkrankheit.
Kälte|anti|körper (Anti-*): s. Kältehämolysine; Kältehämagglutinine.
Kälte|bakterien (Bakt-*) *fpl*: s. Psychrobakterien.
Kälte|chirurg<u>i</u>e (Chirurgie*) *f*: s. Kryochirurgie.
Kälte-Druck-Test *m*: s. Cold-pressure-Test.
Kälte|globul<u>i</u>ne (Globuline*) *npl*: s. Kryoglobuline.
Kälte|häm|ag|glutin<u>i</u>ne (Häm-*; Agglutination*) *npl*: (engl.) *cold agglutinins*; komplette Antikörper* der Klasse IgM, die Erythrozyten bei Temp. um 4 °C optimal, bei Körpertemperatur prakt. nicht agglutinieren; einige Blutgruppenantikörper* sind K., z. B. Anti-I, Anti-i, Anti-Pr, Anti-A$_1$ (α1) u. Antikörper gegen die P-, MN-, Lu- u. Lewis-Blutgruppen; **klin. Bedeutung:** erhöhte Titer z. B. bei Lebererkrankungen (bes. Hepatitis C), Virusinfektionen, Infektion mit Trypanosomen, Malaria*, hämolytischer Anämie*, Leukämie* u. bei Kälteagglutininkrankheit*.
Kälte|hämo|glob<u>i</u>n|ur<u>i</u>e, par|oxysm<u>a</u>le (↑; Globus*; Ur-*) *f*: (engl.) *paroxysmal cold hemoglobinuria*; syn. Dressler-Syndrom; durch biphasische Kältehämolysine (Donath*-Landsteiner-Antikörper) verursachte, nach Kälteexposition auftretende (passagere) Hämolyse* mit Hämoglobinämie u. Hämoglobinurie, Schüttelfrost, Fieber u. diffusen Schmerzen; **Vork.:** v. a. während akuter viraler Infektion (z. B. Masern, Parotitis epidemica); **Diagn.:** Antikörpernachweis, Ehrlich-Fingerversuch.
Kälte|hämo|lys<u>i</u>ne (↑; Lys-*) *npl*: (engl.) *cold hemolysins*; hämolysierende Kälteantikörper; **Formen:**

Kältepannikulitis

monothermische K. (Antikörperbindung u. komplementabhängige Hämolyse* bei gleicher Temp.) u. biphasische K. (Donath*-Landsteiner-Antikörper).

Kälte|pannikulitis (lat. panniculus Läppchen; -itis*) *f*: (engl.) *cold panniculitis*; syn. Adiponecrosis e frigore; 6–72 Std. nach stärkerer Kälteeinwirkung auftretende schmerzhafte, kissenartige Schwellung (histol. lymphohistiozytäre Infiltrate in der Subkutis), die sich nach spätestens 3 Wo. vollständig zurückbildet; **Vork.:** bes. bei Säuglingen u. Kleinkindern mit Lok. v. a. im Gesicht; **DD:** Kälteurtikaria*. Vgl. Pannikulitis.

Kälte|schaden: (engl.) *cold injury*; durch Einwirken von Kälte hervorgerufene Schädigung od. Störung; **Formen: 1.** lokaler K.: s. Erfrierung; **2.** K. bei allg. Unterkühlung: s. Hypothermie; **3.** bestimmte Erkr. mit individueller Disposition werden erst durch Kälteexposition ausgelöst: z. B. Kälteagglutininkrankheit*, paroxysmale Kältehämoglobinurie*. Vgl. Erkältungskrankheiten.

Kälte|urtikaria (Urtica*) *f*: (engl.) *cold urticaria*; syn. Urticaria e frigore; durch Kälteeinwirkung hervorgerufene physik. Urtikaria*; **Formen: 1.** Kältekontakturtikaria: Auftreten urtikarieller Exantheme innerh. von Min. bis Std. an Stellen, die mit kalten Gegenständen, kaltem Wasser in Berührung gekommen sind; evtl. assoziiert mit Mononucleosis* infectiosa, Myelom, Kryoglobulinämie*, Syphilis* u. a.; **2.** Kältereflexurtikaria: kleine Quaddeln an Körperstellen, die entfernt vom Kältekontakt liegen; **3.** familiäre K.: autosomal-dominant erbl. Mutation im CIAS1-Gen (Genlocus 1q44); Sympt.: durch kalten Wind od. Temperaturwechsel hervorgerufene, brennende Papel- od. Quaddelbildung mit Fieber, Leukozytose u. Arthralgie; **Ther.:** Versuch mit Antibiotika (Remission od. Besserung bei bis zu 70 %), Antihistaminika, Kältedesensibilisierung; bei familiärer K. Stanozolol, Colchicin, UV-Lichttherapie.

Kälte|verdünnungs|methode *f*: s. Thermodilution.

Känguru-Methode *f*: (engl.) *kangaroo method, skin-to-skin care*; Pflegemaßnahme für das Frühgeborene* od. kranke Neugeborene, das unter Überwachung täglich für mehrere Std. von der Mutter od. dem Vater auf die nackte Brust od. den Bauch gelegt wird, so dass direkter Hautkontakt besteht; **Ziel:** Förderung der allg. Entwicklung u. der Eltern-Kind-Beziehung sowie Verringerung von Komplikationen.

Käse|pappel: s. Malve, Wilde.

Käse|schmiere: s. Vernix caseosa.

Käse|wäscher|lunge: (engl.) *cheese washer's lung*; Form der persistierenden Pneumokoniosen* mit exogen-allergischer Alveolitis* durch Sensibilisierung gegen Schimmelpilzsporen (Penicillium casei) u. Milben; **Verlauf:** meist blande u. reversibel; **Vork.:** bei Personen, die schimmelbefallene Käselaibe mit Salzwasser reinigen.

Kahler-Krankheit (Otto K., Int., Wien, Prag, 1849–1893): multiples Myelom*.

Kahm|haut: (engl.) *surface film*; aus anaeroben Sporenbildnern u. a. Bodenbakterien sowie Mykobakterien u. Hefen gebildeter Biofilm auf Wasseroberflächen; Kahmhefen können im Weinbau u. der Bierbrauerei Haltbarkeit der Nahrungsmittel vermindern.

Kahn|bauch: (engl.) *scaphoid abdomen*; kahnförmige Einziehung der Bauchwand bei (fortgeschrittener) Meningitis*.

Kahn|bein: 1. Os scaphoideum; s. Ossa carpi; **2.** Os naviculare; s. Ossa tarsi.

Kahn|bein|fraktur (Fraktur*) *f*: **1.** s. Skaphoidfraktur; **2.** s. Navikularfraktur.

Kahn|schädel: Skaphozephalus; s. Stenozephalie.

Kahn|thorax (Thorax*) *m*: (engl.) *scaphoid thorax*; Kahnform des Brustkorbs als Entwicklungsanomalie bei Syringomyelie*.

Kaiser|schnitt: s. Schnittentbindung.

Kak|idrose (gr. κακός schlecht; Hidr-*; -osis*) *f*: (engl.) *cacidrosis*; übelriechende Schweißabsonderung; s. Bromhidrose.

Kako|geusie (↑, gr. γεῦσις Geschmack) *f*: (engl.) *cacogeusia*; subjektiv als übel empfundener Geschmack; vgl. Schmeckstörung.

Kak|osmie (↑, gr. ὀσμή Geruch) *f*: (engl.) *cacosmia*; Täuschung des Riechempfindens, bei der subjektiv alles riecht; vgl. Riechstörung.

Kala-Azar *f*: s. Leishmaniasen.

Kalabar-Beule: (engl.) *Calabar swelling*; syn. Kamerun-Beule, Calabar-Schwellung; durch subkutane Wanderung von Loa* loa verursachte, ödematöse, juckende Schwellung (s. Abb.), die u. U. mit Fieber einhergeht u. sich nach wenigen Tagen zurückbildet; vgl. Loiasis.

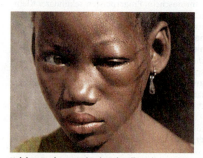

Kalabar-Beule: periorbitale Schwellung bei Loiasis [61]

Kalender|methode *f*: (engl.) *calendar based method, rhythm method*; syn. Knaus-Ogino-Methode; Meth. der natürl. Kontrazeption* mit Berechnung der fruchtbaren u. unfruchtbaren Tage (period. Enthaltsamkeit); **Prinzip:** basiert auf der Messung u. Aufzeichnung der Aufwachtemperatur der Frau (Basaltemperatur) über 1 Jahr; die Ovulation* wird dabei für den 15. Tag (Meth. nach Knaus) bzw. für den 12.–16. Tag (Meth. nach Ogino) vor Beginn der folgenden Menstruation* angenommen; Berechnung der fruchtbaren Tage nach Marshall: kürzester Zyklus minus 18: erster fruchtbarer Tag, längster Zyklus minus 10: letzter fruchtbarer Tag; bei alleiniger Anwendung unzuverlässig.

Kalibrierung: (engl.) *calibration*; Abgleich von Messinstrumenten od. Messmitteln mit vorgegebenen Standards in regelmäßigen Abständen durch den Anwender; vgl. Eichgesetz.

Kali|ek|tasie (Calix*; -ektasie*) *f*: (engl.) *caliectasy*; Erweiterung eines Nierenkelchs inf. Stenose im

Kelchhals, z. B. bei Nierentuberkulose*; vgl. Kelchdivertikel.

Kali|lauge: (engl.) *potash lye*; wässrige Lösung von Kaliumhydroxid (KOH); nach DAB als 15 %ige K. offizinell.

Kalium *n*: (engl.) *potassium*; chem. Element, Symbol K, OZ 19, rel. Atommasse 39,10; an der Luft unbeständiges, mit Sauerstoff u. Wasser heftig reagierendes, 1-wertiges Alkalimetall (Schmelzpunkt 63,5 °C), das (in Verbindungen) in den meisten Mineralien enthalten ist; wichtigstes Isotop: Kalium-40 (^{40}K); **Vork.:** wichtigstes Kation des Intrazellulärraums, dort insbes. in Mitochondrien u. Ribosomen; Erythrozyten enthalten bes. viel K$^+$; **Funktion:** Aufrechterhaltung des zellulären Ruhepotentials (s. Membranpotential) u. Beteiligung an den elektr. Vorgängen in erregbaren Geweben (Nerven- u. Muskelgewebe); Kaliummangel führt zu Störungen der Erregungsleitung u. der Muskelkontraktion; K$^+$ ist außerdem für die Aufrechterhaltung des osmot. Drucks in der Zelle verantwortl. u. am Eiweißaufbau u. bei der Kohlenhydratverwertung beteiligt; **Bestimmung:** quantitative Bestimmung z. B. mit der Flammenemissionsphotometrie* od. ionenselektiven Elektroden; fehlerhafte Bestimmung z. B. bei Untersuchung hämolyt. Seren od. Verw. kaliumhaltiger Antikoagulanzien möglich. Vgl. Nährstoffzufuhr, empfohlene (Tab. dort); vgl. Referenzbereiche (Tab. dort); vgl. Hyperkaliämie; Hypokaliämie; Elektrolythaushalt.

Kalium|aluminium|sulfat *n*: s. Alaun.

Kalium|canrenoat (INN) *n*: (engl.) *potassium canrenoate*; Aldosteron*-Antagonist (Diuretikum*) mit steroidaler Struktur zur kurzfristigen intravenösen Anw. (kanzerogenes Potential in Tierversuchen); s. Spironolacton.

Kalium causticum fusum *n*: Kaliumhydroxid (KOH); Ätzmittel; s. Kalilauge.

Kalium|chlorid *n*: (engl.) *potassium chloride*; syn. Chlorkalium; Kalium chloratum; chem. Formel KCl; farbloses, in Wasser lösl. Pulver; **Ind.:** Proph. u. Ther. von Kaliummangelzuständen (z. B. bei starkem Erbrechen, Diarrhö u. verstärkter Kaliurese bei Diuretikagebrauch); parenterale Gabe von KCl muss langsam (max. 20 mmol/h) u. unter Kontrolle von Plasmakonzentration u. EKG erfolgen.

Kalium|cyanid *n*: Cyankalium*.

Kalium|cyanid|test *m*: (engl.) *potassium cyanide test*; KCN-Test; Verf. zur Prüfung der Vermehrungsfähigkeit von Bakt. in kaliumcyanidhaltigen Nährböden (z. B. gepuffertes Peptonwasser; meist Bestandteil der Bunten* Reihe.

Kalium iodatum *n*: s. Kaliumiodid.

Kalium|iodid *n*: (engl.) *potassium iodide*; syn. Iodkalium; Kalium iodatum; chem. Formel KI; farbloses, in Wasser lösl. Pulver; **Ind.:** v. a. zur (Rezidiv-)Prophylaxe u. Ther. der Struma*, ferner (präoperativ) bei Hyperthyreose* (sog. Plummerung); s. Schilddrüsenblockade; **UAW:** Provokation einer Iod induzierten Hyperthyreose* bei latenter Hyperthyreose*. Vgl. Lugol-Lösung.

Kalium|kanal (Canalis*): (engl.) *potassium channel*; für K$^+$ mehr od. weniger selektiv permeabler Ionenkanal*; passiver Transport durch Diffusion; Vork. in fast allen Zelltypen; **Einteilung: 1.** Kaliumleckkanal: bestimmt vorwiegend das Ruhemembranpotential*; **2.** spannungsaktivierter K.: K$_v$-Kanal; in Zellmembran erregbarer Zellen, verantwortlich für die Repolarisation beim Aktionspotential* durch Kaliumstrom (I$_K$) aus der Zelle; weitere Unterteilung nach elektrophysiol. Charakteristika der Kaliumströme, z. B. schnelle (I$_{Kr}$) u. langsame (I$_{Ks}$) K$_v$-Kanäle am Myokard; α-Untereinheiten bilden den eigentlichen K$_v$-Kanal, β-Untereinheiten modulieren Kanalaktivität; **3.** Calcium-aktivierter K.: Öffnung bei Anstieg der intrazellulären Ca^{2+}-Konz., Repolarisation bzw. Hyperpolarisation der Zellmembran; **4.** G-Protein-aktivierter K.: Regulation über G*-Proteine u. second* messenger, z. B. durch Stimulation muscarinerger Acetylcholin-Rezeptoren; **5.** ATP-sensitiver K.: Öffnung bei sinkendem ATP-Gehalt der Zelle, z. B. in Betazellen des Pankreas u. Neuronen des Hypothalamus; **6.** mechanisch aktivierter K.: Öffnung durch mechan. Reiz an der Membran, z. B. Tip-Links der Stereozilien der Haarzellen* im Innenohr; **klin. Bedeutung:** Mutationen von K. können zu Erkrankungen (z. B. QT*-Syndrom, episodische Ataxie*) führen. Vgl. Kaliumkanalöffner.

Kalium|kanal|öffner (Canalis*): (engl.) *potassium channel opener*; Bez. für Substanzen, die über eine Eröffnung der ATP-abhängigen K$^+$-Kanäle den Ca^{2+}-Einstrom u. damit den Tonus v. a. der glatten Arteriolenmuskulatur vermindern; z. B. Diazoxid* u. Minoxidil*.

Kalium|mangel: s. Hypokaliämie.

Kalium|mangel|syn|drom *n*: s. Hypokaliämie.

Kalium|per|manganat: *n*: (engl.) *potassium permanganate*; Kalium permanganicum, KMnO$_4$, übermangansaures Kalium; aufgrund seiner oxidierenden Wirkung Anw. als Antiseptikum (in 0,05–0,1 %iger Lösung).

Kalk-: s. a. Calc-, Kalz-.

Kalk: (engl.) *chalk*; Calciumoxid (CaO), Ätzkalk, gebrannter K.; nicht korrekt werden oft auch andere Calciumsalze als K. bezeichnet. Vgl. Kalkmilch, Chlorkalk.

Kalkaneus (Calcaneo-*) *m*: Calcaneus, Fersenbein.

Kalkaneus|fraktur (↑; Fraktur*) *f*: s. Fersenbeinfraktur.

Kalkaneus|sporn (↑): (engl.) *calcaneal spur, heel spur*; Fersensporn, Hackensporn; ein- od. beidseitige, dornartige, knöcherne Ausziehung an der Unterseite des Tuber calcanei am Ansatz überbeanspruchter Sehnen u. Aponeurosenfasern (M. plantaris) od. bei Entz. (z. B. Rheuma), die zur Irritation des N. plantaris führen kann.

Kalk|galle: s. Porzellangallenblase.

Kalk|gicht: (engl.) *calcium gout*; Ablagerung von phosphorsaurem u. kohlensaurem (nicht harnsaurem) Calcium (nicht korrekt als Kalk bezeichnet) in der Haut der Fingerspitzen; s. Kalkinfiltration.

Kalk|in|farkt (Infarkt*) *m*: (engl.) *renal calcium deposits*; Kalkablagerung im Bindegewebe der Nierenpapillen bei Hyperkalzurie*; s. Nephrokalzinose.

Kalk|in|filtration (Infiltration*) *f*: (engl.) *calcinosis*; Kalzifikation, Kalzinose; Kalkablagerung in Geweben; **Urs.: 1.** regelmäßige Alterserscheinung durch Übergang lösl. Ca-Salze (Calciumcarbonat, -hydrogenphosphat, -lactat) in die unlösl. Ca-Salze der Fettsäuren; **2.** Ablagerung von unlösl. Ca-Salzen in abgestorbenem od. ungenügend ernährtem Gewebe; **3.** Residualzustand nach Entzündungen, z. B. in Schwarten von Pleura u. Perikard (Panzerherz); **4.** Hyperparathyroidismus* (s. Parathormon). Vgl. Kalziphylaxie.

Kalk|milch: (engl.) *lime water;* Suspension von einem Teil Calciumhydroxid mit 3 Teilen Wasser; Verw. zur Stuhldesinfektion (ungeeignet bei Tuberkulose); Gebrauchsverdünnung 20 % bei 6 Std. Einwirkungszeit.

Kalk|seifen|stuhl: (engl.) *soapy stool;* kittähnliche Stuhlbeschaffenheit bei fauligem Geruch durch proteinreiche, ballaststoffarme Säuglingskost (viel Kuhmilch, wenig Kohlenhydrate; vgl. Milchnährschaden); die aus der Milch stammenden Fettsäuren bilden mit Calcium u. Magnesium Seifen mit der Gefahr des Calcium- u. Magnesiumverlusts. Vgl. Steatorrhö.

Kalk|stick|stoff: (engl.) *calcium cyanamide, calcium carbimide;* syn. Calciumcyanamid (CaN—C≡N); Düngemittel; obsoletes Alkoholentzugsmittel; Resorption von K. führt direkt od. nach Aufnahme von nur minimalen Mengen Alkohol zur sog. **Kalkstickstoffkrankheit** mit Blutandrang zum Kopf, Blutdruckabfall bis Kollaps, Herzklopfen, Atemnot, Schweißausbruch, Schwindel; Maßnahme: symptomat., Cystein. Vgl. Acetaldehydsyndrom.

Kalk|verätzung am Auge: (engl.) *lime burn;* Kolliquationsnekrose durch Einwirkung von Calciumoxid in fester od. gelöster Form (Kalkmilch) mit gefährl. Tiefenwirkung; **Sympt.:** Rötung, Blasenbildung, Chemosis, Nekrose, weißl. Hornhauttrübung (sog. gekochtes Fischauge) u. Hornhautperforation; **Kompl.:** Linsentrübung, Fehlstellung der Lider durch Verwachsungen der Bindehaut; **Ther.:** gründl. Ausspülen des Auges mit fließendem Wasser od. Pufferlösung. Vgl. Hornhautverätzung.

Kallidin *n:* Lysylbradykinin*.

Kallidin I *n:* Bradykinin*.

Kallikrein *n:* (engl.) *kallikrein;* syn. Kininogenin, Kininogenase; Serinprotease, die zu ca. 65 % an HMW*-Kininogen gebunden ist u. daraus biol. aktive Kinine* freisetzt; Bildung durch proteolyt. Spaltung (Aktivierung) von Fletcher*-Faktor durch Bindung von Fletcher-Faktor an Endothel in Gegenwart von HMW-Kininogen u. Hagemann*-Faktor; plasmat. Inaktivierung durch Alpha-2-Makroglobulin (s. Antithrombine) u. C1*-Esterase-Inhibitor; **Lok.:** Blutplasma, Speicheldrüse, Pankreas (glanduläres K.), Prostata (z. B. PSA*), Harn; **Wirkung:** Spaltung (Aktivierung) von Hageman*-Faktor, Prourokinase u. Plasminogen (s. Fibrinolyse, Abb. 2 dort); im Harn über Bradykinin* antagonistisch zum Renin*-Angiotensin-Aldosteron-System; im Prostatasekret Verflüssigung des Ejakulats; **Bestimmung: 1.** biol. durch Muskelkontraktion; **2.** Messung von Esteraseaktivität; **3.** mit chromogenen Substraten; vgl. Kallikrein-Kinin-System; Fibrinolyse.

Kallikrein-In|hibitor *m:* s. Aprotinin.

Kallikrein-Kinin-System *n:* (engl.) *kallikrein-kinin system;* Abk. KKS; Regulationssystem (Interaktionen von Fletcher*-Faktor, Kallikrein* u. Kininen*), das über Angiotensin*-converting-Enzym in enger Beziehung zum Renin*-Angiotensin-Aldosteron-System u. über Hageman*-Faktor zur Blutgerinnung* steht.

Kallmann-Syn|drom (Franz K., Psychiater, Berlin, New York, 1897–1965) *n:* dysrhaphische olfakto-ethmoido-hypothalamische Fehlbildung; **Ätiol.:** X-chromosomaler Defekt des KAL-1-Gens (Genlocus Xp22.3, v. a. bei Männern); verschiedene autosomal vererbte Mutationen z. B. des FGF1R-Gens (Genlocus 8p11.2–p11.1); **Klin.:** hypogonadotroper Hypogonadismus* inf. Gonadotropinmangels, Anosmie inf. Aplasie des Bulbus olfactorius; **Diagn.:** verminderte Testosteron- bzw. Östrogen- u. fehlende Gonadotropinsekretion.

kallös (Kallus*): (engl.) *callous;* callosus, schwielig.

Kallus (lat. *callus* Schwiele) *m:* **1.** (engl.) *callus;* nach Fraktur* an der Bruchstelle i. R. einer Sekundärheilung neu gebildeter Knochen; s. Frakturheilung; **2.** Hyperkeratose inf. fortgesetzten Reibens unter Druck, bes. an Handflächen u. Fußsohlen.

Kallus|dis|traktion (↑; Distraktion) *f:* (engl.) *callus distraction;* syn. Ilizarov-Methode; Callotasis; Verf. zur Überbrückung von segmentalen Knochendefekten, Knochenverlängerung (Distraktionsverlängerung) od. Achsenkorrektur durch Fixateur* externe (extramedullär) od. spezielle Verlängerungsnägel (intramedullär); **Prinzip:** Resektion des erkrankten Knochens u. Transport eines gesunden Segments in den Defekt hinein nach querer metaphysärer Osteotomie*; im erhaltenen Periostschlauch bildet sich ein Regenerat (Ersatzknochen), das langsam (1 mm pro Tag) auf die nötige

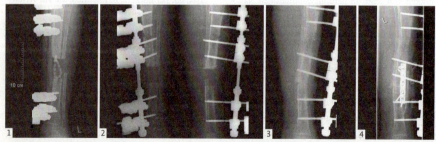

Kallusdistraktion: 1: Fixateur externe an der Tibia nach Resektion u. Einlage von Antibiotikaketten; 2 u. 3: Start bzw. Ende des Transports eines gesunden Segments von kranial nach kaudal mit Kallusbildung; 4: Abschluss mit Osteosynthese [88]

Länge distrahiert wird; im Bereich der sog. Dockingzone zw. Transportsegment u. dem Resektionsrand wird nach Beendigung des Transports häufig eine Osteosynthese* durchgeführt (s. Abb.).

Kalorie (lat. calor Wärme) *f*: (engl.) *calorie*; Einheitenzeichen cal; nicht mehr zugelassene Einheit der Wärme; ersetzt durch Joule* (J); 1 cal = 4,187 J.

Kalorien|bedarf (↑): s. Grundumsatz; Säuglingsernährung.

Kalori|metrie (↑; Metr-*) *f*: (engl.) *calorimetry*; Messung von Wärmemengen; z. B. Bestimmung der Verbrennungswärme, der spezif. Wärme; vgl. Grundumsatz.

Kalorisation (↑) *f*: (engl.) *calorization*; Verf. zur funktionellen Prüfung der peripheren vestibulären Sensoren mit Einbringen von Wasser (als Kalt- u. Warmspülung, z. B. mit 30 °C u. 44 °C) od. Luft in den äußeren Gehörgang; Auswertung der Nystagmusreaktionen im Seitenvergleich.

Kalotte *f*: Schädeldach; s. Cranium.

Kaltenbach-Schema (Rudolf K., Gyn., Gebh., Gießen, Halle, 1842–1893) *n*: (engl.) *Kaltenbach's diagram*; Schema zur graph. Aufzeichnung von Zeitpunkt, Dauer u. Stärke der Menstruationsblutung sowie zur Erfassung von Zyklusstörungen* (Abb. dort).

Kalt|kaustik (Kaustik*) *f*: s. Elektrokoagulation.

Kalt|licht: (engl.) *cold light*; Bez. für Licht ohne wesentl. Anteil an Infrarotstrahlung* (Wärmestrahlung); Anw.: z. B. im Endoskop*. Vgl. Lumineszenz.

Kalz-: s. a. Calc-, Kalk-.

Kalzi|fikation (Calc-*; lat. facere machen, tun) *f*: Kalzifizierung, Kalkeinlagerung, Verkalkung; s. Mikroverkalkungen; Kalkinfiltration; Ossifikation; Kalziphylaxie.

Kalzi|phylaxie (↑; gr. φύλαξ Wächter, Hüter) *f*: (engl.) *calciphylaxis*; seltene, schwere Erkr. mit hoher Letalität; Kompl. i. R. des chron. Nierenversagens mit Bildung ischämischer Gewebenekrosen durch mikrovaskuläre Kalzifizierung u. endovaskuläre Fibrose; **Vork.:** meist bei Dialysepatienten mit schweren Störungen des Calcium-Phosphat-Haushaltes, renalem Hyperparathyroidismus u. Knochenstoffwechselstörung. Gewebeverkalkungen werden im Tierversuch durch Einwirkung zweier, voneinander unabhängiger pharmaz. od. mechan. Reize innerh. eines best. Zeitabschnitts hervorgerufen: **1.** Calciummobilisierung durch eine mit dem Calciumstoffwechsel in Beziehung stehende Substanz (sensitizer, z. B. Parathormon*, Calciferole*, Dihydrochystero1); **2.** Auslösung der selektiven Gewebeverkalkung durch pharmaz. (challenger, z. B. Eisen-Dextran, Eisen-Dextranchelat) od. mechan. Provokatoren (z. B. Haare ausreißen führt zur **externen K.**, d. h., es entstehen an den kahlen Stellen verknöcherte Kalkplatten); **Formen:** je nach Art des Provokators u. der Applikationsweise **lokale K.** bzw. bei intravenöser Gabe **systematisierte K.** (z. T. streng organ- bzw. gewebespezifisch); K. wird als ein spez. Abwehrmechanismus angesehen. Vgl. Kalkinfiltration.

Kalzi|tonin *n*: Calcitonin*.

Kalzium *n*: Calcium*.

Kambium|schicht (lat. cambiare wechseln, tauschen): (engl.) *cambium layer*; innerste Osteoblastenwachstumsschicht des Periosts*.

Kamelo|zytose (Zyt-*; -osis*) *f*: hereditäre Elliptozytose*.

Kamerun-Beule: Kalabar*-Beule.

Kamille *f*: (engl.) *chamomile*; Matricaria recutita (syn. Chamomilla recutita); Pflanze aus der Fam. der Korbblütler, deren Blütenköpfe (Matricariae flos) nach dem Europäischen Arzneibuch (Ph.Eur.6) mind. 0,4 % ätherisches Öl (Matricariae aetheroleum), (–)-α-Bisabolol (INN: Levomenol*), Matricin u. Chamazulen, Flavonoide (z. B. Apigenin, Apigenin-7-glukosid) enthalten; antiphlogistische, spasmolytische, wundheilungsfördernde, desodorierende u. antibakterielle Wirkung; **Verw.:** äußerlich bei Entz. der Haut u. Schleimhaut, Erkr. der Atemwege (Inhalation), im Anal- u. Genitalbereich (Bäder, Spülungen); innerlich bei Spasmen u. Entz. im Bereich des Magen-Darm-Trakts.

Kammer|an|archie *f*: (engl.) *cardiac ballet*; selten gebräuchl. Bez. für polymorphe Kammertachykardie*, die im Gegensatz zu Torsade* de pointes ohne jede Regelmäßigkeit ist.

Kammer|flattern: (engl.) *ventricular flutter*; tachykarde ventrikuläre Herzrhythmusstörung* (s. Tachykardie, Abb. dort) mit sehr hoher Frequenz (200–350/min) relativ regelmäßiger Herzkammeraktion bei ektoper Erregungsbildungsstörung* im ventrikulären Myokard od. getriggerter Aktivität (s. Erregungsleitungsstörung) mit kreisender Erregung (Reentry*-Mechanismus) wie bei Kammertachykardie*; **Urs.:** Hypoxie, Myokardischämie, UAW (Herzglykoside), Hypokaliämie, QT-Syndrom u. erworbenes LQTS; **Klin.:** auf Dauer hämodynamisch nicht tolerabel; Palpitation, Schwindel, Synkope, kardiogener Schock, Herz*-Kreislauf-Stillstand; **Kompl.:** Übergang in Kammerflimmern*; **Ther.:** Defibrillationsbereitschaft (Defibrillation*, sobald hämodynamisch nicht mehr tolerabel), Amiodaron* (bei Kontraind.: Lidocain bei ischäm. Urs., sonst Ajmalin i. v., Anheben der Serumkaliumkonzentration auf >4,5 mmol/l u. Beheben anderer mögl. Urs.; bei Herz-Kreislauf-Stillstand: sofortige Reanimation* mit Defibrillation, **Prävention:** Beseitigung ursächl. Faktoren bzw. Ther. der Grunderkrankung (z. B. koronare Herzkrankheit); Antiarrhythmika*; implantierbarer Kardioverter*-Defibrillator.

Kammer|flimmern: (engl.) *ventricular fibrillation* (Abk. VF); tachykarde ventrikuläre Herzrhythmusstörung* mit hochfrequenten arrhythm. Flimmerwellen (350–500/min) im EKG (s. Tachykardie, Abb. dort) ohne effektive Kammerkontraktion bei heterotoper Erregungsbildungsstörung* mit Reentry*-Mechanismus, die sich aus allen tachykarden Herzrhythmusstörungen (meist anhaltende Kammertachykardie*) entwickeln kann; **Vork.:** 80 % des plötzlichen Herztodes* mit K. nach ventrikulärer Tachykardie; **Urs.:** u. a. Myokardischämie (70 % innerhalb der ersten 6 Std. nach Herzinfarkt), Kardiomyopathie, Herzdilatation, Cor pulmonale, Brugada*-Syndrom, Elektrolytstörung, Antiarrhythmika, Elektrounfall, QT-Syndrom u. erworbenes LQTS, WPW-Syndrom; **Klin.:** Herz*-Kreislauf-Stillstand; **Ther.:** Reanimation* mit De-

Kammerkomplex

fibrillation* u. ggf. Beseitigung der Urs. (z. B. Korrektur einer Elektrolytstörung, Thoraxdrainage bei Spannungspneumothorax); **Progn.**: spontan irreversibel, unbehandelt immer letal; **Prävention**: Beseitigung ursächl. Faktoren bzw. Ther. der ursächl. Erkr. (z. B. KHK); Antiarrhythmika* (Amiodaron, Sotalol, Beta-Rezeptoren-Blocker); implantierbarer Kardioverter*-Defibrillator. Vgl. Kammerflattern.

Kammer|kom|plex *m*: s. QRS-Komplex.

Kammer|scheide|wand: Septum* interventriculare.

Kammer|septum|de|fekt (Septum*) *m*: s. Ventrikelseptumdefekt.

Kammer|stimulation (lat. stimulare anstacheln, antreiben) *f*: Ventrikelstimulation*.

Kammer|tachy|kardie (Tachy-*; Kard-*) *f*: (engl.) *ventricular tachycardia*; syn. ventrikuläre Tachykardie* (Abk. VT); meist durch früh einfallende ventrikuläre Extrasystolen* initiierte (s. R-auf-T-Phänomen) tachykarde ventrikuläre Herzrhythmusstörung* mit repetitiven (≥3) ventrikulären Extrasystolen (Frequenz >100/min, meist 150–200/min) bei Ektopie (s. Erregungsbildungsstörung) od. getriggerter Aktivität (s. Erregungsleitungsstörung) u. Reentry*-Mechanismus wie bei Kammerflattern*; **Einteilung**: 1. nach Dauer: nichtanhaltend (<30 Sek.), anhaltend (≥30 Sek.); 2. nach Morphol. der QRS*-Komplexe im EKG: monomorph (konstant), polymorph (unterschiedl. in mind. einer Ableitung; z. B. als Torsade* de pointes mit rel. Regelmäßigkeit od. als Kammeranarchie* absolut regellos); **Urs.**: u. a. Myokardischämie (anhaltende monomorphe K. mit kreisenden Erregungen um narbig verändertes Myokard nach Herzinfarkt*), Myokarditis, Kardiomyopathie* (meist nichtanhaltende K. bei hypertropher u. dilatativer Kardiomyopathie), WPW*-Syndrom, QT*-Syndrom u. erworbenes LQTS, nach op. Korrektur eines angeb. Herzfehlers durch Reentry um Narbe herum (bei Fallot-Tetralogie in 10–15 % der Fälle), Digitalisintoxikation*; **Klin.**: langsame K. (Frequenz <120/min) je nach Dauer u. linksventrikulärer Funktion tolerabel (Schwindel, Palpitation), sonst Synkope, kardiogener Schock bis Herz*-Kreislauf-Stillstand (Abk. PVT für pulslose ventrikuläre Tachykardie) mit plötzlichem Herztod* bei sehr schneller K. od. Degeneration (s. u.); **Kompl.**: lebensbedrohl. durch mögl. Degeneration in Kammerflattern od. Kammerflimmern*; **Diagn.**: bei tolererierter K. 12-Kanal-Ruhe-EKG: schenkelblockartig deformierte u. verbreiterte QRS-Komplexe (s. Tachykardie, Abb. dort), retrograde P*-Wellen, interponierte P-Wellen mit langsamerer Frequenz (AV*-Dissoziation), VA*-Dissoziation (ventrikuläre Frequenz größer als atriale; DD: AV-junktionale ektope Tachykardie, Tachykardie durch Mahaim-Bündel), capture beat (eingestreuter normaler QRS-Komplex inf. durchgedrungener Sinuserregung) bei langsamer anhaltender monomorpher K., Fusionssystole (fusion beat, mit einer Extrasystole verschmolzener capture beat); bei anhaltender K. kardiol. Diagn. zur Klärung der Urs. (u. a. Echokardiographie, Herzkatheterisierung); **Ther.**: Defibrillationsbereitschaft (Defibrillation*, sobald K. hämodynam. nicht mehr tolerabel, Amiodaron (alternativ Lidocain bzw. Ajmalin) i. v.; bei therapierefraktärer K. Katheterablation*, EEV* od. als letzte Wahl Herztransplantation; **Prävention**: Ther. der ursächl. Erkr., implantierbarer Kardioverter*-Defibrillator zur Sekundärprävention u. Degenerationsprophylaxe, pharmak. durch Beta-Rezeptoren-Blocker, Amiodaron, Sotalol.

Kammer|test *m*: Duhring*-Kammertest.

Kammer|wasser: (engl.) *intraocular fluid*; Humor aquosus; Inhalt der vorderen u. hinteren Augenkammer*; entsteht durch aktive Sekretion einer klaren, farblosen Flüssigkeit (2–3 mm^3/min) durch die Ziliarfortsätze; Abfluss in den Kammerwinkel, durch das Trabeculum* corneosclerale u. die Fontana*-Räume in den Schlemm*-Kanal u. in die Kammerwasservenen, z. T. Rückresorption; K. ist in der Zusammensetzung fast ident. mit Liquor cerebrospinalis u. isoton. zum Serum, enthält Elektrolyte, Proteine, Zucker, Enzyme, Hyaluronsäure u. Ascorbinsäure; es dient der Formerhaltung des Bulbus oculi sowie der Ernährung von Linse u. Hornhaut. Störungen des Abflusses können zu Augeninnendruckerhöhung u. Glaukom* führen.

Kammer|winkel: (engl.) *chamber angle*; Augenkammerwinkel; spitzer Winkel, den die Hornhaut am Übergang zur Lederhaut u. die Regenbogenhaut am Übergang zum Ziliarkörper einschließen. Im K. erfolgt der Abfluss des Kammerwassers. Vgl. Glaukom.

Kampfer *m*: (engl.) *camphor*; Camphora; auch Campher; aus dem Holz des Kampferbaums (Cinnamomum camphora) durch Wasserdampfdestillation gewonnener u. anschl. durch Sublimation gereinigter (rechtsdrehend) od. synthet. (opt. inaktiv) Wirkstoff; enthält 2-Bornanon; **Verw.**: bei Muskelverspannungen, entzündl. Erkr. der Atemwege, hypotoner Kreislaufregulationsstörung.

Kampfer|öl: (engl.) *camphor oil*; Oleum camphoratum; 10- od. 20 %ige Lösung von D,L-Kampfer* in Erdnuss- bzw. Olivenöl mit hyperämisierender Wirkung.

Kampi|metrie (lat. campus Feld, Fläche; Metr-*) *f*: (engl.) *campimetry*; Nachweismethode für feine Skotome* im zentralen u. parazentralen Gesichtsfeld, die mit der gewöhnlichen kinet. Perimetrie nicht erfassbar sind; vgl. Bjerrum-Schirm.

Kampo|melie (gr. κάμπτειν beugen, krümmen; -melie*) *f*: (engl.) *campomelic dysplasia*; auch Kamptomelie; Fehlbildungssyndrom aufgrund einer autosomal-dominanten Neumutation im SOX9-Gen (Genlocus 17q24.3-q25.1); **Häufigkeit**: 1 : 10 000 Lebendgeborene; **Sympt.**: symmetr. Verbiegungen u. Kürzungen der unteren Extremitäten mit prätibialen Hautgrübchen, Klumpfüßen, auffälliger Gesichtsausdruck (Hypertelorismus, tiefliegende Nasenwurzel, enge Lidspalten, Mikrostomie, Mikrognie), u. U. auch Fehlbildungen innerer Organe; **Progn.**: Atmungs- u. Ernährungsschwierigkeiten können in den ersten Lebenswochen eintreten u. zu frühzeitigem Tod führen.

Kampto|daktylie (↑; Daktyl-*) *f*: (engl.) *camptodactyly*; angeborene Beugekontraktur eines Fingerlenks ohne knöcherne Veränderung (v. a. Finger V, selten IV); vgl. Kontraktur.

Kanalikulo|rhino|stomie (lat. canaliculus Röhrchen; Rhin-*; -stomie*) *f*: (engl.) *canaliculorhinosto-*

Kanzerogenese

my; Operationsmethode zur Tränenableitung in die Nase durch Einnähen des Tränenkanälchens in die Nasenschleimhaut nach op. Entfernung des Tränensacks; ähnl. der Toti*-Operation.

Kanalo|lithiasis (Lith-*; -iasis*) *f*: s. Lagerungsschwindel.

Kana|mycin (INN) *n*: (engl.) *kanamycin*; Aminoglykosid*-Antibiotikum zur top. Anw. am Auge.

Kandida-: s. Candida-.

Kandidaten|gene *n pl*: (engl.) *candidate genes*; krankheitsassoziierte Gene, Risikogene; Bez. für Gene* (bzw. Cistrons*), die pathophysiol. mit hoher Wahrscheinlichkeit von zentraler Relevanz für eine Erkr. sind; vgl. Proteomics.

Kanikola|fieber (lat. *canicula* Hündchen) *n*: (engl.) *canicola fever*; syn. Stuttgarter Hundeseuche; grippeartige Infektionskrankheit, verursacht durch Leptospira* canicola; durch Kontakt auf den Menschen übertragbar; **Klin.:** ähnl. der Weil*-Krankheit, jedoch meist mit günstigerer Progn.; **Chemotherapie** wie bei Weil-Krankheit; **Epidemiol.** u. **Proph.:** vgl. Leptospirosen.

Kankroid (Cancer-*; -id*) *n*: nicht korrekte Bez. für Plattenepithelkarzinom*.

Kanner-Syn|drom (Leo K., päd. Psychiater, Baltimore, 1894–1991) *n*: s. Autismus, frühkindlicher.

Kanonen|schlag: (engl.) *cannon beat*; Bez. für auskultator. bes. lauten 1. Herzton* bei allen Formen einer vollständigen Dissoziation der Vorhof- u. Kammertätigkeit u. PQ-Zeit <0,15 Sek.; die in der Vorhofsystole gespannten Segelklappen werden durch die gleichzeitig einsetzende Kammersystole zugeschlagen (Vorhofpfropfung*); bei dissoziierter Kammeraktion (Schenkelblock) od. aktivem ventrikulärem Automatiezentrum gespaltener 1. Herzton als Doppel-Kanonenschlag.

Kanten|filter|gläser: (engl.) *cut-off filter glasses*; Lichtschutzgläser mit Spezialtönung (orange, rot, braun), die umschriebene Anteile des Lichts herausfiltern u. damit einen od. mehrere Typen an Sensoren der Retina abdunkeln, um durch die Beleuchtungsdifferenz eine kontraststeigernde Wirkung zu vermitteln; **Anw.:** hereditäre Netzhauterkrankungen.

Kantho|plastik (gr. κανθός Augenwinkel; -plastik*) *f*: (engl.) *canthoplasty*; op. Herstellung eines neuen äußeren Lidwinkels, z. B. zur Erweiterung der Lidspalte.

Kantho|tomie *f*: op. Durchtrennung des Lidwinkels.

Kanüle (franz. *canule* Röhrchen) *f*: (engl.) *cannula*; Hohlnadel; s. Punktionskanüle.

Kanzero-: s. a. Karz-.

kanzero|gen (Cancer-*; -gen*): (engl.) *cancerogenic*; umgangssprachl. krebserregend; maligne Erkr. (Transformation*) erzeugen. Vgl. karzinogen.

Kanzero|gene (↑; ↑) *n pl*: (engl.) *cancerogens*; Substanzen od. Faktoren, die beim Menschen od. im Tierversuch die Inzidenz einer malignen (auch spontan auftretenden) Transformation* erhöhen, die Latenzzeit der Kanzerogenese* verkürzen od. das Spektrum einer malignen Erkr. in einem Gewebe verändern (erweitern) können; klin. synonym zu Karzinogene verwendet (vgl. karzinogen); wirken direkt od. indirekt (nach Umwandlung in reaktionsfähige Metaboliten im Stoffwechsel od. Entstehung von Radikalen, z. B. Sauerstoffmetaboliten) v. a. durch kovalente Bindung an ein DNA-Basenpaar mutagen (s. Mutagene) u. können lokal am Einwirkungsort bzw. nach Resorption systemisch u. dabei z. T. in best., für die jeweilige Substanz charakterist. Geweben (Organotropie) wirksam werden; **Einteilung: I.** nach K.: **1. chem.** Noxe: **a)** org. Verbindungen: aromat. Kohlenwasserstoffe (z. B. Benzopyren*; s. Teerkrebs), chlorierte Kohlenwasserstoffe (in Lösungsmitteln, als Ausgangssubstanzen von Kunststoffen; z. B. Vinylchlorid*; s. Hämangiosarkom), aromat. Amine (z. B. Naphthylamin; s. Blasenkarzinom), N-Nitrosoverbindungen, Alkylanzien* (z. B. best. Insektizide, Zytostatika) sind mutagen u. potentiell kanzerogen; **b)** anorg. Substanzen: v. a. Metalle bzw. Metallsalze (z. B. Arsen, Beryllium, Chromate, Cadmium, Nickel), Asbest (s. Asbestose) od. Quarz (s. Silikose); **2. natürl.** Substanz: z. B. Aflatoxine* (s. Leberzellkarzinom, primäres); **3.** onkogene **Viren***; **4. physik. K.:** z. B. ionisierende od. ultraviolette Strahlen (s. Strahlenkrebs; UV-Schäden); **II.** nach MAK-Werte-Liste: **Kategorie 1:** eindeutig krebserzeugend; **Kategorie 2:** aufgrund von Tierversuchen u. epidemiol. Studien als krebserzeugend anzusehen; **Kategorie 3:** mögl., nicht endgültig als krebserzeugend beurteilte K.; **Kategorie 4:** krebserzeugend mit untergeordneter genotox. Wirkung (z. B. 1,4-Dioxan, Formaldehyd, Lindan); **Kategorie 5:** krebserzeugend mit sehr geringer genotox. Wirkung (z. B. Ethanol, Styrol); bei Einhaltung der MAK* ist bei Kategorie 4 u. 5 kein nennenswerter Beitrag zum Krebsrisiko zu erwarten; für Kategorie 1 u. 2 werden TRK* sowie EKA* festgelegt. **III.** nach RL 67/548/EWG (Anhang VI nach Anpassungsrichtlinie RL 2004/73/EG): **Kategorie 1:** Stoffe, die auf den Menschen bekanntermaßen kanzerogen wirken (z. B. Asbest, Vinylchlorid); **Kategorie 2:** Stoffe, die als kanzerogen für den Menschen angesehen werden sollten (z. B. Benzopyren, Hexachlorbenzol); **Kategorie 3:** Stoffe, die wegen möglicher kanzerogener Wirkung beim Menschen Anlass zur Besorgnis geben, über die jedoch ungenügend Informationen für eine befriedigende Beurteilung vorliegen (z. B. Acetaldehyd, Tetrachlorkohlenstoff). Vgl. Kokanzerogene; AGW.

Kanzero|genese (↑; -genese*) *f*: (engl.) *cancerogenesis*; Entstehung einer malignen Erkr. unter Beteiligung versch. Faktoren (z. B. Kanzerogene*, Hormone, onkogene Viren*, genet. bedingte Defekte der Reparatursysteme der DNA, erworbene od. angeb. Immundefekte*), die nach der sog. Mehrstufenhypothese der Mutation mehrerer Protoonkogene (s. Onkogene) od. Tumorsuppressorgene* benötigt; **Verlauf: 1. Initiation:** Auslösung einer Mutation in einer Zelle u. ihre irreversible molekulare Transformation*, z. B. durch eine kanzerogene Substanz (sog. Initiator); **2. Promotion:** Proliferation der initiierten Zelle, weitere Mutationen u. Bildung von Tumorzellen*, die der Vernichtung durch das Immunsystem entgehen; das Zusammenwirken versch. Kanzerogene (Synkanzerogenese), die Einwirkung von Kokanzerogenen* (Kokanzerogenese) od. unspezif. Faktoren (Promotoren) kann die K. beschleunigen; **3. Progression:**

irreversibler Übergang der präneoplast. in neoplast. Zellen; der Zeitraum zwischen der Transformation einer Zelle u. der Tumormanifestation kann 15–20 Jahre umfassen (Latenzperiode). Die klin. Manifestation des Tumors kann auch frühzeitig erfolgen, z. B. als Carcinoma* in situ, u. U. auch als primär benignes Neoplasma, das maligne entarten kann. Im weiteren Verlauf erfolgt bei malignen Tumoren infiltrierendes Wachstum u. Metastasierung*. Vgl. Präkanzerose.

Kanzero|genitäts|test (↑; ↑) *m*: (engl.) *cancerogenity test*; Form des chron. Toxizitätstests* in vivo zur Prüfung von Substanzen auf krebserzeugende Wirkung durch spez. darauf ausgerichtete Tierversuche von langer Dauer (18–24 Mon.); vgl. Ames-Test; HGPRT-Test.

Kaolin clotting time (engl. clotting time Gerinnungszeit): s. KCT.

Kaolin|lunge: (engl.) *kaolinosis*; Form der progredienten, kollagenösen Pneumokoniosen*; seltene Mischstaubsilikose durch Inhalation von Kaolin (Kaolinit, Quarz, Feldspat, Glimmer; wird z. B. in der Porzellan-, Papier- u. Kautschukindustrie verwendet); BK Nr. 4101.

Kapazität, elektrische (lat. capacitas Raum, Fähigkeit) *f*: **1.** (engl.) *electrical capacity*; beim Kondensator* Speicherfähigkeit für elektr. Ladung; Formelzeichen C; SI-Einheit Farad* (F); abhängig von Materialeigenschaften u. Bauform des Kondensators; beschreibt das Verhältnis zw. gespeicherter Ladung (Q) u. Spannung (U); C = Q/U; **2.** beim Akkumulator nutzbare Elektrizitätsmenge, die ein galvanisches Element unter vorgeschriebenen Bedingungen abgeben kann; Formelzeichen K; Einheit Amperestunde (Ah) od. Wattstunde (Wh); K = I · t (I = mittlerer Entladestrom, t = Entladezeit).

Kapazität, in|spiratorische (↑) *f*: Abk. IK; s. Lungenvoluma.

Kapazitation (↑) *f*: (engl.) *capacitation*; Aktivierungsprozess; Verschmelzung der Plasmamembran des Spermienkopfs mit der Membran des Akrosoms unter Freisetzung von Enzymen, die ein Eindringen der Spermien* in die Eizelle ermöglichen; Teil einer Reaktion, durch welche die Spermien für die Besamung befruchtungsfähig werden.

kapillar (lat. capillus Haar): (engl.) *capillary*; zu den Blutkapillaren* gehörend, die Blutkapillaren betreffend.

Kapillar|an|eurysma (↑; Aneurysma*) *n*: (engl.) *capillary aneurysm*; Aneurysma des arteriellen Kapillarschenkels; **Vork.:** häufig bei Raynaud*-Syndrom u. Panarteriitis*; **Diagn.:** Kapillarmikroskopie.

Kapillar|druck (↑): (engl.) *capillary pressure*; Blutdruck in den Kapillaren; ca. 30 mmHg im arteriellen u. ca. 15 mmHg im venösen Schenkel (gemessen in Herzhöhe u. Ruhe).

Kapillar|ek|tasie (↑; -ektasie*) *f*: (engl.) *capillary ectasia*; angeb. od. erworbene Erweiterung von Kapillaren; vgl. Hämangiom, kavernöses.

Kapillaren (↑) *f pl*: Vasa capillaria; s. Blutkapillaren.

Kapillar|häm|angiom (↑; Häm-*; Angio-*; -om*) *n*: kapilläres Hämangiom*.

Kapillar|mikro|skopie (↑; Mikr-*; -skopie*) *f*: (engl.) *capillaroscopy*; auch Vitalmikroskopie; mikroskop. Beurteilung oberflächl. Kapillaren (z. B. von Na-

gelbett, Bindehaut) zur Diagn. von Mikrozirkulationsstörungen unter Verw. eines Kapillarmikroskops, am Augenhintergrund mit Ophthalmoskopie* (auch in Komb. mit Fluoreszenzangiographie*). Vgl. Angioskopie.

Kapillar|puls (↑; Puls*) *m*: (engl.) *capillary pulse*; auch Quincke-K.; bei großer Blutdruckamplitude* (Pulsus celer et altus) sichtbare Pulsation der kapillären Hautgefäße, bes. deutlich als sog. Nagelpuls unter den Fingernägeln u. an den Lippen beim Aufpressen eines Objektträgers; **Vork.:** Aortenklappeninsuffizienz*. Vgl. Müller-Zeichen, Musset-Zeichen.

Kapillar|re|sistenz (↑; Resistenz*) *f*: (engl.) *capillary resistance*; Widerstandsfähigkeit der Blutkapillaren; Bestimmung durch Saugmethoden od. Stauung; vgl. Rumpel-Leede-Test.

Kapillar|thrombus (↑; Thromb-*) *m*: Mikrothrombus*.

Kaplan-Syn|drom (Herbert K., amerikan. Arzt) *n*: Symptomenkomplex aus Sarkoidose*, Psoriasis* u. Gicht*; **Vork.:** bei Arbeitern im Kohlebergbau.

Kapno|graphie (gr. καπνός Rauch; -graphie*) *f*: (engl.) *capnography*; nichtinvasives Verf. zur kontinuierl. Aufzeichnung der CO_2-Konzentration im Atemgasgemisch; ermöglicht die direkte Messung der inspirator. u. exspirator. CO_2-Konzentration sowie die indirekte Messung des alv. CO_2*-Partialdrucks als Äquivalent des endexspirator. pCO2 bei normaler Lungenfunktion; **Kapnometrie:** Messung nach dem Prinzip der Ultrarotabsorptionsmethode im Hauptstrom der Ausatemluft od. im Nebenstrom durch Absaugen einer Gasprobe; **Anw.:** v. a. bei beatmeten Pat. zur Anpassung des Atemminutenvolumens an die Kohlendioxidproduktion, zur raschen Detektion fehlpositionierter od. verlegter Trachealtuben sowie zur Totraumbestimmung. Vgl. Oxymetrie.

Kapno|peritoneum (↑; Peritoneum*) *n*: s. Pneumoperitoneum.

kapno|phil (↑; -phil*): (engl.) *capnophilic*; CO_2 liebend; sich unter vermindertem O_2- u. erhöhtem CO_2-Druck vermehrend.

Kaposi-Sarkom (Moriz K. K., Dermat., Wien, 1837–1902; Sark-*; -om*) *n*: (engl.) *Kaposi's sarcoma*; syn. Sarcoma idiopathicum multiplex haemorrhagicum, Pseudosarcomatosis haemorrhagica pigmentosa, Retikuloangiomatose; meist symmetrische, anfangs v. a. an den unteren Extremitäten auftretende, bräunl. livide, noduläre bis plaqueod. walzenartige Effloreszenzen im Bereich der Haut u. des subkutanen Bindegewebes (s. Abb.); später Beteiligung von Schleimhäuten u. inneren Organen (Leber, Milz, Knochen, Gehirn u. a.); **Histol.:** neoplast. Proliferation endothelartiger Zellen; **Ätiol.:** unklar (früher humanes Herpesvirus Typ 8, Abk. HHV-8, gilt heute als nicht spezifisch); **Formen: 1.** chronisches K.-S.: v. a. bei Männern aus Osteuropa u. Italien nach dem 50. Lj. auftretende sog. klassische Form; bleibt mit zentripetaler Ausbreitung meist auf die Extremitäten beschränkt, selten kutane Dissemination sowie viszerale Beteiligung, erhöhte Inzidenz von Lymphomen; **2.** Lymphadenopathie-assoziiertes K.-S.: in Afrika südl. der Sahara gehäuft vorkommende, benigne verlaufende od. aggressive, lymphadeno-

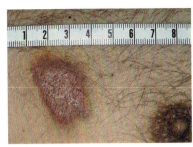

Kaposi-Sarkom

path. Formen (bes. bei Kindern); **3.** Transplantation-assoziiertes K.-S.: Vork. bei Pat. unter Immunsuppression (z. B. nach Nierentransplantation), teilweise mit Rückbildung nach Absetzen der Therapie; **4.** K.-S. bei Pat. mit HIV*-Erkrankung: deutl. aggressivere, disseminiert-kutane bzw. viszerale (multilokulare) Form in fortgeschrittenen Stadien, häufig mit Erstlokalisation der Effloreszenzen im Bereich des Gesichts, der Mundhöhle u. der Schleimhäute des Magen-Darm-Trakts; häufig Lymphknoten- (Biopsie!) u. Organbefall; **Ther.:** keine etablierte antivirale Therapie; palliative, lokale Chemo- od. Immuntherapie mit Vinblastin* bzw. Interferon*-α, Kryo- u. Laserchirurgie, Radiotherapie; bei multifokalem Befall Versuch mit Radio-Chemotherapie (Vinblastin, Doxorubicin, Daunorubicin in liposomaler Zubereitung); bei HIV*-Erkrankung Komb. von antiretroviraler Ther. (vgl. HAART) u. Interferon-α; Ther. der Grunderkrankung; symptomat. Ther., insbes. bei pulmonalem Befall; lokale Camouflage.

Kappa|ketten|marker (gr. κάππα K) *m*: s. Km-System.

Kappa|winkel (↑): (engl.) *kappa angle*; Winkel zw. Gesichtslinie (Gerade zwischen Fovea centralis u. Fixierobjekt) u. Pupillenachse (Gerade zwischen Hornhautscheitel u. Pupillenzentrum); entsteht inf. der nicht genau am hinteren Augenpol lokalisierten, gering nach temporal verschobenen Lage der Fovea* centralis u. bedingt eine Abweichung des Hornhautreflexbildes nach nasal; vgl. Pseudostrabismus.

Kapsel (Capsula*): (engl.) *capsule*; (bakteriol.) extrazelluläre Hülle kapselbildender Bakterien* (z. B. Haemophilus influenzae, Klebsiella pneumoniae, Streptococcus pneumoniae) zum Schutz vor Phagozytose*; chem. meist Polysaccharide (z. B. bei Streptococcus pneumoniae), seltener Proteine (Poly-D-glutamin bei Bacillus anthracis); Bakt. einer Species lassen sich in Kapselserovare (-typen) unterteilen; inf. Konfluierens des Kapselmaterials zeigen kapselbildende Bakt. auf festen Nährböden meist schleimiges od. muköses Koloniewachstum.

Kapsel|bakterien (↑, Bakt.-*) *f pl*: (engl.) *encapsulated bacteria*; Bakterien, die von einer Kapsel* umhüllt sind (s. Bakterien, Abb. 1 dort); i. e. S. Bez. für die Gattung Klebsiella*.

Kapsel|endo|skopie (End.-*; -skopie*) *f*: (engl.) *capsule endoscopy*; Verfahren zur Untersuchung des Dünndarms; bes. zur Diagn. bei gastrointestinalen Blutungen u. entzündl. Dünndarmerkrankungen (z. B. Enteritis* regionalis Crohn) geeignet; **Meth.:** Pat. schluckt eine ca. 11 mm große Kapsel, die eine Lichtquelle, eine elektron. Kamera u. einen Sender enthält. Die Videosequenzen werden an einen Empfänger (trägt der Pat.) gesendet u. am Computer ausgewertet. Die Kapsel wird auf natürl. Weg ausgeschieden. **Kompl.:** Steckenbleiben der Kapsel z. B. bei Dünndarmstenosen.

Kapsel|färbung (↑): (engl.) *capsule staining*; bakteriol. Verfahren zur indirekten Darstellung der Kapsel* durch Färbung mit Safraninlösung; vgl. Tuscheverfahren.

Kapsel|fibrose (↑; Fibr.-*; -osis*) *f*: (engl.) *capsular fibrosis*; häufige Kompl. der Mammaplastik* mit Ausbildung einer harten bindegewebigen Kapsel u. (z. T. schmerzhaften) Verformungen von Implantat u. rekonstruierter Mamma bei Verw. von Silikonprothesen (s. Mammaprothese); **Urs.:** nicht eindeutig geklärt; evtl. Entzündungsreaktion auf freiwerdende Silikonpartikel, Narbenreaktion, Folge eines zu engen Prothesenbetts; **Ther.:** meist manuelle (evtl. operative) Kapselsprengung bzw. Entfernung der Prothese u. erneute Rekonstruktion mit autogenem Material.

Kapsel, innere (↑): (anat.) s. Capsula interna.

Kapsel|muster (↑): (engl.) *capsule pattern*; gelenkspezif. Kombination von Bewegungseinschränkungen muskelgeführter Gelenke bei der passiven Funktionsprüfung; betrifft immer mehrere der mögl. Gelenkbewegungen in einem charakterist. Verhältnis zueinander (s. Tab.); **Vork.:** z. B. bei Arthritis* u. Arthrose*.

Kapselmuster
Auswahl einiger Gelenke und zugehöriger Kapselmuster

Gelenk	Kapselmuster
Hüftgelenk	Innenrotation > Flexion, Extension und Abduktion; Außenrotation nicht eingeschränkt
Schultergelenk	Außenrotation > Abduktion > Innenrotation
Ellenbogengelenk	Flexion > Extension; Pro- und Supination nicht eingeschränkt
Kniegelenk	Flexion > Extension; Außen- und Innenrotation nicht eingeschränkt
oberes Sprunggelenk	Plantarflexion > Dorsalextension

Kapsel|phlegmone (↑; Phlegmone*) *f*: (engl.) *capsular abscess*; eitrige Gelenkinfektion des periartikulären Gewebes einschließl. der fibrösen Gelenkkapsel; **Diagn. u. Ther.:** s. Gelenkempyem.

Kapsel|star (↑): s. Katarakt.

Kapsid *n*: (engl.) *capsid*; stäbchenförmige od. sphärische Proteinumhüllung der Nukleinsäure eines Virions; Kapsidproteine treten zu Kapsomeren zusammen; s. Viren.

Kapsomer

Kapsomer *n*: (engl.) *capsomer*; Untereinheit eines Kapsids*.
Kara Yara: s. Hexachlorbenzol.
Karb-: s. a. Carb-.
Karb|amid *n*: s. Harnstoff.
Karbol|fuchsin|lösung: (engl.) *carbolfuchsin solution*; wässrige Lösung aus Fuchsin, Alkohol u. Karbolsäure; **Verw.:** z. B. zur Gram*-Färbung, Ziehl*-Neelsen-Färbung u. zur Bakterienfärbung im Harnsediment.
Karbol|gentiana|violett *n*: (engl.) *carbol gentian violet solution*; wässrige Lösung aus Gentianaviolett, Alkohol u. Karbolsäure; **Verw.:** z. B. zur Gram*-Färbung.
Karbonisation (Carbo*) *f*: Verkohlung; s. Verbrennung.
Karbunkel (lat. carbunculus fressendes Geschwür) *m*: (engl.) *carbuncle*; durch Staphylokokken verursachte, flächenhaft konfluierende Entz. mehrerer benachbarter Haarbälge (Furunkel*) mit Abszedierung, Nekrose u. Einschmelzung des dazwischenliegenden Gewebes (s. Abb.); Prädisposition bei Diabetes mellitus; **Lok.:** häufig Nacken, Rücken, Gesäß; **Sympt.:** lokale u. system. Entzündungsreaktionen, Lymphadenitis u. Lymphangitis; **Ther.:** je nach Lok. Antibiotika, Inzision od. Exzision. Vgl. Pilonidalsinus.

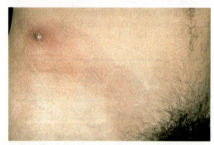

Karbunkel: Rötung entlang des Lymphabstroms (Lymphangitis) [143]

Kard-: auch Kardio-, Kardia-, Cardio-, Cardia-; Wortteil mit der Bedeutung **1.** Herz; **2.** Magenmund; von gr. καρδία.
Kardia (↑) *f*: (engl.) *cardia*; syn. Cardia, unterer Ösophagussphinkter (Abk. UÖS); Mageneingang, Übergangszone der zweischichtigen Ösophagusmuskulatur in die dreischichtige Magenmuskulatur; **Hauptfunktion:** gastro-ösophagealer Verschluss; Übergang vom Plattenepithel des Ösophagus zum Zylinderepithel des Magens ist nicht als K. zu bezeichnen, da diese Grenze inkonstant u. nicht an die muskulären Strukturen gebunden ist. Vgl. Epithelgrenze.
Kardja|in|suffizienz (↑; Insuffizienz*) *f*: (engl.) *cardia insufficiency*; Insuffizienz der Kardia bei Hiatushernie* u. Brachyösophagus*.
Kardja|karzinom (↑; Karz-*; -om*) *n*: (engl.) *carcinoma of the cardia*; Adenokarzinom des ösophagogastralen Übergangs; **Formen:** **Typ I:** im Endobrachyösophagus gelegen bei Barrett*-Ösophagus, 1–5 cm oberh. der Kardia; **Typ II:** von der Kardiaschleimhaut ausgehend 1 cm oberh. bis 2 cm un-

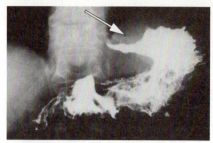

Kardiakarzinom: ösophagogastrale Passage [25]

terh. der Kardia; **Typ III:** subkardial gelegen mit submuköser Infiltration des distalen Ösophagus; **Sympt.:** Sodbrennen, Dysphagie*, Gewichtsverlust, Anämie; **Diagn.:** Endoskopie, Biopsie, (röntg.) ösophagogastrale Passage (s. Abb.); zum Staging Endosonographie, CT, Oberbauchsonographie u. Röntgen-Thorax-Aufnahme, ggf. MRT u. Laparoskopie; **Ther.:** Typ I subtotale Ösophagektomie mit proximaler Magenteilresektion* u. abdominozervikalem transmediastinalem Magenhochzug; Typ II u. III transhiatale od. abdominothorakale Gastrektomie* mit distaler Ösophagusresektion; bei fortgeschrittenem Karzinom palliative Chemotherapie. Vgl. Magenkarzinom; Ösophaguskarzinom.
Kardja|krampf (↑): s. Ösophagusachalasie.
kardial (↑): (engl.) *cardiac*; das Herz betreffend, vom Herzen ausgehend.
Kardja|re|sektion (↑; Resektion*) *f*: s. Magenteilresektion.
Kardinal|vene (Vena*) *f*: (engl.) *cardinal vein*; links persistierende obere Hohlvene, die während der Embryogenese die obere Körperregion drainiert u. sich i. d. R. bis auf den Sinus* coronarius zurückbildet; die rechte Vene wird zur Vena* cava superior. Vgl. Lungenvenenfehlmündung, totale.
Kardio-: s. a. Cardio-, Kardia-.
Kardio|chalasie (Kard-*; Chalasie*) *f*: (engl.) *cardiochalasia*; Funktionsstörung im Neugeborenenalter mit Insuffizienz der anat. normal lokalisierten Kardia; **Ätiol.:** unklar; vermutl. Ganglienzellmangel der Wandung mit Öffnungsstörung des Kardiamechanismus u. gestörter Nahrungspassage; **Klin.:** Dysphagie*, Regurgitation, Retrosternalschmerz, Gewichtsverlust; **cave:** erhöhtes Risiko für Ösophaguskarzinom; **Diagn.:** Endoskopie, Rö. (trichterförmige Verengung u. Breitenaufdehnung der Speiseröhre); **Ther:** Nifedipin, evtl. pneumat. Dilatation. Vgl. Achalasie.
Kardio-CT: s. CT.
Kardio|graphie (↑; -graphie*) *f*: (engl.) *cardiography*; Verf. zur Darstellung des Herzens bzw. Aufzeichnung der Herzfunktion; s. Angiokardiographie, EKG, Echokardiographie, Phonokardiographie, CTG.
Kardio|lipin (↑; Lip-*) *n*: (engl.) *cardiolipin*; Glycerophospholipid (s. Phosphatide), das in versch. Geweben u. v. a. in Membranen der Mitochondrien vorkommt; K. stellt in Verbindung mit Lecithin u. Cholesterol ein hochempfindl. Antigen dar, das charakterist. beim Antiphospholipid*-Syndrom ist

Kardiomyopathie

u. in der Syphilisserologie als Reagenz (VDRL*-Test) verwendet wird.

Kardio|logie (↑; -log*) f: (engl.) *cardiology*; Teilgebiet der Inneren Medizin bzw. Kinderheilkunde, das sich mit den Erkr. u. Veränderungen des Herzens u. Kreislaufsystems sowie deren Behandlung befasst.

Kardio|megalie (↑; Mega-*) f: (engl.) *cardiomegaly*; deskriptive Bez. für jede Form der Herzvergrößerung; vgl. Herzdilatation, Herzhypertrophie, Herzinsuffizienz, Kardiomyopathie, Viszeromegalie.

Kardio-MRT: s. MRT.

Kardio|myo|pathie (↑; My-*; -pathie*) f: (engl.) *cardiomyopathy (Abk. CM)*; syn. Myokardiopathie; Sammelbez. ätiol. heterogener (häufig genet.) Erkr. des Myokards mit mechan. u./od. elektrischer Dysfunktion, i. d. R. mit klin. Herzinsuffizienz* bei Herzhypertrophie* od. Herzdilatation*; nicht durch Erkr. des Perikards, art. Hypertonie*, pulmonale Hypertonie*, Herzklappenfehler*, angeborenen Herzfehler* od. Koronarsklerose (myokardischämisch bedingte ventrikuläre Herzdilatation wird klin. häufig als ischämische K. bezeichnet) bedingt; **Einteilung: 1. primäre** K.: primär auf das Herz beschränkte Erkr.; Ätiol.: **a)** angeboren: z. B. hypertrophe K. (s. u.); **b)** erworben: z. B. entzündl. (Myokarditis*), stressinduziert (Tako*-Tsubo-Kardiomyopathie), tachykardiebedingt (Posttachykardiesyndrom*), endokrin. (Meadows*-Syndrom); **c)** Mischform: z. B. dilatative od. restriktive K. (s. u.); **2. sekundäre** K.: i. R. einer system. Grundkrankheit, z. B. entzündl. (v. a. Kollagenose*, Sarkoidose*), sept., nutritiv-tox. (Alkohol, als UAW durch Zytostatika u. a. kardiotox. Arzneimittel), metabol.-endokrin. (Myokardose*, Hyper- od. Hypothyreose, systemische Amyloidose*, Hämochromatose* u. a. Speicherkrankheiten), neuromuskulär (z. B. Friedreich*-Ataxie, progressive Muskeldystrophie*), infiltrativ (u. a. Leukämie, kardiale Metastasen), physik. (Trauma, ionisierende Strahlen); **Formen: 1. hypertrophe** K. (Abk. HCM): fortschreitende Herzhypertrophie* einzelner od. aller Wandschichten insbes. des linken Ventrikels (s. Abb. 1) mit histol. chaot. Myofibrillenmuster, abnorm verdickten intramuralen Koronargefäßen u. lokalen Myokardfibrosen; konsekutiv verminderte diastol. Ventrikelfüllung (erhöhter enddiastol. Druck) bei (zunächst) normaler systol. Herz-

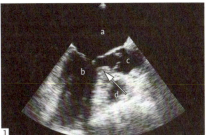

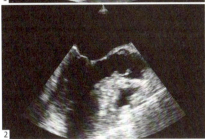

Kardiomyopathie Abb. 2: 1: Ventrikelseptum bei asymetrischer Septumhypertrophie engt Ausflusstrakt des linken Ventrikels ein (Pfeil); 2: Ausflusstrakt des linken Ventrikels nach Myektomie in der Systole frei; transösophageale Echokardiographie; a: linker Vorhoff; b: linker Ventrikel; c: Aorta ascendens; d: rechter Ventrikel [81]

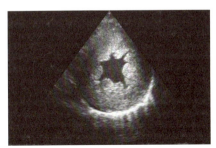

Kardiomyopathie Abb. 1: hypertrophe K. (PRKAG2-Mutation); Hypertrophie des linken Ventrikels; Echokardiographie [170]

funktion (hypertrophe nichtobstruktive K., Abk. HNCM); autosomal-dominant erbl. Form mit asymmetr. Herzhypertrophie im Bereich der basisnahen Anteile des Ventrikelseptums führt mesosystol. zu Anschlagen des anterioren Mitralsegels an das Septum (echokardiograph. SAM*), wodurch eine funktionell dynam. Obstruktion der aortalen Ausflussbahn mit intraventrikulärem Druckgradienten entsteht (hypertrophe obstruktive K., Abk. HOCM). Ätiol.: autosomal (häufig dominant) erbl. Genmutation unterschiedl. Genloci, z. B. bei HMC mit WPW*-Syndrom (syn. familiäre HCM Typ 6) PRKAG2-Mutation der Gamma-2-Untereinheit der AMP-aktivierten Proteinkinase mit Genlocus 7q36.1; Klin.: Palpitation, Synkopen, Dyspnoe, Angina pectoris; hebender Herzspitzenstoß (rel. typ.), auskultator. oft funktionell spätsystol. Herzgeräusch* (Spindelgeräusch); Ther.: pharmak. (Beta-Rezeptoren-Blocker, Calcium-Antagonisten, bei ventrikulären Tachyarrhythmien zusätzl. Amiodaron), ggf. interventionell (TASH*), op. (Myotomie* bzw. Myektomie (s. Abb. 2); plast. Rekonstruktion), u. U. Kunstherz* bzw. Herztransplantation*; Progn.: eingeschränkte Lebenserwartung (plötzl. Herztod durch Herzrhythmusstörung u. progrediente systol. u. diastol. Herzinsuffizienz*); **2. dilatative** (kongestive) K. (Abk. DCM bzw. CCM für engl. dilative bzw. congestive cardiomyopathy): Vergrößerung der Ventrikel (v. a. des linken) ohne Dickenzunahme der Herzmuskulatur mit primärer Verminderung der systol. Auswurfleistung (enddiastol. Ventrikeldruck erhöht); Vork.: häufigste Form, v. a. bei Männern; meist nach Myokarditis, aber auch andere Urs. (Doxorubicin,

Kardiomyotomie

Hämosiderose, Mangel an Selen, Carnitin od. Thiamin u. Mutationen unterschiedl. Genloci als Urs. für angeb. DCM (20–30% aller DCM) bekannt; **Sympt.**: insbes. Herzinsuffizienz, Herzrhythmusstörung; **Kompl.**: kardial bedingte art. Embolie; **Ther.** der Herzinsuffizienz u. Herzrhythmusstörung (ggf. mit implantierbarem Kardioverter*-Defibrillator), orale Antikoagulanzien* bei Nachweis eines intrakavitären Thrombus; ggf. Herztransplantation*; **Progn.**: bei manifester K. ungünstig; **3. restriktive** (obliterative) K. (Abk. RCM bzw. OCM): hämodynam. charakterisiert durch Störung der diastol. Ventrikelfüllung (frühdiastolischer Dip*, Abb. dort) bei normaler systol. Funktion; Vork.: Endocarditis fibroplastica Löffler (s. Endokarditis), Endomyokardfibrose*, Endokardfibroelastose*; (in Mitteleuropa seltene) familiäre RCM inf. angeb. Genmutation (z. B. des kardialen Troponin-I mit Genlocus 19q13.4); **4. latente** K. (Abk. LCM): genaue Zuordnung erst im weiteren Verlauf möglich; **Diagn.**: Echokardiographie, Herzkatheterisierung (ggf. mit Myokardbiopsie), Röntgen-Thorax-Aufnahme, EKG, Labor (Troponin*, CK-MB, ANP, BNP, NT-proBNP; s. Kreatinkinase, Peptide, kardiale natriuretische). Vgl. ARVD.

Kardio|myo|tomie (↑; ↑; -tom*) *f*: (engl.) *cardiomyotomy*; auch Gottstein-Heller-Operation; Spaltung der verdickten Muskulatur im Bereich des unteren Ösophagussphinkters bis auf die intakt bleibende Mukosa (Myotomie) bei Ösophagusachalasie*; häufig in Komb. mit Fundoplicatio*.

Kardio|palmus (↑; gr. πάλλειν schwingen, zittern) *m*: Palpitation*.

Kardio|plegie (↑; -plegie*) *f*: (engl.) *cardioplegia*; künstl. induzierter reversibler Herzstillstand bei Op. am offenen Herzen (Herzchirurgie*); **Formen**: **1.** ischäm. K. durch Abklemmen der Aorta (myokardiale Ischämiezeit bei Körpertemperatur 10–20 Min); **2.** K. in Hypothermie* (bei 25 °C) mit intermittierender Koronarperfusion durch gekühltes Blut (führt zu kälteinduziertem Kammerflimmern*); **3.** K. unter Verw. sog. myokardprotektiver Lösungen (hohe Kaliumkonzentration ab. Entzug von Na^+ u. Ca^{2+}).

Kardio|ptose (↑; -ptose*) *f*: (engl.) *cardioptosis*; sog. Wanderherz; Herzsenkung, Herztiefstand meist i. R. einer Enteroptose*.

Kardio|techniker (↑): (engl.) *perfusionist*; in Deutschland nur in Berlin geschützte Berufsbez.; **Aufgabe**: u. a. Errichtung, Steuerung, Überwachung u. Dokumentation des extrakorporalen Kreislaufs* mit Herz*-Lungen-Maschine sowie Betreuung von Systemen zur kurz-, mittel- od. langfristigen Herz-, Lungen- od. Herz-Lungen-Unterstützung; **Ausbildung**: 2-jähriger Ausbildung an der Akademie für Kardiotechnik am Deutschen Herzzentrum Berlin, i. R. des Studiengangs Medizintechnik an den Fachhochschulen Jülich, Münster u. Furtwangen sowie i. R. eines 3-jährigen Bachelor-Studiengangs (Bachelor of Science in Cardiovascular Perfusion) an der Steinbeis-Hochschule Berlin; im Land Berlin geregelt in dem „Gesetz über medizinalfachberufe u. den Beruf des Lebensmittelkontrolleurs" vom 15.6.1983 (GVBl. S. 919), zuletzt geändert durch Gesetz vom 26.9.1994 (GVBl. 379) u. in der Ausbildungs- u. Prüfungsordnung für Kardiotechniker (Abk. KardTechAPrO) vom 10.5.1991, zuletzt geändert durch Gesetz vom 15.10.2001 (GVBl. 540).

Kardio|toko|graphie (↑; Toko-*; -graphie*) *f*: (engl.) *cardiotokography*; s. CTG.

kardio|vaskulär (↑; lat. *vasculum* kleines Gefäß): (engl.) *cardiovascular*; Herz u. Gefäße betreffend.

Kardio|version (↑; lat. *vertere*, *versus* wenden, drehen) *f*: (engl.) *cardioversion*; sog. Rhythmisierung; Maßnahme zur Wiederherstellung eines normfrequenten Sinusrhythmus (Konversion) bei (meist supraventrikulärer) tachykarder Herzrhythmusstörung* (z. B. Tachyarrhythmie bei Vorhofflimmern*); **Formen**: **I. elektrisch** (Kardioversion i. e. S.): **1.** extern: transthorakal mit Defibrillator* in Kurznarkose, wobei der applizierte Gleichstromimpuls im Gegensatz zur Defibrillation* von niedrigerer Energie ist u. EKG-getriggert (R-Zacken-synchron) ausgelöst wird, um den Impulseinfall in der vulnerablen Phase* u. damit die Entstehung von Kammerflimmern* zu vermeiden; elektiv (nach TEE zum Ausschluss kardialer Thromben u. ggf. unter ausreichender Antikoagulation mit Ziel-INR 2,0–3,0 zur Prävention von Thromboembolien) od. bei hämodynam. Intoleranz notfallmäßig; **a)** Tachykardie* mit schmalen QRS*-Komplexen (Breite <0,12 Sek.): initial 70–120 J bei biphas. Impulsform (100 J bei monophas.); **b)** Tachykardie mit breiten QRS-Komplexen (Breite ≥0,12 Sek.): initial 120–150 J bei biphas. Impulsform (200 J bei monophas.); **2.** ggf. intern: interatrial (einschließl. Vorhofseptum) über intrakardialen spez. gefertigten multipolaren Elektrodenkatheter (Spitze im posterioren bis posterolateralen Anteil des Sinus coronarius) mit extern angeschlossenem Defibrillator; erforderl. Energie (10–30 J) im Vergleich zur externen elektr. Kardioversion niedriger wegen des fehlenden Knochen- u. Lungenwiderstands; hohe Konversionsrate (ca 90%) auch bei frustraner externer elektr. Kardioversion; vgl. Kardioverter-Defibrillator, implantierbarer; **II. pharmak.**: Antiarrhythmika* (sog. Rhythmuskontrolle).

Kardio|verter-De|fibrillator, implantierbarer (↑; ↑; De-*; Fibrilla*) *m*: (engl.) *implantable cardioverter-defibrillator* (Abk. ICD); früher AICD (Abk. für engl. *automatic implantable cardioverter-defibrillator*), sog. antitachykarder Schrittmacher; Gerät zur Prävention des plötzlichen Herztodes* durch Unterbrechung lebensbedrohlicher tachykarder Herzrhythmusstörungen*, das aus einer transvenös (perkutan meist über in V. cephalica od. V. subclavia platzierten Elektrodenkatheter) dauerhaft im re. Ventrikel platzierten Elektrode (ggf. mit zusätzl. Elektrode im Sinus coronarius, V. brachiocephalica sinistra, V. cava sup. od. V. subclavia) u. unter damit verbundenem, submuskulär unter dem M. pectoralis major implantierten Steuerungsaggregat besteht; Implantation erfolgt in Narkose wegen der intraoperativ erforderl. Funktionstests des ICD. **Prinzip**: kontinuierl. Überwachung der elektr. Herzaktion mit EKG-Speicherung u. bei Registrierung entspr. Herzrhythmusstörungen automat. Durchführung einer biphas. Defibrillation*, elektr. Kardioversion* od. Überstimulation (engl. overdrive-pacing); die meisten Geräte verfügen zusätzl. über eine antibradykarde Schrittmacherfunktion. **Ind.:** hämodynam. nicht tolerable ventrikuläre Tachyarrhythmie (anhaltende Kammertachykardie*, Kammerflattern*, Kammerflimmern*) zur Besserung der Progn. v. a. bei deutl. Einschränkung der linksventrikulären Funktion (EF ≤35 %) nach Herzinfarkt* od. bei dilatativer Kardiomyopathie*. Vgl. Herzschrittmacher.

Karditis (↑; -itis*) *f*: (engl.) *carditis*; Entz. des Herzens; s. Endokarditis, Myokarditis, Endomyokarditis, Perikarditis, Pankarditis.

Karenz (lat. carere entbehren) *f*: (engl.) *privation*; Entbehrung, Aussetzen, Verzicht.

Karies (lat. caries Fäulnis) *f*: s. Zahnkaries.

Karies|pro|phylaxe (↑; Prophylaxe*) *f*: (engl.) *caries prevention*; vorbeugende Maßnahmen zur Verhütung od. Verminderung der Zahnkaries*; **Ziele: 1.** Verminderung der unvermeidl. tägl. Mikroentkalkungen inf. Säurebildung der Bakt. im Zahnbelag (Plaque) in ihrer Schwere u. Häufigkeit durch gute Mundhygiene mit regelmäßiger Plaqueentfernung u. Beschränkung der Häufigkeit der Zuckeraufnahme; **2.** Unterstützung der Remineralisation durch häufige Fluoridierung; lokal durch Fluoridzahnpasten, Pinseln der Zähne mit fluoridhaltigen Lösungen, Lacken od. Gelen; zusätzl. system. Fluoridzufuhr (Tabletten, Zusatz zu Speisesalz, Milch, Trinkwasser); durch die Förderung der lokalen Remineralisation kleiner Mikroentkalkungen (Initialkaries) kann die Entstehung behandlungsbedürftiger kariöser Defekte verhindert werden.

Karina: s. Carina.

Karlsbader Salz: s. Sal Carolinum factitium.

Karmin *n*: (engl.) *carmine*; roter Farbstoff aus der Cochenille-Laus; **Verw.:** z. B. früher bei Best-Karminfärbung zum Nachw. von Glykogen.

Karminativa (lat. carminare reinigen) *n pl*: (engl.) *carminatives*; Mittel gegen Blähungen; z. B. Früchte von Anis, Fenchel, Kümmel, Koriander.

Karni|fikation (Carn-*; lat. facere machen) *f*: (engl.) *carnification*; bindegewebige Organisation eines intraalveolären, fibrinösen Exsudats mit Schrumpfung als Kompl. einer lobären Pneumonie*.

Karni|voren (↑; lat. vorare verschlingen) *m pl*: **1.** (engl.) *carnivores*; (allg.) Fleischfresser; Konsumenten 2. Ordnung in der Nahrungskette*; vgl. Herbivoren; **2.** Raubtiere (Carnivora); Ordnung der Säugetiere.

Karnofsky-In|dex (David A. K., amerikan. Onkologe, 1914–1969) *m*: (engl.) *Karnofsky scale*; sog. Aktivitätsindex; in der Onkologie eingesetzter Index zur Beurteilung der Aktivität, Selbstversorgung u. Selbstbestimmung von Pat. unter Berücksichtigung körperl. u. sozialer Faktoren mit Abstufung i. d. R. in 10-Punkt-Schritten; K.-I. 100 entspricht uneingeschränkter Aktivität, K.-I. 70 entspricht Arbeitsunfähigkeit bei möglicher selbständiger Versorgung des Pat., K.-I. 40 entspricht Zustand mit erforderl. Betreuung in Pflegestation od. Krankenhaus.

Karotiden|pulsation (Karotis*; Puls*) *f*: (engl.) *carotid pulsation*; am Hals sichtbare Pulsation der A.

carotis; **Vork.:** u. a. Aortenklappeninsuffizienz*, Aortenisthmusstenose*, Ductus* arteriosus apertus, Hyperthyreose*.

Karotinoide *n pl*: Carotinoide*.

Karotis (gr. καρωτίς Hauptschlagader) *f*: (engl.) *carotid artery*; Kurzbez. für Arteria carotis (communis, interna, externa); die große, zum Kopf führende Halsarterie.

Karotis|arterio|graphie (↑; Arteri-*; -graphie*) *f*: (engl.) *carotid arteriography*; Röntgenkontrastuntersuchung der A. carotis u. ihrer Verzweigungen, bes. der A. carotis int. zur Diagnostik von zerebralen Gefäßveränderungen. Vgl. Angiographie.

Karotis|drüse (↑): s. Glomus caroticum.

Karotis|gabel (↑): (engl.) *carotid bifurcation*; Teilungsstelle der A. carotis communis in die A. carotis ext. u. int.; in der Wand befinden sich Presso- u. Chemosensoren.

Karotis|gabel|tumor (↑; Tumor*) *m*: s. Paragangliom.

Karotis|knickungs|syn|drom (↑) *n*: s. Knickungssyndrom der Arteria carotis interna.

Karotis|puls|kurve (↑; Puls*): (engl.) *carotid pulse curve*; Abk. CPK (C für Carotis); Verlauf des art. Blutdrucks* in der A. carotis (s. Abb.); Aufzeichnung in einem Sphygmogramm* durch einen Pulsschreiber (Sphygmograph), wobei der Druckaufnehmer am Hals über der A. carotis communis platziert wird; vor Einführung der Echokardiographie* meist in Komb. mit EKG u. Phonokardiographie* insbes. zur DD von hypertropher obstruktiver Kardiomyopathie* u. Aortenklappenfehlern. Vgl. Aortendruckkurve.

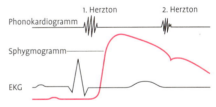

Karotispulskurve

Karotis|schwirren (↑): (engl.) *carotid thrill*; über den Karotiden tastbares Schwirren bei Aortenstenose*.

Karotis|sinus (↑; Sinus*) *m*: (engl.) *carotid sinus*; Sinus caroticus; Erweiterung an der Teilungsstelle der A. carotis communis, kann sich auf der A. carotis int. fortsetzen.

Karotis|-Sinus-cavernosus-An|eurysma (↑; ↑; Caverna*; Aneurysma*) *n*: s. Carotis-Sinus-cavernosus-Aneurysma.

Karotis|-Sinus-cavernosus-Fistel (↑; ↑; ↑; Fistel*) *f*: s. Carotis-Sinus-cavernosus-Fistel.

Karotis|sinus-Druck|versuch (↑; ↑): (engl.) *carotid sinus pressure test*; syn. Czermak-Versuch; sog. Vagusdruckversuch; manuelle Kompression im Bereich des Karotissinus* (einseitig) als diagn. u. therap. Verfahren (vagales Manöver); **Prinzip:** reflektor. Bradykardie u. art. Hypotonie durch Erregung der Pressosensoren* u. konsekutive Vagusstimulation mit Erregungsleitungsverzögerung u. verlängerter Refraktärzeit im AV-Knoten; cave: Herzstillstand (Karotissinus-Reflex); **Ind.: 1.** (therap.) sup-

Karotissinus-Nerv

raventrikuläre Tachykardie* (AV-Knoten-Reentry-Tachykardie, AV-Reentry-Tachykardie); **2.** (diagn.) Karotissinus*-Syndrom, rezidivierende Synkopen* (ätiol. Klärung), DD der supraventrikulären Tachykardien.

Karo̱tis|sinus-Nerv (↑; ↑; Nervus*): (engl.) *carotid sinus nerve;* Ramus sinus carotici; auch Sinusnerv; Ast des Nervus* glossopharyngeus für die Pressosensoren* in der Wand des Karotissinus*; besitzt Verbindungen zu N. vagus, Truncus sympathicus u. Paraganglion caroticum (s. Abb.); **klin. Bedeutung:** s. Karotissinus-Druckversuch; Karotissinus-Syndrom.

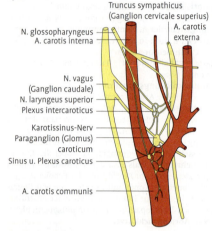

Karotissinus-Nerv [159]

Karo̱tis|sinus-Re|fle̱x (↑; ↑; Reflekt-*) *m*: s. Karotissinus-Druckversuch.

Karo̱tis|sinus-Syn|dro̱m (↑; ↑) *n*: (engl.) *carotid sinus syndrome;* hyperaktiver Karotissinus-Reflex; spontan auftretende od. durch Druck auf den Karotissinus* ausgelöste Bradykardie (z. B. AV-Block), evtl. art. Hypotonie* u. Herz*-Kreislauf-Stillstand (Sinusknotenstillstand, totaler SA-Block); **Urs.:** pathol. Stimulation der Pressosensoren* der A. carotis durch Druck auf den Karotissinus* bei Neigung des Kopfes nach hinten bzw. Kopfdrehung od. durch Tumor im Halsbereich (z. B. Paragangliom, Lymphom); **Sympt.:** Schwindel, evtl. Synkope (Adams-Stokes-Syndrom); **DD:** Sick*-Sinus-Syndrom. Vgl. Karotissinus-Druckversuch.

Karo̱tis|siphon (↑; gr. σίφων Röhre, Trinkgerät) *m*: (engl.) *carotid siphon;* S-förmige Krümmung der A. carotis interna innerh. der Schädelhöhle neben der Sella turcica.

Karo̱tis|steno̱se (↑; Steno-*; -osis*) *f*: s. Arteria-carotis-interna-Stenose; Schlaganfall; Durchblutungsstörung, zerebrale.

Karp-: auch Carp-; Wortteil mit der Bedeutung Frucht, Handwurzel; von gr. καρπός.

Karpa̱l|gelenk (↑): Articulatio mediocarpalis.

Karpa̱l|tunnel (↑): (engl.) *carpal tunnel;* Canalis carpi; syn. Handwurzelkanal; palmar zwischen Handwurzelknochen u. dem Retinaculum musculorum flexorum (s. Abb.); enthält Sehnen der langen Fingerbeuger u. N. medianus; **klin. Bedeutung:** s. Karpaltunnelsyndrom.

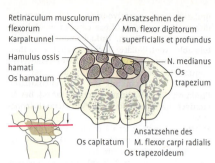

Karpaltunnel: Topographie

Karpa̱l|tunnel|syn|dro̱m (↑) *n*: (engl.) *carpal tunnel syndrome (Abk. CTS);* Abk. KTS; Form des Medianuskompressionssyndroms*;

> häufigstes Nervenkompressionssyndrom*

Urs.: chron. Kompression des Nervus* medianus im Karpaltunnel; **Vork.:** bes. Frauen im 40.–50. Lj. (m : w = 1 : 10), Schwangerschaft, Adipositas, Dialyse, rheumatoide Arthritis*, systemische Amyloidose*; **Klin.:** Abductor-opponens-Atrophie, Sensibilitätsstörung an Hohlhand u. Fingern I–III einschließl. der radialen Seite von Finger IV; in ca. 50 % der Fälle Brachialgia* paraesthetica nocturna; häufig beidseits; **Diagn.:** Elektroneurographie*, u. U. Elektromyographie; **Ther.:** konservativ (nächtl. palmare Handgelenkschiene, evtl. einmalige Glukokortikoid-Infiltration), bei anhaltender Sympt. op. Dekompression (offene od. endoskop. Spaltung des Retinaculum musculorum flexorum manus); **DD:** Durchblutungsstörungen, vertebragene Schmerzen; **Hinweis:** kann bei repetitiven manuellen Tätigkeiten mit Beugung u. Streckung der Handgelenke, durch erhöhten Kraftaufwand der Hände od. durch Hand-Arm-Schwingungen (z. B. bei Fleischverpackern, Fließbandarbeitern, Forstarbeitern, Kassierern, Masseuren, Polsterern) auch berufl. verursacht sein u. wie eine Berufskrankheit* anerkannt u. entschädigt werden.

Karpa̱l|zeichen (↑): (engl.) *carpal sign;* Verkleinerung des Karpalwinkels (Winkel der Tangenten am proximalen Rand von Os scaphoideum u. Os lunatum sowie Os lunatum u. Os triquetum) von physiol. ca. 130° auf <120° (positives K.); **Vork.:** z. B. Turner*-Syndrom.

Karpo|meta|karpa̱l|re|fle̱x (↑; met-*; Karp-*; Reflekt-*) *m*: (engl.) *carpometacarpal reflex;* Handrückenreflex; Kontraktion der Fingermuskulatur nach Beklopfen des Handrückens; vgl. Reflexe.

Karpo|peda̱l|spasmen (↑; lat. pe̱s, pe̱dis Fuß; Spas-*) *m pl*: (engl.) *carpopedal spasms;* Verkrampfung der Muskeln in Hand u. Fuß bei Tetanie*.

Karsch-Neugebauer-Syn|dro̱m (J. K., Ophth.; H. N., Orthop., Wien) *n*: (engl.) *Karsch-Neugebauer syndrome;* autosomal-dominant erbl. Fehlbildungskomplex mit Ektrodaktylie, Spalthand bzw. -fuß, Kamptodaktylie, Nystagmus, retinalen Pigmentanomalien u. Katarakt; **DD:** EEC*-Syndrom.

Kartagener-Syn|dro̱m (Manes K., Int., Zürich, 1897–1975) *n*: (engl.) *Kartagener's syndrome;* syn.

Siewert-Syndrom; autosomal-rezessiv erbl. pluriglanduläre Insuff. inf. Störung des mukoziliären Transports (Strukturanomalie der Zilien); **Häufigkeit:** mehrere 100 Fälle bekannt; **Ätiol.:** Mutationen in den Genen DNAI1, DNAH5 u. DNAH11 (mind. 3 Genloci: 9p21-p13, Chromosom 7 u. 5p15-p14); **Sympt.:** Trias aus: **1.** Situs* inversus viscerum; **2.** Bronchiektasen*; **3.** chron. Sinusitis* u. Nasenpolypen; ggf. weitere fakultative Sympt. (z. B. Störung der Spermienmotilität, Innenohrschwerhörigkeit); **Diagn.:** Beurteilung der Zilienfunktion (Schlagfrequenz <10 Hz, unkoordiniert) u. Nachw. eines Ultrastrukturdefekts der Zilien mit Transmissionselektronenmikroskopie an nasal od. bronchoskop. entnommener Bürstenbiopsie; **DD:** primäre ziliäre Dyskinesie*.

kartilaginär (Cartilago*): (engl.) *cartilagineous*; knorpelig.

Kartoffel|bazillus (Bacill-*) *m*: Bacillus mesentericus vulgatus; s. Bacillus.

Kartoffel-Glycerol-Blut|agar *m*: (engl.) *potato-glycerol blood agar*; syn. Bordet-Gengou-Agar; Nährboden zur Züchtung von Bordetella* pertussis; s. Hustenplatte.

Karunkel *f*: s. Caruncula.

Karyo-: Wortteil mit der Bedeutung Nuss, Kern; von gr. κάρυον.

Karyo|gamie (↑; gr. γάμος Hochzeit, Ehe) *f*: (engl.) *karyogamy*; syn. Konjugation, Kernverschmelzung; Vereinigung der haploiden Chromosomensätze beider Gameten in einer diploiden Zygote bei der Befruchtung*.

Karyo|gramm (↑; -gramm*) *n*: (engl.) *karyogram*; syn. Karyotyp; Darstellung des Chromosomenbestands (Chromosomengröße, -form u. -zahl; s. Abb.); vgl. Zytogenetik.

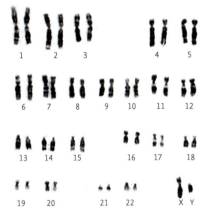

Karyogramm: normales Karyogramm eines Mannes [82]

Karyo|kinese (↑; Kin-*) *f*: (engl.) *karyokinesis*; mitotische Kernteilung; s. Mitose.

Karyo|klasie (↑; gr. κλάσις Zerbrechen) *f*: (engl.) *karyoclasis*; Kernzerbrechlichkeit, Kernauflösung i. R. der Erythrozytopoese*.

Karyo|lymphe (↑; Lymph-*) *f*: s. Karyoplasma.

Karyo|lyse (↑; Lys-*) *f*: (engl.) *karyolysis*; Auflösung der Zellkernbestandteile mit homogener Auflichtung der Kernsubstanz bei akzidentellem Zelltod; vgl. Karyorrhexis, Apoptose.

Karyon (↑) *n*: Zellkern*.

Karyo|plasma (↑; -plasma*) *n*: (engl.) *karyoplasm*; syn. Nukleoplasma, Kernplasma; Plasma des Zellkerns* mit Chromatin, Nucleoli u. umgebender Flüssigkeit (Karyolymphe); vgl. Zytoplasma.

Karyo|pyknose (↑; gr. πυκνός dicht, fest, stark; -osis*) *f*: (engl.) *karyopyknosis*; Schrumpfung des Zellkerns u. Verdichtung des Chromatins* (stärkere Färbbarkeit) bei Zelltod; vgl. Kernatypie.

Karyo|pyknose|in|dex (↑; ↑; Index*) *m*: (engl.) *karyopycnotic index*; Messwert der Zytodiagnostik*, der das Zahlenverhältnis zwischen karyopyknot. Zellen des Vaginalepithels u. denen mit flächenförmigem Kern angibt; ein hoher K. spricht für hohe Östrogenwerte; **Anw.:** Entwicklungsdiagnostik (z. B. bei Pubertas* tarda), Zyklusbeurteilung (z. B. bei Amenorrhö*), hormonale Fluordiagnostik, Tumordiagnostik (bei östrogenaktiven Tumoren) sowie Testung neuer Östrogene u. Gestagene. Vgl. Kolpozytologie; Papanicolaou-Färbung.

Karyor|rhexis (↑; Rhexis*) *f*: Zerreißung des Zellkerns in Chromatinbrocken bei programmiertem Zelltod; vgl. Karyolyse, Apoptose.

Karyo|somen (↑; Soma*) *n pl*: (engl.) *karyosomes*; versch. färbbare Binnenkörper im Zellleib zu Beginn der Zellteilung; werden von den Nucleoli* ausgeschieden.

Karyo|typ (↑) *m*: (engl.) *karyotype*; best. Anzahl u. Form der im Zellkern vorhandenen Chromosomen, die durch Anfärbung in der Metaphase der Mitose* dargestellt werden können; s. Karyogramm.

Karz-: auch Karzino-, Carc-, Carcino-; Wortteil mit der Bedeutung Krebs; von gr. καρκίνος.

karzino|gen (↑; -gen*): (engl.) *carcinogenic*; i. e. S. Karzinom* erzeugend; klin. synonym zu kanzerogen* verwendet.

Karzino|gene (↑; ↑) *n pl*: s. Kanzerogene.

Karzinoid (↑; -id*) *n*: (engl.) *carcinoid*; veraltete, klin. jedoch gängige Bez. für ursprünglich im Darm beschriebene u. später auch in anderen Lok. entdeckte Karzinom-ähnliche (langsameres Wachstum u. weniger maligner Verlauf als andere Karzinome) Tumoren, die von den enterochromaffinen Zellen des disseminierten neuroendokrinen Systems ausgehen und z. T. Hormone, Neurotransmitter u. a. Substanzen sezernieren; s. Tumor, neuroendokriner.

Karzinoid|syn|drom (↑; ↑) *n*: (engl.) *carcinoid syndrome*; syn. Flush-Syndrom, Hyperserotonismus, Angiomatosis miliaris, Hedinger-Syndrom, Scholte-Syndrom, Steiner-Voerner-Syndrom; durch Ausschwemmung vasoaktiver Substanzen bei neuroendokrinem Tumor* (Abk. NET) verursachtes Krankheitsbild; **Vork.:** v. a. bei Tumoren des oberen Dünndarms, erst nach Lebermetastasierung; ausgelöst z. B. durch Nahrungsaufnahme, körperl. Anstrengung u. Palpation der Leber. **Klin.:** **1.** typisches K. (verursacht durch Serotonin): anfallartig (Dauer wenige Sek. bis 30 Min.) auftretende rotblaue Verfärbung des Oberkörpers u. der Extremitäten, verbunden mit Hitzewallungen (s. Flush), Diarrhö inf. verstärkter Flüssigkeitssekretion u. Motilitätssteigerung, asthmaähnl. Bronchokonstriktion, Endokardfibrose sowie Pellagra-artige Hautveränderungen; **2. atypisches K.** (engl. carcinoid variant syndrome), verursacht durch Histaminproduktion: **a)** gastraler NET: fleckige, scharf demarkierte, serpiginöse kirschrote stark juckende Effloreszenzen durch Histaminsekretion, erhöhte Prävalenz peptischer Ulzera; **b)** bronchialer NET: lang, oft mehrere Tage anhaltende Flushsymptomatik, auch Desorientiertheit, Angst, Tremor, periorbitale Ödeme, Tränenfluss, Salivation, Hypotension, Tachykardie, Diarrhö, Dyspnoe, Asthma u. Oligurie; **Ther.:** Ther. der Grunderkrankung; Somatostatinanaloga (Octreotid*, Lanreotid*), symptomat., z. B. Cyproheptadin*, Loperamid*, Bronchospasmolytika*.

Karzinom (↑; -om*) *n*: (engl.) *carcinoma*; Abk. Ca; vom Epithel ausgehender maligner Tumor; **Einteilung:** nach Herkunft u. Differenzierungsgrad (Zelltyp); **1.** Plattenepithelkarzinom* (verhornend, nichtverhornend); **2.** Adenokarzinom* (tubulär, alveolär, papillär, muzinös, Siegelringzellenkarzinom); **3.** undifferenziertes K. (histol. Aussagen zum Muttergewebe nicht möglich); Einteilung nach dem morphol. Erscheinungsbild, z. B. solides K. (überwiegend undifferenziertes Tumorgewebe) od. szirrhöses K. (undifferenziertes K. mit reichlich bindegewebigem Stroma); **Ausbreitung: 1.** durch infiltrierendes Wachstum* mit Übergreifen auf benachbarte Gewebe u. Organe (per continuitatem); **2.** als Lymphangiosis* carcinomatosa; **3.** durch Metastasierung*. Vgl. Carcinoma in situ; Präkanzerose; Tumoreinteilung.

Karzinom, adenoid|zystisches (↑; ↑) *n*: s. Speicheldrüsentumoren.

Karzinom, branchio|genes (↑; ↑) *n*: (engl.) *branchiogenic carcinoma*; syn. Kiemengangkarzinom; selten vorkommendes, von der Epithelauskleidung einer lateralen Halszyste* ausgehendes Karzinom; **DD:** Lymphknotenmetastase eines (unbekannten) Primärtumors des Naso-, Oro- u. Hypopharynx od. der Schilddrüse, Lunge u. Mamma.

Karzinom, bronchiolo-alveoläres (↑; -om*) *n*: (engl.) *bronchiolo-alveolar carcinoma*; Abk. BAK; früher Alveolarzellkarzinom, veraltet Lungenadenomatose; seltener, primärer Lungentumor (ca. 1–3 %; Subtyp des Adenokarzinoms*); **Pathol.:** Auskleidung der Alveolen mit atyp., hohem Zylinderepithel, Bildung von reichlich wässrigem Sekret; anfangs sog. pneumonische Infiltrate eines einzelnen Lungenlappens, später ubiquitäre Ausbreitung; **Klin.:** u. U. jahrelang nur wenig, später zunehmender Husten u. wässrig-schaumiger Auswurf, terminal erhebliche Dyspnoe u. Kachexie; **Ther.:** s. Bronchialkarzinom.

Karzinom, chol|angio|zelluläres (↑; ↑) *n*: Gallengangkarzinom*.

Karzinom, embryonales (↑; ↑) *n*: s. Embryonalkarzinom.

Karzinom, hepato|zelluläres (↑; ↑) *n*: primäres Leberzellkarzinom*.

Karzinom, hyper|nephroides (↑; ↑) *n*: Nierenzellkarzinom*.

Karzinom, kolo|rektales (↑; ↑) *n*: (engl.) *colorectal carcinoma*; Karzinom* im Bereich des Colons* bzw. Rektums*; **Häufigkeit:**

Karzinom, kolorektales
TNM- und Duke-Klassifikation und UICC-Stadien (Kurzfassung)

Kategorie (TNM)[1]	Duke	Bedeutung	UICC
Tis		Carcinoma in situ	0
T1	A	Mukosa und Submukosa	I a
T2		Infiltration der Muscularis propria	I b
T3	B	Infiltration aller Wandschichten	II
T4		Überschreiten der Darmwand	
N1	C1	1–3 perikolische und perirektale Lymphknoten	III
N2	C2	>3 Lymphknoten	
N3		Lymphknoten entlang größerer Gefäßstämme	
M1	D	Fernmetastasen	IV

T: Primärtumor; N: regionäre Lymphknoten; M: Fernmetastasen
[1] für alle Tumoren einheitlich definierte Kategorien (z. B. N0: keine Evidenz für Befall regionärer Lymphknoten; NX: regionäre Lymphknoten nicht beurteilbar): s. TNM-Klassifikation

---

zweithäufigstes Karzinom in Deutschland
Inzidenz in Deutschland für Frauen u. Männer je mind. 35 000 pro Jahr; **Vork.:** v. a. zwischen 60. u. 70. Lj., bei hereditärer Genese auch deutl. früher; **Risikofaktoren:** u. a. Übergewicht*, fettreiche, ballaststoffarme Ernährung, Tabakrauch, Colitis* ulcerosa, Strahlenkolitis, hereditär (z. B. adenomatöse Polyposis* des Colons, HNPCC*); **Lok.:** s. Abb. 1; Zweit- od. Mehrfachkarzinome in ca. 5 % der Fälle; **Histol.:** v. a. Adenokarzinom* (95 %); High-grade-Dysplasie eines Adenoms mit Infiltration der Submukosa gilt als Karzinom; **Klassifikation:** s. Tab.; vgl. TNM-Klassifikation; **Metasta-**

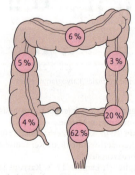

Karzinom, kolorektales Abb. 1: Verteilung der Lokalisationen

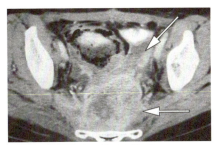

Karzinom, kolorektales Abb. 2: Infiltration von Nachbarorganen (CT) [25]

sierung: **1.** lymphogen: rel. spät in die mesenterialen Lymphknoten entlang der Blutgefäße; beim Rektumkarzinom je nach Lok.: **a)** oberes Rektumdrittel: nach kranial in die mesenterialen Lymphknoten; **b)** mittleres Drittel: nach kranial u. lateral (Beckenlymphknoten); **c)** unteres Drittel (Analbereich): nach kranial, lateral u. inguinal; **2.** hämatogen: primär in die Leber, sekundär in die Lunge; **Sympt.:** meist spät u. zunächst unspezifisch; makroskop. sichtbares (Blutstuhl*) od. okkultes Blut* im Stuhl, Flatulenz, Darmkrämpfe, Anämie, Gewichtsverlust, Änderung der Stuhlgewohnheiten, Wechsel zwischen Diarrhö u. Obstipation (Spätsymptom), selten palpabler abdominaler Tumor; **Kompl.:** Ileus*; untere gastrointestinale Blutung*; Perforation; **Diagn.: 1.** digitale rektale Palpation (s. Untersuchung, rektale); **2.** Koloskopie* mit Biopsie (histol. Nachweis); **3.** präoperatives Staging mit perkutaner Ultraschalldiagnostik* (Lebermetastasen, Lymphknotenvergrößerungen, Aszites), Endosonographie* (Tiefeninfiltration), Röntgen-Thorax-Aufnahme (Lungenmetastasen), MRT bzw. CT (s. Abb. 2) u. a.; **4.** labordiagn.: FOBT* (Screening), CEA* (progn. Verlaufsparameter bei der Tumornachsorge); **Ther.:** bei karzinomatösem Polyp i. d. R. koloskop. Polypektomie; sonst op. unter kurativem Ansatz mit radikulärer Absetzung der Stammgefäße u. somit Entfernung der zentralen Lymphknotenstation (progn. wichtig); bei erblichem k. K. subtotale Kolektomie; bei Lok. im Caecum, Colon ascendens u. rechter Flexur rechtsseitige Hemikolektomie (s. Kolektomie); im Colon transversum je nach Lok. rechts- od. linksseitige Hemikolektomie, bei Lok. in der linken Flexur u. im Colon descendens linksseitige, evtl. erweiterte Hemikolektomie unter Wiederherstellung der Darmpassage durch Kolokolostomie od. Ileokolostomie; bei Lok. im Colon sigmoideum bzw. Rektum Resektion in Form der Dixon*-Operation in Komb. mit der mesorektalen Exzision; bei tief sitzendem Rektumkarzinom ggf. Hochenegg*-Durchzugverfahren od. Miles*-Operation; bei Frühkarzinomen (uT1) ohne Anhalt für Lymphknotenmetastasen ggf. transanale endoskopische Mikrochirurgie*; bei fortgeschrittenem Rektumkarzinom Komb. der Op. mit neoadjuvanter Radiochemotherapie (präoperative Bestrahlung, prä- u. postoperative Chemotherapie); bei Kolonkarzinom ab pT3 bzw. positivem Lymphknotenstatus obligate adjuvante Chemotherapie;

bei Inoperabilität nach Möglichkeit Anlage einer Umgehungsanastomose od. eines Anus praeternaturalis, ggf. lokale Tumorverkleinerung durch Laser- od. Kryochirurgie; **Nachsorge:** regelmäßig, stadienadaptiert (50–80 % der Rezidive innerh. von 2 Jahren); **Progn.:** Fünf-Jahres-Überlebensrate bei pT1–2 ohne positiven Lymphknotenstatus 90–100 %, pT3–4 ohne positiven Lymphknotenstatus 65–90 %, jedes T mit positivem Lymphknotenstatus 25–70 %, bei Fernmetastasen <6 %; **Prävention: 1.** (primär) Reduktion von vermeidbaren Risikofaktoren u. regelmäßige körperl. Aktivität; **2.** (sekundär) bei durchschnittl. Risiko ab 50. Lj. (bei erhöhtem Risiko früher) Screening i. R. der Krebsfrüherkennungsuntersuchungen* durch Koloskopie* alle 10 Jahre (alternativ: jährl. FOBT* sowie Proktorektosigmoidoskopie* alle 5 Jahre); bes. Überwachung von Risikopatienten (z. B. bei familiärer Häufung od. nach Abtragung adenomatöser Polypen). Vgl. Analkarzinom.

Karzinom, prä|in|vasives (↑; ↑) *n*: Carcinoma* in situ.

Karzinom, spino|zelluläres (↑; ↑) *n*: Plattenepithelkarzinom*.

Karzinom|verkalkung (↑; ↑): s. Mikroverkalkungen.

Karzino|sarkom (↑; Sark-*; -om*) *n*: (engl.) *carcinosarcoma*; seltener, maligner Tumor*, der sowohl Karzinom- als auch Sarkomgewebe enthält.

Karzinose (↑, -osis) *f*: (engl.) *carcinosis*; fein- od. grobknotige Absiedelungen eines Karzinoms* meist auf der Oberfläche seröser Körperhöhlen.

Kasabach-Merritt-Syn|drom (Haig H. K., amerikan. Päd., 1898–1943; Katharine K. M., amerikan. Päd., 1886–1996) *n*: (engl.) *Kasabach-Merritt syndrome*; syn. Merritt-Syndrom, Thrombopenie-Hämangiom-Syndrom; seltenes, meist im Säuglingsalter auftretendes Krankheitsbild mit Riesenhämangiomen im Bereich der Haut od. inneren Organe u. dadurch ausgelöster Verbrauchskoagulopathie* (mit Thrombozytopenie); **Ther.:** op. Entfernung (Laserchirurgie), ggf. Low-dose-Heparinisierung.

Kasai-Operation (Morio K., japan. Chir., geb. 1922) *f*: **1.** (engl.) *Kasai operation*; (päd.) Hepatikojejunostomie (biliodigestive Anastomose* durch hochgezogene Jejunalschlinge (d. h. Pankreas, Magen u. Duodenum bleiben unversehrt), Abtrennung des Jejunum mehrere cm jenseits der Plica* duodenojejunalis (Übergang von Duodenum zu Jejunum), End-zu-Seit-Anastomose, Anastomose der blinden Schlinge an die Leberpforte; **Anw.:** als notwendige Rekonstruktion bei Gallengangatresie*, zur Rekonstruktion des Galleflusses; i. d. R. palliativ zur Überbrückung vor einer geplanten Lebertransplantation, selten kurativ; **2.** Pankreatojejunostomie*, Hepatikojejunostomie (biliodigestive Anastomose*) u. Duodenojejunostomie* (s. Abb.); **Anw.:** als notwendige Rekonstruktion bei extrahepat. Gallengangatresie*, zur Behandlung eines neonatalen Cholestasesyndroms; ggf. zur Überbrückung vor einer geplanten Lebertransplantation*. Vgl. Hepatoenterostomie.

Kaschin-Beck-Krankheit (Nikolai I. K., Orthop., Moskau, Jakutsk, 1825–1872; E. V. Beck, russ. Med.): (engl.) *Kashin-Beck disease*; endem. in Nordostsibirien, Nordchina u. Nordkorea vorkommen-

Kasein

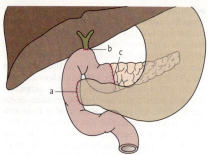

Kasai-Operation: a: Duodenojejunostomie; b: Hepatikojejunostomie; c: Pankreatojejunostomie

de degenerative, generalisierte Arthrose* mit symmetr. Befall der peripheren Gelenke u. der Wirbelsäule ohne system. od. viszerale Manifestation, begleitend Wachstumsstörung; **Urs.:** unklar; evtl. exogene u. endogene Intoxikationen, Avitaminose, Mangel an Selen od. Iod, Pilzinfektionen; **Klin.:** Manifestation oft um das 5. Lj.; Kleinwuchs, evtl. skorbutähnl. Blutungen, Polyneuritis. Vgl. Dysostosis.

Kasein *n*: Casein*.

Kaskaden|magen: (engl.) *cascade stomach*; (röntg.) Lagevariante des Magens; der Fundus bildet nicht mehr das Dach des Magens, sondern ist nach hinten u. unten gekippt, das Antrum liegt vorn; bei der Magen*-Darm-Passage bleibt der Kontrastmittelbrei zunächst im Fundus, um erst bei stärkerer Füllung kaskadenartig ins Antrum abzulaufen; beste Darstellung im rechten Schräg- od. Seitenbild. Vgl. Magenvolvulus.

Kassen|ärztliche Vereinigung: (engl.) *Association of Statutory Health Insurance Physicians*; Abk. KV; gesetzl. angeordneter Zusammenschluss der zugelassenen Vertragsärzte*, der zur vertragsärztl. Versorgung zugelassenen Psychotherapeuten u. der in Medizinischen Versorgungszentren* sowie der Vertragsarztpraxen mindestens halbtags angestellten Ärzte u. Psychotherapeuten mit Pflichtmitgliedschaft auf Landesebene in der Form einer Körperschaft des öffentl. Rechts zur Versorgung der gesetzl. Krankenversicherten (§ 77 SGB V); die KVen sind in der **Kassenärztlichen Bundesvereinigung** (Abk. KBV) zusammengeschlossen u. nehmen i. R. der Selbstverwaltung öffentl. Aufgaben eigenverantwortlich wahr. Zwischen den KVen u. der KBV einerseits u. den gesetzl. Krankenkassen u. ihrem Spitzenverband andererseits besteht ein öffentl.-rechtl. Vertragssystem zur Gewährleistung einer ausreichenden, zweckmäßigen u. wirtschaftlichen Versorgung der Versicherten sowie einer angemessenen Vergütung der ärztl. Leistungen. Die **Kassenzahnärztliche Vereinigung** (Abk. KZV) ist der Zusammenschluss der Vertragszahnärzte eines Bundeslandes. Alle KZVen bilden die **Kassenzahnärztliche Bundesvereinigung**. Vgl. Bewertungsmaßstab, einheitlicher.

Kassen|patient (lat. *patiens* leidend) *m*: (engl.) *panel patient*; Bez. für ein Mitglied der Gesetzlichen Krankenversicherung* u. seine Angehörigen (s. Familienversicherung), die einen Anspruch auf ambulante ärztl. Behandlung, ferner (bei gesetzl. festgelegter Selbstbeteiligung in Form einer Zuzahlungspflicht) auf Versorgung mit Arznei-, Verband-, Heil- u. Hilfsmitteln, auf Krankenhausbehandlung sowie auf weitere Leistungen der GKV haben; grundsätzl. besteht das Recht auf freie Arzt- u. Krankenhauswahl (freie Wahl unter den zur vertragsärztl. Versorgung zugelassenen u. den ermächtigten Ärzten, unter den zugelassenen Medizinischen Versorgungszentren sowie unter den zugelassenen Kliniken; Inanspruchnahme anderer Ärzte u. Einrichtungen nur im Notfall); berechtigender Behandlungsausweis ist die Krankenversichertenkarte*; freie Arztwahl eingeschränkt bei (freiwilliger) Teilnahme an vertraglichen Versorgungsformen. Vgl. Kassenärztliche Vereinigung; Vertragsarzt; Gesundheitskarte, elektronische.

Kass-Zahl: (engl.) *Kass number*; empirische Größe zur Bewertung der Bakteriurie*; bei ≥10^5 CFU/ml im Spontanurin ist bakterielle Harnweginfektion* hochwahrscheinlich; Werte <10^4 CFU/ml sind klin. ohne Bedeutung. Vgl. Eintauchverfahren.

Kastration (lat. *castrare* entmannen) *f*: (engl.) *castration*; op. Entfernung der Keimdrüsen* (Hoden bzw. Eierstöcke); **Folgen: 1.** im Kindesalter sog. Kastratenstimme, Fehlen der sekundären Geschlechtsmerkmale, verspätete Epiphysenverknöcherung u. hierdurch verlängerte Extremitäten verbunden mit einer psychosexuellen Reifungshemmung; **2.** im Erwachsenenalter Aufhebung der Zeugungs- bzw. Empfängnisfähigkeit; neben den körperl. Ausfallserscheinungen erhebl. psych. Alteration, oft depressive Zustandsbilder; Verminderung der Libido, keine Veränderung der sexuellen Objektwahl (wichtig in Zus. mit der K. von Sexualstraftätern). In Deutschland ist die zwangsweise K. verboten. Die **freiwillige K.** darf nur bei Vorliegen best. im „Gesetz über die freiwillige Kastration und andere Behandlungsmethoden" (KastrG) vom 15.8.1969 (BGBl. I S. 1143), zuletzt geändert durch Gesetz vom 17.12.2008 (BGBl. I S. 2586), definierten Voraussetzungen, nach vorheriger Konsultation einer Gutachterstelle u. nur mit Einwilligung* des (mind. 25 Jahre alten) Betroffenen erfolgen; in best. Fällen sind die Einwilligung des Betreuers (s. Betreuung) u. die Genehmigung des Betreuungsgerichts erforderlich. Das KastrG gilt nicht für Heilbehandlung u. körperl. Eingriffe anderer Art, z. B. Entfernung der Keimdrüsen wegen eines malignen Tumors. Wird eine K. zwar mit Einwilligung des Betroffenen, aber ohne Vorliegen der Voraussetzungen des KastrG bzw. einer med. Indikation i. e. S. vorgenommen, z. B. zur Geschlechtsangleichung* Transsexueller, so kann sie dennoch strafbar sein, wenn die Einwilligung sittenwidrig ist (§ 228 StGB). Soweit Meth. zur Dämpfung des Geschlechtstriebs nicht die Funktion od. Funktionstüchtigkeit der Keimdrüse berühren, liegen sie außerhalb des Verbotsbereichs des KastrG; es gilt § 228 StGB. Das KastrG findet dementsprechend nur selten Anwendung, da weniger eingreifende Meth., z. B. pharmak. durch Antiandrogene*, oft ausreichend erscheinen. Vgl. Transsexuellengesetz.

Kastration, hormonale (↑) *f*: s. Therapie, antihormonale.

Kastration, operative (↑) *f*: s. Ovarektomie; Orchiektomie.
Kasuistik (↑) *f*: (engl.) *casuistics*; Beschreibung eines Krankheitsfalls.
Kat: (engl.) *khat*; auch Khat, Qat; Bestandteile (Blätter, Rinde) des Katstrauches (Catha edulis), die verbreitet in Nord- u. Ostafrika sowie auf der südl. arabischen Halbinsel (Jemen) in frischem Zustand gekaut od. als Tee bzw. mit Honig vergoren getrunken werden; enthält Cathinon, ein Alkaloid vom Phenylalkylamin-Typ; **Wirkung:** zentral anregend, ähnlich wie Amphetamin*; K. führt ähnl. wie Cocablätter* zu Aktivitätssteigerung u. Unterdrückung des Hunger- u. Durstgefühls; cave: Austrocknung der Mundschleimhaut, Herzklopfen u. a. vegetative Störungen, Entwicklung einer psych. Abhängigkeit, chron. Missbrauch.
kat: s. Katal.
Kata-: Wortteil mit der Bedeutung von - herab, gegen, gänzlich; von gr. κατά.
Kata|biose (↑, Bio-*) *f*: (engl.) *catabiosis*; Verbrauch lebender Substanz inf. physiol. Zellunterganges, z. B. durch Alterung.
Kata|bolismus (gr. καταβολή Niederlegen) *m*: (engl.) *catabolism*; syn. Dissimilation; Abbaustoffwechsel, i. e. S. Proteinabbau; Gegenteil: Anabolismus; vgl. Stoffwechsel.
Kata|krotie (Kata-*; gr. κρότος klopfen, schlagen) *f*: (engl.) *catacrotism*; Erhebung im absteigenden (katakroten) Schenkel der art. Blutdruckkurve (s. Blutdruck). Vgl. Dikrotie; Anakrotie; Polykrotie.
Katal *n*: (engl.) *katal*; Abk. kat; SI-Einheit (s. Einheiten, Tab. 2 dort) für katalyt. Aktivität; 1 kat ist die Enzymmenge, die unter Standardbedingungen (konstante Temp., pH-Optimum, Substratsättigung) 1 mol Substrat/s umsetzt. K. (kat) soll die Internationale Einheit (IE bzw. IU) ersetzen. Meist wird die Enzymaktivität in Nanokatal (nkat) angegeben: 1 kat = 60×10^6 U; 1 U = 16,67 nkat.
Katalase *f*: (engl.) *catalase*; tetramere Oxidoreduktase (M_r 245 000) mit Häm* als prosthetischer Gruppe in jeder Untereinheit; K. spaltet tox. Wasserstoffperoxid ($2 H_2O_2 \rightarrow 2 H_2O + O_2$); **Vork.:** Erythrozyten, Peroxisomen vieler Organe (v. a. der Leber u. Niere), Pflanzen u. aeroben Mikroorganismen; **Nachw.:** mit H_2O_2 Sauerstoffbläschenbildung. Vgl. Akatalasämie.
Kata|lepsie (gr. κατάληψις Besitznahme) *f*: (engl.) *catalepsy*; anhaltendes Verharren in einer best. (evtl. passiv gegebenen) Körperhaltung (meist bei erhöhtem Muskeltonus) mit der Unfähigkeit, sich trotz intakter Körperfunktionen spontan zu bewegen; **Vork.:** z. B. extrapyramidal-motorische Störung bei postenzephalitischem Syndrom*, Katatonie* od. nach Schädelhirntrauma*. Vgl. Flexibilitas cerea.
Kata|lysator (gr. κατάλυσις Auflösung) *m*: (engl.) *catalyst*; (chem.) Substanz, die die Reaktionsgeschwindigkeit erhöht, ohne dabei selbst verändert zu werden; **Katalyse** ist der Vorgang dieser Reaktionsbeschleunigung, ohne die org. Reaktionen oft unmögl. sind; Enzyme* sind Biokatalysatoren; vgl. Coenzyme.
Kata|mnese (Kata-*; Anamnese*) *f*: (engl.) *catamnesis*; Bericht über eine Erkrankung u. ihren Verlauf nach Abschluss der Behandlung; vgl. Epikrise.

Kata|plasie (↑, -plasie*) *f*: **1.** (engl.) *cataplasia*; Umbildung eines Gewebes in rückläufigem Sinn (Herabsetzung der Differenzierung); oft mit Auftreten embryonaler Ausprägungen verbunden; **2.** Bez. für die atyp. Gewebeeigenschaft bei Neoplasien*; Kennzeichen der Malignität.
Kata|plexie (↑, -plexie*) *f*: (engl.) *cataplexy*; syn. affektiver Tonusverlust, Lachschlag; anfallartiger, kurz andauernder (<2 Min.) partieller od. kompletter Tonusverlust der Haltemuskulatur, der durch plötzlichen starken Affekt (z. B. Freude, Ärger, Schrecken) ausgelöst wird; **Ätiol.:** v. a. bei Narkolepsie*, selten isoliert; **Pathophysiol.:** Hemmung des Muskeltonus auf Hirnstammebene (wie im REM*-Schlaf); **Klin. u. Diagn.:** plötzl. Muskelschwäche, evtl. Sturz, erloschene Muskeleigenreflexe, dabei erhaltene Augenmotilität; Bewusstsein u. Sinneswahrnehmung erhalten; spontanes Ende ohne überdauernde Folgen; EEG oft unauffällig, evtl. REM-Schlafmuster; **Ther.:** Akuttherapie während K. nicht erforderl.; Natriumoxybat*, Clomipramin*.
Kata|rakt (gr. καταρράκτης herabstürzend) *f*: (engl.) *cataract*; Cataracta; sog. grauer Star; Bez. für jede Trübung der Augenlinse unabhängig von deren Ursache; **Einteilung** (nach Ätiol., Morphologie bzw. Alter beim Auftreten): **1.** angeborene K. (Cataracta congenita; s. Abb. 1): hereditär od. embryopathisch (z. B. bei Röteln) bedingt; als völlige (Cataracta totalis) od. umschriebene Trübung unterschiedl. Ausmaßes in versch. Schichten der Linse od. Teiltrübung wie Schichtstar (Cataracta zonularis), Nahtstar, Kernstar (syn. Zentralstar, Cataracta centralis; s. Abb. 2 u. 3) od. Kapselstar (Cataracta capsularis), der als vorderer u. hinterer Polstar (Cataracta polaris) u. als Pyramidalstar (Cataracta pyramidalis) auftritt; **2.** juvenile K. (Entwicklungskatarakt): meist als Kranzstar (Cataracta coronaria) mit bläul. Punkttrübungen (Cataracta coerulea); **3.** erworbene Linsentrübung der Rinde (Cataracta corticalis) od. des Kerns (Cataracta nuclearis); **4.** Altersstar (Cataracta senilis, häufigste

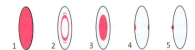

Katarakt Abb. 1: angeborene Formen; 1: Cataracta totalis; 2: C. zonularis; 3: C. centralis; 4: C. polaris; 5: C. pyramidalis

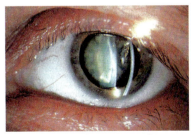

Katarakt Abb. 2: angeborener Kernstar (Cataracta centralis), Rindenanteile noch klar [98]

Katarrh

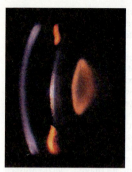

Katarakt Abb. 3: angeborener Kernstar (Cataracta centralis); Spaltlampenbild [98]

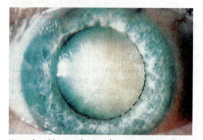

Katarakt Abb. 4: reifer Star (Cataracta matura) [166]

Form): Komb. von Rinden- u. Kernstar; **5.** K. bei Stoffwechselerkrankungen (Cataracta diabetica, Cataracta tetanica, Cataracta myotonica, Cataracta hypothyreotica u. a.), bei Hauterkrankungen (Cataracta syndermatica), nach Contusio bulbi od. Augapfelperforation (Cataracta traumatica), nach Einwirkung elektromagnet. Energie (Blitzstar, Cataracta electrica), thermischer Einflüsse (sog. Feuerstar*) bzw. als Strahlenkatarakt* od. Cataracta complicata i. R. anderer Augenerkrankungen (z. B. Iridozyklitis, Glaukom) sowie nach Behandlung mit Glukokortikoiden; **Klin.**: Trübung der Linse (Cataracta incipiens, Cataracta immatura) mit zunehmendem Blendungsgefühl u. allmähl. Abnahme der Sehschärfe (Cataracta provecta) mit Aufnahme von Flüssigkeit in die Linse (Cataracta intumescens) bis zum sog. reifen Star (Cataracta matura; s. Abb. 4) mit nur noch wahrnehmbaren Helligkeitsunterschieden; kurzfristig wieder zunehmende Sehfähigkeit inf. Schrumpfung einer reifen K. möglich (Cataracta hypermatura); **Kompl.**: Glaukom durch Quellung der Linse, intraokulare Entz. durch Freisetzung von degen. Linsenprotein in das Kammerwasser; **Ther.**: bei erhebl. eingeschränkter Sehkraft Staroperation*; Ausgleich der postop. Aphakie* durch Starglas*, Kontaktlinsen* od. Linsenimplantation*.

Katarrh (gr. καταρρεῖν herabfließen) *m*: (engl.) *catarrh*; Bez. für eine mit Schleimabsonderungen einhergehende Entzündung der Schleimhäute; s. Rhinitis, Bronchitis.

Katastrophen|medizin *f*: (engl.) *disaster medicine*; Teilgebiet der Medizin, das sich mit der Planung u. Sicherstellung der med. Versorgung im zivilen od. militärischen Katastrophenfall befasst; eine große Zahl von Verletzten u. beschränkte personelle u. materielle Ressourcen erfordern spez. Vorgehensweisen (z. B. Triage*).

Kata|thymie (Kata-*; gr. θυμός Gemüt, Leidenschaft) *f*: **1.** (engl.) *catathymia*; Beeinflussung von Wahrnehmung, Denken u. Erinnerung durch Einwirkung eines affektbetonten, bildhaften Erlebnisses; vgl. Psychotherapie, katathym-imaginative; **2.** plötzlich einsetzender Stimmungswechsel.

Kata|tonie (↑; Ton-*) *f*: (engl.) *catatonia*; psych. Erkrankungszustand, bei dem psychomotor. Störungen im Vordergrund stehen; **Vork.**: v. a. katatone Schizophrenie*, auch i. R. organischer Erkr. (z. B. bei Infektionskrankheiten, Hirntumoren) od. bei schwerer Depression; **Formen**: **1.** katatoner Sperrungszustand mit Hemmung der Motorik, Stupor*, Negativität, Rigidität der Muskulatur; **2.** katatoner Erregungszustand mit psychomotor. Erregung; Symptomatik kann Tage bis Mon. persistieren, manchmal mit schnellem Wechsel von Sperrungs- u. Erregungszustand; weitere Sympt. i. R. einer K. sind Stereotypien*, Manierismen, Katalepsie*, Flexibilitas* cerea u. Mutismus*. Als **febrile** od. perniziöse K. wird eine selten vorkommende, extreme Steigerung der K. mit Tachykardie u. stark erhöhter Körpertemperatur (lebensbedrohl.) bezeichnet. **Ther.**: intensive Überwachung, Neuroleptika, Elektrokrampftherapie*; **DD**: malignes neuroleptisches Syndrom*, akinetische Krise bei Parkinson*-Syndrom, Entzug von Levodopa.

Katayama-Syn|drom (Katayam: Region der Hiroshima-Präfektur, Japan) *n*: (engl.) *Katayama disease*; syn. Katayama-Fieber, Yangtse-Fieber; akutes Stadium der Schistosomiasis*; allerg. Reaktion auf die Bildung von Oberflächenantigenen u. Stoffwechselprodukten in der Wachstumsphase der Würmer; **Klin.**: 2–12 Wo. nach Erstinfektion Fieber, Schüttelfrost, Schweißausbruch, Kopfschmerz, Husten, Urtikaria, Diarrhö, Hepatosplenomegalie, Lymphadenopathie, Pneumonie (hämorrhag. Sputum), Eosinophilie, Glomerulopathie (durch Immunkomplexe), Schock; Krankheitsdauer bis zu mehreren Wo., letaler Ausgang möglich; **Ther.**: Schockbehandlung, Antihistaminika, Glukokortikoide.

Kat|echol|amine (gr. κατέχειν aufhalten, zügeln) *n pl*: (engl.) *catecholamines*; Bez. für biogene Amine* als Neurotransmitter od. Hormone einschließlich deren synthet. Derivate (z. B. Isoprenalin) mit Brenzkatechin* als Grundgerüst; **Vertreter**: z. B. Dopamin*, Adrenalin* u. Noradrenalin*; **Abbau**: enzymat. Inaktivierung durch Monoaminoxidase* u. COMT*; relevante, im Harn nachweisbare Abbauprodukte: **1.** von Adrenalin u. Noradrenalin: Vanillinmandelsäure*, Metanephrin u. Normetanephrin (zusammen 20–120 mg/d); **2.** von Dopamin: Homovanillinsäure* u. 3,4-Dihydroxyphenylessigsäure*. **Ind.**: s. Noradrenalin; Adrenalin; Dobutamin; Dopexamin; Dopamin. Vgl. Sympathomimetika; Schock; Phäochromozytom.

Kat|echol-O-Methyl|trans|ferase (↑) *f*: s. COMT.

Kat|elektro|tonus (Kata-*; Elektro-*; Ton-*) *m*: s. Elektrotonus.

Katharsis (gr. κάθαρσις Reinigung) *f*: (engl.) *catharsis*; geistig-seelische Läuterung; als sog. kathartische Behandlung in der Psychoanalyse* zur Behandlung neurotischer Erkr. (Breuer u. Freud 1889), bei der in Hypnose od. im eingehenden Gespräch die Erinnerung an Vorgänge (verdrängte Affekterlebnisse) geweckt wird, die durch ihren Eingriff in das Seelenleben das Leiden verursacht haben; durch Abreaktion begleitender Affekte wird eine therapeutische K. bewirkt.

Kath|epsine *n pl*: (engl.) *cathepsins*; lysosomale Endopeptidasen (s. Proteasen); vgl. Lysosomen.

Katheter (gr. καθετήρ Sonde) *m*: (engl.) *catheter*; röhren- od. schlauchförmiges, starres od. flexibles Instrument zum Einführen in Hohlorgane, Gefäße bzw. präformierte Körperhöhlen zur Drainage, Spülung, Probengewinnung, Untersuchung, Messung u. Überwachung von Körperfunktionen u. Ther.; z. B. Blasenkatheter*, zentraler Venenkatheter*, Pulmonaliskatheter*, Fogarty*-Ballonkatheter. Vgl. Punktionskanüle; Seldinger-Methode.

Katheter|ab|lation (↑; Ablatio*) *f*: (engl.) *catheter-induced ablation*; (kardiol.) interventionelles therap. Verfahren i. R. der Herzkatheterisierung*, bei dem zuvor durch intrakardiales Mapping* identifizierte Strukturen einer pathol. Erregungsbildung od. -leitung durch die Anw. hochfrequenten Wechselstroms (300–500 kHz) zerstört (koaguliert) werden; **Ind.:** v. a. pharmak. therapierefraktäre supraventrikuläre (v. a. absolute Tachyarrhythmie bei Vorhofflimmern, AV-Knoten-Reentry-Tachykardie, AV-Reentry-Tachykardie) u. monomorphe ventrikuläre Tachykardie (mit nur einem arrhythmogenen Herd). Vgl. Untersuchung, elektrophysiologische.

Katheter|di|latation (↑; Dilatation*) *f*: s. Angioplastie.

Katheter|em|bolie (↑; Embol-*) *f*: (engl.) *catheter embolism*; Form der Fremdkörperembolie* durch Katheterteile.

Katheter|em|bolisation (↑; ↑) *f*: therapeutische Embolisation*.

Katheter|fieber (↑): (engl.) *catheter fever*; klin. Bez. für ein mit der Anw. eines Katheters* in Zusammenhang auftretendes Fieber; **Urs.:** Keimverschleppung (meist bakterielle Infektion) durch Katheterisierung u. Schleimhautläsionen od. durch Keimaszension entlang des Verweilkatheters; **Kompl.:** Sepsis* bzw. Urosepsis*.

Katheterisierung (↑): (engl.) *catheterisation*; Einführung eines Katheters*.

Katheterismus, inter|mittierender (↑) *m*: (engl.) *clean intermittent catheterisation (Abk. CIC)*; Abk. IK; regelmäßige Blasenentleerung (3- bis 5-mal tägl.) mit keimarmer (hygien. IK) od. keimfreier (asept. IK) Technik; **Anw.:** bei myogener od. neurogener Blasendysfunktion* anstelle der komplikationsreichen Dauerableitung mit Blasenverweilkatheter (s. Blasenkatheter).

Katheter|re|kanalisation (↑; Re-*; Canalis*) *f*: s. Angioplastie.

Katheter|sepsis (↑; Sepsis*) *f*: s. Katheterfieber; Sepsis.

Katheter|tip|mano|meter (↑; engl. tip Spitze; gr. μανός gasförmig; Metr-*) *n*: (engl.) *catheter tip manometer*; syn. Katheterspitzenmanometer; kleiner Druckaufnehmer* an der Spitze eines Katheters*, der in Gefäße od. Herzkammern zur invasiven Blutdruckmessung* eingebracht wird.

Katheter|urin (↑; Ur-*) *m*: (engl.) *catheter urine*; mit einem Blasenkatheter* entnommener Urin.

Ka|thode (gr. κάθοδος Rückkehr) *f*: (engl.) *cathode*; auch Katode; negative Elektrode (Pol) des elektr. Stromkreises; Kationen* werden von der K. angezogen, Elektronen* können von ihr freigesetzt werden (z. B. Glühkathode, Photokathode). Vgl. Anode.

Kat|hoden|strahlen (↑): (engl.) *cathode rays*; Bez. für gebündelte Strahlen freier Elektronen* mit Energien von 10–100 keV, die von einer Kathode* ausgehen u. durch Glüh-, Feld- u. Photoemission erzeugt werden.

Kat|ionen (Kata-*; gr. ἰών wandernd) *n pl*: (engl.) *cations*; positiv geladene Ionen*, die bei Elektrolyse zur Kathode* wandern u. dort unter Aufnahme von Elektronen* in elektr. neutrale Atome übergehen können.

Kat|ionen|tauscher (↑; ↑): s. Ionenaustauscher.

Katral|gläser: (engl.) *Katral glasses*; (ophth.) punktuell abbildende Brillengläser*; **Anw.:** hochgradige Hypermetropie*, insbes. nach Staroperation*.

Katzen|auge, amaurotisches: (engl.) *cat's eye amaurosis*; gelblich reflektierende Pupille des blinden Auges; **Vork.:** v. a. Retinoblastom*, auch totale Ablatio retinae u. retrolentale Fibroplasie.

Katzen|augen|syn|drom *n*: (engl.) *cat's eye syndrome*; durch Chromosomenaberration* (überzähliges, satellitentragendes, isodizentrisches Chromosom 22) bedingtes Fehlbildungssyndrom; **Sympt.:** auffälliges Gesicht (Hypertelorismus, antimongoloide Lidachse, flache Nasenwurzel, präaurikuläre Anhängsel bzw. Fisteln, Kolobom der Iris, evtl. Mikrophthalmie, Analatresie, Nierenfehlbildungen, ggf. weitere fakultative Fehlbildungen innerer Organe; geistige Entwicklungsbehinderung meist nur geringgradig.

Katzen|floh: Ctenocephalides felis; s. Flöhe (Abb. dort).

Katzen|kratz|krankheit: (engl.) *cat scratch disease*; bes. bei Kindern u. Jugendlichen auftretende Infektionskrankheit, auch bei Pat. mit Immundefekten od. AIDS*; **Err.:** Bartonella henselae; **Epidemiol.:** Verbreitung weltweit; Infektionsquelle v. a. junge, oft symptomlose Katzen; Nachw. des Err. auch in Katzenflöhen; **Inkub.:** 4–6 Tage; **Klin.:** am Ort der Inf. papulo-pustulöser Primäraffekt bzw. Rötung mit nachfolgender schmerzhafter Schwellung der regionären Lymphknoten, evtl. Fluktuation; Allgemeinsymptome (Fieber, Schüttelfrost, Gelenk- u. Muskelschmerzen); Parinaud*-Konjunktivitis; selten Kompl. (Tonsillitis, Enzephalitis, Radikulitis, granulomatöse Hepatitis, thrombozytopen. Purpura); meist spontane Rückbildung in 1–2 Mon.; **Ther.:** selten Makrolid-Antibiotika (u. U. mit Rifampicin) erforderl.; bei Fluktuation ggf. Intervention.

Katzen|leber|egel: s. Opisthorchis felineus.

Katzen|räude: (engl.) *cat mange*; von Katzen auf Menschen übertragene Erkr. mit Papelbildung u. (bes. nachts) starkem Pruritus; evtl. auch symptomlos; **Err.:** Milben* (Notoedres cati, Cheyletiella blakei).

Katzenschrei-Syndrom

Katzen|schrei-Syn|drom *n*: (engl.) *cri du chat syndrome*; syn. Cri-du-chat-Syndrom, Chromosom-5p⁻-Syndrom, Lejeune-Syndrom; komplexes Fehlbildungssyndrom inf. struktureller Chromosomenaberration* mit partiellem Verlust der kurzen Arme des Chromosoms 5; **Häufigkeit:** ca. 1:50000 Neugeborene; Gynäkotropie*; erhöhtes Wiederholungsrisiko durch entspr. Translokation bei den Eltern; **Sympt.:** katzenschreiartige, hohe, schrille Lautäußerungen in den ersten Lebensmonaten, vermutlich inf. einer Kehlkopfhypoplasie, die sich im weiteren Verlauf verliert; charakterist. rundes Gesicht mit Hypertelorismus, Epikanthus u. nach lateral abfallender Lidachse; primordialer Kleinwuchs bei normaler Schwangerschaftsdauer; Mikrozephalie; fakultative Begleitfehlbildungen innerer Organe, insbes. des Herzens; **Progn.:** Verlauf, Phänotyp u. Retardierung sind abhängig von der Größe der Deletion. Viele Betroffene erreichen das Erwachsenenalter.

Katzen|spul|wurm: Toxocara cati; s. Toxocara.

Kauda (lat. c*au*da Schwanz) *f*: (anat.) Cauda* equina.

Kauda|ko̱nus|syn|drom (↑; Konus*) *n*: (engl.) *caudaconus syndrome*; Komb. von Kaudasyndrom* u. Konussyndrom*.

kauda̱l (↑): (engl.) *caudal*; schwanzwärts, fußwärts, abwärts liegend; Gegensatz kranial*.

Kauda̱l|an|ästhesie (↑; Anästhesie*) *f*: (engl.) *caudal anesthesia*; syn. Sakralanästhesie; sakrale Periduralanästhesie* mit Punktion u. Injektion von Lokalanästhetikum* epidural in den Canalis sacralis durch den Hiatus sacralis; cave: Duralsackausbreitung (neonatal bis S IV; vgl. Dura mater); **Ind.:** Leitungsanästhesie* bzw. Kombinationsanästhesie* bei Eingriffen unterhalb des Bauchnabels (z. B. Leistenhernien-Op., urogenitale Op.) v. a. bei Kindern (einfache Durchführbarkeit; i. d. R. Single-shot-Verfahren; vgl. Peniswurzelblock) mit Punktion (s. Abb.) in Narkose* (Sevofluran) bzw. Analgosedierung* nach Oberflächenanästhesie* der Haut (okklusiv, z. B. EMLA®) u. Infiltrationsanästhesie*; auch zur postoperativen Analgesie*; selten bei Erwachsenen (z. B. Geburtshilfe). Vgl. Reithosenanästhesie.

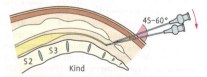

Kaudalanästhesie: Punktion 45–60° zur Haut u. leichtes Absenken der Punktionskanüle zum Vorschieben in den Canalis sacralis (cave: Punktionstiefe)

Kauda̱l|variante (↑) *f*: (engl.) *caudal variant*; Anomalie der Wirbelsäule mit Verschiebung der Grenzen der Abschnitte nach kaudal (kurzer Querfortsatz des 7. Halswirbels, ausgeprägte 12. Rippe, kleine Lendenrippe am 1. Lendenwirbel, Lumbalisation des 1. Sakralwirbels, Sakralisation des 1. Steißwirbels); vgl. Kranialvariante.

Kauda̱|syn|drom (↑) *n*: (engl.) *cauda equina syndrome*; nach Läsion der Cauda* equina auftretende schlaffe Lähmung mit Schmerzen u. Sensibilitätsstörungen (Reithosenanästhesie) an den unteren Extremitäten, oft Harnblasen- u. Rektumstörungen; Klin. von der Segmenthöhe der Schädigung abhängig. **Urs.:** LWS-Frakturen, medialer Bandscheibenvorfall, Rückenmarktumoren, Infektion mit HHV*-6. Vgl. Konussyndrom.

Kauffmann-Koli-Anti|gen|tabelle (Fritz K., Serol., Mikrobiol., Berlin, Kopenhagen, 1899–1978; Antigen*) *f*: (engl.) *Kauffmann-Koli antigen table*; Escherichia-Antigentabelle nach Kauffmann, Knipschildt u. Vahlne; Ordnung der Serovare von Escherichia* coli entsprechend ihrer O-, K- u. H-Antigene.

Kauffmann-White-Sche̱ma (↑; E. B. W., Mikrobiol., Großbritannien) *n*: (engl.) *Kauffmann-White classification*; diagn. Antigentabelle der Stämme u. Subgenera der Gattung Salmonella*; aufgrund der Struktur von O- u. H-Antigenen u. einer Seroformel lassen sich bisher mehr als 2300 Salmonella-Serovare differenzieren.

Kaufmann-Schema (Carl K., Gyn., Berlin, Köln, 1900–1980) *n*: (engl.) *Kaufmann's method*; zyklusgemäße Verabreichung von Östrogenen* u. Gestagenen*, z. B. zur Substitution bei Ovarialinsuffizienz*. Vgl. Menstruationszyklus; Östrogen-Gestagen-Test.

Kau|muskel|krampf: 1. (engl.) *trismus*; tonischer K.: s. Trismus; **2.** klonischer K. (sog. Zähneklappern), z. B. i. R. von oromandibulärer Dystonie*, maligner Hyperthermie*, malignem neuroleptischem Syndrom*.

kausa̱l (lat. c*au*sa Ursache): (engl.) *causal*; ursächlich.

Kausa̱l|behandlung (↑): s. Behandlung, spezifische.

Kaus|algie (gr. καῦσις Brennen; -algie*) *f*: s. Schmerzsyndrome, komplexe regionale.

Kau|schwielen: (engl.) *chewing pads*; auch Knucklepad-Syndrom; ausgeprägte Hautverdickung über den Dorsalseiten der Fingermittelgelenke durch dauerndes Kauen; **Vork.:** bei Jugendlichen; **DD:** Fingerknöchelpolster*, rheumat. Gelenkschwellungen, Ostitis* multiplex cystoides Jüngling, Pachydermoperiostose*.

Kausti̱k (gr. καυστικός brennend, ätzend) *f*: Ätzung*.

Kausti̱ka (↑) *n pl*: Ätzmittel*.

Kaute̱len (lat. caut*e*la Vorsicht) *f pl*: (engl.) *precautions*; Vorsichtsmaßregeln.

Kauterisati̱on (gr. καυτήριον Brenneisen) *f*: Ätzung*.

Kautschuk|schädel: s. Caput membranaceum.

Ka̱va|katheter (lat. c*a*vum Höhle, Loch; Katheter*) *m*: s. Venenkatheter, zentraler.

Kava-Kava: (engl.) *kava kava*; Piperis methystici rhizoma; Wurzelstock von Piper methysticum (Rauschpfeffer), der Kavalactone (Kavain, Methysticin) mit anxiolytischer Wirkung enthält; **Verw.:** früher bei nervösen Angst-, Spannungs- u. Unruhezuständen; seit 2002 wegen auftretender Leberschäden obsolet.

Ka̱va|sperr|operation (lat. c*a*vum Höhle, Loch) *f*: s. Vena-cava-Blockade.

Ka̱va-superior-Syn|drom (↑; superior*) *n*: s. Vena-cava-superior-Syndrom.

Ka̱va|trichter (↑): (engl.) *cava funnel*; Fortsetzung der Vorhofmuskulatur in die V. cava; vgl. Herz.

Kava|typ (↑): (engl.) *caval displacement*; bes. Form der hämatogenen Metastasierung* bei Tumoren im Einstromgebiet der V. cava (z. B. primäres Leberzellkarzinom*, Nierenzellkarzinom*, Osteosarkom*); Metastasen finden sich zunächst in der Lunge (Primärfilter) u. streuen von hier in den großen Kreislauf.

Kaverne (lat. caverna Höhle) *f*: (engl.) *cavern*; durch entzündl. Einschmelzung bzw. Sequestrierung u. Abstoßung einer Nekrose* entstandener Hohlraum in parenchymatösen Organen; **Vork.:** bes. in der Lunge bei Tuberkulose* (s. Abb.), seltener Lungeninfarkt* od. Bronchialkarzinom*. Vgl. Frühkaverne.

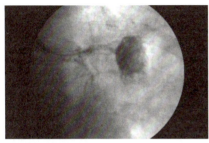

Kaverne [167]

Kavernen|sym|ptome (↑) *n pl*: (engl.) *physical findings with caverns*; bei einer Kaverne* ab Walnussgröße perkutor. zirkumskripte Tympanie, Gerhardt*-Schallwechsel, Wintrich-Schallwechsel, Friedreich*-Schallwechsel, bei brustwandnahen, größeren Kavernen mit glatter u. gespannter Wandung schepperndes Geräusch (Geräusch des gesprungenen Topfes) durch Austreiben von Luft durch die enge Öffnung einer brustwandnahen Kaverne bei starker Perkussion, bei stärkerer Wandspannung mit metall. Charakter (sog. Münzenklirren*); auskultator. amphorisches Atmen, sog. Kavernenjauchzen, -quietschen, -knarren, evtl. metallisch klingende Rasselgeräusche*.

Kaverne, tuberkulöse (↑) *f*: (engl.) *tuberculous cavern*; durch Einschmelzung eines Tuberkuloms* entstandener luftgefüllter Hohlraum; **Diagn.:** (radiol.) Ringschatten, der häufig von disseminierten Fleckschatten umgeben ist; s. Tuberkulose (Abb. 1 dort).

Kavernitis (↑; -itis*) *f*: (engl.) *cavernitis*; Entz. der Corpora cavernosa penis; **Ätiol.:** meist Folge einer Urethritis*, Trauma od. iatrogen.

Kavernom (↑; -om*) *n*: kavernöses Hämangiom*.

Kavernoso|graphie (↑; -graphie*) *f*: (engl.) *cavernography*; Röntgendarstellung des Penisschwellkörpers u. seiner Abflusswege durch intrakavernöse Kontrastmittelinjektion zur Diagn. von Erektionsstörungen* od. Penisruptur*.

Kavernoso|metrie (↑; Metr-*) *f*: (engl.) *cavernometry*; Messung des Blutdrucks im Corpus cavernosum penis u. Bestimmung der zur Aufrechterhaltung einer Erektion erforderl. Flussrate (Maintenance-Flow), die bei Schwellkörperinsuffizienz inf. mangelnder Restriktion des venösen Abflusses erhöht ist.

Kavernosus|syn|drom (↑) *n*: (engl.) *cavernous syndrome*; syn. Sinus-cavernosus-Syndrom; Drucklähmung* des N. oculomotorius (III), N. trochlearis (IV), N. trigeminus (V), N. abducens (VI); **Urs.:** Tumor, Aneurysma der A. carotis interna, Kavernosusthrombose; **Sympt.:** Augenmuskellähmungen, Ptosis, Sensibilitätsstörungen im Gesicht, evtl. Exophthalmus; **Formen:** vorderes, mittleres u. hinteres K. (abhängig von der Beteiligung der einzelnen Trigeminusäste); **DD:** Subarachnoidalblutung, Hirntumoren, Myasthenia gravis pseudoparalytica, Syphilis, Fissura*-orbitalis-superior-Syndrom.

Kavernosus|thrombose (↑; Thromb-*; -osis*) *f*: (engl.) *cavernous thrombosis*; lebensgefährliche Thrombose* des Sinus cavernosus mit Fieber, Bewusstseinsstörungen, Protrusio bulbi (inf. retrobulbärem Ödem), evtl. epileptischen Anfällen, Ödem über dem Processus mastoideus, Hirnnervenparesen; **Urs.:** septische Thrombophlebitis*, meist fortgeleitet von einem Furunkel im Gesichtsbereich (z. B. Nasenfurunkel); Hyperkoagulabilität des Bluts; **Diagn.:** zerebrale Angiographie; **Ther.:** Antibiotika, Behandlung des Hirnödems, evtl. Antikoagulanzien.

Kavität (lat. cavus hohl) *f*: (engl.) *cavity*; Hohlraum.

Kavo|graphie (↑; -graphie*) *f*: (engl.) *cavography*; Röntgenkontrastuntersuchung der Hohlvenen (Vena cava sup., Vena cava inf.); **Formen: 1. untere K.:** Punktion beider Femoralvenen u. gleichzeitige Kontrastmittelinjektion od. Einführen eines Katheters in die Vena cava inf. (s. Abb.); **Ind.:** Feststellung von Thrombosen od. Verschlüssen, urol. Diagnostik zur Darstellung der Vena cava bei retrokavalem Ureter; **2. obere K.:** ein- od. beidseitige Punktion einer Ellenbogenvene u. Injektion eines Kontrastmittelbolus od. Einführen eines Katheters in die Vena cava sup; Darstellung der Oberarmvenen, der Schulterregion, des Mediastinums u. der Vena cava sup.; **Ind.:** venöse Abflussbehinderung durch Raumforderungen im Mediastinum, Vena*-cava-superior-Syndrom.

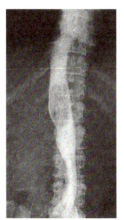

Kavographie: Füllungsdefekt der V. cava inferior in Höhe des 1. Lendenwirbels inf. eines rechtsseitigen Nierentumors [6]

Kawasaki-Syn|dr͟om (Tomisaku K., Päd., Tokio, geb. 1925) *n*: (engl.) *Kawasaki's syndrome, mucocutaneous lymph node syndrome*; syn. mukokutanes Lymphknotensyndrom (Abk. MCLS); system. Vaskulitis* unbekannter Ätiol.; **Vork.:** meist vor dem 5. Lj.; bes. in Industriestaaten; Inzidenz in Japan bei Kindern <5 Jahren 70–80 : 100 000; **klin. Kriterien: 1.** länger als 5 Tage anhaltendes (Antibiotika resistentes) Fieber (100 %); **2.** beidseitige Konjunktivitis (85 %); **3.** typ. Veränderung (90 %) an Lippen (trocken, verdickt, gerötet, Fissuren) u. Mundhöhle (sog. Erdbeerzunge, gerötete Mundschleimhaut, Pharyngitis); **4.** Erythembildung, ödematöse Schwellung an Handflächen u. Fußsohlen (70 %), Schuppung der Finger- u. Zehenkuppen (meist erst in 2.–3. Krankheitswoche); **5.** polymorphes Exanthem v. a. am Körperstamm (80 %); **6.** akute nicht eitrige zervikale Lymphknotenschwellung; evtl. Karditis, Arthritis, Meningitis, Enzephalitis, Uveitis; **Kompl.:** Beteiligung der Koronararterien mit Herzrhythmusstörung, Herzinfarkt, Aneurysmabildung; **Diagn.:** Vorhandensein von 5 der 6 klin. Kriterien od. von 4 klin. Kriterien mit Beteiligung der Koronararterien; v. a. im Säuglings- u. frühen Kleinkindesalter sog. inkomplettes K.-S. mit fehlenden Hauptsymptomen, jedoch häufig mit Aneurysmen; **Ther.:** frühzeitig 7S-Immunglobuline (meist einmalig, ggf. zweimalig, abhängig vom klin. Verlauf), Thrombozytenaggregations-Hemmer (v. a. Acetylsalicylsäure).

Kayser-Fleischer-Korneal|ring (Bernhard K., Ophth., Stuttgart, 1869–1954; Bruno R. F., Ophth., Erlangen, 1848–1904; Cornea*): (engl.) *Kayser-Fleischer ring*; bei Chalkose* bzw. Wilson*-Krankheit vorkommender dünner olivgrüner od. bräunl. Ring in der peripheren Descemet-Membran.

Kaznelson-Syn|dr͟om (Paul K., Hämat., Prag, 1892–1959) *n*: (engl.) *Kaznelson syndrome*; chronische, idiopathische Form der pure* red cell aplasia bei Erwachsenen.

KBE: Abk. für **k**oloniebildende **E**inheit; s. Kolonie.

KBR: Abk. für **K**omplement**b**indungs**r**eaktion*.

KBV: Abk. für **K**assenärztliche **B**undes**v**ereinigung; s. Kassenärztliche Vereinigung.

KCl: chem. Formel für Kaliumchlorid*.

KCN: chem. Formel für Kaliumcyanid; s. Cyankalium.

KCT: Abk. für (engl.) **K**aolin **c**lotting **t**ime; sensitivstes funkt. Screening zum Nachw. von Lupusantikoagulans*; weniger spezifisch als dRVVT*; **Prinzip:** Messung der Gerinnungszeit nach Inkubation von thrombozytenarmem Blutplasma (Thrombozyten als Phospholipidquelle) mit Oberflächenaktivator (Kaolin) u. Rekalzifizierung; Berechnung des Rosner-Index (Abk. RI):

$$RI = \frac{KCT_{Plasmaaustauschversuch} - KCT_{Normalplasma}}{KCT_{Patientenprobe}}$$

Plasmaaustauschversuch mit einer Verdünnung von 1 : 1

Referenzbereich: <120 Sek.; RI ≤15.

Kearns-Sayre-Syn|dr͟om (Thomas P. K., Ophth., Rochester, geb. 1922; George P. S., Pathol., Rochester, geb. 1911) *n*: (engl.) *Kearns-Sayre syndrome*; syn. Ophthalmoplegia plus; Trias aus: **1.** Ophthalmoplegia* chronica progressiva (Beginn vor dem 20. Lj.); **2.** Retinopathia* pigmentosa; **3.** einem der folgenden Befunde: zerebellare Ataxie*, Proteinerhöhung im Liquor cerebrospinalis, Erregungsleitungsstörung*; weitere Sympt.: Kleinwuchs*, Mikrozephalie*, Hörstörung, Diabetes* mellitus, Addison*-Krankheit, Hypoparathyroidismus*, Debré*-Toni-Fanconi-Syndrom; **Ätiol.:** nur über die Mutter übertragbare Deletion von 2000–8000 Basenpaaren des mitochondrialen MTTL1-Gens (codiert für die mitochondriale tRNA für Leucin) u. weitere Deletionen in der mitochondrialen DNA; meist sporadisch, in einigen Stammbäumen autosomal-dominant erbl. mit multiplen Deletionen der mitochondrialen DNA; **Diagn.:** in der Muskelbiopsie vermehrte u. vergrößerte Mitochondrien mit ragged red fibers (s. Enzephalomyopathien, mitochondriale; Abb. dort), Nachw. der Mutation (in Leukozyten).

Keel-Schiene: Schaumstoffschiene zur Lagerung der Beine.

Kehl|deckel: (anat.) Epiglottis.

Kehl|kopf: (anat.) Larynx*; s. a. Laryngo-.

Kehl|kopf|entzündung: s. Laryngitis.

Kehl|kopf|karzinom (Karz-*; -om*) *n*: s. Larynxkarzinom.

Kehl|kopf|lähmung: (engl.) *laryngoplegia*; Laryngoparalyse*; Lähmung der Kehlkopfmuskulatur; **Formen: 1.** *myopathische K.* mit unvollständigem Glottisschluss; Urs.: Überbeanspruchung, bes. nach Laryngitis, Myopathien; Sympt.: raue bis heisere Stimme: **a)** Internussschwäche durch Schädigung der Mm. vocales; **b)** Transversusschwäche bei Parese des N. arytenoideus transversus u. M. arytenoideus obliquus; **c)** Lateralisschwäche bei Parese des M. cricoarytenoideus lateralis; **2.** *peripher neurogene K.* (sog. Stimmlippenlähmung): **a)** Lähmung des N. laryngeus superior (Antikuslähmung) mit Ausfall des M. cricothyroideus u. der Sensibilität im oberen Kehlkopf bis zur Glottis; Urs.: Trauma, Operationsverletzung; Sympt.: geringe Heiserkeit, Verlust der hohen Töne, Stimmschwäche; **b)** Lähmung des N. laryngeus inferior (Endast des N. laryngeus recurrens) mit Ausfall aller inneren Kehlkopfmuskeln; Urs.: Operationsverletzung nach Schilddrüsen- u. anderen Halsoperationen, Tumor im oberen Mediastinum, Aortenaneurysma, Vergrößerung des li. Herzens (Ortner-Syndrom; meist li.), Neuritis (Grippe); Stimmlippe auf der gelähmten Seite in Paramedianstellung; Sympt.: bei einseitiger Lähmung Heiserkeit, Verlust der Singstimme, rasche Stimmermüdung; Ther.: Stimmübungsbehandlung, sekundär evtl. Thyreoplastik mit Stimmlippenmedialisation od. -augmentation; **c)** Lähmung von N. laryngeus superior u. N. laryngeus inferior; Urs.: Schädigung des N. vagus an der Schädelbasis (Tumoren) u. a.; Ausfall aller äußeren u. inneren Kehlkopfmuskeln; die gelähmte Stimmlippe steht in Intermediärstellung still; kein Gottisschluss; Sympt.: starke Heiserkeit, Stimme verhaucht; **d)** doppelseitige Rekurrensparese; beide Stimmlippen stehen in Paramedianstellung still; Sympt.: geringe Heiserkeit, starke Atemnot, inspiratorischer Stridor; Ther.: bei akutem Auftreten (Stru-

Kehlkopfoperationen

1 Internusschwäche

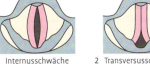
2 Transversusschwäche

3 Lateralisschwäche

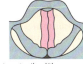
4 Antikuslähmung

5 Paramedianstellung 6 Intermediärstellung

Kehlkopflähmung: Befunde in der indirekten Laryngoskopie; 1–4 beidseitig, 5 u. 6 rechts

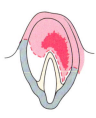
horizontale supraglottische Teilresektion nach Alonso

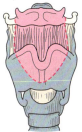
frontale Teilresektion nach Huet

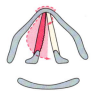
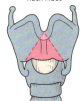
frontolaterale Teilresektion nach Leroux-Robert

Kehlkopf-Halbseitenexstirpation nach Gluck-Soerensen

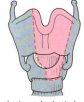
horizontale glottische Teilresektion nach Moser

Kehlkopfoperationen: partielle Laryngektomien

maoperation) häufig Tracheotomie erforderl.; Sprechkanüle; bei ausbleibender Erholung innerhalb von 12 Mon. op. Glottiserweiterung; s. Kehlkopfoperationen; **3. zentrale K.** durch Schädigung der Kerngebiete der versorgenden Nerven; Urs.: Bulbärparalyse, andere Hirnstammsyndrome, Multiple Sklerose; **Diagn.:** indirekte Laryngoskopie (s. Abb.).
Kehl|kopf|maske: s. Larynxmaske.
Kehl|kopf|muskulatur (Musculus*) *f*: (engl.) *laryngeal muscles*; Muskulatur im Bereich des Larynx*; **1. Stimmbandspanner: a)** M. cricothyroideus (äußerer Stimmbandspanner): vom Ringknorpeloberrand zum Schildknorpelunterrand; **F:** durch Annäherung des Schild- an den Ringknorpel wird das Stimmband gespannt; als einziger Muskel vom N. laryngeus sup., alle anderen (innere Kehlkopfmuskeln) vom N. laryngeus recurrens (Ramus laryngeus inf.) innerviert; **b)** M. vocalis (auch als Internus od. Pars interna des M. thyroarytenoideus); **F:** Stimmbandspanner, Verengung der Stimmritze, Feinregulierung des Tons; **2. Stimmritzenverengerer** (Adduktoren): **a)** M. cricoarytenoideus lateralis: Lateralis, vom Processus muscularis des Arytenknorpels zum Ringknorpel; **F:** schließt die vorderen zwei Drittel der Glottis; **b)** M. arytenoideus obliquus et transversus: verlaufen zw. den Aryknorpel; **F:** schließen das hintere Drittel der Glottis; **3. Stimmritzenerweiterer** (Abduktor): M. cricoarytenoideus posterior: Postikus, von der Ringknorpelplatte zum Processus muscularis des Aryknorpels; einziger Stimmritzenöffner.
Kehl|kopf|ödem (Ödem*) *n*: (engl.) *laryngeal edema*; Oedema laryngis; subepitheliales Ödem unterschiedl. Urs. im Bereich der Kehlkopfstrukturen; s. Glottisödem, Angioödem, Reinke-Ödem.
Kehl|kopf|operationen *fpl*: (engl.) *laryngeal operations*; Op. im Bereich des Larynx*; **Formen: 1. Laryngotomie:** op. Eröffnung des Kehlkopfs, z. B. durch mediane Spaltung des Schildknorpels (Laryngo- bzw. Thyreofissur); **2. Chordektomie:** partielle od. totale Entfernung einer Stimmlippe bei Stimmlippenkarzinom nach Laryngotomie od. endolaryngeal mit Hilfe der Mikrolaryngoskopie u. CO_2-Laser; **3. Kehlkopfteilresektion** (partielle Laryngektomie, Resektionsgebiete s. Abb.); **a)** horizontale supraglott. Teilresektion nach Alonso bei Karzinom der Epiglottis; **b)** frontolaterale Teilresektion nach Leroux-Robert bei Stimmlippenkarzinom mit Ausbreitung auf die vordere Kommissur; **c)** frontale Teilresektion nach Huet bei Karzinom der Epiglottis; **d)** Hemilaryngektomie nach Gluck-Soerensen bei einseitigem Stimmlippenkarzinom; **e)** horizontale glottische Teilresektion nach Moser; Form der erweiterten frontolateralen Kehlkopfresektion; **4. vollständige Kehlkopfexstirpation:** totale Laryngektomie mit Entfernung des Larynx zw. Zungengrund u. Trachea, primärem Verschluss des Pharynx u. Anlage eines Tracheostomas (Trennung von Luft- u. Speiseweg) bei ausgedehntem Larynxkarzinom*, ggf. in Komb. mit neck* dissection. Funktionelle Folgen: Atmung nur über ein Tracheostoma, Sprechen nur durch Erlernen der Ösophagusstimme*, mit elektron. Sprechhilfen* od. Stimmprothese mögl.; **5. glottiserweiternde Eingriffe:** Lateralfixation einer der gelähmten Stimmlippen (meist mit Arytenoidektomie) bei beidseitiger Rekurrenslähmung, wenn nach 6–12 Mon. keine Spontanremission eingetreten ist; **6. Thyreoplastik:** Einteilung nach Isshiki: Typ I: externe Stimmlippenmediali-

Kehlkopfpapillom

sation (z. B. bei einseitiger Stimmlippenlähmung); Typ II: Stimmlippenlateralisation (Glottiserweiterung); Typ III: Senkung der Stimmlippenspannung, Crico-Thyroid-Approximation; Typ IV: Erhöhung der Stimmlippenspannung, Verkürzung der Schildknorpelplatte.

Kehl|kopf|papillom (Papilla*; -om*) *n*: (engl.) *laryngeal papilloma*; makroskop. blumenkohlartiger, blassroter, benigner Tumor im Bereich des Kehlkopfs; multiples Vork. von häufig rezidiv. Kehlkopfpapillomen (sog. **Kehlkopfpapillomatose**) insbes. im Kindesalter; **Histol.**: Fibroepitheliom mit breitem mehrschichtigem Plattenepithel; **Urs.**: viral (Papovaviridae*); **Sympt.**: Heiserkeit u. Behinderung der Atmung in Abhängigkeit von Größe u. Lokalisation; **Diagn.**: (Mikro-)Laryngoskopie* (s. Abb.), Biopsie; **Ther.**: möglichst vollständige mikrochir. od. laserchir. Abtragung (Rezidive!) u. Virostatika; **Progn.**: spontane Rückbildung in der Pubertät kommt vor; maligne Entartung v. a. im Erwachsenenalter möglich. Vgl. Kehlkopfpräkanzerose.

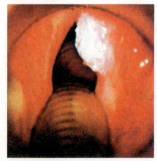

Kehlkopfpapillom: hyperkeratotisches Papillom der rechten Stimmlippe; Laryngoskopie [84]

Kehl|kopf|papillomatose (↑; ↑; -osis*) *f*: s. Kehlkopfpapillom.

Kehl|kopf|polyp (Polyp*) *m pl*: (engl.) *laryngeal polyp*; benigne Schleimhauthyperplasie im Bereich des Kehlkopfs u. bes. der Stimmlippen; **Vork.**: z. B. chron. Laryngitis; **Sympt.**: Stimmstörung (Dysphonie, Diplophonie), Heiserkeit, Reizhusten; **Diagn.**: Laryngoskopie (s. Abb.); **Ther.**: mikro- od. laserchir. Abtragung; histol. Untersuchung. Vgl. Stimmlippenknötchen, Kehlkopfpapillom.

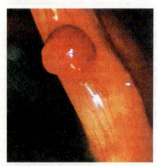

Kehlkopfpolyp: angiomatöser Polyp des mittleren Drittels der rechten Stimmlippe; Laryngoskopie [84]

Kehl|kopf|prä|kanzerose (Prä-*; Cancer-*; -osis*) *f pl*: (engl.) *precancerous laryngeal lesion*; makroskop. erkennbare (Leukoplakie*), evtl. mit Heiserkeit, Räusperzwang u. Fremdkörpergefühl einhergehende histol. Veränderung der Kehlkopfschleimhaut, auf deren Grundlage sich ein Larynxkarzinom* entwickeln kann; **Urs.**: Einwirken exogener Noxen (z. B. Tabakrauch, Alkohol), Strahlenschäden, Arbeitsstoffe (z. B. Asbest); molekulargenet. Mehrschrittvorgang mit typ. Chromosomenaberrationen; **Einteilung: Grad I**: einfache Epitheldysplasie mit Epithelhyperplasie ohne Zellatypien; **Grad II**: mittelgradige Epitheldysplasie mit Hyperplasie der Basalzellen, geringgradiger Zellpolymorphie u. Dyskariose; **Grad III**: hochgradige Epitheldysplasie mit Zellpolymorphie, Dyskeratosen, Kernatypie, Mitosereichtum, jedoch noch ohne infiltrierendes Wachstum (Carcinoma* in situ); **Diagn.**: Mikrolaryngoskopie mit Biopsie; **Ther.**: Elimination von Noxen, evtl. Dekortikation, chir. Abtragung des veränderten Gewebes, regelmäßige Befundkontrolle (Lupenstroboskopie). Vgl. Kehlkopfpapillom.

Kehl|kopf|reflex (Reflekt-*) *m*: **1.** (engl.) *larynx reflex*; physiol. Verschluss der Stimmritze u. des Kehlkopfeingangs zu Beginn des Schluckens; **2.** reflektor. Schluss der Stimmritze u. nachfolgend Husten bei Fremdkörperreiz im Bereich des Kehlkopfs zur Vermeidung einer Aspiration.

Kehl|kopf|spiegel: s. Laryngoskop.

Kehl|kopf|stenose (Steno-*; -osis*) *f*: (engl.) *laryngostenosis*; syn. Larynxstenose; Verengung des Kehlkopfs durch Pseudomembran* od. Narben nach Verletzung (z. B. Langzeitintubation), i. w. S. auch durch Kehlkopflähmung* od. Kehlkopftumoren*.

Kehl|kopf|tuberkulose (Tuberkel*; -osis*) *f*: (engl.) *laryngeal tuberculosis*; tuberkulöse Laryngitis*, meist in Zus. mit einer Lungentuberkulose* entstehend; **Klin.**: über Mon. persistierende Heiserkeit mit Husten, evtl. Dysphagie; **Diagn.**: in der Mikrolaryngoskopie rötl. Granulationen od. Ulzerationen, Monochorditis; Biopsie, bakteriol. Abstrich u. Kultur; Röntgen-Thorax-Aufnahme; **Ther.**: s. Tuberkulose; **DD**: Larynxkarzinom*.

Kehl|kopf|tumoren (Tumor*) *m pl*: (engl.) *laryngeal tumors*; Tumoren im Bereich des Larynx*; **1.** benigne K.: Kehlkopfpapillom*, Chondrom* des Larynx; **2.** maligne K.: v. a. Larynxkarzinom*.

Kehrer-Zeichen (Ferdinand A. K., Neurol., Münster, 1883–1966): (engl.) *Kehrer's reflex*; Druckschmerzhaftigkeit der Austrittstellen des N. occipitalis major am Hinterkopf bei Hirndrucksteigerung*.

Kehr-Zeichen (Hans K., Chir., Berlin, 1862–1916): (engl.) *Kehr's sign*; in die linke Schulter ausstrahlender Schmerz mit Hauthyperästhesie; typ. für Milz-* od. Tubarruptur (s. Tubargravidität).

Keil|bein: 1. Schädel: Os* sphenoidale; **2.** Fußwurzel: Os cuneiforme; s. Ossa tarsi.

Keil|bein|höhle: s. Sinus sphenoidalis.

Keil|bein|meningeom (Mening-*; -om*) *n*: (engl.) *sphenoid meningioma*; Meningeom* im Bereich der mittleren Schädelgrube, das vom inneren od. äußeren Anteil des Keilbeinflügels ausgeht.

Keil|osteo|tomie (Ost-*; -tom*) *f*: (engl.) *cuneiform osteotomy*; Osteotomie* in Keilform, um eine Richtungsänderung der Knochenachse zu erreichen; vgl. Korrekturosteotomie.

Keil|re|sektion *f*: (engl.) *wedge excision*; auch Wedge-Resektion; keilförmige atypische Resektion*; z. B. in der Leber (s. Leberresektion) od. Lunge (s. Lungenresektion).

Keil|wirbel: (engl.) *wedge-shaped vertebra*; keilförmig deformierter Wirbelkörper; **Urs.**: enchondrale Dysostosis*, Scheuermann*-Krankheit, Calvé*-Krankheit, Osteoporose, posttraumatisch nach Wirbelkörperfraktur (s. Wirbelfraktur); Ausbildung einer Skoliose* od. Kyphose* möglich.

Keim|bahn: s. Idioplasma.

Keim|blätter: (engl.) *germ layers*; (embryol.) allg. Bez. für die in der frühen Embryogenese* entstehenden Zellschichten Ektoderm*, Entoderm* u. Mesoderm*, von denen sich sämtl. in der Organogenese* u. Histogenese* entstehenden Strukturen des Embryos ableiten; vgl. Keimscheibe, Gastrulation.

Keim|blase: s. Blastozyste.

Keim|dis|lokation (Dis-*; lat. locus Ort, Stelle) *f*: Keimdislokalisation; s. Choristie.

Keim|drüsen: (engl.) *gonads*; Gonaden; Hoden u. Eierstöcke; Drüsen äußerer (Spermien, Eizellen) u. innerer Sekretion (Sexualhormone).

Keim|entwicklung: s. Blastogenese, Embryogenese, Fetogenese.

Keim|epi|thel (Epithel*) *n*: **1.** (engl.) *germinal epithelium*; Epithelüberzug des Ovars; s. Follikelreifung; **2.** (engl.) *seminiferous epithelium*; Auskleidung der Tubuli seminiferi des Hodens*; nach der Pubertät besteht K. aus Sertoli-Zellen u. Keimzellen; s. Spermatogenese.

Keim|leiste: s. Genitalleiste.

Keim|schädigung: (engl.) *germ cell damage*; Sammelbez. für die Wirkung mutagener u. teratogener Einflüsse auf Keimzellen, Embryo od. Fetus; vgl. Embryotoxizität, Mutagenität, Teratogenität.

Keim|scheibe: (engl.) *blastoderm*; (embryol.) **1. zweiblättrige K.:** am 8. Entwicklungstag des Keims erreichtes Stadium; aus 2 Keimblättern (Ektoderm* u. Entoderm*) bestehender Embryoblast*; **2. dreiblättrige K.:** Keimschild, entsteht in der 3. Entwicklungswoche durch Invagination von Ektodermzellen (Bildung des Mesoderms*); vgl. Keimblätter.

Keim|schild: (engl.) *germ disk*; (embryol.) Bez. für die dreiblättrige Keimscheibe*.

Keim|strang|tumoren (Tumor*) *m pl*: (engl.) *sex cord-stromal tumors*; Tumoren des sexuell differenzierten Stromas von Ovar (s. Ovarialtumoren) od. Hoden (s. Hodentumoren); oft hormonproduzierend; **Formen:** Gynandroblastom*, Androblastom*, Thekazelltumor*; Granulosazelltumor*, Granulosa-Thekazelltumor. Vgl. Keimzelltumoren.

Keim|träger: 1. (engl.) *germ carrier*; mit Testkeimen* beschickte Materialien (z. B. Holz, Textilien, Filtrierpapierstückchen); dienen zur Prüfung der Oberflächenwirkung von Desinfektionsmitteln; **2.** Personen, die ohne vorausgegangene klin. Erkrankung od. vor Auftreten typ. Symptome bzw. nach Genesung von Infektionskrankheiten noch Err. ausscheiden (z. B. Salmonella enterica Serovar Typhi u. Paratyphi, Enteritissalmonellen, Shigellen, Staphylokokken, Streptokokken, Hepatitis-B-Viren). Vgl. Ausscheider; Dauerausscheider.

Keim|zahl: (engl.) *bacteria count*; Anzahl der in einer Maßeinheit (z. B. 1 ml) vorhandenen Keime (v. a. Bakterien); vgl. Keimzahlbestimmung.

Keim|zahl|bestimmung: (engl.) *bacterial count*; Messung der Dichte einer Bakteriensuspension; **1.** quant. Keimzählung: **a)** Plattenzählverfahren*; **b)** Membranfilterverfahren; **c)** Eintauchverfahren*; **d)** direktes Auszählen in der Zählkammer*; **2.** qual. Trübungsmessung (Nephelometrie*). Angaben von **Keimmengen: 1.** auf festen Nährböden in koloniebildenden Einheiten (CFU); **2.** in flüssigen Nährmedien in Bakterien pro ml od. Feuchtgewicht (nach Zentrifugation).

Keim|zellen (Zelle*): s. Gameten; Eizelle; Spermien.

Keim|zell|tumoren (↑; Tumor*) *m pl*: (engl.) *germ cell tumors*; von pluripotenten Keimzellen ausgehende Tumoren; **Lok.:** bes. Ovar, Steißbein, Hoden, ZNS; histopathol. **Einteilung** nach dem Gewebetyp u. Differenzierungsgrad: Dysgerminom* (Ovar), Seminom* (Hoden), endodermaler Sinustumor*, Embryonalkarzinom*, Chorionkarzinom*, Teratom*.

Keinig-Zeichen: s. Dermatomyositis.

Keith-Flack-Knoten (Sir Arthur K., Anat., London, 1866–1955; Martin W. F., Physiol., London, 1882–1931): s. Erregungsleitungssystem.

Kelch|divertikel (Divertikel*) *n*: (engl.) *caliceal diverticulum*; seltene Nierenfehlbildung* in Form eines mit Epithel ausgekleideten Hohlraums im Nierenparenchym mit schmaler Verbindung zu einem Nierenkelch; röntg. als scharf begrenztes, glattwandiges Kontrastmitteldepot, meist Zufallsbefund ohne klin. Bedeutung; kann Ursache einer Mikrohämaturie sein; **DD:** Hydro- od. Pyokalix, tuberkulöse Kaverne*.

-kele: auch -cele, -zele; Wortteil mit der Bedeutung Bruch, Geschwulst; von gr. κήλη.

Kell-Blut|gruppen: (engl.) *Kell blood groups*; Symbol K; von über 20 Allelen genet. gesteuertes Blutgruppensystem mit noch nicht vollständig geklärter Vererbung; neben den antithet. Hauptantigenen K (Kell, K$_1$) u. k (Cellano, K$_2$) werden noch 19 weitere hoch- u. niedrigfrequente Antigene (sog. Para-Kell-Antigene, die z. T. durch die Allele an 3 dem K/k-Genort benachbarten Genorten determiniert werden) zum Kell-System gerechnet. **Klin. Bedeutung:** Antikörper gegen Blutgruppensubstanzen des Kell-Systems (meist IgG-, selten IgM-Autoantikörper; Nachw. ist im indirekten Antiglobulintest) können zu hämolyt. Transfusionszwischenfällen* u. zu Morbus* haemolyticus neonatorum (mit rel. mildem Verlauf) führen. Vgl. Blutgruppen.

Keloid (-kele*; -id*) *n*: (engl.) *keloid*; Wulstnarbe; derbe, platte od. strangförmige, manchmal juckende Bindegewebewucherungen, die sich bei individueller u. ethnischer Disposition Wo. bis Mon. nach Verletzungen (Trauma, Verbrennung, Verätzung, Impfung, op. Eingriff) im Bereich von Narben od. spontan entwickeln; im Gegensatz zu hypertrophen Narben Ausdehnung über die ursprüngl. Narbe hinaus auf unbeschädigte Haut (sog. Krebsscherenrelief; s. Abb. 1 u. 2); **Ther.:** int-

Keloidakne

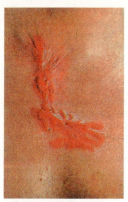

Keloid Abb. 1 [3]

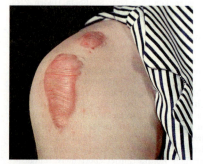

Keloid Abb. 2: Keloid im Schulterbereich

raläsionale Injektion von Glukokortikoiden, Kryochirurgie, Röntgenbestrahlung, Druckverband mit Silikonfolie, Laserabtragung, evtl. chir. Durchtrennung der Stränge bei Narbenkontrakturen; **DD:** Desmoid*.
Keloid|akne (↑; ↑; Acne*) *f*: s. Acne vulgaris.
Kelvin *n*: Einheitenzeichen K; SI-Basiseinheit der thermodynam. Temperatur* (T); 0 K = −273,15 °C; vgl. Nullpunkt, absoluter.
Kenia-Fieber: Boutonneuse*-Fieber.
Kennedy-Syn|drom (Foster K., Neurol., New York, 1884–1952) *n*: s. Foster-Kennedy-Syndrom.
Kenn|größe: Messgröße*.
Kenn|muskel (Musculus*): (engl.) *segment-indicating muscle*; Muskel, dessen isolierte Lähmung auf die Läsion eines best. spinalen Segments* (Abb. 1 dort) hinweist; Übersicht: s. Tab.
Kent-: auch Cent-, -centese, Zent-; Wortteil mit der Bedeutung stechen, duchbohren; von gr. κεντεῖν.
Kent-Bündel (Albert F. K., Physiol., London, Manchester, 1863–1958): (engl.) *Kent's bundle*; (anat.) Fasciculus atrioventricularis; akzessor. Leitungsbahn des Erregungsleitungssystems* im Herzen mit höherer Erregungsleitungsgeschwindigkeit als im AV-Knoten; **Lok.:** unterschiedl., zwischen Vorhof u. Kammer; s. WPW-Syndrom (Abb. 2 dort); **klin. Bedeutung:** s. Präexzitationssyndrom.

Keph-: auch Kephalo-, Ceph-, Cephalo-, Zephalo-; Wortteil mit der Bedeutung Kopf, Haupt; von gr. κεφαλή.
Keph|algie (↑; -algie*) *f*: Kopfschmerz*.
Kephal|hämatom (↑; Häm-*; -om*) *n*: (engl.) *cephalhematoma*; Kopfblutgeschwulst, subperiostales Hämatom; deutl. fluktuierende, tauben- bis hühnereigroße, halbkugelige pathol. Anschwellung am Schädel bei Neugeborenen inf. Bluterguss zw. Periost u. Knochen; die Geschwulst kann im Gegensatz zur Geburtsgeschwulst* die Knochennähte nicht überschreiten; **Urs.:** Zerreißung von Gefäßen zw. Periost u. Knochen während des Kopfdurchtritts unter der Geburt inf. Verschiebung der Weichteile gegenüber den platten Schädelknochen.
Kephaline (↑) *n pl*: (engl.) *cephalins*; die zu den Phosphatiden* zählenden Membranlipide Phosphatidylserin u. Phosphatidylethanolamin, die bes. häufig im Myelin* vorkommen.
Kephalo|hydro|zele (↑; Hydr-*; -kele*) *f*: (engl.) *cephalohydrocele*; Ansammlung von Liquor* cerebrospinalis unter der Kopfhaut nach Perforation des knöchernen Schädeldachs; vgl. Enzephalozele.
Kephalo|metrie (↑; Metr-*) *f*: (engl.) *cephalometry*; Vermessen des Schädels anhand der lateralen (od. frontalen) Fernaufnahme* (Mindestabstand 1,40 m, s. Abb.) zur kieferorthop. Diagn. des Schädelaufbaus u. der Zahnstellung sowie der Ermittlung des Wachstumstyps (individuelle Wachstumsvorhersage).

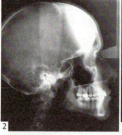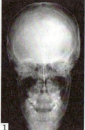

Kephalometrie: 1: laterale, 2: frontale Fernaufnahme [119]

Kephalo|metrie, intra|uterine (↑; ↑) *f*: (engl.) *fetal cephalometry*; sonograph. Größenmessung des kindl. Kopfs in utero durch Messung des Umfangs od. eines definierten Durchmessers, meist des frontookzipitalen u. des biparietalen Durchmessers*; **Verw.:** Index für das fetale Gewicht u. das Schwangerschaftsalter. Vgl. Fetometrie, Ultraschalldiagnostik.
Kephalo|pagus (↑; -pagus*) *m*: Kraniopagus*.
Kephalo|thorako|pagus (↑; Thorax*; -pagus*) *m*: Doppelfehlbildung* mit Verwachsung im Kopf- u. Brustbereich.
Kephalo|zele (↑; -kele*) *f*: (engl.) *cephalocele*; syn. Zephalozele; s. Enzephalozele.
Keramik *f*: s. Dentalkeramik, Plastik.
Kerasin *n*: Cerasin*.
Kerat-: Wortteil mit der Bedeutung Horn, Hornhaut, Geweih; von gr. κέρας, κέρατος.

Kennmuskel
Übersicht über die wichtigsten Kennmuskeln, die entsprechenden spinalen Segmente und Funktion des Muskels

Kennmuskel	Segment	Funktion
Musculus deltoideus	C 5	Pars spinalis: Adduktion, Außenrotation und Retroversion bei herabhängendem Arm, Abduktion bei abduziertem Arm
		Pars acromialis: Außenrotation und Abduktion bei herabhängendem Arm
		Pars clavicularis: Innenrotation und Adduktion bei herabhängendem Arm, Abduktion bei abduziertem Arm
		bei gemeinsamer Kontraktion: Abduktion bis zur Horizontalen
Musculus biceps brachii	(C 5–)C 6	Abduktion (Caput longum), Adduktion (Caput breve) und Vorwärtsheben des Oberarms, Beugung und Supination des Unterarms
Musculus brachioradialis	(C 5–)C 6	Beugung des Unterarms, bringt den gebeugten Unterarm in Mittelstellung zwischen Pro- und Supination
Musculus triceps brachii	C 7	Strecken des Unterarms, Rückheben des Oberarms (Caput longum)
Musculus pronator teres	C 7	Beugung und Pronation des Unterarms
Musculi interossei	C 8	Musculi interossei dorsales manus: Spreizung (Abduktion) der Finger, Beugung der Grundphalanx, Streckung der Mittel- und Endphalangen
		Musculi interossei palmares: Adduktion der Finger zur Mittelfingerachse, Beugung der Grundphalanx, Streckung der Mittel- und Endphalangen
Musculus quadriceps femoris	(L 3–)L 4	Streckung des Unterschenkels, Beugung des Oberschenkels
Musculus tibialis anterior	L 4	Dorsalflexion, Adduktion und Supination des Fußes
Musculus tibialis posterior	L 5	Supination, Adduktion und Plantarflexion des Fußes
Musculus extensor hallucis longus	L 5	Dorsalflexion des Fußes und der großen Zehe
Musculus triceps surae	S 1(–S 2)	Musculus gastrocnemius: Plantarflexion, Supination und Adduktion des Fußes, geringe Beugung des Unterschenkels
		Musculus soleus: Plantarflexion, Adduktion und Supination des Fußes

Keratan|sulfat *n*: (engl.) *keratan sulfate*; saures Glykosaminoglykan, in dem N-Acetyl-D-glukosamin-6-sulfat mit D-Galaktose β-1,3- u. β-1,4-glykosid. verknüpft ist; hohes Wasserbindungsvermögen; **Vork.:** Knorpel, Cornea, Anulus fibrosus, Nucleus pulposus.

Kerat|e|ktomie (Kerat-*; Ektomie*): (engl.) *keratectomy*; Excimer-Laserablation der oberflächl. Hornhautanteile: **1.** zur Beseitigung von Hornhauttrübungen u. Wundmodulation (phototherap. K., engl. *phototherapeutic keratectomy*, Abk. PTK); **2.** zur Änderung der Brechkraft (photorefraktive K., engl. *photorefractive keratectomy*, Abk. PRK); **Ind.:** Hornhauterosion* u. Hornhautnarben* (PTK); Myopie* u. Astigmatismus* (PRK); **Kompl.:** Wundheilungsstörungen, Keratitis* mit sekundärer Narbenbildung, Refraktionsänderung (PTK); vgl. Chirurgie, refraktive.

Keratine (↑) *n pl*: (engl.) *keratins*; faserartige, cystinreiche, intrazelluläre Strukturproteine (M_r 40 000–70 000), die Intermediärfilamente bilden; **Vork.:** u. a. Haare, Nägel, oberste Hautschicht; vgl. Keratohyalin, Kollagen.

Keratino|zyten (↑; Zyt-*) *m pl*: (engl.) *keratinocytes*; Zellen der Epidermis* auf ihrem Weg u. bei ihrem Formwandel vom Stratum basale bis zum Stratum corneum; **Einteilung:** entspr. der Lage u. Differenzierung in Basal-, Stachel-, Körnerzellen u. Hornschuppen.

Keratitis (↑; -itis*) *f*: (engl.) *inflammation of the cornea*; Hornhautentzündung des Auges mit Einwanderung von Entzündungszellen aus den hyperämischen Gefäßen des Limbus u. aus der Tränenflüssigkeit (s. Abb. 1); **Urs.:** häufig Benetzungsstörungen (vgl. Keratoconjunctivitis sicca); Infektion

Keratitis bullosa

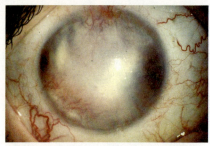

Keratitis Abb. 1 [106]

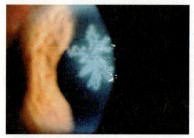

Keratitis Abb. 2: Keratitis herpetica (Fluoreszenzfärbung) [106]

mit versch. Bakt., Viren (z. B. Adenoviren, Herpes-Viren; s. Abb. 2), Pilzen (z. B. Candida albicans, Aspergillus fumigatus), Verletzung der Oberfläche, Einwirkung von Arzneimitteln od. ätzenden Chemikalien. Vgl. Hornhautinfiltrat.
Keratitis bullosa (↑; ↑) *f*: s. Fuchs-Hornhautdystrophie.
Keratitis e lag|ophthalmo (↑; ↑) *f*: (engl.) *lagophthalmic keratitis*; Keratitis* inf. mangelhaften Lidschlusses bei Fazialisparese od. extremem Exophthalmus; vgl. Ulcus corneae.
Keratitis electrica (↑; ↑) *f*: s. Keratoconjunctivitis photoelectrica.
Keratitis inter|stitialis (↑; ↑) *f*: Keratitis* parenchymatosa.
Keratitis neuro|para|lytica (↑; ↑) *f*: Keratitis* bei Lähmung des N. ophthalmicus.
Keratitis par|en|chymatosa (↑; ↑) *f*: (engl.) *interstitial keratitis*; syn. Keratitis interstitialis; immun. Reaktion des Hornhautstromas auf Treponema-Antigen, meist bei angeb. Syphilis*; **Klin.:** typischerweise im Alter von 5–15 Jahren plötzl. auftretende Infiltrationen mit nachfolgender Vaskularisation; **Progn.:** unbehandelt resultieren Schmerzen, Hornhauttrübung, Photophobie, Blindheit.
Keratitis sicca (↑; ↑) *f*: s. Keratoconjunctivitis sicca.
Kerato|akanthom (↑; Akanth-*; -om*) *n*: (engl.) *keratoacanthoma*; benigner epithelialer Hauttumor bei älteren Menschen, bes. in lichtexponierten Regionen (Gesicht, Handrücken); vom Akroinfundibulum eines Haarfollikels ausgehender, halbkugeliger, knotenförmiger Tumor (histol. ähnlich einem Plattenepithelkarzinom*), dessen Oberfläche sich zentral einsenkt u. von einem Hornpfropf ausge-

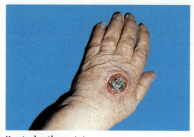

Keratoakanthom [59]

füllt ist (s. Abb.); in wenigen Wo. bis zu einer Größe von 1–3 cm, im Knorpelbereich von Ohr u. Nase destruierend wachsend (Riesen-K.); spontane Rückbildung (evtl. mit Narbenbildung) nach ca. 8 Wo. (Tendenz besteht bei Riesen-K. nicht); **Ätiol.:** UV-Licht, chem. Kanzerogene*, HPV-Viren; **Vork.:** multiple K. i. R. von genet. Krankheiten (Xeroderma* pigmentosum) od. bei immunsupprimierten Pat.; **Ther.:** Exzision, Kryotherapie; bei Inoperabilität evtl. system. Retinoide.
Kerato|con|junctivitis epi|demica (↑; Conjunctiva*; -itis*) *f*: (engl.) *epidemic keratoconjunctivitis*; auch Keratoconjunctivitis nummularis, Viruskeratitis; Virusinfektion von Cornea u. Conjunctiva; oft einseitig; **Err.:** Adenoviridae* (v. a. Typ 8, selten 19 u. a.); **Übertragung:** v. a. iatrogen durch Tropfpipetten, wahrscheinlich auch durch best. Stäube; **Inkub.:** 4–10 Tage; **Klin.:** Fremdkörpergefühl, heftiges Tränen, Rötung der Plica semilunaris, Schwellung der Karunkel, Lidödem, geringe Chemosis, eiförmig durchschimmernde Follikel in der Bindehaut, Schwellung der präaurikulären Lymphknoten ab dem 7. Krankheitstag; Keratitis mit münzenförmigen Infiltrationen, meist in Hornhautmitte (s. Abb.), Herabsetzung der Sehleistung, Rückbildung nach 2–3 Wo.; **Kompl.:** Iridozyklitis, bleibende Infiltrate.

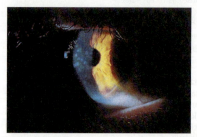

Keratoconjunctivitis epidemica: im Spaltlampenbild erkennbare feine münzenförmige Infiltrate [98]

Kerato|con|junctivitis herpetica (↑; ↑; ↑) *f*: Herpes* corneae.
Kerato|con|junctivitis phlyktaenulosa (↑; ↑; ↑) *f*: (engl.) *phlyctenular keratoconjunctivitis*; meist multiples Auftreten von kleinen, weißlich gelblich gefärbten, aus Lymphozyten u. Plasmazellen bestehenden Knötchen (Phlyktaenae) von Sandkorn- bis Linsengröße auf der Bindehaut bzw. am Limbus mit begleitender Bindehautgefäßerweiterung;

wahrscheinl. Überempfindlichkeitsreaktion gegenüber bakteriellen Antigenen.

Kerato|con|junctivitis photo|electrica (↑; ↑; ↑) f: (engl.) *actinic keratitis*; sog. Verblitzung, Schneeblindheit; Entz. der Horn- u. Bindehaut, ausgelöst durch Ultraviolettstrahlung* (beim Schweißen ohne Schutzbrille, i. R. künstl. Hautbräunung, in Schneegebieten im Gebirge); vgl. Lichttoxizität.

Kerato|con|junctivitis sicca (↑; ↑; ↑) f: (engl.) *keratoconjunctivitis sicca*; Syndrom des trockenen Auges; mangelhafte Benetzung der Bindehaut (Conjunctivitis sicca) u. der Hornhaut (Keratitis sicca) durch verminderte Tränensekretion; **Vork.:** primär bei Sjögren*-Syndrom; sekundär bei Erkrankungen* des rheumat. Formenkreises, Sarkoidose, Non-Hodgkin-Lymphomen, HIV-Erkrankung, nach Knochenmarktransplantation (Zeichen für Abstoßung), lang dauernder Bildschirmarbeit; **Sympt.:** Fremdkörpergefühl, Brennen, Asthenopie*; **Diagn.:** Spaltlampenuntersuchung, Bengalrosa-Probe, Schirmer*-Test; **Ther.:** Tränenersatzmittel, Mukolytika, Lidrandmassage, Kontaktlinsen, Behandlung der Grunderkrankung; **DD:** Xerophthalmie* inf. Vitamin-A-Mangel. Vgl. Auge, trockenes.

Kerato|elastoidosis verrucosa (↑; lat. ἐλαστός dehnbar, biegbar; -id*; -osis*) f: Stuccokeratosis*.

Kerato|globus (↑; Globus*) m: (engl.) *keratoglobus*; Augenfehlbildung mit kugelförmiger Ektasie der Hornhaut bei gleichmäßiger Verdünnung des Parenchyms; **Sympt.:** Brechungsmyopie, irregulärer Astigmatismus*.

Kerato|hyalin (↑; Hyal-*) n: (engl.) *keratohyaline*; basophile, elektronendichte, nicht membranumschlossene Granula in den Zellen des Stratum granulosum (s. Epidermis), die über die azidophilen Eleidingranula des Stratum lucidum zur Bildung des weichen Keratins* des Stratum corneum beitragen.

Kerato|kon|junktivitis (↑; Conjunctiva*; -itis*) f: (engl.) *keratoconjunctivitis*; Entz. von Cornea* u. Conjunctiva*.

Kerato|konus (↑; Konus*) m: (engl.) *keratoconus*; Hornhautkegel; kegelförmige Vorwölbung der Hornhaut (s. Abb.) mit Verdünnung des Parenchyms; u. U. mit Pigmenteinlagerungen an der Kegelbasis (sog. Fleischer-Ring); **Urs.:** primär dystrophischer Prozess, wahrscheinl. aufgrund einer Synthesestörung der Glykosaminoglykane des Hornhautstromas; **Vork.:** sporad. od. häufiger bei Down*-Syndrom u. atopischem Ekzem*; **Klin.:** bei Einreißen der Descemet-Membran akute Quellung des Stromas; zunehmende Sehverschlechterung durch Brechungsanomalie; **Ther.:** Kontaktlinsen, Keratoplastik*.

Kerato|lysis bullosa hereditaria (↑; Lys-*) f: Epidermolysis* bullosa hereditaria.

Kerato|lytika (↑; ↑) n pl: (engl.) *keratolytics*; Hornschichtmaterial auflösende Substanzen, z. B. Salicylsäure* u. Harnstoff*; K. verbessern als Additiva die Wirksamkeit anderer Externa.

Keratom (↑; -om*) n: (engl.) *keratoma*; Verdickung der Hornschicht der Epidermis*.

Keratoma blennor|rhagicum (↑; ↑) n: (engl.) *keratoderma blennorrhagicum*; übermäßige Verhornung der Haut, v. a. im Zehen- u. Vorfußbereich bei reaktiver Arthritis* (Abb. dort), Spondylarthritis*.

Keratoma climactericum (↑; ↑) n: (engl.) *keratoderma climactericum*; symmetrisch an Handflächen u. Fußsohlen im od. kurz nach dem Klimakterium* auftretende Hyperkeratose (oft gleichzeitig Adipositas).

Keratoma dis|sipatum (↑; ↑) n: syn. Keratosis palmoplantaris papulosa; s. Palmoplantarkeratosen*, hereditäre (Tab. dort).

Kerato|malazie (↑; -malazie*) f: (engl.) *keratomalacia*; Einschmelzungsvorgänge an der Hornhaut der Augen unterernährter Kinder durch Vitamin-A-Mangel; vgl. Xerophthalmie.

Keratoma palmare et plantare hereditarium (↑; -om*) n: hereditäre Palmoplantarkeratosen*.

Keratoma senile (↑; ↑) n: Keratosis* actinica.

Kerato|metrie (↑; Metr-*) f: (engl.) *keratometry*; Messung des Hornhautdurchmessers am Auge u. der Hornhautkrümmung mit Keratometer bzw. Keratoskop*.

Kerato|mileusis (↑) f: Verf. der refraktiven Chirurgie* unter Verwendung von Excimerlaser (Lasik*, Lasek*) od. Femtosekundenlaser.

Kerato|mykose (↑; Myk-*; -osis*) f: (engl.) *fungal keratitis*; Pilzinfektion der Hornhaut, meist durch Aspergillus fumigatus od. Candida albicans.

Kerato|pathie, band|förmige (↑; -pathie*) f: (engl.) *band-shaped keratopathy*; Einlagerung von Calciumsalzen in die Bowman-Membran, bes. im Lidspaltenbereich (s. Abb.). **Urs.:** chron. Augenentzündung, Hyperkalzämie, idiopathisch bedingt.

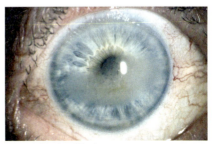

Keratopathie, bandförmige [106]

Kerato|phakie (↑; Phako-*) f: (engl.) *keratophakia*; s. Chirurgie, refraktive.

Kerato|plastik (↑; -plastik*) f: (engl.) *keratoplasty*; Ersatz einer erkrankten Hornhaut durch eine

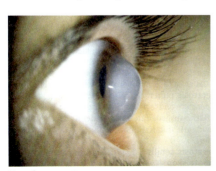

Keratokonus [106]

Keratoprothese

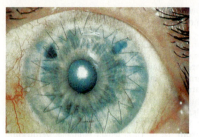

Keratoplastik: Zustand nach penetrierender Keratoplastik [166]

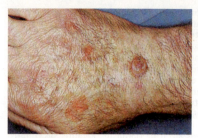

Keratosis actinica [3]

Spenderhornhaut; **Formen: 1.** optische K. zur Verbesserung des Sehvermögens bei Hornhautnarben, Keratokonus*; **2.** kosmetische K., z. B. bei Leukom*; **3.** kurative u. prophylaktische K. bei Hornhautulzera u. -fistelbildung; **Einteilung: 1.** nach der Größe des Transplantats in totale, subtotale u. partielle K.; **2.** nach der Art des Vorgehens in penetrierende (s. Abb.) u. lamellierende K.; als Transplantat werden menschl. lebende Hornhaut od. frische bzw. konservierte Leichenhornhaut verwendet; vgl. Hornhautendothel-Mikroskopie.

Kerato|pro|these (↑; Prothese*) *f*: (engl.) *keratoprosthesis*; künstl. Hornhautersatz (s. Abb.); **Material:** v. a. Polymere (z. B. PMMA, Dacron) od. Einbettung der Optik in org. Material (z. B. Zahn, Tibiaknochen; Verf. nach Strampelli; **Anw.:** bei irreversiblen Hornhauttrübungen, die für eine Keratoplastik* nicht geeignet sind (z. B. bei okularem vernarbendem Pemphigoid*, Stevens-Johnson-Syndrom, Hornhautverätzung*); **Kompl.:** Wundheilungsstörungen, Glaukom.

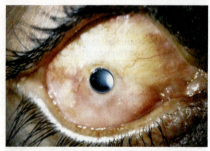

Keratoprothese: K. bei okularem vernarbendem Pemphigoid [106]

Keratose (↑; -osis*) *f*: (engl.) *keratosis*; Verhornung.
Keratose, aktinische *f*: Keratosis* actinica.
Keratose, seborrhoische (↑; ↑) *f*: Verrucae* seborrhoicae.
Keratosis (↑; ↑) *f*: s. Keratose.
Keratosis actinica (↑; ↑) *f*: (engl.) *actinic keratosis*; syn. Keratosis senilis, Lichtkeratose, Keratoma senile, aktinische Keratose; durch UV-Strahlung (chron. Sonnenexposition) hervorgerufene, rotbräunliche, atrophische od. hyperkeratotische Papeln; Carcinoma in situ; in ca. 10 % nach jahrelangem Bestehen Übergang in Plattenepithelkarzinom*; **Vork.:** bes. auf dem unbehaarten Kopf, im Gesicht u. am Handrücken (s. Abb.) bei älteren Menschen (häufiger bei Männern); **Ther.:** Lokaltherapie der UV-belasteten Fläche mit Imiquimod* od. Diclofenac mit Hyaluronsäure; Flächenabtragung mit dem Laser; photodynamische Therapie* mit Porphyrinvorstufen; konsequenter Lichtschutz. Vgl. Cornu cutaneum; Retikuloid, aktinisches.

Keratosis follicularis serpiginosa Lutz (↑; ↑; Wilhelm L., Dermat., Basel, 1888–1958) *f*: (engl.) *elastosis perforans serpiginosa*; syn. Elastosis perforans serpiginosa, Elastoma intrapapillare perforans verruciforme Miescher, perforierendes Elastom; Hauterkrankung mit ringförmig od. serpiginös angeordneten, bis linsengroßen, verrukösen Papeln bes. an Hals u. Nacken, hervorgerufen durch transepidermale u. follikuläre Ausscheidung degenerierter elastischer Fasern; vorwiegend bei Männern in 2. Lebensjahrzehnt; **Vork.:** isoliert; zus. mit anderen Erkr. (z. B. Down-Syndrom) u. Krankheiten des Bindegewebes (z. B. Marfan-Syndrom, Ehlers-Danlos-Syndrom); unter Ther. mit Penicillamin; **Ther.:** Kryotherapie, Kürettage; **Progn.:** spontane Abheilung möglich, Neigung zu Rezidiven u. Keloidbildung nach Verletzungen.

Keratosis palmo|plantaris (↑; ↑) *f*: s. Palmoplantarkeratosen, hereditäre.

Keratosis pilaris (↑; ↑) *f*: Lichen* pilaris.

Keratosis pilaris rubra a|trophicans faciei (↑; ↑) *f*: (engl.) *keratosis pilaris rubra atrophicans faciei*; Sonderform des Lichen* pilaris mit Rötung, follikulärer Keratose, Neigung zu Alopezie, insbes. an der lateralen Hälfte der Augenbrauen (Ulerythema ophryogenes) u. den Wangen.

Keratosis punctata (↑; ↑) *f*: (engl.) *keratosis punctata*; wahrscheinlich autosomal-dominant erbl. Hyperkeratose der Handlinien; evtl. Variante der Hyperkeratosis* follicularis et parafollicularis in cutem penetrans; **Vork.:** gehäuft bei Schwarzen zwischen 15. u. 20. Lj.; **Klin.:** kleine (Ø 1–2 mm), gelbbraune, harte, keratotische Pfropfen, die herausfallen u. kleine Dellen hinterlassen; **Progn.:** Dauer ca. 4–5 Jahre mit spontaner Rückbildung.

Keratosis punctata diffusa (↑; ↑) *f*: (engl.) *keratosis punctata on the palms*; auf die gesamte Handinnenfläche ausgedehnte Variante der Keratosis* punctata; evtl. mit Karzinomen innerer Organe assoziiert.

Keratosis senilis (↑; ↑) *f*: Keratosis* actinica.

Kerato|skop (↑; Skop-*) *n*: (engl.) *keratoscope*; Instrument zur qual. Beurteilung von Hornhautkrümmungen; runde, in der Mitte durchbohrte Scheibe mit konzentrischen weißen u. schwarzen Ringen (sog. Placido-Scheibe) od. Kreuzen, deren Spiegelbilder (auf dem Patientenauge) dem durch das Loch Sehenden bei astigmat. Hornhaut verzerrt erscheinen.

Kerato|tomie, radiäre (↑; -tom*) *f*: s. Chirurgie, refraktive.

Kerato|zele (↑; -kele*) *f*: Descemetozele*.

Kerckring-Falten (Theodorus K., Anat., Amsterdam, Hamburg, 1640–1693): (engl.) *Kerckring's valves*; Plicae circulares; zirkuläre Schleimhautfalten in den gesamten Dünndarm; vgl. Darm.

Kerley-Linien (Peter J. K., Radiol., Dublin, London, 1900–1978): (engl.) *Kerley lines*; Streifenschatten im Röntgenbild der Lunge, die verdickten Interlobärsepten entsprechen; **Formen: Typ A:** bis zu 5 cm lange, hilifugale Linien in den Lungenoberfeldern, schmaler als Gefäßschatten u. unverzweigt; **Typ B** (häufigste Form): ca. 1–2 cm lange horizontale Linien in der lateralkaudalen Lungenperipherie als Zeichen eines interstitiellen Ödems; **Typ C:** sog. retikuläres Muster, diffuse feinmaschige Netzzeichnung; **Vork.:** kardiale Stauung (z. B. Linksherzinsuffizienz od. Mitralstenose), Lymphangiosis* carcinomatosa der Lunge.

Kerma *f*: Abk. für (engl.) *kinetic energy released in material*; (engl.) *kerma*; im Stoff befindl. kinet. Energie; Formelzeichen K; Dosisgröße für die Wirkung indirekt ionisierender Strahlung*, beschreibt die Anfangswerte der kinet. Energie (W) aller in einem Massenelement (m) inf. Einwirkung indirekt ionisierender Strahlung freigesetzten geladenen Sekundärteilchen; die Luftkerma K_a kann mit einer entspr. geeichten Ionisationskammer* gemessen werden; hieraus lässt sich die K. in anderen Materialien u. die daraus resultierende Energiedosis* (D) berechnen. $K = W/m \cdot D$. Die SI-Einheit der K. ist Gray* (Gy).

Kern: s. Nucleus.

Kern-: s. a. Nucl-, Nucleo-, Nukl-, Nukleo-, Karyo-.

Kern|an|omalie (Anomalie*) *f*: (engl.) *nuclear anomaly*; Anomalie der Zellkerne, bes. der Blutzellen; vgl. Pelger-Huët-Kernanomalie.

Kern|a|plasie (A-*; -plasie*) *f*: s. Möbius-Kernaplasie.

Kern|a|typie (↑; gr. τύπος Geprägtes) *f*: (engl.) *nuclear atypia*; syn. Dyskaryose; atypische Größe u. Form des Zellkerns; **Formen: 1.** gestörte Kern*-Plasma-Relation; **2.** Hyperchromasie*; **3.** Kernpolymorphie*; **4.** Karyopyknose*. Vgl. Tumorzellen; Dysplasie, epitheliale.

Kern|auflösung: Karyolyse*.

Kern|geschlecht: (engl.) *nuclear sex*; das durch das Vorhandensein (od. Fehlen) von Geschlechtschromatin* nachgewiesene chromosomale Geschlecht eines Individuums; **Einteilung: 1. X-Chromatin:** Geschlechtschromatin in 40–80 % der Zellkerne von (weibl.) Individuen mit XX-Konstellation (X-Chromatin-positiv); bei Individuen mit nur einem X-Chromosom (XY, X0) fehlt es (X-Chromatin-negativ); **2. Drumstick:** trommelschlägelförmiges Gebilde an den Kernen der segmentkernigen Leukozyten (s. Abb. 1) bei Individuen mit 2 X-Chromosomen in ca. 3 % (Drumstick-positiv), bei Individuen mit nur einem X-Chromosom nicht vor-

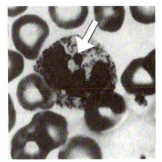

Kerngeschlecht Abb. 1: segmentkerniger neutrophiler Granulozyt mit Drumstick (Pfeil)

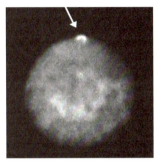

Kerngeschlecht Abb. 2: Lymphozyt mit Y-Chromatin (Pfeil)

handen (Drumstick-negativ); **3. Y-Chromatin:** Y-Körper in den Ruhekernen von (männl.) Individuen mit einem Y-Chromosom in 30–70 % der Kerne fluoreszenzmikroskop. nachweisbar (Y-Chromatin-positiv); s. Abb. 2. Vgl. Karyogramm, Geschlechtsdeterminierung, chromosomale.

Kernig-Zeichen (Vladimir M. K., Arzt, St. Petersburg, 1840–1917): (engl.) *Kernig's sign*; Dehnungsphänomen bei Meningismus*, Ischiassyndrom*, Bandscheibenschaden*; Unmöglichkeit der aktiven Streckung des Beins im Kniegelenk bei sitzendem od. mit im Hüftgelenk gebeugtem Bein liegendem Pat.; bei passiver Hebung des im Kniegelenk gestreckten Beins wird das Knie zur Entdehnung des N. ischiadicus gebeugt. Vgl. Lasègue-Zeichen, Brudzinski-Nackenzeichen.

Kern|ikterus (Ikterus*) *m*: (engl.) *kernicterus*; syn. Bilirubinenzephalopathie; Einlagerung von zytotox. wirkendem unkonjugiertem Bilirubin* in Ganglienzellen des Stammhirns bei Neugeborenen, bes. bei Morbus* haemolyticus neonatorum; die Entw. eines K. hängt nicht nur von der Serumbilirubinkonzentration, sondern auch von anderen Faktoren wie Hypoxie, Azidose, Hypalbuminämie, Gabe von Arzneimitteln mit Albuminbindung (z. B. Sulfonamide), erhöhter Kapillarpermeabilität (z. B. Sepsis) ab. **Sympt.:** als uncharakterist. Frühzeichen Trinkschwäche, allg. Hypotonie der Muskulatur, Schläfrigkeit u. häufiges Gähnen, als rel. charakterist. Symptome schrilles Schreien, Rigidität, Hyperreflexie, Krampfneigung, Opisthotonus, anfallsweise Dyspnoe bis Apnoe; **Spätschäden:** v. a.

Kernkörperchen

Störungen im extrapyramidalen System, Choreoathetose, Zerebralparese mit mehr od. weniger ausgeprägter geistiger Retardierung u. Hörstörungen. **Proph.:** s. Hyperbilirubinämie des Neugeborenen.
Kern|körperchen: s. Nucleolus.
Kern|ladungs|zahl: (engl.) *atomic number*; syn. Ordnungszahl eines Elements (Abk. OZ); Formelzeichen Z; Anzahl der Protonen* im Kern eines Atoms*; Z = A – N (A: Nukleonenzahl, N: Neutronenzahl); entspricht der Anzahl der Hüllenelektronen des jeweiligen neutralen Atoms u. bestimmt daher dessen chem. Eigenschaften u. seine Position im Periodensystem* der Elemente. Vgl. Nukleonenzahl.
Kern|lähmung: (engl.) *nuclear paralysis*; Lähmung von Hirnnerven inf. Möbius*-Kernaplasie.
Kern|lappung: (engl.) *segmentation of nucleus*; Kernsegmentierung; Aufteilung des (Leukozyten-) Kerns in einzelne Segmente (Reifezeichen); vgl. Segmentkernige.
Kern|membran (Membran*) *f*: (engl.) *nuclear membrane*; den Zellkern* gegen den umgebenden Zellkörper abgrenzende doppelte Membran, die den spaltförmigen perinukleären Raum umschließt; inneres u. äußeres Blatt der K. sind durch Kernporen* verbunden. Das äußere Blatt setzt sich stellenweise kontinuierl. in das endoplasmatische Retikulum* fort. Vgl. Mitose.
Kern|photo|ef|fekt (Phot-*; lat. *efficere, effectus* hervorbringen) *m*: (engl.) *nuclear photo-effect*; Kernreaktion*, die durch energiereiche Photonenstrahlung induziert wird; dabei wird ein Proton od. Neutron aus dem Kern eines Atoms herausgelöst. Vgl. Photoeffekt.
Kern-Plasma-Re|lation, gestörte (-plasma*; lat. *ratio* Verhältnis) *f*: (engl.) *disturbed nucleoplasmic ratio*; Störung der Relation zwischen Kern u. Plasma einer Zelle mit Vergrößerung des Zellkerns; **Vork.:** v. a. bei Tumorzellen*. Vgl. Malignitätsgrad; Kernatypie.
Kern|poly|morphie (Poly-*; -morph*) *f*: (engl.) *nuclear polymorphy*; syn. Anisokaryose, Anisonukleose; unterschiedl. Größe u. Gestalt der Zellkernen in einem Gewebe als Zeichen einer gestörten Zellteilung v. a. von Tumorzellen*; vgl. Kernatypie.
Kern|poren (Pore*): (engl.) *nuclear pores*; in variabler Anzahl pro Zellkern* vorkommende, den Transportvorgängen zw. Zellkern u. Zytoplasma* dienende Unterbrechungen der Kernmembran*, an deren Rändern innere u. äußere Kernmembran ineinander übergehen; enthalten einen proteinreichen Kernporenkomplex, dessen Proteine (sog. Nukleoporine) oktagonal symmetrisch angeordnet sind u. einen od. mehrere offene Kanäle bilden, durch die wasserlösl. Moleküle aktiv od. passiv passieren können.
Kern|pyknose (gr. πυκνός dicht, fest; -osis*) *f*: (engl.) Karyopyknose.
Kern|re|aktion *f*: (engl.) *nuclear reaction*; Umwandlung von Atomkernen durch Zerfall (Alphazerfall*, Betazerfall*, Gammazerfall*) od. durch Beschuss mit Korpuskeln* od. Photonenstrahlung; **klin. Bedeutung: 1.** Herstellung künstl. Radionuklide* durch Beschuss stabiler Ausgangsstoffe mit Korpuskeln; **2.** Erzeugung von K. über ein

Kernphotoeffekt* beim Betrieb von Teilchenbeschleunigern* in der Strahlentherapie*.
Kern|reste in Erythro|zyten (Erythr-*; Zyt-*): (engl.) *nuclear residues in erythrocytes*; im Zellplasma von Erythrozyten vorkommende Gebilde, z. B. Jolly*-Körperchen, Cabot*-Ringe.
Kern|schatten: s. Gumprecht-Schatten.
Kern|schwund: (engl.) *karyolysis*; nachlassende Färbbarkeit des Chromatins* bei Zelluntergang.
Kern|segmentierung (Segment*): s. Kernlappung.
Kern|spaltung: (engl.) *nuclear fission*; spontane od. durch Zufuhr von Energie (z. B. über ein Neutron) erfolgende Spaltung von Atomkernen mit hoher Ordnungszahl unter Freisetzung von Neutronen* u. Energie sowie Bildung versch., meist radioaktiver Spaltprodukte mit unterschiedl. Halbwertzeiten. Vgl. Kettenreaktion.
Kern|spin *m*: s. Spin.
Kern|spindel: Spindelapparat*.
Kern|spin|re|sonanz (Resonanz*) *f*: s. Magnetresonanz.
Kern|spin|tomo|graphie (-tom*; -graphie*) *f*: (engl.) *nuclear spin tomography*; Abk. KST; syn. Magnetresonanztomographie; MRT*.
Kern|star: s. Katarakt.
Kern|teilung: s. Mitose; Amitose.
Kern|verschiebung: s. Linksverschiebung; Rechtsverschiebung.
Kern|zerfall: s. Karyorrhexis.
Kerzen|fleck|phänomen *n*: s. Psoriasis.
Ket|amin (INN) *n*: (engl.) *ketamine*; Cyclohexanon; Injektionsnarkotikum*; **Wirkung:** Analgesie*; dissoziative Anästhesie* mit oberfläch. Bewusstlosigkeit (vgl. Katalepsie) bei Spontanatmung u. erhaltenen Schutzreflexen (Aspiration mögl.); Bronchodilatation; **Wirkungsmechanismus:** u. a. stereoselektive (stärker durch rechtsdrehendes S (+)-K., syn. Esketamin) Hemmung von NMDA-Rezeptoren; **Anw.:** i. v.; ggf. i. m. od. rektal; **1.** Analgesie bzw. Narkose* im Notfall (z. B. Verbrennung od. Polytrauma; cave: nicht bei Schädelhirntrauma); **2.** Analgosedierung*; **3.** Narkose: Blitzeinleitung* (mit Benzodiazepin, meist Midazolam; s. u.); u. Fortführung; z. B. Kurznarkose für kleine op. Eingriffe; als Mononarkose* od. meist in Komb. mit Benzodiazepin; **UAW:** sympathomimet. (Anstieg von art. Blutdruck u. Herzfrequenz); Hypersalivation; Hirndrucksteigerung; in der Aufwachphase Alpträume, Halluzinationen u. Dysphorie mit bestehender Amnesie für das Realgeschehen (dissoziative Wahrnehmung; Proph. durch Komb. mit Benzodiazepin.
Keto|azidose (Acid-*; -osis*) *f*: (engl.) *ketoacidosis*; durch Ketonkörper* verursachte nicht respirator. Azidose*; **Vork.:** ketoazidot. diabetisches Koma*, Hunger (s. Hungerazidose), Addison*-Krankheit, best. angeb. Stoffwechselerkrankungen (z. B. 3-Methylcrotonylglycinurie* od. Isovalerianazidämie* als ketotische Hyperglycinämie*). Vgl. Ketonurie.
Keto|conazol (INN) *n*: (engl.) *ketoconazole*; Antimykotikum* zur top. Anw.; Imidazolderivat*; **Ind.:** u. a. Candidose des Mundes u. des Gastrointestinaltrakts.
Keto|form: (engl.) *keto form*; Isomer der Enolform* mit der Gruppe —CO—CH$_2$—; vgl. Tautomerie.

Keto|genese (-genese*) *f*: s. Ketonkörper.
Keto|gruppe: s. Ketone.
Keto|hexo|kinase *f*: (engl.) *ketohexokinase*; syn. Fruktokinase; Transferase, die in der Leber ATP-abhängig Fruktose* am C-Atom 1 phosphoryliert.
Keto|hexose *f*: (engl.) *ketohexose*; Hexose mit Ketogruppe; s. Monosaccharide.
Keto|lid-Anti|biotika (Anti-*; Bio-*) *n pl*: (engl.) *ketolide antibiotics*; Weiterentwicklung der Makrolid*-Antibiotika; einziger Vertreter: oral verfügbares Telithromycin*; **Wirkungsspektrum:** entspricht dem der Makrolid-Antibiotika, wirkt zusätzl. gegen Makrolid-resistente grampositive Bakterien.
Keto|lyse *f*: (engl.) *ketolysis*; Reaktionen zur Einschleusung von Ketonkörpern* in den Stoffwechsel: 1. Bildung von Acetoacetyl*-Coenzym A; 2. Umsetzung von Aceton zu Laktat.
Keton|ämie (-ämie*) *f*: (engl.) *ketonemia*; erhöhte Konz. von Ketonkörpern* im Blut.
Ketone *n pl*: (engl.) *ketones*; syn. Alkanone; org. Verbindungen mit Ketogruppe (syn. Carbonylgruppe) >C=O, die z. B. durch Oxidation sekundärer Alkohole entstehen; wirken im Gegensatz zu Aldehyden nicht reduzierend u. sind selbst nicht höher oxidierbar. Das einfachste Keton ist Aceton*.
Keton|körper: (engl.) *ketone bodies*; veraltet Acetonkörper; Sammelbez. für Verbindungen, die bei Lipolyse* u. Abbau ketoplastischer Aminosäuren* physiol. beim Hungern ca. 12–16 Std. nach der letzten Mahlzeit sowie bei kohlenhydratarmer Ernährung (ketogene Diät) entstehen (sog. Ketogenese); 1. Acetessigsäure* entsteht bei Spaltung von Betahydroxymethylglutaryl-CoA (HMG-CoA) u. wird durch β-Hydroxybutyrat-Dehydrogenase zu 2. Betahydroxybuttersäure* reduziert od. durch Acetoacetat-Decarboxylase zu 3. Aceton* decarboxyliert; vermehrte pathol. Bildung z. B. bei Insulinmangel (Diabetes* mellitus Typ 1), erhöhter Adrenalin- u. Glucagonkonzentration u. Hunger; **Nachw.:** im Urin durch Legal*-Probe, semiquantitativ mit Teststreifen. Vgl. Ketoazidose; Ketone; Ketolyse; Fettstoffwechsel.
Keton|urie (Ur-*) *f*: (engl.) *ketonuria*; Ausscheidung von Ketonkörpern* im Harn; **Vork.:** bes. Diabetes* mellitus Typ 1, lang dauerndes Erbrechen (z. B. Hyperemesis* gravidarum), Hungerzustand od. überwiegende Fetternährung, Fieber, nach Op., kompensatorisch bei Alkalose.
Keto|profen (INN) *n*: nichtsteroidales Antiphlogistikum*.
Keto|rolac (INN) *n*: (engl.) *ketorolac tromethamine*; Analgetikum*, nichtsteroidales Antiphlogistikum*; **Kontraind.:** Blutbildstörung, Schwangerschaft u. Stillzeit, Empfindlichkeit gegen Acetylsalicylsäure u. a. Inhibitoren der Prostaglandinsynthese; **UAW:** u. a gastrointestinale Beschwerden, Erbrechen, Juckreiz.
Ketose *f*: Ketozucker; s. Monosaccharide.
17-Keto|steroide *n pl*: (engl.) *17-ketosteroids*; Abk. 17-KS; Steroide* mit Ketogruppe am C-Atom 17; früher Bestimmung im Urin (v. a. als Abbauprodukte der Androgene) bei Verdacht auf Nebennierenrindentumor u. als Screening für adrenogenitales Syndrom*, abgelöst durch Bestimmung von 17α-Hydroxyprogesteron*, Androstendion*, DHEA* u. anderen Steroidmetaboliten im Blut.
3-Keto|thiolase-Defekt *m*: (engl.) *β-ketothiolase deficiency*; autosomal-rezessiv erbl. Stoffwechselstörung (Genlocus 11q22.3-q23.1 mit mehreren Mutationen) im Abbau von Isoleucin* durch Mutation der mitochondrialen Acetoacetyl-CoA-Thiolase (ACAT 1); **Sympt.:** episodisch auftretende Krämpfe, Erbrechen, nicht respiratorische Azidose; **Diagn.:** Nachw. von 2-Methyl-3-hydroxybuttersäure, 2-Methylacetoacetat u. Tiglylglycin im Urin bes. während der Episoden sowie von 3-OH-Butyryl- u. Tiglylcarnitin im Blut (Erfassung von C4OH, C5:1 mit Tandem*-Massenspektrometrie; s. Acylcarnitin, Tab. dort); **Ther.:** Gabe von L-Carnitin.
Keto|tifen (INN) *n*: (engl.) *ketotifen*; zur Gruppe der Piperidine gehöriges trizyklisches Benzocycloheptathiophen-Derivat; Histamin*-H$_1$-Rezeptoren-Blocker der 1. Generation zur p. o. od. top. (Augentropfen) Anw.; hemmt Mastzelldegranulation, wirkt schwach anticholinerg; **Ind.:** 1. (p. o.) a) Rhinitis* allergica u. allerg. Hauterkrankung bei Kontraind. für nicht sedierende p. o. Histamin-H$_1$-Rezeptoren-Blocker, bei Rhinitis allergica auch bei Kontraind. für top. Histamin-H$_1$-Rezeptoren-Blocker od. top. Glukokortikoide; 2. (top.) allerg. Konjunktivitis; **UAW:** bei p. o. Anw. sehr häufig Müdigkeit, häufig Kopfschmerzen, Schwindel, gelegentl. Gewichtszunahme inf. Appetitsteigerung; bei top. Anw. am Auge v. a. lokale Irritation.
Kette, neuro|vaskuläre: (engl.) *neurovascular chain*; Transport von Releasing*-Hormonen aus hypothalam. Kernen über Nervenaxone zum Infundibulum der Hypophyse; dort Freisetzung aus den Nervenendigungen u. Weitertransport über Pfortadergefäße zum Vorderlappen der Hypophyse.
Ketten|fraktur (Fraktur*) *f*: s. Fraktur.
Ketten, leichte: s. Immunglobuline; Bence-Jones-Plasmozytom.
Ketten|re|aktion *f*: 1. (engl.) *chain reaction*; (chem.) Folge von radikal. od. ionischen, chem. Reaktionen, bei deren Beginn zunächst Startmoleküle gebildet werden; diese reagieren mit den Ausgangsstoffen so, dass neben den Endprodukten weitere Startmoleküle entstehen. Eine einmal in Gang gekommene Reaktion läuft von selbst weiter. 2. (physik.) Folge von Kernspaltungen* von Atomkernen (z. B. Uran, Plutonium) auf Basis der bei vorhergehenden Kernspaltungen freiwerdenden Neutronen*, die weitere analoge Kernspaltungen auslösen.
Ketten, schwere: s. Immunglobuline; Schwerkettenkrankheit.
Keuch|husten: (engl.) *whooping cough*; syn. Pertussis, Tussis convulsiva, Stickhusten; durch Bordetella* pertussis hervorgerufene Infektionskrankheit, die mit charakterist. Hustenanfällen einhergeht; **Übertragung** durch Tröpfcheninfektion, **Inkub.:** 7–14 Tage; **Epidemiol.:** in ungeimpften Population sind v. a. jüngere Kinder betroffen, bei hoher Impfrate Säuglinge u. Erwachsene; Ansteckungsgefahr ist im katarrhal. Stadium am größten u. klingt mit 6. Krankheitswoche ab; Kontagionsindex* 0,8–0,9; nach überstandener Krankheit besteht Immunität, die allerdings innerh. von Jahrzehnten nachlässt (Zweiterkrankung der Erwach-

senen). **Path.**: Tracheobronchitis, Bronchiolitis (mit Nekrosen des Ziliarepithels) u. Peribronchiolitis gehen mit Sekretion eines zähen Schleims einher; Schädigung des zilientragenden Epithels u. Adhäsion der Bakt. durch Toxine u. Virulenzfaktoren: Pertussistoxin (Exotoxin u. Adhäsin), filamentöses Hämagglutinin, Pertactin, Trachealzytotoxin (Endotoxin) u. a.; Sauerstoffmangel inf. länger dauernder Dyspnoe führt evtl. zur Entw. einer Enzephalopathie. **Klin. Stadieneinteilung: 1. Stadium catarrhale** (Dauer 7–14 Tage): Rhinopharyngitis, manchmal auch Konjunktivitis, subfebrile Temp., meist nachts zunächst noch uncharakterist. Husten, der allmähl. in Krampfhusten übergeht; **2. Stadium convulsivum** (Dauer 3–6 Wo.): typ. Keuchhustenanfälle (nachts häufiger als tags), heftige stakkatoartige Hustenstöße mit vorgestreckter Zunge, anschließend juchzendes, ziehendes Inspirium inf. Verengung der Stimmritze (Laryngospasmus, zäher Schleim); Wiederholung der Hustenanfälle (Reprise) in kurzen Abständen mit zunehmender Dyspnoe u. Zyanose sowie prall gefüllten Schädel- u. Halsvenen bis zur Gefahr der exspirator. Apnoe (Stickhusten), schließl. Entleerung des zähen, glasigen Schleims häufig mit Erbrechen; anschließend Periode mit erhöhter Hustenreizschwelle (hustenrefraktäre Phase). Die Zahl der Hustenanfälle schwankt zw. 5 u. 50 pro 24 Std.; bei Säuglingen kommen anfallsweise auftretende, (lebensgefährl.) dys- bis apnoische Zustände vor. Venöse Stauungen führen zu Blutungen in die Lider u. unter die Bindehaut, seltener in die Netzhaut. **3. Stadium decrementi** (Dauer 2–6 Wo.): allmähl. abnehmende Sympt., nur noch Bronchitis. Der Husten kann jedoch bes. bei psych. auffälligen Kindern noch lange Zeit pertussiform klingen. Abortive Verlaufsformen sind bes. nach Schutzimpfung* u. bei Zweiterkrankung häufig. **Kompl.**: 1. Bronchopneumonie, bes. im Säuglingsalter (häufigste Todesursache bei K.), u. Otitis* media durch Sekundärinfektion (Auftreten von Fieber); 2. plötzl. Tod im Kindesalter; 3. Enzephalopathie mit Krampfanfällen; 4. Aktivierung latenter Infektion (z. B. Tuberkulose); **5.** als Spätfolge Bronchiektasen* (häufigste Urs. erworbener Bronchiektasen); **Diagn.**: klin. Bild (s. Facies pertussica); in Röntgen-Thorax-Aufnahme starke Verbreiterung der Hili mit vermehrter streifiger u. fleckförmiger Lungenzeichnung (Infiltration des Interstitiums) in beiden Unterfeldern medial (basales Dreieck); im Blutbild bei jungen Säuglingen in ca. 20 %, bei älteren Kindern in bis zu 80 % der Fälle starke Leukozytose mit Werten zw. 20 000 u. 50 000/mm³ (selten höher), rel. Lymphozytose meist um 80 %; bakteriol. Untersuchung des tiefen Nasenabstrichs im Stadium catarrhale bzw. in den ersten Tagen des Stadium convulsivum; **Ther.**: bei älteren Kindern meist Expektoranzien ausreichend, im 1. Lj. Erythromycin (auch zur Pneumonieprophylaxe), Sicherstellung der Atmung, häufige kleine Mahlzeiten; **Progn.**: Letalität im jungen Säuglingsalter bis zu 5 %, mit zunehmendem Alter geringer; **Proph.**: s. Schutzimpfung (Tab. dort), s. Impfkalender (Tab. dort). Vgl. Parapertussis.
Keuch|husten|bakterien (Bakt-*) *fpl*: s. Bordetella pertussis.

Key-Retzius-Foramen (Anders A. R., Anat., Lund, Stockholm, 1796–1860) *n*: s. Apertura lateralis ventriculi quarti.
KG: 1. Abk. für **K**örper**g**ewicht*; 2. Abk. für **K**rankengymnastik; s. Physiotherapie.
KGF: Abk. für (engl.) **k**eratinocyte **g**rowth **f**actor; Wachstumsfaktor*, der durch Bindung an zellmembranären KGF-Rezeptor das Wachstum epithelialer Zellen der Haut, des Nasopharynx u. Gastrointestinaltrakts stimuliert (erhöhte Mitoserate, beschleunigter Ersatz an Oberflächengewebe); **Ind.**: s. Palifermin.
KH: 1. Abk. für **K**ohlen**h**ydrate*; 2. Abk. für **K**rankenhaus*.
Khaini-Karzinom (Karz-*; -om*) *n*: s. Oropharynxkarzinom.
KHE: Abk. für **k**oronare **H**erz**e**rkrankung; s. Herzkrankheit, koronare.
KHK: Abk. für **k**oronare **H**erz**k**rankheit*.
Kidd-Blut|gruppen: (engl.) *Kidd blood groups*; Symbol Jk; schwach antigenes Blutgruppensystem, dessen Allele Jk^a (Jk 1) u. Jk^b (Jk 2) autosomal-kodominant vererbt werden; Häufigkeit des Jk^a-Antigens bei Weißen ca. 75 %, bei Schwarzen über 90 %, bei Asiaten ca. 50 %; daneben existiert ein seltenes, möglicherweise stummes Allel Jk bzw. Jk 3; Individuen mit dem sehr seltenen (homozygoten) Phänotyp Jk^{a-b-} können Antikörper gegen die Erythrozyten aller 3 anderen Phänotypen bilden. **Klin. Bedeutung**: Bildung von Antikörpern (meist komplementbindende IgG-Ak) kann durch Bluttransfusion, seltener während Schwangerschaften induziert werden; darauf zurückzuführende schwere hämolyt. Transfusionszwischenfälle* u. Einzelfälle von Morbus* haemolyticus neonatorum sind beschrieben. Vgl. Blutgruppen.
KID-Syn|drom *n*: Abk. für (engl.) *k*eratitis, *i*chthyosis, *d*eafness; (engl.) *KID-syndrome*; vorwiegend autosomal-dominant erbl. Erkr. inf. Mutationen im GJB2-Gen (Genlocus 13q11-13q12; codiert für Connexin 26) mit den Hauptkriterien angeb. Keratitis* (95 %), Erythrokeratodermie (bei Geburt Erythrodermie*) u. beidseitiger Innenohrschwerhörigkeit* (90 %); molekulargenet. ident. mit HID-Syndrom; weitere **Sympt.**: skrotale Zunge, orale Leukoplakie, Kontrakturen im Ellenbogen- u. Kniegelenk, kutane Mykosen, bakterielle Inf. der Haut, fakultativ: Störungen des Papillarleistenmusters, Palmoplantarkeratosen; KID-S. gilt als Präkanzerose (in 11 % Plattenepithelkarzinome*).
Kiefer|arthro|pathie (Arthr-*; -pathie*) *f*: (engl.) *temporomandibular joint arthropathy*; meist dysfunktionsbedingte Erkr. des stomatognathen Systems (Kauorgan mit Muskeln, Bändern u. Gelenken); **Urs.**: unphysiol. Überlastungen durch muskuläre Hyperaktivität (oft inf. psych., stressbedingter od. okklusaler Störungen); **Sympt.**: Kiefergelenkgeräusche, Bewegungseinschränkungen, Abweichen des Unterkiefers, Gelenkschmerzen, Myalgien der Kaumuskulatur od. zunächst unspezif. Schmerzzustände im Kopfhalsbereich. Vgl. Dysfunktion, kraniomandibuläre.
Kiefer|frakturen (Fraktur*) *fpl*: (engl.) *facial skeleton fractures*; Kieferbrüche; **Urs.**: v. a. Verkehrsunfälle u. Roheitsdelikte; **Formen**: **1. Unterkieferfraktur**: häufigste Lok. im Bereich von Kiefergelenk

(oft Luxationsfraktur), Kieferwinkel u. Kinn, evtl. kombiniert mit Frakturen des Alveolarfortsatzes, der Zähne u. des Oberkiefers; **2. Oberkieferfraktur:** Mittelgesichtfraktur mit Abriss von Teilen od. des gesamten Mittelgesichts vom Neurocranium; häufig mit Beteiligung der Orbita u. des nasoethmoidalen Bereichs (s. LeFort-Oberkieferfrakturlinien); **Diagn.:** Inspektion (Gesichtsasymmetrie, Blutung aus Mund u. Nase, Okklusionsstörung, Mundöffnungsbehinderung, Diplopie bei Orbitabeteiligung), Palpation (Stufen), Nachw. direkter u. indirekter Frakturzeichen, Röntgendiagnostik (CT); **Ther.:** op. Reposition, Mini- od. Mikroplattenosteosynthese, Schienung von Ober- u. Unterkiefer, Rekonstruktion der Orbitawandung. Vgl. Schädelfrakturen.

Kiefer|gelenk: Articulatio* temporomandibularis.

Kiefer|gelenk|knacken: (engl.) *clicking tempomandibular joint*; typ. Geräusch im Kiefergelenk während der Unterkieferbewegung bei Kieferarthropathie* u. habitueller Kieferluxation (am Schluss der Öffnungsbewegung); **Urs.:** ruckartige Verlagerung von Diskus bzw. Kondylus od. Lig. laterale; **Ther.:** okklusale Äquilibrierung (z. B. mit Aufbissbehelf*), Muskelentspannung.

Kiefer|höhlen|radikal|operation (lat. r̲a̲dix, r̲a̲dicis Wurzel) *f*: s. Caldwell-Luc-Operation.

Kiefer|klemme: (engl.) *lockjaw*; **Urs.:** z. B. Kiefergelenkveränderungen, entzündl. Prozesse im Kieferbereich, Dentitio* difficilis, Traumata (z. B. Unterkiefer-Gelenkfortsatzfraktur, Jochbein-Jochbogenfraktur), Verlagerung des Discus articularis, Narbenkontrakturen von Haut od. Schleimhaut od. neurogen bedingt als reflektor. Kaumuskelkrampf (Trismus*). Vgl. Bisssperre.

Kiefer|luxation (Luxation*) *f*: (engl.) *temporomandibular joint luxation*; (lat.) Luxatio mandibulae; Unterkieferverrenkung; häufig beidseitige Verlagerung des Gelenkköpfchens des Unterkiefers v. a. nach vorn (typ. K.), selten nach hinten, außen, oben od. divergierend; **Urs.:** extreme Öffnung des Mundes od. Trauma; **habituelle** K.: sich häufig wiederholende K. mit selbstständigem Zurückgleiten; **Sympt.:** Bisssperre*, bei einseitiger K. Abweichung des Unterkiefers zur Gegenseite u. Mundschiefstand; **Ther.:** manuelle Reposition, Aufbissbehelf* in therap. Zentrik u. Muskelübungen; bei wiederholtem Auftreten op. Korrektur des Kiefergelenks.

Kiefer|ortho|pädie (Ortho-*; gr. παιδεία Erziehung) *f*: (engl.) *dentofacial orthopedics*; Erkennung, Prophylaxe u. Behandlung einer fehlerhaften Stellung der Zähne od. einer veränderten Lagebeziehung der Kiefer sowie von Dysplasien der Zähne u. der Kiefer; therap. Hilfsmittel sind herausnehmbare od. festsitzende kieferorthop. Apparate sowie myofunktionelle u. a. Behandlungsmethoden. Vgl. Orthodontie.

Kiefer|spalte: (engl.) *cleft jaw*; Gnathoschisis; angeb. Spaltbildung im Bereich des Unter- od. Oberkiefers; vgl. Gesichtsspalten.

Kiefer|sperre: Bisssperre*.

Kiefer|zyste (Kyst-*) *f*: (engl.) *jaw cyst*; pathol. Hohlraum innerh. der Ober- bzw. Unterkieferknochen od. im umliegenden Weichteilgewebe; **Formen:**

1. odontogene K.: entspricht zyst. umgewandelten Proliferaten der im Desmodont liegenden Malassez*-Epithelreste; **a)** radikuläre Zyste (meist entzündl. Genese nach Untergang der Pulpa); **b)** follikuläre Zyste (dysgenet., Zyste um die Krone eines nicht durchgebrochenen Zahns); **c)** Durchbruchs- od. Eruptionszyste (Unterstufe einer follikulären Zyste); **d)** Zyste des zahnlosen Kiefers (Residualzyste); **e)** odontogene Keratozyste (dysgenet., syn. keratozyt. odontogener Tumor od. Primordialzyste; vgl. Basalzellnävussyndrom); **f)** Gingivazyste (sehr selten); durch frühe Absprengungen der Zahnleiste, oberflächl. im Zahnfleisch, meist in der Nähe der Eckzähne des Unterkiefers; **2. nichtodontogene K.:** **a)** Nasopalatinusgangzyste (Duktuszyste, Inzisivuskanalzyste); **b)** nasoalveoläre Zyste (Naseneingangszyste, Nasolabialzyste, außerhalb des Kieferknochens); entstehen aus dem zum Kieferknochen benachbarten Gewebe; **c)** globulomaxilläre Zyste (zwischen seitl. Schneidezähnen u. Eckzähnen des Oberkiefers); **3. Kieferpseudozyste:** **a)** aneurysmat. Knochenzyste; **b)** einfache od. solitäre K.; **Klin.:** lange Zeit symptomlos, im Verlauf unspezif. **Sympt.:** Schmerzen durch Druck auf umgebende Strukturen, Taubheitsgefühl; bei Größenzunahme Vorwölbung im Knochen mit Aufquellen u. Ausdünnen der betroffenen Knochensubstanz (bei Plapation ggf. sog. Pergamentknistern); ohne Ther. Knochenverformungen, Lähmungen. od. Sensibilitätsstörungen, Infektionen u. Abszesse u. tumoröse Umwandlung (Entw. eines Ameloblastoms aus einer follikulären Zyste) möglich; **Diagn.:** häufig Zufallsbefund i. R. einer Röntgenuntersuchung od. Zahnoperation, Rö.: meist rundlich, scharf begrenzt (nicht bei Infektion); zur weiteren Abklärung ggf. Sonographie, Computertomographie, Szintigraphie; Entnahme einer Gewebeprobe zur histol. Abklärung; **Ther.:** Zystektomie*, Zystostomie*; **DD:** zyst. Osteopathie, osteolyt. Knochentumoren (bes. Ameloblastom*), Osteomyelitis.

Kiel|brust: s. Pectus carinatum.

Kieler Masern: s. Roseola syphilitica.

Kiel-Klassifikation *f*: (engl.) *Kiel classification*; durch REAL*- u. WHO-Klassifikation ersetzte Einteilung der Non*-Hodgkin-Lymphome entspr. ihres Malignitätsgrads unter Berücksichtigung der Morphologie u. Funktion der lymphat. Zellen.

Kielland-Zange (Christian K., Gyn., Oslo, 1871–1941): (engl.) *Kielland's forceps*; Form der Geburtszange* mit universeller Anwendbarkeit; unterscheidet sich von der Naegele*-Zange durch das Gleitschloss u. die fehlende Beckenkrümmung. Vgl. Zangenextraktion.

Kiemen|bögen: (engl.) *branchial arches*; syn. Branchialbögen, Viszeralbögen; in der Embryonalzeit vorübergehend bestehende Wände zwischen den Kiemenspalten*, die außer Mesenchym eine Knorpelspange, Muskelanlage, einen Nerv u. eine Arterie enthalten; aus dem Knorpel des 1. Kiemenbogens (Mandibularbogen) entwickeln sich Mandibula, Hammer u. Amboss (s. Meckel-Knorpel); aus dem Knorpel des 2. Kiemenbogens (Hyoidbogen) Steigbügel, Processus styloideus, Lig. stylohyoideum, die obere Hälfte des Zungenbeinkörpers u. das kleine Zungenbeinhorn (s. Reichert-Knorpel); aus

Kiemengänge

dem 3. Kiemenbogen die untere Hälfte des Zungenbeinkörpers u. das große Zungenbeinhorn; aus dem 4.–6. Kiemenbogenknorpel entstehen die Kehlkopfknorpel.
Kiemen|gänge: Kiemenspalten*.
Kiemen|gang|fistel (Fistel*) *f*: s. Halszyste.
Kiemen|gang|karzinom (Karz-*; -om*) *n*: branchiogenes Karzinom*.
Kiemen|gang|zyste (Kyst-*) *f*: s. Halszyste.
Kiemen|spalten: (engl.) *branchial clefts*; syn. Kiemengänge, Kiementaschen, Viszeralspalten, Schlundtaschen; Spalten zw. 2 Kiemenbögen*, entwickeln sich als 4 (u. eine kurzlebige inuitäre) seitl. Ausbuchtungen am Vorderdarm des Embryos; gleichzeitig stülpen sich vom äußeren Kopfepithel her Buchten (Kiemenfurchen) ein, deutl. nur am 4–6 cm langen Embryo nachweisbar; aus der 1. Kiemenspalte entwickeln sich die primäre Paukenhöhle, innere Epithelschicht des Trommelfells u. Ohrtrompete; aus der 2. Kiemenspalte entsteht die Tonsillenbucht mit der Gaumentonsille, aus dem Epithel der 3. u. 4. Spalte Thymus (vorderes Epithel) u. Epithelkörperchen (hinteres Epithel), aus dem Epithel der 5. Spalte der Ultimobranchialkörper (später C-Zellen der Schilddrüse).
Kienböck-Krankheit (Robert K., Röntg., Wien, 1871–1953): Lunatummalazie*.
Kienböck-Zeichen (↑): paradoxe Zwerchfellbewegung*.
Kiesel|säure|an|hydrid *n*: (engl.) *silica*; kristallines Siliciumdioxid, SiO_2 (in den Modifikationen Quarz, Cristobalit, Tridymit); Inhalation von Stäuben kann zur Silikose* führen; kanzerogene Wirkung.
Kiesselbach-Ort (Wilhelm K., Otol., Laryngologe, Erlangen, 1839–1902): Locus* Kiesselbachi.
Kikuchi-Lymph|adenitis (Lymph-*; Adenitis*) *f*: (engl.) *Kikuchi's disease*; v. a. bei jüngeren Frauen an Halslymphknoten auftretende nekrotisierende histiozyt. Lymphadenitis; **Urs.:** unklar, evtl. infektiös; **Progn.:** meist Spontanremission innerh. weniger Monate. Vgl. Lymphangitis.
Killer|zellen (engl. killer Mörder; Zelle*): (engl.) *killer cells*; Lymphozyten*, die von Erregern befallene körpereigene Zellen abtöten; **Formen: 1.** zytotox. T*-Lymphozyten (engl. cytotoxic T cells, Abk. T_c): Zellen mit antigenspezif. Aktivität gegen virusinfizierte Zellen, Tumorzellen u. Zellen HLA-inkompatiblen Gewebes; Erkennung der Antigene durch T-Zell-Rezeptoren auf der Zelloberfläche nur bei gleichzeitiger Bindung an HLA-Klasse-I-Moleküle der zu zerstörenden Zielzelle (s. HLA-System); T_c tragen den Zellmarker CD8. **2.** natürliche Killerzellen*. Vgl. Interferone, Makrophagen.
Killer|zellen, natürliche (↑; ↑): (engl.) *natural killer cells*; Kurzbez. NK-Zellen; Killerzellen* (Abk. K-Zellen), die natürl. vorhanden u. nicht das Resultat einer Immunantwort sind; im Unterschied zu den K-Zellen wirken sie gegenüber den Targetzellen (virusinfizierte u. maligne transformierte Zellen) antigenunspezif. u. ohne Beteiligung von HLA-Molekülen der Zielzellen. NK-Zellen besitzen eine sog. antikörperabhängige zellvermittelte Zytotoxizität (Abk. ADCC), die durch an Targetzellen gebundene Antikörper ausgelöst wird, sobald diese mit den Fc-Rezeptoren der NK-Zellen in Kontakt treten. Die Proliferation der NK-Zellen unterliegt der Regulation durch T-Lymphozyten (T-Helferzellen u. regulator. T-Lymphozyten); ihre Aktivität wird v. a. durch Interferone* sowie Interleukine* u. a. Immunmodulatoren stimuliert. **Nachw.:** mit Durchflusszytometrie* (Marker $CD3^-$, $CD16^+$ u. $CD56^+$). Vgl. Lymphozyten.
Killian-Drei|eck (Gustav K., Laryngologe, Berlin, Freiburg, 1860–1921): (engl.) *Killian's triangle*; durch Pars obliqua (kranial) u. Pars fundiformis (kaudal, Killian-Schleudermuskel) der Pars cricopharyngea des Musculus* constrictor pharyngis inferior gebildetes Dreieck; **klin. Bedeutung:** Lok. des Zenker*-Divertikels.
Killian-Muskel (↑; Musculus*) *m*: (engl.) *Killian's bundle*; Schleudermuskel; die untersten, in nach unten konvexen Bögen verlaufenden Muskelfasern des M. constrictor pharyngis inferior.
Killip-Klassifikation *f*: s. Herzinfarkt (Tab. dort).
Kilo-: Abk. k; Dezimalvorsatz zur Kennzeichnung des Faktors 10^3 einer Einheit; vgl. Einheiten (Tab. 3 dort).
Kilo|gramm *n*: (engl.) *kilogram*; Einheitenzeichen kg; SI-Basiseinheit der Masse*; 1 kg (1000 g) ist gleich der Masse des internationalen Kilogrammprototyps, eines Platin-Iridium-Zylinders im Bureau International des Poids et Mesures in Sèvres; vgl. Einheiten.
Kilo|watt|stunde: (engl.) *kilowatt hour*; Einheitenzeichen kWh; Einheit der Energie*; 1 kWh = $3,6 \cdot 10^6$ J. Vgl. Einheiten, Joule, Watt.
Kimmelstiel-Wilson-Syn|drom (Paul K., Pathol., Boston, Hamburg, 1900–1970; Clifford W., Int., London, 1906–1997) *n*: diabetische Nephropathie*.
Kimura-Krankheit: (engl.) *Kimura's disease*; in Japan vorkommende Form der angiolymphoiden Hyperplasie* mit Bluteosinophilie u. Lymphadenopathie.
Kin-: auch -kinese; Wortteil mit der Bedeutung bewegen, Bewegung; von gr. κινεῖν.
Kin|ästhesie (↑; -ästhesie*) *f*: (engl.) *kinesthesia*; Empfindung der Bewegung des Körpers als Qualität der Propriozeption*.
Kinasen *f pl*: phosphorylierende Transferasen*, denen ein Nukleosidphosphat (meist ATP) als Substrat dient; z. B. Hexokinase, Kreatinkinase.
Kind|bett: s. Puerperium.
Kind|bett|fieber: s. Puerperalfieber.
Kindchen|schema *n*: (engl.) *childlikeness*; kindl. Verhaltens- u. Körpermerkmale, die als Reizmuster für angeb. Auslösemechanismen eine positive Gesamteinstellung (z. B. Pflegeverhalten) bewirken.
Kinder|audio|metrie (Audi-*; Metr-*) *f*: s. Pädaudiologie.
Kinder|dosis (Dosis*) *f*: (engl.) *pediatric dosage*; therap. Dosis von Arzneimitteln* für Kinder; Parameter zur Errechnung der K. sind Körperoberfläche* u. Körpergewicht.
Kinder|ek|zem (Ekzem-*) *n*: s. Ekzema infantum.
Kinder|früh|erkennungs|untersuchungen: (engl.) *child health checks*; Früherkennung körperl. od. geistiger Störungen der Entw. bei Kindern bis zur Vollendung des 5. Lj. in 10 Untersuchungsstufen (U1–U9); umfassen eingehende Anamnese u.

Kinderwunschbehandlung

Kinderfrüherkennungsuntersuchungen

Untersuchungsstufen	Zeitpunkt	Schwerpunkte
U1 (Neugeborenen-Erstuntersuchung)	direkt nach Geburt	prä-, peri- und postnatale Risikofaktoren, frühe lebensbedrohliche Komplikationen
U2 (Neugeborenen-Basisuntersuchung)	zwischen 3. und 10. Lebenstag	angeborene Erkrankungen und Fehlbildungen, frühe lebensbedrohliche Komplikationen, erweitertes Neugeborenenscreening, Hörscreening
U3	in 4.–5. Lebenswoche	neurologische Störungen, angeborene Hörstörung, angeborene Hüftdysplasie
U4	im 3.–4. Lebensmonat	neurologische Störungen, Beginn des Impfprogramms
U5	im 6.–7. Lebensmonat	Sehstörungen, entwicklungsneurologische Störungen, Fortsetzung des Impfprogramms
U6	im 10.–12. Lebensmonat	Störungen der Sprachentwicklung, frühkindliche Verhaltensauffälligkeiten, Störungen der statomotorischen Entwicklung, Fortsetzung des Impfprogramms
U7	im 21.–24. Lebensmonat	Sprachentwicklungsstörungen, allergische Erkrankungen, Ernährungsstörungen, Sehstörungen
U7 a	im 34.–36. Lebensmonat	allergische Erkrankungen, Adipositas, Sprachentwicklungsstörungen, Sehstörungen, Zahn-, Mund- und Kieferanomalien
U8	im 46.–48. Lebensmonat	Adipositas, Zahn-, Mund- und Kieferanomalien
U9	im 60.–64. Lebensmonat	Hyperaktivität und Aufmerksamkeitsdefizit, Adipositas

strukturierte, ausführl. (kinder-)ärztl. Untersuchung hinsichtl. altersabhängiger Schwerpunkte der somat., psychomotor., sensorischen u. psychischen Entw. des Kindes (s. Tab.) mit vorausschauender Beratung z. B. zu Rachitis*- u. Kariesprophylaxe, Ernährungsfragen, Allergien, Unfallprävention, sowie Impfempfehlungen (s. Impfkalender). Zusätzlich werden in der frühen Neugeborenenperiode i. R. des erweiterten Neugeborenen*-Screenings Untersuchungen auf angeb. Stoffwechselstörungen u. endokrine Störungen sowie ein Screening zur Früherkennung von Hörstörungen u. eine Ultraschalluntersuchung der Hüfte zur Früherkennung einer angeb. Hüftluxation bei allen Neugeborenen durchgeführt. **Hinweis:** 1. in einzelnen Bundesländern Abgleich über Melderegister, nicht wahrgenommene Termine werden angemahnt; 2. zusätzl. Vorsorgeuntersuchungen außerhalb der K.: **a)** U10: Alter 7–8 Jahre, Schwerpunkte: umschriebene Entwicklungsstörungen, Störungen der motor. Entwicklung, Verhaltensstörungen; **b)** U11: Alter 9–10 Jahre, Schwerpunkte: Schulleistungs-, Sozialisations- u. Verhaltensstörungen, Zahn-, Mund- u. Kieferanomalien, gesundheitsschädigendes (Medien-)Verhalten; **c)** J2: Alter 16–17 Jahre, Schwerpunkte: u. a. Sexualitäts-, Haltungs-, Sozialisations- u. Verhaltensstörungen, ggf. Berufsberatung. Vgl. Jugendgesundheitsuntersuchung.

Kinder|heil|kunde: s. Pädiatrie.
Kinder|lähmung, spinale: s. Poliomyelitis.
Kinder|lähmung, zerebrale: infantile Zerebralparese*.

Kinder|sterblichkeit: (engl.) *infant mortality*; Anzahl der in einem Kalenderjahr im Kindesalter (meist definiert als bis zum vollendeten 5. Lj.) Verstorbenen bezogen auf die Population in dieser Altersklasse zur Jahresmitte.
Kinder|tumor|register (Tumor*) *n*: (engl.) *register of childhood tumors*; Abk. KTR; Zentralstelle der Gesellschaft für Pädiatrische Onkologie u. Hämatologie in Kiel, die Tumorpräparate auswertet, typisiert u. diagn. berät.
Kinder|wunsch|behandlung: (engl.) *infertility treatment*; Sammelbez. für med. Maßnahmen, die bei ungewollter Kinderlosigkeit zur Herbeiführung einer Schwangerschaft eingesetzt werden; **Methoden: 1.** pharmak.: **a)** bei der Frau u. a. Hormonbehandlung bei anovulatorischen Zyklen (Gestagene allein od. in Komb. mit Östrogenen), hormonale Stimulationstherapie (z. B. Ovulationsinduktion*) entspr. der zugrunde liegenden Erkr. (Antiöstrogene, HCG, GnRH, Antiandrogene), Behandlung anderer endokriner Erkr.; **b)** beim Mann z. B. Verbesserung der Spermienqualität durch HCG/HMG-Injektionen od. pulsatile GnRH-Gaben bei entsprechenden hormonellen Ursachen; empirische Therapieansätze: Aromatase*-Hemmer, Clomifen, Tamoxifen, Kallikrein, Pentoxyphyllin; **2.** operativ (sog. Sterilitäts- bzw. Refertilisierungsoperation): **a)** bei der Frau z. B. Salpingolyse, Salpingostomie, Salpingostomatoplastik (s. Tubenchirurgie), Laservaporisation der Ovarialrinde; **b)** beim Mann z. B. Vasovasostomie*; **3.** Verf. der assistierten Reproduktion*.

Kindesmisshandlung

Kindes|miss|handlung: (engl.) *battered child syndrome*; Anw. körperlicher u. psychischer Gewalt gegenüber Kindern durch Erwachsene, insbes. durch Eltern, Sorgeberechtigte u. Erzieher; beinhaltet Vernachlässigung, körperl. Misshandlung, sexuellen Missbrauch* sowie emotionale u. psych. Misshandlung; **Häufigkeit:** nach polizeilicher Kriminalstatistik 3000 K. pro Jahr (in Deutschland); geschätzte Dunkelziffer ein Vielfaches höher; **Sympt.:** multiple, v. a. auch unterschiedlich alte Verletzungen, z. B. Frakturen (v. a. großer Röhrenknochen u. Rippen) u. Hämatome (typ. Lokalisation: s. Abb.), Verbrühungen, Verbrennungen, evtl. subdurales Hämatom (bei Schütteltrauma; Befundkombination mit retinalen Einblutungen u. schwerem Hirnschaden), evtl. Spuren sexuellen Missbrauchs*; Folge sind evtl. körperl. Schäden, psychische u. psychosomat. (Entwicklungs-)Störungen wie Angst, Apathie, Insomnie, Enkopresis, Enuresis u. psychomotor. Retardierung; **Diagn.:** Diskrepanz zwischen körperl. Untersuchungsbefund u. Anamnese (z. B. wird über kein adäquates Trauma berichtet, verzögerte Vorstellung beim Arzt, Bagatellisierung); bes. Aufmerksamkeit für Reaktionen der Kinder u. Misstrauen gegenüber Erklärungen der Erwachsenen; jedem entspr. Verdacht ist im Interesse des Kindes (Garantenstellung) nachzugehen (z. B. Mitteilung an zuständiges Jugendamt; die Berechtigung zur Offenbarung des Arztgeheimnisses ergibt sich unter Berufung auf § 34 StGB: rechtfertigender Notstand nach entsprechender Rechtsgüterabwägung, Schweigepflicht versus Schutz des Kindes). **Ther.:** bei körperl. Verletzungen stationäre Aufnahme, um weitere Gefahren zu vermeiden; je jünger das Kind, desto höher das Risiko weiterer Schädigung, umso rascher muss reagiert werden (Unterbringung außerhalb der Familie durch Inobhutnahme durch Jugendamt od. auf einstweilige Anordnung des Familiengerichts), Aufklärung der Umstände u. Entscheidung über weiteres Vorgehen; **jurist. Bewertung:** K. ist in Regelfall als Misshandlung von Schutzbefohlenen strafbar (§ 225 StGB), daneben als Körperverletzung (§§ 223 ff StGB), bei Vernachlässigung mit konkreter Gefährdung als Aussetzung (§ 221 StGB), bei tödl. Ausgang als Körperverletzung mit Todesfolge (§ 227 StGB) od. als Tötungsdelikt (§§ 211–213, 222 StGB), auch als Verletzung der Fürsorge- od. Erziehungspflicht (§ 171 StGB). Seit 2000 haben Kinder ein Recht auf gewaltfreie Erziehung („Gesetz zur Ächtung von Gewalt in der Erziehung"; BGB § 1631).

Kindler-Syn|drom *n*: (engl.) *Kindler's syndrome*; kongenitale bullöse akrokeratotische Poikilodermie*; **Ätiol.:** autosomal-dominant u. -rezessiv erbl. Mutation im KIND1-Gen (Genlocus 20p13); **Klin.:** akrale neonatale Blasenbildung, diffuse Hautatrophien (bes. an Händen u. Fußrücken), Fragilität der Haut, fleckförmige Hyper- u. Hypopigmentierungen, Teleangiektasien, Furchenbildung der Nägel; **DD:** Epidermolysis* bullosa hereditaria.

Kinds|bewegungen: (engl.) *fetal movements*; Bewegungen des Fetus in utero; werden von Erstgebärenden etwa um die 20., von Mehrgebärenden zw. 16. u. 20. SSW wahrgenommen. Vgl. Schwangerschaftszeichen.

Kinds|lage: (engl.) *presentation*; (gebh.) Position der Frucht im Uterus; zur genauen Beschreibung der K. sind Angaben über Lage, Stellung, Haltung u. Einstellung notwendig (s. Abb. 1); **1. Lage:** Verhältnis der Längsachse des Kindes zur Längsachse des Uterus; Längslage od. Geradlage (99 % zum Zeitpunkt der Geburt, davon 96 % Schädellagen,

Kindesmisshandlung: Lokalisationen von Verletzungen; 1: kindertyp. Sturzverletzungen; 2: Misshandlungen

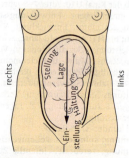

Kindslage Abb. 1 [112]

Kinetochor

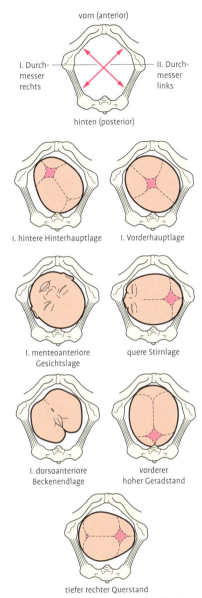

Kindslage Abb. 2: Geburtslagen u. Beispiele für die Nomenklatur [112]

3% Beckenendlagen*), Querlagen* (bei vorangehender Schulter: Schulterlage) u. Schräglagen (zusammen 1%); **2. Stellung:** Verhältnis des kindl. Rückens zur Gebärmutterinnenwand; **3. Haltung:** räuml. Beziehung von Kopf u. Extremitäten zum Rumpf: Flexionslagen* u. Deflexionslagen* sowie die indifferente Scheitellage; **4. Einstellung:** Beziehung des vorangehenden Kindsteils zum Geburtskanal; bei Schädellagen unterscheidet man Hinterhauptlage*, Vorderhauptlage*, Stirnlage* u. Gesichtslage*, bei Beckenendlage* Steiß-, Steißfuß-, Knie- u. Fußlagen; vgl. Einstellungsanomalien. **Nomenklatur:** Ist (bei der Geradlage) der Rücken links (rechts) u. seitlich, so spricht man von linker od. I. (rechter od. II.) Lage; I a (II a) bezeichnet die dorsoanteriore, I b (II b) die dorsoposteriore Lage bei Rücken links (rechts); s. Abb. 2; bei den Schädellagen ist die I. Lage doppelt so häufig wie die II. Lage. Die regelrechte Geburtslage ist die vordere Hinterhauptlage. Vgl. Leopold-Handgriffe.

Kinds|pech: s. Mekonium.

Kinds|teile: (engl.) *fetal parts*; die Körperteile des Fetus in utero; **Einteilung:** große K.: Kopf, Beckenende; kleine K.: Extremitäten; erkennbar durch Palpation (s. Leopold-Handgriffe) u. Ultraschalldiagnostik*; eindeutiger Nachw. der K. ist ein sicheres Schwangerschaftszeichen*.

Kinds|tod, plötzlicher: (engl.) *sudden infant death syndrome (Abk. SIDS)*; plötzlicher Säuglingstod; plötzl. Tod im Kindesalter ohne ursächl. hinreichende Erklärung trotz sorgfältiger Untersuchung (komplette Autopsie, Untersuchung der Todesumstände, Nachbewertung der klin. Vorgeschichte); **Häufigkeit:** häufigste Todesursache des Säuglings (syn. plötzlicher Säuglingstod, sog. Krippentod) nach der 1. Lebenswoche mit Gipfel zwischen 1. u. 5. Lebensmonat u. Häufung im Winter; in ca. 60% der Fälle sterben die Kinder während des Nachtschlafs (die meisten in den frühen Morgenstunden); 1:1000 Lebendgeborene, m:w=2:1; nur in sehr seltenen Fällen jenseits des 1. Lj. (dann ist bes. intensiv nach einer zugrunde liegenden Erkr. od. Fremdeinwirkung zu suchen); **Risikofaktoren:** 1. mütterl.: Alter <20 od. >40 Jahre, urol. od. venerische Infektionen, hohe Anzahl von Geburten, Rauchen, Drogenkonsum, niedriger Sozial- u. Ausbildungsstand; 2. kindl.: Schlafen in Bauchlage (80% der Fälle in Bauchlage), kein Stillen, Schlafen im elterl. Bett, Überwärmung, prä- u. postnatale Tabakrauch-Exposition, Frühgeburtlichkeit; **Prävention:** 1. Schlafen in Rückenlage; 2. rauchfreie Schwangerschaft u. Umgebung postnatal; 3. Stillen; 4. Schlafen im eigenen Bett auf fester Unterlage im Schlafsack (keine Kissen, Felle, größeren Kuscheltiere); 5. Umgebungstemperatur zum Schlafen 16–18 °C; 6. Schnuller, wenn das Kind daran gewöhnt ist; **DD:** Kindesmisshandlung*. Vgl. Säuglingssterblichkeit.

Kinds|tötung: (engl.) *infanticide*; Bez. für die Tötung von Kindern unter der Geburt od. unmittelbar danach, insbes. durch die Mutter; K. wird grundsätzlich als Totschlagsdelikt betrachtet u. entsprechend verfolgt (insbes. bei nichtehelichen Kindern mit Strafmilderung nach § 213 StGB).

Kine|kardio|graphie (Kin-*; Kard-*; -graphie*) *f*: (engl.) *cinecardiography*; Angiokardiographie* mit gleichzeitigen Röntgen-Serienaufnahmen zur Beurteilung der anat. u. funktionellen Verhältnisse der Herzinnenräume u. des Klappenapparats. Vgl. Echokardiographie.

Kinesio|therapie (↑) *f*: (engl.) *kinesiotherapy*; Bewegungstherapie*.

Kinesis (gr. κίνησις) *f*: Bewegung.

Kineto|chor (Kin-*; gr. χορός Tanzplatz) *n*: Zentromer*.

Kineto|plast (↑; Plast-*) *m*: (engl.) *kinetoplast*; Mitochondrium der Flagellatenfamilie Trypanosomatidae* mit einem hohen DNA-Gehalt; immer nahe der Geißelbasis.

Kinetosen (↑; -osis*) *fpl*: (engl.) *kinetoses*; sog. Reiseod. Bewegungskrankheiten; Sammelbez. für Symptome, die durch wiederholte Stimulation des Vestibularapparats* v. a. durch plötzl. u. schnelle Bewegungen (z. B. Flug-, See-, Auto- u. Eisenbahnreisen) verursacht werden; **Klin.**: aufgrund reflektor. Verbindungen zwischen Vestibularapparat u. Hirnstamm vorwiegend vegetative Symptome wie Übelkeit, Erbrechen, Schwindel, Schweißausbrüche, Blutdruckschwankungen bzw. Hypotonie u. Kopfschmerz; **Vork.**: v. a. im Kindesalter; **Ther.**: Flachlagerung mit Ruhigstellung des Kopfs, evtl. Antiemetika* (Histamin-H_1-Rezeptoren-Blocker, Scopolamin).

Kineto|somen (↑; Soma*) *n pl*: (engl.) *kinetosomes*; Basalkörperchen; dicht unter der Zelloberfläche gelegene, Mikrotubuli* organisierende Zentren, die der Verankerung der Kinozilien* am Zytoskelett dienen; Abkömmlinge des Zentriols*.

Kinin 9 *n*: Bradykinin*.

Kininase *f*: s. Angiotensin-converting-Enzym.

Kinine (Kin-*) *n pl*: (engl.) *kinins*; durch Kallikrein* aus Kininogenen (Plasmaproteine der Alpha-2-Globulinfraktion) freisetzte, zu den Gewebehormonen zählende biol. aktive Oligopeptide; Hauptvertreter: Bradykinin* u. Lysylbradykinin, ferner Harnkinin, Neurokinin u. Kolostrokinin; proteolyt. Abbau von Bradykinin (zu dem anderen K. metabolisiert werden) durch Kininase II (Angiotensin*-converting-Enzym); **Wirkung**: (über Aktivierung der Phospholipase A_2 u. Synthese von Prostaglandin E_2) Blutdrucksenkung, Kontraktion u. Relaxation verschiedener glattmuskulärer Organe (Gefäße, Intestinaltrakt, Bronchien, Uterus), Erhöhung der Gefäßpermeabilität v. a. der Venolen, in 2. Linie der Kapillaren, dadurch an Regulation von Nierendurchblutung, Salz- u. Wasserausscheidung beteiligt; **klin. Bedeutung**: path. Faktor bei Ödem, Allergie, Schock, Entz. (z. B. Pankreatitis), renaler Hypertonie, Schmerz; pharmak. Hemmung der Kininfreisetzung durch Aprotinin*. Vgl. Fletcher-Faktor; Kallikrein-Kinin-System.

Kinino|genase (↑; -gen*) *f*: Kallikrein*.

Kinino|gene (↑; ↑) *n pl*: s. Kinine, HMW-Kininogen.

Kinino|genin (↑; ↑) *n*: Kallikrein*.

Kinking (engl. kink Knick): s. Knickungssyndrom der Arteria carotis interna, Pseudocoarctatio aortae.

kinky hair syndrome (engl. verfilztes Haar): s. Menkes-Syndrom.

Kinn|schleuder: s. Funda.

Kino|zilien (Kin-*; Ciliar-*) *n pl*: (engl.) *cilia*; Flimmerhaare; dicht beieinander stehende bewegliche Zellfortsätze, die aus einem System von Mikrotubuli u. umgebender Plasmamembran bestehen; entstammen einem Kinetosom*; elektronenmikroskopisch besteht das Mikrotubulussystem aus 2 zentralen u. 9×2 peripheren Mikrotubuli (Dubletten) mit teilweise gemeinsamer Wand. Der Abstand zw. den Tubuli wird durch radiäre u. periphere Verbindungssprossen konstant gehalten. An den peripheren Dubletten befindet sich ein mikrotubulus-assoziiertes Motorprotein (Dynein) mit ATPase-Wirkung, die die Abknickung des Kinoziliums in einer genet. determinierten Richtung gewährleistet. Die Bewegung der Gesamtheit der Kinozilien einer Flimmerzelle erfolgt metachron. **Vork.**: z. B. Epithel der Atemwege, abhängig vom Funktionszustand in Eileiter u. Uterus.

Kinsbourne-Syn|drom (M. K., brit. Päd.) *n*: syn. Encephalopathia myoclonica infantilis; meist zw. 1. u. 3. Lj. auftretende, zu Myoklonien* von Rumpf u. Extremitäten u. Opsoklonus* führende Enzephalopathie unklarer Urs. (Vork. auch als paraneoplastisches Syndrom bei Neuroblastom); normale Befunde bei Blut- u. Liquoruntersuchungen sowie bildgebenden Verfahren.

Kipp-Plastik: s. Bronchoplastik (Abb. 2 dort).

Kipp|tisch-Untersuchung: syn. Tilt-Test; diagn. Verfahren zur Beurteilung des Pulsfrequenzanstiegs bei passivem Aufrichten des Pat. aus dem Liegen; **Durchführung**: nach 10 Min. Ruhezeit des Pat. Neigung des Kipptisches auf 60–80° unter Registrierung von EKG u. Blutdruck; **Ind.**: Diagn. vasovagaler Synkopen*; vgl. Kreislaufstörungen, funktionelle.

Kirchmayr-Kessler-Naht: s. Sehnennaht.

Kirsch|angiom (Angio-*; -om*) *n*: s. Hämangiom, eruptives.

Kirschner-Draht (Martin K., Chir., Heidelberg, 1879–1942) *f*: (engl.) *Kirschner wire*; ein- od. zweiseitig zugespitzter halbstarrer Stift aus rostfreiem Stahl od. Titan (∅ 0,6–2,5 mm); **Anw.**: perkutane Drahtextension*, Osteosynthese* an kleinen Knochen od. -fragmenten, temporäre transartrikuläre Fixation (z. B. an Hand u. Handgelenk; vgl. Radiusfraktur, distale, Abb. 2 dort), als Führungsdraht für Instrumente u. Implantate (z. B. kanülierte Schrauben).

Kirschner-Operation (↑) *f*: (engl.) *electrocoagulation of the ganglion Gasseri (Kirschner's method)*; perkutane Elektrokoagulation* des Ganglion* trigeminale bei pharmak. nicht (ausreichend) behandelbarer Trigeminusneuralgie*; heute durch perkutane Thermokoagulation* od. Glycerolinjektion* ersetzt; **Kompl.**: Anaesthesia dolorosa, Keratitis neuroparalytica. Vgl. Neurotomie.

Kissing disease (engl. to kiss küssen; disease Krankheit): s. Mononucleosis infectiosa.

Kissing spine (engl. to kiss küssen; spine Wirbel): s. Baastrup-Zeichen.

Kitt|niere: s. Nierentuberkulose (Abb. dort).

Kitzler: Klitoris*.

KKS: Abk. für Kallikrein*-Kinin-System.

Klär|faktor *m*: Lipoproteinlipase*.

Klär|funktion, muko|ziliäre *f*: mukoziliäre Clearance*.

Klaes-Bechterew-Streifen: Stria laminae molecularis des Isocortex*.

Klammer|naht: s. Klammernahtgeräte; Nahtmethoden.

Klammer|naht|geräte: (engl.) *staplers*; in der laparoskop. bzw. konventionellen Chir. verwendete Instrumente zur Ausführung zeitsparender maschineller Nahtmethoden*, die zur Naht u. a. U-förmige Stahlklammern durch das Gewebe drücken u. durch unterschiedl. Andrucksysteme B- bzw. O-förmig verschließen; **Formen**: 1. gerade

Klavikulafraktur

K.: zum Blindverschluss von Lungenparenchym od. Hohlorganen, z. B. TA-stapler (Kurzbez. für engl. tissue autosuture stapler), GIA-stapler (Kurzbez. für engl. gastrointestinal anastomosis stapler) mit einem zwischen den doppelläufigen Klammern befindl. Messer zur Durchtrennung u. zum Blindverschluss der beiden abgesetzten Organanteile od. zur Anlage einer Seit-zu-Seit-Anastomose; **2. zirkuläre** K.: z. B. CEEA-stapler (Kurzbez. für engl. circular enteroenteric anastomosis stapler) od. IL-stapler (Kurzbez. für engl. intraluminal stapler) zur Ausführung zirkulärer zweireihiger invertierter Nähte u. a. nach Gastrektomie od. Darmresektion zur Wiederherstellung der intestinalen Passage; **3. Klammerapparate:** für Hautnähte u. Gefäßligaturen.

Klang: (engl.) *tone, sound*; Schallereignis, das sich aus Grundton u. harmonischen Obertönen* zusammensetzt u. sich im Unterschied zum Ton als periodische, nicht sinusförmige Welle darstellen lässt; vgl. Schall, Geräusch.

Klang, am|pho|rischer: s. Metallklang, Atemgeräusche.

Klappen: (engl.) *valves*; anat. Strukturen zur Strömungsregulierung in Herz, Venen u. Lymphgefäßen.

Klappen|fehler: s. Herzklappenfehler.

Klappen|öffnungs|fläche: (engl.) *valve opening area*; Abk. KÖF; bei max. Herzklappenexkursion entstehende effektive Öffnungsfläche für den transvalvulären Blutfluss; hämodynam. Größe v. a. zur Quantifizierung von Herzklappenstenosen (s. Herzklappenfehler), z. B. bei valvulärer Aortenstenose*; **Bestimmung:** rechnerisch: **1.** nichtinvasiv durch Echokardiographie*: **a)** anhand der pressure* half time; **b)** nach der Kontinuitätsgleichung für Flüssigkeitsströmungen anhand des dopplersonograph. Blutflusses über der Herzklappe u. des Schlagvolumens*; **c)** näherungsweise: planimetrisch (Kreisflächenformel) anhand des Klappenringdurchmessers; **2.** invasiv durch Herzkatheterisierung*.

Klappen|vitien (Vitium*) *f pl*: Herzklappenfehler*.

Klar|zell|akanthom (Zelle*; Akanth-*; -om*) *n*: (engl.) *clear cell acanthoma*; syn. Hellzellenakanthom; seltener, benigner Epidermistumor mit bräunlich rötlichem, schuppendem, zuweilen nässendem od. leicht blutendem derbem Knötchen; histol. aus glykogenreichen, hellen Stachelzellen bestehend; **Vork.:** v. a. bei älteren Frauen an den Unterschenkeln; **DD:** Bowen*-Krankheit.

Klasmato|zyten (gr. κλάσμα, κλάσματος Bruchstück; Zyt-*) *m pl*: Histiozyten*.

Klasto|gen (gr. κλάειν brechen; -gen*) *n*: (engl.) *clastogen*; Substanz, die Chromosomenbrüche erzeugt (z. B. Mitomycin*).

Klatskin-Tumor (Gerald K., amerikan. Int., 1910–1986; Tumor*) *m*: s. Gallengangkarzinom.

Klauen|fuß: (engl.) *claw foot*; häufigste Form des Ballenhohlfußes (s. Pes cavus) mit zusätzl. Klauenstellung der Zehen (Extension im Metatarsophalangealgelenk, Flexion im proximalen Interphalangealgelenk), die zur Subluxation der Metatarsophalangealgelenke führen kann; **Urs.:** u. a. Poliomyelitis, Syringomyelie.

Klauen|hand: Krallenhand*.

Klaustro|philie (lat. claustrum Verschluss, Käfig; -phil*) *f*: (engl.) *claustrophilia*; übertriebene Neigung, die Wohnung nicht zu verlassen od. sich einzuschließen; **Vork.:** z. B. bei Verfolgungswahn* od. Agoraphobie*.

Klaustro|phobie (↑; Phob-*) *f*: (engl.) *claustrophobia*; Angst* (u. U. Phobie*) vor Aufenthalt in geschlossenen Räumen, bes. in solchen ohne Fluchtmöglichkeit (Aufzug), od. vor dicht gedrängten Menschenmassen (Kino, Kaufhaus); **Ther.:** Verhaltenstherapie mit Verf. der Konfrontation*.

Klavier|tasten|phänomen *n*: (engl.) *piano key sign*; bei Akromioklavikularluxation* u. vollständiger Zerreißung der Bänder am Schultereckgelenk u. zw. Clavicula u. Processus coracoideus scapulae auftretendes Phänomen; die Subluxation des lateralen Klavikulaendes (Muskelzug des M. sternocleidomastoideus) über das Niveau des Schulterdaches ist durch Fingerdruck vollständig reponierbar, der laterale Klavikulahochstand stellt sich bei Entfallen des Drucks sofort wieder ein.

Klavikula|de|fekt (Clavicula*) *m*: (engl.) *clavicular defect*; Defekt im Bereich der Clavicula*; **Formen: 1.** angeb. Fehlen der inneren od. äußeren Anteile bzw. des ganzen Schlüsselbeins bei Dysostosis* cleidocranialis; **2.** Pseudarthrose* nach Klavikulafraktur* mit übermäßiger Beweglichkeit in den Schultern, Paget*-von Schrötter-Syndrom u. Parästhesien im Arm.

Klavikula|fraktur (↑; Fraktur*) *f*: (engl.) *clavicle fracture*; Schlüsselbeinbruch; Fraktur der Clavicula durch indirekte Gewalteinwirkung, meist im mittleren Drittel; oft mit Begleitverletzung von Plexus brachialis u. A. subclavia; **Klin.:** Schwellung, meist sicht- u. tastbare Kontinuitätsunterbrechung, Hochstand des medialen Fragments, Verkürzung, schmerzhafte Bewegungseinschrän-

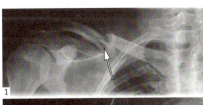
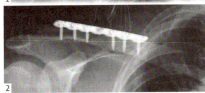
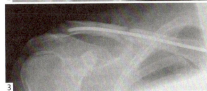

Klavikulafraktur: 1: Fraktur im mittleren Drittel; 2: nach offener Reposition u. Osteosynthese; 3: nach geschlossener Reposition u. dynamischer Markraumschienung [88]

Klavikulaluxation

kung; **Diagn.:** Rö.; **Ther.:** i. d. R. konservativ durch Rucksackverband*; bei Dislokation >15–20 mm, drohender Fragmentdurchspießung od. relevanten Begleitverletzungen (insbes. bei floating shoulder): op. mit offener Reposition u. Osteosynthese od. geschlossener Reposition mit dynam. Markraumschienung (s. Abb.).

Klavikula|luxation (↑; Luxation*) *f:* (engl.) *dislocation of the clavicle;* Luxation des Schlüsselbeins im Akromioklavikulargelenk (s. Akromioklavikularluxation) od. (seltener) Sternoklavikulargelenk.

Klavus *m:* s. Clavus.

Kleber|eiweiß: Gluten*.

Klebocin *n:* (engl.) *klebocin;* von Bakt. der Gattung Klebsiella* gebildetes Bakteriozin*.

Klebsiella (Theodor E. Klebs, Pathol., Bakteriol., Bern, Chicago, 1834–1913) *f:* (engl.) *Klebsiella;* Gattung gramnegativer, unbewegl., fakultativ anaerober, bekapselter Stäbchenbakterien der Fam. Enterobacteriaceae* (vgl. Bakterienklassifikation); Oxidase-negativ, Voges*-Proskauer-Reaktion positiv; 4 Species; **Verbreitung:** Boden, Wasser, Getreide; Intestinaltrakt von Mensch u. Tier; resistent gegen Penicillin; opportunistische Err. von Nosokomialinfektionen*; med. relevant: Klebsiella* pneumoniae.

Klebsiella granulomatis *n:* (engl.) *Donovan body;* syn. Calymmatobacterium granulomatis, Donovan-Körperchen; kapselbildende, nicht sporenbildende unbegeißelte kokkoide Stäbchen der Gattung Klebsiella*; fakultativ anaerobe Kultur auf eidotterhaltigem Medium; Err. von Granuloma* inguinale.

Klebsiella pneumoniae (↑) *f:* (engl.) *Klebsiella pneumoniae;* syn. Bacterium pneumoniae Friedländer, Friedländer-Pneumoniebakterium; nicht sporenbildende unbegeißelte Stäbchen der Gattung Klebsiella*; **Kultur:** aerob üppiges, schnelles Wachstum schleimiger Kolonien; **3 Subspecies:** K. p., Klebsiella rhinoscleromatis (s. Rhinosklerom), Klebsiella ozaenae (isoliert bei Ozäna*); **Differenzierung: 1.** Bunte* Reihe; bes. abzugrenzen gegen die nah verwandten Enterobacter-Species; **2.** serol. (Kapsel-Antigene); **3.** Lysotypie; **Verbreitung:** ubiquitär; u. a. Bestandteil der Darmflora des Menschen; fakultativ pathogen, verursachen 10 % aller Nosokomialinfektionen*, v. a. bei Vorliegen chron. interstitieller Lungenkrankheiten; häufig sind Harnweginfektionen u. Infektion des Respirationstrakts (Friedländer*-Pneumonie).

Klee|blatt|schädel: (engl.) *cloverleaf skull;* auch Holtermüller-Wiedemann-Syndrom; Form der Stenozephalie* mit kleeblattförmiger Schädel- u. sekundärer Gesichtsdeformierung (Exophthalmus, antimongoloide Lidachsenstellung) durch frühzeitigen Schluss der Schädelnähte (Kraniosynostosis*), ggf. mit Hydrozephalus; meist autosomal-dominanter Erbgang; **Vork.:** auch in Komb. mit anderen Anomalien z. B. bei Apert*-Syndrom, Carpenter*-Syndrom, Dysostosis* craniofacialis, Pfeiffer*-Syndrom u. thanatophorer Dysplasie*.

Kleider|laus: Pediculus humanus; s. Läuse.

Kleido-: auch Cleido-; Wortteil mit der Bedeutung Schlüssel, Schlüsselbein; von gr. κλείς, κλειδός.

Kleie: (engl.) *bran;* Hüllen der Roggen- u. Weizenkörner; mineralstoff-, protein- u. vitaminhaltiger Ballaststoff; vgl. Ballaststoffe.

Kleien|pilz|flechte: s. Pityriasis versicolor.

Kleine-Levin-Syn|drom (Willi K., deutscher Psychiater; Max L., amerikan. Neurol., geb. 1901) *n:* (engl.) *Kleine-Levin syndrome;* periodische Schlafsucht, veraltet Gélineau-Syndrom; seltene autosomal-dominant erbl., androtrope Erkr. mit Episoden von imperativen Schlafattacken* u. Heißhunger (Bulimie*), psych. (z. B. Verwirrtheit, Verstimmung, Verlangsamung) u. vegetativen Störungen (schwankende Bradykardie u. Blutzuckerwerte) sowie z. T. Erschlaffung des Muskeltonus u. sexueller Enthemmung; Vollbild der periodischen Hypersomnie*; **Verlauf:** Beginn meist in der Adoleszenz, i. d. R. spontanes Sistieren der Episoden nach einigen Jahren; Episoden dauern mehrere Tage bis wenige Wochen an, enden spontan ohne erkennbare Folgen; **Ther.:** Versuch der Phasenprophylaxe mit Lithium*.

Kleinert-Schiene (Harold K., Chir., Louisville, Kentucky): (engl.) *Kleinert's dynamic splint;* dynam., die Finger überragende Unterarmschiene zur Nachbehandlung von Sehnenverletzungen der Hand; **Prinzip:** ein am Fingernagel u. Verband befestigter Gummizügel ermöglicht die aktive Streckung (bei Beugesehnenverletzung) bzw. Beugung (bei Strecksehnenverletzung) des Fingers bei passiver Rückführung ohne Zugbelastung der Naht; **Formen:** s. Abb.; **1.** K.-Sch. i. e. S.: Fixierung von Hand- u. Fingergrundgelenk in mittlerer Flexionsstellung; Anw. bei Beugesehnenverletzung; **2.** Reversed-K.-Sch.: Fixierung des Handgelenks in 30° Extension; Anw. bei Strecksehnenverletzung; **Anw.:** Nachbehandlung (Adhäsionsprophylaxe) nach op. Wiederherstellung von Sehnenverletzung

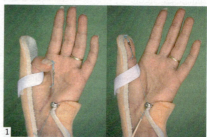

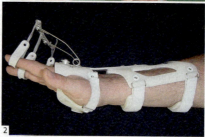

Kleinert-Schiene: 1: aktive Streckung u. passive Beugung bei Beugesehnenverletzung; 2: Reversed-Kleinert-Schiene: aktive Beugung u. passive Streckung bei Strecksehnenverletzung [73]

an der Hand (z. B. nach Beugesehnennaht. od. Sehnentransplantation*).

Klein|finger|ballen: Hypothenar.

Klein|hirn: Cerebellum*.

Klein|hirn|ab|szess (Abszess*) *m*: (engl.) *cerebellar abscess*; zerebellarer Abszess, meist inf. eitriger Entzündungen des Mittelohrs, Mastoids od. der Nasennebenhöhlen bzw. inf. von Schädelverletzungen; **Sympt.:** Kopfschmerz, Nackensteifigkeit, Schwindel, Erbrechen, Fieber, Leukozytose, zerebellare Symptome*, Hirndrucksteigerung.

Klein|hirn|a|genesie (A-*; -genese*) *f*: (engl.) *cerebellar agenesis*; fehlende Anlage von Kleinhirn od. best. Kleinhirnanteilen; kann zu zerebellaren Symptomen* führen.

Klein|hirn|astro|zytom (gr. ἄστρον Stern; Zyt-*; -om*) *n*: s. Astrozytom; Hirntumoren.

Klein|hirn|a|trophie (Atrophie*) *f*: (engl.) *cerebellar atrophy (Abk. CA)*; Atrophie des Kleinhirns; z. T. in Komb. mit allg. Hirnatrophie*; **Ätiol.:** degenerative Erkr. des Kleinhirns (s. Ataxien), toxisch (z. B. Alkohol, Hydantoin), durch Stoffwechselerkrankungen bedingt; auch autoimmun bei paraneoplast. Kleinhirndegeneration (vgl. Syndrom, paraneoplastisches), v. a. beim kleinzelligen Bronchialkarzinom* od. Ovarialkarzinom. Vgl. Atrophie, olivopontozerebellare.

Klein|hirn|brücken|winkel: (engl.) *cerebellopontine angle*; nischenartige Vertiefung am hinteren Rand der Hirnbasis, in der Kleinhirn, Pons u. Medulla oblongata zusammenstoßen; **klin. Bedeutung:** s. Kleinhirnbrückenwinkel-Syndrom, Hirntumoren.

Kleinhirn|brücken|winkel-Syn|drom *n*: (engl.) *cerebellopontine angle syndrome*; Bez. für das klass. Krankheitsbild bei Raumforderung im Kleinhirnbrückenwinkel*; **Urs.:** v. a. Hirntumoren* (meist Vestibularisschwannom* u. Meningeome*); evtl. auch vaskulär od. entzündlich bedingt; **Klin.:** ipsilaterale Ausfälle der Hirnnerven V–VIII (Hörstörungen, Schwindel, Gesichtslähmung u. -hypästhesien), zerebellare Symptome* u. Hirndrucksteigerung*.

Klein|hirn|brücken|winkel-Tum|oren (Tumor*) *m pl*: s. Hirntumoren; vgl. Kleinhirnbrückenwinkel-Syndrom.

Klein|hirn|seiten|strang|bahn: (engl.) *cerebellar tract of lateral funiculus*; Hauptbahn für die Verbindung des Rückenmarks* mit dem Cerebellum*, leitet afferente Impulse zum Kleinhirn, die für die Koordination der Körperbewegungen wichtig sind; **1. ventrale K.:** Tractus* spinocerebellaris anterior; **2. dorsale K.:** Tractus* spinocerebellaris posterior.

Klein|hirn|sym|ptome *n pl*: s. Symptome, zerebellare.

Klein|hirn|syn|drom *n*: (engl.) *cerebellar syndrome*; durch Erkr. des Cerebellums* verursachter Symptomenkomplex; **Formen: 1. kongenitales K.:** im Säuglingsalter auftretender Symptomenkomplex mit Hypotonie best. Muskelgruppen, Hyperkinesen, Unfähigkeit, den Kopf zu halten, Gangstörungen, dysarthr. Sprechstörungen, häufig zus. mit geistigem Entwicklungsrückstand; Urs.: angeb. Agenesie, Dysplasie od. Hypoplasie des Kleinhirns; **2. erworbenes K.** (veraltet Goldstein-Reichmann-Syndrom): nach entzündl., toxischer, traumat., vaskulärer, paraneoplast. od. durch Tumor bedingter Schädigung des Kleinhirns auftretende zerebellare Symptome*; **3.** hereditäre od. idiopath. zerebellare Systemdegeneration (s. Ataxie).

Klein|hirn|tonsille (Tonsilla*) *f*: (engl.) *cerebellar tonsil*; syn. Tonsilla cerebelli; mandelförmiger Lappen an der Unterseite der Kleinhirnhemisphäre.

Klein|hirn|tumoren (Tumor*) *m pl*: s. Hirntumoren.

Klein|hirn|zelt: s. Tentorium cerebelli.

Klein|kindes|alter: (engl.) *infancy*; Zeit zwischen 1. u. 3. Lebensjahr; vgl. Lebensabschnitte.

Klein-Waardenburg-Syn|drom (David K., Ophth., Humangenet., Genf, 1908–1993) *n*: s. Waardenburg-Syndrom (Typ III).

Klein|wuchs: (engl.) *hyposomia*; krankhaft vermindertes Längenwachstum; **Formen: 1. K. i. w. S.:** die Körperlänge* unterschreitet das 10. Perzentil der Wachstumskurve für das entspr. Alter (Endgröße beim Mann <150 cm, bei der Frau <140 cm). **2. K. i. e. S.** mit Unterschreitung des 3. Perzentils; Häufigkeit: 2,3 %; Vork.: z. B. bei Wachstumshormonmangel*, Skelettdysplasie, Seckel*-Syndrom; **Einteilung:** (nach Nieschlag) **1.** familiärer K.; **2.** konstitutionelle Entwicklungsverzögerung; **3.** intrauteriner (primordialer) K. (z. B. Silver*-Russell-Syndrom); **4.** K. bei Chromosomenaberration (z. B. Turner*-Syndrom, Down*-Syndrom); **5.** durch Umweltfaktoren bedingter K. (Mangelernährung, psychosozialer K.); **6.** endokriner K. (z. B. hypophysärer K., isolierter STH-Mangel, Hypophysenvorderlappen*-Insuffizienz, Prader*-Willi-Syndrom, Hypothyreose*, adrenogenitales Syndrom*, Cushing*-Syndrom, Leydig-Zelltumor, Pubertas* praecox, selten Diabetes mellitus); **7.** K. inf. nichtendokriner Stoffwechselstörung (z. B. Rachitis*), renaler K. (Phosphatdiabetes, chron. Glomerulonephritis, Nierenfehlbildung mit chron. Infekten), intestinaler K. (Malabsorption*, zystische Fibrose*, Zöliakie*, Megakolon*), hepatischer K. (chron. Hepatitis, Glykogenose), anoxämischer K. (angeb. Herzfehler mit Zyanose, chron. Anämie, Bronchiektasien), Speicherkrankheit (Gaucher*-Krankheit, Niemann*-Pick-Krankheit, Hand*-Schüller-Christian-Krankheit, Dysostosis multiplex); **8.** K. bei Skeletterkrankung (i. d. R. dysproportionierter K.), z. B. Hypochondroplasie*, Achondroplasie*, Ellis*-van-Creveld-Syndrom, Osteogenesis* imperfecta; **Ther.:** rekombinantes STH* bei K. durch Wachstumshormonmangel, chron. Niereninsuffizienz, Turner-Syndrom, Prader-Willi-Syndrom u. intrauteriner Mangelentwicklung. Vgl. Wachstumsstörungen; Infantilismus.

Klepto|manie (gr. κλέπτειν stehlen; -manie*) *f*: (engl.) *cleptomania*; syn. pathol. Stehlen; Impulskontrollstörung*, die durch wiederholtes Stehlen ohne materielles Interesse gekennzeichnet ist u. bei der Betroffene das Stehlen als sinnlos u. selbstzerstörerisch erleben; **Vork.:** Prävalenzrate ca. 0,6 %, häufiger bei Frauen, Vork. in allen sozialen Schichten, meist in Komb. mit anderen psych. Störungen, z. B. Depression, Angststörung; **Ther.:** Verhaltenstherapie*, evtl. begleitend SSRI; **DD:** Diebstahl in Zus. mit anderen psychiatr. Störungen, z. B. Schizophrenie, Manie od. Demenz.

Kles|a|sthenie (gr. κλῆσις Ruf; Asthenie*) *f*: s. Phonasthenie.

Kletter|fasern: (engl.) *climbing fibres*; afferente Fasern aus den Neuronen der kontralateralen unteren Olive in der Medulla oblongata, die an den Dendriten der Purkinje*-Zellen der Kleinhirnrinde aufwärts „klettern" u. exzitatorische synapt. Verbindungen mit ihnen eingehen.

Kletter|puls (Puls*) *m:* s. Mahler-Zeichen.

Klick|syn|drom (engl.) klick Knacken) *n:* Mitralklappenprolapssyndrom*.

Klick, sy|stolischer (↑): (engl.) *systolic click;* auskultator. kurzer, hochfrequenter Extraton (s. Herztöne) während der Systole; **Formen: 1.** frühsystol. als Ejektionsklick, der als Dehnungston in der Austreibungsphase bei nicht vollständig öffnenden Taschenklappen entsteht: Aortendehnungston*, Pulmonaldehnungston*; **2.** mittel- bis spätsystol. bei Mitralklappenprolapssyndrom*.

Kligler-Agar (Israel J. K., Bakteriol., New York, 1889–1943) *m:* (engl.) *Kligler's agar;* kombiniertes Testsubstrat zur Differenzierung von Enterobacteriaceae*; Fertignährboden, der die gleichzeitige Beurteilung mehrerer biochem. Leistungen ermöglicht; vgl. Ruhe Reihe, TSI-Agar.

Klima|kammer (↑): (engl.) *climatic chamber;* Raum, in dem klimat. Bedingungen (Temperatur, Druck, Feuchtigkeit, Partikelgehalt) regulierbar sind; **Anw.:** v. a. bei Asthma bronchiale (allergenfreie Luft), Keuchhusten (Druck <750 hPa) u. Erkrankungen des rheumatischen Formenkreises (Kälte). Vgl. Überdruckkammer.

Klimakterium (gr. κλιμακτήρ breite oberste Stufe der Bockleiter) *n:* (engl.) *climacterium;* Klimax; sog. Wechseljahre der Frau; durch das Erlöschen der zykl. Ovarialfunktion bedingte Übergangsphase von der vollen Geschlechtsreife bis zum Senium*; zentrales Ereignis ist die Menopause* (durchschnittl. im 50.–52. Lj.); **Einteilung:** Prä-*, Peri-* u. Postmenopause* (s. Abb.); **Sympt.:** etwa ein Drittel aller Frauen in K. ist subjektiv symptomfrei; ein Drittel gibt subjektiv vegetative Beschwerden an, bei einem weiteren Drittel erreichen die Beschwerden Krankheitswert (s. Syndrom, klimakterisches).

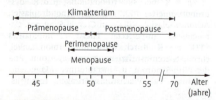

Klimakterium: Zeittafel des Klimakteriums, Menopause hier beispielhaft im 50. Lj.

Klimakterium prae|cox (↑) *n:* (engl.) *climacterium praecox;* Eintritt in das Klimakterium* inf. vorzeitiger Ovarialinsuffizienz* vor dem 40. Lebensjahr.

Klimakterium tardum (↑) *n:* (engl.) *delayed climacterium;* stark verzögerter Eintritt ins Klimakterium* (jenseits des 50. Lebensjahrs).

Klima|therapie (↑) *f:* (engl.) *climatotherapy;* auch Klimatotherapie; therap. Ausnutzen der klimat. Wirkungsfaktoren auf best. Krankheiten; z. B. Schonung durch Ausschaltung belastender Einflüsse, Kräftigung durch Anpassung körpereigener Regulationsleistungen sowie Abhärtung*. Vgl. Heilklima.

Klimax (gr. κλίμαξ Treppe, Leiter) *f:* **1.** (engl.) *climax;* Höhepunkt, Wendepunkt einer Krankheit; **2.** s. Klimakterium; **3.** veraltet für Orgasmus*.

Klinefelter-Syn|drom (Harry F. K. Jr., Endokrin., Baltimore, 1912–1990) *n:* (engl.) *Klinefelter's syndrome, seminiferous tubule dysgenesis;* syn. Klinefelter-Reifenstein-Albright-Syndrom; bes. Form des männl. primären hypergonadotropen Hypogonadismus*; **Häufigkeit:** ca. 1 : 590 lebendgeborene Jungen; **Ätiol.:** gonosomale Aneuploidie (meist Trisomie 47,XXY durch Non*-disjunction; seltener 48,XXXY, 49,XXXXY od. XXXYY); **Sympt.:** phänotypisch männl., Geschlechtschromatin-positive Personen mit normal angelegtem männl. Genitale; in der Kindheit evtl. verzögerte motorische Entw. u. Sprachentwicklung (selten); mit Einsetzen der Pubertät Hodenhypoplasie (Tubulussklerose; mangelhafte od. fehlende Spermiogenese mit Azoo- u. Oligozoospermie, z. T. Infertilität), Nebenhoden- u. Skrotumhypoplasie, häufig Gynäkomastie*, Pubertas* tarda, weibl. Behaarungstyp, verzögerter Epiphysenschluss u. retardiertes Knochenalter; fakultativ eunuchoidaler Hochwuchs; mit abnehmender Testosteronproduktion Sympt. des Hypogonadismus in unterschiedl. Ausprägung (Müdigkeit, Konzentrationsschwäche, verminderte körperl. Leistungsfähigkeit, Abnahme von Libido u. Potenz, evtl. erektile Dysfunktion; als Spätserscheinung Osteoporose); mit zunehmender Zahl der X-Chromosomen z. T. Intelligenzminderung u. skelettäre Veränderungen (radioulnare Synostose, Skoliose); im Alter gehäuft Ulcera cruris u. thromboembolische Erkrankungen; **Diagn.:** Chromosomenanalyse; postpubertär erhöhter Gonadotropin- (FSH u. LH) u. erniedrigter Testosteronspiegel im Serum; phänotyp. kleine Hoden; **Ther.:** Testosteronsubstitution; bei Kinderwunsch u. Vorhandensein von Spermien ICSI* (sehr selten Aberrationen von Geschlechtschromosomen bei den Nachkommen). Vgl. Pseudo-Klinefelter-Syndrom; Gonadendysgenesie.

Klinger-Wegener-Granulomatose (Granulum*; -om*; -osis*) *f:* s. Wegener-Granulomatose.

Klinik (gr. κλίνη Bett) *f:* **1.** (engl.) *clinic;* Bez. für die gesamte Erscheinung u. den Verlauf einer Erkrankung; **2.** (engl.) *hospital;* Krankenhaus* (häufig spez. Universitätsklinik).

Klino|daktylie (gr. κλίνειν biegen; Daktyl-*) *f:* (engl.) *clinodactyly;* meist kongenitale radiale Schiefstellung der Finger(glieder), oft zusammen mit Brachydaktylie*; **Häufigkeit:** ca. 1 % aller Neugeborenen.

Klino|kephalie (↑; Keph-*) *f:* Sattelkopf*.

Klip: s. Clip.

Klippel-Feil-Syn|drom (Maurice K., Neurol., Paris, 1858–1942; André F., Neurol., Paris, geb. 1884) *n:* (engl.) *Klippel-Feil deformity;* Dystrophia brevicollis congenita, kongenitale Halswirbelsynostose; Feil-Krankheit; Disruptionssequenz als Folge einer embryonalen Gefäßstörung der A. subclavia; **Häufigkeit:** 1 : 40 000 Neugeborene; **Sympt.:** u. a. sehr kurzer Hals durch frühembryonale Verschmelzung mehrerer Halswirbel (Bildung von Blockwirbeln*) mit Bewegungseinschränkung bzw. ossärem Schiefhals, zervikales Wurzelirritationssyndrom*, evtl. angeb. Schulterblatthochstand (Sprengel*-Deformität), Rippenanomalien, Kyphoskoliose, Gaumenspalte, Zahnanlagestörungen, Störung der Fingerentwicklung (Syndaktylie, Kamptodaktylie).

Klippel-Trénaunay-Weber-Syn|dr<u>o</u>m (↑; Paul T., Neurol., Paris, geb. 1875; Frederick P. W., Arzt, London, 1863–1962) *n*: (engl.) *Klippel-Trénaunay syndrome*; syn. angiektatischer Riesenwuchs, angioosteohypertrophisches Syndrom, Naevus varicosus osteohypertrophicus; kongenitales stets unilateral auftretendes Fehlbildungssyndrom; **Vork.**: sporad. u. autosomal-dominant erbl. (Genlocus 5q13.3); **Klin.**: großer Naevus* flammeus (s. Abb. 1), Lymphangiome u. im Schulalter Längenriesenwuchs der Gliedmaßen (häufig monomel od. auf einen Finger bzw. Unterarmstrahl begrenzt; s. Abb. 2), als **Parkes-Weber-Krankheit** mit zusätzl. arteriovenösen Fisteln im Bereich der betroffenen Extremität; im weiteren Verlauf sekundäre Varikose sowie postpubertär ggf. lokale Kompl. wie Ulzera, Blutungen, distale Nekrosen od. progressive vaskuläre u. kardiale Dekompensation (Herzinsuffizienz); **Diagn.**: Ektasie der zuführenden Arterien; lautes Schwirren u. kontinuierl. Lokomotivgeräusch* über der jeweiligen arteriovenösen Fistel*. Vgl. Sturge-Weber-Krabbe-Syndrom.

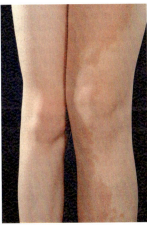

Klippel-Trénaunay-Weber-Syndrom Abb. 1: Naevus flammeus u. Riesenwuchs des linken Beines [3]

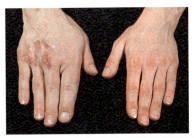

Klippel-Trénaunay-Weber-Syndrom Abb. 2: Weichteilu. Knochenhypertrophie, Naevus flammeus rechts

Klist<u>ie</u>r (gr. κλύζειν reinigen, wegspülen) *n*: (engl.) *clyster, enema*; syn. Klysma; Darmeinlauf; Flüssigkeit, die in das Rektum eingebracht wird: **1.** zur Darmreinigung*; **2.** als spez. Applikationsform von Arzneimitteln zur therap. rektalen Instillation.

Klitorid|ek|tomie (Klitoris*; Ektomie*) *f*: **1.** (engl.) *clitoridectomy*; op. Entfernung der Klitoris* bei Tumorerkrankungen (z. B. Fibrom); **2.** s. Verstümmelung, genitale.

Kl<u>i</u>toris (gr. κλειτορίς) *f*: (engl.) *clitoris*; syn. Kitzler; weibl. erektiles Genitale am vorderen Ende der kleinen Schamlippen; bestehend aus den beiden Crura clitoridis, die zum Corpus clitoridis (mit Glans clitoridis) verschmelzen u. das Corpus* cavernosum clitoridis enthalten (entspricht dem Corpus cavernosum penis).

Klitoris|hyper|trophie (↑; Hyper-*; Troph-*) *f*: (engl.) *clitoral hypertrophy*; penisartig vergrößerte Klitoris; **Urs.**: verstärkte Androgenbildung in Nebennierenrinden (z. B. bei adrenogenitalem Syndrom*) od. Gonaden (z. B. bei gemischter Gonadendysgenesie*).

Klitoris|riss (↑): (engl.) *clitoral laceration*; Weichteilverletzung unter der Geburt* (u. U. starke Rissblutung).

Kl<u>i</u>vus (Clivus*) *m*: s. Clivus Blumenbachii.

Kl<u>i</u>vus|kanten|syn|drom (↑) *n*: (engl.) *clivus syndrome*; Mydriasis* auf der Herdseite bei akuter Hirndrucksteigerung* durch Abklemmung des N. oculomotorius auf der Kante des Clivus Blumenbachii.

Klo<u>a</u>ke (lat. cloaca Abzugskanal) *f*: **1.** (engl.) *cloaca*; gemeinsamer Endteil des Darm- u. Urogenitalkanals; Vork. bei allen Wirbeltieren außer Knochenfischen u. höheren Säugetieren (dort phyisol. nur i. R. der embryol. Entwicklung); **klin. Bedeutung:** z. B. persistierende Kloake bei anorektaler Fehlbildung*; **2.** Bez. für Fistelgang bei Osteomyelitis*.

Kl<u>o</u>n (gr. κλών Zweig, Schößling) *m*: **1.** (engl.) *clone*; Clon; genet. ident. Zellen od. Organismen, die durch Teilung (ungeschlechtl. Fortpflanzung) aus einer einzigen Zelle bzw. Zellkern od. einem einzelnen Organismus hervorgegangen sind; werden z. B. durch Transfer des Zellkerns aus einer somat. Zelle in eine Eizelle erzeugt; **2.** DNA-Fragment, das durch gentechn. Verf. von einem Spender- in einen Empfängerorganismus mit Vektoren (Plasmide, Phagen) übertragen wurde u. beliebig vervielfältigt werden kann.

Kl<u>o</u>nen (↑): (engl.) *cloning*; Herstellung ident. Kopien von DNA-Molekülen, Zellen od. ganzen Organismen; Ausgangspunkt für das Klonen von Organismen ist eine Eizelle, aus der das genetische Material* (die DNA im Vorkern) entfernt (sog. entkernte Eizelle) u. durch das Erbgut (Zellkern) einer Körperzelle (somat. Zelle) ersetzt wird. **Formen: 1. therap. K.:** Ziel ist eine autogene bzw. allogene Transplantation*; hierzu wird in die entkernte Eizelle des Spenders das Erbgut des Transplantatempfängers injiziert. Nach einigen Zellteilungen entsteht eine Blastozyste*, der embryonale Stammzellen entnommen u. in Nährmedium kultiviert werden. Diese Zellen sind pluripotent, d. h. sie haben das Potential, sich in versch. Zelltypen zu entwickeln. Durch Transplantation von Zellen,

Klonierung

die mit diesem Verf. hergestellt wurden, kann die Abstoßungsreaktion* vermieden werden. Das therap. K. ist aus ethischen Gründen umstritten; ebenso die Verw. von Eizellen, da sich Frauen vor deren Spende einer evtl. mit Nebenwirkungen verbundenen Hormonbehandlung aussetzen müssen. **2. reproduktives K.**: die mit dem Erbgut einer somat. Zelle injizierte Eizelle wird in den Uterus implantiert, in dem die Entwicklung des Embryos bis zur Geburt erfolgt. Nur ein geringer Teil der Eizellen entwickelt sich dabei zu einem vollständigen Organismus (wenige Promille bis Prozent). Dieses Verf. wird zur Herstellung ident. Kopien (Klone) von Organismen bei Säugetieren eingesetzt u. ist am Menschen aus ethischen Gründen in vielen Ländern gesetzlich verboten. Gemäß Embryonenschutzgesetz* sind therap. u. reproduktives Klonen in Deutschland strafbar.

Klonierung (↑): (engl.) *cloning*; Aufzucht einer Zellkultur, die sich von einer einzelnen, genotyp. definierten Zelle herleitet; Vervielfachung mit dem Ergebnis ident. Organismen; vgl. DNA-Klonierung.

klonisch (Klonus*): (engl.) *clonic*; schüttelnd; z. B. klonische Krämpfe.

Klon|se|lektions|theorie (Klon*; Selektion*) *f*: (engl.) *clonal-selection theory*; von N. K. Jerne u. F. M. Burnet formuliertes Konzept, wonach alle immunkompetenten Zellen, die spezif. Antikörper* gegen ein best. Antigen* produzieren, zu einem Klon gehören, d. h. von einer einzigen Zelle abstammen; das Antigen löst durch Selektion u. Stimulation eines spezif. B-Lymphozyten eine Immunantwort durch dessen klonale Expansion aus.

Klonus (gr. κλόνος heftige Bewegung) *m*: **1.** (engl.) *clonus*; (neurol.) sich schnell wiederholende reflektor. Muskelkontraktionen als Antwort auf einen Dehnungsreiz; als unerschöpfl. K. Sympt. bei Läsion des 1. motor. Neurons (Pyramidenbahnzeichen*); vgl. Reflexe; **2.** veraltete Bez. für das Laut- u. Silbenwiederholung bei Stottern*.

Klopf|massage *f*: **1.** (engl.) *percussion*; syn. Tapotement; klass. Massagetechnik, die die Durchblutung der Haut u. der darunterliegenden Muskulatur durch Beklopfen mit Fingern od. Handkanten fördert; z. B. bei Muskeldystrophie; **2.** physik. Maßnahme i. R. der Atemtherapie*, insbes. zur bronchialen Sekretmobilisation; z. B. bei zystischer Fibrose u. chron. Bronchitis.

Klopf|schall: s. Perkussion.

Klüver-Bucy-Syn|drom (Heinrich K., Neurol., Psychol., Chicago, 1897–1979; Paul C. B., Neurol., Chicago, 1904–1992) *n*: (engl.) *Klüver-Bucy syndrome*; Symptomenkomplex mit ausgeprägten oralen Tendenzen (z. B. wahllose, wiederholte orale Exploration aller bewegl. Objekte der Umgebung, Gefräßigkeit), Hypersexualität, Verlangsamung motor. Abläufe u. Gedächtnisstörungen; **Urs.**: beidseitige Schädigung der Temporallappen, z. B. durch Trauma, zerebrale Durchblutungsstörung, Hirnatrophie, Enzephalitis.

Klumpen|niere: (engl.) *clump kidney*; Ren informis; unförmige u. meist dystope Niere; häufig auch mit Rotationsanomalie; vgl. Nierenfehlbildungen.

Klump|fuß: s. Pes equinovarus.

Klump|hand: (engl.) *radial clubhand*; Manus vara; Fehlstellung der Hand; inf. Radiusaplasie bzw. -hypoplasie steht die Hand wie der Fuß beim Klumpfuß (s. Pes equinovarus; **Urs.**: angeb. od. postnatal traumat. bedingte Wachstumshemmung (z. B. Epiphysenlösung); vgl. Holt-Oram-Syndrom.

Klumpke-Lähmung (Augusta Déjerine-K., Neurol., Paris, 1859–1927): s. Armplexuslähmung.

Klysma (gr.) *n*: Klistier*.

KM: **1.** (hämat.) Abk. für Knochenmark; **2.** (radiol.) Abk. für Kontrastmittel*.

K-Mesonen *n pl*: s. Mesonen; s. Elementarteilchen (Tab. dort).

Km-System *n*: Kurzbez. für Kappakettenmarker-System; (engl.) *Km system, kappa light chain marker system*; genet. Polymorphismus* der Kappaketten der Immunglobuline* mit 6 phänotyp. Varianten (4 Allele auf Chromosom 2 mit autosomal-kodominantem Erbgang); gut nachweisbar in Blutspuren (max. 1 Jahr). Vgl. Serumgruppen.

Knäuel|drüsen: (engl.) *coiled glands*; s. Schweißdrüsen.

Knäuel|filarie (Filarien*) *f*: s. Onchocerca volvulus.

Knall|trauma (Trauma*) *n*: (engl.) *muzzle blast trauma*; s. Trauma, akustisches.

Knarren: s. Crepitatio.

Knaus-Ogino-Methode (Hermann K., Gyn., Graz, Prag, 1892–1970; Kynsaku O., japan. Gyn., 1882–1975) *f*: Kalendermethode*.

Kneipp-Therapie (Sebastian K., Pfarrer, Wörishofen, 1821–1897) *f*: (engl.) *Kneipp therapy*; Anw. von Hydrotherapie* zusammen mit Phytotherapie*, Bewegungstherapie*, Ernährungstherapie* u. Ordnungstherapie*; **Anw.**: bei chron., funktionellen u. psychosomat. Erkr. (Anregung der Selbstheilung u. -regulation), zur Gesunderhaltung (Prävention) u. i. R. der Rehabilitation. Vgl. Naturheilkunde.

Knick|fuß: s. Pes valgus.

Knickungs|syn|drom der Arteria carotis in|terna *n*: (engl.) *kinked carotid syndrome*; syn. Karotisknickungssyndrom; mehrfache Schlängelung (Coiling) u. Knickung (Kinking) der A. carotis interna; **Urs.**: Ektasie* od. Arteriosklerose*; **Klin.**: meist asymptomatisch, Gefahr eines ischämischen Schlaganfalls*; **Diagn.**: Ultraschalldiagnostik (Doppler- od. Duplexsonographie), Angiographie; **Ther.**: evtl. Gefäßchirurgie.

Knie; Anat.: s. Abb.

Knie|ankylose (Anky-*; -osis*) *f*: (engl.) *ankylosis of the knee joint*; Knieversteifung; vgl. Ankylose, Kontraktur.

Knie|anprall|trauma (Trauma*) *n*: s. dashboard injury.

Knie-Ellen|bogen-Lage: (engl.) *genucubital position*; Stellung zu Untersuchungs- od. Behandlungs- bzw. Operationszwecken, wobei der Patient mit Knien u. Ellenbogen auf der Unterlage ruht; vgl. Lagerung.

Knie|gelenk: (engl.) *knee joint*; Articulatio genus; größtes Gelenk des menschl. Körpers (s. Abb.); an der Bildung des K. sind beteiligt: **1.** Femur, Tibia, Patella; **2.** Menisci (lat. u. med.), halbmondförmige Faserknorpelscheiben zum Ausgleich der Inkongruenz der artikulierenden Knochen; **3.** Gelenkkapsel; **4.** Bandapparat; Lig. patellae, Retina-

Kniegelenkbandruptur

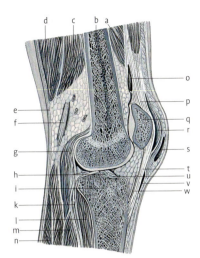

Knie: a: M. articularis genus; b: Femur; c: M. biceps femoris, Caput breve; d: M. biceps femoris, Caput longum; e: Fascia lata; f: N. tibialis; g: M. plantaris; h: Meniscus medialis; i: Tibia; k: Vasa poplitea; l: M. popliteus; m: M. soleus; n: M. gastrocnemius; o: Bursa suprapatellaris; p: Tendo musculi quadricipitis femoris; q: Patella; r: Bursa subfascialis prepatellaris; s: Bursa subcutanea prepatellaris; t: Lig. patellae; u: Lig. cruciatum anterius; v: Bursa subcutanea infrapatellaris; w: Bursa infrapatellaris profunda [159]

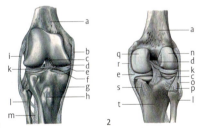

Kniegelenk: 1.: von ventral; 2.: von dorsal; a: Femur; b: Lig. collaterale tibiale; c: hinteres Kreuzband (Lig. cruciatum posterius); d: vorderes Kreuzband (Lig. cruciatum anterius); e: Meniscus medialis; f: Lig. transversum genus; g: Lig. collaterale tibiale; h: Tuberositas tibiae; i: Lig. collaterale fibulare; k: Meniscus lateralis; l: Fibula; m: Membrana interossea; n: Condylus lateralis; o: Lig. collaterale fibulare; p: M. popliteus (abgeschnitten); q: Condylus medialis; r: Lig. collaterale tibiale; s: Tendo musculi semimembranosi; t: Tibia [159]

cula patellae, Lig. popliteum arcuatum u. obliquum, Seitenbänder (Lig. collaterale fibulare u. tibiale), Binnenbänder (Lig. cruciatum ant. u. post.); **5.** Corpus adiposum infrapatellare; **6.** zahlreiche Schleimbeutel, die z. T. mit der Gelenkhöhle kommunizieren (Bursa suprapatellaris, Recessus subpopliteus). **Klin. Bedeutung:** s. Kniegelenkbandruptur; Meniskusriss; Gelenkerguss. Vgl. Schubladenphänomen; Meniskus.

Knie|gelenk|band|ruptur (Ruptur*) *f*: (engl.) genicular ligament injury; Kniegelenkbänderriss; meist durch indirekte Gewalteinwirkung verursachte Bandruptur* eines od. mehrerer Kniegelenkbänder, bes. an ihren Ansätzen, evtl. mit knöchernem Abriss; **Formen u. Sympt.: 1.** vordere od. hintere **Kreuzbandruptur** (Kurzbez. VKB-Ruptur bzw. HKB-Ruptur) mit sagittaler Instabilität, positivem Schubladenphänomen* u. positivem Pivot*-Shift-Test; **2.** mediale od. laterale **Seitenbandruptur** mit vermehrter Aufklappbarkeit des Gelenks u. konsekutiver Valgus- bzw. Varusinstabilität; vollständige Ruptur i. d. R. mit Kreuzbandruptur verbunden; **3.** Kombinationsverletzungen mit Schubladenphänomen in Außen- od. Innenrotationstellung des Fußes: **a)** unhappy triad: mediale Seitenbandruptur, VKB-Ruptur u. medialer Meniskusriss* nach Sturz mit Rotations- u. Valguskomponente (s. Abb.); **b)** laterale Seitenbandruptur, lateraler Meniskusriss u. VKB-Ruptur bei anterolateraler Rotationsinstabilität; **c)** selten Riss der seitl. Bandstrukturen bzw. des posterolateralen Arcuatumkomplexes (anat. Struktur, die stabilisierend am dorsalen Kniegelenk wirkt) u. HKB-Ruptur bei posteromedialer bzw. posterolateraler Rotationsinstabilität; **Klin.:** Bewegungs- u. Druckschmerz, Schwellung, Hämatom, Hämarthros; **Diagn.:** klin. Tests zur Stabilitätsprüfung in Streck- u. Beugestellung, bei Innen- bzw. Außenrotation, in Neutralstellung des Fußes (Schubladentest, Pivot-Shift-Test), Rö. zum Ausschluss knöcherner Läsionen (z. B. anterolaterale Segond-Fraktur: ossäre Kapselavulsion bei knöchernem Ausriss des Tractus iliotibialis als Begleitverletzung der VKB-Ruptur), MRT, evtl. gehaltene Rö.-Aufnahmen zum Nachw. eines (ggf. fixierten) Schubladenphänomens*; **Ther.: I.** Kreuzbandruptur: **1.** VKB-Ruptur: **a)** bei klin. Instabilität od. sportl. aktivem Pat.: primäre od. sekundäre op. Wiederherstellung durch (meist arthroskop. durchgeführte) VKB-Plastik, Ersatz des VKB durch ein BTB-Transplantat (engl. bone-tendon-bone) der Patellasehne od. durch ein STT-Transplantat (engl. semitendinosus tendon) aus der Sehne des Musculus semitendinousus; **b)** bei proximalem Ausriss, sog. Healing response: Reposition des femurnah ausgerissenen Bandstumpfes an die Insertionsstelle u. Schaffung eines stammzellreichen Koagels durch Mikrofrakturierung des Knochens; **2.** HKB-Ruptur: häufig konservative Behandlung erfolgreich, bei persistierender Instabilität od. bestehender kombinierter Instabilität op. Rekonstruktion; **II. Seitenbandruptur:** bei intraligamentärer Ruptur des lateralen Seitenbands i. d. R. primäre od. sekundäre op. Wiederherstellung; bei isolierter medialer Sei-

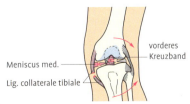

Kniegelenkbandruptur: unhappy triad

tenbandruptur konservativ-funktionelle Behandlung; bei knöchernem Bandausriss op. Reinsertion. Funktionelle Weiterbehandlung (sofortige, zunächst limitierte Bewegungstherapie, z. B. mit CPM) ist bei allen K. von bes. Bedeutung für das Behandlungsresultat.

Knie|gelenk|distorsion (Distorsion*) *f*: (engl.) *knee sprain*; Distorsion* des Kniegelenks durch indirekte Gewalteinwirkung bzw. Verdrehung zwischen Ober- u. Unterschenkel mit Überdehnung od. Faserteilabrissen des Bandapparats, evtl. auch Meniskusriss* u. Kreuzbandverletzung (s. Kniegelenkbandruptur).

Knie|gelenk|erguss: (engl.) *knee joint effusion*; Gelenkerguss* inf. Gonarthritis, Gonarthrose od. Hämarthros.

Knie|gelenk|ganglion (Gangl-*) *n*: s. Meniskusganglion.

Knie|gelenk|luxation (Luxation*) *f*: (engl.) *luxation of the knee-joint*; durch große Gewalteinwirkung verursachte Verrenkung der Tibia nach ventro- od. posterolateral (s. Abb.) mit Ruptur beider Kreuzbänder u. des medialen Seitenbands (s. Kniegelenkbandruptur); häufig mit Kompartmentsyndrom*; evtl. mit arteriellen (traumat. Dissektion der A. poplitea, ca. 20 %) u. nervalen (N. peroneus u. N. tibialis, selten) Begleitverletzungen; **Diagn. u. Ther.:** 1. sofortige Reposition; 2. zwingend Ausschluss einer vaskulären Begleitverletzung mit geeigneter Diagnostik (Doppler-Sonographie od. Angiographie); cave: drohende Unterschenkelamputation bei übersehener Gefäßunterbrechung; **3.** Ruhigstellung mit gelenkübergreifendem Fixateur* externe od. stabiler Orthese; **4.** Bandrekonstruktion evtl. erst (früh-)sekundär; funktionelle Weiterbehandlung, wenn ligamentäre Stabilisierung wiederhergestellt.

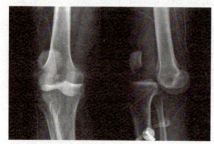

Kniegelenkluxation: dorsale K. rechts [88]

Knie-Hacken-Versuch: (engl.) *heel-knee test*; (neurol.) Prüfung der Koordination*, bei der der Pat. in Rückenlage zuerst bei geöffneten, dann geschlossenen Augen mit einer Ferse das Knie des anderen Beins berührt; Störung der Ziel- u. Richtungssicherheit als Hinweis auf Ataxie*. Vgl. Symptome, zerebellare.

Knie|kehle: s. Fossa poplitea.

Knie|kuss|phänomen *n*: (engl.) *spine sign*; Unvermögen, bei angewinkelten Beinen die Knie mit dem Mund zu berühren; **Vork.:** bei Meningitis*.

Knie|lage: s. Beckenendlage.

Knie|scheibe: Patella*.

Knie|scheiben|bruch: s. Patellafraktur.

Kniest-Dys|plasie (Wilhelm K., Päd., Naumburg; Dys-*; -plasie*) *f*: (engl.) *Kniest's syndrome*; syn. Knochendysplasie-Syndrom mit Netzhautablösung u. Taubheit; komplexes autosomal-dominantes Fehlbildungssyndrom (Mutation im COL2A1-Gen, Genlocus 12q13.11-q13.2) mit sehr unterschiedl. Expressivität (u. U. letaler Verlauf); **Sympt.:** ab dem Säuglingsalter einsetzender dysproportionierter Kleinwuchs (Endgröße 100–150 cm) mit thorakaler Kyphoskoliose u. verkürzten Extremitäten, Myopie, Netzhautablösung, Katarakt, Blindheit, Schwerhörigkeit, Gaumenspalte; röntg. Platyspondylie, plumpe Schenkelhälse, Coxa* vara, kurze hantelförmige Röhrenknochen durch meta- u. epiphysäre Auftreibungen, getüpfelte unregelmäßige Epiphysen; **DD:** metatrope Dysplasie*.

Knips|bi|opsie (Bio-*; Op-*) *f*: (engl.) *punch biopsy*; Biopsie* der Portio uteri mit entspr. Biopsiezangen aus makroskop. od. kolposkop. suspekten Arealen zur gezielten histol. Abklärung makroskop. auffälliger bzw. karzinomverdächtiger Befunde; vgl. Konisation.

Knips|re|flex (Reflekt-*) *m*; s. Reflexe (Tab. 1 dort).

Knirscher|schiene: Aufbissbehelf*.

Knistern: s. Crepitatio.

Knister|rasseln: s. Crepitatio.

Knoblauch: (engl.) *garlic*; Allium sativum; Pflanze, deren Sprosszwiebeln 0,1–0,3 % sog. Lauchöl mit dem Hauptbestandteil Allicin enthalten, das aus dem geruchlosen Alliin (S-Allyl-L-Cysteinsulfoxid) entsteht u. zu Diallylsulfid, Vinyldithiin, Ajoene bis zu Tri- u. Polysulfiden mit ausgeprägtem Geruch abgebaut werden kann; antibakterielle, antimykotische, lipidsenkende (Allicin) Wirkung; Hemmung der Thrombozytenaggregation (Ajoene, Methylallyltrisulfid), Verlängerung der Blutungs- u. Gerinnungszeit, Steigerung der fibrinolyt. Aktivität (Alliin, Cycloalliin, S-Methyl- u. S-Propylcystein); **Verw.:** Unterstützung diätet. Maßnahmen bei erhöhten Blutfettwerten; Proph. altersbedingter Gefäßveränderungen.

knobs (engl. *knob*, bulbusförmige Masse): Knöpfchen; knopfartige Oberflächenstrukturen auf den Zellmembranen von Erythrozyten*, die von Plasmodium* falciparum befallen sind; vermitteln die Aggregation der Erythrozyten untereinander u. am Endothel, verursachen insbes. kardiale u. zerebrale Mikrozirkulationsstörungen; vgl. Malaria tropica.

Knochen: (engl.) *bone*; (anat.) Os; s. Knochengewebe.

Knochen|ab|szess (Abszess*) *m*: s. Brodie-Knochenabszess.

Knochen|alter: (engl.) *bone age*; **1.** Entwicklungszustand des knöchernen Skelettsystems; **2.** radiol. Bestimmung des Lebensalters nach Auftreten u. Zahl der Knochenkerne sowie Zustand der Wachstumsfugen (s. Abb.); vgl. Gewichtsalter; Längenalter; Ossifikationskern.

Knochen|bildung: s. Ossifikation.

Knochen|bruch: s. Fraktur.

Knochen|brüchigkeit: (engl.) *bone fragility*; erhöhte Frakturanfälligkeit des Knochengewebes durch Veränderung der Mineralisation u. des strukturellen Knochenaufbaus; **Vork.:** z. B. Osteomalazie*,

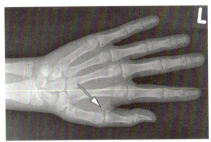

Knochenalter: Skelettalter 13 Jahre; Sesambein des M. adductor pollicis sichtbar [63]

Osteoporose*, Osteopsathyrose*, Osteodystrophia* fibrosa generalisata, Ostitis* deformans Paget u. Knochenmetastasen. Vgl. Spontanverformung, Fraktur, pathologische.

Knochen|chondromatose (Chondr-*; -om*; -osis*) *f*: (engl.) enchondromatosis; syn. Dyschondroplasie, chondrale Dysplasie; von der Metaphyse der Röhrenknochen ausgehende tumorähnl., enchondrale Ossifikationsstörung*, oft asymmetr. auftretend, die zur Einschränkung des Längenwachstums von Gliedmaßen führt; vgl. Dysostosis; Enchondromatose Ollier.

Knochen|dichte|messung: Osteodensitometrie*.

Knochen|dys|plasie, fibröse (Dys-*; -plasie*) *f*: Jaffé*-Lichtenstein-Syndrom.

Knochen|entzündung: s. Ostitis.

Knochen|ersatz: (engl.) bone replacement; Verfahren u. Materialien zum Füllen od. Überbrücken von Knochendefekten u. -läsionen, die allein durch körpereigene Regenerationsfähigkeit nicht behoben werden können; **Ind.:** Knochendefekte nach Fraktur, Knochentumoren*, rekonstruktiver Eingriff; **Formen: 1.** Transplantation von autogener od. allogener (kryokonservierter od. lyophilisierter) Spongiosa od. Kortikalis zur Osteoneogenese, -konduktion u. -induktion (s. Knochentransplantation); **2.** Reimplantation autogener pluripotenter Zellen aus Defektnähe (Periost) od. Beckenkammpunktat nach In-vitro-Vermehrung u. -Differenzierung (Tissue* Engineering); **3.** Verw. von biotoleranten, bioinerten (z. B. aus Titan, Carbonfaser, Keramik, Kalziumphosphat, Hydroxylapatit) od. bioaktiven (z. B. Kollagenlyophylisat) Knochenersatzstoffen (engl. bone graft substitutes).

Knochen|erweichung: s. Osteomalazie, Rachitis.

Knochen|fuge: s. Synarthrose.

Knochen|geschwulst: s. Knochentumoren.

Knochen|gewebe: (engl.) osseous tissue; neben den Zähnen festester Baubestandteil des Körpers (Zugfestigkeit 100 N/mm^2, Druckfestigkeit 150 N/mm^2); **Funktion:** Gerüst des Körpers (Skelett mit langen Röhrenknochen, kurzen u. platten Knochen) mit Gelenken als Hebel für den Muskelansatz (Bewegungsapparat), mechan. Schutz für Gehirn, Rückenmark, Sinnesorgane, Knochenmark; **Bildung:** durch chondrale od. desmale Ossifikation*; **Aufbau: 1.** anat.: **a)** Knochenhaut (Periost*); **b)** Knochensubstanz mit äußerer Substantia corticalis (auch Substantia compacta) od. Os compactum (feste Außenzone) u. innerer Substantia spongiosa (auch Os spongiosum, schwammartiges Gerüstwerk feiner Knochenbälkchen); **c)** Knochenmark (Medulla ossium), in der Markhöhle zwischen den Bälkchen der Spongiosa; bei der Geburt ist nur rotes hämatopoetisches Knochenmark vorhanden (s. Hämatopoese), das im Lauf des Lebens allmählich durch gelbes Fettmark verdrängt wird u. nur in wenigen Knochen erhalten bleibt, z. B. Rippen, Sternum, Wirbelkörper, Hand- u. Fußwurzelknochen, platte Schädelknochen, Darmbeinkamm; vgl. Knochenmarkzellen; **2. histol.: a)** Knochenzellen (Osteoprogenitorzellen, Osteoblasten*, Osteozyten*, Knochensaumzellen, Osteoklasten*); **b)** Interzellulärsubstanz (syn. Knochenmatrix): Osteoid (Hauptbestandteil: Kollagen; Anteil an Grundsubstanz ca. 35 %) u. Mineralsalze (vorwiegend Calciumphosphat u. Calciumcarbonat; Anteil an Grundsubstanz ca. 65 %); je nach Belastung erfolgen zeitlebens zu gleichen Anteilen Knochengewebeabbau u. -anbau. Die Grundsubstanz wird zunächst unregelmäßig angeordnet (Geflechtknochen). Funktionelle Beanspruchung führt zu einer regelmäßigen, lamellären Anordnung von Zellen u. Osteonen, die sich als morphol. Einheit aus Grundsubstanz (Lamellenknochen) mit paralleler Orientierung entlang gefäßhaltiger Strukturen (Havers*-Kanäle, Volkmann*-Kanäle, Periost) zusammensetzen.

Knochen|gewebe|re|modellierung: (engl.) bony tissue remodeling; Bez. für den Vorgang des ständigen Knochenumbaus, bei dem die Osteoklasten* an der endostalen Oberfläche Mulden aushöhlen, die von Osteoblasten* wieder aufgefüllt werden; eine Störung der Abstimmung zw. Knochenresorption u. -formation wird als pathogenet. Faktor für die Entstehung der Osteoporose* angenommen (Coupling-Hypothese). Vgl. Ossifikation.

Knochen|granulom, eosino|philes (Granulum*; -om*) *n*: eosinophiles Granulom*.

Knochen|häm|angiom (Häm-*; Angio-*; -om*) *n*: (engl.) hemangioma of the bone; Gefäßtumor im Skelett; **Formen: 1.** benignes K., z. B. kavernöses Hämangiom* (v. a. in den Wirbelkörpern der Brustwirbelsäule), kapilläres Hämangiom* (v. a. im Bereich der Metaphysen der langen Röhrenknochen); **2.** malignes K., z. B. Hämangiosarkom*. Vgl. Knochentumoren.

Knochen|haken: (engl.) bone lever; (chir.) einzinkiger, scharfer Haken, der in die Markhöhle eingesetzt wird; **Verw.:** z. B. bei Reposition* u. Amputation*.

Knochen|haut: s. Periost.

Knochen|in|fektion (Infekt-*) *f*: s. Ostitis; Osteomyelitis.

Knochen|kern: s. Ossifikationskern.

Knochen|leitung: (engl.) bone conduction; Osteoakusis; Schallleitung über die Schädelknochen zum Innenohr*; bei Hörprüfungen* u. in der Audiometrie* genutztes Phänomen zur DD von Schwerhörigkeit*.

Knochen|leitungs|kurve: (engl.) bone conduction curve; graph. Darstellung der Hörschwelle* für die Knochenleitung in der Audiometrie*.

Knochen|mark: s. Knochengewebe, Knochenmarkzellen.

Knochenmarkaplasie

Knochen|mark|a|plasie (A-*; -plasie*) *f*: (engl.) *bone marrow aplasia*; Verminderung aller hämatopoet. Zellformen im Knochenmark (sowie des im Knochenmark gebildeten Faktors V der Blutgerinnung); **Vork.:** z. B. durch zytostat. Ther., nach Strahlenunfällen u. bei aplastischer Anämie*.

Knochen|mark|bi|opsie (Bio-*; Op-*) *f*: (engl.) *bone marrow biopsy*; Biopsie* von Knochenmark; **Formen:** 1. Knochenmarkpunktion* zur zytol. Untersuchung; 2. Stanzbiopsie zur histol. Untersuchung (i. d. R. in Komb. mit Aspiration von Knochenmarkblut zur Zytodiagnostik*): Entnahme eines Knochen(mark)zylinders (Myelotomie) durch Ausstanzung, meist aus dem Beckenkamm; z. B. bei zellarmem Knochenmarkaspirat in der Punktion (Punctio* sicca, z. B. bei aplast. Anämie), myeloproliferativen Erkrankungen* u. myelodysplast. Syndromen, Knochenmarkmetastasen od. zur Stadieneinteilung von malignen Lymphomen*.

Knochen|mark|de|pression (Depression*) *f*: (engl.) *bone marrow depression*; syn. Myelosuppression; klin. Bez. für eine herabgesetzte (hämatopoetische) Funktion des Knochenmarks; vgl. Knochenmarkaplasie.

Knochen|mark|entzündung: s. Osteomyelitis.

Knochen|mark|fibrose (Fibr-*; -osis*) *f*: Myelofibrose*.

Knochen|mark|karzinose (Karz-*; -osis*) *f*: (engl.) *bone marrow carcinosis*; Metastasierung eines Karzinoms* in das Knochenmark; **Vork.:** insbes. bei Prostatakarzinom*, Mammakarzinom* u. Bronchialkarzinom*; **Sympt.:** inf. Verdrängung der Hämatopoese* (hypochrome) Anämie* od. Panzytopenie*; **Diagn.:** Knochenmarkbiopsie; **DD:** aplastische Anämie*. Vgl. Knochentumoren.

Knochen|mark|meta|stasierung (Metastase*): s. Knochenmarkkarzinose.

Knochen|mark|punktion (Punktion*) *f*: (engl.) *bone marrow puncture*; Aspiration von Knochenmark nach Punktion* des Markraums v. a. platter Knochen zur Zytodiagnostik* des hämatopoetischen Systems; **Meth.:** Verw. spezieller Hohlnadeln mit Arretierungsplatte (verhindert zu tiefes Eindringen), Durchführung v. a. als Beckenkammpunktion (Punktion der Crista iliaca), früher auch als Sternalpunktion (Brustbeinpunktion); unergiebige Punktion (Punctio sicca) häufig bei Markfibrosierung, Zustand nach Strahlentherapie im Bereich der Punktion, Haarzellen*-Leukämie u. manchmal bei Knochenmarkkarzinose*. Vgl. Knochenmarkbiopsie.

Knochen|mark|riesen|zellen (Zelle*): s. Megakaryozyten.

Knochen|mark|szinti|graphie (Szinti-*; -graphie*) *f*: (engl.) *bone marrow scintigraphy*; Verf. der Szintigraphie* zur Darstellung der Größe u. Verteilung sowie Erfassung des Funktionszustands des erythropoetischen, retikulohistiozytären u. granulopoetischen Knochenmarkanteils; **Verf.:** Komb. aus Ferrokinetik*, Darstellung des Monozyten*-Makrophagen-Systems u. Immunszintigraphie*; **Ind.:** Diagn. von hämat. Systemerkrankungen (z. B. Mastozytose*), Reservefunktion des Knochenmarks (z. B. nach Radiatio).

Knochen|mark|trans|plantation (Transplantation*) *f*: s. Stammzelltransplantation.

Knochen|mark|zellen (Zelle*): (engl.) *bone marrow cells*; im Knochenmark normalerweise vorkommende Zellen, v. a. Stammzellen u. Vorstufen der Erythrozyten*, Granulozyten* u. Thrombozyten* sowie Monozyten*, Lymphozyten*, Plasmazellen* u. Gefäßendothelien (s. Abb.).

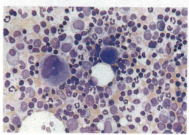

Knochenmarkzellen: normales Knochenmark (Pappenheim-Färbung); neben Fettvakuolen finden sich reichlich myeloische Zellen. 2 Megakaryozyten sind bei dieser Vergrößerung besonders gut erkennbar. [57]

Knochen|masse, maximale: (engl.) *peak bone mass*; Skelettmasse eines Menschen, die nach Abschluss des Knochenwachstums weiter zunimmt u. zwischen 25. u. 30. Lj. ihr Maximum erreicht; danach nimmt sie bei Frauen verstärkt (postmenopausal bis zu 4 % pro Jahr), bei Männern langsamer wieder ab. Eine niedrige m. K. ist ein wichtiger Risikofaktor für eine spätere Osteoporose*. Vgl. Osteodensitometrie.

Knochen|matrix (Matrix*) *f*: (engl.) *bone matrix*; syn. Interzellulärsubstanz, extrazelluläre Matrix; s. Knochengewebe.

Knochen|meta|stasen (Metastase*) *fpl*: s. Knochentumoren.

Knochen|nekrose (Nekr-*; -osis*) *f*: (engl.) *osteonecrosis*; Osteonekrose; Absterben von Knochengewebe, u. U. mit Sequestration; **Vork.:** u. a. nach Erfrierung, Verbrennung, Bestrahlung, Infarkten in Knochengefäßen (z. B. bei Caisson*-Krankheit, Hyperlipidämie), als Frakturfolge, bei Glukokortikoid-Dauermedikation, als Phosphornekrose od. spontan (s. Knochennekrosen, aseptische).

Knochen|nekrosen, a|septische (↑; ↑) *fpl*: (engl.) *aseptic osteonecroses*; syn. avaskuläre Knochennekrosen, spontane Osteonekrosen od. Osteochondronekrosen; unspezif. Destruktionsherde umschriebener Knochenpartien v. a. am wachsenden Skelett (Kinder, Jugendliche; z. B. Perthes*-Calvé-Legg-Krankheit, Köhler*-I-Krankheit u. Köhler*-II-Krankheit), aber auch bei Erwachsenen (z. B. Ahlbäck*-Krankheit, Lunatummalazie* u. Kümmel*-Verneuil-Krankheit); **Lok.:** v. a. an Epi-, Meta- u. Apophysen der langen Röhrenknochen u. den enchondral verknöchernden Fuß- u. Handwurzelknochen (s. Abb.); **Urs.:** lokale Durchblutungsstörungen u. konstitutionelle Faktoren werden diskutiert; Vork. nach langer system. Ther. mit Glukokortikoiden, bei Hyperlipidämie, Hyperurikämie, Kollagenosen u. Alkoholmissbrauch sowie nach Transplantation od. Bestrahlung; **Klin.:** oft symptomarm; Belastungsschmerz mit Bewegungseinschränkung u. (nächtl.) Ruheschmerz bei sekundärer Gelenkbeteiligung; **Ther.:** Anboh-

Knochentumoren

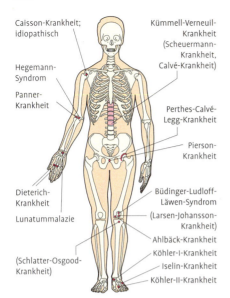

Caisson-Krankheit; idiopathisch
Hegemann-Syndrom
Panner-Krankheit
Dieterich-Krankheit
Lunatummalazie
(Schlatter-Osgood-Krankheit)
Kümmell-Verneuil-Krankheit (Scheuermann-Krankheit, Calvé-Krankheit)
Perthes-Calvé-Legg-Krankheit
Pierson-Krankheit
Büdinger-Ludloff-Läwen-Syndrom
(Larsen-Johansson-Krankheit)
Ahlbäck-Krankheit
Köhler-I-Krankheit
Iselin-Krankheit
Köhler-II-Krankheit

Knochennekrosen, aseptische: Lokalisationen; Krankheitsbilder, die histologisch keine Knochennekrosen i. e. S. darstellen, sind in Klammern gesetzt.

rung, Knochenersatz (Knochentransplantation) durch autogene Beckenkammspongiosa, gestielt od. freie mikrovaskuläre Knochenspäne (Knochenspanplastik) od. Fremdmaterial (Knochenbank), In-vitro-Knochenzüchtung; Mosaikplastik bei Osteochondrosis dissecans.

Knochen|reiben: s. Crepitatio.

Knochen|sarkom (Sark-*; -om*) *n*: s. Osteosarkom.

Knochen|span|plastik (-plastik*) *f*: (engl.) *bone graft*; (chir.) autogene od. allogene Knochentransplantation* zur Beschleunigung einer knöchernen Ausheilung u. Besserung der Stabilität unter Verw. eines (je nach Entnahmetechnik mono-, bi- od. trikortikalen) Knochenspans; **Anw.:** 1. bei Pseudarthrose*, z. B. Matti-Russe-Methode nach Skaphoidfraktur* mit Einpassung eines kortikospongiösen Beckenkammspans, meist mit additiver Osteosynthese; 2. zur ventralen Fusion an der Wirbelsäule (s. Spondylodese); 3. bei (additiver) Korrekturosteotomie*.

Knochen|sporn: (engl.) *spur*; vom Periost ausgehende meist reaktive Verkalkung od. Verknöcherung am Knochenansatz od. -ursprung der Sehnen in Form von Spangen, Höckern, Zacken od. flächenhaften Auflagerungen; z. B. Kalkaneussporn*.

Knochen|trans|plantation (Transplantation*) *f*: (engl.) *bone grafting*; Transplantation* von Knochen i. R. von Osteosynthesen* od. Arthrodesen*; Transplantate haben stimulierende u. induzierende Wirkung auf das Knochenwachstum; **Ind.:** Frakturen, Defektauffüllung, Pseudarthrosen, Knochentumoren, nach Osteomyelitis, traumat. Schädeldefekte (platte Schädelknochen sind unfähig zur Kallusbildung), Überbrückung der Knochenlücken bei Gesichtsspalten u. a.; **Formen:** 1. autogene K.: beste osteogene Potenz aller K.,

Entnahmeorte: vorderer u. hinterer Beckenkamm, Tibiakopf, distale Tibia od. Radius, Rippe, Fibula; entnommen werden kortikospongiöse od. spongiöse, selten Kortikalistransplantate (Rippe, Fibulaspan) sowie Knochen-Knorpel-Transplantate (Rippe) od. mikrovaskuläre gestielte Transplantate (Beckenkamm, Fibula; s. Spongiosaplastik); beste osteogene Potenz: spongiöse u. mikrovaskuläre Transplantate; 2. allogene K. zum Auffüllen bei knie- od. hüftendoprothet. Ersatz; 3. xenogene K. unter Verw. von artfremdem Knochenmaterial, das intensiv vorbehandelt wurde (Verlust der Antigenität).

Knochen|tuberkulose (Tuberkel*; -osis*) *f*: (engl.) *tuberculous osteitis*; Ostitis tuberculosa; meist auf hämatogenem Weg entstehende Tuberkulose* des Knochengewebes; Aussaat von Mycobacterium tuberculosis u. Absiedelung im Knochenmark, bei primärer Gelenktuberkulose in der Synovia; der Primärherd befindet sich meist in den Lungen; **Formen:** 1. produktiv-granulierende K. mit Ausbildung von Granulationsgewebe (Caries sicca); 2. exsudativ-verkäsende K. mit Bildung von Nekrosen (z. T. Sequester), Fisteln u. Abszessen (Senkungsabszess*); 3. Mischformen; **Lok.:** Wirbelkörper (Spondylitis tuberculosa, sog. Wirbelkaries, häufigste Form; s. Spondylitis), Metaphyse der langen u. Diaphyse der kurzen Röhrenknochen (Spina* ventosa, v. a. bei Kindern), kurze u. platte Knochen; **Klin.:** anfangs uncharakterist. Sympt. (Appetitlosigkeit, Müdigkeit, Nachtschweiß), später Belastungs- u. nächtl. Schmerzen in den befallenen Abschnitten; **Kompl.:** Übergreifen auf Gelenke (Arthritis* tuberculosa); **Diagn.:** (röntg.) Auftreibung, Aufhellung, Defekt; Biopsie, Punktion; **Ther.:** s. Tuberkulose. Vgl. Wirbelsäulenaffektionen.

Knochen|tumoren (Tumor*) *m pl*: (engl.) *bone tumors*; Neubildungen im Bereich des Knochengewebes; **Formen:** 1. **primäre K.**, gehen vom Knochen aus; **a)** benigne, langsam wachsende u. differenzierte K., z. B. Osteochondrom*, Enchondrom*, Osteoidosteom*, epiphysäres Chondroblastom*, Chordom*; **b)** potentiell maligne K. mit geringer Neigung zur Metastasierung, z. B. Osteoklastom*; **c)** maligne, relativ langsam wachsende K. mit später Metastasierung, z. B. parossales u. hochdifferenziertes Sarkom*; **d)** hochmaligne, rasch wachsende K. mit früher Metastasierung, z. B. Osteosarkom*, Chondrosarkom*, Fibrosarkom*, Ewing*-Sarkom (s. Abb. 1); **e)** maligne entartete, primär benigne K., z. B. Sarkom bei Ostitis* deformans Paget, Jaffé*-Lichtenstein-Syndrom; 2. **sekundäre K.**, Metastasen* maligner Tumoren (s. Abb. 2); **a)** osteoplast. Metastasen mit Knochenneubildung, z. B. bei Mamma-* u. Prostatakarzinom*; **b)** osteoklast. od. osteolyt. Metastasen mit Knochenabbau, z. B. bei Bronchial-*, Schilddrüsen-* u. Nierenzellkarzinom*;

> Am häufigsten metastasieren Mamma-, Prostata-, Bronchial-, Schilddrüsen- u. Nierenzellkarzinom in den Knochen.

3. **tumorähnl. Knochenläsionen** mit intraossärer Raumforderung, z. B. Knochenhämangiom*,

Knochenwachstum

1078

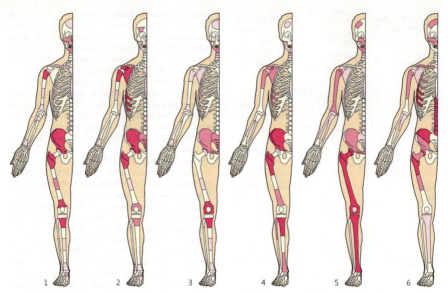

Knochentumoren Abb. 1: Lokalisation maligner Knochentumoren (dunkelrot: sehr häufig; hellrot: selten); 1: Osteosarkom; 2: Chondrosarkom; 3: Fibrosarkom; 4: Ewing-Sarkom; 5: diffuse großzellige B-Zell-Lymphome; 6: multiples Myelom

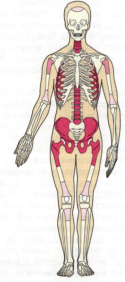

Knochentumoren Abb. 2: Lokalisation von Metastasen (dunkelrot: sehr häufig; hellrot: selten)

Knochenzyste*, eosinophiles Granulom*; **4.** K., die nicht vom Knochengewebe abstammen, z. B. Non*-Hodgkin-Lymphom, multiples Myelom*; **Sympt.:** meist unspezif., evtl. Schmerzen, Fieber, Leukozytose, Erhöhung der Phosphatasen, evtl. Spontanfraktur; **Diagn.:** röntg. umschriebene Aufhellung u. Sklerosesaum bei benignen K., unscharf begrenzte Knochendefekte, Periostreaktion, Spiculae* bei malignen K.; als ergänzende Untersuchungsverfahren Tomographie, CT, MRT, Szintigraphie, Angiographie, Biopsie.

Knochen|wachstum: (engl.) *bone growth*; enchondrales Längenwachstum von den Ossifikationskernen der Epiphysen aus; das Dickenwachstum kommt zustande, indem Knochensubstanz perichondral vom Periost aus angelagert wird. Vgl. Ossifikation.

Knochen|zement *m*: (engl.) *bone cement*; Material aus Polymethylmethacrylat* zur Verankerung von Implantaten in der Knochenchirurgie (z. B. einer Endoprothese*) od. Auffüllung eines Knochendefekts (häufig mit Zusatz von Antibiotika); auch Grundsubstanz antibiotikahaltiger Ketten od. Spacer in der sept. Knochen- u. Gelenkchirurgie, z. B. bei Osteomyelitis*.

Knochen|zyste (Kyst-*) *f*: (engl.) *bone cyst*; Knochendefekt mit zyst. Hohlraumbildung; **Formen: 1. juvenile** K. (syn. Ostitis fibrosa localisata, Mikulicz-Krankheit II): solitäre Zyste (sog. brauner Tumor durch Blutungen in das Knochenmark, histol. mesenchymales Tumorgewebe) mit Lok. v. a. in den proximalen Metaphysenabschnitten von Femur, Tibia u. Humerus, bildet sich im Kindes- od. Jugendalter u. führt u. U. zur Spontanfraktur; bei Rezidiven Gefahr der malignen Entartung; **2. aneurysmat.** K.: mehrkammerige, septierte Hohlräume v. a. in den proximalen Metaphysenabschnitten langer Röhrenknochen u. in Wirbelkörpern, klin. evtl. als schmerzhafte Schwellung; **3.** K. **bei Sarkoidose**; s. Ostitis multiplex cystoides Jüngling; **4.** K. **bei Hyperparathyroidismus***; s. Osteodystrophia fibrosa generalisata (Abb. dort); **5. odontogene** K. in den Kieferknochen (s. Kieferzyste); **Diagn.:** röntg. umschriebene Aufhellung (s. Abb.); **Ther.:** bei Spontanfraktur zunächst konservativ; evtl. op. Ausräumung mit

Knopflochdeformität

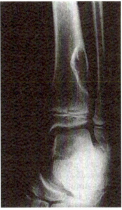

Knochenzyste: Röntgenbefund im Bereich der Tibia [117]

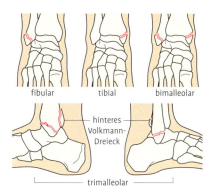

Knöchelfraktur Abb. 1: anat. Einteilung

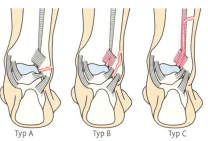

Knöchelfraktur Abb. 2: Einteilung nach Weber

Spongiosaplastik* bzw. Resektion mit autoplast. Spanüberbrückung. Vgl. Knochentumoren.

Knöchel-Arm-In|dex (Index*) *m*: (engl.) *ankle brachial pressure index (Abk. ABPI)*; syn. Arm-Bein-Index (Abk. ABI), Doppler-Index; Quotient aus systol. Knöchel- u. Armarteriendruck; Maß für Verschlussgrad der Beinarterien u. Progn. bei pAVK* (s. Tab.).

Knöchel-Arm-Index		
Wert		Bedeutung
>0,9		Normalbefund[1]
0,75	– 0,9	leichte pAVK
0,5	– 0,75	mittelschwere pAVK
<0,5		schwere pAVK od. akuter Arterienverschluss

[1] bei Werten >1,3 möglicherweise falsch hohe Werte, z. B. durch Mönckeberg-Sklerose

Knöchel|fraktur (Fraktur*) *f*: (engl.) *ankle fracture*; Sprunggelenkfraktur, Malleolarfraktur, malleolare Fraktur; häufig durch indirekte Gewalt (Umknicken des Fußes in Form der Supination-Adduktion, Pronation-Eversion od. Pronation-Abduktion) entstehende Fraktur* des oberen Sprunggelenks (Abk. OSG, Articulatio* talocruralis); Luxationsfrakturen sind möglich.

Knöchelfraktur ist die häufigste Bruchverletzung der unteren Extremität.

Einteilung: 1. anat.: s. Abb. 1; fibulare od. tibiale, bimalleolare (Fibula u. Malleolus medialis) od. (bei zusätzl. Fraktur eines ventralen od. dorsalen Tibiakantenfragmentes, sog. vorderes od. hinteres Volkmann-Dreieck) trimalleolare Fraktur; 2. nach Weber: s. Abb. 2; berücksichtigt die Mitverletzung der distalen, tibiofibularen Syndesmose; **Typ A:** Querfraktur des Malleolus lat. unterh. der unversehrten Syndesmose; **Typ B:** Fraktur des Malleolus lat. (Fibulaspiralfraktur) in Höhe der Syndesmose, meist Ruptur des vorderen Syndesmoseanteils, evtl. auch ohne Ruptur der Syndesmose (sog. stabile Weber-B-Fraktur); **Typ C:** Fibulafraktur oberh. der Syndesmose mit Einriss der Membrana interossea distal der Fraktur; Sonderform: Maisonneuve*-Fraktur mit instabiler Malleolengabel bei durchgehender Ruptur des Membrana interossea; **Diagn.:** Rö. des OSG in 2 Ebenen, dynam. Stabilitätskontrolle unter Rö-Bildverstärker bei Weber-B-Fraktur; **Ther.:** op. bei instabilen, dislozierten u. luxierten Frakturformen durch offene Reposition, Osteosynthese, postoperative Ruhigstellung; konservativ nur bei nicht dislozierter Weber-A- u. stabiler Weber-B-Fraktur.

Knöchel|ödem (Ödem*) *n*: (engl.) *ankle edema*; Ödem* der Fußknöchelgegend; **Vork.:** Herzinsuffizienz* (erstes Sympt. der Rechtsherzinsuffizienz), chronisch-venöse Insuffizienz* (frühes Symptom).

Knöllchen|bakterien (Bakt-*) *fpl*: s. Rhizobium.

Knötchen|flechte: s. Lichen ruber planus.

Knollen|blätter|pilz, Grüner: (engl.) *death cup*; Amanita phalloides; s. Giftpilze.

Knollen|nase: s. Rhinophym.

Knopf|loch|de|formität (Deformation*) *f*: (engl.) *button hole deformity*; (franz.) *boutonnière*; Fingerdeformität mit sekundärer fixierter Beugestellung im Mittel- u. kompensator. Überstreckung im Endgelenk bei Störung des Sehnengleichgewichts in der Streckaponeurose; **Urs.:** Ruptur, offene Durchtrennung od. synovialit. Ausdünnung des Mittelzügels der Streckaponeurose, Abgleiten der

Knopfnaht

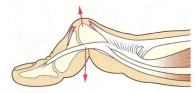

Knopflochdeformität

Seitenzügel palmarwärts u. Durchtritt des Mittelgelenks nach dorsal (s. Abb.); **Vork.:** rheumatoide Arthritis* u. Trauma. Vgl. Schwanenhalsdeformität.
Knopf|naht: s. Nahtmethoden.
Knopf|sonde: (engl.) *silver probe*; Sonde* mit kugelförmiger Spitze; **Verw.:** Sondierung von Fistelgängen.
Knorpel: (engl.) *cartilage*; Cartilago; druckfestes (1,5 kg/mm^2) Stützgewebe, das aus wasserreichen Chondrozyten* u. Interzellulärsubstanz (homogene Grundsubstanz u. Fasern) besteht; **Formen** je nach Beschaffenheit der Zwischensubstanz: **1.** hyaliner K.: im frischen Zustand bläulich opaleszierend; knorpelig vorgebildetes embryonales Skelett, Epiphysenfugen, Gelenkknorpel, Rippenknorpel, große Teile des Kehlkopfs, Luftröhren- u. Bronchialknorpel; **2.** elastischer K.: im frischen Zustand gelblich; Epiglottis, Ohrmuschel, Ohrtrompete, kleine Kehlkopfknorpel, kleine Bronchien; **3.** Faser- od. Bindegewebeknorpel: Gemisch von kollagenem Bindegewebe u. K.; Symphyse, Bandscheiben, Menisci, Disci, Gelenklippen; histol. **Aufbau:** je nach Knorpelart kollagene (hyalin, elast. u. Faserknorpel) u. elast. (elast. K.) Fasern sowie Proteoglykane (sehr hoher Anteil polyanionisch); Chondrozyten liegen einzeln od. in Gruppen in Knorpelhöhlen, die von Knorpelkapsel u. Knorpelhof umgeben sind (s. Abb.). Knorpelzellgruppe, -kapsel u. -hof bilden im hyalinen u. elast. Knorpel ein Territorium (Chondron). Die zwischen den Territorien liegende Interterritorialsubstanz enthält das Metachromasie-erzeugende polyanion. Proteoglykan Chondroitinsulfat u. die den gleichen Brechungsindex aufweisenden (damit lichtmikroskop. nicht sichtbaren) sog. maskierten kollagenen Fasern (mit zunehmendem Alter erfolgt sog. Demaskierung, sog. Asbestfaserung).
Knorpel|ersatz: (engl.) *cartilage replacement*; Verfahren u. Materialien zur Wiederherstellung einer belastbaren, kongruenten Knorpeloberfläche u. normalen Gelenkfunktion mit freier u. schmerzloser Beweglichkeit; **Formen** u. **Anw.: 1.** reparative Verfahren: z. B. Pridie-Bohrung od. Mikrofrakturierung bei Arthrose* nach erfolgloser konservativer Ther.; **2.** regenerative Verfahren: **a)** Refixation vitaler osteochondraler Flakes (Knorpel-Knochen-Splitter) nach frischem Trauma; **b)** Knorpeltransplantation: v. a. zum Ersatz umschriebener, tiefreichender Knorpeldefekte in der Belastungszone von z. B. Knie- u. oberem Sprunggelenk, nach Trauma od. bei Osteochondrosis dissecans; Formen: autogene od. allogene Knochen-Knorpel-Transplantation (z. B. OATS*, Mosaikplastik), autogene Transplantation chondrogenen Gewebes (z. B. autogene Chondrozytentransplantation*), Transplantation autogenen Gewebes nach In-vitro-Zellvermehrung (Tissue* Engineering); **c)** lokale Applikation von Wachstumsfaktoren (z. B. TGF-α).
Knorpel-Haar-Hypo|plasie (Hyp-*; -plasie*) *f*: s. Chondrodysplasia metaphysaria.
Knorpel|haft: Junctura cartilaginea.
Knorpel|haut: Perichondrium*.
Knorpel|knochen|nekrose (Nekr-*; -osis*) *f*: s. Knochennekrosen, aseptische.
Knorpel|knötchen: s. Schmorl-Knorpelknötchen.
Knorpel|trans|plantation (Transplantat*) *f*: s. Knorpelersatz.
Knorpel|verkalkung: s. Chondrokalzinose.
Knoten|filariose (Filarien*; -osis*) *f*: Onchozerkose*.
Knoten, heißer: s. Schilddrüsenknoten; Szintigraphie.
Knoten, kalter: s. Schilddrüsenknoten; Szintigraphie.
Knoten|rhythmus (Rhythmus*) *m*: s. AV-Rhythmus.
Knoten|rose: s. Erythema nodosum.
Knoten|struma (Struma*) *f*: s. Struma nodosa.
Knoten|tachy|kardie (Tachy-*; Kard-*) *f*: s. AV-Knotentachykardie.
Knoten|technik *f*: (engl.) *knot tying technique*; unterschiedl. Verfahren zur Verknüpfung chir. Nahtmaterials nach Legen einer Naht* (s. Abb.).
Koagul-: Wortteil mit der Bedeutung Gerinnung, gerinnen; von lat. coagul<u>a</u>re.
Ko|agulasen (↑) *f pl*: (engl.) *koagulases*; Enzyme*, die eine Blutgerinnung bewirken; z. B. Staphylokokkenkoagulasen od. Coagulin (Klapperschlangengift).
Ko|agulation (↑) *f*: (engl.) *coagulation*; Gerinnung; Übergang kolloidaler Stoffe aus dem Solzustand (Lösungszustand) in den Gelzustand (Flockungszustand); verursacht durch Hitze, Elektrolyte u. Enzyme. **Anw.:** v. a. dosierte therm. Gewebedestruktion u. Blutstillung (durch Elektrokoagulation*, Gaskoagulation*, Infrarotkoagulation*, Chemokoagulation*) u. Laserchirurgie*. Vgl. Kolloid, Blutgerinnung.
Ko|agulations|nekrose (↑; Nekr-*; -osis*) *f*: s. Nekrose.

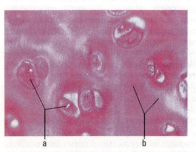

Knorpel: histologischer Schnitt durch eine Trachealspange aus hyalinem Knorpel (Hämatoxylin-Eosin-Färbung); a: Chondrone mit Chondrozyten, Knorpelkapseln u. Knorpelhof (Territorien); b: homogen erscheinende Interzellulärsubstanz (Interterritorialsubstanz) [47]

Kobalt

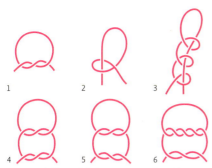

Knotentechnik: 1: einfacher Knoten; 2: überschlungener Knoten; 3: Rutschknoten mit Gegenknoten; 4: Weiberknoten; 5: Schifferknoten; 6: chirurgischer Knoten

Ko|agulo|path̲i̲en (↑; -pathie*) *f pl*: (engl.) *coagulopathies*; Gerinnungsstörung* durch Mangel bzw. Funktionsstörung von Gerinnungsfaktoren*; **Einteilung: 1.** nach Ätiol.: **a)** angeb. (sog. Defektkoagulopathien): s. Tab. 1; **b)** erworben: s. Tab. 2; auch iatrogen (z. B. durch Antikoagulanzien*); **c)** zusätzlich entspr. Lok. der Urs.: hepatogen (komplexe Koagulopathie), kardiogen (s. Herzklappe, künstliche), immun. (s. Immunkoagulopathie); **2.** nach Sympt.: **a)** Minuskoagulopathien: mit hämorrhagischer Diathese* inf. Hypokoagulabilität*; vgl. Morbus haemorrhagicus neonatorum; **b)** Pluskoagulopathien: mit Thrombophilie* inf. Hyperkoagulabilität*. Vgl. Blutgerinnung.

Ko|a̲gulum (↑) *n*: s. Blutgerinnsel.

Ko|arktati̲o̲n (lat. coarctāre zusammendrängen) *f*: (engl.) *coarctation*; Lumeneinengung eines Gefäßes, i. e. S. der Aorta (Coarctatio* aortae).

Ko|arktations|syn|drom (↑) *n*: s. Coarctatio aortae, Aortenbogensyndrom.

Ko|azerv̲a̲t (lat. coacervāre zusammenhäufen) *n*: (engl.) *coacervate*; im Kolloid* in wässriger Lösung spontan zusammentretendes tröpfchenförmiges Gebilde mit membranöser Oberfläche ähnlich der einer lebenden Zelle.

Ko̲balt *n*: Cobalt*.

Koagulopathien — Tab. 1
Angeborene Koagulopathien

Bezeichnung	Ursache
Afibrinogenämie Dysfibrinogenämie	Faktor-I-Mangel funktionsgestörtes Fibrinogen
Hypoprothrombinämie Dysprothrombinämie	Faktor-II-Mangel funktionsgestörtes Prothrombin
Hypoproakzelerinämie	Faktor-V-Mangel
Hypoprokonvertinämie	Faktor-VII-Mangel
Hämophilie A	Faktor-VIII-Mangel
Hämophilie B	Faktor-IX-Mangel
Stuart-Prower-Defekt	Faktor-X-Mangel
PTA-Mangelsyndrom	Faktor-XI-Mangel
Hageman-Faktor-Defizit	Faktor-XII-Mangel
fibrinstabilisierender-Faktor-Mangel	Faktor-XIII-Mangel

Koagulopathien — Tab. 2
Erworbene Koagulopathien

Bezeichnung bzw. Symptom	Ursache
Prothrombinkomplexmangel	Synthesehemmung der Faktoren II, VII, IX und X durch Mangel an bzw. Verwertungsstörung von Vitamin K, z. B. infolge Therapie mit Vitamin-K-Antagonisten, langdauernder parenteraler Ernährung, Resorptionsstörung (Veränderung der Darmflora, Gallengangverschluss)
Verbrauchskoagulopathie	disseminierte intravasale Gerinnung (DIC) mit Umsatzsteigerung von Thrombozyten und plasmatischen Gerinnungsfaktoren, oft in Kombination mit Hyperfibrinolyse; z. B. bei hämolytisch-urämischem Syndrom, Waterhouse-Friderichsen-Syndrom, Purpura fulminans, Schock
Hyperfibrinolyse	Verminderung von Fibrinogen, Faktor II, V und VIII infolge exzessiver Plasminbildung, z. B. nach operativem Eingriff, vorzeitiger Plazentalösung, Fruchtwasserembolie bzw. im Gefolge einer Verbrauchskoagulopathie
Immunkoagulopathie	durch neutralisierende oder interferierende Immunglobuline hervorgerufene Gerinnungsstörungen, v. a. bei Hämophilie A (seltener B) als Hemmkörperhämophilie, auch bei systemischem Lupus erythematodes, Allergie, Erkrankung des Monozyten-Makrophagen-Systems
komplexe Koagulopathien	Kombination verschiedener Mangelzustände (z. B. Synthesestörung der Gerinnungsfaktoren, Thrombozytopenie) und anderer Störungen der Blutgerinnung (z. B. Verbrauchskoagulopathie, Hyperfibrinolyse), meist infolge akuter oder chronischer Leberparenchymschädigung, auch bei Niereninsuffizienz, nach Bluttransfusion, Infusion von Plasmaexpandern, Paraproteinämie

Koch-Bazillus (Robert K., Bakteriol., Berlin, 1843–1910; Bacill-*) *m*: s. Mycobacterium tuberculosis.

Koch|blut|agar *m*: (engl.) *chocolate agar*; Schokoladenagar; Nähragar* mit Hammelblutzusatz (über 56 °C erhitzt, daher braun gefärbt); Nährmedium zur Anzucht anspruchsvoller Bakt., z. B. Pneumokokken, Neisserien, Haemophilus-Species.

Koch-Drei|eck (Walter K. K., Pathol., Anat., geb. 1880): Trigonum nodi atrioventricularis; (anat.) nach posterior durch Todaro-Sehne, nach medial durch den Ansatz des septalen Trikuspidalklappensegels u. nach inferior durch die Einmündung des Sinus coronarius begrenztes Dreieck, in dem u. a. der AV-Knoten (s. Erregungsleitungssystem) liegt.

Kocher-Bogen|schnitt (Emil T. K., Chir., Bern, 1841–1917): (engl.) *Kocher's anterolateral incision*; seitl. Bogenschnitt zur Eröffnung des Kniegelenks (s. Abb.); vgl. Lagerung.

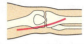

Kocher-Bogenschnitt

Kocher-Debré-Semélaigne-Syn|drom (↑; Robert D., Päd., Bakteriol., Paris, 1882–1978) *n*: Semélaigne*-Syndrom.

Kocher-Klemme (↑): (engl.) *Kocher's forceps*; scharfe gezahnte Klemme zum Fassen von Gewebe; vgl. Instrumente, chirurgische.

Kocher-Kragen|schnitt (↑): (engl.) *Kocher's collar incision*; (chir.) Hautschnitt mit querer, leicht bogenförmiger Schnittführung etwa fingerbreit über dem Jugulum zwischen den Mm. sternocleidomastoidei; **Anw.:** v. a. bei Strumektomie* u. kollarer Mediastinotomie*. Vgl. Schnittführung (Abb. dort).

Kocher-Re|position (↑; Reposition*) *f*: (engl.) *Kocher's method*; Verf. zur Reposition einer vorderen Schultergelenkluxation*; **Prinzip:** s. Abb.

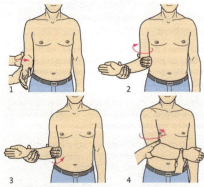

Kocher-Reposition: geführte Bewegungen in 4 Phasen: 1: Adduktion; 2: Außenrotation; 3: Elevation vor die Brust; 4: Innenrotation

Koch-Knoten: syn. Keith-Flack-Knoten; Nodus* sinuatrialis.

Kochleo|graphie (Cochlea*; -graphie*) *f*: s. Elektrokochleographie.

Koch-Postulate (Robert K., Bakteriol., Berlin, 1843–1910) *n pl*: s. Henle-Koch-Postulate.

Koch|salz: Speisesalz*.

Koch|salz|hyper|thermie (Hyper-*; Therm-*) *f*: (engl.) *salt fever*; sog. Salzfieber; Fieber bei Säuglingen nach zu reichl. Kochsalzzufuhr od. Wasserverlust; vgl. Durstfieber.

Koch|salz|lösung, physio|logische: (engl.) *physiological saline*; mit dem Blutserum isoton. Kochsalzlösung mit einem Gehalt von 0,9 % NaCl; **Verw.:** v. a. zur Herstellung von Injektions- u. Infusions- u. Dialysatlösungen sowie im Notfall als kurzfristiger Volumenersatz*; vgl. Osmose.

Koch-Weeks-Bakterien (Robert K., Bakteriol., Berlin, 1843–1910; John E. W., Ophth., New York, 1853–1949; Bakt-*) *f pl*: Haemophilus* aegypticus.

Kock-Pouch (Nils G. K., schwed. Chir., geb. 1924; Pouch*): s. Pouch.

Kodein (gr. κώδεια Mohnkopf) *n*: s. Codein.

ko|dominant (Co-*; lat. *dominari* herrschen): (engl.) *codominant*; syn. kombinant; Bez. für die gemeinsame Ausprägung von verschiedenen Allelen eines Gens; beim ABNull-Blutgruppensystem z. B. sind die Allele der Merkmale A u. B k., A_1 dominant über A_2 bzw. A_1, A_2 u. B dominant über 0. Vgl. Erbgang, dominanter.

Kodon (Code*) *n*: s. Codon.

Köbner-Phänomen (Heinrich K., Dermat., Breslau, Berlin, 1838–1904) *n*: (engl.) *Köbner's phenomenon*; sog. isomorpher Reizeffekt; Entstehung neuer Krankheitsherde einer Dermatose an Stellen, die mechan., chem., therm., infektiös gereizt wurden; **Vork.:** bes. Lichen* ruber planus u. Psoriasis* (s. Abb.).

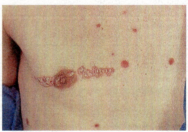

Köbner-Phänomen: Entwicklung typischer Effloreszenzen entlang einer Kratzspur bei Psoriasis [3]

KÖF: Abk. für **K**lappen**ö**ffnungs**f**läche*.

Köhler-I-Krankheit (↑): (engl.) *Köhler's disease*; auch Köhler-I-Krankheit; v. a. bei Jungen zwischen 3. u. 8. Lj. (in 30 % beidseitig) vorkommende Form der aseptischen Knochennekrosen* mit Befall des Os naviculare pedis; **Sympt.:** schmerzhafte Funktionsbehinderung des Mittelfußes u. Schwellung über dem Os naviculare; **Diagn.:** röntg. Verdichtung der Knochenstruktur, Zusammensinterung u. selten völliger Verfall; **Ther.:** Einlage mit Supinationskeil.

Köhler-II-Krankheit (Alban K., Röntg., Wiesbaden, 1874–1947): (engl.) *Köhler's second disease*; Köhler-Freiberg-Krankheit, Freiberg-Köhler-Epiphysennekrose; v. a. bei Mädchen zwischen 12. u. 18. Lj.

vorkommende Form der aseptischen Knochennekrosen* mit Abflachung u. Deformierung des Metatarsalköpfchens II (evtl. III u. IV); **Sympt.:** Belastungsschmerz, Spreizfuß; **Ther.:** Einlage mit Spreizfußpelotte, ggf. op.: Arthroplastik nach Weil.

Kölliker-Kern (Rudolf A. von K., Anat., Zool., Zürich, Würzburg, 1817–1905): (engl.) *Kölliker's nucleus*; Substantia gelatinosa centralis; den Zentralkanal des Rückenmarks* umgebende graue Substanz.

Koenen-Tumoren (J. K., Arzt, Holland; Tumor*) *m pl*: (engl.) *Koenen's tumors*; sub- u. periunguale Fibrome bei tuberöser Sklerose* (Abb. 2 dort).

Königs|kerze: (engl.) *mullein*; Verbascum thapsiforme bzw. Verbascum phlomoides; Staude aus der Fam. der Braunwurzgewächse, deren Blumenkronen (Verbasci flos, Wollblumen) Saponine, Flavonoide u. Schleimstoffe enthalten; reizlindernde u. expektorierende Wirkung; **Verw.:** Erkältungskrankheiten.

König-Syn|drom (Franz K., Chir., Rostock, Berlin, 1832–1910) *n*: meist bei Jungen im Wachstumsalter auftretende Form der aseptischen Knochennekrosen* mit Osteochondrosis* dissecans der distalen medialen Femurepiphyse; **Sympt.:** Gelenkschmerzen u. -erguss, evtl. Kniegelenksperre.

Ko|enzyme (Co-*; Enzyme*) *n pl*: Coenzyme*.
Körner|krankheit: s. Trachom.
Körner|schicht: 1. (engl.) *granular layer*; Stratum granulosum des Cerebellums*; 2. äußere u. innere K. der Großhirnrinde; s. Isocortex; 3. (engl.) *nuclear layer*; äußere u. innere K. der Retina* mit Kernen der Stäbchen- u. Zapfenzellen, der bipolaren Nervenzellen, der Müller-Stützzellen u. der Assoziationszellen; 4. Stratum granulosum der Epidermis*; 5. Tomes*-Körnerschicht.
Körper: (anat.) Corpus.
Körper|achsen: s. Achsen des Körpers.
Körper|anti|gen (Antigen*) *n*: O*-Antigen.
Körper|bild: (engl.) *body image*; (psychol.) Bez. für das aufgrund der Wahrnehmung des eigenen Körpers u. der Grenze zw. eigenem Körper u. Umwelt entstehende Bild; Störungen des K. mit Störung des Körpererlebens treten z. B. bei hypochondrischer Störung od. Depersonalisation auf. Vgl. Körperschema.
Körperchen, meta|chrom<u>a</u>tische: Volutin*.
Körper|dosis (Dosis*) *f*: (engl.) *body dose*; Bez. für die über den gesamten Körper od. Teile gemittelte (evtl. gewichtete) Äquivalentdosis*; Grenzwerte für Ganz- u. Teilkörperdosen sind gesetzl. festgelegt; die gesetzl. Dosisgrenzwerte für den Strahlenschutz beziehen sich auf die Körperdosis. Vgl. Ganzkörperdosis.
Körper|ebenen: s. Ebenen des Körpers.
Körper|fett|bestimmung: (engl.) *body fat determination*; Differenzierung der im Körper enthaltenen Fettmasse (engl. lean body mass, Abk. LBM) gegenüber dem Nicht-Fettgewebe; Durchführung meist mit bioelektrischer Impedanzanalyse* od. Caliper (Gerät zur Bestimmung der Hautfaltendicke); genauere Methoden sind DXA (Abk. für engl. dual energy x-ray absorptiometry) od. Unterwasserwägung (hydrodynam. Gewicht). Referenz-

werte für die Hautfaltendicke: z. B. über dem M. triceps brachii <7 mm = Körperfettgehalt gering; 7–13 mm = der Norm entsprechend; >13 mm = erhöht.

Körper|fühl|sphäre (sphaericus*) *f*: (engl.) *somatosensory area*; Regionen der Großhirnrinde, in denen die aufsteigenden sensiblen Bahnen enden, sensible Erregungen ausgewertet u. in Bewegungsimpulse umgesetzt od. als Erinnerungsbilder gespeichert werden; umfasst Gyrus postcentralis (primäres sensibles Rindenfeld*) u. die nach dorsal angrenzenden sekundären sensiblen Rindenfelder im Lobulus paracentralis u. Lobulus parietalis superior.

Körper|gewicht: (engl.) *body weight*; von Körperlänge, Alter, Ernährung u. endokrinen Faktoren abhängiges Gewicht; das gemessene K. (Istgewicht) kann in Normwerttabellen mit dem Soll- od. Normalgewicht* unter Berücksichtigung von Lebensalter, Geschlecht u. Körperlänge verglichen werden; individuelle Abweichungen von den Durchschnittswerten häufig, u. U. pathol. Befunde wie Adipositas*. Durchschnittl. K. während der Wachstumsperioden*: s. Perzentil (Abb. dort). Vgl. Gewichtsentwicklung des Säuglings; Gewichtsalter; Body-mass-Index; Taillenumfang; Taille-Hüft-Quotient.

Körper|haltung: (engl.) *posture*; physiol. aufrechte Haltung des menschl. Körpers in Abhängigkeit von der Schwerkraft mit normaler Wirbelsäulenkrümmung u. der Fähigkeit zum Haltungswechsel bei freier Beweglichkeit aller Wirbelsäulensegmente; vgl. Haltungsstörungen.

Körper|länge: (engl.) *body length*; Länge des gesamten Körpers; Männer sind durchschnittl. 10–12 cm länger als Frauen; s. Perzentil (Abb. dort); Durchschnittswerte der K. zeigen in den letzten Jahrzehnten eine Zunahme (s. Akzeleration); (pathol.) Abweichungen: s. Kleinwuchs; Hochwuchs. Vgl. Wachstumsprognose.

Körper|ober|fläche: (engl.) *body surface area*; Abk. KOF; die von der Haut bedeckte Oberfläche des gesamten Körpers; med. wichtige physiol. Bezugsgröße u. a. zur Abschätzung des Kalorien- u. Flüssigkeitsbedarfs (Infusionstherapie), des Ausmaßes von Schädigungen der Haut (z. B. Neunerregel bei Verbrennung*), zur Berechnung der Arzneimitteldosierung, für Stoffwechsel- u. Clearance-Untersuchungen. Die K. ist die einzige Variable, die mit dem Grundumsatz* korreliert, das sie für den Wärmeverlust maßgeblich ist. Da eine direkte Bestimmung der K. schwierig ist, werden häufig nach der Dubois*-Formel konstruierte Nomogramme zur Schätzung der K. benutzt. **Schätzwerte:** Neugeborenes 0,2 m^2; 2-jähriges Kind 0,5 m^2; 9-jähriges Kind 1 m^2; Erwachsener 1,73 m^2; vgl. Meeh-Formel.

Körper|plethysmo|graphie (Plethysmographie*) *f*: Ganzkörperplethysmographie*.

Körper|schema *n*: (engl.) *body image*; (neuropsychol.) Orientierung (Vorstellung) bzgl. des eigenen Körpers; Repräsentation des eigenen Körpers, die durch kinästhetische, taktile u. optische Reize vermittelt ist; Störungen des K. treten u. a. bei Anorexia* nervosa, Bulimia* nervosa u. hirnlokalem Syndrom* (hier mit Autotopagnosie u. Rechts-Links-Störung) auf. Vgl. Agnosie.

Körper|stell|re|flex (Reflekt-*) *m*: s. Stellreflexe.

Körper|temperatur (Temperatur*) *f*: (engl.) *body temperature*; zur Aufrechterhaltung aller Lebensvorgänge notwendige Wärme; i. e. S. Körperkerntemperatur (normal ca. 37 °C), die Temp. der Körperperipherie liegt in Abhängigkeit des peripheren Widerstands* deutl. niedriger. **Bestimmung:** mit Thermometer: im Ohr (Oberflächentemperatur des Trommelfells, entspr. Kerntemperatur), oral (sublingual), rektal od. axillär (Oberflächentemperatur der Haut, i. d. R. um 0,5–1 °C niedriger als Kerntemperatur), intensivmed. auch invasiv (z. B. bei Pulmonaliskatheter od. Blasenverweilkatheter). Vgl. Wärmeregulation; Hypothermie; Hyperthermie; Fieber.

Körper|therapie *f*: (engl.) *body therapy*; Sammelbez. für versch. psychotherapeutische bzw. alternative Heilverfahren*, deren gemeinsames Merkmal es ist, durch intensive Beschäftigung mit dem erlebten Körper (Wahrnehmung von Körper, Haltung, Bewegung od. Atmung), u. U. verbunden mit Entspannungstechniken u. meditativen Übungen, Bewusstheit u. Selbstheilungstendenzen des Körpers zu fördern u. so Gesundungsprozesse zu stützen; beinhaltet Elemente der Physiotherapie* u. Psychomotorik*.

Körper|verletzung: (engl.) *bodily injury*; jeder (u. damit auch jeder zu diagn. u./od. therap. Zwecken erfolgende) Eingriff in die körperl. Integrität des lebenden Menschen; nach §§ 223 ff. StGB strafbar; nach § 228 StGB handelt indes nicht rechtswidrig, wer ine K. mit **Einwilligung*** des Betroffenen vornimmt (sofern die Tat trotz Vorliegens einer Einwilligung nicht gegen die guten Sitten verstößt). Grundsätzlich ist somit jeder operative, pharmak. u. radiol. Eingriff zu diagn. u./od. therap. Zwecken einwilligungspflichtig. Der ärztl. Eingriff ohne Einwilligung kann jedoch gemäß § 34 StGB wegen rechtfertigenden Notstands gestattet sein, etwa wenn bei einem Notfall die Einwilligung wegen Bewusstlosigkeit des Pat. nicht eingeholt werden kann od. wenn eine missbräuchliche Behandlungsverweigerung durch die gesetzl. Vertreter Schaden für das Kind besorgen lässt u. auch das Betreuungsgericht nicht rechtzeitig angerufen werden kann. Auch bei einer Operationserweiterung kann § 34 StGB anwendbar sein. Vgl. Operation; Methoden, invasive.

Körper|wasser: (engl.) *total body water*; Gesamt-H$_2$O-Bestand des Körpers; beträgt beim Erwachsenen ca. 45–70 % des Körpergewichts u. ist damit Hauptbestandteil des menschl. Körpers; nimmt mit zunehmendem Alter (Säugling ca. 75 %, Greisin ca. 46 %) u. Fettgehalt ab; bei Frauen (45–60 %) wegen des höheren Fettanteils am Körpergewicht niedriger als bei Männern (50–70 %). **Bestimmung** des Volumens. Nach dem Prinzip der Indikatorverdünnung können die Volumina des K. u. der einzelnen Flüssigkeitskompartimente* mit versch. Indikatoren (Radionuklide, Polysaccharide, Farbstoffe) näherungsweise gemessen bzw. aus deren Differenzen berechnet werden. Vgl. Wasserhaushalt.

KOF: Abk. für **Körper**oberfläche*.

Ko|faktoren *m*: Cofaktoren*.

Koffein *n*: Coffein*.

Kofferath-Syn|drom (Walter K., deutscher Arzt) *n*: (engl.) *neonatal phrenic nerve paralysis*; geburtstraumat. entstandene, meist einseitige Phrenikuslähmung*, oft in Komb. mit Armplexuslähmung* inf. Läsion der 3., 4. u. 5. Zervikalwurzel; **Vork.:** insbes. nach Zangenextraktion* od. Entbindung bei Steißlage; **Klin.:** oft Schwellung der betroffenen Halsseite, Atemstörungen mit Zyanose* u. Tachypnoe (thorakale Atmung), eingefallenes Abdomen; **Diagn.:** Ultraschalldiagnostik; röntg. einseitiger Zwerchfellhochstand mit paradoxer Zwerchfellbewegung; oft Atelektasen*; **Ther.:** ggf. Beatmung, Zwerchfellstimulation; chir. Zwerchfellraffung, sofern nach 1–3 Mon. keine Spontanremission eintritt.

Koffer|dam (engl. cofferdam Kastendamm): (engl.) *cofferdam*; um den Zahn gespanntes u. mit Klammer befestigtes Latextuch zur Abdichtung; **Anw.:** bei der zahnärztl. Applikation einer Kunststofffüllung (Schutz vor Feuchtigkeit), Wurzelbehandlung (Trockenlegen), Entfernen einer Amalgamfüllung (Schutz vor Verschlucken) od. beim Befestigen von Restaurationen.

Kognition (lat. cognitio Erkennen) *f*: (engl.) *cognition*; (psychol.) Sammelbez. für alle Prozesse, die mit dem Erkennen zusammenhängen, z. B. Vorstellung, Gedächtnis, Lernen, Erinnerung; Störungen kognitiver Funktionen sind z. B. Gedächtnisstörung*, Denkstörung*, Unfähigkeit zur Abstraktion u. sog. Rigidität (Festhalten an einer Überzeugung), die z. B. bei Schizophrenie u. Demenz vorkommen. Vgl. Dissonanz, kognitive; Wahrnehmung.

Ko|habit|arche (lat. cohabitare zusammenwohnen; gr. ἀρχή Anfang) *f*: (engl.) *first intercourse*; Zeitpunkt des ersten Geschlechtsverkehrs, i. e. S. des ersten Koitus; vgl. Defloration.

Ko|habitation (↑) *f*: Beischlaf; s. Koitus.

Ko|habitations|verletzung (↑): (engl.) *coital injuries*; Verletzung des weibl. Genitales bei (einvernehmlichem od. nicht einvernehml.) Koitus*; **Einteilung: 1.** Deflorationsverletzung (v. a. erweiterte Hymenaleinrisse); **2.** Verletzung koituserfahrener Frauen (v. a. Querrisse im hinteren Scheidengewölbe; vgl. Scheidenriss); prädisponierende mechan. od. hormonale Faktoren sind genitales Missverhältnis, Puerperium* u. Postmenopause* mit Involutionserscheinungen. Vgl. Vergewaltigung.

Kohle: (engl.) *charcoal*; (med.) Carbo medicinalis; s. Aktivkohle.

Kohlen|di|oxid *n*: (engl.) *carbon dioxide*; CO$_2$; Anhydrid der Kohlensäure; farbloses, schweres, nicht brennbares Gas; Dichte bei 25°C 1,98 kg/m^3 (das 1,53-fache bezogen auf Luft; unterhalb von 31 °C lässt sich CO$_2$ durch Druckerhöhung zu einer farblosen Flüssigkeit verdichten; bei niedriger Temp. (−78 °C) feste, weiße Masse (Kohlensäureschnee, Trockeneis); K. kommt in der Luft zu 0,03 % vor (Ausatemluft ca. 4,5 Vol.%, Alveolarluft ca. 5,6 Vol.%), ferner z. B. als Carbonat in Mineralien; entsteht als Endprodukt im Oxidationsstoffwechsel durch Decarboxylierung, allg. beim Verbrennen kohlenstoffhaltiger Verbindungen; K. ist lösl. in Wasser, in dem es spontan zw. CO$_2$ u. H$_2$CO$_3$

(Kohlensäure) interkonvertiert. Bei physiol. CO_2-Partialdruck im art. Blut (40 mmHg) hat K. eine aktivierende Wirkung auf das Atemzentrum, die mit steigendem pCO_2 weiter zunimmt. Ab 8–10 Vol.% in der Inspirationsluft wirkt CO_2 tox. u. führt zu Kopfschmerz, Ohrensausen, Blutdruckanstieg, Atemnot, Panikgefühl, Bewusstlosigkeit u. ggf. Tod durch Erstickung. 20 Vol.% CO_2 wirken tödlich. MAK-Wert 5000 ppm. Vgl. CO_2-Partialdruck.

Kohlen|di|oxid|in|toxikation (Intoxikation*) f: s. Kohlendioxid; Hyperkapnie.

Kohlen|di|oxid|kapazität f: (engl.) *carbon dioxide capacity*; Bez. für die CO_2-Transportfähigkeit von Blut bzw. Plasma, ausgedrückt als CO_2-Gehalt (Summe aus physik. gelöstem u. chem. gebundenem CO_2) einer mit 40 mmHg (alveoläre CO_2-Spannung) äquilibrierten Probe; **Bestimmung:** Blut wird nach anaerober Entnahme bis zur Gerinnung stehen gelassen; nach Abtrennung des Plasmas wird dieses äquilibriert u. das ionisch gebundene CO_2 (Standardbicarbonat*) mit einer schwachen Säure freigesetzt. Das erhaltene Gasvolumen wird auf Standardbedingungen (STPD* 0 °C, 760 mmHg, wasserdampffrei) umgerechnet. **Referenzwert:** 480 ml CO_2/l Blut, davon ca. 90 % in Form von Bicarbonat u. jeweils 5 % in Form von Carbamaten u. physik. gelöst.

Kohlen|di|oxid|narkose (Nark-*) f: s. Hyperkapnie.

Kohlen|di|oxid|partial|druck: (engl.) *carbon dioxide partial pressure*; CO_2*-Partialdruck.

Kohlen|hydrate n pl: (engl.) *carbohydrates*; Abk. KH; syn. Saccharide, (chem.) Polyhydroxyaldehyde u. -ketone; allg. Formel $C_n(H_2O)_n$; **Einteilung:** 1. nach Polymerisationsgrad in Monosaccharide*, Disaccharide*, Oligosaccharide* u. Polysaccharide*; 2. nach Reduktionsvermögen in reduzierende u. nicht reduzierende KH; 3. (physiol.) in verdauliche u. unverdauliche KH; vgl. Ballaststoffe; **Funktion:** 1. Grundnahrungsstoffe, die im pflanzl. Organismus als Stärke u. Inulin, im tier. als Glykogen gespeichert werden; 2. Gerüstsubstanz bei Pflanzen (z. B. Zellulose*, Hemizellulosen) u. Tieren (z. B. Chitin); auch in den extrazellulären Matrix (Glykosaminoglykane*); 3. Bestandteil der Glykoproteine* u. Glykolipide*; **Biosynthese:** de novo durch Photosynthese*; im tier. Organismus wird Glukose durch Gluconeogenese* gebildet. Vgl. Glykoside; Kohlenhydratstoffwechsel.

Kohlen|hydrat|einheit: (engl.) *carbohydrates unit*; Abk. KE; Maßeinheit zur Ermittlung des Gehalts verfügbarer Kohlenhydrate der Nahrung (ohne Berücksichtigung von Ballaststoffen) zur Ermittlung des Insulinbedarfs bei Ther. von Diabetes mellitus; 1 KE = 10–12 g Kohlenhydrate; der einfacheren Berechenbarkeit halber zunehmend anstelle der Broteinheit* verwendet.

Kohlen|hydrat|mal|ab|sorption (Mal-*; Absorption*) f: (engl.) *carbohydrate malabsorption*; angeb. od. erworbene Störung der Resorption versch. Kohlenhydrate (Abk. KH); erworbene Defekte sind oft die Folge einer Atrophie der Mukosazellen mit Aktivitätsverlust der dort lokalisierten Disaccharidasen* (Laktase wegen ihrer geringen Aktivität meist am stärksten betroffen), z. B. bei Zöliakie*, Mangelernährung (Kwaschiorkor), Kolitis, Gastroenteritis, nach Op. od. zytostat. Therapie; **Klin.:** Leitsymptom: Diarrhö, die osmot. bedingt bzw. Folge der Vergärung der KH durch Darmbakterien ist u. zur chron. Ernährungsstörung* des Säuglings (Gedeihstörung) führen kann; **Formen:** 1. Monosaccharidmalabsorption: s. Glukose-Galaktose-Malabsorption; 2. Disaccharidmalabsorption: **a)** Laktose*: Bei Mangel an Laktaseaktivität in der Darmschleimhaut kann Milchzucker nicht metabolisiert werden. Die Folge ist eine osmot. bedingte Diarrhö. Unterschieden wird der kongenitale, autosomal-rezessiv erbl. Laktasemangel (syn. hereditäre Alaktasie, Disaccharidintoleranz II) von der ebenfalls autosomal-rezessiv erbl. Erwachsenenform (syn. Laktoseintoleranz, Hypolaktasie vom Erwachsenentyp, Disaccharidintoleranz III; Genlocus 2q21, 2q21) sowie eine passagere Laktoseintoleranz bei Neugeborenen u. Säuglingen (s. u.). Seltener Milchgenuss im Erwachsenenalter führt zu einem Rückgang der Laktaseaktivität u. damit zu einer Laktoseunverträglichkeit. **b)** Saccharose*: kongenitale Saccharoseintoleranz (syn. kongenitale Saccharose-Isomaltose-Malabsorption, Disaccharidintoleranz I) mit Unverträglichkeit von Saccharose u. Isomaltose* inf. autosomal-rezessiv erbl. fehlender od. nichtfunktioneller Isoenzyme Typ 3, 4 u. 5 der Saccharase-Isomaltase (Genlocus 3q25-q26), so dass Rohr- bzw. Rübenzucker nicht gespalten werden kann; Sympt. (treten nach Beginn der Beigabe von Obst zur Säuglingsnahrung auf): Malnutrition*, Diarrhö; **c)** Trehalose (Disaccharid, das in Pilzen vorkommt): Nach Verzehr von Pilzen kommt es bei Trehalasemangel zu Erbrechen u. Diarrhö. **3.** passagere K. infolge physiol. Insuffizienz der Stärkeverdauung bei Frühgeborenen, Neugeborenen u. jungen Säuglingen, da Amylasen* zunächst fehlen; **Ther.:** Diät mit Elimination des unverträglichen KH führt zur sofortigen Besserung. Vgl. Verdauung; Kuhmilchallergie; Brechdurchfall des Säuglings.

Kohlen|hydrat|stoff|wechsel: (engl.) *carbohydrate metabolism*; im tier. Metabolismus Um- u. Abbau der aufgenommenen u. vorhandenen Kohlenhydrate (Abk. KH), bei Pflanzen zusätzl. Neusynthese von KH (s. Photosynthese); in der Nahrung enthaltene verdauliche KH werden bei der Verdauung* im Dünndarm enzymat. (Amylasen*, Disaccharidasen*) in Monosaccharide* gespalten, die aktiv resorbiert über Mukosazellen in die Blutbahn abgegeben werden u. in die Zellen gelangen. Die konstante Glukosekonzentration im Blut (70–115 mg/dl) ist bes. für Zellen mit hohem Energieverbrauch od. schlechter Sauerstoffversorgung lebensnotwendig. Glukose*, das quantitativ wichtigste Monosaccharid in der K. (vgl. Fruktose), wird durch erleichterte Diffusion mit Glukosetransporter* vorwiegend in die Zellen des Muskel- u. Fettgewebes aufgenommen u. gelangt durch aktiven, Na^+-gekoppelten Transport in die Zellen der Darmmukosa u. Nierentubuli. Sie wird intrazellulär zu Glukose-6-phosphat (Abk. G-6-P) phosphoryliert. **Stoffwechselwege:** 1. G-6-P ist Substrat von Glykolyse* u. Pentosephosphatweg*. 2. UDP-Glukose (aktive Glukose) entsteht aus UTP u. Glukose-1-phosphat (Abk. G-1-P) u. wird für Glykogenese*, Umbau in andere Zucker (z. B. Epimerisie-

Kohlenmonoxid

rung zu Galaktose*), Synthese von Disacchariden u. Synthese von Glukuronsäure* (vgl. Glukuronide) benötigt. **Regulation: 1.** Hohe G-6-P-Konz. aktiviert die Glykogenese mit verstärkter Bildung von G-1-P. **2.** Enzyme der Glykolyse (Glukokinase*, Phosphofruktokinase u. Pyruvatkinase*) werden bei hoher ATP-Konz. gehemmt u. bei hoher ADP- u. AMP-Konz. aktiviert. **3.** Sauerstoff: Milchsäuregärung (s. Gärung) erfolgt bei niedriger O_2-Konz., bei ausreichender O_2-Konz. wird der Energiebedarf durch die Atmungskette* gedeckt. **4.** Hormone: **a)** Insulin* senkt die Blutglukosekonzentration durch Steigerung des Glukosetransports in Muskel- u. Fettzellen (vgl. Insulin-Rezeptor). Hierfür wird der Glut-4-Transporter in die Zellmembran verlagert. Gleichzeitig hemmt Insulin die Glykogenolyse* u. die Glukoneogenese* u. somit die endogene Zuckerproduktion. **b)** Glucagon* (in der Leber) u. Adrenalin* (in Leber u. Muskel) fördern den Glykogenabbau, indem sie die Phosphorylase* aktivieren. Adrenalin steigert gleichzeitig (nur im Muskel) die Glykolyserate, Glucagon die Glukoneogenese. Beide Hormone wirken daher i. S. einer Blutzuckererhöhung. Zu **Entgleisungen** des K. kommt es bei Monosaccharidosen* (Diabetes* mellitus, Hypoglykämie, Galaktosämie*, hereditäre Fruktoseintoleranz*, mitochondriale Enzephalomyopathien* u. a.), Glykoproteinosen (z. B. Mannosidose*, Fukosidose*, Sialidose*) u. Polysaccharidosen* (z. B. Glykogenosen*, progressive myoklonische Epilepsie). Vgl. Cori-Zyklus; Kohlenhydratmalabsorption.

Kohlen|mon|oxid *n*: (engl.) *carbon monoxide*; CO; Kurzbez. Kohlenoxid; in reinem Zustand farb-, geruch- u. geschmackloses, brennbares, giftiges, mit Luft gemischt explosibles Gas; **Vork.:** Erd- u. Grubengase, industriell als Generatorgas, Stadt- bzw. Kokereigas (früher Leuchtgas, heute i. d. R. durch Methan ersetzt), Auspuffgase von Ottomotoren, Nebenprodukt bei unvollkommener Verbrennung von Kohle, Holz u. Gas (z. B. Badeöfen); **Wirkung:** durch Verdrängung von Sauerstoff im Hämoglobin mit ca. 150-mal höherer Affinität können schon sehr niedrige Konz. tödliche Kohlenmonoxidintoxikationen* verursachen; **Nachweis:** (med.) kann im Vollblut durch Messung des CO-Hämoglobin nachgewiesen werden.

Kohlen|mon|oxid|in|toxikation (Intoxikation*) *f*: (engl.) *carbon monoxide poisoning*; nach Inhalation von Kohlenmonoxid* (CO) erfolgende Sauerstoffverarmung des Organismus durch Bildung von Carboxyhämoglobin (Abk. CO-Hb; entsteht durch die im Vergleich zu O_2 250-mal festere Bindung von CO an Hämoglobin); Vergiftungsgrad ist abhängig von O_2-Bedarf, Hb-Konz., CO-Konz. u. CO-Einwirkungszeit; **Pathol./Anat.:** bei akuter K. bilaterale Pallidumnekrosen bereits nach 2 Tagen; bei chron. Verlauf umschriebene Entmarkungen (sog. Grinker-Myelinopathie); **Sympt.:** s. Tab.; **Diagn.:** im EKG ST-Senkung u. T-Abflachung als Hypoxämiezeichen; spektroskop. od. gasanalyt. Nachw. von CO-Hb, kirsch- bis scharlachrotes Blut; **Ther.:** Frischluft, Beatmung mit Sauerstoff bis CO-Hb <5%, Stabilisierung der Vitalfunktionen, Intensivüberwachung.

Kohlenmonoxidintoxikation
Symptome entsprechen der CO-Konzentration der Atemluft

CO-Konzentration (%)	Symptome
0,003	MAK-Wert: keine Gesundheitsgefährdung zu erwarten
0,01	nach mehreren Stunden leichte Kopfschmerzen
0,05	nach mehreren Stunden heftige Kopfschmerzen, Schwindel, Ohnmachtsneigung
0,1 – 0,2	Tod nach 30 Minuten
0,3 – 0,5	in wenigen Minuten Tod durch Atemlähmung und Herzversagen

Kohlen|säure: (engl.) *carbonic acid*; Acidum carbonicum; H_2CO_3; schwache Säure (pK = 6,52), die in Form ihrer Salze (Carbonate, Bicarbonate) vorkommt u. in wässriger Lösung mit Kohlendioxid* im Gleichgewicht steht ($CO_2 + H_2O \rightleftharpoons H_2CO_3$); der pH-Wert von 7,38 des menschl. Bluts wird vom Hydrogencarbonatpuffersystem (HCO_3^-/H_2CO_3) reguliert (s. Bicarbonatpuffer).

Kohlen|säure|an|hydrase *f*: Carboanhydrase*.
Kohlen|säure|druck: s. CO_2-Partialdruck.
Kohlen|säure|schnee: (engl.) *carbon dioxide snow*; Bez. für festes Kohlendioxid*.
Kohlen|säure|schnee|behandlung: (engl.) *carbon dioxide snow treatment*; Kältebehandlung von Hautveränderungen (z. B. bei Hämangiomen, Warzen, Keloiden) mit Kohlensäureschnee; vgl. Kryochirurgie.
Kohlen|staub|lunge: Anthrakose*.
Kohlen|stoff: (engl.) *carbon*; Symbol C (Carboneum), OZ 6, rel. Atommasse 12,011; 4-wertiges, reaktionsträges chem. Element; Grundbaustein aller org. Verbindungen u. der belebten Materie; natürl. Vork. als Graphit u. Diamant. Die Menge an K. als fossile Biomasse wird auf $5 \cdot 10^{12}$ t geschätzt. Vgl. Radiokohlenstoff.
Kohlen|stoff-14: (engl.) *carbon 14*; (chem.) Symbol ^{14}C; natürl. radioaktives Isotop des Kohlenstoffs (6 Protonen, 8 Neutronen; Betastrahler), das durch kosm. Höhenstrahlung entsteht u. als $^{14}CO_2$ in Luft od. als $H^{14}CO_3^-$ in Wasser vorkommt; physik. Halbwertszeit* 5730 Jahre, biol. Halbwertszeit bezogen auf Knochen 40, auf den ganzen Körper durchschnittl. 10 Tage; **Verw.:** in der Forschung z. B. zur Autoradiographie u. Altersbestimmung fossiler org. Materials (Radiocarbonmethode).
Kohlen|stoff|atom, a|sym|metrisches *n*: (engl.) *asymmetric carbon atom*; Kohlenstoffatom, dessen 4 Valenzen mit 4 voneinander versch. Atomen od. Atomgruppen verbunden sind. Diese molekulare Asymmetrie ist die Urs. der optischen Aktivität*. Vgl. Isomerie.

Kohlen|stoff-13-Ex|halations|test (Exhalatio*) *m*: (engl.) *carbon 13 breath test;* syn. 13C-Harnstoff-Atemtest, C-13-Atemtest; Bestimmung der ^{13}C-Isotope in der Ausatemluft zum Nachw. einer Helicobacter-pylori-Infektion; **Prinzip:** ^{13}C-markierter Harnstoff wird mit einem Probetrunk aufgenommen u. von der Urease des Helicobacter* pylori im Magen gespalten (s. Harnstoffspaltung); dabei wird $^{13}CO_2$ freigesetzt u. abgeatmet, das absorptionsspektrometr. gemessen werden kann.

Kohlen|wasser|stoffe: (engl.) *hydrocarbons;* aus Kohlenstoff- u. Wasserstoffatomen bestehende kettenförmige Moleküle; **Einteilung:** gesättigte (Alkane) u. ungesättigte (Alkene, Alkine), cyclische u. aromatische (vom Benzol* abgeleitete) Kohlenwasserstoffe. Vgl. Halogenkohlenwasserstoffe.

Kohlen|wasser|stoffe, poly|cyclische aromatische: (engl.) *polycyclic aromatic hydrocarbons (Abk. PAH);* Abk. PAK; Gruppe org. Substanzen mit kondensiertem Ringsystem, von denen einige starke Kanzerogene* sind (z. B. Benzopyren); **Vork.:** org. Brennstoffe u. deren Verarbeitungsprodukte; entstehen bei unvollständiger Verbrennung, z. B. in Ruß, Dieselabgasen, Zigarettenrauch, Räucher- u. Grillwaren.

Kohlen|wasser|stoff|in|toxikation (Intoxikation*) *f*: (engl.) *hydrocarbon poisoning;* Vergiftung mit aliphat. od. aromat. Lösungsmitteln, Benzin, Halogenkohlenwasserstoffen; akute Gefährdung bei Aspiration mit chem. Pneumonie (bes. bei Kleinkindern durch Lampenöle) u./od. system. Giftigkeit mit u. a. Krämpfen, Herzrhythmusstörungen, Sympt. chron. Vergiftung, Persönlichkeitsabbau, Polyneuropathien, kanzerogener Wirkung; **Ther.:** symptomat.; nach oraler Aufnahme Magenspülung u. Aktivkohle, Paraffinöl.

Kohlrausch-Falte (Otto L. B. K., Arzt, Hannover, 1811–1854): (engl.) *Kohlrausch's fold;* Plica transversa recti media; halbmondförmige Querfalte im Rektum, ca. 6,5 cm oberhalb des Anus. Vgl. Rektum (Abb. dort).

Kohlrausch-Knick (Arnt K., Physiol., Tübingen, 1884–1969): (engl.) *Kohlrausch's break;* (ophth.) bei der Dunkeladaptation* nach 7–8 Min. auftretender Knick der Adaptationskurve, der nach der Duplizitätstheorie* des Sehens den Übergang vom maximal adaptierten Zapfen- zum Stäbchensehen anzeigt.

Kohlschütter-Syn|drom *n*: (engl.) *Kohlschütter's syndrome;* autosomal-dominant erbl. Erkr. mit therapieresistenter Epilepsie, geistiger Retardierung, Amelogenesis* imperfecta u. gelben Zähnen.

Kohorten|studie (lat. cohors, cohortis Hof, Gehege) *f*: (engl.) *cohort study;* syn. Longitudinalstudie, Längsschnittuntersuchung, Panelstudie; Beobachtungsstudie, bei der eine Kohorte, d. h. eine Gruppe von Personen mit gemeinsamen Charakteristika (z. B. Alter, Beruf, Familienstand) rekrutiert u. über einen definierten Zeitraum (meist über Jahre) beobachtet wird, i. d. R. bis ein interessierendes Ereignis eintritt (z. B. Krankheit od. Tod); Daten werden mindestens zu 2 Zeitpunkten erhoben.

Koil|onychie (gr. κοῖλος hohl; Onych-*) *f*: (engl.) *koilonychia;* syn. Löffelnägel, Hohlnägel; Nägel mit muldenförmiger Eindellung der Nagelplatte u. erhöhter Brüchigkeit; **Vork.:** bes. chron. Eisenmangel, Durchblutungsstörungen (Raynaud-Syndrom) u. Vitaminmangel (Pellagra, Sprue) sowie traumatisch bedingt.

Ko|itus (lat. coitus Zusammentreffen, Vereinigung) *m*: (engl.) *coitus;* veraltet Kohabitation; i. e. S. heterosexueller Geschlechtsverkehr* mit Einführen des Penis in die Vagina; i. w. S. alle Formen penetrierender Sexualkontakte*.

Ko|itus|schmerzen (↑): s. Dyspareunie.

Ko|kanzero|gene (Co-*; Cancer-*; -gen*) *n pl*: (engl.) *cocancerogens;* Substanzen u. Faktoren (chem. u. physik. Noxen*, Entz., Verletzungen), die als Promotoren den kanzerogenen Effekt eines Kanzerogens* begünstigen, ohne selbst kanzerogen zu wirken; klin. synonym zu Kokarzinogene verwendet (vgl. karzinogen); häufig handelt es sich um Substanzen, die den Stoffwechsel od. die Ausscheidung von Kanzerogenen beeinflussen od. die Zellteilung verstärken. Vgl. Kanzerogenese.

Ko|kanzero|genese (↑; -genese*) *f*: (engl.) *cocancerogenesis;* (pathol.) Entstehung einer malignen Erkr. durch Zusammenwirken von Kokanzerogenen* mit Kanzerogenen* (im Gegensatz zur Synkanzerogenese*); vgl. Kanzerogenese.

Kokarden|zellen (Zelle*): s. Targetzellen.

Ko|karzino|gene (Co-*; Karz-*; -gen*) *n pl*: s. Kokanzerogene.

Kokkels|körner: (engl.) *levant berry seeds;* Cocculi fructus; Steinfrüchte des Schlingstrauchs Anamirta cocculus, deren Samen 1–2 % des hochtox. Sesquiterpenbitterstoffes Picrotoxin (wirkt als GABA-Rezeptor-Antagonist krampfauslösend) enthalten; **Verw.:** techn. Gewinnung von Picrotoxin.

Kokken (gr. κόκκος Kern, Beere) *f pl*: (engl.) *coccobacilli;* kugelförmige Bakterien; je nach Lagerung Unterscheidung in Einzel-, Diplo-, Ketten- (Strepto-), Tetraden-, Haufen- (Staphylo-) sowie Paketkokken.

Kok-Krankheit: Hyperekplexie*.

Kokzidien (dim von Kokken*) *f pl*: (engl.) *Coccidia;* Coccidia; taxonom. Ordnung der Sporozoa (vgl. Protozoen) mit meist pathogenen Arten; z. B. Toxoplasma gondii, Isospora belli, versch. Sarcocystis-, Babesia-, Eimeria-, Cryptosporidium- u. Plasmodium-Species.

Kokzidioido|mykose (↑; -id*; Myk-*; -osis*) *f*: s. Coccidioides-Mykose.

Kokzidiose (↑; -osis*) *f*: (engl.) *coccidiosis;* syn. Coccidiose; Infektionskrankheit durch Kokzidien*; i. e. S. von Isospora* belli u. Sarcocystis* verursachte Inf. des Dünndarmepithels, gelegentl. auch der Gallenwege; **Sympt.:** meist symptomlos od. mit leichter, nach 3 Wo. abklingender Diarrhö; selten schwerer Verlauf; opportunist. Infektion bei Immundefekten*; **Ther.:** Cotrimoxazol.

Kokzygeal|teratom (gr. κόκκυξ, κόκκυγος Kuckuck, Steißbein; τέρας, τέρατος Ungeheuer; -om*) *n*: Steißteratom*.

Kokzyg|odynie (↑, -odynie*) *f*: (engl.) *coccygodynia;* umschriebener Schmerz u. Druckempfindlichkeit im Bereich von Steißbein u. evtl. Rektum. **Vork.:** häufiger bei Frauen; **Urs.:** meist chron. Mikrotraumen, z. B. aufgrund zu langen Sitzens (sog. television bottom), seltener nach Verletzungen des Beckens, Sturz mit Stauchungstrauma, chir. Eingriff

od. Entbindung sowie i. R. einer Neuralgie; **Ther.:** Lokalanästhetika*, physik. Therapie*.
Kol-: auch Koli-, Kolo-, Kolon-, Coli-, Colo-, Colon-; Wortteil mit der Bedeutung Darm; von gr. κῶλον.
Kolben|finger: s. Trommelschlägelfinger.
Kolchizin *n*: Colchicin*.
Kol|ek|tomie (Kol-*; Ektomie*) *f*: (engl.) *colectomy*; op. Entfernung des gesamten Dickdarms (subtotale K.), i. w. S. auch des Rektums (totale K.); anschl. Rekonstruktion der Darmpassage durch Ileorekto- bzw. Ileoanostomie; **Ind.:** multiple Karzinome (s. Karzinom, kolorektales), Colitis* ulcerosa od. adenomatöse Polyposis* des Colons. Vgl. Kolonresektion; Koloproktektomie; Rektumresektion.
Koli-Anti|gen|tabelle (↑; Antigen*) *f*: s. Kauffmann-Koli-Antigentabelle.
Koli|bakterien, entero|patho|gene (↑; Bakt-*) *f pl*: s. Escherichia coli.
Kolik (gr. κωλικός am Darm leidend) *f*: (engl.) *colic*; Colica; krampfartige Leibschmerzen inf. spast. Kontraktionen eines abdominalen Hohlorgans mit Zug am Mesenterium u. Reizung der dort verlaufenden sensiblen Nerven; häufig vegetative Begleitsymptomatik (Schweißausbruch, Brechreiz, Erbrechen, Hypotonie u. evtl. Kollaps); **Formen:** z. B. Nierenkolik*, Magen-, Darm- od. Gallensteinkolik; **DD:** s. Akutes Abdomen.
Kolitis (Kol-*; -itis*) *f*: (engl.) *colitis*; auch Colitis, Dickdarmkatarrh; Entzündung der Dickdarmschleimhaut; Vork. häufig als Enterokolitis*; **Klin.:** meist mit schleimiger Diarrhö u. Tenesmus*; vgl. Enteritis; Colitis ulcerosa.
Kolitis, Anti|biotika-as|soziierte (↑; ↑) *f*: (engl.) *antibiotic-associated colitis*; sog. postantibiotische Enterokolitis; Abk. AAC; Kolitis (s. Abb.) inf. Darmbesiedelung mit anaeroben, toxinbildenden Stämmen von Clostridium* difficile; häufig Nosokomialinfektion*; **Path.:** Beeinträchtigung der physiol. Darmflora i. R. antibiot. Ther. (Ampicillin, Clindamycin, Cephalosporine u. a.), auch als Kompl. einer zytostat. Chemotherapie; **Vork.:** in allen Altersgruppen, bei Kindern jedoch seltener als bei Erwachsenen; **Diagn.:** Toxinnachweis im Stuhl mit ELISA; **Ther.:** Absetzen des ursächl. Antibiotikums (u. U. auch Beibehaltung notwendig); Vancomycin oral, bei Rezidiven auch wiederholt; Metronidazol nur eingeschränkt wirksam (Err. evtl. resistent). Vgl. Colitis pseudomembranacea.

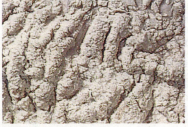

Kolitis, Antibiotika-assoziierte: Oberflächenrelief des Dickdarms mit Fibrinausschwitzungen bei sog. dysbakterischer Kolitis nach oraler Antibiotikatherapie [142]

Kolitis, isch|ämische (↑; ↑) *f*: (engl.) *ischemic colitis*; Colitis ischaemica; segmentale Kolitis inf. Ischämie der Darmschleimhaut, evtl. auch der Submukosa (s. Abb.); **Sympt.:** bei akuter i. K. Blutstuhl, Bauchschmerzen, evtl. Fieber u. Leukozytose. Vgl. Enteritis.

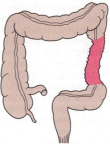

Kolitis, ischämische: Kaliberreduktion des mittleren Drittels des Colon descendens, spikuläre Veränderungen (Ulzerationen)

Kolitis, pseudo|membran|öse (↑; ↑) *f*: s. Colitis pseudomembranacea.
Koli|titer (↑) *m*: (engl.) *Escherichia coli titre*; Bez. für die kleinste Menge Wasser (od. Milch) in ml, in der noch Kolibakterien (Escherichia* coli u. koliforme Bakt.) nachweisbar sind; Grenzwert für Trinkwasser: >100 (in 100 ml sind keine Kolibakterien nachweisbar). Vgl. Fäkalstreptokokken.
Koli|urie (↑; Ur-*) *f*: (engl.) *coliuria*; Ausscheidung von Kolibakterien (s. Escherichia coli) im Urin; vgl. Bakteriurie.
Kolizine (↑) *n pl*: (engl.) *colicins*; Bakteriozine* von Escherichia* coli.
Kolla (gr.) *f*: Leim; s. Glutin.
Kolla|gen (↑; -gen*) *n*: (engl.) *collagen*; fibrilläres Strukturprotein der extrazellulären Matrix*; unlösl. unter physiol. Bedingungen; durch Kochen u./od. Zusatz von Säure entsteht Glutin*; **Aufbau:** Kollagenfibrillen bestehen aus Tropokollagenmolekülen (Länge ca. 300 nm; ∅ 1,5 nm; M_r ca. 360 000), in denen 3 Peptidketten schraubenförmig zu einer Tripelhelix verdrillt u. kovalent miteinander verbunden sind (je nach Primärstruktur der Peptidkette existieren mind. 19 K.-Varianten); **Vork.:** häufigstes tier. Protein (ca. 25–30 %); Hauptbestandteil des Bindegewebes (Sehnen, Faszien, Bänder, Knorpel, Knochen, Zahnbein); **Biosynthese:** In den Fibroblasten werden die Peptidketten (reich v. a. an Glycin-, Prolin-, Glutaminsäure-, Alanin- u. Argininresten) des **Protokollagens** posttranslational durch Hydroxylierung der Prolin- u. Lysinreste u. Glykosylierung einiger Hydroxylysinreste modifiziert. Als **Tropokollagen** gelangen sie in den Extrazellulärraum u. aggregieren nach proteolyt. Abspaltung C- u. N-terminaler Peptide zu kollagenen **Mikrofibrillen** (∅ 0,2–0,5 μm). Bestimmte Lysin- u. Hydroxylysinreste werden von der Lysyloxidase oxidiert, so dass die inter- u. intramolekulare Vernetzung des K. durch spontane Kondensationsreaktion erfolgt. **Störungen** der K.-Biosynthese: **1.** erblich: Ehlers*-Danlos-Syndrom, Marfan*-Syndrom, Osteogenesis* imperfecta; **2.** erworben: z. B. Mangel an As-

corbinsäure* (Skorbut*); erhöhter Abbau normalen K. bei rheumatoider Arthritis, Sklerodermie u. Alkaptonurie; aus devitalisiertem Bindegewebe gewonnenes K. dient als Rohstoff für chirurgisches Nahtmaterial*, Hämostatika* u. Hautersatz*.

Kolla|gen|ase (↑; ↑) *f*: (engl.) *collagenase*; proteolyt. Enzym (s. Proteasen), das Kollagen in niedermolekulare Peptide spaltet; **Vork.**: Bakterien (z.B. Clostridium* perfringens; vgl. Aggressine), Pilze, Arthropoden, Amphibien u. Säuger; therap. **Anw.**: zur Chemonukleolyse*.

Kolla|genosen (↑; ↑; -osis*) *fpl*: (engl.) *connective tissue diseases*; systemische entzündl. Autoimmunkrankheiten* des Bindegewebes; häufig Nachw. von Autoantikörpern* (ANA zu 99%); i.e.S. zählen zu den K.: systemischer u. chron. diskoider Lupus* erythematodes, Sjögren-Syndrom, progressive systemische Sklerose, Dermatomyositis*, Polymyositis, Mischkollagenosen u. Überlappungssyndrome* (Antisynthetasesyndrom, Anti-Jo1-Syndrom).

Kollaps (lat. collabi zusammensinken, -fallen) *m*: **1.** (engl.) *collapse*; Bez. für plötzl. auftretende (passagere) Kreislaufinsuffizienz mit Pulsus* filiformis u. kurzzeitiger Bewusstseinseintrübung od. Bewusstlosigkeit (vaskuläre Synkope*) inf. akuter Verminderung des venösen Blutrückstroms zum Herzen bei funktioneller Kreislaufstörung* od. Vena*-cava-inferior-Syndrom; **2.** Zusammenfallen der Lunge, z.B. bei Pneumothorax*.

Kollaps|syn|drom, tracheo|bronchiales (↑) *n*: (engl.) *tracheobronchial collapse syndrome*; exspiratorischer (Husten-)Kollaps von Trachea* u. großen Bronchien durch extreme Vorwölbung der Pars membranacea trachealis bis hinein in die Hauptbronchen; **Pathol.**: Erweichung u. Dehnung der Trachea unbekannter Ätiol.; **Klin.**: evtl. exspiratorischer Stridor, Dyspnoe, Sekretretention, unstillbare Hustenanfälle (akkustisch Keuchhusten ähnlich), u.U. Hustensynkopen, später chronisch-obstruktive Ventilationsstörung mit erhöhtem exspirator. Strömungswiderstand; **Diagn.**: funktionelle Bronchoskopie* mit Hustenmanöver des Pat.; **Ther.**: inhalative Therapie (antiinflammatorisch u./o. salin.), Antitussiva, Glukokortikoide, Atemtherapie.

kol|lateral (Co-*; lateral*): (engl.) *collateral*; seitlich, auf derselben Seite des Körpers befindlich, benachbart; Gegensatz kontralateral.

Kol|lateral|kreislauf (↑; ↑): (engl.) *collateral circulation*; Umgehungskreislauf zu einem durch arterielle Verschlusskrankheiten* od. chronisch-venöse Insuffizienz* minderdurchbluteten Körpergewebe; **Formen**: **1.** primärer K.: Anpassung bereits vorhandener Anastomosen* od. Kollateralgefäße durch Dilatation; **2.** sekundärer K.: durch Ischämie induzierte Gefäßneubildung.

Kol|lektiv|dosis (Dosis*) *f*: (engl.) *collective dose*; Messgröße für Gesamt-Strahlenexposition* von Bevölkerungsgruppen; Berechnung als Summe der Individualdosen (i.d.R. effektive Dosen) von Gruppen (z.B. der Beschäftigten in kerntechnischen Anlagen) od. der Gesamtbevölkerung eines Gebietes; Einheit: Personen-Sievert (engl. man-Sv). **Verw.**: Vergleichsmaß, z.B. für Vergleiche der Wirksamkeit von Strahlenschutzmaßnahmen. Vgl. Dosisgrenzwerte.

Koller-Test (Fritz K., Hämat., Basel) *m*: Vitamin*-K-Test.

Kollidon *n*: (engl.) *povidone*; Polyvinylpyrrolidon, M$_r$ ca. 35 000; **Verw.**: Plasmasubstitution, Nachweis inkompletter Hämagglutinine.

Kol|limator (Co-*; lat. limare vermindern, wegnehmen) *m*: (engl.) *collimator*; (radiol.) Vorrichtung aus stark absorbierendem Material (z.B. Blei) zur Ausblendung von od. Fokussierung von Strahlung u. Abschirmung von Streustrahlung; über eine od. mehrere Bohrungen kann ausgeblendete Strahlung mit Hilfe von Strahlungsdetektoren registriert werden; **Anw.**: z.B. Szintigraphie, CT.

Kol|liquation (↑; lat. liquare schmelzen) *f*: (engl.) *colliquation*; Einschmelzung; Verflüssigung von Geweben.

Kol|liquations|nekrose (↑; ↑; Nekr-*; -osis*) *f*: s. Nekrose.

Kollo|diaphysen|winkel (Collum*; Diaphyse*): s. CCD-Winkel.

Kollodium (gr. κολλώδης leimartig, klebrig) *n*: Collodium*.

Kolloid (Kolla*; -id*) *n*: **1.** (engl.) *colloid*; (pathol.) eiweißreiches gallertiges Zellprodukt, z.B. in Schilddrüsenfollikeln; s. Struma colloides; **2.** (physik.-chem.) Bez. für die spez. Verteilung eines Stoffs in Flüssigkeiten (Dispersionsmittel), der bei Osmose* nicht od. nur schwer durch Membranen diffundiert; bei **kolloidaler Lösung** (sog. Lyosol) sind 1–100 nm große Teilchen (Submikronen) im Gegensatz zur echten Lösung* kolloiddispers verteilt. Sie können durch den Tyndall*-Effekt sichtbar gemacht werden u. sind ultramikroskop. erkennbar; z.B. wässrige Kongorotlösung. Prinzipiell kann fast jeder Stoff kolloidal vorliegen. **Einteilung**: **1.** Dispersionsmittel in Hydrosole (Wasser), Alkosole (Alkohol), Organosole (org. Lösungsmittel), Aerosole (Gas; z.B. Rauch); **2.** nach chem. Bindung: **a)** Molekülkolloide mit kovalenten Bindungen zwischen den Atomen, **b)** Mizellkolloide mit Nebenvalenzkräften zwischen Atomen u. kleinen Molekülen. Vgl. Suspension, Emulsion, Sol, Gel.

Kolloid|karzinom (↑; ↑; Karz-*; -om*) *n*: Gallertkarzinom*.

Kolloid|milium (↑; ↑; lat. milium Hirse, Grieß) *n*: (engl.) *colloid milium*; bes. Form der Altersatrophie der Haut; gelbliche, weiche Papel, bes. im Gesicht, aus der im Anritzen eine geleeartige Masse austritt; vgl. Altershaut.

Kolloid|struma (↑; ↑; Struma*) *f*: s. Struma colloides.

Kolloid|syn|drom (↑; ↑) *n*: (engl.) *colloid syndrome*; Frühreaktion bei parenteraler Ernährung durch Fettinfusionen; **Urs.**: ungenügende Emulgierung der Fette, Verwendung synthet. Emulgatorsubstanzen, Verunreinigungen bei natürlichen Netzmitteln; **Sympt.**: Fieber, Schüttelfrost, Hautrötung, Dyspnoe, Schwindel, Blutdruckabfall, Zyanose u.a.; Auftreten bis zu 1 Std. nach Infusionsbeginn; Rückgang der Erscheinungen nach Absetzen der Infusion.

Kolloid|test (↑; ↑) *m*: (engl.) *colloid test*; auch Konglutinationstest, Supplementtest; veraltetes serol. Verf. zum Nachw. inkompletter Antikörper* im kolloidalen Milieu unter Verw. agglutinationsver-

Kolloidzyste

stärkender Zusätze, insbes. natürl. Kolloide (z. B. Rinder- od. AB-Serum, Albumin, Gelatine, Gummi arabicum) od. (halb-)synthet. Polymere (z. B. Dextran, Kollidon); **Anw.:** v. a. blutgruppenserol. Nachweis inkompletter Hämagglutinine* (z. B. als Antiglobulintest*), wobei der sich auf der Oberfläche der Testerythrozyten bildende Kolloidüberzug die intrazelluläre Vernetzung durch die inkompletten Antikörper fördert.

Kol|loid|zyste (↑; ↑; Kyst-*) f: (engl.) colloid cyst; von Epithel ausgekleidete, mit Schleim u. filamentösem Material (v. a. degenerierte Kernproteine) gefüllte Zyste; **Vork.:** meist im 3. Hirnventrikel am Foramen interventriculare Monroi (s. Monro-Zyste); typ. Erkrankungsalter 20.–30. Lj.; **Progn.:** op. Entfernung kurativ.

Kollo|nema (↑; gr. νῆμα Faden, Gewebe) n: (engl.) collonema; gallertartige Geschwulst, Myxom*.

Kollum|karzinom (Collum*; Karz-*; -om*) n: Zervixkarzinom*.

Kolo-: s. a. Colo-.

Kolobom (gr. κολοβός verstümmelt) n: (engl.) coloboma; (ophth.) angeb. od. erworbene Spaltbildung; **Formen: 1.** angeborene (z. T. hereditäre) Spaltbildung durch unvollständigen Verschluss der embryonalen Augenbecherspalte (s. Abb. 1), betrifft Lid (Lidkolobom, Vork. z. B. bei Dysplasia auriculocularis Goldenhar), Ziliarkörper, Zonulafasern, Iris, Linse, Aderhaut u. Discus nervi optici; kann vollständig ausgebildet sein od. als partielles K. nur einige Abschnitte betreffen; **2.** erworbener Gewebedefekt der Iris inf. Trauma bzw. Katarakt- od. Glaukomoperation (s. Abb. 2); vgl. Iridodialysis, Iridektomie.

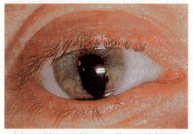

Kolobom Abb. 1: nach unten offenes Kolobom der Iris inf. unvollständigen Verschlusses der embryonalen Augenbecherspalte [98]

1 2 3

Kolobom Abb. 2: 1: angeborenes totales Kolobom; 2: operatives Kolobom (Sektoriridektomie); 3: operatives basales Kolobom

Kolo|kolo|stomie (Kol-*; -stomie*) f: (engl.) colocolostomy; Anastomose zwischen 2 Dickdarmenden nach Kolonresektion*.

Kolombo|wurzel (engl.) calumba root; Colombo radix; Nebenwurzeln von Jateorhiza palmata, die Alkaloide vom Berberintyp u. Bitterstoffe enthalten;

Verw.: Verdauungsstörungen mit Diarrhö, dyspeptische Beschwerden.

Kolon (Kol-*) n: s. Colon, Darm.

Kolon-Conduit (↑; Conduit*) n: (engl.) colon conduit; Meth. der künstlichen Harnableitung* über ein ausgeschaltetes Dickdarmsegment zur Haut; **Prinzip:** Implantation beider Harnleiter in die Kolonschlinge antirefluxiv od. ohne Refluxschutz; aborales Ende wird durch die Bauchwand nach außen geleitet (vgl. Ileum-Conduit).

Kolon|di|vertikulitis (↑; Divertikel*; -itis*) f: s. Divertikulitis.

Kolonie f: (engl.) colony; durch Vermehrung aus einem Einzelkeim entstehende, makroskopisch sichtbare Anhäufung von Bakt. nach Aufbringung einer verdünnten Bakteriensuspension auf einen Nährboden; Koloniebildung ist eine Voraussetzung für diagn. Verfahren in der Bakteriologie.

Kolon|inter|position (Kol-*; Inter-*; lat. positio Stellung, Lage) f: **1.** (engl.) colon interposition; Kolonzwischenschaltung; op. Verfahren zur Wiederherstellung der ösophagogastralen Passage nach Entfernung der Speiseröhre bei Ösophaguskarzinom*; subkutane, retrosternale od. mediastinale Verlagerung eines Kolonanteils (häufig Colon ascendens) mit Gefäßstiel u. Anastomosierung mit dem verbliebenen proximalen Ösophagusrest; **2.** s. Chilaiditi-Syndrom.

Kolon|karzinom (↑; Karz-*; -om*) n: s. Karzinom, kolorektales.

Kolon|lavage (↑; Lavage*) f: **1.** (engl.) colon lavage; Form der Darmreinigung* (orthograd) vor Endoskopien, Röntgendiagnostik u. Op. im Bereich von Colon u. Rektum; **Meth.:** unter Kontrolle der Elektrolyte u. des Gewichts Einleitung von bis zu 10 l physiol. Kochsalzlösung über eine Duodenalsonde od. Trinken von bis zu 6 l Endoskopie-(Salz-)Lösung od. Mannitlösung (mind. 1 l/h), bis aus dem Darm klare Flüssigkeit entleert wird; **Kontraind.:** relativ: hohes Alter, Herz- u. Niereninsuffizienz, Elektrolytstörungen; absolut: stenosierende Prozesse im Darmbereich (Perforationsgefahr); **2.** intraoperatives Verf. zur Entlastung u. Reinigung des Dickdarms i. R. von Notfalleingriffen (z. B. bei Ileus*).

Kolon|massage (↑) f: (engl.) colon massage; Spezialmassage, bei der der Dickdarm beim Caecum beginnend atemsynchron an 5 definierten Punkten massiert wird; **Anw.:** als Serienbehandlung zur Regulation der Peristaltik bei Reizdarmsyndrom*.

Kolono|skopie (↑; -skopie*) f: Koloskopie*.

Kolon|polyp (↑; Polyp*) m: s. Polyp.

Kolon|re|sektion (↑; Resektion*) f: (engl.) colon resection; (chir.) Verf. zur Teilentfernung eines Dickdarmabschnitts, i. w. S. auch des Rektums (s. Rektumresektion); **Formen:** abhängig von Lok., Ausdehnung u. Dignität des pathol. Befunds sowie von Gefäßversorgung u. Lymphabfluss; **1. Segmentresektion:** Entfernung eines kleineren Abschnitts bei benignen Tumoren; **2. Hemikolektomie rechts:** Standardverfahren bei Karzinomen des Caecums u. Colon ascendens mit Resektion des Darms vom terminalen Ileum bis einschl. der rechten Kolonflexur u. anschl. Ileotransversostomie; **3. Transversumresektion:** palliatives Verf. bei fortgeschrittenem Karzinom des Querkolons od.

Kolpitis

bei Risikopatienten; Entfernung des Querkolons ohne Resektion der rechten od. linken Flexur u. ohne radikale Lymphknotenausräumung; **4. Hemikolektomie links:** Standardverfahren bei Karzinomen der linken Kolonflexur u. des Colon descendens mit Resektion des linken Querkolons bis zum proximalen Colon sigmoideum u. anschl. Transversosigmoideostomie; **5. erweiterte Hemikolektomie rechts od. links:** als Radikaleingriff bei Tumoren des Colon transversum; **6. Sigmaresektion:** Entfernung des Colon sigmoideum bei Divertikulose od. kleinen Tumoren mit anschl. Deszendorektostomie. Vgl. Hartmann-Operation; Schloffer-Operation; Kolektomie.

Ko̲lon|spasmen (↑; Spas-*) *m pl:* s. Reizdarmsyndrom; Kolik.

Ko̲lon|zwischen|schaltung (↑): s. Koloninterposition.

Kolo|pexie (↑; -pexie*) *f:* (engl.) *colopexy;* (chir.) Fixierung eines abnorm bewegl. Dickdarms (z. B. bei Malrotation*) an Bauchwand od. Beckenschaufelweichteilen; vgl. Rektopexie.

Kolo|prokt|ek|tomi̲e (↑; Prokt-*; Ektomie*) *f:* (engl.) *coloproctectomy;* totale Entfernung von Colon u. Rektum mit Wiederherstellung der Kontinuität durch ileoanalen Pouch* od. Anlage eines endständigen Ileostomas (s. Anus praeternaturalis) bzw. Schaffung eines kontinenten Ileumreservoirs (Kock-Pouch); vgl. Kolektomie.

Kolo|ptose (↑; -ptose*) *f:* (engl.) *coloptosis;* Senkung des Colons; vgl. Enteroptose.

Kolori|metri̲e (lat. color, coloris Farbe; Metr-*) *f:* (engl.) *colorimetry;* Verf. zur Bestimmung der Konz. gelöster farbiger Substanzen; s. Photometrie.

Kolori̲t (↑) *n:* (engl.) *complexion;* Hautpigmentierung, Hautfarbe.

Kolo|skopi̲e (Kol-*; -skopie*) *f:* (engl.) *coloscopy;* syn. Kolonoskopie; endoskop. Untersuchung des Colons* einschließl. distale Ileoskopie (Ileokoloskopie) unter Verw. eines flexiblen Spezialendoskops (Koloskop) mit der Möglichkeit zur Biopsie* u. zur Durchführung kleiner op. Eingriffe (v. a. endoskopische Polypektomie*); **Ind.:** persistierende Durchfälle unklarer Ätiol., röntg. od. klinischer Verdacht auf entzündl. Dickdarmerkrankungen (u. a. Enteritis regionalis Crohn, Colitis ulcerosa), Darmpolypen od. maligne Tumoren (kolorektales Karzinom) sowie i. R. der Krebsfrüherkennungsuntersuchungen*; relative **Kontraind.:** schwere lokale Entz., z. B. bei Colitis* ulcerosa, toxischem Megakolon*, akuter Divertikulitis* (Perforationsgefahr!). Vgl. Endoskopie.

Kolo|stomi̲e (↑; -stomie*) *f:* (engl.) *colostomy;* op. Anlage einer äußeren Dickdarmfistel; s. Anus praeternaturalis.

Kolo̲strum (lat. colostrum Erstmilch nach dem Kalben) *n:* (engl.) *colostrum;* syn. Kolostralmilch; das bereits während der Schwangerschaft (ab 6. SSW), reichlicher in den ersten (2–3) Tagen nach der Entbindung von der weibl. Brustdrüse produzierte Sekret; unterscheidet sich in der Zusammensetzung (s. Tab.) von der Übergangsmilch u. der reifen Muttermilch* u. enthält die sog. Kolostrumkörperchen (Donné-Körperchen, mit Fett beladene Leukozyten). Die gelbl. Farbe des K. beruht auf dem Carotinoidgehalt.

Kolostrum
Durchschnittliche Zusammensetzung und Nährwert (pro 100 ml)

Nährwert	281	kJ (67 kcal)
Proteine	2,3	g (1,5–9,0)
Casein	1,0	g
Laktalbumin	0,8	g
Laktoglobulin	0,5	g
Fette	3,0	g
Kohlenhydrate	4,0	g
Asche (Salze)	0,3	g
Vitamin A	ca. 0,16	g
Ascorbinsäure	ca. 0,007	g

Kolp-: auch Kolpo-, Colp-; Wortteil mit der Bedeutung Wölbung, Scheide; von gr. κόλπος.

Kolpi̲tis (↑; -itis*) *f:* (engl.) *colpitis;* syn. Vaginitis; auch Colpitis; akute od. chron. Entz. der Vagina*, häufig zus. mit Entz. der Vulva (Vulvovaginitis); **Formen: 1. primäre K.:** Eindringen virulenter Erreger bei intakter Schutzbarriere; **2. sekundäre K.:** Infektion bei Störung der physiol. Scheidenflora* (Dysbiose) u. Veränderung des sauren Scheidenmilieus (physiol. pH-Wert 3,8–4,2; pathol. ab 4,5) inf. mangelnder Östrogenstimulation (physiol. bis zum Beginn u. nach Beendigung der vegetativen Ovarialfunktion), vaginaler Spülung, Fremdkörper, Stoffwechselerkrankung, Hypermenorrhö, Tumor; im Alter als Colpitis senilis (auch Colpitis vetularum) mit Atrophie des Vaginalepithels aufgrund altersbedingten Östrogenmangels, bei Kindern (Vulvovaginitis infantum) v. a. durch Östrogenmangel, Fremdkörper, Tumor od. Harnweginfektion; **Err.:** Pilze (v. a. Candida* albicans; s. Vulvovaginitis candidomycetica), Protozoen (Trichomonas* vaginalis; s. Trichomoniasis), Bakterien (v. a. Gardnerella* vaginalis, aber auch bakterielle Mischflora; s. Vaginose, bakterielle; Aminkolpitis; s. Abb.), Viren, Würmer (Enterobius* vermicularis); **Sympt.:** Fluor* genitalis (z. T. übelriechend), vulvärer Juckreiz, brennende Schmerzen, evtl. Miktionsbeschwerden; **Klin.: 1. Colpitis simplex:** flächenhafte Rötung u. glatte Schwellung der Schei-

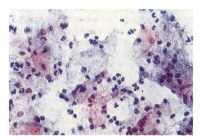

Kolpitis: kolpozytol. Befund mit entzündl. Zellbild: reichlich Bakterien (besonders auf Plattenepithelzellen) u. Entzündungszellen [133]

Kolpoperineoplastik

denwand; **2.** Colpitis granularis sive nodularis: zahlreiche, stecknadelkopfgroße Knötchen (Leukozyteninfiltrate); **3.** Colpitis ulcerativa: Epitheldefekte; **Ther.:** je nach Urs. fast ausschließl. konservativ (z. B. hormonal bei Colpitis senilis od. antimikrobiell); Partnerbehandlung (außer bei bakterieller Vaginose* u. Candidose); operativ bei koinzidierenden Tumorerkrankungen, Fisteln u. Fremdkörpern.

Kolpo|perineo|plastik (↑; Perineum*; -plastik*) *f*: (engl.) *colpoperineoplasty*; auch Kolpoperineorhaphie; Rekonstruktion des Beckenbodens durch Levator-Dammplastik bei Rektozele* u. Beckenbodenhernie; vgl. Descensus uteri et vaginae.

Kolpo|poese (↑, -poese*) *f*: (engl.) *colpopoiesis*; op. Bildung einer Vagina (sog. Neovagina); **Ind.:** z. B. bei Gynatresie*, Pseudohermaphroditismus masculinus (s. Hermaphroditismus) od. Verlust einer funktionsfähigen Vagina durch Op. od. Strahlentherapie; **Meth.:** 1. vaginales Vorgehen: Vereinigung der Labia majora (sog. Williams-Scheide), Auskleidung des Vaginalrohrs mit Eihäuten, Peritoneum, Haut-Meshgraft (z. B. sog. McIndoe-Plastik), Penishaut (bei Geschlechtsangleichung*) od. gestieltem Haut-Muskel-Lappen (z. B. myokutaner M. gracilis-Flap); 2. kombiniertes abdominovaginales Vorgehen: Peritonealscheide (Methode nach Davidov), Sigma-, Rektum-, Dünndarm-Scheide, myokutaner M. rectus abdominis-Lappen, Scheidenbildung durch operative Dehnung (Methode nach Vecchietti; auch laparoskop. möglich).

Kolpor|rhaphie (↑; Rhaph-*) *f*: (engl.) *colporrhaphy*; Colporrhaphia; Inzision der vorderen bzw. hinteren Scheidenwand mit Rekonstruktion des Beckenbodens bei Scheidensenkung* od. Scheidenvorfall*.

Kolpor|rhexis (↑; Rhexis*) *f*: (engl.) *colporrhexis*; Einriss der Vaginalschleimhaut, z. B. traumat. bei Östrogenmangel im Senium; vgl. Scheidenriss.

Kolpo|skopie (↑, -skopie*) *f*: (engl.) *colposcopy*; Beurteilung des Epithels der Portiooberfläche u. der Scheidenhaut (auch der Vulva), insbes. im Bereich der zerviko-portalen Epithelgrenze, bei 7,5–30-facher Vergrößerung u. guter Ausleuchtung mit dem Kolposkop; durch Betupfen mit 5%iger Essigsäure od. Lugol*-Lösung (Schiller*-Iodprobe) werden pathol. Veränderungen deutlicher erkennbar (erweiterte K.); atyp. Gefäße werden durch Vorschalten eines Grünfilters besser sichtbar. **Nomenklatur:** s. Tab.; **Anw.:** als qualifizierendes Hilfsmittel für gezielte Abstriche u. Gewebeentnahmen; hinsichtl. der Krebsfrüherkennung von geringer Sensitivität, aber von hoher Spezifität u. hohem negativen Vorhersagewert bei unmittelbarer Verfügbarkeit des Ergebnisses; in Komb. mit Zytodiagnostik* zur Frühdiagnostik des Zervixkarzinoms*.

Kolpo|suspension (↑; Suspension*) *f*: (engl.) *colposuspension*; abdominales op. Verfahren zur Behandlung der Belastungsinkontinenz*; **Prinzip:** indirekte Rückverlagerung der funktionell wichtigen Blasenhalsregion in den Abdominalraum über kranioventrale Elevation der Scheide; Fixation der Scheidenwand bzw. des Parakolpiums am Lig. iliopectineum bzw. Lig. pubicum superius (Burch-Cowan-Operation; Möglichkeit zur gleichzeitigen Korrektur eines Descensus* uteri et vaginae) an der Fascia obturatoria (Franz-Hirsch-Operation) od. am Periost u. dem Knorpel der Symphyse (Marshall-Marchetti-Krantz-Operation, selten).

Kolpo|tomie (↑, -tom*) *f*: (engl.) *colpotomy*; sog. Scheidenschnitt; Durchtrennung der Scheidenwand als Operationsschnitt, z. B. bei Kolporrhaphie*, bei der vorderen u. hinteren Plastik wegen Zysto- od. Rektozele od. bei vaginaler Hysterektomie*.

Kolpo|zölio|tomie (↑; gr. κοιλία Bauchhöhle; -tom*) *f*: (engl.) *coeliocolpotomy*; Coeliotomia vaginalis; op. Verfahren mit Zugang zum Intraabdominalraum

---

Kolposkopie
Nomenklatur der International Federation for Cervical Pathology and Colposcopy (2002)

Klasse	Befund
I	normale kolposkopische Befunde
II	abnorme kolposkopische Befunde
	a) leichte Veränderungen
	semitransparentes essigweißes Epithel
	zartes Mosaik
	zarte Punktierung
	partielle Iodpositivität
	b) schwere Veränderungen
	nicht transparentes essigweißes Epithel (intensive Essigreaktion)
	grobes Mosaik
	grobe Punktierung
	Iodnegativität
	atypische Gefäße
III	Befunde mit Verdacht auf invasives Karzinom
	irreguläre Oberfläche, Erosion od. Ulzeration
	intensive essigweiße Veränderungen, irreguläre Punktierung u. Mosaik, atypische Gefäße
IV	unzureichende Kolposkopie
	Plattenepithel-Zylinderepithel-Grenze nicht einsehbar
	schwere Entzündung, schwere Atrophie, Verletzung
	Portio nicht einsehbar
V	verschiedene Befunde
	Kondylome
	Keratosis
	Erosion
	Entzündung
	Atrophie
	deziduale Umwandlung
	Polypen

von der Scheide aus, z. B. zur Drainage eines Ovarialabszesses*.

Kolpo|zyto|logie (↑; Zyt-*; -log*) *f*: (engl.) *colpocytology*; Beurteilung der durch Abstrich von der seitl. Scheidenwand entnommenen Epithelien (s. Abb.); Aufbau u. Abbau der Scheidenepithelien werden durch Östrogene* u. Progesteron* gesteuert. Im Verlauf eines Menstruationszyklus* ändern die Scheidenepithelien ihre Form u. Färbbarkeit: **1. Follikelphase:** große, einzeln liegende Epithelien mit zunächst bläschenförmigem, später kleinem pyknot. Kern; die Epithelien färben sich bes. mit sauren Farbstoffen an; **2. Corpus-luteum-Phase:** charakterist. Massenabschilferung der Epithelienzellen mit typ. Haufenbildung bei zunehmender Faltenbildung u. Einrollung; vorwiegend Intermediärzellen mit bläschenförmigem Kern u. basophilem Zytoplasma; Bewertung pathol. Abstriche: s. Zytodiagnostik. Vgl. Karyopyknoseindex; Kolposkopie.

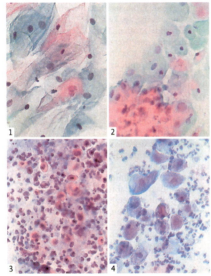

Kolpozytologie: 1: normale Plattenepithelzellen der Portio uteri (Pap I, II); Intermediärzellen (basophiles Plasma, bläschenförmige Kerne) u. Superfizialzellen (eosinophiles Plasma, pyknotische Kerne); 2: Atrophie des Vaginalepithels (Pap II); niedriger Epithelaufbau mit Parabasalzellen u. kleinen Intermediärzellen als Folge des Östrogenmangels nach der Menopause; 3: schwerst atrophisch-entzündliches Zellbild nach der Menopause (Pap III); endgültige Beurteilung nach Östrogenbehandlung; 4: Metaplasiezellen; schaumiges Zytoplasma mit zipfeligen Ausziehungen [133]

Kolumno|tomie (Columna*; -tom*) *f*: (engl.) *spinal osteotomy*; Osteotomie* im Bereich der Wirbelsäule, insbes. zur op. Korrektur einer ausgeprägten Kyphose* bei Spondylitis* ankylosans; **Prinzip:** Keilresektion zweier benachbarter Wirbelkörper einschließl. der zwischenliegenden Bandscheibe, Abtragen der Dornfortsätze und der hinteren Längsbandstrukturen mit nachfolgender Stellungskorrektur der Wirbelsäule in der Sagittalebene mit zusätzl. Stabilisierung durch Metallimplantate u. Knochenspanplastik; vgl. Laminektomie.

Koma (gr. κῶμα tiefer, fester Schlaf) *n*: (engl.) *coma*; schwerster Grad der quant. Bewusstseinsstörung* (vgl. Bewusstlosigkeit), bei der der Pat. durch äußere Reize nicht mehr zu wecken ist u. auf Schmerzreize nicht reagiert. Vgl. Glasgow Coma Scale, Präkoma.

Koma, dia|be̱tisches (↑) *n*: (engl.) *diabetic coma*; syn. Coma* diabeticum; Koma* bei Diabetes* mellitus; **Urs.:** Insulinmangel, absolut od. rel. bei Insulinsistenz od. Änderung des Insulinbedarfs (Hunger, Inf. od. andere Begleiterkrankung); **Formen: 1.** (i. e. S.) diabet. ketoazidot. Koma; **Path.:** akute ausgeprägte Ketonämie mit Ketoazidose* (kompensator. Kussmaul*-Atmung mit typ. Geruch der Atemluft nach Aceton) u. Ketonurie* bei Hyperglykämie* (meist <55,5 mmol/l bzw. 1000 mg/dl) inf. ausgeprägten Insulinmangels u. dadurch gesteigerter Lipolyse mit vermehrter Bildung von Ketonkörpern*; **Vork.:** v. a. Diabetes mellitus Typ 1 (Form der Erstmanifestation im Kindes- u. Jugendalter in 5–10 % der Fälle); **cave:** Akutes Abdomen durch Pseudoperitonitis* diabetica; **2.** diabet. hyperosmolares Koma (zerebrale zelluläre Funktionsstörung durch extrazelluläre Hyperosmolarität); **Path.:** hochgradige hypertone Dehydratation* u. prärenale Urämie bei ausgeprägter Hyperglykämie (meist >55,5 mmol/l) inf. Glukosurie u. Polyurie; Entw. des Komas im Vergleich zum ketoazidot. K. langsamer; **Vork.:** v. a. Diabetes mellitus Typ 2; **3.** diabet. laktatazidot. Koma: s. Laktatazidose; **Ther.:** Volumenersatztherapie (initial kristalloid); Infusion von Insulin (mit Glukose bei Blutglukosekonzentration <11,1 mmol/l bzw. 200 mg/dl) sowie ggf. Kalium; evtl. bei schwerer Azidose Natriumbicarbonat u. Tris-Puffer zur therap. Pufferung (cave: Herzrhythmusstörung durch abrupte Hypokaliämie).

Koma, hepa̱tisches (↑) *n*: s. Enzephalopathie, hepatische.

Koma, hyper|osmola̱res (↑) *n*: s. Koma, diabetisches; Hypernatriämie.

Koma, hypo|glyk|ä̱misches (↑) *n*: s. Schock, hypoglykämischer.

Koma, hypo|physä̱res (↑) *n*: (engl.) *hypophyseal coma*; schwere Bewusstseinsstörung mit vital bedrohl. Dekompensation einer Hypophysenvorderlappen*-Insuffizienz mit Hypothermie, Bradykardie, Hypotonie, Hypoventilation u. Hypoglykämie; auslösende Faktoren sind u. a. Infektionen, Trauma, Operation, Stress; **Ther.:** NNR- u. Schilddrüsenhormone.

Koma, keto|azido̱tisches (↑) *n*: s. Koma, diabetisches.

Koma, laktat|azido̱tisches (↑) *n*: s. Laktatazidose.

Koma, pylo̱risches (↑) *n*: (engl.) *pyloric coma*; durch eine hochgradige nicht respiratorische Alkalose* (inf. Verlusts von K^+ u. Cl^- durch Erbrechen) bei dekompensierter hypertroph. Pylorusstenose* verursachtes Koma.

Koma, thyreo|to̱xisches (↑) *n*: (engl.) *thyrotoxic coma*; Basedow-Koma; Koma* nach agitiertem (selten ruhigem) Delir i. R. der thyreotoxischen Krise*.

Koma, urämisches (↑) *n*: (engl.) *uremic coma*; Koma i. R. einer Urämie*.

Koma, vigiles (↑) *n*: Coma vigile; Wachkoma; s. Syndrom, apallisches.

Koma|zylinder (↑) *m pl*: (engl.) *coma casts*; zylinderähnl., granulierte Gebilde im Harnsediment*, die kurz vor u. während des diabetischen Komas* in frischem Harn nachweisbar sind; entstehen durch die fällende Wirkung von Ketonkörpern* auf Nierenepithelien u. Muzine*. Vgl. Harnuntersuchung.

Kombinations|an|ästhesie (Anästhesie*) *f*: (engl.) *mixed anesthesia*; Form der Anästhesie* mit Komb. von Narkose* u. Lokalanästhesie* (meist PDA).

Kombinations|impf|stoff: (engl.) *combination vaccine*; syn. Mehrfachimpfstoff; Impfstoff zur gleichzeitigen Immunisierung gegen mehrere Infektionskrankheiten zur Erleichterung einer empfohlenen Schutzimpfung*; z. B. DaPT-Hib, DaPT-Hib-HB-Polio (Diphtherie-, azellulärer Pertussis-, Tetanus-, Haemophilus-influenzae-b-, Hepatitis-B-Polio-Impfstoff), MMR-V (Masern-, Mumps-, Röteln-, Varizellen-Impfstoff). Vgl. Impfkalender; Impfstoff, polyvalenter; Simultanimpfung.

Kombinations|kopf|schmerz: s. Spannungskopfschmerz.

Kombinations|therapie, anti|virale *f*: (engl.) *combination antiviral therapy*; Komb. mehrerer Virostatika*, deren Wirkungsmechanismen od. Angriffsorte unterschiedlich sind; Methode zur Vermeidung von Resistenzentwicklung gegen antivirale Therapeutika; **Beispiel:** Komb. von Amantadin* u. Rimantadin (in Deutschland nicht zugelassen) bei Influenza-A-Infektion im Falle eines lebensbedrohenden Infektionsverlaufs; Komb. von Zidovudin, Lamivudine u. Efavirenz bei HIV-Infektion.

Kom|edo|karzinom (lat. comedere essen, verzehren; Karz-*; -om*) *n*: (engl.) *comedocarcinoma*; ältere Bez. für eine seltene Form des invasiven, duktalen Mammakarzinoms*, das sich ausschließlich od. vorwiegend in den Milchgängen ausbreitet; bei Druck auf die Schnittfläche treten gelblich-nekrot. Tumormassen aus den oft geweiteten Milchgängen (wie bei Komedonen); meist nicht infiltrierend, zentral in der Brustdrüse wachsend (sog. intrakanalikuläres Milchgangkarzinom); **Klin.:** Sympt. eines Mammakarzinoms fehlen i. d. R., kein Tastbefund; evtl. serös-weißl., seltener blutige Mamillensekretion; **Diagn.:** i. R. der Mammographie* häufig aufgrund von Mikroverkalkungen*; **Ther.:** bei fehlender Infiltration Mastektomie* mit eingeschränkter Radikalität, evtl. Quadrantenresektion* od. Segmentektomie (s. Operation, brusterhaltende); **Progn.:** relativ günstig; aufgrund multizentrischer Entstehung häufig Rezidive trotz postop. Bestrahlung.

Kom|edonen (↑) *m pl*: (engl.) *comedones*; sog. Mitesser; erweiterte, mit Keratin u. Talg gefüllte Haarfollikel; primäre nichtentzündl. Leitefloreszenz einer Acne* vulgaris; zur Hautoberfläche hin geschlossene Mikrokomedone entwickeln sich zu offenen K. mit einem durch Melanin geschwärzten Anteil.

Kometen|schweif: s. Rundatelektase.

Komma|bakterien (Bakt-*) *f pl*: s. Vibrio cholerae.

Kom|mensalismus (lat. commensalis Tischgenosse) *m*: (engl.) *commensalism*; Zusammenleben zweier artverschiedener Organismen, bei der eine Art (Kommensale) von der Nahrung der anderen Art (Wirt) profitiert, ohne dem Wirt zu schaden od. zu nützen; vgl. Metabiose; Symbiose; Parasiten.

Kom|minutiv|fraktur (lat. comminuere zerstückeln; Fraktur*) *f*: s. Fraktur.

Kom|missuren|bahnen (lat. commissura Verbindung): (engl.) *commissural fibres*; Nervenbahnen in der weißen Substanz des Telencephalons (Neuriten der Kommissurenzellen), die ident. Stellen beider Hälften des Gehirns* verbinden; sind in Corpus* callosum, Commissura* anterior u. Commissura* posterior enthalten; **klin. Bedeutung:** op. Durchtrennung: s. Split-brain-Operation.

Kom|missuren|zellen (↑; Zelle*): s. Kommissurenbahnen.

Kom|missuro|tomie (↑; -tom*) *f*: (engl.) *commissurotomy*; op. Erweiterung (Sprengung) der vorderen od. der hinteren Kommissur der Mitral-, Aorten-, Pulmonal- od. Trikuspidalklappe; nur noch selten angewendetes therap. Verf. bei Herzklappenstenosen; **Formen: 1.** offen: K. mit dem Messer unter Verwendung der Herz-Lungen-Maschien (Abk. HLM) u. ggf. in Kardioplegie; **2.** geschlossen: K. mit dem Finger (digitale K.) od. bei Klappenstenose mit dem Kommissurotom (Dilatator mit 3 endständigen Messern) als Eingriff am schlagenden Herzen ohne HLM, Zugang durch Herzohr u. Vorhof, bei Aortenstenose über Ventrikel. Vgl. Herzchirurgie; Ballonvalvuloplastie.

Kom|motions|psychose (↑; Psych-*; -osis*) *f*: (engl.) *postconcussional psychosis*; nach Commotio* cerebri (selten) auftretende akute org. Psychose*, die i. d. R. reversibel ist.

Kom|munikations|training: (engl.) *communication training*; didakt. Verfahren der kognitiven Therapie* u. Verhaltenstherapie* mit dem Ziel, Sozialpartner durch Einübung relevanter Sprecher- u. Zuhörerfertigkeiten u. unter Berücksichtigung verbaler u. nonverbaler Kommunikationsformen in die Lage zu versetzen, sich kompetent u. in Kongruenz mit ihren Gefühlen u. Absichten auszutauschen; **Anw.:** Verhaltens-, Familien- u. Partnertherapie, bei Depressionen, sozialer Phobie, psychosomat. Erkr. u. zur Rückfallprophylaxe bei Schizophrenie.

Kom|munikation, unter|stützte (↑) *f*: (engl.) *augmentative and alternative communication* (Abk. AAC); Abk. UK; Maßnahmen zur Unterstützung od. Ersetzung der verbalen Kommunikation bei Personen, die nicht über die (Laut-)Sprache kommunizieren können; **Anw.:** schwerste Kommunikationsstörungen, z. B. durch Tetraspastik (s. Spastik), infantile Zerebralparese*, Aphasie* od. Zustand nach totaler Laryngektomie (s. Kehlkopfoperationen).

Ko|morbidität (Co-*; lat. morbus Krankheit) *f*: (engl.) *co-morbidity*; Vorkommen von 2 od. mehr diagn. unterscheidbaren Krankheiten nebeneinander bei einem Pat., ohne dass eine ursächl. Beziehung zwischen diesen bestehen muss; vgl. Multimorbidität.

Kom|pakta (lat. compactus gedrungen, dicht) *f*: s. Knochengewebe.

Kompartiment (italienisch compartimento Abteilung) *n*: **1.** (engl.) *compartment*; (biol.) Raum innerh. einer Zelle*, der strukturell v. a. durch Membranen gegen den übrigen Zellraum abgegrenzt ist u. die Enzyme u. Reaktionspartner für einen best. biochem. Prozess enthält; durch Kompartimentierung der Zelle können die spezif. Stoffwechselvorgänge im Zytoplasma* ohne wechselseitige Störungen koordiniert nebeneinander ablaufen. Vgl. Zellorganellen; Zytosomen. **2.** (anat.) durch best. Strukturen bzw. Organe des Körpers begrenzter, weitgehend allseits abgeschlossener Raum, z. B. Gefäß-Nerven-Kanal, durch Faszien umschlossene Muskelgruppe (Muskelloge); vgl. Kompartmentsyndrom; **3.** (physiol.) i. e. S. einer der versch. Flüssigkeitsräume innerh. des Körpers (s. Flüssigkeitskompartimente), i. w. S. auch (patho-)physiol. u. pharmak. wichtige K. wie Fett- u. Knochengewebe (Speicherräume); **4.** (pharmak.) ein Teil des gesamten Verteilungsraums einer in den Organismus eingebrachten Substanz (Pharmakon, Radionuklid), in dem diese sich homogen verteilt u. gleichen biokinet. Gesetzen unterliegt; mit Ausnahme des Blutgefäßsystems handelt es sich um einen fiktiven Raum i. S. eines hypothet. Volumenbereichs, der sich je nach betrachteter Substanz aus versch. Körperflüssigkeiten bzw. -geweben zusammensetzen kann.

Kompartment|syn|drom (engl. *compartment* Abteilung) *n*: (engl.) *compartment syndrome*; syn. Logensyndrom; Funktionsstörung in geschlossenem anat. Kompartiment (z. B. Faszienloge, intraabdominal) durch erhöhten Druck inf. Flüssigkeitsansammlung u./od. externer Kompression des Kompartiments;

klinischer Notfall

Pathophysiol.: Perfusionsstörung (kapillär, Gewebe), Hypoxie, Permeabilitätsstörungen der Zellmembranen, Zellnekrosen, Funktionsverlust (z. B. Muskel, Organ); **Lok.: 1.** K. der Extremitäten: häufig Unterarm u. Unterschenkel, selten an Fuß, Oberschenkel od. Glutealregion; selten als funktionelles K. auftretend (z. B. Tibialis*-anterior-Syndrom); **2.** abdominales K. (Abk. ACS für engl. *abdominal compartment syndrome*): primär (Urs. intraabdominal) z. B. bei Pneumoperitoneum*, Ruptur eines abdominalen Aortenaneurysmas*, Polytrauma*, intraabdominalem Tumor, Aszites, Peritonitis*; sekundär i. R. einer Sepsis*, Verbrauchskoagulopathie* od. Verbrennungskrankheit*; vgl. Hypertension, intraabdominale (Tab. dort); **Häufigkeit: 1.** K. der Extremitäten: jährl. Inzidenz 0,3 (Frauen) bis 7,3 (Männer) : 100 000; Inzidenz nach Frakturen 3–17 %; **2.** ACS: ca. 6–20 %; **Urs.: 1.** Veränderung des Kompartmentvolumens, z. B. durch Kompression (z. B. Gipsverbände), Extension von Frakturen od. Distraktionsbehandlungen, zirkuläre Verbrennungen od. Erfrierungen 3. Grades, Lagerung (Elevation u./od. Kompression), Verschluss von Fasziendefekten; **2.** Vermehrung des Kompartmentinhalts, z. B. durch Blutung (z. B. ACS bei Abdominaltrauma), Ileus*, Infusionsbehandlung (intraossär, venöse Druckinfusion, Arthroskopie), Aszites, Peritonitis, Ödem durch verstärkte Kapillarpermeabilität (z. B. Ischämie-Reperfusions-Verletzung, Verbrennung), Muskelhypertrophie, pharmak. (Ciclosporin, Theophyllin), Komb. von Blutung u. Ödem (Fraktur, postoperativ), toxisch, i. R. der malignen Hyperthermie; **Klin.: 1.** K. der Extremitäten: akut zunehmender Schmerz, druckschmerzhafte harte Schwellung der Weichteile u. der Haut; Glanzhaut, evtl. Spannungsblasen, Hautnekrose, Paralyse, passiver Dehnungsschmerz, Dys- od. Parästhesie, Blässe, Temperaturerniedrigung, später motor. Störungen (Druckanstieg u. Gefäßkompression führen zu neuromuskulären Funktionsausfällen, Muskelnekrose u. nach fibröser Umwandlung zu ischämischer Kontraktur*); **2.** ACS: Abdominalschmerz; Lungenfunktionsstörung (intrathorakaler Druckanstieg, Kompressionsatelektase, Zunahme der funktionellen Residualkapazität, respiratorische Insuffizienz; Kompl.: Pneumonie; cave: Barotrauma bei Beatmung inf. erhöhten Beatmungsdrucks) wegen Zwerchfellhochstand; kardiovaskuläre Störung (Vorlastsenkung, Erhöhung von Schlagvolumen, ZVD, Wedge-Druck, peripherem Widerstand; Kompl.: periphere Ödeme u. Phlebothrombose; cave: Hypovolämie; Niereninsuffizienz (verminderte art. Perfusion u. venöse Stauung der Niere sowie renoparenchymatöse Kompression); gastrointestinal (art. Minderperfusion; cave: Translokation, Mesenterialgefäßverschluss); **Kompl.:** Crush*-Syndrom mit Nierenversagen u. begleitende Leberzellnekrosen nach massiver Myoglobinurie; ACS: Sepsis*, Multiorganversagen*, Hirndrucksteigerung* (zerebrales venöses Pooling u. Reduktion des zerebralen Perfusionsdrucks bei erhöhtem intrathorakalem Druck); **Diagn.:** engmaschige klin. Untersuchungen, Gewebedruckmessung bzw. Messung des intrabdominalen Drucks*; **Ther.:** notfallmäßige Druckentlastung durch op. Dekompression* (ausgedehnte Dermatofasziotomie, bei Verbrennung Escharotomie*; bei ACS Laparotomie u. temporäre semioffene Bauchbehandlung z. B. durch sterile Folie) unter supportiver intensivmed. symptomat. Ther. (Kreislaufstabilisierung, ggf. Beatmung u. a.); **Progn.:** ohne frühzeitige op. Dekompression hohe Letalität (ACS: ca. 70 %).

Kom|patibilität (Co-*; lat. patibilis erträglich) *f*: (engl.) *compatibility*; Verträglichkeit, Vereinbarkeit.

Kom|pensation (lat. compensatio Ausgleich) *f*: **1.** (engl.) *compensation*; (klin.) Ausgleich einer verminderten Leistung durch gesteigerte Tätigkeit, z. B. gesteigerte Pumpleistung durch ventrikuläre Hypertrophie bei Herzklappenfehlern; **2.** (genet.) kompensierende od. restaurierende Mutation*, die zur Bildung einer funktionellen Revertante* führt; partielle od. vollständige Wiederherstellung der (enzymat.) Funktion eines zunächst durch Mutation inaktiv gewordenen Genprodukts durch weitere Mutation(en); **a)** intragene Restaurierung als Rückmutation eines mutierten Codons; **b)** intergene K. mit Mutation eines anderen Gens, meist in Form einer Suppression*; **c)** K. durch ein in die Zelle eingeführtes genet. Element (Virus, Plasmid), das die notwendige genet. Information mitbringt (Komplementation).

kompetitiv

kom|petitiv (lat. compętere zusammen etwas begehren): (engl.) *competitive*; auf Wettbewerb beruhend.

Kom|plemęnt (lat. complemęntum Ergänzung) *n*: (engl.) *complement*; Abk. C; Bez. für die mind. 20 thermolabilen Serumproteine (Glykoproteine; Inaktivierung durch 30 Min. Inkubation bei 56 °C), die bei Säugern das Komplementsystem bilden u. nacheinander durch limitierte Proteolyse aktiviert werden, um eingedrungene Fremdstoffe zu inaktivieren; aktivierte Komplementfaktoren sind hochspezif. Proteasen*. **Aktivierung:** s. Abb.; **1. klassischer Weg:** ausgelöst durch Ca^{2+}-abhängige Bindung von C1 (Untereinheiten C1q, C1r, C1s) an die Fc-Region IgG- od. IgM-haltiger Immunkomplexe; Aktivierung von C2, C3, C4, C5; **2. alternativer Weg:** ohne Antikörper, direkte Bindung von C3b an hochmolekulare Polysaccharide von Bakt. u. Pilzen, Zellwandbestandteilen von Protozoen u. a. Aktivatoren; Antigen-gebundenes C3b führt zur Bildung von C5b u. weiterer Proteine (MAK) od. bindet als Opsin an Zellen des Immunsystems mit CR1-Rezeptoren, wo es eine Phagozytose des C3b-markierten Partikels auslöst; **3. Lektin-Weg:** im Blutserum vorhandenes Mannose-bindendes Lektin (Abk. MBL, mit ähnlicher Struktur wie C3b) bindet an Mannose-haltige Bakterienoberfläche, führt zur Aktivierung MBL-assoziierter Serinproteasen (v. a. MASP-2) u. löst klassischen Weg aus; **4. gemeinsame Endstrecke** führt zum lytischen Komplex aus C5b, C6, C7, C8, C9 (Membran-Attack-Komplex, Abk. MAK). **Endogene Inaktivatoren:** C1-Esterase-Inhibitor (Abk. C1-INH), Faktor H u. I sowie C4-bindendes Protein; verhindern schädl. Wirkungen des K., da es ständig auf geringem Niveau aktiviert ist (sog. tickover). C1-INH stoppt die Aktivierung über den klass. Weg, Faktor H u. I greifen am Schnittpunkt der C3-Aktivierung an. **Zelluläre Rezeptoren** (Abk. CR) bes. für Fragmente des C3: u. a. CR1 (v. a. auf Erythrozyten), CR2 (B-Lymphozyten), CR3 u. CR4 (Monozyten, Granulozyten); **Hauptwirkungen: 1.** Induktion der Phagozytose* von Antigen-Antikörper-Komplexen durch Opsonisie-

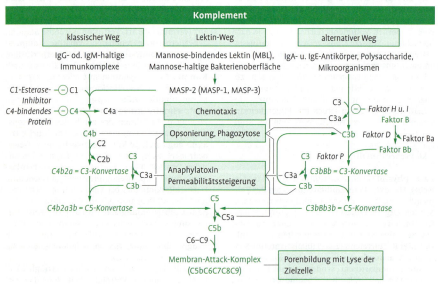

Komplement: Aktivierung des Komplementsystems auf klassischem u. alternativem Weg u. Komplementwirkung

Komplement		
Mit erblichen Varianten oder Mangel von Komplementfaktoren assoziierte Krankheiten		
Komponente	Referenzbereich	assoziierte Krankheiten
C1–C4		Lupus-erythematodes-ähnliche Syndrome, Glomerulonephritis, Arthralgien, Vaskulitis
C1q	0,05 – 0,25 g/l	
C4	0,09 – 0,36 g/l	
C3		eitrige bakterielle Infektionen
C3	0,75 – 1,35 g/l	
C3c	0,8 – 1,8 g/l	
C5–C8		Neisserieninfektionen, rheumatoide Syndrome
C1-INH	15 – 35 mg/dl	hereditäres Angioödem

rung (Anlagerung des C3b); **2.** Permeabilitätssteigerung durch die bei der Spaltung von Komplementproteinen entstehenden Peptide (C3a, C5a, sog. Anaphylatoxine); **3.** neutrophile Chemotaxis mit Aktivierung immunkompetenter Zellen, z. B. durch C4a; **4.** Lyse fremder Zellen durch die Membran-Attack-Komplexe; **Referenzbereich:** s. Tab.; **Anw.:** i. R. der Serodiagnostik zur Verstärkung serol. Nachweisreaktionen (s. Komplementbindungsreaktion); **klin. Bedeutung:** Die Komplementproteine unterliegen wahrscheinl. einem genet. Polymorphismus*, z. B. das Pt*-System. Erbl. Varianten führen meist nicht zu schwerer Erkr., können aber in Zus. mit Krankheiten stehen (s. Tab.).

kom|plementär (↑): (engl.) *complementary*; ergänzend.

Kom|plementär|medizin (↑) *f*: (engl.) *complementary medicine*; Bez. für eine medizinische Richtung, die bestimmte diagn. u. therap. Verfahren, die z. T. außerhalb der klassischen Schulmedizin* stehen (auch als alternative Heilverfahren* bezeichnet werden), ergänzend zur Schulmedizin einsetzt. Grundlagen bilden versch. Gesichtspunkte von Selbstheilungsvorgängen, deren Anregung u. Förderung, Adaptation, Förderung der Widerstandskräfte u. Autonomie, Empowerment, Reiz-Reaktions-Prinzipien od. Normalisierung. Verfahren sind z. B. Anthroposophische Medizin, TCM* (einschließl. Akupunktur u. Akupressur), Ayurveda, Naturheilkunde*, vielfältige Verw. von Arznei- u. Heilpflanzen (Phytotherapie, Aromatherapie, Spagyrik od. Bachblütentherapie), Ernährungstherapien, vielfältige körperorientierte Therapieverfahren (z. B. Entspanungsverfahren, Relaxation u. Visualisierung) od. auch Formen des geistigen Heilens. Vgl. Alternativmedizin.

Kom|plementär|raum (↑): s. Recessus pleurales.
Kom|plementation (↑) *f*: s. Kompensation.
Kom|plement|bindungs|re|aktion (↑) *f*: (engl.) *complement fixation reaction*; Abk. KBR; serol. Methode zum Nachw. von Antikörpern u. Antigenen (z. B. von Viren mit Hilfe spezif. Antiseren); **Prinzip:** Immunkomplexe binden Komplement*, wenn Immunglobuline* der Klasse IgG u. IgM an der Antigen*-Antikörper-Reaktion beteiligt sind. Der Komplementverbrauch kann mit Hilfe eines standardisierten sog. hämolyt. Systems (mit Anti-Erythrozyten-Antikörpern beladene Erythrozyten) nachgewiesen u. durch Vergleich mit Seren bekannter Komplementaktivität (inaktivierte Seren, denen Komplement zugefügt wurde) quantitativ bestimmt werden; erfolgt keine Antigen-Antikörper-Reaktion im Testsystem, so werden die später hinzugefügten Testerythrozyten unter dem Einfluss des noch unverbrauchten Komplements lysiert (negative KBR), bei Komplementverbrauch inf. Antigen-Antikörper-Reaktion erfolgt keine bzw. eine abgeschwächte Hämolyse (positive KBR). **Anw.:** z. B. Virus-Serologie, Nachw. von Rickettsiosen, Brucellosen, Mykoplasmeninfektion; Wassermann-Reaktion zum serol. Antikörper-Nachweis gegen Treponema* (veraltetes Verfahren).

Kom|plement|de|fekte (↑) *m pl*: s. Komplement.
Kom|plement|faktoren (↑) *m pl*: s. Komplement.

Kom|plement|system (↑) *n*: s. Komplement.
Kom|plex (lat. complexus Umfassen) *m*: **1.** (engl.) *complex*, (chem.) Molekül, das sog. semipolare (koordinative) Bindungen enthält, bei denen ein Atom ein Elektronenpaar, das andere ein unbesetztes Orbital zur Verfügung stellt; **2.** (psychoanalyt.) Bez. für Vereinigung mehrerer gefühlsbetonter Vorstellungen, die aus einer Konfrontation von Ich u. Umwelt (psych. Trauma) entstehen u. wegen ihrer negativen Gefühlsqualität oft aus dem Bewusstsein verdrängt sind (C. G. Jung); z. B. **Elektra-Komplex** inf. überstarker Bindung u. unterdrückter Liebe der Tochter zum Vater od. **Ödipus-Komplex** als einen regelhaft im Alter von 5–7 Jahren angenommenen K. (S. Freud) aus Verliebtsein (insbes. des Jungen) in den gegengeschlechtl. Elternteil (verbunden mit Inzestwünschen) sowie Hass- u. Eifersuchtsgefühle gegenüber dem gleichgeschlechtl. Elternteil (verbunden mit Kastrationsängsten); aus dem Untergang des Ö.-K. entsteht nach Freud das sog. Über-Ich als innerseel. Instanz für Gesetze u. moral. Werte. K. können als Fehlleistung, Neurose od. Zwangsvorstellung zum Ausdruck kommen. Vgl. Psychologie, analytische.

Kom|plikation (lat. complicare, complicatus verwickeln) *f*: (engl.) *complication*; Ereignis od. Umstand, wodurch der durchschnittl. Ablauf einer Erkr., eines ärztl. Eingriffs od. natürl. Vorgangs (z. B. Geburt) gestört werden kann; Entw. zu eigenständigem diagn. u. therap. Problem möglich. Vgl. Sekundärerkrankung.

Kom|positum (lat. componere, compositus zusammensetzen) *n*: (engl.) *composit*; das Zusammengesetzte; Mixtum compositum: Gemisch, Mischung z. B. versch. Arzneimittel, Kombinationspräparat.

Kom|presse (lat. comprimere, compressus zusammendrücken) *f*: **1.** (engl.) *compress*; saugfähiges, meist rechteckiges Stoffpolster aus Verbandmull, Vliesstoff od. ähnlichem Material; **Anw.:** zur Wundbehandlung u. -versorgung (z. B. Nabelkompresse, zur Unterpolsterung (z. B. Schlitzkompresse, Trachealkompresse), zum Schutz vor Stoß u. Druck (Mull-Wattekompresse), zur Applikation von Arzneimitteln (Salbenauflage) u. zur lokalen Blutstillung; **2.** feucht-nasse Auflage; **Anw.:** kalt, warm od. als Dampfkompresse (sehr heiße Auflage, z. B. bei Gallenkoliken).

Kom|pression (↑) *f*: (engl.) *compression*; Zusammendrückung, Quetschung.

Kom|pression, digitale (↑) *f*: (engl.) *digital compression*; notfallmäßige Blutstillung* durch manuelles Abdrücken von art. Gefäßen z. B. gegen knöcherne Strukturen direkt an od. in der Wunde od. proximal davon.

Kom|pressions|a|tel|ektase (↑; gr. ἀτελής unvollständig; -ektasie*) *f*: s. Atelektase.

Kom|pressions|behandlung (↑): (engl.) *compression treatment*; Methode zur Behandlung einer chronisch-venösen Insuffizienz*; **Formen: 1.** mit Kompressionsverband* od. Anw. von elastischen Kompressionsstrümpfen (4 Druckklassen); führt durch Querschnittverengung u. Verbesserung der sog. Muskelpumpe* (v. a. beim Laufen) zu einer Entstauung der betroffenen Extremität; Anw. auch zur Thromboseprophylaxe* bzw. Embolie-

Kompressionsfraktur

prophylaxe* sowie bei Lymphödem; **2.** intermittierend: maschinell mit spez. Kompressionsstiefeln (Einkammer- u. Mehrkammersysteme) zur venösen u. lymphatischen Entstauung; **cave:** ausgeprägte pAVK*.
Kom|pressions|fraktur (↑; Fraktur*): s. Fraktur.
Kom|pressions|lähmung (↑): s. Drucklähmung.
Kom|pressions|nagelung (↑): (engl.) *compression nailing*; spez. Verfahren der intramedullären Osteosynthese*, bei dem durch einen Mechanismus im Innern eines Marknagels (Verriegelungsnagel) eine Komb. von innerer Schienung u. Kompression der Fraktur erzielt wird; vgl. Marknagelung.
Kom|pressions|syn|drom (↑) *n*: **1.** (engl.) *compression syndrome*; neurol. u. neurovaskuläre Kompressionssyndrome, z. B. Wurzelkompressionssyndrom*, Compressio* cerebri, Nervenkompressionssyndrom*, Kompartmentsyndrom*; K. des Spinalkanals: s. Nonne-Froin-Syndrom; **2.** K. der V. cava bei Schwangeren: s. Vena-cava-inferior-Syndrom.
Kom|pressions|uro|graphie (↑; Ur-*; -graphie*) *f*: s. Urographie.
Kom|pressions|verband (↑): (engl.) *compression dressing*; Verband mit dosiertem Druck auf das darunterliegende Gewebe; **Anw.: 1.** Druckverband in der präklin. Notfallmedizin (z. B. Notfall-Blutstillung an den Extremitäten) u. nach art. Interventionen; **2.** Kompressionsbehandlung* bei Varikose*, Lymphödem, Distorsion, Narbenkompression nach Verbrennungen; **cave:** art. Minderdurchblutung bei zu starkem Druck (Entw. von Nekrosen). Vgl. Verbände.
Kom|pressorium (↑) *n*: (engl.) *compressor*; Bez. für versch. Vorrichtungen z. B. zum Abdrücken großer Gefäße zur Blutstillung*, vorsichtigen Quetschung der weibl. Brust bei hochauflösender Mammographie*, Herstellung eines Quetschpräparates*.
Koncho|tomie (↑; -tom*) *f*: (engl.) *conchotomy*; op. partielle Abtragung der unteren u./od. mittleren Nasenmuscheln, häufig zus. mit Septumplastik* od. i. R. endonasaler Nasennebenhöhlenoperation*; partielle Abtragung bzw. Formplastik des Os turbinale wird als **Turbinoplastik** bez.; **Ind.:** v. a. hyperplastische chron. Rhinitis* u. nasale Hyperreaktivität* mit Hyperplasie der Nasenschleimhaut u. dadurch behinderter Nasenatmung; **Kompl.:** Rhinitis* sicca mit Borkenbildung durch zu ausgedehnte Resektion.
Kon|densation (lat. condensare verdichten) *f*: **1.** (engl.) *condensation*; (chem.) Reaktion von mind. 2 Molekülen unter Abspaltung einfacher Moleküle zu einer neuen Verbindung, z. B. Alkohol + Säure ⇌ Ester + Wasser; **2.** (physik.) Gasverflüssigung durch Temperaturniedrigung bzw. Druckerhöhung; **3.** (genet.) Verdichtung der Chromosomen in der Pro- u. Metaphase der Mitose*.
Kon|densator (↑) *m*: (engl.) *capacitor*; elektr. Bauelement, bei dem 2 plattenförmige Leiter durch einen Isolierstoff (Dielektrikum) voneinander getrennt sind; ein K. speichert Ladung; vgl. Kapazität, elektrische.
Kon|densor, optischer (↑) *m*: (engl.) *optic condenser*; Sammellinse od. Linsensystem zur Beleuchtung von Objekten mit parallelem Licht im Mikroskop*

u. bei Projektionsvorrichtungen; besteht bei Mikroskopie im UV-Bereich aus Quarz.
Kon|dition (lat. conditio) *f*: (engl.) *condition*; Bedingung, Beschaffenheit, allgemeine Verfassung, Zustand; Summe aller leistungsbedingenden Faktoren für eine best. Tätigkeit, insbes. Sportart.
Kon|ditionierung (↑): (engl.) *conditioning*; (physiol./psychol.) Erzeugen einer bedingten (konditionierten) Reaktion durch Lernen*; **Formen: 1. klassische K.:** Prozess, bei dem wiederholt ein ursprüngl. neutraler (konditionierter) Reiz* u. ein unkonditionierter Reiz (Reiz, der spontan eine spezif. Reaktion hervorruft) kombiniert werden u. in dessen Verlauf der konditionierte Reiz (ohne Koppelung an den unkonditionierten Reiz) diese spezif. (konditionierte) Reaktion auslöst (beschrieben von I. Pawlow); **2. operante K.** (instrumentelle K., sog. Lernen am Erfolg): die Verknüpfung einer (auch zufällig ausgeführten) Handlung od. Verhaltensweise mit verstärkenden Reizen (s. Verstärker) hat eine Verhaltensänderung i. S. einer Wiederholungs- (bei positiven Verstärkern) bzw. Vermeidungstendenz (bei negativen Verstärkern) zur Folge. Der Lerninhalt der K. kann durch Extinktion* gelöscht (d. h. verlernt) werden. Therap. **Anw.:** z. B. Verhaltenstherapie* od. Biofeedback*. Vgl. Behaviorismus, Psychologie.
Kondom (franz.-engl. condom*) *n*: Präservativ*.
Kon|duktor (lat. conducere, conductus zusammenführen) *m*: (engl.) *conductor*; Übertrager; (genet.) Individuum, das eine Krankheitsanlage von der vorausgehenden Generation auf die nächstfolgende überträgt, ohne selbst krank zu sein; die Bez. wird insbes. für Frauen verwendet, die heterozygot für ein X-chromosomal-rezessives Gen sind; die Hälfte ihrer Söhne zeigen statist. das X-chromosomal-rezessive Merkmal, 50 % der Töchter werden wieder Konduktorinnen (z. B. bei Hämophilie*).
Kondyl-: auch Condyl-; Wortteil mit der Bedeutung Knochengelenk, Knöchel; von gr. κόνδυλος.
Kondylen|fraktur (↑; Fraktur*) *f*: (engl.) *condylar fracture*; Fraktur des Gelenkmassivs von distalem Humerus (s. Humerusfraktur), distalem Femur (s. Oberschenkelfraktur) od. proximaler Tibia (s. Tibiafraktur); erfordert inf. Gelenkbeteiligung meist die op. Wiederherstellung der Gelenkkongruenz mit Osteosynthese.
Kondylome (↑; -om*) *n pl*: (engl.) *condylomas*; Hyperplasien des Plattenepithels im Anogenitalbereich durch Infektion mit Papillomaviren* (Condylomata* acuminata, Condylomata* plana) od. Treponema* pallidum (Condylomata* lata).
Kondylom-Virus (↑; ↑; Virus*) *n*: (engl.) *condyloma virus*; zur Gruppe der humanen Papillomaviren* (HPV 6 u. 11) gehörender Err. der Condylomata* acuminata u. Condylomata* plana.
Kondylus (↑) *m*: (engl.) *condyle*; Gelenkkopf, Knochenende.
Kon|fabulation (lat. confabulari vertraulich plaudern) *f*: (engl.) *confabulation*; Überspielen von Gedächtnislücken durch Erzählen meist zufälliger Einfälle, die der Pat. selbst für Erinnerungen hält. **Vork.:** z. B. Hirnatrophie, org. Psychose (v. a. Korsakow*-Syndrom). Vgl. Gedächtnisstörung.
Kon|fabulose (↑; -osis*) *f*: (engl.) *confabulosis*; Form der org. Psychose*, bei der Konfabulationen* im

Vordergrund stehen; **Vork.:** bei org. Hirnschaden od. Infektion (Fleckfieber, Typhus).

Konfidenz|inter|vall (lat. confidentia Vertrauen) *n*: (engl.) *confidence interval*; Abk. KI; syn. Konfidenzbereich; statist. Vertrauensbereich für einen unbekannten Parameter, der die Unsicherheit einer Schätzung berücksichtigt; ein 95 %-KI gibt den Bereich an, in dem mit 95 %iger Wahrscheinlichkeit das wahre Ergebnis liegt; die Gegenwahrscheinlichkeit wird Irrtumswahrscheinlichkeit genannt (in diesem Fall 5 %); KI verengt sich mit dem Umfang der Stichprobe*.

Kon|figuration (lat. configurare gleichförmig gestalten, anpassen) *f*: **1.** (engl.) *configuration*; Form, Umformung; z. B. Aortenkonfiguration* des Herzens; **2.** (chem.) die Position von Atomen od. Atomgruppen im Raum um ein Zentralatom; vgl. Isomerie (Raum- od. Stereoisomerie.

Konflikt *m*: (engl.) *conflict*; (psychol.) Zusammentreffen von Gegensätzen; **Formen: 1.** interpersonaler K.: zwischen 2 od. mehreren Personen; **2.** intrapersonaler K.: zwischen gegenläufigen (unbewussten) Tendenzen derselben Person; latente od. unbewusste u. damit unbewältigte K. werden v. a. in der Psychoanalyse als Urs. für die Entw. einer Neurose*, Persönlichkeitsstörung* od. Verhaltensstörung* angesehen.

kon|fluierend (lat. confluere zusammenfließen): (engl.) *confluent*; zusammenfließend.

Kon|frontation *f*: (engl.) *confrontation*; syn. Exposition; (psychotherap.) Annäherung an angstbesetzte, vermiedene Situationen, Bilder od. Gedanken unter psychotherap. Schutz; **Formen: 1.** In-sensu-Konfrontation: vermiedene Inhalte in der Phantasie od. durch Imagination* aufsteigen lassen; graduiert: systematische Desensibilisierung*, massiert: Implosion*; **2.** In-vivo-Konfrontation: tatsächl. Situation in Begleitung des Therapeuten aufsuchen; graduierte K. (s. Habituation), massiert: Reizüberflutung*; **3.** (psychoanalyt.) Erinnerung an widersprüchl., unverbundene Gefühls- u. Erlebnisinhalte (cave: Retraumatisierung durch Überflutung mit sich aufdrängenden Bildern).

kon|genital (Co-*; lat. genitus geboren, entstanden): s. angeboren.

Kon|gestion (lat. congerere, congestus anhäufen) *f*: (engl.) *congestion*; Blutüberfüllung in den Gefäßen; führt i. d. R. zur Hyperämie* des Organs; **Urs.: 1.** in der Endstrombahn als Folge von Entzündungsreizen; **2.** venös durch verringerten Blutabstrom, v. a. bei Herzinsuffizienz* od. lokaler Thrombose*.

Kon|gestions|ab|szess (↑; Abszess*) *m*: Senkungsabszess*.

Kon|glomeration (lat. conglomerare zusammenballen) *f*: s. Agglomeration.

Kon|glomerat|tumor (↑; Tumor*) *m*: (engl.) *conglomerate tumor*; Verklebung od. Verwachsung von Organen u. Organteilen, die bei Untersuchung den Eindruck einer größeren Tumorbildung entstehen lassen; z. B. palpabler, im Unterbauch lokalisierter, entzündl. bedingter K. aus der in eine Hydrosalpinx umgewandelten Tube mit Dünndarmschlingen u. Netzteilen od. (röntg.) intrathorakaler Hilumtumor aus einem zentralen Bronchialkarzinom* u. Metastasen* in regionären Lymphknoten.

Kongo|rot: (engl.) *congo red*; Diazofarbstoff; **Verw.:** pH-Indikator. Vgl. Benzidin.

Konidien (gr. κονία Staub; -id*) *n pl*: Konidiosporen*.

Konidio|sporen (↑; Spora*) *f pl*: (engl.) *conidiospores*; syn. Konidien; Conidia; ungeschlechtl. gebildete Exosporen als Nebenfruchtformen versch. Pilze, z. B. Aspergillus u. Penicillium; unterschieden werden einzellige Mikrokonidien u. mehrzellige Makrokonidien. Vgl. Fungi; Fungi imperfecti.

Koniin (gr. κώνειον Schierling) *n*: (engl.) *coniine*; auch Coniinum; Alkaloid des Gefleckten Schierlings (Conium maculatum); **Wirkung:** ähnl. der von Curare*; aufsteigende periphere motor. u. sensible Lähmung; Tod durch Atemlähmung bei vollem Bewusstein.

Koniose (↑, -osis*) *f*: (engl.) *coniosis*; s. Pneumokoniosen.

Konio|tomie (Conus*, -tom*) *f*: (engl.) *cricothyroidotomy*; syn. Krikothyreotomie, Konikotomie; Notfalleingriff zum schnellen Beheben einer Erstickungsgefahr bei Verlegung der oberen Atemwege (z. B. durch Glottisödem, Fremdkörper, Larynxkarzinom), wenn eine Intubation* unmögl. ist; nach Hautschnitt wird das Lig. cricothyroideum (Lig. conicum) quer gespalten (notfalls mit dem Taschenmesser) u. z. B. eine Trachealkanüle* eingeführt (s. Abb.).

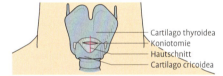

Koniotomie: Nach Durchtrennung des Lig. conicum kann ein Beatmungstubus in die Trachea eingeführt werden.

Konisation (gr. κῶνος Kegel) *f*: (engl.) *conization*; syn. Portiokonisation, Zervixkonisation; Entnahme einer konusförmigen Gewebeprobe aus der Portio uteri zur histol. Untersuchung (s. Abb.); **Formen: 1.** Messerkonisation; **2.** Laserkonisation; **3.** Elektroschlingenkonisation; **Ind.:** zur definitiven Klärung von mit Suchmethoden (Kolposkopie*, Zytodiagnostik*) entdeckten Epitheltypien an der Portio u. im Zervikalkanal (Serienschnitte); auch als therap. K. bei schwersten Zellatypien u.

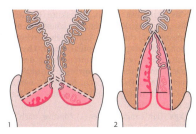

Konisation: adaptive Schnittführung; 1: in geschlechtsreifem Alter; 2: im Senium

Carcinoma* in situ sowie therapieresistentem Fluor cervicalis (s. Fluor genitalis); Vgl. Epithelgrenze.

kon|jugal (lat. coniunx, coniugis Gatte): (engl.) *conjugal*; ehelich.

Kon|jugase (lat. coniugatio Verbindung) *f*: Gammaglutamylcarboxypeptidase*.

Konjugat|impf|stoff (↑): (engl.) *conjugate vaccine*; Impfstoff, bei dem das T-Zell-unabhängige Antigen durch Koppelung an Proteine zu einem T-Zell-abhängigen Antigen gemacht wird, z. B. Kapselpolysaccharide an Toxoide; der Proteinanteil bewirkt eine Aktivierung von T-Zellen, die die B-Zell-Reaktion modifizieren. K. führt auch bei Säuglingen u. Kleinkindern zur Bildung anhaltend schützender IgG-Antikörper. **Beispiel:** Impfstoffe gegen Infektion mit Haemophilus influenzae Typ b, Pneumokokken u. Meningokokken. Vgl. Schutzimpfung.

Kon|jugation (↑) *f*: **1.** (engl.) *conjugation*; (biol.) Karyogamie*; **2.** (genet.) Zusammentreten homologer Chromosomen in der Prophase der Meiose*; **3.** (chem.) Wechselwirkung benachbarter Doppelbindungen im Molekül, die durch eine Einfachbindung getrennt sind; **4.** (bakteriol.) parasexueller Mechanismus bei Bakt. zur Übertragung von genet. Material; Bildung einer Plasmabrücke zw. einem Donor mit Konjugationsfaktor (s. Plasmide) u. einem Akzeptor; über den sog. Sexualpilus* gelangt ein Plasmid-DNA-Strang, der auch für den Konjugationsfaktor codiert, in die Empfängerzelle. K. ist zw. allen Enterobacteriaceae* sowie Pseudomonas-, Pasteurella-, Vibrio-Species u. grampositiven Kokken möglich. Enterokokken* besitzen dafür ein spez. Sexpheromon-System.

Kon|jugations|faktor (↑) *m*: (engl.) *conjugation factor*; extrachromosomales genet. Element, welches eine Konjugation* zw. Bakterien verursachen kann; z. B. F*-Faktor, R*-Faktor, Col*-Faktoren; vgl. Plasmide.

Kon|junktiva (↑) *f*: Conjunctiva*.

Kon|junktivitis (↑; -itis*) *f*: (engl.) *conjunctivitis*; auch Conjunctivitis*; Augenbindehautentzündung; **Urs.: 1.** chem.-physik. Reize, z. B. Fremdkörper, Verletzungen (Verätzungen, Verbrennungen, Strahlen), Staub; **2.** Inf. durch Bakt. (z. B. Conjunctivitis* pseudomembranosa, Gonoblennorrhö*), Chlamydien (Einschlusskonjunktivitis*, Schwimmbadkonjunktivitis*), Viren (Conjunctivitis* follicularis); **3.** benachbarte pathol. Prozesse (z. B. Meibom-Karzinom); **4.** Benetzungsstörungen inf. verminderter Tränensekretion (vgl. Keratoconjunctivitis sicca); **5.** Allergien (z. B. Conjunctivitis* vernalis); **Sympt.: 1.** akute K.: Rötung, Schwellung, starke Sekretion, Lichtscheu, Blepharospasmus; **2.** chron. K.: kein Ödem, geringe Sekretion, Wucherung der Papillarkörper; **Ther.:** Ausschalten auslösender Faktoren, lokal desinfizierende u. adstringierende sowie ggf. antibakterielle Arneimittel; **DD:** bei chron. K.: MALT-Lymphom der Conjunctiva (selten). Vgl. Episkleritis, Keratokonjunktivitis.

kon|kav (lat. concavus): (engl.) *concave*; nach innen gewölbt, hohl; Gegensatz konvex.

Kon|kav|linse (↑): (engl.) *concave lens*; syn. Zerstreuungslinse; s. Linse.

kon|kom|itierend (lat. concomitatus begleitet): (engl.) *concomitant*; begleitend.

kon|kordant (lat. concordare übereinstimmen): **1.** (engl.) *concordant*; (kardiol.) gleiche Ausschlagrichtung im EKG; **2.** (transplantationsmed.) Transplantation* von vom Schimpansen stammenden Organen auf den Menschen; **3.** (genet., embryol.) s. Konkordanz. Vgl. diskordant.

Kon|kordanz (↑) *f*: **1.** (engl.) *concordance*; (genet.) phänomenolog. Übereinstimmung wichtiger Merkmale bei Zwillingen, z. B. Haarfarbe u. -form, Augenfarbe, Sommersprossen; vgl. Phänotypus; **2.** (embryol.) Übereinstimmung der anat. Lok. von Organsystemen, z. B. viszeroatriale K. (regelrechte Lage der beiden Vorhöfe u. Situs* solitus viscerum) bei Dextroversio cordis (s. Dextrokardie); **3.** (kardiol., transplantationsmed.) s. konkordant.

Kon|krement (lat. concrementum Mischung, Verdichtung) *n*: (engl.) *concrement*; feste, von mm bis einige cm große Masse, die durch Ausfällung vorher gelöster Stoffe in Hohlkörpern od. im Gewebe gebildet wird; s. Blasenstein; Gallensteine; Kotstein; Nephrolithiasis; Psammomkörperchen*; Sialolithiasis; Ureterstein.

kon|natal (Co-*; lat. natalis Geburts-): s. angeboren.

Konno-Operation *f*: s. Aortenstenose (subvalvuläre).

Kon|sanguinität (lat. consanguinitas) *f*: Blutsverwandtschaft* .

kon|sekutiv (lat. consectari verfolgen): aufeinander folgend.

kon|sensuell (lat. consensus Übereinstimmung): (engl.) *consensual*; gleichsinnig, in demselben Sinne wirkend.

kon|servativ (lat. conservare erhalten): (engl.) *conservative*; erhaltend.

Kon|servierung (↑): (engl.) *preservation*; Haltbarmachen von zersetzbaren org. Stoffen durch Keimhemmung od. Keimvernichtung; **Meth.: 1.** Hitze (Pasteurisieren*, Kochen, Sterilisation*); **2.** Kälte (Kühlen, Gefrieren u. Tiefgefrieren); **3.** Wasserentzug (Trocknung, Gefriertrocknung*); **4.** chem. Verfahren: Senkung der Wasseraktivität (Salzen mit Kochsalz, Pökeln zusätzl. mit Nitrat u. Nitrit); Räuchern; Konservierungsstoffe (Antioxidanzien, z. B. Vitamine C u. E, Antimykotika*, Benzoesäure*, Sorbinsäure*; vgl. Zusatzstoff-Zulassungsverordnung); **5.** Bestrahlung (s. Lebensmittelbestrahlung).

Kon|siliararzt (lat. consiliarius Ratgeber) *m*: (engl.) *consultant*; beratender Arzt* als selbständiger Honorararzt, der aufgrund eines privatwirtschaftl. Dienstvertrags persönlich entweder in seiner Praxis od. im Krankenhaus ambulante od. stationäre Leistungen erbringt, um das Leistungsangebot personell zu ergänzen od. zu erweitern; unterscheidet sich vom Belegarzt* dadurch, dass er seine Leistungen gegenüber dem Anforderer der Leistungen (niedergelassener Arzt, Krankenhaus) abrechnet.

Kon|siliar|psych|iatrie (↑; Psych-*; -iatr*) *f*: (engl.) *consultation psychiatry*; Teilgebiet der Psychiatrie*, das die Beratung nichtpsychiatrisch tätiger medizinischer Fachgruppen hinsichtl. Diagnostik u. Therapie komorbider psych. Störungen umfasst; z. B. bei Suizidalität, Alkoholabhängigkeit, Klärung der Therapiebedürftigkeit psych. Erkrankungen.

Kon|si̱lium (lat. consi̱lium Rat) *n*: Beratung mehrerer Ärzte zur Klärung eines Krankheitsfalls.

Kon|siste̱nz (lat. consi̱stere sich aufstellen, feststehen) *f*: (engl.) *consistency*; (physik.) Beschaffenheit bzw. Grad der Festigkeit eines Stoffs, z. B. hart, zähflüssig, weich, schwammig.

Kon|solidie̱rung (Co-*; lat. soli̱dare fest machen, zusammenfügen): **1.** (engl.) *consolidation*; Verfestigung; (allg.) i. S. einer nicht weiter fortschreitenden bzw. abheilenden Erkr.; **2.** (traumatolog.) knöcherne Verfestigung einer Fraktur; vgl. Frakturheilung; **3.** (pneumonolog.) Ansammlung von Exsudat, Transsudat od. anderem Gewebe in den Alveolen mit Aufhebung des Gasaustauschs, z. B. im Rahmen einer Pneumonie* (Abb. 3 dort) od. Fibrose*.

Kon|solidie̱rungs|therapie (↑; ↑) *f*: s. Chemotherapie.

Kon|stitu̱ens (lat. constitu̱ere, constitu̱tus einrichten, ordnen, festigen) *n*: (engl.) *excipient*; der indifferente Bestandteil eines Arzneimittels*; z. B. Wasser bei Solutionen, Schweinefett bei Salben.

Kon|stitution (↑) *f*: **1.** (engl.) *constitution*; (psychol.) Gesamtheit der körperl. u. geistigen Eigenschaften eines Menschen; das Konstrukt der K. ist Grundlage umstrittener Einteilungen in sog. Konstitutionstypen (z. B. pyknischer, athletischer, leptosomer u. dysplastischer Konstitutionstyp nach Kretschmer), deren beobachtete Beziehungen zu psych. Störungen im Wesentl. durch method. Artefakte bedingt sind; **2.** (chem.) Anordnung der Atome in einem Molekül.

Kon|striktion (lat. constri̱ngere, constri̱ctus zusammenbinden, -ziehen) *f*: **1.** (engl.) *constriction*; Zusammenziehung; Kontraktion eines Hohlorgans od. Ringmuskels, z. B. Bronchokonstriktion; **2.** (genet.) Einschnürung an best. Stellen von Chromosomen*.

Kon|sultation (lat. consulta̱re überlegen, um Rat fragen) *f*: (engl.) *consultation*; ärztliche Beratung.

Kon|sumption (lat. consu̱mptio Verzehrung) *f*: (engl.) *consumption*; Auszehrung; kann zur Kachexie* führen.

Kon|tagions|in|dex (lat. conta̱gium Ansteckung) *m*: (engl.) *contagious index*; syn. Infektionsindex; (epidemiol.) Größe zur Quantifizierung der Erkrankungswahrscheinlichkeit bei einer Exposition gegenüber einem infektiösen Agens, d. h. die Anzahl der tatsächlich (erkennbar od. nicht erkennbar) Erkrankten bezogen auf 100 nicht immune Exponierte; wenn der K. den Wert 1 hat, bedeutet das, dass 100 % der erstmalig Exponierten erkranken (s. Tab.). Vgl. Manifestationsindex.

Kon|tagiosität (↑) *f*: (engl.) *contagiosity*; Ansteckungsfähigkeit; Ansteckungskraft eines Err. als Voraussetzung für die Fähigkeit zur Infektion*.

Kon|takt|akne (lat. conta̱ctus Berührung, Ansteckung; Acne*) *f*: Acne* venenata.

Kontakt|aktivierungs|system (↑) *n*: (engl.) *contact factor complex*; System, bestehend aus Hagemann*-Faktor, HMW*-Kininogen u. Fletcher*-Faktor, die sich bei Kontakt mit Fremdoberflächen wechselseitig aktivieren; kann Blutgerinnung* (endogener Weg), Synthese von Bradykinin*, Komplement* so-

Kontagionsindex
Werte für einige Infektionskrankheiten

Krankheit	Kontagionsindex
Masern	0,95
Pocken	0,95
Keuchhusten	0,80
Typhus	0,50
Röteln	0,15–0,20
Shigellose	0,15
Diphtherie	0,10–0,20
Poliomyelitis	0,1 (0,001–0,003)

wie Fibrinolyse* aktivieren; Aktivierung bei Bindung von Fletcher-Faktor in Gegenwart von HMW-Kininogen an Endothel; Hemmung durch C1*-Esterase-Inhibitor; **klin. Bedeutung:** pathophysiol. wichtig z. B. bei Sepsis* u. Verbrauchskoagulopathie*.

Kon|takt|all|ergie (↑; Allergie*) *f*: s. Kontaktekzem; Kontakturtikaria.

Kon|takt|bestrahlung (↑): (engl.) *contact irradiation*; Strahlentherapie* mit einer tumornahen Strahlenquelle, z. B. durch Implantate (Nadeln, Kapseln) od. Injektion von radionuklidhaltigen Suspensionen; vgl. Radiumtherapie; Afterloading-Verfahren.

Kon|takt|blutung (↑): (engl.) *contact bleeding*; spontane Blutung im Bereich des Genitales nach Koitus od. med. Eingriff (z. B. Abstrichentnahme); mögl. Sympt. bei Zervixkarzinom* od. Peniskarzinom*.

Kon|takt|dermatitis (↑; Dermatitis-*) *f*: (engl.) *contact dermatitis*; Kontaktekzem*.

Kon|takt|ek|zem (↑; Ekzem-*) *n*: (engl.) *contact eczema*; syn. Kontaktdermatitis; exogen ausgelöstes Ekzem*; **Formen:** klin. Erscheinungsbild bzgl. Ursache nicht unterscheidbar; **1. toxisches** K. (syn. Irritationsekzem): Schädigung der Hautbarriere durch andauernden od. wiederholten Kontakt mit Säuren u. Basen, Mineralölen, org. Lösungsmitteln, oxidierenden u. reduzierenden Substanzen sowie inf. UV-Überdosierung; **2. kumulativ-toxisches** K. (syn. degeneratives Ekzem, Abnutzungsdermatose; s. Abb. 1): Hautschädigung

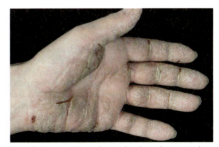

Kontaktekzem Abb. 1: chronisches kumulativ-toxisches Handekzem mit Hyperkeratosen [143]

Kontaktgifte

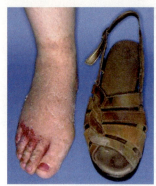

Kontaktekzem Abb. 2: allergisches K. am Fuß bei epikutaner Sensibilisierung gegenüber Kaliumdichromat (verwendet zur Ledergerbung) [161]

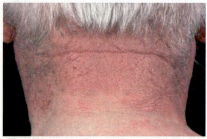

Kontaktekzem Abb. 3: aerogene Kontaktdermatitis [143]

mit Fissur- u. Rhagadenbildung; die Austrocknung der Haut, bes. durch Wasser, erleichtert Haptenen die Permeation u. Vollantigenbildung u. begünstigt eine Kontaktallergie; Vork. z. B. bei Friseuren, Bäckern, Pflegepersonal; **3. allergisches** K.: Allergie* vom Spättyp; durch Kontakt mit einem Allergen* (meist niedermolekulares Hapten*) erworbene Überempfindlichkeit mit mögl. genet. Prädisposition. Die durch Langerhans-Zellen prozessierten Antigene werden zus. mit MHC-II u. kostimulator. Molekülen (z. B. IL-1, B7-Familie) den T-Lymphozyten präsentiert, die Zellklone mit antigenspezif. Rezeptorstrukturen bilden. Nach der Sensibilisierungsphase (mind. 5 Tage) führt erneuter Kontakt zu Erythem, Ödem, Papulovesikeln u. nässenden Erosionen mit einem Maximum meist nach 24-72 Std.; histol. im Akutstadium neutrophile, dann lympho-monozytäre Infiltrate in der oberen Dermis mit Eindringen in die spongiotisch aufgelockerte Epidermis. Mehr als 3000 Allergene sind bekannt, häufig auslösende sind z. B. Nickelsulfat, Cobaltchlorid, Kaliumdichromat (s. Abb. 2), p-Phenylendiamin, Duftstoffe, Thiurame, Formaldehyd, Perubalsam, Kolophonium, Parabene u. a. Konservierungsstoffe, Wollwachsalkohole, Epoxidharz, Benzocain, Neomycin, Pflanzeninhaltsstoffe (z. B. Primeln, Ringelblumen); Nachw. mit Epikutantest*; **4. aerogenes** K.: Sonderform des K. durch Einwirken allergenpotenter Stäube, Dämpfe od. Gase (Holzstäube, Terpentin, Friseurchemikalien u. a.) auf luftexponierte Hautareale (bes. Gesicht, Hals u. Dekolleté; s. Abb. 3); Diagn.: durch Lokalisation; Epikutantest* (dd zum toxischen Kontaktekzem).

Kon|takt|gifte (↑): s. Pestizide.

Kon|takt|in|fektion (↑; Infekt-*) *f*: (engl.) *contact infection*; Übertragung von Krankheitserregern **1.** durch Berührung od. Benetzung einer Eintrittspforte mit erregerhaltigem Material der Infektionsquelle wie Sputum, Eiter, Fäzes, Blut (direkte K.); **2.** über kontaminierte Stoffe wie Wasser, Staub, Aerosolfilm auf angehusteten Oberflächen (indirekte K.); **Schmierinfektion** ist Sonderform der direkten K. durch Kontaminierung der Hand mit erregerhaltigem Material einer Infektionsquelle wie Sputum, Eiter, Fäzes, Blut u. nachfolgendem Einschmieren in eine Eintrittspforte wie Mund od. Hautverletzung. Vgl. Tröpfcheninfektion; Infektion.

Kon|takt|linse, intra|oku|la̱re (↑): (engl.) *phakic lens*; zusätzl. zur natürl. Linse in die Vorder- od. Hinterkammer implantierte künstl. Linse zum Ausgleich hoher Myopien* bzw. Hypermetropien*; **Kompl.:** Entw. von Katarakt* od. Glaukom*.

Kon|takt|linsen (↑): (engl.) *contact lenses*; syn. Kontaktschalen, Haftschalen; der Hornhaut od. dem vorderen Augapfel angepasste, durchsichtige Schalen aus hartem od. weichem Kunststoff; **Ind.:** Refraktionsfehler (Myopie, Hypermetropie, Astigmatismus), einseitige Aphakie (um binokulares Sehen zu ermöglichen), Keratitis, perforierende Augenverletzung; K. verbessern bes. bei Myopie die Sehschärfe, da die verkleinernde Wirkung starker Konkavgläser entfällt. Im Gegensatz zur Brille* besteht erhöhter Pflegebedarf; es kann zu stoffwechselbedingten Hornhautstörungen, mechan. Irritationen u. allerg.-tox. Reaktionen auf Kontaktlinsenmaterial u. Pflegemittel kommen.

Kon|takt|störung (↑): (engl.) *contact disorder*; (psych.) Einschränkung der Fähigkeit, Nähe u. Distanz zu anderen Personen sozial adäquat u. den eigenen Wünschen gemäß zu gestalten bzw. Affekte in einer persönl. Beziehung zu erleben u. zu äußern; **Vork.:** unspezif. Symptom bei einer Vielzahl psychischer Erkr., z. B. bei Neurose* od. Psychose*. Als überschießendes, distanzloses Verhalten tritt die K. v. a. bei maniformen Krankheitsbildern auf, in Form einer misstrauisch bzw. affektarmen Zurückgezogenheit (vgl. Autismus) v. a. bei best. Formen der Schizophrenie; K. i. R. neurotischer Entw. sind häufig von zusätzl. Problemen (Suchtverhalten, Leistungsschwäche, abweichendes Sexualverhalten* u. a.) als Folge von Abwehr- od. unzulängl. Kompensationsversuchen begleitet. K. kommt als Sympt. im Verlauf einer anaklitischen Depression* bei Säuglingen u. Kleinkindern vor.

Kon|takt|thermo|graphie (↑; Therm-*; -graphie*) *f*: s. Thermographie.

Kon|takt|urtikaria (↑; Urtica*) *f*: (engl.) *contact urticaria*; durch Hautkontakt ausgelöste urtikarielle Reaktion; **Formen: 1.** allergische K. vom Soforttyp: ausgelöst durch Nahrungsmittel (z. B. Fleisch) u. Pflanzen (z. B. Gräserpollen), Arzneimittel u. Kosmetika (z. B. Neomycin, östrogenhaltige

Cremes), Industrieprodukte (z. B. Formaldehyd, Kastorbohnen), tier. Produkte (z. B. Katzenspeichel, Milbenkot), Textilien (z. B. Seide, Wolle) sowie Latex (s. Latexallergie); bei 15 % der Pat. kommt es zu Fernreaktionen (generalisierte Urtikaria*, Rhinitis* allergica, Asthma* bronchiale, anaphylaktischer Schock*); u. U. auch T-Lymphozyten vermittelte verzögerte Typ IV-Reaktion (Protein*-Kontaktdermatitis); **2.** chem.-physik. K.: ausgelöst z. B. durch vasoaktive Substanzen od. Histaminliberatoren in Brennnesselblättern, Erdbeeren, Raupenhaaren, Nesselkapseln von Quallen, Seeanemonen u. Feuerkorallen. Einige Substanzen wirken über unbekannte Mechanismen (Antiphlogistika wie Bufexamac, Haarbleichmittel wie Ammoniumpersulfat, Additiva, Emulgatoren). Ther.: symptomatisch, weiteren Kontakt vermeiden. Vgl. Allergie; Urtikaria.

Kon|tamination (lat. contaminare besudeln) *f*: **1.** (engl.) *contamination*; Verunreinigung, Verschmutzung, Verseuchung; allg. Bez. für die Verunreinigung von Umwelt, Räumen, Gegenständen u. Personen mit Schadstoffen, bes. durch Radioaktivität*, biol. Gifte* u. chem. Substanzen; **a)** radioaktive K.: oberflächl. Verunreinigung mit anhaftenden od. auf der Oberfläche adsorbierten radioaktiven Substanzen bei Überschreitung der Grenzwerte für Radioaktivität; **b)** chemische K.: Verunreinigung durch Rauch, Abgase, industrielle Abwässer, Detergenzien, Pestizide, giftige Abfälle u. a.; **c)** (hygienisch-mikrobiol.) Behaftung von Gegenständen, Lebensmitteln, Wasser, Luft, Boden u. Makroorganismen mit Mikroorganismen; **d)** (pharmaz.) Verunreinigung von Arzneimitteln durch Fremdstoffe i. R. der Herstellung od. Lagerung; vgl. Dekontamination; **2.** (psychiatr.) Wortneubildung durch Verbindung mehrerer formal od. inhaltl. verwandter Wörter od. Silben; Vork. z. B. bei Schizophrenie*; vgl. Neologismus.

Kon|tiguität (lat. contiguus berührend, benachbart) *f*: s. Contiguitas.

Kon|tinenz (lat. continere zusammenhalten, zurückhalten) *f*: (engl.) *continence*; Fähigkeit, den Inhalt eines Hohlorgans (i. e. S. von Harnblase u. Rektum) durch willkürl. Kontrolle zurückzuhalten; vgl. Harninkontinenz; Stuhlinkontinenz.

kon|tinuierlich (lat. continuus): (engl.) *continuous*; zusammenhängend, fortdauernd, ununterbrochen.

Kon|tinuität (↑) *f*: (engl.) *continuity*; Zusammenhang; vgl. Continuitas.

Kon|tinuitäts|trennung (↑): **1.** (engl.) *disruption of continuity*; (pathol.) Trennung des natürlichen gewebl. Zusammenhangs durch Verwundung, Verletzung; **2.** (radiol.) Zeichen einer Fraktur*.

Kontra-: s. a. Contra-.

Kontra|in|dikation (contra*; Indikation*) *f*: (engl.) *contraindication*; Gegenanzeige; Kriterium, das die Anw. eines Verfahrens bzw. Arzneimittels* bei in sich gegebener Indikation* in jedem Fall verbietet (**absolute** K.) bzw. nur unter strenger Abwägung sich dadurch ergebender Risiken (**relative** K.) zulässt; typ. K. einer therap. Maßnahme od. eines Arzneimittels können z. B. bestimmte Vorerkrankungen, Alter, Verletzungen, aber auch Zustände wie Schwangerschaft sein.

Kontrakt-: Wortteil mit der Bedeutung zusammenziehen; von lat. contrahere, contractus.

kon|traktil (↑): (engl.) *contractile*; fähig, sich zusammenzuziehen.

Kon|traktion (↑) *f*: (engl.) *contraction*; Zusammenziehung; z. B. eines Muskels inf. Ineinandergleitens der Myofibrillen*; vgl. Muskelkontraktion.

Kon|traktion, auxo|tonische (↑) *f*: (engl.) *auxotonic contraction*; Verkürzung eines Muskels bei gleichzeitiger Spannungszunahme; (häufige) Mischform aus isometrischer u. isotonischer Kontraktion.

Kon|traktion, idio|muskuläre (↑) *f*: (engl.) *idiomuscular contraction*; örtl. Wulstbildung eines Muskels nach Perkussion; **Vork.:** Myotonie, Muskelatrophie, Diabetes mellitus, Kachexie.

Kon|traktion, iso|metrische (↑) *f*: (engl.) *isometric contraction*; auch statische Kontraktion; Bez. für Spannungszunahme eines Muskels bei gleichbleibender Länge; heute meist als dynam. Isometrie bzw. Stabilisation benutzt; vgl. Muskelkontraktion.

Kon|traktion, iso|tonische (↑) *f*: (engl.) *isotonic contraction*; auch dynamische Kontraktion; Bez. für Verkürzung eines Muskels bei gleichbleibender Spannung; vgl. Muskelkontraktion.

Kon|traktion, pseudo|motorische (↑) *f*: (engl.) *pseudomotor contraction*; fibrilläre Zuckungen in degenerierenden Muskeln nach Durchtrennung der motor. Nerven (Neurotmesis), evtl. verstärkt durch Reizung der zugehörenden sensiblen Nerven.

Kon|traktur (↑) *f*: **1.** (engl.) *contracture*; (pathophysiol.) dauerhafte Verkürzung eines Muskels; inf. veränderter extrazellulärer K⁺- od. intrazellulärer Ca^{2+}-Konzentration keine Weiterleitung von Aktionspotentialen; **2.** (klin.) Funktions- u. Bewegungseinschränkung von Gelenken; **Einteilung: 1. nach Gelenkstellung: a)** Beugekontraktur: Gelenksteife in Beugestellung durch Verkürzung der an der Beugeseite gelegenen Weichteile; Streckung im Gelenk unmögl.; **b)** Streckkontraktur: Gelenksteife in Streckstellung, Streckung evtl. mögl., Beugung aufgehoben; **c)** Abduktionskontraktur: durch Sehnenverkürzung induzierte Fehlstellung eines Gelenks in einer von der Körpermittellinie abgewandten Stellung; **d)** Adduktionskontraktur: Verkürzung von Sehnen in einer zur Körpermittellinie gerichteten Gelenkstellung; **2. nach betroffenem Gewebe: a)** dermatogene K. (Narbenkontraktur): nach ausgedehnter Haut- u. Weichteilverletzung, Brandverletzung sowie Entzündung; **b)** tendomyogene K.: häufigste K. inf. Entwicklungsstörungen mit Knochenbeteiligung, Verwachsung, Verbackung, Verlötung von Gleitgewebe der Muskulatur u. Faszien; nur selten Folge direkter Muskelverletzung, häufig nach Verletzung od. Entzündung der Knochen od. Gelenke; Sonderform: ischämische Kontraktur*; **c)** arthrogene K.: Verwachsung der Gelenkstrukturen nach Hämartros, Gelenkentzündung, -verletzung, Schrumpfung der Gelenkkapsel; **d)** neurogene K.: bei Schädigung des zentralen Neurons spastische K.; **Ther.:** je nach Ätiol. physikalische Ther. (z. B. Gelenkmobilisierungs-, Aktivierungstechniken, Quengel-Schienenanwendung); bei Nichtansprechen offene Arthrolyse, ggf. Verlängerungstenotomie; **Hinweis:** Keine Narkosemobilisation (Setzen von Sekundärschäden bis zur Fraktur). Vgl. Ankylose; Dupuytren-Krankheit.

Kon|trakt‍uren|pro|phylaxe (↑; Prophylaxe*) *f*: (engl.) *contracture prevention*; Maßnahmen zur Vorbeugung u. Verhinderung einer Kontraktur*, u. a. durch Lagerung* u. Mobilisation* (z. B. in Form von Physiotherapie*, mit Bewegungsschiene*) z. B. bei zentralen Lähmungen, Erkr. od. Verletzungen des Bewegungsapparats, evtl. in Komb. mit Schmerztherapie*; Anw. auch bei komatösen Pat. in Form des regelmäßigen Durchbewegens (1- bis 2-mal pro Tag) aller Gelenke u. regelmäßige Umlagerung (Zeitintervall individuell an Pat. angepasst). Vgl. Prophylaxe.

Kon|traktur, isch‍ämische (↑) *f*: (engl.) *ischemic contracture*; Schädigung der Muskulatur durch ein Kompartmentsyndrom*; **Lok.: 1. Unterarm** (Volkmann-Kontraktur): Beugekontraktur in Handgelenk u. Fingern nach fibröser Umwandlung der nekrot. Beugemuskulatur (selten Streckmuskulatur) u. narbiger Schrumpfung; **a)** ohne Nervenbeteiligung; Beugestellung im Handgelenk u. allen Fingergelenken; bei weiterer Beugung des Handgelenks aktive Verringerung bis zum Ausgleich der Fingerbeugung; **b)** mit Schädigung von N. medianus u. N. ulnaris: Krallenhand*; Ther.: je nach Ausmaß Exzision nekrot. Muskelgewebes, Sehnenverlängerung, Desinsertion (Ablösung der Muskelursprünge) der gesamten Beugemuskulatur, evtl. motorische Ersatzoperation*, Neurolyse; **2. Hand:** Schädigung der Binnenmuskulatur; Intrinsic-plus-Stellung (s. Immobilisierung der Hand, Abb. dort) inf. narbiger Verkürzung, Nervenbeteiligung mögl.; Ther.: Exzision der Muskelnekrosen, Durchtrennung der Interosseussehnen, Teilexzision der Streckaponeurose, ggf. Arthrodese in funktionell günstiger Stellung; **3. Unterschenkel:** Beteiligung versch. Muskellogen, v. a. der Loge des M. tibialis anterior; Bewegungseinschränkung in Sprunggelenk u. Zehen; ggf. Sensibilitätsstörung inf. Nervenbeteiligung; Ther.: Exzision nekrot. Muskelgewebes, Sehnenverlängerung, Neurolyse. Vgl. Kontraktur.

kontra|lateral (contra*; lateral*): (engl.) *contralateral*; auf der entgegengesetzten Seite, gekreuzt; Gegensatz kollateral.

Kontrast (↑) *m*: (engl.) *contrast*; Gegensatz; (physik.) Schwärzungs- od. Farbunterschiede benachbarter Bildteile; vgl. Dichte, optische.

Kontrast|echo|kardio|graphie *f*: s. Echokardiographie.

Kontrast|einlauf (↑): (engl.) *contrast enema*; Abk. KE; syn. Kolonkontrasteinlauf, Trochoskopie; Rö. des Dickdarms mit retrograder Zufuhr (Einlauf) von Kontrastmittel (meist Bariumsulfatsuspension) u. Luft (mit Doppelkontrastmethode*) od. wasserlösl. iodhaltige Kontrastmittel; vorher Darmreinigung* erforderlich.

Kontrast|färbung (↑): (engl.) *contrast staining*; Mehrfachfärbung zur besseren Differenzierung von Zell- u. Gewebebestandteilen, Bakt. usw.; z. B. Hämalaun*-Eosinfärbung, Heidenhain*-Färbung, Giemsa*-Färbung, Gram*-Färbung, May*-Grünwald-Färbung, Pappenheim*-Färbung, Ziehl*-Neelsen-Färbung. Vgl. Färbung.

Kontrast|mittel (↑): (engl.) *contrast media*; Abk. KM; bei bildgebenden Verf. zur Verstärkung von Kontrastunterschieden im Körper eingebrachte Mittel, insbes. Röntgenkontrastmittel* u. MRT*-Kontrastmittel; zunehmend auch bei Ultraschalldiagnostik* (s. Mikrospären; Perflutren).

Kontra|zeption (↑; lat. *concipere, conceptus* aufnehmen) *f*: (engl.) *contraception*; Antikonzeption, Konzeptionsverhütung; Empfängnisverhütung zur Familienplanung* bzw. i. R. staatl. Lenkung (Geburtenkontrolle*); versch. **Methoden** mit unterschiedl. Zuverlässigkeit (s. Pearl-Index, Tab. dort) werden je nach geograph., sozialen u. a. Gegebenheiten angewendet: **1.** K. ohne Hilfsmittel: Coitus* interruptus u. a. Meth. der natürlichen Kontrazeption*; **2.** mechan. K.: Präservativ*, Portiokappe*, Scheidendiaphragma*, Intrauterinpessare*; **3.** chem. K.: Spermizide*; **4.** hormonale Kontrazeption*; **5.** op. Sterilisation* des Mannes bzw. der Frau. Vgl. Nidations-Hemmer; Interzeption.

Kontra|zeption, hormon‍ale (↑; ↑) *f*: (engl.) *hormonal contraception*; Sammelbez. für Form der Kontrazeption* bei Frauen, die auf der regelmäßigen Wirkung von östrogen- u./od. gestagenhaltigen Präparaten beruht; **Wirkungsmechanismus: 1.** Hypothalamus: Hemmung von GnRH*; **2.** Hypophysenvorderlappen: Hemmung der basalen LH*- u. FSH-Sekretion, Unterdrückung des LH-Gipfels; **3.** Ovar: Hemmung der Follikelreifung*, Störung der Steroidbiosynthese; **4.** Tube: Störung des Eitransports; **5.** Endometrium: Phasenverschiebung (Nidations-Hemmung); **6.** Zervixschleim: Mengen- u. Qualitätsänderung (Hemmung der Spermienaszension); nach der Wirkungsweise unterscheidet man h. K. mit (durch sog. Ovulations-Hemmer) u. ohne Ovulations-Hemmung (bei manchen Formen der Minipille); **Formen: 1.** Östrogen-Gestagen-Kombinationspräparate in Abhängigkeit vom Östrogengehalt Einteilung in Mikropillen (20–30 µg Ethinylestradiol*), niedrig- (<50 µg Ethinylestradiol), mittel- (50 µg Ethinylestradiol) u. hochdosierte (>50 µg Ethinylestradiol) Pillen; Einnahmemodus: 20 od. 21 Tage orale Einnahme, 7 od. 8 Tage Pause (Abbruchblutung*); **a)** Einphasenpräparate: gleichbleibende Östrogen-Gestagen-Dosis; **b)** Zweistufenpräparate: Steigerung der Gestagendosis in der zweiten Zyklusphase (Sequentialpräparate); **c)** Dreistufenpräparate: Analog zum natürl. Zyklus wird die Östrogendosis in der mittleren Phase vorübergehend erhöht u. die Gestagendosis 2-mal gesteigert bzw. 2-mal verändert. **d)** Zweiphasenpräparate: in der ersten Zyklusphase reines Östrogenpräparat, in der zweiten ein Östrogen-Gestagen-Kombinationspräparat in gleichbleibender Dosis; **2.** Minipille (engl. *luteal supplementation*): kontinuierl. Zufuhr kleiner Gestagendosen (z. B. 30 µg Levonorgestrel/d); bei einem Drittel der Frauen tritt weiter eine Ovulation auf; **3.** transdermale Pflaster: tägl. Freisetzung von 150 µg Norelgestromin u. 20 µg Ethinylestradiol über 3 Wo. (1 Pflaster pro Wo.), 4. Wo. pflasterfrei (Abbruchblutung); **4.** Vaginalring: tägl. Freisetzung von 120 µg Etonogestrel u. 15 µg Ethinylestradiol über 3 Wo., 4. Wo. ringfrei (Abbruchblutung); **5.** Depotpräpa-

Kontrazeption, hormonale
Absolute und relative Kontraindikationen

absolute Kontraindikation
- akute und progrediente Lebererkrankung
- thromboembolische Erkrankungen
- Mammakarzinom
- schwer einstellbare Hypertonie
- hormonabhängiger maligner Tumor
- schwerer Icterus gravidarum, Pruritus gravidarum oder Herpes gestationis in der Anamnese
- Otosklerose mit Verschlechterung in vorangegangenen Schwangerschaften
- Störung der Gallensekretion
- Sichelzellenanämie
- schwer einstellbare Hypertriglyceridämie
- Diabetes mellitus mit Gefäßschäden
- ungeklärte uterine Blutungen
- Migräne mit Aura
- Schwangerschaft

relative Kontraindikation
- Nicotinkonsum (Frauen >30 Jahre)
- Hypertonie
- Diabetes mellitus
- Operationen mit erhöhtem Thromboembolierisiko
- längerfristige Ruhigstellung
- Myoma uteri
- Korpus- oder Zervixkarzinom
- Porphyrie
- Gallenblasenerkrankung
- Niereninsuffizienz
- Herzinsuffizienz
- Fettstoffwechselstörung
- vorausgegangene oder bestehende Thrombophlebitiden
- Raynaud-Syndrom
- periphere Durchblutungsstörungen
- Ödeme

rate: Dreimonatsspritze: parenterale Applikation von Gestagenen; Wirkung basiert auf kontinuierl. Resorption aus Depot (Medroxyprogesteronacetat) bzw. auf Speicherung im Fettgewebe aufgrund hoher Lipophilie (Norethisteronenantat); Monats- u. Wochenpillen haben sich nicht bewährt. **6.** Implantate: kontinuierl. Freisetzung gestagener Wirkstoffe aus subdermal applizierten Kunststoffträgern; Kontrazeptionsschutz über 3–5 Jahre; **7.** hormonfreisetzende Intrauterinsysteme (sog. Hormonspirale): Intrauterinpessar* mit kontinuierl. Freisetzung eines Gestagens (Levonorgestrel). Neben der zykl. Anw. sind Vaginalring (3 Ringeinlagen mit 63 Ringtagen), transdermale Pflaster, Implantate, i. m. Injektionen u. hormonfreisetzende Intrauterinsysteme auch zur kontinuierl. Anw. (Langzyklus* mit jährl. <6 Abbruchblutungen od. Langzeiteinnahme über einen von der Patientin individuell festgelegten Zeitraum) geeignet. **Zuverlässigkeit:** s. Pearl-Index (Tab. dort); **Vorteile:** hohe kontrazeptive Sicherheit, Schutzeffekt bzgl. Korpus-*, Ovarial- u. kolorektalem Karzinom*, Reduzierung des Auftretens von Zyklusstörungen*, Ovarialzysten*, Osteoporose*, Eisenmangelanämie, Akne, Seborrhö*, aszendierenden Genitalerkrankungen u. a.; **Kontraind.:** s. Tab.; **UAW:** u. a. Gewichtszunahme, Ödeme*, benigne Lebertumoren*, tiefe Beinvenenthrombosen, Lungenembolie*; bei hohem Nicotinkonsum außerdem Herzinfarkt* u. Subarachnoidalblutungen*; **Wechselwirkung:** Barbiturate, Antibiotika u. best. Antiepileptika können die Wirkung hormonaler Kontrazeptiva aufheben. Vgl. Östrogene; Gestagene; Nidations-Hemmer; Interzeption.

Kontra|zept|ion, natürliche (↑; ↑) *f:* (engl.) *natural contraception;* Kontrazeption* ohne Einsatz von Arzneimitteln od. Hilfsmitteln; **Prinzip: 1.** natürl. begrenzte Sterilität während der Laktation* (engl. lactational amenorrhea method, Abk. LAM); effektiv bei hoher Stillfrequenz (Prolaktin* erhöht, GnRH*-Freisetzung gestört); **2.** Beschränkung der Kohabitationen auf die unfruchtbaren Tage im Menstruationszyklus* der Frau; **a)** Kalendermethode* (nach Knaus u. Ogino); **b)** Temperaturmethode*; **c)** Billings*-Ovulationsmethode; **d)** symptothermale Methode*; **e)** computergestützte Erfassung individueller Hormonspiegel (LH*, Estradiol*); i. w. S. wird auch der Coitus* interruptus zur natürl. K. gerechnet; Zuverlässigkeit der Methoden: s. Pearl-Index (Tab. dort).

Kontra|zept|ion, post|koitale (↑; ↑) *f:* (engl.) *postcoital contraception;* ungenaue Bez. für die postkonzeptionelle Schwangerschaftsverhütung (sog. Interzeption*); vgl. Nidations-Hemmer.

Kontra|zeptiva (↑; ↑) *n pl:* (engl.) *contraceptives;* empfängnisverhütende Mittel; s. Kontrazeption.

Kon|tusion (lat. contundere, contusus zerquetschen) *f:* (engl.) *contusion;* Prellung u. Quetschung durch direkte stumpfe Gewalteinwirkung; **Formen:** z. B. Gelenkkontusion*, Hirnkontusion (Contusio* cerebri), Herzkontusion*, Lungenkontusion*, Brustkorbprellung*, Augapfelprellung (Contusio* bulbi). Vgl. Commotio.

Kon|tusions|katarakt (↑; Katarakt*) *f:* (engl.) *contusion cataract;* traumatisch, durch Kontusion entstandene Katarakt* (s. Abb.).

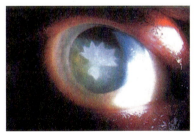

Kontusionskatarakt: typische Rosettenbildung in der Linse [98]

Kon|tusions|psychose (↑; Psych-*; -osis*) *f:* (engl.) *acute organic traumatic psychosis;* nach Contusio* cerebri akut auftretende org. Psychose*.

Konus

Konus (gr. κῶνος Kegel) *m*: Kegel, Conus.
Konus|krone (↑): s. Doppelkrone.
Konus|stenose (↑; Steno-*; -osis*) *f*: Infundibulumstenose*.
Konus|syn|drom (↑) *n*: (engl.) *medullary cone syndrome*; nach Läsion des Conus medullaris des Rückenmarks* auftretende Sympt.: Blasenlähmung*, Lähmung des M. sphincter ani ext., Impotentia* coeundi, Lähmung der Mm. glutei (Glutealreflex erloschen), evtl. (dissoziierte) Sensibilitätsstörung S 1–S 5 als sog. Reithosenanästhesie; **Urs.**: u. a. Wirbelsäulentrauma, Rückenmarktumoren*, medialer Bandscheibenvorfall*. Vgl. Kaudasyndrom.
Kon|valeszenz (lat. convalescere kräftig werden, erstarken) *f*: (engl.) *convalescence*; syn. Genesung; auch Rekonvaleszenz; letzte Phase einer Erkr. mit abklingenden Krankheitserscheinungen bis zur Wiederherstellung der Gesundheit (restitutio ad integrum); vgl. Remission.
Kon|vektion (lat convehere, convectus zusammenbringen) *f*: (engl.) *convection*; (physik.) Transport von Materie od. Energie durch Trägerstoffe; Beispiele für K. im menschl. Organismus: Teilprozesse der Atmung (Ventilation, Transport der Atemgase durch das Blut), der Wärmeregulation (Wärmeabtransport durch die Umgebungsluft) od. der intestinalen Resorption. Vgl. Diffusion.
Kon|vergenz (lat. convergere sich zusammenneigen) *f*: **1.** (engl.) *convergence*; Annäherung; (ophth.) K. der Augachsen; s. Konvergenzreaktion; **2.** (neurophysiol.) K. von Nervenzellen; Verschaltungsprinzip z. B. in der Retina, bei dem Axone versch. Nervenzellen ein nachgeschaltetes (integrierendes) Neuron erregen bzw. hemmen.
Kon|vergenz|lähmung (↑): s. Konvergenzschwäche.
Kon|vergenz|re|aktion (↑) *f*: (engl.) *convergence reaction*; syn. Akkommodationstrias; Reaktion der Augen bei der Naheinstellung; besteht aus 3 Komponenten einer synergistischen Koppelung des Konvergenzzentrums: **1.** dosierte motorische Einwärtsbewegung beider Augen bei Fixation eines Objekts im Nahbereich (Konvergenz der Augenachsen); **2.** nahpunktbezogene Akkommodation*; **3.** über Konvergenzzentrum u. Sphinkterkern gesteuerte Verengung der Pupillen.
Kon|vergenz-Re|traktions|nystagmus (↑; lat. retrahere, retractus zurückziehen; Nystagmus*) *m*: s. Nystagmus.
Kon|vergenz|schwäche (↑): (engl.) *convergence insufficiency*; Störung der Konvergenzbewegungen der Augen inf. Ungleichgewicht zw. Akkommodation u. Konvergenz mit rascher Ermüdung beim Nahsehen; **Ätiol.**: angeb. Strabismus*, Amblyopie*, Übermüdung, selten Läsion des dorsalen Mesencephalons (führt zu Konvergenzlähmung); **Ther.**: Sehschule, Prismenbrille. Vgl. Blicklähmung.
Kon|vergenz|spasmus (↑; Spas-*) *m*: (engl.) *convergence spasm*; verstärkte Konvergenz* mit Sehstörungen bei Fernsicht; **Urs.**: meist psychogen, selten bei Läsion des dorsalen Mesencephalons; **Klin.**: bei psychogener Urs. normale Augenbewegungen u. normal weite Pupille bei Abdecken eines Auges, fluktuierende Konvergenz der Bulbi mit Miosis bei binokularem Sehen; bei Mittelhirnläsion zusätzl. Blicklähmung* nach oben.

Kon|version (lat. conversio Wendung, Veränderung) *f*: **1.** (engl.) *conversion*; (allg.) Umkehrung, Umwandlung; z. B. Serokonversion*od. periphere K. von Thyroxin zu Triiodthyronin (s. Schilddrüsenhormone); **2.** (kardiol.) Bez. für Wechsel des Herzrhythmus zum Sinusrhythmus*, z. B. spontan bei akutem Vorhofflimmern* od. therap. induziert durch elektr. Kardioversion*; **3.** (psychol.) Bez. für Abwehrmechanismus*, durch den ein unverarbeiteter Konflikt, eine unerträgl. Vorstellung od. ein Affekt durch körperl. Symptombildung symbol. zum Ausdruck gebracht u. dadurch unbewusst wird; vgl. Alexithymie; Somatisierung.
Kon|version, lyso|gene (↑) *f*: (engl.) *lysogenic conversion*; syn. Phagenkonversion; Aufnahme von Bakteriophagen* u. deren Integration in das Chromosom (temperenter Phage); kann bei best. Bakterien zur bakteriellen Toxinbildung führen. Auf l. K. beruht die Bildung von u. a. Diphtherietoxin durch Corynebacterium* diphtheriae, erythrogenen Toxinen durch Streptokokken der Gruppe A, Tetanustoxinen durch Clostridium* tetani.
Kon|versions|hysterie (↑; Hysterie*) *f*: (engl.) *conversion hysteria*; Form der Konversionsstörung; s. Hysterie.
Kon|versions|re|aktion (↑) *f*: (engl.) *conversion reaction*; motor. od. sensor. Erscheinung (z. B. psychogener Anfall*) als symbolische Abwehr eines traumatischen Konflikts*; vgl. Hysterie.
Kon|versions|störung (↑): (engl.) *conversion disorder*; veraltet Konversionsneurose; fehlende od. deutl. beeinträchtigte körperl. (bes. sensorische od. motorische) Funktionalität, die auf eine körperl. Erkr. hinweist, jedoch psychisch bedingt ist (nicht vorgetäuscht od. absichtlich erzeugt); nach ICD-10 als Synonym für dissoziative Störungen* verwendet (in Abgrenzung zu den somatoformen Störungen), nach DSM-IV den somatoformen Störungen zugeordnet; **Klin.**: z. B. psychogene Krämpfe (oft mit Arc* de cercle), Lähmung (z. B. Handschuhlähmung), Hyperventilation, Globussymptom, hysterische Amaurose, psychogene Sensibilitätsstörung, funktionelle Aphonie, Gangstörung; **Ther.**: Psychotherapie, kognitive Therapie, Verhaltenstherapie; **DD**: Alexithymie, Somatisierung. Vgl. Hysterie, Neurose, Psychosomatik.
kon|vex (lat. convexus gewölbt): (engl.) *convex*; erhaben, nach außen gewölbt; Gegensatz konkav.
Kon|vexitäts|meningitis (↑; Mening-*; -itis*) *f*: s. Haubenmeningitis.
Kon|vex|linse (↑): syn. Sammellinse; s. Linse.
Kon|vexo|basie (↑; Bas-*) *f*: basale Impression*.
Kon|volut (lat. convolvere, convolutus zusammenwinden) *n*: (engl.) *convolution*; Knäuel; Bez. für Darmschlingen, die miteinander verklebt od. verwachsen sind.
Kon|vulsion (lat. convellere, convulsus erschüttern) *f*: (engl.) *convulsion*; Schüttelkrampf; s. Krämpfe.
Kon|vulsiva (↑) *n pl*: Krampfgifte*.
Kon|zentration *f*: **1.** (engl.) *concentration*; (chem.) Menge pro Volumen, z. B. einer gelösten Substanz; Angaben als Massenkonzentration* (z. B. in mg/l) od. Stoffmengenkonzentration (z. B. in mol/l); **2.** (pharmak.) K. bezogen auf den Wirkungsort (Rezeptor) eines Pharmakons: **a)** EC (Abk. für engl. *effective concentration*); z. B. EC$_{50}$ als diejenige K.,

bei der die erwartete Wirkung bei 50% der exponierten Individuen eintritt; **b)** LC für engl. lethal concentration); z. B. LC₅₀ als diejenige K., die bei 50% der exponierten Individuen zum Tod führt; vgl. Dosis; **3.** (psychol.) bewusst herbeigeführte Ausrichtung der Aufmerksamkeit auf eine best. Tätigkeit od. einen best. Gegenstand bzw. Erlebnisinhalt.

Kon|zentration, minimale bakterizide *f*: (engl.) *minimal bactericidal concentration (Abk. MBC);* Abk. MBK; Antibiotika-Konzentration i. R. einer bakteriellen Resistenzbestimmung, die im Reihenverdünnungstest (s. Antibiogramm) die zu prüfenden Bakterien noch abtötet; keine lebensfähigen Bakterien nach 20 Std. mehr nachweisbar. Vgl. Bakterizidie.

Kon|zentrations|störung: (engl.) *impaired concentration;* (psychol.) Störung der Fähigkeit zur Konzentration, u. a. mit der Folge erhöhter Ablenkbarkeit; **Vork.:** z. B. Ermüdung*, posttraumatische Hirnleistungsschwäche* u. ADHS*.

Kon|zentrierungs|schwäche: s. Hyposthenurie.

Kon|zeption (lat. *concipere, conceptus* aufnehmen) *f*: Empfängnis*.

Kon|zeptions|optimum (↑; lat. *optimus* der beste) *n:* (engl.) *optimum of conception;* günstigster Zeitraum für die Befruchtung der Frau, der um die Ovulation* liegt, da das Ei nur wenige Stunden befruchtbar ist u. die Spermien nur ca. 2–3 Tage befruchtungsfähig sind (s. Abb.); **Bestimmung:** s. Ovulationstests. Vgl. Konzeption, natürliche.

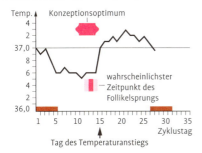

Konzeptionsoptimum: Verlauf der Basaltemperaturkurve

Kon|zeptions|verhütung (↑): s. Kontrazeption.

Ko|ordination (Co-*; lat. *ordinare* ordnen, regeln) *f*: (engl.) *coordination;* (physiol.) Abstimmung u. Zusammenwirken von Funktionen, neurol. insbes. als Synergie* der Muskulatur bei Bewegungsabläufen; neurol. **Prüfung: 1.** bei Säuglingen u. Kleinkindern: Auslösung der Lagereaktionen* durch plötzl. veränderte Körperlage; **2.** bei Erwachsenen: Bárány*-Zeigeversuch, Fingerversuch*, Finger*-Nase-Versuch, Imitationsphänomen, Knie*-Hacken-Versuch, Rebound-Phänomen, Romberg*-Versuch, Unterberger*-Tretversuch, Prüfung der Diadochokinese, Untersuchung des Gehens; **Koordinationsstörungen** treten nach Schädigung des Kleinhirns, Rückenmarks od. peripheren Nervensystems auf, z. B. Ataxie*, Gangstörungen*, Dysmetrie* od. Bradyteleokinese*; *cave:* Lähmungen können Störungen der K. vortäuschen.

Kopf: (anat.) Caput*.
Kopf|bein: Os capitatum; s. Ossa carpi.
Kopf|biss: (engl.) *edge-to-edge bite;* syn. Zangenbiss, doppelter Höckerbiss; Bissanomalie, bei der im Gegensatz zum Scherenbiss* die Kanten der Schneidezähne aufeinandertreffen; im Molarenbereich besteht K., wenn die Höcker aufeinandertreffen (im Gegensatz zur normalen Höcker-Fossa-Beziehung).
Kopf|form|anomalie (Anomalie*) *f pl:* s. Dyszephalie (Abb. dort).
Kopf|gelenk: 1. (engl.) *atlanto-occipital joint;* oberes K.: Articulatio atlantooccipitalis; **2.** unteres K.: Articulatio atlantoaxialis lateralis, mediana.
Kopf|geschwulst: s. Geburtsgeschwulst.
Kopf|grind: s. Favus.
Kopf|lage: (engl.) *cephalic presentation;* syn. Schädellage; s. Kindslage.
Kopf|laus: Pediculus capitis; s. Läuse.
Kopf|maße: (engl.) *head measures;* wichtige gebh. Reifezeichen des Fetus; in ihrem Verhältnis zu den Beckenmaßen* der Schwangeren ausschlaggebend für den mechan. Geburtsverlauf. Vgl. Kopfumfang, kindlicher; Fetometrie; Reifezeichen des Neugeborenen.
Kopf|neige|test *m:* s. Bielschowsky-Zeichen.
Kopf|schimmel: s. Mucor; Rhizopus.
Kopf|schmerz: (engl.) *headache;* Cephalgia, Cephalaea; akuter od. chron. Schmerz* im Bereich von Gesicht, Schädel u. oberer Halswirbelsäule; **Einteilung:** nach Ätiol. **1. primärer** K.: **a)** Migräne* ohne u. mit Aura; **b)** Spannungskopfschmerz*; **c)** Cluster*-Kopfschmerz u. andere trigemino-autonome K.; **2. sekundärer** K.: zurückzuführen auf **a)** Kopf- u./od. HWS-Trauma; **b)** Gefäßstörungen im Bereich des Kopfes od. Halses, z. B. bei Subarachnoidalblutung, Arteriitis temporalis, Schlaganfall; **c)** nichtvaskuläre intrakranielle Störungen, z. B. Erhöhung des intrakraniellen Drucks (durch Raumforderungen wie Hirntumoren, intrakranielles Hämatom, Hirnabszess; bei Sinusthrombose, Pseudotumor cerebri), Liquorzirkulationsstörungen (z. B. bei Liquorunterdrucksyndrom, Hydrozephalus); **d)** eine Substanz od. deren Entzug, z. B. Arzneimittel induzierter Dauerkopfschmerz*, durch Methanol, Kohlenmonoxid u. a.; **e)** Infektionskrankheiten (z. B. Enzephalitis, Meningitis); **f)** Störung der Homöostase; **g)** Erkr. des Schädels od. Hals, Augen (z. B. Glaukom, Ametropie), Ohren, Nase (z. B. Otitis, Stenosekopfschmerz*), Nebenhöhlen, im Mund-Kieferbereich (Zahnschmerz, Dysfunktion der Kiefergelenke, Mundhöhlenkarzinom) od. anderen Gesichts- od. Schädelstrukturen; **h)** psychiatrische Störungen; **3. tertiärer** K.: **a)** kraniale Neuralgien u. zentrale Urs. von Gesichtsschmerzen: z. B. Trigeminusneuralgie*, Glossopharyngeusneuralgie*, Genikulatumneuralgie*, Nasoziliarisneuralgie*, Okzipitalisneuralgie*, Gesichtsneuralgien*; **b)** andere K., kraniale Neuralgien, zentrale od. primäre Gesichtsschmerzen; **DD:** s. Tab.
Kopf|schmerz, vaso|motorischer: s. Spannungskopfschmerz.
Kopf|schwarte: (engl.) *scalp;* Skalp; behaarte Kopfhaut u. Galea aponeurotica.
Kopf|tief|lagerung: Trendelenburg*-Lagerung.

Kopfumfang, kindlicher

Kopfschmerz
Differentialdiagnose häufiger Kopfschmerzsyndrome

Form	Lokalisation	Alter, Geschlecht	Zeitpunkt
Migräne ohne Aura	unilateral, temporal	Pubertät, Frauen > Männer	morgens
Migräne mit Aura	unilateral, temporal, frontal	Pubertät, Frauen > Männer	morgens
Cluster-Kopfschmerz	unilateral, retroorbital	>30 Jahre, 80 % Männer	meist nachts
Spannungskopfschmerz	diffus, frontal, parietal	Frauen > Männer	tagsüber
Arzneimittel induzierter Dauerkopfschmerz	diffus	Erwachsene, Frauen > Männer (10:1)	morgens
Arteriitis temporalis	bitemporal, frontal	>60 Jahre	tagsüber und nachts
Trigeminusneuralgie	unilateral, $V_2 > V_3$	höheres Alter, Frauen > Männer	tagsüber
idiopathischer Gesichtsschmerz	unilateral, Wange	30–40 Jahre, Frauen > Männer	tagsüber

Kopf|umfang, kindlicher: (engl.) *infantile head circumference;* horizontaler, über Protuberantia occipitalis ext. u. Stirn (Circumferentia fronto-occipitalis) gemessener Umfang des kindl. Kopfs; bei der Geburt größer als der Brustumfang (in Höhe der Mamillen) u. der Bauchumfang (in Nabelhöhe); die 3 Größen sind bis zum 2. Lj. etwa gleich groß, während danach der Brustumfang am stärksten u. der Kopfumfang am wenigsten zunimmt. Vgl. Kopfmaße.

Kopf|wackeln, nächtliches: s. Jactatio capitis nocturna.

Kopf|zwangs|haltung, okuläre: (engl.) *ocular torticollis;* kompensator. Kopfhaltung (Kopfwendung, -neigung, -hebung, -senkung) zur Vermeidung von Sehstörungen; **Urs.:** 1. Augenmuskellähmung (Torticollis ocularis) zur Vermeidung von Diplopie* u. zur Ermöglichung des binokularen Sehens; 2. Nystagmus*: Bevorzugung der Blickrichtung, in der Nystagmus am geringsten ausgeprägt auftritt; 3. falsch korrigierte Refraktionsfehler u. dezentrierte Brillengläser.

Kophosis (gr. κωφός taub; -osis*) *f*: s. Taubheit.

kopiös (lat. copiosus): (engl.) *copious;* massenhaft.

Koplik-Flecke (Henry K., Päd., New York, 1858–1927): (engl.) *Koplik's spots;* kleine weißliche Stippchen der Wangenschleimhaut mit leicht gerötetem Hof in Höhe der oberen u. unteren Backenzähne im Prodromalstadium von Masern*; bilden sich nach 2–3 Tagen zurück.

Koppelung, arterio|venöse: (engl.) *arteriovenous coupling;* funktionelle Koppelung der in einer gemeinsamen bindegewebigen Gefäßscheide gelegenen Arterien u. tiefen Begleitvenen der unteren Extremitäten durch Übertragung der Arterienpulsationen auf die Venen (über Anastomosen auch auf oberflächl. Venen), wodurch (bei intakten Venenklappen*) der venöse Blutrückstrom entgegen dem hydrostat. Druck gefördert wird (s. Abb.). Vgl. Muskelpumpe.

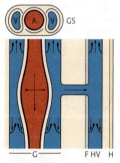

Koppelung, arteriovenöse: Auswirkung auf tiefe Begleitvenen u. Hautvenen; A: Arterie; V: Begleitvene; G: Gefäßbündel; GS: bindegewebige Gefäßscheide; HV: Hautvene; F: Oberflächenfaszie; H: Haut

Koppelung, elektro|mechanische: (engl.) *excitation-contraction coupling;* Auslösung einer (mechan.) Kontraktion inf. (elektrischer) Erregung einer Muskelzelle; das Aktionspotential* der Muskelzelle wird in die transversalen Tubuli (T-Tubuli) des Sarkolemms geleitet; dort ändert es die Konfiguration der Dihydropyridin*-Rezeptoren, was Ryanodin*-Rezeptoren in der Membran des sarkoplasmatischen Retikulums (Abk. SR) aktiviert u. damit zu Ca^{2+}-Einstrom aus dem SR ins Zytosol führt. Ca^{2+} vermittelt über Bindung an Troponin* die Anlagerung von Aktinfilamenten an Myosinfilamente (sog. Aktin-Myosin-Komplex) nach Spaltung von ATP (in Anwesenheit von Mg^{2+}); dies führt zur Kontraktion. Vgl. Myofibrillen.

Dauer	Charakteristik	Provokation	Begleitsymptome
12–72 Std.	pulsierend, pochend	Alkohol, Stress, Wochenende	Übelkeit, Erbrechen, Photophobie
12–36 Std.	pulsierend, pochend	Alkohol, Stress, Wochenende	Gesichtsfelddefekt, Dysästhesien, Schwindel, Übelkeit, Erbrechen
30–120 Min.	unerträglich, stechend, bohrend	Alkohol, Nitrate	Ptosis, Miosis, Lakrimation, Rhinorrhö, motorische Unruhe
12–16 Std.	dumpf, drückend	Alkohol	Schlafstörungen, diffuser Schwindel
ganztags	dumpf, drückend, stechend	Analgetikaentzug	graue Gesichtsfarbe, Anämie, Ergotismus, Nierenschäden
Wochen, Monate	dumpf, stechend	Kauen	BSG ↑, Fieber, Leukozytose, Gelenkschmerzen, Erblindung
Sekunden	heftigst stechend, brennend	Essen, Kauen, Berührung, Schlucken	Gewichtsverlust, Sprechunfähigkeit
ganztags, täglich	dumpf, drückend	keine	Angst, Tumorphobie, Schlafstörungen

Koppelung, genetische: (engl.) *(genetic) linkage*; Genkoppelung; gemeinsame Übertragung von auf demselben Chromosom bzw. chromosomalen Segment liegenden Genen* an die Nachkommen; je nach Abstand der beiden Genloci voneinander ist die g. K. verschieden eng. Je enger 2 od. mehrere Gene bzw. genetische Marker* beieinander liegen, desto geringer ist die Wahrscheinlichkeit einer Trennung durch Rekombination* in der Meiose. Absolute g. K. bezeichnet die Unmöglichkeit, eng benachbarte Gene zu trennen. Vgl. Crossing-over; Koppelungsungleichgewicht.
Koppelungs|ungleich|gewicht: (engl.) *linkage disequilibrium*; syn. Koppelungsdisäquilibrium; Bez. für die gemeinsame Vererbung best. Allele* zweier Gene bzw. Genloci, die häufiger od. seltener auftritt als nach der individuellen Häufigkeit der Allele zu erwarten wäre; vgl. Koppelung, genetische.
Kopr-: auch Kopro-, Copro-; Wortteil mit der Bedeutung Mist, Schmutz, Kot; von gr. κόπρος.
Kopr|emesis (↑; Emesis*) *f*: Miserere*.
Kopro|kultur (↑; lat. cultura Züchtung) *f*: (engl.) *coproculture*; Verf. zum Nachw. von Hakenwurm- u. Strongyloideslarven; Kot wird mit gleicher Menge Kohlepulver u. etwas Wasser verrührt, in Petrischalen eingebracht u. bei genügender Feuchtigkeit u. 25–30 °C für 5–6 Tage inkubiert; entwickelte Larven werden mit Wasser abgeschwemmt u., ggf. nach Anreicherung, mikroskop. untersucht. Vgl. Hakenwurmkrankheit; Strongyloidiasis.
Kopro|lalie (↑; gr. λαλεῖν sprechen) *f*: (engl.) *copralalia*; Bez. für den zwanghaften Gebrauch vulgärer Ausdrücke (häufig aus dem Bereich der Fäkalsprache); **Vork.:** z. B. Tourette*-Syndrom, Zwangsstörung*.
Kopro|lith (↑; Lith-*) *m*: Kotstein*.
Koprom (↑; -om*) *n*: (engl.) *stercoroma*; syn. Fäkulom; Kotgeschwulst; verhärteter Stuhl im Dickdarm; täuscht einen durch die Bauchdecken tastbaren Tumor vor.
Kopro|por|phyrie, hereditäre (↑; Porphyrie*) *f*: s. Porphyrie, hepatische.
Kopro|porphyrine (↑; ↑) *n pl*: (engl.) *coproporphyrins*; Gruppe von 4 isomeren Porphyrinen*, die z. T. (I u. III) als Intermediärprodukte im Hämstoffwechsel entstehen; physiol. Ausscheidung in geringer Menge in Galle, Stuhl (bis 0,4 mg/d), Urin (bis 0,1 mg/d), vermehrt bei Porphyrie* u. Porphyrinurie*.
Kopro|stase (↑; -stase*) *f*: (engl.) *coprostasis*; Kotstauung im Dickdarm evtl. mit Koprom*.
Kopro|sterol (↑; Stear-*) *n*: (engl.) *coprosterol*; durch bakterielle Reduktion im Darm entstehendes Abbauprodukt von Cholesterol; Ausscheidung im Kot.
Kopulation (lat. copulatio Verbindung) *f*: (engl.) *copulation*; geschlechtl. Vereinigung zweier Gameten zu einer Zygote*; auch syn. mit Koitus* verwendet.
Korako|pektoral|syn|drom (gr. κόραξ, κόρακος Rabe; Pectus*) *n*: Hyperabduktionssyndrom*.
Korallen|stein: s. Nephrolithiasis.
Korazidium *n*: (engl.) *coracidium*; Wimpernlarve, Flimmerlarve; mit Wimpernepithel versehenes 1. Larvenstadium best. Bandwürmer (z. B. Diphyllobothrium* latum u. verwandte Arten); s. Cestodes.
Korb|henkel|riss: (engl.) *bucket-handle tear*; längs verlaufender Meniskusriss* (Abb. 1 dort), der häufig nach interkondylär disloziert u. hier einklemmt.
Korb|henkel-Shunt (Shunt*) *m*: s. Palma-Operation.
Korb|zellen (Zelle*): **1.** (engl.) *basket cells*; multipolare Nervenzellen in der Rinde des Kleinhirns mit parallel zur Oberfläche verlaufenden Neuriten, deren Kollateralen die Purkinje*-Zellen korbartig umfassen; **2.** Myoepithelzellen*.

Korektopie

Kor|ek|topie (gr. κόρη Pupille; ἔκτοπος verlagert) *f*: (engl.) *corectopia*; syn. Ektopia pupillae; exzentr. Lage der Pupille (meist innen u. oben) mit meist entgegengesetzter Verlagerung der Linse (s. Abb.).

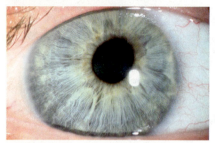

Korektopie [135]

Kore|lyse (↑; Lys-*) *f*: (engl.) *corelysis*; syn. Iridolyse; op. Spaltung einer Synechie*.
korial (lat. corium Lederhaut): die Lederhaut (s. Dermis) betreffend.
Korium (lat. corium Lederhaut) *n*: s. Dermis.
Kork|staub|lunge: Suberose*.
Korn|ähren|verband: s. Spica.s. Abb. 1
Kornea (lat. cornea cutis Hornhaut) *f*: Cornea*.
Korneal|re|flex (Cornea*; Reflekt-*) *m*: (engl.) *corneal reflex*; s. Reflexe (Tab. 2 dort).
Korneal|ring (↑): s. Kayser-Fleischer-Kornealring.
Korneo|metrie (↑; Metr-*) *f*: (engl.) *corneometry*; Bestimmung des kapazitiven Hautwiderstands als relative Hautfeuchtigkeit* zur Beurteilung von Hautschäden bei atopischem Ekzem* u. Kontaktekzem* sowie zur Objektivierung des Therapieerfolgs; vgl. Evaporimetrie.
Korn|zange: (engl.) *dressing forceps*; (chir.) Fasszange mit innen eingekerbten Branchen.
Kornzweig-Syn|drom (Abraham L. K., amerikan. Arzt, geb. 1900) *n*: s. Hypolipoproteinämie (Tab. dort).
koronal (Corona*): (engl.) *coronal*; (zahnmed.) kronenwärts.
Koronar|angio|graphie (↑; Angio-*; -graphie*) *f*: (engl.) *coronary angiography*; auch Koronarographie; Röntgenkontrastuntersuchung der Koronararterien* i. R. der Herzkatheterisierung* (s. Abb.) zur Diagn. der versch. Typen der Koronarsklerose* u. Lok. von Koronarstenosen* mit Darstellung des Kollateralkreislaufs bei koronarer Herzkrankheit*, insbes. vor koronarchir. Eingriffen; ggf. mit PCI* in gleicher Sitzung. Vgl. Angiographie; CT-Angiographie; MRT.
Koronar|angio|plastie (↑; ↑; -plastik*) *f*: (engl.) *coronary angioplasty*; s. PCI.
Koronar|arterien (↑; Arteri-*) *fpl*: (engl.) *coronary arteries*; (anat.) Aa. coronariae; Koronarien; art. Herzkranzgefäße (); **klin. Bedeutung:** z. B. Ar-

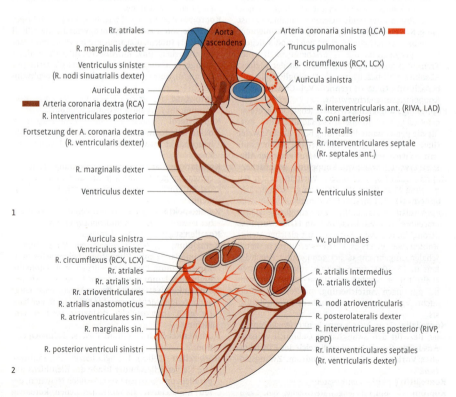

Koronararterien Abb. 1: 1: Vorderwand, 2: Hinterwand des Herzens; klin. Bez. der Arterien in Klammern

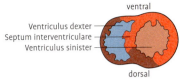

Koronararterien Abb. 2: Versorgungstyp des Herzens; in ca. 70 % der Fälle ausgeglichen (ohne funkt. Dominanz einer der beiden Koronararterien)

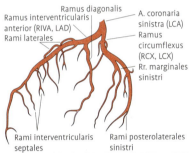

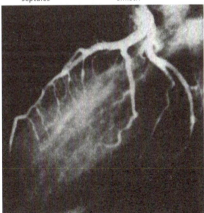

Koronarangiographie: Normalbefund der linken Koronararterie (klin. Bez. in Klammern); LAO-Projektion (Boxerstellung)

teriosklerose* der K. bei koronarer Herzkrankheit* mit Lok. der Myokardischämie je nach Versorgungstyp (s. Abb. 2). Vgl. Arterien; vgl. Koronarangiographie (Abb. dort).
Koronar|arterien|an|omalie (↑; ↑; Anomalie*) f: s. Bland-White-Garland-Syndrom; Kawasaki-Syndrom; Koronaropathie, dilatative; Aneurysma.
Koronar|arterien|verschluss (↑; ↑): (engl.) coronary occlusion; s. Herzinfarkt, Herzkrankheit, koronare.
Koronar|chirurgie (↑; Chirurgie*) f: (engl.) coronary artery surgery; op. Methoden zur Verbesserung einer durch Koronararteriosklerose* bedingten Mangeldurchblutung des Herzmuskels, i. d. R. durch aortokoronaren Bypass*. Vgl. Herzchirurgie.
Koronar|di|latation (↑; Dilatation*) f: s. PCI.
Koronar|ebene (↑) f: Frontalebene*.
Koronarien (↑) fpl: Bez. für Koronararterien*.
Koronar|in|suffizienz (↑; Insuffizienz*) f: (engl.) coronary insufficiency; relativ od. absolut unzureichende Koronarperfusion mit konsekutivem Missverhältnis zwischen Bedarf des Herzmuskels (unter Belastung, in Ruhe) an energieliefernden Substraten bzw. Sauerstoff u. tatsächlichem Angebot; **Einteilung: 1.** primäre K.: inf. koronarer Veränderungen (meist stenosierende Prozesse an den extra- u. intramuralen Koronararterien*, insbes. Koronarsklerose, auch Koronarspasmen, Koronarangiitis); klin. Manifestation als koronare Herzkrankheit*; **a)** latent-chron. K. mit verminderter Koronarreserve*, ischäm. bedingter Herzmuskeldegeneration (diffuse Fibrosierung od. Herzmuskelverfettung bei ischäm. Kardiomyopathie*) u. zunehmender Herzinsuffizienz*; **b)** bei akutem Auftreten mehr od. minder ausgeprägte symptomat. Herzmuskelischämie (Angina* pectoris), evtl. (insbes. inf. obliterierender arteriosklerot. Prozesse, Koronarthrombose, koronarer Embolie) zu einer zusammenhängenden Herzmuskelnekrose (Herzinfarkt*) führend; **2.** sekundäre (funktionelle) K.: inf. zu geringen Sauerstoffgehalts des Bluts (Anämie, Hypoxämie), unzureichenden Perfusionsdrucks der Koronararterien (Herzfehler, Schock), rheologischer Störungen* od. erhöhten Blutbedarfs (Herzhypertrophie*) ohne vorliegende Gefäßveränderungen am Herzen. Vgl. small vessel disease.
Koronar|intervention, per|kutane (↑; lat. interventio Dazwischenkommen, Eingreifen, Vermittlung) f: s. PCI.
Koronaro|pathie, dilatative (↑; -pathie*) f: (engl.) coronary artery ectasia; Bez. für angiograph. nachweisbare regionäre Dilatation von Koronararterien* mit Störung der Koronarperfusion als seltene Urs. einer koronaren Herzkrankheit* mit Angina* pectoris; **Vork.:** häufig in Komb. mit Koronarstenose*.
Koronar|re|serve (↑) f: (engl.) coronary flow reserve; Fähigkeit zur Steigerung der Durchblutung der Koronargefäße auf das 4–6-fache des Ruhewerts, um bei Belastung den erhöhten Sauerstoffbedarf decken zu können; eingeschränkte K. bei koronarer Herzkrankheit*.
Koronar|sklerose (↑; Skler-*; -osis*) f: (engl.) coronary sclerosis; Arteriosklerose* der Koronararterien* mit Verengung (Koronarstenose*) od. Verschluss der Gefäße; häufigste Urs. der primären Koronarinsuffizienz* u. damit der koronaren Herzkrankheit*.
Koronar|spasmus (↑; Spas-*) m: (engl.) coronary spasm; Spasmus der Muskulatur einer Koronararterie* mit einer umschriebenen exzentr. Koronarstenose* od. auch bei normalen Koronararterien; **Klin.:** anfallartig überwiegend in körperl. Ruhe u. ohne Provokation auftretende vasospast. Angina*

Koronarstenose

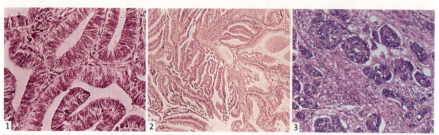

Korpuskarzinom: histol. Präparate des Korpusendometriums; 1: gut differenziertes endometrioides Adenokarzinom; 2: gut differenziertes, endometrioides Adenenokarzinom, villoglandulärer Typ; 3: seröses Adenokarzinom des Endometriums; HE-Färbung [22, 26]

pectoris (syn. Prinzmetal-Angina, Variantangina) mit kurzzeitigen typ. konvex- od. plateauförmigen ST-Hebungen im EKG (DD: Herzinfarkt*); **Ther.:** s. Angina pectoris.

Koronar|stenose (↑; Steno-*; -osis*) f: (engl.) coronary stenosis; Verengung einer od. mehrerer Koronararterien* meist inf. Koronarsklerose* bei koronarer Herzkrankheit*; **Einteilung:** radiol. durch Koronarangiographie* in Schweregrade nach prozentualer Verminderung des koronaren Lumenquerschnitts mit krit. K. ab 75 %; s. PCI (Abb. dort); morphol. in konzentr. u. exzentr. Koronarstenose. Vgl. Restenose.

Koronar|stent (↑; Stent*) m: s. Stent.

Koronar|syn|drom, akutes (↑) n: s. Akutes Koronarsyndrom.

Koronar|thrombose (↑; Thromb-*; -osis*) f: (engl.) coronary thrombosis; Thrombose* einer Koronararterie*, i. d. R. am Ort einer vorbestehenden arteriosklerot. Koronarstenose*; führt durch akuten Sauerstoffmangel im nicht mehr (ausreichend) durchbluteten Herzmuskel zu Angina* pectoris od. Herzinfarkt*.

Korotkow-Ton (Nikolai S. K., Chir., Moskau, St. Petersburg, 1874–1920): (engl.) Korotkoff's sound; syn. Korotkow-Geräusch; pulssynchrones Strömungsgeräusch, das bei der auskultator. nichtinvasiven Blutdruckmessung* bei sinkendem Manschettendruck distal von der Manschette auftritt; zeigt die obere Grenze des systol. Blutdrucks* an u. wird bei Erreichen des diastol. Blutdrucks deutl. leiser.

Korpus (lat. corpus Körper) n: (anat.) Corpus.

Korpus|adenom (↑; Aden-*; -om*) n: (engl.) endometrial polyp; ältere Bez. für Korpuspolyp*.

Korpus|karzinom (↑; Karz-*; -om*) n: (engl.) corpus carcinoma; Carcinoma corporis uteri; syn. Endometriumkarzinom; von den Drüsen der Gebärmutterschleimhaut ausgehender maligner epithelialer Tumor*, der exophytisch in die Gebärmutterhöhle u./od. endophytisch in das Myometrium wächst; **Epidemiol.:** häufigstes Genitalkarzinom in westlichen Industrieländern; in Deutschland vierthäufigstes Malignom der Frau; **Vork.:** v. a. in der Postmenopause (4 % vor 40. Lj.; bei HNPCC* familiäres K. ab 45. Lj.); **Path.: 1.** östrogenabhängiges K. (Typ I, ca. 80–85 % der K.): Durch Östrogen (insbes. Estradiol) bedingte endometriale Proliferation (glandulär-zyst. Hyperplasie; keine Präkanzerose) bei fehlender kompensator. Gestagenaktivität (Progesteron od. künstl. Gestagene) kann bei weiterer östrogener Stimulation über atyp. Hyperplasie (Präkanzerose) zum Adenokarzinom führen. Risikofaktoren: Einnahme von Östrogenen ohne ausreichenden Gestagenschutz, metabolisches Syndrom, Diabetes mellitus, polyzystisches Ovari-

Korpuskarzinom Tab. 1
TNM-Klassifikation und FIGO-Stadien (Kurzfassung)

Kategorie (TNM)[1]	FIGO-Stadium	Bedeutung
Tis	0	Carcinoma in situ
T1	I	begrenzt auf Corpus uteri
T1 a	I A	begrenzt auf Endometrium
T1 b	I B	infiltriert weniger als die Hälfte des Myometriums
T1 c	I C	infiltriert die Hälfte oder mehr des Myometriums
T2	II	infiltriert Zervix, keine Ausbreitung jenseits des Uterus
T2 a	II A	endozervikaler Drüsenbefall
T2 b	II B	infiltriert Zervixstroma
T3 und/oder N1	III	lokale und/oder regionale Ausbreitung (vgl. T3a, b, N1 sowie FIGO III A, B, C)
T3 a	III A	Ausdehnung auf Serosa bzw. Adnexe und/oder Tumorzellen in Aszites oder Peritonealspülflüssigkeit
T3 b	III B	Ausdehnung auf Vagina
N1	III C	Metastasen in Becken- bzw. paraaortalen Lymphknoten
T4	IV A	infiltriert Blasen- bzw. Darmschleimhaut
M1	IV B	Fernmetastasen

T: Primärtumor; N: regionäre Lymphknoten; M: Fernmetastasen
[1] für alle Tumoren einheitlich definierte Kategorien (z. B. N0: keine Evidenz für Befall regionärer Lymphknoten; NX: regionäre Lymphknoten nicht beurteilbar): s. TNM-Klassifikation

Korpuskarzinom Tab. 2
Sonographische Endometriumdicke als Beurteilungskriterium bei der Diagnostik des Korpuskarzinoms

	Endometriumdicke (mm)[1] individuelle Variationsbreite	empfohlene Obergrenze[2]
Prämenopause		
Proliferationsphase	4 – 8	
Sekretionsphase	7 – 14	
Postmenopause		
ohne Hormontherapie	4 – 8	4 – 5
mit kombinierter Hormontherapie	4 – 8	6
unter Tamoxifen	6 – 10	10

[1] individuelle Variationsbreite, aus messtechnischen Gründen als doppelte Endometriumbreite angegeben; bei einer Dicke <5 mm ist im Allg. trotz Blutung nicht mit einem Karzinom zu rechnen.
[2] Bei Werten oberhalb der empfohlenen Obergrenze wird zur histologischen Abklärung (Kürettage) geraten.

alsyndrom, frühe Menarche u. späte Menopause, Nulliparität, Mammakarzinom, Tamoxifen-Therapie, HNPCC; **2.** östrogenunabhängiges K. (Typ II, ca. 10–15 % der K.): Klarzellkarzinom od. papillär-seröses K., das aus endometrialer intraepithelialer Neoplasie bei atrophem Endometrium (50 % ohne Myometriuminvasion) entsteht; **Pathol.:** meist östrogenabhängiges Adenokarzinom* (s. Abb.) mit squamöser Differenzierung, umfasst das primäre, gut differenzierte Adenokarzinom des Endometriums mit squamöser (plattenepithelialer) Metaplasie (früher: Adenoakanthom) u. das adenosquamöse Karzinom (gering differenzierter Tumor mit squamöser Komponente); seltener papillär-seröses od. Klarzellkarzinom; **Einteilung:** TNM-Klassifikation u. FIGO-Stadien: s. Tab. 1; **Klin.:** Leitsyptom: postmenopausale uterine Blutung, prämenopausale Zusatzblutungen (Menometrorrhagie); später nach eitriger Fluor bzw. Pyometra*; **Metastasierung:** lymphogen in paraaortale u. Beckenlymphknoten, in ca. 10 % der Fälle in die Ovarien; hämatogen v. a. in Lunge (über V. cava inferior), Leber, Skelettsystem u. Gehirn; **Diagn.:** Hysteroskopie*, fraktionierte Kürettage*; Messung der Endometriumdicke durch Vaginalsonographie* (s. Tab. 2; unter Vorbehalt bei papillär-serösem K.; bei Frauen unter postmenopausaler Hormontherapie sowie bei prämenopausalen Frauen hat die Messung der Endometriumdicke wenig Aussagekraft; **Ther.:** Basistherapie: abdominale Hysterektomie* mit Entfernung beider Adnexe, systematische pelvine (mind. 15 Lymphknoten) u. paraaortale (mind. 10 Lymphknoten) Lymphonodektomie (auch laparoskopisch i. R. einer laparoskopisch assistierten vaginalen, ggf. radikalen, Hysterektomie); stadienabhängig ggf. Mitre-

sektion der Parametrien; beim serösen od. klarzelligen K. zusätzl. Omentektomie sowie Entnahme multipler Peritonealbiopsien; in fortgeschrittenem Stadium op. Reduktion großer Tumormassen zur Verbesserung der Effektivität palliativer Maßnahmen; stadienadaptiert ggf. adjuvante u. bei Inoperabilität primäre Strahlentherapie (i. d. R. kombinierte Brachytherapie* u. Telestrahlentherapie*) sowie (seltener) Chemotherapie*; **Progn.:** Fünf-Jahres-Überlebensrate je nach Stadium zwischen 87 u. 18 %; relativ günstig bei Adenokarzinom u. familiärem K., ungünstig bei serös-papillärem Karzinom; bei Bestrahlung ungünstiger als bei Op.; **DD:** Vulvakarzinom*, Vaginalkarzinom* od. Zervixkarzinom*; Blutungen aus Darm od. Blase; exogene (Hormonersatz mit Östrogenen) u. endogene (Hormon bildende Ovarialtumoren*, Adipositas) Östrogenstimulation.

Korpuskeln (lat. corpusculum Körperchen) *fpl*: (engl.) *corpuscles*; (physik.) Materieteilchen mit Ruhemasse, die elektrisch geladen (z. B. Elektronen*, Positronen*) od. ungeladen (z. B. Neutronen*) sein können.

Korpuskular|strahlen (↑): (engl.) *corpuscular rays*; aus geladenen od. ungeladenen Materieteilchen bestehende ionisierende Strahlung*, deren Energie der kinetischen Energie der einzelnen Korpuskeln* entspricht u. in Elektronvolt* (eV) angegeben wird.

Korpuskular|therapie (↑) *f*: s. Strahlentherapie.

Korpus|polyp (Korpus*; Polyp*) *m*: (engl.) *endometrial polyp*; früher Korpusadenom; umschriebene, meist benigne polypöse Hyperplasie des Endometriums*, ausgehend von der Basalisschicht; **Histol.:** proliferierendes Drüsengewebe u. faserreiches Stroma, das inf. von Progesteron-Rezeptor-Defekten bei der Menstruation* nicht abgestoßen wird u. das gesamte Cavum ausfüllen kann kann; **Sympt.:** uterine Blutungen, eitriger od. blutiger Fluor* genitalis, wehenartige Schmerzen; **Diagn.:** Sonographie, Hysteroskopie*; **Ther.:** Abtragung durch Kürettage* bzw. op. Hysteroskopie u. histol. Untersuchung (cave: selten Adenokarzinom*); **DD:** glandulär-zystische Hyperplasie*.

Kor|rektur|osteo|tomie (lat. corrigere, correctus gerade richten; Ost-*; -tom*) *f*: (engl.) *corrective osteotomy*; syn. Umstellungsosteotomie; ein- od. mehrdimensional durchführares Verf. zur Achsenkorrektur von Röhrenknochen durch Osteotomie* mit Entnahme (Keilosteotomie, subtraktive K.) od. Einfügen (additive K.) von Knochenkeilen u. Fixierung des Korrekturergebnisses mit osteosynthet. Material (z. B. Platten, Kirschner-Drähte, Blount-Klammern, elast. Marknägel, Verriegelungsnägel); z. B. am Kniegelenk typischerweise am Tibiakopf od. oberhalb des Femurkondylenmassivs; **Ind.:** angeb. od. posttraumatische Fehlstellungen, z. B. Coxa vara od. Coxa valga, Genu varum od. Genu valgum, Fußdeformitäten, Epiphyseolysis capitis femoris, posttraumat. Achsenfehler.

Kor|relation (Co-*; lat. relatio Verhältnis, Beziehung) *f*: (engl.) *correlation*; Wechselbeziehung.

Kor|relations|ko|ef|fizient (↑; ↑) *m*: (engl.) *coefficient of correlation*; (statist.) Maßzahl für den linearen Zusammenhang zwischen 2 normalverteilten Variablen (r); der K. kann Werte zw. −1 u. +1 annehmen. Bei r = 0 liegt kein linearer Zusammenhang vor; je näher r an +1 (bzw. −1) herankommt, desto größer ist der gleichsinnige (bzw. gegensinnige) lineare Zusammenhang u. desto genauer kann er durch eine Regressionsgerade* beschrieben werden. Liegen keine normalverteilten Variablen vor od. ist der Zusammenhang nichtlinear aber monoton, ist ein **Rangkorrelationskoeffizient** zu verwenden.

kor|re|spon|die|rend (↑; lat. respondere antworten): (engl.) corresponding; einander entsprechend, in Verbindung stehend.

Kor|ri|gen|zien (lat. corrigere berichtigen, verbessern) n pl: (engl.) corrigents; geschmackverbessernde Zusätze zu Arzneimitteln*; z. B. Sirupe, ätherische Öle, Aromen, Schleime.

Kor|ro|sion (lat. corrodere, corrosus zerfressen) f: 1. (engl.) corrosion; (pathol.) durch Entzündungsvorgänge od. Ätzmittel bewirkte langsame Gewebezerstörung; 2. (zahnmed.) langsame Zerstörung von Werkstoffen durch aggressives Medium in der Mundhöhle, verstärkt durch Lokalelementbildung in Spalten, Poren, Gusslunkern u. a.; vgl. Dentallegierung.

Korsakow-Syn|drom (Sergei S. K., Psychiater, Neurol., Moskau, 1854–1900) n: (engl.) Korsakoff's syndrome; syn. amnestisches Psychosyndrom; auch Korsakow-Psychose; Syndrom aus Desorientiertheit, Gedächtnisstörungen* (Merkfähigkeitsstörung, Pseudomnesie) u. Konfabulationen*; **Vork.**: reversibel od. irreversibel i. R. einer org. Psychose*, bes. bei Alkoholkrankheit* (meist in Komb. mit Polyneuropathie), auch bei Vitaminmangelzuständen, zerebraler Hypoxie, Schädelhirntrauma, Intoxikationen, Inf. (Typhus abdominalis, Fleckfieber) od. Hirnatrophie. Vgl. Alkoholpsychose; Durchgangssyndrom; Wernicke-Enzephalopathie.

Kortex (lat. cortex) m: Rinde; s. Cortex.
Korti-: s. a. Corti-.
kortikal (Cortex*): (engl.) cortical; von der Gehirnrinde ausgehend, in der Gehirnrinde lokalisiert.
Kortikalis (↑) f: (engl.) cortical substance; Substantia corticalis, Substantia compacta; s. Knochengewebe.
Kortikalis|osteoid (↑; Ost-*; -id*) n: Osteoidosteom*.
Kortikoide (↑; -id*) n pl: (engl.) corticosteroids; syn. Kortikosteroide; in der Nebennierenrinde aus Cholesterol* gebildete Steroidhormone* (s. Nebenniere, Abb. dort); i. w. S. synthetische K. mit z. T. im Vergleich zu natürl. K. stark veränderter Gluko- u. Mineralokortikoidaktivität (s. Tab.); vgl. Glukokortikoide; Mineralokortikoide.
Kortiko|steroide (↑; Stear-*; -id*) n pl: Kortikoide*.
Kortiko|tropin (↑; -trop*) n: ACTH*.
Kortisol (↑) n: (engl.) cortisol; s. Cortisol.
Kortison n: s. Cortison.
Korund|schmelzer|lunge: (engl.) corundum smelter's lung; syn. Bauxitfibrose; progrediente, kollagenöse Form der Pneumokoniosen* durch inhaliertes staubförmiges Korund (Alpha-Aluminiumoxid, dient der Herstellung von Schleifscheiben u. feuerfesten Baustoffen); entspricht klin. u. pathol.-anat. der Aluminose*; BK Nr. 4106.

Kortikoide
Gluko- und Mineralokortikoidaktivität einiger natürlicher und synthetischer Kortikoide

Substanz	Glukokortikoidaktivität[1]	Mineralokortikoidaktivität[1]
natürliche Kortikoide		
Cortisol	1	1
Cortison	0,8	0,8
Corticosteron	0,3	15
Desoxycorticosteron	0	100
Aldosteron	0	1000
synthetische Kortikoide		
Betamethason	25	0
Dexamethason	25	0
Fludrocortison	10	125
Methylprednisolon	5	0,5
Triamcinolon	5	0
Prednison	4	0,8
Prednisolon	4	0,8

[1] Angabe im Verhältnis zur Cortisolaktivität (= 1)

Koryne|bakterien (gr. κορύνη Stab; Bakt-*) f pl: s. Corynebacterium.
Koryza (gr.) f: s. Rhinitis.
Kosmetik|verordnung: (engl.) Cosmetics Act; Abk. KosmetikV; „Verordnung über kosmetische Mittel" in der Fassung vom 7.10.1997 (BGBl. I S. 2410), zuletzt geändert durch Verordnung vom 13.10.2009 (BGBl. I S. 2662), regelt die Verwendung chem. Stoffe in Körperpflegemitteln u. enthält Verwendungsverbote u. -beschränkungen (Borsäure z. B. darf nicht mehr in Babypflegeprodukten enthalten sein) sowie Hinweispflichten auf best. Inhaltsstoffe (z. B. Ammoniak, Formaldehyd, Phenol, Resorcin, Fluoride, Amine) od. besondere Anwendungsbedingungen.
kostal (lat. costa Rippe): (engl.) costal; zur Rippe gehörend, auf die Rippe bezogen.
Kostal|atmung (↑): (engl.) costal breathing; syn. Thorakalatmung, Brustatmung, Rippenatmung; s. Atmungstypen.
Kost, alkalisierende: (engl.) alkalinizing diet; Diät zur Erzielung einer alkal. Harnreaktion durch Zufuhr von Fruchtsäurensalzen, Natrium- od. Calciumcitrat; z. B. zur Steinmetaphylaxe* bei Harnsäure- u. Xanthinsteinen. Vgl. Urolitholyse.
Ko|stimulation (Co-*; lat. stimulare anstacheln, antreiben) f: (engl.) costimulation; (immun.) Interaktion von sog. kostimulatorischen Rezeptoren zur vollständigen Aktivierung eines T*-Lymphozyten (neben der MHC-vermittelten Antigenpräsentation an den spezif. T-Zell-Rezeptor): 1. Interaktion von CD80 u. CD86 der Antigen-präsentierenden Zelle* mit CD28 u. CTLA-4 (CD152) auf der T-Zelle; 2. Interaktion von CD40 mit CD40L; die ins T-Zell-Innere vermittelten Signale regulieren die Stärke der Aktivierung. Eine unspezifische T-Zell-Aktivierung wird durch sog. Superantigene er-

reicht, die keine kostimulatorischen Signale benötigen (z. B. Enterotoxin*).
Kostmann-Syn|drom (Rolf K., Päd., Norrköping, 1909–1982) *n*: (engl.) *Kostmann's syndrome*; syn. infantile Agranulozytose; autosomal-rezessiv erbl., sich früh manifestierende hochgradige Granulozytopenie* mit Auftreten akuter, lebensbedrohl. Infektionen; **Ther.:** lebenslang Substitution mit gentechn. hergestelltem Granulozyten-Wachstumsfaktor (G-CSF*), bei passendem Spender auch Stammzelltransplantation*. Vgl. Neutropenie, angeborene.
Kosto|brachial|syn|drom (lat. costa Rippe; Brachi-*) *n*: Kostoklavikularsyndrom*.
Kosto|klavikular|syn|drom (↑; Clavicula*) *n*: (engl.) *costoclavicular syndrome*; syn. Kostobrachialsyndrom; Thoracic*-outlet-Syndrom mit Kompression von Plexus brachialis (Pars infraclavicularis), A. u. V. subclavia im Raum zwischen 1. Rippe u. Clavicula (Kostoklavikularspalt); **Vork.:** z. B. Thoraxdeformität (z. B. inf. Skoliose od. Lungenemphysem), Halsrippe, nach Klavikulafraktur; **Sympt.:** wie bei Scalenus*-anterior-Syndrom, evtl. zusätzlich venöse Stauung im Armbereich; **Ther.:** Resektion der 1. Rippe.
Kosto|trans|vers|ek|tomie (↑; transversus*; Ektomie*) *f*: (engl.) *costotransversectomy*; (chir.) Resektion des Querfortsatzes eines Wirbels (Processus transversus vertebrae) u. (ggf.) des Rippenköpfchens u. -halses zur hinteren seitl. Freilegung des Canalis vertebralis od. eines Wirbelkörpers; **Ind.:** insbes. thorakaler Bandscheibenvorfall* (um Laminektomie* bzw. Hemilaminektomie* zu vermeiden).
Kot: (engl.) *faeces*; syn. Faeces, Fäzes, Stuhl, Exkrement; Ausscheidungsprodukt des Darms; besteht aus körpereigenen Substanzen (abgestoßene Epithelien, Verdauungsenzyme, Schleim u. Gallenfarbstoffe, die die gelbl.-bräunl. Farbe bedingen), Darmbakterien u. nicht resorbierten Resten der Nahrungsstoffe (Wasser, bakterielle Abbauprodukte, von denen v. a. Skatol u. Indol den typ. Geruch verursachen). Normalerweise pH-Wert neutral, bei flüssigem K. meist saure, bei festem K. alkal. Reaktion. Die stark variierende Kotmenge hängt weitgehend von der Ernährung ab; kleine Mengen (<200 g/d) bei ballaststoffarmer Kost, große bei ballaststoffreicher Ernährung. Vgl. Obstipation; Diarrhö.
Kot|erbrechen: s. Ileus.
Kot|fistel (Fistel*) *f*: (engl.) *fecal fistula*; äußere Darmfistel*.
Kot|geschwulst: s. Koprom.
Kot|kultur (lat. cultura Züchtung) *f*: s. Koprokultur.
Kot|stein: (engl.) *coprolith*; syn. Koprolith, Enterolith; Darmstein; Ablagerung von eingedicktem Kot, Phosphaten u. Schleim als steinartige Gebilde (bis Kirschgröße) im Dickdarm (bes. Blinddarm).
Kotyledo (gr. κοτυληδών Saugnapf) *f*: Cotyledo*.
Kox-: s. a. Cox-.
Kox|algie (Cox-*; -algie*) *f*: (engl.) *coxalgia*; Hüftschmerz, oft bei Koxarthrose* u. Koxitis*.
Kox|arthrose (↑; Arthr-*; -osis*) *f*: (engl.) *osteoarthritis of the hip*; syn. Arthrosis deformans coxae; Arthrose* eines od. beider Hüftgelenke; **Urs.: 1.** langdauerndes Missverhältnis zwischen Belastung u. Belastungsfähigkeit; **2.** angeb. Störung der Hüftkopf-Hüftpfanne-Funktion (z. B. Coxa valga, Coxa vara, Coxa plana); **3.** posttraumat. (z. B. Schenkelhalsfraktur); **4.** Durchblutungs- od. Stoffwechselstörung (Perthes-Calvé-Legg-Krankheit, Gicht, Diabetes mellitus, Alkoholmissbrauch); **5.** entzündlich; **Klin.:** Schmerzen, Funktionseinschränkung bis Kontraktur*; Manifestation häufig im Alter (Malum coxae senile); **Diagn. u. Ther.:** s. Arthrose (Abb. dort).
Koxitis (↑, -itis*) *f*: (engl.) *coxitis*; Arthritis* des Hüftgelenks; **Formen: 1. bakterielle K.:** Vork. v. a. im Säuglingsalter durch hämatogene Streuung von Strepto- od. Staphylokokken i. R. einer Nabelinfektion od. Läsion der Haut u. Schleimhäute; später gelegentl. nach intraartikulären Eingriffen; selten tuberkulös; Diagn.: Ultraschalldiagnostik (s. Abb.); Gelenkpunktion (s. Gelenkerguss), röntg. evtl. Luxation (sog. Distensionsluxation) nachweisbar; Ther.: Ruhigstellen der Hüfte, Antibiotika, u. U. op. Herdausräumung u. Drainage; **2. rheumatische K.** bei chron. entzündlich-rheumatischen Erkr. (seronegative Spondylarthritiden*, rheumatoide Arthritis*); **3. flüchtige K.** (syn. Coxitis fugax) als Begleitarthritis i. R. von Allgemeininfektionen, v. a. bei Kindern (unspezif. Reaktion der Synovialmembran; spontanes Abklingen unter Bettruhe); **Sympt.:** evtl. nach Fieber auftretende Hüftschmerzen bei Belastung u. Bewegung, Hüfthinken, Schonung u. Beugeadduktion-Außenrotationsstellung des Beins, reaktive Muskelatrophie im Bereich des Ober- u. Unterschenkels. Vgl. Osteomyelitis.

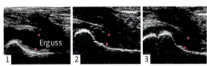

Koxitis: Ultraschalluntersuchung; 1: Tag 1; 2: Tag 7; 3: Tag 14 [63]

Koyter-Muskel *m*: Musculus* corrugator supercilii.
Koževnikov-Syn|drom (Alexis J. K., Neurol., Psychiater, Moskau, 1836–1902) *n*: syn. Epilepsia partialis continua; s. Epilepsie.
Kr: chem. Symbol für Krypton*.
Krabbe-Krankheit (Knud K., Neurol., Kopenhagen, 1885–1965) *n*: Globoidzellen*-Leukodystrophie.
Krabben: (engl.) *crabs*; zur Ordnung der Decapoda gehörende, sog. kurzschwänzige Krebse mit 5 Beinpaaren u. reduziertem, unter den Cephalothorax eingeschlagenem Abdomen (vgl. Arthropoden); Zwischenwirte von Lungenegeln (vgl. Paragonimiasis); nicht ident. mit Speisegarnelen.
Krämpfe: (engl.) *convulsions, seizures*; unwillkürl. Muskelkontraktionen; **Formen** (nach Ausdehnung u. Ablauf): **1. klonische K.:** rasch aufeinanderfolgende, kurzdauernde, rhythm. Zuckungen antagonist. Muskeln; **2. tonische K.:** Kontraktionen von starker Intensität u. langer Dauer, z. B. bei Tetanie* u. Tetanus*; **3. tonisch-klonische K.:** als generalisierte K. (Konvulsionen) bei Epilepsie* (Grand mal), Eklampsie*, Urämie, Entzugssyndrom u. als psychogene K.; **4. lokalisierte K.** ein-

Krätze

zelner Muskeln od. Muskelgruppen, z. B. fokalmotor. epileptischer Anfall, Trismus*, Tic*; Hals-, Nacken- u. Schultermuskelkrämpfe, z. B. Torticollis* spasmodicus; Wadenkrampf (s. Krampussyndrom); **5.** Beschäftigungskrämpfe (z. B. Schreibkrampf) entstehen als Folge einer fokalen Dystonie*.

Krätze: s. Scabies.

Kraft: 1. (engl.) *force, power*; (neurol.) motorische Kraft; Einteilung in Kraftgrade anhand der Medical Research Council Rating Scale; zur Beurteilung der verbliebenen Muskelkraft bei Lähmung* (s. Tab.); **2.** (physik.) Formelzeichen F; Produkt aus Masse (m) u. Beschleunigung (a); $F = m \cdot a$; SI-Einheit Newton* (N).

Kraft	
Neurologische Einteilung in Kraftgrade (Medical Research Council Rating Scale)	
0	keine Muskelaktivität
1	sichtbare Muskelkontraktion ohne Bewegungseffekt
2	Bewegung bei Ausschaltung der Schwerkraft
3	Bewegung gegen die Schwerkraft
4	Bewegung gegen Widerstand
5	normale Muskelkraft

Kragen|knopf|panaritium (Panaritium*) *n*: s. Panaritium.

Kragen|knopf|ulkus *n*: s. En-face-Nische.

Kragen|schnitt: s. Kocher-Kragenschnitt.

Krallen|hand: (engl.) *claw hand*; syn. Klauenhand; Intrinsic-minus-Stellung; Handstellung mit Überstreckung in den Langfinger-Grundgelenken, Beugung in den Mittel- u. Endgelenken sowie Adduktion des Daumens (s. Abb.); **Urs.:** kombinierte Medianus-Ulnarislähmung mit Funktionsausfall der Handbinnen-, Daumen- u. Kleinfingerballenmuskulatur. Vgl. Medianuslähmung; Ulnarislähmung.

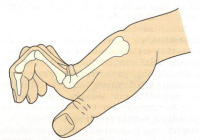

Krallenhand

Krallen|nagel: Onychogryposis*.

Krallen|zehe: (engl.) *claw toe*; Zehenfehlstellung mit Beugekontraktur des proximalen u. Überstreckung des distalen Interphalangealgelenks u. des Zehengrundgelenks (bei ausgeprägten Befunden mit Subluxation/Luxation); **Ther.:** Zügelverband; op.: Beuge-/Strecksehnentransfer u. Einbettung des Metatarsophalangealgelenks, ggf. Komb. mit Hohmann-Operation. Vgl. Hammerzehe.

Kramer-Pollnow-Syn|drom (Franz K., Psychiater, Neurol., Berlin, 1878–1967; Hans P., Psychiater, Neurol., Berlin, 1902–1943) *n*: syn. erethisch-hyperkinetisches Syndrom; Syndrom aus gesteigerter Erregbarkeit, psychomotorischer Unruhe, evtl. Intelligenzdefizit u. fokalen Anfällen (s. Epilepsie); Manifestation v. a. im Kindesalter; heute als frühe Beschreibung der ADHS* angesehen. Vgl. Antriebsstörung, Erethismus.

Krampf: s. Krämpfe.

Krampf|ader (mittelhochdeutsch Krummader): (engl.) *varicose vein*; Varix; s. Varizen.

Krampf|ader|bruch: s. Varikozele.

Krampf|anfall: s. Krämpfe, Epilepsie.

Krampf|gifte: (engl.) *convulsants*; Konvulsiva; Stoffe, die eine zentralerregende Wirkung besitzen u. dadurch Krämpfe* auslösen können, z. B. Rückenmarkskonvulsiva wie Strychnin*, Tetanustoxin (s. Tetanus) od. Stammhirnkonvulsiva wie Pentetrazol; vgl. Analeptika.

Krampf|potentiale *n pl*: (engl.) *epileptic brain waves*; veraltete Bez. für epilepsietypische Potentiale; s. EEG.

Krampf|wehen: s. Wehen.

Krampus *m*: Muskelkrampf; s. Krämpfe, Krampussyndrom.

Krampus|syn|drom *n*: (engl.) *crampus syndrome*; auf einen Muskel od. eine Muskelgruppe beschränkter tonischer, schmerzhafter Krampf, meist einseitig in den Morgenstunden (Crampi nocturni) in Wadenmuskeln u. Zehenbeugern; Auftreten evtl. nach sportl. Dauerleistungen (v. a. anstrengenden Märschen), bei Wurzelirritationssyndrom* od. Elektrolytstörungen. Vgl. Krämpfe.

Krani-: auch Cranio-; Wortteil mit der Bedeutung Schädel; von gr. κρανίον.

kranial (↑): (engl.) *cranial*; cranialis; zum Kopf gehörend, kopfwärts, scheitelwärts; Gegensatz kaudal*.

Kranialisation (↑) *f*: (engl.) *cranialization*; (röntg.) vermehrte zentrale Lungengefäßzeichnung mit hiloapikaler Betonung in den Oberfeldern bei erhöhtem pulmonalem Venendruck (Perfusionsumverteilung).

Kranial|variante (↑) *f*: (engl.) *cranial variant*; Anomalie der Wirbelsäule mit Verschiebung der Grenzen der Abschnitte nach kranial (7. Halswirbel durch lange Querfortsätze dem 1. Brustwirbel ähnlich, 12. Rippe verkürzt, Sakralisation* des 5. Lendenwirbels); vgl. Kaudalvariante.

Kranio|pagus (↑; -pagus*) *m*: (engl.) *craniopagus*; syn. Kephalopagus; Doppelfehlbildung* mit Verwachsung an den Köpfen.

Kranio|pharyngeom (↑; Pharyng-*; -om*) *n*: (engl.) *craniopharyngioma*; syn. Erdheim-Tumor; dysontogenetischer Tumor aus Resten des embryonalen Ductus craniopharyngicus (Rathke-Tasche); **Epidemiol.:** 1–4 % aller Hirntumoren*; typ. Erkrankungsalter 5.–10. Lj. u. 50.–75. Lj.; **Pathol.:** langsam wachsend mit Zystenbildung u. (oft) Verkalkungen, histol. Einteilung in papillären u. adamantinomatösen Subtyp; **Sympt.:** Sehstörungen, Hypophysenvorderlappen*-Insuffizienz (ggf. mit Kleinwuchs u. verzögerter Geschlechtsreife) u. Diabetes* insipidus centralis durch Kompression

Krankenpflege

der Hypophyse; Spätsymptome durch Beeinträchtigung der Mittelhirnfunktion: Essstörungen, Störung von Vigilanz u. Temperaturregulation; **Ther.:** neurochir. Eingriff, Bestrahlung.

Kranio|rhachi|schisis (↑; Rhachi-*; gr. σχίσις Spaltung, Trennung) *f*: (engl.) *craniorhachischisis*; kombinierte Spaltbildung an Schädel u. Wirbelsäule.

Kranio|schisis (↑; gr. σχίσις Spaltung, Trennung) *f*: (engl.) *cranioschisis*; syn. Cranium bifidum; angeb. Schädelspalte bei Rhachischisis; vgl. Spina bifida.

Kranio|sklerose (↑; Skler-*; -osis*) *f*: s. Leontiasis ossea.

Kranio|syn|ostosis (↑; Syn-*; Ost-*; -osis*) *f*: (engl.) *craniosynstenosis*; Kraniostosis; verfrühte Verknöcherung einer od. mehrerer Schädelnähte; s. Stenozephalie.

Kranio|tabes (↑; Tabes*) *f*: (engl.) *craniotabes*; elast. Eindrückbarkeit des Schädels im parietookzipitalen Bereich; **Vork.:** 1. bei Erstmanifestation von Rachitis* vor dem 6. Lebensmonat; für Rachitis nicht beweisend (auch bei Vitamin-A-Überdosierung vorkommend); 2. s. Caput membranaceum. Vgl. Kuppenweichheit.

Kranium (↑) *n*: knöcherner Schädel, Cranium*.

Kranken|geschichte: (engl.) *case history*; 1. s. Anamnese; 2. patientenbezogene Aufzeichnungen des behandelnden Arztes i. R. seiner Dokumentationspflicht*. Vgl. Einsichtsrecht; Auskunftsanspruch.

Kranken|gymnast *m*: s. Physiotherapeut.

Kranken|gymnastik *f*: (engl.) *physiotherapy*; s. Physiotherapie.

Kranken|haus: (engl.) *hospital*; Einrichtung, die der Krankenbehandlung od. Geburtshilfe dient, fachlich ud. unter ständiger ärztlicher Leitung steht, über ausreichende, dem Versorgungsauftrag entsprechende diagn. u. therap. Möglichkeiten verfügt u. nach wissenschaftl. anerkannten Methoden arbeitet; mit Hilfe von jederzeit verfügbarem ärztlichem, Pflege-, Funktions- u. med.-techn. Personal darauf eingerichtet, vorwiegend durch ärztl. u. pflegerische Hilfeleistung Krankheiten zu erkennen, zu heilen, deren Verschlimmerung zu verhüten, Krankheitsbeschwerden zu lindern od. Geburtshilfe zu leisten u. in dem die Pat. untergebracht u. verpflegt werden können; Zahl u. Verweildauer stationär behandelter Pat.: s. Tab. **Bedarfsplanung:** Um eine bedarfsgerechte Versorgung der Bevölkerung zu gewährleisten, stellen die Bundesländer auf der Grundlage des Krankenhausfinanzierungsgesetzes u. der Landeskrankenhausgesetze Bedarfspläne auf. **Zulassung:** Zu Lasten der GKV dürfen Krankenhausbehandlungen nur in zugelassenen Krankenhäusern erbracht werden; die Zulassung erfolgt durch Versorgungsvertrag, der zwischen den Landesverbänden der Krankenkassen u. den Verbänden der Ersatzkassen gemeinsam u. einheitl. mit dem Krankenhausträger abgeschlossen wird. Bei Hochschulkliniken u. (Plan-)Krankenhäusern gilt die Aufnahme in das Hochschulverzeichnis bzw. den Krankenhausplan des jeweiligen Bundeslandes als Abschluss eines Versorgungsvertrags u. damit als Zulassung. Vgl. Belegarzt.

Kranken|haus|hygieniker: (engl.) *hygienist*; Facharzt für Hygiene u. Umweltmedizin od. für med. Mikrobiologie u. Infektionsepidemiologie; in Akutkrankenhäusern mit über 400 Betten, Krankenhäusern der Maximalversorgung u. Universitätskliniken ist ein hauptamtlicher K. empfohlen. **Aufgaben:** Beratung u. Fortbildung des Personals, Begehung der Krankenhausbereiche, Erarbeitung von Hygieneplänen u. Richtlinien für Infektionsstatistiken mit deren Auswertung u. Kontrolle, Surveillance nosokomialer Inf. u. Erreger mit speziellen Resistenzen, Veranlassung von hygienisch-mikrobiol. Untersuchungen sowie Geschäftsführung der Hygienekommission*.

Kranken|haus|in|fektionen (Infekt-*) *fpl*: s. Nosokomialinfektionen.

Kranken|haus|informations|system *n*: (engl.) *hospital information system (Abk. HIS)*; Abk. KIS; EDV-gestütztes Primärsystem für abteilungsübergreifende (ggf. institutionsübergreifende) Erfassung, Weiterbearbeitung u. Archivierung von Informationen zur Optimierung administrativer u. klin. Arbeitsprozesse innerhalb des Krankenhauses.

Kranken|kost: (engl.) *diet*; Diät; auf die Bedürfnisse des Pat. u. die Therapie der Erkr. abgestimmte Ernährung; K. kann in der Einschränkung der gesamten Ernährung (Reduktionskost, z. B. bei Übergewicht), in der Verminderung best. Anteile (z. B. Nahrungsmittel mit niedrigem glykämischem Index* u. fettreduzierte Kost bei Diabetes* mellitus Typ 2, kochsalzarme Kost bei best. Nierenerkrankungen, fettarme Kost bei Pankreaserkrankungen) od. in der Vermehrung aller (Aufbaukost) od. best. Nahrungsanteile (z. B. proteinreiche Kost bei Kachexie) bestehen.

Kranken|pflege: (engl.) *nursing care*; pflegerische Betreuung von Kranken u. Pflegebedürftigen

Krankenhaus
Patientenbewegung in stationären Einrichtungen
(Statistisches Bundesamt Deutschland)

Jahr	stationär behandelte Patienten (× 1000)	durchschnittliche Verweildauer (Tage)
1992	14 975	13,2
1994	15 498	11,9
1996	16 165	10,8
1998	16 847	10,1
2000	17 263	9,7
2001	17 325	9,4
2002	17 432	9,2
2003	17 296	8,9
2004	16 801	8,7
2005	16 845	8,6
2006	16 832	8,5
2007	17 178	8,3
2008	17 520	8,1

Krankenpflege, häusliche

durch ausgebildetes Pflegepersonal; **Aufgaben:** nach Krankenpflegegesetz (Abk. KrPflG, vom 16.7.2003, zuletzt geändert am 22.10. 2004): **1.** eigenverantwortl. auszuführen: a) Erfassung von Pflegebedarf, Planung, Organisation, Durchführung u. Dokumentation der Pflege; b) Evaluation, Sicherung u. Entwicklung der Pflege; c) Beratung, Anleitung u. Unterstützung in der Auseinandersetzung mit der Krankheit; d) Einleitung lebenserhaltender Sofortmaßnahmen bis Eintreffen des Arztes; **2.** mitwirkend: a) eigenständige Durchführung ärztlich veranlasster Maßnahmen; b) Maßnahmen med. Diagnostik, Therapie od. Rehabilitation; c) Maßnahmen in Krisen- u. Katastrophensituationen. Vgl. Krankenpflege, häusliche; Pflege; Pflegeberufe.

Kranken|pflege, häusliche: (engl.) *home nursing care*; im Wohnumfeld des Pat. erfolgende Pflege, die für Versicherte der GKV in § 37 SGB V geregelt ist; **Voraussetzung:** H. K. wird unter best. Voraussetzungen neben der ärztl. Behandlung bis zu einer Höchstdauer von i. d. R. 4 Wochen je Krankheitsfall erbracht, wenn **1.** Krankenhauspflege geboten, aber nicht ausführbar ist od. wenn diese dadurch vermieden od. verkürzt wird (sog. Krankenhausersatzpflege); **2.** sie zur Sicherung des Ziels ambulanter ärztl. Behandlung erforderlich ist (sog. Behandlungssicherungspflege). Besteht zugleich Pflegebedürftigkeit*, ruhen nach § 34 Abs. 2 SGB XI im Falle der Krankenhausersatzpflege die Leistungen der Pflegeversicherung*; im Falle der Behandlungssicherungspflege dürfen nach § 37 Abs. 2 S. 4 SGB V bei gleichzeitiger Pflegebedürftigkeit von den Krankenkassen nur Leistungen der Behandlungspflege*, nicht aber die Satzungsleistungen der Grundpflege* u. der hauswirtschaftl. Versorgung erbracht werden. Anspruch auf Krankenhausersatzpflege besteht nach § 32 SGB VII ferner in der Gesetzlichen Unfallversicherung*.

Kranken|rolle: s. Patientenrolle.

Kranken|versicherten|karte: (engl.) *health insurance card*; Abk. KVK; Mitgliedsausweis der Gesetzlichen Krankenversicherung* zum Nachweis des Anspruchs auf ärztl. u. zahnärztl. Behandlung; der Versicherte ist verpflichtet, die KVK bei jeder Inanspruchnahme eines Vertragsarztes* vorzulegen (§ 13 Abs. 1, Bundesmantelvertrag Ärzte/Ersatzkassen vom 17.03.2009). Vgl. Kassenpatient; Gesundheitskarte, elektronische.

Kranken|versicherung: 1. (engl.) *health insurance*; **Gesetzliche K.** (Abk. GKV): Zweig der Sozialversicherung mit den Aufgaben der Gesundheitsförderung u. der Vorsorge zur Früherkennung u. Verhütung von Krankheiten (u. a. Früherkennungsuntersuchungen; Vorsorgeuntersuchungen), der Krankenbehandlung (einschließl. häuslicher Krankenpflege u. Haushaltshilfe sowie, subsidiär, Leistungen zur Rehabilitation*), der Mutterschaftshilfe* bei Schwangerschaft u. Entbindung sowie der Hilfe zur Familienplanung u. bei nicht rechtswidriger Sterilisation* od. bei nicht rechtswidrigem Schwangerschaftsabbruch*; bei Entgeltausfall inf. von Arbeitsunfähigkeit* od. Krankenhausaufenthalt wird Krankengeld gezahlt. Pflichtmitgliedschaft besteht für alle in der Ausbildung befindlichen Personen (Auszubildende, Studenten), Arbeiter u. Angestellte, sofern ihr Jahreseinkommen unter der sog. Beitragsbemessungsgrenze liegt, Rentner (mit Einschränkungen), Bezieher von Arbeitslosengeld I u. II, ferner für best. selbständige Berufe u. a.; freiwillige Versicherung ist möglich. Familienangehörige sind unter best. Voraussetzungen in die GKV einbezogen (s. Familienversicherung). Träger der GKV sind insbes. Allgemeine Ortskrankenkassen (Abk. AOK), Betriebs- u. Innungskrankenkassen sowie Ersatzkassen. Vgl. Kassenpatient; Solidarprinzip. **2.** im Leistungsumfang der GKV vergleichbare **Private K.** (Abk. PKV); **3.** private Zusatzversicherungen für in der GKV Versicherte.

Krankheit: 1. (engl.) *disease*; Erkrankung; Nosos, Pathos, Morbus; Störung der Lebensvorgänge in Organen od. im gesamten Organismus mit der Folge von subjektiv empfundenen bzw. objektiv feststellbaren körperl., geistigen bzw. seelischen Veränderungen; **2.** i. S. der sozialversicherungs- u. arbeitsrechtl. Gesetze der regelwidrige Körper- od. Geisteszustand, der in der Notwendigkeit einer Heilbehandlung (wobei bereits die Erforderlichkeit einer Diagnosestellung genügt) od. der Arbeitsunfähigkeit* wahrnehmbar zutage tritt; **3.** Bez. für eine definierbare Einheit typischer ätiologisch, morphologisch, sympt., nosologisch beschreibbarer Erscheinungen, die als eine best. Erkrankung verstanden wird. Vgl. Gesundheit.

Krankheiten, ansteckende: (engl.) *contagious diseases*; von Mensch zu Mensch unmittelbar od. mittelbar übertragbare Krankheiten, die durch Krankheitserreger od. deren tox. Produkte verursacht werden; Unterbegriff der Infektionskrankheiten*; vgl. Seuche; Infektionsschutzgesetz.

Krankheiten, anzeige|pflichtige: s. Meldepflicht.

Krankheiten, anzeige|pflichtige über|tragbare: s. Meldepflicht; Infektionsschutzgesetz.

Krankheiten, genetische: (engl.) *genetic diseases*; sog. Erbkrankheiten, Erbleiden; erbl. Krankheiten, die familiär gehäuft od. durch spontane Neumutation in einer durch g. K. bisher unbelasteten Familie auftreten können; Neumutationen treten in unterschiedl. Häufigkeit auf u. werden ggf. auf nachfolgende Generationen weitervererbt. **Formen: 1.** chromosomal bedingte g. K. mit numerischen od. strukturellen Abweichungen (Chromosomopathien), die z. T. mit dem Alter der Mutter zunehmen (vgl. Chromosomenaberrationen); **2.** einfach (monogen) vererbte g. K., die theoretisch den Mendel-Gesetzen entspr. vererbt werden u. einen geschlechtsgebundenen (vgl. Konduktor) od. autosomal-dominanten (Heterozygote erkranken) bzw. autosomal-rezessiven (nur Homozygote erkranken) Erbgang aufweisen können; die klin. Manifestation wird jedoch zusätzl. durch die Penetranz* u. Expressivität* des jeweiligen Gens bestimmt. **3.** multifaktoriell ausgelöste g. K. (polygene Vererbung), die durch abnorme Gene u. Umweltfaktoren verursacht werden; häufig mit fließenden Übergängen zu pathol. Veränderungen (Schwellenwerteffekt); die Abgrenzung eines monogenen von einem polygenen Vererbungsmodus ist daher nicht immer einfach. **4.** mitochondriale Vererbung; z. B. Kearns*-Sayre-Syndrom; **Sympt.:** G. K. manifestieren sich als körperl., geistige od.

kombinierte Anomalien, die phänomenologisch nicht immer von intrauterin erworbenen Defekten unterschieden werden können (vgl. Phänokopie). Bei monogen vererbten g. K. sind heute häufig die zugrunde liegenden biochem. Defekte (veränderte Proteinsynthese) nachweisbar. Potentielle Veränderungen, die nicht unbedingt zu Krankheiten führen, sind wahrscheinl. sehr viel häufiger; sie können u. U. erst durch hinzutretende äußere Einflüsse (z. B. Arzneimittel, Infektionen, alimentäre Faktoren) induziert u. klinisch manifest werden (z. B. als hämolytische Krise bei Glukose*-6-phosphat-Dehydrogenasemangel). Oft beruhen g. K. auf dem Ausfall od. der Veränderung eines best. Enzyms im intermediären Stoffwechsel. Die Manifestation kann sehr früh od. auch erst in fortgeschrittenem Lebensalter erfolgen. Folgen eines Enzymdefekts können unterschiedl. Enzymeigenschaften betreffen, z. B. veränderte Kinetik einer enzymat. Reaktion (z. B. Citrullinämie*), Herabsetzung der Enzymstabilität (z. B. Beeinflussung der Glukose-6-phosphat-Dehydrogenase durch Arzneimittel), Erhöhung der Enzymaktivität (z. B. akute intermittierende Porphyrie), Fehlen einer Rückkopplung (z. B. überschießende Synthese od. mangelnder Abbau von Stoffwechselprodukten als Urs. vieler Speicherkrankheiten wie Lipidose, Gangliosidose, Glykogenose). Neben Enzymdefekten können auch Veränderungen anderer wichtiger Proteine zu g. K. führen, z. B. von Hämoglobin (s. Hämoglobinopathien), Transport- u. Rezeptorproteinen in Zellmembranen (z. B. Lipämien, Cholesterolämien), Proteohormonen, Serumproteinen (Analbuminämien, Alpha- u. Betalipoproteinämien), Faktoren der Blutgerinnung (versch. Hämophilien). **Diagn.:** Frühdiagnose, z. B. durch sog. Heterozygotentests (vgl. Beratung, genetische), während der Schwangerschaft evtl. durch Amniozentese od. Chorionzottenbiopsie (vgl. Pränataldiagnostik); vgl. Krankheitsanlage; Letalfaktor; Fehlbildung.

Krankheiten, hepato|lienale: (engl.) *hepatolienal diseases*; versch. Krankheitsbilder mit Hepatosplenomegalie, bei denen sich gleiche pathol. Vorgänge in Leber u. Milz abspielen; z. B. die Speicherkrankheiten*. Vgl. Schistosomiasis.

Krankheiten, iatro|gene: (engl.) *iatrogenic diseases*; durch Handlungen u. Äußerungen des Arztes verursachte Krankheiten; vgl. Hospitalismus.

Krankheiten, melde|pflichtige: s. Meldepflicht; Infektionsschutzgesetz.

Krankheiten, organische: (engl.) *organic diseases*; Erkr., die auf anat. Veränderungen im Organismus beruhen (im Gegensatz zu funktionellen Erkr. inf. einer Störung der Funktion eines Organs).

Krankheiten, sexuell über|tragbare: s. STD.

Krankheits|anlage: (engl.) *predisposition*; pathol. Erbfaktor (Gen) als Urs. von genet. Krankheiten*; bei homozygotem Auftreten dominanter Allele sind die Schäden u. U. so schwerwiegend, dass die Individuen nicht lebensfähig sind (Letalfaktor, z. B. bei Kindern, deren Eltern beide eine Achondroplasie haben), bei heterozygotem Auftreten von dominanten Krankheitsanlagen kann es in jeder Generation zu der entspr. Erkr. kommen; bei rezessivem Erbgang tritt die Erkr. nur bei Homozygotie in Erscheinung, heterozygote Individuen mit rezessiver Krankheitsanlage sind gesund u. können sie statist. auf die Hälfte ihrer Nachkommen übertragen. Die Ausprägung eines rezessiven Gens wird in einigen Fällen trotz der Dominanz des anderen Allels nicht völlig unterdrückt, so dass leichte Anomalien entstehen können (intermediäre Manifestation). K. beruhen i. d. R. auf Schäden einzelner Gene (Monogenie); durch Fehlen eines spez. Enzyms kann es z. B. zu charakterist. Stoffwechselanomalien* kommen (Enzymopathien*). Kommt es durch eine einzige Genmutation zur Ausbildung versch. pathol. Merkmale, so spricht man von **Polyphänie** (Pleiotropie*), z. B. bei vielen Fehlbildungssyndromen. Eine K. kann an die Geschlechtschromosomen (Gonosomen*) gekoppelt sein; eine auf dem X-Chromosom lokalisierte rezessive K. kann beim weibl. Geschlecht (2 X-Chromosomen) durch das entspr. (normale) Allel auf dem anderen X-Chromosom kompensiert werden u. manifestiert sich nur bei Homozygotie. Bei Übertragung des X-Chromosoms mit der Krankheitsanlage auf männl. Nachkommen kommt es dagegen immer zur Manifestation der Krankheit; z. B. bei Hämophilie*, Agammaglobulinämie*, Wiskott*-Aldrich-Syndrom, Glukose*-6-phosphat-Dehydrogenasemangel u. Lowe*-Syndrom.

Krankheits|erreger: (engl.) *pathogenic agent, germ*; laut Infektionsschutzgesetz* ein vermehrungsfähiges (Virus, Bakterium, Pilz, Parasit) od. sonstiges biol. transmissibles Agens, das bei Menschen eine Infektion od. übertragbare Krankheit verursachen kann.

Krankheits|gewinn, sekundärer: (engl.) *secondary gain*; (psychol.) Bez. für die objektiven od. subjektiven Vorteile (z. B. Zuwendung, Anteilnahme u. a. soziale Konsequenzen), die sich aus der (u. U. unfreiwilligen) Übernahme der Patientenrolle* ergeben u. durch die Patientenrolle bzw. Sympt. stabilisiert werden.

Krankheits|konzept *n*: s. Krankheitstheorie.
Krankheits|lehre: s. Nosologie.
Krankheits|register *n pl*: (engl.) *disease register*; Organisationsform, die Auftreten bzw. Verlauf von Krankheiten in einer Population aufgrund einer Meldepflicht*, eines Melderechts od. mit Einwilligung des Pat. zum Zweck der Forschung u. Statistik systemat. u. kontinuierlich patienten- od. fallbezogen erfasst; K. gibts in Deutschland u. a. für Herzinfarkt, Diabetes mellitus, HIV-Infektionen, psychiatrische Erkr. u. Krebserkrankungen (s. Krebsregister). Vgl. Datenschutz, medizinischer.

Krankheits|theorie *f*: (engl.) *theory of disease*; Bez. für die Summe der Vorstellungen u. Erklärungsansätze von Pat. (sog. Laientheorien) u. Therapeuten in Bezug auf eine konkrete Erkr. od. auf Kranksein insgesamt; kulturell u. gesellschaftlich geprägt u. beeinflusst die Art der eingeleiteten therap. Maßnahmen sowie das individuelle Krankheitsverhalten.

Krankheits|über|träger, aktiver: (engl.) *active disease carrier*; syn. Vektor; als End-* od. Zwischenwirt* fungierender Überträger von Krankheitserregern, die sich in ihm weiterentwickelt bzw. vermehrt haben; vgl. Wirtswechsel; Arthropoden.

Krankheits|über|träger, passiver: (engl.) *passive disease carrier;* sog. Keimverschlepper; Organismus, der Bakterien, Viren, Wurmeier u. a. mechanisch (z. B. durch Exkrementabsetzung auf Lebensmittel) überträgt; vgl. Fliegen.

Krankheits|vorfeld: Bereich, der zwischen Gesundheit* u. Krankheit* liegt; die subjektiv asymptomat. Frühphase einer Krankheit; vgl. Prodrom.

Krankheits|wahn: s. Wahn, hypochondrischer.

Kranz|arterien (Arteri-*) *f pl:* s. Koronararterien.

Kranz|naht: Sutura* coronalis.

Kranz|star: (engl.) *coronary cataract;* s. Katarakt.

Kratschmer-Holmgren-Re|flex (Florin K., Ritter von Forstburg, Physiol., Wien, 1843–1922; Alarik F. H., Physiol., Uppsala, 1831–1897; Reflekt-*) *m:* reflektor. Atemstillstand bei Einatmen schleimhautreizender Dämpfe (z. B. Ether, Essigsäure); Auslösung über den N. trigeminus.

Kratz|würmer: s. Acanthocephala.

Kraurose (gr. κραῦρος trocken; -osis*) *f:* s. Craurosis.

Krause-Drüsen (Karl F. K., Anat., Hannover, 1797–1868): Glandulae* conjunctivales.

Krause-End|kolben (Wilhelm J. K., Anat., Göttingen, Berlin, 1833–1910): (engl.) *Krause's corpuscles;* Mechanosensoren* der Haut; rundl. od. ovale Körper, in deren Inneres sich Nervenfasern einsenken.

Krause-Klappe (Karl F. K., Anat., Hannover, 1797–1868): (engl.) *Krause's valve;* Valvula sacci lacrimalis inferior.

Krause-Reese-Syn|drom (Arlington C. K., amerikan. Ophth., geb. 1898; Algernon B. R., Ophth., New York, 1896–1981) *n:* retinale Dysplasie* Reese.

Kreat-: auch Creatin-; Wortteil mit der Bedeutung Fleisch; von gr. κρέας, κρέατος.

Kreatin (↑) *n:* (engl.) *creatine;* syn. N-Amidosarkosin; Methylguanidinoessigsäure; Zwischenprodukt des Aminosäurestoffwechsels, liegt in der Muskulatur in phosphorylierter Form als **Kreatinphosphat** (nach dem 4. Lj.) vor, das die Kreatinkinase* aus K. u. ATP regeneriert; **Biosynthese** in Leber u. Niere aus Glycin, der Guanidinogruppe von Arginin u. der Methylgruppe von Adenosylmethionin; das im Muskel aufgebaute K. verstärkt die hypoglykäm. Insulinwirkung, da es die Glukoseaufnahmefähigkeit des Muskels erhöht. Konz. im Plasma (mg/ 100 ml): normal 0,35–0,93 bei Frauen u. 0,17–0,50 bei Männern; K. wird auch mit Fleischnahrung aufgenommen, die Ausscheidung im Harn erfolgt als Kreatinin*. Vgl. Kreatinurie.

Kreatinin (↑) *n:* (engl.) *creatinine;* Creatinin; in der Muskulatur gebildetes cycl. Anhydrid u. Ausscheidungsform des Kreatin*; wird in der Niere nahezu vollständig glomerulär filtriert u. ausgeschieden (ca. 1–1,8 g/24 h; individuell verschieden, aber konstant u. der Muskelmasse direkt proportional); **Bestimmung:** Jaffé*-Methode od. enzymat. im optischen Test*; **klin. Bedeutung:** Bestimmung der glomerulären Filtrationsrate* (Ausnahme: bei Niereninsuffizienz; s. Clearance); vgl. Nierendiagnostik. Vgl. Cystatin C; vgl. Referenzbereiche (Tab. dort).

Kreatinin-Clearance (↑) *f:* s. Clearance; Nierendiagnostik.

Kreatin|kinase (↑; Kin-*) *f:* (engl.) *creatine kinase;* auch Creatinkinase (Abk. CK), früher Creatinphosphokinase (Abk. CPK); intrazelluläres dimeres Enzym (M_r 82 000), das Kreatin ATP-abhängig reversibel phosphoryliert; für K. existieren die 3 Untereinheiten M (engl. muscle, Muskel), B (engl. brain, Gehirn) u. Mi (engl. mitochondria, Mitochondrien) u. 4 versch. Isoenzyme*: **1. CK-BB** (CK-I) kommt bes. in Gehirn u. glatter Muskulatur sowie in embryonaler Skelettmuskulatur vor; erhöhte Serumwerte nach Apoplexie, epilept. Anfall u. bei chron. Niereninsuffizienz; **2. CK-MB** (CK-II) kommt v. a. im Herzmuskel vor; erhöht bei Herzinfarkt (Anstieg nach ca. 4–8 Std., max. nach 24–48 Std.) mit einem Anteil von >10 % an der Gesamt-CK; **3. CK-MM** (CK-III) kommt v. a. im Skelettmuskel vor; erhöht bei Muskelerkrankung (z. B. progressive Muskeldystrophie*) u. Muskelschädigung (z. B. Trauma, Injektion); **4. CK-MiMi** ist an der Außenseite der inneren Mitochondrienmembran lokalisiert u. an ein ADP/ATP-Transportenzym gekoppelt. **Bestimmung:** Durch CK gebildetes ATP wird von Hexokinase umgesetzt u. das durch Glukose-6-phosphat-Dehydrogenase proportional entstehende NADPH im optischen Test* gemessen; immun. u. chromatograph. Bestimmung der CK-Isoenzyme. Vgl. Referenzbereiche (Tab. dort); vgl. Enzymdiagnostik.

Kreatin|phosphat (↑) *n:* s. Kreatin.

Kreatin|phospho|kinase (↑) *f:* s. Kreatinkinase.

Kreatin|urie (↑; Ur-*) *f:* (engl.) *creatinuria;* Auftreten von Kreatin* im Harn; **Referenzwert** (24 Std.): <0,6 mmol/24 Std. (80 mg/24 Std.) bei Frauen, <0,3 mmol/24 Std. (40 mg/24 Std.) bei Männern; erhöht bei Muskelerkrankungen, Hyperthyreose*, Diabetes* mellitus (Typ 1), Cushing*-Syndrom, Akromegalie*; erniedrigt bei Testosteronzufuhr u. Hypothyreose*.

Krebs: (engl.) *cancer;* umgangssprachl. Bez. für eine maligne Erkr., z. B. Karzinom*, Sarkom*, Leukämie*.

Krebs|früh|erkennungs|untersuchungen: (engl.) *early detection examination;* Früherkennungsuntersuchungen* bei Frauen u. Männern zur Erkennung best. Krebserkrankungen (v. a. Zervixkarzinom*, Mammakarzinom*, kolorektales Karzinom*, Prostatakarzinom*, malignes Melanom*); **Ind.:** s. Tab. Vgl. Vorsorgeuntersuchungen.

Krebs|milch: (engl.) *cancer milk;* (pathol.) bei einigen Karzinomen* inf. fettiger Degeneration u. Zellzerfalls leicht von der Schnittfläche des Tumors abstreifbare milchige Flüssigkeit.

Krebs|nabel: (engl.) *tumor pit;* (pathol.) bei oberflächl. gelegenen Metastasen* inf. zentralen Gewebeuntergangs u. anschl. narbiger Einziehung entstehende Dellenbildung, bes. bei Lebermetastasen.

Krebs|register *n pl:* (engl.) *cancer register;* spez. Krankheitsregister* zur Erfassung der Häufigkeit maligner Neubildungen in einer Bevölkerung; **Formen: 1.** epidemiol. orientierte K.: auf Totalerfassung einer Population ausgerichtete Register; z. B. zur Feststellung von Inzidenz* u. Prävalenz*; **2.** spez. Organregister (pathol.-anat. Spezialregister): Sammlung von Informationen über best. Tumorformen, zur Diagnosehilfe u. als Grundlage zur Standardisierung von Nomenklatur, Klassifi-

Krebsfrüherkennungsuntersuchungen	
Alter	Untersuchung
Frauen	
ab 20. Lj.	Genitale: Inspektion der Vulva, Spekulumeinstellung, zytologischer Abstrich, bimanuelle Untersuchung (jährlich)
ab 30. Lj. zusätzlich	Brust: Tastuntersuchung einschließlich regionärer Lymphknoten und Anleitung zur Selbstuntersuchung (jährlich)
ab 35. Lj. zusätzlich	Haut: Inspektion (alle 2 Jahre)
ab 50. Lj. zusätzlich	Dickdarm: rektale Untersuchung, Untersuchung auf Blut im Stuhl (jährlich, ab 55. Lj. alle 2 Jahre)
	Brust: Mammographie-Screening (bis Ende 70. Lj.)
ab 55. Lj. zusätzlich	Dickdarm: 2 Koloskopien im Abstand von 10 Jahren
Männer	
ab 35. Lj.	Haut: Inspektion (alle 2 Jahre)
ab 45. Lj. zusätzlich	äußeres Genitale, Prostata: Anamnese, Tastuntersuchung (jährlich)
ab 50. Lj. zusätzlich	Dickdarm: rektale Untersuchung, Untersuchung auf Blut im Stuhl (jährlich, ab 55. Lj. alle 2 Jahre)
ab 55. Lj. zusätzlich	Dickdarm: 2 Koloskopien im Abstand von 10 Jahren

kation u. Stadieneinteilung; 3. klin. Nachsorgeregister: Verzeichnis von im Bereich eines Krankenhauses bzw. Tumorzentrums untersuchten u. behandelten Pat. zur zuverlässigen Nachsorge; Mischformen sind üblich. Vgl. Epidemiologie; Datenschutz, medizinischer.

Krebs|register|gesetz: Abk. KRG; gesetzl. Grundlage zur Führung von Krebsregistern*; 1. (Bundes-) „Gesetz über Krebsregister" vom 4.11.1994 (BGBl. I S. 3351); das KRG war bis 31.12.1999 befristet u. ordnete die stufenweise Einrichtung grundsätzl. flächendeckender u. einheitl. Krebsregister durch die Länder bis zum 1.1.1999 an. 2. Landesgesetzl. Regelungen zur fortlaufenden u. einheitl. Erhebung personenbezogener Daten über das Auftreten maligner Neubildungen einschließl. ihrer Frühstadien sowie zur Verarbeitung u. Nutzung dieser Daten zum Zwecke der Sicherstellung der Weiterführung der Krebsregister liegen in den meisten Bundesländern vor. Bei Widerspruch des Pat. hat die Datenübermittlung meist ganz zu unterbleiben, in einzelnen Bundesländern darf sie dann anonym erfolgen. Zur Meldung ist der behandelnde Arzt z. T. berechtigt (s. Anzeigerecht), z. T. auch verpflichtet. Daneben ist vereinzelt auch eine Meldebefugnis od. -pflicht von Ärzten bestimmt, die durch spez. Untersuchungsmethoden die Krebserkrankung bestimmen, ohne Behandler zu sein.

Krebs|syn|drome, familiäre *n pl*: (engl.) *familial cancer syndromes*; ca. 1–2 % der malignen Tumoren* entstehen i. R. von erblichen f. K., bisher sind etwa 20 f. K. genet. charakterisiert; z. B. Li*-Fraumeni-Syndrom, HNPCC*, Ataxia* teleangiectatica, Bloom*-Syndrom, Xeroderma* pigmentosum, Fanconi*-Anämie, WAGR*-Syndrom, Neurofibromatose*, adenomatöse Polyposis* des Colons, Wilms*-Tumor, Turcot*-Syndrom, Gardner*-Syndrom, MEN*-Syndrom Typ I, II A u. II B.

Krebs|vorstufen: s. Präkanzerose, Carcinoma in situ.

Krebs-Zyklus (Sir Hans-Adolf K., Biochem., Berlin, Oxford, 1900–1981; Zykl-*) *m*: Citratzyklus*.

Kreis|lauf: s. Blutkreislauf.

Kreis|lauf, entero|hepatischer: (engl.) *enterohepatic circulation*; Ausscheidung einer im Blutkreislauf zirkulierenden Substanz über die Galle, von dort in den Darm u. Rückresorption (meist im terminalen Ileum) → Pfortader → Leber → Galle → Darm; betrifft hauptsächl. Gallensäuren* u. Gallenfarbstoffe* sowie körpereigene u. körperfremde Steroidhormone, Glukokortikoide u. versch. Arzneimittel (z. B. Digitoxin). Die Substanzen durchlaufen den e. K. unter Umständen mehrfach. Vgl. Bilirubin.

Kreis|lauf, extra|korporaler: (engl.) *extracorporeal circulation*; syn. extrakorporale Zirkulation (Abk. EKZ); mit dem Blutkreislauf verbundenes, blutführendes künstl. System außerhalb des Körpers; i. e. S. zur Aufrechterhaltung des Gesamtkreislaufs (e. K. durch Herz*-Lungen-Maschine) bzw. von Kreislaufabschnitten (lokal) v. a. bei Op.; auch als Bestandteil extrakorporaler Blutreinigungsverfahren* in Komb. mit der sog. künstlichen Niere*.

Kreis|lauf|funktions|prüfungen: (engl.) *tests for circulatory functions*; diagn. Verf. zur Abklärung funktioneller Kreislaufstörungen* u. Abgrenzung von org. bedingten Störungen der Kreislaufregulation; **Formen:** u. a. Blutdruckmessung, Schellong*-Test, Ergometrie*, Valsalva*-Versuch, Plethysmographie*, Cold*-pressure-Test.

Kreis|lauf|mittel: (engl.) *cardiovascular agents*; umgangssprachl. Bez. für den Blutkreislauf beeinflussende Pharmaka; i. e. S. zentral od. peripher ansetzende, gefäßerweiternde od. -verengende Substanzen; vgl. Sympathomimetika, Sympatholytika.

Kreis|lauf, prä|nataler: s. Blutkreislauf.

Kreis|lauf|still|stand: s. Herz-Kreislauf-Stillstand.

Kreis|lauf|störungen, funktionelle: (engl.) *functional circulatory disorders*; passagere od. prolongierte, u. U. anfallartig auftretende Funktionsstörungen des Herz-Kreislauf-Systems ohne nachweisbare org. Erkr.; **Urs.:** häufig psychosomat. u. Umwelteinflüsse; **Einteilung:** 1. hyperdyname f. K.: s. Herzsyndrom, hyperkinetisches; Übergang mögl. in 2. hypodyname f. K.: hypotone Kreislaufregulationsstörungen; a) konstitutionelle u. asympatikotone Form der orthostat. art. Hypotonie* mit art. Hypotonie durch verminderte Aktivität des Sympathikus mit Kollapsneigung ohne vorausgehende Tachykardie u. ohne periphere Vasokonstriktion; b) vasovagale Synkope*: plötzl. Blutdruck- u. Pulsfrequenzabfall inf. vegetativ od. reflektor. ausgelöster peripherer Vasodilatation; Ther. der hypodynamen f. K.: Flachlagerung zur

Kreislaufstörungen, hyperdyname

Autotransfusion*, Sympathomimetika i. d. R. nicht erforderlich. Vgl. Somatisierungsstörung, Kipptisch-Untersuchung.

Kreis|lauf|störungen, hyper|dyname: (engl.) *hyperdynamic circulatory disorders;* Erhöhung des Herzminutenvolumens* u. Verkürzung der Kreislaufzeit*; **Vork.:** u. a. hyperkinetisches Herzsyndrom*, Hyperthyreose*, hyperdynames Stadium des septischen Schocks*, Leberzirrhose*. Vgl. High-cardiac-output-Syndrom, Kreislaufstörungen, funktionelle.

Kreis|lauf|störungen, hypo|dyname: s. Kreislaufstörungen, funktionelle.

Kreis|lauf|widerstand: (engl.) *circulatory resistance;* syn. vaskulärer Widerstand, Gefäßwiderstand; hämodynam. Größe; Summe der Einzelwiderstände aller Gefäßgebiete; **Einteilung: 1.** peripherer Widerstand*; **2.** pulmonalvaskulärer Widerstand*.

Kreis|lauf|zeit: (engl.) *circulation time;* Kreisumlaufzeit; Zeit, die ein Teststoff zum Zurücklegen des gesamten Weges od. einer Teilstrecke des Blutkreislaufs benötigt; abhängig von Herzleistung u. Peripherie; wichtige Größe bei der Diagn. eines Shunts* (z. B. Septumdefekt im Herzen). Vgl. Indikatorverdünnungsmethoden.

Kreis|lauf|zentralisation (Centr-*) *f*: (engl.) *circulatory centralization;* Drosselung der Durchblutung peripherer Gefäßgebiete (Haut, Muskulatur, Magen-Darm-Trakt, Nieren) zugunsten der Durchblutung von Hirn u. Herz durch arterioläre (Widerstandsgefäße) u. venöse (Entleerung der Kapazitätsgefäße) Vasokonstriktion als (sympathoadrenerge) Gegenregulation des Kreislaufs bei Schock*; **Sympt.:** kühle, blasse, schweißige Haut; Oligurie bis Anurie; deutl. erhöhte Differenz zw. Kern- u. Oberflächentemperatur (s. Körpertemperatur).

Kreis|lauf|zentren (↑) *n pl*: (engl.) *circulatory centers;* Kerngebiete in der Formatio* reticularis der Medulla oblongata, die Impulse für die Kreislaufregulation v. a. über Herznerven u. vasokonstriktor. Nerven aussenden (medulläre od. bulbäre K.); sind weitgehend autonom, werden jedoch durch übergeordnete Zentren im Diencephalon (dienzephale od. hypothalamische K.) u. durch Impulse aus der motor. Hirnrinde beeinflusst. Aktivierung durch periphere Afferenzen aus den pressosensor. Kreislaufzonen u. durch die chem. Blutzusammensetzung. Die spinalen K. in der Seitensäule des Rückenmarks (präganglionäre Neurone des Sympathikus) sind untergeordnete Zentren mit geringer Autonomie.

kreißen (mittelhochdeutsch krißen scharf schreien): (engl.) *to labour;* gebären.

Kreiß|saal (↑): (engl.) *delivery room;* Raum in einer Klinik, in dem entbunden wird.

Kremaster (Cremaster*) *m*: Kurzbez. für Musculus* cremaster.

Kremaster|re|flex (↑; Reflekt-*) *m*: s. Reflexe (Tab. 2 dort).

Krepitation (Crepitatio*) *f*: s. Crepitatio.

Kresol *n*: (engl.) *cresol;* Gemisch aus Methylphenolen (Hydroxytoluolen), $C_6H_4(OH)(CH_3)$; Destillationsprodukt des Steinkohlenteers, schlecht lösl. in Wasser, gut lösl. in Seifenlösung; **Anw.:** Scheueru. Sputumdesinfektion (hohe Resorptionstoxizität). Vgl. Desinfektionsmittel.

Kretinismus *m*: (engl.) *cretinism;* kindl. Entwicklungsstörung durch Mangel an Schilddrüsenhormonen; **Vork.: 1. endemisch:** bei Schädigung im Mutterleib durch Iodmangel bzw. Hypothyreose* der Mutter; überdurchschnittl. häufig in Iodmangelgebieten; Schilddrüsenanlage des Kindes einschließlich Enzymausstattung normal; postnatal gelegentlich Euthyreose im unteren Referenzbereich, meist aber hypothyreote Stoffwechsellage des kindl. Organismus (Struma* neonatorum nicht obligat) mit der Folge irreparabler intrauteriner Schädigung u. Entwicklungsverzögerung bes. von ZNS (geistige Behinderung unterschiedl. Grades), Skelett (röntg. zurückgebliebenes Knochenalter, kurze Finger, offene Fontanellen) u. a. Organen (u. a. trockene Haut, flache Nase, dicke Zunge, Innenohrschwerhörigkeit od. Taubheit); **2. sporadisch:** bei anderer intrauterin erworbener Neugeborenenhypothyreose u. kongenitaler angeb. Hypothyreose; Urs.: zu 80 % Schilddrüsendysgenesie (Ätiol.: s. Hypothyreose); führt in Abhängigkeit von der Versorgung des Fetus mit mütterlichen Schilddrüsenhormonen u. U. zu ähnlichen (meist aber weniger ausgeprägten) intrauterinen Entwicklungsstörungen wie bei endemischem K.; **Diagn.:** Hypothyreose-Screening (TSH-Bestimmung) bei Neugeborenen (s. Neugeborenen-Screening); ggf. funktionelle Schilddrüsendiagnostik* (TSH, T_3 u. T_4) u. Schilddrüsensonographie; zur Langzeitüberwachung Kontrolle der Schilddrüsenhormonkonzentrationen sowie der körperlichen u. geistigen Entw.; **Ther.:** postnatale Schilddrüsenhormonsubstitution; **Proph.:** iodiertes Speisesalz (bzw. Trinkwasser) in Iodmangelgebieten.

Kreuz|all|ergie (Allergie*) *f*: (engl.) *allergic cross reaction;* Sensibilisierung gegenüber biol. od. chem. verwandten Substanzen mit (Teil-)Identität der allergenen Strukturen, wodurch es schon bei Erstkontakt zu allerg. Reaktionen kommen kann; **Vork.:** gegenüber Tieren (z. B. Haus- u. Raubkatzen, Schalentiere u. Milben), Pflanzen (z. B. Birkenpollen u. Kern-, Steinobst-, Walnüsse, Beifußpollen, Sellerie, Kiwi, Avocado, Banane) u. Arzneimitteln (Betalactam-Antibiotika, Penicilline u. Cephalosporine). Vgl. Latexallergie.

Kreuz|band: (engl.) *cruciate ligament;* Ligamentum cruciatum anterius, posterius; Kreuzband des Kniegelenks; **1.** vorderes K. (Abk. VKB); Area intercondylaris anterior ↔ Innenseite des Condylus lat. femoris; **2.** hinteres K. (Abk. HKB); Area intercondylaris posterior ↔ Innenseite des Condylus med. femoris; **klin. Bedeutung:** s. Kniegelenkbandruptur; vgl. Kniegelenk (Abb. dort).

Kreuz|band|ruptur (Ruptur*) *f*: s. Kniegelenkbandruptur.

Kreuz|bein: Os* sacrum.

Kreuz|biss: (engl.) *crossbite;* Bissanomalie, bei der sich einzelne Zähne od. Zahngruppen der oberen u. unteren Zahnreihe kreuzen; Ätiol.: dental od. skelettal; ein- od. beidseitiges Vork. möglich.

Kreuz|blut: s. Kreuzprobe.

Kreuz|darm|bein|gelenk: Articulatio* sacroiliaca.

Kreuz|dorn: (engl.) *Hart's thorn;* Rhamnus catharticus; Strauch aus der Fam. der Kreuzdorngewächse, dessen Früchte (Rhamni cathartici fructus, Kreuzdornbeeren) 1,8-Didydroxyanthracenderivate (Anthranoide) mit laxierender Wirkung enthalten; **Verw. u. NW:** s. Laxanzien.

Kreuz|kon|tamination (Kontamination*) *f*: (engl.) *cross-contamination*; Verunreinigung der Kultur od. eines Mediums mit Mikroorganismen aus einer anderen Kultur, die sich in demselben Untersuchungsgang od. in der unmittelbaren Umgebung befindet; vgl. Kontamination.

Kreuz|kopf: Sattelkopf*.

Kreuz|otter: (engl.) *adder*; Vipera berus; lebendgebärende, 60–80 cm lange Giftschlange mit kreuzartiger Fleckung der Kopfhaut u. dunklem, zickzackförmigem Rückenband; der selten tödl. Biss führt zu hämorrhag. Entz., Ödem, Lymphadenitis, Erbrechen, Tachykardie, Blutdruckabfall, Hämolyse.

Kreuz|probe: 1. (engl.) *cross matching*; auch Kreuztest, serologische Verträglichkeitsprobe; durch Richtlinien der Bundesärztekammer festgelegte Prüfung der serol. Verträglichkeit von Spender- u. Empfängerblut vor einer Bluttransfusion* (v. a. durch Erfassung irregulärer Blutgruppenantikörper*), die von einem Arzt durchzuführen ist. zu beaufsichtigen ist; es wird die Kompatibilität von Spendererythrozyten u. Empfängerserum -bzw. plasma beurteilt (sog. Majortest; der früher verwendete sog. Minortest überprüfte die Kompatibilität von Empfängererythrozyten u. Spenderserum); Durchführung als indirekter Antiglobulintest* zum Nachw. irregulärer Blutgruppenantikörper, evtl. als Dreistufentest (Kochsalzphase, LISS-Phase in low ionic strength solution, indirekter Antiglobulintest); zusätzl. Blutgruppenbestimmung* (ABNull, Rhesus) aus dem Patientenblut obligat. Der sog. **eigene Tropfen** erlaubt die Abgrenzung von serol. Reaktionen zwischen Erythrozyten u. Serum des Empfängers (z. B. bei Vorhandensein von Autoantikörpern); bei unspezif. Autoagglutination (z. B. bei Paraproteinämie, hämolytischer Anämie) ist die Verw. gewaschener Erythrozyten angezeigt. Die K. verhindert nicht eine Immunisierung des Empfängers gegen unbekannte bzw. nicht bestimmte Blutgruppenantigene der Spendererythrozyten, sie verhindert jedoch i. d. R. das Auftreten von Transfusionszwischenfällen* bei erneuter Transfusion von Blut mit entspr. Blutgruppenantigenen. Bei jeder K. ist zur Erfassung von transfusionsrelevanten Antikörpern ein Antikörpersuchtest* mitzuführen (Ausnahme: vorausgehender Antikörpersuchtest aus einer Blutprobe, die kürzer als 3 Tage zurückliegt). Vgl. Bedside-Test; Gelzentrifugationstest. **2.** sog. Kreuzprobe im HLA-System: s. Cross-match.

Kreuz|re|aktion *f*: (engl.) *cross reaction*; immun. Reaktion spezif. Antikörper* bzw. spezif. sensibilisierter T- od. B-Lymphozyten mit heterologen Antigenen (Fremdsubstanzen mit ähnl. od. ident. Epitopen wie das homologe Antigen); Urs. für molekulare Mimikry* u. Hypothese zur Induktion von Autoimmunität (z. B. Glomerulonephritis, Endokarditis, Streptokokkeninfektion).

Kreuz|re|sistenz (Resistenz*) *f*: (engl.) *cross resistance*; Resistenzentwicklung bei Bakt. nicht nur gegen ein best. Antibiotikum, sondern auch gegen im Allg. chem. verwandte Antibiotika od. Chemotherapeutika; z. B. Kanamycin u. Neomycin.

Kreuz|schmerz: (engl.) *low back pain*; Bez. für einod. beidseitige Schmerzen v. a. im Bereich des Kreuzbeins, auch der unteren LWS u. der Iliosakralgelenke; sehr variables Beschwerdebild, die Schmerzqualität ist teilweise dumpf, tiefsitzend u. schlecht lokalisierbar, teilweise punktuell, mit Ausstrahlung in die Leiste od. die untere Extremität; **Urs.:** v. a. Weichteilaffektionen, Erkr. innerer Organe, Gefäßerkrankungen, orthop. (Fußdeformitäten, Skelettanomalien, Trauma, stat. Fehlbelastung, Facettensyndrom, Blockierung des Iliosakralgelenks), neurol. (Ischiassyndrom*, Bandscheibenvorfall*, Neuralgien) u. gyn. Erkrankungen (Myoma* uteri, Ovarialtumoren*, Dysmenorrhö* u. a.) sowie in der (Spät-)Schwangerschaft häufig als diffuser K.; vgl. Kokzygodynie; Lumbago.

Kreuz|titration (franz. titre Feingehalt einer Substanz) *f*: (engl.) *cross titration*; syn. Blocktitration; veraltete Methode zur quant. Auswertung serol. Reaktionen, die zu einer Präzipitation führen; **Prinzip:** nach Herstellung von Verdünnungsreihen eines Antigens u. seines spezif. Antikörpers wird jede einzelne Verdünnung mit jeweils einer Verdünnungsreihe des sog. Partners gemischt (sog. Schachbretttitration). Auswertungskriterien: Flockungsoptimum (sog. Äquivalenzzone) u. Prozonenphänomen*. Vgl. Präzipitationsreaktion.

Kreuz|toleranz (Toleranz*) *f*: (engl.) *cross tolerance*; Wirkungsabschwächung eines Arzneimittels aufgrund einer Toleranz* gegenüber anderen (häufig ähnl. wirkenden) Substanzen.

Kreuzung: s. Hybridisierung.

Kreuzungs|phänomen *n*: (engl.) *crossing sign*; (ophth.) gleichzeitiger Nachw. von Gunn- u. Salus-Zeichen bei Fundus* arterioscleroticus.

Kriblüren (franz. crible Sieb) *f pl*: (engl.) *type III lacunae*; auch Lakunen Typ III; durch hohen Gefäßinnendruck od. perivasale Mangelversorgung verursachte Erweiterung der perivaskulären Räume (500–1000 μm); **Vork.:** v. a. in den Basalganglien inf. von Arteriolosklerose* od. Arteriosklerose* od. als Pulsationstrauma bei langjähriger art. Hypertonie; in ausgeprägter Form als Status cribrosus. Vgl. Lacuna.

kribri|form (lat. cribrum Sieb): (engl.) *cribriform*; siebartig, cribriformis.

Kriebel|mücken: Simuliidae; s. Mücken.

Kriko|thyreo|tomie (gr. κρίκος Ring; Thyreo*; -tom*) *f*: Koniotomie*.

Kriko|tomie (↑; -tom*) *f*: (engl.) *cricotomy*; Ringknorpelspaltung; ergänzendes Verf. zur Thyreotomie bei Kehlkopfoperationen.

Krim-Kongo-Fieber, hämor|rhagisches: (engl.) *Crimean-Congo hemorrhagic fever* (Abk. CCHF); akute, fiebrige Erkr. mit schweren hämorrhag. Symptomen; **Vork.:** GUS, Zentral- u. Südostasien, Naher Osten, Südosteuropa; milderer Verlauf in Afrika; saisonal gehäuft in Sommermonaten, v. a. bei Land- u. Waldarbeitern, **Err.:** CCHF-Virus, ein Nairovirus aus der Familie der Bunyaviridae*; **Übertragung:** über Zecken (v. a. Hyalomma-Gattungen) sowie Blut u. Gewebe infizierter Tiere u. Menschen (nosokomial); **Inkub.:** 7–12 Tage; **Klin.:** Fieber, Kopfschmerz, Myalgien, Erbrechen, Bauchschmerz, Hämorrhagien, vaskulärer Kreislaufkollaps; **Diagn.:** Virusnachweis, Antikörpernachweis, DNA-Nachweis (PCR); **Ther.:** symptomat.; Gammaglobuline; **Progn.:** Letalität ca. 20 %; **Proph.:** in der GUS u. Bulgarien werden Impfstoffe eingesetzt.

-krin: Wortteil mit der Bedeutung abscheidend, absondernd; von gr. κρίνειν.

Krino|zytose (↑; Zyt-*; -osis*) *f*: (engl.) *crinocytosis*; s. Exozytose.

Krippen|tod: s. Kindstod, plötzlicher.

Krise, a|kinetische (Krisis*) *f*: (engl.) *akinetic crisis*; sich rasch ausbildende Verschlechterung der Symptomatik bei Parkinson*-Syndrom mit Bewegungsstarre, Dysphagie u. häufig vegetativer Begleitsymptomatik, ausgelöst durch plötzl. Reduktion der Medikation u./od. akute Begleiterkrankung; **Ther.:** Levodopa u. Benserazid über eine Magensonde, Amantadin i. v.

Krise, a|plastische (↑) *f*: (engl.) *aplastic crisis*; passagere akute krisenhafte Abnahme bzw. Sistieren der Erythrozytopoese* mit Absinken der Erythrozyten- u. Retikulozytenzahlen (Anämie) sowie der Bilirubinwerte im Blut, oft begleitet von Fieber, abdominalen Beschwerden u. Übelkeit; **Urs.:** oft infektiös (Neuinfektion mit Parvovirus B19 bzw. Reaktivierung) od. tox.-allerg. bedingt, häufig auch unbekannt; **Vork.:** v. a. bei hereditärer Sphärozytose* u. Elliptozytose, Stomatozytose, Sichelzellenanämie u. hämolyt. Anämien* inf. von Erythrozytenenzymopathien*, bei der akuten Form der pure* red cell aplasia u. bei der paroxysmalen nächtlichen Hämoglobinurie*; **Diagn.:** (hämat.) im Knochenmark Fehlen von reifen Zellformen, evtl. Vork. besonders großer u. mehrkerniger Proerythroblasten (sog. Maturationsarrest); **Progn.:** Erholungsphase mit Zunahme der Erythrozytopoese im Knochenmark u. Anstieg der Retikulozyten im Blut nach ca. 8–14 Tagen; vgl. Anämie, aplastische.

Krise, cholin|ergische (↑) *f*: (engl.) *cholinergic crisis*; Überdosierungssymptome bei Behandlung der Myasthenia* gravis pseudoparalytica mit Cholinesterase*-Hemmern: Übelkeit, Speichelfluss, Miosis, abdominale Krämpfe, Diarrhö, Muskelkrämpfe u. -schwäche; **Ther.:** Atropin.

Krise, endo|krine (↑) *f*: (engl.) *endocrine emergency*; syn. endokriner Notfall; sog. endokriner Schock; Exazerbation einer endokrin. Grunderkrankung (lebensbedrohl. Entgleisung, ggf. mit Bewusstseinsstörung od. psych. Veränderung); **Vork.:** z. B. Nebennierenrindeninsuffizienz* (Addison*-Krise), Phäochromozytom*, Hypothyreose (s. Myxödemkoma), Hyperthyreose* (s. Krise, thyreotoxische), Diabetes* mellitus (s. Koma, diabetisches; s. Schock, hypoglykämischer. Vgl. Schock.

Krise, gastrische (↑) *f*: (engl.) *gastric crisis*; kolikartige Schmerzen in der Magengegend als Organkrise bei Tabes* dorsalis; **DD:** Oberbauchsyndrom*.

Krise, hämo|lytische (↑) *f*: (engl.) *hemolytic crisis*; passagere Steigerung der Hämolyse* bei hämolytischer Anämie* mit Verschlechterung des Allgemeinbefindens u. Abnahme der Leistungsfähigkeit; dabei weiterer Anstieg der Retikulozytenzahlen im Blut u. des Serum-Bilirubins; **Urs.:** häufig Infektionen.

Krise, hyper|kalz|ämische (↑) *f*: s. Hyperkalzämie.

Krise, hyper|tensive (↑) *f*: (engl.) *hypertensive crisis*; syn. hypertone Krise, Blutdruckkrise, Hochdruckkrise; starker, plötzl. auftretender lebensbedrohl. Anstieg des systol. u. diastol. Blutdrucks* bei normalen od. erhöhten Ausgangswerten; vgl. Hypertonie (Tab. dort); bei hypertensiver Organschädigung (Herz, Gehirn, Nieren) als hypertensiver Notfall bezeichnet; **Urs.:** primäre (essentielle) od. sekundäre Hypertonie (z. B. bei hypertensiver Schwangerschaftserkrankung), als Rebound*-Phänomen nach plötzl. Absetzen von Antihypertensiva* (insbes. Clonidin) od. neurogen bedingt z. B. bei Querschnittlähmung, Tabes dorsalis, intrazerebraler Blutung u. Inf.; **Sympt.:** (v. a. neurol.) Epistaxis, Kopfschmerz, Schwindel, Ohrensausen, Synkope, Verwirrtheit, Sehstörungen, Hirndrucksteigerung u. neurol. Defizite inf. hypertensiver Enzephalopathie* (DD: Schlaganfall) mit Hirnödem, Koma, Krampfanfällen u. Hirnblutung; **Kompl.:** (kardial) akute Linksherzinsuffizienz (vgl. Herzkrankheit, hypertensive) mit Lungenödem, myokardiale Ischämie bis Herzinfarkt; (zerebral) hypertensive Enzephalopathie inf. Störung der zerebrovaskulären Autoregulation (s. Perfusionsdruck, zerebraler) mit Hirnödem, intrazerebrale Blutung*, ischämischer Schlaganfall*; (renal) Oligurie bis Anurie; (postop.) Blutungen; **Ther.:** hypertensiver Notfall: in Oberkörperhochlagerung, unter Sauerstoffgabe u. intensivmed. Monitoring sofortige pharmak. Blutdrucksenkung (ohne akute Kompl. um maximal 20–30 % pro Std. bzw. nicht unter 105 mmHg diastol. sowie innerhalb 2–6 Std. auf RR 160/100 mmHg; cave: ischäm. Organschädigung bei zu forcierter Blutdrucksenkung) mit z. B. Urapidil, Nitroglycerol, Isosorbiddinitrat od. Nitroprussidnatrium i. v., bei Lungenödem zusätzl. Furosemid i. v.; h. K. ohne Endorganschädigung: Ausschalten von Umweltreizen, ggf. Nitroglycerol, Clonidin od. Calcium-Antagonisten vom Dihydropyridintyp (Nitrendipin od. Nifedipin), evtl. Captopril (sublingual).

Krise, hyper|thyreote (↑) *f*: thyreotoxische Krise*.

Krise, keton|ämische (↑) *f*: acetonämisches Erbrechen*.

Krisen|intervention (↑) *f*: (engl.) *crisis intervention*; Bez. für kurzfristige ambulante od. stationäre, i. d. R. psychotherap. Hilfe als Unterstützung in psych. Krisen (z. B. bei Suizidalität*, nach Suizidversuch* od. Katastrophenfall), zur Verhinderung von ungünstigen Krisenfolgen (Sekundärprävention) od. als Einleitung einer längerfristigen, über die Krise hinausgehenden Psychotherapie*; auch als Basiskrisenintervention i. S. einer „Ersten Hilfe" vor Ort in psych. Ausnahmesituationen, z. B. durch geschulte Rettungsdienstmitarbeiter (räuml. u. emotionale Distanzierung vom traumatischen Reiz). Vgl. Notfallpsychologie

Krise, okulo|gyre (↑) *f*: Blickkrampf*.

Krise, psycho|soziale (↑) *f*: (engl.) *psychosocial crisis*; Bez. für die latente od. durch Symptombildung manifeste Überforderung der individuellen od. sozialen Ressourcen eines Menschen; **Sympt.:** z. B. Unruhe, Verzweiflung, Entscheidungsunfähigkeit; **Ther.:** Krisenintervention*.

Krise, sui|zidale (↑) *f*: (engl.) *suicidal crisis*; Situation, in der der Betroffene glaubt, einzelne Ereignisse od. auch seine gesamte Lebenssituation nicht mehr adäquat bewältigen zu können u. ihm der Suizid* als einziger Ausweg erscheint; vgl. Syndrom, präsuizidales.

Krise, tabische (↑) *f*: s. Organkrisen, tabische.

Krise, thyreo|toxische (↑) *f*: (engl.) *thyrotoxic crisis*; syn. hyperthyreote Krise; akute lebensbedrohl. Exazerbation einer Hyperthyreose*; **Vork.:** nach schwerer Erkr., Op., Anwendung von iodhaltigen Röntgenkontrastmitteln, Radioiodtherapie od. Iodzufuhr bei nicht od. unzureichend behandelter Hyperthyreose; insbes. bei Pat. im mittleren u. hohen Lebensalter; **Klin.:** Einteilung in 3 Stadien: **1.** hohes Fieber (bis 41 °C), Tachykardie bei Vorhofflimmern, Hautrötung, Schweißausbrüche, Durchfälle, Erbrechen, Exsikkose, Muskelschwäche, Adynamie, psychomotor. Unruhe bis zum Delir; **2.** zusätzl. Bewusstseinsstörung u. Somnolenz; **3.** Koma, Kreislaufversagen (ggf. mit Nebenniereninsuffizienz); **Ther.:** Flüssigkeits- u. Elektrolytsubstitution, Verabreichung von Cortisol, Thyreostatika u. ggf. Lithium, frühestmögl. Schilddrüsenoperation (sonst hohe Letalität).

Krisis (gr. κρίσις Entscheidung, Trennung) *f*: (engl.) *crisis*; schneller Fieberabfall bei Infektionskrankheiten, der innerh. 24 Std. zu normaler od. subnormaler Temperatur führt u. die Genesung einleitet.

Kristall (gr. κρύσταλλος Eis) *m*: (engl.) *crystal*; von ebenen Flächen begrenzter fester Körper (anorg. u. org. Natur) mit gesetzmäßiger Form durch regelmäßige Anlagerung von Ionen, Atomen od. Molekülen zu einer Raum-(Gitter-)Struktur; Bildung bei Abkühlung von Schmelzen od. aus übersättigten Lösungen.

Kristall|arthro|pathie (↑; Arthr-*; -pathie*) *f*: (engl.) *crystal arthropathia*; Arthropathie* inf. artikulärer Kristallablagerungen, z. B. bei Gicht*, Chondrokalzinose*-Krankheit, Hydroxylapatitkristall*-Ablagerungskrankheit; vgl. Arthritis.

Kristalline (↑) *n pl*: (engl.) *cristallins*; sehr stabile, lösl. Proteine, die ca. 90 % des Augenlinsenproteins bilden; Einteilung in oligomere α- (M_r 800 000) u. β-K. sowie monomere γ-K. (M_r <28 000).

Kristall|sus|pension (↑; Suspension*) *f*: (engl.) *crystal suspension*; (med.) Aufschwemmung von kristallinen Substanzen (z. B. Glukokortikoidkristalle) in meist wässriger Lösung zur Injektion.

Kristall|violett (↑) *n*: Gentianaviolett*.

Kristeller-Hand|griff (Samuel K., Gyn., Berlin, 1820–1900): (engl.) *Kristeller's maneuver*; (gebh.) Handgriff zum Ersatz ungenügender Kraft der Bauchpresse bei Geburt des Kopfes, Entw. der Schultern u. bei Beckenendlage*; ein- od. beidhändiger Druck auf den Fundus uteri in Richtung der Beckenachse.

Krönig-Schall|felder (Georg K., Int., Berlin, 1856–1911): (engl.) *Krönig's fields*; Felder mit Lungenschall über der Lungenspitze (s. Abb.); Einengung bei spezif. Spitzenherden (Lungentuberkulose*).

Krönlein-Linien|schema (Rudolf U. K., Chir., Zürich, 1847–1910) *n*: (engl.) *Krönlein's trepanation area*; früher (z. B. vor einer Trepanation*) zur Lok. der Arteria* meningea media u. ihrer Äste sowie des Sulcus* centralis u. des Sulcus* lateralis cerebri verwendetes, an der Schädeloberfläche ursprüngl.

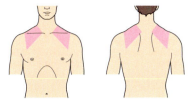

Krönig-Schallfelder

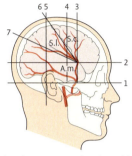

Krönlein-Linienschema: 1: Deutsche od. Frankfurter Horizontale zw. Orbitaunterrand u. Porus acusticus externus; 2: obere Horizontale (Parallele zu 1 durch Orbitaoberrand); 3, 4, 5: vordere, mittlere, hintere Vertikale (Senkrechte auf auf Mittelpunkt von 1, Gelenkköpfchen der Mandibula, Mastoidhinterrand); 6: Linea Rolandi obliqua (zw. Schnittpunkt von 2 mit 3 u. 5 mit Scheitel; entspr. S. c.); 7: Linea Sylvii obliqua (Winkelhalbierende zw. 2 u. 6, entspr. S. l.); S. c.: Sulcus centralis cerebri; S. l.: Sulcus lateralis cerebri; A. m.: Arteria meningea media (häufiger Trepanationsbereich bei epiduralem Hämatom) [159]

mit dem Krönlein-Kraniometer konstruiertes Liniensystem (s. Abb.); heute v. a. durch präzise Bildgebung u. Neuronavigation* ersetzt.

Krönlein-Orbital|re|sektion (↑; Orbita*; Resektion*) *f*: s. Orbitotomie.

Krogius-Kapsel|plastik (Frans A. K., Chir., Helsinki, 1864–1939; -plastik*) *f*: s. Ali-Krogius-Kapselplastik.

Krokodils|tränen|phänomen *n*: (engl.) *crocodile tears*; Phänomen der paroxysmalen Tränen; Tränenfluss beim Essen durch Einwachsen regenerierter Nervenfasern in die Tränendrüse statt in die Ohrspeicheldrüse nach peripherer Fazialisparese* (Defektheilung).

Krone: 1. (engl.) *crown*; natürliche K.: Corona dentis, Zahnkrone; **2.** klinische K.: frei in die Mundhöhle ragender Teil des Zahns; **3.** anatomische K.: mit Schmelz bedeckter Anteil des Zahns; **4.** künstliche K.: künstl. Ersatz für die natürl. u. anatomische K. mit einem Überzug aus Dentallegierung*, Dentalkeramik* bzw. Kunststoff; der Zahn wird bis in das Dentin hinein zirkulär mit diamantiertem rotierendem Instrumentarium beschliffen u. eine laborgefertigte Restauration mit Phosphat-, Carboxylat- od. Glasionomerzementen od. adhäsiv mit Compositen befestigt. Die Präparationsgrenzen sollten supragingival liegen; ehemalige Defekte müssen immer vollständig durch die Restauration bedeckt sein. **a)** Vollkrone: vollständig aus einem Werkstoff als Vollgusskrone (Dentallegierung), Vollkeramikkrone (Dentalkeramik) od. Vollkunststoffkrone (Dentalkunststoff); **b)** Verblendkrone: K. aus Dentallegierung mit zahnfarbenem Überzug aus Keramik od. Kunststoff auf der sichtbaren Seite (s. Facette); **c)** Teilkrone: nur teilweiser Ersatz der Zahnhartsubstanz im Bereich der Zahnkrone; **d)** Ankerkrone: Krone als Anker für Brückenzahnersatz* od. Geschiebe*.

Kronen|sequester (Sequester*) n: (engl.) ring sequestrum; abgestorbenes Knochenstück, das sich aufgrund von Durchblutungsstörungen kronenförmig vom Knochenende nach Amputation* abstößt; **DD:** persistierende Osteomyelitis* z. B. bei Amputation wegen Osteomyelitis.

Kropf: s. Struma.

Kropf|asthma (Asthma*) n: Atemnot durch eine die Atemwege komprimierende Struma*.

Kropf|geräusch: (engl.) thyroid bruit; Bez. für auskultator. vaskuläres Strömungsgeräusch (systol. u. diastol.) über einer Struma*; meist zus. mit palpator. Schwirren (vgl. Schilddrüsendiagnostik); **Vork.:** Struma* vasculosa.

Krümel|nagel: (engl.) dystrophic nail; bröckelige Auflösung der Nagelplatte bei Psoriasis* od. Onychomykose*.

Krukenberg-Tumor (Friedrich E. K., Pathol., Halle, Marburg, 1871–1946; Tumor*) m: (engl.) Krukenberg's tumor; metastat. entstandenes, fast immer beidseitiges Ovarialkarzinom bei im Magen-Darm-Trakt lokalisiertem, malignem Primärtumor; **Ätiol.:** entsteht durch Absinken von Tumorzellen in den Douglas-Raum (Implantationsmetastase) od. durch lymphogene bzw. hämatogene Metastasierung; **Histol.:** mit charakterist., oft schleimbildenden Siegelringzellen*. Vgl. Ovarialtumoren.

Krumm|darm: Ileum*.

Krupp (franz. croup) m: (engl.) croup; auch Croup; bes. bei Säuglingen u. Kleinkindern auftretende Obstruktion der Atemwege im Bereich des Kehlkopfs mit inspirator. Stridor; **Formen: 1.** echter K.: spez. Kehlkopfentzündung i. R. einer Diphtherie*; charakterist. sind Bildung von Pseudomembranen u. Stimmlosigkeit; **2.** andere Kruppsyndrome: s. Pseudokrupp.

Kruse-Sonne-Bakterien (Walther K., Bakteriol., Bonn, 1864–1943; Carl O. S., Bakteriol., Kopenhagen, 1882–1948; Bakt-*) fpl: Shigella sonnei; s. Shigella.

Kry-: Wortteil mit der Bedeutung Frost, Eiskälte; von gr. κρύος.

Kryo|bank (↑): (engl.) cryobank; Einrichtung zur Lagerung von biol. Material bei extrem tiefen Temperaturen (z. B. durch Verw. von flüssigem Stickstoff bei −196 °C); v. a. zur **Kryokonservierung** von Zellen (z. B. Spermien od. Eizellen), Geweben u. Organen (z. B. Knochenmark vor Transplantation).

Kryo|chirurgie (↑; Chirurgie*) f: (engl.) cryosurgery; sog. Kältechirurgie, Kältenekrotisierung; med. Anwendung der Kryotechnik (Erzeugung tiefer Temperaturen) als chir. Verfahren; die hierbei genutzten biol. Reaktionen der Gewebe auf eine Kälteeinwirkung lassen sich unterteilen in versch. **Reakti**onsformen: **1.** entzündl. Reaktion (Verklebung); **2.** sog. Klebeeffekt, z. B. zur Kryoextraktion der Linse des Auges; **3.** nekrotisierender Effekt (hämorrhag. Koagulationsnekrose) zur Gewebezerstörung u. Kryoresektion; **4.** Tiefkühleffekt zur temporären Blutstillung (bes. vorteilhaft bei kryochir. Eingriffen an parenchymatösen Organen); **Anw.: 1.** (urol.) insbes. Behandlung (Verkleinerung) des Prostataadenoms bzw. -karzinoms (bei Risikopatienten); **2.** (gyn.) z. B. Behandlung benigner Portioveränderungen, Entfernung von Endometrioseherden, inoperables Vulvakarzinom*; **3.** (dermat.) Entfernung von Hämangiomen, Nävi, Warzen, Papillomen, Condylomata* acuminata, Keratoakanthomen*; **4.** (ophth.) insbes. Netzhautfixierung bei Ablatio* retinae, Staroperation* älterer Pat.; **5.** (HNO) z. B. Entfernung von Hämangiomen, Angiomen, Nasen- u. Larynxpapillomen, Tonsillektomie*; **6.** (neurochir.) Hirntumoren, stereotakt. Operationen. **Technisch** unterscheidet man Geräte (vakuumisolierte spez. Kanülen, Kältesonden, sog. Kryoskalpell), an denen durch Verdampfen verflüssigter Gase Temperaturen bis zu −76 °C (CO$_2$, sog. Kohlensäureschneebehandlung), −85 °C (Lachgas, N$_2$O) bzw. −196 °C (Stickstoff) erzielt werden. **Vorteile:** Relativ gewebeschonendes u. organerhaltendes op. Vorgehen bei guter Blutstillung, relativ geringe Belastung des Pat., Schmerzarmut; viele kryochir. Eingriffe können ohne Anästhesie, z. T. ambulant durchgeführt werden, bes. geeignet für ältere Menschen. Vgl. Elektrochirurgie.

Kryo|de|sikkation (↑; De-*; siccus*) f: Gefriertrocknung*.

Kryo|globulin|ämie (↑; Globuline*; -ämie*) f: (engl.) cryoglobulinemia; Vork. von Kryoglobulinen* im Blut, die zu Hyperviskosität, Verklumpung von Erythrozyten u. Beeinträchtigung der Thrombozytenfunktion mit Störung der Mikrozirkulation, Blutgerinnung u. Gefäßwandpermeabilität sowie zu Glomerulopathie* führen können; **Sympt.:** sekundäres Raynaud*-Syndrom mit Kälteempfindlichkeit u. Zyanose der Akren, Infarkten innerer Organe, Thrombose von Netzhautgefäßen, petechialen Haut- u. Schleimhautblutungen (Purpura cryoglobulinaemica). Vgl. Kälteagglutininkrankheit.

Kryo|globuline (↑; ↑) n pl: (engl.) cryoglobulins; Kälteglobuline; kältelabile Serumproteine (Immunglobuline* od. deren Fragmente), die bei Abkühlung auf +4 °C gelieren u. als (Kryo-)Präzipitate od. Kristalle reversibel ausfallen; mögl. Folgen: Störungen der Mikrozirkulation u. Hämostase, Glomerulonephritis, Niereninsuffizienz u. Ulzera; **Vork.:** i. R. systemischer Erkr., selten idiopath.; **Einteilung: Typ I:** monoklonale K. (v. a. IgM) ohne spezif. Antikörpereigenschaften; Vork.: oft i. R. maligner Erkr. (v. a. Makroglobulinämie*, multiples Myelom*, Non*-Hodgkin-Lymphom); **Typ II** (sog. gemischter Typ): gegen die Fc-Region von IgG gerichtete monoklonale K. (IgM u./od. IgG); **Typ III** (ca. 50 % aller K.): gegen IgG gerichtete polyklonale K. (v. a. IgM); Vork.: oft bei rheumatoider Arthritis*, system. Lupus* erythematodes, Autoimmunkrankheiten*, chron. Infektion (z. B. chron. Hepatitis C). Vgl. Kryoglobulinämie.

Kryo|hämor|rhoid|ek|tomie (↑; Hämorrhoiden*; Ektomie*) *f*: (engl.) *cryohemorrhoidectomy*; op. Entfernung von (inneren) Hämorrhoiden* unter Anw. der Kryochirurgie*; Einfrieren der Knoten für ca. 3 Min. (bei −90 °C); Abstoßung der nekrot. Hämorrhoidalknoten nach ca. 2 Wochen.
Kryo|konservierung: s. Kryobank.
Kryo|skopie (↑; -skopie*) *f*: (engl.) *cryoscopy*; Methode zur Bestimmung der Gefrierpunkterniedrigung* u. damit des osmotischen Drucks (Osmometrie) einer Lösung; **Prinzip:** Messung der Temperatur, bei der eine unter Kühlung gerührte Flüssigkeit in den festen Zustand übergeht; Referenzbereich für Serum: −0,55 bis −0,58 °C.
Kryo|therapie (↑) *f*: 1. (engl.) *cryotherapy*; (dermat.) Kälteerzeugung zur Hemmung entzündl. Prozesse od. Hämatombildung; **Formen: 1.** lokal durch Eis, tiefgekühlte Silikatmasse (Kryopack) od. Chlorethanspray (Verdunstungskälte); **2.** als Ganzkörperkältetherapie in einer Kältekammer (1–2 Min. bei Temperaturen unter −100 °C). **Wirkung:** als Kurzzeittherapie (2–3 Min.) analgetisch, als Langzeittherapie (20–30 Min.) antiphlogistisch; resorptionsfördernd bei 0–10 °C (cave: bei Gewebetemperatur <15 °C Ödemförderung); **Ind.:** Schmerzen, z. B. bei Prellungen, Distorsionen od. Erkrankungen* des rheumatischen Formenkreises; **2.** (onkolog.) minimal-invasiv perkutan od. intraoperativ angewendetes Therapieverfahren bei malignen Tumoren u. Metastasen (i. d. R. palliativ) sowie benignen Tumoren durch über eine Sonde lokal applizierte Kälte, die zur lokalen Nekrose der zu therapierenden Raumforderung führt; als Kühlmittel werden flüssiger Stickstoff od. Argon verwendet. Vgl. Thermotherapie; Kryochirurgie.
Krypt-: Wortteil mit der Bedeutung verbergen, verborgen; von gr. κρύπτειν.
Krypt|anti|gene (↑; Antigen*) *n pl*: **1.** (engl.) *cryptic antigens*; durch terminale neuraminsäurehaltige Kohlenhydrate „maskierte" antigene Determinanten (subterminale Zucker) auf der Oberfläche menschl. Zellen, die unter Einwirkung glykosid. Enzyme (v. a. Neuraminidasen) freigelegt werden können (K. 1. Ordnung, sog. Friedenreich-Antigene, v. a. T*-Antigen); **2.** i. w. S. auch durch proteolyt. Enzyme freigelegte sog. Pseudo-Kryptantigene (K. 2. Ordnung).
Krypten (↑) *f pl*: (engl.) *crypts*; Einsenkungen od. seichte Gruben, z. B. K. an der Tonsillenoberfläche, in denen sich Bakt. ansiedeln können, od. Lieberkühn*-Krypten.
Kryptitis (↑; -itis*) *f*: (engl.) *cryptitis*; Form der Proktitis* mit Entz. der zwischen den Papillen liegenden Morgagni-Krypten, oft auch Urs. für eine Papillitis* der Analpapillen; vgl. Symptomenkomplex, analer.
krypto|genetisch (↑; Genetik*): (engl.) *cryptogenetic*; von verborgenem Ursprung; syn. idiopathisch.
Krypto|kokken (↑; Kokken*) *f pl*: s. Cryptococcus.
Krypto|kokken|meningitis (↑; ↑; Mening-*; -itis*) *f*: s. Kryptokokkose.
Krypto|kokkose (↑; ↑; -osis*) *f*: (engl.) *cryptococcosis*; syn. Cryptococcus-Mykose; veraltet Busse-Buschke-Krankheit; Pilzinfektion durch Cryptococcus* neoformans; primär meist asymptomat. Befall der Lungen durch Inhalation sporenhaltiger Stäube, dann hämatogene Streuung mit Befall der Meningen u. evtl. des Hirnparenchyms (Kryptokokkenmeningitis bzw. -meningoenzephalitis), selten Entstehung intrazerebraler Granulome; andere Organe meist asymptomat. befallen (bes. Prostata); **Vork.:** v. a. Abwehrschwäche, bes. Stadium 3 der HIV*-Erkrankung (AIDS*); **Klin.:** Fieber, Kopfschmerz, Bewusstseinstrübung; selten Meningismus; **Diagn.:** Nachw. des Err. im Liquor; **Ther.:** Komb. von Amphotericin B u. Flucytosin; Fluconazol od. Itraconazol zur Rezidivprophylaxe; in Ausnahmefällen liposomales Amphotericin B. Vgl. Systemmykosen.
Krypto|menor|rhö (↑; gr. μήν, μηνός Monat; -rhö*) *f*: **1.** (engl.) *cryptomenorrhea*; nicht nach außen abfließende Menstruationsblutung; führt zu Hämatometra* od. Hämatokolpos*; **Urs.:** meist sekundärer Zervixverschluss (z. B. nach Verletzung od. Infektion in der Kindheit od. nach intrakavitärer Strahlentherapie); angeb. bei Gynatresie*; **2.** syn. stummer Zyklus; inf. weitgehender Regression des sekretor. transformierten Endometriums keine menstruelle Abstoßung bei sonst normalem Ablauf des Menstruationszyklus*; **DD:** Amenorrhö*.
Krypto|mnesie (↑; -mnese*) *f*: (engl.) *cryptomnesia*; Erinnerungsverfälschung*, bei der Erinnerungen nicht als solche bewusst sind, sondern als neu erlebt aufgefasst werden, so dass sich jemand fälschlicherweise u. nicht in plagiator. Absicht z. B. als Urheber eines Gedankens versteht. Vgl. Gedächtnisstörung.
Krypton (↑) *n*: (engl.) *krypton*; chem. Element, Symbol Kr, OZ 36, rel. Atommasse 83,80; Edelgas; **Verw.:** [81m]Krypton (radioaktives Gas, HWZ 13 Sek.) aus einem [81]Rubidium-Generator (HWZ 4,6 Std.): **1.** früher zur Lungenventilationsszintigraphie* (heute fast ausschließl. Verw. von ^{99m}Tc-markierten Aerosolen); **2.** experimentell zur Best. der Blutflussgeschwindigkeit; s. Doppler-Sonographie.
Krypt|ophthalmus (↑; Ophthalm-*) *m*: (engl.) *cryptophthalmos*; sog. verborgenes Auge; Fehlbildung mit unvollständiger Entw. des Auges (bes. Augenlid, Tränenapparat, Orbita) bei angeb. totalem od. partiellem Ankyloblepharon*.
Krypt|orchismus (↑; Orch-*) *m*: Maldescensus* testis.
Krypto|sporidiose (↑; Spora*; -osis*) *f*: (engl.) *cryptosporidiosis*; Infektion mit Protozoen der Gattung Cryptosporidium*; **Erregerreservoir:** Haustiere (v. a. Kälber), erkrankte Personen u. (selten) Dauerausscheider; **Klin.:** bei immunkompetenten Pat. meist Sympt. einer Gastroenteritis mit Diarrhö, Erbrechen, Bauchschmerzen u. evtl. Fieber; bei immundefizienten Pat. (v. a. bei HIV*-Erkrankung) u. U. schwerer Verlauf mit massiver Diarrhö u. erhebl. Flüssigkeitsverlusten sowie Dissemination der Err. in Lunge u. a. Organe; **Diagn.:** mikroskopischer Nachw. von Kryptosporidium-Oozysten, Antigennachweis (z. B. ELISA*, Immunfluoreszenztest*); **Ther.:** keine kausale Ther. bekannt; symptomat. mit i. v. Flüssigkeitszufuhr, Loperamid*, Opiumtinktur, Nitazoxanid (Breitspektrum-Antibiotikum mit antiparasitärer Wirkung, seit 2005 bisher nur in den USA für die Ther. von K. bei Kindern im Alter von

Kryptotie

1–11 Jahren zugelassen); antiparasitär u. U. mit Paromomycin, Pentamidin, Albendazol; **Progn.:** i. d. R. Spontanheilung nach 12–14 Tagen (Ausscheidung von Oozysten u. U. 2–6 Wo. länger); bei immundefizienten Pat. monate- bis jahrelanger Verlauf mit infauster Prognose.

Krypt|otie (↑; Ot-*) *f*: (engl.) *cryptotia*; angeb. Fehlbildung der Ohrmuschel, bei der der obere Teil des Ohrknorpels unter der Schläfenhaut liegt u. die obere Umschlagfalte fehlt; **Ther.:** plast. Rekonstruktion der oberen Umschlagfalte. Vgl. Ohrmuscheldysplasie

17-KS: Abk. für 17-**K**eto**s**teroide*.

KST: (radiol.) Abk. für **K**ern**s**pin**t**omographie; s. MRT.

KTQ: Abk. für **K**ooperation für **T**ransparenz und **Q**ualität im Gesundheitswesen; (engl.) *Cooperation for Transparency and Quality in Health Care*; deutsche Organisation zur Zertifizierung des Qualitätsmanagements* eines Krankenhauses.

KTR: Abk. für **K**inder**t**umor**r**egister*.

Kubitus *m*: Cubitus; Ellenbogen.

Kuchen|niere: (engl.) *cake kidney*; Ren scutulatus; Nierenfehlbildung* mit dystoper scheibenförmiger Verschmelzungsniere; meist im Becken gelegen (vgl. Beckenniere), seltener auf Höhe von Os sacrum od. Promontorium.

Kühle|bakterien (Bakt-*) *f pl*: s. Mesothermobakterien.

Kühl|schrank|flora (lat. Flora römische Blumengöttin) *f*: (engl.) *psychrophilic flora*; Bakterien- u. Pilzarten, die noch bei 4 °C wachsen, proteolytische Potenz haben u. somit Lebensmittel (bes. Fleisch) verderben können; **Beispiel:** Pseudomonas* aeruginosa, Proteus*-Species, Serratia* marcescens, Aspergillus*-Species. Vgl. Psychrobakterien.

Kümmel: (engl.) *caraway*; Carum carvi; Pflanze aus der Fam. der Doldengewächse mit Spaltfrüchten (Carvi fructus) u. daraus gewonnenem ätherischem Öl u. a. mit D-Carvon; **Verw.:** dyspept. Beschwerden (leichte Spasmen, Blähungen, Völlegefühl).

Kümmell-Punkt (Hermann K., Chir., Hamburg, 1852–1937): (engl.) *Kümmell's point*; Druckschmerzpunkt bei Appendizitis* (Abb. 2 dort) im Bereich der Verbindungslinie zwischen Nabel u. re. Spina iliaca ant. sup.: 2 cm vom Nabel entfernt; vgl. Sherren-Dreieck.

Kümmell-Verneuil-Krankheit (↑; Aristide A. V., Chir., Paris, 1823–1895): (engl.) *Kümmell-Verneuil disease*; traumatische Spondylomalazie; Bez. für die langsam progrediente Gibbusbildung durch langsames Zusammensintern eines Wirbelkörpers nach Wirbelsäulentrauma; aseptische Knochennekrose*; zunächst erfolgt der Deckplatteneinbruch, anschl. Ausbildung einer Wirbelkörperkeil- od. -biskuitform mit Aufweitung des Zwischenwirbelraums, evtl. plötzl. Wirbelkollaps; **Sympt.:** zunehmende Spontan- u. lokale Druckschmerzen; **Ther.:** physik. Ther., op. Aufrichtung u. Spondylodese mit Fixateur* interne.

Küntscher-Nagelung (Gerhard K., Chir., Kiel, Hamburg, 1900–1972): (engl.) *Küntscher's method*; Osteosynthese* mit Marknagelung*.

Kürbis|samen: (engl.) *pumpkin seeds*; Cucurbitae semen; Samen von Cucurbita pepo u. Kulturvarietäten, die fettes Öl, Cucurbitin, Phytosterole, Tocopherole, Kalium u. Selen enthalten; **Verw.:** Reizblase u. Miktionsbeschwerden bei benignem Prostatasyndrom* (Stadium I u. II).

Kürettage (franz. curettage) *f*: (engl.) *curettage*; Ausschabung; Verf. zur Gewinnung bzw. Entfernung von Gewebe (i. e. S. aus dem Uteruskavum) mit gefensterter scharfer od. stumpfer Kürette; **Anw.: 1.** diagn.: s. Aspirationskürettage; Strichkürettage; **2.** therap.: z. B. bei Blasenmole*, Schwangerschaftsabbruch (Saugkürettage*) sowie nach Abort (Nachkürettage*).

Kürettage, fraktionierte (↑) *f*: (engl.) *fractional curettage*; (gyn.) getrennte Gewinnung u. histol. Untersuchung von Endometriumgewebeproben aus Gebärmutterhals u. -körper; **Anw.:** Bestimmung der Lokalisation u. Ausdehnung von krankhaften Veränderungen u. bes. Abgrenzung von Korpuskarzinom* u. Zervixkarzinom*; oft kombiniert mit Hysteroskopie*.

Kürschner|naht: s. Nahtmethoden.

Küster-Mayer-Syn|drom (Hermann K., Gyn., 1897–1964; August K. M., Anat., Physiol., Bonn, 1787–1865) *n*: (engl.) *Mayer-von-Rokitansky-Küster-Hauser syndrome*; auch Rokitansky-Küster-Mayer-Syndrom; hochgradige Hemmungsfehlbildung der Müller*-Gänge mit Fehlen der proximalen zwei Drittel der Tuben, des gesamten Uterus u. der oberen zwei Drittel der Vagina; Ovarien sind funktionstüchtig; oft einseitige Nierenaplasie; Erstdiagnose i. d. R. in der Pubertät bei primärer Amenorrhö*.

Küstner-Zeichen (Otto E. K., Gyn., Dorpat, Breslau, 1849–1931): s. Nabelschnurzeichen.

Küvette (franz. cuvette Spülbecken, Näpfchen) *f*: (engl.) *cuvette*; kleines Gefäß aus Kunststoff od. (selten) opt. Spezialglas zur Aufnahme flüssigen od. gasförmigen Untersuchungsmaterials für die Photometrie* sowie zur Bearbeitung histol. u. zytol. Präparate.

Kufs-Hallervorden-Krankheit (Hugo K., Neuropathol., Leipzig, 1871–1955; Julius H., Neurol., Gießen, 1882–1965): s. Zeroidlipofuszinose, neuronale.

Kugel|bauch|milbe: Pyemotes tritici; s. Milben.

Kugelberg-Welander-Syn|drom (Erik K., schwed. Neurol., 1913–1983; Lisa W., schwed. Neurol., geb. 1909) *n*: (engl.) *Kugelberg-Welander syndrome*; Typ III der spinalen Muskelatrophie*.

Kugel|gelenk: s. Gelenkformen.

Kugel|thrombus (Thromb-*) *m*: (engl.) *ball thrombus*; durch Herz- u. Blutbewegung abgerundeter, frei flottierender Thrombus* im Herzen (meist Vorhofthrombus*); **Kompl.:** Verlegung der Mitralklappe u. plötzlicher Herztod* bei K. im li. Vorhof, fulminante Lungenembolie* bei K. im re. Vorhof. Vgl. Herzthrombose.

Kugel|zange: (engl.) *bullet forceps*; (gyn.) Hakenzange mit kugelförmigen Segmenten an den Enden der Greifzinken, z. B. zum Fassen der Portio.

Kugel|zellen (Zelle*): (engl.) *spherocytes*; Sphärozyten; Erythrozyten*, die aufgrund eines Membrandefekts im Vergleich zu den normalen flachen Erythrozyten eine kugelige Form aufweisen (Durchmesser kleiner, Höhe größer als normal), dabei Fehlen der normalen Delle u. Verminderung der osmot. Resistenz; **Vork.:** bes. bei hereditärer Sphärozytose*, aber auch bei anderen hämolytischen Anämien*.

Kugel|zellen|an|ämie (↑; Anämie*) *f*: s. Sphärozytose, hereditäre.

Kuh|milch: (engl.) *cow milk*; die gelbl.-weißl., undurchsichtige Absonderung der Milchdrüsen von Kühen; unterscheidet sich von der Muttermilch* nicht nur durch ihre Artfremdheit u. in ihrer Zusammensetzung (s. Tab.), sondern auch durch ihren Bakteriengehalt; med. wichtig für die künstl. Säuglingsernährung*.

Kuhmilch
Durchschnittliche Zusammensetzung und Nährwert (pro 100 ml)

Bestandteil	Nährwert	
Nährwert	281	kJ (67 kcal)
Proteine	3,3	g
Casein	2,8	g
Laktalbumin	0,4	g
Laktoglobulin	0,2	g
Fette	3,7	g
Kohlenhydrate	4,8	g
Asche (Salze)	0,7	g
Vitamin A	0,03	mg
Ascorbinsäure	1,7	mg

Kuh|milch|all|ergie (Allergie*) *f*: (engl.) *cow milk allergy*; durch Proteine der Kuhmilch (v. a. Laktalbumin*, Laktoglobulin*, ferner Casein* u. bovines Serumalbumin*) verursachte Immunreaktion, z. T. in Form der Allergie* vom Typ I (Soforttyp bis hin zum anaphylaktischen Schock*) bzw. Typ IV (Enteropathie od. Ekzem); **Klin.:** Manifestation v. a. im Säuglings- u. Kleinkindesalter mit Erbrechen, Diarrhö, Bauchschmerzen, Gedeihstörungen, ekzematösen Hautveränderungen (atopisches Ekzem*), Hämatochezie, Anämie, Eisenmangel; **Ther.:** Ernährung mit hydrolysierter Nahrung od. sog. Elementarnahrung; s. Säuglingsnahrung, milchfreie; **DD:** Laktasemangel (s. Kohlenhydratmalabsorption), infektiöse Gastroenteritis*.

Kuh|milch|in|toleranz (Intoleranz*) *f*: (engl.) *cow milk intolerance*; syn. Kuhmilchproteinintoleranz; kuhmilchinduzierte Nahrungsmittelüberempfindlichkeit* inf. Kuhmilchallergie* od. angeb. bzw. erworbenen Mangels an spezif. Verdauungsenzymen (z. B. Laktasemangel; s. Kohlenhydratmalabsorption); **Vork.:** bei 0,3–7,5% aller Säuglinge; 22% sind mit 6 Jahren immer noch intolerant; **Klin.:** v. a. Erbrechen u. Diarrhö, aber auch Rhinitis* allergica, Asthma bronchiale, Ekzem, gastroösophagealer Reflux u. Obstipation.

Kuhn-System (Franz K., Chir., Berlin, Kassel, 1866–1929) *n*: (engl.) *Ayre-T-piece modified by Kuhn*; halboffenes Kindernarkosesystem mit Ayre*-T-Stück zur Spontanatmung u. Beatmung über Handbeatmungsbeutel mit geringem Atemwegwiderstand u. kleinem funktionellem Totraum. Vgl. Narkoseapparat.

Kuhn-Tubus (↑; Tubus*) *m*: s. Endotrachealtubus (Abb. 2 dort).

Kuh|pocken: (engl.) *cow pox*; milde Pockenerkrankung des Rindes, die direkt od. evtl. durch Katzen auf den Menschen übertragbar ist; **Err.:** Orthopoxvirus* bovis (originäres Kuhpockenvirus); **Klin.:** rötlich-livide bis haselnussgroße, z. T. hämorrhag. Knoten; oft Lymphadenitis, Lymphangitis, Fieber. Vgl. Melkerknoten.

Kuldo|skopie (franz. cul Boden; -skopie*) *f*: Douglasskopie*.

Kulenkampff-Plexus|an|ästhesie (Dietrich K., Chir., Zwickau, 1880–1967; Plexus*; Anästhesie*) *f*: s. Armplexusanästhesie.

Kulissen|phänomen *n*: (engl.) *uvular deviation*; bei einseitiger Glossopharyngeuslähmung* auftretende Abweichung von Zäpfchen, weichem Gaumen u. Rachenhinterwand zur gesunden Seite, z. B. bei Sprechen des Vokals A (s. Abb.); vgl. Gaumensegellähmung.

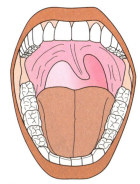

Kulissenphänomen: klinischer Befund bei Glossopharyngeuslähmung rechts

Kulissen|schnitt: (engl.) *pararectal incision*; syn. Falltürschnitt; (chir.) Pararektalschnitt* mit versetzter Durchtrennung der einzelnen Muskelschichten; z. B. als schräger Unterbauchschnitt (Lennander-Kulissenschnitt) bei Appendektomie.

Kultur|verfahren (lat. cultura Züchtung): (engl.) *culture procedure*; Sammelbez. für zahlreiche unterschiedl. Methoden zur Anzucht von Mikroorganismen mit Hilfe von Nährböden, Zell- od. Gewebekulturen od. bebrüteten Hühnereiern.

Kumulation (lat. cumulare anhäufen) *f*: **1.** Stoffkumulation; allmähl. Anhäufung von (Arznei-)Substanzen im Organismus bei wiederholter Dosierung, wenn die Einzelgaben schneller erfolgen als die Substanz eliminiert werden kann; Nichtbeachtung von Kumulationsvorgängen (z. B. bei Pharmaka mit langer Halbwertzeit) kann zur Überschreitung der therap. Blutkonzentration u. damit zur Vergiftung führen (z. B. durch Digitalisglykoside*, Barbiturate*); **2.** Wirkungskumulation; der Effekt einer Substanz bleibt nach der Elimination erhalten u. tritt bei erneuter Gabe verstärkt auf; **Urs.:** irreversible Schäden, v. a. am Genom (z. B. durch Kanzerogene*).

Kunst|after *m*: s. Anus praeternaturalis.

Kunst|fehler, ärztlicher: s. Behandlungsfehler.
Kunst|herz: (engl.) *artificial heart*; pulsatiles ventrikuläres Unterstützungssystem (Assistenzsystem); apparativer Ersatz der Pumpfunktion des Herzens durch Implantation eines pulsatilen od. nicht pulsatilen, intra- od. extrakorporalen mechan. Unterstützungssystems, das von extern elektrisch od. pneumatisch angetrieben wird; **Ind.:** bei völligem Herzversagen (s. Herzinsuffizienz; Schock, kardiogener) als (passagere od. permanente) Alternative zur Herztransplantation* (z. B. Bridging bis zur Herztransplantation od. Entwöhnung vom K. nach Erholung des Myokards innerh. weniger Wo. bis Monate); **Formen:** 1. ventrikuläres Assistenzsystem (s. Abb.) zur Unterstützung des in situ belassenen (insuffizienten) Herzens; **a)** univentrikulär: linksventrikulär (Abk. LVAD für engl. *left ventricular assist device*), rechtsventrikulär (Abk. RVAD für engl. *right ventricular assist device*); **b)** biventrikulär (Abk. BiVAD für engl. *biventricular assist device*) zur Unterstützung beider Ventrikel; 2. volles Kunstherz (Abk. TAH für engl. *total artificial heart*) nach Herzexplantation.

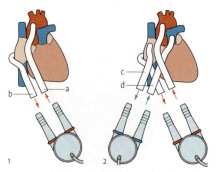

Kunstherz: 1: univentrikuläres linksventrikuläres Assistenzsystem (atrioaortales Linksherz-Assistenzsystem); 2: biventrikuläres Assistenzsystem; a: zur Aorta; b: vom linken Vorhof; c: vom rechten Vorhof; d: zur A. pulmonalis

Kunst|stoff|einbettung: (engl.) *synthetic polymer implantation*; (histol.) Verfahren zur Einbettung eines fixierten Gewebepräparats durch Verw. von Kunstharz (meist Hydroxyethylmethacrylat); **Vorteil:** keine Artefakte, geringe Schnittdicke. Vgl. Paraffineinbettung, Mikrotom.
Kunst|stoff|linse: s. Linsenimplantation.
Kunst|stoff|verband: (engl.) *synthetic dressing*; Cast; individuell modellierter Stützverband aus Kunststoffen (z. B. thermoplast. linearer Polyester, versetzt mit org. Füllsubstanzen) zur Fixierung reponierter Frakturen*, zur Immobilisation nach Osteosynthese* od. Luxation* u. zur Stabilisation; wird in Form von Binden bzw. Longuetten angelegt u. häufig anstelle eines Gipsverbandes* angewendet; **Vorteil:** stabil, leicht, hoher Tragekomfort. Vgl. Hartschaumverband, Gehverband.
Kunst|therapie *f*: s. Gestaltungstherapie.
Kupfer: (engl.) *copper*; Cuprum; chem. Element, Symbol Cu, OZ 29, rel. Atommasse 63,55, Dichte 8,92 g/cm³; zur Kupfergruppe gehörendes, rotgoldfarbiges, 1- u. 2-wertiges Halbedelmetall von großer Dehnbarkeit u. mit guter Leitfähigkeit; essentielles Spurenelement; **Vork.:** bei Wirbellosen im sog. Hämocyanin (Sauerstoff transportierende Substanz); beim Menschen als Bestandteil von Caeruloplasmin*, Superoxiddismutase* in Erythrozyten (Kupfergehalt ca. 0,2 %), Zytochromoxidase* u. a. Oxidoreduktasen; der **Kupferserumgehalt** (normal 11–24 µmol/l bzw. 70–155 µg/dl) ist bei Eisenmangelanämien, Tumoren, Infekten u. in der Schwangerschaft erhöht (Urs. unklar). K. ist als Spurenelement für die Erythrozytopoese wichtig; vgl. Nährstoffzufuhr, empfohlene (Tab. dort). **Verw.:** in der Zahnmedizin als Bestandteil einer Dentallegierung*.
Kupfer|draht|arterien (Arteri-*) *fpl*: s. Fundus arterioscleroticus.
Kupfer|speicher|krankheit: Wilson*-Krankheit.
Kupffer-Stern|zellen (Karl W. von K., Anat., Kiel, München, 1829–1902; Zelle*): (engl.) *Kupffer's cells*; Makrophagen*, die in den Lebersinusoiden z. T. im Endothelverband, z. T. dem Endothel außen aufliegen u. ihre Zellfortsätze in das Sinusoidlumen hineinsenden (s. Abb.); **Funktion:** zur Phagozytose* befähigt, gehören zum Monozyten*-Makrophagen-System.

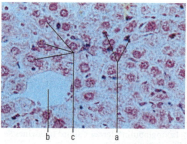

Kupffer-Sternzellen: histologischer Schnitt (Kernechtrot-Trypanblau-Färbung); a: Kupffer-Sternzellen; b: Vena centralis; c: Hepatozyten

Kupieren (franz. couper abschneiden): (engl.) *to arrest*; eine Krankheit im Keim unterdrücken od. zu sehr abgekürztem Verlauf bringen; vgl. Abortiva.
Kuppen|weichheit: (engl.) *softness of the parietal bone*; physiol. Weichheit der kindl. Scheitelbeine; Normalbefund bei Neu- u. Frühgeborenen bis zu etwa 3 Mon.; cave: Verwechslung mit rachit. Kraniotabes*.
Kupulo|lithiasis (lat. cupula kleine Kufe; Lith-*; -iasis*) *f*: s. Lagerungsschwindel.
Kur (lat. cura Sorge, Pflege) *f*: (engl.) *cure*; nicht mehr verwendete Bez. für Maßnahmen zur Prävention u. Rehabilitation mit vorübergehendem Aufenthalt in einem spezialisierten Kurort.
kurabel (lat. curare heilen): (engl.) *curable*; heilbar.
Kurare *n*: Curare*.
kurativ (lat. curare heilen): (engl.) *curative*; heilend, auf Heilung ausgerichtet; z. B. kurative Medizin im Gegensatz zu Präventivmedizin*; vgl. Palliativmedizin.
Kur|krise (Krisis*) *f*: syn. Kurreaktion; Reaktion des Organismus während der Kur mit vorübergehender Verschlechterung der zu behandelnden Erkr. od. dem Auftreten neuer Sympt.; auch inf. Überdo-

sierung der Kurmittel (z. B. Bäder, klimat. Reize). Vgl. Badedermatitis.
Kurtzke-Skala *f*: s. EDSS.
Kuru *m*: (engl.) *kuru*; im östl. Hochland Papua-Neuguineas auftretende Prionkrankheit*; **Epidemiol.:** endem. Charakter der Erkr. (Peak in den 50er Jahren; damals starben im Stamm der Fore mehr als 50 % aller Frauen) ist auf Ingestion infektiösen Materials (Hirngewebe) u. parenterale Übertragung über kontaminierte Hände i. R. der Zubereitung endokannibal. Mahlzeiten zurückzuführen; seit Verbot des Endokannibalismus 1957 deutl. Rückgang (seit 1996 durchschnittl. 1 Neuerkrankung pro Jahr); **Inkub.:** 2–48 Jahre; **Klin.:** Gangunsicherheit, Dysarthrie, schüttelfrostartiger Tremor (lokale Bez. K.), zerebellare Ataxie, Strabismus, Wesensveränderung, terminal Demenz; **Progn.:** Tod bei Kindern ca. 6–9 Mon., bei Erwachsenen 12 Mon. nach Erkrankungsbeginn. Vgl. BSE; Creutzfeldt-Jakob-Krankheit.
Kurvatur (lat. curvare krümmen, biegen) *f*: (engl.) *curvature*; Krümmung; bes. die große u. kleine Krümmung des Magens.
Kurz|darm|syn|drom *n*: (engl.) *short bowel syndrome*; Bez. für Verdauungsstörungen nach Resektion großer Dünndarmabschnitte, z. B. Malabsorption u. Diarrhö; i. w. S. stark eingeschränkte Dünndarmfunktion (z. B. bei Enteritis regionalis Crohn); **Ther.:** Dünndarmtransplantation*.
Kurz|ketten-Acyl-CoA-De|hydrogenase-Defekt *m*: (engl.) *short-chain acyl-CoA-dehydrogenase deficiency* (Abk. *SCAD*); autosomal-rezessiv erbl. Stoffwechselerkrankung (Genlocus 12q22-pter mit mehreren Mutationen) mit Störung der mitochondrialen Betaoxidation* der kurzkettigen Fettsäuren (C_4–C_6); **Sympt.:** metabol. Azidose bereits im Neugeborenenalter, Ernährungsschwierigkeiten, Entwicklungsrückstand, Muskelhypotonie; **Diagn.:** Vermehrung von Ethylmalonsäure u. Butyrylglycin im Urin sowie von kurzkettigen Acylcarnitinen im Blut (Erfassung von C_4 mit Tandem*-Massenspektrometrie; s. Acylcarnitin, Tab. dort); **Ther.:** kohlenhydratreiche u. fettreduzierte Diät, Gabe von Riboflavin*.
Kurz|narkose (Nark-*) *f*: (engl.) *short anesthesia*; Bez. für Narkose* von bis zu 15 Min. Dauer.
Kurz|rippen-Poly|daktylie-Syn|drome (Poly-*; Daktyl-*) *n pl*: (engl.) *short-rib-polydactyly syndromes*; Oberbegriff für alle autosomal-rezessiv erbl., meist letalen Osteochondrodysplasien mit kurzen Rippen u. Polydaktylie; **Einteilung:** radiol. Phänotypen nach Spranger: **1.** Typ I Saldino-Noonan: hypoplast. Thorax mit kurzen Rippen u. Extremitäten, Polydaktylie, intrazerebralen Anomalien; **2.** Typ II Majewski: letales Malformationsyndrom mit Lippenspalte, prä- u. postaxial Polysyndaktylie, kurzen Rippen u. Extremitäten, insbes. der Tibia, Genitalanomalien, Epiglottisfehlbildungen, Lungenhypoplasie, Nierenzysten, Pachygyrie u. Kleinhirnfehlbildung; **3.** Typ III Verma-Naumoff: verkürzte Schädelbasis, vorgewölbte Stirn, eingesunkene Nasenwurzel u. flacher Hinterkopf; Mutationen im DYNC2H1-Gen beschrieben; **4.** Typ IV Beemer-Langer: letales Malformationsyndrom mit Hydrozephalus, Herzfehler, Genitalanomalien, Thrombozytopenie u. auffälliger Fazies. Vgl.

Achondroplasie; Chondrodysplasia-punctata-Syndrome; Ellis-van-Creveld-Syndrom; Jeune-Syndrom.
Kurzrok-Miller-Test (Raphael K., Gyn., New York, 1895–1961) *m*: s. SCMC-Test.
Kurz|schädel: s. Brachyzephalus.
Kurz|sichtigkeit: s. Myopie.
Kurz|wellen|dia|thermie (Dia-*; Therm-*) *f*: (engl.) *short-wave diathermy*; s. Hochfrequenztherapie.
Kussmaul-Atmung (Adolf Kußmaul, Int., Heidelberg, Straßburg, 1822–1902): (engl.) *Kussmaul breathing*; rhythmische, abnorm tiefe Atmung (Hyperpnoe*) mit normaler od. erniedrigter Frequenz (Bradypnoe*) bewirkt vermehrte CO_2-Abatmung (z. B. bei Hyperkapnie*) od. respirator. Kompensation einer ausgeprägten nicht respirator. Azidose* (Azidoseatmung); **Vork.:** z. B. diabetisches Koma u. Niereninsuffizienz. Vgl. Atmungstypen (Abb. dort).
Kussmaul-Maier-Syn|drom (↑; Rudolf M., Pathol., Freiburg, 1824–1888) *n*: Panarteriitis* nodosa.
Kussmaul-Zeichen (↑): s. Pulsus paradoxus.
Kutikular|saum (Cuticula*): Bürstensaum*.
Kutis (lat. cutis Haut) *f*: s. Haut.
Kutis|fissur (↑; Fissur*) *f*: (engl.) *skin fissure*; Einriss der Oberhaut bis zur Lederhaut; auch bei Fehlbildungen der Haut (Einziehung, Faltenbildung) über angeb. Sternumspalte. Vgl. Rhagade.
Kutis|nabel (↑): s. Nabelanomalien.
Kux-Operation (Erhard K., Chir., Wien, 1905–1972) *f*: (engl.) *thoracoscopic sympathicotomy*; thorakoskopische Sympathektomie*.
KV: Abk. für Kassenärztliche* Vereinigung.
Kwashiorkor *m*: s. Protein-Energie-Mangelsyndrome.
Kyasanur-Forest-Krankheit: (engl.) *Kyasanur forest disease* (Abk. *KFD*); Kyanasur-Fieber; syn. Kyasanur-Wald-Krankheit; erstmals 1957 in Indien beobachtete, durch Zecken (Ixodes, Haemaphysalis) übertragene Erkr.; **Err.:** Kyasanur-Forest-Virus, Flavivirus* der Flaviviridae; Inkub. 3–8 Tage; **Klin.:** Fieber, Kopf-, Muskel- u. Gliederschmerzen; **Kompl.:** komplizierende Hämorrhagien ab 3. Krankheitstag, gelegentl. nach 7–21 Tagen erneuter Fieberanstieg mit Enzephalitis u.a. Organmanifestationen; **Progn.:** Letalität 3–5 %.
Kyem-: Wortteil mit der Bedeutung Embryo, Frucht im Mutterleib; von gr. κύημα.
Kymo|graphie (gr. κῦμα Welle; -graphie*) *f*: s. Flächenkymographie.
Kyn|orexie (gr. κύων, κυνός Hund; ὄρεξις Verlangen) *f*: s. Bulimie.
Kyn|urenin (Ur-*) *n*: (engl.) *kynurenine*; Metabolit beim Abbau von Tryptophan*; bei Pyridoxinmangel wird K. zu Kynuren u. Xanthurensäure umgesetzt u. mit dem Harn ausgeschieden. Vgl. Stoffwechselstörung, pyridoxinabhängige.
Kyphose (gr. κυφός vorwärts gebeugt; -osis*) *f*: (engl.) *kyphosis*; nach dorsal konvexe Krümmung der Wirbelsäule, physiol. angedeutet in der BWS; pathol. verstärkt u. fixiert (sog. Buckel); **Formen: 1.** angeb. bei Fehlbildungen eines Wirbelkörpers (Bogenspaltbildung, dorsaler Halswirbel), bei Systemerkrankungen (enchondrale Dysostose, Chondrodystrophia fetalis, Osteogenesis imperfecta); **2.** erworben bei Rachitis*, Spondylitis* ankylo-

sans, Scheuermann*-Krankheit (juvenile K.), Osteoporose* (senile K.) u. a.; als Gibbus od. Pott-Buckel mit spitzwinkliger, kurzstreckiger Knickung der Wirbelsäule bei tuberkulöser Spondylitis*, nach Wirbelkörperfraktur (s. Wirbelfraktur) u. bei Kümmell*-Verneuil-Krankheit; **Klin.**: ausgeprägte funktionelle Störungen, evtl. psych. Veränderungen; **Ther.**: je nach Grunderkrankung u. U. op. Aufrichtung u. Stabilisierung durch Osteotomie bzw. Knochentransplantation i. R. einer Spondylodese* mit internem Fixationssystem. Vgl. Haltungsstörungen.

Kyphosis sacralis, thoracica (↑; ↑) *f*: die nach dorsal konvexen Krümmungen der Wirbelsäule.

Kypho|skoliose (↑; gr. σκολιός krumm, schief; -osis*) *f*: (engl.) *kyphoskoliosis*; Buckelbildung bei gleichzeitiger seitl. Verkrümmung; sehr selten, meist ist die Kyphose* vorgetäuscht, da die Torsion der Wirbelkörper eine Rippenbuckelbildung bedingt. Vgl. Skoliose.

Kyrle-Krankheit (Josef K., Dermat., Wien, 1880–1926): (engl.) *Kyrle's disease*; Hyperkeratosis* follicularis et parafollicularis in cutem penetrans.

Kyst-: auch Cyst-, Zyst-; Wortteil mit der Bedeutung Blase, Harnblase; von gr. κύστις.

Kyst|adeno|fibrom (↑; Aden-*; Fibr-*; -om*) *n*: s. Adenofibrom.

Kyst|adeno|karzinom (↑; ↑; Karz-*; -om*) *n*: (engl.) *cystadenocarcinoma*; veraltete Bez. für einen serösen bzw. muzinösen epithelialen malignen Tumor; häufigste, meist aus einem Kystadenom* hervorgehende Form des Ovarialkarzinoms (Ovarialtumor*); führt nach Kapseldurchbruch oft zu einer Peritonealkarzinose*, das muzinöse K. häufig zu einem Pseudomyxoma* peritonei.

Kyst|adenom (↑; ↑; -om*) *n*: (engl.) *cystadenoma*; Cystadenoma, Kystom; auch Adenokystom; vom Epithel exkretorischer od. inkretorischer Drüsen ausgehendes Adenom* mit fortschreitender Erweiterung der Drüsenlumina (u. a. durch Sekretstauung); **Einteilung: 1.** (pathol.-anat.) ein- od. mehrkammeriges sowie einfaches (glattwandiges) od. papilläres K.; **2.** (histol.) nach Art der Epithelauskleidung seröses (serös-papilläres) od. muzinöses K.; sog. Borderline*-Tumor bei Nachweis epithelialer Atypien ohne invasives Wachstum; **Vork.**: v. a. Ovar (entspricht dem serösen bzw. muzinösen epithelialen Ovarialtumor* nach WHO), auch Mamma, Niere, Lunge, Schilddrüse, Hoden; **Kompl.**: maligne Entartung zum Kystadenokarzinom* (v. a. serös-papilläres K.); bei Ruptur eines muzinösen K. Pseudomyxoma* peritonei.

Kystom (↑; -om*) *n*: s. Kystadenom.

KZ-Syn|drom *n*: Kurzbez. für **K**onzentrations**l**ager-Syndrom; (engl.) *concentration camp syndrome*; syn. Überlebenssyndrom; Form der posttraumatischen Belastungsstörung* bei überlebenden KZ-Häftlingen (auch nach längerem Aufenthalt in Ghetto od. illegalem Versteck); u. U. noch mit einer Latenz von 10–20 Jahren auftretend; **Klin.**: psychophysische Erschöpfung, Schlafstörungen, Zwangsgedanken, hypochondrische, depressive u. schizophreniforme Störungen; hohe Suizidrate; **Ther.**: spez. Therapiemöglichkeiten sind umstritten. Vgl. Asthenie; Erlebnisreaktion, abnorme.

L

L.: 1. Abk. für **Liquor***; **2.** Abk. für **Lues**; s. Syphilis; **3.** (biol.) Abk. für **Linné**; nachgestellte Abk. bei Gattungs- u. Artnamen in der Botanik u. Zoologie, wenn Carl von Linné (1707–1778) Erstbeschreiber war; **4.** (physik.) Abk. für **Länge**.
L n: Abk. für lumbales spinales Segment* (L 1–L 5).
La: chem. Symbol für Lanthan*.
Lab: Labferment*.
Labbé-Vene (Léon L., Chir., Paris, 1832–1916; Vena*) *f*: s. Vena media superficialis cerebri.
Lab|ferment (lat. fermentum Gärung) *n*: (engl.) *rennin*; syn. Lab, Chymosin; auch Rennin; Endopeptidase, die im Magensaft von Kälbern u. anderen Säugetieren während der Milchernährung vorkommt; **Wirkung:** spaltet im leicht sauren Bereich (pH 3–4) in Gegenwart von Calcium-Ionen spezif. eine Peptidbindung im Milchprotein Casein* u. führt so zur Koagulation der Milchproteine, die dadurch der weiteren Verdauung zugängl. gemacht werden; **Verw.:** in der Käseherstellung. Vgl. Gastricsin.
Labhardt-Stenose (Alfred L., Gyn., Basel, 1874–1949; Steno-*; -osis*) *f*: (engl.) *Labhardt's stenosis*; ringförmige Stenose des oberen Scheidenabschnitts als Involutionserscheinung in der Postmenopause*.
Labhardt-Zeichen (↑): (engl.) *Labhardt's sign*; livide Verfärbung des Introitus vulvae u. der Vagina in der Frühschwangerschaft; vgl. Schwangerschaftszeichen.
Labi-: Wortteil mit der Bedeutung Lippe, Wulst; von lat. labium.
labial (↑): labialis; Lippen-, zu den Lippen gehörend, lippenwärts.
labil (lat. labilis): (engl.) *labile*; schwankend, unsicher, unbeständig.
Labium (lat.) *n*: Lippe.
Labium anterius ostii uteri (↑) *n*: vordere Lippe des äußeren Muttermunds.
Labium externum et internum cristae iliacae (↑) *n*: Knochenlinien am äußeren u. inneren Rand des Darmbeinkamms.
Labium fissum (↑) *n*: s. Lippenspalte.
Labium inferius et superius (↑) *n*: Unter- u. Oberlippe des Mundes.
Labium limbi tympanicum laminae spiralis ossei (↑) *n*: unterer Ausläufer des Limbus spiralis der Lamella tympanica der Lamina* spiralis ossea im Schneckengang des Innenohrs.
Labium limbi vestibulare laminae spiralis ossei (↑) *n*: oberer Ausläufer des Limbus spiralis der Lamella vestibularis der Lamina* spiralis ossea im Schneckengang des Innenohrs.
Labium majus et minus pudendi (↑) *n*: große u. kleine Schamlippe.
Labium posterius ostii uteri (↑) *n*: hintere Lippe des äußeren Muttermunds.
Labor|berichts|verordnung: vom Infektionsschutzgesetz* abgelöste (seit 1.1.2001 nicht mehr gültige) Verordnung.
Labrum (lat.) *n*: Lippe, Lefze, Rand; Lippe von Gelenkpfannen; **L. acetabulare:** s. Articulatio coxae; **L. glenoidale:** s. Articulatio humeri.
Labyrinth (gr. λαβύρινθος Irrgang) *n*: s. Innenohr; vgl. Bogengangapparat, Vestibularapparat, Gehörorgan.
Labyrinth|ausfall, akuter (↑): (engl.) *acute vestibular failure*; syn. akute periphere Vestibulopathie; falsch Neuropathia vestibularis; akuter einseitiger Ausfall des Vestibularapparats*; **Urs.:** unklar, u. U. Störungen der Mikrozirkulation, Autoimmunkrankheiten, direkte (entzündl.) Schädigung von Anteilen des Gleichgewichtsorgans bei Inf. im Kopfbereich, evtl. Ablösung der Cupula von der Wand des Bogengangs, z. B. bei Dehydratation; **Sympt.:** akut einsetzender heftiger Schwindel* (i. e. S. Drehschwindel, der in einen durch Bewegung verstärkten, Tage bis Wochen anhaltenden Dauerschwindel übergehen kann), starke Übelkeit, Erbrechen, Nystagmus; keine Hörstörungen; **Diagn.:** Spontannystagmus zur Gegenseite (mit rotator. Komponente), herabgesetzte bis erloschene therm. Erregbarkeit (s. Gleichgewichtsprüfungen); **Ther.:** symptomatisch Antivertiginosa, rheolog. Infusionstherapie. Vgl. Hörsturz; Menière-Krankheit.
Labyrinth|funktions|prüfungen (↑): s. Gleichgewichtsprüfungen.
Labyrinth|hydr|ops (↑; Hydrops*) *m*: (engl.) *endolymphatic hydrops*; vermehrte Ansammlung von Endolymphe in den geweiteten endolymphat. Räumen des Labyrinths (s. Innenohr) als typ. Befund bei Menière*-Krankheit.
labyrinthicus (↑): zum Labyrinth gehörend.
Labyrinthitis (↑; -itis*) *f*: Entz. des Labyrinths; **Formen: 1.** umschriebene L. durch Arrosion des lateralen Bogengangs bei Cholesteatom* des Mittelohrs; Sympt.: Schwindel, Reiznystagmus zur betroffenen Seite, Fistelsymptom; **2.** diffuse L.: **a)** seröse Form bei akuter Otitis* media, bedingt durch Toxinübertritt ins Innenohr; Sympt.: Drehschwindel, Reiznystagmus, Übelkeit, Erbrechen, Hörminderung, Tinnitus; Ther.: Parazentese, evtl.

Mastoidektomie; **b)** eitrige Form inf. Mastoiditis*, chron. Otitis* media od. eitriger Meningitis*; **Sympt.**: starker Drehschwindel, Ausfallnystagmus zur gesunden Seite, rasche Ertaubung; **Ther.**: Antibiotika i. v., op. Maßnahmen nach Befund.
Labyrinth, knöchernes (↑) *n*: s. Innenohr.
Labyrinth|re|flexe (↑; Reflekt-*) *m pl*: **1.** (engl.) *labyrinth reflexes*; Bewegungsreflexe; Reaktionen u. Gliederstellung inf. von Kopfbewegungen; **2.** Lagereflexe, abhängig von der Kopfstellung im Raum, z. B. tonische Haltung der Hals- u. Rumpfmuskulatur od. kompensator. Augenbewegungen (Labyrinthstellreflexe); vgl. Reflexe, frühkindliche; **3.** Reflexe nach galvanischer od. therm. Reizung des Labyrinths.
Labyrinth|schwindel (↑): s. Schwindel.
Labyrinthus ethmoidalis (↑) *m*: (engl.) *ethmoidal labyrinth*; früher Sinus ethmoidalis; zu den Nasennebenhöhlen* gehörendes u. aus der Gesamtheit der Siebbeinzellen (Cellulae ethmoidales) bestehendes Hohlraumsystem zw. Augen- u. Nasenhöhle.
Lac (lat.) *n*: Milch.
Laceratio (lat.) *f*: Zerreißung.
Lachen, queres: (engl.) *transverse grin*; transversales Lachen; breites Verziehen des Gesichts bei beidseitiger Fazialisparese*; vgl. Zwangsaffekte.
Lach|gas: (engl.) *nitrous oxide*; früher Stickoxidul; N_2O; süßl. riechendes, inexplosibles, nicht brennbares u. nahezu untox. Gas (Inhalationsanästhetikum*) mit analget. u. schwacher hypnot. Wirkung; **Ind.**: (v. a. analget.) Supplementierung einer Narkose* (balancierte Anästhesie*) unter Beatmung mit FiO_2>0,3; **Kontraind.**: Schädelhirntrauma, Hirndrucksteigerung, Pneumothorax, Emphysem, Luftembolie, Ileus; **UAW:** u. a. ICP-Anstieg u. Druckanstieg in allen luftgefüllten (Körper-)Höhlen (cave: Cuffdruckzunahme) sowie Diffusionshypoxie*; vgl. PONV.
Lachman-Test *m*: (engl.) *Lachman's test*; Prüfung der vorderen Schublade (s. Schubladenphänomen) in leichter Beugung des Kniegelenks (20°) zum Nachw. einer Insuffizienz des vorderen Kreuzbandes (s. Kniegelenkbandruptur); positiv bei Schubladenbewegung >5 mm im Seitenvergleich u. bei weichem od. fehlendem Anschlag.
Lach|schlag: Geloplexie; Kataplexie*.
Lachtherapie: s. Gelotherapie.
Lacidipin (INN) *n*: (engl.) *lacidipine*; Calcium-Antagonist; **Ind.**: essentielle Hypertonie*; **UAW** u. **Kontraind.**: s. Calcium-Antagonisten.
Lack|lippen: (engl.) *glazed lips*; knallrote, leicht glänzende Lippen (z. B. bei Leberzirrhose); vgl. Leberhautzeichen.
Lack|mus *n*: (engl.) *litmus*; blauer Farbstoff aus Flechten u. Moosen (z. B. Roccela tinctoria u. Lecarnora), dient als pH-Indikator; durch Säuren gerötetes Lackmuspapier (pH <7) wird durch Laugen wieder blau (pH >7).
Lack|sprung: (engl.) *lacquer crack*; (ophth.) Dehiszenzen in der Bruch-Membran am hinteren Pol des Augenhintergrunds* bei Myopie*; vgl. Makulopathie, myopische.
Lack|zunge: s. Sprue, tropische.
Lac neo|natorum (Lac*) *n*: (engl.) *witch's milk*; sog. Hexenmilch; milchähnl. Flüssigkeit, die sich aus den Brustdrüsen Neugeborener beiderlei Geschlechts auf Druck entleert; **Urs.**: Wirkung mütterl. Hormone (LSH). Vgl. Mastitis neonatorum.
Lacos|amid (INN) *n*: (engl.) *lacosamide*; Antiepileptikum* zur p. o. oder i. v. Anw.; **Wirkungsmechanismus:** langsame Inaktivierung spannungsabhängiger Natriumkanäle; **Ind.**: Epilepsie* mit fokalen Anfällen (als Zusatztherapie); **Kontraind.**: Alter <16 Jahre, AV*-Block II° od. III° u. a.; **UAW:** meist Schwindel, Kopfschmerz, Übelkeit.
Lacrima (lat.) *f*: Träne.
lacrimalis (↑): zu den Tränenorganen gehörend.
Lact-: auch Lakt-; Wortteil mit der Bedeutung Milch; von lat. lac, lactis.
lactans (lat. lactare Milch geben): stillend.
Lacto|bacillus (Lact-*; Bacill-*) *m*: (engl.) *Lactobacillus*; Gattung grampositiver, sporenloser, unbewegl., fakultativ anaerober, kurzer od. langer Stäbchenbakterien der Fam. Lactobacillaceae (vgl. Bakterienklassifikation); **Kultur:** nur in schwach saurem Milieu, mikroaerophil od. unter Anaerobiose; vergären Glukose zu Milchsäure, homo- od. heterofermentativ (wenn außerdem CO_2 u. Ethanol entstehen); wichtig bei der Herstellung von Milchprodukten u. Sauerkraut sowie der Konservierung von Viehfutter; **Vork.**: auf Pflanzen u. Tieren, in Wasser u. Abwasser; einige Species gehören zur Normalflora der menschl. Oral- u. Intestinaltrakts (i. d. R. für den Menschen nicht pathogen); in der Vagina halten L. acidophilus, L. casei, L. fermentum u. L. cellobiosus (sog. Döderlein-Vaginalstäbchen) ein saures Milieu aufrecht. L. bifidus: s. Bifidobacterium.
Lacto|coccus (↑; Kokken*) *m*: (engl.) *Lactococcus*; Gattung grampositiver Kettenkokken der Fam. Streptococcaceae (vgl. Bakterienklassifikation); Verw. in probiotischen Zubereitungen; Err. von Endokarditis bei künstl. Herzklappen od. Sepsis bei Immunsupprimierten.
Lact|ulose (INN) *n*: (engl.) *lactulose*; synthetisches Disaccharid aus β-D-Galaktose u. β-D-Fruktose, das von den Disaccharidasen* der Colonbakterien, nicht aber der menschl. Dünndarmmukosa gespalten werden kann; osmotisch wirksames Laxans (s. Laxanzien); **Ind.**: hepat. Enzephalopathie* (Ammoniakentgiftung), Obstipation.
Lacuna (lat.; pl Lacunae) *f*: **1.** (engl.) *lacuna*; Lücke, Spalte; z. B. in anat. Bez. Lacunae* laterales; **2.** (neurol.) radiol. u. pathol. nachweisbare kleine zerebrale Gewebedefekte; **Einteilung: 1.** Typ I: Gewebenekrosen (5–20 mm) inf. von ischämischen Mikroinfarkten (vgl. Status lacunaris; Schlaganfall); **2.** Typ II: Gewebenekrosen nach kleinen Hämorrhagien; **3.** Typ III: s. Kriblüren.
Lacunae laterales (↑) *f pl*: (engl.) *lateral lacunae*; seitl. Ausbuchtungen des Sinus sagittalis sup.; vgl. Sinus durae matris.
Lacunae urethrales (↑) *f pl*: (engl.) *urethral lacunae*; Buchten der Harnröhrenschleimhaut mit Mündungen der Glandulae urethrales (s. Glandulae urethrales urethrae femininae, Glandulae urethrales urethrae masculinae).
Lacuna musculorum et vasorum retro|inguinalis (↑) *f*: Lücke zwischen Os pubis u. Ligamentum inguinale, unterteilt durch den Arcus iliopectineus;

Lähmung, periodische hypokaliämische

Lähmung		
Kriterium	zentrale (sog. spastische) Lähmung	periphere (sog. schlaffe) Lähmung
Lokalisation der Schädigung	1. motorisches Neuron (von Hirnrinde über Pyramidenbahn bis zu motorischen Hirnnervenkernen bzw. Vorderhorn des Rückenmarks)	2. motorisches Neuron (Vorderhornzellen des Rückenmarks, vordere Wurzeln, peripherer Nerv bis motorische Endplatte)
Ruhetonus der Muskulatur	hyperton	hypoton
Muskeleigenreflexe	gesteigert	abgeschwächt oder erloschen
Muskelatrophie	keine	ja
Mitbewegungszeichen	ja	keine
Pyramidenbahnzeichen	ja	keine
Entartungsreaktion	keine	ja

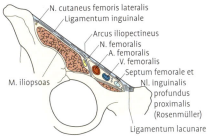

Lacuna musculorum et vasorum retroinguinalis [159]

dient dem Durchtritt des M. iliopsoas u. N. femoralis bzw. der Vasa femoralia (s. Abb.).
lacunaris (↑): lakunär; Buchten enthaltend.
Lacus (lat.) *m*: Loch, Grube, See.
Lacus lacrimalis (↑) *m*: Tränensee im medialen Augenwinkel in der Umgebung der Caruncula lacrimalis.
LAD: 1. (immun.) Abk. für (engl.) *leukocyte adhesion deficiency syndrome;* seltener, angeb. Defekt des Adhäsionsproteins ICAM (Abk. für engl. *intercellular adhesion molecule*); durch mangelnde Haftung der Leukozyten an das Endothel u. fehlende Einwanderung in das entzündete Gewebe ist die Infektionsabwehr* herabgesetzt; **Progn.:** bei intensiver Antibiotikatherapie wird das Erwachsenenalter erreicht. **2.** (anat.) Abk. für (engl.) *left anterior descending coronary artery;* Ramus* interventricularis anterior der Arteria coronaria sinistra; **3.** (kardiol.) Abk. für (engl.) *left axis deviation;* Linksabweichung der Herzachse bei Vorhofseptumdefekt*.
LADA: Abk. für (engl.) *latent autoimmune diabetes in adults;* s. Diabetes mellitus.
Ladung: 1. (engl.) *charge;* (physik.) **a)** elektrische L.: Elektrizitätsmenge; Formelzeichen Q; SI-Einheit Coulomb* (C); Q = C · U (C = Kapazität in As, U = Spannung am Kondensator); **b)** Kapazität (K) galvanischer Elemente (s. Kapazität, elektrische); K = I · t (I = Entladestrom, t = Zeit); Einheit Amperestunde (Ah); 1 Ah = 3600 C; **2.** (physiol.) Oberflächenladung der Zellmembran; vgl. Membranpotential.
Lähmung: (engl.) *paralysis;* syn. Paralyse; Oberbegriff für die Minderung (Parese) bzw. den Ausfall (Plegie) der Funktionen eines Körperteils od. Organsystems; i. e. S. (neurol.) Minderung der motor. Funktionen eines Nervs mit Bewegungseinschränkung bzw. -unfähigkeit (motorische L.); Beurteilung der verbliebenen Muskelkraft an Hand von Kraftgraden (s. Kraft, Tab. dort); **Einteilung: 1.** nach Lok. der Schädigung in zentrale u. periphere L. (s. Tab.); **2.** nach betroffener Körperregion, z. B. Mono-, Tetra-, Hemi- od. Paraparese bzw. -plegie; **DD:** Pseudolähmung durch psychogene Erkr., z. B. Neurose (Abgrenzung durch Beintest*).
Lähmung, myo|plegische: (engl.) *myoplegic paralysis;* Lähmung bei Erkr. des Muskelgewebes (z. B. bei Myopathien, Myositis), in Zus. mit Störungen der extra- u. intrazellulären Kaliumverteilung (z. B. bei periodischer hypokaliämischer od. hyperkaliämischer Lähmung, Bartter*-Syndrom) u. als normokaliämische periodische Lähmung nach körperl. Anstrengung, Alkoholkonsum, Einwirkung von Kälte od. Nässe u. psychischem Stress.
Lähmung, peri|odische hyper|kali|ämische: (engl.) *familial hyperkalemic periodic paralysis;* syn. Adynamia episodica hereditaria, Gamstorp-Syndrom; autosomal-dominant erbl. Erkr. (ausgeprägte Expressivität bei Männern) mit Punktmutation in dem für die Alpha-Untereinheit des muskulären Na⁺-Kanals verantwortlichen SCN4A-Gen (Genlocus 17q23.1-q25.3); **Häufigkeit:** 0,2 : 1 000 000 Neugeborene; Manifestation meist in der frühen Kindheit mit Frequenzabnahme im Alter; **Sympt.:** anfallsweise auftretende schlaffe (aufsteigende) Lähmung der Extremitäten- u. Stammmuskulatur (auch bulbärer Muskeln u. der Gesichtsmuskulatur) u. Hyperkaliämie* im Anfall; Provokation durch Hunger, Kälte od. Kaliumzufuhr möglich; vgl. Lähmung, myoplegische.
Lähmung, peri|odische hypo|kali|ämische: (engl.) *periodic hypokalemic paralysis;* syn. Westphal-Syndrom; autosomal-dominant erbl. androtrope Erkr. (verminderte Penetranz u. Expressivität bei Frauen) mit Mutation im Calciumkanal–Gen CACNL1A3 (Genlocus 1q32); Manifestation meist

zwischen 7. u. 21. Lj.; **Sympt.:** anfallsweise (häufig nachts) auftretende schlaffe Lähmung v. a. der Extremitätenmuskulatur, evtl. unter Mitbeteiligung von Herzmuskel (Herzrhythmusstörungen, Bradykardie) u. Eingeweidemuskulatur (erschwerte Blasen- u. Darmentleerung), Hypokaliämie* im Anfall u. vegetativen Begleitsymptomen (Blutdrucklabilität, Schweißausbrüche); Provokation durch kohlenhydratreiche Mahlzeit, Kälte, Alkoholkonsum.

Lähmung, phonische: (engl.) *phonic paralysis*; Stimmlippenlähmung bei Phonation; s. Kehlkopflähmung.

Lähmungs|schielen: s. Augenmuskellähmung.

Länge: (engl.) *length, height*; Formelzeichen l; SI-Basisgröße mit der SI-Einheit Meter* (m); weitere Einheiten* der L.: Inch (in) od. Zoll ("), Yard (yd) u. Foot (ft); 1 in = 1" = 25,4 mm; 1 yd = 36 in; 1 ft = 12 in.

Längen|alter: (engl.) *length age*; (päd.) Alter, bei dem die aktuelle Körperlänge* dem 50. Perzentil (d. h. der Durchschnittsgröße) der Normalpopulation entspricht; vgl. Gewichtsalter; Knochenalter.

Längen|dis|parität (Disparität*) *f*: (engl.) *longitudinal disparity*; auch Längsdisparität; s. Disparität.

Längen|wachstum: s. Körperlänge; Wachstumsperioden.

Längs|lage: (engl.) *longitudinal lie*; s. Kindslage.

Längs|schnitt, inguinaler: s. Schnittführung (Abb. dort).

Längs|schnitt|untersuchung: Kohortenstudie*.

Lärm: (engl.) *noise*; unerwünschter, belästigender u. ggf. schädigender Schall*; **klin. Bedeutung:** kann ab ca. 85 dB(A) zu Hörschäden u. ab ca. 120 dB(A) zu Schmerzreaktionen führen u. wirkt auch über zentralnervöse Impulse auf den Gesamtorganismus (sog. extraaurale Wirkung); es kommt zu Stressreaktionen des zentralen u. vegetativen Nervensystems (Blutdruckanstieg, Pupillenerweiterung, Ausschüttung von Katecholaminen*, verminderte Magensaft- u. Speichelproduktion, Anstieg der Atem- u. Herzfrequenz, Veränderungen des Hirnstrombilds, der Muskelaktivität u. des elektr. Hautwiderstands, Störung des psych. Wohlbefindens, Schlaf-, Leistungs- u. Konzentrationsstörungen). Behinderungen der Sprachverständlichkeit u. der akust. Orientierung durch L. treten ab ca. 70 dB(A) auf. Nach Arbeitsstättenverordnung* gelten 55 dB(A) als Höchstbelastung bei überwiegend geistiger, 70 dB(A) bei überwiegend mechanisierter u. 85 dB(A) als Obergrenze für alle sonstigen Tätigkeiten; bei regelhafter berufl. Exposition ggf. Lärmschwerhörigkeit*. Ca. 30 % aller Verdachtsanzeigen auf Berufskrankheiten* betreffen Hörschäden (BK Nr. 2301); bes. betroffen sind Berufstätige in der Metall- u. Textilindustrie u. im Tiefbau. **Lärmschutz** kann durch Emissions- (Reduzieren der Schallerzeugung u. -abstrahlung) u. Immissionsschutz (Schutz gegen Einwirken von vorhandenem Schall, v. a. persönl. Gehörschutz) erreicht werden.

Lärm|schwerhörigkeit: (engl.) *noise induced hearing loss*; Schädigung des Gehörorgans bes. an den Haarzellen* (Innenohrschwerhörigkeit) durch langzeitiges Einwirken von Lärm* od. durch akustisches Trauma*; häufige Berufskrankheit (BK Nr. 2301); Vorsorgeuntersuchungen sind nach der Unfallverhütungsvorschriften „Lärm" vorgeschrieben. **Diagn.:** anfangs typ. C^5-Senke im Audiogramm*. Vgl. Schwerhörigkeit.

Lärm|trommel: s. Bárány-Lärmtrommel.

Läsion (lat. laedere, laesus verletzen) *f*: (engl.) *lesion*; Laesio, Schädigung, Verletzung, Störung; vgl. Functio laesa.

Läuse: (engl.) *lice*; Anoplura; flügellose, stationäre, permanent ektoparasit. Insekten (vgl. Arthropoden) mit stechend-saugenden Mundwerkzeugen u. reduzierten Augen; med. relevant sind 3 nur beim Menschen vorkommende Arten der Pediculidae, die Auslöser der Pedikulose* u. potentielle Krankheitsüberträger (Rückfallfieber*, epidemisches Fleckfieber*, wolhynisches Fieber*) sind. **1. Filzlaus:** Phthirus pubis, Schamlaus; 1,4–1,6 mm lang; vorwiegend an Schamhaaren, Barthaaren, Augenbrauen u. Wimpern, prakt. nie im Kopfhaar; Übertragung meist bei Geschlechtsverkehr; stirbt ohne Kontakt zum Menschen in 12 Std.; **2. Kleiderlaus:** Pediculus humanus corporis, Körperlaus; ♀ bis zu 4,5 mm lang; legt ihre Eier v. a. an raue Fasern, z. B. Wolle, selten auch an Körperhaare; wichtigster Überträger von Rickettsia, Bartonella u. Borrelia recurrentis; Übertragung von Mensch zu Mensch durch Kontaktinfektion; **3. Kopflaus:** Pediculus humanus capitis (s. Abb.); ♀ bis zu 3,1 mm lang; Übertragung durch engen Körperkontakt (z. B. bei spielenden Kindern); abgefallene Nissen u. L. sterben ab u. sind keine Infektionsquelle. **Entw.:** Die Entw. vom Ei (sog. Nisse), das an Haaren (Filz- u. Kopflaus) od. in Falten der Kleidungsnähte (Kleiderlaus) angeklebt wird, über die Larve (3 Häutungen) zur Imago dauert 2–3 Wo.; Lebensdauer der L. ca. 3–4 Wo.; hungernde L. überleben je nach Temp. 1–7 Tage; Eier überleben nur bei Temp. über 22 °C.

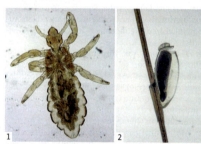

Läuse: 1: Kopflaus; 2: Nisse [4]

Läuse|fleck|fieber: s. Fleckfieber, epidemisches, s. Rickettsiosen (Tab. dort).

Läuse|rückfall|fieber: s. Rückfallfieber.

laevigatus (lat. levigare erleichtern, glätten): zerrieben, glatt, laevis.

laevis (lat. levis): glatt, unbehaart.

Laevo-: s. a. Levo-.

Lävo|kardio|graphie (lat. laevus links; Kard-*; -graphie*) *f*: (engl.) *levocardiography*; Darstellung der li. Herzhälfte mit der Aorta bei der Angiokardiographie*.

Lävulose *f*: Fruktose*.

Lagerungsschwindel

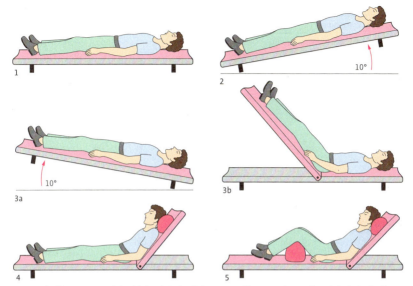

Lagerung: 1: Flachlagerung, z. B. bei Wirbel- od. Beckenfraktur; 2: Hochlagerung des Kopfs, z. B. bei Hirndrucksteigerung; 3: Flachlagerung in Kopftieflage, z. B. bei Hypovolämie (a), ggf. mit Anheben der Beine (b); 4: Oberkörperhochlagerung, z. B. bei kardiorespiratorischer Erkr.; 5: Fowler-Lagerung, z. B. bei Abdominaltrauma od. Peritonitis

Lafora-Körper (Gonzalo R. L., Neuropathol., Madrid, 1886–1971): (engl.) *Lafora's bodies*; rundl. Polyglukosaneinschlüsse* in Ganglienzellen v. a. von Substantia nigra, Thalamus u. Nucleus dentatus bei progressiver myoklonischer Epilepsie; **Urs.:** autosomal-rezessiv erblich; Genloci 6q24 (Mutation im EPM2A-Gen, codiert Glykogenphosphatase Laforin) od. 6q22.3 (Mutation im EPM2B/NHLRC1-Gen, codiert die E3-Ubiquitinligase Malin).

Lage: 1. (allg.) s. Lagerung; 2. (gebh.) s. Kindslage.

Lage|anomalien (Anomalie*) *f pl*: (engl.) *anomalies of presentation*; (gebh.) insbes. Quer- u. Schräglage; s. Kindslage; vgl. Einstellungsanomalien.

Lage|empfindung: (engl.) *posture sense*; eine Qualität der Propriozeption*; bei geschlossenen Augen vorhandene Wahrnehmung der Lage der Extremitäten im Raum; vgl. Sensibilität.

Lage|nystagmus (Nystagmus*) *m*: s. Nystagmus.

Lage|reaktionen *f pl*: (engl.) *postural reflexes*; Reaktionen des Säuglings auf plötzlich veränderte Körperlagen mit typ. altersabhängigen Bewegungsmustern (z. B. Landau-Reflex, Traktionsreaktion); Prüfung der L. (sog. kinesiolog. Diagn.) zur Früherkennung einer zerebralen Koordinationsstörung; vgl. Reflexe, frühkindliche.

Lage|reflexe (Reflekt-*) *m pl*: s. Labyrinthreflexe.

Lagerlöf-Sonde *f*: (engl.) *Lagerlöf tube*; doppellumige Magen-Darm-Sonde zum getrennten Absaugen von Magen- u. Duodenalsekret; vgl. Duodenalsonde.

Lagerung: (engl.) *positioning*; Prozess od. Ergebnis der passiven od. aktiven Einnahme einer best. Körperhaltung eines Pat.; **Anw.:** 1. zur Durchführung diagn. od. therap. Verfahren od. Eingriffe: z. B. Steinschnittlage*, Knie-Ellenbogen-Lage, Jackson*-Lagerung; 2. diagn.: z. B. Ratschow*-Lagerungsprobe, Kipptisch*-Untersuchung; 3. therap. (s. Abb.): z. B. Lagerungswechsel bei ARDS, Kopftieflagerung u. Anheben der Beine (s. Trendelenburg-Lagerung) zur Autotransfusion bei Kollaps od. Schock, Hochlagerung des Oberkörpers bei Hirndrucksteigerung, Dyspnoe bzw. kardiogenem Schock (s. Anti-Trendelenburg-Lagerung); bei der Spinalanästhesie* mit hypo- od. hyperbarer Lokalanästhetika*-Lösung zur Beeinflussung der Blockadeausbreitung; in der Gebh. zur Beeinflussung der Kindslage durch entspr. L. der Gebärenden; 4. i. R. der Pflege zur Positionsunterstützung u. Vorbeugung von Schädigungen (z. B. Dekubitus* od. Kontraktur; s. Dekubitusprophylaxe; Kontrakturenprophylaxe) bei weitgehender Mobilitätsbeeinträchtigung; **Kompl.:** Lagerungsschaden (z. B. Dekubitus*, Drucklähmung*, Aspiration*) inf. Ausfalls der Schutzreflexe bei unsachgemäßer L. bewusstloser bzw. narkotisierter Pat. (v. a. während lang dauernder Op.) sowie evtl. zusätzl. Schädigung Verletzter durch ungeeignete Lagerungsmanöver. Vgl. Seitenlagerung, stabile.

Lagerungs|probe: s. Ratschow-Lagerungsprobe.

Lagerungs|schaden: s. Lagerung.

Lagerungs|schwindel: (engl.) *positional vertigo*; Schwindel*, der durch Lagewechsel des Kopfs ausgelöst wird; **Formen:** 1. benigner paroxysmaler L.: häufigste vestibuläre Erkr.; Drehschwindelattacken mit einer Dauer von ca. 1 Min.; **Urs.:** mechan. Irritation der Sensoren eines Bogengangs des Vestibularapparats durch (traumat. od. spontan abgelöste) flottierende bzw. selten an der Cupula ampullaris haftende Statolithen* (sog. Kanalolithiasis bzw. Kupulolithiasis); **Diagn.:** im Hallpike*-Test rotatorisch-vertikaler Nystagmus, der mit einer Latenz von 1–5 Sek. auftritt, max. 30 Sek. anhält u. bei wiederholtem Test abgeschwächt ist;

Lagetyp des Herzens
Einteilung und Vorkommen

Bezeichnung	elektrische Herzachse (°)		QRS-Komplex Extremitätenableitung					Vorkommen (Beispiele)
			I	III	andere	hoch positiv	tief negativ	
überdrehter Linkstyp	<−30		+	−	II: −	I, aVL	III, aVF	linksanteriorer Hemiblock, Vorhofseptumdefekt, Linksherzbelastung, Hinterwandinfarkt
Linkstyp (Horizontaltyp)	−30 − 30		+	−	II: +	I, aVL	III, aVR	Erwachsene >40 Jahre, Adipositas, Linksherzbelastung, Hinterwandinfarkt
Normaltyp (Indifferenztyp, Mittellagetyp)	30 − 60		+	+	aVL: +	II	aVR	Erwachsene, Jugendliche
Steiltyp	60 − 90		+	+	aVL: −	II, aVF	aVR	Jugendliche, Astheniker, Rechtsherzbelastung bei älteren Patienten oder Adipositas
Rechtstyp	90 − 120		−	+	aVR: −	III, aVF	aVL	Kleinkinder, asthenische Jugendliche, Rechtsherzbelastung, Seitenwandinfarkt
überdrehter Rechtstyp	>120		−	+	aVR: +	III	aVL	linksposteriorer Hemiblock, angeborener Herzfehler, Rechtsherzbelastung, Seitenwandinfarkt
Sagittaltyp[1]								
S₁S₁₁S₁₁₁-Typ			S-Zacke in I, II und III					Jugendliche, Rechtsherzbelastung
S₁Q₁₁₁-Typ			S-Zacke in I und Q-Zacke in III					

aVL: augmented Voltage Left (Ableitung am linken Arm); aVR: augmented Voltage Right (Ableitung am rechten Arm); aVF: augmented Voltage Foot (Ableitung am Bein);
[1] elektrische Herzachse nicht in Frontal-, sondern in Horizontalebene

Ther.: Lagerungsmanöver (z. B. nach Epley od. Semont), Lagerungsübungen nach Brandt-Daroff, selten op. Ausschaltung des Bogengangs; **2.** zentraler L.: anhaltender L. inf. Hirnstamm- od. Kleinhirnläsion mit (im Hallpike-Test) untypischem Nystagmus u. evtl. weiteren Hirnstammsymptomen (vgl. Hirnstammsyndrome).

Lage|typ des Herzens: (engl.) *electric heart position*; durch Projektion der elektr. Herzachse* in die Frontalebene definierte Position des Herzens im Thorax; abhängig von der anat. Herzachse, Dicke u. Ausdehnung des Myokards sowie kardialen Erregungsausbreitung; **Bestimmung:** Berechnung des Integralvektors (Summenvektor aus den Einzelvektoren) der QRS*-Komplexe in den Extremitätenableitungen* im Cabrera*-Kreis; **Einteilung:** s. Abb.; Abweichung vom Normaltyp (s. Tab.) u. a. bei Herzhypertrophie*, Herzdilatation* od. veränderter Erregungsausbreitung (nach Herzinfarkt*, Erregungsleitungsstörung*, Erregungsbildungsstörung*) mit Drehung der elektr. Herzachse nach links (gegen den Uhrzeigersinn), rechts (im Uhrzeigersinn) od. aus der Frontalebene heraus (meist nach dorsal) in die Horizontalebene (Sagittaltyp). Vgl. EKG; Vektorkardiographie.

Lag|ophthạlmus (gr. λαγώς Hase; Ophthalm-*) *m*: (engl.) *lagophthalmos*; sog. Hasenauge; Erweiterung der Lidspalte, so dass der Pat. das Auge nicht schließen kann; **Urs.: 1.** mechanischer L. durch narbige Verkürzung der Lider od. Exophthalmus*; **2.** paralytischer L. durch Lähmung des Schließmuskels der Lider bei peripherer Fazialisparese*; **Kompl.:** Ulcus* corneae.

Lag-Phạse (Phase*) *f*: (engl.) *lag phase*; (mikrobiol.) Latenzphase des Wachstums zwischen dem Einbringen von Bakt. in ein Nährmedium u. dem Einsetzen der ersten Zellteilungen; Übergang in die Log*-Phase. Vgl. Inokulum.

Laktationshyperinvolution des Uterus

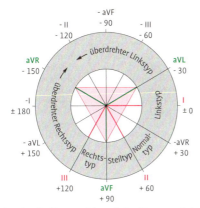

Lagetyp des Herzens: Cabrera-Kreis; aVL: augmented Voltage Left (Ableitung am linken Arm); aVR: augmented Voltage Right (Ableitung am rechten Arm); aVF: augmented Voltage Foot (Ableitung am Bein)

LAH: Abk. für **l**inks**a**nteriorer **H**emiblock*.
Laimer-Dreieck (Eduard L., Anat., Österreich): (engl.) *Laimer's triangle*; kranial von der Pars fundiformis der Pars cricopharyngea des M. constrictor pharyngis inf. begrenzte, nur von Ringmuskeln gestützte dreiseitige schwache Stelle der Ösophaguswand an der Grenze zwischen Pharynx u. Ösophagus; vgl. Killian-Dreieck.
Lakritze: Succus Liquiritiae; eingedickter, wässriger Süßholzsaft; s. Süßholz.
Lakt|agoga (Lact-*; -agoga*) *n pl:* Galaktagoga*.
Lakt|albumin (↑; Album-*) *n:* (engl.) *lactalbumin*; hitzestabiles lösl. Protein ca. (M_r 14 000), das in Muttermilch* reichlicher als in Kuhmilch enthalten ist; Bestandteil der Laktosesynthase*.
Lakt|amasen *f pl:* s. Betalaktamasen.
Laktase *f:* s. Disaccharidasen.
Laktase|mangel: s. Kohlenhydratmalabsorption*.
Laktat *n:* (engl.) *lactate*; Salz der Milchsäure; L-Laktat entsteht bei Milchsäuregärung (s. Gärung), z. B. bei Muskelarbeit u. Sauerstoffmangel (s. Laktatazidose); labordiagn. Bestimmung enzymat. mit Laktatdehydrogenase im optischen Test*; **Referenzbereich:** im Blut: s. Referenzbereiche (Tab. dort); im Liquor: s. Liquordiagnostik (Tab. dort).
Laktat|azidose (Azid-*; -osis*) *f:* (engl.) *lactate acidosis*; auch Laktazidose, Milchsäureazidose; nicht respirator. Azidose* durch Vermehrung von Laktat* im Blut; **Urs.:** Gewebehypoxie mit verstärkter unaerober Glykolyse*, oft in Zus. mit lebensbedrohl. Zuständen, z. B. bei Hypoxie (Lungenembolie*, Herzinsuffizienz*, Schock*), Op., Diabetes* mellitus, schwerem Thiaminmangel, neurol. Erkr. (z. B. Myopathien*); auch bei Muskelarbeit (reversibel), Krämpfen, epileptischen Anfällen; früher bes. häufig unter Behandlung mit Biguaniden* der ersten Generation, v. a. bei gleichzeitigen Leber- od. Nierenschäden, Alkoholkrankheit* od. Leberzirrhose*; auch hereditär (z. B. Pyruvatdehydrogenasedefekt); **Sympt.:** Übelkeit, Bauchschmerzen, Hyperventilation*, gelegentl. plötzl. Blindheit, Benommenheit, laktatazidotisches Koma.

Laktat|de|hydro|genase *f:* (engl.) *lactate dehydrogenase*; Abk. LDH; tetrameres Enzym (M_r 140 000), das die Umsetzung des Redoxpaares Laktat/Pyruvat (Endprodukt der Glykolyse*) katalysiert; z. B. bei der Milchsäuregärung (s. Gärung);
L-Laktat + NAD$^+$ ⇌ Pyruvat + NADH + H$^+$
Die Untereinheiten der LDH (je 334 Aminosäurereste, M_r 36 000) sind vom H- (Herz) u./od. M-Typ (Muskel), so dass sich 5 **Isoenzyme** LDH$_1$ (H$_4$), LDH$_2$ (H$_3$M), LDH$_3$ (H$_2$M$_2$), LDH$_4$ (HM$_3$) u. LDH$_5$ (M$_4$) ergeben, die organspezifisch verteilt sind (z. B. in Herz u. Erythrozyten v. a. LDH$_1$ u. LDH$_2$, in Muskel u. Leber v. a. LDH$_4$ u. LDH$_5$). Bei erhöhten Werten im Serum kann auf Schädigungen in den entspr. Organsystemen (z. B. Herzinfarkt, Blut-, Leber- u. Muskelerkrankung, Tumor) geschlossen werden. **Bestimmung:** durch Umsetzung von Pyruvat im optischen Test*; vgl. Referenzbereiche (Tab. dort); vgl. Enzymdiagnostik.
Laktat|dia|gnostik *f:* (engl.) *lactate diagnostic*; (sportmed.) in best. zeitl. Abständen vorgenommene Ermittlung der Konz. von Laktat* im arterialisierten Blut zur Beurteilung der aerob-anaeroben Schwelle* od. des Laktatspiegels im Verhältnis zu gegebenen Belastungsintensitäten.
Laktation (lat. *lactare*, *lactatus* Milch geben, säugen) *f:* (engl.) *lactation*; Produktion u. Sekretion von Muttermilch* durch die weibliche Brustdrüse, i. d. R. nach beendeter Geburt; das Ingangkommen u. die Aufrechterhaltung der L. ist ein noch nicht in allen Einzelheiten geklärter komplexer Vorgang; vorbereitend gehören hierzu die unter dem Einfluss der Ovarialhormone stehende, bereits in der Pubertät beginnende Entwicklung der Milchdrüsen zum funktionsfähigen Organ (**Mammogenese**) sowie die in der Schwangerschaft unter dem Einfluss der plazentaren Steroidhormone (s. Plazentahormone), von HPL*, Prolaktin*, Relaxin*, Thyroxin u. Insulin erfolgende Vorbereitung auf die Milchproduktion (**Laktogenese**; weitere Volumenzunahme u. Differenzierung des Drüsenparenchyms). Die Milchsekretion (**Galaktogenese**) kommt erst nach Wegfall des hemmenden Effekts der plazentaren Steroidhormone (nach Ausstoßung der Plazenta) u. dem Anstieg der Prolaktin-Rezeptoren postpartal in Gang u. wird, wie die Aufrechterhaltung der L. (**Galaktopoese**), durch den physiol. Saugreiz u. daran gekoppelte neurale Faktoren unterstützt, insbes. durch die weitere Produktion von Prolaktin im HVL u. vermehrte Ausschüttung von Oxytocin* aus dem HHL; Oxytocin regt die Kontraktion der Myoepithelien der Alveolarwände u. der kleineren Milchgänge u. damit die Entleerung der Milch (**Galaktokinese**) an.
Laktations|a|menor|rhö (↑; A-*; gr. μήν Monat; -rhö*): (engl.) *lactation amenorrhea*; das Ausbleiben der Menstruation* während des Stillens*; physiol. Form der Amenorrhö*; **Urs.:** durch hohe Prolaktinspiegel wahrscheinlich Hemmung der Wirkung von LH-RH auf die Hypophyse u./od. der Gonadotropine LH u. FSH auf die Ovarien.
Laktations|a|trophie (↑; Atrophie*): Chiari*-Frommel-Syndrom.
Laktations|hormon (↑; Horm-*) *n:* s. Prolaktin.
Laktations|hyper|in|volution des Uterus (↑; Hyper-*; Involution*) *f:* (engl.) *lactation hyperinvolu-*

Laktationsperiode

tion of the uterus; übermäßig starke Involutio* uteri bei sehr langem Stillen*.

Laktations|peri|ode (↑) *f*: (engl.) *lactation period*; Stillzeit; Zeitraum der Laktation* nach der Entbindung.

Laktat|stau (↑): (engl.) *lactate accumulation*; Anstieg der Laktatkonzentration in hypoxischem Gewebe inf. Milchsäuregärung (s. Gärung); vgl. Laktatazidose.

Laktat|test (↑) *m*: (engl.) *lactate test*; Messung des Milchsäureanstiegs im Blut des gestauten Unterarms nach Arbeitsleistung der Hand; Ausbleiben dieses Anstiegs bei der Glykogenose* Typ V (Muskelphosphorylasedefekt).

Lakt|azidose, kon|genitale (↑; Azid-*; -osis*) *f*: s. Pyruvatdehydrogenasedefekt.

lakti|fer (↑; lat. fẹrre tragen): (engl.) *lactiferous*; milchführend.

Lakto|ferrin (↑; lat. fẹrrum Eisen) *n*: (engl.) *lactoferrin*; eisenbindendes, rotgefärbtes Protein der Säugermilch (vgl. Muttermilch), Tränenflüssigkeit, Nasen- u. Bronchialsekrete mit bakterizider Wirkung; pro Molekül L. können 2–6 Atome Eisen gebunden werden. Vgl. Transferrin, Clara-Zellen.

Lakto|flavin (↑) *n*: Riboflavin*.

Lakto|globuline (↑; Globuline*) *n pl*: (engl.) *lactoglobulins*; eine Gruppe globulärer Proteine der Säugermilch, die auch Immunglobuline* beinhaltet; s. Kolostrum, Muttermilch.

Laktose (Lact-*) *f*: (engl.) *lactose*; Saccharum lactis; Milchzucker; 4-O-β-D-Galaktopyranosyl-α-D-Glukopyranose; reduzierendes Disaccharid u. Hauptkohlenhydrat der Milch (Muttermilch: 6–8 g/dl; Kuhmilch: 4–5 g/dl); Synthese durch Laktosesynthase* in der Milchdrüse aus UDP-Galaktose u. Glukose-1-phosphat; Spaltung durch Laktase (s. Disaccharidasen); **Verw.**: mildes Laxans, Zusatz in Säuglingsnahrung, pharmaz. Hilfsmittel. Vgl. Kohlenhydratmalabsorption.

Laktose-In|dikator-Nähr|böden (↑): (engl.) *lactose-indicator culture media*; bakteriol. Nährmedien zur Unterscheidung der Laktose spaltenden Escherichia* coli von den laktosenegativen Salmonella, Shigella u. Pseudomonas.

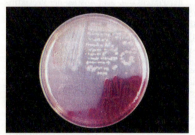

Laktose-Indikator-Nährböden: Escherichia coli färbt den Nährboden rot, da Laktose-Abbauprodukte zu pH-Verschiebung führen. Pseudomonas aeruginosa (oben) verwertet Laktose nicht. [165]

Laktose|in|toleranz (↑; Intoleranz*) *f*: (engl.) *lactose intolerance*; s. Kohlenhydratmalabsorption.

Laktose|synthase (↑) *f*: (engl.) *lactose synthase*; Enzym der laktierenden Mamma, das aus den Komponenten Protein A u. Protein B besteht; Protein A, eine Galaktosyltransferase, überträgt UDP-Galaktose auf N-Acetylglukosamin. Durch Protein B (Laktalbumin) wird die Substratspezifität so modifiziert, dass UDP-Galaktose auf Glukose-1-phosphat übertragen u. Laktose* synthetisiert wird.

Laktos|urie (↑; Ur-*) *f*: (engl.) *lactosuria*; Auftreten von Laktose* im Harn; physiol. bei Schwangeren u. Wöchnerinnen.

lakto|trop (↑; -trop*): (engl.) *lactotropic*; auf Milcherzeugung gerichtet.

Lall|phase (Phase*) *f*: s. Sprachentwicklung.

Lalouette-Pyramide (Pierre L., Anat., Paris, 1711–1792) *f*: Lobus* pyramidalis glandulae thyroideae.

Lambda|naht (gr. λάμβδα L): (anat.) Sutura* lambdoidea.

lambdoideus (↑; -id*): lambda-(λ-)förmig; z. B. Sutura* lambdoidea (Lambdanaht).

Lambert-Beer-Gesetz (Johann H. L., Phys., Basel, Berlin, 1728–1777; Georg B., deutscher Ophth., 1763–1821): (engl.) *Beer-Lambert law*; die Extinktion* (E) einer Lösung ist proportional der Konzentration (c) der darin gelösten lichtabsorbierenden Substanz, der Schichtdicke (d) der Lösung u. abhängig vom molaren Extinktionskoeffizienten* (ε): $E = \varepsilon \cdot c \cdot d$.

Lambert-Eaton-Rooke-Syn|drom (Edward H. L., amerikan. Arzt, 1915–2003; Lee M. E., amerikan. Neurol., 1905–1958; E. D. R., amerikan. Arzt) *n*: (engl.) *Lambert-Eaton syndrome*; syn. pseudomyasthenisches Syndrom; als paraneoplastisches Syndrom* v. a. bei kleinzelligem Bronchialkarzinom* od. i. R. von Autoimmunkrankheiten* vorkommendes neurol. Krankheitsbild; **Sympt.**: Schwäche u. vorzeitige Ermüdbarkeit insbes. der proximalen Muskulatur, im Gegensatz zur Myasthenia* gravis pseudoparalytica beim Üben jedoch zunächt zunehmende und erst später nachlassende Muskelstärke; vegetative Dysfunktion (z. B. Mundtrockenheit, erektile Störung, verminderte Schweißbildung); **Diagn.**: Anstieg des Muskelantwortpotentials in der Elektromyographie bei indirekter repetitiver Reizung (10/s); Nachweis antineuronaler Autoantikörper im Serum (Antikörper gegen spannungsabhängige Calciumkanäle, Abk. Anti-VGCC für engl. voltage-gated calcium channel); Tumordiagnostik; **Ther.**: 1. Tumortherapie; 2. zur Steigerung der synapt. Acetylcholinfreisetzung u. v. Amifampridin*, ggf. auch Cholinesterase-Hemmer (Pyridostigminbromid); 3. evtl. Immuntherapie (Immunsuppressiva*, i. v. Immunglobuline, therap. Plasmapherese*).

Lạmblia in|testinạlis *f*: s. Giardia lamblia.

Lambliạsis (-iasis*) *f*: s. Giardiasis.

Lamẹlla (lat.) *f*: dünnes Blättchen, Plättchen.

Lamẹllen|knochen (↑): s. Knochengewebe.

Lamẹllen|körperchen (↑): s. Vater-Pacini-Lamellenkörperchen.

Lamina (lat.; pl Laminae) *f*: Blatt, dünne Platte, Schicht.

Lamina af|fixa (↑) *f*: dünner, den Thalamus überkleidender Teil der telenzephalen Wandung des Seitenventrikels.

Lamina arcus vertebrae (↑) *f*: Wirbelplatte; hinterer Teil des Wirbelbogens; vgl. Laminektomie.

Lamina basalis (↑) *f*: s. Basalmembran.

Lamina basilaris ductus cochlearis (↑) *f*: s. Basilarmembran.
Lamina choroido|capillaris (↑) *f*: s. Choroidea.
Lamina cribrosa ossis ethmoidalis (↑) *f*: Teil des Os ethmoidale beidseits der Crista galli mit zahlreichen Löchern für den Durchtritt der Nn. olfactorii.
Laminae albae (↑) *f pl*: s. Cerebellum.
Laminae medullares thalami (↑) *f pl*: dünne Blätter weißer Substanz, welche die Kerngruppen des Thalamus* unvollständig trennen.
Lamina epi|scleralis (↑) *f*: s. Sklera.
Lamina externa calvariae (↑) *f*: äußeres Blatt der knöchernen Schädelkapsel.
Lamina fusca sclerae (↑) *f*: s. Sklera.
Lamina granularis iso|corticis (↑) *f*: s. Isocortex.
Lamina horizontalis ossis palatini (↑) *f*: Teil des Os palatinum, bildet den hinteren Abschnitt des Palatum durans.
Lamina limitans anterior et posterior cornae (↑) *f*: Bowman- u. Descemet-Membran; s. Cornea.
Lamina medullaris lateralis (↑) *f*: Marklamelle zwischen Globus* pallidus u. Putamen*.
Lamina medullaris medialis (↑) *f*: Marklamelle innerh. des Globus* pallidus.
Lamina molecularis isocorticis (↑) *f*: s. Isocortex.
Lamina multi|formis iso|corticis (↑) *f*: s. Isocortex.
Lamina muscularis mucosae (↑) *f*: Schicht glatter Muskelzellen in der Schleimhaut des Magen-Darm-Trakts zw. Lamina propria u. Tela submucosa; Teil der Plicae circulares; dient der Eigenmotilität der Schleimhaut; auch Schutzfunktion, z. B. gegen verschluckte spitze Fremdkörper.
Lamina orbitalis ossis ethmoidalis (↑) *f*: auch Lamina papyracea; Teil des Os rthmoidale; papierdünne Knochenlamelle, die das Siebbeinlabyrinth nach lateral begrenzt u. einen Teil der medialen Orbitawand bildet.
Lamina papyracea (↑) *f*: s. Lamina orbitalis ossis ethmoidalis.
Lamina perpendicularis ossis ethmoidalis (↑) *f*: mediane Knochenlamelle des Os ethmoidale; bildet den oberen Teil der Nasenscheidewand.
Lamina perpendicularis ossis palatini (↑) *f*: vertikal gestellte Knochenplatte des Os palatinum; Teil der medialen Wand der Oberkieferhöhle.
Lamina pre|trachealis et pre|vertebralis fasciae cervicalis (↑) *f*: s. Fascia cervicalis.
Lamina propria mucosae (↑) *f*: unter dem Epithel sitzende Bindegewebeschicht der Schleimhaut des Magen-Darm-Trakts.
Lamina pyramidalis iso|corticis (↑) *f*: s. Isocortex.
Lamina quadri|gemina (↑) *f*: s. Tectum mesencephali.
Laminar|flow (↑; engl. to flow fließen): mit Hilfe einer techn. Anlage erzeugte wirbelfreie u. durch Filterung keimfreie Luftströmung; **Anw.:** v. a. in Operationsräumen, bei keimfreien Arbeiten in Laboratorien u. bei der Behandlung immunsupprimierter Patienten.
Laminaria|stift (↑): (engl.) *laminaria tent*; hygroskopischer Quellstift zur schonenden Zervixdilatation; **Verw.:** z. B. zur Vorbereitung einer Abortkürettage, eines Schwangerschaftsabbruchs*, einer diagn. od. op. Hysteroskopie*, zur Erleichterung der IUP-Einlage, zur Geburtseinleitung; früher aus Braunalgen hergestellt (Infektionsgefahr), heute aus Aquaacryl mit Polypropylen-Träger. Vgl. Hegar-Stift.
Lamina spiralis ossea (↑) *f*: im Labyrinth von der Schneckenachse ausgehende zweiblättrige Knochenlamelle.
Lamina spiralis secundaria (↑) *f*: im Labyrinth in der basalen Schneckenwindung gegenüber der Lamina spiralis ossea gelegene Knochenleiste.
Lamina super|ficialis fasciae cervicalis (↑) *f*: s. Fascia cervicalis.
Lamina supra|choroidea (↑) *f*: s. Choroidea.
Lamina tecti (↑) *f*: s. Tectum mesencephali.
Lamina terminalis (↑) *f*: Blättchen grauer Substanz vor u. über dem Chiasma opticum; vorderer Teil des Bodens des 3. Hirnventrikels.
Lamina vasculosa (↑) *f*: s. Choroidea.
Lamin|ek|tomie (↑; Ektomie*) *f*: (engl.) *laminectomy*; komplette Resektion eines Wirbelbogens einschließl. des Dornfortsatzes zur Freilegung u. Entlastung des Spinalkanals; **Ind.:** meist zur op. Freilegung spinaler (extradural, intradural u. intramedullär) Raumforderungen (z. B. Rückenmarktumoren*), ggf. langstreckig; seltener zur op. Erweiterung einer interlaminären Fensterung* u. damit besseren Darstellung des Operationsgebiets od. benachbarter Spinalwurzeln bei Nukleotomie*; **Kompl.:** Wirbelsäuleninstabilität mit Kyphosebildung sowie Postlaminektomiesyndrom (Stenosierung bei postoperativer Bildung einer Postlaminektomiemembran; vgl. Postdiskotomiesyndrom); daher Durchführung der L. heute meist einseitig (s. Hemilaminektomie) od. osteoplast. (mit Wiedereinsetzen resizierter Wirbelbögen; s. Laminotomie). Vgl. Kolumnotomie.
Laminine *n*: (engl.) *laminins*; Fam. von Glykoproteinen der extrazellulären Matrix* (M_r 850 000–1 000 000); L. sind Heterotrimere aus 3 über Disulfidbrücken verbundenen unterschiedl. kombinierten α-, β- u. γ-Polypeptidketten; bisher sind 15 versch. L. bekannt. Sie besitzen viele funktionelle Domänen, z. B. Bindestellen für Typ IV- u. Typ I-Kollagen, Heparin, Integrine*, Entactin, Perlecan* u. Dystroglykan; L. mit α2-Polypeptidkette als Untereinheit tragen die Bez. **Merosine**; **Vork.:** Hauptbestandteil von Basalmembranen*; **klin. Bedeutung:** Die Dysfunktion von Laminin-2 (α2β1γ1) trägt zur Entstehung von kongenitalen Muskeldystrophien* bei.
Lamino|plastie (Lamina*; -plastik*) *f*: (engl.) *laminoplasty*, plastische Erweiterung des Raumes unter den Wirbelbögen; **Prinzip:** Herausnahme der betroffenen Wirbelbögen u. Wiedereinsetzen mit Verlängerung im Pedikelbereich (autolog mit Knochen, z. B. des Dornfortsatzes, od. durch alloplastische Implantate), mit zusätzlicher Instrumentierung, z. B. (Titan-)Miniplatten; **Ind.:** v. a. zervikale Spinalkanalstenose*.
Lamino|tomie (↑; -tom*) *f*: (engl.) *laminotomy*; syn. plast. Laminektomie; partielle Wirbelbogenresektion mit langstreckiger op. Freilegung u. Spinalkanaldekompression ohne Instabilisierung der Wirbelsäule; **Durchführung:** nach seitl. Durchtrennung der Wirbelbögen mit oszillierender Minisäge Resektion der Wirbelbögen einschließl. Dornfortsatz u. Zwischendornbänder, anschl. Wieder-

einsetzen mit Fixierung durch (Miniplatten-)Osteosynthese*; bei Spinalkanalstenose* Undercutting (Unterfräsen von Wirbelbögen u. ggf. Facetten); **Ind.:** Spinalkanalstenose, ausgedehnte intraspinale bzw. intramedulläre Tumoren (s. Rückenmarktumoren). Vgl. Laminektomie.

Lami|vud<u>i</u>n (INN) *n*: (engl.) *lamivudine*; Abk. LVD; syn. 3'-Thiacytidin (Abk. 3TC); Virostatikum* (Nukleosidanalogon*); hemmt kompetitiv die für die Replikation von HIV* erforderliche Reverse Transkriptase; **Anw.:** bei HIV-Infektion als Teil einer antiviralen Kombinationstherapie* u. bei chronisch aktiver Hepatitis B; **UAW:** u. a. Müdigkeit, Kopfschmerz, gastrointestinale Störungen, Laktatazidose, periphere Polyneuropathie, Leukopenie.

Lamotrigin (INN) *n*: (engl.) *lamotrigine*; Antiepileptikum*; hemmt die Glutamatfreisetzung im Anfall; **Ind.: 1.** Erstbehandlung fokaler Anfälle, Zusatzbehandlung bei therapierefraktärer Epilepsie*; **2.** Prävention depressiver Episoden bei Pat. mit affektiven Psychosen (Phasenprophylaktikum); **UAW:** u. a. Hautausschläge, Müdigkeit, Schwindel, Kopfschmerz.

L<u>a</u>na (lat.) *f*: Wolle, i. e. S. Wollhaar.

Lancefield-Einteilung (Rebecca C. L., Bakteriol., New York, 1895–1981): (engl.) *Lancefield classification*; serol. Einteilung von Bakterienspecies der Gattung Streptococcus*.

Lancisi-Streifen (Giovanni Maria L., Arzt, Italien, 1654–1720): (engl.) *Lancisi's stria*; Stria longitudinalis med. des Corpus* callosum.

Landau-Re|fl<u>e</u>x (Arnold L., geb. 1923; Reflekt-*) *m*: auch Landau-Reaktion; frühkindliche Lagereaktion, die etwa im 3. Lebensmonat auftritt u. zwischen 12. u. 24. Lebensmonat verschwindet; bei Haltung des Säuglings in schwebender Bauchlage erfolgt Hebung des Kopfs u. Streckung von Wirbelsäule u. Beinen; bei anschl. passiver Kopfbeugung Aufhebung des Strecktonus u. Beugung v. a. im Hüftgelenk; in Zus. mit anderen frühkindlichen Reflexen* zum Nachweis einer frühkindlichen Hirnschädigung geeignet.

Landing-O'Brien-Syn|dr<u>o</u>m (Benjamin H. L., Pathol., USA) *n*: syn. G$_{M1}$-Gangliosidose Typ I, Norman-Landing-Krankheit; s. Gangliosidosen (Tab. dort).

Land|karten|schädel: s. Langerhans-Zell-Histiozytose.

Land|karten|zunge: s. Lingua geographica.

Land|manns|haut: s. Seemannshaut.

Landolt-Ringe (Edmund L., Ophth., Zürich, Paris, 1876–1926): (engl.) *Landolt rings*; Tafeln zur Prüfung der Sehschärfe in logarithmischer Einteilung; Optotypen* als Ringe von versch. Größe u. Dicke mit Aussparung, deren Richtung der Proband anzugeben hat; vorgeschriebenes Sehzeichen bei allen Sehschärfeprüfungen für Versicherungs-, Führerschein- u. Gerichtsgutachten.

Landouzy-Typho|bazillose (Louis Th. L., Arzt, Paris, 1845–1917; Typhus*; Bacill-*; -osis*) *f*: Sepsis tuberculosa acutissima.

Landry-Para|l<u>y</u>se (Jean B. L., Arzt, Paris, 1826–1865; Paralyse*) *f*: (engl.) *Landry's paralysis*; syn. Paralysis spinalis ascendens acuta; akute Verlaufsform des Guillain*-Barré-Syndroms; **Klin.:** an den Beinen beginnende, bis zur Tetraplegie rasch fortschreitende schlaffe Lähmung mit Areflexie, später Muskelatrophie, evtl. Sensibilitätsstörungen; Mitbeteiligung des spinalen Segments C 4 führt zur Atemlähmung, Beteiligung der kaudalen Hirnnervenkerne zu Schlucklähmung u. evtl. Diplegia* facialis; **Ther.:** ggf. künstliche Beatmung; **Progn.:** in 10 % letal.

Landsteiner-Re|aktion (Karl L., Pathol., Serol., Wien, New York, 1868–1943) *f*: Donath-Landsteiner-Reaktion; s. Donath-Landsteiner-Antikörper.

Landsteiner-Regel (↑): (engl.) *Landsteiner's rule*; blutgruppenserol. Grundregel, nach der bei jedem Menschen nur diejenigen Alloagglutinine* auftreten, die nicht mit den ABNull*-Blutgruppen der eigenen Erythrozyten korrespondieren; vgl. Horror autotoxicus; Chimärismus.

Langenbeck-Wund|haken (Bernhard v. L., Chir., Berlin, Kiel, 1810–1887): (engl.) *Langenbeck retractor*; (chir.) breiter, langer, stumpfer Wundsperrhaken mit rechtwinklig abgebogenem Blatt.

Langer-Achsel|bogen (Karl Ritter von Edenberg von L., Anat., Wien, 1819–1887): (engl.) *Langer's axillary line*; Muskelbündel, die vom M. latissimus dorsi durch die Achselhöhle zur Sehne des M. pectoralis major ziehen.

Langerhans-Inseln (Paul L., Pathol., Freiburg, Madeira, 1847–1888): (engl.) *Langerhans' islets*; Insulae pancreaticae; sog. Inselorgan; endokrines Pankreas*; bei Feten 30 %, Neugeborenen 15 %, Erwachsenen 2–3 % des Pankreasvolumens. Jede der ca. 1 Mio. L.-I. enthält bis zu 5000 u. mehr große, epitheloide, hormonproduzierende Zellen u. ist dicht vaskularisiert u. innerviert. **Zelltypen:** s. Tab. u. Abb. **Inseltypen: 1.** pankreatische Polypeptidreiche Inseln (sog. PP-reiche Inseln, viele PP-, keine A-Zellen) gehen auf die ventrale Pankreasanlage zurück u. werden hauptsächlich im Pankreaskopfbereich angetroffen. **2.** pankreatische Polypeptid-arme Inseln (viele A-, keine PP-Zellen) liegen in Corpus u. Cauda pancreatis. **Klin. Bedeutung:** Die antagonistisch wirkenden Hormone Insulin* u. Glucagon* beeinflussen Energieumsatz (Insulin) u. Energieverbrauch (Glucagon); eine Schädigung der L.-I. verursacht über gestörte Insulinproduktion Diabetes* mellitus. Vgl. Inselzelltransplantation.

Langerhans-Zellen (↑; Zelle*): (engl.) *Langerhans' cells*; (dermat.) insbes. im tiefen Stratum spinosum

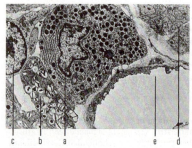

Langerhans-Inseln: elektronenmikroskopische Darstellung von (a) A-Zelle, (b) insulinbildender B-Zelle u. (c) Schwann-Zelle sowie deren topographische Nähe zu (d) Axon u. (e) Kapillare (× 13 000) [115]

Langerhans-Zell-Histiozytose

Langerhans-Inseln
Zelltypen

Zelltyp	Anteil am Insel-zellvolumen	sezerniertes Hormon	Hauptwirkung	
A	15–20 %	Glucagon	steigernd:	Hyperglykämie, Glykogenolyse, Glukoneogenese (Leber)
			hemmend:	Glukoseoxidation, exokrine Pankreassekretion
B	60–80 %	Insulin	steigernd:	Hypoglykämie, Glukoseoxidation
			hemmend:	exokrine Pankreassekretion
D	5–15 %	Somatostatin		universeller Hemmer der gastrointestinalen Funktion und der Freisetzung von Hormonen (Glucagon, Insulin, pankreatisches Polypeptid)
PP	≤2 %	pankreatisches Polypeptid		hemmt exokrine Pankreassekretion und Gallefluss

der Epidermis* u. in der Leber gelegene, u. a. durch Goldimprägnation histol. darstellbare dendritische Zellen* mesenchymaler Herkunft mit phagozytot. Fähigkeiten; gehören dem Monozyten*-Makrophagen-System an u. vermitteln u. a. die Antigenpräsentation bei epikutaner Sensibilisierung mit IL-1-Produktion.

Langerhans-Zell-Histio|zyt_ose_ (↑; Zelle*; Hist-*; Zyt-*; -osis*) *f*: (engl.) *Langerhans' cell histiocytosis*; Abk. LZH; syn. Typ-II-Histiozytose; veraltet Histiocytosis X; durch neoplast. Proliferation von nicht malignen Histiozyten* mit Phänotyp der Langerhans*-Zellen gekennzeichnete Erkr.; **Epidemiol.:** selten; betrifft v. a. junge Erwachsene (50 % der Fälle vor dem 10. Lj., 75 % vor dem 30. Lj.); bei Kindern häufig disseminierte, bei Erwachsenen meist monosystemische Form; **Ätiol.:** unklar; evtl. atyp. Immunantwort od. Autoimmunkrankheit; z. T. Assoziation mit malignen Lymphomen (insbes. Hodgkin*-Lymphom); **Einteilung:** nach betroffenen Organsystemen: 1. monosystemisch (mit unilokulärem od. multilokulärem Befall); v. a. pulmonal (häufigste Manifestationsform beim Erwachsenen, v. a. bei Rauchern), kutan, ossär; 2. multisystemisch (mit u. ohne Funktionsstörung), disseminierter Befall mit Beteiligung von Knochen, Haut, Milz, Knochenmark u. Lungen; **Klin.:** variabel: asymptomatischer Verlauf, nur lokale Sympt. od. disseminierte Form mit Allgemeinsymptomen (Müdigkeit, Leistungsschwäche, Fieber, Gewichtsverlust) mögl.; lokale Sympt. nach Manifestationsort: 1. Haut: ekzematöse, lokal auch tumoröse od. ulzerierende Läsionen; 2. Lunge: Dyspnoe, Husten, pathol. feinfleckige, meist kleinzyst. Strukturveränderungen (s. Abb. 1 u. 2) mit Neigung zur Ruptur u. konsekutivem Pneumothorax* (s. Abb. 3); 3. Skelettsystem: Osteolysen v. a. in Schädel, proximalem Femur, Becken, Wirbelsäule; häufig lokaler Nachtschmerz, evtl. Schwellung, Überwärmung, pathol. Fraktur; 4. Leber: Hepatomegalie; 5. Hypophyse: Diabetes insipidus; 6. Knochenmark: Anämie, Panzytopenie (s. Abb. 4); **Diagn.:** histopathol. durch Biopsie, bei pulmonaler Manifestation auch durch bronchoalveoläre Lavage: immunhistochem. CD1a-Antigen auf Langerhans-Zellen (Ober-

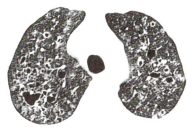

Langerhans-Zell-Histiozytose Abb. 1: typische zahllose kleine Zysten mit relativ dicker Wandung; HRCT (Akutphase) [74]

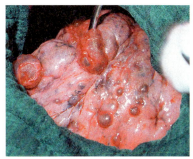

Langerhans-Zell-Histiozytose Abb. 2: Operationssitus mit multiplen Zysten [74]

flächenmarker Okt6 positiv) u. elektronenmikroskop. Birbeck-Granula in Langerhans-Zellen; weitere Befunde je nach Lok.: röntg. osteolytische Skelettveränderungen (Aufhellungen, die überwiegend aus Cholesterolspeicherzellen bestehendes Granulationsgewebe enthalten), s. sog. Landkartenschädel (s. Abb. 5); **Ther.:** bei Knochenbefall Bisphosphonate, evtl. lokal (intraossär) Glukokortikoide, chir. Ther. (Ausräumung u. Spongiosaplastik); Strahlentherapie, PUVA; Exzision großer kutaner Herde; bei pulmonaler Manifestation Noxe meiden (Tabakrauch), system. Glukokortikoide (frisch entzündl. Veränderungen), evtl.

Langer-Linien

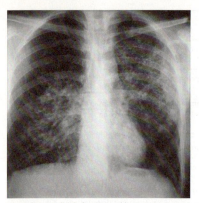

Langerhans-Zell-Histiozytose Abb. 3: Teilpneumothorax rechts u. multiple kleinzystische Veränderungen beidseits [74]

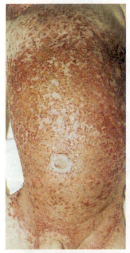

Langerhans-Zell-Histiozytose Abb. 4: akuter disseminierter Verlauf mit Hautinfiltration sowie Petechien bei Panzytopenie (Säugling)

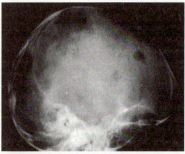

Langerhans-Zell-Histiozytose Abb. 5: osteolytische Skelettveränderungen, sog. Landkartenschädel [66]

Immunsuppressiva (Cyclophosphamid), bei Progression Sauerstofftherapie, Lungentransplantation (Doppellungentransplanation); bei disseminiertem Verlauf evtl. Zytostatikatherapie, Rituximab*, in bes. schweren u. therapieresistenten Fällen allogene Blutstammzelltransplantation; evtl. Strahlentherapie; Spontanremission v. a. bei lokalisierter Form möglich.

Langer-Linien (Karl Ritter von Edenberg von L., Anat., Wien, 1819–1887): (engl.) *Langer's lines*; Lineae distractiones; syn. Hautspaltlinien; natürl., in Richtung der geringsten Hautdehnbarkeit verlaufende Spaltlinien der Haut, die senkrecht zu den sog. Hautspannungslinien stehen; chir. Hautschnitte in Richtung der L.-L. klaffen nicht auseinander. Vgl. Schnittführung.

Lange-Stellung (Fritz L., Orthop., München, 1864–1952): (engl.) *Lange's position*; Lagerung der Beine in ca. 40° Abduktion, 20° Flexion u. starker Innenrotation im Hüftgelenk nach Reposition einer angeb. Hüftgelenkluxation*; anschl. Fixation im Gipsverband (Lange-Gips) zur Sicherung des Repositionsergebnisses; vgl. Lorenz-Stellung.

Lange-Syn|drom (Cornelia de L., Päd., Niederlande, 1871–1950) *n*: s. Cornelia-de-Lange-Syndrom.

Langhans-Struma (Theodor L., Pathol., Bern, 1839–1915; Struma*) *f*: auch wuchernde Struma; veraltete Bez. für eine adenomartige Geschwulst der nicht vergrößerten Schilddrüse mit mangelhaft ausgereiftem Parenchym, soliden Epithelsträngen sowie nur geringfügiger Kolloidbildung in den Follikeln; setzt lymphogene (mediastinale, zervikale) sowie hämatogene (pulmonale) Metastasen, ohne dabei sichere histol. Zeichen der Malignität aufzuweisen (sog. organoides Karzinom); heute den follikulären Adenomen bzw. Karzinomen zugeordnet (s. Schilddrüsentumoren, Tab. dort).

Langhans-Zellen (↑; Zelle*): **1.** (engl.) *Langhans cells*; (embryol.) unterh. der Synzytiumschicht des Trophoblasten* gelegene innere Schicht isoprismat., deutl. voneinander abgrenzbarer, heller Epithelzellen versch. Differenzierungsgrade (Langhans-Zellschicht, Zytotrophoblast*); Synzytiotrophoblast u. Zytotrophoblast entsprechen unterschiedl. Formen der Trophoblastreifung, ausgehend von undifferenzierten L.-Z.; **2.** (engl.) *Langhans giant cells*; (histol.) Riesenzellen mit mehreren randständigen Kernen in den Granulomen* bei Tuberkulose*, Lepra*, Sarkoidose* u. Syphilis*.

Lang|ketten-Acyl-CoA-De|hydrogn<u>a</u>se *f*: (engl.) *long-chain acyl-CoA dehydrogenase deficiency* (Abk. *LCAD*); autosomal-rezessiv erbl. Stoffwechselstörung der Betaoxidation* langkettiger Fettsäuren inf. Enzymdefekts der mitochondrialen Langketten-Acyl-CoA-Dehydrognase (Genlocus 2q34-q35); **Sympt.:** Kardiomyopathie, Muskelhypotonie, Hepatomegalie, Neuropathie, hypoketotische Hypoglykämie; **Diagn.:** Bestimmung mittel- bis langkettiger Hydroxy- u. entspr. Dicarbonsäuren im Urin sowie langkettiger Carnitine im Blut (Erfassung von C12 mit Tandem*-Massenspektrometrie; s. Acylcarnitin, Tab. dort); **Ther.:** kohlenhydratreiche u. fettreduzierte Diät, evtl. mit Gabe von mittelkettigen Triglyceriden; vgl. Überlangketten-

Acyl-CoA-Dehydrogenase-Defekt; Kurzketten-Acyl-CoA-Dehydrogenase-Defekt.

Lang|ketten-3-Hydroxy-Acyl-CoA-De|hydrogenase-Defekt *m*: (engl.) *long-chain-3-hydroxy-acyl-CoA dehydrogenase-deficiency* (Abk. LCHAD); autosomalrezessiv erbl. Stoffwechselstörung der mitochondrialen Betaoxidation* der langkettigen 3-Hydroxy-Fettsäuren (Genlocus 2p23 mit mehreren Mutationen); **Sympt.**: Kardiomyopathie, Muskelhypotonie, Hepatopathie, Neuropathie, hypoketotische Hypoglykämie; **Diagn.**: mittel- bis langkettige Hydroxy- u. entspr. Dicarbonsäuren im Urin sowie langkettige Hydroxyacylcarnitine im Blut (Erfassung von C14:1, C14:2, C16OH, C18:1OH mit Tandem*-Massenspektrometrie-Screening; s. Acylcarnitin, Tab. dort); Pränataldiagnostik* (Chorionbiopsie od. Amniozentese) möglich; **Ther.**: Reduktion der Fettzufuhr, evtl. Gabe von mittelkettigen Triglyceriden.

Lang|niere: Doppelniere*.

Lang|schädel: s. Dolichozephalie.

Lang|zeit|beatmung: (engl.) *long-term ventilation*; auch Dauerbeatmung; länger als 48 Std. (bis Jahre) durchgeführte (invasive) Beatmung* i. R. der Intensivmedizin bei anhaltender respiratorischer Insuffizienz* (z. B. Lähmung der Atemmuskulatur, ARDS*); **Kompl.**: u. a. 1. Ulzerationen der Trachealschleimhaut durch Cuffdruck (s. Cuff); 2. nosokomiale beatmungsassoziierte Pneumonie* (Abk. VAP für Ventilator-assoziierte Pneumonie): meist durch Err. der endogenen oropharyngealen Flora (z. B. Enterobacteriaceae*, Staphylococcus* aureus; cave: Multiresistenz, z. B. MRSA*) od. mikrobiol. Kontamination (z. B. multiresistente Pseudomonas* aeruginosa in Vernebler); Diagn.: (mikrobiol.) Nachweis in Bronchialsekret (z. B. bronchoalveoläre Lavage*) od. Trachealsekret (unspezifischer wegen Kolonisation); (klin.): s. CPIS (Tab. dort); Proph.: u. a. 30–45° Oberkörperhochlagerung zur Proph. von Aspiration, regelmäßiges Absaugen (subglottischer) u. selektive Darmdekontamination* sowie möglichst kurze Beatmungsdauer; vgl. Sepsis; 3. s. Weaning. Vgl. Analgosedierung.

Lang|zeit|blut|druck|messung: s. Blutdruckmessung, nichtinvasive.

Lang|zeit-EKG: (engl.) *prolonged electrocardiography*; Registrierung eines (Oberflächen-)EKG* über einen langen Zeitraum (meist 24–48 Std.); **Formen**: 1. kontinuierlich: stationär v. a. mit Monitor, auch durch Telemetrie*, ambulant v. a. mit Holter (tragbares batteriebetriebenes Aufzeichnungsgerät); 2. diskontinuierlich: (ggf. subkutan implantierbarer) Event-Recorder zur selektiven Aufzeichnung von EKG-Ereignissen von mehreren Min. Dauer u. der Möglichkeit zur telefon. Übertragung; **Ind.**: i. R. der Diagn. von komplexen Herzrhythmusstörungen*, Synkopen (auch Kipptisch*-Untersuchung), Palpitationen u. zur Kontrolle einer antiarrhythm. Ther. (z. B. Herzschrittmacherfunktion); ST-Streckenanalyse zur Detektion myokardialer Ischämien (nächtl. Angina pectoris, stumme Myokardischämie) inf. hoher Artefaktanfälligkeit weniger zuverlässig als Stressechokardiographie*, Belastungs*-EKG u. invasive koronare Diagn. i. R. der Herzkatheterisierung*.

Lang|zeit|präparate (lat. *praeparatus* zubereitet) *n pl*: **1.** (engl.) *sustained release preparations*; s. Depotpräparate; **2.** Arzneimittel*, die zur langfristigen Behandlung geeignet sind.

Lang|zyklus (Zykl-*) *m*: (engl.) *long cycle*; Form der hormonalen Kontrazeption* mit ununterbrochener Einnahme oraler Kontrazeptiva (Einphasenpräparate, z. B. Mikropille) über 42, 63 od. 84 Tage u. anschl. 7-tägiger Pause; höhere kontrazeptive Sicherheit als bei monatl. Einnahmepause; Auftreten einer Hormonentzugsblutung je nach Schema 4–6-mal pro Jahr; **Ind.**: z. B. Hypermenorrhö*, Dysmenorrhö*, prämenstruelles Syndrom* vom Menstruationszyklus abhängige (z. B. Endometriose, polyzystisches Ovarialsyndrom) od. beeinflusste Erkr. (z. B. Depression, Migräne, Asthma bronchiale, Eisenmangelanämie, Epilepsie); auch zur gewünschten Beeinflussung des Zyklus (z. B. bei Leistungssport od. Urlaub).

Lanolin (lat. *lana* Wolle) *n*: (engl.) *(hydrous) lanolin*; Adeps lanae hydricus; Salbengrundlage; besteht aus Adeps* lanae anhydricus, Wasser u. flüssigem Paraffin.

Lano|sterol (↑; Stear-*) *n*: Zwischenprodukt der Biosynthese von Cholesterol*.

Lanreotid (INN) *n*: (engl.) *lanreotid*; synthet. Analogon von Somatostatin* zur i. m. Anw. mit Depotwirkung; **Ind.**: Akromegalie*, neuroendokrine Tumoren* des Gastrointestinaltrakts; **UAW**: Krämpfe, Diarrhö.

Lansing-Stamm: s. Poliomyelitis-Viren.

Lanso|prazol (INN) *n*: (engl.) *lansoprazol*; Protonenpumpen*-Hemmer, Magensäuresekretions-Hemmer (durch Inaktivierung des Enzyms H^+/K^+-ATPase); **Ind.**: Ulcus ventriculi et duodeni, Refluxösophagitis; **UAW**: selten Kopfschmerz, gastrointestinale Störungen, sehr selten Müdigkeit u. Schwindel, in Einzelfällen Muskelbeschwerden, Depression, allerg. Hautreaktion, Erektionsstörungen.

Lanterman-Einkerbungen (A. J. L., Anat., Straßburg, 19. Jahrhundert): s. Schmidt-Lanterman-Einkerbungen.

Lanthan (gr. λανθάνειν verbergen) *n*: (engl.) *lanthanum*; chem. Element, Symbol La, OZ 57, rel. Atommasse 138,91; zur Scandiumgruppe gehörendes Metall.

Lanthancarbonat (INN): (engl.) *lanthanum carbonate*; Phosphatbinder zur oralen Anw., der die Resorption von Phosphat aus dem Magen-Darm-Trakt deutl. reduziert; **Wirkungsmechanismus**: nach Freisetzung des Lanthankations aus L. im Magen Bildung des unlösl. Lanthanphosphats u. Ausscheidung über den Stuhl; **Ind.**: Prävention einer Hyperphosphatämie bei Ther. der chron. Niereninsuffizienz* durch Hämodialyse* od. Peritonealdialyse*; **Kontraind.**: Hypophosphatämie; **UAW**: Hypokalzämie, abdominale Schmerzen, Obstipation, Diarrhö, Dyspepsie, Blähungen, Übelkeit, Erbrechen.

Lanthanoide *n pl*: (engl.) *lanthanoids*; frühere Bez. Seltene Erden od. Lanthanide; Gruppe der im Periodensystem* der Elemente auf das Lanthan (La) folgenden 14 Elemente der Ordnungszahlen 58–71; chem. außerordentlich ähnlich. **Verw.**: in Katalysatoren, in der Metallurgie (Lasertechnik), Glas- u. Keramikindustrie.

Lanugo (lat.) *f*: (engl.) *lanugo (hair)*; syn. Flaumhaar; Behaarung des Fetus; wird vor der Geburt überwiegend durch Vellushaar (Wollhaar) ersetzt, das bis zur Pubertät die Körperbehaarung bildet, u. ist bei Reifgeborenen nur noch im Bereich der oberen Schulterpartie zu finden (s. Reifezeichen des Neugeborenen). Vgl. Haare.

Lanzette (franz. Dim. von lat. lancea Lanze) *f*: (engl.) *lancet*; zweischneidiges spitzes Messerchen.

Lanzettegel (↑): s. Dicrocoelium dendriticum.

Lanzettkokken (↑; Kokken*) *f pl*: s. Streptococcus pneumoniae.

Lanz-Punkt (Otto L., Chir., Amsterdam, 1865–1935): (engl.) *Lanz' point*; druckempfindl. Stelle bei Appendizitis* (Abb. 2 dort): rechtsseitiger Drittelpunkt der Verbindungslinie zwischen beiden Spinae iliacae ant. superiores. Vgl. Sherren-Dreieck.

LAO: (röntg.) Abk. für (engl.) *left anterior oblique*; s. Boxerstellung.

LAP: Abk. für Leucinaminopeptidase*.

Laparoskopie (gr. λαπάρα Flanke, Weiche; -skopie*) *f*: (engl.) *laparoscopy*, sog. Bauchspiegelung; Inspektion der Bauchhöhle mit einem Spezialendoskop (Laparoskop); **Prinzip**: Anheben der Bauchdecke durch Gasinsufflation (CO₂) od. mechanisches Liftsystem (sog. gaslose L.); steriles Einbringen des Laparoskops i. d. R über (para-)umbilikale Stichinzision u. Einsetzen eines Trokars* in die Bauchhöhle; Anschluss an Videokamera u. Lichtquelle; **Ind.**: 1. diagn. zur Beurteilung von Bauch- od. Beckenorganen (s. Pelviskopie), auch mit Biopsie* od. Probepunktion*; 2. therap. als minimal-invasive Chirurgie*, z. B. zur Appendektomie*, Cholezystektomie*; auch in Komb. mit vaginalem Eingriff (z. B. laparoskopisch assistierte vaginale Hysterektomie*). Vgl. Endoskopie; Bag-Technik; NOTES.

Laparotomie (↑; -tom*) *f*: (engl.) *laparotomy*; syn. Bauchschnitt; konventionelle op. Eröffnung der Bauchhöhle über einen größeren Schnitt; vgl. Schnittführung; Probelaparotomie; Laparoskopie; Chirurgie, minimal-invasive.

Lapatinib *n*: (engl.) *lapatinib*; 4-Anilinoquinazolin; selektiver Tyrosinkinase*-Inhibitor (EGFR*, HER2*) zur p. o. Anw.; **Ind.**: in Komb. mit Capecitabine* bei fortgeschrittenem bzw. metastasiertem HER2-positivem Mammakarzinom* bei progredienter Erkr. nach Ther. mit Anthrazyklin* u. Taxan* sowie (nur bzw. bei metastasiertem Mammakarzinom) Trastuzumab*; **Kontraind.**: Überempfindlichkeit gegen den Wirkstoff od. einen der sonstigen Bestandteile; cave: linksventrikuläre systol. Herzinsuffizienz*, interstitielle Lungenkrankheit, hochgradige Nieren- od. Leberfunktionsstörung u. a.; Interaktion mit starken CYP3A4-Hemmern (z. B. Ketoconazol, Clarithromycin, Protease-Hemmern); **UAW**: in Komb. mit Capecitabin* u. a. gastrointestinal (v. a. Diarrhö, Übelkeit, Erbrechen), Hand*-Fuß-Syndrom, Hautausschlag.

Lapis (lat.) *m*: (engl.) *lapis*; Stein; (pharmaz.) in Stiftform gegossene Schmelze.

Lapis infernalis (↑) *m*: s. Argentum nitricum.

Lappenoperation *f*: (engl.) *flap operation*; (zahnmed.) operatives Verf., bei dem ein Mukoperiostlappen an Zähnen (mit Knochentaschen) bei fortgeschrittener chronischer Parodontitis* präpariert wird; **Therapieziel**: Herstellung einer gingivalen Morphologie zur Erleichterung der Mundhygiene, Reduzieren von Sondierungstiefen u. Anw. regenerativer Verf. (z. B. gesteuerte Geweberegeneration*, Einbringen von Knochenersatzmaterial); **Durchführung**: Granulationsgewebe entfernen u. Scaling* der Wurzeloberfläche unter Sicht zum Entfernen bakterieller Beläge (Konkremente, Zahnstein, Plaque), Wundverschluss durch Nähte.

Lappenplastik (-plastik*) *f*: (engl.) *flap plasty*; Sammelbez. für Operationstechniken der plast. Chir., bei denen nach Region, Zusammensetzung u. Gefäßversorgung definierte Gewebeareale aus einem Spendergebiet gehoben u. in einen Gewebedefekt verschoben od. übertragen werden; **Formen**: 1. regionale (gestielte) L. unter Erhalt von Gefäß- u. Nervenanteil (s. Abb.), z. B. V*-Y-Plastik; 2. freie L. mit Trennung u. anschl. mikrochir. Anastomose der Gefäße und Nerven, z. B. freier Latissimusdorsi-Lappen. Vgl. Hautlappen; Hauttransplantat.

Lappenschnitt: (engl.) *flap amputation*; (chir.) Schnittführung bei Amputation* bzw. Exartikulation*; durch Bildung eines unterschiedl. großen vorderen u. hinteren Weichteillappens ergibt sich eine bewegl., nicht über dem Knochenstumpf gelegene Narbe, was eine gute prothet. Versorgung des Stumpfs ermöglicht.

Lappenzunge: s. Lingua lobata.

Laquear (lat.) *n*: Decke, Gewölbe; insbes. Scheidengewölbe (Fornix vaginae).

Laronidase (INN) *n*: (engl.) *laronidase*; rekombinantes Enzym zur Langzeit-Enzymersatztherapie nichtneurol. Sympt. bei Mukopolysaccharid*-Speicherkrankheit Typ I; **UAW**: Reaktionen an der In-

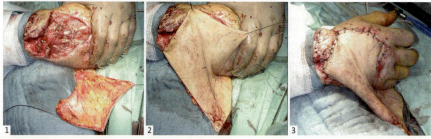

Lappenplastik: Defektdeckung am Handrücken durch Leistenlappen; 1: ausgedehnter Weichteildefekt mit freiliegenden Strecksehnen am Handrücken; 2: Situs nach Lappenhebung; 3: Situs nach Einnähen des gestielten Leistenlappens [58]

jektionsstelle, Fieber, Kopfschmerz, katarrhal. Rhinitis.

Laro|piprant (INN) *n*: (engl.) *laropiprant*; Wirkstoffkombination aus selektivem DP$_1$-Rezeptor-Antagonist (Prostaglandin D$_2$-Rezeptor-Antagonist) u. Lipidsenker Nicotinsäure*, die Flush* als UAW von Nicotinsäure weniger häufig od. weniger intensiv auftreten lässt; **Wirkung:** selektiver DP$_1$-Rezeptor-Antagonist (blockiert Prostaglandin-Rezeptoren, wird zuerst freigesetzt); verhindert Nicotinsäure assoziierte Gefäßerweiterung (Flushing), die über eine Freisetzung von Prostaglandin D$_2$ (PGD$_2$) in der Haut vermittelt wird, welche über den PGD2-Rezeptor (DP$_1$) vasodilatatorisch wirkt; **Ind.:** Fettstoffwechselstörung, v. a. bei kombinierter Dyslipidämie* (gekennzeichnet durch erhöhtes LDL-Cholesterol u. erhöhte Triglyceride, niedriges HDL-Cholesterol) u. primäre Hypercholesterolämie* in Komb. mit HMG-CoA-Reduktase-Hemmer od. als Monotherapie, wenn Ther. mit HMG-CoA-Reduktase-Hemmer nicht geeignet ist; **Kontraind.:** Leberfunktionsstörung; Schwangerschaft u. Stillzeit; cave bei Niereninsuffizienz; **UAW:** Flush (12,3 %), Erhöhung des Nüchternblutzuckers, Schwindel, Kopfschmerz, Parästhesie, Diarrhö, Dyspepsie, Übelkeit, Erbrechen, Erythem, Pruritus, Urtikaria; gelegentl. erniedrigte Thrombozytenzahl, Erhöhung des Gesamtbilirubins, Überempfindlichkeitsreaktionen.

Larrey-Hernie (Dominique-Jean L., Chir., Paris, 1766–1842; Hernie*) *f*: (engl.) *Larrey's hernia*; durch die Larrey*-Spalte hindurchtretende parasternale Zwerchfellhernie*.

Larrey-Spalte (↑): (engl.) *Larrey's cleft*; Trigonum sternocostale sinistrum; linksseitige Spalte zwischen Pars sternalis u. Pars costalis des Zwerchfells*, Durchtrittstelle der Vasa epigastrica superiora.

Larsen-Johansson-Krankheit (Christian M. F. S. L., Arzt, Oslo, 1866–1930; Sven C. J., Chir., Göteborg, 1880–1976): (engl.) *Larsen-Johansson disease*; Ossifikationsstörung* der distalen Patellaapophyse mit rezidiv. Kniegelenkbeschwerden u. evtl. Gelenkerguss; Apophyseose*, histol. keine Form der aseptischen Knochennekrosen* i. e. S.; vgl. Büdinger-Ludloff-Läwen-Syndrom.

Larva migrans (lat. larva Maske, Hülle) *f*: (engl.) *sandworm disease*; Sammelbez. für Infektion mit Larvenstadien von Nematodes*, für die der Mensch Fehlwirt* ist; **Formen: 1.** L. m. cutanea (auch creeping eruption, Hautmaulwurf), in den Tropen u. Subtropen häufig durch Larven von Ancylostoma*, seltener durch Uncinaria stenocephala u. Strongyloides myopotami (Nutria-strongyloides-Arten), Gnathostoma spinigerum; **2.** L. m. visceralis durch Larven von Toxocara*, Gnathostoma u. Angiostrongylus-Arten (s. Meningoenzephalitis); **Sympt.:** mechan. Schädigung u. allerg. od. entzündl. Reaktionen durch Wandern der Larven im Gewebe od. in der Haut, z. B. eosinophiles Lungeninfiltrat*, Pruritus, Rötung, Ödem, entzündl., gewundene Gänge in der Haut (s. Abb.), die tägl. mehrere mm länger werden. Vgl. Myiasis; Sparganose.

larvatus (↑): larviert, versteckt, verkappt; z. B. Malaria od. Febris palustris larvata (Malariainfektion, die sich z. B. durch Neuralgie statt durch typ. Fieberanfall äußert).

Larve (↑): (engl.) *larva*; frühes Entwicklungsstadium z. B. bei Arthropoden* u. Nematodes*.

Laryng-: Wortteil mit der Bedeutung Kehlkopf, Schlund; von gr. λάρυγξ, λάρυγγος.

laryngeal (↑): den Kehlkopf betreffend.

Laryng|ek|tomie (↑; Ektomie*) *f*: (engl.) *laryngectomy*; totale od. partielle op. Entfernung des Kehlkopfes; s. Kehlkopfoperationen.

laryngicus (↑): zum Kehlkopf gehörend.

Laryngitis (↑; -itis*) *f*: (engl.) *laryngitis*; Kehlkopfentzündung; Entz. des Larynx*, evtl. in Komb. mit Pharyngitis*; **Formen: 1. akute L.:** meist viral od. bakteriell bedingte L., die häufig in Zus. mit Erkr. der oberen Atemwege (z. B. Erkältungskrankheiten*) auftritt; Sympt.: Schmerzen, Heiserkeit, Aphonie, Fieber (selten); Diagn.: bei Laryngoskopie* gerötete Stimmlippen; Ther.: Stimmschonung, Inhalationstherapie, nichtsteroidale Antiphlogistika, nur in Ausnahmefällen Antibiotika, bei Ödem Glukokortikoide; **2. chronische L.:** über Wo. bei Mon. persistierende, meist durch ständige Überbeanspruchung der Stimme (Lehrer, Sänger) od. exogene Noxen verursachte L., z. B. bei Luftverunreinigung, trockener Luft, Tabakrauch, berufl. Schadstoffexposition; Sympt.: Heiserkeit, Stimmstörung, Globusgefühl, evtl. Husten, seltener Schmerzen; Diagn.: laryngoskopisch Rötung u. Verdickung der Stimmlippen; Mikrolaryngoskopie mit Biopsie zum Ausschluss einer Epitheldysplasie (Präkanzerose) od. eines Larynxkarzinoms (DD); Ther.: Elimination exogener Noxen (Rauchen), nichtsteroidale Antiphlogistika, Glukokortikoide, logopäd. Behandlung; Sonderformen der chronischen L.: bei Sarkoidose, rheumatoider Arthritis, Syphilis, Pemphigus vulgaris u. Amyloidose, Kehlkopftuberkulose, Sklerom, Perichondritis des Larynx nach Strahlentherapie. Vgl. Krupp; Epiglottitis; Kehlkopfstenose.

Laryngitis sub|glottica (↑; ↑) *f*: Pseudokrupp*.

Laryngitis supra|glottica (↑; ↑) *f*: Epiglottitis*.

Laryngo|fissur (↑; Fissur*) *f*: s. Kehlkopfoperationen.

Laryngo|malazie (↑; -malazie*) *f*: (engl.) *laryngomalacia*; angeb. Unreife des Kehlkopfskeletts mit übermäßiger Weichheit der Larynxknorpel; **Vork.:** v. a. bei Frühgeborenen*; **Klin.:** Leitsymptom: Stridor* congenitus; Atemnot durch Ansaugen der Epiglottis bei der Inspiration; **Progn.:** meist voll-

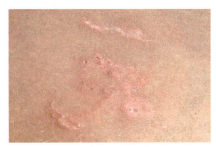

Larva migrans: gewundene Gänge in der Haut (ca. 7 cm) [143]

Laryngoparalyse

ständige Remission durch Nachreifung innerh. der ersten Lebenswochen.

Laryngo|para|lyse (↑; Paralyse*) *f*: s. Kehlkopflähmung.

Laryngo|pathia gravidarum (↑, -pathie*) *f*: (engl.) *Laryngopathia gravidarum*; seltene schwangerschaftsbedingte Veränderung der Laryngealfunktion inf. ödematöser Anschwellung der Epiglottis u. Stimmlippen; gelegentl. mit Präeklampsie (s. Schwangerschaftserkrankungen, hypertensive) assoziiert; **Histol.:** submuköse entzündl. Reaktion mit Anreicherung von Lymphozyten u. Plasmazellen sowie kapilläre Dilatation; **Sympt.:** Heiserkeit, Dyspnoe u. Odynophagie unmittelbar vor der Geburt od. früher in der Schwangerschaft; **Progn.:** spontane Rückbildung nach der Entbindung. Vgl. Rhinopathia gravidarum.

Laryngo|phonie (↑; Phono-*) *f*: (engl.) *laryngophony*; die über dem Kehlkopf auskultierbare Stimme*.

Laryngor|rhagie (↑; gr. ῥαγῆναι reißen, hervorbrechen) *f*: (engl.) *laryngorrhagia*; Kehlkopfblutung; **Vork.:** z. B. nach Kehlkopfoperationen* od. als Kompl. bei Intubation*.

Laryngo|skop (↑; Skop-*) *n*: **1.** (engl.) *laryngoscope*; (anästh.) Instrument zur direkten Laryngoskopie* i. R. der Intubation* (Abb. dort); besteht aus: **a)** Handgriff mit Batterie (bzw. Akkumulator); **b)** (abnehmbarer) Spatel unterschiedl. Größe mit Lichtquelle an der Spitze; gebogenen (nach Macintosh) od. gerade (meist nach Miller), s. Abb. 1; **2.** Kehlkopfspiegel zur indirekten Laryngoskopie; **3.** Lupenlaryngoskop; Stabendoskop (90°-Optik) zur indirekten Laryngoskopie (vgl. Endoskop); **4.** Rhinolaryngoskop; flexibles fiberopt. Endoskop* zur direkten Laryngoskopie; **5.** Stützlaryngoskop; auf dem Sternum des Pat. od. einer Haltevorrichtung abgestütztes starres Laryngoskop (s. Abb. 2), das (in Komb. mit einem binokularen Auflichtmikroskop) zur direkten Laryngoskopie (Mikrolaryngoskopie) verwendet wird.

Laryngo|skopie (↑, -skopie*) *f*: (engl.) *laryngoscopy*; instrumentelle Inspektion des Kehlkopfs; **Formen: 1.** indirekte L.: **a)** Kehlkopfspiegelung (s. Abb. 1); die Zunge wird vorsichtig vorgezogen u. ein planer Spiegel bis zur Uvula vorgeschoben; **b)** lupenendoskopische L. nach Einführen eines Laryngoskops* in den Mund bis zur Rachenhinterwand; **2.** direkte L. (syn. Autoskopie): **a)** endoskop. Inspektion des Larynx nach Einführen eines Stütz-

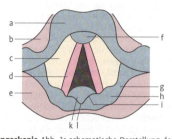

Laryngoskopie Abb. 1: schematische Darstellung des Spiegelbildes bei indirekter Laryngoskopie mit dem Kehlkopfspiegel; a: Epiglottis; b: Vallecula epiglottica; c: Plica vestibularis; d: Plica vocalis; e: Recessus piriformis; f: Tuberculum epiglotticum; g: Plica aryepiglottica; h: Tuberculum cuneiforme; i: Tuberculum corniculatum; k: Incisura interarytenoidea; l: Incisura interarytenoidea

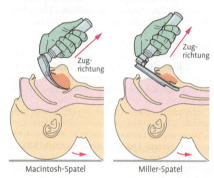

Laryngoskop Abb. 1

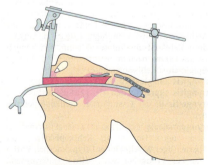

Laryngoskop Abb. 2: Position von Stützlaryngoskop u. Narkosetubus bei direkter Laryngoskopie

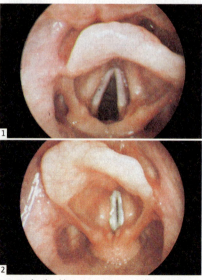

Laryngoskopie Abb. 2: 1: Respirationsstellung; 2: Phonationsstellung; direkte L. [84]

laryngoskops in Intubationsnarkose; **b)** Mikrolaryngoskopie (Mikrolaryngoendoskopie, Abk. MLE) unter Verw. eines mit einem Auflichtmikroskop verbundenen starren Laryngoskops; ermöglicht endolaryngeale mikrochir. u. laserchir. Eingriffe. Bei der L. werden die Farbe der Schleimhaut, lokale od. diffuse Veränderungen, Auflagerungen u. Beweglichkeit der Stimmlippen beurteilt (s. Abb. 2); **klin. Bedeutung:** s. Kehlkopflähmung, Kehlkopfpräkanzerose, Larynxkarzinom.

Laryngo|spạsmus (↑; Spas-*) *m*: (engl.) *laryngospasm*; syn. Spasmus glottidis; Stimmritzenkrampf; krampfartige Kontraktion der Kehlkopfmuskulatur mit Einengung der Glottis; **Urs.:** häufig psychogen mit Dysphonie* od., v. a. bei Tetanie* im Kindesalter, mit inspirator. Stridor u. Zyanose.

Laryngo|strobo|skopie (↑; lat. στρόβος Wirbel, Drehung; -skopie*) *f*: s. Stroboskopie.

Laryngo|tomie (↑; -tom*) *f*: s. Kehlkopfoperationen.

Laryngo|typhus (↑; Typhus*) *m*: (engl.) *typhoid laryngitis*; Laryngitis bei Typhus* abdominalis, führt evtl. zu einer Kehlkopfstenose.

Laryngo|zele (↑; -kele*) *f*: (engl.) *laryngocele*; sog. Luftsack; angeborene od. erworbene (Blasmusiker, Glasbläser) Erweiterung des Morgagni-Ventrikels des Kehlkopfs mit Ausstülpung in das Kehlkopfinnere (innere L.) od. die Halsweichteile (äußere L., sog. Blähhals); **Sympt.:** evtl. Dyspnoe od. Dysphonie; **Diagn.:** Laryngoskopie*, Palpation, evtl. CT; **Ther.:** op. Entfernung.

Larynx (↑) *m*: (engl.) *larynx*; Kehlkopf; kranialer Teil der Luftröhre mit der Doppelfunktion als Pförtner der unteren Atemwege u. Apparat der Stimmbildung; besteht aus einem Gerüst von Knorpeln, die durch Gelenke, Bänder u. Membranen (s. Abb.) bewegl. verbunden sind. Stellung der Knorpel u. Spannung der Bänder werden durch die quergestreiften Kehlkopfmuskeln reguliert. Die Kehlkopfhöhle ist von Schleimhaut ausgekleidet, die 2 Paare sagittal gestellter Falten bildet, eine obere Plica vestibularis (Taschenfalte) mit Flimmerepithel u. eine untere Plica vocalis (Stimmfalte) mit Plattenepithel, in der das Lig. vocale (Stimmband) u. der M. vocalis liegen; s. Laryngoskopie (Abb. 1 dort).

Larynx|karzinom (↑; Karz-*; -om*) *n*: (engl.) *laryngeal carcinoma*; Kehlkopfkarzinom; Karzinom* im Bereich des Larynx*;

häufigster maligner Tumor im Halsbereich

Vork.: v. a. ab 50. Lj. u. bei Männern (m : w = 5–6 : 1); **Häufigkeit:** Inzidenz in Deutschland ca. 3250 pro Jahr (Männer: ca. 5,3 : 100 000); **Ätiol.:** v. a. Tabakrauch, Alkoholkonsum, auch Asbest (BK Nr. 4104; s. Berufskrankheiten-Verordnung, Tab. dort); **Path.:** s. Kehlkopfpräkanzerose; **Histol.:** überwiegend Plattenepithelkarzinom*; **Lok.:** 1. supraglottisch (ca. 30 %); 2. glottisch (ca. 60 %); 3. subglottisch (selten); 4. transglottisch (Beteiligung aller 3 Etagen des Larynx); **Klin.:** bei glottischem L. v. a. Dysphonie*, bei supraglottischem L. v. a. Fremdkörpergefühl (Globussymptom*) u. Dysphagie*; **Diagn.:** indirekte u. direkte Laryngoskopie*, Panendoskopie, Biopsie, Stroboskopie*, CT, MRT; **Ther.:** in Abhängigkeit von der Ausdehnung transorale Resektion (z. B. CO$_2$-Laser), Teilresektion des Kehlkopfes von außen od. totale Laryngektomie, ggf. mit neck* dissection, evtl. Nachbestrahlung; alternativ zur Laryngektomie Kehlkopferhalt durch simultane Chemoradiotherapie möglich; **Progn.:** aufgrund meist frühzeitiger Diagnosestellung u. seltener Fernmetastasierung beim Glottiskarzinom günstig; bei supraglott. L. deutl. schlechter wegen häufiger Halslymphknotenmetastasen; **DD:** chron. Laryngitis*. Vgl. Kehlkopftumoren; Kehlkopfoperationen; Hypopharynxkarzinom.

Larynx|maske (↑): (engl.) *laryngeal mask*; flexibler Tubus* mit aufblasbarem ovalem Silikonkörper (auch als Cuff* bezeichnet), der in aufgeblasenem Zustand (geblockt mit minimal erforderl. Luftvolumen) den Raum um u. hinter dem Kehlkopf ausfüllt u. rel. abdichtet (cave: im Vergleich zum Endotrachealtubus* kein sicherer Schutz vor Aspiration*); leicht einführbar (oral) u. platzierbar (prälaryngeal, s. Abb.) in tiefer Narkose* (ohne Muskel-

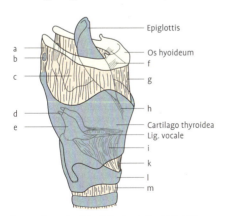

Epiglottis
Os hyoideum
f
g

h

Cartilago thyroidea
Lig. vocale
i
k
l
m

Larynx: Knorpelgerüst mit Bandapparat und Zungenbein; a: Lig. thyrohyoideum laterale; b: Cartilago triticea; c: Membrana thyrohyoidea; d: Cartilago corniculata; e: Cartilago arytenoidea; f: Lig. hyoepiglotticum; g: Lig. thyrohyoideum medianum; h: Lig. thyroepiglotticum; i: Conus elasticus; k: Lig. cricothyroideum; l: Cartilago cricoidea; m: Lig. cricotracheale

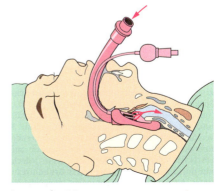

Larynxmaske [92]

Larynxstenose

relaxation); **cave:** Laryngospasmus* bei nicht ausreichender Narkosetiefe; **Proph.** druckbedingter Schleimhautschädigung (Silikonkörper) durch Druckkontrolle (<20 cm H$_2$O; **cave:** Lachgas*); **Ind.:** Narkose ohne Ind. zur Intubation*, z. B. bei länger dauernder Op. (<2 Std.) als Alternative zur Maskennarkose* od. schwierigen Atemwegen*; **Kontraind.:** erhöhtes Risiko der Aspiration*.

Larynx|stenose (↑; Steno-*; -osis*) *f*: Kehlkopfstenose*.

Lasègue-Zeichen (Ernest Ch. L., Int., Paris, 1816–1883): (engl.) *Lasègue's sign*; durch Dehnung des N. ischiadicus (bei passivem Anheben des gestreckten Beins des liegenden Pat.) ausgelöster blitzartig einschießender Schmerz in Gesäß u. (dorsalem) Oberschenkel der erkrankten Seite (L.-Z. positiv); intensivierbar durch gleichzeitige Innenrotation des Beines; **Vork.:** v. a. bei Bandscheibenvorfall*, Ischiassyndrom*, Meningismus*.

Lasek: Abk. für **L**aser-**a**ssistierte **e**pitheliale **K**eratomileusis; operatives Verf. zur opt. Korrektur der Hornhaut; **Prinzip:** s. Abb.; **Ind.:** Myopie* bis ca. –6 dpt, Hypermetropie* bis ca. +3 dpt, Hornhautverkrümmung bis ca. 3 dpt; **Kompl.:** gelegentl. Schmerzen, Keratitis; vgl. Lasik; Chirurgie, refraktive.

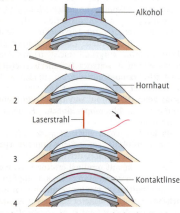

Lasek: 1: Lösung der obersten Schicht des Hornhautepithels durch Alkohol; 2: Abtragung der Schicht; 3: Ablation des Hornhautstromas mit Excimer-Laser; 4: anschl. Reposition des Hornhautepithels u. Fixierung durch Kontaktlinse

Laser: Abk. für (engl.) *light amplification by stimulated emission of radiation*; Lichtverstärkung durch stimulierte Emission; physik. Meth. zur Erzeugung monochromat., kohärenter, (fast) paralleler Lichtstrahlung mit extrem hoher Energiedichte; **Prinzip:** Verstärkung elektromagnet. Wellen aus dem Spektralbereich (s. Abb.); Voraussetzung für die Auslösung eines Laserprozesses ist ein Lasermedium, das (von Ausnahmen abgesehen) mind. 3 versch. Energieniveaus besitzt. Durch dauernde Energiezufuhr von außen wird das Medium auf ein hohes Energieniveau gepumpt, kann jedoch nur durch zusätzl. Anregung in das Grundniveau unter Aussendung von Photonen* zurückfallen (sog. stimulierte Emission). Dabei werden Photo-

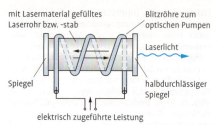

Laser: Schema der Funktionsweise; das mit Blitzröhre im Lasermaterial erzeugte Licht wird zwischen den Spiegeln hin- u. hergepumpt, bis es (vielfach verstärkt) den teilweise durchlässigen Spiegel durchdringt u. durch eine Sammellinse fokussiert werden kann.

nen gleicher Energie mit zeitl. u. räuml. Kohärenz ausgesandt. Das aktive Glied in einem L. kann ein Festkörper sein, vorzugsweise ein Kristall, z. B. aus Neodym (YAG-L.), ein Halbleiter od. ein Gas bzw. Gasgemisch (z. B. Neon-Helium-L.). Diese Substanzen sind entscheidend für die Wellenlänge des jeweils emittierten Lichts im ultravioletten, sichtbaren u. ultraroten Spektralbereich. **Praktischer Einsatz:** in der Laserchirurgie*; **1.** CO$_2$-L.: gute Schnittwirkung, geringe Koagulationswirkung; **2.** Nd(Neodym):YAG-L.: geringe Schnittwirkung, gute Koagulationswirkung; wird bes. bei der Endoskopie zur Blutstillung im Magen-Darm-Trakt, zur Aufweitung bronchialer Tumorstenosen u. zur laserinduzierten Lithotripsie* eingesetzt; **3.** KTP-L.: Abk. für **K**alium-**T**itanyl-**P**hosphat-Laser, syn. Greenlight-Laser; frequenzverdoppelter Nd:YAG-L. (Wellenlänge 532 nm); wird bei Ablations- u. Koagulationsaufgaben mit erhöhtem Blutungsrisiko u. zur transurethralen od. photoselektiven Vaporisation der Prostata bei benignem Prostatasyndrom eingesetzt; **4.** Ho(Holium):YAG-L.: mit vaporisierender Wirkung; wird z. B. zur Laserresektion bei benignem Prostatasyndrom eingesetzt; **5.** Excimer-L. (Gaslaser mit Argon-Fluorid-Gemisch mit einer Wellenlänge von 193 nm) mit sehr kurzen Pulszeiten u. hohen Spitzenenergien; wird in der refraktiven Chirurgie* (z. B. zur Korrektur von Kurz- u. Weitsichtigkeit, zur Laserangioplastie, Hornhaut- u. Linsenchirurgie) eingesetzt; der Terminus Excimer setzt sich aus engl. *excited dimer* zusammen, was den Molekülzustand im Moment der Entstehung des Laserstrahls beschreibt; **6.** Argon-L. mit hoher Selektivität für körpereigene Farbstoffe (z. B. Hämoglobin, Melanin); **7.** DPSS-L.: Abk. für engl. *diode pumped solid state*; mit der Strahlung von Diodenlasern gepumpter Festkörper-Laser.

Laser|angio|plastie (Angio-*; -plastik*) *f*: (engl.) *laser angioplasty*; Katheter-Rekanalisationsverfahren mit Lasertechnik (s. Laserchirurgie), bei dem das arteriosklerot. Material (z. B. bei der PCI) verdampft wird.

Laser|chirurgie (Chirurgie*) *f*: (engl.) *laser surgery*; Anw. des Lasers* v. a. in der Chirurgie, Neurochirurgie, Ophthalmologie, Otorhinolaryngologie, Mund-Kiefer-Gesichtschirurgie, plast. Gesichtschirurgie, Dermatologie, Urologie u. i. R. einer Endoskopie; **Ind.:** u. a. Tumorentfernung (CO$_2$-La-

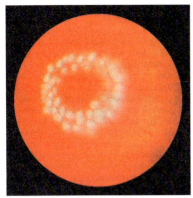

Laserchirurgie: Abriegelung eines Netzhautlochs durch Lasereffekte [98]

ser), z. B. im Gesichts- u. Kehlkopfbereich; Koagulation von gefäßreichem Gewebe bis zu einer Tiefe von ca. 1 mm durch Umwandlung von Licht in therm. Energie (z. B. Argon-Laser, Farbstofflaser); massive gastrointestinale Blutungen stillen (Nd:YAG-Laser mit größerer Koagulationstiefe); Entfernung von braunen Pigmentflecken (u. a. Altersflecke, Geburtsmale, Sommersprossen) u. Tätowierungen durch Zertrümmerung von Melanosomen u. Tätowierungspigment mit dem Rubinlaser; Entfernung von Gefäßveränderungen der Haut (u. a. Hämangiome, Teleangiektasien, Angiome, Feuermale) durch selektive Zerstörung von Blutgefäßen mit dem Farbstofflaser; Adhäsionskoagulation zur Proph. einer Ablatio* retinae bei Netzhautdegeneration u. -defekt (s. Abb.); Fehlsichtigkeit korrigieren (s. Chirurgie, refraktive); erschlaffte Gesichtshaut straffen; Gewebe bei benignem Prostatasyndrom* abtragen (KTP-Laser: frequenzverdoppelter Nd:YAG Laser, sog. greenlight-laser; Ho:YAG-Laser), Harnleitersteine über ein Ureterorenoskop zerstören (gepulster Farbstofflaser); atherosklerot. Stenose (Laserangioplasie*); **Kompl.:** Hyperpigmentierung (v. a. im Oberlippenbereich), Narben (ggf. Keloidbildung).

Laser-Doppler-Flux|metrie (lat. fluxus das Fließen; Metr-*) *f*: (engl.) *laser-Doppler fluxmetry*; Verf. zur nichtinvasiven Erfassung der kutanen mikrovaskulären Hämodynamik (z. B. bei peripheren arteriellen Verschlusskrankheiten, primärem u. sekundärem Raynaud-Syndrom, Akrozyanose u. Kollagenosen).

Laser|nephelo|metrie (gr. νεφέλη Wolke, Nebel; Metr-*) *f*: (engl.) *laser nephelometry*; Streulichtmessung mit einem Laser* (z. B. Helium-Neon-Laser) als Lichtquelle; s. Nephelometrie.

Laser|re|vaskularisation, myo|kardiale *f*: (engl.) *transmyocardial laser revascularization (Abk. TMLR)*; Verf., bei dem laserchir. kleine Kanäle (meist 10–40) in das linksventrikuläre Myokard gesetzt werden; klin. Besserung (vermutl. durch lokale Angioneogenese) ohne Besserung der Koronarperfusion u. linksventrikulären Funktion, erhöhte postoperative Mortalität bei Diabetes mellitus u. linksventrikulärer Dysfunktion; **Ind.:** (letzte Wahl) diffuse Koronarsklerose bei koronarer Herzkrankheit*, auch in Komb. mit PTCA (s. PCI) od. aortokoronarem Bypass*.

Lasik: Abk. für **L**aser-**a**ssistierte **i**n **s**itu **K**eratomileusis; operatives Verf. zur opt. Korrektur der Hornhaut unter Erhalt der Bowman-Lamelle; **Prinzip:** s. Abb.; **Ind.:** Myopie* bis ca. –8 dpt, Hypermetropie* bis ca. +3 dpt, Hornhautverkrümmung bis ca. 3 dpt; **Kompl.:** trockenes Auge, Wundheilungsstörung, Keratitis; vgl. Lasek; Chirurgie, refraktive.

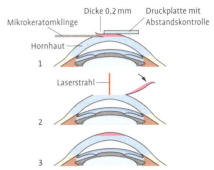

Lasik: 1: schneiden einer oberflächl. Hornhautlamelle (Flap) mit dem Mikrokeratom; 2: nach Umschlagen der Lamelle Ablation des Hornhautstromas mit Excimer-Laser; 3: anschl. Reposition der Lamelle, die sich durch Adhäsionskräfte selbst fixiert

Lassa-Fieber: (engl.) *Lassa fever*; erstmals 1969 in Lassa (Nordnigeria) aufgetretene Viruskrankheit; **Vork.:** westafrikan. Raum (Nigeria, Liberia, Sierra Leone); **Err.:** Lassa-Virus der Fam. Arenaviridae*; **Übertragung:** Inhalation von eingetrocknetem Kot u. Harn infizierter Nager, Nosokomialinfektion, Mensch-zu-Mensch-Kontaktinfektion; **Inkub.:** 1–3 Wo.; **Klin.:** akutes hohes Fieber mit respirator. Sympt. u. Proteinurie; komplizierter biphas. Verlauf mit Hämorrhagien, Ödeme, Pneumonie u. Multiorganversagen ab der 2. Krankheitswoche; Letalität hospitalisierter Fälle 15 %, bei komplizierten (hämorrhag.) Fällen 30–50 %; **Kompl.:** Innenohrschwerhörigkeit; **Ther.:** symptomat., Ribavirin, Rekonvaleszentenserum; **DD:** Malaria*, Typhus* abdominalis.

Lasseur-Graham-Little-Syn|drom (Sir Ernest G. G. Li., britischer Dermat., 1867–1950) *n*: Sonderform des Lichen* ruber planus mit atrophisierender Alopezie, follikulären Papeln u. Nageldystrophie.

Last, glyk|ämische: Abk. GL; Kenngröße der Blutzuckerwirksamkeit von Nahrungsmitteln, die sich aus dem glykämischen Index* (Abk. GI) unter Berücksichtigung des Kohlenhydratanteils des Nahrungsmittels errechnet; ermöglicht Vergleich versch. Nahrungsmittel mit stark unterschiedl. Kohlenhydratgehalt u. damit Aussagen über die voraussichtl. glykämischen Effekte realist. Portionen; GL = GI/100 × Kohlenhydratmenge je 100 g Lebensmittel.

lat.: Abk. für (lat.) lateralis, lateral, seitlich.

Latano|prost (INN) *n*: (engl.) *latanoprost*; Prostaglandin* $F_{2\alpha}$-Analogon zur top. Anw. am Auge; **Ind.:** Glaukom* mit offenem Kammerwinkel, okuläre Hypertension; **UAW:** Veränderung der Augenfar-

Latarjet-Nerv

be, Augenreizung (mit Fremdkörpergefühl). Vgl. Tafluprost.

Latarjet-Nerv (André L., franz. Anat., 1877–1947): syn. N. curvaturae minoris; s. Truncus vagalis anterior; Truncus vagalis posterior.

latent (lat. latens): verborgen, versteckt, gebunden, ohne Symptome verlaufend.

Latenz (↑) *f*: (engl.) *latency*; Verstecktheit; zeitweiliges Verborgensein z. B. von Krankheiten i. S. einer symptomfreien Zeit.

Latenz|phase (↑; Phase*) *f*: s. Entwicklungsphasen.

Latenz|stadium (↑) *n*: syn. Inkubationsstadium; s. Inkubationszeit.

Latenz|zeit (↑): **1.** (engl.) *latency time*; (klin.) symptomfreie Phase zwischen dem Einwirken einer Noxe (Toxin, Kanzerogen, ionisierende Strahlung) auf einen Organismus u. dem Auftreten erkennbarer Sympt. bzw. klin. fassbarer Manifestationen (Intoxikation, maligne Tumoren, Strahlenschäden); vgl. Inkubationszeit; Intervall; **2.** (neurol.) von der Nervenleitgeschwindigkeit* peripherer Nerven abhängiges Zeitintervall zwischen Reiz u. Reizantwort (z. B. Muskelkontraktion) bzw. Empfindung (z. B. Schmerz); **Bestimmung:** durch Elektroneurographie*.

lateral (lat. lateralis seitlich): (engl.) *lateral*; lateralis; seitlich, seitwärts gelegen; Gegensatz medial*.

Lateral|fixation (↑; Fixation*) *f*: s. Kehlkopfoperationen.

Lateral|in|farkt (↑; Infarkt*) *m*: (engl.) *lateral myocardial infarction*; syn. Seitenwandinfarkt; Herzinfarkt* der kardialen Seitenwand mit typ. EKG-Veränderungen in den entspr. Ableitungen; vgl. EKG (Tab. 2); **Formen: 1.** L., hoher L. mit EKG-Veränderungen nur in Ableitung I u. aVL; **2.** anterolateraler (bei Beteiligung der Vorderwand) u. posterolateraler od. inferolateraler Herzinfarkt bei Beteiligung der Hinterwand.

Lateralis|lähmung (↑): s. Kehlkopflähmung (Abb. dort).

Lateral|sklerose, a|myo|trophische (↑; Sklerose-*; -osis*) *f*: (engl.) *amyotrophic lateral sclerosis*; Abk. ALS; syn. myatrophische Lateralsklerose, Charcot-Krankheit; progressive degenerative Erkr. des 1. u. 2. motorischen Neurons mit leichter Androtropie; **Ätiol.:** in den meisten Fällen unklar; z. T. genetisch (autosomal-dominant mit variabler Penetranz, in ca. 2 % der Fälle Mutation des Superoxiddismutase-Gens); **Formen:** in >90 % der Fälle sporadisch auftretend, in ca. 5–10 % familiär gehäuft od. endemisch (Komb. der ALS mit Demenz u. Parkinson-Syndrom auf der Insel Guam); **Klin.:** Manifestation meist zwischen 40. u. 65. Lj.; asymmetrische Paresen der proximalen u. distalen Muskulatur, Muskelatrophie, Spastik, Krämpfe, Faszikulationen; im weiteren Verlauf Lähmung der Atemmuskulatur u. Bulbärparalyse*; **Diagn.:** gesteigerte Reflexe, evtl. Pyramidenbahnzeichen; in der Elektromyographie Nachweis von Faszikulationen u. Fibrillationspotentialen; in der Muskelbiopsie Bild einer neurogenen Muskelatrophie; **Progn.:** schlecht; Fünf-Jahres-Überlebensrate 20 %; **DD:** Systemerkrankungen des Rückenmarks, chronisch inflammatorische demyelinisierende Polyneuropathie*, Lues* cerebrospinalis.

lateritius (lat. latericius aus Ziegeln): ziegelrot.

Latero|positio uteri (Lateral-*; lat. positio Stellung, Lage) *f*: s. Positio uteri.

Latero|pulsion (↑; lat. pulsare heftig schlagen, bewegen) *f*: (engl.) *lateropulsion*; überschießende Körperbewegung mit Seitwärtssinken od. -fallen; **Vork.:** v. a. bei Parkinson*-Syndrom.

Latero|trusion (↑; lat. trudere, trusus stoßen, drängen) *f*: s. Okklusion.

Latex (lat. Flüssigkeit, Nass) *m*: (engl.) *latex*; natürl. (Roh-)Kautschuk als hochmolekularer Kohlenwasserstoff, der aus dem Milchsaft zahlreicher Pflanzen der Fam. Euphorbiaceae, Moraceae, Apocynaceae u. Cichoriaceae gewonnen wird; Milchsaft enthält Kautschuk, Wasser, nichtkautschukhaltige Stoffe, 1–2 % Proteine; wird mit Ammonium (antibakteriell, verhindert Koagulation) versetzt, zentrifugiert u. mit diversen, weiteren Stoffen wie Akzelleratoren, Konservierungs- u. Farbstoffen vermengt, schließl. durch Vulkanisierung (Polymerisierung des Kautschuk) in Gummi umgewandelt; **Verw.:** feinverteilte Partikel in wässriger Suspension als Trägermaterial von Proteinen (Antigene od. Antikörper) für serol./immun. Schnelltests (s. Latextest); auch Grundstoff für u. a. Gummihandschuhe, Präservative, Textilien, Schnuller, Dispersionsfarben; nach häufigem Kontakt ggf. Latexallergie*.

Latex|all|ergie (↑; Allergie*) *f*: (engl.) *latex allergy*; bei Gebrauch von Produkten aus Latex* (z. B. gepuderte Handschuhe, Kondome, Schnuller) auftretende IgE-vermittelte allerg. Reaktion vom Soforttyp (Typ I der Allergie*) auf Latexproteine; aufgrund wiederholter Op. entsteht eine L. bei 50 % der Pat. mit Spina* bifida. Kreuzallergie* zu latexassoziierten Nahrungsmitteln (z. B. Avocado, Kiwi, Banane) möglich. Auch allerg. Reaktion vom Spättyp (Typ IV der Allergie) i. S. einer Protein*-Kontaktdermatitis. **Klin.:** Erythem, Kontakturtikaria*, Kontaktekzem*, Konjunktivitis, Schnupfen, Husten, Asthma bronchiale, Urtikaria*, anaphylaktischer Schock*; bei Typ IV-Reaktion Kontaktekzem, Protein-Kontaktdermatitis; ggf. BK Nr. 4301 bzw. 5101 (s. Hautarztverfahren).

Latex-Rheuma|faktor|test (↑; gr. ῥεῦμα Fließen, Strömen) *m*: (engl.) *latex agglutination test for rheumatoid factor*; auf dem Prinzip der indirekten Hämagglutination beruhender Latextest* mit adsorbiertem IgG zum qual. Nachw. des Rheumafaktors*; positiv bei rheumatoider Arthritis* (Spezifität nur ca. 60 %) u. a. Erkrankungen* des rheumat. Formenkreises (z. B. systemischer Lupus* erythematodes, progressive systemische Sklerose*, Sjögren*-Syndrom) sowie chron. Infektionskrankheiten (bakterielle Endokarditis u. Lepra). Vgl. Rheumatests.

Latex|test (↑) *m*: (engl.) *latex agglutination test*; Latexagglutinationstest; immun. Methode zum Nachw. antigener Substanzen (z. B. Antistreptolysine, Antistaphylolysin, CRP, HCG, IgM) durch eine bei Antigen*-Antikörper-Reaktion erfolgende Agglutination von Latexpartikeln, die mit Testantigenen bzw. spezif. Testantikörpern beladen wurden.

Lathyrismus (gr. λάθυρος Kichererbse) *m*: (engl.) *lathyrism*; Intoxikation durch in den Samen der Saatplatterbse (Lathyrus sativus) u. a. Fabaceae (Leguminosen) vorkommende neurotox. Aminosäuren; **Vork.:** v. a. in Indien, Äthiopien, Algerien; **Sympt.:** Neurolathyrismus: spast. Paraplegie, Harninkontinenz, Impotenz u. Krämpfe; Osteolathyrismus mit Störungen der Kollagensynthese ist beim Menschen nicht beschrieben. **Pathol./Anat.:** symmetr. Degeneration der kortikospinalen Bahnen; **Progn.:** geringe Rückbildungsrate.

latissimus (lat.): sehr breit, der Breiteste; z. B. Musculus latissimus dorsi.

Latitudo (lat.) *f*: Breite, Größe.

Latschen|kiefern|öl: (engl.) *mountain pine oil*; Pini pumilionis aetheroleum; ätherisches Öl aus Nadeln u. kleinen Zweigen von Pinus mugo, das Caren, Phellandren, Pinene u. Terpenester (charakterist. Geruch durch Bornylacetat) enthält; **Verw.:** zur Inhalation u. Einreibung bei Bronchitis*; äußerl. bei rheumat. Beschwerden.

latus (lat.): breit, weit.

Latus (lat.) *n*: (engl.) *flank*; Seite, seitliche Hälfte.

Latwerge: (engl.) *electuary*; Electuarium; Bez. für breiförmige Mischungen pulverförmiger Arzneistoffe u. Drogen mit Honig, Zuckersirup, fetten Ölen od. Dickextrakten zum Einnehmen.

Laudanum *n*: s. Opium.

Lauenstein-Technik (Carl L., Röntg., Hamburg, 1850–1915) *f*: (engl.) *Lauenstein's technique*; (röntg.) spezielle Aufnahmetechnik zur Darstellung des Hüftgelenks im a.-p. Strahlengang; Rückenlage des Pat. bei im Hüftgelenk gebeugtem u. nach außen abduziertem Bein.

Lauf|band|ergo|metrie (Erg-*; Metr-*) *f*: (engl.) *treadmill ergometry*; Form der Ergometrie* auf dem Laufband; **Ind.:** 1. kardiol. Diagn. (Belastungs*-EKG, Stressechokardiographie*) bei koronarer Herzkrankheit*; 2. angiolog. Diagn. bei pAVK* zur standardisierten Ermittlung der schmerzfreien u. max. Gehstrecke; vgl. Gehtest.

Laufe-Zange: (engl.) *Laufe's forceps*; Form der Geburtszange*, die als Beckenausgangszange (Divergenzzange) die Kompression des kindl. Kopfs weitgehend vermindern soll.

Laugier-Hernie (Stanislas L., Chir., Paris, 1799–1872; Hernie*) *f*: s. Schenkelhernie.

Laurell-Eriksson-Syn|drom (Carl-Bertil L., Int., Malmö; S. E., Int., Malmö) *n*: Alpha*-1-Antitrypsinmangel.

Laurence-Moon-Syn|drom (John Z. L., Ophth., London, 1830–1874; Robert Ch. M., Ophth., Philadelphia, 1845–1914) *n*: (engl.) *Laurence-Moon syndrome*; autosomal-rezessiv erbl. Fehlbildungssyndrom mit Retinopathia* pigmentosa, Hypogenitalismus, geistiger Behinderung u. spastischer Paraparese; vgl. Bardet-Biedl-Syndrom.

Laurén-Klassifikation *f*: (engl.) *Laurén's classification*; histopathol. Klassifikation des Magenkarzinoms*.

Lautheit: (engl.) *loudness*; Maß für die (subjektive) Empfindung des Lautstärkepegels*, die beim Menschen frequenzabhängig ist u. keine Linearität aufweist; L. (Einheit sone) wird angegeben als Faktor, mit dem ein Ton lauter (bzw. leiser) erscheint als ein Vergleichston von 1000 Hz mit 40 dB (absolute L. 1).

Lautheits|ausgleich: s. Audiometrie.

Laut|stärke|pegel: (engl.) *sound level, volume*; syn. Lautstärke; Maß für die (subjektive) Empfindung der Lautheit; Einheit Phon; entspricht dem Schalldruckpegel eines als gleich laut empfundenen Vergleichstons von 1 kHz; Töne gleicher L. können in einem Diagramm als Linien angegeben werden (Isophone). Vgl. Lärm, Lautheit, Schallpegel.

LAV: Abk. für **L**ymphadenopathie-**a**ssoziiertes **V**irus; 1983 beschriebenes humanes Retrovirus (L. Montagnier), das seit 1986 als HIV* bezeichnet wird.

Lavage (franz. Waschung, Reinigung) *f*: Spülung*.

Lavage, broncho|alveoläre (↑) *f*: (engl.) *bronchoalveolar lavage*; Abk. BAL; Verfahren i. R. der Bronchoskopie* zur diagn. Gewinnung von Bronchialsekret* u. Zellen aus Alveolen u. terminalen Bronchiolen mit geringer Kontaminationsrate (oropharyngeale Flora); **Prinzip:** Vorschieben des Endoskops* (meist Fiberendoskop) gezielt in Segmentod. Subsegmentbronchus, bevorzugt des Mittellappens; in lumenverschließender Positionierung fraktionierte Spülung mit physiol. NaCl-Lösung definierten Volumens u. Aspiration von ca. 150 ml Flüssigkeit, von denen die Portion (sog. Recovery-Portion) verworfen od. zur bronchialen mikrobiologischen Untersuchung verwendet wird; der Großteil des Aspirates kann dann zytologisch, immunzytol. u. mikrobiol. untersucht werden; **Mini-BAL** ist die nichtbronchoskop. Sekretgewinnung durch bronchoalveoläre Lavage (mit deutl. geringerem Volumen als bei BAL) u. Aspiration durch eine über einen Trachealtubus eingeführten Ballard-Katheter (Doppelkatheter). **Ind.:** generalisierte parenchymatöse Lungenveränderung (z. B. Sarkoidose*, Lungenfibrose*, exogen-allergische Alveolitis*) u. lokalisiertes (lappenbegrenztes) Lungeninfiltrat (z. B. Pneumonie*); s. Tab.; **NW:** Abfall des art. Sauerstoffpartialdrucks nach BAL (transient); Fieber. Vgl. Bronchiallavage; Aspiration, transtracheale.

Lavage|zytologie (↑; Zyt-*; -log*) *f*: (engl.) *lavage cytology*; Methode, bei der durch Spülung mit physiol. Kochsalzlösung Zellmaterial aus Hohlräumen bzw. Hohlorganen (z. B. Bronchien, Verdauungstrakt, Douglas-Raum u. Harnblase) gewonnen, aufgearbeitet u. bes. hinsichtlich Tumorzellen zytol. untersucht wird; vgl. Zytodiagnostik.

Lavendel: (engl.) *lavender*; Lavandula angustifolia; Halbstrauch aus der Fam. der Lippenblütler, dessen Blüten (Lavandulae flos) ätherisches Öl (Lavandulae aetheroleum) mit Linalylacetat, Linalool, Campher, Betaocimen u. 1,8-Cineol sowie Gerbstoffe enthalten; **Verw.:** in der Balneotherapie* zur Behandlung funktioneller Kreislaufstörungen; innerlich bei Unruhezuständen, Einschlafstörungen, funktionellen Oberbauchbeschwerden.

Lawrencium (nach E. O. Lawrence, amerikan. Phys., 1901–1958) *n*: (engl.) *lawrencium*; Symbol Lr, OZ 103, rel. Atommasse 260; zur Gruppe der Actinoide* gehörendes chem. Element.

Laxanzien (lat. laxare lockern) *n pl*: (engl.) *laxatives*; syn. Laxativa; Abführmittel; Mittel zur Förderung u. Erleichterung der Darmentleerung, v. a. durch Steigerung der Peristaltik inf. Vermehrung des intraluminalen Volumens; **Einteilung** nach Wirkungsweise: **1.** Gleitmittel (z. B. Paraffinöl);

Laxanzienmissbrauch

Lavage, bronchoalveoläre
Diagnosesicherung durch bronchoalveoläre Lavage

Befund	Diagnose
Nachweis von Pneumocystis jiroveci, typische Riesenzellen durch CMV, CMV-Antigene, Pilze	opportunistische Infektion
Nachweis von Tumorzellen, Lymphomzellen, Leukämiezellen	Bronchialkarzinom (bronchoalveolär), Lymphangiosis carcinomatosa, malignes Lymphom, Leukämie
Nachweis von Asbestfasern oder künstlichen Mineralfasern, Staubpartikeln in Makrophagen	Exposition gegenüber Asbest bzw. künstlichen Mineralfasern und Stäuben, Asbestose
Nachweis von Erythrozyteneinschlüssen in Makrophagen, Hämosiderin in Makrophagen	Hämosiderose (bei Lungenstauung), Goodpasture-Syndrom, Wegener-Granulomatose
milchig-trübe Spülflüssigkeit mit Nachweis von PAS-positivem scholligem Material	Alveolarproteinose
Nachweis einer lymphozytären Alveolitis, CD4/CD8 >5.0	Sarkoidose
Nachweis von Lymphozyten >50%, CD4/CD8 <1,3, Leu 7 und NK-Zellen >17% der Lymphozyten	exogen-allergische Alveolitis (auch Sensibilisierung ohne klinische Erscheinungen)
CD1 (OKT6) >3%	Langerhans-Zell-Histiozytose
Lymphozytentransformationstest mit Berylliumsalzen positiv	Berylliose
Eosinophile >2,5% aller Zellen	eosinophile Lungenkrankheit

2. Füll- u. Quellstoffe (z. B. Agar, Leinsamen); 3. Osmolaxanzien (z. B. Karlsbader Salz, Lactulose); 4. antiresorptiv u. hydragog wirkende L. (z. B. Anthrachinonderivate, Bisacodyl, Natriumpicosulfat); 5. L. mit Stimulation der Prostaglandinsynthese im Dünndarm (Rizinusöl); **Ind.:** einmalig od. kurzfristig zur Darmentleerung vor diagn. Untersuchungen, bei schmerzhaften Analleiden, nach op. Eingriffen, bei Obstipation*, ggf. zur Entfernung oral aufgenommener Gifte; **UAW:** bei längerer od. hochdosierter Anw.: Elektrolytverlust (v. a. Kaliumverlust, dadurch Verstärkung der Obstipation), Melanosis* coli (Anthrachinonderivate), Fremdkörpergranulome (Paraffinöl), hämorrhag. Enteritiden u. lebensbedrohl. Überempfindlichkeitsreaktionen (Phenolphthalein); akut: Blähungen (Quellstoffe) od. Bauchschmerzen (Anthrachinonderivate).
Laxanzien|missbrauch (↑) *m*: (engl.) *laxative abuse*; missbräuchl. Einnahme von Abführmitteln; gelegentl. psych. bedingt, betrifft v. a. Frauen; **Klin.:** Kaliurese u. intermittierende Hypokaliämie*. Vgl. Bulimia nervosa.
Lazeration (lat. laceratio) *f*: (engl.) *laceration*; Zerreißung, Einriss.
Lazerations|ek|tropium (↑; gr. ἐκτρέπειν nach außen wenden) *n*: (engl.) *laceration ectropion*; übermäßige Vorwölbung der Muttermundlippen nach außen als Folge der narbigen Abheilung eines unter der Geburt entstandenen Zervixrisses*.
Lazy-bladder-Syn|drom (engl. lazy träge; bladder Blase, Harnblase) *n*: (engl.) *lazy bladder syndrome*; seltene Blasenentleerung großer Urinmengen; **Urs.:** Detrusorhypokontraktilität* od. -sensitivität; **Klin.:** evtl. Restharnbildung; rezidiv. Harnweginfektion* aufgrund rasch expandierender Keimzahlen der physiol. Bakterienflora der Urethra bei langer Urinverweildauer; **Ther.:** Änderung des Miktionsverhaltens, ggf. Katheterismus.
LBM: Abk. für (engl.) *lean body mass*; s. Körperfettbestimmung.
LCA: Abk. für (engl.) *left coronary artery*; s. Arteria coronaria sinistra.
LCAT: Abk. für Lecithin-Cholesterol-Acyltransferase; syn. Phosphatidylcholin-Sterol-Acyltransferase; in der Leber gebildetes Enzym, das im Serum die Fettsäuren von Lecithin (aus HDL*) auf Cholesterol unter Bildung von Cholesterolestern überträgt; bei Leberfunktionsstörung Abnahme der Enzymaktivität mit Verringerung der Veresterungsrate (sog. sekundärer LCAT-Mangel); vgl. Norum-Krankheit.
LCDC-Platte: Abk. für (engl.) *limited-contact dynamic compression*; (engl.) *LCDC plate*; Abk. LCDCP; in der Unfall- u. Wiederherstellungschirurgie häufig angewendetes Implantat* aus Stahl od. Titan, das durch spezielle Lochkonfiguration eine Drucksynthese (s. Osteosynthese) ermöglicht; die spezielle Oberflächenstruktur an der dem Knochen zugewandten Seite u. die dadurch verringerte Auflagefläche auf dem Periost resultiert in einer (im Vergleich zur konventionellen Plattenosteosynthese) geringeren implantatbedingten Knochenschädigung. **Anw.:** bei Frakturen aller langen Röhrenknochen, z. B. bei Versorgung von Unterarmfrakturen durch ORIF*.
LCM-Virus (Virus*) *n*: Abk. für (engl.) *lymphocytic choriomeningitis*; RNA-Virus (∅ 110–130 nm) aus der Fam. der Arenaviridae*; **Vork.:** weit verbreitet bei versch. Nagetierarten; Hauptwirt: Hausmaus (Mus musculus), Übertragung auf den Menschen v. a. durch Goldhamster; **klin. Bedeutung:** Err. der lymphozytären Choriomeningitis*; ca. 3% der

deutschen Landbevölkerung weist Antikörper gegen LCM-V. auf. Infektion der Maus mit LCM-V. dient als Labormodell von Viruskrankheiten, deren Verlauf überwiegend von der Abwehrreaktion des Wirts u. nicht von der direkten Wirkung des Err. bestimmt wird.

LCR: Abk. für (engl.) *ligase chain reaction*; Ligase*-Kettenreaktion.

LCX: Abk. für (engl.) *left circumflex coronary artery*; s. Ramus circumflexus arteriae coronariae sinistrae.

LD: Abk. für Letaldosis; s. Dosis.

LDH: Abk. für Laktatdehydrogenase*.

LDL: Abk. für (engl.) *low density lipoproteins*; Lipoproteine* niedriger Dichte (1,019–1,063 g/ml); entstehen aus VLDL* u. bestehen zu 75 % aus Lipiden u. zu 25 % aus Apolipoproteinen (Apo-B); entsprechen den Betalipoproteinen*; **Funktion:** Transport von Cholesterol* (v. a. in veresterter Form) in periphere Zellen. Vgl. Hyperlipoproteinämien; Hypolipoproteinämie.

LDL-A|pherese (A-*; gr. φέρεσθαι sich fortbewegen, hingetragen werden) *f*: (engl.) *LDL apheresis*; Methode der extrakorporalen Entfernung von LDL* u. Lipoprotein* (a) bei homozygoter u. schwerer heterozygoter Hypercholesterolämie* mit heparininduzierter extrakorporaler LDL-Präzipitation (Abk. HELP), Immunadsorption, Dextransulfatadsorption od. Kaskadenfiltration; vgl. Plasmapherese.

LDL/HDL-Chole|sterol|quotient (Chol-*; Stear-*) *m*: (engl.) *LDL/HDL ratio*; Verhältnis der 2 cholesteroltragenden Lipoproteinfraktionen LDL* u. HDL* im Blut; Bestimmung zur Ermittlung des Arterioskleroserisikos; bei Werten >3,4 ist das Risiko deutl. erhöht; in der Diagn. ersetzt u. a. von der Bestimmung der Apolipoproteine*.

L-Dopa *n*: Kurzbez. für Levodopa*.

LDSG: Abk. für Landesdatenschutzgesetz; s. Datenschutzgesetze.

Le: (serol.) Symbol für Lewis*-Blutgruppen.

LE: Abk. für Lupus* erythematodes.

Lebend|geburt: (engl.) *live birth*; in Deutschland gilt ein Kind als lebendgeboren, wenn nach der Trennung vom Mutterleib folgende Lebenszeichen nachweisbar sind: regelmäßige Herzaktivität, regelmäßige Atembewegungen, Pulsation der Nabelschnur, Bewegung der willkürlichen Muskulatur (unabhängig von Länge od. Gewicht des Kindes od. der Dauer der Schwangerschaft); vgl. Totgeburt.

Lebend|impf|stoff: s. Vakzine; Schutzimpfung.

Lebend|spende: (engl.) *living transplantation*; sog. Verwandtentransplantation; Transplantation* von Organen, Organ- od. Gewebeteilen eines lebenden Organspenders*; v. a. Nierentransplantation*, Lebertransplantation*, Stammzelltransplantation*. Die Organentnahme von lebenden Spendern wird hier ausnahmsweise als gerechtfertigt angesehen (bei Nierentransplantation wegen der besseren Transplantationsergebnisse od. z. B. bei Leberzellkarzinom wegen der langen Wartezeiten auf ein Spenderorgan). Bei Spender u. Empfänger muss es sich um Verwandte 1. od. 2. Grades, Ehegatten, Verlobte o. a. einander in bes. persönl. Verbundenheit offenkundig nahestehende Personen handeln. Vgl. Transplantationsgesetz.

Leben, inter|mediäres: (engl.) *intermediary life*; zeitl. begrenztes Überleben von Zellen u. Zellsystemen über den Hirntod* hinaus bis zum Absterben der letzten Zelle (absoluter od. totaler Tod*); im i. L. auslösbare Reaktionen (z. B. pharmak. ausgelöste Pupillenreaktion bis 15 Std. p. m., elektrisch bzw. mechanisch ausgelöste Muskelkontraktionen bis 20 Std. p. m.; Überlebenszeit der Spermien von 20–24 Std.) werden als **supravital** bezeichnet. Vgl. Sterben, Todeszeitpunkt.

Lebens|abschnitte: (engl.) *stages of life*; Phasen der nachgeburtl. Entw. u. des Lebenslaufs, die unter Berücksichtigung körperl., sexueller u. psychosozialer Entwicklungsphasen in best. Altersstufen (s. Tab.) eingeteilt werden; vgl. Wachstumsperioden; Reifung; Altern.

Lebensabschnitte		
Alter		Bezeichnung
Geburt	– 28. Tag	Neugeborenes
29. Tag	– 12. Monat	Säugling
2.	– 3. Lebensjahr	Kleinkind
4.	– 6. Lebensjahr	Vorschulkind
7.	– 16. Lebensjahr	Schulkind
17.	– 18. Lebensjahr	Jugendlicher
19.	– 25. Lebensjahr	junger Erwachsener
>	26. Lebensjahr	Erwachsener
26.	– 50. Lebensjahr	Leistungsphase
51.	– 65. Lebensjahr	Rückbildungsphase
>	66. Lebensjahr	Alterung, Senium

Lebens|alter|dosis (Dosis*) *f*: (engl.) *lifetime dose, age-adjusted dose*; max. Strahlendosis (400 mSv), der nach der Strahlenschutzverordnung* u. Röntgenverordnung* eine Person in ihrem Leben aufgrund berufl. Strahlenexposition insgesamt ausgesetzt sein darf; vgl. Dosisgrenzwerte.

Lebens|ereignisse, kritische: (engl.) *stressful life-events*; wichtige biograph. Ereignisse (z. B. Verlust des Lebenspartners, Tod von Angehörigen od. berufl. Veränderung), die zu einer Gefährdung der psych. Stabilität u. einer psych. Krise führen können. Vgl. Trauerreaktion; Krise, psychosoziale; Coping.

Lebens|erwartung: (engl.) *life expectancy*; bei zurzeit gültigen altersspezifischen Mortalitätsraten zu erwartende durchschnittliche Lebensdauer für jede Altersgruppe zum Beobachtungszeitpunkt; hypothetisches Maß u. Indikator für den Gesundheitszustand u. die Mortalität einer Bevölkerung; die mittlere L. bei der Geburt beträgt entspr. der Sterbetafel 2006/2008 in Deutschland 77,17 Jahre für neugeborene Jungen u. 82,40 Jahre für Mädchen. Zunahme der L. seit der Wende in das 20. Jahrhundert (L. ca. 46 Jahre) hat sich verlangsamt; in einigen Ländern der Dritten Welt stagniert die L. bzw. ist rückläufig. Eine steigende Lebenser-

Lebensmittel

wartung* bedingt einen Wechsel des Krankheitsspektrums mit Zunahme von Alterserkrankungen (z. B. Altersdemenz, Herz-Kreislauf-Erkrankungen, Arteriosklerose, Arthrose) u. Multimorbidität sowie gesteigerter Pflege- u. Betreuungsbedarf.

Lebens|mittel: (engl.) *food*; **1.** im allg. Sprachgebrauch Nahrungs-* u. Genussmittel; **2.** gemäß Lebensmittel*-, Bedarfsgegenstände- und Futtermittelgesetzbuch Stoffe, die dazu bestimmt sind, in unverändertem, verarbeitetem od. zubereitetem Zustand vom Menschen verzehrt zu werden; ausgenommen sind Stoffe, die überwiegend zu anderen Zwecken als zur Ernährung od. zum Genuss verzehrt werden.

Lebens|mittel-, Bedarfs|gegenstände- und Futtermittel|gesetz|buch: Abk. LFBG; „Lebensmittel- und Futtermittelgesetzbuch" vom 26.4.2006 (BGBl. I S. 945), in der Fassung vom 24.7.2009 (BGBl. I S. 2205); ersetzt fast vollständig das Lebensmittel- und Bedarfsgegenständegesetz vom 15.8.1974 (BGBl. I S. 1945), mit Ausnahme von Tabakerzeugnissen, für die das „Vorläufige Tabakgesetz" gilt; damit wurde das deutsche Lebensmittelrecht entsprechend der seit 1.1.2005 gültigen Verordnung EG Nr. 178/2002, sog. EU-Basisverordnung, umgestaltet. LFGB umfasst alle Produktions- u. Verarbeitungsstufen entlang der sog. Food-Value-Chain. Es regelt u. a. die Verwendung von Lebensmittelzusatzstoffen, die Rückverfolgbarkeit von Agrarprodukten u. enthält Verordnungsermächtigungen insbes. für Hygienevorschriften u. Maßnahmen zum Schutz der Gesundheit beim Herstellen, Behandeln u. Inverkehrbringen von Lebensmitteln sowie für zulässige Höchstmengen von z. B. Pestizidrückständen.

Lebens|mittel|bestrahlung: (engl.) *irradiation of food*; Behandlung von Lebensmitteln mit ionisierender Strahlung (v. a. Röntgen-, Gamma- od. Betastrahlung) zum Zweck der Sterilisation bzw. Haltbarmachung (z. B. Verhinderung des Auskeimens); in Deutschland ist die L. nach § 13 des Lebensmittel*-, Bedarfsgegenstände- und Futtermittelgesetzbuch eingeteilt. nur unter best. Voraussetzungen (zu Kontroll- u. Messzwecken) zulässig. Eine allg. L. ist verboten, da eine Schädlichkeit nicht auszuschließen ist.

Lebens|mittel|vergiftung: (engl.) *food poisoning*; syn. Nahrungsmittelvergiftung; Intoxikation inf. Aufnahme verunreinigter, giftiger, zersetzter od. bakteriell infizierter Nahrungsmittel; **Urs.:** **1. chem. Gifte:** best. Metalle wie Blei, Zink, Kupfer, Antimon, Quecksilber, Cadmium in den Legierungen der Glasur od. Emaillierung der Kochgeräte u. Töpfe können, insbes. bei Aufbewahrung saurer Lebensmittel, herausgelöst werden u. in diese übergehen (Erbrechen, Durchfälle, Leibkrämpfe wenige Min. bis Std. nach der Nahrungsaufnahme); unbedenkl. ist die Verw. von Nickel, Aluminium, Chromnickelstahl od. von anderen amtl. geprüften u. als unschädl. befundenen Legierungen. Die Verw. salpetersaurer u. salpetrigsaurer Salze im Lebensmittelverkehr ist verboten (Magen-Darm-Reizungen, Erbrechen u. Durchfälle, u. U. Blutveränderungen m. Herzschädigung); ausgenommen ist Nitritpökelsalz unter best. Bedingungen (s. Konservierung). Vgl. Minamata-Krankheit, Itai-Itai-Krankheit; **2. natürl. Gifte:** z. B. Pilzvergiftung*, Ergotismus*, Vergiftung mit Ptomainen*; **3. bakterielle L.** (am häufigsten): auf bakterielle Toxine* bzw. best. lebende Bakt. in kontaminierten Nahrungsmittel u. Getränken zurückzuführen; die Infektkette geht häufig von Schlachttieren aus, deren Fleisch intravital od. postmortal infiziert wurde. Auch andere Nahrungsmittel, v. a. Milch u. Milchprodukte, Salate, Eier bzw. Eipulver, Speiseeis, Obst, Trinkwasser, Fische u. Meeresfrüchte können kontaminiert sein. Je nachdem, ob die primär durch die bakterielle Inf. verursachten Krankheitssymptome od. die durch Bakterientoxine ausgelösten Intoxikationserscheinungen im Vordergrund stehen, wird zwischen Nahrungsmittelinfektion u. -intoxikation unterschieden; Einteilung oft nicht mögl., z. B. bei Salmonella-Enteritiden, bei denen sich durch Bakt. provozierte Erscheinung u. Toxinwirkung häufig überschneiden; **Err.:** am häufigsten sog. Enteritis-Salmonellen (s. Salmonellosen) u. enterotoxinbildende Stämme von Staphylococcus* aureus (beide meist als Gruppenerkrankungen); weniger häufig Salmonella typhi, Salmonella paratyphi, Shigellen, Clostridium botulinum, Clostridium perfringens, Bacillus cereus, Vibrio parahaemolyticus sowie zahlreiche z. T. saprophytäre Keime, sofern diese im betr. Nahrungsmittel die Möglichkeit zu stärkerer Vermehrung u. Bildung schädl. Stoffwechselprodukte hatten; selten Staphylococcus albus, Streptokokken, Vibrio fetus u. Listerien; außerdem können Brucellose*, Tularämie*, Tuberkulose*, Milzbrand* u. Cholera* als Lebensmittelinfektionen verbreitet werden. **Nachw.:** Untersuchung von verdächtigen Lebensmitteln bzw. Speiseresten; vom Pat. Stuhl, Erbrochenes u. ggf. Blut zum Toxinnachweis (Botulismus*); zur Vermeidung nachträgl. Keimvermehrung Eiltransport unter Kühlhaltung des Materials; **Klin.:** klass. Krankheitsbilder (z. B. Typhus* abdominalis, Paratyphus*, Shigellose*, Amöbiasis*) od. akut bzw. perakut (Inkubation wenige Std.) einsetzende Brechdurchfälle; Botulismus als reine Intoxikation. **Ther.: 1.** bei gastroenterit. Formen: Ersatz des Flüssigkeitsverlusts, Kreislaufbehandlung bei älteren Pat., in Ausnahmefällen Antibiotikatherapie; **2.** bei Botulismus: Gabe von Antitoxin* u. Schockbekämpfung, **Proph.:** vorschriftsmäßige Trinkwasseraufbereitung, Lebensmittelhygiene (z. B. Milch-Pasteurisierung, korrektes Sterilisieren aller Konserven, einwandfreie Lagerung von Nahrungsmitteln, Kontrolle auf Dauerausscheider* bzw. Keimträger in Betrieben der Nahrungsmittelindustrie).

Lebens|mittel|zusatz|stoffe: (engl.) *food additives*; Stoffe mit od. ohne Nährwert, die i. d. R. weder selbst als Lebensmittel verzehrt noch als charakterist. Zutat eines Lebensmittels verwendet werden u. einem Lebensmittel aus technolog. Gründen beim Herstellen od. Behandeln zugesetzt werden, wodurch sie selbst od. ihre Abbau- od. Reaktionsprodukte mittelbar od. unmittelbar zu einem Bestandteil des Lebensmittels werden od. werden können (Lebensmittel*-, Bedarfsgegenstände- und Futtermittelgesetzbuch, Abk. LFBG); z. B. zur Konservierung* (Schwefeldioxid, Antioxidanzien*), Veränderung od. Erhaltung der Konsistenz (Stabilisatoren, Dickungs- u. Geliermittel) sowie Beeinflussung der opt. od. geschmackl. Eigenschaften (Farbstoffe, Süßstoffe). Eine Vielzahl anderer Stoffe (z. B. Mineralstoffe, Vitamine A u. D, Aminosäuren) sind den Zusatzstoffen gleichgestellt (§ 2 Abs. 3 LFGB); die Zusatzstoff-Rahmenrichtlinie der Europäischen Union (89/107/EG vom 21.12.1988, ABl. L 40/27 vom 11.2.1989) sowie der rechtlich nicht verbindliche sog. Codex Alimentarius verzichten hingegen auf eine Einbeziehung von Vitaminen, Mineralstoffen u. Aminosäuren. Art, Verwendung, Höchstmengenbegrenzungen u. Kenntlichmachung regelt die Zusatzstoff-Zulassungsverordnung vom 29.1.1998 (BGBl. I S. 230, 231), zuletzt geändert durch Verordnung vom 30.9.2009 (BGBl. I. S. 1911).

Leber-: s. a. Hepat-, Hepato-.

Leber: (engl.) *liver*; Hepar, Jecur; größtes parenchymatöses Organ des menschl. Körpers, entwicklungsgeschichtl. aus dem Entoderm hervorgegangen; **makroskop. Anatomie:** Lage größtenteils im re. Oberbauch; konvexe Oberfläche (Facies diaphragmatica) ist mit Zwerchfell verwachsen (bauchfellfreie Area nuda, Pars affixa); Unterfläche (Facies visceralis) mit Leberpforte liegt den Baucheingeweiden auf (s. Abb. 1; klin. Einteilung der Leber in Segmente: s. Abb. 2); **mikroskop. Anatomie:** s. Abb. 3; morphol. Bauelement der L. ist das ca. 1,2 mm × 2 mm große Leberläppchen (Zentralvenenläppchen), gebildet von einem auf V. centralis ausgerichteten räuml. Netzwerk von Leberzellbalken u. blutführenden Sinusoiden; sog. Glisson-Trias aus Vv., Aa. interlobulares u. ableitenden Gallengängen* (Ductus interlobulares biliferi) in den bindegewebigen Periportalfeldern zwischen benachbarten Leberläppchen (Glisson-Dreiecke). Vv. interlobulares aus der V. portae (Arbeitskreislauf) gehen am Läppchenrand in die Lebersinusoide über, deren Wandung von fenestriertem Endothel mit Kupffer*-Sternzellen u. einem Gitterfasergerüst gebildet wird. Zwischen Sinusoidwand u. Leberzellen befindet sich der kapilläre Dissé*-Raum. Blutabfluss aus den Sinusoiden über V. centralis - Vv. sublobulares - Vv. hepaticae - V. cava inf.; die Aa. interlobulares aus der A. hepatica propria dienen dem Ernährungskreislauf der L. u. ge-

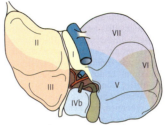

Ansicht von vorn, Facies diaphragmatica

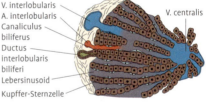

Ansicht von hinten, Facies visceralis

Leber Abb. 2: klin. Einteilung der Leber in durch die Aufteilung der versorgenden Portalvene definierte Segmente I–VIII

Leber Abb. 3: mikroskopische Anatomie

hen ebenfalls in die Sinusoide über. Die Gallenkapillaren (Canaliculi biliferi) werden durch rinnenförmige Einstülpungen der Plasmamembran einander zugekehrter Leberzellen gebildet. Funktionelles od. Pfortaderläppchen (Acinus): gefäßarchitekton. Einheit der L., deren Mittelpunkt die Gefäße im Glisson-Dreieck bilden, zusammengesetzt aus Segmenten aller angrenzenden morphol. Leberläppchen bis hin zur V. centralis; **Funktion: 1.** Bildung u. Ausscheidung der Galle*; Störungen führen u. a. zu Ikterus*, Juckreiz, Fettmalabsorption; **2.** Synthese von Plasmaproteinen (Albumine, Alpha- u. Betaglobuline, Fibrinogen, Prothrombin, versch. Gerinnungsfaktoren); Störungen führen u. a. zu hypoproteinämischen Ödemen, hämorrhagischer Diathese; **3.** Phase-I- u. Phase-II-Metabolismus von Fremd- u. körpereigenen Stoffen; Störungen führen u. a. zu Hyperbilirubinämie*; **4.** zentrale Stellung im Kohlenhydratstoffwechsel (Glykogenese, Glykogenspeicherung, Glykogenolyse, Gluconeogenese); Störungen führen u. a. zu Hypoglykämie*; **5.** Desaminierung u. Harnstoffsynthese aus Ammoniak, Verwertung der durch die Pfortader zugeführten Aminosäuren

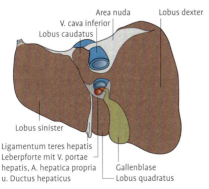

Leber Abb. 1: makroskopische Anatomie; Ansicht von hinten

Leberabszess

aus der intestinalen Verdauung; Bildung von Ketonkörpern, Fettsäurenabbau, Synthese u. Verwertung von Cholesterol u. Phosphatiden; Speicherung von Vitaminen (Vitamin A, Cobalamin), Eisen (in Form von Ferritin od. als Hämosiderin in den Kupfer-Sternzellen); bis zum 6. Fetalmonat Ort der Hämatopoese. **Klin. Bedeutung:** akute Erkrankungen der L. (akute Hepatitis*, Budd*-Chiari-Syndrom, akutes Leberversagen*) u. chron. Erkrankungen der L. (chronische Hepatitis*, Fettleberhepatitis*, Leberzirrhose*, Hämochromatose*, Wilson*-Krankheit) führen je nach Geschwindigkeit u. Ausmaß der Leberzellschädigung u. des Verlusts der normalen Lebergefäßarchitektur zu teilweise od. vollständigem Verlust der Leberfunktionen u. zur Ausbildung einer portalen Hypertension*; die Leberzellläsion ist an Erhöhung von AST, ALT u. γ-GT, die Störung von Bilirubinmetabolismus u. -sekretion an Erhöhung von Bilirubin*, Cholestase* an Erhöhung von γ-GT, AP, Bilirubin u. Cholesterol* u. die Störung der Syntheseleistung an Anstieg von Thromboplastinzeit* u. Abfall von Albumin, Cholesterol, Cholinesterase, Blutzucker zu erkennen; vgl. Leberfunktionstest.

Leber|ab|szess (Abszess*) *m*: (engl.) *liver abscess*; intrahepat. Abszess; **Formen: 1. pyogener L.:** Lok.: häufig im re. Leberlappen, solitär od. multipel auftretend; **Urs.:** abszedierende Cholangitis*, Entz. im Zustromgebiet der Pfortader, Septikämie, Fortleitung einer Entz. benachbarter Strukturen (z. B. subphrenischer Abszess), posttraumat. od. idiopath.; **Err.:** intestinale Bakterienflora (50 % Anaerobier); **Klin.:** lebensbedrohl. Erkr., Hepatomegalie, Druckschmerz im re. Oberbauch, Übelkeit, Erbrechen, Fieber, evtl. Ikterus u. körperl. Verfall; **Diagn.:** Ultraschalldiagnostik (evtl. mit Punktion u. Drainage zum Keimnachweis u. zur Ther.), CT (s. Abb.); **DD:** Leberzysten, Lebertumoren; **Kompl.:** Fortleitung, Sepsis, Ruptur, Peritonitis, Pleuraempyem; **Ther.:** abhängig von Größe u. Lage perkutane transhepat. Drainage, system. Antibiotika od. op. Eröffnung mit Spülung u. Drainage; **Progn.:** abhängig von solitärem od. multiplem Auftreten, Letalitätsrate >30 %; **2. Amöbenabszess** (eigentl. Kolliquationsnekrose als Kompl. einer Amöbiasis*); **Sympt.:** s. o.; zusätzl. Diarrhö; **Diagn.:** s. o.; zusätzl. serol. Antikörpernachweis (IFT, ELISA); **Kompl.:** s. o.; **Ther.:** konservativ mit Metronidazol, Tinidazol, Chloroquin; u. U. perkutane transhepat. Abszessdrainage; Op. nur bei Ikterus od. drohender Ruptur, ggf.

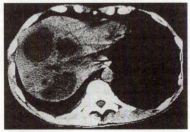

Leberabszess: im CT dargestellte Leberabszesse bei chronischer Pankreatitis [53]

Leberresektion; **Proph.:** mehrmonatiger Verlauf, Letalitätsrate <1 %.

Leber-Amaurose, kon|genitale (Theodor K. von L., Ophth., Karlsruhe, 1840–1917; gr. ἀμαυρός dunkel; -osis*) *f*: (engl.) *Leber congenital amaurosis* (Abk. LCA); Gruppe von Erkr., bei denen von Geburt an eine z. T. erhebl. Funktionsminderung der Netzhaut vorliegt; **Urs.:** autosomal-rezessiv erbl.: Mutationen in den Genen LCA3, -5 u. -9, AIPL1, CRB1, CRX, GUCY2D, RPE65 od. RPGRIP1; autosomal-dominant erbl.: Mutationen im CRX-Gen; **Diagn.:** Elektroretinographie*; Fundusveränderungen (können sehr diskret sein); Bez. Amaurose ist irreführend, da viele Kinder einen Sehrest besitzen, im weiteren Verlauf Zunahme der Sehminderung.

Leber|a|trophie, akute gelbe (Atrophie*) *f*: s. Leberversagen, akutes.

Leber|bi|opsie (Bio-*; Op-*) *f*: (engl.) *liver biopsy*; Biopsie* der Leber zur histol. Diagnostik; **Ind.:** fokale Leberläsion, diffuse Lebererkrankung, Messung von hepat. Eisen- u. Kupfergehalt (s. Hämochromatose, Wilson-Krankheit); **Formen: 1.** gezielte L. unter sonographischer, ggf. CT-Steuerung in der Diagn. fokaler Leberläsionen od. unter Sicht i. R. einer Laparoskopie bzw. Laparotomie (als Probeexzision); **2.** ungezielte perkutane L. bei diffusen Lebererkrankungen, z. B. als Feinnadelbiopsie* mit Menghini*-Nadel durch Sonographie (früher als sog. Leberblindpunktion nach Ermittlung des Punktionsortes durch Perkussion); **Kontraind.:** z. B. nicht entlastete Cholestase, hämorrhagische Diathese, Amyloidose.

Leber|bouillon *f*: (engl.) *liver broth*; Nährmedium mit Zusatz von Kaninchen- od. Meerschweinchenleber zur anaeroben Kultur von Bakt.; **Prinzip:** reduzierende Wirkung des Lebergewebes.

Leber|dämpfung: (engl.) *hepatic dullness*; die durch die Leber bedingte Dämpfung des Klopfschalls bei der Perkussion des re. Oberbauchs; kranial wird ein Teil der Leber von der re. Lunge überdeckt, nur der von der Lunge nicht überdeckte untere Teil der Leber kann durch die Perkussion erfasst werden.

Leber|di|stomatose (Di-*; Stoma*; -osis*) *f*: (engl.) *hepatic distomatosis*; Befall der intra- u. extrahepat. Gallenwege mit Egeln (Saugwürmern; s. Trematodes) der Gattungen Fasciola, Opisthorchis u. Dicrocoelium.

Leber|dys|trophie (Dys-*; Troph-*) *f*: s. Leberversagen, akutes.

Leber|echino|kokkose (gr. ἐχῖνος Igel; Kokken*; -osis*) *f*: s. Echinokokkose.

Leber|egel (engl.) *hepatic flukes*; Sammelbez. für Trematodes*, die in den Gallengängen parasitieren; s. Opisthorchis; Fasciola hepatica; Dicrocoelium dendriticum.

Leber|entzündung: s. Hepatitis, akute; Hepatitis, chronische; Fettleberhepatitis.

Leber|ersatz|therapie *f*: (engl.) *liver replacement technique*; extrakorporale Unterstützung der Entgiftung, Synthese u. Regulation in der Ther. des akuten Leberversagens*; **Verf.: 1.** selektive Entfernung zirkulierender tox. Substanzen durch Anw. von Membranen od. Adsorptionstechniken; **2.** biohybrides System: extrakorporal angeschlossene Leber od. aktive Leberzellen (Hepatozyten in Suspensionskultur od. Kapillarmembransystem) in einem künstl. Kreislauf.

Leber|fibrose (Fibr-*; -osis*) *f*: (engl.) *liver fibrosis*; Fibrose* der Leber; s. Stauungsleber; Leberzirrhose.

Leber|fleck: Lentigo*.

Leber|funktions|test *m*: (engl.) *liver function test*; Messung leberspezif. Stoffwechselleistungen zur Feststellung des Schweregrads akuter u. chron. Lebererkrankungen; **Formen:** Galaktose*-Toleranztest, Indozyaningrüntest*, MEGX*-Test; im klin. Labor werden folgende Störungen erfasst: **1.** Leberzellläsion: ALT, AST, GLDH; **2.** Läsion von Gallenkanalikulus u. Gallengängen: AP, GGT u. Leucinaminopeptidase; **3.** Störung der Lebersyntheseleistung: Albumin, Gerinnungsfaktoren (INR, Quick-Test), Cholinesterase*; **4.** Störungen der Konjugation u. Exkretion: v. a. durch Bestimmung von gesamtem u. direktem Bilirubin.

Leber|haut|zeichen: (engl.) *skin stigmata of chronic liver disease*; Hautveränderungen (Palmarerythem*, Naevus* araneus, Gynäkomastie*, Dupuytren*-Krankheit, Leukonychie*, Abdominalglatze), die häufig bei chron. Leberkrankheiten (insbes. Leberzirrhose) vorkommen.

Leber|hilum (Hilum*) *n*: (engl.) *porta hepatis*; Porta hepatis; Leberpforte; an der Facies visceralis der Leber* gelegene Eintrittstelle der Vena* portae hepatis u. der A. hepatica in die Leber u. Austrittsstelle der Ductus hepatici.

Leber|in|farkt (Infarkt*) *m*: (engl.) *liver infarction*; Infarktbildung im Lebergewebe; als **1.** hämorrhagischer L. bei Verschluss eines Pfortaderastes; vgl. Pfortaderthrombose; **2.** anämischer L. bei Verschluss eines Astes der A. hepatica.

Leber|in|suffizienz (Insuffizienz*) *f*: (engl.) *liver failure*; partieller od. vollständiger Verlust mehrerer od. aller Leberfunktionen; vgl. Leber; Leberversagen, akutes.

Leber|karzinom (Karz-*; -om*) *n*: (engl.) *liver carcinoma*; Bez. für primäres Leberzellkarzinom* od. cholangiozelluläres L. (s. Gallengangkarzinom); vgl. Lebertumoren.

Leber|koma (Koma*) *n*: s. Enzephalopathie, hepatische.

Leber|krankheit, alkoholische: (engl.) *alcoholic liver disease*; Alkohollebersyndrom; zusammenfassende Bez. für die durch chron. Alkoholmissbrauch mögl. Schädigungen der Leber (Zellverfettung, akute u. chron. Fettleberhepatitis*, Cholestase, Leberversagen); es besteht eine enge Korrelation zwischen konsumierter Gesamtalkoholmenge u. Leberschaden: ca. 40 g (Frauen) bis 60 g (Männer) Alkohol pro Tag über 25 Jahre gilt als zirrhogene Dosis (s. Leberzirrhose); **Diagn.:** erhöhte Leberenzymwerte.

Leber|läppchen: (engl.) *liver lobules*; Zentralvenenläppchen der Leber*.

Leber|meta|stasen (Metastase*) *fpl*: (engl.) *liver metastases*; solitäre od. multiple Metastasen* in der Leber, verursacht durch hämatogene Metastasierung maligner Tumoren; über das Pfortadersystem metastasieren insbes. Tumoren des Magen-Darm-Trakts (v. a. Pankreas*-, Magen*-, Kolon- u. Rektumkarzinom), über A. hepatica v. a. Bronchial*-, Mamma*-, Ösophagus*- u. Schilddrüsenkarzinom*; Tumoren des weibl. Genitales od. malignes Melanom* können L. verursachen (s. Abb.); **Diagn.:** Ultraschalldiagnostik, dynamische CT, dynamische MRT, evtl. Laparoskopie; **Ther.:** bei solitären od. auf einen Leberlappen bzw. ein Lebersegment beschränkten L. (ohne Vorliegen anderer Organmetastasen) je nach Tumorentität chir. Resektion, in ausgewählten Fällen sogar mit kurativer Zielsetzung möglich; palliativ: system. Chemotherapie; lokal in Einzelfallentscheidung ggf. hochfrequenzinduzierte od. laserinduzierte Thermotherapie*. Vgl. Lebertumoren.

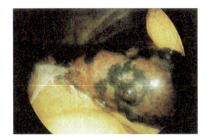
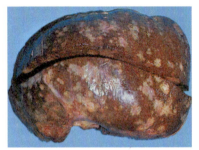

Lebermetastasen: 1: L. eines malignen Melanoms, Laparoskopiebefund; 2: Befall der Leber bei primärem Mammakarzinom [23, 142]

Leber|nekrose, akute (Nekr-*; -osis*) *f*: s. Leberversagen, akutes.

Leber-Optikus|a|trophie (Theodor L., Ophth., Heidelberg, 1840–1917; Optico-*; Atrophie*) *f*: (engl.) *Leber's hereditary optic neuropathy*; erbl. Mitochondropathie* mit meist beidseitig auftretender Optikusatrophie*, die fast ausschließlich bei Männern (ca. 85 %) vorkommt; **Ätiol.:** mind. 19 Mutationen der mitochondrialen DNA (Abk. mtDNA) bekannt; in 95 % der Fälle Punktmutation G3460A, G11778A od. T14484C; ca. 50 % der Männer u. 10 % der Frauen mit pathol. mtDNA entwickeln die optische Neuropathie (inkomplette Penetranz*). **Klin.:** Beginn zwischen 1. u. 70. Lj. (in 95 % der Fälle um das 50. Lj.); rasch fortschreitende Sehminderung mit zentralen Skotomen* u. Veränderungen des Augenhintergrunds (gewundene Arteriolen, peripapilläre Teleangiektasien, Kalibersprünge), Herzrhythmusstörungen, Ataxie, Tremor, spastische Dystonie, Krankheitsbild ähnlich der Multiplen Sklerose; **Progn.:** gelegentl. (Teil-)Remissionen.

Leber|per|fusion, extra|korporale (Perfusion*) *f*: (engl.) *extracorporeal liver perfusion*; extrakorporale

Leberpuls

Durchströmung einer Tierleber od. eines technischen Membransystems (Albumindialyse) als temporärer Leberersatz (Überbrückung bis zur Lebertransplantation* od. Spontanerholung) bei akutem Leberversagen*.

Leber|puls (Puls*) *m*: (engl.) *liver pulse*; bei Trikuspidalklappeninsuffizienz* palpierbare systol. Pulsation der stark gestauten Leber.

Leber|re|sektion (Resektion*) *f*: (engl.) *liver resection*; partielle Entfernung der Leber unter Berücksichtigung des anat. Aufbaus der Leber (8 Segmente); bis zu 70 % des Parenchyms können ohne dauerhafte Beeinträchtigung der Leberfunktion reseziert werden. Ind.: s. Tab.; **Formen: 1.** L. entsprechend den anat. Verhältnissen: Segmentresektion, Hemihepatektomie (rechter od. linker Leberlappen, auch Lobektomie, s. Abb.), erweiterte Hemihepatektomie rechts (auch Trisegmentresektion); **2.** atyp. L.: Keilexzision od. -resektion isolierter Herde (z. B. Metastase).

Leber|ruptur (Ruptur*) *f*: (engl.) *liver rupture*; Zerreißung der Leber meist in Zus. mit einem Polytrauma*; häufig Begleitverletzungen (u. a. Rippenfrakturen, Milzruptur, Lungenkontusion, Schädel-

Leberresektion
Indikationen
primäres Leberzellkarzinom
Lebermetastase
Gallenblasenkarzinom
benigner Lebertumor
Echinokokkose
Leberabszess
Caroli-Krankheit
Gallendrainage (Longmire, Dogliotti)
Leberzyste
Riedel-Lappen
Leberruptur

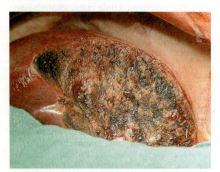

Leberresektion: Resektionsfläche des linken Leberlappens nach Resektion des rechten Leberlappens [104]

Leberruptur Schweregrade nach Moore (1984)	
Schweregrad	Art der Leberverletzung
I	Kapselriss oder Kapseldefekt
	Parenchymverletzung <1 cm Tiefe
II	Parenchymverletzung 1–3 cm Tiefe
	subkapsuläres Hämatom <10 cm
	peripher penetrierende Verletzung
III	Parenchymverletzung >3 cm Tiefe
	subkapsuläres Hämatom >10 cm
	zentral penetrierende Verletzung
IV	Parenchymzerreißung eines Leberlappens
	zentrales intrahepatisches Hämatom >3 cm
	Verletzung der Vena portae oder eines Hauptastes
V	ausgedehnte Verletzungen beider Leberlappen
	Ausriss der Lebervenen aus der Vena cava
	retrohepatische Verletzung der Vena cava

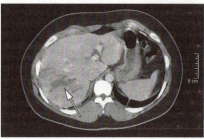

Leberruptur Abb. 1: ausgedehnte Parenchymverletzung u. -einblutungen (Pfeil); CT [88]

hirntrauma); **Einteilung:** s. Tab.; **Sympt.:** hämorrhag. Schock, Schulter- od. Oberbauchschmerz re.; **Kompl.:** Nachblutung, biliodigestive Fistel, Nekrose von Lebergewebe, Leberabszess, subphrenischer Abszess, Hämobilie, Bilhämie (selten); **Diagn.:** rasche Zunahme des Bauchumfangs, (röntg.) Zwerchfellhochstand, (labordiagn.) Hb-Abfall, Leukozytose, Sonographie (Nachw. freier Flüssigkeit u./od. Organläsion), CT (s. Abb. 1), Laparotomie; **Ther.: 1.** bei stabilem Pat. u. abgegrenztem Befund: konservativ mit intensivmed. Überwachung, Sonographie- u. CT-Kontrollen; **2.** bei instabilem Pat. (massive Blutung) nach Lebermobilisation: i. S. des damage* control komprimierendes Packing der Leber mit Bauchtüchern (s. Abb. 2) mit geplanter Second-look-Operation nach 24–48 Std.; notfallmäßiges temporäres Abklemmen der Gefäße im Lig. hepatoduodenale (Pringle-Ma-

Lebertumoren

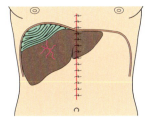

Leberruptur Abb. 2: Packing der Leber

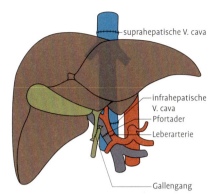

Lebertransplantation: Anastomosen [104]

növer), ggf. auch temporäres Ausklemmen der V. cava; Übernähung, Fibrinklebung, versch. Kaogulationsverfahren, Tamponade mit Omentum majus, Ligaturen von Gefäßen u. Gallengängen, Débridement, u. U. Leberresektion; Rekonstruktion abgerissener Lebervenen od. der V. cava inf.; Definitivversorgung in spez. Zentrum; **Progn.:** abhängig von der Schwere der Verletzung; Letalität ca. 50 %.

Leber|schall: (engl.) *liver dullness*; dumpfer Perkussionsschall; vgl. Leberdämpfung.

Leber|sinusoide (Sinus*; -id*) *n pl*: s. Leber.

Leber|stauung: s. Stauungsleber.

Leber|szinti|graphie (Szinti-*; -graphie*) *f*: (engl.) *liver scintigraphy*; Sammelbez. für Verf. der Szintigraphie* zur Untersuchung versch. Leberfunktionen; **Formen: 1.** Leber-Milz-Szintigraphie durch Phagozytose von ^{99m}Tc-markiertem Nanokolloid durch das Monozyten*-Makrophagen-System; **2.** Leberperfusionsszintigraphie*; **3.** hepatobiliäre Funktionsszintigraphie mit gallengängigen Radiopharmaka*, z. B. ^{99m}Tc-Iminodiacetat (IDA); s. HIDA-Szintigraphie; **4.** Blutpoolszintigraphie* der Leber mit ^{99m}Tc-markierten autogenen Erythrozyten; **Ind.: 1.** Suche nach ektopem Milzgewebe u. Nebenmilzen; **2.** semiquantitative Abschätzung der hepatischen Perfusion; **3.** Beurteilung der Leberzellfunktion u. Ausscheidungsfunktion (Gallenpassage) in den Darm, v. a. zur Diagn. der fokalen nodulären Hyperplasie, Beurteilung der Gallenausscheidung, z. B. bei Cholezystitis od. postoperativen Galleleckagen; **4.** Diagn. von Hämangiomen.

Leber|tran: (engl.) *cod liver oil*; Oleum Jecoris aselli; Fischleberöl mit hohem Gehalt an Vitamin A u. Calciferolen.

Leber|trans|plantation (Transplantation*) *f*: (engl.) *liver transplantation*; Abk. LTx; orthotope Transplantation* der Leber bei akutem Leberversagen od. bei terminaler chron. Lebererkrankung (chron. cholestatische Erkr. des Kindesalters, Leberzirrhose*, primär biliäre Zirrhose*, Lebertumoren*), Speicherkrankheiten* u. a., seltener Transplantation einer Teilleber (sog. Splitleber; zur Größenanpassung bei Kindern); bei Erwachsenen wird v. a. der rechte Leberlappen nach Spenderhemihepatektomie (s. Leberresektion), bei jüngeren Kindern werden oft die linkslateralen Lebersegmente II u. III transplantiert. **Vorgehen:** Exstirpation der erkrankten Leber (Hepatektomie); ggf. temporärer Bypass zwischen portokavalen Gefäßen u. der V. axillaris; Einpflanzen des Spenderorgans durch Anastomosierung von supra-, dann subhepatischer V. cava inf. (od. Seit-zu-Seit-Cavo-Cavostomie ohne Bypass, sog. Piggy-back-Technik), V. portae u. A. hepatica (bei Kindern aortale Anastomose), Rekonstruktion der Gallenwege i. d. R. durch End-zu-End- od. Seit-zu-Seit-Anastomose des Choledochus (Choledochocholedochostomie) od. durch Choledochojejuno- bzw. Hepatikojejunostomie (s. Abb.); postop. Immunsuppression zur Proph. od. Therapie der Abstoßungsreaktion*; **Überwachung:** Spiegelbestimmung der Immunsuppressiva, Kontrolle der Leberfunktion, Leberbiopsie, (farbcodierte) Duplexsonographie der Lebergefäße, Ultraschalldiagnostik, Szintigraphie od. CT; **Progn.:** Erfolgsaussichten von der Grunderkrankung abhängig, am günstigsten bei Leberzirrhose inf. Alkoholmissbrauch u. cholestat. Lebererkrankungen (ca. 80 % Überlebensrate nach 1 Jahr); Fünf-Jahres-Überlebensrate 60–70 %.

Leber|tumoren (Tumor*) *m pl*: (engl.) *liver tumors*; Tumoren der Leber; **Formen: 1.** benigne L.: meist Hämangiom, seltener Lymphangiom, Teratom, Hamartom, Fibrom u. Adenom (Leberzelladenom*) sowie fokale noduläre Hyperplasie (möglicherweise aufgrund hormonaler Kontrazeption*); **2.** maligne L.: **a)** primäre L., v. a. Karzinom* hepatozellulären od. cholangiozellulären Ursprungs (primäres Leberzellkarzinom*, Gallengangkarzinom*), äußerst selten Sarkom* u. Hepatoblastom*; **b)** sekundäre L. (häufiger), insbes. Lebermetastasen*, direkter Einbruch anderer maligner Tumoren (z. B. Gallenblasenkarzinom), sowie in der Leber lokalisierte, jedoch nicht vom Leberparenchym ausgehende, maligne Tumoren (z. B. malignes Lymphom, Leberbefall bei Hodgkin-Lymphom, Leukämie, malignes Hämangioendotheliom u. a.); **Diagn.:** Sonographie nativ u. mit Kontrastverstärker, dynamische MRT u. CT*, Szintigraphie, histol. (Leberbiopsie bzw. Tumorexstirpation); **Ther.:** entsprechend Tumorentität, Tumorstadium u. ggf. Symptomatik eines ausgeprägten Lokalbefunds (Schmerzen) Auswahl aus den verfügbaren Verf. Lebertransplantation*, operative Entfernung, Strahlentherapie, interventionelle Tumorablation (Thermotherapie, Alkoholinstillation, laserinduzierte Thermoablation, Chemoembolisation u. a.), medikamentöse Tumortherapie. Vgl. Hepatom;

Lebervenenverschlussdruck

Leberversagen, akutes
Klassifikation nach O'Grady

Kriterium	hyperakutes Leberversagen	akutes Leberversagen	subakutes Leberversagen
Enzephalopathie	+	+	+
Dauer (Tage) des Ikterus bis zum Eintreten der Enzephalopathie	0–7	8–28	29–72
Hirnödem	häufig	häufig	selten
INR-Erhöhung	++	++	+
Bilirubin-Erhöhung	++	+++	+++
Prognose	mäßig	schlecht	schlecht

Hämangiosarkom; Karzinoidsyndrom; Echinokokkuszyste; Leberabszess.
Leber|venen|verschluss|druck (Vena*): (engl.) *wedged liver vein pressure*; in einer kleinen, mit einem Katheter (auch Ballonkatheter) verschlossenen Lebervene gemessener Blutdruck; entspricht dem **sinusoidalen Druck** (normal: 5 mmHg); der postsinusoidale Druck wird im gleichen Gefäß bei frei flottierender Katheterspitze (sog. freier Lebervenendruck) zur Berechnung der hepatisch-portalvenösen Druckgradienten gemessen. Dient der DD u. Quantifizierung der portalen Hypertension*.
Leber|verfettung: (engl.) *liver fatty degeneration*; pathol. erhöhte Fettablagerung in <50 % der Hepatozyten; s. Fettleber.
Leber|vergrößerung: Hepatomegalie*.
Leber|versagen, akutes: 1. (engl.) *acute liver failure*; syn. fulminantes Leberversagen; früher akute gelbe Leberatrophie, Hepatodystrophie, Hepatitis parenchymatosa gravis acuta; i. e. S. aus voller Gesundheit eintretende Erkr. ohne vorbestehende Erkr. der Leber mit (sub)totaler Nekrose (Intoxikation durch Paracetamol, Pilzgifte, Bakterientoxine; s. Hepatitis, akute) des Leberparenchyms u. konsekutivem (sub)totalem Funktionsausfall der Leber; **2.** i. w. S. auch als sog. acute-on-chronic-liver-failure eintretende Erkr. bei nekrot. Schub einer vorbestehenden chron. Lebererkrankung (Wilson*-Krankheit, autoimmune Hepatitis; s. Hepatitis, chronische); **Pathol.:** massive Leberzellnekrose; **Diagn.:** Labor (ALT, AST, Ammoniak, Quick/INR, Faktor V, Bilirubin, Laktat, BGA, Kreatinin, Blutbild, AFP als Regenerationsmarker); **Klin.:** Ikterus*, Hypoglykämie, Gerinnungsstörung, Multiorganversagen, rasche Entwicklung einer hepatischen Enzephalopathie*; Klassifikation: s. Tab.; **Ther.:** intensivmed., Osmotherapie* des Hirnödems, Organersatzverfahren (Hämofiltration bei akutem Nierenversagen, maschinelle Beatmung), Albumindialyse (Dialysat steht in einem 2. Dialysekreislauf über ein Membransystem mit einer Albuminlösung in Austausch, Giftstoffe u. Stoffwechselprodukte werden wirksamer aus dem Blut entfernt; Abwandlung der Hämodialyse*), Infektionsbekämpfung, kontrollierte Hypothermie, dringl. Lebertransplantation; **Progn.:** schlecht, am günstigsten bei hyperakutem Leberversagen.

Leber|zell|adenom (Zelle*; Aden-*; -om*) *n*: (engl.) *liver cell adenoma*; scharf abgegrenzter benigner Tumor der Leber aus Leberzellen u. Sinusoiden ohne typischen Läppchenaufbau; **Diagn.:** Ultraschalldiagnostik, dynamisches Kontrastmittel-CT od. -MRT; (histol.) nach gezielter perkutaner Leberbiopsie*, nicht immer sicher vom hochdifferenzierten primären Leberzellkarzinom* zu unterscheiden; **Ther.:** chir. Entfernung.
Leber|zell|karzinom, primäres (↑; Karz-*; -om*) *n*: (engl.) *hepatocellular carcinoma*; syn. hepatozelluläres Karzinom; solitär, multizentrisch od. diffus infiltrativ wachsender, weicher, häufig gelbl. Tumor des Leberparenchyms mit frühzeitiger intrahepat. (durch Übergreifen auf die Lebergefäße) als auch extrahepat. (in Lymphknoten, Lunge, Knochen) Metastasierung; **Ätiol.:** in 60–80 % sind Leberzirrhose* bzw. Infektionen mit Hepatitis*-Viren (B u. C) prädisponierend, weiterhin Exposition mit Aflatoxinen*, Vinylchlorid*, Arsen (sog. Winzerkrebs) u. früher Thorium*-232; **Vork.:** geringe Inzidenz in Europa, hohe Inzidenz in Afrika u. Asien, insbes. bei Männern; **Sympt.:** unspezif. Druck- u. Völlegefühl, in die re. Schulter ausstrahlende Oberbauchschmerzen, Leistungsknick, Inappetenz, Gewichtsverlust, Dekompensation einer chron. Lebererkrankung; **Diagn.:** Ultraschalldiagnostik (Sonographie), dynamische CT* od. MRT,

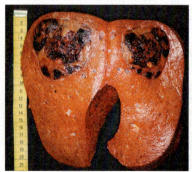

Leberzellkarzinom, primäres: zentrale Nekrose des Tumors u. Einblutung; Präparat nach Leberteilresektion [104]

Leberzirrhose

Laparoskopie mit Biopsie, Erhöhung von Alphafetoprotein*; **Ther.:** stadienabhängig: Leberteilresektion (s. Abb.) u. Lebertransplantation (kurative Intention), lokal tumorzerstörende Verfahren (Alkohol-, Essigsäureinjektion, hochfrequenzinduzierte Thermotherapie*), transarterielle Chemoembolisation; palliativ: medikamentös (Sorafenib*) od. Radiotherapie; **Progn.:** abhängig von Konstitution u. Begleiterkrankungen, Stadium bei Diagnosestellung u. histol. Typ. Vgl. Lebertumoren.

Leber|zerfalls|koma (Koma*) *n*: (engl.) *endogenous hepatic coma*; hepatische Enzephalopathie* Typ A bei akutem Leberversagen*.

Leber|zirrhose (Zirrhose*) *f*: (engl.) liver cirrhosis; Cirrhosis hepatis; auch Schrumpfleber; ätiol. heterogene diffuse chron. Lebererkrankung mit irreversiblem Verlust der physiol. Leberarchitektur; **Pathol.:** chron. entzündliche Parenchymdestruktion (Leberzellnekrose) mit Aktivierung der Ito*-Zellen u. regenerative Veränderung der extrazellulären Matrix (progredienter narbig-bindegewebiger Umbau; Leberfibrose; makroskop. höckerige Oberfläche: s. Abb. 1; histol.: s. Abb. 2) mit Umgestaltung des Gefäßapparats; **Histol.:** Pseudoacinibildung, Zerstörung des normalen Läppchenaufbaus durch Einbruch von Rundzellen u. Bindegewebe von den Glisson-Feldern aus; dadurch Abschnürung u. Bildung neuer Parenchyminseln mit exzentrisch gelagerten od. nicht mehr erkennbaren Zentralvenen; Gallengangwucherungen; **Ätiol.:** 1. alkoholische Fettleberhepatitis*; 2. nicht alkoholische Fettleberhepatitis*; 3. chron. Hepatitis* B od. C; 4. autoimmune Hepatitis; 5. unbekannt (sog. kryptogene L.); 6. Stoffwechselanomalie: z. B.

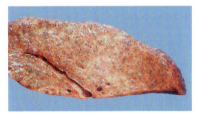

Leberzirrhose Abb. 1: deutliche graue (derbe) Narbenzüge im Lebergewebe, dazwischen klein- bis mittelgroßknotige Parenchymregenerate; sog. Narbenleber mit erschwertem Blut- u. Lymphdurchfluss [142]

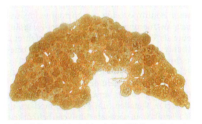

Leberzirrhose Abb. 2: histol. Großflächenschnitt der Leber mit Umbau des Parenchyms durch Narben u. dazwischen gelegenen Regeneratknoten; Narbenleber nach Alkoholmissbrauch (Gieson-Färbung) [142]

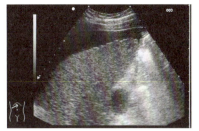

Leberzirrhose Abb. 3: feinhöckerige Oberfläche, grobkörniges heterogenes Parenchymmuster bei L. mit Aszites [105]

Alpha*-1-Antitrypsinmangel, Tyrosinose*, Wilson*-Krankheit, Hämochromatose* u. a. hepat. Speicherkrankheiten*; 7. zystische Fibrose*; 8. biliär: s. Zirrhose, biliäre; 9. Arzneimittelhepatitis*; 10. Stauungsleber*, v. a. kardiovaskulär (vgl. Cirrhose cardiaque) od. bei venookklusiver Erkr. (einschließl. Budd*-Chiari-Syndrom); 11. Osler*-Rendu-Weber-Krankheit; **Klin.:** bei sog. kompensierter L. (ohne Aszites) anfangs Sympt. wie bei chron. Hepatitis, u. a. Müdigkeit, Übelkeit, Obstipation, Meteorismus, Flatulenz, Fettintoleranz, Druck unter rechtem Rippenbogen; Leberhautzeichen*; mit zunehmender narbig-bindegewebiger hepat. Umwandlung: Einengung der Pfortaderstrombahn (portale Hypertension*) u. extrahepat. Kollateralkreislauf über portokavale Anastomosen* mit Ausbildung von Ösophagusvarizen* (über V. coronaria ventriculi), Fundusvarizen*, äußeren Hämorrhoiden* (über Plexus haemorrhoidalis), Cruveilhier*-Baumgarten-Syndrom, Caput* medusae (longitudinal verlaufende Kollateralen unter der Bauchhaut) in der Folge; palpator. verhärtete Leber u. Splenomegalie (Stauungsmilz*); **Kompl.:** Dekompensation mit Aszites* (bis zu 15 l u. mehr), bakt. Infektionen (spontan-bakterielle Peritonitis*), Leberfunktionsstörungen (z. B. hämorrhag. Diathese* durch Prothrombinkomplexmangel*; Hypalbuminämie*; Cholestase*; vgl. Leberfunktionstest), Mangelernährung, Varizenblutung (insbes. Ösophagusvarizenblutung* u. Blutung aus Fundusvarizen), hepatische Enzephalopathie*, hepatorenales Syndrom*, primäres Leberzellkarzinom* u. a.; **Diagn.:** 1. labordiagn. Hinweise: Blutbildveränderungen (Thrombozytopenie, Leukopenie, Anämie) inf. Hypersplenismus*; Zeichen der Leberzellnekrose (z. B. ALT u. AST erhöht), Cholestase (z. B. γ-GT u. AP-Erhöhung, Hyperbilirubinämie, Vitamin-K-Mangel mit erhöhter INR) u. hepat. Synthesestörung (Serumalbumin u. Cholinesterase erniedrigt, INR erhöht), typ. Dysproteinämie in Elektrophorese* mit Hypergammaglobulinämie* inf. mesenchymaler Aktivierung); Elektrolytstörung mit Hyponatriämie, Hypokaliämie; Nierenfunktionsstörung mit Azotämie; 2. Ultraschalldiagnostik (s. Abb. 3); CT; 3. ätiol. Diagnostik: alk. L. (AST>ALT, Makrozytose, Hyperurikämie, Ethylglukuronid*, Desialotransferrin*), chronische Hepatitis durch HBV od. HCV (HbsAg, HBV-DNA, anti-HCV, HCV-RNA), autoimmune Hepatitis (Autoantikörper, IgG), Stoffwechselkrankheiten (Kupfer im 24-Stunden-Urin, Serumferritin, Transferrinsättigung, Alpha-1-Antitrypsin, Porphyrinmuster); **4.** Klassifizierung der eingeschränkten Leberfunktion durch Child*-Pugh-Klassifikation (Tab. dort) u. MELD*-Score (Abschätzung der 3-Monats-Sterblichkeit); **5.** ggf. Laparoskopie u. Leberbiopsie für histol. Nachweis; **Ther.:** Ursachebekämpfung (z. B. Alkoholkarenz, antivirale Therapie, Immunsuppression, Eisenentzug, Kupferentzug); symptomatisch Ernährungstherapie, Diuretika, Parazentese*, ggf. Eradikation der Ösophagusvarizen*, Fundusvarizen*, Senkung des Pfortaderdrucks (nichtselekt. Betablocker, transjugulärer intrahepatischer portosystemsicher Shunt*), Lebertransplantation*.

Leber|zirrhose, biliäre (↑) *f*: s. Zirrhose, biliäre.

Leber|zirrhose, infantile (↑) *f*: s. Alpha-1-Antitrypsinmangel.

Leber|zysten (Kyst-*) *f pl*: (engl.) *hepatic cysts*; solitäre od. multiple (evtl. gekammerte) intrahepat. Zysten; **Formen: 1. parasitäre** L.: s. Echinokokkuszyste; **2. nichtparasitäre** L.: kongenitale (Gallengangzysten, dysontogenet. Zysten, Zystenleber meist in Komb. mit multiplen Zysten in Nieren u. Pankreas) od. erworbene Erkr. (Zystadenom, Zystadenokarzinom, durch Cholestase bedingte Gallengangzysten); **Klin.:** dysontogenet. kleine L.: symptomlos u. ohne Krankheitswert (sonograph. Zufallsbefund); größere dysontogenet. L.: evtl. Druckgefühl; Gallengangzysten: evtl. mit Ikterus u. Fieber (vgl. Caroli-Krankheit); andere Zysten je nach Art u. Größe: bis hin zur Leberinsuffizienz u. portaler Hypertension* (Zystenleber); **Ther.:** abhängig von Art u. Größe; (chir.) Punktion, ggf. laparoskop. Zystenfensterung.

LEBK: Abk. für **l**atente **E**isen**b**indungs**k**apazität*.

Lecithin (gr. λέκιθος Dotter) *n*: O-Phosphatidylcholin; mit Cholin* verestertes Phosphatid; Biosynthese aus CDP-Cholin u. Diacylglycerol unter Abspaltung von CMP; Abbau durch LCAT* u. Ausscheidung mit den Gallensäuren*; **Vork.:** als Membranlipid, Hauptbestandteil von Surfactant*; pharmaz.-techn. **Verw.:** als Emulgator. Vgl. Gallensteine.

Lecithin/Sphingo|myelin-Quotient (↑; gr. σφίγγειν schnüren; Myel-*) *m*: s. Lungenreifediagnostik, pränatale.

Lecithinase (↑) *f*: s. Phospholipasen (Abb. dort).

Lecithin|bestimmung im Frucht|wasser (↑): (engl.) *amniotic lecithin determination*; Meth. der pränatalen Lungenreifediagnostik*.

Lecithin-Chole|sterol-Acyl|trans|ferase (↑) *f*: LCAT*.

Lecomte-Pro|nator *m*: Musculus* articularis cubiti.

LED: Abk. für **L**upus **e**rythematodes **d**isseminatus; s. Lupus erythematodes, systemischer.

Ledderhose-Syn|drom I (Georg L., Chir., München, Straßburg, 1855–1925) *n*: (engl.) *Ledderhose's syndrome*; syn. Fibromatosis plantae; Knotenbildung an der Fußsohle, ähnlich der bei Dupuytren*-Krankheit in der Hohlhand; sehr selten nach distal fortschreitende Strangbildung mit Zehenbeugekontraktur.

Leder|haut: s. Dermis; Sklera.

Leder|knarren: (engl.) *pleural crackles*; syn. Strepitus coriarius; bereits von Hippokrates beschriebener Auskultationsbefund bei Pleuritis* sicca, ausgelöst durch das Reiben der entzündeten Pleurablätter aneinander.

Leder|zecken: Argasidae; s. Zecken.

Leede-Zeichen (Carl. Stockbridge L., Arzt, Seattle, 1882–1964): s. Rumpel-Leede-Test.

Lee-Hand|griff (Joseph Bolivar de L., Gyn., Chicago, 1869–1942): (engl.) *Lee's maneuver*; (gebh.) äußerer Handgriff (Druck von 2 Fingern seitl. einer großen Schamlippe am Innenrand des absteigenden Schambeinastes in die Tiefe) zur Feststellung des auf dem Beckenboden* angekommenen Kindskopfs.

Leer|aufnahme: (engl.) *plain film*; (röntg.) Nativaufnahme ohne Kontrastmittel, z. B. Abdomenübersichtsaufnahme* vor Cholangio- od. Urographie.

Leer|lauf|handlung: (psychol.) Handlung, die nach Ausbleiben des auslösenden Reizes weiterhin auftritt; vgl. Übersprungshandlung; Auslösemechanismus, angeborener.

Lee-Test *m*: s. Audiometrie.

Leflunomid (INN) *n*: (engl.) *leflunomide*; Hemmstoff der Dihydroorotat-Dehydrogenase (Schlüsselenzym der De-novo-Pyrimidinsynthese); **Ind.:** rheumatoide Arthritis* (Basistherapeutikum), Psoriasis*-Arthritis; **UAW:** Diarrhö, Übelkeit, Hautreaktionen, Alopezie, Leberfunktionsstörung, reversible Agranulozytose, interstitielle Lungenkrankheit.

LeFort-Ober|kiefer|fraktur|linien (René L., Chir., Lille, 1869–1951; Fraktur*): (engl.) *LeFort fractures*; typ. Frakturlinien des Oberkiefers bei Kieferfrakturen* (s. Abb.); **Einteilung: 1.** LeFort I (auch Guérin-Fraktur): tiefe maxilläre Querfraktur mit Bruchspaltverlauf in Höhe des Nasen- u. Kieferhöhlenbodens mit od. ohne Beteiligung des Nasenseptums; **2.** LeFort II: Pyramidenfraktur der Maxilla; **3.** LeFort III: Abriss des Gesichtsschädels von der Schädelbasis.

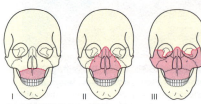

LeFort-Oberkieferfrakturlinien: LeFort I–III

Legal-Probe (Emmo L., Arzt, Breslau, 1859–1922): (engl.) *Legal's test*; Methode zum Nachw. von Ketonkörpern* im Harn durch Bildung von purpurvioletten Isonitrosoaceton mit Nitroprussidnatrium nach Ansäuerung mit konzentrierter Essigsäure (heute als Teststreifen im Schnelltestverfahren).

Leg|asthenie (lat. legere lesen; Asthenie*) *f*: s. Lese-Rechtschreib-Störung.

lege artis (lat. lex, legis Gesetz; ars, artis Kunst): Abk. l. a.; nach der Regel der Kunst.

Legierung: (engl.) *alloy*; verschmolzene Mischung aus mehreren Metallen, um günstige mechan. u. chem. Festigkeit u. sachgerechte Verarbeitkeit zu erzielen; s. Dentallegierung.

Legionärs|krankheit: (engl.) *legionnaires' disease*; syn. Legionellose, Veteranenkrankheit; 1976 erstmals beschrieben, als es nach einem Treffen amerikan. Kriegsveteranen in einem Hotel in Philadelphia zu einer Epidemie mit 180 Erkr. u. 29 Todesfällen kam; **Err.:** Legionella* pneumophila (versch. Serotypen); weltweit verbreitet, auch in Deutschland häufiger Err. respirator. Infekte; **Inkub.:** 2–10 Tage; **Klin.:** nach unspezif. Prodromi (Kopf- u. Muskelschmerzen, allg. Krankheitsgefühl) hohes Fieber, Husten, Thoraxschmerzen, Diarrhö, Verwirrtheit; u. U. schwerer Verlauf mit respirator. Insuffizienz u. Nierenversagen, Letalität 15–20 %; **Diagn.:** (röntg.) zunächst unilobäre, fleckige Infiltrate, später Übergreifen auf andere Lungenlappen, häufig Pleurabeteiligung, Erregernachweis schwierig (Immunfluoreszenz, Antigennachweis aus dem Urin, Gram-Färbung); **Ther.:** Erythromycin, evtl. zusätzl. Rifampicin od. Tetracyclin. Vgl. Pontiac-Fieber.

Legionella pneumophila *f*: (engl.) *Legionella pneumophila*; gramnegatives, bewegl., aerobes, kurzes, z. T. pleomorphes Stäbchenbakterium der Fam. Legionellaceae (s. Bakterienklassifikation); Katalase-positiv; Anzucht auf Spezialmedien; 12 Serovarianten; **Vork.:** ubiquitär in Oberflächenwasser u. feuchtem Boden in Amöben u. fakultativ intrazellulär in Phagozyten lebend; humanpathogen; Übertragung durch Inhalation erregerhaltiger Tröpfchen, Mensch-zu-Mensch-Inf. nicht bekannt; isoliert aus Lunge, Sputum u. Blut; opportunist. Err. der Legionärskrankheit* u. des Pontiac*-Fiebers; **Nachw.:** im Direktpräparat aus Material des tiefen Respirationstrakts mit Fluorescein-markierten Antikörpern; Gensonde für spezif. Nukleinsäurenachweis, serol. Antikörpernachweis mit indirekter Immunfluoreszenz.

Leguminosen (lat. legumen Hülsenfrucht; -osis*) *f pl*: s. Hülsenfrüchte.

Lehndorff-Leiner-Erythem (Karl L., Päd., Wien, 1871–1930; Erythem*) *n*: Erythema* anulare rheumaticum.

Lehr|ana|lyse (Analyse*) *f*: s. Psychoanalyse.

Leib: (engl.) *body, trunc*; der menschl. Körper, Stamm, insbes. der Bauch.

Leibes|frucht: s. Embryo; Fetus.

Leibes|höhle: s. Zölom.

Leiche: (engl.) *corpse, body*; Körper eines Verstorbenen, gekennzeichnet durch die Leichenerscheinungen*; grundsätzl. kann an einer L. kein Eigentum begründet werden; den nächsten Angehörigen stehen die sich aus dem Recht zur Totenfürsorge ergebenden Befugnisse zu. Nach § 168 StGB ist strafbar, wer unbefugt aus dem Gewahrsam des Berechtigten (Angehörige, Krankenhausverwaltung) den Körper od. Teile des Körpers eines verstorbenen Menschen, eine tote Leibesfrucht, Teile einer solchen od. die Asche eines verstorbenen Menschen wegnimmt od. wer daran beschimpfenden Unfug verübt. Jede L. muss bestattet werden (Erd-, Feuer- od. Seebestattung). Vgl. Sektion; Explantation.

Leichen|erscheinungen: (engl.) *signs of death*; charakterist. Merkmale, v. a. äußerl. Veränderung an einer Leiche* inf. Autolyse u. Fäulnis; wichtig zur Feststellung des Todes sowie zur Abschätzung des Todeszeitpunkts*; **Einteilung: 1.** frühe L.: Totenflecke* u. Totenstarre*; **2.** späte L.: Fäulnis u. Verwesung, ggf. Adipocire* u. Mumifikation. Vgl. Todeszeichen.

Leichen|finger: s. Digitus mortuus; Raynaud-Syndrom.

Leichen|flecke: s. Totenflecke.

Leichen|gerinnsel: (engl.) *postmortem thrombus*; Cruor phlogisticus; syn. Speckhautgerinnsel; Blutgerinnsel*, das in den Blutgefäßen nach dem Tod entsteht; liegt meist locker im Gefäß, ist feuchtglatt, gummiartig dehnbar u. von gallertartiger Konsistenz. Vgl. Thrombus.

Leichen|gifte: s. Ptomaine.

Leichen|lipid: s. Adipocire.

Leichen|öffnung: s. Sektion.

Leichen|pass: (engl.) *burial-transit permit*; nach mehreren internationalen Vereinbarungen (insbes. dem Berliner Abkommen vom 10.2.1937, RGBl. II 1938, S. 199) zur zwischenstaatl. Leichenbeförderung erforderliches Dokument mit Angaben zu Identität u. Alter des Verstorbenen sowie zu Ort, Tag u. Ursache seines Todes.

Leichen|schau: (engl.) *inspection of the corpse*; ärztl. Untersuchung zur Feststellung des Todes*, des Todeszeitpunkts*, der Todesursache u. der Todesart*; **Formen: 1.** äußere L.: vollständige äußerl. Untersuchung der entkleideten Leiche bei guter Beleuchtung. Diese allgemeine L. für jeden Todesfall ist auf Länderebene in den Bestattungsgesetzen z. T. sehr unterschiedl. geregelt. Anhaltspunkte für eine nichtnatürl. od. ungeklärte bzw. ungewisse Todesart erfordern die polizeiliche Anzeige. **2.** Krematoriumsleichenschau: erfolgt vor Einäscherung durch Amtsarzt od. Rechtsmediziner; **3.** innere L.: Sektion*. Vgl. Todeszeichen; Todesbescheinigung.

Leichen|schau|schein: Todesbescheinigung*.

Leichen|starre: s. Totenstarre.

Leichen|tuberkel (Tuberkel*) *n*: s. Tuberculosis cutis.

Leicht|ketten|krankheit: (engl.) *light chain disease*; L-Ketten-Krankheit; isolierte monoklonale Produktion von leichten Ketten der Immunglobuline* bei benigner od. maligner Systemerkrankung; s. Bence-Jones-Plasmozytom.

Leiden-Mutation (Mutation*) *f*: s. Faktor-V-Leiden-Mutation; APC-Resistenz.

Leidens|druck: (engl.) *burden of illness*; Bez. für das subjektive Erleben einer Störung od. Erkr. als Leiden; hoher L. motiviert den Pat. zum Hilfesuchen u. zur Mitarbeit in Diagnostik u. Therapie.

Leifson-Agar (Einar L., Bakteriol., Chicago) *m*: (engl.) *Leifson Agar*; Elektivnährboden zur Diagnostik von Typhus-, Paratyphus- u. Enteritiserregern.

Leigh-Syn|drom (Archibald D. L., Neuropathol., London, 1915–1998) *n*: (engl.) *Leigh syndrome*; syn. subakute nekrotisierende Enzephalomyelopathie; autosomal-rezessiv (Genloci 19p13, 11q13, 9q34, 5q11.1 u. 5p15), X-chromosomal-rezessiv (Genlocus Xp22.2-p22.1) od. mitochondrial erbl. (Abk. MILS für maternally inherited Leigh-Syndrom) Erkr., der ein Defekt von Enzymen des Energiemetabolismus (z. B. bei X-chromosomaler Vererbung durch Mutation in dem Gen, das für die E1-alpha-Untereinheit des Pyruvatdehydrogenase-Komplexes codiert) zugrunde liegt; **Pathol./Anat.:** multifokale, bilateral-symmetr. Nekrosen in Gehirn u.

Leihmutter

Rückenmark mit Wucherung von Glia u. Kapillaren, v. a. im Bereich von Hirnstamm, N. opticus, Tractus opticus u. Chiasma; **Klin.**: Erkrankungsbeginn in den ersten Lj.; häufig Augensymptome (Nystagmus, Augenmuskellähmung, Optikusatrophie), Atemstörungen, Muskelhypotonie u. Paresen, Probleme bei der Nahrungsaufnahme (Anorexie, Erbrechen, Dystrophie); Störungen der Glukoneogenese; **Diagn.**: erhöhte Laktat- u. Pyruvatkonzentration in Blut, Liquor u. Urin; evtl. Nachweis des Enzymdefekts; hypodense Zonen in den Basalganglien bei der MRT u. CT; **Progn.**: infaust; Tod inf. Atemmuskellähmung meist nach 1 Jahr. Vgl. Enzephalomyopathien, mitochondriale.

Leih|mutter: Ersatzmutter*.
Leim: s. Glutin.
Leim|ohr: s. Tubenkatarrh.
Leiner-Krankheit (Karl L., Päd., Wien, 1871–1930): s. Erythrodermia desquamativa Leiner.
Leinsamen: (engl.) flaxseed; Lini semen; Samen von Linum usitatissimum u. versch. Cultivars, die fettes Öl, Proteine, Schleim- u. Ballaststoffe sowie cyanogene Glykoside (Linustatin, Linamarin) enthalten; schleimhautabdeckende u. laxierende Wirkung; **Verw.**: bei Gastritis u. Enteritis sowie habitueller Obstipation; äußerlich als heißer Breiumschlag (Kataplasma) bei lokalen Entzündungen.
Leio-: Wortteil mit der Bedeutung glatt, sanft; von gr. λεῖος.
Leio|derma (↑; Derm-*) n: Glanzhaut*.
Leio|myom (↑; My-*; -om*) n: (engl.) leiomyoma; benigner Tumor aus glatten Muskelzellen; vgl. Myom.
Leio|myo|sarkom (↑; ↑; Sark-*; -om*) n: (engl.) leiomyosarcoma; malignes Weichteilsarkom* aus glatten Muskelzellen; vgl. Myom.
Leishmania (Sir William B. Leishman, brit. Pathol., Tropenarzt, 1865–1926) f: (engl.) Leishmania; Gattung runder bis ovaler, 2–6 µm große Flagellaten der Fam. Trypanosomatidae*, deren Kinetoplast* sich neben dem Kern befindet; intrazellulär in Zellen des menschl. Monozyten*-Makrophagen-Systems als amastigote (geißellose) Form, im Überträger (Sandmücken, Phlebotomus) als promastigote (einfach begeißelte) Form (s. Abb.); Err. der Leishmaniasen*; mehr als 10 humanpathogene, morphol. nicht unterscheidbare Arten u. Unterarten; Differenzierung beruht auf Isoenzymmuster u. DNA-Analyse.

Leishmania donovani (↑; Charles Donovan, Tropenarzt, Madras, 1863–1951) f: (engl.) Leishmania donovani; Gruppe von Err. der viszeralen Leishmaniase*; **Vork.**: entsprechend der Unterart in Asien od. Afrika; **Erregerreservoir**: Hund, Fuchs, Nagetiere u. Mensch.
Leishmania major (↑) f: (engl.) Leishmania major; Err. der kutanen Leishmaniase*; **Vork.**: Nordafrika, Mittlerer Osten, Westasien; **Erregerreservoir**: Nagetiere.
Leishmania mexicana (↑) f: (engl.) Leishmania mexicana; Err. der kutanen Leishmaniase* Südamerikas u. der Leishmaniasis tegumentaria diffusa; **Vork.**: versch. Unterarten in spez. Gebieten Zentral- u. Südamerikas; **Erregerreservoir**: Nagetiere.
Leishmaniasen (↑; -iasis*) fpl: (engl.) leishmaniases; auch Leishmaniosen; durch Leishmania* (intrazellulär parasitierende Protozoen* der Klasse Mastigophora) verursachte Infektionskrankheiten; **Übertragung**: Phlebotominae (Sandmücken); **Formen**: 1. kutane L. (syn. Hautleishmaniose, Leishmaniasis cutis, Orientbeule, Nilbeule, Aleppobeule): a) durch Leishmania* tropica, seltener auch Leishmania* donovani verursachte, morphol. sehr variable, granulomatöse u. ulzeröse Hautläsionen (s. Abb. 1); Verbreitung: in Regionen Südeuropas, des Vorderen Orients u. Asiens; **Klin.**: frühestens 2–3 Wo. nach Stich der infizierten Sandmücke bildet sich eine Papel, die sich in Mon. zu einem über 0,5 cm großen Knötchen entwickelt; anschl. Ulzeration u. Spontanheilung unter typ. Narbenbildung in 9–15 Mon. (städt. Form Leishmaniasis tropica); bei der ländl. Form (Leishmaniasis major) kommt es schon nach 1–2 Wo. zur Ulzeration, häufiger multipel, Spontanheilung nach 6 Mon.; meist sind Kopf, Hals od. Arme befallen. Progn. gut; Ther. meist nicht erforderl. (Spontanheilung); in ca. 10 % der Fälle tritt ein lupusartiges Krankheitsbild (Leishmaniasis recidivans, lupoide L.) mit chron. Verlauf u. inkompletter Heilung auf. b) Leishmaniasis tegumentaria diffusa (syn. Leishmaniasis cutis diffusa): in allen endem. Gebieten in Einzelfällen vorkommende Form der kutanen L., Err. Leishmania* mexicana, Leishmania aethiopica, Leishmania* (Viannia) brasiliensis, Leishmania tropica u. a., bei der es bei best. Immundefekten zu diffuser Knotenbildung ähnl. wie bei lepromatöser Lepra kommen kann; **2. mukokutane** L. Südamerikas (syn. südamerikan. Haut- u. Schleimhautleishmaniase, Espundia): durch Leishmania

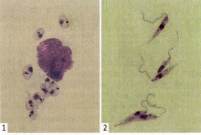

Leishmania: 1: amastigote Formen von Leishmania donovani in einer Retikulumzelle; 2: promastigote Kulturformen [138]

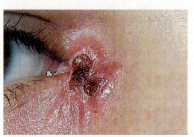

Leishmaniasen Abb. 1: kutane Leishmaniase (Orientbeule) durch Leishmania tropica [61]

Leistenhernie

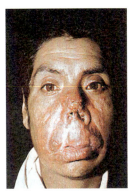

Leishmaniasen Abb. 2: mukokutane Leishmaniase durch Infektion mit Leishmania brasiliensis [86]

(Viannia) brasiliensis verursachte papulo-ulzeröse Läsion im Gesicht (s. Abb. 2); Verbreitung: Südamerika; Primärläsion ähnl. wie bei kutaner L., anschl. Geschwürbildung mit Zerstörung der Haut, Muskulatur u. des Knorpels im Mund-Nasen-Rachen-Raum; geringe Heilungstendenz; **3. kutane** L. Südamerikas (syn. Chiclero-Ulkus): durch Leishmania mexicana verursachte kutane L., ähnl. wie 2., aber meist auf die Ohrmuschel beschränkt; tritt v. a. bei Waldarbeitern u. Kautschuksammlern im feuchten Regenwald auf; die Unterformen Uta u. Pian bois (Err. aus dem Leishmania-brasiliensis-Komplex) sind meist benigne, kutane Erkrankungen. Diagn. von 1.–3.: Leishmaniennachweis im Punktions- u. Biopsiematerial, auch Kultur in Spezialmedien; Serol. v. a. bei kleinen Läsionen nicht zuverlässig; Ther. von 2. u. 3.: 5-wertige Antimonverbindungen (Stibigluconat, Meglumin) u. Paromomycin-Harnstoff lokal, Amphotericin B; **4. viszerale** L. (syn. Kala-Azar): durch Leishmania donovani od. Leishmania infantum verursachte, meist subakut bis chron. verlaufende Allgemeininf.; Verbreitung: Asien (v. a. Indien), Afrika, Mittelmeerraum, Südamerika; die Epidemiol. der Krankheit unterscheidet sich in den einzelnen Teilen der Welt (Tierreservoir, endem. od. epidem. Auftreten, Prädilektionsalter). Nach dem Stich der Phlebotomen gelangen die Leishmanien in das Monozyten-Makrophagen-System, wo sie sich in Makrophagen, Monozyten u. Langerhans-Zellen vermehren; Leber, Milz, Knochenmark, Lymphknoten sind bes. befallen. Inkub. 10 Tage bis zu 10 Mon., gelegentl. über 2 Jahre; Klin.: schleichender Beginn mit Fieber, das remittierend wochenlang anhält, Hepatosplenomegalie, schwere hypochrome Anämie, Leukopenie, Thrombozytopenie, schmutzig-graue Hautpigmentierung, Schleimhautblutungen, Cancrum oris, Amyloidose*, Kachexie; Diagn.: Leishmaniennachweis in Milz-, Leber-, Knochenmark-, Lymphknotenpunktat, durch PCR, Serol. od. Kultur; Ther.: liposomales Amphotericin B, Miltefosin, 5-wertige Antimonpräparate (Stibogluconat, Meglumin, cave: Toxizität); Progn.: verläuft unbehandelt fast immer in 6 Mon. bis zu 2 Jahren tödl.; bei rechtzeitiger Ther. gute Prognose. Nach dem Überstehen der Krankheit kann sich ein kleinknotiges od. verruköses Hautleishmanoid (sog. Post*-Kala-Azar-Hautleishmanoid) bilden.

Leishmaniasis tegumentaria dif|fusa (↑; ↑) *f*: s. Leishmaniasen.

Leishmania tropica (↑) *f*: (engl.) *Leishmania tropica*; Err. der kutanen Leishmaniase*; **Vork.:** Mittelmeerraum, Südwestasien; **Erregerreservoir:** Mensch, vermutl. auch Hund u. Dachs.

Leishmania (Viannia) brasiliensis (↑) *f*: (engl.) *Leishmania viannia brasiliensis*; Err. der Leishmaniasis tegumentaria diffusa u. der mukokutanen Leishmaniasis Südamerikas (s. Leishmaniasen); **Vork.:** versch. Unterarten in spez. Gebieten Zentral- u. Südamerikas; **Erregerreservoir:** Waldnager, Faultier u. Opossum.

Leisten|band: s. Ligamentum inguinale.

Leisten|beuge: (engl.) groin; Inguinalgegend; Gegend der Falte zwischen Bauch u. Oberschenkel.

Leisten|bruch: s. Leistenhernie.

Leisten|drüsen|entzündung: s. Bubo.

Leisten|hernie *f*: (engl.) *inguinal hernia*; syn. Inguinalhernie; Hernia inguinalis; Leistenbruch; v. a. bei Männern auftretende Hernie* mit Bruchpforte oberhalb des Ligamentum* inguinale (s. Abb. 1);

häufigste Form der Hernie

äußere Bruchpforte: Anulus* inguinalis externus (superficialis); innere Bruchpforte u. Bruchkanal je nach Form der L.; **Formen:** s. Abb. 2 u. 3; **1. indirekte** L.: Verlauf des Bruchkanals von Anulus inguinalis internus (profundus; innere Bruchpforte; lateral der Vasa epigastrica inferiora) innerhalb des Canalis* inguinalis entlang des Funiculus* spermaticus mit Fasern des Musculus* cremaster bzw. Lig. rotundum (s. Ligamentum teres uteri) u. bei kompletter Hernie (Hernia completa) durch Anulus inguinalis externus (superficialis); äußere Bruchpforte), Austritt evtl. in Skrotum (Hernia scrotalis, sog. Hodenbruch) bzw. großer Schamlippe (Hernia labialis); als interstitielle Hernie (Hernia interstitialis) Bruchsack in Canalis inguinalis, aber noch nicht durch Anulus inguinalis externus (superficialis) ausgetreten; **2. direkte** L.: Verlauf

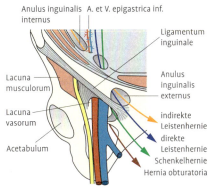

Leistenhernie Abb. 1: Topographie der Bruchpforten u. Bruchkanäle bei Leistenhernie, Schenkelhernie u. Hernia obturatoria

Leistenhoden

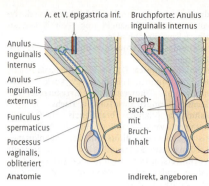

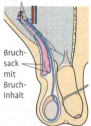
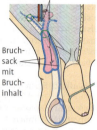

Leistenhernie Abb. 2

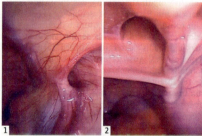

Leistenhernie Abb. 3: 1: indirekte L. rechts (17-jährige Frau); 2: direkte L. rechts (76-jähriger Mann) [25]

des Bruchkanals medial der Vasa epigastrica inferiora u. des Funiculus spermaticus senkrecht durch die Bauchwand (Fossa inguinalis medialis) zur äußeren Bruchpforte (Anulus inguinalis externus); **Vork.: 1.** indirekte L.: angeb. (bei offenem Processus* vaginalis peritonei) od. erworben; **2.** direkte L.: i.d.R. erworben (v.a. höheres Lebensalter); **Klin.:** meist prallelastische häufig druckdolente Schwellung (v.a. bei Hustenstoß u. Bauchpresse), evtl. ausstrahlende Schmerzen; cave: Inkarzeration*; **Ther.:** s. Hernioplastik; **DD:** Hydrozele*.
Leisten|hoden: s. Maldescensus testis.
Leisten|kanal (Canalis*): Canalis* inguinalis.
Leisten|lappen: (engl.) groin flap; myokutanes od. osteomyokutanes Transplantat aus der Leistenregion mit anat. definierter Gefäßversorgung über die A. circumflexa ilium superficialis u. ihre mitlaufenden Venen; **Verw.:** zur Lappenplastik* in der plast. Gesichtschirurgie.
Leisten|ring: Anulus* inguinalis.
Leistung: (engl.) power, output; Formelzeichen P; **1.** elektrische L.: Produkt aus elektr. Spannung (U) u. Stromstärke (I): $P = U \cdot I$; SI-Einheit Watt* (W); **2.** mechanische L.: Produkt aus Kraft (F) u. Geschwindigkeit (v): $P = F \cdot v$, bzw. Quotient aus Arbeit (W) u. Zeit (t): $P = W/t$. Die frühere Leistungseinheit Pferdestärke (1 PS = 735,5 W) ist nicht mehr zugelassen.
Leistungs|fähigkeit, an|aerobe: (engl.) anaerobic performance capacity; Bez. für die muskuläre Beanspruchung unter anaeroben Bedingungen; **Formen: 1.** alaktazide a.L.: höchste Leistung über einen Zeitraum von 2–4 Sek.; Energiebereitstellung fast ausschließlich durch ATP-Abbau; **2.** laktazide a.L.: höchste a.L., die z.B. beim Laufen zwischen 40 u. 60 Sek. erreicht wird; Energiebereitstellung belastungsbezogen durch anaerobe Glykolyse*.
Leistungs|herz: (engl.) performance heart; nicht gebräuchl. Bez. für das trainierte Herz eines Breitensportlers mit verminderter Herzfrequenz in Ruhe u. auf submaximalen Belastungsstufen, vergrößertem Schlagvolumen, verlängerter Diastolendauer, verringerter Katecholaminfreisetzung u. verbesserter Kapillarisierung des Herzmuskels; im Gegensatz zum Sportherz* keine nennenswerte Herzvergrößerung.
Leit|geschwindigkeit: s. Nervenleitgeschwindigkeit.
Leit|linien: (engl.) guidelines; Empfehlungen der wissenschaftlichen medizinischen Fachgesellschaften für ärztl. Handeln in charakterist. Situationen bei Diagn. u. Ther., die weder haftungsbegründende noch -befreiende Wirkung haben; Qualitätskriterien bei der Erstellung sind z.B. Validität, Reliabilität, Reproduzierbarkeit, klin. Anwendbarkeit u. Flexibilität. Vgl. Medizin, evidenzbasierte.
Leit|stelle: (engl.) presenting part; tiefster Punkt des vorangehenden Kindsteils in der Führungslinie* des Beckens unter der Geburt*; bei regelrechter vorderer Hinterhauptlage die kleine Fontanelle*.
Leitungs|an|ästhesie (Anästhesie*) f: (engl.) anesthetic block; syn. Leitungsblockade; Kurzbez. Block.; Form der Regionalanästhesie* mit perineuraler Injektion eines Lokalanästhetikums*; i.e.S. periphere Nervenblockade (s.u.); Applikation des Lokalanästhetikums einmalig über die Punktionskanüle (Single-shot-Verf.) od. bei Verw. eines Katheters repetitiv od. kontinuierl.; **Einteilung:** s. Lokalanästhesie (Abb. dort); **I. zentrale** (rückenmarksnahe) L.: **1.** Periduralanästhesie* (Abk. PDA); **2.** Spinalanästhesie*; **3.** kombinierte Spinal-Periduralanästhesie (Abk. CSE für engl. combined spinal and epidural anaesthesia): Spinalanästhesie im Single-shot-Verf. kombiniert mit PDA über Katheter (Abk. PDK für Periduralkatheter); dadurch zusätzl. Möglichkeit zur Analgesie über den PDK bei Nachlassen der Spinalanästhesiewirkung (intra- u. postoperativ); **II. periphere** L.: elektr. Nervenstimulation (v.a. bei Plexusanästhesie) zur optimalen Position der Kanüle (Stimulationsnadel) bzw.

des Stimulationskatheters od. ultraschallgesteuerte Punktion; **1.** periphere Nervenblockade: Injektion in unmittelbare Umgebung peripherer Einzelnerven; u. a. **a)** obere Extremität: u. a. N. ulnaris, N. radialis od. N. medianus durch Punktion im Ellenbogen- bzw. Handwurzelbereich; Oberst*-Anästhesie; **b)** untere Extremität: u. a. N. femoralis (wie bei 3-in-1-Block, aber mit weniger Lokalanästhetikum), N. ischiadicus (z. B. von ant. od. transgluteal von post.), N. peroneus communis (Kniegelenkbereich), N. tibialis (popliteal); Fußblock*; **c)** Pudendusanästhesie*; **d)** Peniswurzelblock*; **e)** Interkostalblockade*; **2.** Paravertebralanästhesie*; **3.** vegetative Nervenblockade: i. d. R. Sympathikusblockade*; **4.** Plexusanästhesie*; **Kompl.:** je nach Form der L.; z. B. Blutung, Inf., Nervenschäden (direkter Nervenkontakt); **Ind.:** zur Anästhesie z. B. bei kleinen (peripheren) bzw. ambulenten Eingriffen, erwünschter Patientenmitarbeit od. erhöhtem Narkoserisiko (Vermeidung einer Narkose*) bzw. i. R. der Schmerztherapie*; **Kontraind.:** u. a. hämorrhag. Diathese (z. B. durch Arzneimittel) je nach Form der L. (v. a. zentrale Blockade).

Leitungs|a|phasie (A-*; gr. φάσις Sprechen) *f*: s. Aphasie.

Leitungs|bahnen: (engl.) *pathways*; Tractus; Nervenbahnen; Lage u. Verlauf der durch Synapsen hintereinandergeschalteten Neuronen, d. h. der Ganglienzellen mit den von ihnen ausgehenden Nervenfasern; **Einteilung: I. motorische L.** (absteigende, efferente L.): **1.** zentrales (1.) Neuron: **a)** Pyramidenbahn* (Tractus corticospinalis), Hauptnervenbahn, die wichtigste Bahn für die willkürl. Bewegung; Verlauf: s. Pyramidenbahn; **b)** extrapyramidale (subkortikale) Bahnen; dienen unwillkürl. Bewegungen, Dämpfung od. Förderung willkürl. Bewegungen, Einleitung grober willkürl. Bewegungskomplexe, Verteilung des Muskeltonus; verlaufen von Großhirn u. der Medulla oblongata zur Vorderhornzelle des Rückenmarks; s. System, extrapyramidales; **2.** peripheres (2.) Neuron: gemeinsame Endstrecke des motorischen Apparats, entspringt in den Vorderhornzellen (Alphamotoneuronen), zieht als motorische Nervenfaser des peripheren Nervs zum Muskel u. besitzt dort als Endorgan die motorische Endplatte*, Axonzweige innervieren mehrere Muskelfasern der quer gestreiften Muskulatur; s. Einheit, motorische. **II. sensible L.** (aufsteigende, afferente L.): Bahnen sämtl. Empfindungsqualitäten (Berührungs-, Druck-, Schmerz-, Temperaturempfindung, Tiefensensibilität, Lokalisationsempfindung), liegen im Bereich der hinteren Wurzeln des Rückenmarks, bestehen aus 3 Neuronen; **1.** peripheres 1. Neuron: Nerv, der von den versch. sensiblen Endapparaten in Haut, Schleimhäuten, Faszien, Bändern, Sehnen, Muskeln usw. zum Spinalganglion* zieht u. am 2. Neuron endet; **2.** das 2. Neuron liegt im Hinterhorn (dann findet eine Kreuzung noch im Rückenmark statt) od. in der Medulla oblongata (Kerne des Goll- u. Burdach-Strangs; Kreuzung dann im Lemniscus medialis); zieht zum Thalamus* bzw. Cerebellum*; **3.** das 3. Neuron überträgt die Erregung vom Thalamus auf

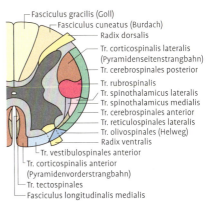

Leitungsbahnen: Querschnitt des Rückenmarks mit ab- u. aufsteigenden Bahnen; Tr.: Tractus

best. Rindenfelder*. Lage im Rückenmark: s. Abb.; **klin. Bedeutung:** s. Pyramidenbahn.

Leitungs|bahnen, ak|zesso**rische:** s. Erregungsleitungssystem.

Leitungs|störung: 1. (kardiol.) s. Erregungsleitungsstörung; **2.** (neurol.) s. Elektroneurographie.

Leitungs|störung, aurikul**äre:** (engl.) *auricular conduction disturbance*; (kardiol.) intraatriale Erregungsleitungsstörung* mit Verzögerung der Erregungsausbreitung durch Veränderungen im Bereich des li. Vorhofs (Herzohr); im EKG Deformierung u. Verbreiterung der P*-Welle (P-mitrale) sowie Änderung des Lagetyps* des Herzens nach re. (Rechtstyp); **Vork.:** Mitralvitium, Endomyokarditis, Perikarditis, Vorhofinfarkt.

Leit|venen (Vena*) *f pl*: (engl.) *guide veins*; Bez. für die großen Sammelvenen, die an der Ober- u. Unterschenkel subfaszial in der Muskelloge verlaufen u. ca. 90 % des venösen Bluts herzwärts transportieren; epifasziale Venen sind die V. saphena magna u. die V. saphena parva mit ihren Ästen.

Leit|wert, bio|logischer: Abk. BLW*.

Leit|wert, el**ektrischer:** (engl.) *conductance*; auch Konduktanz; Formelzeichen G; Kehrwert des elektr. Widerstandes R (G = 1/R); abgeleitete Einheit: Siemens* (S).

Lejeune-Syn|drom (Jérôme L., Päd., Paris, 1926–1994) *n*: Katzenschrei*-Syndrom.

LE-Körperchen: (engl.) *LE bodies*; s. Lupus erythematodes, systemischer.

Lektine (lat. legere wählen, nehmen) *n pl*: (engl.) *lectins*; syn. Phythämagglutinine (Abk. PHA); aus best. Pflanzen(samen) gewonnene Glykoproteine*, die membranständige Kohlenhydratstrukturen auf versch. Zellen (Erythrozyten, Tumorzellen, best. Bakt. u. Hefen) binden u. diese mit z. T. großer Spezifität agglutinieren bzw. präzipitieren; einige L. wirken als Mitogene bzw. fördern Wachstum u. Differenzierung best. Zellen (z. B. T-Lymphozyten); **Anw.:** v. a. zur Differenzierung der A-Untergruppen der Blutgruppen A u. AB sowie im Lymphozyten-Transformationstest zum Nachw. der polyklonalen (unspezif.) Ansprechbarkeit von Lymphozyten auf mitogene Reize. Vgl. Concanavalin A; Agglutination.

Lektin-Re|zept<u>o</u>ren (↑; Rezeptoren*) *m pl*: s. T-Antigen.

Lembert-Naht (Antoine L., Chir., Paris, 1802–1851): s. Nahtmethoden.

Lemierre-Syn|dr<u>o</u>m (Lemierre A.-A., Bakteriol., Paris, 1875–1956) *n*: (engl.) *Lemierre's syndrome*; syn. Postangina-Septikämie, postanginöse Sepsis, Nekrobazillose; seltenes septisches Krankheitsbild, überwiegend (81,7 %) verursacht durch das gramnegative anaerobe Fusobacterium* necrophorum; in 5,5 % der Fälle finden sich ausschließl. andere Erreger: Bacteroides asaccharolyticus, Bacteroides fragilis, Bacteroides gracilis, Bacteroides melaninogenicus, Bacteroides distasonis, Bacteroides uniformis, Peptostreptococcus, Streptococcus (Gruppe B u. C), Streptococcus oralis, Staphylococcus epidermidis, Enterococcus sp., Proteus mirabilis, Eubacterium sp., Eikenella corrodens, lactobacilli, u. Candida sp.; in 12,8 % der Fälle werden keine Erreger nachgewiesen; betroffen sind meist zuvor gesunde Jugendliche bzw. junge Erwachsene; **Klin.:** ausgehend von oropharyngealer, bakt. Infektion innerhalb von weniger als einer Woche lokales Voranschreiten in den parapharyngealen Raum, sekundäre septische Thrombophlebitis der V. jugularis interna mit Halsschwellung u. Druckdolenz entlang der Halsgefäße sowie septische Thromboemboli in Lunge (79,8 %), Gelenken (16,5 %) u. Knochen; klin. Bild einer Sepsis mit Kreislaufdepression, Koagulopathie u. Thrombozytopenie; **Ther.:** Amoxycillin/Clavulansäure u. Metronidazol, Clindamycin, Cephalosporin der 3. Generation; **Progn.:** Letalität bis zu 5 %.

Lemmo|zyten (Zyt-*) *m pl*: s. Schwann-Scheide.

Lemn<u>i</u>scus (gr. λημνίσκος Band) *m*: Schleife.

Lemn<u>i</u>scus later<u>a</u>lis (↑) *m*: in der lateralen Wand der Pons gelegene seitl. Schleifenbahn; Teil der Hörbahn*; die Fasern stammen aus den Endkernen des N. cochlearis u. den Kernen des Trapezkörpers u. enden im unteren Paar der Vierhügel u. im Corpus geniculatum mediale.

Lemn<u>i</u>scus medi<u>a</u>lis (↑) *m*: (engl.) *medial lemniscus*; nach der Schleifenkreuzung (Decussatio lemnisci med.) in der Medulla* oblongata beginnende u. im Thalamus* endende Fortsetzung der Fasern des Tractus bulbothalamicus aus den Hinterstrangkernen (Nucleus cuneatus u. Nucleus gracilis), dem Nucleus principalis nervi trigemini (Lemniscus trigeminalis) u. dem Nucleus tractus solitarii.

Lenalidom<u>i</u>d *n*: (engl.) *lenalidomid*; mit Thalidomid* strukturverwandter antineoplastisch wirkender Immunmodulator zur p. o. Anw.; **Pharmakokinetik:** Elimination v. a. unverändert renal; **Wirkung: 1.** Proliferations-Hemmung best. hämatopoet. Tumorzellen einschließl. bei multipler Myelose maligne transformierter klonaler Plasmazellen; **2.** Hemmung der Angiogenese mit Hemmung von Endotheladhäsion u. -migration (vgl. Angiogenese-Hemmer); **3.** Stimulation der Erythrozytopoese* (fetale Hämoglobinsynthese durch CD 34⁺-Stammzellen); **4.** Immunmodulation mit Aktivierung von Killerzellen* u. monozytärer Zytokinsynthese (z. B. Interleukin-6); **Ind.:** (in Komb. mit Dexamethason*) multiples Myelom* nach mind. einer Ther. (Second-line-Therapie); **Kontraind.:** v. a. Schwangerschaft, gebärfähige Frauen ohne Kontrazeption; **UAW:** meist allgemein (v. a. Insomnie, Müdigkeit, Erschöpfung), hämat. (v. a. Neutropenie, Thrombozytopenie, Anämie), gastrointestinal (v. a. Obstipation, Diarrhö, Übelkeit, Veränderung des Körpergewichts), dermat. u. Muskelkrämpfe; auch u. a. Inf. (z. B. Pneumonie), Teratogenität, labordiagn. (TPZ u. aPTT verlängert; Konz. von AP, LDH u. CRP im Blut erhöht); cave: venöse Thromboembolie (z. B. Lungenembolie).

Lenden-: s. a. Lumbo-, Lumbal-.

Lenden: (engl.) *loins*; (anat.) Regio lumbalis; Abschnitt der seitl. Bauchwand unterh. der 11. u. 12. Rippe bis zum Darmbeinkamm u. bis zur Grenze der LWS (s. Abb.).

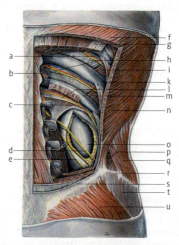

Lenden: a: N., Vasa intercostalia X; b: Rami dorsales; c: N. subcostalis; d: N. iliohypogastricus; e: N. ilioinguinalis; f: M. latissimus dorsi; g: M. iliocostalis; h: Lunge u. untere Lungengrenze; i: M. intercostalis internus; k: 11. Rippe; l: Pleura parietalis u. untere Pleuragrenze; m: 12. Rippe; n: M. latissimus dorsi; o: Niere u. Nierenkapsel; p: M. obliquus internus abdominis; q: M. obliquus externus abdominis; r: Crista iliaca; s: Fascia thoracolumbalis; t: M. gluteus medius; u: M. gluteus maximus [159]

Lenden|bruch: s. Hernia lumbalis.

Lenden|wirbel: Vertebrae lumbales;s. Vertebra.

Lenden|wulst: (engl.) *lumbar protuberance*; auf der Konvexseite liegende paravertebrale Vorwölbung der lumbalen Rückenstreckmuskulatur bei Skoliose* mit Scheitelpunkt im Bereich der LWS; auf der kontralateralen Seite besteht ein Lendental; **Urs.:** Wirbelkörpertorsion mit Dorsalverlagerung der lumbalen Querfortsätze; vgl. Rippenbuckel.

Lenègre-Krankheit (Jean L., franz. Kardiol., 1904–1972): syn. Lev-Krankheit; sklerot.-degenerative Veränderungen des Erregungsleitungssystems* ohne nachweisbare Beteiligung von Koronararterien* u. Myokard*, die zu Rechtsschenkelblock* u. später AV*-Block III. Grades führen können.

Lengemann-Draht|naht: s. Sehnennaht.

len<u>i</u>tivus (lat. len<u>i</u>re, len<u>i</u>tus sanfter machen, mildern): lindernd, leniens.

Lennander-Kulissen|schnitt (Karl G. L., Chir., Uppsala, 1857–1908): s. Kulissenschnitt.

Lennert-Lymphom (Lymph-*; -om*) *n*: s. T-Zell-Lymphom, unspezifiziertes peripheres.

Lennox-Gastaut-Syn|drom (William G. L., Neurol., Boston, 1884–1960) *n*: (engl.) *Lennox syndrome*; Komb. von Sturzanfällen, nächtl. tonischen Anfällen u. Myoklonien; Erstmanifestation im 2.–7. Lj.; **Urs.**: meist frühkindlicher Hirnschaden* od. genet. bedingt; **Diagn.**: im EEG 2/s Spike-wave-Variantmuster; **Ther.**: therap. schwer beeinflussbar; s. Epilepsie.

Leno|grastim (INN) *n*: (engl.) *lenograstime*; rekombinanter humaner Granulozytenkolonien stimulierender Faktor (G-CSF*); **Ind.**: Neutropenie, insbes. bei myelosuppressiver od. myeloablativer Chemotherapie zur Mobilisierung von Blutstammzellen; **Kontraind.**: maligne myeloische Erkrankung; **UAW**: Kopfschmerz, Übelkeit, Erbrechen, Thrombozytopenie.

Lens (lat.) *f*: Linse*; insbes. L. cristallina (Augenlinse).

Lenta|sepsis (lat. lentus zäh, langsam; Sepsis*) *f*: (engl.) *sepsis lenta*; schleichend verlaufende Sepsis*, die häufig von einer subakuten Endokarditis* ausgeht, mit subfebrilen Temperaturen verläuft u. zu einer Anämie führen kann. Vgl. Fokus; Fokalinfektion.

Lent|ek|tomie (Lens*; Ektomie*) *f*: s. Staroperation.

Lenti|conus (↑; gr. κῶνος Kegel) *m*: (engl.) *lenticonus*; Formanomalie der Augenlinse; kegelförmige Ausbuchtung der vorderen (L. anterior) od. hinteren Linsenoberfläche (L. posterior), die besonders i. R. eines Alport*-Syndroms vorkommt; **Sympt.**: Brechungsanomalie u. Sehverschlechterung.

Lenticula (dim von lat. lens Linse) *f*: kleine Linse, auch Lenticulus.

lenticularis (↑): linsenförmig.

Lentiginosis centro|facialis (Lentigo*; -osis*) *f*: (engl.) *centrofacial lentiginosis*; autosomal-dominant erbl. Krankheitsbild mit bereits im 1. Lj. in der Gesichtsmitte auftretenden Lentigines*, die kombiniert sein können mit Epilepsie, geistiger Behinderung, Spina bifida, Kyphoskoliose, Trichterbrust u. a. Veränderungen; vgl. LEOPARD-Syndrom.

Lentiginosis peri|genito|axillaris (↑; ↑) *f*: Lentigines* im Bereich der apokrinen Schweißdrüsen (Genitalien u. Axillen); Auftreten meist sporadisch od. i. R. einer Neurofibromatose*.

Lentigo (lat.) *f*: (engl.) *lentigo*; sog. Linsenfleck; bis 3 mm großer, rundl. od. ovaler brauner Fleck an Haut u. Schleimhaut durch Verbreiterung der Epidermis (Akanthose*) u. vermehrte Aktivität der Melanozyten; vgl. Ephelides; Nävus, melanozytärer.

Lentigo maligna (↑) *f*: (engl.) *lentigo maligna*; syn. Melanosis circumscripta praeblastomatosa Dubreuilh; Dubreuilh-Krankheit; veraltete Bez. für die in situ-Phase (Level 1) des Lentigo*-maligna-Melanoms.

Lentigo-maligna-Melanom (↑; Melan-*; -om*) *n*: (engl.) *lentigo maligna melanoma*; Abk. LMM; horizontal in der Epidermis wachsender, mehrere cm großer, rundl. od. polyzykl., ungleichmäßig pigmentierter, langsam größer werdender Fleck; Auftreten im Alter an lichtexponierten Körperstellen, meist im Gesicht (s. Abb.); meist erst nach vielen

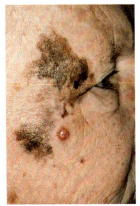

Lentigo-maligna-Melanom: mit ausgedehntem In-situ-Anteil (Lentigo maligna), Regressionszonen u. knotigem invasivem Anteil [55]

Jahren Übergang in invasive Wachstumsphase; s. Melanom, malignes.

Lentigo senilis (↑) *f*: Alterspigmentierungen*.

Lenti|virinae (lentus*; Virus*) *f pl*: (engl.) *lentiviruses*; frühere Subfamilie der Retroviridae*; **wichtigste Vertreter**: Maedi/Visna-Virus (verursacht bei Schafen eine degenerative Erkr. des ZNS u. progrediente Pneumonien; vgl. Slow-virus-Infektionen); EIAV (Abk. für engl. equine infectious anemia virus); CAEV (Abk. für engl. caprine arthritis encephalitis virus); STLV 3 (Abk. für engl. simian T-cell lymphotropic virus type 3, verursacht Immundefizienz bei Rhesusaffen); HIV* (humanes Immundefizienz-Virus, Err. von HIV*-Erkrankung u. AIDS*).

lentus (lat.): langsam, zäh.

Lenz-Majewski-Syn|drom (Widukind L., Humangenet., Münster, 1919–1995; Frank M., Düsseldorf, geb. 1941) *n*: (engl.) *Lenz-Majewski syndrome*; syn. hyperostotischer Kleinwuchs; sporad. auftretendes Fehlbildungssyndrom; **Sympt.**: intrauteriner Wachstumsstillstand, Retardierung, kraniofaziale Dysmorphien mit Makrozephalie*, weit offene Schädelnähte mit verzögertem Verschluss, Taubheit; Hyperextension der Gelenke, breite kurze Hände, proximaler Symphalangismus*, interdigitale Hautfalten; Maldescensus* testis; röntg. progrediente Sklerose der Schädelkalotte, Gesichtsschädel u. Wirbelkörper; breite Clavicula u. Rippen; kortikale Schaftverdickung, meta- u. epiphysäre Hyperostose*; kurze Mittelphalangen; verzögerte Skelettreifung; **DD**: Camurati*-Engelmann-Syndrom, Cutis* laxa, kraniodiaphysäre Dysplasie*.

Lenzmann-Punkt (Richard L., Chir., Duisburg, 1856–1927): (engl.) *Lenzmann's point*; Druckschmerzpunkt bei Appendizitis* (Abb. 2 dort) auf der Verbindungslinie zwischen beiden Spinae iliacae ant. superiores: 5 cm von der Spina iliaca ant. sup dextra entfernt. Vgl. Sherren-Dreieck.

Lenz-Syn|drom (Widukind L., Humangenet., Münster, 1919–1995) *n*: (engl.) *Lenz syndrome*; X-chromosomal-rezessiv erbl. Erkr. (Genlocus Xq27-28) mit symmetr. Mikrophthalmie (u. U. Anophthalmie), Mikrokornea, totalem Kolobom, Nystagmus, Katarakt, fazialen Dysmorphien, Syndaktylie bzw. präaxialer Hexadaktylie, spast. Diplegie, Analatresie, Urogenitalfehlbildungen u. angeb. Herzfehlern.

Leonardo-da-Vinci-Strang: Trabecula* septomarginalis.

Leon-Stamm: s. Poliomyelitis-Viren.

Leontiasis ossea (gr. λέων, λέοντος Löwe; -iasis*) *f*: (engl.) *leontiasis ossea*; Knochenriesenwuchs, z. B. als Leontiasis cranii (Kraniosklerose) mit Verformung des Schädels durch Knochenverdickung bis zu 4 cm, insbes. bei Ostitis* deformans Paget.

LEOPARD-Syn|drom *n*: (engl.) *LEOPARD syndrome*; Multiple-Lentigines-Syndrom; seltenes (mehr als 75 Fälle) autosomal-dominant erbliches, angeb. Fehlbildungssyndrom mit starker Penetranz u. variabler Expressivität; **Ätiol.:** Mutation im PTPN11-Gen (Genlocus 12q24.1, allelisch zu Noonan*-Syndrom); **Sympt.:** Die Bez. des Syndroms ergibt sich aus den Anfangsbuchstaben der 7 Hauptmerkmale: (engl.) **l**entigines (Lentigo* ohne Beteiligung der Schleimhäute), **e**lectrocardiographic conduction defects (Erregungsleitungsstörung, sowie obstruktive hypertrophe Kardiomyopathie), **o**cular hypertelorism (Hypertelorismus*), **p**ulmonary stenosis (Pulmonalstenose), **a**bnormalities of genitalia (Genitalfehlbildungen: Ovarhypoplasie bzw. Hodenhypoplasie, Maldescensus testis, Hypospadie, verzögerter Pubertätseintritt, genitaler Infantilismus), **r**etardation of growth (Wachstumsverzögerungen), **d**eafness (Taubheit).

Leopold-Hand|griffe (Christian G. L., Gyn., Dresden, 1846–1911): (engl.) *Leopold's maneuvers*; 4 Handgriffe zur manuellen Untersuchung der Schwangeren (s. Abb.); **1.** beide Hände, die sich mit den Fingerspitzen fast berühren, werden oberh. des Nabels flach aufgelegt u. der Fundusstand* unter leichtem Druck in die Tiefe ermittelt; **2.** Feststellung des kindl. Rückens u. der kleinen Kindsteile* durch seitl. flaches Auflegen der Hände; **3.** Bestimmung von Lage u. Größe des vorliegenden Kindsteils durch Umgreifen in der Symphysengegend; **4.** als Ergänzung von 3. zur Feststellung des Standes des vorliegenden Teils nach Eintritt in das Becken durch flaches Auflegen beider Hände auf den Unterbauch, wobei die Fingerspitzen vorsichtig in die Tiefe drängen; **5.** sog. Zusatzhandgriff; s. Zangemeister-Handgriff. Vgl. Kindslage, Fundusstand.

LE-Phänomen (↑; ↑) *n*: Kurzbez. für Lupus-erythematodes-Phänomen.; (engl.) *LE phenomenon*; Bez. für den Nachweis von LE*-Zellen im Blut von Pat. mit systemischem Lupus* erythematodes.

Lepi|rudin (INN) *n*: (engl.) *lepirudin*; rekombinantes Hirudin* zur i. v. Anw.; Elimination v. a. renal (daher Dosisreduktion bei Niereninsuffizienz erforderl.); **Ind.:** parenterale Antikoagulation bei Heparin* induzierter Thrombozytopenie Typ II (Therapiekontrolle durch aPTT*, Ziel-aPTT 1,5–3-fach verlängert, od. Ecarinzeit*); **UAW:** u. a. allerg. Reaktion, Blutung, Anämie; cave: Kumulation bei Niereninsuffizienz.

Lepore-Hämo|globin (Häm-*; Globus*) *n*: (engl.) *hemoglobin Lepore*; pathol. Hämoglobin*, bestehend aus normalen Alphaketten u. Fusionsketten aus Beta- u. Deltaketten; Vork. bei Thalassämie*.

Lepra (gr. λέπρα Aussatz) *f*: (engl.) *leprosy*; veraltet Aussatz, Hanson diesease; durch Mycobacterium* leprae verursachte Infektionskrankheit der Haut, Schleimhäute u. peripherer Nerven mit Neigung zu troph. u. sensiblen Störungen, Lähmungen u. Verstümmelungen; **Formen:** nach der Art der Gewebereaktion werden unterschieden: **1. tuberkuloide** L. (sog. TT-L.) mit starker Gewebereaktion, Nervenschädigungen durch hypererg. Reaktion, rel. guter Progn. u. geringer Kontagiosität (sog. Nervenlepra); **2. lepromatöse** L. (sog. LL-L.) mit fehlender Gewebereaktion (anerg. Form), massiver Infiltration der Haut u. schlechter Progn. bei höherer Kontagiosität (sog. Knotenlepra); **3. Borderline-L.** (sog. BB-L.) od. dimorphe L.; nach der sog. Ridley-Jopling-Klassifikation werden nach histologischen, bakteriol. u. immun. Kriterien zusätzl. Übergangsformen als BT-L. (Borderline-tuberkuloide L.) u. BL-L. (Borderline-lepromatöse L.) unterschieden; **4. indeterminierte** L. (sog. I-L.): noch nicht voll entwickelte L., wird als Vorstadium angesehen; kann spontan abheilen; in der prakt. Lepraarbeit in den endem. Gebieten unterscheidet man nur die paucibazilläre L. (kein Nachw. von Mykobakterien in der Hautskarifikation) von der multibazillären L. (Nachw. von Mykobakterien in der Skarifikation). **Vork.:** Afrika, Asien, Lateinamerika, Südeuropa; weltweit sind mehr als 1,8 Mio. Menschen betroffen; **Übertragung:** nicht genau bekannt, evtl. aerogen od. durch direkten Kontakt über Haut- u. Mukosaverletzung; die Ansteckungswahrscheinlichkeit ist im Allg. gering. **Inkub.:** 9 Mon. bis 20 Jahre (meist 4–8 Jahre); **Klin.:** nach extrem langer Inkub. zunächst Macula u. Depigmentierung (I-Form); **TT-L.:** solitäre od. symmetr. ausgedehnte Maculae (s. Abb. 1), Nervenbefall durch hypererg. Gewebereaktion schon in der Frühphase der Krankheit (u. a. N. ulnaris, N. radialis, N. peroneus); durch Sensibilitätsstörung, Verletzungen u. Lähmungen ergeben sich langfristig schwere Verstümmelungen. **LL-L.:** Infiltration der Haut, Haarausfall (Madarosis; Verlust der lat. Augenbrauen), Abnahme der Schweißsekretion; die Infiltration der Haut

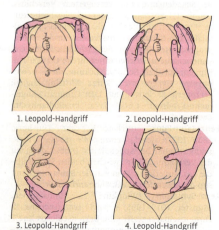

1. Leopold-Handgriff   2. Leopold-Handgriff
3. Leopold-Handgriff   4. Leopold-Handgriff

Leopold-Handgriffe [112]

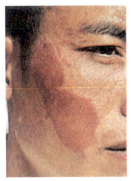

Lepra Abb. 1: Hautinfiltrat bei tuberkuloider Form [165]

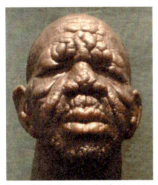

Lepra Abb. 2: Facies leonina bei Lepra lepromatosa

durch Mycobacterium leprae führt zur Knotenbildung (Leprom) bes. im Gesicht (Facies leonina, Löwengesicht, s. Abb. 2), Zerstörung der peripheren Nerven mit Lähmungen, Sensibilitätsverlust u. schweren Verstümmelungen. Im Spätstadium der LL-L. breitet sich die Krankheit auf den gesamten Organismus aus. **Kompl.: L.-Reaktion Typ 1:** Änderung der Immunitätslage (engl. downgrading reaction, reversal reaction), meist akute Verschlechterung des Krankheitsbildes; **L.-Reaktion Typ 2:** allerg. Reaktion auf Produkte zerfallender Mykobakterien mit meist plötzl. Beginn der Ther. mit Dapson* (Erythema nodosum leprosum, Abk. ENL); Befall der Augen u. Erblindung, Amyloidose; **Diagn.:** Klinik, Sensibilitätsprüfung; Nachw. der Mykobakterien in der Haut (Biopsie, Skarifikation) od. im Abstrich vom Nasenseptum (Ziehl-Neelsen-Färbung), Lepromintest* zur Klassifikation; **Ther.:** Dapson, Clofazimin, Rifampicin, i. d. R. als Kombinationsbehandlung (paucibazilläre L.: Dapson/Rifampicin; multibazilläre L.: Dapson/Rifampicin/Clofazimin); bei Leprareaktion auch Glukokortikoide, Thalidomid u. Infliximab; bei Verstümmelungen plast. Chir. u. Rehabilitationsmaßnahmen; **Progn.:** bei rechtzeitiger Diagn. u. vor dem Einsetzen von Verstümmelungen günstig; Ther. muss aber sehr lange durchgeführt werden (2 Jahre bis lebenslang); **Proph.:** Isolierung des behandelten Kranken wird nicht gefordert; Proph. durch BCG-Impfung umstritten; Impfung mit attenuiertem Mycobacterium leprae möglich.

Leprechaunismus *m*: (engl.) *leprechaunism*; seltenes (mehr als 50 Fälle) autosomal-rezessiv erbl., gynäkotropes Dysmorphiesyndrom mit Hyperinsulinämie u. Hypertrophie der Langerhans*-Inseln inf. Insulin-Rezeptor-Defekts durch Mutation im entspr. INSR-Gen (Genlocus 19p13.2); Bez. erfolgte nach dem charakterist. Aussehen der Pat., das der Faungestalt der Romanfigur Leprechaun ähnelt (große weite Augen, Hypertelorismus, dysplast. lappige Ohren, Vollwangigkeit); daneben kongenitale Gynäkomastie, Hypertrophie der Klitoris u. der Labia minora sowie Kleinwuchs, psychomotor. Retardierung, Hepatosplenomegalie; fakultativ polyzystische Ovarien, Hypertrichose, Acanthosis nigricans.

Leprom (Lepra*; -om*) *n*: (engl.) *leproma*; Lepraknoten; s. Lepra.

Lepromin|test (↑; ↑) *m*: (engl.) *lepromin test*; Meth. zur Unterscheidung von Formen der Lepra* nach bereits diagnostizierter Krankheit; **Meth.:** intrakutane Injektion von 0,1 ml Lepromin (standardisierte Suspension hitzeinaktivierter Leprabakterien) an gesunder Hautstelle; **Auswertung: 1. Frühreaktion** (Fernandez-Reaktion): nach 1–3 Tagen 1–3 cm breite, scharf umgrenzte Rötung; **2. Spätreaktion** (Mitsuda-Reaktion): nach einigen Wo. kleine violette Papel, später geschwürig zerfallend; positiv bei tuberkuloider Lepra u. Tuberkulin-positiven Personen, negativ bei lepromatöser Lepra; Borderline-Lepra zeigt sowohl positive als auch negative Resultate; da häufig falsch positive Reaktionen auftreten, ist der Test zur Diagn. der Lepra nicht geeignet.

-lepsie: Wortteil mit der Bedeutung das Nehmen, Empfangen, Anfall; von gr. λῆψις.

Leptin *n*: zu den Adipokinen* gehörendes Hormon (M_r 16 000, 146 Aminosäurereste), das ausschließl. von Fettzellen gebildet wird; Produkt des OB-Gens (Genlocus 7q31.3); die labordiagn. im Serum nachweisbare L.-Konz. korreliert beim Menschen direkt mit der Masse des Fettgewebes. L.-Rezeptoren finden sich im weißen Fettgewebe, in den Lungen, Nieren, Ovarien u. Leukozyten. **Funktion:** appetit- u. gewichtsregulierende Wirkung über die Bindung an einen membranständigen Rezeptor im Hypothalamus* (hemmt Neuropeptid* Y, stimuliert MSH*-Sekretion); auch Wirkung auf das angeb. u. erworbene Immunsystem; evtl. Mediator der Immunsuppression im Hungerzustand; bei Adipositas* liegt vermutl. ein Fehler bei der Signaltransduktion bzw. eine L.-Resistenz vor. Fehlen von L. bzw. der L.-Rezeptoren durch homozygot-rezessive Mutationen (sehr selten) bedingt extreme Adipositas mit unstillbarer Esssucht u. weiteren endokrinen Störungen.

Lepto|meningitis (-lepsie*; Mening-*; -itis*) *f*: s. Meningitis.

Lepto|meninx (↑; ↑) *f*: (engl.) *leptomeninx*; weiche Hirn- u. Rückenmarkhaut; äußeres Blatt: Arachnoidea* mater, inneres Blatt: Pia* mater. Vgl. Meninges.

Leptonen (↑) *n pl*: (engl.) *leptons*; Gruppe leichter Elementarteilchen mit Ruhemassen unter der 250-fachen Elektronenmasse u. halbzahligem Spin;

Leptospira

hierzu gehören Neutrinos* u. Antineutrinos, Elektronen* u. Positronen* sowie Myonen (μ-Mesonen); s. Elementarteilchen (Tab. dort).

Lepto|spira (↑; gr. σπεῖρα Windung) *f*: (engl.) *Leptospira*; Gattung gramnegativer, bewegl., helikal gewundener Schraubenbakterien (∅ 0,1 μm, Länge 6 bis über 12 μm) der Fam. Leptospiraceae (Ordnung Spirochaetales; s. Bakterienklassifikation); im Gegensatz zu Species der Gattung Borrelia* sehr zarte Spirochäten mit 12–24 rel. gleichmäßigen Primärwindungen, an den Enden kleiderbügelförmig gebogen; Darstellung in Dunkelfeld- od. Phasenkontrastmikroskopie; Oxidase-positiv; **Kultur:** aerob langsames Wachstum in alkal. Milieu (z. B. Korthof-Nährlösung); Temperaturoptimum 27–30 °C; **Species:** L. biflexa (apathogene Wasserkeime); L. interrogans mit über 250 Serovarianten, die in 24 Serogruppen unterteilt sind; Parasiten v. a. des Nierengewebes von Mensch u. Tier; **Err.** von Leptospirosen*: Weil*-Krankheit (durch Serovariante icterohaemorrhagiae), Kanikolafieber* (durch Serovariante canicola), Feldfieber* (durch Serovarianten grippotyphosa, sejroe, australis u. a.), Schweinehüterkrankheit* (durch Serovarianten pomona u. a.) u. Reisfeldfieber* (durch Serovarianten icterohaemorrhagiae u. bataviae); **Epidemiol.:** Reservoir für alle pathogenen Leptospiren sind warmblütige Tiere (v. a. Ratten, Mäuse, Schweine, Hunde, Katzen, auch Pferde, Schafe, Ziegen u. Rinder), die Err. im Urin ausscheiden. Übertragung auf den Menschen durch Kontakt mit leptospirenhaltigem Urin od. urinkontaminiertem feuchtem Milieu über verletzte Hautstellen od. intakte Schleimhäute (z. B. Konjunktiven); exponiert sind v. a. Tierärzte, Laborpersonal, Tierwärter, Metzger, Schlachthofpersonal, Reisfeld- u. Abwasserarbeiter, aber auch Wassersportler u. Bergarbeiter; keine Übertragung von Mensch zu Mensch. Leptospiren gehen in saurem, trockenem od. kaltem Milieu schnell zugrunde. **Nachw.:** kulturelle Anzucht aus Blut, Liquor, Urin od. Organbiopsien, Antikörpernachweis, Typisierung im Mikroagglutinationstest*, KBR; **Infektionsprophylaxe:** Ratten- u. Mäusebekämpfung; Verw. geeigneter Kleidungsstücke (Gummistiefel, Gummihandschuhe u. Schutzbrille bei Kanalarbeiten od. bei der Bearbeitung verdächtigen Materials im Labor), Tötung od. Sanierung infektiöser Haustiere; Abwasserdesinfektion in Schlachthöfen u. Schweinezuchtbetrieben; aktive Immunisierung bes. exponierter Personen.

Lepto|spirosen (↑; ↑; -osis*) *f pl*: (engl.) *leptospiroses*; durch zahlreiche versch. Serovare der Species Leptospira* interrogans verursachte Infektionskrankheit, die mit Urin infizierter Tiere übertragen wird; häufig vorkommende, weltweit verbreitete meldepflichtige Zoonose*; Reservoir sind asymptomatisch infizierte Nagetiere; gefährdet sind Menschen beim Schwimmen, Camping u. Bootfahren u. in der Landwirtschaft tätige Personen, sowie Fleischer, Zooangestellte, Abwasserarbeiter; **Inkub.:** 7–12 Tage; **Sympt.:** uncharakteristisch grippeartige Initialphase mit Fieber; nach ca. 5 Tagen Organmanifestation mit Nieren- u. Leberbeteiligung, Meningitis od. Meningoenzephalitis, Myokarditis od. respiratorisches Syndrom mit

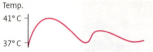

1. Phase: Septikämie	2. Phase: Organerkrankung
positive Blutkultur	Antikörperbildung
Fieber: 3–8 Tage mit	Fieberrückfall: oft biphasische Kurve
Myalgien	Hirnhaut: Leptospirenmeningitis
Neuralgien	Leber: Leptospirenikterus
Arthralgien	Niere: Leptospirennephritis
Meningismus	
Konjunktivitis	
renaler Reizung	
relativer Bradykardie	
relativer Leukopenie	
Hypotonie	
Exantheme	

Leptospirosen: Klinik der Leptospireninfektion

Husten u. Luftnot; bei Weil*-Krankheit v. a. Ikterus u./od. akutes Nierenversagen; 2-phasiger Fieberverlauf (s. Abb.); **Diagn.:** mikroskopischer od. kultureller Erregernachweis, PCR od. indirekter, serol. Nachweis (Mikroagglutinationstest*, KBR); **Ther.:** möglichst innerh. der ersten 4 Krankheitstage hochdosiertes Penicillin G (cave: Jarisch-Herxheimer-Reaktion) od. Tetracyclin. Vgl. Bataviafieber; Feldfieber; Fort-Bragg-Fieber; Kanikolafieber; Reisfeldfieber; Schweinehüterkrankheit.

Lepto|zyten (↑; Zyt-*) *m pl*: Planozyten*.

Lercanidipin (INN) *n*: (engl.) *lercanidipin*; Calcium*-Antagonist; **Ind.:** essentielle Hypertonie; **Kontraind./UAW:** s. Calcium-Antagonisten; Wechselwirkung mit Inhibitoren des Zytochrom-P-450-3A4-Isoenzyms (z. B. Erythromycin, Fluoxetin).

Leriche-Syn|drom (René L., Chir., Lyon, Strasbourg, 1879–1955) *n*: (engl.) *Leriche syndrome*; kompletter Verschluss der Aorta; meist zw. Abgang der Nierenarterien u. Bifurkation in die Beckenarterien (Bifurkationssyndrom); **Urs.: 1.** chron. L.-S.: langsam voranschreitender thrombotischer Verschluss bei Arteriosklerose*; Beckentyp (Typ II) der pAVK* (Abb. 1 dort) mit Einengung od. Verlegung der Aa. iliacae communes im Bereich der Aortenbifurkation; Kompensation durch Ausbildung von Kollateralkreisläufen; **2.** akutes L.-S. durch Embolie; **Sympt.:** bei chron. L.-S. häufig frühzeitig Sexualfunktionsstörungen (Impotentia* coeundi), Schwächegefühl, Muskelatrophie, Kälte u. Blässe der Haut der unteren Extremitäten, oft Claudicatio* intermittens; bei akutem L.-S. akute Ischämiezeichen bis zum Schock (s. Arterienverschluss, akuter; Tab. dort); klin. fehlende Leistenpulse; **Ther.:** bei akutem Verschluss notfallmäßige Embolektomie mit Fogarty-Katheter; bei chron. L.-S. je nach Kompensationssituation konservative Behandlung, Lysetherapie (bei inkompletter Ischämie u. noch erhaltener Motorik) od. elektiv chir. Maßnahmen wie Thrombendarteriektomie* u. Bypass*-Operation (z. B. aortobifemoraler Bypass aus Kunststoff).

Léri-Syn|drom (André L., Neurol., Paris, 1875–1930) *n*: (engl.) *Léri's melorheostosis*; syn. Melorheostose; streifenförmige Sklerosierungen an den Knochen meist einer Extremität (röntg. ähnl. einem Wachstropfen, der an einer Kerze herabfließt) als Folge endostaler u. periostaler Osteosklerose bei system. normalem Mineralstoffwechsel; vgl. Dysostosis.

Léri-Vorder|arm|zeichen (↑): (engl.) *Léri's sign*; syn. Hand-Vorderarm-Zeichen; s. Pyramidenbahnzeichen (Tab. dort).

Léri-Weill-Syn|drom (↑; Jean A. W., Neurol., Paris, geb. 1903) *n*: Dyschondrosteosis* Léri-Weill.

Lermoyez-Syn|drom (Marcel L., Otolaryngologe, Paris, 1858–1929) *n*: (engl.) *Lermoyez syndrome*; Sonderform der Menière*-Krankheit, bei der es während des Schwindelanfalls zur Hörverbesserung kommt.

Lernen: (engl.) *learning*; auf Erfahrung basierender Prozess, der zu Vermehrung individuellen Wissens u. zu anhaltender positiver od. negativer Verhaltensänderung* führt, z. B. durch Habituation*, klassische, evaluative, operante u. instrumentelle Konditionierung*, Modelllernen, Instruktionslernen u. einsichtiges Lernen (d. h. durch kognitive Prozesse); therap. **Anw.:** i. R. der Verhaltenstherapie*, z. B. Klingelmatte bei Enuresis, Habituation bei Angst, Verlernen von Vermeidungs- u. Fluchtreaktionen bei der Konfrontationstherapie, Aversionstherapie u. Stimuluskontrolle bei Suchterkrankungen, Modelllernen in Gruppentherapien, Einsicht in negative Lernprozesse u. dysfunktionale Kognitionen bei kognitiver Therapie. Vgl. Prägung; Reifung; Reward-System.

Leroux-Robert-Operation *f*: s. Kehlkopfoperationen.

Leroy-Syn|drom (Jules G. L., Genetiker, Belgien) *n*: I*-Zell-Krankheit.

Leschke-Syn|drom (Erich L., Int., Berlin, 1887–1933) *n*: Variante der Neurofibromatose* mit Café-au-lait Flecken, aber ohne Hauttumoren; evtl. assoziiert mit Stoffwechselstörungen (Hyperglykämie, Adipositas) sowie geistiger u. körperl. Unterentwicklung.

Lesch-Nyhan-Syn|drom (Michael L., Arzt, Baltimore, geb. 1939; William L. N., Päd., Miami, San Diego, geb. 1926) *n*: syn. Hyperurikämiesyndrom; X-chromosomal-rezessiv erbl. Störung des Harnsäurestoffwechsels inf. Mangels an Hypoxanthin-Guanin-Phosphoribosyl-Transferase mit Dysfunktion des ZNS (LNS-Gen mit mehr als 50 Mutationen, Genlocus Xq26-27.2); Pränataldiagnostik* (Chorionbiopsie) mögl.; **Sympt.:** Muskelhypotonie, Choreoathetose, geistige Behinderung, Autoaggression mit Beschädigung der Lippen u. Finger, gelegentl. Hyperkinesie- u. Hyperpyrexieanfälle (progredienter Verlauf), Nephrolithiasis u. Arthritis (Gicht*); **Ther.:** Xanthinoxidase-Hemmer; u. U. frühe Lebertransplantation.

Lese-Recht|schreib-Störung: (engl.) *developmental (phonological) dyslexia*; Abk. LRS; syn. Entwicklungsdyslexie/-dysgraphie; veraltet Legasthenie; Störung von Lesen u. Rechtschreibung bei normaler Gesamtintelligenz (Teilleistungsschwäche) inf. eingeschränkter Fähigkeit, Wörter aus Buchstaben zusammenzusetzen od. in Buchstaben zu zerlegen; Manifestation meist im 2. Schuljahr; **Vork.:** v. a. bei Jungen (bei ca. 6 %); **Ätiol.:** wahrscheinl. multifaktoriell; evtl. erblich; Risikofaktoren: Sprachentwicklungsstörung*, zentrale Hörstörung, Lernbehinderung; **Klin.:** Verwechslung von graph. Symbolen der Schriftsprache, fehlerhafte Orthographie, Störung des Leseverständnisses, evtl. Sprachod. Sprechstörungen. Der Umgang mit Zahlen ist i. d. R. nicht betroffen. Als Folge der L. können psychosoziale Störungen auftreten. **Ther.:** direkte (z. B. sequentielle Analyse u. Synthese von Lautsegmenten) u. kompensator. (Morphem-Methode) Therapieansätze; logopäd. Ther. zur Förderung der phonolog. Lese- u. Schreibstrategie. Vgl. Dyslexie; Dyskalkulie.

Lese-Schreib-Zentrum *n*: (engl.) *read-write center*; Abk. LSZ; Bez. für Hirnareale, deren Funktion für die Fähigkeit zum Lesen u. Schreiben u. die Integration von Reizen aus dem Seh- u. Sprachzentrum u. die motorische Koordinierung verantwortl. ist; kein genau umgrenztes Areal, umfasst Anteile von der Umgebung des Gyrus angularis, Lobus parietalis, Corpus striatum u. Globus pallidum. Vgl. Dyslexie; Dysgraphie.

Lesshaft-Raum (Peter Frantsevich L., russ. Arzt, 1836–1909): (engl.) *Lesshaft's space*; auch Lesshaft-Dreieck; syn. Grynfelt*-Dreieck; Trigonum lumbale superius.

LE-Syn|drom *n*: Kurzbez. für Lupus-Erythematodes-Syndrom; s. Lupus erythematodes, systemischer.

letal (lat. letalis): tödlich.

Letal|dosis (↑; Dosis*) *f*: Abk. LD; s. Dosis.

Letal|faktor (↑) *m*: (engl.) *lethal gene*; (genet.) Mutation*, die dazu führt, dass die Entw. der Zygote gestört ist u. das fortpflanzungsfähige Alter nicht erreicht wird; L. können schon vor dem Geburtstermin zum Absterben der Zygote führen (embryonale od. fetale L.), in seltenen Fällen kann die krit. Phase auch zw. der Geburt u. dem Erreichen der Fortpflanzungsfähigkeit liegen (postfetale L.). L. können dominant od. rezessiv sein; es sind z. T. Genmutationen, jedoch häufiger als andere Mutationen mit sichtbaren Chromosomenveränderungen, z. B. Stückverlusten (s. Chromosomenaberrationen, verbunden. Vgl. Krankheitsanlage.

Letalität (↑) *f*: (engl.) *lethality*; Tödlichkeit einer best. Erkrankung; die **Letalitätsrate** ist das Verhältnis der Anzahl der an einer best. Krankheit Verstorbenen zur Anzahl neuer Fälle (nur bei akuten Erkr. sinnvoll zu berechnen); Vgl. Mortalität.

Leth|argie (gr. ληθαργία Schlafsucht) *f*: (engl.) *lethargy*; Form der Bewusstseinsstörung* mit Schläfrigkeit u. Verlangsamung der psych. Aktivität; **Vork.:** u. a. bei posttraumatischer Hirnleistungsschwäche, Hirndrucksteigerung, Encephalitis lethargica sive epidemica. Vgl. Somnolenz.

Letrozol (INN) *n*: (engl.) *letrozole*; Aromatase*-Hemmer der p. o. Anw., der Östrogenbiosynthese hemmt; **Ind.:** als Zytostatikum* bei Östrogen-Rezeptor-positivem Mammakarzinom* bei Frauen in der Postmenopause: **1.** als adjuvante Ther., auch als erweiterte adjuvante Ther. (nach vorheriger Standardtherapie mit Tamoxifen >5 Jahre); **2.** bei Diagnose im fortgeschrittenen Stadium als First-line-Therapie; **3.** nach Rezidiv od. Progression der Erkr. bei Frauen, die zuvor mit Antiöstrogenen behandelt wurden.

Letterer-Siwe-Krankheit (Erich L., Pathol., Tübingen, 1895–1982; Sture A. S., Päd., Lund, 1897–1966): (engl.) *Letterer-Siwe disease*; auch Abt-Letterer-Siwe-Krankheit, akute Säuglingsretikulose; veraltete Bez. für die disseminierte Form der Langerhans*-Zell-Histiozytose im Säuglingsalter.
Leu: Abk. für Leucin*.
Leuc-: s. Leuk-; Leuz-.
Leucht|bakterien (Bakt-*) *f pl*: (engl.) *photobacteria*; Licht (Bio-, Chemolumineszenz) aussendende, saprophyt. Bakterien (vertreten in allen 3 morphol. Hauptgruppen: Stäbchen, Kokken, Vibrionen) auf Lebensmitteln, bes. Meeresfischen; die Leuchtstoffe (Luziferine) werden durch Luziferasen auf ein höheres Energieniveau gebracht, dessen Energie bei Oxidation als Licht abgegeben wird. Vgl. Lumineszenz.
Leucht|brille: s. Frenzel-Brille.
Leucht|dichte: (engl.) *luminance*; Formelzeichen L; die von einer Lichtquelle senkrecht zu einer Fläche (A) abgestrahlte Lichtstärke* (I): L=I/A; Maß für den Helligkeitseindruck, den das Auge von einer leuchtenden od. beleuchteten Fläche hat; SI-Einheit Candela pro m² (Einheitenzeichen cd/m²). Zu hohe L. führt zu Blendung*.
Leucin *n*: (engl.) *leucine*; Abk. Leu, L; α-Aminoisocapronsäure, L-2-Amino-4-methylpentansäure; essentielle, proteinogene, neutrale Aminosäure*; **Vork.** der D-Form: in Peptidantibiotika; **Anw.:** als Lebertherapeutikum; vgl. Leucin-Tyrosin-Sediment; Ahornsirupkrankheit.
Leucin|amino|peptidase *f*: (engl.) *leucine aminopeptidase*; Abk. LAP; syn. Leucinarylamidase, Aminosäurearylamidase; Exopeptidase (s. Proteasen), die Proteine am N-terminalen Ende (neben einem Leucinrest) spaltet; **Vork.:** beim Menschen in Dünndarmschleimhaut, Niere, Leber u. a. Organen; **Bestimmung:** kolorimetrisch mit Leucinnitroanilid; Referenzbereich: 16–35 U/l bei 25 °C; wird heute nicht mehr empfohlen, da unspezifisch; erhöhte Werte im Enzymmuster mit anderen Leberenzymen (AP, GGT, ASAT, ALAT) u. a. bei Cholestase, Leberschädigung, Schwangerschaft; **Verw.:** in der Biochemie zur Sequenzanalyse von Polypeptiden u. Proteinen. Vgl. Kathepsine; Leberfunktionstest.
Leucin|aryl|amidase *f*: Leucinaminopeptidase*.
Leucinose (-osis*) *f*: Ahornsirupkrankheit*.
Leucin-Tyrosin-Sediment (Sediment*) *n*: (engl.) *leucine-tyrosine sediment*; seltene Bestandteile im Harnsediment*; Leucinsediment als gelbl.-weiße Kugelkristalle, Tyrosinsediment als Nadelbüschel; **Vork.:** bei massivem Gewebeuntergang bes. der Leber, z. B. nach Intoxikation mit Leberzellgiften, bei Leberzirrhose, Leberausfallkoma, auch bei schwerer Leukämie.
Leuco|derma (Leuk-*; Derm-*) *n*: s. Leukoderm.
Leuco|derma ac|quisitum centri|fugum (↑; ↑) *n*: Halonävus*.
Leuco|derma colli (↑; ↑) *n*: s. Leucoderma syphiliticum.
Leuco|derma psoriaticum (↑; ↑) *n*: s. Leukoderm.
Leuco|derma syphiliticum (↑; ↑) *n*: (engl.) *syphilitic leukoderma, collar of pearls*; erbsengroße, weiße Flecken bes. an Hals (Leucoderma colli) u. Schultern an Stellen abgeheilter Sekundärsyphilide; meist mit kleinfleckigem Haarausfall (Alopecia areolaris specifica) assoziiert.
Leuco|en|cephalitis haemor|rhagica acuta (↑; Enkephal-*; -itis*) *f*: s. Enzephalomyelitis, akute disseminierte.
Leuco|en|cephalitis peri|axialis con|centrica (↑; ↑; ↑) *f*: Baló*-Krankheit.
Leuco|en|cephalitis sclerosans van Bogaert (↑; ↑; ↑; Ludo van B., Neurol., Antwerpen, 1897–1989) *f*: s. Panenzephalitis, subakute sklerosierende.
Leuk-: auch Leuc-, Leuz-; Wortteil mit der Bedeutung weiß, hell, glänzend; von gr. λευκός.
Leuk|ämie (↑; -ämie*) *f*: (engl.) *leukemia*; veraltet Leukose; maligne Erkr. des Knochenmarks durch ungehemmte klonale Proliferation hämat. Vorläuferzellen, die im Knochenmark die normale Hämatopoese u. in anderen Organen die normalen ortsständigen Zellen verdrängen; **Häufigkeit:** Inzidenz in Deutschland ca. 12 000 pro Jahr; Androtropie; bei Kindern (35 %) häufigste maligne Erkr.; **Ätiol.:** genet. Disposition; diskutiert werden viele Faktoren, die das Erkrankungsrisiko möglicherweise erhöhen, v. a. Chemikalien (z. B. Benzol), ionisierende Strahlung, Zytostatika u. onkogene Viren (z. B. HTLV* I, Epstein*-Barr-Virus); **Einteilung: 1.** nach klin. Spontanverlauf; **a)** akut: unbehandelt i. d. R. innerhalb 1 Monats letal; **b)** chronisch: u. U. unbehandelt mehrere Jahre Überlebenszeit; **2.** nach der entarteten Zellreihe: **a)** lymphatische L.; akut: ALL*, chronisch: CLL*; Sonderformen: Haarzellen*-Leukämie u. Plasmazellleukämie*; nicht als Leukämie bezeichnet werden maligne Lymphome mit sog. leukämischer Ausschwemmung von Lymphozyten, z. B. beim leukämischen follikulären Lymphom od. T-Zell-NHL; **b)** myeloische L.; akut: AML*, chronisch: CML*; Unterformen u. a. Basophilenleukämie*, Eosinophilenleukämie*; Monozytenleukämie*; die erythroblastäre und megakaryoblastäre Leukämie werden formell ebenfalls zur AML gerechnet, obwohl andere Zellreihen involviert sind; **3.** nach Reifegrad in unreifzellige (AML, ALL) u. reifzellige L. (CML und CLL); **4.** nach Anteil der leukämischen Zellen im peripheren Blut; **a)** aleukämische Verlaufsform; keine zirkulierenden Leukämiezellen; **b)** subleukämische Verlaufsform; geringer Anteil Leukämiezellen bei normaler od. erniedrigter Gesamtleukozytenzahl; **c)** leukämische Verlaufsform; hoher Anteil von Leukämiezellen bei i. d. R. zugleich hoher Leukozytenzahl. Vgl. CMML; Erkrankungen, myeloproliferative.
Leuk|ämie, akute lymphatische (↑; ↑) *f*: ALL*.
Leuk|ämie, akute myeloische (↑; ↑) *f*: AML*.
Leuk|ämie, chronische lymphatische (↑; ↑) *f*: CLL*.
Leuk|ämie, chronische myeloische (↑; ↑) *f*: CML*.
Leuk|ämie, chronische myelomonozytäre (↑; ↑) *f*: CMML*.
Leuk|ämoid, eosino|philes (↑; ↑; -id*) *n*: (engl.) *eosinophilic leukemid*; erhebl., reaktiv bedingte Vermehrung eosinophiler Granulozyten im Blut (Leukozytose bis 100 000/mm³) u. Knochenmark; **Vork.:** bei Hodgkin-Lymphom, Kollagenerkrankungen (Periarteriitis nodosa, Dermatomyositis), Wurmbefall.

Leuk|en|zephalo|pathie (↑; Enkephal-*; -pathie*) *f*: (engl.) *leukoencephalopathy*; Erkr. mit pathol. Veränderungen der Substantia* alba des ZNS; vgl. Erkrankungen, demyelinisierende.

Leuk|en|zephalo|pathie, meta|chromatische (↑; ↑; ↑) *f*: s. Leukodystrophie, metachromatische.

Leuk|en|zephalo|pathie, pro|gressive multi|fokale (↑; ↑; ↑) *f*: (engl.) *progressive multifocal leukoencephalopathy*; Abk. PML; syn. subakute demyelinisierende Enzephalomyelitis; v. a. bei Pat. mit gestörter Immunabwehr (immunsuppressive Ther., maligne Tumoren, AIDS u. a.); **Pathol./Anat.**: entzündliche Infiltrate im Gehirn nicht nachweisbar; multiple, konfluierende demyelinisierte Plaques, mehrkernige Astrozyten, abnorme Oligodendrogliazellen mit intranukleären Einschlusskörperchen, in denen elektronenmikroskop. Papovavirus-Strukturen erkennbar sind; **Err.:** wahrscheinlich JC-Virus u. BK-Virus, evtl. auch SV40-Virus (s. Polyomavirus); **Klin.:** Wesensveränderung, motor. Störungen, Gesichtsfeldausfälle; seltener Inkontinenz, Ataxie, bulbäre Symptome; **Progn.:** Tod durchschnittlich 3-6 Mon. nach Erkrankungsbeginn.

Leukine (↑) *n pl*: (engl.) *leukins*; antimikrobiell wirkende, bis 85 °C thermostabile (lysosomale) Substanzen aus polymorphkernigen Granulozyten*.

Leuko|araiose (↑) *f*: (engl.) *leukoaraiosis*; Dichteminderung des Marklagers im CT*, im MRT* in T2-Wichtung hyperintens, meist symmetrisch periventrikulär; **Ätiol.:** unklar; wahrscheinl. durch Minderperfusion bedingte Rarefizierung der Myelinscheiden; **Vork.:** im höheren Lebensalter zunehmend; häufig bei subkortikale arteriosklerotische Enzephalopathie*.

Leuko|derm (↑; Derm-*) *n*: (engl.) *leukoderma*; auch Leucoderma psoriaticum; erworbene fleckförmige Hypo- od. Depigmentierung der Haut i. R. von entzündl. Hauterkrankungen, z. B. nach Rückbildung des Exanthems bei Syphilis, bei atop. Ekzem, Lepra, Psoriasis*, Pinta od. Pityriasis versicolor; vgl. Vitiligo.

Leuko|dia|pedese (↑; Dia-*; gr. πηδᾶν springen) *f*: s. Diapedese.

Leuko|dys|trophie (↑; Dys-*; Troph-*) *f*: (engl.) *leukodystrophy*; progrediente Degeneration der Substantia* alba des ZNS inf. erbl. Enzymopathien* od. Strukturproteinopathien; häufig pathol. Speicherung von lysosomalen Lipiden. Vgl. Canavan-Krankheit; Globoidzellen-Leukodystrophie; Pelizaeus-Merzbacher-Krankheit; Leukodystrophie, metachromatische.

Leuko|dys|trophie, meta|chromatische (↑; ↑; ↑) *f*: (engl.) *metachromatic leukodystrophy*; syn. familiäre juvenile diffuse Sklerose; autosomal-rezessiv erbl. Leukodystrophie (Genlocus 22q13.31-qter, Mutationen im ASA-Gen) mit Arylsulfatase-A-Mangel, Störung des lysosomalen Sulfatidabbaus im Myelin u. Sulfatideinlagerungen in ZNS, peripheren Nerven u. Nieren; **Formen:** abhängig von der Erstmanifestation werden spätinfantile (Typ Greenfield), juvenile (Typ Scholz) u. adulte Formen unterschieden; **Klin.:** Pes valgus, spast. Tetraplegie, extrapyramidale u. zerebellare Sympt., psych. Auffälligkeiten; **Diagn.:** erhöhte Eiweißkonzentration im Liquor cerebrospinalis; Elektromyographie, MRT des ZNS, Nervenbiopsie; Nachw. von Sulfatiden im Urin, erniedrigte Enzymaktivität von Arylsulfatase-A in Leukozyten u. Fibroblasten; molekulargenet. Nachw. des Gendefekts.

Leuko|keratosis nicotina palati (↑; Kerat-*; -osis*) *f*: (engl.) *Leukokeratosis nicotina palati*; durch starkes Rauchen verursachte weißl., derbe, 1–3 mm große Knötchen mit zentralem rotem Punkt am Gaumen; **Diagn.** u. **Ther.:** s. Leukoplakie. Vgl. Uranitis glandularis.

Leuko|kinin *n*: (engl.) *leukokinin*; spezif. leukophiles Gammaglobulin*, das an Leukozytenmembranen bindet; Precursor für Tuftsin*.

Leuko|korie (Leuk-*; gr. κόρη Pupille) *f*: (engl.) *leukokoria*; weiße Papille; Fehlen des Fundusreflexes*, z. B. bei Retinoblastom*, Medientrübung (z. B. Katarakt*), Aderhautkolobom od. als Folge einer Ablatio* retinae.

Leukom (↑; -om*) *n*: (engl.) *leukoma*; (ophth.) weiße Hornhautnarbe*, die meist einen großen Teil der Hornhaut einnimmt (s. Abb.).

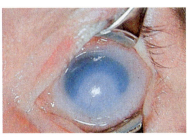

Leukom [98]

Leukom, ad|härierendes (↑; ↑) *n*: (engl.) *adherent leukoma*; Leucoma adhaerens; Hornhaut-Narbentrübung, an deren Rückfläche die Iris ein- od. angeheilt ist; **Vork.:** z. B. nach perforierender Verletzung, geplatzter Descemetozele, durchbrochenem Hornhautulkus.

Leuko|maine (↑) *n pl*: (engl.) *leukomaines*; giftige, stickstoffhaltige Basen, die beim Proteinabbau im Körper gebildet werden können u. möglicherweise an der Entstehung der Urämie* beteiligt sind; vgl. Ptomaine, Eiweißfäulnis.

Leuko|mel|algie (↑; gr. μέλος Glied; -algie*) *f*: (engl.) *leukomelalgia*; anfallsweise schmerzhaftes Auftreten von Kälte u. Blässe der Haut; vgl. Erythromelalgie, Akrozyanose.

Leuko|melano|dermie (↑; Melan-*; Derm-*) *f*: (engl.) *leukomelanoderma*; Bez. für fleckförmige Depigmentierungen neben Hyperpigmentierungen, z. B. bei Alstershaut, Xeroderma pigmentosum*; vgl. Poikilodermie.

Leuk|onychie (↑; Onych-*) *f*: (engl.) *leukonychia*; Weißfärbung der Nägel; **Formen:** 1. punktförmige L., meist nach Traumen; 2. streifenförmige L.: Querstreifen (sog. Mees-Streifen, Nagelband) bei Arsen- u. Thalliumvergiftung, fieberhaften Erkr., Verbrennung der Handrücken, Röntgenbestrahlung der Nagelmatrix; Längsstreifen idiopathisch od. bei Darier-Krankheit; 3. totale L.: meist durch gewerbl. Schädigung (Nitritlösung), bei Onychomykosen, Nierenerkrankungen, chron. Lebererkrankungen als Leberhautzeichen* od. Colitis ulcerosa; selten erbl., z. B. beim Hooft-Syndrom.

Leukopenie

Leuko|penie (↑; -penie*) *f*: (engl.) *leukopenia*; auch Leukozytopenie; Verminderung der Gesamtleukozytenzahl unter den Referenzbereich (s. Blutbild, Tab. dort), i. d. R. Verminderung insbes. der neutrophilen Granulozyten (Granulozytopenie*); **Einteilung:** s. Tab.; **Urs.:** u. a. Bildungsstörung im Knochenmark, vorzeitiger Leukozytenuntergang od. Verteilungsstörung; z. B. tox. Knochenmarkschädigung durch Arzneimittel (Zytostatika* Metamizol, Thiamazol, Chloramphenicol), physik. Schädigung (ionisierende Strahlung), Erkr. des hämatopoetischen Systems (z. B. perniziöse Anämie, myelodysplast. Syndrom*, Hämoblastosen*); bei Hypersplenismus, Sepsis* (v. a. bei älteren Pat.); reaktiv bei Virusinfektionen u. selten bei bakteriellen Infektionskrankheiten (z. B. Typhus, Brucellose). **DD:** Agranulozytose*.

Leukopenie
Schweregrade nach WHO

Schweregrad	Gesamtleukozytenzahl/µl	Granulozytenzahl/µl
I	3000 – 4000	1500 – 2000
II	2000 – 3000	1000 – 1500
III	1000 – 2000	500 – 1000
IV	<1000	<500

Leuko|plakja (↑; gr. πλάξ, πλακός Platte, Fläche) *f*: s. Leukoplakie.
Leuko|plakja portionis (↑; ↑) *f*: (engl.) *leukoplakia of the portio*; oft multipel auftretende Leukoplakie* an der Portiooberfläche (iodnegativ); als zarte L. p. harmlos, als grobe, ohne Essigsäureanwendung erkennbare L. p. über Schleimhautniveau verdächtiger Befund i. R. einer Kolposkopie*.
Leuko|plakja vulvae (↑; ↑) *f*: s. Vulvadystrophie.
Leuko|plakie (↑; ↑) *f*: (engl.) *leukoplakia*, sog. Weißschwielenkrankheit; Bez. für weiße, nicht abwischbare flache od. papillomatöse Schleimhautveränderungen; **Pathol.:** Hyperkeratose u. Akanthose mit zellulären u. epithelialen Atypien sowie vermehrten od. atyp. Mitosen (in-situ-Karzinome); können in ein invasives Plattenepithelkarzinom* übergehen (v. a. verruköse Formen); **Urs.: 1.** idiopathisch (L. i. e. S.); **2.** chron. exogene Reizeinwirkung (mechanische, physik. u. chem. Noxen, insbes. Nicotin- u. Alkoholkonsum; **3.** i. R. von erbl. od. erworbenen systemischen Erkr., z. B. Dyskeratosis* congenita, Naevus* spongiosus albus mucosae, Darier*-Krankheit, Lichen* ruber planus, Haarleukoplakie*, chronischem diskoidem Lupus* erythematodes (s. Abb.), Tuberculosis* cutis luposa, tertiärer Syphilis*; **Diagn.:** Probeexzision; **Ther.:** chir. Exzision, Laser- od. Kryochirurgie; regelmäßige Kontrollen.

Leuko|plakie, orale haar|förmige (↑; ↑) *f*: s. Haarleukoplakie.
Leuko|poese (↑; -poese*) *f*: (engl.) *leukopoiesis*; Bildung der Leukozyten*; s. Granulozytopoese; Lymphozytopoese; Hämatopoese.
Leuko|porphyrie (↑; Porphyrie*) *f*: s. Porphyrie.
Leuko|proteasen (↑; Prot-*) *fpl*: (engl.) *leukoproteases*; lysosomale Proteasen* in Granulozyten, die phagozytierte proteinhaltige Partikel (z. B. Mikroorganismen, Zellen) u. nach Freisetzung auch körpereigene abbauen, z. B. bei Entzündung. Vgl. Leukozytenenzyme.
Leukor|rhö (↑; -rhö*) *f*: (engl.) *leucorrhea*; auch Weißfluss; vermehrte Bildung von nicht entzündl., weißl. Scheidensekret. **Vork.:** v. a. bei jungen Mädchen (meist inf. Östrogenmangels). Vgl. Fluor genitalis.
Leukose (↑; -osis*) *f*: s. Leukämie.
Leuko|tomie (↑; -tom*) *f*: (engl.) *leukotomy*; syn. Lobotomie, Frontotomie; chir. Durchtrennung frontothalam. Faserverbindungen, früher i. R. der Psychochirurgie u. zur Schmerztherapie (heute ersetzt durch stereotaktische Operation*, z. B. Thalamotomie*; vgl. Tiefenhirnstimulation); **Wirkung:** hirnorganisches Psychosyndrom, Persönlichkeitsveränderung mit Störung des Antriebs u. der Emotionalität. Vgl. Split-brain-Operation.
Leuko|trichose (↑; Trich-*; -osis*) *f*: syn. Canities; s. Haarveränderungen.
Leuko|triene (↑) *n pl*: (engl.) *leukotrienes*; Abk. LT; körpereigene Metaboliten des Phospholipid- u. Arachidonsäurestoffwechsels; **Biosynthese:** aus Arachidonsäure*, die durch Lipoxygenasen zu Hydroxyperoxy-Eicosatetraensäuren (Abk. HPETE) oxidiert u. über Zwischenprodukte umgewandelt wird in L.; über 5-Lipoxygenase entsteht 5-HPETE als Vorläufermolekül für das instabile Epoxyderivat Leukotrien A_4 (Abk. LTA_4), aus dem Leukotrien B_4 (Abk. LTB_4, Dihydroxyderivat) u. durch Glutathion-Einwirkung Leukotrien C_4 (Abk. LTC_4, Hydroxythioderivat der Arachidonsäure) gebildet wird; aus LTC_4 entstehen die Leukotriene D_4, E_4 u. F_4. Die Cysteinyl-L. LTC_4, LTD_4 u. LTE_4 wurden früher unter der Bez. slow reacting substance (Abk. SRS) zusammengefasst. **Wirkung:** als stark wirksame Lipid-Mediatoren* entzündl. bzw. allerg. Reaktionen, die innerh. von Sek. nach Stimulation aus einer Vielzahl von Zellen (Granulozyten, Mastzellen) freigesetzt werden, über Bindung an Leukotrien-Rezeptoren der Zellmembran (vgl. Leukotrien-Rezeptor-Antagonisten) u. a. chemotakt. (LTB_4), bronchokonstriktor. (LTD_4) u. vasoaktiv (LTC_4 u. Metaboliten) sowie Wechselwirkungen mit Zytokinen* u. Interferonen*; unterschieden werden 2 L.-Rezeptoren mit je 2 Rezeptorsubtypen: Rezeptoren für Cysteinyl-L. (Kurzbez. $CysLT_1$-, $CysLT_2$-Rezeptor) sowie

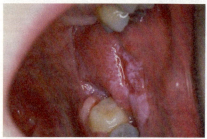
Leukoplakie: Befall der Mundschleimhaut bei Lupus erythematodes [143]

Rezeptoren für LTB$_4$ (Kurzbez. BLT$_1$-, BLT$_2$-Rezeptor). Vgl. Prostaglandine; Eikosanoide.

Leuko|trien-Re|zeptor-Ant|agon|isten (↑; Rezeptor*) *m pl*: Substanzen, die kompetitiv die Bindung von Leukotrienen* am Rezeptor blockieren; einziger Vertreter in Deutschland zur therap. Anw. ist Montelukast*.

Leuko|zidin (↑; -zid*) *n*: (engl.) *leukocidin*; von pathogenen Staphylokokken (Staphylococcus* aureus) gebildetes Exotoxin mit membranschädigender Wirkung auf Leukozyten u. Makrophagen; **Panton-Valentin-Leukozidin** (Abk. PVL) bei cMRSA* für schwere Weichteilinfektionen u. nekrotisierende Pneumonie verantwortlich. Vgl. Staphylotoxine.

Leuko|zyten (↑; Zyt-*) *m pl*: (engl.) *leukocytes*; weiße Blutkörperchen; **Einteilung:** Granulozyten* (60–70 %), Lymphozyten* (20–30 %) u. Monozyten* (2–6 % der Blutleukozyten), s. Abb.; **Referenzbereiche:** s. Blutbild (Tab. dort). Bei infektiösen Erkr. kommt es zu phasenhaft ablaufenden Veränderungen der Leukozytenverteilung, die im Differentialblutbild* erfasst werden können u. einen Rückschluss auf den Krankheitsverlauf ermöglichen: **1. neutrophile Kampfphase** (0.–4. Tag, Abwehr eingedrungener Err.) mit Vermehrung der neutrophilen Granulozyten, Linksverschiebung*, Verminderung der eosinophilen Granulo- u. der Lymphozyten; **2. monozytäre Abwehr-** od. **Überwindungsphase** (4.–7. Tag) mit Monozytose* als Zeichen der Aktivierung des Monozyten*-Makrophagen-Systems, tritt bei beginnender Immunisierung (meist auf dem Höhepunkt der Erkr.) auf u. deutet meist auf einen Verlauf mit Heilung hin; als Dauerzustand bei chron. rezidivierenden Erkr. (z. B. Tuberkulose, Malaria); **3. lymphozytär-eosinophile Heilphase** (ab dem 7. Tag) mit Lymphozytose u. Eosinophilie, weiterem Rückgang der absoluten Leukozytenzahlen u. der Linksverschiebung (Kernverschiebung zur Norm). Vgl. Hämatopoese; Leukozytose.

Leuko|zyten-Ad|häsions|mangel (↑; ↑; lat. adhaerere anhaften): s. LAD.

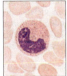
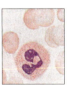

stabkerniger neutrophiler Granulozyt | segmentkerniger neutrophiler Granulozyt | eosinophiler Granulozyt u. kleiner Lymphozyt

basophiler Granulozyt | großer Lymphozyt | Monozyt

Leukozyten: L. im Blutausstrich [159]

Leuko|zyten|anti|gene (↑; ↑; Antigen*) *n pl*: (engl.) *leukocyte antigens*; antigene Strukturen auf der Leukozytenmembran, u. a. HLA-I-u. HLA-II-Moleküle (s. HLA-System), Rezeptoren od. Adhäsionsmoleküle, meist i. R. der CD*-Nomenklatur benannt. L. können die Bildung von Leukozytenantikörpern* induzieren.

Leuko|zyten|anti|körper (↑; ↑; Anti-*): (engl.) *leukocyte antibodies*; gegen Leukozyten* gerichtete agglutinierende od. lysierende (komplementbindende) Antikörper*, die u. a. nach Geburten, Bluttransfusionen u. bei auftretender Neutropenie* auftreten od. (als Autoantikörper) i. R. von Autoimmunkrankheiten* gebildet werden.

Leuko|zyten|de|pletion (↑; ↑) *f*: (engl.) *leukocyte depletion*; syn. Leukozytenfiltration; annähernd vollständige Entfernung von Leukozyten insbes. aus Erythrozytenkonzentraten* ($<1\times10^6$ Restleukozyten pro Transfusionseinheit) durch Filtration zur Verringerung des Risikos der Immunisierung gegen Antigene des HLA*-Systems od. der Übertragung von Zytomegalie-Viren; die Verhinderung der Übertragung von Prionen* (z. B. Erreger der neuen Variante der Creutzfeldt*-Jacob-Krankheit) wird postuliert; die L. ist in Deutschland seit 2001 für alle Erythrozyten- u. Thrombozytenkonzentrate* vorgeschrieben. **Prinzip:** Filterfasern führen zur Aktivierung u. Adhäsion von Granulozyten, Lymphozyten verfangen sich im Filter; L. von Thrombozytenkonzentrat mit spez. oberflächenbehandeltem Filtermaterial

Leuko|zyten|en|zyme (↑; ↑; Enzyme*) *n pl*: (engl.) *leukocyte enzymes*; lysosomale Enzyme in Leukozyten*; Granulozyten enthalten u. a. alkal. Leukozytenphosphatase, Oxidoreduktasen (Katalase, Peroxidasen), Leukoproteasen, Amylasen, Lipasen u. Kathepsine, Monozyten v. a. Proteasen, Lymphozyten v. a. Lipasen. Vgl. Lysosomen.

Leuko|zyten|filtration (↑; ↑) *f*: Leukozytendepletion*.

Leuko|zyten|kon|zentrat (↑; ↑) *n*: (engl.) *leukocyte concentrate*; syn. Granulozytenkonzentrat; aus frischem Vollblut versch. Spender (wegen des rel. geringen Anteils der Leukozyten an der Gesamtzellzahl) v. a. mit Hilfe von Zellseparatoren (Leukopherese) gewonnenes, v. a. Granulozyten* enthaltendes Blutpräparat mit kurzer Haltbarkeit (2–4 Std.); **Ind.:** progrediente, lebensbedrohl. Inf. bei schwerer Neutropenie* (neutrophile Granulozyten $<500/\mu l$); **cave:** rel. kurze Lebensdauer der Granulozyten in vivo u. Gefahr einer Immunisierung gegenüber Leukozytenantigenen*.

Leuko|zyten|phosphatase, alkalische (↑; ↑) *f*: (engl.) *alkaline leukocyte phosphatase*; in reifen neutrophilen Granulozyten* vorkommende Phosphomonoesterase, die durch zytochem. Farbreaktion im getrockneten Blutausstrich sichtbar gemacht werden kann; nach Auszählung von 100 neutrophilen Granulozyten kann der **Phosphataseindex** gebildet werden (Referenzbereich 18–100); erniedrigter Index u. a. bei CML, paroxysmaler nächtl. Hämoglobinurie; erhöhter Index u. a. bei bakteriellen Infektionen, Polycythaemia vera, Myelofibrose; ersetzt durch Durchflusszytometrie* sowie zytogenet. u. molekulargenet. Unter-

Leukozytenszintigraphie

suchungsverfahren (Philadelphia*-Chromosom, BCR-ABL).
Leuko|zyten|szinti|graphie (↑; ↑; Szinti-*; -graphie*) *f*: (engl.) *leucocyte scintigraphy*; Entzündungsszintigraphie; Szintigraphie* zur Entzündungs- u. Infektionsdiagnostik, z. B. Osteomyelitis, Fieber unklarer Genese, v. a. Protheseninfektionen; **Verf.: 1.** Ex-vivo-Markierung von autogenen Leukozyten mit ^{99m}Tc-HMPAO od. ^{111}In-Oxin, Reinjektion nach Markierung; **2.** Injektion von ^{99m}Tc-markierten Antigranulozyten-Antikörpern (anti-NCA-95IgG, anti-NCA-90-Fab'); **3.** Applikation von ^{123}I- od. ^{99m}Tc-markierten Peptiden (z. B. IL-2, TNF), die an Leukozyten-Rezeptoren binden (derzeit präklinisch, experimentell). Wegen des hohen Aufwands der Verfahren od. der vergleichsweise niedrigen Sensitivität wird zur Entzündungsdiagnostik oft eine ^{18}F-FDG-PET* durchgeführt.
Leuko|zyto|penie (↑; ↑; -penie*) *f*: s. Leukopenie.
Leuko|zytose (↑; ↑; -osis*) *f*: (engl.) *leukocytosis*; Vermehrung der Leukozyten über den Referenzbereich (s. Blutbild, Tab. dort); **Vork.:** bei den meisten bakteriell-entzündl. Prozessen, die mit einer akuten (lokalisierten) Entz. einhergehen, z. B. Appendizitis*, Cholezystitis*, Adnexitis*; häufig (aber nicht obligat) bei allen Formen der Leukämie*. Vgl. Leukopenie.
Leuko|zyt|urie (↑; ↑; Ur-*) *f*: (engl.) *leucocyturia*; vermehrt Leukozyten im Urin (>5–10 Leukozyten/μl); **Vork.:** bei Harnweginfektion*, Nephropathie od. Tumor; **Nachw.:** Schnellnachweis mit Teststreifen (Nachweisgrenze 20 Leukozyten/μl); mikroskop. (s. Harnuntersuchung, Stansfeld-Webb-Verfahren); Windeltest*.
Leupro|relin (INN) *n*: (engl.) *leuproreline*; GnRH*-Rezeptor-Agonist; **Ind.:** hormonabhängiges fortgeschrittenes Prostatakarzinom*, Endometriose*, Pubertas praecox. Vgl. Zytostatika.
Leuz-: s. a. Leuc-, Leuk-.
Levaditi-Versilberungs|methode (Constantin L., Bakteriol., Paris, 1874–1928) *f*: (engl.) *Levaditi's method*; Meth. zur Darstellung von Spirochäten (s. Spirochaetaceae) in Gewebeschnitten; Spirochäten: schwarz, Gewebe: durchsichtig gelb.
Lev|arterenol *n*: (engl.) *levarterenol*; Noradrenalin*.
Levator (lat. levare emporheben) *m*: Heber; z. B. M. levator ani.
Levator|wulst (↑): s. Torus levatorius.
LeVeen-Shunt *m*: (engl.) *LeVeen shunt*; implantierbares Ventilsystem (ohne Ballonpumpe) zur Ableitung von Flüssigkeit aus der Bauchhöhle (Aszites*) in die V. cava sup. als peritoneovenöser Shunt* bei portaler Hypertension*; vgl. Denver-Shunt.
Leventhal-Syn|drom (Michael L., Gyn., Chicago, 1901–1971) *n*: Stein-Leventhal-Syndrom; s. Ovarialsyndrom, polyzystisches.
Levetiracetam (INN) *n*: Antiepileptikum*; Ethylanalogon von Piracetam; **Ind.:** Monotherapie bei partiellen Anfällen (ab 16 Jahren) mit neu diagnostizierter Epilepsie*, Zusatztherapie bei partiellen Anfällen bei Erwachsenen u. Kindern (ab 4 Jahren) u. myoklon. Anfällen bei Erwachsenen u. Jugendlichen (ab 12 Jahren) mit juveniler myoklonischer Epilepsie; **Kontraind.:** Schwangerschaft, Stillzeit; **UAW:** Somnolenz, Asthenie, Benommenheit.

levis (lat.): **1.** leicht, nicht drückend; **2.** glatt, unbehaart.
Levisticum officinale *n*: s. Liebstöckel.
Lev-Krankheit: Lenègre*-Krankheit.
Levo-: s. a. Laevo-.
Levo|bunolol (INN) *n*: (engl.) *levobunolol*; Sympatholytikum*, Beta*-Rezeptoren-Blocker; **Ind.:** Glaukom, als Antihypertonikum.
Levo|bupivacain *n*: s. Lokalanästhetika.
Levocabastin (INN) *n*: (engl.) *levocabastine*; Histamin*-H$_1$-Rezeptoren-Blocker der 2. Generation zur top. Anw.; **Ind.:** Rhinitis* allergica, allerg. Konjunktivitis.
Levo|cetirizin (INN) *n*: (engl.) *levocetirizine*; Histamin*-H$_1$-Rezeptoren-Blocker 2. Generation zur p. o. Anw.; kaum metabolisiertes (R)-Enantiomer von Cetirizins*; **Ind.:** Rhinitis* allergica, Urtikaria*; **UAW:** Kopfschmerzen, Mundtrockenheit, Müdigkeit, selten Bauchschmerzen.
Levo|dopa (INN) *n*: (engl.) *levodopa*; Kurzbez. L-Dopa; Vorstufe in der Synthese von Dopamin*; **Ind.:** als Dopaminergikum bei Parkinson*-Syndrom, da es im Gegensatz zu Dopamin die Blut-Hirn-Schranke durchdringen kann (wird in den Neuronen zu Dopamin umgewandelt u. beeinflusst v. a. Akinese u. Rigor; **UAW:** u. a. Hyperkinesen, psych. Symptome, orthostat. Regulationsstörungen, Arrhythmien, gastrointestinale Störungen.
Levo|dropropizin (INN) *n*: (engl.) *levodropropizin*; Antitussivum*; (S)-Enantiomer von Dropropizin*; **Ind.:** Reizhusten; **UAW:** gelegentlich gastrointestinale Störungen.
Levo|floxacin (INN) *n*: (engl.) *levofloxacine*; Antibiotikum aus der Gruppe III der Fluorchinolone (s. Chinolone); (S)-Enantiomer von Ofloxacin.
Levo|menol (INN) *n*: (engl.) *levomenol*; syn. Alphabisabolol; Sesquiterpenalkohol; **Ind.:** als Antiphlogistikum*.
Levo|me|promazin (INN) *n*: (engl.) *levomepromazin*; Phenothiazinderivat* mit ähnl. Wirkung wie Chlorpromazin u. Promethazin (s. Neuroleptika).
Levo|methadon (INN) *n*: (engl.) *levomethadone*; starkes Analgetikum* mit qualitativ gleichen Wirkungen wie Morphin*; unterliegt der Betäubungsmittel*-Verschreibungsverordnung; **Ind.:** als Narkoanalgetikum (cave: Abhängigkeit); in vielen Ländern (u. a. Deutschland, Niederlande, USA) zur Substitutionstherapie der Heroinabhängigkeit in Verbindung mit psycho- u. soziotherap. angeboten.
Levo|nor|gestrel (INN) *n*: (engl.) *levonorgestrel*; syn. D-Norgestrel; stark wirkendes Gestagen*; **Ind.:** hormonale Kontrazeption*.
Levo|propyl|hexedrin (INN) *n*: (engl.) *levopropylhexedrin*; zentral stimulierendes Sympathomimetikum*; **Ind.:** als Kombinationspräparat zur Epilepsiebehandlung.
Levo|thyroxin-Natrium (INN) *n*: (engl.) *levothyroxine sodium*; Natriumsalz von Thyroxin (s. Schilddrüsenhormone); **Ind.: 1.** Hypothyreose*; **2.** benigne Struma* (Suppressionstherapie bei Euthyreose, Rezidivprophylaxe nach Strumektomie; **3.** Thyreostatika*-Ther. (nach Erreichen der Euthyreose); **4.** Schilddrüsenkarzinom* (Suppressions- u. Substitutionstherapie nach Thyroidektomie); **UAW:** Sympt. einer Hyperthyreose* bei Überdosierung.

Lewis-Blut|gruppen: (engl.) *Lewis blood groups*; Symbol Le; Blutgruppensystem aus lösl. Glykolipiden im Serum, die sich sekundär an die Erythrozyten anlagern; der Vererbungsmodus ist ungeklärt; es bestehen Beziehungen zum Sekretorsystem* u. den ABNull*-Blutgruppen, wodurch beim Erwachsenen mehrere antigene Determinanten (Le^a, Le^b, Le^c, Le^d) u. Phänotypen zustande kommen. An den Erythrozyten Neugeborener ist meist nur Le^x-Ag als gemeinsamer Bestandteil von Le^a u. Le^b nachweisbar, deren endgültige Ausprägung innerh. der ersten Lebensjahre erfolgt, wobei Le^b etwa vom 6. Lj. an bei ca. 72 % der Europäer, Le^a dagegen mit zunehmendem Alter seltener nachweisbar wird. **Nachw.:** Le-Antigene sind serol. nur schwer nachzuweisen (v. a. mit indirektem Antiglobulintest, Supplement- u. Enzymtests). **Bedeutung:** Le-Antikörper kommen rel. häufig vor, v. a. als Kältehämagglutinine der Klasse IgM (klin. unbedeutend) insbes. bei Individuen mit dem Phänotyp Le (a-b-) sowie passager während Schwangerschaften mit Lewis-Inkompatibilität (werden als Urs. für habituelle Aborte diskutiert). Komplementbindende Le-Antikörper können hämolyt. Transfusionszwischenfälle* auslösen, was i. d. R. durch Infusion von ca. 200 ml Spenderplasma vor Bluttransfusion verhindert werden kann (Neutralisation der Ak in vivo); transfundierte Erythrozyten verlieren innerh. von Tagen die lösl. Le-Antigene des Spenders u. nehmen die Le-Eigenschaft des Empfängers an. Vgl. Blutgruppen.

Lewy-Körperchen (Friedrich H. L., Neurol., Berlin, Philadelphia, 1885–1950): (engl.) *Lewy bodies*; v. a. aus α-Synuklein bestehende, intrazytoplasmatische, eosinophile Einschlüsse (5–25 μm, mit hellem Saum; s. Abb.) in melaninhaltigen Nervenzellen des Gehirns (insbes. in Substantia nigra u. Locus coeruleus); **Vork.:** bei Lewy*-Körperchen-Demenz u. idiopath. Parkinson*-Syndrom.

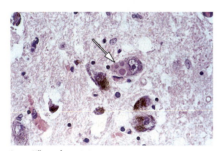

Lewy-Körperchen [20]

Lewy-Körperchen-De|menz (↑; lat. dementia Wahnsinn) *f*: (engl.) *Lewy body disease*; syn. diffuse Lewy-Körperchenkrankheit; klin. mildes Parkinson*-Syndrom mit frühzeitiger Entwicklung einer Demenz, akust. u. opt. Halluzinationen u. fluktuierenden Vigilanzstörungen; histol. zahlreiche Lewy*-Körperchen in den Neuronen der Hirnrinde u. den Basalganglien.

Leyden-Kristalle (Ernst V. van L., Int., Berlin, Königsberg, 1832–1910) *m pl*: s. Charcot-Leyden-Kristalle.

Leydig-Zellen (Franz von L., Anat., Würzburg, Bonn, 1821–1908; Zelle*): s. Leydig-Zwischenzellen.

Leydigzell|-Funktions|test (↑; ↑; Functio*) *m*: HCG*-Test.

Leydig|zell-In|suffizienz (↑; ↑; Insuffizienz*) *f*: (engl.) *Leydig-cell insufficiency*; unzureichende inkretor. Hodenfunktion mit verminderter Testosteronproduktion in den Leydig*-Zwischenzellen; **Vork.:** u. a. bei Hypogonadismus*, Altershypogonadismus* des Mannes, Hodenatrophie*, adrenogenitalem Syndrom*, Pasqualini*-Syndrom; **Diagn.:** HCG*-Test.

Leydig-Zell|tumor (↑; ↑; Tumor*) *m*: s. Androblastom.

Leydig-Zwischen|zellen (↑; ↑): (engl.) *Leydig's cells*; syn. interstitielle Drüsenzellen; epitheloide Zellhäufchen zwischen den Hodenkanälchen im interstitiellen Bindegewebe des Hodens* (s. Abb.); einer der Bildungsorte der Androgene* (bes. Testosteron, tägl. ca. 6–8 mg beim erwachsenen Mann).

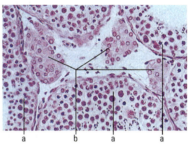

Leydig-Zwischenzellen: histol. Schnitt durch den Hoden (Hämatoxylin-Eosin-Färbung); a: Tubuli seminiferi; b: Gruppen von Leydig-Zwischenzellen im intertubulären lockeren Bindegewebe [47]

LE-Zellen (Zelle*) *f pl*: (engl.) *LE cells*; bei systemischem Lupus* erythematodes im Blutbild vorkommende neutrophile Granulozyten* mit basophilen Einschlusskörperchen, die Kernresten phagozytierter, zerstörter Leukozyten* entsprechen; Hinweis auf gestörte Apoptose*.

LE-Zell|test (↑) *m*: (engl.) *LE cell test*; selten verwendete Untersuchungsmethode zur Diagn. eines systemischen Lupus* erythematodes, ersetzt durch Nachw. von antinukleären u. Anti*-DNA-Antikörpern.

Lezithin *n*: Lecithin*.

L-Formen: 1. (engl.) *L configurations*; (bakteriol.) zellwanddefekte Bakterienwuchsformen, die durch Antibiotikaeinwirkung u. Faktoren der körpereigenen Abwehr (Serum, Leukozytenextrakt, Lysozym, Antikörper usw.) entstehen; **Charakteristika:** pleomorph, filtrierbar, osmolabil, vermehrungsfähig, verminderte Virulenz, reduzierter Stoffwechsel. L-F. können zu ihrer Ausgangsform revertieren u. wieder voll virulent werden. **Klin. Bedeutung:** L-F. können im Organismus persistieren u. zu chron.-rezidivierenden Inf. führen. **2.** (chem.) s. Isomerie.

lg: Abk. für dekad. Logarithmus; s. log.

LGL-Syn|drom *n*: Kurzbez. für **L**own-**G**anong-**L**evine-Syndrom; (engl.) *Lown-Ganong-Levine syn-*

drome; rezidivierende paroxysmale Tachykardie mit verkürzter PQ-Zeit (<0,12 Sek.) ohne Hinweis auf ventrikuläre Präexzitation (Deltawelle) bei Sinusrhythmus im EKG; **Ätiol. u. Klin.**: funktionelle AV-nodale Längsdissoziation (mit konsekutiver AV-Knoten-Reentry-Tachykardie; s. AV-Knotentachykardie), Präexzitationssyndrom* durch atrionodale akzessor. Leitungsbahn (z. B. James*-Bündel; s. WPW-Syndrom, Abb. 2 dort).

LH: Abk. für luteinisierendes Hormon; (engl.) *LH (luteinizing hormone)*; in basophilen Zellen des Hypophysenvorderlappens gebildetes Gonadotropin; identisch mit ICSH beim Mann; **Grundstruktur**: Glykoprotein (M_r 28 000, 22 % Kohlenhydratanteil); Aufbau aus einer unspezif. α-Untereinheit (M_r 10 700, ident. zu der von HCG*, FSH* u. TSH*) u. einer spezif. β-Untereinheit (M_r 12 700), die immunogen wirkt u. (nur in Komb. mit der α-Untereinheit) für die biol. Wirkung verantwortlich ist; **Regulation**: Kontrolle der Ausschüttung durch GnRH* sowie Estradiol* u. Progesteron*; Hemmung der Sekretion durch erhöhte Prolaktinspiegel; **Wirkung**: (über Hormon*-Rezeptoren an Interstitialzellen der Keimdrüsen) Auslösung von Follikelreifung u. Ovulation; Entw. u. Funktion des Corpus* luteum (Synthese von Östrogenen* u. Progesteron*); beim Mann Wachstum der Leydig*-Zwischenzellen des Hodens u. Androgensynthese.

Lhermitte-Zeichen (Jaques L., Neuropathol., Paris, 1877–1959): (engl.) *Lhermitte's sign*; Nackenbeugezeichen; bei Nackenbeugung auftretende Parästhesien, die sich blitzartig über Wirbelsäule u. Rücken nach kaudal ausbreiten u. evtl. in die Extremitäten ausstrahlen; **Vork.**: v. a. bei Multipler* Sklerose od. spinalen Tumoren.

LHRH: Abk. für luteinisierendes Hormon-Releasing-Hormon; GnRH*.

LHRH-A|gonisten (Agonist*) *m pl*: GnRH*-Agonisten.

LHRH-Test *m*: GnRH*-Test.

Li: chem. Symbol für Lithium*.

LIA: Abk. für Lumineszenz*-Immunoassay.

Liaison|psych|iatrie (lat. *ligare* verbinden; Psych-*; -iatr*) *f*: (engl.) *liaison psychiatry*; Modell der interdisziplinären Zusammenarbeit auf somatisch orientierten Krankenhausstationen mit Integration eines Psychiaters in das Arbeitsteam, der an Stationsabläufen (z. B. Visiten, Stationskonferenzen) teilnimmt sowie eigenständige Betreuungsverantwortung u. Ausbildungsaufgaben (z. B. Fortbildungsveranstaltungen u. Supervision* für Pflegepersonal u. Ärzte) mit dem Ziel einer verbesserten psychiatr. Grundversorgung übernimmt. Vgl. Psychiatrie.

liber (lat.): frei.

Liberation (↑) *f*: Freisetzung.

Liberine *n pl*: syn. Releasing-Faktoren; s. Releasing-Hormone.

Libido (lat. Lust) *f*: **1.** (engl.) *libido*; allg. Bez. für den Sexualtrieb*; **2.** (psychoanalyt.) Bez. (Freud) für die best. Triebmanifestationen begleitende psych. Energie; vgl. Trieb.

Libido|fixierung (↑) *f*: (engl.) *libido fixation*; (psychoanalyt.) Festlegung der Libido auf infantile Triebobjekte od. Befriedigungsformen früherer Entwicklungsphasen*, z. B. bei Regression*.

Libido sexualis (↑) *f*: s. Sexualtrieb.

Libido|störung (↑): s. Appetenzstörungen, sexuelle.

Libman-Sacks-Syn|drom (Emmanuel L., Int., New York, 1872–1946; Benjamin S., Int., New York, 1896–1939) *n*: (engl.) *Libman-Sacks endocarditis*; Organmanifestation des systemischen Lupus* erythematodes bzw. Antiphospholipid*-Syndroms, u. a. charakterisiert durch eine atyp. verruköse Endokarditis, Perikarditis, Pleuritis, Arthritis, Splenomegalie.

Lichen (gr. λειχήν Flechte) *m*: (engl.) *lichen*; (dermat.) Bez. für ein kleinpapulöses Exanthem*; vgl. Flechte.

Lichen amyloidosus (↑) *m*: s. Amyloidosis cutis.

Licheni|fikation (↑) *f*: (engl.) *lichenification*; flächenhafte Infiltration der Haut mit Vergröberung der Hautfelderung (s. Abb.) i. R. eines chron. Ekzems*.

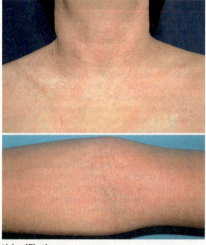

Lichenifikation [161]

Lichen islandicus (↑) *m*: s. Moos, Isländisches.

Lichen myx|oedematosus (↑) *m*: s. Skleromyxödem.

Lichen nitidus (↑) *m*: (engl.) *lichen nitidus*; bes. bei Kindern u. Jugendl. auftretende Hauterkrankung, als mögl. Variante des Lichen* ruber planus; stecknadelkopfgroße, weiße od. rötl., glänzende, transparente, nicht konfluierende Knötchen v. a. an Penis u. Unterarmbeugeseiten; nach längerer Zeit spontane Rückbildung; **Ther.**: evtl. Kortikoide.

Lichen pilaris (↑) *m*: (engl.) *lichen pilaris*; syn. Keratosis pilaris; häufig auftretende, derbe, stecknadelkopfgroße, manchmal rote Knötchen an den Follikeln, bes. an den Streckseiten der Oberarme u. Oberschenkel sowie am Gesäß, bes. bei jungen Frauen zwischen 15. u. 20. Lj.; i. d. R. später teilweise spontane Rückbildung; **Urs.**: **1.** genet.: Ichthyosis* vulgaris, Erythrokeratoderma* figurata variabilis; **2.** hormonal: Hyperthyreose, Hypokortizismus; **3.** Vitamin-A-Mangel; **Sonderformen**: Keratosis pilaris decalvans (behaarter Kopf), Keratosis* pilaris rubra atrophicans faciei, Atrophodermia* vermiculata; Keratosis follicularis spinulosa decalvans (atop. Ekzem u. irreversibler Haarverlust).

Lichen ruber planus (↑) *m*: (engl.) *lichen planus*; sog. flache Knötchenflechte; häufige entzündl. Erkr. der Haut u. Schleimhaut, mit Häufung im mittleren Lebensalter; **Lok.:** bes. Beugeseiten der Unterarme (s. Abb. 1), Unterschenkel, Sakralregion, Genitale u. Mundschleimhaut; auch disseminiert (Lichen ruber generalisatus), evtl. mit Übergang zu einer Erythrodermie (Lichen ruber exanthematicus); **Sonderformen** mit ringförmiger (Lichen ruber anularis) od. linearer Anordnung (Lichen ruber linearis od. Lichen ruber striatus), Blasenbildung (Lichen ruber bullosus od. Lichen ruber pemphigoides), Schleimhauterosionen (Lichen ruber erosivus; sehr dolent u. therapieresistent), warzenartigem Aussehen (Lichen ruber verrucosus), Nagelbefall (Lichen ruber unguium) od. follikulär gebundenen Papeln (Lichen ruber follicularis od. Lichen ruber acuminatus; s. Lasseur-Graham-Little-Syndrom); **Ätiol.:** unklar, zelluläre Immunreaktion gegen basale Keratinozyten nachweisbar (ähnl. dem Mechanismus der Graft*-versus-Host-Reaktion); gelegentl. Assoziation mit Hepatits B od. C; **Klin.:** multiple polygonale, flache, oft zentral gedellte, wachsartig glänzende, livide Papeln, die konfluieren können u. meist stark jucken; Auftreten weißer Punkte u. Netze in den Papeln (Wickham-Streifen, s. Abb. 2) als Ausdruck einer Verdickung des Stratum granulosum, bes. deutl. nach Einölen der Oberfläche u. an der Wangenschleimhaut; Auslösung eines Köbner*-Phänomens mögl.; oft spontane Abheilung nach 1–2 Jahren mit Pigmentierungen u. Atrophien; **Ther.:** Glukokortikoide lokal od. system., PUVA, Retinoide.

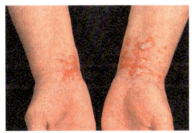

Lichen ruber planus Abb. 1: typische Lokalisation an den Beugeseiten der Unterarme [3]

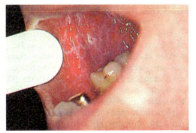

Lichen ruber planus Abb. 2: Wickham-Streifung der Mundschleimhaut [3]

Lichen sclerosus (↑) *m*: (engl.) *lichen sclerosus*; syn. Weißfleckenkrankheit; früher Lichen sclerosus et

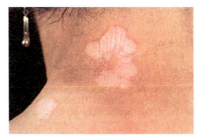

Lichen sclerosus: extragenitale Form [3]

atrophicus; seltene, chronisch entzündl. Bindegewebeerkrankung der Haut mit rundl., porzellanweißen, linsengroßen, atroph. erscheinenden Arealen, die zu größeren Herden konfluieren u. follikuläre Hyperkeratosen zeigen können; **Ätiol.:** unbekannt, vermutl. Autoimmunmechanismen; **Histol.:** epidermale Atrophie; hyalinisierte, zellarme papilläre Dermis; **Epidemiol.:** gehäuft bei Frauen; Auftreten in jedem Lebensalter möglich; **Klin.:** 1. genitaler L. s. (ca. 90 %): **a)** L. s. vulvae (syn. Craurosis vulvae; früher atrophe Vulvadystrophie): Pruritus, häufig Dyspareunie; im fortgeschrittenen Stadium Verlust der kleinen Labien, Labiensynechien, Stenose des Introitus vaginae; **b)** L. s. penis: Verhärtung u. Verengung (Phimose*) der Vorhaut, weiß. Verfärbung der Eichel (Balanitis xerotica obliterans), des inneren Vorhautblatts, Verdickung, Schrumpfung des Frenulums, Juckreiz; 2. extragenitaler L. s. (ca. 10 %); atrophische porzellanweisse Plaques mit follikulären Keratosen, v. a. an Nacken, Rücken (s. Abb.); **Kompl.:** Rhagaden, Blutungen; bei genitalem L. s. Meatusstenose*; evtl. Präkanzerose für Plattenepithelkarzinom; **Diagn.:** klinisch; gesicherte Diagn. nur durch Biopsie; **Ther.:** 1. operativ (Therapie der Wahl bei genitalem L. s.): Laservaporisation (L. s. vulvae), Zirkumzision (L. s. penis); ggf. Meatotomie; 2. Pharmakotherapie: bei vulvärem L. s. lokal niedrigpotente Glukokortikoide u. Calcineurin*-Inhibitoren; evtl. östrogen- bzw. testosteronhaltige Cremes, Balneophotochemotherapie, Teilbäder mit Zubereitungen aus Haferstroh; **Progn.:** ohne wirksame Ther. jahrelang schubartiger u. progredienter Verlauf; bei Kindern meist spontane Remission; Wahrscheinlichkeit der malignen Entartung bei Frauen <5 %, bei Männern nur in Einzelfällen berichtet.

Lichen simplex chronicus circum|scriptus (↑) *m*: (engl.) *lichen simplex chronicus*; syn. Lichen Vidal, Neurodermitis circumscripta; ekzematöse Hautveränderung mit bis zu handtellergroßen, rundl. od. auch streifenförmigen, stark juckenden, lichenifizierten, manchmal depigmentierten Effloreszenzen; **Vork.:** v. a. bei Frauen zwischen 20. u. 50. Lj. an Kopf, Nacken, Extremitäten, Sakral- u. Genitalregion; **Urs.:** unklar, möglicherweise artifizielles, durch gewohnheitsmäßiges u. zufälliges Kratzen u. Scheuern unterhaltenes Ekzem; **Ther.:** blande Salben, Okklusivverband, evtl. Kortikoide lokal.

Lichen urticatus (↑) *m*: Prurigo* simplex acuta.

Lichen Vidal (†; Jean B. V., Dermat., Paris, 1825–1893) *m*: Lichen* simplex chronicus circumscriptus.

Lich-Grégoir-Operation (Robert L. Jr., amerikan. Urol.; Willy G., belg. Urol.) *f*: (engl.) *Lich-Gregoir technique*; Verf. zur Ther. des vesikoureterorenalen Refluxes*, z. B. bei Ureterfehlbildungen*; **Prinzip:** Verlagerung des distalen Ureterabschnitts in einen 3–5 cm langen, präparierten Harnblasenmuskelabschnitt auf die intakte Blasenschleimhaut bei extravesikalem Zugang. Vgl. Politano-Leadbetter-Operation.

Licht: (engl.) *light*; i. e. S. der optisch wahrnehmbare Bereich im Spektrum der elektromagnetischen Wellen*, der etwa zw. den Wellenlängen 380–780 nm liegt; i. w. S. auch die nicht sichtbaren angrenzenden Wellenlängenbereiche (sog. Infrarot- u. Ultraviolettlicht). Vgl. Photonen.

Licht|dermatosen (Derm-*; -osis*) *f pl*: (engl.) *photodermatoses*; syn. Photodermatosen; Veränderungen der Haut inf. von Lichteinwirkung, bes. Ultraviolettstrahlung*; **Formen: 1. physiol. Reaktionen der Haut:** vermehrte Melaninbildung (Hyperpigmentierung), Akanthose u. Hyperkeratose (Lichtschwiele) sowie Reparatur geschädigter DNA (s. Reparatursysteme); **2. akute L.** (Dermatitis solaris, sog. Sonnenbrand): Sympt.: ausgeprägte Rötung der Haut, evtl. Blasenbildung, Fieber, später Schuppung der lichtexponierten Hautstellen; phototraumat. Reaktion bei normaler Lichtempfindlichkeit durch Überdosierung von UV-Licht mit nachfolgender Prostaglandinbildung; Ther.: Acetylsalicylsäure* u./od. Kortikosteroide; **3. chron. L.:** Atrophie der Epidermis u. Degeneration des Bindegewebes in der Dermis durch jahrelange übermäßige Sonnenexposition mit Vergrößerung des Hautreliefs, Zysten, Komedonen, Keratosen, Pigmentflecken, gehäuftem Auftreten von Plattenepithelkarzinomen*, Basalzellkarzinomen* u. evtl. Melanomen* (insbes. Lentigo*-maligna-Melanom); **4. phototox. Reaktionen:** Dermatitis u. länger anhaltende Hyperpigmentierung durch Lichteinwirkung u. externen od. system. Kontakt mit Lichtsensibilisatoren, z. B. Teer, Furocumarinen in Kosmetika mit Bergamottöl (Berloque-Dermatitis, Hyperpigmentierung in Form ablaufender Tropfen) od. in Herkulesstaude, Pastinak, Sellerie u. a. Pflanzen (Wiesengräserdermatitis, s. Abb. 1), Arzneimitteln (Ammoidin, Resorcin- u. Phenothiazin-

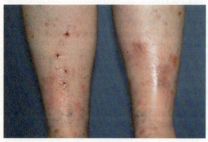

Lichtdermatosen Abb. 1: Wiesengräserdermatitis mit z. T. linear angeordnete Blasen an den Unterschenkelstreckseiten [161]

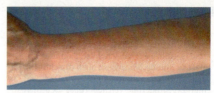

Lichtdermatosen Abb. 2: polymorphe Lichtdermatose mit Papulovesikulae an den Unterarmstreckseiten [161]

derivate, Nalidixinsäure, Tetracycline u. a.) sowie Farbstoffen (z. B. Rivanol, Trypaflavin, Eosin, Methylenblau); **5. photoallerg. Reaktionen vom immun. Typ IV** (Allergie*, Tab. dort) durch photochem. aktivierte Substanzen, z. B. Arzneimittel (Chlorpromazin, Sulfonamide u. a.), Lichtschutzfilter in Sonnencremes u. Kosmetika, antimikrobielle u. -mykotische Substanzen (bes. Salicylanilide), Duftstoffe (Moschus), opt. Aufheller (Stilbene) u. Cyclamate; Auftreten eines ekzemartigen Bildes nach einer Sensibilisierungsphase; selten Entw. zum aktinischen Retikuloid*; Nachw. durch Epikutantest mit Belichtung durch UVA (sog. Photopatch-Test); **6. Lichturtikaria*** (Typ I-Allergie); **7. polymorphe L.** (sog. Sonnenallergie): häufig auftretende, überwiegend durch plötzl., intensive UV-A-Bestrahlung ausgelöste, wahrscheinl. immun. bedingte u. oft lebenslang bestehende Hautreaktion mit papulösen, evtl. vesikulösen (s. Abb. 2), pruriginösen bzw. lichenoiden Effloreszenzen, v. a. im Frühjahr; Lok.: häufig Decolleté, Handrücken, Unterarmstreckseiten, auch Knie, Ellenbogen; Ther.: Chloroquin, Kortikosteroide, keine abrupte Sonnenexposition u. prophylakt. Photohardening mit PUVA; **8. genet. bedingte L.:** Bloom*-Syndrom, Rothmund*-Thomson-Syndrom, Xeroderma* pigmentosum; **9.** Dermatosen, bei denen **Licht provozierend** u. verschlimmernd wirken kann, z. B. Acne* aestivalis, okulokutaner Albinismus*, Herpes* simplex, Hydroa* vacciniformia, Lichturtikaria*, Lupus* erythematodes, Darier*-Krankheit; Pemphigus* vulgaris; Pemphigus* chronicus benignus familiaris; Pellagra*, versch. Formen der Porphyrie*, selten bei atopischem Ekzem* u. Psoriasis*; vgl. Lichen ruber planus; UV-Schäden.

Lichtenstein-Krankheit (Louis L., Pathol., New York, 1906–1977): s. Jaffé-Lichtenstein-Syndrom.

Lichtenstein-Operation *f*: (engl.) *Lichtenstein's herniorrhaphy, Lichtenstein repair*; Form der konventionellen Hernioplastik* (Abb. 1 dort) bei Leistenhernie*; nach Inversion des medialen Bruchs u. Halten desselben in dieser Position durch eine lockere Naht der Aponeurose des M. transversus abdominis bzw. Abtragung der lateralen Hernie wird ein auf M. obliquus internus u. am Ligamentum inguinale befestigtes, nicht od. nur teilweise resorbierbares Maschennetz zur spannungsfreien Verstärkung der Leistenhinterwand implantiert, das den Funiculus spermaticus umscheidet.

Licht|geschwindigkeit: (engl.) *velocity of light*; Formelzeichen c; Einheit m/s; Ausbreitungsgeschwindigkeit des Lichts; abhängig vom durchstrahlten Medium; L. im Vakuum (c_0) $2,99792458 \cdot 10^8$ m/s ≈ 300 000 km/s; vgl. Brechungsindex.

Licht|ko|agulation (Koagul-*) *f*: s. Photokoagulation; Infrarotkoagulation.
Licht|menge: (engl.) *luminance, quantity of light*; Formelzeichen Q; die von einer Lichtquelle im sichtbaren Bereich abgegebene Lichtenergie; Faktor aus Lichtstrom* (Φ) u. Zeit: Q = $\Phi \cdot$ t; abgeleitete SI-Einheit: Lumen · Sekunde (lms).
Licht-Nah-Dis|soziation (Dissoziation*) *f*: (engl.) *light-near dissociation*; träge od. fehlende Pupillenreaktion* auf Licht bei erhaltener od. überschießender Nahreaktion; **Urs.**: Läsion im Tegmentum des Mesencephalons*; vgl. Aquäduktsyndrom; Argyll-Robertson-Phänomen; Pupillotonie.
Licht|quanten (lat. quantum Menge) *n pl*: Photonen*.
Licht|re|aktion *f*: (engl.) *light response*; reflektor. Pupillenverengung auf Lichtreiz; s. Pupillenreaktionen.
Licht|re|flex (Reflekt-*) *m*: (otol.) s. Trommelfellreflex.
Licht|reizung, inter|mittierende: Photostimulation*.
Licht|scheu: (engl.) *photophobia*; syn. Photophobie; unangenehme Augenempfindungen bei Lichteinfall; **Urs.**: u. a. Hornhautveränderungen, Linsentrübung, intraokulare Entz., Achromatopsie, mangelnder Schlaf, übermäßiger Alkohol- u. Nicotinkonsum, Migräne, Meningitis, Masern.
Licht|schutz|faktor *m*: (engl.) *light protection factor*; Abk. LF; Maß für die Wirksamkeit von Lichtschutzmitteln; gibt an, um wieviel länger im Vergleich zur ungeschützten Exposition man sich nach Auftragen eines Lichtschutzmittels der Sonne aussetzen kann, bis ein Erythem* auftritt.
Licht|schwiele: s. Lichtdermatosen; Lichttestung.
Licht|stärke: (engl.) *luminous intensity*; Formelzeichen I; der von einer Lichtquelle im sichtbaren Bereich innerh. eines best. Raumwinkels (Ω) abgegebene Lichtstrom* (Φ); I = Φ / Ω; SI-Basiseinheit: Candela (cd); vgl. Einheiten; Leuchtdichte.
Licht|starre: s. Pupillenstarre.
Licht|strom: (engl.) *luminous flux*; Formelzeichen Φ; die von einer Lichtquelle pro Zeiteinheit (t) im sichtbaren Bereich abgegebene Lichtmenge* (Q); Φ = Q/t; abgeleitete SI-Einheit: Lumen (lm).
Licht|testung: (engl.) *light test*; Untersuchung der Lichtempfindlichkeit von Pat. vor einer Lichttherapie* zur Diagn. von Lichtdermatosen bzw. allerg. Lichtüberempfindlichkeit (Lichturtikaria) od. zur Feststellung der photosensibilisierenden od. -toxischen Potenz einer Substanz; Bestrahlung mit aufsteigenden Dosierungen (sog. Lichttreppe) von UV-A, UV-B od. sichtbarem Licht am Rücken; Beurteilung sofort, 10–15 Min. u. 24 Std. nach Bestrahlung; vgl. Erythemdosis, minimale.
Licht|therapie *f*: (engl.) *phototherapy*; auch Lichtbehandlung; therap. Anwendung des Lichts*; **Formen:** u. a. Lichtbad, Sonnenbad od. Anw. künstl. Lichts mit Höhensonne (Quarzlampe), Solluxlampe, Glühlicht (Lichtbügel), Infrarotlicht; Sonderformen: PUVA*, selektive Ultraviolettphototherapie*, Schmalband-UV-Therapie (311 nm); **Anw.**: u. a. bei chron. Hautkrankheiten, Hyperbilirubinämie der Neugeborenen (s. Phototherapie), saisonal-affektiver Störung, zur Steigerung der Infektabwehr u. Vorbeugung des Calciferolmangels insbes. älterer Menschen; cave: onkol. Risiko für die Haut. Vgl. Lichtdermatosen.
Licht|toxizität (Tox-*) *f*: (engl.) *light toxicity*; Phototoxizität; (ophth.) schädigende Wirkung von Licht unterschiedl. Wellenlänge auf die Strukturen des Auges; **Schädigungsmechanismen: 1. mechanisch:** Erzeugung extrem hoher Energiedichten für sehr kurze Zeit, z. B. bei therap. Anw. des Neodym:YAG-Lasers; **2. thermisch:** lokaler Temperaturanstieg bis zur Gewebekoagulation durch Absorption von Licht hoher Energie v. a. in pigmentierten Strukturen wie Iris u. Pigmentepithel (z. B. Makulaverbrennung durch Sonnenlicht, Photokoagulation*); **3. photochemisch:** Einwirkung von Licht über längere Zeit mit der Induktion oxidativer Prozesse, meist unter Bildung freier Radikale; Schädigung durch UV-Licht v. a. in Hornhaut u. Linse, durch sichtbares Licht in der Retina. Vgl. Keratoconjunctivitis photoelectrica; Lichtdermatosen.
Licht|urtikaria (Urtica*) *f*: (engl.) *solar urticaria*; Urticaria solaris; auch Sonnenurtikaria; selten vorkommende, vorwiegend an sonst lichtgeschützten Hautarealen unmittelbar nach Lichteinwirkung (UV-B, UV-A u. sichtbares Licht) auftretende, physikalische Urtikaria*; **Urs.**: bei einigen Pat. Nachweis eines durch UV-Licht induzierbarem bis Antigen wirkendem Serumprotein; mögl. Assoziation mit zystischer* Fibrose; **Ther.**: Lichtdesensibilisierung, evtl. Plasmapherese, Lichtschutz, Antihistaminika.
Lid: Palpebra*; Augenlid.
Liddle-Syn|drom (Grant Winder L., amerikan. Arzt, geb. 1921) *n*: (engl.) *Liddle syndrome*; syn. Pseudoaldosteronismus; sehr seltene, autosomal-dominant erbl. Erkr.; Form der monogenet. art. Hypertonie*; **Ätiol.**: Mutation (Genlocus 16p13-p12) der Betaod. Gammauntereinheit des renalepithelialen Na$^+$-Kanals i. S. einer Aktivierung; **Klin.**: schwere art. Hypertonie mit Hypokaliämie*, nicht respirator. (metabol.) Alkalose, verminderte Renin- u. Aldosteronkonzentration im Blut. Vgl. Hyperaldosteronismus.
Lid|halter: (engl.) *blepharostat*; Instrument zum mechan. Auseinanderspreizen der Lider, z. B. bei Op., Spülung nach Verätzung, Fremdkörperentfernung; s. Desmarres-Lidhalter.
Lid|karzinom (Karz-*, -om*) *n*: (engl.) *eyelid carcinoma*; von der Lidhaut u. ihren Anhangsgebilden ausgehende, maligne, epitheliale Geschwulst des Augenlids (s. Abb.), meist Basalzellkarzinom*, seltener Plattenepithelkarzinom* od. Talgdrüsenkarzinom (Meibom-Karzinom).
Lid|krampf: s. Blepharospasmus.
Lido|cain (INN) *n*: **1.** (engl.) *lidocaine*; (anästh.) s. Lokalanästhetika; **2.** (kardiol.) Antiarrhythmikum* (Tab. dort); **Kontraind.**: Schenkel- od. AV-Block, Leberschädigung; **UAW**: v. a. Störungen des ZNS (Schwindel, Somnolenz, Verwirrtheit, Krämpfe); bei hohen Dosen Blutdruckabfall.
Lid|ödem (Ödem*) *n*: (engl.) *eyelid edema*; Schwellung des Augenlids (s. Abb.); **Vork.** als Sympt. bei: **1. Allgemeinerkrankungen**, z. B. Anaphylaxie, Angioödem, Glomerulopathie, Dermatomyositis, Mikulicz-Krankheit I, Myxödem, Trichinose, Thrombophlebitis der V. angularis u. V. ophthal-

Lidphlegmone

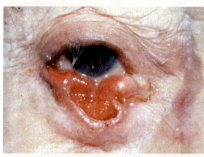

Lidkarzinom [106]

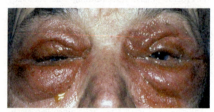

Lidödem [106]

mica, Kavernosusthrombose, Schädelbasisfrakturen, Phlegmone od. Erysipel im Gesicht; **2. ophth. Erkrankungen**, z. B. Hordeolum, Dakryozystitis, Blennorrhö, Orbitalphlegmone u. durch Insektenstich.

Lid|phlegmone (Phlegmone*) *f*: (engl.) *preseptal cellulitis*; akute Entz. im Bereich der Lider, die im Gegensatz zu Orbitalphlegmonen* vor dem Septum* orbitale lokalisiert ist u. nicht mit Motilitätsstörungen des Augapfels u. Chemosis einhergeht **Urs.**: überwiegend infektiös, auch i. R. von Infektionen der Haut (z. B. Erysipel*) od. traumatisch.

Lid|platte: Tarsus*.

Lid|rand|entzündung: s. Blepharitis.

Lid|schlag: (engl.) *blink*; unbewusste, reflektorische Bewegung des oberen Augenlids; verteilt Tränenflüssigkeit* über die Hornhaut.

Lid|schluss|re|aktion *f*: (engl.) *eyelid closure reflex*; syn. Orbicularisreaktion, Westphal-Pilcz-Zeichen; Pupillenverengung bei kräftigem Lidschluss od. beim Versuch, das Auge gegen Widerstand zu schließen; beruht auf Faserverbindungen zwischen den Kerngebieten des N. facialis u. N. oculomotorius; ist auch bei lichtstarrer Pupille auszulösen. Vgl. Pupillenreaktionen.

Lieberkühn-Krypten (Johann N. L., Arzt, Anat., Berlin, 1711–1756; Krypt-*): (engl.) *Lieberkühn's crypts*; Glandulae intestinales; schlauchförmige Epitheleinsenkungen im Bereich der Lamina propria des Dünn- u. Dickdarms; **Funktion**: Oberflächenvergrößerung u. Sekretion. Im Dünndarm befinden sich am Kryptengrund spezif. Drüsenzellen (Paneth*-Körnerzellen, enterochromaffine Zellen*) sowie Stammzellen.

Liebstöckel: (engl.) *lovage*; Levisticum officinale; Kulturpflanze aus der Fam. der Doldengewächse, deren Wurzel u. Wurzelstock (Levistici radix) ätherisches Öl mit spasmolyt. Wirkung u. Cumarin-

derivate enthält; **Verw.**: als Diuretikum* bei Entz. der ableitenden Harnwege u. zur Proph. von Nierengrieß; **Kontraind.**: akute Entz. des Nierenparenchyms, eingeschränkte Herz- od. Nierenfunktion.

Lien (lat.) *m*: veraltete Bez. für Milz*.

Lien ac|cessorius (↑) *m*: (engl.) *accessory spleen*; syn. Splen accessorius, Lien succenturiatus; Nebenmilz; mehrere rundl. bis haselnussgroße Körper aus Milzgewebe in der Nähe od. als Anhänge der Milz*.

Lien mobilis (↑) *m*: Wandermilz*.

Lieno-: s. Splen.

Lieno|graphie (Lien*; -graphie*) *f*: s. Hepatolienographie.

Lien suc|centuriatus (↑) *m*: Lien* accessorius.

Li|enterie (gr. λεῖος glatt; Enter-*) *f*: (engl.) *lientery*; Diarrhö* mit unverdauten Nahrungsbestandteilen.

Lieutaud-Dreieck (Joseph L., Anat., Paris, Montpellier, 1703–1780): Trigonum* vesicae.

life island (engl. life Leben; island Insel): Bez. für sterile Isoliereinheit bzw. sterilen Raum zum Schutz infektionsgefährdeter Pat. (z. B. bei Immunsuppression, Agranulozytose, Granulozytopenie nach zytostat. Ther.); zur Vermeidung einer Infektion mit fakultativ pathogenen Keimen der eigenen Bakterienflora* werden meist schwer resorbierbare Antibiotika zur enteralen Keimreduktion angewendet u. eine Desinfektion der Haut durchgeführt. Vgl. Isolierung; Behandlung, gnotobiotische.

Li-Fraumeni-Syn|drom *n*: (engl.) *Li-Fraumeni syndrome*; familiäres Krebssyndrom* mit Auftreten solider Tumoren (auch im ZNS, Astrozytom) im Kindesalter in Familien, in denen auch bei anderen Familienmitgliedern <45 Jahre gehäuft Tumoren (z. B. Mammakarzinom, Knochen-, ZNS-, Lungentumoren, ALL, AML u. typischerweise Nierenrindenkarzinome) vorkommen; meist mit einer Mutation des Tumorsuppressorgens p53* verbunden. Vgl. HNPCC.

Lig.: Abk. für Ligamentum.

Ligament (Ligamentum*; pl Ligamenta) *n*: **1.** (engl.) *ligament*; Band; aus kollagenem (seltener elast.) Bindegewebe bestehende strangförmige od. platte Gebilde, die der Befestigung gegeneinander bewegl. Teile des Skeletts dienen; Verstärkungsbänder der Gelenkkapsel sichern den Zus. der beteiligten Knochen (Haftbänder) u. die dem Gelenk zukommende Bewegung (Führungsbänder) od. hemmen eine Überbewegung (Hemmungsbänder). Bänder im Innern von Gelenken (Binnen- od. Zwischenknochenbänder) sind ihrer Funktion nach ebenfalls Haft-, Führungs- od. Hemmungsbänder. **2.** In der Bauchhöhle werden als L. solche Teile des Bauchfells bezeichnet, die entweder als Duplikaturen od. als einfache Lamellen an ein Organ herantreten u. bei Bewegungen des Organs gespannt sein können.

Ligamenta alaria (↑) *n pl*: Flügelbänder; Dens axis ↔ medialer Rand der Hinterhauptkondylen u. der oberen Gelenkflächen des Atlas.

Ligamenta anularia trachealia (↑) *n pl*: bindegewebige Verbindungen der Knorpelspangen der Luftröhre.

Ligamenta auricularia (↑) *n pl*: Bindegewebezüge vom Ohrknorpel zum Schläfenbein.
Ligamenta carpo|meta|carpalia dorsalia, palmaria (↑) *n pl*: Verstärkungsbänder der Karpometakarpalgelenke.
Ligamenta col|lateralia (↑) *n pl*: Seitenbänder der Finger-, Zehen-, Metakarpo- u. Metatarsophalangealgelenke.
Ligamenta costo|xiphoidea (↑) *n pl*: Rippenbogen ↔ Schwertfortsatz des Brustbeins.
Ligamenta cuneo|navicularia dorsalia, plantaria (↑) *n pl*: Os naviculare ↔ Ossa cuneiformia.
Ligamenta flava (↑) *n pl*: vorwiegend aus elast. Fasern bestehende (gelbe) Bänder zwischen benachbarten Wirbelbögen.
Ligamenta gleno|humeralia (↑) *n pl*: Verstärkungsbänder in der Vorderwand der Schultergelenkkapsel.
Ligamenta inter|carpalia dorsalia, inter|ossea, palmaria (↑) *n pl*: Verstärkungsbänder an den dorsalen, interossealen bzw. palmaren Flächen der Handwurzelknochen.
Ligamenta inter|cuneiformia dorsalia, inter|ossea, plantaria (↑) *n pl*: Verstärkungsbänder an den entspr. Flächen der Keilbeine.
Ligamenta inter|spinalia, inter|trans|versaria (↑) *n pl*: zwischen den Dornfortsätzen u. Querfortsätzen benachbarter Wirbel.
Ligamenta meta|carpalia dorsalia, inter|ossea, palmaria (↑) *n pl*: Verstärkungsbänder der entspr. Flächen zwischen den Basen des 2.–5. Mittelhandknochen.
Ligamenta meta|tarsalia dorsalia, inter|ossea, plantaria (↑) *n pl*: Verstärkungsbänder zw. den Basen der entspr. Flächen der Mittelfußknochen.
Ligamenta ossiculorum auditus (↑) *n pl*: Bänder der Gehörknöchelchen.
Ligamenta palmaria meta|carpo|phalangeae (↑) *n pl*: faserknorpelige Verstärkung der Gelenkkapsel an der Palmarseite der Fingergrundgelenke; Bestandteil des Bodens der Sehnenscheiden.
Ligamenta plantaria articulationis meta|tarsophalangeae (↑) *n pl*: faserknorpelige Verstärkung der Gelenkkapsel an der Plantarfläche der Zehengrundgelenke.
Ligamenta sacro|iliaca anteriora (↑) *n pl*: Verstärkungsbänder des Kreuzdarmbeingelenks; Facies pelvica ossis sacri ↔ Os ilium.
Ligamenta sterno|costalia radiata (↑) *n pl*: strahlige Verstärkungszüge, bes. an der Vorderwand der Kapsel der Artt. sternocostales.
Ligamenta sterno|peri|cardiaca (↑) *n pl*: Bindegewebezüge vom Herzbeutel zum Brustbein.
Ligamenta sus|pensoria mammae (↑) *n pl*: Bindegewebestränge von der Haut über die Brustdrüse zur Fascia pectoralis.
Ligamenta tarsi dorsalia, inter|ossea, plantaria (↑) *n pl*: Verstärkungsbänder zwischen den Fußwurzelknochen.
Ligamenta tarso|meta|tarsalia dorsalia, plantaria (↑) *n pl*: Verstärkungsbänder der Fußwurzel-Mittelfußgelenke einschließlich Ligg. cuneometatarsalia.
Ligamenta ulno|carpale palmare, dorsale (↑) *n pl*: Verstärkungsbänder des proximalen Handgelenks; Proc. styloideus ulnae ↔ Os triquetrum u. capitatum.
ligamentosus (↑): mit Bändern versehen.
Ligamentum (lat. Band; pl Ligamenta) *n*: Abk. Lig.; s. Ligament.
Ligamentum acromio|claviculare (↑) *n*: Verstärkungsband des Akromioklavikulargelenks.
Ligamentum ano|coccygeum (↑) *n*: Anus ↔ Steißbein; dient dem oberflächl. Teil des M. sphincter ani ext. zur Anheftung am Steißbein.
Ligamentum anulare radii (↑) *n*: Ringband der Speiche; Verstärkungsband des Ellenbogengelenks; ringförmig um den Radiuskopf vom vorderen zum hinteren Rand der Incisura radialis der Ulna.
Ligamentum anulare stapediale (↑) *n*: Ringband zwischen der Fußplatte des Steigbügels u. dem Vorhoffenster des Innenohrs.
Ligamentum apicis dentis (↑) *n*: Spitze des Dens axis ↔ vorderer Umfang des Hinterhauptlochs; Rest der Chorda dorsalis.
Ligamentum-arcuatum-medianum-Syn|drom (↑; lat. arcuatus bogenförmig gekrümmt; Medi-*) *n*: Sonderform der Angina* abdominalis inf. Kompression des Truncus* coeliacus durch angeb. Anomalie des Ligamentum arcuatum medianum.
Ligamentum arteriosum (↑) *n*: (engl.) *Botallo's ligament*; syn. Ligamentum (arteriosum) Botalli, Botallo-Band; bindegewebiger Rest des Ductus* arteriosus.
Ligamentum bi|furcatum (↑) *n*: Pinzettenband; „Schlüssel der Chopart-Amputationslinie"; Calcaneus ↔ Os naviculare (Lig. calcaneonaviculare), Os cuboideum (Lig. calcaneocuboideum).
Ligamentum calcaneo|cuboideum dorsale (↑) *n*: s. Ligamentum bifurcatum.
Ligamentum calcaneo|cuboideum plantare (↑) *n*: plantarseitiges Verstärkungsband des Kalkaneokuboidgelenks.
Ligamentum calcaneo|fibulare (↑) *n*: Verstärkungsband des oberen Sprunggelenks; Spitze des Malleolus lat. fibulae ↔ laterale Fläche des Calcaneus.
Ligamentum calcaneo|naviculare plantare (↑) *n*: Pfannenband, Plattfußband; Rand des Sustentaculum tali ↔ plantare Fläche des Os naviculare; bildet mit seiner verknorpelten oberen Fläche einen Teil der Gelenkpfanne für den Taluskopf.
Ligamentum capitis costae intra|articulare (↑) *n*: (engl.) *intra-articular ligament of head of ribs*; innerh. des Gelenkspalts des Rippenwirbelgelenks; Crista capitis costae der 2.–10. Rippe ↔ Bandscheibe.
Ligamentum capitis costae radiatum (↑) *n*: Caput costae ↔ radiär an benachbarten Wirbelkörpern u. Bandscheibe.
Ligamentum capitis femoris (↑) *n*: Incisura acetabuli der Hüftgelenkpfanne ↔ Fovea capitis femoris; enthält den R. acetabularis der A. obturatoria.
Ligamentum capitis fibulae anterius, posterius (↑) *n*: Verstärkungsbänder des Wadenbein-Schienbeingelenks.
Ligamentum cardinale (↑) *n*: mit glatter Muskulatur durchsetzte Bindegewebezüge an der Basis des Ligamentum* latum uteri zur Cervix uteri.

Ligamentum carpi radiatum (↑) *n*: Palmarfläche des Os capitatum ↔ benachbarte Handwurzelknochen.

Ligamentum col|laterale carpi radiale (↑) *n*: Proc. styloideus radii ↔ Os scaphoideum.

Ligamentum col|laterale carpi ulnare (↑) *n*: Proc. styloideus ulnae ↔ Os triquetrum u. pisiforme.

Ligamentum col|laterale fibulare (↑) *n*: Epicondylus lat. femoris ↔ Caput fibulae.

Ligamentum col|laterale mediale articulationis talo|cruralis (↑) *n*: auch Lig. deltoideum; Malleolus med. ↔ Sustentaculum tali calcanei (Pars tibiocalcanea); vorderer Abschnitt des Talushalses (Pars tibiotalaris ant.), Tuberculum med. des Proc. post. tali (Pars tibiotalaris post.), Dorsalfläche des Os naviculare (Pars tibionavicularis).

Ligamentum col|laterale radiale (↑) *n*: Epicondylus lat. humeri ↔ über das Lig. anulare radii zur Incisura radialis ulnae.

Ligamentum col|laterale tibiale (↑) *n*: Epicondylus u. Condylus med. femoris ↔ Tibia; Teil der Gelenkkapsel, mit Meniscus med. verwachsen.

Ligamentum col|laterale ulnare (↑) *n*: Epicondylus med. humeri ↔ Proc. coronoideus ulnae, Olecranon ulnae.

Ligamentum conoideum (↑) *n*: Teil des Ligamentum coracoclaviculare.

Ligamentum coraco|acromiale (↑) *n*: Proc. coracoideus scapulae ↔ Acromion scapulae: Dach des Schultergelenks.

Ligamentum coraco|claviculare (↑) *n*: Proc. coracoideus scapulae ↔ laterales Ende der Clavicula; wird unterteilt in Ligamentum conoideum (hinten) u. Ligamentum trapezoideum (vorn).

Ligamentum coraco|humerale (↑) *n*: Basis des Proc. coracoideus scapulae ↔ Tuberculum majus humeri; Verstärkungsband der Schultergelenkkapsel.

Ligamentum coronarium hepatis (↑) *n*: Umschlag des Peritoneum parietale an der Unterseite des Zwerchfells auf das Peritoneum viscerale der Leber* an der Zirkumferenz der Area nuda der Leber.

Ligamentum costo|claviculare (↑) *n*: inneres Ende des Schlüsselbeins ↔ Knorpel der 1. Rippe.

Ligamentum costo|trans|versarium laterale (↑) *n*: Rippenhals ↔ Vorderkante bzw. lateral am Wirbelquerfortsatz.

Ligamentum costo|trans|versarium superius (↑) *n*: Oberrand des Rippenhalses ↔ Unterrand des Querfortsatzes des nächsthöheren Wirbels.

Ligamentum crico|arytenoideum (↑) *n*: Ringknorpelplatte ↔ mediale u. untere Kante des Stellknorpels: Verstärkung des Krikoarytenoidgelenks.

Ligamentum crico|pharyngeum (↑) *n*: Ringknorpelplatte u. Cartilago corniculata ↔ Vorderwand der Pharynx; besteht aus elast. Fasern.

Ligamentum crico|thyroideum medianum (↑) *n*: Ringknorpelbogen ↔ Unterrand des Schildknorpels; mediane Verstärkung des Conus elasticus; besteht aus elastischen Fasern.

Ligamentum crico|tracheale (↑) *n*: elast. Membran zwischen Unterrand des Ringknorpels u. oberster Trachealknorpelspange.

Ligamentum cruciatum anterius, posterius (↑) *n*: s. Kreuzband.

Ligamentum cruci|forme atlantis (↑) *n*: Querschenkel (Ligamentum transversum atlantis): zw. den Massae laterales des Atlas; Längsschenkel (Fasciculi longitudinales): zw. Vorderrand des Hinterhauptlochs u. Körper der Axis.

Ligamentum cuboideo|naviculare dorsale, plantare (↑) *n*: Os cuboideum ↔ Os naviculare.

Ligamentum cuneo|cuboideum dorsale, inter|osseum, plantare (↑) *n*: Os cuneiforme lat. ↔ Os cuboideum.

Ligamentum denticulatum (↑) *n*: am seitl. Umfang des Rückenmarks von der Pia* mater ausgehende frontal gestellte Bindegewebeplatte, die sich mit 19–23 Zacken zw. den Austrittsstellen der Spinalnervenwurzeln an der Dura* mater befestigt; Aufhängevorrichtung des Rückenmarks.

Ligamentum epi|didymidis inferius, superius (↑) *n*: Falten des viszeralen Blatts der Tunica vaginalis testis zwischen Hoden u. Nebenhodenschwanz bzw. -kopf; begrenzen den Sinus epididymidis.

Ligamentum falci|forme hepatis (↑) *n*: sichelförmige Bauchfellduplikatur zwischen Vorderfläche der Leber u. vorderer Bauchwand; der freie untere Rand reicht bis zum Nabel. Vgl. Ligamentum teres hepatis.

Ligamentum fundi|forme penis (↑) *n*: Linea alba abdominis unterh. des Nabels ↔ schlingenförmig um die Peniswurzel.

Ligamentum gastro|colicum (↑) *n*: Bauchfellplatte zwischen großer Kurvatur des Magens u. Colon transversum; besteht aus den Blättern des Omentum majus u. dem Mesocolon transversum.

Ligamentum gastro|phrenicum (↑) *n*: Teil des großen Netzes von der großen Kurvatur des Magens zum Zwerchfell.

Ligamentum gastro|splenicum (↑) *n*: Bauchfellplatte zwischen großer Kurvatur des Magens u. Milzhilus, Teil des Omentum majus.

Ligamentum hepato|colicum (↑) *n*: Bauchfellfalte von der Leber zum Colon transversum u. zur Flexura coli dextra; Fortsetzung des Ligamentum hepatoduodenale.

Ligamentum hepato|duo|denale (↑) *n*: Teil des Omentum* minus; Bauchfellplatte zwischen Leberpforte u. Duodenum; der freie rechte Rand begrenzt von vorn das Foramen* omentale; enthält Ductus choledochus, V. portae, A. hepatica.

Ligamentum hepato|gastricum (↑) *n*: Teil des Omentum* minus; Bauchfellplatte zwischen kleiner Kurvatur des Magens u. Leberpforte.

Ligamentum hepato|phrenicum (↑) *n*: Teil des Lig. triangulare dextrum hepatis; zwischen rechtem Leberlappen u. Zwerchfell.

Ligamentum hepato|renale (↑) *n*: Teil des Lig. coronarium hepatis zwischen rechtem Leberlappen u. rechter Niere.

Ligamentum hyo|epi|glotticum (↑) *n*: Bandzüge zwischen Zungenbeinkörper u. Vorderfläche des Kehldeckels.

Ligamentum ilio|femorale (↑) *n*: (engl.) iliofemoral ligament; Bertin-Band; Verstärkungsband an der Vorderfläche der Hüftgelenkkapsel; Umgebung der Spina iliaca ant. inf. ↔ Linea intertrochanterica femoris.

Ligamentum ilio|lumbale (↑) *n*: Proc. costiformis des 5. Lendenwirbels ↔ Crista iliaca.

Ligamentum incudis posterius, superius (↑) *n*: Aufhängebänder des Amboss; Crus breve incudis

↔ seitl. Wand der Paukenhöhle; Corpus incudis ↔ Dach des Recessus epitympanicus.

Ligamentum inguinale (↑) *n*: syn. Poupart-Band; Leistenband; Spina iliaca ant. sup. ↔ Tuberculum pubicum; Verstärkungszug der Fascia iliaca, verwachsen mit den Aponeurosen der schrägen Bauchmuskeln, der Fascia transversalis, Fascia investiens abdominis u. Fascia lata.

Ligamentum inter|claviculare (↑) *n*: zwischen den medialen Enden beider Schlüsselbeine.

Ligamentum inter|foveolare (↑) *n*: syn. Hesselbach-Band; bandartiger Verstärkungszug der Fascia* transversalis an der medialen Seite des Anulus* inguinalis profundus.

Ligamentum ischio|femorale (↑) *n*: Verstärkungsband an der Hinterfläche der Hüftgelenkkapsel; Sitzbein ↔ Zona orbicularis der Kapsel, lateraler Teil des Lig. iliofemorale, Linea intertrochanterica.

Ligamentum lacunare (↑) *n*: syn. Gimbernat-Band; bogenförmig zwischen Ligamentum inguinale u. Os pubis verlaufende Fasern der Aponeurose des M. obliquus ext. abdominis, die am medialen Ende des Ligamentum inguinale sichelförmig zum Pecten ossis pubis umbiegen; mediale Begrenzung der Lacuna vasorum.

Ligamentum laterale articulationis temporomandibularis (↑) *n*: Verstärkungsband des Kiefergelenks; Arcus zygomaticus des Schläfenbeins ↔ Collum mandibulae.

Ligamentum latum uteri (↑) *n*: Bauchfellduplikatur von den Seitenkanten des Uterus zur seitl. Beckenwand; vgl. Mesometrium, Mesosalpinx, Mesovarium.

Ligamentum longitudinale anterius, posterius (↑) *n*: **1.** vorderes Längsband, befestigt an den Vorderflächen des Hinterhaupts, der Wirbelkörper bis zum Kreuzbein; **2.** hinteres Längsband mit der Verankerung an den Hinterflächen der Bandscheiben.

Ligamentum lumbo|costale (↑) *n*: Verstärkungszüge des tiefen Blatts der Fascia thoracolumbalis; Procc. costiformia der Lendenwirbel ↔ untere Rippen, Beckenkamm.

Ligamentum mallei anterius, laterale, superius (↑) *n*: Proc. anterior des Hammers ↔ Fissura petrotympanica; Hals des Hammers ↔ Incisura tympanica; Hammerkopf ↔ Dach des Recessus epitympanicus.

Ligamentum menisco|femorale posterius (↑) *n*: akzessorische Faserzüge des Lig. cruciatum post.; hinterer Rand des Meniscus lat. ↔ Condylus lat. femoris.

Ligamentum meta|carpale trans|versum profundum (↑) *n*: palmar zwischen den Sehnenscheiden des II.–V. Fingerbeugers in Höhe der Köpfchen der Mittelhandknochen.

Ligamentum meta|carpale trans|versum super|ficiale (↑) *n*: Verstärkungszüge der oberflächl. Hohlhandfaszie, mit der Zwischenfingerhaut verbunden.

Ligamentum meta|tarsale trans|versum profundum (↑) *n*: plantar zwischen den Sehnenscheiden der Zehenbeuger in Höhe der Köpfchen der Mittelfußknochen.

Ligamentum meta|tarsale trans|versum super|ficiale (↑) *n*: Verstärkungszüge der oberflächl. Fas-zie der Fußsohle, mit der Zwischenzehenhaut verbunden.

Ligamentum nuchae (↑) *n*: Nackenband; sehnige Platte, reich an elast. Fasern, zwischen den beiderseitigen Nackenmuskeln; Protuberantia occipitalis ext. ↔ Procc. spinosi aller Halswirbel.

Ligamentum ovarii proprium (↑) *n*: Eierstockband, entstanden aus der kaudalen Keimdrüsenfalte. Extremitas uterina ovarii ↔ Tubenwinkel des Uterus; in der Hinterwand des Lig. latum uteri.

Ligamentum palpebrale laterale (↑) *n*: Tarsalplatten des Ober- u. Unterlids ↔ seitl. Wand der Augenhöhle.

Ligamentum palpebrale mediale (↑) *n*: Tarsalplatten des Oberlids ↔ Crista lacrimalis ant. u. post.; umfasst den Tränensack.

Ligamentum patellae (↑) *n*: Patellasehne; Sehne des M. quadriceps femoris von der Kniescheibenspitze bis zur Tuberositas tibiae; **klin. Bedeutung: 1.** Auslösung des Patellasehnenreflexes; s. Reflexe (Tab. 1 dort); **2.** Ruptur: s. Patellasehnenruptur; **3.** die mittleren Anteile des L. p. können als sog. BTB-Transplantat (Abk. für engl. bone-tendon-bone) zur Rekonstruktion des vorderen Kreuzbands bei Kreuzbandruptur verwendet werden; s. Kniegelenkbandruptur.

Ligamentum phrenico|colicum (↑) *n*: Anheftungsstelle der linken Kolonflexur am Zwerchfell.

Ligamentum phrenico|splenicum (↑) *n*: Bauchfellfalte zwischen Zwerchfell, li. Niere u. Milzhilum.

Ligamentum piso|hamatum, piso|meta|carpale (↑) *n*: Fortsetzung der Sehne des M. flexor carpi ulnaris; Os pisiforme ↔ Hamulus ossis hamati bzw. Basis des IV. u. V. Mittelhandknochens.

Ligamentum plantare longum (↑) *n*: Plantarfläche des Calcaneus ↔ Os cuboideum, Basen der Ossa metatarsalia II–V; überbrückt die Sehnenscheide des M. peroneus longus.

Ligamentum popliteum arcuatum (↑) *n*: bogenförmiger Verstärkungszug in der oberflächl. Faszie des M. popliteus, strahlt in die Hinterwand der Kniegelenkkapsel ein; Verbindungszug zum Fibulakopf.

Ligamentum popliteum obliquum (↑) *n*: Teil der Sehne des M. semimembranosus zur Hinterwand der Kniegelenkkapsel.

Ligamentum pterygo|spinale (↑) *n*: Lamina lat. proc. pterygoidei ossis sphenoidalis ↔ Spina ossis sphenoidalis.

Ligamentum pubicum inferius (↑) *n*: Band am Unterrand der Symphyse.

Ligamentum pubicum superius (↑) *n*: am Oberrand der Symphyse quer verlaufend.

Ligamentum pubo|femorale (↑) *n*: Verstärkungsband an der Vorderwand der Hüftgelenkkapsel. Ramus sup. ossis pubis u. Membrana obturatoria ↔ Kapsel des Hüftgelenks u. Femurhals.

Ligamentum pubo|prostaticum (↑) *n*: Symphyse ↔ Prostata; entspricht bei der Frau dem Lig. pubovesicale.

Ligamentum pubo|vesicale (↑) *n*: paarige Verstärkungszüge der Fascia superior diaphragmatis pelvis von der Hinterfläche der Schambeinäste zur Blase ziehend (vgl. Fascia pelvis); entspricht beim Mann dem Lig. puboprostaticum.

Ligamentum pulmonale (↑) *n*: Umschlagfalte der Pars mediastinalis der Pleura parietalis in der Pleura visceralis; zieht vom Lungenhilum abwärts zum Zwerchfell.

Ligamentum quadratum (↑) *n*: Faserzug an der Vorderseite der Ellenbogengelenkkapsel; Radialseite der Ulna ↔ Collum radii.

Ligamentum radio|carpale dorsale, palmare (↑) *n*: Radius (Dorsal- bzw. Palmarfläche) ↔ Os triquetrum u. Os lunatum; palmar: Os capitatum.

Ligamentum reflexum (↑) *n*: Colles-Band; tiefe Sehnenfasern des M. obliquus externus abdominis der anderen Körperseite zum Tuberculum pubicum am Ansatz des Ligamentum inguinale; mediale Begrenzung des äußeren Leistenrings.

Ligamentum rotundum (↑) *n*: s. Ligamentum teres uteri.

Ligamentum sacro|coccygeum anterius (↑) *n*: Vorderfläche des letzten Kreuzwirbels ↔ Steißbein; entspricht Lig. longitudinale anterius.

Ligamentum sacro|coccygeum laterale (↑) *n*: Pars lat. des Kreuzbeins ↔ Seitenfläche des 1. Steißwirbels.

Ligamentum sacro|coccygeum posterius profundum (↑) *n*: Hinterfläche des letzten Kreuzbeinwirbels ↔ 1.–2. Steißbeinwirbel; Fortsetzung des Lig. longitudinale posterior.

Ligamentum sacro|coccygeum posterius super|ficiale (↑) *n*: Hiatus sacralis ↔ 2. Steißbeinwirbel; Äquivalent der Ligg. flava.

Ligamentum sacro|iliacum inter|osseum (↑) *n*: Binnenband des Kreuzdarmbeingelenks; Tuberositas ossis sacri ↔ Tuberositas iliaca.

Ligamentum sacro|iliacum posterius (↑) *n*: Verstärkungsband des Kreuzdarmbeingelenks; Proc. articularis sup. des Kreuzbeins u. Crista sacralis lat. ↔ Spina iliaca posterior superior et inferior.

Ligamentum sacro|spinale (↑) *n*: Kreuz- u. Steißbein ↔ Spina ischiadica; trennt Foramen ischiadicum majus u. minus.

Ligamentum sacro|tuberale (↑) *n*: Spina iliaca post. sup. ↔ Tuber ischiadicum.

Ligamentum spheno|mandibulare (↑) *n*: Spina ossis sphenoidalis ↔ Lingula mandibulae.

Ligamentum spirale ductus cochlearis (↑) *n*: Lamina basilaris ↔ Periost des Ductus cochlearis.

Ligamentum sterno|claviculare anterius, posterius (↑) *n*: Verstärkungsbänder des Sternoklavikulargelenks.

Ligamentum sterno|costale intra|articulare (↑) *n*: bes. am 2. Rippenansatz ausgeprägtes Band im Innern der Art. sternocostalis.

Ligamentum stylo|hyoideum (↑) *n*: Proc. styloideus des Schläfenbeins ↔ Cornu minus des Zungenbeins.

Ligamentum stylo|mandibulare (↑) *n*: Proc. styloideus des Schläfenbeins ↔ Angulus mandibulae.

Ligamentum supra|spinale (↑) *n*: befestigt an den Dornfortsätzen der Wirbel, im Halsbereich verbreitert zum Lig. nuchae.

Ligamentum suspensorium clitoridis (↑) *n*: Symphyse ↔ Rücken der Klitoris.

Ligamentum suspensorium duo|deni (↑) *n*: s. Musculus suspensorius duodeni.

Ligamentum sus|pensorium ovarii (↑) *n*: Bauchfellfalte von der Extremitas tubaria des Eierstocks zur seitl. Beckenwand aufsteigend; enthält die Vasa ovarica; entwicklungsgeschichtl. aus dem kranialen Keimdrüsenband entstanden.

Ligamentum sus|pensorium penis (↑) *n*: Symphyse ↔ Fascia penis.

Ligamentum talo|calcaneum interosseum (↑) *n*: Binnenband der hinteren Kammer des unteren Sprunggelenks; Sulcus calcanei ↔ Sulcus u. Caput tali.

Ligamentum talo|calcaneum laterale (↑) *n*: Verstärkungsband des unteren Sprunggelenks; Trochlea tali ↔ Seitenfläche des Calcaneus.

Ligamentum talo|calcaneum mediale (↑) *n*: Verstärkungsband des unteren Sprunggelenks; Proc. post. tali ↔ Sustentaculum tali des Calcaneus.

Ligamentum talo|fibulare anterius (↑) *n*: Verstärkungsband des oberen Sprunggelenks; Malleolus lat. ↔ Collum tali.

Ligamentum talo|fibulare posterius (↑) *n*: Verstärkungsband des oberen Sprunggelenks; Malleolus lat. ↔ Proc. post. tali.

Ligamentum talo|naviculare (↑) *n*: Verstärkungsband des unteren Sprunggelenks; Caput tali ↔ Os naviculare.

Ligamentum teres hepatis (↑) *n*: Bindegewebestrang im freien Rand des Lig. falciforme hepatis; obliterierter Rest der V. umbilicalis.

Ligamentum teres uteri (↑) *n*: Ligamentum rotundum; Verlauf vom Uterus-Tuben-Winkel in die Vorderwand des Ligamentum* latum uteri durch den Canalis inguinalis in das Bindegewebe der großen Schamlippen; entwicklungsgeschichtlich aus dem kaudalen Keimdrüsenband entstanden.

Ligamentum thyro|epi|glotticum (↑) *n*: Innenfläche des Schildknorpels ↔ Petiolus des Kehldeckels.

Ligamentum thyro|hyoideum laterale, medianum (↑) *n*: elastische Verstärkungszüge der Seitenränder der Membrana thyrohyoidea; Cornua supp. des Schildknorpels ↔ Cornua majora des Zungenbeins bzw. zwischen Incisura thyroidea sup. u. Corpus ossis hyoidei.

Ligamentum tibio|fibulare anterius, posterius (↑) *n*: Verstärkungsbänder der Syndesmosis tibiofibularis; Tibia ↔ Vorder- u. Hinterfläche des Malleolus lateralis.

Ligamentum trans|versum acetabuli (↑) *n*: überbrückt die Incisura acetabuli der Hüftgelenkpfanne.

Ligamentum trans|versum atlantis (↑) *n*: Teil des Lig. cruciforme atlantis.

Ligamentum trans|versum genus (↑) *n*: Querband, das beide Menisci des Kniegelenks vorn verbindet.

Ligamentum trans|versum perinei (↑) *n*: derbe Bindegewebeplatte, am vorderen Rand des M. transversus perinei prof. im Schambeinwinkel ausgespannt; nur beim Mann.

Ligamentum trans|versum scapulae inferius, superius (↑) *n*: überbrückt die Incisura scapulae.

Ligamentum trapezoideum (↑) *n*: Teil des Lig. coracoclaviculare.

Ligamentum tri|angulare dextrum et sinistrum hepatis (↑) *n*: rechter u. linker Ausläufer des Lig. coronarium hepatis; re.: Bauchfellfalte von der Leber zum Zwerchfell (Lig. hepatophrenicum) u. zur rechten Niere (Lig. hepatorenale), li.: von der Leber zur li. Zwerchfellkuppel.

Ligamẹntum umbilicạle mediạnum (↑) *n*: Chorda urachi; bindegewebiger Rest des obliterierten Urachus; vom Blasenscheitel in die Plica umbilicalis mediana an der vorderen Bauchwand zum Nabel.

Ligamẹntum vẹnae cạvae sinịstrae (↑) *n*: Rest der embryonales V. cava sup. sin.; ---> vor den li. Lungenvenen.

Ligamẹntum venọsum (↑) *n*: obliterierter Rest des Ductus venosus in der Fissura lig. venossi der Leber.

Ligamẹntum vestibulạre (↑) *n*: oberh. der Stimmbänder gelegene verstärkte untere Ränder der Membrana quadrangularis des Kehlkopfs.

Ligamẹntum vocạle (↑) *n*: Stimmband; s. Stimmlippen.

Ligase-Ketten|re|aktion *f*: (engl.) *ligase chain reaction* (Abk. *LCR*); Verf. der Gentechnologie* zur Feststellung einzelner abweichender Nukleotide (z. B. Punktmutationen) in bekannten DNA-Abschnitten, die selektiv neusynthetisiert u. vervielfältigt (amplifiziert) werden; **Prinzip:** 2 synthet., markierte Oligonukleotide, die direkt nebeneinander auf der zu amplifizierenden DNA-Sequenz hybridisieren, werden nur bei korrekter Basenpaarung an der Verbindungsstelle durch Ligase miteinander verbunden u. fungieren in der anschl. PCR* als Primer. Der Nachw. der Amplifikate erfolgt durch Immunoassay*. **Anw.:** v. a. zur Diagn. von Virusinfektionen (u. a. Herpes, Zytomegalie, Hepatitis) u. zum Nachw. bakterienspezif. DNA-Abschnitte.

Ligạsen *fpl*: (engl.) *ligases*; syn. Synthetasen; 6. Hauptklasse der Enzyme*, verknüpfen 2 Substrate unter Hydrolyse energiereicher Phosphate (z. B. ATP).

Ligatụr (lat. ligare binden) *f*: (engl.) *ligation*; (chir.) Unterbindung, z. B. von Blut- u. Lymphgefäßen, anat. Gängen (Ductus cysticus, Ductus omphaloentericus usw.) od. Hohlorganen evtl. in Form einer Umschlingungs- od. Durchstichligatur; i. w. S. auch L. durch Clip*.

Ligatụr|thrọmbus (↑; Thromb-*) *m*: (engl.) *ligation thrombosis*; roter Thrombus*, der ein unterbundenes Blutgefäß bis zum nächsten durchgängigen Seitenast anfüllt.

Ligg.: Abk. für Ligamenta.

Lignac-Krankheit (George O. L., Pathol., Leiden, 1891–1954): Cystinose*.

Lignịn *n*: (engl.) *lignin*; Holzstoff; hochmolekulares Polyphenylpropan; neben Zellulose u. Hemizellulose ein wesentl. Bestandteil der pflanzl. Zellwand, für den Menschen unverdaulich; vgl. Ballaststoffe.

Lịgnum (lat.) *n*: Holz.

lilac ring (engl.): s. Sclerodermia circumscripta.

Lila-Krankheit: s. Dermatomyositis.

Liley-Zonen (Zona*) *m*: s. Fruchtwasser-Spektrophotometrie (Abb. dort).

LIMA: Abk. für (engl.) *left internal mammary artery*; s. Arteria thoracica interna.

Lịmbus (lat.) *m*: Saum; z. B. L. corneae, vaskularisierte Zone im Übergang der Cornea auf die Sklera mit Stammzellen (Epithelregeneration).

Lịmen (lat.) *n*: Schwelle, Grenze.

Lịmen ịnsulae (↑) *n*: Inselschwelle; s. Insel.

Lịmen nạsi (↑) *n*: (engl.) *limen nasi*; Grenze zwischen Nasenvorhof u. eigentl. Nasenhöhle.

limitans (lat.): begrenzt.

limited joint mobility: Abk. LJM; eingeschränkte Gelenkbeweglichkeit als Spätkomplikation des Diabetes* mellitus; **Lok.:** initial Hände (s. Cheiroarthropathie); **Path.:** Störung der Gelenkknorpelelastizität u. Verdickung des periartikulären Bindegewebes u. a. durch AGE*.

Limnạtis *f*: (engl.) *Limnatis*; Gattung der Blutegel (Hirudinea*); Err. der internen Hirudiniasis*; vollgesogen bis 12 cm lang; **Arten: 1.** L. nilotica: Südeuropa, Nordafrika, Vorder- u. Mittelasien; **2.** L. africana: Westafrika; **3.** L. granulosa: Indien. Vgl. Dinobdella ferox.

Limulus-Test *m*: (engl.) *limulus test*; Limulus-Lysat-Test, Limulus-Amöbozyten-Lysat-Test (Abk. LAL-Test); Verf. zum Nachw. von Lipopolysacchariden* in Körperflüssigkeiten; Limulus polyphemus (Pfeilschwanzkrebs, Königskrabbe) bildet Amöbozyten, deren wässriger Extrakt in Gegenwart von Lipopolysacchariden koaguliert; der L.-T. ist quantifizierbar u. ermöglicht Nachw. geringster Mengen Lipopolysaccharid (0,01–0,14 ng/ml).

Lin.: Abk. für Linimentum*.

Lindạn (INN) *n*: (engl.) *lindane*; syn. Gammexan; nicht mehr im Handel befindl. Isomer von Hexachlorcyclohexan (Abk. HCH); früher u. a. angewendet als Desinfektionsmittel, Antiparasitikum (gegen Krätzmilben, Läuse) u. Insektizid; **Wirkung:** Kontakt-, Fraß- u. Atemgift; hemmt die membranständigen ATP-ase u. erhöht die Durchlässigkeit der Nervenzellmembran für Natrium, Kalium u. Calcium, gefolgt von einer Dauerdepolarisation der neuronalen Membran, dadurch Ataxie mit Tod durch Paralyse; zudem vermutl. zunächst stimulierende, dann blockierende Wirkung auf den GABA-Rezeptor; **UAW:** selten Überempfindlichkeitsreaktionen wie Hautirritationen, Pruritus, Erythembildung. Laut EG-Verordnung Nr. 850/ 2004 sollte die Herstellung u. Verw. von L. in Europa bis 31.12.2007 eingestellt worden sein.

Lindau-Tumor (Arvid L., Pathol., Lund, 1892– 1958) *m*: (engl.) *Lindau's tumor*; Angioblastom u. Zystenbildung im Kleinhirn sowohl sporad. als auch i. R. desvon*-Hippel-Lindau-Syndroms.

Lịnde: (engl.) *lime tree*; Tilia platyphyllos (Sommerlinde), Tilia cordata (Winterlinde); Baum aus der Fam. der Lindengewächse mit Blütenständen (Tiliae flos), die Flavonoide (Tilirosid), ätherisches Öl, Gerb- u. Schleimstoffe enthalten; **Verw.:** als Diaphoretikum bei fieberhaften Erkältungskrankheiten.

Lindemann-Mieder (Kurt L., Orthop., Heidelberg, 1901–1966): (engl.) *Lindemann's corset*; entlordosierendes, halbelast. Rumpforthese; s. Orthese.

Lịnea (lat. Linie; *pl* Lineae) *f*: (engl.) *linea*; (anat.) gedachte Linien zur Orientierung auf der Körperoberfläche (s. Abb.).

Lịnea ạlba (↑) *f*: weiße Linie; entsteht durch Verflechtung der Aponeurosen der seitl. Bauchmuskeln in der Medianlinie der Bauchwand; reicht vom Schwertfortsatz des Brustbeins bis zur Symphyse.

Lịnea ạlba cọlli (↑) *f*: muskelfreier Streifen in der Medianlinie des Halses; in seinem oberen Bereich

Linea arcuata ilii

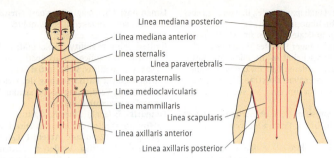

Linea: anat. Orientierungslinien

sind mittlere u. oberflächl. Halsfaszie miteinander verwachsen.
Linea arcuata ilii (↑) *f*: schräg von hinten oben nach vorn unten verlaufende Linie am Darmbein an der Grenze zwischen großem u. kleinem Becken*.
Linea arcuata vaginae musculi recti abdominis (↑) *f*: auch Linea arcuata Douglasi; unterer bogenförmiger Rand des hinteren Blatts der Rektusscheide unterh. des Nabels; meist nicht scharf begrenzt.
Linea aspera (↑) *f*: kräftige Knochenleiste an der Rückseite des Femurschafts.
Linea axillaris anterior, media, posterior (↑) *f*: s. Axillarlinien.
Linea epi|physialis (↑) *f*: Epiphysenlinie zwischen Epi- u. Diaphyse der Röhrenknochen.
Lineae trans|versae ossis sacri (↑) *f pl*: die vorn am Kreuzbein gelegenen 4 Verschmelzungslinien der 5 Kreuzwirbelkörper; reichen nach lateral bis zu den Foramina sacralia anteriora.
Linea glutea anterior, inferior, posterior (↑) *f*: flache Knochenleisten zwischen den Ursprungsfeldern der Mm. glutei an der Außenfläche der Darmbeinschaufel.
Linea inter|condylaris (↑) *f*: quere Leiste dorsal zwischen den Femurkondylen.
Linea inter|media cristae iliacae (↑) *f*: mittlere Knochenleiste am Darmbeinkamm.
Linea inter|trochanterica (↑) *f*: vom Trochanter major zum Trochanter minor ziehende Knochenleiste vorn zw. Femurhals u. -schaft.
Linea mammillaris (↑) *f*: Senkrechte durch die Brustwarze.
Linea mediana anterior, posterior (↑) *f*: vordere bzw. hintere Mittellinie des Körpers.
Linea medio|clavicularis (↑) *f*: Medioklavikularlinie*.
Linea musculi solei (↑) *f*: Ursprungslinie des M. soleus im oberen Bereich der Tibiarückseite.
Linea mylo|hyoidea (↑) *f*: Ursprungslinie des M. mylohyoideus an der Innenseite des Mandibulakörpers.
Linea nuchalis inferior, superior, suprema (↑) *f*: quere Knochenleisten am Hinterhauptbein.
Linea obliqua cartilaginis thyroideae (↑) *f*: schräge Leiste an der Außenfläche des Schildknorpels; Ansatz des M. thyrohyoideus u. des M. sternohyoideus.

Linea obliqua mandibulae (↑) *f*: schräge Linie, die vom Vorderrand des Ramus mandibulae an die Außenfläche des Corpus mandibulae zieht.
Linea para|sternalis (↑) *f*: Senkrechte in der Mitte zwischen Linea sternalis u. Linea mammillaris.
Linea pectinea femoris (↑) *f*: von der Wurzel des Trochanter minor zur Linea aspera hinführende Leiste am Femur; Ansatz des M. pectineus.
linear (↑): geradlinig.
Linear|beschleuniger (↑): (engl.) *linear accelerator*; Teilchenbeschleuniger* mit zylindr. Hochvakuum-Beschleunigungsrohr in dem über eine Glühkathode erzeugte Elektronen in einem linearen Magnetfeld beschleunigt werden u. direkt als Elektronenstrahlung* nach Auffächerung durch eine Streufolie od. nach Aufprall auf ein metall. Target* als ultraharte Röntgenstrahlung* zur Verfügung stehen; Einsatz in der Strahlentherapie* zur Behandlung halbtief (Elektronenstrahlung) bzw. tief gelegener Tumoren (ultraharte Röntgenstrahlung).
Linea scapularis (↑) *f*: syn. Skapularlinie; Senkrechte durch den unteren Schulterblattwinkel.
Linea semi|lunaris (↑) *f*: lateralwärts konvexe Muskel-Sehnengrenzen des M. transversus abdominis.
Linea serrata (↑) *f*: gezackte, scharfe Trennlinie zwischen der Schleimhaut der Speiseröhre u. der des Magens.
Linea sternalis (↑) *f*: Senkrechte am Seitenrand des Brustbeins.
Linea temporalis inferior ossis parietalis (↑) *f*: Ursprungslinie des M. temporalis am Scheitelbein.
Linea temporalis ossis frontalis (↑) *f*: seitliche Linie am Stirnbein.
Linea temporalis superior ossis parietalis (↑) *f*: Befestigungslinie der Fascia temporalis am Scheitelbein.
Linea terminalis (↑) *f*: s. Becken.
Linezolid (INN) *n*: (engl.) *linezolid*; synthet. Antibiotikum* aus der Gruppe der Oxazolidinone*; **Ind.:** nosokomiale od. ambulant erworbene Pneumonie, Haut- u. Weichteilinfektion mit sensitivem Err.; **UAW:** Diarrhö, Übelkeit.
Lingelsheim-Nähr|böden: (engl.) *Lingelsheim culture media*; Zucker-Indikator-Nährböden zur Differenzierung von Neisseria* gonorrhoeae u. Neisseria* meningitidis gegenüber anderen gramnegative Kokken.
Lingua (lat.) *f*: Zunge*.
Lingua bi|fida (↑) *f*: s. Spaltzunge.

Lingua dis|secata (↑) *f*: Lingua* plicata.

Lingua geo|graphica (↑) *f*: (engl.) *geographic tongue*; syn. Exfoliatio areata linguae; sog. Landkartenzunge; häufige, ätiol. nicht geklärte, harmlose Veränderung der Zungenoberfläche; von einem weißl.-gelben Randsaum umgebene rote Herde, die ihre Form ständig ändern.

Lingua glabra (↑) *f*: glatte Zunge; vgl. Glossitis atrophicans.

lingual (↑): (engl.) *lingual*; lingualis; die Zunge betreffend, in der Zahnheilkunde die der Zunge zugewandte Fläche eines Zahns der unteren Zahnreihe.

Lingua lobata (↑) *f*: (engl.) *lobulated tongue*; Lappenzunge; narbig entstandene viereckige Felderung der Zungenoberfläche bei Spätsyphilis (s. Syphilis).

Lingua plicata (↑) *f*: (engl.) *lingua plicata*; syn. Lingua dissecata; sog. Faltenzunge; angeb. od. erworbene tiefe Furchung der Zunge; vgl. Melkersson-Rosenthal-Syndrom.

Linguatula serrata (dim ↑) *f*: (engl.) *Linguatula serrata*; syn. Linguatula rhinaria, Linguatula taenioides; Zungenwurm (s. Pentastomida); Err. der parasitären Pharyngitis (im Vorderen Orient Halzoun*, im Sudan Marrara genannt); ♀ 10 cm, ♂ 1 cm lang; **Vork.:** kosmopolit. Parasit im Nasopharynx des Hundes u. a. Caniden; **Entw.:** Larvenentwicklung in Leber, Milz u. a. Organen von herbivoren Säugetieren (Zwischenwirte); Mensch kann Zwischen- u. Endwirt sein. Vgl. Pentastomum denticulatum; Porozephalose.

Lingua villosa nigra (↑) *f*: (engl.) *lingua villosa nigra*; syn. Melanoglossie, Nigrities linguae; sog. schwarze Haarzunge; haarige Verlängerung der Papillae filiformes der Zunge, bes. auf der Rückenmitte, je nach aufgenommener Nahrung mit dunkelgrüner bis schwärzl. Färbung (s. Abb.); **Urs.:** wahrscheinl. Veränderung der Mundhöhlenflora, z. B. bei Antibiotikatherapie, Nicotinmissbrauch, Niacinmangel, Lebererkrankungen; **Ther.:** Fasern mit Schere od. Zahnbürste kürzen, Niacingaben.

Lingula (lat.) *f*: kleine Zunge.

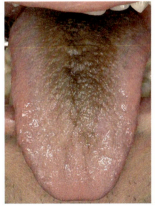

Lingua villosa nigra: schwärzliche Verfärbung im zentralen Zungenbereich [143]

Lingula cerebelli (↑) *f*: Teil des Vermis* cerebelli.

Lingula mandibulae (↑) *f*: Knochensporn am Eingang des Unterkieferkanals.

Lingula pulmonis sinistri (↑) *f*: unteres Ende des Oberlappens der li. Lunge.

Linie, iso|elektrische: s. Punkt, isoelektrischer.

Linien|spektrum (Spektrum*) *n*: s. Spektrum.

Linimentum (lat.) *n*: (engl.) *liniment*; Abk. Lin.; weiche, fast flüssige Salbe als Einreibungsmittel zum äußeren Gebrauch.

Linin *n*: syn. Achromatin; s. Chromatin.

Lini semen *n*: s. Leinsamen.

Linitis plastica (lat. λίνον Faden, Netz; -itis*; -plastik*) *f*: (engl.) *Brinton's disease, gastric sclerosis*; entzündl. Schrumpfmagen mit plumpen, starren Schleimhautfalten; chron. Entz. aller Magenwandschichten mit bindegewebiger Umwandlung, Verhärtung u. Schrumpfung des Magenwand; **Ätiol.:** heterogen, u. a. Karzinom*, Syphilis*, Tuberkulose*; **Diagn.:** (röntg.) Versteifung u. Starre der Konturen u. Abflachung der Schleimhautfalten durch Infiltrationen u. Indurationen der Magenwand.

Links-Bypass (Bypass*) *m*: (engl.) *left bypass*; intraoperative extrakorporale Blutumleitung über eine Herz*-Lungen-Maschine vom li. Herzvorhof zur A. femoralis, z. B. während Op. eines thorakalen Aortenaneurysmus.

Links|händigkeit: (engl.) *left-handedness*; angeb. od. erworbene Bevorzugung der linken Hand; **Vork.:** bei ca. 5 % der Menschen.

Links|herz|hyper|trophie (Hyper-*; Troph-*) *f*: s. Herzhypertrophie.

Links|herz|hypo|plasie-Syn|drom (Hyp-*; -plasie*) *n*: (engl.) *left ventricular hypoplasia*; syn. hypoplastischer linker Ventrikel; angeb. Hypoplasie der li. Herzhälfte (li. Herzkammer, Aorta ascendens, Isthmus* aortae sowie häufig Atresie bzw. hochgradige Stenose der Aorten- bzw. Mitralklappe); **Häufigkeit:** selten (ca. 3 % der angeborenen Herzfehler*); **Pathophysiol.:** Das Pulmonalvenenblut kann nur durch das Foramen* ovale in den erweiterten re. Vorhof fließen. Der re. Ventrikel pumpt das arteriovenöse Mischblut in die Pulmonalarterien u. über den offenen Ductus* arteriosus in die Aorta. Die hypoplast. aszendierende Aorta mit den Koronararterien* u. die Halsarterien werden retrograd versorgt. **Klin.:** nicht therapierbare kardiale Dekompensation innerh. weniger Tage mit schlechter Füllung der peripheren Pulse bei grau-blassem Aussehen der Kinder (DD Sepsis*); **Diagn.:** Echokardiographie*; **Ther.: 1.** (pharmak.): Offenhalten des Ductus* arteriosus durch i. v. Infusion von Prostaglandin E_1 (Alprostadil) bis zur chir. Versorgung; **2.** (chir.): ggf. Blalock*-Hanlon-Operation; palliativ dreistufig: Norwood*-Operation mit nachfolgender Glenn*-Operation u. danach Fontan*-Operation (Überlebensrate 50–80 %); alternativ evtl. Herztransplantation*; **3.** lebenslange Endokarditisprophylaxe (s. Endokarditis); **Progn.:** ohne Ther. Tod innerhalb der ersten 2–3 Lebenswochen.

Links|herz|in|suffizienz (Insuffizienz*) *f*: (engl.) *left-sided heart failure*; häufigste Form der Herzinsuffizienz*; linksventrikuläre Dysfunktion mit konsekutiver Volumenüberlastung (Stauung) im kleinen Kreislauf; **Klin.:** v. a. Stauungslunge* u.

Lungenödem* mit Asthma* cardiale u. Herzfehlerzellen* im rostbraunen Auswurf.

Links|herz|katheter (Katheter*) *m*: s. Herzkatheterisierung.

Links-Rechts-Shunt (Shunt*) *m*: s. Shunt; Herzfehler, angeborene; s. Hypertonie, pulmonale (Tab. dort).

Links|schenkel|block: (engl.) *left bundle branch block*; Form der intraventrikulären Erregungsleitungsstörung* mit Blockierung im li. Tawara-Schenkel od. weiter distal in beiden Faszikeln des li. Tawara-Schenkels (bifaszikulärer L.; s. Erregungsleitungssystem) u. typ. EKG-Veränderungen (u. a. verspäteter oberer Umschlagpunkt*, Abk. OUP, in V_6) inf. der Änderung der Erregungsausbreitungsrichtung in den Kammern (zeitl. nacheinander; erst re., dann li.); s. Schenkelblock (Abb. dort); **Vork.:** kardiovaskuläre Erkr. (koronare Herzkrankheit*, art. Hypertonie*, Linksherzhypertrophie, angeb. od. erworbene Herzfehler, dilatative Kardiomyopathie*), iatrogen (linksseitige Herzklappen-OP, Katheterablation), nach Diphterie* u. a.; **Einteilung:** nach Schweregrad im Oberflächen-EKG; **1. kompletter L.:** in linkslateralen Ableitungen (I, aVL, V_{5-6}; s. EKG) QRS*-Komplex verbreitert (>0,12 Sek.) u. deformiert (meist rSR'-Konfiguration, sog. M-Form; vgl. R-Zacke) mit sekundärer Erregungsrückbildungsstörung (deszendierende Senkung der ST*-Strecke u. präterminal negative T*-Wellen) sowie OUP verspätet in V_6 (>0,055 Sek.); Drehung der elektr. Herzachse* nach links, verzögerte R-Progression u. abrupter R/S-Umschlag, fehlende Q-Zacke* in V_5 u. V_6, QRS-Komplex in V_1 rS- od. QS-konfiguriert (vgl. Q-Zacke); auskultator. paradoxe Spaltung des 2. Herztons*; **2. inkompletter L.:** wie kompletter L., aber mit geringerer Verbreiterung des QRS-Komplexes (0,11–0,12 Sek.); **3. Linksverspätung:** wie inkompletter L., aber ohne Verbreiterung des QRS-Komplexes. Vgl. Hemiblock.

Links|typ: s. Lagetyp des Herzens.

Links|verschiebung: (engl.) *left shift*; (hämat.) vermehrtes Auftreten von Metamyelozyten* (stabkernigen u. jugendlichen Granulozyten) im weißen Blutbild; **Vork.:** bei den meisten Infektionskrankheiten (reaktive L.), auch bei Leukämie* (pathol. L., meist mit Hiatus* leucaemicus). Vgl. Leukozyten.

Links|verspätung: s. Linksschenkelblock.

Linolen|säure: (engl.) *linolenic acid*; α-Linolensäure; Oktadekatriensäure (ω-3); $C_{17}H_{29}COOH$; 3-fach ungesättigte essentielle Fettsäure*; **Vork.:** v. a. in Leinöl u. z. T. auch in Phosphatiden tierischer Fette.

Linol|säure: (engl.) *linolic acid*; Oktadekadiensäure (ω-6); $C_{17}H_{31}COOH$; 2-fach ungesättigte essentielle Fettsäure*, Bestandteil pflanzl. Öle u. tierischer Fette; wichtig v. a. für die Synthese mehrfach ungesättigter Fettsäuren wie Linolensäure* u. Arachidonsäure*.

Linse: **1.** (engl.) *lens*; (physik.) lichtdurchlässiger Körper (z. B. aus Glas, Quarz od. Kunststoffen) mit 2 kugelförmigen od. einer planen u. einer kugelförmigen Grenzfläche; als Konvex-, Sammel-, positive L. od. Plusglas mit nach außen gewölbten Grenzflächen (wandeln ein paralleles Lichtstrahlenbündel in ein konvergierendes um) od. als Konkav-, Zerstreuungs-, negative L. od. Minusglas mit nach innen gewölbten (hohlen) Grenzflächen (wandeln ein paralleles Lichtstrahlenbündel in ein divergierendes um). Charakterist. Größe einer L. ist die Brennweite*. Vgl. Elektronenlinsen, Brille. **2.** (anat.) L. des Auges, aufgebaut aus Linsenepithel u. -fasern; die Linsenfasern (modifizierte Zellen, deren Zellkerne am Linsenäquator liegen) bilden den Linsenkern. Die L. liegt zwischen Iris u. Glaskörper u. ist durch die Zonula ciliaris am Ziliarkörper* befestigt. Die Elastizität der L. ermöglicht die Akkommodation* des Auges u. lässt im Alter nach.

Linsen|ek|topie (gr. ἔκτοπος verlagert) *f*: (engl.) *lenticular ectopia*; vollständige (Linsenluxation, Luxatio lentis) od. teilweise (Linsensubluxation, Subluxatio lentis) Verlagerung der Linse aus der Pupillarebene in die Vorderkammer od. den Glaskörperraum durch vollständiges od. partielles Zerreißen der Fibrae zonulares (s. Abb.); **Formen: 1.** angeborene L. (Ektopia lentis congenita) durch autosomal-dominant od. -rezessiv erbliche Fehlanlage der Fibrae zonulares; **2.** traumatisch bzw. entzündl. bedingte (nicht progrediente) L.; **3.** L. i. R. von Systemerkrankungen, z. B. Marfan*-Syndrom, Marchesani*-Syndrom, Ehlers*-Danlos-Syndrom, Homocystinurie*; u. U. in Komb. mit Mikro- u. Sphärophakie; **Ther.:** evtl. Entfernung der subluxierten/luxierten Linse; **Kompl.:** Sehminderung, Glaukom*.

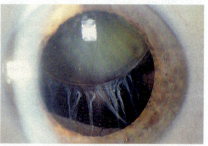

Linsenektopie: Subluxation der Linse bei Marfan-Syndrom [106]

Linsen|ex|traktion (lat. extrahere, extractus herausziehen) *f*: s. Staroperation.

Linsen|hernie (Hernie*) *f*: (engl.) *phacocele*; syn. Linsenvorfall, Phakozele; Vorfall der Linse in eine Ausbuchtung od. Öffnung der Hornhaut od. Lederhaut (z. B. bei Ulkus, Trauma) nach außen.

Linsen|im|plantation (In-*; lat. planta Setzling, Gewächs) *f*: (engl.) *lens implantation*; Einsetzen einer künstl. Linse aus Kunststoff anstelle der getrübten, durch Staroperation* entfernten Linse; **Vorderkammerlinsen** werden nach intrakapsulärer Kataraktextraktion an der Iris befestigt od. mit Bügeln im Kammerwinkel abgestützt; **Hinterkammerlinsen** werden nach extrakapsulärer Kataraktextraktion in den verbliebenen Kapselsack eingepflanzt od. mit Bügeln im Sulcus iridociliaris abgestützt.

Linsen|kern: s. Nucleus lentiformis.

Linsen, künstliche: s. Kontaktlinsen; Linsenimplantation.

Linsen|losigkeit: s. Aphakie.
Linsen|luxation (Luxation*) *f*: s. Linsenektopie.
Linsen|schlottern: (engl.) *phakodenesis*; krankhafte Beweglichkeit bzw. Pendeln der Linse bei Augenbewegungen; **Urs.:** Erschlaffung od. Läsion der Fibrae zonulares im Alter od. nach Verletzungen; vgl. Linsenektopie.
Linsen|trübung: s. Katarakt.
Linsen|verlagerung: s. Linsenektopie.
Linton-Linie (Robert R. L., Chir., Brookline, 1900–1978): (engl.) *Linton's line*; einen Querfinger hinter dem Malleolus medialis gezogene senkrechte Linie, auf der sich die Venae* perforantes der medialen Seite des Unterschenkels befinden.
Linton-Nachlas-Sonde (↑) *f*: s. Ballonsonde.
Lio|thyronin (INN) *n*: s. Schilddrüsenhormone.
Lip-: auch Lipo-; Wortteil mit der Bedeutung Fett; von gr. λίπος.
Lip|aemia retinalis (↑; -ämie*) *f*: milchig-weißl. Verfärbung der Gefäße am Augenhintergrund inf. einer Lipämie* ab Triglyceridwerten von 23 mmol/l (2000 mg/dl); spezif. Sympt. bei Hyperlipoproteinämien* vom Typ I, V u. hochgradigen Typ IV.
Lip|ämie (↑; ↑) *f*: (engl.) *lipemia*; durch Erhöhung der Triglyceride* bedingtes fettreiches, milchiges Serum, das inf. Lichtstreuung an den Lipoproteinpartikeln trüb erscheint (s. Tyndall-Effekt); **Urs.: 1. physiol.** nach einer fettreichen Mahlzeit (durch Chylomikronen* bedingt); **2. pathol.** nach 12-stündiger Nahrungskarenz bei versch. Typen der Hyperlipoproteinämien* durch erhöhte Präbetalipoproteine*, Chylomikronen od. VLDL* (Vermehrung der Triglyceride).
Lipasen (↑) *f pl*: (engl.) *lipases*; Esterasen*, die emulgiertes Neutralfett hydrolyt. in Fettsäuren u. Glycerol od. Monoacylglycerol spalten, z. B. die Triacylglycerollipase des Pankreas (Pankreaslipase) greift zus. mit Colipase Fett an, das von Gallensäuren emulgiert ist; **Bestimmung:** z. B. durch Turbidimetrie* der inf. Lipasewirkung entstehenden Emulsion od. mit Enzym*-Immunoassay; erhöhte Werte bei Pankreatitis, akuter Oberbaucherkrankung, fortgeschrittener Niereninsuffizienz, nach ERCP*. Vgl. Phospholipasen; vgl. Referenzbereiche (Tab. dort).
Lip|a|trophia anularis (↑; Atrophie*) *f*: band- od. ringförmige Fettgewebeatrophie an den Extremitäten von Frauen mit unklarer Genese u. teilweise spontaner Rückbildungstendenz.
Lip|a|trophie (↑; ↑) *f*: (engl.) *lipo-atrophy*; umschriebene Rückbildung von subkutanem Fettgewebe; **Urs.:** Traumen, andauernder Druck, mehrmalige Injektion von Insulin od. Glukokortikoiden in dasselbe Hautareal, HIV-Infektion u. HAART*.
Lip|azid|urie (↑; Azid-*; Ur-*) *f*: (engl.) *lipaciduria*; Ausscheidung freier Fettsäuren* im Urin bei Hyperlipazidämie*.
Lipid A *n*: s. Lipopolysaccharide.
Lipid|doppel|schicht (Lip-*; -id*): (engl.) *lipid bilayer*; membranähnliches supramolekulares Aggregat amphiphiler Verbindungen (z. B. Phospho- u. Glykolipide), das sich im wässrigen Medium spontan bildet u. aus einer bimolekularen Schicht besteht, die so angeordnet ist, dass die hydrophoben Teile der Moleküle einander zugekehrt sind; im Gegensatz zu Mizellen* kann die L. einige Millimeter groß sein.
Lipide (↑; ↑) *n pl*: (engl.) *lipids*; chem. heterogene Biomoleküle mit starker Lipophilie*; **Einteilung: 1.** hydrolysierbare (verseifbare;s. Verseifung) L. sind verestert mit Fettsäure(n); z. B. Triglyceride*, Wachse*, Sterolester (s. Sterole), Phospholipide*, Glykolipide*; biol. durch Esterasen* spaltbar; **2.** nichthydrolysierbare L.: heterogene Verbindungen, z. B. langkettige aliphat. Alkohole, cycl. Sterole (z. B. Cholesterol*), Steroide*, Fettsäuren u. Fettsäurederivate (z. B. Eikosanoide*), Carotinoide* u. a. Terpene. **Vork.:** im menschl. Körper als Serumlipide (freie Fettsäuren*, Lipoproteine*), polare L. als Membranlipide*, Cholesterol, Depotfett, i. w. S. hydrophobe Hormone u. Mediatoren (z. B. Eikosanoide, Steroide) u. a. Vgl. Fettstoffwechsel; Referenzbereiche.
Lipidosen (↑; ↑; -osis*) *f pl*: **1.** (engl.) *lipidoses*; Gruppe von Stoffwechseldefekten mit Speicherung von Lipiden in versch. Organen; **Einteilung:** nach Ort der Speicherung, Art der gespeicherten Lipide bzw. Lokalisation des Enzymdefekts in den Zellorganellen: **1.** Sphingolipidosen*; **2.** Wolman*-Krankheit; **3.** Fukosidose*; **4.** Störungen im peroxisomalen Abbau der sehr langkettigen Fettsäuren (s. Adrenoleukodystrophien) u. Refsum*-Syndrom; **2.** gelegentl. auch Sammelbez. für alle Störungen mit Veränderungen der Lipid- u. Lipoproteinkonzentration im Organismus; vgl. Hyperlipoproteinämien; Hypolipoproteinämie.
Lipid|per|oxidation (↑; ↑) *f*: (engl.) *lipid peroxidation*; Abk. LPO; in Gegenwart von Metallionen durch Radikale (i. R. von Biotransformation*) bzw. Giftung*) od. Licht u. Sauerstoff ausgelöste nicht enzymat. Reaktion mit (insbes. ungesättigten) Fettsäuren, bei der gewebeschädigende Hydroxyperoxide u. wiederum Radikale (z. B. O_2) entstehen, die durch Antioxidanzien (z. B. Glutathion*) entgiftet werden können.
Lipid|pneumonie (↑; ↑; Pneum-*) *f*: (engl.) *lipid pneumonia*; Fett-, Öl- od. Paraffinpneumonie; Form der Aspirationspneumonie* infolge Inhalation ölhaltiger Arzneimittel (z. B. Nasentropfen, Kräutertinkturen in Mundwasser, nach Aspiration von Milch bei Säuglingen, Lampenölen bei Kindern od. Mineralöl bei Schiffbrüchigen; **Pathol.:** chron. interstitielle Pneumonie; zahlreiche Alveolarbezirke sind mit ölhaltigen Makrophagen ausgefüllt u. werden bindegewebig organisiert.
Lipid|proteinose (↑; ↑; Prot-*; -osis*) *f*: Hyalinosis* cutis et mucosae.
Lipid|senker (↑; ↑): (engl.) *antilipemics*; syn. Antilipidämika; Arzneimittel mit senkender Wirkung auf die Konz. von Lipiden* im Blut; **Ind.:** Hyperlipoproteinämien* (v. a. Hypercholesterolämie); entspr. Wirkstoff zur Senkung od. Normalisierung der Lipoproteine bei Liporotein-bedingten Organschäden (koronare Herzkrankheit* mit Herzinfarkt) od. bei beginnenden Organschäden (KHK ohne Herzinfarkt, i. S. einer Sekundärprävention) od. bei Vorliegen von Risikofaktoren, jedoch ohne Organschäden i. S. einer Primärprävention (z. B. Diabetes mellitus u. Nikotinkonsum zur Vermeidung von Arteriosklerose, od. bei hohen Triglyceridspiegeln zur Vermeidung von Pankreatitis

als Akutkomplikation); **Einteilung: 1. HMG-CoA-Reduktase-Hemmer** (syn. Hydroxy-Methyl-Glutaryl-CoenzymA-Reduktase-Hemmer, CSE-Hemmer, Statine): ursprüngl. chem. modifizierte Enzym-Inhibitoren aus Pilzen (Lovastatin, Pravastatin, Simvastatin, Rosuvastatin), heute auch vollsynthet. verfügbar (Fluvastatin, Atorvastatin); Wirkung: Hemmung der HMG*-CoA-Reduktase, die Synthese von Cholesterol in der Leberzelle steuert; in der Folge sinkt die intrazelluläre Cholesterol-Konz., über Feedback-Aktivierung werden mehr LDL-Rezeptoren in die hepatozelluläre Zellwand integriert, dadurch vermehrter Transport von LDL aus Blut in Leberzelle; im Serum sinken der LDL- u. Gesamt-Cholesterol-Spiegel ab; zusätzl. pleiotrope Wirkungen: antiphlogist. in Gefäßwänden durch Beeinflussung von lokalen Wachstumsfaktoren, CRP* u. Expression von Zelladhäsionsmolekülen, in der Folge verminderte Ankerfunktion für intrazelluläre Signaltransduktionsmoleküle (z. B. GTPasen Rho, Ras, Rac); UAW: häufig milde Kreatinkinase* (CK)-Erhöhungen im Serum ohne Muskelschmerzen, häufiger Muskelschmerzen mit u. ohne CK-Erhöhungen (Myopathie), selten Rhabdomyolyse* mit Gefahr des Nierenversagens; 10-fach erhöhtes Myopathierisiko in Komb. mit Fibraten, insbes. bei Älteren; vermutl. nur 50 % erhöhtes Risiko in Komb. mit Fenofibrat*; selten Leberfunktionsstörungen, gastrointestinale Beschwerden, Kopfschmerzen, Amnesie; **2. Anionenaustauscher** (z. B. Colestipol, Colestyramin; vgl. Colesevelam): binden Gallensäuren, so dass deren enterohepat. Kreislauf unterbrochen wird; jetzt vermehrte Ausscheidung der Gallensäuren regt die Neusynthese an, die geringere intrazelluläre Cholesterol-Konz. in Leberzellen induziert die Zunahme der LDL-Rezeptoren, so dass mehr LDL aus dem Blut aufgenommen wird; UAW: v. a. gastrointestinale Störungen, Resorptionsbehinderung von Cumarinderivaten, Digitalisglykosiden, Schilddrüsenhormonen, Tetracyclinen; **3. Fibrate**: Sammelbez. für Clofibrinsäurederivate (Wirkung über Clofibrinsäure; z. B. Etofibrat) u. -analoga (z. B. Bezafibrat, Fenofibrat, Gemfibrozil); Ind.: erhöhte Triglyceride in Form von VLDL* u. IDL*, Therapieversuch bei Hyperchylomikronämie; Wirkung: Aktivierung der Lipoproteinlipase (hepatisch u. endothelial), in der Folge Reduktion von Chylomikronen*, VLDL, Triglyceriden; verminderte Lipolyse durch Aktivierung von Fettsäure-transportierendem-Protein, Verminderung der Aktivität der Acety-CoA-Synthetase durch Bindung an nukleäre Transkriptionsfaktoren (Peroxisomen-Proliferator-aktivierter-Rezeptor-alpha, Abk. PPAR-α) u. Aktivierung der Expression von Apolipoprotein-A$_I$ u. -A$_{II}$, Lipoproteinlipase, Fettsäure-transportierendem-Protein u. Acetyl-CoA- Synthetase; Hemmung der HMG-CoA-Reduktase von untergeordneter Bedeutung; UAW: häufig milde CK-Erhöhung im Serum ohne Muskelschmerzen, häufiger Muskelschmerzen mit u. ohne CK-Erhöhungen (Myopathie), selten Rhabdomyolyse mit der Gefahr des Nierenversagens (Inzidenz etwas höher als unter Statin-Monotherapie); 10-fach erhöhtes Myopathierisiko in Komb. mit Statinen, vermutl. nur 50 % erhöhtes Risiko in Komb. mit Fenofibrat; selten Leberfunktionsstörungen, gastrointestinale Beschwerden, Kopfschmerzen, allerg. Reaktionen vom verzögerten Typ, verstärkte Gallensteinbildung; **4. Nicotinsäure*** (Derivate nicht mehr im deutschen Handel erhältl.): Hemmung der Triacylglycerollipasen u. Aktivierung der Lipoproteinlipase u. Anstieg der HDL-Konz. im Blut.; Ind.: erhöhte Triglyceride, insbes. bei komb. Hyperlipoproteinämie mit Wunsch nach Erhöhung des HDL zur Verbesserung des Cholesterin/HDL-Quotienten; Mittel der 2. Wahl bei überwiegender Triglycerid- u. Cholesterin-Erhöhung; UAW: sehr häufig Flush, häufig orthostatische Dysregulation mit Blutdruckabfällen u. Gegenregulationserscheinungen wie Tachykardien, Angina pectoris, häufig allerg. u. urtikarielle Reaktionen, abdominale Beschwerden (Diarrhö), gelegentl. Transaminasen-Anstieg, Kopfschmerzen, selten Myopathie, Synkopen, sehr selten Angioödem im Bereich der Atemwege; Laropiprant* mildert die UAW ab; **5. Omegafettsäuren***: vermindern die VLDL-Synthese über unbekannte Mechanismen u. senken somit v. a. den Triglyceridspiegel; Ind.: Triglycerid-Erhöhung allein u. in Komb., wegen geringer Wirkung nur bei Kontraind. gegen Mittel der 1. Wahl; Adjuvans bei KHK zusätzl. zu Statinen, mit dem Ziel einer zusätzl. Senkung der kardiovaskulären Endpunkte (nur der rhythmogen bedingten); UAW: unerwünschter Fischgeschmack nach Aufstoßen; **6. Sitosterol*** interferiert mit Cholesterolresorption. UAW: gastrointestinale Störungen; **7. Cholesterol-Aufnahme-Hemmer** (z. B. Ezetimib*): Hemmung des intestinalen Cholesterol-Aufnahme-Proteins Niemann-Pick C1 like 1; dadurch verminderte Aufnahme von Sterolen u. Cholesterol durch die Darmmukosa; Ind.: unzureichende Cholesterolspiegelsenkung unter Statinen als Kombinationspartner der Statine, od. als Monotherapie nur bei Statinunverträglichkeit.

Lipid|speicher|krankheiten (↑; ↑): s. Lipidosen.
Lipid|stoff|wechsel (↑; ↑): (engl.) *lipid metabolism*; Auf-, Ab- u. Umbau der Lipide* im menschl. Organismus; vgl. Fettstoffwechsel.
Lipid|stoff|wechsel|störungen (↑; ↑): s. Lipidosen.
Lipo-: s. a. Fett-.
Lipo|chrome (↑; Chrom-*) *n pl*: (engl.) *lipochromes*; zu den Lipiden* zählende, gelbe bis rotviolette Farbstoffe (v. a. Carotinoide*).
Lipo|dys|trophia in|testinalis (↑; Dys-*; Troph-*) *f*: s. Whipple-Krankheit.
Lipo|dys|trophie (↑; ↑) *f*: s. Lipatrophie.
Lipo|dys|trophie, pro|gressive (↑; ↑; ↑) *f*: Berardinelli*-Seip-Syndrom.
Lipo|dys|trophie-Syn|drom (↑; ↑; ↑) *n*: (engl.) *lipodystrophy syndrome*; Fettverteilungsstörung i. R. der Ther. einer HIV-Infektion; nach Einführung von HAART* erstmals 1996 beobachtet; multifaktorielle Genese unter Beteiligung der HIV-Infektion selbst, der antiretroviralen Therapie (insbesondere durch Protease-Hemmer u. Stavudin*) als auch patienteneigener Faktoren; Sympt.: Fettzunahme im Nacken (sog. buffalo hump, Stiernacken), Bauch- u. Brustbereich, zentrale Adipositas, Lipatrophie* v. a. an Extremitäten u. Glutealregion; Hyperlipidämie, Insulinresistenz, selten Diabetes

mellitus; **Ther.**: nur eingeschränkt erfolgreich; Diät, körperliche Betätigung, Umstellung der antiretroviralen Therapie, evtl. Lipidsenker* (z. B. Statine, Fibrate), chir. Fettabsaugung od. -implantation (hohe Rezidivrate).

Lip|ödem (↑; Ödem*) *n*: (engl.) *lipedema*; symmetrisch an den Unterschenkeln u. am Gesäß von Frauen mittleren Alters auftretende schmerzhafte Schwellung des Fettgewebes; **Sympt.**: multiple Mikro-Aneurysmen der lymphatischen Kapillaren u. Hypothermie der Haut; **Histol.**: Degeneration der Fettzellen u. Vermehrung von Mastzellen.

Lipo|fuszin (↑; Fuszin*) *n*: (engl.) *lipofuscin*; sog. Alterspigment, Abnutzungspigment; bei Organatrophie u. im Senium* nachweisbares, eisenfreies, braungelbes Pigment*; lysosomales Abbauprodukt von Lipoproteinen zelleigener Organellen in mesenchymalen Geweben (v. a. Leber u. Myokard) bei Zellalterung. Vgl. Fuszin; Hämochromatose.

Lipo|granulom (↑; Granulum*; -om*) *n*: (engl.) *lipogranuloma*; schmerzhaftes, plattenartiges, zuweilen fistelndes Infiltrat nach Injektion von öligen Arzneimitteln, Insulin (Insulinlipodystrophie), Paraffin (Paraffinome) od. nach Traumen; **DD**: Pannikulitis*.

Lipo|granulomatose, dis|seminierte (↑; ↑; -osis*) *f*: Ceramidasemangel*.

Lipo|granulomatosis Erdheim-Chester (↑; ↑; ↑; ↑; Jakob E., Pathol., Wien, 1874–1937; William Ch., amerikan. Pathol.) *f*: (engl.) *lipoid granulomatosis, Erdheim-Chester disease*; Auftreten multipler Lipoidgranulome u. cholesterolhaltiger Xanthomzellen* in inneren Organen, Orbita u. Knochen.

Lipo|granulomatosis sub|cutanea (↑; ↑; ↑) *f*: Pannikulitis* Typ Rothmann-Makai.

Lipo|kalzino|granulomatose (↑; Calc-*; Granulum*; -om*; -osis*) *f*: (engl.) *lipocalcigranulomatosis*; syn. Calcinosis universalis interstitialis, Teutschländer-Krankheit; angeborene autosomal-rezessiv erbl. Speicherkrankheit (Genlocus 12p13.3, 2q24-q31); **Klin.**: tumorartige Kalzinoseherde (v. a. im Bereich der Schleimbeutel großer Gelenke) u. Einlagerung von Kalk in Muskelfasern; **Diagn.**: Hyperphosphatämie, Normokalzämie, Konz. von Calcitriol erhöht, von 25-Hydroxycolecalciferol erniedrigt; **Ther.**: phosphatarme Diät, Gabe von phosphatbindenden Antazida.

Lipo|lyse (↑; Lys-*) *f*: (engl.) *lipolysis*; hydrolyt. Spaltung des Neutralfetts aus dem Fettgewebe durch Triacylglycerollipasen* u. Abgabe von Glycerol u. freien Fettsäuren ins Blut; **Regulation**: Aktivierung durch Adrenalin, Noradrenalin, Glucagon, ACTH, TSH, Arzneimittel (Alpha-Rezeptoren-Blocker, Betasympathomimetika); Hemmung durch Insulin, Prostaglandin E$_1$, Nicotinsäure, Arzneimittel (Alpha-2-Sympathomimetika, Beta-Rezeptoren-Blocker). Vgl. Fettstoffwechsel.

Lipom (↑; -om*) *n*: (engl.) *lipoma*; benigne, langsam wachsende Fettgewebeneubildung; **Vork.**: gelegentl. familiär, bes. bei multiplen L.; **Lok.**: meist in der Subkutis von Stamm u. Extremitäten; **Ther.**: evtl. Enukleation. Vgl. Angiolipom; Liposarkom.

Lipoma arborescens (↑; ↑) *n*: Gelenklipomatose; seltene Erkr. der Synovialis* mit Zottenhypertrophie u. Fetteinlagerung; **Vork.**: hauptsächl. im Zus. mit posttraumat. Gonarthrose*; **Sympt.**: Einklemmungserscheinungen; **Diagn.**: MRT; **Ther.**: arthroskop. Synovektomie*, ggf. Synoviorthese*.

Lipo|mastie (↑; Mast-*) *f*: s. Pseudogynäkomastie.

Lipo|matose (↑; ↑; -osis*) *f*: (engl.) *lipomatosis*; Hyperplasie von Fettgewebe in Organen, z. B. in Haut, Herz, Mamma od. Pankreas; vgl. Lipomatose, multiple symmetrische.

Lipo|matose, multiple sym|metrische (↑; ↑; ↑) *f*: (engl.) *multiple symmetric lipomatosis*; bevorzugt im 4.–6. Lebensjahrzehnt auftretende, androtrope, symmetr., palpatorisch schlecht abgrenzbare Fettgewebehyperplasie in der Subkutis am Hals (Madelung-Fetthals), Nacken, Schultern, Oberarmen u. Brust; **Ätiol.**: unklar; Auftreten bes. i. R. alkoholbedingter Lebererkrankung; **Progn.**: Rückbildung mit erfolgreicher Behandlung der Grunderkrankung.

Lipo|matosis cervicalis (↑; ↑; ↑) *f*: Madelung*-Fetthals.

Lipo|matosis cordis (↑; ↑; ↑) *f*: (engl.) *fatty heart*; syn. Adipositas cordis; sog. Fettherz; Fettgewebedurchwachsung des Myokards inf. Hyperplasie des Fettgewebes; häufig i. R. einer allg. Adipositas* (betrifft insbes. die re. Herzkammer u. kann zu Rechtsherzinsuffizienz* führen) od. bei Myokardschädigung, z. B. inf. chron. Alkoholkrankheit (betrifft auch die li. Herzkammer u. kann mit einer dilatativen Kardiomyopathie* einhergehen).

Lipo|matosis dolorosa (↑; ↑; ↑) *f*: Dercum*-Krankheit.

Lipo|muko|poly|saccharidose (↑; Muc-*; Poly-*; gr. σάκχαρ Zucker; -osis*) *f*: s. Sialidose.

Lipo|säure (↑): (engl.) *lipoic acid*; syn. Thioctsäure; Coenzym bei oxidativer Decarboxylierung* von Alphaketosäuren; **Ind.**: diabet. Polyneuropathie*.

Lipo|peptide, zyklische (↑) *n pl*: (engl.) *cyclic lipopeptides*; Substanzklasse der Antibiotika* mit bakterizider Wirkung ausschließl. gegen grampositive Bakterien; **Wirkungsmechanismus**: Calcium-abhängiger Einbau in bakterielle Zellmembran, fungiert als Ionenkanal; Kalium-Ausstrom führt zur Depolarisation u. damit zur Hemmung der bakteriellen DNA-, RNA- u. Proteinsynthese, in der Folge zu bakteriellem Zelltod. Vgl. Daptomycin.

Lipo|philie (↑; -phil*) *f*: **1.** (engl.) *lipophilia*; (chem.) Fettlöslichkeit; Eigenschaft org. Lösungsmittel, Fette zu lösen; wird allg. durch den in vitro bestimmten Verteilungskoeffizienten zwischen einem org. Lösungsmittel u. Wasser charakterisiert; **2.** (klin.) Neigung zu Fettleibigkeit (s. Adipositas); **3.** (pharmakokinet.) hydrophober Charakter eines Arzneimittels.

Lipo|poly|saccharide (↑; Poly-*; gr. σάκχαρ Zucker; -id*) *n pl*: (engl.) *lipopolysaccharides*; Abk. LPS; hochmolekulare Komplexe aus Lipid A (Phospholipid aus einem Glukosamindisaccharid, das an den Hydroxyl- u. Aminogruppen mit unterschiedl. Fettsäuren verestert ist; tox. Komponente), Kernregion u. Polysacchariden (immunogene Komponente), die charakterist. Zellwandbestandteile gramnegativer Bakt. (v. a. Enterobacteriaceae*) sind; insbes. die Polysaccharidkomponente (entspr. dem O*-Antigen) variiert stark (führt z. B. bei Salmonellen zur Unterscheidung von mehr als 2000 versch. Serotypen; vgl. Kauffmann-White-

Lipoprotein (a)

Lipoproteine
Charakteristika von Plasmalipoproteinen

Elektrophorese-fraktion	Ultrazentrifugenfraktion	Funktion	Apolipoproteine
	Chylomikronen	Lipidtransport Darm → Blut → Leber → Gewebe	CI, CII, B48, AI, AIV, E
Prä-β	VLDL	Leber → Gewebe	B_{100}, CI-III, E
$α_2, β_1$	IDL	Zwischenprodukt zu LDL	B_{100}, C, E
β	LDL	Cholesteroltransport Leber → Gewebe	B_{100}
$α_1$	HDL	Cholesteroltransport Leber → Gewebe	AI, AII, AIV, CI-III, E
$α_1$	$VHDL_1$		
Albumin	$VHDL_2$		

HDL: high density lipoproteins; IDL: intermediate density lipoproteins; LDL: low density lipoproteins; VHDL: very high density lipoproteins; VLDL: very low density lipoproteins

Schema); **Wirkung:** u. a. als Endotoxin, B-Zell-Mitogen u. immun. Adjuvans; LPS bindet im Blut an das LPS-Bindeprotein (Abk. LBP), der Komplex bindet wiederum an CD14, ein GPI-verankertes Protein auf Makrophagen* bzw. Monozyten* u aktiviert den toll* like receptor 4 (TLR-4) wodurch proinflammator. Zytokine* freigesetzt werden.

Lipo|protein (a) (↑; Prot-*) *n*: (engl.) *lipoprotein (a)*; Abk. Lp(a); aus LDL* u. Apolipoprotein a bestehendes Plasmalipoprotein mit atherogener u. thrombogener Potenz; Indikator für erhöhtes Risiko für koronare Herzkrankheit* od. Schlaganfall*; **Bestimmung:** mit Immunoassay; **Referenzbereich:** <300 mg/l.

Lipo|proteine (↑; ↑) *n pl:* **1.** (engl.) *lipoproteins*; an Lipide* gebundene Proteine*; meist Membranproteine (z. B. Hormon-Rezeptoren, Struktur- u. Adhäsionsproteine); **2.** Plasmalipoproteine; nichtkovalent mit Lipiden verbundene Proteine (Apolipoproteine*); hochmolekulare wasserlösl. Komplexe variabler Zusammensetzung, die in Leber u. Darm synthetisiert werden u. v. a. dem Transport von Cholesterol u. -estern, Phospholipiden, Triglyceriden u. fettlösl. Vitaminen im Blut dienen (s. Tab.); **Einteilung:** entspr. der Dichte in den Dichtegradienten der Ultrazentrifuge in Chylomikronen*, VLDL*, IDL*, LDL* u. HDL* sowie dem elektrophoretischen Wanderungsverhalten in Alphalipoproteine*, Präbetalipoproteine* u. Betalipoproteine*; **Bestimmung:** densitometrische Auswertung der Elektropherogramme nach Färbung mit Fettfarbstoffen (Ölrot, Sudanschwarz) od. als Komb. von Ultrazentrifugation, Präzipitationsreaktionen u. Cholesterolbestimmung; **pathol. Veränderungen:** s. Hyperlipoproteinämien, Hypolipoproteinämie, LP-X.

Lipo|protein|lipase (↑; ↑) *f*: (engl.) *lipoprotein lipase*; syn. Klärfaktor; membranständige Lipase* in Endothel-, Leber- u. Fettzellen, die Lipoproteine* (Chylomikronen u. VLDL) durch Hydrolyse* der Triacylglycerolanteile zu IDL u. LDL abbaut; **Aktivierung** durch Apolipoprotein C_{II}, C_I u. Heparin; die Bildung der L. wird durch Insulin induziert.

Lipo|proteinose (↑; ↑; -osis*) *f*: s. Alveolarproteinose.

Lipo|sarkom (↑; Sark-*; -om*) *n*: (engl.) *liposarcoma*; seltenes, häufig gut differenziertes, myxoides, rundzelliges od. pleomorphes Weichteilsarkom* des Fettgewebes; **Lok.:** meist in den tiefen Weichteilen der Extremitäten (Bein häufiger als Arm) u. im Retroperitoneum; **Ther.:** möglichst vollständige Entfernung, Strahlentherapie zur Verminderung von Lokalrezidiven.

Lipo|somen (↑; Soma*) *n pl:* **1.** (engl.) *liposomes*; (pathol.) Fetttröpfchen im Zytoplasma von Parenchymzellen bei Verfettung od. fettiger Degeneration*; **2.** (pharmaz.) von ein- od. mehrschichtigen Phospholipid-Doppelmembranen umgebene Partikel, die in der (inneren) wässrigen Phase mit hydrophilen Arzneistoffmolekülen beladen sind; mit dem Einsatz als Arzneistoffträger soll eine gezielte lokale Anreicherung von Wirkstoffen (z. B. Antimykotika*) u. verzögerte Wirkstoffabgabe bei Reduktion der UAW (inf. geringerer system. Resorption) erreicht werden.

Lipo|suktion (↑; lat. sugere, suctum saugen, aussaugen) *f*: (engl.) *liposuction*; Absaugung von Depotfettansammlungen (s. Adipositas) meist aus kosmet. Gründen; nach Injektion von physiol. NaCl-Lösung unter Zusatz von Lidocain* u. Adrenalin wird ggf. mit Ultraschall zur besseren Fettverflüssigung zerstörtes Fettgewebe abgesaugt.

Lipo|teichon|säuren (↑): (engl.) *lipoteichoic acids*; Bestandteile der Zellwand grampositiver Bakt.; exogenes Pyrogen*; Teichonsäuren*, die über einen Lipidanker mit der Zellmembran der Bakt. verbunden sind; lösen durch Freisetzung von Zytokinen aus infizierten Zellen entzündl. Reaktionen aus u. können ein SIRS* verursachen.

Lipo|tropie (↑; -trop*) *f*: **1.** (engl.) *lipotropy*; (chem.) s. Lipophilie; **2.** (biochem.) Eigenschaft von Stoffen, den Lipidstoffwechsel zu beeinflussen, insbes. Fette vermehrt zur Metabolisierung in der Leber zu mobilisieren.

Lipo|tropine (↑; ↑) *n pl:* (engl.) *lipotropins*; lipotrope Hormone (Abk. LPH); Peptidhormone im Hypo-

Dichte	Molekulargewicht (×10⁶)	Plasmakonzentration (mg/dl)	Proteinanteil (%)	hoher Gehalt an
<0,96		0 – 50	1	
0,960 – 1,006	5,0 – 20	150 – 250	7	Triacylglycerolen
1,006 – 1,019	3,4	50 – 100	11	
1,019 – 1,063	2,0 – 2,7	315 – 385	21 – 23	Cholesterolestern
1,063 – 1,210	0,375	270 – 380	35 – 50	Phospholipiden
>1,210	0,145	?	65	
0,280	?	97		freien Fettsäuren

physenvorderlappen, die aus Proopiomelanocortin* entstehen; **Einteilung: 1.** Betalipotropin (aus 91 Aminosäuren; M_r 9894): steigert die Lipolyse* u. ist Precursor für Betaendorphin; **2.** Gammalipotropin: Teil des Betalipotropins (Aminosäurereste 1-58).

Lip|oxine *n pl*: (engl.) *lipoxins*; Abk. LX; vasoaktive Moleküle (konjugierte Tetraene) mit immunregulator. Funktion (z. B. LXA₄, LXB₄); Biosynthese aus Arachidonsäure* durch kombinierte Aktion mehrerer Lipoxygenasen, so dass L. sauerstoffreicher als Leukotriene* sind.

Lip|oxy|genase (Lip-*; Ox-*; -gen*) *f*: (engl.) *lipoxidase*; Schlüsselenzym in der Biosynthese der Leukotriene* u. Lipoxine*; **Formen:** 5-, 12- u. 15-Lipoxygenase entspr. der Position der Arachidonsäure*, an der der Einbau von Sauerstoff erfolgt

Lipo|zele (↑, -kele*) *f*: s. Adipozele; Galaktozele.

Lippe: (engl.) *lip*; (anat.) Labium.

Lippen|angiom (Angio-*, -om*) *n*: (engl.) *venous lake*; syn. seniles Hämangiom der Unterlippe; benigner, weicher, blauroter, erbsengroßer Knoten, meist am seitl. Rand der Unterlippe; **Vork.:** ab 5. Lebensjahrzehnt; **Ther.:** Exzision, Elektrokauterisation.

Lippen|bändchen: (engl.) *lip ligaments*; von den Lippen in die Gingiva einstrahlende Fasern (auch von den Wangen ausgehend), die mit Muskelfasern unterlegt sein können; bei schmaler bzw. fehlender Gingiva verursachen sie marginale Irritationen (z. B. Rezessionen) u. behindern die Mundhygiene; häufig Urs. für Diastema*; **Ther.:** Durchtrennen (Frenotomie) od. Ausschneiden des gesamten L. (Frenektomie).

Lippen|bremse: (engl.) *pursed lip breathing*; durch Spitzen der Lippen u. Verkleinerung der Mundöffnung bei der Ausatmung herbeigeführte Erhöhung des intrapulmonalen Drucks zur Verhinderung des Bronchialkollapses (s. Abb.); typ. bei Pat. mit obstruktiven Ventilationsstörungen*.

Lippen|furunkel (Furunkel*) *m*: (engl.) *labial furuncle*; Furunkel* an Ober- od. Unterlippe, oft als Kompl. bei Akne; **cave:** bei Oberlippenfurunkel Gefahr der Thrombophlebitis der V. angularis u.

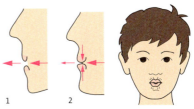

Lippenbremse: 1: physiol. Atmung; 2: bei der L. wird Luft zurückgehalten

des Sinus cavernosus mit Kavernosusthrombose* u. Meningitis; **Ther.:** Antibiotika, Ruhigstellung der Gesichtsmuskulatur (Kauverbot). Vgl. Nasenfurunkel.

Lippen|karzinom (Karz-*; -om*) *n*: (engl.) *carcinoma of the lip*; Karzinom, das sich meist an der Unterlippe entwickelt; **Histol.:** Plattenepithelkarzinom*, an der Oberlippe häufig auch Basalzellkarzinom*; **Urs.:** evtl. UV-Strahlung u. chem. Noxen (Tabakrauch, v. a. bei Pfeifenrauchern); **Ther.:** Exzision mit lokaler Transpositionsplastik; **Progn.:** Fünf-Jahres-Überlebensrate bei kleinem L. (<2 cm) ca. 95%.

Lippen-Kiefer-Gaumen|spalte: (engl.) *cleft lip-alveolus-palate, cheilognathopalatoschisis*; sog. Wolfsrachen; angeb. Spalte im gesamten Gaumen (primärer u. sekundärer Gaumen einschließl. Velum palatinum); vgl. Gaumenspalte.

Lippen|plastik (-plastik*) *f*: (engl.) *cheiloplasty*; syn. Cheiloplastik; chir. Deckung u. Korrektur eines angeb. (Lippenspalte*) bzw. erworbenen Lippendefekts durch plast. Rekonstruktion des M. orbicularis oris sowie der Schleimhaut, des Lippenrots u. der äußeren Haut der Lippen; vgl. Estlander-Lippenplastik.

Lippen|spalte: (engl.) *cleft lip*; Cheiloschisis, Labium fissum; sog. Hasenscharte; Fehlbildung im Bereich der Oberlippe, im Allg. seitl. der Mittellinie (einod. beidseitig) od. selten als mediane L. in Oberod. Unterlippe, häufig in Komb. mit Kiefer- u.

Lippenzeichen

Liquordiagnostik
Referenzwerte im lumbalen Liquor cerebrospinalis Erwachsener

Parameter	Referenzwert	
Gesamtmenge	100 – 160	ml
Liquordruck	9 – 11	mm H$_2$O (Horizontallage)
Zellzahl	5×10^6	Mpt/l (früher $\leq^{12}/_3$ Zellen/μl)
Lymphozyten	50 – 70	%
Monozyten	30 – 50	%
relative Dichte	1,006 – 1,009	
pH-Wert	7,31	
Protein	150 – 450	mg/l
Albumin	100 – 300	mg/l (LSQ bis 8×10^{-3})[1]
IgG	20 – 40	mg/l (LSQ bis 6×10^{-3})[1]
IgA	≤6	mg/l (LSQ bis 4×10^{-3})[1]
IgM	≤1	mg/l (LSQ bis 5×10^{-3})[1]
τ-Protein	0,17	mg/l (Mittelwert)
β-Trace (Prostaglandinsynthase)	15	mg/l (Mittelwert)
Glukose	2,7 – 4,8	mmol/l (>50 % des Plasmawertes)
Laktat	1,2 – 2,1	mmol/l

[1] LSQ: Liquor/Serum-Quotient

Gaumenspalte; **Ätiol.:** multifaktoriell gestörte Mesenchymnivellierung; **Ther.:** operativ; der Eingriff erfolgt bei einem gesunden Säugling meist zwischen 3. u. 6. Lebensmonat. Vgl. Gesichtsspalten.

Lippen|zeichen: (engl.) *lip sign*; rüsselartiges Vorstrecken der Lippen bei Beklopfen der Mundmuskeln; Teil des Chvostek*-Zeichens bei Tetanie*.

Lip|urie (Lip-*; Ur-*) *f*: (engl.) *lipuria*; Ausscheidung von Lipiden bzw. Lipoproteinen der Klassen VLDL*, LDL* u. HDL* im Harn; **Vork.:** beim nephrotischen Syndrom* des Kindesalters; (selten) bei Fistelbildung zwischen dem Ductus* thoracicus u. den ableitenden Harnwegen.

lique|factus (lat.): verflüssigt.

Liquefizierung *f*: (engl.) *liquefaction*; Verflüssigung des Ejakulats; bei Zimmertemperatur in 15–20 Min.; klin. nicht relevant; vgl. Sperma.

Liquid Ecstasy (engl. liquid flüssig; Ecstasy*): s. Gammahydroxybutyrat.

Liquiritiae radix *f*: s. Süßholz.

Liquor (lat. Flüssigkeit) *m*: **1.** Abk. Liq., L.; Kurzbez. für Liquor* cerebrospinalis; **2.** (pharmaz.) Bez. im Deutschen Arzneibuch* für versch. flüssige Arzneimittel, z. B. für Lösungen von Aluminium- (L. aluminii acetici, essigsaure Tonerde), Calcium-, Eisensalzen.

Liquor amnii (↑) *m*: s. Fruchtwasser.

Liquor cerebro|spinalis (↑) *m*: (engl.) *liquor cerebrospinalis, cerebrospinal fluid* (Abk. CSF); Gehirn-Rückenmark-Flüssigkeit; in den 4 Hirnventrikeln* u. im Subarachnoidalraum* enthaltene Flüssigkeit; **Physiol.:** Dichte bei 37 °C ca. 1,0005 g/l (prämenopausal, bes. während Schwangerschaft wegen des zusätzl. erhöhten intraabdominalen Drucks, niedriger als bei Männern); Bildung: v. a. in Plexus* choroidei der Seitenventrikel; Resorption: v. a. in Foveolae* granulares u. wahrscheinl. an perineuralen lymphat. Abgängen der Spinalnerven; Funktion: Schutz des ZNS gegen Stoß u. Druck von außen; **klin. Bedeutung: 1.** lumbosakrales Liquorvolumen (Erwachsene: ca. 40–80 ml; inter- u. intraindividuell unterschiedl., z. B. erniedrigt in Schwangerschaft od. bei erhöhtem Body*-Mass-Index) beeinflusst sensor. Blockadehöhe bei Spinalanästhesie* (Ausbreitungshöhe nimmt mit abnehmendem lumbosakralem Liquorvolumen zu). **2.** s. Hydrocephalus; Liquordiagnostik; Lumbalpunktion.

Liquor|dia|gnostik (↑) *f*: (engl.) *cerebrospinal fluid diagnostics*; Untersuchung des Liquor cerebrospinalis, evtl. mit Messung des Liquordrucks* bei der Entnahme; **1.** Beurteilung folgender Aspekte: Blutbeimengung, Xanthochromie*, Eiter, Gerinnsel; **2.** Zellzählung in der Fuchs-Rosenthal-Kammer (s. Drittelzellen); **3.** Liquorzytologie: mikroskop. Untersuchung der Liquorzellen u. Differenzierung der Zellen nach Pappenheim*-Färbung; **4.** Proteinbestimmung: qualitativ im orientierenden Verfahren, z. B. Pándy-Reaktion; quantitative Messung mit der modifizierten Biuretreaktion*; Bestimmung der Proteinfraktionen mit Nephelometrie*; **5.** Bestimmung von Glukose u. Laktat; **6.** Liquorelektrophorese: Bestimmung oligoklonaler IgG-Banden; **7.** Nachweis von Antikörpern, z. B. in der Diagn. viraler Erkrankungen; **8.** bakteriol. Untersuchung zur Diagn. entzündlicher Erkrankungen; **Referenzwerte** im Liquor Erwachsener (s. Tab.) variieren in Abhängigkeit vom Entnahmeort des Liquors, Alter des Pat. u. von Labormethoden, z. T. auch von der Konz. der Stoffe im Serum. Vgl. Lumbalpunktion.

Liquor|drainage (↑; Drainage*) *f*: s. Ventrikeldrainage.

Liquor|druck (↑): (engl.) *cerebrospinal fluid pressure*; der während Lumbalpunktion* messbare Druck des Liquor cerebrospinalis; **Referenzbereich:** bei liegendem Pat. 60–200 mm H$_2$O, im Sitzen 150–250 mm H$_2$O; durch Puls u. Atmung werden rhythmische Schwankungen bis 20 mm H$_2$O hervorgerufen. Vgl. Liquordiagnostik; Queckenstedt-Versuch.

Liquor|fistel (↑; Fistel*) *f*: (engl.) *cerebrospinal fluid fistula*; pathol. Öffnung der Liquorräume nach außen (meist im Bereich der Nase, der schädelbasisnahen Nasennebenhöhlen, seltener der Ohren); **Urs.:** v. a. Schädelhirntrauma*, Schädelbasisfrakturen* mit Einriss der Dura mater, postop. Komplikation; **Sympt.:** Abfließen von klarer Flüssigkeit (Liquorrhö), evtl. Liquortympanon*; **Diagn.:** Nachweis von Glukose, β$_2$-Transferrin od. β-Trace-Protein (im Liquor cerebrospinalis positiv) od. in den Liquor eingebrachten Farbstoffen od. Radionukliden im abfließenden Sekret; **Kompl.:** aszendierende eitrige Meningitis*; **Ther.:** op. Verschluss bei Rhinoliquorrhö immer erforderl.; bei Otoliquorrhö häufig Spontanverschluss.

Liquor-Hirn-Schranke (↑): (engl.) *CSF-brain barrier*; aus Ependym* bestehende Grenze zwischen Hirnventrikel u. Hirngewebe bzw. zwischen Subarachnoidalraum u. Hirnoberfläche.

Liquor|in|fusions|test (↑; Infusion*) *m*: s. Normaldruckhydrozephalus.

Liquor|passage (↑) *f*: (engl.) *cerebrospinal fluid circulation*; Zirkulation des Liquor* cerebrospinalis im System der miteinander kommunizierenden inneren (Hirnventrikel*) u. äußeren Liquorräume (Subarachnoidalraum*) im Bereich von Gehirn u. Rückenmark (s. Abb.); vgl. Queckenstedt-Versuch.

Liquor|rhö (↑; -rhö*) *f*: (engl.) *liquorrhea*; Abfließen von Liquor cerebrospinalis über eine Liquorfistel*.

Liquor|stopp (↑) *m*: (engl.) *cerebrospinal fluid stasis*; Behinderung der Liquorpassage mit Störung der Liquorzirkulation u. Sympt. der Hirndrucksteigerung*; **Urs.:** entzündliche Verklebung der Meninges (z. B. nach Pneumokokkenmeningitis), angeb. Stenose (z. B. Aquäduktstenose), intrakranielle Zyste, Hirntumor, intraspinale Raumforderung, Ventrikelblutung* u. a.; **Kompl.:** Entw. eines Hydrozephalus*. Vgl. Nonne-Froin-Syndrom.

Liquor|tympanon (↑; Tympanum*) *n*: (engl.) *tympanic cerebrospinal fluid*; Ansammlung von Liquor* cerebrospinalis hinter dem Trommelfell inf. Liquorfistel*.

Liquor|unter|druck|syn|drom (↑) *n*: (engl.) *low cerebrospinal fluid pressure syndrome*; Krankheitsbild inf. Erniedrigung des Liquordrucks* auf Werte unter 70 mm H$_2$O; **Urs.:** transduraler Liquorverlust z. B. nach intrakraniellem Eingriff, Schädelhirntrauma*, Lumbalpunktion* (postpunktionelles Syndrom), selten spontan inf. mangelnder Liquorproduktion (Hypo- bzw. Aliquorrhö); **Sympt.:** diffuser, meist bei Orthostase verstärkt auftretender Kopfschmerz (kompensator. Vasodilatation, meningeale Dehnung), evtl. Übelkeit u. Erbrechen, Schwindel u. Meningismus; **Ther.:** Bettruhe, Flüssigkeitssubstitution, pharmak., evtl. epiduraler Blutpatch*; **Proph.:** postpunktionell z. B. durch Punktion mit (atraumat.) Sprotte-Kanüle; s. Spinalanästhesie.

Liquor|verlust|syn|drom (↑) *n*: s. Liquorunterdrucksyndrom.

Liquor|zucker (↑): (engl.) *cerebrospinal fluid sugar*; Glukosegehalt des Liquor* cerebrospinalis; i. d. R. ca. 20–30 % geringer als der **gleichzeitig** bestimmte Blutzucker* des Pat.; stark erniedrigte Werte (unter 1,4 mmol/l bzw. 20 mg/dl) bei tuberkulöser Meningitis* (zu Beginn evtl. auch erhöht) u. eitrigen Meningitiden; erhöhte Werte bei Hyperglykämie*. Vgl. Liquordiagnostik.

Lira|glutid *n*: (engl.) *liraglutide*; Antidiabetikum* zur s. c. Anw.; gegenüber DPP* 4 resistentes synthet. Analogon von GLP*-1; **Wirkungsmechanismus:** Agonismus an GLP-1-Rezeptor; **Wirkung:** Unterdrückung der Glucagonsekretion, dadurch Verminderung des Glugagenabbaus in der Leber u. Hemmung der Gluconeogenese, Erleichterung der Insulinfreisetzung bei erhöhten Blutzuckerwerten; zudem hemmende Wirkung auf die Magenmotorik, dadurch antihyperglykämisch; hemmender Einfluss auf Appetit u. Essverhalten, daher Gewichtsreduktion im Vergleich zu Insulin-Liberatoren wie Sulfonylharnstoffe* od. Glinide*. **Ind.:** Diabetes* mellitus Typ 2 in Komb. mit Metformin u./od. Sulfonylharnstoff bei unzureichendem Therapieerfolg; erwünschte Gewichtsreduktion; **UAW:** v. a. gastrointestinal (Übelkeit, Erbrechen), selten Pankreatitis.

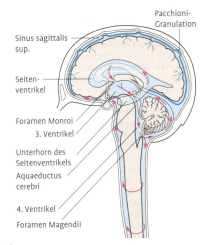

Liquorpassage

Lisch-Knötchen (Karl L., österreich. Ophth., 1907–1999): (engl.) *Lisch nodules;* bilaterale gelbe od. braune Irishamartome (s. Abb.) bei Neurofibromatose*.

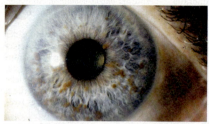

Lisch-Knötchen [106]

Lisfranc-Band (Jacques L., Chir., Paris, 1790–1847): (engl.) *Lisfranc's ligament;* medialer Faserzug der Ligamenta cuneometatarsalia interossea.
Lisfranc-Gelenk|linie (↑): (engl.) *Lisfranc's joint;* Articulationes tarsometatarsales zw. Fußwurzel u. Mittelfuß (s. Fußskelett); Amphiarthrosen mit geringer Beweglichkeit. Vgl. Chopart-Gelenklinie.
Lisfranc-Höcker (↑): (engl.) *tubercle scaleni (Lisfranci);* Tuberculum musculi scaleni anterioris der 1. Rippe.
Lisfranc-Luxations|fraktur (↑; Luxation*Fraktur*) *f:* (engl.) *Lisfranc's dislocation fracture;* Fraktur u. Luxation im Bereich der Lisfranc*-Gelenklinie, seltene Hochrasanzverletzung z. B. durch Hyperflexion des Fußes; 20 % der Pat. mit Polytrauma; **Formen: 1.** Typ A: homolateral; **2.** Typ B: isoliert;

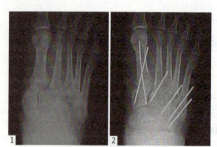

Lisfranc-Luxationsfraktur Abb. 1: 1: präoperative Typ C-Fraktur, 2: Reposition u. Fixation durch Drähte; Röntgenbild [88]

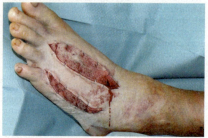

Lisfranc-Luxationsfraktur Abb. 2: Kompartmentspaltung nach Lisfranc [58]

3. Typ C: divergent; **Ther.:** sofortige Reposition u. Fixation durch Schrauben od. Drähte (s. Abb. 1); **Kompl.:** Gefahr der Kompartmentspaltung in ca. 25 % (s. Abb. 2).
Lisino|pril (INN) *n:* s. ACE-Hemmer.
Lispeln: s. Sigmatismus.
LISS: Abk. für (engl.) *low ionic strength solution;* Pufferlösung, die wegen ihrer geringen Ionenstärke (z. B. 0,03 mol/l NaCl) die Antigen-Antikörperwechselwirkung z. B. bei der Blutgruppenbestimmung verstärkt.
Lissauer-Para|lyse (Heinrich L., Neurol., Breslau, 1861–1891; Paralyse*) *f:* s. Paralyse, progressive.
Lissauer-Tractus (↑): s. Tractus posterolateralis.
Lissauer-Zone (↑; Zona*): (engl.) *Lissauer's marginal zone;* Zona terminalis medullae spinalis; sog. Randzone; weiße Substanz zwischen Hinter- u. Vorderseitenstrang; Bestandteil des Eigenapparats des Rückenmarks*.
Lister-Höcker (Sir Joseph L., engl. Chir., 1827–1912): (engl.) *dorsal tubercle of radius, Lister's tubercle;* Tuberculum dorsale radii.
Listeria (↑) *f:* (engl.) *Listeria;* Gattung grampositiver, peritrich begeißelter, kokkoider Stäbchenbakterien mit Tendenz zur Kettenbildung; Fam. Listeriaceae (s. Bakterienklassifikation); Katalase-positiv; Vermehrung noch bei 5–10 °C; **Kultur:** aerob auf Nalidixinsäure-Trypaflavin-Serumagar; zarte, grauweiße Kolonien, leichte Betahämolyse; aerob bis mikroaerophil; **Vork.:** ubiquitär, spez. im Kot von Mensch u. Tier, Abwasser, Kompost; Parasit von Warmblütern; mehrere Species, opportunist. Err., humanpathogen: Listeria* monocytogenes u. die sehr seltene Art Listeria ivanovii. Vgl. Listeriose.
Listeria|agglutination (↑; Agglutination*) *f:* (engl.) *Listeria agglutination;* serol. Reaktion zum Nachw. von Agglutininen* im Patientenserum bei Verdacht auf Listeriose* (Titer über 1 : 320 verdächtig) bzw. zur Identifizierung verdächtiger Bakterienkolonien mit spezif. agglutinierenden Immunseren. Vgl. Widal-Reaktion.
Listeria mono|cyto|genes (↑) *f:* (engl.) *Listeria monocytogenes;* für den Menschen pathogene Species der Gattung Listeria* mit versch. Serotypen; **Morphol.:** grampositive, sporenlose Stäbchen; peritrich begeißelt, z. T. kokkoid; **Vork.:** ubiquitär, v. a. in mit. Ausscheidungen verunreinigtem Wasser u. im Boden; Übertragung durch engen Kontakt mit Vieh u. Haustieren, Verzehr von Weichkäse aus nichtpasteurisierter Milch; diaplazentar übertragbar; Inf. des Menschen kann sich in unterschiedl. Krankheitsbildern manifestieren (s. Listeriose); **Nachw.:** mikroskop. u. kulturell; Nachw. von O-(Körper-) u. H-(Geißel-)Antigenen; der Antikörpernachweis im Serum ist von zweifelhaftem diagn. Wert.
Listeriose (↑; -osis*) *f:* (engl.) *listeriosis;* Zoonose (Rind, Schaf, Ziege, Schwein, Hühner, Nager), selten auf Menschen übertragen; **Err.:** Listeria* monocytogenes; **Übertragung:** durch kontaminierte Lebensmittel, fäkal-oral od. direkten Kontakt; **Inkub.:** 1–3 Tage bis zu Wochen; **Klin.: 1.** bei Erwachsenen oft stumme Infektion; bei bes. Disposition (Rekonvaleszenz, Schwangerschaft, Immunsuppression) Krankheitsmanifestation unter

dem klin. Bild einer Grippe mit Meningoenzephalitis, lokal als Keratokonjunktivitis; bei Schwangeren häufig als aszendierende Harnweginfektion od. Myometritis; selten sept. Bild mit Hepatosplenomegalie; **2.** viel häufiger u. gefährlicher ist der diaplazentare Übertritt der Err. von infizierten Schwangeren auf das Kind während der letzten Schwangerschaftswochen mit Folge einer Fetopathie*; hämatogene Streuung der Err. im gesamten kindl. Organismus (Sepsis) führt nicht selten zu Tot- od. Frühgeburt. Neugeborene zeigen inf. der Überschwemmung des Körpers mit Erregern u. granulomatöser Gewebereaktion in Haut u. inneren Organen (Bakterienembolien; sog. Granulomatosis infantiseptica) papulöse Effloreszenzen der Haut, Meningoenzephalitis mit meningitischen Zeichen (Krämpfe, Erbrechen, Benommenheit, Atemstörung bis Atemstillstand; Liquorbefund) u. Hepatosplenomegalie evtl. mit Icterus gravis prolongatus. **Diagn.:** Bakteriennachweis in Stuhl, Urin, Nasen-, Rachen-, Vaginalabstrich, Blut od. Liquor des Kindes, evtl. im Mekonium od. im Fruchtwasser (schmutzig gefärbt) bzw. in Urin, Blut, Lochien od. Abrasionsmaterial bei der Mutter durch Anzucht od. PCR; **Ther.:** 14 Tage lang Amoxycillin kombiniert mit Aminoglykosid, alternativ Cotrimoxazol; evtl. zusätzliche Gabe von Rifampicin; **Progn.:** Letalität bei Neugeborenen ca. 30–50 %, bei Erwachsenen bis zu 30 %, häufig Spätschäden (geistige Entwicklungsstörungen).

Lisurid (INN) n: (engl.) lisurid; Dopamin*-Rezeptor-Agonist mit zusätzl. hoher Affinität zu Serotonin-Rezeptoren; **Ind.:** Parkinson*-Syndrom (Komb. mit Levodopa*), Abstillen, Prolaktinom, Galaktorrhö, Amenorrhö, Akromegalie; **UAW:** Übelkeit, Schwindel, selten Schlafstörungen, Muskelschwäche.

Liter: (engl.) litre; Einheit für Volumen*; Einheitenzeichen l; 1 l = 1 dm^3 (Kubikdezimeter), 1 m^3 = 1000 l.

Lith-: Wortteil mit der Bedeutung Stein; von gr. λίθος.

Lithiasis (↑; -iasis*) f: (engl.) lithiasis; Steinleiden; Steinbildung in Nieren, Gallen-, Harnblase, Speicheldrüsen, Meibom-Drüsen u. anderen Organen; vgl. Konkrement.

Lithium (↑) n: (engl.) lithium; chem. Element, Symbol Li, OZ 3, rel. Atommasse 6,941; 1-wertiges Alkalimetall; therap. **Anw.:** Lithiumsalze (z. B. Lithiumacetat): als Phasenprophylaktikum zur Proph. u. Behandlung von bipolaren affektiven Störungen u. rezidiv. Depression; **cave:** enge therap. Breite; regelmäßig Serumkontrollen erforderl.; erhöhte Lithiumkonzentration bei salzarmer Kost (erhöhte Rückresorption) od. geringer Flüssigkeitsaufnahme; Gefahr der Überdosierung (Erstsymptome: Erbrechen, feinschlägiger Tremor, Zittern, Krampfanfälle). Vgl. Psychopharmaka.

Litho|chol|säure: s. Gallensäuren.
litho|gen (Lith-*; -gen*): (engl.) lithogenic; durch einen Stein hervorgerufen.

Litho|lyse (↑; Lys-*) f: (engl.) litholysis; auch Chemolitholyse; pharmak. Steinauflösung; s. Urolitholyse; Cholelitholyse; Lithotripsie.

Litho|tripsie (↑; gr. τρίβειν reiben, abnützen) f: (engl.) lithotripsy; Zertrümmerung von Konkrementen in Hohlorganen; **Anw.:** v. a. bei Nephrolithiasis* u. Gallensteinen* (s. Cholelithotripsie), aber auch bei Sialolithiasis* der Speicheldrüsen (Glandula parotidea u. submandibularis); **Formen: 1.** extrakorporale Stoßwellenlithotripsie (Abk. ESWL): berührungsfreie Zertrümmerung durch mehrfache Applikation von Stoßwellen (ca. 500–3000 je Behandlung), die durch Reflexion so gebündelt werden, dass ihr zweiter Brennpunkt auf das Konkrement fokussiert ist (z. B. bei Sialolithiasis, Urolithiasis); Sonderform: extrakorporale piezoelektrische Lithotripsie (Abk. EPL) mit piezoelektrischer Schallwellenerzeugung (Umkehrung des piezoelektrischen Effekts*; Formänderung des Piezokörpers durch Stromzufuhr bzw. Umkehr der Spannungspolarität des zugeführten Stroms), ermöglicht sehr genaue Fokussierung u. Dosierung der Energie, i. d. R. ohne Sedierung u. Anästhesie anwendbar; **2.** instrumentell-invasive (perkutane) L. mit Ultraschall od. Stoßwellen über Sonden (perkutane Nephrolithotripsie; perkutane transhepatische Cholelithotripsie, Abk. PTCL); **3.** endosk. geführte L.; Zertrümmerung durch Ultraschall- od. Laser-Lithotripter, mechan. od. elektrohydraulische Stoßwellen in Harn- bzw. Gallenwegen; Entfernen der Steinfragmente mit Zangen; **4.** endosk. Zertrümmerung von Steinen mit spez. Zangen od. Körbchen unter endoskop. u. ggf. radiol. Sicht (mechanische L.).

LITT: Abk. für **l**aserinduzierte **T**hermotherapie*.
Little-Krankheit (William J. L., Chir., Orthop., London, 1810–1894): (engl.) little's disease; veraltete allg. Bez. für im Kindesalter auftretende Lähmungen inf. eines frühkindlichen Hirnschadens bzw. für die beidseitige Form der infantilen Zerebralparese*.

Littré-Drüsen (Alexis L., Chir., Anat., Paris, 1658–1725): s. Glandulae urethrales urethrae masculinae.

Littré-Hernie (↑; Hernie*) f: (engl.) littré's hernia; auch Richter-Littré-Hernie, sog. Darmwandbruch; eingeklemmte Hernie* mit divertikelartig ausgestülptem Darmwandanteil (od. Meckel*-Divertikel) als Bruchinhalt bei erhaltener Darmpassage.

Litzmann-Ob|liquität (Karl K. L., Gyn., Kiel, 1815–1890; Obliquität*) f: s. Asynklitismus.

Livedo racemosa (lat. livēre bläulich sein) f: (engl.) livedo racemosa; bizarre, blitzfigurenartige, livide Streifenbildungen inf. von Verschlüssen u. Entz. der kleinen subkutanen Gefäße u. a. bei Periarteriitis nodosa, Endangiitis obliterans, Hypertonie; vgl. Sneddon-Syndrom.

Livedo reticularis (↑) f: Cutis* marmorata.
Livedo-Vaskulitis (↑; lat. vasculum kleines Gefäß; -itis*) f: (engl.) livoid vasculitis; thrombogene Vaskulopathie mit Fibrinablagerungen in den oberflächl. Venulen der unteren Extremitäten; **Histol.:** PAS-positive Gefäßablagerungen, mäßige Entzündungsreaktion mit wenigen Neutrophilen; **Klin.:** Papeln, Plaques, später Ulzera mit fibrosierender Narbenbildung (Capillaritis* alba).

livid (lat. lividus): blassbläulich, fahl.
Livor mortis (lat. livor blauer Fleck; mors, mortis Tod) m: s. Totenflecke.
L-Ketten: s. Immunglobuline.
L-Ketten-Krankheit: s. Leichtkettenkrankheit.

LKGS: Abk. für Lippenkiefergaumenspalte; s. Gaumenspalte.

LMM: Abk. für Lentigo*-maligna-Melanom.

LN: Abk. für lobuläre Neoplasie; s. Mammatumoren; Mammakarzinom.

L-Niere: (engl.) *L-shaped kidney*; L-förmige Verschmelzungsniere; s. Nierenfehlbildungen.

Loa loa *f*: (engl.) *Loa loa*; syn. Filaria loa; Wanderfilarie, Augenwurm; parasitärer Fadenwurm (s. Filarien); Err. der Loiasis*; ♂ 0,35×30 mm, ♀ 0,4–0,5 mm×50–60 mm; **Vork.**: in trop. Regenwaldgebieten West-, Zentral- u. Ostafrikas; **Übertragung:** durch Bremsen der Gattung Chrysops*.

lobär (gr. λοβός Lappen): (engl.) *lobar*; lobaris, einen Lappen betreffend; z. B. Lobärpneumonie.

Lob|ek|tomie (↑; Ektomie*) *f*: (engl.) *lobectomy*; op. Entfernung eines Lobus*; **Formen: 1.** pulmonal: z. B. bei Tumor, Bronchiektase, Tuberkulose; vgl. Lungenresektion; **2.** hepat.: s. Leberresektion; **3.** zerebral: z. B. bei infiltrierend wachsendem Gliom od. i. R. der Epilepsiechirurgie* zur Resektion eines epileptogenen Herdes (meist selektive Teilresektion, z. B. anterior-temporale Teillobektomie).

Lobo|tomie (gr. λοβός Lappen; -tom*) *f*: Leukotomie*.

Lobstein-Krankheit (Johann F. L., Pathol., Chir., Gebh., Straßburg, 1777–1835): s. Osteogenesis imperfecta.

lobulär (Lobulus*): (engl.) *lobular*; einzelne Läppchen (bes. eines Lungenlappens) betreffend, läppchenförmig.

Lobulus (dim von gr. λοβός Lappen) *m*: (engl.) *lobule*; Läppchen; z. B. von Drüsen u. parenchymatösen Organen (L. hepatis: Leberläppchen, L. renalis: Nierenläppchen usw.).

Lobulus des Groß|hirns (↑) *m*: **1.** (engl.) *parietal lobule*; Lobulus parietalis inf. u. sup.: hinter dem Gyrus postcentralis an der Außenfläche des Scheitellappens; **2.** Lobulus paracentralis: hakenförmig zwischen Gyrus pre- u. postcentralis an der medialen Hemisphärenfläche.

Lobulus des Klein|hirns (↑) *m*: (engl.) *lobule of cerebellum*; Lobulus biventer, centralis, quadrangularis, semilunaris inf. et sup., simplex des Cerebellums*.

Lobus (gr. λοβός Lappen) *m*: (engl.) *lobe*; Lappen; z. B. Großhirnlappen (s. Telencephalon, Abb. 1 dort), Leberlappen (s. Leber), Lungenlappen (s. Lunge).

Lobus glandulae mammariae (↑) *m*: (engl.) *lobe of mammary gland*; Drüsenlappen der weibl. Brust; 15–20 in jeder Mamma.

Lobus pyramidalis glandulae thyroideae (↑) *m*: (engl.) *pyramidal lobe of thyroid gland*; syn. Lalouette-Pyramide; inkonstanter, vom Isthmus od. einem Lappen der Schilddrüse* aufsteigender, median vor dem Kehlkopf liegender u. durch einen Bindegewebestreifen mit dem Os hyoideum verbundener schmaler Fortsatz von Schilddrüsengewebe; entwicklungsgeschichtl. kaudaler Rest des Ductus* thyroglossalis; selten kann der L. p. g. th. bis zum Zungengrund reichen. Vgl. Schilddrüsendystopie.

Lobus venae a|zygos (↑) *m*: (engl.) *lobus venae azygos*; durch den Verlauf der V. azygos re. demarkiertes, zum apikalen Bronchus gehörendes, anat. getrenntes bronchopulmonales Segment; der Segmentbronchus ist proximal disloziert u. kann selbst aus der Trachea kommen.

Loch|brille: (engl.) *stenopeic spectacles*; (ophth.) lichtundurchlässige Brille mit kleiner Durchtrittsöffnung zur Ruhigstellung der Augen bei Netzhautablösung od. Contusio bulbi.

Loch|geschwür: s. Malum perforans pedis.

Lochien (gr. λοχεῖα Wöchnerin) *fpl*: (engl.) *lochia*; sog. Wochenfluss; physiol. uterine Wundsekretion nach der Geburt; in den ersten 3–4 Tagen p. p. blutig (Lochia cruenta od. Lochia rubra), dann einige Tage bräunl. (Lochia fusca), danach gelbl. (Lochia flava), nach 3 Wochen weißl. (Lochia alba); durch Scheidenbakterien sehr keimhaltig; nach 6 Wochen p. p. ist die Wundheilung im Allg. abgeschlossen.

Lochio|metra (↑; gr. μήτρα Gebärmutter) *f*: (engl.) *lochiometra*; Stauung der Lochien* in der Gebärmutter (fötid); Folge einer Inf. durch Scheidenbakterien.

Locked-in-Syn|drom (engl. *locked-in* eingesperrt) *n*: (engl.) *locked-in syndrome*; Bez. für die Unfähigkeit, sich bei erhaltenem Bewusstsein sprachl. od. durch Bewegungen spontan verständl. zu machen; Verständigung durch Augenbewegungen mögl.; **Urs.:** beidseitige Querschnittläsion* des Tractus corticobularis u. Tractus corticospinalis in Bereich des Pons, z. B. bei Arteria*-basilaris-Thrombose; **Progn.:** infaust. Vgl. Dezerebrationssyndrome.

Lockwood-Band: (engl.) *Lockwood's ligament*; Lig. suspensorium bulbi der Vagina des Augapfels.

Loco typico (lat.): an typischer Stelle; s. Radiusfraktur, distale.

Locus (lat. Ort) *m*: (engl.) *locus*; (genet.) Genlocus*; Genort bzw. über einen genetischen Marker* eindeutig definierter Ort auf einem Chromosom* (auch zwischen Genen).

Locus caeruleus (↑) *m*: (engl.) *locus caeruleus*; bläulich graues Feld am seitl. Rand des vorderen Abschnitts der Rautengrube mit zahlreichen pigmentierten noradrenergen Ganglienzellen.

Locus Kiesselbachi (↑; Wilhelm K., Otol., Erlangen, 1839–1902) *m*: (engl.) *Kiesselbach's area*; gefäßreiche Gegend im vorderen Bereich des knorpeligen Nasenseptums; oft Ursprung von Nasenbluten. Vgl. Epistaxis.

Locus minoris re|sistentiae (↑) *m*: Ort des geringsten Widerstandes; Gebiet geringerer Belastbarkeit (für Krankheiten anfälliges Organ).

Lodox|amid (INN) *n*: (engl.) *lodoxamid*; Mastzellenstabilisator; Antiallergikum* zur top. Anw.; **Ind.:** allerg. Konjunktivitis; **UAW:** u. a. Juckreiz, trockenes Auge, Hyperämie, Sehstörungen; selten system. Reaktionen wie Kopfschmerz u. Übelkeit.

LOEC: (toxikol.) Abk. für (engl.) *lowest observed effect concentration*; die geringste Konzentration* einer (an lebenden Organismen untersuchten) Substanz, bei der gerade noch eine Wirkung beobachtet werden kann; vgl. LOEL; NOEC; NOEL.

Löffel: (engl.) *spoon*; ungenaues Maß für einzunehmende Arzneimittel; Esslöffel ca. 15 ml bzw. 15 g, Teelöffel ca. 5 ml bzw. 5 g wässriger Flüssigkeiten.

Löffel|hand: (engl.) *spoon hand*; Fehlbildung mit Syndaktylie der Finger, z. B. bei Apert*-Syndrom.

Löffel|nägel: Koilonychie*.

Löffel, scharfer: (engl.) *sharp spoon*; (chir.) löffelartiges Instrument mit scharfen Rändern, z. B. zum Auskratzen von Wucherungen, zur Kürettage* od. Gewinnung von Spongiosa.

Löffler-Bakterien (Friedrich A. L., Bakteriol., Berlin, Greifswald, 1852–1915; Bakt-*) *f pl*: s. Corynebacterium diphtheriae.

Löffler-Endo|karditis (Wilhelm L., Int., Basel, Zürich, 1887–1972; End-*; Kard-*; -itis*) *f*: s. Endokarditis.

Löffler-Methylen|blau, alkalisches (Friedrich A. L., Bakteriol., Berlin, Greifswald, 1852–1915): (engl.) *Löffler's alkaline methylene blue*; Lösung zur Färbung von Bakterien.

Löffler-Syn|drom (Wilhelm L., Int., Basel, Zürich, 1887–1972) *n*: **1.** L.-S. I: eosinophiles Lungeninfiltrat*; **2.** L.-S. II: s. Endokarditis.

Löfgren-Syn|drom (Sven H. L., Klin., Stockholm, 1910–1978) *n*: (engl.) *Löfgren syndrome*; akute Form der Sarkoidose*; **Sympt.:** stürm. Beginn mit Fieber, BSG-Erhöhung, Erythema nodosum, (meist Oligo-)Arthritis in 20–40 % der Fälle, typischerweise beidseitige Arthritis der oberen Sprunggelenke bei Frauen im 3. Lebensjahrzehnt; **Diagn.:** (röntg.) bilaterale Hiluslymphome (s. Sarkoidose, Abb. 2 dort); **Ther.:** symptomatisch.

Löhde-Formel: (engl.) *Löhde's equation*; Formel zur Abschätzung einer Grundumsatzabweichung (Abk. GUA) in % der Norm: GUA = 2/3 · (f+a) − 72 (f = Pulsfrequenz, a = Blutdruckamplitude); vgl. Grundumsatz; Read-Formel.

LOEL: (toxikol.) Abk. für (engl.) *lowest observed effect level*; die geringste Dosis* einer (an lebenden Organismen untersuchten) Substanz, bei der gerade noch eine Wirkung beobachtet werden kann; vgl. LOEC; NOEL; NOEC.

Lösung: 1. (engl.) *solution*; Solutio; **echte L.:** molekulardispers in einem Lösungsmittel verteilte Teilchen (Größe < 1 nm), die ultramikroskop. nicht sichtbar sind u. bei Osmose* diffundieren, z. B. Kochsalzlösung; **2. kolloidale L:** s. Kolloid. Vgl. Suspension; Emulsion.

Lösung, hyper|tonische: (engl.) *hypertonic solution*; Lösung mit höherem osmot. Druck als dem des Blutplasmas.

Lösung, hypo|tonische: (engl.) *hypotonic solution*; Lösung mit niedrigerem osmot. Druck als dem des Blutplasmas.

Lövset-Arm|lösung (Jörgen L., Gyn., Bergen): (engl.) *Lövset's maneuver*; (gebh.) Methode der Armlösung bei Beckenendlage*; **Vorgehen: 1.** Drehung des am Becken umfassten Kindes unter Zug um 180° nach vorn, wobei der nach vorn gebrachte Arm meist von selbst frei kommt; **2.** schraubenförmige Rückdrehung um 180°, wobei der nach hinten gebrachte Arm meist von selbst frei kommt (s. Abb.); anschl. Veit*-Smellie-Handgriff zur Entw. des Kopfs.

Löwen|gesicht: s. Lepra.

Löwenstein-Jensen-Medium *n*: (engl.) *Löwenstein-Jensen culture medium*; Nährmedium zur Anzucht von Mykobakterien; durch Zusatz von Glycerin Unterscheidung von Mycobacterium* tuberculosis u. Mycobacterium* bovis.

-log: auch -logie; Wortteil mit der Bedeutung Wort, Lehre; von gr. λόγος.

log: Abk. für **Log**arithmus; (engl.) *log*; mathemat. Funktion; $\log_a b$ (log von b zur Basis a) entspr. dem Exponenten, dessen Basis a mit diesem Exponenten potenziert b ergibt; **Formen:** z. B. lg (dekad. log; log zur Basis 10), ln (natürl. log; log zur Basis e).

Logen|syn|drom *n*: Kompartmentsyndrom*.

Logo|päde (↑; gr. παιδεία Unterricht, Erziehung) *m*: (engl.) *speech and language therapist*; Prävention, Diagn., Ther. u. Beratung bei Sprach-, Sprech-, Stimm-, Hör- u. Schluckstörungen u. ggf. Forschung zu wissenschaftl. Kommunikations-Schluckstörungen, in Zusammenarbeit mit den Fachrichtungen HNO, Neurologie, Pädiatrie, Pädagogik, Phoniatrie u. Psychologie; **Ausbildung:** 3-jährige Ausbildung an staatl. anerkannter Lehranstalt für Logopädie; anschließend ggf. akademische Qualifikation in versch. Studiengängen (Therapiemanagement, Lehr- u. Forschungslogopädie); geregelt im „Gesetz über den Beruf des Logopäden" vom 7.5.1980 (BGBl. I S. 529), zuletzt geändert am am 25.9.2009 (BGBl. I S. 3158), u. in der entspr. Ausbildungs- u. Prüfungsordnung für Logopäden vom 1.10.1980 (BGBl. I S. 1892), zuletzt geändert am 25.9.2009 (BGBl. I S. 3158).

Logo|pädie (↑; ↑) *f*: (engl.) *logopedics, speech and language therapy*; Prävention, Diagnostik, Therapie u. Beratung von Pat. mit Sprach-, Sprech-, Stimm-, Hör- u. Schluckstörungen durch einen Logopäden*.

Logor|rhö (↑; -rhö*) *f*: (engl.) *logorrhea*; starker, oft unstillbarer Rededrang mit Verlust der Selbstkontrolle über die eigene Sprachproduktion; **Vork.:** z. B. bei sensorischer Aphasie* od. Manie*.

Logo|therapie (↑) *f*: (engl.) *logotherapy*; existenzanalyt. orientierte Form der Psychotherapie* (V. E. Frankl), die dem Pat. ein Identitäts- u. Zugehörigkeitsgefühl u. einen Sinn des Daseins vermitteln will; als therap. Verf. wird u. a. die sog. paradoxe Intention angewendet: der Pat. wird aufgefordert, das zu tun bzw. zu wünschen, was bei ihm i. d. R. eine exzessive Angstreaktion auslöst. Ziel ist die Distanzierung von neurot. Angstzuständen im schützenden therap. Rahmen. Vgl. Reizüberflutung; Desensibilisierung, systematische.

Log-Phase (Phase*) *f*: (engl.) *log phase*; exponentielle Wachstumsphase; (mikrobiol.) Phase des Bakterienwachstums mit **log**arithm. Vermehrung der Bakt., die der Lag*-Phase folgt; Übergang in die stationäre Phase.

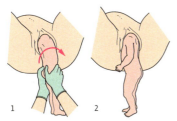

Lövset-Armlösung: 1: Drehung des Kindes unter Zug; 2: schraubenförmige Rückdrehung mit Befreiung des Arms [112]

Loiasis

Loiasis (-iasis*) f: (engl.) loiasis; syn. Loa-loa-Infektion, Filaria-loa-Infektion; zu den Filariosen* gehörende, durch den Nematoden Loa* loa verursachte Erkr.; der wachsende Wurm wandert im Unterhautzellgewebe u. Bindegewebe sowie gelegentl. subkonjunktival; Adulte werden dort z.T. als Schlängelung sichtbar (sog. Augenwurm). **Vork.:** trop. Regenwald Afrikas; **Übertragung:** Bremsen der Gattung Chrysops*; **Inkub.:** 6–9 Mon., auch länger bis zum Nachw. der Mikrofilarien; **Sympt.:** meist allerg. bedingte, plötzl. auftretende, juckende Schwellungen der Haut, die 2–3 Tage bestehen bleiben u. in unregelmäßigen Intervallen rezidivieren (Kalabar*-Beule); Eosinophilie; selten Proteinurie, Meningoenzephalitis (insbes. unter antiparasitärer Ther.); chron. Verlauf; **Diagn.:** Nachw. von Mikrofilarien (tagsüber) im Blut od. adulten Parasiten in der Unterhaut od. Konjunktiva (s. Abb.); Immunfluoreszenztest; Mazzotti*-Test; **Ther.:** DEC, Albendazol od. Ivermectin, wenn erforderl. unter Antihistaminika- u. Prednisongabe zur Abschwächung allerg. Reaktionen.

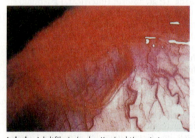

Loiasis: Adultfilarie in der Konjunktiva [61]

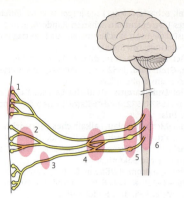

Lokalanästhesie: Blockade sensibler Nervenbahnen; Größe des anästhesierten Körperareals (distal der Blockade) je nach Lok.: maximal bei zentraler (rückenmarksnaher) Blockade; 1: Oberflächenanästhesie (kleines Areal); 2: Infiltrationsanästhesie (größere Fläche); 3–6: Leitungsanästhesie (Form der Regionalanästhesie); periphere Leitungsanästhesie (3–5), z. B. als periphere Nervenblockade (3), Plexusanästhesie (4) od. Paravertebralanästhesie (5); zentrale Leitungsanästhesie (6), z. B. als Spinalanästhesie

lokal (lat. locus Ort, Stelle); (engl.) local; örtlich.

Lokal|an|ästhesie (↑; Anästhesie*) f: (engl.) local anesthesia; Abk. LA; örtl. Betäubung; Form der Anästhesie* durch Lokalanästhetika* zur temporären örtl. begrenzten Schmerzausschaltung bei Op. od. Schmerztherapie*; i. d. R. postoperativ andauernde Analgesie (Vorteil); im Gegensatz zur Narkose* ohne Einfluss auf das Bewusstsein*; **Formen:** s. Abb.; 1. Oberflächenanästhesie*; 2. Infiltrationsanästhesie*. 3. Regionalanästhesie*. Vgl. Stand-by.

Lokal|an|ästhetika (↑; ↑) n pl: (engl.) local anesthetics; von Cocain* abgeleitete Substanzen zur Lokalanästhesie; **Wirkung:** v. a. reversible Blockade der Erregungsleitung in Nervenfasern durch Hemmung neuronaler spannungsabhängiger Na^+-Kanäle; **Einteilung:** u. a. 1. nach Chemie: a) Aminoester: Procain u. Articain sowie (nur zur top. Anw.) Benzocain, Tetracain, Oxybuprocain (Auge) u. Proxymetacain (Auge); Elimination durch plasmat. Cholinesterasen*; b) Aminoamid: Lidocain (u. a. zur top. Anw.), Prilocain, Mepivacain, Ropivacain, Bupivacain (bzw. Levobupivacain: reines linksdrehendes S(–)-Bupivacain); hepat. Elimination; 2. nach Wirkungseintritt u. -dauer (kurzwirksam: z. B. Procain; mittellang: z. B. Mepivacain; langwirksam: z. B. Ropivacain, Bupivacain), ggf. Zusatz von Vasokonstriktoren (z. B. Adrenalin) zur Verlängerung der Wirkungsdauer; Kontraind.: Anw. in Endarteriengebieten, z. B. Zehen od. Finger (s. Oberst-Anästhesie), wegen Gangrängefahr;

3. nach Barizität (Dichte der L.-Lösung im Verhältnis zur Dichte des Liquor* cerebrospinalis bei 37°C): hyperbar (durch Zusatz von 5–10 %iger Glukose), isobar, hypobar (durch Aqua destillata); vgl. Spinalanästhesie; 4. nach Applikationsform; z. B. Oberflächenanästhetika* (top. Anw.); **UAW:** u. a. allerg. Reaktion (v. a. Aminoester), Methämoglobin-Bildung (Prilocain), bei starker system. Resorption od. akzidenteller intravasaler Injektion zerebrale Krampfanfälle, Koma, Atemstillstand, Störungen des kardialen Reizleitungssystems (Ropivacain mit bes. geringer Kardiotoxizität).

Lokalisation (↑): **1.** (engl.) localization; Fähigkeit zur topograph. Zuordnung von Sinnesreizen ohne gleichzeitige opt. Wahrnehmung; vgl. Sensibilitätsstörungen; **2.** im ZNS die topograph. Zuordnung von Funktionen zu anat. Strukturen von Gehirn u. Rückenmark.

Lokomotiv|geräusch: (engl.) engine murmur; syn. Maschinengeräusch; (kardiol.) Bez. für auskultator. lautes (maschinenartiges) kontinuierl. Herzgeräusch* mit systol. Crescendo u. diastol. Decrescendo u. p. m. über dem 1.–2. ICR li. parasternal sowie lateral davon mit Fortleitung nach dorsal; **Vork.:** v. a. arteriovenöse Fistel*, Ductus* arteriosus apertus, sog. L. bei Perikarditis*.

Lombard-Test (Etienne L., Otol., Paris, 1869–1920) m: s. Audiometrie.

Lombard-Zeichen (↑): (engl.) Lombard's sign; Verstärkung der Sprechlautstärke bei einseitiger Schwerhörigkeit*, wenn die Eigenkontrolle durch das normal hörende Ohr mit Bárány*-Lärmtrommel unterbrochen wird.

Lome|floxacin (INN) n: (engl.) lomefloxacin; Breitband-Antibiotikum aus der Gruppe I der Fluorchinolone (s. Chinolone). **Ind.:** bakterielle Inf. der Konjunktiva; **UAW:** selten lokale Reizerscheinungen.

Lomustin (INN) *n*: (engl.) *lomustine*; 1-(2-chlorethyl)-3-cyclohexyl-1-nitrosourea (Abk. CCNU); Nitrosoharnstoffderivat; Zytostatikum (Alkylans*); **Ind.:** v. a. Hirntumoren, Hodgkin-Lymphom; **UAW:** u. a. Schädigung des Knochenmarks.

Longissimus (lat.) *m*: der Längste; z. B. Musculus longissimus dorsi.

longitudinal (lat. longitudo Länge): längsgerichtet.

Longitudinalstudie (↑) *f*: Kohortenstudie*.

Longmire-Operation (William P. L., Chir., Los Angeles, 1913–2003) *f*: **1.** (engl.) *Longmire's operation*; Ersatzmagenbildung* durch Jejunuminterposition; **2.** Ösophagusersatz durch freie Dünndarmtransplantation*.

Long-QT-Syndrom *n*: QT*-Syndrom.

Longuette *f*: mehrere Lagen gleichlanger Gips- od. Kunststoffbinden zur Modellierung eines Schienen- od. Schalenverbands; i. w. S. auch fertiger Verband*.

longus (lat.): lang.

Looser-Milkman-Syndrom (Emil L., Chir., Zürich, 1877–1936) *n*: s. Milkman-Syndrom.

Looser-Umbauzonen (↑; Zona*): (engl.) *Looser's transformation zones*; (röntg.) im Röhrenknochen sichtbare Aufhellungsstreifen, die durch Auflockerung des kristalloiden Systems (Entmineralisierung) u. kompensator. Bildung von osteoidem Gewebe zustandekommen u. zu Frakturen (Ermüdungsbruch*) führen können, **Vork.:** z. B. bei alimentärer Osteopathie*, Rachitis* u. Osteomalazie* (Abb. dort); vgl. Milkman-Syndrom.

Loperamid (INN) *n*: (engl.) *loperamid*; Opioid* mit Hemmwirkung auf die Darmperistaltik; einer missbräuchl. Anw. steht die geringe system. Verfügbarkeit (hoher First*-pass-Effekt) entgegen; **Ind.:** als Antidiarrhoikum*; **UAW:** Kopfschmerz, selten Müdigkeit, Bauchkrämpfe, u. U. Ileus.

lophotrich (gr. λόφος Büschel; Trich-*): (engl.) *lophotrichous*; Form der Begeißelung von Bakt. mit endständigem (polarem) Geißelbüschel; z. B. Pseudomonas* aeruginosa. Vgl. monotrich; peritrich; amphitrich.

Lopinavir (INN) *n*: (engl.) *lopinavir*; Virostatikum* (Protease*-Hemmer); nur in Komb. mit Ritonavir* erhältlich; **Ind.:** HIV*-Erkrankung; **Kontraind.:** schwere Leberfunktionsstörung, zeitgleiche Behandlung mit Substanzen, die eine geringe therap. Breite besitzen u. Substrate des Zytochrom-P-450-3A4-Isoenzyms der Leber sind; **UAW:** Diarrhö, Insomnie, Lipodystrophie*-Syndrom, Hyperlipidämie; **cave:** Wechselwirkungen mit anderen Substanzen aufgrund der Beeinflussung des Leberstoffwechsels.

Loprazolam (INN) *n*: (engl.) *loprazolam*; Benzodiazepin* mit kurzer bis mittlerer HWZ; **Anw.:** als Schlafmittel*.

Loracarbef (INN) *n*: (engl.) *loracarbef*; orales, synthetisches Betalaktam*-Antibiotikum der Carbacephem-Klasse mit breitem Wirkungsspektrum, strukturell dem Cefaclor* sehr ähnlich; **Wirkungsmechanismus:** wie bei Betalaktam-Antibiotika u. Cephalosporinen; **Ind.:** Infektion der oberen Atemwege, chron. Bronchitis, Sinusitis, Pharyngitis, Pneumonie u. Tonsillitis, Hautabszess, Harnweginfektion u. Pyelonephritis durch grampositive u. gramnegative Bakterien (Escherichia* coli, Streptococcus pyogenes, Staphylococcus* aureus, Staphylococcus* saprophyticus, Streptococcus* pneumoniae, Haemophilus* influenzae, Moraxella* catarrhalis) ähnlich den Cephalosporinen* (Tab. dort) der 2. Generation.

Loratadin (INN) *n*: (engl.) *loratadine*; nichtsedierender Histamin*-H$_1$-Rezeptoren-Blocker der 2. Generation zur p. o. Anw.; aktiver Metabolit: Desloratadin*; **Ind.:** Rhinitis* allergica, idiopath. chron. Urtikaria*; **UAW:** Müdigkeit, Mundtrockenheit, Kopfschmerz, gastrointestinale Störung.

Lorazepam (INN) *n*: (engl.) *lorazepam*; Benzodiazepin* mit mittellanger HWZ; **Anw.:** als Tranquilizer*.

Lorchel: (engl.) *false morel*; Gyromitra esculenta; Genuss roher bzw. ungenügend abgekochter L. führt innerh. 6–24 Std. zu einer Pilzvergiftung* mit langer Latenz hauptsächl. als akute Gastroenteritis mit Ikterus bzw. hepatorenales Syndrom, u. U. mit letalem Ausgang.

Lordose (gr. λορδός vorwärts gekrümmt; -osis*) *f*: (engl.) *lordosis*; nach ventral konvexe Verbiegung der Wirbelsäule in der Medianebene (Gegensatz Kyphose*), in geringerem Maß physiol. im HWS- u. LWS-Bereich; verminderte Ausprägung: Steilstellung; verstärkte Ausprägung: Lordosierung*; vgl. Haltungsstörungen.

Lordosierung (↑): **1.** (engl.) *lordosis formation*; (orthop.) gesteigerte Lordose* der LWS; **a)** in der Schwangerschaft physiol. um die durch das Kind verursachte Verlagerung des Schwerpunkts (durch Beckenkippung inf. Insuff. der Bauchmuskulatur) nach vorn zu kompensieren; **b)** pathol. L. mit Schanzenphänomen bei Spondylolisthesis*; **2.** (therap.) künstl. Einwirkung in Richtung einer Lordose der Wirbelsäule zur Beseitigung eines Gibbus (s. Kyphose*).

Lorenz-Reklinationsbett (Adolf L., Orthop., Wien, 1854–1946; Reklination*): (engl.) *Lorenz's reclining bed*; Gipsbett zur therap. Lordosierung* u. Ruhigstellung der Wirbelsäule bei lokaler Instabilität zur Verhinderung eines Zusammensinterns eines Wirbelsäulenabschnitts mit Gibbusbildung und Rückenmarkkompression; **Ind.:** instabile Kyphosen*, z. B. Spondylitis tuberculosa.

Lorenz-Stellung (↑): (engl.) *Lorenz's position*; Froschstellung; Lagerung beider Beine in 90° Flexion mit Abduktion u. Außenrotation im Hüftgelenk nach Reposition einer angeb. Hüftgelenkluxation*; anschl. Fixation im Gipsverband zur Sicherung des Repositionsergebnisses; **cave:** Hüftkopfaufbaustörung. Vgl. Lange-Stellung.

Lormetazepam (INN) *n*: (engl.) *lormetazepam*; injizierbares Benzodiazepin*; **Ind.:** als Schlafmittel*.

Lornoxicam (INN) *n*: nichtsteroidales Antiphlogistikum* u. Antirheumatikum*; **Ind.:** aktivierte Arthrose, rheumatoide Arthritis; **UAW:** Störungen des Gastrointestinaltrakts u. des ZNS.

Losartan (INN) *n*: (engl.) *losartan*; AT$_1$*-Rezeptor-Antagonist; **Ind.:** essentielle Hypertonie*.

Loschmidt-Zahl (Joseph L., Phys., Österreich, 1821–1895): Avogadro*-Konstante.

Loslassschmerz: (engl.) *rebound tenderness*; Schmerzempfindung nach Eindrücken der Bauchdecke u. schnellem Loslassen bei Akutem* Abdomen u. Peritonitis*. Vgl. Peritonismus; Blumberg-Zeichen; Appendizitis.

Lost *m*: (engl.) *bis(2-chloroethyl) sulfide*; auch Gelbkreuz, Senfgas; Bis-(β-chlorethyl)-sulfid; Kurzbez. für nach den Herstellern **L**ommel u. **St**einkopf benannten, im Ersten Weltkrieg eingesetzten Kampfstoff; **Wirkung:** S-Lost [Dichlordiethylsulfid, Schwefellost], N-L. [Methyldichlordiethylamin, Stickstofflost] u. N-L.-Derivate wirken radiomimet. u. sind Ruhekerngifte (keine Mitosegifte); Blockierung von Enzym-SH-Gruppen; therap. **Anw.:** die weniger tox. Derivate als alkylierende Zytostatika* bei leukäm. Erkr. u. Hodgkin*-Lymphom sowie zur lokalen Behandlung der Psoriasis*.

LOT: Abk. für (engl.) *long-term oxygen therapy*; s. Sauerstoff-Langzeittherapie.

Lote|predno|leta|bonat *n*: (engl.) *loteprednol etabonate*; Glukokortikoid* zur lokalen Anw. am Auge; **Ind.:** postoperative Entz. nach chir. Eingriffen; **Kontraind.:** Inf. des Auges; **UAW:** Kopfschmerz; lokal: Hornhautdefekt, Sekretion, Missempfindung, trockenes Auge, Tränenträufeln, Fremdkörpergefühl.

Lotion *f*: (engl.) *lotion*; auch Lotio; (pharmaz.) flüssige Arzneizubereitung (wässrige od. wässrig-alkohol. Lösung) zur lokalen Anw. mit suspendierten od. emulgierten (Öl-in-Wasser; s. Emulsion) Wirkstoffen; i. w. S. jede flüssige Öl-in-Wasser-Emulsion zur äußeren Anw.; die sog. **Schüttelmixtur** (auch Trockenpinselung) ist eine L. mit hohem unlösl. Feststoffanteil (z. B. bis zu 50 % Zinkoxid od. Talkum). Vgl. Paste.

Louis-Bar-Syn|drom (Denise L.-B., belg. Neuropathologin, geb. 1914) *n*: Ataxia* teleangiectatica.

Louis-Winkel: syn. Angulus Ludovici, Ludwig-Winkel; Angulus* sterni

Louvel-Zeichen: Thrombosefrühzeichen; s. Thrombose (Abb. dort).

Lova|statin (INN) *n*: (engl.) *lovastatin*; Lipidsenker* aus der Gruppe der HMG-CoA-Reduktase-Hemmer; **Ind.:** Hypercholesterolämie (in Verbindung mit Diät).

Low-cardiac-output-Syn|drom (engl. niedrige Herzleistung) *n*: (engl.) *low cardiac output syndrome*; Syndrom des verminderten Herzminutenvolumens*; **Vork.:** Vorwärtsversagen bei systol. linksventrikulärer Herzinsuffizienz* mit niedrigem art. u. hohem zentralvenösem Druck, peripherer Vasokonstriktion (peripherer Widerstand* erhöht), verminderter Diurese u. (rezidiv.) nicht respirator. Azidose*; vgl. Schock, kardiogener. Vgl. High-cardiac-output-Syndrom.

low density lipoproteins (engl. niedrige Dichte; Lip-*; Prot-*) *n pl*: LDL*.

Low-dose-Heparinisierung (engl. niedrige Dosis): s. Heparinisierung.

Lowenberg-Test *m*: (engl.) *Lowenberg test*; Test zur Diagn. einer symptomarmen tiefen Thrombose* bzw. Thrombophlebitis* des Beins durch Nachw. einer erniedrigten Schmerzschwelle bei Kompression mit Blutdruckmanschette im mittleren Drittel des Unterschenkels (bereits bei 80–120 mmHg gegenüber 160–180 mmHg beim Gesunden).

Lower-Höcker: (engl.) *Lower's tubercle*; Tuberculum intervenosum des rechten Herzvorhofs.

Lowe-Syn|drom (Charles U. L., Päd., Boston, 1920–2002) *n*: (engl.) *Lowe oculocerebrorenal syndrome* (Abk. *OCRL*); syn. okulo-zerebro-renales Syndrom; X-chromosomal-rezessiv erbliche Stoffwechselanomalie mit Defekt der Phosphatidylinositol-4,5-bisphosphat-5-Phosphatase (Genlocus Xq26.1, Mutationen im OCLR1-Gen), an der nur Jungen erkranken; **Sympt.:** Hyperaminoazidurie* bei normalem Aminosäurespiegel im Blut mit Albuminurie wahrscheinl. inf. Tubulopathie der Nieren; zusätzl. regelmäßig Augenfehlbildungen (Katarakt*, angeb. Glaukom* mit Hydrophthalmus*), muskulärer Hypotonie mit Areflexie, Vitamin-D-resistente Rachitis*, Krämpfe u. gelegentl. geistige Retardierung; **Diagn.:** Pränataldiagnostik* möglich; **Progn.:** meist letal vor dem 10. Lebensjahr.

Lown-Ganong-Levine-Syn|drom (Bernard L., amerikan. Kardiol., geb. 1921; William F. G., amerikan. Physiol., geb. 1924; Samuel A. L., amerikan. Kardiol., 1891–1966) *n*: LGL*-Syndrom.

Lown-Klassifikation (↑): (engl.) *Lown classification*; Graduierung ventrikulärer Extrasystolen* im Langzeit-EKG nach Lown u. Wolf (s. Abb.).

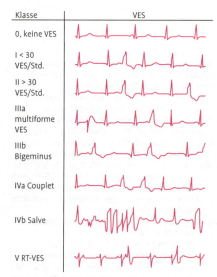

Lown-Klassifikation: VES: ventrikuläre Extrasystole; RT-VES: VES als R-auf-T-Phänomen

Low-T₃-low-T₄-Syn|drom (engl. low niedrig) *n*: (engl.) *low T3, low T4 syndrome*; niedrige Konz. von Schilddrüsenhormonen* im Blut bei hohem rT$_3$* u. normalem od. erniedrigtem Basalwert für TSH* sowie oft geringem TSH-Anstieg im TRH*-Test; ohne eigenen Krankheitswert; **Vork.:** meist bei Schwerkranken; vgl. Altershypothyreose; Low-T3-Syndrom.

Low-T₃-Syn|drom (↑) *n*: (engl.) *low T3 syndrome*; erniedrigte Konz. von Triiodthyronin im Blut mit rel. hohem rT$_3$* bei normalem bis leicht erhöhtem Thyroxin, normalem od. erniedrigtem TSH* u. positivem TRH*-Test; kein eigener Krankheitswert (Substitution mit Schilddrüsenhormonen* unnötig); **Vork.:** meist bei Schwerkranken mit Fieber, Verbrennungen, Herzinfarkt od. Trauma, bei chron. Niereninsuffizienz u. Dialyse; **DD:** Hypothyreose* (rT_3 normal, TSH erhöht, überschießende Antwort im TRH-Test), Altershypothyreose. Vgl. Low-T_3-low-T_4-Syndrom.

low voltage (engl.): Niedervoltage*.

Lp(a): Abk. für Lipoprotein* a.

LPH: **1.** (kardiol.) Abk. für linksposteriorer Hemiblock*; **2.** (endokrin.) Abk. für lipotrope Hormone; s. Lipotropine.

LPS: Abk. für Lipopolysaccharid*.

LP-Shunt (Shunt*) *m*: Abk. für lumboperitonealer Shunt; s. Ventrikeldrainage.

LP-X: Abk. für Lipoprotein-X; Komplex aus Phospholipiden (65 %), Cholesterol (25 %) u. Proteinen, der beim Cholestase* im Blut nachweisbar ist; vgl. Lipoproteine.

LQTS: Abk. für Long-QT-Syndrom; s. QT-Syndrom.

Lr: chem. Symbol für Lawrencium*.

LRS: Abk. für Lese*-Rechtschreib-Störung.

LSD: Abk. für Lysergsäurediethylamid; zu den Psychodysleptika* gehörendes Halluzinogen; bewirkt Halluzinationen, visuelle Illusionen, Synästhesien, Fixierung auf magische Gedanken; Ableitung von Ergotalkaloiden*; **Kompl.:** wahnhafte Selbstüberschätzung, panische Reaktionen, psychot. Episoden, Abhängigkeit*.

L/S-Quotient *m*: (engl.) *L/S ratio*; Kurzbez. für Lecithin/Sphingomyelin-Quotient; s. Lungenreifediagnostik, pränatale.

LSZ: Abk. für Lese*-Schreib-Zentrum.

LTH: Abk. für laktotropes Hormon; Prolaktin*.

L-Tryptophan *n*: Tryptophan*.

LTT: Abk. für Lymphozytentransformationstest*.

LTx: 1. Abk. für Lebertransplantation*; **2.** Abk. für Lungentransplantation*.

Lu: 1. (serol.) Abk. für Lutheran*-Blutgruppen; **2.** (chem.) Symbol für Lutetium*.

Lubrikanzien (lat. lubricare schlüpfrig, glatt machen) *n pl*: **1.** (engl.) *lubricants*; Lubricantia, Gleitmittel; zu den Laxanzien* gehörende Arzneimittel, die den Inhalt des Rektums durchweichen u. besser gleitend machen (z. B. Paraffinum (sub)liquidum); **2.** wasserlösl. L. zum Einführen von Kathetern od. Magensonden (mit Zusatz von Lokalanästhetika u. Desinfektionsmitteln), auch zur Verbesserung der vaginalen Lubrikation bei Dyspareunie* od. beim Gebrauch von Kondomen (ggf. mit Zusatz von Spermiziden).

Lubrikation (↑) *f*: (engl.) *lubrication*; Transsudation einer mukoiden Substanz (sog. Gleitsubstanz) durch das Vaginalepithel* während der sexuellen Erregungsphase (s. Reaktionszyklus, sexueller); neben der Sekretion der Bartholin*-Drüsen für die Gleitfähigkeit im Introitus vaginae verantwortl. u. damit für den Vollzug des Koitus von Bedeutung.

Lucey-Driscoll-Syn|drom *n*: (engl.) *Lucey-Driscoll syndrome*; syn. Driscoll-Syndrom, transiente familiäre Neugeborenenhyperbilirubinämie; Hyperbilirubinämie* des Neugeborenen aufgrund eines Inhibitors des UDP-Glukuronyltransferasesystems im mütterl. u. kindl. Blut; möglicherweise autosomal-rezessiver Erbmodus; **Klin.:** Entw. eines schweren Ikterus* innerh. der ersten 48 Std. nach der Geburt (ohne Hinweis auf Hämolyse); **Ther.:** meist Austauschtransfusion*.

Lucilia: (engl.) *blow(-)fly, bluebottle*; Schmeißfliegen; s. Fliegen.

Luc-Operation (Henri L., Otolaryngologe, Paris, 1855–1925) *f*: s. Caldwell-Luc-Operation.

Ludloff-Zeichen (Karl L., Chir., Breslau, 1864–1945): (engl.) *Ludloff's sign*; Unfähigkeit, im Sitzen das gestreckte Bein anzuheben, während es in Rückenlage mögl. ist; **Vork.:** bei isoliertem Abrissbruch des Trochanter minor des Oberschenkels (s. Oberschenkelfraktur).

Ludwig-Angina (Wilhelm F. von L., Chir., Gebh., Stuttgart, Tübingen, 1790–1865; Angina*) *f*: s. Angina Ludovici.

Ludwig-Winkel: syn. Angulus Ludovici, Louis-Winkel; Angulus* sterni.

Lücke, aus|kultatorische: (engl.) *ascultatory gap*; bei nichtinvasiver Blutdruckmessung* auftretende Schallücke zwischen den ersten Korotkow*-Tönen; **Vork.:** art. Hypertonie*.

Lücken|gebiss: (engl.) *partial dentition*; Zahnreihen mit fehlenden Zähnen; **Einteilung:** s. Tab.

Lückengebiss	
Einteilung	
Kennedy-Klassen	
I	beidseitig verkürzte Zahnreihe
II	einseitig verkürzte Zahnreihe
III	seitlich unterbrochene Zahnreihe
IV	frontal unterbrochene Zahnreihe
Eichner-Klassen	
A	alle Stützzonen erhalten
A1	vollständiges Gebiss
A2	fehlende Zähne in einem Kiefer
A3	fehlende Zähne in beiden Kiefern
B	1–3 Stützzonen erhalten
B1	3 Stützzonen
B2	2 Stützzonen
B3	1 Stützzone
B4	Abstützung außerhalb der Stützzonen
C	keine Stützzone erhalten
C1	Restbezahnung ohne Abstützung
C2	zahnlos in einem Kiefer
C3	zahnlos in beiden Kiefern

Als Stützzonen werden die 4 Abstützungen über den Zähnen der antagonistischen Molaren- und Prämolarengruppen beidseits bezeichnet.

Lücken|schädel: (engl.) *lacunar skull*; Schädel mit angeb., reversiblen Ossifikationsstörungen (Knochenlücken); Hemmungsfehlbildung; **Vork.:** oft bei Hydrozephalus* internus, Spina* bifida u. Osteogenesis* imperfecta; **DD:** Akrozephalie*, Syphilis*, Osteomyelitis*, Rachitis*, Achondroplasie*, Hirndruckschädel (Schädelknochen driften bei Hirndruck auseinander), Kuppenweichheit*.

Luer-Spritze (Wülfing L., deutscher Instrumentenmacher, Paris, gestorben 1883): s. Injektionsspritze.

Lues (lat. lŭes Seuche, Pest) *f*: (engl.) *syphilis*; Syphilis*.

Lues cerebro|spinalis (↑) *f*: (engl.) *cerebrospinal syphilis*; bei später Frühsyphilis (selten) u. Spätsyphilis auftretende Form der Neurosyphilis*; seit Einführung der Penicillintherapie nur noch selten; **Formen: 1. asymptomat. Neurosyphilis:** Zufallsbefund; bei 10–35% Übergang in symptomat. Formen; **2. meningovaskuläre Neurosyphilis:** a) primär vaskulit. mit obliterierender Endarteriitis (Heubner-Arteriitis) v. a. im Bereich der A. basilaris u. der A. cerebri media; führt zu ischämischem Schlaganfall*; Sympt.: in Abhängigkeit von der Lok. der Gefäßverschlüsse v. a. Lähmungen; b) primär meningit. mit Meningoenzephalitis, Leptomeningitis od. Meningomyelitis; Sympt.: Meningismus*, Hirnnervenausfälle (v. a. Augenmuskellähmung u. Okulomotoriuslähmung), Neuritis* nervi optici, Sensibilitätsstörungen im Gesichtsbereich; c) gummöse Form mit Gummen, die von den Meninges ausgehen u. in Abhängigkeit von der Lok. Sympt. wie bei Hirntumoren* od. Rückenmarktumoren* verursachen können; d) häufig spinale Manifestationen mit radikulären Syndromen von spast. Spinalparalyse bis zu akutem vaskulärem Querschnittsyndrom; **Diagn.:** typ. Sympt. (s. o.) u. Serologie; hoher Verdacht bei mangelndem Abfall der Antikörper gegen Treponema pallidum 2 Jahre nach Therapie; IgM-Antikörper im SPHA-Test (Solid-phase-Hämagglutinationstest) >1 : 8; evtl. TPHA-Test unter Berücksichtigung einer gestörten Blut*-Liquor-Schranke; in der Liquordiagnostik* Erhöhung von Zellzahl u. Gesamtprotein; **Ther.:** s. Syphilis.

Lues con|nata (↑) *f*: syn. Syphilis connata; angeb. Syphilis*.

Lues par|enchymatosa (↑) *f*: (engl.) *parenchymal syphilis*; s. Neurosyphilis.

Lues|sero|logie (↑; Sero-*; -log*) *f*: (engl.) *syphilis serology*; s. Syphilis.

Luft|bad: (engl.) *air bath*; Reiztherapie zur Kreislaufanregung durch Freiluftexposition; wirkt durch Anpassungsreaktionen der peripheren Durchblutung als Stellglied der Thermoregulation. Vgl. Heilklima.

Luft|dusche: s. Politzer-Verfahren.

Luft|em|bolie (Embol-*) *f*: (engl.) *air embolism*; durch Eindringen von Gasen (Luft) in den großen od. kleinen Kreislauf verursachte Embolie* mit Verlegung von kapillären Gefäßgebieten (z. B. in Lunge, Gehirn, Herz) u. nachfolgendem Perfusions- u. Funktionsausfall; **Urs.:** Druckgefälle zw. Luft u. Blutkreislauf, insbes. bei eröffneten Gefäßen im Bereich des Niederdrucksystems (venöse L.), z. B. während neurochir. Op. mit hochgelagertem Oberkörper (bei offenem Foramen ovale u. erhöhtem Rechtsherzdruck auch paradoxe arterielle L. möglich), ferner u. a. bei Lungenoperationen, Pneumothorax, Explosionen, Angiographie; **Sympt.:** abhängig von Menge (kritisch über 50 ml) u. Geschwindigkeit des Lufteintritts; Zyanose, Dyspnoe, Brustschmerzen (auskultator. typ. Mühlradgeräusch), Bewusstlosigkeit (akutes Cor* pulmonale); **Ther.:** Vermeidung weiteren Lufteintritts, Linksseitenlagerung in Kopftieflage, Beatmung mit reinem Sauerstoff, symptomat. Therapie der Rechtsherzinsuffizienz*.

Luft|feuchtigkeit: (engl.) *atmospheric humidity*; Wasserdampfgehalt der Luft; **Einteilung: 1. relative** L.: L. in Prozent der bei einer best. Temp. max. möglichen L.; sollte in Wohn- u. Arbeitsräumen zur Vermeidung von Schleimhautreizungen u. Schimmelbefall bei 45–65 % liegen; **2. absolute** L.: g Wasserdampf/m³ Luft; **3. spezifische** L.: g Wasserdampf/kg Luft.

Luft|leitung: s. Schallleitung; Hörprüfungen; Audiometrie.

Luft|leitungs|kurve: (engl.) *air conduction curve*; graph. Darstellung der Hörschwelle* für die Luftleitung in der Audiometrie*.

Luft|röhre: Trachea*.

Luft|röhren|schnitt: s. Tracheotomie; Koniotomie.

Luft|schlucken: s. Aerophagie.

Luft|wege: Atemwege*.

Lugol-Lösung (Jean G. L., Arzt, Paris, 1786–1851): (engl.) *Lugol's solution*; wässrige Iodiodkaliumlösung zur Färbung mikrobiol. Präparate, zur Schiller*-Iodprobe u. als Desinfiziens; **Zusammensetzung:** 5 Teile Iod, 10 Teile Kaliumiodid u. 85 Teile Wasser.

Lumb-: auch Lumbal-, Lumbo-; Wortteil mit der Bedeutung Lende; von lat. lumbus.

Lumbago (lat.) *f*: akutes lokales Lumbalsyndrom, sog. Hexenschuss, Lendenlähmung; akut auftretender, heftiger pseudoradikulärer Kreuzschmerz* ohne Irritation der Wurzeln des N. ischiadicus, ausgelöst durch die sensible Eigeninnervation der LWS; **Urs.:** Bandscheibenschaden*, Wirbelsäulenaffektionen*, Rückenmarktumoren*, intraabdominale Tumoren; **Sympt.:** positionsabhängiger Kreuzschmerz, Bewegungssperre, muskulärer Hartspann der Rückenmuskulatur, Zwangshaltung i. S. der Streckstellung mit aufgehobener Lendenlordose, Klopf- u. Druckschmerzhaftigkeit der Dornfortsätze, keine segmentale Ausstrahlung in die unteren Extremitäten; **Ther.:** hochdosiert Analgetika, Myotonolytika, Bettruhe auf harter Unterlage, lokale Anw. von Wärme od. Kälte. Vgl. Ischiassyndrom.

Lumb|algie (↑; -algie*) *f*: (engl.) *low back pain*; akuter (Lumbago) od. chron. pseudoradikulärer Kreuzschmerz* u. Muskelhartspann bis zu Bewegungssperre u. Lähmungsgefühl; **Urs.:** Bandscheibenvorfall* mit Reizung des hinteren Längsbandes, Facettensyndrom*; **Ther.:** Analgetika, Myotonolytika, Infiltrationstherapie, Stufenbettlagerung, manuelle Therapie, Akupunktur.

lumbalis (↑): zur Lende gehörig, Lenden-.

Lumbalisation (↑) *f*: (engl.) *lumbarization*; angeb. Isolierung des ersten Sakralwirbels aus dem Kreuzbeinmassiv; vgl. Kaudalvariante; Sakralisation; Übergangswirbel.

Lumbal|punktion (↑; Punktion*) *f*: (engl.) *lumbar puncture*; Spinalpunktion; Punktion des spinalen Subarachnoidalraums* zw. 3. u. 4. od. 4. u. 5. Lendenwirbeldornfortsatz mit langer Hohlnadel mit Mandrin (s. Abb.); **Ind.: 1.** (diagn.) Gewinnung von Liquor cerebrospinalis für die Liquordiagnostik*, i. R. von Myelographie* od. Spinal*-tap-Test u. a.; **2.** (therap.) intrathekale Applikation von Arzneimitteln (z. B. Spinalanästhesie) od. therap. Liquorentnahme (z. B. bei Normaldruckhydrozephalus*); **Kontraind.:** Hirndrucksteigerung (insbes.

Lunatumluxation

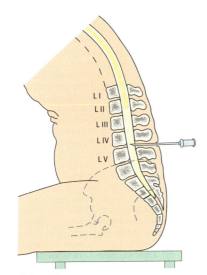

Lumbalpunktion

bei Hirntumoren* der hinteren Schädelgrube), Gerinnungsstörung; **Kompl.:** Liquorunterdrucksyndrom*; vgl. Blutpatch, epiduraler. Vgl. Queckenstedt-Versuch.

Lumbal|syn|drom (↑) *n*: s. Lumbago; Ischiassyndrom.

Lumbo-: s. a. Lenden-, Lumbal-.

Lumbo|ischi|algie (↑; Ischi-*; -algie*) *f*: (engl.) *lumboischialgia*; klin. Oberbegriff für lumbale Wurzelreizung mit radikulärer Schmerzsymptomatik im Versorgungsbereich des N. ischiadicus (s. Ischiassyndrom) u. Muskelhartspann; **Urs.:** meist Bandscheibenvorfall, seltener Spondylolisthesis, Spinalkanalstenose, Wirbelfraktur, Tumor, Infektion.

lumbricalis (lat. lumbricus Regenwurm): regenwurmähnlich.

Lumbus (lat.) *m*: (anat.) Lende; s. Lenden.

Lumefantrin (INN) *n*: (engl.) *lumefantrin*; Antiprotozoenmittel; **Ind.:** Malaria* tropica in Komb. mit Artemether*; **UAW:** Kopfschmerz, Schwindel, Schlafstörungen, Palpitationen, QT-Verlängerungen, abdominale Schmerzen, Diarrhö, Erbrechen, Exanthem, Husten, Myalgien.

Lumen (lat. Licht) *n*: **1.** (allg.) lichte Weite röhrenförmiger Körper u. Hohlorgane; **2.** (physik.) Einheitenzeichen lm; abgeleitete SI-Einheit für den Lichtstrom*.

Lumineszenz (↑) *f*: (engl.) *luminescence*; (physik.) Bez. für alle Leuchterscheinungen, die auf der Freisetzung von Photonen* beruhen, die in zuvor durch Absorption zugeführter Energie angeregten Atomen bei Rückkehr der Elektronen auf ihr ursprüngl. Energieniveau erfolgt (sog. Kaltlicht); kann sofort (Fluoreszenz) od. mit Verzögerung erfolgen (Phosphoreszenz); **Formen: 1.** **Biolumineszenz** wird in lebenden Organismen (z. B. Leuchtbakterien, Glühwürmchen, Algen) erzeugt; **2. Chemilumineszenz** wird durch chem. Reaktionen (z. B. Oxidation von Phosphor) hervorgerufen; **3. Thermolumineszenz*** tritt bei hohen Temp. auf; **4. Radiolumineszenz** kommt inf. Anregung durch ionisierende Strahlung (Alpha-, Beta- od. Gammastrahlung) zustande; **5. Tribolumineszenz** wird mechanisch verursacht.

Lumineszenz-Im|muno|assay (↑; immun*; engl. to assay prüfen, analysieren) *m*: (engl.) *luminescence immunoassay*; Abk. LIA; Variante des Immunoassays*, bei der zur Markierung von Antigen od. Antikörper chemi- (z. B. Luminol) od. biolumineszierende (z. B. Luziferin-Luziferase-System) Substanzen eingesetzt werden. Vgl. Lumineszenz; Radio-Immunoassay.

Luminol-Test *m*: s. Blutnachweis.

Lump|ek|tomie (engl. lump Klumpen; Ektomie*) *f*: (engl.) *lumpectomy*; syn. Tylektomie; Form der brusterhaltenden Operation* bei Mammakarzinom*; **Ind.:** bei relativ zur Brust kleinem Tumor, ausgeschlossener Multizentrizität, Abstand Tumorrand-Mamille ≥ 2 cm u. histol. freier Umgebungsmanschette ≥ 1 cm; **Meth.:** Exzision des suspekten Knotens u. Ausräumung der axillären Lymphknoten über einen zweiten Zugang; postop. Bestrahlung der Brust.

Lunar|monat (lat. luna Mond): (engl.) *lunar month*; Mondmonat; Monat mit 28 Tagen; die Schwangerschaft wird (vom 1. Tag der letzten Menstruation* aus gerechnet) in 10 Lunarmonate (280 Tage), d. h. rund 9 Kalendermonate eingeteilt; vgl. Schwangerschaftsdauer.

Lunatismus (↑) *m*: s. Somnambulismus.

Lunatum (↑) *n*: Kurzbez. für Os lunatum; s. Ossa carpi.

Lunatum|luxation (↑; Luxation*) *f*: (engl.) *dislocation of the lunate bone*; isolierte, traumat. Verrenkung des Os lunatum gegenüber den übrigen Handwurzelknochen u. dem Radius aus der Fossa lunata nach palmar (s. Abb.), seltener nach dorsal, mit Zerreißung von extrinsischen u. intrinsischen interkarpalen u. radiokarpalen Bändern; **Sympt.:** Schmerzen, ggf. Sympt. der Medianuslähmung; **Kompl.:** Medianuskompression; Mondbeinnekrose, Entw. einer sekundären radiokarpalen od. interkarpalen Früharthrose; **Diagn.:** typ. Anamnese (Sturz auf die Hand), Rö., CT; **Ther.:** bei frischer Verletzung rasche geschlossene Reposition mit anschl. perkutaner Stabilisierung durch Kirschner-Draht u. anschl. Ruhigstellung im Gipsverband; irreponible. L müssen offen revidiert wer-

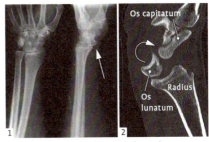

Lunatumluxation: 1: Heraustreten des Os lunatum (Pfeil) aus dem Verband der Ossa carpi; 2: Os lunatum hat Kontakt zu den Gelenkflächen seiner benachbarten Knochen verloren [88]

Lunatummalazie

den, dabei Naht der zerissenen Bänder möglich. Vgl. Dorsalluxation, perilunäre.

Lunatum|malazie (↑; -malazie*) *f*: (engl.) *lunatomalacia*; syn. Kienböck-Krankheit; aseptische Knochennekrose* des Os lunatum, meist inf. starker Belastung m. Fraktur; **Vork.:** v. a. bei Männern (20.–40. Lj.), auch inf. berufl. Tätigkeit mit Pressluftwerkzeugen (BK Nr. 2103); in >70 % der Fälle Minusvariante der Ulna (s. Hultén-Variante); **Sympt.:** druckschmerzhafte Schwellung u. Funktionsbehinderung bei Beugung im Handgelenk; **Diagn.:** in der MRT anfangs Knochenödem, später Nekrose; **Ther.:** Ruhigstellung, Spongiosaplastik*; im späten Stadium Exstirpation, bei arthrot. Veränderungen Denervation od. Arthrodese*.

Lundborg-Krankheit (Hermann L., Psychiater, Uppsala, 1868–1943): s. Unverricht-Lundborg-Syndrom.

Lunge: (engl.) *lung*; (anat.) Pulmo; paariges, kegelförmiges, von Pleura* umschlossenes Atmungsorgan; **Lok.:** füllt den größten Teil des Thorax aus u. umfasst das Herz; mit der Basis dem Zwerchfell aufsitzend (Facies diaphragmatica); die Spitze (Apex) ragt über 1. Rippe u. Clavicula hinaus, die große konvexe Facies costalis liegt den Rippen an; mit dem Mediastinum verbunden über die Facies mediastinalis, die das pleurafreie Lungenhilum u. die Lungenwurzel (Radix pulmonis mit Hauptbronchus, A. pulmonalis, Vv. pulmonales sowie die ernährenden Rr. bronchiales, aus Aorta u. A. thoracica int., u. Vv. bronchiales, Lymphgefäßen u. Nerven) enthält; **Anat.:** Einteilung in re. Lunge (re. Lungenflügel), durch Fissura obliqua u. horizontalis in Lobus sup. (Oberlappen), medius (Mittellappen) u. inf. (Unterlappen) unterteilt, u. li. Lunge (li. Lungenflügel), durch Fissura obliqua in Lobus superior u. inferior unterteilt (Lobus cardiacus: basaler paramediastinaler Dreieckschatten im Leberherzwinkel; vgl. Lungenlappen, akzessorischer); Aufbau aus zahlreichen Lungenläppchen (Lobuli pulmonis); Verbindung mit der Trachea über 2 Hauptbronchien, diese unterscheiden sich re. in 3, li. in 2 Lappenbronchien, dann weiter in Segmentbronchien (s. Bronchialbaum, Abb. dort; s. Lungensegmente, Abb. dort) u. unter fortlaufender dichotom. Teilung in Bronchiolen* (Abb. dort) u. schließl. in Alveolargänge (Ductus alveolares)

mit den Alveolen* (Ort des Gasaustauschs); **Histol.:** s. Abb.; **Embryol.:** epithelialer Anteil entwicklungsgeschichtl. hervorgegangen aus dem Entoderm; **Funktion:** äußere Atmung (Sauerstoffaufnahme u. Kohlendioxidabgabe), daneben Regulierung des Wasser- u. Wärmehaushalts; **klin. Bedeutung:** s. Pneumonie, Lungentumoren (z. B. Bronchialkarzinom*), s. COPD, Asthma bronchiale, Insuffizienz, respiratorische.

Lunge, gefesselte: (engl.) *restraint lung*; Behinderung der Atemexkursion durch innerthorakale Fixierung; s. Pleuraschwarte, Fibrothorax.

Lunge, helle: s. Swyer-James-Syndrom.

Lungen|ab|szess (Abszess*) *m*: (engl.) *lung abscess*; eitrige Einschmelzung (Nekrose*) des Lungengewebes; **Urs.:** Pneumonie*, speziell durch Staphylococcus*, Klebsiella*, Anaerobier*, Aspiration von Fremdkörpern od. (postop.) Blut u. Geweberesten, Lungeninfarkt*, Bronchialkarzinom* mit direktem Zerfall des Tumors od. retrostenot. Pneumonie; **Klin.:** Fieber, Thoraxschmerzen, Dyspnoe, Husten; bei Einbruch eines L. in einen Bronchus plötzl. massiv eitriger Auswurf (zweischichtiges Sputum), bei Infektion mit anaeroben Bakterien u. U. nekrotisierende Lungenentz. (Lungengangrän); **Diagn.:** Röntgen-Thorax-Aufnahme (Rundherd mit Spiegel), Bronchoskopie; **Ther.:** Antibiotika, u. U. Drainage der Abszesshöhle, ggf. Resektion.

Lungen|adenomatose (Aden-*; -om*; -osis*) *f*: s. Karzinom, bronchiolo-alveoläres.

Lungen|aspergillose (lat. aspergillus Weihwasserwedel; -osis*) *f*: s. Aspergillose.

Lungen|a|trophie, idio|pathische (Atrophie*) *f*: s. Lungendystrophie, progressive.

Lungen|auskultation (Auskultation*) *f*: Abhören der Lunge mit Stethoskop; s. Atemgeräusche.

Lungen|ballonierung: (engl.) *drowned lung*; Emphysema aquosum; (forens.) exzessive Blähung der Lungen, z. B. bei Tod durch Ertrinken*.

Lungen|bi|opsie (Bio-*; Op-*) *f*: (engl.) *lung biopsy*; Biopsie* der Lunge zur histol. Diagn.; **Ind.:** 1. Gewinnung repräsentativen Lungengewebes bei diffuser (interstitieller) Lungenkrankheit: a) bronchoskop. transbronchiale Zangenbiopsie*; b) Keilresektion* durch VATS* (unter Einlungenventilation; vgl. Doppellumentubus); c) offene L. durch Minithorakotomie (unter nicht seitengetrennter Beatmung*); 2. Gewinnung von Tumorgewebe (i. e. S. Tumorbiopsie) bei Lungentumor*: perkutane Nadelbiopsie in Lokalanästhesie; **Kompl.:** Blutung, Pneumothorax*.

Lungen|blähung: s. Lungenemphysem.

Lungen|bläschen: s. Alveole.

Lungen|blutung: s. Hämoptoe; Hämoptyse.

Lungen|brand: syn. Lungengangrän; s. Lungenabszess.

Lungen|dehnbarkeit: s. Compliance.

Lungen|dehnungs|re|flex (Reflekt-*) *m*: Hering*-Breuer-Reflex.

Lungen|dys|trophie, pro|gressive (Dys-*; Troph-*) *f*: (engl.) *vanishing lung*; fortschreitender Schwund des Lungengewebes (einschließlich Gefäßen u. Bronchien) im Bereich einzelner od. mehrerer Lappen, meist apikokaudal fortschreitend; **Urs.:** unbekannt, evtl. Nicotinmissbrauch; **Klin.:** zuneh-

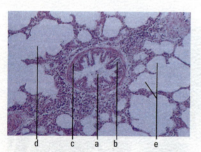

Lunge: histologischer Schnitt durch die Lunge (Hämatoxylin-Eosin-Färbung); a: Lumen eines Bronchiolus; b: gefaltete Schleimhaut des Bronchiolus; c: glatte Muskulatur des Bronchiolus; d: Ductus alveolaris; e: Alveolen [47]

mende chron. Ateminsuffizienz; neben langsamem jahrelangem Verlauf auch rasch progrediente Entw. möglich; **Diagn.:** (röntg.) helle Bezirke mit fehlender Lungenzeichnung.

Lungen|echino|kokkose (gr. ἐχῖνος Igel; Kokken*; -osis*) *f*: s. Echinokokkose.

Lungen|egel: s. Paragonimus.

Lungen|egel|in|fektion (Infekt-*) *f*: s. Paragonimiasis.

Lungen|em|bolie (Embol-*) *f*: (engl.) *pulmonary embolism*; Lungenarterienembolie (Abk. LAE); thromboembol. Verschluss od. partielle Verlegung der art. Lungenstrombahn durch Einschwemmung eines Thrombus* (selten von Luft, Gewebeteilen, Fett) aus der Peripherie, meist aus (Unter-)Schenkel- bzw. Beckenvenen (od. Plexus venosus prostaticus), seltener aus dem Einzugsbereich der V. cava sup.;

klinischer Notfall

Vork.: v. a. Phlebothrombose (s. Thrombose), Entbindung (Thromboembolie*, Fruchtwasserembolie*), Op. (häufigste perioperative Todesursache), Immobilisierung*, Hyperkoagulabilität* z. B. bei maligner Erkr.; **Pathophysiol.:** akutes Cor* pulmonale durch akute Erhöhung der rechtsventrikulären Nachlast u. damit auch der Wandspannung mit konsekutiver rechtsventrikulärer Ischämie sowie Behinderung der linksventrikulären Füllung durch Rechtsherzdilatation mit Verlagerung des interventrikulären Septums nach links; **Klin.:** abhängig vom Ausmaß (Größe des Embolus), häufig mehrzeitig durch rezidivierende L.; typ. Sympt. (fehlen in 30–50 % der Fälle): Bedrohungsgefühl, plötzl. Dyspnoe*, Tachykardie, Tachypnoe, atemabhängiger thorakaler (präkardialer) Schmerz, zentrale Zyanose*, Hämoptyse, Synkope*, art. Hypotonie* bis Schock* bzw. Herz*-Kreislauf-Stillstand; modifiziert durch pulmonale u. kardiale Vorerkrankung (z. B. Lungenödem* bei Linksherzinsuffizienz); **Einteilung:** nach hämodynam. Stabilität in klin. Stadien (nach Grosser, s. Tab. 1) u. in Risikogruppen (s. Tab. 2); **Diagn.:** schnellstmöglich für möglichst frühzeitigen Therapiebeginn; **1.** Anamnese (s. o. unter Vork.), Sympt. u. körperl. Untersuchung (Lunge: i. d. R. ohne pathol. Befund; Herz: pathol. Spaltung des 2. Herztons* bei akzentuierter pulmonaler Komponente, Galopprhythmus*; Einflussstauung* mit Halsvenenstauung, Hepatomegalie u. a.); Wells-Score (s. Tab. 3) zur Ermittlung der klin. Wahrscheinlichkeit für eine L. unter Berücksichtigung von klin. Sympt. u. Risikofaktoren (s. o. unter Vork.); **2.** laborchem.: D*-Dimere (erhöht), art. BGA (art. Hypoxämie, art.-endexspiratorischer CO_2-Gradient >5 mmHg); **3.** EKG: häufig Zeichen der Rechtsherzüberlastung (s. Cor pulmonale), in 30 % mit McGinn*-White-Syndrom; **4.** Röntgen-Thorax-Aufnahme: evtl. lokal od. diffus verminderte Lungenperfusion (erhöhte Transparenz u. Gefäßrarefizierung distal des Embolus als Westermark-Zeichen) mit proximaler Erweiterung der Pulmonalarterien (evtl. mit Gefäßabbruch) u. der perfundierten Lungengefäße, Hampton* hump im Ver-

Lungenembolie Tab. 1
Einteilung in klinische Stadien (nach Grosser)

Stadium	Kriterien
I	passager: plötzlich Dyspnoe, Angstgefühl, Schwindel, später auch Hämoptyse, Pleuraschmerz
II	persistierend: zusätzlich Tachypnoe, Tachykardie, Schwitzen, Pleurareiben
III	persistierend: zusätzlich arterielle Hypotonie, Synkope, zentrale Zyanose, dekompensierte Rechtsherzinsuffizienz (mPAP 25–30 mmHg), EKG-Veränderungen, Rasselgeräusche über dem betroffenen Lungenabschnitt (Lungeninfarkt)
IV	Schock (Zentralisation, Olig- bis Anurie, schwere Hypoxämie, mPAP >30 mmHg, ZVD deutlich erhöht) oder Herz-Kreislauf-Stillstand

mPAP: pulmonalarterieller Mitteldruck; ZVD: zentraler Venendruck

Lungenembolie Tab. 2
Einteilung der Patienten in Risikogruppen

Risikogruppe	Kriterien
I	hämodynamisch stabil (Blutdruck, Puls), keine rechtsventrikuläre Dysfunktion
II	hämodynamisch stabil, rechtsventrikuläre Dysfunktion
III	Schock (systolischer Blutdruck <100 mmHg, Puls >100/min)
IV	Herz-Kreislauf-Stillstand

lauf, evtl. Zwerchfellhochstand u. Plattenatelektasen (s. Abb. 1); **5.** Ultraschalldiagnostik* der Beinvenen; **6.** Spiral-CT mit Kontrastmittel (CT-Angiographie), s. Abb. 2; alternativ evtl. Lungenperfusions- u. -ventilationsszintigraphie zum Nachweis älterer L.; **7.** ggf. Pulmonalarteriographie (selten indiziert); **8.** Echokardiographie* (hochsensitiv u. -spezif.; bei hämodynam. instabilen Pat. als diagn. Sofortmaßnahme) zum Nachweis der rechtsventrikulären Dysfunktion: Wandbewegungsstörung, Dilatation, paradoxe Bewegung des interventrikulären Septums, Trikuspidalklappeninsuffizienz, Erhöhung des pulmonalarteriellen Drucks, stauungsbedingte Erweiterung der V. cava inferior u. a.; vgl. Cor pulmonale; Hypertonie, pulmonale; **Ther.:** in Oberkörperhochlagerung unter intensivmed. Monitoring; **1.** pharmak.: **a)** sofortige (ggf. bereits bei begründetem Verdacht auf L.) Antikoa-

Lungenemphysem

Lungenembolie Tab. 3
Wells-Score zur Ermittlung der klinischen Wahrscheinlichkeit für eine Lungenembolie

Kriterien	Bewertung (Punkte)
klinische Zeichen der Phlebothrombose	3
klinische Wahrscheinlichkeit für Lungenembolie höher als für andere Diagnosen	3
Tachykardie (Herzfrequenz >100/min)	1,5
Immobilisierung oder Operation innerhalb der letzten 4 Wochen	1,5
anamnestisch Phlebothrombose oder Lungenembolie	1,5
Hämoptyse	1
maligne Erkrankung (akut oder innerhalb der letzten 6 Monate aktiv)	1

Wells-Score (Punktsumme):
<2: niedrige Wahrscheinlichkeit für Lungenembolie;
2–6: mittelhohe Wahrscheinlichkeit für Lungenembolie;
>6: hohe Wahrscheinlichkeit für Lungenembolie

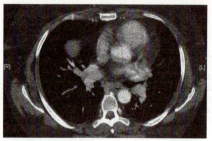

Lungenembolie Abb. 2 [167]

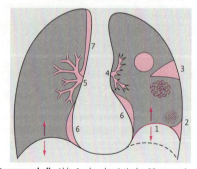

Lungenembolie Abb. 1: charakteristische Röntgenzeichen: 1: Hochstand u. verminderte Exkursionen des Zwerchfells; 2: basale Verschattungen, kleine Pleuraergüsse; 3: Verdichtungen mit der Basis an der Pleuraoberfläche (rund - halbspindelig - keilförmig - wolkig - streifig); 4: Gefäßabbrüche in Hilumnähe mit hypovaskularisierten Zonen, ggf. Hilumamputation (Westermark-Zeichen); 5: Hyperämie der kontralateralen Lunge; 6: Dilatation des rechten Ventrikels; 7: Dilatation der V. azygos u. der V. cava superior

gulation mit i. v. Heparin (später Umstellung auf Cumarinderivate zur Dauertherapie) u. Sauerstoffgabe*; ggf. Kreislaufstabilisierung mit Katecholamin i. v.; **b)** zusätzl. Rekanalisierung durch system. Thrombolyse* bei Risikogruppe III u. IV (evtl. auch II); **2.** evtl. interventionelle od. op. Rekanalisierung als Alternative zur pharmak. Rekanalisierung bei Risikogruppe III u. IV: lokale Thrombolyse, perkutane Thrombusfragmentation, direkte Embolektomie mit Herz*-Lungen-Maschine (s. Trendelenburg-Operation); **3.** sofortige Reanimation* bei Risikogruppe IV; **Progn.:** abhängig vom Ausmaß der L.; Restitutio ad integrum bei Auflösen des Embolus (Thrombolyse, Fibrinolyse), sonst Lungeninfarkt* (bes. bei mangelhafter O_2-Versorgung über Bronchialarterienäste z. B. bei Linksherzinsuffizienz); hohe Frühletalität (≤90 % in den ersten beiden Std.), erhöhte Letalität bei akuter art. Hypotonie, Rechtsherzinsuffizienz od. L.-Rezidiven, vermindert durch therap. Antikoagulation; progn. Parameter von sehr hoher Sensitivität für die Akutphase: Troponin*, BNP u. NT-proBNP; **Proph.:** rechtzeitige Diagn. u. Ther. peripherer Thrombosen*, Embolieprophylaxe*; **DD:** Herzinfarkt*, Pneumothorax*. Vgl. Beckenvenenthrombose; Mikroembolien der Lunge, rezidivierende.

Lungen|em|physem (Emphysem*) *n*: (engl.) *pulmonary emphysema*; syn. Emphysema pulmonum; irreversible destruktive Vergrößerung des Luftraums distal der Bronchioli terminales durch Zerstörung von Alveolen u. Lungensepten; **Urs.:** meist COPD*; selten angeboren (kongenitales lobäres Emphysem*), Alpha*-1-Antitrypsinmangel; **Formen: 1. zentrilobuläres L.:** Destruktion im Bereich der Bronchioli respiratorii, v. a. in den zentralen Anteilen der Lobuli u. Acini; häufig bei COPD in Komb. mit chron. Bronchitis*, obstruktiven Atemwegerkrankungen*, Hypoxie u. Hyperkapnie (sog. obstruktives L.; s. blue bloater); **2. panlobuläres L.:** gleichmäßige Destruktion sämtl. Strukturen distal der Bronchioli terminales, häufig Belastungsdyspnoe u. Gewichtsverlust (s. pink puffer); **3. bullöses L.:** Untergang des respirator. Gewebes mit Ausbildung zahlreicher Blasen (Bullae) versch. Größe ohne begleitende Infektion, u. U. Kompression des umliegenden Gewebes (s. Abb.); Ruptur einer Blase führt zum Spontanpneumothorax. **4. unilaterales L.:** angeboren od. inf. einer frühkindl. Bronchiolitis erworbene Überblähung einer Lunge (Swyer*-James- od. McLeod-Syndrom); **5.** Lungenüberblähungen ohne alveoläre Zerstörung (kein L. i. e. S.): **a) kompensator. L.:** durch chir. od. andere Volumenverminderung (z. B. Narben) bedingte Überdehnung benachbarter Bezirke (Randemphysem); **b) atroph. (seniles) L.:** duktalveoläre Dilatation u. Atrophie des Lungengewebes im Alter; **Diagn.:** (radiol.) er-

Lungenfunktionsprüfung

Lungenfunktionsparameter	obstruktive Lungenerkrankung	restriktive Lungenerkrankung
Lungenvolumina		
Totalkapazität	normal oder erhöht	vermindert
Residualvolumen	erhöht	vermindert oder normal
RV/TKL-Quotient	erhöht	normal oder erhöht
Vitalkapazität	vermindert	vermindert
ventilatorische Größen		
FEV_1	vermindert	vermindert[1]
FEV_6	vermindert	normal
Tiffeneau-Index	vermindert <70%	normal
maximale Flussgeschwindigkeit (Peak-Flow)	vermindert	vermindert[1]
Gasaustauschparameter		
Diffusionskapazität für CO	normal oder vermindert[2]	vermindert oder normal
O_2-Partialdruck	normal oder vermindert	vermindert (besonders nach Belastung) oder normal
CO_2-Partialdruck	normal oder erhöht[3]	normal, erhöht oder vermindert (durch Tachypnoe)

FEV_1: forciertes Exspirationsvolumen (1 s); FEV_6: forciertes Exspirationsvolumen (6 s); [1] Verminderung durch geringeres Lungenvolumen, nicht durch Obstruktion; [2] bei Asthmatikern evtl. auch erhöht; [3] bei Asthmatikern evtl. auch vermindert

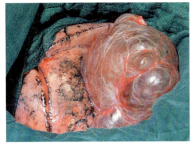

Lungenemphysem: bullöses L. [74]

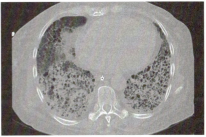

Lungenfibrose [1]

höhte Strahlentransparenz der Lungen, rarefizierte Strukturzeichnung, Gefäßkalibersprung, tiefstehendes u. abgeflachtes Zwerchfell, Darstellung von Bullae unterschiedlicher Größe u. Verteilungsmuster in der CT*, sog. Emphysemknick in Fluss*-Volumen-Kurve (Abb. dort), kaum Änderung der Befunde nach Bronchospasmolyse (s. Bronchospasmolysetest; s. Peak-Flow, Abb. dort). **Ther.:** s. COPD.
Lungen|entzündung: s. Pneumonie.
Lungen|erkrankungen, chronisch-ob|strukti̱ve: COPD*.
Lungen|erkrankungen, inter|stitielle: s. Lungenkrankheit, interstitielle.
Lungen|fell: s. Pleura.
Lungen|fibrose (Fibr-*; -osis*) *f*: (engl.) *lung fibrosis*; bindegewebig-narbiger Umbau des Lungengerüsts mit Vermehrung des Kollagens in den Alveolarsepten (s. Abb.); meist Endzustand chron.-entzündl. interstitieller Lungenkrankheit.

Lungen|fistel (Fistel*) *f*: (engl.) *pulmonary fistula*; pulmonale Fistel*; **Formen: 1.** (bronchial) Bronchusfistel*; **2.** (parenchymatös; alveolär) Verbindung zwischen parenchymatösem Lungengewebe u. Pleuraspalt, z. B. durch Platzen direkt unter der Pleura (visceralis) gelegener kleiner Emphysembläschen; **3.** (vaskulär) arteriovenöse Fistel* der Lungengefäße: Gefäßanomalie des Lungenkreislaufs, bei der venöses Blut aus dem Gebiet der A. pulmonalis unter Umgehung der kapillären Abschnitte in die Lungenvenen gelangt; Vork. meist i. R. der Osler*-Rendu-Weber-Krankheit.
Lungen|funktio̱ns|prüfung: (engl.) *pulmonary function test*; Überprüfung der Atemmechanik u. des pulmonalen Gasaustauschs in Ruhe u. unter Belastungsbedingungen; **1. atemmechanische Funktionsgrößen:** Lungenvolumina*; Bestimmung mit Spirometrie* u. Ganzkörperplethysmographie* (Vitalkapazität der Lunge, inspirator. Kapazität, exspirator. Reservevolumen, funktionelle Residualkapazität, Residualvolumen, intrathora-

Lungengangrän

kales Gasvolumen*); Berechnung des Quotienten Residualvolumen zur Totalkapazität der Lungen (RV/TKL); Sekundenkapazität* (Bestimmung mit Spirometrie od. Pneumotachographie); Atemwegwiderstand* (Bestimmung mit Ganzkörperplethysmographie); pulmonale Compliance*); **2. ventilatorische Funktionsgrößen** (Ventilationsgrößen): Atemfrequenz*, Atemminutenvolumen*, Atemgrenzwert* u. Atemzugvolumen, Fluss*-Volumen-Kurve (Abb. dort), Bestimmung mit Spirometrie; **3. Funktionsgrößen des Gasaustauschs:** Ermittlung des art. Sauerstoffpartial- u. Kohlendioxidpartialdrucks (BGA*); Bestimmung der pulmonalen Diffusionskapazität*; **4. ergometrische Untersuchungen:** s. Spiroergometrie; Gegenüberstellung von Veränderungen als wichtiger diagn. Parameter der Lungenfunktion bei obstruktiven bzw. restriktiven Lungenkrankheiten: s. Tab.

Lungen|gangrän (Gangrän*) *f*: s. Lungenabszess.

Lungen|hämo|siderose (Häm-*; gr. σίδηρος Eisen; -osis*) *f*: (engl.) *pulmonary hemosiderosis*; sog. Eisenlunge; Hämosiderose* der Lunge; **Formen: 1. idiopathische L.** (syn. Ceelen-Gellerstedt-Krankheit): seltene Erkr. unbekannter Ätiol., die v. a. bei Kindern u. Jugendl. auftritt; **2. L. i. R. anderer Erkr.:** z. B. beim Goodpasture*-Syndrom (mit Nierenbeteiligung), bei angeb. Herzfehlern mit chron. Lungenstauung, Panarteriitis* nodosa, Lupus* erythematodes; **Klin.:** rezidiv. Lungenblutungen, Dyspnoe, Eisenmangelanämie; im weiteren Verlauf respirator. Insuffizienz inf. Lungenfibrose; **Diagn.:** Röntgen-Thorax-Aufnahme (s. Abb. 1); Nachw. hämosiderinspeichernder Alveolarmakrophagen (s. Abb. 2) in bronchoalveolärer Lavage* bzw. Lungenbiopsie; **Ther.:** Versuch mit Glukokortikoiden u. Zytostatika; bei sekundärer L. Ther. der Grunderkrankung; ggf. Lungentransplantation. Vgl. Lungensiderose.

Lungen|hernie (Hernie*) *f*: (engl.) *pulmonary hernia*; hernienartige Vorwölbung von Lungengewebe in einem von der Pleura* parietalis gebildeten Bruchsack; **Lok.:** parasternal od. paravertebral; **Urs.:** angeboren (Agenesie od. Hypoplasie von Rippen od. interkostal) od. Trauma; **Sympt.:** meist fehlend; **Ther.:** Periostplastik (s. Abb.) u./od. synthet. Brustwandverstärkung durch Kunststoff. Vgl. Mediastinalhernie.

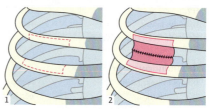

Lungenhernie: Periostplastik; 1: Ablösen von Periost (Periostschlauch) der beiden die Bruchlücke begrenzenden Rippen; 2: nachfolgendes Vernähen (Verschluss der Bruchlücke)

Lungen|hilum (Hilum*) *m*: (engl.) *hilum of lung*; (lat.) Hilum pulmonis; Eintrittsstelle der Hauptbronchien u. der A. u. V. pulmonalis in die Lunge an der Facies mediastinalis; **klin. Bedeutung:** (röntg.) Hilumschatten durch im Bereich des L. lokalisierte anat. Gebilde (Lungen- u. Bronchialgefäße, Hauptbronchus u. Äste, Lymphknoten u. a.); Formveränderung durch Vergrößerung der normalerweise röntg. nicht sichtbaren Lymphknoten, Vergrößerung od. Verkleinerung durch Gefäßveränderungen; einseitige Hilumvergrößerung im Kindesalter typisch für Tuberkulose, ein- od. beidseitige Hilumvergrößerungen im jugendl. Alter charakterist. für Sarkoidose; Verschmelzen von mediastinalen u. bronchopulmonalen Lymphknotengruppen als Hinweis auf Hodgkin*-Lymphom; einseitige Vergrößerung bes. bei älteren Männern auf zentrales Bronchialkarzinom* verdächtig. Für gefäßbedingte Hilumbefunde ist der sog. Aufzweigungscharakter des Hilums charakteristisch; Vork. bei angeborenen Herzfehlern* mit Links-Rechts-Shunt sowie bei Linksherzinsuffizienz.

Lungen|in|duration (lat. indurare verhärten) *f*: (engl.) *pulmonary induration*; Verhärtung des Lungengewebes durch Zunahme kollagenen Bindewebes, z. B. inf. chronischer Blutstauung (s. Stauungslunge); vgl. Induration.

Lungen|in|farkt (Infarkt*) *m*: (engl.) *pulmonary infarction*; durch Verschluss eines Lungenarterienasts (z. B. durch Embolie) sekundär verhärteter keilförmiger Lungenbezirk; **Vork.:** bei ca. 10 % der Lungenembolien*, insbes. bei gleichzeitig bestehender Linksherzinsuffizienz*; **Formen: 1.** hämorrhagischer L. (Laennec): roter L., schwarzroter Keil, entsteht nach Lungenembolie u. Stauungslunge* inf. plötzl. Druckabfalls u. Einblutung von bisher gestautem Blut in den betroffenen Lungenbezirk; **2.** anämischer L. durch ausbleibende kollaterale Blutversorgung (meist bei Pneumonie*), sel-

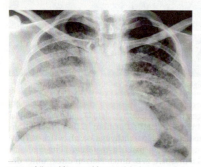

Lungenhämosiderose Abb. 1: milchglasartige, basal betonte Verschattung u. kleinknotige Einlagerungen (Röntgen-Thorax-Aufnahme) [74]

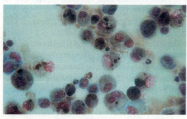

Lungenhämosiderose Abb. 2: hämosiderinbeladene Alveolarmakrophagen [74]

ten; **Sympt.:** plötzl. stechende Schmerzen in der Brust, evtl. Hämoptysen, Pigmentzellen, kleiner u. frequenter Puls, Temperaturanstieg, Zyanose, Dyspnoe; bei größeren L. evtl. Exitus letalis; **Diagn.:** röntg. bei komplettem u. inkomplettem L. nach 12–24 Std. auftretende lappen- od. segmentbegrenzte Verschattung eines Lungenabschnitts hinter dem verschlossenen Gefäß. Vgl. Hampton hump.

Lungen|in|filtrat (Infiltration*) *n*: (engl.) *pulmonary infiltrate*; Bez. für eine röntg. als Verdichtung erkennbare, durch Infiltration* entstandene, umschriebene Veränderung von Lungengewebe; perkutorisch evtl. Dämpfung u. auskultatorisch Abschwächung der Atemgeräusche.

Lungen|in|filtrat, eosino|phi|les (↑) *n*: **1.** (engl.) *eosinophilic pneumonitis*; syn. Löffler-Syndrom I; Symptomenkomplex mit flüchtigen, wandernden Lungeninfiltraten u. Eosinophilie*; Urs.: v. a. die Lungenpassage von Ascaris* lumbricoides, Arzneimittel (z. B. Nitrofurantoin), Mykosen (Aspergillose), Bakterienantigene; **2.** chron. eosinophile Pneumonie*; Urs.: unbekannt; Diagn.: charakterist. Trias: periphere Infiltrate im Rö. (s. Abb.); ausgeprägte pulmonale Eosinophilie (BAL; s. Lavage, bronchoalveoläre); restriktive Ventilationsstörung in der Lungenfunktionsprüfung*.

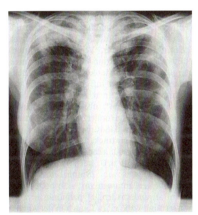

Lungeninfiltrat, eosinophiles: chronische eosinophile Pneumonie: typische peripher u. apikal betonte Infiltration der Lunge [74]

Lungen|kapillaren-Verschluss|druck (lat. capillus Haar): Wedge*-Druck.

Lungen|karzinom (Karz-*; -om*) *n*: (engl.) *lung cancer*; meist gleichbedeutend mit Bronchialkarzinom*; vgl. Karzinom, bronchiolo-alveoläres; Lungentumoren.

Lungen|kon|tusion (Kontusion*) *f*: (engl.) *lung contusion*; Lungenprellung; pulmonale Kontusion* mit Einblutung in das Lungenparenchym;

> häufigste Begleitverletzung bei stumpfem Thoraxtrauma*

Formen: 1. einfache L.: ohne respirator. Insuffizienz; **2.** schwere L.: mit respiratororischer Insuffizienz* durch interstitielles, u. U. auch alveoläres

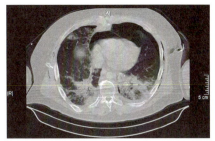

Lungenkontusion: mit Pneumothorax links u. Mediastinalemphysem [88]

Ödem u. direkte Parenchymschädigung; **Kompl.:** Pneumonie*, ARDS*, selten Lungenabszess*, Pneumatozele*; **Diagn.:** röntg. Lungenverschattung, ggf. CT (s. Abb.); bronchoskop. Blutnachweis; BGA; **Ther.:** bronchoskop. Entfernung von endobronchialem Blut, intensivmed. Ther. zur Sicherung der Vitalfunktionen mit lungenprotektiver Beatmung (niedriges Atemhubvolumen (6 ml/kg KG), adäquat hoher PEEP*, max. Beatmungsdruck ≤30 cm H$_2$O, an Oxygenierungsfunktion angepasstes Atemzeitverhältnis (1 : 1–2 : 1), ggf. permissive Hyperkapnie, Lagerungstherapie (ggf. intermittierend Seitenlagerung bei einseitigem Thoraxtrauma bzw. 135°-Seitenlage od. Bauchlage je nach Verletzungsmuster u. Oxygenierungsstörung („down with the good lung"), möglichst kontinuierliche axiale Rotation im Spezialbett bei ausgeprägter Lungenkontusion; (cave: Kontraindikationen für Lagerungstherapie).

Lungen|krankheit, interstitielle: (engl.) *interstitial pneumonia*; chron.-entzündl. Lungenkrankheit (Alveolitis*) unterschiedlicher Genese; **Path.:** Rekrutierung von Granulozyten, Lymphozyten, Plasmazellen aus der Zirkulation in Interstitum u. Alveolarraum, fortschreitender Entzündungsprozess mündet in fibrotischen Umbau des Parenchyms (fibrosierende Alveolitis, Lungenfibrose*), Verdickung der Alvolarsepten, zu restriktiver Ventilationsstörung mit Abnahme des art. Sauerstoffpartialdrucks u. chron. Cor* pulmonale; **Formen: 1.** i. L. bei Systemerkrankungen (z. B. systemischer Lupus* erythematodes, Dermatomyositis*, progressive systemische Sklerose*, rheumatoide Arthritis*, Sarkoidose*); **2.** i. L. inf. Pneumokoniosen*; **3.** i. L. inf. ARDS*, Bestrahlung, chron. Linksherzinsuffizienz, rezidiv. Embolien, Arzneimitteln (z. B. Zytostatika); **4.** idiopathisch (Ausschlussdiagnose), z. B. idiopathische progressive i. L.: Auftreten zwischen 30. u. 50. Lj., rascher Verlauf mit respiratorischer Insuffizienz u. Cor pulmonale (bei fulminantem Verlauf auch als Hamman-Rich-Syndrom bezeichnet); Einteilung: s. Tab.; **Klin.:** Belastungs- u. später Ruhedyspnoe, Husten, Fieberschübe, Gewichtsabnahme, Trommelschlägelfinger*, Uhrglasnägel*, Zyanose*; **Diagn.:** Lungenfunktionsprüfung*, Spiroergometrie*, Bronchoskopie mit bronchoalveolärer Lavage*, offene Lungenbiopsie*; röntg. u. im CT vermehrte Gerüstzeichnung; **Ther.:** Behandlung der Grunderkrankung; Glukokortikoide, Cyclophosphamid, Aza-

Lungenkrebs

Lungenkrankheit, interstitielle
Internationale Klassifikation idiopathischer interstitieller Pneumonien

Entität	Histologie	Röntgen/CT	Verlauf
interstitielle pulmonale Fibrose (Abk. IPF)	Fibroblastenherde, Fibrose	Fibrose und Honigwaben, basal und peripher	chronisch, progredient
nichtspezifische interstitielle Pneumonie (Abk. NSIP)	interstitielle Entzündung	Milchglas (und Fibrose), basal und peripher	subakut
respiratorische Bronchiolitis mit interstitieller Lungenkrankheit (Abk. RB-ILD)	Alveolarmakrophagen in Bronchiolen und im Interstitium	Bronchiolektasie, Oberfeld, bronchozentrisch	subakut
diffuse interstitielle Pneumonie (Abk. DIP)	Alveolarmakrophagenansammlung in Alveolen	Milchglas und Konsolidierung, alveolär, basal und peripher	subakut
kryptogene organisierende Pneumonie (Abk. COP)	Pfröpfe von Granulationsgewebe in Bronchioli und Alveolen	fleckige Infiltrate, Milchglas, Oberfelder bevorzugt	subakut
akute interstitielle Pneumonie (Abk. AIP)	hyaline Membranen, Fibroblastenproliferation	Milchglas und Konsolidierung, diffuse Verteilung	akut

thioprin, Sauerstoff*-Langzeittherapie, Lungentransplantation.
Lungen|krebs: s. Bronchialkarzinom.
Lungen|kreislauf: s. Blutkreislauf.
Lungen|lappen, ak|zessorischer: (engl.) *accessory pulmonary lobe*; syn. Nebenlunge; akzessorischer Lobus der Lunge mit eigener Pleura u. Bronchus (im Gegensatz zum Lungensequester) mit Anschluss an den Bronchialbaum*; Form der Fehlbildung* der Lunge; vgl. Lungensequestration.
Lungen|mykosen (Myk-*; -osis*) *f pl*: (engl.) *pneumomycoses*; Lungeninfektion durch Pilze; **Err.:** 1. in Europa vorwiegend ubiquitäre, fakultativ pathogene Schimmelpilze der Gattung Aspergillus, ferner Sprosspilze (Candida albicans), Cryptococcus neoformans, Mucorales; 2. primärpathogene, dimorphe Pilze als Err. tropischer u. subtropischer, auf Endemiegebiete in Nord- u. Südamerika, Afrika u. Südostasien begrenzter Mykosen, die meist zuerst den Respirationstrakt befallen, aber disseminieren können (vgl. Mykosen, Systemmykosen); **Sympt.:** u. U. wie bei Tuberkulose*, v. a. hinsichtl. extrapulmonaler Manifestationen (z. B. Erythema nodosum, basale Meningitis);

> Es gibt keine für Pilzerkrankungen der Lunge charakteristische klinische Zeichen, so dass bei jedem unklaren Lungenbefund differentialdiagnostisch an Mykose zu denken ist.

Ther.: je nach Schweregrad der Erkr., Erregertyp u. Resistenz Amphotericin B, Flucytosin, Imidazole (allein od. in Komb.).
Lungen|ödem (Ödem*) *n*: (engl.) *pulmonary edema*; pathol. Ansammlung seröser Flüssigkeit (Transsudat) im Interstitium des Lungengewebes (interstitielles L. od. Prälungenödem) bzw. in den Alveolen (alveoläres od. manifestes L.); bei intakten Kapillarwänden tritt nur in geringem Umfang seröse Flüssigkeit in das interstitielle Gewebe aus, da der nach außen gerichtete hydrostat. Druck in den Gefäßen (5–8 mmHg) gegenüber dem nach innen gerichteten kolloidosmotischen Druck* (etwa 25 mmHg) gering ist. **Path.:** 1. Anstieg des hydrostat. Drucks mit erhöhtem Lungenvenen- bzw. Lungenkapillardruck; häufigste Form, meist kardial bedingt durch Linksherzinsuffizienz* (kardiales L., auch Lungenstauung; s. Stauungslunge), auch neurogen (reflektor. Venolenkonstriktion) ausgelöst od. nach Punktion eines ausgedehnten Pleuraergusses; 2. Abfall des kolloidosmot. Drucks unter den Kapillardruck inf. Verminderung der Konz. von Plasmaproteinen im Blut, z. B. bei nephrotischem Syndrom*, übermäßiger Flüssigkeitszufuhr (Infusion), Hungerzuständen (Katabolismus); 3. abnorme Gefäßdurchlässigkeit bei normalem Lungenkapillardruck, meist inf. toxischinfektiöser Einflüsse od. allerg. Vorgänge, i. d. R. als Teil eines ARDS*; u. U. auch Störungen des Surfactant-Systems sowie Lymphabflussstörungen. Mischformen kommen vor, z. B. bei Urämie (tox. Kapillarwandschaden, Hypalbumie u. evtl. Überwässerung). Vork. eines L. auch in der Agonie sowie bei zu raschem Aufstieg Nichtadaptierter in große Höhen (Höhenlungenödem*), bei Barotrauma u. Ertrinken. **Sympt.:** zunehmende Dyspnoe, Husten, Zyanose, Tachykardie, rasselnde Atmung mit Orthopnoe* u. schaumigem Sputum, evtl. auch Bronchospasmus (s. Asthma cardiale); **Diagn.:** Auskultation (anfangs normal, dann feinblasige, feuchte Rasselgeräusche*), in Röntgen-Thorax-Aufnahme: interstitielles L. mit netz- bzw. gitterartigem Aspekt (s. Abb.) u. Kerley*-Linien (Typ B) im Gegensatz zum alveolären L. mit eher flächig-konfluierenden Verschattungen; **Ther.:** Sofortmaßnahmen bei akutem alveolärem L.: Sauerstoffzufuhr, Bettruhe (Oberkörper hoch u. Beine tief lagern), Diuretika, Nitroglycerol (Blutdruckkontrolle), Sedierung; bei Asthma cardiale Bronchospasmolytika; ggf. Beatmung u. Hämodialyse bzw. kontinuierl. arteriovenöse Hämofiltration; therap. Beeinflussung der Grundstörung (z. B. Herzinsuffizienz).

Lungensequestration

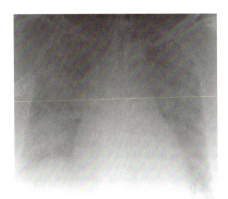

Lungenödem: ausgeprägtes akutes interstitielles L.; Röntgen-Thorax-Aufnahme im Liegen [1]

Lungen|parasitose *f*: (engl.) *parasitosis affecting the lung*; Erkr. der Lunge durch Würmer od. Protozoen; vgl. Askariasis; Echinokokkose; Filariosen; Hakenwurmkrankheit; Paragonimiasis; Pneumocystis-Pneumonie; Strongyloidiasis; Toxoplasmose; Trichinose.

Lungen|per|fusi̱ons|szinti|graphie (Perfusion*; Szinti-*; -graphie*) *f*: (engl.) *pulmonary perfusion scintigraphy*; Szintigraphie* zur Beurteilung der Lungendurchblutung unter Einsatz von ^{99m}Technetium-markierten, makroaggregierten Albuminpartikeln; **Prinzip:** i. v. Injektion radioaktiv markierter Eiweißpartikel, die im Pulmonalkreislauf zu (ungefährl.) Mikroembolisierung eines Teils der durchbluteten Lungenkapillaren führen; dadurch Darstellung von Lungenabschnitten mit verminderter Durchblutung (z. B. durch embol. Verschluss od. reflektor. Minderdurchblutung; s. Euler-Liljestrand-Reflex) als aktivitätsverminderte Zonen der sonst homogen aktivitätsbelegten Lunge (s. Abb.); **Ind.:** insbes. Lungenembolie*; heute meist als SPECT* durchgeführt (zusätzlich Lungenventilationsszintigraphie* notwendig).

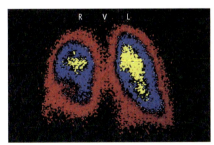

Lungenperfusionsszintigraphie: Perfusionsminderung rechts kaudal (ventrale Ansicht)

Lungen|pest: s. Pest.
Lungen|proteinose (Prot-*; -osis*) *f*: s. Alveolarproteinose.
Lungen|punktion (Punktion*) *f*: s. Lungenbiopsie.
Lungen|reife|dia|gnostik, prä|natale *f*: (engl.) *prenatal lung maturity tests*; Verf. zur Messung von Surfactant* im Fruchtwasser als Maß für die fetale Lungenreife; **Meth.: 1.** dünnschichtchromatograph. Bestimmung des Verhältnisses von Lecithin* zu Sphingomyelin* im Fruchtwasser (sog. L/S-Quotient); Werte >2,0 zeigen eine ausreichende Lungenreife an; **2.** Messung des Surfactant*/Albumin-Quotienten mit Fluoreszenzfarbstoff (FLM-II-Test); **Ind.:** drohende Frühgeburt vor Ablauf von 34 SSW; klin. Bedeutung nimmt z. B. durch die Lungenreifeinduktion* ab. Vgl. Fruchtwasserdiagnostik.

Lungen|reife|förderung, pharmakologische: Lungenreifeinduktion*.
Lungen|reife|in|duktion (Induktion*) *f*: (engl.) *induced lung maturation*; syn. pharmakologische Lungenreifeförderung; pränatale Arzneimittelgabe an die Mutter zur Stimulierung der Synthese von Surfactant* in der fetalen Lunge bei zu erwartender Lungenunreife (s. Lungenreifediagnostik, pränatale); wichtigste Arzneimittel sind Glukokortikoide*, z. B. Betamethason.

Lungen|reifung, fetale: (engl.) *fetal lung development*; Entwicklung des Lungengewebes von den sich aufzweigenden Bronchialknospen (6.–14. SSW) über Zwischenstadien bis zum alveolären Lungentyp (etwa ab 25.–27. SSW) mit Lungenbläschen; neben dieser Gewebereifung gehört zur f. L. die Differenzierung der Gewebezellen in verschiedenartige Zellen (Bronchialepithelzellen, Pneumozyten Typ I u. II) u. die biochem. Reifung (Produktion von Surfactant*).

Lungen|re|sektion (Resektion*) *f*: (engl.) *pulmonary resection*; op. Entfernung (von Teilen) der Lunge; **Formen: 1.** entlang anat. Grenzen: **a)** Segmentresektion der Lunge (Lungensegmente*Abb. dort); **b)** Lobektomie*, Bilobektomie*; **c)** Pneumektomie*; **2.** atyp. L.: mantelförmige (Lungenform erhaltende, kappenförmige) Resektion, Keilresektion* der Lunge od. lungenparenchymsparender durch Laserchirurgie* (Laserresektion). Vgl. Bronchusstumpfinsuffizienz.

Lungen|sarkoidose (Sark-*; -om*; -id*; -osis*) *f*: Sarkoidose* der Lunge.
Lungen|schall: s. Perkussion.
Lungen|schwimm|probe: (engl.) *pulmonary docimasia*; (forens.) Prüfung der Schwimmfähigkeit der Lunge, um festzustellen, ob das verstorbene Neugeborene geatmet hat; beruht auf dem Gehalt an Minimalluft. Vgl. Magen-Darm-Schwimmprobe.
Lungen|segmente (Segment*) *n pl*: (engl.) *bronchopulmonary segments*; kleinste anat.-funktionell selbständige, keilförmige (Keilbasis: Lungenoberfläche; Keilspitze: in Richtung Lungenhilum) Lungenteile (s. Abb.; vgl. Lunge), die durch abgrenzende Aufteilung von Gefäßen u. Bronchialbaum* Abb. dort zustande kommen; **klin. Bedeutung:** antom. Segmentresektion (Lungensegmentresektion; vgl. Lungenresektion) z. B. bei Bronchialtumor od. kavernöser Lungentuberkulose*.
Lungen|sequestration (Sequester*) *f*: (engl.) *pulmonary sequestration*; pulmonale Sequestration* mit funktionslosem (meist zystisch) degeneriertem zusätzl. Lungengewebe (Sequester, akzessor. Lungenknospe) mit eigener system. Blutversorgung (aberrante Arterie) sowie i. d. R. fehlender Kommunikation zum Bronchialbaum*; Form der Fehl-

Lungensiderose

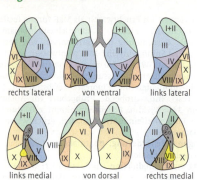

rechts lateral — von ventral — links lateral
links medial — von dorsal — rechts medial

Lungensegmente: Nummerierung nach internationalem Klassifizierungsschema; rechte Lunge: 1: Segmentum apicale; 2: S. posterius; 3: S. anterius; 4: S. laterale; 5: S. mediale; 6: S. superius; 7: S. basale mediale (cardiacum); 8: S. basale anterius; 9: S. basale laterale; 10: S. basale posterius linke Lunge: 1 u. 2: S. apicoposterius; 3: S. anterius; 4: S. lingulare superius; 5: S. lingulare inferius; 6: S. superius; 7: S. basale mediale (cardiacum, inkonstant); 8: S. basale anterius; 9: S. basale laterale; 10: S. basale posterius

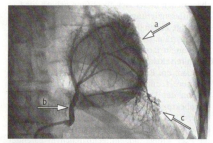

Lungensequestration Abb. 1: intralobäre Lungensequestration mit typ. art. Versorgung (Aortographie); dem Zwerchfell aufsitzendes, als Pseudotumor imponierendes faustgroßes Sequester im linken Lungenunterlappen am thorakoabdominalen Übergang (a); art. Versorgung über eine aberrierende Arterie (b) aus der Aorta abdominalis; venöser Abfluss über Pulmonalvenen, da Restparenchym (c) kontrastiert erscheint [74]

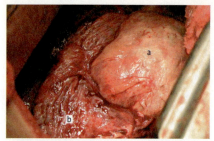

Lungensequestration Abb. 2: leberartig imponierende extralobäre Lungensequestration (a) am nicht belüfteten rechten Lungenunterlappen (b); Zufallsbefund während Dekortikation bei Pleuraempyem [151]

taler Äste; **Ther.:** (bei klin. Sympt. bzw. dd Tumorverdacht) Exstirpation*, bei intralobärer L. Lobektomie* (vgl. Lungenresektion*); **DD:** u. a. akzessorischer Lungenlappen*, zystisch-adenomatoide Malformation*, Tumor.

Lungen|siderose (gr. σίδηρος Eisen; -osis*) f: (engl.) pulmonary siderosis; Siderosis pulmonum; sog. Schweißerlunge, Eisen(staub)lunge, Eisenoxidlunge, Eisenoxidstaublunge; Form der persistierenden, nicht kollagenösen Pneumokoniosen* mit reaktionsloser interstitieller Ablagerung von Eisen-II-oxid (schwarze Eisenlunge) od. Eisen-III-oxid (rote Eisenlunge) bei Schweißern, Kesselreinigern, Eisenhüttenwerkern; bei extremer Schweißrauchexposition evtl. auch als progrediente Pneumokoniose mit Fibrosierungen im Lungengewebe.

Lungen|stauung: s. Stauungslunge.

Lungen|steine: (engl.) pneumoliths; Pneumolithen; kalkige Ablagerungen um eingeatmete Fremdkörper, in abgestorbenem Lungengewebe od. in Tuberkulomen*.

Lungen|szinti|graphie (Szinti-*; -graphie*) f: (engl.) lung scintigraphy; Szintigraphie* der Lunge zur Untersuchung der Ventilation u. Perfusion (s. Atmung) sowie zur Bestimmung der alveolären Permeabilität u. der mukoziliären Clearance*; vgl. Lungenperfusionsszintigraphie; Lungenventilationsszintigraphie.

Lungen|trans|plantation (Transplantation*) f: (engl.) lung transplantation (Abk. LTx); orthotope Transplantation* einer od. beider Lungen; ggf. Herz*-Lungen-Maschine erforderl.; **Ind.:** irreversibles Endstadium einer chron. interstitiellen Lungenkrankheit mit respiratorischer Insuffizienz unter maximaler konservativer Ther. u. möglicher signifikanter Prognoseverbesserung durch Transplantation, am häufigsten bei COPD* (38 %), Lungenfibrose* (18 %), zystischer Fibrose* (17 %), Alpha-1-Antitrypsinmangel* (9 %), pulmonalarterieller Hypertonie (5 %; s. Hypertonie, pulmonale); Voraussetzung: ausreichende Leistung des re. Herzens mit intakten Herzklappen u. rechtsventrikulärer Auswurffraktion >30 % (sonst Herz*-Lungen-Transplantation); **Formen: 1. einseitig** (unilateral): Einzellungentransplantation (SLTx) i. d. R. nach anterolateraler Thorakotomie* 4.–5. ICR; Prinzip: Anastomosierung transplantierter Lungenvenen (mit Vorhofmanschette) an li. Vorhof des

bildung* der Lunge; **Formen: 1. intralobär** (meist): innerhalb des Lungenparenchyms, meist im li. Unterlappen posterobasal, ohne eigene Pleura; art. Versorgung aus Aorta (s. Abb. 1), venöser Abfluss über Lungenvenen; **2. extralobär** (selten): meist li. basal gelegener Sequester mit eigenem Pleuraüberzug (s. Abb. 2); art. Versorgung meist aus Aorta (selten aus anderen kleinen Arterien des großen Kreislaufs, z. B. von Brustwand od. Zwerchfell), venöser Abfluss über Azygos- u. Hemiazygosvenen; **Klin.:** häufig asymptomatisch; neonatal (je nach Größe des arteriovenösen Shuntvolumens*) hämodynam. Insuffizienz mit Dyspnoe* sowie rezidiv. Pneumonie* an derselben Stelle; **Diagn.:** (radiol.) Röntgen-Thorax-Aufnahme, CT, MRT, Doppler-Sonographie; präoperativ Angiographie* (Angio-CT od. Aortographie) zum Ausschluss infradiaphragmal entspringender aor-

Empfängers sowie von Hauptbronchus u. Pulmonalarterie des Transplantats jeweils End-zu-End an verbliebenen Hauptbronchus u. Pulmonalarterie des Empfängers; Ind.: restriktive Lungenkrankheit (Lungenfibrose*) od. Lungenemphysem bei Pat. >50 Jahre nach Ausschöpfen (bzw. Kontraind.) übriger Therapieoptionen (s. Lungenvolumenreduktion); **2. beidseitig:** Doppellungentransplantation (DLTx); i. d. R. sequentiell bilateral (BLTx) nach bilateraler Thorakotomie od. ggf. (prognostisch ungünstiger) Thorakosternotomie; Prinzip wie bei einseitiger L.; früher (heute selten) als En-bloc-DLTx mit gemeinsamer Gefäßanastomose an Pulmonalarterie u. li. Vorhof; Ind.: bei jüngeren Pat. (Emphysem, Alpha*-1-Antitrypsinmangel) u. bei allen mit zystischer Fibrose*, pulmonaler Hypertonie* u. Eisenmenger*-Komplex; **Kompl.:** (postoperativ) pulmonale Abstoßungsreaktion* (chron. Abstoßungsreaktion: Bronchiolitis* obliterans); Infektion inf. der erforderl. pharmak. Immunsuppression*, meist Dreifachkombination mit Calcineurin*-Inhibitor, Purinsynthesehemmer (Methotrexat*, Azathioprin*, Everolimus) u. Glukokortikoide (möglichst niedrig zu dosieren); bronchiale Nahtinsuffizienz u. a.; Diagn.: Bronchoskopie, bronchoalveoläre Lavage (Infektionserreger, Lymphozytensubpopulationen), Lungenbiopsie, Röntgen-Thorax-Aufnahme, Lungenfunktionsprüfung; **Progn.:** Ein-Jahres-Überlebensrate 85 %, Fünf-Jahres-Überlebensrate 65 %.

Lungen|tuberkulose (Tuberkel*; -osis*) *f*: (engl.) *lung tuberculosis*; sog. Lungenschwindsucht, Phthisis pulmonum; Tuberkulose* der Lunge (häufigste Form der Tbc), als primäre od. postprimäre L.; **Lok.:** v. a. in den kranialen Anteilen der Unterlappen u. in den basalen Anteilen der Oberlappen rechts (häufig im Bereich von Interlobärspalten); **Formen: 1.** chron. produktive L.: azinös-nodöse L. mit Ausbildung kirschgroßer Herde, die eine zentrale Verkäsung u. Vernarbung mit Neubildung produktiver Knötchen (sog. Kokardentuberkel) aufweisen; **2.** indurierende zirrhotische L.: fibröse L. mit Vernarbung u. Schrumpfung von Bronchien bzw. Gefäßen bei chron. Entzündung; **3.** exsudative käsige Pneumonie mit ausgedehnter grobfleckiger bis flächiger Beteiligung; **4.** kavernöse L. mit Hohlraumbildung u. Pleurabeteiligung, Einschmelzungen u. Nekrose von Lungengewebe.

Lungen|tumoren (Tumor*) *m pl*: (engl.) *pulmonary tumors*; von pulmonalem Parenchym, Interstitium od. der Bronchialwand ausgehende Tumoren; **Einteilung: 1. benigne L.:** oft symptomlos u. Zufallsbefund bei Rö. als scharf begrenzte Rundherde mit meist peripherer Lok.; z. B. Adenome, Fibrome, Hamartome, Lipome, Chondrome, Osteome, Neurinome; **2. maligne L.: a)** primär, überwiegend von den bronchialen, seltener von den Alveolarepithelien ausgehend; s. Bronchialkarzinom, Pancoast-Tumor, Karzinom, bronchiolo-alveoläres; **b)** metastasierend, in Form der Lymphangiosis* carcinomatosa od. als umschriebene hämatogene Metastasen von Karzinomen (Fernmetastasen); z. B. bei Chorionkarzinom*, Nierenzellkarzinom* (s. Abb.), Mamma-*, Prostata-* u. Magenkarzinom*, malignen Hodentumoren*; **c)** fortgeleitet, z. B. bei Tumoren von Pleura,

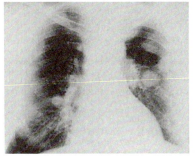

Lungentumoren: pulmonale Metastasen eines Nierenzellkarzinoms [6]

Mediastinum, Ösophagus, Mamma. Vgl. Bronchialadenom; Mediastinaltumoren.

Lungen|überblähung: (engl.) *pneumonectasia*; pathol. Erhöhung des intrapulmonalen Gasvolumens; **Vork.:** v. a. bei obstruktiven Ventilationsstörungen* mit Behinderung der Exspiration, z. B. bei Asthma bronchiale als akute L. (Volumen* pulmonum auctum); chron. L. nach Lungenlappen-Resektion u. Überblähung des verbliebenen Lappens. Im Gegensatz zum Lungenemphysem* bei L. keine Zerstörung von Lungengewebe, d. h. reversibel spontan od. durch Ther. z. B. mit Bronchospasmolyse.

Lungen|venen|fehl|mündung, partielle: (engl.) *partial anomalous pulmonary venous drainage* (Abk. *PAPVD*); syn. partielle Pulmonalvenentransposition; Transposition einer od. mehrerer Lungenvenen mit im Gegensatz zur totalen Lungenvenenfehlmündung* geringen hämodynam. Auswirkungen; Mündung der li. Lungenvenen in die li. V. cava superior od. in den Sinus coronarius sowie der re. Lungenvenen in die re. V. cava superior od. in den re. Vorhof; häufig in Komb. mit Vorhofseptumdefekt* (Sinus-venosus-Defekt); **Sympt.:** je nach zusätzl. Fehlbildungen (häufig der re. Lunge u. ihrer art. Blutversorgung sowie Herzfehler). Vgl. Scimitar-Syndrom.

Lungen|venen|fehl|mündung, totale (Vena*): (engl.) *total anomalous pulmonary venous connection* (Abk. *TAPVC*); syn. totale Pulmonalvenentransposition; angeborener Herzfehler* mit abnormer Mündung sämtl. Lungenvenen in Körperkreis bzw. re. Vorhof mit Vorhofseptumdefekt* (Abk. ASD) u. in ca. 25 % der Fälle zusätzl. Ductus* arteriosus apertus (Abk. PDA); bei ca. 30 % (v. a. bei infrakardialer L., s. Einteilung) mit Obstruktion der fehlmündenden Lungenvenen; **Häufigkeit:** ca. 1 % der angeb. Herzfehler; **Einteilung:** nach Lok. der Lungenvenenmündung; **1.** suprakardial (ca. 50 %); **2.** kardial (ca. 25 %); **3.** infrakardial (ca. 25 %); **4.** Mischformen; **Pathophysiol.:** Links-Rechts-Shunt über die fehlmündenden Lungenvenen in Komb. mit (lebensnotwendigem) Rechts-Links-Shunt (ASD, PDA); arteriovenöses Mischblut im Körperkreislauf; rechtsventrikuläre Volumenbelastung u. Überfüllung des Lungenkreislaufs (pulmonale Hypertonie*), u. U. verstärkt durch Abflussbehinderung aus den Lungenvenen; **Klin.:** Herzinsuffizienz, Tachypnoe u. (geringe) Zyanose meist am En-

Lungenventilationsszintigraphie

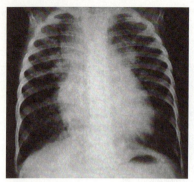

Lungenvenenfehlmündung, totale: sog. Schneemannfigur bei totaler Lungenvenenfehlmündung in die linke obere Hohlvene [28]

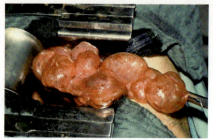

Lungenvolumenreduktion: mantelförmige atypische, apikale Resektion [151]

de des 1. Lebensmonats, bei hochgradiger venöser Abflussbehinderung aus den Lungenvenen ggf. frühzeitig bereits postpartal fortschreitende kardiale Dekompensation mit Lungenödem; **Diagn.:** 1. Herzauskultation: betonter Pulmonalklappenschlusston u. multiple Extratöne (s. Herztöne); 2. EKG: Zeichen der rechtsseitigen Vorhof- u. Kammerbelastung; 3. Röntgen-Thorax-Aufnahme: verstärkte Hilum- u. Lungengefäßzeichnung mit variabler Kardiomegalie (bei hochgradiger Abflussbehinderung aus den Lungenvenen kleines Herz mit weißer Lunge), bei Fehlmündung aller Lungenvenen in eine li. obere Kardinalvene* im 2. Lebenshalbjahr zunehmende Verbreiterung des oberen Mittelschattens nach beiden Seiten, so dass zus. mit dem Herz die Figur einer 8 bzw. eines Schneemanns entsteht (s. Abb.); 4. Nachw. durch Echokardiographie, Herzkatheterisierung u. Angiokardiographie; **Ther.:** ggf. Ballonatrioseptostomie*; op. Korrektur durch Anastomosierung des von den Lungenvenen gemeinsam gebildeten Sinus mit dem li. Vorhof (u. funktioneller Verschluss des Vorhofseptumdefekts). Vgl. Lungenvenenfehlmündung, partielle.

Lungen|ventilations|szinti|graphie (Ventilation*; Szinti-*; -graphie*) f: (engl.) lung ventilation scintigraphy; Szintigraphie* zur Untersuchung der Lungenbelüftung u. Ventilation durch Inhalation von radioaktiven Aerosolen (z. B. ^{99m}Tc-DTPA) od. ^{99m}Tc-markierten verdampften Graphitpartikeln u. Darstellung der Verteilung in der Lunge; heute meist als SPECT* durchgeführt; vgl. Lungenperfusionsszintigraphie.

Lungen|volumen|re|duktion (Volumen*; Reduktion*) n: (engl.) lung volume reduction; Abk. LVR; syn. Reduktionspneumoplastik; therap. Verkleinerung der Lunge (Reduktionsplastik*); **Formen:** 1. operativ (Abk. LVRS für engl. lung volume reduction surgery): (i. d. R. atypische) Resektion* emphymatöser Lungenareale (z. B. lungenkomprimierende große Bullae über ein Drittel einer Lunge*) möglichst durch VATS*); 2. bronchoskopische L. (Abk. BLVR), z. B. mittels endobronchialer Ventilimplantation*, Heißdampfverödung, Schaumapplikation od. Spiralembolisation peripherer Bronchien; **Prinzip:** Besserung der Atemmechanik u. Atempumpe durch Normalisierung der Atemmittellage (durch Überblähung verändert: Weitstellung der Interkostalräume u. Zwerchfellabflachung) u. Wiederherstellung der Zwerchfellbeweglichkeit; **Ind.:** operative L. bei ausgeprägtem apikal betontem Lungenemphysem* (s. Abb.) mit schwerer Einschränkung der körperl. Belastbarkeit (jedoch: ≥25 W bei Frauen bzw. ≥40 W bei Männern, Sechs-Minuten-Gehtest ≥140 m; vgl. Gehtest; Bode-Index) nach unzureichendem Erfolg der übrigen Stufentherapie (s. COPD, Tab. 2 dort) einschließl. (mind. mehrmonatiger) Nicotinabstinenz; **Kontraind.:** für op. L.; 1. Bronchiektasen*; 2. FEV$_1$< 20% des Sollwerts (s. Sekundenkapazität); 3. persistierende respiratorische Globalinsuffizienz* mit art. pCO$_2$>55 mmHg od. nasaler Beatmung*; 4. homogen verteiltes (panlobuläres) Lungenemphysem; 5. Alpha*-1-Antitrypsinmangel; 6. pulmonale Hypertonie* mit rechtsventrikulärem Druck systol. >50 mmHg in Ruhe; 7. signifikante Komorbidität* (z. B. koronare Herzkrankheit*, Herzinsuffizienz*). Vgl. Emphysemchirurgie; Lungentransplantation.

Lungen|volumina (Volumen*) n pl: (engl.) pulmonary volumes; statische Größen versch. Gasvolumina der Lungen (s. Abb.); **Einteilung:** (angegebene Normwerte in Ruhe für einen Erwachsenen mit 70 kg KG u. 180 cm Körperlänge) 1. L., die ventiliert u. mit Spirometrie* gemessen werden können: **a)** Atemzugvolumen (Abk. AZV, auch Hubvolumen, Tidalvolumen): Luftvolumen, das pro Atemzug eingeatmet wird; 0,5 l (7–8 ml/kg KG); **b)** inspiratorisches Reservevolumen (Abk. IRV): Volumen, das nach einer normalen Inspiration noch maximal eingeatmet werden kann; 2,5–3,0 l (ca. zwei Drittel der VK); **c)** exspiratorisches Reservevolumen (Abk. ERV): Volumen, das nach einer normalen Exspiration noch maximal ausgeatmet werden kann; 1,5 l (ca. ein Drittel der VK); **d)** inspiratorische Kapazität (Abk. IK): Volumen, das nach einer normalen Exspiration maximal eingeatmet werden kann (Summe aus AZV u. IRV; zusammengesetzte Volumina werden als Kapazitäten bezeichnet); **e)** Vitalkapazität (Abk. VK): Volumen, das nach maximaler Inspiration maximal ausgeatmet werden kann (Summe aus IK u. ERV); 4,5–5 l (65–75 ml/kg KG); auch als forcierte Vitalkapazität (FVC): Atemvolumen, das nach einer maximalen Einatmung schnell und heftig (forciert) ausgeatmet werden kann (entspricht FEV$_6$, s. Se-

Lupusantikoagulans

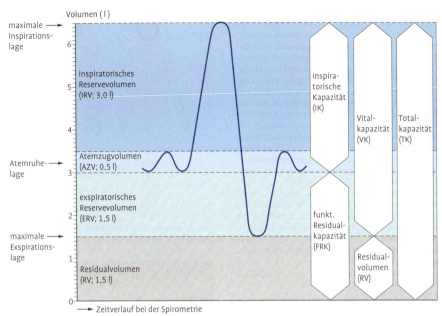

Lungenvolumina: spirographische Darstellung (Normalwerte eines Erwachsenen); rechnerisch ergeben sich für die Vitalkapazität 5,0 l u. für die Totalkapazität 6,5 l.

kundenkapazität); **2.** L., die nicht (komplett) ventiliert werden können u. mit Ganzkörperplethysmographie* bzw. Fremdgasmischmethode* gemessen werden: **a)** funktionelle Residualkapazität (Abk. FRC, FRK): das nach einer normalen Exspiration in der Lunge noch vorhandene Volumen (Summe aus ERV u. RV); 2,5–3 l (ca. 40 % der TK); vgl. PEEP; **b)** Residualvolumen (Abk. RV): nicht ventilierbarer Teil des L., das nach maximaler Exspiration in der Lunge verbleibt; 1,5–2 l; wichtiger als die absolute Größe ist das Verhältnis zur Totalkapazität (RV/TK): <0,3 (mit Lj. zunehmend), erhöht bei obstruktiver Atemwegerkrankung*, Lungenemphysem; **c)** Totalkapazität (Abk. TK): das nach maximaler Inspiration in der Lunge enthaltene Volumen (Summe aus VK u. RV); 6–7 l.

Lungen|zysten (Kyst-*) *fpl:* **1.** (engl.) *pulmonary cysts;* Form der Fehlbildung* der Lunge mit einzelnen od. mehreren zyst. Erweiterungen versch. Größe; **Formen: 1.** bronchioläre L.; **2.** alveoläre L.; **3.** zystisch-adenomatoide Malformation*; vgl. Zyste; Wabenlunge; **2.** erworbene Substanzdefekte (traumat. bedingt, Echinokokkuszyste, s. Abb.).

Lunula (lat. halbmondförmiges Halsband) *f:* (engl.) *lunule;* (anat.) halbmondförmiges weißl. Feld im proximalen Teil des Nagelbetts; Matrix für die Nagelbildung.

Lunulae valvularum semi|lunarium valvae (↑) *fpl:* (engl.) *lunules of semilunar cusps of valve;* die beiden halbmondförmigen dünnen Stellen am freien Rand der Taschenklappen des Herzens.

Lupen|brille: (engl.) *loupe spectacles;* s. Brille.

Lupinin *n:* (engl.) *lupinine;* Lupinotoxin; Chinolizidinalkaloid; Hauptalkaloid in Lupinen, das neben Lupanin, Hydroxylupanin u. Spartein bei Weide-

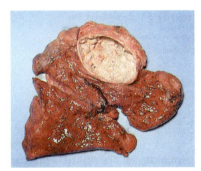

Lungenzysten: Echinokokkuszyste [142]

tieren zu Vergiftung (Lupinose) mit Appetitlosigkeit, Atemstörungen u. Ikterus inf. einer fettigen Leberdegeneration führen kann; heute Verw. alkaloidfreier Zuchtsorten (sog. Süßlupinen) zu Futterzwecken.

Lupinose (-osis*) *f:* (engl.) *lupinosis;* Lupinenvergiftung; s. Lupinin.

Lupino|toxin (Tox-*) *n:* s. Lupinin.

Lupus|anti|ko|agulans *n:* (engl.) *lupus anticoagulant;* Abk. LA; Antiphospholipid*-Antikörper, der phospholipidabhängige In-vitro-Blutgerinnungstests beeinflusst (z. B. Verlängerung der partiellen Thromboplastinzeit u. Korrektur nach Zugabe von Normalplasma) u. in vivo die Neigung zu Thrombosen erhöht (vgl. Antiphospholipid-Syndrom); **Vork.:** systemischer Lupus* erythematodes u. a. Autoimmunkrankheit, reziidiv. Abort, venöser od. art. Gefäßverschluss (in 10 %), nach Virus-

Lupus erythematodes

erkrankung; **Nachw.:** phospholipidabhängiges funkt. Screening (dRVVT*, Lupus-sensitive aPTT*, KCT*) mit Plasmaaustauschversuch (durch Normalplasma verdünntes Patientenplasma; unverändert positives Screening-Testergebnis bei LA-positivem Plasma, dagegen Normalisierung bei Gerinnungsfaktormangel-bedingtem pos. Screening-Testergebnis) u. Bestätigungstest (Zugabe von Phospholipiden; Normalisierung des Screening-Testergebnis bei LA-positivem Plasma); nach ISTH Kriterien (Abk. für International Society on Thrombosis and Haemostasis) mindestens 2-mal im Abstand von 6 Wochen mind. 1 positives Screeningergebnis mit positivem Plasmaaustauschversuch u. Bestätigungstest bei Ausschluss von Gerinnungsfaktormangel u. -inhibitor.

Lupus erythematodes (lat. lupus Wolf) *m*: (engl.) *lupus erythematosus*; Abk. LE; Sammelbez. für ein Spektrum von Autoimmunkrankheiten der Haut u. innerer Organe sowie für diaplazentar übertragbare Syndrome; **Formen:** s. Tab.; **Ätiol.:** vermutl. genetische HLA-Prädisposition, Viren, Umwelt- u. hormonale Faktoren.

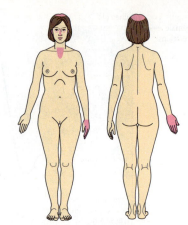

Lupus erythematodes, chronischer diskoider Abb. 1: hauptsächliche Lokalisationen der Effloreszenzen

Lupus erythematodes Formen
Hautmanifestation
Lupus erythematodes cutaneus chronicus discoides
subakuter kutaner Lupus erythematodes
akuter kutaner Lupus erythematodes
systemische Beteiligung
systemischer Lupus erythematodes
Arzneimittel induzierter Lupus erythematodes
neonatale Lupus-erythematodes-Syndrome
kongenitaler Herzblock
neonataler Lupus erythematodes mit kutaner, hämatologischer Leber- u. anderen Organbeteiligungen

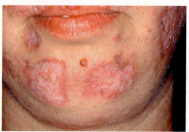

Lupus erythematodes, chronischer diskoider Abb. 2: Narbenbildung

Lupus erythematodes, Arzneimittel induzierter (↑) *m*: (engl.) *drug-induced lupus erythematosus*; auch Pseudo-Lupus-erythematodes-Syndrom; systemischer Lupus* erythematodes, der durch Arzneimittel (Hydralazin, Hydantoine, Isoniazid, Sulfasalazin, Penicillamin, Interferon-α, TNF-α u. a.) ausgelöst wird; **Klin.:** wie bei system. Lupus erythematodes, jedoch meist keine Nephritis od. ZNS-Symptomatik; **Diagn.:** Nachw. von antinukleären Antikörpern* v. a. gegen Histone (H2A, H2B) u. Einzelstrang-DNA (ss-DNA); **Progn.:** nach Absetzen des verursachenden Arzneimittels Rückbildung der Symptome.

Lupus erythematodes, chronischer diskoider (↑) *m*: (engl.) *chronic discoid lupus erythematosus* (Abk. CDLE); syn. Erythematodes chronicus discoides faciei; veraltet Erythematodes integumentalis; weitestgehend auf die Haut beschränkte Form des Lupus erythematodes; **Vork.:** v. a. bei jungen Frauen; **Lok.:** lichtexponierte Hautareale (s. Abb. 1), meist Gesicht od. behaarte Kopfhaut (Alopecia atrophicans); bei ausgeprägten Hautbefunden vermehrt system. Beteiligung; **Immunhistol.:** vakuolisierte epidermale Basalschicht; Hyperkeratose, hyperkeratot. Pfröpfe der Haarfollikel; IgM-, IgG- u. C3-Ablagerungen entlang der dermo-epidermalen Junktionszone nur in Krankheitsherden; **Sympt.:** münzengroße, scharf begrenzte Herde mit zentralen follikulären Hyperkeratosen, die bes. am Rand entzündl. infiltriert sind u. oft schon bei geringer Berührung schmerzen; allmähl. Entw. größerer, festhaftender, gelb-bräunl. Schuppen, an deren Unterseite sich nach dem Ablösen typ. dornartige Hornzapfen finden (sog. Tapeziernagelphänomen); nach Abheilung oft narbige Atrophie im Zentrum der Herde mit Hyper- u. Depigmentierung; bei langem Verlauf Vernarbung (s. Abb. 2) u. Spontanabheilung; **Sonderformen:** hypertropher CDLE (verstärkt Hyperkeratosen), Lupus* erythematosus profundus, Lupus erythematosus chronicus disseminatus, Lupus erythematodes tumidus; **Ther.:** Chloroquin, Hydroxychloroquin, Versuch mit Dapson u. Isotretinoin; lokal u. evtl. temporär auch system. Glukokortikoide; Kryotherapie; **DD:** systemischer Lupus* erythematodes (höhere Inzidenz bei Serumveränderungen, z. B. Leukopenie, antinukleäre Antikörper).

Lupus erythematodes, neo|nataler (↑) *m*: (engl.) *neonatal lupus erythematosus*; Abk. NLE; Form des Lupus erythematodes (Abk. LE) bei Kindern inf. diaplazentaler Übertragung mütterl. Autoantikörper gegen das Ro/SS-A-Antigen (Anti*-Ro/SS-A-Antikörper) mit spez. Affinität zum fetalen Endokard; **Klin.:** AV-Block (meist III. Grades) in 16.–32. SSW, fetale Arrythmie inf. degeneriertem AV-Knoten; reversibler kutaner NLE mit Hautveränderungen ähnl. denen bei subakutem kutanem LE (Manifestation nach UV-Strahlenexposition); Zytopenie, Hepatitis, hämolyt. Anämie, Thrombozytopenie; Rückbildung entspr. dem Abbau mütterl. IgG-Antikörper in den ersten 6 Mon.; **Progn.:** 50 % Letalität im 1. Lebensmonat (kardiale Komplikationen); gut mit frühzeitiger Herzschrittmacherversorgung.

Lupus erythematodes pro|fundus (↑) *m*: (engl.) *lupus erythematosus profundus*; syn. Lupus-Pannikulitis; Form des chron. diskoiden Lupus* erythematodes mit derben lividen Knoten im subkutanen Fettgewebe von Gesicht, Schultern, Gesäß u. Extremitäten; Abheilung mit tiefen, atrophischen Narben; Befall anderer Organsysteme in ca. 20 %.

Lupus erythematodes, sub|akuter kutaner (↑) *m*: (engl.) *subacute cutaneous lupus erythematosus (Abk. SCLE)*; milder verlaufend als der systemische Lupus* erythematodes; hohe Korrelation mit HLA-DR3; **Sympt.:** photosensible, anulär-polyzyklische od. papulosquamöse Erytheme (s. Abb.), die im Gegensatz zum chronischen diskoiden Lupus erythematodes nicht vernarben u. meist symmetrisch u. generalisiert auftreten; allg. Krankheitszeichen, evtl. Myalgien u. Arthralgien; **Diagn.:** meist antinukleäre Antikörper* nachweisbar; Leitantikörper (Anti*-Ro/SS-A-Antikörper) gegen Ro(SSA)-Antigen (in 75 % positiv); Lupusband in 25 % positiv; **Progn.:** meist selbstlimitierender Verlauf; 10 % der Pat. entwickeln systemischen Lupus erythematodes; **Ther.:** Chloroquin, lokale Glukokortikosteroide.

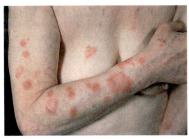

Lupus erythematodes, subakuter kutaner: anuläre Erytheme an Arm u. Oberkörper

Lupus erythematodes, systemischer (↑) *m*: (engl.) *systemic lupus erythematosus*; Abk. SLE; Form der Kollagenosen*, die v. a. bei jungen Frauen vorkommt (Gynäkotropie w : m = 9 : 1); assoziiert mit HLA-DR u. -DQ; **Ätiol.:** ungeklärt; genet. Prädisposition bes. im HLA-System; **Path.:** exo- u. endogene Faktoren (Sonnenlicht, Hormone) sind an der Auslösung beteiligt; Bildung autoreaktiver Lymphozyten, diverser Autoantikörper, Immunkomplexe; Aktivierung des Komplementsystems; **Klin.:** unterschiedl. Muster im Organbefall (Häufigkeit): Arthritiden (85 %), Hauterscheinungen (50–60 %; s. Abb.), Blutbildveränderungen (60 %), Lupusnephritis* (51 %), Pleuritis u. Perikarditis

Lupus erythematodes, systemischer

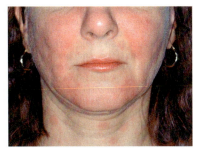

Lupus erythematodes, systemischer: Schmetterlingserythem

Lupus erythematodes, systemischer
Diagnosekriterien (ACR, 1982)

1.	Schmetterlingserythem
2.	charakteristische diskoide Hautveränderungen
3.	Lichtempfindlichkeit
4.	Schleimhautulzera (im Allgemeinen schmerzlos)
5.	Arthritis in ≥2 Gelenken
6.	Serositis (Pleuritis oder Perikarditis)
7.	Nierenbeteiligung (Proteinurie >0,5 g/d oder pathologische Sedimente)
8.	ZNS-Beteiligung (Epilepsie oder Psychosen)
9.	hämatologische Befunde (hämolytische Anämie, Leukopenie oder Thrombozytopenie)
10.	immunologische Befunde Anti-dsDNA-Antikörper Anti-Sm-Antikörper Antikardiolipin-Antikörper (falsch positive Syphilisserologie)
11.	antinukleäre Antikörper ohne Einnahme Lupus erythematodes auslösende Arzneimittel

Auswertung: Bei 4 positiven Befunden gilt die Diagnose als sicher.

(56 %), Endokarditis (Libman-Sacks-Syndrom), neurol. (s. Devic-Krankheit) u. psych. Störungen (23–30 %); insgesamt können alle Organe/Organsysteme entzündlich befallen werden; erhöhte Infektgefahr; UV-Licht, Arzneimittel, Infektion, psychischer Stress, Schwangerschaft u. a. Faktoren können Schübe auslösen; **Progn.:** variabel; meist milder, jahrzehntelanger chron. Verlauf, je nach ZNS-, renaler u. kardiopulmonaler Beteiligung; selten akut u. tödlich; **Diagn.:** Nachweis von 4 positiven Kriterien (s. Tab.); Verbrauch von Komplement (C3, C3d, C4) im aktiven Stadium; antinukleäre Antikörper* (99 %) u. typ. Antikörper gegen Doppelstrang-DNA, RNP u. Smith-Antigen; häu-

Lupus mutilans

fig Antikörper gegen Phospholipide, Erythro-, Leuko- u. Thrombozyten, Gerinnungsfaktoren u. Immunglobuline (Rheumafaktor); LE*-Zellen im Blut bei ca. 80 % der SLE-Patienten; **Ther.:** Glukokortikoide, nichtsteroidale Antiphlogistika, Immunsuppressiva (z. B. Cyclophosphamid, Azathioprin, Mycophenolatmofetil, Hydroxychloroquin); Plasmapherese (Immunadsorption); zusätzl. Schutz vor UV-Exposition, keine hormonalen Antikonzeptiva, Antihypertensiva u. Lipidsenker, allergene Chemotherapeutika (Penicilline, Sulfonamide) vermeiden; lebenslange engmaschige ärztl. Betreuung.

Lupus mutilans (↑) *m*: s. Tuberculosis cutis.

Lupus|nephritis (↑; Nephr-*; -itis*) *f*: durch zirkulierende DNA-haltige Immunkomplexe ausgelöste Glomerulonephritis* bei systemischem Lupus* erythematodes; selten als einzige Organmanifestation; **Einteilung** in Stadien: s. Tab.; **Sympt.:** Hämaturie*, Proteinurie*, art. Hypertonie*; **Ther.:** Stadien III u. IV: immunsuppressive Ther. mit Cyclophosphamid, Mycophenolatmofetil od. Glukokortikoiden; ACE-Hemmer u. AT$_1$-Rezeptor-Antagonisten; antihypertensive u. lipidsenkende Behandlung; sonst keine spezif. Therapie.

\multicolumn{2}{l}{**Lupusnephritis**}
\multicolumn{2}{l}{WHO-Klassifikation}
Stadium	klinische Merkmale
I	normale Glomeruli bei nachgewiesenem systemischem Lupus erythematodes
II	geringe bis mäßige mesangioproliferative Glomerulonephritis
III	fokal-segmentale Glomerulonephritis (<50 % Glomeruli betroffen)
IV	diffuse proliferative Glomerulonephritis (>50 % Glomeruli betroffen)
V	membranöse Glomerulonephritis
VI	sklerosierende Glomerulonephritis

Lupus pernio (↑) *m*: Angiolupoid*.
Lupus vulgaris (↑) *m*: s. Tuberculosis cutis.
Luque-Operation (Eduardo R. L., orthopäd. Chir., Mexico) *f*: (engl.) *Luque instrumentation*; Form der Spondylodese* im Bereich von BWS od. LWS durch 2 dorsal angelegte Stäbe u. segmentale Drahtfixation um die Wirbelbögen; **Ind.:** Skoliose*, v. a. Lähmungsskoliose.
Luschka-Foramen (Hubert von L., Anat., Tübingen, 1820–1875; Foramen*) *n*: s. Apertura lateralis ventriculi quarti.
Luschka-Nerv, rekurrenter (↑): s. Ramus meningeus.
Luschka-Tonsille (↑) *f*: Tonsilla pharyngea; s. Rachenmandel.
lusi|trop (-trop*): (engl.) *lusitropic*; die Erschlaffungsgeschwindigkeit der Herzmuskulatur in der Diastole beeinflussend; positiv lusitrope Wirkung von Sympathikus u. Betasympathomimetika*.

Lust-Zeichen (Franz L., Päd., Heidelberg, Karlsruhe, 1880–1939): Peroneusphänomen*.
Luteal|phase (luteus*; Phase*) *f*: s. Menstruationszyklus.
Lutein (↑) *n*: 3,3'-Dihydroxy-α-carotin, $C_{40}H_{56}O_2$; gelber Farbstoff aus der Gruppe der Carotinoide*; wichtigste Verbindung der Xanthophylle; u. a. in grünen Pflanzen (Laubfärbung), Eidotter, Getreide.
Lutein|zyste (↑; Kyst-*) *f*: (engl.) *lutein cyst*; syn. Thekaluteinzyste; bis zu 30 cm große, meist beidseitig auftretende Ovarialzyste*, die mit klarer, teilweise hämorrhag. Flüssigkeit gefüllt ist; **Vork.:** v. a. bei Mehrlingsschwangerschaft, ovarieller Überstimulation, Blasenmole*, Choriokarzinom*; **Ätiol.:** entsteht bei verlängerter od. verstärkter Stimulation der Ovarien durch endogene od. exogene Gonadotropine (β-HCG*, wahrscheinl. auch α-HCG, α-LH, α-TSH u. α-FSH) od. durch erhöhte Sensitivität gegenüber Gonadotropinen (Hyperreactio luteinalis); Luteinisierung der Zellen in unreifen, reifen u. atretischen Follikeln u. Vergrößerung der Ovarien.
Lutembacher-Syn|drom (René L., Kardiol., Paris, 1884–1968) *n*: (engl.) *Lutembacher's syndrome*; sehr seltener kombinierter Herzfehler mit Vorhofseptumdefekt* u. Mitralklappenstenose*; **Pathophysiol.:** inf. Mitralstenose vermehrter Links-Rechts-Shunt durch den Vorhofseptumdefekt u. damit verstärkte Volumenbelastung des re. Ventrikels; **Ätiol.:** Vorhofseptumdefekt angeb., Mitralstenose fast immer erworben i. R. des rheumat. Fiebers; sehr selten autosomal-dominant erbl. L.-S.; **Klin.:** entspr. schwerem Vorhofseptumdefekt; **Diagn.:** auskultator. systol. Herzgeräusch* im 2.–3. ICR li. parasternal, diastol. Geräusch über der Herzspitze, mesodiastol. Geräusch am unteren Sternum (inf. relativer Trikuspidalstenose); EKG: wie Vorhofseptumdefekt; Röntgen-Thorax-Aufnahme: Kardiomegalie mit starker Überfüllung der Hilus- u. Lungengefäße (sog. tanzende Hili); Nachw. durch (Doppler-)Echokardiographie, Herzkatheterisierung; **Ther.:** operativ.
Luteo|hormon (luteus*; Horm-*) *n*: Progesteron*.
Luteom (↑; -om*) *n*: (engl.) *luteoma*; seltener, aus luteinisierten Granulosa- bzw. Thekazellen im Ovarium bestehender benigner Tumor*; **Vork.:** v. a. während der Schwangerschaft; spontane Rückbildung nach Beendigung der Schwangerschaft. Vgl. Granulosazelltumor; Thekazelltumor.
Lutetium *n*: Symbol Lu, OZ 71, rel. Atommasse 174,97; zur Gruppe der Lanthanoide* gehörendes chem. Element.
luteus (lat.): gelb.
Lutheran-Blut|gruppen: (engl.) *Lutheran blood groups*; Symbol Lu; Blutgruppensystem mit den beiden antithet. Hauptantigenen Lu[a] bzw. Lu 1 u. Lu[b] bzw. Lu 2; die Vererbung der Hauptantigene erfolgt autosomal-kodominant; Häufigkeit des Lu[b]-Antigens bei Weißen ca. 99 %, von Lu[a]-Ag in Europa 4–10 %. Ein dominantes (vom Lu-Genlocus unabhängiges) Suppressorgen, In (Lu), hemmt neben der Ausprägung von Lu-Antigenen auch die von Au[a]- u. P$_1$-Ag. Zwischen den Genorten für Lu u. Se (möglicherweise auch Le) besteht eine Kopplung. **Klin. Bedeutung:** Anti-In[a] u. Anti-Lu[b] wer-

den nur selten gebildet u. können leichte Transfusionszwischenfälle od. einen Morbus haemolyticus neonatorum mit mildem Verlauf verursachen. Vgl. Blutgruppen.

Lutropin alfa (INN): (engl.) *lutropin alfa*; rekombinantes humanes LH*; **Ind.**: In*-vitro-Fertilisation bei Frauen mit LH- u. FSH*-Mangel zur Stimulation der Follikelreifung (in Komb. mit FSH); **UAW:** evtl. Kopfschmerz, Somnolenz.

LUTS: Abk. für (engl.) *lower urinary tract symptoms*; Sympt. des unteren Harntrakts; **Vork.:** benignes Prostatasyndrom*, Detrusor-vesicae-bedingte Blasenentleerungsstörung*, u. a.; **Formen: 1.** irritativ (subjektiv im Vordergrund stehend): imperativer Harndrang*, Dranginkontinenz*, Pollakisurie*, Nykturie*; auch bei überaktiver Blase*; **2.** obstruktiv: Störung der Miktion (verzögerter Beginn, verlängerte Dauer, abgeschwächte bzw. intermittierende Miktion*, erniedrigtes Harnvolumen, Nachträufeln, Restharn*, Harnverhalt*).

Lutzner-Zellen (Zelle*): (engl.) *Lutzner cells*; syn. Sézary-Zellen; kleine (diploide) od. größere (tetraploide) lymphoide Zellen (∅ 6–10 μm) mit wenig Zytoplasma, rel. großem eingebuchtetem od. zerebriformem Kern, intrazytoplasmat. PAS-positive Granula u. für T-Lymphozyten charakterist. Oberflächenantigenen (atyp. T-Lymphozyten); **Vork.:** in der Haut bei kutanen T*-Zell-Lymphomen, vereinzelt auch bei Lupus* erythematodes, Psoriasis*, unspezif. chron. Dermatitiden, im Synovialsekret bei versch. Arthritiden.

Lux (lat. Licht, Helligkeit) *n*: (engl.) *brightness*; abgeleitete SI-Einheit der Beleuchtungsstärke*; Einheitenzeichen lx; 1 lx = 1 lm/m² = 1 cd · sr/m².

Luxatio acro|mio|clavicularis (Luxation*) *f*: s. Akromioklavikularluxation.

Luxatio ante|brachii (↑) *f*: s. Ellenbogenluxation.

Luxation (lat. luxare verrenken) *f*: (engl.) *luxation*; Verrenkung; Gelenkverletzung mit vollständiger Diskontinuität der Gelenk bildenden Knochenenden; **Formen: 1.** traumat. L. mit resultierender Kapsel- u. Bandruptur sowie ggf. mit Knorpel-, Knochen-, Gefäß- u. Nervenverletzungen; häufig im Bereich des Schultergelenks (s. Schultergelenkluxation, Abb. 2 dort); **2.** habituelle L.: aus angeb. Gelenkinstabilität resultierende Luxationsbereitschaft bereits bei minimaler Inanspruchnahme des betroffenen Gelenks (z. B. habituelle Patellaluxation* od. Schultergelenkluxation*); **3.** angeb. L. durch Gelenkdysplasie (z. B. Hüftgelenkluxation*); **4.** pathol. L. durch chron. Gelenkschädigung, Entz. (Distensionsluxation*, Destruktionsluxation*) od. inf. von Muskellähmungen (paralyt. L.). Vgl. Subluxation; Luxationsfraktur; Dislokation.

Luxation der Costae spuriae (↑) *f*: s. Gleitrippe.

Luxation, peri|lunäre (↑) *f*: s. Dorsalluxation, perilunäre.

Luxations|fraktur (↑; Fraktur*) *f*: (engl.) *luxation fracture*; Komb. von Luxation u. Fraktur an einem Gelenk; z. B. Bennett*-, Chopart*-, Galeazzi*-, Monteggia*- u. de* Quervain-Luxationsfraktur.

Luxations|lähmung (↑): (engl.) *dislocation-induced nerve paralysis*; Drucklähmung* inf. Luxation eines Gelenks; z. B. Schädigung des N. suprascapularis bei Schultergelenkluxation*.

luxurians (lat. luxuriare üppig wachsen): wuchernd.

Luys-Körper (Jules B. L., Neurol., Paris, 1828–1897) *m*: (engl.) *Luys' body*; s. Nucleus subthalamicus.

Luzidität (lat. lucidus leuchtend, hell) *f*: (engl.) *lucidity*; (psychiatr.) Bez. für Bewusstseinsklarheit; vgl. Bewusstseinstrübung.

Luzi|ferin *n*: s. Leuchtbakterien.

LVRS: Abk. für (engl.) *lung volume reduction surgery*; s. Lungenvolumenreduktion.

LWK: Abk. für Lendenwirbelkörper.

Lwoff-Ef|fekt (André M. L., Mikrobiol., Virol., Paris, 1902–1994; lat. efficere, effectus hervorbringen) *m*: (engl.) *Lwoff's effect*; Aktivierung evtl. vorhandener Prophagen* durch Bestrahlung von Bakt. mit UV-Licht; vgl. Lysogenie.

LWS: Abk. für Lendenwirbelsäule.

LWS-Syn|drom *n*: (klin.) Kurzbez. für lumbales Wurzelirritationssyndrom*.

Lyasen *f pl*: (engl.) *lyases*; vierte Hauptklasse der Enzyme*, katalysieren die nichthydrolytische Spaltung chem. Bindungen (z. B. Pyruvatdecarboxylase*) od. Dehydratisierung ihres Substrats (z. B. von Äpfelsäure zu Fumarsäure im Citratzyklus) unter Einführung einer Doppelbindung; Einteilung in C—C-, C—O-, C—N-, C—S- u. C—Halogen-Lyasen.

Lyell-Syn|drom (Alan L., Dermat., Aberdeen) *n*: (engl.) *Lyell's syndrome*; syn. toxische epidermale Nekrolyse (Abk. TEN), Syndrom der verbrühten Haut; veraltet Epidermolysis acuta toxica; Necrolysis acuta toxica; tox. epidermale Einschmelzung mit generalisierter subepidermaler Blasenbildung (s. Abb.; Nikolski*-Phänomen positiv) der Haut, auch der Mund-, Nasen-, Genitoanalschleimhaut u. Konjunktiven (Erblindungsgefahr); Nagelverlust, Hypo-/Anhidrose, Meningitis, Tracheobronchitis, Bronchopneumonie, nekrotisierende Ösophagitis, Nierenversagen; **Vork.:** tritt v. a. bei Erwachsenen, selten bei Kindern auf; schwerste Form des Stevens*-Johnsons-Syndroms; **Ätiol.:** pharmak. u. a. induziert durch Sulfonamide, Antiepileptika; **Path.:** unklar; **Ther.:** Plasmapherese; sonst wie bei ausgedehnten Verbrennungen, Verhinderung von Sekundärinfektionen. Vgl. SSSS.

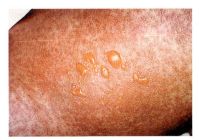

Lyell-Syndrom: typische ausgedehnte Blasenbildung auf rotem Grund [59]

Lyme-Ar|thritis (Arthr-*; -itis*) *f*: s. Lyme-Borreliose.

Lyme-Borreliose (-osis*) *f*: (engl.) *Lyme borreliosis*; syn. Erythema-migrans-Krankheit; erstmals 1976 in Lyme (Connecticut, USA) beobachtete Erkr.;

Lymph-

Err.: Borrelia* burgdorferi sensulato (in Europa 3 humanpathogene Subspecies), Borrelia burgdorferi sensustricto (Nordamerika), Borrelia afzelii u. Borrelia garinii; **Übertragung:** in Mitteleuropa durch die Zecke Ixodes ricinus (Holzbock), in den USA Ixodes dammini; entspr. der Aktivität der Zecken bzw. Menschen saisonale Häufung der Erkr. im Sommer u. Herbst; Durchseuchung der Zecken regional sehr unterschiedl. (5–60%); Zeckenstich bleibt häufig unbemerkt (bis zu 50% der Erkrankungsfälle); Übertragung auf Fetus bei Infektion in der Schwangerschaft; keine bleibende Immunität (Reinfektion möglich); **Klin.:** zweiphasiger Verlauf möglich, jedoch nicht obligat; **1. Stadium I:** unspezif. Allgemeinsymptome (Kopfschmerz, Arthralgie, Myalgie, gastrointestinale Beschwerden, evtl. Fieber) u. Erythema* migrans (meist an der Zeckenstichstelle), das sich zentrifugal ausbreitet u. auch disseminiert manifestieren kann; **2. Stadium II** (bis Mon. nach Infektion): Lymphadenosis* cutis benigna Bäfverstedt (Borrelia-Lymphozytom); Karditis; sog. Neuroborreliose (Meningitis, Meningoenzephalitis, Bannwarth*-Syndrom; häufig Beteiligung der Hirnnerven, meist akute periphere Fazialisparese, auch monosymptomat.; immer mit lymphozytärer Liquorpleozytose); **3. Stadium III** (Mon. bis Jahre nach Infektion): oft ohne vorausgehende Frühsymptome; isoliertes od. in variabler Reihenfolge gemeinsames Auftreten von: **a)** Mono- od. Oligoarthritis, die in ein rheumat. Krankheitsbild mit chron.-erosiver Arthritis übergehen kann (Lyme-Arthritis); **b)** Akrodermatitis* chronica atrophicans; **c)** chron. Enzephalomyelitis; andere isolierte Hirnnervenausfälle, akute Ataxie, akute Hemiplegie, Myelitis, Pseudotumor cerebri; fakultativ chron.-rezidiv. Verlauf mit irreversibler Residualsymptomatik (chron. myelitische od. enzephalit. Prozesse sowie enzephalomalaz. Krankheitsbilder).

> Eine chron. L.-B. gibt es nach heutigem Wissensstand nicht. Chronische Symptome bedürfen einer weitergehenden Abklärung u. ggf. einer symptomatischen Therapie mit Antiphlogistika od. Antidepressiva.

Diagn.: Nachweis spezif. IgM- u. IgG-Antikörper gegen Borrelia burgdorferi in Blut, Liquor od. Gelenkpunktat mit ELISA, Western-Blotting-Methode od. Immunfluoreszenztest; der in Einzelfällen gelungene direkte Erregernachweis in Biopsiematerial (Haut, Synovia), Liquor od. Blut ist für die Routinediagnostik ungeeignet. Die Interpretation der serol. Befunde bereitet nicht selten Schwierigkeiten, da mit einer hohen Quote klin. stummer Inf. zu rechnen ist (Durchseuchung der Bevölkerung regional unterschiedl. 7–10%, bei Waldarbeitern bis 30%). **Ther.:** Antibiotika (verkürzen klin. Verlauf u. verhindern Kompl. od. seltene chronische Inf.); Rezidive nach Antibiotikatherapie nur in Einzelfällen; Reinfektion möglich; Stadium I orale Antibiotikatherapie über 2 Wochen (Doxycyclin od. Amoxicillin, alternativ Cefuroxim od. Makrolid-Antibiotika); Stadien II u. III intravenöse Antibiotikatherapie über 14 Tage (Penicillin G, liquorgängige Cephalosporine); **cave:** Jarisch*-Herxheimer-Reaktion möglich. Im Stadium III Ceftriaxon i. v. über 14 bis 21 Tage; keine prophylakt. Antibiotikagabe nach erfolgtem Zeckenstich empfohlen wegen geringer Übertragungsgefahr.

Lymph-: Wortteil mit der Bedeutung klares Wasser, Quellwasser; von lat. lympha.

lymphaceus (↑): lymphat., zur Lymphe gehörend.

Lymph|aden|ek|tomie (↑; Aden-*; Ektomie*) *f:* (engl.) *lymphadenectomy;* syn. Lymphknotendissektion; op. Entfernung von Lymphknoten, isoliert od. systematisch-radikal i. R. der Diagn. (z. B. Staging*) od. der erweiterten Tumorchirurgie.

Lymph|adenie (↑; ↑) *f:* (engl.) *lymphadenia;* Lymphadenopathie; generalisierte Proliferation des lymphat. Gewebes, bes. in Lymphknoten u. Milz.

Lymph|adenitis (↑; ↑; -itis*) *f:* s. Lymphangitis.

Lymph|adenitis acuta non specifica (↑; ↑; ↑) *f:* (engl.) *acute non-specific lymphadenitis;* schmerzhafte Anschwellung von Lymphknoten während der Infektionsabwehr, auf eine Lymphknotengruppe beschränkt; Eintrittspforte meist leicht zu finden, gelegentl. weist ein lymphangit. Strang auf die Verletzung hin.

Lymph|adenitis chronica non specifica (↑; ↑; ↑) *f:* bis haselnussgroße, nicht schmerzhafte Lymphknoten bes. am Kieferwinkel u. in der Leistenbeuge.

Lymph|adenitis, dermo|pathische (↑; ↑; ↑) *f:* (engl.) *dermatopathic lymphadenitis;* syn. lipomelanotische Retikulose (Pautrier-Woringer); reaktive Lymphknotenschwellung durch Vermehrung von phagozytären Zellen mit Lipidspeicherung, Melanin- u. Hämosiderinablagerung; **Vork.:** z. B. bei generalisiertem Ekzem*, in Frühphasen der Mycosis* fungoides, Psoriasis*.

Lymph|adenitis mes|enterialis acuta (↑; ↑; ↑) *f:* (engl.) *acute mesenteric lymphadenitis;* Form der enteralen Yersiniose*; durch Yersinia* pseudotuberculosis od. Yersinia enterocolitica verursacht Anschwellungen der Mesenteriallymphknoten, häufig unter dem klin. Bild der akuten Appendizitis (sog. Pseudoappendizitis) verlaufend; intraoperativ findet sich eine reizlose Appendix, paketartige Lymphknotenanschwellungen u. seröses Exsudat. Vgl. Pseudotuberkulose.

Lymph|adenitis specifica (↑; ↑; ↑) *f:* (engl.) *specific lymphadenitis;* histol. Bez. für Lymphadenitis unterschiedl. Genese; häufig i. R. von Infektionen (Blastomykose, Brucellose, Katzenkratzkrankheit, Lymphogranuloma venereum, Mononucleosis infectiosa, Röteln, Toxoplasmose, Tularämie u. a.) u. Autoimmunkrankheiten (z. B. system. Lupus erythematodes, Felty-Syndrom, Sarkoidose).

Lymph|adenitis tuberculosa (↑; ↑; ↑) *f:* s. Lymphknotentuberkulose.

Lymph|adeno|pathie (↑; ↑; -pathie*) *f:* (engl.) *lymphadenopathy;* allg. Bez. für Erkr. der Lymphknoten; vgl. Lymphangiopathie.

Lymph|adenose (↑; ↑; -osis*) *f:* s. Leukämie.

Lymph|adenosis cutis benigna Bäfverstedt (↑; ↑; ↑) *f:* syn. Borrelia-Lymphozytom; als Manifestation der Lyme*-Borreliose v. a. im Kindes- u. Jugendalter u. bei Frauen nach Zeckenstich auftretende Infiltrate in der Haut, die vorwiegend aus Lymphozyten bestehen (Pseudolymphom*); **Klin.:** meist umschriebene, weiche, blaurote, von verdünnter

Haut bedeckte, halbkugelige, evtl. geschwürig zerfallene Tumoren (Lymphozytome); Prädilektionsstellen an den Mamillen, im Genitalbereich u. an den Ohrläppchen u. vom Zentrum eines spontan geheilten Erythema* migrans ausgehend; **Diagn. u. Ther.:** s. Lyme-Borreliose.

Lymph|angi|ek|tasie (↑; Angio-*; -ektasie*) *f*: (engl.) *lymphangiectasia*; pathol. Erweiterung von Lymphgefäßen.

Lymph|angi|itis (↑; ↑; -itis*) *f*: s. Lymphangitis.

Lymph|angio|graphie (↑; ↑; -graphie*) *f*: s. Lymphographie.

Lymph|angio|leio|myo|matose (↑; ↑; Leio-*; My-*; -om*; -osis*) *f*: (engl.) *lymphangiomyomatosis*; Systemerkrankung unbekannter Ätiol. mit diffuser Proliferation glatter Muskelzellen (myomatöse Wucherungen) im peribronchialen, perivaskulären u. perilymphat. Lungengewebe sowie in den abdominalen Lymphbahnen u. -knoten; **Vork.:** nur bei Frauen im gebärfähigen Alter; **Sympt.:** zunehmende Dyspnoe, Chylothorax*, rezidiv. Pneumothorax*, evtl. Myoma* uteri, Lymphödem im Bereich der Extremitäten; **Ther.:** Gestagene* in hoher Dosierung (verhindern Fortschreiten der Krankheit, keine Heilung), evtl. Lungentransplantation*.

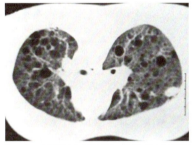

Lymphangioleiomyomatose: multiple, wie ausgestanzt erscheinende Hohlräume in der Lunge (thorakale CT)   [74]

Lymph|angiom (↑; ↑; -om*) *n*: (engl.) *lymphangioma*; benigne, selten maligne entartende Neubildung von Lymphkapillaren, oft mit gleichzeitiger Erweiterung präexistenter Lymphkapillaren; meist angeb. od. in früher Kindheit auftretend, im Erwachsenenalter sehr selten; **Lok.:** bes. an Hals (zervikales Hygrom*), Schultern, Gesicht; **Ther.:** evtl. chir. Entfernung. Vgl. Hämangiom, kavernöses.

Lymph|angioma cavernosum sub|cutaneum (↑; ↑; ↑) *n*: Lymphangioma* circumscriptum profundum.

Lymph|angioma circum|scriptum profundum (↑; ↑; ↑) *n*: (engl.) *lymphangioma cavernosum, cavernous lymphangioma*; syn. Lymphangioma cavernosum subcutaneum; angeb. kissenartige, weiche, unscharf begrenzte Schwellung der Haut od. Schleimhaut, z. B. als unförmige Verdickung des Halses, Makrocheilie, Makroglossie.

Lymph|angioma circum|scriptum super|ficiale (↑; ↑; ↑) *n*: (engl.) *cystic lymphangioma*; syn. Lymphangioma cysticum; bis linsengroße, meist gruppierte Zysten mit serösem Inhalt; **Ther.:** Exzision, Kryo- od. Laserchirurgie.

Lymph|angioma cysticum (↑; ↑; ↑) *n*: Lymphangioma* circumscriptum superficiale.

Lymph|angio|pathia ob|literans (↑; ↑; -pathie*) *f*: zur Reduktion der Lymphgefäße, Lumeneinengung u. Lymphödem führende Lymphangiopathie*; **Ätiol.:** bei lokalisierter Form u. a. Entz., Bestrahlung, Tumor; bei generalisierter Form unklar.

Lymph|angio|pathie (↑; ↑; ↑) *f*: (engl.) *lymphangiopathy*; Erkrankung der Lymphgefäße; **Formen: 1. primäre** (angeb.) L., z. B. Atresie, Aplasie, Ektasie, Hypo- od. Hyperplasie, hereditäres Lymphödem*, Zysten od. Lymphangiom; **2. sekundäre** (erworbene) L., z. B. Lymphangitis*, Lymphangiosis, Lymphangiektasie.

Lymph|angiosis carcinomatosa (↑; ↑; -osis*) *f*: (engl.) *carcinomatous lymphangiosis*; kontinuierl. Ausbreitung eines Karzinoms* in den Lymphgefäßen, makroskop. als feines, dem Lymphgefäßverlauf entsprechendes weißl. Netz (z. B. in der Pleura).

Lymph|angitis (↑; ↑; -itis*) *f*: (engl.) *lymphangitis, angioleukitis, angiolymphitis*; umgangssprachl. Blutvergiftung; Entz. der Lymphbahnen (evtl. abszedierend) im Abflussgebiet eines lokalen Infektionsherdes mit sichtbarem rotem Streifen entlang der Lymphbahn, Schwellung u. evtl. bereits vergrößerten regionären Lymphknoten (Lymphadenitis); **Urs.: 1.** als Begleiterscheinung einer meist akuten Gewebeentzündung; **2.** Staphylokokken, Streptokokken der Gruppe A u. Mischinfektionen, die sich über die korialen Lymphgefäße der Haut ausbreiten; **Ther.:** Antibiotika*, Ruhigstellung, lokal Antiseptika*; bei Abszedierung Inzision u. Drainage.

Lymph|drainage, manuelle (↑; Drainage*) *f*: (engl.) *lymphatic drainage*; Massageform zur Beseitigung von Lymphstauungen; **Prinzip:** unter kreisendem Druck werden ödematöse Areale von distal nach proximal massiert, fibrosklerot. Bindegewebe wird gelockert; **Ind.:** in Komb. mit komplexer physikalischer Entstauungstherapie* bei Lymphödem, Ödem inf. von Operation (z. B. Armödem nach Mastektomie*), Verletzung, Erkrankungen des rheumatischen Formenkreises od. chronischvenöser Insuffizienz.

Lymph|drüse (↑): (engl.) *lymph gland*; veraltete, nicht korrekte Bez. für Lymphknoten*.

Lymphe (↑) *f*: (engl.) *lymph*; klare bis hellgelbe Flüssigkeit aus Lymphplasma u. Lymphozyten; entsteht durch Austritt von Blutplasma aus Blutkapillaren ins Gewebe (ca. 0,1 l/h); fließt in Gewebespalten u. wird durch Lymphgefäße (anfangs ohne, später mit Wandung) über regionäre Lymphknoten (Einschwemmen von Lymphozyten) wieder dem Blutkreislauf zugeführt; zirkulierendes Volumen ist abhängig von der Höhe des Kapillarblutdrucks u. dem Aktivitätsgrad der Organe (bes. der Muskulatur). Hauptlymphgefäß ist der Ductus* thoracicus, vgl. Chylus.

Lymph|gefäß|erkrankungen (↑): s. Lymphangiopathie.

Lymph|kapillaren (↑; kapillar*) *fpl*: (engl.) *lymph capillaries*; kleinste (initiale) Lymphgefäße; bestehen im Gegensatz zu Blutkapillaren aus einer Schicht von Endothelzellen ohne Basalmembran;

Lymphknoten

durch Interzellulärspalten ist der Durchtritt von Makromolekülen bis zu einem M_r von ca. 40 000 möglich.

Lymph|knoten (↑): (engl.) *lymph nodes*; (anat.) Nodi lymphoidei, (anat.) Lymphonodi; in die Strombahn der Lymphgefäße eingeschaltete, linsen- bis bohnengroße plattrundl. sekundäre Organe des lymphatischen Systems*; **Morphologie**: s. Abb.; von der bindegewebigen **Kapsel** ziehen Septen (Trabekel) in das Innere des L., die sich zu einem grobmaschigen Gerüstwerk verbinden, in dem sich ein feineres Schwammwerk von retikulärem Bindegewebe ausspannt. In der **Rinde** (Cortex, Zone der B-Lymphozyten) bildet ein dichtmaschiges lymphoretikuläres Gewebe die primären u. sekundären **Lymphfollikel** (Noduli lymphoidei solitarii); unscharf von der Rinde abgesetzt der Paracortex (Zone der T-Lymphozyten). Das **Mark** (Medulla) besteht aus untereinander netzförmig verbundenen lymphoretikulären Strängen. Der Zwischenraum zw. dem Bindegewebegerüst, den Lymphknötchen u. Marksträngen ist von weitmaschigem retikulärem Gewebe, dem **Lymphsinus**, gefüllt, der von Retikulumzellen (Uferzellen) begrenzt wird. Die zum L. fließende Lymphe gelangt durch mehrere Vasa afferentia in den subkapsulären Sinus (Marginalsinus), durchsickert die Rindensinus (Intermediärsinus) u. schließl. die Marksinus. Der Abfluss der Lymphe erfolgt am Hilum des L. durch das Vas efferens, das neben den ernährenden Gefäßen (Arterie, Vene) verläuft. Das Einzugsgebiet der Lymphe für best. L. wird als tributäres Gebiet, die einer best. Körpergegend zugehörigen L. werden als (loko-)regionäre L. bezeichnet. **Funktion**: „Filterung" der Lymphe während ihrer Passage von der Peripherie zum Ductus thoracicus durch Phagozytose* von Mikroorganismen, Toxinen, Zellfragmenten u.a. Antigenen; wichtig für die antigeninduzierte Differenzierung u. Proliferation der Lymphozyten*, wobei die B-Lymphozyten als lokale Ansammlungen die Primärfollikel u. nach antigener Stimulation (unter Vermittlung von antigenpräsentierenden Zellen u. Makrophagen) Sekundärfollikel mit Keimzentren aus proliferierten B-Zellen bilden, während im Paracortex v. a. T-Lymphozyten u. viele antigenpräsentierende Zellen vorkommen. Die medullären Stränge enthalten den größten Teil der antikör-

perproduzierenden Plasmazellen eines Lymphknotens.

Lymph|knoten|hyper|plasie (↑; Hyper-*; -plasie*) *f*: (engl.) *lymph node hyperplasia*; reaktive Hyperplasie der B-Zellen (follikuläre lymphat. Hyperplasie) od. der T-Zellen (bunte Pulpa-Hyperplasie); vgl. Lymphom; Pseudolymphom.

Lymph|knoten|punktion (↑; Punktion*) *f*: (engl.) *lymph node puncture*; Punktion* eines Lymphknotens in Lokalanästhesie*, z. B. bei Verdacht auf malignes Lymphom od. Tuberkulose*; vgl. Punktionszytologie.

Lymph|knoten|schwellung (↑): (engl.) *swelling of a lymph node*; Lymphknotenvergrößerung; s. Lymphom; Pseudolymphom.

Lymph|knoten|syn|drom, muko|kutanes (↑) *n*: Kawasaki*-Syndrom.

Lymph|knoten|tuberkulose (↑; Tuberkel*; -osis*) *f*: (engl.) *lymph node tuberculosis*; Manifestation der Tuberkulose* an den Lymphdrüsen des Körpers; s. Halslymphknotentuberkulose, Bronchiallymphknotentuberkulose, Mesenteriallymphknotentuberkulose.

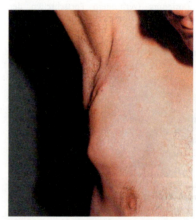

Lymphknotentuberkulose: Lokalisation: axilläre Lymphknoten [74]

Lymph|knoten|verkalkung (↑): (engl.) *calcification of a lymph node*; Kalkablagerungen od. regelrechte Verkalkungen regionärer Lymphknoten als mögl. Endstadium einer Tuberkulose* od. Silikose*.

Lymph-node-permeability-Faktor (↑; engl. node Knoten; permeability Durchlässigkeit) *m*: (engl.) *lymph node permeability factor*; Abk. LNPF; biol. wirksamer vasoaktiver Faktor, der die Durchlässigkeit der Lymphknoten regelt; s. Entzündung.

Lympho|blasten (↑; Blast-*) *m pl*: (engl.) *immunoblasts*; durch Antigen- od. Mitogenkontakt aktivierte Lymphozyten* mit basophilem Protoplasma u. normalerweise großem rundem, kaum eingebuchtetem Kern mit meist 1, selten 2 Nucleoli, die als Abkömmlinge von B-Lymphozyten in Keimzentren der Noduli lymphoidei liegen u. sich zu Plasmazellen differenzieren od. als Abkömmlinge von T-Lymphozyten in thymodependenten Zonen (z. B. Paracortex der Lymphknoten) liegen u. sich zu Immunozyten mit zellständigen Antikörpern differenzieren. Vgl. Effektorzellen.

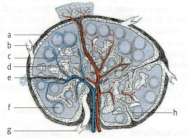

Lymphknoten: a: Randsinus; b: Vas afferens mit Klappe; c: Markstrang; d: Marksinus; e: Trabekel mit Vene; f: Rindenknötchen; g: Vas efferens; h: Intermediärsinus [159]

Lympho|blạsten|leuk|ämie (↑; ↑; Leuk-*; -ämie*) *f*: s. Leukämie.
Lympho|blastom, groß|follikulạ̈res (↑; ↑; -om*) *n*: s. Lymphom, follikuläres.
Lympho|cytọsis (↑; Cyt-*; -osis*) *f*: s. Lymphozytose.
Lymph|ödẹm (↑; Ödem*) *n*: (engl.) *lymphedema*; chron. Ödem* inf. Lymphabflussbehinderung; blasse, teigige, nur z. T. eindrückbare, schmerzfreie, regionale Schwellung (häufig im Bereich von Extremitäten, Genitale); **Urs.**: primäres od. hereditäres L. bei A- od. Hypoplasie von Lymphgefäßen; sekundäres L. z. B. bei Entz., Tumor, Filariose, nach Strahlentherapie od. op. Eingriff; L. des Armes früher häufig nach radikaler Mastektomie*; **Kompl.**: rezidiv. Erysipel*; **Ther.**: manuelle u. maschinelle Lymphdrainage, evtl. Kompressionsverband. Vgl. Lymphangiopathia obliterans; Elephantiasis; Stewart-Treves-Syndrom.
Lymph|ödẹm, heredität̲es (↑; ↑) *n*: (engl.) *hereditary lymphedema*; erbliche Hypoplasie des Lymphgefäßsystems unterschiedl. Ausprägung; **Einteilung**: **1. Typ I** (syn. Nonne-Milroy-Syndrom): autosomal-dominant erbl. Mutation im FLT4-Gen (Genlocus 5q35.3), das für den vaskulären endothelialen Wachstumsfaktor-Rezeptor 3 (VEGFR3) codiert; Sympt.: angeb. ödematöse Schwellung der unteren Extremitäten ohne weitere Anomalien; **2. Typ II** (syn. Meige-Syndrom, Lymphoedema praecox): autosomal-dominant erbl. Mutation im MFH1-Gen (Genlocus 16q24.3); Sympt.: Auftreten des Ödems während der Pubertät mit entzündl. Veränderungen im Bereich der unteren Extremitäten, selten auch der Genitale, oberen Extremitäten u. im Gesicht; Exsudationen in den Pleura- u. Peritonealraum u. a. Fehlbildungen; **3.** kongenitales autosomal-rezessiv erbl. Lymphödem: pränatal beginnendes generalisiertes Lymphödem (intestinal mit Kerckring-Falten) mit hypertrophem Präputium, fazialer Dysmorpie, Chemosis* u. konjunktivaler Injektion.
lympho|gen (↑; -gen*): (engl.) *lymphogenic*; von den Lymphorganen ausgehend, durch die Lymphgefäße weiter getragen.
Lympho|granulomatọse (↑; Granulum*; -om*; -osis*) *f*: s. Hodgkin-Lymphom.
Lympho|granulomatọsis benịgna (↑; ↑; ↑; ↑) *f*: veraltete Bez. für Sarkoidose*.
Lympho|granulomatọsis inguinạlis (↑; ↑; ↑; ↑) *f*: Lymphogranuloma venereum.
Lympho|granulomatọsis X (↑; ↑; ↑; ↑) *f*: s. T-Zell-Lymphom, angioimmunoblastisches.
Lympho|granulọma venẹreum (↑; ↑; ↑) *n*: (engl.) *lymphogranuloma venereum*; syn. Lymphopathia venerea, Lymphogranulomatosis inguinalis, Nicolas-Durand-Favre-Krankheit; seltene, bes. in den Tropen vorkommende Geschlechtskrankheit; **Err.**: Chlamydia* trachomatis (Serovar L$_1$-L$_3$); **Inkub.**: 3–30 Tage; **Klin.**: **1. Lokalsymptome**: **1. Stadium**: Primärläsion an der Eintrittspforte (genital, rektal, oral) in Form einer kleinen, schmerzlosen, meist unbemerkt bleibenden Vesikel, Papel od. Ulzeration, die nach 10–14 Tagen spontan abklingt; **2. Stadium**: nach 1–4 Wo. schmerzhafte Vergrößerung der regionalen Lymphknoten, im Genitalbereich ober- u. unterh. des Ligamentum inguinale (Furchenzeichen); weitere, zunächst einzeln abtastbare Knoten verbacken unter Einbeziehung der Haut, schmelzen ein u. sezernieren unter schlecht heilender Fistelbildung zähen Eiter; **3. Stadium**: Strikturen im Bereich von Pharynx u. Trachea sowie Rektum; durch Behinderung des Lymphabflusses Entw. einer Elephantiasis* genitoanorectalis mögl.; **2. Allgemeinsymptome**: Fieber, Gelenk-, Muskel- u. Kopfschmerzen, Meningitis, Hepatitis, Konjunktivitis, Hauterscheinungen (Erythema exsudativum, Erythema nodosum); Ausheilung kann jederzeit spontan unter Bildung kleiner eingezogener Narben erfolgen; **Diagn.**: s. Chlamydia trachomatis; **Ther.**: Doxycyclin, Tetracyclin, Azithromycin, Ofloxacin od. Erythromycin, evtl. chir. Behandlung der Elephantiasis; Partnermitbehandlung auch ohne Erregernachweis; **DD**: v. a. Syphilis*, Ulcus* molle, Pest*, Tularämie*, Tuberkulose*, Mykosen, Malignome (einschließl. Hodgkin*-Lymphom). Vgl. Granuloma inguinale.
Lympho|graphịe (↑; -graphie*) *f*: (engl.) *lymphography*; nur noch selten angewendetes röntgendiagn. Verfahren zur Darstellung der Lymphgefäße u. -knoten unter Verw. von Röntgenkontrastmitteln in wässriger u. öliger Lösung; meist ersetzt durch die Lymphszintigraphie*.
Lympho|graphịe, in|dirẹkte (↑; ↑) *f*: s. Lymphszintigraphie.
Lymphoid|zellen (↑; -id*; Zelle*): (engl.) *atypical lymphocytes*; atypische Lymphozyten, Virozyten; mittelgroße Zellen mit aufgelockertem Kern u. blauem Protoplasma, Vorstufen der Plasmazellen*; bes. vermehrt bei Reizung des Monozyten*-Makrophagen-Systems (lymphat. Reizformen), entsprechen stimulierten Lymphozyten*. Vgl. Downey-Zellen.
Lympho|kịne (↑; Kin-*) *n pl*: (engl.) *lymphokines*; sog. Kommunikationsproteine (z. T. Glykoproteine), die von Lymphozyten* (antigenaktivierte B- u. T-Lymphozyten) produziert u. sezerniert werden u. andere Zellen zur Bildung versch. Enzyme u. a. Faktoren od. zur Proliferation anregen (s. Tab.); vgl. Interferone; Interleukine; Monokine; Zytokine.
Lymphọm (↑; -om*) *n*: (engl.) *lymphoma*, klin. Sammelbez. für ätiologisch unterschiedl. Lymphknotenvergrößerungen; **1.** benigne (entzündl.) Lymphknotenvergrößerung, z. B. bei Mononucleosis* infectiosa, Toxoplasmose*, Lymphknotentuberkulose*, Sarkoidose*; **2.** maligne Lymphknotenvergrößerung, z. B. bei Non*-Hodgkin-Lymphom, Hodgkin*-Lymphom, ALL* od. Lymphknotenmetastasen. Vgl. Lymphknotenhyperplasie.
Lymphọm, epi|dẹmisches (↑; ↑) *n*: Burkitt*-Tumor.
Lymphọm, follikulạ̈res (↑; ↑) *n*: (engl.) *follicular lymphoma* (Abk. FL); syn. Follikelzentrumslymphom, früher Germinoblastom, großfollikuläres Lymphoblastom, Brill-Symmers-Krankheit; Non*-Hodgkin-Lymphom der B-Zell-Reihe mit Neoplasie der Zentrozyten u. Zentroblasten des Follikelzentrums mit follikulärem od. diffusem Verteilungsmuster. **Vork.**: häufigste Form des Non-Hodgkin-Lymphoms, mittleres Erkrankungsalter 55 Jahre; **Sympt.**: Lymphknotenschwellungen, Splenomegalie, evtl. leukämische Generalisation; **Diagn.**: typ. Immunphänotyp (u. a. CD10- u. CD23-positiv., CD5- u. CD43-negativ), Chromoso-

Lymphom, malignes

Lymphokine
Eigenschaften verschiedener Lymphokine

Lymphokin	Eigenschaft
hautreaktiver Faktor (engl. skin reactive factor, Abk. SRF)	Induktion einer Entzündung und einer mononukleären Zellinfiltration
Migrationsinhibitionsfaktor	lokale Immobilisation
Makrophagenmigration inhibierender Faktor (MIF, identisch mit GM-CSF)	von Makrophagen
Leukozytenmigration inhibierender Faktor (LIF)	von mononukleären Zellen
Makrophagen aktivierender Faktor (MAF, evtl. identisch mit IFN-γ)	Stimulation der Phagozytoseaktivität von Makrophagen und der Abtötung intrazellulärer Mikroorganismen
chemotaktischer Faktor (CF)	Chemotaxis mononukleärer Phagozyten
koloniestimulierende Faktoren (CSF)	Regulation der Proliferation anderer Zellsysteme, Modulation ihrer Funktion
mitogene Faktoren (MF)	Stimulation der DNA-Synthese in nichtsensibilisierten Lymphozyten (T-Helfer-Funktion)
Tumor-Nekrose-Faktor beta	Zerstörung von nichtleukozytären Zielzellen, Tumorhemmung (?)
Interferone (IFN-β, IFN-β, IFN-γ)	Modulation der Immunantwort durch Regulation der Funktion und Aktivität von Lymphozyten (nicht antigenspezifisch), antivirale Eigenschaften (Hemmung der Virusreplikation durch IFN-γ)
Interleukine (Il-1 bis Il-18)	Regulation der Funktion und Aktivität von Lymphozyten (nicht antigenspezifisch)
antigenspezifische Helferfaktoren (T$_H$F) und Suppressorfaktoren (T$_S$F)	antigenspezifische Regulation der Funktion und Aktivität anderer Lymphozyten (T-Helfer- bzw. T-Suppressor-Funktion)

menaberration t(14;18) bei 70–95 % der Fälle; **Ther.:** bei lokalisierter Erkr. Strahlentherapie; im Stadium III-IV (Ann*-Arbor-Klassifikation) reichen die Optionen von einfacher Beobachtung über orale Chemotherapie, Polychemotherapie mit Rituximab* bis zur Hochdosistherapie mit autogener Stammzelltransplantation*; **Progn.:** mittlere Lebenserwartung bei Diagnosestellung ca. 5–8 Jahre, bei ca. 30 % Übergang in ein diffuses großzelliges B-Zell-Lymphom mit progredientem, meist therapierefraktärem Krankheitsverlauf.

Lymph̲o̲m, malignes (↑; ↑) n: veraltet Lymphosarkom; maligne Neoplasie des lymphat. Systems*; s. Non-Hodgkin-Lymphom; Hodgkin-Lymphom.

Lympho|no̲dulus (↑; Noduli*) m: (engl.) *lymphoid nodule*; Nodulus lymphoideus; runde Ansammlung von Lymphozyten (meist mit Keimzentrum) in lymphoiden Organen (Milz, Lymphknoten, Tonsillen); auch in der Darmwand als Einzel- (Solitärknötchen) od. Haufenknötchen (Peyer*-Plaques).

Lympho|no̲dus (↑; Nodus*) m: s. Lymphknoten.

Lympho|path̲i̲a vene̲rea (↑; -pathie*) f: Lymphogranuloma* venereum.

Lympho|peni̲e (↑; -penie*) f: (engl.) *lymphopenia*; auch Lymphozytopenie; Verminderung der Lymphozyten* im peripheren Blut, als relative L. bei ausgeprägter Leukozytose*, als absolute L. (<1000 mm^3 bzw. 1 × 10^9/l); **Urs.:** u. a. akute Phase vieler Infektionskrankheiten, Miliartuberkulose (obligat), fortgeschrittene HIV-Erkrankung u. AIDS sowie Hodgkin*-Lymphom; pharmak. induziert durch Glukokortikoide u. a. Immunsuppressiva* (z. B. Ciclosporin A).

Lympho|poe̲se (↑; -poese*) f: Kurzbez. für Lymphozytopoese*.

Lymphor|rhagi̲e (↑; gr. ῥαγῆναι reißen, hervorstürzen) f: (engl.) *lymphorrhagia*; syn. Lymphorrhö; Ausfluss von Lymphe aus pathol. veränderten Lymphgefäßen; **Urs.:** z. B. bei Verletzung des Ductus thoracicus, Fisteln bei Elephantiasis sowie iatrogen als Folge einer Lymphdrüsen- od. Lymphgefäßläsion bei Operation.

Lympho|sarko̲m (↑; Sark-*; -om*) n: veraltete Bez. für malignes Lymphom*.

Lympho|sta̲se (↑; -stase*) f: s. Lymphödem.

Lympho|toxi̲n (↑; Tox-*) n: s. TNF.

Lympho|ze̲le (↑; -kele*) f: (engl.) *lymphocele*; Lymphansammlung in präformierten Körperhöhlen od. ektat. Lymphgefäßen.

Lympho|zy̲ten (↑; Zyt-*) m pl: (engl.) *lymphocytes*; von pluripotenten (lymphoiden) Stammzellen im Knochenmark abstammende, in Knochenmark, Lymphknoten, Thymus u. Milz gebildete, ins Blut gelangende u. über die Lymphbahnen rezirkulierende, kleine weiße Blutkörperchen mit großem,

Lymphszintigraphie

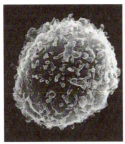

Lymphozyten: rasterelektronische Aufnahme eines B-Lymphozyten (12 500-fache Vergrößerung) [14]

chromatindichtem, rundem Kern u. wenig basophilem, meist granuliertem Zytoplasma (s. Leukozyten; Abb. dort); **Morphologie:** kleine (∅ 7–9 µm), v. a. reife inaktive (naive) L. u. große L. (∅ ca. 12 µm), meist natürl. Killerzellen*; **Vork.:** ca. 4 % der insgesamt ca. 2×10^{12} L. des Menschen im peripheren Blut (davon sind 70–80 % T*-Lymphozyten), ca. 70 % in den Organen des lymphat. Systems*, 10 % im Knochenmark, der Rest in anderen Organen; **Einteilung: 1.** B*-Lymphozyten (B-Zellen, Träger der spezif. bzw. adaptiven humoralen Immunität u. Vorläufer der Plasmazellen*; s. Abb.); **2.** T*-Lymphozyten (T-Zellen, Träger der zellvermittelten Immunität); **3.** natürl. Killerzellen; die L.-Population besteht aus Zellen, die eine breite Vielfalt von jeweils versch. spezif. Antigen-Rezeptoren aufweisen (T-Zell-Rezeptor bzw. membranständige Antikörper bei B-Zellen); der Kontakt eines L. mit einem zu seinem Rezeptor passenden Antigen durch Antigenpräsentation (vgl. Zellen, Antigen-präsentierende; HLA-System) führt zur Aktivierung, klonalen Vermehrung u. Differenzierung zu immun. aktiven sog. Effektorzellen* (Lebensdauer von einigen Tagen) od. zu sog. Gedächtniszellen (memory* cells, Lebensdauer bis zu 10 Jahre). **Bestimmung:** B- u. T-Lymphozyten können mit Durchflusszytometrie* über ihre Zellmarker* od. mit sog. Rosettentest* bestimmt werden. Vgl. Killerzellen; Lymphoidzellen, Immunität.

Lympho|zyten|anti|gen, humanes (↑; ↑; Antigen*) n: s. HLA-System.

Lympho|zyten|misch|kultur (↑; ↑; lat. cultura Züchtung) f: (engl.) mixed lymphocyte culture (Abk. MLC); Testverfahren zur Auswahl von geeigneten Gewebe- bzw. Organspendern für eine Transplantation*; **Formen: 1.** Zweiweg-MLC: Bei 4–5-tägiger Inkubation u. Kultivierung von Lymphozyten* zweier genet. nicht ident. Individuen kommt es inf. wechselseitiger immun. Stimulation durch die Oberflächenantigene HLA-D (s. HLA-System) zur Transformation eines in Abhängigkeit von der Gewebeverträglichkeit unterschiedl. hohen Anteils der Lymphozyten zu Immunoblasten*, die durch mikroskop. Untersuchung od. nach radioaktiver Markierung (z. B. mit ³H-Thymidin, das in DNA eingebaut wird) identifiziert werden können. **2.** Einweg-MLC: Die wechselseitige Stimulierung kann durch Blockierung des DNA-Stoffwechsels der einen Lymphozytenpopulation (i. d. R. der des prospektiven Spenders) durch Bestrahlung od. Mitomycin-Inkubation ausgeschaltet werden, wonach nur die Reaktion der intakten (Empfänger-)Lymphozyten beurteilt wird. Bei ausbleibender od. nur minimaler Stimulierung lassen sich gute Transplantationsergebnisse erwarten. Die L. ist wegen der Dauer des Verf. nicht geeignet zur Beurteilung der (postmortalen) Verwendungsmöglichkeit von Organen u. Geweben von Organspendern. Vgl. Gewebetypisierung.

Lympho|zyten|trans|formations|test (↑; ↑) m: (engl.) lymphocyte transformation test; Abk. LTT; syn. Lymphozytenstimulationstest; Testverfahren zum Nachw. sensibilisierter Lymphozyten, v. a. spezif. sensibilisierter T-Lymphozyten (zellvermittelte Immunität, Typ IV der Allergie) in vitro (ungenügende Spezifität u. Sensitivität), das meist gut mit In-vivo-Nachweisen (z. B. Epikutantest*) korreliert; **Prinzip:** bei Kultivierung von Lymphozyten mit einem spezif. Antigen od. mit Mitogenen kommt es zur Proliferation u. Differenzierung der Lymphozyten zu Immunoblasten*, die durch mikroskop. Untersuchung, nach radioaktiver Markierung (z. B. durch Einbau von ³H-Thymidin) od. in Durchflusszytometrie* identifiziert werden können. **Anw.:** v. a. bei allerg. Reaktionen vom Spättyp (Typ IV), z. B. auf Arzneimittel (Arzneimittelexantheme*), bei Immundefekten (Therapiekontrollen) u. zur Testung von Immunmodulatoren.

Lympho|zytom (↑; ↑; -om*) n: s. Lymphadenosis cutis benigna Bäfverstedt.

Lympho|zyto|poese (↑; ↑; -poese*) f: (engl.) lymphocytopoiesis; auch Lymphopoese; Bildung der Lymphozyten* i. R. der Hämatopoese* (Abb. 2 dort).

Lympho|zytose (↑; ↑; -osis*) f: (engl.) lymphocytosis; Vermehrung der Lymphozyten* im peripheren Blut, bei Erhöhung über 4000/µl bei Erwachsenen als absolute L. bezeichnet; **Vork.:** u. a. bei vielen Infektionskrankheiten (z. B. Mumps, Keuchhusten, Röteln, Windpocken, Hepatitis, Malaria), in der lymphozytär-eosinophilen Heilphase chron. Infektionen (z. B. Tuberkulose, Syphilis), charakterist. bei Mononucleosis* infectiosa, hochgradig bei Infektion mit lymphotropen Viren, Lymphocytosis infectiosa acuta u. bei CLL*. Sog. **relative** L. (prozentuale Erhöhung der Lymphozyten im Differentialblutbild*) bei Verminderung der Granulozyten (insbes. Neutropenie*) ist diagn. nicht verwertbar.

Lympho|zyto|toxizitäts|test (↑; ↑; Tox-*) m: s. Gewebetypisierung.

Lymph|szinti|graphie (↑; Szinti-*; -graphie*) f: (engl.) lymphoscintigraphy; Verf. der Szintigraphie* zur Darstellung der Lymphgefäße u. -knoten; **Prinzip: 1.** Lymphabfluss aus Tumoren bzw. deren Umgebung: nach peritumoraler, intra- od. subkutaner Injektion ⁹⁹ᵐTechnetium*-markierter, kolloidaler Substanzen; Darstellung des Abtransports des Tracers* über die Lymphbahnen in die regionalen Lymphknotenstationen; Darstellung des jeweiligen Sentinel*-Lymphknotens, der während der innerh. von 24 Std. durchgeführten Op. mit spez. Szintillationsmesssonde (s. Szintillationszähler) intraoperativ lokalisiert werden kann; Ind.: v. a. prä- bzw. intraoperative Diagn. der tumordrainierenden Lymphknoten z. B. eines Melanoms od. Mammakarzinoms; **2.** Lymphabfluss bei

Arm- od. Beinödem: nach interdigitaler Injektion des kolloidalen Radiopharmakons Darstellung der Lymphbahnen u. -kollektoren bzw. Nachw. des Fehlens der Lymphgefäße od. Unterbrechung der Lymphbahnen.

Lynch-Syn|drom (Henry T. L., Int., Omaha, geb. 1928) n: HNPCC*.

Lyn|estrenol (INN) n: (engl.) lynestrenol; Gestagen*, das sich vom 19-Nortestosteron ableitet; **Ind.**: Endometriose*, funktionelle Störungen des Menstruationszyklus, Dysmenorrhö, Unterdrückung der Menstruation, Mastopathie*.

Lyo|chrome (Lys-*; Chrom-*) n pl: s. Flavine.

Lyon-Hypo|these (Mary L., Humangenet., Großbritannien, geb. 1925) f: (engl.) Lyon hypothesis; Annahme, dass nur ein Gonosom von doppelt od. mehrfach vorhandenen Chromosomen genet. aktiv ist; basiert auf der Beobachtung, dass ein X-Chromosom für die normale Funktion eines Individuums ausreicht u. alle X-Chromosomen außer einem in heterochromat. Form (Geschlechtschromatin*) vorliegen; die Inaktivierung des mütterl. od. der väterl. X-Chromosoms findet bei allen somat. Zellen während der frühen Embryogenese statt, ist irreversibel u. bewirkt ein Mosaik* von Zellklonen bei Trägern von mind. 2 X-Chromosomen. Wichtige Mechanismen bei der Inaktivierung eines der beiden X-Chromosomen in somat. mütterl. Zellen sind DNA-Methylierung u. die Acetylierung der Histonproteine (s. Epigenetik). Das inaktivierte X-Chromosom ist hypermethyliert u. hypoacetyliert. Ein weiteres Merkmal des inaktiven X-Chromosoms ist die Transkription einer nicht-proteincodierenden RNA vom sog. X-Inaktivierungszentrum (Abk. XIC für X inactivation center) auf dem langen Chromosomenarm (Xq13.2). Diese sog. Xist-RNA (Abk. für X inactive specific transcript-RNA) umhüllt das inaktive X-Chromosom u. hat vermutl. einen direkten Einfluss auf seine transkriptionelle Inaktivierung. Heterozygote Konduktorinnen* eines X-chromosomalen Gendefekts (z. B. eines Glukose*-6-phosphat-Dehydrogenasemangels) besitzen sowohl normale als auch defiziente Erythrozyten nebeneinander (sog. Lyonisierung).

Lyo|philisation (Lys-*; -phil*) f: Gefriertrocknung*.

Lys: Abk. für Lysin*.

Lys-: auch Lyso-, -lyse, lyt-; Wortteil mit der Bedeutung Lösung, Auflösung, Beendigung; von gr. λύσις.

Lyse (↑) f: 1. (engl.) lysis; Lösung, Auflösung, z. B. von Bakterien (Bakteriolyse), Zellen (z. B. Hämolyse); 2. allmähl. Abklingen einer Krankheit bzw. Fieberabfall (lytische Defervesznz); 3. therap. Auflösung von im Körper befindl. Abflusshindernissen (Thrombolyse*, Urolitholyse*, Cholelitholyse*).

Lys|erg|säure: (engl.) lysergic acid; Grundsubstanz der Lysergsäurealkaloide; vgl. Ergotalkaloide; LSD.

Lys|erg|säure|di|ethyl|amid n: s. LSD.

Lysieren (Lys-*): (engl.) lyzing; Auflösen von Zellen; Lyse von Bakt. kann erfolgen durch: **1.** lysierende Antikörper in Verbindung mit Komplement*; **2.** virulente Bakteriophagen*; **3.** lyt. Enzyme (z. B. Lysozym*), die Zellwände grampositiver Bakt.

auflösen; **4.** antikörperabhängige Zelllyse über die Phagozytose*.

Lysin n: (engl.) lysine; Abk. Lys, K; basische essentielle Aminosäure*; **Vork.**: in den meisten tierischen (Myosin*, Kollagen*, Histone*), weniger in pflanzl. Proteinen; Decarboxylierung ergibt Cadaverin*; Abbau in der Leber über Pipecolinsäure zu Acetoacetyl-CoA bzw. Acetyl-CoA.

Lysin|acetyl|salicylat n: s. Acetylsalicylsäure.

Lysin-Vaso|pressin|test m: (engl.) lysine-vasopressin test; Stimulationstest zur DD zwischen hypophysärer u. hypothalamischer bei Störung des Hypothalamus-Hypophysen-Nebennieren-System, v. a. bei Cushing*-Syndrom; **Prinzip:** i. v. Infusion von 8-Lysin-Vasopressin (porkines ADH*) u. anschließend Bestimmung der Konz. von Cortisol u. ACTH im Blut; physiol.: Anstieg der Cortisolkonzentration inf. Stimulation der ACTH-Sekretion durch ADH wie durch CRH*; **Beurteilung: 1.** hypothalam. Störung im Hypothalamus-Hypophysen-Nebennieren-System: Anstieg der Konz. von ACTH u. Cortisol bei fehlendem Anstieg der Cortisolkonzentration im Insulin*-Hypoglykämietest; **2.** hypophysäre Störung im Hypothalamus-Hypophysen-Nebennieren-System: fehlender Konzentrationsanstieg von ACTH u. Cortisol; Alternative: CRH*-Test; **3.** Cushing-Syndrom mit hypophysärer autonomer ACTH-Sekretion (Morbus Cushing): überschießender Anstieg der ACTH-Konz. inf. vermehrter Expression von Vasopressin-V_2-Rezeptoren. Vgl. ACTH-Stimulationstest.

Lysis (Lys-*) f: s. Lyse.

Lyso|genie (↑; -gen*) f: (engl.) lysogenicity; genetisch kontrollierte Eigenschaft eines Bakteriums, in Abwesenheit freier Bakteriophagen* zu lysieren*; lysogene Zellen besitzen extrachromosomal od. ins Bakterienchromosom integrierte Phagen-DNA (sog. Prophage); ein von der Phagen-DNA gesteuerter Repressor verhindert die Stimulation der Vermehrung phageneigener Nukleinsäuren* u. Proteine im Bakterium. Durch Induktion spezif. Phagengene (spontan od. auch durch physik. u. chem. Noxen) wird der virulente Zyklus (vgl. Virulenz) eingeleitet, an dessen Ende die Lyse* des Wirtsbakteriums u. das Auftreten freier Phagen erfolgt. Vgl. Lwoff-Effekt.

Lyso|kephalin n: s. Lysophospholipide.

Lyso|kinasen f pl: s. Plasminogenaktivatoren.

Lyso|lecithin n: s. Lysophospholipide.

Lyso|phospho|lipide n pl: (engl.) lysophospholipids; Phospholipide*, von denen ein Acylrest abgespalten wurde; z. B. Lysolecithin (entsteht aus Lecithin durch die Phospholipasen* A_1, A_2, B u. LCAT*), Lysokephalin; u. a. T. starke Hämolytiker.

Lyso|somen (Lys-*; Soma*) n pl: (engl.) lysosomes; im Golgi-Apparat gebildete, Hydrolasen* enthaltende Zellorganellen (Größe: 0,25–0,5 μm), deren Membran eine innere Glykokalyx* besitzt; **Funktion:** intrazellulärer Abbau von org. Substanzen, die von der Zelle durch Pinozytose* u. Phagozytose* aufgenommen wurden (z. B. Glykogen, Lipide), bzw. Abbau von Zellmaterial. Lysosomale Defekte führen zu Speicherkrankheiten (z. B. Mukopolysaccharid*-Speicherkrankheiten, Sphingolipidosen); **Formen: 1.** primäre L.: neu gebildete L.;

lytisch

2. sekundäre L: enthalten phagozytiertes Material; licht- u. elektronenmikroskop. heterogen.

Lyso|typ (↑): (engl.) *lysotype*; syn. Phagtyp; Bez. für einen Bakterienstamm, der anhand der Lyse* durch spezif. Bakteriophagenstämme von anderen Bakterienstämmen unterschieden werden kann.

Lyso|typie (↑) *f*: (engl.) *lysotype*; auch Phagentypisierung; Typendifferenzierung von Bakterienarten mit spezif. adaptierten, konstanten u. standardisierbaren Bakteriophagen*, z. B. bei Salmonella typhi, Salmonella paratyphi od. Staphylococcus aureus; **Verf.:** Inkubation des zu prüfende Bakterienstamms mit den zu einem sog. Phagensatz gehörenden Phagenstämmen im sog. Tropfentest; Typendifferenzierung basierend auf Untersuchung, durch welche Phagen die Bakt. lysiert werden. Die L. ist u. a. wichtig für epidemiol. Erhebungen (z. B. Nachw. einer Infektkette*).

Lyso|zym (↑; Enzyme*) *n*: (engl.) *lysozyme*; syn. Muramidase; zu den Glykosidasen* zählendes Enzym, das spezif. Murein* durch Hydrolyse der glykosid. Bindung zw. N-Acetylglukosamin u. N-Acetylmuraminsäure spaltet u. dadurch bakterizid wirkt; **Vork.:** beim Menschen z. B. in Tränenflüssigkeit, Nasen-, Bronchial- u. Darmsekret, Blutplasma, hochkonzentriert in polymorphkernigen Leukozyten, auch in Bakteriophagen*, Hühnereiweiß. Vgl. Resistenz.

Lyssa (gr. λύσσα Wut, Hundswut) *f*: Tollwut*.

Lysyl|brady|kinin *n*: (engl.) *lysyl-bradykinin*; syn. Kallidin; zu den Kininen* zählendes Gewebehormon, das ähnl. wie Bradykinin* wirkt.

lytisch (Lys-*): (engl.) *lytic*; allmähl. abfallend; vgl. Lyse.

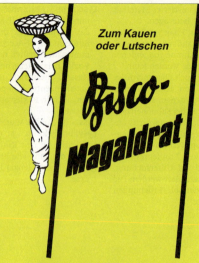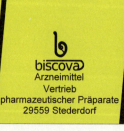

µ: 1. Abk. für den Dezimalvorsatz Mikro- (10^{-6}) vor Einheiten*; 2. Abk. für das Mikron (als Längeneinheit); ersetzt durch Mikrometer (µm).
m: 1. SI-Einheitenzeichen für Meter*; 2. Vorsatzzeichen für Milli- (Faktor 10^{-3}); s. Einheiten (Tab. 3 dort).
M: 1. (serol.) ein Hauptantigen der MNSs*-Blutgruppen; 2. (chem.) veraltete Abk. für mol/l; vgl. Stoffmengenkonzentration; 3. Vorsatzzeichen für Mega- (Faktor 10^6).
M.: 1. (anat.) Abk. für Musculus*; 2. Abk. für Morbus*.
MAC: 1. (anästh.) Abk. für (engl.) *minimal alveolar concentration*; indirektes Maß für die Wirkungsstärke eines Inhalationsanästhetikums*; MAC_{50} z. B. bezeichnet diejenige alveoläre Konz. eines Inhalationsanästhetikums, bei der 50 % der Pat. auf einen Hautschnitt nicht mehr mit einer Abwehrbewegung reagieren; abhängig v. a. von Lebensalter (minimal bei Frühgeborenen u. in hohem Lebensalter), zusätzl. Arzneimitteln (z. B. Reduktion durch Supplementierung mit Lachgas od. Opioid) u. a. Faktoren (z. B. Reduktion bei Hypothermie, Schwangerschaft od. Anämie; Erhöhung bei Alkoholkrankheit); unterschiedl. Weiterentwicklungen: z. B. MAC_{awake} für minimale Konz., bei der Pat. auf Ansprache die reagieren; 2. (arbeitsmed.) Abk. für (engl.) *maximum allowable workplace concentration*; s. MAK.
Macchiavello-Färbung (A. M., chilen. Arzt): (engl.) *Macchiavello's stain*; Spezialfärbung zur Darstellung von Bakt. der Fam. Rickettsiaceae* u. Chlamydiaceae: Err. rot, Zellkerne tiefblau, Zytoplasma hellblau.
Macewen-Dreieck (Sir William M., schott. Chir., 1848–1924): Foveola suprameatica ossis temporalis.
Machado-Guerreira-Re|aktion *f*: (engl.) *Machado-Guerreira reaction*; Komplementbindungsreaktion* zur Diagn. der Chagas*-Krankheit.
Machado-Joseph-Krankheit: syn. SCA 3; s. Ataxie, spinozerebellare.
Mach-Ef|fekt (Ernst M., Phys., Graz, Wien, 1838–1916; lat. *efficere, effectus* hervorbringen) *m*: (engl.) *Mach's phenomenon*; auch Mach-Täuschung; opt. Täuschung mit Wahrnehmung von Streifen an Hell-Dunkel-Übergängen (z. B. zw. verschieden stark geschwärzten Bereichen im Röntgenbild); vgl. Simultankontrast.
Machupo-Virus *n*: (engl.) *Machupo virus*; zur Gattung der Tacaribe*-Viren gehörender Err. des bolivianischen hämorrhagischen Fiebers*.

Macintosh-Spatel: (anästh.) s. Laryngoskop.
Mackenrodt-Band (Alwin K. M., Gyn., Berlin, 1859–1925): Ligamentum* cardinale.
Mackenzie-Zeichen: s. Cholezystitis.
Mackenzie-Zonen (Sir Stephen M., schott. Chir., London, 1844–1909; Zona*) *fpl*: (engl.) *Mackenzie's zones*; best. Muskelgruppen umfassende Zonen, in die bei Erkr. innerer Organe, die von demselben spinalen Segment innerviert werden, Schmerzen projiziert werden; vgl. Head-Zonen.
Macr|acantho|rhynchus (Makro-*; Akanth-*; gr. ὄγχος Schnauze, Rüssel) *m*: (engl.) *Macracanthorhynchus*; Riesenkratzer; Gattung der Acanthocephala*.
Macro-: s. a. Makro-.
Macro|gol (INN) *n*: (engl.) *macrogol*; Polyethylenglykol; Osmolaxans (Laxanzien*) zur p. o. Anw.; Emulgator*.
Macula (lat.; pl Maculae) *f*: 1. (engl.) *spot*; (dermat.) Fleck; Primäreffloreszenz der Haut, die durch abweichende Färbung charakterisiert ist; s. Effloreszenzen (Abb. 2 dort); 2. (anat.) Kurzbez. für Macula* lutea.
Macula ad|haerens (↑) *f*: Desmosom*; vgl. Schlussleistenkomplex.
Macula corneae (↑) *f*: (engl.) *macula corneae*; halbdurchsichtiger Hornhautfleck; mittlerer Schweregrad der Hornhautnarbe*, hinsichtl. der Transparenz zwischen Nubecula* u. Leukom* stehend.
Macula densa (↑) *f*: s. Apparat, juxtaglomerulärer.
Maculae caeruleae (↑) *fpl*: Taches* bleues.
Maculae lacteae (↑) *fpl*: Sehnenflecke*.
Maculae staticae (↑) *fpl*: Sinnesepithelbereich im häutigen Labyrinth mit aufliegender Statolithenmembran; Organ der Gleichgewichtsempfindung in Sacculus (Macula sacculi) u. Utriculus (Macula utriculi).
Macula lutea (↑) *f*: der gelbe Fleck der Netzhaut des Auges; liegt ca. 4 mm temporal von der Papille u. enthält die Fovea* centralis der Retina*; vgl. Makuladegeneration; Makuloforamen.
Macula matricis (↑) *f*: s. Nävus.
macular pucker (engl. ↑): s. Gliose, epiretinale.
maculosus (↑): fleckenreich, fleckig.
Madarosis (gr. μαδάρωσις Haarausfall) *f*: (engl.) *madarosis*; Wimpernverlust inf. destruktiver Prozesse am Lidrand, z. B. Blepharitis*.
Maddox-Zylinder (Ernest E. M., Ophth., Edinburgh, 1860–1933) *m*: (engl.) *Maddox rod*; Glas aus mehreren parallelen Zylindern, das ein Punktlicht so abgebildet, dass der Betrachter einen Licht-

strich sieht; **Anw.:** zur Schielwinkelbestimmung; vgl. Strabismus.

Madelung-De|formität (Otto W. M., Chir., Rostock, Straßburg, 1846–1926; Deformation*) *f*: (engl.) *Madelung's deformity*; häufig beidseitige Epiphysenwachstumsstörung am distalen Radiusende (ulnar, palmar) mit Verschiebung der V-förmig deformierten Handwurzel palmarwärts; Ulna ohne Wachstumsstörung, erscheint nach dorsal (sub-)luxiert, da sie den Radius längenmäßig überragt; Handwurzel durch den Keil aus Radius u. Ulna V-förmig deformiert (s. Abb.); Verbreiterung des radio-ulnaren Abstandes mit Auftreibung der Crista interossea; **Ätiol.:** X-chromosomal-rezessive od. autosomal-dominante erbl. Genmutation; z. T. Deletion der pseudoautosomalen Region am X- bzw. Y-Chromosom (Genlocus Xpter-Xp22.32 bzw. Ypter-p11.2), Mutationen in SHOX- bzw. SHOXY-Genen mit Fluoreszenz-in-situ-Hybridisierung nachweisbar; auch Teilsymptom der Dyschondrosteosis* Léri-Weill u. des Turner*-Syndroms.

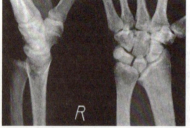

Madelung-Deformität [163]

Madelung-Fett|hals (↑): (engl.) *adenolipomatosis syndrome*; syn. Lipomatosis cervicalis; Variante der multiplen symmetrischen Lipomatose* mit Fettgewebehyperplasie im Halsbereich.

Maden|krankheit: s. Myiasis.

Maden|wurm: Enterobius* vermicularis.

madescens (lat. madescere nass werden): nässend.

Madonnen|finger: s. Sklerose, progressive systemische.

Madura|fuß: syn. Mycetoma pedis; s. Aktinomyzetom; Eumyzetom.

Mäde|süß: (engl.) *queen of the meadow*; Filipendula ulmaria (syn. Spiraea ulmaria); Pflanze aus der Fam. der Rosengewächse, deren Blüten (Spiraeae flos) u. oberirdische Teile blühender Pflanzen (Spiraeae herba) Methylsalicylat, Flavonoide, Phenolglykoside, Gerbstoffe u. ätherisches Öl mit antiphlogistischer, antimikrobieller u. wundheilender Wirkung enthalten; **Verw.:** bei fieberhaften Erkältungskrankheiten zur Erhöhung der Harnmenge; **Kontraind.:** Salicylatüberempfindlichkeit.

Mäuse: (engl.) *mice*; je nach Species u. U. med. relevant als Wirt od. Übertrager u. Quelle zahlreicher Err. von Infektionskrankheiten; z. B. Salmonella typhimurium, Salmonella enteritidis, Spirillum minus, Leptospiren, Borrelia duttoni, Borrelia burgdorferi, Orienta tsutsugamushi, Choriomeningitis-Virus, Trichinella spiralis.

Mäuse|dorn|wurzel|stock: (engl.) *butcher's broom*; Rusci rhizoma; Wurzelstock mit Wurzeln von Ruscus aculeatus (Mäusedorn), die Steroidsaponi-

ne (Ruscin, Ruscosid) enthalten; **Verw.:** unterstützend bei chron.-venöser Insuffizienz* u. Hämorrhoiden; **NW:** selten Magenbeschwerden, Übelkeit.

Maffucci-Syn|drom (Angelo M., Pathol., Neapel, Pisa, 1845–1903) *n*: (engl.) *Maffucci's syndrome*; syn. Maffucci-Kast-Syndrom, Osteochondromatose-Hämangiom-Syndrom; komplexe Entwicklungsstörung mesodermaler Gewebe; **Häufigkeit:** mehr als 100 Fälle bekannt; **Ätiol.:** meist sporadisch, selten autosomal dominant erbl.; Genlocus 3p22-p21.1, Mutationen im PTHR1-Gen; **Sympt.:** Manifestation häufig vor der Pubertät; multiple Hämangiome an Haut u. inneren Organen (Blutungsgefahr), Enchondrome* bes. an Händen u. Füßen, asymmetrische Knochenchondromatose der Extremitätenknochen mit Skelettdeformierungen; maligne Entartung der Tumoren (Chondro-, Hämangio-, Fibrosarkome, Gliome u. a.) in ca. 20 % der Fälle.

Magal|drat (INN) *n*: s. Antazida.

Magen: (engl.) *stomach*; (anat.) Gaster; Ventriculus, Stomachus; Organ, das dem eigentl. Verdauungstrakt vorgeschaltet ist u. dessen Funktion die Nahrungsspeicherung mit langsamer Abgabe in den

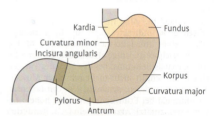

Magen Abb. 1: Abschnitte

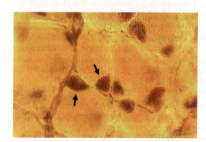

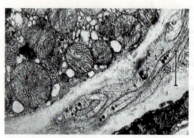

Magen Abb. 2: salzsäureproduzierende Belegzelle mit typischer Lokalisation innerhalb des Drüsenschlauchs (oben, Pfeile; Acetylcholinesterase-Reaktion) u. zahlreichen großen Mitochondrien (unten; elektronenmikroskopische Aufnahme) [115]

Darm* bzw. Durchmischung der Nahrung sowie deren Desinfektion durch Salzsäure* ist; **Einteilung:** s. Abb. 1; Kardia (Speiseröhreneinmündung), Fundus (Kuppel), Korpus (eigentl. Körper) u. Pars pylorica gastricae (unterer Teil mit Antrum u. Canalis pyloricus, Kurzbez. Pylorus, dem Pförtner, der in das Duodenum mündet); 2 Krümmungen: Curvatura major (am li. Magenrand), Curvatura minor (am re. Magenrand) mit Canalis* gastricus; die Incisura angularis der kleinen Kurvatur markiert die Grenze zwischen Korpus u. Pars pylorica. mukoide Pylorusdrüsen. Fassungsvermögen des M.: bei Neugeborenen ca. 30 ml, bei Erwachsenen 1600–2400 ml; **Histol.:** Die Magenwand ist 2–3 mm stark u. besitzt 4 Schichten: Serosa, Muscularis, Submucosa, Mucosa; letztere hat 3 Drüsenarten (Glandulae gastricae): mukoide Drüsen an der Kardia; Fundus- u. Korpusdrüsen, die 4 Zellarten besitzen: die Hauptzellen (Bildung von Pepsinogen*), Belegzellen (Salzsäure u. Intrinsic*-Faktor; s. Abb. 2), Nebenzellen (Magenschleim) u. im Bereich des Antrums enterochromaffine Zellen* (bilden u. a. Gastrin*); **klin. Bedeutung:** z. B. Gastritis*, Helicobacter* pylori-Inf., Ulcus* ventriculi. Vgl. Hormone, gastrointestinale.

Magen|a|tonie (Atonie*) *f*: (engl.) *gastroatonia*; syn. Magenlähmung, Gastroparese; Lähmung der Magenmotilität mit Entleerungsstörung bes. für feste Nahrung; **Urs.:** 1. neurogen: bei Diabetes mellitus, Amyloidose; idiopath. (z. B. bei intestinaler Pseudoobstruktion); 2. myogen: bei Muskeldystrophien, Kollagenosen, Amyloidose; 3. viral: akute M. bei Inf. z. B. mit Zytomegalie*- od. Norovirus*; 4. pharmak.: durch Opiate (s. Abb.), Dopamin*-Rezeptor-Agonisten, Sympathomimetika, Anticholinergika; 5. als postoperative Kompl. durch Schädigung od. Durchtrennung des N. vagus (Vagotomie*); **Sympt.:** Völlegefühl, Reflux, Übelkeit, Erbrechen; **Ther.:** Behandlung der Grunderkrankung; Magensonde, Nahrungskarenz, Peristaltika, abführende Maßnahmen.

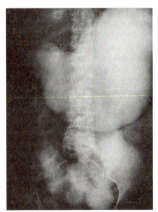

Magenatonie: deutlich vergrößerter Magen (Röntgenkontrastaufnahme) bei oraler Morphingabe [25]

Magenband: (engl.) *gastric banding*; laparoskop. Platzierung eines dilatierbaren Silikonbands, das kurz unterh. der Kardia um den Magen geschlungen u. verschlossen wird; Implantation eines Pouch*; Steuerung der Dilatation u. damit der Magenpassage über einen subkutan gelegten Port (s. Abb.).

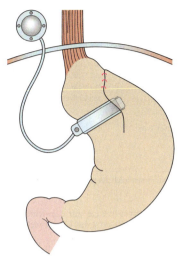

Magenband: gastric banding [25]

Magen|blase: (engl.) *gastric bubble*; (röntg.) der oberste, mit Luft gefüllte Abschnitt des Magens (Fundus), wenn der Pat. steht od. sitzt.

Magen|blutung: s. Blutung, gastrointestinale.

Magen-Bypass (Bypass*) *m*: (engl.) *gastric bypass*; op. Verfahren i. R. der Adipositaschirurgie*; **Verf.:** Komb. aus drastischer Verkleinerung des Magenresevoirs durch Bildung eines kleinen Restmagens (Pouch*), der nicht mehr als 20 ml Volumen fasst (Restriktion), u. Malabsorption (Umgehung des oberen Dünndarms durch Gastrojejunostomie u. Jejunoileostomie; s. Abb.); Malabsorption* erfolgt durch eine nach Roux ausgeschaltete lange proximale Jejunalschlinge; führt u. a. durch Abfall des Ghrelinspiegels (s. Ghrelin), Reduktion der resorbierenden Darmschleimhaut sowie Verkürzung

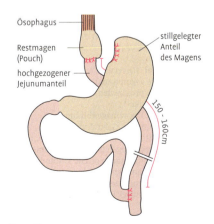

Magen-Bypass

Magen-Darm-Biopsie

Magenkarzinom   Tab. 1
Laurén-Klassifikation

Typ	Histopathologie	Ätiologie/Prädisposition	Prognose
intestinaler Typ[1]	abgrenzbare Tumormasse mit Drüsenstruktur, invasive Ausbreitung in geschlossenen Zellverbänden	Umwelt- und Ernährungsfaktoren (Nitrate, Nitrosamine, Benzopyrene), Enzympolymorphismus (Hydroxylierer-, Acetylierer-Phänotyp)	günstiger; seltener Lymphknotenmetastasen, höhere Kurabilität
diffuser Typ[1]	diffus infiltrativ wachsend in Einzelzellen (meist Siegelringzellen) oder soliden Zellnestern	genetische Faktoren (Blutgruppe A, Gynäkotropie), jüngeres Lebensalter	ungünstig; Gastrektomie erforderlich, häufiger ausgedehnte Lymphknotenmetastasen

[1] Vorkommen auch als gemischter Typ möglich

der Magen-Darm-Passage zur Gewichtsabnahme (Reduktion von 60–70 % des Übergewichtes). Vgl. Magenplastik; Roux-Operation.
Magen-Darm-Bi|opsie (Bio-*; Op-*) *f*: (engl.) *gastrointestinal biopsy*; Entnahme einer Gewebeprobe (Biopsie*) aus dem Magen-Darm-Trakt; meist gezielt i. R. einer endoskop. Untersuchung, selten blind als Saugbiopsie*.
Magen-Darm-Blutung: s. Blutung, gastrointestinale.
Magen-Darm-Katarrh (Katarrh*) *m*: s. Gastroenteritis, infektiöse.
Magen-Darm-Passage *f*: (engl.) *upper gastrointestinal x-ray series*; Abk. MDP; Röntgenkontrastuntersuchung von Magen, Duodenum, Jejunum u. Ileum mit Bariumsulfatsuspension od. wasserlöslichen Röntgenkontrastmitteln*. Vgl. Doppelkontrastmethode.
Magen-Darm-Schwimm|probe: (engl.) *gastrointestinal hydrostatic test*; (forens.) Nachweis von stattgefundener Atmung bei verstorbenen Neugeborenen durch das Schwimmen von Magen u. Darm auf Wasser; vgl. Lungenschwimmprobe.
Magen-Darm-Syn|drom, funktionelles *n*: s. Abdominalbeschwerden, funktionelle.
Magen-Darm-Trakt: (engl.) *gastrointestinal tract*; syn. Gastrointestinaltrakt; Sammelbez. für die anat. Strukturen zwischen Magenmund (Kardia*) u. Anus*; s. Magen, Duodenum, Jejunum, Ileum, Colon.
Magendie-Foramen (François M., Physiol., Paris, 1783–1855) *n*: s. Apertura mediana ventriculi quarti.
Magen|di|vertikel (Divertikel*) *n*: (engl.) *gastric diverticulum*; meist asymptomat., häufig an der kleinen Kurvatur u. proximalen Magenhinterwand lokalisiertes Divertikel*.
Magen|ersatz: s. Ersatzmagenbildung.
Magen|erweiterung: s. Gastrektasie.
Magen|fistel (Fistel*) *f*: (engl.) *gastric fistula*; operativ od. endoskop. angelegte (Gastrostomie*) od. durch Trauma entstandene offene Verbindung des Magens mit der äußeren Bauchwand (äußere M.) od. mit Nachbarorganen (gastropankreat. bzw. gastrokologische Fistel*) als innere M.; vgl. Witzel-Fistel.
Magen|früh|karzinom (Karz-*; -om*) *n*: (engl.) *early gastric carcinoma*; syn. Mikrokarzinom, Oberflächenkarzinom; auf Mukosa u. Submukosa begrenztes Magenkarzinom*; entspricht T1 in der TNM*-Klassifikation; in ca. 10 % multizentr. vorkommend, lymphogene Metastasierung in 20 % der Fälle; **Progn.:** Fünf-Jahres-Überlebensrate nach Op. ca. 90 %.
Magen|geschwür: s. Ulcus ventriculi.
Magen|grube: s. Epigastrium.
Magen|hoch|zug: op. Meth. der Wahl zum Ösophagusersatz nach Ösophagektomie*; Verlagerung des häufig schlauchförmig umgestalteten Magens bis in die obere Brusthöhle bzw. zum Hals u. anschl. thorakale bzw. zervikale Ösophagogastrostomie*.
Magen, hyper|tonischer: (engl.) *hypertonic stomach*; (röntg.) Bez. für hoch stehenden, quer gelagerten Magen (Stierhornform).
Magen|in|vagination (In-*; Vagina*) *f*: (engl.) *gastric invagination*; Einstülpung des Magens; s. Invagination.
Magen|karzinom (Karz-*; -om*) *n*: (engl.) *gastric carcinoma*; Magenkrebs; Karzinom* des Magens*; zu 95 % epithelialen Ursprungs (Adenokarzinom*); **Häufigkeit:** Inzidenz in Deutschland insgesamt ca. 19 400 pro Jahr; **Vork.:** hohes Patientenalter (durchschnittl. 70.–75. Lj.), meist Männer; **Ätiol.:** nicht vollständig geklärt; **1.** präkanzeröse Faktoren: Helicobacter* pylori induzierte Gastritis, chron.-atroph. Gastritis, Borderline-Läsion, Magenteilresektion, Ménétrier*-Syndrom, adenomatöse Magenpolypen; **2.** prädisponierende genet. Faktoren (vgl. HNPCC); **3.** evtl. Umwelt- u. Ernährungsfaktoren (Nitrosamin-, Benzopyren- u. Nitrostilbenexposition, Vitamin-A- u. Ascorbinsäuremangel); **Einteilung: 1.** histol. Typisierung der versch. Differenzierungsgrade des Adenokarzinoms nach Laurén (s. Tab. 1); **2.** entspr. der TNM*-Klassifikation (s. Tab. 2); **3.** makroskop. Beurteilung der Wachstumsformen nach Borrmann (s. Abb. 1); **Sonderformen: 1.** Magenfrühkarzinom*; **2.** Kardiakarzinom*; **3.** Magenstumpfkarzinom*; **Metastasierung: 1.** per continuitatem in Aufhängebänder u. Nachbarorgane (Ösophagus, Leber, Milz, Pankreas, Quercolon, Zwerchfell); peritoneal über das subseröse Lymphgefäßsystem in die freie Bauchhöhle u. die Ovarien (Krukenberg*-Tumor); **2.** lymphogen in perigastr. u. entferntere Lymphknotengruppen (u. a. paraaortal, retroperitoneal, mediastinal, über den Ductus thoracicus in

Magenkarzinom Tab. 2
TNM-Klassifikation (Kurzfassung)

Kategorie[1]	Bedeutung
T1	Lamina propria oder Submukosa
T2	Muscularis propria oder Subserosa
T2 a	Muscularis propria
T2 b	Subserosa
T3	Penetration der Serosa
T4	Nachbarstrukturen
N1	1–6 regionäre Lymphknoten
N2	7–15 regionäre Lymphknoten
N3	≥15 regionäre Lymphknoten

T: Primärtumor; N: regionäre Lymphknoten; M: Fernmetastasen
[1] für alle Tumoren einheitlich definierte Kategorien (z. B. N0: keine Evidenz für Befall regionärer Lymphknoten; NX: regionäre Lymphknoten nicht beurteilbar): s. TNM-Klassifikation

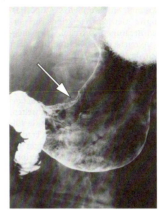

Magenkarzinom Abb. 2: Kontinuitätsunterbrechung (Pfeil) im Röntgenbild [25]

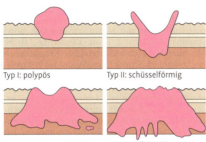

Typ I: polypös   Typ II: schüsselförmig

Typ III: ulzerierend infiltrativ   Typ IV: diffus infiltrierend (szirrhös)

Magenkarzinom Abb. 1: Einteilung makroskopischer Wuchsformen nach Borrmann

den li. Venenwinkel, sog. Virchow*-Drüse); **3.** hämatogen in Leber, Lunge, Skelett, Gehirn; **Sympt.:** unspezif. (sog. empfindl. Magen), u. a. mangelnder Appetit, Speisenunverträglichkeit, Übelkeit, Erbrechen, Druck- u. Völlegefühl, Dysphagie*, gastrointestinale Blutung*; **Diagn.:** Gastroskopie* (Ösophago-Gastro-Duodenoskopie) mit Biopsie, Ultraschalldiagnostik* (Metastasen in Abdomen, Becken; evtl. Endosonographie*), CT (Fernmetastasen, Tumorausdehnung), Röntgen-Thorax-Aufnahme (Lungenmetastasen) zur Festlegung des Tumorstadiums u. Beurteilung der Operabilität; ggf. Magen*-Darm-Passage (Doppelkontrastmethode*; Füllungsdefekt, Wandstarre; s. Abb. 2), Probelaparotomie, Labordiagnose (Tumormarker* CA 19-9, CA 72-4, CEA); **Ther.:** Magenteilresektion*, Gastrektomie* mit Exstirpation des großen Netzes u. ausgedehnter Lymphknotendissektion; palliative Op. bei nicht resektablem M. u. Magenausgangstenose als Gastroenterostomie*; evtl. adjuvante Zytostatikatherapie bzw. Strahlentherapie; **Progn.:** Fünf-Jahres-Überlebensrate nach chir. Ther. (u. a. abhängig von Operationsmethode, Tumorstadium u. -lokalisation) 20–30 %; **DD:** Ulcus* ventriculi, erosive Gastritis*, andere Tumoren, Ménétrier*-Syndrom. Vgl. MALT-Lymphom.

Magen|katarrh (Katarrh*) *m*: (engl.) *gastritis*; akute od. chron. Gastritis*.

Magen|krampf: (engl.) *stomach cramp*; syn. Gastrospasmus; heftiger Magenschmerz, meist mit Erbrechen; bei Ulkus*, Karzinom*, Gastritis*.

Magen|krebs: s. Magenkarzinom.

Magen|lähmung: Magenatonie*.

Magen|mund: Kardia; s. Magen.

Magen|neurose (Neur-*; -osis*) *f pl*: (engl.) *gastric neuroses*; Form der somatoformen autonomen Funktionsstörung* mit nervös bedingten Magenkrämpfen, Erbrechen u. Dyspepsie.

Magen|operations|folgen: (engl.) *postgastrectomy syndromes*; Auftreten von Spätkomplikationen nach Magenteilresektion* od. Gastrektomie* inf. der bes. pathol.-anat. Situation; mögl. **Formen:** **1.** Dumping*-Syndrom; **2.** Syndrom* der zuführenden Schlinge; **3.** Anastomosenulkus*; **4.** agastrisches Syndrom*; **5.** Refluxösophagitis*; **6.** Magenstumpfkarzinom* (bes. nach Billroth II-Resektion); **7.** Postvagotomiesyndrom* bei kombinierter Magenoperation; **8.** Syndrom* des kleinen Magens.

Magen|per|foration (lat. perforare durchbohren) *f*: (engl.) *gastric perforation*; Perforation der Magenwand; meist als Ulkusperforation*; selten bei Magenkarzinom*, inf. Magenverätzung od. iatrogener Verletzung (z. B. bei Gastroskopie).

Magen|pförtner|krampf: s. Pylorospasmus.

Magen|plastik (-plastik*) *f*: (engl.) *gastroplasty*; syn. Gastroplastik; bei extremer Adipositas nach Ausschöpfung aller konservativen Meth. zur Gewichtsreduktion angewandte op. Verf. zur Restriktion durch Verkleinerung des Magenreservoirs (resultiert in raschem Sättigungs- od. Völlegefühl); **Meth.: 1. Gastric Banding:** s. Magenband; **2. vertikale M.** (engl. *vertical gastroplasty*): Verf., das durch längsgerichtete Klammernahtreihe am Mageneingang u. ein zirkulär gelegtes Band eine Verkleinerung des Magenreservoirs bewirkt;

Magenpolyp

3. Sleeve-Resektion u. Mischformen; s. Adipositaschirurgie; **Progn.:** Gewichtsreduktion von 30–70 kg bei diätet. Beratung u. psychol. Ther. möglich; ohne umfangreiche diätet. Behandlung meist nicht erfolgreich, da Nahrung in flüssiger od. breiiger Form zugeführt werden kann. Vgl. Magen-Bypass.

Magen|polyp (Polyp*) *m*: s. Polyp.

Magen|ruptur (Ruptur*) *f*: (engl.) *gastric rupture*; Zerreißung der Magenwand; **Vork.:** sehr selten, z. B. bei starker Bauchpresse, übermäßiger Gasfüllung (z. B. bei fehlerhafter Intubation), Trauma u. a.; **Sympt.:** Oberbauchschmerzen, blutiges Erbrechen, Akutes* Abdomen. Vgl. Magenperforation.

Magen|saft: (engl.) *gastric juice*; wässriges, saures Sekret, das von den Zellen der hauptsächl. im Fundus gelegenen Magendrüsen produziert wird; aufgrund psych.-nervaler (zephale Phase), lokaler (gastrale Phase) u. intestinal-hormonaler (intestinale Phase) Einflüsse werden 1–3 l/d mit einem pH von 1,0–1,5 abgesondert. Quantitative Zusammensetzung: s. Tab.; funktionelle wesentl. **Bestandteile: 1.** in den Belegzellen gebildete Salzsäure*; **2.** proteinspaltende Enzyme (z. B. Pepsin*); **3.** von den Nebenzellen produzierter Schleim (Muzine) u. Bicarbonat; **4.** in den Belegzellen gebildeter Intrinsic*-Faktor; **5.** gastrointestinale Hormone* (z. B. Gastrin*); **6.** Wasser.

Magensaft
Hauptbestandteile und Referenzwerte

Bestandteil	Referenzwert	
Trockensubstanz	5,5	g/l
pH	1,0 – 1,5	
Sekretionsrate	1 – 3	l/d
Proteine	2,0 – 3,5	g/l
Muzin	0,5 – 15,0	g/l
Pepsin I–II		
Männer	29 kU/24 h (38 °C)	
Frauen	19 kU/24 h (38 °C)	
Phosphat	6 – 180	mg/l
Gesamtstickstoff	910 – 2180	mg/l
freie Säure	≤115	mmol/l
Chlorid	77,5 – 159	mmol/l
Natrium	18,5 – 69,9	mmol/l
Kalium	6,5 – 16,5	mmol/l
Calcium	1,0 – 2,3	mmol/l
Magnesium	0,25 – 1,5	mmol/l

Magen|saft|untersuchung: (engl.) *analysis of gastric juice*; Bestimmung einiger sekretor. Magenfunktionen (z. B. Salzsäureproduktion); **Pentagastrintest: 1.** zur Erfassung einer gastralen Normo-, Hyper- od. Hyposekretion (Universaltest bei spez. wissenschaftl. Fragestellungen, evtl. zur Therapiekontrolle bei Zollinger*-Ellison-Syndrom): Bestimmung der basalen Säuresekretion mit Errechnung der HCl-Sekretion pro Std. nach Gewinnung von 4 Portionen Magensaft* über jeweils 15 Min.; Referenzwerte: Männer: 2–3 mmol HCl/h, Frauen: 1–2 mmol HCl/h; die max. stimulierte Sekretion (MAO) wird über 1 Std. nach Stimulierung mit 6 µg Pentagastrin/kg KG gemessen; Referenzwerte: Männer 18 mmol HCl/h, Frauen ca. 30 % weniger; **2.** P. bei C-Zellkarzinom: Messung der Konz. von Calcitonin* im Serum (erhöhte Calcitoninfreisetzung) vor (basal) u. nach Pentagastrin-Applikation.

Magen|sarkom (Sark-*; -om*) *n*: (engl.) *gastric sarcoma*; vom Mesenchym des Magens ausgehender Tumor; ca. 1 % aller Magentumoren*; **Formen:** Sarkom*, Leiomyosarkom*, Leiomyoblastom, bei fortgeschrittenem Stadium der HIV*-Erkrankung auch Kaposi*-Sarkom; **Klin., Diagn. u. Ther.:** s. Magenkarzinom.

Magen|schlauch: (engl.) *stomach tube*; Schlauch mit abgerundeter massiver Spitze zum Magenspülung*; vgl. Magensonde.

Magen|schleim|haut|entzündung: s. Gastritis.

Magen|schleim|haut|e|rosion (Erosion*) *f*: (engl.) *erosive gastritis*; oberflächl. Epitheldefekt der Magenschleimhaut, der im Gegensatz zum Ulcus* ventriculi nicht die Muscularis mucosae überschreitet; **Formen: 1.** akute hämorrhag., flache M.: entsteht durch nichtsteroidale Antiphlogistika, Alkohol od. Schock (Stressläsion* bei Mikrozirkulationsstörung); Abheilung innerh. Std. möglich; **2.** chron., meist polypoid erhabene M. mit entzündl. Infiltraten u. Ödemen; neben den Urs. der akuten Form kommt eine Infektion mit Helicobacter pylori in Betracht; **Klin.:** häufig symptomarm; evtl. Druckgefühl im Oberbauch; aus akuten M. kann es bluten (s. Blutung, gastrointestinale); **Diagn.:** Gastroskopie (s. Abb.), evtl. mit Biopsie; **Ther.:** Weglassen der Noxe, Antazida u. Histamin-H_2-Rezeptoren-Blocker, evtl. Eradikationstherapie; **DD:** Magenfrühkarzinom*.

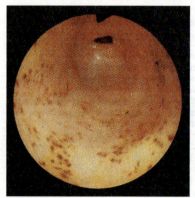

Magenschleimhauterosion: gastroskopischer Befund bei blutenden Erosionen [23]

Magen|schleim|haut|inseln: (engl.) *ectopic gastric mucosa*; hauptsächl. wenige Zentimeter unterh.

der oberen Ösophagusenge lokalisierte ektope Magenschleimhaut (Korpusschleimhaut); kann sich entzündl. verändern u. zu pept. Ulzerationen mit nachfolgend narbiger Stenosierung führen; vgl. Ulkus.

Magen|schmerz: syn. Gastralgie; s. Magenkrampf.
Magen|sekretion (Sekretion*) *f*: s. Magensaft.
Magen|senkung: s. Gastroptose.
Magen|sonde *f*: (engl.) *gastric tube*; dünner langer Schlauch (meist aus Weichkunststoff) unterschiedl. Größe mit Längenmarkierungen zum Einführen (i. d. R. nasogastral); Lagekontrolle u. a. auskultatorisch (Mageninsufflation), endoskop., radiol. bzw. (intraoperativ) manuell; **Formen: 1.** einlumig, v. a. zur kurzfristigen Anw.; **2.** mehrlumig (zwei- od. dreilumig), zur langdauernden Anw.; **Ind.: 1.** Sondenernährung* (Verweilsonde); **2.** Magenentleerung: **a)** (anästh.) vor Einleiten einer Narkose* (z. B. bei Notfallpatienten) zur Aspirationsprophylaxe*; nach Narkoseeinleitung bei best. Op.; **b)** (intensivmed.) bei gastrointestinaler Motilitätsstörung (z. B. Ileus*, Magenatonie*); **Kompl.:** Druckläsionen (meist ösophageal) v. a. bei langdauernder Anw. (max. Liegedauer je nach Material der M.). Vgl. Duodenalsonde.
Magen|spiegelung: s. Gastroskopie.
Magen|spülung: (engl.) *gastrolavage*; Ausspülung des Magens durch den eingeführten Magenschlauch*; **Ind.:** evtl. bei potentiell lebensbedrohl. oraler Intoxikation*; **Kontraind.:** z. B. Intoxikation mit flüssigen Kohlenwasserstoffen* (Benzin* u. a.) od. ätzenden Substanzen; **cave:** Aspiration*.
Magen|straße: Canalis* gastricus.
Magen|stumpf|karzinom (Karz-*; -om*) *n*: (engl.) *gastric stump carcinoma*; Magenkarzinom*, i. d. R. Anastomosenkarzinom* in einem nach Billroth II teilresezierten Magen; **Vork.:** bei ca. 10 % der Pat. 15–20 Jahre nach Magenteilresektion* (Billroth II); **Diagn.:** regelmäßige gastroskop. Kontrollen; **Ther.:** Gastrektomie.
Magenta|zunge: (engl.) *magenta tongue*; bei Mangel von Riboflavin* auftretende hochrote, raue, papillenfreie Zunge mit heftigen Schmerzen.
Magenteil|re|sektion (Resektion*) *f*: (engl.) *partial gastrectomy*; op. Teilentfernung des Magens; **Formen: 1.** distale Vierfünftelresektion (syn. subtotale M.) bei im Antrum lokalisiertem Magenkarzinom* vom Intestinaltyp; Wiederherstellung der gastrointestinalen Passage (s. Abb.) nach Billroth I (gastroduodenal) od. II (gastrojejunal) bzw. nach Roux;

Nach Billroth II-Magenteilresektion sind zur rechtzeitigen Erkennung eines Magenstumpfkarzinoms regelmäßige Kontrolluntersuchungen mit Gastroskopie und Biopsie erforderlich.

2. proximale M. (sog. Kardiaresektion) mit Ösophagoantrostomie, ggf. mit Interposition von Dünndarm, bei Barrettösophagus u. kleinem Kardiakarzinom* (Typ I); **3.** distale Zweidrittelresektion; nur noch selten angewendetes Verf. zur Reduktion der Säuresekretion bei Ulcus* ventriculi od. Ulcus* duodeni; durch die Eradikationsthera-

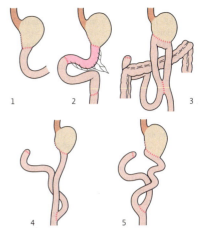

Magenteilresektion: Rekonstruktion nach Magenteilresektion; 1: Billroth I (terminoterminale Gastroduodenostomie); 2: wie 1, mit Interposition einer ausgeschalteten Jejunumschlinge; 3: Billroth II (antekolische Gastrojejunostomie u. Braun-Enteroanastomose); 4: nach Roux (ausgeschaltete Jejunumschlinge u. terminoterminale Gastrojejunostomie); 5: wie 4, mit terminolateraler Gastrojejunostomie

pie* kaum noch erforderlich. Vgl. Gastrektomie; Magenoperationsfolgen.
Magen|tetanie (Tetanus*) *f*: (engl.) *gastric tetany*; meist durch (massives) Erbrechen bedingte Tetanie* (Tetania gastrica) durch nicht respirator. Alkalose* (mit Hypochloridämie*).
Magen|tumoren (Tumor*) *m pl*: **1.** (engl.) *gastric tumors*; **benigne M.** (rel. selten): Lipom, Fibrom, Angiom, Neurinom, am häufigsten Leiomyom (M. mesenchymalen Ursprungs) bzw. Adenom (adenomatöser Magenpolyp), ektopes Pankreas; **2. maligne M.:** häufig Magenkarzinom*, selten Magensarkom* (meist Leiomyosarkom) u. Karzinoid (M. epithelialen Ursprungs).
Magen|verätzung: (engl.) *caustic burn of the stomach*; inf. oraler Aufnahme von Säuren od. Alkalien entstehende Verätzung der Magenschleimhaut mit nekrotisierender Entz.; **Kompl.:** Magenwandperforation, Narbenstriktur, Narbenkarzinom. Vgl. Ösophagusverätzung.
Magen|volvulus (Volvulus*) *m*: (engl.) *gastric volvulus*; Volvulus ventriculi; meist im Kleinkindalter auftretende, mit kompletter Verlegung des Lumens einhergehende Drehung des Magens* um die eigene Längsachse (organoaxial) od. die Querachse (mesentericoaxial); u. U. in Komb. mit Colon transversum (s. Borchardt-Syndrom); **Sympt.:** epigastr. Schmerzen, Dyspnoe, Unruhe, Akutes Abdomen, Schock; **Ther.:** Magensonde zur Entlüftung, evtl. Derotation durch Endoskopie mögl.; bei Schocksymptomatik sofortige op. Derotation u. ggf. Gastropexie.
Magen|wurm: s. Gnathostoma.
Magerl-Klassifikation (Friedrich Paul M., Chir., Orthopäde, St. Gallen, geb. 1931) *f*: s. Wirbelfraktur.
Mager|sucht: s. Anorexia nervosa.

Magill-Tubus (Sir Ivan Whiteside M., Anästh., London, 1888–1986; Tubus*) *m*: s. Endotrachealtubus (Abb. 2 dort).

Magill-Zange (↑): (engl.) *Magill's forceps*; abgewinkelte Zange als Hilfsmittel zur nasalen Intubation* mit Laryngoskop (Fassen u. Führen des Endotrachealtubus* unter Sicht), Entfernung eines Fremdkörpers (s. Fremdkörperaspiration) u. ggf. beim Einführen einer Magensonde* in den Ösophagus.

Magna|form (magnus*): s. Entamoeba histolytica.

Magnesium *n*: (engl.) *magnesium*; chem. Element, Symbol Mg, OZ 12, rel. Atommasse 24,305; 2-wertiges Erdalkalimetall; **Funktion:** physiol. Calcium-Antagonist, Cofaktor* bei enzymat. Reaktionen, z. B. Aktivator von Reaktionen, an denen ATP* beteiligt ist. Die Resorption von Mg^{2+} wird durch Thyroxin (s. Schilddrüsenhormone) gefördert; eine Mg-Intoxikation kann durch Blockierung der Erregungsüberleitung im ZNS zur sog. Magnesiumnarkose führen. **Referenzbereich:** Serumkonzentration 0,75–1,1 mmol/l; vgl. Nährstoffzufuhr, empfohlene (Tab. dort); **Ind.:** i. R. einer Elektrolyttherapie* (z. B. Magnesiumacatat, Magnesiumchlorid o. a. Magnesiumsalze in Infusionslösungen), bei Hypomagnesiämie*, best. Herzrhythmusstörungen* (s. Magnesiumsulfat. Vgl. Referenzbereiche (Tab. dort); vgl. Hypermagnesiämie; Chlorophyll.

Magnesium|ammon|ium|phosphat *n*: (engl.) *magnesium ammonium phosphate*; syn. Ammoniummagnesiumphosphat; $Mg(NH_4)PO_4$; als Sargdeckelkristalle* u. als Struvitstein (ca. 10–20 % aller Steinanalysen) bei Nephrolithiasis* auskristallisiertes Salz, das sich leicht in Essigsäure löst; **Vork.:** im alkalisierten Harn als Folge der Harnstoffspaltung durch bakterielle Urease*.

Magnesium|carbonat *n*: s. Antazida.

Magnesium|mangel|syn|drom *n*: s. Hypomagnesiämie.

Magnesium|sulfat *n*: (engl.) *magnesium sulfate*; syn. Bittersalz; Magnesium sulfuricum $(MgSO_4 \cdot 7H_2O)$; **Ind.:** parenteral zur Elektrolytsubstitution, antikonvulsiven Behandlung der Eklampsie (zus. mit Diazepam) i. v., Tokolyse u. bei Torsade* de pointes.

Magnesium sulfuricum *n*: s. Magnesiumsulfat.

Magnet|en|zephalo|graphie (Enkephal-*; -graphie*) *f*: (engl.) *magneto-encephalography*; Abk. MEG; Meth. zur Aufzeichnung von Magnetfeldänderungen des Gehirns, die durch Potentialschwankungen zerebraler Neuronenverbände verursacht werden; die Hirnaktivität wird von kontaktlosen Sensoren erfasst, digitalisiert u. computergestützt analysiert, wodurch die Lok. von Erregungsmustern (z. B. epilepsietypische spikes) möglich ist u. die sensorische, motorische u. kognitive Hirnfunktion nach wiederholten Reizen dargestellt werden kann. Vgl. EEG.

Magnet|re|aktion *f*: (engl.) *magnet reaction*; s. Greifreflex.

Magnet|re|sonanz *f*: (engl.) *magnetic resonance*; Abk. MR; physik. Vorgang, der mit der Ausrichtung u. Messung von Elektronen (Elektronenresonanz, Abk. ESR) od. geeigneten Atomkernen (Kernspinresonanz) verbunden ist; Atomkerne mit ungerader Protonen- u./od. Neutronenzahl (im med. Bereich bes. die Protonen* als Kerne des Wasserstoffs) verfügen über einen Drehimpuls (sog. Spin*) u. damit über ein magnet. Moment, das in einer Substanz ohne äußere Einwirkung statist. verteilt ist (daher keine resultierende magnet. Wirkung). Durch Anlegen eines konstanten äußeren Magnetfeldes an wasserstoffhaltiges Material (org. Substanzen, Körpergewebe) werden die magnet. Momente der Protonen ausgerichtet u. führen eine rotierende Bewegung mit einer best. Frequenz (sog. Larmor-Frequenz) aus, die proportional zur Stärke des äußeren Magnetfeldes ist. Werden von außen elektromagnet. Wellen mit der gleichen Frequenz (Resonanz) eingestrahlt, wird die Ausrichtung der Protonen zum äußeren Magnetfeld gestört. Nach Abschalten der Störung kehren die Protonen unter Aussendung von elektromagnet. Wellen in ihre Ausgangsverteilung zurück. Diese ausgesandten Wellen können mit Detektorspulen aufgefangen werden u. geben Auskunft über Protonendichte u. chem. Umgebung der Protonen in der zu untersuchenden Substanz. In der **NMR-Spektroskopie** lassen sich so molekulare Strukturen von Stoffen ohne deren Zerstörung analysieren. In der MRT* können unterschiedl. Gewebe (v. a. Weichteilgewebe) differenziert werden, die für dünne Schnitte durch den Körper (Tomographie) in (meist) Grautonbildern sichtbar gemacht werden können.

Magnet|re|sonanz-Chol|angio|pankreatiko|graphie (Chol-*; Angio-*; Pankreas*; -graphie*) *f*: MRCP*.

Magnet|re|sonanz|tomo|graphie (-tom*; -graphie*) *f*: s. MRT.

Magnet|stimulation (lat. stimulare anstacheln, antreiben) *f*: (engl.) *magnetic stimulation*; schmerzfreies Reizverfahren, bei dem magnetisch induzierte elektr. Ströme zur Depolarisation von Nervenfasern führen; **Anw.: 1.** (diagn.) transkraniell zur Feststellung der kortikal-motor. Leitzeit bzw. transkutan zur Ermittlung der peripher-motor. Leitzeit (die Differenz zur kortikal-motor. Leitzeit ergibt die zentral-motor. Leitzeit im Tractus corticospinalis) od. der Leitfähigkeit von N. facialis u. peripheren Nerven; **2.** (therap.) als Reizserien zur Behandlung der Depression.

magnus (lat.): groß.

Magnus-Re|flex (Rudolf M., Physiol., Utrecht, 1873–1927; Reflekt-*) *m*: tonischer Halsextremitätenreflex; s. Reflexe, frühkindliche.

Mahaim-Bündel: (engl.) *Mahaim fibers*; auch Mahaim-Fasern; ausschließl. anterograd leitende akzessor. Leitungsbahn des Erregungsleitungssystems* mit AV-Knoten-ähnl. elektrophysiol. Leitungseigenschaft; **Lok.:** re. atriofaszikulär; Verlauf: septal von Trikuspidalklappe zum apikalen Drittel des re. Ventrikels mit Anbindung an re. Faszikel; s. WPW-Syndrom (Abb. 2 dort); **klin. Bedeutung:** s. Präexzitationssyndrom.

Mahler-Zeichen (Richard A. M., deutscher Gebh., Budapest, 1863–1941): (engl.) *Mahler's sign*; treppenförmiges Ansteigen der Pulsfrequenz (Kletterpuls) bei gleichbleibender Körpertemperatur als Frühzeichen einer Thrombose* od. Embolie*.

Mahl|zähne: s. Molaren.

Mahorner-Ochsner-Test (Howard R. M., amerikan. Chir., 1903–1977; Alton O., amerikan. Chir., 1896–1981) *m*: Untersuchungsmethode bei Varikose* der Beine (Nachw. einer Venenklappeninsuffizienz); am stehenden Pat. werden in versch. Höhen des Beins mehrere Staubinden angelegt u. von proximal nach distal verschoben; rasche Füllung der oberflächl. Varizen zw. 2 Abschnürstellen weist auf eine Insuffizienz der entspr. Venae* perforantes hin. Vgl. Perthes-Test; Pratt-Test.

Maier-Sinus (Rudolf M., deutscher Arzt, 1824–1888) *m*: Fornix sacci lacrimalis.

Mai|glöckchen: (engl.) *lily of the valley*; Convallaria majalis; Pflanze aus der Fam. der Convallariaceae, deren oberirdischen Teile (Convallariae herba) ca. 30 versch. herzwirksame, strophanthinähnliche Glykoside (sog. Digitaloide, z. B. Convallatoxin, Convallatoxol, Convallosid), Steroidsaponine u. Flavonoide enthält; **Wirkung** u. **Verw.:** s. Herzglykoside; **UAW:** s. Digitalisintoxikation.

Mainzer-Universal|adapter *m*: s. Intubation.

Mainz-Pouch (Pouch*): s. Pouch.

MAIPA-Assay *m*: Abk. für (engl.) *m*onoclonal *a*ntibody *i*mmobilization of *p*latelet *a*ntigens; glykoproteinspezif. Enzym*-Immunoassay zur Charakterisierung von gegen Thrombozyten* gerichteten Antikörpern im Serum (auch bei komplexem Gemisch versch. Antikörper) u. zum Nachw. thrombozytenständiger Autoantikörper (sog. direkter MAIPA-Assay).

Maisonneuve-Fraktur (Jacques G. M., Chir., Paris, 1809–1897; Fraktur*) *f*: (engl.) *Maisonneuve's fracture*; Sonderform der Knöchelfraktur* vom Typ Weber C mit hoher Fraktur der Fibula unterh. des Wadenbeinköpfchens, durchgehender Ruptur der Membrana interossea cruris sowie der Syndesmosis tibiofibularis (Syndesmosenbänder; s. Abb.); mögl. Begleitverletzungen: Innenknöchelfraktur u. Ruptur des Lig. deltoideum (Innenband); **Diagn.:** Rö. des gesamten Unterschenkels mit oberem Sprunggelenk u. Knie in 2 Ebenen, dynam. Untersuchung unter Röntgenbildverstärker (instabile Malleolengabel ermöglicht Lateralshift des Talus); **Ther.:** immer op.: Stellschraube zur Sicherung der Syndesmose, seltener Naht der Syndesmose u. Osteosynthese der zusätzl. Innenknöchelfraktur.

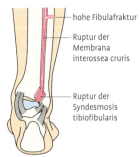

Maisonneuve-Fraktur

Maissiat-Gurt: Tractus* iliotibialis.

Maito|toxin *n*: hitzebeständiges Peptid; gemeinsam mit Ciguatoxin (s. Ciguatera) vorkommendes Gift der Dinoflagellaten-Gattung Gambierdiscus toxicus; der Verzehr M.-haltiger Fische (z. B. Doktorfische; tahitian. Bez. Maito) führt zur Vergiftung; M. gehört zu den stärksten bekannten natürl. Giften (LD_{50} 0,1 µg/kg); **Wirkung:** M. aktiviert Calciumkanäle u. verursacht infolgedessen einen massiven Calciumeinstrom in die Zelle, Kontraktionen der glatten Muskulatur sowie die Freisetzung von Neurotransmittern.

Majocchi-Krankheit (Domenico M., Dermat., Bologna, 1849–1929): Purpura* anularis teleangiectodes.

major (lat.): größer, der Größere.

Major De|pression (↑; Depression*): Abk. MD; Bez. (DSM-IV) für best. Verlaufsform der Depression* (i. e. S. Major Depressive Episode) mit einer Dauer von mind. 2 Wochen; **Kriterien:** mind. eines der Sympt. depressive Verstimmung od. Interessenverlust/Freudlosigkeit sowie mind. 4 weitere Sympt. (z. B. Gewichtsverlust, Schlafstörung, psychomotorische Störungen, Wertlosigkeits- u. Schuldgefühle, Konzentrationsstörung, Suizidalität) müssen bestehen u. sind nicht durch einen med. Krankheitsfaktor, Substanzwirkung, stimmungsinkongruenten Wahn od. Halluzinationen bedingt od. können durch einfache Trauer erklärt werden. Vgl. Episode, depressive.

Major|test (↑) *m*: s. Kreuzprobe.

MAK: 1. (arbeitsmed.) Abk. für **m**aximale **A**rbeitsplatz**k**onzentration; Grenzwert für die höchste, am Arbeitsplatz zulässige Konz. einer Chemikalie in der Luft (als Gas, Dampf od. Aerosol), die bei wiederholter (i. d. R. tägl. 8-stündiger Exposition) keine Gesundheitsschäden verursacht (u. keine unangemessene Belästigung darstellt); existiert zur Zeit nicht für Kanzerogene*; jährl. aktualisierte Werte veröffentlichen die Deutsche Forschungsgemeinschaft (Abk. DFG) u. der Ausschuss für Gefahrstoffe beim Bundesministerium für Arbeit u. Soziales; langfristig sollen MAK u. a. für Gefahrstoffe an Arbeitsplätzen gültige Grenzwerte durch AGW* ersetzt werden. Den MAK-Werten in Deutschland entsprechen die von der AGGIH (Abk. für American Conference of Governmental Industrial Hygienists) festgelegten TLV (Abk. für threshold limit values) als Schwellengrenzwerte für Schadstoffe in der Luft am Arbeitsplatz. Vgl. BAT; EKA; MIK; TRK; Gefahrstoffverordnung; **2.** (endokrin.) Abk. für **m**ikrosomale **A**ntikörper; s. Schilddrüsenantikörper; vgl. MAC.

Makro-: auch Macro-; Wortteil mit der Bedeutung lang, groß, weit; von gr. μακρός.

Makro|angio|pathie (↑; Angio-*; -pathie*) *f*: (engl.) *macroangiopathy*; Erkr. der großen u. größeren Gefäße (Extremitäten-, Abdominal-, Koronar-, extra- u. intrakranielle hirnversorgende Gefäße); meist Arteriosklerose*. Vgl. Mikroangiopathie.

Makro|blast (↑; Blast-*) *m*: (engl.) *macroblast*; Vorstufe der Erythrozyten*; s. Erythroblasten; Erythrozytopoese.

Makro|cheilie (↑; Cheil-*) *f*: (engl.) *macrocheilia*; abnorme Verdickung der Lippen, z. B. durch Trauma, Lymphangiektasie*, kavernöses Hämangiom*, Angioödem* od. granulomatöse Entz. (Melkersson*-Rosenthal-Syndrom, Abb. dort).

Makro-Elektro|myo|graphie (↑; Elektro-*; My-*; -graphie*) *f*: (engl.) *macro-electromyography*; kurz Makro-EMG; Elektromyographie* unter Verw. einer Nadelelektrode mit großem Ableitradius zur Erfassung der elektr. Aktivität einer motorischen Einheit*.

Makro|gameten (↑; Gameten*) *f pl*: (engl.) *macrogametes*; weibl. Malariaparasiten; vgl. Plasmodien.

Makro|glia (↑; Glia*) *f*: (engl.) *macroglia*; Sammelbez. für einige Zellen der Neuroglia* des ZNS (protoplasmat. u. faserige Astrozyten, Oligodendrozyten).

Makro|globulin|ämie (↑; Globuline*; -ämie*) *f*: (engl.) *macroglobulinemia*; syn. Waldenström-Krankheit, lymphoplasmozytisches Lymphom; auch Immunozytom; Sonderform des niedrig-malignen B-Zell-Non*-Hodgkin-Lymphom mit Paraproteinämie* inf. Vermehrung eines monoklonalen Makroglobulins vom Typ IgM (M_r >1 000 000; i. d. R. Typ IgM-Kappa od. IgM-Lambda) auf >3 g/dl; **Häufigkeit:** Haupterkrankungsalter um 60. Lj., Androtropie; **Sympt.:** initial meist leibe Beschwerden, bei weiterem Fortschreiten Müdigkeit, Leistungsabfall, Infektionsanfälligkeit, hämorrhag. Diathese (Nasenbluten, Magen-Darm-Blutungen), Lymphknotenschwellungen, Spleno- u. Hepatomegalie, Polyneuropathie (Bing-Neel-Syndrom), Hyperviskositätssyndrom* (meist erst ab IgM-Werten um 5-7 gm/d) mit Durchblutungsstörungen; Kryoglobulinämie*, Fundus paraproteinaemicus mit Dilatation der Venen u. Retinablutungen; **Diagn.:** Anämie (80 %), evtl. Leuko- u. Thrombozytopenie, Hypergammaglobulinämie, hohe BSG; in biopt. Präparaten (v. a. Knochenmark-, Lymphknotenpunktat) ist Durchsetzung mit lymphoiden u. Plasmazellen (Anteil ≥30 %) charakteristisch; Nachw. des monoklonalen IgM-Paraproteins v. a. mit Immunelektrophorese (M*-Gradient) u. Immunfixation*; **Ther.:** bei symptomatischer, fortgeschrittener Erkr. Polychemotherapie mit Alkylanzien*, Prednison, Purinanaloga, Rituximab*; evtl. autogene Stammzelltransplantation*; bei vital bedrohlichem Hyperviskositätssyndrom Plasmapherese*; **Progn.:** abhängig von Alter, peripherer Zytopenie, Polyneuropathie u. Gewichtsverlust, mittlere Überlebenszeit ca. 5 Jahre.

Makro|globuline (↑; ↑) *n pl*: (engl.) *macroglobulins*; Globuline* mit einem M_r >200 000; z. B. Alpha-2-Makroglobulin (M_r 725 000; s. Antithrombine), Gammamakroglobulin (IgM-Polymer, M_r >1 000 000); **Vork.:** Makroglobulinämie*. Vgl. Referenzbereiche (Tab. dort).

Makro|glossie (↑; Gloss-*) *f*: (engl.) *macroglossia*; abnorme Größe der Zunge; **Vork.:** z. B. bei Hypothyreose, Down-Syndrom, Wiedemann*-Beckwith-Syndrom, Mukopolysaccharid-Speicherkrankheit Typ I u. II, Akromegalie, Amyloidose, Hämangiom; akut auftretend inf. Wespenstichs, Inf. (z. B. Erysipel), bei Angioödem.

Makro|graphie (↑; -graphie*) *f*: (engl.) *macrography*; pathol. Vergrößerung der Handschrift; **Vork.:** z. B. bei Ataxie*.

Makro|hämat|urie (↑; Häm-*; Ur-*) *f*: s. Hämaturie.

Makro|karyose (↑; Karyo-*; -osis*) *f*: (engl.) *macrokaryosis*; große Zellkerne, bes. von Zellen maligner Tumore; s. Tumorzellen.

Makro|lid-Anti|biotika (↑; Anti-*; Bio-*) *n pl*: (engl.) *macrolide antibiotics*; Gruppe von aus versch. Streptomyces gewonnenen (Erythromycin, Spiramycin) od. synthet. hergestellten (z. B. Clarithromycin, Roxithromycin, Azithromycin, Telithromycin*) Antibiotika* mit einem großen Laktonring u. i. d. R. bakteriostatischer Wirkung; **Wirkungsmechanismus:** Protein-Biosynthese-Hemmung durch reversible Bindung an die 50 S-Untereinheit der bakteriellen 70 S-Ribosomen; hemmt die Translokation der RNA, verhindert die Peptidkettenverlängerung u. blockiert so die Proteinsynthese in den Bakterien; **Wirkungsspektrum:** grampositive (vereinzelt auch gramnegative) Bakt., Mykoplasmen, Chlamydien, Rickettsien, Legionellen, Treponemen; **UAW:** (selten) gastrointestinale Störungen, Allergien, cholestat. Ikterus u. Leberschädigungen, Hypoglykämie (cave: Komb. mit Sulfonylharnstoff); cave bei Herzrhythmusstörungen u. gleichzeitiger Behandlung mit anderen Substanzen, die zu Verlängerung der QTc-Zeit im EKG führen können.

Makro|moleküle (↑) *n pl*: (engl.) *macromolecules*; Moleküle mit Molekulargewichten von 10 000 bis über 500 000 (z. B. Proteine, Nukleoproteine, Lipoproteine).

Makro|phagen (↑; Phag-*) *m pl*: (engl.) *macrophages*; syn. adhärente od. akzessorische Zellen, A-Zellen; zu Phagozytose* u. Pinozytose* sog. große Partikel (Bakt. u. a. Mikroorganismen, Fremdkörper, Zelltrümmer, polymerisierte lösl. Moleküle u. a.) u. deren Elimination od. Speicherung befähigte, amöboid beweg. mononukleäre Zellen des Monozyten*-Makrophagen-Systems; **Entw.:** stammen von der myeloischen Stammzelle (Monoblast, Promonozyt) ab u. zirkulieren nach Ausreifung im Knochenmark 1–2 Tage als Monozyten* (Blutmakrophagen) im Intravasalraum, bevor sie in Gewebe einwandern u. sich zu ortsständigen M. differenzieren (s. Tab.); **Aufbau:** Reife M. sind größer als Lymphozyten (Ø 12–30 μm), besitzen reichl. Zytoplasma, das zahlreiche endozytot. Vesikel u. Lyso-

Makrophagen	
Typ	Gewebe, Organ
Histiozyten	Bindegewebe
Kupffer-Sternzellen	Leber
Alveolarmakrophagen	Lunge
Pleura-, Peritoneal-makrophagen	seröse Höhlen
Deckzellen	Synovialis
Osteoklasten	Knochen
Mikrogliazellen	zentrales Nervensystem
freie und sessile Makrophagen	Lymphknoten
Langerhans-Zellen	Epidermis und Mundschleimhaut

somen* enthält, einen kleinen eingebuchteten Kern u. versch. Rezeptoren auf ihrer Membranoberfläche (u. a. für IgG, C3b des Komplements, Fibronektine, sog. toll* like receptors u. Scavenger*-Rezeptoren); **Wirkung:** ihre mikrobizide Potenz (Abtötung phagozytierter Mikroorganismen mit Hilfe des oxidativen Metabolismus u. lysosomaler Enzyme) u. (antitumoröse) Zytotoxizität ist nach Aktivierung (z. B. durch bakterielle Stoffwechselprodukte, Lymphokine u. a. Zytokine) bes. ausgeprägt. M. synthetisieren eine Vielzahl von Substanzen, die sie z. T. kontinuierl., nach Phagozytose od. im aktivierten Zustand sezernieren; hierzu gehören Enzyme (z. B. Kollagenase, Elastase, Hyaluronidase, lysosomale Proteasen, Lysozym) u. a. an Entz. u. unspezif. Abwehrmechanismen beteiligte Proteine (z. B. Prostaglandine, die Komplementproteine C1–C5, IL-1, endogenes Pyrogen), Faktoren, die die Funktion anderer Zellen bzw. Zellsysteme modulieren (z. B. mitogenes Protein, CSF*, FGF*, TNF), sowie Blutgerinnungsfaktoren; **Funktion:** Induktion u. Regulation von Entz., Gewebereorganisation u. Organheilung, Aktivierung des Immunsystems u. Stimulation von Lymphozyten (Interaktion mit B- u. T-Lymphozyten in der Anfangsphase der Immunantwort* als Antigen-verarbeitende u. Antigen-präsentierende Zellen*), als mikrobizide, zytotox. (antitumoröse) u. Entzündungszellen von zentraler Bedeutung für die zellvermittelte Immunität*.

Makro|potential (↑) *n*: (engl.) *macropotential*; hohe Welle aus einer Summe kleinerer Potentiale bei der EEG*.

Makro|pro|laktin|ämie (↑; Pro-*; Lact-*) *f*: (engl.) *macroprolactinemia*; Nachweis eines Prolaktins* mit M_r >150 kDa im Serum (sog. Makroprolaktin); entsteht wahrscheinl. aufgrund einer Prolaktin-IgG-Komplexbildung; meist ohne klin. Relevanz.

Makr|opsie (↑; Op-*) *f*: s. Metamorphopsie.

makro|skopisch (↑; Skop-*): (engl.) *macroscopic*; mit bloßem Auge sichtbar; Gegensatz mikroskopisch.

Makro|somie (↑; Soma*) *f*: s. Hochwuchs.

Makro|stoma (↑; Stoma*) *n*: (engl.) *macrostomia*; veraltet Stomatoschisis; s. Gesichtsspalten.

Makro|thrombo|zyto|penie, MYH9-assoziierte (↑) *f*: (engl.) *MYH9 related disease*; syn. MYH9-Gen-Syndrome; autosomal dominant erbl. Thrombozytopenie* mit abnorm geformten makrozytären Thrombozyten* verkürzter Überlebenszeit; hämorrhag. Diathese* (Blutungszeit verlängert) selten therapiebedürftig; **Ätiol.:** Mutation im MYH9-Gen (codiert für schwere Kette 9 des nichtmuskulären Myosins) mit Genlocus 22q11.2; **Formen:** 1. Epstein-Syndrom (sog. Alport*-Syndrom mit Makrothrombozytopenie); Klin.: Glomerulonephritis, Innenohrschwerhörigkeit, diskrete Blutungsneigung; 2. mit charakterist., durch Immunfluoreszenztest* nachweisbaren granulozytären Zytoplasmaeinschlüssen: **a)** May-Hegglin-Anomalie; rein hämatol. mit milder Blutungsneigung meist ohne Krankheitswert; spindel- od. schlierenförmige Zytoplasmaeinschlüsse in neutrophilen Granulozyten (Doehle*-Körperchen); **b)** Fechtner-Syndrom (sog. Alport-Syndrom mit Leukozyteneinschlüssen u. Makrothrombozytopenie); Klin. wie Epstein-Syndrom, zusätzl. Katarakt; Zytoplasmaeinschlüsse in neutrophilen u. eosinophilen Granulozyten (Pseudo-Doehle-Körperchen; kleiner als Doehle-Körperchen; **c)** Sebastian-Syndrom: rein hämatol. mit milder Blutungsneigung meist ohne Krankheitswert; Pseudo-Doehle-Körperchen in neutrophilen Granulozyten.

Makro|zephalie (↑; Keph-*) *f*: (engl.) *macrocephalia*; Megalozephalie; Form der Dyszephalie* mit Vergrößerung des Schädelumfangs; **Vork.:** als physiol. Überproportionierung des Schädels über dem 90. Perzentil in den ersten 3 Lj. (s. Kopfumfang, kindlicher), familiäre Form, i. R. von versch. Stoffwechsel- u. Ossifikationsstörungen*, bei Neurofibromatose* u. als Folgezustand bei Hydrozephalus* od. Megalenzephalie* (dann M. i. e. S. mit Schädelumfang oberhalb des 97. Perzentils).

Makro|zyten (↑; Zyt-*) *m pl*: (engl.) *macrocytes*; große, früh entkernte Erythrozyten; **Vork.:** megaloblastäre u. hämolyt. Anämien, ineffektive Erythrozytopoese, Lebererkrankung. Vgl. Anisozytose.

Makula|de|generation (Macula*; Degeneratio*) *f*: (engl.) *macular degeneration*; Erkr. der Macula* lutea meist beider Augen im Alter mit fortschreitendem Sehverlust bei Erhalt des peripheren Gesichtsfeldes; **Einteilung:** 1. juvenile M. (Stargardt*-Krankheit); 2. altersabhängige M. (Abk. AMD); Pathol.: Ablagerung von hyalinem Material (Drusen*) im retinalen Pigmentepithel, zw. Pigmentepithel u. Basalmembran sowie in der Bruch-Membran; Neovaskularisation* in der Folge; **Klin.:** mäßiger Sehschärfeverlust bei Atrophie des retinalen Pigmentepithels (sog. trockene senile M., s. Abb.); starker Sehschärfeverlust bei seröser Abhebung von Netzhaut u. Pigmentepithel inf. subretinaler Neovaskularisation (sog. feuchte senile M.) mit zentraler, prominenter Narbe als Endstadium (Junius-Kuhnt-M.); **Ther.:** Laserchirurgie bei begrenzter extrafovealer subretinaler Neovaskula-

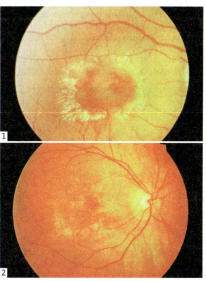

Makuladegeneration: 1: feuchte M.; 2: trockene M. [166]

Makuladystrophie

risation, Bestrahlung, photodynam. Ther. mit Verteporfin*, op. Entfernung der Neovaskularisationen u. Makularotation. Vgl. Makuladystrophie; Makulopathie.

Makula|dys|trophie (↑; Dys-*; Troph-*) *f*: (engl.) *macular dystrophy*; Sammelbez. für erbl. zentralretinale Dystrophien mit Degeneration der Macula* lutea, die sich in versch. Altersstufen manifestieren, beiderseits auftreten u. mit unterschiedl. starkem Sehschärfeverlust einhergehen; **Formen:** 1. Achromatopsie 1–3: autosomal-rezessiv erbl., Genloci 14, 2q11 (CNGA3-Gen), 8q21-q22 (CNGB3-Gen); 2. X-chromosomale juvenile Retinoschisis: X-chromosomal-rezessiv, Genlocus Xp22.2-p22.1; 3. autosomal-dominante Drusen (Doyne-Choroidose): Genlocus 2p16 (EFEMP1-Gen); 4. juvenile Makuladegeneration (syn. Stargardt*-Krankheit); 5. vitelliforme M.: autosomal-dominant erbl., Genlocus 11q13 (BEST1-Gen), bei der Erwachsenenform der vitelliformen M. auch inf. PRPH2-Genmutation (RDS-Gen) mit Genlocus 6p21.1-cen; atypische vitelliformen M.: autosomal-dominant erbl., Genlocus 8q24 (VMD1-Gen); 6. korneale M. (Typ I, II): autosomal-rezessiv, Genlocus 16q22 (CHST6-Gen); 7. retinale M.: **a)** Typ 1: sog. North Carolina; autosomal-dominant erbl., Genlocus 6q14-q16.2; **b)** Typ 2: autosomal-dominant erbl., Genloci 4p15.3, 4p16.3-p15.2 (Gene MCDR2 u. PROM1); **c)** Typ 3: autosomal-dominant erbl., Genlocus 5p15.33-p13.1. (Gene MCDR3.–8); 8. senile M.: autosomal-dominant erbl., Genlocus 1p21-p13 (Gene ABCA4.–9.); 9. konzentrisch-annuläre M.: autosomal-dominant erbl.; 10. X-gebundene M.; **Diagn.:** Fluoreszenzangiographie, Elektroretinographie, Elektrookulographie, Farbsinnprüfung; **Ther.:** keine Behandlungsmöglichkeit.

Makula|foramen (↑; Foramen*) *n*: (engl.) *macular hole*; Makulaloch; s. Tab., umschriebene, scharf begrenzte, häufig nur partielle (sog. Schichtloch) Zerstörung der Netzhaut in der Fovea der Macula* lutea (s. Abb.) inf. Glaskörperzug u. -schrumpfung meist nach Trauma od. anderen Netzhauterkrankungen.

Makula|ödem (↑; Ödem*) *n*: (engl.) *macular edema*; Schwellung der zentralen Netzhaut (s. Abb.) mit

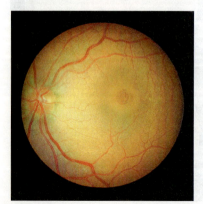

Makulaforamen: durchgreifendes Makulaforamen Stadium III [106]

Makulaforamen Stadieneinteilung	
Stadium	ophthalmoskopischer Befund
I A	drohendes M. mit Abhebung der Foveola (kleiner gelber Fleck)
I B	drohendes M. mit Abhebung der Fovea (Ausbildung eines gelben Hofes)
II	Riss in der Peripherie der foveolären Netzhaut
III	M. mit oder ohne Operculum
IV	M. mit Glaskörperabhebung

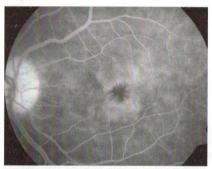

Makulaödem: bei chronisch persistierender Uveitis; Fluoreszenangiographie [106]

Sehschärfeverlust bzw. Metamorphopsie; **Formen:** 1. grau-weißl., intrazelluläres Ödem bei Ischämie; 2. glasig erscheinendes, extrazelluläres Ödem v. a. bei retinalen Venenverschlüssen, diabetische Retinopathie, hypertensive Retinopathie, intraokularen Entz.; 3. zystoides M.: schwerste Form des extrazellulären M. mit rosettenartiger Verteilung zystenähnl. Räume im Bereich der Macula lutea. Vgl. Chororetinopathia centralis serosa.

Makulo|pathie (↑; -pathie*) *f*: (engl.) *maculopathy*; Sammelbez. für krankhafte morphol. Veränderungen im Bereich der Macula* lutea mit unterschiedl. stark ausgeprägtem zentralem Sehschärfeverlust; **Formen:** 1. erworbene M.: altersabhängige Makuladegeneration*, Chororetinopathia* centralis serosa, Makulaforamen*, zystoides Makulaödem*, myopische Makulopathie*, epiretinale Gliose*, toxische M. (v. a. bei Langzeittherapie mit Chloroquin*); Schießscheiben-Makulopathie: Vork. z. B. bei Zapfendystrophie, Stargardt-Krankheit; **Sympt.:** Farbenfehlsichtigkeit*; 2. diabetische Makulopathie*; 3. angeborene M.: s. Makuladystrophie; **Diagn.:** Prüfung der Sehschärfe u. des Farbensehens, Fluoreszangiographie, Elektroretinographie.

Makulo|pathie, diabetische (↑; ↑) *f*: (engl.) *diabetic maculopathy*; Makulopathie* v. a. bei Diabetes* mellitus Typ 1 als typ. Spätkomplikation bei langjährig schlechter Stoffwechseleinstellung; auch Frühkomplikation bei rascher Stoffwechselnormalisierung nach langjährigem Insulinmangel

(HbA1c>11–13 %) i. S. eines sog. Normo-glycemia-Reentry-Phänomens od. early worsening; **Path.**: unter langjährigem Insulinmangel razifizieren Netzhautgefäße (hochregulieren Rezeptoren für Wachstumsfaktoren); unter Sauerstoffmangel u. verstärkter Insulinzufuhr werden IGF-1 u. VEGF-1 vermehrt freigesetzt u. treffen nach einer Insulinmangelphase auf hochregulierte Rezeptorpopulationen; **Klin.**: Ödem, MRT-morphol. deutliche Verdickung der Makula; Sehstörung bis Blindheit, zunächst reversibel; im Endstadium bei Untergang des perifoveolären Kapillarnetzes ischämische Makulopathie mit irreversibler Visusminderung; **Formen**: fokales, diffuses u. ischämisches Makulaödem*; **Häufigkeit**: nach 15 Jahren Krankheitsdauer ca. 15 %; **Diagn.**: Ophthalmoskopie*, Interferenztomographie der Retina; zur Beurteilung der umgebenden Retina Fluorenzenzangiographie; **Prävention**: HbA1c-Werte unter 7,5 % od. 7,0 % ab Erstdiagnose Diabetes mellitus Typ 1; stark von genet. Prädisposition abhängig; Vermeidung von schneller HbA1c-Absenkung nach langjährigen Insulinmangelzuständen, z. B. HbA1c 11–15 %, monatl. od. 3-monatl. Augenhintergrundkontrolle unter Therapieintensivierung; HbA1c-Senkung nicht schneller als 1 % pro Monat, bei Verschlechterung des Stadiums der Retinopathie langsamere Blutzuckersenkung; **Ther.**: bei Sehverschlechterung sofortige Augenhintergrundkontrolle, ggf. sofortiges Anheben des Blutzuckers, augenärztliche Inokulation von Dexamethason* od. VEGF*-Antagonisten Pegaptanib* u. Ranibizumab* (zugelassen für neovaskuläre, feuchte, altersabhängige Makuladegeneration*; Wiederholung alle 4–6 Wo. bis zu ca. 2 Jahren).

Makulo|pathie, myopische (↑; ↑) *f*: (engl.) *myopic maculopathy*; i. R. einer bestehenden Myopie* auftretende Atrophie der zentralen Netzhaut, evtl. mit Einrissen der Bruch-Membran (sog. Lacksprünge), choroidalen Gefäßneubildungen u. sekundäre Hyperplasie des Pigmentepithels (Fuchs-Fleck).

Mal-: Wortteil mit der Bedeutung schlecht, bösartig; von lat. m*a*lus.

Mala (lat.) *f*: Wange; s. Bucca.

Mal|ab|sorption (Mal-*; Absorption*) *f*: (engl.) *malabsorption*; mangelnde intestinale Resorption bei mukosaler Störung der Verdauung* bzw. intestinal gestörtem Blut- bzw. Lymphfluss; klin. häufig (pathophysiol. nicht korrekt) auch für Maldigestion* verwendete Bez. (pathophysiol. Sammelbez.: Malassimilation*); **Vork.**: 1. primär mukosaler Defekt: z. B. angeb. Kohlenhydratmalabsorption*, Hartnup*-Krankheit; 2. mukosale Störung inf. primär enteraler Erkr. (Enteropathie, Enteritis) bzw. enteraler Beteiligung an system. Erkr.: z. B. infektiöse Gastroenteritis (einschließl. Parasitosen, z. B. Giardiasis*), Zöliakie*, tropische Sprue*, Whipple*-Krankheit, Enteritis* regionalis Crohn, progressive systemische Sklerose*, systemische Amyloidose*, Strahlenschaden*, neuroendokrine Tumoren* (z. B. Zollinger*-Ellison-Syndrom, Verner*-Morrison-Syndrom); 3. (iatrogen) fehlende intestinale Resorptionsfläche: z. B. Kurzdarmsyndrom*; 4. (kardio)vaskulär: Angina abdominalis, Rechtsherzinsuffizienz*, konstriktive Perikarditis*; 5. intestinale Lymphabflussstörung bei Lymphom, Lymphknotenmetastasen od. Lymphangiopathie*; **Sympt.**: s. Malassimilationssyndrom.

Mal|ab|sorptions|syn|drome (↑; ↑) *n pl*: (engl.) *malabsorption syndromes*; Erkr., die mit Malabsorption* einhergehen.

Malacia (-malazie*) *f*: s. Malazie.

Maladie des tics (franz. Tick-Krankheit) *f*: s. Tourette-Syndrom.

Malako|plakie (-malazie*; gr. πλάξ, πλακός Platte, Fläche) *f*: (engl.) *malacoplakia*; plattenförmige gelbliche Schleimhautveränderungen inf. Schleimhautimmundefekts; **Ätiol.**: vermutl. unvollständige Phagozytosefähigkeit (geminderte phagolysosomale Aktivität) der Makrophagen u. Monozyten, häufig unter Immunsuppression; **Lok.**: v. a. Harnblase (Malacoplacia vesicae urinariae; 75 %), ableitende Harnwege; selten Haut u. gastrointestinale Schleimhäute, Lunge, Knochen, Nieren, Prostata; **Histol.**: PAS-positive Makrophagen, deren Zytoplasma Michaelis-Gutmann-Körperchen enthält (verkalkte, nicht vollständig abgebaute Bakterienanteile, v. a. von Kolibakterien od. Proteus-Species); **Sympt.**: gelegentl. Hämaturie, Harndrang, Dysurie od. Pollakisurie, Flankenschmerzen; **Diagn.**: Biopsie; **Ther.**: Antibiotika (Chinolone, Trimethoprim-Sulfamethoxazol); chir.: Exzision der Schleimhautveränderungen bei Abszessbildung.

Mal|aria (italienisch mala aria schlechte Luft) *f*: (engl.) *malarial fever, malaria*; Helopyra; Sumpffieber, Wechselfieber; Sammelbez. für Infektion durch Plasmodien* (Protozoen); **Err.**: 1. Plasmodium* falciparum: s. Malaria tropica; 2. Plasmodium* vivax od. Plasmodium* ovale: s. Malaria tertiana; 3. Plasmodium* malariae: s. Malaria quartana; 4. Plasmodium* knowlesi: M. quotidiana; **Übertragung**: Stich der weibl. Stechmücke der Gattung Anopheles*; **Epidemiol.**: trotz intensiver Bekämpfungsmaßnahmen weltweit in Tropen u. z. T. auch in Subtropen unterhalb 2000 m Höhe verbreitet, insbes. i. R. der globalen Klimaerwärmung zunehmend auch höhere Lagen betroffen; endem. Vork. in Europa u. Teilen der Türkei; durch zunehmende Resistenz der Plasmodien gegen Chemotherapeutika u. der Anopheles-Mücken gegen Insektizide bzw. durch unzureichende allg. Bekämpfungsmaßnahmen verschlechtert sich die Situation in vielen Endemiegebieten. Jährl. ca. 500 Mio. Neuerkrankungen u. 1–3 Mio. Todesfälle durch M.; in Europa gleichbleibend jährl. etwa 10 000 Fälle importierter M. (s. Airport-Malaria); **Path.**: freiwerdende Stoffwechselprodukte, Zytokine, Stickoxidradikale, hämolyt. Anämie u. Hypoxie sowie Autoimmunreaktionen des Wirts u. kapillare Stase inf. Verklumpung befallener Erythrozyten (sog. Sequestrierung); **Klin.**: Manifestation durch zykl. Zerfall von mit Plasmodien befallenen Erythrozyten; hierbei auftretende Fieberanfall mit Schüttelfrost, Bauchbeschwerden u. Krämpfen wiederholt sich bei M. tertiana typ. jeden 2. Tag, bei M. quartana jeden 3. Tag, bei M. tropica unregelmäßig; Doppelbefall mit einer Plasmodienart od. mit versch. Zeiten od. mit versch. Plasmodienarten gleichzeitig führt zu uncharakterist. Fieberrhythmen (s. Quotidiana). **Diagn.**: mikroskop. Nachw. der Plasmodien (Blutausstrich, Dicker* Tropfen, Abb. dort, Fluoreszenz*-Mikrohämatokrit-Anreicherung), PCR, Antigennachweis im Blut; Antikörpernachweis nur zur Bekräftigung anamnest. Hinweise auf Malaria; **Ther.**: stationär (möglichst tropenmedizinisch); abhängig vom Erreger, der Resistenzlage (dem Infektionsgebiet), der zuvor durchgeführten Chemoprophylaxe u. vom klin. Bild; cave: Bei allen Reiserückkehrern aus Südostasien u. Inf. mit hoher Parasitendichte muss Infektion mit Plasmodium* knowlesi in Betracht gezogen u. schnell gehandelt werden, da diese Infektion schwerer verläuft. **Prävention:** s. Malariaprophylaxe.

Mal|aria|mücke (↑): s. Anopheles.
Mal|aria|pigment (↑; Pigmente*) *n*: s. Hämazoin.
Mal|aria|plasmodien (↑) *fpl*: s. Plasmodien.
Mal|aria|pro|phylaxe (↑; Prophylaxe*) *f*: (engl.) *malaria prophylaxis*; Maßnahme zur individuellen Verhinderung einer Malaria*; **Formen: 1. kontinuierl. Chemoprophylaxe**: je nach Resistenzentwicklung der Plasmodien in den einzelnen Regionen u. unter Beachtung der Kontraind. ist eine regelmäßige Einnahme von Chloroquin*, Atovaquon*-Proguanil*, Doxycyclin* od. Mefloquin* notwendig. **2. Expositionsprophylaxe:** zusätzl. Maßnahmen zur Vermeidung von Mückenstichen sind Moskitonetze, geeignete Kleidung, Insekten abwehrende Substanzen (s. Insect Repellents); **3. Stand-by-Prophylaxe:** Fehlt eine adäquate ärztl. Versorgung, wird bei Malariasymptomen (z.B. Fieber, Kopf-, Gliederschmerzen, Schüttelfrost) eine Notfall-Selbstbehandlung entsprechend der örtl. Plasmodien-Resistenzlage u. der individuellen Anwendungsbeschränkungen mit Chloroquin, Atovaquon-Proguanil, Mefloquin od. Artemether-Lumefantrin durchgeführt.

Mal|aria quartana (↑) *f*: (engl.) *quartan malaria*; Febris quartana; durch Plasmodium* malariae verursachte, seltenste Form von Malaria*; **Inkub.:** 20–35 Tage; **Sympt.:** allmähl. Beginn (Prodromi), typ. Fieberanfall alle 72 Std., Hepatosplenomegalie; Rekrudeszenz nach Jahren noch mögl. (bis ca. 40 Jahre nach Infektion); **Kompl.:** Nephropathie (Immunkomplexablagerung in der Niere); **Ther.:** Chloroquin; **Progn.:** rel. günstig, sofern keine Nierenbeteiligung vorliegt; bei Nephropathie ungünstig. Vgl. Quotidiana.

Mal|aria tertiana (↑) *f*: (engl.) *tertian malaria*; Febris tertiana; syn. Dreitagefieber; Kurzbez. Tertiana; durch Plasmodium* vivax od. Plasmodium* ovale verursachte, nicht lebensbedrohl. Form von Malaria*; **Inkub.:** im Allg. 8–20 Tage; **Sympt.:** zunächst 3–7 Tage uncharakterist. Initialfieber, anschl. Fieberanfall alle 48 Std. mit Fieber u. Schüttelfrost, krit. Entfieberung nach mehreren Std.; Anämie u. Splenomegalie nach längerer Dauer; Rezidive (8 Mon. bis 4 Jahre) ohne Primaquin-Ther. relativ häufig; **Ther.:** Chloroquin u. abschließende Behandlung mit Primaquin nach Ausschluss eines Glucose-6-Phosphat-Dehydrogenase-Mangels, da sonst massive Hämolysen auftreten können; alternativ bei Resistenz Mefloquin od. Atovaquon-Proguanil; Beseitigung ruhender Parasitenstadien (Hypnozoiten) in der Leber durch Primaquin; **Progn.:** ohne erneute Infektion spontane Ausheilung innerh. von 4 Jahren, Milzruptur als seltene Komplikation. Vgl. Quotidiana.

Mal|aria tropica (↑) *f*: (engl.) *falciparum malaria*; durch Plasmodium* falciparum verursachte, schwerste Form der Malaria* mit akuter Lebensgefahr; **Inkub.:** im Allg. 8–12 (5–17) Tage; **Klin.:** oft sehr uncharakterist. Beginn, plötzl. hohes Fieber, Kopf- u. Gliederschmerzen, Schüttelfrost, gastrointestinale Beschwerden, Erbrechen, Benommenheit; Anämie u. Ikterus (Erythrozytenzerfall) treten ebenso wie Leber- u. Milzschwellung frühzeitig auf; führt bei Nichtimmunen oft in der 2. Krankheitswoche zum Tod durch Multiorganversagen; beim Überstehen der Krankheit nach ca. 6 Wo. keine Rekrudeszenz mehr, bei Teilimmunität Parasitenpersistenz bis 2 Jahre; **Kompl.:** respirator. Insuff. bis ARDS, akutes Nierenversagen, Hyperparasitämie (>250 000 Parasiten/µl Blut), Hämoglobin <4,5 mmol/l, Thrombozytopenie, Bilirubin >50 µmol/l, Hypoglykämie (<2,2 mmol/l), Kreatinin >265 µmol/l, Laktatazidose; gastrointestinale Malaria kann Darminfektion vortäuschen; zerebrale Malaria mit Hämorrhagien u. Nekrosen im Gehirn inf. kapillarer Stase führt zu unterschiedl. neurol. Störungen, je nach Lok. u. Ausmaß z.B. Paresen, Epilepsien, meningo-enzephalit. Bilder, Koma; kardiale Malaria mit Kollaps u. Myokardschädigung; als renale Kompl. Immunkomplex-Glomerulonephritis; sehr selten Verbrauchskoagulopathie*, Thrombozytopenie; lebensbedrohl. Anämie bes. bei Kindern; Tod meistens durch Multiorganversagen; **Schwarzwasserfieber:** intravasale Hämolyse mit folgender Hämoglobinurie, häufig mit letalem Ausgang (Anurie, Koma, Azidose); häufig unter Chinin-Prophylaxe; **Diagn.:** Parasitennachweis im Blut (Dicker* Tropfen, Fluoreszenz*-Mikrohämatokrit-Anreicherung, Antigennachweis, PCR); s. Abb.; **Ther.:** bei unkomplizierter M. t. Chloroquin (cave: Resistenzen) Mefloquin, Atovaquon-Proguanil od. Arthemeter-Lumefantrin; bei komplizierter M. t. Chinin in Komb. mit Doxycyclin od. Clindamycin, evtl. intensivmed. Betreuung. Vgl. Quotidiana.

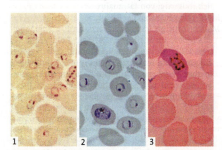

Malaria tropica: Entwicklungsstadien von Plasmodium falciparum im peripheren Blut; 1: junge siegelringförmige Trophozoiten; 2: z.T. schon etwas ältere Trophozoiten, ein unreifer Schizont; 3: männlicher Mikrogametozyt [138]

Malassez-Epi|thel|reste (Louis-Charles M., Chir., Pathol., Paris, 1862–1910; Epithel*): (engl.) *Malassez's rests*; versprengte Epithelzellen bzw. -inseln im Desmodont der Zähne, die Reste der epithelialen Wurzelscheide (Hertwig-Wurzelscheide) des Schmelzorgans darstellen; von ihnen geht u. U. die Bildung einer odontogenen Kieferzyste* od. eines Ameloblastoms* aus.

Malassezia furfur (↑) *f*: (engl.) *Malassezia furfur*; syn. Pityrosporum ovale; ubiquitäre Hefe aus der Gruppe der Fungi* imperfecti, verwandt mit Ascomycetes; Err. der Pityriasis* versicolor u. an der Entstehung des seborrhoischen Ekzems* beteiligt; morphol. ellipsoide od. flaschenähnl. 1,5–5,5 μm große Zellen, die beim Abssprossen der Tochterzellen typ. Kragen bilden; **Nachw.:** Mikroskopie von Hautschuppen, die Sprosszellhaufen u. Pilzhyphen enthalten.

Mal|assimilation (Mal-*; Assimilation*) *f*: verminderte Nährstoffausnutzung; **Formen:** Maldigestion*; Malabsorption*.

Mal|assimilations|syndrom (↑; ↑) *n*: (engl.) *malassimilation syndrome*; Abk. MAS; Mangelsyndrom, das durch Maldigestion* bzw. Malabsorption* verursacht wird; **Klin.:**

> **Leitsymptome:**
> 1. Gewichtsabnahme/Mangelgedeihen des Säuglings (Dystrophie)
> 2. Diarrhö/voluminöse, grau glänzende Fettstühle
> 3. Bauchschmerzen
> 4. Blähungen
> 5. Muskelschwäche
> 6. Haut- u. Schleimhautveränderungen
> 7. Anämie

je nach mangelndem Nährstoff; z. B. Mangel an lipophilen Vitaminen* (Vitamin* A, Calciferole*, Tocopherole*, Vitamin* K) u. U. mit Rachitis* u. hämorrhag. Diathese bei Fettverwertungsstörung (Vork. u. a. bei biliärer Maldigestion); **Diagn.:** Fettbestimmung im Stuhl, ^{13}C-Triolein-Atemtest, Xylosebelastungstest*, Schilling*-Test; **Ther.:** Ausgleich der Mangelerscheinung, Ther. der Grunderkrankung.

Malat (lat. *malum* Apfel) *n*: (engl.) *malate*; Salz der Äpfelsäure*; Zwischenprodukt im Citratzyklus* (mitochondrial) u. Lieferant von Reduktionsäquivalenten (NADPH) im Zytosol.

Malat|de|hydro|genase (↑) *f*: (engl.) *malate dehydrogenase*; Abk. MDH; Enzym (Oxidoreduktase), das mit Coenzym NAD⁺ die Dehydrierung von Malat zu Oxalacetat katalysiert; **Vork.:** v. a. im Citratzyklus* mitochondrial, i. R. der Glukoneogenese* auch zytosolisch.

Mal|at|en|zym (↑; Enzyme*) *n*: (engl.) *malic enzyme*; Oxidoreduktase, die Malat zu Pyruvat decarboxyliert u. dabei NADP⁺ zu NADPH reduziert od. umgekehrt der Malatsynthese dient; **Vork.:** in Zytosol u. Mitochondrien.

Malayen|filarie (Filarien*) *f*: s. Brugia malayi.

Malazie (↑) *f*: (engl.) *malacia*; Malacia; Erweichung, z. B. Osteomalazie*, Chondromalazie.

-malazie auch -malacia; Wortteil mit der Bedeutung Weichlichkeit, Krankheit; von gr. μαλακία.

Malbin-Zellen (Barney M., Arzt, USA; Zelle*): s. Sternheimer-Malbin-Zellen.

Mal-de-Debarquement-Syn|drom *n*: (engl.) *sickness of disembarkment*; anhaltender peripher-vestibulä-rer Schwindel* nach Beendigung einer Schiffs- od. Flugreise; vgl. Kinetose.

Mal de Meleda (Mal-*): s. Palmoplantarkeratosen, hereditäre (Tab. dort).

Mal de Pinto (↑): Pinta*.

Mal|de|scensus testis (↑; lat. *descensus* Abstieg) *m*: (engl.) *maldescent of the testis*; ungenügende Wanderung des Hodens von kranial retroperitoneal in das Skrotum ab 5. Embryonalwoche bis zum 5. Lebensmonat; **Häufigkeit:** neonatal ca. 3 %, am Ende des 1. Lj. ca. 0,8 % der Jungen; **Vork.:** isoliert od. (i. R. genet. Syndrome) assoziiert mit anderen Sympt.; **Ätiol.:** multifaktoriell, z. B. intrauterine mechan. Behinderung (z. B. indirekter Leistenherniensack) od. Insuffizienz des gonadalen Hypothalamus*-Hypophysen-Systems (Hypogonadismus), auch inf. Chromosomenaberration syndromal (zahlreiche bekannt, z. B. Noonan*-Syndrom, Smith-Lemli-Opitz-Syndrom, Prader*-Willi-Syndrom) od. nicht syndromal (z. B. bei autosomal-dominant erbl. INSL-3-Genmutation, Abk. INSL für engl. *insulin-like*, mit Genlocus 19p13.2); **Formen:** s. Abb. 1; **1. Hodendystopie** (im Bereich der Deszensusbahn gelegen): **a)** Kryptorchismus (verborgener, nicht palpabler Hoden): Bauchhoden (Retentio testis abdominalis) od. nicht tastbarer Hoden in hoch inguinaler Lok. (s. Abb. 2); **b)** Leistenhoden (Retentio testis inguinalis): im Canalis inguinalis palpabler od. zwischen äußerem Leistenring u. Skrotaleingang fixierter Hoden; **c)** Gleithoden*: nur unter Zug in das Skrotum vorzubringen; **2.** Hodenektopie* (Abb. dort): außerhalb der physiol. Deszensusbahn gelegen; **Diagn.:** Palpation, Sonographie, Laparoskopie (bei Kryptorchismus); **DD:** Hodenatrophie*, z. B. nach (auch

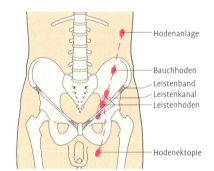

Maldescensus testis Abb. 1: Lageanomalien des Hodens

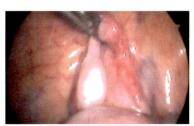

Maldescensus testis Abb. 2: Bauchhoden im laparoskopischen Bild [131]

Maldigestion

intrauteriner) Hodentorsion*, Anorchie*, sek. narbiger Hodenhochstand nach Op. in der Leiste; **Kompl.**: spätere Fertilitätseinschränkung durch mangelhafte Spermatogonienentwicklung; erhöhtes Risiko der malignen Entartung; Beeinträchtigung der eigenen Körperwahrnehmung, psychosexuelle Entwicklungsstörung bes. bei bilateral leerem Skrotum; **Ther.**: bei Hodendystopie konservativ mit Gonadorelin u. Beta*-HCG, sonst op. mit Funikulolyse* u. Orchidopexie* vor Ende des 1. Lj.; Autotransplantation des Hodens bei hohem Bauchhoden u. bilateralem M. t.; hohe Ablatio testis bei dysplastischer Gonade. Vgl. Pendelhoden.

Mal|di|gestion (↑; Digestion*) *f*: (engl.) *maldigestion*; Störung der luminalen Verdauung*; **Urs.**: mangelnde Sekretion von Magensaft*, Pankreassekret (s. Pankreas) od. Galle*; **Vork.**: nach Magenteilresektion*, bei exokriner Pankreasinsuffizienz*, Cholestase* od. enteralem Gallensäureverlustsyndrom*; **Sympt.**: s. Malassimilationssyndrom. Vgl. Malabsorption; Fibrose, zystische.

Male|in|säure: (engl.) *maleic acid*; cis-Isomer der Fumarsäure*; Salze: Maleate.

Maleyl|aceto|acetat *n*: (engl.) *maleylacetoacetate*; Metabolit beim Abbau von Tyrosin*.

Mal|formation (Mal-*) *f*: s. Fehlbildung.

Mal|formation, arterio|venöse (↑) *f*: (engl.) *arteriovenous angioma of the brain*; Abk. AVM, syn. Angiom, arteriovenöses, AV-Angiom; Hämangiom, arteriovenöses; (neurochir.) Gefäßfehlbildung mit arteriovenösem Kurzschluss (Shunt*) bei fehlendem Kapillarbett; **Epidemiol.**: Vork. bei <0,2 % der Bevölkerung, leichte Androtropie; bei Osler*-Rendu-Weber-Krankheit in 15–20 % der Fälle. **Lok.**: v. a. ZNS, oberflächlich (sulcal) od. intraparenchymatös; Sonderform: arteriovenöse Durafistel mit Lok. auf Duraebene; meist zerebral, seltener spinal (ca. 4 % der spinalen Fehlbildungen; hier am häufigsten arteriovenöse Durafistel); **Path.**: dilatierte zuführende Arterien, die größeren Versorger (sog. Feeder-Arterien) entsprechen angiographisch erweiterten regulären Hirnarterien; über arterio-venöse Kurzschlüsse ohne Kapillarbett mit ebenfalls erweiterten Hirnvenen u. Hirnsinus im Kurzschluss verbunden; durch Shuntfluss konsekutiv erhöhtes Herzzeitvolumen; **Klin.**: Blutung (50–60 %), z. B. als Subarachnoidalblutung* u./od. intrazerebrale Blutung* bzw. spinale Blutung*; bei zerebraler Lok. epilept. Anfälle (v. a. bei großer AVM), fokal-neurol. Defizite, selten migräneartiger Kopfschmerz, passagere zerebrale Durchblutungsstörungen inf. Steal-Phänomens des Shuntflusses; evtl. vom Pat. empfundenes, pulsierendes Ohrgeräusch, u. U. auch auskultierbar; z. T. äußerlich erkennbare Venenstauung, kongestives Herzversagen od. Kardiomegalie aufgrund des erhöhtem Herzzeitvolumens; bei spinaler AVM progressive Myelopathie od. Kaudasyndrom (v. a. bei arteriovenöser Durafistel, z. B. bei Foix*-Alajouanine Syndrom), bei perimedullärintraduraler Lok. Subarachnoidalblutung; bei spinaler arteriovenöser Durafistel in bis zu 20 % darüber liegende Hautangiome am Rücken; bei AVM mit Aneurysma der V. Galeni (vgl. Aneurysma, intrakranielles) Verschlusshydrozephalus; **Diagn.**: CT mit Kontrastmittel, MRT (flow-void im Nativ-

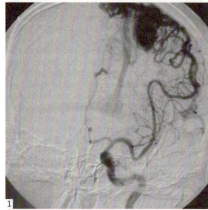

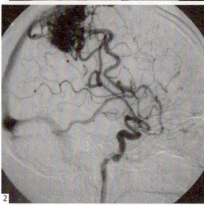

Malformation, arteriovenöse: dilatierte Arterien u. Venen mit im Vergleich zu den normalen Hirnvenen kurzer arteriovenöser Flusszeit, frühe Füllung der Venen u. des Sinus sagittalis superior (Angiographie; 1: Aufnahme a.-p.; 2: seitliche Aufnahme) [42]

bild, bes. T2, sowie mit Kontrastmittel; DSA* (s. Abb.); **Ther.**: abhängig von Größe, Lok. u. venöser Drainage neurochirurg. Resektion u. Beseitigung des Shunts (Abschätzung von Operabilität u. Risiko postoperativer Defizite: s. Tab.); alternativ bei zu hohem op. Risiko Strahlentherapie* (Ansprechrate konventioneller Strahlentherapie <20 %; gute Ergebnisse mit stereotaktischer Radiochirurgie, Präzisionsstrahlentherapie, Protonenstrahlung od. Schwerionentherapie bei tiefsitzender AVM <2,5–3 cm; cave: Wirkungseintritt erst nach 1–3 Jahren, vorher keine Reduktion des Blutungsrisikos) od. therapeutische Embolisation* (auch bei wiederholter Anw. meist keine volle Obliteration erreichbar; Risiko unerwünschter hämodynamischer Änderungen mit ischämischem Schlaganfall durch Arterienverschluss od. Schwellung u. Blutung bei Verschluss abfließender Venen); therap. (Teil-)Embolisation evtl. auch präoperativ (3–30 Tage) zur Senkung des OP-Risikos (geringerer Blutverlust, Erleichterung von Präparation u. Resektion); bei zerebraler arteriovenöser Durafistel oft alleinige Embolisation ausreichend,

Malformation, arteriovenöse
Graduierung und Prognose des zerebralen arteriovenösen Hämangioms nach Spetzler-Martin

Graduierungskriterium	Punkte		
Größe			
klein (<3 cm)	1		
mittel (3–6 cm)	2		
groß (>6 cm)	3		
Eloquenz benachbarter Hirnregion			
nicht eloquent	0		
eloquent	1		
venöser Abfluss			
nur oberflächlich	0		
tief	1		
Spetzler-Martin-Grad (entspr. Summe der Punkte)	neurologisches Defizit durch Operation		
	keines	gering	schwer
1	fast 100 %		
2	90–95 %	5–10 %	<5 %
3	ca. 80 %	10–15 %	ca. 5 %
4	ca. 70 %	ca. 20 %	<10 %
5	ca. 60–65 %	ca. 20 %	ca. 12–20 %

Obliterationsrate bei stereotaktischer Radiochirurgie >50 % bei Lok. über Sinus transversus u. sigmoideus; bei spinaler Durafistel, die nur von einer Duraarterie versorgt wird mit AV-Shunt im Foramen intervertebrale (spinale Durafistel Typ 1, häufigste Form), meist op. Resektion, bei Versorgung durch mehrere, evtl. dilatierte Arterien (Teil-)Embolisation mögl.; **Progn.**: Blutungsrisiko ohne Ther. 2–4 %/Jahr mit 10 % Mortalität u. 30–50 % irreversiblem neurologischem Defizit; Nachblutungsrisiko im ersten Jahr zwischen 6–18 %, dann 2–4 %/Jahr; cave: a. A. enthalten in ca. 7 % Aneurysmen mit entsprechend höherem (Nach-)Blutungsrisiko.

Mal|formation, zystisch-adenomatoide (↑) f: (engl.) congenital cystic adenomatoid malformation (Abk. CCAM); Form der angeb. Lungenzyste*; **Einteilung: 1.** Typ I (ca. 55 %): große zystische Räume in einem Lungenlappen; **2.** Typ II (ca. 40 %): Ansammlung vieler kleiner Zysten* (⌀ 1–10 mm); **3.** Typ III (ca. 5 %): solide Masse ohne Zysten i. e. S. bestehend aus adenomatoider Hyperplasie od. bronchialer Struktur; **Klin.:** Dyspnoe; **Diagn.:** bereits pränatal durch Ultraschalldiagnostik mögl.; **Ther.:** postnatal Lobektomie od. Segmentresektion; u. U. pränatal chirurgisch.

Maliasmus (gr. μάλις Rotz) m: s. Malleus.
Malign-: Wortteil mit der Bedeutung bösartig, ungünstig; von lat. malignus.
maligne (↑): (engl.) malignant; bösartig; Gegensatz: benigne.
Malignität (↑) f: (engl.) malignancy; Bösartigkeit, meist von Tumoren (Karzinome bzw. Sarkome).
Malignitäts|grad (↑): (engl.) degree of malignancy; histol. Differenzierungsgrad maligner Tumoren, der mit dem Grad der Malignität u. damit der Progn. der Tumorerkrankung korreliert; s. Grading.
Malignom (↑; -om*) n: (engl.) malignant tumor; nicht näher differenzierte Bez. für malignen Tumor; vgl. Tumoreinteilung; TNM-Klassifikation.
Malioidosis (gr. μάλις Rotz; -id*; -osis*) f: s. Melioidose.
Mallampati-Klassifikation f: s. Atemwege, schwierige.
Malle-: Wortteil mit der Bedeutung **1.** Hammer, Rotz; von lat. malleus; **2.** Hämmerchen, Knöchel; von lat. malleolus.
Malleolar|fraktur (↑; Fraktur*) f: s. Knöchelfraktur.
malleolaris (Malleolus*): zum Knöchel gehörend.
Malleolus (lat. Hämmerchen) m: Knöchel.
Malleo|myces m: veralteter Gattungsname für Burkholderia* mallei u. Burkholderia* pseudomallei.
Malleus (lat. Hammer) m: **1.** (engl.) malleus; (anat.) Hammer, Gehörknöchelchen in der Paukenhöhle, zwischen Trommelfell u. Amboss gelegen; **2.** (engl.) hammer toe; (orthop.) Digitus malleus valgus, Hammerzehe*; **3.** (engl.) malleus; (veterin.) Maliasmus, Rotz; in Europa nicht mehr vorkommende Infektionskrankheit bei Tieren (bes. Einhufer, Pferd, Esel, Maulesel), übertragbar auf den Menschen; Anthropozoonose; **Vork.:** kleine Endemiegebiete in der Türkei u. in Südamerika; **Err.:** Burkholderia* mallei; **Inkub.:** 2 Tage bis mehrere Jahre; **Klin.:** Infiltrationen, Pusteln u. Abszesse der Haut der Hände u. des Gesichts, Ulzerationen der Bindehaut, Nasen-, Rachen- u. Kehlkopfschleimhaut; chron. Formen mit Exazerbation über Jahre; u. U. Pneumonie od. Sepsis mit generalisiertem Exanthem, die in 1–3 Wo. zum Tod führen kann; **Ther.:** Sulfadiazin; Aureomycin u.

Doxycyclin; je nach Schwere der Erkr. u. Manifestationsort über mehrere Monate.

Mallorca-Akne (Acne*) *f*: Acne* aestivalis.

Mallory-Körperchen (Frank B. M., Pathol., Boston, 1862–1941): (engl.) *Mallory bodies*; syn. alkoholisches Hyalin; hyaline Degenerationsprodukte im Plasma der Leberzelle (s. Abb.), die aus einer Anhäufung pathol. Filamente bestehen u. experimentell auch durch Rifampicin* hervorzurufen sind; **Vork.:** häufig, aber keineswegs pathognomonisch bei alkohol. Fettleberhepatitis*; ungeeignet zur DD der alkoholischen von nicht-alkoholischen Lebererkrankungen; vgl. Zieve-Syndrom.

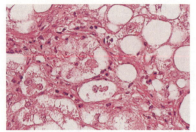

Mallory-Körperchen: Hyalinspeicherung; Leberhistologie [23]

Mallory-Weiss-Syn|drom (G. Kenneth M., Pathol., Boston, 1900–1986; Soma W., Arzt, Boston, 1898–1942) *n*: (engl.) *Mallory-Weiss syndrome*; durch Druckerhöhung bei Würgen u. Erbrechen hervorgerufene längsgestellte Schleimhauteinrisse im Bereich des ösophagogastralen Übergangs; **Sympt.:** epigastr. Schmerzen, Hämatemesis, Bluterbrechen; **Ther.:** endoskop. Spülung (häufig spontanes Sistieren der Blutung, ggf. Unterspritzung od. Koagulation); **cave:** keine Ballonsondentamponade. Vgl. Boerhaave-Syndrom.

Mal|nutrition (Mal-*; Nutrition*) *f*: (engl.) *malnutrition*; Sammelbegriff für eine Fehl- od. Mangelernährung; **Formen: 1.** quant. M. (Dystrophie*, Protein*-Energie-Mangelsyndrome); **2.** qual. M. (Eiweißmangeldystrophie, s. Protein-Energie-Mangelsyndrome; Milchnährschaden*, Hypo-* u. Avitaminose*, Spurenelementmangel); **3.** chron.-dyspeptische M. durch Verdauungsinsuffizienz, z. B. bei zystischer Fibrose*; **4.** versch. angeborene od. erworbene Formen der Malabsorption*. Vgl. Malassimilationssyndrom; Maldigestion.

Malon|säure: (engl.) *malonic acid*; Methandicarbonsäure, $CH_2(COOH)_2$; als unphysiol. Metabolit kompetitiver Hemmstoff der Succinatdehydrogenase; **Malonyl-CoA** entsteht im ersten Schritt der Fettsäurebiosynthese durch Carboxylierung von Acetyl-CoA; s. Fettsäuren.

Malonyl|harn|stoff: Barbitursäure*.

Malpighi-Bläschen (Marcello M., Anat., Bologna, Roma, 1628–1694): (engl.) *Malpighi's vesicles, pulmonary alveoli*; Lungenbläschen, Alveoli pulmonis; s. Alveole.

Malpighi-Kanal (↑; Canalis*): s. Ductus longitudinalis epoophori.

Malpighi-Kapsel (↑): Tunica fibrosa der Milz*.

Malpighi-Körperchen (↑): **1.** (engl.) *malpighian corpuscles*; syn. Corpuscula renalia (Nierenkörperchen); bestehen aus der Bowman-Kapsel u. dem eingestülpten Kapillarknäuel (Glomerulus); in ihnen erfolgt die Bildung des Primärharns. **2.** syn. Noduli lymphoidei splenici; Milzknötchen.

Malpighi-Schicht (↑): (engl.) *Malpighi's layer*; Stratum germinativum der Epidermis*.

Mal|rotation (Mal-*; lat. rotatio Drehen) *f*: (engl.) *malrotation*; Störung der regelrechten Drehung des Darms während der Embryonalentwicklung; **Einteilung:** nach Grob (s. Abb.): **1.** Nonrotation: 90°-Rotation, Ausbleiben der 2. u. 3. Drehung; **2.** M. I: 180°-Rotation, Ausbleiben der 3. Drehung; **3.** M. II: inverse 2. Drehung mit regelrechter od. fehlgerichteter 3. Drehung; **Sympt.:** akute bzw. rezidiv. Bauchschmerzen im Kleinkindes- u. Kindesalter, (Sub-)Ileus durch Volvulus*; **Ther.:** op. Lösung von Verwachsungen, anatomiegerechte Fixation.

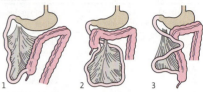

Malrotation: 1: Nonrotation; 2: Malrotation I; 3: Malrotation II

MALT: Abk. für (engl.) *mucosa associated lymphoid tissue*; v. a. in der Submukosa des Verdauungs- (GALT), Respirations- (BALT) u. Urogenitaltrakts, den Haupteintrittspforten für Mikroorganismen, als diffuse Aggregate (z. B. in der Bronchialwand) od. organisierte knotenförmige Ansammlungen lymphat. Zellen mit Keimzentren (z. B. in den Tonsillen, als Peyer*-Plaques im Ileum) lokalisiertes schleimhautassoziiertes lymphat. Gewebe, in dem Lymphozyten* gegen Antigene spezif. sensibilisiert werden u. als lokale Immunantwort* sekretor. IgA gebildet wird. Vgl. SALT.

Malta|fieber: s. Brucella melitensis, Brucellosen.

Maltase *f*: s. Disaccharidasen.

Maltase|mangel: (engl.) *α-glucosidase deficiency*; s. Myopathien, hereditäre metabolische; s. Glykogenose (Tab. dort).

MALT-Lymphom (Lymph-*; -om*) *n*: (engl.) *MALT lymphoma*; sog. Maltom; extranodales Non*-Hodgkin-Lymphom (Tab. dort) aus MALT*; **Epidemiol.:** Häufigkeit ca. 0,7 : 100 000; mittleres Erkrankungsalter 60 Jahre; **Lok.:** am häufigsten im Verdauungstrakt (bis zu 50 % aller primären Lymphome des Magens; auch Dünndarm, Dickdarm); **Ätiol.:** chron. Infektion mit Helicobacter* pylori, Kompl. bei Zöliakie* mit Ausbildung eines T-Zell-Lymphoms; **Ther.:** langfristige Remissionen bei Helicobacter-pylori-assoziierten MALT-L. des Magens durch Eradikationstherapie*; bei fortgeschrittenem, hochmalignem Tumor Polychemotherapie u. Rituximab, selten lokale Strahlentherapie; im Frühstadium u. bei Kontraindikationen gegen Chemotherapie/Rituximab evtl. chir. Resektion.

Maltose *f*: (engl.) *malt sugar*; Maltobiose, Malzzucker; Disaccharid aus 2 Molekülen Glukose in α-1,4-glykosidischer Verknüpfung; Zwischenprodukt beim Abbau linearer Polysaccharidketten z. B. in Stärke* u. Glykogen* i. R. der Verdauung; **Vork.:** z. B. in keimendem Getreide (Bierherstellung); **Nachw.:** enzymat. Glukosenachweis nach Spaltung mit spezif. Disaccharidasen*. Vgl. Isomaltose.

Maltose|in|toleranz (Intoleranz*) *f*: s. Kohlenhydratmalabsorption.

Malum per|forans pedis (lat. durchbohrende Fußkrankheit) *n*: (engl.) *perforating ulcer of the foot*; veraltet Lochgeschwür; tiefe Geschwüre bes. an Ferse u. Zehenballen (s. Abb.); **Vork.:** u. a. bei neurol. Störungen i. R. von Diabetes mellitus, Lepra, Tabes* dorsalis, Alkoholmissbrauch.

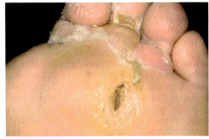

Malum perforans pedis [143]

Malve, Wilde: (engl.) *common mallow*; Malva silvestris; Käsepappel; Pflanze aus der Fam. der Malvengewächse mit Blüten (Malvae flos) u. Blättern (Malvae folium), die reizlindernde Schleimstoffe enthalten; **Verw.:** als Mucilaginosum bei Schleimhautreizungen im Mund- u. Rachenraum u. damit verbundenen trockenen Reizhusten; bei Katarrh der oberen Atemwege.

Malz|arbeiter|lunge: (engl.) *malt worker's lung*; Form der persistierenden Pneumokoniosen* mit exogen-allergischer Alveolitis* durch Verarbeitung feuchter Gerste u. Sensibilisierung gegen Pilzsporen von Aspergillus clavatus (u. a. Aspergilli sowie Penicillia bei der Malzgewinnung nach älteren Brauverfahren); BK Nr. 4201.

Malz|ex|trakt (Extractum*) *m*: (engl.) *malt extract*; wässriger Auszug aus gekeimter Gerste, der Maltose, Dextrine, Glukose, Protein, Milchsäure, Vitamine u. Amylasen enthält; **Verw.:** als Kräftigungsmittel, bes. für Kinder; vgl. Nährzucker.

Malz|zucker: s. Maltose.

Mamilla (lat. Brustwarze) *f*: (engl.) *mammilla*; Mamille, Brustwarze*; vgl. Mamma.

Mamillar|re|flex (↑; Reflekt-*) *m*: (engl.) *mamillary reflex*; Erektion der Brustwarze* (Mamilla) bei Reizung des Warzenhofs (Areola mammae) durch Berührung.

Mamillen|plastik (↑; -plastik*) *f*: (engl.) *mamilliplasty*; op. Verf. zur Rekonstruktion von Areola* mammae bzw. Brustwarze*; **Anw.:** z. B. nach Mastektomie*, i. R. einer Tumortherapie od. zur kosmet. Korrektur; **Meth.:** Übertragung von Teilen der kontralateralen Brustwarze od. stärker pigmentierter Haut von anderen Stellen (Oberschenkel, Augenlider, Haut hinter den Ohren); Pigmentunterschiede zur Gegenseite können durch Tätowierung ausgeglichen werden.

Mamillen|rand|schnitt (↑): s. Schnittführung (Abb. dort).

Mamille, se|zernierende (↑) *f*: (engl.) *secreting mamilla*; Entleerung von wässrig-milchigem Sekret aus der (weibl.) Brustwarze außerhalb der Stillzeit; **Urs.:** fibrozyst. Mastopathie*, Milchgangektasien, u. U. Prolaktinom* od. Mammakarzinom*; dd Abklärung v. a. mit Galaktographie*, Mammazytologie*, Mammographie*, Ultraschalldiagnostik*, ggf. Bestimmung des Serumspiegels von Prolaktin*. Vgl. Mamma, blutende.

Mamma (lat. Brust) *f*: (engl.) *mamma*; Bez. für die (weibl.) Brustdrüse (Glandula mammaria) mit Brustwarze* u. umgebendem Fett- u. Bindegewebe; beim Mann auch als Mamma masculina bezeichnet; **Embryol.:** ektodermaler Ursprung; von der intrauterin beidseits angelegten Milchleiste bleibt beim Menschen i. d. R. je eine Brustanlage pro Seite erhalten (vgl. Mamma, akzessorische); das Drüsengewebe reagiert auf mütterliche Hormone; **Anat.:** s. Abb.; Aufbau der Brustdrüse (geschlechtsunabhängig): 15–20 Einzeldrüsen, Bindegewebezüge u. individuell versch. großer Anteil Fettgewebe; durch Bindegewebesepten Aufteilung in Lappen (Lobi glandulae mammariae) u. Läppchen (Lobuli glandulae mammariae); **weibl. M.:** Veränderung von Form u. Größe während der Pubertät (sekundäres Geschlechtsmerkmal; s. Tanner-Stadien) u. im weiteren Verlauf der Entwicklung (Abrundung, besonders in der unteren Hälfte), hormonell gesteuert durch Östrogene, Progesteron, Prolaktin, Insulin, Cortisol, Thyroxin, Wachstumshormon und Wachstumsfaktoren (IGF-1, EGF u. TGF-alpha), vermittelt über intrazelluläre Steroid-Rezeptoren (z. B. Östrogene, Progesteron) u. membrangebundene Rezeptoren (z. B. Wachstumsfaktoren); im Verlauf des Menstruationszyklus* Östrogene* u. Progesteron* induzierte zyklusabhängige Veränderungen des Drüsengewebes (z. T. mit schmerzhafter Schwellung u. Knotenbildungen, v. a. am Zyklusende); nach der Menopause Altersinvolution mit Ersatz des Brustpa-

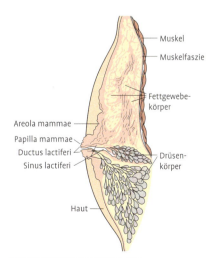

Mamma: anatomische Struktur [159]

renchyms durch Fettgewebe; **männl. M.:** bleibt während der Entwicklung weitgehend unverändert; Wachstum (s. Gynäkomastie) u. Galaktorrhö* bei Änderungen des Hormonhaushalts möglich; **Histol.:** Drüsengewebe in Ruhe mit azinösen Endstücken, bei Laktation* stets alveolär mit apokriner Sekretion; **klin. Bedeutung:** u.a. Mastitis*, Mastopathie*, Mammatumoren* (v. a. Mammakarzinom*).

Mamma, ab|errierende (↑) *f*: (engl.) *aberrant mamma*; außerhalb der Milchleiste* lokalisiertes, vom normalen Brustdrüsenkörper entfernt liegendes Brustdrüsengewebe; meist im Bereich der li. Axilla, s. Abb.); u. U. ohne Mamille u. Areola (keine Abflussmöglichkeit) mit Beschwerden bei der Milchproduktion; Gefahr der Entartung; **Ther.:** Beobachtung, ggf. chir. Exzision. Vgl. Mamma, akzessorische.

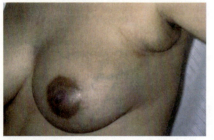

Mamma, aberrierende: ektopes Brustdrüsengewebe in der linken Achselhöhle einer Wöchnerin

Mamma|adenom (↑; Aden-*; -om*) *n*: (engl.) *mammary adenoma*; häufigster benigner Mammatumor, meist Fibroadenom*.

Mamma, ak|zessorische (↑) *f*: (engl.) *accessory mammary gland*; syn. Polymastie, Hypermastie; Mamma accessoria; angeb. Vorhandensein überzähliger kompletter Brustanlagen (Drüsengewebe, Brustwarze, Areola mammae) im Bereich der Milchleiste*; oft in Komb. mit anderen strukturellen Anomalien (s. Syndrom, mammorenales); **Ther.:** Beobachtung, ggf. chir. Exzision. Vgl. Mamma, aberrierende; Polythelie.

Mamma|amputation (↑; lat. *amputatio* das Abschneiden) *f*: s. Mastektomie.

Mamma|an|omalie (↑; Anomalie*) *fpl*: (engl.) *breast anomaly*; von der Norm abweichende Mamma; **Formen:** 1. kongenitale M.: aberrierende Mamma*, akzessorische Mamma*, Polythelie*, Pseudomamma*, kongenitale Asymmetrie (Anisomastie), Amastie*, Hypomastie*; auch i. R. mammorenaler Syndrome*; 2. erworbene M.: Mammahypertrophie*, Mastoptose*, Gynäkomastie*, posttraumat. od. postoperative Deformation.

Mamma|a|plasie (↑; A-*; -plasie*) *f*: s. Amastie.

Mamma|augmentation (↑; lat. *augmentum* Wachstum, Zunahme) *f*: s. Mammaplastik.

Mamma|bi|opsie (↑; Bio-*; Op-*) *f*: (engl.) *biopsy of the mamma*; möglichst vollständige Exzision eines verdächtigen Bezirks bzw. Knotens in der Mamma zur histol. Untersuchung; zur Diagnosesicherung vor primärer Chemotherapie Stanzbiopsie* ausreichend; bei palpatorisch u. mammograph. nicht si- cher darstellbaren Knoten od. Zysten evtl. Durchführung einer Punktionszytologie* bzw. Lokalisationsdiagnostik (Drahtmarkierung) zur gezielten Biopsie.

Mamma, blutende (↑) *f*: (engl.) *bleeding mammary gland*; Thelorrhagie; (tropfenweise) Entleerung von Blut bzw. bluthaltiger Flüssigkeit aus der Brustwarze; **Urs.:** v. a. zystische Mastopathie* od. Milchgangpapillom*; dd Mammakarzinom* (bes. Komedokarzinom*); sorgfältige diagn. Abklärung durch Palpation, Mammazytologie*, Ultraschalldiagnostik*, Mammographie*, Galaktographie*, Milchgangexstirpation. Vgl. Mamille, sezernierende.

Mamma|fibromatose (↑; Fibr-*; -om*; -osis*) *f*: s. Fibromatose.

Mamma|hyper|trophie (↑; Hyper-*; Troph-*) *f*: (engl.) *mammary hypertrophia*; Hypermastie, Gigantomastie; abnorm groß entwickelte Mamma als erworbene Anomalie der Brustdrüse inf. eines überschießenden Wachstums aller Organbestandteile, häufig mit Mastoptose*; **Formen:** 1. Pubertätshypertrophie: mit der Menarche einsetzende ein- od. beidseitige M., u. U. Mammaplastik* (Reduktionsplastik) indiziert; 2. Graviditätshypertrophie: meist reversible M. in der Schwangerschaft; 3. M. in der Geschlechtsreife; Ätiol. unbekannt. Vgl. Gynäkomastie.

Mamma|karzinom (↑; Karz-*; -om*) *n*: (engl.) *breast carcinoma*; Brustkrebs; Carcinoma mammae; Karzinom* der Brustdrüse (s. Mamma); **Vork.:** v. a. Frauen zwischen 45. u. 70. Lj. (mittleres Alter ca. 63 Jahre; ca. 40% vor 60. Lj.); selten Männer (w : m = 1 : 100); meist sporad., seltener familiär bei erbl. Disposition (Frauen: ca. 5%; Männer: 20–30%; s. unter Risikofaktoren); **Häufigkeit:**

> häufigster maligner Tumor der Frau; lebenslanges Erkrankungsrisiko ca. 12%

jährl. Inzidenz in Deutschland über 57 000 Frauen (altersstandardisiert ca. 76,4 : 100 000; ca. 26,8% aller maligner Tumoren), höchste Mortalität: ca. 18% aller malignen Tumoren als Todesursache) u. ca. 500 Männer; **Risikofaktoren:** 1. frühe Menarche, späte Menopause, späte Schwangerschaft, Nulliparität, fettreiche Ernährung u. a.; 2. hereditär (fam. Vork.): Vielzahl von Genmutationen unterschiedl. Genloci nachgewiesen, z. B. Mutationen im BRCA1- (Genlocus 17q21) od. BRCA2-Gen (Genlocus 13q12.3), lebenslanges Erkrankungsrisiko bei genet. Disposition 50–80%; 3. evtl. hormonale Kontrazeptiva u. Hormonersatztherapie im Klimakterium*; 4. Präkanzerosen*: flache epitheliale Atypie (Abk. FEA), (intra-)duktale atypische Hyperplasie (Abk. ADH), duktales Carcinoma in situ (Abk. DCIS); s. Neoplasie, duktale intraepitheliale; Tab. dort; lobuläre Neoplasie (Abk. LN; umfasst alle Läsionen, die früher als atypische lobuläre Hyperplasie od. lobuläres Carcinoma in situ bezeichnet wurden); **Lok.:** meist oberer äußerer Quadrant der Mamma (s. Abb. 1), bei Multizentrizität in versch. Quadranten, bei Multifokalität mehrere M. innerhalb eines Quadranten; **Einteilung:** 1. histologisch: s. Tab. 1; 2. TNM-Klassifikation: s. Tab. 2; 3. nach Risikogruppen: s. Tab. 3;

Mammakarzinom

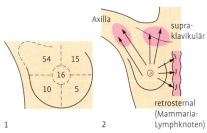

Mammakarzinom Abb. 1: 1: Lokalisationshäufigkeit (%) in den verschiedenen Quadranten; 2: Metastasierungswege

Metastasierung: lymphogen in die regionären Lymphknoten (s. Abb. 1) u. häufig früh hämatogen (dann inkurabel); Lymphabfluss aus dem oberen äußeren Quadranten hauptsächl. in die Achsellymphknoten*, aus den inneren Quadranten in die retrosternalen Lymphknoten; M. bis max. 2 cm Durchmesser haben in der Axilla in bis zu 60 % der Fälle bereits histol. nachweisbare Lymphknotenmetastasen; Fernmetastasen in Wirbelsäule, Becken, Leber, Lunge, Pleura, Ovarien; **Klin.:**

häufigstes Frühsymptom: palpable indolente Resistenz in der Brust

schmerzloser, derber (z. T. höckeriger), häufig mit der Haut verwachsener Knoten; u. U. schmerzhafte, sezernierende Mamille*, lokales Ödem* bzw. Lymphödem* (mit grobporiger Haut, sog. Orangenschalenhaut), kutane bzw. mamilläre Einziehung, Plateauphänomen*, offene Ulzeration u. Paget*-Krankheit; klin. Verlauf abhängig von Tumorstadium (v. a. vom Lymphknotenbefall) u. Differenzierungsgrad; **Diagn.:** möglichst frühzeitig im Stadium der Lokalerkrankung; **1.** Inspektion u. Palpation aller Quadranten der Mamma einschließl. Lymphabflussgebiet (axilläre u. supraclaviculäre Lymphknoten); **2.** Mammographie*, inkl. mammograph. Zusatzaufnahmen, z. B. Vergrößerungsmammographie (suspekt: unscharf begrenzter Rundherd, Verdichtung mit radiären Ausläufern, s. Abb. 2; Mikroverkalkungen*, Abb. dort); Männer: häufig scharf begrenzte Raumforderung, Mikroverkalkungen grobkörniger u. seltener als bei Frauen; **3.** Ultraschalldiagnostik* der Mamma mit Hochfrequenzsonden (7,5–10 MHz); **4.** MRT* mit Kontrastmittel; **5.** Stanz- u. Vakuumbiopsie u. histol. Nachweis bei jedem suspektem Befund der Mamma (vgl. Zytodiagnostik); Feinnadelpunktion nur in spez. Fällen (z. B. Lymphknotenpunktion der Axilla); **6.** Galaktographie*; **7.** zusätzl. Verf. i. R. des präoperativen Stagings (z. B. abdominale Sonographie, Skelettszintigraphie, röntg. Thoraxaufnahme); **8.** molekulargenet. Mutationsnachweis i. R. der Beurteilung des individuellen Risikos bei familiärem M.; **9.** labordiagn.: evtl. Konz. von Tumormarkern* (CA15-3 u. CEA) im Blut erhöht; **10.** evtl. Mammazytologie* (bei sezernierendem M.); **11.** u. U. diagn. Exstirpation; **Ther.: 1. operativ:** Standard ist die brusterhaltende Ther. (Abk. BET) mit Tumorexstirpation (Lum-

Mammakarzinom Tab. 1
Histologische Klassifikation (WHO)

nichtinvasive Karzinome
  duktales Carcinoma in situ (Abk. DCIS)
  lobuläre Neoplasie (Abk. LN)[1]

invasive Karzinome
  invasives duktales Karzinom, nicht anders spezifiziert
    gemischter Typ
    pleomorphes Karzinom
    Karzinom mit osteoklastenartigen Riesenzellen
    Karzinom mit chorionkarzinomartigen Merkmalen
    Karzinom mit melanotischen Merkmalen
  invasives lobuläres Karzinom
    tubuläres Karzinom
    invasives kribriformes Karzinom
    medulläres Karzinom
    muzinöses Karzinom und andere Muzin-reiche Tumoren
      muzinöses Karzinom
      Zystadenokarzinom und zylinderzelliges muzinöses Karzinom
      Siegelringzell-Karzinom
    neuroendokrine Tumoren
      solides neuroendokrines Karzinom
      atypischer Karzinoidtumor
      kleinzelliges Karzinom
      großzelliges neuroendokrines Karzinom
    invasives papilläres Karzinom
    invasives mikropapilläres Karzinom
    apokrines Karzinom
    metaplastische Karzinome
      rein epitheliale metaplastische Karzinome
        Plattenepithelkarzinom
        Adenokarzinom mit Spindelzellmetaplasie
        adenosquamöses Karzinom
        mukoepidermoides Karzinom
      gemischt epithelial-/mesenchymales metaplastisches Karzinom
    lipidreiches Karzinom
    sekretorisches Karzinom
    onkozytäres Karzinom
    adenoid-zystisches Karzinom
    Azinuszell-Karzinom
    glykogenreiches Klarzellkarzinom
    sebazeöses Karzinom
    inflammatorisches Karzinom

[1] früher: lobuläres Carcinoma in situ (Abk. LCIS) und atypische lobuläre Hyperplasie

Mammakarzinom

Mammakarzinom Tab. 2
TNM-Klassifikation (Kurzfassung)

Kategorie[1]	Bedeutung
Tis	Carcinoma in situ
Tis (DCIS)	duktales Carcinoma in situ
Tis (LCIS)	lobuläre Neoplasie
Tis (Paget)	Paget-Krankheit der Mamille ohne nachweisbaren Tumor
T1	≤2 cm
T1 mic	≤0,1 cm
T1 a	>0,1–0,5 cm
T1 b	>0,5–1 cm
T1 c	>1–2 cm
T2	>2–5 cm
T3	>5 cm
T4	Tumor jeder Größe mit Befall der Thoraxwand oder Haut
T4 a	Befall der Thoraxwand außer Pektoralismuskulatur
T4 b	Hautödem (einschließlich Apfelsinenhaut) oder Ulzeration der Brusthaut oder Satellitenknötchen der Haut der gleichen Brust
T4 c	T4 a und b gemeinsam
T4 d	inflammatorisches Karzinom
N1	Metastasen in beweglichen ipsilateralen Axillalymphknoten
N2	Metastasen in fixierten ipsilateralen Axillalymphknoten oder in klinisch apparenten Mammaria-interna-Lymphknoten ohne klinisch nachweisbare Metastasen in Axillalymphknoten
N2 a	Metastasen in fixierten ipsilateralen Axillalymphknoten
N2 b	Metastasen nur in klinisch nachweisbaren ipsilateralen Mammaria-interna-Lymphknoten
N3	Metastasen in ipsilateralen infraklavikulären Lymphknoten ohne Einbeziehung axillärer Lymphknoten oder in ipsilateralen Mammarialymphknoten unter Einbeziehung axillärer Lymphknoten oder Metastasen in ipsilateralen supraklavikulären Lymphknoten ohne oder mit axillären oder Mammarialymphknoten
N3 a	Metastasen in ipsilateralen infraklavikulären Lymphknoten
N3 b	Metastasen in ipsilateralen Mammarialymphknoten und axillären Lymphknoten
N3 c	Metastasen in ipsilateralen supraklavikulären Lymphknoten

Mammakarzinom Tab. 2
TNM-Klassifikation (Kurzfassung)

Kategorie[1]	Bedeutung
M1	Fernmetastasen vorhanden

T: Primärtumor; N: regionäre Lymphknoten; M: Fernmetastasen
[1] für alle Tumoren einheitlich definierte Kategorien (z. B. N0: keine Evidenz für Befall regionärer Lymphknoten; NX: regionäre Lymphknoten nicht beurteilbar); s. TNM-Klassifikation

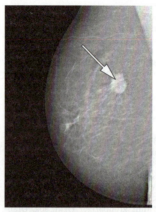

Mammakarzinom Abb. 2: unscharf begrenzter Rundherd mit radiären Ausläufern (Mammographie) [54]

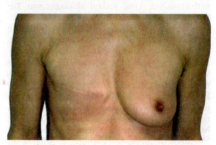

Mammakarzinom Abb. 3: Zustand nach Mastektomie rechts [147]

pektomie*, evtl. Quadrantenresektion*), Dissektion axillärer Lymphknoten (mind. 10) u. Nachbestrahlung des Restdrüsenkörpers; ist der Sentinel*-Lymphknoten nicht befallen, kann von der Axilladissektion abgesehen werden, damit in etwa 60% der Pat. verminderte Operationsradikalität mit deutl. Verminderung der Kurz- u. Langzeitmorbidität; bei größerem M. (u. U. subkutane) Mastektomie* (s. Abb. 3); vermindertes Lokalrezidivrisiko durch komplette Tumorentfernung (empfohlener tumorfreier Rand für invasives Karzinom 1 mm, für duktales Carcinoma in situ 5 mm); evtl. Wiederherstellung mit Implantaten u. Gewebeexpandern od. Rekonstruktion, u. a. mit

Mammakarzinom
Risikogruppen nach St. Gallen, 2005

Tab. 3

Risikogruppe	Tumor hormonsensitiv (ER und/oder PR positiv)	nicht hormonsensitiv
niedrig	N0 + ER und/oder PR positiv + pT ≤2 cm + G1 (bei Tumoren <1 cm auch G2/3) + Alter ≥35 Jahre + keine Gefäßinvasion (L0, V0) + HER2 negativ	—

mittel	N0
	+ ER und/oder PR positiv
	+ mindestens eins der folgenden Kriterien:
	  pT >2 cm
	  G2/3 (Ausnahme: Tumor <1 cm)
	  Alter <35 Jahre
	  Gefäßinvasion (L1, V1)[1]
	  HER2 positiv
	oder
	N+ (1–3 positive Lymphknoten) ohne Gefäßinvasion (L0, V0)
	+ HER2 negativ
		bei Vorliegen einiger Kriterien (z. B. 1–3 befallene Lymphknoten und HER2 positiv)

hoch	ER und/oder PR positiv + N+ (≥4 positive Lymphknoten) **oder** + N+ (1–3 positive Lymphknoten) mit extensiver Gefäßinvasion[1] und HER2 positiv	alle anderen Tumoren mit ER und PR negativ

ER: Östrogen-Rezeptor; PR: Progesteron-Rezeptor; HER2: human epidermal growth factor receptor 2;
[1] In Deutschland als Kriterium umstritten, da die Beschreibung einer Gefäßinvasion sehr subjektiv und sehr häufig erfolgt.

muskulokutanem Lappen (mit M. latissimus dorsi od. M. transversus abdominis), Mamillenrekonstruktion; **2. systemisch** (ab Grading* G2–G3): a) Chemotherapie: meist Polychemotherapie (Cyclophosphamid, Methotrexat u. 5-Fluorouracil; Anthrazykline*) als neoadjuvante (primär systemische) od. adjuvante Ther. bei Frauen in der Prämenopause mit 4 positiven Lymphknoten, größerem Primärtumor sowie bei Fernmetastasen; höhere Wirksamkeit dosisintensivierter Chemotherapieprotokolle beim nodalpositiven M.; in Studien auch myeloablative Hochdosis-Chemotherapie mit Stammzelltransplantation; ggf. antiemetische Prophylaxe, G-CSF zur Minderung einer Myelosuppression u. Anämiebehandlung; **b)** endokrine Ther.: v. a. indiziert bei Nachweis spezif. Hormon*-Rezeptoren (Östrogen- u. Progesteron-Rezeptoren) im Tumorgewebe, bei langem Zeitabstand zwischen Diagn. des Primärtumors u. Auftreten von Fernmetastasen, bei viszeraler, Knochen- u./od. Weichteilmetastasierung u. nach der Menopause; Antiöstrogene (z. B. Tamoxifen*), hochdosierte Gestagene*, Aromatase*-Hemmer (Aminoglutethimid, Letrozol, Anastrozol) bzw. GnRH-Rezeptor-Agonisten; **c)** Antikörpertherapie (Trastuzumab*); **3. Strahlentherapie:** kombiniert mit operativer u. Pharmakotherapie, obligatorisch bei brusterhaltender Operation*, bei lokoregionärem Rezidiv u. Fernmetastasen; **Progn.:** Heilungschancen bei Frauen ca. 60 % (deutl. geringer bei Männern); etablierte Prognosefaktoren sind Alter, Tumorgröße, Nodalstatus, Grading, histol. Tumortyp (bes. ungünstig: inflammatorisches M.) u. Hormon-Rezeptor-Status; Fünf-Jahres-Überleben: ca. 76 %; **Nachsorge:** über 10 Jahre (Beginn mit abgeschlossener primärer Lokalbehandlung; in den ersten 3 Jahren vierteljährlich, im 4. u. 5. Jahr halbjährlich, ab dem 6. Jahr jährl.): Röntgen-Thorax-Aufnahme, Knochenszintigraphie, Mammographie* der erhaltenen Brust, gyn. Untersuchung; **Prävention:** 1. (primär) Patientenaufklärung u. Reduktion vermeidbarer Risikofaktoren; 2. (sekundär) Screening i. R. der Krebsfrüherkennungsuntersuchungen*: **a)** klin. Untersuchung der Brust einschließl. Unterweisung der Pat. in regelmäßiger Selbstuntersuchung; **b)** Mammographie (relative Risikoreduktion von ca. 15 %), Durchführung u. Häufigkeit nach individueller Risiko-Nutzen-Abwägung; im Allg. empfohlen zw. 50.–70. Lj.; **c)** bei individuell erhöhtem Risiko

Mamma pendulans

intensiviertes Screening mit molekulargenet. Diagn., jährl. MRT der Brust (mit 93 % höchste Trefferquote für Karzinome u. Vorstufen), evtl. Mammographie u. Mammasonographie*; ggf. zusätzl. Maßnahmen (pharmak. od. op., z. B. bilaterale prophylakt. Mastektomie).

Mamma pendulans (↑) *f*: s. Mastoptose.

Mamma|plastik (↑; -plastik*) *f*: (engl.) *mammoplasty*; op. Verfahren zur Herstellung einer physiol. Brustform (Eumastie), als wiederherstellende Op. nach Mastektomie* bzw. aus ästhetischen Gründen; **Meth.: 1.** M. ohne Implantate; z. B. Mastopexie bei Mastoptose*; Reduktionsplastik bei Mammahypertrophie*; sekundäre Rekonstruktion nach Mastektomie durch muskulokutane Verschiebelappen- u. Schwenklappenverfahren, z. B. mit Latissimus-dorsi-Hautlappen od. Transversus-rectus-abdominis-Muskellappen (TRAM-Lappen) u. Mamillenrekonstruktion; freie Geweberekonstruktion mittels Unterbauchhautfettlappen (DIEP-Lappen) od. Hautfettlappen aus der Gesäßregion als Perforator-Lappen; Eigengewebeaufbau der Brust kann mit Fettzellen (durch Aspiration gewonnen u. dann aufbereitet) durchgeführt werden, aber auch mit gestielten u. mikrovaskulären Lappenplastiken*; cave: Hebedefektmorbidität, perioperative Morbidität u. Mortalität bei der Indikationsstellung beachten. **2.** M. unter Verw. von Implantaten; zur Mammaaugmentation bei Amastie*, Hypomastie* od. nach Mastektomie; Implantation von Silikonprothesen od. auffüllbaren Prothesen, evtl. nach Vorbereitung durch vorübergehendes Einsetzen eines Hautexpanders; häufig ergänzend Mamillenplastik*.

Mamma|pro|these (↑; Prothese*) *f*: **1.** (engl.) *breast implant*; **Büstenhalterprothese** zur Erstversorgung nach Mastektomie* u. zur Dauerversorgung als Epithese* aus Baumwolle od. Silikon; **2. implantierte Prothese** zur Dauerversorgung nach Mammaplastik*, wobei hauptsächl. Silikonprothesen mit Gelkern, Kochsalzlösung od. Sojaöl in mehreren Hüllen verwendet werden (häufige Kompl.: Kapselfibrose*); der Implantation einer M. geht u. U. die Schaffung einer hinreichend großen Prothesentasche mit vorübergehend implantiertem Hautexpander voraus, der über ein subkutan gelegenes Ventil nach u. nach bis zur gewünschten Größe gefüllt wird.

Mamma|sono|graphie (↑; lat. sonare tönen; -graphie*) *f*: (engl.) *breast sonography*; Ultraschalldiagnostik* der Mamma; erlaubt die Unterscheidung von Zysten u. soliden Tumoren ohne röntg. Belastung u. die Erfassung von bindegewebedichten Bezirken, entzündl. Veränderungen u. Abszedierungen; im Gegensatz zur Mammographie* kein Nachw. von malignitätsverdächtigen Mikroverkalkungen* möglich.

Mamma|tumoren (↑) *m pl*: (engl.) *breast tumors*; Neoplasien der (weibl.) Mamma; **Formen: 1. benigne** M.: vorwiegend bei jüngeren Pat. auftretend; **1.** Fibroadenom* (evtl. Metaplasien* u. sarkomatöse Entartung); Pathol.: polsterartig gegen die Drüsenlichtungen vorwachsend u. dieses einengend (Fibroadenoma intracanaliculare; auch als Fibroadenoma intracanaliculare phylloides mit im Schnitt blattartigen Stromawucherungen) od. mit konzentrisch um die Drüsen u. Milchgänge herum angeordnetem Bindegewebe (Fibroadenoma pericanaliculare); **2.** Milchgangpapillom*; **3.** Adenom*; **4.** seltener Fibrome, Lipome, Angiome, Leiomyome, Chondrome, Osteome u. Myxome; **2. prämaligne** M.: duktales Carcinoma* in situ (Abk. DCIS) unterschiedlicher histol. Klassifikation s. Neoplasie, duktale intraepitheliale; Tab. dort) u. lobuläre Neoplasie (Abk. LN; ausgehend von den Lobuli u. terminalen Milchgängen) als Vorläufer des invasiven Mammakarzinoms*; **3. maligne** M.: insbes. Mammakarzinom*, seltener Paget*-Krankheit (Adenokarzinom), sehr selten Mammasarkom mit rascher Entw. u. ungünstiger Progn. (Ausnahme: Cystosarcoma* phylloides).

Mamma|zyto|logie (↑; Zyt-*; -log*) *f*: (engl.) *breast cytology*; zytol. Untersuchung von Absonderungen aus der Brustwarze (Exfoliativzytologie*), Zystenpunktat od. aus Solitärknoten aspirierten Zellen (Punktionszytologie*); **Ind.**: v. a. bei (pathol.) Sekretion der Mamma außerhalb der Laktation* (sezernierende Mamille*, blutende Mamma*), zur Abklärung zyst. Mammaveränderungen (z. B. bei Mastopathie*) sowie fragl. Tastbefunde bei negativen od. zweifelhaften röntg. Befunden. Vgl. Zytodiagnostik.

Mamillar|linie (↑): s. Linea mammillaris.

Mammo|graphie (↑; -graphie*) *f*: (engl.) *mammography*; (röntg.) Nativaufnahme der Brust mit einer bes. Technik (meist Rastertechnik); **Ind.**: v. a. Erkennung von Präkanzerosen*; **1.** Objektivierung u. Lokalisation eines pathol. Tastbefunds (z. B. bei Mastopathie*, Abb. dort), bei sezernierender Mamille* od. blutender Mamma* **2.** Überwachung von Risikopatienten bzw. Screening gesunder Kollektive (s. Krebsfrüherkennungsuntersuchungen, Tab. dort); individueller Nutzen der Screening-Mammographie überwiegt gegenüber Risiko (Strahlenexposition) ab dem 40. Lj., optimales Nutzen-Risiko-Verhältnis zw. 50.–70. Lj.; Durchführung u. Untersuchungshäufigkeit abhängig von individueller Nutzen-Risiko-Abwägung (mammographische Dichte, BRCA1/2-Mutation) u. Präferenz der Pat.; **Meth.**: kraniokaudale, mediolateral-schräge Aufnahme. Profilaufnahme, zusätzl. Spezialaufnahme der Axilla; i. d. R. müssen beide Seiten untersucht werden, da individuelle Variationen in der physiol. Gewebestruktur groß sind; unscharf begrenzte Rundherde, seitendifferente suspekte Verdichtungen mit radiären Ausläufern u. gruppierte polymorphe Mikroverkalkungen* sind Zeichen für ein Mammakarzinom* (Abb. 2 dort); **cave**: unauffällige M. in ca. 5 % der Fälle von bestehenden Karzinomen; ggf. ist eine sichere Unterscheidung zwischen benignen u. malignen Veränderungen nicht möglich (histol. Abklärung). Vgl. Galaktographie; Mammasonographie.

mammo|trop (↑; -trop*) *f*: (engl.) *mammotropic*; auf die Brustdrüse wirkend.

Managed Care (engl. geführte Versorgung): Abk. MC; Organisationsformen u. Prozesse, deren Ziel es ist, die Versorgung mit Gesundheitsleistungen innerhalb eines Solidaritätssystems qualitativ besser u. wirtschaftlicher zu gestalten; Beispiele für

Steuerungselemente: Finanzierung u. Leistungserbringung aus einer Hand, Strukturierung des Zugangs zum Leistungsangebot, geeignete Anreize für Leistungserbringer od. sektorübergreifende Disease*-Management u. Case*-Management-Konzepte.

Mancini-Ring|dif|fusions|test (diffus*) *m*: s. Immundiffusion, radiale.

Mandel: **1.** (engl.) *tonsil*; (anat.) Tonsilla, Tonsille; Gaumenmandel*; **2.** Rachenmandel*; **3.** Tubenmandel (Tonsilla* tubaria); **4.** Zungenmandel*; vgl. Rachenring, lymphatischer.

Mandel|entzündung: s. Tonsillitis.

Mandel|hyper|plasie (Hyper-*; -plasie*) *f*: (engl.) *tonsillar hyperplasia*; Hyperplasie des lymphat. Tonsillengewebes; **Ätiol.:** physiol. i. R. der Reifung des lymphat. Systems, evtl. auch Folge häufig rezidiv. Infekte.

Mandel|kern: (anat.) s. Corpus amygdaloideum.

Mandel|öl: (engl.) *almond oil*; Amygdalae oleum; blausäurefreies, fettes Öl der süßen u. bitteren Mandeln von Prunus dulcis; **Verw.:** äußerl. zur Körperpflege; vgl. Amygdalin.

Mandel|pfröpfe: (engl.) *tonsillar plugs*; gelbl.-weiße Massen in den Krypten der Gaumenmandel; physiol. als Detritus aus Epithelzellen, Lymphozyten u. Bakterien.

Mandibula (lat.) *f*: (engl.) *mandible*; Unterkiefer; knöcherne Grundlage des Untergesichts; Teile: Corpus mandibulae mit Pars alveolaris (zahntragender Teil) u. Ramus mandibulae mit dem Gelenkkopf für das Kiefergelenk.

Mandibular|bogen (↑): s. Kiemenbögen.

Mandibular|gelenk|syn|drom (↑) *n*: Costen*-Syndrom.

Mandrin (franz.) *m*: (engl.) *mandrel*; Einlagestab aus Metall od. Kunststoff; **Formen: 1.** Einführhilfe für (weiche) Katheter bzw. Endotrachealtubus* (Führungsstab); wird nach Einführen des Katheters bzw. Intubation* wieder entfernt; **2.** M. für eingeführte Punktionskanülen* als Schutz vor Verlegung des Lumens.

Mangafodipir (INN) *n*: (engl.) *mangafodipir*; leberspezifisches MRT*-Kontrastmittel; **Verw.:** in der MRT* zur Detektion u. Differenzierung von Leberläsionen.

Mangan *n*: (engl.) *manganese*; chem. Element, Symbol Mn, OZ 25, rel. Atommasse 54,94; zur Mangangruppe (7. Nebengruppe) gehörendes, 1- bis 7-wertiges, silbergraues, hartes u. sprödes Schwermetall (rel. Dichte 7,21 g/cm³); Mn^{2+} ist essentielles Spurenelement (ca. 20 mg im menschl. Körper; im Blutserum 12–36 nmol/l bzw. 0,3–0,9 µg/l), vgl. Nährstoffzufuhr, empfohlene (Tab. dort); physiol. **Funktion:** Cofaktor* einiger Enzyme (z. B. Superoxiddismutase*, Arginase*, saure Phosphatase*), aktiviert die Glykosyltransferasen i. R. der Biosynthese von Oligosacchariden u. Glykoproteinen, steigert die Wirkung von Thiamin*; Anreicherung v. a. über die aquatische Nahrungskette* (Algen, Schalentiere), aber auch über Pflanzen; biol. Halbwertzeit* bezogen auf kritische Organe 3–25, auf den ganzen Körper durchschnittlich ca. 17 Tage; MAK*-Wert 5 mg/m³; **klin. Bedeutung:** Manganmangel kann zu Sterilität u. Knochenfehlbildung führen. Anw. i. R. parenteraler Ernährung (z. B. als Manganchlorid enthalten in Infusionslösungen zw Elektrolyt- u. Spurenelementsubstitution). Vgl. Manganpneumonie; Manganintoxikation.

Mangan|in|toxikation (Intoxikation*) *f*: (engl.) *manganese poisoning*; **1. akute** M.: s. Manganpneumonie; **2. chronische** M. (sog. Manganismus): seltene, anzeigepflichtige Berufskrankheit* (BK Nr. 1105) durch mehrjährige Manganexposition (Elektroschweißer, Arbeiter in Eisenindustrie, Braunsteingewinnung, Farben- u. Batterieherstellung); **Pathol.:** progrediente degen. Veränderungen in Putamen, Nucleus caudatus, Globus pallidus u. Thalamus; **Sympt.:** Müdigkeit, Schwindel, Konzentrationsschwäche, Apathie, Parkinson*-Syndrom, akute Psychosen.

Mangan|pneumonie (Pneum-*) *f*: (engl.) *manganese pneumonia*; Pneumonie* durch Einatmen von Manganstaub; BK Nr. 1105*.

Mangel|an|ämien (Anämie*) *fpl*: (engl.) *deficiency anemias*; Formen der alimentären Anämien inf. eines Mangels an für die Erythrozytopoese* notwendigen Substanzen; **Urs.:** z. B. Mangelernährung, Malabsorption*, Maldigestion*, Avitaminose*; **Formen:** z. B. als Eisenmangelanämie*, Eiweißmangelanämie*, perniziöse Anämie*, (Cobalaminmangel), bei Folsäuremangel* od. Mangel an Pyridoxin* u. Ascorbinsäure*.

Mangel|geborenes: (engl.) *light (small) for date baby*; syn. hypotrophes Neugeborenes; unter dem 10. Perzentil der Standardgewichtskurve liegendes Neugeborenes*; hypotrophe Reifgeborene bzw. Frühgeborene* (sog. Frühmangelgeborene, engl. small for gestational age, abk. SGA) gelten als Risikoneugeborene u. sind akut bes. durch Hypoglykämie gefährdet; **Urs.:** intrauterine Wachstumsretardierung*. Vgl. Riesenkind.

Mangel|mutante (Mutation*) *f*: (engl.) *defective mutant*; Zelle, bei der inf. Mutation* ein Enzym in der Biosynthesekette (z. B. einer Aminosäure) ausgefallen ist; der Mangel kann ausgeglichen werden, wenn dem Nährmedium das fehlende End- od. Zwischenprodukt zugesetzt wird (auxotrophe Mutante). In M. akkumuliert oft das Stoffwechselzwischenprodukt, das dem durch Mutation ausgefallenen Enzym als Substrat dient. Zur Selektion* von M. wird ihr Wachstum auf Komplett- u. sog. Mangelmedium verglichen. **Anw.:** Aufklärung von Biosyntheseketten, Ames*-Test.

Mangrove|fliege: Chrysops dimidiatus; s. Chrysops.

Manidipin *n*: (engl.) *manidipine*; leicht diuret. wirkender Calcium*-Antagonist (Dihydropyridin-Typ); **Ind.:** leichte bis mittelschwere art. Hypertonie*.

-manie: Wortteil mit der Bedeutung Wahnsinn, Sucht; von gr. μανία.

Manie (↑) *f*: (engl.) *mania*; Form der affektiven Störung*; **Klin.:** inadäquat gehobene (med. gereizte) Stimmung, Steigerung des Antriebs u. der Wahrnehmungsintensität, Denkstörungen (Ideenflucht, Assoziationsreichtum, Logorrhö), Störungen vegetativer Funktionen (Blutdruckanstieg, Tachykardie, herabgesetztes od. gesteigertes Hungergefühl, Schlafstörungen), materielles Verschwendungsverhalten u. oft erhebl. Einschränkung der sozialen bzw. berufl. Leistungsfähigkeit; evtl. zusätzl. Halluzinationen bzw. Wahnideen (v. a. Größenwahn); **Verlauf:** häufig i. R. einer bipolaren affektiven Störung*, einer schizoaffektiven Psychose* od. als einzelne manische Episode*; **Ther.:** Schutz vor sozialer bzw. materieller (Selbst-)Schädigung, Neuroleptika, evtl. kombiniert mit Lithium od. stimmungsstabilisierenden Antiepileptika, z. B. Valproat; **Proph.:** evtl. Phasenprophylaktika: Lithium, Carbamazepin, Valproat od. neue Antiepileptika (z. B. Lamotrigin); Psychotherapie, Soziotherapie; **DD:** Schizophrenie, org. Psychose, z. B. i. R. eines Durchgangssyndroms, Arzneimittel induziert (z. B. Glukokortikoide) od. nach Drogenkonsum (bes. Haschisch, Mescalin, Cocain), neurol. od. internist. Erkrankung (z. B. Epilepsie, Multiple Sklerose, Hyperthyreose, Urämie).

Manieriertheit (franz. maniere Art, Betragen) *f*: (engl.) *mannerism*; verschrobene, verschnörkelte, posenhafte Art, bezogen auf Bewegungen, Handlungen, Gestik, Mimik od. Sprache; **Vork.:** insbes. bei hebephrener Schizophrenie*, auch bei Hysterie, Intelligenzstörung.

Mani|festation (lat. manifestare offenbaren, sichtbar machen) *f*: (engl.) *manifestation*; Erkennbarwerden z. B. einer Erkr. od. einer Erbanlage; vgl. Krankheitsanlage; Latenzzeit.

Mani|festations|in|dex (↑) *m*: (engl.) *manifestation index*; (epidemiol.) Anzahl der manifest Erkrankten bezogen auf 100 mit einem best. Err. Infizierten; Größe zur Quantifizierung der Wahrscheinlichkeit bei Erstinfektion (s. Infektion) manifest (klinisch) zu erkranken; je kleiner der M. ist, desto häufiger treten abortive u. stumme Verlaufsformen auf. Vgl. Kontagionsindex.

Mani|festations|muster (↑): (engl.) *manifestation pattern*; Gesamtheit der feststellbaren physiol. u. morphol. Phäne*, die der Wirkung eines Erbfaktors zugeordnet werden können; vgl. Phänotypus; Pleiotropie.

Mani|pulationen, genetische (lat. manipulus eine Handvoll) *f pl*: s. Gentechnologie, Hybridisierung.

manisch (-manie*): (engl.) *manic*; erregt; an einer Manie* leidend.

Mannane *n pl*: (engl.) *mannans*; Homoglykane (s. Polysaccharide) aus D-Mannose, die in der Wand von Pflanzen- (unverzweigt) u. Hefezellen (verzweigt) vorkommen; Hauptbestandteil von Hemizellulosen*.

Mannheimer Peritonitis Index *m*: s. MPI (Tab. dort).

Mannitol *n*: (engl.) *mannitol, mannite*; syn. Mannit; 6-wertiger Zuckeralkohol, der in der Natur weit verbreitet ist; **Anw.:** in Infusionen zur Osmotherapie*.

Mannitol|spaltung: (engl.) *mannitol breakdown*; biochem. Unterscheidungsmöglichkeit zwschen Staphylococcus* aureus u. Staphylococcus* epidermidis; vgl. Chapman-Agar.

Mann-Lentz-Färbung (Gustav M., Physiol., New Orleans, 1864–1921; Otto L., Hygieniker, Berlin, 1873–1952): (engl.) *Mann's method*; Verfahren zur histol. Färbung der Negri*-Körperchen bei Tollwut* in Eosin-Methylenblaulösung (rot mit blauen Einschlüssen).

Mannos|amin *n*: (engl.) *mannosamine*; D-Mannose mit Amino- statt Hydroxylgruppe am C-Atom 2; N-Acetylmannosamin-6-phosphat wird zur Biosynthese der Neuraminsäure* benötigt.

Mannose *f*: (engl.) *mannose*; Aldohexose, C2-Epimer von Glukose*; Monosaccharid*, das nach Phosphorylierung durch Hexokinase* u. Epimerisierung durch Phosphomannoseisomerase zu Glukose-6-phosphat in der Glykolyse* abgebaut werden kann; **Vork.:** in Mannanen*; im Organismus hauptsächl. Bestandteil von Glykoproteinen* u. Glykolipiden*, z. B. in der Glykokalyx*.

Mannose-6-Phosphat-Re|zeptor *m*: (engl.) *mannose-6-phosphate receptor*; Abk. MPR; Transmembranprotein im trans-Golgi*-Apparat, das mit extrazytosolischer, luminaler N-terminaler Domäne an Mannose-6-Phosphat-Reste von Proteinen bindet, die für das Lysosom* bestimmt sind (u. a. saure Hydrolase, saure Phosphatase); Protein-gebundene Rezeptoren werden von Clathrin-Adaptor Proteinen erkannt u. lösen die Bildung von Clathrin ummantelten Vesikeln aus; diese fusionieren im Zytosol mit dem sog. frühen Endosomen. Hier gibt MPR seinen Liganden ab u. kehrt via Vesikel wieder zum trans-Golgi zurück; das frühe Endosom entwickelt sich über ein sog. spätes Endosom zum Lysosom.

Mannosidose (-osis*) *f*: (engl.) *mannosidosis*; autosomal-rezessiv erbl. Abbaustörung lysosomaler Glykoproteine*; **Formen: 1. Alphamannosidose** mit mangelnder Aktivität der Alphamannosidase (Mutation im MAN2B1-Gen, Genlocus 19cen-q12); Sympt.: Facies wie bei Mukopolysaccharid*-Speicherkrankheiten, Muskelhypotonie, Hepatosplenomegalie, Skelettveränderungen wie bei Hurler*-Pfaundler-Krankheit, evtl. Katarakt u. Schwerhörigkeit; **2. Betamannosidose** mit mangelnder Aktivität der Betamannosidase (Mutation in MAN-BA-Gen, Genlocus 4q22-q25); Sympt.: geistige Behinderung (ab Kleinkindalter), Angiokeratome, keine Skelettveränderungen; **Diagn.:** Bestimmung der Enzymaktivität in Lymphozyten, Thrombozyten u. a. Organgeweben; erhöhte Ausscheidung mannosehaltiger Oligosaccharide im Urin; Pränataldiagnostik* ist möglich. Vgl. Enzymopathien.

Mano|meter (gr. μανός gasförmig; Metr-*) *n*: (engl.) *manometer*; Druckmesser; Gerät zum Messen des Drucks von Gasen od. Flüssigkeiten.

Mano|metrie, gastro|intestinale (↑; ↑) *f*: (engl.) *gastro-intestinal manometry*; Verf. zur qual. u. quant. Bestimmung der Motilität des Magen-Darm-Trakts; **Meth.:** durch die gleichzeitige Messung über hintereinander platzierter Druckabnehmer können Kontraktionsabläufe (Amplitude, Frequenz, Richtung) analysiert werden. Vgl. Ösophagomanometrie.

Manschette *f*: **1.** (engl.) *cuff like anesthesia*; (neurol.) Bez. für einen stulpenförmigen Sensibilitätsausfall an den Extremitäten, z. B. bei Polyneuropathie*; **2.** (engl.) *cuff*; s. Blutdruckmessung, nichtinvasive.

Manschetten|bi|lob|ek|tomie (Bi-*; gr. λοβός Lappen; Ektomie*) *f*: s. Bronchoplastik.

Manschetten|re|sektion (Resektion*) *f*: (engl.) *cuff resection*; manschettenförmige Resektion*; **Ind.:** z. B. M. des Magens i. R. der Adipositaschirurgie*

od. vor Reanastomosierung*, bronchial (Bronchusmanschette; s. Bronchoplastik) od. vaskulär (Gefäßmanschette; s. Angioplastik).
Manschetten|test *m*: s. Lowenberg-Test, Rumpel-Leede-Test.
Mansfeld-Effekt (Géza M., Pathol., Budapest, Pressburg, 1882–1972; lat. efficere, effectus hervorbringen) *m*: (engl.) *Mansfeld's phenomenon*; Hyperplasie der Langerhans*-Inseln bei Sekretabflussbehinderung aus dem Pankreas inf. Obstruktion des Ductus pancreaticus.
Mansonella ozzardi (Sir Patrick Manson, Tropenarzt, Bakteriol., Hongkong, London, 1844–1922) *f*: (engl.) *Mansonella ozzardi*; Filarienart des Menschen; parasitiert im peritonealen Bindegewebe; Mikrofilarien* im Blut; meist apathogen; Überträger sind Bartmücken; **Vork.**: Mittel- u. Südamerika. Vgl. Filarien.
Mansonella perstans (↑) *f*: (engl.) *Mansonella perstans*; syn. Dipetalonema perstans, Filaria perstans; Filarienart des Menschen; parasitiert in der Peritoneal- u. Pleurahöhle; Mikrofilarien* im peripheren Blut; meist apathogen; Überträger sind Bartmücken; **Vork.**: West- u. Zentralafrika; gebietsweise in Mittel- u. Südamerika. Vgl. Filarien.
Mansonella strepto|cerca (↑) *f*: (engl.) *Mansonella streptocerca*; syn. Dipetalonema streptocerca; Filarienart des Menschen; parasitiert im subkutanen Bindegewebe; Mikrofilarien* in der Haut; verursacht Hautödem u. Dermatitis; Überträger sind Bartmücken; **Vork.**: Westafrika. Vgl. Filarien.
Mansonia (↑) *f*: (engl.) *Mansonia*; Stechmückengattung; Überträger der Filarienarten Brugia u. Wuchereria sowie des Gelbfieber-Virus; **Vork.**: an Gewässer mit reichl. Vegetation gebunden, da Larven u. Puppen ihren Sauerstoffbedarf aus den Schwimmwurzeln von Wasserpflanzen decken. Vgl. Mücken.
man-Sv (engl. man Mann): Kurzbez. für Personen-Sievert; s. Kollektivdosis.
Mantel|feld|bestrahlung: (engl.) *upper-body irradiation*; vollständige Bestrahlung der Lymphknotenstationen oberh. des Zwerchfells mit Abschirmung zu schonender Organe, z. B. bei Hodgkin*-Lymphom.
Mantel|kante: Margo superior hemispherii cerebri, an der Umschlagfalte zur Fissura longitudinalis cerebri.
Mantel|kanten|syn|drom *n*: (engl.) *parasagittal cortical syndrome*; Schädigung des oberen Teils des Gyrus precentralis u. Gyrus postcentralis mit Parese u. Sensibilitätsstörungen des kontralateralen Beins, häufig mit Blasenstörungen; **Vork.**: v. a. bei parasagittalem Meningeom, Hirnmetastasen u. Thrombose des Sinus sagittalis superior.
Mantel|pneumo|thorax (Pneum-*; Thorax*) *m*: (engl.) *mantle pneumothorax*; die Lunge mantelförmig umschließender minimaler Pneumothorax*; **Vork.**: z. B. bei ARDS*.
Mantel|zellen (Zelle*) *f*: **1.** syn. Satellitenzellen; Gliocyti ganglii; veraltet Amphizyten; Bestandteil der Neuroglia* des peripheren Nervensystems; kleine Zellen an der Oberfläche der Nervenzellen sensibler od. vegetativer Ganglien. **2.** B*-Lymphozyten in der Rinde von Lymphknoten*.

Mantel|zell-Lymphom (Zelle*; Lymph-*; -om*) *n*: (engl.) *mantle cell lymphoma* (Abk. *MCL*); Non*-Hodgkin-Lymphom der B-Zell-Reihe mit monomorphen kleinen bis mittelgroßen lymphoiden zentroblastenähnl. Zellen; **Vork.**: mittleres Erkrankungsalter 70–80 Lj.; **Diagn.**: typ. Immunphänotyp (CD5 positiv, CD23 meist negativ) u. Chromosomenaberration t(11;14) bei 75 % der Pat.; **Sympt.**: Lymphknotenschwellungen, Hepatosplenomegalie, evtl. leukämische Verlaufsformen; **Ther.**: in den lokal begrenzten Stadien I u. II der Ann*-Arbor-Klassifikation (Tab. dort) Radiatio bis 40 Gy; bei Stadium III u. IV zytoreduktive Chemotherapie in Komb. mit Rituximab*; bei ausreichend belastbaren Pat. Konsolidierung der Remission durch Hochdosis-Chemotherapie u. autogene Stammzelltransplantation*; **Progn.**: meist aggressiver Verlauf mit mittlerer Überlebenszeit von ca. 4 Jahren; stabile Remission nur durch Stammzelltransplantation erreichbar.
M-Anti|gen (Antigen*) *n*: **1.** Kurzbez. für Mukosus-Antigen; (engl.) *M antigen*; Antigen schleimbildender Bakt.; z. B. Salmonella paratyphi B; **2.** (engl.) *M protein*; M-Protein; fimbrienähnl. Protein von Streptococcus pyogenes; **3.** (engl.) *M antigen*; Antigen M der MNSs*-Blutgruppen.
Manual|hilfe (Manus*): (engl.) *assisted breech delivery*; halbe Extraktion; gebh. Handgriffe zur Entw. aus Beckenendlage*, wenn das Kind bis zum unteren Schulterblattwinkel bzw. bis zum Nabelschnuransatz geboren ist; **Vorgehen:** einzeitig durch Bracht*-Handgriff; falls erfolglos, zweizeitige Entw. zuerst von Schultern u. Armen (Müller*-Armlösung, Lövset*-Armlösung, Bickenbach*-Armlösung od. klass. Armlösung*) u. danach des Kopfs (Veit*-Smellie-Handgriff). Vgl. Extraktion, ganze.
Manubrium (lat. Griff, Stiel) *n*: Handgriff; z. B. M. sterni: oberster Teil des Brustbeins.
manuell (Manus*): (engl.) *manual*; mit der Hand; bimanuell: mit beiden Händen.
Manus (lat.) *f*: Hand*.
Manus vara (↑) *f*: s. Klumphand.
MAO: **1.** Abk. für Monoaminoxidase*; **2.** Abk. für (engl.) *maximal acid output*; s. Magensaftuntersuchung.
MAO-Hemmer: (engl.) *MAO inhibitors*; Kurzbez. für Monoaminoxidase*-Hemmer.
MAOP: Abk. für Methyl-5-amino-4-oxopentanoat; Photosensibilisator zur top. Anw. auf der Haut; **Ind.**: photodynamische Therapie* bei Keratosis actinica (Heilungsrate ca. 80 %) od. superfiziellem Basalzellkarzinom* (Heilungsrate ca. 60 %); **Kontraind.**: Porphyrie; **UAW:** lokale Schmerzen während der Bestrahlung, phototox. Reaktionen (s. Lichtdermatose).
MAP: **1.** Abk. für (engl.) *mean arterial pressure*, mittlerer art. Blutdruck (s. Blutdruck, mittlerer); **2.** Abk. für (engl.) *mean airway pressure*, Atemwegmitteldruck (s. Beatmungsdruck); **3.** Abk. für Muskelaktionspotential*.
MAP-Kinasen *f pl*: Kurzbez. für Mitogen aktivierte Proteinkinasen; (engl.) *MAP kinases, mitogen-activated protein kinases*; syn. ERK; Proteinfamilie humaner (bisher 14), tier. u. pflanzl. Serin/Threoninspezifischer Proteinkinasen* wie JNK, SAPK od.

p38; **Funktion:** Beteiligung an der Signalübertragung mitogen wirkender Wachstumsfaktoren von der Zelloberfläche (meist Rezeptoren mit Tyrosinkinaseaktivität; s. Tyrosinkinase-Rezeptor) zum Zellkern.

maple syrup urine disease (engl.): Abk. MSUD; s. Ahornsirupkrankheit.

Mapping (engl. Kartographie): vollständige Vermessung eines Organs od. Organteils u. Zusammensetzen der einzelnen Messergebnisse zu einem Bild; **Formen: 1.** (kardiol.) diagn. Lok. arrhythmogener Herde in der Kammermuskulatur durch intrakardiale EKG* i. R. der elektrophysiologischen Untersuchung*; **2.** (neurol.) räuml. Eingrenzung atypischer elektr. Hirnaktivität durch EEG* bzw. Zuordnung u. Quantifizierung von Stoffwechselvorgängen in best. Hirnarealen durch Emissionscomputertomographie*; vgl. Brainmapping; **3.** (genet.) s. Genkartierung.

Mapro|ti|lin (INN) *n*: (engl.) *maprotiline*; tetracyclisches Antidepressivum* mit ähnl. Eigenschaften wie Amitriptylin.

Marạsmus (gr. μαρασμός Schwachwerden) *m*: s. Protein-Energie-Mangelsyndrome.

Marạsmus senịlis (↑) *m*: Altersschwäche*.

Mara|vi̱ro̱c *n*: (engl.) *maraviroc*; Virostatikum* (Entry*-Inhibitor) zur p. o. Anwendung i. R. einer antiviralen Kombinationstherapie* erfolgreich antiretroviral vorbehandelter Erwachsener bei HIV*-Erkrankung durch HIV-1 mit Affinität zu CCR5*-Rezeptoren (bei 80 % der neu HIV-Infizierten); **Wirkungsmechanismus:** selektive CCR5-Rezeptor-Bindung auf der Oberfläche von CD4-Zellen, hemmt indirekt das Eindringen von CCR5-tropen od. R5-HI-Viren in die CD4-Lymphozyten; **UAW:** Übelkeit, Leberfunktionsstörungen, Gewichtsverlust, Schwindelgefühl, Parästhesie, Beeinträchtigung des Geschmackssinns, Schläfrigkeit, Husten, Magen-Darm-Beschwerden, Hautausschlag, Juckreiz, Muskelkrämpfe, Rückenschmerzen, Kraft- u. Schlaflosigkeit.

Marburg-Vi̱rus|krankheit (Virus*): (engl.) *Marburg virus disease*; auch Marburg-Fieber; 1967 nach epidem. Auftreten in Marburg (25 Fälle) bekannt gewordene, schwer verlaufende Infektionskrankheit; hämorrhag. Fieber; **Err.:** Marburg-Virus, ein RNA-Virus der Fam. Filoviridae*; **Verbreitung:** Die bisher in Europa bekannt gewordenen Erkr. waren zunächst durch Kontakt zu aus Uganda importierten Grünen Meerkatzen (Cercopithecus aethiops) bzw. Zellkulturen dieser Tiere ausgelöst worden; vermutl. Zoonose mit bislang unbekanntem Erregerreservoir; Übertragung auch von Mensch zu Mensch (Kontaktinfektion). Unter der Bevölkerung West- u. Zentralafrikas finden sich asymptomat. Antikörperträger gegen Marburg-Virus. **Inkub.:** 4–16 Tage; **Klin.:** hohes Fieber (8 Tage), Myalgien, Kopfschmerz, Photophobie, Erbrechen, wässrige Diarrhö, Exsikkose, Nierenbeteiligung, Orchitis, Exanthem u. Enanthem, ZNS-Beteiligung (Paralysen, Bewusstseinseintrübung, Koma), Hämorrhagien; hohe Letalität (ca. 22–88 %); **Diagn.:** direkter Virusnachweis in Blut, Urin, Rachensekret, Zellkulturen; serol. ELISA; cave: Untersuchungsmaterialien hochinfektiös, daher Hochsicherheitslabor erforderl.; meldepflichtige Krankheit bei Krankheitsverdacht, Erkrankung od. Tod; **Ther.:** symptomat.; Rekonvaleszentenserum; **DD:** Gelbfieber*, Lassa*-Fieber, Ebola*-Viruskrankheit.

Marchesani-Syn|dro̱m (Oswald M., Ophth., Hamburg, 1900–1953) *n*: (engl.) *Marchesani's syndrome*; syn. Weill-Marchesani-Syndrom; angeb. Erkr. mit angeb. Kugellinse (Sphärophakie), abnorm kleiner Linse (Mikrophakie), Linsenektopie, schwerer Myopie, Glaukom, Blindheit, Kleinwuchs, Brachyzephalie, Brachydaktylie, Skoliose, steifen Gelenken u. subvalvulärer fibromuskulärer Aortenstenose; **Formen: 1.** autosomal-rezessiv: Mutationen im ADAMTS10-Gen (Genlocus 19p13.3-p13.2); **2.** autosomal-dominant: Mutationen im Gen für Fibrillin-1 (FBN1-Gen, Genlocus 15q21.1; allelisch mit Marfan*-Syndrom).

Marchiafava-Bignami-Krankheit (Ettore M., Pathol., Rom, 1847–1935; Amico B., Pathol., Rom, 1862–1929): (engl.) *Marchiafava disease*; syn. progressive alkoholische Demenz, Corpus-callosum-Demyelinisierung; Folgeerkrankung bei chron. Alkoholkrankheit*; **Histopathol.:** nekrot. Entmarkung v. a. des Corpus callosum, kortikale Hirnsklerose; **Klin.:** akut (in Tagen letal), subakut (in Wochen letal) od. chron. verlaufender Persönlichkeits- u. Sprachabbau bis zur Demenz, Tremor, Spastik, Marasmus.

Marchiafava-Micheli-An|ä̱mi̱e (↑; Ferdinando Mi., Hämat., Italien, 1847–1935; Anämie*) *f*: paroxysmale nächtliche Hämoglobinurie*.

march of convulsion (engl. Fortschreiten von Krämpfen): Bez. für die Ausbreitung epilept. Anfallsaktivität bei Jackson*-Anfall u. somatosensorischem einfach-partiellem Anfall*; vgl. Epilepsie.

Marcus-Gunn-Phänome̱n (Robert Marcus G., engl. Ophth., 1850–1909) *n*: (engl.) *Marcus Gunn's phenomenon*; bei angeb. Lidptose öffnet sich das sonst gelähmte Lid bei Mundöffnung u. Kinnbewegung durch die angeb. Koinnervation des M. levator palpebrae u. des ipsilateralen M. masseter.

Marcus-Gunn-Pupille (↑; ↑; lat. pupịlla Pupille) *f*: Form der afferenten Pupillenstörung* mit relativ verminderter Lichtreaktion eines Auges, meist inf. einer Neuritis* nervi optici.

Marcy-Operation (Henry O. M., Boston, 1837–1924) *f*: (engl.) *Marcy annulorrhaphy repair*; Einengung des inneren Leistenrings durch Einzelknopfnähte im Niveau der Fascia transversalis zur Behandlung einer indirekten Leistenhernie* bes. bei Kindern.

Marey-Re|fle̱x (Etienne J. M., franz. Physiol., 1830–1904; Reflekt-*) *m*: (engl.) *Marey's reflex*; Abfall des Blutdrucks in der Aorta bewirkt Anstieg der Herzfrequenz*.

Marfan-Syn|dro̱m (Antoine-Bernard M., Päd., Paris, 1858–1942) *n*: (engl.) *Marfan syndrome*; autosomal-dominante erbl. generalisierte Bindegewebeerkrankung (Fibrillindefekt) mit variabler Expressivität, charakterisiert durch Veränderungen des Habitus, des kardiovaskulären Systems u. der Augen; **Ätiol.:** Mutationen im FBN1-Gen mit Genlocus 15q21.1 (allelisch mit autosomal-dominantem Marchesani*-Syndrom); **Häufigkeit:** ca. 1 : 10 000; Vork. familiär (75 % der Fälle) od. sporadisch durch Neumutation; **Sympt.: 1.** Habitus: lange,

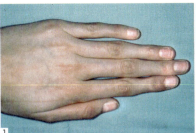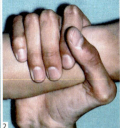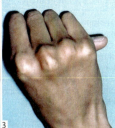

Marfan-Syndrom Abb. 1: 1: lange Finger; 2: Murdoch-Zeichen (erster u. der zweiter Finger überlappen sich deutl. beim Umspannen des Handgelenks); 3: Steinberg-Zeichen (eingeschlagener Daumen überragt deutl. die ulnare Handkante) [82]

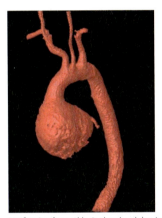

Marfan-Syndrom Abb. 2: thorako-abdominale Aorta mit massiver Dilatation des Aortenbulbus u. der proximalen Aorta ascendens; 3D-Rekonstruktion einer MR-Angiographie [101]

schmale Extremitäten (Dolichostenomelie, Arachnodaktylie, sog. Madonnenhände, s. Abb. 1), Trichter- od. Hühnerbrust, Kyphoskoliose, oft nichtfamiliärer Großwuchs, langer u. schmaler Kopf mit prominenten Augenleisten u. tiefliegenden Augen, spitzer Gaumen, Gelenke überstreckbar, weiche Haut, gehäuft Striae, Leistenhernien; **2.** kardiovaskuläre Veränderungen: progressive Erweiterung der Sinus Valsalvae u. der Aorta ascendens (s. Abb. 2) mit Aorteninsuffizienz od. dissezierendem Aortenaneurysma (cave: Ruptur), Mitralklappenprolaps u. -insuffizienz; **3.** Augen: Dysmorphie der Cornea, Subluxation od. Luxation der Linsen, evtl. mit Iridodonesis*, evtl. Kugellinse, Achsenmyopie, Glaukom, Netzhautablösung, enge Pupillen; **Ther.:** regelmäßige Echokardiographie*, bes. während der Schwangerschaft (kein erhöhtes Risiko für Aortenruptur bei Aortenwurzeldurchmesser <40 mm); Endokarditisprophylaxe bei Aorten- u. Mitralinsuffizienz, rechtzeitige Herzchirurgie, u. U. Prävention der Aortendilatation mit Beta-Rezeptoren-Blockern, orthop. Maßnahmen, evtl. frühzeitige Pubertätseinleitung zur Wachstumsreduktion, Augenkontrollen, keine körperl. Überforderung; **Progn.:** mittlere Lebenserwartung ohne Behandlung ca. 32–35 Jahre; mittlere Überlebenszeit nach op. kardiovaskulärer Korrektur 61 Jahre; **DD:** kontrakturelle Arachnodaktylie*, Homocystinurie* (geistige Behinderung), Klinefelter*-Syndrom, Syndrom* des fragilen X-Chromosoms u. best. Formen des Ehlers*-Danlos-Syndroms; vgl. Achard-Syndrom.

Marfan-Zeichen (↑): s. Rachitis.

marginalis (lat. margo, marginis Rand): randständig, zum Rande gehörend.

Marginal|sinus (↑; Sinus*) *m*: syn. Randsinus; subkapsulärer Sinus der Lymphknoten*.

marginatus (lat. marginare einfassen): gerändert.

Margo (lat.) *m*: (engl.) *margo*; Rand; z. B. M. acutus (scharfer Rand), M. crenatus (gespaltener Rand, z. B. der Milz), M. liber (freier Rand), M. obtusus (stumpfer Rand).

Marie-Bahn: (engl.) *tract of Marie*; Fasciculus sulcomarginalis im Funiculus ant. des Rückenmarks*.

Marie-Foix-Zeichen (Pierre M., Neurol., Paris, 1853–1940; Charles F., Neurol., Int., Paris, 1882–1927): (engl.) *Marie-Foix sign*; syn. Gonda-Zeichen; s. Pyramidenbahnzeichen (Tab. dort).

Marie-Krankheit (↑): **1.** s. Osteoarthropathie, hypertrophe; **2.** s. Spondylitis ankylosans; **3.** s. Ataxie, spinozerebellare.

Marie-Sée-Syn|drom (Julien M., Päd., Paris; Georges S., Päd., Paris) *n*: (engl.) *Marie-Sée syndrome*; syn. Sée-Syndrom; benigner, akuter, hypersekretorischer Hydrozephalus* bei jungen Säuglingen inf. Vitamin*-A-Intoxikation; **Sympt.:** Erbrechen, Nahrungsverweigerung, Schlaffheit, psych. Retardierung, gelegentl. Ausbildung von Fontanellenhernien.

Marihuana *n*: (engl.) *marijuana, cannabis*; lateinamerikanische Bez. für die getrockneten, blühenden Zweigspitzen von Indischem Hanf* (Cannabis sativa); vgl. Haschisch.

Marine-Lenhart-Syn|drom *n*: (engl.) *Marine-Lenhart syndrome*; Form der Hyperthyreose*, bei der auf dem Boden der Struma mit autonomen Anteilen eine Basedow-Hyperthyreose (s. Thyroiditis) entsteht.

Marinesco-Sjögren-Syn|drom (Gheorghe M., Neurol., Bukarest, 1863–1938; Karl G. T. S., Neurol., Stockholm, 1896–1974) *n*: (engl.) *Marinesco-Sjörgen syndrome*; seltene, autosomal-rezessiv erbl. Krankheit (Mutation im SIL1-Gen, Genlocus 5q31) mit spinozerebellarer Ataxie*, Dysarthrie*, angeb. Katarakt, Mikrozephalie, geistiger Behinderung, Kleinwuchs u. Skoliose.

Marisken (franz. marisques Feigwarzen) *f pl*: (engl.) *mariscae*; Analfalten; nicht reponierbare Hautfalten außen am Anus (s. Abb.), oft als harmloses Residuum einer abgeheilten Analthrombose*; M. füllen sich im Unterschied zu Hämorrhoiden* bei Betätigung der Bauchpresse nicht; größere M. können ein chron. Analekzem* unterhalten; **Ther.:** elektrochir. Abtragung.

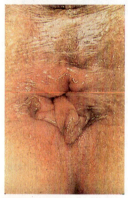

Marisken [3]

Mark: s. Medulla.

Marker *m*: (engl.) *marker*; Markierungssubstanz; biol. Substanz (Protein, Enzym, Hormon), deren Vorhandensein, Auftreten bzw. (vermehrtes) Vork. in Geweben od. Körperflüssigkeiten ein unverwechselbares, mit geeigneten Nachweismethoden erkenn- u. bestimmbares, physiol. (z. B. Blutgruppen) bzw. auf einen Krankheitszustand hindeutendes (z. B. Tumormarker*) Strukturkennzeichen darstellt. Vgl. Tracer; Zellmarker; Marker, genetische.

Marker, genetische *m pl*: (engl.) *genetic markers*; chromosomale od. mitochondriale DNA-Sequenzen, die mit molekulargenet. Verf. wie der PCR* od. mit der Southern*-Blotting-Methode nachgewiesen werden; **Formen: 1.** VNTR (Abk. für engl. variable number of tandem repeats)-Sequenzen: beim Menschen individuelle u. vererbte Wiederholungen best. Motive in der DNA-Sequenz (repetitive DNA-Sequenzen) als Mikrosatelliten (auch STR-Systeme, Abk. STR für engl. short tandem repeat, Sequenzmotive aus 2–50 Kopien mit 2–5 Nukleotiden) bzw. Minisatelliten (Sequenzmotive mit 9–65 Nukleotiden) zur Unterscheidung mehrerer Allele, für Kopplungsanalysen u. DNA*-Fingerprint-Methode; **2. SNP** (Abk. für engl. single nucleotide polymorphism) unterscheidet einzelne Nukleotide in der DNA-Kette; SNPs kommen beim Menschen etwa alle 1000 Nukleotide vor; **3. Restriktionsfragmentlängen***-**Polymorphismus** (Abk. RFLP) zur Unterscheidung von 2 Allelen, die durch einen SNP im Bereich der Schnittstelle eines Restriktionsenzyms definiert sind; **Anw.:** Genkartierung* u. -identifizierung, Abstammungsbegutachtung*, Charakterisierung von Gendefekten.

Marker-X-Syn|drom *n*: Syndrom* des fragilen X-Chromosoms.

Mark|fibrom (Fibr-*; -om*) *n*: s. Nierenmarkfibrom.

Mark|höhle: (engl.) *medullary cavity*; von der Kompakta des Knochens umschlossener Raum zwischen den Knochenbälkchen, ausgefüllt von Knochenmark;s. Knochengewebe.

Markierung: (engl.) *labelling*; Etikettierung eines Substrats, z. B. durch Radionuklide* zur Prüfung von Stoffwechsel- u. Kreislauffunktionen (s. Markierung, radioaktive); neben Radionukliden werden auch Enzyme od. Fluoreszenzfarbstoffe zur M. einer Komponente des Antigen-Antikörper-Systems (Antigen, Hapten, Antikörper) eingesetzt (Enzym*-Immunoassay, Immunfluoreszenztest*).

Markierung, radio|aktive: (engl.) *radiolabel*; Koppelung eines Radionuklids* an eine chem. od. biol. Substanz (z. B. Zellbestandteile, Zellen) zur Herstellung einer radioaktiven Verbindung (sog. Tracer*); **Formen: 1. Eigenmarkierung:** Ersatz des originären Atoms durch ein entspr. radioaktives Isotop, z. B. I-131; **2. Fremdmarkierung:** Einführen eines Fremdatoms od. Kopplung über einen Chelatbildner, z. B. DTPA; führt i. d. R. zu Änderungen der chem. Eigenschaften; grundlegende Meth. zur Herstellung von Radiopharmaka*.

Mark|nagel|osteo|synthese (Ost-*; Synthese*) *f*: s. Osteosynthese.

Mark|nagelung: (engl.) *medullary nailing*; Verf. zur Osteosynthese* von Frakturen* u. zur Ther. von Pseudarthrosen* langer Röhrenknochen (s. Abb.); nach Insertion des Nagels erfolgt die Fixation mit Verriegelungsbolzen proximal u. distal der Kontinuitätsunterbrechung des Knochens (statisch od. dynamisch); **Formen: 1.** nach Operation: **a)** gedeckte M.: Reposition auf dem Extensionstisch, frakturfernes Eröffnen der Kortikalis (z. B. Trochanterspitze des Femurs, oberh. der Tuberositas tibiae), Aufbohren des Markraums u. Einschlagen

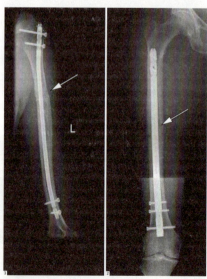

Marknagelung: 1: konsolidierte Frakturen des Humerus, 2: des Femurs [88]

eines Marknagels unter Bildwandlerkontrolle über die Fraktur hinweg; **b)** offene M.: op. Darstellung der Frakturzone mit nachfolgender Reposition u. Nagelung (selten); **2.** nach Richtung der Insertion: anterograde u. retrograde M.; **3.** nach Durchführung einer Markraumbohrung vor Insertion: aufgebohrte u. unaufgebohrte M.; **Kompl.:** Pseudarthrose, Osteomyelitis.

Mark|phlegmone (Phlegmone*) *f*: (engl.) *phlegmonous myelitis*; Phlegmone* der Substantia* alba des ZNS z. B. nach offener Verletzung.

Mark|raum|phlegmone (Phlegmone*) *f*: (engl.) *medullary space phlegmon*; Phlegmone* des Knochenmarks durch hämatogene od. posttraumatische Infektion (s. Abb.); s. Osteomyelitis.

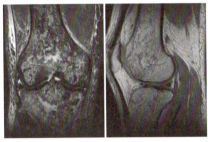

Markraumphlegmone: Femur u. Tibia; MRT [88]

Mark|raum|schienung, dynamische: (engl.) *elastic stabile intramedullar nail* (Abk. *ESIN*); syn. elastisch stabile intramedulläre Markraumschienung (Abk. ESIM); intramedulläre Form der Osteosynthese* zur Versorgung von diaphysären Frakturen im Wachstumsalter (s. Abb.), seltener bei Erwachsenen; **Prinzip:** intramedulläre Dreipunktabstützung von stark vorgebogenen, von frakturfern eingebrachten Titandrähten; **Ind.:** z. B. Humerusfraktur*, Oberschenkelfraktur*, Ulnafraktur*.

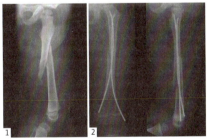

Markraumschienung, dynamische: 1: Femurfraktur im Wachstumsalter; 2: Versorgung mit 2 Titandrähten [88]

Mark|scheide: s. Myelinscheide.

Mark|schwamm|niere: (engl.) *medullary sponge kidney*; nichtgenom. Fehlentwicklung der Nieren mit ektat. Fehlbildung der Sammelrohre in der Markzone; **Inzidenz:** 1 : 5000; **Pathol./Anat.:** multiple, bis erbsengroße zyst. Erweiterungen der Sammelrohre im Bereich einer, meist aber beider Nieren; die Zysten sind mit Flüssigkeit, u. U. mit Epithelien, Leukozyten, Erythrozyten u. Zelltrümmern gefüllt; in 80 % der Zysten befinden sich kleine cal-

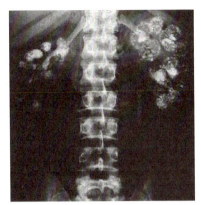

Markschwammniere [6]

ciumhaltige intrarenale Konkremente; die Rindenbezirke erscheinen normal; **Klin.:** Beschwerden entstehen meist im 4.–5. Lebensjahrzehnt durch Urolithiasis, rezidiv. Pyelonephritiden* od. Makrohämaturie; selten Niereninsuffizienz*; **Diagn.:** Ausscheidungsurographie (zahlreiche stecknadelkopf- bis erbsengroße Steinschatten im Bereich der Nierenpapillen, s. Abb.), Ultraschalldiagnostik* u. CT*; **Progn.:** gut, da die Zysten sich nicht vergrößern. Vgl. Nierenzyste; Zystennieren.

Mark|substanz (Substantia*) *f*: s. Substantia alba.

Mark, verlängertes: s. Medulla oblongata.

Marmor|knochen|krankheit: Osteopetrose*.

Maroteaux-Lamy-Syn|drom (Pierre M., Genet., Paris, geb. 1926; Maurice E. J. L., Päd., Humangenet., Paris, 1895–1975) *n*: **1.** s. Mukopolysaccharid-Speicherkrankheiten (Tab. dort); **2.** s. Pyknodysostose.

Marsch|albumin|urie (Album-*; Ur-*) *f*: (engl.) *march albuminuria*; Auftreten von Eiweiß im Harn nach längerem anstrengendem Laufen; im Allg. ohne pathol. Bedeutung. Vgl. Albuminurie; Proteinurie.

Marsch|fraktur (Fraktur*) *f*: (engl.) *march fracture*; syn. Deutschländer-Fraktur; sog. Marschgeschwulst; schmerzhaftes Anschwellen des Schaftes des Metatarsale II–V nach ungewohnt starker mechan. Beanspruchung (Ermüdungsbruch*); **Diagn.:** röntg. periostale Auftreibung, evtl. Looser*-

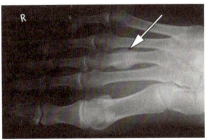

Marschfraktur: mit Kallusbildung verheilte Marschfraktur an typ. Stelle [88]

Marschhämaturie

Umbauzone, nur selten regelrechte Frakturlinie erkennbar (s. Abb.); **Ther.:** limitierte Entlastung.

Marsch|häm|at|urie (Häm-*; Ur-*) *f*: (engl.) *march hematuria*; Ausscheidung von Erythrozyten im Urin bei starker körperl. Anstrengung; häufige Veränderung des Harnsediments* bei Sportlern; **Urs.:** vasomotorische Labilität der Nieren mit hormonal ausgelöstem Nachlassen des Gefäßtonus u. anschl. Durchtritt von Erythrozyten durch die Nierengefäßwände; auch thermische Einflüsse möglich; Abgrenzung gegenüber sonstigen klin. Befunden notwendig; s. Hämaturie.

Marsch|hämo|glob|in|urie (↑; Globus*; Ur-*) *f*: (engl.) *march hemoglobinuria*; passagere Hämoglobinurie* 1–3 Std. nach starker körperl. Anstrengung (z. B. Dauerlauf); **Urs.:** vermutl. mechan. bedingte Hämolyse* in den Fußsohlen.

Marshall-Bonney-Test *m*: Bonney*-Probe.

Marshall-Test *m*: (engl.) *Marshall test*; klin. Test zur Diagn. einer Belastungsinkontinenz*; **Prinzip:** nach Füllen der Blase (mit Katheter) Betätigung der Bauchpresse (z. B. Husten); bei unwillkürlichem Urinabgang positiver M.-T. (cave: negativer M.-T. erlaubt keine Rückschlüsse auf die Kontinenzsituation).

Marshall-Vene (John M., Chir., Anat., London, 1818–1891; Vena*) *f*: Vena* obliqua atrii sinistri.

Marsh-Klassifikation *f*: s. Zöliakie (Tab. 1 dort).

Marsupialisation (lat. marsupium Beutel) *f*: (engl.) *marsupialization*; (chir.) Heraussnähen der Ränder einer schlecht entfernbaren Zyste (nach Eröffnen u. Entleeren) in die Oberfläche der Haut od. der Schleimhaut des Verdauungstrakts (z. B. einer Pankreaszyste mit Bildung einer Fistel zum Verdauungstrakt).

MAR-Test *m*: Abk. für (engl.) *mixed antiglobulin reaction*; Verf. zur Bestimmung von Anti*-Spermien-Antikörpern; **Meth.:** frische Spermienprobe mit IgA- bzw. IgG-beschichteten Latexpartikeln od. Schaf-Erythrozyten u. mit Antiserum gegen IgA- u. IgG-Antikörper mischen; bei Vorhandensein entspr. Antikörper auf der Spermienoberfläche kommt es über das Antiserum zur Bindung an die Partikel bzw. Zellen; der Anteil der gebundenen Spermien wird quantifiziert.

Martin-Bell-Syn|drom (James P. M., brit. Arzt, 1893–1984; Julia B., Humangenet., Dublin, 1879–1979) *n*: Syndrom* des fragilen X-Chromosoms.

Martorell-Syn|drom (Fernando M. Otzet, Angiologe, Kardiol., Barcelona, 1906–1984) *n*: **1.** (dermat.) s. Ulcus cruris hypertonicum Martorell; **2.** (engl.) *Martorell's syndrome*; (angiolog.) Martorell-Fabré-Syndrom: s. Aortenbogensyndrom.

Maschen|trans|plantat (Transplantat*) *n*: Meshgraft*.

Maschinen|geräusch: (engl.) *machinery murmur*; (franz.) souffle continu; (kardiol.) Lokomotivgeräusch*.

Masern: (engl.) *measles*; syn. Morbilli; akute Virusinfektion, die durch starke katarrhal. Erscheinungen der oberen Atemwege u. durch ein typ. Exanthem gekennzeichnet ist; **Err.:** Masern*-Virus; **Übertragung:** Tröpfcheninfektion auch über größere Entfernungen (als sog. fliegende Inf.); **Inkub.:** 8–14 Tage; verlängerte Inkub. bisweilen bei schwacher spezif. Proph. (Säuglinge im 6.–8. Le-

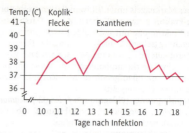

Masern Abb. 1: Fieberkurve u. klinische Befunde

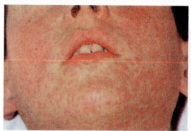

Masern Abb. 2: Masernexanthem [66]

bensmonat, Injektion von Gammaglobulin); **Immunologie:** Ansteckungsfähigkeit beginnt bereits 1–2 Tage vor Beginn des katarrhal. Vorstadiums (Kontagionsindex 0,95 u. mehr) u. dauert an, bis das Exanthem die Füße erreicht hat. Der Durchseuchungsgrad ist hoch. Nach Masernknfektion besteht lebenslange Immunität; sog. Zweiterkrankungen im Erwachsenenalter beruhen meist auf diagn. Irrtümern (Röteln*). Säuglinge erkranken in den ersten 4 Lebensmonaten nicht, wenn sie von der Mutter diaplazentar übertragene spezif. Antikörper haben. Durch Schutzimpfung* kann die Morbidität deutl. reduziert werden. **Path.:** direkte virusbedingte od. toxisch-allerg. Permeabilitätssteigerung von Gefäß- u. Zellwänden, die zu einem hämorrhag. Einschlag des Exanthems sowie u. U. zu Endothelschäden im Bereich der Lungenkapillaren mit der Folge verdichteter Alveolarwände mit ungünstiger Progn. führen kann. **Klin.:** **1. Prodromalstadium** (Dauer 3–5 Tage): uncharakterist. katarrhal. Erscheinungen der oberen Atemwege; Rhinitis, Konjunktivitis, Pharyngitis mit Angina, Bronchitis (verquollenes Aussehen mit Lichtscheu u. Husten), häufig Koplik*-Flecke mit anschl. fleckigem Enanthem der gesamten Mundschleimhaut; Fieberabfall (s. Abb. 1); in 25 % der Fälle flüchtiges (bräunlich livides) Vorexanthem bes. auf den Wangen; **2. Exanthemstadium** (Dauer ca. 3 Tage): unter erneutem Fieberanstieg auf 39–40 °C auftretendes, typ. Masernexanthem (s. Abb. 2), beginnend hinter den Ohren mit Ausbreitung über Hals, Gesicht, Schultern, Rumpf u. Extremitäten; rosa- bis violettrote, follikulär betonte Effloreszenzen als klein- od. grobfleckiges, disseminiertes od. konfluierendes Exanthem, evtl. in der Mitte der Effloreszenzen hirsekorngroße, mit klarem Inhalt gefüllte Blasen (Morbilli vesiculosi); nach 3–4 Tagen Abklingen des Exanthems mit rascher (manchmal krit.) Entfieberung; **3. Rekonvaleszenzstadium:** zunächst noch hyp- od. anergische Reaktionslage mit Anfälligkeit gegenüber anderen Erkr.; nach Abklingen des Exanthems pityriasiforme Schuppung der Haut ohne Beteiligung der Hände u. Füße (vgl. Scharlach). **Kompl.:** (Verschlechterung der Progn. bes. im Kleinkindesalter) **1.** Otitis* media; selten Pigmentdegeneration der Netzhaut (s. Retinopathia pigmentosa); **2.** Pseudokrupp* bereits im katarrhal. Vorstadium; **3.** Pneumonie, meist primär, selten durch bakterielle Sekundärinfektion (Staphylokokken) mit Abszedierung, Pleuraempyem u. a.; **4.** Enzephalitis* mit 8–14 Tage nach Exanthemausbruch auftretenden zentralnervösen Sympt., oft mit bleibenden Ausfallerscheinungen (Lähmungen, Sprachstörungen u. a.). Als eine seltene, erst nach Jahren auftretende u. immer letal verlaufende Masernkomplikation gilt die subakute sklerosierende Panenzephalitis*. **5.** Aktivierung chron. Infektionen (Tuberkulose u. a.). Bei Immundefizienten atypische Verläufe, z. B. sog. weiße M. ohne Exanthem, mit Riesenzellpneumonie*; **Diagn.:** klin.: Prodrome, Koplik-Flecke, Fieberverlauf, Exanthem; unterstützt durch Blutbild (Leukopenie mit rel. Neutrophilie, rel. Lymphopenie u. leichter Monozytose) sowie u. U. Nachweis spezif. Antikörper; meldepflichtige Krankheit bei Krankheitsverdacht, Erkrankung od. Tod (s. Infektionsschutzgesetz). **Ther.:** symptomatisch, bei bakterieller Sekundärinfektion Antibiotika; **Progn.:** ohne Kompl. gut; Letalität bei Kompl. 3–5 %; Erwachsene erkranken oft schwerer als Kinder. **Proph.:** Isolierung ist oft nicht möglich (Ansteckung bereits vor Ausbruch des Exanthems), aber für Kleinkinder wichtig; Serumprophylaxe* durch humane Immunglobuline bei Pat. mit primärer od. sekundäre Abwehrschwäche (schwächt Erkr. zum sog. Morbilloid ab); aktive Immunisierung: s. Schutzimpfung, Impfkalender.

Masern-Virus (Virus*) *n*: (engl.) *measles virus*; lymphotropes Morbillivirus der Paramyxoviridae*; Err. der Masern* (Morbilli) u. der subakuten sklerosierenden Panenzephalitis; durch Seitz-Entkeimungsfilter filtrierbar; **Übertragung:** durch Tröpfcheninfektion od. direkten Kontakt (Virusausscheidung während der gesamten Inkubation u. bis zum Ende des Exanthemstadiums); kleinste Mengen an Virus führen zur Inf.; lebenslang Immunität (daher v. a. Kinderkrankheit); **Nachw.:** Antikörpernachweis, Virusanzucht in humanen Zellkulturen od. embryonierten Hühnereiern; ggf. Tierversuch (auf Affen übertragbar). Antitoxine verhindern das Masern-Exanthem am Ort der Applikation bei s. c. Injektion kurz vor Ausbruch desselben (sog. Aussparphänomen). **Infektionsprophylaxe:** s. Schutzimpfung.

Masken|beatmung: (engl.) *bagging*; Beatmung* mit Atemmaske*; **Prinzip:** einhändiges Fixieren der Atemmaske (Gesichtsmaske) durch sog. C-Griff (Daumen u. Zeigefinger bilden zus. Form eines C) auf Gesicht des Pat. unter Freihalten der Atemwege durch die übrigen ohne Druck (cave: Laryngospasmus*) auf der Mandibula liegenden 3 Finger (Kopf überstreckt, Kinn angehoben; s. Esmarch-Heiberg-Handgriff) bei (möglichst) manueller Beatmung (Insufflation) mit Handbeatmungsbeutel* ohne den Verschlussdruck des unteren Ösophagussphinkters (ca. 20 cm H$_2$O) zu übersteigen (Gefahr der Mageninsufflation u. Aspiration*); evtl. beidhändiges Fixieren der Maske z. B. bei Undichtigkeit durch Bart. Vgl. Atemwege, schwierige; Pharyngealtubus; Maskennarkose.

Masken|gesicht: (engl.) *mask-like face*; verminderte od. fehlende Mimik* (Hypo- bzw. Amimie, s. Abb.) u. verminderte Lidschlagfrequenz, evtl. in Komb. mit Seborrhö* (sog. Salbengesicht) u. vermindertem Speichelschlucken (wird meist für Ptyalismus* gehalten); **Vork.:** bei Parkinson-Syndrom, Myasthenie, progressiver system. Sklerodermie, selten bei Multipler Sklerose u. rheumatoider Arthritis; nach multiplen schönheitschir. Eingriffen.

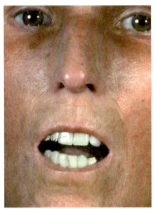

Maskengesicht: hier bei diffuser systemischer Sklerodermie [143]

Masken|narkose (Nark-*) *f*: (engl.) *mask narcosis*; Narkose* mit Beatmung (Maskenbeatmung*, bei Inhalationsnarkose* mit Zuführung von Inhalationsanästhetika*) über Atemmaske* (Gesichtsmaske); im Gegensatz zur Intubationsnarkose* ohne Schutz vor Aspiration*; **Ind.:** Narkose ohne Ind. zur Intubation*, z. B. Kurznarkose* für elektiven, kurzdauernden Eingriff (häufig durch Larynxmaske* ersetzt); **Kontraind.:** erhöhtes Aspirationsrisiko (s. Aspiration; vgl. Blitzeinleitung).

Maskulinisierung (lat. *masculinus* männlich): Virilisierung*.

Masochismus, sexueller (Leopold von Sacher-Masoch, österreich. Schriftsteller, 1836–1895) *m*: (engl.) *sexual masochism*; abweichendes Sexualverhalten*, bei dem sexuelle Erregung u. Befriedigung überwiegend durch psych. Demütigung, Unterwerfung od. körperl. Misshandlung u. Züchtigung erreicht wird. In der Bandbreite sexueller Erlebnisformen kommt Verschmelzung von Schmerz u. Lust regelmäßig vor; Therapienotwendigkeit besteht nur bei Leidensdruck od. Gefährdung von Beteiligten. Gegensatz: Sadismus*; vgl. Sadomasochismus.

Mason-Operation (Eduard E. M., amerikan. Chir., geb. 1920) *f*: (engl.) *Mason's operation*; syn. parasakrale transsphinktäre Rektotomie, Rectotomia posterior; selten angewendetes kontinenzerhaltendes

Verf. zur Resektion benigner Tumoren (v. a. Adenome) od. kleiner tiefsitzender Rektumkarzinome (s. Karzinom, kolorektales) im TNM-Stadium T1, N0 bei Risikopatienten; **Meth.:** in Heidelberger* Lagerung Eröffnung u. Resektion des Rektums durch eine parasakral li. geführte Hautinzision mit Durchtrennen der Sphinktermuskulatur des Anus. Vgl. Mikrochirurgie, transanale endoskopische; Rektumresektion.

mAs-Produkt: (engl.) *mAs product*; Milliamperesekunde; neben der Röhrenspannung (kV) wichtiger Parameter für die korrekte Belichtung von Röntgenaufnahmen; setzt sich aus dem Röhrenstrom (mA) u. der Belichtungszeit (s) einer Röntgenaufnahme zusammen u. wird bei manueller Belichtung am Schalttisch eingestellt. Bei Verwendung einer Belichtungsautomatik wird das mAs-P. so geschaltet, dass die Dosis am Röntgenfilm den für eine korrekte Belichtung erforderlichen Wert erhält.

Masque biliaire (franz. biliaire gallig): brillenartige Braunfärbung um die Augen bei Pat. mit Leber-Galle-Krankheiten.

Massage f: (engl.) *massage*; physik.-therap. Behandlung von Haut, Bindegewebe u. Muskeln durch Druck- u. Zugreize; **Formen: 1.** klass. manuelle M. durch Streichung, Reibung, Knetung od. Walkung, Klopfung u. Erschütterung (Vibration); **2.** Reflexzonenmassage*: Bindegewebemassage*, Kolonmassage*, Periostbehandlung u. a.; **3.** apparative M. mit Vibrationsgeräten, Ultraschall (Mikromassage), Unterwassermassage*, Elektromassage (vibrierende Effekte unter Reizstromimpulsen); **Wirkung:** Tonusänderungen der Muskeln, Hyperämie, neuroreflektor. Fernwirkungen; vgl. Segmenttherapie.

Maß|ana|lyse (Analyse*) f: (engl.) *quantitative analysis*; (chem.) quant. Bestimmung des Gehalts einer gelösten Substanz durch Messung des zur quant. Umsetzung der Substanz erforderlichen Volumens einer geeigneten Reagenzlösung bekannter Konz. (Titration); Anzeige des Äquivalenzpunkts erfolgt durch Indikatoren.

Masse: (engl.) *mass*; umgangssprachl. häufig syn. Gewicht* (im Gegensatz dazu ist M. ortsunabhängig); (physik.) SI-Basisgröße mit der Basiseinheit Kilogramm* (kg); Formelzeichen m; weitere Einheit Tonne (t); 1 t = 1000 kg; M. beschreibt die in einem Körper vorhandene Materie mit den Eigenschaften Trägheit u. Gravitation (Massenanziehung); **1. träge M.** (m_t) ist ein Maß für den Widerstand, den ein Körper einer Beschleunigung* (a) entgegensetzt. Um ihn zu überwinden, muss Kraft (F) aufgewendet werden, die von der trägen M. u. der Beschleunigung abhängt (F = m_t · a); **2. schwere M.** (m_g) ist ein Maß für die Anziehung eines Körpers, die er durch einen anderen erfährt. Von bes. Bedeutung ist die schwere M. eines Körpers im Gravitationsfeld der Erde, die zur Entstehung der Gravitationskraft (Gewichtskraft*) führt. Sowohl Trägheit als auch Gravitation können zur **Massenbestimmung** genutzt werden. Nach Einstein besteht zw. M. (m), Energie (E) u. Lichtgeschwindigkeit (c) der Zus. E = m · c^2. Deutlich wird dies bes. im atomaren Bereich, wenn Strahlung (= Energie) in Materie (Paarbildung*) übergeht u. umgekehrt (Paarvernichtung*). Vgl. Einheiten; Masseneinheit, atomare.

Maß|einheiten: s. Einheiten.

Masse, molare: (engl.) *molar mass*; syn. Molmasse, Molekülmasse, Molekularmasse; Symbol M; SI-Einheit: kg/mol; der Quotient aus der Masse* m u. der Stoffmenge* n: M = m/n; M wird gelegentl. nicht korrekterweise dem Molekulargewicht gleichgesetzt, das von der Gravitationskraft abhängig ist. Die relative molare Masse* M_r hat den gleichen Zahlenwert wie M, ist aber dimensionslos. Division der m. M. durch die molare Teilchenzahl (Avogadro*-Konstante) ergibt die absolute Molekülmasse; äquimolekulare Stoffe enthalten die gleiche Molekülzahl.

Massen|bewegungen: (engl.) *mass movements*; frühkindliche Reflexe* des Neugeborenen u. jungen Säuglings mit weit ausstrahlenden Reflex- u. Bewegungskomplexen, die mit der Ausreifung stammesgeschichtl. jüngerer Hirnstrukturen verschwinden.

Massen|blutung: (engl.) *intracerebral hemorrhage*; ausgedehnte intrazerebrale Blutung* mit Verdrängung des Hirngewebes u. evtl. Ventrikelblutung*; **Urs.:** zerebralarterielle Rhexis*, Vork. v. a. bei art. Hypertonie (meist), vaskulärer Malformation, Schädelhirntrauma*.

Massen|einheit, atomare: (engl.) *atomic unit of mass*; Abk. AME; Einheitenzeichen u; Einheit für die Angabe von Teilchenmassen (z. B. Atome*, Elementarteilchen*) bezogen auf 1/12 der Masse des Kohlenstoffisotops ^{12}C;
1 u = 1,66 · 10^{-27} kg ≙ 9,31 · 10^8 eV.

Massen|kon|zentration f: (engl.) *mass concentration*; die auf das Volumen der Lösung bezogene Masse eines gelösten Stoffs; abgeleitete SI-Einheit: kg/m^3; weitere gebräuchliche Einheiten g/l, g/ml; in der Med. auch g/dl, mg/dl. Vgl. Konzentration.

Massen|schwächungs|ko|ef|fizient m: (engl.) *mass attenuation coefficient*; (radiol.) auf die Dichte ϱ des strahlungsschwächenden Materials bezogener Schwächungskoeffizient*.

Massen|spektro|metrie (Metr-*) f: (engl.) *mass spectometry*; Abk. MS; analyt. Verfahren, bei dem eine org. Verbindung im Vakuum verdampft wird u. durch Elektronenbeschuss in Fragmentionen zerfällt, die sich im Magnetfeld entspr. ihrem Verhältnis von Nukleonenzahl* (früher Massenzahl) u. Ladung trennen; ein für die Substanz charakterist. Verteilungsmuster (Massenspektrogramm) entsteht. Vgl. GC-MS.

Massen|vergiftung: (engl.) *mass poisoning*; Intoxikationserscheinungen bei Gruppen von mehr als 5 Personen inf. bakterieller od. durch Schadstoffe kontaminierter Nahrungs- u. Genussmittel, Trinkwasser od. von Giftgasen; z. B. Lebensmittelvergiftung*, Chlorgasvergiftung, Pilzvergiftung*.

Massen|verschiebung: (engl.) *displacement of brain tissue*; Verschiebung von Gehirnteilen z. B. durch Hirntumoren* od. Ödembildung, im Allg. verbunden mit Hirndrucksteigerung*; führt zur Einengung der inneren u. äußeren Liquorräume bis zum Hydrocephalus occlusus u. evtl. zur Einklemmung* (Abb. dort) wichtiger Gehirnanteile.

Massen|wirkungs|gesetz: (engl.) *law of mass action*; Abk. MWG; Gesetz, das die Bedingungen für die Erreichung chem. Gleichgewichte formuliert:

$$[AB] \underset{k_2}{\overset{k_1}{\rightleftharpoons}} [A] + [B]$$

Proportionalitätsfaktor = Geschwindigkeitskonstante

Hinreaktion $v = k_1 \cdot [A][B]$
↑ Reaktionsgeschwindigkeit
Rückreaktion $v' = k_2 \cdot [AB]$

(MWG) $K = \dfrac{k_2}{k_1} = \dfrac{[A][B]}{[AB]}$

Es besagt, dass im Gleichgewicht einer chem. Reaktion der Quotient aus dem Produkt der Konzentrationen der Endstoffe u. dem Produkt der Konzentrationen der Ausgangsstoffe einen best. (temperaturabhängigen) Wert K (Gleichgewichtskonstante) erreicht, der dem Quotienten der Geschwindigkeitskonstanten für die Hin- u. Rückreaktion entspricht.
Massen|zahl: s. Nukleonenzahl.
Masse, relative molare: (engl.) *relative molar mass*; syn. relative Molmasse, relative Molekülmasse, relative Molekularmasse; Symbol M_r; dimensionslose Summe der relativen Atommassen aller in einem Molekül vereinigten Atome; M_r ist zahlenmäßig gleich der molaren Masse* M.
Masseter (gr. μασᾶσθαι kauen) *m*: Kurzbez. für Musculus* masseter.
Masseter|klonus (↑; Klonus*) *m*: (engl.) *masseter clonus*; Unterkieferklonus; gesteigerter Eigenreflex des M. masseter, der bei Schädigung neuronaler Bahnen zwischen Cortex cerebri u. Nucleus motorius nervi trigemini auftritt u. durch Bewegung od. Beklopfen des Unterkiefers auslösbar ist.
Masseter|re|flex (↑; Reflekt-*) *m*: s. Reflexe (Tab. 1 dort).
Masseur *m*: (engl.) *masseur*; beherrscht sämtliche Techniken der Massage, der Elektrotherapie* u. Hydrotherapie* sowie der medizinischen Bäder, führt bewegungstherapeutische Maßnahmen an kranken u. gesunden Menschen durch; **Ausbildung:** 2-jährig an Berufsfachschulen, 6 Mon. Praktikum zur staatl. Anerkennung; „Gesetz über die Berufe in der Physiotherapie" vom 26.5.1994 (BGBl. I S. 1084), zuletzt geändert am 25.9.2009 (BGBl. I S. 3158). Vgl. Physiotherapeut.
Masson-Goldner-Färbung: (engl.) *Masson staining*; trichromat. Färbung zur Darstellung von Bindegewebe (Kerne dunkelbraun, Zytoplasma rot, kollagene Fasern grün).
Masson-Organ (C. L. Pierre M., Pathol., Montreal, 1880–1959) *n*: Glomusorgan*.
Masson-Tumoren (↑; Tumor*) *m pl*: s. Glomustumoren.
Mast-: Wortteil mit der Bedeutung Brust; von gr. μαστός.
Mast|algie (↑; -algie*) *f*: Mastodynie*.
Mast|darm: Rektum*; s. Darm.
Mast|darm|fistel (Fistel*) *f*: s. Analfistel.
Mast|darm|karzinom (Karz-*; -om*) *n*: syn. Rektumkarzinom; s. Karzinom, kolorektales.
Mast|darm-Scheiden|fistel (Fistel*) *f*: (engl.) *rectovaginal fistula*; Fistel zwischen Rektum u. Vagina; s. Darmfistel.
Mast|darm|verschluss: Analatresie*; s. Fehlbildung, anorektale.
Mast|darm|vorfall: s. Rektumprolaps.
Mast|ek|tomie (Mast-*; Ektomie*) *f*: (engl.) *mastectomy*; Ablatio mammae; Mammaamputation; op. Entfernung der weibl. Brust bei fortgeschrittenem (ab Stadium T2) od. multizentrischem Mammakarzinom*, falls keine brusterhaltende Operation* möglich ist; modifiziert radikale M. (nach Patey) mit Entfernung der Faszie des M. pectoralis minor u. Ausräumung der axillären Lymphknoten, u. U. mit Beibehaltung des Mamillen-Areola-Komplexes; nachfolgende sekundäre Rekonstruktion der Brust (s. Mammaplastik).
Mast|ek|tomie, sub|kutane (↑; ↑) *f*: (engl.) *subcutaneous mastectomy*; brusterhaltende Operation* mit Entfernung des gesamten Drüsenkörpers; Hautmantel mit subkutanem Fettgewebe u. Brustwarze bleiben erhalten; in den verbleibenden Hautsack wird eine Prothese (Implantat) eingelegt; **Ind.:** 1. therapieresistente maligne Veränderungen, z. B. schwerste Mastopathien*; 2. prophylaktisch bei hohem familiärem Brustkrebsrisiko (v. a. bei Mutationen der BRCA-Gene).
Masters-Allen-Syn|drom (William H. M., Gyn., St. Louis, 1915–2001) *n*: s. Allen-Masters-Syndrom.
Mastigo|phora (gr. μάστιξ, μάστιγος Geißel; φορεῖν tragen) *n pl*: Geißeltierchen; s. Protozoen.
Mastitis (Mast-*; -itis*) *f*: (engl.) *mastitis*; auch Mastadenitis; Entz. der weibl. Brustdrüse (s. Abb.); **Vork.:** meist im Wochenbett od. während der Laktationsperiode (Mastitis* puerperalis), selten als Mastitis* non puerperalis; **Sympt.:** schmerzhafte Schwellung u. Rötung, evtl. Verhärtung, oft plötzl. Temperaturanstieg; später u. U. Fluktuation als Zeichen der Gewebeeinschmelzung; **Ther.:** Hochbinden u. Kühlen der Brust; Oxacillin, Erythromycin, ggf. Prolaktin-Hemmung durch Dopamin*-Rezeptor-Agonisten. Vgl. Mastopathie.

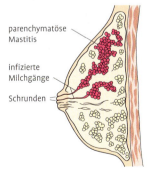

parenchymatöse Mastitis
infizierte Milchgänge
Schrunden

Mastitis [112]

Mastitis, granulomatöse (↑; ↑) *f*: s. Mastitis non puerperalis.
Mastitis neo|natorum (↑; ↑) *f*: (engl.) *mastitis neonatorum*; Mastitis* der durch Östrogene stimulierten Brustdrüse bei Neugeborenen beider Geschlechts (evtl. mit Abszessbildung); **Vork.:** meist am 4.–6. Tag nach der Geburt; wird begünstigt durch

Manipulation beim Ausdrücken von Lac* neonatorum; **Ther.:** i. v. staphylokokkenwirksame Antibiotika.

Mastitis non puerperalis (↑; ↑) *f*: (engl.) *mastitis nonpuerperalis*; selten vorkommende, häufig rezidiv. Entz. der Brustdrüse außerhalb der Stillzeit; **Formen: 1.** interstitielle Mastitis: Erreger (Anaerobier*) gelangen in die Lymphspalten des Bindegewebes; **Ther.:** Antibiotika; **2.** parenchymatöse Mastitis: Befall der Ductus lactiferi durch Anaerobier; **Ther.:** Antibiotika; **3.** granulomatöse Mastitis: destruierender granulomatöser Prozess, meist Spätphase einer unspezif. Mastitis, **Urs.:** Sekretretention u. abakterielle chron. granulierende u. sklerosierende Galaktophoritis (Mastitis obliterans); **Ther.:** Exzision im Gesunden; **DD:** histol. Ausschluss eines inflammator. Mammakarzinoms*.

Mastitis puerperalis (↑; ↑) *f*: (engl.) *puerperal mastitis*; Mastitis* der stillenden Wöchnerin, meist in der 2.–4. Wo. nach Entbindung; Vor. bei ca. 1 % aller Wöchnerinnen; **Formen: 1.** interstitielle (extrakanalikuläre) Mastitis (häufig): auf lympho- od. hämatogenem Weg sich diffus im Brustbindegewebe ausbreitende (phlegmonöse) Entz.; kann u. U. zum subareolären, sub- od. retromammären Abszess führen; **2.** parenchymatöse (intrakanalikuläre) Mastitis mit Ausbreitung in den Milchgängen (v. a. bei Milchstau*); **Err.:** in über 90 % der Fälle Staphylococcus* aureus (z. T. als Nosokomialinfektionen* auf Entbindungsstationen); Übertragung erfolgt v. a. beim Stillen* vom Kind auf die Mutter (nach vorangegangener Übertragung vom Nasen-Rachenraum von Pflegepersonal od. Mutter in den kindl. Nasen-Rachenraum).

Mast|odynie (Mast-*; -odynie*) *f*: (engl.) *mastodynia*; syn. Mastalgie; häufiger prämenstruell als kontinuierl. empfundenes Spannungs- u. Schwellungsgefühl meist mit diffusen od. umschriebenen Schmerzen in den Brüsten; **Urs.:** endokrin-vaskulär ausgelöstes Ödem* (bei Hormonsubstitution Zeichen von Östrogenüberdosierung), Mastopathie*, Mastitis*, u. U. Mammakarzinom*, Gynäkomastie*, Interkostalneuralgie*; häufig auch unklar.

Mastoid (↑; -id*) *n*: s. Processus mastoideus.

Mastoid|ek|tomie (↑; -id*; Ektomie*) *f*: (engl.) *mastoidectomy*; Ausräumung aller erreichbaren Mastoidzellen über einen retroaurikulären Schnitt mit der Fräse u. weite Eröffnung des Antrum mastoideum unter Vermeidung der Verletzung von Dura, Sinus sigmoideus, N. facialis u. Labyrinth (lateraler Bogengang); der auf der Antrumschwelle liegende kurze Ambossfortsatz darf nicht luxiert werden; Gehörgang u. Paukenhöhle bleiben unberührt; alternatives Vorgehen auch auf endauralem Weg; **Ind.:** Mastoiditis*. Vgl. Antrotomie.

mastoideus (↑; ↑): (engl.) *mastoid*; warzenförmig; zum Processus mastoideus gehörig.

Mastoiditis (↑; ↑; -itis*) *f*: (engl.) *mastoiditis*; Entz. der Schleimhaut in den lufthaltigen Zellen des Processus mastoideus mit Übergreifen auf den Knochen (rarefizierende Ostitis der Zellsepten); **Urs.:** Kompl. einer Otitis* media; gefördert durch erschwerten Sekretabfluss, Virulenz der Err., geminderte Abwehrlage (Immunsupression, andere

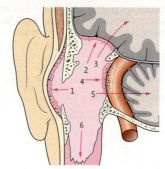

Mastoiditis: Komplikationen: 1: retroaurikulärer Durchbruch; 2: Beteiligung der Hirnhäute; 3: Schläfenlappenabszess; 4: Sinusphlebitis; 5: Kleinhirnabszess; 6: Bezold-Mastoiditis

Infektionskrankheit) od. ungenügende antibiot. Behandlung; **Klin.:** eitrige Otorrhö, pulssynchroner Schmerz im Ohr, Druckschmerz über dem Processus mastoideus; Fieber, Leukozytose, Linksverschiebung, Anstieg von BSG u. CRP; **Kompl.:** s. Abb.; Durchbruch des Eiters nach außen, meist über den Processus mastoideus (Abszess, Abdrängen der Ohrmuschel), sonst in den Gehörgang (vorgewölbte hintere obere Gehörgangwand), im Bereich der Jochbeinzellen (Oberwangenabszess, meist bei Kindern u. Jugendlichen), im Bereich der Mastoidspitze (Bezold*-Mastoiditis) od. in das Endokranium mit Meningitis, Thrombose des Sinus sigmoideus, epi- od. subduralem Abszess, Schläfenlappen- od. Kleinhirnabszess; bei Verhaltung im Pyramidenspitzenbereich Gradenigo*-Syndrom; **Diagn.:** (röntg.) Zellverschattung u. Auflösung der Zellsepten auf der Schüller*-Aufnahme od. im CT (dd Abgrenzung von Begleitmastoiditis mit intakten Zellsepten); **Ther.:** Mastoidektomie*, Antibiotika.

Mastoiditis, ok|kulte (↑; ↑; ↑) *f*: (engl.) *silent mastoiditis*; bakterielle Entz. im Processus mastoideus inf. einer latenten od. okkulten Otitis* media beim Säugling od. Kleinkind; **Klin.:** gering ausgeprägt, v. a. Gedeihstörung, Gewichtsabnahme, Dyspepsie; evtl. erhöhte BSG u. Fieber; **Diagn.:** Rö. beidseitig od. CCT, MRT (Nachw. von Verschattung u./od. Spiegelbildung; **Ther.:** Mastoidektomie*, wenn antibiot. Behandlung erfolglos.

Masto|pathie (↑; -pathie*) *f*: (engl.) *mastopathy*; Mastopathie, fibrös-zystische; veraltete, klinisch noch gängige Bez. für benigne proliferative Brusterkrankungen mit fibrozystischen Veränderungen, die bei ca. 50 % aller Frauen zwischen 35. u. 55. Lj. vorkommen; vorwiegend in den oberen äußeren Quadranten lokalisiert; nach epithelialem Erscheinungsbild als proliferativ od. nicht proliferativ eingestuft; **Path.:** dilatierte, flüssigkeitsgefüllte lobuläre Azini (Mikrozysten) mit relativer Zunahme des Stromabindegewebes aufgrund nicht völlig geklärter hormonaler Einflüsse (Östrogendominanz, relativer Gestagenmangel, erhöhte Prolaktinwerte, Funktionsstörungen der Schilddrüse); **Einteilung:** nach Prechtel: **Grad I:** ohne Epithelproliferation; **Grad II:** mit Epithelhyper-

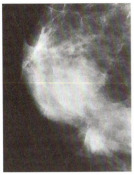

Mastopathie: fibrozystische Veränderungen der weiblichen Brust: typische homogene Verdichtungen mit einzelnen grobscholligen Verkalkungen (Mammographie) [124]

plasie bzw. -proliferation, lobulär als Adenose, duktal als Papillomatose; **Grad III:** mit Epithelhyperplasie u. atyp. Zellen; Grad I u. II entsprechen nach aktueller Nomenklatur der duktalen Hyperplasie, Grad III der flachen epithelialen Atypie od. der atypischen duktalen Hyperplasie; **Diagn.:** Palpation (evtl. Knötchen, Verhärtungen); Sonographie u. Mammographie* (abhängig vom Muster der epithelialen Strukturen u. des assoziierten Stromas erscheint die Brust mammographisch dicht, s. Abb.); Biopsie mit histol. Untersuchung.

Masto|ptose (↑; -ptose*) *f*: (engl.) *mastoptosis*; Mamma pendulans; meist beidseitige sog. Hängebrust, wobei die Mamille unterh. der Inframammarfalte liegt; **Formen: 1.** hypertrophische, fettreiche M.: v. a. bei Mehrgebärenden, Mammahypertrophie* u. allg. Adipositas (insbes. im Klimakterium*); **2.** atrophische M.: vorwiegend bei älteren Frauen mit Bindegewebeschwäche; **Sympt.:** u. U. diffuse Brustschmerzen; **Ther.:** möglichst konservatives Vorgehen mit stützenden Miedern, bei jüngeren Frauen evtl. Mammaplastik*.

Masto|zytom (↑, Zyt-*, -om*) *n*: (engl.) *mastocytoma*; isoliertes massives Mastzellinfiltrat in der Dermis; rel. selten, v. a. bei Kleinkindern an den distalen Extremitäten auftretender, morphol. halbkugeliger harter, bis pflaumengroßer, bräunlicher Tumor (s. Abb.), bei dem sich (wie auch bei Mastozytose*) das sog. Reibephänomen auslösen lässt; meist spontane Rückbildung innerh. weniger Jahre.

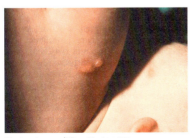

Mastozytom: solitäres Mastozytom

Mastozytose

Masto|zyt<u>o</u>se (↑; ↑; -osis*) *f*: (engl.) *mastocytosis*; Anhäufung von Mastzellen* in Haut, Knochen, Knochenmark, Leber, Milz u. Magen-Darm-Trakt; Auftreten meist im 1. Lj. mit Rückbildung bis zur Pubertät, seltener im Erwachsenenalter ohne Rückbildungstendenz; **Einteilung: 1.** kutane M.: nur Hautbefall, makulopapuläre kutane M. (früher Urticaria pigmentosa, s. Abb. 1), diffuse kutane M. (s. Abb. 2), Mastozytom der Haut; **2.** systemische M., indolente systemische M., systemische M. mit assoziierten hämat. Veränderungen (meist myeloproliferative dysplastische Syndrome); aggressive systemische M., Mastzellenleukämie; **Klin. u. Kompl.: 1.** kutane M.: rötlich-braune Hautflecken unterschiedl. Größe an Stamm u. Extremitäten (fehlt bei diffuser kutaner M.); Anschwellen, Rötung u. Juckreiz, im Kleinkindesalter auch Blasenbildung nach Reiben der Hautoberfläche u. heißem Bad (cave: Anaphylaxie); **2.** systemische M.: abhängig von Typ u. Befall, z. B. Diarrhö, Flush (z. T. mit Hypotonie), Osteoporose, Os-

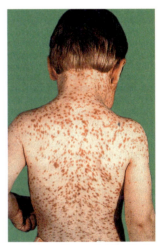

Mastozytose Abb. 1: makulopapuläre kutane M. [59]

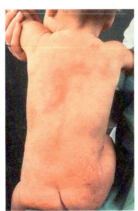

Mastozytose Abb. 2: generalisierte Infiltration (diffuse kutane Mastozyten) mit Rötung an Druckstellen

teopenie (z. T. mit Frakturen), Hepatosplenomegalie, Übergang in aggressive M./Mastzellenleukämie mit schlechter Prognose; **Diagn.:** klin. Bild, bei kutaner M. Darier*-Zeichen, Biopsie, Serumtryptasespiegel (Indikator der gesamten Mastzellbelastung), Knochenmarkuntersuchung; **Ther.:** evtl. Phototherapie; Meiden von Mastzellenliberatoren (Bienen- u. Wespengift, Muskelrelaxanzien, Codein u. a.); Antihistaminika, Cromoglicinsäure; präoperativ (s. Prämedikation) prophylakt. Antihistaminika u. Glukokortikoide; bei schwerer systemischer M. Versuch mit Interferon-α (Knochenbeteiligung) u. Zytostatika, Tyrosinkinase*-Inhibitor; **Progn.:** günstig bei Affektion der Haut.

Masturbation (lat. masturbari sich selbst befriedigen) f: auch Onanie, Ipsation; sexuelle Selbstbefriedigung; biograph. frühe u. häufig zum Orgasmus führende (meist manuelle) Stimulation der Genitalien, begleitet von (u. U. sexualpsychol. aufschlussreichen) Masturbationsphantasien.

Mast|zellen (Zelle*); (engl.) mast cells; syn. Mastozyten; auch Ehrlich-Mastzellen, Gewebemastzellen; nur in Geweben u. Schleimhäuten (v. a. Adventitia kleinerer Blutgefäße, lockeres Bindegewebe u. Wandung seröser Höhlen) vorkommende Form der Leukozyten*; **Histol.:** enthalten im Zytoplasma reichl. Granula, die den Zellkern verdecken können, bei der Antigen*-Antikörper-Reaktion ausgestoßen werden u. Histamin, Serotonin*, Heparin u. a. Mediatoren* freisetzen; Entleerung der Granula (Exozytose) u. Freisetzen der enthaltenen Mediatoren (Degranulation) erfolgt IgE-vermittelt od. nicht-immunologische (ohne Beteiligung von Antikörpern) durch bestimmte molekulare Strukturen, z. B. von Arzneimitteln (s. Abb.); **klin. Bedeutung:** vermitteln lokale u. generalisierte IgE-vermittelte allerg. Reaktionen, z. B. Urtikaria*, allergische Rhinitis, anaphylaktischer Schock* (nachlassende Reaktivität der Haut u. Schleimhäute im Alter durch abnehmende Mastzellenzahl); häufig bei CLL u. Makroglobulinämie* im Knochenmark.

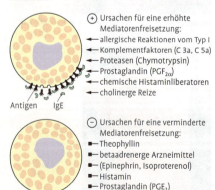

Mastzellen: Beeinflussung der Mediatorenfreisetzung

Mast|zellen|leuk|ämie (↑; Leuk-*; -ämie*) f: (engl.) mast cell leukemia; sehr seltene, hochmaligne leukäm. Generalisation einer Mastozytose*.

Mast|zellen|wachstums|faktor m: Stammzellfaktor*.

MAT: Abk. für Mikroagglutinationstest*.

Matched-pairs-Technik (engl. to match abgleichen, anpassen; pairs Paare) f: (engl.) matched pairs technique; syn. Matching; i. R. von klinischen u. epidemiol. Studien Verfahren zur Herstellung möglichst homogener Untersuchungsgruppen; für jedes Individuum der Untersuchungsgruppe wird ein in allen relevanten Einflussfaktoren (sog. Matching-Kriterien, z. B. Alter, Komorbidität* od. Risikofaktor*) entspr. Individuum in die Kontrollgruppe aufgenommen.

Matching (↑) n: s. Matched*-pairs-Technik.

Mate: (engl.) maté; Ilex paraguariensis; immergrüner Baum aus der Fam. der Stechpalmengewächse, dessen Blätter (Mate folium) Coffein*, Theobromin*, Menisdaurin (Cyclohexenylcyanomethylenglykosid), Flavonoide, äther. Öl, Vitamine (B_1, B_2, C) u. Gerbstoffe enthalten; **Verw.:** bei geistiger u. körperl. Ermüdung.

Material, genetisches n: (engl.) genetic material; Bez. für diejenigen Nukleinsäuren*, die eine genetische Information* enthalten u. durch Replikation* vermehrt werden können; bei den meisten Lebewesen besteht das g. M. aus doppelsträngiger DNA*. Diese ist bei Prokaryoten in einem kernartigen Aggregat ohne umhüllende Membran, bei Eukaryoten im Chromatin* des Zellkerns organisiert. Zellorganellen* wie Mitochondrien od. Chloroplasten enthalten eigenes g. M. (in Form ringförmiger doppelsträngiger DNA); außerdem kann weitere extrachromosomale DNA (meist als ringförmige Moleküle) in Zellen gefunden werden (s. Plasmide). Viren* enthalten als g. M. entweder doppel- od. einzelsträngige DNA bzw. RNA. Vgl. Genom.

Material|lockerung: (engl.) loosening; Kompl. bei Osteosynthese* u. Endoprothetik; **Urs.:** falsche Implantatwahl, Implantatversagen (Bruch), inadäquate Nachbehandlung (Belastung), Infektion; **Ther.:** meist Verfahrenswechsel mit adäquatem Implantat; bei Infektion Verfahrenswechsel u. Sanierung des Entzündungsherds.

Matratzen|naht: s. Nahtmethoden.

Matratzen|phänomen n: s. Cellulite.

Matricaria recutita f: s. Kamille.

Matrix (lat. Muttertier, Gebärmutter) f: **1.** (engl.) matrix; (gebh.) Mutterboden; **2.** (embryol.) Keimschicht; **3.** (labormed.) Untersuchungsgut, in dem sich der Analyt* befindet; **4.** (nuklearmed.) Bez. für Anzahl u. Anordnung von Mess-, Abtast- od. Bildpunkten, z. B. in der Nuklearmedizin* (Speicherung der szintigraph. Informationen in einer Bildmatrix; s. Szintigraphie) u. in der Radiologie bei der CT*; **5.** (histol.) Interzellulärsubstanz des Knochengewebes*.

Matrix, extra|zelluläre (↑) f: (engl.) extracellular matrix; syn. Interzellulärsubstanz, Knochenmatrix; Struktur, die den Zwischenraum zwischen Zellen ausfüllt; bei Bindegewebe, Knorpel u. Knochengewebe bes. ausgeprägt u. eigentl. Funktionsträger; Bestandteile sind Strukturproteine* (v. a. Kollagen*, Elastin*, Fibrillin*, Fibronektin*, Vitronektin*, Laminin*), Zelladhäsionsmoleküle* u. Grundsubstanz, die aus Polysacchariden* u. Proteoglykanen* besteht.

Matrizen-RNA (↑) f: s. mRNA.

Matti-Russe-Methode (Hermann M., Chir., Bern, 1879–1941) *f*: s. Knochenspanplastik.

Maturation (lat. maturare zur Reife bringen) *f*: (engl.) *maturation*; Reifung.

Maturations|ar|rest (↑) *m*: (engl.) *maturation arrest*; mangelhafte Reifung der Erythrozyten als Urs. für hypo- bzw. aregeneratorische (aplastische) Anämie* trotz hyperplastischen roten Knochenmarks; vgl. Krise, aplastische.

maturity onset diabetes of the young: s. MODY.

Mauchart-Bänder: Ligamenta* alaria.

Maul- und Klauen|seuche: (engl.) *foot-and-mouth disease*; Abk. MKS; fieberhafte Viruserkrankung der Klauentiere (Rind, Schaf, Ziege, Büffel, Wildwiederkäuer, Schwein) mit Bläschen u. Erosionen (Aphthen) an Schleimhaut u. unbehaarter Haut, bes. im Bereich von Maul u. Klauen, Leistungsabfall der Tiere, evtl. Myokarditis; **Err.:** Maul*- und Klauenseuche-Virus; **Vork.:** ausgehend von der Türkei im südöstl. Teil Europas sowie in vielen Ländern Asiens, Afrikas u. Südamerikas; Ausbruch einer Epidemie in Großbritannien im Frühjahr 2001. Inf. des Menschen sind sehr selten; große Virusmengen, erhöhte Virulenz u. direkter Kontakt zu infizierten Tieren (Hautverletzung) sind notwendig. **Inkub.:** 2–8 Tage (beim Rind 2–7 Tage, beim Schwein 1–3 u. bis zu 12 Tage); **Klin.:** leichtes Fieber mit Mattigkeit, Kopf- u. Gliederschmerzen, Primäraphthe am Eintrittsort des Err., schmerzhafte Bläschen u. Aphthen an der Mundschleimhaut, Bläschen an Händen u. Füßen; keine Manifestationen an ZNS u. Herz; Abheilen der Erosionen innerhalb von 10 Tagen; Meldepflicht; **DD:** Gingivostomatitis* herpetica, Hand*-Fuß-Mund-Krankheit, Infektion mit Herpesviridae*, Pemphigus* vulgaris, Erythema* exsudativum multiforme.

Maul- und Klauen|seuche-Virus (Virus*) *n*: (engl.) *foot-and-mouth disease virus*; Abk. MKS-Virus; Aphthovirus der Picornaviridae*; Err. der Maul*- und Klauenseuche; **Übertragung:** Kontaktinfektion, auch durch kontaminiertes Futter, Lebensmittel, Tierprodukte; wichtige Infektionsquelle ist wahrscheinl. der (meist resistente) Mensch als Virusträger (Reiseverkehr); **Kultur:** Viruszucht in embryonierten Hühnereiern, Zellkultur; **Nachw.:** Bearbeitung der Proben von Tieren nur durch das Bundesforschungsinstitut für Tiergesundheit (Friedrich-Loeffler-Institut, Abk. FLI); serol. Nachw. virusneutralisierender Antikörper Typ A, B, C; ELISA, Plaque-Test, PCR; beim Menschen direkter Nachw. des Err. in Blasendecken od. -inhalt sowie Bestimmung von Antikörpern im Serum.

Maurer-Fleckung (Georg M., Tropenmed., Medan, Sumatra, geb. 1909): (engl.) *Maurer's dots*; syn. Perniziosafleckung; unregelmäßige Veränderung im Stroma des von Plasmodium* falciparum (Err. der Malaria* tropica) befallenen Erythrozyten; wird nur in frischem, bei pH 7,2–7,4 (Giemsa-)gefärbtem Blutausstrich sichtbar. d. entspricht sekretor. Transport- u. Biosynthese-Organellen.

Mauriac-Syn|drom (Pierre M., Int., Bordeaux, 1882–1963) *n*: (engl.) *Mauriac syndrome*; seltene Kompl. bei Diabetes* mellitus Typ 1 im Kindesalter durch chron. extreme Hyperglykämie; **Klin.:** Wachstumsretardierung, Hepatomegalie (inf. Glykogenspeicherung), Pubertas tarda; nach Senkung der Blutzuckerkonzentration Aufholwachstum u. Gefahr der proliferativen diabetischen Retinopathie*.

Maxilla (lat. Kinnbacke, Kinnlade) *f*: (engl.) *maxilla*; Oberkieferknochen; Bestandteil der knöchernen Grundlage des Mittelgesichts; Teile: Corpus maxillae (mit Sinus maxillaris), Processus frontalis, Processus zygomaticus, Processus palatinus, Processus alveolaris (mit den Fächern für die oberen Zähne).

maximal acid output (engl. maximaler Säureausstoß): Abk. MAO; maximaler Säureausstoß; s. Magensaftuntersuchung.

Maximal|dosis (Dosis*) *f*: (engl.) *maximum dose*; Maximalwert für eine Einzel- bzw. Tagesdosis; s. Dosis; vgl. Höchstabgabemenge.

Maximum Clot Firmness: s. Rotationsthrombelastographie.

Mayer-Finger|grund|gelenk|re|flex (Carl M., Neurol., Psychiater, Innsbruck, 1862–1937; Reflekt-*) *m*: (engl.) *Mayer's reflex*; Fremdreflex, bei dem die maximale passive Flexion des Mittelfingers zu Adduktion, Opposition u. Extension des Daumens führt; seitendifferente Auslösbarkeit spricht für eine Schädigung des Rückenmarks in Höhe C 6–Th 1, des N. ulnaris od. des N. medianus. Vgl. Reflexe.

Mayer-von-Rokitansky-Küster-Hauser-Syn|drom (Karl M., Anat., Physiol., Bonn, 1787–1865; Karl Freiherr von R., tschechischer Pathol., Wien, 1804–1878; Hermann K., Gyn., 1867–1964; G. A. H., Schweizer Arzt) *n*: (engl.) *Mayer-Rokitansky-Küster-Hauser syndrome*; syn. Rokitansky-Küster-Hauser-Syndrom; kongenitale Anomalie des weibl. Genitals inf. einer Aplasie od. Dysgenesie der Müller-Gänge im 2. Embryonalmonat mit unklarer Ätiol. (normaler XX-Karyotyp); **Klin.:** Vaginalaplasie bzw. -atresie, zweigeteilter rudimentärer Uterus (Uterus bicornis), der i. d. R. nur aus einem dünnen Gewebestrang (Uterusleiste) besteht u. keinen Hohlraum aufweist, sowie hochstehende Ovarien (s. Abb.); primäre Amenorrhö, Unfähigkeit zur normalen Kohabitation u. primäre Sterilität; da die Ovarialfunktion nicht gestört ist, sind die sekundären Geschlechtsmerkmale normal entwickelt; fakultativ Begleitfehlbildungen der Nieren (dystope Einzelnieren, Nierenaplasie) u. Harnwege sowie Hernien; **Diagn.:** gyn. Untersuchung, Sonographie, Laparoskopie*; **Ther.:** Kolpopoese*.

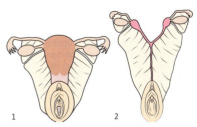

Mayer-von-Rokitansky-Küster-Hauser-Syndrom: 1: normale Verhältnisse; 2: Mayer-von-Rokitansky-Küster-Hauser-Syndrom [124]

May-Grünwald-Färbung (Richard M., Int., München, 1863–1937; Ludwig G., Otol., München, geb. 1863): (engl.) *May-Grünwald staining*; Kontrastfärbung für luftgetrocknete, nicht fixierte Ausstrichpräparate mit konzentrierter May-Grünwald-Lösung (1,0 ml eosinsaures Methylenblau + 100 ml Methylalkohol + 50 ml Glycerol); vgl. Pappenheim-Färbung.

May-Hegglin-An|omalie (↑; Robert H., Int., Zürich, 1907–1970; Anomalie*) *f*: s. Makrothrombozytopenie, MYH9-assoziierte.

Mayo-Faszien|doppelung (William J. M., amerikan. Chir., 1861–1939; Charles H. M., amerikan. Chir., 1865–1939; Fasc-*): (engl.) *Mayo's operation*; op. Verf. zum Verschluss einer Bruchpforte durch transversale od. longitudinale Doppelung der Faszie (vordere Rektusscheide); **Ind.:** Nabelhernie*, Narbenhernie*.

Mayo-Vene (Vena*) *f*: Vena prepylorica; s. Vena portae hepatis.

May-Thurner-Becken|venen|sporn: s. Beckenvenensporn.

May-Vene (Robert M., 1914–1985; Vena*) *f*: (engl.) *May's perforating vein*; Perforansvene zw. V. saphena parva u. den Venen des M. gastrocnemius in der Mitte der Wade; ihre Projektion auf die Haut ist der Gastrocnemiuspunkt; s. Venae perforantes.

Maze-Operation (engl. maze Irrgarten) *f*: (engl.) *maze operation*; syn. Cox-Maze-Operation; Verf. der Herzchirurgie* (offene Herzoperation) bei therapierefraktärem Vorhofflimmern*; **Prinzip:** Durchführung multipler Inzisionen im Vorhofendokard (nachfolgend Vernarbungen) zur Blockierung des Reentry*-Mechanismus. Vgl. Katheterablation; EEV.

Mazeration (lat. macerare einweichen) *f*: **1.** (engl.) *maceration*; syn. Maceratio; (dermat.) Auf- bzw. Erweichen der Haut z. B. bei starker Schweißbildung, bes. in Körperregionen mit ungünstigem Mikroklima* (Zehenzwischenräume, große Hautfalten); **2.** (pharmaz.) mit Wasser od. anderen Lösungsmitteln bei Zimmertemperatur gewonnener Drogenauszug; die bei 30–50 °C vorgenommene M. heißt Digestion. Abtrennung des Rückstands durch Kolieren (Durchseihen); **3.** (anat.) Präparationsverfahren zur Herstellung eines reinen Knochenpräparats durch Entfernen org. Substanz.

Mazzotti-Test (Luigi A., Arzt, Mexico) *m*: (engl.) *Mazzotti test*; Verf. zum Nachw. von Mikrofilarien*; **Meth.:** nach oraler Gabe von 50 od. 100 mg Diethylcarbamazin (Abk. DEC) kommt es durch die abgestorbenen Mikrofilarien zu Hautjucken u. Rötung. Bei starkem Befall kann die Einnahme zu Fieber, Lymphadenopathie, Arthropathie u. in Einzelfällen zum Tod führen; **Mazzotti-Patch-Test:** top. Applikation von DEC ohne system. Wirkung; **Mazzotti-Reaktion:** Auftreten der Symptome bei der Ther. von Filariosen* mit DEC. Vgl. Loiasis; Onchozerkose.

MBC: Abk. für (engl.) *minimum bactericidal concentration*; s. Konzentration, minimale bakterizide.

MBK: (engl.) *MBC (minimal bactericidal concentration)*; Abk. für **m**inimale **b**akterizide **K**onzentration*.

MBU: Abk. für **M**ikro**b**lut**u**ntersuchung des Fetus; s. Fetalblutuntersuchung.

McArdle-Krankheit (Brian McA., Neurol., London, 1911–2002): (engl.) *McArdle disease*; syn. Glykogenose Typ V; s. Glykogenosen (Tab. dort).

McBurney-Punkt (Charles McB., Chir., New York, 1845–1913): (engl.) *McBurney's point*; schmerzhafter Druckpunkt bei Appendizitis* (Abb. 2 dort) am Übergang vom lateralen zum mittleren Drittel der Verbindungslinie zwischen Nabel u. re. Spina iliaca ant. sup.; vgl. Sherren-Dreieck.

McConkey-Agar (Agar*) *m*: (engl.) *MacConkey (MC) agar*; Differenzierungsmedium für gramnegative, metabol. aktive Bakt.; unterdrückt das Schwärmverhalten von Proteus, differenziert nach Laktose-Aktivität; Indikator: Neutralrot. Vgl. Bakteriurie (Abb. 1 dort).

McCune-Albright-Syn|drom (Donovan J. McC., Päd., New York, 1902–1976; Fuller A., Arzt, Boston, 1900–1969) *n*: (engl.) *McCune-Albright syndrome*; seltene, nicht erbl. konstitutionelle Entwicklungsstörung mit typ. klin. Trias; **Ätiol.:** Mosaik für eine postzygotische somatische Mutation im GNAS1-Gen, das für die Alphaeinheit eines G*-Proteins codiert (Genlocus 20q13.2); sporad. Vork.; **Klin.:** Komb. von mono- od. polyostotischer fibröser Dysplasie (s. Jaffé-Lichtenstein-Syndrom) bes. der langen Röhrenknochen (v. a. Femur) u. Becken mit pathol. Frakturen, landkartenförmig angeordneten milchkaffeefarbenen Hautpigmentationen (Café*-au-lait-Flecken) u. Pseudopubertas praecox bei Mädchen; z. T. Überfunktion weiterer endokriner Organe (Hyperthyreose*, Akromegalie*, Hyperparathyroidismus*, Cushing-Sydrom, Gynäkomastie*); anamnest. häufig Angaben über einen bes. ausgeprägten Neugeborenenikterus; **Diagn.:** (laborchem.) Erhöhung der Serumwerte für Estradiol bei niedrigen Gonadotropinspiegeln auch im GnRH-Test, von T_3 u. T_4 bei niedrigem TSH, Cortisol, STH u. alkal. Phosphatase. Vgl. Polyadenomatose-Syndrome.

MCD: Abk. für (engl.) *minimal cerebral dysfunction*; s. Dysfunktion, minimale zerebrale.

McDonald-Kriterien: s. Multiple Sklerose (Tab. 1).

McDonald-Operation *f*: s. Cerclage.

McGinn-White-Syn|drom (Silvester McG., amerikan. Kardiol., geb. 1904; Paul D. W., amerikan. Kardiol., 1886–1973) *n*: (engl.) *McGinn White sign*; kurzzeitige (Stunden) EKG-Veränderung durch akute Rechtsherzbelastung bei akutem Cor* pulmonale inf. Lungenembolie* in den Extremitätenableitungen* I u. III nach Einthoven: **1.** Rotation der elektr. Herzachse* im Uhrzeigersinn nach dorsal zum $S_I Q_{III}$-Typ (s. Lagetyp des Herzens, nur bei Vorliegen eines Vor-EKG diagn. verwertbar): tiefe S*-Zacken in Ableitung I u. tiefe Q*-Zacken in III; **2.** Hebung der ST*-Strecke u. terminal negative T*-Wellen in Ableitung III; häufig in Komb. mit zusätzl. EKG-Veränderungen, z. B. (zeitl. verzögert) präkordiale (V_{1-3}) T-Negativierungen für wenige Tage bis Wochen.

MCH: 1. Abk. für (engl.) *mean corpuscular hemoglobin*; syn. Färbekoeffizient; früher Hb_E; Hämoglobingehalt (Masse) des einzelnen Erythrozyten:

$$\text{MCH (pg)} = \frac{\text{Hämoglobin (g/l)}}{\text{Erythrozytenzahl } (10^{12}/l)}$$

Referenzbereich: 28–32 pg; **klin. Bedeutung:** Einteilung der Erythrozyten nach MCH in normochrom (MCH innerhalb des Referenzbereichs), hypochrom (MCH <28 pg), hyperchrom (MCH >32 pg) sowie entspr. der Anämien* in normochrome (z. B. Tumor- od. Infektanämie, Anämie nach Blutverlust od. bei chron. Erkr.), hypochrome (z. B. Eisenmangel-, Pyridoxinmangel-, sideroachrest. Anämie u. Thalassämie) u. hyperchrome (z. B. perniziöse Anämie, Folsäuremangel). Vgl. MCHC; MCV; RDW; **2.** Abk. für (engl.) *melanin concentrating hormone*; hypothalamisches Peptidhormon mit Funktionen in der Regulation des Energiehaushalts u. Essverhaltens (vgl. Hunger).
MCHC: Abk. für (engl.) *mean corpuscular hemoglobin concentration*; mittlere korpuskuläre Hämoglobinkonzentration; Hämoglobinkonzentration aller zellulären Bestandteile im Blut:

$$\text{MCHC (g/l)} = \frac{\text{Hämoglobin (g/l)}}{\text{Hämatokrit (l/l)}}$$

Referenzbereich: 320–360 g/l (für SI-Einheit s. Blutbild (Tab. dort); Erhöhung z. B. bei hereditärer Sphärozytose*, Verminderung u. a. bei Eisen- u. Pyridoxinmangel, Thalassaemia major (s. Thalassämie), sideroachrestische Anämie*. Vgl. MCH; MCV; RDW.
MCKD: Abk. für (engl.) *medullary cystic kidney disease*; s. Zystennieren.
McKinley-Zellen (Zelle*): s. Downey-Zellen.
McKusick-Kata|log (Victor A. McK., Humangenet., Baltimore, 1921–2008) *m*: OMIM*.
MCL: Abk. für Mediok(c)lavikularlinie*.
McLeod-Syn|drom (William M. McL., brit. Arzt, 1911–1977) *n*: **1.** Swyer*-James-Syndrom; **2.** X-chromosomal-rezessiv vererbte Neuroakanthozytose*.
MCLS: Abk. für mukok(c)utanes Lymphknotensyndrom; Kawasaki*-Syndrom.
McMurray-Zeichen (Thomas P. McM., Chir., Liverpool, 1887–1949) *m*: (engl.) *McMurray sign*; Schmerz bzw. Schnappen im Kniegelenk durch Rotation des gebeugten Unterschenkels bei Hinterhornschaden des äußeren od. inneren Meniskus; vgl. Meniskusriss.
MCP-Test *m*: Abk. für (engl.) *mucin clot prevention*; s. Anti-Hyaluronidase-Test.
McRobert-Manöver *n*: (engl.) *McRobert manoeuvre*; (gebh.) Maßnahme zur Behandlung der Schulterdystokie* durch Stellungsänderung der Symphyse; **Meth.:** Beine der liegenden Gebärenden werden gestreckt, über die Längsachse nach dorsal gebogen u. anschl. rasch in den Hüftgelenken gebeugt; die dabei tiefer u. wieder höhertretende Symphyse springt ggf. über die vorn stehende Schulter des Kindes; dieser Vorgang wird durch suprasymphysären Druck mit der Faust bei gebeugten Beinen der Gebärenden unterstützt. Vgl. Woods-Manöver.
MCS: Abk. für multiple chemische Sensibilität*.
MCTD: Abk. für (engl.) *mixed connective tissue disease*; Mischkollagenose; s. Sharp-Syndrom.
MCU: Abk. für (engl.) *micturition cystourethrography*; s. Miktionszystourethrographie.

MCV: Abk. für (engl.) *mean corpuscular volume*; mittleres Volumen des einzelnen Erythrozyten:

$$\text{MCV (fl)} = \frac{\text{Hämatokrit (l/l)}}{\text{Erythrozytenzahl } (10^{12}/l)}$$

Referenzbereich: 80–96 fl; Erythrozyten mit einem MCV <80 fl werden als mikrozytär, bei MCV >96 fl als makrozytär bezeichnet; wichtiger dd Parameter der Anämie* (Tab. 2 dort), erhöht z. B. bei megaloblastärer Anämie* u. Alkoholkrankheit*; erniedrigt z. B. bei Eisenmangelanämie*. Vgl. MCH; MCHC; RDW.
McVay-Lotheissen-Operation (Georg L., Chir., Wien, 1868–1941) *f*: (engl.) *Lotheissen-McVay repair*; op. Verf. zur Ther. einer Schenkelhernie*; Bruchpfortenverschluss mit Hilfe des Lig. pubicum superius Cooper.
Md: chem. Symbol für Mendelevium*.
MDA: 1. Abk. für medizinischer Dokumentationsassistent*; **2.** Abk. für 3,4-Methylendioxyamphetamin; s. Ecstasy.
MdE: Abk. für Minderung* der Erwerbsfähigkeit.
MDE: Abk. für 3,4-Methylendioxy-N-ethylamphetamin; s. Ecstasy.
MDK: Abk. für Medizinischer Dienst der Krankenversicherung; (engl.) *medical service of statutory health insurance*; sozialmed. Beratungs- u. Begutachtungsdienst der Gesetzlichen Krankenversicherung* (Abk. GKV) u. der Pflegeversicherung*; **Aufgabe:** in der GKV: Beratung der Krankenkassen u. ihrer Verbände in den versch. Leistungsbereichen zu Fragen der Qualitätssicherung, der Wirtschaftlichkeit u. zum aktuellen Stand des med. Fortschritts; sozialmed. Stellungnahmen zu GKV-Leistungen im Einzelfall betreffen Prüfung von Voraussetzungen, Art u. Umfang der Leistung sowie bei Auffälligkeiten Prüfung der ordnungsgemäßen Abrechnung; insbes. bei Krankenhausbehandlungen, Arbeitsunfähigkeit, Vorsorge- u. Rehabilitationsleistungen u. bei der Verordnung von z. B. Heil- u. Hilfsmitteln, häuslicher Krankenpflege. Für die **Pflegeversicherung** prüft MDK Voraussetzungen für Leistungen bei Pflegebedürftigkeit* u. Notwendigkeit von Präventions- u. Rehabilitationsleistungen zur Beseitigung, Minderung u. Verhütung einer Verschlimmerung der Pflegebedürftigkeit sowie Qualität der Pflegeeinrichtungen. Vgl. Vertrauensarzt.
MDMA: Abk. für 3,4-Methylendioxy-N-methylamphetamin; s. Ecstasy.
MDR-Tuberkulose (Tuber*; -osis*) *f*: Abk. für multidrug resistant tuberculosis; s. Tuberkulose.
Meadows-Syn|drom (William R. M., amerikan. Kardiol., geb. 1919) *n*: (kardiol.) seltene peripartal auftretende Kardiomyopathie*.
Meadow-Syn|drom *n*: s. Münchhausen-Syndrom.
Meato|tomie (Meatus*; -tom*) *f*: (engl.) *meatotomy*; Erweiterung eines Gangs, z. B. der verengten äußeren Harnröhrenmündung, durch Schnitt; vgl. Meatusstenose.
Meatus (lat.) *m*: Gang.
Meatus acusticus ex|ternus (↑) *m*: äußerer Gehörgang; setzt sich zusammen aus einem äußeren knorpligen u. einem inneren knöchernen Abschnitt, die beide miteinander einen nach unten offenen stumpfen Winkel bilden.

Meatus acusticus in|ternus (↑) *m*: innerer Gehörgang; beginnt an der Hinterwand der Felsenbeinpyramide u. enthält N. vestibulocochlearis, N. facialis u. A. u. V. labyrinthi.

Meatus nasi communis (↑) *m*: gemeinsamer Nasengang; Teil der Nasenhöhle zwischen medialen Flächen der Nasenmuscheln u. Nasenseptum.

Meatus nasi inferior, medius, superior (↑) *m*: unterer, mittlerer, oberer Nasengang.

Meatus naso|pharyngeus (↑) *m*: Vereinigung der 3 Nasengänge hinter den Nasenmuscheln.

Meatus|stenose (↑; Steno-*; -osis*) *f*: (engl.) *meatal stenosis*; Verengung der äußeren Harnröhrenöffnung; **Urs.:** angeb. od. erworben (Trauma, Entz., genitaler Lichen* sclerosus); **Sympt.:** gedrehter od. gespaltener Harnstrahl, Nachträufeln; **Ther.:** Meatotomie od. -plastik. Vgl. Harnröhrenstriktur.

Meatus urethrae (↑) *m*: (engl.) *urinary meatus*; klin. Bez. für Ostium urethrae externum od. Ostium urethrae internum.

Me|bend|azol (INN) *n*: (engl.) *mebendazole*; Wurmmittel, das gegen Nematodes* u. Cestodes* wirksam ist; Benzimidazolderivat; **Wirkungsmechanismus:** hemmt die Tubulin-Polymerisation im Darm der Würmer; dadurch Unterbrechung der Glukoseaufnahme u. verdauungsfördernder Funktionen, führt zur Autolyse; **Ind.:** in niedriger Dosierung bei gastrointestinalem, in hoher Dosierung bei system. Wurmbefall (zyst. u. alveoläre Echinokokkose* sowie Trichinose*); **UAW:** Kopfschmerzen, Schwindel, Bauchschmerzen, Diarrhö, Übelkeit u. Erbrechen.

Me|be|verin (INN) *n*: (engl.) *mebeverine*; Spasmolytikum* mit myotroper (papaverinartiger) u. anticholinerger Wirkung.

Meca|sermin *n*: (engl.) *mecasermine*; rekombinanter humaner IGF*-I zur s. c. Injektion periprandial; **Ind.:** Kleinwuchs* mit primärem IGF-I-Mangel; **Kontraind.:** Früh-, Neugeborene; Neoplasie; Störung der Schilddrüsenfunktion; **UAW:** u. a. Hypoglykämie, Kopfschmerz (cave: Hirndrucksteigerung), Thymushypertrophie, tonsilläre Hypertrophie, Hypakusis, lokale Reaktion.

Mechano|re|zeptoren (gr. μηχανᾶν bewirken; Rezeptoren*) *m pl*: s. Mechanosensoren.

Mechano|sensoren (↑; Sensoren*) *m pl*: (engl.) *mechanosensors*; früher Mechanorezeptoren; Sensoren* in Haut, Muskeln, Gefäßen, Herz, Lunge, Intestinaltrakt u. Harnblase, die auf mechan. Reize (z. B. Druck, Dehnung) ansprechen; vgl. Drucksensoren; Pressosensoren.

Meckel-Di|vertikel (Johann F. M. Jr., Anat., Chir., Halle, 1781–1833; Divertikel*) *n*: (engl.) *Meckel's diverticulum*; Diverticulum ilei; meist handschuhfingerförmige, ca. 2–10 cm lange Ausstülpung des Ileums (s. Abb.) zwischen 0,4 u. 1 m vor der Einmündung in das Caecum; **Path.:** als Darmanhang fortbestehender Rest des embryonalen Ductus* omphaloentericus; **Häufigkeit:** 1–3 % aller Menschen; **Klin.:** meist asymptomat. (Zufallsbefund bei Op. anderer Urs.); auch rezidiv. Bauchschmerzen, Übelkeit, Erbrechen, anorektale Blutung (blutendes Ulkus bei ektoper Magenschleimhaut im M.-D.), Akutes Abdomen, **Kompl.:** Entz. (Divertikulitis) mit u. ohne Perforation, Blutung, Strangulationsileus, Invaginationsileus, Volvulus; **Ther.:**

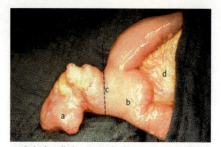

Meckel-Divertikel: a: M.-D.; b: Ileum; c: Resektionslinie; d: Mesenterium [104]

op. Abtragung; **DD:** Appendizitis*, Divertikulitis*. Vgl. Littré-Hernie.

Meckel-Eindruck: Impressio trigeminalis.

Meckel-Ganglion (Johann Fr. M., Anat., Berlin, 1724–1774) *n*: s. Ganglion pterygopalatinum.

Meckel-Gruber-Syn|drom (↑; Georg B. O. G., Pathol., Göttingen, 1884–1977) *n*: (engl.) *Meckel-Gruber syndrome*; autosomal-rezessiv erbl. letales Fehlbildungssyndrom mit Hexadaktylie, Enzephalozele, multizystische degen. Nieren u. a. zyst. Veränderungen innerer Organe; **Formen:** 1. Typ 1: Mutation im MKS1-Gen, Genlocus 17q23; 2. Typ 2: Mutation im MKS2-Gen, Genlocus 11q13; 3. Typ 3: Mutation im TMEM67-Gen, Genlocus 8q21.13-q22.1; allelisch zu Joubert*-Syndrom 6.

Meckel-Höhle (↑); s. Cavum trigeminale.

Meckel-Knorpel (↑): (engl.) *Meckel's cartilage*; embryonaler Knorpel des 1. Kiemenbogens, aus dessen dorsalem Ende sich Hammer u. Amboss entwickeln; das ventrale Ende bildet sich zurück; aus dem umgebenden Mesenchym entwickelt sich durch desmale Ossifikation der Unterkiefer.

Meclo|cyclin (INN) *n*: (engl.) *meclocycline*; partialsynthetisches Tetracyclinderivat (s. Tetracycline) zur topischen Anw. bei Akne u. bakteriellen Infektionen.

MED: Abk. für **m**inimale **E**rythem**d**osis*.

Meda|zepam (INN) *n*: (engl.) *medazepam*; Benzodiazepin* mit langer HWZ; **Anw.:** als Tranquilizer*.

Medi-: Wortteil mit der Bedeutung mitten, mittlerer; von lat. medius.

Media (↑) *f*: Kurzbez. für Tunica media; (engl.) *tunica media*; mittlere Wandschicht der Arterien, Venen u. Lymphgefäße; besteht aus glatter Muskulatur (streng zirkulär bei Arterien, ungeordneter spiralig bei Venen u. Lymphgefäßen) u. elast. Fasern.

Media|kalzinose (↑; Calc-*; -osis*) *f*: (engl.) *medial calcific sclerosis*; Mönckeberg*-Sklerose.

medial (↑): medialis; nach der Mittelebene des Körpers zu gelegen, mittelwärts, einwärts; Gegensatz lateral*.

Medial-Shelf-Syn|drom *n*: s. Plicasyndrom.

Median (↑) *m*: (statist.) s. Mittelwert, Quantil.

Median|ebene (↑) *f*: (engl.) *median plane*; die Sagittalebene, den den Körper in ventral-dorsaler Richtung in 2 gleiche Teile teilt. Vgl. Ebenen des Körpers.

Media|nekrose (↑; Nekr-*; -osis*) *f*: (engl.) *medionecrosis*; syn. Medionecrosis; umschriebener Untergang der Tunica media von Arterien mit idiopath., traumat. od. infektiös-toxischer Genese; Gefahr der Gefäßruptur od. Bildung von Aneurysmen* bes. an der Aorta (Medianecrosis aortae); vgl. Aortenruptur.

Median|linie (↑): (engl.) *median line*; Linie, in der die Medianebene die Oberfläche des Körpers schneidet. Vgl. Ebenen des Körpers.

Median|schnitt (↑): (engl.) *median incision*; (chir.) Ober- u. Unterbauchschnitt; s. Schnittführung (Abb. dort).

Medianus|gabel (↑): s. Nervus medianus.

Medianus|kom|pressions|syn|drom (↑; Kompression*) *n*: (engl.) *median nerve compression syndrome*; Nervenkompressionssyndrom* inf. Druckschädigung des Nervus* medianus; **Formen: 1. Karpaltunnelsyndrom***; **2. Pronator-teres-Syndrom:** Kompression des Hauptstamms des N. medianus beim Durchtritt durch M. pronator teres; Sympt.: Parästhesien in radialen dreieinhalb Fingern, evtl. Schwäche der Daumenballenmuskulatur u. Schreibkrampf, Druckschmerz über M. pronator teres, Schmerzen bei Pronation des Unterarms gegen Widerstand; **3. Interosseus-anterior-Syndrom:** Kompression des N. interosseus anterior im proximalen Unterarm; Urs.: fibröse Bänder, sehniger Rand des M. flexor digitorum superficialis, Unterarmfraktur; Sympt.: Unfähigkeit zur Beugung der Daumen- u. Zeigefinger- (selten der Mittelfinger)endglieder durch Lähmung des M. flexor pollicis longus u. digitorum profundus II (u. III); im Gegensatz zum Pronator-teres-Syndrom keine Sensibilitätsstörungen; gelegentl. spontane Rückbildung; **Ther.:** bei Symptompersistenz od. Lähmungen op. Dekompression.

Medianus|lähmung (↑): (engl.) *paralysis of the median nerve*; Lähmung durch Schädigung des N. medianus (C5–Th1); **Urs.:** Druckschädigung am Oberarm (z. B. durch den aufgelegten Kopf des schlafenden Partners; sog. paralysie des amants), Humerusfraktur, Punktion in der Ellenbeuge, Kompression (bzw. offene Verletzung) am Unterarm od. Handgelenk (z. B. Karpaltunnelsyndrom*); **Klin.:** **1.** distale M.: Lähmung der Daumenmuskulatur (M. abductor pollicis brevis, M. opponens pollicis) mit deutl. Atrophie (Abductor-opponens-Atrophie) u. fehlender Daumenopposition u. -abduktion senkrecht zur Handfläche, einhergehend mit positivem Flaschenzeichen*; Sensibilitäts- u. vegetativ-trophischen Störungen an den Beugeseiten von Daumen, Zeige- u. Mittelfinger, der radialen Ringfingerhälfte u. den Streckseiten der Zeige- u. Mittelfingerendglieder; **2.** proximale M.: Lähmung der Unterarmpronatoren, des radialen Handgelenk- u. langen Daumenbeugers sowie der Fingerbeuger (Ausnahme: tiefe Beuger zum IV. u. V. Finger); typ. Schwurhand* (Abb. dort); **Ther.:** mikrochir. Nervenwiederherstellung (Naht, Transplantation), op. Dekompression, motorische Ersatzoperation*; **DD:** Armplexuslähmung, ischämische Kontraktur*, amyotrophische Lateralsklerose*.

Media|sklerose (↑; Skler-*; -osis*) *f*: Mönckeberg*-Sklerose.

mediastinal (lat.): (engl.) *relating to the mediastinum, mediastinal*; mediastinalis; das Mediastinum* betreffend.

Mediastinal|em|physem (Mediastinum*; Emphysem*) *n*: (engl.) *mediastinal emphysema*; syn. Pneumomediastinum; Emphysem* des Mediastinalraums durch Eindringen von Luft in das interstitielle Bindegewebe des Mediastinums*; **Vork.:** meist Trauma von Trachea, Bronchien od. Ösophagus (auch iatrogen, z. B. i. R. einer Endoskopie od. endotrachealen Intubation); entzündlich z. B. nach Trachea- bzw. Bronchusperforation; idiopathisch z. B. nach spontanem Pneumothorax*; gelegentl. bei jugendl. Asthmatikern; nach Lungentransplantation; **Sympt.:** Schmerzen retrosternal u. in Herzgegend; Auftreibung von Halsregion u. Gesicht (sog. Froschgesicht) inf. oberer Einflussstauung*; **Kompl.:** u. U. Kompression der V. cava inf. extraperikardiale Perikardtamponade*; **Diagn.:** palpator. Schneeballknirschen im Emphysembereich mit auskultator. herzsynchronem Knistern u. Rasseln; radiol. Nachweis durch Abhebung der Pleura mediastinalis (feiner Doppelschatten entlang der li. Herzkontur; CT: s. Abb.); **Ther.:** je nach Urs.; z. B. Naht bzw. Übernähung von Trachea, Bronchus od. Ösophagus, antiobstruktiv bei Asthma bronchiale; **DD:** Infektion mit gasbildenden Bakterien.

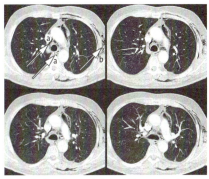

Mediastinalemphysem: Lufteinschlüsse um Trachea, Aorta u. V. cava superior (a); zusätzlich mäßig ausgeprägtes Weichteilemphysem (b) durch fortschreitende Ausbreitung über Halsweichteile in Thoraxwand; thorakales CT [151]

Mediastinal|fibrose (↑; Fibr-*; -osis*) *f*: (engl.) *mediastinal fibrosis*; seltene chron. Erkr. mit Ausbreitung von sich progredient konstringierendem kollagenem Gewebe im Mediastinum* u. Ummauerung der dort verlaufenden Gefäße; kann zur oberen Einflussstauung* führen; **Ther.:** in seltenen Fällen operativ möglich. Vgl. Retroperitonealfibrose.

Mediastinal|flattern (↑): (engl.) *mediastinal flutter*; pathol. atemsynchrone Seitwärtsbewegung des Mediastinums; **Vork.: 1.** nach außen offener einseitiger Pneumothorax*: M. inspirator. nach kontralateral, exspirator. nach ipsilateral; **2.** einseitige Thoraxinstabilität*: s. Atmung, paradoxe (Abb. dort); **Pathophysiol.:** hämodynam. Insuffizienz bei Einflussstauung* durch Knickung der V. cava;

Mediastinalhernie

Verstärkung der respirator. Insuffizienz inf. Pendelluft*.

Mediastinal|hernie (↑; Hernie*) *f*: (engl.) *mediastinal hernia*; Eindringen eines Lungenanteils in das Mediastinum*, meist in vorderes Mediastinum (bzw. gegenüberliegenden Thoraxraum) bei einseitig schrumpfendem Prozess (Atelektase*, nach Lungenresektion). Vgl. Mediastinalshift.

Mediastinal|shift *m*: (engl.) *mediastinal shift*; klin. Bez. für Verlagerung (bzw. Ausstülpung) des Mediastinums* (s. Abb.); **Urs.:** Änderung intrathorakaler Druckverhältnisse, z. B. bei Spannungspneumothorax (s. Pneumothorax) od. nach Pneumektomie*. Vgl. Mediastinalhernie.

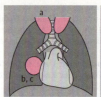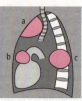

Mediastinaltumoren: röntg. Projektion im Thoraxbild (li. im p.-a., re. im seitl. Strahlengang); a: retrosternale Struma (Trachealstenose, Schluckverschieblichkeit); b: Dermoid/Teratom (Verkalkungen, Verknöcherungen); c: Neurinom (bei sog. Sanduhrneurinom Aufweitung des Foramen intervertebrale)

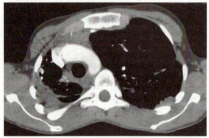

Mediastinalshift: Verlagerung des gesamten Mediastinums in den rechten Hemithorax (thorakales CT) durch rechtsseitig schrumpfenden Prozess (destroyed lung bei Tuberkulose) [151]

Mediastinal|tumoren (↑; Tumor*) *m pl*: (engl.) *mediastinal tumors*; Sammelbez. für Tumoren* im Mediastinum*; **Einteilung: 1.** (pathol.) **a)** Pseudotumoren, z. B. vergrößerte Lymphknoten, intrathorakale Struma, Aortenaneurysma od. Zwerchfellhernie; **b)** benigne M., z. B. Lipome, Xanthome,

Mediastinaltumoren Differentialdiagnose nach der Lokalisation	
Lokalisation	Differentialdiagnose
vorderes Mediastinum	Aneurysma der Aorta ascendens
	retrosternale Struma
	Thymustumor
	embryonale Tumoren
	pleuroperikardiale Zyste
	Hernie der Larrey-Spalte
mittleres Mediastinum	Aortenbogenaneurysma
	Dilatation der V. azygos
	Bronchialzyste
	Ösophagustumor
	vergrößerte Lymphknoten
	Hiatushernie
hinteres Mediastinum	Aneurysma der Aorta descendens
	neurogene Tumoren
	pathologische Prozesse paravertebral bzw. Befall von Wirbelkörpern (Tumor, Abszess)

Hämangiome, Zysten, Fibrome, Thymome, Neurinome, Dermoide, Teratome; **c)** maligne M., z. B. diffuse großzellige B-Zell-Lymphome, Neurosarkom, Non*-Hodgkin-Lymphom, Ösophagus-* od. Bronchialkarzinom*; **2.** (topograph.) s. Tab.; **Klin.:** (je nach mediastinaler Kompression) evtl. Husten, Stridor, Dyspnoe, Oppressio, Einflussstauung, Herzrhythmusstörung, Dysphagie; **Diagn.:** Röntgen-Thorax-Aufnahme (s. Abb.), CT, MRT, ösophageale Endosonographie (hintere M.), Mediastinoskopie*, VATS*, Sternotomie* bzw. Thorakotomie*.

Mediastinitis (↑; -itis*) *f*: (engl.) *mediastinitis*; Entzündung* des Bindegewebes im Mediastinum; **Vork.: 1.** Infektion: **a)** akut v. a. nach Ösophagusperforation (Karzinomdurchbruch, Fremdkörper, Verätzung, Boerhaave*-Syndrom; auch iatrogen, z. B. bei Ösophagoskopie, Ösophagusbougierung, Mediastinoskopie, Op.) od. medianer Sternotomie (z. B. nach Herzoperation), selten fortgeleitet aus Hals- od. Kopfregion (vgl. Senkungsabszess); **b)** chron.: z. B. Tuberkulose*, Nokardiose*, Aktinomykose*, Histoplasmose*, Aspergillose*, Kryptokokkose*; **2.** Sarkoidose*; **3.** invasiv-sklerosierende Thyroiditis*; **4.** iatrogen: UAW (z. B. Ergotalkaloide), nach Strahlentherapie (vgl. Strahlenschäden); **5.** idiopathisch (Assoziation u. a. mit Ormond-Syndrom); **Klin.:** retrosternale Schmerzen, Husten, Dysphagie; bei akut infektiöser M. mit Fieber, Tachykardie u. evtl. Mediastinal- od. Hautemphysem; bei chron. infektiöser M. mit Singultus* u. eher subfebriler Temp.; bei Fibrosierung (chron. infektiöse, idiopath., iatrogene sowie M. i. R. von invasiv-sklerosierender Thyroiditis* od. Sarkoidose*) ggf. mit oberer Einflussstauung; **Diagn.:** Rö. (Mediastinalverbreiterung, evtl. Mediastinalemphysem*), CT; **Ther.:** je nach Urs. pharmak. (z. B. Antibiotika bei bakt. M.), ggf. Drainage, evtl. op. Sanierung; bei postop. Mediastinitis nach Herzoperation Omentumhochzug (retrosternale Transposition des Omentums).

Mediastino|skopie (↑; -skopie*) *f*: (engl.) *mediastinoscopy*; Endoskopie* des (meist vorderen oberen) Mediastinums* (s. Abb.) mit der Möglichkeit zur Biopsie*; **Formen: 1.** VAM*; **2.** konventionelle M.: direkte Sicht durch starres Mediastinoskop (vgl. Endoskop); **Prinzip:** kollarer Hautschnitt (oberh. des Jugulums), u. stumpfe Darstellung der Trachea bis zur Bifurkation u. den Hauptbronchien in Intubationsnarkose; **Ind.:** dd Abklärung mediastina-

Medizin, evidenzbasierte

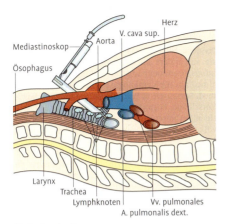

Mediastinoskopie

ler Krankheitsprozesse (z. B. Mediastinaltumoren*), unklare bronchopulmonale Erkr. mit Vergrößerung der Mediastinallymphknoten (z. B. bei Sarkoidose*, Bronchialkarzinom*).

Mediastino|tomie (↑; -tom*) f: (engl.) *mediastinotomy*; op. Eröffnung des Mediastinums; **Formen: 1.** anterior: **a)** extrapleurale M. (Sternotomie*, Rippenknorpelresektion); **b)** kollare M. (Kocher*-Kragenschnitt); **c)** transpleurale M. (Rippenresektion u. Spaltung der Pleura mediastinalis); **2.** posterior: extrapleurale M. (Kostotransversektomie*). Vgl. Schnittführung.

Mediastinum (lat. quod per medium stat was in der Mitte steht) n: (engl.) *mediastinum*; Mittelfell; mittleres Gebiet des Brustraums (s. Abb.), sog. Mediastinal- od. Mittelfellraum; Raum zw. den beiden Pleurahöhlen (bzw. Lungen); reicht von den Körpern der Brustwirbel bis zum Brustbein u. wird nach beiden Seiten durch die Pleurae parietales (Partes mediastinales) begrenzt. Kaudal endet es am Zwerchfell, kranial steht es durch die obere Thoraxapertur mit dem Bindegeweberaum des Halses in direktem Zusammenhang. Eine Transversalebene durch die Bifurcatio tracheae teilt in: **1.** M. superior (u. a. mit Thymus, V. cava sup., Aortenbogen, Trachea, Ösophagus, N. vagus, N. phrenicus); **2.** M. inferior, das weiter unterteilt wird in: **a)** M. anterior, zw. Herzbeutelvorderfläche u. Sternumrückseite; **b)** M. medium, mit Herzbeutel, Herz, Nn. phrenici, Vasa pericardiacophrenica; **c)** M. posterior, zw. Herzbeutelhinterwand u. Wirbelsäulenvorderfläche (u. a. mit Ösophagus, Nn. vagi, V. azygos, V. hemiazygos, N. splanchnicus major, minor, Ductus thoracicus; **klin. Bedeutung:** mediastinale Erkr., z. B. Mediastinaltumoren*, Mediastinitis*, Mediastinalemphysem*, Hämomediastinum*.

Mediastinum testis (↑) n: in das Innere des Hodens vorspringende Verdickung des Bindegewebes der Tunica albuginea; enthält das Rete* testis.

Mediatoren (lat. mediator Mittler) m pl: (engl.) *mediators*; Biomoleküle der interzellulären Kommunikation mit para- u. autokriner Wirkung; z. B. Eikosanoide*, Histamin*, Serotonin* u. Kinine*, Zytokine*, versch. Komplementfaktoren, lysosomale Faktoren. Vgl. Gewebehormone.

Media|verkalkung (Medi-*): s. Mönckeberg-Sklerose.

Medien, chromo|gene n pl: (engl.) *chromogenic media*; spez. Agar*-Nährböden, auf denen best. Bakt. od. Pilze farbige Kolonien ausbilden; aufgrund spezif. biochem. Reaktionen der Mikroorganismen werden entspr. Chromogene unterschiedl. Farben sichtbar. **Anw.:** Nachw. u. vorläufige Identifizierung von MRSA* u. a. pathogenen Bakt. u. Hefen.

Medikament (lat. medicamentum Heilmittel) n pl: s. Arzneimittel.

Medikation (↑) f: (engl.) *medication*; Arzneiverordnung, -verschreibung, -verabreichung.

Medina|wurm: Dracunculus* medinensis.

Medio|klavikular|linie (Medi-*; Clavicula*) f: (engl.) *mediaclavicular line*; Abk. MCL; Linea medioclavicularis; senkrechte, von der Mitte des Schlüsselbeins abwärts gezogene Linie; vgl. Linea (Abb. dort).

Medizin (lat. ars medicina ärztliche Kunst) f: **1.** (engl.) *medicine*; Wissenschaft vom gesunden u. kranken Menschen, von den Ursachen, Wirkungen u. der Vorbeugung u. Heilung der Krankheiten; **2.** Arzneimittel*.

Medizin, evidenz|basierte (↑) f: (engl.) *evidence-based medicine* (Abk. EbM); nach Sackett der gewissenhafte, ausdrückliche u. vernünftige Gebrauch der gegenwärtig besten externen, wissenschaftl. Evidenz für Entscheidungen in der med. Versorgung individueller Patienten; Integration individueller klin. Expertise mit der bestmöglichen externen Evidenz aus systemat. Forschung mit dem Ziel der Identifizierung sicherer, präziser u. wirksamer Therapien u. Untersuchungsverfahren; **Vorgehen: 1.** „Übersetzung" des klin. Falls in eine wissenschaftl. beantwortbare Frage; **2.** systemat. Identifikation der besten verfügbaren wissenschaftl. Daten aus klin. u. Versorgungsforschung (Literaturrecherche) für das Problem; **3.** kritische Bewertung der verfügbaren Evidenz in Bezug auf Validität u. Brauchbarkeit; **4.** Integration der ausgewählten u. bewerteten Evidenz mit klin. Expertise u. Patientenpräferenzen; **5.** Evaluierung der eigenen Leistung. Die Aussagekraft von Evidenz wird entspr. einer hierarchischen Abstufung bewertet (s. Tab.). Untersuchungsergebnisse des

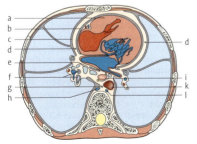

Mediastinum: a: Herzmuskel; b: Perikard; c: Pleura parietalis, Pars mediastinalis; d: N. phrenicus; e: Nll. bronchopulmonales; f: Bronchien; g: Ductus thoracicus; h: V. azygos; i: Ösophagus u. Nn. vagi; k: Aorta thoracica; l: V. hemiazygos

Medizin, evidenzbasierte
Hierarchie der wissenschaftlichen Evidenz

Stufe[1]	Evidenz-Typ
1	wenigstens ein systematisches Review auf der Basis methodisch hochwertiger RCT (Abk. für randomised controlled trial, randomisierte klinische Studie)
2	wenigstens ein ausreichend großer, methodisch hochwertiger RCT
3	methodisch hochwertige Studien ohne Randomisierung bzw. nicht prospektiv (Kohortenstudien, Fallkontrollstudien)
4	mehr als eine methodisch hochwertige nichtexperimentelle Studie
5	Meinungen und Überzeugungen von angesehenen Autoritäten (aus klinischer Erfahrung); Expertenkommissionen, beschreibende Studien (Kasuistik)

[1] stärkste Evidenz auf Stufe 1

höchsten Evidenzgrads werden z. B. durch Cochrane* Collaboration veröffentlicht; diese werden zunehmend in Leitlinien berücksichtigt, um qualitativ bestmögliche Versorgung zu erreichen. Einzelstudien können in Literaturdatenbanken identifiziert werden. Vgl. Studie, randomisierte klinische.

Medizin|geräte|verordnung (↑): „Verordnung über die Sicherheit medizinisch-technischer Geräte" (Abk. MedGV) in der Fassung vom 14.1.1985 (BGBl. I S. 93), aufgehoben durch Gesetz vom 13.12.2001 (BGBl. I S. 3586) mit Wirkung vom 1.1.2002; teilte die med.-techn. Geräte in 3 Gruppen ein u. regelte u. a. deren Inverkehrbringen, Inbetriebnahme u. sicherheitstechn. Kontrolle. Seit 1.1.1995 ist die MedGV nur noch in den vom Medizinproduktegesetz* (Abk. MPG) gesetzten inhaltl. u. zeitl. Grenzen anwendbar.

Medizin|informatik (↑) *f*: s. Informatik, medizinische; E-Health.

Medizin|management: (engl.) *medicine management*; Anwendung der Managementlehre in der institutionalisierten Medizin; umfasst alle Prozesse u. Aktivitäten, die der Verbesserung der Patientenversorgung dienen; **Einteilung: 1.** strategisches M.: zielorientierte Gestaltung von Krankenhäusern; **2.** operatives M.: Organisation (zielorientierte Strukturierung) der Produktion von Gesundheitsleistungen; **3.** personales M.: Führung der in den Prozess der Produktion von Gesundheitsleistungen involvierten Menschen.

Medizin, manuelle (↑) *f*: Manualmedizin; zusammenfassende Bez. für mit den Händen ausgeübte diagn. u. therap. Methoden bei funktionellen Störungen des Bewegungsapparats (Sensomotorik), insbes. der Wirbelsäule, bzw. sich in dieses projizierende Affektionen der inneren Organe u. des autonomen Nervensystems; i. e. S. syn. mit Chirotherapie*, i. w. S. auch Massage*.

Medizin, öko|logische (↑) *f*: (engl.) *ecological medicine*; Fachgebiet der Medizin, das sich mit sämtl. Aspekten (v. a. gestörter) ökolog. Gleichgewichte befasst, welche die Gesundheit* der Menschen beeinflussen; wendet u. a. Methoden u. Erkenntnisse der klass. Infektionswissenschaften (Mikrobiol., Hygiene, Infektionsepidemiologie) an u. überträgt sie auf andere (meist komplexere) Ursache-Wirkungszusammenhänge; greift Ergebnisse der Sozialmedizin (Epidemiologie i. w. S., Arbeitsmedizin, med. Soziologie u. Psychologie) auf u. leitet daraus Vorschläge, Lösungsmodelle u. Verf. zur langfristigen Verbesserung der gesundheitl. Lage von Bevölkerungen ab (Präventivmedizin). Vgl. Ökologie; Umweltmedizin.

Medizin, peri|mortale (↑) *f*: (engl.) *perimortal medicine*; Bez. für interdisziplinäre Forschungsrichtung, die sich mit Fragen der Sterbebegleitung*, Todesursachen sowie der besonderen Betreuung sterbender Menschen u. Hinterbliebener befasst. Vgl. Palliativmedizin.

Medizin|produkte (↑) *n pl*: (engl.) *medical products*; nach Medizinproduktegesetz* (§ 3) alle einzeln od. miteinander verbunden verwendete Instrumente, Apparate, Vorrichtungen, Stoffe u. Zubereitungen aus Stoffen od. andere Gegenstände (einschl. eingesetzter Software), die nach der vom Hersteller gegebenen Zweckbestimmung der Erkennung, Verhütung, Überwachung, Behandlung od. Linderung von Krankheiten, Verletzungen od. Behinderungen, der Untersuchung, Ersetzung od. Veränderung des anat. Aufbaus od. eines physiol. Vorgangs od. der Empfängnisregelung zu dienen bestimmt sind; im Unterschied zu Arzneimitteln* erfüllen M. ihre Zwecke nicht vorwiegend durch pharmak. od. immun., sondern durch physik. Wirkungen (z. B. Herzschrittmacher, Knochenzement, Wundpflaster, sofern nicht als Arzneimittelträger verwendet).

Medizin|produkte|gesetz (↑): Abk. MPG; „Gesetz über Medizinprodukte" vom 2.8.1994 (BGBl. I S. 1963), in der Neufassung vom 7.8.2002 (BGBl. I S. 3146), geändert durch Art. 109 der Verordnung vom 25.11.2003 (BGBl. I S. 2304), zuletzt geändert am 29.7.2009 (BGBl. I S. 2326), das insbes. Vorschriften für die Herstellung, das Inverkehrbringen u. die Verwendung von Medizinprodukten* (mit Ausnahme der In-vitro-Diagnostika; s. Medizingeräteverordnung) u. deren Zubehör enthält. Medizinprodukte, die mit einer irreführenden Bez., Angabe od. Aufmachung versehen sind od. bei denen der begründete Verdacht einer Sicherheits- od. Gesundheitsgefährdung von Pat., Anwendern od. Dritten besteht, unterliegen umfassenden Verboten (§ 4); die §§ 19 ff. beinhalten grundsätzl. am Arzneimittelgesetz* orientierte Maßgaben zum Schutz von Personen, die an der klin. Prüfung eines Medizinprodukts teilnehmen. Vgl. Eichgesetz; Ethik-Kommission; Strahlenschutzverordnung; Röntgenverordnung.

Medizin|recht (↑): s. Gesundheitsrecht.

Medizin|sozio|logie (↑; lat. *socialis* die Gesellschaft betreffend; -log*) *f*: (engl.) *medical sociology*; syn. soziologische Medizin; interdisziplinäres Forschungsgebiet von Soziologie, Sozialpsychologie u. Medizin, das die Frage nach den Beziehungen zwischen dem Individuum u. der Gesellschaft sowie der Bedeutung dieser Interaktion für Krankheitsentstehung, -verlauf u. -häufigkeit in den Mittelpunkt stellt u. damit Krankheit als sozial mitbeeinflusstes Geschehen begreift; bes. Bedeutung haben in diesem Zus. auch Fragen des Inanspruchnahmeverhaltens von Gesundheitsleistungen, des Krankheitsverständnisses u. des Gesundheitsverhaltens sowie der gesundheitlichen Versorgung.

Medizin|tele|matik (↑) *f*: s. E-Health.
Medizin, traditionelle chinesische (↑) *f*: s. TCM.
Medro|geston (INN) *n*: (engl.) *medrogestone*; Gestagen*; **Ind.**: postmenopausale Östrogentherapie (Kombinationstherapie), dysfunktionelle Blutungen.
Medroxy|pro|gesteron (INN) *n*: (engl.) *medroxyprogesterone*; Gestagen* zur hormonalen Kontrazeption*.
Medroxy|pro|gesteron|acetat *n*: (engl.) *medroxyprogesterone acetate*; Gestagen* zur hormonalen Kontrazeption*.
Medulla (lat.) *f*: (engl.) *medulla*; Mark; z. B. Medulla spinalis (Rückenmark*), Medulla renalis (Mark der Niere*), Medulla ossium (Knochenmark, s. Knochengewebe).
Medulla glandulae supra|renalis (↑) *f*: Mark der Nebenniere*.
Medulla nodi lymphoidei (↑) *f*: Mark des Lymphknotens*.
Medulla ob|longata (↑) *f*: (engl.) *medulla oblongata*; syn. Myelencephalon; verlängertes Mark, Nachhirn, Bulbus; zum Hirnstamm* gehörender Teil des Gehirns* (Teil des Rhombencephalons), der auf- u. absteigende Projektionssysteme der Groß- u. Kleinhirnrinde, Kerne der Hirnnerven* u. lebenswichtige Zentren (s. Formatio reticularis) enthält; **Anat.**: geht in Höhe des 1. Spinalnervs ohne scharfe Grenze aus dem Rückenmark* hervor u. reicht ventral bis zum kaudalen Rand des Pons, dorsal bis zur Mitte der Fossa rhomboidea (in Höhe der Striae medullares ventriculi quarti).
Medulla ossium (↑) *f*: Knochenmark; s. Knochengewebe.
Medulla renalis (↑) *f*: Marksubstanz der Niere*.
Medullar|platte (↑): s. Neuralplatte.
Medullar|rinne (↑): s. Neuralplatte.
Medullar|rohr (↑): s. Neuralplatte.
Medullar|wülste (↑): s. Neuralplatte.
Medulla spinalis (↑) *f*: s. Rückenmark.
Medullo|blastom (↑; Blast-*; -om*) *n*: (engl.) *medulloblastoma*; maligner embryonaler Hirntumor* (WHO-Grad IV); **Epidemiol.**:

> häufigster maligner Hirntumor im Kindesalter

Inzidenz 1–5/1 000 000; m:w = 1,5:1; typ. Erkrankungsalter 2.–10. Lj.; **Lok.**: Kleinhirn (v. a. Vermis cerebelli); liquorgene Metastasierung möglich; **Formen**: 1. klassisches M. 2. desmoplastisches M.; 3. M. mit ausgeprägter Nodularität; 4. anaplastisches M.; 5. großzelliges M.; **Progn.**: variabel in Abhängigkeit von Lok., Differenzierungsgrad, Tumorausmaß u. therap. Ansprechen; Fünf-Jahres-Überlebensrate 50–90 %. Vgl. Tumor, primitiver neuroektodermaler.
Medusen|haupt (gr. Μέδουσα mythologische Gestalt): s. Caput medusae.

Meeh-Formel (Karl M., Physiol., Tübingen, 19. Jahrhundert): (engl.) *Meeh-Dubois formula*; Formel zur Berechnung der Körperoberfläche* von Menschen u. Tieren (Einheit cm²):

$$O \text{ (Oberfläche)} = K \cdot \sqrt[3]{g^2}$$

K = Konstante, für jede Tierart verschieden; beim erwachsenen Menschen 12,3 u. beim Säugling 10,3; g = Körpergewicht in Gramm; **Anw.**: bei der Bestimmung des Grundumsatzes*. Vgl. Dubois-Formel.
Meer|zwiebel: (engl.) *squill*; Scilla maritima, Urginea maritima; Sammelart aus der Fam. der Hyacinthaceae, deren Zwiebel (Scillae bulbus) herzwirksame Glykoside (Scillaren A, Proscillaren A), Flavonoide u. Anthocyane enthält; **Ind.**: leichte Formen der Herzinsuffizienz* (NYHA II). Vgl. Herzglykoside.
Mees-Streifen (R. A. M., Neurol., Niederlande, geb. 1873): (engl.) *Mees' stripes*; s. Leukonychie.
Mefloquin (INN) *n*: (engl.) *mefloquin*; Antimalariamittel; rasch wirkendes Blutschizontozid; **Ind.**: Proph. u. Ther. Chloroquin-resistenter Malaria tropica*; **UAW**: Übelkeit, Erbrechen, Diarrhö, Schwindel, Gleichgewichtsstörungen, Kopfschmerzen, Schläfrigkeit, Schlafstörungen, selten sensor. u. motor. Neuropathien, Angstzustände, Ruhelosigkeit, depressive Verstimmung, Vergesslichkeit, Verwirrtheit, Halluzinationen u. psychot. od. paranoide Reaktionen.
Mefrusid (INN) *n*: (engl.) *mefrusid*; in Kombinationspräparaten (Ind.: Hypertonie*) enthaltenes, analog zu den Benzothiadiazinderivaten wirkendes Diuretikum*.
MEG: Abk. für Magnetenzephalographie*.
Mega-: 1. auch Megalo-; Wortteil mit der Bedeutung groß, lang; von gr. μέγας, μεγάλη, μέγα; 2. Dezimalvorsatz zur Kennzeichnung des Faktors 10⁶ vor einer Einheit (Abk. M); z. B. Megawatt (MW); vgl. Einheiten (Tab. 3 dort).
Mega|colon con|genitum (↑; Kol-*) *n*: kongenitales Megakolon*.
Mega|dolicho|basilaris (↑; Bas-*) *f*: (engl.) *megodolichobasilar artery*; langstreckige Ektasie der A. basilaris.
Mega|kalikose (↑) *f*: (engl.) *megacalycosis*; v. a. bei Männern vorkommende Erweiterung der Nierenkelchs inf. Papillenfehlbildung mit erhöhter Anzahl der Nierenkelche; **Klin.**: rezidivierende Pyelonephritis, Nephrolithiasis; **Diagn.**: Ausscheidungsurographie (s. Abb.) **DD**: Harnstauungsniere*. **Ther.**: symptomatisch (Antibiotika, Ther. der Nephrolithiasis).
Mega|karyo|blasten (↑; Karyo-*; Blast-*) *m pl*: (engl.) *megakaryoblasts*; jüngste Zellen der Thrombozytopoese* mit einem diploiden od. tetraploiden Chromosomensatz (∅ ca. 25 μm); runder Zellkern ohne sichtbare Nucleoli; ungranuliertes, basophiles mittelbreites Zytoplasma.
Mega|karyo|blasten|leuk|ämie (↑; ↑; ↑; Leuk-*; -ämie*) *f*: (engl.) *megakaryoblastic leukemia*; seltene Form der AML* (Tab. dort); Typ M7 der FAB-Klassifikation); häufig mit Panzytopenie* u. Faservermehrung im Knochenmark (Punctio sicca) einhergehende klonale Proliferation der megakaryozytä-

Megakaryozyten

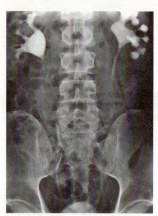

Megakalikose: Megakalikose links (Ausscheidungsurogramm) [156]

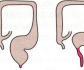

kurzes enges Segment   typisches enges Segment im Rektosigmoid   enges Segment bis in das Colon descendens reichend

enges Segment bis zur linken Flexur   Aganglionose des Kolons

Megakolon, kongenitales Abb. 1: Ausdehnung des aganglionären Segments

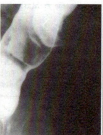 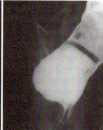

Megakolon, kongenitales Abb. 2: aganglionäres (stenotisches) rektosigmoidales Segment mit prästenotischer Kolondilatation (Kontrasteinlauf; a.-p., links) [11]

ren Reihe mit polymorphen Blasten*, die durch Nachw. mono- od. polyklonaler plättchenspezif. Antikörper u. elektronenmikroskop. Nachw. der Plättchenperoxidase identifiziert werden können; selten als Zweiterkrankung nach myeloproliferativer Erkrankung* od. CLL*.

Mega|karyo|zyten (↑; ↑; Zyt-*) *m pl*: (engl.) *megakaroocytes*; thrombozytenbildende Knochenmarkriesenzellen (⌀ 30–100 µm) mit anfängl. basophilem u. später feingranuliertem, azurophilem Plasma, rund- bis polymorphkernig; vgl. Thrombozyten.

Mega|kolon (↑; Kol-*) *n*: (engl.) *megacolon*; massive Dilatation des Dickdarms aufgrund pathol. Störung der Darmmotilität u. konsekutiv vermehrter Darmgasbildung; **Ätiol.:** 1. kongenitales Megakolon*; 2. erworbenes M. (ohne mechan. Obstruktion): bei Chagas*-Krankheit, Ogilvie*-Syndrom, chron. Obstipation, als toxisches Megakolon*; **Diagn.:** Abdomenübersichtsaufnahme mit Aufweitung von Colon descendens (>6,5 cm), Colon asc. (>8 cm) u. Caecum (>12 cm).

Mega|kolon, kon|genitales (↑; ↑) *n*: (engl.) *congenital megacolon*; syn. Megacolon congenitum, aganglionotisches Megakolon, Hirschsprung-Krankheit; angeb. umschriebene Dickdarmerweiterung mit schwerer Passagestörung; **Vork.:** Androtropie (m:w = 3–5:1), familiäre Häufung in 10% der Fälle); **Ätiol.:** bisher mind. 6 Genloci mit Mutationen identifiziert, z.B. dominant erblich im Protoonkogen RET (Genlocus 10q11.2; vgl. MEN-Syndrome) u. rezessiv erblich im EDNRB-Gen (codiert für Endothelin*-Rezeptor ET_B) mit Genlocus 13q22; **Path.:** Koprostase* inf. Aganglionose* im Bereich der intramuralen parasympath. Nervengeflechte (Meissner- u. Auerbach-Plexus; vgl. Dysplasie, neurointestinale) mit fehlender Peristaltik u. Stenose der betroffenen Darmsegmente (s. Abb. 1); prästenotische Dilatation mit Ausbildung eines Megakolons entsteht sekundär u. ist i.e.S. nicht angeboren. **Klin.:** schwere Obstipation mit Bauchauftreibungen im Neugeborenen- bzw. Säuglingsalter; evtl. mechan. Ileus*; **Kompl.:** Enterokolitis, Durchwanderungsperitonitis*, toxisches Megakolon*; **Diagn.:** rektale Untersuchung (enger Analkanal, leere Ampulle), sonographisch u. röntg. enges Rektum mit Megakolon (s. Abb. 2), Drei*-Stufen-Biopsie (fehlende Ganglienzellen mit histochem. nachweisbarer sekundär erhöhter Acetylcholinesteraseaktivität); **Ther.:** op. Entfernung des aganglionären Segments (z.B. Rehbein*-Operation od. endorektales Durchzugsverfahren nach Soave); **DD:** Mekoniumpfropfsyndrom* bei Neugeborenen mit zystischer Fibrose*; Rektumatresie bei Neugeborenen; erworbene Aganglionose nach nekrotisierender Enterokolitis bei Frühgeborenen; sekundäres Megakolon durch Obstipation anderer Urs.; Darmobstruktion als Folge kongenitaler gastrointestinaler Rotationsstörungen od. Brideniileus. Vgl. Zuelzer-Wilson-Syndrom.

Mega|kolon, toxisches (↑; ↑) *n*: (engl.) *toxic megacolon*; akute massive Dilatation des Colons mit klin. fulminanter Kolitis; seltene lebensbedrohl. Kompl. von Colitis* ulcerosa, Enteritis* regionalis Crohn u. Colitis* pseudomembranacea; **Klin.:** schmerzhaft aufgetriebenes Akutes* Abdomen, Tenesmen, blutig-eitrige Diarrhö, ggf. Ileus, Peritonitis, Sepsis, Schock; **Ther.:** Schockbekämpfung, parenterale Ernährung, Rö. der Magendarmpassage mit wasserlösl. Kontrastmittel (wirkt laxierend), endoskop. Darmdekompression, ggf. Dekompressionssonde, bei hohen laborchem. Entzündungsparametern bzw. Peritonitis op. Anlage eines Anus* praeternaturalis; u. U. Radikaloperation in Form der Proktokolektomie. Vgl. Ogilvie-Syndrom.

Megal|en|zephalie (↑; Enkephal-*) *f*: (engl.) *megalencephaly*; auch Megaenzephalie, Kephalonie; Zunahme der Hirnsubstanz; **Vork.:** z. B. bei versch. Speicherkrankheiten* (mit zystischer Leukenzephalopathie) u. als autosomal-dominant erbl. Erkr. mit (zu 90 %) normaler Intelligenz sowie evtl. verzögerter motor. Entwicklung u. Hypotonie der Muskulatur; vgl. Makrozephalie.

Megal|erythema in|fectiosum (↑; Erythem*) *n*: s. Erythema infectiosum acutum.

Megalo|blasten (↑; Blast-*) *m pl*: (engl.) *megaloblasts*; abnorme Vorstufen der Megalozyten*, die sich vom noch hämoglobinfreien Promegaloblasten über M. unterschiedl. Reifegrade bis zum kernlosen Megalozyten entwickeln; **Histol.:** Promegaloblasten unterscheiden sich von Proerythroblasten durch zarteres, oft feingranuliertes Chromatingerüst des Kerns. Polychromat. u. azidophile M. sind große Zellen mit unregelmäßig geformten Kernen (s. Abb.), Chromatinabsprengungen u. reichl. Zytoplasma; mit zunehmender Entw. Reifungsdissoziation zwischen Kern u. Zytoplasma; trotz weitgehender Hämoglobinisation des Plasmas besitzen M. (im Gegensatz zu Normoblasten) noch jugendl. Kerne mit lockerer Chromatinstruktur. **Vork.:** megaloblastäre Anämie*, auch z. B. bei myelodysplastischem Syndrom*, Erythroleukämie* u. nach Anw. von Zytostatika*. Vgl. Erythrozytopoese.

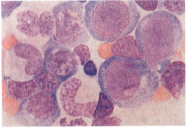

Megaloblasten: Knochenmarkausstrich (Pappenheim-Färbung) bei perniziöser Anämie; zellreiches Knochenmark mit schwer reifungsgestörter Erythrozytopoese, daneben Riesen-Metamyelozyten und Riesen-Stabkernige [57]

Megalo|cornea (↑; Cornea*) *f*: (engl.) *megalocornea*; Hornhaut mit ⌀ >13 mm, meist bilateral; **Vork.:** z. B. Marfan*-Syndrom, Apert*-Syndrom; beim Säugling durch erhöhten Augeninnendruck (Hydrophthalmus*).

Megalo|manie (↑; -manie*) *f*: Größenwahn*.
Megal|opsie (↑; Op-*) *f*: s. Metamorphopsie.
Megalo|zephalie (↑; Keph-*) *f*: s. Makrozephalie.
Megalo|zyten (↑; Zyt-*) *m pl*: (engl.) *megalocytes*; leicht ovale, bes. große (makrozytär ⌀12–14 µm) hyperchrome Erythrozyten* (MCH* 33–38 pg); **Vork.:** bei Cobalamin- u. Folsäuremangel*, myelodysplast. Syndrom u. unter zytostat. Therapie. Vgl. MCV.

Mega|öso|phagus (↑; Ösophagus*) *m*: (engl.) *megalooesophagus*; Speiseröhrenerweiterung; (hochgradige) Dilatation des Ösophagus, häufig mit gleichzeitiger Verlängerung; **Ätiol.:** v. a. bei Ösophagusachalasie*, Infektion (Chagas*-Krankheit) od. toxisch (chron. Morphinmissbrauch, zentralnervöse Veränderung bei Hypothyreose) bedingt, ferner inf. von Kardiastenosen, durch Verätzung, Narbenschrumpfung (nach Ulkus), Tumor.

Mega|pyelon (↑; Pyel-*) *n*: (engl.) *dilated renal pelvis*; irreversible Erweiterung des Nierenbeckens, z. B. bei Hydronephrose*.

Mega|sigmoideum (↑; sigmoideus*) *n*: (engl.) *megasigmoid*; auch Megasigma; Dilatation im Bereich des Colon sigmoideum; s. Megakolon.

Mega|ureter (↑; Ureter*) *m*: (engl.) *megaureter*; einod. beidseitig, teils massiv erweiterter u. geschlängelter Harnleiter; Assoziation mit Nierendysplasie möglich; **Häufigkeit:** ca. 1 : 3000 Geburten; **Formen:** 1. primärer M. (kongenitaler Befund): a) refluxiv bei kongenitalem vesikoureterorenalem Reflux* Grad IV–V; b) obstruktiv bei terminaler Ureterstenose* (s. Abb.), in ca. 15 % mit vesikoureterorenalem Reflux (Insuffizienz des Ureterostiums) kombiniert; 2. sekundärer (erworbener) M. bei infravesikaler Harnabflussbehinderung* (z. B. Harnröhrenklappe; meist refluxiv), erworbener Ureterstenose (Tumor, postoperativ) od. neurogener Blasendysfunktion (oft obstruktiv-refluxiv kombiniert); **Kompl.:** Harntransportstörung mit Retroperistaltik, Abnahme der Nierenfunktion durch Obstruktion u./od. rezidiv. Harnweginfektionen* u. Pyelonephritis*, Urosepsis*, ggf. Niereninsuffizienz*; **Diagn.:** Sonographie, MRT, (retrograde) Urographie Miktionszystourethrographie (Abb. dort); **Ther.:** bei primär obstruktivem M. Antibiotikaprophylaxe im 1. Lj, weitere Ther. (op. Ureterozystoneostomie* mit distaler Uretermodellage) nur bei rezidiv. Pyelonephritis, Einbuße der Nierenfunktion od. Harnsteinbildung; bei Verlust der Nierenfunktion Nephroureterektomie*; bei refluxivem M. nach überbrückender antibiotischer Langzeitprophylaxe frühe antirefluxive Ureterreimplantation (Antirefluxplastik*) mit Uretermodellage (operative Verschmälerung); bei stark eingeschränkter Nierenfunktion evtl. passager hohe Harnableitung durch hohe Ureterokutaneostomie (s. Ureterostomie) od. Pyelokutaneostomie bis zur

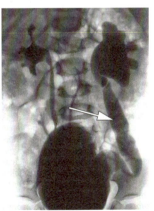

Megaureter: obstruktiver Megaureter links [131]

Rekompensation; bei sekundärem M. Behandlung der Grunderkrankung; im akuten Infekt evtl. Harnableitung (z. B. durch perkutane Nephrostomie*). Vgl. Ureterfehlbildungen; Doppelniere; Prune-belly-Syndrom.

Mega|ureter-Mega|zystis-Syn|drom (↑; ↑; Mega-*; Kyst-*) *n*: Megazystis*-Megaureter-Syndrom.

Mega|volt|therapie (↑) *f*: s. Strahlentherapie.

Mega|zephalus (↑; Keph-*) *m*: s. Makrozephalie.

Mega|zystis (↑; Kyst-*) *f*: (engl.) *megacystis*; syn. Megavesica; Harnblasenerweiterung; **Formen: 1.** angeb., a) durch schwere infravesikale Abflussbehinderung (z. B. Urethralklappen, Harnröhrenstenose, Harnröhrendysplasie/-agenesie; b) durch Blasenwandschwäche bei Prune*-belly-Syndrom od. Ehlers*-Danlos-Syndrom; **2.** erworben durch chron. Blasenüberdehnung inf. infravesikaler Obstruktion, Detrusorhypokontraktilität* od. langjähriger habitueller Blasenentleerungsstörung*.

Mega|zystis-Mega|ureter-Syn|drom (↑; ↑; Mega-*; Ureter*) *n*: (engl.) *megacystis megaureter syndrome*; angeb. hochgradiger vesikoureterorenaler Reflux* mit weiten Golfflochostien* u. massiven Megaureteren* (meist beidseits), sowie funktionseingeschränkter Nierendysplasie; konsekutiv Bildung großer Mengen isosthenurischen Urins, der zw. Blase u. Megaureteren pendelt; Blase stark vergrößert u. dünnwandig (ohne infravesikale Abflussbehinderung); **Kompl.:** progrediente Niereninsuffizienz*; **Ther.:** intermittierender Katheterismus* od. vesikale Niederdruckharnableitung (Vesikokutaneostomie od. suprapub. Katheter); cave: Antirefluxplastik* kontraindiziert.

Mega|zystis-Mikro|kolon-Hypo|peri|stalsis-Syn|drom (↑; ↑; Mikr-*; Kol-*; Hyp-*; Peristaltik*) *n*: (engl.) *megacystis microcolon hypoperistalsis syndrome*; autosomal-rezessiv erbl. Erkr. (Gene: CHRNA3 u. 4, Genloci in 15q24), gekennzeichnet durch fetalen Aszites, Oligo- od. Polyhydramnion, Mikroileum u. Mikrokolon, Darm-Malrotation, Kurzdarm, intestinale Hypoperistalsis (überreiches Vorhandensein von intestinalen Ganglienzellen), abdominaler Vorwölbung, weicher Bauchmuskulatur, Omphalozele bzw. Umbilikalhernie, Hydronephrose, Hydroureter u. Megazystis; **Vork.:** w:m=3:1; Tod vor Ende des 1. Lebensjahrs.

Megestrol|acetat (INN) *n*: (engl.) *megestrol acetate*; Gestagen*; **Ind.:** fortgeschrittenes Mammakarzinom* u. Korpuskarzinom*.

Mehl|nähr|schaden: (engl.) *flour malnutrition*; Eiweißmangeldystrophie (s. Protein-Energie-Mangelsyndrome) bei Säuglingen u. Kleinkindern inf. Milchersatz durch Mehlprodukte in Krisenzeiten; vgl. Milchnährschaden.

Mehl|staub|asthma (Asthma*) *n*: s. Bäckerasthma.

Mehrfach|impf|stoff: Kombinationsimpfstoff*.

Mehrfach|in|fekt (Infekt-*) *m*: (engl.) *multiple infections*; Infektion versch. Körperbereiche mit unterschiedl. Erregern, die sich i. R. eines einzigen Krankheitsprozesses gebildet haben; z. B. gleichzeitiges Vork. eines syphilitischen Primäraffekts an der Glans penis u. einer gonorrhoischen Urethritis. Vgl. Mischkultur; Mischinfekt.

Mehrfach|malignome, primäre (Malign-*; -om*) *n pl*: (engl.) *multiple primary malignancies*; gleichzeitiges Vorkommen versch. (primärer) maligner Tumoren, z. B. von Ovarial- od. Mammakarzinom bei Pat. mit Korpuskarzinom* (in ca. 10 % der Fälle beschrieben).

Mehrfach|re|sistenz, in|fektiöse (Resistenz*) *f*: (engl.) *multiple drug resistance*; durch den R*-Faktor gramnegativer Darmbakterien bzw. Staphylokokken-Plasmide vermittelte Resistenz* gegen Antibiotika* bzw. Chemotherapeutika*, die durch Konjugation* übertragbar ist; die übertragenen Plasmide codieren meist für mehrere Resistenzen.

Mehrlinge: (engl.) *multiples*; 2 od. mehr Individuen, die einer synchronen intrauterinen Entw. unterliegen (Zwillinge*, Drillinge, Vierlinge usw.), wobei sich das intrauterine Wachstum vorzeitig verlangsamt (bei Zwillingen ab der 34./35., bei Drillingen u. Vierlingen schon ab der 28. SSW); perinatal besteht für diese Kinder ein überdurchschnittl. Risiko, Entbindung möglichst im Perinatalzentrum. Vgl. Mangelgeborenes; Risikoneugeborenes; Hellin-Regel.

Mehr|zeilen-CT: (engl.) *multi-slice CT*; syn. Mehrschicht-CT, Mehrschicht-Spiral-CT, Mehrzeilen-Spiral-CT; Spiral*-CT mit Detektor aus mehreren parallel zueinander angeordneten Detektorreihen (Stand 2008: bis zu 320); Untersuchung mehrerer Schichten i. R. einer Röhrenrotation; Untersuchungsdauer kürzer als bei Einzeilen-CT bzw. dynam. Untersuchung (s. CT) möglich; vgl. Dualsource-CT.

Meibom-Drüsen (Heinrich M., Anat., Arzt, Helmstedt, 1638–1700): (engl.) *Meibomian glands*; Glandulae tarsales; Talgdrüsen in der Tarsalplatte der Augenlider, die am freien Lidrand münden; vgl. Chalazion.

Meige-Syn|drom (Henry M., Arzt, Paris, 1866–1940) *n*: **1.** (engl.) *Meige's syndrome*; syn. Brueghel-Syndrom; Komb. von Blepharospasmus* u. oromandibulärer Dystonie*; vgl. Torsionsdystonie. **2.** s. Lymphödem, hereditäres.

Meigs-Syn|drom (Joe V. M., Gyn., Chir., Boston, 1892–1963) *n*: (engl.) *Meigs' syndrome*; Symptomenkomplex mit Aszites*, (meist rechtsseitigem) Hydrothorax* u. benignen Ovarialtumoren* (meist Ovarialfibrom*), bes. bei älteren Frauen; nach op. Tumorentfernung kommt es zur Spontanrückbildung der Ergüsse; die Pathogenese ist ungeklärt; **Pseudo-Meigs-Syndrom** bezeichnet die gleiche Sympt. in Zus. mit malignen Tumoren der Ovarien u. bei Uterusmyomen. Vgl. Adenofibrom.

Meiose (gr. μείωσις Verringerung) *f*: (engl.) *meiosis*; syn. Reifeteilung, Reduktionsteilung; genet. Grundvorgang aller sexuellen Vermehrungsvorgänge, durch den der Chromosomensatz einer Art erhalten bleibt; die somat. Zellen höherer Organismen haben einen diploiden Satz, eine Komb. aus väterl. u. mütterl. Erbanlagen. Bei der M. wird der diploide Chromosomensatz zum haploiden Satz der reifen Keimzellen (Gameten) reduziert; bei der Befruchtung verschmelzen 2 Gameten wieder zu einer diploiden Zelle, der Zygote, aus der das neue Individuum hervorgeht. Die M. beginnt mit der Paarung der homologen Chromosomen (s. Abb.). Hierbei kann durch Bruch u. überkreuzte Wiedervereinigung, das sog. Crossing*-over, ein Austausch gleichlanger Abschnitte zw. homologen

Melanine

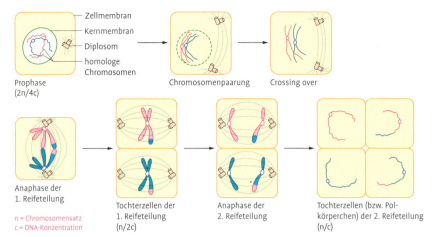

Meiose: schematische Darstellung am Beispiel eines homologen Chromosomenpaars (Autosomen)

Chromosomen stattfinden. Dieser Austausch wird als Rekombination* (Neukombination von Merkmalsanlagen) bezeichnet. In der **1. Reifeteilung** (Meiose I) erfolgt die Spindelbildung mit Trennung gepaarter Chromosomen, in der **2. Reifeteilung** (Meiose II) trennen sich die Chromatiden*; Resultat: 4 haploide, homologe, aber genet. unterschiedl. Zellen. Meiose I u. II sind in **4 Phasen** unterteilbar: **1.** Prophase: Kondensation des Chromatins; **2.** Metaphase: Anordnung der kondensierten Chromosomen in der Äquatorialebene; **3.** Anaphase: Wanderung der Chromosomen/Chromatiden zu den beiden Zellpolen; **4.** Telophase: Bildung der Tochterzellkerne. Die Prophase der Meiose I wird nochmals in 5 Stadien unterteilt (Leptotän, Zygotän, Pachytän, Diplotän, Diakinese), wobei es im Pachytän zum Crossing-over zwischen den beiden homologen Chromosomen kommt. Durch Non*-disjunction homologer Chromosomen kommt es zu Gameten mit über- bzw. unterzähligem Chromosomensatz (numerische Chromosomenaberrationen*). Nach Befruchtung entstehen daraus Organismen, die häufig schwere Defekte (z. B. Klinefelter*-Syndrom, Down*-Syndrom; s. Chromosomenaberrationen) aufweisen. Vgl. Mitose.

Meissner-Plexus (Georg M., Anat., Physiol., Basel, Göttingen, 1829–1905; Plexus*) *m*: (engl.) *Meissner's plexus*; syn. Remak-Plexus; (lat.) Plexus submucosus; dem Auerbach*-Plexus entspr. Nervenplexus in der Submukosa des Darms, der die Mukosa innerviert; vgl. Nervensystem, enterisches.

Meissner-Tast|körperchen (↑): (engl.) *Meissner's corpuscles*; Drucksensoren* in den Papillen der Lederhaut, mit denen je 3–5 markhaltige Nervenfasern* verbunden sind.

Mekonium (gr. μήκων Mohn, Mohnsaft) *n*: (engl.) *meconium*; sog. Kindspech; der während der intrauterinen Entw. gebildete, aufgrund des hohen Biliverdingehalts schwärzl.-grünl. Stuhl des Kindes, der normalerweise postnatal abgesetzt wird; mekoniumhaltiges Fruchtwasser deutet auf eine fetale, auch zeitl. zurückliegende Gefährdung hin; Mekoniumaspiration (Pneumonie*, PPHN*) möglich. Vgl. Amnioskopie; Risikogeburt.

Mekonium|ileus (↑; Ileus*) *m*: (engl.) *meconium ileus*; mechan. Ileus* bei Neugeborenen inf. Verschlusses des terminalen Ileums mit zähklebrigem Mekonium*; **Häufigkeit:** 1 : 20 000 Neugeborene; **Vork.:** oft i. R. einer zystischen Fibrose*; **Kompl.:** intrauterine Mekoniumperitonitis; **Ther.:** Auflösung u. Entleerung mit Spülungen, evtl. Laparotomie mit Ileostomie; ggf. auch Bishop*-Koop-Anastomose. Vgl. Mekoniumpfropfsyndrom.

Mekonium|propf|syn|drom (↑) *n*: (engl.) *meconium plug syndrome*; Form der Kolonobstruktion durch festen weißen Schleimpfropf (sog. Mekoniumpfropf); klin. Bild eines tiefen Ileus bei fehlendem Mekoniumabgang; **Ther.:** Einläufe; **Progn.:** gut; **DD:** zystische Fibrose*. Vgl. Mekoniumileus; Megakolon, kongenitales.

Meläna (Melan-*) *f*: Blutstuhl*.

Melaena neo|natorum (↑) *f*: (engl.) *melena neonatorum*; Blutstuhl* beim Neugeborenen; **Formen: 1.** M. n. vera: Darmblutungen i. R. eines Morbus* haemorrhagicus neonatorum; **2.** M. n. spuria: Teerstühle u. Bluterbrechen nach Schlucken mütterl. Bluts aus dem Geburtskanal od. aus Rhagaden der Brustwarze (kein Nachw. HbF-haltiger Erythrozyten).

Melan-: Wortteil mit der Bedeutung schwarz, dunkel; von gr. μέλας, μέλανος.

Melan|ämie (↑; -ämie*) *f*: (engl.) *melanemia*; Auftreten von Melanin im Blut nach Hämolyse, häufig mit Ablagerung von schwarzem körnigem Pigment in Milz, Leber, Knochenmark, Hirnrinde; Pigmentembolien*, z. B. bei Malaria.

Melan|cholie (gr. μελαγχολία Schwarzgalligkeit, Tiefsinn) *f*: (engl.) *melancholia*; Bez. für Zustand der Schwermut u. Traurigkeit, als Krankheitsbild durch den Begriff der Depression ersetzt; s. Episode, depressive.

Melan|choliker (↑) *m*: s. Temperament.

Melanine (Melan-*) *n pl*: (engl.) *melanins*; braune bis schwarze polymere Farbstoffe (Pigmente), auf die die Farbe von Haut, Haar, Iris u. Choroidea zurückzuführen ist; allg. Formel: $(C_8H_3NO_2)_x$; **Biosynthese:** aus DOPA* in Melanozyten* (hormonal durch MSH* gesteuert).

Melano|erythro|dermie (↑; Erythr-*; Derm-*) *f*: (engl.) *melanoerythroderma;* syn. Alterserythrodermie, Red-man-Syndrom; meist bei älteren Männern auftretend, anfangs düsterrote, später anthrazitähnl. Verfärbung der gesamten Haut mit pigmentlosen Inseln; oft pityriasiforme Schuppung, Lichenifikation, Haarausfall, Nageldystrophie, starker Juckreiz, Schwellung der hautnahen Lymphknoten, schweres Krankheitsgefühl, Kachexie; möglicherweise Vorstadium des Sézary*-Syndroms od. eigenständige Erkrankung.

Melano|gen (↑, -gen*) *n*: (engl.) *melanogen;* Vorstufe der Melanine*; bei Melanurie* im Harn ausgeschiedenen Substanz; chem. Natur nicht völlig geklärt, z. T. Brenzkatechinderivate, z. T. Indolabkömmlinge.

Melano|glossie (↑; Gloss-*) *f*: Lingua* villosa nigra.

Melano|liberin *n*: s. MRH.

Melan<u>o</u>m (Melan-*; -om*) *n*: (engl.) *melanoma;* an der Haut, seltener an der Schleimhaut vorkommender, von den Melanozyten ausgehender Tumor; **1. juveniles M.:** s. Spitz-Tumor; **2. malignes Melanom*.**

Melanoma in s<u>i</u>tu (↑; ↑; lat. in natürlicher Lage, an seinem Platz) *n*: (engl.) *melanoma in situ;* auf die Epidermis beschränktes malignes Melanom*, in dieser Phase ohne Metastasierung.

Melan<u>o</u>m, akr<u>a</u>l-lentigin<u>ö</u>ses (↑; ↑) *n*: s. Melanom, malignes.

Melan<u>o</u>m, mal<u>i</u>gnes (↑; ↑) *n*: (engl.) *malignant melanoma;* Abk. MM; veraltet Melanoblastom; pigmentierter od. nichtpigmentierter (amelanot.) maligner, von den pigmentbildenden Zellen (Melanozyten) der Haut, seltener der Schleimhaut, der Uvea, Conjunctiva u. der Hirnhäute ausgehender neuroektodermaler Tumor mit lymphogener u. hämatogener Metastasierung; steigende Inzidenz vermutl. durch höhere Sonnenbelastung der Haut (insbes. bei häufigen Sonnenbränden im Kindesalter); Entstehung spontan auf vorher unauffälliger Haut od. auf dem Boden eines vorbestehenden melanozytären Nävus (nävogenes MM); Vorstufen sind Lentigo* maligna, große kongenitale Pigmentzellnävi (Naevus* pigmentosus et pilosus) u. atyp. melanozytäre Nävi bei Nävusdysplasie*-Syndrom; **Klassifikation** (modifiziert nach Clark): **1. oberflächl. spreitendes Melanom** (auch pagetoides MM; engl. *superficial spreading melanoma,* Abk. SSM): Tumorprogression zunächst oberflächl. horizontal, nach 2–4 Jahren vertikal-invasives Wachstum; characterist. ist die partielle zentrale Regression (s. Abb. 1); Lok.: bes. Rücken, Beine; häufigster Typ des MM; **2. noduläres Melanom** (Abk. NM; engl. *nodular melanoma*): Wachstumsrichtung von vornherein vertikal; nicht selten (fast) amelanot. (s. Abb. 2), dann bes. schwer dd abzugrenzen u. a. vom Granuloma* pyogenicum; metastasiert frühzeitig lymphogen u. hämatogen; insbes. im 40.–70. Lj.; **3. Lentigo*-maligna-Melanom** (Abk. LMM): zunächst radiales Wachstum; vertikales, invasives Wachstum erst nach bis zu 15 Jahren; Lok.: insbes. im Gesicht (s. Abb. 3); meist im höheren Alter; **4. akral-lenti-**

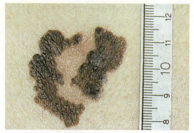

Melanom, malignes Abb. 1: oberflächlich spreitendes Melanom mit Regressionszone [3]

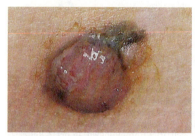

Melanom, malignes Abb. 2: noduläres Melanom mit amelanotischen Anteilen [3]

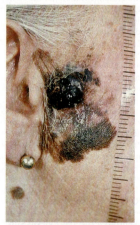

Melanom, malignes Abb. 3: Lentigo-maligna-Melanom [59]

ginöses Melanom (Abk. ALM; engl. *acral lentiginous melanoma*): Lok. bes. an den Akren, bei subungualer Lok. pigmentierter Randsaum am proximalen Nagelwall (Hutchinson-Zeichen); die radiale Wachstumsphase verläuft schneller als beim LMM; **5. Sonderformen:** MM der Schleimhäute (insbes. oral, genital, anal, konjunktival), der Aderhaut u. der Hirnhäute (Lok. im Subarachnoidalraum, destruierendes Wachstum in Hirnparenchym, Schädel u. Wirbelsäule; vgl. Hirntumoren);

Melanose, neurokutane

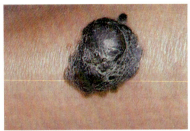

Melanom, malignes Abb. 4: noduläres Melanom mit Satelliten [3]

Melanom, malignes Tab. 1
Merkmale der Malignität

objektive Symptome

   schnelle Größenzunahme einer pigmentierten Hautveränderung

   Entstehung einer höckerigen Oberfläche

   Veränderung der Pigmentierung

   Blutungsneigung

   Ulzeration

   regionäre Metastasierung in Form kleiner Satellitenknötchen

   Anschwellung der zugehörigen Lymphknoten

subjektive Symptome

   Schmerzen

   Juckreiz

   Unruhe im Tumor („es arbeitet")

Melanom, malignes Abb. 5: Eindringtiefe; Level I–V nach Clark [110]

Metastasierung in der Haut lokal mit Satelliten um den Primärtumor (s. Abb. 4) od. auf dem Weg zu den regionalen Lymphknoten (sog. In-Transit-Metastasen); Fernmetastasen meist in Haut, Lunge, Leber, Gehirn u. Knochen; **Diagn.:** klin.-anamnest. Kriterien zur Früherkennung: s. Tab. 1, sog. ABCD-Kriterien (Asymetrie; bogige, polyzyklische Begrenzung; unregelmäßige Colorierung; Durchmesser >6 mm); Auflichtmikroskopie, Histol.; Metastasensuche mit Röntgendiagnostik, Knochenszintigraphie u. Sonographie; **Stadieneinteilung** nach klin. (Metastasierung) u. histol. Kriterien (s. Abb. 5; progn. entscheidender Faktor: Tumordicke, s. Tab. 2); histol. relevant sind außerdem der Mitoseindex (Anzahl der Mitosen/mm^2) als Ausdruck der Wachstumsgeschwindigkeit sowie der Nachw. einer Gefäßinvasion; **Ther.:** chir. Exzi-

Melanom, malignes Tab. 2
Klinische Stadieneinteilung

Stadium	Tumordicke (nach Breslow) bzw. Metastasen			
I a			0,75	mm (pT1)
I b	0,76	–	1,5	mm (pT2)
II a	1,51	–	4,0	mm (pT3)
II b		>	4,0	mm (pT4)
III a	Satelliten bzw. In-Transit-Metastasen			
III b	Metastasen: Lymphknoten (N1, N2)			
IV	Metastasen: Organ (M1)			

sion bis zur Muskelfaszie mit einer Sicherheitszone von 1–3 cm (abhängig von der Tumordicke) um das MM herum, ggf. Amputation (Lok. z. B. an Finger, Zehen); Chemo- u. Immuntherapie bei Metastasierung; palliativ Röntgenbestrahlung; **Progn.:** abhängig von klin. u. histol. Stadium, Lok. (Kopfhaut, Schleimhaut, Akren, Netzhaut ungünstig) u. Geschlecht (bei Frauen günstiger); Zehn-Jahres-Überlebensrate je nach Tumordicke im Stadium Ia–IIb 97–28 %, im Stadium IIIa/b 28–19 %, im Stadium IV 3 %. Vgl. TNM-Klassifikation.

Melanom, malignes der Ader|haut (↑; ↑) *n*: (engl.) *malignant melanoma of the choroid*; häufigster maligner Primärtumor des Auges (Choroidea*); **Diagn.:** ophthalmoskop. (s. Abb. 1) u. diaphanoskop., zusätzlich Ultraschalldiagnostik, Fundusphotographie, Fluoreszenzangiographie u. Szintigraphie; **Ther.:** Strahlentherapie (externe u. Applikatorbestrahlung), Lichtkoagulation od. mikrochir. Exzision; bei weit fortgeschrittenem Tumor Enukleation* (s. Abb. 2); **Progn.:** abhängig von Größe, Zelltyp, Lok. u. Alter des Pat.; insgesamt ungünstig (Metastasierung v. a. in die Leber).

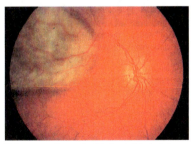

Melanom, malignes der Aderhaut Abb. 1 [19]

Melanom, noduläres (↑; ↑) *n*: s. Melanom, malignes.

Melanom, ober|flächlich spreitendes (↑; ↑) *n*: s. Melanom, malignes.

Melanose, neuro|kutane (↑; -osis*) *f*: (engl.) *neurocutaneous melanosis*; kongenital vorhandene große Anzahl von Nävuszellnävi, an der Haut oft zus. mit Hypertrichose (Naevus* pigmentosus et pilosus); durch Lok. u. a. im Gehirn u. an Leptomeningen kann sich ein Hydrocephalus internus occlu-

Melanosis

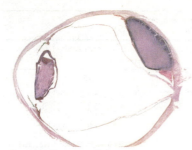

Melanom, malignes der Aderhaut Abb. 2: histol. Schnitt [106]

sus entwickeln; Entstehung maligner Melanome im Kindes- u. Jugendalter möglich.
Melanosis (↑; ↑) *f*: (engl.) *melanosis*; primär in der Haut entstehende Dunkelfärbung (Melaninablagerung); **Vork.:** z. B. bei Basedow-Krankheit, Addison-Krankheit, Schwangerschaft od. idiopath. auftretend; i. w. S. bräunl. graue Verfärbung der Haut durch Arzneimittel. Vgl. Chloasma.
Melanosis circum|scripta prae|blastomatosa Dubreuilh (↑; ↑) *f*: Lentigo* maligna.
Melanosis coli (↑; ↑) *f*: (engl.) *melanosis coli*; schwärzliche Pigmentierung der Dickdarmschleimhaut (s. Abb. 1) nach langzeitiger Einnahme von Laxanzien* durch pigmentspeichernde Makrophagen in der Mukosa (s. Abb. 2).

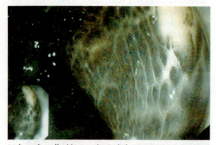

Melanosis coli Abb. 1: schwärzlich pigmentierte Dickdarmschleimhaut [25]

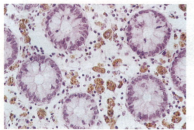

Melanosis coli Abb. 2: pigmentspeichernde Makrophagen (HE-Färbung) [94]

Melanosis lenticularis pro|gressiva (↑; ↑) *f*: Xeroderma* pigmentosum.
Melanosis naevi|formis (↑; ↑) *f*: Becker*-Melanose.

Melanosis oculo|cutanea (↑; ↑) *f*: syn. Ota-Nävus; s. Mongolenfleck.
Melano|statin (↑) *n*: MIH*.
Melano|tropin (↑; -trop*) *n*: MSH*.
Melano|zyten (↑; Zyt-*) *m pl*: (engl.) *melanocytes*; zur Melaninbildung befähigte Zellen in der Basalschicht der Epidermis; in schwach pigmentierter Haut erscheinen sie mikroskop. als cellules claires von Masson, bei dunkler Haut sind sie als dendritische, mit feinen braunen Melaninkörnchen gefüllte Zellen zu sehen. Sekretionsprodukt ist das Melanin*, das durch Pigmenttransfer an die Keratinozyten übertragen wird. Die M. gehen beim Menschen embryonal aus der Neuralleiste hervor. Sie kommen auch in Teilen des Auges u. in den Leptomeningen vor.
Melano|zytom (↑; ↑; -om*) *n*: (engl.) *melanocytoma*; v. a. bei Erwachsenen vorkommender seltener, melanotischer Tumor, der von leptomeningealen Melanozyten ausgeht; meist histopathol. benigne, aber hohe Rezidivrate u. frühe liquorogene Metastasierung (kaum Metastasen außerhalb des ZNS); **Pathol.:** isomorphe epitheloide od. spindelförmigen Zellen, oft prominente Nukleolen u. unterschiedlich ausgeprägter Gehalt an intrazytoplasmatischem Melanin; i. d. R. keine Malignitätszeichen (erhöhte Mitoserate, Nekrosen, infiltratives Wachstum) u. niedriger Proliferationsindex; **Lok.:** intrakraniell (v. a. hintere Schädelgrube; vgl. Hirntumoren), kraniales Rückenmark (vgl. Rückenmarktumoren); **Ther.:** möglichst komplette Resektion; nach inkompletter Resektion Strahlentherapie; bei multiplen kranialen od. spinalen Herden auch Bestrahlung des Neurokraniums bzw. der kraniospinalen Achse; **Progn.:** bei kompletter Resektion Rezidivrate 4–38 %, bei inkompletter Resektion mit zusätzl. Bestrahlung 15–45 %; Gesamtüberlebensrate 86–95 %.
Melan|urie (↑; Ur-*) *f*: **1.** (engl.) *melanuria*; (dermat.) Melaninausscheidung im Harn; Vork.: selten bei malignem Melanom*; **2.** (mikrobiol.) Schwarzwasserfieber; s. Malaria tropica.
Melarso|prol (INN) *n*: (engl.) *melarsoprol*; arsenhaltiges Chemotherapeutikum*, wirksam gegen Trypanosoma* brucei gambiense u. Trypanosoma* brucei rhodesiense; in Europa nicht zugelassen, erhältl. über Internationale Apotheken; **Wirkungsmechanismus:** Inaktivierung von Enzymen durch Bindung des Arsens an –SH-Gruppen; **Ind.:** afrikan. Trypanosomiasis*; wegen seiner Toxizität nur bei Befall des ZNS einzusetzen; **UAW:** reaktive Enzephalopathie (bei 2–10 %), Fieber, Nekrosen bei paravasaler Injektion; selten hämorrhag. Enzephalopathie, Hepato-, Nephro- u. Kardiotoxizität, periphere Neuropathie, Albuminurie, exfoliative Dermatitis, Agranulozytose u. Myokardschäden.
Melasma (↑) *n*: Chloasma*.
MELAS-Syn|drom *n*: Kurzbez. für **m**itochondriale **E**nzephalopathie-**L**aktatazidose-**S**chlaganfall ähnliches Episoden-Syndrom; klin. Syndrom mit Enzephalopathie, Lakatazidose u. Schlaganfällen bei mitochondrialer Enzephalomyopathie*; **Klin.:** schlaganfallähnliche Episoden (nicht-vaskulär) beginnend vor 40. Lj.; migräneartige Kopfschmerzen; Epilepsie; Demenz; Innenohrschwerhörigkeit; Retinadegeneration; Kardiomyopathie;

Kleinwuchs; Diabetes mellitus; **Diagn.**: Muskelbiopsie (ragged-red-fibres; s. Enzephalomyopathien, mitochondriale, Abb. dort); Laktatazidose im Blut; cMRT (bes. parietookziptale Infarkte); Molekulargenetik (aus Blut u. Muskel-DNS); **Ther.**: L-Arginin; cave: keine Valoproinsäure zur Ther. der epilept. Anfälle.

Mela|tonin (Melan-*; Ton-*) *n*: (engl.) *melatonin*; 5-Methoxy-N-acetyltryptamin; neurosekretor. Hormon, das fast ausschließl. in Pinealozyten der Epiphyse u. in Zellen der Retina in Abhängigkeit vom Hell-Dunkel-Rhythmus (nachts 10–100-mal mehr) sezerniert wird; **Wirkung**: beteiligt an Steuerung des zirkadianen Rhythmus* über multisynapt. neuronale Verknüpfungen mit zentralen Schrittmachern im hypothalam. Nucleus suprachiasmaticus (hochaffine M.-MT1-Rezeptoren, G-Proteingekoppelt); Nachw. weiterer spezif. M.-Rezeptoren in Wärmezentren*, Pars* tuberalis adenohypophysis (MT1-Rezeptoren), Retina (MT2-Rezeptoren, G-Protein-gekoppelt), Blutgefäßen des Gehirns u. in Immunzellen; **Ind.**: primäre Insomnie* bei Pat. >55 Jahre (Melatonin-retard-Präparat seit 2008 in Deutschland u. Österreich zugelassen); als Chronobiotikum (Stabilisierung zirkadianer Funktionen) bei sekundären Schlafstörungen* (z.B. bei Jetlag, durch Schichtarbeit) sowie REM-Schlaf-assoziierter Parasomnie* in Deutschland, Schweiz, Österreich bislang nicht zugelassen; **Kontraind.**: Autoimmunkrankheiten; hereditäre Galaktose-Intoleranz, Laktasemangel od. Glukose*-Galaktose-Malabsorption; **UAW**: Bauchkrämpfe, Müdigkeit, Reizbarkeit, Nervosität, Migräne, Hyperhidrose, Gewichtszunahme. Vgl. Agomelatin.

Melde|erlaubnis: s. Anzeigerecht; Krebsregistergesetz.

Melde|pflicht: (engl.) *duty of notification*; durch Infektionsschutzgesetz*, § 202 SGB VII (Berufskrankheiten*) u. § 16 e des Chemikaliengesetzes (Vergiftungen) geregelte ärztl. Pflicht zur Meldung best. Krankheiten; vgl. Offenbarungspflicht.

MELD-Score (Score*): Abk. für (engl.) *model of end stage liver disease*; Messung von INR (s. Thromboplastinzeit), Bilirubin* u. Kreatinin* im Serum u. Berechnung eines Punktewerts zur Abschätzung der 90-Tage-Sterblichkeit (s. Tab.); **Formel**: MELD = 9,57 x ln(Kreatinin[mg/dl]) + 3,78 x ln(Bilirubin[mg/dl]) + 11.2 x ln (INR) + 6,43; Ergebnis wird auf ganze Zahlen gerundet. **Anw.**: **1.** Organallokation zur Lebertransplantation (um das Risiko den „Todes auf der Warteliste" zu vermindern); **2.** Einschätzung von Schweregrad u. Progn. bei alkoholischer Fettleberhepatitis*; **3.** (ursprünglich) Optimierung der Ind. für transjugulären intrahepatischen portosystemischen Shunt*.

-melie: auch -mel; Wortteil mit der Bedeutung -gliedrigkeit, mit ... Gliedern; von gr. μέλος.

Melioidose (gr. μηλίς Rotz; -id*; -osis*) *f*: (engl.) *melioidosis*; syn. Whitmore-Krankheit; Malioidosis; Infektionskrankheit durch Burkholderia* pseudomallei v.a. in kontaminierten Nahrungsmitteln, Wasser od. Erde; **Vork.**: hauptsächl. in Südostasien u. Nordaustralien; **Klin.**: dem Malleus* ähnl.; meist subklin. Inf.; akute Sepsis (DD: Typhus abdominalis, Malaria) bei geschwächten Pat. (z.B. bei Diabetes mellitus); subakute u. chron. Formen mit Abszessbildung in Haut, Leber, Lungen u. Milz; **Ther.**: Ceftazidim, Imipenem, Meropenem, Cotrimoxazol (cave: Reistenzen), Cefotaxim, Amoxicillin-Clavulansäure, Doxycyclin, Chloramphenicol in versch. Komb. entsprechend Sensibilitätsprüfung für 4–12 Mon.; **Proph.**: festes Schuhwerk bei Exkursionen tragen.

Melisse: (engl.) *balm*; Melissa officinalis; Zitronenmelisse; Staude aus der Fam. der Lippenblütler, deren Laubblätter (Melissae folium) ätherisches Öl (Citronellal, Geranial u. Neral, Caryophyllen u.a. Mono- u. Sesquiterpene), Gerbstoffe, Bitterstoffe u. Flavonoide enthalten; spasmolytische, karminative u. sedierende Wirkung; **Verw.**: bei Einschlafstörungen u. funktionellen Magen-Darm-Beschwerden.

Melittin (lat. mellitus honigsüß, Honig) *n*: (engl.) *melittin*; kationisches Polypeptid aus 26 Aminosäuren, Hauptbestandteil (>50%) von Bienengift*; erhöht Ionendurchlässigkeit der Zellmembran u. führt dadurch zu Zelltod, Mastzelldegranulation u. Gefäßerweiterung.

Melker|knoten: (engl.) *milker's nodules*; syn. Melkerpocken, Paravaccinia, Vakzineknoten; v.a. an den Händen von Melkern auftretende erbsengroße, halbkugelige, blaurote Knoten, umgeben von hell-rotem Saum; Abheilung spontan nach ca. 8 Wo.; **Err.**: Parapoxvirus* (bovis 2). Vgl. Kuhpocken.

Melker|lähmung: (engl.) *milker's paralysis*; Medianuslähmung* bei Melkern inf. Überanstrengung.

Melker|panaritium (Panaritium*) *n*: (engl.) *milker's panaritium*; Panaritium* u. Abszessbildung bei Melkern durch in die Haut eingedrungene Tierhaare; führt häufig zum sog. Melkergranulom u. zur Ausbildung von Fisteln.

Melker|schwielen: (engl.) *milker's callosity*; bei Melkern auftretende symmetr., erbsengroße Schwielen an den Streckseiten der Daumenendgelenke (s. Abb.).

Melkersson-Rosenthal-Syn|drom (Ernst G. M., Arzt, Göteborg, 1892–1932; Curt R., Psychiater, Breslau, 1892–1937) *n*: (engl.) *Melkersson-Rosenthal syndrome*; Symptomenkomplex unklarer

MELD-Score	
Punktewert	90-Tage-Sterblichkeit (%)
22	10
24	15
26	20
28	25
29	30
30	35
31	40
32	45
33	50
34	55
35	60
36	65
37	70
38	80
40	90

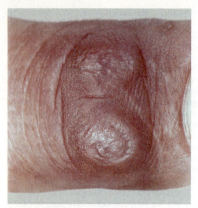

Melkerschwielen [145]

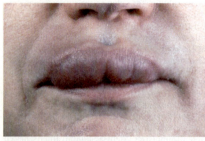

Melkersson-Rosenthal-Syndrom: Cheilitis granulomatosa mit derber Schwellung der Oberlippe [143]

Ätiol. mit peripherer Fazialisparese, Schmerzen im Bereich des äußeren Ohres, Lingua plicata u. ödematöser, anfangs rezidiv. Gesichts- u. Mundschleimhautschwellungen, später granulomatöser Schwellung (Fibrosierung) bes. im Bereich einer od. beider Lippen (Cheilitis granulomatosa, s. Abb.), evtl. der Wangen, des Gaumens, der Zunge u. der Gingiva.

Mellemgaard-Astrup-Formel: (engl.) *Mellemgaard-Astrup equation*; Berechnung des Bicarbonatbedarfs zum Ausgleich einer nicht respirator. Azidose*.

Mellit|urie (gr. μέλιττα Honig; Ur-*) *f*: (engl.) *melituria*; Ausscheidung von Zuckern mit dem Urin, i. e. S. anderer Zucker als der Glukose; z. B. Pentosurie*, Fruktosurie*, Galaktosurie*, Laktosurie*. Vgl. Glukosurie.

Melo|rhe|ostose (gr. μέλος Glied; -rhö*; Ost-*; -osis*) *f*: (engl.) *melorheostosis*; mit Gliederschmerzen einhergehende, bandförmige endostale u. periostale Osteosklerose* einer Extremität.

Mell|otie (gr. μηλος Apfel, Wange; Ot-*) *f*: (engl.) *melotia*; Wangenohr; angeb. Lageanomalie des Ohres, bei der sich die meist dysplast. Ohrmuschel nicht an ihrem typ. Platz, sondern auf Wangenhöhe befindet; vgl. Ohrmuscheldysplasie.

Meloxi|cam (INN) *n*: (engl.) *meloxicam*; zur Gruppe der Oxicame* gehörendes nichtsteroidales Antiphlogistikum*.

Melperon (INN) *n*: Butyrophenonderivat; s. Neuroleptika.

Melphalan (INN) *n*: (engl.) *melphalane*; Zytostatikum* (Alkylans*, Lost-Derivat); **Ind.:** Ovarialkarzinom, multiples Myelom.

Melusinidae *fpl*: Kriebelmücken; s. Mücken.

Memantin (INN) *n*: (engl.) *memantin*; Antidementivum*; als nichtkompetitiver NMDA-Rezeptor-Antagonist wirkendes Amantadinderivat; **Ind.:** Alzheimer-Krankheit; **Kontraind.:** Epilepsie, schwere Nierenfunktionsstörung; **UAW:** Schwindel, Unruhe.

Membran (lat. membrana zarte Haut) *f*: (engl.) *membrane*; syn. Membrana; (zarte) Haut; (physiol.) Grenzfläche; vgl. Kernmembran, Zellmembran.

Membrana (↑) *f*: s. Membran.

Membrana atlanto|oc|cipitalis anterior (↑) *f*: breite Bandverbindung zw. vorderem Atlasbogen u. Hinterhauptbein.

Membrana atlanto|oc|cipitalis posterior (↑) *f*: breite Bandverbindung zw. hinterem Atlasbogen u. Hinterhauptbein.

Membrana fibro|elastica laryngis (↑) *f*: mit reichl. elastischen Fasern ausgestattete Bindegewebeschicht des Kehlkopfs; vgl. Larynx.

Membrana fibrosa (↑) *f*: bindegewebige Schicht der Gelenkkapsel; vgl. Gelenk.

Membrana hyaloidea (↑) *f*: Membrana vitrea; s. Corpus vitreum.

Membrana inter|costalis externa (↑) *f*: membranöse Fortsetzung der Mm. intercostales extt. zwischen den Rippenknorpeln.

Membrana in|ter|costalis interna (↑) *f*: membranöse Fortsetzung der Mm. intercostales intt. medial der Rippenwinkel.

Membrana inter|ossea ante|brachii (↑) *f*: Zwischenknochenhaut der Unterarmknochen aus straffem Bindegewebe.

Membrana inter|ossea cruris (↑) *f*: Zwischenknochenhaut der Unterschenkelknochen aus straffem Bindegewebe.

Membrana limitans ex|terna et in|terna (↑) *f*: s. Müller-Stützzellen.

Membrana limitans gliae peri|vascularis (↑) *f*: v. a. von Astrozyten gebildete, selektiv permeable Grenzmembran der Neuroglia* um die Blutgefäße des ZNS; bildet zusammen mit dem Kapillarendothel die Blut*-Hirn-Schranke.

Membrana limitans gliae super|ficialis (↑) *f*: v. a. von Astrozyten gebildete, selektiv permeable Grenzmembran der Neuroglia* an der Oberfläche des ZNS.

Membran, alveolo|kapilläre (↑) *f*: (engl.) *alveolocapillary membrane*; Blut-Luft-Schranke, Alveolarmembran; Grenzschicht zw. Lungenalveole u. -kapillare, bestehend aus Surfactant*, Pneumozyten*, gemeinsamer Basalmembran u. Kapillarendothel; vgl. Block, alveolokapillärer; Alveole.

Membrana ob|turatoria (↑) *f*: das Foramen obturatum des Hüftbeins verschließende Bindegewebezüge.

Membrana pellucida (↑) *f*: s. Zona pellucida.

Membrana perinei (↑) *f*: bindegewebiger Überzug auf der Unterseite des M. transversus perinei profundus (beim Mann) bzw. M. compressor urethrae u. M. sphincter urethrovaginalis (bei der Frau).

Membrana quadr|angularis (↑) *f*: in die Taschenfalte reichender Teil der Membrana fibroelastica laryngis.
Membrana reticularis organi spiralis (↑) *f*: (engl.) *reticular membrane*; aus den Kopfplatten der Stützzellen des Corti-Organs gebildete Deckmembran, durch deren Lücken die Sinneshärchen der Hörzellen ragen.
Membrana stato|coniorum (↑) *f*: glykoproteinhaltige Ausscheidung des Sinnesepithels der Macula sacculi u. utriculi mit eingelagerten Kalkkörnchen (Statolithen); wird von den Härchen der Sinneszellen durchsetzt.
Membrana supra|pleuralis (↑) *f*: syn. Gibson-Faszie; Verstärkung der Fascia endothoracica im Bereich der Pleurakuppel.
Membrana syn|ovialis (↑) *f*: Innenschicht der Gelenkkapsel; vgl. Synovialis, Gelenk.
Membrana tectoria (↑) *f*: **1.** Fortsetzung des hinteren Längsbands der Wirbelsäule zw. Axis u. Vorderrand des Foramen magnum; **2.** vom Labium limbi vestibulare ausgehende gallertige Membran, die das Corti-Organ überragt.
Membrana tympanica (↑) *f*: Trommelfell; gespannte Haut (Pars tensa) zwischen äußerem Gehörgang u. Paukenhöhle; dreischichtig mit Ausnahme der Pars flaccida (Shrapnell-Membran), wo die mittlere, faserreiche Schicht fehlt; Darstellung mit Otoskopie* (Abb. 2 dort).
Membrana tympanica secundaria (↑) *f*: s. Fenestra cochleae.
Membrana vestibularis (↑) *f*: Reissner*-Membran.
Membranen, hyaline (↑) *f pl*: (engl.) *hyaline membranes*; s. Surfactantmangel-Syndrom.
Membran|filter|verfahren (↑): (engl.) *membrane filter procedure*; Meth. zur mechan. Anreicherung von Mikroorganismen aus einer beliebigen Menge filtrierbaren Untersuchungsmaterials; Membranen aus Kieselgur, Glas, Porzellan od. Zellulosederivaten bilden ein feinporiges Filter. M. gilt als Verfahren der Wahl für die Prüfung auf vermehrungsfähige Mikroorganismen (Sterilitätsprüfung) sowie für die Keimzahlbestimmung*.
Membran|lipide (↑; Lip-*) *n pl*: (engl.) *membrane lipids*; Lipide der Lipiddoppelschicht von Biomembranen: Phospholipide*, Sterole* u. Glykolipide*.
Membran|oxy|genator (↑; Ox-*; -gen*) *m*: s. Oxygenator.
Membran|potential (↑) *n*: (engl.) *membrane potential*; elektr. Spannung, die auftritt, wenn eine Membran verschiedene od. versch. konzentrierte Elektrolytlösungen voneinander trennt od. wenn sie für die Ionen eines Elektrolyten eine versch. Durchlässigkeit besitzt (vgl. Donnan-Verteilung); in erregbaren Zellen (Muskel-, Nervenzelle) ist das Zellinnere negativ im Vergleich zur Außenflüssigkeit. Für dieses **Ruhemembranpotential*** (bei Nervenzellen ca. −60 bis −80 mV) sind Kaliumionen maßgebend, für die die Zellmembran im Ruhezustand relativ durchlässig ist, u. die im Inneren von Nerven- u. Muskelzellen 40–50-fach konzentrierter als im Extrazellulärraum vorkommen. Das elektrochem. Gleichgewichtspotential (s. Nernst-Gleichung) für K⁺ bestimmt daher weitgehend das Ruhemembranpotential. Die Natriumionen sind außen in 3–10-fach höherer Konz. vorhanden als im Inneren der Zelle. Da die nicht erregte Membran für Na⁺ aber fast undurchlässig ist, beeinflussen sie das Ruhepotential praktisch nicht. Bei Erregung der Membran durch einen überschwelligen Reiz* (vgl. Reizschwelle) wird ein Aktionspotential* ausgelöst.

Membran, semi|per|meable (↑) *f*: (engl.) *semipermeable membrane*; syn. selektive Membran; teilweise durchlässige Membran (durchlässig für Wasser, für gelöste Substanzen jedoch nur bis zu einer best. Molekülgröße); vgl. Donnan-Verteilung; Osmose; Permeabilität.
Membran|syn|drom (↑) *n*: Surfactantmangel*-Syndrom.
Membrum (lat.) *n*: Glied.
Membrum virile (↑) *n*: männl. Glied, Penis.
memory cells (engl.): Gedächtniszellen; langlebige (Mon. bis Jahre), funktionell ruhende, immunkompetente (B- u. T-)Lymphozyten*, die für das sog. immun. Gedächtnis verantwortl. sind u. nach Kontakt mit einem (spezif.) Antigen nicht (wie die gleichzeitig gebildeten immun. aktiven Effektorzellen*) absterben, sondern bei jedem erneuten Antigenkontakt eine schnelle Immunantwort* ermögl. (Booster*-Effekt).
Memory-Klinik *f*: (engl.) *memory clinic*; teilstationäre Einrichtung zur Diagn. u. Ther. von Gedächtnisstörung* u. Demenz*.
Menachinon *n*: s. Vitamin K.
Menadion *n*: s. Vitamin K.
Men|arche (gr. μήν, μηνός Monat; ἀρχή Anfang) *f*: (engl.) *menarche*; erstes Auftreten der Menstruation* i. R. der Pubertät; in den westl. Industriestaaten etwa zwischen 9. u. 16. Lj., durchschnittl. mit 12,8 Jahren (aufgrund der Akzeleration* 4 Jahre früher als vor 100 Jahren); Zeitpunkt wird mit beeinflusst von ethnischen, klimat. u. konstitutionellen Faktoren (in Südeuropa zwischen 10. u. 12. Lj., bei den Inuit etwa im 23. Lj.).
Men|arche, prä|mature (↑; ↑) *f*: s. Menstruatio praecox.
Mendel-Bechterew-Zeichen (Kurt M., Neurol., Berlin, 1874–1946; Wladimir M. von B., Neurol., St. Petersburg, 1857–1927): s. Pyramidenbahnzeichen (Tab. dort).
Mendelevium (nach D. I. Mendelejew, russ. Chem., 1834–1907) *n*: Symbol Md, OZ 101, rel. Atommasse 258; zur Gruppe der Actinoide* gehörendes künstl., radioaktives Element.
Mendel-Gesetze (Gregor J. M., Augustinerpater, Naturforscher, Brünn, 1822–1884): (engl.) *Mendel's laws*; 1865 empir. aufgestellte Regeln des Erbgangs autosomaler, nicht gekoppelter Gene; **1. Uniformitätsregel:** Die Nachkommen reinerbiger (homozygoter) Eltern sind geno- u. phänotyp. gleich. **2. Spaltungsregel:** Die Nackommen mischerbiger (heterozygoter) Individuen sind hinsichtl. ihrer geno- u. phänotyp. Merkmale nicht mehr gleich, sondern weisen die Merkmale der Großelterngeneration in bestimmten Zahlenverhältnissen auf. **3. Unabhängigkeitsregel:** 2 Merkmalsanlagen können getrennt voneinander vererbt u. in der Nachkommenschaft neu kombiniert werden (Ausnahme: genetische Koppelung*). Vgl. Crossing-over; Erbgang, dominanter; Erbgang, rezessiver; Genom, mitochondriales.

Mendel-Mantoux-Tuberkulin|test (Felix Me., Arzt, Essen, 1862–1925; Charles Ma., Arzt, Paris, 1877–1947; Tuberkel*): s. Tuberkulintest.

Mendelson-Syn|drom (Curtis L. M., Anästh., New York, geb. 1913) *n*: (engl.) *Mendelson's syndrome*; syn. Säureaspirationssyndrom (Abk. SAS); akute Aspirationspneumonie* durch Aspiration* von Magensaft (krit. bei pH<2,5 u. Volumen >0,4 ml/kg KG); **Vork.:** v. a. bei Bewusstlosigkeit, Narkose od. Gebärenden während der Austreibungsperiode; **Klin.:** massiver Bronchospasmus*, hochgradige Gasaustauschstörung, Pneumonitis*; sekundär: ARDS*, Pneumonie*, Lungenabszess*; **Ther.:** Absaugen (endotracheal, bronchoskop.), Beatmung, ggf. Antibiotika.

Mendel-Zeichen (Kurt M., Neurol., Berlin, 1874–1946): (engl.) *Mendel's sign*; Klopfschmerz im Epigastrium bei Ulcus* ventriculi od. Ulcus* duodeni.

Mendez-Da Costa-Syn|drom (Jacob Mendez Da C., Int., Philadelphia, 1833–1900) *n*: Erythrokeratodermia* figurata variabilis.

Ménétrier-Syn|drom (Pierre E. M., Int., Paris, 1859–1935) *n*: (engl.) *Ménétrier's disease*; syn. Morbus Ménétrier, Polyadenomatosis polyposa, Gastritis polyposa, Gastritis cystica, Gastropathia hypertrophicans gigantea; foveoläre Hyperplasie der Magenschleimhaut (endoskop. Riesenfalten) mit zyst. Erweiterungen der Drüsengänge im Magenkorpus; **Urs.:** unklar; in 90 % der Fälle Infektion mit Helicobacter* pylori nachweisbar. **Klin.:** Manifestation meist zwischen 40. u. 60. Lj.; Hyp- bzw. Anazidität; aufgrund des gastralen Proteinverlusts kann es zu einer exsudativen Enteropathie* u. hypoproteinämischen Ödemen kommen; evtl. Übelkeit, Erbrechen; auch symptomlos; fakultative Präkanzerose; **Diagn.:** Gastroskopie mit Biopsie, ggf. Gordon*-Test; **Ther.:** Histamin-H$_2$-Rezeptoren-Blocker, Protonenpumpen-Hemmer, ggf. Eradikationstherapie; **DD:** intramurales Magenkarzinom*. Vgl. Polyadenomatose-Syndrome.

Menghini-Nadel (Georgio M., Int., Perugia, 1916–1984): (engl.) *Menghini needle*; dünne Hohlnadel (∅ 1,0–1,4 mm) zur Feinnadelbiopsie*.

Menière-Krankheit (Prosper M., Arzt, Paris, 1799–1862): (engl.) *Menière's disease*; syn. Morbus Menière; Symptomenkomplex mit Trias aus Anfällen von Schwindel* (mit Übelkeit u. Erbrechen), Tinnitus* aurium u. fluktuierender Schwerhörigkeit* inf. endolymphat. Hydrops des Labyrinths; **Urs.:** gestörter Regelkreis zwischen Produktion (Stria vascularis) u. Rückresorption (Saccus endolymphaticus) der Endolymphe, vaskuläre u. immun. Faktoren werden diskutiert; Kaliumüberschuss in der Endolymphe führt zu Wasserzustrom aus den umgebenden perilymphat. Räumen (endolymphat. Hydrops, Erweiterung der Endolymphräume). Der Menière-Anfall wird durch eine lokale Permeabilitätsänderung der Reissner-Membran mit Verlust des kochleären Bestandspotentials ausgelöst. **Klin.:** Trias (s. o.); Schwerhörigkeit bei einem Drittel der Pat., bei den übrigen zu Beginn nur fluktuierender Hörverlust im tief- u. mittelfrequenten Bereich (bis ca. 2 kHz) mit Druckgefühl im Ohr, wechselndem Tinnitus u. Diplakusis. Nach dem 10. Erkrankungsjahr ist das Hörvermögen im Hauptsprachbereich (500–2000 Hz) meist auf 60 dB abgesunken. Parallel dazu erfolgt die Abnahme der vestibulären Erregbarkeit u. damit von Frequenz u. Intensität der Schwindelanfälle (sog. ausgebrannter Menière); **Sonderformen:** Lermoyez*-Syndrom, Tumarkin*-Anfall; **Ther.:** 1. konservativ.: im Anfall symptomat. (Antiemetika, Antivertiginosa); im Intervall Anfallsprophylaxe mit Betahistin; bei bereits erhebl. Hörschädigung Versuch der selektiven Ausschaltung des vestibulären Endorgans durch Applikation ototox. Arzneimittel (Gentamicin) in das Mittelohr; 2. operativ: Versuch der Entlastung der Endolymphräume durch Saccotomie*; evtl. Neurektomie der Nervi vestibulares; **DD:** Kleinhirnbrückenwinkel-Tumor, Wirbelsäulenaffektion, chron.-venöse Insuffizienz, Hirnstammsyndrom.

Mening-: Wortteil mit der Bedeutung Haut, Hirnhaut; von gr. μῆνιγξ, μήνιγγος.

Meningeom (↑; -om*) *n*: (engl.) *meningioma*; i. d. R. benigner, von den Meningen des Gehirns (Deckzellen der Arachnoidea mater) od. Rückenmarks (von Ligg. denticulata) ausgehender Tumor; **Epidemiol.:** ca. 24–30 % aller Hirntumoren*; m:w = 1:3,5; Prädilektionsalter: 50.–60. Lj.; gehäuftes Vork. bei Neurofibromatose* Typ 2 (oft multipel u. in Komb. mit anderen Tumoren, z. B. Neurofibrom); **Pathol.:** nach WHO-Klassifikation 7 histol. differente Subtypen, meist WHO-Grad I, seltener II od. III (s. Hirntumoren, Tab. dort); infiltrierendes Wachstum v. a. in Bindegewebe u. Knochen bei allen Graden häufig (evtl. einschränkender Faktor der Operabilität, z. B. an der Schädelbasis); bei WHO-Grad II u. III hohe Rezidivrate (lokal od. andere Herde im ZNS, Ausbreitung oft entlang der Meningen), Metastasierung in Lunge u. Knochen möglich; **Lok.:** zerebral: v. a. Falx (Falxmeningeom), Großhirnkonvexität, Schädelbasis, Olfaktoriusrinne, Kleinhirnbrückenwinkel; spinal (vgl. Rückenmarktumoren); **Diagn.:** CT bzw. MRT (homogene, vom umgebenden Gewebe scharf abgegrenzte Kontrastmittelanreicherung, s. Abb.), ggf. Angiographie (Gefäßversorgung zerebraler M. über A. carotis externa, in der Tumorperipherie über Äste der A. carotis interna), Rö. (Hyperos-

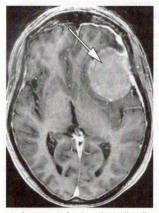

Meningeom: großes laterales Keilbeinflügelmeningeom; MRT (T1, mit Kontrastmittel) [42]

tosen, Arrosionen, verbreiterte Gefäßfurchen); **Ther.:** ggf. nur Verlaufsbeobachtung (z. B. asymptomatische od. operativ schwer zugängl. M.; z. T. sehr langsames Wachstum, bes. bei verkalkten, gering vaskularisierten M.); bei relevanter Wachstumsaktivität mit klin. Bedeutung innerhalb der Lebenserwartung, Hirnödem od. klin. Symptomen möglichst komplette Resektion; postoperative Strahlentherapie ggf. nach inkompletter Resektion bei WHO-Grad II sowie bei Rezidiv von Tumoren WHO-Grad II u. III; bei die Schädelbasis infiltrierendem M. op. Größenreduktion (Tumorrest <3 cm, Abstand zu bestrahlungssensitiven Strukturen wie N. opticus) mit nachfolgender Radiochirurgie bzw. Präzisionsstrahlentherapie auch bei WHO-Grad I; primäre radiochir. Ther. auch möglich bei histol. gesichertem Primärtumor od. Rezidiv <2,5 cm; bei größerem inoperablem M. Strahlentherapie mit 54 Gy, dann fraktioniert (1,8-2 Gy/Fraktion); bei peritumoralem Ödem symptomat. Dexamethason; **cave:** wegen Rezidivrisiko immer Verlaufskontrolle (MRT), bei WHO-Grad I nach ca. 6 Mon., bei WHO-Grad II u. III nach ≤3 Monaten.

Meningeosis carcinomatosa (↑; -osis*) *f*: (engl.) *meningeosis carcinomatosa*; diffuse Metastasierung eines Karzinoms (meist Bronchialkarzinom) in die Meninges, insbes. in den Subarachnoidalraum; **Sympt.:** Meningismus*; Hirnnervenausfälle; **Diagn.:** Liquorzytologie (s. Abb.).

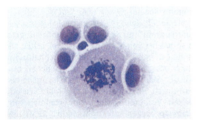

Meningeosis carcinomatosa: atypische Mitose, Hyperchromasie, verschobene Kern-Plasma-Relation in der Liquorzytologie [21]

Meningeosis leucaemica (↑; ↑) *f*: (engl.) *meningeosis leucaemica*; Infiltration der Meningen mit neoplast. Zellen bei Leukämie (v. a. ALL*, selten AML*); **Sympt.:** Meningismus*; bei Infiltration des Gehirns (Meningoencephalomyelopathia leucaemica) klin. Bild einer Enzephalitis* möglich; **Diagn.:** Liquorzytologie; **Ther.:** Bestrahlung des Schädels in Komb. mit intrathekaler Applikation von Methotrexat*, Cytarabin u. Dexamethason; bei ALL u. a. häufig zur M. l. führenden Hämatoblastosen auch prophylaktisch.

Meningeosis neo|plastica (↑; ↑) *f*: (engl.) *meningeosis neoplastica*; diffuse meningeale Metastasierung eines Tumors; **Formen:** Meningeosis* carcinomatosa, Meningeosis* leucaemica, Meningeosis* sarcomatosa.

Meningeosis sarcomatosa (↑; ↑) *f*: Sarkomatose* der Meninges inf. Metastasierung eines Sarkoms; **Sympt.** u. **Diagn.:** wie bei Meningeosis* carcinomatosa.

Meninges (↑) *fpl*: Hirn- u. Rückenmarkhäute; **1.** Pachymeninx: Dura* mater; **2.** Leptomeninx: Arachnoidea* mater u. Pia* mater.

Meningismus (↑) *m*: (engl.) *meningeal syndrome*; meningeales Syndrom; Bez. für Komb. von Sympt., die durch eine Erkr. der Meningen (s. Meninges) verursacht werden; **Klin.:** insbes. Kopfschmerz, Lichtempfindlichkeit, Nackensteifigkeit mit Opisthotonus* u. Brudzinski*-Nackenzeichen, Kernig-Zeichen*, vegetative Störungen, Hirndrucksymptome (z. B. Bradykardie, Erbrechen; s. Hirndrucksteigerung), Hyperpathie der Haut, evtl. psych. Veränderungen; **Formen: 1.** akuter M. bei Meningitis* od. Meningoenzephalitis, i. R. einer Subarachnoidalblutung, als aseptische entzündl. Begleitreaktion bei akuten Allgemeininfektionen, bei Entz. in der Nachbarschaft der Meningen (sympathische Meningitis), nach Lumbalpunktion, starker Sonneneinstrahlung (Insolation); **2.** chron. M. u. a. bei chron. Meningitiden, Lues cerebrospinalis, Meningeosis carcinomatosa.

Meningitis (↑; -itis*) *f*: (engl.) *meningitis*; Entz. der Meninges*; **Formen:** M. der harten (Pachymeningitis) od. weichen Hirnhaut (Leptomeningitis) bzw. der Rückenmarkhäute (M. spinalis), meist kombiniert (M. cerebrospinalis); ätiol. Einteilung: **1. bakterielle M.: a) eitrige (purulente) M.** mit Eiteransammlung v. a. über den Großhirnhemisphären (Hauben- bzw. Konvexitätsmeningitis); Err.: u. a. Meningokokken, Pneumokokken, Staphylokokken, Haemophilus influenzae, E. coli, Proteus, Pseudomonas, Salmonellen, Klebsiella, Listeria; Inf. durch Fortleitung von eitrigen Prozessen im Kopfbereich (z. B. Sinusitis, Otitis) bzw. nach Schädelhirntrauma (u. U. mit Liquorfistel) od. hämatogen (z. B. i. R. einer Sepsis); bei der durch Neisseria meningitidis verursachten, v. a. bei Säuglingen u. Kleinkindern auftretenden Meningokokken-M. (M. cerebrospinalis epidemica) erfolgt die Inf. fast ausschließlich hämatogen über den Nasopharynx; Kompl.: septischer Schock*, Waterhouse*-Friedrichsen-Syndrom; **b) nichteitrige M.**, meist als sog. Begleitmeningitis i. R. von infektiösen Allgemeinerkrankungen, z. B. Borreliosen (Bannwarth*-Syndrom als Manifestation einer Lyme*-Borreliose), Brucellosen, Leptospirosen, bei Syphilis (s. Lues cerebrospinalis) u. Tuberkulose (tuberkulöse Meningitis*); Vork. auch in der Frühphase einer eitrigen M. bzw. nach deren antibiot. Anbehandlung; **2. abakterielle M.: a)** virale M.: sog. lymphozytäre M. mit lymphozytärer Pleozytose im Liquor* cerebrospinalis, kann in eine Meningoenzephalitis* übergehen; Err.: v. a. Coxsackie-Viren, ECHO-Viren, Poliomyelitis-Viren, Mumps-Virus, Enteroviren, Adenoviridae, LCM-Virus; **b)** M. durch Protozoen, z. B. bei Toxoplasmose; **c)** M. durch Pilze, z. B. Cryptococcus neoformans; vgl. Mykosen; **d)** M. durch physik. Einwirkung, z. B. nach Strahlenexposition od. Sonnenbestrahlung; **Klin.:** allg. Sympt., z. B. Meningismus*, Fieber, Kopfschmerz, evtl. Bewusstseinsstörung*, Krämpfe*, Stauungspapille*; frühzeitige Beteiligung basaler Hirnnerven bei basaler Meningitis*; beim Neugeborenen oft nur unspezif. Sympt., evtl. vorgewölbte Fontanelle u. Krämpfe; **Kompl.:** v. a. Hirnödem, Hirnabszess, Sepsis, als Spätkom-

Meningitis, basale

plikation Hydrozephalus; **Diagn.**: Lumbalpunktion* zur Liquordiagnostik* u. zum Erregernachweis; bei bakterieller M. häufig starke Pleozytose; meldepflichtige Krankheit bei Krankheitsverdacht, Erkrankung od. Tod; **Ther.**: intensivmed. Überwachung; bei Erregernachweis spezif. Chemotherapie, bei viraler M. symptomat. Behandlung; bei Verdacht auf bakterielle M. bereits vor dem Ergebnis des Antibiogramms initiale kalkulierte Chemotherapie (Penicillin, Cephalosporin); bei Meningokokken-M. u. U. prophylaktisch antibiot. Behandlung von Kontaktpersonen (s. Neisseria meningitidis); **DD**: Meningeosis leucaemica, Meningeosis carcinomatosa od. Meningeosis sarcomatosa, Hirntumoren, Enzephalitis, Subarachnoidalblutung, Intoxikation.

Meningitis, basale (↑; ↑) *f*: (engl.) *basilar meningitis*; Meningitis* an der Hirnbasis, insbes. als tuberkulöse Meningitis* u. bei Systemmykosen.

Meningitis|gürtel (↑; ↑): (engl.) *meningitis belt*; Endemiegebiet für Neisseria* meningitidis südl. der Sahara von Burkina Faso über Nigeria, Tschad bis Äthiopien, in dem die Meningokokken meist eine Kapsel vom Typ A od. C exprimieren. Die Schutzimpfung* ist bei diesen Kapseltypen wirksam.

Meningitis, tuberkulöse *f*: Meningitis tuberculosa; nichteitrige Meningitis* i. R. einer Tuberkulose*; **Path.**: hämatogene Erregeraussaat bei Organtuberkulose bzw. (insbes. bei Kindern) i. R. einer Miliartuberkulose*; **Klin., Diagn.**: s. Meningitis; Beginn häufig schleichend mit subfebrilen Temp., Reizbarkeit, Antriebsminderung, Appetitlosigkeit, frühzeitig Beteiligung basaler Hirnnerven (wegen vorwiegend basaler Meningitis*); typ. liquordiagn. Befunde: Konz. von Glukose erniedrigt, von Proteinen erhöht (sog. Spinngewebegerinnsel).

Meningo|en|cephalitis herpetica (↑; Enkephal-*; -itis*) *f*: Herpes*-simplex-Enzephalitis.

Meningo|en|cephalo|myelo|pathia leucaemica (↑; ↑; Myel-*; -pathie*) *f*: s. Meningeosis leucaemica.

Meningo|en|zephalitis (↑; ↑; -itis*) *f*: (engl.) *meningoencephalitis*; syn. Enzephalomeningitis; auf das Gehirn übergreifende Meningitis* bzw. auf die Meninges übergreifende Enzephalitis* mit entsprechenden klin. Symptomen.

Meningo|en|zephalo|myelitis (↑; ↑; Myel-*; -itis*) *f*: (engl.) *meningoencephalomyelitis*; Meningoenzephalitis mit Entz. des Rückenmarks; vgl. Myelitis.

Meningo|en|zephalo|zele (↑; ↑; -kele*) *f*: s. Enzephalozele.

Meningo|en|zephalo|zysto|zele (↑; ↑; Kyst-*; -kele*) *f*: s. Enzephalozele.

Meningo|kokken (↑; Kokken*) *f pl*: s. Neisseria meningitidis.

Meningo|myelitis (↑; Myel-*; -itis*) *f*: (engl.) *myelomeningitis*; Entz. des Rückenmarks u. seiner Häute (Meningitis* spinalis).

Meningo|myelo|zele (↑; ↑; -kele*) *f*: (engl.) *meningomyelocele*; Dysrhaphiesyndrom* der Wirbelsäule mit Vorwölbung von Rückenmark u. Meningen; häufigste Fehlbildung des Rückenmarks bei Spina* bifida (partialis); **Formen**: (vgl. Spina bifida, Abb. dort) **1.** gedeckte M. (geschlossene Haut über dem Defekt); **2.** offene M. (mit frei liegendem Rückenmark, s. Abb.); **3.** Meningomyelozystozele: M. mit zyst. Erweiterung des Zentralkanals des Rü-

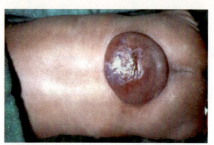

Meningomyelozele: offene lumbale Meningomyelo(zysto-)zele beim Säugling; zentral fehlgebildetes Rückenmark (area medullo-vasculosa), daran angrenzend seröser Übergang zur Haut (area epithelio-serosa) [42]

ckenmarks u. Vorwölbung der Meningen; **4.** Hydromyelozele: M. mit Flüssigkeitsansammlung u. abnorm weitem Zentralkanal; **Klin.**: unterschiedlich ausgeprägte neurolog. Funktionsstörung bis zur kompletten Querschnittlähmung od. Kaudasyndrom*; **Kompl.**: Inf.; in ca. 80 % Arnold*-Chiari-Syndrom, gestörte Rückenmarkaszension durch Adhäsion des Conus medullaris od vedicktes filum terminale (s. tethered cord), interner Hydrozephalus*; **Ther.**: chir. Verschluss, ggf. Lösung des tethered cord. Vgl. Meningozele.

Meningo|myelo|zysto|zele (↑; ↑; Kyst-*; -kele*) *f*: s. Meningomyelozele.

Meningo|zele (↑; -kele*) *f*: (engl.) *meningocele*; Dysrhaphiesyndrom* mit Spaltbildung der Meningen; meist spinal bei Spina* bifida (partialis), selten als zerebrale M., ggf. kombiniert mit Enzephalozele* (frontale, occipital); **Formen**: **1.** einfache M. mit Vorfall der Meningen (Rückenmark ist nicht betroffen) durch einen Wirbelspalt, geschlossen od. offen (mit Verbindung zum Liquorraum; akute Ind. zur Op. wegen Infektionsgefahr); **2.** Meningozystozele (Hydromeningozele): zystisch vorgewölbte, liquorgefüllte M.; **Ther.**: chir. Verschluss mit Abtragung der Zystozele. Vgl. Meningomyelozele.

Meningo|zysto|zele (↑; Kyst-*; -kele*) *f*: (engl.) *meningocystocele*; Ausbildung einer Pseudozyste bei Meningozele*.

Meniscus (gr. μηνίσκος mondsichelförmige Scheibe) *m*: s. Meniskus.

Menisk|ek|tomie (↑; Ektomie*) *f*: (engl.) *meniscectomy*; offen od. (selten) arthroskop. durchgeführte totale Entfernung eines Meniskus* nach Meniskusriss*; **Kompl.**: Instabilität u. Sekundärarthrose, evtl. zusätzl. bandstabilisierende Maßnahmen (Kapsel- u. Bandraffung). Vgl. Meniskusresektion.

Meniskoid (↑) *n*: (engl.) *meniscoid*; meniskusähnl. Synovialisverdickung im Bereich des oberen lateralen Sprunggelenkes durch chron. Reizung u. a. nach wiederholten Traumata; **Sympt.**: Impingement* des oberen Sprunggelenkes mit Dorsalextensionsschmerz; **Ther.**: arthroskopische od. offene Resektion.

Meniskus (↑) *m*: (engl.) *meniscus*; Meniscus; auch Gelenkmeniskus; scheiben- od. ringförmiger Zwischenknorpel aus Faserknorpel* im Kniegelenk* (s. Abb. 1 u. 2); **klin. Bedeutung**: traumat. (Me-

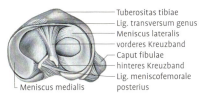

Meniskus Abb. 1: proximale Fläche der Tibia mit Menisken u. Kreuzbändern [159]

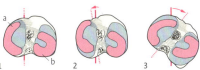

Meniskus Abb. 2: Verlagerung der Menisken bei Bewegungen im Kniegelenk. Die durchgängige Gerade gibt die Rotationsstellung des Femurs, die gestrichelte Gerade die der Tibia an. a: Meniscus medialis; b: Meniscus lateralis; 1: stärkste Beugung; 2: rechtwinklige Beugung u. 10° Innenrotation; 3: rechtwinklige Beugung u. 42° Außenrotation [159]

niskusriss*, Kniegelenkbandruptur*) od. zystisch verändert (Meniskusganglion*); op. Entfernung durch Meniskusresektion* od. Meniskektomie*.

Meniskus|ganglion (↑; Gangl-*) *f*: (engl.) *menisceal cyst*; syn. Meniskuszyste; synoviale zyst. Auftreibung mit gallertigem Inhalt am od. im Meniskus (bes. Außenmeniskus) i. R. einer mukoiden Gewebedegeneration mit Einriss- u. Einklemmungserscheinungen; **Diagn.:** Sonographie, MRT; **Ther.:** Resektion der M. einschließl. des lateralen Meniskusrands, bei breitbasiger Verbindung Meniskektomie*. Vgl. Baker-Zyste.

Meniskus|re|sektion (↑; Resektion*) *f*: (engl.) *partial meniscectomy*; meist arthroskop. durchgeführte partielle Entfernung eines Meniskus* nach Meniskusriss*; vgl. Meniskektomie.

Meniskus|riss (↑): (engl.) *meniscus tear*; Einriss des Meniskus* (medial häufiger als lateral); **Formen u. Lok.:** s. Abb. 1; **Urs.:** traumat. (Torsionstrauma) od. degenerativ; **Klin.:** Schmerzen, Erguss, Streckhemmung bei Einklemmung; **Diagn.:** klinische Zeichen, z. B. Steinmann*-Zeichen, Böhler*-Zeichen, Apley*-Zeichen, McMurray*-Zeichen, Payr*-Zeichen; MRT; **Ther.:** nahezu ausschließl. i. R. der Arthroskopie* (s. Abb. 2) durchgeführte Meniskusresektion od. Meniskusnaht, bei Abriss ggf. Reinsertion. Techniken zum Meniskusersatz bei ausge-

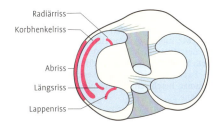

Meniskusriss Abb. 1: Formen u. Lokalisationen

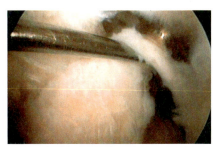

Meniskusriss Abb. 2: arthroskopischer Situs: Tasthaken in der Meniskusläsion [58]

dehntem Defekt sind zurzeit noch nicht klinisch etabliert (autogene od. allogene Transplantate, Kollagenmeniskusimplantate).

Meniskus|zyste (↑; Kyst-*) *n*: Meniskusganglion*.

Menkes-Syn|drom (John H. M., Päd., Baltimore, geb. 1928) *n*: (engl.) *Menkes disease*; syn. Trichopoliodystrophie; X-chromosomal-rezessiv erbl. Kupferstoffwechselstörung bei Jungen; allelisch mit X-chromosomal-rezessiv erbl. Cutis* laxa; **Pathol.:** Mutationen im ATP7A-Gen (Genlocus Xq12-q13) mit Kupfertransportstörung der intestinalen basolateralen Membran; bereits intrauterin Beginn des Kupfermangels u. a. mit Degeneration der Substantia grisea; **Klin.:** pigmentarme brüchige Spindelhaare („Menkes kinky hair syndrome"), progrediente neurol. Störung, Wachstumsverzögerung, Hypopigmentierung der Haut, Knochenabnormalitäten (Osteoporose, Spornbildungen); **Ther.:** Kupferchlorid, Kupferhistidin; **Progn.:** Tod meist vor dem 3. Lj.; vgl. Cutis laxa; Wilson-Krankheit; Acaeruloplaminämie; Hämochromatose.

Mennell-Zeichen (James B. M., Orthop., London, 1880–1957): (engl.) *Mennell's sign*; Schmerzen im Iliosakralgelenk bei Druck auf beide Darmbeinschaufeln in Rückenlage od. Überstreckung des oben liegenden Beins nach hinten in Seitenlage; **Vork.:** bei entzündl. od. degen. Gelenkveränderungen, insbes. beim Iliosakralsyndrom*.

Meno|lyse (gr. μήν, μηνός Monat; Lys-*) *f*: (engl.) *menolyse*; reversible Suppression der ovariellen Östrogenproduktion durch Gabe von GnRH-Agonisten (Herabregulierung der GnRH-Rezeptoren); **Ind.:** v. a. Hormon-Rezeptor-positive gyn. Tumoren, z. B. Mammakarzinom*. Vgl. Therapie, antihormonale.

Meno|pause (↑; gr. παῦσις Ende) *f*: (engl.) *menopause*; Zeitpunkt der letzten spontanen Menstruation*, der retrospektiv 1 Jahr lang keine weitere ovariell gesteuerte uterine Blutung folgt; meist zwischen 50. u. 52. Lj. Vgl. Klimakterium (Abb. dort); vgl. Postmenopause; Syndrom, klimakterisches.

Meno|pausen|gonado|tropin, humanes (↑; ↑; Gonaden*; -trop*) *n*: HMG*.

Menor|rhagie (↑; gr. ῥαγῆναι reißen, hervorstürzen) *f*: (engl.) *menorrhagia*; verlängerte u. verstärkte Menstruation* bei erkennbarem Zyklus; **Urs.:** entzündl. bzw. infektiöse Erkr. des Uterus u. der Ovarien, benigne u. maligne Tumoren, hormonale Re-

gulationsstörungen u. internist. Erkr. (z. B. Gerinnungsstörungen, Stoffwechselkrankheiten).
Menschen|floh: Pulex irritans; s. Flöhe.
Menses (lat. mens Monat) *m pl*: s. Menstruation.
Mensinga-Pessar (Wilhelm M., Gyn., Flensburg, 1836–1910; Pessar*) *n*: Scheidendiaphragma*.
Menstruation (lat. menstruus allmonatlich) *f*: (engl.) *menstruation*; auch Menses, monatl. Regelblutung, Periode; mit Blutung einhergehende Abstoßung des Stratum functionale der Gebärmutterschleimhaut (am Anfang eines jeden Menstruationszyklus*) als Hormonentzugsblutung nach ovulator. biphasischem Zyklus; vgl. Eumenorrhö; Menarche; vgl. Menopause.
Menstruations|störungen (↑): s. Zyklusstörungen.
Menstruations|zyklus (↑; Zykl-*) *m*: (engl.) *menstrual cycle*; zwischen Menarche u. Menopause (mit Ausnahme von Schwangerschaft) regelmäßig sich wiederholende Veränderungen der Uterusschleimhaut, die bei Ausbleiben der Einnistung einer Blastozyste* in eine Menstruation* münden; durchschnittl. Zyklusdauer 28 Tage; **Regulation:** hormonal durch Hypothalamus*-Hypophysen-System u. davon abhängigen, untereinander in Wechselbeziehung stehenden Ovarialhormone; **Einteilung:** nach zeitl. Verlauf (s. Abb.); **1.** Follikelreifungsphase (1. Zyklusphase): Proliferation der Uterusschleimhaut inf. der durch FSH* u. LH* induzierten Östrogenbildung im reifenden Follikel des Ovars (Reifung weiterer Follikel werden vom jeweils dominanten Follikel mit Inhibinsekretion verhindert); **2.** Ovulation: Follikelsprung nach Anstieg von FSH u. bes. LH etwa am 12.–13. Zyklustag (variabel); **3.** Corpus-luteum-Phase (auch Lutealphase, Sekretionsphase; 2. Zyklusphase): Transformation der Uterusschleimhaut in das prägravide Sekretionsstadium (konstant 14 Tage) durch das vom Corpus* luteum unter LH-Einfluss abgesonderte Progesteron*; bei ausbleibender Befruchtung u. Nidation Absinken der Ovarialhormonproduktion im sich zurückentwickelnden Corpus luteum; **4.** Desquamationsphase (Beginn der 1. Zyklusphase): Abstoßung des Stratum functionale des Endometriums aufgrund des Hormonmangels (Menstruation* als Hormonentzugsblutung). Vgl. Basaltemperatur; Kolpozytologie; Zervixschleim; Zyklusstörungen; Syndrom, prämenstruelles; Zyklus, anovulatorischer; Phase, präovulatorische.

Menstruatio praecox (↑) *f*: (engl.) *premature menstruation*; prämature Menarche; deutlich verfrühtes Auftreten der Menstruation* (vor dem 8. Lj.) bei Pubertas* praecox; **Hinweis:** bei vorzeitiger vaginaler Blutung ohne Pubertätszeichen V. a. Tumor, Fremdkörper od. sexuellen Missbrauch.

Menstruatio tarda (↑) *f*: (engl.) *delayed menstruation*; verspätetes Auftreten der Menstruation* (nach dem 15.–16. Lj.); vgl. Pubertas tarda.

MEN-Syn|drome *n pl*: (engl.) *MEN syndromes*; Kurzbez. für autosomal-dominant erbl. Krankheitsbilder mit **m**ultiplen **e**ndokrinen **N**eoplasien in versch. Organen; **Formen: 1.** Typ I (syn. Wermer*-Syndrom); **2.** Typ II A (syn. Sipple*-Syndrom); **3.** Typ II B: auch Wagenmann-Froboese-Syndrom, MMN-Syndrom (Kurzbez. für engl. multiple mucosal neuroma syndrome), früher Typ III; Mutationen im RET-Protoonkogen (Genlocus 10q11.2); **4.** Typ IV: Mutation im CDKN1B-Gen, Genlocus 12p13; **DD:** andere (endokrin aktive) Polyadenomatose*-Syndrome.

mentalis (lat. mentum Kinn; mens, mentis Verstand, Geist): **1.** zum Kinn (mentum) gehörend; **2.** zum Geist (mens) gehörend, geistig.

Mentha x piperita (lat. mentha Minze) *f*: s. Pfefferminze.

Menthol (↑) *n*: natürl. D-(-)-M. (Hauptbestandteil von Pfefferminzöl; s. Pfefferminze) od. synthet. racem. M.; monocycl. Monoterpenalkohol; erzeugt auf der Haut ein Kältegefühl u. wirkt lokalanästhet.; bei innerl. Anw. spasmolyt., cholagog sowie als Expektorans; **Verw.:** äußerl. bei Erkältung, rheumat. Beschwerden, Juckreiz, Insektenstichen, Migräne.

Mentum (lat.) *n*: Kinn.
Menyanthes tri|foliata *f*: s. Bitterklee.
MEP: Abk. für **m**otorisch **e**vozierte **P**otentiale*.

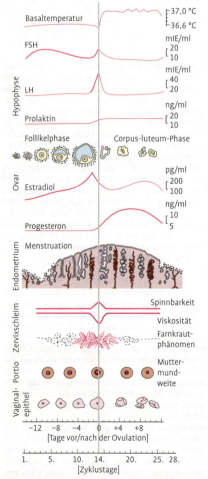

Menstruationszyklus: hormonale u. morphologische zyklische Veränderungen

Mephenesin (INN) *n*: zentrales Muskelrelaxans*; **Ind.:** Muskelverspannungen, Lumbago, Zervikobrachialsyndrom.

Mepiva|cain (INN) *n*: s. Lokalanästhetika.

Mepta|zinol (INN) *n*: (engl.) *meptazinol*; injizierbares Opioid*; 0,1-fache Potenz von Morphin*, nicht BtMG-pflichtig.

Mequi|tazin (INN) *n*: (engl.) *mequitazin*; sedierender Histamin*-H$_1$-Rezeptoren-Blocker der 1. Generation (Phenothiazinderivat*) zur p. o. Anw. als Antiallergikum.

MER: Abk. für Muskeleigenreflex; s. Reflexe.

Mer|algia par|aesthetica (gr. μηρός Oberschenkel; -algie*) *f*: (engl.) *meralgia paresthetica*; syn. Inguinaltunnelsyndrom; Neuralgie* u. Parästhesien am lateralen Oberschenkel im Versorgungsgebiet des N. cutaneus femoris lat.; **Urs.:** mechan. Kompression des Nervs bei der Unterquerung des Lig. inguinale in der Lacuna musculorum (z. B. bei Hängebauch, bei Schwangerschaft od. als sog. Jeans*-Krankheit).

Mercaptamin (INN) *n*: (engl.) *mercaptamine*; 2-Aminoethanthiol; Cystin-Analogon, das die Anhäufung von Cystin hemmt; **Ind.:** nephropathische Cystinose*; **UAW:** häufig Übelkeit, Erbrechen, Appetitlosigkeit, Fieber.

Mercaptane *n pl*: Thiole*.

Mercapto|purin (INN) *n*: (engl.) *mercaptopurine*; Zytostatikum* (Antimetabolit*, Purinanalogon); **Ind.:** ALL. Vgl. Azathioprin.

Mercier-Katheter (Louis A. M., Urol., Paris, 1811–1882; Katheter*) *m*: s. Blasenkatheter (Abb. dort).

Mercier-Mündung (↑): Ostium* ureteris der Harnblase.

Mercuria lentis *f*: durch Einlagerung von Quecksilbersulfid (HgS) verursachte braune Verfärbung der vorderen Linsenkapsel; irreversibles Sympt. der chron. Quecksilberintoxikation*.

Merendino-Technik (K. Alvin M., amerikan. Chir., geb. 1914) *f*: (engl.) *Merendino's procedure*; Anuloplastik (Raffung) des Mitralklappenrings bei Mitralklappeninsuffizienz*.

MERFF-Syn|drom *n*: Abk. für Myoklonusepilepsie mit ragged red fibres Syndrom; mitochondriale Enzephalomyopathie* mit progressivem Myoklonusepilepsiesyndrom*; **Klin.:** Beginn im jungen Erwachsenenalter; neben Myoklonien u. fokalen od. generalisierten epilept. Anfällen Ataxie, Innenohrschwerhörigkeit, Demenz, Optikusatrophie, Demenz, kutane Lymphome; **Diagn.:** red ragged fibers in der Muskelbiopsie (s. Enzephalomyopathien, mitochondriale; Abb. dort); Molekulargenetik; **Ther.:** symptomatisch; cave: keine Valproinsäure zur Ther. der Epilepsie.

Meridiane (lat. *meridianus* mittägig, südlich) *m pl*: Bez. für die aus den sog. Hauptmeridianen u. Nebengefäßen bestehenden sog. Leitbahnen in der Traditionellen Chinesischen Medizin (TCM*); jedes Gefäß hat einen inneren Verlauf im Körper u. einen äußeren Verlauf in Muskeln u. an der Haut, wodurch die inneren Organe mit den äußeren Partien des Körpers, mit den Körperöffnungen sowie mit Haut, Haaren, Sehnen, Muskeln u. Knochen verbunden sind. Einteilung: in 12 klass. Hauptgefäße, 8 außergewöhnliche Gefäße, 15 Luo-Gefäße od. -Verbindungen, 12 Gefäßverbindungen sowie 12 Muskel-Sehnen-Züge. Die Gefäßverläufe werden auch in der Diagn. vo Erkr. berücksichtigt. Von Bedeutung sind die Gefäße i. R. der Akupunktur*, wobei nur die 12 Hauptgefäße u. 2 der außergewöhnlichen Gefäße eigene Akupunktur-Foramina besitzen. Von der modernen westlichen Medizin wird die Lehre von den Gefäßverläufen u. ihre medizinische Bedeutung folgerichtig auf den Blutkreislauf u. das Nervensystem (einschließlich Vegetativum) bezogen u. so teilweise naturwissenschaftlich erklärt. Danach sind die Träger der Akupunkturwirkung die bekannten Leitungsbahnen (Hirnnerven, periphere Nerven, Blutgefäße u. a.) sowie bestimmte Zentren des Zentralnervensystems. Die Wirkung der Akupunktur beruht nach dieser Auffassung auf den bekannten zirkulatorischen u. neuralen Beziehungen zw. den oberflächl. Körperschichten (z. B. Haut, Muskeln) u. den inneren Organen. Eine wichtige Rolle spielen dabei die Head*-Zonen, die Ganglien des Truncus sympathicus, die psychovegetative Regulation sowie das Hypothalamus-Hypophysen-System. Neben der Akupunktur sind M. auch relevant bei der chinesischen Massage u. der Verordnung von chinesischen Arzneimitteln.

Meristom (gr. μερίζειν teilen; -om*) *n*: Zytoblastom*.

Merkel-Tast|scheibe (Friedrich S. M., Anat., Göttingen, 1845–1919): (engl.) *Merkel's corpuscle*; Meniscus tactus; flächige Nervenendigung im Stratum basale od. spinosum der Epidermis*; keine Kapsel; langsam adaptierender Mechanosensor*.

Merkel-Zelle (↑; Zelle*): (engl.) *Merkel's cell*; in der Basalschicht der Epidermis od. der äußeren Haarwurzelscheide gelegene große, helle Zelle; als Merkel-Zell-Neuritenkomplex an der Rezeption mechan. Reize beteiligt; evtl. neurosekretor. Funktion.

Merkel-Zell|karzinom (↑; ↑; Karz-*; -om*) *n*: (engl.) *Merkel cell carcinoma*; syn. trabekuläres Hautkarzinom, primäres neuroendokrines Hautkarzinom; sehr seltener maligner Hauttumor mit Ausbreitung von der Dermis in die Subkutis, dessen Zelltyp den Merkel*-Zellen gleicht; **Klin.:** meist im Kopf- od. Halsbereich auftretender solitärer, rötlich brauner schmerzloser Knoten, ⌀ 1–6 cm bei Diagnosestellung, variable Konsistenz; destruierendes Wachstum, lymphogene Metastasierung; **Ther.:** radikale Exzision, evtl. mit Lymphknotenexstirpation; Strahlen- u. Chemotherapie. Vgl. Tumor, neuroendokriner.

Merk|fähigkeit: s. Gedächtnis.

Merkurialismus *m*: Quecksilberintoxikation*.

Mero|gonie (gr. μέρος Teil; γονή Spross) *f*: Schizogonie*.

mero|krin (↑; -krin*): (engl.) *merocrine*; veraltet ekkrin; Bez. für die Sekretion seröser, muköser u. z. T. auch endokriner Drüsenzellen, bei der kein Zytoplasma mit dem Sekret verlorengeht; vgl. Drüsen.

Mero|melie (↑; -melie*) *f*: (engl.) *meromelia*; Gliedmaßendefekt; vgl. Dysmelie.

Meront (↑) *m*: Schizont*.

Mero|penem (INN) *n*: (engl.) *meropenem*; zu den Carbapenemen gehörendes Betalaktam*-Antibiotikum zur parenteralen Anw.; vgl. Imipenem.

Merosin n: s. Laminine.

Mero|zoit (gr. μέρος Teil; ζῷον Lebewesen) m: (engl.) merozoite; Stadium der ungeschlechtl. Vermehrung versch. Sporozoen; s. Plasmodien; Schizogonie.

MERRF: Abk. für **M**yoklon**u**s**e**pilepsie mit **r**agged **r**ed **f**ibres; s. Enzephalomyopathien, mitochondriale.

Merritt-Syn|drom (Katharine K. M., amerikan. Päd., 1886–1986) n: Kasabach*-Merritt-Syndrom.

Merseburger Trias (Trias*) f: (engl.) Merseburg triad; die Leitsymptome Struma, Exophthalmus* u. Tachykardie der Basedow-Krankheit (s. Thyroiditis).

Mes-: auch Meso-; Wortteil mit der Bedeutung mittleres, mitten, zwischen; von gr. μέσος.

MESA: Abk. für **m**ikrochirurgische **e**pididymale **S**permien**a**spiration; (engl.) **m**icrosurgical **e**pididymal **s**perm **a**spiration; Samengewinnung durch Hodenbiopsie i. R. eines reproduktionsmed. Verf. (z. B. ICSI*).

Mesalazin (INN) n: (engl.) mesalazin; 5-Aminosalicylsäure; (intestinales) Antiphlogistikum*; Anw. p. o. od. als Suppositorium; **Ind.:** Colitis* ulcerosa, Enteritis* regionalis Crohn; als Bestandteil von Sulfasalazin* auch bei Arthritis*.

Mes|angium|zellen (Mes-*; Angio-*; Zelle*): (engl.) mesangial cells; syn. Mesangialzellen; Bindegewebezellen am Stiel der Kapillarlobuli in den Malpighi*-Körperchen, die mesangiale Matrix (Lamella hyalini) bilden; vgl. Glomerulus.

Mes|aortitis luica (↑; Aorta*; -itis*) f: s. Syphilis.

Mescalin n: (engl.) mescaline; Halluzinogen*; Hauptalkaloid versch. mittel- u. südamerikan. Kakteenarten (z. B. Peyotl); traditionelles Rauschmittel (orale Aufnahme, v. a. als sog. Mescal-buttons, Pflanzenscheiben von Lophophora williamsii); erzeugt bes. Farbhalluzinationen.

Mes|en|cephalon (Mes-*; Enkephal-*) n: (engl.) midbrain; Mittelhirn; zum Hirnstamm* gehörender zwischen Diencephalon u. Metencephalon gelegener u. vom Aqueductus cerebri durchzogener Teil des Gehirns*; **Anat.:** dorsal reicht es vom Unterrand der Vierhügelplatte (Lamina tecti mit Colliculus sup. u. Colliculus inf.) bis zum Epiphysenstiel, ventral vom Oberrand der Pons bis zum Unterrand der Corpora mamillaria; enthält Tectum* mesencephali u. Pedunculus cerebri (Tegmentum* mesencephali u. Crus* cerebri; s. Abb.).

Mes|en|chym (↑; -enchym*) n: (engl.) mesenchyma; embryonales Bindegewebe*, dessen verzweigte Zellen ein lockeres, von Interzellulärflüssigkeit ausgefülltes Schwammwerk bilden; **Herkunft** zunächst aus undifferenzierten Furchungszellen (intraembryonales M.), vom Trophoblasten* (extraembryonales M.), dann aus allen 3 Keimblättern*; multipotentes Muttergewebe aller Formen von Stütz- u. Bindegeweben, der quergestreiften Muskulatur, fast aller glatten Muskelzellen, der Herzmuskulatur, der Gefäßendothelien u. Blutzellen.

Mes|en|chymom (↑; ↑; -om*) n: (engl.) mesenchymoma; benigner, seltener Mischtumor des Mesenchyms mit bes. Beziehung zum Gefäßsystem; gehört zur Gruppe der dysontogenet. Tumoren. Vgl. Dysontogenie.

Mes|enterial|gefäß|verschluss (↑, Enter-*): (engl.) mesenteric vascular occlusion; Verlegung art. od. venöser Mesenterialgefäße vorwiegend bei älteren kardiovaskulär erkrankten Pat.; **1. Mesenterialarterienverschluss:** lebensbedrohl. (Letalität ca. 90 %) mit akuter mesenterialer Ischämie u. Darmnekrose; **Formen:** a) art. Embolie mit Verschluss des Stromgebiets der A. mesenterica sup. (s. Abb.) bzw. seltener u. klin. milder verlaufender der A. mesenterica inf. irreversibler Infarzierung u. Nekrotisierung der betr. Darmabschnitte nach bereits 2 Std.; b) akuter Mesenterialinfarkt inf. art. Thrombose bei chron. art. Verschlusskrankheit mit häufig blanderer Klinik; **Klin.:** typ. in 3 Stadien: Initialstadium (Infarzierung) mit krampfartigen Bauchschmerzen ggf. länger anhaltend (bes. periumbilikal) bei häufig fehlender Abwehrspannung u. fehlendem Druckschmerz; Intervall mit Besserung der Beschwerden (sog. fauler Friede) von ca. 12 Std.; Endstadium mit Durchwanderungsperitonitis, paralyt. Ileus u. hämorrhag. Schock bei blutigen Durchfällen; **Diagn.:** Anamnese, Leukozytose (häufig >20 000/μl), nicht respirator. Azidose (Laktatazidose; empfindlichster Parameter), Rö. (Abdomenübersicht), farbcodierte Duplexsonographie, Angiographie; **Ther.:** absolu-

Mesencephalon: Horizontalschnitt im rostralen Bereich; a: Nuclei nervi oculomotorii; b: Aqueductus mesencephali; c: Substantia grisea centralis; d: Colliculus superior; e: Brachium colliculi superioris; f: Fasciculus longitudinalis medialis; g: Formatio reticularis; h: Corpus geniculatum mediale (Zwischenhirnteil); i: Lemniscus medialis; k: Substantia nigra; l: Fibrae (F.) parieto- et temporopontinae; m: F. corticospinales; n: F. corticonucleares; o: F. frontopontinae; p: Nucleus ruber; q: N. oculomotorius; r: Decussatio tegmentalis anterior

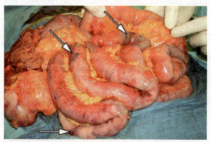

Mesenterialgefäßverschluss: akuter M.: embolischer Verschluss der A. mesenterica sup. mit deutlicher Ischämie u. beginnender Nekrose (Pfeil), von Dünndarm u. re. Hemikolon. [25]

te Notoperation; je nach Befund op. Embolektomie ggf. mit anschl. Lyse, Gefäßrekonstruktion mit anschl. Antikoagulation, Darmresektion meist notwendig; **cave**: Rate an Anastomoseninsuffizienzen bis zu 50 %; daher Anlage eines Anus praeternaturalis u. Second-look-Operation erwägen; **c)** chron. M.: i. R. arterieller Verschlusskrankheiten* auftretende Stenose od. Verschluss einer od. meherer Viszeralarterien, häufig als Abgangsstenose aus Aorta abdominalis mit den klin. Zeichen der Angina* abdominalis; **d)** nonokklusiver M. (syn. hämorrhag. Enteropathie, Perfusionsischämie): Gefäßspasmus im Arkadenbereich mit Nekrosen in der Darmschleimhaut u. evtl. auch tieferer Wandschichten durch linksventrikuläre Herzinsuffizienz od. Schock; **2. Mesenterialvenenthrombose**: hämorrhag. Infarzierung* inf. Verschluss der V. mesenterica sup. bzw. V. mesenterica inf. insbes. durch Traumen, schwere eitrige abdominale Entz. u. Tumoren; Sympt., Diagn. u. Ther. wie bei art. Verschlüssen.

Mes|enterial|lymph|knoten|tuberkulose (↑; ↑; Lymph-*; Tuberkel*, -osis*) *f*: (engl.) *mesenteric lymph node tuberculosis*; syn. Lymphadenitis mesenterica tuberculosa; Tuberkulose* der Lymphknoten des Mesenteriums; **Pathol.**: Verkäsung u. Verkalkung der Lymphknoten; **Vork.**: meist als tuberkulöser Primärkomplex bei Darmtuberkulose*, seltener inf. hämatogener Aussaat; **Klin.**: Appetitlosigkeit, Bauchschmerzen; bei Perforation der Lymphknoten evtl. tuberkulöse Peritonitis.

Mes|enteriko|graphie (↑; ↑, -graphie*) *f*: s. Zöliakographie.

Mes|enterium (↑; ↑) *n*: (engl.) *mesentery*; Mesostenium, Dünndarmgekröse; Aufhängeband (Peritonealduplikatur) des Jejunums u. Ileums, heftet diese Dünndarmabschnitte an die hintere Bauchwand; zwischen den beiden Bauchfellblättern des M. liegt eine stärkere Bindegewebeschicht, in der (neben Fettmassen) Lymphknoten, Gefäße u. Nerven enthalten sind. Vgl. Mesocolon.

Mes|enterium ileo|colicum com|mune (↑; ↑) *n*: Hemmungsfehlbildung*, bei der das Mesocolon ascendens nicht an der hinteren Bauchwand fixiert ist u. ein gemeinsames Mesenterium u. Mesocolon ascendens besteht; begünstigt inf. abnormer Beweglichkeit des Colon ascendens die Entstehung eines Volvulus* u. einer Invagination*.

Mes|en|zephalitis (↑; Enkephal-*; -itis*) *f*: (engl.) *mesencephalitis*; Enzephalitis* im Bereich des Mesencephalons.

Mesh|graft (engl. Masche, Netz): syn. Maschentransplantat, Netztransplantat; Sonderform des Spalthauttransplantats, bei der die entnommene Spalthaut über eine Messerwalze geführt wird, die in best. Abständen einschneidet; durch Auseinanderziehen (max. 3-fach) entsteht ein rautenförmiges Hautgitter zum Decken große Hautdefekte. Aus den Zwischenräumen kann Wundsekret abfließen. **Anw.**: bes. bei Brandverletzungen (s. Verbrennung) u. großflächigen traumat. Weichteilverletzungen, wenn nur wenige Entnahmestellen zur Verfügung stehen. Vgl. Hauttransplantat.

mesial (Mes-*): mesialis; nach der Mitte des Zahnbogens gerichtet.

Mesial|biss (↑): (engl.) *mesial bite*; Dysgnathie*, bei der die Zähne des Unterkieferzahnbogens gegenüber den Zähnen des Oberkieferzahnbogens nach mesial (ventral) versetzt stehen (Angle-Klasse III; s. Abb.). Im Molarenbereich sind die Höcker um 1, 1/2 od. 1/4 Prämolarenbreiten (Abk. Pb) versetzt. Im Frontzahnbereich besteht Kopfbiss od. eine vergrößerte umgekehrte sagittale Stufe. **Urs.**: meist Wachstumsüberschuss des Unterkiefers (mandibuläre Prognathie), aber auch Wachstumsdefizit des Oberkiefers (maxilläre Retrognathie) od. rein dental bedingt bei korrekter Relation der skelettalen Basen. Vgl. Distalbiss.

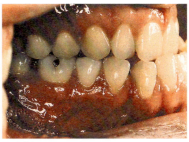

Mesialbiss [116]

Mesio|dens (↑; Dens*) *m*: (engl.) *mesiodens*; zwischen den oberen mittleren Schneidezähnen stehender Zahn, auch doppelt vorkommend; nicht erkennbar in der Orthopantomographie*. Vgl. Dentes supplementarii.

Meskalin *n*: s. Mescalin.

Mesna (INN) *n*: (engl.) *mesna*; Natrium-2-mercaptoethansulfonat; Zytoprotektivum; **Ind.**: als Antidot zur Vermeidung von Urotoxizität bei Chemotherapie* mit Oxazaphosphorinen*; **UAW**: allerg. Reaktionen.

Meso|appendix (Mes-*; Append-*) *n*: syn. Mesenteriolum; Gekröse des Wurmfortsatzes.

Meso|bili|rubin (↑; Bili-*; lat. ruber rot) *n*: s. Bilirubin.

Meso|bili|rubino|gen (↑; ↑; ↑, -gen*) *n*: (engl.) *mesobilirubinogen*; farbloses Zwischenprodukt im reduktiven Abbau von Bilirubin durch Darmbakterien; **Vork.**: in Galle, Kot u. Urin; erhöht bei Lebererkrankung.

Meso|blast (↑; Blast-*) *m*: s. Mesoderm, Eizelle, Keimblätter.

Meso|cardium (↑; Kard-*) *n*: (engl.) *mesocardium*; nur am embryonalen Herzen vorhandenes doppelblättriges Herzgekröse.

Meso|cestoides variabilis *m*: (engl.) *Mesocestoides variabilis*; syn. Mesocestoides lineatus; Bandwurm (s. Cestodes) von Karnivoren; selten beim Menschen; der Wurmbefall des Darmes verläuft asymptomat., Zwischenstadien können eine Peritonitis auslösen.

Meso|colon (Mes-*; Kol-*) *n*: (engl.) *mesocolon*; syn. Mesokolon; Dickdarmgekröse; heftet als Peritonealduplikatur das Colon* an die hintere Bauchwand: **M. ascendens** u. **M. descendens** mit unbewegl. Fixierung der entspr. Abschnitte des Colons, **M. sigmoideum** u. **M. transversum** mit gut bewegl. Fixierung der entspr. Abschnitte des Colons.

Meso|cortex (↑; Cortex*) *m*: (engl.) *mesocortex*; Teil der Großhirnrinde* mit 4–5-schichtigem zytoarchitekton. Aufbau; entwicklungsgeschichtl. Übergangsgebiet von Allocortex* zu Isocortex*; **Vork.**: z. B. im Bereich des Gyrus cinguli.

Meso|derm (↑; Derm-*) *n*: (engl.) *mesoderm*; (embryol.) mittleres der 3 embryonalen Keimblätter*; differenziert sich komplex durch epitheliomesenchymale Transformation ab dem Stadium der 3-blättrigen Keimscheibe* (ca. 17. Tag) u. entwickelt sich zum **1. paraxialen M.**: Skelett u. Muskeln des Rumpfs, Lederhaut, Unterhautbindegewebe; **2. intermediären M.**: Nieren, Keimdrüsen mit Ausführungsgängen außer Geschlechtszellen; **3. lateralen M.**: **a)** viszerales M. (Splanchnopleura): glatte Muskulatur, Herz, Blutzellen, Gefäße, Mesothel der Eingeweide, Nebennierenrinde, Milz, Bindegewebe, Trigonum vesicae der Harnblase; **b)** parietales M. (Somatopleura): Mesothel für Pleura, Perikard u. Peritoneum, Bindegewebe.

Meso|gastrium (↑; Gastr-*) *n*: **1.** (engl.) *mesogastrium*; Magengekröse; unterteilt in **M. dorsale** u. **M. ventrale**; entwicklungsgeschichtl. vorderes u. hinteres Gekröse des Magens; wird durch die Magendrehung frontal gestellt u. zum Omentum majus* bzw. Omentum* minus umgestaltet; **2.** Mittelbauchgegend (syn. Regio abdominis media); umfasst Regio lateralis u. Regio umbilicalis; s. Bauchregionen.

Meso|glia (↑; Glia*) *f*: s. Neuroglia.

Meso|kardie (↑; Kard-*) *f*: (engl.) *mesocardia*; Drehungsanomalie des Herzens in eine Mittelstellung mit nach ventral gerichteter Herzspitze ohne eindeutige Rechts- od. Linkslage. Vgl. Dextrokardie.

Meso|merie (↑; gr. μέρος Teil) *f*: (engl.) *mesomerism*; Molekülzustand zw. best. angebbaren, real nicht vorliegenden Grenzstrukturen einer chem. Verbindung inf. Delokalisierung der π-Elektronen.

Meso|metrium (↑; gr. μήτρα Gebärmutter) *n*: (engl.) *mesometrium*; Lig. latum uteri; breites Mutterband; Bauchfellduplikatur beidseits neben der Gebärmutter.

Mesonen (↑) *n pl*: (engl.) *mesons*; Gruppe mittelschwerer Elementarteilchen* mit Ruhemassen zwischen dem 250-fachen u. 1800-fachen der Elektronenmasse u. ganzzahligem Spin, zu der Pi*-Mesonen u. K-Mesonen gehören.

Meso|nephros (↑; Nephr-*) *m*: s. Urniere.

Mes|orchium (↑; Orch-*) *n*: (engl.) *mesorchium*; Bauchfellfalte (Gekröse des Hodens), die (im frühen Entwicklungsstadium) zum Hoden zieht.

Meso|salpinx (↑; Salpinx*) *f*: (engl.) *mesosalpinx*; Bauchfellduplikatur um die Eileiter, bestehend aus den beiden Blättern des Ligamentum latum uteri.

Meso|tendineum (↑; Tend-*) *n*: gefäß- u. nervenführende Verbindung zwischen der Vagina synovialis der Sehnenscheiden u. den Sehnen.

Meso|thel (↑; gr. θηλεῖν blühen, wachsen) *n*: (engl.) *mesothelium*; Deckzellschicht; einschichtiges Plattenepithel aus platten, polygonalen u. verformbaren Zellen als oberflächlichste Schicht von Pleura*, Perikard* u. Peritoneum*; die mit Mikrovilli* besetzten Zellen können Stoffe sezernieren u. resorbieren.

Meso|theliom (↑; ↑; -om*) *n*: (engl.) *mesothelioma*; von Mesothel* ausgehender Tumor der serösen Haut, meist mit bindegewebigem Anteil; **Formen**: v. a. diffuses malignes M. von Pleura (s. Pleuramesotheliom) od. Peritoneum; Sonderformen mit günstigerem Krankheitsverlauf (Vork. v. a. in der Bauchhöhle): gut differenziertes papilläres M., multizystisches M. des Peritoneums u. Adenomatoidtumor.

Meso|thermo|bakterien (↑; Therm-*; Bakt-*) *f pl*: (engl.) *mesothermic bacteria*; sog. mesophile Bakterien, Kühlebakterien; bei einem Temperaturoptimum um ca. 37 °C (zw. +18 °C u. +45 °C) wachsende Bakt.; vgl. Hyperthermobakterien, Psychrobakterien.

Meso|tympanicum (↑; Tympanum*) *n*: (engl.) *mesotympanum*; syn. Mesotympanum bzw. Mesotympanon; Mittelteil der Paukenhöhle*, medial des Trommelfells; vgl. Hypotympanicum, Epitympanicum.

Mes|ovarium (↑; lat. ovarium Eierstock) *n*: (engl.) *mesovarium*; Gekröse des Eierstocks; Bauchfellduplikatur; s. Ligamentum latum uteri.

Mess|abweichung, systematische: Unrichtigkeit*.
Mess|abweichung, zufällige: Unpräzision*.
Messenger-RNA: s. mRNA.
Mess|größe: (engl.) *parameter*; syn. Kenngröße; umfasst die Eigenschaften eines Analyten* bei einer definierten Analyse; zur Erfassung der zu bestimmenden Eigenschaften der M. dient die Größenart, z. B. Massenkonzentration (mol/l) od. Zeit (mg/24 h). Vgl. Matrix.

Mesterolon (INN) *n*: (engl.) *mesterolon*; in Deutschland nicht im Handel befindl. Androgen* zur p. o. Anw. bei Männern mit Beschwerden (allgemeine Leistungsminderung, rasche Ermüdbarkeit, Nachlassen von Potenz u. Libido), die nicht auf einem Testosteronmangel beruhen (Hormonersatztherapie).

Mestranol (INN) *n*: (engl.) *mestranol*; heute kaum noch verwendetes synthet. Östrogen*; wird demethyliert zu Ethinylestradiol*; **Ind.**: mittelschwere Akne nach Versagen lokaler Maßnahmen (in Komb. mit Chlormadinon*).

Mesuximid (INN) *n*: (engl.) *mesuximid*; Antiepileptikum* (Succinimidderivat); vgl. Ethosuximid.

Met-: auch Meta-; Wortteil mit der Bedeutung nach, hinter; von gr. μετά.
Met: Abk. für Methionin*.
meta-: (biochem.) Bez. für die 1,3-Substitution am Benzolring; s. Benzol.

Meta|biose (Met-*; Bio-*) *f*: (engl.) *metabiosis*; Form der Symbiose*, in der nur für einen Partner Vorteile bestehen.

metabolic pool (engl. Metabolitansammlung): sog. Sammelbecken des Intermediärstoffwechsels; Gesamtheit aller dem Organismus für Biosynthese od. Energiegewinnung zur Verfügung stehenden exogen zugeführten Stoffe (resorbierte Nahrungsbestandteile) u. endogen entstandenen Zwischen- u. Abbauprodukte des Stoffwechsels*.

meta|bolisch (gr. μεταβολή Veränderung, Umsetzen): (engl.) *metabolic*; veränderlich; (physiol.) im Stoffwechsel entstanden, stoffwechselbedingt.

Meta|bolisierung von Arznei|stoffen (↑): s. Biotransformation.

Meta|bolismus (↑) *m*: s. Stoffwechsel.

Meta|bolismus, oxidativer (↑) *m*: (engl.) *oxidative metabolism*; sauerstoffabhängiger Metabolismus von Phagozyten* mit Bildung tox., mikrobizid wirkender Sauerstoffmetaboliten während der Phagozytose*, insbes. von Superoxid-Anion (O_2^-) durch ein membrangebundenes Enzymsystem (NADPH-abhängige Oxidase) u. von Wasserstoffperoxid (H_2O_2) sowie dem bes. tox. Hydroxylradikal (·OH) durch chem. Reaktionen in Gegenwart von Metallionen (Eisen). Vgl. Mikrobizidie.
Meta|bolit (↑) *m*: (engl.) *metabolite*; im Stoffwechsel* durch Enzymreaktionen entstandene od. veränderte Verbindung.
Meta|carpus (Met-*; Karp-*) *m*: syn. Mittelhand; zwischen Handwurzel u. Fingern.
Meta|chromasie (↑; Chrom-*) *f*: (engl.) *metachromasia*; Eigenschaft best. Gewebebestandteile, durch basische Farbstoffe in einem anderen Ton gefärbt zu werden als dem der angebotenen Farblösung; z. B. rotviolett mit Toluidinblau, das orthochromat. Strukturen blau färbt; zeigt die Anwesenheit hochpolymerer saurer Mukopolysaccharide an.
meta|chromatisch (↑; ↑): (engl.) *metachromatic*; (histol.) Eigenschaft einer Färbung, bei der der Farbton der verwendeten Farblösung vom Farbton der damit behandelten Gewebeprobe abweicht, z. B. beim Romanowsky*-Effekt; vgl. orthochromatisch.
Meta|genese (Met-*; -genese*) *f*: (engl.) *metagenesis*; Form des Generationswechsels* mit gesetzmäßiger Abfolge von geschlechtl. u. ungeschlechtl. (Teilung, Knospung) Fortpflanzung; **Vork.:** z. B. beim Hundebandwurm (Echinococcus); vgl. Heterogonie.
Meta|gonimus yokogawai *m*: (engl.) *Metagonimus yokogawai*; kleinster (nur 1 mm langer) im Menschen parasitierender Darmegel*; verursacht bei Massenbefall der Heterophyiasis* ähnl. Sympt.; **Vork.:** Mittelmeerraum, Süd-Ostasien (insbes. Korea); Infektion durch rohe Fischgerichte.
Meta|karpal|zeichen (Met-*; Karp-*): (engl.) *metacarpal sign*; (röntg.) Verkürzung des Os metacarpale IV (4. Mittelhandknochen), bes. bei Pseudohypoparathyroidismus* u. Turner*-Syndrom.
Met|albumin *n*: Pseudomuzin*.
Metall|dampf|fieber: (engl.) *metal fume fever*; syn. Gießerfieber, Metallgießfieber; sog. Messingmalaria; Std. bis wenige Tage anhaltendes Fieber mit ausgeprägtem Krankheitsgefühl u. Atemwegreizung durch Einatmen rauch- od. dampfförmiger Metalloxide (z. B. Cadmium, Zink, Kupfer).
Metall|gieß|fieber: Metalldampffieber*.
Metall|klang: (engl.) *metallic sound*; perkutor. Schallerscheinung von metallisch klingendem Charakter inf. Mittönens luftgefüllter Hohlräume (Pneumothorax, Kavernen, Ileus, Aszites mit Meteorismus); vgl. Münzenklirren.
Metallo|en|zyme (Enzyme*) *n pl*: s. Enzyme.
Metallose *f*: (engl.) *metallosis*; Metallablagerung im Gewebe; **Vork.:** z. B. als Chalkose*, Mercuria* lentis, Siderosis* bulbi, Siderosis* cutis, in der Gingiva bei Metallfüllungen u. bei Abrieb von Metallprothesen großer Gelenke.
Meta|lues (Met-*; Lues*) *f*: (engl.) *neurosyphilis*; syn. Metasyphilis; s. Neurosyphilis.

Meta|merie (↑; gr. μέρος Teil) *f*: (engl.) *metamerism*; entwicklungsgeschichtl. Gliederung des embryonalen Körpers in hintereinander liegende Abschnitte; postnatal metamere od. segmentäre Innervation der Haut u. Zusammenhang der Hautnervenbezirke mit best. Rückenmarksegmenten.
Meta|mfepramon *n*: s. Diphenylpyralin.
Meta|mizol (INNv) *n*: (engl.) *metamizole*; syn. Noramidopyrin, Novaminsulfon; Analgetikum; s. Pyrazolonderivate.
Meta|morph|opsie (gr. μεταμόρφωσις Umgestaltung; Op-*) *f*: (engl.) *metamorphopsia*; Sehstörung mit vergrößerter (Makropsie, Megalopsie), verkleinerter (Mikropsie), weiter entfernter (Teleopsie, Porropsie) od. näher gerückter (Pelopsie), verzerrter od. deformierter, räuml. verstellter (z. B. auf dem Kopf, Dysmorphopsie) od. farbl. veränderter Wahrnehmung von Gegenständen; **Vork.: 1.** als konstante Störung bei Erkr. der lichtbrechenden Medien od. Veränderungen im Bereich der zentralen Netzhaut (Makulopathie*); **2.** als kurzzeitige, wiederholt auftretende visuelle Illusion*, die nicht durch eine zerebrale Amblyopie* verursacht wird; bei Erkr. des ZNS (v. a. des Okzipitalhirns u. der temporo-okzipitalen Regionen), auch i. R. einer epilept. Aura, bes. im Dreamy* State. Vgl. Amsler-Netz.
Meta|myelo|zyten (Met-*; Myel-*; Zyt-*) *m pl*: (engl.) *metamyelocytes*; syn. jugendl. Granulozyten*; nicht mehr teilungsfähige Reifungsstufe der Granulozytopoese* mit nierenförmigem Kern u. azidophilem Zytoplasma mit neutrophiler Granulation, die den Myelozyten* folgt; **Vork.:** im Knochenmark u. physiol. nur vereinzelt im Blut; vermehrtes Auftreten im Blut bei Linksverschiebung*.
Meta|nephrin *n*: s. Katecholamine.
Meta|nephros (Met-*; Nephr-*) *m*: s. Nachniere.
Meta|phase (↑; Phase*) *f*: s. Mitose.
Meta|phylaxe (↑; gr. φύλαξις Schutz) *f*: (engl.) *metaphylaxis*; nachgehende Fürsorge; Maßnahmen zur Verhinderung von Progression od. Exazerbation nicht heilbarer Erkr., z. B. Stoffwechselanomalien; vgl. Prävention.
Meta|physe (gr. μεταφύεσθαι umwachsen, sich umgestalten) *f*: (engl.) *metaphysis*; Abschnitt des Röhrenknochens zwischen Diaphyse* (Mittelstück) u. Epiphyse* (Endstück); Längenwachstumszone; vgl. Ossifikation.
Meta|plasie (gr. μεταπλάσσειν umbilden) *f*: (engl.) *metaplasia*; reversible Umwandlung eines differenzierten Gewebes in ein anderes differenziertes Gewebe, die v. a. nach chron. Irritation durch entzündl., chem. od. mechan. Faktoren i. R. der Regeneration auftritt; **Vork.: 1.** B. als Plattenepithelmetaplasie des Bronchialepithels (s. Abb.), an der Epithelgrenze* der Cervix uteri, bei chron. Prostatitis*, als Form der intestinalen Metaplasie bei chron.-atroph. Gastritis od. als pathol. Ossifikation* mit M. des Binde- u. Stützgewebes, z. B. bei Myositis* ossificans circumscripta u. Spondylitis* ankylosans. Vgl. Anaplasie; Dysplasie; Prosoplasie.
Meta|plasie, myeloische (↑) *f*: s. Hämatopoese.
Meta|plasma (Met-*; -plasma*) *n*: (engl.) *metaplasm*; Differenzierungen des Zellprotoplasmas mit spezif. Sonderleistungen; zum M. zählen Tonofibril-

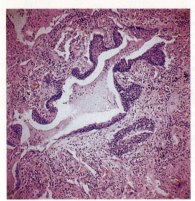

Metaplasie: Plattenepithelmetaplasie eines normalerweise mit Zylinderepithel ausgekleideten Lungenbronchus nach jahrelangem Nicotinmissbrauch (HE-Färbung) [142]

len*, Myofibrillen*, Neurofibrillen*, Mikrofilamente u. Mikrotubuli*.

Meta|pneumo|virus, humanes (Met-*; Pneum-*; Virus*) *n*: (engl.) *human metapneumovirus*; Abk. HMPV; humanpathogener Vertreter des Genus Metapneumovirus der Fam. Paramyxoviridae*; Err. von Inf. des Respirationstrakts v. a. im Kindesalter; **Vork.** u. verursachte Inf.: ähnl. dem Respiratory*-Syncytial-Virus; **Nachw.:** viraler Nukleinsäurenachweis*, Isolierung auf Zellkultur.

Meta|stase (gr. μετάστασις Veränderung) *f*: **1.** (engl.) *metastasis*; (allg.) als Folge der Verschleppung belebter Materie (körpereigene Zellen, Bakterien) od. unbelebter Stoffe (Pigment, Kalk) aus primärem Krankheitsherd an anderer Stelle im Organismus entstandener sekundärer Krankheitsherd (sog. Absiedlung); **2.** i. e. S. Tumormetastase maligner Tumoren (Karzinom*, Sarkom* u. a.) durch Absiedlung u. Verschleppung von Tumorzellen (sog. Tochtergeschwulst); **Einteilung:** 1. nach der Lok.: **a)** lokale M.: in der Umgebung des Primärtumors; **b)** regionäre M.: in der nächsten im Lymphabflussgebiet liegenden Lymphknotengruppe; **c)** Fernmetastasen; 2. nach Art der Ausbreitung (Metastasierung*): **a)** hämatogene M.: Verschleppung über die Blutbahn nach Einbruch ins das Gefäßsystem; **b)** lymphogene M.: Verschleppung von Tumorzellen über Lymphgefäße u. Durchsetzung der regionären Lymphknoten mit Tumorgewebe; **c)** Implantationsmetastasen: Implantation von Tumorzellen in serösen Häuten, v. a. Pleura u. Peritoneum; **d)** Abklatschmetastasen: durch Berührung mit einem gegenüberliegenden Tumor entstandene M.; **e)** Impfmetastasen: z. B. in Stichkanälen u. Wunden nach op. Eingriffen.

Meta|stasen|leber (↑): s. Lebermetastasen.

Meta|stase, osteo|plastische (↑) *f*: s. Knochentumoren.

Meta|stasierung (↑): (engl.) *metastasis*; syn. Filialisierung; allg. Bez. für Krankheitsprozesse, bei denen eine Absiedlung von Zellen od. Zellverbänden über Blut- od. Lymphweg in primär nicht erkrankte Körperregionen stattfindet; vgl. Embolie; Metastase.

Meta|syphilis (Met-*) *f*: (engl.) *neurosyphilis*; syn. Metalues; s. Neurosyphilis.

Meta|tars|algie (↑; gr. ταρσός Fläche, Fußsohle; -algie*) *f*: Morton*-Neuralgie.

Meta|tarsus (↑; ↑) *m*: Mittelfuß, zw. Fußwurzel u. Zehen.

Meta|tarsus varus (↑; ↑) *m*: angeb. (selten) od. erworbene Klumpfußstellung des Mittelfußes mit Vorfußadduktion u. Abweichen der Metarsalia zum Fußinnenrand; **Ther.:** Redressionsmaßnahmen u. ggf. Lagerungsschienen beim Säugling aureichend, später ggf. op. Korrektur.

Meta|thalamus (↑; gr. θάλαμος Kammer) *m*: Teil des Diencephalons*; besteht aus dem Corpus* geniculatum mediale et laterale.

Meta|zerkarie (↑; gr. κέρκος Schwanz) *f*: (engl.) *metacercaria*; enzystiertes Jugendstadium der Trematodes* (mit Ausnahme der Schistosomen); entwickelt sich aus der Zerkarie* im 2. Zwischenwirt (z. B. bei Opisthorchis) od. auf Pflanzen (z. B. bei Fasciolopsis buski); aus ihr entsteht im Endwirt der geschlechtsreife Saugwurm.

Meta|zoen (↑; gr. ζῷον Lebewesen) *n pl*: (engl.) *metazoa*; mehrzellige Organismen des Tierreichs, im Gegensatz zu den Einzellern (Protozoen*).

Met|en|cephalon (↑; Enkephal-*) *n*: (engl.) *metencephalon*; Hinterhirn; Teil des Rhombencephalons*, besteht aus Cerebellum* u. Pons*; vgl. Gehirn (Abb. dort).

Metenolon (INN) *n*: (engl.) *metenolone*; in homöopath. Kombinationspräparaten enthaltenes orales Anabolikum* mit androgener Wirkungskomponente; **Ind.:** Inappetenz, Kachexie, körperl. Schwäche bei maligner Erkrankung.

Meteorismus (gr. μετέωρος in der Luft befindlich) *m*: (engl.) *meteorism*; sog. Blähsucht; Luft- bzw. Gasansammlung im Darm od. in der freien Bauchhöhle; **Vork.:** z. B. bei Verdauungsstörungen, Typhus, Ileus, Peritonitis, Leberzirrhose, auch bei Herzinsuffizienz inf. mangelnder Resorption der Darmgase u. bei abnorm schlaffen Bauchdecken.

Meter (lat. metrum; gr. metron): (engl.) *meter*; SI-Basiseinheit der Länge*; Einheitenzeichen m; 1 m ist die Strecke, die Licht im Vakuum in der Zeit 1/299 792 458 s durchläuft. Vgl. Einheiten.

Met|ergolin (INN) *n*: (engl.) *metergoline*; Dopamin*-Rezeptor-Agonist (Dopamin-D$_2$-Rezeptor) mit antagonist. Wirkung an Serotonin-5-HT$_2$-Rezeptoren; **Ind.:** als Prolaktin-Hemmer zum Abstillen, bei Galaktorrhö u. prolaktinbedingter Fertilitätsstörung.

Met|formin (INN) *n*: s. Biguanide.

Methacholin|test *m*: (engl.) *bronchial challenge test*; unspezif. bronchialer Provokationstest* zur Quantifizierung u. Gradeinteilung einer bronchialen Hyperreaktivität*; positiv bis zur Schwellendosis von 0,5 mg.

Methadon *n*: s. Levomethadon.

Met|hämo|globin (Met-*; Häm-*; Globus*) *n*: Abk. Met-Hb; s. Hämoglobin; Methämoglobinämie.

Met|hämo|globin|ämie (↑; ↑; ↑; -ämie*) *f*: (engl.) *methemoglobinemia*; Vermehrung von Methämoglobin im Blut; **Formen: 1. toxische M.:** bedingt durch Substanzen, die Oxidation von Hämoglobin* bewirken, z. B. Phenazopyridin, Phenacetin, Sulfonamide, Chinin, p-Aminosalicylsäure, Amylnitrit, Nitroglycerol, Lokalanästhetika, Nitrobenzol, Paraquat, Anilinderivate, nitrose Gase; **Vork.:** bes. gefährdet (z. B. durch nitrithaltiges Wasser) sind Säuglinge, da bei diesen enzymat. Reduktion des Methämoglobins langsamer erfolgt als bei Erwachsenen. **Klin.:** Zyanose, die sich in zeitl. Zusammenhang mit der Aufnahme der genannten Substanzen entwickelt; Allgemeinsymptome (Kopfschmerz, Übelkeit, Tachykardie, Atemnot u. Unruhe) sowie hämolyt. Anämie mit Bildung von Heinz*-Innenkörperchen nur bei stärkerer Methämoglobinbildung; Kollaps bei einem Methämoglobingehalt des Bluts von 45–70 %, Tod bei >70 %; **Ther.:** Absetzen der auslösenden Substanz u. evtl. Methylenblau i. v.; **2. M. bei NAD(P)H-Methämoglobinreduktase-Mangel:** autosomal-rezessiv erbl. (bei NADH-Abhängigkeit mit Genlocus 22q13.31-qter) Erythrozytenenzymopathie mit einem Methämoglobinanteil von bis zu 40 % bei homozygoten Träger des Defekts; **Sympt.:** Zyanose (Blut oft mit schokoladenbrauner Färbung), neurol. Störungen; Heterozygote sind beschwerdefrei. Aus psychol. od. kosmet. Gründen kann eine Behandlung mit Ascorbinsäure od. Methylenblau durchgeführt werden. Die Aufnahme der unter 1. genannten Substanzen ist zu meiden. **3. Hämoglobin-M-Krankheit:** Hämoglobinopathie* mit dominantem Erbgang; mehrere Hämoglobinvarianten sind bekannt, wobei die Betakette od. die Alphakette des Globins in der Nähe des Häms verändert ist. Nur heterozygote Träger der Anlage sind lebensfähig. Zyanose besteht seit Kindheit; Methämoglobinanteil des Gesamthämoglobins beträgt ca. 20–40 %; bei Veränderung der Betakette kann eine milde, manchmal kompensierte hämolyt. Anämie vorhanden sein. Eine Ther. ist nicht möglich.

Met|hämo|globin|bildner (↑; ↑; ↑): (engl.) *methemoglobin-forming agents*; Substanzen, die Hämoglobin (Hb, 2-wertiges Eisen) in Methämoglobin (MetHb, 3-wertiges Eisen) überführen (vgl. Hämoglobin); z. B. Arzneimittel wie Primaquin, Salpetersäureester (z. B. Nitroglycerin, Erythroltetranitrat, Manitolhexanitrat, Isosorbitdinitrat, Phenacetin), Dimethylaminophenol, Amylnitrit, v. a. anorg. Nitrite, Anilinderivate, Nitrobenzol u. einige Oxidationsmittel; **klin. Bedeutung:** s. Methämoglobinämie.

Met|hämo|globin|cyanid (↑; ↑; ↑; Zyan-*) *n*: s. Hämoglobin.

Methan *n*: (engl.) *methane*; CH₄, sog. Sumpf- od. Grubengas; Grundkohlenwasserstoff der Paraffin-Gruppe; farbloses, brennbares Gas, Kp. −164 °C; **Vork.:** z. B. im Erdgas u. in Darmgasen.

Methanal *n*: Formaldehyd*.

Methanol *n*: (engl.) *methyl alcohol*; Methylalkohol, Holzgeist; CH₃OH, farblose, hochgiftige Flüssigkeit, ähnelt in Geruch u. Geschmack dem Ethylalkohol; **Verw.:** als Lösungsmittel z. B. für Farben, als Reinigungsmittel u. in der chem.-pharmaz. Industrie; MAK*-Wert 200 ppm od. 260 mg/m³. Vgl. Methanolintoxikation.

Methanol|in|toxikation (Intoxikation*) *f*: (engl.) *methanol poisoning*; Vergiftung mit Methanol*; **Formen: 1. akute M.:** nach oraler Aufnahme von Methanol auftretende Sympt. mit Schwindel, Rauschzuständen, Kopfschmerz, Erbrechen, Sehstörungen bis zu Erblindung (Neuritis* nervi optici), Krämpfen u. Atemlähmung; u. U. Tod durch tox. Metaboliten (Formaldehyd, Ameisensäure); tödl. Dosis 30–50 ml; **2. chronische M.:** durch Resorption über die Haut u. Einatmen verursachte Sympt. mit Reizung der Augenbindehäute u. der Atemwege, Kopfschmerz, Ohrensausen, Sehstörungen, zentralem Skotom, Neuritiden u. Leberschaden; BK Nr. 1306.

Methan|thelinium|bromid (INNv) *n*: (engl.) *methantelinium bromide*; Parasympatholytikum* (quartäre Ammoniumverbindung) mit geringer ganglioplegischer Wirkung (Ganglienblockade*); **Ind.:** u. a. Spasmen im Magen-Darm-Trakt.

Met-Hb: Abk. für Methämoglobin; s. Hämoglobin.

Methen|amin (INN) *n*: (engl.) *methenamine*; syn. Hexamethylentetramin; chem. Produkt aus Formaldehyd u. Ammoniak; **Ind.:** Hyperhidrose (top.), neonatale Nabelpflege (M.-Silbernitrat, top.), Harnwegantiseptikum (M.-Benzamidoacetat, p. o.).

Methim|azol *n*: (engl.) *methimazole*; Thyreostatikum* aus der Gruppe der Thioharnstoffderivate.

Methionin (INN) *n*: (engl.) *methionine*; Abk. Met, M; α-Amino-γ-methylmercaptobuttersäure; essentielle schwefelhaltige proteinogene Aminosäure* (Tagesbedarf 1–2 g), aus der durch Reaktion mit ATP der Methylgruppendonor Adenosylmethionin* entsteht; **Anw.: 1.** p. o. zur Senkung des Urin-pH-Werts bei **a)** Gabe von Antibiotika mit Wirkoptimum im sauren Urin-pH-Wertbereich (bei Harnweginfektion*); **b)** zur Steinmetaphylaxe* bei phosphathaltigen Harnsteinen; **2.** parenteral i. R. parenteraler Ernährung (enthalten in Infusionslösungen); **3.** diagn.: s. Methionin-Belastungstest.

Methionin-Belastungs|test *m*: (engl.) *methionine challenge test*; Methode zur Diagn. der Homocysteinämie* (Risikofaktor für Arteriosklerose*; s. Herzkrankheit, koronare, Tab. 1 dort); nach Blutentnahme (Basalwert von Homocystein*) orale Gabe von 0,1 g Methionin/kg KG; Bestimmung von Homocystein nach 4 Std. (Referenzwert: <42 μmol/l).

Metho|carbamol (INN) *n*: (engl.) *methocarbamol*; zentrales Muskelrelaxans*; **Ind.:** Muskelverspannungen.

Methoden, in|vasive *f pl*: (engl.) *invasive methods*; Bez. für diagn. u. therap. Verfahren, bei denen ärztl. Instrumentarium (i. w. S. auch ionisierende Strahlung) in den Körper eindringt u. die dadurch mit einem Risiko für die Gesundheit des Betroffenen verbunden sind, z. B. Herzkatheterisierung; dagegen nichtinvasiv: konventionelle EKG-Untersuchung. Vgl. Körperverletzung; Operation; Aufklärungspflicht.

Methoden, zyto|chemische *f pl*: (engl.) *cytochemical methods*; Anw. enzymatischer u. chem. Reaktionen (Histochemie) an zytol. u. histol. Präparaten zur Differenzierung von Zellen (z. B. von Blut- u. Knochenmarkzellen in der DD unreifzelliger Leukämien*; z. B. PAS*-Reaktion, Berliner*-Blau-Reaktion, Feulgen*-Plasmalfärbung, Nachw. von Peroxidasen, Esterasen u. Phosphatasen. Vgl. Färbung; Zytodiagnostik.

Methode, sym|pto|thermale *f*: (engl.) *symptothermal method*; Messung der Basaltemperatur* u. Beobachtung des Zervixschleims* zur Bestimmung der fruchtbaren u. unfruchtbaren Tage der Frau als Methode der natürl. Kontrazeption*; sind nach Verschwinden des flüssigen Zervixschleims an 3 Tagen die Temperaturwerte höher als an den vorangegangenen 6 Tagen, ist die sicher unfruchtbare Phase erreicht; Zuverlässigkeit: s. Pearl-Index (Tab. dort).

Metho|hexital (INN) *n*: (engl.) *methohexital*; Kurznarkotikum aus der Gruppe der Barbiturate*; Injektionsnarkotikum*; **Ind.**: kurzdauernde Eingriffe, Narkoseeinleitung u. Kombinationsnarkosen; **UAW**: hypotone Kreislaufreaktionen, Entz. der Venenwand, Schmerzen an der Injektionsstelle, parasympathotone UAW wie Atemdepression, Bronchospasmus, Speichelfluss, Schluckauf, Ruhelosigkeit, Angst, Kopfschmerzen, Übelkeit, Hautjucken, Hautausschläge.

Metho|trex<u>a</u>t (INN) *n*: (engl.) *methotrexate*; syn. Amethopterin; als Antimetabolit* wirksames Zytostatikum*; Analogon der Tetrahydrofolsäure (s. Folsäure), das kompetitiv die Dihydrofolsäurereduktase u. damit bes. die S-Phase des Zellzyklus hemmt; **Ind.**: u. a. ALL, Non-Hodgkin-Lymphom, Chorionkarzinom, Mamma- u. Zervixkarzinom, kleinzelliges Bronchialkarzinom, Tumoren des ZNS, therapieresistente rheumatoide Arthritis, Wegener-Granulomatose; **UAW**: Übelkeit, Stomatitis, Hepatotoxizität.

Metho|trex<u>a</u>t-Em|bryo|pathie (Embryo-*; -pathie*) *f*: s. Aminopterin-Embryopathie.

Methox|sal<u>e</u>n *n*: (engl.) *methoxsalen*; syn. Ammoidin, Methoxypsoralen; Furanocumarin* zur oralen od. lokalen Anw.; **Ind.**: s. PUVA; **Kontraind.**: Xeroderma pigmentosum, Lupus erythematodes, Porphyria cutanea tarda, schwere Leber- u. Nierenerkrankungen, Schwangerschaft u. Stillzeit; **UAW**: Pruritus, Erythem, Müdigkeit, Hyperpigmentierung, Kontaktallergie. Vgl. Psoralene.

Meth|oxy-Poly|ethylen|glycol-Epoetin beta *n*: pegyliertes* rekombinantes Erythropoetin*.

Methyl|alkohol *m*: Methanol*.

Methyl|amino|oxo|pentanoat *n*: s. MAOP.

Methyl|cellulose (INN) *f*: (engl.) *methylcellulose*; Cellulosemethylether; Polymethylether der Zellulose mit 25–32 Gewicht% Methoxylgehalt; **Verw.**: pharmaz. Hilfsstoff, Laxans.

Methyl|cobal|amin *n*: physiol. Form des Cobalamins*.

3-Methyl|crotonyl|glycin|urie *f*: (engl.) *methylcrotonylglycinuria*; isolierter 3-Methylcrotonyl-CoA-Carboxylase-Mangel; autosomal-rezessiv erbl. Störung im Abbau von Leucin; **Ätiol.**: Typ I: Mutation im MCCC1-Gen, Genlocus 3q25-q27; Typ II: Mutation im MCCC2-Gen, Genlocus 5q12-q13; **Sympt.**: Ketoazidose, Hypoglykämie, Muskelhypotonie, Krämpfe, Koma, evtl. Kardiomyopathie; **Diagn.**: Nachw. von 3-Methylcrotonylglycin u. 3-OH-Isovaleriansäure im Urin, erhöhte Serumkonzentration von Methylcrotonyl- u. 3-OH-Isovalerylcarnitin (Erfassung von C5:1, C5OH mit Tandem*-Massenspektrometrie; s. Acylcarnitin, Tab. dort); **Ther.**: eiweißreduzierte Diät, Substitution von L-Carnitin u. evtl. Glycin.

Methyl|dopa (INN) *n*: (engl.) *methyldopa*; Antisympathotonikum*; wirkt blutdrucksenkend (Antihypertensivum*, Tab. dort) v. a. über eine Stimulierung zentralnervöser adrenerger Alpha-Rezeptoren (nach Metabolisierung zu Alphamethylnoradrenalin, das den physiol. Transmitter Noradrenalin in zentralen Neuronen verdrängt); **UAW**: u. a. starke Sedierung, orthostat. Hypotonie; selten psych. Veränderungen u. Unverträglichkeitsreaktionen.

Methylen|blau: (engl.) *methylene blue*; syn. Methylthioniniumchlorid (INN); Derivat des Thiazins*; basischer, in wässriger Lösung dunkelblauer Farbstoff; **Anw.**: zur bakteriellen Färbung (z. B. von Neisseria gonorrhoeae, in der May-Grünwald-Färbung, Manson-Färbung), bei lebensbedrohl. Vergiftungen durch Methämoglobinbildner, früher als Magenfunktionsdiagnostikum.

Methylen|blau-Färbung: (engl.) *methylene blue staining*; Färbung* mit Löffler-Methylenblau (mit Kalilauge verdünnter alkohol. Methylenblau-Lösung) zum Nachw. von Bakt., insbes. Neisseria* gonorrhoeae, die tiefblau auf blassem Grund erscheinen; wird nur bei der akuten typ. Gonorrhö* des Mannes als ausreichend zuverlässig betrachtet.

Methylen|chlorid *n*: (engl.) *methylene chloride*; Dichlormethan; CH_2Cl_2; häufig industriell verwendetes org. Entfettungs-, Kälte- u. Lösungsmittel; Kanzerogen* der Kategorie 3. Vgl. Halogenkohlenwasserstoffe.

Methyl|ergo|metrin (INN) *n*: halbsynthet. Ergotalkaloid* mit kontrahierender Wirkung auf den Uterus; **Ind.**: Uterotonikum in der Nachgeburtsperiode.

3-Methyl|gluta|conyl-CoA-Hydratase-Mangel: (engl.) *3-methylglutaconic aciduria*; Sammelbez. für 5 (Typ I–V) angeb. Defekte im Abbau von Leucin durch Mangel an 3-Methylglutaconyl-CoA-Hydratase mit versch. Erbgängen; **Sympt.**: je nach Typ unterschiedl.; Sprachentwicklungsstörung, Muskelhypotonie, Kardiomyopathie, Chorea, Ataxie, spastische Paraparese, allg. Entwicklungsretardierung; **Diagn.**: erhöhte Konz. von Methylglutaconsäure, Methylglutarsäure im Urin u. Methylglutaconylcarnitin u. Hexanoylcarnitin im Blut (Erfassung von C6DC, C6 mit Tandem*-Massenspektrometrie; s. Acylcarnitin, Tab. dort); **Ther.**: eiweiß- u. fettreduzierte Diät, Gabe von L-Carnitin.

Methyl|glycin *n*: s. Sarkosin.

Methyl|gruppe: (engl.) *methyl group*; CH_3-Gruppe; Methylgruppenübertragung im Stoffwechsel von Adenosylmethionin* mit Tetrahydrofolsäure als Coenzym.

Methyl|guanidino|essig|säure: Kreatin*.

Methylierung: s. Imprinting, genomisches.

Methyl|malon|azid|urie (Azid-*; Ur-*) *f*: (engl.) *methylmalonic aciduria*; Abk. MMA; erhöhte Konz. von Methylmalonsäure* im Urin; i. e. S. Bez. für autosomal-rezessiv erbl. Stoffwechselstörungen mit erhöhter Konz. von Methylmalonsäure in Urin u. Blut; **Diagn.**: Konz. von Propionylcarnitin erhöht, von freiem Carnitin erniedrigt (Erfassung von C3 mit Tandem*-Massenspektrometrie; s. Acylcarnitin, Tab. dort); **Formen**: 1. Methylmalonsäure-CoA-Mutase-Defekt (Genlocus 6p21);

Klin.: im Neugeborenenalter Trinkschwäche, Erbrechen, Gedeihstörungen, Muskelhypotonie, Hyperventilation, Lethargie, Krampfanfälle, Koma; später sporadisch Ketoazidose (vgl. Hyperglycinämie); **2.** symptomgleiche, cobalaminsensible M. mit unterschiedl. Störungen der Synthese von Adenosylcobalamin; **3.** M. mit Homocystinurie*; **4.** M. inf. Cobalamin*-Mangels; **Ther.:** bei 1. proteinarme Kost mit Zugabe von Aminosäuregemischen (frei von Isoleucin, Valin, Threonin u. Methionin) u. Carnitin, bei 2.–4. Cobalaminsubstitution. Vgl. Hyperammonämie (Abb. dort).

Methyl|malon|säure: (engl.) *methylmalonic acid*; in aktivierter Form als Methylmalonyl-CoA Zwischenprodukt beim Abbau der Aminosäuren Methionin*, Isoleucin*, Valin* u. ungeradzahliger Fettsäuren; erhöhte Konz. im Urin bei perniziöser Anämie* (da Propionyl-CoA abhängig von Cobalamin* über Methylmalonyl-CoA zu Succinyl-CoA umgesetzt wird). Vgl. Methylmalonazidurie; Propionazidämie; Citratzyklus.

Methyl|morphin *n*: Codein*.

Methyl|naltrexon *n*: (engl.) *methylnaltrexone*; quaternäres Amin (Methylnaltrexoniumbromid) zur s. c. Injektion; **Wirkungsmechanismus:** selektiver kompetitiver Antagonist v. a. am μ-Rezeptor (s. Opioid-Rezeptoren) mit nahezu ausschließl. peripherer Wirkung inf. deutl. eingeschränkter Passage der Blut-Hirn-Schranke; **Ind.:** gegenüber anderen Laxanzien* refraktäre Opioid induzierte Obstipation* bei Erwachsenen i. R. einer palliativen Ther.; **Kontraind.:** Akutes* Abdomen, terminale Niereninsuffizienz u. a., hochgradige Leberinsuffizienz u. a.; **UAW:** meist Bauchschmerz, Übelkeit, Diarrhö, Flatulenz; cave: u. U. bei Überdosierung orthost. Hypotonie möglich.

Methyl|orange *n*: (engl.) *methyl orange*; Helianthin; pH-Indikator, in 0,01 %iger Lösung im sauren Milieu rot u. im alkal. gelb (Farbumschlag bei pH 3–4).

Methyl|phenidat (INN) *n*: (engl.) *methylphenidate*; Psychostimulans*; indirekt wirkendes Sympathomimetikum*, blockiert den Dopamin-Transporter; **Ind.:** ADHS* u. Narkolepsie*; wegen Missbrauchspotential der Betäubungsmittel-Verschreibungsverordnung unterstellt; **Kontraind.:** Hyperthyreose, Engwinkelglaukom, Tourette-Syndrom, Tachyarrhythmie; **UAW:** Appetitminderung, Wachstumsverzögerung bei Kindern, Schlafstörung, erhöhtes kardiovaskuläres Risiko einschließl. Schlaganfall.

Methyl|prednisolon (INN) *n*: nichthalogeniertes Glukokortikoid*.

Methyl|rosal|inium|chlorid (INN) *n*: Gentianaviolett*.

Methyl|thion|inium|chlorid (INN) *n*: Methylenblau*.

Methyl|violett *n*: Gentianaviolett*.

Methyl|xanthine *n pl*: s. Purinalkaloide.

Metil|digoxin (INN) *n*: (engl.) *metildigoxin*; Betamethyldigoxin; Herzglykosid*; vgl. Digitalisglykoside.

Meti|pranolol (INN) *n*: (engl.) *metipranolol*; nichtselektiver Beta*-Rezeptoren-Blocker zur top. Anw. am Auge (Glaukom).

Metixen (INN) *n*: (engl.) *metixen*; Antiparkinsonmittel (mit anticholinerger Wirkung), insbes. gegen Tremor; s. Parasympatholytika.

Meto|clopr|amid (INN) *n*: (engl.) *metoclopramid*; Benzamidderivat; **Wirkung:** Beschleunigung der Magenentleerung u. Anregung der Darmmotilität; **Wirkungsmechanismus:** Antagonismus an peripheren u. zentralen Dopamin-D$_2$-Rezeptoren, Agonismus an peripheren Serotonin-5-HT$_4$-Rezeptoren; **Ind.:** als Prokinetikum*; als Antiemetikum*; **UAW:** Diarrhö, Dyskinesien, Somnolenz, Kopfschmerz, bei längerer Anw. Prolaktinanstieg.

Metopitis granulomatosa (gr. μέτωπον Stirn; -itis*) *f*: Schwellung der Stirn bei Melkersson*-Rosenthal-Syndrom.

Meto|prolol (INN) *n*: (rel.) Beta-1-selektiver Beta*-Rezeptoren-Blocker.

Metr-: auch -metrie, -meter; Wortteil mit der Bedeutung Maß, -prüfung, -messung; von gr. μέτρον.

Metras-Katheter (Henri M., franz. Chir., 1918–1958; Katheter*) *m*: (engl.) *Metras catheter*; halbstarrer Gummikatheter mit versch. Krümmungen der Spitze aus röntgenkontrastgebendem Material für die gezielte Darstellung einzelner Bronchien; s. Bronchographie.

Metrifonat *n*: (engl.) *metrifonate*; Insektizid aus der Gruppe der organischen Phosphorsäureester* (Cholinesterase*-Hemmer); **Wirkungsspektrum:** begrenzt gegen Nematoden u. zahlreiche Ektoparasiten; **Ind.:** als sehr stark tox. Schädlingsbekämpfungsmittel; (med.) obsolet, früher bei Schistosomiasis*.

Metritis (gr. μήτρα Gebärmutter, -itis*) *f*: Myometritis*.

Metronid|azol (INN) *n*: (engl.) *metronidazol*; Nitroimidazolderivat (s. Imidazolderivat), antiparasitäres u. antibakterielles Chemotherapeutikum; **Wirkungsspektrum:** Anaerobier, Helicobacter, Campylobacter u. Protozoen (Trichomonaden, Lamblien, Amöben, Balantidien u. Trypanosomen); **Wirkungsmechanismus:** nach Reduktion der Nitrogruppe durch bakterielle Nitroreduktasen werden reaktive Zwischenprodukte gebildet, die Strangbrüche der bakteriellen DNA insbes. anaerober Err. verursachen, die Reparatur der DNA hemmen, die Transkription stören u. zum Zelltod führen; **Ind.:** Infektion mit sensiblen Err., z. B. Antibiotika-assoziierte Kolitis*, ggf. auch zur perioperative Prophylaxe bei abdominaler Op. (z. B. bei Peritonitis); **Kontraind.:** Schwangerschaft (1. Trimenon), Stillzeit, ZNS-Erkrankungen; **UAW:** u. a. Kopfschmerz, Schwindel, Parästhesien, gastrointestinale Störungen, Neuropathien, selten Allergien, Chromurie; **cave:** Alkoholunverträglichkeit.

Metro|plastik (gr. μήτρα Gebärmutter; -plastik*) *f*: (engl.) *metroplasty*; rekonstruierende bzw. plastische Op. zur Beseitigung einer kongenitalen Uterusfehlbildung od. eines Myoma* uteri bei bestehendem Kinderwunsch.

Metror|rhagie (↑, gr. ῥαγῆναι reißen, hervorstürzen) *f*: (engl.) *metrorrhagia*; unregelmäßige, länger als 14 Tage andauernde, zyklusunabhängige Uterusblutung; **Urs.:** 1. hormonal (azykl. dysfunktionelle Blutung*); 2. organisch (z. B. Endometritis*,

Endometriumhyperplasie, Myoma* uteri od. Uteruspolyp, Uteruskarzinom*, Granulosazelltumor*). Vgl. Menorrhagie; Menstruation.

Metyrapon|test *m*: (engl.) *metyrapone test*; nur noch selten durchgeführtes diagn. Verfahren zur Prüfung der regulator. Funktion zwischen Hypothalamus, Hypophyse u. Nebennierenrinde, z. B. bei V. a. hypothalamische od. hypophysäre Nebennierenrindeninsuffizienz*; **Prinzip:** Metyrapon blockiert die 11-β-Hydroxylase u. damit die Cortisol- u. Aldosteronbiosynthese. Bei Gesunden verursacht das erhöhte Sekretion von CRH (u. ACTH) u. gesteigerte Nebennierenrindenaktivität.

Meulengracht-Krankheit (Einar M., Int., Kopenhagen, 1887–1967): veraltete Bez. für Gilbert*-Syndrom.

Mevalon|azid|urie (Azid-*; Ur-*) *f*: (engl.) *mevalonaciduria*; seltener, autosomal-rezessiv erbl. Defekt (Genlocus 12q24) der Cholesterolsynthese (Mevalonatkinasemangel); **Klin.:** statomotor. Retardierung, Anämie, Hepatosplenomegalie, Katarakt; hohe Mevalonsäurekonzentration in Blut u. Urin.

Mexikanische Grippe: s. Neue Grippe (Influenza A/H1N1).

Mexil|etin (INN) *n*: (engl.) *mexiletin*; Antiarrhythmikum* (Tab. dort) Klasse I B.

Meyenburg-Altherr-Uehlinger-Syn|drom (Hans von M., Pathol., Zürich, 1877–1953) *n*: rezidivierende Polychondritis*.

Meyenburg-Kom|plexe (↑; lat. *complexus* Umfassen) *m pl*: (engl.) *Meyenburg's complexes*; adenomartige Gallengangwucherungen (Hamartome*) in der Leber.

Meyer-Druck|punkte: s. Thrombose (Abb. dort).

Meyer-Weigert-Regel (Robert M., Arzt, Berlin, geb. 1864; Karl W., Pathol., Histol., Frankfurt a. M., Leipzig, 1845–1904): (engl.) *Meyer-Weigert rule*; bei Doppelniere* mit komplett gedoppelten Ureteren (Ureter duplex) korrespondiert lateroknanial in der Blase gelegene Uretermündung mit kaudalem Doppelnierensegment u. mediokaudal gelegene mit kranialem Doppelnierensegment, d. h. die Harnleiter kreuzen sich unterwegs; Ausnahmen möglich. Vgl. Ureterfehlbildungen.

Meynert-Bündel (Theodor H. M., Neurol., Psychiater, Wien, 1833–1892): (engl.) *Meynert's bundle*; Tractus habenulointerpeduncularis, Fasciculus retroflexus; Faserzug von den Nuclei habenulares des Epithalamus* zum Nucleus interpeduncularis des Tegmentum* mesencephali.

Meynert-Hauben|kreuzung (↑): (engl.) *tegmental decussations*; Decussatio tegmentalis post.; die dorsal in der Mittellinie des Tegmentum* mesencephali kreuzenden Fasern des Tractus* tectospinales.

Meynert-Kern (↑): Nucleus basalis des Telencephalons*.

Meynert-Kommissur (↑) *f*: s. Commissurae supraopticae.

Mezlo|cillin (INN) *n*: (engl.) *mezlocilline*; Acylamino-Penicillin* mit einem dem Piperacillin* vergleichbaren Wirkungsspektrum.

Mg: chem. Symbol für Magnesium*.

MGEX-Test *m*: (engl.) *MGEX test*; Leberfunktionstest* durch Messung der leberspez. Deethylierung von Lidocain zu Monoethylglycinxylid (MEGX) i. R. des Phase-I-Fremdstoffmetabolismus des Zytochromsystems der Leber; Bestimmung von MEGX in Blutproben vor, 15 u. 30 Min. nach Injektion von 1 mg/kg KG Lidocainhydrochlorid.

M-Gradient *m*: Kurzbez. für Myelom-Gradient; (engl.) *M component*; hohe schmalbasige Zacke im Beta- u. Gammabereich der Serumelektrophorese, die durch Paraproteine* insbes. eines multiplen Myeloms*, i. w. S. auch anderer Paraproteinämien* verursacht wird.

MGUS: Abk. für **m**onoklonale **G**ammopathie **u**nklarer **S**ignifikanz; (engl.) *monoclonal gammopathy of unknown significance*; Vermehrung monoklonaler Immunglobuline (<3 g/dl, meist Schwer-, selten auch Leichtketten) u. Plasmazellen (<10 %) im Knochenmark ohne Anämie, Niereninsuffizienz, Hyperkalzämie u. Knochenläsionen; primär benigne Erkr., wenn über eine längere Beobachtung des Verlaufs die Gammopathie unverändert bleibt; **Vork.:** häufig i. R. immun. Erkrankungen; **Progn.:** erhöhtes Risiko für multiples Myelom* u. a. höhergradige Plasmazelldyskrasie; Erkrankungsrisiko 0,5–2,5 % pro Jahr, je nach betroffener Immunglobulin-Klasse (IgG günstiger als IgA, IgM od. IgD) u. Höhe der Werte bei Erstdiagnose.

MHC: Abk. für (engl.) *major histocompatibility complex*; Haupthistokompatibilitätskomplex der Wirbeltiere, dessen Gene die Histokompatibilitätsantigene (beim Menschen HLA*-System) codieren.

MHK: Abk. für **m**inimale **H**emm**k**onzentration*.

MI: 1. Abk. für **M**itralklappen**i**nsuffizienz*; 2. Abk. für **M**yokard**i**nfarkt; s. Herzinfarkt.

Mian|serin (INN) *n*: (engl.) *mianserin*; tetrazyclisches Antidepressivum* mit ausgeprägter sedierender Wirkung.

Mibelli-Krankheit (Vittorio M., Dermat., Parma, 1860–1910): s. Porokeratosis Mibelli.

MIBG-Szinti|graphie (Szinti-*; -graphie*) *f*: Kurzbez. für ^{123}Iod-**M**eta**i**od**o**benzyl**g**uanidin-Szintigraphie; (engl.) *MIBG scintigraphy*; Verf. der Szintigraphie* zum Nachw. von adrenergen Tumoren; **Verf.:** MIBG ist ein Derivat des antihypertensiven adrenergen Neuronenblockers Guanethidin* mit struktureller Ähnlichkeit zu Noradrenalin*; Anreicherung in von der Neuralleiste abstammenden Tumoren; Darstellung der myokardialen adrenergen Neurone; **Ind.:** Nachw. von Phäochromozytom*, Paragangliom*, Neuroblastom*; Beurteilung der sympath. Innervation des Myokards, z. B. nach Transplantation, zur DD des Parkinson*-Syndroms. Vgl. GSPECT; Myokardszintigraphie.

MIBG-Therapie *f*: Kurzbez. für ^{131}Iod-**M**eta**i**odo**b**enzyl**g**uanidin-Therapie; (engl.) *MIBG therapy*; Verf. der Radionuklidtherapie* mit dem Betastrahler ^{131}Iod zur Behandlung von adrenergen Tumoren; **Ind.:** Phäochromozytom*, Neuroblastom*.

MIC: 1. Abk. für (engl.) *minimum inhibitory concentration*; s. Hemmkonzentration, minimale; 2. Abk. für **m**inimal-**i**nvasive **C**hirurgie*.

Micafungin (INN) *n*: (engl.) *micafungine*; Antimykotikum*; halbsynthetisches Lipopeptid; **Wirkungsmechanismus:** nichtkompetitive Hemmung des Enzyms 1,3-β-D-Glukansynthase in der Zellmembran der Pilzzelle (Echinocandin); führt zur Destabilisierung der Zellwandstruktur u. Lyse der Zelle; **Ind.:** ösophageale (Soorösophagitis*) u. systemische Candidose*; Proph. von Candida-Infektionen bei allogener Stammzelltransplantation od. mit zu erwartender Neutropenie; Anw. nur, wenn andere Antimykotika ungeeignet sind; **Kontraind.:** schwere od. chron. Lebererkrankung; kontinuierlicher Anstieg der Leberenzyme; Schwangerschaft; **UAW:** Leukopenie, Neutropenie, Anämie, Hypokaliämie, Hypomagnesiämie, Hypokalzämie, Kopfschmerz, Thrombophlebitis, Übelkeit, Erbrechen, Diarrhö, Bauchschmerz, Fieber, Schüttelfrost.

Micellen *f pl*: Mizellen*.

Michaelis-Gutmann-Körperchen (Gustav A. M., Gyn., Kiel, 1798–1848; Carl G., Arzt, geb. 1872): s. Malakoplakie.

Michaelis-Kon|stante (Leonor M., Biochem., Berlin, New York, 1875–1945) *f*: (engl.) *Michaelis constant*; Abk. K_m; (biochem.) charakterist. Größe der Enzymkinetik nach dem Michaelis-Menten-Modell, das die Beziehung zw. Enzym (E), Substrat (S), Enzym-Substrat-Komplex (ES) u. Produkt (P) vereinfachend beschreibt; die M.-K. entspricht der Substratkonzentration, bei der die Enzymreaktion mit der Hälfte der max. Reaktionsgeschwindigkeit abläuft, d. h. die Hälfte des Enzyms als ES vorliegt. Falls der Zerfall von ES geschwindigkeitsbestimmend ist, entspricht die M.-K. der Enzym-Substrat-Dissoziationskonstante u. ist ein Maß für die Affinität des Enzyms* zum Substrat.

Michaelis-Raute (Gustav A. M., Gyn., Kiel, 1798–1848): (engl.) *Michaelis' rhomboid*; rautenförmige, oberflächlich sichtbare Figur im Sakralbereich der Frau, begrenzt durch die eingezogene Haut über dem 5. Lendenwirbel, die beiden Spinae iliacae posteriores superiores u. den kaudalen Steißbeinanteil; wichtig für die orientierende Beurteilung der Beckenform (s. Abb.).

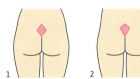

Michaelis-Raute: 1: normale Michaelis-Raute; 2: Michaelis-Raute bei plattrachitischem Becken

Miconazol (INN) *n*: (engl.) *miconazol*; Antimykotikum* mit breitem Wirkungsspektrum zur lokalen od. system. Anw.; Imidazolderivat*; wirksam gegen alle humanpathogenen Pilzarten sowie Trichomonaden; **Ind.:** Dermatomykosen* wie Haut- u. Genitalmykosen sowie Hefe-Infektion; **UAW:** lokale Überempfindlichkeitsreaktionen.

Microbody (engl. Mikr-*; body Körper): s. Peroxisomen.

Micro|coccus (Mikr-*; Kokken*) *m*: (engl.) *Micrococcus*; Gattung grampositiver unbewegl. aerober, teils pigmentierter Kugelbakterien der Fam. Micrococcaceae (vgl. Bakterienklassifikation); Lagerung in Trauben, Haufen, paarweise od. in kurzen Ketten; mehrere Species; **Vork.:** ubiquitär v. a. im Boden u. Oberflächenwasser, häufig auf der Haut von Mensch u. Tier; nicht pathogen.

Micro|sporum (↑; Spora*) *n*: (engl.) *Microsporum*; Pilzgattung aus der Gruppe der Fungi* imperfecti

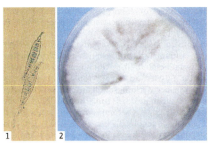

Microsporum: M. canis: Makrokonidien; 1: mikroskopisch; 2: Kultur [7]

mit multizellulären, gelegentl. rauwandigen Makrokonidien am Luftmyzel, die nur in Kultur (nicht im Nativpräparat) zur Identifizierung dienen; Err. der Mikrosporie*; **Arten: 1. M. audouinii:** hochinfektiös, früher häufiger, inzw. jedoch selten Err. der Mikrosporie (spez. Tinea corporis), bildet in Kultur deformierte, bizarre Makrokonidien; im Nativpräparat typ. Manschette um Haarstümpfe aus dichtgelagerten, kleinzelligen Sporen (2–3 μm); **2. M. canis:** v. a. tierpathogen, weit verbreitet, Übertragung häufig von Katzen auf Kinder; Err. von u. a. Tinea* capitis, Favus*; bildet in Kultur spindelförmige, dickwandige Makrokonidien (s. Abb.); **3. M. gypseum:** bildet in Kultur spindelförmige, dünnwandige Makrokonidien, u. a. Err. der Dermatophytose von Fuß u. Hand; weitere human- bzw. tierpathogene M.-Arten sind M. ferrugineum, M. nanum, M. persicolor u. M. rivalieri.

Mictio (lat. mictio Wasserlassen) *f*: s. Miktion.

Mictio in|voluntaria (↑) *f*: s. Harninkontinenz.

Mida|zolam (INN) *n*: (engl.) *midazolam*; Benzodiazepin* mit kurzer Halbwertszeit; **Anw.:** oral, intravenös, intramuskulär, rektal; **Ind.:** s. Prämedikation, Injektionsnarkotika.

MIDCAB: Abk. für (engl.) *minimal invasive direct coronary artery bypass grafting*; s. Bypass, aortokoronarer.

MIDD: Abk. für (engl.) *maternally inherited diabetes and deafness*; zu den Mitochondropathien* zählende Erkr. mit Hochtonschwerhörigkeit, die sich im frühen Erwachsenenalter oft Jahre vor Beginn eines Diabetes* mellitus manifestiert; MIDD entspr. ca. 1 % aller Diabetesformen.

Midodrin (INN) *n*: (engl.) *midodrin*; Alphasympathomimetikum* (Prodrug) mit vorwiegender Wirkung auf Alpha-1-Rezeptoren (aktiver Metabolit: Desglymidodrin); **Ind.:** art. Hypotonie (asympathikotone orthostatische).

Miesmuschel|vergiftung: s. Saxitoxin, Mytilotoxin.

Mietens-Syn|drom (Carl M., Päd., Würzburg, Bochum, geb. 1933) *n*: (engl.) *Mietens-Weber syndrome*; wahrschl. autosomal-rezessiv erbl. Fehlbildungssyndrom mit Kleinwuchs, Skelettanomalien (Beugekontrakturen der Ellenbogen, kurze Unterarme u. a.), geistiger Entwicklungsstörung, auffälligem Gesichtsausdruck (Hornhauttrübung, Nystagmus, Strabismus, schmale, spitze Nase mit hypoplastischen Nasenflügeln) u. möglichen weiteren Fehlbildungen.

MIF: 1. Abk. für **M**igrations**i**nhibitions**f**aktoren*; 2. Abk. für (engl.) *melanotropin release-inhibiting factor*; s. MIH.

Mifamurtid *n*: (engl.) *mifamurtid*; synthet. Derivat des Muramyldipeptids, eines mykobakteriellen Zellwandbestandteils; Immunmodulator; **Wirkung:** Aktivierung von Makrophagen u. Monozyten; genauer Wirkungsmechanismus bei Osteosarkomen nicht geklärt; **Ind.:** hochmaligne, nicht metastasierende Osteosarkome bei Kindern ab 2 Jahren, Jugendl. u. jungen Erwachsenen bis 30 Jahren in Komb. mit Zytostatika*, nachdem der Tumor operativ entfernt wurde; Orphan Drug; **Kontraind.:** Komb. mit Immunsuppressiva (z. B. Ciclosporin) od. hochdosierten NSAR; **UAW:** Anämie, Appetitlosigkeit, Kopfschmerz, Schwindel, Tachykardie, Hypertonie bzw. Hypotonie, Dyspnoe bzw. Tachypnoe, Husten, Erbrechen, Diarrhö bzw. Obstipation, Übelkeit, Myalgie, Arthralgie, Rückenschmerzen, Fieber, Asthenie, Müdigkeit.

MIFC: Abk. für (engl.) **m**erthiolat **i**odine **f**ormol **c**oncentration; Verf. zum Protozoenzysten- u. Wurmeiernachweis* im Stuhl (Fixierung mit Konservierung u. Anreicherung).

Mife|priston (INN) *n*: (engl.) *mifepristone*; RU 486; Antigestagen* mit 5-mal stärkerer Affinität zu Progesteron-Rezeptoren als Progesteron* u. einer 3-mal stärkeren zu Glukokortikoid-Rezeptoren als Dexamethason*; **Ind.:** Schwangerschaftsabbruch (Induktion eines Frühaborts), nicht als Nidations*-Hemmer zugelassen; **UAW:** Uteruskontraktionen od. -krämpfe, genitale Blutungen.

Miglitol (INN) *n*: (engl.) *miglitol*; als Alphaglukosidase*-Inhibitor wirkendes orales Antidiabetikum*, das die enzymat. Hydrolyse von Disacchariden (Saccharose, Maltose, Isomaltose, z. T. Laktose) im Dünndarm verzögert; Vorteil: keine Hypoglykämiegefahr; **Ind.:** Diabetes* mellitus Typ 2 (in Verbindung mit Diät), v. a. bei postprandialer Hyperglykämie; **Kontraind.:** Schwangerschaft, Stillzeit, Darmerkrankungen; **UAW:** häufig gastrointestinal (z. B. Flatulenz, Diarrhö u. abdominale Schmerzen). Vgl. Disaccharidasen.

Miglustat (INN) *n*: (engl.) *miglustat*; Glucosylceramid-Synthase hemmende Substanz zur peroralen Anw.; **Wirkung:** blockiert die Synthese von Glukocerebrosiden; **Ind.:** leichte bis mittelschwere Formen der Gaucher*-Krankheit Typ 1 (zur Substratreduktionstherapie), wenn eine Enzymsubstitutionstherapie nicht in Frage kommt (vgl. Imiglucerase); **Kontraind.:** Kinder u. Jugendliche, Schwangerschaft u. Stillzeit; **UAW:** Gewichtsverlust, Tremor, Schwindel, Kopfschmerzen, Beinkrämpfe, Sehstörungen, Parästhesie, periphere Neuropathie, kognitive Dysfunktion, gastrointestinale Störungen.

Migräne (franz. migraine Kopfschmerzen) *f*: (engl.) *migraine*; anfallartige, oft pulsierende Form der primären Kopfschmerzen, die wiederholt u. meist einseitig auftreten (Hemikranie), in den frühen Morgenstunden beginnen u. Std. bis Tage andauern können; die M. wird oft von vegetativen Sympt. (z. B. Inappetenz, Übelkeit, Erbrechen), Licht- u. Lärmscheu, visuellen Sympt. od. neurol. Ausfällen begleitet. **Pathophysiol.:** asept. perivaskuläre Entz. von Arterien der Dura mater cranialis, vermittelt über vasoaktive Peptide wie Substanz* P od. CGRP* (führt zu Kopfschmerz); Alteration neuronaler Aktivität im Cortex cerebri (verursacht Aura) u. Hirnstamm; v. a. endogene genet. Disposition; Attacke auslösende Faktoren können hormonale Änderungen sein (z. B. i. R. des Menstruationszyklus), umstritten sind Umwelt- u. Klimaeinflüsse, Nahrungs- u. Genussmittel (z. B. Rotwein, Käse), Arzneimittel (z. B. organische Nitrate), psych. Belastungen u. a.; **Vork.:** meist 35.–45. Lj mit deutl. Gynäkotropie; **Häufigkeit:** insgesamt ca. 12–14 % (Frauen) bzw. 6–8 % (Männer); **Einteilung:** nach der International Headache Society (s. Tab.); **Diagn.:** typ. Anamnese u. unauffällige neurol. Untersuchung bei der unkomplizierten M., evtl. unspezif. EEG-Veränderungen; ggf. apparativ (CCT, MRT) zum Ausschluss symptomat. (sekundärer) Kopfschmerzen; **Ther.:** im akuten Anfall v. a. Triptane*, auch nichtsteroidale

Migräne
Klassifikation nach der International Headache Society (Abk. IHS)

IHS-Code	Diagnose
1	Migräne
1.1	Migräne ohne Aura
1.2	Migräne mit Aura
1.2.1	typische Aura mit Migränekopfschmerz
1.2.2	typische Aura mit nicht migränetypischem Kopfschmerz
1.2.3	typische Aura ohne Kopfschmerz
1.2.4	familiäre hemiplegische Migräne (Abk. FHM)
1.2.5	sporadische hemiplegische Migräne
1.2.6	Basilarismigräne
1.3.	periodische Syndrome in der Kindheit, die üblicherweise Vorläufer einer Migräne sind
1.3.1	periodisches Erbrechen
1.3.2	abdominale Migräne
1.3.3	benigner paroxysmaler Schwindel in der Kindheit
1.4	retinale Migräne
1.5.	Komplikationen der Migräne
1.5.1	chronische Migräne
1.5.2	Status migränosus
1.5.3	persistente Aura ohne Infarkt
1.5.4	migränöser Infarkt
1.5.5	migränegetriggerter Anfall
1.6	wahrscheinliche Migräne
1.6.1	wahrscheinliche Migräne ohne Aura
1.6.2	wahrscheinliche Migräne mit Aura
1.6.3	wahrscheinliche chronische Migräne

Antiphlogistika, Metoclopramid, Ergotalkaloide; prophylakt. v. a. Ausschalten anfallfördernder Faktoren, Beta-Rezeptoren-Blocker (Metoprolol, Propranolol), Flunarizin* u. Antiepileptika (Topiramat, Valproinsäure); **DD**: s. Kopfschmerz (Tab. dort). Vgl. Cluster-Kopfschmerz.

Migraine accompagnée (franz. ↑; accompagner begleiten) *f*: (engl.) *accompanied migraine*; veraltete Bez. für eine Migräne* mit Aura, die von Funktionsstörungen einer Großhirnhemisphäre (sensible Reiz- od. Ausfallserscheinung, motor. Lähmung, Sprachstörung) ausgeht.

Migraine cervicale (franz. ↑) *f*: (engl.) *cervical migraine*; syn. Barré-Liéou-Syndrom; umstrittenes Krankheitsbild eines Zervikobrachialsyndroms* mit (postulierter) Irritation der A. vertebralis u. des Sympathikus inf. Arthrose od. nach Beschleunigungstrauma* der Halswirbelsäule; **Sympt.**: anfallsweise auftretender Kopfschmerz (bes. am Hinterkopf), Parästhesien, Sehstörungen (Flimmern, Schleier), Tinnitus aurium, Brechreiz; **DD**: s. Kopfschmerz, Wirbelsäulenaffektionen. Vgl. Durchblutungsstörung, vertebrobasiläre.

Migraine ophtalmoplégique (franz. ↑) *f*: (engl.) *ophthalmoplegic migraine*; syn. Hemicrania ophthalmoplegica; einseitige Migräne* mit reversibler gleichseitiger Lähmung eines od. mehrerer die Augenmuskeln innervierender Hirnnerven (N. trochlearis, N. abducens, N. oculomotorius) bei Ausschluss eines Krankheitsprozesses im Bereich um die Sella turcica. Vgl. Okulomotoriuslähmung.

migrans (lat.): wandernd; z. B. Larva* migrans.

Migration (lat. migratio Wanderung) *f*: (engl.) *migration*; (med.) Bewegung von Zellen od. Fremdkörpern im Organismus, z. B. Wanderung von Neuroblasten aus den Keimschichten zu ihrer endgültigen Lok. im Gehirn, von Leukozyten durch Gefäßwände (z. B. durch Chemokine vermittelte Diapedese) u. von Spermien im Zervixschleim.

Migrations|in|hibitions|faktoren (↑; Inhibition*) *m*: (engl.) *(macrophage) migration inhibitory factor*; Abk. MIF; von aktivierten T-Lymphozyten bei Antigenkontakt freigesetzte Chemokine wie z. B. GM-CSF (s. CSF) od. IFN-γ, welche die Wanderungsgeschwindigkeit von Makrophagen* herabsetzen, wahrscheinl. um sie am Ort der immun. Reaktion zu konzentrieren.

MIH: Abk. für Melanotropin-Release-Inhibiting Hormon; (engl.) *melanostatin release-inhibiting factor (Abk. MIF)*; syn. Melanostatin; Oligopeptid, das antagonist. zu MRH* wirkt u. die Sekretion von MSH* hemmt; vgl. Releasing-Hormone.

MIK: Abk. für maximale Immissionskonzentration; (engl.) *ambient air quality standard*; vom Verein Deutscher Ingenieure (Abk. VDI) erarbeiteter Orientierungswert für die Konz. eines luftfremden Stoffs in bodennahen Schichten der Atmosphäre; gilt nach aktuellem Wissensstand für Mensch, Tier u. Pflanzen bei best. Dauer u. Häufigkeit der Einwirkung als unbedenklich. Vgl. MAK.

Mikity-Wilson-Syn|drom (Viktor G. M., Röntg., Los Angeles, geb. 1919) *n*: Wilson*-Mikity-Syndrom.

Mikr-: auch Mikro-; Wortteil mit der Bedeutung klein, gering, niedrig; von gr. μικρός.

Mikr|en|zephalie (↑; Enkephal-*) *f*: (engl.) *micrencephaly*; (zu) kleines Gehirn, z. B. inf. familiär bedingter Anlagestörung, metabol. Erkr. im Embryonalstadium od. frühkindlichen Hirnschadens.

mikro|aero|phil (↑; Aer-*; -phil*): (engl.) *micro-aerophilic*; Bez. für eine Eigenschaft von Mikroorganismen, die ihr Wachstumsoptimum unter reduziertem O_2-Gehalt u. einer auf 5–10 % erhöhten CO_2-Atmosphäre erreichen (z. B. Neisseria gonorrhoeae, Neisseria meningitidis, Brucellen, Listerien); i. e. S. von Mikroorganismen, die O_2-bedürftig sind, allerdings bei herabgesetztem Partialdruck. Vgl. Aerobier; Anaerobier.

Mikro|ag|glutinations|test (↑; Agglutination*) *m*: Abk. MAT; syn. Agglutinationslysisversuch; Standardmethode der serol. Diagn. von Bakt. der Gattung Leptospira*, beruht auf Bildung von mikroskopisch sichtbaren Agglutinaten, die durch Reaktion spezifischer Antikörper mit den als Testantigen eingesetzten Leptospiren entstehen; Agglutinationsverfahren bei Leptospirosen* (ab 2. Woche), da der mikrobiol. Erregernachweis nach Ausbruch der Krankheit meist nicht mehr gelingt.

Mikro|albumin|urie (↑; Album-*; Ur-*) *f*: s. Albuminurie; Proteinurie.

Mikro|an|eurysma (↑; Aneurysma*) *n pl*: (engl.) *microaneurysm*; kleinste, solitär od. multipel auftretende aneurysmatische Erweiterung an Kapillaren der terminalen Strombahn; **Vork.**: z. B. diabetische Retinopathie*, Panarteriitis* nodosa.

Mikro|angio|pathie (↑; Angio-*; -pathie*) *f*: (engl.) *microangiopathy*; stenosierende Veränderung kleiner u. kleinster (i. e. S. art.) Blutgefäße; **Pathol.**: meist Arteriolosklerose*, v. a. inf. Diabetes mellitus (generalisierte M. mit Verdickung kapillarer Basalmembranen, Mikroaneurysmen u. Endothelproliferation; vgl. Angiopathie, diabetische) od. art. Hypertonie*; auch Vaskulitis* bzw. Vaskulopathie i. R. einer Kollagenose, z. B. bei progressiver systemischer Sklerose (histol. rarefizierte Gefäße in vermehrtem sklerosiertem Bindegewebe); **Lok.**: generalisiert od. lokalisiert, z. B. zerebral (v. a. Stammganglien, Capsula interna u. externa, Pons u. Kleinhirn; s. Schlaganfall; Enzephalopathie, subkortikale arteriosklerotische), kardial (s. small vessel disease), renal (s. Glomerulopathie) od. retinal (Retinopathie). Vgl. Makroangiopathie.

Mikro|angio|pathie, thrombotische (↑; ↑; ↑) *f*: (engl.) *thrombotic microangiopathy*; Sammelbez. für Syndrome mit mikroangiopathischer hämolytischer Anämie*, Thrombozytopenie* u. hyalinen Mikrothromben in den Arteriolen; **Path.**: vermutl. durch Infektion, Arzneimittel od. immun. Prozesse induzierte Defekte des Gefäßendothels; **Formen**: 1. **thrombotisch-thrombozytopenische Purpura** (Abk. TTP, syn. Moschcowitz-Syndrom): generalisiertes Auftreten hyaliner Thromben in der Mikrozirkulation; Leitsymptome: hämorrhagische Diathese*, Fieber, akutes Nierenversagen u. neurol. Symptome; cave: Verbrauchskoagulopathie, Schock; Vork. v. a. bei Frauen im 30.–40. Lj., erbliche u. erworbene Formen (Genmutation bzw. Antikörperbildung); 2. **hämolytisch-urämisches Syndrom** (Abk. HUS, syn. Gasser-Syndrom): Erkr. vorwiegend im Kleinkindesalter, oft als Folge von Infektion mit enterohämorrhagischer Escherichia

coli; **Leitsymptome:** Verbrauchskoagulopathie, akutes Nierenversagen; meldepflichtige Krankheit bei Krankheitsverdacht, Erkrankung od. Tod; **3. Upshaw-Schulman-Syndrom:** autosomal-rezessiv erbl. Erkr. mit Überfunktion des von-Willebrand-Faktor aufgrund fehlender Größenregulation durch seine spezifische Protease ADAMTS13; **Diagn.:** indirektes Bilirubin, Retikulozyten erhöht; Hämoglobin, Haptoglobin erniedrigt; Fragmentozyten im Blutausstrich, Thrombozytopenie, von-Willebrand-Faktor-spaltende Protease stark vermindert bis nicht mehr nachweisbar bei TTP, nur mäßig erniedrigt bei HUS; **Ther.: 1.** bei erbl. TTP Substitution der von-Willebrand-Faktor-spaltenden Protease durch Plasmainfusion; bei erworbener TTP Plasmapherese zur Antikörperelimination, evtl. zusätzlich Immunsuppression (Glukokortikoide*, Azathioprin, Zytostatika*); **2.** bei HUS Substitution von Frischplasma, Plasmapherese; bei Nierenversagen Dialyse.
Mikroben (↑; Bio-*) *f pl*: s. Mikroorganismen.
Mikrobid: Id*-Reaktion.
Mikro|bio|logie (↑; ↑; -log*) *f*: (engl.) *microbiology*; Wissenschaftszweig, der sich mit den Lebensbedingungen u. -äußerungen von Mikroorganismen* beschäftigt u. deren (pathol.) Einfluss auf andere Lebewesen sowie mögl. Therapien untersucht.
Mikrobi|zidie (↑; ↑; -zid*) *f*: (engl.) *microbicidity*; Fähigkeit von Phagozyten*, Mikroorganismen abzutöten; s. Metabolismus, oxidativer.
Mikro|blepharie (↑; Blephar-*) *f*: (engl.) *microblephary*; angeborenes verkleinertes Augenlid; vgl. Ablepharie.
Mikro|blut|untersuchung des Fetus (↑): s. Fetalblutuntersuchung.
Mikro|chir|urgie (↑; Chirurgie*) *f*: (engl.) *microsurgery*; Durchführung von Op. mit feinsten Instrumenten bei 15–30-facher opt. Vergrößerung (durch Lupenbrille, Operationsmikroskop) zur funkt. Verbindung kleiner anat. Strukturen (∅ <2 mm) mit chir. Nahtmaterial* der Größe 8–0 bis 11–0 (<25 μm); **Anwendungsgebiete:** Wiederherstellungschirurgie (Replantation*), freie Gewebetransplantation bei Defekten, z. B. nach radikaler Tumorentfernung, zur Brustrekonstruktion, nach Verletzung, Osteomyelitis* mit Verpflanzung von Haut-, Fett-, Muskel-, Knochengewebe; u. a. plast. Chirurgie, Mikrogefäßchirurgie, Gynäkologie (z. B. Eileiterkanalisation), HNO, Augenheilkunde, Mund-Kiefer-Gesichtschirurgie, Neurochirurgie, Handchirurgie.
Mikro|chirurgie, trans|anale endo|skopische (↑; ↑) *f*: (engl.) *transanal endoscopic microsurgery*; Abk. TEM; Form der minimal-invasiven Chirurgie*, bei der durch ein starres Operationsrektoskop mit spez. Vorrichtungen unter Luftinsufflation mit feinen Instrumenten große Adenome u. Frühkarzinome des Rektums durch den Anus komplett reseziert werden; vgl. Rektumresektion.
Mikro|cornea (↑; Cornea*): (engl.) *microcornea*; Hornhaut mit ∅ <10 mm; bedingt eine Hypermetropie*, die zum Winkelblockglaukom disponiert; **Vork.:** Ehlers*-Danlos-Syndrom, Marchesani*-Syndrom.

Mikro|deletion (↑; Deletion*) *f*: (engl.) *microdeletion*; Form einer sehr kleinen strukturellen Chromosomenaberration (Deletion*); **Vork.:** z. B. Mikrodeletionssyndrom CATCH 22 (s. DiGeorge-Syndrom). Vgl. Contiguous-gene-Syndrom.
Mikro|em|bolien (↑; Embol-*) *f pl*: (engl.) *microembolisms*; Verschluss kleinster Blutgefäße durch meist zahlreich im Blut zirkulierende, kleine Teilchen (Blutgerinnsel, Cholesterolkristalle, Zellklumpen, Bakterien, Antigen-Antikörper-Komplexe); z. B. als Osler*-Knötchen bei subakuter Endokarditis* od. i. R. einer Sepsis* sowie iatrogen bei Lungenperfusionsszintigraphie*; vgl. Thrombose; Embolie; Störungen, rheologische.
Mikro|em|bolien der Lungen, rezidivierende (↑; ↑) *f pl*: (engl.) *recurring microembolisms of the lungs*; wiederholtes Auftreten kleiner Lungenembolien* mit der Folge einer zunehmenden Reduzierung des perfundierten Gefäßquerschnitts des Lungenkreislaufs, u. U. Entw. einer pulmonalen Hypertonie* (CTEPH) u. Rechtsherzinsuffizienz* bei chron. Cor* pulmonale; **Sympt.:** erhebl. gesteigerte Ruheventilation, Belastungsdyspnoe u. -zyanose, rezidivierende Synkopen; **Diagn.:** anfangs oft nur flüchtige Veränderungen im EKG, u. U. Nachw. kleiner Lungeninfarkte* (Rö., Spiral-CT mit Kontrastmittel, Lungenszintigraphie*), endgültige Diagn. echokardiograph. (s. Lungenembolie); **DD:** IPAH, FPAH; s. Hypertonie, pulmonale (Tab. dort).
Mikro|fibrillen (↑; Fibrilla*) *f pl*: s. Kollagen.
Mikro|filarien (↑; Filarien*) *f pl*: (engl.) *microfilarias*; Abk. Mf; 1. Larvenstadium der Filarien* in Blut od. Unterhautbindegewebe; Vorhandensein od. Fehlen der Scheide (der nicht abgestreiften Eihülle) u. Kernanordnung im Schwanzende sind wichtige Unterscheidungsmerkmale; einige Arten mit period. Auftreten im peripheren Blut am Tag od. in der Nacht: Microfilaria diurna mit Tagesperiodik (z. B. Loa* loa), Microfilaria nocturna mit Nachtperiodik (z. B. Brugia* malayi, Wuchereria* bancrofti); ohne Periodizität: Microfilaria perstans (z. B. Mansonella* perstans). Vgl. Filariosen.
Mikro|gameten (↑; Gameten*) *m pl*: (engl.) *microgametes*; männl. Malariaparasiten; vgl. Plasmodien.
Mikro|genie (↑; gr. γένειον Kinn) *f*: (engl.) *microgenia*; falsch Mikrognathie, Brachygnathie; extreme Kleinheit der Mandibula; **Vork.:** meist angeb., z. B. bei Robin*-Syndrom.
Mikro|glia (↑; Glia*) *f*: (engl.) *microglia*; syn. Hortega-Glia; Bez. für kleine spindelförmige Zellformen der Neuroglia* des ZNS mit kurzen Fortsätzen; Fähigkeit zur Phagozytose* u. Entzündungsabwehr.
Mikro|glossie (↑; Gloss-*) *f*: (engl.) *microglossia*; angeb. Kleinheit der Zunge; z. B. beim oroakralen Fehlbildungskomplex*.
Mikro|gnathie (↑; gr. γνάθος Kinnbacke) *f*: s. Mikrogenie.
Mikro|graphie (↑; -graphie*) *f*: (engl.) *micrographia*; Kleinerwerden der Handschrift (am Zeilenende); **Vork.:** z. B. bei Parkinson*-Syndrom.
Mikro|gyrie (↑; Gyrus*) *f*: (engl.) *microgyria*; Fehlbildung des Gehirns mit abnormer Kleinheit der Gehirnwindungen; meist als **Mikropolygyrie** mit zugleich gesteigerter Anzahl der Gehirnwindungen. Vgl. Ulegyrie.

Mikro|hämat|urie (↑; Häm-*; Ur-*) *f*: s. Hämaturie.
Mikro|karyo|zyten (↑; Karyo-*; Zyt-*) *m pl*: (engl.) *microkaryocytes*; kleine, symmetr. geformte Megakaryozyten* (150–800 µm²) mit 1 od. 2 runden, diploiden Zellkernen u. reifem, gefeldertem Zytoplasma; **Vork.:** physiol. bei der embryonalen Hämatopoese*; Nachw. von M. im Knochenmark des Erwachsenen (s. Abb.) spricht für pathol. Hämatopoese, bei myelodysplast. Syndrom*, CML*, selten bei AML.

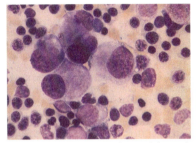

Mikrokaryozyten: Knochenmarkausstrich (Pappenheim-Färbung) [57]

Mikro|karzinom (↑; Karz-*; -om*) *n*: (engl.) *microcarcinoma*; mikroskopisch kleines Karzinom*. nach TNM-Klassifikation nur definiert für Zervixkarzinom* (T1a1, T1a2) u. Mammakarzinom* (T1 mic).
Mikro|klemme (↑): s. Gefäßklemme.
Mikro|klima (↑; gr. κλῖμα Gegend, Landstrich) *n*: **1.** (engl.) *microclimate*; (dermat.) Temperatur- u. Feuchtigkeitsverhältnisse in der Luftzirkulation schwer od. unzugängl. Körperregionen (z. B. Zwischenzehenräume, Genitalbereich); **2.** (arbeitsmed.) Temperatur- u. Feuchtigkeitsverhältnisse innerh. der (Arbeits-)Bekleidung.
Mikro|kokken (↑; Kokken*) *m pl*: s. Micrococcus.
Mikro|korie (↑; gr. κόρη Pupille) *f*: (engl.) *microcoria*; angeborene Pupillenverengung mit abnormer Form u. Lage.
Mikro|kultur (↑; lat. cultura Züchtung) *f*: (engl.) *microculture*; Kulturverfahren zur beschleunigten mikroskop. Erkennung charakterist. Wuchsformen von Bakt. u. Fungi; **1.** als Kultur im Hängenden* Tropfen (Verwendung eines Tropfens flüssigen Nährsubstrats, bes. gute Vaselinabdichtung); **2.** als Deckglaskultur*; **3.** Pilzmikrokulturen; s. Pilzdiagnostik (Plaut-in-situ-Kultur, Littmann-Methode); **4.** Objektträgermikrokultur; vgl. Antibiogramm.
Mikro|laryngo|skopie (↑; Laryng-*; -skopie*) *f*: s. Laryngoskopie.
Mikro|lithiasis (↑; Lith-*; -iasis*) *f*: (engl.) *microlithiasis*; Bildung kleinster Steine (kalkdichte Infiltrate) in Organen (z. B. Nieren, Lungen); **Vork.:** bei Hyperkalzämie u. a; vgl. Mikrolithiasis, alveoläre.
Mikro|lithiasis, alveoläre (↑; ↑) *f*: (engl.) *alveolar microlithiasis*; seltene, familiär gehäuft auftretende interstitielle Lungenkrankheit* (s. Abb.) mit Ansammlung zwiebelschalenartig geschichteter Mikrolithen in den Alveolarlichtungen Lunge nimmt an Gewicht zu u. bekommt steinharte Konsistenz; **Ther.:** Lungentransplantation*.
Mikro|mastie (↑; Mast-*) *f*: s. Hypomastie.

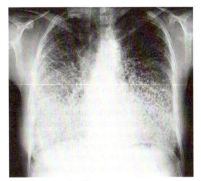

Mikrolithiasis, alveoläre [74]

Mikro|melie (↑; -melie*) *f*: (engl.) *micromelia*; abnorm kurze, plumpe Gliedmaßen; z. B. bei Achondrogenesie*.
Mikro|myelo|blasten (↑; Myel-*; Blast-*) *m pl*: (engl.) *micromyeloblasts*; abnorm kleine u. häufig entdifferenzierte Myeloblasten*; **Vork.:** bei Leukämie*.
Mikro|organismen (↑; gr. ὄργανον Werkzeug) *m pl*: (engl.) *microorganisms*; auch Mikroben, Kleinlebewesen; Bakterien*, Viren*, Protozoen*, Pilze (Kleinpilze, sog. Funguli; s. Fungi).
Mikro|phakie (↑; Phako-*) *f*: (engl.) *microphakia*; angeb. Kleinheit der Linse; z. B. bei Marchesani*-Syndrom.
Mikr|ophthalmie (↑; Ophthalm-*) *f*: (engl.) *microphthalmia*; abnorm kleines Auge mit Mikrocornea (exakte Längenmessung durch Ultraschalluntersuchung), häufig in Komb. mit Iriskolobom; **Vork.:** als X-chromosomal-rezessiv erbl. Fehlbildung (Lenz*-Syndrom), i. R. einer Embryopathie (z. B. Röteln-, Retinoid-, Thalidomid-Embryopathie) u. bei Chromosomenaberrationen (z. B. Chromosom-18q⁻-Syndrom, Katzenaugensyndrom, Trisomie 13).
Mikro|pille (↑): s. Kontrazeption, hormonale.
Mikr|opsie (↑; Op-*) *f*: s. Metamorphopsie.
Mikro|satelliten (↑) *m pl*: s. Marker, genetische.
Mikro|skop (↑; Skop-*) *n*: (engl.) *microscope*; opt. Gerät zur Betrachtung kleiner Objekte; die mit einem M. erzielbare Vergrößerung wird durch eine zweistufige Abbildung des Objekts erreicht: Von dem beleuchteten Objekt erzeugt das Objektiv ein vergrößertes, reelles, umgekehrtes Zwischenbild. Dieses wird mit dem Okular wie mit einer Lupe betrachtet, also ein weiteres Mal vergrößert. Die Gesamtvergrößerung des M. ergibt sich als Produkt der Objektiv- u. Okularvergrößerung. Bei der Betrachtung sehr kleiner Objekte werden zur Erhöhung des Auflösungsvermögens Immersionsobjektive verwendet, bei denen der Zwischenraum zwischen Objekt u. Objektiv mit Öl ausgefüllt wird (dessen Brechzahl etwa mit der des Deckglases übereinstimmt). Damit können mit sichtbarem Licht Strukturen einer Größenordnung von ca. 200 nm noch aufgelöst werden. Eine weitere Möglichkeit zur Steigerung des Auflösungsvermögens liegt in der Verwendung von kurzwelligem UV-Licht (λ bis ca. 200 nm); s. Ultraviolettmikroskop, Elektronenmikroskop.

Mikro|somen (↑; Soma*) *n pl*: (engl.) *microsomes*; Bruchstücke des endoplasmatischen Retikulums* der Zelle.

Mikro|somie (↑; ↑) *f*: s. Kleinwuchs.

Mikro|spektro|photo|metrie (↑; Spektrum*; Phot-*; Metr-*) *f*: (engl.) *microspectrophotometry*; quant. Bestimmung von kleinsten Substanzmengen (bis ca. 0,5 fmol) durch Komb. von Mikroskopie u. Spektrophotometrie; **Anw.:** u. a. zur Analyse intrazellulärer Substanzen (Zytophotometrie*); **Prinzip:** 1. Messung des Absorptionsspektrums der zu bestimmenden Substanzen (z. B. DNA, RNA, Aminosäuren) am mikroskop. Präparat (meist im UV-Bereich); 2. Messung der Absorption nach Ausführen substratspezif. Farbreaktionen (z. B. Feulgen-Plasmalfärbung) od. Fluorchromierung in monochromat. Licht (einfacher als 1., da im sichtbaren Bereich des Spektrums).

Mikro|sphären (↑; sphaericus*) *f pl*: (engl.) *microspheres*; feinste kugelförmige Partikel; **Anw.:** als Ultraschallkontrastmittel (z. B. Perflutren*) od. radioaktiv markiert zur Szintigraphie* (z. B. ^{99m}Technetium*-markiert, canis u. gypseum). ^{99m}Technetium*-markierte Albuminpartikel für die Lungenperfusionsszintigraphie* od. Lymphszintigraphie*).

Mikro|sporie (↑; Spora*) *f*: (engl.) *microsporum infection*; Dermatomykose durch Infektion mit Microsporum* (Microsporum audouinii, canis u. gypseum); **Klin.:** bes. bei Kindern auf dem behaarten Kopf runde, fein schuppende Herde mit kurz über der Kopfhaut abgebrochenen Haaren (Tinea capitis; s. Abb.); juckende, randbetonte, hellrote, schuppende Areale im Gesicht, am Rumpf u. an den Extremitäten (Tinea corporis); **Diagn.:** im Wood-Licht Grünfluoreszenz, Nativpräparat, Kultur; **DD:** Psoriasis, seborrhoisches Ekzem, Pityriasis rosea.

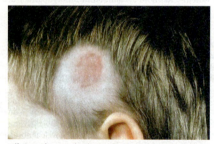

Mikrosporie: umschriebener Bezirk mit abgebrochenen Haaren bei Tinea capitis [143]

Mikro|stomie (↑; -stomie) *f*: (engl.) *microstomia*; Kleinheit des Mundes; **Vork.:** bei versch. angeborenen Erkr. u. progressiver systemischer Sklerose*.

Mikro|therapie (↑) *f*: (engl.) *microtherapy*; Methode zum perkutanen Einbringen von lokal wirksamen Arzneimitteln, Mikroprothesen od. Mikroinstrumenten für Mikrooperationen unter CT- od. MRT-Steuerung; meist ambulant u. in Lokalanästhesie durchgeführte, schmerzfreie u. komplikationsarme Behandlung auch in unmittelbarer Nachbarschaft lebenswichtiger anat. Strukturen; **Ind.:** Biopsie*, Arthrose*, Bandscheibenvorfall* (periradikuläre u. epidurale Therapie, Nukleo- u. Sequest-rektomie, Chemonukleolyse*), Wirbelkörperfrakturen (Stabilisierung mit Knochenzement), pAVK* u. Raynaud*-Syndrom (lumbale/thorakale Sympathikusausschaltung), Tumorschmerzen (Neurolyse von Schmerzen, Schmerztherapie), Abszesse, Nekrosen bei akuter Pankreatitis, Metastasen (lokale Hyperthermie, Chemo-, Immun-, Strahlentherapie); **Kontraind.:** Gerinnungsstörungen, allg. Infekte, lokale bakterielle Entz., Schwangerschaft. Vgl. Chirurgie, minimal-invasive.

Mikro|thrombus (↑; ↑) *m*: (engl.) *microthrombus*; syn. Kapillarthrombus; Thrombus* der Endstrombahn*; in betroffenen Organen schwere ischäm. Schäden (vgl. Mikrozirkulationsstörungen) in der Folge; **Vork.:** z. B. septischer Schock*, Verbrauchskoagulopathie*. Vgl. Mikroangiopathie, thrombotische; Störungen, rheologische.

Mikr|otie (↑; Ot-*) *f*: 1. (engl.) *microtia*; angeb. Kleinheit des äußeren Ohres, z. B. bei HCM*-Syndrom od. Ablepharie*-Makrostoma-Syndrom. 2. s. Ohrmuscheldysplasie.

Mikro|tom (↑; -tom*) *n*: (engl.) *microtome*; Präzisionsapparat zur Herstellung sehr dünner Schnitte (1–15 μm) von Geweben zur histol. Untersuchung; Vorbehandlung des Gewebes: 1. Gefrieren (für Schnellschnittdiagnostik* u. histochem. Untersuchungen); 2. Fixation (Einbettung in Paraffin, Zelloidin, Methacrylat u. a.).

Mikro|trans|fusion (↑; Transfusion*) *f*: (engl.) *microtransfusion*; Übertritt fetaler Erythrozyten aus der Plazenta in den mütterl. Kreislauf; wichtig für die Pathogenese des Morbus* haemolyticus fetalis u. Morbus* haemolyticus neonatorum; **Vork.:** in der Eröffnungs-, Austreibungs- u. bes. in der Nachgeburtsperiode od. bei pränatalen diagn. Eingriffen (z. B. Amniozentese); **Nachw.** fetaler Erythrozyten: Durchflusszytometrie*. Vgl. Transfusion, fetomaternale.

Mikro|tubuli (↑; Tubulus*) *m pl*: (engl.) *microtubules*; röhrenförmige intrazelluläre Proteinstrukturen (Ø 24 nm) zur Zellstabilisierung (Zytoskelett) u. zum intrazellulären Transport (z. B. in Neuronen zum Transport synapt. Bläschen; vgl. Synapse); sog. stabile M. bilden das Gerüst von Zentriol*, Zilien* u. Geißeln*; sog. labile M. bilden z. B. die Spindeltubuli des Spindelapparats*.

Mikro|verkalkungen (↑): (engl.) *microcalcifications*; (gyn.) nur mit Mammographie* nachweisbare, 150–400 μm große Kalkablagerungen in der Mamma; **Einteilung:** nach Erscheinung: 1. meist benigne: einzeln od. diffus (disseminierte) im Parenchym verteilt, monomorph; 2. dringend malignitätsverdächtig (Mammakarzinom*): polymorph, gruppiert (s. Abb.) u./od. segmental mit mamilloradiärer Ausrichtung verteilt. Vgl. Kalkinfiltration.

> Nicht eindeutig benigne Mikroverkalkungen sind durch Stanz- od. Vakuumsaugbiopsie od. durch gezielte Probeexzision nach stereotaktischer Drahtmarkierung zu entfernen.

Mikro|villi (↑; lat. villus zottiges Haar) *m pl*: (engl.) *microvilli*; syn. Bürstensaum; dicht gelagerte, feine zytoplasmat. Fortsätze von 1–6 μm Länge u. 0,1 μm Dicke an der freien Zelloberfläche mit 10–

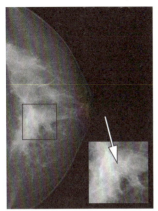

Mikroverkalkungen: malignitätsverdächtiger Befund mit polymorphen, gruppierten Kalkablagerungen (Pfeil); Mammographie [170]

30 Aktinfilamenten im Inneren; Zellen mit M. besitzen durch die beträchtl. Oberflächenvergrößerung eine starke Resorptionskraft. **Vork.:** Hauptstücke der Nierenkanälchen, Saumzellen des Dünndarmepithels, Plexus choroidei, Synzytium der Plazentazotten; vermehrtes Auftreten bei höheren Anforderungen an die Resorptionsfunktion versch. Epithelien, z. B. Gallenblase, Schilddrüse.
Mikro|wellen (↑): (engl.) *microwaves*; elektromagnetische Wellen* mit Wellenlängen zwischen ca. 0,3 mm u. 300 mm; s. Hochfrequenztherapie.
Mikro|zephalie (↑; Keph-*) *f*: (engl.) *microcephaly*; Form der Dyszephalie* mit Verkleinerung des Schädelumfangs (unterhalb des 3. Perzentils; vgl. Kopfumfang, kindlicher). **Einteilung:** nach der Urs.: **1.** primäre M. ohne erkennbare Urs. als fam. (einfache) M. od. bei versch. Formen der Dysostosis*; **2.** sekundäre M. inf. pränataler Erkr. (Embryopathia* rubeolosa, Toxoplasmose*), die häufig auch zu einem Hydrozephalus* führen (Hydromikrozephalie). Vgl. Stenozephalie.
Mikro|zirkulation (↑; lat. circulus Kreis, Ring) *f*: (engl.) *microcirculation*; Blutzirkulation mit Austauschvorgängen zwischen Blut u. Interstitium im Bereich der Endstrombahn*.
Mikro|zirkulations|störungen (↑; ↑): (engl.) *disturbances of microcirculation*; gestörte Mikrozirkulation*; **Path.:** Sludge*-Phänomen, Mikrothromben*, Steigerung der Kapillarpermeabilität mit Exsudation von Blut u. Blutbestandteilen, Plasma* Skimming; **Vork.:** u. a. arterielle Verschlusskrankheit, hämatol. Erkr. (Polyzythämie, Dysproteinämie, Kryoglobulinämie), Schock, Verbrennung u. a. Erkr. mit rheologischer Störung*. Vgl. Mikroangiopathie.
Mikro|zyten (↑; Zyt-*) *m pl*: (engl.) *microcytes*; abnorm kleine Erythrozyten, häufig kombiniert mit Hypochromasie* u. Anisozytose*; **Vork.:** bei Eisenmangelanämie* u. versch. anderen Anämieformen (s. Anämie, Tab. 2 dort).
Miktio|metrie (↑; Metr-*) *f*: s. Zystomanometrie.
Miktion (lat. mictio Wasserlassen) *f*: (engl.) *micturition*; Mictio; Entleerung der Harnblase.

Miktion, imperative (↑) *f*: (engl.) *urge micturition*; plötzl. notwendige Blasenentleerung inf. imperativen Harndrangs*.
Miktion, inter|mittierende (↑) *f*: (engl.) *intermittent voiding*; Harnstottern; diskontinuierliche Harnentleerung mit unterbrochenem Harnfluss; **Urs.:** org. (z. B. Blasensteine, zu schwacher od. zu kurzer Detrusorreflex; bei Versagen des M. detrusor vesicae sog. Bauchdeckenentleerung durch Kontraktion der Bauchmuskulatur), psych. (z. B. Dysuria* psychica) od. funktionell (z. B. bei Detrusor-Sphinkter-Dysfunktion). **Diagn.:** s. Uroflowmetrie (intermittierende Harnflusskurve).
Miktions|druck (↑): (engl.) *micturition pressure*; Blasendruck während der Entleerungsphase; vgl. Zystomanometrie.
Miktions|protokoll (↑) *n*: (engl.) *micturition protocol*; syn. Miktionstagebuch; diagn. Hilfsmittel zur Ermittlung von Miktionsfrequenz, Harnmenge pro Miktion u. Tag sowie Frequenz u. Grad der Einnäss- u. Harndrangepisoden, Trinkmenge u. Windelgebrauch; **Anw.:** z. B. bei der Diagn. von Pollakisurie, Polyurie, Nykturie.
Miktions|störung (↑): (engl.) *urinary dysfunction*; Sammelbez. für Störungen der Entleerung der Harnblase; z. B. Dysurie*, Harninkontinenz*, Blasenspeicherstörung*, Blasenentleerungsstörung*.
Miktions|tage|buch (↑): Miktionsprotokoll*.
Miktions|zysto|urethro|graphie (↑; Kyst-*; Urethra*; -graphie*) *f*: (engl.) *micturating cystourethrography (Abk. MCU)*; Röntgenkontrastuntersuchung von Blase u. Harnröhre (im schrägen Strahlengang) während der Miktion, meist im Anschluss an eine Urographie* od. nach retrograder Füllung der Blase mit wasserlösl. Kontrastmittel; **Ind.:** Erkr. der Urethra (Striktur, Klappe, Tumor), Nachw. eines vesikoureterorenalen Refluxes* (s. Abb.) bei Blasenentleerungsstörung in Verbindung mit Zystomanometrie. Vgl. Urethrographie; Videourodynamik.
Mikulicz-Klemme (Johann Freiherr von M.-Radecki, Chir., Königsberg, Breslau, 1850–1905): (engl.)

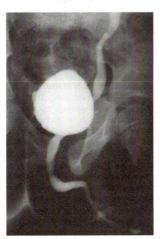

Miktionszystourethrographie: vesikoureterorenaler Reflux mit einseitigem Megaureter bei 5-jährigem Jungen [131]

Mikulicz's clamp; scharfe lange u. gebogene Klemme zum Anklemmen des geöffneten Bauchfells od. einer Faszie; vgl. Instrumente, chirurgische.

Mikulicz-Krankheit I (↑): (engl.) *Mikulicz syndrome*; symmetr., schmerzlose Tränen- u. Mundspeicheldrüsenschwellung; begleitende Iridozyklitis häufig; Spätfolge Sicca*-Syndrom; **Urs.**: paraneoplastisch bedingt bei Non*-Hodgkin-Lymphom, als diffuses lymphozytäres interstitielles Syndrom (Abk. DILS) bei Entz., bei Sialadenose*.

Mikulicz-Krankheit II (↑): s. Knochenzyste.

Milben: (engl.) *mites*; Acari; parasit. Spinnentiere von meist kugeligem Körperbau u. geringer Größe (Verschmelzung von Kopf, Brust u. Hinterleib; s. Arthropoden); **Entw.**: Ei, 6-beinige Larve, 8-beinige Nymphe (2 Stadien), geschlechtsreife M.; **Einteilung: 1. Hautparasiten: a)** Krätzmilbe (Sarcoptes scabiei var. hominis): ♀ 0,25 mm–0,35 mm × 0,35 mm–0,45 mm, ♂ etwas kleiner; Err. der Scabies*; ♀ gräbt bis zu 10 mm lange Gänge in die Oberhaut (♂ bleibt an Hautoberfläche), 10–30 Tage p. i. Beginn des starken Juckens; Übertragung: Kontaktinfektion, z. B. durch engen längeren Körperkontakt, Bettwäsche; bei immungeschwächten Pat. massiver Befall (Scabies norwegica) u. hohe Ansteckungsgefahr; Nachw.: mikroskop. Deckglaspräparat in einem Tropfen Glycerol nach Aufpräparieren eines Bohrgangs; **b)** Haarbalgmilbe (Demodex folliculorum u. Demodex brevis): 0,04 mm–0,05 mm × 0,3 mm–0,4 mm; lebt in Haarfollikeln bzw. Talgdrüsen (Demodex brevis) des Gesichts (s. Demodikose); Nachw.: ausgequetschter Talg mit 1 Tropfen Paraffinöl mikroskopieren; meist nicht pathogen, evtl. zusätzl. pathogener Faktor bei Rosacea* u. perioraler Dermatitis*; **c)** Räudemilben der Tiere (Sarcoptes spec.): gehen gelegentl. auf den Menschen über, verschwinden aber meist spontan nach 2–3 Wo. (s. Katzenräude); **2. Raubmilben: a)** Dermanyssidae* (Vogelmilben): Err. der Gamasidiose*; **b)** Erntemilbe (Neotrombicula autumnalis, syn. Herbstgrasmilbe): Gattung der Trombiculidae, deren Larven (0,3 mm × 0,4 mm) wie auch die der Dermanyssidae gelegentl. den Menschen befallen, bes. an den unteren Extremitäten; Err. der Ernte- od. Heukrätze im Sommer u. Herbst (Trombidiose*); möglicherweise Überträger von Rickettsien, Coxiella burneti u. FSME-Virus; **c)** Vorratsbauchmilbe (Pyemotes tritici): Vork. in Mühlen u. Getreidespeichern; Err. der Getreidekrätze; **3. Hausstaubmilben** (Dermatophagoides pteronyssinus, Dermatophagoides farinae, Dermatophagoides microceras, Euroglyphus maynei): ubiquitär in Haus- u. Bettstaub vorkommende M., die v. a. von Hautschuppen u. Haaren der Menschen u. Haustiere leben; Milbenkot wirkt allergen; insbes. Euroglyphus maynei ist häufig Urs. des allerg. Asthma* bronchiale, Dermatophagoides pteronyssinus häufig Auslöser eines atopischen Ekzems*); Minderung der Milbenexposition durch allergenundurchlässige Bettbezüge u. Matratzenüberzüge; Beseitigung des Milbenbefalls der Wohntextilien mit Benzylbenzoat; ggf. spezifische Immuntherapie*; **4. Vorratsmilben:** z. B. Tyrophagus putrescentiae, Acarus siro, Lepidoglyphus destructor: Vork. auf Mehl- u. Milchprodukten, getrockneten Früchten u. a.; können Acarodermatitis od. Inhalationsallergien auslösen; **5. Krankheitsüberträger:** Rattenmilben, Mäusemilben; Larven von Leptotrombidium akamushi: in Asien Überträger des Tsutsugamushi*-Fiebers (Orienta tsutsugamushi); Vogelmilben (Dermanyssidae): in den USA Überträger der St.-Louis-Enzephalitis; Ornithonyssus bacoti: Überträger der Rickettsienpocken* (Rickettsia akari). Vgl. Zecken.

Milben|fleck|fieber: syn. Tsutsugamushi*-Fieber; vgl. Rickettsiosen.

Milch: (engl.) *milk*; bei allen Säugetieren (einschließl. Menschen) in den Milchdrüsen gebildete Flüssigkeit (Emulsion* aus in Wasser fein verteilten Fetttröpfchen) zur artspezif. optimalen Ernährung von Säuglingen; vgl. Muttermilch, Kolostrum, Lac neonatorum, Kuhmilch, Buttermilch.

Milch-Alkali-Syn|drom *n*: Burnett*-Syndrom.

Milch|brust|gang: Ductus* thoracicus.

Milch|drüse: Brustdrüse; s. Mamma.

Milch|einschuss: s. Muttermilch.

Milch|fistel (Fistel*) *f*: (engl.) *lacteal fistula*; bei Mastitis* puerperalis inf. Gewebeeinschmelzung vorkommende Fistel mit Verbindung zu einem Milchgang, aus der sich Muttermilch entleert.

Milch|flecken: s. Taches laiteuses.

Milch|fluss: s. Galaktorrhö, Laktation.

Milch|gänge: Ductus* lactiferi.

Milch|gängigkeit: (engl.) *breast milk passage*; Bez. für den Übergang von Arzneimitteln, Umwelt- u. Genussgiften aus dem Blut in die Muttermilch*.

Milch|gärung: (engl.) *milk fermentation*; enzymat. Abbau von Laktose* durch Milchsäurebakterien; die bei dieser Gärung gebildete D- u./od. L-Milchsäure bewirkt die Fällung von Casein*; vgl. Molke.

Milch|gang|karzinom (Karz-*; -om*) *n*: s. Komedokarzinom.

Milch|gang|papillom (Papilla*, -om*) *n*: (engl.) *milkduct papilloma*; papillomatöse, meist benigne Wucherung in den Milchgängen zentral unter der Brustwarze; **Vork.**: meist in zyst. Erweiterungen, vorwiegend bei Frauen um die Menopause*; kann sich (bei Zotteneinriss) klin. als blutende Mamma* manifestieren; Übergang in ein Mammakarzinom* sehr selten. Vgl. Duktoskopie (Abb. dort).

Milch|gebiss: s. Milchzähne.

Milch|gerinnung: (engl.) *milk coagulation*; Fällung des Milchproteins Casein* durch Säuren od. Labferment*; vgl. Milchgärung; Molke.

Milch|leiste: (engl.) *milk line*; Milchdrüsenleiste; embryonale Anlage der pektoralen Milchdrüse, die sich als ektodermale Epithelverdickung an der Rumpfwand von der vorderen Axillarfalte bis zur Leistengegend bzw. zum Oberschenkel bildet; der größte Teil der M. bildet sich zurück, ein kleiner Teil bleibt in der mittleren Thoraxregion bestehen u. wird durch Aussprossung von Epithelzapfen in das darunter gelegene Bindegewebe zur Brustdrüse. An jeder Stelle der M. können aber akzessor. Brustwarzen (Polythelie) od. auch vollständige überzählige Brustdrüsen (Polymastie) entstehen; s. Mamma, akzessorische.

Milch|mangel: s. Hypogalaktie.

Milch|nähr|schaden: (engl.) *cow's milk malnutrition*; heute sehr seltene Form der Dystrophie* inf. mangelhafter Kohlenhydrat- bei ausreichender bis übermäßiger Milchernährung, z. B. mit unverdünnter Kuhmilch; **Path.**: Die kalorisch zwar ausreichende, aber einseitige u. schwer verdauliche Kost führt beim Säugling zu einer Verdauungsinsuffizienz mit Malabsorption u. Maldigestion. **Sympt.**: Obstipation, Meteorismus, Kalkseifenstühle*, Vitamin-, Calcium- u. Eisenmangel mit Anämie; **Ther.**: z. B. Adaptierung der Milch an die Zusammensetzung der Muttermilch durch Zugabe von Wasser, Laktose* (evtl. ein weiteres Kohlenhydrat) u. Fett; vgl. Mehlnährschaden; Säuglingsernährung; Möller-Barlow-Krankheit.

Milch|pfropf|syn|drom n: (engl.) *inspissated milk syndrome*; durch einen sog. Milchpfropf (Laktozoar) im Bereich des unteren Dünndarms verursachter Ileus*; **Vork.**: nur bei mit Kuhmilchpräparaten ernährten Säuglingen (i. d. R. nach zu konzentrierter Zubereitung) in den ersten 4 Lebenswochen.

Milch|pocken: Alastrim; s. Variola.

Milch|poren: (Pore*); s. Brustwarze; Ductus lactiferi.

Milch|säure: (engl.) *lactic acid*; Acidum lacticum, α-Hydroxypropionsäure, 2-Hydroxypropansäure, H_3C—$CHOH$—$COOH$; vgl. der M.: Laktat*.

Milch|säure|bakterien f pl: (engl.) *Lactobacilli*; Bakt. der Fam. Lactobacillaceae (u. a. der Gattung Lactobacillus*), die Laktose i. R. der Milchgärung* abbauen.

Milch|säure|gärung: s. Gärung.

Milch|schimmel: s. Geotrichum candidum.

Milch|schorf: s. Ekzem, atopisches.

Milch|sinus (Sinus*) m pl: (engl.) *lactiferous sinuses*; auch Milchzisternen; spindelförmige Erweiterungen der radiär verlaufenden Ausführungsgänge der Brustdrüse.

Milch|stau: (engl.) *galactostasis*; Galaktostase; Verhaltung der Muttermilch* im Drüsen- u. Gangsystem der Brust einer Stillenden inf. Abflussbehinderungen od. unzureichender Entleerung; **Kompl.**: Entw. einer parenchymatösen Mastitis*, Zystenbildung; früher häufige Urs. eines Puerperalfiebers*.

Milch, transitorische: s. Muttermilch.

Milch|verordnung: Abk. MilchHQV; „Verordnung über Hygiene- und Qualitätsanforderungen an Milch und Erzeugnisse auf Milchbasis" in der Fassung vom 20.7.2000 (BGBl. I S. 1178), zuletzt geändert am 9.11.2004 (BGBl. I S. 2791), verbietet allen Personen, die beim Melken, beim Behandeln der Milch u. bei Stallarbeiten im Erzeugerbetrieb über die Milch Krankheiten übertragen können, den Umgang mit Milch u. schreibt für Personen, die melken, u. a. saubere waschbare Oberbekleidung u. die Reinigung von Händen u. Unterarmen vor; Personen in Milchsammel- u. Standardisierungsstellen sowie in Be- u. Verarbeitungsbetrieben müssen während des Umgangs mit Milch saubere Arbeitskleidung u. Kopfbedeckung tragen u. saubere Hände haben. Die Milch betreffende Vorschriften finden sich auch in §§ 42 u. 43 des Infektionsschutzgesetzes*.

Milch|zähne: (engl.) *deciduous teeth*; Dentes decidui; die 1. Zähne des Kindes, deren Durchbruch durchschnittl. um den 6.–8. Monat beginnt u. mit 2–2,5 Jahren beendet ist; das Milchgebiss besteht aus 20 Zähnen (8 Schneidezähnen, 4 Eckzähnen, 8 Molaren). Nach Resorption der Wurzeln fallen die M. vom 6.–12. Lj. aus. Gelegentl. werden Kinder mit M. (meist den unteren Schneidezähnen) geboren (Dentes natales); evtl. Zeichen für Ektodermaldysplasie*-Syndrom) bzw. brechen diese beim Neugeborenen durch (Dentes neonatales). Die M. sind kleiner als die bleibenden u. leicht bläulich gefärbt. Vgl. Gebissschema.

Milch|zucker: Laktose*.

Miles-Operation (William E. M., Chir., London, 1869–1947) f: (engl.) *Miles' operation*; abdominoperineale Rektumexstirpation (sog. Rektumamputation), wobei das Rektum mit Anus u. Schließmuskel entfernt u. die Anlage eines permanenten Anus* praeternaturalis erforderlich wird; **Ind.**: Rektumkarzinom (s. Karzinom, kolorektales) mit einem Abstand von <5 cm ab der Linea anocutanea ggf. mit Infiltration des Kontinenzorgans, fortgeschrittenes Analkarzinom. Vgl. Rektumresektion.

miliar (lat. milium Hirsekorn): hirsekorngroß, -ähnlich.

Miliar|an|eurysmen (↑; Aneurysma*) n pl: (engl.) *miliary aneurysms*; syn. Charcot-Bouchard-Aneurysmen; bis zu 2 mm große Aneurysmen der Arteriolen u. Kapillaren des Gehirns; **Vork.**: meist innerh. der Basalganglien bei art. Hypertonie; vgl. Aneurysma, intrakranielles.

Miliaria (↑) n pl: (engl.) *miliaria*; sog. Friesel, veraltet Sudamina; hirsekorngroße, wasserhelle Bläschen (M. cristallina), evtl. mit rotem Hof; Auftreten bes. bei Kindern nach starkem Schwitzen, Fieber, Verlegung der Schweißdrüsengänge, i. R. einer Ther. mit adrenergen, cholinergen Arzneimitteln u. Opiaten; meist in den Tropen als M. rubra (engl. *prickly heat*, sog. roter Hund) mit Papeln durch entzündl. Reaktion der Dermis; **Ther.**: Kühlung.

Miliar|lupoid (↑; lat. lupus Wolf; -id*) n: s. Sarkoidose.

Miliar|tuberkel (↑; Tuberkel*) m: (engl.) *miliary tubercle*; hirsekorngroßer Tuberkel, der in mehreren Organen massenhaft auftritt; vgl. Tuberkulose.

Miliar|tuberkulose (↑; ↑; -osis*) f: (engl.) *miliary tuberculosis*; generalisierte Tuberkulose* mit miliaren Herden (Tuberkulome) im gesamten Organismus; **Path.**: hämatogene od. lymphogene Dissemination: 1. (meist) unmittelbar nach Bildung des Primärkomplexes (sog. subprimäre M.); 2. im späteren Verlauf (sog. postprimäre M.); **Formen**: 1. pulmonale M. (mit Beteiligung der Lungen); 2. meningeale M. (mit tuberkulöser Meningitis*); 3. typhoide M. (mit Somnolenz); **Klin.**: schweres Krankheitsgefühl, hohes lang anhaltendes Fieber, Milzvergrößerung, Kopfschmerzen, Meningismus, Dyspnoe, Husten, evtl. Schmerzen bei der Atmung, gelegentl. Hauttuberkulome; **Diagn.**: 10–14 Tage nach Dissemination in Röntgen-Thorax-Aufnahme multiple, stecknadelkopfgroße Herde (kleinste Fleckschatten); Augenhintergrunduntersuchung (Choroideatuberkel); Erregernachweis in Sputum od. Magensaft nur selten mögl.; Tuberkulintest wird im Verlauf der M. negativ (Anergie); **Ther.**: s. Tuberkulose; bei Beteiligung der Meninges zusätzl. zu Antituberkulotika für 6–8 Wo. system. Kortikosteroide; **Progn.**: ohne antituberkulot. Ther. letal. Vgl. Sepsis tuberculosa acutissima.

Milien (↑) *f pl*: (engl.) *milia*; syn. Hautgrieß; aus versprengtem Epithel hervorgehende, stecknadelkopfgroße, weißl., dermal gelegene Zysten v. a. im Gesicht; **Vork.:** primär (sog. eruptive M.) bes. bei Mädchen od. sekundär nach Traumen, chron. Sonnenschäden u. Blasenbildung (z. B. Porphyria cutanea tarda, Epidermolysis, Verbrennung); vgl. Atherom.

Milieu interne (franz. innere Umgebung): (engl.) *internal environment*; inneres Milieu; s. Homöostase.

Milieu|therapie *f*: (engl.) *milieu therapy*; syn. Milieugestaltung; s. Soziotherapie.

military exercise (engl. Militärübung): neurovaskulärer Provokationstest; s. Thoracic-outlet-Syndrom (Tab. dort).

Milkman-Syn|drom (Louis A. M., Röntg., Scranton, 1895–1951) *n*: (engl.) *Looser-Milkman s syndrome*; syn. Dekalzifizierungssyndrom; multiple, spontane, oft symmetr. partielle od. komplette Ermüdungsbrüche* mit Bildung eines nichtmineralisierten Kallus (Looser*-Umbauzonen); manchmal kombiniert mit Hypophosphatämie, Hyperphosphaturie u. erhöhter alkal. Serumphosphatase (Phosphatdiabetes); **Vork.:** idiopathisch, sekundär bei Rachitis* u. Osteomalazie*.

Millard-Gubler-Syn|drom (Auguste L. M., Arzt, Paris, 1830–1915; Adolphe M. G., Arzt, Paris, 1821–1897) *n*: s. Hirnstammsyndrome (Tab. dort).

Miller-Abbott-Sonde (Thomas G. M., Int., Philadelphia, 1886–1981; William O. A., Arzt, Philadelphia, 1902–1943) *f*: (engl.) *Miller-Abbott tube*; selten indizierte transnasal ausgeleitete Ballonsonde zur Entlastung bzw. Schienung des Dünndarms, die bis an ein Passagehindernis im Dünndarm gelangen bzw. darüber hinaus vorgeschoben werden kann.

Miller-Fisher-Syn|drom *n*: s. Fisher-Syndrom.

Miller-Kurzrok-Test *m*: s. SCMC-Test.

Miller-Spatel (anästh.) s. Laryngoskop.

Milli-: Abk. m; Dezimalvorsatz zur Kennzeichnung des Faktors 10^{-3} vor einer Einheit; vgl. Einheiten (Tab. 3 dort).

Milligan-Operation *f*: (engl.) *Milligan-Morgan operation*; Op. zur Entfernung von Hämorrhoiden* 2.–4. Grades; Umschneidung, Stielung rektalwärts, zentrale Ligatur u. Abtragung der Hämorrhoiden.

Milte|fosin (INN) *n*: (engl.) *miltefosine*; syn. Hexadecylphosphocholin; alkylierendes Zytostatikum* zur top. Anw. auf der Haut; Antiprotozoenmittel* gegen Leishmania* donovani zur Anw. p. o.; **Wirkung: 1.** zytostatisch vermutl. durch Hemmung membranöser Kinasen; **2.** antiparasitär vermutl. durch Hemmung des Metabolismus von Phospholipiden/Hemmung der Phospholipase in den Zellmembranen von Parasiten; **Ind.:** viszerale Leishmaniase*, maligne Hautveränderungen bei Mammakarzinom* bei Refraktärität gegenüber anderen Therapieformen u. fehlender Alternative; **UAW:** bei p. o. Anw. u. a. Diarrhö, Erbrechen.

Milwaukee-Korsett *n*: (engl.) *Milwaukee brace*; individuell nach Gipsabdruck gefertigte Rumpforthese, bestehend aus einem Beckenkorb, verstellbaren ventralen u. dorsalen Stahlstreben u. einer modellierten Kopfstütze sowie seitl. Pelotten bei Lendenwulst od. Rippenbuckel; **Ind.:** konservative Behandlung einer progredienten thorakalen od. thorakolumbalen Skoliose* bei noch ausreichender Wachstumspotenz des Knochenskeletts. Vgl. Extensionsmethoden; Orthese.

Milwaukee-Schulter|syn|drom *n*: (engl.) *Milwaukee shoulder syndrome*; seltene Sonderform der Hydroxylapatitkristall*-Ablagerungskrankheit am Schultergelenk mit Ablagerung von Kalziumverbindungen in der Synovialmembran des Glenohumeralgelenks, im Gelenkknorpel, der Bursa subacromialis u. der Rotatorenmanschette u. akut auftretenden Entzündungszuständen; vorwiegend bei älteren Frauen beobachtet. Vgl. Periarthropathia humeroscapularis.

Milz: (engl.) *spleen*; (anat.) Splen, (anat.) Lien; im oberen li. Quadranten des Abdomen hinter dem Magen u. in Nähe des Zwerchfells lokalisiertes, in den Blutkreislauf eingeschaltetes sekundäres Organ des lymphatischen Systems*; größtes lymphoretikuläres Organ mesodermaler Herkunft (Gewicht ca. 150–200 g), das in Segmente unterteilt wird; eine akzessor. M. kann vorkommen. **Anat.:** Die M. ist von einer bindegewebigen, von Peritonealepithel bedeckten Kapsel umgeben, von der ein trabekuläres Bindegewebegerüst u. einige glatte Muskelzellen in das Parenchym (sog. Milzpulpa) einstrahlen. Das dichtmaschige Retikulum enthält die makroskop. weißlichen u. in ihrer Gesamtheit als weiße Pulpa bezeichnete Milzknötchen (Malpighi-Körperchen), bestehend aus lymphat. Gewebe mit (um die Zentralarteriole herum angeordneten) T-Lymphozyten u. mit in primären od. (nach antigener Stimulation) sekundären Knötchen (mit einem Keimzentrum außerhalb des T-Zell-Areals) gruppierten B-Lymphozyten. Der Raum zwischen den Knötchen ist von einem weitmaschigen Retikulum ausgefüllt, das von Blut durchströmt u. als rote Pulpa bezeichnet wird. Die Blutversorgung erfolgt über die am Hilum eintretende A. splenica. Sie verzweigt sich in Trabekelu. Balkenarterien, aus denen die im Zentrum der Milzfollikel mündenden Zentralarterien (Endarterien) hervorgehen (s. Abb.); von hieraus fließt das Blut entweder direkt in irreguläre elongierte Gefäße mit wechselndem Lumen (Milzsinus) od. in das weitmaschige, von Makrophagen, Lymphozyten u. v. a. von Plasmazellen besiedelte Retikulum der roten Pulpa (Milzkammern). Die Endothelauskleidung der Milzsinus ist durch Schlitze in der Basalmembran für korpuskuläre Blutbestandteile durchlässig u. bildet gleichzeitig die Wandung der Milzkammern. Die aus den Milzsinus hervorgehenden, von geschlossenem Endothel ausgekleideten Pulpavenen münden in die Trabekel- od. Balkenvenen, die sich am Hilum zur V. splenica vereinigen. **Funktion: 1.** Phagozytose* u. Abbau durch Makrophagen von überalterten, in ihrer Verformbarkeit veränderten od. durch Membran- od. Enzymdefekte geschädigten Blutzellen (v. a. Erythrozyten), von Antikörper-beladenen Thrombozyten, von Mikroorganismen, Immunkomplexen, Fibrinmonomeren, kolloidalen u. a. Partikeln; **2.** antigeninduzierte Differenzierung u. Proliferation von B- u. T-Lymphozyten; **klin. Bedeutung:** s. Milzruptur, Splenitis, Splenomegalie, Ivemark-Syndrom, Hypersplenismus; Infarktgeschehen infolge Verstopfung der Milzarterie od. kleinerer

Minamata-Krankheit

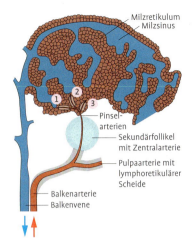

Milz: 1 u. 2: Mündung des arteriellen Teils direkt in die Sinus („geschlossener Kreislauf"); 3: Mündung in das Milzretikulum („offener Kreislauf")   [159]

Nebenzweige, Metastasen in der Milz infolge extraspenaler Tumoren u. OPSI*-Syndrom, Infektion mit Sepsis nach Splenektomie*; Funktionsverlust der Milz (Asplenie) od. nach Splenektomie führt zu Abwehrschwäche bes. gegen bekapselte Bakterien (z. B. Haemophilus influenzae Typ B, Streptococcus pneumoniae).

Milz|a|genesie|syn|drom (A-*; -genese*) *n*: Ivemark*-Syndrom.

Milz|brand: (engl.) *anthrax, milzbrand*; syn. Anthrax; vom Tier (Rind, Schaf, Schwein, Pferd u. Tierfelle) auf den Menschen übertragbare Infektionskrankheit; **Err.:** Bacillus* anthracis, sporenbildend; **Übertragung:** 1. Hautkontakt mit Sporen von erkrankten bzw. verendeten Tieren od. kontaminierten tier. Rohstoffen; 2. enterale Aufnahme von vegetativen Bakterien in infiziertem, nicht ausreichend durchgegartem Fleisch; 3. Einatmen von Sporen; 4. i. v.-Konsum von mit Sporen kontaminiertem Heroin; **Inkub.:** 2–7 Tage (gelegentl. einige Std.); **Klin.:** Manifestation als **Hautmilzbrand** (jährlich ca. 2000 Fälle weltweit) an der Infektionsstelle mit Bildung eines Bläschens (Pustula maligna) u. des Milzbrandkarbunkels (Carbunculus contagiosus) mit anschl. entzündl. Ödem u. Eiterung, Fieber u. lokaler Lymphknotenschwellung; als **Lungenmilzbrand** im Frühstadium mit Husten, Fieber, Kopfschmerzen, Tachykardie, allg. Unwohlsein, Appetitlosigkeit, Erbrechen u. Atembeschwerden, im weiteren perakuten Verlauf mit schwerer Bronchopneumonie mit Hämoptoe, hohem Fieber, Schweißausbrüchen, Schüttelfrost, Stridor u. schwerer respiratorischer Insuffizienz; als **Darmmilzbrand** Übelkeit, Erbrechen, Fieber, Appetitlosigkeit u. Meteorismus sowie hämorrhag. Entz. des Darms mit blutigen Durchfällen u. Peritonitis als Folge der Toxinbildung; **Diagn.:** mikroskop. od. kulturell; meldepflichtige Krankheit bei Krankheitsverdacht, Erkrankung od. Tod; **Ther.:** Ciprofloxacin, Penicillin G od. Doxycyclin, ggf. angepasste Schemata bei Kindern, Schwange-

ren od. Allergienkeine; keine chir. Eingriffe; **Proph.:** bei Verdacht Chemoprophylaxe; in Deutschland gibt es keinen zugelassenen Impfstoff.

Milz|ex|stirpation (Exstirpation*) *f*: Splenektomie*.

Milz|punktion (Punktion*) *f*: (engl.) *splenic puncture*; Punktion der Milz; **Methode:** nach Markierung der Organgrenzen Einstich in Rückenlage (vordere Axillarlinie ca. 6–8 cm unterhalb der oberen Grenze der abseitigen Dämpfung) mit Punktionsnadel (mit Mandrin) in tiefer Inspiration zur Aspiration von Material zur Zytodiagnostik; **Ind.:** V. a. Milzlymphom, Milzmetastasen ohne nachweisbaren Primärtumor (selten); **Kontraind.:** septische Milz, Milzinfarkt, hämorrhagische Diathese.

Milz|ruptur (Ruptur*) *f*: (engl.) *splenic rupture*; meist durch ein stumpfes Abdominaltrauma* verursachte Zerreißung der Milz (Kapsel- od. Parenchymriss, Organzertrümmerung, evtl. Abriss des Gefäßstiels); **Formen:** 1. einzeitige M. mit lebensbedrohl. akuter massiver Blutung in die freie Bauchhöhle; 2. zweizeitige M. (selten): nach einem freien Intervall (Tage bis Wochen) bei zunehmendem, zentralem od. subkapsulärem Hämatom inf. Kapselriss auftretend (insbes. bei Polytrauma leicht zu übersehen); **Klin.:** Schock*, lokale Bauchdeckenspannung (Akutes* Abdomen), positives Ballance*-Zeichen, Kehr*-Zeichen u. Saegesser*-Zeichen; **Diagn.:** Sonographie mit Nachw. freier (u. zunehmender) intraabdominaler Flüssigkeit, Spiral-CT; Abfall des Hämoglobins, Anstieg der Leukozyten, Peritoneallavage; **Ther.:** entspr. des Verletzungsmusters u. klin. Gesamtsituation des Pat. Splenektomie* od. organerhaltende Ther. (Fibrinkleber*, Argon-, Laser- od. Infrarotkoagulation, organumspannendes Netz zur Kompression, evtl. Teilresektion. Nach Splenektomie ist eine postoperative Pneumokokkenvakzination zur Vermeidung eines OPSI*-Syndroms erforderlich. Evtl. Polytrauma.

Milz|tumor (Tumor*) *m*: s. Splenomegalie.

Milz|venen|thrombose (Vena*; Thromb-*; -osis*) *f*: s. Hypertension, portale.

mimetisch (gr. μιμητικός nachbildend): (engl.) *mimetic*; nachahmend.

Mimik (↑) *f*: (engl.) *facial expression*; Mienenspiel, Ausdrucksbewegungen der Gesichtszüge durch komplexe Innervation der Gesichtsmuskulatur, die beim Gesunden aktuelles seelisches Geschehen (Gefühle, Stimmungen, Willensregungen) widerspiegeln u. meist unwillkürl. ablaufen; Störungen z. B. inf. Fazialisparese*, bei Parkinson*-Syndrom od. Pseudobulbärparalyse* (Zwangslachen, -weinen); vgl. Maskengesicht.

Mimikry, molekulare (↑) *f*: (engl.) *molecular mimicry*; postulierter Mechanismus der Entstehung von Autoimmunkrankheiten; aufgrund der Ähnlichkeit bzw. Identität antigener Determinanten von Infektionserregern u. Zellen des Wirtsorganismus reagiert dieser mit der Bildung von Autoantikörpern* bzw. autoaggressiven T*-Lymphozyten nach Immunaktivierung durch exogene Err. über Kreuzreaktion*.

Minamata-Krankheit: (engl.) *Minamata disease*; chron. Quecksilberintoxikation* (z. T. mit tödl. Ausgang); erstmals in den 50er Jahren in Minamata (Japan) aufgetreten; **Urs.:** Genuss von durch quecksilberhaltige Abwässer (Methylquecksilberchlorid u. -sulfid) kontaminierten Meeresfrüchten.

Minderung der Erwerbs|fähigkeit: (engl.) *diminution of fitness for work*; Abk. MdE; inf. gesundheitlicher Beeinträchtigungen entstandene, erhebliche u. länger andauernde Einschränkung der Leistungsfähigkeit (s. Erwerbsfähigkeit; Berufskrankheiten); Grad der MdE wird in Prozent angegeben; Feststellung der MdE ist Voraussetzung für Gewährung von Leistungen i. R. der Gesetzl. Unfallversicherung (SGB VII, Gewährung einer Rente ab MdE von 20 %); im Sozialen Entschädigungsrecht nach dem Bundesversorgungsgesetz (Abk. BVG) i. R. von Kriegsopferversorgung, Opferentschädigung, Wehrdienstbeschädigung, Impfschäden u. a. Gewährung einer Rente ab MdE von 25 % (aufgerundet 30 %); seit 2008 ersetzt durch Grad* der Schädigungsfolgen (Abk. GdS, ohne Prozent-Angabe). Vgl. Behinderung; Rentenversicherung.

Minder|wertigkeits|gefühl: (engl.) *feeling of inferiority*; beeinträchtigtes Selbstwertgefühl*, bei dem das eigene Selbst als mangelhaft u. unzureichend empfunden wird; vgl. Individualpsychologie.

Mineralo|kortikoide (Cort-*; -id*) *n pl*: (engl.) *mineralocorticoids*; Steroidhormone* (C21-Steroide*) der Nebennierenrinde u. synthet. Kortikoide* mit mineralokortikoider Wirkung (s. Fludrocortison); wichtigste natürl. M.: Aldosteron* u. Desoxycorticosteron*; **Wirkung:** Steigerung der Rückresorption von Na$^+$ insbes. im distalen Tubulus, vermehrte tubuläre K$^+$-Sekretion (keine Koppelung mit Na$^+$-Rückresorption) u. NH$_4^+$-Ausscheidung; verstärkte Aktivierung des Renin*-Angiotensin-Aldosteron-Systems bei Hyponatriämie, Hyperkaliämie, Hypovolämie; bei primärem Hyperaldosteronismus* od. Dauermedikation (mit hoher Dosis) verminderte Na$^+$-Rückresorption vermutl. im proximalen Tubulus (Escape-Phänomen); **Regulation:** durch Renin*-Angiotensin-Aldosteron-System, in geringem Maß auch durch ACTH; **Ind.:** Addison*-Krankheit, adrenogenitales Syndrom*; **Kontraind.:** art. Hypertonie, Ödeme, zerebrale Durchblutungsstörung; **UAW:** Kopfschmerz, Ödeme, art. Hypertonie, Hypokaliämie. Vgl. Kortikoide (Tab. dort).

Minerva-Gips: Thoraxhals*-Gipsverband.

Minimal|medium (lat. minimus kleinster; medium die Mitte, das Vermittelnde) *n*: (engl.) *minimal medium*; einfachstes voll- od. teilsynthet. Medium, das die (normale) Vermehrung einer Zelle erlaubt; bei Mikroorganismen reichen oft nur Mineralsalze u. Puffersubstanzen, dazu eine Stickstoffquelle (z. B. NH$_4^+$) u. eine Kohlenstoff- bzw. Energiequelle (z. B. Glukose, Glycerol), evtl. müssen best. Vitamine zugesetzt werden. In solchen Medien können sich nur Zellen (des Wildtyps) vermehren, die die Fähigkeit haben, aus den vorhandenen Nahrungsstoffen alle für das Wachstum essentiellen Substanzen selber zu synthetisieren (prototrophe Zellen). Auxotrophe Mutanten benötigen ein entspr. Supplement (Mangelmedium). Vgl. Mangelmutante.

Mini-mental-state-Test (engl.) *m*: Abk. MMST; Mini-Mental-Status-Test; Kurztest zur Beurteilung geistiger Leistungsfähigkeit; standarisierter Fragebogen zu Orientierung*, Aufnahmefähigkeit, Aufmerksamkeit, Sprache, Rechnen, Lesen, Schreiben, Gedächtnis, Ausführung einer Anweisung u. konstruktiver Praxie mit Punktevergabe für korrekte Antworten; **Anw.:** Diagn., Quantifizierung u. Verlaufskontrolle einer Demenz*.

Minimum separabile (lat. minimus kleinster) *n*: (engl.) *minimum separabile angle, minimum separable angle*; Bez. für den kleinsten Abstand od. Sehwinkel zwischen 2 Punkten, der erforderl. ist, damit diese vom Auge noch getrennt wahrgenommen werden; Maß für das Auflösungsvermögen der Netzhaut (abhängig von Dichte u. Verschaltung der Sensoren), das in der Fovea centralis am größten ist u. ca. 1 Bogenminute = 1/60 Winkelgrad beträgt. Vgl. Noniussehschärfe.

minimus (↑): der Kleinste.

Mini|pille (↑): s. Kontrazeption, hormonale.

Mini|satelliten (↑) *m pl*: s. Marker, genetische.

Mini|thorako|tomie (↑; Thorax*; -tom*): Thorakotomie* mit Schnittlänge ≤10 cm; **Ind.:** 1. meist diagn. v. a. i. R. einer videoassistierten Thorakotomie (bei nicht mögl. VATS*); 2. therap.: z. B. zur Thoraxdrainage* (Abb. dort), i. R. der Herzchirurgie* z. B. zur transapikalen Aortenklappenimplantation od. minimalinvasiven Mitraklappenchirurgie.

Minkowski-Chauffard-Gänsslen-Krankheit (Oskar M., Int., Wiesbaden, 1853–1931; Anatole M. Ch., Int., Paris, 1855–1932): s. Sphärozytose, hereditäre.

Mino|cyclin (INN) *n*: (engl.) *minocycline*; halbsynthetisches Tetracyclin–Derivat (Tetracyclin* der 2. Generation) zur oralen Anwendung.

minor illness (engl. minor kleiner, geringer; *illness* Krankheit): uncharakterist. febrile Erkrankung bei Infektion mit Coxsackie-Viren (Typ B).

Minor-Zeichen (Lazar S. M., Neurol., Moskau, 1855–1942): (engl.) *Minor's sign*; Pat. mit Ischiassyndrom* belasten ausschließlich das gesunde Bein während des Aufstehens aus dem Liegen; bei Lumbago* klettert der Pat. dagegen an beiden Beinen hoch.

Min|oxidil (INN) *n*: (engl.) *minoxidil*; Vasodilatator* (Kaliumkanalöffner*, s. Antihypertensiva, Tab. dort). **Ind.:** therapierefraktäre art. Hypertonie* (in Komb. mit Diuretika u. Beta*-Rezeptoren-Blockern); Alopecia* androgenetica (top.; für Männer als 5%ige, für Frauen als 2%ige Lösung); **UAW:** ausgeprägte Na$^+$- u. Wasserretention, reflektor. Tachykardie, ferner u. a. Hypertrichose.

Minus|dys|trophie (lat. minus weniger; Dys-*; Troph-*) *f*: (engl.) *dystrophy with weight loss*; Dystrophie* mit Untergewicht; vgl. Körpergewicht.

Minus|gläser (↑): s. Linse.

Minus|ko|agulo|pathie (↑; Koagul-*; -pathie*) *f*: s. Koagulopathie.

Minus|sym|ptomatik (↑; Symptom*) *f*: (engl.) *minus symptoms*; syn. Negativsymptomatik; Störung bzw. Minderung früher vorhandener psych. Fähigkeiten im kognitiven, affektiven od. vegetativen Bereich; z. B. Aufmerksamkeitsstörungen, Sprachverarmung, Verlust von Initiative, Interessen u. emotionaler Schwingungsfähigkeit, Apathie, sozialer Rückzug, allgemeine Verlangsamung od. Kraftlosigkeit; **Vork.:** bei Schizophrenie*. Vgl. Plussymptomatik.

Minus|varianten (↑) *f pl*: (engl.) *minus variations*; Dissoziationsformen von Bakterienarten bzw. -typen i. S. eines Verlusts bestimmter serol. od. biochem. Qualitäten (z. B. Spaltungsvermögen best. Kohlenhydrate).

Minuten|volumen|hoch|druck (Volumen*): s. Hypertonie; High-cardiac-output-Syndrom.

Miosis (gr. μείωσις Verkleinerung) *f*: (engl.) *miosis*; Stenokorie; Pupillenverengung (⌀ <2 mm) durch Erregung des M. sphincter pupillae od. Lähmung des M. dilatator pupillae; **Vork.:** als physiol. Reaktion auf Lichteinfall (vgl. Pupillenreaktionen), als Reaktion auf Pharmaka od. Eingriffe, die den Parasympathikus aktivieren od. den Sympathikus hemmen; im höheren Alter, bei Neurosyphilis, Sympathikuslähmung im Halsgebiet durch Struma, Tumoren, Verletzungen, Stellatumblockade u. a., bei Halsmarkläsionen (Syringomyelie*), Vergiftungen mit Morphin, Pilocarpin u. a., als kochleopupillärer Reflex nach Einwirkung lauter Töne od. Geräusche. Vgl. Mydriasis; Horner-Syndrom.

Miotika (↑) *n pl*: (engl.) *miotics*; pupillenverengende Mittel, wirken durch Reizung des M. sphincter pupillae (Parasympathomimetika*, z. B. Pilocarpin, Carbachol, Physostigmin) od. durch Lähmung des M. dilatator pupillae (Sympatholytika*); **Ind.:** therap. bei Glaukom* u. zu diagn. Zwecken.

mirabilis (lat.): wunderbar; z. B. Rete* mirabile.

Mirazidien (gr. μειράκιον der Jugendliche) *f pl*: (engl.) *miracidia*; Wimpernlarven; in der Eihülle entstehendes 1. Larvenstadium der Trematodes*; Weiterentwicklung in Schnecken (Zwischenwirt) zur Sporozyste*.

Mirazidien|schlüpf|versuch (↑): **1.** (engl.) *miracidia hatching test*; Abk. MSV; Verf. zum Nachw. einer Schistosomiasis* bei spärl. Eiausscheidung; **Meth.:** Stuhlprobe in kalter 0,9 %iger NaCl-Lösung waschen u. das Sediment anschl. in Leitungswasser starkem Licht (optimal Sonnenlicht) aussetzen; Mirazidien schlüpfen nach ca. 30 Min. u. lassen sich mit der Lupe zuverlässig erkennen; **2.** Nachw. einer Urogenitalschistosomiasis (s. Schistosomiasis) nach Infektion mit Schistosoma haematobium; **Meth.:** Urin 30 Min. stehen lassen, Überstand abgießen, mit Leitungswasser auffüllen, belichten; Mirazidien schlüpfen nach wenigen Min. bis zu 6 Stunden.

Mirhosseini-Holmes-Walton-Syn|drom (Gordon M. H., Neurol., London, 1876–1965) *n*: (engl.) *Mirhosseini-Holmes-Walton syndrome*; Komb. von autosomal-rezessiv erbl. zerebellarer Störung u. unterentwickelten od. fehlenden sekundären Geschlechtsmerkmalen sowie Sterilität; **Sympt.:** Manifestation der neurol. Sympt. ab 20. Lj.; weiter evtl. mentale Retardierung, Demenz, pigmentäre Retinadegeneration, Choreoathetose, Taubheit, Muskelschwäche, gestörte Tiefensensibilität, Mikrozephalie, Skoliose, Arachnodaktylie.

Mirizzi-Syn|drom (Pablo M., Chir., Buenos Aires, 1893–1964) *n*: (engl.) *Mirizzi's syndrome*; sehr seltene Form der Gallengangsstenose mit den klin. Zeichen der aufsteigenden Cholangitis*; **Urs.:** Kompression u. Stenose des Ductus hepatocholedochus durch einen Zystikusstein (Typ I) bzw. unter Läsion der Wandstrukturen in Zystikusmündung impaktierter Stein (Typ II) bei Cholelithiasis* mit geringer ausgeprägter Sympt. ähnl. malignen Erkr. der Gallenwege bzw. des Pankreaskopfs (DD); **Ther.:** Cholezystektomie*.

Mirror-Syn|drom (engl. mirror Spiegel) *n*: (engl.) *mirror syndrome*; mit Hydrops* fetalis assoziiertes (wiederspiegelnd) pathophysiol. unklares generalisiertes maternales Ödem, häufig mit pulmonaler Beteiligung; Vork. selten u. zu jedem Zeitpunkt der Schwangerschaft möglich; kann postpartal persistieren.

Mirtazapin (INN) *n*: (engl.) *mirtazapin*; tetracyclisches Antidepressivum*; **Wirkungsmechanismus: 1.** Antagonismus an präsynapt. Alpha-2-Rezeptoren, damit sympathikotone (noradrenerge) Wirkung; vgl. Alpha-Rezeptoren; **2.** Antagonismus an 5-HT$_2$- u. 5-HT$_3$-Rezeptoren, serotonerge Wirkung über 5-HT$_1$-Rezeptoren; **3.** zusätzl. Antagonismus an Histamin-H$_1$-Rezeptoren, dadurch sedierende Wirkung (vgl. Histamin-H$_1$-Rezeptoren-Blocker); **Ind.:** Depression; **Kontraind.:** Epilepsie, gleichzeitige Einnahme von MAO-Hemmern; **UAW:** Müdigkeit, Gewichtszunahme.

Misch|in|fekt (Infekt-*) *m*: (engl.) *mixed infection*; gleichzeitige ursächl. Beteiligung mehrerer Erregerarten an einem einzigen Prozess, der sich in einem umschriebenen Infektionsbezirk abspielt; vgl. Mehrfachinfekt.

Misch|kollagenose *f*: Überlappungssyndrom*.

Misch|kultur (lat. cultura Züchtung) *f*: (engl.) *mixed culture*; gleichzeitige Isolierung mehrerer Bakterienarten aus Untersuchungsmaterial, das einem einzigen Infektionsvorgang entstammt, an dem aber ein od. mehrere Err. beteiligt sind; kann Zeichen einer Kontamination* des Untersuchungsmaterials mit gemischter Standortflora aus dem Entnahmebereich sein, aber auch durch Monoinfektion mit sekundärer Besiedlung durch andere potentiell pathogene Keime bedingt sein; ferner durch einen Mischinfekt* od. Mehrfachinfekt* mit od. ohne Kontamination durch Standortflora.

Misch|tumoren (Tumor*) *m pl*: (engl.) *mixed tumors*; Tumoren, die aus versch. Gewebearten bestehen, z. B. Keimzelltumoren* od. maligner Müller*-Mischtumor; vgl. Tumoreinteilung.

Mischungs|zyanose (Zyan-*, -osis*) *f*: (engl.) *mixed cyanosis*; Zyanose* durch Vermischung von venösem u. art. Blut bei angeborenen Herzfehlern* mit Rechts-Links-Shunt.

Misch|zell|ag|glutination (Zelle*; Agglutination*) *f*: (engl.) *mixed cell agglutination*; Verf. zum Nachw. von Gewebeantigenen, z. B. von Blutgruppenantigenen auf nicht od. nur schwer agglutinablen Zellen (z. B. Epidermiszellen); **Prinzip:** nach Inkubation der zu untersuchenden Zellen mit einem spezif., multivalente Antikörper enthaltenden Antiserum u. anschl. Waschen werden der Suspension Indikatorzellen zugesetzt, die das gleiche Antigen besitzen (z. B. Testerythrozyten bekannter Blutgruppe); sind die Gewebezellen mit Antikörpern besetzt, so kommt es zu einer Vernetzung mit den Testzellen. Die Mitführung negativer u. positiver Kontrollen ist erforderlich.

Miserere (lat. miserere sich erbarmen) *n*: (engl.) *copremesis*; syn. Kopremesis; Koterbrechen bei Ileus*.

Misgav-Ladach-Methode (Misgav-Ladach, Hospital in Jerusalem) *f*: (engl.) *Misgav-Ladach method*;

Misoprostol

schonendes Verf. der Schnittentbindung*; **Prinzip:** durch Ritzen u. Dehnen des subkutanen Gewebes, der Faszie u. des Peritoneums bleiben Gefäße u. Nerven erhalten; anschl. kein Verschluss des viszeralen u. parietalen Peritoneums u. keine Adaptation der Rektusmuskulatur; die Op. kann bei geringerem Blutverlust u. mit weniger Nahtmaterial schneller durchgeführt werden.

Miso|prostol (INN) *n*: (engl.) *misoprostol*; synthet. Derivat des PGE_1 (s. Prostaglandine); enthalten in Kombinationspräparaten (mit Diclofenac) zur Proph. von Schleimhautaffektionen durch nichtsteroidale Antiphlogistika*; **UAW:** häufig Bauchschmerzen u. Diarrhö, gelegentl. Übelkeit.

Miss|bildung: s. Fehlbildung.

Miss|bildungs|syn|drome *n pl*: s. Fehlbildungssyndrome.

Miss|brauch: 1. (engl.) *abuse*; syn. schädlicher Gebrauch, Abusus; Anw. von Pharmaka od. sog. Genussmitteln (Alkohol, Tabak u. a.) ohne med. Ind. bzw. in übermäßiger Dosierung (WHO); ein von der Menge der konsumierten Substanz unabhängiges Konsummuster, das im Falle psychotroper Substanzen zu einer körperl. u./od. psych. Gesundheitsschädigung führt (z. B. Hepatitis nach i. v. Selbstinjektion von Heroin, depressive Episode nach massivem Alkoholkonsum) u. bei wiederholtem M. zu Abhängigkeit* führen kann bzw. im Falle nichtabhängigkeitserzeugender Substanzen häufig zu einer körperl. Gesundheitsstörung führt (z. B. Elektrolytverlust bei Laxanzienmissbrauch, Analgetika-Nephropathie durch Analgetikamissbrauch) u. das trotz negativer Konsequenzen weiter betrieben wird. **2.** s. Missbrauch, sexueller.

Miss|brauch, sexueller, (engl.) *sexual abuse*; Sammelbez. für sexuelle Handlungen mit nicht od. nur eingeschränkt einwilligungsfähigen Personen, wobei für den Täter zum Nachteil des Opfers ein Vorteil entsteht (sog. Übergriffigkeit); mögliche **Folgen:** s. Belastungsstörung, posttraumatische; Trauma, sexuelles; **gesetzl. Regelungen:** s. Sexualstraftat. Der **sexuelle Missbrauch von Kindern** bezieht sich auf alle sexuellen bzw. sexuell motivierten Handlungen an/mit/vor Kindern (gemäß StGB <14 Jahre); ca. 15 000 angezeigte Fälle/Jahr; hohe Dunkelziffer; Körperkontakt nicht zwingend enthalten, daher selten körperl. Befunde; bei Verdacht: Ganzkörperuntersuchung, auch wegen Komorbidität mit anderen Misshandlungsformen; Untersuchung nur bei ausreichender Qualifikation vornehmen wegen der Vermeidung von Mehrfachuntersuchungen (Vermeidung sekundärer Viktimisierung); Spurensicherungsmaßnahmen nur in Ausnahmefällen sinnvoll; keine Meldepflicht, aber nach Rechtsgüterabwägung Brechung der Schweigepflicht zum Schutz des Kindes möglich; vgl. Kindesmisshandlung.

missed abortion (engl. verhaltener Abort): Retention einer abgestorbenen unreifen Frucht in der Gebärmutter über Tage bis Wo. ohne Zeichen einer Ausstoßung (Wehen, Blutung); **Diagn.:** Sonographie; **Ther.:** pharmak. Zervixreifeinduktion mit Prostaglandinen, anschl. Abortkürettage; **cave:** Endomyometritis bei unvollständiger Kürettage, extrem selten generalisierte Sepsis. Vgl. Fruchttod, intrauteriner.

missed labour: fehlende Wehen* u. damit Retention einer abgestorbenen Frucht über die normale Schwangerschaftsdauer* hinaus; vgl. Dead-fetus-Syndrom.

Miss|handlungs|syn|drom *n*: s. Kindesmisshandlung; Trauma, sexuelles.

Miss|verhältnis: (engl.) *disproportion*; (gebh.) Missverhältnis zwischen müttterl. Beckenmaßen u. Kopfdurchmesser des zu gebärenden Kindes (s. Kopfmaße); **Formen: 1.** relatives M.: funktionelle Geburtskomplikation, z. B. bei Einstellungsanomalien*; **2.** absolutes M.: anat. begründete Kompl., die nicht mit einer vaginalen Geburt vereinbar ist, z. B. platt-rachit. Becken; s. Beckenformen (Abb. dort).

Mistel: (engl.) *mistletoe*; Viscum album; immergrüner, kugelförmig mit kurzem Stamm wachsender, strauchartiger Halbschmarotzer auf Laub- u. Nadelbäumen; **Verw.:** Mistelkraut (Visci albi herba), bestehend aus frischen od. getrockneten Zweigen mit Blättern, Blüten u. Früchten bei Hypertonie, peripheren Durchblutungsstörungen, Arteriosklerose; zur palliativen Behandlung von malignen Tumoren u. zur Tumornachsorge; in Form von Injektionslösung zur Segmenttherapie* bei entzündl.-degen. Gelenkerkrankungen.

Mitag|glutination (Agglutination*) *f*: (engl.) *group agglutination*; syn. Paragglutination; Agglutination* artverwandter, aber auch artfremder Bakterienarten durch spezif. agglutinierende Immunseren aufgrund gleicher Partialantigene; vgl. Kauffmann-White-Schema; Weil-Felix-Reaktion; Widal-Reaktion.

Mitbewegungen: (engl.) *synkineses*; Synkinesen; unwillkürliche zusätzl. Bewegungen i. R. komplexer Bewegungsabläufe; physiol. z. B. das Pendeln der Arme beim Gehen (sog. mirror movements), pathol. als Pyramidenbahnzeichen* bei Erkr. des extrapyramidalen Systems u. zentraler Lähmung.

Mitchell-Krankheit (Silas W. M., Neurol., Philadelphia, 1829–1914): s. Erythromelalgie.

Mitella (lat. Dim. von mitra Kopfbinde) *f*: (engl.) *mitella*; Tragetuch für den Arm, das um den Nacken geschlungen wird; vgl. Verbände.

Mitesser: s. Komedonen.

Mitigatio (lat. Milderung, Besänftigung) *f*: Mitigierung, Abschwächung.

mitigatus (↑): gemildert; z. B. Scarlatina mitigata (abgeschwächter Scharlach).

mitis (lat.): mild.

Mitnahme|selbst|mord: syn. erweiterter Selbstmord; s. Suizid.

Mito|chondrien (gr. μίτος Faden; Chondr-*) *n pl*: (engl.) *mitochondria*; etwa bakteriengroße (1–5 μm lang), ovale, lipoidreiche Zellorganellen der Eukaryoten*, die von einer Doppelmembran umgeben sind; **Aufbau:** die innere Membran ist zur Oberflächenvergrößerung kammähnl. (Cristae) od. röhrenförmig (Tubuli) eingefaltet (s. Abb.). M. sind meist in der Nähe von Energiequellen (z. B. Fettvakuolen) od. ATP-bedürftigen Zellstrukturen lokalisiert. M. enthalten 2 voneinander getrennte Stoffwechselräume: den äußeren (äußeres Chondrioplasma, Intermembranraum) zwischen äußerer u. innerer Membran u. den inneren Stoffwechselraum (inneres Chronrioplasma, Matrix), der von

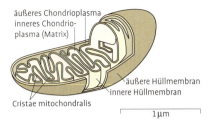

Mitochondrien

der inneren Membran begrenzt wird. Enzymkomplexe (I-V) in der inneren Hüllmembran bilden die Atmungskette*. Ein elektrochemischer Gradient zw. dem Intermembranraum u. der Matrix dient dazu, durch die ATP-Synthase (Komplex V) ATP (s. Adenosinphosphate) herzustellen (oxidative Phosphorylierung*). M. enthalten die Enzyme des Citratzyklus* u. der Betaoxidation*. **Aufgaben:** Energiegewinnung durch Oxidation der versch. Nährstoffe in der Zelle, wobei zugleich Rohstoffe für Biosynthesen anfallen (Phospholipide, Aminosäuren, Porphyrin, Häm); die frei werdende Energie wird zur Bildung von ATP verwendet. M. mit vielen Lamellen, z. B. in aerob arbeitenden Muskeln, dienen vorwiegend der inneren Atmung* u. Energieproduktion (ATP-Erzeugung); M. mit weniger Innenmembranen (z. B. in Leberzellen) enthalten viele synthetisierende Enzyme. Während die M. in Muskelzellen mehr od. weniger fixiert sind, können sich M. in Leberzellen frei im Zytoplasma bewegen. Alle M. enthalten in der mitochondrialen Matrix eigene ringförmige DNA* sowie besondere Ribosomen* (vom 70S-Typ), die bakteriellen Ribosomen nahestehen; die Fähigkeit zur Selbstreduplikation deutet daraufhin, dass sich die M. evolutiv von intrazellulären Symbionten herleiten. Bei der Befruchtung* werden M. (fast) ausschließlich von der Eizelle beigesteuert; mitochondriale DNA wird daher nur maternal vererbt.

Mito|chondro|pathien (↑; ↑; -pathie*) *f pl*: (engl.) *mitochondriopathies*; Erkr. inf. Mutation im mitochondrialen Genom*; **Formen: 1. erbliche M.:** Vererbung ausschließlich maternal; z. B. Leber*-Optikusatrophie, mitochondriale Enzephalomyopathien*, Pearson*-Syndrom, Kearns*-Sayre-Syndrom; **2. erworbene M.** sind inf. der rel. hohen spontanen Mutationsrate der mitochondrialen DNA an der Pathogenese von Alterserkrankungen beteiligt.

Mito|gene (↑; -gen*) *n pl*: (engl.) *mitogens*; Mitose* induzierende Substanzen; **Formen: 1.** endogen: vom Körper produziert, z. B. IGF, EGF; vgl. Wachstumsfaktoren; **2.** exogen: versch. Substanzen, meist Proteine, die in einer Zellkultur einzelne Zellen zur Mitose anregen, z. B. Lektine (Concanavalin* A, Pokeweed-Mitogen, Phythämagglutinin). Vgl. Kanzerogene.

Mito|mycin (INN) *n*: (engl.) *mitomycine*; zytotox. wirkendes Antibiotikum* aus Streptomyces caespitosus zur parenteralen Anw. als Zytostatikum* (Alkylans*); **Ind.:** u. a. gastrointestinales Karzinom, Mamma-, Ovarial- u. Blasenkarzinom (ggf. intravesikale Instillation*); **UAW:** v. a. Knochenmarkdepression, Leukopenie, Thrombozytopenie, Nierenschaden.

Mitose (gr. μίτος Faden) *f*: (engl.) *mitosis*; Zellteilung nach ident. DNA-Reduplikation* (Längsspaltung u. Verdopplung der Chromosomen*) mit Verteilung je eines vollständigen Chromosomensatzes auf die neuen Tochterkerne (Karyokinese) u. Zuordnung eines Zytoplasmabereichs zu jedem Kern durch Zellteilung od. Furchung in 2 Tochterzellen (Zytokinese) im Anschluss an die Interphase (s. Zellzyklus); Ablauf in 4 Phasen (s. Abb.). **1. Prophase:** Trennung der beiden Zentriolenpaare u. Wanderung der Zentriolen* an die Zellpole, Kondensierung des Chromatins, Auflösung der Kernhülle, Ausbildung des Spindelapparats*, Ansetzen von Spindelfasern an den Zentromeren; **2. Metaphase:** Anordnung der Chromosomen in der Äquatorialebene durch die Spindelfasern; **3. Anaphase:** Spalthälften (Chromatiden) der Chromosomen werden durch den Spindelapparat zu den Polen gezogen; **4. Telophase:** Depolymerisierung der Spindelfasern, Einschnürung der Zelle, Neubildung der Kernmembran, Dekondensierung des Chromatins; aus einer Mutterzelle entstehen 2 ident., diploide Tochterzellen, auf die die Zellorganellen verteilt werden (sog. Zytokinese). Vgl. Meiose.

Mitose|hemm|stoffe (↑): (engl.) *mitotic inhibitors*; syn. Antimitotika; Stoffe, die die Zellteilung hem-

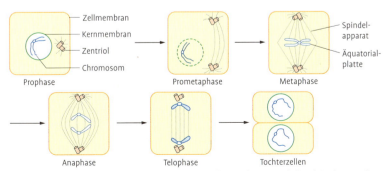

Mitose: schematische Darstellung am Beispiel eines Chromosoms, dessen Chromatingehalt sich in der Interphase verdoppelt hat

Mitoseindex

men; Unterscheidung in Zellteilungsgifte, Spindelgifte* u. Chromosomengifte; **Anw.:** als Zytostatika*; vgl. Chalone.

Mitose|in|dex (↑) *m*: (engl.) *mitotic index*; syn. Zellteilungsindex; rel. Anteil der Zellen einer Zellpopulation, der sich zum Beobachtungszeitpunkt in Teilung befindet; direkt proportional der Anzahl proliferierender Zellen u. der Dauer der Mitose*, umgekehrt proportional der Generationszeit.

Mitotan (INN) *n*: (engl.) *mitotane*; Zytostatikum* zur Anw. p. o.; **Ind.:** symptomat. Behandlung des fortgeschrittenen (nichtresezierbaren, metastasierenden od. rezidivierenden) Nebennierenrindenkarzinoms; **Kontraind.:** Komb. mit Spironolacton; **UAW:** verlängerte Blutungszeit, Leukopenie, Effloreszenzen, Gynäkomastie, gastrointestinale UAW (v. a. Übelkeit, Oberbauchschmerzen, Diarrhö, Erbrechen, Mukositis), das ZNS betreffende UAW (v. a. Anorexie, Asthenie, Myasthenie), metabol. UAW (Hypercholesterolämie, Hypertriglyceridämie) u. erhöhte Leberenzymwerte.

Mito|xantron (INN) *n*: (engl.) *mitoxantrone*; dem Doxorubicin* chem. verwandtes synthet. Anthracendion; **Wirkung: 1.** zytotox. (Zytostatikum*): Topoisomerase-Hemmung; **2.** immunsuppressiv (unspezif. Immunsuppressivum*): Reduktion von Zytokinfreisetzung (T*-Lymphozyten), Antikörperbildung (B-Lymphozyten) u. phagozytärer Effekte; **Ind.: 1.** Mammakarzinom, Non-Hodgkin-Lymphom, AML; **2.** Multiple* Sklerose mit schubförmigem od. sekundär progredienten Verlauf, Refraktärität gegenüber Basistherapie, EDSS* 3–6, im aktiven Krankheitsstadium (während vergangener 18 Mon. 2 Schübe od. EDSS-Abfall um mind. 1); **Kontraind.:** Schwangerschaft; **UAW:** Knochenmarkdepression, Haarausfall.

Mitra (lat. Kopfbinde) *f*: (engl.) *miter*; Kopfbinde, Mütze, Haube.

Mitral|in|suf|fizienz (↑; Insuffizienz*) *f*: Mitralklappeninsuffizienz*.

Mitralisation (↑) *f*: (engl.) *mitralization*; (röntg.) Umformung des Herzsilhouette i. S. einer Mitralkonfiguration*.

Mitral|klappe (↑): (engl.) *mitral valve*; Valva atrioventricularis sinistra; zweizipflige Segelklappe zwischen li. Vorhof u. li. Herzkammer; s. Herz.

Mitral|klappen|fehler (↑): (engl.) *mitral valve defect*; syn. Mitral(klappen)vitien; s. Mitralklappeninsuffizienz, Mitralklappenstenose.

Mitral|klappen|in|suf|fizienz (↑; Insuffizienz*) *f*: (engl.) *mitral valve insufficiency*; Abk. MI; syn. Mitralinsuffizienz; Herzklappenfehler* mit Schlussunfähigkeit der Mitralklappe; **Häufigkeit:** ca. 20 % aller Mitralklappenfehler sind reine MI; ca. 30 % aller Mitralvitien sind kombiniert (MI mit Mitralklappenstenose*). **Ätiol.: 1.** valvuläre MI: meist inf. narbiger Schrumpfung nach Endokarditis* (infektiös od. rheumat.), akute MI bei Herzinfarkt* mit Papillarmuskelischämie; **2.** muskuläre MI: inf. Erweiterung der li. Herzkammer (auch bei intakten Herzklappen) als rel. (funktionelle) MI (z. B. durch Aortenklappeninsuffizienz*); **Pathophysiol.:** systol. Regurgitation aus der li. Herzkammer in den li. Vorhof (s. Abb. 1) u. damit durch linksatriale Volumenbelastung Dilatation des li. Vorhofs (überhöhte v-Welle in Druckkurve

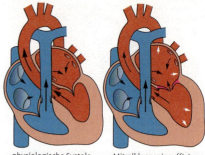

Mitralklappeninsuffizienz Abb. 1: linksatriale Volumenbelastung (Dilatation); linksventrikuläre Volumenbelastung (Dilatation) in der Folge

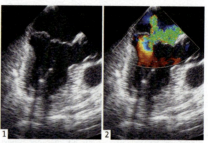

Mitralklappeninsuffizienz Abb. 2: 1: Prolaps des posterioren Segels der Mitralklappe; 2: Insuffizienzjet (grün) mit der Richtung weg vom prolabierenden Segel; transösophageale Echokardiographie [81]

von Venenpuls*, ZVD u. Wedge-Druck), Rückstau im kleinen Kreislauf, postkapilläre pulmonale Hypertonie*, Hypertrophie u. Dilatation der re. Kammer; Hypertrophie u. Dilatation der li. Kammer durch Volumenbelastung; durch Erhöhung des LVEDV (Abk. für linksventrikuläres enddiastol. Volumen) Zunahme der MI; **cave:** Das Regurgitationsvolumen nimmt mit der Höhe des peripheren Widerstands u. der Dauer der Austreibungsphase zu. **Klin.:** chron. MI zunächst lange asymptomat., dann progredient; Stauungslunge* (akutes Lungenödem* bei akuter MI), Linksherzinsuffizienz*, Vorhofflimmern* (chron. MI), mit zunehmender (Volumen-)Belastung des re. Herzens zusätzl. Rechtsherzinsuffizienz*; **Kompl.:** Vorhofthrombus* (meist im li. Herzohr) mit Gefahr art. Embolien; **Diagn.: 1.** Herzauskultation*: 1. Herzton* leise mit direkt anschl. holosystol., hochfrequentem, blasendem, meist bandförmigem systol. Herzgeräusch* mit p. m. über der Herzspitze, 2. Herzton pathol. gespalten durch vorzeitigen Aortenklappenschluss (verkürzte linksventrikuläre Austreibungsphase), häufig 3. Herzton; **2.** Echokardiographie*: Nachweis u. Graduierung durch dopplersonograph. Bestimmung der Regurgitationsgröße (s. Abb. 2); linksatriale Dilatation meist zus. mit linksventrikulärer; bei pulmonaler Hypertonie Veränderungen rechtskardialer Parameter; evtl. Vorhofthrombus; **3.** EKG: meist P-mitrale

(s. P-Welle, Abb. 1 dort) häufig mit weiteren Zeichen der Linksherzbelastung (s. Herzhypertrophie, Tab.), später auch Zeichen der Rechtsherzbelastung mögl.; **4.** Röntgen-Thorax: Veränderung der Herzform* mit Vergrößerung des li. Ventrikels u. des li. Vorhofs, später Betonung der Pulmonalarterien u. des re. Ventrikels; **5.** Herzkatheterisierung*: Quantifizierung durch Bestimmung hämodynam. Werte; **Ther.:** op. Mitralklappenrekonstruktion od. Herzklappenersatz (s. Herzklappe, künstliche); Endokarditisprophylaxe (s. Endokarditis); **Progn.:** hohe Letalität bei akuter M. Vgl. Mitralklappenprolapssyndrom.

Mitral|klappen|öffnungs|fläche (↑): (engl.) *mitral valve area (Abk. MVA)*; Abk. MÖF; s. Klappenöffnungsfläche, pressure half time, Mitralklappenstenose.

Mitral|klappen|pro|laps|syn|drom (↑; Prolaps*) *n*: (engl.) *mitral valve prolapse, click murmur syndrome*; Abk. MPS; syn. Barlow-Syndrom, Klicksyndrom, Floppy-Valve-Syndrom; systol. ballonartige Vorwölbung des hinteren od. beider Mitralklappensegel in den li. Vorhof (s. Abb.) mit Überdehnung des fibrösen Klappenhalteapparats, häufig mit geringer Mitralklappeninsuffizienz* (Abk. MI); nur bei höhergradiger MI von Krankheitswert (progredient); **Pathol.:** myxomatöse Degeneration der Kollagen- und Elastinfasern im betroffenen Mitralklappensegel; **Häufigkeit:** Prävalenz >10%, häufigste Herzklappenveränderung im Erwachsenenalter (meist Frauen); **Ätiol.:** unklar; familiäre Häufung ist beschrieben (evtl. autosomal-dominanter Erbgang), in einigen Fällen vermutl. als Autoimmunkrankheit durch antinukleäre Antikörper; **Sympt.:** Palpitation, Herzrhythmusstörung; meist symptomarmer od. -loser Verlauf; progredienter Verlauf bei höhergradiger MI mit zunehmenden Zeichen der Linksherz-, später auch der Rechtsherzinsuffizienz; **Diagn.:** Herzauskultation: (mittel- bis spät-)systol. Klick* mit anschl. spätsystol. Herzgeräusch*; Nachweis durch Echokardiographie* (prolabierende, echodicht verdickte Klappensegel mit diastol. Dorsalbewegung, in der parasternal langen Achse, häufig mit Mitralklappeninsuffizienz); **Ther.:** Antiarrhythmika (Beta*-Rezeptoren-Blocker); bei MI op. Mitralklappenrekonstruktion u. Endokarditisprophylaxe (s. Endokarditis); **DD:** Sehnenfadenabriss*, Papillarmuskelabriss.

Mitral|klappen|stenose (↑; Steno-*; -osis*) *f*: (engl.) *mitral valve stenosis*; syn. Mitralstenose; Herzklappenfehler* mit Verengung der Mitralklappenöffnungsfläche (Abk. MÖF); **Häufigkeit:** häufigster erworbener Herzklappenfehler; ca. 50% aller Mitralklappenfehler sind reine M.; ca. 30% aller Mitralvitien sind kombiniert (M. mit Mitralklappeninsuffizienz*). **Ätiol.:** meist entzündl. Verwachsung der Mitralklappenränder nach Endokarditis* i. R. des rheumatischen Fiebers*, evtl. mit Kalkeinlagerung; **Pathophysiol.:** vermehrte linksatriale Druckbelastung durch Behinderung der diastol. Füllung der li. Herzkammer, Aufbau eines diastol. Druckgradienten zwischen li. Vorhof u. Ventrikel zunehmend mit Grad der Verkleinerung der MÖF, dadurch Hypertrophie u. Dilatation des li. Vorhofs (s. Abb. 1 u. 2), Anstieg des pulmonalvaskulären Widerstands*, Stauungslunge* u. postkapilläre pulmonale Hypertonie*, in der Folge Hypertrophie u. Dilatation der re. Kammer mit Rechtsherzinsuffizienz bei normal konfiguriertem li. Kammer (cave: Low*-cardiac-output-Syndrom v. a. bei hoher Herzfrequenz); **Klin.:** v. a. Dyspnoe, Husten mit Herzfehlerzellen* bei Stauungslunge, Lungenödem*, später zusätzl. Zeichen der Rechtsherzinsuffizienz*; Mitralgesicht (Facies mitralis) mit geröteten Wangen inf. Gefäßerweiterung sowie Lippenzyanose; Herzrhythmusstörung bei chron. M.

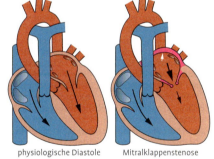

physiologische Diastole   Mitralklappenstenose

Mitralklappenstenose Abb. 1: linksatriale Druckbelastung (Hypertrophie)

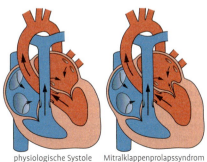

physiologische Systole   Mitralklappenprolapssyndrom

Mitralklappenprolapssyndrom: prolabiertes hinteres Mitralklappensegel

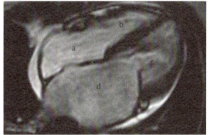

Mitralklappenstenose Abb. 2: linksatriale Vergrösserung bei mittelgradiger Mitralklappenstenose; Cine-MR-Aufnahme (4-Kammerblickgeometrie); a: re. Vorhof, b: re. Ventrikel; c: li. Ventrikel; d: li. Vorhof [101]

Mitralkonfiguration

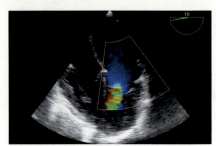

Mitralklappenstenose Abb. 3: stenotischer Jet beim diastolischen Einfluss in den linken Ventrikel; transösophageale Echokardiographie [81]

(Arrhythmia* absoluta bei Vorhofflimmern* durch linksatriale Dilatation); Ortner*-Syndrom I durch linksatriale Dilatation; **Kompl.**: intrakavitäre Thrombenbildung im li. Vorhof (bes. Herzohr; s. Vorhofthrombus) mit Gefahr art. Embolien; rel. (funkt.) Trikuspidalklappeninsuffizienz*; **Diagn.**: 1. Herzauskultation*: auskultator. lauter 1. Herzton*, später pathol. (enge) Spaltung des 2. Herztons mit betonter Pulmonaliskomponente, frühdiastol. Mitralöffnungston* u. direkt anschl. diastol. Herzgeräusch* (mittel- bis tieffrequentes, raues Decrescendo, bei Sinusrhythmus mit zusätzl. präsystol. Crescendo, evtl. Steel*-Geräusch bei rel. Pulmonalinsuffizienz; 2. Echokardiographie*: Nachweis u. Quantifizierung durch dopplersonograph. Bestimmung des mittleren transmitralen Druckgradienten sowie der MÖF(s. Klappenöffnungsfläche; s. Abb. 3); echodichte Sklerose der Mitalklappensegel mit gestörter Seperation u. typ. Domstellung; linksatriale Dilatation, bei pulmonaler Hypertonie Veränderungen rechtskardialer Parameter; evtl. begleitende Mitralklappeninsuffizienz, Vorhofthrombus; 3. EKG: häufig P-mitrale (s. P-Welle, Abb. 1 dort) u. absolute Arrhythmie, Zeichen der chron. Rechtsherzbelastung (z. B. Rechtstyp; s. Lagetyp des Herzens); 4. Rö.: verkalkte Mitralklappen, Mitralkonfiguration*, Kerley*-Linien (Typ B), Veränderung der Herzform durch Rechtsherzhypertrophie; 5. Herzkatheterisierung*: Quantifizierung durch Bestimmung hämodynam. Werte; **Ther.**: interventionelle Valvuloplastie, op. Kommissurotomie od. Klappenersatz (s. Herzklappen, künstliche), Endokarditisprophylaxe (s. Endokarditis); **Prävention**: s. Fieber, rheumatisches.

Mitral|kon|figuration (↑; Konfiguration*) *f*: (engl.) *mitral configuration*; syn. mitrale Konfiguration; (röntg.) Herzsilhouette (s. Herzformen) bei Mitralvitium (v. a. Mitralklappenstenose*, weniger ausgeprägt bei Mitralklappeninsuffizienz*) mit ausgefüllter Herztaille durch Vorspringen des 2. u. 3. Bogens (Erweiterung der A. pulmonalis u. des Truncus pulmonalis, Vorwölbung des li. Herzohrs) sowie im Seitenbild erkennbare Vergrößerung des li. Vorhofs mit Einengung des retrokardialen Raums, bei Mitralklappeninsuffizienz zusätzl. Vergrößerung der li. Kammer; ähnl. Herzkonfiguration auch bei Rezirkulationsvitien; genaue Diagn. erfolgt durch Echokardiographie*.

Mitral|öffnungs|ton (↑): (engl.) *mitral opening snap*; (franz.) *bruit de rappel*; Abk. MÖT; frühdiastol. Extraton (s. Herztöne) bei Mitralklappenstenose*, das durch das Umschlagen der am Schließungsrand weitgehend stenotisch fixierten, sonst aber bewegl. Mitralklappensegel in den li. Ventrikel entsteht, wenn der Vorhofdruck den Kammerdruck übersteigt; Mitralöffnungszeit (umgekehrt proportional zum Vorhofdruck) bezeichnet die Zeit zwischen Beginn des 2. Herztons (A_2) u. MÖT.

Mitral|stenose (↑; Steno-*; -osis*) *f*: Mitralklappenstenose*.

Mitsuda-Re|ak|tion (Kensuke M., japan. Arzt, geb. 1876) *f*: s. Lepromintest.

Mittel|blutung: Ovulationsblutung*.

Mittel|darm: (engl.) *midgut*; zusammenfassende Bez. für Duodenum, Jejunum u. Ileum.

Mittel|druck: 1. s. Blutdruck, mittlerer; **2.** s. Beatmungsdruck.

Mittel|fell|raum: s. Mediastinum.

Mittel|format|technik *f*: (engl.) *medium format technique*; Verfahren zur Anfertigung indirekter Röntgenaufnahmen, bei dem der Ausgangsleuchtschirm des Röntgenbildverstärkers* mit einer Mittelformat- od. Blattfilmkamera abfotografiert wird; **Vorteil**: geringer Dosisbedarf u. damit verminderte Strahlenexposition des Pat. im Vergleich zu einer gewöhnlichen Röntgenaufnahme; geringere Filmkosten wegen des kleinen Formats; vgl. Röntgendurchleuchtung.

Mittel|fuß: Metatarsus*.

Mittel|fuß|fraktur (Fraktur*) *f*: s. Chopart-Luxationsfraktur; Marsch-Fraktur; Jones-Fraktur.

Mittel|fuß|knochen: Ossa* metatarsi.

Mittel|gesichts|osteo|tomie (Ost-*; -tom*) *f*: (engl.) *midfacial osteotomy*; i. R. der plast. Gesichtschirurgie od. kieferorthop. Chirurgie eingesetztes Operationsverfahren, bei dem die Lösung u. Umstellung in der Ebene der LeFort-Oberkieferfrakturlinien II od. III erfolgt; vgl. Oberkieferosteotomie.

Mittel|hand: Metacarpus*.

Mittel|hand|fraktur (Fraktur*) *f*: (engl.) *metacarpal fracture*; Biegungs- od. Stauchungsfraktur der Ossa* metacarpi meist durch Sturz od. Faustschlag; **Formen**: meist subkapitale, selten Schaft- od. Basisfraktur; Sonderformen: Frakturen des 1. Mittelhandknochens (Bennett*-Luxationsfraktur, Rolando*-Fraktur, Winterstein*-Fraktur); **Diagn.**: Rö. der Hand in 2 Ebenen; **Ther.**: konservativ: Reposition, Ruhigstellung mit Gipsschiene in Intrinsicplus-Stellung; op. bei relevanter Achs- od. Rotationsfehlstellung od. Gelenkbeteiligung: geschlossene Reposition u. perkutane Markraumdrahtung (s. Abb.) od. offene Brucheinrichtung u. Osteosynthese mit Mini-Platten u. Schrauben.

Mittel|hand|knochen: Ossa* metacarpi.

Mittel, harn|treibende: s. Diuretika.

Mittel|hirn: s. Mesencephalon.

Mittel|hirn|haube: s. Tegmentum mesencephali.

Mittel|hirn|syn|drom, akutes *n*: (engl.) *acute mesencephalic syndrome*; Abk. MHS; zu den Dezerebrationssyndromen* gehörende Erkr. inf. ausgedehnter diffuser Schädigung des Mesencephalons, v. a. durch Einklemmung*; **Schweregrade: 1.** MHS I: leichte Somnolenz*, verzögerte gezielte Reaktion

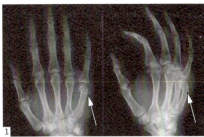
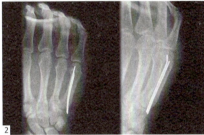

Mittelhandfraktur: 1: abgekippte subkapitale Fraktur des Metacarpale V; 2: nach geschlossener Reposition u. perkutaner Markraumdrahtung [88]

auf Schmerzreize, pendelnde Bulbi, erhaltene Fixation; **2.** MHS II: tiefe Somnolenz, ungezielte Abwehr auf Schmerzreize, erhöhter Muskeltonus der Beine, mittelweite Pupillen mit verzögerter Lichtreaktion, positiver okulozephaler Reflex; **3.** MHS III: Koma*, generalisiert erhöhter Muskeltonus, Beugestellung der Arme, Streckstellung der Beine, enge Pupillen mit träger Lichtreaktion, divergente Bulbusstellung, beginnende Maschinenatmung; **4.** MHS IV: Koma bei fehlender Spontanmotorik, Strecksynergismen auf Schmerzreize, beginnende Pupillenerweiterung mit verminderter Lichtreaktion, nur noch schwacher okulozephaler Reflex; bei weiter fortschreitender Schädigung des Hirnstamms Übergang in ein akutes Bulbärhirnsyndrom*. Vgl. Syndrom, apallisches.

Mittel|hirn|syn|drom, dors̱ales n: Aquäduktsyndrom*.

Mittel|ketten-Acyl-CoA-De|hydro|gen̯ase-De|fekt m: (engl.) medium chain acyl-CoA dehydrogenase deficiency (MCAD); autosomal-rezessiv erbl. Stoffwechselanomalie (Genlocus 1p31; viele Mutationen im ACADM-Gen bekannt) mit Störung der mitochondrialen Betaoxidation* mittelkettiger (C-6 bis C-10) Fettsäuren; **Häufigkeit:** 1 : 10 000 – 20 000; **Klin.:** meist i. R. von Infektionskrankheiten mit Fieber u. Diarrhö im Säuglings- u. Kleinkindalter episodisch auftretende Lethargie bzw. Koma, Erbrechen u. Hypoglykämie (ohne Ketonurie); evtl. Urs. für plötzlichen Kindstod*; **Diagn.:** während der Episoden od. bei Belastungstest mit Propionylglycin massive Vermehrung von Dicarbonsäuren, 5-Hydroxyhexanoat u. Suberylglycin im Urin; Erhöhung der entspr. Acylcarnitine im Blut (Erfassung von C6, C8, C10, C10:1 mit Tandem*-Massenspektrometrie-Screening; s. Acylcarnitin, Tab. dort) bei Erniedrigung des freien Carnitins; Pränataldiagnostik* ist möglich. **Ther.:** häufige Mahlzeiten zur Vermeidung hypoglykämischer Zustände, Gabe von Carnitin.

Mittel, krampf|lösende: s. Antiepileptika, Spasmolytika.

Mittel|lappen|syn|drom n: (engl.) middle-lobe syndrome; (röntg.) atelektatische Schrumpfung des Lungenmittellappens bei Bronchusstenose od. -verschluss; **Urs.:** u. a. Lymphknoteneinbruch bei Tuberkulose*, zentrales Bronchialkarzinom*.

Mittel|linien|kom|plex (lat. complẹxus Umfassen) m: (engl.) midline syndrome; syn. Schisis-Assoziation; morphol. Störung der ventralen u/od. dorsalen Mittellinie des Körpers; **Häufigkeit:** 30 % aller fehlgebildeten Kinder, meist männl. Geschlecht; Prävalenz: 1 : 10 000; **Vork.:** z. B. Hypertelorismus*-Hypospadie-Syndrom, VATER*-Assoziation; **Path.:** Blastogenesestörung (Fusions-, Lateralisations-, Dekussations- u. Segmentationsstörung); **Klin.:** einzelne od. kombinierte Spaltbildungen im Bereich von ZNS, Gesicht, Kiefer, Thorax, Abdomen, Wirbelsäule u. Genitale; bei Pat. mit Neuralrohrdefekten zu zwei Drittel Gesichtsspalte, Anenzephalie mit Gaumenspalte in ca. 8 % u. Omphalozele in 19 %, mit Zwerchfelldefekten in 12 %; **Progn.:** hohe Letalität. Vgl. Sternumspalte; Meningomyelozele; Dysrhaphiesyndrome.

Mittelmeer|an|ämie (Anämie*) f: s. Thalassämie.

Mittelmeer|fieber: syn. Maltafieber; s. Brucellosen.

Mittelmeer|fieber, familiäres: (engl.) familial Mediterranean fever; Abk. FMF; syn. familiäre rekurrente Polyserositis; sog. periodische Krankheit; autosomal-rezessiv erbl. Erkr. (Genlocus 16p13.3, Mutationen im MEFV-Gen, sog. Pyrinmutation; auch autosomal-dominant erbl. Form wurde beschrieben) bei Personen aus dem Mittelmeerraum (Prävalenz 1 %); **Klin.:** Beginn in 90 % der Fälle nach dem 20. Lj.; in unregelmäßigen Abständen rezidiv., 1–3 Tage dauerndes hohes Fieber (96 %) in Verbindung mit peritonit. (91 %; sog. Pseudoperitonitis), pleurit. (52 %) od. arthrit. (45 %) Sympt. sowie Pleurodynie (57 %), Erythemen (ähnl. Erysipel, 13 %), Skrotumschmerz (selten, bei Kindern); bei einem Teil der Pat. Auftreten einer sekundären systemischen Amyloidose* (SAA-Typ); **Ther.:** symptomatisch; im Anfall nichtsteroidale Antiphlogistika, Analgetika; Interferon-α-2b stoppt den Anfall. Typischerweise sind Glukokortikoide wirkungslos. **Progn.:** Entscheidend ist die lebenslange Anfallprophylaxe (Anfallreduktion) mit Colchicin (im Anfall selbst wirkungslos), die das Amyloidoserisiko (v. a. terminale Niereninsuffizienz) drastisch senkt. **DD:** andere hereditäre period. Fiebersyndrome (z. B. Hyper*-IgD-Syndrom, familiäres autosomal-dominantes periodisches Fieber*). Vgl. Fiebersyndrome, hereditäre periodische.

Mittelmeer-Zecken|biss|fieber: Boutonneuse*-Fieber.

Mittel|ohr: (engl.) middle ear; (anat.) Auris media; System aus lufthaltigen, mit Schleimhaut ausgekleideten Räumen; bestehend aus Paukenhöhle* (in deren oberem Teil die Gehörknöchelchen* liegen) u. ihren pneumat. Nebenräumen (Antrum* mastoideum, Cellulae* mastoideae), die über die Ohrtrompete* mit dem Schlund (Pharynx*) in Verbindung stehen u. durch das Trommelfell gegen den äußeren Gehörgang abgegrenzt werden; **klin.**

Mittelohrentzündung

Bedeutung: entzündl. verändert z. B. bei Otitis* media, Mastoiditis*, Tubenkatarrh*, Paukensklerose*; tumorös verändert z. B. bei Mittelohrkarzinom*.
Mittel|ohr|entzündung: s. Otitis media.
Mittel|ohr|karzinom (Karz-*; -om*) *n*: (engl.) *middle ear carcinoma*; meist Plattenepithelkarzinom* nahe dem Trommelfell; selten adenoidzystisches Karzinom (s. Speicheldrüsentumoren), das primär von der Mittelohrschleimhaut ausgeht; **Sympt.:** neuralgiformer Ohrschmerz, blutige (meist fötide) Ohrrhö, progrediente Schwerhörigkeit; bei fortgeschrittener Infiltration Schwindel u. Ertaubung (Labyrinthausfall), Fazialisparese, Kopfschmerz (Infiltration der Dura mater); **Diagn.:** otoskop. blutender Ohrpolyp, Zerstörung der hinteren Gehörgangwand; röntg. Knochendestruktionen im Bereich von äußerem Gehörgang u. Mittelohr; **Ther.:** chir. u./od. Strahlentherapie.
Mittel|ohr|katarrh (Katarrh*) *m*: s. Tubenkatarrh.
Mittel|ohr|schwerhörigkeit: (engl.) *middle ear deafness*; auf Erkr. des Mittelohrs beruhende Schwerhörigkeit* (Schallleitungsstörung).
Mittel|schmerz: (engl.) *intermenstrual pain*; Unterleibsschmerz zum Zeitpunkt der Ovulation*; **Urs.:** durch das Platzen des Follikels entstandene Bauchfellreizung.
Mittel|strahl|urin (Ur-*) *m*: (engl.) *midstream urine*; Spontanurin zur bakteriol. Untersuchung, der zur Reduzierung der bakteriellen Kontamination mit einer bes. Technik gewonnen wird; **Prinzip:** Reinigung der Genitalregion, Verwerfen des ersten Harnstrahls (Spülung der Harnröhre) u. Auffangen der folgenden (mittleren) Harnportion in einem sterilen Behälter. Vgl. Harngewinnung.
Mittel|wert: (engl.) *mean*; (statist.) Kenngröße für die Lage einer Messreihe; im Allg. wird M. syn. für **arithmetischer M.** ($\bar{x}$) verwendet; dieser wird berechnet als der Quotient aus der Summe der Messwerte u. ihrer Anzahl n. Der **Median** (Zentralwert, x) halbiert bei aufsteigender Sortierung der Messwerte die Messreihe; jeweils 50 % der Messwerte liegen ober- u. unterhalb des Medians, dieser ist somit das 50. Perzentil. Bei gerader Anzahl von Messwerten wird der Median als arithmetischer M. zwischen den beiden mittleren Werten bestimmt. Das **geometrische Mittel** (G) wird berechnet als die n-te Wurzel aus dem Produkt aller n Messwerte; Voraussetzung ist, dass jeder Einzelwert größer als Null ist. Der **Modalwert** (syn. Modus) ist der in einer Messreihe am häufigsten vorkommende Wert. Die versch. M. werden entspr. der statist. Fragestellung angewendet. Zur Charakterisierung einer Messreihe ist außerdem die Streuung* der Einzelmesswerte um den M. von Bedeutung. Vgl. Skalen; Standardabweichung; Quantil.
Mivacurium|chlorid (INN) *n*: (engl.) *mivacurium chloride*; nichtdepolarisierendes peripheres Muskelrelaxans*.
mixed connective tissue disease (engl. gemischte Bindegewebekrankheit): Abk. MCTD; s. Sharp-Syndrom.
Mixo|plasma (gr. μεῖξις Vermischung; -plasma*) *n*: (engl.) *mixoplasm*; Vermischung von Karyoplasma* u. Zytoplasma*, die in der Prophase der Zellteilung (s. Mitose) durch Auflösung der Kernmembran entsteht; mikroskop. zentraler Teilungsraum, der frei von Mitochondrien u. paraplasmat. Einschlüssen ist.
Mixtura (lat.) *f*: Mischung, Mixtur, flüssige Arzneimischung.
Mixtura agitanda (↑) *f*: (engl.) *lotion*; Schüttelmixtur; s. Lotion.
Miyagawanellen *f*: s. Chlamydien.
Miyasato-Krankheit: (engl.) *Miyasato's disease*; syn. Plasmininhibitor-Defekt; seltene, nach einem japan. Pat. benannte angeb. hämorrhagische Diathese* inf. Mangels an Alpha-2-Antiplasmin (s. Antiplasmine); **Ätiol.:** Mutation im PLI-Gen, Genlocus 17pter-p12; **Sympt.:** prolongierte Hämorrhagien, Ekchymosen nach Minimalverletzungen, Gelenkblutungen; **Ther.:** Tranexamsäure.
Mizellen *f pl*: (engl.) *micelles*; kugelförmige supramolekulare Aggregate amphiphiler Verbindungen (z. B. Phospho- u. Glykolipide); ⌀ <20 nm; im wässrigen Milieu sind die polaren Köpfe zur Oberfläche, die Kohlenwasserstoffschwänze nach innen orientiert. Vgl. Lipiddoppelschicht.
Mizolastin (INN) *n*: (engl.) *mizolastine*; Histamin*-H$_1$-Rezeptoren-Blocker der 2. Generation zur p. o. Anw.: **Ind.:** Rhinitis* allergica, Urtikaria*; **Kontraind.:** gleichzeitige Gabe von Makrolid-Antibiotika u. Imidazol-Antimykotika, Leberfunktionsstörungen, Herzerkrankungen u. -rhythmustörungen; **UAW:** Mattigkeit, Appetitsteigerung, Mundtrockenheit.
Mizuo-Phänomen *n*: s. Oguchi-Syndrom.
MKS: Abk. für **M**aul*- und **K**lauen**s**euche.
MM: 1. (gebh.) Abk. für **M**utter**m**und*; **2.** (dermat.) Abk. für **m**alignes **M**elanom*.
Mm.: (anat.) Abk. für **M**usculi (Muskeln).
MMMT: Abk. für **m**aligner **M**üller*-**M**ischtumor.
MMN-Syn|drom *n*: Abk. für (engl.) *multiple mucosal neuroma*; s. MEN-Syndrome.
MMV: Abk. für (engl.) *mandatory minute volume (ventilation)*; s. Beatmung (assistiert).
Mn: chem. Symbol für Mangan*.
-mnese: auch -mnesia, -mnesie; Wortteil mit der Bedeutung Erinnerung; von gr. μνήμη.
mnestisch (↑): (engl.) *mnemic*; das Gedächtnis betreffend.
MNSs-Blut|gruppen: (engl.) *MNSs blood groups*; Blutgruppensystem mit den Hauptantigenen M, N, S u. s (in versch. Varianten); biochem. handelt es sich um N-Acetylneuraminsäure-haltige Glykoproteine, deren antigene Spezifität v. a. auf Strukturunterschieden im Peptidanteil beruht; zusätzl. werden dem MNSs-System zahlreiche weitere seltene Blutgruppenantigene zugeordnet. Die 4 Hauptantigene werden wahrscheinl. durch Allele an 2 eng benachbarten Genorten (M/N, S/s) determiniert, die Vererbung erfolgt autosomal-kodominant; Häufigkeit des Antigens M bei Weißen in Europa ca. 30 %, von N ca. 20 %, Vork. von MN bei ca. 50 %. Die Oligosaccharide best. MNSs-Antigene dienen als Rezeptoren für das Eindringen der Merozyten von Plasmodium* falciparum (was das häufigere Vork. bestimmter Phänotypen in endem. Malariagebieten erklären könnte), ferner als Rezeptoren für versch. Bakterien (z. B. E. coli), Viren u. Komplement. **Bedeutung:** v. a. für die Ab-

stammungsbegutachtung* (die Blutgruppenantigene sind bereits bei Geburt voll ausgeprägt). Anti-M, Anti-N u. seltener Anti-S kommen als reguläre Antikörper vor u. sind klin. ohne Bedeutung (Kälteagglutinine); irreguläre Antikörper (Anti-M, -N, -S u. -s) können durch Bluttransfusion u. Schwangerschaften induziert werden u. selten hämolyt. Transfusionszwischenfälle* u. einen Morbus* haemolyticus neonatorum (insbes. bei Ss-Inkompatibilität) hervorrufen. Autoantikörper gegen versch. MNSs-Antigene konnten bei Kälteagglutininkrankheit* u. autoimmunhämolyt. Anämien nachgewiesen werden.

Mo: chem. Symbol für Molybdän*.

Moberg-Test (Erik M., Chir., Göteborg, 1905–1993) *m*: Ninhydrintest*.

mobilis (lat.): beweglich; z. B. Cor mobile (Wanderherz), Ren mobile (Wanderniere).

Mobilisation (↑) *f*: **1.** (engl.) *mobilization*; auch Mobilisierung; Maßnahmen zur körperl. Aktivierung von Pat., v. a. bei Bettlägerigkeit od. nach Op., z. B. Aufsetzen am Bettrand u. Aufstehen mit Hilfe; als Frühmobilisation das möglichst frühzeitige Aufstehen nach Op. od. Geburt, v. a. zur Thrombose*- u. Pneumonieprophylaxe*; **2.** Durchbewegen von Gelenken, z. B. zur Kontrakturenprophylaxe*; **3.** neben Stabilisation zentrales Element der manuellen Therapie* beim Behandeln von Gelenken u. umgebenden Weichteilen.

Mobilität (↑) *f*: (engl.) *mobility*; willkürliche Steuerung von Bewegungsabläufen; vgl. Motilität.

Moclo|bemid (INN) *n*: (engl.) *moclobemid*; Antidepressivum*; selektiver reversibler Monoaminoxidase*-Hemmer.

Modafinil (INN) *n*: (engl.) *modafinil*; die Vigilanz* steigernde Substanz (Psychostimulans*); Wirkungsmechanismus wahrscheinl. über zentrale adrenerge Alpha-1-Rezeptoren (vgl. Sympathomimetikum); **Ind.:** Narkolepsie, obstruktives Schlafapnoesyndrom* (trotz CPAP*), gegenüber anderen therap. Maßnahmen refraktäres chron. Schichtarbeiter-Syndrom mit exzessiver Schläfrigkeit; **Kontraind.:** Behandlung mit Prazosin, Abhängigkeitserkrankung, Stillzeit; **UAW:** häufig Kopfschmerz, gelegentl. Nervosität, Hautreaktionen, Hypertonie.

Modal|wert: s. Mittelwert.

Modell *n*: (engl.) *model cast*; (zahnmed.) Ausguss einer Abformung* der Kiefer z. B. mit Gips zur dreidimensionalen Darstellung der Zahnsituation u. der umgebenden Schleimhautareale für Diagnose, Dokumentation od. Anfertigen von Zahnersatz; **Formen: 1.** Situationsmodell, Orientierungsmodell: zur zahnärztl. Behandlungsplanung u. Dokumentation; **2.** Okklusionsmodell: zur Analyse der Okklusion*; **3.** Funktionsmodell: M. aus einer Funktionsabformung für die Herstellung von Teil- od. Totalprothesen; **4.** Fixationsmodell: M., auf dem Zahnersatz in derselben Stellung wie in der Mundhöhle fixiert wird; **5.** Sägeschnittmodell: zweiteiliges M., aus dem sich die Einzelstümpfe herausnehmen lassen; notwendig bei der Herstellung von festsitzendem Zahnersatz.

Modell|einstück|guss-Pro|these (gr. προτιθέναι vorsetzen, an eine Stelle setzen) *f*: (engl.) *model cast framework*; syn. Modellgussprothese; metall. Gerüst einer herausnehmbaren Teilprothese, i. d. R. aus Cobalt-Chrom-Molybdän-Legierung; Klammern u. Prothesenbasisanteile werden in einem Gussvorgang auf ein feuerfestes Modell gegossen.

Modell|lernen: (psychol.) s. Lernen.

Modell|psychose (Psych-*; -osis*) *f*: experimentelle Psychose*.

Modi|fikation (lat. *modificare* abwandeln) *f*: (engl.) *modification*; syn. Paravariation; (genet.) durch Umwelteinflüsse hervorgerufene Variation*; verändert nur den Phänotypus u. ist nicht erblich.

Modi|fikations|gene (↑; Gen*) *n pl*: (engl.) *modifying genes*; Gene, die die phänotyp. Wirkung anderer Gene abwandeln.

Modiolus (lat. Radnabe) *m*: (engl.) *modiolus*; Spindel; M. cochleae, die Achse der knöchernen Schnecke des Innenohrs.

Modiolus anguli oris (↑) *m*: (engl.) *modiolus anguli oris*; palpabler Muskelknoten lateral des Mundwinkels, Einstrahlen radiär orientierter mimischer Muskeln in den M. orbicularis oris.

MODS: Abk. für **M**ultio**r**gan-**D**ysfunktions**s**yndrom; s. Multiorganversagen.

MODY: Abk. für (engl.) *maturity onset diabetes of the young*; Bez. für Diabetes* mellitus inf. genet. Defekte der B-Zellfunktion; **Einteilung: 1.** monogenetisch; **2.** meist autosomal dominant erbl. (abzugrenzen vom polygenen Erbgang bei Diabetes mellitus Typ 2): relativer Insulinmangel mit meist mildem Verlauf, Diagn. per Zufall im frühen Erwachsenenalter, später i. R. von Infekt getriggerten Stoffwechselentgleisungen; Häufigkeit: 0,3 %–3,0 % in Mitteleuropa; **MODY1:** Defekt von HNF-4a, 20,3 % aller MODY-Formen; **MODY2:** Defekt von Glukokinase*, Mutation auf Chromosom 7, 14 % aller MODY-Formen; **MODY3:** Defekt von HNF-1a, Mutation auf Chromosom 12, 69 % aller MODY-Formen; **MODY4:** Defekt von Insulin-Promotor-Factor-1, PDX-1, Mutation auf Chromosom 13, extrem selten; **MODY5:** Defekt von HNF-1β, Mutation auf Chromosom 17, 3 % aller MODY-Formen; **MODY6:** Defekt von neurogenic differentiation factor D1 u. Beta-cell E-box transactivator-2, Mutation auf Chromosom 2, extrem selten; **Pathophysiol.:** gestörte Insulinsekretion bei MODY 1, 2, 3, 5, bei MODY1 zusätzl. Glycogensynthesestörung; Störung der Insulin-Gen-Transkription bei MODY 4 u. 6; **Klin.: 1.** MODY5: Anomalien des Urogenitaltraktes, z. B. Nierenzyste*, urogenitale Hypoplasien; **2.** MODY2: häufig vermindertes Geburtsgewicht der Nachkommen i. R. des Gestationsdiabetes*; bes. milder Verlauf, gute Progn.; **3.** MODY4 u. 6: häufig Spätschäden u. Insulinpflicht; **Diagn.:** Screening u. Diagnosekriterien wie bei Diabetes mellitus Typ 2; Fehlen von Typ-1-spezif. Antikörpern; bei MODY2 erhöhte Nüchternglukose*, kein Problem postprandial; bei MODY3 starke postprandiale Glukoseanstiege im oGTT, keine wesentl. erhöhte Nüchternglukose; Sicherung der Diagn. bei positiver Familienanamnese durch genet. Untersuchung; **Ther.:** initial u. lang andauernd orale Antidiabetika* (Sulfonylharnstoffe* od. Glinide*), bei Dekompensation Stufentherapie wie bei Diabetes mellitus Typ 2.

Möbius-Kern|a|plasie (Paul J. M., Neurol., Leipzig, 1853–1907; A-*; -plasie*) *f*: (engl.) *infantile nuclear* *aplasia*; syn. Möbius-Syndrom; angeb. (Genlocus 13q12.2-q13) infantile Aplasie versch. Hirnnervenkerne, v. a. der Nuclei nervi oculomotorii abducens u. facialis, selten der Nuclei nervi accessorii u. hypoglossi; **Sympt.**: horizontale Blicklähmung, Fazialisparese, Zungenatrophie, Kau- u. Schluckstörungen sowie Fehlbildungen an Extremitäten (v. a. Pes equinovarus), Kopf (Aplasie des Gehörgangs) u. Rumpf. Vgl. Fazialisparese, angeborene.

Möbius-Zeichen (↑): (engl.) *Möbius' sign*; gestörte Einwärtsbewegung eines Auges bei der Konvergenzreaktion*; **Vork.**: v. a. bei Basedow-Krankheit (s. Thyroiditis; Ophthalmopathie, endokrine); **Diagn.**: Sieht der Pat. erst in die Ferne u. dann auf seine Nasenspitze, so tritt nur ein Auge in Konvergenzstellung, das andere weicht nach außen ab (Schwäche des M. rectus internus).

MÖF: Abk. für Mitralklappenöffnungsfläche; s. pressure half time.

Möller-Barlow-Krankheit (Julius O. M., Chir., Königsberg, 1819–1887; John Brereton B., Kardiol., Südafrika, 1924–2008): (engl.) *infantile scurvy*; syn. Osteopathia haemorrhagica infantum, infantiler Skorbut; schwere Avitaminose* der Ascorbinsäure bei Säuglingen u. Kleinkinder; **Urs.**: einseitige Ernährung (Kuhmilch, kein frisches Obst u. Gemüse); **Sympt.**: anfangs Mattigkeit, Appetitmangel, Gewichtsverlust, Kopfschmerzen, später starke Berührungsempfindlichkeit (sog. Hampelmannphänomen), Neigung zu Blutungen an Gingiva, Haut (Rumpel*-Leede-Test positiv) u. Muskulatur, typ. Skelettveränderungen mit Auftreibung der Knorpel-Knochen-Grenze der Rippen (skorbut. Stufenbrust), Epiphysenlösung u. subperiostalen Blutungen, blutungsbedingte hypochrome, z. T. auch megaloblastäre Anämie; **Diagn.**: erhöhte Konz. von Tyrosin* in Blut u. Urin (Vitamin C ist Coenzym der p-Hydroxyphenylbrenztraubensäure im Stoffwechsel von Tyrosin), erniedrigte Ascorbinsäurekonzentration im Blut; **Ther.**: Ascorbinsäure. Vgl. Milchnährschaden; Skorbut.

Möller-Hunter-Glossitis (↑; John H., Chir., London, 1728–1793; Gloss-*; -itis*) *f*: s. Hunter-Glossitis.

Mönchs|pfeffer: (engl.) *chaste tree*; Vitex agnus castus; Keuschlamm; Strauch aus der Fam. der Verbenengewächse mit Steinbeeren (Agni casti fructus), die Iridoide (Aucubin, Agnusid), ätherisches Öl, Flavonoide, Bitterstoff u. fettes Öl enthalten; vermutl. Einfluss auf FSH- u. LH-Sekretion, in vitro Hemmung der Prolaktinsekretion; **Verw.**: bei Menstruationsstörungen, prämenstruellen Beschwerden u. Mastodynie*.

Mönckeberg-Sklerose (Johann G. M., Pathol., Bonn, 1877–1925; Skler-*; -osis*) *f*: (engl.) *Mönckeberg's sclerosis*; syn. Mediasklerose; harte, häufig spangenförmige Verknöcherung od. Verkalkung der Tunica media von Arterienwänden (sog. Gänsegurgelarterien), primär basierend auf einer Medianekrose; Tunica intima nicht mitbetroffen (keine Stenosierung od. Okklusion des Gefäßlumens); **Vork.**: vorwiegend bei Männern (m : w = 3 : 1), oft in Zus. mit Diabetes* mellitus, Niereninsuffizienz* sowie primärem u. sekundärem Hyperparathyroidismus*.

Möwen|schrei: (kardiol.) s. Sehnenfadenabriss.

Moexipril (INN) *n*: s. ACE-Hemmer.

Mogi|graphie (gr. μόγις mit Mühe; -graphie*) *f*: (engl.) *mogigraphia*; Schreibkrampf; s. Krämpfe.

Mohn: (engl.) *poppy*; Papaver somniferum; Schlafmohn; Staudengewächs mit Milchsaft in den unreifen Fruchtkapseln, der nach Anritzen austritt u. getrocknet das Rohopium (s. Opium) bildet.

Mohrenheim-Grube (Baron Joseph J. Freiherr von M., Chir., Gebh., Wien, St. Petersburg, 1759–1799): (engl.) *Mohrenheim's fossa*; Trigonum deltopectorale; Einsenkung unterh. des Schlüsselbeins, zwischen M. pectoralis major u. M. deltoideus, Stelle für die Auskultation der A. subclavia.

Mohr-Syn|drom (Otto L. M., Genet., Norwegen, 1886–1967) *n*: s. Syndrom, oro-fazio-digitales.

MOK: Abk. für maximale Organkonzentration; Richtwert für Fremdstoffe od. Metaboliten in Blut, Harn, Haaren od. Atemluft, dessen Überschreitung Gesundheitsgefahren anzeigt u. Rückschlüsse auf eine gesundheitsgefährdende Exposition gegenüber Gefahrstoffen erlaubt.

mol: Einheitenzeichen für Mol*.

Mol (lat. m<u>o</u>les Masse) *n*: (engl.) *mole*; SI-Basiseinheit; molekulare Einheit der Stoffmenge, Einheitenzeichen mol; diejenige Menge eines chem. einheitlichen Stoffs in Gramm, die seiner relativen molaren Masse* entspricht u. aus so vielen elementaren Einheiten (Atome, Moleküle, Ionen) besteht, wie Atome in 12 g des Kohlenstoffisotops ^{12}C enthalten sind; Beispiele: 1 mol HCl (Molekularmasse 36,46) sind 36,46 g Salzsäure, 1 mol H$_2$O (Molekularmasse 18) sind 18 g Wasser. Vgl. Avogadro-Konstante; Stoffmengenkonzentration.

Molalität (↑) *f*: (engl.) *molality*; Quotient aus der Stoffmenge eines gelösten Stoffs (n) u. der Masse (m) des Lösungsmittels (b = n/m); Formelzeichen b; SI-Einheit mol/kg; vgl. Stoffmengenkonzentration.

molar (↑): Abk. M; (chem.) veraltete Einheit für die Stoffmengenkonzentration* mol/l.

Molaren (lat. molaris Mühlstein) *m pl*: (engl.) *molars*; Dentes molares; Mahlzähne; die 12 mehrhöckerigen Zähne im bleibenden Gebiss (die 3 letzten jeder Zahnreihe); die 8 Mahlzähne im Milchgebiss mit im Oberkiefer meist 3, im Unterkiefer 2 Wurzeln; die 4 letzten bleibenden M. heißen Weisheitszähne*; die 4 ersten M. werden oft nach dem Jahr ihres Durchbruchs als Sechsjahrmolaren od. nach ihrer Nummer im Gebissschema* als Sechser bezeichnet.

Molarität (lat. m<u>o</u>les Masse) *f*: veraltete Bez. für Stoffmengenkonzentration*.

Mole (lat. mola verunstalteter Embryo) *f*: entartete Frucht; s. Blasenmole, Blutmole.

Molekül (lat. m<u>o</u>les Masse) *n*: (engl.) *molecule*; aus zwei od. mehr miteinander verbundenen Atomen bestehendes kleinstes Teilchen einer chem. Verbindung; als **Makromolekül** wird im Allg. ein M. mit mehr als 10^3 Atomen bezeichnet.

Molekül|masse (↑): molare Masse*.

Molekül|masse, relative (↑): relative molare Masse*.

Molekular|gewicht (↑): (engl.) *molecular weight*; nicht korrekte Bez. für die Molekülmasse; s. Masse, molare.

Molekular|masse (↑): (engl.) *molecular mass*; molare Masse*.
Molekular|masse, relative (↑): (engl.) *relative molecular mass*; relative molare Masse*.
Molekular|patho|logie (↑; ↑) *f*: (engl.) *molecular pathology*; Teilgebiet der Pathologie*, das unter Anw. der Nukleinsäurenanalytik (Nachweis von RNA od. DNA u. deren Veränderungen) zur genotyp. Charakterisierung von Erkr. u. somit zur Präzisierung von Diagn., Progn. u. Therapieprädiktion beiträgt; vgl. Zellulärpathologie.
Molen|schwangerschaft (Mole*): s. Abortiv-Ei.
Molke: (engl.) *whey*; Serum lactis; die als Magermilch nach Ausfällung des Caseins* durch Labferment* (süße M.) od. Säure (saure M.) zurückbleibende Milchflüssigkeit; in dieser sind noch Laktose* bzw. Laktat*, Laktalbumin*, Laktoglobuline*, Mineralien u. Vitamine enthalten. Vgl. Milchgärung.
Moll-Drüsen (Jakob A. M., Ophth., Den Haag, Utrecht, 1832–1914): (engl.) *Moll's glands*; Glandulae ciliares; apokrine Drüsen, münden am Lidrand in die Haarbälge der Augenwimpern.
Molluscum con|tagiosum (lat. weiche Nuss, Pilz) *n*: (engl.) *Molluscum contagiosum*; sog. Dellwarze, veraltet Epithelioma contagiosum; weltweit verbreitete Inf. der Haut mit M.-c.-Virus (Fam. der Poxviridae*, ⌀ 240–320 nm); **Vork.:** häufig bei Kindern (gelegentl. Epidemien), bei Pat. mit atop. Ekzem, Immundefekten, HIV-Erkr.; **Übertragung:** durch Schmierinfektion; **Inkub.:** 2–8 Wo.; **Klin.:** derbe, hautfarbene bis erbsengroß wachsende Papeln mit Hornpfropf als zentrale Eindellung (s. Abb.), bes. im Gesicht (Lider), an Hals, Achseln, seitl. Thorax u. Genitalien; auf Druck entleert sich eine krümelige Masse; spontane Rückbildung nach mehreren Mon. mögl.; **Ther.:** Ausdrücken nach Anritzen des Zentrums, Entfernen mit scharfem Löffel nach Oberflächenanästhesie, keratolyt. mit Salicylsäurepflaster.

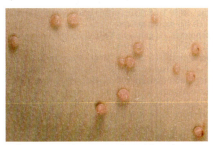

Molluscum contagiosum: zentrale Eindellung der Papeln, seitl. Thorax [143]

Mol|masse: molare Masse*.
Mol|masse, relative: relative molare Masse*.
Molsi|domin (INN) *n*: (engl.) *molsidomin*; Koronartherapeutikum mit ähnl. Wirkung wie organische Nitrate* (NO-Freisetzung aus aktivem Metabolit; vgl. EDRF); **Ind.:** Angina* pectoris (nicht zur Anfallstherapie, sondern als Dauertherapie zur Proph.).
Molybdän *n*: (engl.) *molybdenum*; chem. Element, Symbol Mo, OZ 42, rel. Atommasse 95,94; zur Chromgruppe gehörendes silberweißes, hartes u. sprödes Metall (Dichte 10,2 g/cm^3, Schmelzpunkt 2620 °C); als essentielles Spurenelement Bestandteil der Xanthinoxidase* u. a. Molybdoenzyme; vgl. Nährstoffzufuhr, empfohlene (Tab. dort); Mangelsymptome od. Folgen einer Intoxikation sind nicht bekannt bzw. ungeklärt; **Verw.:** 1. als Radioisotop ^{99}Molybdän Ausgangssubstanz für das Zerfallsprodukt ^{99m}Technetium* im Mo/Tc-Generator; 2. in Cobalt-Chrom-Nickel-Legierungen (Endoprothesen*, Modelleinstückguss*-Prothesen).
Molybdän-Co|faktor|mangel: s. Sulfitoxidasemangel; Xanthinoxidasemangel.
Molybdo|en|zyme (Enzyme*) *n pl*: (engl.) *molybdoenzymes*; Sammelbez. für molybdänhaltige Oxidoreduktasen; **Einteilung:** 1. M. mit Pterin-Molybdän-Cofaktor: molybdänhaltige Hydroxylasen*, Sulfitoxidase; 2. molybdänhaltige Nitrogenasen (nur bei Prokaryoten, z. B. Rhizobium).
Mon-: auch Mono-; Wortteil mit der Bedeutung allein, einzig; von gr. μόνος.
Monakow-Bündel (Constantin von M., Neurol., Zürich, 1853–1930): s. Tractus rubrospinalis.
Monakow-Zeichen (↑): s. Pyramidenbahnzeichen (Tab. dort).
Monaldi-Drainage (Vincenzo M., Pneumologe, Rom, 1899–1969; Drainage*) *f*: (engl.) *Monaldi's drainage*; veraltete Thorax-Saugdrainage mit anteriorem Zugangsweg, ursprünglich zur perkutanen Drainage tuberkulöser Kavernen*. Vgl. Thoraxdrainage.
Mon|arthritis (Mon-*; Arthr-*; -itis*) *f*: syn. monoartikuläre Arthritis*; Entz. eines einzigen Gelenks, v. a. als akuter Gichtanfall (s. Gicht), aktivierte Arthrose* od. infektiöse Arthritis.
Mond|bein: Os lunatum; s. Ossa carpi.
Mond|bein|nekrose (Nekr-*; -osis*) *f*: s. Lunatummalazie.
Mond|gesicht: s. Facies lunata.
Mondor-Krankheit (Henri M., Chir., Paris, 1885–1962): (engl.) *Mondor's disease*; strangförmige, oberfläch. Thrombophlebitis*; **Urs.:** unklar; evtl. paraneoplastisch (selten bestehen gleichzeitig ein Mammakarzinom od. andere Malignome im Thoraxbereich), Traumen od. infektiöse Prozesse; **Lok.:** vordere Brustwandpartien, Extremitäten, Preputium clitoridis, penis; **Sympt.:** bis 30 cm lange, harte, stricknadeldicke, subkutane, evtl. netzartig untereinander verbundene Stränge.
Monge-Krankheit (Carlos M., Pathol., Lima, 1884–1970): (engl.) *Monge's disease*; in den Anden bekanntes chron. Krankheitsbild mit großem Thorax, Polyzythämie sowie gesteigertem Myoglobin- u. Gewebehämingehalt; **Urs.:** langer Aufenthalt in sauerstoffarmen Höhenlagen; Resultat von Adaptationsvorgängen. Vgl. Höhenreaktion.
Mongolen|fleck: (engl.) *mongolian spot*; angeb., bes. bei Asiaten vorkommender kongenitaler blaugrauer Pigmentfleck (s. Abb.) durch Melanozytenansammlungen in der Dermis mit Rückbildungstendenz im Kindesalter; **Lok.:** in der Kreuzbeinregion, im Schulterbereich (Ito-Nävus) od. im Versorgungsgebiet des 1. u. 2. Astes des N. trigeminus unter Mitbeteiligung der Augen (Ota-Nävus).

Mongolenlücke

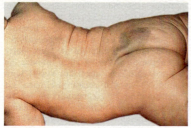

Mongolenfleck: braunblaue Verfärbung im Bereich des Os sacrum [55]

Mongolen|lücke: (engl.) *mongolian gap;* sog. 3. Fontanelle; z. B. beim Down*-Syndrom auftretende fontanellenartige Erweiterung im hinteren Abschnitt der Pfeilnaht.
Mongolismus *m:* veraltete Bez. für Down*-Syndrom.
Monile|thrix (lat. mon*i*le Halsband; Trich-*) *f:* syn. Spindelhaare; s. Haarveränderungen.
Monili|formis monili|formis (↑; -formis*): Kratzwurm; s. Acanthocephala.
Monitoring (engl. to monitor beobachten, kontrollieren) *n:* Bez. für (dis)kontinuierl. klin. Überwachung, i. d. R. mit techn. Hilfsmitteln; z. B. Blutdruckmessung, Langzeit-EKG, Urinproduktion während einer Narkose*.
Mono|amin|oxidase *f:* (engl.) *amine oxidase (flavin-containing);* Abk. MAO; FAD-abhängige kupferhaltige Oxidoreduktase (2 Isoenzyme: MAO-A, MAO-B), die einige biogene Amine* desaminiert (z. B. Serotonin, Dopamin, Noradrenalin, Adrenalin, Tyramin) u. damit inaktiviert.
Mono|amin|oxidase-Hemmer: (engl.) *MAO inhibitors;* Kurzbez. MAO-Hemmer; Substanzen, die das Enzym Monoaminoxidase* u. dadurch den Abbau von Noradrenalin, Dopamin u. Serotonin hemmen; **Einteilung: 1.** selektive M.: Wirkung durch Inaktivierung spez. Isoenzyme der Monoaminoxidase; z. B. **a)** Moclobemid: Hemmung v. a. von MAO-A; **b)** Rasagilin, Selegilin: Hemmung v. a. von MAO-B; **2.** nichtselektive M., z. B. Tranylcypromin; **Ind.:** Depression, soziale Phobie, Parkinson-Krankheit (Rasagilin, Selegilin); **Kontraind.:** Phäochromozytom, art. Hypertonie, Zustand nach Schlaganfall; **UAW:** Schlafstörung, Unruhe, orthostat. Hypotonie (daher tyraminarme Diät). Vgl. Serotoninsyndrom; Antidepressiva.
Mono|bactame *n pl:* (engl.) *monobactams;* zu den Betalaktam*-Antibiotika gehörende Substanzen mit monocyclischer Ringstruktur; s. Aztreonam.
Mono|carbon|säuren: (engl.) *monocarboxylic acids;* org. Verbindungen, die nur eine Carboxylgruppe (—COOH) enthalten; vgl. Fettsäuren.
Mono|chorditis (Mon-*; Orch-*) *f:* (engl.) *monocorditis;* isolierte Entz. einer Stimmlippe*, z. B. bei Kehlkopftuberkulose*.
Mono|choriate (↑; Chorio-*): s. Zwillinge.
Mono|chromasie (↑; Chrom-*) *f:* (engl.) *monochromasia;* Einfarbensehen; seltene Form der Farbenfehlsichtigkeit*, bei der nur eine Farbe von den Zapfen aufgenommen wird; keine Verminderung der Sehschärfe.

mono|chromatisch (↑; ↑): (engl.) *monochromatic;* einfarbig; z. B. Licht* einer best. (einheitl.) Wellenlänge bzw. eines sehr schmalen Wellenlängenbereichs.
Mono|chromator (↑; ↑) *m:* (engl.) *monochromator;* (physik., opt.) Apparat zur Erzeugung von monochromat. Licht mit Hilfe von opt. Gittern, Prismen, Filtern u. Linsen; **Anw.:** z. B. im Photometer*.
Mon|oculus (↑; Oculus*) *m:* einseitiger Augenverband; vgl. Binoculus.
Monod-Jacob-Schema (Jacques L. M., Biochem., Paris, 1910–1976) *n:* s. Jacob-Monod-Schema.
mono|gen (Mon-*; -gen*): (engl.) *monogenic;* syn. monomer; Auftreten einer Erkr. (z. B. Stoffwechselanomalie) aufgrund einer Mutation in einem einzigen Gen (Krankheitsanlage*); vgl. Polygenie.
Mono|hydr|oxy|cholan|säure: (engl.) *hydroxycholanic acid;* Litholcholsäure; s. Gallensäuren.
Mono|kel|hämatom (Mon-*; lat. oculus Auge; Häm-*, -om*) *n:* s. Brillenhämatom.
Mono|kine (↑; Kin-*) *n pl:* (engl.) *monokines;* Botenstoffe, die von Monozyten* u. deren Abkömmlingen in Geweben (Makrophagen, dendrit. Zellen, Langerhans-Zellen) produziert werden u. als Chemokine* u. Interleukine* die Funktion anderer Zellen beeinflussen (z. B. spezif. od. unspezif. lymphozytenaktivierende Faktoren, Wachstumsfaktoren). Vgl. Lymphokine.
mono|klonal (↑; gr. κλων Zweig, Schoß): (engl.) *monoclonal;* von einem einzigen Zellklon ausgehend od. produziert; z. B. monoklonale Antikörper*, monoklonale Gammopathie*.
mono|krot (↑; gr. κροτειν klopfen, schlagen): (engl.) *monocrotic;* einschlägig; z. B. der normale Puls; vgl. Dikrotie.
Mono|makro|phago|zytose (↑; Makro-*; Phag-*, Zyt-*; -osis*) *f:* (engl.) *monomacrophagocytosis;* starke Vermehrung von Monozyten u. Übergangsformen zu Makrophagen im Ohrkapillarblut (nicht im Fingerblut); **Vork.:** v. a. subakute Endokarditis* (in 50 % der Fälle, oft als erstes Sympt.), vereinzelt bei schwerer Sepsis*.
mono|mer (↑; gr. μέρος Teil): **1.** (genet.) monogen*; **2.** (chem.) s. Monomer.
Mono|mere (↑; ↑) *n pl:* (engl.) *monomers;* (chem.) Grundbausteine (z. B. D-Glukose) hochmolekularer Verbindungen (z. B. Stärke); vgl. Polymere.
mono|morph (↑; -morph*): (engl.) *monomorphic;* (kardiol.) Extrasystolen* von gleicher Gestalt (Morphe) im EKG; s. Kammertachykardie. Vgl. polymorph.
Mono|narkose (↑; Nark-*) *f:* (engl.) *monoanesthesia;* Narkose* unter ausschließl. Verw. einer einzigen Substanz; früher mit Diethylether* zur reinen Inhalationsnarkose* (sog. Ethernarkose); heute nur noch als i. v. Kurznarkose* (z. B. mit Ketamin*).
Mono|neuritis multi|plex (↑; Neur-*; -itis*) *f:* (engl.) *multiple mononeuritis;* syn. Multiplextyp der Polyneuritis, Mononeuropathia multiplex; Sonderform der Polyneuritis* mit meist asymmetr. Befall mehrerer peripherer Nerven; **Vork.:** z. B. bei Diabetes* mellitus, Panarteriitis* nodosa.
Mono|neuro|pathia multi|plex (↑; ↑; -pathie*) *f:* Mononeuritis* multiplex.

Mono|nucleosis in|fectiosa (↑; Nucl-*; -osis*) *f*: (engl.) *infectious mononucleosis*; syn. Pfeiffer-Drüsenfieber, infektiöse Mononukleose; sog. Kissing disease; Virusinfektion, die zu einer Hyperplasie u. Hypertrophie des lymphat. Gewebes mit charakterist. Blutbildveränderungen führt; **Err.:** Epstein*-Barr-Virus; **Übertragung:** meist durch Speichel, selten durch Bluttransfusion od. Organtransplantation; **Vork.** weltweit mit Frühjahrs- u. Herbstgipfel; es erkranken v. a. ältere Kinder u. junge Erwachsene. **Inkub.:** 8–21 Tage; **Formen:** 1. anginöse Verlaufsform (Monozytenangina), häufig bei Erwachsenen mit im Vordergrund stehender Tonsillitis, manchmal Konjunktivitis, Iridozyklitis, Neuritis nervi optici, Netzhautveränderungen u. Augenmuskellähmungen; DD: Listeriose*, Plaut*-Vincent-Angina; 2. febrile Verlaufsform (Drüsenfiebertyphoid), häufig bei Kindern; im Vordergrund stehen Fieber u. Lymphknotenschwellungen; 3. abortive Verlaufsform, häufig bei Kleinkindern mit klin. nur sehr geringer Sympt.; 4. lymphoproliferative Verlaufsform bei angeborenen u. erworbenen Immundefekten, häufig letal; **Klin.:** Beginn mit Fieber (38–39 °C), Kopf- u. Gliederschmerzen, evtl. Leibschmerzen; typ. sind gleichzeitig auftretende generalisierte Lymphknotenschwellungen (erbs- bis kirschgroß, derb, bewegl., wenig schmerzhaft), diphtherieähnl. Tonsillitis (Beläge sind jedoch eher schmutzig-grau u. greifen nicht auf die Umgebung der Tonsillen über, s. Abb. 1); bei rel. gutem Allgemeinbefinden u. Milz-, manchmal auch Lebervergrößerung (in 7 % der Fälle Ikterus); gelegentl. multiformes Exanthem (bes. nach Ampicillingabe). Die Dauer der Erkr. schwankt zwischen Tagen u. Wochen.

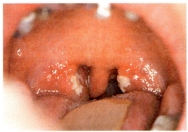

Mononucleosis infectiosa Abb. 1: typische Beläge auf den Tonsillen [148]

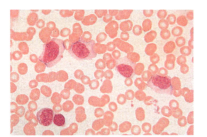

Mononucleosis infectiosa Abb. 2: Blutbild; typ. mononukleäre Zellen mit aufgelockerter Chromatinstruktur u. basophilem Zytoplasma (sog. Downey-Zellen) [66]

Kompl.: selten Hepatitis, Meningoenzephalitis, Myokarditis, Nephritis, Polyneuritis, Milzruptur, Purtilo*-Syndrom, Burkitt*-Tumor; **Diagn.:** im Blutbild (s. Abb. 2) meist Leukozytose zwischen 10 000 u. 25 000/mm^3 mit 60–80 % lymphoiden (mononukleären) Zellen (sog. Downey*-Zellen); Schnelltest auf heterophile Antikörper (Paul*-Bunnell-Reaktion, bei Kindern oft negativ) u. Nachw. virusspezif. Antikörper; **Progn.:** ohne Kompl. gut, schwere Verläufe bei Pat. mit zellulärem Immundefekt od. nach Transplantation.

mono|nukleär (↑; ↑): **1.** (engl.) *mononuclear*; (histol.) einkernig, Zelle mit nur einem Kern; große Mononukleäre: rundkernige Monozyten; **2.** (neurol.) durch Erkr. eines einzelnen Nervenkerns hervorgerufen.

Mono|oxy|genasen (↑; Ox-*) *f pl*: (engl.) *monooxygenases*; hydroxylierende Oxidoreduktasen*, die ein Sauerstoffatom aus O$_2$ in ihr Substrat einführen u. das andere mit Hilfe eines reduzierten Coenzyms zu H$_2$O reduzieren; z. B. Steroid-11β-M., Calcidiol-1-M. u. Zytochrom*-P-450-Isoenzyme.

Mono|parese (↑; Parese*) *f*: (engl.) *monoparesis*; syn. Monoparalyse; Lähmung* einer einzelnen Extremität.

Mono|phy|odontie (↑; gr. φύειν hervorbringen; Odont-*) *f*: (engl.) *monophyodontia*; Ausbildung nur einer Zahngeneration (einmalig zahnbildend); **Vork.:** z. B. bei Edentaten; die permanenten Molaren* des Menschen, die als Zuwachszähne keine Vorgänger im Milchgebiss haben. Vgl. Diphyodontie, Polyphyodontie.

Mon|orchie (↑; Orch-*) *f*: (engl.) *monorchidism*; angeborenes Fehlen eines Hodens, einseitige Anorchie*; **Vork.:** 1 : 5000. Vgl. Hodenfehlbildung.

Mono|saccharide (↑; gr. σάκχαρ Zucker) *n pl*: (engl.) *monosaccharides*; syn. Einfachzucker; kleinste, durch Hydrolyse nicht weiter abbaubare Einheiten der Kohlenhydrate*; mehrwertige Keto- od. Aldehydalkohole; **1. Aldosen:** tragen am C-Atom 1 (C-1) eine Aldehydgruppe (Hexosen: z. B. Glukose, Galaktose, Mannose; Pentosen: z. B. Ribose, Desoxyribose; s. Abb. 1); **2. Ketosen:** tragen am C-2 eine Ketogruppe (z. B. Fruktose, Ribulose); **3.** Nach der Anzahl der C-Atome werden Triosen*, Tetrosen*, Pentosen*, Hexosen* u. Heptosen* unterschieden. Triosen haben ein, längerkettige M. mehrere Asymmetriezentren u. zeigen optische Isomerie*. In wässriger Lösung liegen Pentosen, Hexosen u. Heptosen nicht in Aldehyd- od. Ketoform vor, sondern sind intramolekular zur Ringform verknüpft (s. Abb. 2) inf. Reaktion zw. Aldehyd- od. Ketogruppe u. einer Alkoholgruppe des gleichen Moleküls (cycl. Halbacetalbildung). Dabei entsteht ein fünf- (Furanose) od. sechsgliedriger Ring (Pyranose) mit einem O-Atom. Durch den Ringschluss entsteht ein zusätzl. asymmetr. C-Atom an C-1 od. C-2, das sich bes. leicht über die offene Form umlagert (α-Form ⇌ β-Form; Mutarotation*). Der Ring ist nicht eben, sondern nimmt eine energetisch günstige Sesselform an. **Derivate:** Phosphorsäureester (im Stoffwechsel werden nur phosphorylierte Zucker umgesetzt); Aminozucker*; Uronsäuren*, UDP-Zucker.

Mono|saccharidosen (↑; ↑) *f pl*: (engl.) *monosaccharidoses*; Störungen im Kohlenhydratstoffwechsel*,

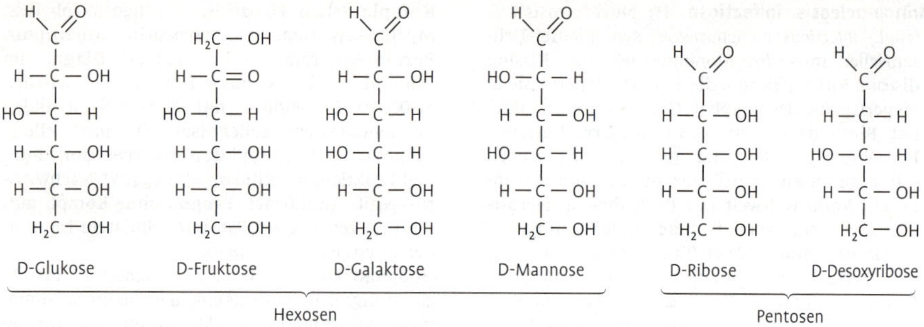

Monosomie

Monosaccharide Abb. 1: Fischer-Projektion physiol. wichtiger Monosaccharide (Aldehyd- bzw. Ketoform)

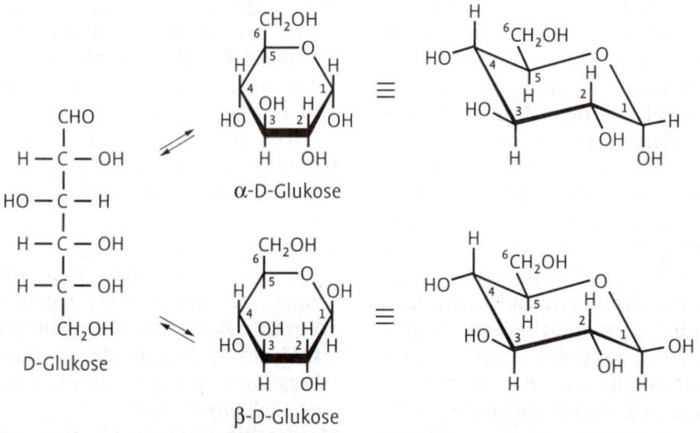

Monosaccharide Abb. 2: D-Glukose in Aldehydform (Fischer-Projektion), Ringformen mit Sesselkonfiguration

bei denen es zur Vermehrung von Monosacchariden* (z. B. Glukose, Galaktose, Fruktose) im Blut u./od. Urin kommt.

Mono|somie (↑; Soma*) f: (engl.) monosomy; das nur einfache Vorliegen eines best. Chromosoms im (sonst) diploiden Chromosomensatz (Genommutation), z. B. inf. von Non*-disjunction od. Chromosomenverlust bei der Kernteilung; während das Fehlen eines Autosoms eine normale Embryogenese* beim Menschen wohl ausschließt, ist eine gonosomale M. mit dem Leben vereinbar (Turner-*-Syndrom). Als **partielle M.** wird der Verlust eines Chromosomenstücks (Deletion) bezeichnet (z. B. beim Katzenschrei*-Syndrom).

mono|trich (↑, Trich-*): (engl.) monotrichous; Form der Begeißelung von Bakt. mit endständiger (polarer) Geißel, z. B. Vibrio* cholerae; vgl. amphitrich, lophotrich, peritrich.

mono|zygot (↑; Zyg-*): (engl.) monozygotic; eineiig; s. Zwillinge, Zygotie.

Mono|zyten (↑, Zyt-*) m pl: (engl.) monocytes; zu den Leukozyten* (Abb. dort) gehörende größte mononukleäre Zellen im Blut (⌀ 12–20 μm); großer, meist nierenförmig gebuchteter od. gelappter Kern mit grobmaschigem Chromatingerüst u. reichlich basophiles Zytoplasma mit feinen azurophilen Granula u. vielen Lysosomen, die Peroxidase u. versch. Säurehydrolasen enthalten (wichtig für mikrobizide Potenz der M.). M. sind zur Phagozytose* u. Migration* befähigt u. besitzen auf ihrer Membranoberfläche u. a. Rezeptoren für Komplementproteine (z. B. C3b) u. Fc-Rezeptoren für IgG (wichtig für Opsonierung; s. Opsonine). Die im Blut 1–2 Tage zirkulierenden M. differenzieren sich nach Auswanderung in versch. Organe od. Gewebe(systeme) zu ortsständigen gewebetypischen Makrophagen*. Aus der granulopoetisch determinierten myeloischen Stammzelle (Myeloblast) können sich unter Einfluss humoraler Faktoren (z. B. koloniestimulierender Faktoren) M. (aus Promonozyten) od. neutrophile Granulozyten* entwickeln. Vgl. Blutbild (Tab. dort).

Mono|zyten|angina (↑; ↑; Angina*) f: (engl.) monocytic angina; anginöse Verlaufsform der Mononucleosis* infectiosa.

Mono|zyten|leuk|ämie (↑; ↑; Leuk-*; -ämie*) f: (engl.) monocytic leukemia; Sammelbez. für klonale Erkr. der Knochenmarkstammzellen mit Prädominanz monozytärer Zellen; **Einteilung:** in Abhängigkeit von Blastenzahl in Blut u. Knochenmark; **1. akut: a)** akute myelomonozytäre Leukämie (Abk. AMML, nach FAB-Klassifiaktion Typ M4 der AML*, Tab. 1 dort) mit Blastenanteil ≥20 % in Blut u./od. Knochenmark; Anteil neutrophiler Granulozyten bzw. Monozyten u. ihrer Vorläuferzellen beträgt mind. 20 % der Knochenmarkzellen; **b)** akute Monoblastenleukämie u. akute Mo. (Abk. AMoL, Typ M5a bzw. M5b der FAB-Klassifikation) mit Blastenanteil ≥20 % (≥80 % bei M5a); Anteil monozytärer Zellen beträgt mind. 80 % der leukämischen Zellen (Abb.); **2. chronisch:** s. CMML.

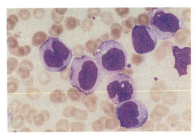

Monozytenleukämie: akute Monozytenleukämie (Typ M5b der FAB-Klassifikation); Blutausstrich (Pappenheim-Färbung) [57]

Mono|zyten-Makro|phagen-System (↑; ↑; Makro-*; Phag-*) *n*: (engl.) *mononuclear phagocyte system*; veraltet retikuloendotheliales System (Abk. RES), veraltet retikulohistiozytäres System (Abk. RHS), monozytäres Phagozytensystem; Bez. für die Gesamtheit aller phagozytoseaktiven, von Monozyten* abstammenden Zellen, den Makrophagen* der versch. Gewebe u. Körperhöhlen, z. B. auch Osteoklasten* u. Zellen der Mikroglia*; **Funktion:** v. a. Phagozytose*, Zytotoxizität, Immunregulation (Antigenprozessierung u. -präsentation i. R. der Kooperation mit Lymphozyten) u. Synthese unterschiedl. biol. aktiver Substanzen (Monokine*).

Mono|zytose (↑; ↑; -osis*) *f*: (engl.) *monocytosis*; über den Referenzbereich erhöhte Monozytenkonzentration im Blut (s. Blutbild, Tab. dort); **Vork.:** bei vielen Infektionskrankheiten (z. B. Malaria, Tuberkulose, Typhus abdominalis) in der sog. monozytären Abwehrphase (s. Leukozyten), bei chronisch-entzündl. Erkr., CML*, CMML*, myelodysplastischem Syndrom u. a. malignen Erkr. (solide Tumoren im fortgeschrittenen Stadium, ggf. mit Knochenmarkkarzinose*).

Monro-Foramen (Alexander M., Anat., Edinburgh, 1733–1817; Foramen*) *n*: s. Foramen interventriculare.

Monro-Kellie-Doktrin (Alexander M., Anat., Edinburgh, 1773–1859) *f*: (engl.) *Monro-Kellie doctrine*; syn. Monro-Kellie-Hypothese; Hypothese, nach der die Summe der 3 intrakraniellen Volumenkomponenten (Hirngewebe, Liquor* cerebrospinalis u. Blut) gleich bleiben muss, um den Hirndruck* konstant zu halten; Zunahme einer Volumenkomponente führt zur Abnahme in einer od. beiden anderen; ohne Kompensation Hirndrucksteigerung*.

Monro-Punkt (↑): (engl.) *Monro-Richter point*; Punkt im li. Unterbauch im dritten äußeren Viertel der Verbindungslinie zwischen Nabel u. Spina iliaca sup. ant. sin. (Monro-Richter-Linie) als mögl. Einstichstelle für die Parazentese* (Bauchpunktion).

Monro-Zyste (↑; Kyst-*) *f*: (engl.) *Monro's cyst*; Zyste am Foramen interventriculare Monroi (meist Kolloidzyste*); kann zur sog. Monro-Blockade mit Entw. eines Hydrocephalus internus occlusivus (erweiterte Seitenventrikel) führen; **Sympt.:** heftigste episodische, z. T. lageabhängige Kopfschmerzen.

Mons (lat.) *m*: Berg.

Mons pubis (↑) *m*: (engl.) *mons pubis*; Mons veneris; Venusberg, Schamberg; Fettpolster der vorderen Schamgegend bei der Frau mit charakterist. Schamhaardreieck; s. Genitale.

Monstrositas (lat. monstrum Ungeheuer) *f*: Fehlgeburt mit Fehlen von Körperteilen (M. per defectum), örtl. Fehlbildung (M. per fabricam alienam), mit überzähligen od. übermäßigen Fehlbildungen (M. per excessum) od. als Doppelfehlbildung* (M. duplex); vgl. Fehlbildung.

Montags|fieber: s. Byssinose.

Monteggia-Luxations|fraktur (Giovanni B. M., Chir., Mailand, 1762–1815; Luxation*; Fraktur*) *f*: (engl.) *Monteggia's fracture-dislocation*; Fraktur der Ulna (proximale Hälfte) mit Luxation des Radiusköpfchens inf. Ruptur des Lig. anulare radii od. Lig. quadratum; **Klassifikation:** s. Abb.; **Typ I:** Luxation des Radiusköpfchens nach anterior, Ulnaschaftfraktur mit anteriorer Deviation; **Typ II:** Luxation des Radiusköpfchens nach posterior, Ulnaschaftfraktur mit posteriorer Deviation; **Typ III:** Luxation des Radiusköpfchens, metaphysale Ulnafraktur mit lateraler Deviation; **Typ IV:** Luxation des Radiusköpfchens, Fraktur des Ulna- u. Radiusschaftes; **Klin.:** Achsenknickung der Ulna, Radiuskopf in der Ellenbeuge tastbar; cave: Übersehen der Radiuskopfluxation od. Nichterkennen einer der beiden Verletzungen; evtl. Verletzung des N. radialis (Fallhand); **Ther.:** Reposition beider Fehlstellungen, meist Osteosynthese der Ulna, evtl. Bandnähte; postop. temporäre Ruhigstellung (Oberarmgips), ggf. funktionelle Nachbehandlung. Vgl. Ellenbogenluxation.

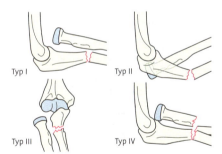

Monteggia-Luxationsfraktur: Bado-Klassifikation

Monte|lukast (INN) *n*: (engl.) *montelukast*; Chinolinderivat mit antiphlogist. u. antibronchokonstriktor. Wirkung zur p. o. Anw. (biläre Elimination); **Wirkungsmechanismus:** Leukotrien-Rezeptor-Antagonist; blockiert spezif. u. kompetitiv den CysLT1-Rezeptor u. bewirkt so die Erweiterung der glatten Muskulatur der Bronchien; **Ind.:** Dauertherapie des Asthma* bronchiale Schweregrad II–III (Zusatztherapie zu inhalierbarem Glukokortikoid od. kurzwirksamen Beta-2-Sympathomimetika bzw. bei Kleinkindern langwirksamen Beta-2-Sympathomimetika vorzuziehen), zur Prävention eines Asthmaanfalls bei belastungsinduziertem Asthma bronchiale auch als Monotherapie; cave: nicht zur Ther. des akuten Asthmaanfalls; **UAW:** Durchfall, Bauchschmerzen, Kopfschmerzen, Hautausschlag.

Montgomery-Drüsen (William F. M., Gyn., Gebh., Dublin, 1797–1859): (engl.) *Montgomery's glands*; Glandulae areolares; 12–15 apokrine Drüsen an der Peripherie des Brustwarzenhofs.

Moon-Zähne: (engl.) *Moon's molars, mulberry teeth*; himbeerförmige Vorwölbungen an den verkleinerten Kauflächen der ersten Molaren* als Spätfolge einer konnatalen Syphilis*; vgl. Hutchinson-Zähne.

Moor|bad: (engl.) *moor bath*; aus Torf (abgestorbene, unvollständig humifizierte Laubmoose) u. Wasser zubereitetes, 40–41 °C heißes Bad breiiger Konsistenz; Wirkung durch Inhaltsstoffe des Badetorfs (Huminsäuren, Gerbsäure, Östrogene, Mineralsalze u. a.), hohen hydrostat. Druck, hohe spezif. Wärme u. konvektionslose Wärmeleitung; **Anw.:** rheumat., entzündl. u. degenerative Gelenkerkrankungen, mangelnde endokrine Aktivität des weibl. Organismus; vgl. Peloid; Balneotherapie.

Moore-Einteilung (Frederick A. M., amerikan. Arzt): s. Leberruptur.

Mooren-Horn|haut|ulkus (Albert M., Ophth., Düsseldorf, 1828–1899; Ulc-*) *n*: (engl.) *Moorens ulcer*; Ulcus corneae rodens; idiopathisches uni- od. bilateral auftretendes Ulcus* corneae (s. Abb.); **Vork.:** v. a. in Westafrika, sporad. auch in Europa, Amerika; **Urs.:** weitgehend unklar, evtl. kollagenolyt., proteolyt. Enzyme, Autoimmunreaktion; **Sympt.:** zunächst gelblich graues Infiltrat am Limbus corneae, nachfolgend Ausdehnung nach zirkulär u. zentral; **Ther.:** anfangs stündl. Cortison-Augentropfen, evtl. Ciclosporin, chir. Exzision der angrenzenden Bindehaut; Débridement.

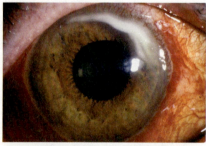

Mooren-Hornhautulkus [106]

Moos|fasern: **1.** (engl.) *mossy fibres*; zur Körnerschicht der Kleinhirnrinde ziehende Nervenfasern* aus den Brückenkernen; **2.** Axone der Körnerzellen des Gyrus* dentatus; synapt. Kontakte mit den Pyramidenzellen im Cornu ammonis (CA3; s. Hippocampus).

Moos, Isländisches: (engl.) *Iceland moss*; Lichen islandicus, Cetraria islandica; Flechtenthallus mit Schleim- u. Bitterstoffen; **Verw.:** bei Schleimhautreizungen im Mund- u. Rachenraum; Appetitlosigkeit.

Morado-Krankheit: s. Onchozerkose.

Morand-Foramen *n*: s. Foramen caecum linguae.

Moraxella (Victor Morax, Ophth., Paris, 1866–1935) *f*: (engl.) *Moraxella*; Gattung gramnegativer, unbewegl., z. T. plumper, kurzer Stäbchenbakterien der Fam. Moraxellaceae (vgl. Bakterienklassifikation); mehrere Species in Subgenera Moraxella u. Branhamella (kokkoide Formen); wichtigste Vertreter: **M. lacunata** (syn. Diplobakterium Morax-Axenfeld, häufig paarig gelagert); Err. der Diplobakterienkonjunktivitis u. Keratitis; **M.*** **catarrhalis**; M. ist sensitiv gegenüber Penicillin.

Moraxella catarrhalis (↑) *f*: veraltet Branhamella catarrhalis, früher Neisseria catarrhalis (morphol. Ähnlichkeit zu Neisserien); gramnegativer Diplococcus der Gattung Moraxella*, der kulturell aerob in weißl., instabilen Kolonien wächst u. häufig Betalaktamase bildet; **Vork.:** Bestandteil der Normalflora des oberen Respirationstrakts; fakultativ pathogen, bes. bei älteren Menschen u. Pat. mit humoralem Immundefekt; **klin. Bedeutung.:** Err. von u. a. Entzündungen des Respirationstrakts, Sinusitis, chron. Bronchitis, Pneumonie, Otitis media v. a. bei Kindern, selten Meningitis, Endokarditis, Arthritis.

Morbidität (lat. morbidus krank) *f*: (engl.) *morbidity*; Krankheitshäufigkeit innerh. einer Population, die in best. Größen (z. B. Inzidenz*, Prävalenz*) ausgedrückt wird; vgl. Mortalität.

Morbilli (dim von lat. morbus Krankheit) *m pl*: Masern*.

morbilli|form (↑; -formis*): masernähnlich.

Morbilloid (↑; -id*) *n*: abgeschwächte Masern* nach Gammaglobulinapplikation.

Morbus (lat.) *m*: (engl.) *disease*; Krankheit; Abk. M.; allg. Bez. für eine singuläre Krankheit od. als fachsprachl. Fügung in Verbindung mit Eigennamen Bez. von Krankheiten (s. Tab.).

Morbus caeruleus (↑) *m*: s. Zyanose.

Morbus Crohn (↑) *m*: Enteritis* regionalis Crohn.

Morbus haemo|lyticus fetalis (↑) *m*: (engl.) *fetal erythroblastosis*; syn. fetale Erythroblastose; immunhämolyt. Anämie* des Fetus (mit Erythroblastose inf. gesteigerter Erythrozytenregeneration); **Ätiol.:** mütterl., meist i. R. einer Rhesus-inkompatiblen Schwangerschaft nach fetomaternaler Transfusion* gebildete irreguläre Blutgruppenantikörper* (IgG) gegen kindl. Rhesus*-Blutgruppen (Anti-D u. Anti-c mit schwerem Verlauf, Anti-E u. Anti-C mit meist mildem Verlauf, Anti-e sehr selten); selten durch andere Blutgruppenantikörper (z. B. Anti-Kell, Anti-Duffy, Anti-Kidd, Anti-S) bedingt mit i. d. R. leichterem klin. Verlauf; bei ca. 90 % der Rhesus*-Inkompatibilität sensibilisiert fetales Antigen D die Rh(d)-negative Mutter, die in der Folge Anti-D-Antikörper bildet; M. h. f. tritt i. d. R. erst bei vorangegangener blutgruppeninkompatibler Schwangerschaft (o. a. Urs. für primäre Sensibilisierung*) inf. einer verstärkten Antikörperbildung (Booster*-Effekt) auf; **Klin.:** intrauterin (od. postnatal) auftretende hämolyt. Anämie* unterschiedl. Schweregrads, Entw. eines rasch zunehmenden Ikterus* beim Neugeborenen mit Bilirubinwerten >342 μmol/l (20 mg/dl, Icterus gravis) u. Gefahr des Auftretens eines Kernikterus*; als schwerste Verlaufsform führt der Hydrops* fetalis (universalis) mit Flüssigkeitseinlagerung in Plazenta u. fetalem Gewebe sowie Ergussbildung beim Fetus inf. anämiebedingter Hypoxie u. Hypoproteinämie unbehandelt innerh. weniger Tage zum intrauterinen Fruchttod*; **Diagn.:** Amniozentese* u. Fruchtwasser*-Spektrophotometrie zur Beurteilung des Bilirubingehalts sowie PCR

Morbus
Auswahl von Krankheitsbezeichnungen und Fundstelle

Krankheitsbezeichnung	Fundstelle
Morbus Addison	Addison-Krankheit
Morbus Alzheimer	Alzheimer-Krankheit
Morbus Basedow	Basedow-Krankheit (s. Thyroiditis)
Morbus Bechterew	Spondylitis ankylosans
Morbus Behçet	Behçet-Krankheit
Morbus Boeck	Sarkoidose
Morbus Bowen	Bowen-Krankheit
Morbus caeruleus	hochgradige generalisierte Zyanose (s. Zyanose)
Morbus Crohn	Enteritis regionalis Crohn
Morbus Cushing	Cushing-Syndrom
Morbus Dupuytren	Dupuytren-Krankheit
Morbus Gaucher	Gaucher-Krankheit
Morbus haemolyticus fetalis	Morbus haemolyticus fetalis
Morbus haemolyticus neonatorum	Morbus haemolyticus neonatorum
Morbus haemorrhagicus neonatorum	Morbus haemorrhagicus neonatorum
Morbus Hirschsprung	Megakolon, kongenitales
Morbus Menière	Menière-Krankheit
Morbus Osler	Osler-Rendu-Weber-Krankheit
Morbus Paget	Paget-Krankheit, Ostitis deformans Paget
Morbus Perthes	Perthes-Calvé-Legg-Krankheit
Morbus Pick	Pick-Krankheit
Morbus Recklinghausen	Neurofibromatose (Typ I), Osteodystrophia fibrosa generalisata
Morbus Reiter	Reiter-Krankheit (s. Arthritis, reaktive)
Morbus sacer	Epilepsie
Morbus Scheuermann	Scheuermann-Krankheit
Morbus Waldenström	Makroglobulinämie, Purpura hyperglobulinaemica
Morbus Werlhof	Werlhof-Krankheit
Morbus Whipple	Whipple-Krankheit
Morbus Wilson	Wilson-Krankheit

zur Bestimmung der fetalen Blutgruppe, Nabelschnurpunktion zur Anämiediagnostik; Ultraschalldiagnostik* (erhöhte Plazentadicke, Hydramnion*, Kardiomegalie; Aszites*, Pleuraerguss* u. Galeaödem beim Fetus, Anämiezeichen bei der Doppler-Blutflussmessung in fetalen Gefäßen); serol. Untersuchungen (z. B. Antikörpertiter im mütterl. Serum); **Ther.**: beim Neugeborenen in leichteren Fällen Phototherapie* u. evtl. Austauschtransfusion*, bei schwerem Verlauf fetale Bluttransfusion* in die Nabelgefäße, auch postnatale Ig-Gabe mögl.; **Proph.**: Anti*-D-Prophylaxe; ggf. Beratung der Eltern über das individuelle Risiko.

Morbus haemo|ly̱ticus neo|nato̱rum (↑) *m*: (engl.) *neonatal erythroblastosis*; syn. Neugeborenenerythroblastose; durch Bildung von blutgruppenspezif., gegen die kindl. Erythrozyten gerichteten Alloantikörpern* (IgG) der Mutter in der Schwangerschaft hervorgerufene immunhämolyt. Anämie* des Neugeborenen; **Urs.:** Immunisierung der Mutter nach fetomaternaler Transfusion* bzw. Mikrotransfusion* bei Blutgruppeninkompatibilität*, insbes. bei AB0-Inkompatibilität (meist Mutter Blutgruppe 0, Kind A od. B), bei Rhesus*-Inkompatibilität (häufig Morbus* haemolyticus fetalis) sowie sehr selten durch andere irreguläre Blutgruppenantikörper (z. B. gegen Kell-, Duffy-, Kidd-Blutgruppen) bedingt; **Klin.:** i. d. R. milde hämolyt. Anämie (Anaemia neonatorum), die bis zur 4.–6. Lebenswoche zunimmt; leicht bis mäßig verstärkte Hyperbilirubinämie* des Neugeborenen; bei AB0-Inkompatibilität ist durch das häufige Vorliegen von (plazentagängigen) IgG-Antikörpern der Spezifität Anti-A bzw. Anti-B bei Individuen der Blutgruppe 0 in ca. 50 % der Fälle bereits das erste Kind betroffen; bei weiteren AB0-inkompatiblen Schwangerschaften nimmt die Schwere der Erkr. bei den Kindern nicht zu; **Diagn.:** serol. Nachw. von IgG-Antikörpern der entspr. Spezifität im mütterl. Serum u. auf den kindl. Erythrozyten (z. B. mit Radio*-Immunoassay, Eluattest); direkter Antiglobulintest* oft negativ; **Ther.:** Phototherapie*, selten zusätzl. Austauschtransfusion* (frisches Erythrozytenkonzentrat der Blutgruppe 0 u. der Rhesusblutgruppe des Kindes entspr. mit alloagglutininfreiem AB-Plasma) erforderlich.

Morbus haemor|rhagicus neo|natorum (↑) *m*: (engl.) *hemorrhagic disease of the newborn* (Abk. HDN); hämorrhagische Diathese* des Neugeborenen durch Verminderung der Vitamin-K-abhängigen Gerinnungsfaktoren II, VII, IX u. X (Prothrombinkomplex); **Urs.:** Ernährung mit Muttermilch (wenig Vitamin* K); Antibiotikatherapie od. parenterale Ernährung; Vitamin-K-Malabsorption inf. zyst. Fibrose od. Cholestase (z. B. bei Leberparenchymschaden od. Gallengangatresie); **Sympt.:** Blutungen in Haut, Schleimhaut, Bauchhöhle, Lunge, Leber u. Darm (Melaena neonatorum vera), Kephalhämatome, intrakranielle Blutungen; **Ther.:** Vitamin K parenteral; bei schweren Erkr. ggf. Substitution von Gerinnungsfaktoren, Transfusion von Erythrozytenkonzentrat bzw. Frischplasma; **Proph.:** bei gesunden, gestillten Neugeborenen mehrmalige orale Vitamin-K-Substitution; bei Frühgeborenen od. Neugeborenen mit schweren Erkr. parenterale Gabe postnatal. Vgl. Blutgerinnung.

Morcellement (franz.): (engl.) *morcellation*; op. Zerstückelung eines als Ganzes schwer entfernbaren Gebildes; z. B. von großen Myomen des Uterus bei Hysterektomie* unter vaginalem Zugang.

Morgagni-Adams-Stokes-Anfall (Giovanni B. M., Anat., Padua, 1682–1771): Adams*-Stokes-Syndrom.

Morgagni-Foramen (↑) *n*: s. Foramen caecum linguae.

Morgagni-Hernie (↑; Hernie*) *f*: (engl.) *Morgagni's hernia*; durch die Morgagni*-Spalte hindurchtretende parasternale Zwerchfellhernie*.

Morgagni-Hydatide (↑; Hydatide*) *f*: (engl.) *Morgagni's hydatid*; syn. Appendix testis; gestieltes, mit Transsudat* gefülltes Bläschen am Übergang vom oberen Hodenpol zum Nebenhodenkopf; Residuum des Müller*-Gangs beim Mann; **klin. Bedeutung:** s. Hydatidentorsion.

Morgagni-Knötchen (↑): Noduli* valvularum semilunarium valvae der Valva trunci pulmonalis.

Morgagni-Knorpel (↑): syn. Wrisberg-Knorpel; Cartilago* cuneiformis.

Morgagni-Lakunen (↑; lat. lacuna Vertiefung, Höhlung) *f pl*: Lacunae* urethrales der männl. Harnröhre.

Morgagni-Säulen (↑): Columnae* anales.

Morgagni-Spalte (↑): (engl.) *triangle of Morgagni*; Trigonum sternocostale dextrum; rechtsseitige Spalte zwischen Pars sternalis u. Pars costalis des Zwerchfells*.

Morgagni-Syn|drom (↑) *n*: (engl.) *Stewart-Morel-Morgagni syndrome*; syn. Morgagni-Trias; v. a. bei älteren Frauen vorkommende Komb. aus Adipositas*, Hirsutismus* u. Hyperostose* an der Lamina interna des Os frontalis (Hyperostosis frontalis interna) mit ungeklärter Ätiologie.

Morgagni-Ventrikel (↑; Ventriculus*) *n*: Ventriculus* laryngis.

Morganella: Gattung aerober, gramnegativer, bewegl. Stäbchenbakterien der Fam. Enterobacteriaceae* (vgl. Bakterienklassifikation) mit versch. O-Serovaren; Err. meist von Nosokomialinfektionen*, pulmonalen u. Harnweginfektionen, Sepsis.

Morgen|temperatur (Temperatur*) *f*: Basaltemperatur*.

Moria (gr. μωρία Narrheit) *f*: (engl.) *moria*; Bez. für Witzelsucht mit Neigung zu inadäquatem, läpp. Verhalten; **Vork.:** z. B. bei Stirnhirnläsionen (evtl. mit leichter Bewusstseinsstörung). Vgl. Euphorie; Syndrom, hirnlokales.

moribund (lat. moribundus): moribundus; sterbend.

Morison-Tasche: Recessus hepatorenalis der Peritonealhöhle.

Moroctocog alfa (INN): (engl.) *moroctocog alfa*; rekombinanter Faktor VIII (1438 Aminosäuren) der Blutgerinnung*; **Ind.:** Hämophilie* A; **UAW:** evtl. Kopfschmerzen, Fieber, Schüttelfrost; Induktion neutralisierender Antikörper. Vgl. Octocog alfa.

Moro-Re|aktion (Ernst M., Päd., Heidelberg, 1874–1951) *f*: s. Tuberkulintest.

Moro-Re|flex (↑; Reflekt-*) *m*: Umklammerungsreflex; s. Reflexe, frühkindliche.

-morph: auch Morpho-, Morphi-; Wortteil mit der Bedeutung Gestalt, Form; von gr. μορφή.

Morphaea (↑) *f*: Sclerodermia* circumscripta.

Morphin (nach dem gr. Gott des Schlafes Μορφεύς) *n*: (engl.) *morphine*; syn. Morphium; Hauptalkaloid des Opiums*; hochpotentes Analgetikum*; s. Opioide. Vgl. Opiate; Morphinintoxikation.

Morphin-Ant|agonisten (↑; Antagonismus*) *m pl*: s. Opoid-Antagonisten.

Morphine, endo|gene (↑) *n pl*: s. Endorphine.

Morphin|intoxikation (↑; Intoxikation*) *f*: (engl.) *morphine intoxication, morphinism*; Intoxikation mit Morphin*; tödl. Dosis oral 0,3–1,5 g, parenteral niedriger; **Formen:** 1. akute M.: Koma, stecknadelkopfgroße Miosis, starke Atemdepression mit einer Atemfrequenz von 2–4 Atemzügen pro Min. od. Atemstillstand, Zyanose, erniedrigte Körpertemperatur, Hypotonie der Muskulatur, Spasmus des Harnblasensphinkter, Areflexie; **Ther.:** Beatmung, Opiat-Antagonisten, evtl. Magenspülung (auch nach parenteraler Aufnahme, da Ausscheidung in den Magen); s. Intoxikation; **2.** chron. M. (sog. Morphinismus): chron. Gebrauch von Morphin mit Entw. einer physischen u. u. U. psychischen Abhängigkeit*; bei Entzug typ. Entzugssyndrom*. Vgl. Heroinabhängigkeit.

Morphinismus (↑) *m*: s. Morphinintoxikation.

Morphium (↑) *n*: Morphin*.

Morpho|genese (-morph*; -genese*) *f*: (engl.) *morphogenesis*; Gestalt- u. Formentwicklung.

Morpho|logie (↑; -log*) *f*: (engl.) *morphology*; Lehre von der Form u. Struktur z. B. von Körper, Organ, Zelle od. Zellorganelle.

Morquio-Brailsford-Syn|drom (Louis M., Päd., Montevideo, 1867–1935; James F. B., Radiol., Birmingham, 1888–1961) *n*: (engl.) *Morquio's syndrome*; syn. Morquio-Krankheit; s. Mukopolysaccharid-Speicherkrankheiten (Tab. dort).

Morrison-Priest-Alexander-Verner-Syn|drom (Ashton B. M., Pathol., Philadelphia, geb. 1922): s. Verner-Morrison-Syndrom.

Morris-Punkt (Robert M., Chir., New York, 1857–1945): (engl.) *Morris' point*; Druckschmerzpunkt bei Appendizitis* (Abb. 2 dort) im Bereich der Verbindungslinie zwischen Nabel u. re. Spina iliaca ant. sup.: 4 cm vom Nabel entfernt. Vgl. Sherren-Dreieck.

Mors (lat.) *f*: (engl.) *death*; Tod*; M. subita: plötzlicher Tod.

Morsicatio (lat. das Kauen, Benagen) *f*: (engl.) *morsication*; syn. Cheilophagie, Autophagie; häufiges Kauen bzw. Beißen an der Schleimhaut von Lippen od. Wangen, das zu Schleimhautveränderungen mit opaker Trübung führt, evtl. mit Erosion, Ulzeration, Hyperplasie; **DD:** Leukoplakie*, Lichen* ruber planus, Leukokeratosis* nicotina palati.

morsitans (lat. mord<u>e</u>re, m<u>o</u>rsus beißen): beißend.

Morsus (lat.) *m*: Biss, Bisswunde; s. Wunde.

Mortalität (lat. mort<u>a</u>litas die Sterblichkeit) *f*: (engl.) *mortality*; Anzahl der Todesfälle in einem Beobachtungszeitraum; die spezifische M. gibt die Anzahl der Todesfälle an einer best. Erkrankung im Verlauf eines Beobachtungszeitraums entweder in absoluten Zahlen od. als Anteil an allen Todesfällen im Beobachtungszeitraum an. Vgl. Todesursachenstatistik.

Mortalität, kindliche (↑) *f*: s. Kindersterblichkeit; Säuglingssterblichkeit.

Mortalität, mütterliche (↑) *f*: s. Müttersterblichkeit.

Mortalität, peri|natale (↑) *f*: (engl.) *perinatal mortality*; Zahl der Totgeborenen u. in den ersten 7 Lebenstagen Gestorbenen je 1000 Lebend- u. Totgeborene; Parameter des gebh. Standards einer Gesellschaft; in Deutschland 5,3 (2008). Vgl. Säuglingssterblichkeit.

Mortalität, prä|natale (↑) *f*: s. Abort; Totgeburt.

Morton-Neur|algie (Thomas G. M., Chir., Philadelphia, 1835–1903; Neur-*, -algie*) *f*: (engl.) *Morton's neuralgia*; syn. Metatarsalgie; Neuralgie* im Versorgungsbereich eines der digitalen Äste des N. tibialis (Nn. digitales plantares communes od. proprii), verursacht durch Bildung kleiner Neurome inf. mechan. Belastung (z. B. bei Spreizfuß); **Sympt.:** intermittierende Schmerzen im Bereich von Fuß-

sohle u. Vorderfuß, im weiteren Verlauf evtl. Dauerschmerz; **Diagn.:** Schmerzfreiheit bei Lokalanästhesie* des Nervs; **Ther.:** Entlastung des Fußes, ggf. Schuheinlagen, evtl. chir. Exzision des Neuroms.

Morula (lat. Dim. von m<u>o</u>rum Maulbeere) *f*: solide kugelige Ansammlung von Blastomeren*, umgeben von der Zona* pellucida; Ergebnis der Furchung* am 3.–4. Tag nach Befruchtung; Weiterentwicklung zur Blastozyste*.

Morula|zellen (↑; Zelle*): s. Mott-Zellen.

Morvan-Syn|drom (Augustin M. M., Arzt, Paris, 1819–1897) *n*: (engl.) *Morvan's disease*; Panaritium analgicum; fortschreitende, schmerzlose Fingereiterungen ohne Heilungstendenz, u. U. mit lepraähnl. Verstümmelungen, Verlust von Fingergliedern bzw. ganzen Fingern, Paresen in den Armen; **Vork.:** bei peripheren Neuropathien u. bei Erkr. des Rückenmarks (z. B. Syringomyelie*), die zur Zerstörung des Tractus spinothalamicus führen.

Mosaik *n*: **1.** (engl.) *mosaic*; (genet.) unterschiedl. Zusammensetzung des Genoms in Zellen eines Individuums, die entweder von einer Zellkultur, von einer Ursprungszelle abstammen; **Ätiol.:** somat. Mutation od. Verpflanzung von Zellen eines Individuums auf ein anderes, z. B. bei zweieiigen Zwillingen durch Gefäßanastomosen in der Schwangerschaft (Blutchimären); bes. häufig in Zus. mit Störungen der Sexualentwicklung; dabei finden sich in versch. Geweben Zellen mit unterschiedl. Anzahl von Geschlechtschromosomen, z. B. bei einem Teil der Zellen normal XX, bei einem anderen Teil X0 (sog. XX/X0-M.). Vgl. Down-Syndrom, Lyon-Hypothese; **2.** (gyn.) atyp., verdächtiger Befund i. R. einer Kolposkopie* mit histol. verdickten Epithelpartien u. die Zervixdrüsen ausfüllenden Epithelzapfen, umrahmt von gefäßführenden Stromaleisten; zartes, im Niveau liegendes M. gilt als harmlos; grobes, sich papillomatös vom Niveau abhebendes M. muss histol. abgeklärt werden. Vgl. Zervixkarzinom; Punktierung.

Mosaik|warzen: s. Verrucae plantares.

Moschcowitz-Syn|drom (Eli M., Ärztin, Baltimore, New York, 1879–1964) *n*: syn. thrombotisch-thrombozytopenische Purpura; s. Mikroangiopathie, thrombotische.

Moser-Operation *f*: s. Kehlkopfoperationen.

Moskitos (span. mosquito Mücke) *m pl*: s. Mücken.

Mosse-Syn|drom (Max M., Int., Berlin, 1873–1936) *n*: gleichzeitiges Vork. von Polycythaemia* vera u. Leberzirrhose*.

Mot-: auch Mob-; Wortteil mit der Bedeutung bewegen, in Bewegung setzen; von lat. mov<u>e</u>re, m<u>o</u>tus.

Motilin *n*: (engl.) *motilin*; gastrointestinales Peptidhormon (22 Aminosäuren), das im Duodenum gebildet wird; aktiviert Motilität in Magenkorpus, -antrum, Duodenum u. Gallenblase; vgl. Hormone, gastrointestinale.

Motilität (Mot-*) *f*: (engl.) *motility*; Bewegungsvermögen, i. e. S. von Organen, deren Bewegungen reflektorisch od. vegetativ reguliert werden (z. B. Peristaltik*); vgl. Prokinetika, Mobilität, Motorik.

Motilitäts|psychose (↑; Psych-*; -osis*) *f*: s. Psychose, zykloide.

Motiv (↑) *n*: (engl.) *motive*; subjektiver Beweggrund für ein best. Verhalten; vgl. Bedürfnis, Trieb.

Motivation (↑) *f*: (engl.) *motivation*; (psychol.) Gesamtheit subjektiver Beweggründe i. S. der Handlungsbereitschaft für ein best. Verhalten.

Moto|neurone (↑; Neur-*) *n pl*: s. Alphamotoneurone; Gammamotoneurone.

Motorik (↑) *f*: (engl.) *motor functions*; Gesamtheit der vom ZNS kontrollierten Bewegungsvorgänge; vgl. Pyramidenbahn; Motilität.

motorisch (↑): (engl.) *motor*; der Bewegung dienend bzw. sie betreffend.

Motor|schiene (↑): s. Bewegungsschiene.

Moto|therapie (↑) *f*: (engl.) *mototherapy*; therap. Verf. zur Korrektur u. Kompensation psychomotor. Fehlverhaltens u. zur Förderung nicht ausgebildeten motor. Verhaltens; **Anw.**: insbes. bei geistiger Behinderung, frühkindl. Hirnschaden, org. Psychosyndrom, Seh- u. Hörstörungen, Sprachstörungen.

MOTT: Abk. für (engl.) *mycobacteria other than tubercle bacilli*; Bez. für atypische Mykobakterien*.

Motten|fraß|nekrosen (Nekr-*; -osis*) *f pl*: (engl.) *piecemeal necroses*; Zellnekrosen im Bereich der Leberläppchenperipherie mit Destruktion der Grenzlamelle u. entzündl. Infiltration der Portalfelder mit Übergreifen auf die Leberläppchen; diese Konstellation wird nach aktueller Nomenklatur als sog. *interface hepatitis* bezeichnet u. ist ein schwerwiegender Befund hinsichtl. Krankheitsaktivität u. Progn. (s. Hepatitis, chronische).

Mott-Zellen (Sir Frederik W. M., Int., Neurol., London, 1853–1926; Zelle*): (engl.) *Mott cells*; Morulazellen; Zellen, deren Zytoplasma mit Russel*-Körperchen angefüllt ist; **Vork.**: multiples Myelom*, Makroglobulinämie*. Vgl. Traubenzelle.

Mouches volantes (franz. fliegende Mücken): (engl.) *floaters*; sog. Mückensehen; durch Glaskörperabhebung* bedingte, mückenartig erscheinende Wahrnehmungen im Gesichtsfeld, v. a. auf hellblauem Hintergrund.

Moulage (franz. Abguss): (engl.) *moulage*; farbiges anat. od. pathologisches Wachspräparat.

Mounier-Kuhn-Syn|drom (P. M.-K., Otorhinolaryngologe, Lyon) *n*: (engl.) *tracheobronchomegaly*; syn. Tracheobronchomegalie; seltene, angeb. Ektasie von Trachea u. Hauptbronchien inf. eines Strukturdefekts des bindegewebigen u. muskulären Wandfasern; **Sympt.**: Hustenreiz inf. Trachealkollaps, Bronchiektasie, Spontanpneumothorax, Pneumonie, Cor pulmonale.

Moutard-Martin-Zeichen: (engl.) *Moutard-Martin sign*; kontralaterales Lasègue*-Zeichen; Schmerzen im Bereich des erkrankten N. ischiadicus bei Anheben des Beins der nicht betroffenen Seite; **Urs.**: Wurzelneuritis; s. Ischiassyndrom.

Moutons (franz. Schafe): Bez. für ekchymöse Hautveränderungen bei Caisson*-Krankheit.

Moxa|verin (INN) *n*: (engl.) *moxaverin*; Papaverinderivat; myotropes Spasmolytikum* (glattmuskuläre Relaxation über Calmodulinhemmung u. nichtselektive Blockade von Alpha*-Rezeptoren) mit rheolog. Wirkung; **Ind.**: arterielle Verschlusskrankheiten*; **Kontraind.**: gastrointestinale od. intrazerebrale Blutung.

Moxi|floxacin (INN) *n*: (engl.) *moxifloxacine*; Antibiotikum aus der Gruppe IV der Fluorchinolone (s. Chinolone).

Moxonidin (INN) *n*: (engl.) *moxonidin*; Antisympathotonikum* (zentrale Imidazolin-I_1-Rezeptor-Hemmung u. Alpha-2-Rezeptor-Aktivierung); **Ind.**: art. Hypertonie; vgl. Antihypertensiva.

Moya-Moya-Syn|drom (jap. moyamoya nebelhaft) *n*: seltene Durchblutungsstörung beider Aa. carotis internae mit unklarer Ätiol. u. variabler klin. Sympt. (neurol. Ausfallerscheinungen, geistige Retardierung); anfangs bilaterale Stenose im Bereich der A.-carotis-interna-Gabelung; progressive Stenosierung u. Verschlüsse der distalen Abschnitte der A. carotis interna mit gleichzeitiger Ausbildung eines funkt. nicht nutzbaren Gefäßnetzes.

mPAN: Abk. für mikroskopische Polyangiitis*.

M-Phase (Phase*) *f*: (engl.) *M phase*; Bez. für die Mitose* während des Zellzyklus*.

MPI: Abk. für Mannheimer Peritonitis Index; prognostischer Score* zur klin. Quantifizierung einer Peritonitis* (s. Tab.).

MPI	
Kriterien (Risikofaktoren)	Punkte[1]
Lebensalter >50 Jahre	5
Geschlecht weiblich	5
Organversagen	7
Malignom	4
präoperative Peritonitisdauer >24 Stunden	4
Fokus extrakolisch	4
diffuse Peritonitis	6
Exsudat	
klar	0
trüb-eitrig	6
kotig-jauchig	12

[1] Punktsumme (MPI; maximal 47) korreliert positiv mit Letalität bei Peritonitis.

M-Proteine (Prot-*) *n pl*: (engl.) *M proteins*; Sammelbez. für die bei multiplem Myelom*, Makroglobulinämie* u. malignem Lymphom* im Blut auftretenden Paraproteine*.

MR-Angio|graphie (Angio-*; -graphie*) *f*: Kurzbez. für Magnetresonanzangiographie; Abk. MRA; s. MRT.

MRCP: Abk. für Magnetresonanz-Cholangiopankreatikographie; Darstellung des Gallengangsystems u. der Pankreasgänge (Ductus pancreaticus major u. minor) mit MRT*; indirekte Darstellungsweise ohne Kontrastmittelfüllung der Gangsysteme, die das invasive Vorgehen (s. Cholangiographie) ergänzen u. weitgehend ersetzen kann.

MRC-Score, modifizierter *m*: Score* der Medical Research Council (in modifizierter Fassung) zur Quantifizierung des Schweregrads einer Dyspnoe*

MRC-Score, modifizierter

Score	Dyspnoe
0	nur bei außergewöhnlicher Belastung
1	bei Treppensteigen, Bergaufgehen
2	bei Gehen in der Ebene
3	bei Gehen in der Ebene mit der Notwendigkeit, nach 100 m anzuhalten
4	An-/Ausziehen (zu kurzatmig, um das Haus zu verlassen)

bei COPD* (s. Tab.); Kriterium des Bode*-Index (Tab. dort).

MRH: Abk. für **M**elanotropin-**R**eleasing-**H**ormon; syn. Melanoliberin; im Hypothalamus gebildetes neurosekretor. Pentapeptid (Tyr-Ile-Gln-Asn-Cys), das zusammen mit MIH* die Sekretion von MSH* steuert (Releasing*-Hormon).

MRI: Abk. für (engl.) *magnetic resonance imaging*; MRT*.

MR-Mammo|graphie (Mamma*; -graphie*) *f*: s. MRT.

mRNA: Abk. für **M**essenger-RNA; durch Transkription* eines DNA-Abschnitts gebildete, einzelsträngige RNA*, die als sog. Matrizen-RNA in der Proteinbiosynthese* als Informationsvorlage für die Synthese einer spezif. Polypeptidkette dient; vgl. mRNA-Reifung.

mRNA-Reifung: (engl.) *mRNA maturation*; auch mRNA-Prozessierung; co- u. posttranskriptionale Prozesse im Zellkern, bei dem das primäre Transkript (s. Transkription) zur funktionsfähigen mRNA reift; **1. Spleißen (Splicing):** Aus der heterogenen nukleären RNA (Abk. hnRNA) schneiden Endonukleasen u./od. Ribozyme* nichtcodierende Sequenzen (Introns) aus (s. Spleißosom); Ligasen verbinden die verbleibenden Exons*. Mutationen in für Spleißfaktoren codierenden Genen führen ggf. zu Erkr. (z. B. Retinopathia pigmentosa). **2. Polyadenylierung:** Eine Poly-A-Polymerase hängt an das zuvor von einer Exonuklease verkürzte 3′-Ende ca. 220 (beim Menschen) Adeninnukleotide an (sog. Poly-A-Schwanz). Dadurch werden Stabilität u. translationale Effektivität erhöht. **3. Capping:** Am 5′-Ende wird über eine Triphosphatbrücke ein GTP-Rest angefügt u. durch eine 7-Methyltransferase die Base u. die ersten 2 Ribosereste methyliert (sog. 5′-Kappe). **4. Editing:** Einfügen von Nukleotiden in od. Ändern der mRNA-Sequenz. Vgl. Proteinbiosynthese.

MRSA: Abk. für **M**ethicillin-**r**esistenter **S**taphylococcus* **a**ureus, syn. Multiresistenter Staphylococcus aureus, Oxacillin-resistenter Staphylococcus aureus (Abk. ORSA); bakterieller Err. mit Mehrfachresistenz (Multiresistenz) gegen Betalaktam*-Antibiotika (u. a. Oxacillin, Penicillin, Amoxicillin), der als Err. von Nosokomialinfektionen* zunehmend an Bedeutung gewinnt; Antibiotikaresistenz u. a. inf.: **1.** Penicillinbindeprotein PBP2a (s. PBP) mit reduzierter Affinität zu Betalaktam-Antibiotika (Kreuzresistenz gegen alle Vertreter dieser Substanzgruppe); **2.** fehlende Methicillin-Resistenzdeterminante mec (v. a. mecA-Gen u. regulator. Elemente mecI, mecR$_1$); **Verbreitung:** weltweit; häufig Besiedler insbes. von hospitalisierten Pat.; in Mitteleuropa nur selten bei gesunden Personen; Prädilektionsstellen: Nasenvorhof, Rachen, Perineum, Leistengegend; **Einteilung: 1. MRSA in Krankenhäusern:** durch die Aufnahme besiedelter/infizierter Pat. u. potentielle Übertragung durch med. Personal; monatelange Persistenz bei nasaler Besiedlung bzw. MRSA-Inf. u. Tenazität mögl.; das Auftreten von MRSA-Stämmen im Krankenhaus erfordert gezielte antiepidem. Maßnahmen mit Isolierung des Pat. (MRSA-Management); **2.** MRSA bei nicht hospitalisierter Bevölkerung, syn. **community acquired MRSA** (Abk. cMRSA); Vork. als Besiedler von Nasen-Rachen-Raum, Wunden; meist bei Personen ohne vorherigen Aufenthalt in Krankenhaus od. Pflegeeinrichtung, bei Sportlern mit intensiven Körperkontakten (z. B. Ringer); cMRSA bildet den Virulenzfaktor Panton-Valentin-Leukozidin (Abk. PVL; s. Leukozidin) u. wird v. a. bei tiefgehenden, nekrotisierenden Haut-/Weichteilinfektionen isoliert, insbes. bei Furunkulose; seltener Urs. von nekrotisierenden Pneumonien; **3.** MRSA in Nutztierhaltungen, insbes. Schweinen; **wirksame Antibiotika:** bei Besiedlung der Nasenschleimhaut Sanierungsversuch mit Mupirocin-Salbe; Sanierung von Rachenbefall bzw. Hautbesiedlung durch desinfizierende Rachenspülungen bzw. Ganzkörperwaschungen der Haut mit antiseptischen Seifen; zur system. Ther. von Infektionskrankheiten durch MRSA: Oxazolidinon* (Linezolid), Glycylcyclin* (Tigecyclin), Quinupristin*-Dalfopristin* od. Glykopeptid-Antibiotika (Vancomycin), komb. (je nach Antibiogramm*) mit Rifampicin, Clindamycin, Gentamicin, Fosfomycin od. Fusidinsäure; bei Haut-/Weichteilinfektionen ggf. Rifampicin kombiniert mit Cotrimoxazol; cave: Ther. immer durch Antibiotika-Resistenzbestimmung sichern.

MRT: Abk. für **M**agnet**r**esonanz**t**omographie; (engl.) *magnetic resonance imaging* (Abk. MRI); syn. Kernspintomographie; diagn. computergestütztes bildgebendes Verf. der Tomographie*, das auf dem Prinzip der Magnetresonanz* (NMR) beruht; **Prinzip:** Im Gegensatz zur konventionellen Röntgendiagnostik u. CT* wird hierbei keine ionisierende Strahlung verwendet, sondern die Energie gemessen, die unter Einfluss eines von außen angelegten starken Magnetfelds bei Relaxation des durch einen kurzen Hochfrequenzimpuls angeregten Kernspins aus dem Körper in Form von elektromagnet. Wellen austritt. Durch Überlagerung eines homogenen magnet. Hauptfelds mit einem Gradientenfeld werden Magnetresonanzmessungen ermöglicht, bei denen aus den von der Feldstärke abhängigen Resonanzsignalen zusätzl. auf deren Entstehungsort geschlossen werden kann. Die Signale aus versch. beliebig wählbaren Körperschichten lassen sich mit Hilfe eines Rechners zu 2- od. 3-dimensionalen Schichtbildern zusammensetzen, gleichzeitig können z. B. transversale, frontale u. sagittale Schnittbilder errechnet werden. Unter Verwendung von supraleitenden Magneten, die sich zur Erzeugung bes. stabiler Mag-

MRT-Kontrastmittel

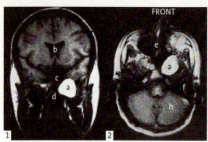

MRT: Magnetresonanztomogramm eines retroorbitalen Tumors links (Dermoid); 1: frontales Schnittbild; 2: transversales Schnittbild; a: Tumor; b: Ventrikel; c: Keilbeinhöhle; d: Rachenraum; e: Nasenseptum; f: Felsenbein; g: Hirnstamm; h: Cerebellum

netfelder hoher Flussdichte eignen, ist eine der CT meist überlegene, sehr hohe Kontrastauflösung der Weichteile u. Darstellung kleiner anat. Strukturen möglich. Die Bildkontraste sind durch Wichtung der kontrastbestimmenden physik. Faktoren (Protonendichte, T1- u. T2-Relaxationszeiten) variierbar u. geben Hinweise auf die Morphologie; so erscheinen Flüssigkeiten u. pathol. Strukturen im T1-gewichteten Bild signalarm, im T2-gewichteten Bild dagegen signalreich. Der Einfluss der Geschwindigkeit der Protonen auf die Signalintensität kann zur Blutflussmessung (Magnetresonanz-Angiographie; Kurzbez. MR-Angiographie, Angio-MR; s. u.) ausgenutzt werden. Für best. Fragestellungen werden zusätzl. spez. MRT-Kontrastmittel (z. B. Gadolinium*-DTPA) eingesetzt. Die bes. Bedeutung dieses Verf. liegt u. a. darin, dass damit unterschiedl. Gewebe dargestellt werden können, die sich nicht in ihrer Dichte bzw. ihren Absorptionseigenschaften gegenüber ionisierender Strahlung (z. B. Knochen/Weichteilgewebe), sondern in ihrer Protonendichte u. in deren chem. Bindung unterscheiden (z. B. Weichteilgewebe ähnl. Dichte). **Ind.:** u. a. Erkrankungen des Nervengewebes (Gehirn u. Rückenmark; z. B. Multiple* Sklerose od. Tumor, s. Abb.), Bandscheibenvorfall* (Abb. 2 dort), Gelenk- u. Muskelerkrankung; **Formen: 1. Ganzkörper-MRT:** Dauer 30–60 Min.; z. B. zur Suche u. Beurteilung der Ausbreitung von Entzündungen od. Tumoren; **2. Kardio-MRT:** kardiovaskuläre MRT (Abk. CMR für engl. cardiovascular magnetic resonance imaging) zur Beurteilung der kardialen: **a)** Morphologie: z. B. ARVD*, Koronararterienanomalie u. a. Herzfehler*, Herztumoren*; **b)** Funktion: z. B. Dyskinesie, Auswurffraktion, Ventrikelvolumen; **c)** Perfusion: funktionelle Bedeutung von Koronarstenosen, myokardiale Ischämie- u. Infarktdiagnostik; **d)** Gewebecharakterisierung: z. B. Unterscheidung von soliden Tumoren u. Zysten, Differenzierung von Fettgewebe, Bindegewebe u. Myokard, sowie von Thrombus, Metastase u. Myxom, Nachweis narbiger, entzündl. bzw. granulomatöser Veränderungen des Myokards de. Perikards. Kontraind.: implantierbarer Kardioverter-Defibrillator*, künstl. Herzschrittmacher*; **3. funktionelle MRT:** u. a. zur neurochir. OP-Planung (z. B. vor tailored resection; s. Epilepsiechirurgie) sowie Navigationschirurgie; **a)** BOLD-Bildgebung (Kurzbez. für engl. blood oxygen level dependent imaging): Ausnutzung der unterschiedl. magnetischen Eigenschaften von Oxyhämoglobin u. desoxygeniertem Hämoglobin; Nachweis aktivierter Hirnregionen durch Abnahme von (paramagnet.) Desoxyhämoglobin u. Zunahme von Oxyhämoglobin inf. regional gesteigerten Blutflusses in der aktivierten Hirnregion; z. B. zur Lok. von Wernicke-Zentrum od. Broca-Zentrum; **b)** DTI (Abk. für engl. diffusion tensor imaging): Ausnutzung der Gewebestruktur-abhängigen, im MRT nachweisbaren unterschiedl. Diffusion von Wassermolekülen; zur Darstellung von Verlauf u. Integrität zerebraler Leitungsbahnen; **4. MR-Angiographie:** nicht invasive Darstellung von Arterien u. Venen im MRT ohne (od. auch mit) zusätzl. i. v. Kontrastmittelapplikation; **5. MR-Mammographie:** MRT der Mammae* (7.–17. Zyklustag) in Bauchlage in axialer u. koronarer Schnittführung nativ sowie mit Kontrastmittel (Gadolinium* i. v.); Ind.: Differenzierung von Narbe u. Rezidiv nach brusterhaltender Ther. bei Mammakarzinom*, CUP*-Syndrom mit axillärer Lymphknotenmetastase; diagn. Abklärung eines multizentr. nichtinvasiven Mammakarzinoms (duktales od. lobuläres Carcinoma in situ); Befundung in Zus. mit Mammographie* u. Mammasonographie*; **6. MR-Kolonographie u. MR-Enteroklysma** (syn. MR-Sellink): Formen der virtuellen Endoskopie* mit Untersuchung des Dick- od. Dünndarms; **7. interventionelle MRT:** i. R. von Intervention, z. B. Stanzbiopsie, laserinduzierte Thermotherapie (Abk. LITT), Hochfrequenz-Thermotherapie (Abk. HFTT), präoperative Tumormarkierung, sowie Therapiekontrolle während der Intervention. Vgl. 3D-Rekonstruktion.

MRT-Kontrast|mittel (contra*): (engl.) MRI contrast media; Mittel zur Verbesserung der MRT*-Diagnostik durch Erhöhung der Signaldifferenzen zwischen versch. Geweben; **Einteilung: 1.** extrazelluläre, unspezifische paramagnetische MRT-K.: nach i. v. Gabe im Anschluss an die vaskuläre Phase Verteilung im extrazellulären Raum; Signalveränderung in Abhängigkeit von der Gewebeperfusion od. (z. B. im ZNS) bei Vorliegen einer unterbrochenen Kapillarschranke durch Aufnahme in Interstitium des Gewebes; z. B. Gadopentetsäure*, Gadotersäure*, Gadoteridol*, Gadodiamid*; **2.** organ- od. gewebespezifische MRT-K. zur besseren Darstellung einzelner Organe od. Gewebe: **a)** leberspezifische Kontrastmittel zur Verbesserung der Detektion u. Differenzierung von Leberläsionen; Aufnahme paramagnetischer Gadolinium*- od. Mangan*-Komplexe in die Leberzellen; z. B. Gadoxetsäure*, Gadobensäure*, Mangafodipir*) od. Aufnahme superparamagnetischer Eisenoxid-Nanopartikel durch das Monozyten*-Makrophagen-System von Leber u. Milz (i. e. S. RES-spezifisches Kontrastmittel); **b)** Blutpool-Kontrastmittel: durch reversible Serumalbuminbindung paramagnetischer Gadoliniumkomplexe im Vergleich zu unspezifischen MRT-K. verlängertes diagn. Zeitfenster u. hohe räumliche Auflösung zur Untersuchung von Gefäßen; z. B. Gadofosveset*; **3.** enterale Kontrastmittel zur Vermeidung von störendem

Kontrast durch Darminhalt bei der MRCP*; z. B. Ferumoxsil*; **4.** intraartikuläre Kontrastmittel für direkte MR-Arthrographie: intraartikuläre Injektion zur besseren Darstellung des Gelenkbinnenraumes; z. B. Gadotersäure*, Gadopentetsäure*; **NW:** Hautrötung, Quaddeln, Übelkeit, Erbrechen, Hitzegefühl, Hustenreiz; selten schwere Reaktionen, z. B. Bronchospasmus, Asthmaanfall, anaphylaktischer Schock; **cave:** Anw. von MRT-K. setzt Notfallbereitschaft voraus.

MRZ-Re|aktion f: (engl.) *MRZ-reaction*; Kurzbez. für das gleichzeitige Auftreten erhöhter erregerspezif. Antikörperquotienten gegen Masern-, Röteln- u. Varicella-Zoster-Virus; typisch für Multiple* Sklerose; vgl. ASI.

MS: **1.** Abk. für Multiple* Sklerose; **2.** Abk. für Massenspektrometrie*.

MSA: Abk. für Multisystematrophie*.

M-Scan (engl. *to scan* abtasten, absuchen) m: syn. Time-motion-Verfahren; s. Ultraschalldiagnostik.

MSFC: Abk. für (engl.) *multiple sclerosis functional composite*; diagn. Score* zur Quantifizierung neurol. Defizite bei Multipler* Sklerose; Berechnung (MSFC-Gesamtscore; korreliert negativ mit Ausmaß der neurol. Defizite) anhand der Einzelbefunde (Z-Score) einer aus 3 Komponenten bestehenden standardisierten Untersuchung (metr. Test): **1.** T25W (Abk. für engl. *fastest time to walk 25 feet*) zur Prüfung der Beinfunktion; **2.** 9HPT (Abk. für engl. *nine hole peg test*) zur Prüfung der Armfunktion; **3.** PASAT (Abk. für engl. *paced auditory serial addition test*) zur Prüfung der kognitiven Funktion. Vgl. EDSS.

MSH: Abk. für Melanozyten stimulierendes Hormon; syn. Melanotropin, Intermedin; im Hypophysenzwischenlappen (Pars intermedia) aus Proopiomelanocortin* gebildete Peptidhormone u. Neuropeptide, deren Sekretion durch MRH* u. MIH* gesteuert wird; **Formen: 1.** Alpha-MSH (aus 13 Aminosäureresten); **2.** Beta-MSH (aus 18 Aminosäureresten); ident. mit einer Teilsequenz von ACTH*; binden an 4 Rezeptoren (MC1R–MC4R); **Wirkung:** Regulation der Melaninsynthese sowie der Melanozytenexpansion u. Pigmentdispersion in Melanozyten* durch Bindung an MC1R; Alpha-MSH wirkt im Hypothalamus anorexigen durch Bindung an MC3R u. MC4R.

MSLT: Abk. für (engl.) *multiple sleep latency test*; diagn. Verf. bei Schlafstörungen*; **Prinzip:** Serie von Messungen, welche die sog. Latenzzeit zwischen Anfang der Ruhephase („Licht aus") u. eigentl. Schlafbeginn erfasst; kurze Latenzzeiten sind typ. für Hypersomnie*.

M-Streifen: s. Myofibrillen.

MTA: (engl.) *MT (medical technologist)*; Abk. für medizinisch-technischer Assistent; s. Assistenzberufe, medizinisch-technische.

mtDNA: Abk. für mitochondriale DNA; s. Genom, mitochondriales.

Muc-: auch Muko-, Muco-; Wortteil mit der Bedeutung Schleim, Schleimhaut; von lat. mucus.

Mucha-Habermann-Krankheit (Viktor M., Dermat., Wien, 1877–1919; Rudolf H., Dermat., Wien, 1884–1941): s. Pityriasis lichenoides.

Mucilaginosa (Muc-*) *n pl*: (engl.) *mucilages*; schleimhaltige Arzneimittel; z. B. Gummi arabicum, Leinsamen.

Mucilago (↑) f: Schleim.

Mucinosis erythematosa reticularis (↑; -osis*) f: REM*-Syndrom.

Mucinosis follicularis (↑; ↑) f: (engl.) *follicular mucinosis*; syn. Alopecia mucinosa; vernarbende Alopezie* mit teigiger Infiltration (Muzinablagerung) der meist am Kopf befindl. ovalen Herde u. follikulären Knötchen an den Streckseiten der Extremitäten; **Formen: 1.** idiopath., akut od. chron. (spontane Abheilung mögl.); **2.** als Sympt. bei malignen Lymphomen der Haut, bes. Mycosis* fungoides.

Mucinosis papulosa (↑; ↑) f: Skleromyxödem*.

Muckle-Wells-Syn|drom (Thomas J. M., Päd., Newcastle; Michael V. W., Arzt, Nottingham) n: (engl.) *Muckle-Wells syndrome*; autosomal-dominant erbl. Erkr. (Genlocus 1q44, Mutationen im CIAS1-Gen) mit intermittierend spontan auftretenden urtikariellen od. papulösen, juckenden Exanthemen, progressivem Hörverlust, Konjunktivitis, Glomerulonephritis u. inkonstant auftretender systemischer Amyloidose* (Typ AA-Amyloidose); sehr seltenes Krankheitsbild; **DD:** chronische Urtikaria*.

mucoid impaction (engl.): Bez. für den Verschluss zentraler od. distaler Bronchien durch feste Schleimpfröpfe (sog. plugs) aus Pilzmyzelien, Fibrin, eosinophilen Zellen, Curschmann*-Spiralen u. Charcot*-Leyden-Kristallen; pathognomon. für die allergische bronchopulmonale Aspergillose*; distal der Bronchialverschlüsse können sich Atelektasen, retrostenot. Pneumonien od. Bronchiektasen entwickeln. **Ther.:** bronchoskop. Absaugung, Glukokortikoide, Expektoranzien.

Mucor (lat. Schimmel) m: (engl.) *Mucor*; Kopfschimmel; Gattung innerh. der Pilzordnung Mucorales der Zygomyzeten mit kugelförmigen Sporangien u. Endosporen (vgl. Fungi); Saprophyten auf org. Stoffen, bes. Lebensmitteln; gelegentl. bei Mensch u. Tier (meist Säuger, selten bei Vögeln); opportunist. Err. bei Pat. mit Immundefekten od. Stoffwechselerkrankungen; als fakultativ pathogen wurde M. circinelloides identifiziert. Die bekannteste M.-Species ist der gemeine Köpfchenschimmel (M. mucedo). Vgl. Mucor-Mykosen.

Mucor-Mykosen (↑; Myk-*; -osis*) *fpl*: (engl.) *mucormycoses*; akute Pilzinfektionen, verursacht von Absidia*, Mucor*, Rhizomucor u. Rhizopus*; Eindringen der Err. in den Organismus durch Respirations- od. Speisetrakt; Pilzthromben, Wandnekrosen u. sept. Infarkte mit letalem Ausgang werden v. a. bei Pat. beobachtet, die durch Zytostatika-, Glukokortikoidtherapie, Diabetes mellitus od. Mangelernährung schwer vorgeschädigt sind. **Lok.:** v. a. rhinozerebral (bes. bei Diabetes mellitus), pulmonal (meist bei Leukämien), enteral (bes. bei Ernährungsstörungen), korneal (meist nach Läsionen); **Diagn.:** Nachw. der Gewebeinfiltration von Pilzfäden, Kultur auf Sabouraud-Agar, Morphol. der Fruktifikationsorgane; **Ther.:** Amphotericin B in Komb. mit Flucytosin, ggf. chir. Revision. Vgl. Mykosen (Tab. 2 dort).

mucosus (↑): schleimig.

Mucus (lat.) m: Schleim.

Mücken: (engl.) *mosquitoes, midges*; (zool.) Nematocera; schlanke, zweiflügelige Insekten mit schmalen Flügeln u. langen, 6–15-gliedrigen Fühlern (Ordnung Diptera, Unterstamm Antennata; vgl. Arthropoden); wichtige aktive (durch Stich) Krankheitsüberträger (Vektoren). **Entw.:** Ei (meist auf der Oberfläche von Gewässern), Larve im Wasser (3 Häutungen), Puppe, Imago* (in ca. 3–4 Wo.); Überwinterung als Eier u. Larven (Aedes) od. meist als begattete weibl. M. (Culex, s. Anopheles); nur weibl. M. sind Blut saugende Parasiten*. **Einteilung** (in Fam.): **1. Psychodidae** (Schmetterlingsmücken): 2–3 mm lang, z. B. Sandmücken (Phlebotominae), Überträger von Pappatacifieber-Virus, Leishmania* u. best. Species von Bartonella*; **2. Ceratopogonidae** (Heleidae, Gnitzen): bis 2 mm lang, dorsal gewölbter Thorax, meist Blutsauger: z. B. Culicoides (Bartmücken), Zwischenwirt von Dipetalonema-Arten u. Mansonella* ozzardi (vgl. Filarien); **3. Simuliidae** (Kriebelmücken, Melusinidae): 2–6 mm lang, schwärzl., gedrungen, in Seitenansicht buckelig, meist Blutsauger; Larven u. Puppen sind an schnell fließende Gewässer angepasst; wichtigste Art in Europa: Simulium ornatum; ein Toxin im Speichel des Weibchens führt beim Menschen zu Lymphadenitis, Lymphangitis u. ödematösen Schwellungen, bei Rindern u. U. zum Tod; wichtigste Art in Afrika: Simulium damnosum; Zwischenwirt von Onchocerca* volvulus (vgl. Filarien); **4. Culicidae** (Stechmücken, weltweit verbreitet, vorwiegend nachtaktiv): **a)** Unterfamilie **Anophelinae** (Gabelmücken), Taster u. Stechrüssel der Weibchen gleichlang, schräge Haltung zur Unterlage, gerade Kopf-Brust-Hinterleib-Achse; Eier einzeln, Larven liegen waagerecht auf Wasseroberfläche (vgl. Anopheles); Endwirt von Plasmodien* (Malariamücken), Überträger von Filarien* (Wuchereria* Bancrofti, Brugia* malayi) u. O'nyong-nyong-Virus; **b)** Unterfamilie **Culicinae**, folgende Gattungen sind die wichtigsten Überträger von Arboviren* u. Filarien*: **Culex*** (Hausmücke), parallele Haltung zur Unterlage, C-förmig gekrümmte Kopf-Brust-Hinterleib-Achse, Taster kürzer als Stechrüssel, kahnförmiges Eigelege, Larven hängen von Wasseroberfläche herab; **Aedes*** (Wald- u. Wiesenmücken), dunklere Farbe u. spitzeres Hinterende als Culex, verstreute silberweiße Schuppen (sog. Tigermoskito); **Mansonia** (Zwischenwirt von Brugia); **Haemagogus** u. **Aedes aegypti**, am Tag stechend, Überträger des Gelbfieber-Virus.

Mücken|sehen: s. Mouches volantes.

Müdigkeits|syn|drom, chronisches *n*: (engl.) *chronic fatigue syndrome* (Abk. *CFS*); syn. chronisches Erschöpfungssyndrom, Fatigue-Syndrom; fragl. eigenständiges, meist sehr plötzlich u. z.T. epidemisch auftretendes Krankheitsbild des mittleren Lebensalters (bei Frauen häufiger) unklarer Ätiol. u. Pathogenese; **Urs.:** diskutiert werden Infektionen, Immundefekte, postinfektionelle hormonale Dysregulation, psychosomat. od. psychosoziale Störungen, Intoxikationen; **Sympt.:** nach umschriebenem Beginn mind. 6 Mon. andauernde beträchtl. Leistungsminderung durch geistige u. körperl. Erschöpfung, kaum Erholung durch Schlaf; Seh-, Denk- od. Konzentrationsstörungen, Hals-, Muskel-, Kopf- od. Gelenkschmerzen, subfebrile Temperatur, Lymphknotenschwellungen an Armen u. im Nacken, depressive Verstimmung u.a.; keine Veränderungen von Laborparametern; **Diagn.:** Anamnese, hohe Komorbidität mit anderen psych. Erkr. (v. a. Fibromyalgiesyndrom*, Depression, Angsterkrankungen, multiple chemische Sensibilität*); **Ther.:** symptomatisch, Physiotherapie, Verhaltenstherapie; **Progn.:** meist mehrjähriger Verlauf, selten Spontanheilungen. Vgl. Fatigue.

Mühl|rad|geräusch: (engl.) *mill-wheel murmur*; (franz.) *bruit de moulin*; auskultator. Herzgeräusch* bei Pyopneumoperikard* u. Luftembolie*.

Müller-Arm|lösung (Arthur M., Gyn., Gebh., München, 1863–1926): (engl.) *Müller's maneuver*; (gebh.) Schulter- u. Armlösung bei Beckenendlage*; Entw. der vorderen Schulter durch starken Zug abwärts, der hinteren Schulter durch starken Zug nach oben (s. Abb.); anschl. Veit*-Smellie-Handgriff. Vgl. Manualhilfe.

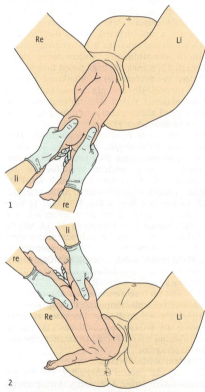

Müller-Armlösung: Entwicklung der vorderen (1) u. der hinteren (2) Schulter [112]

Müller-Epi|thel|zyste (Epithel*; Kyst-*) *f*: (engl.) *Müller's epithelial cyst*; aus versprengten Resten der Müller*-Gänge entstehende, klin. meist unauffällige Epithelzyste; **Vork.:** vorwiegend in Uterus u. Vagina (75 % aller Vaginalzysten).

Müller-Gang (Johannes P. M., Physiol., Anat., Berlin, 1801–1858): (engl.) *müllerian duct*; Ductus paramesonephricus; embryonaler Geschlechtsgang, der zu Beginn des 2. Embryonalmonats aus einer Einsenkung des Zölomepithels seitl. vom Wolff-Gang entsteht; entwickelt sich **1.** bei Frauen im oberen Abschnitt zu Fimbrien u. Tuben, durch kaudale Verschmelzung mit dem kontralateralen M.-G. zu Uterus u. oberer Vagina; **2.** bei Männern zur gestielten Hydatide (Appendix testis) u. vermutlich zum Prostataschlauch (Utriculus prostaticus). Vgl. Müller-Epithelzyste; Müller-Mischtumor, maligner.

Mueller-Hinton-Agar (William A. H., Pathol., Boston, 1883–1959) *m*: Fertignährboden zur Sensibilitätstestung von Bakterien gegen Antibiotika* u. Sulfonamide*.

Müller-Misch|tumor, maligner (Tumor*) *m*: (engl.) *malignant Müller's mixed tumor*; Abk. MMMT; maligner Tumor aus epithelialen u. mesenchymalen Komponenten (Karzinosarkom); wahrscheinlich besonders maligne Variante des Endometriumkarzinoms (vgl. Korpuskarzinom; Uterussarkom).

Müller-Muskeln (Heinrich M., Anat., Würzburg, 1820–1864; Musculus*) *m pl*: **1.** (engl.) *Müller's muscles*; die inneren, zirkulär verlaufenden Muskelzüge des Musculus* ciliaris; vgl. Akkommodation, Brücke-Muskel; **2.** syn. Musculus* orbitalis; **3.** syn. Musculus* tarsalis superior.

Müller-Stütz|zellen (↑; Zelle*): (engl.) *Müller's cells*; der Neuroglia* angehörende Zellen in der inneren Körnerschicht der Retina*, deren Fortsätze (Müller-Fasern) die Netzhaut radiär durchsetzen u. mit ihren kegelförmigen äußeren u. inneren Enden die beiden Grenzschichten der Netzhaut (Membrana limitans externa et interna) bilden; haben neben der Stütz- v. a. Stoffwechselfunktion.

Müller-Zeichen (Friedrich von M., Int., München, 1858–1941): (engl.) *Müller's sign*; Sichtbarwerden des Kapillarpulses* im Rachen; **Vork.:** Aortenklappeninsuffizienz*. Vgl. Kapillarpuls; Musset-Zeichen.

Münchhausen-Stell|vertreter-Syn|drom (Karl F. H. Freiherr von M., Offizier, Gut Bodenwerder, 1720–1797) *n*: syn. Meadows-Syndrom; s. Münchhausen-Syndrom.

Münchhausen-Syn|drom (↑) *n*: (engl.) *Munchausen syndrome*; zu den artifiziellen Störungen* gehörendes Krankheitsbild, bei dem der (meist männl.) Pat. ohne offensichtl. Motivation, einem psych. Bedürfnis folgend, absichtl. Sympt. erzeugt od. berichtet, um eine Behandlung, u. U. auch eine Op. zu erreichen; häufig verbunden mit ausgeprägter Beziehungsstörung mit ständigen Beziehungsabbrüchen (Selbstentlassungen, pathol. Wandern), sozialer Entwurzelung, schwerer Persönlichkeitsstörung mit histrion., dissozialen u. narzisstischen Zügen u. Arzneimittelmissbrauch, häufige Arzt- u. Krankenhauswechsel (sog. Hospital-hopper-Syndrom), Pseudologia phantastica sowie ausgeprägter Dissozialität. Beim **Münchhausen-Stellvertreter-Syndrom** (Münchhausen-by-proxy-Syndrom, Meadow-Syndrom) erzeugen im Allg. Eltern bei ihrem Kind Krankheitssymptome (z. B. Blut- od. Zuckerbeimengung zum Urin, Gabe von Abführ- u. a. Arzneimitteln), mit denen sie es beim Arzt vorstellen (Form der Kindesmisshandlung, z. T. mit Todesfolge). Ziel ist meist die Befriedigung eigener Bedürfnisse (z. B. Zuwendung).

Münchmeyer-Syn|drom (Ernst M., Arzt, Leipzig, 1846–1880) *n*: Fibrodysplasia* ossificans progressiva.

Münzen|klirren: (engl.) *cracked pot sound*; veraltet (franz.) *bruit du pot fêlé*, sog. Geräusch des gesprungenen Topfs; perkutor. schepperndes bei stärkerer Perkussion* metallisch klirrendes Geräusch, v. a. supraklavikulär über großen Lungenkavernen, am Schädel bei Hydrozephalus (inf. klaffender Schädelnähte). Vgl. Kavernensymptome.

Münzen|zähler|tremor (Tremor*) *m*: s. Tremor.

Mütter|sterblichkeit: (engl.) *maternal mortality*; schwangerschafts- u. geburtsbedingte Sterbefälle von Müttern eines Kalenderjahrs, i. d. R. bezogen auf 100 000 Lebendgeburten eines Kalenderjahrs; M. in Deutschland 2008: 4 (1960: 106,3; 1970: 51,8; 1980: 20,6; 1990: 9,1; 2002: 2,9).

Muir-Torre-Syn|drom (E. G. M., brit. Arzt; Douglas P. T., amerikan. Dermat., geb. 1919) *n*: (engl.) *Muir Torre syndrome*; autosomal-dominant erbl. Erkr. mit Auftreten von multiplen benignen u. malignen Talgdrüsentumoren meist an Kopf u. Rumpf, sowie Karzinomen innerer Organe (insbes. des Colons) im frühen Erwachsenenalter; vermutl. Teil von HNPCC*; **Ätiol.:** Mutationen im MSH2-Gen (Genlocus 2p22-p21) od. MLH1-Gen (Genlocus 3p21.3).

Muko|diar|rhö (Muc-*; Diarrhö*) *f*: (engl.) *mucodiarrhea*; durchfallartiger Schleimabgang, evtl. zus. mit massiven Elektrolytverlusten; **Vork.:** v. a. bei villösen Polypen* des Darms.

Muko|epi|dermoid|karzinom (↑; Ep-*; Derm-*; -id*; Tumor*) *m*: s. Speicheldrüsentumoren.

Mukoide (↑; -id*) *n pl*: Muzine*.

Muko|kolpos (↑; Kolp-*) *m*: (engl.) *mucocolpos*; Ansammlung von Zervixschleim in der Scheide bei Atresia hymenalis (s. Fehlbildung, vaginale); vgl. Mukometra.

Muko|lipidosen (↑; Lip-*; -osis*) *f pl*: (engl.) *mucolipidoses*; Sammelbez. für autosomal-rezessiv erbl. lysosomale Stoffwechselstörungen mit Speicherung von Oligosacchariden; **Einteilung: 1.** Typ I (syn. Sialidose* Typ II); **2.** Typ II (syn. I*-Zell-Krankheit); **3.** Typ III A (syn. Typ III, Pseudo-Hurler-Polydystrophie): Mutation im Gen für die Alpha-/Beta-Untereinheit der N-Acetylglukosamin-1-Phosphotransferase (Abk. GNPTAB), Genlocus 12q23.3; milde Verlaufsform des Typ II mit Störung in der Biogenese lysosomaler Enzyme; **4.** Typ III C: Genlocus 16p (Gen für Gamma-Untereinheit der GNPTA, Abk. GGNPTA); **5.** Typ IV (syn. Sialolipidose): sehr seltener, biochem. nicht endgültig geklärter Defekt (Mutation im Gen für Mukolipin-1, Genlocus 19p13.3-p13.2) v. a. bei Ashkenasi-Juden; **Sympt.:** leichte psychomotor. Entwicklungsstörung, Reflexsteigerung, Muskelhypotonie, extrapyramidale Symptome, i. d. R. Corneatrübung, Hepatosplenomegalie. Vgl. Mukopolysaccharid-Speicherkrankheiten; Lipidosen.

Muko|lytika (↑; gr. λυτικός fähig zu lösen) *n pl*: s. Expektoranzien.

Muko|metra (↑; gr. μήτρα Gebärmutter) *f*: (engl.) *mucometra*; Ansammlung von Zervixschleim in der

Mukopharmaka

Cavitas uteri bei Atresia hymenalis (s. Fehlbildung, vaginale); vgl. Mukokolpos.

Muko|pharmaka (↑; Pharmakon*) *n pl*: s. Expektoranzien.

Muko|poly|saccharide, neutrale (↑; Poly-*; gr. σάκχαρ Zucker; -id*) *n pl*: veraltete Bez. für Glykoproteine*.

Muko|poly|saccharide, saure (↑; ↑; ↑; ↑) *n pl*: Glykosaminoglykane*.

Muko|poly|saccharid-Speicher|krankheiten (↑; ↑; ↑; ↑): (engl.) *mucopolysaccharidoses*; Abk. MPS; syn. Mukopolysaccharidosen; Sammelbez. für meist autosomal-rezessiv (MPS II X-chromosomal-rezessiv) erbl. Stoffwechselstörungen mit intrazellulärer, lysosomaler Speicherung von Glykosaminoglykanen (früher als saure Mukopolysaccharide bezeichnet) in versch. Organen (v. a. ZNS, Skelett, Leber, Milz) inf. von Enzymdefekten im Glykosaminoglykanabbau; **Einteilung:** s. Tab.; **Häufigkeit:** ethn. u. regional unterschiedl.; Typ I: 1 : 90 000, Typ II: 1 : 150 000–320 000, Typ III: 1 : 58 000–320 000 u. Typ VI: 1 : 320 000 Lebendgeborene; **Diagn.:** Nachw. der mit dem Urin vermehrt ausgeschiedenen Glykosaminoglykane durch Toluidinblaureaktion (syn. Berry-Test), Quantifizierung im 24-Stunden-Sammelurin, Differenzierung durch Elektrophorese; Enzymaktivitätsbestimmung in Leukozyten (bei Hydrops* fetalis in fetalen Leukozyten) u. kultivierten dermalen Fibroblasten; Alder*-Reilly-Anomalie der Leukozyten; Pränataldiagnostik* durch Amniozentese od. Chorionbiopsie, Gen-Nachweis.

Muko|proteine (↑; Prot-*) *n pl*: Muzine*.

muko|purulent (↑; lat. purulentus eitrig): (engl.) *mucopurulent*; schleimig-eitrig.

Mukor (lat. mucor Schimmel) *m*: s. Mucor.

Mukosa (Muc-*) *f*: Schleimhaut*.

Muko|stase (Muc-*; -stase*) *f*: (engl.) *mucostasis*; Schleimstauung; Störung des Schleimabflusses, z. B. aus den Bronchien.

Muko|sulfatidose (↑; -osis*) *f*: (engl.) *mucosulfatidosis*; multipler Sulfatasemangel*.

Muko|tympanon (↑; Tympanum*) *n*: s. Tubenkatarrh.

Muko|viszidose (↑; lat. viscidus klebrig, zähflüssig; -osis*) *f*: zystische Fibrose*.

Muko|zele (↑; -kele*) *f*: (engl.) *mucocele*; syn. Schleimzyste; Schleimdrüsenretentionszyste; Schleimansammlung in einem Hohlraum; z. B. in der Appendix als Kompl. bei Appendizitis* od. in einer Nasennebenhöhle durch entzündl., traumat. od. tumorös bedingte Verlegung der Ausführungsgänge mit Retention des Sekrets, Umbau (Druckatrophie) der knöchernen Sinuswand, Volumenzunahme u. Verdrängungssymptomen (s. Abb.); **Diagn.:** Rö., MRT, CT, ggf. Sonographie; **Ther.:** Operation. Vgl. Schleimgranulom.

Mull (hindi malmal sehr weich) *m*: (engl.) *gauze*; syn. Gaze; weitmaschiges Gewebe aus entfetteter Baumwolle, Zellulose od. Polyamid zur Haut- u. Wundreinigung, für Tamponaden u. Verbände (Kompressen*, Binden).

Muller-Dammann-Operation (Herman J. M., Genet., Bloomington, 1890–1967): Pulmonalis*-Banding.

Multi|band|apparatur (lat. multum viel) *f*: (engl.) *multiband appliance*; kieferorthop., festsitzendes Behandlungsgerät zur Korrektur von Zahn- u. Kieferfehlstellungen; besteht aus bukkal bzw. lingual auf die Zähne aufgeklebte Brackets*, meist im Molarenbereich zementierten Bändern u. Drahtbögen, die aktiviert werden, um Zahnbewegungen durchzuführen; oft ergänzt durch z. B. Federn od. Gummizüge (s. Abb.).

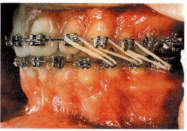

Multibandapparatur [116]

multi|cellularis (↑; Cellula*): vielzellig.

Multi|ceps (↑; -ceps*) *m*: (engl.) *Multiceps*; Gattung von Bandwürmern (Cestodes*); 20–100 cm lang; Endwirt: Hund u. Fuchs; Finne (Zönurus*) im Zwischenwirt (Wiederkäuer, Nager, selten Mensch); **Quesenbandwurm** (M. multiceps): Finne (Coenurus cerebralis, Drehwurm) im ZNS; Err. der Drehkrankheit bei Schafen; beim Menschen selten Befall von ZNS, Subkutis, Auge.

multicore disease (engl. ↑; core Kern, Mark; disease Krankheit): syn. minicore disease; nicht progrediente Form der kongenitalen Myopathien* mit herdförmiger (multifokaler) Degeneration der Muskelfasern (Typ I u. II); **Klin.:** verzögerte statomotor. Entw., allg. Muskelhypotonie, verminderte Reflexerregbarkeit, evtl. Ptosis; **Diagn.:** Kreatinkinasekonzentration im Serum normal, vermehrt polyphas. Muskelkontraktionspotentiale in der Elektromyographie, histol. veränderte Myofibrillen u. Sarkomerverkürzung. Vgl. central core disease.

multi|faktoriell (↑): 1. (engl.) *multifactorial*; aus vielen Faktoren bestehend (z. B. multifaktorielle Ätiol. einer Krankheit); 2. (humangen.) polymerer Erbgang; die Genese einer Krankheit od. Fehlbildung wird als m. bezeichnet, wenn mehrere Gene u. versch. Umwelteinflüsse an der Entstehung beteiligt sind; z. B. bei Anenzephalie, Spina bifida, Pes equinovarus, angeb. Pylorusstenose u. Epilepsie.

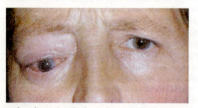

Mukozele: Mukozele der rechten Stirnhöhle, Protrusio bulbi mit starker Verdrängung des rechten Augapfels nach vorn u. unten [98]

Mukopolysaccharid-Speicherkrankheiten

Typ	Variante	klinische Merkmale	Enzymdefekt	Erbgang (Genlocus, Gen)
I-H	Hurler-Pfaundler-Krankheit	Dysmorphie (Gargoylismus), geistige Retardierung, Skelettdeformierung (Dysostose), Corneatrübung, Minderwuchs, Hernien, Hepatomegalie	Alpha-L-Iduronidase	autosomal-rezessiv (4p16.3, IDUA-Gen)
I-S (früher Typ V)	Ullrich-Scheie-Syndrom	geistig normal, Skelettdeformierung, Corneatrübung, Herzklappenfehler	Alpha-L-Iduronidase	
I-H/S	Hurler-Scheie-Variante	zwischen I-H und I-S, Intelligenz leicht eingeschränkt	Alpha-L-Iduronidase	
II	Hunter-Krankheit	mäßige geistige Retardierung, Skelettdeformierung, erhebliche somatische Veränderungen, frühe Schwerhörigkeit, klare Cornea	Iduronatsulfatsulfatase	X-chromosomal-rezessiv (Xq28, IDS-Gen)
III	Sanfilippo-Syndrom			
	Typ A	geistige Retardierung, Dysmorphie, Hornhauttrübung kann fehlen, häufig Schwerhörigkeit, rasche Progredienz	Heparansulfatsulfamidase	autosomal-rezessiv (17q25.3, SGSH-Gen)
	Typ B		Alpha-N-Acetylglukoseaminidase	autosomal-rezessiv (17q21.1, NAGLU-Gen)
	Typ C		Acetyl-CoA: Alphaglukosaminid-N-Acetyltransferase	autosomal-rezessiv (Chromosom 14, MPS3C-Gen)
	Typ D		N-Acetylglukosamin-6-sulfatsulfatase	autosomal-rezessiv (12q14, GNS-Gen)
IV	Morquio-Brailsford-Syndrom			
	Typ A	geistig normal, Skelettdeformierung sehr ausgeprägt, Hornhauttrübung diskret	N-Acetylgalaktosamin-6-sulfatsulfatase	autosomal-rezessiv (16q24.3, GALNS-Gen)
	Typ B	milde Verlaufsform von Typ A	Betagalaktosidase	autosomal-rezessiv (3p21-pter, GLB1-Gen)
VI	Maroteaux-Lamy-Syndrom	geistig normal, schwere Skelettdeformierung, Corneatrübung, somatische Veränderungen (Minderwuchs); viele klinisch differente Verlaufstypen	N-Acetylgalaktosamin-4-sulfatsulfatase	autosomal-rezessiv (5q11-q13, ARSB-Gen)
	Typ A	Phänotyp wie Hurler-Pfaundler-Krankheit		
	Typ B	zusätzlich Gelenkversteifungen		
VII	Sly-Syndrom	mäßige Dysmorphie und Skelettdeformierung, Corneatrübung, normale bis eingeschränkte Intelligenz	Betaglukuronidase	autosomal-rezessiv (7q21.11, GUSB-Gen)
IX		geistig normal, Minderwuchs, periartikuläre Weichteiltumoren	Hyaluronidase	autosomal-rezessiv (3p21.3-p21.2, HYAL1-Gen)

Multiorganversagen
MOD-Score

Organsystem	Score 0	1	2	3	4
respiratorisch: p_aO_2/FiO_2 ratio (mmHg)	>300	226–300	151–225	76–150	≤75
renal: Kreatinin im Serum (mg/dl)	≤1,1	1,2–2,2	2,3–3,9	4–5,6	≥5,7
hepatisch: Bilirubin im Serum (mg/dl)	≤1,2	1,3–3,5	3,6–7	7–14	>14
kardiovaskulär: PAR	≤10	10,1–15	15,1–20	20,1–30	>30
hämatologisch: Thrombozytenzahl (1000/µl)	>120	81–120	51–80	21–50	≤20
neurologisch: Glasgow Coma Scale	15	13–14	10–12	7–9	≤6

PAR: pressure-adjusted heart rate (Herzfrequenz HF × zentralvenöser Druck CVP)/mittlerer arterieller Druck MAP)

multi|fidus (lat.): vielspaltig; z. B. Musculus* multifidus.
Multi|fidus-Drei|eck-Syn|drom (↑) n: (engl.) multifidus-triangle syndrome; akute Schmerzen im Bereich des M. multifidus zw. Wirbelsäule u. Spina iliaca post. sup., ferner Druckschmerz u. muskulärer Hartspann in diesem Dreieck sowie in Gesäß u. Oberschenkel ausstrahlende Schmerzen bei normaler Beweglichkeit der Wirbelsäule; **Urs.**: meist Funktionsstörung der kleinen Wirbelgelenke zw. L II u. L III, Fehlhaltungen, lumbales Wurzelirritationssyndrom*; vgl. Wirbelsäulenaffektionen, Kreuzschmerz.
Multi|in|farkt|de|menz (lat. multum viel; Infarkt*; dementia Wahnsinn) f: (engl.) multi-infarct dementia; Abk. MID; Form der vaskulären Demenz* durch multiple territoriale Hirninfarkte (s. Schlaganfall); **Sympt.**: schrittweise fortschreitende Demenz in Komb. mit der Infarktlokalisation entsprechendem, fokal-neurol. Defizit; vaskulär u. kardiol. Grunderkrankungen; **Diagn.**: s. Demenz, zusätzl. radiol. Nachweis multipler Hirninfarkte. Vgl. Enzephalopathie, subkortikale arteriosklerotische.
Multi|leaf-Kol|limator (↑; Co-*; lat. limare vermindern, wegnehmen) m: Vorrichtung an Bestrahlungsgeräten zur Einblendung von Strahlenfeldern; besteht aus einer Vielzahl gegenüberstehender motor. getriebener Metalllamellen, die zur Anpassung an ein irregulär geformtes Planungszielvolumen* in das rechteckige Strahlenfeld automatisiert hineingefahren werden.
multi|lobulär (↑; Lobulus*): (engl.) multilobular; viellappig.
multi|locularis (↑; lat. locus Ort, Stelle): vielkammerig, vielfächerig.
Multi|mer|ana|lyse (↑; Analyse*) f: (engl.) multimer analysis; spezif. Strukturanalyse des von*-Willebrand-Faktors; **Prinzip**: Western-Blotting-Methode nach Trägerelektrophorese (SDS-Agarosegel); **Ind.**: zur Klassifikation des von*-Willebrand-Jürgens-Syndroms; **Referenzbereich:** alle multimeren Größen nachweisbar.
Multi|morbidität (↑; Morbidität*) f: (engl.) polypathia; syn. Polymorbidität, Polypathie; gleichzeitiges Bestehen von mehreren Krankheiten.

Multi|organ-Dys|funktions|syn|drom (↑; Dys-*; Functio*) n: s. Multiorganversagen.
Multi|organ|versagen (↑): (engl.) multiple organ failure (Abk. MOF); auch Multiorgan-Dysfunktionssyndrom (Abk. MODS); gleichzeitig od. rasch aufeinanderfolgendes Versagen von 2 od. mehr vitalen Organfunktionen (z. B. akutes Lungen- u. Nierenversagen); **Bestimmung:** im MOD-Score: s. Tab.; MOD-Score 9–12: Mortalitätsrate 25 %, MOD-Score 13–16: Mortalitätsrate 50 %, MOD-Score 17–20: Mortalitätsrate 75 % u. MOD-Score >20: Mortalitätsrate 100 %; **Vork.:** u. a. Sepsis, Schock, Polytrauma, Vergiftung. Vgl. SOFA-Score; Intensivmedizin.
multipel (lat. multiplex): vielfach.
Multiple-Lentigines-Syn|drom (↑; ↑) n: s. LEOPARD-Syndrom.
Multiple Sklerose (↑; Skler-*; -osis*) f: (engl.) multiple sclerosis; Abk. MS; syn. Encephalomyelitis disseminata, Polysklerose; chron.-entzündl. demyelinisierende Erkrankung* mit herdförmiger Demyelinisierung u. (weniger ausgeprägt) axonaler Schädigung; **Häufigkeit:**

> In Deutschland sind ca. 122 000 Menschen betroffen.

Prävalenz in Deutschland ca. 149 : 100 000, jährl. Inzidenz ca. 5 : 100 000; **Vork.:** Manifestationsalter meist 20.–40. Lj. (w : m = 1,2–1,7 : 1); in ca. 15 % fam. Häufung; Assoziation mit HLA-System (HLA-DR 2, HLA-DW 2); **Ätiol./Path.:** wahrscheinl. T-Lymphozyten-vermittelte autoimmune Entzündungsreaktion gegen Myelinscheidenantigene multifaktorieller Disposition u. Triggerfaktoren: genet. Faktoren, Viren u. a. Err. sowie Umwelteinflüsse; **Pathol./Anat.:** makroskopisch grauweiße, fleckförmige, im gesamten ZNS verteilte (insbes. im Bereich der Seitenventrikel konfluierende) perivenöse Herde unterschiedl. Größe von derber Konsistenz (Sklerose), histol. meist perivenös angeordnete Entmarkungsherde mit dichten, lymphoplasmazellulären Infiltraten u. im weiteren Verlauf gliöser Narbenbildung; **Klin.:** zerebrale u. spinale Sympt. versch. Art, insbes. spast. Paresen, (umschriebene) Sensibilitätsstörungen u. zerebel-

Multiple Sklerose
Diagnosekriterien (McDonald, 2005)   Tab. 1

Klinik (Anzahl der Schübe)	Anzahl nachweisbarer klinischer Läsionen	zusätzliche Kriterien
≥2	≥2	keine
	1	räumliche Dissemination* (Tab. dort) im MRT[1] oder positiver Liquorbefund[2] und ≥2 typische MRT-Läsionen oder weiterer Schub durch Läsion an anderer Stelle
1	≥2	zeitliche Dissemination im MRT[3] oder weiterer Schub
1 (monosymptomatisch)	1	räumliche Dissemination (Tab. dort) im MRT[1] oder positiver Liquorbefund[2] und ≥2 typische MRT-Läsionen und zeitliche Dissemination im MRT[3] oder weiterer Schub
0 (primär progredienter Verlauf)	1	kontinuierliche Progression für 1 Jahr und (2 der 3 folgenden Kriterien): ≥9 T2-MRT-Läsionen zerebral oder typische pathologische VEP[4] mit ≥4 zerebralen T2-MRT-Läsionen 2 spinale T2-MRT-Läsionen positiver Liquorbefund[2]

[1] Unterschied zu MRT-Kriterien nach Barkhof und Tintoré: Spinale Läsion ist gleichwertig mit infratentorieller zerebraler Läsion, Kontrastmittel-anreichernde spinale Läsion mit KM-anreichernder zerebraler Läsion; spinale und zerebrale Läsionen können addiert werden.
[2] oligoklonale Banden oder erhöhter IgG-Index;
[3] kontrastmittelaufnehmende Läsion ≥3 Monate nach Schub an anderer Lokalisation als bei vorangegangenem Schub oder neue kontrastmittelaufnehmende oder T2-hyperintense Läsion in einem zweiten MRT nach ≥3 Monaten;
[4] visuell evozierte Potentiale mit Latenzverzögerung bei gut erhaltener Konfiguration

lare Ataxie (sog. Charcot-Trias: Nystagmus, Intentionstremor u. skandierende Sprache); Beginn mit Lähmungen (ca. 45% der Fälle), Sensibilitätsstörungen (ca. 40%) u./od. Retrobulbärneuritis (ca. 30%; s. Neuritis nervi optici). Hirnstammsymptome (Augenmuskellähmungen, Blickparesen, Dysarthrie, Schluckstörung) u. spinale Sympt. (Querschnittlähmung, Harnblasen-/Rektumstörung) führen oft zu ernsten Kompl. (Pneumonie, Dekubitus, Thrombose, Harnweginfektion). Psychische Sympt. (z. B. hirnorganisches Psychosyndrom, depressives Syndrom, Euphorie, reaktive Störung, selten paranoide Psychose) treten v. a. in späten Krankheitsstadien auf. **Verlauf:** 1. (ca. 80%) primär **schubförmig**-remittierend mit (kompletter od. inkompletter) Rückbildung der Sympt. meist innerhalb 6–8 Wochen; Schub: ≥24 Std. anhaltende, ≥30 Tage nach Beginn des letzten Schubs neu auftretende od. reaktivierte Sympt., die weder durch Änderung der Körpertemperatur (Uhthoff*-Phänomen) noch Inf. erklärbar sind; 2. (v. a. in höherem Lebensalter) **chronisch-progredient**: kontinuierl. Zunahme der Sympt. über mind. 6 Monate; **a)** (meist) sekundär progredient nach jahrelangem schubförmigem Verlauf; **b)** (selten) primär progredient; **Diagn.:** revidierte McDonald-Kriterien: s. Tab. 1; bei erster Klin. mit Verdachtsdiagnose MS (Abk. CIS für engl. clinically isolated syndrome) initial DD ausschließen, labordiagn. einschließl. CRP, großes Blutbild, Elektrolyte, Blutzucker, Cobalamin, Autoantikörper* (Rheumafaktor, antinukleäre Antikörper*, Antiphospholipid-Antikörper*, Lupusantikoagulans, ANCA u. a.), Infektionsserologie (Borrelien, Treponema pallidum, evtl. Mykoplasmen; HIV, HTLV-1 u. a. neurotrope Viren), Urinstatus u. metabol. Diagn. (Stoffwechselanomalie); **1. klin**. Sympt. u. Verlauf; einschließl. Score* zur Quantifizierung (wiederholt): **a)** EDSS*; **b)** MSFC*; **2.** Liquordiagnostik*: **a)** oligoklonale IgG-Banden (ca. 95%) in der isoelektrischen Fokussierung bzw. erhöhter IgG*-Index als Nachweis intrathekaler IgG-Synthese (ca. 85%) bei normalem od. leicht erhöhtem Gesamteiweiß (vgl. Eiweißquotient); **b)** leichte Pleozytose (≤50/μl bzw. 150/3; überwiegend transformierte Lymphozyten u. Plasmazellen); **3.** apparativ: **a)** MRT: s. Abb., s. Dissemination; **b)** neurophysiol.: v. a. visuell evozierte Potentiale*; **Ther.:** I. pharmak. Immunmodulation* (therap. Erfolg schwer beurteilbar wegen häufiger Spontanremission der Sympt.);

Multiplextyp der Polyneuritis

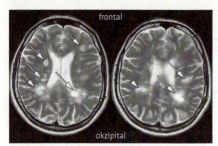

Multiple Sklerose: beidseits zahlreiche Läsionen erhöhter Signalintensität; MRT mit T2-Wichtung [1]

1. im akuten Schub (Schubtherapie) zur Verkürzung der Schubdauer (Förderung der Remission) v. a. Methylprednisolon* hochdosiert in Komb. mit (je nach Sympt.) Physiotherapie, Ergotherapie od. Logopädie; bei therapierefraktärem Schub u. U. Plasmapherese* (individueller Heilversuch*); 2. Verlaufsmodifikation (Reduktion der Schubfrequenz u. -schwere) entspr. der Schwere des Schubs; a) Basistherapie: frühzeitig im Schub Interferon* beta-1 (cave: bei unzureichendem therap. Effekt Titer neutralisierender Antikörper bestimmen) od. Glatiramer*; ggf. Reserve: Immunglobuline i. v. (individueller Heilversuch), Azathioprin* p. o; b) therap. Eskalation (bei Refraktärität gegenüber Basistherapie bzw. schwerem Schub mit hochgradiger funkt. Beeinträchtigung): Natalizumab* od. Mitoxantron*; II. symptomat.: pharmak. (z. B. Donepezil bei kognitiver Dysfunktion), physik. (einschließl. Rehabilitation/Hilfsmittel), neuropsychol., psychosoziale Unterstützung (z. B. Selbsthilfegruppe) u. a. je nach Klin., z. B. Spastik*, Tremor*, Schmerzen (s. Schmerztherapie), Fatigue, Depression*, Gedächtnisstörung*, Blasenentleerungsstörung*; **Progn.:**

> häufigste im jungen Erwachsenenalter zu bleibender Behinderung führende neurologische Erkrankung

abhängig von Verlauf (s. Tab. 2) u. Kompl.; in ca. 15 % sog. benigne Formen (Diagn. meist zufällig), in ca. 5–10 % sog. maligne Form mit tödl. Verlauf in Mon. bis wenigen Jahren; bei ca. 30 % auch nach längerem Verlauf keine wesentl. Behinderungen; **DD:** ZNS-Beteiligung bei anderen Autoimmunerkrankungen (z. B. Kollagenose, Vaskulitis, paraneoplastisches Syndrom*) od. chron. Infektionserkrankung (z. B. Syphilis, Lyme-Borreliose, HIV-Erkrankung) o. a. demyelinisierende Erkr. (z. B. akute disseminierte Enzephalomyelitis*); vgl. Devic-Krankheit, Baló-Krankheit.

Multi|plex|typ der Poly|neuritis (↑; Poly-*; Neur-*; -itis*): Mononeuritis* multiplex.

multi|polar (↑; gr. πόλος Achsenende): (histol.) mit vielen Fortsätzen versehen, z. B. Nervenzellen.

Multi|punktur|stempel (↑; Punktion*): (engl.) multiple-puncture device; früher für den Tuberkulintest* verwendeter Stempel für die intrakutane Applikation von Antigenen* zur Prüfung der zellvermittelten Immunität* gegen das applizierte Antigen.

Multi|semie (↑; lat. semen Samen) f: (engl.) multisemia; veraltet Hyperspermie; Bez. für pathol. vergrößertes Ejakulatvolumen (>6 ml); vgl. Spermauntersuchung (Tab. dort).

Multi|system|a|trophie (↑; Atrophie*) f: (engl.) multiple system atrophy; Abk. MSA; neuropathol. definierte, neurodegenerative Erkr. mit charakterist. variabler klin. Ausprägung; zusammenfassende Bez. für die früher als eigene Krankheitsentitäten beschriebenen Syndrome striatonigraler Degenerationstyp*, olivopontozerebellare Atrophie* u. Shy*-Drager-Syndrom; **Vork.:** sporadisch; **Pathol.:** Nervenzellverlust u. Gliose in mind. 2 ZNS-Strukturen (v. a. Corpus striatum, Substantia nigra, Pons, Cerebellum, untere Olive); α-Synuklein-positive zytoplasmat. Einschlusskörperchen in Oligodendrozyten; **Einteilung:** nach klin. dominierender Sympt.; 1. Dominanz parkinsonoider Symptome: MSA-P (ca 80%); 2. Dominanz zerebellärer Symptome: MSA-C (ca. 20%); **Klin.:** 1. variable Komb. aus: a) Parkinson*-Syndrom: symmetr. ausgebildet u. rasch progredient, v. a. Rigor u. Akinese, i. d. R. kein Ruhetremor; charakterist.

Multiple Sklerose
Prognostische Faktoren — Tab. 2

Kriterium	Prognose günstig	Prognose ungünstig
Beginn	monosymptomatisch Manifestationsalter <35 Jahre	polysymptomatisch
klinische Symptome	ausschließlich Störung der Sensibilität erhaltene Gehfähigkeit	frühzeitig pyramidale und zerebellare Störungen
Dauer der Schübe	kurz	lang
Remission der Schübe	vollständig	unvollständig
Antikörpersynthese	fehlende intrathekale IgG-Synthese	intrathekale IgM-Synthese initial zahlreiche Läsionen im MRT SEP und MEP frühzeitig pathologisch

MEP: motorisch evozierte Potentiale; SEP: somatosensibel evozierte Potentiale

Hypophonie u. Antecollis; geringes Ansprechen auf Levodopa (initial bei ca. 30 % der Pat.); **b)** autonome Störungen: v. a. orthostat. Dysregulation, Blasenstörung, erektile Dysfunktion; **c)** zerebellaren Symptomen*: v. a. Ataxie, Blickrichtungsnystagmus, Dysarthrie; **2.** z. T. zusätzl. Pyramidenbahnzeichen*, Blepharospasmus, Myoklonien u. a.; **Diagn.:** klin. Untersuchung, im MRT typisch sog. Semmelzeichen (Hot-Cross-Bun) als Folge einer pontin-zerebellaren Bahnendegeneration; **DD:** orthostat. Hypotonie*, andere Parkinson-Syndrome*, sporad. u. hereditäre Ataxien; **Progn.:** mittlere Überlebenszeit 5–9 Jahre, häufigste Todesursache: Pneumonie inf. Hypokinese.

Multi|system|de|generation (↑; Degeneratio*) *f*: (engl.) *multiple system degeneration*; Sammelbez. für Erkrankungen mit Degeneration von mehreren Strukturen u. Systemen im ZNS, die keine unmittelbare physiol. Beziehung zueinander haben; **Formen: 1.** striatonigraler Degenerationstyp*; **2.** olivopontozerebellare Atrophie*; **3.** kortikobasalganglionäre Degeneration*; **4.** frontotemporale Demenz*; **5.** dentatorubro-pallidolysische Atrophie*; **6.** Steele*-Richardson-Olszewski-Syndrom; **7.** sog. Demenz-Parkinson-ALS-Komplex als Komb. von amyotrophischer Lateralsklerose, Parkinson-Syndrom u. Demenz.

Mumi|fikation (arab. mumiya einbalsamierter Leichnam, Mumie; lat. facere machen) *f*: (engl.) *mummification*; trockene Gangrän*; vgl. Leichenerscheinungen.

Mumps: Parotitis* epidemica.

Mumps|orchitis (Orch-*; -itis*) *f*: s. Orchitis; Parotitis epidemica.

Mumps-Virus (Virus*) *n*: (engl.) *mumps virus*; syn. Rabula inflans; RNA-Virus aus der Fam. der Paramyxoviridae* (∅ 150–300 nm); Err. der Parotitis* epidemica (Mumps, Ziegenpeter); **Übertragung:** Tröpfchen- u. Kontaktinfektion; lokale Epidemien in Schulen, Krankenhäusern, Internaten. Vgl. Schutzimpfung; Impfkalender.

Mund|antrum|fistel (Antrum*; Fistel*) *f*: (engl.) *maxillary sinus fistula*; artifizielle Verbindung zw. Mund- u. Kieferhöhle, meist inf. einer Zahnentfernung im Oberkieferseitenbereich; unbehandelt entwickelt sich eine meist polypöse Sinusitis* maxillaris; **Ther.:** umgehende chir. Defektdeckung durch Rehrmann*-Plastik.

Mund|atmung: (engl.) *mouth breathing*; Atmen durch den Mund; **Vork.:** z. B. bei forcierter Atmung, Behinderung der Nasenatmung durch Nasenpolypen, adenoide Vegetationen*, Schleimhautschwellung bei Rhinitis*.

Mund|boden: (engl.) *floor of mouth*; (anat.) Diaphragma* oris; gebildet von den Mm. mylohyoidei, die oben u. unten verstärkt werden durch die Mm. geniohyoidei bzw. den beiderseitigen Venter anterior des M. digastricus.

Mund|boden|atmung: (engl.) *paraglossic breathing*; inspirator. Bewegung des Kinns mit Öffnung des Mundes als Vorläufer der Schnappatmung*; Ausdruck höchster Atemnot im frühen Säuglingsalter; vgl. Asphyxie.

Mund|boden|in|fektion (Infekt-*) *f*: (engl.) *paraglossitis*; Oberbegriff für Inf. im Bereich des Unterkiefers, meist Logenabszess od. Phlegmone (s. Angina Ludovici); **Urs.:** häufig fortgeleitete dentogene Inf. (z. B. Pulpitis, Parodontitis apicalis u. marginalis, Zahngranulom), Inf. einer Kieferzyste od. -fraktur, Osteomyelitis des Unterkiefers, Entz. der Glandula* submandibularis; **Sympt.:** typ. Entzündungszeichen, Zungenschwellung mit Glossoptose*, Atemwegverlegung u. Schluckstörung, kloßige Sprache, Kieferklemme*; **Ther.:** Eröffnung der Abszesshöhle od. Phlegmone, Materialgewinnung für Erregerbestimmung u. Antibiogramm, i. v. Antibiotika, Drainage; Ursachenbeseitigung nach Abklingen der akuten Entzündung.

Mund|fäule: s. Gingivostomatitis herpetica.

Mund|flora (lat. flora römische Blumengöttin) *f*: (engl.) *oral microflora*; Bakterienflora* in der menschl. Mundhöhle, stellt den ausschließlichen Standort zahlreicher spez. adaptierter Bakterienarten dar (z. B. Streptococcus mutans, Streptococcus salivarius, Prevotella gingivalis, Capnocytophaga ochracea, Treponema denticola u. a.); diese kommen aufgrund spezif. Adhärenzverhaltens an Zähnen, Mundschleimhaut, Zunge u. Gaumen sowie in supra- u. subgingivalen Plaques in unterschiedl. Häufigkeit vor.

Mund|geruch: s. Foetor ex ore.

Mund|höhle: s. Cavitas oris, Cavitas oris propria.

Mund|höhlen|karzinom (Karz-*; -om*) *n*: (engl.) *oral cavity carcinoma*; häufigster maligner Tumor im Kopf-Hals-Bereich; **Vork.:** gehäuft bei Männern im jüngeren Lebensalter, seltener bei Frauen, dann im höheren Lebensalter; **Lok.:** Mundboden, Zungenrand, Alveolarfortsatz*; **Histopathol.:** Plattenepithelkarzinom*; **Klin.:** lokaltyp. Destruktionszeichen (pathol. Fraktur, Arrosionsblutung, Sensibilitätsausfall, Lähmung) können Erstsymptome eines schon fortgeschrittenen M. sein; Leukoplakie* als Frühbefund u. Krebsvorstufe; lymphogene Metastasierung in die regionalen Abflusswege (submandibulär, zervikal); Fernmetastasierung in Leber, Lunge u. Knochen; meist unregelmäßige Ulzeration mit lappigem Proliferationsrand in indurierter Umgebung, gelegentl. auch exophyt. wachsend; **Diagn.:** Inspektion auch schwer einsehbarer Mundhöhlenregionen; Palpation, Funktionsprüfung der sensiblen u. motor. Nerven, der Speichelsekretion u. Kiefergelenke; Rö. der Kieferknochen (Orthopantomographie*, Zahnfilm, CT), Ultraschalldiagnostik der regionalen Lymphabflusswege, Szintigraphie, Oberbauchsonographie u. Röntgen-Thorax-Aufnahme als Screening für Fernmetastasen; **Ther.:** op. Resektion des Primärtumors im Block mit den Lymphabflusswegen (neck* dissection) als Ther. der 1. Wahl; Ther. der 2. Wahl sind allein od. in Komb. Bestrahlung u. Chemotherapie. **Progn.:** gut bei früh erkanntem M. mit kleiner Ausdehnung des Primärtumors u. ohne Metastasen nach chir. Ther.; die Fünf-Jahres-Überlebensrate liegt insgesamt für alle Stadien bei 60 %.

Mund-Kiefer-Gesichts|chirurgie (gr. χειρουργία Handtätigkeit, Wundarzneikunst) *f*: (engl.) *oral and craniomaxillofacial surgery*; fachärztl. Spezialgebiet der Chir., das insbes. die Behandlung von Tumoren, Frakturen, Gewebedefekten, Fehlbildungen, Fehlstellungen, Entz., Funktions- u. Harmo-

Mundpflege

niestörungen im Kopf- u. Halsbereich umfasst; wegen der Orientierung auf das stomatognathe System* ist Approbation in Human- u. Zahnmedizin Voraussetzung. Vgl. Gesichtschirurgie, plastische; Chirurgie, zahnärztliche.

Mund|pflege: (engl.) *mouth care*; Maßnahme zur Mundhygiene, speziell zur Proph u. Behandlung von z. B. Soor*, Rhagaden*, Stomatitis*, Parotitis; s. Parotitisprophylaxe.

Mund|phänomen *n*: (engl.) *pursing reflex*; Brustsuchreflex; s. Reflexe, frühkindliche.

Mund|schleim|haut|entzündung: Stomatitis*.

Mund|speichel|drüsen: Glandulae* oris.

Mund|vorhof: s. Vestibulum oris.

Mund-zu-Mund-Beatmung: s. Atemspende.

Mund-zu-Nase-Beatmung: s. Atemspende.

Munro-Ab|szesse (William J. M., austral. Dermat., 19. Jahrhundert; Abszess*) *m pl*: (engl.) *Munro's abscesses*; Neutrophileninfiltrate unter der Hornschicht der Haut bei Psoriasis*.

Mupirocin (INN) *n*: (engl.) *mupirocin*; Antibiotikum* aus Pseudomonas fluorescens zur top. Anw. v. a. bei Staphylokokkeninfektionen; **Wirkungsmechanismus:** hemmt die Kopplung der Aminosäure Isoleucin an die Transfer-RNA (t-RNA) durch kompetitive Hemmung der bakteriellen Isoleucyl-t-RNA-Synthetase; dadurch Stopp der Proteinbiosynthese u. damit des Bakterienwachstums.

Muramidase *f*: Lysozym*.

Murein (lat. murus Mauer) *n*: (engl.) *murein*; syn. Peptidoglykan; Heteropolymer aus β-1,4-glykosid. verknüpften Dimeren aus N-Acetylglucosamin u. N-Acetylmuraminsäure, die über Peptidbrücken miteinander verknüpft sind u. in Form eines netzbzw. sackförmigen Riesenmoleküls die innerste Schicht der Zellwand von Bakterien* bilden; das Mureinnetz gramnegativer Bakterien ist 2- bis 5-schichtig, das Netz grampositiver dagegen besteht aus bis zu 40 Schichten. Durch Lysozym* u. bakterielle Muroendopeptidasen wird M. spezif. gespalten. **Klin. Bedeutung:** Die bakterizide Wirkung der Betalaktam*-Antibiotika auf wachsende Bakterien beruht auf einer Hemmung der Mureinbiosynthese.

murin (lat. mus, muris Maus): zur Maus gehörend, aus der Maus stammend.

Muro|monab-CD₃ (INN) *n*: (engl.) *muromonab-CD3*; monoklonaler muriner Antikörper gegen humane T*-Lymphozyten; Immunsuppressivum*; **Ind.:** akute Abstoßungsreaktion nach Organtransplantation.

Murphy-Zeichen (John B. M., Chir., Chicago, 1857–1916): (engl.) *Murphy's sign*; druckschmerzbedingtes Sistieren der Atmung bei tiefer Inspiration; ausgelöst durch Palpation der Gallenblasenregion bei Cholezystitis* bzw. Cholezystolithiasis.

Murray-Puretic-Syn|drom (John. M., brit. Arzt) *n*: juvenile hyaline Fibromatose*.

Murray-Valley-En|zephalitis (Enkephal-*; -itis*) *f*: akute Inf. des ZNS, **Err.:** Murray*-Valley-Enzephalitis-Virus; **Übertragung:** Mücken (Culex- u. Aedes-Arten); **Inkub.:** 1–3 Wo.; **Klin.:** milde Meningoenzephalitis bis letale Enzephalitis od. Enzephalomyelitis.

Murray-Valley-Enzephalitis-Virus (Virus*) *n*: Flavivirus* der Flaviviridae; Err. der Murray*-Valley-Enzephalitis; **Vork.:** Australien u. Neuguinea. Vgl. Arboviren.

Mus (lat. Maus) *m*: s. Mäuse.

Musca (lat.) *f*: Stubenfliege; s. Fliegen.

Muscaridin *n*: Pilzatropin; s. Mykotoxine.

Muscarin *n*: (engl.) *muscarine*; quartäre Ammoniumbase, Alkaloid aus Amanita muscaria (Fliegenpilz) u. a. Giftpilzen*, regt die postganglionären cholinerg. Muscarin-Rezeptoren (Parasympathikus) an (Parasympathomimetikum*); Sympt. der **Muscarinvergiftung:** u. a. Tobsuchtsanfälle, Tonus- u. Peristaltikerhöhung des Magen-Darm-Trakts, Gefäßdilatation, Bronchospasmen, Miosis, Akkommodationsstörung, Speichel- u. Tränenfluss; Ther.: Antidot Atropin*. Vgl. Pilzvergiftung.

Muscarin-Re|zeptor-Agon|isten (Rezeptoren*; Agonist*) *m pl*: s. Parasympathomimetika.

Muscarin-Re|zeptor-Ant|agon|isten (↑; Antagonismus*) *m pl*: syn. Muscarin-Antagonisten; s. Parasympatholytika.

Muschel|vergiftung: (engl.) *mussel poisoning*; Mytilismus; s. Saxitoxin, Mytilotoxin.

Muscularis mucosae (Musculus*) *f*: Kurzbez. für Lamina* muscularis mucosae.

Musculus (dim von lat. mus Maus) (*pl Musculi*) *m*: (engl.) *muscle*; Abk. M.; Muskel; vgl. Muskelgewebe; vgl. Segment, spinales (Abb. 1 dort).

Musculi ab|dominis (↑) *m pl*: Bauchmuskeln. **M. abductor digiti minimi manus** (↑) *m*: Os pisiforme, Lig. pisohamatum, Retinaculum m. flexorum ←→ Ulnarrand der Basis der Grundphalanx u. Dorsaponeurose des Kleinfingers; **I:** N. ulnaris; **F:** Abduktion, Beugung der Grundphalanx, Streckung der Mittel- u. Endphalanx des Kleinfingers. **M. abductor digiti minimi pedis** (↑) *m*: lateral am Tuber calcanei, Aponeurosis plantaris ←→ Tuberositas des Os metatarsi V, Basis der Kleinzehengrundphalanx; **I:** N. plantaris lat.; **F:** Plantarflexion, Abduktion der Kleinzehe. **M. ab|ductor hallucis** (↑) *m*: Proc. med. des Tuber calcanei, Aponeurosis plantaris, Retinaculum musculorum flexorum ←→ Basis der Grundphalanx, mediales Sesambein; **I:** N. plantaris med.; **F:** Abduktion u. Plantarflexion der Großzehe. **M. ab|ductor pollicis brevis** (↑) *m*: Os scaphoideum, Retinaculum m. flexorum ←→ Basis der Grundphalanx des Daumens, laterales Sesambein, Dorsaponeurose; **I:** N. medianus; **F:** Abduktion des Daumens, unterstützt Opposition u. Streckung. **M. ab|ductor pollicis longus** (↑) *m*: Facies post. ulnae et radii, Membrana interossea ←→ Basis ossis metacarpalis I, Os trapezium; **I:** N. radialis; **F:** Abduktion der Hand u. des Daumens, unterstützt Dorsalflexion der Hand u. Supination des Unterarms. **M. ad|ductor brevis** (↑) *m*: Ramus inf. ossis pubis ←→ oberes Drittel medial an der Linea aspera femoris; **I:** N. obturatorius; **F:** Adduktion, Außenrotation u. Beugung des Oberschenkels. **M. ad|ductor hallucis** (↑) *m*: Caput obliquum: Os cuboideum, Os cuneiforme lat., plantare Bänder, Basis der Metatarsalia II–IV; Caput transversum: Gelenkkapseln der Zehengrundgelenke der (2.) 3.–5. Zehe ←→ laterales Sesambein u. Basis der Grundphalanx der Großzehe; **I:** N. plantaris lat.; **F:** Adduktion u. Plantarflexion der großen Zehe, Stütze für die Fußgewölbe. **M. adductor longus** (↑) *m*: zw. Symphyse u. Tuberculum pubicum des Os pubis ←--→ mittleres Drittel medial an der Linea aspera femoris u. seitliche Verankerung an dem Septum intermusculare vastoadductorium; **I:** N. obturatorius; **F:** Adduktion, Außenrotation u. Beugung des Oberschenkels. **M. adductor magnus** (↑) *m*: Tuber ischiadicum, Ramus ossis ischii, R. inf. ossis pubis ←--→ obere zwei Drittel medial an der Linea aspera femoris, Epicondylus med. femoris, Septum intermusculare vastoadductorium; **I:** N. obturatorius u. N. tibialis; **F:** Adduktion, Streckung u. Außenrotation des Oberschenkels, wichtig für die Äquilibrierung des aufrechten Körpers, Pars epicondylica dreht den außenrotierten Oberschenkel nach innen zurück. **M. ad|ductor minimus** (↑) *m*: oberster Teil des M. adductor magnus, Ansatz am Becken weiter vorn. **M. ad|ductor pollicis** (↑) *m*: Caput obliquum; Basis der Metacarpalia II u. III, Os capitatum u. hamatum; Caput transversum: Palmarfläche des Os metacarpale III ←--→ ulnares Sesambein, Kapsel u. Basis der Grundphalanx des Daumens; **I:** N. ulnaris; **F:** Adduktion des Daumens, unterstützt Opposition. **M. anconeus** (↑) *m*: Epicondylus lat. humeri, lateral an der Ellenbogengelenkkapsel ←--→ dorsal an der Ulna; **I:** N. radialis; **F:** Streckung des Unterarms, Spannung der Gelenkkapsel des Ellenbogengelenks u. evtl. Streckung des Unterarms. **M. ano|perinealis** (↑) *m*: s. Musculi anorectoperineales. **Mm. ano|recto|perineales** (↑) *m pl*: syn. M. rectourethrales; Längsmuskulatur des Rektums (M. rectoperinealis) bzw. des Canalis analis (M. anoperinealis); **I:** enterisches Nervensystem, N. pudendus; **F:** Harnröhrenverschluss. **M. anti|tragicus** (↑) *m*: Cauda helicis ←--→ Antitragus; **I:** N. facialis; **F:** rudimentärer Muskel der Ohrmuschel. **M. arrector pili** (↑) *m*: glattes Muskelbündel; Haarbalg unterh. der Talgdrüse ←--→ Stratum papillare der Dermis; **I:** Sympathikus; **F:** Aufrichtung des Haars, Kompression der Talgdrüse. **M. ar|ticularis** (↑) *m*: an einer Gelenkkapsel ansetzender Muskel. **M. ar|ticularis cubiti** (↑) *m*: Fasern des M. triceps brachii zur Kapsel des Ellenbogengelenks; **I:** N. radialis; **F:** Kapselspanner. **M. articularis genus** (↑) *m*: distalste Bündel des Musculus* vastus intermedius zur Kniegelenkkapsel; **I:** N. femoralis; **F:** Kapselspanner. **M. ary|tenoideus obliquus** (↑) *m*: Hinterfläche des Proc. muscularis des Stellknorpels ←--→ Spitze des gegenüber liegenden Stellknorpels; Pars aryepiglottica: zur Epiglottis abzweigende Fasern; **I:** N. laryngeus recurrens; **F:** Verschluss der Pars intercartilaginea der Stimmritze. **M. ary|tenoideus trans|versus** (↑) *m*: zw. den Hinterflächen der Stellknorpel; **I:** N. laryngeus recurrens; **F:** Verschluss der Pars intercartilaginea der Stimmritze. **Mm. auriculares** (↑) *m pl*: beim Menschen rudimentäre u. praktisch bedeutungslose Muskeln der Ohrmuschel: M. helicis major, minor, M. tragicus (mit dem inkonstanten M. incisurae terminalis), M. pyramidalis auriculae, M. antitragicus, M. transversus auriculae, M. obliquus auriculae; **I:** N. facialis. **M. auricularis anterior, posterior, superior** (↑) *m*: Fascia temporalis, Proc. mastoideus, Galea aponeurotica ←--→ Ohrmuschel; **I:** N. facialis; **F:** geringfügige Bewegung der Ohrmuschel. **M. bi|ceps brachii** (↑) *m*: zweiköpfiger Armmuskel; Caput longum: Tuberculum supra-

lenoidale scapulae; Caput breve: Proc. coracoideus scapulae ←--→ Tuberositas radii u. Aponeurosis m. bicipitis (Fascia antebrachii); **I:** N. musculocutaneus; **F:** Abduktion (Caput longum), Adduktion (Caput breve) u. Vorwärtsheben des Oberarms, Beugung u. Supination des Unterarms. **M. bi|ceps femoris** (↑) *m*: zweiköpfiger Schenkelmuskel; Caput longum: Tuber ischiadicum, Caput breve: mittleres Drittel lateral an der Linea aspera femoris, Septum intermusculare lat. ←--→ Caput fibulae, Fascia cruris, Condylus lat. tibiae; **I:** N. tibialis (Caput longum), N. peroneus communis (Caput breve); **F:** Streckung u. Adduktion des Oberschenkels, Aufrichtung des Beckens, Beugung u. Außenrotation des Unterschenkels. **M. bi|pennatus** (↑) *m*: ein doppelt gefiederter Muskel. **M. brachialis** (↑) *m*: distale Humerusvorderfläche, Ellenbogengelenkkapsel, Intermuskularsepten des Oberarms ←--→ Tuberositas ulnae; **I:** N. musculocutaneus; **F:** Unterarmbeugung. **M. brachio|radialis** (↑) *m*: Margo lat. humeri, Septum intermusculare lat. ←--→ proximal vom Proc. styloideus radii; **I:** N. radialis; **F:** Beugung des Unterarms, bringt den gebeugten Unterarm in Mittelstellung zw. Pro- u. Supination. **M. broncho|oeso|phageus** (↑) *m*: glatte Muskelbündel zw. li. Hauptbronchus u. Speiseröhre. **M. buccinator** (↑) *m*: Backenmuskel; muskuläre Grundlage der Wange; Außenfläche des Alveolarfortsatzes bzw. -teils von Ober- u. Unterkiefer in Höhe der hinteren Molaren, Raphe pterygomandibularis ←--→ Modiolus anguli oris, Lippen, Pars alveolaris mandibulae an den Prämolaren; **I:** N. facialis; **F:** Widerlager für die Zunge beim Kauen, verbreitert die Mundspalte, Sprengung des Lippenschlusses beim Pfeifen. **Mm. bulbi** (↑) *m pl*: die Muskeln des Augapfels. **M. bulbospongiosus** (↑) *m*: Centrum perinei, mediane Raphe des Corpus spongiosum ←--→ Membrana perinei, Penisrücken, umgreift bei der Frau den Bulbus vestibuli; **I:** N. pudendus; **F:** Kompression, Verkürzung der Harnröhre, unterstützt stoßweise Entleerung der Harnröhre bei der Ejakulation. **Mm. capitis** (↑) *m pl*: Muskeln des Kopfes. **M. cerato|cricoideus** (↑) *m*: (inkonstant) unteres Schildknorpelhorn ←--→ unterer Ringknorpelrand; **I:** N. laryngeus recurrens. **M. cerato|glossus** (↑) *m*: Cornu majus ossis hyoidei ←--→ Aponeurosis linguae; **I:** N. hypoglossus; **F:** zieht Zunge nach hinten u. unten, einseitig: Drehung der Zunge zur gleichen Seite. **M. chondro|glossus** (↑) *m*: Cornu minus ossis hyoidei ←--→ Aponeurosis linguae; **I:** N. hypoglossus; **F:** zieht die Zunge nach hinten u. unten. **M. ciliaris** (↑) *m*: glatte Muskelzüge im Corpus ciliare der mittleren Augenhaut mit Fibrae meridionales, longitudinales, radiales, circulares; **I:** N. oculomotorius (Ganglion ciliare); **F:** s. Ziliarkörper. **M. coccygeus** (↑) *m*: s. Musculus ischiococcygeus. **Mm. colli** (↑) *m pl*: syn. Mm. cervicis; Halsmuskeln. **M. com|pressor urethrae** (↑) *m*: nur bei der Frau; mediale Fläche des Sitzbeinhöckers ←--→ vor der Urethra kontinuierlich mit dem gegenseitigen Muskel u. dem M. sphincter urethrae ext. u. M. sphincter urethrovaginalis; zus. mit letzterem Entsprechung des M. tranversus perinei prof. des Mannes; **I:** N. pudendus; **F:** Harnröhrenverschluss. **M. con|strictor pharyngis inferio** (↑) *m*: **1.** Pars thyropharyngea: Linea obliqua des Schildknorpels; 2. Pars cricopharyngea: Ringknorpel ←--→ Raphe pharyngis; I: N. vagus; F: Schlundschnürer. **M. con|stri̱ctor pharyngis me̱dius** (↑) *m*: **1.** Pars chondropharyngea: kleines Zungenbeinhorn; 2. Pars ceratopharyngea: großes Zungenbeinhorn; ←--→ Raphe pharyngis; I: N. glossopharyngeus, N. vagus; F: Schlundschnürer. **M. con|stri̱ctor pharyngis superi̱or** (↑) *m*: 1. Pars pterygopharyngea: Lamina med. proc. pterygoidei, Hamulus; 2. Pars buccopharyngea: Raphe pterygomandibularis; 3. Pars mylopharyngea: hinteres Ende der Linea mylohyoidea; 4. Pars glossopharyngea: Zungenbinnenmuskulatur ←--→ Raphe pharyngis; I: N. glossopharyngeus (N. vagus); F: Schlundschnürer. **M. coraco|brachia̱lis** (↑) *m*: Proc. coracoideus scapulae ←--→ Humerus in der Verlängerung der Crista tuberculi minoris, Septum intermusculare mediale; I: N. musculocutaneus; F: Adduktion u. Vorwärtsheben des Oberarms. **M. cor|ruga̱tor superci̱lii** (↑) *m*: Pars nasalis ossis frontalis ←--→ medialer Augenbrauenbereich; I: N. facialis; F: Bildung senkrechter Falten zw. den Augenbrauen. **M. crema̱ster** (↑) *m*: Abspaltung der M. transversus u. M. obliquus int. abdominis ←--→ Funiculus spermaticus, Hoden; I: Ramus genitalis nervi genitofemoralis; F: Hebung des Hodens. **M. crico|arytenoi̱deus latera̱lis** (↑) *m*: kurz Lateralis; Oberrand der Ringknorpelseitenfläche ←--→ Proc. muscularis des Stellknorpels; I: N. laryngeus recurrens; F: Verengung der Pars intermembranacea u. Erweiterung der Pars intercartilaginea der Stimmritze. **M. crico|arytenoi̱deus posteri̱or** (↑) *m*: kurz Postikus; Hinterfläche der Ringknorpelplatte ←--→ Proc. muscularis des Stellknorpels; I: N. laryngeus recurrens; F: Stimmritzenerweiterung. **M. cricopharyngeus** (↑) *m*: syn. für Pars cricopharyngea des M. constrictor phayngis inferior. **M. crico|thyroi̱deus** (↑) *m*: Seitenfläche des Ringknorpels ←--→ Unterrand des Schildknorpels einschließlich unteres Horn (Pars recta: vorderer, steiler verlaufender Teil, Pars obliqua: hinterer, schräg verlaufender Teil); I: N. laryngeus sup.; F: Spannung der Stimmfalten. **M. cuta̱neus** (↑) *m*: in die Haut einstrahlender Muskel. **M. da̱rtos** (↑) *m*: syn. Tunica dartos; glatte Muskelzellen im subkutanen Bindegewebe des Skrotums. **M. deltoi̱deus** (↑) *m*: Pars clavicularis: laterales Schlüsselbeindrittel; Pars acromialis, Pars spinalis: Scapula ←--→ Tuberositas deltoidea humeri; I: N. axillaris; F: Pars spinalis: Adduktion, Außenrotation u. Retroversion bei herabhängendem Arm, Abduktion bei abduziertem Arm; Pars acromialis: Außenrotation u. Abduktion bei herabhängendem Arm; Pars clavicularis: Innenrotation u. Adduktion bei herabhängendem Arm, Abduktion bei abduziertem Arm; bei gemeinsamer Kontraktion: Abduktion bis zur Horizontalen. **M. de|pre̱ssor a̱nguli o̱ris** (↑) *m*: Unterrand der Mandibula seitl. des Tuberculum mentale ←--→ Mundwinkel u. Unterlippenhaut; I: N. facialis; F: Herabziehen des Mundwinkels. **M. depre̱ssor la̱bii inferi̱oris** (↑) *m*: Unterkieferunterrand seitl. des Tuberculum mentale, (teils Platysmafortsetzung) ←--→ Unterlippenhaut; I: N. facialis; F: Herabziehen der Unterlippe. **M. de|pre̱ssor se̱pti na̱si** (↑) *m*: Haut über dem mittleren Schneidezahn ←--→ Nasenseptum; I: N. facialis; F: Senkung des Nasenseptums. **M. de|pre̱ssor super|ci̱lii** (↑) *m*: M. orbicularis oculi ←--→ med. Augenbrauenbereich; I: N. facialis; F: Herabziehen der Augenbraue. **M. de|tru̱sor vesi̱cae** (↑) *m*: dreischichtige Muskulatur der Blasenwand mit inneren u. äußeren Längsfaserzügen u. einer mittleren Zirkulärfaserschicht. **M. di|ga̱stricus** (↑) *m*: Venter post.: Incisura mastoidea ossis temporale, Venter ant.: Fossa digastrica mandibulae ←--→ Zwischensehne am Zungenbein u. durch Schlitz des Ansatzes des M. stylohyoideus fixiert; I: Venter post.: N. facialis, Venter ant.: N. mylohyoideus (V꜀); F: Hebung des Zungenbeins od. bei fixiertem Unterkiefer (Mm. infrahyoidei) Herabziehen des Unterkiefers (Mundöffnung). **M. di|lata̱tor pupi̱llae** (↑) *m*: radiär gestellte glatte Muskelzellen zw. Pigmentepithel u. Stroma der Iris; I: Sympathikus; F: Erweiterung der Pupille. **Mm. do̱rsi** (↑) *m pl*: Rückenmuskeln; Mm. dorsi proprii (echte od. atochthone Rückenmuskeln) werden von Rr. postt. der Spinalnerven innerviert, nach hinten eingewanderte Schultergürtelmuskeln von Rr. antt. **M. epi|cra̱nius** (↑) *m*: Schädeldachmuskeln; s. Musculus occipitofrontalis, Musculus temporoparietalis. **M. ere̱ctor spi̱nae** (↑) *m*: Sammelbez. für autochthone Rückenmuskulatur: M. iliocostalis, M. longissimus, M. spinalis, M. spinotransversales, Mm. transversospinales, Mm. interspinales, Mm. intertransversarii; I: Rr. postt. der Spinalnerven; F: Aufrichtung der Wirbelsäule. **M. ex|te̱nsor ca̱rpi radia̱lis bre̱vis** (↑) *m*: Epicondylus lat. humeri ←--→ Basis ossis metacarpalis III; I: N. radialis; F: Dorsalflexion u. radiale Abduktion der Hand. **M. exte̱nsor ca̱rpi radia̱lis lo̱ngus** (↑) *m*: Margo lat. humeri, Septum intermusculare lat., Epicondylus lat. humeri ←--→ Basis ossis metacarpalis II; I: N. radialis; F: Dorsalflexion u. radiale Abduktion der Hand, Beugung des Unterarms. **M. ex|te̱nsor ca̱rpi ulna̱ris** (↑) *m*: Caput humerale: Epicondylus lat. humeri, Caput ulnare: Margo posterior ulnae, Fascia antebrachii ←--→ Basis ossis metacarpalis V; I: N. radialis; F: ulnare Abduktion, schwache Dorsalflexion der Hand. **M. ex|te̱nsor di̱giti mi̱nimi** (↑) *m*: Epicondylus lat. humeri ←--→ Dorsalaponeurose des 5. Fingers; I: N. radialis; F: Streckung des Kleinfingers u. des Handgelenks. **M. ex|te̱nsor digi̱torum** (↑) *m*: Epicondylus lat. humeri ←--→ Dorsalaponeurose des 2.–5. Fingers, Sehnen am Handrücken über Connexus intertendinei verbunden; I: N. radialis; F: Streckung der Finger, Dorsalflexion der Hand. **M. ex|te̱nsor digito̱rum bre̱vis** (↑) *m*: dorsolaterale Fläche des Calcaneus, Retinaculum musculorum extensorum inf. ←--→ Dorsalaponeurose der 2.–4. (5.) Zehe; I: N. peroneus prof.; F: Streckung der 2.–4. (5.) Zehe. **M. ex|te̱nsor digito̱rum lo̱ngus** (↑) *m*: Condylus lat. tibiae, Margo ant. fibulae, Membrana interossea, Septum intermusculare ant., Fascia cruris ←--→ Dorsalaponeurose der 2.–5. Zehe; I: N. peroneus prof.; F: Dorsalflexion, Pronation u. Abduktion des Fußes, Streckung der 2.–5. Zehe. **M. ex|te̱nsor ha̱llucis bre̱vis** (↑) *m*: Dorsalfläche des Calcaneus ←--→ Grundphalanx der großen Zehe; I: N. peroneus prof.; F: Streckung der großen Zehe. **M. ex|te̱nsor ha̱llucis lo̱ngus** (↑) *m*: Facies med. fibulae, Membrana in terossea ←--→ Nagelphalanx der großen Zehe; **I:** N. peroneus prof.; **F:** Dorsalflexion des Fußes u. der großen Zehe. **M. ex|tensor in|dicis** (↑) *m*: distales Drittel der Facies post. ulnae ←--→ Dorsalaponeurose des Zeigefingers; **I:** N. radialis; **F:** Streckung des Zeigefingers, Dorsalflexion der Hand. **M. ex|tensor pollicis brevis** (↑) *m*: Facies post. ulnae, Membrana interossea ←--→ Basis der Daumengrundphalanx; **I:** N. radialis; **F:** Streckung u. Abduktion des Daumens im Grundgelenk, radiale Abduktion der Hand. **M. ex|tensor pollicis longus** (↑) *m*: Facies post. ulnae, Membrana interossea ←--→ Basis der Endphalanx des Daumens; **I:** N. radialis; **F:** Streckung der Daumengrund- u. Endphalanx, Adduktion des Daumens, Dorsalflexion der Hand. **Mm. ex|terni bulbi oculi** (↑) *m pl*: äußere Augenmuskeln: M. orbitalis, M. rectus sup., M. rectus inf., M. rectus lat., M. obliquus sup., M. obliquus inf., M. levator palpebrae sup. **Mm. faciei** (↑) *m pl*: mimische Muskeln des Gesichts; **I:** N. facialis; **F:** Mimik, Mitbeteiligung bei Nahrungsaufnahme, Kauvorgang, Schluckakt, Sprache. **Mm. faciei et masticatorii** (↑) *m pl*: Muskeln des Gesichts u. des Kauapparats. **M. fibularis brevis** (↑) *m*: Musculus* peroneus brevis. **M. fibularis longus** (↑) *m*: Musculus* peroneus longus. **M. fibularis tertius** *m*: Musculus* peroneus tertius. **M. flexor ac|cessorius** (↑) *m*: s. Musculus quadratus plantae. **M. flexor carpi radialis** (↑) *m*: Epicondylus med. humeri, Fascia antebrachii ←--→ Basis ossis metacarpalis II (u. III); **I:** N. medianus; **F:** Palmarflexion, schwache radiale Abduktion der Hand, schwache Beugung des Unterarms. **M. flexor carpi ulnaris** (↑) *m*: Caput humerale: Epicondylus med. humeri, Fascia antebrachii, Caput ulnare: Olecranon u. obere zwei Drittel der Ulna ←--→ Os pisiforme, über die Ligg. zum Os metacarpale V u. Os hamatum; **I:** N. ulnaris; **F:** Palmarflexion u. ulnare Abduktion der Hand. **M. flexor digiti minimi brevis manus** (↑) *m*: Hamulus ossis hamati, Retinaculum m. flexorum ←--→ Basis der Grundphalanx des Kleinfingers; **I:** N. ulnaris; **F:** Beugung der Grundphalanx des Kleinfingers. **M. flexor digiti minimi brevis pedis** (↑) *m*: Basis ossis metatarsi V; Lig. plantare longum ←--→ Basis der Grundphalanx der Kleinzehe; **I:** N. plantaris lat.; **F:** Plantarflexion der Kleinzehe. **M. flexor digitorum brevis** (↑) *m*: (engl.) *flexor digitorum brevis*; Processus med. tuberis calcanei, Plantaraponeurose ←--→ mit gespaltenen Sehnen (sog. Perforatus) an der Mittelphalanx der 2.–4. (5.) Zehe; **I:** N. plantaris medialis; **F:** Beugung der Mittelphalanx der 2.–4. (5.) Zehe. **M. flexor digitorum longus** (↑) *m*: Facies post. tibiae, distales Drittel der Fibula (mit Sehnenarkade) ←--→ Endphalangen der 2.–5. Zehe (sog. Perforans); **I:** N. tibialis; **F:** Beugung der Endphalanx der 2.–5. Zehe, Plantarflexion, Supination u. Adduktion des Fußes, bewegt den Unterschenkel bei festgestelltem Fuß gegen die Ferse. **M. flexor digitorum pro|fundus** (↑) *m*: Facies ant. ulnae (proximale zwei Drittel), Membrana interossea ←--→ Basis der Endphalangen des 2.–5. Fingers (sog. Perforans); **I:** N. medianus u. N. ulnaris; **F:** Beugung des 2.–5. Fingers (bes. Endphalanx), Beugung u. ulnare Abduktion der Hand. **M. flexor digitorum super|ficialis** (↑) *m*: Caput humeroulnare: Epicondylus med. humeri, Proc. coronoideus ulnae, Caput radiale: Facies u. Margo ant. radii ←--→ mit gespaltenen Sehnen an den Mittelphalangen des 2.–5. Fingers (sog. Perforatus); **I:** N. medianus; **F:** Beugung der Mittel- u. Grundphalanx des 2.–5. Fingers, Adduktion der Finger, Palmarflexion der Hand. **M. flexor hallucis brevis** (↑) *m*: Os cuneiforme I, Lig. plantare longum, Aponeurosis plantaris, Sehne des M. tibialis post. ←--→ Caput med.: Sehne des M. adductor hallucis, mediales Sesambein, Grundphalanx; Caput lat.: Sehne des M. adductor hallucis, laterales Sesambein, Grundphalanx der Großzehe; **I:** Nn. plantares med. et lat.; **F:** Plantarflexion der Großzehe. **M. flexor hallucis longus** (↑) *m*: distale zwei Drittel der Facies post. fibulae, Membrana interossea, Septum intermusculare post. ←--→ Basis der Endphalanx der großen Zehe; **I:** N. tibialis; **F:** Beugung der Großzehe, mit Sehnenverbindung mit dem M. flexor digitorum longus auch der übrigen Zehen, Plantarflexion, Supination u. Adduktion des Fußes, Hebung der Ferse. **M. flexor pollicis brevis** (↑) *m*: Caput superficiale: Retinaculum m. flexorum, Caput profundum: Ossa trapezium, trapezoideum, capitatum ←--→ laterales Sesambein des Daumengrundgelenks; **I:** N. medianus (Caput superficialis), N. ulnaris (Caput profundum); **F:** Beugung der Grundphalanx, geringe Adduktion, Opposition u. Beugung im Karpometakarpalgelenk des Daumens. **M. flexor pollicis longus** (↑) *m*: Facies ant. radii, Membrana interossea ←--→ Basis der Endphalanx des Daumens; **I:** N. medianus; **F:** Beugung der Endphalanx des Daumens, Palmarflexion u. radiale Abduktion der Hand. **M. fusi|formis** (↑) *m*: ein spindelförmiger Muskel. **M. gastro|cnemius** (↑) *m*: zweiköpfig oberh. der Femurkondylen, Kniegelenkkapsel ←--→ Tuber calcanei (Tendo calcaneus Achilles, gemeinsam mit dem M. soleus); **I:** N. tibialis; **F:** Plantarflexion, Supination u. Adduktion des Fußes, geringe Beugung des Unterschenkels. **M. gemellus inferior et superior** (↑) *m*: Tuber ischiadicum bzw. Spina ischiadica ←--→ Fossa trochanterica femoris; **I:** Plexus sacralis; **F:** Außenrotation des Oberschenkels. **M. genio|glossus** (↑) *m*: Spina mentalis sup. mandibulae ←--→ Aponeurosis linguae von der Zungenspitze bis zum Zungengrund; **I:** N. hypoglossus; **F:** zieht die Zunge nach unten u. vorn. **M. genio|hyoideus** (↑) *m*: Spina mentalis inf. mandibulae ←--→ Zungenbeinkörper; **I:** Plexus cervicalis (über N. hypoglossus); **F:** Hebung des Zungenbeins, Senkung des Unterkiefers (Mundöffnung). **M. gluteus maximus** (↑) *m*: größter Gesäßmuskel; Os ilium, hinter der Linea glutea post., Fascia thoracolumbalis, Facies dorsalis ossis sacri, Os coccygis, Lig. sacrotuberale ←--→ Tractus iliotibialis, Tuberositas glutea femoris, Septum intermusculare; **I:** N. gluteus inf.; **F:** Streckung des Oberschenkels, Aufrichtung des Beckens (u. des Körpers), Abduktion (kranialer Teil), Außenrotation u. Adduktion (kaudaler Teil) des Oberschenkels, Streckung des Unterschenkels (über dem Tractus iliotibialis). **M. gluteus medius** (↑) *m*: mittlerer Gesäßmuskel; Os ilium, zw. Linea glutea ant., post. u. Crista iliaca ←--→ Außenseite des Trochanter major; **I:** N. gluteus sup.; **F:** Abduktion des Oberschenkels, Neigung des Beckens

Musculus gluteus minimus

gegen das Standbein, vorderer Teil: Innenrotation u. Beugung, hinterer Teil: Außenrotation u. Streckung des Oberschenkels. **M. gluteus minimus** (↑) *m*: Os ilium, zw. Linea glutea ant. u. inf. ←--→ Trochanter major; I: N. gluteus sup.; F: s. Musculus gluteus medius. **M. gracilis** (↑) *m*: Ramus inf. ossis pubis ←--→ Tuberositas tibiae, Fascia cruris; I: N. obturatorius; F: Adduktion, Beugung u. Innenrotation des Oberschenkels, Beugung u. Innenrotation des Unterschenkels. **M. helicis major, minor** (↑) *m*: auf der Spina helicis bzw. Crus helicis des Ohrknorpels liegend; I: N. facialis; F: beim Menschen unwesentlich. **M. hyo|glossus** (↑) *m*: Corpus ossis hyoidei ←--→ seitl. in die Aponeurosis linguae; I: N. hypoglossus; F: zieht Zunge nach hinten unten. **Mm. inter|trans|versarii anteriores et posteriores cervici** (↑) *m pl*: zw. den Tubercula antt. u. postt. der Halswirbelquerfortsätze; I: Rr. dorsales der Spinalnerven; F: Seitneigung der Halswirbelsäule. **M. iliacus** (↑) *m*: Fossa iliaca, Spina iliaca ant. inf., vorderer Bereich der Hüftgelenkkapsel ←--→ Trochanter minor, angrenzender Teil der Linea aspera; I: Plexus lumbalis; F: Kippen des Beckens nach vorn, Beugung, geringe Außen- u. Innenrotation, Adduktion des Oberschenkels. **M. ilio|coccygeus** (↑) *m*: s. Musculus levator ani. **M. ilio|costalis** (↑) *m*: **1.** M. i. lumborum: Crista iliaca, Crista sacralis lat. ←--→ Pars lumbalis: Winkel der 6–9 unteren Rippen, Pars thoracica: Winkel der 6 oberen Rippen; **2.** M. i. cervicis: Winkel der 6.–3. Rippe ←--→ Tubercula postt. der 6.–4. Halswirbelquerfortsätze; I: Rr. postt. der segmentalen Spinalnerven; F: Streckung, Seitwärtsbeugung der Wirbelsäule, Atemhilfsmuskel. **M. iliopsoas** (↑) *m*: s. Musculus psoas major, Musculus iliacus. **Mm. membri superioris** (↑) *m pl*: Muskeln der oberen Gliedmaße. **Mm. multi|fidi** (↑) *m*: Teil des transversospinalen Systems der autochthonen Rückenmuskeln, 2 od. 3 Wirbel überspringend; M. multifidus lumborum, thoracis, cervicis: Rückenfläche des Kreuzbeins, Crista iliaca, Proc. mamillares der Lendenwirbel, Querfortsätze der Brustwirbel, Gelenkfortsätze des 7.–4. Halswirbels ←--→ Wirbelbögen u. Dornfortsätze der Lenden-, Brust- u. des 7.–2. Halswirbels; I: Rr. postt. der Spinalnerven; F: Dorsalflexion, Seitbeugung u. Drehung der Wirbelsäule. **Mm. infra|hyoidei** (↑) *m pl*: untere Zungenbeinmuskeln: M. sternohyoideus, M. omohyoideus, M. thyrohyoideus, M. levator glandulae thyroideae (inkonstant). **M. infra|spinatus** (↑) *m*: Fossa u. Fascia infraspinata ←--→ mittlere Facette des Tuberculum majus humeri; I: N. suprascapularis; F: Außenrotation u. geringe Abduktion des Oberarms. **Mm. inter|costales externi** (↑) *m pl*: in allen Zwischenrippenräumen, schräg von hinten oben nach vorn unten, reichen vom Tuberculum costae bis zur Rippenknorpel-Knochengrenze; I: Nn. intercostales; F: Rippenheber (Inspirationsmuskeln). **Mm. inter|costales interni** (↑) *m pl*: in allen Zwischenrippenräumen, schräg von hinten unten nach vorn oben, reichen vom Sternum bis zum Rippenwinkel; I: Nn. intercostales; F: Rippensenkung (Exspiration). **Mm. inter|costales intimi** (↑) *m pl*: durch Interkostalnerven u. -gefäße bedingte Abspaltung der Mm. intercostales intt. auf deren Innenseite. **Mm. inter|ossei**

dorsales manus (↑) *m pl*: zweiköpfig von den gegenüber liegenden Flächen aller Metacarpalia ←--→ Dorsalaponeurose des 2.–4. Fingers; I: N. ulnaris; F: Spreizung (Abduktion) der Finger, Beugung der Grundphalanx, Streckung der Mittel- u. Endphalangen. **Mm. inter|ossei dorsales pedis** (↑) *m pl*: zweiköpfig von den gegenüber liegenden Flächen aller Metatarsalia, Lig. plantare longum ←--→ Basis der Grundphalanx, Dorsalaponeurose der 2.–4. Zehe; I: N. plantaris lat.; F: Spreizung der Zehen, Beugung der Grundphalanx, Streckung der Mittel- u. Endphalangen. **Mm. inter|ossei palmares** (↑) *m pl*: einköpfig, Ulnarseite des Metacarpale II, Radialseite der Metacarpalia IV u. V ←--→ Dorsalaponeurose des 2., 4. u. 5. Fingers; I: N. ulnaris; F: Adduktion der Finger zur Mittelfingerachse, Beugung der Grundphalanx, Streckung der Mittel- u. Endphalangen. **Mm. inter|ossei plantares** (↑) *m pl*: einköpfig, medialer Rand u. Basis der Metatarsalia III–V, Lig. plantare longum ←--→ mediale Seite der Basis der Grundphalanx u. der Gelenkkapsel, Dorsalaponeurose der 3.–5. Zehe; I: N. plantaris lat.; F: Adduktion der 3.–5. Zehe zur 2. Zehe hin, Beugung der Grundphalanx, Streckung der Mittel- u. Endphalangen. **Mm. inter|spinales cervicis, lumborum, thoracis** (↑) *m pl*: zw. 2 benachbarten Dornfortsätzen; I: Rr. postt. der Spinalnerven; F: Streckung und Dorsalflexion der Wirbelsäule. **Mm. inter|spinales** (↑) *m pl*: Unterabteilungen: Mm. i. cervicis, thoracis, lumborum; zw. 2 benachbarten Dornfortsätzen; I: Rr. dorsales der Spinalnerven; F: Streckung der Wirbelsäule (Dorsalflexion). **Mm. inter|trans|versarii** (↑) *m pl*: intertransversales System der autochthonen Rückenmuskeln; Mm. i. medd. lumborum, Mm. i. thoracis, postt., Mm. i. medd. cervicis; zw. benachbarten Querfortsätzen; I: Rr. postt. der Spinalnerven; F: Seitwärtsneigung der Wirbelsäule. **Mm. inter|trans|versarii laterales et mediales lumborum** (↑) *m pl*: zw. benachbarten Procc. mamillares u. accessorii der Lendenwirbel; I: Rr. dorsales der Spinalnerven; F: Seitneigung der Lendenwirbelsäule. **Mm. inter|trans|versarii laterales lumborum** (↑) *m pl*: zw. übereinander liegenden Proc. mammillares u. accessorii der Lendenwirbel; I: Rr. antt. der Nn. lumbales; F: Seitneigung der Lendenwirbelsäule. **Mm. inter|trans|versarii posteriores laterales cervicis** (↑) *m pl*: syn. Mm. intertransversarii posteriores laterales colli; zw. den Tubercula postt. der Halswirbelquerfortsätze; I: Rr. antt. der Nn. cervicales; F: Seitneigung der Halswirbelsäule. **Mm. inter|trans|versarii thoracis** (↑) *m pl*: zw. benachbarten Procc. transversi der Brustwirbelsäule (inkonstant); I: Rami dorsales der Spinalnerven; F: Seitwärtsneigen der Brustwirbelsäule. **M. ischio|cavernosus** (↑) *m*: Ramus ossis ischii ←--→ Tunica albuginea corporum cavernosorum; I: Nn. perineales; F: unterstützt Erektion u. Ejakulation. **M. ischio|coccygeus** (↑) *m*: syn. M. coccygneus; Spina ischiadica ←--→ Os coccygis, Os sacrum; I: Plexus sacralis; F: unterer Beckenabschluss. **Mm. laryngis** (↑) *m pl*: Kehlkopfmuskeln: M. ciricothyroideus, M. cricoarytenoideus post., M. ciricoarytenoideus lat., M. vocalis, M. thyroarytenoideus, M. arytenoideus obliquus, M. arytenoideus transversus. **M. latissimus dorsi** (↑) *m*:

Dornfortsätze des 7.–12. Brustwirbels, Fascia thoracolumbalis, mediales Drittel der Crista iliaca, 9.–12. Rippe, Angulus inf. scapulae (inkonstant) ←→ Crista tuberculi minoris humeri; **I:** N. thoracodorsalis; **F:** Adduktion, Retroversion u. Innenrotation des Arms im Schultergelenk.

Musculus-latissimus-dorsi-Lappen (↑): (engl.) *latissimus dorsi flap*; muskulärer u. muskulokutaner Gewebelappen aus variablen Anteilen des M. latissimus dorsi u. seiner anat. definierten Gefäß- u. Nervenversorgung; **Verw.:** Lappenplastik* in der plast. Gesichtschirurgie.

Musculus levator anguli oris (↑) *m*: Fossa canina maxillae ←→ Mundwinkelhaut; **I:** N. facialis; **F:** hebt Mundwinkel. **M. levator ani** (↑) *m*: beide Muskeln bilden trichterförmiges Diaphragma pelvis; Os pubis, Fascia obturatoria (Arcus tendineus m. levatoris ani), Spina ischiadica ←→ Centrum perinei, Lig. anococcygeum; vordere mediale Fasern lassen Lücke für den Durchtritt von Urethra, Vagina (weibl.), Rektum frei; **Unterabteilungen:** M. pubococcygeus (mit M. puboperinealis, M. puboprostaticus, M. pubovaginalis, M. puboanalis), M. puborectalis, M. iliococcygeus; **I:** Plexus sacralis, N. pudendus; **F:** Trag- u. Haltefunktion für die Beckeneingeweide, Unterstützung des M. sphincter ani externus. **Mm. levatores costarum** (↑) *m pl*: Querfortsätze des 7. Halswirbels u. des 1.–11. Brustwirbels ←→ Angulus der nächstunteren (Mm. l. c. breves) u. der übernächsten Rippe (Mm. l. c. longi); **I:** Rami ventrales der Spinalnerven; **F:** Streckung der Wirbelsäule, Neigung nach der gleichen, Rotation nach der entgegengesetzten Seite. **Mm. levatores costarum breves, longi** (↑) *m pl*: Querfortsätze vom 7. Hals- bis 11. Brustwirbel ←→ Winkel der nächsttieferen (breves) oder übernächsten (longi) Rippe; **I:** Rr. antt. der Spinalnerven; **F:** Streckung der Wirbelsäule, Neigung nach der gleichen, Drehung nach der entgegengesetzten Seite. **M. levator glandulae thyroideae** (↑) *m*: inkonstante Abspaltung des M. thyrohyoideus zur Schilddrüsenfaszie. **M. levator labii superioris** (↑) *m*: Margo infraorbitalis maxillae, Proc. zygomaticus maxillae ←→ Haut von Oberlippe u. Nasolabialfalte; **I:** N. facialis; **F:** hebt Oberlippe. **M. levator labii superioris alaeque nasi** (↑) *m*: Proc. frontalis, Margo infraorbitalis maxillae ←→ Oberlippen- u. Nasenflügelhaut; **I:** N. facialis; **F:** hebt Oberlippe u. Nasenflügel. **M. levator palpebrae superioris** (↑) *m*: Orbitwand um den Canalis opticus ←→ Tarsus des Oberlids (Lamina prof.) u. auf dessen Vorderfläche in das hautnahe Bindegewebe bis zum Lidrand (Lamina superf.); **I:** N. oculomotorius; **F:** hebt Oberlid. **M. levator prostatae** (↑) *m*: syn. M. puboprostaticus; s. Musculus levator ani. **M. levator scapulae** (↑) *m*: Tubercula postt. der 1.-4. Halswirbelquerfortsätze ←→ Angulus sup. scapulae; **I:** N. dorsalis scapulae; **F:** Hebung des oberen Schulterblattwinkels nach medial-kranial. **M. levator veli palatini** (↑) *m*: Unterfläche der Felsenbeinpyramide ←→ Aponeurosis palatina; **I:** Nn. facilialis, glossopharyngeus, vagus; **F:** hebt das Gaumensegel, erweitert die Tube. **Mm. linguae** (↑) *m pl*: Zungenmuskeln, **1.** äußere: M. genioglossus, M. hyoglossus (mit M. chondroglossus, ceratoglossus), M. styloglossus, M. palatoglossus; **2.** innere: M. longitudinalis sup. u. inf., M. transversus linguae, M. verticalis linguae. **M. longissimus** (↑) *m*: **1.** M. l. thoracis: Hinterfläche des Kreuzbeins, Dornfortsätze der Lenden- u. unteren Brustwirbel, Proc. mamillares der oberen Lenden- u. Proc. transversi der unteren Brustwirbel ←→12.–2. Rippenwinkel, Querfortsätze der Brustwirbel; **2.** M. l. cervicis (syn. M. l. colli): Querfortsätze der oberen Brust- u. unteren Halswirbel ←→ Tubercula postt. der 7.–2. Halswirbelquerfortsätze; **3.** M. l. capitis: Querfortsätze des 3. Brust- bis 3. Halswirbels ←→ Proc. mastoideus; **I:** Rr. postt. der Spinalnerven; **F:** Streckung u. Seitneigung der Wirbelsäule, Rück- u. Seitneigung des Kopfs, Atemhilfsmuskel. **M. longitudinalis inferior linguae** (↑) *m*: Längsmuskelzug zw. Mm. hyoglossus u. genioglossus über der Zungenunterfläche; **I:** N. hypoglossus; **F:** Verkürzung der Zunge. **M. longitudinalis superior linguae** (↑) *m*: Längsmuskel unter der Aponeurosis linguae; **I:** N. hypoglossus; **F:** Verkürzung der Zunge. **M. longus capitis** (↑) *m*: Tubercula antt. der Querfortsätze der 3.–6. Halswirbelquerfortsätze ←→ Unterfläche der Pars basilaris des Os occipitale; **I:** Plexus cervicalis; **F:** Vorbeugung des Kopfs, einseitig: Drehung u. Seitwärtsneigung. **M. longus cervicis** (↑) *m*: syn. M. longus colli; medialer Teil: Ventralflächen der Körper der 3 oberen Brust- u. 3 unteren Halswirbel ←→ Ventralflächen oberer Halswirbelkörper; lateraler Teil: von oberen Hals- u. unteren Hals-Brustbeinwirbeln ←→ Tubercula antt. der Querfortsätze von Halswirbeln (6. Halswirbel als Zentrum); **I:** Plexus cervicalis; **F:** Vorwärtsbeugung der Halswirbelsäule, einseitig: Seitwärtsneigung u. Drehung. **Mm. lumbricales manus** (↑) *m pl*: Sehnen des M. flexor digitorum prof. ←→ radialer Zipfel der Dorsalaponeurose des 2.–5. Fingers; **I:** N. medianus, N. ulnaris; **F:** Beugung im Grund-, Streckung im Mittel- u. Endgelenk der Finger. **Mm. lumbricales pedis** (↑) *m pl*: Sehnen des M. flexor digitorum longus ←→ medialer Rand der Grundphalanx u. Dorsalaponeurose der 2.–5. Zehe; **I:** N. plantaris lat. u. med.; **F:** Beugung im Grund-, Streckung im Mittel- u. Endgelenk der Zehen. **M. masseter** (↑) *m*: Pars superficialis (schräg): Unterrand des Os zygomaticum; Pars profunda (senkrecht): Arcus zygomaticus, Fascia temporalis ←→ Außenseite des Angulus mandibulae; **I:** N. massetericus (V$_c$); **F:** Kieferschluss. **Mm. masticatorii** (↑) *m pl*: Kaumuskeln: M. masseter, M. temporalis, Mm. pterygoideus med., lat.; **I:** N. mandibularis (V$_c$). **Mm. membri inferioris** (↑) *m pl*: Muskeln der unteren Gliedmaße. **M. mentalis** (↑) *m*: Juga alveolaria der lateralen unteren Schneidezähne u. des Eckzahns ←→ Kinnhaut; **I:** N. facialis; **F:** hebt die Kinnhaut. **M. multipennatus** (↑) *m*: ein vielgefiederter Muskel. **M. mylohyoideus** (↑) *m*: Hauptmuskel des Mundbodens; Linea mylohyoidea mandibulae ←→ Zungenbeinkörper, mediane Raphe zw. Mandibula u. Zungenbein; **I:** N. mylohyoideus (V$_c$); **F:** Heben des Zungenbeins, Senken des Unterkiefers (Mundöffnung). **M. nasalis** (↑) *m*: Pars transversa: Haut über der Eckzahlwurzel ←→ Flächensehne auf dem Nasenrücken; Pars alaris: Haut über dem seitl. Schneidezahn ←→ Ränder der Nasenöffnung; **I:** N. facialis; **F:** Erweiterung u. Herabziehen der Nasenlöcher. **M. obliquus auriculae** (↑) *m*: Eminentiae fossae triangularis des Ohrknorpels ←--→ Eminentia conchae; **I:** N. facialis; **F:** unwesentlich. **M. obliquus capitis inferior** (↑) *m*: Dornfortsatz des Axis ←--→ Querfortsatz des Atlas; **I:** N. suboccipitalis; **F:** Kopfdrehung zur gleichen Seite (einseitig). **M. obliquus capitis superior** (↑) *m*: Proc. transversus atlantis ←--→ Linea nuchalis inferior; **I:** N. suboccipitalis; **F:** Dorsalflexion (beidseitig), Seitneigung zur gleichen Seite (einseitig). **M. obliquus externus abdominis** (↑) *m*: Außenflächen der 5.–12. Rippe ←--→ Labium ext. cristae iliacae, Lig. inguinale, Tuberculum pubicum, Linea alba; **I:** Nn. intercostales 5–11, N. subcostales, Plexus lumbalis; **F:** Vor- u. Seitneigung des Rumpfs, Drehung nach der entgegengesetzten Seite, Bauchpresse, Rippensenkung, Beckenhebung. **M. obliquus inferior bulbi** (↑) *m*: Boden der Orbita, lateral neben dem Canalis nasolacrimalis ←--→ temporale untere Bulbusfläche hinter dem Äquator; **I:** N. oculomotorius; **F:** Hebung, Abduktion, Außenrotation der Pupille. **M. obliquus internus abdominis** (↑) *m*: Fascia thoracolumbalis, Linea intermedia cristae iliacae, Lig. inguinale ←--→ Unterrand der (9.) 10.–12. Rippe, Linea alba; **I:** Nn. intercostales, Plexus lumbalis; **F:** Vor- u. Seitneigung des Rumpfs, Drehung nach der gleichen Seite, Bauchpresse, Senkung der Rippen, Hebung des Beckens. **M. obliquus superior** (↑) *m*: Orbita, medial von Canalis opticus ←--→ über die Trochlea, temporal oben hinter dem Aequator bulbi; **I:** N. trochlearis; **F:** Senkung (Blicksenkung), Abduktion u. Innenrotation des Bulbus. **M. obliquus superior bulbi** (↑) *m*: Orbitawand medial von Canalis opticus ←--→ über die Trochlea zur temporalen, oberen Bulbusfläche hinter dem Äquator; **I:** N. trochlearis; **F:** Senkung, Abduktion, Außenrotation der Pupille. **M. obturatorius externus** (↑) *m*: Außenfläche der medialen Knochenumrandung des Foramen obturatum, Membrana obturatoria ←--→ Fossa trochanterica, Hüftgelenkkapsel; **I:** N. obturatorius; **F:** Außenrotation des Oberschenkels u. Adduktion. **M. obturatorius internus** (↑) *m*: Innenfläche des Os coxae, Membrana obturatoria ←--→ Fossa trochanterica; **I:** Plexus sacralis; **F:** Außenrotation des Oberschenkels. **M. oc|cipito|frontalis** (↑) *m*: Venter frontalis: Augenbrauenhaut, Stirnbein ←--→ Galea aponeurotica; Venter occipitalis: Linea nuchae suprema ←--→ Galea aponeurotica; **I:** N. facialis; **F:** Hebung der Augenbrauen, Stirnrunzeln, Spannung der Galea aponeurotica. **M. omo|hyoideus** (↑) *m*: Venter sup.: Corpus ossis hyoidei, Venter inf.: Oberrand der Scapula med. der Incisura ←--→ Zwischensehne über V. jugularis int. an der Vagina carotica befestigt; **I:** Ansa cervicalis; **F:** Spannung der Lamina pretrarchealis der Fascia cervicalis, Zungenbeinfeststellung. **M. opponens digiti minimi manus** (↑) *m*: Hamulus ossis hamati, Retinaculum m. flexorum ←--→ Ulnarseite des Os metacarpale V; **I:** N. ulnaris; **F:** Opposition des Kleinfingers. **M. op|ponens digiti minimi pedis** (↑) *m*: inkonstant; Lig. plantare long., Sehnenscheide des M. peroneus longus ←--→ Os metatarsi V; **I:** N. plantaris lat.; **F:** Beugung, Abduktion der Kleinzehe. **M. op|ponens pollicis** (↑)

m: Os trapezium, Retinaculum m. flexorum ←--→ Radialseite des Os metacarpale I; **I:** N. medianus; **F:** Opposition u. Adduktion des Daumens. **M. orbicularis** (↑) *m*: Ringmuskel. **M. orbicularis oculi** (↑) *m*: Pars palpebralis: in den Lidern zw. Ligg. palpebrale med. u. lat., Pars profunda (der Pars palpebralis): Crista lacrimalis post. ←--→ unter dem Lig. palpebrale med. in die Pars palpebralis; Pars orbitalis: Stirnbein, Proc. frontalis maxillae, Lig. palpebrale med. ←--→ umkreist Aditus orbitalis; **I:** N. facialis; **F:** Lidschluss, -schlag, Erweiterung des Tränensacks. **M. orbicularis oris** (↑) *m*: Pars marginalis: im Querschnitt hakenförmig nach außen umgebogener Teil unter dem Lippenrot; Pars labialis: vom Modiolus anguli oris um die Mundöffnung, Anheftungsstellen an Ober- u. Unterkiefer; **I:** N. facialis; **F:** Schließen der Mundspalte, Regulierung des Lippentonus. **M. orbitalis** (↑) *m*: im Bereich der Fissura orbitalis inf. in die Periorbita eingelagerter glatter Muskel; **I:** sympathisch, Plexus caroticus int.; **F:** Bulbuspositionierung. **Mm. ossiculorum auditus** (↑) *m pl*: an den Gehörknöchelchen ansetzende Mittelohrmuskeln: Tensor tympani, M. stapedius. **Mm. palati mollis et faucium** (↑) *m pl*: Muskeln des Gaumensegels u. der Schlundbögen: M. levator veli palatini, M. tensor veli palatini, M. uvulae, M. palatoglossus, M. palatopharyngeus. **M. palato|glossus** (↑) *m*: Aponeurosis palatina ←--→ M. transversus linguae; **I:** N. glossopharyngeus, N. vagus; **F:** verengt u. verschließt die Schlundenge, hebt den Zungengrund. **M. palato|pharyngeus** (↑) *m*: Aponeurosis palatina, Lamina med. proc. pterygoidei ←--→ laterale Pharynxwand; **I:** N. glossopharyngeus, N. vagus; **F:** hebt den Pharynx, senkt das Gaumensegel, verengt die Schlundenge. **M. palmaris brevis** (↑) *m*: ulnarer Rand der Palmaraponeurose, Retinaculum m. flexorum ←--→ Haut des Kleinfingerballens; **I:** N. ulnaris; **F:** Spannung der Palmaraponeurose. **M. palmaris longus** (↑) *m*: Epicondylus med. humeri ←--→ Aponeurosis palmaris; **I:** N. medianus; **F:** Spannung der Palmaraponeurose u. Beugung im Ellenbogen- u. Handgelenk. **Mm. papillares cordis** (↑) *m pl*: Papillarmuskeln; kegelförmig vorspringende Muskeln an der Innenwand der Herzkammern. Ihre Sehnenfäden (Chordae* tendineae cordis) ziehen zu den Segelklappen. Verhindern das Rückschlagen der Klappensegel in den Vorhof bei der Kammersystole. Rechts: M. papillaris ant., post. u. septalis; links: M. papillaris ant. u. post.; **klin. Bedeutung:** z. B. Papillarmuskelabriss als Kompl. bei Herzinfarkt*. **Mm. pectinati atrii** (↑) *m pl*: Muskelleisten im Bereich des entwicklungsgeschichtl. alten Anteils des rechten Vorhofs (bis zur Crista terminalis) u. der beiden Herzohren. **M. pectineus** (↑) *m*: Pecten ossis pubis, Tuberculum pubicum, Lig. pubicum sup. ←--→ Linea pectinea femoris; **I:** N. femoralis u. N. obturatorius; **F:** Beugung, Adduktion u. geringe Innenrotation des Oberschenkels.

Musculus-pectoralis-Lappen (↑): (engl.) *pectoralis major flap*; muskulokutaner Gewebelappen aus variablen Anteilen des M. pectoralis major u. seiner anat. definierten Gefäßversorgung (A. u. V. thoracoacromialis); **Verw.:** Lappenplastik* in der plast. Gesichtschirurgie.

Musculus pectoralis major (↑) *m*: Pars clavicularis: mediale Hälfte des Schlüsselbeins; Pars sternocostalis: Vorderfläche von Manubrium u. Corpus sterni, 2.–7. Rippenknorpel; Pars abdominalis: vorderes Blatt der Rektusscheide ←--→ Crista tuberculi majoris humeri; **I:** Nn. pectorales; **F:** Adduktion, Anteversion, Innenrotation des Arms, Senkung der Schulter, Atemhilfsmuskel (Inspiration). **M. pectoralis minor** (↑) *m*: 3.–5. Rippe ←--→ Proc. coracoideus scapulae; **I:** Nn. pectorales; **F:** Senkung des Schultergürtels, Atemhilfsmuskel (Inspiration). **Mm. perinei** (↑) *m pl*: Dammmuskeln: M. regionis analis (mit M. sphincter ani ext.), M. regionis urogenitalis: M. transversus perinei superf., M. ischiocavernosus, M. bulbospongiosus, M. transversus perinei prof. (männl.), M. sphincter urethrae ext., M. compressor urethrae (weibl.), M. sphincter urethrovaginalis (weibl.). **M. peroneus brevis** (↑) *m*: syn. M. fibularis brevis; laterale Fläche der unteren Fibulahälfte, Septa intermuscularia ant. et post., Fascia cruris ←--→ Tuberositas ossis metatarsalis V u. Sehne zur kleinen Zehe; **I:** N. peroneus superficialis; **F:** Plantarflexion, Pronation u. Abduktion des Fußes. **M. peroneus longus** (↑) *m*: syn. M. fibularis longus; Kapsel der Art. tibiofibularis, Caput fibulae, obere zwei Drittel der Facies lat. u. der Margo post. fibulae, Septa intermuscularia ant. et post., Fascia cruris ←--→ Tuberositas ossis metatarsalis I (II), Os cuneiforme med.; **I:** N. peroneus superficialis; **F:** Plantarflexion, Pronation u. Abduktion des Fußes. **M. peroneus tertius** (↑) *m*: syn. M. fibularis tertius; Abspaltung des distalen Teils des M. extensor digitorum longus ←--→ Basis des Os metatarsale V (u. IV); **I:** N. peroneus prof.; **F:** Pronation, Abduktion, Dorsalflexion des Fußes. **Mm. pharyngis** (↑) *m pl*: syn. Tunica muscularis pharyngis; Rachenmuskeln: M. constrictor pharyngis sup., M. constrictor pharyngis medius, M. constrictor pharyngis inf., M. stylopharyngeus, M. salpingopharyngeus, M. palatopharyngeus. **M. piri|formis** (↑) *m*: Facies pelvina ossis sacri, lateral der Foramina sacralia antt. 2–4, Kapsel der Art. sacroiliaca ←--→ Spitze des Trochanter major; **I:** Plexus sacralis; **F:** Außenrotation, Abduktion, Rückheben des Oberschenkels, Neigung des Beckens zur Seite u. nach hinten. **M. plantaris** (↑) *m*: Condylus lat. femoris, Kniegelenkkapsel ←--→ Tuber calcanei, medial der Achillessehne; **I:** N. tibialis; **F:** schwache Plantarflexion u. Supination des Fußes. **M. pleuro|oesophageus** (↑) *m*: glatte Muskelbündel zw. li. Pleura parietalis (Pars mediastinalis) u. Speiseröhre. **M. popliteus** (↑) *m*: Epicondylus lat. femoris, Kniegelenkkapsel ←--→ Facies post. tibiae oberhalb der Linea m. solei; **I:** N. tibialis; **F:** Beugung u. Innenrotation des Unterschenkels. **M. pro|cerus** (↑) *m*: Nasenrücken ←--→ Haut zw. den Augenbrauen; **I:** N. facialis; **F:** Herabziehen der Stirnhaut, Bildung von Querfurchen an der Nasenwurzel. **M. pro|nator quadratus** (↑) *m*: distales Viertel des Margo ant. ulnae ←--→ distales Viertel des Margo u. der Facies ant. radii; **I:** N. medianus; **F:** Pronation. **M. pro|nator teres** (↑) *m*: Caput humerale: Epicondylus med. humeri, Septum intermusculare brachii med.; Caput ulnare: Proc. coronoideus ulnae; ←--→ mittleres Drittel der lateralen u. dorsalen Radiusfläche; **I:** N. medianus; **F:** Beugung u. Pronation des Unterarms. **M. psoas major** (↑) *m*: 12. Brust- u. 1.–4. Lendenwirbelkörper, Proc. costales der Lendenwirbel ←--→ Trochanter minor; **I:** Plexus lumbalis; **F:** Beugung des Oberschenkels, Kippen des Beckens gegen den Oberschenkel, geringe Außen- u. Innenrotation, Adduktion, Seitneigung der Wirbelsäule. **M. psoas minor** (↑) *m*: inkonstant; Körper des 12. Brust- u. des 1. Lendenwirbels ←--→ Pecten ossis pubis; **I:** Plexus lumbalis. **M. pterygoideus lateralis** (↑) *m*: Seitenfläche der Lamina lat. des Proc. pterygoidei, Unterfläche der Ala major des Os sphenoidale ←--→ Fovea pterygoidea mandibulae, Kiefergelenkkapsel u. -diskus; **I:** N. pterygoideus lat. (V$_c$); **F:** beidseitig: Vorschieben, einseitig: seitl. Verschiebung der Mandibula (Mahlbewegung). **M. pterygoideus medialis** (↑) *m*: Fossa pterygoidea ossis sphenoidalis ←--→ Innenfläche des Angulus mandibulae; **I:** N. pterygoideus (V$_c$); **F:** Kieferschluss. **M. pubo|analis** (↑) *m*: s. Musculus levator ani. **M. pubo|coccygeus** (↑) *m*: s. Musculus levator ani. **Mm. pubo|perineales** (↑) *m pl*: s. Musculus levator ani. **M. pubo|prostaticus** (↑) *m*: syn. M. levator prostatae; s. Musculus levator ani. **M. pubo|rectalis** (↑) *m*: s. Musculus levator ani. **M. pubo|vaginalis** (↑) *m*: s. Musculus levator ani. **M. pubo|vesicalis** (↑) *m*: glatte Muskulatur von der Symphyse zum Blasenhals. **M. pyramidalis** (↑) *m*: in der Rektusscheide; Symphyse ←--→ Linea alba; **I:** N. subcostalis; **F:** Spannung der Linea alba. **M. pyramidalis auriculae** (↑) *m*: Tragus ←--→ Spina helicis des Ohrknorpels; **I:** N. facialis; **F:** beim Menschen unwesentlich. **M. quadratus** (↑) *m*: ein quadratischer Muskel. **M. quadratus femoris** (↑) *m*: Tuber ischiadicum ←--→ Crista intertrochanterica femoris; **I:** N. ischiadicus; **F:** Außenrotation u. Adduktion des Oberschenkels. **M. quadratus lumborum** (↑) *m*: Labium int. cristae iliacae, Lig. iliolumbale, Proc. costales des 1.–4. Lendenwirbels u. 12. Rippe u. Brustwirbelkörper, Lig. lumbocostale; **I:** N. subcostalis, Plexus lumbalis; **F:** Seitneigung der Wirbelsäule, Senkung der 12. Rippe. **M. quadratus plantae** (↑) *m*: syn. M. flexor accessorius; zweiköpfig vom Calcaneus ←--→ lateraler Rand der Sehne des M. flexor digitorum longus; **I:** N. plantaris lat.; **F:** korrigiert die Zugrichtung der Sehnen des M. flexor digitorum longus. **M. quadri|ceps femoris** (↑) *m*: Schenkelstrecker; Muskelgruppe aus: Musculus* rectus femoris, Musculus* vastus lateralis, Musculus* vastus intermedius, Musculus* vastus medialis. **M. recto|coccygeus** (↑) *m*: Längsmuskelschicht der Rektumwand ←--→ 2.–3. Steißwirbel. **M. recto|perinealis** (↑) *m*: s. Musculi anorectoperineales. **M. recto|urethralis** (↑) *m*: Längsmuskelschicht der Rektumwand ←--→ Pars membranacea der Harnröhre. **M. recto|uterinus** (↑) *m*: Längsmuskelschicht der Rektumwand ←--→ seitl. Uteruskanten (in d. Plica rectouterina). **M. recto|vesicalis** (↑) *m*: Längsmuskulatur des Rektums ←--→ seitl. Blasengrund. **M. rectus abdominis** (↑) *m*: Vorderfläche des 5.–7. Rippenknorpels u. des Proc. xiphoideus ←--→ Os pubis, Symphyse; Intersectiones tendineae sind Zwischensehnen, die mit dem vorderen Blatt der Rektusscheide verwachsen sind; **I:** Nn. intercostales, Plexus lumbalis; **F:** Rumpfbeugung, Hebung des Beckens, Rippensenkung, Bauchpresse. **M. rectus capitis anterior** (↑) *m*: Massa lateralis atlantis ←--→ Pars basilaris ossis occipitalis; **I**: Plexus cervicalis; **F**: Vorneigen des Kopfs. **M. rectus capitis lateralis** (↑) *m*: Proc. transversus atlantis ←--→ Proc. jugularis ossis occipitalis; **I**: Ramus ant. (C_1); **F**: Beugung des Kopfs nach vorn. **M. rectus capitis posterior major** (↑) *m*: Dornfortsatz der Axis ←--→ Linea nuchalis inf.; **I**: N. suboccipitalis; **F**: Dorsalflexion des Kopfs, einseitig: Drehung nach der gleichen Seite. **M. rectus capitis posterior minor** (↑) *m*: Tuberculum post. atlantis ←--→ unterh. der Linea nuchalis inf.; **I**: N. suboccipitalis; **F**: Dorsalflexion des Kopfs. **M. rectus femoris** (↑) *m*: Spina iliaca inf., oberer Rand des Acetabulums ←--→ oberer u. seitl. Rand der Patella, mit Lig. patellae an der Tuberositas tibiae; **I**: N. femoralis; **F**: Streckung des Unterschenkels, Beugung des Oberschenkels. **M. rectus inferior bulbi** (↑) *m*: Anulus tendineus comm. ←--→ untere Bulbusfläche vor dem Äquator; **I**: N. oculomotorius; **F**: Senkung, Adduktion, Innenrotation der Pupille. **M. rectus lateralis bulbi** (↑) *m*: Anulus tendineus comm. ←--→ temporale Bulbusfläche vor dem Äquator; **I**: N. abducens; **F**: Abduktion der Pupille. **M. rectus medialis bulbi** (↑) *m*: Anulus tendineus comm. ←--→ nasale Bulbusfläche vor dem Äquator; **I**: N. oculomotorius; **F**: Adduktion der Pupille. **M. rectus superior bulbi** (↑) *m*: Anulus tendineus comm. ←--→ obere Bulbusfläche vor dem Äquator; **I**: N. oculomotorius; **F**: Hebung, Adduktion, Innenrotation der Pupille. **M. rhomboideus major** (↑) *m*: Dornfortsätze des 1.–4. Brustwirbels ←--→ Margo med. scapulae; **I**: N. dorsalis scapulae; **F**: Fixierung des Schulterblatts am Rumpf, Kranial- u. Medianwärtsziehen des Schulterblatts. **M. rhomboideus minor** (↑) *m*: Dornfortsätze des 6., 7. Halswirbels ←--→ Margo med. scapulae; **I**: N. dorsalis scapulae; **F**: s. Musculus rhomboideus major. **M. risorius** (↑) *m*: Fascia parotidea, masseterica, Wangenhaut ←--→ Mundwinkel; **I**: N. facialis; **F**: Seitwärtsziehen der Mundwinkel, erzeugt Lachgrübchen. **Mm. rotatores** (↑) *m pl*: Teil des transversospinalen Systems der autochthonen Rückenmuskeln, jeweils zum nächsthöheren od. übernächsten Wirbel ziehend; Mm. r. lumborum (inkonstant), Mm. r. thoracis, Mm. r. cervicis: Querfortsätze der (Lenden-) Brust- u. unteren Halswirbel ←--→ Dornfortsatzwurzeln des nächsthöheren od. übernächsten Wirbels; **I**: Rr. postt. der Spinalnerven; **F**: Streckung u. Drehung der Wirbelsäule. **M. salpingo|pharyngeus** (↑) *m*: Tubenknorpel ←--→ seitl. Pharynxwand; **I**: N. glossopharyngeus; **F**: Schlundheber. **M. sartorius** (↑) *m*: Schneidermuskel; Spina iliaca ant. sup. ←--→ Tuberositas tibiae, Fascia cruris; **I**: N. femoralis; **F**: Beugung, Abduktion u. Außenrotation des Oberschenkels, Beugung u. Innenrotation des Unterschenkels. **M. scalenus anterior** (↑) *m*: Tubercula antt. der 3.–6. Halswirbelquerfortsätze ←--→ Tuberculum m. scaleni ant. der 1. Rippe; **I**: Plexus cervicalis, brachialis; **F**: Hebung der 1. Rippe (Inspiration), Beugung, Seitwärtsneigung, Drehung der Halswirbelsäule. **M. scalenus medius** (↑) *m*: Tubercula antt. aller Halswirbelquerfortsätze ←--→ 1. Rippe; **I., F**: wie Musculus* scalenus anterior. **M. scalenus minimus** (↑) *m*: inkonstant, zw. M. scalenus ant. u. med.; 6. od. 7. Halswirbelquerfortsatz ←--→ 1. Rippe, Pleurakuppel; **I**: Plexus brachialis; **F**: Atemhilfsmuskel. **M. scalenus posterior** (↑) *m*: 4.–6. Halswirbelquerfortsätze ←--→ 2. Rippe; **I**: Plexus cervicalis, brachialis; **F**: Hebung der 2. Rippe (Inspiration), Beugung, Seitwärtsneigung, Drehung der Halswirbelsäule. **M. semi|membranosus** (↑) *m*: Tuber ischiadicum ←--→ Condylus med. tibae, Hinterwand der Kniegelenkkapsel (Lig. popliteum obliquum), Faszie des M. popliteus; **I**: N. tibialis; **F**: Beugung u. Innenrotation des Unterschenkels, Streckung im Hüftgelenk. **M. semi|spinalis** (↑) *m*: Teil des transversospinalen Systems der autochthonen Rückenmuskeln, 4 u. mehr Wirbel überspringend; M. s. thoracis, M. s. cervicis: Querfortsätze aller Brust- u. des 7. Halswirbels ←--→ Dornfortsätze der mittleren u. oberen Brust- u. des 7.–2. Halswirbels; M. s. capitis: Querfortsätze vom 6. Brust- bis 4. Halswirbel ←--→ zw. Linea nuchalis sup. u. inf.; **I**: Rr. postt. der Spinalnerven; **F**: Streckung der Wirbelsäule, Dorsalflexion u. Drehung (einseitig) von Wirbelsäule u. Kopf nach der entgegensetzten Seite. **M. semi|tendinosus** (↑) *m*: Tuber ischiadicum ←--→ Condylus med. tibiae, Fascia cruris; **I**: N. tibialis; **F**: Beugung u. Innenrotation des Unterschenkels, Streckung im Hüftgelenk; **klin. Bedeutung**: die Sehne des M. s. kann als sog. STT-Transplantat (STT: Abk. für engl. semitendinosus tendon) zur Rekonstruktion des vorderen Kreuzbandes bei Kreuzbandruptur verwendet werden; s. Kniegelenkbandruptur. **M. serratus anterior** (↑) *m*: Boxer-Muskel; 1.–9. Rippe ←--→ Angulus sup., Margo med. bis Angulus inf. scapulae; **I**: N. thoracicus longus; **F**: Rumpffixierung der Scapula, Drehung der Scapula um den Angulus lat. (ermöglicht Heben des Arms über die Horizontale), Heben der Rippen (Atemhilfsmuskel). **M. serratus posterior inferior** (↑) *m*: Fascia thoracolumbalis im unteren Brust- u. oberen Lendenbereich ←--→ 12.–9. Rippe; **I**: Nn. intercostales; **F**: Rippensenkung. **M. serratus posterior superior** (↑) *m*: Lig. nuchae, Dornfortsätze des 6. Hals- bis 2. Brustwirbels ←--→ 2.–5. Rippe; **I**: Nn. intercostales; **F**: Heben der Rippen. **M. soleus** (↑) *m*: Caput, Facies u. Margo post. fibulae, Facies post. tibiae, Arcus tendineus m. solei ←--→ Tuber calcanei (gemeinsam mit dem M. gastrocnemius: Tendo calcaneus Achilles); **I**: N. tibialis; **F**: Plantarflexion, Adduktion u. Supination des Fußes. **M. sphincter** (↑) *m*: ein Schließmuskel. **M. sphincter ampullae hepato|pan|creaticae** (↑) *m*: sog. Oddi-Sphinkter; Ringmuskulatur im Bereich der Ampulla hepatopancreatica. **M. sphincter ani externus** (↑) *m*: quergestreift; Pars subcutanea: Hautbindegewebe hinter dem Anus ←--→ Haut vor dem Anus, M. bulbospongiosus; Pars superficialis: Steißbein, Lig. anococcygeum ←--→ Centrum perinei; Pars prof.: vom Centrum tendineum schlingenförmig um den Analkanal; **I**: Nn. perineales; **F**: willkürlicher Verschluss des Analkanals. **M. sphincter ani internus** (↑) *m*: Zone verdickter (glatter) Ringmuskulatur des Darmrohrs amCanalis* analis; **I**: Nn. anales supp., enterisches Nervensystem; **F**: unwillkürlicher Verschluss des Anus. **M. sphincter ductus choledochi** (↑) *m*: Verstärkung der Ringmuskulatur des Ductus choledochus vor der Vereinigung mit dem Ductus pancreaticus. **M. sphincter ductus pan|creatici** (↑) *m*: Ringmuskel in der Wand des Ductus pancreaticus vor dessen Einmündung in die Ampulla hepatopancreatica. **M. sphincter palato|pharyngeus** (↑) *m*: s. Musculus palatopharyngeus. **M. sphincter pupillae** (↑) *m*: zirkulär angeordnete glatte Muskelzellen in der Pupillarzone der Iris; **I**: N. oculomotorius (Ganglion ciliare); **F**: Verengung der Pupille. **M. sphincter pyloricus** (↑) *m*: verstärkte Ringmuskelschicht am Magenausgang. **M. sphincter urethrae externus** (↑) *m*: quergestreift; beim Mann zweigeteilt: oberer Teil zw. Harnblase u. Prostata hufeisenförmig, mit glatter Blasenmuskulatur verknüpft; unterer Teil ringförmig die Pars membranacea urethrae umfassend; bei der Frau die Urethra vom Blasengrund bis in Höhe der Mm. compressor urethrae et sphincter urethrovaginalis umfassend; **I**: N. pudendus; **F**: willkürlicher Harnröhrenverschluss, bedingt beim Mann mittlere Harnröhrenenge. **M. sphincter urethrae internus** (↑) *m*: glattmuskulär; verstärkte Ringmuskelschicht der Tunica muscularis der Urethra: beim Mann konzentriert oberhalb des Colliculus seminales (M. sphincter supracollicularis); bei der Frau diffuser angeordnet; **I**: N. pudendus; **F**: unwillkürlicher Harnröhrenverschluss. **M. sphincter urethro|vaginalis** (↑) *m*: nur bei der Frau; umgibt ringförmig unterhalb des Hiatus urogenitalis des Diaphragma pelvis Urethra u. Vagina; zus. mit dem M. compressor urethrae Entsprechung des M. transversus perinei prof. des Mannes; **I**: N. pudendus; **F**: Verschluss von Harnröhre u. Scheide. **M. spinalis** (↑) *m*: M. sp. thoracis: Proc. spinosi der oberen Lenden- u. unteren Brustwirbel ←→ Proc. spinosi des 8.–2. Brustwirbels; M. sp. cervicis: Proc. spinosi oberer Brust- u. unterer Halswirbel ←→ Proc. spinosi des 4.–2. Halswirbels; M. sp. capitis: wie M. sp. cervicis ←→ Protuberantia occipitalis ext.; **I**: Rr. postt. der Spinalnerven; **F**: Streckung u. Seitbeugung der Wirbelsäule. **Mm. spino|trans|versales** (↑) *m pl*: s. Musculus splenius. **M. splenius** (↑) *m*: spinotransversales Systems der autochthonen Rückenmuskeln; M. sp. cervicis: 5.–3. Brustwirbeldornfortsätze ←→ Tubercula postt. der 3.–1. Halswirbelquerfortsätze; M. sp. capitis: 3. Brust- bis 7. Halswirbeldornfortsätze, Lig. nuchae ←→ Linea nuchalis sup., Proc. mastoideus; **I**: Rr. postt. der Spinalnerven; **F**: Rückbeugung des Kopfs, Drehung u. Neigung zur gleichen Seite. **M. stapedius** (↑) *m*: Knochenkanälchen in der Eminentia pyramidalis ←→ Caput stapedis; **I**: N. facialis; **F**: Feineinstellung der Gehörknöchelchenkette. **M. sternalis** (↑) *m*: (inkonstant) parallel zum Sternalrand auf dem M. pectoralis major. **M. sterno|cleido|mastoideus** (↑) *m*: Manubrium sterni, mediales Drittel der Clavicula ←→ Proc. mastoideus, Linea nuchae sup.; **I**: N. accessorius, Plexus cervicalis; **F**: beidseitig: Dorsalflexion des Kopfs, Hebung des Brustkorbs (Atemhilfsmuskel), einseitig: Drehung u. Neigung des Kopfs zur Gegenseite. **M. sterno|hyoideus** (↑) *m*: Innenfläche des Manubrium sterni ←→ Corpus ossis hyoidei; **I**: Ansa cervicalis; **F**: Feststellen u. Herabziehen des Zungenbeins. **M. sterno|thyroideus** (↑) *m*: Innenfläche von Manubrium sterni u. 1. Rippenknorpel

←→ Linea obliqua des Schildknorpels; **I**: Ansa cervicalis; **F**: Senkung des Kehlkopfs. **M. stylo|glossus** (↑) *m*: Proc. styloideus ossis temporalis ←→ Seitenrand der Zunge bis zur Zungenspitze; **I**: N. hypoglossus; **F**: zieht die Zunge nach hinten u. oben. **M. stylo|hyoideus** (↑) *m*: Proc. styloideus ossis temporale ←→ mit gespalteter Sehne (s. Musculus digastricus) an Cornu minus ossis hyoidei; **I**: N. facialis; **F**: zieht Zungenbein nach hinten oben. **M. stylo|pharyngeus** (↑) *m*: Proc. styloideus ←→ Pharynxwand zw. Mm. constrictor pharyngis sup. u. medius, Schildknorpel; **I**: N. glossopharyngeus; **F**: Schlundheber, erweitert Schlundenge. **M. sub|clavius** (↑) *m*: 1. Rippenknorpel ←→ Unterfläche des Schlüsselbeins; **I**: N. subclavius; **F**: Sicherung des Sternoklavikulargelenks. **Mm. sub costales** (↑) *m pl*: kaudale Rippen zw. Angulus u. Tuberculum, Verlauf wie Mm. intercostales intt., überspringen mind. eine Rippe; **I**: Nn. intercostales; **F**: Rippensenkung. **Mm. sub|occipitales** (↑) *m pl*: ausschließlich auf die Kopfgelenke wirkende, kurze Muskeln: M. rectus capitis ant., M. rectus captis lat., M. rectus capitis post. major, M. rectus captitis post minor, M. obliquus captitis sup., M. obliquus captitis inf. **M. sub|scapularis** (↑) *m*: Fossa subscapularis ←→ Tuberculum minus humeri u. Crista tuberculi minoris; **I**: Nn. subscapulares; **F**: Innenrotation u. Adduktion des Oberarms. **M. supinator** (↑) *m*: Epicondylus lat. humeri, Lig. collaterale radiale, Lig. anulare radii, Crista m. supinatoris ulnae ←→ proximal u. distal der Tuberositas radii; **I**: N. radialis; **F**: Supination. **Mm. supra|hyoidei** (↑) *m pl*: obere Zungenbeinmuskeln: M. digastricus, M. stylohyoideus, M. mylohyoideus, M. geniohyoideus. **M. supra|spinatus** (↑) *m*: Fossa supraspinata scapulae, Fascia supraspinata ←→ Tuberculum majus humeri (obere Facette), Schultergelenkkapsel; **I**: N. suprascapularis; **F**: Abduktion u. Außenrotation des Oberarms, Spannung der Gelenkkapsel. **M. suspensorius duo|deni** (↑) *m*: syn. Lig. suspensorium duodeni; Treitz-Muskel; Bündel glatter Muskulatur in der Umgebung der A. mesenterica sup., evtl. des Truncus coeliacus ←→ Flexura duodenojejunalis; **F**: Fixierung der Flexur. **M. tarsalis inferior, superior** (↑) *m*: syn. Müller-Muskel; glatte Muskelzüge vom Rand der Tarsalplatten der Lider zu den Sehnen der geraden Augenmuskeln u. des M. levator palpebrae sup.; **I**: Sympathikus; **F**: beeinflussen die Weite der Lidspalte. **M. temporalis** (↑) *m*: Schädelseitenfläche der Fossa temporalis, Lamina prof. der Fascia temporalis ←→ Proc. coronoideus u. R. mandibulae; **I**: Nn. temporales proff. (V_c); **F**: Kieferschluss u. -rückführung. **M. temporo|parietalis** (↑) *m*: Haut u. Lamina superficialis der Fascia temporalis oberh. u. vor der Ohrmuschel ←→ Galea aponeurotica; **I**: N. facialis; **F**: Spannung der Galea aponeurotica. **M. tensor fasciae latae** (↑) *m*: Spina iliaca ant. sup. ←→ Tractus iliotibialis der Fascia lata (Condylus lat. tibiae); **I**: N. gluteus sup.; **F**: Innenrotation u. Beugung im Hüftgelenk, Fixierung des gestreckten Kniegelenks, Spannen der Fascia lata. **M. tensor tympani** (↑) *m*: Trommelfellspanner; Wand des Semicanalis m. tensoris tympani (über die Tuba auditiva) ←→ nach rechtwinkligem Umbiegen um den Proc. cochleariformis zum Manubrium mallei; **I:** N. tensoris tympani (Vc); **F:** Spannung der Gehörknöchelchenkette u. des Trommelfells. **M. tensor veli palatini** (↑) *m:* Fossa scaphoidea u. Spina ossis sphenoidalis, Tubenknorpel ←--→ nach Umbiegen der Sehne am Hamulus pterygoideus zur Aponeurosis palatina; **I:** N. m. tensoris veli palatini (V$_c$); **F:** spannt das Gaumensegel in Höhe der Hamuli pterygoidei, erweitert die Tuba auditiva. **M. teres major** (↑) *m:* Dorsalfläche des Angulus inf. scapulae ←--→ Crista tuberculi minoris humeri; **I:** N. thoracodorsalis; **F:** Adduktion, Innenrotation u. Rückheben des Oberarms. **M. teres minor** (↑) *m:* Margo lat. scapulae, Fascia infraspinata ←--→ distale Facette des Tuberculum majus humeri; **I:** N. axillaris; **F:** Außenrotation u. Adduktion des Oberarms, Spannung der Schultergelenkkapsel. **Mm. thoracis** (↑) *m pl:* Muskeln des Brustkorbs. **M. thyro|arytenoideus** (↑) *m:* Schildknorpelinnenfläche ←--→ Seitenkante u. Vorderfläche des Stellknorpels: Pars thyroepiglottica: abzweigende Fasern zur Epoglottis; **I:** N. laryngeus recurrens; **F:** Entspannung der Stimmbänder, Verengung der Pars intermembranacea der Stimmritze. **M. thyro|hyoideus** (↑) *m:* Linea obliqua des Schildknorpels ←--→ Corpus, Cornu majus des Zungenbeins; **I:** Ansa cervicalis; **F:** Hebung des Kehlkopfs. **M. thyro|pharyngeus:** syn. für Pars thyropharyngea des M. constrictor pharyngis inf. **M. tibialis anterior** (↑) *m:* Condylus u. Facies lat. tibiae, Membrana interossea cruris, Fascia cruris ←--→ Os cuneiforme med., Basis ossis metatarsalis I; **I:** N. peroneus prof.; **F:** Dorsalflexion, Adduktion u. Supination des Fußes, evtl. auch pronatorische Wirkung. **M. tibialis posterior** (↑) *m:* Facies post. tibiae, Membrana interossea, Facies med. fibulae ←--→ Tuberositas ossis navicularis, Plantarfläche der Ossa cuneiformia, evtl. Basis der Ossa metatarsalia II, III, IV, Os cuboideum; **I:** N. tibialis; **F:** Supination, Adduktion u. Plantarflexion des Fußes. **M. trachealis** (↑) *m:* glatte Muskulatur zw. den freien Enden der Knorpelspangen der Luftröhre. **M. tragicus** (↑) *m:* auf die Lamina tragi des Ohrknorpels; **I:** N. facialis; **F:** ohne wesentl. Funktion. **Mm. trans|verso|spinales** (↑) *m pl:* s. Musculi multifidi, Musculus semispinalis, Musculi rotatores. **M. trans|versus abdominis** (↑) *m:* Innenfläche der 6 unteren Rippen, tiefes Blatt der Fascia thoracolumbalis, Labium int. cristae iliacae, Lig. inguinale ←--→ Linea alba; **I:** Nn. intercostales, N. iliohypogastricus, N. ilioinguinalis; **F:** Bauchpresse. **M. trans|versus linguae** (↑) *m:* Septum linguae ←--→ Aponeurosis linguae v. a. des Zungenseitenrands I: N. hypoglossus; **F:** Verschmälerung u. Herausstrecken der Zunge. **M. trans|versus menti** (↑) *m:* quere Fasern zw. den Mm. depressores anguli oris beider Seiten; **I:** N. facialis; **F:** Spannung der Kinnhaut. **M. trans|versus perinei pro|fundus** (↑) *m:* nur beim Mann; trapezförmige Muskelplatte zw. beidseitigen Sitz- u. unteren Schambeinästen; **I:** Nn. perineales; **F:** ventrokaudaler Verschluss des Beckenausgangs. **M. trans|versus perinei super|ficialis** (↑) *m:* Ramus ossis ischii ←--→ Centrum perinei; **I:** Nn. perineales; **F:** Fixierung des Bulbus penis. **M. transversus thoracis** (↑) *m:* Innenfläche von Sternum u. unteren Rippenknorpeln ←--→ Unterränder des

2.–6. Rippenknorpels; **I:** Nn. intercostales; **F:** Exspiration. **M. trapezius** (↑) *m:* Pars descendens, transversa, ascendens; Linea nuchalis sup., Protuberantia occipitalis externa, Lig. nuchae, Procc. spinosi u. Ligg. supraspinalia der 12 Brustwirbel ←--→ laterales Drittel der Clavicula, Acromion, Spina scapulae; **I:** N. accessorius, Plexus cervicalis; **F:** 1. Pars descendens: Hebung der Scapula u. Drehung des Angulus inf. nach außen (ermöglicht Hebung des Arms über die Horizontale), Drehung des Kopfs nach der entgegengesetzten Seite, Hebung der Clavicula; 2. Pars transversa: Zug des Schultergürtels nach hinten (Gesamtwirkung); 3. Pars ascendens: Senkung der Scapula. **M. triceps brachii** (↑) *m:* Caput longum: Tuberculum infraglenoidale scapulae; Caput lat.: lateraler u. dorsaler Umfang des Corpus humeri (proximal des Sulcus n. radialis), Septum intermusculare lat.; Caput med.: dorsaler Umfang des Corpus humeri (distal des Sulcus n. radialis), Septum intermusculare lat. u. med. ←--→ Olecranon, Kapsel des Ellenbogengelenks; **I:** N. radialis; **F:** Strecken des Unterarms, Rückheben des Oberarms (Caput longum). **M. triceps surae** (↑) *m:* s. Musculus gastrocnemius, Musculus soleus. **Mm. trigoni vesicae superficialis, profundus** (↑) *m pl:* Wandmuskulatur der Harnblase*im Bereich des Trigonum vesicae. **M. uvulae** (↑) *m:* Aponeurosis palatina ←--→ Spitze des Zäpfchens; **I:** N. glossopharyngeus, N. vagus; **F:** verkürzt das Zäpfchen. **M. vastus inter|medius** (↑) *m:* vorderer Umfang des Femurs ←--→ Basis patellae, über Lig. patellae zur Tuberositas tibiae; **I:** N. femoralis; **F:** Streckung des Unterschenkels. **M. vastus lateralis** (↑) *m:* laterale Fläche des Trochanter major, Linea intertrochanterica, Labium lat. lineae asperae ←--→ Patella, Tuberositas tibiae (Lig. patellae); **I:** u. **F:** wie Musculus* vastus intermedius. **M. vastus medialis** (↑) *m:* Labium med. lineae asperae, Endsehnen des M. adductor magnus u. longus; Ansatz, **I:** u. **F:** wie Musculus* vastus intermedius. **M. verticalis linguae** (↑) *m:* senkrechte Muskelzüge zw. Zungenrücken u. -unterfläche; **I:** N. hypoglossus; **F:** Herausstrecken der Zunge. **M. vesico|prostaticus** (↑) *m:* glatte Muskelfasern von der Blasenwand zur Prostata. **M. vesico|vaginalis** (↑) *m:* glatte Muskelfasern von der Blasenwand zur Scheide. **M. vocalis** (↑) *m:* in der Stimmfalte gelegener Teil des M. thyroarytenoideus; Schildknorpelinnenfläche, paramedian ←--→ Proc. vocalis, Fovea oblonga des Stellknorpels; **I:** N. laryngeus recurrens; **F:** Feineinstellung der Stimmfaltenspannung. **M. zygomaticus major** (↑) *m:* Facies lat. ossis zygomatici ←--→ Mundwinkel u. Oberlippenhaut; **I:** N. facialis; **F:** zieht Mundwinkel nach außen u. oben. **M. zygomaticus minor** (↑) *m:* Facies lat. ossis zygomatici, M. orbicularis oculi ←--→ Haut von Nasolabialfurche u. Oberlippe; **I:** N. facialis; **F:** hebt Oberlippe.

Musik|therapie *f:* (engl.) *musical therapy;* Form der Psychotherapie*, bei der insbes. die Selbstwahrnehmung durch Anhören von Musik (sog. rezeptive M.) od. Musizieren (sog. aktive M.) verbessert werden soll; **Anw.:** in Zus. mit anderen Formen von Psychotherapie.

Muskat|nuss|leber: (engl.) *nutmeg liver;* Hepar moschatum; Leber mit chron. Blutstauung, deren

Schnittfläche das Aussehen einer durchschnittenen Muskatnuss hat, da die peripheren Teile der Lobuli (inf. Verfettung) gelblich, die zentralen dagegen blaurot aussehen; vgl. Stauungsleber.

Muskel (lat. mūsculus Mäuschen) *m*: (engl.) *muscle*; die fleischigen Teile des Körpers, die durch Zusammenziehen u. Erschlaffen Bewegung vermitteln; s. Muskelgewebe.

Anatomische Bezeichnung der Muskeln: s. Musculus.

Muskel|akti̱o̱ns|potential (↑) *n*: (engl.) *muscle action potential*; Abk. MAP; Aktionspotential*, das bei Erregung der Skelettmuskelfaser an den motor. Endplatten* entsteht u. sich über die Muskelfaser ausbreitet (gefolgt von deren Kontraktion; s. Koppelung, elektromechanische); vgl. Elektromyographie.

Muskel|a|trophie (↑; Atrophie*) *f*: (engl.) *muscular atrophy*; Amyotrophie, Muskelschwund; Abnahme der Muskelmasse inf. Verkleinerung des Durchmessers (einfache M.) od. der Anzahl (numerische hypoplastische M.) von Muskelfasern.

Muskel|a|trophie, myo|ge̱ne (↑; ↑) *f*: (engl.) *myopathic atrophy*; durch Myopathie* verursachte Muskelatrophie*.

Muskel|a|trophie, neura̱le (↑; ↑) *f*: hereditäre motorisch-sensible Neuropathie*.

Muskel|a|trophie, neuro|ge̱ne (↑; ↑) *f*: (engl.) *neuropathic muscular atrophy*; Oberbegriff für versch. (z. T. erbl.) Formen der Muskelatrophie, die auf einer Schädigung der motor. Vorderhornzellen des Rückenmarks (s. Alphamotoneurone) od. der peripheren Nerven beruhen; s. Muskelatrophie, spinale.

Muskel|a|trophie, spina̱le (↑; ↑) *f*: (engl.) *spinal muscular atrophy*; Abk. SMA; veraltet Atrophia spinalis progressiva; fortschreitende Muskelschwäche u. -atrophie inf. Degeneration der motorischen Vorderhornzellen (Motoneurone); **Häufigkeit:** 1 : 10 000 Neugeborene; **Formen:** s. Tab.; **Klin.:** meist proximal betonte Schwäche, abgeschwächte od. fehlende Muskeleigenreflexe, häufig Faszikulationen*, (sekundäre) Skelettanomalien (Skoliose, Hyperlordose, Hohlfuß, Kontrakturen), normale Intelligenz; **Diagn.:** Serumaktivität der Kreatinkinase in 30 % der Fälle erhöht; in der Elektromyographie* neurogene Veränderungen (Faszikulationen, Fibrillationen, positive Wellen, Willküraktionspotentiale mit verlängerter Dauer u. Amplitude, vermehrt Polyphasien, gelichtetes Innervationsmuster); Muskelbiopsie (felderförmige Atrophie, insbes. bei SMA Typ III zus. mit myopathischen Veränderungen); Formen mit bekannter Genmutation können pränatal molekulargenetisch diagnostiziert werden. **Ther.:** keine spezif. Ther. bekannt. Vgl. Muskelatrophie, progressive (Tab. dort); vgl. Neuropathie, hereditäre motorisch-sensible (Tab. dort).

Muskel|bi|opsie (↑; Bio-*; Op-*) *f*: (engl.) *muscle biopsy*; Nadelbiopsie von Muskelgewebe zur histol., histochem. u. immunhistochem. Untersuchung (s. Abb.) zur DD neuromuskulärer Erkrankungen; für sportmed. Zwecke zur Feststellung des Prozentsatzes der Masse an langsamen (engl. slow

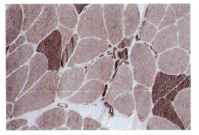

Muskelbiopsie: histologischer Befund bei neurogener Muskelatrophie; Typ-1-Fasern (hell) und Typ-2-Fasern (dunkel) sind nicht mosaikartig verteilt, sondern zeigen eine pathologische Fasertypengruppierung. [31]

twich, Abk. ST) u. schnellen Muskelfasern (engl. fast twich, Abk. FT).

Muskel|bruch (↑): s. Muskelhernie.

Muskel|de|fekte, angeborene (↑) *m pl*: (engl.) *congenital muscle anomalies*; angeborene Aplasie od. Hypoplasie der Skelettmuskulatur; **Vork.:** an allen Muskeln, häufig als (einseitige) Aplasie des M. pectoralis major (s. Poland-Symptomkomplex), des M. trapezius u. des M. quadriceps femoris. Vgl. Prune-belly-Syndrom.

Muskel|dys|trophie (↑; Dys-*; Troph-*) *f*: **1.** (engl.) *muscular dystrophy*; i. e. S. histol. Veränderung von Muskelgewebe*, gekennzeichnet durch degenerierende u. in Regeneration befindl. Muskelzellen mit zentralständigen Kernen u. erhebl. Kaliberschwankung, durch vermehrte Fetteinlagerung u. Vermehrung des endo- u. perimysialen Bindegewebes; **2.** i. w. S. Erkrankung, die mit einer solchen Veränderung des Muskelgewebes einhergeht; vgl. Dystrophie.

Muskel|dys|trophie, fazio|skapulo|humera̱le (↑; ↑; ↑) *f*: (engl.) *facioscapulohumeral muscular dystrophy*; Abk. FSHD; autosomal-dominant erbl. Form der progressiven Muskeldystrophien* mit langsamer Progredienz (Genlocus 4q35); in Manifestationsalter u. Schweregrad stark variierend; anfangs Schwäche der Muskulatur von Gesicht, Schultergürtel u. Oberarmen, häufig asymmetrisch; **Diagn.:** Nachw. des Gendefekts, Muskelbiopsie; **Ther.:** symptomatisch.

Muskel|dys|trophien, kon|genita̱le (↑; ↑; ↑) *fpl*: (engl.) *congenital muscular dystrophies*; Abk. CMD; Gruppe von autosomal-rezessiv erblichen frühkindl. Erkr. mit Muskelschwäche u. Dystrophie* der Muskulatur (oft mit starker Proliferation von Fett- od. Bindegewebe, ohne erhebl. Nekrose- od. Regenerationsherde); **Formen:** s. Tab.; zusätzl. ZNS-Veränderungen (u. z. T. Augenveränderungen) bei Fukuyama-Typ, Muscle-eye-brain-disease, Walker-Warburg-Syndrom u. CMD mit Merosinmangel.

Muskel|dys|trophien, pro|gressi̱ve (↑; ↑; ↑) *fpl*: (engl.) *progressive muscular dystrophies*; Dystrophia musculorum progressiva; genet. u. klin. sehr variable Muskelerkankungen, die durch einen pathol. Umbau des Gewebes mit erhebl. Funktionsstörung gekennzeichnet sind (s. Abb.); **Histol.:** degenerierende u. nekrotische sowie regenerierende Muskelfasern mit großer Unregelmäßigkeit im

Muskelatrophie, spinale

Formen	Erkrankungsalter	Lokalisation	Vererbungsmodus (Genlocus, Gen)
SMA Typ I (Werdnig-Hoffmann)	0–12 Monate	proximal	autosomal-rezessiv (5q12.2-q13.3, SMN1-Gen)
SMA Typ II (intermediärer Typ)	0–2 Jahre	proximal	autosomal-rezessiv (5q12.2-q13.3, SMN1-Gen)
SMA Typ III (Kugelberg-Welander)	3–18 Jahre und Erwachsenenalter	Beckengürtel	autosomal-rezessiv (5q12.2-q13.3, SMN1-Gen)
SMA Typ IV	20–60 Jahre	proximal	autosomal-rezessiv (5q12.2-q13.3, SMN1-Gen)
SMARD1 mit diaphragmaler Schwäche	kongenital	Diaphragma; Arme (stärker betroffen), Beine	autosomal-rezessiv (11q13.2-13.4, IGHMBP2-Gen)
autosomal-rezessive distale SMA	6 Monate–19 Jahre	Unterschenkel	autosomal-rezessiv (11q13)
X-chromosomale distale SMA	1–10 Jahre	Unterschenkel, später Unterarm	X-chromosomal-rezessiv (Xq13.1-q21)
distale SMA Typ V	10–20 Jahre	Unterarm, Hand	autosomal-dominant (11q13, BSCL2; 7p15, GARS)
distale SMA, adulte Form (distale hereditäre motorische Neuropathie Typ II)	20–40 Jahre	Unterschenkel, später Unterarm	autosomal-dominant (12q24-qter, HSPB8)
nicht-progressive SMA (HMSN Typ IIC)	kongenital	Unterschenkel	autosomal-dominant (12q23-q24)
SMA mit Arthrogryposis (distale Arthrogryposis multiplex congenita)	intrauterin	generalisiert	X-chromosomal (Xp11.3-q11.2)
SMA mit Arthrogryposis und Knochenfrakturen	0–6 Monate	generalisiert	autosomal-rezessiv
proximale SMA des Kleinkindes	2–5 Jahre	obere, später untere Extremität	autosomal-dominant
proximale SMA, adulte Form	>50 Jahre	untere, später obere Extremität	autosomal-dominant (20q13.3, VAPB)
skapulohumeraler Typ (Vulpian-Bernhardt)	Jugend- und Erwachsenenalter	Schultergürtel	sporadisch
skapuloperonealer Typ	30–50 Jahre	Schultergürtel und Unterschenkel	autosomal-dominant und -rezessiv (12q24.1-q24.31)
peronealer Typ	Kindheit, Erwachsenenalter	Unterschenkel, Fuß	sporadisch, autosomal-dominant und -rezessiv
bulbospinale Form (Typ Kennedy)	Erwachsenenalter	proximale Extremitäten, Gesicht, Zunge	X-chromosomal-rezessiv (Xq12, AR)

Faserdurchmesser, zentralständige Kerne, zelluläre Infiltrate, Vermehrung des Bindegewebes; **Formen:** s. Tab.; zu den p.M. gehören u. a. **1.** Duchenne*-Muskeldystrophie (häufigste Form); **2.** Becker*-Muskeldystrophie; **3.** kongenitale Muskeldystrophien*; **4.** Emery*-Dreifuß-Muskeldystrophie; **5.** fazioskapulohumerale Muskeldystrophie*; **6.** okulopharyngeale Muskeldystrophie*.

Muskel|dys|trophie, okulo|pharyngeale (↑; ↑; ↑) *f*: (engl.) *oculopharyngeal muscular dystrophy*; veraltet Taylor-Syndrom; im Allg. autosomal-dominant (selten autosomal-rezessiv) erbl. Form der progres-

Muskelkontraktion

Muskeldystrophien, kongenitale
Formen (Auswahl)

Formen	Genlocus (mutiertes Gen)
Fukuyama-CMD	9q31 (FCMD)
CMD mit Merosinmangel	6q22-q23 (LAMA2)
Muscle-eye-brain disease	1q32-34–p33 (POMGNT1), 19q13.3 (FKRP)
Walker-Warburg-Syndrom	9q34.1 (POMT1); 14q24.3 (POMT2); 9q31 (FCMD); 19q13.3 (FKRP)
CMD2 mit sekundärem Merosinmangel (CMD Typ 1 B)	1q42
CMD mit Integrinmangel (Alpha-7-Untereinheit; syn. kongenitale Myopathie)	12q13 (ITGA7)
CMD mit „rigid-spine"	1p36-p35 (SEPN1)
CMD Ullrich	2q37 und 21q22.3 (COL6A1, COL6A2, COL6A3)

CMD: congenital muscular dystrophy

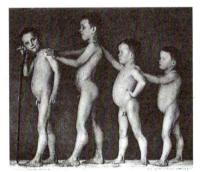

Muskeldystrophien, progressive: historische Aufnahme von 4 Brüdern mit den typischen klinischen Merkmalen: Minderwuchs, Hyperlordosierung der Wirbelsäule, Genua recurvata, Pseudohypertrophie der Wadenmuskulatur [52]

siven Muskeldystrophien* (Genlocus 14q11.2-q13, Mutationen im Gen, das für das Poly(A)-Bindungsprotein-2 codiert); **Klin.:** Manifestation zwischen 40. u. 60. Lj., vereinzelt im Kindesalter; anfangs Ptosis (z. T. auch Augenmuskellähmung) u. Schluckbeschwerden; im weiteren Verlauf Schwäche von Skelettmuskeln.
Muskel|end|platte (↑): motorische Endplatte*.
Muskel|ermüdung (↑): (engl.) *muscle fatigue*; Abnahme der Kontraktionsfähigkeit der Skelettmuskulatur durch Anhäufung von Stoffwechselend- u. -zwischenprodukten, insbes. Laktat*, Verlust an Glykogen u. zentrale Ermüdung über das Gehirn; vgl. Muskelkater.
Muskel|faser|riss (↑): (engl.) *muscle fiber rupture*; bei akuter od. chron. Überforderung eines Muskels entstandene Muskelverletzung mit Fasereinrissen; unzureichende Aufwärmung vor Belastung od. auch Weiterbelastung bei Übermüdung begünstigen das Auftreten der Verletzung; **Klin.:** akutes Schmerzereignis, Bewegungs-, Anspannungs-, Druck- u. Dehnschmerz, verbunden mit Hämatom; **Kompl.:** Narbenbildung, heterotope Knochenbildung, Pseudotumoren; **Ther.:** Ruhigstellung für 24–48 Std., Kälteanwendung im Verletzungsbereich, Druckverband, Hochlagerung der betroffenen Extremität; nach Ablauf der ersten 72 Std. lokale Wärmeanwendung, leichte aktive Muskelübungen; Heilungsdauer 3–16 Wo. (abhängig von Ort u. Ausmaß der Verletzung). Vgl. Muskelkater; Muskelriss.
Muskel|fibrillieren (↑; Fibrilla*): s. Fibrillation.
Muskel|gewebe (↑): (engl.) *muscle tissue*; mit wenigen Ausnahmen (Irismuskeln, Myoepithel) aus dem Mesoderm hervorgegangene Gewebeart, die in bes. Maß die Eigenschaft der Kontraktilität besitzt; die kontraktilen Elemente jeder Muskelzelle sind die im Zytoplasma (Sarkoplasma) gelegenen Myofibrillen*; eine Bindegewebehülle (Kollagenmatrix) umgibt netzartig einzelne Muskelfasern (Endomysium), Muskelfaserbündel (Perimysium) u. den gesamten Muskel (Epimysium). **Einteilung: 1.** glatte Muskulatur: spindelförmige, 50–200 µm große Muskelzellen mit längsovalem, zentral gelegenem Zellkern; die Myofibrillen sind im polarisierten Licht einheitlich anisotrop; Vork. in der Wand innerer Hohlorgane (z. B. Magen, Darm, Harnblase u. -leiter, Uterus) u. Blutgefäße. **2.** quer gestreifte (Skelett-)Muskulatur: lang gestreckte Zellen (Fasern) mit einer Vielzahl randständig unter der Zellmembran gelegener ellipt. Kerne; die charakterist. Querstreifung beruht auf der Struktur der Myofibrillen; vgl. Muskelspindel. **3.** quer gestreifte Herzmuskulatur: besteht aus sich verzweigenden u. anastomosierenden Herzmuskelzellbalken mit zentral gelegenem ovalem Zellkern; die mehr randständig gelagerten Myofibrillen sind weniger zahlreich als bei Skelettmuskelfasern. Eine Besonderheit der Herzmuskulatur sind die sog. Glanzstreifen*. Vgl. Erregungsleitungssystem.
Muskel|hart|spann (↑): s. Myogelose.
Muskel|hernie (↑; Hernie*) *f*: **1.** (engl.) *muscle hernia*, sog. Muskelbruch; **echte M.:** Hervortreten (von Teilen) eines Muskels nach Ruptur der umgebenden Muskelfaszie; **2. falsche M.:** Myozele; Auswölbung von Teilen eines Muskels inf. Faszienschwäche od. Muskelriss*.
Muskel|kater (↑): (engl.) *muscle stiffness*; Auftreten von Muskelschmerzen (v. a. bei Bewegungen) insbes. 24–48 Std. nach ungewohnter muskulärer Beanspruchung; **Urs.:** multiple Mikrofaserrisse mit nachfolgender lokaler Ödembildung; **Ther.:** leichte Weiterbewegung, Wärme. Vgl. Muskelfaserriss.
Muskel|kon|traktion (↑; Kontrakt-*) *f*: (engl.) *muscle contraction*; willkürl. od. unwillkürl. Verkürzung des Muskels durch teleskopartiges Ineinander-

Muskeldystrophien, progressive

Typ (Genlocus, Gen)	Häufigkeit; Vorkommen	Manifestationsalter	Klinik	Prognose
X-chromosomal-rezessiv				
Typ Duchenne, syn. maligne Beckengürtelform (Xp21.2, Dystrophin-Gen)	1:3000–1:6000 männliche Neugeborene	2.–5. Lebensjahr	Beginn im Beckengürtel, Schwierigkeiten beim Aufrichten des Körpers (Gowers-Manöver), Pseudohypertrophie besonders der Wadenmuskulatur, Lendenlordose, Übergang auf andere Muskelgruppen, Herzmuskelbeteiligung, geistige Retardierung bei ca. 30 %	rasch progredient, Gehunfähigkeit zwischen 8. und 15. Lebensjahr, Lebenserwartung 15–30 Jahre
Typ Becker-Kiener, syn. benigne Beckengürtelform (Xp21.2, Dystrophin-Gen)	1:20 000 männliche Neugeborene	5.–25. Lebensjahr	Symptome ähnlich denen des Typ Duchenne	langsam progredient, Gehunfähigkeit zwischen dem 30. und 50. Lebensjahr, Lebenserwartung über 40 Jahre
Typ Emery-Dreifuß, syn. humeroperoneale Form (Xq27.3-q28, Emerin-Gen)	bisher über 140 Mutationen beschrieben	1. Lebensjahrzehnt	Gelenkkontrakturen, Schwäche der Oberarm- und Beinmuskulatur, Herzmuskelbeteiligung,	langsam progredient, verkürzte Lebenserwartung
autosomal-rezessiv				
Gliedergürteldystrophie Typ 2A (15q15.1-q21.1, CAPN3-Gen)	regional unterschiedlich, ca. 1:30 000	sehr variabel, 1.–4. Lebensjahrzehnt	Beginn entweder im Becken- oder Schultergürtel, Symptome ähnlich denen des Typ Duchenne ohne Herzmuskelbeteiligung	langsam progredient, verkürzte Lebenserwartung
Gliedergürteldystrophie Typ 2B (2p13.3-p13.1, DYSF)	selten; Brasilien, jemenitische Juden	Kleinkindalter	Becken- und Schultergürtel	langsam progredient
Gliedergürteldystrophie Typ 2C (13q12, SGCD)	Tunesien, westeuropäische Roma	1.–12. Lebensjahr	Gehunfähigkeit ab 12. Lebensjahr	Lebenserwartung ca. 20 Jahre
Gliedergürteldystrophie Typ 2D (17q12-q21.33, SGCA)	selten; Brasilien	3.–10. Lebensjahr	unsicherer Gang, Areflexie	
Gliedergürteldystrophie Typ 2E (4q12, SGCB)	selten; Brasilien	Kleinkindalter	später Gelenkkontrakturen	
Gliedergürteldystrophie Typ 2F (5q33, SGCD)	selten; Brasilien	5.–20. Lebensjahr	schwerer Verlauf	inter- und intrafamiliäre Variabilität
Gliedergürteldystrophie Typ 2G (17q12, TCAP)	selten; Italien	2.–15. Lebensjahr	Kardiomyopathie	Gehfähigkeit bis 22.–40. Lebensjahr
Gliedergürteldystrophie Typ 2H (9q31-q34.1, TRIM32)	Europa, Kanada, Brasilien	1.–9. Lebensjahr	faziale Muskelschwäche, Narkoseschwierigkeiten	variabel
Gliedergürteldystrophie Typ 2I (19q13.3, FKRP)	selten; Beduinen Nordisraels	1.–40. Lebensjahr	Zungenhypertrophie, Kardiomyopathie, respiratorische Insuffizienz	langsam progredient

Muskeldystrophien, progressive

Typ (Genlocus, Gen)	Häufigkeit; Vorkommen	Manifestationsalter	Klinik	Prognose
Gliedergürteldystrophie Typ 2J (2q24.3, TTN)	selten; Finnland	Kleinkindalter	keine Kardiomyopathie	Gehunfähigkeit 3.–6. Lebensdekade
Gliedergürteldystrophie Typ 2K (9q34.1, POMT1)	selten	1.–6. Lebensjahr	Mikrozephalie, Retardierung	unbekannt
Epidermolysis bullosa simplex mit Gliedergürteldystrophie (8q24, PLEC1)	sehr selten	1.–15. Lebensjahr	Kleinwuchs, Keratitis, Schmelzhypoplasie, Urethralstriktur	älteste Patienten 43 Jahre alt
kongenitale Muskeldystrophie mit Merosindefekt Typ 1A (6q22-q23, LAMA2)	selten	bis 1. Lebensjahr	abnorme kortikale Gyri, hypodense weiße Substanz im MRT	langsam progredient
kongenitale Muskeldystrophie Typ Ullrich (21q22.3, 2q37, COL6A1–3)	sehr selten	neonatal	angeborene Gelenkkontrakturen, Hyperhidrose, plumper Gang	variabel
kongenitale Muskeldystrophie Fukuyama (9q31, FCMD)	1:10 000 Neugeborene in Japan	ab Geburt	Optikusatrophie, mentale Retardierung, Polymikrogyrie	verkürzte Lebenserwartung
Miyoshi Myopathie (2p13.3-p13.1, DYSF)	selten; Japan, China, Taiwan, Kanada	15.–25. Lebensjahr	v. a. Unterschenkel und -arme betroffen	schwere Gehstörung ab 20. Lebensjahr
Emery-Dreifuß Muskeldystrophie 3 (1q21.2, LMNA)	sehr selten	2. Lebensjahr	Rückensteifigkeit, Gelenkkontrakturen	Gehunfähigkeit ab 40. Lebensjahr
kongenitale merosin-positive Muskeldystrophie (engl. rigid spine syndrome) (1p36-p35, SEPN1)		bis 1. Lebensjahr	Flexionstörung der Wirbelsäule	Lebenserwartung bis Erwachsenenalter
autosomal-dominant				
fazioskapulohumeraler Typ, syn. Landouzy-Déjerine-Syndrom (4q35, FSHDA1-Gen)	ca. 1:250 000	meist 2. Lebensjahrzehnt	Beginn im Gesichtsbereich (Facies myopathica, „Tapirlippe"), Übergang auf Schulter- und Beckengürtel	langsam progredient, kaum verkürzte Lebenserwartung
distaler Typ Welander (2p13, WDM)	sehr selten	5.–6. Lebensjahrzehnt	Befall zuerst der distalen Extremitätenmuskeln	langsam progredient
okulopharyngealer Typ (14q11.2-q13, PABPN1)	sehr selten	5.–6. Lebensjahrzehnt	Ptose und Dysphagie, später Befall der übrigen Augenmuskeln u. a. Muskelgruppen	langsam progredient
Gliedergürteldystrophie Typ 1A (5q31, TTID)	selten	25. Lebensjahr	Dysarthrie, nasale Sprache, Hüfte stärker betroffen als Schulter	langsam progredient
Gliedergürteldystrophie Typ 1B (1q21.2, LMNA)	sehr selten	bis 20. Lebensjahr	Kardiomyopathie, plötzlicher Herztod	langsam progredient

Fortsetzung nächste Seite

Muskelnaht

Muskeldystrophien, progressive (Fortsetzung v. S. 1367)

Typ (Genlocus, Gen)	Häufigkeit; Vorkommen	Manifestationsalter	Klinik	Prognose
Gliedergürteldystrophie Typ 1C (3q25, CAV3)	sehr selten	5. Lebensjahr	Wadenhypertrophie, Muskelkrämpfe	unbekannt
Gliedergürteldystrophie Typ 1D (7q)	sehr selten	2.–6. Lebensdekade	Dysphagie	langsam progredient
Gliedergürteldystrophie Typ 1E (6q23, CDCD3)	selten	Erwachsenenalter	dilatative Kardiomyopathie	
Gliedergürteldystrophie Typ 1F (7q32.1-q32.2)	selten; Spanien	vor 15. Lebensjahr und 3.–4. Lebensdekade	respiratorische Insuffizienz	unbekannt
Gliedergürteldystrophie Typ 1G (4q21)	selten; Brasilien	30.–45. Lebensjahr	Fingerbeugung eingeschränkt	unbekannt

schieben von Aktin- u. Myosinfilamenten; s. Koppelung, elektromechanische.
Muskel|naht (↑): s. Nahtmethoden.
Muskel|proteine (↑) *n pl*: (engl.) *muscle proteins*; zytoplasmat. Proteine der Muskelzelle; **Einteilung: 1.** Strukturproteine: Aktin*, Myosin*, Troponin*, Tropomyosin*; **2.** akzessorische M.: Caldesmon*, Desmin*, Dystrophin*, Nebulin* u. a.; **3.** lösl. M.: Myoglobin*.
Muskel|pumpe (↑): (engl.) *muscle pump*; Bez. für den wechselnden Druck, den die Skelettmuskeln bei Kontraktion u. Erschlaffung auf das Venensystem ausüben; insbes. im Bereich der unteren Extremitäten wird der venöse Rückfluss durch die Wadenmuskulatur gefördert (s. Abb.). Voraussetzung sind funktionstüchtige Venenklappen*. Vgl. Koppelung, arteriovenöse.

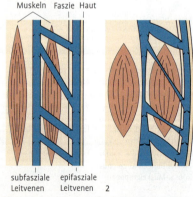

Muskelpumpe: schematische Darstellung in Ruhe (1) u. bei Kontraktion (2) [24]

Muskel|re|laxanzien, peri|phere (↑; Relaxanzien*) *n pl*: (engl.) *peripheral muscle relaxants*; Tonus der Skelettmuskulatur herabsetzende Substanzen mit Wirkort am Skelettmuskel (vgl. Muskelrelaxanzien, zentrale); **Einteilung: 1. myotrope** Muskelrelaxanzien (Dantrolen*): Hemmung der elektromechan. Kopplung durch Hemmung der intrazellulären Freisetzung von Calcium aus dem sarkoplasmat. Retikulum; **2. neuromuskulär blockierende** Muskelrelaxanzien (quarternäre Stickstoffverbindungen) mit Wirkung am Nicotin-Rezeptor der motor. Endplatte: **a) nichtdepolarisierende** Muskelrelaxanzien (z. B. Atracurium- u. Cisatracuriumbesilat sowie Mivacuriumchlorid, Pancuronium-, Rocuronium- u. Vecuroniumbromid): kompetitive Antagonisten des Acetylcholins am Nicotin-Rezeptor, abgeleitet von Curare*; Anschlagzeit* 3–4 Min., Wirkungsdauer (DUR*) substanzspezif.; Antagonisierung (Decurarisierung*) durch Cholinesterase*-Hemmer; vgl. Fading; **b) depolarisierende** M. (Suxamethoniumchlorid, syn. Succinylcholinchlorid): acetylcholinähnl. Agonisten des nicotinartigen Acetylcholin-Rezeptors (Lähmung durch Dauerdepolarisation), sehr schneller Wirkungseintritt (30–60 Sek.) u. kurze Wirkungsdauer; **Ind.: 1.** myotrope Muskelrelaxanzien: maligne Hyperthermie*, malignes neuroleptisches Syndrom*, zerebrale od. spinale Spastik; **2.** neuromuskulär blockierende Muskelrelaxanzien: u. a. intraoperativ i. R. der Narkose* zur Intubation (nichtdepolarisierend; Suxamethoniumchlorid bei Blitzeinleitung*) u. bei best. Op.; **Kontraind.:** neuromuskulär blockierende p. M.: u. a. Serumcholinesterasemangel (s. Cholinesterasen), (anamnest.) maligne Hyperthermie (depolarisierende p. M.); **UAW:** u. a. Histaminfreisetzung, parasympathomimet. Wirkung u. Blockade (nichtdepolarisierende Muskelrelaxanzien) bzw. Aktivierung (depolarisierende Muskelrelaxanzien) ganglionärer Nicotin-Rezeptoren durch neuromuskulär blockierende Muskelrelaxanzien (cave: Überhang*); Kaliumfreisetzung (Anstieg der Plasmakonzentration um ca. 0,5 mmol/l; cave: Hyperkaliämie*), Anstieg des intrakraniellen u. intraokularen Drucks, Muskelfaszikulation (vermeidbar durch Präcurarisierung*) u. maligne Hyperthermie* durch depolarisierende Muskelrelaxanzien (cave: Wirkungsverlängerung bei atyp. Plasmacholinesterase mit verminderter Aktivität). Vgl. Muskelrelaxation.

Muskel|re|laxanzien, zentrale (↑; ↑) *n pl*: (engl.) *central muscle relaxants*; syn. Myotonolytika; Tonus der Skelettmuskulatur herabsetzende Substanzen mit Wirkort im ZNS (vgl. Muskelrelaxanzien, periphere); **Ind.:** zerebrale od. spinale Spastik (z. B. Baclofen), lokale schmerzhafte Muskelspasmen (z. B. Benzodiazepine*, Tizanidin); **Wechselwirkung:** gegenseitige Wirkungsverstärkung mit zentral dämpfenden Pharmaka u. Alkohol; **UAW:** u. a. häufig Müdigkeit, Schwindel, selten Übelkeit, zentralnervöse Störungen.

Muskel|re|laxation (↑; ↑) *f*: (engl.) *muscle relaxation*; auch Muskelrelaxierung; reversible, schlaffe Lähmung der Skelettmuskulatur durch Hemmung der Impulsübertragung an der motorischen Endplatte* des Muskels (neuromuskulärer Block); **Formen: 1.** Nichtdepolarisationsblock inf. kompetitiver Hemmung des physiol. Neurotransmitters Acetylcholin* am postsynapt. Rezeptor durch (nichtdepolarisierende) periphere Muskelrelaxanzien*; vgl. Fading; **2.** Depolarisationsblock (auch Phase-I-Block) durch depolarisierende periphere Muskelrelaxanzien, die eine lang anhaltende Depolarisation der Muskelzellmembran bewirken u. damit eine erneute Erregungsübertragung durch Acetylcholin verhindern; kann bei hoher Dosis od. wiederholter Gabe in einen Nichtdepolarisationsblock (sog. Dualblock od. Phase-II-Block) mit Wirkungsverlängerung übergehen; **Beurteilung** des Grades der M. (z. B. während Narkose*): klin. (Spontanbewegung, Bauchpresse, Augenöffnen) u. apparativ (Relaxometrie* mit Nervenstimulator*; vgl. train of four).

Muskel|re|laxation, pro|gressive (↑; ↑) *f*: (engl.) *progressive muscle relaxation*; Abk. PMR; syn. progressive Relaxation; psychotherap. Entspannungsverfahren*, das auf der Wahrnehmung des Unterschieds zw. willkürl. angespannter u. entspannter Muskulatur aufbaut; bei der von Jacobson eingeführten Form werden schrittweise wichtige Muskelgruppen der Willkürmotorik nach dem Anspannen entspannt; Abwandlungen: p. M. mit Hinweisreiz (engl. cue-controlled relaxation), PMR ohne vorherige Anspannung (engl. relaxation only) u. PMR in Komb. mit Konfrontationsübungen (engl. applied relaxation). Vgl. Senning-Operation. **Anw.:** in der Verhaltenstherapie* z. B. zur systematischen Desensibilisierung*, v. a. bei Angststörungen.

Muskel|riss (↑): (engl.) *muscle rupture*; Zerreißen eines Skelettmuskels inf. direkter Gewalteinwirkung od. plötzl., überstarker Kontraktion, u. U. mit Ausbildung einer sog. falschen Muskelhernie; **Diagn.:** Sonographie, CT, MRT; **Ther.:** meist konservativ entspr. Muskelfaserriss*, selten chirurgisch.

Muskel|schwiele (↑): (engl.) *induration (scar) in a muscle*; Narbe im Muskel nach umschriebenem Untergang von Muskelzellen; **Vork.:** z. B. am M. quadriceps, M. gastrocnemius (selten; häufiger Sehnenruptur*), als sog. Herzschwiele* nach Herzinfarkt.

Muskel|schwund (↑): Muskelatrophie*.

Muskel|spindel (↑): (engl.) *muscle spindle*; intramuskuläres Sinnesorgan mit mehreren intrafusalen Muskelfasern (parallel zur extrafusalen Arbeitsmuskulatur angeordnet) u. anulospiralen Sensoren, die von Ia-Fasern sensibel innerviert werden; misst i. R. der Propriozeption* die Muskellänge; Aktivierung der M. durch Längenzunahme des Muskels (passive Dehnung) bewirkt reflektor. Kontraktion desselben Muskels (s. Reflexbogen). Die Empfindlichkeit der M. wird durch den Tonus der intrafusalen Muskelfasern bestimmt, die von Agammafasern der Gammamotoneurone* efferent innerviert werden (Mitinnervation bei willkürl. Muskelkontraktion). Vgl. Golgi-Sehnenorgan; Bahn, motorische.

Muskel|steifheit (↑): s. Rigor.

Muskel|tonus (↑; Ton-*) *m*: (engl.) *(muscle) tone*; der durch Einfluss der Gammamotoneurone* bedingte Spannungszustand der Muskeln (Reflextonus).

Muskel|trichine (↑; gr. τρίχινος aus Haaren) *f*: s. Trichinella spiralis.

Muskel|verhärtung (↑): s. Myogelose.

Muskel|verknöcherung (↑): s. Myositis ossificans circumscripta.

Muskel|zellen, epi|theloide (↑; Zelle*): (engl.) *epitheloid muscle cells*; nur wenig Myofilamente enthaltende Muskelzellen mit hellem Zytoplasma in epithelartigem Verband des subepithelialen Bindegewebes; besitzen nur Zuflussregler in den Verbindungsstrecken arteriovenöser Anastomosen; wahrscheinl. sekretor. (Acetylcholin) tätig; i. d. R. reich an sekretor. Granula. Vgl. Glomusorgan; Corpus coccygeum.

Muskel|zonen (↑; Zona*): s. Mackenzie-Zonen.

Muskulatur, extra|fusale (↑) *f*: (engl.) *extrafusal muscles*; Skelettmuskulatur außerhalb der Muskelspindel*; vgl. Muskelgewebe.

Musset-Zeichen: (engl.) *Musset's sign*; zuerst bei dem franz. Dichter Louis Ch. Alfred de Musset, 1810–1857, beobachtetes pulssynchrones Kopfnicken bei ausgeprägter Aortenklappeninsuffizienz*. Vgl. Müller-Zeichen; Kapillarpuls.

Mustard-Operation (William M., kanad. Herzchirurg, 1914–1987) *f*: (engl.) *Mustard operation*; funkt. Korrektur der Transposition* der großen Arterien (Vorhofumkehr-Op.) mit Entfernung des Vorhofseptums u. intraatrialer Umleitung des Hohlvenenbluts durch einen prothet. Kanal zur Mitralklappe; heute meist durch Jatene*-Operation ersetzt. Vgl. Senning-Operation.

Muster, neuro|genes: (engl.) *neurogenic pattern*; typisch verändertes Innervationsmuster in der Elektromyographie* bei neurogener Funktionsbeeinträchtigung eines Muskels.

Muta|gene (lat. *mutare* verändern; -gen*) *n pl*: (engl.) *mutagens*; Mutationen* auslösende Agenzien, z. B. ionisierende Strahlung* (Alphastrahlung stärker als Beta- u. Gammastrahlung), Ultraviolettstrahlung* mit einem Maximum um 260 nm (Absorptionsmaximum der DNA), bestimmte chem. Substanzen, Viren u. versch. Arzneimittel (z. B. Zytostatika, Vinca-Alkaloide); **Einteilung: 1. Kategorie 1:** Stoffe, die auf den Menschen bekanntermaßen mutagen wirken (z. B. Ethylnitrosoharnstoff); **2. Kategorie 2:** Stoffe, die als mutagen für den Menschen angesehen werden sollten (z. B. Benzol, Kaliumchromat); **3. Kategorie 3:** Stoffe, die wegen möglicher mutagener Wirkung auf den Menschen zu Besorgnis Anlass geben (z. B. Aminophenol, Anilin); entspr. mutagene Effekte sind experimentell an Mikroorganismen, Zellkulturen u. in Tierversuchen nachgewiesen worden (s. Ames-Test). Somat. Mutationen werden als eine mögl. Urs. der Kanzerogenese* angesehen. Vererbbare Veränderungen inf. exogen ausgelöster (induzierter) Mutationen sind beim Menschen bisher nicht beobachtet worden. Vgl. Reparatursysteme.

Muta|genität (↑; ↑) *f*: (engl.) *mutagenicity*; Potential eines Agens, eine Mutation* auszulösen.

Mutagenitäts|prüfung (↑): (engl.) *mutagenicity test*; Untersuchung von Substanzen auf Mutationen* auslösende Eigenschaften z. B. an Bakterien (Ames*-Test) od. an Zellkulturen (z. B. HGPRT-Test) od. im Tierversuch; in vivo Durchführung z. B. in transgener Mauslinie (engl. big blue mouse).

Mutans-Strepto|kokken (↑; Strept-*; Kokken*) *m pl*: (engl.) *mutans streptococci*; Bez. für eine Gruppe von haufenförmigen, kolonienbildenden Bakt. (Streptococcus mutans, Streptococcus sobrinus, Streptococcus cricetus; s. Streptococcus), die aufgrund ihrer Eigenschaften (Anheftung an glatte Flächen, Zuckervergärung, Säurebildung) als Initiatoren für Plaque* u. Zahnkaries* gelten; **Nachw.**: im Speichel u. durch Plaquetest.

Mutante (↑) *f*: (engl.) *mutant*; Individuum, in dessen Genom mind. ein Gen inf. Mutation* verändert wurde.

Muta|rotation (↑; Rotation*) *f*: (engl.) *mutarotation*; Phänomen, dass die frisch zubereitete wässrige Lösung eines opt. Isomers (z. B. von Monosacchariden*) in Abhängigkeit von pH u. Temp. beim Stehenlassen ihren opt. Drehwert ständig ändert, bis sich ein Gleichgewicht zw. α- u. β-Isomer eingestellt hat; inf. M. erreichen z. B. sowohl α-D-Glukose- (+112°) wie auch β-D-Glukose-Lösung (+19°) nach einigen Std. den Endwert von +52° (die konfigurationsbegünstigte α-D-Glukose macht im Gleichgewichtszustand 62 % u. β-D-Glukose 38 % aus). Das Enzym **Mutarotase** beschleunigt die Gleichgewichtseinstellung. Vgl. Isomerie.

Mutasen *f pl*: (engl.) *mutases*; sog. intramolekulare Transferasen; zu den Isomerasen* gehörende Enzyme, katalysieren die Umlagerung von Gruppen innerhalb eines Substrats; z. B. Phosphoglukomutase*.

Mutation (lat. mutare verändern) *f*: **1.** (engl.) *mutation*; (genet.) Veränderung des genet. Materials* (DNA od. RNA), die ohne erkennbare äußere Ursache (**Spontanmutation**) od. durch exogene Einflüsse (**induzierte M.**) entstehen kann; M. betreffen einerseits Körperzellen (**somatische M.**) u. lassen ein somat. Mosaik entstehen. Sie sind nicht vererbbar u. werden zur Erklärung z. B. der Tumorentstehung u. des Alterungsprozesses herangezogen; andererseits können Keimzellen betroffen sein (**Keimbahnmutationen**), was zu einer erbl. Schädigung des daraus resultierenden Genträgers führt. Je nach Ausmaß der Veränderung werden numer. u. strukturelle Chromosomenaberrationen*, **Punkt- u. Blockmutationen** unterschieden. Punktmutationen, die zu einem Stoppcodon führen, heißen **Nonsense**-M. Neben dem Austausch einer Purinbase gegen eine andere Purinbase (**Transition**) od. Pyrimidinbase (**Transversion**) kann es sowohl zum Verlust (**Deletion**) als auch Einfügen (**Insertion**) einzelner Basen bzw. Basensequenzen kommen. Eine **Frameshift**-M., z. B. Insertion einer Base, verschiebt den Leserahmen u. es kommt zu einer veränderten Polypeptidkette. M., die den proteincodierenden Bereich eines Gens betreffen, können zum Aminosäureaustausch, der Verschiebung des Leserahmens u. einem meist verkürzten Protein od. (bei Translokation) zu einem neu gebildeten Fusionsprotein führen. Die Umkehrung eines Chromosomenstücks um 180° mit mögl. Veränderungen im Phänotypus wird als **Inversion** bezeichnet. Bei einer **Missense**-M. wird eine falsche Aminosäure codiert. Außerdem können M. auch die Genregulation od. das Spleißen der mRNA (s. mRNA-Reifung) betreffen. **Spleiß**-M. verändern die Sequenzen der Intron-Exon-Übergänge, so dass das korrekte Verknüpfen der Exons od. Entfernen von Introns aus dem primären mRNA-Transkript nicht mehr funktioniert. Es werden häufig ganze Exons übersprungen od. falsche Spleißstellen verwendet; dies führt zu starken Veränderungen der Proteinstruktur u. sind daher **Nullmutationen**. Das Ergebnis einer M. reicht von der Synthese eines unveränderten Genprodukts (**stille M.**) über die nichtpathogene Veränderung des Phänotypus (z. B. Polymorphismus*) bis zur nicht lebensfähigen, **letalen Mutation**. Vgl. Mutagene; Letalfaktor; Genamplifikation; **2.** (päd.) Stimmbruch*.

Mutation, kon|ditional-letale (↑) *f*: (engl.) *conditional lethal mutation*; Mutation*, bei der sich die dadurch bedingte Veränderung des Genprodukts nur unter best. Wachstumsbedingungen als letaler Effekt bemerkbar macht; vgl. Letalfaktor.

Mutations|fistel|stimme (↑; lat. fistula Rohrpfeife): (engl.) *mutatio falsetto*; Bez. für eine persistierende hohe Stimmlage inf. Ausbleibens des Stimmbruchs* trotz abgeschlossenen Kehlkopfwachstums; **Urs.**: lokale, psychol. od. hormonale Faktoren; **Ther.**: logopäd. Übungsbehandlung zum Absenken der Stimmlage, ggf. hormonale Ther., Psychotherapie. Vgl. Stimme.

Mutations|rate (↑): (engl.) *mutation rate*; syn. Mutationswahrscheinlichkeit; Anzahl der spontanen od. induzierten Mutationen*, die sich in einer Stichprobe von Zellen od. Organismen in einer best. Zeitspanne ereignen.

mutilans (lat. mutilare verstümmeln): verstümmelnd.

Mutilationen (↑) *f pl*: (engl.) *mutilations*; Verstümmelungen an den Akren (Extremitäten u. Gesicht); **Vork.**: nach Trauma u. sekundär bei versch. Erkr., v. a. bei Lepra, Tuberculosis cutis luposa, Sklerodermie, erythropoet. Porphyrie, Akrodermatitis suppurativa continua, Psoriasis deformans, art. Verschlusskrankheiten, Polyneuropathie, Raynaud-Syndrom, Syringomyelie; auch bei Autoaggresion (z. B. Lesch*-Nyhan-Syndrom).

Mutismus (lat. mutus stumm) *m*: (engl.) *mutism*; Stummheit (bzw. Nicht-Sprechen) bei intaktem Sprachvermögen u. intakten Sprechorganen; **Vork.**: z. B. bei depressivem Syndrom, akuter Schreckstarre, Negativismus od. Stupor (z. B. bei Schizophrenie). Vgl. Sprechstörung; Autismus.

Mutismus, a|kinetischer (↑) *m*: (engl.) *akinetic mutism*; Mutismus* inf. Hemmung aller Sprechfunktionen (Aphonie u. Anarthrie); **Vork.**: z. B. bei bifrontaler Hirnläsion, Coma vigile (s. Syndrom, apallisches) od. Psychosen.

Mutismus, e|lektiver (↑) *m*: (engl.) *elective mutism*; anhaltende Unfähigkeit eines Kindes in best. sozialen Situationen zu sprechen (z. B. Schule) bei sonst normaler Sprechfähigkeit; häufig verbunden mit Sozialangst; **Ther.**: Elterngespräche, Verhaltenstherapie; **Progn.**: spontane Remission nach wenigen Monaten, selten mehrjährige Dauer; **DD**: soziale Phobie*.

Mutismus, neurotischer (↑) *m*: (engl.) *neurotic mutism*; psychogener Mutismus; i. R. einer Neurose auftretender, meist elektiver Mutismus*.

Mutitas (lat.) *f*: Stummheit*.

Mutter|band: 1. (engl.) *ligament of the uterus*; breites M.: Ligamentum* latum uteri; **2.** rundes M.: Ligamentum* teres uteri.

Mutter|korn: Secale cornutum; bis 35 mm lange, schwärzl. violette Dauerform (Sklerotium) von Claviceps* purpurea (s. Mykotoxine, Abb.), die v. a. auf Roggen parasitiert; enthält neben über 30 Ergotalkaloiden* fettes Öl, Farbstoffe, Amine u. Ergosterol; **Anw.**: zur Gewinnung der Reinalkaloide od. Alkaloidfraktionen.

Mutter|korn|alkaloide *n pl*: Ergotalkaloide*.

Mutter|korn|vergiftung: s. Ergotismus.

Mutter|kuchen: s. Plazenta.

Mutter|mal: s. Nävus.

Mutter|milch: (engl.) *breast milk*; das während der Laktationsperiode von der weibl. Brustdrüse abgesonderte Sekret; enthält z. B. die Inhibine Lysozym*, Laktoferrin*, Neuraminsäure* u. spezif. Immunglobuline (v. a. IgA), wodurch die verminderte Anfälligkeit gestillter Kinder gegenüber Infektionen u. Allergenen erklärt wird; durchschnittl. **Zusammensetzung:** s. Tab. 1; während der Schwangerschaft Wachstum des Drüsenparenchyms unter dem Einfluss plazentarer Hormone (Östrogene*, Progesteron*, HPL*) u. von Prolaktin*, die Drüsenzellen enthalten zunehmend Fetttröpfchen; die Laktation* beginnt jedoch erst nach Wegfall der von den plazentaren Hormonen ausgehenden Hemmung (Lösung der Plazenta). In den ersten Tagen nach der Geburt wird das Kolostrum*, nach einer Übergangsperiode (transitor. M., Übergangsmilch) vom 10.–15. (selten 21.) Tag die reife M. produziert. Der eigentl. Milcheinschuss (ab dem 3.–4. Wochenbetttag) erfolgt unter dem Einfluss von Oxytocin*. Der physiol. Reiz für das Ingangbleiben der Milchsekretion ist der Saugreiz bei möglichst völliger Entleerung der Milchdrüsen. In die M. können versch. Schadstoffe (Genuss- u. Umweltgifte) u. Arzneimittel (s. Tab. 2) übergehen; ihre **Milchgängigkeit** ist u. a. abhängig von Löslichkeit, Proteinbindung, Lipophilie u. Ionisationsgrad der Substanz. Bei Arzneimitteln liegen die in der M. auftretenden Konz. unterhalb der Wirksamkeitsgrenze u. sind i. d. R. für den Säugling unschädlich. Es besteht jedoch die Gefahr der Kumulation, weshalb die Einnahme von Arzneimitteln während der Stillzeit mit dem Kinderarzt abgesprochen werden sollte; ggf. ist das Stillen zu unterbrechen. Vgl. Abstillen.

Mutter|milch|ikterus (Ikterus*) *m*: (engl.) *breast milk jaundice*; bei 0,5–5 % aller reifen Neugeborenen zwischen 4.–7. Lebenstag auftretender u. bis zu mehreren Wo. anhaltender Ikterus* mit Vermehrung von indirektem Bilirubin; selten behandlungsbedürftig; **Pathophysiol.**: kompetitive Hemmung der Glukuronyltransferase durch 5-β-Pregnan-3-α,20-β-diol od. unveresterte lange Fettsäuren in der Muttermilch*; rapider Abfall der Bilirubinkonzentrationen bei Unterbrechung der Muttermilchernährung für 2–4 Tage. Vgl. Icterus neonatorum.

Mutter|mund: (engl.) *external os of uterus, internal os of uterus*; Abk. MM; **äußerer** MM: Ostium uteri; **innerer** MM: Ostium anatomicum, histologicum uteri internum.

Mutter|mund|spasmus (Spas-*) *m*: (engl.) *spasm of the uterine cervix*; verzögerte Eröffnung des Muttermunds bei straffen Muttermundlippen; **Urs.**: mangelnde Erweichung des Muttermunds, op. Maßnahmen am Muttermund (Konisation*). Vgl. Zervixdystokie.

Mutter|mund|verschluss: (engl.) *occlusion of the uterine cervix*; op. Verschluss des äußeren Muttermunds als Schaffung einer Barriere, die das Aszendieren von Inf. aus der Scheide ins Uteruscavum weitgehend verhindert; **Ind.**: **1.** präventive Maßnahme (sog. früher totaler Muttermundverschluss nach Saling) bei ≥2 späten Aborten (≥12+0 SSW) od. frühen Frühgeburten (<32+0 SSW) in der Anamnese, die infektionsbedingt od. ohne erkennbare spezif. Urs. aufgetreten waren; **2.** als Notoperation (nach Szendy) bei vorzeitiger Zervixreifung. Vgl. Cerclage.

Mutter|pass: (engl.) *maternity card*; Dokument, in das administrative u. med. Basisinformationen über die Mutter (insbes. anamnest. u. aktuelle Risiken), den Schwangerschaftsverlauf, die Ergebnisse der Vorsorgeuntersuchungen nach den Mutter-

Muttermilch		Tab. 1
Bestandteil	durchschnittliche Konzentration (g/100 ml)	Schwankungsbreite (g/100 ml)
Proteine	1,5	0,7–2,0
Casein	0,4	
Laktalbumin	0,4	
Laktoglobulin (Immunantikörper)	0,7	
Fette	4,5	1,3–8,2
Kohlenhydrate	7,0	4,5–9,5
Asche (Salze)	0,2	
Vitamin A	ca. 0,04	
Ascorbinsäure	ca. 0,005	

Der **Nährwert** schwankt zwischen 188 kJ (≙ 45 kcal) und 502 kJ (≙ 120 kcal) pro 100 ml.

Mutterschaft

Muttermilch — Arzneimittel während Schwangerschaft und Stillzeit — Tab. 2

Arzneimittel	Wirkungen auf den Embryo, Fetus oder Säugling, Hinweise für die Medikation
Chemotherapeutika	
Sulfonamide	Risiko der Hyperbilirubinämie
Nitrofurantoin, Nalidixinsäure	Gefahr der akuten Hämolyse bei Glukose-6-phosphat-Dehydrogenasemangel (selten!)
Metronidazol	hohe Milchspiegel (während Kurzzeitbehandlung Stillen unterbrechen)
Antibiotika	
Penicillin G, Ampicillin	Sensibilisierung, Keimverschiebung, Entwicklung resistenter Keime
Tetracycline	Bildung von Calciumkomplexen führt zu Verfärbung der Nägel und später des Milch- und bleibenden Gebisses, reversible Wachstumshemmung
Chloramphenicol	Grey-Syndrom
Aminoglykoside	in höheren Dosen Ototoxizität
Hormone	
orale Kontrazeptiva	Gynäkomastie bei Jungen und Vaginalepithelproliferation bei Mädchen möglich
Cortison	nur bei zwingender Indikation verabreichen
Psychopharmaka, Hypnotika	Sedierung, hypnotische Zustände
Sedativa	Muskelhypotonie
Antikonvulsiva	
Phenytoin, Phenobarbital	geringer Übergang in die Milch (erlaubt)
Valproinsäure	leicht milchgängig — vermeiden
Carbamazepin	noch nicht genügend abgeklärt
Diuretika	lange Halbwertzeit — Gefahr der Kumulation Hypokaliämie, Thrombozytopenie Bradykardie, Blutdruckabfall
Antihypertensiva	
Reserpin	Hypersekretion der Nasenschleimhaut, Störung der Wärmeregulation, Lethargie, Depression
Antikoagulanzien	
Cumarine	Blutungsgefahr
Heparin	erlaubt, da nicht milchgängig
Analgetika, Antipyretika, Antiphlogistika	
Pethidin, Opiate	vereinzelte Applikationen erlaubt
Salicylate	dosisabhängige Gerinnungsstörungen
Ergotamin	Erbrechen, Diarrhö
Methylergometrin	erlaubt
Thyreostatika	Gefahr der Kropfentwicklung
Abführmittel	resorbierbare Laxanzien vermeiden
Vitamin-D-haltige Präparate	bei gleichzeitiger Rachitisprophylaxe Gefahr der Hyperkalzämie

schafts*-Richtlinien, den Ablauf der Geburt* u. Angaben zum Neugeborenen* eingetragen werden; vgl. Schwangerenvorsorge.
Mutterschaft: (engl.) *maternity*; Zeit der Schwangerschaft* u. nach der Entbindung; vgl. Schwangerenvorsorge, Elternzeit.

Mutterschafts|feststellung: s. Abstammungsbegutachtung.
Mutterschafts|geld: (engl.) *maternity allowance*; an in der GKV versicherte erwerbstätige Frauen für die Zeit der im Mutterschutzgesetz* geregelten Schutzfrist* (§ 200 RVO, §§ 13 u. 14 Mutterschutz-

gesetz) durch die Krankenkasse als Lohnersatzleistung erbrachte Beträge. Anspruch auf M. ruht, wenn u. soweit Arbeitsentgelt gezahlt wird. Bei nicht in der GKV versicherten erwerbstätigen Frauen wird das M. aus Bundesmitteln gezahlt. Den Unterschiedsbetrag zwischen dem M. u. dem um die gesetzl. Abzüge verminderten durchschnittl. kalendertäglichen Arbeitsentgelt trägt für den Zeitraum der gesetzl. Schutzfristen der Arbeitgeber; bei Frauen, deren Arbeitsverhältnis während der Mutterschutzfristen endet od. zulässig aufgelöst wird, wird dieser Zuschuss aus Bundesmitteln getragen. Versicherte, die keinen Anspruch auf M. haben (insbes. Familienversicherte), erhielten bis 31.12.2003 nach der Entbindung ein Entbindungsgeld (§ 200 b RVO); seit 1.1.2004 aufgehoben. Wer keine od. keine volle Erwerbstätigkeit ausübt, hat ferner Anspruch auf Erziehungsgeld*; zu zahlendes M. wird hierauf grundsätzlich angerechnet.

Mutterschafts|hilfe: (engl.) *maternity allowance*; Leistungen der GKV bei Schwangerschaft u. Mutterschaft nach §§ 195–200 RVO; umfasst u. a. ärztl. Betreuung (entspr. den Mutterschafts*-Richtlinien) u. Hebammenhilfe*, Versorgung mit Arznei-, Verband- u. Heilmitteln, Pflege in einer Kranken- od. Entbindungsanstalt (längstens für 6 Tage nach der Entbindung), Betreuung durch Hauspflegerinnen sowie ein während der Schutzfrist* gezahltes Mutterschaftsgeld*.

Mutterschafts-Richtlinien: (engl.) *maternity guidelines*; Richtlinien des Bundesausschusses der Ärzte u. Krankenkassen über die ärztl. Betreuung während der Schwangerschaft (s. Schwangerenvorsorge) u. nach der Entbindung in der Fassung vom 10.12.1985, zuletzt geändert am 19.11.2009; umfasst ärztl. Betreuung in der Schwangerschaft als Regelleistung der GKV (§ 92 SGB V u. § 196 RVO): **1.** Feststellung der Schwangerschaft, Untersuchungen (u. a. gyn. Untersuchung, insbes. Feststellung von Fundusstand* u. Kindslage*, Messung von Blutdruck u. Körpergewicht, Urinuntersuchung, Hämoglobinbestimmung, Ultraschalldiagnostik*) u. Beratungen (Ernährungshinweise einschließl. Hinweis auf mögl. Gefährdung des Fetus durch Alkohol u. Nicotin sowie best. Arzneimittel, Beratung über die Risiken einer HIV-Infektion bzw. Erkr. an AIDS, ggf. genetische Beratung*, psychoprophylakt. Geburtsvorbereitung usw.) überwiegend im Abstand von 4, in den letzten beiden Schwangerschaftsmonaten von 2 Wo.; **2.** Erkennung u. Überwachung einer Risikoschwangerschaft* bzw. Risikogeburt; **3.** serol. Untersuchungen: Abklärung pränataler Inf. (Syphilis, Röteln, im Verdachtsfall weitere Inf.), Bestimmung des Rhesusfaktors (Morbus* haemolyticus fetalis) u. der Blutgruppe, Antikörpersuchtest*; **4.** blutgruppenserol. Untersuchungen nach Geburt od. Fehlgeburt u. ggf. Anti*-D-Prophylaxe; **5.** Untersuchungen u. Beratungen der Wöchnerin (bis 8 Wo. nach der Entbindung); **6.** Verordnung von Arznei-, Verband- u. Heilmitteln; **7.** Mutterpass* ausstellen. Vgl. Kinderfrüherkennungsuntersuchungen; Mutterschutzgesetz.

Mutterschafts|urlaub: frühere Bez. für Elternzeit*.
Mutterschafts|vorsorge: s. Schwangerenvorsorge.

Mutter|schutz|gesetz: Abk. MuSchG; „Gesetz zum Schutze der erwerbstätigen Mutter" in der Fassung vom 20.6.2002 (BGBl. I S. 2318), zuletzt geändert durch Gesetz vom 17.3.2009 (BGBl. I S. 550), das den arbeitsrechtl. Schutz von berufstätigen Frauen in der Schwangerschaft u. nach der Entbindung sichert; gilt für Arbeiterinnen, Angestellte, Heimarbeiterinnen u. Auszubildende; für Beamtinnen, Soldatinnen u. weibl. Sanitätsoffiziere bestehen durch Bundes- u. Ländergesetze analoge Regelungen. M. enthält Schutzfristen, in denen ein Beschäftigungsverbot vor u. nach der Entbindung besteht. Weitere Beschäftigungsverbote bei Schwangeren od. Stillenden betreffen Arbeiten, die mit besonderen körperl. Belastungen (schwer heben od. tragen, ständig stehen, ungünstige Körperhaltung, Akkord usw.) od. mit schädl. Einwirkungen (gesundheitsgefährdende Stoffe, Strahlen, Staub, Hitze, Kälte, Erschütterungen usw.) verbunden sind. M. regelt Fragen der Arbeitsplatzgestaltung, der Arbeitszeiten, ein Kündigungsverbot während der Schwangerschaft u. bis zum Ablauf von 4 Mon. nach der Entbindung sowie die Verpflichtung zur frühzeitigen Mitteilung der Schwangerschaft an den Arbeitgeber. Im Anschluss an das Beschäftigungsverbot nach der Entbindung besteht ein Anspruch auf Elternzeit*. In der GKV versicherte Frauen erhalten Leistungen der Mutterschaftshilfe*. Sie sind zur Durchführung notwendiger Untersuchungen (Schwangerenvorsorge*) sowie zum Stillen (sog. Stillzeit) von der Arbeit freizustellen. Während der Schutzfrist* wird ein Mutterschaftsgeld* gezahlt.

mutuell (lat. mut<u>a</u>re wechseln): (engl.) *mutual*; wechselseitig.
Muzilagin<u>o</u>sa (Muc-*) *n pl*: Mucilaginosa*.
Muz<u>i</u>ne (↑) *n pl*: (engl.) *mucins*; syn. Mukoide, Mukoproteine; Schleimstoffe aus der Gruppe der Glykoproteine*, die von Haut u. Schleimhäuten zum Schutz gegen chem. u. mechan. Einwirkung ausgeschieden werden u. einen wesentl. Bestandteil des Speichels bilden; **Vork.:** als membranständige Glykoproteine der Nebenzellen des Magens schützen M. mit der stark glykosylierten extrazellulären Domäne vor Pepsin u. Salzsäure; ferner in Knorpel, Sehnen, Haut, Serum, Glaskörper u. als Nubecula im Harn; M. werden durch Essigsäure ausgefällt.

Muzin<u>o</u>se, retikul<u>ä</u>re erythemat<u>ö</u>se (↑; -osis*) *f*: s. REM-Syndrom.
MVZ: Abk. für medizinisches Versorgungszentrum*.
MWG: Abk. für Massenwirkungsgesetz*.
My-: auch Myo-; Wortteil mit der Bedeutung Muskel, Maus; von gr. μῦς, μυός.
My|alg<u>i</u>a ac<u>u</u>ta epi|d<u>e</u>mica (↑; -algie*) *f*: s. Pleurodynie, epidemische.
My|alg<u>i</u>a c<u>a</u>pitis (↑; ↑) *f*: Myalgie* der Kopfmuskulatur; vgl. Kopfschmerz.
My|alg<u>i</u>e (↑; ↑) *f*: (engl.) *myalgia*; diffuser od. lokalisierter Muskelschmerz, häufig in Komb. mit Myogelose*; **Lok.:** s. Abb.; **Urs.:** Überanstrengung (sog. Muskelkater), Überbeanspruchung bei Haltungsschäden, Infektionskrankheiten (z. B. epidem. Pleurodynie, Trichinose), Autoimmunkrankheiten (u. a. system. Lupus erythematodes, Polymyalgia

Myasthenia gravis pseudoparalytica

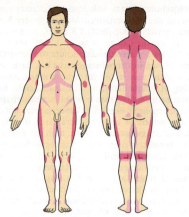

Myalgie: häufige Lokalisationen

rheumatica, Polymyositis acuta, extraartikulärer Rheumatismus), Stoffwechselkrankheiten (z. B. Addison-Krankheit), art. Verschlusskrankheiten, Trauma; **Ther.:** Behandlung der Grundkrankheit bzw. symptomatisch, v. a. mit physikalischer Therapie*.

My|asthenia gravis pseudo|para||lytica (↑; Asthenie*) *f*: (engl.) *Myasthenia gravis*; syn. Erb-Goldflam-Krankheit, Goldflam-Krankheit, Hoppe-Goldflam-Syndrom; Autoimmunkrankheit mit Störung der neuromuskulären Signalvermittlung inf. (reversibler) Blockade von Acetylcholin-Rezeptoren der motor. Endplatte durch (im Serum zirkulierende) Autoantikörper gegen den Acetylcholin-Rezeptor; gelegentlich verbunden mit anderen Autoimmunkrankheiten; **Formen: 1.** zwischen 20. u. 40. Lj. auftretende gynäkotrope (2–3 : 1) Form, häufig verbunden mit Thymushyperplasie* (in ca. 70 % der Fälle) od. Thymom* (ca. 10 %) u. assoziiert mit HLA-B8 u. HLA-DR3; **2.** nach dem 40. Lj. auftretende androtrope Form; **Sympt.:** belastungsabhängige Ermüdung der quergestreiften Muskulatur, insbes. der okulo-fazio-pharyngealen Muskeln; **Kompl.:** v. a. Schluck- u. Atemlähmung; **Diagn.:** Nachw. von Acetylcholin-Rezeptor-Antikörpern im Serum, Aufhebung der Muskelschwäche durch i. v. Injektion von Cholinesterase*-Hemmern (Tensilon*-Test), myasthenische Reaktion* in der Elektromyographie*; **Ther.:** Cholinesterase-Hemmer, Immunsuppressiva (Glukokortikoide, Azathioprin), evtl. hochdosiert Immunglobuline, Plasmapherese, Thymektomie, Rituximab. Vgl. Myasthenie, symptomatische.

My|asthenie, okula**re** (↑; ↑) *f*: (engl.) *ocular myasthenia*; auf die äußeren Augenmuskeln*, den M. levator palpebrae u. den M. orbicularis oculi beschränkte Erscheinungsform einer Myasthenia* gravis pseudoparalytica mit ermüdungsabhängiger Ptosis u. Augenmuskelparesen; oft ohne Nachw. von Acetylcholin-Rezeptor-Antikörpern im Serum; bleiben Symptome der Erkr. über 2 Jahre auf die Augen begrenzt, ist eine Generalisierung unwahrscheinlich.

My|asthenie, sym|pto**matische** (↑; ↑) *f*: (engl.) *symptomatic myasthenia*; Bez. für Muskelschwäche, die zu einem Myastheniesyndrom* führen kann u. durch best. Erkr., z. B. Kollagenosen* (v. a. systemischer Lupus erythematodes), Autoimmunkrankheiten (z. B. Myositis), Virusinfektionen (z. B. Poliomyelitis*) od. Arzneimittel (z. B. Penicillamin, Aminoglykosid-Antibiotika, Chloroquin) ausgelöst wird.

My|asthenie|syn|drom (↑; ↑) *n*: (engl.) *myasthenic syndrome*; unter Belastung zunehmende, in Ruhe sich zurückbildende abnorme Ermüdbarkeit der Willkürmuskulatur mit typ. myasthenischer Reaktion* in der Elektromyographie.

Myc-: s. a. Myk-.

Myceto**ma p**e**dis** (Myk-*; -om*) *f*: sog. Madurafuß; Myzetom* der Füße; s. Eumyzetom.

Myco|bacteria**ceae** (↑; Bakt-*) *f pl*: (engl.) *Mycobacteriaceae*; Fam. säurefester Stäbchenbakterien (Ordnung Actinomycetales*; vgl. Bakterienklassifikation) mit der med. wichtigen Gattung Mycobacterium*.

Myco|bacte**rium** (↑; ↑) *n*: (engl.) *Mycobacterium*; Gattung grampositiver, säurefester, aerober, unbewegl., morphol. variabler Stäbchenbakterien der Fam. Mycobacteriaceae*; charakterist. sind hoher Lipidgehalt (Wachshülle), langsames Wachstum u. Cordfaktor*; Ziehl*-Neelsen-Färbung zur Differenzierung. **Verbreitung:** Boden u. Wasser; gleich- u. wechselwarme Tiere; mehr als 25 med. wichtige Species, darunter Mycobacterium tuberculosis, Mycobacterium bovis, Mycobacterium leprae sowie sog. atypische Mykobakterien*.

Myco|bacte**rium** a**vium** (↑; ↑) *n*: in Gewässern weit verbreiteter Err. der Geflügeltuberkulose mit versch. Subspecies; Erregerreservoir: Vögel, Schweine; verursacht beim Menschen selten (v. a. bei Pat. mit Immundefekt u. immunsuppressiv Behandelten) chron. Lungeninfektionen ähnlich einer Tuberkulose, lokale Lymphadenitis, Arthritis, Nephritis, Meningitis u. Hautaffektionen. Vgl. Mykobakterien, atypische.

Myco|bacte**rium b**o**vis** (↑; ↑) *n*: syn. Mycobacterium tuberculosis varietas bovis; Err. der Tuberkulose*; **Morphol.:** Färbeverhalten wie Mycobacterium tuberculosis*, jedoch plumpere, kürzere Stäbchen; **Kultur:** aerob-mikroaerophil; langsames, dysg. Wachstum auf Spezialnährböden bei 37 °C; **Übertragung:** Erregerreservoir vorwiegend Rind (Zoonose); auch infizierte Menschen; Vektor: nicht gekochte kontaminierte Milch (Fütterungstuberkulose); M.-b.-Krankheiten: Rindertuberkulose (Perlsucht), bovine Tuberkulose des Menschen. Vgl. BCG.

Myco|bacterium intra|cellula**re** (↑; ↑) *n*: Err. eines Krankheitsbildes, das dem durch Mycobacterium* hervorgerufenen ähnelt; vgl. Mykobakterien, atypische.

Myco|bacte**rium leprae** (↑; ↑) *n*: (engl.) *Mycobacterium leprae*; Err. der Lepra*; **Morphol.:** als Einzelstäbchen von Mycobacterium* tuberculosis morphol. nicht zu unterscheiden; ebenfalls säurefest, nimmt aber die Farben leichter an u. gibt sie leichter ab; nicht kultivierbar; **Nachw.:** mikroskop. (s. Abb. 1 u. 2) im Abstrich der Nasenschleimhaut durch Ziehl-Neelsen-Färbung als intrazellulär gelagerte u. zigarrenbündelförmig verklumpte, säurefeste Stäbchen.

Mycoplasma pneumoniae

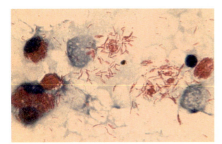

Mycobacterium leprae Abb. 1: Ausstrich von Nasensekret mit deutlichen Glomi (mit Mycobacterium leprae angereicherte Makrophagen); Ziehl-Neelsen-Färbung [146]

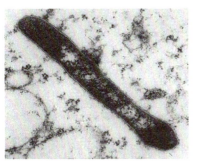

Mycobacterium leprae Abb. 2 [163]

Myco|bacterium tuberculosis (↑; ↑) *n*: (engl.) *Mycobacterium tuberculosis*; syn. M. t. varietas hominis; Err. der Tuberkulose*; **Morphol.:** nach Ziehl*-Neelsen-Färbung kleine rote, leicht gekrümmte Stäbchen; **Kultur:** aerob; langsames eugon. Wachstum (s. Eugonie) auf Spezialnährböden bei 37 °C; **Übertragung:** überwiegend Tröpfchen- u. Staubinfektion; Erregerreservoir Mensch; **Nachw.:** mikroskop. nach Anfärbung (s. Abb.), mit PCR od. kulturell (Dauer bis zu 10 Wo.; Schnellverfahren durch Bestimmung von Stoffwechselprodukten; vgl. Niacintest); **Hautreaktionen:** s. Tuberkulinreaktion.

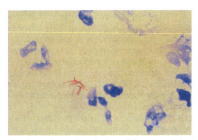

Mycobacterium tuberculosis: gefärbter Ausstrich eines Urinsediments [51]

Myco|phenolat|mofetil (INN) *n*: (engl.) *mycophenolate mofetil*; Immunsuppressivum* (Prodrug von Mycophenolsäure*); Anw. bei gebärfähigen Frauen nur unter Kontrazeption (einschließl. ≤6 Wochen nach Absetzen); **Ind.:** Proph. der akuten Abstoßungsreaktion bei Pat. nach allogener Nieren- od. Herztransplantation (in Komb. mit Ciclosporin u. Glukokortikoid); **Kontraind.:** Schwangerschaft (Gefahr angeb. Missbildungen); **UAW:** Diarrhö, Erbrechen, Leukopenie, Sepsis, erhöhte Infektionsanfälligkeit; cave: progressive multifokale Leukoenzephalopathie*.

Myco|phenol|säure: (engl.) *mycophenolic acid*; Immunsuppressivum* (v. a. lymphozytär) zur p. o. Anw. (als Natriumsalz: Mycophenolatnatrium); **Wirkungsmechanismus:** selektiver, nichtkompetitiver reversibler Antagonismus an Inosinmonophosphat-Dehydrogenase (Guanosin-Nukleotid-Synthese de novo); **Ind.:** s. Mycophenolatmofetil.

Myco|phyta *fpl*: Fungi*.

Myco|plasma (Myk-*; -plasma*) *n*: (engl.) *Mycoplasma*; Gattung zellwandloser Bakterien der Fam. Mycoplasmataceae; häufiges Vork. der Arten Mycoplasma* pneumoniae (pathogen) sowie M. hominis u. Ureaplasma urealyticum (Kommensalen im Genitalbereich, fakultativ pathogen); **M. hominis:** verursacht Entz. des kleinen Beckens, Fieber post partum bzw. post abortum; **Ureaplasma urealyticum** (Gattung Ureaplasma der Mycoplasmataceae) verursacht unspezif. Urethritis u. wahrscheinl. Prostatitis; **Morphol.:** variable Form u. geringe Affinität zu Farbstoffen; **Nachw.:** Kultur auf proteinreichen (Pferdeserum) Nährböden; bei mikroskop. Beurteilung der Kolonien im Phasenkontrast- od. Dunkelfeldmikroskop weisen M.-hominis-Kolonien typ. Spiegeleiform auf, Ureaplasmaurealyticum-Kolonien wachsen ohne Hof; Bestätigung durch Nachw. der (für den Keim typ.) Harnstoffspaltung mit Indikator; (serol.) KBR spez. bei respirator. Inf., bei urogenitalen Inf. ohne klin. Relevanz.

Myco|plasma hominis (↑; ↑) *n*: s. Mycoplasma.

Myco|plasma pneumoniae (↑; ↑) *n*: syn. Eaton agent; pathogenes Bakt. der Fam. Mycoplasmataceae; **Morphol. u. Kultur:** Gliederung in Zellkörper u. bes. Spitzenstruktur; Fortbewegung durch Gleiten; haftet intensiv an Erythrozyten u. Epithelien von Trachea, Brochien u. Brochiolen; Kultur auf isoton. Spezialmedien; bildet reichl. H_2O_2; sehr langsames Wachstum; **Epidemiol.:** weltweit verbreitet, einziges Erregerreservoir bildet der Mensch; Übertragung v. a. durch Tröpfcheninfektion, mäßig kontagiös; endem. in dicht besiedelten Gebieten, kleine Epidemien in Heimen, Kasernen u. bei Vorschulkindern; alle 3–4 Jahre ausgedehnteres epidem. Auftreten; M. p. ist Err. einer primär atypischen Pneumonie* u. a. respirator. Infekte (v. a. Tracheobronchitis, Pharyngitis, Myringitis u. Otitis media). Häufige Kompl. u. Folgeerkrankungen: Meningoenzephalitis, Myokarditis, Perikarditis, Arthralgie, reaktive Arthritis, hämolyt. Anämie, thrombozytopen. Purpura, Erythema* exsudativum multiforme, Guillain*-Barré-Syndrom; **Nachw.:** Erregernachweis aus Rachenabstrich od. Sputum nach kultureller Anzucht; speciesspezif. DNA-Sonden für Nukleinsäurenachweis; serol. Antikörpernachweis mit KBR u. indirekter Immunfluoreszenz; M. p. ist empfindl. gegenüber Makrolid-Antibiotika, Tetracyclinen u. Chinolonen.

Mycosis fungoides

Mycosis fungoides (↑; -osis*) *f*: (engl.) *mycosis fungoides*; kutanes T-Zell-Lymphom unbekannter Ätiol. mit chron.-progressivem Verlauf; **Vork.:** vorwiegend >50. Lj., gehäuft bei Männern; **Klin.:** 1. erythematöses Stadium mit uncharakterist. Sympt. wie Pruritus, urtikariellen, ekzematösen (s. Abb. 1), oft der Parapsoriasis en plaques ähnl. Hautveränderungen, depigmentierten Flecken, selten Erythrodermie* (franz. l'homme rouge d'Hallopeau) mit kleinen Aussparungen gesunder Haut als Erstmanifestation; Entw. häufig über Jahre; 2. Plaque-Stadium (s. Abb. 2) mit roten, bis handtellergroßen, rundl. u. plattenartigen Infiltraten, gelegentl. mit Ausbildung scharf begrenzter, polygonal geformter Inseln nicht befallener Haut; 3. Tumor-Stadium mit Entw. pilzförmiger, oft geschwürig zerfallender braunroter Tumoren, dabei häufig Fieber u. reduzierter AZ; Schleimhautbeteiligung (Mund, Nase, Pharynx) kann in allen, Beteiligung innerer Organe (Infiltration insbes. von Lymphknoten, Milz, Leber) v. a. in späten Phasen des Krankheitsverlaufs auftreten; hier insbes. Kompl. wie z. B. Pneumonie, Sepsis aufgrund Immunsuppression; TNM-Stadieneintei-

Mycosis fungoides TNM-Klassifikation	
Kategorie	Bedeutung
T1	Plaquestadium, <10 % Körperoberfläche
T2	Plaquestadium, >10 % Körperoberfläche
T3	Tumorstadium
T4	erythrodermische Form
N1	dermopathische Lymphadenopathie
N2	spezieller Lymphknotenbefall
M0	ohne Befall innerer Organe
M1	mit Befall innerer Organe

T: Primärtumor; N: regionäre Lymphknoten; M: Fernmetastasen

lung: s. Tab.; **Sonderformen:** 1. Mycosis fungoides d'emblée: manifestiert sich primär mit Tumoren u. ist eher eine Manifestationsform höhermaligner Lymphome; 2. erythroderm. M. f: kann in jedem Stadium auftreten, auch als Primärmanifestation; 3. Sézary*-Syndrom; 4. pagetoide Retikulose*; 5. γ- u. δ-T-Zell-Rezeptor positive kutane T-Zell-Lymphome: klin. Charakteristika einer pagetoiden Retikulose, pleomorphen M. f. u. eines subkutanen T-Zell-Lymphoms; 6. kutanes, elastolyt. Lymphom: primär erythematöse Plaques inguinal u. axillär mit Destruktion der elast. Fasern durch Phagozytose, histol. Granulome mit Riesenzellbildung (klin. Bild vergleichbar einer Cutis* laxa); **Diagn.:** histol. subepidermales Infiltrat mit atyp. lymphoiden Zellen mit Einwanderung in die Epidermis u. Ausbildung herdförmiger abszessartiger Ansammlungen atyp. lymphoider u. monozytoider Zellen (Pautrier-Mikroabszesse); im Blut manchmal atyp. T-Lymphozyten (Lutzner*-Zellen); immunhistochem.: i. d. R. CD4+-T-Lymphozyten; selten CD8+-T-Lymphozyten (aggressiver Verlauf); Nachw. der klonalen T-Zell-Proliferation: PCR od. Southern*-Blotting-Methode; **Ther.:** in der Anfangsphase PUVA, evtl. zusammen mit Retinoiden; Versuch mit Interferon, lokal Stickstofflost od. Ganzkörperelektronentherapie; palliative Röntgenbestrahlung bei Tumoren; (Poly-)Chemotherapie u. Antikörpertherapie (Alemtuzumab) im Spätstadium; **Progn.:** kurative Ther. sehr selten mögl., meist palliatives Therapiekonzept; **DD:** im 1. Stadium nummuläres od. lichenifiziertes Ekzem*, Psoriasis*, im 2. u. 3. Stadium Pseudolymphome*, andere kutane T*-Zell-Lymphome u. maligne Lymphome der Haut, CLL.

Mydriasis (gr. μυδρίασις) *f*: (engl.) *mydriasis*; Pupillenerweiterung (∅ >5 mm) durch Sympathikusreizung od. Okulomotoriuslähmung; **Vork.:** bei allen stärkeren sensiblen, sensor. u. psych. Reizen od. Erregungszuständen (z. B. Schreck, Angst, Schmerz); herdgleichseitig bei extra- u. subduralen Blutungen; im Koma, bei Hypothyreose* als sog. Halsdruckzeichen, nach Anw. von Mydriatika* od. Zufuhr von Toxinen (z. B. Cannabis, Botulinumtoxin, Tetanus, CO).

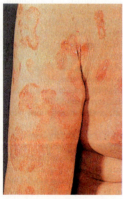

Mycosis fungoides Abb. 1: Ekzemstadium [3]

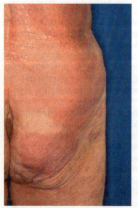

Mycosis fungoides Abb. 2: rote Plaque an Rücken u. Gesäß

Mydriasis, springende (↑) *f*: (engl.) *springing mydriasis*; syn. springende Pupillen; rascher Wechsel der Pupillenweite bei konstantem Lichteinfall; **Formen: 1.** physiol. Pupillenunruhe meist beider Augen (Hippus); **2.** period. Anisokorie* ohne neurol. Ausfälle; **3.** pathol. alternierende Anisokorie, z. B. bei zyklischer Okulomotoriuslähmung* od. als Zeichen einer sympath. Dysfunktion bei Läsion des zervikalen Rückenmarks, z. B. durch Trauma, Syringomyelie* od. Multiple* Sklerose.

Mydriatika (↑) *n pl*: (engl.) *mydriatics*; pupillenerweiternde Substanzen; **Wirkung:** Lähmung des M. sphincter pupillae (Parasympatholytika*, z. B. Atropin) od. Reizung des M. dilatator pupillae (Alphasympathomimetika*, z. B. Phenylephrin); **Ind.:** Prophylaxe von Synechien, diagn. Pupillenerweiterung (Ophthalmoskopie*).

My|ektomie (↑; Ektomie*) *f*: (engl.) *myectomy*; op. Entfernung eines Muskels od. -teils; z. B. i. R. einer weiten Resektion eines (muskulär) lokalisierten Weichteilsarkoms* od. myokardial bei hypertropher obstruktiver Kardiomyopathie*.

Myel-: auch Myelo-; Wortteil mit der Bedeutung Mark, Rückenmark; von gr. μυελός.

Myell|en|cephalon (↑; Enkephal-*) *n*: Medulla* oblongata.

Myelin (↑) *n*: (engl.) *myelin*; aus Lipiden (Kephaline*, Sphingomyeline, Cerebroside*), Protein u. Wasser bestehende isolierende Schicht der markhaltigen Nervenfasern (Substantia alba), bildet die Myelinscheide*; von der Oligodendroglia od. den Schwann-Zellen (s. Neuroglia) gebildet; **Myelinprotein A1** löst bei Injektion die allerg. Autoimmunenzephalitis aus (tierexperimentell).

Myelin|scheide (↑): (engl.) *myelin sheath*; syn. Markscheide; die aus Myelin* bestehende Umhüllung der Axone* einer Nervenzelle, wird in Abständen von ca. 1 mm durch Ranvier*-Schnürringe unterbrochen; im peripheren Nervensystem durch Schwann-Zellen gebildet u. als Schwann*-Scheide bezeichnet, im ZNS durch Oligodendrozyten gebildet (s. Neuroglia); **Funktion:** elektr. Isolierung, der Gehalt an Myelin bestimmt dabei die Einteilung in markhaltige od. marklose Nervenfasern* u. damit die entspr. Nervenleitgeschwindigkeit*; **klin. Bedeutung:** s. Erkrankungen, demyelinisierende.

Myelin|scheiden|zerfall (↑): (engl.) *myelin sheath degeneration*; Abbau des Myelins z. B. nach Verletzung u. Entz. eines zentralen od. peripheren myelinisierten Axons; s. Waller-Degeneration.

Myelitis (↑; -itis*) *f*: **1.** (engl.) *myelitis*; entzündl. Erkr. des Rückenmarks; häufig multilokular auftretend; **Formen: a)** parainfektiöse M.: tritt ca. 1–2 Wo. nach einer Infektionskrankheit (v. a. Masern, Röteln, Parotitis epidemica, Infektion mit Varicella-Zoster-Virus) auf; **b)** infektiöse M.: per continuitatem fortgeleitet v. a. nach syphilit. od. tuberkulöser Meningitis* od. hämatogen, z. B. bei Infektion mit Leptospiren, Mykoplasmen od. Rickettsien; Poliomyelitis; **c)** postvakzinale M. nach Schutzimpfung* gegen Variola od. Tollwut; **d)** M. transversa (Querschnittmyelitis): entsteht meist ohne erkennbare spezif. Affektion, ist v. a. in den thorakalen Abschnitten des Rückenmarks lokalisiert u. führt zu Sympt. einer vollständigen Querschnittläsion*; **e)** M. i. R. von Multipler* Sklerose, Devic*-Krankheit od. akuter disseminierter Enzephalomyelitis*; **Klin.:** (allg.) dumpfe Rückenschmerzen, evtl. Parästhesien, Sensibilitätsstörungen u. Sympt. einer (inkompl.) Querschnittläsion; Abschwächung der Reflexe, evtl. positives Pyramidenbahnzeichen*; **Diagn.:** MRT, Lumbalpunktion* zur Liquordiagnostik* (mäßige Pleozytose, Erhöhung der Lymphozytenzahl), ggf. Komplementbindungsreaktion; **DD:** nicht-entzündl. Myelopathien*, Epiduralabszess, neurogene Muskelatrophie, Guillain-Barré-Syndrom, spinales Epiduralhämatom*; **Ther.:** Antibiotika, Antiphlogistika. **2.** Knochenmarkentzündung; s. Osteomyelitis.

Myelo|blasten (↑; Blast-*) *m pl*: (engl.) *myeloblasts*; jüngste morphol. erkennbare Zellen (∅ 12–20 μm) der Granulozytopoese, kommen im normalen Knochenmark nur selten vor; besitzen großen, nahezu runden bis leicht ovalen Kern mit feinfädigem Chromatingerüst u. 2–5 meist gut sichtbaren Nucleoli sowie schmalen basophilen, ungranulierten Zytoplasmasaum. Vgl. Myelozyten; Zellmarker.

Myelo|blasten|krise (↑; ↑): Myeloblastenschub*.

Myelo|blasten|schub (↑; ↑) *m*: (engl.) *myeloblast crisis*; syn. Myeloblastenkrise; terminale Blastenkrise bei CML* mit Anstieg der Myeloblastenzahl auf ≥20 %.

Myelo|delese (↑; gr. δήλησις Schaden) *f*: (engl.) *traumatic syringomyelia*; posttraumat. Höhlenbildung im Rückenmark; **Sympt.:** wie bei Syringomyelie*.

Myelo|dys|plasie (↑; Dys-*; -plasie*) *f*: **1.** (engl.) *myelodysplasia*; Dysraphiesyndrom mit Dysplasie des Rückenmarks; s. Spina bifida; **2.** (hämat.) s. Syndrom, myelodysplastisches.

Myelo|fibrose (↑; Fibr-*; -osis*) *f*: (engl.) *myelofibrosis*; Abk. MF; syn. Osteomyelofibrose, Osteomyelosklerose; Fibrose* des Knochenmarks mit Verdrängung der Hämatopoese; **Formen: 1.** primär: s. Myelofibrose, chronische idiopathische; **2.** sekundär: als fibrotisches Endstadium anderer myeloproliferativer Erkr. (v. a. Polycythaemia* vera), CML*; häufig bei akuter Megakaryoblastenleukämie* (unter Chemotherapie reversibel); selten bei fortgeschrittenem myelodysplastischen Syndrom*; als lokale Folgeerscheinung nach Strahlentherapie.

Myelo|fibrose, chronische idio|pathische (↑; ↑; -osis*) *f*: (engl.) *chronic idiopathic myelofibrosis*; Abk. CIMF; auch primäre Myelofibrose; klonale myeloproliferative Erkrankung* mit Proliferation v. a. der Megakaryo- u. Granulozytopoese, Fibrosierung u. Sklerosierung des Knochenmarks u. extramedullärer Hämatopoese* u. resultierender Hepato- u. Splenomegalie mit leukoerythroblast. Blutbild, Poikilo- u. Dakryozytose; **Vork.:** Manifestation meist 70–80. Lj.; **Diagn.:** Knochenmarkbiopsie*: Retikulin- u./od. Kollagenfaservermehrung (deshalb Punctio* sicca) in intial hyper-, später normo- bis hypozellulärem Knochenmark mit atypischen Megakaryozyten; **Ther.:** symptomatisch in Abhängigkeit von klin. Symptomatik; kurativ nur myeloablative Konditionierungsbehandlung mit nachfolgender allogener Blutstammzelltransplantation; **Progn.:** abhängig von Hämoglobinwert, Leukozytenzahl, peripherem Blastenanteil

myelogen

u. B-Symptomatik (Lille- u. Cervantes-Score); mittleres Überleben je nach Risikofaktoren ohne kurative Ther. 1–10 Jahre.

myelo|gen (↑; -gen*): (engl.) *myelogenous*; aus dem Knochenmark entstanden.

Myelo|graphie (↑; -graphie*) *f*: (engl.) *myelography*; meist durch MRT u. CT ersetztes röntgendiagn. Verfahren zur Darstellung des spinalen Subarachnoidalraums*; **Formen**: 1. positive M.: Durchführung nach Lumbalpunktion* u. Injektion eines wasserlösl. iodhaltigen Röntgenkontrastmittels (z. B. Metrizamid) in den Spinalkanal; Verteilung des Kontrastmittels durch Umlagerung des Pat.; **2.** (früher) negative M.: Verw. von Luft (Pneumomyelographie); **Ind.**: (sehr selten) Bandscheibenvorfall, Rückenmarktumor, spinale Gefäßfehlbildung, Fistel der spinalen Dura mater, Dysrhaphiesyndrome, Arachnopathie, Nervenwurzelkompression bei engem Spinalkanal; als Radikulographie bei traumat. Schädigung der Wurzeln des Rückenmarks (Wurzeltaschenausriss); zur Funktionsuntersuchung des spinalen Subarachnoidalraums unter Belastung (im Stehen; bes. bei degen. Wirbelsäulenerkrankungen); **Kontraind.**: Hirndrucksteigerung, hämorrhag. Diathese, Allergie gegen Röntgenkontrastmittel; **Kompl.**: selten Blutung inf. Punktion eines Spinalgefäßes; postpunktionelle Beschwerden i. S. eines Meningismus*.

myeloid (↑; -id*): knochenmarkähnl., markartig.

Myelo|kat|hexis (↑; gr. κάθεξις Festhalten) *f*: (engl.) *myelokathexis*; Form der Granulozytopenie* durch Absterben der reifen Granulozyten im Knochenmark.

Myelom (↑; -om*) *n*: (engl.) *myeloma*; vom Knochenmark ausgehender Tumor; i. e. S. das solitäre Myelom* od. multiple Myelom*.

Myelo|malazie (↑; -malazie*) *f*: (engl.) *myelomalacia*; sog. Rückenmarkerweichung; Nekrose* des Rückenmarks inf. Ischämie; **Vork.**: bei Thrombose od. Embolie spinaler Gefäße, Kompression durch Rückenmarktumoren* od. als angiodysgenetische M. (Foix*-Alajouanine-Syndrom).

Myelo|meningitis (↑; Mening-*; -itis*) *f*: (engl.) *myelomeningitis*; Entz. des Rückenmarks u. seiner Häute; vgl. Myelitis.

Myelo|meningo|zele (↑; ↑; -kele*) *f*: s. Meningomyelozele.

Myelom, multiples (↑; -om*) *n*: (engl.) *multiple myeloma*; Abk. MM; syn. (in Deutschland) Plasmozytom, Kahler-Krankheit; zu den niedrigmalignen B-Zell- Non*-Hodgkin-Lymphomen gehörende Erkr. mit Durchsetzung des Knochenmarks mit klonalen Plasmazellen* u. (in 98 %) Produktion von monoklonalen pathol. Immunglobulinen ohne Antikörperfunktion (Paraproteinen*); z. T. präklin. Phase (monoklonale Gammopathie unklarer Signifikanz, Abk. MGUS*) od. lokaler Befall eines Knochens (solitäres Myelom*) vorausgehend; vom progressiven, behandlungspflichtigen MM ist das sog. smouldering multiple myeloma ohne signifikante Krankheitsaktivität bei Erfüllung aller Definitionskriterien abzugrenzen (oft über Mon. bis Jahre keine Notwendigkeit einer zytostat. Ther.); **Häufigkeit**: Inzidenz in Europa 3–5/100 000 pro Jahr; mittleres Erkrankungsalter 60–70 Jahre; m : w = 1,4 : 1; **Lok.**: v. a. Wirbelsäule (BWS, LWS), Schädel,

Myelom, multiples Diagnosekriterien	Tab. 1
Majorkriterien	
I	histologischer Nachweis des multiplen Myeloms in der Gewebebiopsie
II	Knochenmarkinfiltration >30 % Plasmazellen
III	Nachweis des monoklonalen Immunglobulins im Serum: IgG >35 g/l oder IgA >20 g/l **oder** im Harn: Bence-Jones-Proteinurie >1 g/24 h
Minorkriterien	
a	Knochenmarkplasmozytose 10–30 %
b	Nachweis des monoklonalen Immunglobulins im Serum: IgG <35 g/l oder IgA <20 g/l **oder** im Harn: Bence-Jones-Proteinurie <1 g/24 h
c	osteolytische Knochenläsion
d	Suppression der polyklonalen Immunglobulinproduktion

Diagnose: mindestens 1 Major- und 1 Minorkriterium (ausgenommen Kombination I und a) oder 3 Minorkriterien (a, b und c oder a, b und d)

Rippen, Beckenknochen; alle Knochen können befallen sein; **Klin.**: (belastungsabhängig) Knochenschmerzen, Osteolysen u. evtl. Frakturen, Abgeschlagenheit, Gewichtsverlust, rezidivierende Inf. (aufgrund des sekundären Antikörpermangels); s. Hyperkalzämie, Hyperviskositätssyndrom*; **Kompl.**: paraneoplast. periphere Polyneuropathie; Niereninsuffizienz* durch Ausscheidung von L-Ketten-Paraproteinen im Urin (Bence*-Jones-Proteinurie in ca. 60–80 % der Fälle) in Komb. mit Hyperkalzämie u. evtl. Amyloideinlagerungen in das Nierenparenchym; Verdrängung der regulären Hämatopoese mit Anämie, Granulozytopenie* u. Thrombozytopenie bei Ausbreitung im Knochenmark; im späten Krankheitsstadium Übergang in Plasmazellenleukämie* mögl.; **Diagn.**: 1. Labordiagnostik: BSG-Beschleunigung, Anämie, Nachw. von Paraproteinen (in ca. 50 % IgG, in ca. 25 % IgA, selten IgD, vereinzelt IgE u. ausschließl. L-Ketten beim sog. Bence-Jones-Plasmozytom) u. einer Paraproteinurie; bei 1–2 % der Patienten kein Leichtkettennachweis mögl. (non-sekretorisches MM), Diagnosestellung dann durch Knochenmarkbiopsie; **2.** MRT (ossäre, Weichteil- u. spinale Manifestationen); Rö.: Spontanfrakturen durch osteolyt. Skelettdestruktion mit multiplen Knochendefekten v. a. am Schädel u. im Bereich der Wirbelsäule inf. Plasmazellinfiltration; **3.** Knochenmarkbiopsie*; die Diagn. wird aufgrund von Major- u. Minorkriterien gestellt: s. Tab. 1; **Stadieneinteilung**: s. Tab. 2; **Ther.**: bei asymptomat. Pat. in Stadium I keine Ther.; bei Stadium II u. III: system. zytostat. Ther. mit Alkylanzien (z. B. Melphalan,

Myelom, multiples Tab. 2
Stadieneinteilung nach Durie und Salmon
Stadium I
(niedrige Tumorzellmasse <0,6 × 10^{12}/m^2)
Hämoglobin >10 g/dl
Calcium im Serum <12 mg/dl
röntgenologischer Normalbefund des Skeletts oder nur eine solitäre Knochenläsion
niedrige Konzentration von Paraproteinen
IgG <5 g/dl
IgA <3 g/dl
leichte Ketten im Urin <4 g/24 h
Stadium II
(Tumorzellmasse 0,6–1,2 × 10^{12}/m^2)
weder Stadium I noch Stadium III
Stadium III
(hohe Tumorzellmasse >1,2 × 10^{12}/m^2)
Hämoglobin <8,5 g/dl
Calcium im Serum >12 mg/dl
fortgeschrittene osteolytische Knochendefekte
hohe Konzentration von Paraproteinen
IgG >7 g/dl
IgA >5 g/dl
leichte Ketten im Urin >12 g/24 h
Subklassifikation:
A: Kreatinin im Serum <2 mg
B: Kreatinin im Serum >2 mg

Bendamustin, Cyclophosphamid) in Komb. mit Glukokortikoiden (z. B. Prednison), alternativ z. B. VAD-Schema (Vincristin, Doxorubicin, Dexamethason); auch Bortezomid od. Thalidomid in Komb. mit Dexamethason; ggf. hochdosierte Dexamethason-Monotherapie od. autogene Stammzelltransplantation; Erhaltungstherapie: evtl. Interferon-α, Thalidomid, Bortezomib od. Lenalidomid; Rezidivtherapie: z. B. Bortezomib; evtl. Strahlentherapie frakturgefährdeter od. isolierter Knochenherde, bei pathol. Fraktur Osteosynthese; supportiv: Schmerztherapie, Bisphosphonate, Transfusion von Erythrozytenkonzentraten, ggf. Erythropoetin; **Progn.:** mittlere Überlebensrate ohne hämatoonkolog. Ther. im Stadium I 64, im Stadium II 32, im Stadium III 6 Monate; mit adäquater Therapie in allen drei Stadien wesentlich verbessert, im Stadium III ca. 3 Jahre mit einem kleinen Anteil von Langzeitüberlebenden; Prognoseparameter: Krankheitsstadium, Auftreten der Niereninsuffizienz, erhöhte Werte für Serum-β$_2$-Mikroglobulin, LDH, CRP; Chromosomenaberrationen (v. a. Deletion von 13q14 u. 17q13). Vgl. Makroglobulinämie; Schwerkettenkrankheit.

Myelom|nephro|pathie (↑; ↑; Nephr-*; -pathie*) *f*: fibrilläre Glomerulopathie* mit tubulointerstitieller Nephropathie als Kompl. eines multiplen Myeloms*; **Klin.:** tubuläre Obstruktion durch Eiweiß-zylinder aus Tamm*-Horsfall-Mukoprotein u. Immunglobulin-Leichtketten, interstitielle monozytäre Infiltrate u. Fibrose; Myelom-Niere.

Myelom, solitäres (↑; -om*) *n*: (engl.) *solitary myeloma*; syn. solitäres Plasmozytom; lokal begrenzte klonale Proliferation von Plasmazellen*; Auftreten meist als Erstmanifestation eines multiplen Myeloms*, selten auch singuläres Ereignis ohne Rezidiv (<5%); **Formen:** kann innerhalb (ossäres od. medulläres s. M., entspricht Plasmozytom des Knochens) od. außerhalb des Knochens (extraossäres oder extramedulläres s. M.) lokalisiert sein.

Myelo|optiko|neuro|pathie, sub|akute (↑; Op-*; Neur-*; -pathie*) *f*: s. SMON-Krankheit.

Myelo|pathie (↑; -pathie*) *f*: 1. (engl.) *myelopathia*; (neurol.) Erkr. des Rückenmarks; **Formen:** 1. traumatische M.: z. B. Commotio* spinalis, Contusio* spinalis, Hämatomyelie*; 2. Kompressionsmyelopathie: z. B. durch Bandscheibenvorfall* od. Spinalkanalstenose*; 3. vaskuläre M. durch Erkr. u. embolische Verschlüsse der Gefäße: z. B. Foix*-Alajouanine-Syndrom, spinales Angiom*, Arteria*-spinalis-anterior-Syndrom od. spinale Blutung*; 4. entzündl. M.: s. Myelitis; 5. metabolische M.: z. B. funikuläre Myelose*; 6. toxische M.: z. B. inf. Triorthokresylphosphat-Vergiftung, Lathyrismus*; 7. degenerative M.: s. Systemerkrankungen des Rückenmarks; 8. Strahlenmyelopathie*. 2. (hämat.) Erkr. des Knochenmarks.

Myelo|sarkom (↑; Sark-*; -om*) *n*: Chlorom*.

Myelose (↑; -osis*) *f*: CML*.

Myelose, funikuläre (↑; ↑) *f*: (engl.) *funicular myelosis*; syn. funikuläre Spinalerkrankung, Dana-Lichtheim-Krankheit; Rückenmarkschädigung bei Mangel an Cobalamin* durch unsystemische Entmarkung markhaltiger Nervenfasern v. a. im Bereich der Seiten- u. Hinterstränge inf. Störung der Myelinsynthese; kann zu irreversiblen neurol. Ausfällen führen; **Urs.:** meist gestörte Resorption, evtl. ungenügende Zufuhr od. erhöhter Verbrauch von Cobalamin; **Klin.:** unabhängig von hämat. Veränderungen u. Allgemeinsymptomen (s. Anämie, perniziöse) können Sensibilitätsstörungen* (insbes. Störungen der Propriozeption*), Parästhesien, Ataxie, Abschwächung von Reflexen, motor. Lähmungen, Pyramidenbahnzeichen*, Polyneuropathie* u. evtl. psychische Sympt. auftreten. **Diagn.:** verminderte Cobalaminkonzentration im Blut, Schilling*-Test; **Ther.:** parenterale Substitution von Cobalamin.

Myelo|sklerose (↑; Skler-*; -osis*) *f*: s. Myelofibrose.

Myelo|sup|pression (↑; Suppression*) *f*: Knochenmarkdepression*.

Myelo|tomie (↑; -tom*) *f*: 1. (engl.) *myelotomy*; Durchtrennung best. Strukturen des Rückenmarks; **Formen:** z. B. palliative zentrale Schmerztherapie* durch Chordotomie* od. mediane sakrale M. mit Durchtrennung der kreuzenden Schmerzfasern von der Hirnterwurzel zur Vorderseitenstrangbahn*; 2. (engl.) *bone marrow puncture*; s. Knochenmarkbiopsie.

Myelo|zele (↑; -kele*) *f*: s. Meningomyelozele.

Myelo|zysto|zele (↑; Kyst-*; -kele*) *f*: (engl.) *myelocystocele*; Form der Spina* bifida (Abb. dort) mit Vorwölbung von Teilen des Rückenmarks u. der Rückenmarkhäute durch einen Wirbelknochen- u.

Duraspalt bei gleichzeitig bestehender zyst. Erweiterung der Rückenmarkhäute.

Myelo|zyten (↑; Zyt-*) *m pl*: (engl.) *myelocytes*; granulopoet., z. T. noch teilungsfähige Vorstufen der Granulozyten* im Knochenmark; unreife M. haben überwiegend basophiles, reife M. azidophiles Zytoplasma mit spezif. baso-, eosino- od. neutrophilen Granulationen, Kern ist rund bis oval od. nierenförmig (Verhältnis der Achsen nicht mehr als 1:2; ⌀ 12–18 μm), keine Nucleoli; zytochem. starke Peroxidasereaktion. Vgl. Myeloblasten.

my|entericus (My-*; Enter-*): (engl.) *myenteric*; zur Muskulatur des Darms gehörend; z. B. Plexus myentericus (Auerbach*-Plexus).

Myiasis (gr. μυῖα Fliege; -iasis*) *f*: (engl.) *myiasis*; Fliegenmadenkrankheit; Befall von Mensch od. Tier durch Fliegenlarven (Fliegenmaden); **Formen:** als furunkuläre Dermatomyiasis od. Wundmyiasis, seltener als Ophthalmomyiasis, nasopharyngeale, intestinale u. urogenitale M.; intestinale M. (Pseudomyiasis) nach Verschlucken der Larven mit der Nahrung (Schinken, Käse); urogenitale M. nach Eiablage in Anal- od. Genitalregion u. Einwanderung der Larven in Rektum od. Blase; **Err.:** 1. Fakultative Err. einer **Wundmyiasis** sind in Europa die Larven von Calliphora (Schmeißfliegen), Lucilia sericata (Goldfliege) u. Sarcophaga (Fleischfliegen), die auch in Aas u. Exkrementen leben; Larven verbleiben in totem Gewebe u. können zur Wundheilung beitragen (findet therap. bei Gangrän* od. schlecht heilendem Ulcus* cruris mit sterilen, im Handel erhältl. Larven Verwendung, sog. benigne M.; Larven verwandter Arten (z. B. Wohlfahrtia magnifica) können gesundes Gewebe invadieren u. schwere Läsionen verursachen (sog. maligne M.). 2. Obligator. Err. einer **furunkulären Dermatomyiasis** in Afrika ist Cordylobia anthropophaga (Tumbufliege); Eiablage auf trocknender Unterwäsche, Larven penetrieren gesunde Haut des Trägers (Proph.: Wäsche bügeln); ähnl. Krankheitsbild durch Dermatobia hominis in Südamerika (Larven werden durch blutsaugende Insekten übertragen); schwere permanente Zerstörungen können die Larven der Schraubenwurmfliegen der Alten (Chrysomya bezziana) u. der Neuen Welt (Cochliomyia hominivorax) hervorrufen, wenn sie in natürl. Körperöffnungen wie Nase, Mund, Augen od. Vagina eindringen, wo sie sich rasch weiterentwickeln. Vgl. Fliegen; Larva migrans.

Myk-: auch Myc–; Wortteil mit der Bedeutung Pilz; von gr. μύκης.

Myk|ämie (↑; -ämie*) *f*: Fungämie*.

Mykid (↑; -id*) *n*: (engl.) *mycid, fungal id reaction*; durch Ausschwemmung von Pilzantigenen ausgelöste exanthematische (s. Abb.), urtikarielle, ekzematöse, papulosquamöse, lichenoide, multiforme od. an das Erythema* nodosum erinnernde Veränderungen, in denen keine Pilze gefunden werden; auch als dyshidrotisches M. an den Händen inf. einer Tinea* an anderer Stelle; **DD:** Pilzinfektion der Hand durch Kratzen am Fuß (Autoinfektion). Vgl. Id-Reaktion.

Myko|bakterien (↑; Bakt-*) *f pl*: s. Mycobacterium.

Myko|bakterien, a|typische (↑; ↑) *f pl*: (engl.) *atypical mycobacteria*; neue Bez. *mycobacteria other*

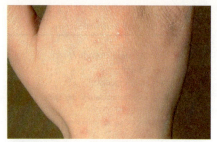

Mykid: papulöses Exanthem am Handrücken bei Tinea capitis [161]

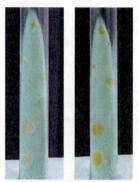

Mykobakterien, atypische: photochromogene Mykobakterien (hier Mycobacterium marinum, der Erreger des Schwimmbadgranuloms) vor (li.) u. 24 Stunden nach Lichtexposition (re.) [165]

than tuberculosis (Abk. MOTT); Sammelbez. für extrem pleomorphe Bakt. der Gattung Mycobacterium*, die im Unterschied zu Mycobacterium* tuberculosis u. Mycobacterium* bovis als opportunistische Erreger* v. a. bei abwehrgeschwächten Pat. Lungeninfektionen, Lymphadenitiden, Abszesse, chron. Hautaffektionen (Ulzera), Meningitis, Nephritis, Arthritis od. Osteomyelitis verursachen können; ausgeprägte Resistenz gegen Antituberkulotika; langsamer, chron. progredienter Krankheitsverlauf; Übertragung von Mensch zu Mensch bzw. Tier zu Mensch; **Einteilung:** nach Wachstumsgeschwindigkeit u. Pigmentation (Runyon-Gruppen): **1. photochromogene a. M.** (Mycobacterium kansasii, Mycobacterium marinum; s. Abb.): langsames, im Dunkeln farbloses Wachstum, nach Lichteintritt leuchtend gelbes Pigment; **2. skotochromogene a. M.** (Mycobacterium scrophulaceum): meist langsames Wachstum; bildet auch im Dunkeln Farbstoff; **3. nicht (photo)chromogene a. M.** (Mycobacterium* avium, Mycobacterium intracellulare, Mycobacterium ulcerans, Mycobacterium xenopi): schnelles Wachstum, auch nach Lichtexposition keine Pigmentbildung; **4. schnell wachsende a. M.** (Mycobacterium fortuitum): schon innerh. einer Woche kräftige Entw. grauweißer-graugelber Kolonien; **Nachw.:** PCR, Erregeranzucht (Ausschluss von Mycobacterium tuberculosis, Mycobacterium bovis); Amidase-Ak-

Mykotoxine

Mykosen Tab. 1
Dermatomykosen

Erreger	Erkrankung
Candida albicans	Candidose der Haut und Hautanhangsgebilde, Schleimhäute
Epidermophyton floccosum	T. manuum et pedum, T. corporis, T. inguinalis, T. unguium
Exophilia werneckii	T. nigra
Microsporum-Arten	Mikrosporie
Piedraia hortai	schwarze Piedra
Malassezia furfur	Pityriasis versicolor
Scopulariopsis brevicaulis	T. unguium
Trichophyton mentagrophytes Trichophyton rubrum andere Trichophyton-Arten (selten)	Trichophytie, T. manuum et pedum, T. corporis, T. inguinalis, T. granulomatosa nodularis, T. unguium
Trichophyton schoenleinii	Favus
Trichophyton verrucosum	tiefe Trichophytie, T. capitis, T. barbae
Trichosporon cutaneum	weiße Piedra

T.: Tinea

tivität, Niacintest*; **Sensitivität:** Komb. von Clarithomycin, Ethambutol u. Rifabutin (bei HIV-Erkrankten); nach anfänglichem Therapieerfolg häufig weitere Progression durch Resistenzentwicklung; **Infektionsprophylaxe:** evtl. mit Rifabutin, Clarithomycin, Azithromycin (Monotherapie bei HIV-Erkrankten mit einer Anzahl von T-Helferzellen <75/µl).
Myko|bakteriosen (↑; ↑; -osis*) *f pl*: (engl.) *mycobacterioses*; Krankheiten u. Veränderungen, die durch Mycobacterium* verursacht werden; vgl. Tuberkulose, Lepra.
Myko|logie (↑; -log*) *f*: (engl.) *mycology*; Lehre von den pathogenen Pilzen u. den auf Pilzbefall beruhenden Krankheiten.
Myko|plasmen (↑; -plasma*) *n pl*: s. Mycoplasma.
Mykosen (↑; -osis*) *f pl*: (engl.) *mycoses*; Pilzerkrankungen; durch Pilze verursachte Infektionskrankheiten; **Einteilung:** nach unterschiedl. Kriterien: 1. Art des Erregers: **D**ermatophyten*, **H**efen*, **S**chimmelpilze* (sog. DHS-System nach Rieth); Dermatophyten infizieren nur die Haut (s. Abb.) u. ihre Anhangsgebilde; opportunist. Hefen u. Schimmelpilze können Haut-, Schleimhaut- u. Systemmykosen verursachen; primärpathogene, dimorphe Pilze infizieren zuerst die Lunge u. können anschließend disseminieren. 2. Lok. der Erkr.: oberflächl., kutane u. subkutane Dermatomykosen (s. Tab. 1), Schleimhaut- u. Systemmykosen* (s. Tab. 2); 3. Entstehungsursache: z. B. Verletzungs-, Inokulationsmykose (s. Tab. 3); 4. klin. Bild: Beurteilung nach Farbe, Effloreszenztyp, Lok. u. Entzündungszeichen; vgl. Chromomykose; **Diagn.:** Erregerdifferenzierung in Nativpräparat u. Kultur (s. Pilzdiagnostik) ist insbes. bei Dermatomykosen u. Systemmykosen wichtig, da sich die verfügba-

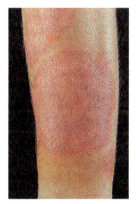

Mykosen: Tinea corporis, Befund am Unterarm [3]

ren Antimykotika in ihrem Wirkungsspektrum unterscheiden; durch molekularbiol. Identifikation der Mykosestämme ist die Differenzierung zwischen Rezidiv od. Neuinfektion mögl.; **Ther.:** s. Antimykotika.
Myko|sterole *n pl*: (engl.) *mycosterols*; Sterole* aus Pilzen, die auch im menschl. Organismus Wirkungen entfalten; z. B. Ergosterol (Provitamin D_2; s. Calciferole).
Myko|toxine (Myk-*; Tox-*) *n pl*: (engl.) *mycotoxins*; Stoffwechselprodukte aus Pilzen, die auf Menschen u. einige tier. Warmblüter bereits in geringer Dosis tox. wirken; **Einteilung: 1.** M. aus Fruchtkörpern von Großpilzen (meist Basidiomyzeten*): v. a. die Phallotoxine (Phalloidin) u. Amanitine aus versch. Knollenblätterpilzen (Amanita spp.), Muscaridin, Muscimol u. Ibotensäure, z. B.

Mykotoxine

Mykosen — Tab. 2
Erreger von Systemmykosen und Manifestation

Erreger	Erkrankung	Manifestation
opportunistische Erreger		
Aspergillus fumigatus	Aspergillus-Mykose, Aspergillom	Atmungsorgane, Ohr, Generalisation
Aspergillus niger u. a.		Ohr
Candida albicans		
Candida glabrata		
Candida guilliermondii		
Candida krusei	Candida-Mykose	Magen-Darm-Trakt, Atmungsorgane, ZNS, Generalisation
Candida parapsilosis		
Candida pseudotropicalis		
Candida stellatoidea		
Candida tropicalis		
Cryptococcus neoformans	Cryptococcus-Mykose	Atmungsorgane, ZNS, Generalisation
Rhizopus oryzae u. a.	Mucor-Mykose	
primär pathogene dimorphe Pilze		
Blastomyces dermatitidis	Blastomyces-Mykose	Atmungsorgane, Haut, Genitale, Generalisation
Coccidioides immitis	Coccidioides-Mykose	
Histoplasma capsulatum	Histoplasma-Mykose	Atmungsorgane, Haut, Genitale, Lymphsystem, Generalisation
Paracoccidioides brasiliensis	Paracoccidioides-Mykose	

Mykosen — Tab. 3
Kutane und subkutane (z. B. posttraumatisch entstandene) Mykosen

Erreger	Erkrankung	Manifestation
Cladosporium carrionii		
Phialophora compacta		
Phialophora dermatitidis	Chromomykose	Haut, Lymphsystem, Generalisation möglich
Phialophora pedrosoi		
Phialophora verrucosa		
Sporothrix schenckii	Sporothrix-Mykose	
Cephalosporium-Arten		
Madurella grisea	Eumyzetom (Mycetoma pedis)	Haut, Lymphsystem, Skelettsystem
Madurella mycetomi		
Petriellidium boydii		

aus Fliegen- u. Pantherpilz (Amanita muscaria, Amanita pantherina; s. Muscarin); weitere Toxinproduzenten sind einige helle od. rein weiße Trichterlinge (Gattung Clitocybe), die Rötlinge (Gattung Entoloma) Entoloma nidorosum, Entoloma rhodopolium u. Entoloma sinuatum, einige Schirmlinge der Gattung Lepiota u. Macrolepiota sowie eine Reihe dunkelblättriger Blätterpilze (Braunsporer), die Schleierlinge (Gattung Cortinarius), Häublinge (Gattung Galerina) u. viele Arten von sehr giftigen Risspilzen (Gattung Inocybe); aus der Klasse der Askomyzeten* v. a. die Frühjahrslorchel (Gyromitra esculenta) als Gyromitrinproduzent; **2.** M. aus parasitär wachsenden Askomyzeten u. Fungi* imperfecti: **a)** Ergotalkaloide* aus Claviceps* purpurea (s. Abb.; s. Mutterkorn, Ergotismus); kommt gelegentl. in Nahrungsmitteln (Müsli, selbstgemahlenes Korn usw.) vor; **b)** Aflatoxine* werden bei feuchtwarmer Lagerung von Nüssen, Getreide usw. durch Aspergillus*-Arten, bes. durch Aspergillus flavus u. Aspergillus parasiticus gebildet; sie wirken lebertox. u. kanzerogen. **c)** Fusarientoxine: Fusarium-Arten gehören zu den ökonom. wichtigsten M.-produzierenden

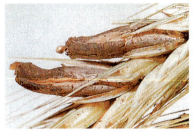

Mykotoxine: Roggenähre mit (braun bis dunkel violett gefärbten) Sklerotien von Claviceps purpurea [7]

Pilzen: Fusarium avenaceum, Fusarium culmorum, Fusarium graminearum, Fusarium moniliforme u. Fusarium nivale (Microdochium nivale) infizieren mit unterschiedl. Spezifität schon auf dem Feld od. bei feuchter Lagerung Getreide, Kartoffeln, Mais u. Gemüse; ihre M., die Trichothecene, bewirken beim Menschen Erbrechen, Durchfall, Kopfschmerz u. schwere Krämpfe. Fumonisine werden als M. von Fusarium proliferatum u. ebenfalls von Fusarium moniliforme insbes. auf Mais produziert. Die östrogenartigen M. Nivalenon u. Desoxynivalenon (Abk. DON) wirken immunotox. u. kanzerogen. **d)** Patulin wird als M. von mind. 10 versch. Penicillium*-Arten gebildet; Vork. auf Obst, mutagene u. neurotox. Wirkung; wirkt tox. gegenüber Bakt., Protozoen, Pilzen u. Säugetieren (u. a. verursachen mit Patulin urticae verunreinigte Futtermittel ein Massensterben von Kühen). **e)** Weitere den Aflatoxinen verwandte M. sind Sterigmatocystin, das von Aspergillus versicolor gebildet wird u. im Tierversuch Sarkome u. Lebertumoren verursacht, sowie Versicolorin C, das ebenfalls von Aspergillus versicolor u. zusätzl. von Aspergillus flavus u. Aspergillus nidulans produziert wird. **Bedeutung:** Mit Mykotoxin verseuchte Lebens- u. Futtermittel führen in vielen Ländern, in denen eine trockene Lagerhaltung problemat. ist, zu Massenvergiftungen von Menschen u. Tieren. Viele M. sind außerordentl. hitzeresistent. Um ihre Akkumulation in der Nahrungskette auszuschließen, muss das Wachstum der Produzenten verhindert werden.

Myo|adenyl|at-Des|amin|ase-Mangel: (engl.) *myoadenylate deaminase deficiency*; s. Myopathien, hereditäre metabolische.

Myo|blast (My-*; Blast-*) *m*: (engl.) *myoblast*; Bildungszelle für die Zellen des Muskelgewebes*.

Myo|blasten|myom (↑; ↑; -om*) *n*: (engl.) *myoblastomyoma*; heute nicht mehr gebräuchl. Bez. für Granularzelltumor*.

Myo|cardium (↑; Kard-*) *n*: Myokard*.

Myo|dese (↑; gr. δέσις das Binden) *f*: (engl.) *myodesis*; selten durchgeführte Fixierung von Muskelstümpfen am Knochenende i. R. einer Amputation*; bei ungenauer Durchführung ist eine operationsbedingte Kontraktur durch falsche Muskelspannung mögl.; zurückhaltende Ind. bei art. Verschlusskrankheit u. Tumoramputation mit konsekutiver Chemotherapie (cave: Nekrosen, Infektion).

My|odynie (↑; -odynie*) *f*: Myalgie*.

Myo|epi|thel|zellen (↑; Epithel*; Zelle*): (engl.) *myoepithelial cells*; vom Epithel abstammende glatte Muskelzellen an den Endstücken von Schweiß-, Tränen- u. Speicheldrüsen; liegen zwischen der Basis der sekretor. Zellen u. der Basalmembran. An den Endstücken der Speicheldrüsen sind sie verzweigt (Korbzellen). Durch ihre Kontraktion wird die Sekretabgabe gefördert.

Myo|fibrillen (↑; Fibrilla*) *f pl*: (engl.) *myofibrils*; fibrillär differenzierte, kontraktile metaplasmat. Elemente im Zytoplasma der Muskelzellen; die M. der glatten Muskulatur verhalten sich im polarisierten Licht einheitl. anisotrop. Die lichtmikroskop. erkennbaren M. der Skelett- u. Herzmuskulatur sind abwechselnd aus opt. dichteren, dunklen, anisotropen A-Streifen u. helleren, isotropen I-Streifen aufgebaut (s. Abb.), welche die Querstreifung verursachen. Die A-Streifen sind nochmals durch eine Aufhellung (H-Streifen, Hensen-Streifen), die I-Streifen durch die anisotrope Zwischenscheibe (Z-Streifen) unterteilt. In der Mitte der H-Streifen ist eine dünne Mittelmembran (M-Streifen) erkennbar. In den M. lassen sich elektronenmikroskop. 2 Arten von Proteinfilamenten (Myofilamente) nachweisen; die dickeren Filamente aus Myosin* bilden den A-Streifen, die dünneren aus Aktin* kommen im I-Streifen vor. Vgl. Myomere; Koppelung, elektromechanische.

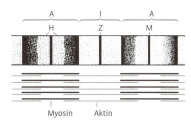

Myofibrillen

Myo|fibrosis (↑; Fibr-*; -osis*) *f*: (engl.) *myofibrosis*; syn. Myofibrose; bindegewebige Durchsetzung der Muskulatur, z. B. bei Endomyokardfibrose*.

Myo|fibrosis cordis (↑; ↑; ↑) *f*: s. Myokardfibrose.

Myo|filamente (↑; Filamentum*) *n pl*: s. Myofibrillen.

Myo|gelose (↑; lat. gelum Frost; -osis*) *f*: (engl.) *myogelosis*; Muskelhartspann; umschriebene knotenod. wulstförmige, lokal begrenzte Verhärtung der Muskulatur mit Palpationsschmerz u. oft dumpfem Spontanschmerz (Myalgie*); **Vork.:** bei stat. Überbeanspruchung, funktionellen u. entzündl. Muskelerkrankungen sowie reaktiv bei Gelenkerkrankungen; **Ther.:** physikalische Therapie (z. B. Massage, Dehnungsübungen, Wärme- od. Kälteanwendung, Ultraschall, diadynam. Ströme), lokal Quaddelung mit Lokalanästhetika (u. U. Glukokortikoide), ggf. system. Antiphlogistika bzw. Myotonolytika. Vgl. Fibromyalgiesyndrom.

myo|gen (↑; -gen*): (engl.) *myogenous*; vom Muskel ausgehend; z. B. myogene Muskelatrophie.

Myo|globin (↑; Globus*) *n*: (engl.) *myoglobin*; roter Muskelfarbstoff (dem Hämoglobin* ähnl.), M_r ca. 17 000; prosthet. Gruppe: Häm*; der Proteinanteil besteht (im Gegensatz zu Hämoglobin) nur aus 1

Myoglobinurie

Polypeptidkette; M. bindet O_2 reversibel, wobei es eine ca. 6-fach höhere O_2-Affinität als Hämoglobin besitzt, d. h. auch bei geringerem Sauerstoffpartialdruck als Hämoglobin mit Sauerstoff gesättigt ist. M. dient als Sauerstoffspeicher im Muskelgewebe*. Vgl. Myoglobinurie; Myosiderin.

Myo|globin|urie (↑; ↑; Ur-*) *f*: (engl.) *myoglobinuria*; Myoglobinausscheidung im Harn; **Vork.:** z. B. bei Marschhämoglobinurie*, Monge*-Krankheit, Glykogenose* Typ V, Rhabdomyolyse*, Crush*-Syndrom, auch paroxysmal auftretend.

myo-Inositol (↑; gr. ἴς, ἰνός Muskel) *n*: syn. meso-Inositol; s. Inositol.

Myo|kard-: s. a. Herz-.

Myo|kard (My-*; Kard-*) *n*: (engl.) *myocardium*; Myocardium; muskuläre Wand des Herzens; die Muskelzüge der Kammern sind in einer äußeren Schräg-, mittlere Ring- u. inneren Längsschicht angeordnet; die Muskulatur der Vorhöfe u. der Kammern ist durch das Herzskelett voneinander getrennt. Vgl. Muskelgewebe; Herz; Endokard; Perikard.

Myo|kard|fibrose (↑, Kard-*; Fibr-*; -osis*) *f*: (engl.) *myocardial fibrosis*; Myofibrosis cordis; Vermehrung des interstitiellen Bindegewebes des Herzmuskels; **Vork.:** z. B. Hypoxämie, akute interstitielle Myokarditis, Endomyokardfibrose*. Vgl. Endokardfibroelastose.

Myo|kard|in|farkt (↑; ↑; Infarkt*) *m*: Herzinfarkt*.

Myo|kardio|pathie (↑; ↑; -pathie*) *f*: Kardiomyopathie*.

Myo|karditis (↑; ↑; -itis*) *f*: (engl.) *myocarditis*; umschriebene od. diffuse entzündl. Erkr. des Herzmuskels (Myokard*); evtl. mit perikardialer Beteiligung (Perimyokarditis); **Einteilung:** **1.** ätiol.: **a)** rheumat. M. bei rheumatischem Fieber* als Pankarditis unter Mitbeteiligung von Perikard (s. Perikarditis) u. Endokard (s. Endokarditis); **b)** para- u. postinfektiöse M.; meist bei Infektion mit kardiotropen Viren (häufig Virusmyokarditis* durch Coxsackie-B-Viren), auch bei Diphtherie* (Schädigung durch Toxine; s. Myolysis cordis toxica), Scharlach*, Toxoplasmose*, Trichinose*, Chagas*-Krankheit; **c)** allerg. M.; **d)** Sarkoidose*; **e)** idiopath. M., Fiedler*-Myokarditis; Riesenzellmyokarditis*; **2.** pathol.-anat.: seröse, parenchymatöse, interstitielle od. gemischte Form; **3.** klin. Verlauf: akute od. chron. M. (entzündl. sekundäre Kardiomyopathie*); **Sympt.:** Palpitation inf. Herzrhythmusstörungen, retrosternaler Schmerz, klin. Zeichen der Herzinsuffizienz* mit Kurzatmigkeit, Unruhe, rascher Ermüdbarkeit, Stauungslunge, u. U. bis zum kardiogenen Schock; uncharakterist. bei chron. M. (Abgeschlagenheit, Leistungsminderung, Appetitstörung, Gewichtsabnahme); vgl. Virusmyokarditis; **Diagn.:** **1.** Herzauskultation: evtl. Herzgeräusche*; **2.** EKG: Verlaufsbeurteilung u. Nachweis von Herzrhythmusstörungen (z. B. AV-Block, intraventrikuläre Erregungsleitungsstörung*, ventrikuläre Tachyarrhthmien), Senkung der ST*-Strecke u. Abflachung der T*-Welle (präterminale bis terminale Negativierungen); **3.** laborchem.: Entzündungszeichen, Herzenzyme, Serologie, Blutkulturen u. a.; **4.** Echokardiographie*: Verlaufsbeurteilung der Myokardfunktion, Nachweis einer evtl. Begleitperikarditis; **5.** MRT:

entzündl. Myokardödem; **6.** endgültiger Nachweis durch Endomyokardbiopsie (chron. M.); **Ther.:** strikte körperl. Schonung (strenge Bettruhe in Akutphase), Herzinsuffizienz- u. Arrhythmietherapie, spezif. Behandlung nach Ätiol. (z. B. Interferon, Antitoxin od. immunsuppressiv mit Azathioprin u. Prednisolon); **Progn.:** je nach Ätiol. folgenlose Ausheilung mögl., evtl. chron. M. (Übergang in dilatative Kardiomyopathie*).

Myo|kardose (↑; ↑; -osis*) *f*: (engl.) *myocardosis*; sog. Hyperthyreoseherz, Myxödemherz; Herzmuskelveränderungen bei Dysproteinämien* (Myokardose i. e. S. nach Wuhrmann), versch. Stoffwechsel- u. Mineralhaushaltsstörungen, Hämochromatose, Avitaminosen, Amyloidose, Paramyloidose; **Klin.:** Zeichen der Herzinsuffizienz*, plötzlicher Herztod*; Echokardiographie: restriktive Kardiomyopathie* mit Einschränkung der diastol. Relaxation; EKG: Veränderungen i. S. eines diffusen Myokardschadens.

Myo|kard|szinti|graphie (↑; ↑; Szinti-*; -graphie*) *f*: (engl.) *myocardial scintigraphy*; syn. Myokardperfusionsszintigraphie; Szintigraphie* zur Erfassung versch. Funktionen des Myokards: rel. regionale Perfusion mit Koronarreserve (Untersuchung in Ruhe u. unter Belastung, z. B. mit ^{201}Thallium od. ^{99m}Tc- Methoxyisobutylisonitril), Myokardvitalität u. Stoffwechsel (z. B. Glukosestoffwechsel mit ^{18}F*-Fluor-Desoxyglukose); Durchführung als Emissionscomputertomographie* (SPECT od. PET); **Ind.:** Diagn. einer koronaren Herzkrankheit* mit Nachw. von Ischämie od. Narbe, auch bei nicht beurteilbarem EKG (z. B. Linksschenkelblock*); Vitalitätsbeurteilung von geschädigtem Myokard (sog. hibernating u. stunned myocardium) vor interventionellen u. op. Eingriffen an Koronararterien u./od. Myokard; selten szintigraph. Darstellung der myokardialen adrenergen Neurone mit ^{123}I-MIBG (s. MIBG-Szintigraphie); Beurteilung der sympath. Innervation, z. B. nach Transplantation, zur DD des Parkinson*-Syndroms. Vgl. GSPECT.

Myo|kinase (↑; Kin-*) *f*: Adenylatkinase*.

Myo|klonien (↑; Klonus*) *f pl*: (engl.) *muscle cloni*; kurze ruckartige Zuckungen (<100 ms) einzelner Muskeln ohne od. mit nur geringem Bewegungseffekt; **Vork.:** **1.** physiol. als nächtliche M. in der Einschlaf- od. Aufwachphase; **2.** als gemeinsames Hauptsymptom versch. Erkr. wie z. B. Multipler Sklerose, zerebraler Hypoxie, Encephalitis epidemica); **3.** als Krankheitsbild: **a)** Paramyoklonus* multiplex; **b)** Hyperekplexie*; **c)** M. bei Epilepsie*. Vgl. Opsoklonus.

Myo|klonus|epi|lepsie|syn|drome, progressive (↑; ↑; Epilepsie*) *n pl*: (engl.) *progressive myoclonic epilepsy syndromes*; ätiol. heterogene Gruppe von Erkrankungen, die durch eine Epilepsie* mit myoklonischen Anfällen u. den Verlust statomotorischer u. mentaler Fähigkeiten gekennzeichnet sind; hierzu gehören neuronale Zeroidlipofuszinose*, Unverricht*-Lundborg-Syndrom, Myoklonusepilepsie mit ragged red fibres (vgl. Enzephalomyopathien, mitochondriale) sowie Lafora-Krankheit.

Myo|kymie (↑; gr. κῦμα Welle) *f*: (engl.) *myokyma*; spontane, wellenförmige Kontraktionen entlang eines Muskels, die im Schlaf nicht aufhören; **Urs.:**

Läsion der Vorderhörner u. -wurzeln des Rückenmarks od. der motorischen Hirnnervenkerne; vgl. Myoklonie; Krämpfe.

Myo|lyse (↑; Lys-*) *f*: (engl.) *myolysis*; Muskelzelluntergang inf. Degeneration, Nekrose*, Trauma; vgl. Rhabdomyolyse; Crush-Syndrom.

Myo|lysis cordis toxica (↑; ↑) *f*: schwere disseminierte Herzmuskelschädigung mit hyalin-scholligem Zerfall von Herzmuskelzellen bei Myokarditis* durch Diphtherietoxin mit meist letalem Verlauf der resultierenden progredienten Herzinsuffizienz*. Vgl. Diphtherie.

Myom (↑; -om*) *n*: (engl.) *myoma*; benigner mesenchymaler Tumor, der überwiegend aus Muskelzellen besteht; **Formen:** 1. Leiomyom: aus glatten Muskelzellen bestehendes M., das einen scharf abgegrenzten, oft nodulären Tumor bildet; Vork. z. B. als Myoma* uteri; 2. Fibromyom: aus Muskelzellen u. Bindegewebe bestehend; 3. Rhabdomyom: aus reifer (adulter Typ) od. unreifer (fetaler Typ) quergestreifter Muskulatur bestehend; selten; **Vork.:** v. a. im Weichteilgewebe von Hals u. Kopf, auch als primärer Herztumor*.

Myoma uteri (↑; ↑) *n*: (engl.) *uterine myoma*; Uterusmyom; benigne Muskelgeschwulst (Leiomyom, Fibromyom, auch Adenomyom) des Uterus* mit östrogenabhängigem Wachstum (nach dem Klimakterium* oft Spontanrückbildung), oft multipel auftretend (sog. Uterus myomatosus); **Vork.:** bei 20–50 % aller Frauen nach dem 30. Lj.; **Einteilung:** 1. Lok.: meist Korpusmyom, seltener Zervixmyom; 2. Wachstumsrichtung: **a)** intramural (innerh. der Muskelwand); **b)** submukös (in Richtung Uterushöhle); **c)** subserös (Außenschicht, unter der Serosa); **d)** intraligamentär (zw. den beiden Blättern des Ligamentum* latum uteri); **Pathol.:** in ca. 30 % der Fälle sekundäre benigne Veränderungen des Myomgewebes; Erweichung (Durchsetzung mit kavernösen Bluträumen, ödematöse u. myxomatöse Veränderungen, fettige Degeneration, Nekrose*), seltener Verhärtung (Verkalkung, Fibrosierung); **Sympt.:** nur z. T. verlängerte bzw. verstärkte Menstruation*, u. U. Metrorrhagie* (Folge: sekundäre Anämie*), Dysmenorrhö*; Drucksymptome im Bereich der Nachbarorgane (u. a. Miktionsbeschwerden, Pollakisurie, Obstipation, selten Ileus), Schmerzen (bes. bei submukösem Myom); in der Schwangerschaft häufig vorübergehende Größenzunahme des Myoms mit erhöhter Neigung zu regressiven Veränderungen; erhöhte Abortgefahr, u. U. Geburtshindernis; **Kompl.:** Stieldrehung* (bei subserösem Myom), sept. Nekrose mit Fieber u. eitrigem Fluor* genitalis (bei submukösem Myom), Übergang in Sarkom* (sehr selten); Myoma in statu nascendi: vollständige Austreibung eines gestielten intrakavitären Myoms aus dem Zervikalkanal (Gefahr des Verblutens durch Abreißen des Myomstiels von der Uteruswand); **Diagn.:** bimanuelle Untersuchung, Ultraschalldiagnostik* (s. Abb. 1), Hysteroskopie* (s. Abb. 2), Laparoskopie* (s. Abb. 3), MRT; **Ther.:** vorwiegend op. (Myomenukleation*, Hysterektomie*; s. Abb. 4), auch hormonal (Gestagene*, Antiöstrogene*, GnRH*-Agonisten bzw. -Antagonisten); Embolisation der A. uterina; bei

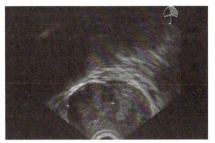

Myoma uteri Abb. 1: intramurales Myom; rechts im Bild Corpus uteri mit Endometrium, links daneben das die Uteruswand überragende Myom (Vaginalsonographie) [77]

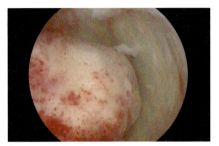

Myoma uteri Abb. 2: 4 cm großes, submuköses Myom (Hysteroskopie) [125]

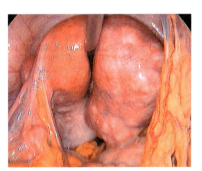

Myoma uteri Abb. 3: subseröses Myom mit höckeriger Oberfläche (Laparoskopie) [147]

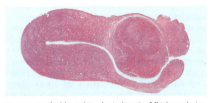

Myoma uteri Abb. 4: histologischer Großflächenschnitt durch den ganzen Uterus und die Portio; in der Zervix ein kugelförmiger Leiomyomknoten, der die Zervixlichtung seitlich komprimiert u. verdrängt [142]

Myomenukleation

Abwarten u. Symptomfreiheit regelmäßige Kontrolluntersuchungen.

Myom|e|nukleation (↑; ↑; lat. enucleare entkernen) *f*: (engl.) *myoma enucleation*; sog. konservative Myomoperation; Ausschneidung bzw. Ausschälung (Enukleation*) eines od. mehrerer Myomknoten.

Myo|mere (↑; gr. μέρος Teil) *n pl*: (engl.) *myomeres*; hintereinander angeordnete, segmental unterteilte Muskelgruppen, die aus dem Mesoderm* hervorgegangen sind; bei Fischen noch deutl. zu erkennen; rudimentär bei Säugern z. B. in der Gliederung der Bauchmuskeln. Vgl. Metamerie.

Myo|metritis (↑; gr. μήτρα Gebärmutter; -itis*) *f*: (engl.) *myometritis*; syn. Metritis; Entz. der Gebärmuttermuskulatur; **Vork.:** i. R. einer Endomyometritis*. Vgl. Endometritis.

Myo|metrium (↑; ↑) *n*: Muskelschicht der Gebärmutterwand; bis zu 2 cm dickes, dichtes Gefüge aus glatten Muskelzellen, Bindegewebe u. Gefäßen; s. Uterus.

Myo|para|lyse (↑; Paralyse*) *f*: s. Lähmung, myoplegische.

Myo|pathie (↑; ↑) *f*: (engl.) *myopathy*; entzündliche (Myositis*) od. degenerative Muskelerkrankung; i. e. S. Bez. für systemartige, einzelne Muskelgruppen od. die gesamte Muskulatur erfassende, häufig progredient verlaufende Erkr., die primär vom Muskel selbst ausgehen (z. B. progressive Muskeldystrophien*, Myotonia* congenita, Myasthenia* gravis pseudoparalytica).

Myo|pathie, endo|krine (↑; ↑) *f*: (engl.) *endocrine myopathy*; meist symmetr. Muskelerkrankung bei hormonaler Störung, z. B. Hyperthyreose*, Hypothyreose*, Cushing*-Syndrom.

Myo|pathien, distale (↑; ↑) *fpl*: (engl.) *distal myopathies*; genet. u. klin. uneinheitl. Gruppe von Muskelerkrankungen, die durch einen Beginn der Symptome an distalen Muskelgruppen charakterisiert sind; **Diagn.:** klin.; MRT od. CT, bei bekanntem Gendefekt molekulargenet.; Muskelbiopsie oft unspezifisch.

Myo|pathien, hereditäre meta|bolische (↑; ↑) *fpl*: (engl.) *hereditary metabolic myopathies*; X-chromosomal-rezessiv, autosomal-rezessiv od. autosomal-dominant erbl. Muskelerkrankungen inf. einer durch einen best. Enzymdefekt verursachten Störung des Muskelstoffwechsels; **Urs.:** bekannt sind u. a. ein Mangel an lysosomaler saurer Maltase, Muskelphosphorylase, Amylo-alpha-1,4-Glukosidase, Amylo-1,4 → 1,6-Transglukosidase, Xanthinoxidase, Myoadenylat-Desaminase, Carnitin-Palmityl-Transferase, NADH-Ubichinon-Reduktase; **Sympt.:** allg. Muskelschwäche, Myalgie, z. T. Myoglobinurie u. Krämpfe; vgl. Glykogenosen.

Myo|pathien, kon|genitale (↑; ↑) *fpl*: (engl.) *congenital myopathies*; klin. u. genetisch uneinheitl. Gruppe von Muskelerkrankungen mit Manifestation im frühkindlichen Alter, die durch strukturelle u./od. histochem. Veränderungen charakterisiert sind; **Formen:** s. Tab.; weitere k. M. sind Gliedergürteldystrophie* Typ 2C u. 2D, mitochondriale Myopathien (s. Enzephalomyopathien, mitochondriale), Kearns*-Sayre-Syndrom, maligne Hyperthermie*, u. a.; **Klin.:** meist proximal betonte Muskelschwäche mit geringer od. fehlender Progredienz; selten schwere Verläufe mit Ateminsuffizienz. Vgl. Muskeldystrophien, kongenitale.

Myo|pathien, mito|chondriale (↑; ↑) *fpl*: s. Enzephalomyopathien, mitochondriale.

Myo|pathie, okulare (↑; ↑) *f*: (engl.) *ocular myopathy*; Sonderform der progressiven Muskeldystrophien*.

Myo|pathie, thyreo|toxische (↑; ↑) *f*: (engl.) *thyrotoxic myopathy*; Muskelerkrankung i. R. einer Hyperthyreose*.

Myo|pathie, toxische (↑; ↑) *f*: (engl.) *toxic myopathy*; tox. Muskelschädigung, z. B. durch Arzneimittel (Amphotericin B, Amiodaron, Vinca-Alkaloide, HMG-CoA-Reduktase-Hemmer, Fibrate u. a.) od. Alkoholmissbrauch.

Myopie (gr. μύωψ kurzsichtig) *f*: (engl.) *myopia*; Abk. My; sog. Kurzsichtigkeit; Form der Ametropie*, bei der parallel einfallende Strahlen vor der Netzhaut vereinigt werden; **Urs.:** zu starker Brechwert von Hornhaut od. Linse (Brechungsmyopie) bzw. überdurchschnittl. Länge des Augapfels (Achsenmyopie); **Formen: 1.** benigne M., die nach der Pubertät meist nicht mehr wesentl. fortschreitet; **2.** maligne progressive M. (s. Abb. 1); **Klin.:** je nach Ausprägungsgrad Netz- u. Aderhautdegeneration durch Dehnung mit nachfolgender Visusreduktion; Fundusveränderungen: posteriore Staphylome, Netzhautlöcher u. -ablösung, subretinale Blutungen, choroidale Neovaskularisationen; **Ther.:** Kontaktlinsen, Konkavgläser (s. Abb. 2), ggf. Clear*-lens-Extraktion.

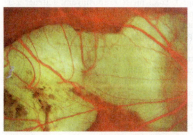

Myopie Abb. 1: Augenhintergrund bei maligner M.; ausgeprägte Dehnungsveränderungen der Ader- u. Netzhaut [98]

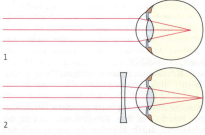

Myopie Abb. 2: 1: unkorrigierte M. im nicht akkommodierten Auge; 2: durch Konkavglas ausgeglichene M.

Myo|plastik (↑; -plastik*) *f*: **1.** (engl.) *myoplasty*; Vernähen antagonist. Muskelgruppen vor dem knöchernen Stumpf bei Amputation*; indiziert bei guter Durchblutung u. Infektfreiheit; **2.** freie u. ge-

Myositis

Myopathien, kongenitale — Tab. 2

Formen	Erbgang	Genlocus	Protein[1]
myotubuläre Myopathie Typ 1 (syn. X-chromosomale myotubuläre Myopathie; zentronukleäre Myopathie)	X-chromosomal-rezessiv	Xq28	Myotubularin (D)
autosomal-dominante zentronukleäre Myopathie (syn. autosomal-dominante myotubuläre Myopathie)	autosomal-dominant	12q21, 19p13.2	myogener Faktor 6 Dynamin-2
autosomal-rezessive zentronukleäre Myopathie (syn. autosomal-rezessive myotubuläre Myopathie)	autosomal-rezessiv	unbekannt	unbekannt
central core disease	autosomal-dominant	19q13.1	Ryanodin-Rezeptor-1 (D)
multicore disease (syn. Rigid-spine-Muskeldystrophie-1)	autosomal-rezessiv	1p36-p35	Selenoprotein N1
Nemaline-Myopathie Typ 1	autosomal-dominant	1q22-q23	α-Tropomyosin-3 (D)
Nemaline-Myopathie Typ 2	autosomal-rezessiv	2q22	Nebulin (D)
Nemaline-Myopathie Typ 3	autosomal-dominant	1q42.1	α-Aktin-1 (D)
Nemaline-Myopathie Typ 4		9p13.2-p13.1	β-Tropomyosin-2
Nemaline-Myopathie Typ 5 (syn. Amish-Nemaline-Myopathie)	autosomal-rezessiv	19q13.4	Troponin-T1
myofibrilläre Myopathie (syn. primäre Desminopathie)	autosomal-dominant, autosomal-rezessiv	2q35	Desmin (A)
Myosinspeicher-Myopathie (syn. autosomal-dominante Hyalinkörperchen-Myopathie)	autosomal-dominant	14q12	kardiales β-Myosin, schwere Kette
autosomal-rezessive Hyalinkörperchen-Myopathie	autosomal-rezessiv	3p22.2-p21.32	unbekannt

[1] D: Defekt; A: Akkumulation

stielte Transplantation von Muskelgewebe zum funktionellen Ersatz, Defektaufbau od. bei der Sanierung von Knocheninfekten; z. B. Gastrocnemiusplastik bei Infektion der proximalen Tibia, motor. Ersatzoperation.

Myo|sarkom (↑; Sark-*; -om*) *n*: (engl.) *myosarcoma*; maligner mesenchymaler Tumor (Sarkom*) des quergestreiften bzw. glatten Muskelgewebes; **Formen: 1.** Rhabdomyosarkom*: äußerst selten (juvenil od. adult); **2.** Leiomyosarkom: meist primär maligne; kann jedoch aus maligne entarteten Leiomyomen hervorgehen. Vgl. Myom.

Myo|siderin (↑; gr. σίδηρος Eisen) *n*: Eisen, das nach Zerfall von Myoglobin* freigesetzt u. als Pigment abgelagert wird.

Myosin (↑) *n*: (engl.) *myosin*; unlösl., zu den Globulinen gehörendes Muskelprotein (ca. 60% des Gewichts der Myofibrillen*), M_r 460 000; **Aufbau:** asymmetr. Hexamer aus 1 Paar schwerer u. 2 Paaren leichter Ketten; 2 miteinander verschraubte Alphahelices bilden den fadenförmigen Teil des M. u. tragen je 1 globuläre Kopfgruppe, in der beim Skelettmuskel-M. die ATPase-Aktivität lokalisiert ist; bilden 15 Klassen (I–XV); **Vork.: 1.** muskulär: bei der Muskelkontraktion* bilden M. u. Aktin* den Aktin-Myosin-Komplex; **2.** nicht muskulär: M. IIA u. IIB ist beteiligt u. a. an Zytokinese, Wundheilung.

Myo|sitis (↑; -itis*) *f*: (engl.) *myositis*; entzündl. Reaktion von Muskeln od. Muskelgruppen mit akutem u. chron. Verlauf; **Einteilung: 1.** M. mit bekannter Ätiol.: **a)** virale Infektion (z. B. Coxsackie-B-Virus) mit meist distal betonter Sympt.; **b)** bakterielle Infektion (z. B. Actinomyces, Clostridium perfringens, Staphylokokken u. pyogene Keime, Brucella, Mykobakterien); **c)** Pilzinfektion; **d)** parasitäre Infektion (Toxoplasmose, Trichinose, Zystizerkose, Trypanosomiasis u. a.); **e)** tox. M. durch Arzneimittel (z. B. Penicillamin, Alkohol od. Heroin; **f)** als paraneoplast. Syndrom; **2.** M. unbekannter Ätiol.: **a)** Kollagenosen* u. Dermatomyositis*-Polymyositis-Komplex; **b)** Sarkoidose*; **c)** Fibrodysplasia* ossificans progressiva u. M. ossificans localisata; **d)** bei anderen Erkr. od. Syndromen, z. B. Panniculitis nodularis non suppurativa febrilis et recidivans; **Sympt.:** Bewegungs- u. evtl. Palpationsschmerz der betroffenen Muskulatur, Myogelose*, Schwäche bis zur Lähmung; in späteren Stadien Atrophie u. evtl. Kontrakturen; **Diagn.:** klin. Bild; erhöhte Enzymaktivitäten (Kreatinkinase, Aldolase, Aspartataminotransferase), hohe Myoglobinwerte im Serum, Myoglobinurie (bei akuter Myolyse); Muskelbiopsie u. histol. Untersuchung; serolog. Tests (Autoantikörper, Schilddrüsenhormone), elektromyograph. Nachw. polyphas. Potentiale, MRT zur Darstellung der Muskelatrophie u. zum Nachw. entzündl. Areale, Herdsuche (Infektion, Neoplasma). Vgl. Dermatomyositis; Polymyositis.

Myo|sitis acuta purulenta (↑; ↑) *f*: (engl.) *myositis purulenta*; akute eitrige Myositis*; **Vork.:** bei Infektion von offenen Wunden (z. B. bei komplizierter Fraktur) od. Osteomyelitis*; häufig als Phlegmone od. Abszess, selten als generalisiertes tox. Syndrom mit akutem Nierenversagen (z. B. bei Infektion mit Streptococcus pyogenes u. Gasbildung im Muskel); **Ther.:** chir. lokale Sanierung, resistenzgerechte Antibiotikatherapie, intensivmed. Überwachung.

Myo|sitis, auto|im|mune (↑; ↑) *f*: (engl.) *autoimmune myositis*; Sammelbez. für den Kollagenosen* zugeordnete entzündl. autoimmune Muskelerkrankungen; **Einteilung:** nach klin. u. serol. Kriterien; **1.** primäre Polymyositis*; **2.** primäre Dermatomyositis*; **3.** Myositis in Komb. mit Kollagenosen; **4.** Tumor-assoziierte Myositis; **5.** Einschlusskörperchenmyositis*; **Diagn.:** Nachw. von Autoantikörpern (Antisynthetase-, Anti-SRP-, Anti-Mi2-, Anti-MAS-, Anti-Proteasom-Antikörper), erhöhte Muskelenzymaktivitäten, Biopsie u. histol. Untersuchung, MRT, Elektromyographie.

Myo|sitis, inter|stiti|elle (↑; ↑) *f*: (engl.) *interstitial myositis*; entzündliche Infiltration der Bindegewebehüllen der Muskulatur (Peri-, Endomysium) ohne primären Befall der Myozyten; **Vork.:** v. a. bei Kollagenosen*, insbes. bei Dermatomyositis*.

Myo|sitis ossi|ficans circum|scripta (↑; ↑) *f*: (engl.) *myositis ossificans circumscripta*; umschriebene Metaplasie* der Muskulatur mit Verknöcherung inf. pathol. Kalkeinlagerung; **Urs.:** meist traumat. (z. B. als Kompl. bei Muskelfaserriss od. Prellung), selten angeb. od. spontan; **Vork.:** z. B. als sog. Reitknochen mit Verknöcherung des M. sartorius; oft im Bereich des M. quadriceps femoris u. hüftumgebende Muskulatur nach TEP-Imlantation; **Sonderform:** M. o. c. neurotica, syn. Paraosteoarthropathie; nach Schädigung des ZNS im Bereich gelähmter Körperteile auftretende Weichteilverkalkungen u. Verknöcherungen der Muskulatur (ossifizierende Fibromyopathie), z. B. im Bereich von Hüft- u. Kniegelenken bei Paraplegie; **Diagn.:** Rö., Sonographie, CT, Erhöhung der CK-MM (s. Kreatinkinase); **Ther.:** NSAR, evtl. Glukokortikoide, nach Umbau chir. Entfernung; ggf. Röntgenbestrahlung od. lokaler Ultraschall des betr. Gebiets.

Myo|sitis ossi|ficans multi|plex pro|gressiva (↑; ↑) *f*: Fibrodysplasia* ossificans progressiva.

Myo|sitis tropica (↑; ↑) *f*: tropische Pyomyositis*.
Myo|sitis typhosa (↑; ↑) *f*: s. Typhus abdominalis.
Myo|spasmus (↑; Spas-*) *m*: (engl.) *myospasm*; Krampf eines einzelnen Muskels; s. Krämpfe.

Myo|tom (↑; -tom*) *n*: (engl.) *myotome*; Anlage der segmentalen Rumpfmuskulatur, bildet sich aus den Ursegmenten*; Innervationsgebiet der Spinalnerven der Skelettmuskulatur. Vgl. Dermatom.

Myo|tomie (↑; ↑) *f*: (engl.) *myotomy*; op. Muskeldurchtrennung; z. B. zur op. Erweiterung des ventrikulären Ausflusstrakts bei hypertropher obstruktiver Kardiomyopathie*, op. Behebung eines Strabismus* (sog. Schieloperation) od. eines Torticollis*, auch zur Ablösung der kontrakten Hüftadduktoren am Schambein u. der am Trochanter major ansetzenden Muskeln als Eingriff z. B. bei beginnender Koxarthrose, bei infantiler Zerebralparese u. Muskeldysbalance bei Myelomeningozele zur Erzielung von Schmerz- u. Beschwerdefreiheit (s. Abb.). Vgl. Kardiomyotomie; Achalasie; Pylorushypertrophie.

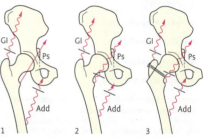

Myotomie: 1: sog. Hängehüfte nach Voss; 2: modifiziert nach Imhäuser bei Adduktions-Beuge-Außendreh-Kontraktur mit zusätzlicher Durchtrennung des M. iliopsoas (Ps) u. Verzicht auf Trochanterosteotomie; 3: modifiziert nach Imhäuser bei Abduktions-Beuge-Außendreh-Kontraktur mit zusätzlicher Durchtrennung des M. iliopsoas; Gl: M. gluteus; Add: Adduktoren

Myo|tonia con|genita (↑; Ton-*) *f*: (engl.) *myotonia congenita*; Muskelerkrankung inf. Mutation im CLCN1-Gen (codiert für einen Chloridkanal in der Skelettmuskulatur; Genlocus 7q35); **Häufigkeit:** 1 : 50 000; **Formen: 1. Typ Thomsen:** autosomal-dominant erbl.; Manifestation i. d. R. im frühen Kindesalter; Muskelverspannung an Kiefer u. im Bereich des Schultergürtels; verzögerte bzw. fehlende Erschlaffung der Muskulatur nach Kontraktion; Verkrampfung der Muskulatur bei Beklopfen (Perkussionsmyotonie); Besserung der Muskelsteifheit durch wiederholte Kontraktion; selten Muskelschwäche u. -hypertrophie; **2. Typ Becker:** autosomal-rezessiv erbl.; Manifestationsalter zwischen 3.–30. Lj.; Sympt. meist ausgeprägter als beim Typ Thomsen mit Muskelhypertrophie, insbes. an den Beinen; **Diagn.:** myoton. Reaktion in der Elektromyographie*; in der Muskelbiopsie histochem. nachweisbares Fehlen von Typ-IIb-Muskelfasern; molekulargenet. Nachw. des Gendefekts; **Ther.:** evtl. Dauertherapie mit Mexiletin, Phenytoin, Carbamazepin; **DD:** Paramyotonia* congenita, progressive Muskeldystrophie*, Stiff-man-Syndrom.

Myo|tonia con|genita inter|mittens (↑; ↑) *f*: Paramyotonia* congenita.
Myo|tonie (↑; ↑) *f*: (engl.) *myotonia*; tonischer Krampf der Muskulatur; vgl. Krämpfe.
Myo|zele (↑; -kele*) *f*: s. Muskelhernie.
Myo|zyten (↑; Zyt-*) *m pl*: (engl.) *myocytes*; Muskelzellen; s. Muskelgewebe.
Myria|poden (gr. μυρίος zahllos; πούς, ποδός Fuß) *m pl*: (engl.) *myriapoda*; Tausendfüßer; Klasse der Tracheata; s. Arthropoden.
Myringitis (↑; -itis*) *f*: (engl.) *myringitis*; Trommelfellentzündung, meist in Zus. mit einer Otitis* media od. Otitis* externa.
Myringo|plastik (↑; -plastik*) *f*: s. Tympanoplastik.
Myrtilli fructus *m*: s. Heidelbeere.
Mytilo|toxin *n*: (engl.) *mytilotoxin*; von Miesmuscheln (Mytilus edulis) produziertes Gift; der Verzehr mytilotoxinhaltiger Muscheln kann zu Vergiftungserscheinungen führen. Vgl. Saxitoxin.
My-Typ: s. Schwerkettenkrankheit.
Myx-: auch Myxo-; Wortteil mit der Bedeutung Schleim, Schleimhaut; von gr. μύξα.
Myx|adenitis labialis (↑; Aden-*; -itis*) *f*: Cheilitis* glandularis apostematosa.
Myx|adenom (↑; ↑; -om*) *n*: (engl.) *myxadenoma*; Adenom* mit myxomatöser Grundsubstanz, das von schleimproduzierenden Epithelzellen einer mukösen Drüse ausgeht.
Myxo|chondrom (↑; Chondr-*; -om*) *n*: (engl.) *myxochondroma*; mit Schleim durchsetztes Chondrom*.
Myxo|dermia dif|fusa (↑; Derm-*) *f*: s. Myxödem.
Myx|ödem (↑; Ödem*) *n*: (engl.) *myxedema*; Bez. für pathol. Ablagerung von Glykosaminoglykanen* in Haut-, Unterhaut- u. Muskelgewebe; **Formen:** 1. **generalisiertes M.** (syn. Myxodermia diffusa): ödematös-teigige Infiltration bei Hypothyreose* v. a. im Gesicht (periorbital) u. an den Extremitäten (Handrücken); führt zu typ. aufgeschwemmtem Aussehen (sog. Eskimogesicht, s. Abb.); im Gegensatz zu anderen ödematösen Veränderungen der Haut bleiben nach Druck keine Dellen zurück; 2. **prätibiales M.** (syn. Myxoedema circumscriptum tuberosum, Myxoedema praetibiale symmetricum): entzündl. Schwellung bei Basedow-Krankheit (in 2–3 %) an den Streckseiten der Unterschenkel, selten am Fußrücken, nie oberhalb des Knies; meist assoziiert mit endokriner Ophthalmopathie*; in Komb. mit Exophthalmus* u. hypertropher Osteoarthropathie* als sog. EMO-Syndrom beschrieben.
Myx|oedema lichenoides et papulosum (↑; ↑) *n*: Skleromyxödem*.
Myx|ödem|koma (↑; ↑; Koma*) *n*: (engl.) *myxedema coma*; seltene, v. a. bei älteren Pat. auftretende, generalisierte vegetative Entgleisung mit hoher Letalität (bis zu 50 %) bei schwerer Hypothyreose*; **Urs.:** Dekompensation* des bestehenden Schilddrüsenhormonmangels bei z. B. starker Kälteexposition od. schwerer Infektion; **Klin.:** extreme Adynamie, Stupor, Hypothermie, Hypoventilation mit Hyperkapnie, Hyporeflexie, Bradykardie, Hyperhydratation mit Hypoglykämie u. Hyponatriämie, Schock.
Myx|ödem, kon|genitales (↑; ↑) *n*: (engl.) *congenital myxedema*; i. R. eines angeb. Kretinismus* bzw. einer angeb. Hypothyreose* auftretendes Myxödem.
Myxo|fibrom (↑; Fibr-*; -om*) *n*: (engl.) *myxofibroma*; Fibrom*, das aus Schleim u. Bindegewebe besteht.
Myxo|lipom (↑; Lip-*; -om*) *n*: (engl.) *myxolipoma*; Lipom*, das aus Schleim u. Fettgewebe besteht.
Myxom (↑; -om*) *n*: (engl.) *myxoma*; beniger gallertiger Tumor aus primitiven Mesenchymzellen u. schleimiger Grundsubstanz; **Vork.:** z. B. im Herzen (30 % aller primären Herztumoren*).
Myxoma peritonei (↑; ↑) *n*: s. Pseudomyxoma peritonei.
Myxo|myzeten (↑; Myk-*) *m pl*: (engl.) *myxomycetes*; sog. echte Schleimpilze; wachsen in der vegetativen Phase als Amöben u. bilden in der Fruktifikationsphase Sporangien.
Myxo|sarkom (↑; Sark-*; -om*) *n*: (engl.) *myxosarcoma*; zellreiches malignes Myxom*.
Myxo|viren (↑; Viren*) *n pl*: (engl.) *myxoviruses*; med. wichtige Gruppe mittelgroßer RNA-Viren, die in die beiden Virusfamilien Orthomyxoviridae* u. Paramyxoviridae* unterteilt wird. Die Bez. der Virusgruppe erfolgte aufgrund der Fähigkeit einzelner dieser Viren, mit Neuraminidase* Mukoproteine von Zellmembranen anzugreifen.
Myzel (lat. mycellium Pilzfilz) *n*: (engl.) *mycelium*; Geflecht aus septierten od. unseptierten Hyphen* der Pilze; vgl. Fungi.
Myzetismus (↑) *m*: (engl.) *mycetism*; i. e. S. Mykotoxikose durch aufgenommene Mykotoxine*, z. B. durch Mutterkorn*, Schimmelpilze*; vgl. Pilzvergiftung.
Myzetom (↑; -om*) *n*: (engl.) *mycetoma*; Bez. für langsam wachsende, schmerzlose Granulationsgeschwulst in den Tropen u. Subtropen, verursacht durch Bakt. (Aktinomyzetom*) od. Pilze (Eumyzetom*).

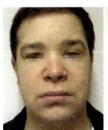
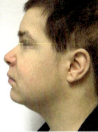

Myxödem [107]

DE GRUYTER

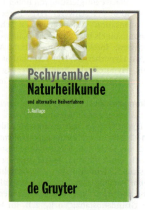

PSCHYREMBEL NATURHEILKUNDE UND ALTERNATIVE HEILVERFAHREN

3. überarb. Aufl. 2006.
XIV, 423 Seiten. 204 Abb. 73 Tab.
Gebunden.
ISBN 978-3-11-018524-9

Die vollständig überarbeitete 3. Auflage des *Pschyrembel Naturheilkunde* ist mit 4000 Einträgen das verlässliche und umfassende Nachschlagewerk für alle Bereiche der Komplementärmedizin:

- Phytotherapie
- Hydrotherapie
- Elektrotherapie
- Massagen u. ausleitende Therapie
- Homöopathie
- anthroposophische Medizin
- Ernährungsmedizin
- Psychotherapie
- Ethnomedizin
- Methoden und Grundlagen der traditionellen chinesischen, indischen und tibetischen Medizin.

Die komprimierte Darstellung ermöglicht einen schnellen Zugriff in der ärztlichen, heilpraktischen und homöopathischen Praxis sowie im Studium und in der Ausbildung. Dem naturkundlich interessierten Laien bietet der Pschyrembel Naturheilkunde als Wegweiser im Therapie-Dschungel einen klar strukturierten und übersichtlichen Einblick in die Grundlagen, Verfahren und Therapien der komplementären Medizin.

www.degruyter.com

N

n: 1. (physik.) Symbol für Neutron*; 2. (chem.) Abk. für org. Normalverbindungen; z. B. n-Hexan; 3. Vorsatzzeichen für Nano- (Faktor 10^{-9}); s. Einheiten (Tab. 3 dort).

N: 1. (chem.) Symbol für Stickstoff* (Nitrogenium); 2. (physik.) Einheitenzeichen für Newton*; 3. (serol.) ein Hauptantigen der MNSs*-Blutgruppen; 4. (biochem.) Abk. für Asparagin*.

N.: Abk. für **N**ervus (pl Nn., Nervi); (engl.) *n.*; Nerv.

NA: Abk. für **N**euraminidase*-Hemmer.

Na: chem. Symbol für Natrium*.

Nabel: (engl.) *navel*; (lat.) Umbilicus, (gr.) Omphalos; syn. Umbo; rundl. Vertiefung, in deren Grund der Rest des Nabelschnuransatzes als eine kleine Papille zu erkennen ist; liegt in einer ausgesparten Lücke der Linea alba, dem Anulus umbilicalis.

Nabel|an|omalien (Anomalie*) *f pl*: (engl.) *umbilical anomalies*; angeb. Störungen im Bereich des Nabels; meist harmlos, da sie i. d. R. den Nabelverschluss nicht verhindern; **Formen: 1. Hautnabel** (syn. Kutisnabel): Die Bauchhaut umfasst röhrenförmig den Anfang der Nabelschnur, so dass nach ihrem Abfall die Wunde auf der Höhe eines Stumpfs liegt. **2. Amnionnabel:** Die Amnionhülle der Nabelschnur greift auf die Bauchhaut über, so dass nach Abfall des Nabelschnurrests ein runder Hautdefekt entsteht, der durch Granulation abheilt.

Nabel|blutung: (engl.) *umbilical hemorrhage*; Omphalorrhagie; Blutung aus den Nabelgefäßen inf. Lockerung der Unterbindung od. aus dem Nabelgrund bzw. Nabelgranulom* nach Abfall des Strangrests; klin. meist unbedeutend; stärkere N. bei hämorrhag. Diathese, Sepsis, konnataler Syphilis, Hämophilie A u. B.

Nabel|bruch: s. Nabelhernie.

Nabel|diphtherie (Diphtherie*) *f*: (engl.) *umbilical diphtheria*; fibrinöser Belag auf der geröteten Nabelwunde inf. Infektion des Neugeborenen mit Corynebacterium* diphtheriae (hohe Mortalität); selten aufgrund der Schutzimpfung* u. mütterl. Antikörper. Vgl. Diphterie.

Nabel|entzündung: (engl.) *omphalitis*; Omphalitis; Entz. des Nabels u. der Umgebung, u. U. mit Ulzeration (Ulcus umbilici) u. Gangrän benachbarter Bauchdeckenpartien; Err. v. a. Staphylococcus aureus; mögl. Urs. einer Neugeborenensepsis*; **Ther.:** system. i. v. Antibiotikatherapie.

Nabel|fistel (Fistel*) *f*: (engl.) *umbilical fistula*; Fistula umbilicalis; angeb. (z. B. Fistula* omphaloenterica) od. erworbene (z. B. nach Nabelentzündung*), komplette od. inkomplette Fistel* zwischen Nabel u. Ileum; vgl. Ductus omphaloentericus.

Nabel|granulom (Granulom*; -om*) *n*: (engl.) *umbilical granuloma*; Fungus umbilicalis; pilz- od. knopfförmige, etwa erbsengroße Wucherung von Granulationsgewebe am Nabel des Neugeborenen nach Nabelschnurabfall; **Ther.:** Ätzung mit AgNO$_3$ (selten erforderlich).

Nabel|hernie: (engl.) *umbilical hernia*; syn. Hernia umbilicalis; Nabelbruch; durch den Anulus umbilicalis (Bruchpforte) hindurchtretende, bis kopfgroße Hernie* im Bereich des Nabels; **Formen: 1. bei Säuglingen** meist kleine N., z. B. inf. Persistenz der physiol. Nabelhernie, Heilungsstörungen der Nabelwunde, starker Beanspruchung der Bauchpresse (Schreien, Husten); häufig bei kleinen Frühgeborenen inf. fehlenden Bauchdeckenschlusses; **2. im Erwachsenenalter** häufig mit Verwachsungen des Bruchinhalts (Netz, Dünnbzw. Dickdarm) mit der Haut (sog. Hernia accreta); begünstigende Faktoren: u. a. Adipositas, Schwangerschaft, körperl. Belastung, Aszites; **Diagn.:** klin.; **Ther.:** (op.) bei Kindern mit ausbleibender Spontanremission (s. unter Progn.) nach dem 2. Lj. z. B. durch Mayo*-Fasziendoppelung, bei Erwachsenen z. B. durch Spitzy*-Operation u. Implantation eines Kunststoffnetzes; s. Hernioplastik; bei Risikopatienten evtl. korsettartige Bandage; **Progn.:** spontane Rückbildung bei Säuglingen u. Kleinkindern (meist bis zum 2. Lj.); Vgl. Omphalozele.

Nabel|koliken (Kolik*) *f pl*: (engl.) *functional abdominal pain*; Sammelbez. für meist periumbilikal lokalisierte Bauchschmerzen unklarer Genese beim Säugling u. Kleinkind; **Vork.:** z. T. in Zus. mit funkt. od. org. Baucherkrankungen, auch mit extraabdominalen Erkr. (HNO-Bereich); **DD:** kausale u. symptomat. Abgrenzung gegenüber den sog. Dreimonatskoliken* kaum möglich.

Nabel, nässender: (engl.) *draining umbilicus*; Sekretion der Nabelwunde bei ausbleibender Epithelisierung innerhalb von 2–3 Wo. nach Nabelschnurabfall; **Urs.:** Nabelentzündung, -granulom, -fistel.

Nabel|schnur: (engl.) *umbilical cord*; (anat.) Funiculus umbilicalis; Nabelstrang; geht hervor aus dem Haft- od. Bauchstiel, führt vom Nabel des Kindes zur fetalen Seite der Plazenta; ca. 50–60 cm lang, 1–2 cm dick, meist spiralig gedreht, außen vom Amnion überzogen. Die N. enthält 3 Gefäße (s. Abb.): Die beiden Aa. umbilicales (Fortsetzungen der Äste der Aa. iliacae internae, führen kindl. Blut durch die N. zur Plazenta) u. eine V. umbili-

Nabelschnurbruch

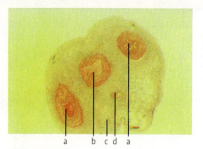

Nabelschnur: histologischer Schnitt (Eosin-Phosphormolybdänsäure-Methylenblau-Färbung); a: Aa. umbilicales; b: V. umbilicalis; c: Ductus allantoicus; d: Rest des Ductus omphaloentericus

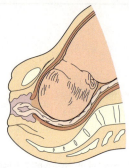

Nabelschnurvorfall [112]

calis (führt das Blut von der Plazenta zum Kind; die zweite, re. Vene bildet sich bereits im ersten Embryonalmonat zurück). Die Gefäße sind eingebettet in die Wharton*-Sulze. Die N. enthält ferner Reste der Allantois u. des Dottergangs. Vgl. Insertio.

Nabel|schnur|bruch: s. Omphalozele.

Nabel|schnur|geräusch: (engl.) *umbilical cord souffle*; irrtümliche Bez. für ein zischendes Geräusch, das synchron mit den kindl. Herztönen über dem Abdomen der Schwangeren mit Stethoskop od. i. R. des CTG* erfassbar ist; entsteht nicht in der Nabelschnur, sondern im Foramen ovale u. Ductus arteriosus.

Nabel|schnur|knoten: (engl.) *umbilical cord knot*; Knoten, der durch Schlingenbildung der Nabelschnur entsteht; **Formen: 1. wahrer N.:** meist nicht sehr fester, durch echte Schlingenbildung entstehender Knoten v. a. bei zu langer Nabelschnur* od. bei Hydramnion*; führt u. U. zu Nabelschnurkomplikationen*; **2. falscher N.:** entsteht durch knäuelförmige Schlingenbildung der Gefäße od. (seltener) durch umschriebene Verdickungen der Wharton*-Sulze.

Nabel|schnur|kom|plikationen (Komplikation*) *f pl*: (engl.) *umbilical cord complications*; während der Schwangerschaft od. unter der Geburt* auftretende Komplikationen, die von der Nabelschnur ausgehen; **Formen: 1.** Nabelschnurvorliegen*; **2.** Nabelschnurvorfall*; **3.** Nabelschnurumschlingung* des Fetus, u. U. mit Bildung wahrer Nabelschnurknoten*; **4.** Einreißen eines Nabelschnurgefäßes, z. B. bei Insertio velamentosa; **5.** Aplasie einer Nabelarterie (oft mit Fehlbildungen des Kindes verbunden, auch assoziiert mit intrauteriner Wachstumsretardierung u. Frühgeburt); mögliche **Folgen:** intrauterine Hypoxie u. Azidose (fetal* distress); **Ther.:** bei krit. Zustand ggf. intrauterine Reanimation* bzw. op. Entbindung*.

Nabel|schnur|umschlingung: (engl.) *loops of the umbilical cord*; häufig (20–30 %) vorkommende Umschlingung der Frucht (Hals, Arme, Schultern, Beine) durch die (meist zu lange) Nabelschnur* od. bei Hydramnion*; meist keine hypoxische Gefährdung. Vgl. Nabelschnurkomplikationen.

Nabel|schnur|vorfall: (engl.) *umbilical cord prolapse*; gefährl. Nabelschnurkomplikation, wobei eine od. mehrere Nabelschnurschlingen nach dem Blasensprung vor dem vorangehenden Teil des Kindes eingeklemmt werden (s. Abb.); **Vork.:** bei Mehrlingen, Frühgeburt*, Hydramnion*; **Urs.:** mangelhafter Abschluss des unteren Uterinsegments durch den vorliegenden Teil (enges Becken, Fußlage, Querlage u. a.).

Nabel|schnur|vorliegen: (engl.) *presenting umbilical cord*; bei erhaltener Fruchtblase vor od. neben dem vorliegenden Teil zu tastende Nabelschnurschlinge (s. Abb.); geht nach Blasensprung leicht über in Nabelschnurvorfall*.

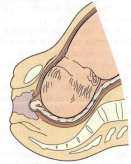

Nabelschnurvorliegen [112]

Nabel|schnur|zeichen: (engl.) *umbilical cord signs*; (gebh.) Zeichen zum Nachw. der Plazentalösung*; **1. Ahlfeld-N.:** Vorrücken des an der Grenze der Vulva angelegten Nabelschnurclips mit fortschreitender Lösung; die Plazenta ist gelöst, wenn die Entfernung zwischen Vulva u. Clip ca. 10 cm beträgt; **2. Küstner-N.:** bei tiefem Eindrücken oberh. der Symphyse zieht sich die Nabelschnur vaginalwärts zurück, wenn die Plazenta noch nicht gelöst ist; **3. Strassmann-N.** (sog. Telegraphenzeichen): bei noch festsitzender Plazenta übertragen sich leichte Klopfbewegungen im Bereich des Uterusfundus auf die Nabelschnur. Vgl. Schröder-Zeichen.

Nabel|sinus (Sinus*) *m*: (engl.) *umbilical sinus*; Bez. für die Persistenz des umbilikalen Gangendes des Ductus omphaloentericus; wird durch den intraabdominalen Druck nach außen gestülpt u. sieht himbeerartig aus.

Naboth-Eier (Martin N., Anat., Leipzig, 1675–1721): Ovula* Nabothi.

Nabumeton (INN) *n*: s. Antiphlogistika, nichtsteroidale.

N-Acetylcystein *n*: s. Acetylcystein.

N-Acetylglutamatsynthetase-Mangel: (engl.) *N-Acetylglutamate synthetase deficiency*; Kurzbez. NAGS-Mangel; seltene, autosomal-rezessiv erbl. Stoffwechselstörung im Harnstoffzyklus*; betroffen ist die mitochondriale N-Acetylglutamatsynthetase (NAGS; Genlocus 17q21.31). **Diagn.:** Hyperammonämie*, erhöhte Konz. von Glutamin u. Alanin im Serum u. niedrige Konz. von Harnstoff u. Orotsäure* im Urin; **DD:** klin. od. serol. ist der NAGS-Mangel nicht vom Carbamoylphosphatsynthetase*-Mangel zu unterscheiden. **Ther.:** Vermeidung bzw. Beseitigung der Hyperammonämie, Eiweißreduktion, Substitution von Carbamylglutamat, Arginin, Natriumbenzoat u./od. Natriumphenylbutyrat*.

Nachbild: (engl.) *afterimage*; nach dem Ende eines (konstanten) optischen Reizes entstehender visueller Sinneseindruck ohne entsprechendes Objekt inf. Lokaladaption der Netzhaut; **Formen: 1. negatives** N. als komplementäres Bild (z. B. dunkel bei hellem Objekt od. in Komplementärfarbe; s. Abb.); **2. positives** N. als period. Folge heller Bilder nach Wahrnehmung einer Serie von Lichtblitzen; **Vork.: 1.** physiol.; **2.** pathol. persistierend bei Uveitis*, Choroiditis* u. Papillenerkrankungen.

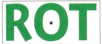 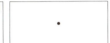

Nachbild: Wird der Mittelpunkt der farbigen Figur für ca. 30 Sek. u. anschließend der Mittelpunkt des weißen Umrisses fixiert, entsteht ein negatives Nachbild in der Komplementärfarbe.

Nachblutung: 1. (engl.) *secondary bleeding*; (chir.) postop. lokale od. diffuse Einblutung in eine chir. gesetzte Wunde; Urs.: unversorgte (während der Op. häufig nicht blutende) Gefäße, abgerutschte Gefäßunterbindung, Gerinnungsstörungen, postop. Blutdruckanstieg; nach 10–20 Tagen: Entz., Fremdkörper od. Gefäßarrosion; Diagn.: Kontrolle der Drainage, Blutbild, Gerinnungsstatus, Sonographie; Ther.: Reintervention; **2.** (gebh.) nach Geburt od. Abort über die normale Nachgeburtsblutung* hinausgehende Blutung; als Frühblutung inf. Atonia* uteri od. Plazentareste*, als Spätblutung inf. zurückgebliebener Plazentateile u. Entz.; **3.** (gyn.) s. Blutung, postmenstruelle.

Nachgeburt: Secundinae; s. Plazenta.

Nachgeburtsblutung: (engl.) *postpartum hemorrhage*; physiol. Blutung in der Nachgeburtsperiode, normal ca. 200–400 ml; vgl. Nachblutung, Rissblutung.

Nachgeburtsperiode *f*: (engl.) *postpartum period*; auch Plazentarperiode; s. Geburt.

Nachgreifen: s. Greifreflex.

Nachhirn: s. Medulla oblongata.

Nachkürettage (Kürettage*) *f*: (engl.) *uterine curettage*; Kürettage* im Anschluss an einen Abort*, um Abortmaterial od. Plazentareste aus dem Uterus zu entfernen.

Nachlast: (engl.) *afterload*; Widerstand, den die Herzmuskulatur bei der Entleerung der Kammer überwinden muss (Auswurfwiderstand); direkt von systol. myokardialer Wandspannung, indirekt von peripherem Widerstand* (art. Gefäßwandelastizität; s. Windkesselfunktion) abhängig; entspricht klin. in vereinfachter Annäherung dem mittleren Aortendruck. Vgl. Vorlast.

Nachniere: (engl.) *metanephros*; Metanephros; am Ende der 4. Embryonalwoche sich ausbildende Nierenanlage, ersetzt die Urniere*; entsteht aus 2 getrennten Anlagen, aus dem nephrogenen Gewebe des 2.–5. Sakralsegments (bildet die harnbereitenden Abschnitte) u. der aus dem Endabschnitt des Wolff*-Gangs aussprossenden Ureterknospe (bildet Ureter, Nierenbecken mit Kelchen u. Sammelrohren).

Nachschlaf: 1. (engl.) *postsleep*; (anästh.) Schlafphase nach einer Narkose* bis zur völligen Restitution des ZNS; vgl. Überhang; **2.** (neurol.) nach Grand mal bei Epilepsie* auftretender sog. Terminalschlaf.

Nachsorgeregister, onkologisches *n*: s. Krebsregister.

Nachstar: (engl.) *aftercataract*; Cataracta secundaria; nach extrakapsulärer Staroperation* vorkommende Katarakt* mit gelegentl. froschlaichartigem Aussehen; **Urs.:** Wachstum verbliebener Linsenzellen auf der Linsenkapsel (regenerator. N.) od. narbige Verdichtung der hinteren Linsenkapsel (fibrot. N.); **Ther.:** chir. Absaugung od. Kapseleröffnung mit dem YAG-Laser.

Nachsterblichkeit: s. Säuglingssterblichkeit (Tab. dort).

Nachtangst: s. Pavor nocturnus.

Nachtblindheit: s. Nyktalopie.

Nachtkerzenöl: (engl.) *evening primrose oil*; Oenothera oleum; fettes Öl aus den Samen der Nachtkerze (Oenothera biennis), enthält Linolensäure u. a. essentielle Fettsäuren; **Verw.:** bei atop. Ekzem.

Nachtlarvenfilarie (lat. lạrva Hülle, Maske; Filarien) *f*: s. Wuchereria bancrofti; Brugia malayi.

Nachtmyopie (gr. μύωψ kurzsichtig) *f*: (engl.) *night myopia*; das Kurzsichtigwerden des Auges beim Übergang zu geringen Leuchtdichten durch reflektor. Naheinstellung auf Entfernungen im Greifbereich (50–100 cm); die physiol. N. beträgt 1–2 dpt.

Nachtschweiß: (engl.) *night sweats*; nachts auftretende, starke Hyperhidrose*; **Vork.:** z. B. (als Komponente der B*-Symptomatik) bei Hodgkin*-Lymphom, akuter Leukämie*, Tuberkulose, AIDS.

Nachtsichtigkeit: s. Hemeralopie.

Nachwehen: (engl.) *afterpains*; Wehen* in den ersten 2–3 Tagen des Wochenbetts; **Vork.:** bes. bei Mehrgebärenden, verstärkt beim Stillen* (sog. Stillwehen, bedingt durch Oxytocin*); unterstützen die Blutstillung sowie die Involutio* uteri.

Nacken: (engl.) *nape*; (anat.) Nucha.

Nackenbeugezeichen: s. Lhermitte-Zeichen.

Nackenödem (Ödem*) *n*: (engl.) *nuchal translucency*; syn. Nackenfalte, Nackentransparenz (Abk. NT); ätiol. ungeklärtes, vorübergehend zwischen 11. u. 14. SSW auftretendes Ödem* im Nackenbereich des Fetus; **Bestimmung:** standardisierte Messung der Dicke des N. durch Sonographie, Zunahme ≥3 mm als Hinweis auf Chromosomenaberrationen* (z. B. Trisomie* 13, Trisomie* 18 u. Down*-Syndrom). Vgl. Hygrom, zervikales.

Nacken|re|flex, tonischer (Reflekt-*) m: s. Reflexe, frühkindliche.

Nacken|steifigkeit: (engl.) neck stiffness; tonische Fixierung der Nackenmuskulatur mit Steilstellung der Halswirbelsäule, leichter Reklination des Kopfs u. Einschränkung der Nackenbeweglichkeit mit Auslösung heftiger Schmerzen u. Widerstand (vgl. Opisthotonus) bei passivem Vorbeugen des Kopfs; **Vork.:** z. B. meningeales Syndrom, Tetanus, Hirntumoren, Einklemmung, Krämpfe od. Myalgie der Halsmuskulatur, Wirbelsäulenaffektionen.

Nacken|transparenz f: Abk. NT; Nackenödem*.

Nacken|zeichen: Brudzinski*-Nackenzeichen.

NaCl: chem. Formel für Natriumchlorid*.

NAD: s. Pyridinnukleotid-Coenzyme.

NADA: Abk. für N-Arachidonyl-Dopamin; s. Endocannabinoide.

Nadel: 1. (engl.) needle; chir. Nahtinstrument zur Ausführung einer manuellen Naht*; **Formen: a)** atraumat. N. als Standard-N. in der Gefäß- u. Viszeralchirurgie (ohne Öhr, mit direkt angebrachtem Faden ohne Fadenverdoppelung u. Vergrößerung des Stichkanals; **b)** runde N. für empfindl. Gewebe (Darm); **c)** gerade N. zur Ausführung einer fortlaufenden Naht ohne Nadelhalter; **d)** gebogene N. (z. B. nach Sims) für Nähte mit Nadelhalter; **e)** scharfe (dreikantige) N. für reißfeste Gewebe (Faszien, u. U. Haut); 2. N. für die Akupunktur*.

NADH-Met|hämo|globin|re|duktase-Mangel (Met-*; Häm-*; Globus*): s. Methämoglobinämie; Erythrozytenenzymopathien.

Nadifloxacin (INN) n: Antibiotikum aus der Gruppe der Fluorchinolone (Chinolone*); **Ind.:** Acne papulopustulosa (s. Acne vulgaris); **UAW:** Juckreiz, Erythem, Kontaktdermatitis, Urtikaria, Hypopigmentierung.

Nadir m: (engl.) nadir; (hämat.) Bez. für den Tiefpunkt der Granulozytopenie* nach Anw. von Zytostatika; i. w. S. auch Bez. für den tiefsten Punkt in der Messung anderer Laborwerte (z. B. sog. Thrombozytennadir).

NADP: s. Pyridinnukleotid-Coenzyme.

NADPH-Met|hämo|globin|re|duktase-Mangel (Met-*; Häm-*; Globus*): s. Erythrozytenenzymopathien; Methämoglobinämie.

Nadro|parin n: (engl.) nadroparin; niedermolekulares Heparin* zur Thromboseprophylaxe u. -therapie.

Naegele-Becken (Franz K. N., Gyn., Gebh., Heidelberg, 1778–1851): (engl.) Naegele's pelvis; im schrägen Durchmesser verengtes Becken inf. einseitiger Iliosakralankylose; vgl. Beckenformen.

Naegele-Ob|liquität (↑; Obliquität*) f: (engl.) Naegele's obliquity; s. Asynklitismus.

Naegele-Regel (↑): (engl.) Naegele's rule; Regel zur klin. Bestimmung des voraussichtl. Geburtstermins; ausgehend vom 1. Tag der letzten Menstruation* werden 3 Mon. zurück- u. 1 Jahr u. 7 Tage zugerechnet.

Naegele-Zange (↑): (engl.) Naegele's forceps; Geburtszange*, die aus 2 Löffeln mit Beckenkrümmung besteht.

Naegeli-Syn|drom (Oskar N., Dermat., Bern, 1885–1959) n: (engl.) Naegeli's syndrome; syn. Franceschetti-Jadassohn-Syndrom; veraltet fam. Chromatophorennävus; autosomal-dominant erbl. Fehlbildungssyndrom (Genlocus 17q11.2–q21) mit generalisierter retikulärer Hyperpigmentierung, Keratosis palmoplantaris, Hypohidrosis, Nagel- u. Zahnanomalien; Manifestation im 2. Lj.; vgl. Incontinentia pigmenti.

Naegleria (nach F. P. O. Nagler, Bakteriol., Australien) n pl: (engl.) Naegleria; Gattung freilebender, fakultativ parasitierender Amöben*; u. a. ist die weltweit in Süßwasser vorkommende N. fowleri Err. der primären Amöben*-Meningoenzephalitis.

Nähr|agar m: (engl.) culture agar; Nährsubstrat, das je nach Gehalt an Agar* eine unterschiedl. feste Konsistenz besitzt u. der In-vitro-Züchtung von Bakt. u. Pilzen dient.

Nähr|boden, poly|troper: (engl.) polytropic culture medium; (bakteriol.) Nährmedium zum parallelen Nachw. mehrerer biochem. Leistungen zur Differenzierung versch. Gattungen der Enterobacteriaceae*; vgl. Kligler-Agar, TSI-Agar.

Nähr|böden: (engl.) culture media; (bakteriol.) flüssige (Nährbouillon*) od. feste (Agar*-Nährböden) Nährmedien zur In-vitro-Züchtung von Mikroorganismen (Bakt., Protozoen, Pilzen), enthalten alle hierfür erforderl. Nährstoffe; vgl. Trockennährböden.

Nähr|bouillon f: (engl.) nutrient broth; flüssiges Kulturmedium aus Fleischextrakt mit Zusatz von pept. od. trypt. verdautem Protein, Salzen u. Puffersubstanzen; vgl. Nährböden.

Nähr|klistier (Klistier*) n: (engl.) nutrient enema; nur noch selten angewendete Nahrungszufuhr durch den Darm, z. B. Instillation einer Glukoselösung; ausgenutzt werden höchstens 50 % der zugeführten Kalorien.

Nähr|schaden: (engl.) malnutrition; chron. Gedeihstörung im Säuglings- u. Kleinkindesalter als Folge von Ernährungsfehlern; z. B. Mehlnährschaden*, Milchnährschaden*, Protein*-Energie-Mangelsyndrome.

Nähr|stoff|bedarf: 1. (engl.) nutrition requirements; Menge eines Nährstoffs*, die zur Aufrechterhaltung aller Körperfunktionen benötigt wird; individuell versch. je nach Geschlecht, Alter (s. Säuglingsernährung), Wachstum, Gesundheitszustand, Grundumsatz*, Wärmehaushalt, Schwangerschaft, genet. Disposition, Wechselwirkung zw. Nährstoffen, körperl. Aktivität u. Klima; als Orientierung für Hauptnährstoffe gilt (g/d): 0,9 Protein, 0,9 Fett u. 5 Kohlenhydrate pro kg Körpergewicht; **2.** Definition nach WHO: niedrigste Zufuhr eines Nährstoffs, die erforderl. ist, um Mangelerscheinungen zu verhüten, die durch klin. Symptome u./od. Messgrößen, biochem. od. physiol. Funktionen überprüfbar sind.

Nähr|stoffe: (engl.) nutrients; org. u. anorganische Verbindungen, die dem Aufbau u. Erhalt körpereigener Substanz dienen; **1.** energieliefernde N. (Hauptnährstoffe) bestimmen den physiol. Brennwert* der Nahrungsmittel: Proteine*, Fette* u.

Nährstoffzufuhr, empfohlene
Referenzwerte für die tägliche Nährstoffzufuhr
(Deutsche Gesellschaft für Ernährung, 2000)

Nährstoff	m	/	w[1]	
fettlösliche Vitamine				
Vitamin A	1	/	0,8	mg-Äquivalent[2]
Vitamin D			5	µg
Vitamin E	15	/	12	mg-Äquivalent[3]
Vitamin K	70	/	60	µg
wasserlösliche Vitamine				
Vitamin B₁ (Thiamin)	1,2	/	1,0	mg
Vitamin B₂ (Riboflavin)	1,4	/	1,2	mg
Vitamin B₆ (Pyridoxin)	1,5	/	1,2	mg
Vitamin B₁₂ (Cobalamine)			3,0	µg
Niacin	16	/	13	mg-Äquivalent[4]
Pantothensäure			6	mg
Folsäure			400	µg-Äquivalent[5]
Vitamin C			100	mg
Biotin	30	–	60	µg
Mineralstoffe				
Natrium			550	mg
Kalium			2000	mg
Calcium			1000	mg
Magnesium	350	/	300	mg
Phosphor			700	mg
Chlorid			830	mg
Eisen	10	/	15	mg

Spurenelemente				
Zink	10,0	/	7,0	mg
Kupfer	1,0	–	1,5	mg
Mangan	2,0	–	5,0	mg
Chrom	30	–	100	µg
Molybdän	50	–	100	µg
Fluorid	3,8	/	3,1	mg
Iod			200	µg
Selen	30	–	70	µg
Protein			0,8	g/kg KG
Fett			30	% der Energie
Omega-6-Fettsäuren			2,5	% der Energie
Omega-3-Fettsäuren			0,5	% der Energie
Wasser			35	ml/kg KG

[1] bezogen auf einen Erwachsenen (25–50 Jahre alt) mit Normalgewicht sowie eine tägliche Energiezufuhr von 9968 J, 2400 kcal (m) bzw. 7955 J, 1900 kcal (w);
[2] 1 mg Retinol-Äquivalent = 6 mg all-trans-β-Carotin;
[3] 1 mg (R,R,R)-α-Tocopherol = 1,49 IE; 1 IE = 0,67 mg (R,R,R)-α-Tocopherol = 1 mg all-rac-α-Tocopherylacetat;
[4] 1 mg Niacin-Äquivalent = 60 mg Tryptophan;
[5] berechnet nach der Summe folatwirksamer Verbindungen in der üblichen Nahrung = Folat-Äquivalente (nach neuer Definition)

Kohlenhydrate*; **2.** essentielle N.: Vitamine*, essentielle Aminosäuren*, essentielle Fettsäuren*, Mineralien, Spurenelemente* u. Wasser; **3.** sekundäre Pflanzenstoffe*.
Nähr|stoff|zufuhr, empfohlene: Nahrungsenergie- u. Nährstoffmengen, von denen angenommen wird, dass sie ausreichen, die Bevölkerung vor Gesundheitsstörungen zu schützen; ermittelt werden die Werte aus laborexperimentell-biochem. bzw. klin. od. rein empir. Daten. Sie stellen Durchschnittswerte dar, auf deren Grundlage Nährstoffempfehlungen herausgegeben werden. Empfehlungen für die Nährstoffzufuhr werden für Deutschland von der Deutschen Gesellschaft für Ernährung (Abk. DGE; s. Tab.), Empfehlungen für die Zufuhr an Energie u. essentiellen Nährstoffen vom wissenschaftl. Lebensmittelausschuss der Europäischen Kommission (Commission of the European Communities, Scientific Committee on Food, Abk. SCF), vom Recommended Dietary Allowances (Abk. RDA) u. Food and Nutrition Boards in den USA u. international von der FAO/WHO (Handbook on Human Nutrition Requirements) herausgegeben. **Bedeutung:** Planungshilfe für eine bedarfsdeckende Ernährung sowie für die Nahrungsproduktion u. -versorgung, Orientierungshilfe bei der Beurteilung der Nährstoffversorgung in versch. Bevölkerungsgruppen, Beurteilung von Lebensmittelverbrauchszahlen, Hilfe für die Entw. von Ausbildungsprogrammen der Ernährungsaufklärung u. neuer Produkte sowie für die Herausgabe von Richtlinien für die Auszeichnung von Lebensmitteln mit ernährungsbezogenen Informationen.
Nähr|wert: (engl.) *nutritive value*; Wert eines Nahrungsmittels einerseits als Baustoff für Bildung u. Erneuerung von Körperzellen, andererseits als Betriebsstoff für den Stoffwechsel zur Erzeugung von Energie (physiol. Brennwert*); der chem. N. wird nach Joule* (früher Kalorie*) gemessen u. bewertet.
Nähr|zucker: (engl.) *nutritive sugar*; Gemisch aus Dextrinen* u. Maltose*; **Anw.:** früher in der Ernährung dyspeptischer Säuglinge; heute ersetzt durch Oligosaccharide*; vgl. Heilnahrung.
Näseln: s. Rhinolalie.
Nävus (lat. n<u>ae</u>vus) *m*: (engl.) *nevus*; Mal, Muttermal, Naevus, veraltet Macula matricis; angeb. od. erst später (Naevus tardus) auftretende, scharf umschriebene Fehlbildung der Haut; **Formen: 1. einfacher N.**, entsteht durch eine übermäßige Entw. (z.B. Naevus sebaceus), seltener durch das

Naevus achromians Ito

Fehlen (z. B. Naevus* anaemicus) eines od. mehrerer Bestandteile der Haut; **2. Pigmentnävus**, melanozytärer Nävus*.

Naevus a|chromians Ito (↑) *m*: Hypomelanosis* Ito.

Naevus a|chromicus (↑) *m*: Naevus* depigmentosus.

Naevus an|aemicus (↑) *m*: (engl.) *nevus anaemicus*; rundl., unregelmäßig begrenzte, konfluierende weiße Flecken, die nach Reibung od. Injektion von Acetylcholin, Pilocarpin, Histamin od. Serotonin nicht rot werden; **Lok.:** bes. Brust; **Urs.:** Störung der motor. Endplatten u. verstärkte Stimulierung der Vasokonstriktoren.

Naevus araneus (↑) *m*: (engl.) *spider nevus*; syn. Sternnävus, Spinnennävus; veraltet Eppinger-Sternchen; art. Gefäßneubildung mit zentralem stecknadelkopfgroßem, evtl. pulsierendem Gefäßknötchen u. davon ausstrahlenden radiären feinen Gefäßreisern (s. Abb.); meist ohne pathol. Bedeutung; **Lok.:** bes. im Gesicht; **Vork.:** bei chron. Lebererkrankungen (z. B. Alkoholhepatitis, Zirrhose) u. Sklerodermie; während der Schwangerschaft aufgetretene N. a. bilden sich i. d. R. nach der Entbindung zurück.

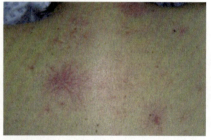

Naevus araneus: Gefäßknötchen mit ausstrahlenden radiären feinen Gefäßreisern [105]

Nävus, blauer (↑) *m*: Naevus* coeruleus.

Naevus cerebri|formis (↑) *m*: den Hirnwindungen ähnl. melanozytärer Nävus*; vgl. Cutis verticis gyrata.

Naevus coeruleus (↑) *m*: (engl.) *blue nevus*; syn. blauer Nävus; durch Vermehrung in der Dermis gelegener Melanozyten entstehendes rundl., blauschwarzes, bis linsengroßes Knötchen (s. Abb.); **Lok.:** bes. Fuß-, Handrücken, Kopf.

Naevus comedonicus (↑) *m*: (engl.) *nevus comedonicus*; Nävus mit follikulären, komedonenartigen, oft segmentär angeordneten Keratosen; wenn diese sich lösen od. entfernt werden, bleiben atroph., grubenartige Vertiefungen zurück.

Naevus de|pigmentosus (↑) *m*: (engl.) *achromic nevus*; syn. Naevus achromicus; angeb. Depigmentierung der Haut, meist am Stamm; möglicherweise bedingt durch eine Störung des Melanintransports der in normaler Zahl vorhandenen Melanozyten; **DD:** Hypomelanosis* Ito, Piebaldismus*.

Nävus|dys|plasie-Syn|drom (↑; Dys-*; -plasie*) *n*: (engl.) *hereditary dysplastic nevus syndrome*; syn. BK-mole-Syndrom; autosomal-dominant erbl. Auftreten von multiplen dysplastischen Näviszellnävi (s. Abb.), Lentigines (s. Lentigo) u. spontaner Entw. von malignen Melanomen (Genloci 1p36 sowie 9p21 u. 12q24 mit Mutationen in den Genen CDKN2A u. CDK4); **Ther.:** sorgfältige Inspektion u. Dokumentation der Nävi, ggf. chir. Exzision.

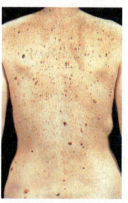

Nävusdysplasie-Syndrom: unregelmäßig begrenzte, braune bis rote Pigmentnävi am Rücken [3]

Nävus, epi|dermaler (↑) *m*: (engl.) *epidermal nevus*; den Blaschko-Linien folgender Nävus mit Hyperkeratose u. basaler Hyperpigmentierung; **Formen:** Naevus* verrucosus, ILVEN*.

Naevus flammeus (↑) *m*: (engl.) *nevus flammeus*; syn. Naevus vinosus, Feuermal, Weinfleck; meist angeb., durch Kapillarerweiterungen bedingte hell- bis dunkelblaurote, oft bizarr konfigurierte Flecken versch. Größe, bes. im Gesicht (s. Abb.), am Nacken (s. Nävus Unna-Politzer) u. an den Extre-

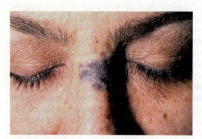

Naevus coeruleus: typischer blauer Herd am Nasenrücken [59]

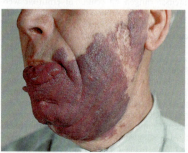

Naevus flammeus: großflächiger dunkelblauroter Naevus flammeus mit Beteiligung der Unterlippe u. knotiger Umwandlung

mitäten; median gelegene Nävi bilden sich meist spontan zurück; laterale N. f. sind oft mit Klippel*-Trénaunay-Weber-Syndrom od. Sturge-Weber-Krabbe-Syndrom (Abb. dort) assoziiert; **Ther.:** Argon-Laser. Vgl. Naevus teleangiectaticus; Hämangiom, kavernöses.

Naevus fusco|coeruleus ophthalmo|maxillaris Ota (↑; Masao O., Dermat., Tokio, 1883–1945) *m*: s. Mongolenfleck.

Nävus, junktionaler (↑) *m*: s. Nävus, melanozytärer.

Naevus lipomatodes super|ficialis (↑) *m*: (engl.) *nevus lipomatosus cutaneus superficialis*; syn. Hoffmann-Zurhelle-Nävus; gruppierte, stecknadelkopf- bis walnussgroße, hautfarbene od. gelbl., flach erhabene bis halbkugelig vorgewölbte weiche Knötchen od. Knoten; bereits bei Geburt vorhandene Ansammlungen von Fettgewebe in der Dermis; **Lok.:** bes. Gesäß, Hüfte, proximale Oberschenkelhälfte.

Nävus, melano|zytärer (↑) *m*: (engl.) *melanocytic nevus*; syn. Leberfleck, melanozytärer; angeb. od. erworbener, hell- bis dunkelbrauner, manchmal schwarzer, selten hautfarbener Nävus von unterschiedl. Form (flach, kugelig-erhaben, verrukös, gestielt) u. Größe; Ansammlung von Näuszellen anfangs in der dermoepidermalen Junktionszone (Junktionsnävus), dann zusätzl. in der oberen Dermis (Compound-Nävus) od. später ausschließl. in der Dermis (dermaler m. N.); **Vork.:** bei fast jedem Menschen in versch. Anzahl ohne bevorzugte Lok.; bei kongenitalen, familiären u. junktionalen Nävi erhöhte Wahrscheinlichkeit der Entartung zu einem malignen Melanom*. Vgl. Näuszellnävus, atypischer.

Naevus pigmentosus et pilosus (↑) *m*: (engl.) *pigmented hairy epidermal nevus*; melanozytärer Nävus* mit reichl. Haaren (s. Abb.); früher bei großer Ausdehnung als Tierfellnävus bezeichnet.

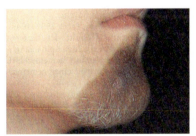

Naevus pigmentosus et pilosus: brauner, teilweise verruköser Herd mit verstärkter Behaarung am Kinn [3]

Naevus sebaceus (↑) *m*: (engl.) *sebaceous nevus*; syn. Talgdrüsennävus; meist angeb., selten im 2.–3. Lebensjahrzehnt auftretender, traubenartig aus kleinen Knötchen zusammengesetzter, feinhöckeriger gelber Tumor aus Talgdrüsenläppchen, oft auch mit weiteren epithelialen Strukturen (s. Abb.); **Lok.:** bes. an der behaarten Kopfhaut; in ca. 30 % Entw. eines Basalzellkarzinoms*, seltener anderer Tumoren. Vgl. Schimmelpenning-Feuerstein-Mims-Syndrom.

Naevus spilus (↑) *m*: (engl.) *nevus spilus*; sog. Kiebitzeinävus; Komb. aus Café*-au-lait-Fleck u. mela-

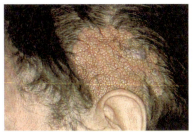

Naevus sebaceus: verruköser Herd am behaarten Kopf [3]

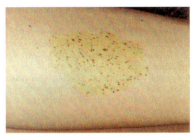

Naevus spilus: flacher braungelber Herd mit punktförmiger Hyperpigmentierung [3]

nozytärem Nävus*; meist solitär auftretender hellbrauner Fleck, der mit kleinen dunkelbraunen Flecken, die sich oft später gebildet haben, übersät ist (s. Abb.).

Nävus Spitz (↑) *m*: Spitz*-Tumor.

Naevus spongiosus albus mosucae (↑) *m*: (engl.) *white sponge nevus*; seltener, autosomal-dominant erbl., warzenartiger, weiß verfärbter, scharf umgrenzter, gefurchter Nävus* der Mundschleimhaut (Wange, Zunge, Gaumen od. Lippe); symptomlos, persistierend; Entstehung in Kindheit; **DD:** Leukoplakie*, Haarleukoplakie* (bei HIV-Infektion), mit Leukoplakien assoziierte genet. Krankheiten wie Pachyonychia* congenita u. Dyskeratosis* congenita.

Nävus Sutton (↑; Richard L. S., Dermat., USA, 1878–1952) *m*: Halonävus*.

Naevus syringo-cyst|adenomatosus papilli|ferus (↑) *m*: syn. Syringozystadenom; von den Ausführungsgängen apokriner Schweißdrüsen ausgehender papillomatöser, warzenförmiger, zuweilen verkrusteter Tumor; **Lok.:** behaarte Kopfhaut, Stirn, Schläfen.

Naevus tele|angi|ec|taticus (↑) *m*: Variante des Naevus* flammeus mit flächigen Teleangiektasien*.

Nävus Unna-Politzer (↑; Paul G. U., Dermat., Hamburg, 1850–1929; Adam P., Otol., Wien, 1835–1920) *m*: sog. Storchenbiss; häufig vorkommender medialer Naevus* flammeus im Nacken.

Naevus varicosus osteo|hyper|trophicus (↑) *m*: Klippel*-Trénaunay-Weber-Syndrom.

Naevus verrucosus (↑) *m*: gelbbräunl., warzenartiger epidermaler Nävus* mit oft linearer Anordnung.

Naevus vinosus (↑) *m*: Naevus* flammeus.

Nävuszellen

Nävus|zellen (↑; Zelle*): (engl.) *nevus cells*; große, rundl., neurogene Zellen mit hellem, bläschenförmigem Kern; leiten sich von der Neuralleiste her u. können wie die Melanozyten* Melanin synthetisieren.

Nävus|zell|nävus (↑; ↑) *m*: s. Nävus, melanozytärer.

Nävus|zell|nävus, a|typischer (↑; ↑) *m*: (engl.) *atypical nevus*; syn. dysplastischer Nävuszellnävus; melanozytärer Nävus mit erhöhter Tendenz zur malignen Entartung u. Entw. eines malignen Melanoms*; morphol. oft unregelmäßiger, unscharfer Rand, variierende Pigmentierung u. papulöse Anteile; ∅ meist >5 mm; histol. Melanozytenhyperplasie, Kernatypie u. Auffälligkeiten im architektonischen Aufbau; vgl. Nävusdysplasie-Syndrom.

Nävus|zell|nävus, dys|plastischer (↑; ↑) *m*: atypischer Nävuszellnävus*.

Nafa|relin (INN) *n*: (engl.) *nafareline*; synthet. GnRH*-Rezeptor-Agonist; **Ind.:** Endometriose*, In*-vitro-Fertilisation; **Kontraind.:** ungeklärte vaginale Blutungen.

Naffziger-Syn|drom (Howard Ch. N., Chir., San Francisco, 1884–1956) *n*: Halsrippensyndrom*.

NAFLD: Abk. für (engl.) *nonalcoholic fatty liver disease*; s. Fettleber.

Naftidro|furyl (INN) *n*: (engl.) *naftidrofuryl*; Sympatholytikum*; Vasodilatator* mit serotonin-antagonist. u. fluiditätsverbessernder Wirkung; **Ind.:** zerebrale u. periphere art. Durchblutungsstörungen.

Naftifin (INN) *n*: (engl.) *naftifin*; Antimykotikum* zur top. Anw.; Allylamin; **Ind.:** Dermatophytosen*, Candidose* der Haut, Pityriasis* versicolor; **UAW:** Reizerscheinungen an Haut u. Schleimhaut.

Nagel: (engl.) *nail*; (anat.) Unguis; die hornige, gewölbte Platte am distalen Ende der Finger u. Zehen; der Nagelkörper (Corpus unguis) liegt auf dem **Nagelbett** (Matrix unguis), der hintere Teil, die **Nagelwurzel**, liegt in der Haut, ebenso die Seitenränder im **Nagelfalz**, vom häutigen **Nagelwall** (Vallum unguis) am Rand bedeckt.

Nagel|band: s. Leukonychie.

Nagel|bett|entzündung: s. Panaritium.

Nagel, eingewachsener: (engl.) *ingrown nail*; Unguis incarnatus; Einwachsen des Zehennagels in die seitl. Nagelfalz v. a. der Großzehe inf. falscher Nagelpflege, zu engem Schuhwerk bzw. anlagebedingten zu breiten Nagelbetts; **Klin.:** Druckschmerz, überschießende Granulation, eitrige Sekretion, Zehenphlegmone; **Ther.:** je nach Befund Nagelkorrekturspange, Nagelkeilexzision*, Emmert*-Nagelplastik.

Nagel|ex|traktion (Extraktion*) *f*: (engl.) *extraction of a nail*; chir. Nagelablösung durch Nagelunterfahrung u. seitl. Walkbewegungen mit anat. Pinzette nach Leitungsanästhesie; **Ind.:** traumat. bzw. infektiöse Läsion der Nagelregion.

Nagel-Farb|täfelchen (Willibald A. N., Physiol., Rostock, 1870–1911): (engl.) *Nagel's color vision test cards*; Testtafeln zur Prüfung des Farbensinns mit konzentr. Ringen aus Verwechslungsfarben; vgl. Farbenfehlsichtigkeit.

Nagel|keil|ex|zision (Exzision*) *f*: (engl.) *excision into a nail*; keilförmige Teilresektion des lateralen Drittels eines Nagels; **Ind.:** eingewachsener Nagel*. Vgl. Emmert-Nagelplastik.

Nagelkeilexzision

Nagel|kranz|fraktur (Fraktur*) *f*: Form der Fingerfraktur* mit Fraktur des distalen Anteils der knöchernen Endphalanx im Bereich des Nagelbettes; **Urs.:** meist direkte Gewalteinwirkung, Quetschung; **Ther.:** meist konservativ mögl.; ggf. Trepanation des Fingernagels, um das sehr schmerzhafte subunguinale (Nagel)Hämatom zu entlasten; ggf. Nagelrefixation.

Nagel|linie: (engl.) *Feer's line*; bei Scharlach* u. a. akuten Infektionen sowie i. R. des Kawasaki*-Syndroms 6–8 Wo. nach Krankheitsbeginn deutl. sichtbare Linie in der Nagelplatte; vgl. Beau-Reil-Querfurchen.

Nagel|mykose (Myk-*; -osis*) *f*: s. Onychomykose.

Nagel-Patella-Syn|drom (Patella*) *n*: (engl.) *nail patella syndrome*; Abk. NPS; syn. Osteoonychodysplasie, Beckenhörnersyndrom, Turner-Kieser-Syndrom; autosomal-dominant erbl. Erkr. inf. Mutationen im LMX1B-Gen (Genlocus 9q34.1); **Sympt.:** Anonychie od. Mikroonychie, Aplasie od. Hypoplasie der Patella, gelegentl. palpable Beckenhörner (Exostosen an der Oberfläche der Beckenschaufeln), Radiuselongation mit Radiusköpfchen- u. Capitulum-humeri-Hypoplasie, Fußfehlbildung, Kleinwuchs; Nephropathie u. ultrastrukturelle Glomerulopathie mit Hämat- u. Proteinurie, Ödemen u. renaler Osteopathie, Niereninsuffizienz in ca. 10 % der Fälle.

Nagel|puls (Puls*) *m*: s. Kapillarpuls.

Nagel|wall|entzündung: s. Paronychie.

Nageotte-Stelle (Jean N., Anat., Paris, 1866–1948): (engl.) *Nageotte's point*; Abschnitt der hinteren Wurzeln des Rückenmarks* zw. den Spinalganglien u. den Spinalnerven; verläuft gemeinschaftl. mit den vorderen Wurzeln (von einer gemeinsamen duralen Hülle umgeben).

Nager-Syn|drom (Felix R. N., Otolaryngologe, Zürich, 1877–1959) *n*: s. Dysostosis acrofacialis.

Nah|einstellungs|re|aktion *f*: s. Konvergenzreaktion.

Nah|punkt: (engl.) *near point*; Punctum proximum; **1.** N. der Akkommodation: der dem Auge nächste Punkt, der bei max. Akkommodation* noch scharf gesehen werden kann; seine Entfernung nimmt mit steigendem Lebensalter zu; **2.** N. der Konvergenz: der Kreuzungspunkt der fovealen Gesichtslinien bei max. Konvergenz*; **3.** N. der Fusion: der dem Auge nächste Punkt, der bei binokularem Sehen* zentral noch zu einem Bildeindruck verarbeitet werden kann.

Nahrungs|kette: (engl.) *food chain*; Folge von als Nahrung dienenden Organismen, in denen best. Schadstoffe (z. B. Gifte, Schwermetalle, Radionuklide) gespeichert (u. U. in steigender Konz.; s. Bioakkumulation) u. an in der Kette folgende Glieder weitergegeben werden können; daran beteiligt sind Produzenten (Pflanzen, die org. Substanzen bilden), Konsumenten 1. (Herbivoren) u. 2. (Karnivoren) Ordnung sowie Destruenten (Bakterien u. Pilze, die org. Substanzen abbauen). Beispiel für die Anreicherung eines sog. Umweltgifts (polychlorierte Biphenyle) in einer N.: Nordseewasser (0,0000011–0,0000031 mg/kg) → Plankton (8–10 mg/kg) → Fische (0,8–37 mg/kg) → Seevögel (110 mg/kg), Meeressäuger (160 mg/kg). Vgl. Umwelttoxikologie; Minamata-Krankheit; Itai-Itai-Krankheit.

Nahrungs|mittel: (engl.) *food*; natürlich od. künstlich erzeugte Produkte pflanzl. u. tierischer Herkunft, die im Gegensatz zu Genussmitteln dem Organismus Nährstoffe* liefern; N. enthalten neben verwertbaren Bestandteilen auch Ballaststoffe*.

Nahrungs|mittel|all|ergie (Allergie*) *f*: (engl.) *food allergy, food hypersensitivity*; vorwiegend im Kleinkindesalter, aber auch bei Erwachsenen auftretende Allergie* vom Soforttyp (Typ I), aber auch vom Spättyp (Typ IV) bzw. Mischtyp (Typ I u. IV). **Urs.:** Verzehr best. Nahrungsmittel, bei Kindern z. B. Kuhmilch, Hühnerei, Soja, Weizenkorn, Erdnuss, Fisch; bei Erwachsenen inf. Kreuzallergie* v. a. pollenassoziierte Nahrungmittel wie Stein- u. Kernobst, Sellerie, Baumnüsse, Erdnuss; **Sympt.:** bei Typ I Reaktion primär kutane Reaktion (Urtikaria*, Angioödem*), Schleimhautreaktion (orales Allergiesyndrom*), auch gastrointestinal (Brechdurchfall, Obstipation, Kolik) u. respirator., Kreislaufreaktionen bis zum anaphylaktischen Schock*; bei Typ IV-Reaktion Ekzem*, z. B. Verschlechterung eines atopischen Ekzems*; **Diagn.:** Hauttestung*, Radio*-Immuno-Sorbent-Test, oraler Provokationstest*; **Ther.:** Karenz (qualifizierte Diätberatung, da oft verstecktes Vork. der Nahrungsmittelallergene), Notfallarzneimittel (sog. Schockapotheke); **Progn.:** N. des Kleinkindalters verliert sich häufig (ggf. bei Grundnahrungsmitteln wie Kuhmilch u. Hühnerei), bei Erwachsenen oft Persistenz; **Hinweis:** deklarationspflichtige Nahrungsmittelallergene: glutenhaltiges Getreide, Krebstiere, Eier, Fisch, Erdnüsse, Milch, Soja, Nüsse, Sellerie, Senf, Sesamsamen sowie daraus hergestellte Erzeugnisse sowie Schwefeldioxid u. Sulfite (Konz. >10 mg/kg od. >10 mg/l). Vgl. Intoleranz; Pseudoallergie; Kohlenhydratmalabsorption; Zöliakie.

Nahrungs|mittel|überempfindlichkeit: (engl.) *food hypersensitivity*; Sammelbez. für allergisch bedingte od. auf angeb. bzw. erworbenem Verdauungsenzymmangel beruhende Erkr.; best. Lebensmittelinhaltsstoffe führen z. B. zu Hautausschlag, Erbrechen, Diarrhö, bei Kindern zu Dystrophie, u. U. zu anaphylaktischem Schock*. Vgl. Nahrungsmittelallergie; Kuhmilchallergie; Zöliakie; Malabsorption.

Nahrungs|mittel|vergiftung: Lebensmittelvergiftung*.

Nahrungs|verweigerung: (engl.) *hunger strike*; Verweigerung der Nahrungsaufnahme aus freiwilliger Entscheidung od. bei versch. Erkrankungen, z. B. Essstörungen*, Depression u. Vergiftungswahn. Vgl. Zwangsernährung.

Nah|schuss|zeichen: 1. (engl.) *powder burn*; absoluter Nahschuss mit aufgesetzter Waffe: Stanzmarke, Schmauchhöhle* durch die expandierenden Treibmittelgase, evtl. sternförmig aufgeplatzte Wunde (s. Abb. 1); 2. relativer Nahschuss: Pulverschmauch u. un- bzw. teilverbrannte Pulverteilchen durch auftreffende Treibmittelbestandteile um die Einschusswunde (s. Abb. 2); Befunde je nach Waffe u. Munition; Entfernungsbestimmung durch Vergleichsschüsse.

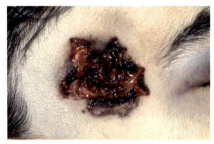

Nahschusszeichen Abb. 1: absoluter Nahschuss, rechte Schläfe; suizidale Schussbeibringung mit aufgesetzter Waffenmündung; sternförmige Aufplatzung der Haut mit Ausbildung einer Schmauchhöhle [118]

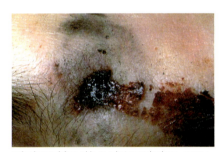

Nahschusszeichen Abb. 2: relativer Nahschuss, unterer mittlerer Stirnbereich knapp oberhalb der Nasenwurzel; fast kreisrunder Einschussdefekt, mit geronnenem Blut belegt; in der weiteren Umgebung intensive schwärzliche Beschmauchung; Schussentfernung ca. 20 cm. [118]

Naht: 1. (engl.) *suture*; (anat.) s. Sutura; 2. (chir.) Wiedervereinigung durchtrennter Haut, Weichteile, Gefäße, Nerven, Sehnen usw. unter Verw. von spez. Nadeln u. chir. Nahtmaterial* bzw. von Draht od. Metallklammern; vgl. Nahtmethoden, Knotentechnik.

Naht, fort|laufende: s. Nahtmethoden.

Naht|geräte, chirurgische: s. Nadel; Klammernahtgeräte.

Naht|in|suffizienz (Insuffizienz*) *f*: Anastomoseninsuffizienz*.

Naht|material, chirurgisches *n*: (engl.) *surgical suture material*; glatte od. geflochtene Fäden aus synthet. od. natürlichen (pflanzl.) Materialien zum Anlegen einer chir. Naht*; **Einteilung:** resorbierbares (fermentativer od. hydrolyt. Abbau) u. nichtresorbierbares ch. N. (s. Tab.); den Anwendungsbereich bestimmende Kriterien sind Reißfestigkeit,

Nahtmethoden

Nahtmaterial, chirurgisches

Nahtmaterial	Reißkraft in Knoten	Knüpfeigenschaften	Knotensicherheit	Gewebeverträglichkeit	Reißkraftverlust nach 14 Tagen
resorbierbar					
Polyglykolsäure[1]	+++	+++	++	+++	20–50 %
Polyglactin 910[1]	+++	+++	++	+++	50–70 %
Polydioxanon	+++	+++	+	+++	20 %
Polyglyconat	++	++	+	+++	50 %
Poliglecapron	++	+++	+	+++	70–80 %
nichtresorbierbar					
Metall (Silberdraht, Edelstahl)	++++	–	–	+++	
Zwirn (Flachs)	++	++	++	+	
Seide	+	+++	+++	+	
Polyamid (monofil)	++	+	+	++	
Polyester (geflochten)	++	++	++	++	
Polyester (beschichtet)	++	+++	+++	++	
Polypropylen	+++	+	–	+++	
Polytetrafluorethylen (Teflon)	+++	++	++	++++	

[1] mit Beschichtung

Dehnungsfähigkeit u. Elastizität, Durchmesser (Fadenstärke), Knotenfestigkeit u. Gewebeverträglichkeit. **Naht|methoden** *fpl:* (engl.) *suture techniques;* (chir.) Techniken zur Wiedervereinigung von Geweben; **Formen:** s. Abb.; **I. manuelle N.:** Einzelknopfnaht (1a in Abb.) od. fortlaufende Naht (Kürschnernaht) als einfache fortlaufende Naht (1b in Abb.), geschützte Naht (1c in Abb.), Matratzen- od. Zickzacknaht (1d in Abb.), Tabakbeutelnaht (1e in Abb.); **1. Hautnaht: a)** Einzelknopfnaht (2a in Abb.); **b)** Hautrückstichnaht nach Donati (2b in Abb.); **c)** Hautrückstichnaht nach Allgöwer (2c in Abb.); **d)** versenkte Subkutannaht mit resorbierbarem Nahtmaterial (2d in Abb.); **e)** Intrakutannaht nach Halsted (2e in Abb.) mit dünner chir. Nadel u. feinem resorbierbarem Nahtmaterial (kosmet. bes. günstige Ergebnisse); **2. Schleimhautnaht,** meist mit feinem resorbierbarem Nahtmaterial als Einzelknopfnaht; **3. Muskelnaht** (selten indiziert, instabil), meist mit resorbierbarem Nahtmaterial unter Mitfassen der Faszie, ggf. mit quer durchgesteppten Nähten, um ein Durchschneiden der Längsnähte zu verhindern; **4. Fasziennaht** meist mit resorbierbarem Nahtmaterial; **5.** sog. **Darmnaht** (auch für andere Hohlorgane gebräuchl.), meist mit resorbierbarem Nahtmaterial als fortlaufende Naht od. als Einzelknopfnaht in versch. Variationen: **a)** nicht einstülpende Naht auf Stoß nach Herzog (3 in Abb.); **b)** einstülpende Naht nach Lembert (seromuskulär) mit versch. Modifikationen, vorwiegend als zweireihige Naht nach Lembert-Albert (innere Reihe durch alle Schichten, äußere Reihe seromuskulär, 4 in Abb.); **6. Schicht- bzw. Etagennaht** (schichtweise Naht von Peritoneum bzw. Pleura, Faszie, subkutanem Fettgewebe, Haut) zum Verschluss von Bauch- od. Thorax-

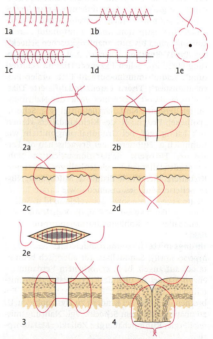

Nahtmethoden: 1: Nahtmuster; 2: Fadenverlauf im Gewebe; weitere Erläuterungen s. Text

wand; **7. Entlastungs-** bzw. **Entspannungsnaht** zum Verschluss von unter Spannung stehenden Bauchdecken (sog. Platzbauchnaht) durch Legen extraperitoneal u. weit von den Wundrändern entfernt ausgestochener u. geknüpfter U-Nähte, ggf. nach größeren Defekten unter Verw. von Kunststoff- od. Metallplatten zur Vermeidung eines Platzbauchs*; **8.** spezielle N.: s. Gefäßnaht, Nervennaht, Sehnennaht, Hornhautnaht; **II. maschinelle N.:** bes. in der Abdominal- u. Thoraxchirurgie angewandte, zeitsparende Nahttechniken zur exakten u. zuverlässigen (gas- u. flüssigkeitsdichten) Anastomosierung bzw. Ligatur von Gefäßen, Hohlorganen u. Haut mit korrosionsbeständigen Metallklammern unter Verw. spez. Klammernahtgeräte*.

NAIT: Abk. für neonatale Alloimmunthrombozytopenie*.

Najjar-Crigler-Ikterus (Victor A. N., Päd., Boston, geb. 1914; John F. C., Päd., Boston, geb. 1919; Ikterus*) *m*: s. Crigler-Najjar-Syndrom.

Na⁺/K⁺-ATPase *f*: s. ATPasen.

Nalbuphin (INN) *n*: (engl.) *nalbuphine*; synthet. atypisches Opioid* (partieller Agonismus an μ-Rezeptor bei zusätzl. Antagonismus an κ-Rezeptor; vgl. Opioid-Rezeptoren) zur Injektion; **Anw.:** i. v., s. c., i. m.; **Ind.:** mittel- bis starke Schmerzen (Kurzzeittherapie; einschließl. prä- u. postoperativ); **Kontraind.:** Leber- od. Niereninsuffizienz, Komb. mit reinem μ-Rezeptor-Agonist u. a.; **UAW:** meist Sedierung, Übelkeit, Erbrechen; im Gegensatz zu anderen Opioiden* keine Miktionsstörung, minimal verminderte gastrointestinale Motilität u. geringes Risiko der Abhängigkeit*.

Naloxon (INN) *n*: (engl.) *naloxon*; Morphin-Antagonist mit einer höheren Affinität zu Opioid*-Rezeptoren als Morphin* selbst u. ohne morphinagonist. Eigenschaften; **Ind.:** s. Opioid-Antagonisten.

Naltrexon (INN) *n*: (engl.) *naltrexon*; Morphin-Antagonist mit einer höheren Affinität zu Opioid-Rezeptoren als Morphin* selbst u. ohne morphinagonist. Eigenschaften; **Ind.:** pharmak. Unterstützung der Entwöhnung nach Opiatdetoxikation. Vgl. Opioid-Antagonisten.

N-Amido|sarkosin *n*: Kreatin*.

NANDA: Abk. für (engl.) *North American Nursing Diagnosis Association;* 1982 gegründete Organisation zur Entwicklung, Klassifizierung u. Prüfung von Pflegediagnosen in den USA; bis 2008 wurden 182 nach NANDA-Kriterien zugelassene Pflegediagnosen entwickelt, die z. T. auch in Deutschland eingesetzt werden. ACENDIO entwickelt Pflegeklassifikationen in Europa.

Nano-: Abk. n; Dezimalvorsatz zur Kennzeichnung des Faktors 10^{-9} vor einer Einheit; vgl. Einheiten (Tab. 3 dort).

Nano|partikel (↑; Partikel) *n*: (engl.) *nanoparticle*; kolloide Teilchen mit einem Durchmesser von nur ca. 1–100 nm, die z. B. für die Entwicklung ultrakleiner Datenspeicher, Solaranlagen, neuer leichter Werkstoffe, Beschichtungen u. Sonnenschutz eingesetzt werden; **Vork.:** natürlich durch z. B. Vulkanausbruch od. Waldbrand, anthropogen in Auto- u. Industrieabgasen, synthetisch hergestellt; **klin. Bedeutung:** können wie Feinstaub* über Lunge, Verdauungstrakt od. direkt über die Haut in den Körper gelangen u. in inneren Organen Schäden verursachen; bisher bekannt sind insbes. Lungenödeme u. -fibrosen nach inhalativer Aufnahme.

Nanukayami: japanisches Siebentagefieber*.

NAP: Abk. für Nervenaustrittpunkt; (engl.) *nerve exit point*; Austrittpunkt peripherer Nerven aus einer Körperhöhle od. einem Knochen; isolierte Druckschmerzhaftigkeit von NAP z. B. bei Trigeminusneuralgie, Okzipitalisneuralgie, Hirndrucksteigerung, Meningitis.

Napf|kuchen|iris (Irid-*) *f*: (engl.) *iris bombé*; Vorwölbung der zirkulär am Pupillensaum fixierten Regenbogenhaut mit Verlegung des Kammerwasserabflusses u. Entw. eines akuten Sekundärglaukoms; **Urs.:** meist intraokulare Entz.; **Ther.:** Iridektomie* od. Laseriridotomie zur Beseitigung des Pupillarblocks*; vgl. Seclusio pupillae.

Naphazolin (INN) *n*: Alphasympathomimetikum* (Imidazolinderivat); **Anw.:** als lokaler Vasokonstriktor (in Augen- u. Nasentropfen).

Naphthalin *n*: (engl.) *naphthalene*; $C_{10}H_8$; zweikerniger, kondensierter Kohlenwasserstoff; einfachstes kondensiertes aromat. Ringsystem; **Verw.:** Rohstoff für zahlreiche Farbstoffe u. Pharmaka.

Naphthyl|amin *n*: (engl.) *naphthylamine*; aromatisches Amin*; s. Aminokrebs.

Naproxen (INN) *n*: s. Antiphlogistika, nichtsteroidale.

Narath-Hernie (Albert N., Chir., Heidelberg, 1864–1924; Hernie*) *f*: s. Schenkelhernie.

Nara|triptan (INN) *n*: (engl.) *naratriptan*; Serotonin-5-HT-Rezeptor-Agonist; s. Triptane.

Narbe: (engl.) *scar*; Cicatrix; faserreiches, zell- u. gefäßarmes Bindegewebe als Ersatz des ortsständigen Gewebes nach tiefreichendem Substanzverlust; bei dem von Zytokinen u. Wachstumsfaktoren gesteuerten Reparaturvorgang erfolgt keine Neusynthese elast. Fasern (geringe Reißfestigkeit); außerdem verzögerte od. gestörte Migration von Melanozyten (helles Kolorit, dunkel nur bei intensiver Sonnenexposition od. dunkler Hautfarbe); **Urs.:** Schädigung der Dermis mit anschl. Wundheilung. Vgl. Granulationsgewebe; Keloid; Wundheilung.

Narben|hernie: (engl.) *incisional hernia*; Narbenbruch; meist im Bereich der vorderen Bauchwand (Hernia* ventralis) durch chir. technische bzw. patientenabhängige biol. Faktoren entstehende Hernie* (s. Abb.); **Ther.:** s. Hernioplastik.

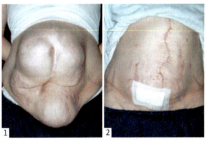

Narbenhernie: nach multiplen Voroperationen; 1: präoperativ; 2: postoperativ (10. Tag nach offener Netzplastik) [25]

Narben|knochen: (engl.) *scarred bone*; Narbengewebe mit starker Kalizifizierung u. Knochenbildung durch Metaplasie; seltene Form der Wundheilungsstörung; **Vork.:** in alten, schlecht durchbluteten Narbenplatten, insbes. im Bereich der ventralen Bauchwand in der Medianlinie nach abdominalen Eingriffen; ggf. chir. Entfernung.

Narbe, radiäre: (engl.) *radial scar*; von einer Narbe* sternförmig ins Brustdrüsenparenchym wachsende benigne tubuläre Proliferate; radiol. u. histopathol. Abgrenzung vom Mammakarzinom* oft schwierig.

Narcotin *n:* Noscapin*.

NARES: Abk. für (engl.) *nonallergic rhinitis with eosinophilia syndrome*; ganzjährige nichtallergische eosinophile Rhinitis* mit Nasenatmungsbehinderung, Niesattacken, Rhinorrhö.

Nares (lat. naris Nasenloch) *f pl:* (engl.) *nostrils*; Nasenlöcher.

Nark-: auch Narc-; Wortteil mit der Bedeutung Erstarrung, Lähmung; von gr. νάρκη.

Narko|lepsie (↑, -lepsie*) *f:* (engl.) *narcolepsy*; syn. Gélineau-Syndrom; Form der primären Hypersomnie* mit den Leitsymptomen anhaltende Tagesschläfrigkeit u. imperative Schlafattacken*; **Formen:** nach ICSD-2: **1.** mit Kataplexien* (50–90 % aller Fälle); **2.** ohne Kataplexien; **3.** symptomat. (sehr selten); **Epidemiol.:** 2–5 : 10 000 (Europa, Amerika); Erkrankungsgipfel 15.–25. Lj.; **Ätiol.: 1.** autosomal-dominant erbl. (in 90 %): **a)** Typ 1: autosomal-dominant erbl., Genloci 17q21 u. 21q22.3 mit den Genen HCRT (HCRT: Abk. für engl. Hypocretin; s. Orexin) u. NLC1A; **b)** Typ 2: Mutationen im NRCLP2-Gen, Genlocus 4p13-q21; **c)** Typ 3: Mutationen im NRCLP3-Gen, Genlocus 21q11.2; **d)** Typ 4: Mutationen im NLCRP4-Gen, Genlocus 22q13; **e)** Typ 5: Mutationen im NRCLP5-Gen, Genlocus14q11.2; **2.** immun. (HLA-assoziiert) bedingt, in Komb. mit Multipler Sklerose; **3.** erworben: symptomat. nach Hirnschädigung, z. B. nach Enzephalitis (kann dabei über Jahre einziges Sympt. darstellen); **Pathophysiol.: 1.** bei N. mit Kataplexien in >90 %, bei Narkolepsie ohne Kataplexien in ca. 10–20 % Neurotransmitter Orexin* im Liquor nicht nachweisbar (evtl. Verlust der Orexin-produzierenden Zellen im Hypothalamus durch Autoimmunreaktion); **2.** symptomat. N. nach Hirnschädigung, z. B. durch Trauma, Ischämie, Tumor, Enzephalitis (evtl. mit Verlust der Orexin produzierenden Zellen); **Klin.:** neben den Leitsymptomen häufig (insbes. nach längerer Krankheitsdauer) Kataplexie, Schlaflähmung*, hypnagoge u. hypnopompe Halluzinationen, Durchschlafstörungen; tägl. (Gesamt-)Schlafdauer meist nicht erhöht; Beginn meist schleichend, i. d. R. lebenslanger Verlauf; häufig mit anderen schlafbezogenen Störungen (zentrales u. obstruktives Schlafapnoesyndrom*, Restless*-Legs-Syndrom, periodische Beinbewegungen*, REM-Schlaf-Verhaltensstörung) assoziiert; **Diagn.:** klin. Bild; im MSLT* mittlere Einschlaflatenz <8 Min. u. Nachw. von mind. 2 Perioden REM*-Schlaf unmittelbar nach dem Einschlafen (sog. Sleep-onset-REM, Abk. SOREM) in 5 Testdurchgängen; Ausschluss anderer Urs. in der Polysomnographie*; **Ther.:** kurze Schlafepisoden tagsüber können Leistungsfähigkeit für mehrere Std. verbessern; symptomat. Pharmakotherapie der Tagesschläfrigkeit mit Stimulanzien (z. B. Modafinil*, Methylphenidat*) od. Natriumoxybat* (auch wirksam gegen Durchschlafstörungen) u. der Kataplexien mit Antidepressiva (z. B. Clomipramin*) od. Natriumoxybat; **Progn.:** unterschiedl.: geringe Beeinträchtigung im Alltag bis zur Erwerbsunfähigkeit; **DD:** Tagesschläfrigkeit: idiopath. Hypersomnie*, obstruktives Schlafapnoesyndrom, atyp. Depression*; Kataplexie: Synkopen*, Epilepsie*, Konversionsstörung*; hypnagoge Halluzinationen: Psychosen*.

Narkose (↑) *f:* (engl.) *narcosis, general anesthesia*; auch Vollnarkose, Allgemeinnarkose, Allgemeinanästhesie; iatrogen zur Durchführbarkeit von Op. induzierter reversibler Zustand der Bewusstlosigkeit* mit Antinozizeption* (vgl. Analgesie) u. vegetativer Dämpfung (Verminderung bzw. Ausschaltung der Reflexaktivität), ggf. zusätzl. peripherer Muskelrelaxation*; Form der Anästhesie*; **Formen:** heute i. d. R. balancierte Anästhesie*; Narkosewirkstoff-Applikation i. v. (intravenöse Narkose*, Abk. IVA) od. per inhalationem (Inhalationsnarkose*), meist in Komb. (z. B. Lachgas*-supplementierte IVA); Beatmung über Atemmaske (Maskennarkose*), Larynxmaske* od. Endotrachealtubus (Intubationsnarkose*) bzw. Doppellumentubus*; Wahl u. a. nach Art u. Dauer der Op. sowie individuellem Narkoserisiko*; **Durchführung:** nach präoperativer Visite u. Prämedikation*; bei sicherem Venenzugang (Ausnahme z. B. Kinder: Einleitung per inhalationem mit Legen des Venenzugangs in N.); unter (dis)kontinuierl. Überwachung (Monitoring), z. B. EKG, Blutdruck (ggf. invasiv), Oxymetrie, Kapnometrie, Körpertemperatur, Blutverlust, ggf. Relaxometrie*, TEE, u. spez. Versorgung (ggf. mit ZVK, cell saver u. a.), auch zur Proph. einer Hypothermie* (s. Kompl.); Wahl der Wirkstoffe u. Applikationsintervalle nach intraoperativem Bedarf u. bes. schmerzhaften chir. Tätigkeiten; vegetative Parameter: s. Analgesie; Vorerkrankung (z. B. Allergie, KHK, Asthma bronchiale) u. Pharmakokinetik (HWZ, Wirkungseintritt), z. B. Fentanyl repetetiv, Remifentanil kontinuierl. i. v. (Perfusor), unter Berücksichtigung der Operationsdauer (s. Überhang); ggf. zusätzl. operationsspezif. Maßnahmen, z. B. kontrollierte Blutdrucksenkung*; **I. Einleitung: 1.** nach ausreichend langer Präoxygenierung* i. v. Einleitung durch Bolusapplikation bzw. per inhalationem über Atemmaske (schnelles Anfluten bei hohem Flow*); bei balancierter Anästhesie mit Opioidanalgetikum i. v. (häufig Fentanyl), Narkotikum (Injektionsnarkotikum* i. v. bzw. Inhalationsanästhetikum*, v. a. Sevofluran), u. ggf. neuromuskulär blockierendem peripheren Muskelrelaxans* (s. u.); **2.** bei entspr. Narkosetiefe (Bewusstlosigkeit, erloschener Lidreflex, Nachlassen der Spontanatmung): Beatmung*, initial manuell über Atemmaske (sog. Zwischenbeatmung) mit $FiO_2 = 1$; cave: Mageninsufflation (daher keine Maskenbeatmung bei Blitzeinleitung*); **a)** ggf. Einführen von Larynxmaske od. Endotrachealtubus (Muskelrelaxans, Aspirationsrisiko) in ausreichender Narkosetiefe (Analgesie u. Reflexminderung; cave: Laryngospasmus*) u. Laryngoskop. endotracheale Intubation* nach (Inhalationsanästhesie evtl. ohne) Muskelrelaxation (cave: Anschlagzeit*), fiberopt. möglichst ohne (bessere Sicht); **3.** ITN bei erhöhtem **Aspirationsrisiko** (s. Aspiration): Blitzeinleitung* od. Einleitung der Narkose nach fiberopt. Wachintubation (auch bei erwartet schwieriger Intubation; s. Atemwege, schwierige; Intubation), bei der die endotracheale Intubation am wachen spontanatmenden Pat. erfolgt (Prämedikation* mit Atropin; Sauerstoffgabe* über Nasensonde; niedrigdosierte Analgosedierung*; nasopharyngeale u. tracheale Schleimhautanästhesie mit Nasentropfen, Rachenspray u. Fiberendoskop); i. e. sofort nach Intubation ein Injektionsnarkotikum als i. v. Bolus appliziert wird; **II. Fortführung** i. v. (z. B. Propofol) od. inhalativ (z. B. Sevofluran od. Desfluran), häufig supplementiert (z. B. Inhalationsnarkose mit Opioid i. v.); Beatmung mit Gemisch aus Luft (bzw. Lachgas) u. Sauerstoff (FiO$_2$ ≥1/3), ggf. bei niedrigem Flow (s. Narkoseapparat); **III. Ausleitung** bei Analgesie* (z. B. Piritramid, Nichtopioid) u. Beatmung mit FiO$_2$ = 1 (schnelles Abfluten bei hohem Flow; cave: Diffusionshypoxie* durch Lachgas), bei suffizienter Spontanatmung u. Schutzreflexen Extubation* (bzw. ggf. Nachbeatmung); cave: Aspiration*, Überhang*, Exzitation; nur in Ausnahmefällen pharmak. Antagonisierung (Opioide: Naloxon; Muskelrelaxanzien: Atropin plus Cholinesterase*-Hemmer, z. B. Neostigmin; Benzodiazepine: Flumazenil*); Überwachung u. Versorgung nach der N.: Aufwachraum* od. ggf. Intensivstation*; **Kompl.**: u. a. respirator. (Bronchospasmus, Beatmungsprobleme o. a.); kardiovaskulär (Tachykardie, Bradykardie, art. Hypotonie, Hypertonie o. a.); PONV; Shivering*, meist durch akzidentelle Hypothermie* (Proph. u. a. durch äußere u. ggf. innere Wärmezufuhr mit Wärmedecke u. ggf. körperwarmer Infusionslösung; cave: auch bei Regionalanästhesie*); Aspiration*; maligne Hyperthermie*. Vgl. Narkosestadien, Lokalanästhesie.

Narkose|apparat (↑) *m*: (engl.) *anesthetic apparatus*; syn. Narkosegerät; Gerät, das alle zur Durchführung einer Narkose* erforderl. Einrichtungen (Module) enthält; **I.** Anschlüsse (spez. farbmarkiert) für zentrale Gasversorgung mit Lachgas (N$_2$O), Sauerstoff (O$_2$) u. Luft; Markierung in Deutschland (cave: entspricht nicht europäischer Norm): grau (N$_2$O), blau (O$_2$), gelb (Luft zur Beatmung); evtl. Vakuum; zusätzl. Gasvorratsflaschen (einschließl. Druckmesser u. Reduzierventile); **II.** Gaszuführung (N$_2$O, O$_2$ u. Luft) mit Gasdosiersystem: z. B. Rotameter, i. d. R. miteinander gekoppelt (FiO$_2$ immer >0,25); **III.** Zuführung volatiler Inhalationsanästhetika* mit Verdampfer*; **IV.** Gasabsaugung; **V. Narkosesystem** zur Zuleitung des inspirator. Gasgemischs (Frischgas: Inhalationsanästhetika, O$_2$, Luft; Exspirationsgas) zum Pat.; i. d. R. Kreissystem (im Gegensatz zum Pendelnarkosesystem* mit Trennung von Inspirations- u. Exspirationsschenkel u. patientenferner Zusammenführung über ein Y-Stück, das Handbeatmungsbeutel*, Ventile (z. B. Überdruckventil/Überschussgas-Ventil), Absorber, Volumeter, Beatmungsdruckmesser, Faltenschläuche sowie Anschlüsse für Atemweghilfsmittel (meist Atemmaske*, Larynxmaske*, Endotrachealtubus* bzw. Doppellumentubus*) u. a. Module des N. beinhaltet; Anw. funkt. ohne Rückatmung (halboffen) od. mit Rückatmung (halbgeschlossen bzw. geschlossen); **1. mit Rückatmung:** inspirator. Gasgemisch aus Frischgas u. Exspirationsgas; CO$_2$-Absorber (s. Atemkalk) erforderl.; niedriger Narkosegasverbrauch (u. geringe Belastung von med. Personal u. Umwelt) sowie Anfeuchtung u. Erwärmung der Atemgase; **a)** halbgeschlossenes Narkosesystem: Überschusssystem (Zufuhr von Inhalationsanästhetika u. O$_2$ größer als Aufnahme durch Pat.) mit teilweiser Rückatmung (abnehmend mit Frischgasfluss); erforderl. Frischgasfluss: kleiner als AMV (Low u. Minimal Flow: s. Flow); mit spez. Faltenschläuchen (Spiralschläuche mit best. Innendurchmesser für Kinder (Ulmer-Kreissystem); **b)** geschlossenes Narkosesystem: Gleichgewichtssystem (Zufuhr von Inhalationsanästhetika u. O$_2$ entspr. Aufnahme durch Pat.) mit vollständiger Rückatmung; **2. ohne Rückatmung:** inspirator. ausschließl. Frischgas (ohne Beimischung von Exspirationsgas; halboffenes Narkosesytem); Anw. selten; **a)** ventilgesteuert: Überschusssystem mit patientennahem Nichtrückatmungsventil*; erforderl. Frischgasfluss mind. so groß wie AMV; **b)** flussgesteuert: z. B. Kuhn*-System mit Ayre*-T-Stück; erforderl. Frischgasfluss deutl. größer als AMV; **VI.** Respirator* (Narkosebeatmungsgerät) zur Beatmung während der Narkose; Frischgaszufuhr i. d. R. nur während der Exspiration, z. B. durch inspirator. Umleitung über ein FGE-Ventil (Abk. FGE für Frischgasentkopplung) in ein Reservoir (z. B. Handbeatmungsbeutel); **VII.** Einrichtungen zur techn. Sicherheit (z. B. Alarm bei Stromausfall bzw. Diskonnektion) sowie zum (kontinuierl.) Monitoring u. a. von Konzentration inspirator. u. exspirator. Gase (z. B. Kapnometrie; s. Kapnographie) sowie Atemwegdrücke.

Narkose, intra|venöse (↑) *f*: (engl.) *intravenous anesthesia* (Abk. IVA); Narkose* unter i. v. Applikation der Narkosewirkstoffe (s. Anästhesie, balancierte); z. B. bei Einleitung der balancierten Anästhesie mit Opioid (u. ggf. Muskelrelaxans nach Narkotikum, bei TIVA* mit Injektionsnarkotikum zur Einleitung sowie i. v. Narkosefortführung; Supplementierung der IVA durch zusätzl. Applikation von Inhalationsanästhetika* meist durch Lachgas*. Vgl. Inhalationsnarkose.

Narkose|risiko (↑) *n*: (engl.) *anesthetic risk*; Risiko der Gefährdung eines Pat. durch eine Narkose*, i. w. S. auch durch andere anästh. Maßnahmen (z. B. Regionalanästhesie*); Beurteilung des individuellen perioperativen Risikos (einschließl. N.) bei der präoperativen Visite (s. Prämedikation) mit Einteilung der Pat. in Risikogruppen durch Vielzahl von Methoden (Scores u. Klassifikationen): z. B. ASA-Klassifikation (einfach u. weit verbreitet; s. Tab.) od. multifaktorieller Risikoindex nach Goldmann (im Gegensatz zur ASA-Klassifikation mit Berücksichtigung von Art der Op. u. Patientenalter). Vgl. Atemwege, schwierige.

Narkose|stadien (↑) *n pl*: (engl.) *stages of anesthesia*; Stadien der Narkosetiefe (s. Abb.) anhand seiner Beobachtung von Bewusstsein, Atmung u. Pupillenverhalten sowie Reflexaktivität bei Pat. in Mononarkose* mit Diethylether* (sog. Ethernarkose); auf Narkose* mit gebräuchl. Inhalationsanästhetika u. Injektionsnarkotika nur noch sehr be-

Narkosesystem

Narkoserisiko
Risikogruppen nach American Society of Anesthesiologists (ASA-Klassifikation)

Gruppe	klinische Merkmale
I	normaler, sonst gesunder Patient
II	leichte Allgemeinerkrankung ohne Leistungseinschränkung
III	schwere Allgemeinerkrankung mit Leistungseinschränkung
IV	schwere Allgemeinerkrankung, die mit oder ohne Operation das Leben des Patienten bedroht
V	moribunder Patient, Tod innerhalb von 24 Stunden mit oder ohne Operation zu erwarten
E (Zusatz)	Notfall

Narkosestadien: Guedel-Schema

grenzt übertragbar; klin. Beurteilung der Narkosetiefe heute unter zusätzl. Berücksichtigung kardiovaskulärer (Blutdruck, Herzfrequenz) u. a. vegetativer Parameter (Schweiß-, Tränensekretion); vgl. Analgesie.
Narkose|system (↑) *n*: s. Narkoseapparat.
Narkose|überhang (↑): s. Überhang.

Narkotika (↑) *n pl*: (engl.) *narcotics*; Allgemeinanästhetika mit sedierender bzw. sedativ-hypnot. (z. T. auch analget.) Wirkung zur Erzeugung einer Narkose*; **Formen:** Inhalationsanästhetika*, Injektionsnarkotika*. Vgl. Anästhetika; Anästhesie, balancierte.

Narzissmus (nach dem Jüngling Νάρκισσος der griechischen Sage) *m*: **1.** (engl.) *narcissism*; ursprünglich Bez. für eine Form der Autoerotik* mit Zuwendung der gesamten Libido* zum Ich; **2.** (psychol.) zentraler Begriff der Psychoanalyse*, der neben seiner gesunden (physiol.) Ausprägung (z. B. als primärer oder infantiler N. bei Kleinkindern) in seiner pathol. Form die Störung der Beziehungsfähigkeit durch übermäßige Selbstliebe, Schwierigkeiten der Selbstwertregulation in kränkenden Situationen sowie einen Mangel an Einfühlungsvermögen bezeichnet; in seiner destruktiven Form weitet sich die Beziehungsunfähigkeit aus zu intensiven Aggressionen, z. T. auch paranoiden Neigungen u. antisozialen Verhaltensweisen, bei denen sich ein grandioses Selbstwertgefühl bis hin zu Hass u. Sadismus entwickeln kann; Merkmal der narzisst. Persönlichkeitsstörung* u. Komb. mit dissozialer Persönlichkeitsstörung.

nascens (lat. *nasci* geboren werden, entstehen): entstehend; freiwerdend; vgl. Status nascendi.
Nase: (engl.) *nose*; Nasus; Beginn der Atemwege.
Nase, künstliche: 1. (engl.) *heat and moisture exchanger* (Abk. *HME*); Kurzbez. HME-Filter; Atemluftbefeuchter* bei der Beatmung*; **Prinzip:** passive Erwärmung u. Anfeuchtung der inspirator. Luft durch die exspirator. Luft, deren Wärme u. Wasserdampf auf einer großen hygroskop. Oberfläche (i. d. R. mit Bakterienfilter) gespeichert (Niederschlag) u. bei der Inspiration wieder abgegeben werden; **Ind.:** Beatmung i. R. der Narkose sowie bei tracheotomierten od. langzeitintubierten Pat.; **2.** (engl.) *artificial nose*; Nasenepithese (s. Epithese); vgl. Rhinoplastik.
Nasen-: s. a. Rhin-, Rhino-.
Nasen|atmung: (engl.) *nasal breathing*; physiol. Ruheatmung durch die Nase, in der die Luft angewärmt, angefeuchtet u. gereinigt wird; vgl. Atemwege, Mundatmung.
Nasen|bein: Os* nasale.
Nasen|blas|versuch: (engl.) *nasal patency test*; Untersuchungsmethode zum Nachw. einer Verbindung zwischen Mund u. Kieferhöhle (Alveolarfistel) durch Schnauben bei zugehaltener Nase (bei Entweichen von Luft in die Mundhöhle positiv); unzuverlässig, da Nasenpolypen eine Verbindung verlegen können. **Anw.:** Standardverfahren nach der Entfernung von Molaren im Oberkiefer, um eine Mund-Antrum-Verbindung erkennen zu können.
Nasen|bluten: Epistaxis*.
Nasen|fistel, mediane (Fistel*) *f*: röhrenförmiges, mit Plattenepithel ausgekleidetes Rudiment der medianen Nasenspalte, meist mit blindem Ende im Bereich der vorderen Schädelbasis u. Öffnung auf dem Nasenrücken; **Kompl.:** eitrige Infektion; **Ther.:** vollständige Exstirpation.
Nasen|flügeln: (engl.) *nasal flaring*; Bez. für heftige Bewegung der Nasenflügel (Atemhilfsmuskel*) bei Dyspnoe*, z. B. infolge (Lobär)Pneumonie* (v. a.

bakteriell) od. bei Atemnotsyndrom* des Neugeborenen.

Nasen|fremd|körper: (engl.) *nasal foreign body*; bes. im Kindesalter meist in der vorderen Nasenhälfte befindl. Fremdkörper, z. B. Erbse, Bohne, Kern, Knopf, Kugel, Münze, Spielzeugteil; **Ther.:** schonende Entfernung ohne Verletzung der Nasenschleimhaut, ggf. chir. unter Narkose; **cave:** Aspirationsgefahr, wenn durch blinde Extraktionsversuche der N. in den Rachen gelangt.

Nasen|furunkel (Furunkel*) *m*: (engl.) *furuncle of the nose*; Furunkel* im Bereich der Nase, meist als Folge einer Follikulitis*; **Sympt.:** Schmerzen u. Druckempfindlichkeit, Rötung u. Schwellung, evtl. Fieber; **Kompl.:** Thrombophlebitis der V. angularis u. V. ophthalmica, Orbitalphlegmone, Kavernosusthrombose, Meningitis; **Ther.:** Antibiotika.

Nasen|höhle: (engl.) *nasal cavity*; Cavitas nasi; Innenraum der Nase; unterteilt durch die Nasenscheidewand (Septum nasi); in der lateralen Wand befinden sich 3 Nasenmuscheln (Conchae), die 3 Gänge (Meatus) bilden. Nach außen wird ferner der Nasenvorhof (Vestibulum nasi) mit den Nasenhaaren (Vibrissae) unterschieden. Die Schleimhaut der Nase hat v. a. eine Funktion als Teil des Respirationstrakts (Regio respiratoria); ein kleiner Bezirk an der oberen Muschel u. dem gegenüber liegenden Teil der Nasenscheidewand ist Teil des Riechorgans (Regio olfactoria der Schleimhaut). **Klin. Bedeutung:** stenosiert z. B. bei Rhinitis*, Polyposis* nasi et sinuum u. Septumdeviation*; relevante Verf. im Bereich der N.: Rhinomanometrie*, Rhinoplastik*. Vgl. Nasennebenhöhlen.

Nasen|lippen|furche: (engl.) *nasolabial fold*; Sulcus nasolabialis; syn. Nasolabialfalte; die von der Gegend der Nasenflügel zum Mundwinkel ziehende Hautfurche.

Nasen|muschel: Concha* nasalis.

Nasen|neben|höhlen: (engl.) *paranasal sinuses*; Sinus paranasales; luftgefüllte, mit Schleimhaut ausgekleidete Räume, die mit der Nasenhöhle* in Verbindung stehen; die Pneumatisation vollzieht sich in den ersten 10 Lj.; **Einteilung:** Kieferhöhle (Sinus maxillaris), Stirnhöhle (Sinus frontalis), Keilbeinhöhle (Sinus sphenoidalis), Siebbeinzellen (Cellulae ethmoidales); **klin. Bedeutung:** entzündl. verändert bei Sinusitis*; relevante Verf. im Bereich der N.: s. Nasennebenhöhlenoperation.

Nasen|neben|höhlen|entzündung: s. Sinusitis.

Nasen|neben|höhlen|operation: (engl.) *paranasal sinus surgery*; op. Eingriff an den Nasennebenhöhlen*, ggf. in Komb. mit Eingriffen an Nasenscheidewand u. Nasenmuscheln; **Ind.:** Sinusitis*, Polyposis* nasi et sinuum, Nasennebenhöhlentumoren*; **Formen:** Infundibulotomie (Erweiterung des Infundibulum ethmoidale im mittleren Nasengang), anteriore (Ausräumung des vorderen Siebbeins), posteriore (Ausräumung des hinteren Siebbeins) od. komplette Ethmoidektomie, isolierte Kieferhöhlen- u. Keilbeinhöhlenoperationen, Pansinusoperation (Op. aller Nasennebenhöhlen einer Seite); **Zugangswege: 1.** endonasal unter mikroskop. od. endoskopischer (engl. functional endoscopic sinus surgery, Abk. FESS) Kontrolle, Standard bei entzündl. Erkr.; **2.** transmaxillär (Schnitt im Mundvorhof); **3.** transfazial (Schnitt im Gesicht).

Nasen|neben|höhlen|tumoren (Tumor*) *m pl*: (engl.) *paranasal tumors*; Tumoren der Nasennebenhöhlen*; **1. benigne N.:** v. a. Osteom (häufig im Sinus frontalis u. Sinus ethmoidalis) u. Hämangiom, ossifizierendes Fibrom, selten Gliom u. invertiertes Papillom, das sich lokal destruierend ausbreiten kann; Sympt.: Kopfschmerz, evtl. Behinderung der Nasenatmung, rezidiv. Sinusitis od. Mukozele, lokale Verdrängungserscheinungen; **2. maligne N.:** am häufigsten Plattenepithelkarzinom, seltener Adenokarzinom (bei Holzarbeitern) u. Olfaktoriusneuroblastom; Sympt.: rezidiv. Nasenbluten, einseitige Eiterung u. Nasenatmungsbehinderung, Sensibilitätsstörungen, Raumforderung in Gesicht, Orbita u. Mundhöhle, Sehstörungen, Frontalhirnsyndrom. Vgl. Nasentumoren.

Nasen|plastik (-plastik*) *f*: s. Rhinoplastik.

Nasen|polyp (Polyp*) *m pl*: (engl.) *nasal polyp*; s. Polyposis nasi et sinuum.

Nasen|rachen-Angio|fibrom (Angio-*; Fibr-*; -om*) *n*: (engl.) *nasopharyngeal angiofibroma*; veraltet Basalfibroid; benigner, gefäßreicher Tumor mit starker Wachstumstendenz im Bereich des Epipharynx, der aus embryonalen Resten des kartilaginären Primordialkraniums hervorgeht; Wachstumsbeginn meist zwischen 10. u. 20. Lj., danach spontane Rückbildung mögl.; Androtropie; **Klin.:** behinderte Nasenatmung, Nasenbluten, Tuben-/Mittelohrkatarrh; **Ther.:** op. Entfernung nach vorausgegangener Embolisation zuführender Gefäße, in Ausnahmefällen Strahlentherapie; **DD:** adenoide Vegetationen* u. a. Nasopharynxtumoren*.

Nasen|rachen|raum: (engl.) *nasopharyngeal space*; Epipharynx, Nasopharynx; Pars nasalis pharyngis; obere Etage des Rachens.

Nasen|spekulum (Spekulum*) *n*: (engl.) *nasal speculum*; Instrument zur Rhinoskopie*.

Nasen|stein: s. Rhinolith.

Nasen|tamponade (franz. tampon Stöpsel) *f*: (engl.) *nasal tamponade*; Ausfüllung der Nasenhöhlen zur symptomat. Ther. bei starker Epistaxis*; **Formen: 1.** vordere N.: Kompression der Blutungsquelle durch schichtweises Einlegen eines Gazestreifens od. einer selbstexpandierenden Pressschaumstoff-

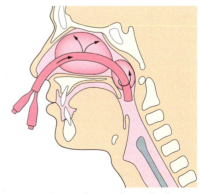

Nasentamponade: Lage des Manschettentubus bei vorderer Nasentamponade [43]

Nasentropfen

tamponade in eine od. beide Nasenhöhlen od. mit pneumat. Tamponaden od. Manschettentubus (s. Abb.); **2.** hintere N.: s. Bellocq-Tamponade.

Nasen|tropfen: (engl.) *nasal drops*; Lösungen zur intranasalen Applikation; **Ind.:** z. B. Rhinitis, Reizungen der Nasenschleimhaut; **UAW:** bei längerfristiger Anw. vasokonstriktor. wirkender N. Gefahr einer Nasenschleimhautatrophie; durch Aspiration öliger od. paraffinhaltiger N. kann es, insbes. bei Säuglingen, zu bronchopulmonalen Kompl. kommen; vgl. Lipidpneumonie.

Nasen|tumoren (Tumor*) *m pl*: (engl.) *tumors of the nose*; Tumoren im Bereich der Nase; **1.** Tumoren der äußeren Nase: **a)** benigne: v. a. Rhinophym*, Hämangiom; **b)** maligne: Basalzellkarzinom, Plattenepithelkarzinom, selten Sarkom od. Lymphom; **2.** endonasale Tumoren: **a)** benigne: Osteom, Chondrom, invertiertes Papillom*, gefäßreiche Tumoren wie blutender Nasenseptumpolyp (Angiofibrom) u. Nasenrachen*-Angiofibrom; **b)** maligne: meist Plattenepithelkarzinom; adenoidzyst. Karzinom, Adenokarzinom, Olfaktoriusneuroblastom*, Sarkom. Vgl. Nasennebenhöhlentumoren.

Nasen|untersuchung: s. Rhinoskopie.

NASH: Abk. für **n**icht**a**lkoholische **S**teato**h**epatitis; s. Fettleberhepatitis.

Nashold-Operation *f*: DREZ*-Läsion.

Naso|labial|falte (Nasus*; Labi-*): Nasenlippenfurche*.

Naso|pharyngeal|tubus (↑; Pharyng-*; Tubus*) *m*: s. Pharyngealtubus.

Naso|pharynx (↑; ↑) *m*: Nasenrachenraum*.

Naso|pharynx|tumoren (↑; ↑; Tumor*) *m pl*: (engl.) *nasopharyngeal tumors*; syn. Epipharynxtumoren; Tumoren des Nasen-Rachen-Raums; **Einteilung: 1.** benigne N.: Nasenrachen*-Angiofibrom, Chordom*; **2.** maligne N.: über 90 % Karzinome (Plattenepithelkarzinome, undifferenzierte Karzinome); **Klin.:** rezidiv. Nasenbluten, behinderte Nasenatmung, einseitiger Tubenkatarrh, Kopfschmerz; bei malignen N. häufig lymphogene Metastasierung in die regionären Lymphknoten sowie lokal infiltrierendes Wachstum mit Hirnnervenausfällen (z. B. Jacod*-Syndrom); **Diagn.:** Inspektion (Postrhinoskopie), evtl. Probeexzision, Rö., CT, MRT; **Ther.:** op. Tumorentfernung; bei malignen N. zusätzl. Radio- od. Chemoradiotherapie, evtl. in Komb. mit Interferon beta; evtl. neck dissection; **DD:** adenoide Vegetationen*.

Naso|tracheal|tubus (↑; Trachea*; Tubus*) *m*: (engl.) *nasotracheal tube*; Endotrachealtubus* für die nasale Intubation*; vgl. Orotrachealtubus.

Naso|ziliaris|neur|algie (↑; Ciliar-*; Neur-*; -algie*) *f*: (engl.) *Charlin's syndrome*; Neuralgie* des N. nasociliaris; **Sympt.:** meist einseitiger, anfallartiger Schmerz am inneren Augenlid, begleitet von Tränenfluss, Konjunktivitis, evtl. Rötung des Gesichts; evtl. Cluster*-Kopfschmerz; **DD:** andere Formen der Gesichtsneuralgie*.

Nass|keime: (engl.) *wet rods*; Bakterien mit geringen Nährbodenansprüchen, die sich in feuchtem Milieu bei Temp. unter 37 °C vermehren, eine hohe Umweltresistenz besitzen u. daher oft i. R. des Hospitalismus* von Bedeutung sind; v. a. gramnegative Stäbchen, insbes. Pseudomonas* aeruginosa u. Enterobacteriaceae* (E. coli, Citrobacter, Klebsiella pneumoniae, Enterobacter, Serratia, Proteus, Providencia); **Nachw.:** z. B. in Abflüssen, feuchten Textilien (Putz- u. Scheuerlappen), Luftbefeuchtern, Narkose- u. Beatmungsgeräten sowie in unzureichend wirksamen Desinfektionsmitteln; **klin. Bedeutung:** Verursacher von Enteritiden, Haut-, Harnweg- u. Wundinfektionen sowie Septikämie.

Nasus (lat.) *m*: die (äußere) Nase.

NAT: Abk. für (engl.) *nucleic acid testing*; s. Nukleinsäurenachweis, viraler.

Natalität (lat. natalis zur Geburt gehörend) *f*: (engl.) *natality*; Geburtlichkeit; bei Untersuchung u. Messung von N. steht der Bezug zur Mutter bzw. den Eltern weniger im Mittelpunkt des Interesses; die **Natalitätsrate** ist die Anzahl der Lebendgeborenen (s. Lebendgeburt) pro Jahr auf 1000 Einwohner. Vgl. Fertlitätsrate.

Natalizumab (INN) *n*: (engl.) *natalizumab*; rekombinanter (murin) humanisierter monoklonaler Antikörper (selektives Immunsuppressivum) zur i. v. Infusion; **Wirkungsmechanismus:** Bindung an α_4-Untereinheit von Integrinen*; **Ind.:** Monotherapie der hochaktiven schubförmig-remittierenden Multiplen* Sklerose bei Refraktärität gegenüber der Basistherapie mit Interferon beta-1 od. raschem Fortschreiten; **Kontraind.:** progressive multifokale Leukenzephalopathie* (Abk. PML), Pat. mit erhöhten Risiko für Inf. durch opportunist. Err., Komb. mit Interferon beta od. Glatiramer, aktive Malignome; Kinder u. Jugendliche; **UAW:** u. a. Kopfschmerz, Schwindel, Übelkeit, Erbrechen, Inf. (einschließl. PML u. Inf. durch opportunist. Err.), Urtikaria; cave: neutralisierende Antikörper (Wirkungsabschwächung).

Nata|mycin (INN) *n*: (engl.) *natamycin*; syn. Pimaricin; Makrolid-Polyen-Antimykotikum* aus der Gruppe der Polyene zur top. Anw.; **Ind.:** Candidose* an Haut, Schleimhäuten, Darm u. Auge; **UAW:** selten Erythem.

Nate|glinid (INN) *n*: (engl.) *nateglinid*; D-Phenylalaninderivat; orales Antidiabetikum* aus der Gruppe der Glinide* mit schneller postprandialer Wirkung; **Ind.:** Diabetes* mellitus Typ 2 (nur in Komb. mit Metformin).

Nates (lat.) *f pl*: (engl.) *buttocks*; Clunes; Gesäß.

nativ (lat. nativus): (engl.) *native*; natürlich, unverändert.

Nativ|aufnahme (↑): (röntg.) s. Leeraufnahme.

Nativ|präparat (↑) *n*: (engl.) *native preparation*; natürl., nicht gefärbtes od. fixiertes mikroskop. Präparat.

NATO-Lagerung: stabile Seitenlagerung*.

Natrium *n*: (engl.) *sodium*; chem. Element, Symbol Na, OZ 11, rel. Atommasse 22,990; mit Sauerstoff u. Wasser heftig reagierendes, an der Luft unbeständiges, 1-wertiges Alkalimetall; **Vork.:** vorwiegend im Extrazellulärraum (ca. 50 %) u. Knochen (ca. 50 %); wichtigstes Kation des Extrazellulärraums; Gesamt-Na: 58 mmol/kg KG; vgl. Nährstoffzufuhr, empfohlene (Tab. dort); **Funktion:** v. a. Träger des osmot. Drucks; Plasmakonzentration des Na^+ dient der Differenzierung von Störungen des Hydratationszustands, z. B. hypertone Dehydratation* (Wassermangel, hohes Plasma-Na^+), hypotone Hyperhydratation* (Wasserüberschuss, niedriges Plasma-Na⁺); das durch aktiven Transport* aufrechterhaltene Konzentrationsgefälle zwischen extrazellulärer (ca. 143 mmol/l) u. intrazellulärer Na⁺-Konzentration (ca. 15 mmol/l) dient der Funktionsfähigkeit bzw. Erregbarkeit der Zellen (s. Membranpotential); **Bestimmung:** quantitativer Nachweis z. B. durch Flammenemissionsphotometrie* od. ionenselektive Elektroden. Vgl. Referenzbereiche (Tab. dort); vgl. Elektrolythaushalt; Wasserhaushalt.

N̲atrium/K̲alium-Quotient̲ *m*: (engl.) *sodium-potassium ratio*; Verhältnis von im Harn ausgeschiedenem Natrium zum Kalium zur Beurteilung des Austauschs von Na⁺ u. K⁺ in den distalen Tubuli; abhängig von der Wirkung der Mineralokortikoide*, der ernährungsbedingten Na⁺-K⁺-Bilanz u. der aktuellen Diurese; **Referenzbereich:** 1,0–2,0; erniedrigt bei Natriumretention mit Ödembildung, Kortikoidtherapie, natriumarmer Kost u. Hyperaldosteronismus*; erhöht bei akutem, polyurischem Nierenversagen, Addison*-Krankheit, chron. Diarrhö, Laxanzienmissbrauch.

N̲atrium|auro|thio|malat (INN) *n*: (engl.) *sodium aurothiomalate*; Dinatriumsalz der Aurothiobernsteinsäure; **Ind.:** rheumatoide Arthritis. Vgl. Antirheumatika; Gold.

N̲atrium|bi|carbonat *n*: (engl.) *sodium bicarbonate*; syn. Natriumhydrogencarbonat; Natrium bicarbonicum; NaHCO₃; **Ind.:** Puffermittel (s. Antiazidotika) u. Antazidum (obsolet).

N̲atrium bi|carbonicum *n*: s. Natriumbicarbonat.

N̲atrium|bitumino|sulfon̲at *n*: s. Schieferöl, sulfoniertes.

N̲atrium|calcium|edetat (INN) *n*: (engl.) *sodium calcium edetate*; Calcium-Dinatriumsalz der Ethylendiamintetraessigsäure (EDTA*); **Ind.:** Chelatbildner, Antidot bei best. Metallintoxikationen.

N̲atrium|carbonat *n*: (engl.) *sodium carbonate*; Natrium carbonicum; Soda; Na₂CO₃; farblose Kristalle od. weißes Pulver mit laugenartigem Geschmack; **Anw.:** Reinigungs- u. Wasserenthärtungsmittel, Grobdesinfektion u. Herstellung von Chemikalien, Sodabad.

N̲atrium|chlorid *n*: (engl.) *sodium chloride*; Natrium chloratum, Kochsalz, Steinsalz, NaCl; farblose Kristalle od. weißes Pulver; **Vork.:** in Meerwasser (ca. 3%), als Steinsalz in Lagerstätten u. in Mineralwasser; Tagesbedarf für den Menschen je nach körperl. Betätigung zw. 6 u. 19 g, der im Allg. durch die tägl. Nahrungszufuhr gedeckt wird; **Verw.:** als Speisesalz; in der Gerberei, Färberei; als Vieh- u. Streusalz; vgl. Kochsalzlösung, physiologische.

N̲atrium|citrat *n*: (engl.) *sodium citrate*; Natrium citricum; zitronensaures Natrium; als 3,8%ige gepufferte Lösung Zusatz zu Blutproben zur Verhinderung der Gerinnung bei hämostaseolog. Untersuchungen.

N̲atrium|cyclamat (INN) *n*: s. Cyclamate.

N̲atrium|edetat *n*: (engl.) *sodium edetate*; Natriumsalz der Ethylendiamintetraessigsäure (EDTA*).

N̲atrium|fluorid *n*: (engl.) *sodium fluoride*; NaF; **Ind.:** u. a. Kariesprophylaxe, Osteoporose.

N̲atrium|hydrogen|carbonat *n*: Natriumbicarbonat*.

N̲atrium-Iodid-Sym|porter *m*: (engl.) *sodium-iodide symporter*; Abk. NIS; integrales Membranprotein (Iodidpumpe) der basolateralen Seite der Schilddrüsenfollikelzelle; cAMP-vermittelte Stimulation der Expression durch TSH*; **Funktion:** Na⁺-abhängiger aktiver Transport* von Iodid nach intrazellulär, so dass es in der Schilddrüse akkumuliert; **klin. Bedeutung:** Hemmung durch Natriumperchlorat (s. Thyreostatika). Vgl. Schilddrüsenhormone.

N̲atrium-K̲alium-Pumpe: s. ATPasen.

N̲atrium|kanal (Canalis*): (engl.) *sodium channel*; für Na⁺ mehr od. weniger selektiv permeabler Ionenkanal*; **Einteilung: 1.** spannungsaktivierter N.: 9 Subtypen aus α- u. β-Untereinheiten; in Zellmembran erregbarer Zellen, Erzeugung u. Weiterleitung von Aktionspotentialen* durch Natriumstrom (I_{Na}) in die Zelle u. damit Auslösen einer Depolarisation*, Blockade durch Lokalanästhetika*; **2.** epithelialer N. (Abk. ENaC für engl. epithelial Na⁺ channel): Rückabsorption von Na⁺ aus dem Primärharn*; **klin. Bedeutung:** Mutationen von N. können zu Erkrankungen (z. B. Brugada*-Syndrom, Paramyotonia* congenita, periodische hyperkaliämische Lähmung*, QT*-Syndrom, Liddle*-Syndrom) führen. Vgl. Antiarrhythmika.

N̲atrium|nitro|prussid *n*: s. Nitroprussidnatrium.

N̲atrium|oxybat (INN) *n*: (engl.) *sodium oxybate*; Natriumsalz der Gammahydroxybuttersäure zur peroralen Anw.; unterliegt dem Betäubungsmittelgesetz*; **Ind.:** Kataplexie* bei Erwachsenen mit Narkolepsie*; **UAW:** Schlafstörung, Schwindel, Übelkeit, Kopfschmerz.

Natriumperchlorat (INN) *n*: s. Thyreostatika.

N̲atrium|phenyl|butyrat (INN) *n*: (engl.) *sodium phenylbutyrate*; Prodrug, dessen wirksamer Metabolit (Phenylacetylglutamin) als Träger für überschüssigen Stickstoff wirkt u. ausgeschieden wird; eines der ersten Arzneimittel in Europa mit Orphan-Drug-Status; **Ind.:** angeb. Stoffwechselstörungen des Harnstoffzyklus* (als Zusatztherapie bei der Langzeitbehandlung), z. B. Carbamoylphosphatsynthetase*-Mangel, Ornithintranscarbamylase*-Mangel u. Citrullinämie* Typ I; **Kontraind.:** schwere Herz-, Niereninsuffizienz; **Wechselwirkung:** Valproinsäure, Glukokortikoide (Hyperammonämie* inf. erhöhten Proteinabbaus); **UAW:** Amenorrhö, nicht respirator. Azidose, Hypoalbuminämie; cave: iatrogene Hypernatriämie.

N̲atrium|pico|sulfat (INN) *n*: (engl.) *sodium picosulfate*; Laxans* aus der Gruppe der Triarylmethane.

N̲atrium-Stibo|glucon̲at (INN) *n*: (engl.) *sodium stibogluconate*; in Deutschland nicht im Handel befindl. 5-wertige Verbindung des Antimons; **Ind.:** Leishmaniasen*, spez. Kala-Azar; **Kontraind.:** absolut: Idiosynkrasie, Allergie; relativ: Schwangerschaft, Niereninsuffizienz, Myokardschädigung; **UAW:** selten: Überempfindlichkeitsreaktionen, gastrointestinale Störungen, Kardiotoxizität, lokale Schmerzen, Gewichtsverlust, Blutdruckabfall, Hyperglykämie, Leber- u. Pankreasschäden.

N̲atrium|sulfat *n*: (engl.) *sodium sulfate*; syn. Natrium sulfuricum, Glaubersalz; Na₂SO₄; salinisches Abführmittel; s. Laxanzien.

N̲atrium sulfur̲icum *n*: Natriumsulfat*.

Natrium|thio|sulfat *n*: (engl.) *sodium thiosulfate*; $Na_2S_2O_3$; **Anw.:** äußerl. in Salben od. Lösungen bei parasitären Hauterkrankungen; i. v. als Antidot bei Blausäureintoxikation*; zur Redoxtitration in der Maßanalyse*.

Natrium|urat *n*: (engl.) *sodium urate*; harnsaures Natrium; Natriumsalz der Harnsäure*.

Natrium|valproat *n*: (engl.) *sodium valproate*; Natriumsalz der Valproinsäure*.

Natrium|verlust|syn|drom *n*: (engl.) *sodium loss syndrome*; Sammelbez. für Zustände mit Natriummangel renaler u. extrarenaler Urs. mit klin. Sympt. der Hypovolämie*; **Urs.:** s. Tab.; vgl. Dehydratation; Salzverlustsyndrom, renales.

Natriumverlustsyndrom
Hauptursachen für Natriumverlust
mit renalem Natriumverlust (hohe Na^+-Ausscheidung im Urin)
bei schwerer Niereninsuffizienz
nach Beseitigung einer (bilateralen) obstruktiven Uropathie
in der Erholungsphase nach akutem Nierenversagen
bei verschiedenen Formen interstitieller Nephropathien
bei hereditärer idiopathischer Nephronophthise
adrenale Ursache, v. a. Mineralokortikoidmangel (Addison-Krankheit)
zentrale Ursache, z. B. zentrales Salzverlustsyndrom, Syndrom der inadäquaten ADH-Sekretion, i. R. eines erworbenen adrenogenitalen Syndroms
durch endogene, osmotisch aktive Substanzen (z. B. Glukose bei Diabetes mellitus) bzw. pharmakologisch (insbesondere osmotische Diuretika, Saluretika, Aldosteron-Antagonisten, Laxanzien) ausgelöster renaler Natriumverlust
mit extrarenalem Natriumverlust (niedrige Na^+-Ausscheidung im Urin)
gastrointestinale Ursache, z. B. durch Erbrechen, Diarrhö, Dünndarmobstruktion, Drainage
Natriumverluste durch die Haut, z. B. durch exzessives Schwitzen, ausgedehnte Verbrennungen

Natur|heil|kunde: (engl.) *naturopathy*; Lehre von der Behandlung u. Vorbeugung von Krankheiten unter Einsatz der natürl. Umwelt entnommener u. naturbelassener Heilmittel: physik. Reize (Licht, Luft, Wärme/Kälte, Bewegung/Ruhe); vgl. Therapie, physikalische), spez. Ernährungsformen, pflanzliche u. a. natürliche Arzneistoffe (vgl. Phytotherapie) sowie psychosoziale Einflussfaktoren (Gespräche, Beratung in Fragen der Lebensführung); i. w. S. auch gleichbedeutend mit Alternativmedizin*. Vgl. Heilverfahren, alternative.

Nausea: (gr. ναυσία Seekrankheit) *f*: Übelkeit.

Navigations|chirurgie *f*: s. CAS.

Navikular|fraktur (lat. navicula Kahn; Fraktur*) *f*: (engl.) *navicular fracture*; Kahnbeinfraktur des Fußes; Fraktur des Os naviculare od. Fußwurzel; häufig im Zus. mit Luxationsfrakturen des Chopart- od. Lisfranc-Gelenks, z. B. im Rahmen einer Kettenverletzung. Durch inserierende Sehnen besteht die Möglichkeit der Sekundärdislokation. **Sympt.:** Fußschwellung, Schmerzen; **Ther.:** je nach Frakturtyp konservativ (Gips u. Entlastung) od. operativ (ORIF mit Drähten od. Schrauben).

NAW: Abk. für Notarztwagen; s. Rettungsdienst.

Nb: chem. Symbol für Niob*.

nBIPAP: Abk. für (engl.) *nasal biphasic positive airway pressure*; s. BIPAP (Abb. dort); s. Beatmung.

NBT-PABA-Test *m*: Abk. für (engl.) *N-benzoyl-L-tyrosyl-para-aminobenzoic-acid*; Verf. zur Untersuchung der exokrinen Pankreasfunktion; das oral aufgenommene synthet. Tripeptid NBT-PABA (Derivat der p-Aminobenzoesäure*, Abk. PABA) wird im Darm durch Chymotrypsin gespalten; die Ausscheidung des Spaltprodukts PABA im Urin ist bei exokriner Pankreasinsuffizienz* vermindert.

nCPAP: Abk. für (engl.) *nasal continous positive airway pressure*; s. CPAP.

Nd: chem. Symbol für Neodym*.

Nd-YAG-Laser: Kurzbez. für Neodym-Yttrium-Aluminium-Granat-Laser; s. Laser.

Ne: chem. Symbol für Neon*.

Ne|arthrose (Neo-*; Arthr-*; -osis*) *f*: **1.** (engl.) *nearthrosis*; pathol. Neubildung eines Gelenks bei Kontakt zweier primär nicht in Verbindung stehender Knochen; z. B. Baastrup-Zeichen; **2.** op. Bildung einer Sekundärpfanne u. a. bei Hüftgelenkluxation*.

Nebel: (engl.) *aerosol*; kolloidale Lösung flüssiger Teilchen in Gas; **Verw.:** in der Aerosoltherapie* verwendete Darreichungsform von Arzneimitteln mit definierter Nebeldichte (Arzneimittelmenge in ml pro Liter N.), Nebelmenge (vom Vernebler geliefertes Volumen in Liter pro Min.) u. Nebeldosis (pro Min. inhalierte Nebelmenge einer best. Dichte).

Nebel|sehen: s. Nephelopsie.

Neben|ast|varikose (Varizen*; -osis*) *f*: Seitenastvarikose*.

Neben|blase: (engl.) *accessory bladder*; ungenaue klin. Bez. für Blasendivertikel*.

Neben|eier|stock: s. Parovarium.

Neben|hoden: (engl.) *epididymis*; Epididymis; dem Hoden* hinten oben anliegend; in den Kopf münden 12–15 Ductuli efferentes testis, die in den 4–5 m langen stark gewundenen Nebenhodengang (Ductus epididymidis) führen, der den Körper u. Schwanz bildet u. Speicherort für die Spermien ist. Der Nebenhodengang geht über in den Samenleiter (Ductus deferens).

Neben|hoden|entzündung: Epididymitis*.

Neben|hoden|tuberkulose (Tuberkel*; -osis*) *f*: s. Genitaltuberkulose.

Neben|höhlen: s. Nasennebenhöhlen.

Neben|lunge: akzessorischer Lungenlappen*.

Neben|milz: s. Lien accessorius.

Neben|niere: (engl.) *suprarenal gland, adrenal gland*; Glandula suprarenalis; Epinephron; paarige endokrine Drüse, die von Fettgewebe umgeben dem oberen Pol der Niere aufliegt; **Anat.:** linke N. halbmondförmig, rechte N. dreieckig; Gewicht: 8–10 g; **Einteilung:** morphol. u. funkt. in: **1.** gelbl. braune Nebennierenrinde (Abk. NNR); **2.** rotbraues Nebennierenmark (Abk. NNM); **Histol.:**

Nebennierenszintigraphie

Cholesterol → 20α-OH-Cholesterol → 20α,22-Dihydroxycholesterol → Δ5-Pregnenolon → 17-Hydroxypregnenolon → Dehydroepiandrosteron

Δ4-Androstendion → Testosteron → Estradiol-17β

Progesteron → 17-OH-Progesteron → 11-Desoxycortisol → Cortisol

11-Desoxycorticosteron → Corticosteron → 18-Hydroxycorticosteron → Aldosteron

Sexualhormone | Glukokortikoide | Mineralokortikoide

Nebenniere

1. **NNR:** mesodermaler Herkunft; Einteilung in 3 fließend ineinander übergehende (alters- u. geschlechtsspezif. sowie individuelle Unterschiede) Zonen nach Anordnung der Zellen; **a) Zona glomerulosa:** schmale äußere Schicht; Zellballen u. knäuelartig gewundenen Zellstränge; häufig Mitosen u. nur wenig Lipide in kleinen Zellen; **b) Zona fasciculata:** breitester, mittlerer Rindenabschnitt; zu radiären Strängen angeordnete große, polygonale, helle, reichl. doppelbrechende Lipidtröpfchen (Cholesterol) u. Neutralfette sowie Ascorbinsäure enthaltende Zellen; **c) Zona reticularis:** innere Schicht; netzförmig verbundene bräunl. Lipofuszinkörnchen enthaltende Zellen (arm an Lipiden). 2. **NNM:** aus ektodermaler Sympathikusanlage hervorgehend; Stränge u. Nester bildende fein granulierte chromaffine Zellen*, die in ein Netz weitlumiger Kapillaren u. Venen eingelagert sind; Ganglienzellen u. marklose sympath. Nervenfasern (aus Plexus* coeliacus) enthaltend; **Funktion: 1.** NNR: Synthese über 40 verschied. Kortikoide* (s. Abb.); **a)** Zona glomerulosa: Mineralokortikoide*; **b)** Zona fasciculata: Glukokortikoide*; **c)** Zona reticularis: Sexualhormone*; 2. NNM: Synthese der Katecholamine* Adrenalin, Noradrenalin u. Dopamin; **klin. Bedeutung: 1.** NNR: s. Nebennierenrindeninsuffizienz, Cushing-Syndrom, Conn-Syndrom, Syndrom, adrenogenitales; **2.** NNM: bei Ausfall durch andere chromaffine Zellen ersetzbar; Überfunktion: s. Phäochromozytom.

Neben|nieren|apo|plexie (gr. ἀποπληξία Schlaganfall) *f*: s. Nebennierenrindeninsuffizienz.

Neben|nieren|dia|betes (Diabet-*) *m*: s. Cushing-Syndrom.

Neben|nieren|mark: s. Nebenniere.

Neben|nieren|rinde: (engl.) *adrenal cortex*; s. Nebenniere.

Neben|nieren|rinden|adenom (Aden-*; -om*) *n*: (engl.) *adrenal cortex adenoma*; primär benigner, vom Drüsengewebe der Nebennierenrinde ausgehender, häufig endokrin aktiver Tumor; s. Aldosteronom, Cushing-Syndrom, Androgenisierung.

Neben|nieren|rinden|hyper|plasie (Hyper-*; -plasie*) *f*: (engl.) *adrenocortical hyperplasia*; beidseitige Vermehrung des Nebennierenrindengewebes; **Vork.: 1.** idiopathisch (syn. idiopathischer Hyperaldosteronismus*, Abk. IHA); vgl. Conn-Syndrom; **2.** sekundär durch erhöhte hypophysäre ACTH-Sekretion bei Cushing*-Syndrom bzw. adrenogenitalem Syndrom*; **DD:** Aldosteronom* (einseitig).

Neben|nieren|rinden|in|suf|fizienz (Insuffizienz*) *f*: (engl.) *adrenocortical insufficiency*; Unterfunktion der Nebennierenrinde (Abk. NNR) mit verminderter Produktion der adrenalen Steroidhormone* sowie deren Vorstufen; **Einteilung: 1. primär:** N. adrenaler Genese (Zerstörung der NNR zu mind. 9/10); **akute** primäre N. inf. hämorrhag. NNR-Infarkts (Nebennierenapoplexie); Vork.: z. B. Geburtstrauma, Sepsis bzw. Waterhouse*-Friderichsen-Syndrom, Nebennierenvenenthrombose, Koagulopathie, iatrogen durch antikoagulative Ther. od. als Kompl. einer Venographie), abrupten Endes einer Steroidlangzeittherapie (wegen iatrogener sek. Nebennierenrindenatrophie); Urs. für **chron.** primäre N.: s. Addison-Krankheit; **2. sekundär:** hypophysär-hypothalam. Genese (ACTH-Mangel; s. Hypophysenvorderlappen-Insuffizienz); **Pathophysiol.:** Hypoaldosteronismus* u. Hypocortisolismus* mit Störungen des Elektrolyt-, Wasser- u. Säure-Basen-Haushalts (Hyponatriämie, Hypochloridämie, Hyperkaliämie, Hypermagnesiämie, Hypovolämie durch hypotone Dehydratation bei intrazellulärer Hyperhydratation sowie Azidose) u. des (Kohlenhydrat-)Stoffwechsels (niedrige Blutzuckerkonzentration mit Neigung zu Hypoglykämie u. Hunger, erhöhte Insulinempfindlichkeit, Protein- u. Fettmobilisation in der Folge; **Klin.:** s. Addison-Krankheit, Addison-Krise; bei sekundärer N. ohne Hyperpigmentierung (im Gegensatz zur primären N.). Vgl. Nebenniere.

Neben|nieren|szinti|graphie (Szinti-*; -graphie*) *f*: (engl.) *scintigraphy of the adrenal glands*; Sammelbez. für Verf. der Szintigraphie* zur Untersuchung von Nebennierenrinde od. -mark; **Ind.:**

1. Diagn. des Phäochromozytoms* (u. andere neuroektodermale Tumoren, v. a. Neuroblastom) des Nebennierenmarks bzw. der Grenzstrangganglien mit einem Noradrenalinanalogon (^{123}Iod-Metaiodbenzylguanidin, s. MIBG-Szintigraphie); **2.** zur Diagn. eines Nebennierenrindenadenoms* mit ^{131}Iod-Methylcholesterol.

Neben|nieren|tuberkulose (Tuberkel*; -osis*) *f*: (engl.) *adrenal tuberculosis*; Tuberkulose* der Nebennieren (meist beidseitig), v. a. der Nebennierenrinden; oft die einzige extrapulmonale Manifestation einer Lungentuberkulose* mit hämatogener Streuung; seltene Urs. der adreonokortikalen Insuffizienz (Addison*-Krankheit).

Neben|nieren|tumoren (Tumor*) *m pl*: (engl.) *adrenal tumors*; in der Nebenniere lokalisierte Tumoren*; **Formen: 1.** Tumoren der Nebennierenrinde: **a)** benigne Tumoren, v. a. Adenome* (z. B. Aldosteronom), selten Myelolipome, adrenale Zysten; **b)** maligne Tumoren, v. a. Metastasen (insbes. Bronchial*- u. Mammakarzinom*); selten primäres adrenokortikales Karzinom; bei endokrin aktiven Tumoren klin. Manifestation evtl. als adrenogenitales Syndrom*, Cushing*- u. Conn*-Syndrom; **2.** Tumoren des Nebennierenmarks: **a)** benigne Tumoren, v. a. Ganglioneurom*, Phäochromozytom*; **b)** maligne Tumoren, v. a. Neuroblastom*, malignes Phäochromozytom*. Vgl. Inzidentom.

Neben|pankreas (Pankreas*) *n*: (engl.) *aberrant pancreas*; pankreasgewebeähnl. Fehlbildungen inf. embryonaler Keimversprengung, meist in der Wand des Magen-Darm-Trakts.

Neben|phrenikus (Phrenes*) *m*: s. Nervi phrenici accessorii.

Neben|plazenta (Plazenta*) *f*: s. Placenta succenturiata.

Neben|pocken: (engl.) *paravaccinia*; Bez. für Papelbildung (keine Bläschen) in der Umgebung der Impfstelle nach Schutzimpfung mit Vacciniavirus* gegen Variola* durch lymphogene Ausbreitung.

Neben|schild|drüsen: (engl.) *parathyroid glands*; Epithelkörperchen, Glandulae parathyroideae; 4 linsengroße, lebenswichtige endokrine Drüsen, die der Schilddrüse von hinten anliegen; **histol.** lassen sich 3 Zelltypen differenzieren: **1.** hormonaktive helle (wasserklare) Zellen; **2.** dunkle Hauptzellen; **3.** oxyphile Zellen; die Hauptzellen sezernieren überwiegend Parathormon*. Überfunktion: s. Hyperparathyroidismus; Unterfunktion: s. Hypoparathyroidismus.

Neben|schild|drüsen|szinti|graphie (Szinti-*; -graphie*) *f*: (engl.) *scintigraphy of the parathyroid glands*; Verf. der Szintigraphie* zur Darstellung von Adenomen od. Hyperplasie der Nebenschilddrüsen; erfolgt nach Applikation von ^{201}Thallium- u. ^{99m}Technetium* als Subtraktionsszintigraphie od. mit ^{99m}Technetium-Methoxyisobutylisonitril (Abk. ^{99m}Tc-MIBI) unter Ausnutzung von dessen schnelleren Wash-out aus der Schilddrüse als aus der Nebenschilddrüse.

Neben|wirkung: (engl.) *side effect, secondary effect*; Abk. NW; eine neben der beabsichtigten Hauptwirkung einer med. Maßnahme auftretenden Wirkung; in Bezug auf Arzneimittel bezeichnet als unerwünschte Arzneimittelwirkung*.

Neben|wirt: (engl.) *reservoir host*; Species (Tiere, Mensch), die von einer best. Parasitenart im gleichen Entwicklungsstadium wie beim Hauptwirt* befallen wird, aber für den Parasiten weniger geeignet ist; zu unterscheiden vom Zwischenwirt*, der einem anderen Entwicklungsstadium des Parasiten dient.

Neben|zellen (Zelle*): (engl.) *mucous neck cells*; den Oberflächenzellen des Magenepithels ähnelnder Zelltyp im Halsbereich der Magendrüsen; produzieren Schleim; vgl. Magensaft.

Nebivolol (INN) *n*: (engl.) *nebivolol*; lang wirkender, kardioselektiver Beta*-Rezeptoren-Blocker mit zusätzl. gefäßerweiternden Eigenschaften.

Nebulin *n*: (engl.) *nebulin*; akzessor. Muskelprotein (M_r 800 000), das Zusammenbau u. Länge der Aktinfilamente reguliert; vgl. Aktin.

Necator americanus (lat. necator Töter) *m*: (engl.) *Necator americanus*; zu den Hakenwürmern gehörende Art der Nematodes*; blutsaugender Dünndarmparasit (Jejunum) des Menschen mit schneidenden Platten am Eingang der Mundkapsel; ♂ 5–9 mm, ♀ 9–11 mm lang; Entw. u. Pathogenität wie bei Ancylostoma duodenale (s. Hakenwurmkrankheit); **Vork.:** Subtropen u. Tropen, bes. Westafrika, Süd- u. Südostasien, Zentral- u. Südamerika, Südeuropa; **Diagn.:** Wurmeiernachweis* im Stuhl (MIFC*), Harada*-Mori-Kultur, nicht von Ancylostoma*-Eiern unterscheidbar.

neck dissection (engl.): ein- od. beidseitige Halsausräumung mit ausschließl. Entfernen der regionären Lymphknoten von der Schädelbasis bis oberh. der Clavicula zwischen der oberflächl. u. tiefen Halsfaszie (modifiziert-radikale n. d.) od. unter Mitnahme des M. sternocleidomastoideus, der V. jugularis interna u. des N. accessorius (radikale n. d.) od. nur Ausräumung einzelner Lymphknotenregionen (selektive n. d.); **Ind.:** maligner Tumor im Hals-Kopf-Bereich mit zervikalen Lymphknotenmetastasen; selektive n. d. bei Verdacht auf Mikrometastasen od. okkulten Metastasen.

Neck-Odelberg-Syn|drom (M. van N., Chir., Belgien; Axel A. O., Chir., Stockholm, 1892–1949) *n*: (engl.) *ischiopubic osteochondrosis*; syn. Van-Neck-Syndrom, Odelberg-Syndrom, Osteochondrosis ischiopubica; gehäuft bei Jungen zw. 6. u. 10. Lj., meist zufällig beobachtete Auftreibung der Synchondrose zwischen Scham- u. Sitzbein; Normalbefund vor der durchgehenden Verschluss; **DD:** Osteomyelitis* bei Schmerzen in der Hüft- u. Inguinalregion, Tumoren, Apophysenausrisse.

Necro|biosis lipoidica (Nekr-*; Bio-*; -osis*) *f*: zur Nekrose* führende granulomatöse Entz. mit Anreicherung von Lipiden in der mittleren Dermis meist an den Unterschenkelstreckseiten; **Urs.:** unbekannt; bei 2 Drittel liegt gleichzeitig ein Diabetes mellitus vor od. wird bei 10 % innerh. von 5 Jahren kln. manifest; Frauen sind häufiger betroffen als Männer. **Klin.:** zunächst intensiv rote, linsengroße, peripher wachsende Papeln, aus denen etwas eingesunkene, scheibenförmige, bis handtellergroße, gelbe, sklerot., von Teleangiektasien durchzogene Herde entstehen, die von einem 2–3 mm breiten, leicht erhabenen, lividen Randsaum

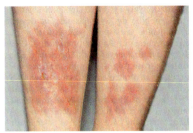

Necrobiosis lipoidica: Befund am Schienbein, rechts mit zentraler Ulzeration, Pat. mit Diabetes mellitus [12]

umgeben sind; in ca. 30% Entw. schlecht heilender Ulzerationen (s. Abb.); **Ther.:** top. Applikation von Kortikoiden, ggf. Exzision ulzerierter Areale u. Deckung mit Spalthaut. Vgl. Granulomatosis disciformis chronica et progressiva Miescher.

Necrosis (↑, -osis*) *f*: s. Nekrose.

Nedo|cromil (INN) *n*: (engl.) *nedocromile*; mit der Cromoglicinsäure* struktur- u. wirkungsverwandtes Antiallergikum* (Mastzellstabilisator); **Ind.:** Rhinitis* allergica, Konjunktivitis*.

Neer-Operation (Charles N., Orthop. u. Chir., New York; geb. 1917) *f*: Akromioplastik*.

Negativ|liste: (engl.) *negative list*; Liste von Arzneimittel*, die nach § 34 SGB V generell od. für best. Indikationen von der Leistungspflicht der GKV ausgeschlossen sind; beinhaltet seit 1.1.2004 (s. GKV-Modernisierungsgesetz) prinzipiell alle nicht verschreibungspflichtigen Arzneimittel, mit Ausnahme solcher, die bei der Behandlung schwerwiegender Erkr. als Therapiestandard gelten od. die für Kinder bis zum 12. Lj. verordnet werden. Einzelheiten legen Richtlinien des Gemeinsamen* Bundesausschusses fest. Vgl. Positivliste.

Negativ|sym|ptomatik *f*: Minussymptomatik*.

Neglect (engl. vernachlässigen): Bez. für eine oft halbseitige Vernachlässigung des eigenen Körpers od. der Umgebung bzgl. einer od. mehrerer Modalitäten (motorischer, visueller, sensibler, supramodaler N.); **Vork.:** v.a. bei Parietallappenschädigung, bes. der nichtdominanten Hemisphäre; in abgeschwächter Form als Extinktion*. Vgl. Agnosie; Syndrom, hirnlokales.

Negri-Körperchen (Adelchi N., Pathol., Pavia, 1876–1912): (engl.) *Negri bodies*; intrazelluläre, 1–25 µm große runde, ovale od. spindelförmige, eosinophile Einschlusskörperchen* mit basophiler Innenstruktur; entstehen durch Ablagerung viraler Nukleokapside; **Vork.:** im Gehirn, insbes. in den Nervenzellen des Ammonshorns u. in den Purkinje*-Zellen der Kleinhirnrinde, bei Tollwut*.

Negro-Zeichen (Camillo N., Neurol., Torino, 1861–1927): s. Rigor.

Nehb-Ableitungen: (engl.) *Nehb's leads*; s. Brustwandableitungen (Abb. 2).

Neisseria (Albert L. Neisser, Dermat., Breslau, 1855–1916) *f*: (engl.) *Neisseria*; Gattung gramnegativer unbewegl., in Paaren angeordneter Bakterien (sog. Diplokokken) der Fam. Neisseriaceae; Oxidase-positiv; Schleimhautparasiten; humanpathogene Species u.a. N. gonorrhoeae, N. meningitidis.

Neisseria catarrhalis (↑) *f*: s. Moraxella catarrhalis.

Neisseria meningitidis

Neisseriaceae (↑) *fpl*: (engl.) *Neisseriaceae*; Fam. gramnegativer Kurzstäbchen bzw. Kugelbakterien mit den Gattungen Neisseria*, Chromobacterium*, Eikenella u. Kingella; vgl. Bakterienklassifikation.

Neisseria flavescens (↑) *f*: (engl.) *Neisseria flavescens*; Neisseria subflava, Neisseria flava, Neisseria perflava; Pigment bildende (goldgelbe) Diplokokke, die auf gewöhnl. Nährböden Kolonien trockener Konsistenz bildet; biochem. unterschiedl. aktiv; **Vork.:** Schleimhaut der oberen Atemwege; **klin. Bedeutung:** fraglich pathogen; selten isoliert bei Endokarditis, Meningitis u. Spritzenabszess.

Neisseria gonor|rhoeae (↑) *f*: (engl.) *Neisseria gonorrhoeae*; syn. Gonokokke; Err. der Gonorrhö*, bei Männern Urethritis, bei Frauen Zervizitis, Adnexitis, Urethritis u. Konjunktivitis bei Neugeborenen (Gonoblennorrhö*); **Morphol.:** gramnegative Diplokokke in Semmel- od. Kaffeebohnenform; meist adhärent an Mukosazellen od. intrazellulär im Protoplasma der Leukozyten; **cave:** Verwechslung mit Pseudogonokokken*; Bakt. können nach Antibiotikabehandlung gramlabil sein; **Epidemiol.:** Erregerreservoir ist der Mensch, Übertragung durch Kontaktinfektion (Geschlechtsverkehr), gelegentl. bei der Geburt; **Nachw.:** spez. Transportmedien erforderl., da N.g. gegen Kälte (Temperaturoptimum 37 °C) u. Luftsauerstoff (mikroaerophil, CO_2-Atmosphäre von 5–10%) empfindl. ist; Kultur auf eiweißhaltigen Nährböden (Serum-, Aszites- u. Kochblutagar; besser Thayer*-Martin-Medium) nach 24–72 Std. in zarten, rundlich, durchscheinenden Kolonien (tautropfenähnlich); biochem. Differenzierung auf Lingelsheim*-Nährböden; Oxidase-positiv; Nachw. im Abstrichpräparat auch durch Enzym*-Immunoassay, direkte Immunfluoreszenz od. Koagglutination, sensitiver Nachw. durch PCR (oft kombiniert mit Chlamydia-trachomatis-PCR), bei chron. Fällen Antikörpernachweis sinnvoll.

Neisseria meningitidis (↑) *f*: (engl.) *Neisseria meningitidis*; syn. Meningokokken; wichtiger Err. der Meningokokken-Meningitis*, der Meningokokken-Sepsis u. des Waterhouse*-Friderichsen-Syndroms; **Morphol.:** kleine (im Liquorsediment meist intrazellulär gelegene, s. Abb.) semmelförmige Diplokokken; pleomorph; unbewegl., mit Polysaccharidkapsel; **Kultur:** mikroaerophil; im

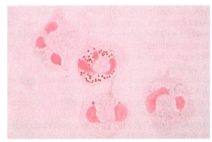

Neisseria meningitidis: Nachweis von Menigokokken im Liquor; Sedimentation mit Zytozentrifuge; Färbung nach Gram [146]

Neisseria sicca

Allg. Wachstum auf serum-, aszites- u. bluthaltigen Medien (evtl. mit Antibiotikazusatz zur Unterdrückung der Begleitflora bei Rachenabstrich); optimale Bebrütungstemperatur 35–37 °C; bildet zarte, mittelgroße, glattrandige Kolonien (weich spiegelnde Oberfläche); **Charakteristika:** Oxidase-positiv; aufgrund der Kapsel werden die Serogruppen A, B, C, Y u. W$_{135}$ unterschieden, die Serogruppe B wird in versch. Serovare unterteilt; biochem. Abgrenzung v. a. gegen apathogene Neisserien (Glukose u. Maltose werden gespalten, Fruktose u. Saccharose nicht; s. Lingelsheim-Nährböden. Die Agglutination frisch isolierter Stämme mit einem spezif. polyvalenten Meningitis-Serum od. der Antigennachweis (Kapselantigen) in der Untersuchungsprobe mit passiver Latexagglutination gehören in den meisten Fällen die Diagnose. **Epidemiol.:** Erregerreservoir ist der Nasopharynx des Menschen; rel. hohe Keimträgerrate, bes. bei engem Zusammenleben. N. m. ist sehr wenig widerstandsfähig gegen Umwelteinflüsse (Austrocknung, Abkühlung, Lichteinwirkung); Übertragung durch Tröpfcheninfektion; Epidemien in Mitteleuropa werden v. a. durch Stämme der Serogruppe B, seltener durch die der Serogruppe C verursacht; Stämme der Serogruppe A treten epidem. im Meningitisgürtel* auf. N. m. ist in vitro empfindl. gegen Penicillin G, Ceftriaxon, Ampicillin, Cephalosporine, Chloramphenicol u. Rifampicin; gelegentl. Sulfonamid-resistente Stämme; Rifampicin zur Proph. bei Kontaktpersonen; Immunisierung mit Impfstoff aus den gereinigten Kapselpolysacchariden entspr. der Serogruppe; s. Schutzimpfung (Tab. dort), s. Impfkalender (Tab. dort); keine Serogruppe-B-Vakzine verfügbar. Vgl. Sepsis; Meningitisgürtel.

Neisseria sicca (↑) *f*: (engl.) *Neisseria sicca;* syn. Diplococcus pharyngis siccus; apathogenes Bakt., das auf der Schleimhaut der oberen Atemwege vorkommt; biochem. mäßig aktiv; bildet trockene Kolonien auf gewöhnl. Nährböden.

Neisser-Pol|körnchen|färbung (Max N., Bakteriol., Frankfurt a. M., 1869–1938): (engl.) *Neisser's staining;* Anfärbung von Corynebacterium* diphtheriae (hellbraun mit blauschwarzen Polkörnchen: Ernst-Babes-Polkörperchen).

Nekr-: auch Nekro-; Wortteil mit der Bedeutung abgestorben, tot; von gr. νεκρός.

Nekro|biose (↑; Bio-*; -osis*) *f*: (engl.) *necrobiosis;* langsames Absterben einzelner Zellen als Zwischenzustand bei irreversibler Schädigung ohne sichtbare Zeichen des Zelltodes; s. Nekrose.

Nekro|phanerose (↑; gr. φανερός sichtbar; -osis*) *f*: (engl.) *necrophanerosis;* Auftreten lichtmikroskop. sichtbarer morphol. Veränderungen in einem Gewebe od. Organ bei Nekrose*.

Nekro|philie (↑; -phil*) *f*: (engl.) *necrophilia;* seltenes abweichendes Sexualverhalten mit Ausübung des Geschlechtsverkehrs mit Toten (sexuelle Leichenschändung), häufiger (verschleiert) mit Schlafenden (sog. Somnophilie).

Nekrose (↑; -osis*) *f*: (engl.) *necrosis;* intravitale morphol. Veränderungen einer Zelle (od. eines Gewebes), die nach irreversiblem Ausfall der Zellfunktionen (sog. Zelltod) auftreten; **Histol.:** in der Zelle v. a. Zellkernveränderungen (Karyopyknose, Karyorrhexis, Karyolyse), bei Hämalaun-Eosinfärbung Eosinophilie des Zytoplasmas; im Gewebe Infiltration mit Leukozyten, Demarkation des nekrot. Gewebes mit Randsaumbildung u. Bildung von Granulationsgewebe*; **Formen:** 1. **Koagulationsnekrose** (sog. Gerinnungsnekrose): Denaturierung von Proteinen u. „strukturierte" N. mit zunächst noch erkennbarer Gewebestruktur; Vork. v. a. in Herz, Leber, Milz u. Niere inf. lokaler Ischämie (z. B. Infarkt) u. im Magen-Darm-Trakt inf. einer Verätzung* mit Säuren u. Salzen; Sonderform: **verkäsende N.** mit Ausbildung einer amorphen, eosinophilen Masse; Vork. z. B. bei Infektionen, v. a. Tuberkulose*; 2. **Kolliquationsnekrose** (sog. Erweichungsnekrose): Verflüssigung der nekrot. Zellen u. strukturloses Gewebe; Vork. v. a. in Gehirn u. Rückenmark (vgl. Schlaganfall) od. im Pankreas durch Autolyse* bei Pankreatitis*, im Magen-Darm-Trakt nach Verätzung* mit Basen; je nach Lok. u. Ausmaß einer N. kann es zur Restitutio* ad integrum, Ausbildung einer Narbe* od. einer Pseudozyste (s. Zyste) kommen. Vgl. Gangrän.

Nekros|ek|tomie (↑; ↑; Ektomie*) *f*: (engl.) *necrectomy;* Entfernen von Nekrosen*, um eine Inf. zu verhindern u. die Wundheilung* zu fördern.

NEL: Abk. für (engl.) *no effect level;* NOEL*.

Nel|arabin *n*: (engl.) *nelarabine;* Zytostatikum* (Purinanalogon; Orphan Drug) zur i. v. Infusion; **Wirkungsmechanismus:** nach Demethylierung durch Adenosindesaminase* zu Desoxyguanosinanalogon Einbau in DNA (vgl. Basenanaloga; Antimetaboliten); **Ind.:** akute lymphoblastische T-Zell-Leukämie (Abk. T-ALL*) od. lymphoblastisches T-Zell-Lymphom (Abk. T-LBL; vgl. Non-Hodgkin-Lymphom) nach mind. 2 Zytostatikatherapien mit unzureichendem Erfolg; **Kontraind:** Überempfindlichkeit gegen den Wirkstoff od. einen der sonstigen Bestandteile; cave: engmaschige neurol. Untersuchungen empfohlen; **UAW:** Müdigkeit, Magen-Darm-Störungen, hämat. Störungen, Atemwegerkrankungen, zentralnervöse Störungen u. Fieber, dosislimitierende Neurotoxizität (z. T. irreversibel).

Nélaton-Katheter (Auguste N., Chir., Paris, 1807–1873; Katheter*) *m*: s. Blasenkatheter.

Nélaton-Linie (↑): s. Roser-Nélaton-Linie.

Nelfina|vir (INN) *n*: (engl.) *nelfinavir;* Abk. NFV; Virostatikum* (Protease*-Hemmer); **Ind.:** Infektion mit HIV* als Teil einer antiviralen Kombinationstherapie*; **Kontraind.:** zeitgleiche Behandlung mit Substanzen, die eine geringe therap. Breite besitzen u. Substrat des Zytochrom-P-450-3A4-Isoenzyms der Leber sind; **UAW:** u. a. Übelkeit, Diarrhö, Lipodystrophie*-Syndrom, Diabetes mellitus; Wechselwirkungen mit anderen Substanzen aufgrund der Beeinflussung des Leberstoffwechsels.

Nelken|öl: (engl.) *clove oil;* Caryophylli aetheroleum; ätherisches Öl aus den Blütenknospen von Syzygium aromaticum (Gewürznelkenbaum) mit Eugenol (Phenylpropanderivat) als Hauptinhaltsstoff; antiseptische Wirkung, bei äußerlicher Anw. lokale Hautreizung u. Anästhesie; **Verw.:** Repellent, in der Zahnmedizin zus. mit Zinkoxid als provisorische Zahnfüllung, Antiseptikum, Desinfizienz u. Aromatikum.

Nelson-Tumor (Don II. N., Endokrin., Int., Boston, geb. 1925; Tumor*) *m*: syn. Nelson-Syndrom; ACTH-(u. MSH-)produzierendes, wahrscheinl. hyperplasiogenes, lokal invasiv u. schnell wachsendes Adenom des Hypophysenvorderlappens; Auftreten bei bis zu 50 % aller Pat. nach Adrenalektomie* aufgrund eines Cushing*-Syndroms; **Sympt.**: (röntg.) Sellavergrößerung; evtl. Gesichtsfeldausfälle, Hyperpigmentierung.

Nemaline-Myo|pathie *f*: (engl.) *nemaline myopathy*; s. Myopathien, kongenitale (Tab. dort).

Nemat|helminthes (gr. νῆμα Faden; Helminthes*) *fpl*: (engl.) *Nemathelminthes*; syn. Aschelminthes; veraltet Schlauchwürmer; heterogen zusammengesetzter Tierstamm mit mehreren Klassen; langgestreckte Metazoen mit Hautmuskelschlauch u. einer mit Flüssigkeit gefüllten primären Leibeshöhle (Pseudocoel); med. relevante **Klassen**: Nematodes* (Fadenwürmer i. e. S.) u. Acanthocephala* (Kratzer, Zuordnung zu den N. ist umstritten).

Nemato|cera (↑; gr. κέρας Horn) *n pl*: Mücken*.

Nematoden|in|fektion (↑; Infekt-*) *f*: (engl.) *nematodiasis*; Infektion durch Nematodes*; **Vork.**: je nach Art in allen Klimazonen vorkommend od. auf die Tropen beschränkt; **Einteilung**: nach Übertragungsweg: **1. fäkal-orale Infektion**: weltweit (in Ländern mit schlechten hygienischen Zuständen häufiger): Ascaris* lumbricoides, Trichuris* trichiura, Enterobius* vermicularis, Capillaria* philippinensis, Toxocara*; vgl. Larva migrans; **2. perkutane Infektion**: Ancylostoma* duodenale, Necator* americanus, Strongyloides* stercoralis; **3. Infektion aus Zwischenwirten od. Überträgern**: Trichinella* spiralis, Angiostrongylus*, Gnathostoma* spinigerum. Vgl. Drakunkulose; Filariosen; Onchozerkose.

Nematodes (↑; ↑) *fpl*: (engl.) *Nematoda*; Fadenwürmer, auch Rundwürmer; freilebende Formen, Saprozoen, Kommensalen, Pflanzen-, Tier- u. Menschenparasiten des Stammes Nemathelminthes*; **Gattungen**: Angiostrongylus, Anisakis, Ancylostoma, Ascaris, Capillaria, Dracunculus, Enterobius, Gnathostoma, Necator, Oesophagostomum, Strongyloides, Trichinella, Trichostrongylus, Trichuris, Toxascaris, Toxocara sowie die Filarien* Mansonella, Loa, Onchocerca, Brugia, Wuchereria, Dirofilaria; **Entw.**: **1. ohne Wirtswechsel** (monoxen); Larven entwickeln sich im Freien in der Eihülle u. werden oral aufgenommen (Ascaris, Trichuris, Enterobius) od. schlüpfen aus der Eihülle u. dringen perkutan ein (Ancylostoma, Necator, Strongyloides). **2. mit Wirtswechsel** (heteroxen); mit Zwischenform Trichinella, deren Adultwürmer (Darmtrichinen) Larven absetzen, die in die Muskulatur desselben Individuums einwandern; bei Larvenentwicklung in einem Zwischenwirt* (diheteroxen) erfolgt die Übertragung auf den Endwirt* durch orale Aufnahme (Dracunculus, Angiostrongylus) od. durch Insekten (Filarien); bei Entw. über 2 Zwischenwirte (triheteroxen) werden infektiöse Larven oral mit der Nahrung aufgenommen (Gnathostoma). **3. mit Generationswechsel** (Heterogonie; nur bei Strongyloides); erst eine freilebende Generation von ♂♂ u. ♀♀ produziert Larven, die nach einer weiteren Entwicklung (zu sog. Drittlarven) perkutan in den Wirt eindringen u. zu ♀♀ heranwachsen, die sich parthenogenetisch vermehren. **Klin. Bedeutung**: s. Nematodeninfektion.

NEMO-De|fekt (Defekt*) *m*: Abk. für (engl.) **N**F-kappa-B **e**ssential **mo**dulator; X-chromosomal erbl. Defekt mit dem Phänotyp eines Hyper*-IgM Syndroms; **Ätiol.**: defekter Modulator von NFκB (im Zytoplasma, wird bei Aktivierung der Zelle in den Zellkern transferiert, wo er als DNA-bindender Faktor für die Gentranskription von proinflammatorischen Zytokinen fungiert; NFκB ist auch relevant für den intrazellulären Signalweg bei der CD40-induzierten Aktivierung, so dass die Störung im Immunglobulinklassenwechsel von IgM zu anderen Immunglobulinen erklärt ist); **Klin.**: Defekt der Antikörperbildung (s. Immundefekte), zusätzl. fehlende Schweißdrüsen, dünnes Haupthaar.

Neo-: auch Ne-; Wortteil mit der Bedeutung neu, jung; von gr. νέος.

neo|adjuvant (↑; Adjuvans*): präoperativ unterstützend.

Neo|blase (↑): Dünndarmersatzblase*.

Neo|cerebellum (↑; Cerebello-*) *n*: stammesgeschichtl. junger Teil des Cerebellums* (Kleinhirnhemisphären).

Neo|cortex (↑; Cort-*) *m*: stammesgeschichtl. jüngster Teil der Großhirnrinde*; histol. i. d. R. 6-schichtiger Aufbau (s. Isocortex).

Neo|dym (↑) *n*: (engl.) *neodymium*; Symbol Nd, OZ 60, rel. Atommasse 144,24; zur Gruppe der Lanthanoide* gehörendes chem. Element.

Neo|endorphine (↑) *n pl*: s. Endorphine.

Neo|logismus (↑; gr. λογισμός Gedanke) *m*: (engl.) *neologism*; Wortneubildung; Bildung eines Wortes, das im normalen Wortschatz einer Sprache* nicht vorkommt; **Vork.**: physiol. während der normalen Sprachentwicklung* od. im Traum; pathol. z. B. bei Aphasie* od. Schizophrenie* od. als formale Denkstörung*. Vgl. Kontamination.

Neo|mycin (INN) *n*: zur Gruppe der Aminoglykosid*-Antibiotika gehörender Antibiotikakomplex aus Streptomyces fradiae mit den Hauptkomponenten Neomycin B (syn. Framycetin*), N. C u. N. A (Neamin) zur lokalen od. oralen Anw.; **Ind.**: präoperative Darmsterilisierung, hepat. Enzephalopathie, infizierte Hautwunden (Salbenverband).

Neon (Neo-*) *n*: chem. Element, Symbol Ne, OZ 10, rel. Atommasse 20,179; Edelgas.

Neo|natal|peri|ode (↑; lat. natus geboren; Periode*) *f*: (engl.) *neonatal period*; Zeitraum von der Geburt* bis zum vollendeten 28. Tag nach der Geburt.

Neo|natal|sterblichkeit (↑; ↑): s. Säuglingssterblichkeit (Tab. dort).

Neo|natologie (↑; ↑; -log-*) *f*: (engl.) *neonatology*; Teilgebiet mit Weiterbildungsordnung der Kinderheilkunde, das sich mit dem Neugeborenen* befasst, insbes. der Diagn. u. Ther. von Erkr.; vgl. Perinatalmedizin.

Neo|plasie (↑; -plasie*) *f*: (engl.) *neoplasia*; autonome Neubildung von Gewebe, die im Gegensatz zu Hyperplasie*, Hypertrophie* u. Regeneration auf einer Störung od. dem Verlust der Wachstumsregulation beruht; vgl. Tumor.

Neo|plasie, duktae intra|epitheliale (↑; ↑) *f*: (engl.) *ductal intraepithelial neoplasia*; Abk. DIN; intraduk-

Neoplasie, lobuläre

Neoplasie, duktale intraepitheliale Klassifikation	
konventionelle Klassifikation	DIN-Klassifikation
duktale Hyperplasie	duktale Hyperplasie
flache epitheliale Neopasie (Abk. FEA)	DIN 1a
atypische duktale Hyperplasie (Abk. ADH)	DIN 1b
duktales Carcinoma in situ (Abk. DCIS), Grad 1	DIN 1c
duktales Carcinoma in situ, Grad 2	DIN 2
duktales Carcinoma in situ, Grad 3	DIN 3
DIN: duktale intraepitheliale Neoplasie	

tale proliferative Läsionen der Mamma; Präkanzerose des Mammakarzinoms*; **Einteilung:** s. Tab.; **Ther.:** bei duktaler Hyperplasie Dopamin*-Rezeptor-Agonisten (zur Prolaktin Hemmung), Danazol, Gestagene u. Antiöstrogene; bei flacher epithelialer Atypie u. atypischer duktaler Hyperplasie Gestagene bzw. gestagenbetonte Östrogen-Gestagen-Kombinationen; cave: konsequente mammographische u. ggf. histologische Kontrolle bzgl. Entw. eines Mammakarzinoms; bei duktalem Carcinoma in situ: s. Mammakarzinom.

Neo|plasie, lobuläre (↑; ↑) *f*: s. Mammatumoren; Mammakarzinom.

Neo|plasien, multiple endo|krine (↑; ↑) *fpl*: s. MEN-Syndrome.

Neo|plasie, testikuläre intra|epitheliale (↑; ↑) *f*: (engl.) *testicular intraepithelial neoplasia*; Abk. TIN; epitheliale Dysplasie* des Hodens; Präkanzerose* germinativer Hodentumoren*, die meist nach Probeexzision aus nicht erkranktem Hoden entdeckt wird; **Ther.:** Bestrahlung; Abwarten unter engmaschiger Kontrolle mögl. (z. B. bei Kinderwunsch).

Neo|plasie, vaginale intra|epitheliale (↑; ↑) *f*: (engl.) *vaginal intraepithelial neoplasia*; Abk. VaIN; epitheliale Dysplasie* der Vagina; Präkanzerose des Vaginalkarzinoms*.

Neo|plasie, zervikale intra|epitheliale (↑; ↑) *f*: (engl.) *cervical intraepithelial neoplasia*; Abk. CIN; epitheliale Dysplasie* der Cervix* uteri (s. Abb.); Päkanzerose* des Zervixkarzinoms*, **Ther.:** s. Tab.

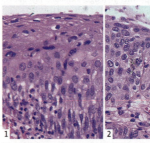

Neoplasie, zervikale intraepitheliale: Plattenepithel der Portio; 1: mittelschwere Dysplasie (CIN II); 2: schwere Dysplasie (CIN III) mit einzelnen Mitosen (Pfeil); HE-Färbung

Neo|plasma (↑; -plasma*) *n*: s. Neoplasie.

Neo|pterin *n*: 2-Amino-4-oxo-6-(D-erythro-1′,2′,3′-trihydroxypropyl)-pteridin; Abbauprodukt von Guanosintriphosphat (Abk. GTP), entsteht unter dem Einfluss von Interferon-γ (aus aktivierten T*-Lymphozyten) v. a. im Stoffwechsel von Makrophagen*; biol. Funktion unbekannt, evtl. Cofaktor der Leukozytenstimulation in Zus. mit Immunreaktionen; wird renal ausgeschieden; **Nachw.:** HPLC od. RIA; **klin. Bedeutung:** Vermehrung z. B. bei angeb. Störungen des Pterinstoffwechsels od. bei schweren persistierenden Virusinfektionen (Zytomegalie, HIV-Inf.), Autoimmunkrankheiten*, Transplantatabstoßung u. bei versch. malignen Tumoren; die Neopterinausscheidung scheint, als Ausdruck der T-Lymphozyten-Aktivität, ein empfindl. Verlaufsparameter zu sein.

Neoplasie, zervikale intraepitheliale Therapieoptionen nach Schweregrad		
Schweregrad	konservatives Vorgehen (Verlaufsbeobachtung)	operative Therapie
CIN I (geringgradige Dysplasie)	bis zu 24 Monate, kolposkopisch-zytologische Kontrolle alle 6 Monate[1]	Schlingen- oder Laserkonisation (bei Befundpersistenz)
CIN II (mäßiggradige Dysplasie)	bis zu 12 Monate, kolposkopisch-zytologische Kontrolle alle 6 Monate	Schlingen- oder Laserkonisation (bei Befundpersistenz)
CIN III (hochgradige Dysplasie und Carcinoma in situ)	nur während Schwangerschaft	Schlingen-, Laser-, Nadel- oder Messerkonisation

[1] auch bei Ausdehnung in die tiefe Endozervix möglich; bei Befundpersistenz Schlingen-, Laser- oder Messerkonisation

Neo|stigmin *n*: (engl.) *neostigmine*; Cholinesterase*-Hemmer; **Ind.:** z. B. Myasthenia* gravis pseudoparalytica.

Neo|stigmin|ef|fekt (lat. efficere, effectus hervorbringen) *m*: (engl.) *neostigmine effect*; Besserung der Symptome bei Myasthenia* gravis pseudoparalytica nach Gabe von Neostigmin*.

Neo|striatum (Neo-*; lat. stria Vertiefung, Rille) *n*: s. Corpus striatum.

Neo|synephrin *n*: Phenylephrin*.

Neo|vagina (Neo-*; Vagina*) *f*: s. Kolpopoese.

Neo|vaskularisation (↑; Vaskularisation*) *f*: (engl.) *neovascularization*; Neubildung von Blutgefäßen; **Formen: 1.** Vaskulogenese: Neubildung aus endothelialen Vorläuferzellen, v. a. während der embryonalen Entwicklung; **2.** Angiogenese*.

Nephelo|metrie (gr. νεφέλη Nebel; Metr-*) *f*: (engl.) *nephelometry*; syn. Tyndallometrie; Streulichtmessung; Form der Photometrie* zur Bestimmung der Konz. fein verteilter Stoffe in Gasen bzw. kolloidal gelöster Substanzen in Flüssigkeiten; **Prinzip:** Messung des seitl. in einem best. Winkel zum gebündelten Primärlichtstrahl gebeugten Streulichts, dessen Intensität innerh. eines best. Konzentrationsbereichs der Zahl der Teilchen proportional ist. Vgl. Streuung; Lasernephelometrie; Immunoassay, nephelometrischer.

Nephel|opsie (↑; Op-*) *f*: (engl.) *nephelopia*; Nebelsehen inf. Trübung der brechenden Medien des Auges, Sympt. bei Katarakt*.

Nephr-: auch Nephro-; Wortteil mit der Bedeutung Niere; von gr. νεφρός.

Nephr|ek|tomie (↑; Ektomie*) *f*: (engl.) *nephrectomy*; op. Entfernung der Niere; **Meth.:** offen über transperitonealen (abdominalen) od. lumbalen (Flankenschnitt) Zugang, laparoskop.; **Ind.: 1.** einfache N. bei benignen Erkr., z. B. symptomatische Schrumpfniere*, funktionslose Hydronephrose*; **2.** radikale Tumornephrektomie (einschließl. perirenalem Fettgewebe u. Retroperitonealfaszie, ggf. auch Nebenniere) bei Nierenzellkarzinom*.

Nephritis (↑; -itis*) *f*: Nierenentzündung; s. Glomerulopathie, Pyelonephritis, Strahlennephritis, Balkan-Nephropathie.

Nephritis, hereditäre (↑; ↑) *f*: (engl.) *hereditary nephritis*; Alport*-Syndrom.

Nephritis, inter|stitielle (↑; ↑) *f*: (engl.) *interstitial nephritis*; entzündlich-infiltrative Veränderung des interstitiellen Gewebes im Nierenparenchym; **Formen: 1.** akute i. N. mit interstitiellen, mononukleären Infiltraten (T-Lymphozyten, Makrophagen); **2.** chron. i. N. mit tubulärer Atrophie, mononukleären Infiltraten u. evtl. glomerulären Veränderungen (z. B. Analgetika*-Nephropathie, Balkan*-Nephropathie); **Urs.:** s. Tab.; **Klin.:** akute od. chron. progrediente Niereninsuffizienz*; **Ther.:** Elimination der Ursache. Vgl. Pyelonephritis, Glomerulopathie.

Nephritis, lupoide (↑; ↑) *f*: s. Lupusnephritis.

Nephro|blastom (↑; Blast-*; -om*) *n*: (engl.) *nephroblastoma*; Wilms*-Tumor.

Nephro|graphie (↑; -graphie*) *f*: **1.** (engl.) *nephrography*; Röntgenkontrastuntersuchung der Niere (s. Urographie); **2.** Radioisotopennephrographie*.

Nephro|kalzinose (↑; Calc-*; -osis*) *f*: (engl.) *nephrocalcinosis*; Ablagerung von Calciumsalzen in den Tubulusepithelien, im Lumen der Tubuli u. im interstitiellen Nierengewebe; **Formen: 1. primäre N.:** Verkalkung gesunden Nierenparenchyms als Folge einer extrarenalen Calciumstoffwechselstörung mit gesteigerter renaler Calciumausscheidung bzw. inf. mangelnder Harnsäuerung; Vork. z. B. bei Hyperparathyroidismus*, idiopath. Hyperkalzurie, Calciferol-Hypervitaminose, Sarkoidose*, Hyperoxalurie*, Burnett*-Syndrom, renaler tubulärer Azidose* (Typ I); **2. sekundäre N.:** Verkalkung vorgeschädigten Nierengewebes, z. B. nach entzündl. od. toxisch bedingter Tubulusnekrose, Amyloidose*, multiplem Myelom*; **Sympt.:** Niereninsuffizienz*, Hyperkalzurie, gelegentl. Nephrolithiasis* (Calciumoxalatsteine); **Diagn.:** Sonographie (echoreiches Nierengewebe), Rö. (punkt- u. stippchenförmige Ansammlung zarter Kalkschatten in der Markregion, zu Beginn bes.

Nephritis, interstitielle
Ursachen

akute interstitielle Nephritis

pharmakologisch: Antibiotika, Diuretika, nichtsteroidale Antiphlogistika u. a.

infektiös:

    Bakterien: Legionella, Brucella, Diphtheria, Streptococcus, Staphylococcus, Yersinia, Salmonella, E. coli, Campylobacter, Mycoplasma, Rickettsia, Leptospira, Mycobacterium, Chlamydia

    Viren: Epstein-Barr-Virus, Zytomegalie-Virus, Hantavirus, HIV, Herpes simplex, Polyomavirus, Hepatitis-B-Virus

    andere: Schistosoma mekongi, Toxoplasma gondii

idiopathisch: Anti-Tubulusbasalmembran-Nephritis, Nephritis-Uveitis-Syndrom, Kawasaki-Syndrom

chronische interstitielle Nephritis

hereditär: autosomal-dominante polyzystische Nierenerkrankung (ADPKD), hereditäre idiopathische Nephronophtise

metabolisch: Hyperkalzämie, Hyperoxalurie, Hypokaliämie, Hyperurikämie, Cystinose, Methylmalonazidurie

autoimmunologisch: Wegener-Granulomatose, Sjögren-Syndrom, systemischer Lupus erythematodes, Vaskulitis, Sarkoidose

hämatologisch: multiples Myelom, Paraproteinämie, Sichelzellenanämie, paroxysmale nächtliche Hämoglobinurie, Lymphom

infektiös: Malacoplacia, chronische bakterielle Pyelonephritis, xanthogranulomatöse Pyelonephritis

obstruktiv: Verlegung der ableitenden Harnwege (Tumoren, Harnsteine), vesikoureterorenaler Reflux

andere: Balkan-Nephropathie, Strahlennephritis, progressive Glomerulopathie, allogene Nierentransplantation, extrakorporale Stoßwellenlithotripsie, Hypertonie, Ischämie

Nephrolithiasis

im Bereich der Papillenspitzen, evtl. Ausbildung keilförmiger Areale, seltener steinähnl. Gebilde.

Nephro||lithiasis (↑; Lith-*; -iasis*) *f*: (engl.) *nephrolithiasis*; Nierensteinkrankheit; Bildung von Konkrementen in den Tubuli der Niere (s. Randall-Plaque), dem Nierenbecken u. als Urolithiasis in den ableitenden Harnwegen (Ureterstein*; Blasenstein*, Abb. dort); **Ätiol.:** ungeklärt; extrarenale begünstigende Faktoren sind u. a. Ernährung (bei protein- u. fettarmer, wasserreicher Kohlenhydratkost sind Nierensteine selten), Umweltfaktoren (z. B. starkes Schwitzen), Immobilisation (z. B. bei Fraktur), endokrine Störungen des Calciumstoffwechsels (z. B. Hyperkalzurie* bei Hyperparathyroidismus*), Störungen im Harnsäurestoffwechsel, Oxalurie*; **Pathol.:** Zusammensetzung: s. Tab.; Größe von Reiskorn-, Linsen- u. Erbsengröße bis zum das ganze Nierenbecken ausfüllenden Korallen- od. Ausgussstein* (Abb. dort); **Klin.:** Sympt. v. a. bei Steinwanderung: **1. akute N.** (Nierenkolik): sehr heftige, anfallsweise auftretende, krampfartige (selten eher dumpfe) Schmerzen; Häufigkeit u. Dauer der Anfälle verschieden (Min. bis Std.); bei hoher Steinlokalisation (s. Abb.) in der Lendengegend der betroffenen (evtl. auch der gesunden) Seite, oft im Rücken; bei tiefsitzendem Ureterstein ausstrahlend in die Symphyse, Oberschenkelinnenfläche, Hoden bzw. Schamlippen; u. U. Erbrechen, Bauchdeckenspannung, bes. im Oberbauch od. im Verlauf des Ureters, reflektor. Ileus, Fröstein od. Schüttelfrost bei kleinem frequentem Puls ohne wesentl. Temperatursteigerung, Harndrang bei verminderter Harnmenge, reflektor. Anurie; nach kurzer Zeit meist schon makroskop. sichtbare Hämaturie (fehlt bei komplettem Ureterverschluss); bei akutem Anfall

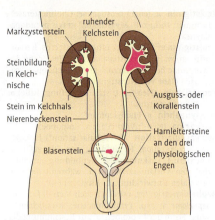

Nephrolithiasis: häufige Lokalisationen der Steine

meist Abgang des Steins; **2. chronische N.** (sog. Steinleiden): Koliken bleiben meist aus, wenn das Konkrement eine Größe erreicht hat, bei der es nicht mehr zur Einklemmung kommen kann (Nierenbeckenausgussstein); bakterielle Inf. führen häufig zu Kompl. (Pyelonephritis*, Urosepsis*, Schrumpfniere); Sympt. wenig ausgeprägt; dumpfer Druck in der Nierengegend, auch unbest. Schmerzen im Verlauf des Ureters; Progn. abhängig von der Art der Kompl.; **Kompl.:** infizierte Harnstauungsniere mit nachfolgender abszedierender Pyelonephritis*, Hydronephrose*, Blutungen, Niereninsuffizienz*; **Diagn.:** Sonographie, Rö. (Abdomenübersichtsaufnahme), Ausscheidungsurographie (cave: bei Kolik kontraindiziert), CT*; **Ther.:** Schlingenextraktion*, Stoßwellenlithotripsie (s. Lithotripsie), Urolithyolyse* od. perkutane Nephrolithotomie* bzw. sog. offene Op.; Rezidivprävention: s. Steinmetaphylaxe.

Nephro||litho|tomie, perkutane (↑; ↑; -tom*) *f*: (engl.) *percutaneous nephrolithotomy*; Abk. PNL; syn. Nephrolitholapaxie; perkutane, transrenale Entfernung von Harnsteinen (s. Nephrolithiasis) aus Nierenkelchen, Nierenbecken od. Harnleiter nach Nephrostomie* über ein Hohlrohr mit Nephroskop; Durchführung unter lichtopt. Sicht od. Röntgendurchleuchtung.

Nephro||logie (↑; -log*) *f*: (engl.) *nephrology*; Teilgebiet der Medizin, das sich mit Morphologie, Funktion u. Krankheiten der Niere befasst.

Nephrom (↑; -om*) *n*: (engl.) *nephroma*; s. Nierentumoren; Nierenzellkarzinom.

Nephron (↑) *n*: (engl.) *nephron*; sog. Elementarapparat; kleinste funkt. Einheit der Niere* (1 Mio. pro Niere); i. e. S. bestehend aus Malpighi*-Körperchen (Bowman-Kapsel u. Glomerulus), proximalem Tubulus, Henle-Schleife u. distalem Tubulus, i. w. S. einschließl. Sammelrohr (s. Abb.).

Nephrono|phthise, hereditäre (↑) *f*: (engl.) *hereditary nephronophthisis*; autosomal-rezessiv erbl. zyst. Nierenerkrankungen mit Manifestation im frühen Kindesalter; **Häufigkeit:** 1 : 60 000; **Ätiol.: Typ I** (syn. familiäre juvenile Nephronophthise): medulläre zystische Nierendegeneration inf. Mutationen im NPHP1-Gen (codiert für Nephrozystin, Genlo-

Nephrolithiasis	
Zusammensetzung der Steine	Häufigkeit (%)
Calciumoxalat	60 – 75
rein, Mono- und Dihydrat (Whewellit)	35
gemischt mit Hydroxylapatit und Harnsäuresalzen (Weddellit)	40
Hydroxylapatit (Dahllit)	2
Calciumphosphat (Brushit)	1
Magnesiumammoniumphosphat (Struvit)	10 – 20
Cystin	2 – 3
Harnsäuresalze (Uricit)	5 – 10
Xanthin	sehr selten
Dihydroxyadenin	sehr selten
Oxipurinol	sehr selten
Calciumcarbonat (Calcit)	sehr selten
Siliciumdioxyd (Calcitquarz)	sehr selten

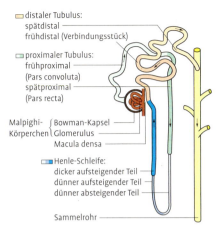

Nephron

cus 2q13); **Typ II** (syn. infantile Nephronophthise): Mutationen im INVS-Gen (codiert für Inersin, Genlocus 9q31); **Typ III** (syn. adoleszente Nephronophthise): Mutationen im NPHP3-Gen (codiert für Nephrozystin 3, Genlocus 3q22); **Typ IV** (syn. juvenile Nephronophthise 4): Mutationen im NPHP4-Gen (codiert für Nephrozystin 4, Genlocus 1p36); **Senior-Løken-Syndrom:** homozygote Mutationen im NPHP1-, NPHP3- u. NPHP4-Gen (Senior-Løken-Syndrom-1, -3, -4) u. im IQCB1-Gen (Senior-Løken-Syndrom-5, Genlocus 3q21.1); **Pathol.:** zyst. Erweiterung der Tubuli (75 % der Fälle), 5 bis >50 Zysten (Ø 1–15 mm) v. a. an der Mark-Rinden-Grenze, Verdickung der Basalmembran der Tubuli mit lympho- u. histiozytärer peritubulärer Infiltration; **Path.:** diffuse sklerosierende tubulointerstitielle Nephropathie u. sekundärer Untergang von Glomeruli; **Klin.:** Polyurie, Anämie*, renaler Salzverlust, fortschreitende Niereninsuffizienz*, mentale Retardierung, Wachstumsstillstand; Augenbeteiligung (Retinopathia* pigmentosa) beim Senior-Løken-Syndrom; **Progn.:** häufigste Urs. für terminale Niereninsuffizienz* im Kindes- u. Jugendalter, Terminalphase (Versagen der Nierenfunktion) mit ca. 13 Jahren.

Nephro|pathia epi|demica (↑, -pathie*) *f:* hämorrhagisches Fieber* mit renalem Syndrom.

Nephro|pathia gravidarum (↑; ↑) *f:* (engl.) *nephritis of pregnancy*; Bez. für Nierenerkrankungen in der Schwangerschaft; **Formen: 1.** glomeruläre Endotheliose mit Ablagerung von Fibrinogen u./od. Fibrin in den Kapillarschlingen als Substrat einer Präeklampsie *2.* Schwangerschaftserkrankungen, hypertensive); **2.** Pyelonephritis* gravidarum. Vgl. Schwangerschaftsproteinurie.

Nephro|pathie, chronische en|demische (↑; ↑) *f:* Balkan*-Nephropathie.

Nephro|pathie, dia|betische (↑; ↑) *f:* (engl.) *diabetic nephropathy;* syn. diabetische Glomerulosklerose, Kimmelstiel-Wilson-Syndrom (Kurzbez. Wilson-Syndrom); Schädigung der glomerulären Kapillaren der Niere bei langjährigem, meist mehr als 10 Jahre bestehendem Diabetes* mellitus, v. a. bei ungünstiger Blutzuckereinstellung; **Vork.:** bei ca. 30 % aller Diabetiker (Typ 1 u. 2) in unterschiedl. starker Ausprägung, meist zus. mit diabetischer Retinopathie*; **Einteilung: 1.** diffuse Form: Verbreiterung der glomerulären Basalmembran u. Expansion der mesangialen Matrix; **2.** noduläre Form: wie diffuse Form, zusätzlich noduläre mesangiale Läsionen, Mikroaneurismen der Glomeruluskapillaren u. Hyalinose der afferenten u. efferenten Arteriolen; beide Formen treten oft gemeinsam auf, wobei die noduläre aus der diffusen Form hervorgehen kann; **Klin.:** zunächst glomeruläre Hyperfiltration u. Mikroalbuminurie (30–300 mg/d); später manifeste Proteinurie u. oft auch nephrotisches Syndrom*; jährl. Abnahme der glomerulären Filtrationsrate um 6–12 ml/min; progrediente Niereninsuffizienz; **Ther.:** Optimierung der Diabetes- u. Blutdruckeinstellung; ACE*-Hemmer od. AT$_1$*-Rezeptor-Antagonisten in Komb. mit Calcium*-Antagonisten vom Nicht-Dihydropyridin-Typ; **Proph.:** exakte Einstellung des Diabetes mellitus (Hb-A$_{1c}$ <7 %); **Progn.:** zunehmende Niereninsuffizienz* (i. d. R. keine Schrumpfniere); häufigste Urs. für Dialyse-Behandlung.

Nephro|pathie, hyper|ur|ämische (↑; ↑) *f:* (engl.) *familial juvenile hyperuremic nephropathy;* Abk. FJHN; autosomal-dominant erbl. Nephropathie, assoziiert mit Hyperurikämie*; häufig in Komb. mit Gicht auftretend; klin. Sympt. bereits im späten Kindes- bzw. jugendlichen Alter; **Ätiol.:** Mutation im Uromodulin-Gen (s. Tamm-Horsfall-Mukoprotein); Genlocus 16p12.3; **Ther.:** frühzeitig Allopurinol*.

Nephro|pathie, hypo|kali|ämische (↑; ↑) *f:* (engl.) *hypokalemic nephropathy;* syn. kaliopenische Nephropathie; durch Hypokaliämie* verursachte Nephropathie mit Vakuolenbildung in den Epithelzellen der distalen, seltener der proximalen Nierentubuli; **Urs.:** renale od. intestinale Kaliumverluste, z. B. durch Laxanzien- od. Diuretikamissbrauch, Diarrhö, Erbrechen; Bartter*-Syndrom; **Klin.:** Polyurie, Isosthenurie, geringe Proteinurie u. Polydipsie sowie Hypokaliämiesyndrom; **Ther.:** Kaliumsubstitution, ACE-Hemmer, Aldosteron-Antagonisten; **Progn.:** lang andauernder Kaliummangel führt zu narbig-fibrotischem Umbau der Nieren mit progredienter Niereninsuffizienz* bis zur Urämie*. Vgl. Salzverlustsyndrom, renales.

Nephro|pathie, ob|struktive (↑; ↑) *f:* (engl.) *obstructive nephropathy;* Nierenparenchymuntergang u. Funktionsverlust inf. chron. Harnstauung (s. Harnabflussbehinderung); **Path.:** präglomeruläre Vasokonstriktion u. verminderter Blutfluss als Folge der Druckerhöhung mit sukzessivem Parenchymverlust; nach Reduktion des renalen Parenchyms (Gefäßsystem, Glomeruli u. Tubuli) sklerosieren die Glomeruli; **Klin.:** renale Azidose* Typ I, progrediente Niereninsuffizienz*; erste Zeichen funkt. Veränderung sind verminderte Konzentrationsvermögen, chron. Verlust von Natriumionen (renales Salzverlustsyndrom*) u. die verminderte Fähigkeit zur Harnansäuerung; Endzustand: Hydronephrose*, terminale Niereninsuffizienz. Vgl. Uropathie, obstruktive.

Nephro|pexie (↑; -pexie*) *f:* (engl.) *nephropexy;* op. Fixierung einer Niere; **Formen: 1.** in korrekter

Nephroptose

anat. Position bei Nephroptose* mit Schmerzen, Harnstauungsniere u. rezidiv. Pyelonephritis; **2.** Fixierung einer Transplantatniere im Becken, um ein Abknicken der Gefäße zu verhindern; vgl. Nierentransplantation.

Nephro|ptose (↑; -ptose*) *f*: (engl.) *nephroptosis*; syn. Senkniere, Wanderniere, Ren mobilis; abnorme Beweglichkeit der Niere bei Änderung der Körperhaltung (im Stehen mind. um die Distanz eines Wirbelkörpers); **Vork.:** meist rechtsseitig bei asthenischen Frauen; **Klin.:** meist asymptomat.; evtl. Flankenschmerzen bei Lagewechsel, v. a. nach dem Aufstehen, durch eingeschränkten Harnabfluss bei Abknicken des Harnleiters; **Diagn.:** Ausscheidungsurogramm, ggf. Nierenszintigraphie; **Ther.:** bei ausgeprägten Beschwerden Nephropexie*.

Nephror|rhagie (↑; gr. ῥαγῆναι reißen) *f*: s. Nierenblutung.

Nephros (↑) *m*: syn. Ren; Niere*.

Nephro|sialidose (↑; Sial-*; -osis*) *f*: (engl.) *nephrosialidosis*; Sialidose* mit glomerulärer Nephropathie.

Nephro|sklerose (↑; Skler-*; -osis*) *f*: (engl.) *nephrosclerosis*; Arteriopathie (subendotheliale Plaques od. endotheliale Hypertrophie) der intrarenalen Arterien mit Hypertonie*; **Formen: 1.** primäre maligne N.: fibrinoide Arteriosklerose*; **Urs.:** hormonale Kontrazeptiva, Viren, hypertensive Schwangerschaftserkrankungen*; **2.** sekundäre maligne N.: endangiitische Intimaverdickung u. fibrinoide Arterienwandnekrose durch eine primäre Hypertonie; **3.** benigne N.: Hyalinose der Arterien bei metabolischem Syndrom*, diabetischer Makroangiopathie, Hypercholesterolämie u. primärer Hypertonie; **Klin.:** bei primärer maligner N. akutes Nierenversagen* u. Übergang in eine terminale Niereninsuffizienz*; bei sekundärer maligner u. benigner N. progrediente Niereninsuffizienz u. Hypertonie. Vgl. Mikroangiopathie, thrombotische.

Nephro|stomie (↑; -stomie*) *f*: (engl.) *nephrostomy*; syn. Pyelostomie, perkutane Nephrostomie (Abk. PNS); **Verf.** zur künstlichen Harnableitung* aus dem Nierenbecken; **Formen: 1.** op. Anlegen einer Fistel durch das Nierenparenchym mit Nephrostomiekatheter*, z. B. bei Nierenteilresektion mit Hohlraumeröffnung od. nach Nierenbeckenplastik*; **2.** Punktionsfistelung des Nierenbeckens unter Ultraschall- od. Röntgenkontrolle, v. a. bei Harnstauungsniere od. als Vorbereitung für perkutane op. Eingriffe, z. B. Lithotripsie*.

Nephro|stomie|katheter (↑; ↑; Katheter*) *m*: (engl.) *nephrostomy catheter*; syn. Nierenfistelkatheter; Katheter mit ⌀ 5–24 Charr u. 25–35 cm Länge aus Polyurethan, Polyvenylchlorid, Silikon od. Latex mit zentralem Loch vorn zur Passage über einen Führungsdraht (Pigtail-, Ballon-, Malecot-Katheter); **Anw.:** Nephrostomie*.

Nephro|tom (↑; -tom*) *n*: (engl.) *nephrotome*; Gewebe des intermediären Mesoderms zw. den Ursegmenten* des paraxialen Mesoderms u. den Seitenplatten des lateralen Mesoderms; die Nephrotome verschmelzen zum nephrogenen Strang, der die Nierenanlage bildet.

Nephro|tomie (↑; ↑) *f*: (engl.) *nephrotomy*; Einschnitt in das Nierenparenchym, z. B. zur perkutanen Nephrolithotomie od. zur transrenalen Fistelung (Nephrostomie*).

Nephro|toxizität (↑; Tox-*) *f*: (engl.) *nephrotoxicity*; Giftwirkung auf die Niere; häufige Form der Organtoxizität*, da Giftstoffe, die nicht hepat. entgiftet werden, bei renaler Ausscheidung in der Niere z. B. durch tubuläre Sekretion angereichert u. nach Flüssigkeitsresorption konzentriert werden

Nephro|ureter|ek|tomie (↑; Ureter*; Ektomie*) *f*: (engl.) *nephroureterectomy*; op. Entfernung einer Niere mit dem Ureter u. seinem Einmündungsgebiet in die Blase (Blasenwandmanschette); **Ind.:** maligner Nierenbecken- od. Harnleitertumor, Nierentuberkulose.

Neptunium (lat. Neptunus mythologische Gestalt) *n*: (engl.) *neptunium*; künstl., radioaktives Element, Symbol Np, OZ 93, rel. Atommasse 237; zur Gruppe der Actinoide* gehörendes 4-wertiges Metall.

NERD: Abk. für (engl.) *nonerosive reflux disease*; s. Refluxkrankheit.

Nernst-Gleichung (Walther H. N., physik. Chem., 1864–1941): (engl.) *Nernst equation*; Gleichung zur Berechnung des elektrochemischen Gleichgewichtspotentials (E; Einheit mV) eines Ions an einer semipermeablen Membran:

$$E = E_0 + \frac{RT}{zF} \cdot \ln \frac{c_{ox.}}{c_{red.}}$$

E_0 = Standardpotential; R = allgemeine Gaskonstante; T = Temp.; z = Anzahl der ausgetauschten Elektronen, F = 96 500 C (Faraday-Konstante), $c_{ox.}$ u. $c_{red.}$ = Konz. der oxidierten bzw. reduzierten Stoffe; vgl. Membranpotential.

nerval (Nervus*): durch Tätigkeit der Nerven, zu Nerven gehörend.

Nerven (↑): (engl.) *nerves*; i. e. S. der aus parallel verlaufenden Nervenfasern* mit bindegewebiger Umhüllung bestehende Anteil des peripheren Nervensystems; die Nervenzellen peripherer N. sind im ZNS od. in einem peripheren Ganglion* lokalisiert; **Einteilung** der peripheren N. nach ihrer Funktion: **1.** somatomotorische od. efferente N., die Impulse aus dem ZNS für die Körpermotorik an die quergestreifte Muskulatur übermitteln; **2.** somatosensible od. afferente N., die exterozeptive od. propriozeptive Reize aufnehmen u. an das ZNS weiterleiten; vermitteln Reize von Sinnesorganen an das ZNS (vgl. Sensibilität); **3.** viszeromotorische N., die Impulse des ZNS an die glatte Muskulatur od., als sekretomotorische N., an Drüsen weiterleiten; **4.** viszerosensible N., die enterorezeptorische Impulse innerer Organe an das ZNS weiterleiten. Periphere N. enthalten im Allg. mehrere versch. Faserarten u. werden daher als gemischte N. bezeichnet.

> Anatomische Bezeichnung der Nerven siehe unter Nervus.

Nerven|blockade (↑): (engl.) *nerve anesthesia*; Unterbrechung der Nervenleitung; **Formen: 1.** reversibel: durch Lokalanästhetika* i. R. der Lokalanästhesie*; **2.** irreversibel (chem. Rhizotomie): durch

Nervenleitgeschwindigkeit

sog. Neurolytika (z. B. Ethylalkohol, Phenol, Ammoniumsulfat, Glycerolinjektion*) zur neurolyt. N. mit Nervenschädigung i. R. der Schmerztherapie*; heute nur noch palliativ bei schweren Schmerzen eingesetzt, z. B. Glycerolinjektion bei Trigeminusneuralgie* (vgl. Thermokoagulation); vgl. Neurolyse; Denervation.

Nerven, cholinerge: (engl.) *cholinergic nerves*; Nervenfasern*, an deren Synapsen die Erregungsübertragung durch Acetylcholin* erfolgt; dazu gehören: **1.** fast alle Fasern des Parasympathikus*; **2.** präganglionäre u. einige postganglionäre Fasern des Sympathikus*; **3.** markhaltige motorische Fasern. Vgl. Nerven, noradrenerge.

Nerven|druck|punkte (↑): s. NAP, Valleix-Punkte, Trigger-Punkt.

Nerven|endigung, freie (↑): (engl.) *free nerve ending*; marklose Endigung afferenter Nervenfasern ohne Nervenendorgane*; kommt in fast allen Geweben des Körpers vor u. dient der Schmerzwahrnehmung (Schmerz*-Sensoren) u. der Aufnahme mechan., thermischer u. chem. Reize.

Nerven|end|organe (↑) *n pl*: (engl.) *encapsulated nerve endings*; korpuskuläre Sensoren* an den Endigungen afferenter Nervenfasern*; z. B. Krause*-Endkolben, Meissner*-Tastkörperchen, Ruffini*-Körperchen, Vater*-Pacini-Lamellenkörperchen. Vgl. Nervenendigung, freie.

Nerven|entzündung (↑): Neuritis*.

Nerven|faser (↑): (engl.) *nerve fibre*; aus Axon* u. Schwann*-Scheide bestehender, bis zu 1 m langer Fortsatz der Nervenzelle* des peripheren Nervensystems; dient der Erregungsleitung; **Anat.:** N. sind in das bindegewebige Endoneurium eingelagert, werden im Perineurium zu Faszikeln zusammengefasst u. vom Epineurium (Fortsetzung der Dura, führt größere Blutgefäße) umhüllt (s. Abb. 1); N. u. bindegewebige Umhüllung bilden die Nerven*. **Einteilung: 1.** nach dem Aufbau der Schwann-Scheide unterscheidet man markhaltige (s. Abb. 2) u. marklose N.; **2.** abhängig von Dicke u. Leitungsgeschwindigkeit werden N. in Typ A (dick, schnell), B u. C (dünn, langsam) unterteilt (s. Nervenleitgeschwindigkeit).

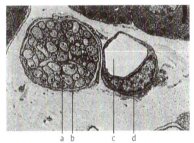

Nervenfaser Abb. 1: Querschnitt eines marklosen Nervs mit mehr als 50 Axonen, die in das Endoneurium (a) eingebettet u. von Perineurium (b) umgeben sind; Begleitung von einer Kapillare (c) mit Endothelzelle (d); elektronenmikroskopische Aufnahme [115]

Nerven|faser|zeichnung, retinale (↑): (engl.) *retinal nerve fibre bundles*; von einzelnen Nervenfaserbündeln bewirkte streifige Zeichnung am Augenhin-

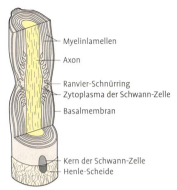

Nervenfaser Abb. 2: Schema einer markhaltigen Nervenfaser bei elektronenmikroskopischer Auflösung

tergrund, die bes. im Bereich des Discus nervi optici gut sichtbar ist; klin. Untersuchung mit rotfreiem Licht (Grünfilter) zur DD von Erkr. des N. opticus.

Nerven|gewebe (↑): (engl.) *neural tissue*; aus dem Ektoderm hervorgegangenes, stark differenziertes Gewebe mit der Fähigkeit zur Erregungsbildung, -leitung u. -verarbeitung sowie Reizbeantwortung; besteht aus erregungsleitenden Nervenzellen* u. Gliazellen (s. Neuroglia) als Stütz- u. Nährzellen.

Nerven|gifte (↑): Neurotoxine*.

Nerven|kern (↑): (anat.) s. Nucleus.

Nerven|kom|pressi̱ons|syndrom (↑; Kompresse*) *n*: (engl.) *nerve compression syndrome*; syn. Engpasssyndrom; chron., mechanisch bedingte Schädigung eines peripheren Nervs mit Parästhesien, Schmerzen u. Lähmungen; **Urs.:** äußerer Druck od. Friktion im Bereich anat. Engstellen (z. B. knöcherner Kanal mit straffem bindegewebigem Dach, Muskulatur mit Sehnenspiegeln) inf. Vermehrung des Inhalts durch Veränderung von Begleitstrukturen (z. B. Sehnenscheiden i. R. von Stoffwechselkrankheiten od. Erkrankungen des rheumat. Formenkreises), Muskelhypertrophie, Ödem, Knochenfragmente od. Tumor; **Formen: 1.** Medianuskompressionssyndrom*, meist als Karpaltunnelsyndrom*; **2.** Ulnariskompressionssyndrom*; **3.** Radialiskompressionssyndrom*; **4.** Tarsaltunnelsyndrom*; **5.** Thoracic*-outlet-Syndrom; **Diagn.:** klinische u. elektrophysiol. (EMG, ENG) Untersuchung; **Ther.:** op. Dekompression, Neurolyse, ggf. mit Verlagerung des Nervs. Vgl. Double-crush-Syndrom.

Nerven|lähmung (↑): s. Lähmung.

Nerven|leit|geschwindigkeit (↑): (engl.) *nerve conduction velocity*; Abk. NLG; auch Leitungsgeschwindigkeit; Geschwindigkeit, mit der eine Erregung an einer Nervenfaser* weitergeleitet wird; abhängig von Faserdurchmesser u. Vorhandensein einer Myelinscheide* (s. Tab.); **Bestimmung:** Elektroneurographie*; **klin. Bedeutung:** normal od. nur leicht verringert bei generalisierten primär axonalen Neuropathien (bei erniedrigter Amplitude des Muskelaktionspotentials bzw. sensiblen Nervenaktionspotentials, z. B. bei Polyneuropathie durch

Nervenluxation

Nervenleitgeschwindigkeit			
Nerventyp	Durchmesser (µm)	Myelinscheide	Leitungsgeschwindigkeit (m/s)
motorische Nervenfaser	ca. 20	ja	ca. 120
Afferenz von Mechanosensoren	ca. 10	ja	ca. 50
Afferenz von Thermosensoren	ca. 5	ja	ca. 20
Afferenz von Schmerzsensoren	ca. 1	nein	ca. 2

Alkohol), deutlich verringert bei primär die Myelinscheiden schädigenden Neuropathien (z. B. bei tomakulöser Neuropathie*, Guillain*-Barré-Syndrom).

Nerven|luxation (↑; Luxation*) *f*: (engl.) *peripheral nerve dislocation*; unphysiol. Verlagerung eines Nervs aus seiner Bahn; z. B. des N. ulnaris aus dem Sulcus nervi ulnaris bei Beugung im Ellenbogengelenk.

Nerven|naht (↑): (engl.) *nerve suture*; mikrochir. Verbindung durchtrennter Nerven(hüllen) durch spannungsfreie peri- bzw. epineurale Nähte od. interfaszikulär nach Faszikelpräparation; Wahl der Nahttechnik nach Mikroanatomie des Nerven; **Formen: 1.** direkte N. durch Adaptation der Nervenstümpfe i. R. der chir. Erstversorgung bei glatten, sauberen Schnittverletzungen; **2.** autogene interfaszikuläre Transplantation unter Verw. eines Spendernervs (sensibler Hautnerv, v. a. N. suralis od. N. auricularis), am günstigsten 4–8 Wo. nach Verletzung (ggf. nach Resektion eines Neuroms*), bei motor. Nerven spätestens innerhalb von 6 Mon. (wegen Muskelatrophie); dient der Wiederherstellung der Kontinuität des Hüllgewebes (zunächst Gruppierung von Schwann-Zellen als Leitschiene, Hanken*-Büngner-Bänder) für die i. R. der Nervenregeneration* nach peripher aussprossenden Axone; ggf. auch Verw. tubulärer Schienen (z. B. aus Polyethylen, Kollagen, Polyester) od. autogener Venen. Vgl. Nahtmethoden.

Nerven, norad|ren|erge (↑): (engl.) *noradrenergic nerves, sympathetic nerves*; Nervenfasern*, an deren Synapsen die Erregungsübertragung durch Noradrenalin* erfolgt; n. N. kommen (in der Peripherie) nur als postganglionäre Fasern des Sympathikus* vor. Vgl. Nerven, cholinerge; Zellen, chromaffine.

Nerven|re|generation (↑; Regeneration*) *f*: (engl.) *nerve regeneration*; morphol. u. funkt. Wiederherstellung eines geschädigten peripheren Nervs durch Einwanderung aussprossender Axone in den Hanken*-Büngner-Bändern, die als Leitstruktur dienen; Auslösung durch Nervenwachstumsfaktoren; **Nachw.:** Elektromyographie*, Hoffmann*-Tinel-Zeichen, Messung von Chronaxie* u. Rheobase; **Kompl.:** Ausbildung eines Neuroms*, Fehlinnervation (z. B. Mitbewegung von normalerweise anders innervierten Muskeln, Krokodilstränenphänomen*).

Nerven|scheiden|tumor, maligner peri|pherer (↑; Tumor*) *m*: (engl.) *malignant peripheral nerve sheath tumor*, Abk. MPNST; veraltet malignes Neurinom; maligner, von den intrinsischen Zellen peripherer Nerven ausgehender Tumor; **Vork.:** sehr selten; sporadisch od. assoziiert mit Neurofibromatose* Typ 1; kann primär, inf. von Bestrahlung od. sekundär durch Entartung eines Neurofibroms entstehen; **Histol.:** spindelzellreiches, faszikuläres, faserreiches Gewebe; typ. Wachstum entlang von Nervenfaszikeln mit Infiltration des umgebenden Gewebes; **Ther.:** radikale Exzision, postop. Strahlentherapie; **Progn.:** progredienter Verlauf, Rezidivrate >50 %, häufige Metastasierung v. a. in Lunge, Leber, Lymphknoten. Vgl. Weichteilsarkom.

Nerven|stimulation, trans|kutane elektrische (↑; lat. *stimulare* anstacheln, antreiben) *f*: Abk. TENS; s. Elektrostimulationsanalgesie.

Nerven|stimulator (↑; ↑) *m*: (engl.) *nerve stimulator*; Gerät zur gezielten elektr. Reizung eines peripheren Nervens; **Anw.:** i. R. der Relaxometrie* u. peripheren Leitungsanästhesie*.

Nerven|system (↑) *n*: (engl.) *nervous system*; (anat.) Systema nervosum; Gesamtheit des Nervengewebes als morphol. u. funkt. Einheit mit der Befähigung zur Reizaufnahme in den Endapparaten (Rezeptoren), der spezif. Erregungsbildung in den Rezeptoren, der Weiterleitung der Erregung, deren Verarbeitung im Zentralnervensystem u. der Reizbeantwortung zu den peripheren Empfängern (Effektoren); **Einteilung: 1.** topographisch: **a)** Zentralnervensystem: Gehirn* u. Rückenmark*; **b)** peripheres N.: Hirnnerven*, Spinalnerven* u. periphere Ganglien; **2.** funktionell: **a)** animales Nervensystem*; **b)** vegetatives Nervensystem*.

Nerven|system, animales (↑) *n*: (engl.) *voluntary nervous system, somatic nervous system*; Bez. für den Anteil des zentralen u. peripheren Nervensystems*, der die **willkürlichen** Funktionen des Organismus regelt u. v. a. der Wahrnehmung u. Integration von Reizen* u. zur Steuerung der Motorik* dient; vgl. Nervensystem, vegetatives.

Nerven|system, auto|nomes (↑) *n*: vegetatives Nervensystem*.

Nerven|system, enterisches (↑) *n*: (engl.) *enteric nervous system*; Darmwandnervensystem; Teil des vegetativen Nervensystems*, der die Leistungen des Magen-Darm-Trakts (Sekretion, Motorik, Durchblutung) steuert u. strukturelle u. funkt. Analogien zum Zentralnervensystem aufweist; **Anat.:** Satellitenstrukturen (enterische Glia) u. Ganglienzellen mit deren Fortsätzen, die Nervengeflechte (Plexus) innerh. des Eingeweideschlauches, der Gallenwege u. des Pankreas bilden u. in Beziehung zu autonomen Ganglien u. dem ZNS stehen. Einteilung der Plexus: **1.** aganglionäre Plexus: **a)** Plexus muscularis superficialis, den Längsmuskelzellen zugehörig; **b)** Plexus muscularis

Nervensystem, vegetatives
Antagonistisches Verhalten des sympathischen und parasympathischen Systems

Organ/Funktion	Sympathikusreiz	Parasympathikusreiz
Herzfrequenz	Erhöhung	Verminderung
Pupillen	Dilatation	Konstriktion
Bronchien	Dilatation	Konstriktion
Ösophagus	Erschlaffung	Kontraktion
Magenperistaltik und -drüsentätigkeit	Hemmung	Anregung
Dünn- und Dickdarmperistaltik	Hemmung	Anregung
Leber	Förderung des Glykogenabbaus	—
Blase	Urinretention, Hemmung des Detrusors, Erregung des Sphinkters	Urinentleerung, Anregung des Detrusors, Erschlaffung des Sphinkters
Genitalien	Vasokonstriktion	Vasodilatation und Erektion
Nebennieren	Anregung der Adrenalinsekretion	Hemmung der Adrenalinsekretion
Stoffwechsel	Steigerung der Dissimilation	Steigerung der Assimilation
Insulinsekretion	Hemmung	Anregung
Schilddrüsensekretion	Anregung	Hemmung

profundus, gemeinsam mit den Ringmuskelzellen eine zirkuläre Bahn beschreibend; **c)** Plexus mucosus, Schleimhautnervengeflecht mit sub- u. interglandulären Plexus sowie Zottenplexus; **d)** Plexus subserosus, subserös gelegenes Fasergeflecht; **2.** ganglionäre Plexus: **a)** Plexus myentericus Auerbach (Auerbach*-Plexus); **b)** Plexus submucosus Meissner (Meissner*-Plexus). Das e. N. umfasst mehr als 100 Mio. Ganglienzellen (4–5-mal mehr als das Rückenmark). Neurotransmitter sind fast alle bekannten gastrointestinalen Hormone; z. B. finden sich zahlreiche Serotonin-positive Neurone im Auerbach-Plexus, VIP-positive Nervenzellen im Meissner-Plexus. **klin. Bedeutung:** Fehlen von Ganglienzellen in einzelnen Abschnitten des Darmwandplexus verursacht das sog. enge Segment bei Ösophagusachalasie* u. Megakolon*; best. funktionelle gastrointestinale Störungen werden auf Störungen des e. N. zurückgeführt (z. B. Pseudoobstruktion, Reizdarmsyndrom*).

Nerven|system, intra|murales (↑) *n*: s. Nervensystem, vegetatives; Nervensystem, enterisches.

Nerven|system, vegetatives (↑) *n*: (engl.) *autonomic nervous system*; syn. autonomes Nervensystem; sog. Vegetativum; Gesamtheit der dem Einfluss des Willens u. dem Bewusstsein primär nicht untergeordneten Nerven u. Ganglienzellen, die der Regelung der Vitalfunktionen (Atmung, Verdauung, Stoffwechsel, Sekretion, Wasserhaushalt u. a.) dienen u. das Zusammenwirken der einzelnen Teile des Körpers gewährleisten; bildet mit dem System der endokrinen Drüsen u. den Körperflüssigkeiten eine funkt. Einheit; darüberhinaus bestehen enge Wechselbeziehungen zwischen dem vegetativen u. zerebrospinalen Nervensystem, aber auch zwischen vegetativen u. seel. Vorgängen. Die übergeordneten vegetativen Zentren liegen im Rhombencephalon, Diencephalon u. z. T. auch in der Großhirnrinde. **Einteilung: 1.** Sympathikus*; **2.** Parasympathikus*; **3.** intramurales System: vegetative Nervenfasern u. Ganglien in der Wand von Hohlorganen (Herz, Magen, Darm, Blase, Uterus), die in ihrer Funktion eine gewisse Selbständigkeit aufweisen (z. B. Auerbach*-Plexus*). **Wirkung:** funktioneller Antagonismus (s. Tab.); Sympathikus wirkt über adrenerge Rezeptoren* v. a. ergotrop*, Parasympathikus über muscarinerge Rezeptoren (s. Acetylcholin) v. a. trophotrop*.

Nerven|verletzung, periphere (↑): (engl.) *traumatic peripheral nerve injury*; traumat. Schädigung eines peripheren Nervs; **Einteilung** nach Sunderland: **1.** Grad I: Leitungsblock (Neurapraxie*, Axon intakt); **2.** Grad II: Axonläsion (Axonotmesis*, Waller*-Degeneration); **3.** Grad III: Endoneuriumläsion (Waller-Degeneration); **4.** Grad IV: Perineuriumläsion (Faszikelläsion, Kontinuitätsneurom*); **5.** Grad V: völlige Kontinuitätsunterbrechung (Neurotmesis*); **Ther.:** op., falls keine spontane Besserung innerh. 1–2 Wo. eintritt, bei Grad V absolute Indikation; s. Nervennaht. Vgl. Lähmung.

Nerven|wachstums|faktor (↑) *m*: (engl.) *nerve growth factor (Abk. NGF)*; molekular heterogenes Protein (M$_r$ 13 300–140 000), das von den Zielzellen (adrenerge Neurone sympath. Ganglien, sensor. Neurone der dorsalen Wurzelganglien, auch einige neoplast. Zellen neuralen Ursprungs) selbst produziert wird u. für deren Wachstum u. Überleben notwendig ist. Vgl. Wachstumsfaktoren.

Nerven|wurzeln (↑): (engl.) *nerve roots*; Ein- bzw. Austrittsstelle peripherer Nerven* am Rückenmark; i. e. S. die Wurzeln (Radix anterior u. Radix posterior) der Spinalnerven*.

Nervenzelle

Nerven|zelle (↑; Zelle*): (engl.) *neuron*; (anat.) Ganglienzelle; Zelle des Nervengewebes, deren Zellkörper (Perikaryon) einen Nucleus u. chromatinreichen Nucleolus u. deren Zytoplasma Neurofibrillen*, Mitochondrien*, Nissl*-Schollen u. einen Golgi*-Apparat enthält; besitzt einen od. mehrere Fortsätze (s. Dendrit) u. ein Axon*, das von einer Myelinscheide* umgeben ist, Kollateralen bildet, sich verzweigt (s. Telodendron) u. mit Boutons terminaux an einer Synapse* endet (s. Abb. 1). Eine N. mit allen ihren Fortsätzen wird auch als **Neuron** bezeichnet. Die Verknüpfung der N. untereinander u. mit den Erfolgsorganen erfolgt über die Synapsen. **Einteilung:** Nach der Anzahl der Fortsätze werden uni-, bi-, pseudouni- u. multipolare N. (s. Abb. 2 u. 3) unterschieden; die meisten N. sind multipolar, als Sonderform kommen v. a. in Spinalganglien pseudounipolare N. vor, deren ursprüngl. bipolarer Fortsatz sich zu einem Stamm vereinigt hat u. sich erst im weiteren Verlauf wieder gabelt; unipolare N. mit einem Axon, aber ohne Dendriten kommen u. a. als modifizierte Ner-

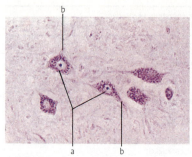

Nervenzelle Abb. 3: histologischer Schnitt durch das motorische Vorderhorn des Rückenmarks (Nissl-Methylenblau-Färbung) mit multipolaren Nervenzellen; a: Corpus neuroni mit Nissl-Schollen u. Zellkern, der einen deutlichen Nucleolus enthält; b: Fortsätze (Dendrit od. Axon) der Nervenzellen [47]

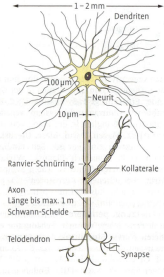

Nervenzelle Abb. 1

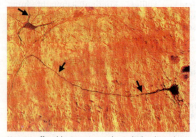

Nervenzelle Abb. 2: uniaxonale multidendritische Nervenzellen aus dem Auerbach-Plexus des Magens mit weit verfolgbaren Axonen (Pfeile); Silberimprägnation [115]

venzellen in der Netzhaut des Auges vor. Vgl. Ganglion.

Nerven|zusammenbruch (↑): (engl.) *nervous breakdown*; umgangssprachl. Bez. für abnorme Erlebnisreaktion*, posttraumatische Belastungsstörung* od. akute Psychose*.

Nervon (↑) *n*: s. Cerebroside.

Nervus (lat. Sehne, Muskel, Band; pl Nervi) *m*: Abk. N.; Nerv; s. Nerven, s. Segment, spinales (Abb. 1 dort).

Nervus ab|du̱cens (↑) *m*: Kurzbez. Abduzens; VI. Hirnnerv*; motorisch; *Sulcus bulbopontinus; ⟶ am Clivus Durchtritt durch die Dura mater, im Sinus cavernosus lateral der A. carotis int., durch die Fissura orbitalis sup. in die Orbita; **V:** M. rectus lat. bulbi. **N. ac|cesso̱rius** (↑) *m*: Kurzbez. Akzessorius, Willis-Nerv; XI. Hirnnerv*; motorisch; *Radix cranialis (syn. Pars vagalis) aus der kaudalen Verlängerung des Sulcus retroolivaris der Medulla oblongata, Radix spinalis (syn. Pars spinalis) unterhalb der Radix cranialis aus dem Rückenmark bis in Höhe der unteren Halssegmente; ⟶ Radix spinalis steigt zw. den Vorder- u. Hinterwurzeln der Rückenmarknerven auf, durch das Foramen magnum in die Schädelhöhle, beide Wurzeln vereinigen sich innerh. der Schädelhöhle zum Truncus n. accessorii, der durch das Foramen jugulare den Schädel verlässt, im Spatium lateropharyngeum; → R. internus vereinigt sich mit dem N. vagus, R. externus: Rr. musculares; **V:** M. sternocleidomastoideus u. M. trapezius. **N. alveola̱ris inferi̱or** (↑) *m*: *N. mandibularis (V₃); ⟶ zw. M. pterygoideus med. u. M. pterygoideus lat. in der Fossa infratemporalis, in den Canalis mandibulae; → N. mylohyoideus, Plexus dentalis inf., N. mentalis; **V:** sensorisch: untere Zähne, Zahnfleisch, Unterlippe, Kinn, Unterkiefer; motorisch: M. mylohyoideus, M. digastricus (Venter ant.). **Nn. alveola̱res superio̱res** (↑) *m pl*: sensorisch; *N. maxillaris; ⟶ als Rr. alveolares supp. postt. in das Tuber maxillae, sonst durch feine Knochenkanälchen vom Boden der Orbita zum Plexus dentalis superior; → Rr. alveolares supp. postt., Rr. alveolares sup. medius, Rr. alveolares supp. antt.; **V:** obere Zähne, Zahnfleisch. **N. ampulla̱ris anteri̱or** (↑) *m*: *Crista ampullaris des vorderen Bogengangs; s. Nervus vestibulocochlearis. **N. ampullaris lateralis** (↑) *m*: *Crista ampullaris des seitl. Bogengangs; s. Nervus vestibulocochlearis. **N. ampullaris posterior** (↑) *m*: *Crista ampullaris des hinteren Bogengangs; s. Nervus vestibulocochlearis. **Nn. anales inferiores** (↑) *m pl*: syn. Nn. rectales inferiores; motorisch, sensorisch; *N. pudendus; **V**: motorisch: M. sphincter ani ext.; sensor.: Analhaut. **Nn. anales superiores** (↑) *m pl*: vegetativ; *Plexus rectalis inf.; **V**: oberhalb des Beckenbodens zum Analkanal; s. Plexus hypogastricus inferior. **Nn. ano|coccygei** (↑) *m pl*: sensorisch; *Plexus coccygeus; **V**: Haut zw. Steißbein u. Anus. **Nn. auriculares anteriores** (↑) *m pl*: sensorisch; *N. auriculotemporalis; **V**: Haut der Ohrmuschel. **N auricularis magnus** (↑) *m*: sensorisch; *Plexus cervicalis; ---> vom Hinterrand des M. sternocleidomastoideus diesen schräg aufwärts kreuzend zu Ohr u. Ohrspeicheldrüse; → R. post., R. ant.; **V**: Haut am Kieferwinkel, Ohrmuschel. **N. auricularis posterior** (↑) *m*: *N. facialis; ---> unterh. des Foramen stylomastoideum; → R. occipitalis, R. auricularis; **V**: hintere Ohrmuskeln, M. occipitofrontalis (Venter occipitalis). **N. auriculotemporalis** (↑) *m*: parasympathisch, sensorisch; *Nervus mandibularis (V₃); ---> mit 2 Wurzeln die A. meningea media umfassend, hinten um das Collum mandibulae, durch die Ohrspeicheldrüse zw. A. temporalis superf. u. Ohrmuschel zur Schläfe; → N. meatus acustici ext., Rr. membranae tympani, Rr. parotidei, Rr. communicantes cum n. faciale, Nn. auriculares antt., Rr. temporales superff.; nimmt über das Ganglion oticum parasympath. Nervenfasern des N. petrosus minor auf (s. Jacobson-Anastomose); **V**: parasympathisch: Ohrspeicheldrüse; sensorisch: Kiefergelenk, Trommelfell, äußerer Gehörgang, Ohrmuschel, Schläfe. **N. auto|nomicus** (↑) *m*: ein Nerv zur Versorgung der Eingeweide; vgl. Nerven. **N. axillaris** (↑) *m*: motorisch, sensorisch; *Plexus brachialis (Pars infraclavicularis, Fasciculus post.); ---> durch die laterale Achsellücke; → Rr. musculares, N. cutaneus brachii lat. sup.; **V**: motorisch: M. deltoideus, M. teres minor; sensorisch: Schultergelenk, Humerusperiost, Haut über dem M. deltoideus. **N. buccalis** (↑) *m*: *N. mandibularis (V₃); ---> zw. den Köpfen des M. pterygoideus lat., durch den M. buccinator; **V**: sensorisch: Wangenschleimhaut. **N. canalis pterygoidei** (↑) *m*: syn. Vidianus-Nerv; präganglionär parasympathisch, postganglionär sympathisch; *N. petrosus major u. N. pretosus prof.; ---> Canalis pterygoidei; **V**: parasympathische u. sympathische Wurzel des Ganglion pterygopalatinum. **N. cardiacus cervicalis inferior** (↑) *m*: sympathisch; *Ganglion cervicale infl. des Truncus sympathicus; ---> vor u. hinter der A. subclavia zum Plexus cardiacus; **V**: Herz, Plexus subclavius. **N. cardiacus cervicalis medius** (↑) *m*: sympathisch; *Ganglion cervicale medium des Truncus sympathicus; ---> hinter dem Truncus brachiocephalicus zum Plexus cardiacus; **V**: Herz. **N. cardiacus cervicalis superior** (↑) *m*: sympathisch; *Ganglion cervicale sup. des Truncus sympathicus; ---> hinter der A. carotis communis zum Plexus cardiacus; **V**: Herz. **Nn. carotico|tympanici** (↑) *m pl*: sympath. Fasern des Plexus caroticus int. für den Plexus tympanicus; ---> Canaliculi caroticotympanici. **Nn. carotici externi** (↑) *m pl*: sympath.; *Ganglion cervicale sup. des Truncus* sympathicus; ---> Plexus caroticus externus der Arterie. **N. caroticus internus** (↑) *m*: sympathisch; *Ganglion cervicale sup. des Truncus* sympathicus; ---> Plexus caroticus int. der Arterie. **Nn. cavernosi clitoridis** (↑) *m pl*: vegetativ; *Plexus uterovaginales, Plexus hypogastricus inferior; **V**: Schwellkörper der Klitoris. **Nn. cavernosi penis** (↑) *m pl*: vegetativ; *Plexus prostaticus; **V**: Schwellkörper des Penis. **Nn. cervicales** (↑) *m pl*: Spinalnerven* der 8 Halssegmente; → Rr. postt. (syn. Rr. dorss.) teilen sich in 1 R. med. u. R. lat. (mit R. cutaneus post.); Rr. antt. (syn. Rr. ventrales) bilden Plexus cervicalis bzw. Plexus brachialis. **Nn. ciliares breves** (↑) *m pl*: parasympathisch, sensorisch; *Ganglion ciliare; ---> neben dem N. opticus zum Augapfel; **V**: parasympathisch: M. sphincter pupillae, M. ciliaris; sensor.: Cornea, Conjunctiva, Sklera, Choroidea, Corpus ciliare. **Nn. ciliares longi** (↑) *m pl*: sympathisch, sensorisch; *Ramus communicans cum ganglio ciliari des N. nasociliaris (V₁); **V**: sympathisch: M. dilatator pupillae; sensorisch: äußere u. mittlere Augenhaut. **Nn. clunium inferiores** (↑) *m pl*: sensorisch; *N. cutaneus femoris post., um den Unterrand des M. gluteus maximus; **V**: Gesäßgegend. **Nn. clunium medii** (↑) *m pl*: sensorisch; *laterale Äste der Rr. postt. nn. sacralium I–III; ---> durch die Foramina sacralis post., durchbohren den M. gluteus maximus; **V**: Gesäßhaut. **Nn. clunium superiores** (↑) *m pl*: sensorisch; *laterale Äste der Rr. postt. nn. lumbalium I–III; ---> durch den M. iliocostalis lumborum über die Crista iliaca; **V**: Haut über Gesäß u. Trochanter major. **N. coccygeus** (↑) *m*: Spinalnerv* des Steißsegments (Co); ---> zw. Os sacrum u. Os coccygis, bildet mit S 4 u. S 5 den Plexus* coccygeus. **N. cochlearis** (↑) *m*: s. Nervus vestibulocochlearis. **Nn. craniales** (↑) *m pl*: s. Hirnnerven. **N. curvaturae minoris anterior, posterior** (↑) *m*: s. Truncus vagalis anterior, Truncus vagalis posterior. **N. cutaneus** (↑) *m*: Nerv zur sensorischen Versorgung der Haut; vgl. Nerven. **N. cutaneus ante|brachii lateralis** (↑) *m*: sensorisch; *N. musculocutaneus; ---> neben der V. cephalica; **V**: Radialseite des Unterarms. **N. cutaneus antebrachii medialis** (↑) *m*: sensorisch; *Plexus brachialis (Pars infraclavicularis, Fasciculus med.); ---> neben der V. basilica; → R. ant., R. post.; **V**: Haut am Ellenbogengelenk, Vorder- u. Ulnarseite des Unterarms. **N. cutaneus ante|brachii posterior** (↑) *m*: sensorisch; *N. radialis; **V**: Unterarmrückseite. **N. cutaneus brachii lateralis inferior** (↑) *m*: sensorisch; *N. radialis; ---> durchbohrt Faszie im mittleren Drittel des Oberarms; **V**: dorsolaterale Haut am distalen Oberarm. **N. cutaneus brachii lateralis superior** (↑) *m*: sensorisch; *N. axillaris; ---> um den Hinterrand des M. deltoideus; **V**: Haut über dem M. deltoideus. **N. cutaneus brachii medialis** (↑) *m*: Wrisberg-Nerv; sensorisch; *Plexus brachialis (Pars infraclavicularis, Fasciculus med.); ---> durch die Axilla medial der V. axillaris; **V**: Innenseite des Oberarms. **N. cutaneus brachii posterior** (↑) *m*: sensorisch; *N. radialis; ---> unterh. des Ansatzes des M. deltoideus durch die Faszie; **V**: Oberarmstreckseite. **N. cutaneus dorsalis in-**

ter|medius (↑) *m*: sensorisch; *N. peroneus superficialis; → Nn. digitales dorss. pedis; **V**: Fußrücken, 3. u. 4. Zehe (lateral), 5. Zehe (medial). **N. cutaneus dorsalis lateralis** (↑) *m*: sensorisch; *N. suralis; **V**: Haut des lateralen Fußrands. **N. cutaneus dorsalis medialis** (↑) *m*: sensorisch; *N. peroneus superficialis; ---→ über die Retinacula musculorum extensorum zum Fußrücken; **V**: Fußrücken, 1. u. 2. Zehe (medial), 2. Zehe (lateral). **N. cutaneus femoris lateralis** (↑) *m*: sensorisch; *Plexus lumbalis; ---→ auf dem M. iliacus durch die Lacuna musculorum retroinguinalis; **V**: seitl. Oberschenkelhaut bis zum Knie. **N. cutaneus femoris posterior** (↑) *m*: sensorisch; *Plexus sacralis; ---→ unter dem M. piriformis durch das Foramen ischiadicum majus, unter der Fascia lata in der Rinne zw. M. biceps femoris u. M. biceps semitendinosus; → Nn. clunium inff., Rr. perineales; **V**: Gesäßhaut, große Schamlippen bzw. Skrotum, Rückseite des Oberschenkels. **N. cutaneus per|forans** (↑) *m*: sensorisch; *N. cutaneus post.; **V**: Analhaut. **N. cutaneus surae lateralis** (↑) *m*: sensorisch; *N. peroneus comm.; **V**: laterale, rückseitige Unterschenkelhaut bis zum seitl. Knöchel. **N. cutaneus surae medialis** (↑) *m*: sensorisch; *N. tibialis; ---→ am Unterschenkel lateral der V. saphena parva; verbindet sich mit R. communicans fibularis n. peroneus comm. zum N. suralis; **V**: Unterschenkelrückseite. **Nn. digitales dorsales manus** (↑) *m pl*: motorisch; *R. dorsalis n. ulnaris, R. superficialis n. radialis; **V**: Dorsalseiten der 2 1/2 ulnaren bzw. radialen Finger bis zu den Mittelphalangen. **Nn. digitales dorsales pedis** (↑) *m pl*: sensorisch; *N. cutaneus dors. med. u. intermedius, N. peroneus prof.; **V**: medialer Rand der 1., 3.–5. Zehe, lateraler Rand der 3. u. 4. Zehe. **Nn. digitales palmares communes** (↑) *m pl*: motorisch, sensorisch; *N. medianus, N. ulnaris; ---→ unter der Palmaraponeurose; → Nn. digitales palmares proprii; **V**: motorisch: Mm. lumbricales I, II (N. medianus); sensorisch: Fingergelenke, Palmarseiten der Finger, Dorsalseite der Fingerendphalangen. **Nn. digitales palmares proprii** (↑) *m pl*: sensorisch; *Nervi digitales palmares communes; **V**: s. Nervi digitales palmares communes. **Nn. digitales plantares communes** (↑) *m pl*: motorisch, sensorisch; *N. plantaris med. u. R. superficialis n. plantaris lat.; → Nn. digitales plantares proprii; **V**: motorisch: Mm. lumbricales I, II (N. plantaris med.); sensorisch: Plantarflächen der Zehen. **Nn. digitales plantares proprii** *m pl*: sensorisch; *Nn. digitales plantares communes; **V**: Plantarflächen der Zehen. **N. dorsalis clitoridis** (↑) *m*: sensorisch; *Nn. perineales; ---→ oberhalb der M. compressor urethrae, M. sphincter urethrovaginalis, unter der Symphyse; **V**: Klitoris. **N. dorsalis penis** (↑) *m*: sensorisch; *Nn. perineales; ---→ oberhalb des M. transversus perinei prof., unter der Symphyse; **V**: Penis. **N. dorsalis scapulae** (↑) *m*: motorisch; *Plexus brachialis (Pars supraclavicularis); ---→ durch den M. scalenus medius, zum Margo med. scapulae; **V**: Mm. levator scapulae, rhomboideus major, minor. **N. ethmoidalis anterior** (↑) *m*: sensorisch; *N. nasociliaris (V$_1$); ---→ durch das Foramen ethmoidale ant. in die vordere Schädelgrube, auf der oberen Fläche der Lamina cribrosa nach vorn u. durch eine der vorderen Öffnungen zum Dach der Nasenhöhle; → Rr. nasales intt. (medd. u. latt.), R. nasalis ext.; **V**: Nasenschleimhaut, Haut vor äußerer Nase, vordere Siebbeinzellen, Stirnhöhle. **N. ethmoidalis posterior** (↑) *m*: sensorisch; *N. nasociliaris (V$_1$); ---→ durch das Foramen ethmoidale post.; → Ramus meningeus ant.; **V**: hintere Siebbeinzellen, Keilbeinhöhle, Dura mater. **Nervus facialis** (↑) *m*: Kurzbez. Fazialis, Wrisberg-Nerv; VII. Hirnnerv*; besteht aus einem motorischen Teil (N. facialis i. e. S.) u. dem nichtmotor. N. intermedius (Kurzbez. Intermedius, parasympathisch, spez. u. allg. sensorisch für Geschmack bzw. Oberflächensensorik), Nerv des 2. Kiemenbogens; *Kleinhirnbrückenwinkel zw. Pons u. Olive; ---→ beide Anteile getrennt neben dem N. vestibulocochlearis in den Meatus acusticus int., im Canalis n. facialis des Os temporale, am Geniculum liegt das Ganglion geniculatum (sensor. Ganglion hauptsächl. der Geschmacksfasern der Chorda tympani, hier Vereinigung der beiden Anteile u. Abgang des Nervus petrosus major, Austritt aus dem Os temporale durch das Foramen stylomastoideum, in der Fossa retromandibularis innerh. der Ohrspeicheldrüse als Plexus intraparotideus; → aus dem N. intermedius: N. petrosus major, Chorda tympani, R. communicans cum plexo tympanico, R. communicans cum nervo vago; aus dem motor. Teil: N. stapedius, N. auricularis post., R. digastricus, R. stylohyoideus, R. communicans cum n. glossopharyngeo, Rr. temporales, Rr. zygomatici, Rr. buccales, R. lingualis (inkonstant), R. marginalis mandibulae, R. colli; **V**: motorisch: mimische Muskeln, M. stapedius, M. stylohyoideus, M. digastricus (Venter post.); parasympathisch: Tränen-, Nasen-, Speicheldrüsen (außer Ohrspeicheldrüse); sensorisch/Geschmack: vordere zwei Drittel der Zunge; sensorisch/Oberflächensensorik: äußerer Gehörgang, Ohrmuschel; **klin. Bedeutung**: s. Fazialisparese. **Nervus femoralis** (↑) *m*: motorisch, sensorisch; *Plexus lumbalis; ---→ lateral des M. psoas major, durch die Lacuna musculorum retroinguinalis, im Trigonum femorale; → Rr. musculares, Rr. cutanei antt., N. saphenus; **V**: motorisch: M. iliopsoas, M. pectineus, M. quadriceps femoris, M. sartorius; sensorisch: Haut der Streckseite des Oberschenkels u. der medialen Seite des Unterschenkels bis zum medialen Fußrand. **N. fibularis communis** (↑) *m*: Nervus* peroneus communis. **N. fibularis profundus** (↑) *m*: Nervus* peroneus profundus. **N. fibularis super|ficialis** (↑) *m*: Nervus* peroneus superficialis. **N. frontalis** (↑) *m*: sensorisch; *N. ophthalmicus (V$_1$); ---→ auf dem M. levator palpebrae sup.; → N. supraorbitalis, N. supratrochlearis; **V**: Stirnu. Kopfhaut bis zum Scheitel, Nasenwurzel, Hautu. Bindehaut des Oberlids. **N. genito|femoralis** (↑) *m*: motorisch, sensorisch; *Plexus lumbalis; ---→ auf der Vorderfläche des M. psoas major abwärts; → R. genitalis, R. femoralis; **V**: motorisch: M. cremaster; sensorisch: Tunica dartos, Oberschenkelhaut über dem Hiatus saphenus. **Nervus glosso|pharyngeus** (↑) *m*: Kurzbez. Glossopharyngeus; IX. Hirnnerv*; allg. u. spez. sensorisch, motorisch, parasympathisch; Nerv des 3. Kiemenbogens, *Sulcus retroolivaris der Medulla oblongata; ---→ Foramen jugulare, im Spatium lateropharyngeum zw. A. carotis int. u. V. jugularis int., an der Hinterfläche des M. stylopharyngeus, zw. diesem u. dem M. styloglossus zur Zunge, 2 afferente Ganglien: Ganglion sup., Ganglion inf. (Andersch-Ganglion) unterh. des Foramen jugulare; -→ N. tympanicus, R. communicans cum ramo auriculare n. vagi, Rr. pharyngei, R. m. stylopharyngei, R. sinus carotici, Rr. tonsillares, Rr. linguales, N. petrosus minor, R. communicans cum ramo meningeo, R. communicans cum n. auriculotemporali, R. communicans cum chorda tympani; **V:** sensorisch/speziell (Geschmack): hinteres Drittel der Zunge; allg. (Oberflächensensorik): Paukenhöhle, Tuba auditiva, Cellulae mastoideae, oberer Teil des Rachens, Gaumenbögen, Tonsillen; motorisch: Levatoren u. obere Konstriktoren des Pharynx, M. palatoglossus; parasympathisch: Ohrspeicheldrüse, Drüsen des Zungengrunds mit Ebner-Spüldrüsen, Sinus caroticus.

Nervus gluteus inferior (↑) *m*: motorisch; *Plexus sacralis; ---→ unter dem M. piriformis durch das Foramen ischiadicum majus; **V:** M. gluteus maximus. **N. gluteus superior** (↑) *m*: motorisch; *Plexus sacralis; ---→ über dem M. piriformis durch das Foramen ischiadicum majus; **V:** M. gluteus medius, M. gluteus minimus, M. tensor fasciae latae. **N. hypo|gastricus** (↑) *m*: sympathisch; verbindet unpaaren Plexus hypogastricus sup. mit paarigem Plexus hypogastricus inf. **N. hypo|glossus** (↑) *m*: Kurzbez. Hypoglossus; XII. Hirnnerv*, motorisch; *Sulcus preolivaris der Medulla oblongata; ---→ Canalis n. hypoglossi, medial der M. stylohyoideus u. M. digastricus (Venter post.) im Spatium lateropharyngeum, an der Außenfläche des M. hyoglossus zur Zunge; -→ Rr. linguales; **V:** äußere u. Binnenmuskulatur der Zunge. **N. ilio|hypo|gastricus** (↑) *m*: syn. N. iliopubicus; motorisch, sensorisch; *Plexus lumbalis; ---→ hinter der Niere schräg vor dem M. quadratus lumborum zur Crista iliaca, zw. M. transversus u. M. obliquus int. abdominis; -→ R. cutaneus lat., ant.; **V:** motorisch: Mm. obliquus ext., int. u. transversus abdominis; sensorisch: Haut an der Hüfte u. über der Symphyse. **N. ilio-inguinalis** (↑) *m*: motorisch, sensorisch; *Plexus lumbalis; ---→ hinter der Niere schräg vor dem M. quadratus lumborum, unter dem N. iliohypogastricus zwischen M. transversus u. obliquus int. abdominis, durch den Canalis inguinalis; -→ Nn. labiales bzw. scrotales antt.; **V:** motorisch: Bauchmuskeln; sensorisch: Leistengegend, Mons pubis, große Schamlippen bzw. Skrotum. **N. ilio|pubicus** (↑) *m*: Nervus* iliohypogastricus. **N. infra|orbitalis** (↑) *m*: sensorisch; *N. maxillaris (V₂); ---→ durch die Fissura orbitalis inf. aus der Fossa pterygopalatina in die Orbita, im Sulcus u. Canalis infraorbitalis, durch das Foramen infraorbitale zum Gesicht; -→ Rr. palpebrales inff., Rr. nasales extt. u. intt., Rr. labiales supp.; **V:** unteres Lid, Haut u. Schleimhaut der äußeren Nase, Oberlippe, obere Zähne u. Zahnfleisch. **N. infra|trochlearis** (↑) *m*: sensorisch; *N. nasociliaris (V₁); ---→ unter der Trochlea des M. obliquus sup. bulbi zum medialen Augenwinkel; -→ Rr. palpebrales; **V:** medialer Augenwinkel, Caruncula u. Saccus lacrimalis. **Nn. inter|costales** (↑) *m pl*: Interkostalnerven; motorisch, sensorisch;

Rr. antt. der Nervi thoracici 1–11; -→ zw. M. intercostalis ext. u. Fascia endothoracica bzw. Mm. intercostalis ext. u. int. am Unterrand der Rippen in Sulci costae, untere 5 Interkostalnerven zw. Mm. transversus u. obliquus int. abdominalis; -→ Rr. musculares, R. collateralis, R. cutaneus lat. pectoralis (mit Rr. mammarii latt.), R. cutaneus lat. abdominis, Nn. intercostobrachiales, R. cutaneus ant. pectoralis (mit Rr. mammarii latt.), R. cutaneus ant. abdominalis; **V:** motorisch: Mm. intercostales, serratus post. sup. u. inf., subcostales, levatores costarum, transversus thoracis, Teile der Bauchmuskeln; sensorisch: Pleura parietalis (Pars costalis), Peritoneum parietale, Haut der Rumpfwand einschließl. Brustdrüse u. Innenseite des Oberarms; **klin. Bedeutung:** Leitungsanästhesie* der N. i. durch Interkostalblockade*; Schmerzen im entspr. Versorgungsgebiet: Interkostalneuralgie*. **Nn. inter|costo|brachiales** (↑) *m pl*: sensorisch; *Anastomosen zw. 2. u. 3. R. cutaneus lat. pectoralis mit dem N. cutaneus brachii med.; **V:** Haut an der Oberarminnenseite. **N. inter|medius** (↑) *m*: s. Nervus facialis. **N. inter|osseus ante|brachii anterior** (↑) *m*: motorisch, sensorisch; *N. medianus; ---→ auf der Vorderfläche der Membrana interossea des Unterarms zw. M. flexor pollicis longus u. M. flexor digitorum prof.; **V:** motorisch: M. flexor digitorum prof. (des 2. u. 3. Fingers), M. pronator quadratus; sensorisch: Membrana interossea, Markhöhle der Ulna u. des Radius, Handgelenk, Handwurzelknochen. **N. inter|osseus ante|brachii posterior** (↑) *m*: sensorisch; *R. profundus n. radialis; ---→ an der Hinterfläche der Membrana interossea antebrachii; **V:** Ulna, Radius, Membrana intereossea, Handwurzeln. **N. inter|osseus cruris** (↑) *m*: sensorisch; *N. tibialis; ---→ auf u. in der Membrana interossea cruris; **V:** oberes Tibiofibulargelenk, Tibia, Membrana interossea, oberes Sprunggelenk. **N. ischiadicus** (↑) *m*: motorisch, sensorisch; *Plexus sacralis; ---→ unter dem M. piriformis durch das Foramen ischiadicum majus, hinten zw. der Sehne des M. obturatorius int. u. dem M. quadratus femoris am medialen Drittelpunkt der Tuber-Trochanter-Linie, hinter dem M. adductor magnus; -→ N. peroneus communis, N. tibialis; **V:** motorisch: Beuger des Oberschenkels, alle Unterschenkel- u. Fußmuskeln; sensorisch: Hüftgelenk, Unterschenkel- u. Fußhaut mit Ausnahme der medialen Seite. **N. jugularis** (↑) *m*: sympathisch; *Ganglion cervicale sup. des Truncus sympathicus; ---→ Adventitia der V. jugularis int., zum Foramen jugulare; Verbindung zu N. glossopharyngeus u. N. vagus. **Nn. labiales anteriores** (↑) *m pl*: sensorisch; *N. ilioinguinalis; **V:** große Schamlippen. **Nn. labiales posteriores** (↑) *m pl*: sensorisch; *Nn. perineales; **V:** große Schamlippen. **N. lacrimalis** (↑) *m*: sensorisch; *N. ophthalmicus; ---→ am oberen Rand des M. rectus lat. bulbi zur Tränendrüse; -→ Ramus communicans cum nervo zygomatico; **V:** Tränendrüse, Haut u. Bindehaut am lateralen Augenwinkel. **N. laryngeus re|currens** (↑) *m*: sensorisch, motorisch, parasympathisch; *N. vagus; ---→ im Mediastinum sup.: rechts um A. subclavia, links um Arcus aortae am Lig. arteriosum, in der Rinne zw. Luft- u. Speiseröhre, Endast gelangt als N. laryngeus inferior zu Kehlkopf u. Schilddrüse; -→ Rr. tracheales, Rr. oesophagei, Rr. pharyngei; **V:** sensorisch, parasympathisch: untere Hälfte des Kehlkopfs, Trachea, oberer Teil des Ösophagus, Schilddrüse; motorisch: innere Kehlkopfmuskeln; **klin. Bedeutung:** Rekurrensparese: s. Kehlkopflähmung. **N. laryngeus superior** (↑) *m:* sensorisch, motorisch, parasympathisch; *Ganglion inf. des N. vagus; ---→ an der Außenfläche des M. constrictor pharyngis inferior, durch die Membrana thyrohyoidea u. unter der Schleimhaut des Recessus piriformis (R. int.); -→ R. ext., R. int. (mit R. communicans cum n. laryngeo recurrente); **V:** sensorisch, parasympathisch: Schleimhaut des unteren Rachenbereichs, Kehlkopf bis zur Stimmritze; motorisch: Plexus caroticus, M. constrictor pharyngis inf., M. cricothyroideus. **N. lingualis** (↑) *m:* sensorisch; *N. mandibularis (V₃); ---→ zw. M. pterygoideus med u. lat., lateral des M. pterygoideus med., oberh. des M. mylohyoideus, unter der Glandula sublingualis u. dem Ductus submandibularis, zw. M. hyoglossus u. M. genioglossus zur Zunge; -→ Rr. isthmi faucium, Rr. communicantes cum nervo hypoglosso, Chorda tympani, N. sublingualis, Rr. linguales, Rr. ganglionares ad ganglion submandibulare, Rr. ganglionares ad ganglion sublinguale; **V:** Schlundenge, Gaumenmandel, Mundboden, vordere zwei Drittel der Zunge. **Nn. lumbales** (↑) *m pl:* Spinalnerven* der 5 Lendensegmente (L1–L5); -→ Rr. postt. (syn. Rr. dorsales) mit R. med., R. lat., R. cutaneus post., Rr. antt. (syn. Rr. ventrales) bilden Plexus lumbalis. **N. mandibularis** (↑) *m:* sensorisch, motorisch; *unterer Ast des Nervus* trigeminus (V₃); ---→ vom Ganglion trigeminale abzweigend, durch das Foramen ovale ossis sphenoidalis in die Fossa infratemporalis; -→ R. meningeus (syn. N. spinosus), N. pterygoideus med., Rr. ganglionares ad ganglion oticum, N. m. tensoris veli palatini, N. m. tensoris tympani, N. massetericus, Nn. temporales profundi, N. pterygoideus lat., N. buccalis, N. auriculotemporalis, N. lingualis, N. alveolaris inf.; **V:** sensorisch: Dura mater der mittleren Schädelgrube, Cellulae mastoideae, Mundboden u. Wangenschleimhaut, vordere zwei Drittel der Zunge, untere Zähne u. Zahnfleisch, Kiefergelenk, Mandibula, Haut an Kinn, Unterlippe, Wange, Schläfe u. äußerem Gehörgang; motorisch: Kaumuskeln, M. tensor veli palatini, M. tensor tympani, M. mylohyoideus, M. digastricus (Venter ant.). **N. massetericus** (↑) *m:* motorisch; *N. mandibularis (V₃); ---→ durch die Incisura mandibulae; **V:** M. masseter. **N. maxillaris** (↑) *m:* sensorisch; *mittlerer Ast des Nervus* trigeminus (V₂); ---→ zum Ganglion trigeminale abzweigend, in der lateralen Wand des Sinus cavernosus, durch das Foramen rotundum in die Fossa pterygopalatina; -→ R. meningeus, Rr. ganglionares ad ganglion pterygopalatinum, Rr. orbitales, Rr. nasales posteriores, superiores, laterales u. mediales, N. nasopalatinus, N. pharyngeus, N. palatinus major, Nn. palatini minores, Nn. alveolares superiores, N. zygomaticus, N. infraorbitalis; **V:** Dura mater der mittleren Schädelgrube, unteres Augenlid, Wange, Oberlippe, Nasenflügel, Schläfenhaut, Nasen- u. Kieferhöhle, Gaumen, Zähne u. Zahnfleisch des Oberkiefers. **N. meatus acustici externi** (↑) *m:* sensorisch; *N. auriculotemporalis; **V:** äußerer Gehörgang. **N. medianus** (↑) *m:* motorisch, sensorisch; *Plexus brachialis (Pars infraclavicularis, Fasciculus lat., med.); ---→ Radix med. u. lat. umfassen als Medianusgabel die A. axillaris von vorn, Sulcus bicipitalis med., zw. den Köpfen des M. pronator teres zum Unterarm, unter dem Retinaculum mm. flexorum manus zur Hohlhand; -→ N. interosseus antebrachii ant., Rr. musculares, R. palmaris, R. communicans cum nervo ulnari, Nn. digitales palmares communes; **V:** motorisch: Flexoren des Unterarms (Ausnahme: M. flexor carpi ulnare u. ulnarer Kopf des M. flexor digitorum prof.), des Daumenballens (Ausnahme: M. adductor pollicis, tiefer Kopf des M. flexor pollicis brevis), Mm. lumbricales I, II; sensorisch: Ellenbogengelenk, Membrana interossea, Handgelenke, Palmarflächen der 3,5 radialen Finger, Dorsalflächen der 2,5 radialen Nagelglieder; **klin. Bedeutung:** s. Medianuskompressionssyndrom, Medianuslähmung. **N. mentalis** (↑) *m:* sensorisch; *N. alveolaris inf.; ---→ durch das Foramen mentale der Mandibula; -→ Rr. mentales, Rr. labiales, Rr. gingivales; **V:** Kinn, Unterlippe. **N. mixtus** (↑) *m:* gemischter Nerv, d. h. ein Nerv mit sensiblen u. motorischen bzw. somatischen u. vegetativen Faseranteilen; vgl. Nerven. **N. motorius** (↑) *m:* Nerv, der ausschließl. Fasern für die Muskulatur führt (ohne Berücksichtigung vorhandener Afferenzen, z. B. von den Muskelspindeln); vgl. Nerven. **N. musculi obturatorii interni** (↑) *m:* motorisch; *Plexus sacralis; ---→ unter dem M. piriformis durch das Foramen ischiadicum majus, Foramen ischiadicum minus; **V:** M. obturatorius interior. **N. musculi piriformis** (↑) *m:* motorisch; *Plexus sacralis; **V:** M. piriformis. **N. musculi quadrati femoris** (↑) *m:* motorisch, sensorisch; *Plexus sacralis; ---→ unter dem M. piriformis durch das Foramen ischiadicum majus; **V:** M. quadratus femoris; sensorisch: Hüftgelenk. **N. musculi tensoris tympani** (↑) *m:* motorisch; *N. mandibularis; **V:** M. tensor tympani. **N. musculi tensoris veli palatini** (↑) *m:* motorisch; *N. mandibularis; **V:** M. tensor veli palatini. **N. musculo|cutaneus** (↑) *m:* motorisch, sensorisch; *Plexus brachialis (Pars infraclavicularis, Fasciculus lat.); ---→ durch den M. coracobrachialis, zw. M. biceps brachii u. M. brachialis; -→ Rr. musculares, N. cutaneus antebrachii lat.; **V:** motorisch: M. coracobrachialis, M. biceps brachii, M. brachialis; sensorisch: Ellenbogengelenk, Humerus, Haut an der radialen Seite des Unterarms. **N. mylo|hyoideus** (↑) *m:* motorisch, sensorisch; *N. alveolaris inf.; ---→ im Sulcus mylohyoideus der Mandibula unter dem M. mylohyoideus; **V:** motorisch: M. mylohyoideus, M. digastricus (Venter ant.); sensorisch: Haut unter dem Kinn. **N. naso|ciliaris** (↑) *m:* sensorisch; *N. ophthalmicus (V₁); ---→ unter dem M. rectus sup. bulbi, zw. M. obliquus sup. u. M. rectus med. bulbi; -→ R. communicans cum ganglion ciliari, N. ethmoidalis ant. u. post., N. infratrochlearis; **V:** äußere u. mittlere Augenhaut, Siebbeinzellen, Keilbein- u. Stirnhöhle, Nasenhöhle, oberes Augenlid, äußere Nase, Caruncula u. Saccus lacrimalis. **N. naso|palatinus** (↑) *m:* sensorisch; *N. maxillaris; ---→ am Nasenseptum, durch Canalis incisivus zum vorderen Gaumen; **V:** Zahnfleisch u. Gaumenschleimhaut hinter den Frontzähnen. **N. ob|turatorius** (↑) *m*: motorisch, sensorisch; *Plexus lumbalis; ---> am medialen Rand des M. psoas major, durch den Canalis obturatorius; -> R. ant. mit R. cutaneus u. Rr. musculares, R. post. mit Rr. musculares, R. articularis; **V:** motorisch: M. obturatorius ext., Adduktoren; sensorisch.: Hüftgelenk, medial Oberschenkelhaut. **N. ob|turatorius accessorius** (↑) *m*: motorisch, sensorisch; *Plexus lumbalis; **V:** motorisch: M. pectineus; sensorisch: Hüftgelenk. **N. oc|cipitalis major** (↑) *m*: syn. Arnold-Nerv; motorisch, sensorisch; *medialer Ast des R. post. n. cervicalis II; ---> um den Unterrand des M. obliquus capitis inf., durch den M. semispinalis capitis u. den M. trapezius, Äste begleiten Verzweigungen der A. occipitalis; **V:** motorisch: M. semispinalis, M. longissimus, M. splenius im Nackenbereich; sensorisch: Haut des Hinterhaupts. **N. oc|cipitalis minor** (↑) *m*: sensorisch; *Plexus cervicalis; ---> am Hinterrand des M. sternocleidomastoideus aufsteigend; **V:** Haut am seitl. Hinterhaupt. **N. occipitalis tertius** (↑) *m*: sensorisch; *medialer Ast des R. post. n. cervicalis III; ---> durch den M. splenius capitis u. M. trapezius, nahe der Midianlinie aufsteigend; **V:** Nackenhaut. **N. oculo|motorius** (↑) *m*: Kurzbez. Okulomotorius; III. Hirnnerv*; motorisch, parasympathisch; *Fossa interpeduncularis; ---> zw. A. cerebri posterior u. A. sup. cerebelli, in der Cisterna interpeduncularis, am Proc. clinoideus post. Eintritt in die Dura mater, in der lateralen Wand des Sinus cavernosus, durch die Fissura orbitalis sup. in die Orbita; -> Ramus superior, Ramus inferior, Ramus ad ganglion ciliare; **V:** motorisch: M. levator palpebrae sup., M. rectus sup., M. rectus med., M. rectus inf. bulbi, M. obliquus inf. bulbi; parasympathisch: über das Ganglion ciliare Mm. ciliares, sphincter pupillae. **N. olfactorius** (↑) *m*: Kurzbez. Olfaktorius, Riechnerv; I. Hirnnerv*; sensorisch; *Gesamtheit der Fila olfactoria; *Axone der Riechzellen als Fila olfactoria; ---> von der Riechschleimhaut durch die Lamina cribrosa ossis ethmoidalis zum Bulbus olfactorius. **N. ophthalmicus** (↑) *m*: sensorisch; *oberster Ast des Nervus trigeminus (V$_1$); ---> vom Ganglion trigeminale abzweigend, in der lateralen Wand des Sinus cavernosus, durch die Fissura orbitalis sup. in die Orbita; -> Ramus meningeus recurrens (Arnold-Nerv), N. lacrimalis, N. frontalis, N. nasociliaris; **V:** Dura mater der vorderen Schädelgrube einschließlich Tentorium cerebelli, Haut der Stirn, des Oberlids, des Nasenrückens, Siebbeinzellen, Keilbein- u. Stirnhöhle, Nasenhöhle, Augenbindehaut, äußere u. mittlere Augenhaut. **N. opticus** (↑) *m*: Kurzbez. Optikus, Sehnerv; II. Hirnnerv*; sensorisch; *multipolare Ganglienzellen der Retina; ---> Lamina cribrosa sclerae, Orbita, zus. mit der A. ophthalmica durch den Canalis opticus, in der Schädelhöhle an der Sella turcica Vereinigung des linken u. rechten Sehnervs zum Chiasma opticum, nach teilweiser Kreuzung der Fasern Fortsetzung als Tractus opticus (s. Sehbahn, Abb. dort); **klin. Bedeutung:** s. Neuritis nervi optici, Optikusatrophie. **N. palatinus major** (↑) *m*: sensorisch; *N. maxillaris; ---> durch Canalis palatinus major u. Foramen palatinum majus zum harten Gaumen;

-> Rr. nasales posteriores, inferiores, **V:** Nasenhöhle, hintere drei Viertel des Gaumens. **Nn. palatini minores** (↑) *m pl*: sensorisch; *N. maxillaris; ---> durch gleichnamige Kanälchen vom Canalis palatinus major zum weichen Gaumen; -> Rr. tonsillares; **V:** weicher Gaumen, Gaumenmandel. **Nn. pectorales** (↑) *m pl*: motorisch; *Pars supraclavicularis des Plexus brachialis; ---> unter dem M. subclavius zur Unterseite des M. pectoralis major; **V:** M. pectoralis major u. M. pectoralis minor. **N. pectoralis lateralis, medialis** (↑) *m*: motorisch; *Plexus brachialis (Pars supraclavicularis, C5–C7 bzw. C 8, Th 1); ---> unter dem M. subclavius zur Innenseite des M. pectoralis major; **V:** M. pectoralis major, M. pectoralis minor. **Nn. perineales** (↑) *m pl*: motorisch, sensorisch; *N. pudendus; ---> Fossa ischioanalis; -> Nn. labiales bzw. scrotales postt., Rr. musculares, N. dorsalis clitoridis bzw. penis; **V:** motorisch: vordere Beckenbodenmuskeln; sensorisch: Haut des Perineums, große Schamlippen bzw. Skrotum. **N. peroneus communis** (↑) *m*: syn. N. fibularis communis; motorisch, sensorisch; *N. ischiadicus; ---> am medialen Rand des M. biceps femoris zum Fibulakopf; -> N. cutaneus surae lat., R. communicans fibularis, N. peroneus superficialis, N. peroneus prof.; **V:** motorisch.: Caput breve m. bicipitis femoris, Mm. peroneus longus u. brevis, tibialis ant., extensor digitorum longus u. brevis, extensor hallucis longus u. brevis; sensorisch: Kniegelenk, laterale Haut der Wade, Fußrücken; **klin. Bedeutung:** s. Peroneuslähmung. **N. peroneus profundus** (↑) *m*: syn. N. fibularis profundus; motorisch, sensorisch; *unter dem M. peroneus longus in der Streckerloge, auf der Vorderseite der Membrana interossea cruris unter dem M. tibialis ant.; **V:** motorisch: Muskeln der Streckerloge; sensorisch: oberes Sprunggelenk, Tibiaperiost, Haut der einander zugekehrten Seiten der 1. u. 2. Zehe. **N. peroneus super|ficialis** (↑) *m*: syn. N. fibularis superficialis; motorisch, sensorisch; *N. peroneus communis; ---> in der Peroneusloge, durchbricht distal die Facies cruris; -> Rr. musculares, Nn. cutaneus dors., med. u. intermedius; **V:** motorisch: Mm. peroneus longus u. brevis; sensorisch: medialer Rand der 1. u. lateraler Rand der 2. Zehe, 3. u. 4. Zehe vollständig, medialer Rand der 5. Zehe. **N. petrosus major** (↑) *m*: syn. Radix parasympathica ganglii pterygopalatini, Radix intermedia ganglii pterygopalatini; parasympathisch; *Intermediusanteil des N. facialis; ---> Abgang vom Geniculum n. facialis, Vorderfläche der Felsenbeinpyramide, Foramen lacerum, durch den Canalis pterygoideus als N. canalis pterygoidei in die Fossa pterygopalatina; **V:** parasympathische Wurzel des Ganglion* pterygopalatinum: Tränen-, Nasen-, Gaumendrüsen. **N. petrosus minor** (↑) *m*: syn. Radix parasympathica ganglii otici; parasympathisch; *Fasern des N. tympanicus aus dem Plexus tympanicus; ---> Vorderfläche der Felsenbeinpyramide, durch das Foramen lacerum zum Ganglion oticum; **V:** parasympathische Wurzel des Ganglion* oticum: Ohrspeicheldrüse. **N. petrosus profundus** (↑) *m*: syn. Radix sympathica ganglii pterygopalatini; *Plexus caroticus int.; ---> Canalis pterygoideus; **V:** sympathische Wurzel des Ganglion* pterygopalatinum. **N. pha-**

ryngeus (↑) *m*: sensorisch; *N. maxillaris; **V:** Rachenschleimhaut. **N. phrenicus** (↑) *m*: Kurzbez. Phrenikus; motorisch, sensorisch; *Plexus cervicalis (C 3–C 5); ---→ auf dem M. scalenus ant., zw. A. u. V. subclavia im Mediastinum sup., zw. Perikard u. Pars mediastinalis pleurae parietalis von der Lungenwurzel im Mediastinum medium, re. lateral der V. cava inf., li. hintere Herzspitze; -→ R. pericardiacus, Rr. phrenicoabdominales (re. durch das Foramen venae cavae, li. durch den Hiatus oesophageus des Zwerchfells); **V:** motorisch: Zwerchfell; sensorisch: Perikard, Pleura parietalis (Pars mediastinalis, diaphragmatica), Peritonealüberzug von Leber, Gallenblase, Pankreas; **klin. Bedeutung:** s. Phrenikuslähmung, Phrenikusneuralgie, Phrenikusblockade. **Nn. phrenici ac|cessorii** (↑) *m pl*: Nebenphrenikus; inkonstant; *R. ant. des 5. Nervus cervicalis (s. Nervi cervicales); ---→ mit dem N. subclavius, über den M. scalenus ant. zum N. phrenicus. **N. pinealis** (↑) *m*: sympathisch; *N. caroticus int., Corpus pineale. **N. plantaris lateralis** (↑) *m*: motorisch, sensorisch; *N. tibialis; ---→ hinter dem medialen Knöchel, unter dem M. abductor hallucis, zw. M. flexor digitorum brevis u. quadratus plantae nach lateral; -→ R. superf., R. prof.; **V:** motorisch: Kleinzehenmuskeln, Mm. quadratus plantae, adductor hallucis, flexor hallucis brevis (lateraler Kopf), interossei, lubricales III, IV; sensorisch: Zehengelenke, Haut des lateralen Randes u. der Plantarflächen der 4. u. 5. Zehe. **N. plantaris medialis** (↑) *m*: motorisch, sensorisch; *N. tibialis; ---→ hinter dem lateralen Knöchel, unter dem M. abductor hallucis, unter dem M. flexor digitorum brevis; -→ Nn. digitales plantares communes; **V:** motorisch: M. abductor hallucis, M. flexor digitorum brevis, Mm. lumbricales I u. II; sensorisch: Fußsohle, 1.–3. Zehe, medialer Rand der 4. Zehe. **N. pre|sacralis** (↑) *m*: Plexus* hypogastricus superior. **N. pterygoideus medialis** (↑) *m*: motorisch; *N. mandibularis (V₃); **V:** M. pterygoideus medialis. **N. pudendus** (↑) *m*: motorisch, sensorisch; *Plexus pudendus; ---→ unter dem M. piriformis durch das Foramen ischiadicum majus, durch das Foramen ischiadicum minus in die Fossa ischioanalis, im Canalis pudendalis; -→ Nn. anales inff., Nn. perineales; **V:** motorisch: Beckenbodenmuskeln; sensorisch u. vegetativ: Gesäß-, Anal-, Genitalhaut, Schwellkörper; **klin. Bedeutung:** s. Pudendusneuralgie, Pudendusanästhesie. **N. radialis** (↑) *m*: motorisch, sensorisch; *Plexus brachialis (Pars infraclavicularis, Fasciculus post.); ---→ im Sulcus nervi radialis zur Dorsalseite des Oberarms, zw. Mm. brachialis u. brachioradialis in die Ellenbeuge; -→ Nn. cutaneus brachii med., brachii lat. inf., antebrachii post., Rr. musculares, R. prof. (mit N. interosseus antebrachii post.), R. superficialis, R. communicans ulnaris, Nn. digitales dorss. manus; **V:** motorisch: Strecker an Ober- u. Unterarm, M. supinator; sensorisch: Schulter-, Ellenbogen-, Hand-, Fingergrundgelenke, Streckseite von Ober- u. Unterarm, Handrücken, Dorsalseite der radialen Finger bis zum Mittelglied; **klin. Bedeutung:** s. Radialiskompressionssyndrom, Radialislähmung. **Nn. rectales inferiores** (↑) *m pl*: Nervi* anales inferiores. **N. saccularis** (↑) *m*: *Macula sacculi; s. Nervus vestibulocochlearis. **Nn. sacrales et nervus coccygeus** (↑) *m pl*: Spinalnerven* der 5 Kreuzsegmente (S 1–S 5); -→ Rr. postt. (syn. Rr. dorss.) mit R. med., lat., cutaneus post., Rr. antt. (syn. Rr. ventt.) bilden Plexus sacralis. **N. saphenus** (↑) *m*: sensorisch; *N. femoralis; ---→ lateral der A. femoralis, im Canalis adductorius, durch das Septum intermusculare vastoadductorium, zur medialen Unterschenkelseite bis zum Fuß; -→ R. infrapatellaris, Rr. cutanei cruris medd.; **V:** Kniegelenk, Haut an medialer Unterschenkelu. Fußseite. **Nn. scrotales anteriores** (↑) *m pl*: sensorisch; *N. ilioinguinalis; **V:** Skrotum. **Nn. scrotales posteriores** (↑) *m pl*: sensorisch; *Nn. perineales; **V:** Skrotum. **Nn. spinales** (↑) *m pl*: s. Spinalnerven. **N. spinosus** (↑) *m*: sensorisch; R. meningeus des Nervus* mandibularis; ---→ durch das Foramen spinosum in die mittlere Schädelgrube; **V:** Dura mater. **N. splanchnicus imus** (↑) *m*: sympathisch; *12. Ganglion thoracicum des Truncus* sympathicus; ---→ Ganglia renalia. **Nn. splanchnici lumbales** (↑) *m pl*: sympathisch; *Ganglia lumbalia des Truncus* sympathicus; ---→ Plexus mesentericus, Plexus hypogastricus sup.; **V:** Organe des kleinen Beckens. **N. splanchnicus major** (↑) *m*: sympathisch; *6.–9. Ganglion thoracicum des Truncus* sympathicus; ---→ durch die Pars lumbalis des Zwerchfells zu den Ganglia coeliaca u. mesentericum sup.; **V:** Aorta, Ösophagus, Pleura, Baucheingeweide. **N. splanchnicus minor** (↑) *m*: sympathisch; *11.–12. Ganglion thoracicum des Truncus* sympathicus; ---→ durch die Pars lumbalis des Zwerchfells zu den Ganglia coeliaca u. renalia; **V:** Organe des Oberbauchs u. des Retroperitonealraums. **Nn. splanchnici pelvici** (↑) *m pl*: auch Nn. erigentes; *parasympathische Fasern aus S 2–S 4; ---→ mit den vorderen Wurzeln des Plexus sacralis u. Plexus pudendus, dann in der Plica rectovesicalis (rectouterina) in den Plexus hypogastricus inf. u. von da zu den nach den Organen bezeichneten Plexus; in den Nervengeflechten des kleinen Beckens kommt es zur Beimischung von sympath. Fasern; **V:** Becken u. Genitale, gefäßerweiternde Fasern für das äußere Genitale. **Nn. splanchnici sacrales** (↑) *m pl*: sympathisch; *2. u. 3. Ganglion sacrale des Truncus* sympathicus; ---→ Plexus hypogastricus inf.; **V:** Organe des kleinen Beckens. **N. stapedius** (↑) *m*: motorisch; *N. facialis; ---→ aus dem 3., absteigenden Teil des Canalis n. facialis; **V:** M. stapedius. **N. sub|clavius** (↑) *m*: motorisch; *Plexus brachialis (Pars supraclavicularis); **V:** M. subclavius. **N. sub|costalis** (↑) *m*: motorisch, sensorisch; *R. ant. der Nervi* thoracici 12; ---→ unter der 12. Rippe, zw. M. transversus u. M. obliquus int. abdominis; **V:** motorisch: Bauchmuskeln; sensorisch: Haut über dem M. gluteus medius. **N. sub|lingualis** (↑) *m*: sensorisch; *N. lingualis (V₃); ---→ lateral der Glandula sublingualis; **V:** Glandula sublingualis, Mundbodenschleimhaut. **N. sub|occipitalis** (↑) *m*: motorisch; *R. post. n. cervicalis I; ---→ zw. Arcus post. atlantis u. A. vertebralis; **V:** M. rectus capitis post. major, M. rectus capitis post. minor, M. obliquus capitis sup., M. obliquus capitis inf., M. semispinalis capitis. **Nn. sub|scapulares** (↑) *m pl*: motorisch; *Plexus brachialis (Pars supraclavicularis); **V:** M. subscapularis. **Nn. supra|claviculares** (↑) *m pl*: sensorisch; *Plexus cervicalis; ---> vom Hinterrand des M. sternocleidomastoideus nach unten divergierende Äste; -> Nn. supraclaviculares medd., intermedii, latt.; **V:** Haut der Schulter u. des oberen Brustbereichs. **N. supra|orbitalis** (↑) *m*: sensorisch; *N. frontalis (V₁); ---> durch Incisura frontalis (R. medialis) bzw. Incisura supraorbitalis (R. lateralis) des Stirnbeins zur Stirn; -> R. medialis u. R. lateralis; **V:** Stirnhaut, Oberlid. **N. supra|scapularis** (↑) *m*: motorisch; *Plexus brachialis (Pars supraclavicularis); ---> unter dem Lig. transversum scapulae sup. durch die Incisura scapulae; **V:** M. supraspinatus u. M. infraspinatus. **N. supra|trochlearis** (↑) *m*: sensorisch; *N. frontalis (V₁); ---> am M. obliquus sup. bulbi über dessen Trochlea; **V:** medialer Augenwinkel, Nasenwurzel. **N. suralis** (↑) *m*: sensorisch; *Vereinigung des N. cutaneus surae med. mit R. comm. fibularis n. peroneus comm.; ---> zunächst unter, dann auf der Fascia cruris, hinter dem lateralen Knöchel; -> N. cutaneus dorsalis lat., Rr. calcanei latt.; **V:** Haut des lateralen Fußrands von der Ferse bis zur 5. Zehe, Sprunggelenke. **Nn. temporales profundi** (↑) *m pl*: motorisch; *N. mandibularis (V₃); **V:** M. temporalis. **N. terminalis** (↑) *m*: sog. 0. Hirnnerv; ---> von der Riechschleimhaut, durch die Lamina cribrosa ossis ethmoidalis, den Tractus olfactorius begleitend, zur Substantia perforata ant.; **V:** unbekannt. **Nervus-terminalis-Komplex:** enthält zusätzl. weitere Nerven od. Systeme (z. B. N. preopticus, extrabulbär olfaktor. System, Nucleus olfactoretinalis) mit ähnl. Zellmorphologie, Entstehung im Bereich der olfaktor. Mucosa, Wanderung in Richtung Bulbus olfactorius, ähnl. (teils transiente) zentrale u. periphere Verbindungen; **F:** unbekannt. **Nn. thoracici** (↑) *m pl*: Spinalnerven* der 12 Brustsegmente (Th 1–Th 12); -> Rr. postt. (syn. Rr. dorss.) teilen sich in je 1 R. med., R. lat. u. R. cutaneus post.; Rr. antt. (syn. Rr. ventt.) sind die Nervi* intercostales u. der Nervus* subcostalis (Th 12). **N. thoracicus longus** (↑) *m*: syn. Bell-Nerv; motorisch; *Plexus brachialis (Pars supraclavicularis); ---> durch den M. scalenus medius, entlang der seitl. Thoraxwand; **V:** M. serratus anterior; **klin. Bedeutung:** s. Serratuslähmung. **N. thoraco|dorsalis** (↑) *m*: motorisch; *Plexus brachialis (Pars supraclavicularis); **V:** M. latissimus dorsi, M. teres major. **N. tibialis** (↑) *m*: motorisch, sensorisch; *N. ischiadicus; ---> in der Kniekehle lateral hinter der A. poplitea, unter dem M. soleus, zw. diesem u. M. tibialis post., hinter dem medialen Knöchel; -> Rr. musculares, N. interosseus cruris, N. cutaneus surae med., N. suralis, Rr. calcanei medd., N. plantaris med. u. N. plantaris lat.; **V:** motorisch: Flexoren des Unterschenkels, Muskeln der Fußsohle; sensorisch: Kniegelenk, Sprung- u. sonstige Fußgelenke, Haut der Wade, Ferse, Fußsohle u. der Zehen. **N. trans|versus colli** (↑) *m*: syn. N. t. cervicalis; sensorisch; *Plexus cervicalis; ---> vom Hinterrand des M. sternocleidomastoideus diesen nach vorn querend, zw. Platysma u. Lamina superficialis fasciae cervicalis; -> Rr. supp., Rr. inff.; **V:** vordere Halsregion zw. Unterkieferrand u. Schlüsselbein, Anastomosen mit R. colli n. facialis.

Nervus tri|geminus (↑) *m*: Kurzbez. Trigeminus; V. Hirnnerv*; sensorisch, motorisch; Nerv des 1. Kiemenbogens; *Seitenfläche des mittleren Kleinhirnstiels mit Radix sensoria (Portio major) u. Radix motoria (Portio minor), auf der Vorderfläche der Felsenbeinpyramide bildet Radix sensoria das sensorische Ganglion trigeminale, am Ganglion Aufteilung der sensorischen Nervenwurzel in die 3 Hauptäste; -> Nervus* ophthalmicus (V₁), Nervus* maxillaris (V₂), Nervus* mandibularis (V₃); die Radix motoria zieht am Ganglion vorbei u. schließt sich dem N. mandibularis an; **V:** sensorisch: Gesicht einschließl. Haut, Eingeweide u. Knochen, Dura mater (s. Abb.); motorisch: u. a. Kaumuskeln (s. Nervus mandibularis); **klin. Bedeutung:** s. Trigeminusneuralgie (Abb. 1 dort).

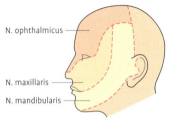

Nervus trigeminus: Versorgungsgebiet der Äste des N. trigeminus am Gesichtsschädel

Nervus trochlearis (↑) *m*: Kurzbez. Trochlearis; IV. Hirnnerv*; motorisch; *unter dem Colliculus inf. der Lamina tecti; ---> um die Crura cerebri zur Hirnbasis, in der Wand des Sinus cavernosus, durch die Fissura orbitalis sup. in die Orbita; **V:** M. obliquus sup. bulbi; **klin. Bedeutung:** s. Trochlearislähmung. **N. tympanicus** (↑) *m*: Jacobson-Nerv; sensorisch, parasympathisch; *Ganglion inf. des N. glossopharyngeus; ---> im Canaliculus tympanicus zur Paukenhöhle, Plexus tympanicus, als N. petrosus minor zum Ganglion oticum (s. Jacobson-Anastomose); -> R. tubarius, Nn. caroticotympanici; **V:** sensorisch: Paukenhöhle, Tuba auditiva, Cellulae mastoideae; parasympathisch: Ohrspeicheldrüse. **N. ulnaris** (↑) *m*: motorisch, sensorisch; *Plexus brachialis (Pars infraclavicularis, Fasciculus med.); ---> im Sulcus bicipitalis med., durch das Septum intermusculare brachii med., im Sulcus nervi ulnaris, zw. den Köpfen des M. flexor carpi ulnaris, über das Retinaculum m. flexorum manus zur Hohlhand; -> Rr. musculares, R. dorsalis (mit Nn. digitales dorss.), R. palmaris, R. superficialis (mit Nn. digitales palmares communes, proprii), R. profundus; **V:** motorisch: M. flexor carpi ulnaris, M. flexor digitorum prof. (ulnarer Kopf), M. palmaris brevis, Mm. lumbricales III, IV, Mm. interossei, M. adductor pollicis, M. flexor pollicis brevis (tiefer Kopf), Kleinfingerballenmuskeln; sensorisch: Ellenbogengelenk, Haut der ulnaren Unterarmseite (distal), des Kleinfingerballens (des 3. Fingers dorsal, ulnar), des 4. Fingers ulnar, des 5. Fingers ganz; **klin. Bedeutung:** s. Ulnariskompressionssyndrom, Ulnarislähmung. **N. utricularis** (↑) *m*: *Macula utriculi; s. Nervus vestibulocochlearis. **N. utriculo|ampullaris** (↑) *m*: *Fasern der Macula utriculi u. der Cristae ampullares des oberen u. seitl. Bogengangs; s. Nervus vestibulocochlearis. **Nn. vaginales** (↑) *m pl*: s. Plexus uterovaginalis.

Nervus vagus (↑) *m*: Kurzbez. Vagus; X. Hirnnerv*; allg. u. spez. sensorisch, motorisch, parasympathisch; Nerv des 4.–6. Kiemenbogens; *Sulcus retroolivaris der Medulla oblongata; ---→ Foramen jugulare, im Spatium lateropharyngeum, in Vagina carotica, re. vor der A. subclavia, li. vor dem Arcus aortae im Mediastinum sup., hinter der Lungenwurzel in das Mediastinum post., Geflechtbildung um den Ösophagus, durch den Hiatus oesophageus des Zwerchfells in die Bauchhöhle zu den Ganglia coeliaca, 2 afferente Ganglien: Ganglion sup. im, Ganglion inf. unter dem Foramen jugulare; ---→ R. meningeus, R. auricularis (Arnold-Nerv), R. communicans cum nervo glossopharyngeo, R. pharyngeus, N. laryngeus sup., Rr. cardiaci cervicales supp. u. inff., N. laryngeus recurrens, Rr. cardiaci thoracici, Rr. bronchiales, Truncus vagalis ant. u. post., Rr. renales; **V**: parasympathisch: Dura mater, Zungenwurzel-, Gaumen- u. Rachendrüsen, Hals-, Brust- u. Bauchorgane bis zur linken Kolonflexur; sensorisch: Dura mater der hinteren Schädelgrube, Innenseite der Ohrmuschel, Teile des äußeren Gehörgangs u. des Trommelfells, Zungenwurzel, unterer Rachen, Kehlkopf, Trachea, Brust- u. Baucheingeweide bis zur Gegend der linken Kolonflexur; motorisch: Gaumenmuskeln, unterer Rachenschnürer, Kehlkopfmuskeln; **klin. Bedeutung**: s. Vaguslähmung, Vagusstimulation, Karotissinus-Druckversuch.

Nervi vasorum (↑) *m pl*: Nerven für die Versorgung der Gefäße. **N. vertebralis** (↑) *m*: sympathisch; *R. communicans griseus des Ganglion cervicothoracicum des Truncus* sympathicus; ---→ mit der A. vertebralis als Plexus vertebralis aufwärts. **N. vestibularis** (↑) *m*: s. Nervus vestibulocochlearis.

Nervus vestibulo|cochlearis (↑) *m*: Kurzbez. Vestibulocochlearis, früher Nervus statoacusticus (auch Acusticus); VIII. Hirnnerv*, sensorisch (Gehör, Gleichgewicht); *Kleinhirnbrückenwinkel; ---→ im Meatus acusticus int.; **Anteile: 1.** N. vestibularis (Gleichgewichtsnerv), *Sinneszellen des Gleichgewichtsorgans; ---→ periphere Fortsätze der Sinneszellen ziehen zu bipolaren Neuronen des Ganglion vestibulare im Fundus meatus acustici int., zentrale Fortsätze ziehen zum Gehirn; ---→ Pars sup. mit N. utriculoampullaris, N. utricularis, N. ampullaris ant. u. lat., Pars inf. mit N. ampullaris post., N. saccularis; **V**: Sinnesfelder in Sacculus, Utriculus u. Ductus semicirculares des Labyrinthus vestibularis; **2.** N. cochlearis (Hörnerv), *Sinneszellen des Corti-Organs; ---→ deren periphere Fortsätze ziehen zum in der Schneckenachse des Hörorgans gelegenen Ganglion cochleare, zentrale Fortsätze der bipolaren Neuronen zus. mit N. vestibularis zum Gehirn; **V**: Sinnesepithel des Corti-Organs; **klin. Bedeutung: 1.** (akute) Läsion des N. vestibularis führt zu Schwindel, Übelkeit, Fallneigung u. Nystagmus, bei chron. Schädigung (z. B. durch langsam wachsenden Tumor) geringere Sympt.; s. Vestibularisschädigung, Vestibularisschwannom; **2.** Hörstörungen: s. Dysakusis.

Nervus zygomaticus (↑) *m*: sensorisch; *N. maxillaris (V$_2$); ---→ durch die Fissura orbitalis inf. aus der Fossa pterygopalatina an die laterale Augenhöhlenwand; ---→ R. communicans cum nervo lacrimali, R. zygomaticotemporalis, R. zygomaticofacialis; **V**: Wangenhaut, lateraler Augenwinkel, Schläfe.

Nesbit-Operation (Reed M. N., Urol., Ann Arbor, 1898–1979) *f*: (engl.) *Nesbit's procedure*; op. Verfahren zur Beseitigung einer Peniskurvatur*; **Prinzip**: Exzision u. anschl. Raffung der Tunica* albuginea an der Konvexseite der Biegung.

Nesidio|blastom (Blast-*; -om*) *n*: Insulinom*.

Nesidio|blastose (Blast-*; -osis*) *f*: (engl.) *persistent hyperinsulinemic hypoglycemia of infancy*; Abk. PHHI; Makronesie; (pathol.) Hyperplasie der Langerhans*-Inseln; **Vork.**: kongenital; sehr selten als adulte N. bei Erwachsenen; **Urs.**: rezessive Mutation des K$_{ATP}$-Kanals od. des Sulfonylharnstoff-Rezeptors (KIR6.2 od. SUR1) auf Insulin produzierenden Zellen; bedingt permanente Depolarisation der Betazellen u. dadurch Hyperinsulinismus* mit neonatalen Hypoglykämien; **Klin.**: postprandiale (od. nüchtern) hyperinsulinämische Hypoglykämie u. Krämpfen; Übergang in Apnoe u. Schockzustand möglich; **Ther.**: Kohlenhydratzugabe zur Korrektur des Blutzuckerspiegels bzw. Diazoxid*, kombiniert mit kaliumsparendem Diuretikum, Somatostatin*-Analoga, ggf. Tumorresektion.

Nessel|sucht: s. Urtikaria.

Netherton-Syn|drom (Earl Weldon N., Dermat., Cleveland, geb. 1893) *n*: seltener, autosomal-rezessiv erbl. (Genlocus 5q32, Mutationen im SPINK5-Gen), meist gynäkotroper Defekt im Aminosäurestoffwechsel* mit Trichorrhexis invaginata (s. Haarveränderungen), kongenitaler nichtbullöser, ichthyosiformer Erythrodermie od. Ichthyosis linearis circumflexa (kleieförmige Schuppung in den ersten Lebenstagen, später serpiginös fortschreitende lineare Erhebungen der Haut mit Randerythem); fakultativ auch atopische Reaktionen u. Immundefizienz; vgl. Atopie.

Netil|micin (INN) *n*: Aminoglykosid*-Antibiotikum zur i. v. Anwendung; Derivat des Sisomicins.

Netz: s. Omentum.

Netz|beutel: s. Bursa omentalis.

Netz|haut: Retina*.

Netz|haut|ablösung: s. Ablatio retinae.

Netz|haut|angio|matose (Angio-*; -om*; -osis*) *f*: von*-Hippel-Lindau-Syndrom.

Netz|haut|de|generation, peri|phere (Degeneratio*) *f*: (engl.) *retinal degeneration*; degen. Veränder-

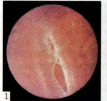 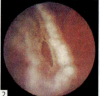

Netzhautdegeneration, periphere: 1: Foramina u. beginnende Netzhautablösung; 2: 24 Std. nach Laserkoagulation [98]

rungen von Netzhaut u. Glaskörper (u. a. Gitterlinienareale, Rundlöcher, Glitzerbeete, Glaskörperanheftungslinien) zwischen Äquator u. Ora serrata, die im Alter auftreten, bei Myopie* häufiger u. früher als bei normalsichtigen Augen; bei Glaskörperabhebung* kann es zu Netzhautrissen u. Ablatio* retinae kommen; **Ther.:** evtl. prophylaktisch Laser- od. Kryokoagulation (s. Abb.).

Netz|haut|dys|trophie, hereditäre (Dys-*; Troph-*) *f*: s. Makuladystrophie, Retinopathia pigmentosa.

Netz|haut|entzündung: s. Retinitis.

Netz|haut|punkte, kor|re|spondierende: (engl.) *corresponding retinal points*; vergleichbar lokalisierte Rezeptorareale der rechten u. der linken Retina; werden von einem Objektpunkt gleichzeitig erregt, der in einer (imaginären) Ebene durch den Fixationspunkt u. die Knotenpunkte der Augen (sog. Horopter) liegt; von k. N. stammende visuelle Informationen werden zentral bevorzugt gegeneinander abgeglichen u. dienen als Orientierungsebene beim stereoskopischen Sehen*.

Netz|mittel: Detergenzien*.

Netz|torsion (Torsion*) *f*: (engl.) *omentovolvulus*; Verdrehung des Omentum majus mit Ischämie, Netzinfarkt u. Nekrose; **Formen: 1.** primäre N. (selten): intraabdominale, freie axiale Drehung eines Netzanteils; **2.** sekundäre N.: intraperitoneale bipolare Drehung um einen adhärenten Netzzipfel, z. B. bei Nabel- u. Narbenhernie mit Inkarzeration od. postoperative Adhäsion mit den Sympt. des Akuten* Abdomens.

Netz|trans|plantat (Transplantat*) *n*: Meshgraft*.

Neubauer-Zähl|kammer (Otto N., deutscher Arzt, 1874–1957): s. Zählkammer.

Neue Grippe (In|fluenza A/H1N1) (lat. influere hineinfließen, sich einschleichen): sog. Schweinegrippe, Mexikanische Grippe; durch das Neue (pandemische) Influenza*-Virus Typ A H1N1 (unterscheidet sich wesentlich von bisher dabei zirkulierenden Erreger des Subtyps A/H1N1) hervorgerufene akut verlaufende Infektionskrankheit; **Epidemiol.:** im April 2009 in Mexiko u. USA Diagn. erster humaner Erkrankungsfälle; Ausbreitung zu einer Pandemie mit Deklaration der Pandemiephase 6 (fortgesetzte Mensch-zu-Mensch-Übertragung des Virus in mind. 2 Staaten sowie zusätzl. in zumindest 1 weiteren Land in einer weiteren WHO-Region) durch die WHO im Juni 2009; bisher rufthaft die pandemische Influenza A/H1N1 überwiegend leichte Erkr. vorwiegend in der jungen Bevölkerung hervor; krankenhauspflichtige u. tödliche Erkr. werden v. a. bei 0- bis 4-Jährigen, Schwangeren u. Patienten mit chron. Vorerkrankungen beobachtet; in Deutschland registrierte das Robert Koch-Institut insgesamt 226 146 Fälle von Neuer Influenza A/H1N1 (Stand Mai 2010; Hinweis: Abweichungen aufgrund der veränderten Meldepflicht bei H1N1-Infektion seit November 2009 möglich), u. 254 Todesfälle im Zusammenhang mit einer H1N1-Infektion. **Übertragung:** von Mensch zu Mensch vermutl. überwiegend durch relativ große (>5 μm) Tröpfchen (Tröpfcheninfektion*); auch durch direkten Kontakt der Hände zu Oberflächen, die mit virushaltigen Sekreten kontaminiert sind, u. nachfolgendem Hand-Mund- bzw. Hand-Nasen-Kontakt; Fälle der Übertragung vom infizierten Menschen auf Schweine beschrieben, jedoch bislang kein Hinweis auf tierisches Reservoir od. zoonotische Übertragung z. B. durch Verzehr von Schweinefleisch. **Inkub.:** 1–2 (bis zu 4) Tage; Dauer der viralen Ausscheidung 3–7 Tage ab Auftreten der ersten Sympt.; **Klin.:** Sympt. wie bei saisonaler Grippe*, v. a. Atemwegbeschwerden, Husten, Fieber, Glieder- u. Halsschmerzen, allg. Krankheitsgefühl; zusätzlich od. aber auch nur monosymptomatisch bestehen Erbrechen u. Durchfall; gelegentlich fehlt das Fieber; **Diagn.:** Rachen- u. Nasenabstrich; Virusnachweis durch PCR od. Virusisolation; Meldepflicht der Labore bei Nachweis von Influenzaviren, Meldepflicht des Arztes bei Tod (seit 14.11.2009 nicht mehr bei Erkr.); **Ther.:** symptomatisch; Neuraminidase*-Hemmer (Zanamivir*, Oseltamivir*) sind antiviral wirksam; nach derzeitigem Kenntnisstand (Dezember 2009) sollten diese bei Kindern <1 Jahr zur Behandlung, bei Frauen während der Schwangerschaft u. Stillzeit sowohl zur Behandlung als auch zur Vorbeugung od. bei bes. gefährdeten Personen (Grunderkrankung) eingesetzt werden; **Progn.:** i. d. R. gut, v. a. bei vorbestehender Grunderkrankung auch tödl. Verlauf möglich; Mortalität (bei weltweit 17 919 bestätigten Todesfällen, Stand April 2010) ca. 0,45 %; **Proph.:** Schutzimpfung für alle Bevölkerungsgruppen ab einem Alter von 6 Mon.; Hygienemaßnahmen (Händehygiene, Schutzmaske, Husten-Etikette).

Neugeborenen|gelb|sucht: Icterus* neonatorum.

Neugeborenen|glukos|urie (Glyk-*; Ur-*) *f*: (engl.) *neonatal glucosuria*; Vork. von Glukose im Harn von Neugeborenen* ohne Krankheitswert; beruht nicht auf Insulinmangel, sondern auf einer niedrigen Glukoseschwelle bei Unreife der Nierentubuli.

Neugeborenen|hyper|bili|rubin|ämie (Hyper-*; Bili-*; lat. *ruber* rot; -ämie*) *f*: s. Hyperbilirubinämie des Neugeborenen.

Neugeborenen|hypo|thyreose (Hyp-*; Thyreo-*; -osis*) *f*: s. Hypothyreose; Kretinismus.

Neu|geborenen|ileus *m*: (engl.) *neonatal ileus*; in der Neugeborenenperiode auftretender Ileus*; **Urs.:** u. a. Darmlageanomalien (z. B. Malrotation, Volvulus), Darmatresie, Pancreas anulare, Mekoniumileus, kongenitales Megakolon, Milchpfropfsyndrom, nekrotisierende Enterokolitis.

Neugeborenen|krämpfe: (engl.) *neonatal seizures*; innerh. der Neugeborenenperiode auftretende zerebrale Anfälle; **Formen:** fokale Kloni mit wechselnder Lok., multifokale Myoklonien, allg. od. umschriebene Tonuserhöhung, Tremor, Hypotonie der Muskulatur, passagerer Atemstillstand, Deviation der Augen u. a.; N. manifestieren sich häufig oligosymptomat. u. treten mit zeitl. u. lokalisator. Inkonstanz auf. **Sonderform:** benigne familiäre N. inf. autosomal-dominant erbl. Mutation im Kaliumkanal-Gen KCNQ2 (Genlocus 20q13.3) mit Manifestation am 2.–4. Lebenstag; **Urs.:** frühkindlicher Hirnschaden*, metabol. Störungen (z. B. Hypoglykämie*, Hypokalzämie*, Pyridoxinmangel), Intoxikation, Infektion (z. B. Meningitis, Enzephalitis); **Diagn.:** im EEG meist polymorphe pathol. Veränderungen; **Ther.:** evtl. pharmak. mit Phenobarbital nach Ausschluss metabol. Urs.; **Progn.:** abhängig von der Urs.; nach-

Neugeborenenpemphigoid

folgende Epilepsie* in 10–20%; **DD:** benigne Schlafmyoklonien.

Neugeborenen|pemphigoid (gr. πέμφιξ Bläschen, Pustel; -id*) *n*: Pemphigus neonatorum; s. Impetigo contagiosa.

Neugeborenen|peri|ode *f*: (engl.) *neonatal period*; Zeit vom 1. Atemzug (Lebendgeburt) bis zum Alter von 28 Tagen; der Zeitraum bis zum 8. Lebenstag wird als frühe N. bezeichnet; vgl. Neugeborenes.

Neugeborenen|re|flexe (Reflekt-*) *m pl*: s. Reflexe, frühkindliche.

Neugeborenen-Screening (engl. screen Sieb): (engl.) *neonatal screening*; Kinderfrüherkennungsuntersuchungen* in der Neugeborenenperiode (U1 u. U2) mit zusätzl. Untersuchungen zur Früherkennung angeb. Stoffwechsel- u. endokriner Störungen; **erweitertes N.-S.:** Die Blutabnahme für die Untersuchungen sollte in der 36.–72. Lebensstunde erfolgen. Untersucht wird ausschließl. auf folgende angeb. Erkr.: **1.** mit konventionellen Labormethoden: **a)** Hypothyreose*; **b)** adrenogenitales Syndrom*; **c)** Biotinidasedefekt*; **d)** Galaktosämie*; **2.** mit Tandem*-Massenspektrometrie: **a)** Phenylketonurie* u. Hyperphenylalaninämie*; **b)** Ahornsirupkrankheit*; **c)** Mittelketten*-Acyl-CoA-Dehydrogenase-Defekt; **d)** Langketten*-3-Hydroxy-Acyl-CoA-Dehydrogenase-Defekt; **e)** Überlangketten*-Acyl-CoA-Dehydrogenase-Defekt; **f)** Carnitin*-Palmitoyl-Transferase-Mangel (CPT-I- u. -II-Mangel), Carnitin*-Acylcarnitin-Translokase-Mangel; **g)** Glutarazidurie* I; **h)** Isovalerianazidämie*.

Neugeborenen|sepsis (Sepsis*) *f*: (engl.) *neonatal sepsis*; häufig rel. symptomarm (u. a. Trinkunlust mit Gewichtsabnahme, Zyanose) beginnende Sepsis* des Neugeborenen; foudrouyanter Verlauf mögl.; **Err.:** Streptokokken der Gruppe B aus dem müttterl. Geburtskanal; gramnegative Stäbchenbakterien (bes. Darmbakterien, spez. E. coli) bei postnataler Inf.; Listerien; Anaerobier bei diaplazentar übertragener pränataler Inf.; **Ther.:** frühzeitig i. v. Antibiotika. Vgl. Amnioninfektionssyndrom, Herpessepsis des Neugeborenen.

Neu|geborenen|sterblichkeit: neonatale Sterblichkeit; s. Säuglingssterblichkeit (Tab. dort).

Neugeborenen|struma (Struma*) *f*: s. Struma neonatorum.

Neugeborenen|tetanie (Tetanus*) *f*: (engl.) *neonatal tetany*; neuromuskuläre Labilität mit Krampfbereitschaft (einschließl. der Atemmuskulatur) bis zu manifesten tetaniformen Krämpfen (selten als typ. Karpopedalspasmen) u. apnoische Anfälle durch vorübergehende Schwankungen der Calcium- u. Phosphatkonzentration (Hypokalzämie, Hyperphosphatämie) bei Neugeborenen inf. funkt. Niereninsuffizienz od. (transitor.) Hypoparathyroidismus; vgl. Tetanie.

Neugeborenes: (engl.) *neonate, newborn*; lebendgeborenes Kind in der Zeit vom 1. Atemzug (Schrei) bis zum Alter von 4 Wo.; **Einteilung: 1.** unter Berücksichtigung der Schwangerschaftsdauer* bis zum Geburtstermin: **a)** vor dem Termin geboren (präterm, preterm, frühgeboren): Schwangerschaftsdauer <37 abgeschlossene Wo. p. m. (<259 Tage); **b)** am Termin geboren (term, matur, reifgeboren):

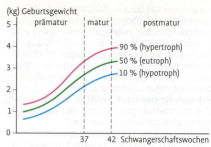

Neugeborenes: Klassifikation nach Gestationsalter und Geburtsgewicht [112]

Schwangerschaftsdauer ≥37–42 abgeschlossene Wo. (259–293 Tage); **c)** nach dem Termin geboren (postterm, postmatur, übertragen): Schwangerschaftsdauer ≥42 abgeschlossene Wo. (≥294 Tage); **2.** unter Berücksichtigung des Geburtsgewichts*: **a)** normalgewichtiges N.: Geburtsgewicht 2500–4500 g; **b)** übergewichtiges N.: Geburtsgewicht >4500 g; **c)** untergewichtiges N.: Geburtsgewicht <2500 g (engl. low birthweight, Abk. LBW), <1500 g (engl. very low birthweight, Abk. VLBW), <1000 g (engl. extremly low birthweight, Abk. ELBW); hypo- bzw. eutrophes Frühgeborenes* od. hypotrophes Reifgeborenes; **3.** unter Berücksichtigung des Entwicklungsstandes (Beurteilung von Schwangerschaftsdauer u. Geburtsgewicht anhand von Standardgewichtskurven (s. Abb.): **a)** eutrophes N.: das Gewicht für eine best. Schwangerschaftsdauer liegt innerh. des 10.–90. Perzentils; **b)** hypertrophes N. (Riesenkind*): das Gewicht für eine best. Schwangerschaftsdauer liegt über dem 90. Perzentil; **c)** hypotrophes N. (Mangelgeborenes*): das Gewicht für eine best. Schwangerschaftsdauer liegt unterh. des 10. Perzentils. **Physiol.:** Die Neugeborenenperiode ist gekennzeichnet durch den Übergang vom intrazum extrauterinen Leben, wobei es unter der Geburt zu Geburtsschäden* kommen kann. Die perinatale Adaptation mit der plötzl. Übernahme der Plazentafunktion durch die funkt. noch unreifen Organe (Haut, Lungen, Leber, Nieren, Magen, Darm, ZNS) sowie mit der Umstellung des Blutkreislaufs* ist v. a. durch folgende physiol. Besonderheiten charakterisiert: physiol. Gewichtsabnahme, die in den ersten 3–5 Lebenstagen bis zu 10% des Geburtsgewichts* betragen darf; Schwankungen der Körpertemperatur inf. der noch nicht voll funktionsfähigen Wärmeregulation*; oberfläch. u. z. T. unregelmäßige Atmung (Pausen bis 15 Sek.) bis zur endgültigen Ausreifung des bulbären Atemzentrums (s. Atemfrequenz); physiol. Icterus* neonatorum inf. der funkt. Leberunreife; Ödembereitschaft u. Neigung zur Azidose* durch herabgesetzte Leistungsfähigkeit der Nieren; allmähl. Anpassung des Magen-Darm-Trakts (Fassungsvermögen, Verdauungsenzyme, Resorption) an die orale Nahrungsaufnahme; frühkindliche Reflexe* durch Fehlen der Großhirn- u. Pyramidenbahnfunktionen als Zeichen der ZNS-Unreife; Neugeborenenglukosurie*; Kompl. der Anpassungs- u. Umstellungsvorgänge in der Neugeborenenperiode sind

z. B. Exsikkose (hypertone Dehydratation*), Hyperbilirubinämie* des Neugeborenen, Morbus* hämorrhagicus neonatorum, Ödeme*, Neugeborenentetanie*, Ernährungsstörungen* des Säuglings. In der Neugeborenenperiode können Nabelerkrankungen auftreten u. Fehlbildungssyndrome* erkennbar werden; Infektionskrankheiten speziell bei N. sind Staphylodermien wie Impetigo* contagiosa, SSSS*, Gonoblennorrhö*, Einschlusskonjunktivitis*, Herpessepsis* des Neugeborenen). Vgl. Zustandsdiagnostik des Neugeborenen, Reifezeichen des Neugeborenen, Risikoneugeborenes, Depressionszustand des Neugeborenen.

Neumann-Syndrom I (Isidor N., Dermat., Wien, 1837–1906) *n*: s. Pemphigus vegetans Neumann.

Neumann-Syndrom II (Ernst Franz Christian N., Pathol., Königsberg, 1834–1918) *n*: Epulis* congenita.

Neunerregel: s. Verbrennung.

Neur-: auch Neuro-; Wortteil mit der Bedeutung Nerv, Sehne, Muskelband; von gr. νεῦρον.

neural (↑): Nerven-; durch Nerven bedingt.

Neuralgia spermatica (↑; -algie*) *f*: (engl.) *spermatic neuralgia*; Spermatikusneuralgie; anfallartige heftige Schmerzen in Leiste, Skrotum bzw. Labia majora pudendi u. Dammbereich, evtl. einhergehend mit herabgesetzter Sensibilität u. Ausfall des Kremasterreflexes; **Urs.**: Schädigung des N. genitofemoralis durch Erkr. im Bereich des Canalis inguinalis (Hernie, Varikozele, Leistenhoden), u. U. durch Narben nach Herniotomie; **Ther.**: evtl. Neurolyse, Nervenblockade durch Lokalanästhetika.

Neuralgie (↑; ↑) *f*: (engl.) *neuralgia*; allg. Bez. für Schmerzen*, die auf das Ausbreitungsgebiet eines Nervs beschränkt sind; vgl. Gesichtsneuralgie.

Neuralpathologie (↑; Patho-*; -log*) *f*: (engl.) *neural pathology*; Krankheitslehre, nach der pathol. Prozesse durch Reaktionen des ZNS vermittelt werden, da alle Reize primär auf das ZNS einwirken; vgl. Relationspathologie.

Neuralplatte (↑): (engl.) *neural plate*; Medullarplatte; erste Anlage des Zentralnervensystems; tritt als Verdickung des Ektoderms* in der dorsalen Mittellinie der Embryonalanlage auf; durch Aufwölbung der **Neuralwülste** (Medullarwülste) entsteht die **Neuralrinne** (Medullarrinne) u. schließl. das **Neuralrohr** (Medullarrohr), das sich vom Hautektoderm ablöst u. ins Körperinnere verlagert. Das Zellmaterial an der Nahtstelle des Neuralrohrs differenziert sich zur **Neuralleiste**. Aus dem Neuralrohr entwickeln sich Gehirn u. Rückenmark, aus der Neuralleiste die zerebrospinalen u. Sympathikusganglien, die chromaffinen Zellen des Nebennierenmarks u. die Paraganglien, die Schwann-Zellen, Satellitenzellen u. Pigmentzellen.

Neuralrohrdefekt (↑) *m*: s. Dysrhaphiesyndrome.

Neuraminidase-Hemmer: (engl.) *neuraminidase inhibitors*; Abk. NA; kompetitive Hemmstoffe der Neuraminidase* von Influenza*-Virus Typ A u. Typ B; **Vertreter**: Zanamivir*, Oseltamivir*; **Ind.**: (prophylakt. u. frühzeitig therap.) Grippe* durch Influenza-Virus Typ A od. B; **UAW**: (cave) neuropsychiatr. insbes. bei Kindern u. Jugendlichen. Vgl. Virostatika.

Neuraminidasemangel: Sialidose*.

Neuraminidasen *f pl*: (engl.) *neuraminidases, receptor destroying enzymes* (Abk. *RDE*); syn. Sialidasen; Hydrolasen*, die N-Acetylneuraminsäure (s. Neuraminsäure) vom nicht reduzierenden Heteroglykanende der Glykolipide u. Glykoproteine abspalten; **Vork.**: häufig in Viren (z. B. Myxoviren*, in der Membran von Orthomyxoviridae*- u. Paramyxoviridae*; 9 Influenza-A-Neuraminidase-Typen werden mit N1–9 bez.), Bakt. (z. B. Vibrio cholerae) u. Pilzen; in Blutplasma, Lysosomen u. Zellmembranen von Tier u. Mensch; **klin. Bedeutung**: therap. Anw. von Neuraminidase*-Hemmern zur Behandlung der Grippe*; Sialidose* bei erbl. Neuraminidasedefekt. Vgl. Enzymtest.

Neuraminsäure: (engl.) *neuraminic acid*; 5-Amino-3,5-didesoxy-D-glycero-D-galaktononulosonsäure; Aminozucker mit 9 C-Atomen, der biosynthet. aus Mannosamin* u. Phosphoenolpyruvat entsteht; Sialinsäuren sind die N- u. O-Acetylderivate der N.; **Vork.**: in Glykoproteinen* u. Glykolipiden* (v. a. Ganglioside*); bes. N-Acetylneuraminsäure ist am Aufbau der Zellmembran beteiligt u. trägt zur negativen Ladung der Zelloberfläche bei; N. ist Bestandteil der Glykokalyx*, der Blutgruppenantigene (z. B. der MNSs-Blutgruppen) u. Membranproteine (z. B. Insulin-Rezeptoren, Rezeptor hämagglutinierender Myxoviren); Spaltung durch Neuraminidasen*.

Neuraminsäure-Speicherkrankheit: (engl.) *N-acetylneuraminic acid* (Abk. *NANA*) *storage disease, sialic acid storage disorder*; Sammelbez. für mehrere angeb. Stoffwechselstörungen, bei denen es zur Speicherung von freier N-Acetylneuraminsäure (Sialinsäure) kommt; z. B. bei der infantilen Form der Sialurie*. Vgl. Sialidose.

Neurapraxie (Neur-*; gr. ἀπραξία Untätigkeit) *f*: (engl.) *neurapraxia*; leichteste Form einer peripheren Nervenverletzung* mit vollständig reversiblem Funktionsausfall eines peripheren Nervs u. mit spontaner Rückbildung innerh. von Stunden bis Wochen; **Vork.**: z. B. bei Schlafdrucklähmung*; **Urs.**: umschriebene Veränderungen an den Myelinscheiden (ohne anat. Unterbrechung). Vgl. Axonotmesis, Neurotmesis.

Neurasthenie (↑; Asthenie*) *f*: (engl.) *neurasthenia*; neurasthenisches Syndrom; anhaltende quälende Klagen über gesteigerte Ermüdbarkeit od. körperl. Schwäche u. Erschöpfung, oft begleitet von Muskelschmerzen, Kopfschmerzen, Muskelverspannungen; starke kulturelle Unterschiede in der Ausprägung; **Ther.**: Psychotherapie; **DD**: Angststörung, Depression, somatoforme Schmerzstörung, Somatisierungsstörung, Überlappung mit chron. Müdigkeitssyndrom, Fibromyalgiesyndrom.

Neurektomie (↑; Ektomie*) *f*: (engl.) *neurectomy*; selten indizierte partielle Resektion eines peripheren Nervs.

Neurilemmom (↑; gr. λέμμα Rinde, Schale) *n*: (engl.) *neurilemmoma*, veraltete Bez. für Neurinom*.

Neurin *n*: sehr giftiges Ptomain*; entsteht durch Wasserabspaltung aus Cholin*.

Neurinom (Neur-*; gr. ἴς, ἰνός Sehne, Faser; -om*) *n*: (engl.) *neurinoma*; syn. Schwannom*; veraltet Neurilemmom; nur aus Schwannzellen bestehender,

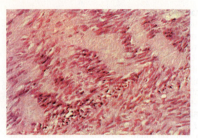

Neurinom: histologische Palisadenstellung der Zellkerne in einem Vestibularisschwannom [31]

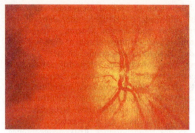

Neuritis nervi optici: Papillitis mit entzündlichem ischämischem Ödem, verwaschenen Papillengrenzen u. Prominenz der Papille (Ophthalmoskopie) [98]

benigner, meist gekapselter Nervenscheidentumor (daher histol. als Schwannom bezeichnet); **Lok.:** periphere u. vegetative Nerven, Spinalnerven (Sanduhrgeschwulst*), Hirnnerven (v. a. Vestibularisschwannom*); **Histol.:** oft verdickte Gefäße, kleine Einblutungen u. regressive Veränderungen; Ausbildung von 2 typ. Wachstumsmustern: Antoni A mit fischzug- od. palisadenartig angeordneten Zellkernen u. zellkernfreien Arealen (s. Abb.), Antoni B mit lockerem Zellgeflecht (retikulärer Typ) u. Schaumzellnestern; **Einteilung:** klassisches, zelluläres, plexiformes u. melanotisches N.; **Klin.:** Schmerzen u. sensor. Störungen; **Ther.:** vollständige Exstirpation. Vgl. Neurofibromatose.

Neurit (↑) *m*: Axon*.

Neuritis (↑; -itis*) *f*: (engl.) *neuritis*; Nervenentzündung; Neuropathie mit entzündl.-degen. Veränderungen von Hirnnerven od. peripheren Nerven; **Einteilung:** nach Befallmuster, z. B. Mononeuritis (N. einzelner Nerven; z. B. Neuritis* nervi optici), Polyneuritis* (Sonderform: Mononeuritis* multiplex), Radikulitis* bzw Polyradikulitis*. Vgl. Polyneuropathie.

Neuritis nervi optici (↑; ↑) *f*: (engl.) *optic neuritis*; syn. Sehnervenentzündung; Optikusneuritis; Entz. des N. opticus; **Formen:** 1. N. n. o. retrobulbaris (syn. Retrobulbärneuritis): Entz. des retrobulbären Anteils des Sehnervs (häufigste Form); 2. N. n. o. anterior: Entz. des vorderen Anteils des Sehnervs u. der Papille (Neuropapillitis optica); 3. Sonderform: Neuroretinitis*; **Vork.:** v. a. bei Multipler* Sklerose; seltener bei Devic*-Krankheit, Infektionskrankheiten (Syphilis, Borreliose, Tuberkulose, Virusinfektionen) od. parainfektiös, bei Sarkoidose, Kollagenosen (insbes. system. Lupus erythematodes), Panarteriitis nodosa od. nach Impfungen; **Path.:** Demyelinisierung des N. opticus; **Klin.:** Visusminderung innerh. von Stunden bis Tagen, Bewegungsschmerz des Auges, bei Kindern häufig beidseitig, sonst meist einseitig; **Diagn.:** in der Ophthalmoskopie* bei Retrobulbärneuritis unauffälliger Befund („der Pat. sieht nichts u. der Arzt auch nicht"), bei N. n. o. anterior Papillenschwellung (s. Abb.); in der Perimetrie zentrale od. parazentrale Skotome; afferente Pupillenstörung; verlängerte Latenz visuell evozierter Potentiale; Lumbalpunktion u. zerebrale MRT zur Diagn. einer Multiplen Sklerose; **Ther.:** hochdosiert Glukokortikoide*; **Progn.:** meist komplette Heilung; Risiko für die Entw. einer Multiplen Sklerose innerhalb von 5 Jahren bei Retrobulbärneuritis (mit zusätzl. pathol. Befund in der MRT) >50%.

Neuritis, retro|bulbäre (↑; ↑) *f*: s. Neuritis nervi optici.

Neuro|akantho|zytose (↑; Akanth-*; Zyt-*) *f*: (engl.) *neuroacanthocytosis*; autosomal-dominant, autosomal-rezessiv u. X-chromosomal-rezessiv (McLeod-Syndrom, Genlocus Xp21.1) erbl. Erkr., die durch gleichzeitiges Auftreten von progressiven Dyskinesien u. Akanthozyten* im Blut gekennzeichnet ist; **Pathol.:** Nervenzellverlust in Nucleus caudatus, Putamen u. (bes. ausgeprägt) Globus pallidus; **Klin.:** Beginn vor dem 40. Lj. (bei X-chromosomaler Form vor dem 30. Lj.) mit Chorea, orofazial betonten Hyperkinesen u. z. T. Tics, häufig psych. Auffälligkeiten; ggf. zusätzl. Polyneuropathie (autosomal-dominante Form) und. Myopathie (X-chromosomale Form); **Diagn.:** Blutbild (>4% der Erythrozyten als Akanthozyten), erhöhtes Kreatinin im Serum, EKG (Überleitungsstörung, Hypertrophiezeichen), EMG (ggf. Zeichen der Myopathie), Nervenleitgeschwindigkeit (ggf. Zeichen der axonalen Polyneuropathie), zerebrale CT od. MRT (Atrophie des Nucleus caudatus u. Putamen); **DD:** Chorea* anderer Genese.

Neuro|bionik (↑) *f*: (engl.) *neurobionics*; interdisziplinäres Spezialgebiet, das sich mit technolog. Ersatzlösungen für biol. Funktionen bei neurol. Störungen befasst (z. B. Behandlung der Reflexinkontinenz* durch ins Rückenmark implantierte Schrittmacher).

Neuro|blasten (↑; Blast-*) *m pl*: (engl.) *neuroblasts*; Nervenzellenbildner, Vorstufen der Nervenzellen*; vgl. Glioblasten.

Neuro|blastom (↑; ↑; -om*) *n*: (engl.) *neuroblastoma*; veraltet Sympathoblastom; hochmaligner, von unreifen Zellen des sympath. Nervengewebes ausgehender häufigster solider Tumor im Kindesalter; **Lok.:** Nebenniere (häufigste, ca. 50%); zervikaler, thorakaler u. abdominaler Grenzstrang, Paraganglien, selten zerebral (v. a. Frontal- u. Temporallappen; WHO-Grad IV, vgl. Hirntumoren); **Einteilung:** s. Tab.; **Sympt.:** Allgemeinsymptome: Knochenschmerzen, Anämie, Fieber, Diarrhö, Gewichtsverlust; abhängig von Lok. u. Ausdehnung des Tumors Horner*-Syndrom, Exophthalmus* u. periorbitale Ekchymosen, livide subkutane Knötchen; zum Diagnosezeitpunkt bei >50% der Fälle bereits Metastasen (bes. in Lymphknoten, Knochen u. Knochenmark); **Diagn.:** labordiagn. Be-

Neuroblastom
Internationale Stadieneinteilung (International neuroblastoma staging system, Abk. INSS)

Stadium	Tumorausdehnung
1	lokalisierter Tumor, makroskopisch komplette Resektion mit oder ohne mikroskopischen Resttumor; ipsilaterale Lymphknoten tumorfrei
2 A	lokalisierter Tumor, makroskopisch inkomplette Resektion; ipsilaterale Lymphknoten tumorfrei
2 B	lokalisierter Tumor, makroskopisch komplette oder inkomplette Resektion; ipsilaterale Lymphknotenmetastasen; kontralaterale Lymphknoten tumorfrei
3	nicht resektabler, die Mittellinie überschreitender, unilateraler Tumor mit oder ohne Lymphknotenmetastasen oder unilateraler lokalisierter Tumor mit kontralateralen Lymphknotenmetastasen oder Mittellinientumor mit bilateraler Ausdehnung durch Infiltration (nicht resektabel) oder durch Lymphknotenmetastasen
4	Dissemination des Tumors in Fernlymphknoten, Knochen, Knochenmark, Leber, Haut und/oder andere Organe (ausgenommen Stadium 4 S)
4 S	lokalisierter Primärtumor bei Säuglingen mit Dissemination in Haut, Leber und/oder minimalem Knochenmarkbefall (weniger als 10 % maligne kernhaltige Zellen)

stimmung der Katecholaminabbauprodukte im Harn (Vanillinmandel-, Homovanillinsäure); Knochenmarkpunktion, MIBG*-Szintigraphie, Sonographie, CT, MRT, genet. Charakterisierung des Tumors (ungünstige Progn. z. B. bei Deletion im kurzen Arm von Chromosom 1p od. Amplifizierung des N-myc-Protoonkogens); **Ther.:** abhängig von Alter des Pat., Stadium u. genet. Charakterisierung des Tumors; im Stadium 4S Spontanregression möglich; bei lokalisierter Form nach chir. Entfernung des Primärtumors u. ggf. Chemotherapie i. d. R. günstig; im Stadium 4 trotz aggressiver Chemotherapie schlecht; vereinzelt Ausreifung (Ther. mit cis-Retinsäure) u. Umwandlung in benignen Tumor beschrieben. Vgl. Retinoblastom.

Neuro|blastoma retinae (↑; ↑; ↑) *n*: s. Retinoblastom.

Neuro|chirurgie (↑; Chirurgie*) *f*: (engl.) *neurosurgery*; Teilgebiet der Chirurgie*, das Teile der Diagn. u. die op. Behandlung von Erkr. des peripheren u. zentralen Nervensystems sowie funkt. Syndrome (Schmerz, Bewegungsstörungen, Epilepsie) u. Psychochirurgie* umfasst.

Neuro|cranium (↑; Krani-*) *n*: Gehirnschädel; s. Cranium.

Neuro|de|generation (↑) *f*: s. Erkrankungen, neurodegenerative.

Neuro|dermitis a|topica (↑; Derm-*; -itis*) *f*: atopisches Ekzem*.

Neuro|dermitis circum|scripta (↑; ↑; ↑) *f*: Lichen* simplex chronicus circumscriptus.

Neuro|ekto|derm (↑; Ekto-*; Derm-*) *n*: (engl.) *neuroectoderm*; Anteil des Ektoderms*, der sich in neurales Gewebe differenziert.

neuro|endo|krin (↑; End-*; -krin*): (engl.) *neuroendocrine*; die Sekretion von Neurohormonen betreffend; vgl. Neurosekretion.

Neuro|epi|thel (↑; Epithel*) *n*: **1.** (engl.) *neuroepithelium*; Epithel des Neuralrohrs; **2.** Sinnesepithel; s. Maculae staticae, Retina, Riechschleimhaut.

Neuro|fibrillen (↑; Fibrilla*) *f pl*: **1.** (engl.) *Alzheimer's neurofibrillary tangles*; veraltet Alzheimer-Degenerationsfibrillen; (pathol.) intrazelluläre helixartig umschlungene Protofilamente, bestehend v. a. aus hyperphosphoryliertem Tau*-Protein (s. Abb.); **Vork.:** abhängig von den betroffenen Protein-Isoformen in Struktur u. Färbeverhalten unterschiedl. Formen; u.a. bei Tauopathien*, Down*-Syndrom u. Altersgehirn*; **2.** (engl.) *neurofibrils*; (anat.) Neurofilamente; s. Filamentum .

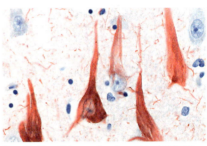

Neurofibrillen: Färbung mit an hyperphosphoryliertes Tau-Protein bindendem Antikörper AT8 [150]

Neuro|fibrom (↑; Fibr-*; -om*) *n*: (engl.) *neurofibroma*; von Schwannzellen ausgehender Nervenscheidentumor mit residualen Nervenfasern, Mastzellen, kollagenem Bindegewebe sowie perineural- u. fibroblastenartige Zellen; **Lok.:** i. k. kutan u. subkutan (lokalisiert od. diffus); seltener lokalisiert intraneural (z. B. Spinalnerven, Gesichtsnerven) od. plexiform an großen Nervenästen (z. B. Plexus ischiadicus, Plexus brachialis); **Vork.:** selten sporadisch; plexiforme od. multiple N. bei Neurofibromatose*; **Klin.:** bei infiltrierendem Wachstum Schmerzen u. neurol. Ausfälle; selten Entartung zum malignen peripheren Nervenscheidentumor*.

Neuro|fibro|matose (↑; ↑; ↑; -osis*) *f*: (engl.) *neurofibromatosis*; Abk. NF; erbl. Phakomatose* mit 100 % Penetranz u. variabler Expression; **Formen:** **1. Typ I** (peripherer Typ, syn. Recklinghausen-Krankheit); Ätiol.: autosomal-dominant erbl. Mutation des NF1-Gens (Genlocus 17q11.2; codiert für Neurofibromin, einem Tumorsuppressorprotein), in >50 % als Neumutation auftretend; Häufigkeit: ca. 1:3000 Neugeborene; Klin.: meist puberal u. postpuberal entstehende, über den ganzen

Neurogenetik

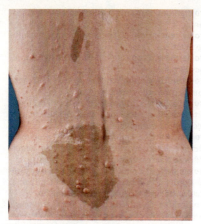

Neurofibromatose: peripherer Typ mit Neurofibromen u. Café-au-lait-Flecken

Neurofibromatose Klinische Diagnose (National Institute of Health)	
Kriterium	
1.	mindestens 6 Café-au-lait-Flecken mit Durchmesser >5 mm bei präpubertären u. mit Durchmesser >15 mm bei postpubertären Patienten
2.	Freckling (konzentriert Melanin) axillär u. inguinal
3.	mindestens 2 Lisch-Knötchen
4.	mindestens 2 kutane oder subkutane Neurofibrome oder 1 plexiformes Neurofibrom
5.	Optikusgliom
6.	charakteristische Skelettdysplasie, z. B. des Keilbeinflügels (flächige, paarige Knochenfortsätze des Os* sphenoidale), Pseudarthrosen und Verbiegung langer Röhrenknochen
7.	ein Verwandter 1. Grades mit NF
Diagnose einer NF bei Zutreffen von mindestens 2 Kriterien	

Körper verteilte multiple kutane, subkutane Neurofibrome* der Hautnerven (s. Abb.), hautfarben bis bläul. schimmernd, klein bis sehr groß, oft weich, schlaff; plexiforme Neurifibrome (hängend, schürzenartig wachsend) od. auch derbe, tiefe Knoten; Pigmentanomalien der Haut (Café*-au-lait-Flecke, axilläre u. inguinale Lentigines), im 1. Lj. haben bis zu 80 % aller betroffenen Säuglinge Café-au-lait-Flecke; variierende Sympt.: Knochenanomalien, Skoliose, Lisch*-Knötchen (Abb. dort), Epilepsie; Neurofibrome u. Neurinome* der zervikalen u. lumbalen Wurzeln der Spinalnerven mit Schmerzen, Parästhesien; in 5–25 % Optikusgliome*, vereinzelt Glioblastome*; Malignomrate 5 % höher als in Normalpopulation; gelegentl. kombi-

niert mit u. a. Lernschwäche, endokrinen Störungen; **2. Typ II** (zentraler Typ); Ätiol.: autosomaldominant erbl. NF2-Genmutation (Genlocus 22q12.2; codiert für Merlin, einem Tumorsuppressor- u. Zellinteraktionsprotein), auch als Neumutation auftretend; Häufigkeit: 1 : 35 000 (weltweit); Klin.: uni- od. (v. a.) bilaterale Vestibularisschwannome*, im weiteren Verlauf Fazialisparese, Gleichgewichtsstörung; (häufig) zerebrale Meningeome sowie (rel. selten) Pigmentanomalien od. Neurofibrome; selten kutane Beteiligung; **Diagn.:** klinisch (s. Tab.), molekulargenet. Gen-Nachweis; **Ther.:** symptomat.; evtl. chir. Entfernung kosmet. störender Tumoren od. solcher suspekter Dignität (regelmäßige Inspektion), ggf. Chemotherapie, Bestrahlung. Vgl. Polyadenomatose-Syndrom.

Neuro|genetik (↑; Genetik*) *f*: (engl.) *neurogenetics*; Teilgebiet der Humangenetik*, das sich mit Vererbungsmodus u. Genlokalisation neurol. u. muskulärer Erkr. befasst.

Neuro|glia (↑; gr. γλία Leim) *f*: Gliazellen; vom Ektoderm* abgeleitetes Hüll- u. Stützgewebe des Nervensystems*; im Gegensatz zu den Nervenzellen* sind Gliazellen auch nach der Pränatalperiode noch vermehrungsfähig; **Einteilung: 1.** im ZNS werden folgende Zellformen (s. Abb.) unterschieden, die ein dreidimensionales Netzwerk (vgl. Gliaarchitektonik) bilden: **a) Astrozyten** (Makroglia); große, zur Phagozytose* befähigte, sternförmige Zellen mit zahlreichen Zellfortsätzen (als sog. protoplasmatische Kurzstrahler bzw. fortsatz-

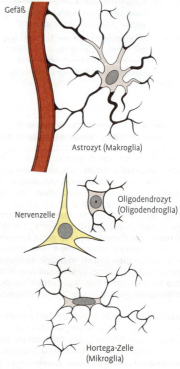

Neuroglia [159]

reiche Langstrahler), die mit Nervenzellen u. Blutgefäßen in Verbindung stehen (Stoffaustausch); bilden die sog. Gliagrenzmembran (Membrana limitans gliae superficialis u. perivascularis), die das Hirngewebe an der Oberfläche gegen die Hirnhäute u. um die Blutgefäße geweblich abgrenzt (vgl. Blut-Hirn-Schranke). Nach der Hirngewebezerstörung bildet sich durch Wucherung der Makroglia eine sog. Glianarbe aus. **b) Oligodendrozyten** (Makroglia): große Zellen mit vielen Fortsätzen, die im ZNS die Axone umwickeln u. die Myelinscheide* bilden; **c) Radialgliazellen** (Makroglia): langgestreckte, astrozytenähnliche Gliazellen, u. a. Müller*-Stützzellen, Bergmann-Gliazelle des Kleinhirns; **d) Hortega-Zellen** (Mikroglia): zur Phagozytose befähigte, mobile, kleinere Zellen (gewebetypische Makrophagen*) mit länglichem chromatinreichem Kern u. schmalem Zytoplasmasaum, von dem Büschel feiner verzweigter Fortsätze abgehen; wahrscheinl. nicht ektodermalen, sondern mesodermalen Ursprungs (s. Mesoderm), die während der Entw. ins ZNS einwandern (sog. Mesoglia); **e)** i. w. S. auch das Ependym*; **2.** im peripheren Nervensystem: **a) Mantelzellen*** peripherer Ganglien; **b) Schwann-Zellen** der peripheren Nervenfasern (s. Schwann-Scheide).

Neuro|gli̱om (↑; ↑; -om*) n: (engl.) neuroglioma; veraltete Bez. für gliale Tumoren; s. Gliom*.

Neuro|hormone (↑; Horm-*) n pl: (engl.) neurohormones; Hormone* aus Hypophyse*, Hypothalamus* u. disseminiertem neuroendokrinem System* sowie Neurotransmitter*.

Neuro|hypo|physe (↑; Hypophyse*) f: (engl.) neurohypophysis; Bez. für Hypophysenstiel u. -hinterlappen; s. Hypophyse.

Neuro|keratin|gerüst (↑; Kerat-*): (engl.) neurokeratin; bei der Fixierung markhaltiger Nervenfasern nach Herauslösen der Lipide sichtbar werdendes Artefakt.

Neuro|kini̱ne (↑) n pl: (engl.) neurokinins; syn. Tachykinine; Neuropeptide, die im Blut von Pat. mit Karzinoidsyndrom* nachweisbar sind; z. B. Substanz* P (bindet an NK1-Rezeptoren), Neurokinin A (bindet an NK2-Rezeptoren) u. Neurokinin B (Dekapeptid, bindet an NK3-Rezeptoren); **Wirkung:** NK2-Rezeptoren stimulieren die Kontraktion der glatten Muskulatur von Blase u. Darmschnitten sowie die Sekretion von Muzinen* u. sind an der Auslösung des Flush* beteiligt. Vgl. System, disseminiertes neuroendokrines; Kinine.

neuro|krin (↑; -krin*): (engl.) neurocrine; neuroendokrin*.

Neuro|le̱mma (↑; gr. λέμμα Schale, Hülse) n: s. Schwann-Scheide.

Neuro|lept|an|ästhesi̱e (↑; gr. λῆψις Nehmen, Empfangen; Anästhesie*) f: (engl.) neuroleptanesthesia; Abk. NLA; nicht mehr gebräuchl. Form der Narkose*, die aus der Einleitung mit einem kurz wirksamen Hypnotikum, Neuroleptanalgesie* u. der Zufuhr von Lachgas u. Sauerstoff sowie von Muskelrelaxanzien besteht.

Neuro|lept|an|algesi̱e (↑; ↑; Analgesie*) f: (engl.) neuroleptanalgesia; Abk. NLA; früher zur Durchführung kleinerer op. Eingriffe herbeigeführter narkoseähnl. Zustand (Neurolepsie u. Analgesie) durch i. v. Applikation von Neuroleptikum* u. stark-, aber kurzwirksamem Opioid* (z. B. Fentanyl) i. R. der Neuroleptanästhesie*.

Neuro|le̱ptika (↑; ↑) n pl: (engl.) neuroleptic drugs, major tranquilizers; syn. Antipsychotika; chem. heterogene Gruppe von Psychopharmaka* mit antipsychot. Wirkung; niedrigdosiert auch sedierende, antiemet. u. anxiolytische Effekte; im Gegensatz zu Benzodiazepinen ohne Missbrauchs- od. Abhängigkeitspotential; **Einteilung: 1.** aktuell: **a)** typische (klass.-konventionelle) N.: z. B. tricyclische N. (Phenothiazinderivate* u. Thioxanthenderivate), Butyrophenone, Diphenylbutylpiperidine; in absteigender neurolept. Potenz: hochpotent: Flupentixol, Fluphenazin, Haloperidol, Perazin, Zuclopenthixol; niedrigpotent: Chlorprothixen, Levomepromazin, Melperon, Pipamperon/Floropipamid; **b)** atypische N. (sog. Atypika) mit geringerem extrapyramidal-motor. UAW u. höherer Effektivität in der Behandlung der Minussymptomatik u. therapieresistenter Schizophrenien: Amisulprid, Aripiprazol, Clozapin, Olanzapin, Quetiapin, Risperidon, Paliperidon, Sertindol, Ziprasidon, Zotepin; **c)** Depot-Neuroleptika: Flupentixol-, Fluphenazin- u. Haloperidoldecanoat, Fluspirilen, Perphenazinenantat, Risperidon, **2.** traditionell: **a)** nach chem. Struktur: z. B. tricycl. N. (Phenothiazinderivate, Thioxanthene), Benzothiadiazepine, Butyrophenone, Diphenylbutylpiperidine, Benzamidderivate; **b)** nach neurolept. Potenz in hoch- (z. B. Haloperidol, mittel- u. niedrigpotent (z. B. Perazin, Chlorprothixen, Pipamperon); **Wirkungsmechanismus:** v. a. Blockade postsynapt. Dopamin-Rezeptoren; **Ind.:** v. a. akute Psychose, Schizophrenie, Dyskinesien (z. B. Tic-Störung, Tourette-Syndrom, Chorea-Huntington); anästh.: s. Antiemetika; früher Neuroleptanalgesie*; **Kontraind.:** z. B. Intoxikation mit zentral dämpfenden Pharmaka od. Alkohol, gleichzeitige Anw. von CYP 3A-blockierenden Arzneimitteln (z. B. Azol-Antimykotika, Makrolid-Antibiotika); **UAW:** v. a. extrapyramidal-motor. Sympt. wie Frühdyskinesien, Parkinson*-Syndrom, Akathisie, evtl. irreversible Spätdyskinesie, akinetisch-abulisches Syndrom; auch vegetative Sympt. (z. B. Mundtrockenheit, Mydriasis, orthostat. Regulationsstörungen), selten Blutbildveränderungen, allerg. Reaktionen u. das sog. maligne neuroleptische Syndrom*; **cave:** bei Parkinson-Syndrom.

Neuro|linguistisches Programmieren (↑): s. NLP.

Neuro|lipido̱sen (↑; Lip-*; -osis*) f pl: (engl.) neurolipidoses; Sammelbez. für lysosomale Speicherkrankheiten des Nervensystems; s. Poliodystrophie; Leukodystrophie.

Neuro|logi̱e (↑; -log*) f: (engl.) neurology; Fachgebiet der Medizin, das sich mit der Erforschung, Diagnostik u. Behandlung der Erkr. des Nervensystems u. der Muskulatur befasst.

Neuro|lu̱es (↑; Lues*) f: (engl.) neurosyphilis; Neurosyphilis*.

Neuro|ly̱se (↑; Lys-*) f: **1.** (engl.) neurolysis; chir. Lösen eines Nervs: **a)** extraneural (äußere N.); Lösung von Verwachsungen um einen Nerv u. Dekompression bei Nervenkompressionssyndrom*, z. B. Spaltung des Retinaculum flexorum bei Karpaltunnelsyndrom*; **b)** intraneural (interfaszikuläre N.); Isolierung intakter Nervenfaserbündel aus

Neurom

narbig verändertem Nervengewebe (Neurom*); **2.** pharmak., irreversible neurolyt. Nervenblockade*.

Neurom (↑; -om*) *n*: (engl.) *neuroma*; Bez. für überschießende knotenförmige Regeneration (v. a. ungeordnete Aussprossung von Axonen in eine bindegewebige Narbe) nach Durchtrennung eines peripheren Nervs (sog. Narbenneurom, Amputationsneurom) mit lokaler Hyperästhesie u. -algesie.

Neuro|myelitis optica (↑; Myel-*; -itis*) *f*: Devic*-Krankheit.

Neuro|myositis (↑; My-*; -itis*) *f*: Myositis* mit Beteiligung peripherer Nerven; vgl. Kollagenosen.

Neuro|myo|tonie (↑; ↑; Ton-*) *f*: (engl.) *neurogenic myotonia*; Syndrom dauernder Muskelaktivität; **Klin.:** plötzl. auftretende u. schubförmig verlaufende Verhärtung (Verkrampfung) aller Skelettmuskeln mit zähflüssigen Bewegungen; in der Elektromyographie auch bei Entspannung Aktionspotentiale; **Ther.:** Phenytoin*; **DD:** Stiff*-man-Syndrom.

Neuron (↑) *n*: (anat.) Neuronum; s. Nervenzelle.

Neuro|navigation (↑) *f*: (engl.) *neuronavigation*; syn. rahmenlose Stereotaxie; Operationsplanung u. -kontrolle anhand dreidimensionaler, prä- od. intraoperativ gewonnener Bilddaten (MRT, CT, Sonographie) v. a. von Schädel, Gehirn u. Wirbelsäule (auch mit dreidimensionalem C*-Bogen); nach Orientierung u. Referenzierung der Bilddaten an der Lagerung des Pat. wird der Zugang geplant (s. Abb.); intraoperative Orientierung computerkontrolliert (CAS*) mit mechan. Verbindung, Infrarot-Ortung od. magnet. Positionsbestimmung; **Anw.:** zerebrale u. spinale Neurochirurgie; ersetzt z. T. Verfahren der mechan. stereotaktischen Operation*.

Neuro|pathia vestibularis (↑; -pathie*) *f*: s. Labyrinthausfall, akuter.

Neuronavigation: Neuronavigationsscreen bei neurochirurgisch-endoskopischer, minimal-invasiver Op. im 3. Ventrikel (Infrarot-Ortung); 1: 3D-Rekonstruktion auf Basis des Schädel-MRT in 3 Ebenen (2–4); grün: festgelegter Operationsplan; rot: aktuelle Position [42]

Neuro|pathie (↑; ↑) *f*: (engl.) *neuropathy*; umgangssprachl. Nervenleiden; Erkr. peripherer Nerven; s. Polyneuropathie; Neuritis.

Neuro|pathie, diabetische (↑; ↑) *f*: (engl.) *diabetic neuropathy*; durch Diabetes* mellitus verursachte Neuropathie*; **Häufigkeit:** Prävalenz bei Diabetes mellitus ca. 30%, ursächlich bei diabetischem Fuß* ca. 90%; **Risikofaktoren:** v. a. lange Dauer des Diabetes mellitus, Hyperglykämie*, diabetische Nephropathie*, diabetische Retinopathie*, art. Hypertonie*, Hyperlipoproteinämie*, Nicotin-, Alkoholkonsum; **Formen:** u. a. **1.** symmetrische distale sensomotorische Polyneuropathie* (meist chron. progredient); cave: erschwerte Relaxometrie*; **2.** autonome d. N.: vegetatives Nervensystems betroffen, v. a. KADN (Abk. für kardiovaskuläre autonome d. N.) u. diabet. Gastroparese; cave: erhöhtes Narkoserisiko* (z. B. Aspiration, eingeschränkte kardiovaskuläre Kompensationsfähigkeit u. Thermoregulation); **3.** (selten) fokal od. multifokal asymmetrisch: z. B. kranial (N. oculomotorius od. N. abducens) od. als Mononeuritis* multiplex; **Klin.: 1.** subklinisch: asymptomat. bei neurophysiol. pathol. Befund; **2. klin.:** Quantifizierung durch NSS (Abk. für Neuropathie Symptom Score) u. NDS (Abk. für Neuropathie Defizit Score); **a)** schmerzhaft (vgl. Allodynie): meist chron, selten akut; **b)** schmerzlos (vgl. Hypalgesie, Analgesie); **c)** mit Muskelatrophie* (diabet. Amyotrophie).

Neuro|pathie, hereditäre motorisch-sensible (↑; ↑) *f*: (engl.) *hereditary motor and sensory neuropathy*; Abk. HMSN; syn. neurale Muskelatrophie; Oberbegriff für chron.-progredient verlaufende, oft (familiäre) Formen von Degeneration peripherer Neurone; **Pathol.: 1.** Veränderungen der Schwann-Zellen markhaltiger Nervenfasern mit segmentalen De- u. Remyelinisierungsvorgängen u. Vermehrung des endoneuralen Bindegewebes (sog. hypertrophische Form, s. Abb.); **2.** primäre Degeneration von zunächst distalen Anteilen des Axons, später auch der zugehörigen Neurone in Rückenmark u. Spinalganglien (sog. neuronale Form); **Formen:** s. Tab.; **Klin.:** fortschreitende symmetr. atroph. Lähmung distaler Muskelgruppen der Extremitäten, die nur selten bzw. erst spät über die Knie- bzw. Ellenbogengelenke hinausgeht (Hohlfuß, sog. Vogel- od. Storchenbeine, Krallenhand); Sympt. entsprechen einer vorwie-

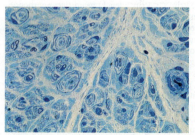

Neuropathie, hereditäre motorisch-sensible: hypertrophische Form, histologisch mit zwiebelschalenförmiger Anordnung der Schwann-Zellen-Fortsätze um entmarkte Fasern; nervenbioptischer Befund [31]

gend distal betonten Polyneuropathie*; proximale Beinmuskeln u. Handmuskeln bei HMSN-III früh mitbetroffen, sensible Sympt. deutlich; elektroneurograph. generalisierte Verzögerung der Nervenleitgeschwindigkeit (am schwersten bei HMSN-III). **DD:** Polyneuropathie (toxisch, metabol., paraneoplast.), Friedreich*-Ataxie, Roussy*-Levy-Syndrom, funikuläre Myelose*.

Neuro|path<u>ie</u>, hered<u>i</u>täre sens<u>i</u>ble (↑; ↑) *f*: (engl.) *hereditary sensory neuropathy*; Abk. HSN; syn. hereditäre sensorische und autonome Neuropathie (Abk. HSAN); akrale Polyneuropathie* mit Sensibilitätsstörungen, Ulzerationen u. sekundärer Lokalinfektionen (bis zur Osteomyelitis*); **Formen: Typ I:** autosomal-dominanter Erbgang, Mutationen im SPCLT1-Gen (kodiert für Serin-Palmitoyltransferase), Genlocus 9q22.1-q22.3; Sympt.: Beginn im 20.–40. Lj. bes. an den unteren Extremitäten; **Typ II:** autosomal-rezessiver Erbgang, Mutationen im HSN2-Gen, Genlocus 12p13.33; Sympt.: Manifes-

Neuropathie, hereditäre motorisch-sensible
Klassifikation

Typ[1]	Genlocus	Mutation im Gen	Vererbungsmodus	Klinik, Charakteristika
HMSN-I (demyelinisierende, neuronale Form; syn. Charcot-Marie-Tooth-Hoffmann-Krankheit, Abk. CMT)				Beginn: 1.–2. Lebensjahrzehnt; peroneal betonte atrophische Paresen; langsam progredienter Verlauf
CMT1A	17p11.2-p12	PMP22	autosomal-dominant	
CMT1B	1q22	MPZ/P0		
CMT1C	16p13.3-p12	LITAF/SIMPLE		
CMT1D	10q21.1-q22.1	EGR2		
CMT1E	17p11.2	PMP22		
CMT1F	8p21	NEFL		
CMTX1	Xq13	GJB1	X-chromosomal-dominant	bei Konduktorinnen auch axonale Neuropathie
CMT4A	8q13-q21.1	GDAP1	autosomal-rezessiv	fokal gefaltete Myelinscheiden
CMT4B1	11q22	MTMR2		
CMT4B2	11p15	SBF2/MTMR13		
CMT4C	5q32	KIAA1985 (SH3TC2)		
CMT4D	8q24.3	NDRG1		
CMT4F	19q13.1-q13.2	PRX		
HMSN-II (axonale, neuronale Form)				
CMT2A1	1p36.2	KIF1B	autosomal-dominant	
CMT2A2	1p36.2	MNF2		
CMT2B	3q21	RAB7		
CMT2C	12q23-q24	CMT2C/HMSN2C		
CMT2D	7p15	GARS		
CMT2E	8p21	NEFL		
CMT2F	7q11.23	HSPB1		
CMT2G	12q12-q13.3	CMT2G		proximale Form (HMSN-P)
CMT2H	8q13-21.1	GDAP1-Genregion	autosomal-rezessiv	mit Pyramidenbahnzeichen
CMT2I	1q22	MPZ	autosomal-dominant	
CMT2J	1q22	MPZ		
CMT2K	8q13-q21.1	GDAP1	autosomal-rezessiv	
CMT2L	12q24	HSPB8	autosomal-dominant	
CMTX2	Xp22.2	CMTX2	X-chromosomal-rezessiv	
CMT4	1q21	MPZ	autosomal-rezessiv	Skoliose
CMT4	19q13.3	?		
CMT4	16q24	GAN1		Riesenaxon-Neuropathie

Fortsetzung nächste Seite

Neuropathie, tomakulöse

Neuropathie, hereditäre motorisch-sensible
Klassifikation

Typ[1]	Genlocus	Mutation im Gen	Vererbungsmodus	Klinik, Charakteristika
HMSN-III (Déjerine-Sottas-Krankheit)				Beginn: erste Lebensjahre; häufig verzögerte motorische Entwicklung; rasch progredienter Verlauf
CMT3A	17p11.2	PMP22	autosomal-dominant (autosomal-rezessiv)	
CMT3B	1q22-q23	HSPB1		
CMT3C	10q21-q22	EGR2		
CMT3D	8q23-q24	?		
CMT3E/F	19q13	PRX		
kongenitale Hypomyelinisierung				
CHNA	17p11	PMP22	autosomal-dominant	
CHNB	1q22-q23	HSPB1		
CHNC	10q21-q22	EGR2	autosomal-dominant (autosomal-rezessiv)	
Sonderformen				
HNPPA	17p11	PMP22	autosomal-dominant	Beginn: 2.–4. Lebensjahrzehnt; rezidivierende Nervendruckläsionen auch ohne adäquates Trauma
HNPPB	?	?		
HNA	17q25	SFPT9		rezidivierende Armplexusneuritiden
CCFDN	18q23	CTDP1	autosomal-rezessiv	kongenitale Katarakt, faziale Dysmorphie
distale hereditäre motorische Neuropathien (dHMN), distale spinale Muskelatrophien (SMA)				
dHMN-II	12q24-qter	dHMN2	autosomal-dominant	Beginn im Erwachsenenalter
dHMN-V	7p15 11q13	GARS und BSCL2		Betonung in den oberen Extremitäten; gelegentlich Pyramidenbahnzeichen
dHMN-VI	11q13.2-q12.4	IGHMBP2	autosomal-rezessiv	infantile Form mit Atemnot
dHMN-VII	2q14	?	autosomal-dominant	mit Stimmbandparese
dHMN Typ Jerash	9p21.1-p12	?	autosomal-rezessiv	juvenile Form mit Pyramidenbahnzeichen
dHMN kongenital	12q23-q24	?	autosomal-dominant	kongenitale, nicht-progrediente Form mit Kontrakturen

[1] CCFDN: congenital cataract, facial dysmorphism neuropathy syndrome; HMSN: hereditäre motorisch-sensible Neuropathie; HNA: hereditäre neuralgische Amyotrophie; HNPP: hereditäre Neuropathie mit Neigung zu Druckläsionen

tation in der frühen Kindheit v. a. an den oberen Extremitäten; **Typ III:** syn. familiäre Dysautonomie*; **Typ IV:** syn. fam. Dysautonomie Typ II; autosomal-rezessiver Erbgang, Mutationen im NTRK1-Gen (codiert für Nervenwachstumsfaktor-Rezeptor), Genlocus 1q21-q22; Sympt.: dissoziierte Empfindungsstörungen u. Anhidrose; **Typ V:** Mutationen im NGFB-Gen (codiert für Beta-Untereinheit des Nervenwachstumsfaktors), Genlocus 1p13.1; sehr seltene Form mit z. T. genereller Schmerzunempfindlichkeit.

Neuro|pathie, tomakulöse (↑; ↑) *f*: (engl.) *hereditary neuropathy with liability to pressure palsies* (Abk. HNPP); syn. hereditäre Neuropathie mit Neigung zu Druckparesen; autosomal-dominant erbl. (familiäre) Neigung zu erhöhter Druckempfindlichkeit peripherer Nerven, verringerte motor. Nervenleitgeschwindigkeit; molekulargenet. nachweisbare Deletion des Gens für das periphere Myelinprotein 22 (Genlocus 17p11.2, allelisch zu CMT1A; s. Neuropathie, hereditäre motorisch-sensible); **Pathol.:** wurstförmige (tomakulöse) Verdickungen der Myelinscheiden peripherer Nerven (Schwann*-Scheide), meist des N. medianus, N. radialis, N. ulnaris; **Klin.:** Mononeuritis* multiplex insbes. der oberen Extremitäten mit Rückbildung der Sympt. innerh. von Tagen od. Wochen.

Neuro|patho|logie (↑; Patho-*; -log*) *f*: (engl.) *neuropathology*; Pathologie* des zentralen u. peripheren Nervensystems u. der Skelettmuskulatur.

Neuro|peptide (↑) *n pl*: (engl.) *neuropeptides*; Neurotransmitter* mit Peptidstruktur, die im ZNS u. auch in Zellen anderer Organsysteme gebildet werden; z. B. Endorphine, Cholecystokinin, Bradykinin, TSH, Hypothalamushormone, Somatostatin, VIP.

Neuro|peptid Y (↑) *n*: (engl.) *neuropeptide y*; Abk. NPY; zu den Neurotransmittern* gehöriges Neuropeptid; **Wirkung:** beteiligt an der Regulation des zirkadianen Rhythmus* u. des peripheren Gefäßwiderstandes; stimuliert im Hypothalamus* die Nahrungsaufnahme. Vgl. Hunger; PYY.

Neuro|physin (↑) *n*: (engl.) *neurophysin*; Abk. NP; disulfidreiches Transportprotein, das biosynthet. zus. mit seinem Neuropeptidhormon entsteht u. dieses (v. a. als NP-Dimer) bindet; NP I bindet Oxytocin*, NP II ADH*.

Neuro|pil (↑; gr. πῖλος Filz) *n*: (engl.) *neuropile*; im ZNS zwischen den Zellkörpern gelegenes, amorph erscheinendes Geflecht, das aus Dendriten, Axonen u. Gliazellfortsätzen besteht.

Neuro|porus (↑; Pore*) *m*: (engl.) *neuropore*; Öffnung am kranialen u. kaudalen Ende des Neuralrohrs; N. anterior schließt sich am 25. Tag, N. posterior am 27. Tag. Vgl. Neuralplatte.

Neuro|psycho|logie (↑; Psych-*; -log*) *f*: (engl.) *neuropsychology*; Spezialdisziplin der Psychologie*, die sich mit der Wechselwirkung zwischen Gehirn u. Verhalten i. w. S. befasst; vgl. Gedächtnis, Amnesie, Aphasie, Werkzeugstörung.

Neuro|retinitis (↑; Retina*; -itis*) *f*: (engl.) *neuroretinitis*; Sonderform der Neuritis* nervi optici mit Beteiligung der Netzhaut in der Umgebung der Papille; **Urs.:** Katzenkratzkrankheit*, Borreliose*, Syphilis*, Virusinfektionen (auch parainfektiös); **Klin.:** akuter einseitiger Visusverlust (Zentralskotom); **Diagn.:** Funduskopie (Schwellung des N. opticus, sternförmiges Exsudat um Macula lutea); **Ther.:** Behandlung der Grundkrankheit; **Progn.:** meist Rückbildung innerh. einiger Monate.

Neurose (↑; -osis*) *f*: (engl.) *neurosis*; Bez. für psych. od. psychosoziale Störung ohne nachweisbare org. Grundlage, bei der im Gegensatz zur Psychose* die Realitätskontrolle wenig od. gar nicht gestört ist; wegen uneinheitl. Verwendung ist der Begriff in den ätiologieunspezifischen Diagnosemanualen DSM-IV u. ICD-10 nicht mehr enthalten; **1.** i. e. S. Oberbegriff für Persönlichkeitsstörungen* u. sog. Symptomneurosen (Angstneurose, Herzneurose, somatoforme Störung*); **2.** i. w. S. lebensgeschichtl. bedingte psych. Störung (z. B. Reaktion, Persönlichkeitsstörung, Abhängigkeit, sexuelle Deviation, psychosomat. Störung); **3.** (psychoanalyt.) Bez. für Befindlichkeits-, Verhaltens- u. Persönlichkeitsstörungen, die auf erlebnisbedingter Beeinträchtigung der Spannungs- u. Beziehungsregulation beruhen u. deren Sympt. ungelöste unbewusste Konflikte u. Entwicklungsdefizite symbol. zum Ausdruck bringt (z. B. Kindheitstrauma).

Neuro|sekretion (↑; Sekretion*) *f*: (engl.) *neurosecretion*; Produktion u. Sekretion von Neurohormonen* durch Nervenzellen; i. e. S. Sekretion von Hypothalamushormonen*.

Neuro|spora crassa (↑; Spora*) *f*: (engl.) *Neurospora crassa*; den Askomyzeten* zugeordneter Schimmelpilz; Objekt zahlreicher Untersuchungen über genet. Steuerung biochem. Reaktionsketten.

Neuro|syphilis (↑) *f*: syn. Neurolues; Manifestationen der Syphilis* im zentralen u. peripheren Nervensystem; **Formen: 1.** Lues* cerebrospinalis; **2.** Lues parenchymatosa (früher Metasyphilis), bei der im Gegensatz zur Lues cerebrospinalis erregertyp. Gewebeveränderungen fehlen u. die erst sehr spät im Verlauf einer Syphilis auftritt: **a)** Tabes* dorsalis; **b)** progressive Paralyse*.

Neuro|tensin *n*: hauptsächl. in den Neurotensinzellen (N-Zellen) von Ileum u. Jejunum gebildetes gastrointestinales Hormon, das z. T. auch von Tumorzellen (bei Hepatom*) synthetisiert werden kann; **Wirkung** (speciesspezif.): beim Menschen vermindert N. u. a. die Salzsäureproduktion im Magen sowie die gastrointestinale Motilität u. stimuliert die Pankreassekretion (v. a. PP-Zellen); Sekretion z. B. bei Nahrungsaufnahme (Fette).

Neurotizismus (Neur-*) *m*: (engl.) *neuroticism*; faktorenanalyt. ermitteltes Persönlichkeitsmerkmal in der Persönlichkeitspsychologie mit emotionaler Labilität, häufigem Klagen über Schmerzen, Angst u. Ärger u. rascher Stressreaktion; stellt neben Introversion vs. Extraversion u. Psychotizismus eine der 3 Grundpersönlichkeitsdimensionen dar, die zur Entw. einer Neurose* prädisponieren.

Neuro|tmesis (↑; gr. τμῆσις Schnitt) *f*: Nervenschädigung mit kompletter Durchtrennung der Nervenfasern u. der Nervenhülle mit anhaltender Aufhebung seiner Leitfähigkeit; führt zu vollständigen motor. u. sensiblen Ausfällen sowie vegetativen u. troph. Störungen; wegen der Zerstörung der Hüllstrukturen ist eine spontane Reinnervation nicht möglich. **Ther.:** Nervennaht*, evtl. Interposition eines Nerventransplantats; vgl. Axonotmesis, Neurapraxie.

Neuro|tomie (↑; -tom*) *f*: (engl.) *neurotomy*; op. Durchtrennung eines Nervs; **Ind.:** z. B. schwere Adduktorenspastik bei Multipler Sklerose (N. des Nervus obturatorius); (v. a. früher) retroganglionäre N. (Dandy-Operation: Durchtrennung der Wurzel des N. trigeminus hinter dem Ganglion Gasseri; vgl. Kirschner-Operation) bei Trigeminusneuralgie*; **Kompl.:** Anaesthesia* dolorosa. Vgl. Förster-Operation.

Neuro|toxikose (↑; Tox-*; -osis*) *f*: **1.** (engl.) *neurotoxicosis*; Intoxikation, die v. a. das ZNS betrifft; vgl. Neurotoxine. **2.** auch Encephaloenteritis acuta; früher gebräuchl. Bez. für die Beeinträchtigung zentralnervöser Funktionen als Folge starker hypertoner Dehydratation im Säuglings- u. Kleinkindesalter; vgl. Brechdurchfall des Säuglings.

Neuro|toxine (↑; ↑) *n pl*: (engl.) *neurotoxins*; syn. Nervengifte; Stoffe, die das Nervengewebe schädigen, z. B. Thallium*, Quecksilber*, bakterielle Exotoxine (Botulinumtoxine*, Tetanustoxin u. a.), versch. Arzneimittel.

Neuro|trans|mitter (↑; Transmitter*) *m pl*: (engl.) *neurotransmitters*; kleine Moleküle, die in Vesikeln des präsynapt. Nervenendes gespeichert sind, durch ein Aktionspotential* in den synapt. Spalt (durch Exozytose*) freigesetzt werden u. im ZNS sowie peripheren Nervensystem die Erregungs-

neurotrop

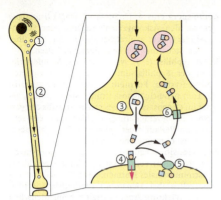

Neurotransmitter: 1: Synthese u. Speicherung in Vesikeln; 2: Transport der Vesikel entlang des Axons; 3: Freisetzung in den synapt. Spalt; 4: Interaktion mit dem Rezeptor mit nachfolgender De- od. Hyperpolarisation der postsynapt. Zelle; 5: nach Separation vom Rezeptor enzymat. Abbau od. 6: Wiederaufnahme in das präsynapt. Nervenende

weiterleitung bewirken; nach Bindung an spezif. Rezeptoren* der postsynapt. Membran (s. Abb.) kommt es inf. Permeabilitäts- u. Potentialänderung zur De- od. Hyperpolarisation. **Inaktivierung:** enzymat. (z. B. Acetylcholinesterase*, Monoaminoxidase*), durch Wiederaufnahme in das präsynapt. Nervenende od. durch Diffusion aus dem synapt. Spalt; **Einteilung:** nach chem. Struktur: **1.** Amine (Acetylcholin*, Adrenalin*, Noradrenalin*, Dopamin*, Serotonin*, Histamin*); **2.** Aminosäuren (Aspartat*, Glutamat*, Glycin*, GABA*); **3.** Nukleotid (ATP*); **4.** Peptide (z. B. Substanz P, Opioide); vgl. Serotoninwiederaufnahme-Hemmer; Monoaminoxidase-Hemmer.

neuro|trop (↑; -trop*): (engl.) *neurotropic*; auf Nerven einwirkend (z. B. Reize, Farbstoffe, Substanzen, Viren).

Neuro|zytom (↑; ↑; -om*) *n*: (engl.) *neurocytoma*; seltener, isomorpher, neuronal differenzierter rundzelliger Hirntumor* mit fibrillären Regionen (WHO-Grad II); typ. Erkrankungsalter 20.–30. Lj.; **Formen: 1.** zentrales N.: Lok. ventrikulär, v. a. Seitenventrikel (50 %) u. 3. Ventrikel/Foramen* interventriculare; meist klin. Sympt. durch Verschlusshydrozephalus; **2.** extraventrikuläres N.: Lok. im Gehirnparenchym; **Diagn.:** im MRT z. T. zystisch, variabel Kontrastmittel aufnehmend; **Ther.:** mögl. vollständige Resektion; bei kleinem postoperativem Resttumor od. nicht resektablem wachstumsaktiven Tumor (Ø bis ca. 2,5 cm) Radiochirurgie od. Präzisionsstrahlentherapie; Wirksamkeit von Chemotherapie nicht gesichert; **Progn.:** hohes Rezidivrisiko (durchschnittliches rezidivfreies Intervall nach inkompletter Resektion u. Strahlentherapie 32 Mon.); Fünf-Jahres-Überlebensrate nach kompletter Resektion ca. 99 %, nach inkompletter Resektion ca. 85 %.

neutral (lat. neuter keiner von beiden): ohne best. Wirkung; (chem.) Bez. für eine Lösung, in der sich die Konz. von H+- u. OH−-Ionen im Gleichgewicht befinden (pH = 7); s. Wasserstoffionenkonzentration.

Neutral|biss (↑): (engl.) *normal occlusion*; syn. Eugnathie, Neutrogenie, Regelbiss; normale Form des Schlussbisses*, bei der der Zahnbogen des Oberkiefers den des Unterkiefers umgreift u. die Schneidekanten der Frontzähne des Oberkiefers die der Frontzähne des Unterkiefers überragen (s. Abb.); der mesiobukkale Höcker des 1. unteren Molaren liegt vor dem entspr. Höcker des 1. oberen Molaren.

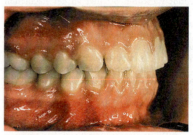

Neutralbiss [116]

Neutral|fette (↑): Triglyceride*.

Neutralisations|test (↑) *m*: (engl.) *neutralization test*; syn. Schutzversuch, Viruzidietest; serol. Test zum Nachw. neutralisierender Antikörper (v. a. gegen Viren, Rickettsien u. Toxine) bzw. zur Beurteilung der Wirksamkeit neutralisierender od. antitoxischer Immunseren u. Identifizierung unbekannter Antigene (z. B. Erregerstämme) unter Verw. von geeigneten Gewebekulturen od. Versuchstieren, die Mischungen von unbekanntem Antigen mit (abgestuften Mengen von) Serum erkrankter Personen od. Versuchstiere bzw. Mischungen bekannter Immunseren mit dem unbekannten Antigen ausgesetzt werden. **Beurteilungskriterien** für eine erfolgte Neutralisation sind das Ausmaß des zytopathol. od. antitox. Effekts auf die Zellen der Gewebekultur bzw. die Morbiditäts- od. Mortalitätsrate der Versuchstiere. Vgl. Hämagglutination-Hemmtest.

Neutral-Null-Methode (↑) *f*: (engl.) *neutral position method*; auch Neutral-0-Methode; Messmethode, bei der alle Gelenkbewegungen von einer einheitl. definierten Ausgangsstellung aus gemessen werden (s. Abb.); zur Standardisierung der Begutachtung orthop. Krankheiten.

Neutral|rot (↑): (engl.) *neutral red*; Phenazinfarbstoff; wird für die Vital- u. Supravitalfärbung verwendet.

Neutrino (↑) *n*: (engl.) *neutrino*; Elementarteilchen*, das beim radioaktiven Beta-plus-Zerfall (s. Betazerfall) entsteht u. zur Gruppe der Leptonen* gehört; wegen der extrem geringen Wechselwirkung mit Materie äußerst schwer nachzuweisen.

Neutro|genie (↑; gr. γένειον Kinn) *f*: **1.** Neutralbiss*; **2.** Bez. für die neutrale Lage der Kiefer zueinander.

Neutronen (↑) *n pl*: (engl.) *neutrons*; Symbol n; ungeladene, zu den Baryonen* zählende instabile Elementarteilchen*, die Bausteine des Atomkerns (s. Atom) sind; ihre Ruhemasse ($m_n = 1{,}67482 \cdot 10^{-27}$ g) beträgt das 1839-fache der Elektronen-

Neutrophilie

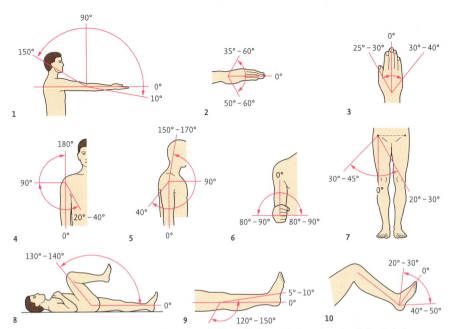

Neutral-Null-Methode: Bewegungsausmaße einiger Gelenke; 1: Ellenbogen: Flexion - Extension; 2: Handgelenk: Palmarflexion - Dorsalextension; 3: Handgelenk: Radialabduktion - Ulnarabduktion; 4: Schultergelenk: Abduktion; 5: Schultergelenk: Elevation; 6: Vorderarm: Pronation - Supination; 7: Hüftgelenk: Abduktion - Adduktion; 8: Hüftgelenk: Flexion - Extension; 9: Kniegelenk: Flexion - Extension; 10: oberes Sprunggelenk: Dorsalextension - Plantarflexion

masse (entspricht der Energie von 940 MeV). Das freie N. zerfällt durch Beta-minus-Zerfall (s. Betazerfall) mit einer Halbwertzeit* von 11,5 Min. in ein Proton. In der Anw. wird zwischen **schnellen N.** mit Bewegungsenergie von einigen MeV u. **therm. N.** mit Bewegungsenergie in Größenordnung der Wärmebewegung unterschieden. **Bedeutung:** 1. N. führen zur Kernspaltung* u. werden bei jedem Spaltvorgang frei. 2. N. dienen der Erzeugung von Radionukliden* zur med. Anw. (Aktivierung*). 3. N.-Strahlung wird wegen ihrer dicht ionisierenden Wirkung strahlentherap. eingesetzt.

Neutronen|aktivierungs|ana|lyse (↑; lat. activus tätig, handelnd; Analyse*) f: s. Aktivierungsanalyse.

Neutro|penie* (↑; -penie*) f: (engl.) *neutropenia*; absolute (<500/µl; <0,5 Gpt/l) od. relative Verminderung der neutrophilen Granulozyten* im Blut; **Urs.:** meist pharmak. induziert inf. Chemotherapie (s. Agranulozytose), auch angeboren (s. Neutropenie, angeborene), i. R. von Infektionskrankheiten, bei Erkr. des blutbildenen Systems, Hypersplenismus* u. a.; **Klin.:** erhöhte Infektionsgefährdung, bei Lok. v. a. im Mund- u. Rachenbereich mit der Gefahr der Sepsis*; **Ther.:** Behandlung der Ursache, ggf. Absetzen toxischer Arzneimittel, Infektprophylaxe; Pharmakotherapie mit hämatpoetischen Wachstumsfaktoren (G-CSF* oder GM-CSF) zur Stimulation der Granulozytopoese. Vgl. Blutbild (Tab. dort).

Neutro|penie, angeborene (↑; ↑) f: (engl.) *congenital neutropenia*; angeb. Verminderung der neutrophilen Granulozyten* (<1500/mm³); **Formen:** 1. angeb. chron. benigne Neutropenie: sowohl hereditär (autosomal-dominant erbl.) als auch nicht hereditär auftretende Erkr. mit rezidiv. Infektionen des Rachenraums u. oberen Respirationstrakts, Gingivitis, Lymphadenitis, eitrigen Hautinfektionen; Ther.: Antibiotika; Progn.: günstig; 2. infantile hereditäre maligne Neutropenie: autosomaldominant erbl. Erkr. mit schweren bakteriellen Infektionen; Kinder sterben meist im frühen Säuglingsalter; 3. autosomal-rezessiv erbl. Kostmann*-Syndrom; 4. zyklische (z. T. familiäre) a. N.: im Abstand von 2–6 Wo. auftretende, ca. 4–10 Tage andauernde Neutropenie mit rezidiv. bakteriellen Infektionen; Ther.: Antibiotika; Progn.: günstig; 5. Isoimmunneutropenie des Neugeborenen: passagere Neutropenie (Dauer 4–10 Wo.) durch mütterl. (diaplazentar übertragene) Antikörper, die gegen kindl. Granulozyten gerichtet sind; 6. Neutropenie als Teilsymptom anderer angeb. Erkrankungen, z. B. bei Shwachman*-Diamond-Syndrom, Chediak*-Higashi-Syndrom, Dyskeratosis* congenita. Vgl. Immundefekte.

neutro|phil (↑; -phil*): (engl.) *neutrophilic*; bes. durch neutrale Farbstoffe anfärbbar; z. B. neutrophile Granulozyten. Die neutralen u. alkal. Anilinfarben besitzen ebenso wie Hämatoxylin* größere Affinität zu den Kernen, die sauren zum Protoplasma.

Neutro|philie (↑; ↑) f: (engl.) *neutrophilia*; vermehrtes Auftreten von neutrophilen Granulozyten im Blut, meist mit Vorliegen einer Linksverschiebung*.

Neutro|zyto|penie (↑; Zyt-*; -penie*) *f*: Neutropenie*.
Nevirapin (INN) *n*: (engl.) *nevirapin*; Abk. NVP; Virostatikum* (nichtnukleosidischer Reverse*-Transkriptase-Inhibitor); **Anw.**: bei Infektion mit HIV* als Teil einer antiviralen Kombinationstherapie*; **Kontraind.**: schwere Leberfunktionsstörungen; **UAW:** Exanthem, Hepatotoxizität, selten Stevens*-Johnson-Syndrom.
Newcastle-disease-Virus (engl. disease Krankheit; Virus*) *n*: (engl.) *avian paramyxovirus 1*; Abk. NDV; ovales Virus der Paramyxoviridae*; Err. der atyp. Geflügelpest (Newcastle disease), bei Menschen der Conjunctivitis* follicularis; **Übertragung:** Tröpfchen- u. Schmierinfektion; **Nachw.**: Anzucht in embryonierten Hühnereiern, Zellkultur, Hämagglutination*-Hemmtest; vgl. Geflügelpest, klassische.
Newton (Sir Isaac N., Phys., Math., London, Cambridge, 1643–1727) *n*: Einheitenzeichen N; abgeleitete SI-Einheit der Kraft*; 1 N beschleunigt einen Körper der Masse 1 kg um 1 ms^{-2}; 1 N = 1 kg · m · s^{-2}; vgl. Einheiten (Tab. 2 dort).
Newton-Ringe (↑): (engl.) *Newton's rings*; durch Lichtinterferenz entstehende bunt schillernde Ringe; z. B. wenn ein Deckglas auf den Objektträger gepresst wird.
N^{10}-Formyl-Tetra|hydro|fol|säure: (engl.) *N^{10}-formyl-tetrahydrofolate*; biol. aktive Form der Folsäure* zur Übertragung eines Formylrests.
NFV: Abk. für Nelfinavir*.
NGF: Abk. für (engl.) *nerve growth factor*; s. Nervenwachstumsfaktor.
NGU: Abk. für (engl.) *non gonorrheal urethritis*; nichtgonorrhoische Urethritis*.
NHL: Abk. für Non*-Hodgkin-Lymphom.
Ni: chem. Symbol für Nickel*.
NIA: Abk. für nephelometrischer Immunoassay*.
Niacin *n*: (engl.) *niacin*; Sammelbez. für Derivate der Pyridin-3-carbonsäure mit Antipellagra-Wirkung; Gruppe wasserlösl. Vitamine, zu denen Nicotinsäure*, Nicotinsäureamid u. Pyridinnukleotid*-Coenzyme zählen; biochem. **Funktion:** s. Pyridinnukleotid-Coenzyme; **Vork.**: in pflanzl. u. tier. Nahrungsmitteln, bes. in Vollkorngetreideprodukten u. Fisch; **Bedarf:** für Erwachsene: Männer 16 mg, Frauen 13 mg Niacinäquivalent pro Tag (vgl. Nährstoffzufuhr, empfohlene, Tab. dort); 1 mg Niacinäquivalent ≙ 60 mg Tryptophan*; da Nicotinsäure u. -amid aus Tryptophan biosynthetisiert werden, hängt der Bedarf auch von der Tryptophanzufuhr ab. **Mangelerscheinungen:** Bei Mangel- od. Fehlernährung (z. B. einseitigem Verzehr tryptophanarmer Maisprodukte, Alkoholkrankheit), Malabsorption (z. B. Hartnup-Krankheit), erhöhtem Bedarf (z. B. Schwangerschaft, Stillzeit) kann es zu Pellagra* kommen. **Hypervitaminosen:** weder alimentär noch bei therap. hoher Dosierung bekannt.
Niacin|test *m*: (engl.) *niacin test*; Nachw. der quant. unterschiedl. Fähigkeit zur Bildung von Nicotinsäure- u. Nicotinsäureamid durch Mykobakterien zur Differenzierung von Mycobacterium* tuberculosis.
Nicar|dipin (INN) *n*: (engl.) *nicardipin*; Dihydropyridinderivat; **Ind.**: s. Calcium-Antagonisten.

Nic|ergolin (INN) *n*: (engl.) *nicergolin*; Alpha*-Rezeptoren-Blocker (halbsynthet. Ergotalkaloid); **Ind.**: chron. Hirnleistungsstörungen. Vgl. Nootropika.
Nicht|de|polarisations|block: s. Muskelrelaxation.
Nicht|histone *n pl*: (engl.) *non-histone proteins*; zusammenfassende Bez. für meist saure Proteine des Zellkerns, die nicht die Funktion der Histone* haben; eine Reihe dieser Proteine ist wahrscheinl. zur spezif. Komplexbildung mit der DNA des Chromatins* befähigt u. dient vermutl. als Regulativ in der Genexpression.
Nicht|rück|atmungs|ventil *n*: (engl.) *non-rebreathing valve*; Ventil, das exspirator. Gase aus einem halboffenen Narkosesystem vollständig eliminiert (Abgabe in die Umgebung) u. dadurch eine Rückatmung verhindert; s. Narkoseapparat.
Nicht-ST-Hebungs-In|farkt (Infarkt*) *m*: s. Akutes Koronarsyndrom; Herzinfarkt.
Nickel *n*: (engl.) *nickel*; Symbol Ni, OZ 28, rel. Atommasse 58,70; zur Eisengruppe gehörendes, silberweißes, stark glänzendes Schwermetall; **Vork.**: wird hauptsächl. verarbeitet in Legierungen, zur Oberflächenveredelung u. in der Batterien- u. Akkumulatorenindustrie; gelangt durch Metallhütten, Feuerungs- u. Verbrennungsanlagen in die Umwelt; essentielles Spurenelement*; **klin. Bedeutung:** N. u. seine Verbindungen u. Salze können zu akuten Intoxikationen u. chron. Schäden führen; eine onkogene Wirkung im Bereich der Atemorgane gilt als gesichert (BK Nr. 4109). N. zählt zu den häufigsten Kontaktallergenen (v. a. bei Frauen). Durch Hautkontakt, -resorption u. Inhalation von lösl. Nickelsulfat od. -oxid kann es zu allergischen u. entzündl. Reaktionen v. a. an Haut, Schleimhäuten u. Respirationstrakt kommen; vermehrt beobachtet werden allerg. Hautreaktionen durch Nickelbrillen u. nickelhaltigen Schmuck, v. a. durch Ohrringe, u. berufsbedingte Handekzeme. Vgl. Kontaktekzem; Nickeltetracarbonyl.
Nickel|tetra|carbonyl *n*: (engl.) *nickel carbonyl*; Ni(CO)$_4$; farblose, leicht verdampfbare, sehr giftige Flüssigkeit; TRK*-Wert 0,7 mg/m^3; **Verw.**: Katalysator u. zur Reindarstellung von Nickel*.
Nickel|tetra|carbonyl|in|toxikation (Intoxikation*) *f*: (engl.) *nickel carbonyl poisoning*; Intoxikation durch Aufnahme von Nickeltetracarbonyl; **Sympt.: 1. bei akuter N.:** plötzl. Übelkeit, Schwindel, Kopfschmerz nach beschwerdefreiem Intervall von 30 Min. bis 3 Tagen, dann Husten, Atemnot, Fieber, Krämpfe; evtl. Tod durch Atemlähmung u. Lungenödem; **Ther.:** BAL*; **2. bei chronischer N.:** Sympt. wie bei akuter N., u. U. Karzinom der Nasennebenhöhlen, Nase u. Lunge.
Nickerson-Elektiv|agar (elektiv*) *m*: (engl.) *Nickerson's agar*; Fertignährboden* zum Nachw. von Hefen (Candida u. a.); Bakterienwachstum wird nicht generell unterdrückt, erfordert weitere Maßnahmen zur Erregerdifferenzierung.
Nick|krämpfe: (engl.) *myoclonic seizures*; Salaamkrämpfe im Säuglings- u. Kleinkindesalter; s. Epilepsie, West-Syndrom.
Niclos|amid (INN) *n*: (engl.) *niclosamid*; chloriertes Nitrosalicylat; Wurmmittel*; **Wirkungsmechanismus:** Hemmung der Glukoseabsorption des Parasiten u. Entkopplung der oxydativen Phos-

phorylierung in den Mitochondrien mit nachfolgender ATP-Verarmung u. Laktatakkumulation; dadurch wird der Parasit abgetötet u. für Proteasen angreifbar; **Ind.**: intestinaler Befall mit Cestodes (Taeniasis*, Hymenolepiasis*, Diphyllobothriose*); nicht wirksam bei Echinokokkose* od. Zystizerkose*; **UAW:** selten Diarrhö, Übelkeit, Abdominalschmerzen, bei hoher Dosierung Methämoglobinbildung.

Nico|boxil (INN) *n*: (engl.) *nicoboxil*; Rubefaciens; **Ind.**: rheumat. Muskel- u. Gelenkbeschwerden; **UAW:** allerg. Hautirritationen.

Nicoladoni-Israel-Branham-Zeichen (Carl N., Chir., Innsbruck, Graz, 1847–1902; James A. I., deutscher Chir., 1848–1926; Harris Miller-B., amerikan. Chir., 1862–1936): (engl.) *Branham's sign*; Verlangsamung der Herzfrequenz (Bradykardie) bei Kompression eines arteriovenösen Aneurysmas* od. einer arteriovenösen Fistel*.

Nicolas-Durand-Favre-Krankheit (Joseph N., Dermat., Lyon, 1868–1960; Joseph D., Dermat., Lyon, geb. 1876; Maurice J. F., Dermat., Lyon, 1876–1954): Lymphogranuloma* venereum.

Nicolau-Syn|drom (Stefan S. N., franz. Dermat., 1874–1970) *n*: Embolia* cutis medicamentosa.

Nicol-Prisma (William N., Phys., Schottland, 1768–1851) *n*: (engl.) *Nicol prism*; (physik.) Kombination zweier Prismen zur Erzeugung von polarisiertem Licht; Anw.: z. B. im Polarisationsmikroskop. Vgl. Polarisation, Prisma.

Nicotin *n*: (engl.) *nicotine*; syn. Nikotin; Alkaloid in der Tabakpflanze (Nicotiana tabacum; s. Tabak); **Wirkung:** an der muskulären Endplatte u. der postsynapt. Membran der vegetativen Ganglien in geringen Konz. erregend, in größeren Konz. auch lähmend (Ganglien-Blocker); tödl. Dosis bei oraler Aufnahme von ca. 1 mg/kg KG (in 3–5 Zigaretten enthalten); bei wiederholter Zufuhr Gewöhnung (Raucher 2- bis 3-mal weniger empfindl. als Nichtraucher) v. a. durch Stimulation des zentralnervösen mesolimbischen Dopaminsystems über Aktivierung nicotinerger Acetylcholin-Rezeptoren vom $\alpha_4\beta_2$-Subtyp; Nicotinaufnahme während Schwangerschaft führt gehäuft zu Mangelgeburten; atherogener Faktor (s. Arteriosklerose); **Pharmakokinetik:** (inhalatives Rauchen) ca. 30 % vom N. gelangen in den Rauch, davon werden ca. 5 % bei Mundrauchen von Zigaretten, 70 % bei mäßigem Inhalieren, 95 % bei kräftigem Inhalieren u. 60 % beim Mundrauchen von Zigarren resorbiert; schneller Abbau im Organismus (HWZ 2 Std.); geht in Muttermilch über; **Ind.:** (Nicotinersatztherapie) pharmak. Unterstützung der Nicotinentwöhnung bei erwachsenen Rauchern durch therap. Anw. von N. z. B. als Pflaster od. Kaugummi; vgl. Bupropion, Vareniclin. Vgl. Nicotinintoxikation.

Nicotin|amid (INN) *n*: chem. Nicotinsäureamid (s. Niacin).

Nicotin|amid-Adenin-Di|nukleotid *n*: s. Pyridinnukleotid-Coenzyme.

Nicotin|in|toxikation (Intoxikation*) *f*: (engl.) *nicotine poisoning*; akute od. chron. Intoxikation mit Nicotin*; **Sympt.: 1. bei akuter N.:** (orale Aufnahme von 30–40 mg Nicotin) Kreislaufkollaps, Erbrechen, Diarrhö, Krämpfe, Atemlähmung, Bewusstlosigkeit; **2. bei chron. N.:** (durch Nicotinkonsum) art. Verschlusskrankheiten (sog. Raucherbein, Claudicatio intermittens u. a.) inf. Arteriosklerose, koronare Herzerkrankungen, Magen- u. Darm-Störungen.

Nicotin|säure (INN): (engl.) *nicotinic acid*; Acidum nicotinicum; syn. Pyridin-3-carbonsäure; Vorstufe der Pyridinnukleotid*-Coenzyme; rasche Resorption, renale Ausscheidung; **Wirkung: 1.** Gefäßerweiterung, Steigerung der Hautdurchblutung; **2.** Lipidsenkung durch Hemmung der Lipolyse u. Verminderung der VLDL- u. LDL-Synthese (Cholesterol- u. Triglyceridsenkung); **Ind.: 1.** Pellagra*; **2.** als Lipidsenker*; **3.** rheumat. u. a. Schmerzen (zur lokalen Hyperämisierung); **UAW:** Flush, gastrointestinale Störungen, nach Dauertherapie mit hohen Dosen Verschlechterung der Glukosetoleranz, passagerer Anstieg der Transaminasen, Hyperurikämie. Vgl. Niacin.

Nicotin|säure|amid *n*: s. Niacin.

Nicotinur|säure: (engl.) *nicotinuric acid*; Abbauprodukt von Nicotin* (Glycin-Konjugat; s. Biotransformation), das im Urin ausgeschieden wird.

Nidation (lat. nidus Nest) *f*: syn. Implantation; Einnistung der Blastozyste* in der Schleimhaut des Uterus (od. extrauterin in Tube, Peritoneum, Omentum majus, Excavatio rectouterina); die Anheftung an die Schleimhaut erfolgt am 5. u. 6. Entwicklungstag; am 11.–12. Tag ist die N. abgeschlossen. Vgl. Ovarialgravidität, Implantationsschäden.

Nidations-Hemmer (↑): (engl.) *morning after pill*; Mittel, die nicht die Konzeption, sondern die Nidation* verhindern; Anw.: **1.** als prophylakt. Maßnahme zur Empfängnisverhütung i. S. der Kontrazeption* (s. Intrauterinpessar); **2.** als Notfallmaßnahme bei vermuteter ungewollt eingetretener Konzeption (sog. Interzeption*); N.-H. sind keine Abortiva, weil nach § 218 StGB als Schwangerschaftsabbruch) Maßnahmen, die vor dem Ende der Nidation wirken, nicht von Strafvorschriften betroffen sind.

Nidogen *n*: Entactin*.

Nieden-Tafeln: s. Sehprobentafeln.

Nieder|druck|cuff (Cuff*): s. Cuff.

Nieder|druck|system *n*: (engl.) *low pressure system*; funktionelle Bez. für die Gesamtheit der Abschnitte des Blutkreislaufs*, in denen der Blutdruck v. a. vom Blutvolumen abhängt u. i. d. R. bei <30 mmHg liegt; im N. befindet sich inf. der hohen Volumendehnbarkeit der Gefäße (sog. Kapazitätsgefäße) ca. 85 % des Blutvolumens; **Aufbau:** Kapillarbett, Venen, re. Herz, Lungenkreislauf, li. Vorhof u. (in der Diastole) li. Ventrikel. Vgl. Hochdrucksystem.

Nieder|frequenz|therapie (Frequenz*) *f*: (engl.) *low-frequency therapy*; Reizstromtherapie; Behandlung mit niederfrequenten (0–1000 Hz) Impulsströmen (Faradisation, Exponentialstrom*, Schwellstrom*) od. mit diadynamischem Strom*); **Wirkung:** schmerzlindernd, hyperämisierend, detonisierend auf verspannte Muskeln, tonisierend bei schlaffen Paresen; vgl. Impulsstromtherapie.

Nieder|voltage *f*: (engl.) *low voltage*; Niederspannung; verkleinerte Amplituden der QRS*-Komplexe im EKG; **Formen: 1.** periphere N.: QRS-Kom-

Niednagel

plexamplitude ≤0,5 mV in den Extremitätenableitungen*; **2.** totale N.: zusätzl. ≤0,7 mV in den Brustwandableitungen*; **Urs.:** Widerstandserhöhung zwischen Myokard u. Körperoberfläche (z. B. bei Perikarderguss*, Emphysem, Adipositas, Myxödem), Potentialreduktion durch Myokardschädigung.

Nied|nagel: (engl.) *agnail*; kleiner traumat. Riss od. Abhebung am Nagelwall; **Kompl.:** Entw. einer Paronychie*.

Niemann-Pick-Krankheit (Albert N., Päd., Berlin, 1880–1921; Ludwig P., Pathol., Berlin, 1868–1944): (engl.) *Niemann-Pick disease*; syn. Sphingomyelinose, Sphingomyelinlipidose, lipoidzellige Hepatosplenomegalie; autosomal-rezessiv erbl. degenerative Lipidstoffwechselstörung (vgl. Sphingolipidosen) mit Ablagerung von Sphingomyelinen* bes. in Knochenmark, Leber, Milz, Lunge u. Lymphknoten in sog. Schaumzellen (Niemann-Pick-Zellen); **Einteilung:** 7 Typen (A, B, C1, C2, D–F); Typ A, B, E u. F: Enzymdefekt der lysosomalen Sphingomyelinase (versch. Mutationen im SMPD1-Gen, Genlocus 11p15.4-p15.1); Typ C1, D: Genlocus 18q11-q12 (NPC1-Gen); Typ C2: Genlocus 14q24 (NPC2-Gen); **Klin.: 1.** Typ A: akute infantile Form, Beginn ab 1. Lebensmonat mit Krampfanfällen, Hepatosplenomegalie, neurodegenerativen Sympt., statomotor. Entwicklungsrückstand, Ataxie, Tetraspastik; Sphingomyelinaseaktivität <5 %; Progn.: Tod meist vor dem 3. Lj.; **2.** Typ B: spätinfantile Form mit Organvergrößerung (Hepatosplenomegalie) ohne Gehirnbeteiligung (viszerale Form); Vork.: häufig Ashkenasi-Juden betroffen; Sphingomyelinaseaktivität vermindert; **3.** Typ C1: ähnlich Typ A, aber langsamerer Verlauf, schwere Leberinsuffizienz; Sphingomyelinaseaktivität normal bis leicht reduziert; Progn.: Tod meist vor dem 20. Lj.; **4.** Typ C2: klin. wie Typ C1, z.T. bereits in der Kindheit symptomat.; Progn.: Todesursache häufig respirator. Insuffizienz; **5.** Typ D: ähnl. Typ C1 u. C2; wird nur in einer best. Region Kanadas gefunden (engl. Nova Scotian type); **6.** Typ E: Erwachsenenform ähnlich Typ B mit leichter Hepatosplenomegalie bei leicht erhöhter Einlagerung von Sphingomyelin in Leber, Milz u. Knochenmark; **7.** Typ F: Splenomegalie ab Kleinkindalter; reduzierte Aktivität der Sphingomyelinase; **Diagn.:** Pränataldiagnostik* in der Mehrzahl der Typen möglich; **Ther.:** nicht bekannt.

Niemann-Pick-Zellen (↑; ↑; Zelle*): (engl.) *Niemann-Pick cells*; zum Monozyten*-Makrophagen-System gehörende, z. T. mehrkernige, fettspeichernde Xanthomzellen* (Ø 20–90 μm).

Niere: (engl.) *kidney*; Ren, Nephros; paariges, retroperitoneal beidseits der Wirbelsäule (Th XI–L III, re. etwas tiefer) gelegenes Organ mit exkretorischer u. inkretor. Funktion; **Anat.:** Nierenhüllen: Capsula fibrosa, Capsula adiposa, Fascia renalis; Mark: Medulla renalis; 16–20 Pyramiden (Pyramides renales), deren Spitzen (Papillae renales) in die Kelche (Calices) des Nierenbeckens (Pelvis renalis) ragen; Rinde: Cortex renalis; zw. der Basis der Pyramiden u. der fibrösen Kapsel, setzt sich hiluwärts als Columnae renales zw. den Pyramiden fort; Gewicht ca. 160 g; s. Abb.; **Gefässversor-**

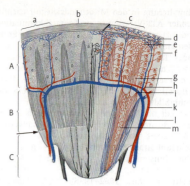

Niere: Blutgefäße u. Nierenkanälchen (Tubuli) in einer Pyramide; A: Rinde; B: Außenzone des Marks; C: Innenzone des Marks a: Lobulus; b: Capsula fibrosa; c: Gefäßläppchen; d: Vv. stellatae; e: Rindenkapillaren; f: Glomeruli; g: Kapillaren im Markstrahl; h: Vasa interlobularia; i: Arteriola recta; k: A. arcuata; l: Vasa interlobaria; m: Kapillaren des Marks [159]

gung. A. renalis → Aa. interlobares → Aa. arcuatae → Aa. interlobulares → Arteriola glomerularis afferens zu den Nierenkörperchen → Glomeruluskapillaren → (arterielle) Arteriola glomerularis efferens → Kapillaren zw. den Tubuli der Rinde; Arteriolae rectae für das Mark; venöser Abfluss: Venulae stellatae → Vv. rectae → Vv. interlobulares → Vv. arcuatae → Vv. interlobares → V. renalis. **Histol.:** Baueinheiten des Nierengewebes sind ca. 1 Mio. Nephronen* (Abb. dort) u. die Sammelrohre. Im Rindenlabyrinth liegen die Malpighi*-Körperchen (bestehend aus Glomerulus u. Bowman-Kapsel) u. die gewundenen Abschnitte der Tubuli renales, sowie der juxtaglomeruläre Apparat*. In den Markstrahlen u. den Pyramiden verlaufe die gestreckten Abschnitte der Tubuli renales. Die distalen Tubuli leiten über in die Sammelrohre, die mit dem Ductus papillaris in die Nierenkelche münden. **Embryol.:** s. Nachniere. **Funktion: 1.** Regulation von Säure*-Basen-, Wasser*- u. Elektrolythaushalt* sowie Elimination harnpflichtiger Substanzen* u. z. B. Pharmaka, sowie Aufrechterhaltung der Homöostase durch: **a)** glomeruläre Filtration von Wasser (Primärharn*; ca. 180 l/d) u. kleinmolekularen Soluten; Proteine u. Zellen werden zurückgehalten (s. Ultrafiltration); Filtration von Makromolekülen in Abhängigkeit von Molekülgröße (<2 nm frei filtriert) u. Ladung (neg. hindert Filtration); **b)** Resorption* von für Körper erforderl. Soluten (spez. Transportmechanismen wie Diffusion, Konvektion, aktiver Transport; z. B. Resorption von Na^+ durch Antiport gegen H^+ im proximalen Nephron, Cotransport mit Cl^- u. K^+ in der dicken aufsteigenden Henle-Schleife u. Na^+-Kanäle im Sammelrohr) u. Wasser (178,5 l/d) in Nierentubuli u. Sammelrohr; im proximalen Tubulus nahezu konstant etwa 65 %, in Henle-Schleife etwa 20 % der filtrierten Menge, im distalen Tubulus (ca. 10 %) u. Sammelrohr (ca. 5 %) durch Aldosteron* u. ADH* reguliert; Ausscheidung des vergleichsweise kleinen Anteils, der bis zum Ende des Sammelrohrs nicht resorbiert wird, als Harn* (ca. 1,5 l/d in Antidiurese*); **c)** tubuläre Sekretion* z. B. von Wasserstoffionen, Ammoniak, Kalium, org. Säuren, best. Pharmaka; **2.** Synthese von systemisch zirkulierenden renalen Hormonen* (1,25-Dihydroxy-Colecalciferol, Erythropoetin*) u. lokal wirksamen Hormonen u. Mediatoren (Renin*, Prostaglandine*, Kinine*, Adenosin*); **3.** biochem.: z. B. Glukoneogenese*; **klin. Bedeutung:** z. B. akutes Nierenversagen*, chron Niereninsuffizienz*, Glomerulonephritis* u. a. Glomerulopathien*, nephrotisches Syndrom*, Nierentumoren*, Pyelonephritis*, Nephrolithiasis* u. Dialyse*; Erfassung der Nierenleistung z. B. durch Bestimmung von Proteinurie*, glomerulärer Filtrationsrate* u. selten Harnkonzentration (s. Nierendiagnostik). Vgl. Wasserdiurese; Diurese, osmotische.

Niere, künstliche: (engl.) *artificial kidney;* Bez. für ein Gerät zur extrakorporalen Dialyse*-Behandlung bei terminalem od. akutem Nierenversagen; **Verfahren: 1.** Dialyse mit Online-Dialysatherstellung über pumpengesteuerte Mischung; Vorteil: einfache Handhabung, Möglichkeit der Dialysatänderung während der Dialyse; **2.** geschlossene Tankdialyse mit Dialysatunterschichtung unter das frische Dialysat (Tersteegen-Niere); Vorteil: konstante Dialysatzusammensetzung (Kreislaufstabilität), permanente Desinfektion des Dialysats durch UV-Bestrahlung (geringe inflammatorische Belastung), Möglichkeit zur Bedside-Dialyse auf Krankenstationen; Nachteil: auf das Tankvolumen (75 l) begrenzte Entgiftungskapazität. Vgl. Hämodialyse, Hämofiltration, Dialysator.

Nieren-: s. a. Ren-; Reno-; Nephr-; Nephro-.

Nieren|ab|szess (Abszess*) *m:* (engl.) *renal abscess;* abgekapselte eitrige einschmelzende Entz. des Nierenparenchyms; **Urs.:** meist aszendierende Pyelonephritis* inf. E.-coli-Infektion bei obstruktiver Uropathie*; selten gestreute Staphylo- od. Streptokokkeninfektion (z. B. bei mangelnder Antibiotikatherapie; **Sympt.:** hohes Fieber, Schüttelfrost, Klopf- u. Druckschmerz des Nierenlagers, Leukozytose; **Kompl.:** Konfluenz mehrerer Herde zu einem Nierenkarbunkel*; **Ther.:** Antibiotika, Abszessdrainage, evtl. Harnableitung, selten sog. Notnephrektomie.

Nieren|a|genesie (A-*; -genese*) *f:* (engl.) *renal agenesis;* angeb. Fehlen einer od. beider Nierenanlagen einschließl. Ureterknospe; vgl. Potter-Sequenz; Nierenaplasie; Nierenfehlbildungen.

Nieren|angio|graphie (Angio-*; -graphie*) *f:* Renovasographie*.

Nieren|a|plasie (A-*; -plasie*) *f:* (engl.) *renal aplasia;* angeb. Fehlen einer od. beider (selten) Nieren; Reste der Nierenanlage u. blind endender Ureter sind im Gegensatz zur Nierenagenesie* vorhanden u. meistens mit weiteren Fehlbildungen im Urogenitalsystem verbunden.

Nieren|arterien|stenose (Arteri-*; Steno-*; -osis*) *f:* (engl.) *renal artery stenosis;* Verengung einer od. beider Aa. renales; **Pathophysiol.:** chron. renale Minderdurchblutung, Schrumpfniere*, Niereninsuffizienz*, vermehrte Freisetzung von Renin* mit renaler Hypertonie*; **Formen: 1.** arteriosklerotische N.: gehäuftes Auftreten im 5. u. 6. Lebensjahrzehnt; isolierte Stenose am Abgang der Arterie mit poststenotischer Dilatation; **2.** fibromuskuläre N.:

Vork. bes. bei Frauen im 3. Lebensjahrzehnt; röntg. Perlschnurphänomen meist im mittleren Drittel der A. renalis; **Diagn.:** Renovasographie* bzw. intravenöse DSA*, farbcodierte Duplexsonographie*, Radioisotopennephrographie* vor u. nach Gabe von Captopril (Captopril-Test), seitengetrennte Reninbestimmung aus dem Nierenvenenblut; **Ther.:** Angioplastie* od. operative Gefäßplastik (aortorenaler Bypass).

Nieren|becken: Pelvis renalis, Pyelon; (engl.) *renal pelvis;* durch die Vereinigung der 8–10 Nierenkelche gebildetes Harnauffangbecken der Niere; liegt im Sinus renalis hinter der A. u. V. renalis; der Form nach unterteilt in dendritischen u. ampullären Typ; verjüngt sich am kaudalen Ende zum Ureter.

Nieren|becken|abgang|stenose *f:* Harnleiterabgangstenose*.

Nieren|becken|entzündung: s. Pyelitis; Pyelonephritis.

Nieren|becken|plastik (-plastik*) *f:* (engl.) *pyeloplasty;* syn. Pyeloplastik; op. Verkleinerung des Nierenbeckens u. Rekonstruktion des Ureterabgangs bei angeb. Harnstauungsniere inf. Harnleiterabgangstenose*.

Nieren|becken|tumor (Tumor*) *m:* (engl.) *pyelonephroma;* vom Epithel des Nierenbeckens (Urothel*) ausgehender, meist maligner Tumor; **Klin.:** Leitsymptom Hämaturie*; **Diagn.:** Ausscheidungsurographie, retrograde Urographie*, CT*, Urinzytologie. Vgl. Nierenzellkarzinom.

Nieren|bi|opsie (Bio-*; Op-*) *f:* (engl.) *renal biopsy;* Biopsie* der Nieren zur Gewinnung von Nierenparenchym (mind. 6–10 Glomerula); **Formen:** als perkutane N. unter Ultraschallkontrolle od. als offene (op.) N. (Probeexzision*); **Ind.:** rapid-progressive Glomerulonephritis, nephrotisches Syndrom*; **Kontraind.:** arterielle Hypertonie, Nephroangiosklerose (Blutungsgefahr), chron. Niereninsuffizienz* (Plasmakreatinin >2,5 mg/dl), Einzelniere. Vgl. Nierendiagnostik.

Nieren|blutung: (engl.) *renal hemorrhage;* Nephrorrhagie; Blutaustritt im Bereich der Nieren mit Hämaturie*; **Vork.:** bei Nierentumoren*, Nierenbeckentumor*, Nephrolithiasis*, Niereninfarkt*, Nierenembolie*, Nierenbiopsie*, Nierentuberkulose*, Nierentrauma*, Nierenzyste* u. Zystennieren*, Glomerulopathie*, auch bei prärenalen Urs. (z. B. Ther. mit Antikoagulanzien*, hämorrhagische Diathese*); Seitenlokalisation durch zystoskop. Beobachtung der Ureterostien möglich.

Nieren|de|generation, medulläre zystische (Degeneratio*) *f:* s. Nephronophthise, hereditäre.

Nieren|dia|betes (Diabet-*) *m:* s. Glukosurie, renale.

Nieren|dia|gnostik (Diagnostik*) *f:* (engl.) *renal diagnostik;* Sammelbez. für Verf. zur ärztl. Untersuchung der Niere; **Formen: 1. morphol.-makroskop.:** Beurteilung des Nierenparenchyms, der Nierengefäße u. der ableitenden Harnwege mit Ultraschalldiagnostik*, CT*, MRT*, Ausscheidungsurographie, Renovasographie*, Radioisotopennephrographie*, Angio-MRT, Spiral-CT-Angiographie; **2. morphol.-mikroskop.:** mit Nierenbiopsie*, Licht-, Transmissionselektronen-, Immunfluoreszenzmikroskopie, Urinsediment, Urinzytologie; **3. qual. Funktionsprüfungen:**

Nierendysplasie

Messung der Serumkonzentration von Kreatinin (abhängig von der Muskelmasse u. best. Erkr.), Harnstoff (beeinflusst von Proteinstoffwechsel u. tubulärer Rückdiffusion), Cystatin* C, den Elektrolyten (Na^+, K^+, Ca^{2+}, $H_2PO_4^-$) u. des Säure*-Basen-Status; **4.** quant. **Funktionsprüfungen:** Bestimmung **a)** des renalen Plasmaflusses durch ^{123}Iod-Hippursäure-Clearance od. ^{99m}Tc-MAG3-Clearance; **b)** der glomerulären Filtrationsrate durch die Kreatinin- od. ^{99m}Tc-DTPA-Clearance; **c)** der Ausscheidung von Na^+, K^+, Ca^{2+}, PO_4^{3-}, Oxalsäure, Harnsäure, Aminosäuren u. Glukose im 24-Stunden-Urin; **d)** der Proteinurie* (Gesamteiweiß, Albumin, Transferrin, IgG, Alpha-1- u. Beta-2-Globulin, Leichtketten); **e)** der Enzymurie (Bürstensaumenzyme); **f)** des rel. Funktionsanteils einer Niere an der Gesamtnierenfunktion mit der Radioisotopennephrographie*; **g)** der Funktionsänderungen nach Gabe von Captopril durch Radioisotopennephrographie* zur Diagn. einer Nierenarterienstenose; **5.** Blutflussmessungen: farbcodierte Duplexsonographie* zur Darstellung art. u. venöser Durchblutungsstörungen.

Nieren|dys|plasie (Dys-*; -plasie*) *f*: s. Nierenfehlbildungen.

Nieren|dys|plasie, multi|zystische (↑; ↑) *f*: (engl.) *multicystic dysplastic kidney;* abnorme Differenzierung des metanephrogenen Gewebes inf. gestörter Ureterknospung; **Häufigkeit:** 1 : 4300 Lebendgeburten, überwiegend einseitig; **Pathol.:** viele Zysten unterschiedl. Größe mit Resten primitiver Ductuli u. Knorpelgewebe; Ureter fehlt od. ist strangförmig bzw. partiell obliteriert; **Sympt.:** meist symptomlos; bei Neugeborenen gelegentl. tastbarer Tumor, Verdauungsstörungen u. Atemnot inf. einer Verdrängung von Darm u. Zwerchfell; **Ther.:** ggf. Nephrektomie; vgl. Zystennieren.

Nieren|dys|topie (Dys-*; gr. τόπος Ort, Stelle) *f*: s. Nierenfehlbildungen.

Nieren|ek|topie (gr. ἔκτοπος verlagert) *f*: s. Nierenfehlbildungen.

Nieren|em|bolie (Embol-*) *f*: (engl.) *renal embolism*; partieller od. totaler embolischer Verschluss einer od. beider Nierenarterien; **Formen: 1.** Thromboembolie: v. a. aus dem Herzen bei Endokarditis* od. Vorhofflimmern* bzw. aus der Aorta bei Arteriosklerose*, auch iatrogen bei Angiographie bzw. -plastie; **2.** Cholesterolembolie: durch atheromatöse Plaques aus Aorta u. Nierenarterien; **Häufigkeit:** 3–5 % bei >50-Jährigen; **Urs.:** Nicotinkonsum; iatrogen bei Angiographie, Gefäßchirurgie; **Klin.:** Schmerzen im Nierenlager bzw. Abdomen, akuter Blutdruckanstieg, Hämaturie u. Albuminurie, u. U. akutes Nierenversagen* bei Einzelniere; evtl. Anstieg von Kreatinin u. Harnstoff; bei totalem art. Verschluss irreversible Schädigung der Niere innerhalb weniger Std.; **Diagn.:** sog. stumme Niere* in der Urographie* od. Nierenszintigraphie*; Sicherung der Diagn. durch Renovasographie*; **Ther.:** (intravasal) Fibrinolyse*.

Nieren|entzündung: s. Glomerulopathie, Pyelonephritis.

Nieren|erkrankungen, poly|zystische: s. Zystennieren (Tab. dort).

Nieren|ersatz|therapie *f*: (engl.) *renal replacement technique*; Oberbegriff für Therapieoptionen bei dauerhaftem Ausfall der Nierenfunktion; angewandte **Verfahren: 1.** bei terminaler Niereninsuffizienz*: Dialyse (Hämodialyse*, Hämofiltration*, Peritonealdialyse*), Nierentransplantation*; **2.** bei komplettem akutem Nierenversagen: Dialyse (Hämodialyse, kontinuierl. veno-venöse Hämofiltration; Peritonealdialyse).

Nieren|fehl|bildungen: (engl.) *renal malformations*; angeb. Größen-, Struktur-, Lage- u. Formanomalien einer od. beider Nieren; **1.** Größenanomalien: **a)** zu kleine Niere im Vergleich mit der Gegenseite mit normaler (Nierenhypoplasie) od. fehlerhafter (Nierendysplasie) Nierenstruktur; **b)** zu große Niere (Nierenhyperplasie, z. B. bei angeb. Einzelniere); **2.** Strukturanomalien mit Minderung od. Verlust der Funktion (Nierendysplasie); **Pathol.:** primitive Tubuli, fetale Glomeruli, Knorpelzellen, diffuses od. segmentales Auftreten, zyst. u. nicht zyst. Formen; **3.** Lageanomalien (Nierendystopie): **a)** bei gestörter Nierenaszension meist Beckenniere*, selten intrathorakale Lage; **b)** bei gekreuzter Dystopie (Nierenektopie) liegen beide Nieren auf der gleichen Körperseite (in 80 % der Fälle miteinander verschmolzen); **c)** kongenitale Lage- u. Rotationsanomalie; **4.** Formanomalien: **a)** Doppelniere*; **b)** Verschmelzungsniere: beide Nierenanlagen sind zu einer Niere vereint, die U-, L-, S- od. Scheibenform haben kann, z. B. Hufeisenniere*, Kuchenniere*, Klumpenniere*; **c)** Zystennieren*.

Nieren|fistel (Fistel*) *f*: s. Nephrostomie.

Nieren|fistel|katheter (↑; Katheter*) *m*: Nephrostomiekatheter*.

Nieren|funktions|prüfungen: s. Nierendiagnostik.

Nieren|funktions|szinti|graphie (Szinti-*; -graphie*) *f*: Radioisotopennephrographie*.

Nieren|gefäß, ab|err|ierendes: s. Polgefäß, akzessorisches.

Nieren|grieß: s. Nephrolithiasis; Ureterstein.

Nieren|hormone (Horm-*) *n pl*: s. Hormone, renale.

Nieren|hyper|plasie (Hyp-*; -plasie*) *f*: s. Nierenfehlbildungen.

Nieren|hypo|plasie (Hyp-*; -plasie*) *f*: (engl.) *renal hypoplasia*; s. Nierenfehlbildungen.

Nieren|in|farkt (Infarkt*) *m*: (engl.) *renal infarction*; Untergang eines keilförmigen Nierenbezirks inf. embol. Verschlusses kleinerer Nierenarterien (A. interlobaris, A. arcuata, A. corticalis radiata); **Urs.:** meist Nierenembolie* durch Thromben im li. Herzvorhof, auch iatrogen durch Angiographie od. -plastie; **Sympt.:** kolikartige heftige Oberbauchschmerzen, Makrohämaturie; **Diagn.:** farbcodierte Duplexsonographie*, Renovasographie*, DSA*.

Nieren|in|suf|fizienz (Insuffizienz*) *f*: (engl.) *renal failure*; eingeschränkte Fähigkeit der Nieren, harnpflichtige Substanzen* (v. a. die stickstoffhaltigen Endprodukte des Proteinstoffwechsels) auszuscheiden; in fortgeschrittenen Stadien geht auch die Anpassungsbreite an den Elektrolyt-*, Wasser-* u. Säure*-Basen-Haushalt verloren. N. ist eine funktionelle klin. Bez., die keine Aussage über die Urs. beinhaltet; **Formen: 1.** akute N.: s. Nierenversagen, akutes; **2.** i. e. S. chronische N.: **Urs.:** vaskuläre, glomeruläre u. tubulointerstitielle Nierenerkrankungen, Inf., angeborene u. erworbene Strukturdefekte; Parenchymschwund durch ob-

Nierentransplantation

Niereninsuffizienz
Stadieneinteilung der chronischen Niereninsuffizienz nach ICD-10-GM 2007

Stadium	glomeruläre Filtrationsrate
I	≥90 ml/min × 1,73 m² KOF
II	60 bis <90 ml/min × 1,73 m² KOF
III	30 bis <60 ml/min × 1,73 m² KOF
IV	15 bis <30 ml/min × 1,73 m² KOF
V (terminale Nieren-insuffizienz)	<15 ml/min × 1,73 m² KOF

KOF: Körperoberfläche

struktive Uropathie, Zystenbildung; **Klin.**: Leistungsschwäche, Polyurie (Zwangspolyurie bei verminderter Anzahl intakter Nephrone), Nykturie (inf. Isosthenurie), später Schlafstörungen, Kopfschmerz, typisches schmutzig-gelbes Hautkolorit, Pruritus* u. zunehmende renale Anämie*; im Spätstadium Dehydratation* mit Exsikkose u. Hypotension inf. renalen Salzverlusts od. Ödemneigung (peripher u. Lungenödem) inf. Natriumretention, daneben neurol. Symptome (zerebrale Ausfälle, Polyneuropathie* u. a.), gastrointestinale Störungen (Singultus, Übelkeit, Erbrechen, Appetitlosigkeit u. a.) u. renale Osteopathie*. Im Vordergrund des klin. Bildes kann auch eine Hypertonie mit kardiovaskulären Sympt. (z. B. Angina* pectoris, Linksherzinsuffizienz*, Herzinfarkt*) stehen. Man unterscheidet 4 Stadien der chronischen N. (s. Tab.), die fließend ineinander übergehen u. je nach Art der Nierenerkrankung in Mon. od. Jahren durchlaufen werden können. Die chronische N. geht terminal in die Urämie* über.
Nieren|karbunkel (Karbunkel*) *m*: (engl.) *renal carbuncle*; großer entzündlicher Nierentumor mit einzelnen Nierenabszessen*; durch frühzeitige antibiot. Behandlung heute selt selten gewordene, lebensbedrohliche Erkr.; **Kompl.**: u. U. Durchbruch in das Nierenbecken mit Pyurie od. in die Nierenkapsel (perirenaler Abszess); **Ther.**: sofortige op. Behandlung (Nierenfreilegung, Nierendekapsulation u. Drainage bzw. sog. Notnephrektomie).
Nieren|kelch: (engl.) *renal calix*; Calix renalis ; Teil des Nierenbeckens*, das den aus den Nierenpapillen abtropfenden Harn auffängt; **klin. Bedeutung**: s. Megakalikose, Kaliektasie, Kelchdivertikel u. a.; diagn. Darstellung durch Urographie* (Abb. dort).
Nieren|körperchen: Malpighi*-Körperchen; s. Niere, Nephron.
Nieren|kolik (Kolik*) *f*: (engl.) *renal colic*; Colica renalis; krampfartiger Schmerz der Niere; **Urs.**: v. a. Nephrolithiasis*, seltener andere akute Obstruktion des Harnleiters (z. B. Blutkoagel); **Klin.**: tief liegender, in seiner Intensität zu- u. abnehmender Schmerz (durch Überdehnung u. Anspannung der Organkapsel), häufig kombiniert mit motorischer Unruhe u. vegetativer Begleitsymptomatik (Übel-

keit, Erbrechen, Kaltschweißigkeit, arterielle Hypotonie).
Nieren|mark|fibrom (Fibr-*; -om*) *n*: (engl.) *renal medullary fibroma*; atypisch differenziertes Gewebe (s. Hamartom) der Niere; kleine, erbsengroße, weiße Herde im Nierenmark, die aus Bindegewebe u. Nierenkanälchen bestehen.
Nieren|plasma|fluss (-plasma*): s. Plasmafluss, renaler.
Nieren|rinden|nekrose (Nekr-*; -osis*) *f*: (engl.) *renal cortical necrosis*; syn. Juhel-Renoy-Syndrom; zu akutem Nierenversagen* führende, ausgedehnte, meist beidseitige Nekrose im Bereich der Rinde beider Nieren unter Aussparung einer schmalen subkapsulären Zone; das Nierenmark ist kaum betroffen; charakteristisch ist die Thrombosierung der Aa. corticales radiatae u. der Vasa afferentia. **Urs.**: schwere Hypotonie mit Verbrauchskoagulopathie u. disseminierter intravasaler Gerinnung; **Vork.**: bei Sepsis* durch grampositive u. gramnegative Bakterien, thrombotischer Mikroangiopathie* u. HELLP*-Syndrom; **Progn.**: häufig Ausbildung einer Nephrokalzinose* u. chron. Niereninsuffizienz*.
Nieren|schrumpfung: s. Schrumpfniere.
Nieren|schwelle: (engl.) *renal threshold*; maximale Rückresorptionskapazität der Niere für eine Substanz; entspricht der Plasmakonzentration, bei der das tubuläre Transportmaximum* überschritten u. die Substanz im Endharn nachweisbar ist; die N. liegt z. B. für Glukose bei 10 mmol/l (180 mg/dl), für Bicarbonat bei 25 mmol/l.
Nieren|sequenz|szinti|graphie (Sequenz*; Szinti-*; -graphie*) *f*: Radioisotopennephrographie*.
Nieren|stein|auflösung: s. Urolithose.
Nieren|steine: s. Nephrolithiasis.
Nieren|stiel: (engl.) *renal pedicle*; die von lockerem Bindegewebe aneinander fixierten Blutgefäße der Niere (A. u. V. renalis).
Nieren|szinti|graphie (Szinti-*; -graphie*) *f*: (engl.) *renal scintigraphy*; Szintigraphie* zum Nachw. versch. Nierenfunktionen; **Formen**: 1. funkt. Radioisotopennephrographie* zum seitengetrennten Erfassen der Perfusion, der Parenchymfunktion u. des Abflusses aus dem Nierenbeckenkelchsystem; 2. statische N. zum Erfassen der rel. Parenchymfunktion u. von Parenchymnarben sowie zur Lokalisationsdiagnostik bei atyp. Lage der Niere (z. B. Hufeisenniere*, Abb. 1 dort) unter Verw. von ⁹⁹ᵐTechnetium-Dimercaptosuccinat (Abk. ⁹⁹ᵐTc-DMSA), das in den proximalen Tubuli gespeichert wird.
Nieren|trans|plantation (Transplantation*) *f*: (engl.) *kidney transplantation*; allogene heterotope Transplantation* einer Niere bei terminaler Niereninsuffizienz*; in Mitteleuropa erfolgen heute 90 % der N. mit Organen von hirntoten Organspendern*, 10 % der Nieren werden von direkt verwandten Lebendspendern übertragen (s. Lebendspende). Bei der N. wird neben der AB0-Blutgruppenkompatibilität eine möglichst gute Übereinstimmung in den Histokompatibilitätsantigenen des MHC-I- u. MHC-II-Systems (s. HLA-System) zw. Spender u. Empfänger angestrebt (bessere Langzeitergebnisse u. Funktionsraten). **Meth.**: extraperitonealer Eingriff in der Iliakalregion; Ge-

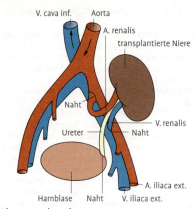
Nierentransplantation

fäßanastomosen der A. renalis u. V. renalis (mit Aorten- u. Cava-Patch bei hirntoten Spendern), End-zu-Seit-Anastomose i. d. R. mit A. iliaca externa u. V. iliaca externa, aber auch mit A. iliaca interna u. V. iliaca interna (s. Abb.) od. A. iliaca communis u. V. iliaca communis; Implantation des Ureters mit Antirefluxtechnik in die Harnblase; postop. therap. Immunsuppression (gegen Abstoßungsreaktion*) durch pharmak. Hemmung der T-Lymphozyten-Aktivierung mit Calcineurin*-Inhibitoren, IL-2-Inhibitoren (Sirolismus), Proliferations-Hemmern (Antimetaboliten Mycophenolatmofetil, Azathioprin) u. unspezif. Entzündungs-Hemmern (Glukokortikoide); postop. auch Einsatz von spezif. Interleukin-2-Rezeptor-Antikörpern (Basiliximab, Daclizumab); **Überwachung:** Kontrolle der Nierenfunktion (s. Nierendiagnostik), Spiegelbestimmung der Immunsuppressiva, ggf. Transplantatbiopsie, Ultraschalldiagnostik*, farbcodierte Duplexsonographie*, Nierenszintigraphie*; **Progn.:** Halblebenszeit: Leichennierentransplantat: 13,8 Jahre, Lebendnierentransplantat: 21,6 Jahre; **Kontraind.:** Malignom, akute Infektion, HIV-Nachweis, schwere kardiale od. pulmonale Insuffizienz.

Nieren|trauma (Trauma*) *n*: (engl.) *renal trauma*; Nierenverletzung, meist nach stumpfem Abdominaltrauma* (Lendenregion). **Folgen:** Commotio renis, peri- bzw. pararenales Hämatom, Gefäßläsionen mit massiver retroperitonealer Blutung, Ureterabriss, Nierenruptur, Harninfiltration, Urosepsis; **klin. Stadien:** zwischen Unfallereignis u. Manifestation u. U. mehrtägiges Intervall; 1. kurzdauernde Hämaturie; 2. starke, länger anhaltende Hämaturie, starke Abdominal- u. Flankenschmerzen, tastbarer raumfordernder Prozess in der Nierenregion; 3. wie Stadium 2; im Vordergrund steht eine zunehmende Schocksymptomatik; **Diagn.:** Ultraschalldiagnostik*, Abdomenübersicht, Ausscheidungsurographie, CT* mit i. v. Kontrastierung; **Ther.:** stumpfes N.: größtenteils intensivmed.-konservativ, Antibiotikagabe, ggf. Ureterenkatheter; schweres stumpfes u. perforierendes N.: op., wenn mögl. organerhaltend, sonst Nephrektomie.

Nieren|tuberkulose (Tuberkel*; -osis*) *f*: (engl.) *renal tuberculosis*; hämatogene Inf. beider Nieren (meist der Rindenschicht) durch Mycobacterium* tuberculosis, i. d. R. ausgehend von einer Lungentuberkulose* (postprimär nach 5–30 Jahren); **Einteilung:** nach klin. Stadien; 1. parenchymatöses Initialstadium: beschwerdefrei; kann Jahre dauern u. spontan ausheilen; einzige objektive Zeichen sind Ausscheidung von Tuberkelbakterien u. leicht vermehrte Konz. von Leukozyten u. Erythrozyten im Harn; Diagn. durch Kultur od. Nachweis bakt. DNA in der PCR; 2. ulzerokavernöses Stadium mit Ausbildung käsig-ulzeröser, kavernöser Prozesse; Beschwerden i. S. einer unspezif. Zystitis* verursacht dabei die Ausscheidung bakt. Zerfallsprodukte. 3. Spätstadium: käsige Pyonephrose u. Kittniere (s. Abb.); u. U. Ausbildung eines tuberkulösen Zerfallsherds u. Entstehung einer offenen N. (reichl. Tuberkelbakterien u. Leukozyten im Harn) od. einer Urogenitaltuberkulose (deszendierende Inf. von Nierenbecken, Harnleiter, Blase, Prostata, Bläschendrüsen, Nebenhoden, Hoden); schwere Erkr. mit Fieber, Anämie, Kachexie; cave: pyelonephrit. Niereninsuffizienz*; **Ther.:** Antituberkulotika*, selten operativ. Vgl. Tuberkulose.

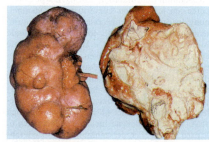
Nierentuberkulose: Kittniere nach operativer Entfernung u. in eröffnetem Zustand [6]

Nieren|tumoren (Tumor*) *m pl*: (engl.) *renal tumors*; in der Niere lokalisierte Tumoren; **Formen:** 1. benigne N.: selten, z. B. Hamartom*, Fibrom, zyst. Nephrom od. Adenom*; 2. maligne N.: a) Nierenzellkarzinom*, häufigster Nierentumor im Erwachsenenalter (ca. 85 %); b) Wilms*-Tumor, häufigster Nierentumor im Kindesalter; c) Metastasen extrarenaler maligner Tumoren, v. a. Bronchial-* u. kolorektales Karzinom*. Leitsymptom maligner N. ist eine massive schmerzlose Hämaturie. Vgl. Nierenbeckentumor, Nebennierentumoren.

Nieren|venen|thrombose (Vena*; Thromb-*; -osis*) *f*: (engl.) *renal vein thrombosis*; meist aufsteigende Thrombose* aus Becken-, Extremitätengefäßen, V. spermatica, V. cava; **Vork.:** gehäuft beim nephrotischen Syndrom* (Verlust antikoagulator. Faktoren wie Antithrombin III u. Protein C im Harn); **Sympt.:** Schmerzen u. Druckempfindlichkeit des Nierenlagers, Mikrohämaturie, Oligurie, Albuminurie; bei beidseitiger N. evtl. Anurie; **Diagn.:** MRT*, Phlebographie der V. cava sowie (selektiv) der Nierenvenen.

Nieren|verletzung: s. Nierentrauma.

Nieren|versagen, akutes: (engl.) *acute renal failure*; Abk. ANV; syn. Schockniere, Schockanurie, akute

Nierenversagen, akutes

Stadium		mittlere Dauer	Symptomatik	Azotämie	Diurese ml/d	Komplikationen
I	Schädigung	Stunden bis Tage	extrarenale Grundkrankheit (Schock, Nephrotoxine)	—	(>500)	—
II	Oligurie/ Anurie	9–11 Tage	Proteinurie, Hämaturie, Zylindrurie, Isosthenurie	zunehmend	<500	Hyperkaliämie, nicht respiratorische Azidose, Überwässerung, Anämie, Hyperkatabolismus
III	Polyurie	2–3 Wochen	Isosthenurie	zuerst steigend, dann zur Norm fallend	>2000	Exsikkose, Hypokaliämie, Infektionen (einschließlich Pyelonephritis)
IV	Restitution	Wochen bis Monate	gestörte Partialfunktionen, evtl. Defektheilung	—	normal	—

Niereninsuffizienz; plötzl. partieller od. totaler Verlust der exkretor. Nierenfunktion als Folge eines meist reversiblen Nierenschadens; **Urs.:** **1. Minderperfusion** (zirkulatorisch-ischämisches a. N., ca. 80%) durch Hypovolämie, Hypotonie u. Dehydratation* inf. von Blutverlusten (Polytrauma, gastrointestinale od. postpartale Blutung, große op. Eingriffe an Herz, Gefäßen, Abdomen od. Prostata), Schock* (Herzinfarkt, Embolie), schwerer Inf. (Sepsis, Peritonitis*, Cholezystitis*), Hämolyse (hämolytisch-urämisches Syndrom, paroxysmale Hämoglobinurie, Transfusionszwischenfall), Myolyse (Crush*-Syndrom, Rhabdomyolyse*, Myositis, Verbrennung), Wasser- u. Elektrolytverlusten (massives Erbrechen, Durchfälle, exzessives Schwitzen, Ileus, akute Pankreatitis*); **2. Nephrotoxine** (toxisches a. N., ca. 15–20%): a) exogene Toxine: Anilin, Chlorate, Glykolverbindungen, Kaliumbromat, -dichromat, -oxalat, Kresol, Lysol, Methanol, Naphthole, Phenole, Phosphor, E 605, Schwermetalle (As, Au, Bi, Cd, Hg, Pb, Sb, Ti, U), Tetrachlorkohlenstoff, Trichlorethylen; Arzneimittel, z. B. Acetazolamid, Barbiturate, Antibiotika (Amphotericin B, Aminoglykoside, Bacitracin, Cephalosporine, Colistin u. a.), Zytostatika (Cisplatin, Methotrexat), nichtsteroidale Antiphlogistika, Ciclosporin A, Aciclovir, Foscarnet-Natrium, Pentamidin, Kontrastmittel; b) endogene Toxine: Myoglobin, Urate, Oxalate, Immunglobulin-Leichtketten (cast nephropathy); monoklonales IgM bei Waldenström-Krankheit; **3. Nierenkrankheiten** (ca. 1–2%): entzündl. Nephropathien (akute Glomerulonephritis, Pyelonephritis, akute interstitielle Nephritis bei Leptospirosen u. Scharlach), Abstoßungsreaktionen nach Nierentransplantation, bilaterale Nierenrindennekrose bei Verbrauchskoagulopathie*; **4. Harnstauung** inf. Harnabflussbehinderungen: s. Nephropathie, obstruktive; **5. endokrinologische Erkr.:** hyperkalzämische Krise (s. Hyperkalzämie); **Path.:** ischämische Schädigung des hypoxieempfindl. aufsteigenden Teils der Henle-Schleife u. verminderter Natriumrücktransport aus dem Tubulusharn; dadurch Aktivierung des intrarenalen Renin*-Angiotensin-Aldosteron-Systems, Vasokonstriktion u. Drosselung der Glomerulusfiltrationsrate; bei toxischer Schädigung intrarenale Vasokonstriktion u. tubuläre Obstruktion; **Klin.:** relativ gleichförmiger Verlauf, unabhängig von der zugrunde liegenden Urs.; klin. Einteilung in 4 Stadien (s. Tab.); **Ther.:** Dialyse*-Behandlung bei mehrwöchigem oligurisch-anurischem Stadium; **Progn.:** bei isoliertem a. N. Letalität trotz Intensivbehandlung 30–40%, bei Multiorganversagen bis 90%; posttraumat., postoperative u. sept. Zustände sind progn. bes. ungünstig.

Nieren|zell|karzinom (Karz-*; -om*) n: (engl.) renal cell carcinoma; syn. Nierenkarzinom, hypernephroides Karzinom, Hypernephrom, Grawitz-Tumor; von unterschiedl. Abschnitten des Nierentubulussystems od. den Sammelrohren ausgehender maligner epithelialer Tumor der Niere; meist im Nierenpol lokalisiert; in fortgeschrittenem Stadium Befall von Nierenbecken, V. renalis od. V. cava; Metastasierung hämatogen, v. a. in Lunge, Knochen, Leber, Gehirn u. Nebennieren, lymphogen in Lymphknoten am Nierenhilus, paraaortal u. parakaval; **Epidemiol.:** typisches Erkrankungsalter zwischen 50. u. 69. Lj.; 2–3-mal häufiger bei Männern; **Einteilung:** s. Tab.; **Sympt.:** lang symptomlos; meist Hämaturie als Leitsymptom; nur in 10% der Fälle klassische Trias aus Makrohämaturie, Flankenschmerz u. tastbarem Nierentumor; in fortgeschrittenem Stadium Gewichtsabnahme, Fieber, Hyperkalzämie; bei Einbruch in die li. V. renalis evtl. Varikozele*; **Diagn.:** Tumornachweis durch Ultraschalldiagnostik* u. CT, ergänzend evtl. Ausscheidungsurographie od. Renovasographie*, zum Ausschluss von Metastasen Röntgen-Thorax-Aufnahme u. Skelettszintigraphie*; bei 25–30% der Pat. bei Diagnosestellung Nachw. von Metastasen; **DD:** Hydronephrose*, Nierenzysten*; **Ther.:** chir. Entfernung des Tumors, bei kleinen Tumoren u. günstiger Lage evtl. organerhaltend;

Nierenzyste

Nierenzellkarzinom
TNM-Klassifikation (Kurzfassung)

Kategorie[1]	Bedeutung
T1	≤7 cm, auf die Niere begrenzt
T1a	≤4 cm
T1b	>4 cm
T2	>7 cm, auf die Niere begrenzt
T3	Invasion in größere Venen und/oder Infiltration der Nebenniere oder des perirenalen Fettgewebes
T3a	Infiltration perirenalen Gewebes oder der Nebenniere, aber nicht jenseits der Gerota-Faszie
T3b	makroskopische Ausbreitung in Nierenvene oder V. cava inferior unterhalb des Zwerchfells
T3c	makroskopische Ausbreitung in die V. cava oberhalb des Zwerchfells
T4	jenseits der Gerota-Faszie
N1	solitäre regionale Lymphknotenmetastase
N2	multiple regionale Lymphknotenmetastasen

T: Primärtumor; N: regionäre Lymphknoten; M: Fernmetastasen
[1] für alle Tumoren einheitlich definierte Kategorien (z. B. N0: keine Evidenz für Befall regionärer Lymphknoten; NX: regionäre Lymphknoten nicht beurteilbar); s. TNM-Klassifikation

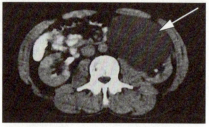

Nierenzyste: große solitäre Nierenzyste li. (CT) [6]

sonst en-bloc-Entfernung von Tumor, Niere, Harnleiter, Nebenniere u. Lymphadenektomie; Chemo- u. Strahlentherapie meist nicht kurativ; bei metastasiertem N. antiangiogenetische Substanzen wie Sunitinib* u. Sorafenib* (Multikinase-Hemmer); bei solitären Lungen- od. Skelettmetastasen chir. Entfernung; bei Skelettmetastasen Zoledronsäure* (Bisphosphonat); **Progn.:** abhängig vom Tumorstadium; Fünf-Jahres-Überlebensrate bei nicht-metastasiertem N. ca. 50 %. Vgl. Nierentumoren.
Nieren|zyste (Kyst-*) *f*: (engl.) *renal cyst*; solitär od. multipel auftretender Defekt im Nierenparenchym; **Formen:** 1. echte Zyste*, Dermoid*, Zystennieren*; 2. falsche Zyste, entstanden durch Gewebezerfall, z. B. bei intrarenalem Niereninfarkt, Pyelonephritis*, Nierentuberkulose*, Syphilis*; **Diagn.:** Ultraschalldiagnostik*, CT* (s. Abb.), MRT*. Vgl. Nierenfehlbildungen.
Niere, stumme: (engl.) *non-visualisation of the kidney*; Bez. für eine funktionslose Niere in der Ausscheidungsurographie; **Urs.:** Harnabflussbehinderung, Trauma, Schrumpfniere (entzündlich od. vaskulär bedingt), art. Nierenembolie*, Tumor; weiterführende **Diagn.:** Nierenszintigraphie*, Radioisotopennephrographie*, Ultraschalldiagnostik*, Renovasographie*, CT*, MRT*.

Niesen: (engl.) *sneeze*; heftiges explosionsartiges Ausstoßen der Atemluft durch die Nase; Schutzreflex auf chemische, thermische od. mechan. Reizung (sog. Niesreiz) der Nasenschleimhaut. Vgl. Husten.
Nies|krampf: s. Ptarmus.
Nievergelt-Syn|drom (Kurt N., Chir., Orthop., Zürich, geb. 1913) *n*: (engl.) *Nievergelt syndrome*; syn. mesomele Dysplasie Typ Nievergelt; seltene, autosomal-dominant erbl. Skelettdysplasie mit radioulnaren Synostosen u. Radius- sowie Ulnahypoplasie, Synostose der Hand- u. Fußwurzelknochen, Brachydaktylie u. Klinodaktylie; Kleinwuchs inf. Verkürzung der mittleren Abschnitte der Tibia u. Fibula (Körperendgröße ca. 150 cm); vgl. Pes equinovarus.
Nife|dipin (INN) *n*: Dihydropyridinderivat; **Ind.:** s. Calcium-Antagonisten.
Nifurtimox (INN) *n*: (engl.) *nifurtimox*; Antiprotozoenmittel; Nitrofuranderivat; in Deutschland nicht im Handel, über Internationale Apotheke verfügbar; **Wirkung:** Entstehen toxischer Peroxide; **Ind.:** Befall mit Protozoen, spez. Trypanosoma* cruzi (im Frühstadium der Chagas*-Krankheit); **UAW:** u. a. periphere Neuropathie.
niger (lat.): schwarz, z. B. Lingua villosa nigra (schwarze Haarzunge).
Nigrities cutis (lat. schwarze Farbe) *f*: s. Chloasma.
Nigrities linguae (↑): Lingua* villosa nigra.
Nihilismus (lat. *nihil* nichts) *m*: (engl.) *nihilism*; ausgeprägtes Gefühl von Sinnlosigkeit u. Hoffnungslosigkeit mit extrem negativer Sicht der Welt u. der eigenen Person; kann sich bis zum nihilistischen Wahn steigern (s. Cotard-Syndrom); **Vork.:** bei schwerer Depression*, auch bei Demenz od. Schizophrenie.
Niikawa-Kuroki-Syn|drom *n*: Kabuki*-Syndrom.
Nikolski-Phänomen (Piotr W. N., Dermat., Kiew, Rostow, 1858–1940) *n*: (engl.) *Nikolsky's sign*; Blasenbildung durch seitl. Druck auf unverändert erscheinende Haut (N.-Ph. I) bzw. Verschieblichkeit der Blasen innerh. der Epidermis (N.-Ph. II) bei Lyell*-Syndrom u. Pemphigus* vulgaris.
Nikotin *n*: Nicotin*.
Niktation (lat. *nictare* blinzeln) *f*: (engl.) *nictitation*; syn. Blepharoklonus, Blinzelkrampf; klonische Form des Lidkrampfs; **Vork.:** Reizungen im Trigeminusbereich, bes. i. R. einer Keratoconjunctivitis* phlyktaenulosa. Vgl. Spasmus facialis, Blepharospasmus.
Nil|beule: s. Leishmaniasen.
Nilotinib *n*: (engl.) *nilotinib*; selektiver Tyrosinkinase*-Inhibitor des BCR-ABL-Onkoproteins (s. Phila-

delphia-Chromosom) zur p. o. Anw.; **Ind.**: therapieresistente (einschließl. Imatinib*) Philadelphia-Chromosom-positive CML*; **Kontraind.**: Überempfindlichkeit gegen den Wirkstoff od. einen der sonstigen Bestandteile; cave: Herzerkrankung; Komb. mit starken CYP3A4-Hemmern (z. B. Ketoconazol, Itraconazol, Voriconazol, Clarithromycin, Telithromycin, Ritonavir); Schwangerschaft u. Stillzeit; **UAW**: u. a. Myelosuppression, Müdigkeit, Kopfschmerz, gastrointestinal (Übelkeit, Obstipation, Diarrhö u. a), kutan (meist Exanthem, Pruritus), kardial (meist Palpitation; cave: Verlängerung der QT*-Zeit), Erhöhung der Konz. von Lipase im Serum.

Nilvadipin *n*: (engl.) *nilvadipine*; Calcium*-Antagonist, der 9–10-mal stärker selektiv an Gefäßen wirkt als Nifedipin; **Ind.**: essentielle Hypertonie*; **Kontraind.**: ausgeprägte Aortenstenose, Niereninsuffizienz, Schwangerschaft u. Stillzeit; **UAW**: Flush, Nervosität, selten Erbrechen, Juckreiz.

Nimo|dipin (INN) *n*: (engl.) *nimodipin*; Calcium*-Antagonist vom Dihydropyridintyp; durchdringt die Blut-Hirn-Schranke; **Ind.**: Prophylaxe zerebraler Vasospasmen bei Subarachnoidalblutung*, hirnorgan. Leistungsstörung im Alter.

Nimo|razol (INN) *n*: (engl.) *nimorazol*; Nitroimidazolderivat; **Wirkungsmechanismus**: antimikrobiell; verursacht DNA-Strangbrüche durch Reduktion der Nitrogruppe (v. a. in sauerstoffarmen Zellen); **Ind.**: Trichomoniasis*, Amöbiasis*, Giardiasis*; Infektion mit Gardnerella* vaginalis; **Kontraind.**: Schwangerschaft, aktive Erkr. des ZNS, schwere Leber- u. Nierenerkrankungen; **UAW**: Fieber, allerg. Reaktionen; Übelkeit, metallische Geschmackempfindung, Erbrechen, Diarrhö, bei längerer Anw. Schlafstörung, Schwindel, Kopfschmerzen.

Nimustin (INN) *n*: (engl.) *nimustine*; Zytostatikum* (Alkylans*); **Ind.**: u. a. Hirntumoren, Hodgkin-Lymphom; **Kontraind.**: Schwangerschaft, Knochenmarkerkrankung; **UAW**: Magen-Darm-Beschwerden, Blutbildveränderungen, Haarausfall, Leber- u. Nierenschaden, Störung der Spermatogenese u. der Ovulation, Neurotoxizität.

Ninhydrin *n*: (engl.) *ninhydrin*; Triketohydrindenhydrat; Reagenz, das in wässriger Lösung zum Nachw. von Amino- u. Carboxylgruppen anhand einer blauvioletten Farbreaktion (**Ninhydrinreaktion**) verwendet wird; **Verw.**: v. a. qual. u. quant. Analyse von Aminosäuren, Peptiden u. Proteinen (z. B. bei Papierchromatographie); vgl. Ninhydrintest.

Ninhydrin|test *m*: (engl.) *ninhydrin test*; syn. Moberg-Test; Verf. zum Nachw. peripherer Nervenläsionen anhand von Schweißsekretionsstörungen; **Prinzip**: Hände od. Füße werden auf Papier gedrückt u. die im Schweiß enthaltenen Peptide u. Aminosäuren mit essigsaurer acetonhaltiger Ninhydrinlösung sichtbar gemacht. Da die (Schweißsekretion regulierenden) sympath. Fasern nach Austritt aus dem Rückenmark mit den peripheren Nerven verlaufen, können Läsionen einzelner Nerven erfasst sowie Plexus- u. Wurzelläsionen differenziert werden.

Niob (gr. Νιόβη mythologische Gestalt) *n*: (engl.) *niobium*; chem. Element, Symbol Nb, OZ 41, rel. Atommasse 92,91; zur Vanadiumgruppe gehörendes Metall.

NIS: Abk. für Natrium*-Iodid-Symporter.

Nischen|symptom *n*: (engl.) *niche sign*; s. Haudek-Nische, En-face-Nische.

Nischen|zellen (Zelle*): (engl.) *type II alveolar cells*; syn. Alveolarepithelzellen Typ II, Pneumozyten Typ II; organellenreiche, kubische Zellen, die Surfactant* produzieren; vgl. Alveole.

Nisol|dipin (INN) *n*: (engl.) *nisoldipin*; Dihydropyridinderivat; **Ind.**: s. Calcium-Antagonisten.

Nissen: (engl.) *nits*; Läuseeier (mit Chitingehäuse); vgl. Läuse.

Nissl-Färbung (Franz N., Psychiater, Neurol., Heidelberg, 1860–1919): (engl.) *Nissl staining*; Färbung der Nissl*-Schollen, z. B. mit Methylenblau.

Nissl-Schollen (↑): (engl.) *Nissl bodies*; syn. Nissl-Körperchen, Tigroidschuppen (Lenhossek), Substantia chromatophilica; basophile Schollen in Nervenzellen (s. Abb.) mit hohem Gehalt an Ribonukleinsäure; ultrastrukturell entsprechen sie dem rauen endoplasmatischen Retikulum*. Bei toxischer od. mechan. Schädigung u. Ermüdung sind die N.-Sch. nicht sichtbar (Chromatolyse) u. erscheinen bei Erholung wieder.

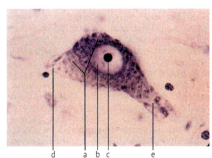

Nissl-Schollen: histologischer Schnitt durch das motorische Vorderhorn des Rückenmarks (Nissl-Methylenblau-Färbung); a: Nissl-Schollen im Corpus neuroni einer multipolaren Nervenzelle; b: Kern der Nervenzelle; c: Nucleolus; d: Ursprungskegel des Neuriten; e: Dendrit [47]

Nitabuch-Fibrin|streifen (Raissa N., deutsche Ärztin, 19./20. Jahrhundert; Fibr-*): (engl.) *Nitabuch's layer*; Fibrin(oid)streifen mit Sekret- u. Degenerationsstoffen in der Decidua basalis (Basalplatte) der Plazenta* gegen Ende der Schwangerschaft; schützen das Myometrium vor Infiltration durch die Zotten.

Nitisinon *n*: (engl.) *nitisinone*; syn. 2-(2-nitro-4-trifluoromethylbenzoyl)-1,3-Cyclohexandion (Abk. NTBC); Orphan Drug, das die 4-Hydroxyphenylpyruvatoxidase hemmt; **Ind.**: Tyrosinose* Typ I (zusätzl. zur Diät).

Nitrate *n pl*: (engl.) *nitrates*; Salze der Salpetersäure (HNO$_3$); **Vork.**: 1. natürl. in extremen Trockengebieten (Chilesalpeter), im Boden, Regen- u. Trinkwasser sowie in pflanzl. Nahrungsmitteln (z. B. Wurzel- u. Blattgemüse wie Spinat, Rote Bete); 2. best. stickstoffhaltige Düngemittel, Verw. von nitrat- od. nitrithaltigem Pökelsalz bei der Fleischverarbeitung; **klin. Bedeutung**: durch

Kontamination des Grundwassers u. Reduktion zu Nitrit* insbes. bei Säuglingen vermehrte Bildung von Methämoglobin u. dadurch Beeinträchtigung der Sauerstoffversorgung; bei zu langer Aufbewahrung von Lebensmitteln an der Luft können sich N. in Nitrite umwandeln u. im Magen-Darm-Trakt zus. mit Aminen* stark krebserzeugende Nitrosamine* bilden; vgl. Nitrate, organische.

Nitrate, organische *n pl*: (engl.) *organic nitrates*; Ester der Salpetersäure, z. B. Nitroglycerol, Isosorbiddinitrat, Isosorbidmononitrat u. verwandte Verbindungen; **Wirkung:** Relaxation der glatten Muskulatur, Erweiterung der venösen Kapazitätsgefäße (stärker als Erweiterung art. Widerstandsgefäße) mit nachfolgender Senkung von Vor- u. Nachlast des Herzens; die Entlastung des Herzens vermindert den Sauerstoffbedarf, kann den Angina-pectoris-Anfall beenden od. bei vorheriger Gabe die Ischämieschwelle heraufsetzen; **Ind.:** Anfallkupierung (schnell resorbierbare, kurzwirkende o. N.) bzw. Prophylaxe (auch transdermale Applikation durch Pflaster) der Angina* pectoris, Nachbehandlung des Herzinfarkts*, Herzinsuffizienz* (insbes. bei Lungenstauung; **UAW:** initial häufig Kopfschmerz, Flush; selten orthostat. Regulationsstörungen, Blutdruckabfall, reaktive Tachykardie; bei Dauerbehandlung (v. a. bei kontinuierl. Gabe) Toleranzentwicklung, daher wird intermittierende Gabe empfohlen. Von ähnl. Wirkung wie die o. N. sind organische Nitrite, z. B. Amylnitrit*.

Nitrat|in|toxikation (Intoxikation*) *f*: **1.** (engl.) *nitrate poisoning*; durch in tox. wirkendes Nitrit umgewandeltes Nitrat verursacht Methämoglobinämie*; mögl. Nitratquellen sind Trinkwasser mit einem Nitratgehalt >35–70 mg/dl od. Nahrungsmittel (bakterielle Umwandlung von Nitrat; z. B. Pökelfleisch); früher häufig als sog. Brunnenwasservergiftung, heute bei zentraler Trinkwasserversorgung selten; **2.** i. w. S. unerwünschte Arzneimittelwirkung der organischen Nitrate* bei massiver Überdosierung od. inf. Überempfindlichkeit bei übl. therap. Dosierung.

Nitra|zepam (INN) *n*: (engl.) *nitrazepam*; Benzodiazepin* mit langer Halbwertzeit; **Ind.:** symptomat. Ther. von Durchschlafstörungen, West-Syndrom.

Nitren|dipin (INN) *n*: (engl.) *nitrendipin*; Dihydropyridinderivat; **Ind.:** s. Calcium-Antagonisten.

Nitride *n pl*: (engl.) *nitrides*; (chem.) Verbindungen, in denen die Wasserstoffatome des Ammoniaks* durch Metallatome ersetzt sind.

Nitri|fikation *f*: (engl.) *nitrification*; Oxidation von Ammoniak* über Nitrit zu Nitrat* durch Bakterien.

Nitrile *n pl*: (engl.) *nitriles*; Alkyl- bzw. Arylderivate des Cyanwasserstoffs (HCN), Säurenitrile; z. B. Acetonitril (CH$_3$CN); funktionelle Gruppe* —C≡N, ≡N; **Isonitrile:** Alkyl- bzw. Arylderivate des hypothet. Isocyanwasserstoffs (HNC), übel riechende Verbindungen; alle primären Amine* können als Isonitrile nachgewiesen werden.

Nitrite *n pl*: **1.** (engl.) *nitrites*; Salze der Salpetrigen Säure; z. B. Natriumnitrit (NaNO$_2$); **2.** Ester der Salpetrigen Säure; z. B. Amylnitrit*; N. können im menschl. Organismus als bakt. Reduktionsprodukte aus Nitraten* entstehen, die sich durch landwirtschaftl. Düngung in pflanzl. Nahrungsmitteln u. im Trinkwasser anreichern. Vgl. Nitrate, organische.

Nitrit|nachweis: s. Griess-Ilosvay-Probe.

Nitro|benzol *n*: (engl.) *nitrobenzene*; syn. Mirbanöl, C$_6$H$_5$NO$_2$; hellgelbe, nach Bittermandelöl riechende, stark tox. Flüssigkeit (Methämoglobinbildner); **Verw.:** als Lösungsmittel; Sympt. bei **Nitrobenzolintoxikation:** Kopfschmerz, Übelkeit, Bewusstlosigkeit, Krämpfe, u. U. tödl. Ausgang.

Nitro|blau-Tetrazolium-Test *m*: (engl.) *nitroblue tetrazolium test*; Kurzbez. NBT-Test; Verfahren zur Prüfung der Phagozytoseaktivität bei bakterieller Inf., das auf der Korrelation zwischen Nitroblau-Tetrazolium-Reduktion durch neutrophile Granulozyten u. deren Fähigkeit, phagozytierte Bakt. abzutöten, beruht. Erhöhte Aktivität wird klin. als frühzeitiger Hinweis (Ergebnis 3 Std. nach Blutentnahme) für das Vorliegen einer Septikämie betrachtet.

Nitro|furantoin (INN) *n*: (engl.) *nitrofurantoin*; Chemotherapeutikum*; **Ind.:** Harnweginfektion; **Kontraind.:** Anurie, Niereninsuffizienz, Glukose-6-phosphat-Dehydrogenasemangel, Erkr. des ZNS, Schwangerschaft, Stillzeit; cave: Alkoholunverträglichkeit; **UAW:** u. a. Erbrechen, Schwindel, Kopfschmerz, Polyneuropathie (insbes. bei Niereninsuffizienz), selten Allergien, akute Pneumonie u. interstitielle pulmonale Fibrosen, Hepatoxizität; cave: mögliche kanzerogene und teratogene Wirkung.

Nitro|glycerol *n*: (engl.) *nitroglycerol*; Glyceroltrinitrat; Koronardilatator; wirkt gefäßerweiternd (s. Abb.); **Ind.:** Angina* pectoris; s. Nitrate, organische.

Nitro|prussid|natrium *n*: (engl.) *sodium nitroprusside*; Abk. NPN; Dinatriumpentacyanonitrosylferrat; potenter Vasodilatator art. Widerstands- u. venöser Kapazitätsgefäße; i. v. Gabe zur kontrollierten Blutdrucksenkung* bei der lebensbedrohenden hypertensiven Krise; **cave:** bei hohen Dosen Gefahr der Cyanidintoxikation.

Nitros|amine *n pl*: (engl.) *nitrosamines*; N*-Nitrosoverbindungen von Aminen; allg. Formel R—NH—NO; N. entstehen im Sauren bei Anwesenheit von Nitrit u. Aminen (z. B. in eiweißreichen Nahrungsmitteln); starke Gifte u. potente Kanzerogene*; **Vork.** v. a. in gepökeltem bzw. geräuchertem Fleisch, Käse, Wurst u. Tabakrauch; Bildung auch durch Bakterien u. Trichomonaden.

Nitroso|verbindungen: (engl.) *nitroso compounds*; Substanzen, die die 1-wertige Nitrosogruppe (—NO) im Molekül enthalten; vgl. N-Nitrosoverbindungen.

Nitro|verbindungen: (engl.) *nitro compounds*; org. Verbindungen, bei denen ein od. mehrere H-Atome durch die Nitrogruppe —NO$_2$ ersetzt sind; isomer den Nitriten (Ester der Salpetrigen Säure) mit der Gruppe —O—N=O; durch Reduktion entstehen Amine*, z. B. C$_6$H$_5$NO$_2$ + 6 H → C$_6$H$_5$NH$_2$ (Anilin) + 2 H$_2$O; **klin. Bedeutung:** verursachen bei Intoxikation Bildung von Methämoglobin (s. Methämoglobinämie).

Nitro|verdünnung: (engl.) *cellulose thinner*; Lösemittel für Nitrozelluloselacke; bestehend aus Gemischen von Aceton*, Methanol*, Estern*, Alkoho-

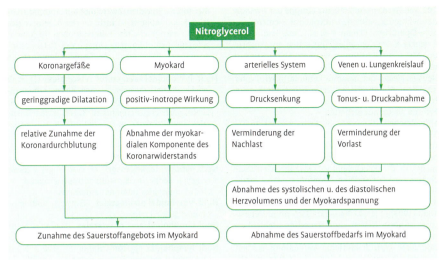

Nitroglycerol: Wirkung auf Myokard und Gefäße

len*, Benzol* u. Glykolderivaten; enthält keine Nitroverbindungen; je nach Zusammensetzung unterschiedl. Gesundheitsgefährdung.
Nitroxolin (INNv) *n*: (engl.) *nitroxolin*; nichthalogeniertes Chinolin; **Ind.**: Harnweginfektionen; **Kontraind.**: schwere Nieren- u. Leberfunktionsstörungen; **UAW**: u. U. Übelkeit, Erbrechen, allerg. Reaktionen.
Nivalenon *n*: s. Mykotoxine.
Niveau|dia|gnose *f*: s. Querschnittdiagnose.
NK-Zellen (Zelle*): Kurzbez. für natürliche Killerzellen*.
Nl.: Abk. für Nodus lymphoideus; Lymphknoten*.
NLA: 1. Abk. für Neuroleptanalgesie*; 2. Abk. für Neuroleptanästhesie*.
NLE: Abk. für neonataler Lupus* erythematodes.
NLG: Abk. für Nervenleitgeschwindigkeit*.
Nll.: Abk. für Nodi lymphoidei; Lymphknoten*.
N-Lost *m*: Stickstofflost; syn. Methyldichlordiethylamin; s. Lost.
NLP: Abk. für Neurolinguistisches Programmieren; von R. Bandler u. J. Grindler in den 70er Jahren des 20. Jahrhunderts entwickelte Methode zur positiven u. effektiven Beeinflussung der inneren Einstellung u. des Verhaltens unter Einbeziehung wesentl. Elemente aus der Gestalt-* u. Familientherapie* sowie der Hypnose*; NLP untersucht die Muster, die aus der Interaktion von Gehirn, Sprache u. Körper entstehen u. auf denen sowohl effektives als auch ineffektives Verhalten basiert.
NM: Abk. für noduläres Melanom; s. Melanom, malignes.
NMD: Abk. für niedermolekulare Dextrane*.
NMDA: Abk. für N-Methyl-D-Aspartat; Glutamat*-ähnlicher Agonist für einen Glutamat-gesteuerten Ionenkanal für Natrium- u. Calcium-Ionen, der in hoher Dichte in Schmerz verarbeitenden Neuronen des ZNS vorkommt; zur Desensibilisierung werden nichtkompetitive Antagonisten wie Memantin*, Ketamin* u. Dextrometorphan* eingesetzt.

NMN: Abk. für Nicotinamid-Mononukleotid; (engl.) *nicotinamide mononucleotide*; biosynthet. Vorstufe der Pyridinnukleotid*-Coenzyme.
NMR: Abk. für (engl.) *nuclear magnetic resonance*; s. Magnetresonanz.
Nn.: Abk. für Nervi; Nerven*.
NNH: 1. Abk. für Nasennebenhöhlen*; 2. Abk. für Number* Needed to Harm.
N-Nitroso|verbindungen: (engl.) *N-nitroso compounds*; Sammelbez. für Nitrosamine*, Nitrosamide u. Nitrosoharnstoffe mit der funkt. Gruppe >N—NO; tierexperimentell z. T. stark kanzerogene Substanzen mit ausgeprägter Organotropie* (u. a. Lebertumoren durch Dimethylnitrosamin); **Vork.:** z. B. im Tabakrauch, versch. Kosmetika, in best. (insbes. geräucherten u. gepökelten) Nahrungsmitteln u. einigen Biersorten; können sich in saurem Milieu auch aus Nitriten*, (sekundären bzw. tertiären) Aminen* u. Säureamiden* (die z. B. beim Kochen u. Braten aus Proteinen entstehen) im Magen-Darm-Trakt bilden.
NNM: 1. Abk. für Nebennierenmark; s. Nebenniere; 2. Abk. für N-Nitromorpholin; zu den Nitrosaminen* gehörende teratogene Substanz.
N.N.N.-Agar *m*: Kurzbez. für Novy-McNeal-Nicolle-Agar; (engl.) *N.N.N. culture medium*; Spezialblutagar zur Züchtung von Trypanosoma* u. Leishmania*.
NNR: Abk. für Nebennierenrinde; s. Nebenniere.
NNRTI: Abk. für (engl.) *non nucleoside-analogue reverse transcriptase inhibitors*; s. Reverse-Transkriptase-Inhibitoren, nichtnukleosidische.
NNT: Abk. für (engl.) *Number* Needed to Treat*.
No: chem. Symbol für Nobelium*.
NO: Abk. für (engl.) *nitric oxide*; s. Stickstoffmonoxid.
N₂O: chem. Formel für Lachgas*.
NOAEL: Abk. für (engl.) *no observed adverse effect level*; NOEL*.
Nobelium (nach Alfred B. Nobel, schwed. Chem., 1833–1896) *n*: (engl.) *nobelium*; Symbol No, OZ

102, rel. Atommasse 259; zur Gruppe der Actinoide* gehörendes künstl., radioaktives Element.
Noble-Operation (Thomas B. N., amerikan. Chir.) *f*: (engl.) *Noble's operation*; nur selten ausgeführte op. Meth zur Verhütung weiterer Abknickungen u. Darmverschlingungen bei rezidiv. Adhäsionsileus (s. Ileus); der gesamte Dünndarm wird quer zu seiner Mesenterialwurzel ziehharmonikaartig in Schlingen gelegt u. mit zahlreichen seroserösen Nähten aneinandergeheftet.
Noble-Zeichen (George H. N., Gyn., Atlanta, 1860–1932): (engl.) *Noble's sign*; ab der 13. SSW nachweisbare Verkleinerung des seitl. Scheidengewölbes durch Einbeziehung des unteren Uterinsegments in die Fruchthöhle (Schwangerschaftszeichen*); auch bei anderen raumfordernden Prozessen im kleinen Becken.
Nocardia (nach Edmund J. Nocard, Tierarzt, Paris, 1850–1903) *f*: (engl.) *Nocardia*; Gattung grampositiver, unbegeißelter, unbekapselter, schlanker, teils verzweigter Stäbchenbakterien der Fam. Nocardiaceae (vgl. Bakterienklassifikation); partiell säurefest (Nocardomycolsäuren in Zellwand); ähneln morphol. Actinomyces*; **Kultur**: geringe Nährbodenansprüche, langsames, aerobes, teils mikroaerophiles (Abgrenzung von Actinomyces-Species) Wachstum in leicht alkal. Milieu; Kolonien sternförmig u. weiß bis orangefarben; erdiger Geruch; Myzellbildung, später Zerfall in kokkoide od. bazilläre Fragmente; im Eiter keine Drusen, sondern lediglich myzelähnl. Geflecht (Granula) der Err. (im Gegensatz zur Aktinomykose* keine Begleitbakterien; **Vork.**: ubiquitär im Erdboden u. Feuchtbiotop; med. wichtige **Species**: N. asteroides, N. brasiliensis, N. farcinia, N. nova u. N. otitidiscaviarum; opportunistische Erreger* von Nokardiosen* u. primäre Err. des Aktinomyzetoms*.
Nocebo-Effekt (lat. nocebo ich werde schaden; efficere, effectus hervorbringen) *m*: (engl.) *nocebo effect*; sog. negativer Placebo*-Effekt; Bez. (nach Habermann) für die auf unkritischer Übernahme von Vorurteilen basierende Wahrnehmung bzw. Erwartungen eines der Gesundheit abträglichen, also unerwünschten Effekts ohne fassbaren Kausalzusammenhang; **Vork.**: u.a. pharmak. (Auftreten von unerwünschten Arzneimittelwirkungen* bei ablehnender Einstellung des Pat., z. B. nach Lektüre der Packungsbeilage), toxikol., umweltmedizinisch (vgl. Sensibilität, multiple chemische), anästh. (Hyperalgesie) od. andere Verf. (z. B. Akupunktur).
nocturnus (lat.): nächtlich.
no DCA: Abk. für (engl.) *no detectable cerebral activity*, keine nachweisbare zerebrale Aktivität; s. Hirntod.
Nodi lymphoidei (lat. nodus Knoten) *m pl*: (engl.) *lymph nodes*; Abk. Nll.; (anat.) Lymphknoten* (auf Regionen od. Organe bezogen).
Nodi lymphoidei abdominis parietales (↑) *m pl*: (engl.) *parietal abdominal lymph nodes*; wandständige Bauchlymphknoten; **1.** Nll. lumbales sinistri: links vor u. hinter der Aorta (Nll. aortici latt., preaortici, retroaortici); **2.** Nll. lumbales intermedii: zwischen Aorta u. V. cava inf.; **3.** Nll. lumbales dextri: rechts, vor u. hinter der V. cava inf. (Nll. cavales latt., precavales, retrocavales); **4.** Nll. phrenici inff.: unter dem Zwerchfell am Aortendurchtritt; **5.** Nll. epigastrici inff.: an der A. epigastrica inf.; **E**: nachgeschaltete Filterstationen für kaudal gelegene Lymphknoten, Organe des Retroperitonealraums, Bauchwand; **A**: Truncus lymphaticus lumbalis.
Nodi lymphoidei abdominis viscerales (↑) *m pl*: (engl.) *visceral abdominal lymph nodes*; eingeweideständige Bauchlymphknoten: **1.** Nll. coeliaci; **2.** Nll. gastrici dextri/sinistri; **3.** Nll. gastroomentales dextri/sinistri; **4.** Nll. pylorici; **5.** Nll. pancreatici; **6.** Nll. splenici (syn. Nll. lienales); **7.** Nll. pancreaticoduodenales; **8.** Nll. hepatici; **9.** Nll. mesenterici supp.; **10.** Nll. mesenterici inferiores.
Nodi lymphoidei ac|cessorii (↑) *m pl*: (engl.) *accessory lymph nodes*; im Spatium retropharyngeum; s. Nodi lymphoidei cervicales anteriores.
Nodi lymphoidei ano|rectales (↑) *m pl*: s. Nodi lymphoidei pararectales.
Nodi lymphoidei aortici laterales (↑) *m pl*: s. Nodi lymphoidei abdominis parietales.
Nodi lymphoidei appendiculares (↑) *m pl*: s. Nodi lymphoidei mesenterici superiores.
Nodi lymphoidei axillares (↑) *m pl*: Achsellymphknoten*.
Nodi lymphoidei brachiales (↑) *m pl*: (engl.) *brachial lymph nodes*; an den Armgefäßen; **E**: Arm; **A**: Nll. axillares.
Nodi lymphoidei broncho|pulmonales (↑) *m pl*: (engl.) *bronchopulmonary lymph nodes*; an den Aufteilungen der Lappen- in die Segmentbronchien; **E**: Lunge; **A**: Nll. tracheobronchiales.
Nodi lymphoidei cavales laterales (↑) *m pl*: s. Nodi lymphoidei abdominis parietales.
Nodi lymphoidei cervicales anteriores (↑) *m pl*: (engl.) *anterior cervical lymph nodes*; syn. Nll. colli antt; vordere Halslymphknoten; **A**: Nll. cervicales proff.; **1.** Nll. superff.: an der V. jugularis ant.; **E**: vordere Halsnaut; **A**: Nll. cervicales proff. beider Seiten; **2.** Nll. proff.: **a)** Nll. infrahyoidei: unterhalb des Zungenbeinkörpers; **E**: Vestibulum laryngis, Pars laryngea pharyngis; **b)** Nll. prelaryngei: auf dem Lig. cricothyroideum; **E**: Kehlkopf; **c)** Nll. thyroidei; **E**: Schilddrüse; **d)** Nll. pretracheales: vor der Trachea; **E**: Trachea, untere Kehlkopfhälfte; **e)** Nll. paratracheales: seitl. der Trachea; **f)** Nll. retropharyngeales: im oberen Spatium retropharyngeum; **E**: oberer Rachen.
Nodi lymphoidei cervicales laterales (↑) *m pl*: (engl.) *lateral cervical lymph nodes*; seitl. Halslymphknoten; **1.** Nll. superff. an der V. jugularis ext.; **E**: Ohrmuschel, Parotis; **A**: Nll. cervicales proff.; **2.** Nll. proff. supp.: **a)** Nl. jugulodigastricus: am hinteren Digastricusbauch; **E**: Tonsille, hinteres Zungendrittel, Pharynx; **b)** Nll. lat. et antt.: seitl. bzw. vor der V. jugularis int.; **E**: zweite Filterstation für Kopflymphknoten; **A**: Truncus lymphaticus jugularis; **3.** Nll. proff. inff.: **a)** Nl. juguloomohyoideus: zwischen V. jugularis int. u. Zwischensehne des M. omohyoideus; **E**: Zunge; **b)** Nll. lat., Nll. antt.: seitl. bzw. vor der V. jugularis int.; **E**: zweite Filterstation für Hals- u. Kopfeingeweide; **A**: Truncus lymphaticus jugularis.
Nodi lymphoidei cervicales laterales profundi (↑) *m pl*: (engl.) *deep lateral cervical lymph nodes*; entlang

der V. jugularis interna; **E:** Kopf u. Hals; **A:** Truncus jugularis; s. Halslymphknoten.
Nodi lymphoidei cervicales laterales super|ficiales (↑) *m pl*: (engl.) *superficial lateral cervical lymph nodes*; in der Umgebung der V. jugularis externa; **E:** Ohr, Parotis, Gegend des Kieferwinkels, oberflächl. Teile des Halses; **A:** Nll. cervicales profundi; s. Halslymphknoten.
Nodi lymphoidei coeliaci (↑) *m pl*: (engl.) *celiac visceral lymph nodes*; um den Truncus coeliacus; **E:** zweite Filterstation für Lymphe aus Oberbauchorganen; **A:** Truncus intestinalis od. direkt Cisterna chyli.
Nodi lymphoidei colici dextri, medii, sinistri (↑) *m pl*: s. Nodi lymphoidei mesenterici superiores.
Nodi lymphoidei cubitales (↑) *m pl*: (engl.) *cubital lymph nodes*; an der A. brachialis in der Fossa cubitalis; **E:** Unterarm; **A:** Nll. brachiales, axillares.
Nodi lymphoidei delto|pectorales *m pl*: (engl.) *deltopectoral lymph nodes*; syn. Nll. infraclaviculares; an der V. cephalica; **E:** Arm; **A:** Nll. axillares apicales.
Nodi lymphoidei epigastrici inferiores (↑) *m pl*: s. Nodi lymphoidei abdominis parietales.
Nodi lymphoidei faciales (↑) *m pl*: (engl.) *facial lymph nodes*; Gesichtslymphknoten, einzelne Knoten inkonstant; **1.** Nl. buccinatorius: auf dem M. buccinator; **2.** Nl. nasolabialis: unter dem Nasolabialfalte; **3.** Nl. malaris: oberflächlich in der Wange; **4.** Nl. mandibularis: an der Unterkieferaußenseite; **E:** Gesicht unterhalb der Stirn; **A:** Nll. submandibularis.
Nodi lymphoidei gastrici dextri, sinistri (↑) *m pl*: (engl.) *right gastric lymph nodes*; an der kleinen Magenkurvatur dem Arterienverlauf folgend; **E:** Magen; **A:** Nll. coeliaci.
Nodi lymphoidei gastro|omentales dextri, sinistri (↑) *m pl*: (engl.) *right gastro-omental lymph nodes*; an der großen Magenkurvatur dem Arterienverlauf folgend; **E:** Magen; **A:** Nll. coeliaci.
Nodi lymphoidei gluteales inferiores (↑) *m pl*: (engl.) *inferior gluteal internal iliac lymph nodes*; an der A. glutea inf.; **E:** Prostata, Vagina, Harnröhre, Beckenwand; **A:** Nll. iliaci communes.
Nodi lymphoidei gluteales superiores (↑) *m pl*: (engl.) *superior gluteal internal iliac lymph nodes*; an der A. glutea sup.; **E:** Beckenwand, Hüftmuskeln; **A:** Nll. iliaci communes.
Nodi lymphoidei hepatici (↑) *m pl*: (engl.) *hepatic lymph nodes*; am Leberhilum, Nl. cysticus am Gallenblasenhals, Nl. foraminalis im Lig. hepatoduodenale vor dem Foramen omentale; **E:** Leber, Pankreaskopf, Duodenum, Pylorus; **A:** Nll. coeliaci.
Nodi lymphoidei humerales (↑) *m pl*: s. Achsellymphknoten.
Nodi lymphoidei ileo|colici (↑) *m pl*: s. Nodi lymphoidei mesenterici superiores.
Nodi lymphoidei iliaci communes (↑) *m pl*: (engl.) *common iliac lymph nodes*; an den Vasa iliaca comm.: **1.** Nll. medd. medial der Gefäße; **2.** Nll. intermedii hinter den Gefäßen; **3.** Nll. latt. seitl. der Gefäße; **4.** Nll. subaortici unter Aortenbifurkation; **5.** Nll. promontorii vor dem Promontorium; **E:** Beckenorgane, Bauchwand unterhalb des Nabels, Hüft- u. Gesäßmuskulatur; **A:** Nll. lumbales.

Nodi lymphoidei iliaci externi (↑) *m pl*: (engl.) *external iliac lymph nodes*; an den Vasa iliaca extt. bzw. ihren Ästen: **1.** Nll. medd., medial der Gefäße; **2.** Nll. intermedii, hinter der Arterie; **3.** Nll. latt, seitl. der Gefäße; **4.** je ein Nl. med., intermedius, lat., jeweils konstant in der Lacuna vasorum retroinguinalis; **5.** Nll. interiliaci in der Aufteilungsgabel der Aa. iliacae int. u. ext.; **6.** Nll. obturatorii an der A. obturatoria; **E:** Harnblase, Vagina, Penis, Klitoris, Bein; **A:** Nll. iliaci communes.
Nodi lymphoidei iliaci interni (↑) *m pl*: (engl.) *internal iliac lymph nodes*; an der A. iliaca interna: **1.** Nll. gluteales; **2.** Nll. sacrales; **E:** Beckenorgane, Beckenwand, Damm; **A:** Nll. iliaci communes.
Nodi lymphoidei infra|auriculares (↑) *m pl*: s. Nodi lymphoidei parotidei profundi.
Nodi lymphoidei infra|hyoidei (↑) *m pl*: s. Nodi lymphoidei cervicales anteriores.
Nodi lymphoidei inguinales profundi (↑) *m pl*: (engl.) *deep inguinal lymph nodes*; subfaszial, in Höhe des Hiatus saphenus; **E:** Bein; **A:** Nll. iliaci externi.
Nodi lymphoidei inguinales super|ficiales (↑) *m pl*: (engl.) *superficial inguinal lymph nodes*; epifaszial, im subkutanen Fett entlang u. unterhalb des Ligamentum inguinale: **1.** Nll. superomedd.; **2.** Nll. superolatt. (beide entlang des Ligamentum inguinale); **3.** Nll. inff. (entlang der V. saphena magna); **E:** Anal-, Genitalregion, untere Bauchwand, Beinhaut; **A:** Nll. iliaci externi.
Nodi lymphoidei inter|costales (↑) *m pl*: (engl.) *intercostal lymph nodes*; paravertebral in den Zwischenrippenräumen; **E:** Pleura, Interkostalräume; **A:** Ductus thoracicus.
Nodi lymphoidei inter|iliaci (↑) *m pl*: s. Nodi lymphoidei iliaci externi.
Nodi lymphoidei inter|pectorales *m pl*: (engl.) *interpectoral lymph nodes*; zwischen Mm. pectoralis major u. minor; **E:** Brustdrüse; **A:** Nll. axillares apicales.
Nodi lymphoidei intra|glandulares (↑) *m pl*: s. Nodi lymphoidei parotidei profundi.
Nodi lymphoidei intra|pulmonales (↑) *m pl*: (engl.) *intrapulmonary lymph nodes*; an den Aufzweigungen des Bronchialbaums; **E:** Lungengewebe; **A:** Nll. bronchopulmonales.
Nodi lymphoidei juxta|intestinales (↑) *m pl*: s. Nodi lymphoidei mesenterici superiores.
Nodi lymphoidei juxta|oesophageales (↑) *m pl*: (engl.) *juxta-esophageal lymph nodes*; seitl. des Ösophagus; **E:** Lunge; **A:** Truncus lymphaticus bronchomediastinalis.
Nodi lymphoidei linguales (↑) *m pl*: (engl.) *lingual lymph nodes*; seitl. auf dem M. hyoglosssus; **E:** Zungenunterfläche, -seitenrand, vordere zwei Drittel des Zungenrückens; **A:** Nll. cervicales profundi.
Nodi lymphoidei lumbales dextri, inter|medii, sinistri (↑) *m pl*: s. Nodi lymphoidei abdominis parietales.
Nodi lymphoidei mastoidei (↑) *m pl*: (engl.) *mastoid lymph nodes*; auf dem Processus* mastoideus; **E:** Ohrmuschelhinterfläche, angrenzende Kopfschwarte, Gehörgangshinterwand; **A:** Nll. cervicales proff.

Nodi lymphoidei membri superioris

Nodi lymphoidei membri superioris (↑) *m pl*: (engl.) *lymph nodes of upper limb*; in subfasziale, Blutgefäße begleitende bzw. epifasziale Lymphbahnen eingeschaltete Lymphknoten*.

Nodi lymphoidei mesenterici inferiores (↑) *m pl*: (engl.) *inferior mesenteric lymph nodes*; an der A. mesenterica inf.: **1.** Nll. sigmoidei entlang der Aa. sigmoideae; **2.** Nll. rectales supp. entlang der A. rectalis sup.; **E:** unteres Colon, oberes Rektum; **A:** Nll. preaortici.

Nodi lymphoidei mesenterici superiores (↑) *m pl*: (engl.) *superior mesenteric lymph nodes*; 100–150 Mesenteriallymphknoten: **1.** Nll. juxtaintestinales am Dünndarm; **2.** Nll. supp. centrales entlang der A. mesenterica sup.; **3.** Nll. ileocolici entlang der A. ileocolica; **4.** Nll. precaecales an der A. caecalis ant.; **5.** Nll. retrocaecales an der A. caecalis post.; **6.** Nll. appendiculares an der A. appendicularis; **7.** Nll. mesocolici (mit Nll. paracolici, colici dextri, medii, sinistri) am Colon bzw. den versorgenden Arterien; **E:** Dünn- u. oberer Dickdarm; **A:** Nll. coeliaci.

Nodi lymphoidei meso|colici (↑) *m pl*: s. Nodi lymphoidei mesenterici superiores.

Nodi lymphoidei obturatorii (↑) *m pl*: s. Nodi lymphoidei iliaci externi.

Nodi lymphoidei occipitales (↑) *m pl*: (engl.) *occipital lymph nodes*; am Hinterhaupt; **E:** Kopfschwarte am Hinterhaupt u. Nackengegend; **A:** Nll. cervicales profundi.

Nodi lymphoidei pan|creatici (↑) *m pl*: **1.** (engl.) *pancreatic lymph nodes*; Nll. supp. am Oberrand; **2.** Nll. inff. am Unterrand des Pankreas; Nll. splenici, mesenterici supp., pancreaticoduodenales.

Nodi lymphoidei pancreatico|duodenales superiores, in|feriores (↑) *m pl*: (engl.) *pancreaticoduodenal lymph nodes*; oben bzw. unten zwischen Pankreaskopf u. Duodenum; **E:** Pankreaskopf, Duodenum; **A:** Nll. hepatici, Nll. mesenterici superiores.

Nodi lymphoidei para|colici (↑) *m pl*: s. Nodi lymphoidei mesenterici superiores.

Nodi lymphoidei para|mammarii (↑) *m pl*: (engl.) *paramammary lymph nodes*; am Seitenrand der Brustdrüse; **E:** Mamma; **A:** Nll. axillares.

Nodi lymphoidei para|rectales (↑) *m pl*: (engl.) *pararectal lymph nodes*; syn. Nll. anorectales; seitl. an der Rektumwand; **E:** Rektum, Vagina, Prostata, Harnblase; **A:** Nll. iliaci interni.

Nodi lymphoidei para|sternales (↑) *m pl*: (engl.) *parasternal lymph nodes*; im Thorax an den Vasa thoracica intt.; **E:** Mamma, Interkostalräume, Zwerchfell, Leber; **A:** Venenwinkel od. Ductus thoracicus bzw. Ductus lymphaticus dexter.

Nodi lymphoidei para|tracheales (↑) *m pl*: s. Nodi lymphoidei cervicales anteriores.

Nodi lymphoidei para|uterini (↑) *m pl*: (engl.) *parauterine lymph nodes*; am Uterusrand im Lig. latum; **E:** Cervix uteri; **A:** Nll. iliaci interni.

Nodi lymphoidei para|vaginales (↑) *m pl*: (engl.) *paravaginal lymph nodes*; seitl. der Vagina; **E:** Vagina; **A:** Nll. iliaci interni.

Nodi lymphoidei para|vesicales (↑) *m pl*: (engl.) *paravesical lymph nodes*; an der Harnblase: **1.** Nll. prevesicales, zwischen Harnblase u. Symphyse; **2.** Nll. retrovesicales, hinter der Harnblase; **3.** Nll. vesicales latt., am unteren Ende der Plica umbilicalis med.; **E:** Blase, Prostata; **A:** Nll. iliaci interni.

Nodi lymphoidei parotidei profundi (↑) *m pl*: (engl.) *deep parotid lymph nodes*; unter der Parotisfaszie; **1.** Nll. preauriculares: vor der Ohrmuschel; **2.** Nll. infraauriculares: unterhalb der Ohrmuschel; **3.** Nll. intraglandulares: in der Parotis; **E:** Parotis, Paukenhöhle, äußerer Gehörgang, Schläfe, Stirn, Augenlider, Nasenwurzel, Nasenrachenraum; **A:** Nll. cervicales profundi.

Nodi lymphoidei parotidei super|ficiales (↑) *m pl*: (engl.) *superficial parotid lymph nodes*; auf der Parotisfaszie; **E:** Schläfenregion, Ohrmuschelvorderfläche; **A:** Nll. cervicales profundi.

Nodi lymphoidei pectorales (↑) *m pl*: s. Achsellymphknoten.

Nodi lymphoidei pelvis parietales (↑) *m pl*: (engl.) *parietal pelvic lymph nodes*; wandständige Beckenlymphknoten an den großen Arterienstämmen: **1.** Nll. iliaci comm.; **2.** Nll. iliaci extt.; **3.** Nll. iliaci interni.

Nodi lymphoidei pelvis viscerales (↑) *m pl*: (engl.) *visceral pelvic lymph nodes*; eingeweideständige Beckenlymphknoten: **1.** Nll. paravesicales; **2.** Nll. parauterini; **3.** Nll. paravaginales; **4.** Nll. pararectales; **E:** Beckeneingeweide; **A:** Nll. iliaci interni.

Nodi lymphoidei peri|cardiaci laterales (↑) *m pl*: (engl.) *lateral pericardial lymph nodes*; zw. Perikard u. Pars mediastinales pleurae parietalis; **E:** Herzbeutel, Lungenfell; **A:** Truncus bronchomediastinalis.

Nodi lymphoidei phrenici inferiores (↑) *m pl*: s. Nodi lymphoidei abdominis parietales.

Nodi lymphoidei phrenici superiores (↑) *m pl*: (engl.) *superior diaphragmatic lymph nodes*; auf dem Zwerchfell: an der Knorpel-Knochengrenze der 7. Rippe, an den Durchtrittsstellen von Aorta* u. V. cava inf.; **E:** Leber, Zwerchfell; **A:** Nll. parasternales, intercostales.

Nodi lymphoidei poplitei profundi (↑) *m pl*: (engl.) *deep popliteal lymph nodes*; unter der A. politea; **E:** Unterschenkelrückseite; **A:** Nll. inguinales profundi.

Nodi lymphoidei poplitei super|ficiales (↑) *m pl*: (engl.) *superficial popliteal lymph nodes*; an der Einmündung der V. saphena parva in die V. poplitea; **E:** lateral Fußrand, Wadenoberfläche; **A:** Nll. inguinales profundi.

Nodi lymphoidei post|aortici (↑) *m pl*: s. Nodi lymphoidei abdominis parietales.

Nodi lymphoidei post|cavales (↑) *m pl*: s. Nodi lymphoidei abdominis parietales.

Nodi lymphoidei post|vesicales (↑) *m pl*: s. Nodi lymphoidei paravesicales.

Nodi lymphoidei pre|aortici (↑) *m pl*: s. Nodi lymphoidei abdominis parietales.

Nodi lymphoidei pre|caecales (↑) *m pl*: s. Nodi lymphoidei mesenterici superiores.

Nodi lymphoidei pre|cavales (↑) *m pl*: s. Nodi lymphoidei abdominis parietales.

Nodi lymphoidei pre|laryngei (↑) *m pl*: s. Nodi lymphoidei cervicales anteriores.

Nodi lymphoidei pre|peri|cardiaci (↑) *m pl*: (engl.) *prepericardial lymph nodes*; im Mediastinum* ant.; **E:** Sternum, Perikard; **A:** Nll. parasternales.

Nodi lymphoidei pre|tracheales (↑) *m pl*: s. Nodi lymphoidei cervicales anteriores.

Nodi lymphoidei pre|vertebrales (↑) *m pl*: (engl.) *prevertebral lymph nodes*; hinter dem Ösophagus; **E:** Ösophagus, Wirbelsäule, hinteres Mediastinum; **A:** Truncus lymphaticus bronchomediastinalis.

Nodi lymphoidei pre|vesicales (↑) *m pl*: s. Nodi lymphoidei paravesicales.

Nodi lymphoidei promontorii (↑) *m pl*: s. Nodi lymphoidei iliaci communes.

Nodi lymphoidei pylorici (↑) *m pl*: (engl.) *pyloric lymph nodes*; um den Pylorus herum gelegen, im einzelnen inkonstant: **1.** Nll. suprapyloricus; **2.** Nll. subpylorici; **3.** Nll. retropylorici; **E:** Pylorus; **A:** Nll. hepatici, coeliaci.

Nodi lymphoidei rectales superiores (↑) *m pl*: s. Nodi lymphoidei mesenterici inferiores.

Nodi lymphoidei retro|aortici (↑) *m pl*: s. Nodi lymphoidei abdominis parietales.

Nodi lymphoidei retro|caecales (↑) *m pl*: s. Nodi lymphoidei mesenterici superiores.

Nodi lymphoidei retro|cavales (↑) *m pl*: s. Nodi lymphoidei abdominis parietales.

Nodi lymphoidei retro|pharyngeales (↑) *m pl*: s. Nodi lymphoidei cervicales anteriores.

Nodi lymphoidei retro|pharyngei (↑) *m pl*: (engl.) *retropharyngeal lymph nodes*; an der Hinter- u. Seitenwand des Pharynx; **E:** Ohrtrompete, Paukenhöhle, Pharynxwand, Nasenhöhle; **A:** Nll. cervicales profundi.

Nodi lymphoidei retro|pylorici (↑) *m pl*: s. Nodi lymphoidei pylorici.

Nodi lymphoidei retro|vesicales (↑) *m pl*: s. Nodi lymphoidei paravesicales.

Nodi lymphoidei sacrales (↑) *m pl*: (engl.) *sacral lymph nodes*; zw. Rektum u. Kreuzbein; **E:** Rektum, Prostata, Cervix uteri; **A:** Nll. iliaci communes.

Nodi lymphoidei sigmoidei (↑) *m pl*: s. Nodi lymphoidei mesenterici inferiores.

Nodi lymphoidei splenici (↑) *m pl*: (engl.) *splenic lymph nodes*; syn. Nll. lienales; am Milzhilum; **E:** Milz, Pankreas; **A:** Nll. coeliaci.

Nodi lymphoidei sub|aortici (↑) *m pl*: s. Nodi lymphoidei iliaci communes.

Nodi lymphoidei sub|mandibulares (↑) *m pl*: (engl.) *submandibular lymph nodes*; zw. Mandibula u. Glandula submandibularis; **E:** Lippen, äußere Nase, mediale Lidabschnitte, Zähne, Zahnfleisch, Zunge, Mundboden, Wangenschleimhaut; **A:** Nll. cervicales profundi.

Nodi lymphoidei sub|mentales (↑) *m pl*: (engl.) *submental lymph nodes*; zwischen den Vorderbäuchen des M. digastricus; **E:** Unterlippenmitte, Zungenspitze, Zahnfleisch der vorderen unteren Zähne, Mundboden; **A:** Nll. submandibulares.

Nodi lymphoidei sub|pylorici (↑) *m pl*: s. Nodi lymphoidei pylorici.

Nodi lymphoidei sub|scapulares (↑) *m pl*: s. Achsellymphknoten.

Nodi lymphoidei supra|claviculares (↑) *m pl*: (engl.) *supraclavicular lymph nodes*; über dem Schlüsselbein; **E:** letzte Filterstation für Lymphe der Halseingeweide; **A:** Truncus lymphaticus jugularis.

Nodi lymphoidei supra|trochleares (↑) *m pl*: (engl.) *supratrochlear cubital lymph nodes*; oberhalb des Ellenbogengelenks an der V. basilica; **E:** Unterarm; **A:** Nll. brachialis, axillaris.

Nodi lymphoidei thyroidei (↑) *m pl*: s. Nodi lymphoidei cervicales anteriores.

Nodi lymphoidei tracheo|bronchiales inferiores, superiores (↑) *m pl*: (engl.) *inferior tracheobronchial lymph nodes*; sog. Hilumlymphknoten; unter bzw. über der Tracheabifurkation; **E:** Lunge; **A:** Nll. paratracheales, Truncus lymphaticus bronchomediastinalis.

Nodi lymphoidei vesicales laterales (↑) *m pl*: s. Nodi lymphoidei paravesicales.

Nodositas (Nodus*) *f*: Knotenbildung.

Nodositas juxta|articularis (↑) *f*: tertiäre subkutane Läsionen bei Frambösie*.

nodosus (↑): knotig.

Noduli (Dim. von lat. nodus Knoten; Sing. Nodulus) *m pl*: Knötchen.

Noduli lymphoidei splenici (↑) *m pl*: Malpighi*-Körperchen der Milz.

Noduli valvularum semi||lunarium valvae (↑) *m pl*: kleine knötchenförmige Verdickungen in der Mitte des freien Rands der Semilunarklappen* (Valvulae semilunares) des Truncus pulmonalis u. der Aorta zur Abdichtung bei Klappenschluss.

Nodus (lat.; pl Nodi) *m*: Knoten; s. Effloreszenzen (Abb. 2 dort

Nodus arthriticus (↑) *m*: Gichtknoten; vgl. Gicht.

Nodus atrio|ventricularis (↑) *m*: Aschoff-Tawara-Knoten; s. Erregungsleitungssystem.

Nodus lymphoideus arcus venae a|zygos (↑) *m*: inkonstant, an der Vena* azygos kurz vor Eintritt in die V. cava superior.

Nodus lymphoideus buccinatorius (↑) *m*: s. Nodi lymphoidei faciales.

Nodus lymphoideus jugulo|di|gastricus (↑) *m*: s. Nodi lymphoidei cervicales laterales.

Nodus lymphoideus jugulo|omo|hyoideus (↑) *m*: s. Nodi lymphoidei cervicales laterales.

Nodus lymphoideus lateralis (↑) *m*: an der V. axillaris; s. Achsellymphknoten.

Nodus lymphoideus ligamenti arteriosi (↑) *m*: Botallo-Knoten; Lymphknoten (inkonstant) am Ligamentum* arteriosum.

Nodus lymphoideus malaris (↑) *m*: s. Nodi lymphoidei faciales.

Nodus lymphoideus mandibularis (↑) *m*: s. Nodi lymphoidei faciales.

Nodus lymphoideus naso|labialis (↑) *m*: s. Nodi lymphoidei faciales.

Nodus lymphoideus peroneus (↑) *m*: inkonstant; an der A. peronea; **E:** Unterschenkelrückseite; **A:** Nll. poplitei profundus.

Nodus lymphoideus supra|pyloricus (↑) *m*: s. Nodi lymphoidei pylorici.

Nodus lymphoideus tibialis anterior (↑) *m*: inkonstant; an der A. tibialis ant.; **E:** Fußrücken, Unterschenkelvorderseite; **A:** Nll. poplitei profundi.

Nodus lymphoideus tibialis posterior (↑) *m*: inkonstant; an der A. tibialis post.; **E:** Fußsohle, Unterschenkelrückseite; **A:** Nll. poplitei profundi.

Nodus rheumaticus (↑) *m*: (engl.) *rheumatoid nodule*; Rheumaknoten.

Nodus sinu|atrialis (↑) *m*: Keith-Flack-Sinusknoten; s. Erregungsleitungssystem.

NOEC: Abk. für (engl.) *no observed effect concentration*; die höchste Konzentration* eines Stoffes, bei der gerade noch keine Wirkung feststellbar ist; vgl. NOEL, LOEC, LOEL.

no effect level (engl.): Abk. NEL; s. NOEL.

NOEL: Abk. für (engl.) *no observed effect level*; syn. NEL (no effect level), NOAEL (no observed adverse effect level); die höchste, tierexperimentell bestimmte Tagesdosis od. Konz. (NOEL-Wert), bezogen auf das Körpergewicht, bei der kein schädigender Effekt mehr nachweisbar ist; dient unter Einbeziehung eines Sicherheitsfaktors (meist 10 od. 100) zur Festlegung einer tolerierbaren Exposition für den Menschen, wenn keine direkten Daten für den Menschen verfügbar sind. Vgl. ADI; NOEC; LOEC; LOEL.

Nötigung, sexuelle: (engl.) *sexual harassment*; Bez. für alle erzwungenen sexuellen Handlungen ausgenommen Vergewaltigung*; med. Diagnostik u. Dokumentation wie bei Vergewaltigung.

No-flow-Phänomen (engl. kein Fließen) *n*: Stillstand der zerebralen Blutzirkulation bei Hirntod*.

Nokardiosen (-osis*) *f pl*: (engl.) *nocardioses*; akute od. chron., zur Generalisation neigende Infektionskrankheiten, verursacht durch Bakt. der Gattung Nocardia*; klin. apparente Inf. v. a. bei abwehrgeschwächten Pat. (vgl. Erreger, opportunistische); **Übertragung:** über Atemwege od. Hautwunden, durch Inhalation bzw. Inokulation von Arthrosporen; **Verlaufsformen:** 1. pulmonal: nekrotisierende, abszedierende Bronchopneumonie, chron. Lungenabszess; 2. systemisch: Hirnabszess, Abszesse in Nieren u. Muskulatur, Meningitis, Sepsis; 3. oberflächlich: kutane u. subkutane Abszesse, lymphokutanes Syndrom, Schleimhautinfektionen, Augeninfektionen. Pulmonale u. systemische Verläufe (v. a. durch Nocardia asteroides) haben eine wesentl. schlechtere Progn. (Letalität ca. 50 %) als die v. a. durch Nocardia brasiliensis verursachten oberflächl. Formen. **Diagn.:** mikroskop. u. kultureller Erregernachweis aus Geweben u. Exsudaten. **Ther.:** Langzeitbehandlung (Monate) mit Sulfonamiden, Imipenem od. Cephalosporinen der 3. Generation in Komb. mit Amikacin (bes. bei Transplantatempfängern); ggf. chir. Sanierung.

Nokardiosen der Haut (↑) *f pl*: (engl.) *nocardioses of the skin*; durch Nocardia* verursachte chron.-fistelnde Hautprozesse; s. Aktinomyzetom.

Nokt|ambulismus (lat. nox, noctis Nacht; ambulare herumgehen) *m*: Somnambulismus*.

Noma (gr. νομή Weide) *f*: syn. Wangenbrand, Wasserkrebs, Cancer aquaticus; schwerste Form einer gangräneszierend-ulzerösen progredienten Entz. der Wangenschleimhaut; **Err.:** Borrelien u. Fusobakterien (s. Plaut-Vincent-Angina); **Vork.:** bes. bei Kindern mit gestörter Immunabwehr nach Infektionskrankheiten (Masern, Scharlach), bei Typhus* abdominalis, AIDS, Stomatitis ulcerosa od. aufgrund v. Mangelernährung.

Nomen|klatur (lat. nomenclatura Namensverzeichnis) *f*: (engl.) *nomenclature*; systemat. Ordnung von Namen zur Bez. von Objekten; in der Medizin z. B. die anat. Nomenklaturen Baseler Nomina Anatomica (BNA, 1895), Jenaer Nomina Anatomica (JNA, 1935), Pariser Nomina Anatomica (PNA, 1955), Tokioer Nomina Anatomica (TNA, 1975), Terminologia* Anatomica (TA, 1998); vgl. Taxonomie.

Nomo-: s. a. Normo-.

Nomo|gramm (gr. νόμος Gesetz; -gramm*) *n*: (engl.) *nomogram*; (statist.) graph. Darstellung eines funkt. Zusammenhangs mehrerer voneinander abhängiger Größen in einem Skalensystem derart, dass mit bekannten od. einfach messbaren Merkmalen unbekannte od. schwierig messbare Merkmale ermittelt werden können, z. B. Bestimmung der Körperoberfläche anhand von Größe u. Gewicht (s. Abb.) od. des Grundumsatzes anhand von Alter, Größe u. Gewicht.

Größe (cm)	Körperoberfläche (m²)	Gewicht (kg)
200	2,8	140
	2,6	
180	2,4	120
	2,2	
	2,0	100
160	1,8	80
	1,6	
140	1,4	60
	1,2	
120		40

Nomogramm: Bestimmung der Körperoberfläche durch lineares Verbinden der bekannten Messwerten für Körperlänge u. -gewicht

nomo|top (↑; gr. τόπος Ort, Stelle): (engl.) *nomotopic*; (kardiol.) Bez. für im Sinusknoten (s. Erregungsleitungssystem) entstehende autonome Erregungen des Herzens; vgl. Ektopie.

Nona|cog alfa *n*: (engl.) *nonacog alfa*; rekombinanter Faktor IX der Blutgerinnung*; **Ind.:** Blutungsprophylaxe od. -therapie bei Hämophilie* B. Vgl. Gerinnungsfaktoren.

Non-disjunction (engl. Nichttrennung): Fehlverteilung homologer Chromosomen* bei der Meiose* (Non-disjunction i. e. S.) u. Mitose* (sog. Non-separation), bei der 2 homologe Chromosomen, die normalerweise zu entgegengesetzten Polen der Kernspindel wandern, zusammenbleiben; in der Meiose entstehen dadurch Keimzellen mit Chromosomenüber- od. -unterzahl (s. Abb.); falls eine Befruchtung stattfindet, weist die Zygote eine Genommutation (Monosomie bzw. Trisomie) auf. **Urs.:** im einzelnen noch ungeklärt; eine Disposition scheint mit zunehmendem Alter gegeben zu sein. Vgl. Turner-Syndrom; Trisomiesyndrome; Chromosomenaberrationen.

Non|fermenter: (engl.) *nonfermenters*; metabolisch inaktive Bakt.; med. bedeutsame Gattungen z. B. Pseudomonas*, Stenotrophomonas*, Burkholderia*; verursachen Nosokomialinfektionen*.

Non-Hodgkin-Lymphom (Thomas H., Pathol., London, 1798–1866; Lymph-*, -om*) *n*: (engl.) *non-*

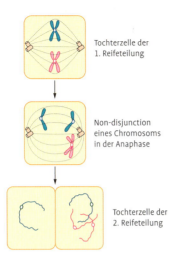

Non-disjunction: schematische Darstellung am Beispiel von 2 nichthomologen Chromosomen; normale Meiose findet bei dem blau dargestellten, Non-disjunction bei dem rot dargestellten Chromosom statt: Eine Tochterzelle der 2. Reifeteilung bleibt diploid in Bezug auf dieses Chromosom, der anderen fehlt es.

Tochterzelle der 1. Reifeteilung

Non-disjunction eines Chromosoms in der Anaphase

Tochterzelle der 2. Reifeteilung

Hodgkin lymphoma; Sammelbez. für maligne Lymphome, die nicht den Hodgkin*-Lymphomen zugerechnet werden; **Häufigkeit:** Inzidenz ca. 13 : 100 000; kontinuierl. jährl. Anstieg der Inzidenzrate mit größter Steigerung bei den über 60-Jährigen; gehäuft in Zus. mit HIV*-Erkrankung beobachtet (v. a. ZNS-Lymphome); **Lok.:** Lymphknoten (nodal), Tonsillen, Milz o. a. Organe; selten primär zerebral (v. a. diffuse großzellige B-Zell-Lymphome, Lok. v. a. supratentoriell frontal, temporal, parietal; vgl. Hirntumoren); **Einteilung:** 1. histol.: B- od. T-Zell-Typ, s. Tab.; 2. klin.: Ann*-Arbor-Klassifikation (Tab. dort); **Sympt.:** Lymphknotenschwellung, evtl. Splenomegalie, in Abhängigkeit von der Lok. Kompression anderer Organe; bereits bei Erstdiagnose oft extranodaler Befall od. leukämische Verlaufsform; **Kompl.:** v. a. interkurrente Infekte u. inf. progredienter Knochenmarkinsuffizienz Anämie u. Blutungen; evtl. maligne Zweiterkrankung (sehr viel seltener als bei Hodgkin-Lymphom); **Diagn.:** Lymphknoten- u. Knochenmarkbiopsie zur histol. u. zytol. Untersuchung; Klassifikation unter Anw. immun. (Zellmarker) u. molekularbiol. Methoden; **Ther.:** in Abhängigkeit von Typ u. Stadium: Polychemotherapie, evtl. Strahlentherapie; **Progn.:** großes Spektrum von langsam progredienten, nicht therapiebedürftigen Erkr. bis hin zu sehr aggressiven, therapeutisch kaum beeinflussbaren u. rasch zum Tode führenden Erkrankungen.

Nonius|seh|schärfe: (engl.) *nonius, Vernier acuity*; Bez. für die Fähigkeit zu unterscheiden, ob 2 gleichgerichtete gerade Linien etwas gegeneinander verschoben sind; normalerweise etwa 3- bis 10-mal besser ausgeprägt als das Minimum* separabile.

Non-Hodgkin-Lymphom
WHO-Klassifikation (2008)

Vorläufer-Neoplasien
  B-lymphoblastische(s) Leukämie/Lymphom
    nicht anderweitig klassifiziert
    mit regelmäßig auftretenden genetischen Abnormalitäten:
      mit t(9;22)(q34;q11.2); BCR-ABL1
      mit t(v;q11.23); MLL rearrangiert
      mit t(12;21)(p13;q22); TEL-AML1 (ETV6-RUNX1)
      mit Hyperdiploidie
      mit Hypodiploidie (hypodiploide ALL)
      mit t(5;14)(q31;q32); IL3-IGH
      mit t(1;19)(q23;p13.3); E2A-PBX1 (TCF3-PBX1)
  T-lymphoblastische(s) Leukämie/Lymphom

reife Neoplasien
  reife (periphere) B-Zell-Neoplasien
    chronische lymphatische Leukämie/kleinzelliges lymphozytisches Lymphom
    B-Zell-Prolymphozytenleukämie
    splenisches B-Zell-Marginalzonen-Lymphom
    Haarzellenleukämie
    splenische(s) (Milz-)B-Zell-Lymphom/Leukämie, unklassifizierbar[1]
      splenisches/kleinzelliges B-Zell-Lymphom der roten Pulpa der Milz[1]
      Haarzellenleukämie-Variante[1]
    lymphoplasmozytisches Lymphom
      Waldenström's Makroglobulinämie
    Schwerkettenkrankheit (Heavy chain disease)
      Schwerkettenkrankheit, α-Typ
      Schwerkettenkrankheit, γ-Typ
      Schwerkettenkrankheit, μ-Typ
    Plasmazellmyelom/Plasmozytom
    solitäres Plasmozytom des Knochens
    extraossäres Plasmozytom
    extranodales Marginalzonen-B-Zell-Lymphom des Mukosa-assoziierten lymphatischen Gewebes (MALT-Lymphom)
    nodales Marginalzonen-B-Zell-Lymphom
      kindliches nodales Marginalzonen-B-Zell-Lymphom[1]
    follikuläre Lymphome
      kindliches follikuläres Lymphom[1]
    primäres, kutanes Follikelzentrums-Lymphom
    Mantelzell-Lymphom
    diffuses großzelliges B-Zell-Lymphom (DGBZL)
      T-Zell-/Histiozyten-reiches großzelliges B-Zell-Lymphom
      primäres DGBZL des ZNS
      primäres kutanes DGBZL des Beines
      EBV-positives DGBZL der Älteren[1]
    DGBZL, mit chronischer Entzündung assoziiert

Fortsetzung nächste Seite

Non-Hodgkin-Lymphom
WHO-Klassifikation (2008)

- lymphomatoide Granulomatose
- primäres mediastinales (thymisches) großzelliges B-Zell-Lymphom
- intravaskuläres großzelliges B-Zell-Lymphom
- ALK-positives großzelliges B-Zell-Lymphom
- plasmoblastisches Lymphom
- großzelliges B-Zell-Lymphom mit Entstehung aus der HHV8-assoziierten multizentrischen Castleman-Erkrankung
- primäres Effusions-Lymphom
- Burkitt-Lymphom
- B-Zell-Lymphom, unklassifizierbar, mit intermediären Charakteristika zwischen diffusem großzelligen B-Zell-Lymphom und Burkitt-Lymphom
- B-Zell-Lymphom, unklassifizierbar, mit intermediären Charakteristika zwischen diffusem großzelligen B-Zell-Lymphom und klassischem Hodgkin-Lymphom

reife T-Zell- und NK-Zell-Neoplasien
- T-Zell-Prolymphozytenleukämie
- T-Zell-Leukämie großer granulärer Lymphozyten
- chronische lymphoproliferative Erkrankung der NK-Zellen[1]
- aggressive NK-Zell-Leukämie
- systemische EBV-positive lymphoproliferative T-Zell-Erkrankung im Kindesalter
- Hydroa vacciniformia-artiges Lymphom
- adulte(s) T-Zell-Leukämie/Lymphom
- extranodales NK/T-Zell-Lymphom, nasaler Typ
- Enteropathie-assoziiertes T-Zell-Lymphom
- hepatosplenes T-Zell-Lymphom
- subkutanes Pannikulitis-artiges T-Zell-Lymphom
- Mycosis fungoides
- Sézary-Syndrom
- primäre kutane CD30-positive lymphoproliferative T-Zell-Erkrankungen:
    - lymphomatoide Papulose
    - primär kutanes anaplastisches großzelliges Lymphom
- primär kutanes Gamma-Delta-T-Zell-Lymphom
- primär kutanes CD8-positives aggressives epidermotropes zytotoxisches T-Zell-Lymphom[1]
- primär kutanes CD4-positives klein/mittelgroßes T-Zell-Lymphom[1]
- peripheres T-Zell-Lymphom, ohne weitere Klassifizierung
- angioimmunoblastisches T-Zell-Lymphom
- anaplastisches großzelliges Lymphom, ALK positiv
- anaplastisches großzelliges Lymphom, ALK negativ[1]

[1] provisorische/vorläufige Lymphomentität; es liegen noch keine ausreichenden Kriterien für eine gesicherte Krankheit vor.

Noniv|amid (INN) *n*: (engl.) *nonivamid*; Rubefaciens; analget. u. durchblutungsfördernd; **Ind.**: Muskel-, Gelenk- u. Nervenschmerzen des rheumatischen Formenkreises; **UAW:** Hautirritationen.

Nonne-Froin-Syn|drom (Max N., Neurol., Hamburg, 1861–1959; Georges F., Arzt, Paris, 1874–1932) *n*: (engl.) *Froin's syndrome*; albumino-zytologische Dissoziation* des xanthochromen u. spontan gerinnenden Liquor cerebrospinalis; **Vork.:** bei Liquorstopp* inf. intraspinaler Raumforderung.

Nonne-Marie-Krankheit (↑; Pierre M., Neurol., Paris, 1853–1940): s. Ataxie, spinozerebellare.

Nonne-Milroy-Syn|drom (↑; William F. M., Int., Omaha, 1855–1942) *n*: s. Lymphödem, hereditäres.

Nonnen|sausen: (engl.) *venous hum*; (franz.) *bruit de diable*, (lat.) *Rumor venosus*; auch Venensausen; auskultator. systolisch-diastolisch kontinuierl., leises, tieffrequentes Geräusch von brausendem Charakter, das in den Jugularvenen u. im Angulus venosus entsteht u. über dem Angulus venosus bei erhöhter Strömungsgeschwindigkeit des Blutes auskultierbar ist; **Vork.:** v. a. Anämie; physiol. bei Kindern als nur im Sitzen od. Stehen hörbares akzidentelles Herzgeräusch*.

Non|oxinol 9 (INN) *n*: (engl.) *nonoxinol 9*; Wirkungssubstanz in lokal angewendeten chem. Kontrazeptionsmitteln; s. Spermizide.

Non-Q-wave-In|farkt (engl. *wave* Welle; *Infarkt**) *m*: (engl.) *non-Q wave infarction*; früher nach der EKG-Veränderung bezeichnete Form des Herzinfarkts* (NSTEMI).

Non-REM-Schlaf: Abk. für (engl.) *non rapid eye movements*; (engl.) *Non-REM sleep*; NREM-Schlaf, orthodoxer Schlaf; die Schlafstadien N1–N3 umfassender Abschnitt des Schlafs*; charakteristisch Vertiefung des Schlafs u. insbes. langsame Delta-Wellen im EEG* (sog. Delta-Schlaf); im Non-REM-Sch. findet wie im REM*-Schlaf durchgängig psych. Aktivität statt. Non-REM-Traumberichte sind selten zu erinnern, zeigen einen deutl. Bezug zu Erlebnissen des vergangenen Tages. Sie sind i. d. R. kürzer u. weniger bizarr als Traumerlebnisse im REM-Schlaf. **Klin. Bedeutung:** Somnambulismus*, Pavor* nocturnus, Bruxismus*; i. R. posttraumatischer Belastungsstörung* können im Non-REM-Schlaf Erinnerungen an das Trauma (Flashbacks*, Alpträume*) auftreten.

Non|rotation (lat. *non* nicht; *rotare* drehen) *f*: (engl.) *nonrotation*; Ausbleiben von normalen Drehungen im Lauf von Organentwicklungen, z. B. des Darms; vgl. Malrotation.

Non-Sekretor (↑; lat. *secernere*, *secretus* trennen) *m*: **1.** s. Sekretorsystem; **2.** non-sekretorisches multiples Myelom*.

Non|sense|mutation (engl. *nonsense* Unsinn; Mutation*) *f*: (engl.) *nonsense mutation*; Mutation*, bei der der Basenaustausch zu einem Terminationscodon (Nonsensecodon) führt, das in den Proteinbiosynthese* den Kettenabbruch bewirkt; führt zu einem verkürzten Genprodukt od. induziert eine selektive Degradation der mRNA, in der sich die Mutation befindet.

Non-stress-Test *m*: Meth. zur Erkennung fetaler Gefährdung durch Beurteilung der fetalen Herz-

schlagfrequenz in Ruhe u. Bewegung (bei gesundem Fetus dann erhöht) mit CTG*.
Non-ulcer-Dys|pepsie (engl. ulcer Geschwür; Dys-*; -pepsie*) *f*: s. Dyspepsie, funktionelle.
no observed effect level (engl.): NOEL*.
Noo|genetik (gr. νόος, νοῦς Verstand, Intellekt, Vernunft; Genetik*) *f*: (engl.) *noogenetics*; bewusste, gezielte Einflussnahme des Menschen auf die Biosphäre, d. h. auf Flora u. Fauna, um den durch die Folgen von Zivilisation u. Industrialisierung gestörten Gleichgewichtszustand wieder zu normalisieren; vgl. Ökologie.
Noonan-Syn|drom (Jacqueline A. N., Kardiol., Iowa, geb. 1921) *n*: syn. XX-Turner-Phänotypus, XY-Turner-Phänotypus; veraltet Pseudo-Turner-Syndrom; komplexes fam. Fehlbildungssyndrom, das klin. dem Turner*-Syndrom weitgehend gleicht u. beide Geschlechter betrifft; vermutlich rel. häufig (Schätzung: 1 : 1000 Lebendgeborene); **Ätiol.**: in einem Drittel der Fälle autosomal-dominant erbl; Mutation im PTPN11-Gen, Genlocus 12q24; **Sympt.**: ähnl. dem Turner-Syndrom mit folgenden Unterschieden: geringer ausgeprägter, nicht obligater Kleinwuchs, häufiger auftretende u. ausgeprägtere angeborene Herzfehler* (insbes. Pulmonalklappen- u. Pulmonalarterienstenose), häufiger leichte geistige Behinderung; bei Jungen Maldescensus* testis od. Hodenaplasie (große Variabilität der Gonadenfunktion), bei Mädchen regelrechte, z. T. verspätete Menarche; multiple Pigmentnävi.
Noo|tropika (gr. νόος, νοῦς Verstand, Intellekt, Vernunft; -trop*) *n pl*: (engl.) *nootropics*; syn. Neurotropika; zu den Antidementiva* gehörende Pharmaka, die die Hirnleistung (i. S. einer Aktivierung gestörter Adaptationsleistungen) bei Demenz* verbessern sollen (Wirksamkeit umstritten); z. B. Piracetam, Nicergolin, Donepezil.
Nor|ad|renalin *n*: (engl.) *noradrenaline*; syn. Norepinephrin (INN), Levarterenol; endogenes Katecholamin*, das als Neurotransmitter* noradrenerger Nerven* an adrenerge Rezeptoren* (überwiegend Alpha- u. Beta-1-Rezeptoren) bindet; **Biosynthese:** in Nebennierenmark u. sympath. Nervensystem als L-Form (im Gegensatz zu Adrenalin* mit unmethylierter Aminogruppe) aus Tyrosin über DOPA u. Dopamin; **Wirkung:** insbes. Zunahme des peripheren Widerstands* u. Blutdrucks*, daher (vgl. Pressosensoren) Herzfrequenzanstieg geringer als durch Adrenalin; Uteruskontraktion; Wirkungen auf glatte Muskulatur von Darm u. Bronchien sowie Stoffwechsel schwächer als von Adrenalin inf. geringerer Affinität zu Beta-2-Rezeptoren; **Ind.:** s. Schock.
nor|adren|erg (Erg-*): (engl.) *noradrenergic*; die Wirkung des Noradrenalins* betreffend.
Nor|amido|pyrin *n*: s. Pyrazolonderivate.
Nor|elgestromin (INN) *n*: (engl.) *norelgestromin*; Gestagen*, aktiver Metabolit von Norgestimat; **Ind.:** hormonale Kontrazeption* (transdermales Pflaster in Komb. mit Ethinylestradiol*); **Kontraind.:** bestehende od. zurückliegende Thrombose (venös od. art.), bestehende Risikofaktoren für eine Thrombose, Schwangerschaft (strenge Indikationsstellung in der Stillzeit); **UAW:** u. a. Brust-

schmerzen, Kopfschmerzen, Reaktionen an der Applikationsstelle, Übelkeit.
Nor|ephedrin *n*: s. Phenylpropanolamin.
Nor|epi|nephrin (INN) *n*: Noradrenalin*.
Nor|ethisteron (INNv) *n*: (engl.) *norethisterone*; syn. Ethinyl-19-nortestosteron, Äthinyl-19-nortestosteron; hochwirksames synthet. Gestagen* zur peroralen Anw.; unterscheidet sich vom Ethinyltestosteron durch Fehlen der Methylgruppe am C19; **Ind.:** zystische Mastopathie, Substitutionstherapie mit Östrogenen, sek. Ovarialinsuffizienz, unregelmäßige Zyklen u. Menstruationsbeschwerden, Gestagentest, dysfunktionelle Blutungen, Endometriose, Endometriumhyperplasie.
Nor|fenefrin (INN) *n*: (engl.) *norfenefrin*; nicht mehr im Handel befindl. Alphasympathomimetikum*; früher angewendet als Antihypotonikum.
Nor|floxacin (INN) *n*: (engl.) *norfloxacin*; Antibiotikum aus der Gruppe I der Fluorchinolone (s. Chinolone).
Norm (lat. norma Richtschnur, Regel) *f*: **1.** (engl.) *norm, standard*; (statist.) anhand einer repräsentativen Stichprobe ermittelter Referenzbereich bzw. -wert, der Schwankungsbreiten (Normvarianten) innerh. der Normgrenzen zulässt; vgl. Referenzbereiche; **2.** im Qualitätsmanagement* i. w. S. normative Vorgabe qualitativer od. quantitativer Art bezüglich der Erfüllung vorausgesetzter od. festgelegter Anforderungen an die Qualität; i. e. S. das Regelwerk von Anforderungen der ISO-9000-Familie; **3.** (soziol.) innerh. eines sozialen Wertesystems vorhandene Regel hinsichtl. erwarteter individueller Verhaltensweisen, bei deren Verletzung u. U. soziale Sanktionen drohen. Vgl. Devianz.
Normal|druck|glaukom (Glaukom*) *n*: (engl.) *low-pressure glaucoma*; glaukomartige Excavatio* disci nervi optici mit entspr. Gesichtsfeldausfall bei scheinbar normalem Augeninnendruck*; **Urs.:** evtl. verminderte Drucktoleranz der Sehnervenpapille mit lokaler Durchblutungsstörung; vgl. Glaukom.
Normal|druck|hydro|zephalus (Hydr-*; -kele*): (engl.) *normal pressure hydrocephalus (NPH)*; früher Hakim-Adams-Syndrom; Erweiterung der Hirnventrikel mit (meist) normalem Liquordruck* u. charakteristischer (aber oft inkompletter) klin. Trias (s. u.); chron. Hydrocephalus internus, meist mit frei kommunizierenden Liquorräumen (Hydrocephalus communicans; s. Hydrozephalus), aber auch bei Verschluss, z. B. Aquäduktstenose; **Pathophysiol.:** Hirndruck* basal normal u. intermittierend erhöht, vermutlich inf. erhöhter Pulsatilität mit erhöhtem transmuralem Druck; evtl. Liquorresorptionsstörung; **Urs.:** **1.** idiopathisch (v. a. ab 60. Lj.; sog. Altershydrozephalus); **2.** sekundär, u. a. nach Subarachnoidalblutung*, Schädelhirntrauma*, Meningitis*, Schlaganfall, Ventrikelblutung; **Klin.:** **1.** Gangstörung* mit kleinschrittigem, klebendem Gangbild bei guter Beweglichkeit der Beine; oft auch extrapyramidale Sympt. (Hypomimie, Bradykinese, Rigor); **2.** kognitives Defizit bis Demenz*; **3.** Harninkontinenz; **Diagn.:** **1.** CT: Seitenventrikelvergrößerung bei i. d. R. fehlender kortikaler Atrophie; frontal betonte, periventrikuläre Hypodensität durch periventrikuläre Liquordiapedese; **2.** MRT: Ventriku-

Normalgewebe, akut reagierendes

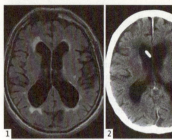

Normaldruckhydrozephalus: 1: Ventrikelerweiterung u. periventrikuläre Signalintensitätssteigerung (MRT, T2 gewichtet); 2: Ventrikelgrößenabnahme nach ventrikuloperitonealer Shuntanlage (CT; Ventrikelkatheter im Vorderhorn sichtbar) [42]

lomegalie, Ausmaß der periventrikulären Signalanhebung in T2-Gewichtung, Ausdünnung des Corpus callosum; 3. Spinal*-tap-Test; ggf. Liquorinfusionstest (kontinuierl. Volumenbelastung des Liquorraums unter Hirndruckmessung* zur Berechnung des bei NPH erhöhten Liquorabflusswiderstandes) u. kontinuierl. Hirndruckmessung (Nachweis der intermittierenden ICP-Erhöhung mit typ. Oszillation); **Ther.:** 1. (konservativ) wiederholte therap. Lumbalpunktion* (keine dauerhafte Wirkung); 2. (operativ) Ventrikeldrainage*, v. a. ventrikuloperitonealer Shunt (s. Abb.; cave: häufig Kompl., z. B. Infektion); evtl. zunächst endoskop. Ventrikulostomie (auch bei fehlendem Passagehindernis; Vorteil: kaum Infektionsrisiko, geringe Unterdruckgefahr; **Progn.:** abhängig von Urs., Ausprägung u. Patientenalter; in hohem Lebensalter od. bei fortgeschrittener Gangstörung, Paraspastik u. Demenz oft nur temporärer Therapieeffekt von Monaten bis wenige Jahre.
Normal|gewebe, akut reagierendes: (engl.) acute reacting normal tissue; Bez. für akute Strahlenfolgen an Geweben u. Organen, z. B. der Haut bzw. den Schleimhäuten (Mundhöhle, Blase) in Form von unterschiedl. ausgeprägter Dermatitis (Grad 1–4) u. Mucositis (Grad 1–4); vgl. Normalgewebe, spät reagierendes; Strahlenschäden.
Normal|gewebe, spät reagierendes: (engl.) late reacting normal tissue; Bez. für chron. Strahlenfolgen an Geweben bzw. Organen wie z. B. Haut (Fibrose), Schleimhaut (Atrophie), Knochen (Osteoradionekrose), Speicheldrüsen (Xerostomie); vgl. Normalgewebe, akut reagierendes; Strahlenschäden.
Normal|gewicht: (engl.) normal weight; Bez. für das unter gesundheitl. Gesichtspunkten angestrebte Körpergewicht*; Beurteilung mit Hilfe von Somatogrammen* u. Body*-mass-Index. Vgl. Sollgewicht.
Normal|lösung: (engl.) normal solution; Lösung, die in einem Liter ein Grammäquivalent einer best. Substanz gelöst enthält.
Normal|serum (Sero-*) n: (engl.) normal serum; Serum mit durchschnittl. Gehalt der physiol. Serumkomponenten, das meist durch Mischen von Blutseren versch. gesunder Blutspender gewonnen

wird; **Verw.:** v. a. als Referenzpräparat in der Labormedizin.
Normal|typ: (engl.) normal position; auch Mittellagetyp, Indifferenztyp; häufigster Lagetyp* des Herzens bei Erwachsenen u. Jugendlichen.
Normal|verteilung: Gauß*-Verteilung.
Normal|werte: s. Referenzbereiche.
Norm|azidität (lat. norma Richtschnur, Regel; Azid-*) f: (engl.) normal acidity; Bez. für normale Säurewerte, z. B. des Magensafts; vgl. Magensaftuntersuchung.
Norm|ergie (↑; Erg-*) f: (engl.) normergy; normale Reaktionen des Immunsystems* auf einen Reiz. Vgl. Allergie; Anergie.
Nor|meta|nephrin n: s. Katecholamine.
Normo|blasten (lat. norma Richtschnur, Regel; Blast-*) m pl: (engl.) normoblasts; kernhaltige Vorstufen der Erythrozyten; s. Erythroblasten.
normo|chrom (↑; Chrom-*): (engl.) normochromic; Bez. für normal anfärbbares Gewebe bzw. normal hämoglobinhaltige Erythrozyten; vgl. Anämie; MCH.
Normo|semie (↑; lat. semen Samen) f: (engl.) normosemia; Bez. für normales Ejakulatvolumen (2–6 ml); s. Spermauntersuchung (Tab. dort).
normo|ton (↑; Ton-*): (engl.) normotensive; syn. normotensiv; von normaler Spannung, normalem Druck (z. B. Blutdruck).
Normo|zoo|spermie (↑; gr. ζῷον Lebewesen; Sperm-*) f: (engl.) normozoospermia; Bez. für normale Spermiendichte im Ejakulat (>20 Mio./ml); vgl. Spermauntersuchung (Tab. dort).
Normo|zyten (↑; Zyt-*) m pl: normale Erythrozyten*.
Noro|virus n: (engl.) Norovirus; früher Norwalk-ähnliches Virus; Genus der Fam. Caliciviridae* mit 3 Genotypen, davon G I u. G II humanpathogen; **Übertragung:** fäkal-oral (z. B. durch kontaminierte Lebensmittel) od. aerogen; Viren werden in hoher Konz. mit Stuhl u. Erbrochenem Infizierter ausgeschieden; **Nachw.:** Virusnachweis aus dem Stuhl durch Elektronenmikroskopie, (serol.) Antigentest; Genomnachweis (PCR); **klin. Bedeutung:** N. ist häufig Urs. nichtbakterieller Durchfallerkrankungen (vgl. Gastroenteritis, infektiöse) bei älteren Kindern u. Erwachsenen, zunehmend auch in Krankenhäusern, Pflegeheimen u. auf Kreuzfahrtschiffen; nach Inkub. von 12–48 Std. kommt es zu abdominalen Krämpfen, Erbrechen u. Diarrhö mit im Allg. unkompliziertem Verlauf über 1–3 Tage.
Nor|pseudo|ephedrin n: (engl.) norpseudoephedrine; syn. D-Norpseudoephedrin, Cathin; (1S,2S)-2-Amino-1-phenylpropanol; Alkaloid des Kats* (unbedeutend für dessen stimulierende Wirkung); Appetitzügler*.
Norrie-Warburg-Syn|drom (Gordon N., Ophth., Kopenhagen, 1855–1941; Mette W., Ophth., Dänemark) n: (engl.) Norrie syndrome; syn. Atrophia bulborum hereditaria; X-chromosomal-rezessiv erbl. Störung (Mikrodeletion auf Xp11.4); **Path.:** gestörte Synthese von Norrin (Muzin-ähnliches Protein); **Sympt.:** nur bei Jungen auftretendes, angeb. Pseudogliom der Retina u. Blindheit (sog. amaurotisches Katzenauge), sich zur Taubheit ent-

Norton-Skala

Kriterium	Punkte			
	4	3	2	1
Bereitschaft zur Kooperation/Motivation	voll	wenig	teilweise	keine
Alter	<10	<30	≤60	>60
Hautzustand	in Ordnung	schuppig, trocken	feucht	Wunden, Allergie, Risse
Zusatzerkrankungen	keine	Abwehrschwäche, Fieber, Diabetes mellitus	Multiple Sklerose, Adipositas	arterielle Verschlusskrankheit
körperlicher Zustand	gut	leidlich	schlecht	sehr schlecht
geistiger Zustand	klar	apathisch, teilnahmslos	verwirrt	stumpfsinnig
Aktivität	geht ohne Hilfe	geht mit Hilfe	rollstuhlbedürftig	bettlägerig
Mobilität	voll	kaum eingeschränkt	sehr eingeschränkt	voll eingeschränkt
Inkontinenz	keine	manchmal	meistens Urin	Urin und Stuhl

Dekubitusrisiko (Punktsumme): niedrig (25–24 Punkte); mittel (23–19 Punkte), hoch (18–14 Punkte), sehr hoch (13–9 Punkte)

wickelnde Schwerhörigkeit, Entwicklungsverzögerungen (geistige Behinderung).
p-Nor|syn|ephrin *n*: Octopamin*.
Northern-Blotting-Methode (engl. blot Fleck) *f*: der Southern*-Blotting-Methode analoges Verf. zum differentiellen Nachw. von RNA*.
Norton-Skala (lat. scalae Treppe, Stufen) *f*: (engl.) *Norton scale*; Punkteskala zur Beurteilung des Risikos eines Dekubitus* bei mobilitätsbeeinträchtigten Pat.; 9 Kategorien werden mit jeweils 1–4 Punkten bewertet (s. Tab.); je höher die ermittelte Punktzahl, umso geringer das Dekubitusrisiko.
Nor|triptylin (INN) *n*: tricyclisches Antidepressivum* mit geringer sedierender Wirkung.
Norum-Krankheit (Kaare N., Ernährungswissenschaftler, Oslo, geb. 1932): (engl.) *Norum disease*; syn. familiärer primärer Lecithin-Cholesterol-Acyltransferase-Mangel (Kurzbez. LCAT-Mangel), familiärer Serumcholesterolestermangel; autosomal-rezessiv erbl. Enzymopathie mit Störung der Fettsäureübertragung von Lecithin auf Cholesterol (Genlocus 16q22.1); **Sympt.**: Hornhauttrübung (Lipidablagerung), normochrome hämolytische Anämie (Targetzellen), Schaumzellen im Knochenmark, häufig Proteinurie; Triglycerid-, Phospholipid- u. Cholesterolspiegel im Serum erhöht, Lysolecithinkonzentration erniedrigt; **Ther.**: cholesterolarme Diät, Bluttransfusion, u. U. Lebertransplantation.
Norwalk-Virus (Virus*) *n*: Norwalk-ähnliches Virus; frühere Bez. für Viren aus dem Genus Norovirus*; benannt nach der Stadt Norwalk im US-Bundesstaat Ohio, wo 1968 bei einem Gastroenteritis-Ausbruch erstmals N. nachgewiesen wurde.
Norwood-Operation (William Imo N., Herzchirurg, Boston) *f*: (engl.) *Norwood procedure*; sog.

N.-O. I; Palliativoperation i. R. des mehrzeitigen op. Vorgehens bei Linksherzhypoplasie*-Syndrom u. ähnl. komplexen angeborenen Herzfehlern* mit hypoplast. Aorta zur Reduktion der pulmonalen Mehrperfusion (Senkung von PAP*) sowie Sicherung der system. (u. koronaren) Perfusion auch ohne offenen Ductus* arteriosus; nachfolgend erfolgt Glenn*-Operation (sog. N.-O. II) u. danach Fontan*-Operation (sog. N.-O. III); **Prinzip**: op. Rekonstruktion der hypoplast. Aorta durch den autogenen Pulmonalarterienhauptstamm (sog. Neo-Aorta); Erweiterung der Aorta ascendens u. des Aortenbogens mit Patch*-Plastik; Entfernung des Vorhofseptums zum stenosefreien Fluss des Lungenvenenblutes in den Körperkreislauf; Anlage eines aortopulmonalen (modifizierte Blalock*-Taussig-Operation) bzw. ventrikulopulmonalen (Sano*-Shunt) Shunts zur Versorgung der an der Bifurkation abgesetzten od. ligierten Pulmonalarterie; alternativ: modifiziert als Hybridverfahren* mit Katheter-gestützter Stent-Einlage in den Ductus arteriosus u. Pulmonalis*-Banding beider Pulmonalarterien beim Neugeborenen, Aortenbogenrekonstruktion u. anschließender Glenn- u. Fontan Operation.
NOS: Abk. für Nitroxid-Synthase; s. Stickstoffmonoxid-Synthasen.
Noscapin (INN) *n*: (engl.) *noscapin*; syn. Narcotin; Opiumalkaloid; **Ind.**: als Antitussivum*; **Kontraind.**: Schwangerschaft 1. Trimenon u. Stillzeit; Divertikulitis, Obstruktion von Cardia, Pylorus od. Duodenum, Komb. mit Monoaminoxidase*-Hemmern, Opiatabhängigkeit.
Noso-: Wortteil mit der Bedeutung Krankheit; von gr. νόσος.

Nosokomial|in|fektionen (gr. νοσοκομεῖον Krankenhaus; Infekt-*) *fpl*: (engl.) *nosocomial infections*; syn. Krankenhausinfektionen; Infektionen mit lokalen od. system. Infektionszeichen als Reaktion auf das Vorhandensein von Err. od. deren Toxine, die in zeitl. Zusammenhang mit einem Krankenhausaufenthalt od. einer ambulanten med. Maßnahme stehen, soweit die Infektion nicht bereits vorher bestand; **exogene** N. entstehen durch Keime aus der Umgebung des Pat., **endogene** N. durch patienteneigene Keime inf. herabgesetzter Abwehrkraft des Patienten. Vgl. Hospitalismus; Nasskeime; Erreger, opportunistische.

Noso|logie (Noso-*; -log*) *f*: (engl.) *nosology*; Krankheitslehre; systematische Einordnung u. Beschreibung der Krankheiten.

Noso|psyllus fasciatus (↑; gr. ψύλλος Floh) *m*: (engl.) *Nosopsyllus fasciatus*; nord. (europäischer) Rattenfloh; s. Flöhe.

Not|algia par|aesthetica (gr. νῶτος Rücken; -algie*) *f*: (engl.) *paraesthetic pain in the back*; neuropathischer Pruritus* des Rückens; **Urs.:** vermutl. Schädigung eines Spinalnerven; meist thorakale Spinalnerven, die in ihrem Verlauf durch die Muskulatur ziehen u. dann im rechten Winkel abknicken zu ihrem kutanen Versorgungsgebiet) durch z. B. mechanische Überbeanspruchung, Verletzung, Herpes-Infektionen od. Sonnenbrand; **Klin.:** Pruritus, Schmerz od. sonstige Missempfindung; sekundär Hyperpigmentierung od. makuläre Amyloidose eines umschriebenen Areals (meist ca. 5 x 5 cm) durch häufiges Kratzen; **DD:** Bandscheibenvorfall* u. a. Wirbelsäulenerkrankungen; **Ther.:** ggf. Capsaicin*-haltige Salben (Kortisonsalbe unwirksam), Lokalanästhetika.

Not|arzt: (engl.) *emergency physician*; auch Rettungsdienstarzt; im Rettungsdienst* tätiger, in der Soforttherapie lebensbedrohl. Zustände bes. qualifizierter Arzt.

NOTES: Abk. für **N**atural **O**rifices **T**ransluminal **E**ndoscopic **S**urgery; Bez. für minimal-invasive bauchchir. Eingriffe über natürl. Körperöffnungen (transvaginal, transrektal, transgastral) zur Cholezystektomie*, Kolonresektion*, Appendektomie*; klin. relevant bisher transvaginal; weitere Zugänge in experimenteller Erprobung.

Not|fall|dienst: (engl.) *emergency service*; syn. ärztlicher Bereitschaftsdienst, ärztlicher Notdienst; Einrichtung zur Sicherstellung der medizinischen Erstversorgung in dringenden Fällen außerhalb der Praxissprechstunden, nachts u. an Sonn- u. Feiertagen; wird von den Kassenärztlichen* Vereinigungen gemeinsam mit den Ärztekammern* der Region organisiert; zur Teilnahme sind nach § 26 der (Muster-)Berufsordnung alle niedergelassenen Ärzte u. nach § 75 Abs. 1 SGB V alle Vertragsärzte* verpflichtet. Vgl. Rettungsdienst.

Not|fall, hyper|tensiver: s. Krise, hypertensive.

Not|fall|medizin *f*: (engl.) *emergency medicine*; Teilgebiet der Medizin, das sich mit dem Erkennen, Behandeln u. Beseitigen vital bedrohl. Situationen i. R. der Erstversorgung von Notfallpatienten (vgl. Notfall, medizinischer) zum Aufrechterhalten bzw. Wiederherstellen der Vitalfunktionen* befasst (präklin. Intensivmedizin*); s. Reanimation.

Not|fall, medizinischer: (engl.) *medical emergency*; akuter, lebensbedrohlicher Zustand durch Störung der Vitalfunktionen* od. Gefahr plötzlich eintretender, irreversibler Organschädigung inf. Trauma, akuter Erkr. od. Intoxikation; **Hilfe im Notfall** (Durchführung von Rettungsmaßnahmen eines in Not geratenen Menschen) ist gemäß § 323 c StGB für jeden gesetzliche Pflicht (vgl. Hilfeleistung, unterlassene); sie umfasst (soweit ohne erhebliche Eigengefährdung nach den Umständen möglich u. zumutbar): Rettung aus der akuten Gefahrenzone (vgl. Rautek-Rettungsgriff), Erste-Hilfe-Maßnahmen wie Lagerung*, vorläufige Wundabdeckung od. Schienung, Blutstillung*, Notruf zwecks Hilfe u. Abtransport, ggf. Reanimation*. Vgl. Rettungsdienst.

Not|fall|operation *f*: s. Operation.

Notfall|psychologie (Psych-*; -log*) *f*: (engl.) *psychological emergency interventions*; ereignisbezogene psychosoziale Interventionsmaßnahmen nach einem Großschadensfall (z. B. Flugzeugabsturz, Industriekatastrophe), die sich an Betroffene u. Einsatzkräfte richten u. individuelle Reaktionsweisen (z. B. Erinnerungsvermeidungswunsch) berücksichtigen, z. B. Beruhigung der psych. u. physiol. Erregung, Behandlung der akuten Belastungsreaktion* u. evtl. psychotherap. Frühintervention. Vgl. Krisenintervention.

Not|gastro|skopie (Gastr-*; -skopie*) *f*: s. Gastroskopie.

Nothnagel-Syn|drom (Hermann N., Neurol., Int., Jena, Wien, 1841–1905) *n*: s. Hirnstammsyndrom (Tab. dort).

No-touch-isolation-Technik (engl. no nicht; isolation Absonderung, Isolierung; touch Berührung) *f*: (engl.) *no-touch isolation technique*; bes. Operationstechnik zur Vermeidung intraoperativer Metastasenverschleppung bei der Entfernung maligner Tumoren; **1.** (ophth.) Vereisen des Tumorareals bei malignem Melanom* der Aderhaut mit einer schlingenartigen Kryode (soll ein Abfließen von Tumorzellen während der Enukleation* des Auges verhindern); **2.** (chir.) in der Abdominalchirurgie als Turnbull-Operation bei kolorektalem Karzinom* mit Ligatur des Darms beidseits des Tumors, stammnaher Ligatur u. Absetzen der Gefäße zur Vermeidung einer Zellverschleppung u. Einhüllung des Tumors in ein ggf. mit zytotox. Spüllösung getränktes Bauchtuch während der op. Präparation.

Novamin|sulfon *n*: s. Pyrazolonderivate.

Noxe (lat. noxa Schaden) *f*: (engl.) *noxa*; Schadstoff, schädigendes Agens, krankheitserregende Ursache.

Nozi|zeption (lat. nocere schaden; capere, captus nehmen, fassen) *f*: (engl.) *nociception*; Wahrnehmung eines Schmerzreizes; s. Schmerz-Sensoren.

Nozi|zeptoren (↑; ↑) *m pl*: Schmerz*-Sensoren.

Np: chem. Symbol für Neptunium*.

NPG: Abk. für Nüchtern-Plasmaglukose(-Konzentration); s. Diabetes mellitus.

NPH: Abk. für (engl.) *normal pressure hydrocephalus*; s. Normaldruckhydrozephalus.

NPH-Insulin *n*: Kurzbez. für Neutral-Protamin-Hagedorn-Insulin; s. Isophan-Insulin.

NPL: Abk. für Neoplasma; Tumor, Neubildung, Geschwulst, wobei meist ein maligner Tumor gemeint ist.

NPN: 1. Abk. für (engl.) nonprotein nitrogen (Nichteiweißstickstoff); Reststickstoff*; 2. Abk. für Nitroprussidnatrium*.

NRS: Abk. für numerische Ratingskala*.

NRTI: Abk. für (engl.) nucleoside-analoge reverse transcriptase inhibitors; s. Reverse-Transkriptase-Inhibitoren, nukleosidische.

NSAID: Abk. für (engl.) nonsteroidal antiinflammatory drugs; nichtsteroidale Antiphlogistika*.

NSAR: Abk. für nichtsteroidale Antirheumatika; nichtsteroidale Antiphlogistika*.

NSCLC: Abk. für (engl.) non-small-cell lung cancer; s. Bronchialkarzinom.

NSE: Abk. für neuronenspezifische Enolase*.

NSF: Abk. für nephrogene systemische Fibrose*.

NSIP: Abk. für nichtspezifische interstitielle Pneumonie; s. Lungenkrankheit, interstitielle (Tab. dort).

NSMRI: Abk. für (engl.) non selective monoamine reuptake inhibitors; nichtselektive Monoamin-Rückaufnahme-Inhibitoren; s. Antidepressiva.

NSTEMI: Abk. für (engl.) non-ST-segment elevation myocardial infarction; Nicht-ST-Hebungs-Infarkt; s. Akutes Koronarsyndrom; Herzinfarkt.

NT: Abk. für Nackentransparenz; s. Nackenödem.

NT-proBNP: Abk. für (engl.) N-terminal pro-brain natriuretic peptide; s. Peptide, kardiale natriuretische.

NtRTI: Abk. für (engl.) nucleotide-analoge reverse transcriptase inhibitors; s. Reverse-Transkriptase-Inhibitoren, nukleotidische.

Nubecula (lat. Wölkchen) *f*: 1. (engl.) nubecula; Hornhauttrübung leichtesten Grades durch Hornhautnarbe*; 2. wolkige Trübung im unteren Teil stehenden Harns durch Phosphate, Muzine, Epithelien der Harnwege.

Nucha (lat.) *f*: Nacken.

Nuck-Di|vertikel (Anton N., Anat., Leiden, 1650–1692) *n*: (engl.) Nuck's diverticulum; mit dem Lig. teres uteri in Verbindung stehendes kleines Bauchfelldivertikel (Reste des Processus vaginalis peritonei); mögl. Ausgangspunkt einer Hernie* od. Zyste (Hydrocele* feminae).

Nucl-: auch Nukl-; Wortteil mit der Bedeutung Kern, Zellkern; von lat. nucleus.

Nuclei anteriores thalami (↑) *m pl*: (engl.) anterior nuclei of thalamus; Kerne des Thalamus*: Nucleus anterodorsalis, anteroventralis u. anteromedialis; wichtige Relaisstationen des limbischen Systems*; projizieren triebhafte u. affektive Impulse zum Gyrus cinguli.

Nuclei colliculi inferioris (↑) *m pl*: (engl.) nuclei of inferior colliculus; Kerne im unteren Paar der Vierhügel; vgl. Hörbahn.

Nuclei corporis geniculati mediales (↑) *m pl*: (engl.) medial geniculate nuclei; Nervenzellgruppen im Corpus geniculatum med.; vgl. Hörbahn.

Nuclei corporis trapezoidei (↑) *m pl*: (engl.) nuclei of trapezoid body; Kerne im Corpus trapezoideum; s. Hörbahn.

Nuclei dorsales thalami (↑) *m pl*: (engl.) dorsal nuclei of thalamus; Oberbegriff für Nuclei pulvinares (Pulvinar); die Pulvinarkerne sind Assoziationskerne der subkortikalen Sehrinde u. haben Verbindungen zum Frontal-, Parietal- u. Okzipitallappen, zum Nucleus reticularis thalami u. zum Putamen.

Nuclei intra|laminares thalami (↑) *m pl*: (engl.) intralaminar nuclei of thalamus; in die Marklamellen des Thalamus* eingestreute Nervenzellgruppen mit den Anteilen centralis lat. u. med., centromedianus, paracentralis, parafascicularis.

Nuclei nervi cranialis (↑) *m pl*: (engl.) nuclei of cranial nerves; Kerne der Hirnnerven*.

Nuclei olivares inferiores (↑) *m pl*: (engl.) inferior olivary complex; Kerne unter der Olive der Medulla oblongata mit Verbindungen zum Rückenmark u. Kleinhirn.

Nuclei peri|hypo|glossales (↑) *m pl*: Roller-Kerne; im Myelencephalon liegende Kerngruppe, gebildet von Nucleus subhypoglossalis, Nucleus intercalatus u. Nucleus prepositus.

Nuclei pontis (↑) *m pl*: (engl.) pontine nuclei; Kerngruppen im basalen Bereich der Pons*; Schaltstationen der Großhirn-Brücken-Kleinhirn-Bahnen.

Nuclei tegmentales (↑) *m pl*: (engl.) tegmental nuclei; in die Formatio* reticularis eingestreute Kerngruppen im Bereich des Tegmentum mesencephali.

Nuclei tuberales laterales (↑) *m pl*: (engl.) lateral tuberal nuclei; im Diencephalon (Tuber cinereum) gelegene Kerne mit neurokriner Funktion; s. Neurosekretion.

Nuclei ventrales laterales thalami (↑) *m*: s. Nuclei ventrales thalami.

Nuclei ventrales mediales thalami (↑) *m*: s. Nuclei ventrales thalami.

Nuclei ventrales thalami (↑) *m pl*: (engl.) ventral nuclei of thalamus; Kerngruppen des Thalamus*; 1. hintere u. mittlere Kerngruppen der N. v. th.: Schaltstationen für sensible u. sensorische Bahnen aus der Peripherie, die als Tractus thalamocorticalis zur Rinde des Gyrus postcentralis fortgesetzt werden; 2. vordere Kerngruppen des N. v. th.: erhalten Erregungen vom Pallidum, Kleinhirn, Nucleus interstitialis, die an die motorische Rinde weitergegeben werden.

Nuclei vestibulares (↑) *m pl*: (engl.) vestibular nuclei; die 4 Endkerne des Nervus vestibularis (s. Nervus vestibulochochlearis) im Boden der Fossa rhomboidea mit Verbindungen zu Rückenmark, Cerebellum, Fasciculus longitudinalis med.; Nucleus vestibularis medialis (Schwalbe-Kern), Nucleus vestibularis lateralis (Deiters-Kern, Ursprung des Tractus vestibulospinalis), Nucleus vestibularis superior (Bechterew-Kern), Nucleus vestibularis inferior (Roller-Kern).

Nucleolus (Dim. ↑) *m*: (engl.) nucleolus; sog. Kernkörperchen; morphol. charakterisiertes Gebilde im Zellkern ohne Membranabgrenzung, das auch in der Ruhephase (durch Färbung; s. Heterochromatin) zu erkennen ist; enthält meist hochrepetitive DNA-Sequenzen (vgl. Geschlechtschromatin) u. N.-RNA (ribosomale RNA bzw. deren Vorstufen, sog. pre-rRNA). Der N. wird als Entstehungsort der ribosomalen RNA u. der Untereinheiten der Ribosomen* angesehen. Die Anzahl der N. ist für best. Zellarten typisch (z. B. Blutstammzellen). Während der Mitose* verschwinden die N. vollständig u. entstehen in den Tochterkernen neu.

Nucleus (↑; pl Nuclei) *m*: **1.** (engl.) *nucleus*; Nervenkern; Ansammlung von Nervenzellen* im ZNS; **2.** s. Zellkern.

Nucleus ambiguus (↑) *m*: (engl.) *nucleus ambiguus*; Ursprungskern für den IX., X. u. kranialen Teil des XI. Hirnnervs in der Medulla oblongata.

Nucleus arcuatus (↑) *m pl*: (engl.) *arcuate nucleus*; in der Medulla oblongata unter der Oberfläche der Pyramide; Ursprung der Fibrae arcuatae externae zum Kleinhirn.

Nucleus caudatus (↑) *m*: (engl.) *caudate nucleus*; dem Telencephalon* angehörender langgestreckter Kern; gehört zu den Basalganglien*, Kerngebiet des extrapyramidalen Systems*; *Anat.*: der Kopfteil (Caput) bildet die Seitenwand des Vorderhorns des Seitenventrikels, der mittlere Abschnitt (Corpus) liegt dem Thalamus an, der Schweif (Cauda) biegt nach unten u. vorn um u. begleitet das Unterhorn des Seitenventrikels; bildet zusammen mit dem Putamen das Corpus* striatum.

Nucleus centro|medianus thalami (↑) *m*: (engl.) *centromedian nucleus of thalamus*; Kern in der inneren Marklamelle des Thalamus mit Verbindungen zum Corpus striatum, den umgebenden Thalamuskernen u. zum Globus pallidus.

Nucleus cochlearis anterior, posterior (↑) *m pl*: (engl.) *anterior cochlear nucleus*; Endkerne des N. cochlearis des VIII. Hirnnervs im Boden der Rautengrube; vgl. Hörbahn.

Nucleus cuneatus (↑) *m*: (engl.) *cuneate nucleus*; Burdach-Kern; Kern des Fasciculus cuneatus in der Medulla oblongata; vgl. Hinterstrang.

Nucleus dentatus (↑) *m*: (engl.) *dentate nucleus*; lateral im Marklager des Cerebellums* gelegener Kern.

Nucleus dorsalis nervi vagi (↑) *m*: s. Nucleus nervi vagi.

Nucleus emboli|formis (↑) *m*: (engl.) *emboliform nucleus*; Pfropfkern; vor dem Hilum des N. dentatus im Marklager des Cerebellums* gelegene Nervenzellgruppe.

Nucleus fastigii (↑) *m*: (engl.) *fastigial nucleus*; medial im Marklager des Cerebellums* gelegener Kern.

Nucleus globosus (↑) *m*: (engl.) *globose nucleus*; medial des N. dentatus gelegener Kern im Marklager des Cerebellums*.

Nucleus gracilis (↑) *m*: (engl.) *gracile nucleus*; Goll-Kern; Kern des Fasciculus gracilis in der Medulla oblongata; vgl. Hinterstrang.

Nucleus habenularis lateralis, medialis (↑) *m*: (engl.) *lateral habenular nucleus*; Kerngruppe im Trigonum habenulare der Habenula*.

Nucleus inter|calatus (↑) *m*: (engl.) *intercalated perihypoglossal nucleus*; Staderini-Kern; Kerngruppe unbekannter Funktion zwischen Nucleus nervi hypoglossi u. Nucleus dorsalis nervi vagi.

Nucleus inter|medio|lateralis medullae spinalis (↑) *m*: (engl.) *intermediolateral nucleus of lateral spinal horn*; Nervenzellgruppe im Seitenhorn des Rückenmarks* (C 8–L 3); Beginn des 1. Neurons des Sympathikus*.

Nucleus inter|medio|medialis medullae spinalis (↑) *m*: (engl.) *intermediomedial nucleus of spinal cord*; Nervenzellgruppe zwischen Vorderhorn u. Hinterhorn des Rückenmarks*.

Nucleus inter|stitialis (↑) *m*: (engl.) *interstitial nucleus*; in der Formatio* reticularis des Mesencephalons gelegener Kern; erhält Fasern von den Nuclei vestibulares, vom Globus pallidum u. vom Stratum griseum colliculi superioris; aus ihm entspringt ein Teil der Fasern des Fasciculus* longitudinalis medialis.

Nucleus lateralis posterior (↑) *m*: s. Nuclei ventrales thalami.

Nucleus lemnisci lateralis (↑) *m*: (engl.) *nucleus of lateral lemniscus*; in den Verlauf des Lemniscus* lateralis eingestreute Ganglienzellen in Höhe der Pons.

Nucleus lenti|formis (↑) *m*: (engl.) *lentiform nucleus*; Linsenkern; besteht aus dem lateral gelegenen (telenzephalen) Putamen* u. dem medial gelegenen (dienzephalen) Globus* pallidus; Kerngebiet des extrapyramidalen Systems*.

Nucleus mes|encephalicus nervi tri|gemini (↑) *m*: (engl.) *mesencephalic nucleus of trigeminal nerve*; Kern des Nervus* trigeminus im Tegmentum mesencephali.

Nucleus nervi ab|ducentis (↑) *m*: (engl.) *nucleus of abducens nerve*; Kern des Nervus* abducens im Boden der Rautengrube.

Nucleus nervi ac|cessorii (↑) *m*: (engl.) *nucleus of accessory nerve*; Kern des Nervus* accessorius; umfasst den kaudalen Teil des Nucleus ambiguus u. der Columna ant. des Rückenmarks.

Nucleus nervi facialis (↑) *m*: (engl.) *motor nucleus of facial nerve*; Ursprungskern des Nervus* facialis im Boden der Rautengrube.

Nucleus nervi hypo|glossi (↑) *m*: (engl.) *nucleus of hypoglossal nerve*; Ursprungskern des Nervus* hypoglossus im Boden der Rautengrube.

Nucleus nervi oculo|motorii: (engl.) *nucleus of oculomotor nerve*; Sammelbez. für die Kerne des Nervus* oculomotorius im Mesencephalon, ventral des Aqueductus mesencephali (motorisch), Nuclei accessorii, Nuclei viscerales Edinger-Westphal (parasympathisch).

Nucleus nervi trochlearis (↑) *m*: (engl.) *nucleus of trochlear nerve*; Ursprungskern des Nervus* trochlearis im Mesencephalon, ventral des Aqueductus mesencephali in Höhe des unteren Paares der Vierhügel.

Nucleus nervi vagi (↑) *m*: (engl.) *nucleus of vagus nerve*; Sammelbez. für die Kerne des Nervus* vagus (X. Hirnnerv) in der Medulla oblongata: Nucleus ambiguus (motorisch), Nucleus dorsalis nervi vagi (parasympathisch), Nucleus solitarius (sensorisch).

Nucleus originis (↑) *m*: (engl.) *nucleus of origin*; Ursprungskern; Nucleus mit efferenten (motorischen od. sekretorischen) Fasern in der Peripherie, z. B. Nucleus* nervi facialis; vgl. Nucleus terminationis.

Nucleus para|ventricularis (↑) *m*: (engl.) *paraventricular nucleus*; vegetatives Kerngebiet im Diencephalon; vgl. Neurosekretion.

Nucleus pulposus (↑) *m*: (engl.) *nucleus pulposus of intervertebral disc*; innerster, strukturloser Gallertkern einer Bandscheibe*, aus Resten der Chorda dorsalis (Mesenchym*) bestehend. Die hohe Mukopolysaccharid-(MPS-)Konzentration bedingt ein hohes Wasserbindungsvermögen (Wasserkissenfunktion des N. p.). Mit zunehmendem Lebensalter sinkt die MPS-Konz. u. damit die Elastizität

der Zwischenwirbelscheibe (degen. Erscheinungen wie Bandscheibenvorfall*).
Nucleus-pulposus-Pro|laps (↑; Prolaps*) *m*: s. Bandscheibenvorfall.
Nucleus reticularis thalami (↑) *m*: (engl.) *reticular nucleus of thalamus*; dünne, durch kreuzende Fasern aufgelockerte graue Schicht an der Außenfläche des Thalamus*.
Nucleus ruber (↑) *m*: (engl.) *red nucleus*; Kern im Tegmentum mesencephali; Teil des extrapyramidalen Systems*.
Nucleus-ruber-Syn|drom (↑) *n*: s. Hirnstammsyndrome (Tab. dort).
Nucleus salivatorius superior (↑) *m*: (engl.) *superior salivatory nucleus*; sog. Speichelkern; Kern im Boden der Rautengrube; enthält die Wurzelzellen für die parasympath. Fasern des Nervus intermedius (s. Nervus facialis).
Nucleus sub|thalamicus (↑): (engl.) *nucleus subthalamicus, Luys' body*; Luys-Körper; zum extrapyramidalen System* gehörender Kern im Diencephalon; bei Schädigung kommt es zum Ballismus*.
Nucleus supra|chiasmaticus (↑) *m*: (engl.) *nucleus suprachiasmaticus*; Abk. SCN; Kerngebiet im ventralen Hypothalamus* unter dem 3. Ventrikel über dem namensgebenden Chiasma opticum; enthält 2 phot. Eingänge, eine direkte Projektion von der Retina über den retinohypothalam. Trakt (Abk. RHT), eine indirekte Projektion vom Corpus geniculatum laterale über den geniculohypothalam. Trakt (Abk. GHT) sowie eine serotonerge Projektion vom Nucleus raphe; **Einteilung: 1.** ventrolateraler Bereich: Neurotransmitter VIP* u. Neuropeptid* Y; hier enden viele Axone anderer Gehirnareale sowie die direkte phot. Projektion von der Retina; **2.** dorsomedialer Bereich: große Anzahl von Vasopressin-Neuronen; von hier ziehen Axone zu versch. anderen Arealen des Hypothalamus*; **Funktion:** steuert Vielzahl von Körperfunktionen, z. B. Schlaf-Wach-Rhythmus, Körpertemperatur, Melatonin-Sekretion u. Aktivität; maßgebl. für zirkadianen Rhythmus von Säugetieren.
Nucleus supra|opticus (↑) *m*: (engl.) *supra-optic nucleus*; vegetatives Kerngebiet im Hypothalamus*; s. Neurosekretion.
Nucleus terminationis (↑) *m pl*: (engl.) *terminal nucleus*; Endkerne der sensorischen Nerven.
Nucleus ventralis anterior thalami (↑) *m*: s. Nuclei ventrales thalami.
Nucleus ventralis posterior thalami (↑) *m*: s. Nuclei ventrales thalami.
Nucleus vestibularis medialis (↑) *m*: s. Nuclei vestibulares.
Nüchtern|glukose, abnorme *f*: (engl.) *impaired fasting glucose* (*Abk. IFG*); labordiagn. definiertes (präklin.) Stadium zwischen physiol. Glukosestoffwechsel u. Diabetes* mellitus; Form der pathol. Glukosetoleranz mit erhöhtem kardiovaskulären Risiko; **Diagn.:** oraler Glukosetoleranztest* (Tab. dort); **klin. Bedeutung:** Bestandteil des metabolischen Syndroms*, assoziiert mit einem deutlich erhöhten kardiovaskulären Risiko. Vgl. Glukosetoleranz, gestörte.
Nüchtern|schmerz: (engl.) *hunger pain*; Hungerschmerz, der bei Ulcus* duodeni mehrere Std. nach der letzten Mahlzeit auftritt; häufig nachts.

Nüchtern|wert: (engl.) *fasting value*; Bez. für das Ergebnis einer Laboruntersuchung nach 12-stündiger Nahrungskarenz des Patienten.
Nuhn-Drüse (Anton N., Anat., Heidelberg, 1814–1889): (engl.) *Nuhn's gland*; syn. Blandin-Drüse; Glandula* lingualis anterior.
Nuklear|medizin (Nucl-*) *f*: (engl.) *nuclear medicine*; med. Fachgebiet, das sich mit der diagn. u. therap. Anwendung offener, d. h. am Stoffwechsel teilnehmender, meist kurzlebiger Radionuklide* befasst; **Anw.: 1.** diagn.: **a)** (in vivo) s. Szintigraphie, Emissionscomputertomographie (SPECT, PET); vereinzelt mit der Szintillationsmesssonde (s. Szintillationszähler); Messen der Radioaktivität von Körperausscheidungen (z. B. Schilling*-Test); **b)** (in vitro) v. a. Verf. der Radioimmunologie (z. B. Radio*-Immunoassay zur Bestimmung der Schilddrüsenhormonkonz. in einer Blutprobe); **2.** therap.: s. Radionuklidtherapie. Im Gegensatz zur therap. Nuklearmedizin, in der offene Radionuklide angewendet werden, werden in der Strahlentherapie* u. a. gekapselte radioaktive Substanzen, sog. Seeds in den Körper eingebracht (z. B. ^{125}Iod-Seeds zur lokalen Ther. des Prostatakarzinoms od. Gold* Seeds), die an keinerlei Stoffwechselfunktionen des Körpers teilnehmen.
Nukleasen *f pl*: (engl.) *nucleases*; Phosphodiesterasen*, die Nukleinsäuren* zw. Nukleotiden* an der 3′- od. an der 5′-Stellung ihrer 3′,5′-Phosphodiesterbindung hydrolysieren; **Einteilung** nach: **1.** Angriffspunkt: Exonukleasen spalten vom 3′- od. 5′-Ende her u. Endonukleasen innerh. des Einzel- od. Doppelstrangs; **2.** Substratspezifität: **a)** Ribonukleasen spalten RNA u. Desoxyribonukleasen DNA; **b)** hochspezif. bzgl. der Basensequenz (s. Restriktion, Restriktionsenzyme); **c)** doppel- od. einzelsträngige Nukleinsäure spaltende N.; **3.** Form der Schnittstelle nach Hydrolyse eines Doppelstrangs: glatter (engl. *blunt ends*) od. versetzter Schnitt (engl. *sticky ends*); **Vork.** u. **Funktion:** z. B. in Schlangengiften, in Milz u. Pankreas (Abbau der in der Nahrung enthaltenen Nukleinsäuren), in Mikroorganismen, wo sie der Phagenabwehr dienen; hochspezif. N. sind an der Reduplikation* der DNA, ihrer Reparatursysteme* u. an der mRNA*-Reifung beteiligt. Viren* haben spezif. N. für Maturation, Integration u. Desintegration aus dem Wirtgenom. **Anw.:** in der Gentechnologie z. B. zur DNA*-Klonierung.
Nuklein|säuren: (engl.) *nucleic acids*; unverzweigte Polymere von Nukleotiden*, die über Phosphodiesterbindungen linear od. ringförmig miteinander verknüpft sind; **Einteilung: 1.** Desoxyribonukleinsäuren (DNA*); **2.** Ribonukleinsäuren (RNA*); **3.** chromosomale N. (Chromosomen*); **4.** extrachromosomale N. (Plasmide*, mitochondriales Genom*). Vgl. Material, genetisches.
Nuklein|säurenachweis, viraler: (engl.) *nucleic acid testing* (*Abk. NAT*); Sammelbez. für Methoden des spezif. Nukleinsäurenachweises zur Diagn. viraler Infektionen; NAT umfasst Meth. der Zielsequenzamplifikation (PCR*), nukleinsäuresequenzbasierter Amplifikation (*nucleic acid sequence-based amplification*, Abk. NASBA) u. der Signalamplifikation (*branched DNA*, Abk. bDNA; *hybrid capture*, Abk. HC). Quantitative Verfahren dienen der

Messung der sog. Viruslast* z. B. bei der antiretroviralen Therapie. Cave: falsch positive Ergebnisse aufgrund Kontamination.

Nuklein|säure|bestand|teile, seltene: (engl.) *minor nucleic acid components*; rel. seltene Basen od. Nukleoside*, die durch enzymat. Modifikation an der intakten Polynukleotidkette der Nukleinsäuren* entstanden sind; **Einteilung: 1. natürliche s. N.:** ca. 40 speciesspezif. Modifikationen* sind bekannt; Bildung z. B. durch Methylierung der Pentose od. Base mit Adenosylmethionin (z. B. 2-O-Methyluridin u. 5-Methyluridin), Acetylierung mit Acetyl-CoA (Acetylcytidin, 5-Acetyluridin), Glykosylierung mit UDPG (5-Glykosylhydroxymethylcytosin), Reduktion (5,6-Didehydrouridin), Reaktion mit Cystein (2-Thiouridin) u. Spaltung einer CC-Brücke (Pseudouridin); **2. künstliche s. N.:** entstehen durch Alkylanzien*, da diese v. a. am N7-Atom von Guanin alkylieren; **Vork.:** in pro- u. eukaryot. sowie viraler DNA* u. RNA* (v. a. methylierte s. N.), einzelsträngigen Bereichen der tRNA*; erhöhte Ausscheidung im Harn bei malignen Neubildungen.

Nukleoid *n*: (engl.) *nucleoid*; Kernäquivalent der Prokaryoten, bei dem das Genom nicht von einer Kernmembran umgeben ist; analog zum Zellkern* der Eukaryoten enthält das Nukleoid neben der DNA auch RNA u. Proteine.

Nukleo|kapsid (Nucl-*; lat. capsa Kapsel, Behälter) *n*: (engl.) *nucleocapsid*; Virus-Nukleinsäure, die mit zellulären Histonen (z. B. bei Papovaviridae) od. viralen Proteinen (z. B. bei Para- u. Orthomyxoviridae, Herpesviridae, Adenoviridae) Komplexe bildet; vgl. Kapsid, Viren.

Nukleonen (Nucl-*) *n pl*: (engl.) *nucleons*; Bausteine des Atomkerns, d. h. Protonen* u. Neutronen*.

Nukleonen|zahl (): (engl.) *nucleon number*; früher Massenzahl; Formelzeichen A; Anzahl der Nukleonen* (Protonen, charakterisiert durch Kernladungszahl Z, plus Neutronen n) im Atomkern (A = Z + n); Einheit: 1; Angabe der Nukleonenzahl eines Isotops links oben am Atomsymbol, z. B. für das Kohlenstoffisotop mit 12 Nukleonen (6 Protonen u. 6 Neutronen) ^{12}C.

Nukleo|plasma (↑; -plasma*) *n*: Karyoplasma*.

Nukleo|proteine (↑; Prot-*) *n pl*: (engl.) *nucleoproteins*; Bez. für Komplexe aus Nukleinsäuren* u. Proteinen, z. B. Ribosomen*, Nukleosom*, Spleißosom* od. Partikel zum Transport von mRNA*.

Nukleosid|analoga *n pl*: (engl.) *nucleoside analogues*; strukturähnliche Verbindungen der Nukleoside*; hemmen kompetitiv die DNA-Synthese u. wirken dadurch als Virostatika* (z. B. Aciclovir, Ganciclovir, Didanosin, Ribavirin, Entecavir, Zidovudin) od. Zytostatika* (z. B. Gemcitabin); vgl. Basenanaloga; Reverse-Transkriptase-Inhibitoren, nukleosidische.

Nukleosidasen *f pl*: (engl.) *nucleosidases*; Glykosidasen*, die N-glykosid. Bindungen in Nukleinsäuren* spalten, so dass Pyrimidin- u./od. Purinbasen frei werden. Vgl. Nukleasen.

Nukleoside *n pl*: (engl.) *nucleosides*; β-N-glykosidisch mit der Pentose D-Ribose od. D-Desoxyribose verknüpfte Purinbasen* od. Pyrimidinbasen*; vgl. Nukleotide.

Nukleosid|phosphate *n pl*: Nukleotide*.

Nukleo|som (Nucl-*; Soma*) *n*: (engl.) *nucleosome*; sich wiederholende morphol. Grundeinheit des Chromatins* aus ca. 146 DNA-Basenpaaren, die sich in etwa 1,8 Windungen um ein Oktamer aus Histonen* (je 2 der Histone H2a, H2b, H3 u. H4) wickeln; durch Bindung von H1 zw. 2 N. (Internukleosomen-DNA) entsteht eine Nukleosomenkette, die sich spulenförmig aufwickelt u. eine ca. 30 nm dicke Faser, ein **Solenoid**, bildet. Weitere, bisher unbekannte Kondensationsvorgänge unter Beteiligung der nukleären Matrix führen zur Bildung von höheren Strukturen bis hin zu Chromosomen.

Nukleotid|analoga *n pl*: (engl.) *nucleotide analogues*; strukturähnliche Verbindungen der Nukleotide*; hemmen kompetitiv die DNA-Synthese u. wirken dadurch als Virostatika* (z. B. Adefovirdipivoxil, Tenofovirdisoproxil); vgl. Basenanaloga; Reverse-Transkriptase-Inhibitoren, nukleotidische.

Nukleotidasen *f pl*: (engl.) *nucleotidases*; Hydrolasen*, die Nukleotide* in Nukleoside u. Phosphat spalten.

Nukleotide *n pl*: (engl.) *nucleotides*; syn. Nukleosidphosphate; Phosphorsäureester der Nukleoside*; **Einteilung:** Ribonukleotide* u. Desoxyribonukleotide*; s. Tab.; **biochem. Bedeutung:** 5′-N. fungieren als Bausteine für Nukleinsäuren* u. Substrate in Biosynthesen; 5′-Nukleosidtriphosphate sind Energielieferanten (da die Phosphatreste durch sehr energiereiche Bindungen verknüpft sind) u. übertragen als Coenzyme Phosphatreste (z. B. auf Glukose) sowie andere Gruppen (z. B. auf Cobalamin*). Vgl. Pyrimidinbasen; Purinbasen; Reduplikation; Transkription.

Nukleo|tomie (Nucl-*; -tom*) *f*: (engl.) *nucleotomy*; Bandscheibenoperation, Diskotomie*; op. (Teil-)Entfernung des Nucleus* pulposus (Diskektomie) zur Entlastung komprimierten Nervengewebes (Dekompression von Rückenmark, Nervenwurzeln, Cauda equina) ohne Ersatz, mit Implantation einer Bandscheibenprothese od. eines Bandscheibenersatzes od. mit anschl. Wirbelkörperfusion durch Knochenspan bzw. Titan- od. Carbonfaserimplantat (s. Cage); **Verf.:** endoskop. od. mikrochir.; 1. Mikrodiskektomie (erste Wahl; Erfolgsrate ca. 90 %); mit vergleichbarer Invasivität auch transflaväre endoskop.; Zugang von dorsal (durch Lig. flavum); 1. Fensterung, interlaminär) od. bei extraforaminalem Bandscheibenvorfall* (Prolaps) lateral; 2. minimal-invasiv endoskop. N. von lateral (in Lokalanästhesie) bei intra- u. extraforaminalem (sequestriertem) Prolaps u. Foraminoplastie bei Foramenstenose; Erfolgsrate niedriger als bei Mikrodiskektomie bzw. transflavärer N.; 3. s. Nukleotomie, perkutane; 4. ggf. zusätzl. dynam. transpedikuläre Fixation (selten bei primärer Bandscheiben-Op.); **Ind.: 1. absolut:** Bandscheibenvorfall* mit Kaudasyndrom*, Querschnittsläsion* od. progredientere sensibler m. motor. Wurzelparese (drohender Wurzeltod); **2. relativ:** akuter Bandscheibenvorfall (Sequestration) mit therapieresistenten starken Schmerzen od. chron.-rezidiv. (bzw. nach 3–4 Wochen konservativer Therapie persistierendem) Wurzelkompressionssyndrom*; **Kompl.:** in <10 % (ggf. Reoperation erforderl.) postoperativ weiter bestehende bzw. erneute Be-

Nukleotide

Purinbase		R^1 = H Nukleosid oder Desoxynukleosid	Pyrimidinbase		R^1 = H Nukleosid oder Desoxynukleosid
R_2 = H R_6 = NH_2	Adenin	Adenosin Desoxyadenosin	R_4 = OH R_5 = H	Uracil	Uridin Desoxyuridin
R_2 = NH_2 R_6 = OH	Guanin	Guanosin Desoxyguanosin	R_4 = NH_2 R_5 = H	Cytosin	Cytidin Desoxycytidin
R_2 = H R_6 = OH	Hypoxanthin	Inosin (Desoxyinosin)	R_4 = OH R_5 = CH_3	Thymin	Ribothymidin Thymidin[1]

Nukleotide	R^1 = Ⓟ		R^1 = Ⓟ~Ⓟ		R^1 = Ⓟ~Ⓟ~Ⓟ	
	Adenosin Guanosin Inosin Uridin Cytidin Thymidin	mono-phosphat	Adenosin Guanosin Inosin Uridin Cytidin Thymidin	di-phosphat	Adenosin Guanosin Inosin Uridin Cytidin Thymidin	tri-phosphat

[1] Der Zucker bei Thymidin ist 2′-Desoxyribose.

schwerden (Rezidivrate 5–7 %); in 1–2 % Postdiskotomiesyndrom*, in ca. 1 % asept. Spondylodiszitis* (heilt meist folgenlos aus). Vgl. Chemonukleolyse.
Nukleo|tomie, per|kutane (↑; -tom*) *f*: (engl.) *percutaneous nucleotomy*; chir. Entfernung (bzw. Schrumpfung) von degeneriertem Bandscheibenmaterial von dorsolateral (meist im Bereich der LWS) durch perkutanen Punktionszugang (meist in Lokalanästhesie) unter CT-Kontrolle (od. röntg. mit C*-Bogen; i.d.R. mit Diskographie*); niedrigere Erfolgsrate (70–80 %) als Mikrodiskektomie (s. Nukleotomie); **Prinzip:** Absaugen nach mechan. Zerkleinern (z. B. endoskop. Saug-Stanz-Kanüle od. mit Wasserstrahl) bzw. Koagulation (Elektro-, Laserkoagulation); vgl. Chemonukleolyse; **Ind.:** symptomat. Bandscheibenvorfall* (mobile Protrusion); **Kontraind.:** raumfordernd in den Spinalkanal sequestrierter Bandscheibenvorfall, ausgeprägte Ausfallserscheinungen u. Kaudasyndrom, knöcherne Spinalkanalstenose.
Nukleus (↑) *m*: Kern; (anat.) Nucleus*.
Nuklid (↑) *n*: (engl.) *nuclide*; Atomart, deren Kern durch eine best. Protonen- u. Neutronenzahl gekennzeichnet ist; ein N. wird daher eindeutig durch die Angabe der Kernladungszahl Z (Protonenzahl) u. der Massenzahl A (Protonen- u. Neutronenzahl) charakterisiert (z. B. $^{131}_{53}$I). Es existieren ca. 340 natürl. vorkommende N., von denen ca. 270 stabil sind, u. ca. 1500 künstl. erzeugte. N. mit gleicher Kernladungszahl* aber unterschiedl. Nukleonenzahl* werden als Isotope* des jeweiligen chem. Elements* bezeichnet. Je nach der Zusammensetzung des Kerns kann ein N. stabil od. instabil sein. Instabile N. (Radionuklide*) zerfallen unter Emission ionisierender Strahlung* spontan in andere stabile od. instabile N.; sog. metastabile (angeregte) N. gehen unter Emission von Gammastrahlung* in ihren Grundzustand über. Vgl. Radioaktivität.
Null$_h$: s. Bombay-Blutgruppe.
Null|diät (gr. δίαιτα Lebensweise, Lebensunterhalt) *f*: (engl.) *calorie-free diet*; Hungerkur mit lang andauerndem vollständigem Fasten, bei der nur Flüssigkeit, Elektrolyte u. Vitamine zugeführt werden; **Ziel:** Abbau von Übergewicht, Stoffwechselausgleich; cave: bei lang andauernden Fastenkuren wird nicht nur Depotfett, sondern auch Körpereiweiß abgebaut; ernährungsphysiol. nicht empfehlenswert; darf nur unter klin. Überwachung durchgeführt werden.
Null|durchgang: (engl.) *zero crossing*; Überschneiden von Basalfrequenz* u. Oszillationen* der

Herzfrequenz im CTG*; die Anzahl der N. sollte über 6/min liegen. Vgl. CTG-Score.

Nulli|para (lat. n<u>u</u>llus kein; p<u>a</u>rere gebären) *f*: (engl.) *nullipara*; Bez. für eine Frau, die nicht geboren hat.

Null|punkt, absol<u>u</u>ter: (engl.) *absolute zero*; Temperatur, bei der in Materie keine Wärmebewegung mehr vorhanden ist u. die deshalb (entspr. thermodynam. Gesetze) nicht unterschritten werden kann. Die auf den a. N. bezogene Temp. wird als absolute od. thermodynam. Temperatur (T) bez. u. in Kelvin* (K) gemessen; a. N.: −273,15 °C = 0 K.

Number Needed to Harm: Abk. NNH; Anzahl der Behandlungsvorgänge, die statistisch notwendig sind, um bei einem Patienten einen (Nebenwirkungs-, Komplikations-)Schaden zu verursachen; vgl. Number Needed to Treat.

Number Needed to Treat: Abk. NNT; Anzahl der Personen, die über einen zu bestimmenden Zeitraum behandelt werden müssen, um ein Ereignis zu verhindern, das mit der Kontrollbehandlung (meist Placebo*) eintritt; wichtiger Indikator für medizinische Studien, z. B. zur Wirksamkeit von Arzneimitteln. Vgl. Number Needed to Harm.

nummul<u>a</u>ris (lat. n<u>u</u>mmus Münze): münzenförmig, rund.

Nuss|gelenk: s. Gelenk.

Nuss|knacker|ösophagus (Ösophagus*) *m*: (engl.) *nut cracker oesophagus*; syn. hyperkontraktiler Ösophagus; primäre Motilitätsstörung des tubulären Ösophagus mit propulsiven, verlängerten Kontraktionen mit hoher Amplitude (>180 mmHg); **Klin.:** retrosternaler Schmerz, Dysphagie; **Diagn.:** 24-Stunden-Langzeitmanometrie, evtl. radiol. (Ösophagusbreischluck); **Ther.:** Calcium-Antagonisten, Molsidomin, Nitrate; ggf. Myotomie. Vgl. Ösophagusachalasie.

Nutriti<u>on</u> (lat. nutr<u>i</u>re ernähren) *f*: Ernährung.

N<u>u</u>x (lat.) *f*: Nuss; z. B. Nux vomica (Brechnuss); vgl. Strychnin.

nvCJD: Abk. für (engl.) *new variant Creutzfeldt-Jakob disease*; s. Creutzfeldt-Jakob-Krankheit.

NVP: Abk. für Nevira<u>pin</u>*.

NW: Abk. für Nebenwirkung*.

Nygaard-Brown-Syn|drom (Kaarl K. N.; George E. B., Arzt, Rochester, 1883–1935) *n*: (engl.) *Nygaard-Brown syndrome*; essentielle art. Thrombophilie mit Wadenschmerz, intermittierendem Hinken u. art. Thrombosen in den Beinen, später auch in Bauch- u. Beckengefäßen (Hämaturie).

NYHA: Abk. für (engl.) *New York Heart Association*; s. Herzinsuffizienz.

Nykt|al|opie (gr. νύξ, νυκτός Nacht; ἀλαός blind; Op-*) *f*: (engl.) *nyctalopia*; eingeschränkte Sehfähigkeit in der Dämmerung u. im Dunkeln; **Urs.:** meist vererbter teilweiser od. völliger Ausfall des Stäbchensehens; **Vork.:** als stationäre (Oguchi*-Syndrom) u. progressive (z. B. Retinopathia* pigmentosa) Form; auch bei tapetoretinaler Degeneration der Netzhaut, Vitamin-A-Mangel, ausgedehnten Narben in der Netzhautperipherie; vgl. Adaptometer; Elektroretinographie; Hemeralopie.

Nykt|urie (↑; Ur-*) *f*: (engl.) *nocturia*; vermehrte nächtl. Miktion; häufiges Sympt. bei Herzinsuffizienz* (Ödeme* werden nachts ausgeschwemmt), Blasenentleerungsstörung durch Prostatahyperplasie mit Restharnbildung od. fortgeschrittener Niereninsuffizienz* mit Isosthenurie u. Polyurie.

Nystagmo|graph<u>ie</u> (Nystagmus*; -graphie*) *f*: s. Elektronystagmographie.

Nyst<u>a</u>gmus (gr. νυστάζειν schläfrig blinzeln) *m*: (engl.) *nystagmus*; sog. Augenzittern; unwillkürliche, rhythmische, okulare Oszillationen; als **Rucknystagmus** mit langsamer u. die Richtung des N. bezeichnender schneller Phase od. als **Pendelnystagmus** mit gleich schnellen Augenbewegungen in beiden Richtungen (s. Abb.); **Formen: I.** physiol. od. experimentell ausgelöster N.: **1.** optokinetischer N.: durch Bewegung großflächiger opt. Reize ausgelöster Rucknystagmus, z. B. als sog. Eisenbahnnystagmus; **2.** vestibulärer N.: a) Drehnystagmus: Rucknystagmus inf. mechan. Reizung des Labyrinths durch Drehbeschleunigung; während der Drehung N. in Drehrichtung (perrotatorisch), nach Beendigung der Drehung in Gegenrichtung (postrotatorisch); pathol. bei Seitendifferenz (z. B. vestibuläre Tonusdifferenz*); b) thermischer (kalor.) N. nach thermischer Reizung des Labyrinths; **3.** Zervikalnystagmus bei Drehung der Halswirbelsäule; **4.** audiokinetischer N. bei bewegten Schallquellen; **5.** arthrokinetischer N. bei passiven Arm- od. Beinbewegungen; **6.** Endstellnystagmus als seitengleicher, erschöpflicher Blickrichtungsnystagmus bei max. Blickwendung nach lateral (>40°); **II. pathologischer N.: 1.** Blickrichtungsnystagmus: Rucknystagmus, der bei Blick in eine best. Richtung auftritt u. Ausdruck einer toxischen od. läsionalen Störung der willkürl. Blickhaltung in Hirnstamm bzw. Kleinhirn ist; Sonderformen: a) blickparetischer N. bei (konjugierter) Blicklähmung*; b) dissoziierter N., der beide Augen unterschiedl. stark od. nur das abduzierende Auge betrifft; Vork. i. R. einer internukleären Ophthalmoplegie*; c) Rebound-N.: N. der nach Refixation aus längerer lateraler Halteposition in die Gegenrichtung schlägt; **2.** vestibulärer Spontannystagmus: horizontaler Rucknystagmus (mit rotatorischer Komponente) zur Gegenseite des peripher-vestibulären Ausfalls in Primärposition inf. einer Imbalance des Vestibulartonus; bei Blick in die Richtung des N. verstärkt, durch Fixation gehemmt; Sonderform: Kopfschüttelnystagmus: durch Kopfschütteln provozierter, durch Fixation hemmbarer N.; Urs.: peripher-vestibuläre Läsion, zentral-vestibuläre Tonusdifferenz; **3.** Lagenystagmus: N. in Abhängigkeit von der Kopflage; Vork.

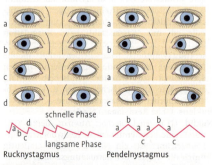

Nystagmus

v. a. bei zentral-vestibulären Läsionen im Hirnstamm od. Kleinhirn, Intoxikationen, Menière*-Krankheit, Labyrinthfistel; **4.** Lagerungsnystagmus: durch Lagerungsmanöver (Hallpike*-Test) ausgelöster, mit wenigen Sek. Latenz einsetzender u. innerh. einer Min. abklingender N., als Begleiterscheinung des benignen paroxysmalen Lagerungsschwindels (s. Schwindel); **5.** Down-beat-N.: Spontannystagmus mit Schlagrichtung nach unten meist zus. mit Oszillopsie u. Ataxie; Vork. bei bilateralen Läsionen des Lobus flocculonodularis des Kleinhirns, z. B. durch Hirntumoren*, Intoxikationen, in Komb. mit Arnold*-Chiari-Syndrom, auch bei Hirnstammläsionen; **6.** Up-beat-N. mit Schlagrichtung nach oben; Spontannystagmus bei Hirnstammsyndromen (Läsionen des pontomesenzephalen od. pontomedullären Übergangs); **7.** period. alternierender N.: horizontaler Rucknystagmus in Mittelstellung mit period. Wechsel der Schlagrichtung; **8.** kongenitaler N.: durch Fixation aktivierter, horizontal schlagender N., zwischen Ruck- u. Pendelnystagmus wechselnd, durch Konvergenz u. in best. Blickposition (sog. Nullpunkt) gehemmt; ohne Schwindel od. Oszillopsie auftretend; Urs.: hereditär, angeb. Erkr. des visuellen Systems, okulokutaner Albinismus*; auch als latenter, erst bei monokularer Fixation auftretender N.; **9.** muskelparetischer N. bei Augenmuskellähmung*; **10.** erworbener Pendelnystagmus mit horizontaler, vertikaler u. rotator. Komponente, oft als elliptischer N. (mit elliptischen Bewegungen der Bulbi); z. T. monokular; Vork. z. B. bei Amblyopie*, Multipler* Sklerose, Hirnstammschädigung, Whipple*-Krankheit; **11.** Spasmus nutans: dissoziierter, intermittierender, vorwiegend horizontaler Pendelnystagmus mit tremorartigem Kopfwackeln u. okulärem Schiefhals; Auftreten vom 4. Mon. bis zum 3. Lj.; unklare Ätiol., spontane Rückbildung; **12.** Schaukelnystagmus (See-saw-Nystagmus): Ruck- od. Pendelnystagmus mit gegenläufiger rhythm. Abweichung der Bulbi um den Horizontalmeridian u. zusätzlicher Torsion zum jeweils unten stehenden Bulbus; Urs.: meist rostrale Hirnstammschädigung od. prasselläre Prozesse; **13.** Konvergenz-Retraktionsnystagmus: (sehr seltene) Konvergenz u. ruckartige Retraktion der Bulbi durch simultane Kontraktion aller Augenmuskeln; Urs.: aquäduktnahe Mittelhirnläsion; **Nystagmusprüfung:** s. Frenzel-Brille; Elektronystagmographie; Gleichgewichtsprüfungen.

Nystagmus veli palatini (↑) *m*: Gaumensegelnystagmus*.

Nystatin (INN) *n*: (engl.) nystatine; Antimykotikum* aus der Gruppe der Polyene (Polyen-Makrolakton aus Streptomyces noursei); **Wirkungsmechanismus:** fungizid durch Beeinflussung der Integrität der Zytoplasmamembran der Pilze durch direkte Wechselwirkung mit Ergosterol; **Ind.:** Pilzinfektionen (z. B. Candida albicans, Aspergillus fungatus) an Haut, Schleimhäuten u. Darm, Harnblasenspülung; **Anw.:** top., oral; **UAW:** sehr selten; bei oraler Anw. hoher Dosen Erbrechen, Diarrhö; bei top. Anw. Kontaktdermatitis.

NZN: Abk. für Nävuszellnävus; s. Nävus, melanozytärer.

O

O: chem. Symbol für Sauerstoff*.
O₂: chem. Symbol für molekularen Sauerstoff*.
O₃: chem. Symbol für Ozon*.
OAB: Abk. für (engl.) *overactive bladder;* s. Blase, überaktive.
OAE: Abk. für otoakustische Emissionen*.
O-Ag|glutination (Agglutination*) *f*: (engl.) *O agglutination;* körnige Agglutination* des somatischen Antigens gramnegativer Bakterien (O*-Antigen) unter der Einwirkung von spezif. O-Agglutininen; vgl. Salmonella; Widal-Reaktion.
O-Anti|gen (Antigen*) *n*: (engl.) *O antigen;* Abk. O-Ag; syn. Körperantigen; in der äußeren Zellmembran gramnegativer Bakt. lokalisiertes Antigen*, das thermostabil (resistent gegen 100 °C für 1–2 Std.) ist u. mit spezif. Antikörpern körnig agglutiniert; biochem. die Polysaccharidkomponente (O-Seitenkette) der Lipopolysaccharide*. Vgl. H-Antigen; R-Antigen; M-Antigen; Kauffmann-White-Schema.
Oat-cell-Karzinom (engl. oat Hafer; cell Zelle; Karz-*; -om*) *n*: (engl.) *oat cell carcinoma;* kleinzelliges Bronchialkarzinom*.
OATS: Abk. für (engl.) *osteochondral autograft transfer system;* autogene Knorpel-Knochen-Transplantation; Verf. des Knorpelersatzes* mit einzeitigem, offen chir. od. arthroskop. Transfer einzelner od. multipler (Mosaikplastik) osteochondraler Zylinder in einen umschriebenen Knorpeldefekt in Press-fit-Technik; Entnahme aus nicht belasteten Gelenkflächen.
OAT-Syn|drom *n*: Kurzbez. für Oligo-Astheno-Teratozoospermie-Syndrom; (engl.) *OAT syndrome;* häufigste Fertilitätsstörung beim Mann mit gleichzeitigem Vork. verminderter Dichte, erniedrigter Motilität u. erhöhter Fehlformenrate der Spermien; **Ther.:** evtl. Gonadotropine*. Vgl. Spermauntersuchung; Sterilität.
o. B.: (engl.) *wnl (within normal limits);* Abk. für ohne (pathol.) Befund.
Ob|duktion (lat. obducere vorführen) *f*: Sektion*.
Ob|duration (lat. obdurare hart sein) *f*: (engl.) *induration;* Verhärtung.
O-Bein: s. Genu varum.
Ober|arm: (engl.) *upper arm;* (anat.) Brachium.
Ober|arm|fraktur (Fraktur*) *f*: s. Humerusfraktur.
Ober|arm|knochen: Humerus*.
Ober|bauch: (anat.) Epigastrium*.
Ober|bauch|quer|schnitt: s. Schnittführung (Abb. dort).
Ober|bauch|syn|drom *n*: (engl.) *epigastric syndrome;* Sympt., die auf die Erkr. eines Organs im Oberbauch (Magen, Duodenum, Gallenblase, Gallenwege, Pankreas, Colon, Dünndarm) hinweisen; Beschwerden, die eine deutl. Abhängigkeit von der Nahrungsaufnahme zeigen (Spätschmerz, Schmerz mit Tagesrhythmus), gehen meist vom **Magen** od. **Duodenum** aus (v. a. bei Ulcus* ventriculi, Ulcus* duodeni); Schmerzen im mittleren od. re. Oberbauch mit Ausstrahlung in das re. Schulterblatt über Stunden bis zu 2–3 Tagen (nicht selten mit Übelkeit u. Brechreiz) sprechen für einen pathol. Prozess im Bereich der **Gallenwege**; Krampf od. Schmerz hoch im li. Oberbauch od. hinter dem Schwertfortsatz, oft verbunden mit Luftaufstoßen, Magensaftrückfluss, Ösophagusbrennen u. Regurgitieren von Speisen, sowie nächtl. Angina* pectoris ähnl. Anfälle weisen auf eine **Hiatushernie** hin; Oberbauchbeschwerden, die vor dem Stuhlgang auftreten u. nach der Darmentleerung verschwinden, treten v. a. bei Erkr. des **Colons** auf; wehenartige Krampfschmerzen um den Nabel sind ein Hinweis auf einen **Dünndarmileus**, insbes. wenn der Krampf während 10–20 Sek. äußerst intensiv auftritt, dann unter gurgelnden Geräuschen für einige Min. nachlässt u. erneut innerh. weniger Sek. wiederkehrt.
Ober|flächen|an|ästhesie (Anästhesie*) *f*: (engl.) *surface anesthesia;* Form der Lokalanästhesie* mit Blockade sensibler Nervenfasern der (Schleim-)Haut per diffusionem durch Applikation von Lokalanästhetika* (Oberflächenanästhetika*) direkt auf das zu anästhesierende Areal; **Ind.:** u. a. zur Ausschaltung des Würgreflexes vor fiberopt. Wachintubation (s. Narkose), Bronchoskopie od. Gastroskopie sowie zur schmerzfreien Punktion* der Haut (EMLA®-Pflaster) z. B. bei Kindern.
Ober|flächen|an|ästhetika (↑) *n pl*: (engl.) *surface anesthetics;* Lokalanästhetika* zur Oberflächenanästhesie*; **Einteilung: 1.** u. a. topische Anw.: Lidocain; **2.** ausschließl. topische Anw.: Tetracain, Benzocain; ausschließl. am Auge: Oxybuprocain, Proxymetacain.
Ober|flächen|dosis (Dosis*) *f*: (engl.) *skin dose;* Abk. D₀, früher OD; v. a. in der Strahlentherapie verwendete Bez. für eine Dosis, die sich aus der Einfalldosis* der Primärstrahlung u. der aus der Tiefe des bestrahlten Objekts bzw. Pat. zurückgestrahlten Streustrahlung* zusammensetzt.
Ober|flächen|karzinom (Karz-*; -om*) *n*: präinvasives Karzinom; s. Carcinoma in situ.
Ober|flächen|kultur (lat. cultura Züchtung) *f*: (engl.) *surface culture;* Wachstum von Mikroorga-

Oberflächenladung

nismen an der Oberfläche flüssiger od. fester Nährmedien; vgl. Submerskultur.
Ober|flächen|ladung: s. Ladung.
Ober|flächen|sensibilität f: s. Exterozeption.
Ober|flächen|spannung: (engl.) *surface tension*; (physik.) die an einer Grenzfläche (z. B. Zellmembran*) wirkende mechan. Spannung, die bestrebt ist, die Oberfläche zu verkleinern; kann als Energie pro Fläche definiert werden; abgeleitete SI-Einheit: Newton/m, Joule/m².
Ober|flächen|therapie f: (engl.) *superficial radiotherapy*; Bestrahlungstechnik der konventionellen Röntgentherapie* bei Lok. des Krankheitsherdes auf der Haut od. nur wenige mm in bzw. unter der Haut; um einen raschen Abfall der Dosis im Gewebe hinter dem Herd zu erreichen, wird eine weiche Strahlung angewendet; Verringerung des Fokus-Haut-Abstands auf 10 cm u. mehr hat ebenfalls einen raschen Dosisabfall zur Folge. Vgl. Kontaktbestrahlung.
Ober|haut: (anat.) Epidermis*.
Ober|kiefer|em|pyem (Empyem*) n: (engl.) *maxillary empyema*; eitrige Kieferhöhlenentzündung. Vgl. Sinusitis.
Ober|kiefer|fraktur (Fraktur*) f: s. Kieferfrakturen.
Ober|kiefer|höhle: Sinus* maxillaris.
Ober|kiefer|knochen: Maxilla*.
Ober|kiefer|osteo|tomie (Ost-*; -tom*) f: (engl.) *maxillary osteotomy*; Korrekturosteotomie* mit Vor- od. Rückverlagerung (auch Seitenverlagerung) des zahntragenden Oberkiefers im Verhältnis zum Unterkiefer; Durchführung oft zus. mit Unterkieferosteotomie* (bimaxilläre Osteotomie); Schnittführung bei totaler Osteotomie des Oberkiefers meist in der Ebene der LeFort-Oberkieferfrakturlinie I od. bei segmentaler Osteotomie des Oberkiefers in einem anterioren od. posterioren Abschnitt des Alveolarkamms.
Ober|kiefer|zyste (Kyst-*) f: s. Kieferzyste.
Ober|lippen|spalte, mediane: (engl.) *median cleft lip*; seltene Form einer angeb. Lippenspalte* mit Defekt im mittleren Teil der Oberlippe (fehlendes Lippenrot bis Substanzverlust) aufgrund fehlender Verschmelzung beider medialer Nasenwülste; **Vork.:** z. B. bei Holoprosenzephalie*.
Ober|schenkel: (engl.) *thigh*; Regio femoris anterior, posterior (s. Abb.).
Ober|schenkel|fraktur (Fraktur*) f: (engl.) *fracture of the femur*; Fraktur* im Bereich des Femurs; **Formen: 1.** Femurkopffraktur (syn. Kopfkalottenfraktur, Pipkin-Fraktur): selten, meist in Komb. mit einer Hüftluxation, z. B. bei dashboard* injury; Einteilung nach Pipkin (I–IV) unter Berücksichtigung der Frakturlokalisarion u. Begleitverletzung von Acetabulum* od. Schenkelhals: Typ I: Kalottenfraktur unterhalb der Fovea capitis femoris (außerhalb der Belastungszone), Typ II: wie Typ I mit Beteiligung der Fovea capitis femoris, Typ III: Typ I od. II mit Schenkelhalsfraktur, Typ IV: Typ I od. II mit Acetabulumfraktur; Diagn.: Nativ-Rö., CT (s. Abb. 1); Ther.: Hüftreposition, je nach Ausdehnung u. Lokalisation offene Revision mit Refixation od. Entfernung von osteochondralen Kopffragmenten u. Osteosynthese; **2.** Schenkelhalsfraktur*; **3.** pertrochantäre O.: proximale O., bei der die Frakturlinie durch Trochanter ma-

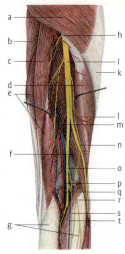

Oberschenkel: Regio femoris posterior: a: M. gluteus maximus; b: M. adductor magnus; c: M. semitendinosus; d: M. biceps femoris, Caput longum; e: M. semimembranosus; f: M. biceps femoris, Caput breve; g: M. gastrocnemius, Caput mediale u. Caput laterale; h: A. perforans I; i: N. ischiadicus; k: Tractus iliotibialis; l: A. perforans III; m: Hiatus adductorius; n: N. peroneus communis; o: N. tibialis; p: V. poplitea; q: A. poplitea; r: N. cutaneus surae lateralis; s: N. cutaneus surae medialis; t: V. saphena parva [159]

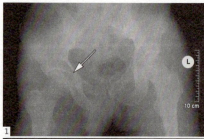

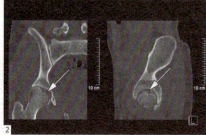

Oberschenkelfraktur Abb. 1: Femurkopffraktur; 1: Röntgenaufnahme a.-p.; 2: CT-Rekonstruktion koronar u. sagittal [88]

jor u./od. minor zieht, häufig bei alten Pat. (Sturz auf die Hüfte), auch i. R. von Hochrasanztraumen; Einteilung nach AO in stabile u. instabile Fraktu-

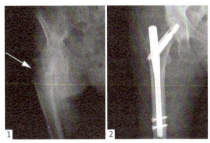

Oberschenkelfraktur Abb. 2: 1: pertrochantäre O.; 2: Versorgung mit Marknagel mit Gelenkkomponente (Intrasysnagel) [88]

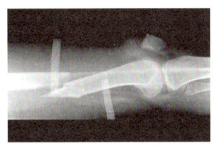

Oberschenkelfraktur Abb. 3: Femurschaftfraktur; Aufnahme aus dem Schockraum mit Überlagerung durch markiertes Verbandmaterial u. röntgendichte Verunreinigungen der Weichteilverletzung [1]

ren; Klin.: Beckenschmerz, Bein aussenrotiert u. verkürzt; Ther.: Osteosynthese, z. B. mit dynamische Hüftschraube, Gamma-Nagel (s. Abb. 2) mit Hüftkomponente, Winkelplatte; **4.** subtrochantäre O.: instabile Fraktur; op. Versorgung notwendig inf. muskelzugbedingter Dislokation des prox. Fragments nach medial-ventral; **5.** Femurschaftfraktur (s. Abb. 3): op. Versorgung (Mark- u. Verriegelungsnagelung; s. Marknagelung, Abb. dort), seltener Plattenosteosynthese od. Fixateur externe), bei Kindern dynam. Markraumschienung; **6.** distale O. (suprakondyläre O. u. Kondylenfraktur): Rekonstruktion der Gelenkflächen u. Osteosynthese (z. B. Löffelplatte, Kondylenplatte, DCS, winkelstabiler Plattenfixateur interne), frühzeitige Mobilisation (z. B. durch CPM) zur Prophylaxe von Bewegungseinschränkungen.

Ober|schenkel|kopf: (engl.) *femoral head*; (anat.) Caput femoris.

Oberst-An|ästhesie (Maximilian O., Chir., Halle, 1849–1925; Anästhesie*) *f*: (engl.) *Oberst's method*; Form der peripheren Leitungsanästhesie* an Finger od. Zehe; **Prinzip:** Injektion von Lokalanästhetikum* (ohne vasokonstriktor. Zusatz) in Höhe der Interdigitalfalte der Grundphalanx zur Blockade der 2 dorsalen u. plantaren bzw. palmaren digitalen Nerven.

Ober|töne: (engl.) *overtones*; Töne, deren Frequenzen meist ganzzahlige Vielfache einer Grundschwingung (eines Grundtons) sind; zus. mit dem Grundton als Klang* bezeichnet; bei exakt ganzzahligen Vielfachen der Grundschwingung spricht man von harmonischen Obertönen.

Ob|esität (lat. *obesitas* Wohlbeleibtheit) *f*: syn. Obesitas; Adipositas*.

Obex (lat. Querbalken) *m*: querverlaufendes Markblatt am unteren Ende des Daches der Fossa rhomboidea (Rautengrubendach); Ende des Sulcus medianus post. der Medulla oblongata, am Übergang des 4. Ventrikels in den Zentralkanal; **klin. Bedeutung:** u. a. neurochir. Orientierungspunkt bei Traktotomie*.

Obid|oxim|chlorid (INN) *n*: (engl.) *obidoxime chloride*; Antidot bei Intoxikationen mit Insektiziden u. a. Organophosphaten sowie Kampfstoffen (Tabun, Sarin, Vx); s. Cholinesterasereaktivatoren.

Objektivität *f*: (engl.) *objectivity*; (statist.) Gütekriterium für Testverfahren, das beschreibt, in welchem Umfang die Ergebnisse durch die Person des Untersuchenden verändert werden; vgl. Reliabilität.

Objekt|träger: (engl.) *microscope slide*; Glasplatte, auf der Objekte (z. B. hämat., histol. od. mikrobiol. Präparate) mikroskop. zu betrachten sind; auch zur Durchführung von Objektträgertests; vgl. Deckglas.

Objekt|träger|kultur (lat. *cultura* Züchtung) *f*: s. Mikrokultur.

Ob|liquität (lat. *obliquitas* schiefe Richtung, Winkel) *f*: s. Asynklitismus.

Obliquus-superior-Myo|kymie (lat. *obliquus* schräg; superior*; My-*; gr. κῦμα Welle) *f*: (engl.) *superior oblique myokymia*; durch Spontanentladungen einzelner, den M. obliquus superior versorgender Nervenfasern hervorgerufenes, intermittierend auftretendes, vertikales u. rotatorisches Augenzittern (subjektives Bildwackeln); **Urs.:** unklar, meist spontane Rückbildung.

ob|literans (lat. *oblinere*, *oblitus* ausstreichen): verschließend.

Ob|literation (↑) *f*: (engl.) *obliteration*; Verschluss (od. Verödung) einer Körperhöhle, eines Gefäßes od. eines Ausführungsgangs, angeb. als Atresie*.

Ob|literatio peri|cardii (↑; Peri-*; Kard-*) *f*: s. Concretio pericardii.

Ob|longata|syn|drome (oblongus*) *n pl*: s. Hirnstammsyndrome (Tab. dort).

ob|longus (lat.): länglich.

Ob|session (lat. *obsessio* Besetztsein) *f*: s. Zwangsgedanken.

ob|solet (lat. *obsoletus* abgenutzt): (engl.) *obsolete*; überholt, veraltet, ungebräuchlich.

Ob|stipation (lat. *ob* dagegen; *stipare* stopfen) *f*: (engl.) *constipation*; syn. Konstipation, Obstructio alvi, Retentio alvi, Stuhlverstopfung; subjektiv inadäquate Stuhlentleerungen mit erniedrigter Stuhlfrequenz, (<3 pro Woche), Stuhlmasse (<35 g/d), Stuhlkonsistenz (Stuhlwassergehalt <70 %) u./od. erforderl. starkem Pressen bei der Defäkation; **Ätiol.:** funkt. od. org.; **1.** (meist) verlangsamter Kolontransit: verlängerte gastrointestinale Transitzeit (>5 Tage); Vork.: idiopath. (v. a. Frauen, hohes Lebensalter), Immobilität, ballaststoffarme Ernährung, Dehydratation, i. R. von endokrin., metabol. od. neurol. Störungen bzw. Erkr. mit gastrointestinaler Motilitätsstörung (Diabetes mellitus, Hypothyreose, Hypoparathyroidismus,

obstipus

> **Obstipation**
> Diagnostische Kriterien der funktionellen Obstipation (Rom-III-Kriterien, 2006)
>
> starkes Pressen bei Defäkation
>
> klumpiger oder harter Stuhl
>
> subjektiv unvollständige Entleerung
>
> subjektiv anorektale Obstruktion bzw. Blockierung
>
> manuelle Manöver zur Erleichterung der Defäkation (z. B. digitale Ausräumung, Unterstützen des Beckenbodens)
>
> <3 Stühle pro Woche
>
> Funktionelle Obstipation liegt vor, wenn während der letzten 3 Monate (Symptombeginn vor mindestens 6 Monaten) mindestens 2 der oben aufgeführten Kriterien für mindestens 25 % der Defäkationen zutreffen, ohne Laxanzien kein (bzw. selten) weicher, ungeformter Stuhl entleert wurde und die diagnostischen Rom-III-Kriterien für ein Reizdarmsyndrom* (Tab. dort) nicht erfüllt werden.

Hyperkalzämie, Hypokaliämie, Multiple* Sklerose, Parkinson*-Syndrom, Schlaganfall, progressive system. Sklerodermie u. a.), Schwangerschaft od. pharmak. bedingt (Anticholinergika, Neuroleptika, Antidepressiva, Calcium-Antagonisten, Opiate, Diuretika, Calciumpräparate); **2.** org. rektoanale Obstruktion: Stenose durch Tumor, Entzündung (z. B. Divertikulitis), Narbe, Rektumprolaps, Rektozele, kongenitales Megakolon u. a.; **Diagn.:** anamnest. u. klin. mit Abklärung der Urs.; Rom-III-Kriterien der funkt. O. (fehlende org. Urs.): s. Tab.; **Ther.:** je nach Ätiol., z. B. ausreichende Trinkmenge, körperl. Bewegung, Ballaststoffe, osmotisch (z. B. Laktulose) od. hydragog (z. B. Bisacodyl) wirkende Laxanzien* bzw. Prokinetika* (z. B. Cisaprid). Vgl. Diarrhö.

ob|stipus (lat.): schief; vgl. Torticollis.
Ob|structio (lat. obstruere, obstructus verstopfen) *f*: Verstopfung; Obstruktion*.
Ob|structio alvi (↑) *f*: Obstipation*.
Ob|struktion (↑) *f*: (engl.) obstruction; Obstructio; Verschluss, Verstopfung, Verlegung eines Hohlorgans, Gangs od. Gefäßes.
Ob|struktions|ikterus (↑; Ikterus*) *m*: s. Ikterus.
Ob|struktions|ileus (↑; Ileus*) *m*: s. Ileus; Gallensteinileus.
Ob|turatio (lat.) *f*: Verlegung, Verstopfung.
Ob|turator (↑) *m*: Verschlussstopfen für angeb. od. erworbene bzw. operationsbedingte Öffnungen, insbes. bei Gaumendefekten u. Nachbehandlungen nach Zystostomie*; vgl. Defektprothese.
Obturatorius|neur|algie (↑; Neur-*, -algie*) *f*: Howship*-Romberg-Phänomen.
Obturatorius|zeichen (↑): (engl.) obturator sign; Schmerzen bei passiver Innenrotation im Hüftgelenk; **Vork.:** Entz. im Bereich des Musculus* obturatorius internus, z. B. bei Appendizitis* od. Salpingitis*.

Occ-: s. a. Okk-, Okz-.
Oc|ciput (lat.) *n*: Hinterhaupt.
Oc|clusio (lat. occludere, occlusus verschließen) *f*: Verschluss, Okklusion.
Oc|clusio dentium (↑; Dens*) *f*: (engl.) dental occlusion; individuell versch. Stellung der unteren Zahnreihe zur oberen in der Schlussbissstellung; vgl. Okklusion.
Oc|clusio pupillae (↑) *f*: (engl.) pupil occlusion; Verschluss der Pupille durch eine flächenhafte Membran; **Vork.:** z. B. bei juveniler idiopathischer Arthritis* mit Uveitis.
Ochra|toxine (gr. ὠχρός gelblich; Tox-*) *n pl*: (engl.) ochratoxins; von Aspergillus ochraceus u. a. Aspergillus- sowie Penicillium-Species produzierte Mykotoxine* (chem. Cumarinderivate*), z. B. nephrotox. wirkendes Ochratoxin A, nachgewiesen u. a. in Zerealien, Bohnen u. Erdnüssen.
Ochro|nose (↑; Noso-*) *f*: (engl.) ochronosis; schwärzl. Pigmentablagerungen (Polymerisationsprodukt von Homogentisinsäure*) in der Grundsubstanz des Knorpels (Ohrknorpel, Hornhautrand, Augenlider, Nasenflügel, Gelenkknorpel, Bandscheiben), aber auch in Sehnen u. Arterienintima; **Urs.:** erworben durch längere Phenolzufuhr od. erbl. bei Alkaptonurie*.
Ochro|pyra (↑; gr. πῦρ Feuer, Fieber) *f*: Gelbfieber*.
Ockelbo-Krankheit: (engl.) Ockelbo disease; v. a. im Spätsommer in waldreichen Gebieten Skandinaviens auftretende Infektion mit Sindbis-Virus; vgl. Sindbis-Fieber.
OCT: Abk. für **O**rnithin**c**arbamoyl**t**ransferase*.
Octana (lat. octo acht) *f*: (engl.) octan fever; am 8. Tag wiederkehrendes Fieber*.
Octo|cog alfa *n*: (engl.) octocog alfa; rekombinanter Faktor VIII (2332 Aminosäuren) der Blutgerinnung*; **Ind.:** s. Moroctocog alfa. Vgl. Gerinnungsfaktoren.
Octop|amin (INN) *n*: (engl.) octopamin; syn. p-Norsynephrin; Sympathomimetikum* (mit alpha- u. betamimet. Eigenschaften); **Anw.:** als Antihypotonikum.
Octo|tiamin (INN) *n*: s. Allithiamine.
Octreo|tid (INN) *n*: (engl.) octreotide; synthet. Analogon des Somatostatins* mit längerer Wirkungsdauer; **Ind.:** neuroendokriner Tumor* des Gastrointestinaltrakts, Akromegalie*, nach Pankreasoperation; **UAW:** u. a. krampfartige Bauchschmerzen, Diarrhö, gestörte Glukosetoleranz*.
ocularis (lat. die Augen betreffend): Augen-; s. a. Okular-.
Ocular-tilt-Re|aktion (↑; engl. tilt Neigung) *f*: Rotation beider Augen, Kopfneigung u. (subjektiv) Kippung der visuellen Vertikalen jeweils zur gleichen Seite, Strabismus verticalis mit Tieferstand des Auges derselben Seite durch Störung der Verbindung vom Vestibularapparat zu den Augen- u. Halsmuskeln sowie zum Cortex cerebri; **Urs.:** bei ipsilateraler O.-t.-R. Läsion (z. B. Durchblutungsstörung, Tumor) im unteren, bei kontralateraler O.-t.-R. im oberen Hirnstamm.
Oculus (lat.) *m*: Auge*.
Ocy|tocin *n*: Oxytocin*.
OD: 1. Abk. für **o**ptische **D**ichte*; **2.** Abk. für **O**steochondrosis* dissecans; **3.** Abk. für (veraltet) **O**berflächen**d**osis*.

Oddi-Sphinkter (Ruggero O., Chir., Bologna, 1864–1913; Sphinkter*; Sphinkter*) *m*: Musculus* sphincter ampullae hepatopancreaticae.

Odds-Ratio (engl. odds Wettchance; lat. ratio Vernunft, Berechnung) *f*: (engl.) *odds ratio*; Abk. OR; dimensionsloser Quotient zur Ermittlung rel. Risikounterschiede zweier Odds (Verhältnis zwischen der Wahrscheinlichkeit des Auftretens u. des Nichtauftretens eines Ereignisses), z. B. zur Risikoeinschätzung für eine Fallkontrollstudie*; sagt aus, ob ein Effekt die Krankheitsmanifestation erhöht (OR >1), erniedrigt (OR <1) od. keinen Einfluss hat (OR = 1). Vgl. Risiko, relatives.

Odelberg-Syn|drom (Axel A. O., Chir., Stockholm, 1892–1949) *n*: Neck*-Odelberg-Syndrom.

Odont-: Wortteil mit der Bedeutung Zahn; von gr. ὀδούς, ὀδόντος.

Odonto|blasten (↑; Blast-*) *m pl*: (engl.) *odontoblasts*; syn. Dentinoblasten, Zahnbeinbildner; Zellen des Pulpamesenchyms, die aus dem Ektomesenchym der embryonalen Zahnpapille entstehen u. Dentinbestandteile synthetisieren; **Lok.:** in der Pulpahöhle unmittelbar unter dem Dentin* bzw. mit ihren apikalen Fortsätzen (Tomes-Fasern) in den Tubuli* dentinales.

odonto|gen (↑, -gen*): (engl.) *odontogenous*; (zahnmed.) von den Zähnen ausgehend.

Odontom (↑; -om*) *n*: (engl.) *odontoma*; seltener, meist am Unterkiefer auftretender Tumor aus Zahngewebe (Dentin, Schmelz, Zement).

Odor (lat.) *m*: Geruch.

-odynie: Wortteil mit der Bedeutung Schmerz, Qual; von gr. ὀδύνη.

Odyno|phagie (↑; Phag-*) *f*: (engl.) *odynophagia*; schmerzhaftes Schlucken, z. B. bei Ösophagitis*; vgl. Dysphagie.

Ödem (gr. οἴδημα Geschwulst, Schwellung) *n*: (engl.) *edema*; syn. Oedema, Hydrops, Wassersucht; schmerzlose, nicht gerötete Schwellungen inf. abnormer Flüssigkeitsansammlung, z. B. der Unterhaut (Anasarka) u. Schleimhäute; **Ätiol./Path.:** **1.** erhöhter hydrostat. Druck, z. B. durch Herzinsuffizienz*, Thrombose*; **2.** erhöhter intravasaler osmotischer Druck, z. B. bei Natrium- od. Wasserretention (Schwangerschafts- od. prämenstruelle Ödeme, bei Cushing*-Syndrom, Hyperaldosteronismus*, Kortikoidtherapie); **3.** verminderter onkot. Druck (Hypoproteinämie), z. B. bei nephrot. Syndrom* (s. Abb.), exsudativer Enteropathie*, Leberparenchymschäden, Mangelernährung; **4.** Kapillarwandschäden, z. B. als entzündl., allergisches od. ischämisches Ö.; **5.** Störungen des Lymphabflusses (s. Lymphödem); **Formen: 1. Stauungsödem: a)** generalisiertes kardiales Ö. bei dekompensierten Herzkrankheiten, bei Rechtsherzinsuffizienz v. a. an den Beinen (Knöchelödem, prätibiales Ö.), bei Linksherzinsuffizienz als Lungenödem*; **b)** lokales Ö., z. B. einer Extremität inf. Lymph- od. Blutstauung bei Thrombose*, Kompression (Tumoren), Stenose usw.; **2. renales Ö.:** durch Hydrämie bedingtes Ö. bei Nierenerkrankungen (mit Albuminurie*), tritt zuerst im Gesicht auf, bes. in der Gegend der Lider; **3. hepatogenes Ö.:** v. a. bei Leberzirrhose* inf. sinkenden kolloidosmot. Drucks u. Pfortaderstauung, meist erst nach Entw. von Aszites*; **4. entzündl. Ö.:** s. Entzündung; **5. kachektisches Ö.** (marantisches Ö.): insbes. bei konsumierenden Erkr., auch bei Hungerdystrophie; **6.** Angioödem*; **7. allergisches Ö.** bei Allergie*; **8. prämenstruelles Ö.:** meist i. R. eines prämenstruellen Syndroms* auftretend, lokal insbes. im Gesicht, an Händen u. Brüsten (oft verbunden mit Mastodynie*) od. generalisiert; **9.** sog. **endokrines Ö.:** s. Myxödem. Vgl. Lipödem; Hirnödem; Kehlkopfödem; Berlin-Ödem.

Oedema glottidis (↑; Gloss-*) *n*: s. Glottisödem.

Oedema laryngis (↑; Laryng-*) *n*: s. Kehlkopfödem.

Ödem, angio|neurotisches (↑) *n*: s. Angioödem*.

Ödematose (↑; -osis*) *f*: (engl.) *edematous disease*; generalisierte Ödembildung.

Ödem|krankheit (↑): s. Ödem; Protein-Energie-Mangelsyndrome.

Ödem, latentes (↑) *n*: (engl.) *latent edema*; Bez. für eine Flüssigkeitsretention in Geweben ohne erkennbare Ödembildung; vgl. Ödem.

Ödem, lymphatisches (↑) *n*: s. Lymphödem.

Ödem, malignes (↑) *n*: Gasbrand*.

Ödem|nekrose (↑; Nekr-*; -osis*) *f*: (engl.) *edema induced necrosis*; (neurol.) Kolliquationsnekrose der Neuroglia nach länger bestehendem Hirnödem*; führt zu Erweiterung der Hirnventrikel mit internem Hydrozephalus*.

Ödem, traumatisches (↑) *n*: (engl.) *traumatic edema*; posttraumatisch od. postoperativ auftretende perifokale Weichteilschwellung (s. Ödem); **Urs.:** proximale Abflussbehinderung nach Schädigung bzw. Zerstörung des kapillären Blut- od. Lymphgefäßsystems.

Ödipus-Kom|plex (gr. Οἰδίπους mythologischer König, der unwissentlich seinen Vater erschlägt u. seine Mutter heiratet) *m*: (psychoanalyt.) s. Komplex.

Öko|logie (gr. οἶκος Haus; -log*) *f*: (engl.) *ecology*; Wissenschaft von den Bedingungen des Lebens auf der Erde; **Einteilung: 1. deskriptive Ö.:** beschreibt die Welt als System miteinander verbundener, sich gegenseitig beeinflussender u. sich weiter entwickelnder ökologischer Kreisläufe u. Gleichgewichte; **2. interventive Ö.,** Umweltschutz: erforscht die heute in fast allen Lebensbereichen der Erde anzutreffenden Ungleichgewichte der Ökosysteme mit dem Ziel der Wiederherstellung ökologischer Stabilität. Vgl. Medizin, ökologische.

Öko|toxikologie (↑; Tox-*; -log*) *f*: s. Umwelttoxikologie.

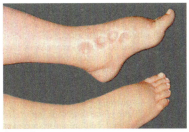

Ödem: Ödembildung an Fußrücken u. Unterschenkeln bei nephrotischem Syndrom [12]

Ökotrophologie

Öko|tropho|logie (↑; Troph-*; -log*) *f*: (engl.) *home economics*; interdisziplinäre Wissenschaft von der Haushaltsführung u. der Ernährung des Menschen; in einem Studiengang ausgebildete Ökotrophologen analysieren techn., betriebswirtschaftl. u. soziale Zusammenhänge bei der Führung von Privat- u. Großhaushalten u. sind in der Ernährungsforschung, in Krankenkassen, in der Nahrungsmittel- u. Pharmaindustrie, bei Institutionen, Verbänden u. Zeitschriften im Bereich Gesundheit u. Ernährung, in Schulen u. auch als freiberufl. Ernährungsberater tätig. In der Ernährungsberatung u. -therapie übernehmen Ökotrophologen Maßnahmen der Gesundheitsförderung, der primären Prävention, in Absprache mit Ärzten sekundär- (Ther.) u. tertiärpräventive Maßnahmen (Rehabilitation) mit dem Ziel, durch Beratung, Schulung u. langfristige Betreuung eine Verbesserung des Ernährungszustandes u./od. die Vermeidung u. Verbesserung von gestörten Stoffwechselfunktionen zu erreichen.

Öl: (engl.) *oil*; Olea; bei Raumtemperatur flüssige org. Verbindung mit hoher Hydrophobie*; typ. Eigenschaften: niedriger Dampfdruck u. hohe Viskosität*; **1.** pflanzl. u. tier. (fettes) Öl: Triglyceride* mit hohem Anteil ungesättigter Fettsäuren*; **2.** ätherische Öle*; **3.** Mineralöl.

Öl|akne (Acne*) *f*: (engl.) *petroleum acne*; häufigste Form der berufsbedingten Acne* venenata; **Urs.:** Kontakt mit Mineralölen u. Zusatzstoffen; **Sympt.:** bei chron. Kontakt follikuläre schwarze Pfropfbildungen (Komedonen), Follikulitiden, Furunkel (s. Abb.); **Lok.:** bes. Streckseiten der Arme u. Oberschenkel; ggf. BK Nr. 5101.

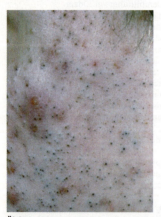

Ölakne [143]

Öle, ätherische: (engl.) *volatile oils*; Aetherolea; flüssige, selten feste, flüchtige u. lipophile Stoffgemische unterschiedl. chem. Zusammensetzung (Monoterpene, Sesquiterpene, Phenylpropanderivate) mit aromat. Geruch; Gewinnung aus Pflanzenteilen durch Wasserdampfdestillation, Auspressen od. Extraktion mit lipophilen Lösungsmitteln, Fetten od. überkritischen Gasen; **Vork.:** z. B. in Pfefferminz- u. Eukalyptusblättern, Kamillenblüten, Fenchelfrüchten, Kiefernnadeln u. Balsamen; allg. **Wirkung:** antibakteriell, hautreizend, expektorierend, spasmolytisch, karminativ, cholagog, diuretisch, Magensaftsekretion steigernd.

Öl|fleck|phänomen *n*: (engl.) *yellow nail spots*; Nagelveränderung bei Psoriasis* durch fokale Onycholyse.

Öl|follikulitis (Follicul-*; -itis*) *f*: s. Ölakne.

Öl|im|mersion (lat. immergere, immersus eintauchen) *f*: (engl.) *oil immersion*; Verfahren in der Mikroskopie, bei dem der Raum zwischen Deckglas u. Objektivfrontlinse mit Zedernholzöl* ausgefüllt wird (mit dem von Glas ähnlichen Brechungsindex); führt zur Verringerung der Ablenkung der aus dem Deckglas austretenden Lichtstrahlen (besseres Auflösungsvermögen, stärkere Vergrößerung möglich).

Öl|pneumonie (Pneum-*) *f*: s. Lipidpneumonie.

Öl|säure: (engl.) *oleic acid*; Acidum oleinicum; Octadecensäure, $C_{17}H_{33}COOH$; Salze: Oleat; häufigste einfach ungesättigte Fettsäure, die in fast allen natürl. Fetten (z. B. ein Drittel des Milchfetts) enthalten ist; vgl. Elaidinsäure.

Öl|stuhl: s. Steatorrhö.

Öl|tumor (Tumor*) *m*: s. Oleosklerom.

Öl|vergiftung, spanische: s. Syndrom, toxisch-epidemisches.

Öl|zyste (Kyst-*) *f*: Steatokystom*.

Oerskovia *f*: (engl.) *Oerskovia*; Gattung grampositiver, filamentöser Bakt. (vgl. Bakterienklassifikation), die den Corynebakterien nahe stehen; **Species:** O. xanthineolytica u. O. turbata, die in Zus. mit implantierten Kathetern od. anderen Fremdkörpern Endokarditis, Meningitis, Pyelonephritis, Endophthalmitis verursachen können; O. sind sensitiv für Antibiotika mit grampositivem Wirkungsspektrum, z. B. Vancomycin*.

Öso|phag|ek|tomie (gr. οἰσοφάγος Speiseröhre; Ektomie*) *f*: (engl.) *esophagectomy*; subtotale (i. w. S. auch partielle) Entfernung des Ösophagus*; **Ind.:** Ösophaguskarzinom*, Kardiakarzinom*; **Formen: 1.** stumpfe Ösophagusdissektion über transmediastinalen (transhiatalen) Zugang (abdomino-zervikal) ohne Thorakotomie u. Ö. nach abdominal; **2.** Standardösophagektomie (abdomino-thorakal) re. od. li. transthorakal mit Lymphknotendissektion od. als En-bloc-Ö. mit Entfernung von periösophagealem Lymph- u. Fettgewebe, Pleura mediastinalis u. V. azygos; Ösophagusersatz durch mediastinal, retro- od. antesternal verlagerten Magen (s. Magenhochzug) bzw. Interposition von Colon od. Dünndarm; **3.** laparoskop. transhiatal u. zervikal mediastinoskop. mit Lymphknotendissektion; **Progn.:** Operationsletalität 5–15 %.

Öso|phagitis (↑, -itis*) *f*: (engl.) *esophagitis*; Speiseröhrenentzündung; Entz. der Lamina propria der Ösophagusschleimhaut; **Urs.: 1.** Refluxösophagitis*; **2.** eosinophile Ö. (auch allergische Ö.): oft durch spezif. Nahrungsmittelallergene ausgelöst; meist männliche Pat. (oft im Kindes- od. Jugendlichenalter); **Klin.:** ähnlich der Refluxösophagitis, ggf. mit Bolusereignis; **Ther.:** Allergenkarenz, antiallergisch; **3.** Erreger bedingt, z. B. durch Herpes-simplex; bei Tuberkulose, Zytomegalie; durch Candida* albicans ausgelöste Soorösophagitis (z. B. bei Pat. unter antibiot. od. immunsuppressiver Ther. u. bei Immundefekten; **4.** traumat., z. B. bei Ösophagusverätzung*, mechan. Läsionen; **5.** pharmak. od. durch Alkohol induzierte (vgl. Ösophagusulkus); **6.** i. R. anderer Erkr., z. B. bei Enteritis* regionalis Crohn, Ösophagusachalasie*; **Diagn.:** Ösophagoskopie*, ggf. Biopsie; **DD:** maligne Veränderungen (z. B. Plattenepithelkarzinom*; Non*-Hodgkin-Lymphom), Tumorinfiltration (z. B. bei Bronchialkarzinom*). Vgl. Barrett-Ösophagus; Mallory-Weiss-Syndrom.

Oeso|phagitis ex|foliativa (↑; ↑) *f*: (engl.) *exfoliating esophagitis*; Ösophagitis* mit Ausstoßung röhrenförmiger Membranen.

Öso|phago|gastro|stomie (↑; Gastr-*; -stomie*) *f*: (engl.) *esophagogastrostomy*; Wiederherstellung der Kontinuität des Verdauungstrakts (End-zu-Endod. End-zu-Seit-Anastomose zwischen Ösophagus u. Magen) nach Resektion eines distalen Ösophagus- od. Kardiatumors bzw. nach selten ausgeführter oberer Magenteilresektion*.

Öso|phago|graphie (↑; -graphie*) *f*: (engl.) *esophagography*; Röntgenkontrastuntersuchung des Ösophagus mit Bariumsulfat od. wasserlöslichem Kontrastmittel (bei Verdacht auf Fistel, Leckage od. bei Gefahr der Aspiration) in Form einer Röntgendurchleuchtung* (sog. Ösophagusbreischluck); schräger p. a.-Strahlengang u. seitliche Durchleuchtung zur Beurteilung des Schluckaktes; Anw. der Doppelkontrastmethode* (in Hypotonie) bei z. B. Verdacht auf Frühkarzinom des Ösophagus od. Ösophagusulkus; **Ind.:** Beurteilung des Ösophagus hinsichtl. Weite, Verlauf, Passage, Faltenrelief u. Konturen, Diagn. von Ösophaguserkrankungen (z. B. Ösophagotrachealfistel, Ösophagusatresie, -karzinom, -divertikel, -stenose, Achalasie, Refluxösophagitis, Sklerodermie, verschluckte Fremdkörper), Beurteilung des Mediastinums (z. B. Verbreiterung durch vergrößerte Lymphknoten), von Lage u. Größe der Aorta u. der Herzhinterwand (insbes. bei Vergrößerung des linken Vorhofes) sowie zum Nachw. bzw. Ausschluss einer Zwerchfellhernie* bzw. Kardiainsuffizienz (in Kopftieflagerung).

Öso|phago|jejuno|stomie (↑; jejunalis*; -stomie*) *f*: (engl.) *esophagojejunostomy*; op. Anastomose zwischen Ösophagus u. Jejunum nach Gastrektomie*; s. Ersatzmagenbildung (Abb. dort).

Öso|phago|mano|metrie (↑; gr. μανός gasförmig; Metr-*) *f*: (engl.) *esophageal manometry*; Messverfahren zur Beurteilung der Motilität der tubulären Speiseröhre sowie des oberen u. unteren Ösophagussphinkters; **Formen: 1.** stationäre Durchzugmanometrie mit einem flüssigkeitsgefüllten Perfusionskatheter, der bis in den Magen geführt u. dann bis zum unteren Ösophagussphinkter zurückgezogen wird; **2.** 24-Stunden-Langzeitmanometrie zur Erfassung seltener Ereignisse (z. B. Spasmen); **Ind.:** Schluckstörung bei unauffälligem endoskop. Befund; nicht kardial bedingter Brustschmerz (Ösophagusachalasie*, diffuser Ösophagospasmus*, Nussknackerösophagus*, progressive systemische Sklerose*).

Öso|phago|skopie (↑; -skopie*) *f*: (engl.) *esophagoscopy*; endoskop. Untersuchung des Ösophagus* mit flexiblem Endoskop; **Anw.:** wichtigstes diagn. Verf. zur Abklärung org. Erkr. des Ösophagus, ggf. mit Entnahme einer Gewebeprobe (Biopsie* zur histol. Untersuchung) u. Entfernung von Fremdkörpern, bei Ösophagusvarizen endoskop. Sklerosierung u. Gummibandligatur möglich. Vgl. Endoskopie.

Öso|phago|spasmus, dif|fuser (↑; Spas-*) *m*: (engl.) *diffuse esophageal spasm*; auch idiopathischer Ösophagospasmus, Speiseröhrenkrampf, Ösophaguskrampf, veraltet Barsony-Teschendorf-Syndrom; seltenes Krankheitsbild aus der Gruppe der primären Motilitätsstörungen des Ösophagus; **Ätiol.:** unklar; **Sympt.:** simultane, verlängerte (>6 Sek.) Kontraktionen des tubulären Ösophagus mit hoher Amplitude (>160 mmHg), die mit starken retrosternalen Schmerzen u. Schluckbeschwerden einhergehen; **Diagn.:** Langzeitmanometrie, evtl. Ösophagusbreischluck; **Ther.:** Versuch mit Calcium-Antagonisten, Molsidomin, org. Nitraten; pneumat. Dilatation od. Myotomie. Vgl. Ösophagusachalasie.

Oeso|phago|stomum (↑; Stoma*) *n*: (engl.) *Oesophagostomum*; Fadenwurm (Nematodes*); Parasit im Caecum von Affen, Wiederkäuern u. Schweinen; verursacht beim Menschen entzündl. Erkr. des Dickdarms, Peritonitis, Ileus u. blutigen Stuhl; **Vork.:** West- u. Ostafrika, Brasilien u. Südostasien; **Ther.:** Tiabendazol, Albendazol.

Öso|phago|tomie (↑; -tom*) *f*: (engl.) *esophagotomy*; auch thorakoskop. durchführbare, op. Eröffnung der Speiseröhre durch meist rechtsthorakalen od. zervikalen Zugang (Oesophagotomia externa); i. w. S. auch endoskop. Ö. z. B. zur Behandlung von Strikturen u. Divertikeln (Oesophagotomia interna).

Öso|phago|tracheal|fistel (↑; Trachea*; Fistel*) *f*: (engl.) *tracheo-esophageal fistula*; Fistel* zwischen Ösophagus u. Trachea; **Vork.:** angeboren (i. d. R. kombiniert mit Ösophagusatresie*) od. erworben (meist Tumorzerfall bzw. penetrierende Verletzung od. Verätzung); **Sympt.:** Husten (bei Neugeborenen anfallartig während des Stillens od. der Flaschenernährung), Dyspnoe; **Kompl.:** Aspiration, Pneumonie; **Diagn.:** Tracheoskopie, Ösophagoskopie u. Ösophagographie, CT; **Ther.:** je nach Urs. op. Fistelverschluss ggf. mit Anastomosierung des Ösophagus; bei Tumor u. (häufig bestehender) Inoperabilität palliative endoskop. Überbrückung u. Abdichtung durch Stent*. Vgl. Bronchialkarzinom; Ösophaguskarzinom.

Öso|phagus (gr. οἰσοφάγος Speiseröhre) *m*: (engl.) *oesophagus*; syn. Speiseröhre; ca. 25 cm langer u. 1 cm weiter, innen mit Schleimhaut überzogener Muskelschlauch (innere Ring- u. äußere Längsmuskelschicht) zwischen Pharynx u. Magen; besteht im oberen Drittel (Pars cervicalis) aus quergestreifter, nach einem allmähl. Übergang im mittleren Drittel (Pars thoracica) im unteren Drittel (Pars abdominalis) nur aus glatter Muskulatur; Entfernung von der Zahnreihe bis zur Kardia (Mageneingang) 40 cm; **3 physiol. Engen:** s. Abb.; **1.** obere (Ringknorpel-)Enge: 15 cm; **2.** mittlere Enge (an der Bifurcatio tracheae): 25 cm; **3.** untere Enge (Zwerchfelldurchtritt): 40 cm von der Zahnreihe entfernt. **klin. Bedeutung:** s. Ösophagusvarizen; Ösophagusachalasie; Ösophagustumoren.

Oeso|phagus (↑) *m*: (anat.) Speiseröhre, Ösophagus*.

Ösophagusachalasie

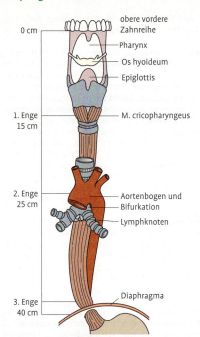

Ösophagus: physiol. Engen

Öso|phagus|a|chalasie (↑; A-*; Chalasie*) *f*: (engl.) *oesophageal achalasia*; früher Kardiakrampf; primäre Motilitätsstörung des Ösophagus, gekennzeichnet durch eine gestörte Erschlaffung des unteren Ösophagussphinkters (Abk. UÖS) am Ende des Schluckakts; **Inzidenz:** 1:100 000 pro Jahr; **Ätiol.:** unklar; evtl. Degeneration inhibitorischer Neurone des enterischen Nervensystems (Auerbach*-Plexus); **Klin.:** zu Beginn der Erkr. starke Kontraktionen des tubulären Ösophagus (hypermotile Ö.) mit starken retrosternalen Schmerzen (Odynophagie); später Übergang in hypo- u. amotile Ö. mit erhebl. erweitertem Ösophagus (Megaösophagus*); **Gradeinteilung:** s. Abb.; Dysphagie* u. Regurgitation von Nahrung, die den UÖS nicht passieren kann (Aspirationsgefahr); anfangs kaum Gewichtsverlust (im Gegensatz zum Karzinom); erhöhtes Karzinomrisiko; **Diagn.:** Ösophagoskopie (zum Tumorausschluss), Ösophagographie, Ösophagusmanometrie; **DD:** Ösophaguskarzinom*, diffuser Ösophagusspasmus, Nussknackerösophagus*, Refluxösophagitis*, sekundäre Motilitätsstörungen (z. B. progressive systemische Sklerose*); **Ther.:** bei der hypermotilen Form pharmak. (Calcium-Antagonisten, Molsidomin); endoskop. Bougierung*, pneumatische Dilatation des UÖS od. Injektion von Botulinumtoxin in den UÖS; ggf. Kardiomyotomie* nach Gottstein-Heller in Komb. mit Fundoplicatio.

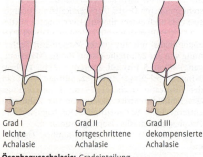

Grad I leichte Achalasie Grad II fortgeschrittene Achalasie Grad III dekompensierte Achalasie

Ösophagusachalasie: Gradeinteilung

Öso|phagus|a|tresie (↑; Atresie*) *f*: (engl.) *esophageal atresia*; angeb. Verschluss des Ösophagus, meist in Höhe der Bifurcatio tracheae; bei über 90 % in Komb. mit einer Ösophagotrachealfistel* inf. gestörter tracheo-ösophagealer Septierung; **Epidemiol.:** Häufigkeit ca. 1:3000–4000; **Einteilung: Typ I:** weitgehendes Fehlen des Ösophagus, keine ösophagotracheale Fistel (1 %); **Typ II:** Atresie ohne ösophagotracheale Fistel (3 %); **Typ III a:** ösophagotracheale Fistel am oberen Segment (1 %); **Typ III b:** ösophagotracheale Fistel am unteren Segment (94 %; s. Abb.); **Typ III c:** ösophagotracheale Fistel am oberen u. unteren Segment (1 %); **Sympt.:** pränatal Hydramnion, postnatal vermehrter Speichelfluss, Erstickungsanfälle; **Diagn.:** bei Verdacht Sondierung des Magens (federnder Stopp), Rö. nach Luftinsufflation in oberen Blindsack od. ggf. mit wasserlösl. Kontrastmittel; **Ther.:** op. Fistelverschluss u. End-zu-End-Anastomosierung in den ersten Lebensstunden (cave: Aspiration); bei langstreckiger Ö. zuerst Dauerabsaugung des oberen Blindsacks u. Anlage einer Magenfistel, Bougierung* von oral u. aboral; **Progn.:** bei keinen weiteren Fehlbildungen u. einem Geburtsgewicht >2500 g Letalität unter 1 %.

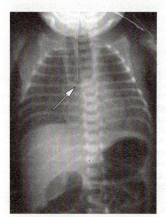

Ösophagusatresie: Typ IIIb mit Luft u. Sonde im proximalen Ösophagusstumpf [67]

Öso|phagus|blutung (↑): (engl.) *esophageal hemorrhage*; Schleimhautblutung im Ösophagus; **Vork.:** Mallory*-Weiss-Syndrom u. Boerhaave*-Syndrom; Ösophagusvarizenblutung* bei portaler Hypertension (Leberzirrhose*).

Öso|phagus|di|vertikel (↑; Divertikel*) *n*: (engl.) *esophageal diverticulum*; Divertikel* des Ösophagus; **Path.:** 1. angeboren; 2. erworben; a) Pulsionsdivertikel: Pseudodivertikel inf. abnormen intraluminalen Drucks; **b)** Traktionsdivertikel: echtes Divertikel durch Zug (z. B. narbig) von außen; **Lok.:** **1.** zervikal (dorsal): Pulsionsdivertikel im Bereich des Laimer*-Dreiecks; klin. wie Zenker*-Divertikel (Abb. 2 dort); **2.** parabronchial (thorakal): Traktionsdivertikel meist im mittleren Ösophagusabschnitt; häufig Zufallsbefund, klin. nur rel. bei Perforation in die Atemwege; **3.** epiphrenisch (parahiatal): Pulsionsdivertikel, oft in Komb. mit Hiatushernie*, Ösophagusachalasie*, Refluxösophagitis* od. diffusem Ösophagospasmus* u. entsprechender Sympt.; **Diagn.:** Ösophagoskopie (cave: Perforation), Ösophagographie; **Ther.:** op. Abtragung; **DD:** röntg. (als sog. funkt. Divertikel) erscheinende, regelhafte Peristaltikwelle. Vgl. Ösophaguspseudodivertikulose.

Öso|phagus|druck|methode (↑) *f*: (engl.) *esophageal pressure method*; Verf. zur Untersuchung der Atemmechanik; es werden mit Hilfe einer Ballonsonde atemsynchrone Druckschwankungen im mittleren Ösophagusdrittel registriert, die Rückschlüsse auf den intrapleuralen Druck erlauben. Vgl. Compliance.

Öso|phagus-EKG (↑): (engl.) *esophageal electrocardiography*; weitgehend durch intrakardiale EKG* ersetztes Verf. zur Ableitung eines EKG mit Aufzeichnung von Nahpotentialen über intraösophageal platzierte Elektrode (Vorhofnähe); **Ind.:** intrakardiale EKG-Ableitung ist nicht möglich; **Kontraind.:** akuter Herzinfarkt*.

Öso|phagus|ek|tasie (↑; -ektasie*) *f*: (engl.) *esophagectasia*; spindel- od. zylinderförmige Erweiterung der Speiseröhre; **Ätiol.:** u. a. durch Stauung (oberh. eines Tumors od. einer Striktur) od. inf. Innervationsstörung, bei Entz. (reflektorisch); vgl. Divertikel; Ösophagusachalasie.

Öso|phagus|fistel (↑; Fistel*) *f*: (engl.) *esophageal fistula*; Verbindung zwischen Ösophagus u. angrenzenden Organen; **Formen:** z. B. Ösophagotrachealfistel*, ösophagomediastinale od. -pleurale Fistel* als Kompl. bei Boerhaave*-Syndrom, verschlucktem Fremdkörper, iatrogener endoskop. Perforation, posttraumat. od. tumorös bedingt.

Öso|phagus|karzinom (↑; Karz-*; -om*) *n*: (engl.) *esophageal cancer*; Karzinom der Speiseröhre; häufigster Ösophagustumor; **Epidemiol.:** Androtropie, Altersgipfel im 6. Lebensjahrzehnt, Häufigkeit 3–5 : 100 000 (geographisch unterschiedl., v. a. in Südostasien); **Ätiol.:** unbekannt; vermehrtes Auftreten bei Nicotin- u. Alkoholmissbrauch, Aufnahme von Nitrosaminen mit der Nahrung; **Präkanzerosen:** Barrett*-Ösophagus, Paterson*-Kelly-Syndrom, Achalasie*, Verätzungsstrikturen; **Pathol.:** in Mitteleuropa in ca. zwei Drittel der Fälle Plattenepithelkarzinom* mit ulzerösem, polypösem od. diffus infiltrierendem, zunächst intramuralem Wachstum in Längsrichtung; in ca. einem Drittel Adenokarzinom* mit zunehmender Inzidenz bei Zunahme des Barrett-Ösophagus; selten adenoidzystisches od. undifferenziert kleinzelliges Karzinom; **Lok.:** meist an physiol. Ösophagusengen im mittleren u. distalen Drittel; lymphogene Metastasierung intramural, paraösophageal, zervikal od. mediastinal; hämatogen v. a. in Leber u. Lunge; **Einteilung:** TNM*-Klassifikation; **Sympt.:** anfangs uncharakterist., später Dyspha-

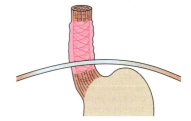

Ösophaguskarzinom: Stentimplantation bei inoperablem Karzinom zur Wiederherstellung der Schluckfähigkeit

gie*, Pseudohypersalivation, Gewichtsabnahme, retrosternale Schmerzen, zervikale Lymphadenopathie, u. U. Rekurrensparese;

> Die Symptome einer benignen Erkrankung der Speiseröhre (z. B. Kardiaspasmus, Ösophagitis, Ösophagospasmus, benigner Ösophagustumor, Ösophagusdivertikel) sind unspezifisch u. können auch beim Ösophaguskarzinom auftreten.

Diagn.: Endoskopie mit Biopsie, Röntgenkontrastuntersuchung (Wandstarre, Füllungsdefekt, Verlagerung), Endosonographie, CT, evtl. Broncho- u. Mediastinoskopie; **Ther.:** Ösophagektomie* (evtl. mit neoadjuvanter Radiochemotherapie), bei proximaler Lok. ggf. mit Pharyng- u. Laryngektomie; bei Inoperabilität palliative Radiochemotherapie, endoskopischer Stentimplantation (s. Abb.), ggf. Anlage einer PEG (s. Gastrostomie); Bypass-Operation mit Magenhochzug nur in Ausnahmefällen; **Progn.:** Fünf-Jahres-Überlebensrate ca. 20 %, bei Palliativmaßnahmen Überlebenszeit ca. 6 Mon.; **DD:** Achalasie*, Ösophagusdivertikel*, Kardiakarzinom*, Refluxösophagitis*.

Öso|phagus|krampf (↑): s. Ösophagospasmus, diffuser.

Öso|phagus|ob|turator (↑; lat. *obturare* verstopfen, schließen) *m*: (engl.) *esophageal obturator*; selten verwendetes Hilfsmittel zur alternativen Atemwegsicherung bei schwierigen Atemwegen* im Notfall; **Prinzip:** wird in Ösophagus eingeführt u. geblockt, so dass die durch Maskenbeatmung* insufflierte Luft in die Trachea geleitet wird; cave: Ösophagusruptur bei Regurgitation*. Vgl. Obturator; Tubus.

Öso|phagus|pseudo|di|vertikulose (↑; Pseud-*; Divertikel*; -osis*) *f*: (engl.) *esophageal pseudodiverticulosis*; im oberen u. mittleren Drittel der Speiseröhre befindl., multiple, kragenknopfartige, bis 3 mm große, intramural gelegene, flache Pseudodivertikel (s. Divertikel); **1.** können zu einer Stenosierung des Ösophagus führen; **Ätiol.:** unklar; **Diagn.:** röntg. (Kontrastmitteldepots). Vgl. Ösophagusdivertikel.

Öso|phagus|ruptur (↑; Ruptur*) *f*: (engl.) *esophageal rupture*; Zerreißung des Ösophagus; **Urs.:** Spontanruptur (s. Boerhaave-Syndrom), Perforation z. B. durch eingeführte Instrumente (Endoskop, Bougierstab, Sonden), verschluckte Fremdkörper, Schussverletzung, bei Explosion; **Klin.:** häufig

Ösophagussonde

Vernichtungsschmerz, Dyspnoe, Zyanose, Kreislaufschock, Entw. eines Pneumothorax bzw. Pleuraergusses, Haut- u. Mediastinalemphysem, Akutes Abdomen; **Kompl.**: Mediastinitis, Pleuraempyem, Peritonitis; **Diagn.**: Röntgen-Thorax-Aufnahme, Ösophagographie mit wasserlösl. Kontrastmitteln, CT; **Ther.**: i.d.R. chir. Übernähung u. plast. Deckung durch gestielten Pleura- od. Zwerchfelllappen bzw. Fundoplicatio; Spülung u. Drainage des Mediastinums. Vgl. Thoraxtrauma.

Öso|phagus|sonde (↑) *f*: s. Ballonsonde.

Öso|phagus|spontan|ruptur (↑; lat. spontaneus von selbst; Ruptur*) *f*: s. Boerhaave-Syndrom.

Öso|phagus|stenose (↑; Steno-*; -osis*) *f*: (engl.) *esophageal stenosis*; Stenose der Speiseröhre; **Urs.**: 1. angeb. Fehlbildungen (z. B. innere Membranen, Schatzki*-Ring, Knorpelspangen), Kompression von außen v. a. bei Aortenbogenanomalien (z. B. Arteria* lusoria, doppelter Aortenbogen) u. mediastinalen Raumforderungen (z. B. Zysten); 2. erworbene Ö. durch Ösophagustumoren* (v. a. Ösophaguskarzinom*), Ösophagusverätzung*, eosinophile Ösophagitis*, Achalasie*, als Kompl. von Refluxösophagitis* od. Barrett*-Ösophagus, auch inf. mediastinaler Prozesse (z. B. Aortenaneurysma, Struma retrosternalis) sowie funkt. bedingt (z. B. diffuser Ösophagospasmus*); **Sympt.**: Dysphagie, Regurgitation mit Gefahr der Aspiration; **Diagn.**: Ösophagoskopie, Endosonographie, Röntgen; **Ther.**: Behandlung der Grunderkrankung, evtl. Bougierung* bzw. Ballondilatation* u. Stent* (s. Abb.).

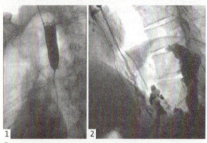

Ösophagusstenose: 1: Narbenstenose nach Anastomoseninsuffizienz; 2: Memorystent nach Bougierung [25]

Öso|phagus|stimme (↑): (engl.) *esophageal voice*; syn. Ruktusstimme; körpereigene Ersatzstimme* nach Laryngektomie (s. Kehlkopfoperationen); **Prinzip**: Luft wird in den unteren Ösophagus geschluckt od. mit dem Zungengrund hinuntergedrückt; unter Ausnutzung der Elastizität des Ösophagus, antiperistalt. Kontraktionen des oberen Ösophagus sowie verstärkten Drucks durch willkürl. Anspannung der Bauchmuskulatur wird die Luft wieder ausgestoßen. Die Stimmbildung erfolgt an Schleimhautfalten des oberen Ösophagus od. Hypopharynx (PE-Segment). Modulationsorgane bleiben Mund u. Pharynx. Vgl. Sprechhilfen.

Öso|phagus|tumoren (↑; Tumor*) *m pl*: (engl.) *esophageal tumors*; vom Ösophagus* ausgehende Tumoren; selten benigne (z. B. Papillome, Fibrome, Lipome, Leiomyome), meist maligne Ö. (s. Ösophaguskarzinom).

Öso|phagus|ulkus (↑; Ulc-*) *n*: (engl.) *esophageal ulcer*; meist durch lokale Einwirkung von Arzneimitteln (z. B. Tetracycline, Kaliumchlorid, Eisensulfat) ausgelöstes Geschwür im Bereich der physiol. Engen der Speiseröhre; bei Refluxösophagitis auch im distalen Ösophagus. Vgl. Barrett-Ulkus.

Öso|phagus|varizen (↑; Varix*) *f pl*: (engl.) *esophageal varices*; Erweiterung der Speiseröhrenvenen (geschlängelte Varizen*); **Einteilung** nach Lok.: 1. Ö. im unteren u. mittleren Ösophagusdrittel, i. d. R. Teil eines Kollateralkreislaufs bei portaler Hypertension* evtl. mit Varizenbildung im Magenfundus; Auftreten bei prähepatischem (z. B. Pfortaderthrombose; 10 %), intrahepatischem (Leberzirrhose; 80 %) u. posthepatischem (z. B. Budd-Chiari-Syndrom, Rechtsherzversagen; 10 %) Pfortaderhochdruck; **Diagn.**: Ösophagoskopie* (s. Abb.), Röntgenkontrastuntersuchung von Ösophagus u. Magen; **Kompl.**: v. a. Ösophagusvarizenblutung* (30–50 %); 2. Ö. im oberen Ösophagusdrittel: s. Downhill-Varizen.

> Hauptgefahr bei Ösophagusvarizen ist die u. U. lebensbedrohliche Blutung.

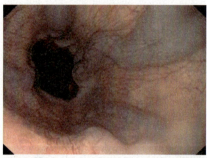

Ösophagusvarizen: ösophagoskopischer Befund [105]

Öso|phagus|varizen|blutung (↑; ↑): (engl.) *bleeding of the esophageal varices*; Blutung aus Ösophagusvarizen*; **Sympt.**: meist akuter lebensbedrohl. Notfall mit Hämatemesis; Teer- u. Blutstuhl; Schock; **Diagn.**: Endoskopie (unter Schockbehandlung); s. Abb.; **Ther.**: 1. im Notfall sofortige Endoskopie (Blutstillungsrate ca. 95 %) mit Sklerotherapie*, Obliteration durch Gewebekleber (Histoacryl mit Lipiodol) od. Gummibandligatur der blutenden Varize, ggf. bei unstillbarer Ö. vorüber-

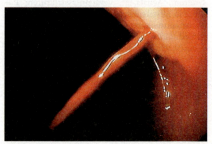

Ösophagusvarizenblutung: endoskop. Befund [25]

gehende Ballonsondentamponade; pharmak. Druck- u. Flusssenkung (z. B. mit Beta-Rezeptoren-Blockern u. Somatostatin) sowie Stabilisierung der Blutgerinnung; evtl. Anlage eines transjugulären intrahepat. portosystemischen Shunts*, selten andere portosystem. Shunts od. Sperroperation; Maßnahmen zur Proph. einer hepatischen Enzephalopathie*; **2.** im blutungsfreien Intervall zur Verhinderung eines Blutungsrezidivs (ca. 30 % in den ersten 10 Tagen) Varizeneradikation, Beta-Rezeptoren-Blocker, portosystemischer Shunt, evtl. Lebertransplantation; **Progn.:** Letalität bei Erstblutung <10–50 %, korreliert mit Grad der Leberzirrhose nach Child*-Pugh-Klassifikation; **DD:** andere Blutungsursachen (z. B. pept. Ulkus*, hämorrhag. Gastritis*, Mallory*-Weiss-Syndrom).

Öso|phagus|verätzung (↑): (engl.) *chemical erosion of the esophagus*; Verätzung v. a. im Bereich der physiol. Engen u. an den Längsfalten des Ösophagus inf. Einwirkung ätzender Chemikalien, meist nach Trinken von Säuren od. Laugen (Kinder, Suizidversuch); pathol./anat. **Schweregrade** nach Lesoine: **1.** Rötung u. Ödem der Ösophagusschleimhaut ohne Ulzerationen mit Restitutio ad integrum; **2.** flächenhafte, die Muscularis beteiligende Nekrosen mit narbigen Strikturen; **3.** schwere, u. U. die gesamte Ösophagusschleimhaut überschreitende Nekrosen; **Klin.:** je nach Schweregrad Dysphagie, retrosternale Schmerzen, Fieber, u. U. Atemnot (Glottisödem), Schocksymptomatik bei Perforation bzw. Penetration; **Kompl.:** Ösophagusperforation, Mediastinalphlegmone, Fistelbildung, Narbenstriktur, evtl. später Entw. eines Narbenkarzinoms; **Diagn.:** Ösophagographie mit wasserlösl. Kontrastmittel, CT, Röntgen-Thorax-Aufnahme, Abdomenübersicht (Perforationsausschluss), Endoskopie; **Ther.:** lokal Neutralisierung u. Verdünnung (Wasser), Analgetika, Antibiotika, Glukokortikoide, ggf. Schockbehandlung, Bougieren von Narbenstenosen u. Strikturen. Vgl. Ösophagusulkus.

Östr-: Wortteil mit der Bedeutung Stachel, Leidenschaft, Brunst; von gr. οἶστρος; s. a. Estr-.

Östro|gene (↑; -gen*) *n pl*: (engl.) *estrogens*; weibl. Sexualhormone (Steroidhormone*) mit Stergerüst aus 18 C-Atomen u. aromat. A-Ring (s. Steroide, Abb. dort); **Biosynthese:** bei Frauen v. a. in Graaf-Follikel, Corpus luteum u. Plazenta; bei Männern im Hoden; bei Männern u. Frauen in geringer Menge in der Nebennierenrinde, sowie in Fettgewebe, Leber, Haarfollikel, Gehirn durch enzymat. (Aromatase*) Umwandlung von Androstendion* (bedeutendster Syntheseweg bei Ovarialinsuffizienz* u. in Postmenopause); renale Ausscheidung v. a. als Glukuronide*; HWZ natürl. Ö. ca. 60–90 Min.; **Formen:** v. a. Estradiol*, Estron* u. Estriol* (Abnahme der biol. Aktivität in der genannten Reihenfolge jeweils etwa um den Faktor 3); **Wirkung: 1.** genital: **a)** bei Frauen zusammen mit Gestagenen* Steuerung der Reproduktion, im Allg. zunächst durch Ö. (Östrogen-Priming), z. B. Follikelreifung, Auslösung der ovulator. Ausschüttung von LH* (positive Rückkopplung*, sog. Hohlweg-Effekt), Eitransport, Proliferation des Endometriums in der 1. Zyklushälfte, Zusammensetzung der Uterus- u. Zervixsekrete u. Beschaf-

Östrogene
Physiologische Wirkungen

Blutgerinnung
Anstieg der Faktoren I und VIII

Endometrium
Proliferation

Knochen
Förderung des Epiphysenschlusses
Hemmung der osteoklastären Knochenresorption

Leber
Bildung von Steroidtransportproteinen
Steigerung der Angiotensinogensynthese

Mammae
Förderung des Wachstums

Myometrium
Erhöhung von Kontraktilität und Ansprechbarkeit auf Oxytocin

Ovarien
Sensibilisierung auf Gonadotropine

Stoffwechsel
allgemein
  Steigerung von Durchblutung und Zellpermeabilität
  Natrium- und Wasserretention
  Stimulation der Proteinsynthese
  Senkung der Körpertemperatur
Fette
  Anstieg von Triglyceriden (vermehrter VLDL-Metabolismus), Cholesterol, HDL und LDL

Tuben
Erhöhung von Motilität und Sekretion

Vagina
Vermehrung der Oberflächenzellen
Glykogeneinlagerung
Zunahme des Karyopyknoseindexes

Zentralnervensystem
Wirkung auf Hypothalamus und Hypophyse
Steigerung der LH/FSH-Sekretion
Hemmung der Sekretion von GnRH
Bildung von Endorphinen

Zervix
Weitstellung von Muttermund und Zervikalkanal
Schleim: vermehrt, klar, spinnbar, Farnkrautphänomen

fenheit des Vaginalepithels (vgl. Karyopyknoseindex); **b)** bei Männern Wachstumsförderung von Prostata u. Samenleitern; **2.** extragenital: s. Tab.; **Referenzbereich:** bei Frauen im Urin 4–25 µg/d

Östrogen-Gestagen-Test

(15–92 nmol/d); niedrigste Werte zum Zeitpunkt der Menstruation, hohe in Follikelphase; höchste Werte bei Schwangerschaft; **Ind.**: nach Hysterektomie zur Substitutionstherapie, in der Postmenopause in Komb. mit Gestagenen*; Kolpitis* in der Postmenopause (lokal); Sterilität; hormonsensitives Prostata-* od. Mammakarzinom*; hormonale Kontrazeption*; **Kontraind.**: z. B. östrogenabhängiger Tumor, akute u. chron. Lebererkrankung, Thromboembolie*, vaginale Blutung unklarer Genese, art. Hypertonie*; cave: bei Sympt. thromboembolischer u. ischämischer Erkr., migräneartigem Kopfschmerz, akuter Sehstörung, Blutdruckanstieg, pathol. Leberwerten od. Hörsturz sofortiger Therapieabbruch erforderlich; **UAW**: z. B. Hautreaktionen, Pruritus*, Schwindel, Depression, gastrointestinale Störungen, cholestatischer Ikterus*, Ödeme*, Gewichtszunahme.

Östro|gen-Gestagen-Test (↑; ↑; lat. gestare tragen) *m*: (engl.) *estrogen-gestagen test*; Verf. zur hormonalen Diagnostik bei Amenorrhö*, meist im Anschluss an einen negativen Gestagentest*; **Prinzip**: zyklusgemäße Verabreichung von Östrogenen* u. Gestagenen*, z. B. in sog. Zweiphasenpräparaten; **Beurteilung**: bei positivem Ergebnis (Abbruchblutung*) reaktionsfähiges Endometrium vorhanden, endogene Östrogenproduktion jedoch unzureichend (zentral bedingte od. ovarielle Amenorrhö); bei negativem Ergebnis wahrscheinl. uterine Amenorrhö od. distale Gynatresie* mit Kryptomenorrhö*.

Östro|gen-Priming (↑; ↑; engl. Vorbereitung): s. Östrogene.

Östro|gen-Re|zeptoren (↑; ↑; Rezeptoren*) *m pl*: s. Hormon-Rezeptoren.

Östro|gen|test (↑; ↑) *m*: (engl.) *estrogen test*; Verf. zur hormonalen Diagnostik bei Amenorrhö* analog dem (häufiger angewendeten) Östrogen*-Gestagen-Test.

OFD-Syn|drom *n*: Kurzbez. für **o**ro-**f**azio-**d**igitales Syndrom*.

Offenbarungs|pflicht: (engl.) *duty of disclosure*; in gesetzlich bes. bestimmten Fällen bestehende Verpflichtung des Arztes, geheimnisgeschützte Patientendaten (unter Einhaltung der Grenzen des jeweils unbedingt Erforderl.) Dritten zu offenbaren; **1.** aus gesundheitspolit. Gründen zur Bekämpfung übertragbarer Krankheiten erlassenen Meldepflichten nach dem Infektionsschutzgesetz*, das u. a. Listen von meldepflichtigen Verdachts-, Erkrankungs- u./od. Todesfällen für best. Krankheiten sowie von meldepflichtigen direkten od. indirekten Nachw. best. Krankheitserreger enthält. Generell meldepflichtig sind nach dem Infektionsschutzgesetz ferner das Auftreten einer bedrohl. Krankheit od. von mind. 2 gleichartigen Erkr., bei denen ein epidem. Zusammenhang wahrscheinl. ist od. vermutet wird, wenn dies auf eine schwerwiegende Gefahr für die Allgemeinheit hinweist u. als Urs. ein im Gesetz nicht aufgelisteter Err. in Betracht kommt. Die Meldungen haben meist namentl. zu erfolgen. Ferner bestehen Meldepflichten nach dem Personenstandsgesetz, dem Feuerbestattungsgesetz bzw. den Bestattungsgesetzen der Länder u. a. Vorschriften. **2.** Auskünfte i. R. der Sozialversicherung zur Prüfung der Leistungspflicht u. zur Leistungsabrechnung (§§ 294, 294 a, 295, 298, 301 SGB V, 202, 203 SGB VII, 100 SGB X); **3.** zur Verbrechensverhinderung statuierte, selten bestehende Anzeigepflichten (§§ 138, 139 StGB). Vgl. Anzeigerecht; Betäubungsmittelrezept; Leichenschau; Todesbescheinigung.

Offen|lassen, abwartendes: zeitweiliger Verzicht auf eine weitergehende Diagnostik*, um durch Verlaufsbeobachtung eine diagn. Klärung herbeizuführen.

offizinell (lat. *officina* Werkstatt, Apotheke): (engl.) *officinal*; Bez. für die in den Arzneibüchern* beschriebenen Arzneimittel*.

Off-Label-Use: Anw. von zugelassenen Arzneimitteln* für nach dem Arzneimittelgesetz* nicht zugelassene Indikationen.

Ofloxacin (INN) *n*: Antibiotikum* aus der Gruppe II der Fluorchinolone (s. Chinolone).

Ogawa-Variante (Masanaga O., Bakteriol., Tokio, geb. 1875) *f*: s. Vibrio cholerae.

Ogilvie-Syn|drom (Sir William Heneage O., Chir., London, 1887–1971) *n*: (engl.) *Ogilvie's syndrome*; akute intestinale Pseudoobstruktion des Colons ohne mechan. Hindernis mit Ausbildung eines akuten Megakolons*; **Urs.**: akut: ungeklärt; Hemmung der Darmmotilität durch pathol. Veränderungen des vegetativen Nervensystems; **Sympt.**: Meteorismus, Obstipation, spärl. Darmgeräusche, ggf. Übelkeit, Erbrechen; **Vork.**: bes. im höheren Lebensalter, häufig als Kompl. abdominaler (Pankreatitis, Peritonitis, Divertikulitis) u. extraabdominaler Erkr. (Herzinfarkt, Lungenkrankheiten); **Diagn.**: s. Megakolon; **DD**: mechan. Ileus*, toxisches Megakolon*; **Ther.**: Parasympathomimetika*, Stuhlregulation, ggf. Darmrohr zur Entlastung, Schwenkeinlauf, wasserlösl. Kontrastmittel (wirkt laxierend); ggf. endoskop. od. op. Darmdekompression (evtl. Dekompressionssonde), cave: Perforationsgefahr; Darmresektion, Anlage eines Anus praeternaturalis. Vgl. Darmatonie.

oGTT: Abk. für **o**raler **G**lukosetoleranz**t**est*.

Oguchi-Syn|drom (Chuta O., Ophth., Japan, 1875–1945) *n*: (engl.) *Oguchi's disease*; autosomal-rezessiv erbl. Nyktalopie* mit weiß-grauer Verfärbung des Augenhintergrunds u. goldgelbem Fundusreflex; nach langer Dunkeladaptation bilden sich die Netzhautveränderungen zurück (Mizuo-Phänomen).

Ohara-Krankheit (Hachiro O., japan. Arzt, 1882–1943): s. Tularämie.

Ohm (Georg Simon O., Phys., München, Nürnberg, 1787–1854) *n*: (engl.) *ohm*; abgeleitete SI-Einheit des elektrischen Widerstandes*; Einheitszeichen Ω; $1 \Omega = 1 V/A$. Vgl. Einheiten (Tab. 2 dort).

Ohm-Gesetz (↑): **1.** (engl.) *Ohm's law*; (physik.) Stromstärke (I) ist direkt zur Spannung (U) u. umgekehrt proportional zum elektr. Widerstand (R): $I = U/R$; **2.** (physiol.) analog zum elektr. Stromkreis ist das O.-G. auf den Blutkreislauf übertragbar: Die Stromstärke des Bluts I (Blutfluss; system.: Herzminutenvolumen) hängt von der Druckdifferenz Δp zw. Anfang u. Ende eines Gefäßes u. dem Strömungswiderstand R (system.: peripherer Widerstand*) ab: $I = \Delta p/R$; vgl. Hagen-Poiseuille-Gesetz.

Ohn|macht: s. Synkope.

Ohr-: s. a. Ot-, Oto-.

Ohr: Auris*; s. Gehörorgan.
Ohr|ab|szess, sub|peri|ostaler (Abszess*) *m*: (engl.) *subperiosteal abscess of the ear*; retroaurikulärer Abszess mit Rötung u. fluktuierender Schwellung der Haut über dem Processus mastoideus u. abstehender Ohrmuschel als Zeichen einer Mastoiditis*.
Ohr, äußeres: (engl.) *external ear*; Auris externa; **1.** Ohrmuschel (Auricula, s. Abb.); **2.** äußerer Gehörgang (Meatus acusticus ext.); **3.** Trommelfell (Membrana* tympanica), Grenzstruktur zum Mittelohr; **klin. Bedeutung:** morph. verändert z. B. bei Ohrmuscheldysplasie*, stenosiert z. B. bei Gehörgangatresie*; entzündl. verändert bei Otitis* externa, traumat. verändert z. B. bei Othämatom*, Trommelfellruptur*.

Tuberculum auriculare
Helix
Scapha
Antihelix
Cavum conchae
Antitragus
Crura antihelicis
Cymba conchae
Crus helicis
Porus acusticus ext.
Tragus
Incisura intertragica
Lobulus auriculae

Ohr, äußeres: Anatomie der Ohrmuschel

Ohr|blut|mono|zytose (Mon-*; Zyt-*; -osis*) *f*: (engl.) *earlobe blood monocytosis*; Monozytose* im Differentialblutbild, wenn für den Blutausstrich Kapillarblut genommen wird, das längere Zeit stagnierte; z. B. erster Tropfen aus dem Ohrläppchen ohne vorheriges Reiben.
Ohren-: s. a. Ot-, Oto-.
Ohren|fluss: s. Otorrhö.
Ohren|sausen: s. Tinnitus aurium.
Ohren|schmalz: s. Zerumen.
Ohren|schmalz|drüsen: Glandulae* ceruminosae; s. Zerumen.
Ohren|schmerzen: Otalgie*.
Ohr|entzündung: s. Otitis; Otitis media; Otitis externa.
Ohr|fistel (Fistel*) *f*: (engl.) *fistula of the ear*; syn. Fistula auris congenita, präaurikuläre Fistel; inf. einer Fehlbildung des 1. Kiemenbogens entstandene Fistel mit vor od. über dem Tragus gelegener Öffnung u. bis in den darunter liegenden Knorpel reichendem Fistelgang; bei Druck häufig Entleerung von Detritus; **Kompl.:** Infektion mit postentzündl. Stenosierung u. Reinfektion unter Ausbildung von Abszess u. Phlegmone; **Ther.:** nach Abklingen akuter Entz. vollständige Exzision.
Ohr|furunkel (Furunkel*) *m*: (engl.) *ear furuncle*; syn. Otitis externa circumscripta; Furunkel* im Bereich des äußeren Gehörgangs; **Sympt.:** Schmerzen bes. beim Kauen u. Sprechen, Tragusdruckschmerz, evtl. periaurikuläre Lymphadenitis; **Diagn.:** otoskop. Schwellung des äußeren Gehörgangs; **Ther.:** Einlage von alkoholgetränkten Streifen in das Ohr, evtl. systemisch Antibiotika od. Inzision; **DD:** Mastoiditis, Gehörgangkarzinom.

Rezidivierende Ohrfurunkel treten v. a. bei Diabetes mellitus auf.

Ohr|geräusche: **1.** (otol.) s. Tinnitus aurium; **2.** (neurol./psychiatr.) akustische Sympt. in der Aura* bei Epilepsie od. akustische Sinnestäuschung*.
Ohr, inneres: (engl.) *inner ear*; Auris interna; Innenohr*.
Ohr|knötchen: s. Chondrodermatitis nodularis helicis.
Ohr|muschel: Auricula*.
Ohr|muschel|dys|plasie (Dys-*; -plasie*) *f*: (engl.) *auricle dysplasia*; falsch Mikrotie; Fehlbildung der Ohrmuschel; **Eint.:** nach Schweregrad; **1. 1.** Grades: geringgradige Formveränderung der Ohrmuschel bei noch erkennbarer Ausbildung sämtl. Teile, z. B. abstehende Ohrmuschel; **2. 2.** Grades: ausgeprägtere Formveränderung der Ohrmuschel, z. T. mit Gehörgangatresie*; **3. 3.** Grades: Anotie* mit Rudimenten von Aurikularanhängen, meist mit Gehörgangatresie.
Ohr|neur|algie (Neur-*; -algie*) *f*: s. Genikulatumneuralgie.
Ohr|speichel|drüse: Glandula* parotidea.
Ohr|spiegelung: s. Otoskopie.
Ohr|trompete: (engl.) *eustachian tube*; Tuba auditiva (Eustachii); von der Paukenhöhle zum Pharynx führende Röhre mit einem knöchernen u. knorpeligen Abschnitt; **Funktion:** Luft- u. Druckausgleich zwischen Paukenhöhle u. Außenluft.
Ok|kasions|krämpfe (lat. *occasio* Gelegenheit): Gelegenheitsanfälle*.
ok|klusal (lat. *occludere, occlusus* verschließen): (engl.) *occlusal*; (zahnmed.) kauflächenwärts.
Ok|klusion (↑) *f*: **1.** (engl.) *occlusion*; syn. Occlusio; Verschließung, Verschluss; s. Okklusionstherapie; Okklusivverband; **2.** (zahnmed.) jeder Kontakt zwischen Zähnen des Ober- u. Unterkiefers; **Formen: 1.** statische O.: Zahnkontakte ohne Bewegung des Unterkiefers; **2.** dynamische O.: Zahnkontakte bei Bewegung des Unterkiefers: **a)** Protrusion: gleichmäßige Bewegung beider Kondylen* nach ventral; **b)** Lateralbewegung: der Unterkiefer schwenkt von der Medianebene nach lateral; **c)** Laterotrusion: Bewegung des Unterkieferkondylus nach außen (Arbeits-, Laterotrusionsseite); **d)** Mediotrusion: Bewegung des Unterkieferkondylus zur Mitte (Balance-, Mediotrusionsseite); **3.** habituelle O.: gewohnheitsmäßig eingenommene statische O.; **4.** zentrische O. (syn. zentrische O.): im Idealfall max. Interkuspidation* bei zentr. Kondylenposition; Kondylen u. Kaumuskulatur in physiol. entspannter Lage; **5.** fronteckzahngeschützte O.: Okklusionskonzept mit Fronteckzahnführung mit sofortiger Disklusion* der Seitenzähne; **6.** unilateral balancierte O.: O. mit Gruppenführung der Prämolaren u. Molaren auf der Laterotrusionsseite bei Seitwärtsbewegungen des Unterkiefers mit sofortiger Disklusion der nicht führenden Seitenzähne; **7.** bilateral balancierte O.: Okklusionskonzept mit Führung der Zähne auf beiden Seiten bei Seitwärtsbewegungen (Hauptanwendung bei Totalprothesen).
Ok|klusions|arterio|graphie (↑; Arteri-*; -graphie*) *f*: (engl.) *occlusion arteriography*; unter Verwendung von Ballonkathetern (z. B. Swan-Ganz-Katheter) durchgeführte Angiographie* mit dem Ziel, hohe Kontrastdichte u. Verlängerung der arteriellen

Phase od. eine vollständige Gefäßblockade vor chir. Eingriffen zu erreichen.

Ok|klusions|ileus (↑; Ileus*) *m*: s. Ileus.

Ok|klusions|therapie (↑) *f*: **1.** (engl.) *occlusion therapy*; (ophth.) Verf. zur Behandlung einer einäugigen Amblyopie*, bei dem durch Verschluss des Führungsauges mit Hautpflaster (faziale Okklusion) od. durch Abdecken des Brillenglases (Brillenokklusion) das sehschwache Auge zur Fixation gezwungen wird; Besserung des Sehvermögens bei frühem Therapiebeginn in den ersten Lj. (u. U. bereits im Säuglingsalter u. bis zum 12. Lj.); um Störungen des binokularen Sehens u. okklusionsbedingte Amblyopie des Führungsauges zu vermeiden, wird dieses turnusmäßig freigegeben, wobei der Okklusionsrhythmus vom Alter des Kindes u. von der Stärke der Amblyopie abhängt. **2.** (zahnmed.) Behandlung der dynam. u. stat. Okklusion* durch Einschleifen od. restaurative Maßnahmen; evtl. Vorbehandlung bei Kieferfehlstellung durch Aufbissbehelf*.

Ok|klusiv|pessar (↑; Pessar*) *n*: Portiokappe*.

Ok|klusiv|verband (↑): (engl.) *occlusive dressing*; dicht abschließender u. abdeckender Verband; **Anw.:** z. B. am Auge zur Okklusionstherapie*, dermat. als Kunststoff-Folienabdeckung über lokal applizierten Externa zur Verstärkung der Wirkung von darin enthaltenen Arzneimitteln (z. B. Glukokortikoide). Vgl. Verbände.

Oktavus|neurinom (Neurinom*) *n*: veraltete Bez. für Vestibularisschwannom*.

Okular|zähl|fenster (ocularis*): (engl.) *ocular counting grid*; Glasplatte mit Rastereinteilung mit einer Blende, durch deren Verschiebung sich das Zählnetz in versch. Größen verstellen lässt; **Anw.** zur mikroskop. Zählung von Thrombo-, Retikulo- u. Erythrozyten.

Okulo|motorik (lat. oculus Auge; motor Beweger) *f*: s. Augenbewegungen.

Okulo|motorius (↑; ↑): Kurzbez. für Nervus* oculomotorius.

Okulo|motorius|lähmung (↑; ↑): (engl.) *oculomotor nerve palsy*; Lähmung der vom N. oculomotorius (III. Hirnnerv) versorgten äußeren Augenmuskeln (M. rectus superior, M. rectus medialis, M. rectus inferior, M. obliquus inferior), des Lidhebers (M. levator palpebrae) bzw. der vom parasympath. Anteil des N. oculomotorius versorgten inneren Augenmuskeln (M. sphincter pupillae, M. ciliaris), meist inf. mechan. Kompression, Durchblutungsstörung od. entzündl. Prozesses im Bereich des Nervs; **Formen: 1. äußere** O. (Ophthalmoplegia externa): Lähmung aller vom N. oculomotorius innervierten äußeren bei Unversehrtheit der inneren Augenmuskeln; Sympt.: Abweichung des Bulbus nach unten-außen mit Ptosis* (s. Abb.); Urs.: meist umschriebene Durchblutungsstörung; **2. innere** O. (Ophthalmoplegia interna): Lähmung nur der von den parasympath. Fasern innervierten inneren Augenmuskeln; Sympt.: Ptosis, Akkommodationslähmung*, weite, lichtstarre Pupille; Urs.: bei einseitiger Störung meist Läsion des Ganglion ciliare (später in Pupillotonie* übergehend); bei beidseitigem Auftreten häufig Botulismus*; **3. innere u. äußere** O. (Ophthalmoplegia externa et interna): Ausfall aller vom N. oculomotorius innervierten Augenmuskeln; Urs.: fast immer periphere Nervenläsion, meist druckbedingt (Aneurysma, erhöhter intrakranieller Druck); **Sonderformen: 1. diabetische** O.: einseitiges Auftreten mit Schmerzen meist in Form der äußeren O. bei älteren Pat., nicht gebunden an bes. schwere diabet. Stoffwechselstörung; Urs.: wahrscheinl. Mikroangiopathie der Vasa nervorum; pathol.-anat.: herdförmige Entmarkung der Nerven (peripher); Progn.: günstig, Rückbildung meist innerh. von 3 Mon., Rezidive möglich; **2. periodische** (reversible) O. bei Migraine* ophtalmoplégique; **3. zyklische** O. (Axenfeld-Schürenberg-Syndrom): meist kongenitale komplette O. mit rezidiv. spastischen Kontraktionen der vom N. oculomotorius innervierten Augenmuskeln.

okzipital (lat. occiput Hinterkopf): occipitalis; zum Hinterhaupt gehörend.

Ok|zipitalis|neur|algie (lat. occiput Hinterkopf; Neur-*; -algie*) *f*: (engl.) *occipital neuralgia*; Gesichtsneuralgie* mit meist anfallsweise auftretenden Schmerzen im Gebiet des N. occipitalis major od. N. occipitalis minor, oft mit Hyp- od. Dysästhesie im zugehörigen Versorgungsgebiet u. Druckschmerzhaftigkeit des Nervs; **Urs.:** traumatische Läsion, Neuritis; **Ther.:** Antiepileptika, pal-

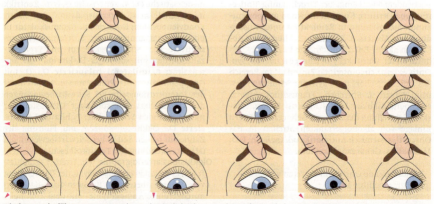

Okulomotoriuslähmung: Untersuchung der 9 Blickrichtungen bei äußerer Okulomotoriuslähmung links

liativ durch Nervenblockade mit Lokalanästhetika.
Ok|zipital|lappen|syn|drom (lat. occiput Hinterkopf) *n*: s. Syndrom, hirnlokales.
ok|zipito|frontal (↑; lat. frons Stirn): (engl.) *occipitofrontal*; Richtung Hinterhaupt – Stirn.
ok|zipito|mental (↑; lat. mentum Kinn): (engl.) *occipitomental*; Richtung Hinterhaupt – Kinn.
Olanzapin (INN) *n*: atypisches Neuroleptikum*; Dopamin-Antagonist; **Ind.**: Schizophrenie, Manie, Rezidivprophylaxe bipolarer Störungen; **Kontraind.**: Engwinkelglaukom; **UAW**: häufig Gewichtszunahme u. Müdigkeit; gelegentl. Ödeme, orthostat. Hypotonie.
Ole|andrin *n*: (engl.) *oleandrin*; Herzglykosid* aus Oleander; vgl. Digitaloide.
Ole|cranon (gr. ὠλέκρανον Ellenbogenspitze) *n*: Ellenbogen.
Olein *n*: (engl.) *olein*; syn. Triolein; Ölsäuretriglycerid; s. Ölsäure; Triglyceride.
Ole|kranon|fraktur (gr. ὠλέκρανον Ellenbogenspitze; Fraktur*) *f*: (engl.) *elbow fracture*; proximale intraartikuläre Ulnafraktur* mit Abbruch od. Abriss des Hakenfortsatzes der Ulna u. Gelenkverletzung; **Kompl.**: Irritation des N. ulnaris, Entw. einer posttraumat. Arthrose; **Diagn.**: Rö. in 2 Ebenen, ggf. CT (z. B. bei Komplexverletzung mit Luxation, Ruptur der Seitenbänder, Abbruch des Proc. coronoideus, Radiusköpfchenfraktur); **Ther.**: fast ausschließl. op., da Komb. von Gelenk- u. Distensionsfraktur (offene Reposition, bei der häufigen Quer- od. Schrägfraktur Zuggurtung, bei Trümmerbruch Plattenosteosynthese).
Oleo|anilide *n pl*: (engl.) *oleoanilides*; hochgiftige, ölige Verbindungen des Anilins*; ähneln den Lipoproteinen* u. werden wie diese in Zellen (vorwiegend Gefäßendothel) eingelagert; vermutl. Urs. des toxisch-epidemischen Syndroms* in Spanien, an dem 1981 wenigstens 19 000 Menschen nach Verzehr von mit Anilin vergälltem Rapsöl erkrankten.
Oleo|sklerom (lat. oleum Öl; Skler-*; -om*) *n*: (engl.) *eleoma*; syn. Paraffinom; Öltumor, Oleom; knotenförmige Verhärtung inf. Bindegewebereizung nach Injektion schlecht resorbierbarer öliger Substanzen; Einschmelzung möglich.
Oleum (lat.) *n*: Öl.
Oleum camphoratum (↑) *n*: s. Kampferöl.
Oleum Jecoris aselli (↑) *n*: Lebertran*.
Oleum Paraffinae (↑) *n*: (engl.) *paraffin oil*; Paraffinöl, Laxans*.
Olfakto|metrie (lat. olfactare an etwas riechen; Metr-*) *f*: (engl.) *olfactometry*; diagn. Verfahren zur Beurteilung der Wahrnehmungs- u. Erkennungsschwelle von Riechstoffen, v. a. bei Verdacht auf Riechstörungen* u. zur Prüfung des Geruchsinns vor Nasenoperationen; Reizung des N. olfactorius durch reine Riechstoffe (z. B. Rosenöl, Zimt), des N. trigeminus durch z. B. Salmiak od. Menthol, der Chorda tympani u. des N. glossopharyngeus durch Chloroform od. Pyridin; **Formen**: 1. orientierende qualitative O.: Angebot von Riechstoffen, die vom Pat. erkannt werden müssen; 2. quantitative O.: Angebot definierter Mengen best. Riechstoffe; 3. quantitative objektive O.: Ableitung olfaktorisch evozierter Potentiale (engl. evoked response olfactometry).

Olfaktorius (↑) *m*: Kurzbez. für Nervus* olfactorius.
Olfaktorius|neuro|blastom (↑; Neur-*; Blast-*; -om*) *n*: (engl.) *esthesioneuroblastoma*; syn. Ästhesioneuroblastom; seltener, vom Riechepithel der Area olfactoria ausgehender maligner Tumor, der häufig mit Infiltration des Frontalhirns inf. Tumorwachstums durch die Lamina cribrosa einhergeht; **Histol.**: z. T. in Rosetten angeordneter primitiver neuroektodermaler Tumor, Neurofibrillen; **Sympt.**: ein- od. beidseitige Verlegung der Nase, Nasenbluten, Rhinorrhö, Anosmie*, Tränenfluss; **Ther.**: mögl. vollständige Resektion unter Einsatz von Neuronavigation u. Endoskopie (expanded endoscopic endonasal approach, Abk. EEA), ggf. erweitert mit Mittelgesichtsöffnung od. Trepanation; **Progn.**: abhängig von Tumorausmaß u. klin. Befall, hohe Rezidivrate, lymphogene Metastasierung. Vgl. Hirntumoren.
Olig-: auch Oligo-; Wortteil mit der Bedeutung wenig, klein; von gr. ὀλίγος.
Oligakis|urie (gr. ὀλιγάκις selten; Ur-*) *f*: (engl.) *oligakisuria*; seltenes Urinieren; Gegensatz Pollakisurie*.
Oligo-A|menor|rhö-Galaktor|rhö-Syn|drom (↑; A-*; gr. μήν, μηνός Monat; -rhö*; Galakt-*) *n*: s. Galaktorrhö-Amenorrhö-Syndrom.
Oligo|arthritis (Olig-*; Arthr-*; -itis*) *f*: (engl.) *oligoarthritis*; gleichzeitige von 2–5 Gelenken; **Vork.**: v. a. bei reaktiver Arthritis* u. seronegativen Spondylarthritiden*; als Unterform der juvenilen idiopathischen Arthritis* bei gleichzeitiger Entz. von 2–4 Gelenken in den ersten 6 Erkrankungsmonaten od. bei Entz. von >5 Gelenken nach 6 Mon. als erweiterte (sog. extended) O. (Rheumafaktor* negativ, antinukleäre Antikörper in ca. 70 % positiv, Auftreten einer Iridozyklitis* verschlechtert die Progn.). Vgl. Polyarthritis.
Oligo|astro|zytom (↑; gr. ἄστρον Stern; Zyt-*; -om*) *n*: (engl.) *oligoastrocytoma*; Gliom mit neoplastischen astroglialen u. oligodendroglialen Anteilen (s. Hirntumoren, Tab. dort); **Vork.**: 35.–50. Lj.; **Formen**: 1. O. WHO-Grad II; histol. niedrigmaligne, jedoch Risiko eines Rezidivs u. Anaplasie; 2. anaplastisches O. (WHO-Grad III); **Ther.**: möglichst vollständige Resektion; bei WHO-Grad III immer gefolgt von Bestrahlung, Chemotherapie (bei dominierendem astrozytärem Anteil z. B. mit Temozolomid, u. a. abhängig von Bestimmung des MGMT-Promotors im resezierten Tumor; vgl. Astrozytom; alternativ, v. a. bei oligodendroglären Tumoren, Polychemotherapie mit Procarbacin, CCNU u. Vincristin, sog. PCV-Schema) od. kombinierter Radiochemotherapie; **Progn.**: Fünf-Jahres-Überlebensrate des O. WHO-Grad II bei progn. günstigen Faktoren (Tumordurchmesser <3 cm, fehlende Kontrastmittelaufnahme, <40 Jahre) 70–80 %, bei mehrfach ungünstigen Faktoren 5–15 %; bei anaplastischem O. WHO-Grad III Zwei-Jahres-Überlebensrate ca. 40–60 %, günstigere Progn. bei Tumoren mit Verlust von genetischem Material der Chromosomen 1p u. 19q (Abk. LOH 1p/9q; LOH für engl. loss of heterozygosity) u. mit methyliertem MGMT-Promotor.
Oligo|daktylie (↑; Daktyl-*) *f*: (engl.) *oligodactyly*; syn. Hypodaktylie; Rückbildung bzw. mangelnde Ausbildung einzelner Fingerstrahlen.

Oligo|daktyl|ie|syn|drom (↑; ↑) *n*: (engl.) *oligodactyly syndrome*; syn. Weyers-Syndrom II; autosomal-dominant erbl. Fehlbildungssyndrom; tierexperimentell wurden Parallelmutation durch Röntgenschädigung bei der Maus beschrieben. **Sympt.:** Ausbildung einzelner Finger des Radialsegments (Daumen u. Zeigefinger) bei Aplasie der ulnaren Randstrahlen, Fehlen der Ulna, Verkürzung des Radius, Dislokation des proximalen Radiusköpfchens, Lippen-Kiefer-Gaumenspalte, Sternum- u. Nierenanomalien; **DD:** Cornelia*-de-Lange-Syndrom.

Oligo|dendro|gliom (↑; gr. δένδρον Baum; -om*) *n*: (engl.) *oligodendroglioma*; diffus infiltrierender, gut differenzierter neuroepithelialer Tumor des ZNS (s. Hirntumoren, Tab. dort); typ. Erkrankungsalter 50.–60. Lj.; **Lok.:** v. a. Großhirnhemisphären, Thalamus; **Formen: 1.** O. WHO-Grad II (s. Abb. 1 u. 2): längere Remission, Rezidive od. maligne Progression mögl.; Anaplasie wesentlich seltener als bei Astrozytom* od. Oligoastrozytom* WHO-Grad II; **2.** anaplastisches O. WHO-Grad III: oft Rezidivtumor eines niedergradigeren O., liquorgene Metastasierung möglich. **Ther.:** bei klin. sich nur durch epilept. Anfälle manifestierendem, op. ungünstigem, diffusem O. WHO-Grad II, v. a. bei Patienten < 40. Lj., evtl. zunächst Verlaufsbeobachtung; bei operativ zugängl. zirkumskripten O. mögl. kompl. Resektion; nach inkompl. Resektion od. bei fortschreitendem inoperablem Tumor Bestrahlung (bei Tumorgröße < 3 cm ggf mit Gamma-Knife od. hochdosiert Präzisionsstrahlentherapie mit stereotakt. Linearbeschleuniger) od. Chemotherapie (Polychemotherapie mit Procarbacin, Lomustin u. Vincristin; alternativ Temozolomid, weniger toxisch); **Progn.:** Zwei- bzw. Fünf-Jahres-Überlebensrate bei WHO-Grad II ca. 80 % bzw. 60 %, bei anaplastischem O. WHO-Grad III 60 % bzw. bis 40 %.

Oligo|dendro|zyten (↑; ↑; Cyt-*) *f pl*: s. Neuroglia.
Oligo|dipsie (↑; gr. δίψος Durst) *f*: (engl.) *oligodipsia*; Durstmangel.
Olig|odontie (↑; Odont-*) *f*: s. Anodontie.
Oligo|dynamie (↑; gr. δύναμις Kraft) *f*: (engl.) *oligodynamics*; biol. Hemmung des Bakterienwachstums durch kleinste Mengen best. Metalle (Ag, Cu, Cd, Hg u. a.); **Anw.:** z. B. zur Trinkwasserkonservierung.
Oligo|fruktoside *n pl*: s. Inulin.
Oligo|hydr|amnion (Olig-*; Hydr-*; Amnion*) *n*: (engl.) *oligohydramnios*; Mangel an Fruchtwasser* (< 400 ml od. sonograph. gemessener Amniotic*-fluid-Index 5–8 cm in der 2. Schwangerschaftshälfte); **Urs.:** Terminüberschreitung, Plazentainsuffizienz, fetofetales Transfusionssyndrom*; **Kompl.:** erhöhtes Geburtsrisiko wegen Nabelschnurkompression; in 8 % mit kindl. Fehlbildungen assoziiert.
Oligo|hydr|amnion|sequenz (↑; ↑; ↑; Sequenz*) *f*: Potter*-Sequenz.
Oligo|menor|rhö (↑; gr. μήν Monat; -rhö*) *f*: (engl.) *oligomenorrhea*; Menstruation* von normaler Dauer mit einem Zyklusintervall von mehr als 35 Tagen; **Formen: 1.** primäre O. nach Menarche*; **2.** sekundäre O., häufig im Klimakterium* als Zeichen der beginnenden Ovarialinsuffizienz. Vgl. Zyklusstörungen.
Oligo|nukleotid (↑) *n*: (engl.) *oligonucleotide*; kurze Nukleinsäure* aus mehreren Mononukleotiden, die über Phosphodiesterbindungen verknüpft sind; meist Bez. für ein synthet. DNA-Fragment mit definierter Sequenz, das als Gensonde* od. Initiationsmolekül (Primer*) für die DNA-Polymerisation (z. B. bei der PCR od. der reversen Transkription) dient.
Oligo|peptide (↑) *n pl*: s. Peptide.
Oligo|phrenie (↑; gr. φρήν Verstand, Zwerchfell) *f*: s. Behinderung, geistige.
Oligo|saccharide (↑) *n pl*: (engl.) *oligosaccharides*; oligomere Kohlenhydrate* (aus 3–10 Monosacchariden*); vgl. Polysaccharide.
Oligo|saccharidosen (↑) *f pl*: Glykoproteinosen*.
Oligo|sialie (↑; Sial-*) *f*: (engl.) *oligosialia*; verminderte Sekretion von Speichel; **Vork.:** z. B. bei Dehydratation od. als UAW von Arzneimitteln (z. B. Atropin, Psychopharmaka, Antihypertensiva). Vgl. Xerostomie.
Oligo|zoo|spermie (↑; gr. ζῷον Lebewesen; Sperm-*) *f*: (engl.) *oligozoospermia*; Bez. für verminderte Spermiendichte im Ejakulat (< 20 Mio./ml); s. Spermauntersuchung (Tab. dort).
Olig|urie (↑; Ur-*) *f*: (engl.) *oliguresis*; verminderte Harnausscheidung (< 300–500 ml/24 h); Gegensatz: Polyurie*.
Olisthesis (gr. ὀλίσθησις Ausgleiten, Sturz) *f*: s. Spondylolisthesis.
Oliva *f*: (engl.) *olive*; Olive; u. a. durch den Nucleus olivaris inferior hervorgerufene olivenförmige

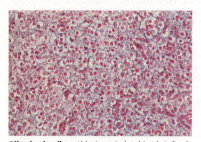

Oligodendrogliom Abb. 1: typischer histol. Befund; Tumorzellen mit perinukleären hellen Höfen (sog. Honigwabenstruktur) u. positiver Reaktion auf saure Mukopolysaccharide (blau) [31]

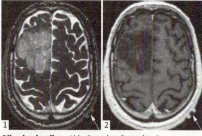

Oligodendrogliom Abb. 2: rechts frontales O. WHO-Grad II mit Verkalkungen; Pfeile: Marker für Neuronavigation (MRT; 1: T2-gewichtet, 2: T1-gewichtet mit Kontrastmittel) [42]

Vorwölbung im oberen Bereich der Medulla* oblongata lateral der Pyramide.

Oliver-Cardarelli-Zeichen (William S. O., Chir., Farnborough, 1836–1908; Antonio C., Int., Neapel, 1831–1927): (engl.) *Oliver sign*; palpator. deutliche Pulsation der Aorta bei Aneurysma* des Aortenbogens u. bei Mediastinalprozessen; Pat. steht mit geschlossenem Mund u. hebt das Kinn möglichst hoch, während der Untersucher den Schildknorpel mit Daumen u. Zeigefinger umfasst u. ihn leicht nach oben drückt. Das O.-C.-Z. findet sich auch bei Mediastinaltumoren, die zwischen Aortenbogen u. li. Bronchus lokalisiert sind, od. Verwachsungen von Trachea u. Aorta nach Mediastinitis*.

Ollier-Syn|drom (Louis X. O., Chir., Lyon, 1830–1900) *n*: s. Enchondromatose Ollier.

Olmesartan (INN): (engl.) *olmesartan*; AT$_1$*-Rezeptor-Antagonist; **Ind.**: Hypertonie*; **Kontraind.**: Gallenwegobstruktionen, Schwangerschaft, Stillzeit; **UAW**: Schwindel, Inf. der oberen Atemwege.

Olopatadin *n*: (engl.) *olopatadine*; Histamin*-H$_1$-Rezeptoren-Blocker der 2. Generation zur top. Anw.; **Ind.**: saisonale allerg. Konjunktivis*; **Kontraind.**: Stillzeit, relativ in Schwangerscaft; **UAW**: okuläre Missempfindung, Kopfschmerz, Schwindel.

Olsalazin (INN) *n*: (engl.) *olsalazin*; (intestinales) Antiphlogistikum* zur p. o. Anw.; Derivat der 5-Aminosalicylsäure (s. Mesalazin); **Ind.**: Colitis* ulcerosa; **UAW**: Diarrhö, Kopfschmerz, Übelkeit.

-om: auch -oma, -omat; Wortteil mit der Bedeutung Geschwulst; bei Flüssigkeiten: Erguss; von gr. -ωμα.

Om|agra (gr. μος Schulter; ἄγρα Falle, in Zusammensetzungen: Gicht) *f*: Arthritis urica humeroscapularis; Schmerzen im Schultergelenk bei Gicht*; meist chron. synovit. Verlaufsform.

Om|algia (↑; -algie*) *f*: (engl.) *shoulder pain*; syn. Omalgie; Schulterschmerz; vgl. Periarthropathia humeroscapularis.

Omalizumab (INN) *n*: (engl.) *omalizumab*; rekombinanter, humanisierter, monoklonaler Anti-IgE*-Antikörper zur s. c. Anw.; **Ind.**: Asthma* bronchiale mit positiver Reaktion auf ganzjährig auftretendes Aeroallergen u. schweren Anfällen trotz hochdosierter Ther. mit inhalativem Glukokortikoid* u. langwirkendem Beta-2-Sympathomimetika* zur zusätzl. Therapie; **Kontraind.**: Kinder u. Jugendliche unter 12 Jahren; **UAW**: sehr selten verzögert auftretender anaphylaktischer Schock*.

Om|arthrose (gr. μος Schulter; Arthr-*; -osis*) *f*: (engl.) *omarthritis*; nicht entzündliche degen. Erkrankung des Schultergelenks; **Sympt.**: Krepitation bei Bewegungen; **Diagn.**: Rö., CT, MRT; **Ther.**: (konservativ) NSAR, physik. Ther., Hyaluronsäureinjektion; (op.) arthroskop. Spülung, ggf. Endoprothese (z. B. Neer-Prothese); s. Arthrose (Abb. dort).

Omega|fett|säuren: (engl.) *omega fatty acids*; mehrfach ungesättigte Fettsäuren*; **1.** ω-3-Fettsäuren (z. B. Eikosapentaensäure u. Linolensäure*): v. a. in fettreichen Kaltwasserfischen (z. B. Hering, Lachs, Thunfisch, Makrele, Sardine, Sardelle) u. best. Pflanzenölen (Raps- u. Leinsamenöl) enthalten; wirken als Lipidsenker; **2.** ω-6-Fettsäuren (z. B. die essentielle Fettsäure* Linolsäure*) kommen in pflanzl. Ölen vor. Vgl. Nährstoffzufuhr, empfohlene (Tab. dort).

Omenn-Syn|drom *n*: (engl.) *Omenn's syndrome*; syn. schwerer kombinierter Immundefekt mit Hypereosinophilie, familiäre Retikuloendotheliose; autosomal-rezessiv erbl. Form des schweren kombinierten Immundefekts* (SCID); **Ätiol.**: Mutation in Genloci 11p13 u. 10p mit Genen RAG1, RAG2 u. DCLRE1C; **Klin.**: Erythrodermie mit Schuppung, Alopezie, schwere opportunistische Infektionen (bakteriell, Pilze), Hepatosplenomegalie, Lymphadenopathie, Diarrhö, Gedeihstörung, Thymushypoplasie; **Diagn.**: laborchem. Eosinophilie, Leukozytose; **Ther.**: allogene Knochenmarktransplantation.

Oment|ektomie (lat. omentum Haut um Eingeweide; Ektomie*) *f*: (engl.) *omentectomy*; op. vollständige od. teilweise Entfernung des Omentum* majus (infrakolisch bzw. infragastrisch), z. B. bei Ovarialkarzinom. Vgl. Omentumplastik.

Omento|pexie (↑; -pexie*) *f*: (engl.) *omentopexy*; Verf. zur Befestigung des Omentum* majus an inneren Organen od. bei Verlagerung nach extraabdominal z. B. im Bereich einer chron. Wunde.

Omentum (↑) *n*: syn. Epiploon; Netz (Bauchfellduplikatur).

Omentum majus (↑) *n*: (engl.) *greater omentum*; großes Netz; schürzenförmige Bauchfellfalte, die an der großen Kurvatur des Magens u. am Colon transversum angeheftet u. normalerweise über die Dünndarmschlingen ausgebreitet ist; **Funktion**: z. T. noch unklar, Beteiligung an der embryonalen Hämatopoese ist wahrscheinl. (in den sog. Taches* laiteuses); deckt inf. seiner Beweglichkeit u. U. drohende Perforationen ab u. stellt Gefäßversorgung zur Verwachsung her; Resorptionsorgan.

Omentum minus (↑) *n*: (engl.) *lesser omentum*; kleines Netz; Bauchfellfalte zwischen Eingeweidefläche der Leber u. kleinen Kurvatur des Magens; besteht u. a. aus Lig. hepatogastricum u. Lig. hepatoduodenale; bildet einen Teil der Vorderwand der Bursa omentalis. Vgl. Peritoneum.

Omentum|plastik (↑) *f*: (engl.) *omentoplasty*; Bildung eines gestielten Omentum* majus zur Auffüllung, Deckung u. Ausheilung von Defekten u. entzündl. Veränderungen an inneren Organen (z. B. Leberruptur, Psoasdefekten), chron. Wunden (Leiste, Hüfte), Deckung des Beckeneingangs zur Zurückhaltung des Dünndarms bei ausgedehnten entzündl. od. tumorösen Erkr. mit geplanter postop. Bestrahlung u. a.; auch als freie Lappenplastik* zur Auffüllung u. Ausheilung von extraperitonealen Defekten.

Ome|prazol (INN) *n*: (engl.) *omeprazol*; Protonenpumpen*-Hemmer, Magensäuresekretions-Hemmer (durch Inaktivierung des Enzyms H$^+$/K$^+$-ATPase); **Ind.**: Ulcus ventriculi et duodeni, Refluxösophagitis, Zollinger*-Ellison-Syndrom; **UAW**: selten Schwindel, Kopfschmerz, gastrointestinale Störungen, allerg. Hautreaktionen.

OMIM: Abk. für (engl.) *Online Mendelian Inheritance in Man*; syn. McKusick-Katalog; Verzeichnis menschl. Gene u. genetischer Krankheiten* (einschließl. Genlokalisation u. Referenzen).

Ommaya-Reservoir (franz. reservoir Behälter) *n*: s. Rickham-Reservoir.

Omni-: Wortteil mit der Bedeutung jeder, alle, ganz; von lat. omnis.

Omo|conazol (INN) *n*: (engl.) *omoconazol*; in Deutschland nicht im Handel befindl. Antimykotikum* zur top. Anw.; Imidazolderivat*; **Wirkung:** durch Störung der Ergosterolbiosynthese der Pilzmembran; wirkt fungistat. auf Dermatophyten, Hefen u. Schimmelpilze, zusätzl. fungizid auf Hefen; **Ind.:** Pilzinfektionen der Haut; **UAW:** selten Hautreizungen.

OMP: Abk. für (engl.) *outer membrane protein*; meist in äußerer Lipidmembran gramnegativer Bakt. lokalisiertes Adhäsin*; als Antigen für Nachw. mit Antikörpern geeignet.

Omphal-: auch Omphalo-; Wortteil mit der Bedeutung Nabel; von gr. ὀμφαλός.

Omphalitis (↑; -itis*) *f*: Nabelentzündung*.

Omphalo|phlegmone (↑; Phlegmone*) *f*: (engl.) *purulent omphalitis*; eitrige (phlegmonöse) Nabelentzündung* des Neugeborenen.

Omphalo|zele (↑; -kele*) *f*: (engl.) *omphalocele*; syn. Exomphalos, Hernia funiculi umbilicalis; Nabelschnurbruch; angeb. Hemmungsfehlbildung* der Bauchdecke mit Vorfall von Baucheingeweiden (meist Dünn- u. Dickdarm, großes Netz, Teile der Leber) durch den Nabelring in den Nabelschnuransatz (s. Abb.), häufig in Komb. mit weiteren (extraabdominalen) Fehlbildungen; **Diagn.:** oft pränatal mit Ultraschall; **Ther.:** Erstversorgung (wie bei Gastroschisis*), Reposition u. (in Abhängigkeit der Größe) primärer Bauchwandverschluss od. op. Bauchdeckenerweiterungsplastik. Vgl. Nabelhernie; Eventeration.

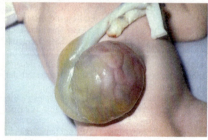

Omphalozele [11]

Onanie *f*: (engl.) *onania*; sexuelle Selbstbefriedigung; nicht korrekt benannt nach der biblischen Gestalt Onan; s. Masturbation.

Oncho|cerca volvulus (gr. ὄγκος Widerhaken, Krümmung; κέρκος Schwanz, Henkel) *m*: (engl.) *Onchocerca volvulus*; zu den Nematodes* gehörende Knäuelfilarie; Err. der Onchozerkose*; ♂ 0,2 mm × 20–45 mm lang; ♀ 0,4 mm × 50 cm lang; **Übertragung:** durch Kriebelmücken (aktives Eindringen der Mikrofilarien* durch den Stichkanal); **Vork.:** Westafrika bis Angola, Zentral- u. Ostafrika; Mexiko bis nördl. Brasilien u. Ecuador; isolierter Herd in Jemen; **Nachw.:** Mikrofilariennachweis in Hautbiopsie (skin* snip). Vgl. Filariosen.

Oncho|zerkose (↑; ↑; -osis*) *f*: (engl.) *onchocerciasis*; syn. Onchocercose, Onchocerciasis, Knotenfilariose; Morado-Krankheit; durch den Nematoden Onchocerca* volvulus verursachte Filariose*; **Übertragung:** Kriebelmücken der Species Simulium damnosum (Mücken*); **Vork.:** Mittelamerika, trop. Südamerika u. Afrika, Saudi-Arabien, Jemen; **Path. u. Klin.:** Erregerreservoir ist der Mensch; adulte Würmer leben in Bindegewebeknoten von 3–30 mm ⌀ od. frei migrierend in der Subkutis; Lebensdauer bis zu 16 Jahren; Larven (Mikrofilarien*) in der Haut führen zu Juckreiz, chron. Dermatitis mit Verlust der elast. Fasern (Onchodermatitis, Papierhaut, s. Sowda), Lichenifikation, Atrophie, Depigmentation der Haut (Leopardenhaut, Presbydermie, hängende schlaffe Hautfalten); 1–10 % der Bevölkerung in Endemiegebieten erblinden (sog. Flussblindheit, Sudan-Blindheit) durch Larvenbefall sowohl der vorderen Augenabschnitte (Cornea, Vorderkammer) mit Keratitis punctata, Photophobie, Konjunktivitis, Iridozyklitis, Uveitis, sekundärem Glaukom, Katarakt als auch des hinteren Augenabschnitts (vermutl. durch tox.-allerg. Prozesse) mit Neuritis nervi optici, Chorioretinitis, Optikusatrophie; **Diagn.:** mikroskop. Nachw. der Mikrofilarien in Hautbiopsien, Adultwürmer histol. in exstirpierten Knoten; Nachw. von Onchocerca-DNA in Hautproben durch PCR; ophthalmoskop. Detektion von Mikrofilarien in der Cornea od. vorderen Augenkammer; Exazerbation des Juckreizes durch kleine Dosis von Diethylcarbamazin (Mazzotti*-Test); Serodiagnostik nicht speciesspezif.; **Ther.:** Chemotherapie mit Ivermectin*, Diethylcarbamazin* u./od. Albendazol unter Antihistaminikagabe gegen die Mikrofilarien; additiv Doxycyclin gegen die symbiot., für die Fertilität der Filarien benötigten Wolbachia-Bakterien; Suramin* wird gegen die adulten Würmer aufgrund der Nebenwirkungen nur noch selten angewendet; Nodulektomie weitgehend aufgegeben, da viele Knoten u. freilebende Makrofilarien nicht auffindbar; **Proph.:** Bekämpfung der Überträger, intermittierende Ivermectin-Massenbehandlung in den endem. Gebieten.

Onco|melania (↑; Melan-*): (engl.) *Oncomelania*; Schnauzenschnecken; Süßwasserbewohner; Zwischenwirt von Schistosoma* japonicum.

Oncorna|viren (Onk-*; Viren*) *n pl*: s. Retroviridae; Oncovirinae.

Onco|virinae (↑; ↑) *fpl*: frühere Subfamilie onkogener Viren der Retroviridae*; die Transformation* der Wirtszelle kann durch Oncornaviren induziert werden. Diese besitzen sog. long terminal repeats (Abk. LTR) in ihrer RNA, die für die Insertion der entspr. DNA in das Genom der Wirtszelle notwendig sind u. zelleigene Onkogene regulieren. Virale Onkogene werden als DNA-Kopie inseriert u. ebenfalls durch LTR-abhängige Promotoren u. Enhancer reguliert.

Ondan|setron (INN) *n*: (engl.) *ondansetron*; Serotonin-5-HT$_3$-Antagonist; **Ind.:** als Antiemetikum* bei Zytostatika- u. Strahlentherapie, PONV*; **UAW:** u. a. Kopfschmerz, Flush, Obstipation.

On-demand-An|algesie (engl. on demand auf Verlangen; A-*; -algie*) *f*: s. PCA.

Oneirismus (gr. ὄνειρος Traum) *m*: (engl.) *oneirism*; Bez. für traumähnliche (oneiroide) Erlebnisweise mit szenischen Halluzinationen*; **Vork.:** z. B. bei Delir* (Alkoholentzug), Intoxikationen, Infektionskrankheiten, epilept. Aura*, auch nach psych. Trauma.

Onk-: auch Onko-; Wortteil mit der Bedeutung Geschwulst; von gr. ὄγκος (Umfang, Größe).

onko|gen (↑; -gen*): (engl.) *oncogene*; geschwulsterzeugend; Eigenschaft biologischer, chem. u. physik. Faktoren, die über ganz unterschiedl. Mechanismen normale Zellen zur malignen Transformation veranlassen; vgl. Onkogene; Viren, onkogene.

Onko|gene (↑; ↑) *n pl*: (engl.) *oncogenes*; an Proliferation, Differenzierung u. Zellwachstum beteiligte Gene, die durch Mutation* aus Protoonkogenen entstehen u. dadurch zu maligner Transformation* führen; **Einteilung: 1. virale O.** (Abk. v-O., v-onc): mutierte, ursprüngl. zelluläre Gene; bewirken in tier. Zellen eine maligne Transformation; mehr als 20 v-O. sind bisher bekannt; s. Viren, onkogene; **2. zelluläre O.** (Abk. c-O., c-onc): unmutierte (Wildtyp-)Form von Onkogenen (syn. Protoonkogene; s. Tab.); sind an normalen Wachstums- u. Differenzierungsprozessen beteiligt; die Aktivierung von c-O. durch Mutation (z. B. durch Kanzerogene, ionisierende Strahlung) od. DNA-Umbau wird als Mechanismus der Transformation normaler Zellen in Tumorzellen diskutiert.

Onkogene	
Beispiele für zelluläre Onkogene	
Onkogene	Genprodukt (Lokalisation)
c-src	Tyrosinkinase (Plasmamembran)
c-abl	Tyrosinkinase (Zytosol)
c-erbA	Glukokortikoid-Rezeptor (Zellkern)
c-erbB	EGF-Rezeptor (Plasmamembran)
c-mos	STH-Rezeptor (Plasmamembran)
c-sis	β-Kette von PGDF (Sekretionsprodukt)
c-ras	GTP-Bindung (Plasmamembran)
c-fos, c-myc	DNA-Bindung (Zellkern)

Onko|logie (↑; -log*) *f*: (engl.) *oncology*; Teilgebiet der Inneren Medizin, das sich mit der Entstehung u. Behandlung von Tumoren u. tumorbedingten Krankheiten beschäftigt.

Onko|sphäre (↑; sphaericus*) *f*: (engl.) *oncosphere*; Hakenlarve mit 3 Hakenpaaren in Bandwurmeiern (vgl. Cestodes); die beschalte Hakenlarve wird auch **Embryophore** genannt.

onko|statisch (↑; statisch*): (engl.) *oncostatic*; die Vermehrung von Tumorzellen hemmend.

onko|toxisch (↑; Tox-*): (engl.) *oncotoxic*; Tumorzellen schädigend.

onko|zid (↑; -zid*): (engl.) *oncocidal*; Tumorzellen vernichtend.

Onko|zyten (↑; Zyt-*) *m pl*: (engl.) *oncocytes*; veränderte Epithelzellen mit eosinophilem, granulärem Zytoplasma, die inf. Vermehrung u. Vergrößerung der Mitochondrien geschwollen erscheinen; **Vork.:** v. a. in Drüsen, z. B. Speicheldrüsen, Schilddrüse (Hürthle-Zellen).

Onko|zytom (↑; ↑; -om*) *n*: Tumor mit mitochondrienreichen, granulären Zellveränderungen, z. B. Hürthle*-Tumor.

On-off-Effekt (lat. efficere, effectus hervorbringen) *m*: s. Berger-Effekt.

On-off-Phänomen *n*: (engl.) *on-off phenomenon*; Fluktuationen der Beweglichkeit bei fortgeschrittenem Parkinson*-Syndrom mit Hyperkinese (on) u. Akinese (off) nach meist mehrjähriger Levodopa-Therapie.

Ononis spinosa *f*: s. Hauhechel, dorniger.

Onto|genese (gr. ὄν, ὄντος das Seiende; -genese*) *f*: (engl.) *ontogenesis*; Entwicklung eines Individuums von der Zygote zum differenzierten Organismus, i. w. S. bis zum Tod; während der ersten Stadien der O. (Embryogenese) können phänotyp. Ähnlichkeiten mit Stadien der Phylogenese* beobachtet werden. Vgl. Ovogenese, Haeckel-Gesetz.

Onuf-Kern: (engl.) *Onuf's nucleus*; Nucleus nervi pudendi der Columna grisea intermedia des Rückenmarks*.

Onych-: auch Onycho-; Wortteil mit der Bedeutung Nagel, Kralle; von gr. ὄνυξ, ὄνυχος.

Onychie (↑) *f*: (engl.) *onychia*; Entz. des Nagelbetts; vgl. Paronychie.

Onycho|dys|trophie (↑; Dys-*; Troph-*) *f*: (engl.) *onychodystrophy*; angeb. od. erworbene Störung des Nagelwachstums in Form von unregelmäßiger Oberfläche, Rillen, Aufsplitterungen, klauenartigen Verdickungen; **Vork.:** z. B. bei Epidermolysis bullosa, Psoriasis, Reiter-Krankheit, Sézary-Syndrom, Verrucae vulgares, Onychomykose, Trauma, Entzündung.

Onycho|grypos is (↑; gr. γρύπωσις Krümmung) *f*: (engl.) *onychogryposis*; syn. Krallennagel; sog. Hakennagel; krallenartige Krümmung, Verdickung u. schwärzl. Verfärbung des Nagels bes. der Großzehen (s. Abb.), selten der Finger; **Vork.:** v. a. im höheren Lebensalter bei familiärer Disposition, mangelnder Pflege, Traumen, Nervenverletzung, chron.-venöser Insuffizienz; **Ther.:** Abschleifen, Nagelextraktion.

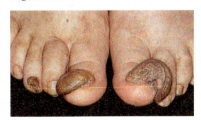

Onychogryposis: gekrümmte Verlängerung der Großzehennägel u. des rechten Mittelzehnagels [3]

Onycho|lysis (↑; Lys-*) *f*: (engl.) *onycholysis*; Ablösung der Nagelplatte vom Nagelbett; **Urs.:** traumat., infektiös, pharmak., chemisch od. idiopath. bedingt in Komb. mit anderen Hautkrankheiten (z. B. Psoriasis).

Onycho|lysis semi|lunaris (↑; ↑) *f*: (engl.) *onycholysis semilunaris*; halbmondförmige Nagelablösung am distalen Ende; **Urs.:** meist lang dauernde Einwirkung von Wasser u. Seifenlösungen, auch mechan. Traumen, Nagelkosmetika, Infektionen u. a. Hautkrankheiten.

Onychomykose

Onycho|mykose (↑; Myk-*; -osis*) *f*: (engl.) *onychomycosis*; Inf. der Nägel (häufiger der Fußnägel) durch Pilze, meist Dermatophyten (Tinea unguium, Entw. oft aus einer Tinea pedis), seltener Hefen u. Schimmelpilze (z. B. Candida albicans; meist sekundär i. R. einer Paronychie*); gefördert durch Durchblutungsstörungen, Hyperhidrose, Tragen von Gummischuhen od. zu engen Schuhen, Pediküreverletzungen; **Klin.:** Anhebung u. gelbl. Verfärbung der Nagelplatte (s. Abb.); **Diagn.:** mikroskop. Pilznachweis in Nägelspänen nach Auflösung des Hornmaterials durch Kalilauge; kulturelle Differenzierung für spezif. Therapiemaßnahmen notwendig; vgl. Pilzdiagnostik; **Ther.:** antimykotikahaltiger Nagellack, ggf. zusätzl. system. Antimykotika*.

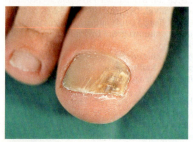

Onychomykose: distale subunguale O. mit Verfärbung der Nagelplatte

Onychor|rhexis (↑; gr. ῥῆξις das Reißen, Zerbrechen) *f*: Aufsplitterung abnorm brüchiger Nägel in der Längsrichtung; **Urs.:** häufiges Waschen, Einwirkung alkal. u. fettlösender Flüssigkeiten, Nagellackentferner; selten Hyperthyreose, Vitaminmangel.

Onycho|schisis (↑; gr. σχίσις Spaltung, Trennung) *f*: (engl.) *onychoschizia*; syn. Schizoonychie; schichtweise Aufsplitterung der Nägel parallel zur Oberfläche; **Urs.:** unzweckmäßige Maniküre, häufige Einwirkung alkal. Waschmittel, Nagellackentferner, mechan. Trauma.

O'nyong-nyong-Fieber: (engl.) *O'nyong-nyong fever*; ostafrikan. Bez. für starke Gelenkschmerzen durch fieberhafte Infektion mit dem O'nyong-nyong-Virus (Alphavirus* der Togaviridae); **Übertragung:** Anopheles*-Mücken; **Klin.:** Fieber, Kopfschmerzen, symmetr. Gelenkschmerzen, makulopapulöses Exanthem.

Oo-: Wortteil mit der Bedeutung Ei; von gr. ᾠόν.

Oo|kinet (↑; gr. κινητής Beweger) *m*: (engl.) *ookinete*; bewegl. Zygote mancher Sporozoa; s. Plasmodien.

Oo|lemma (↑; gr. λέμμα Schale, Rinde) *n*: Zona* pellucida.

Oo|phoritis (↑; -phor*; -itis*) *f*: (engl.) *oophoritis*; Eierstockentzündung; **Vork.:** selten isoliert, meist sekundär bei Salpingitis*; **Ätiol.:** aszendierende, lymphogene bzw. hämatogene Infektion (z. B. bei Sepsis*), Peritonitis*; **Formen: 1.** meist parenchymatöse Form (z. B. inf. Erkr. des Follikelapparats, Ausbildung von Follikel- u. Corpus-luteum-Abszessen od. entzündl. Atrophie); **2.** exsudativ-interstitielle Form (serös, eitrig, hämorrhag.); **Sympt.:** s. Salpingitis.

Oo|zyste (↑; Kyst-*) *f*: (engl.) *oocyst*; Zygote der Sporozoen; vgl. Protozoen.

Oo|zyte (↑; Zyt-*) *m*: s. Eizelle.

Op.: Abk. für **Op**eration*.

Op-: auch Opt-, -opsie, -opie, Ops-; Wortteil mit der Bedeutung Auge, Angesicht; auch Sehen, Betrachtung; von gr. ὄψις.

opak (lat. opacus beschattet): (engl.) *opaque*; undurchsichtig.

Opakifikation (↑) *f*: (engl.) *opacification*; (ophth.) verminderte Durchsichtigkeit der brechenden Medien des Auges; **Vork.:** z. B. bei Leukom*.

Opales|zenz (lat. opalescere wie der Halbedelstein Opal schimmern) *f*: (engl.) *opalescence*; durch diffuse Lichtstreuung hervorgerufene Trübung, z. B. von kolloidalen Lösungen (Tyndall-Effekt); vgl. Kolloid.

Opazität (lat. opacitas Schatten, Dunkel) *f*: (engl.) *opacity*; opt. Durchlassgrad eines Stoffs; Quotient aus einfallender (I_0) u. durchgelassener Lichtintensität (I). Der dekad. Logarithmus der O. wird als optische Dichte* bezeichnet. Der reziproke Wert der O. ist die Transparenz*.

OPCA: Abk. für **o**livo**p**onto**c**erebellare **A**trophie*.

OPCAB: Abk. für (engl.) **o**ff pump **c**oronary **a**rtery **b**ypass grafting; s. Bypass, aortokoronarer.

OPD-Syn|drom *n*: (engl.); Kurzbez. für **o**to-**p**alato-**d**igitales Syndrom*.

Open-book-Verletzung: s. Beckenfrakturen.

open loop systems (engl. open loop offene Schleife, Schlinge): Infusionssysteme, die z. B. in handelsüblichen Pumpensystemen für die Insulininfusion verwendet werden (s. Insulininfusionssysteme).

Operabilität (lat. operabilis operierbar) *f*: **1.** (engl.) *operability*; Operationsfähigkeit eines Pat. (abhängig von klin. Zustand); anästh. Beurteilung i. R. der präoperativen Visite (s. Prämedikation; Narkoserisiko); **2.** Eignung eines (pathol.) Befundes für eine op. Behandlung (abhängig von Lok. u. Ausdehnung des Befundes, Progn. u. a.); vgl. Palliativoperation.

Operation (lat. operatio Bewerkstelligung, Bemühung) *f*: (engl.) *operation*; Abk. Op.; zu diagn. bzw. therap. Zwecken durchgeführter chir. Eingriff in den lebenden menschl. Organismus u. damit in die körperl. Integrität des Betroffenen; Op. gilt rechtlich als Körperverletzung*; ein operierender Arzt bedarf zu seiner Rechtfertigung daher grundsätzl. der Einwilligung* des Betroffenen zu einem Eingriff (vgl. Aufklärungspflicht); **Einteilung:** nach Operationszeitpunkt: **1.** Notfalloperation bei vitaler Indikation*; **2.** dringliche Op.; **3.** Elektivoperation zum Zeitpunkt der Wahl (i. d. R. mit geringerem Letalitätsrisiko); **4.** Intervalloperation in der symptomfreien Zwischenphase nach Abklingen der akuten Symptomatik bei chron. rezidivierenden Erkrankungen. Vgl. Prämedikation.

Operationalisierung (↑): (engl.) *operationalisation*; Formulierung einer wissenschaftl. Untersuchungsaufgabe mit dem Ziel der Erfassbarkeit des Gegenstands u. seiner Messbarkeit durch die Festlegung von Herstellungsregeln, Messvorschriften od. Prozeduren.

Operation, brust|erhaltende (↑) *f*: (engl.) *breast-preserving operation*; auch brusterhaltende Therapie

(Abk. BET); Op. kleiner Mammakarzinome* mit dem Ziel der Erhaltung der Brust od. der Erleichterung einer späteren Rekonstruktion (s. Mammaplastik); **Formen:** 1. Exzision des Tumors (Lumpektomie*); 2. teilweise Entfernung des Drüsenkörpers (Segmentektomie od. Quadrantenresektion*).

Operations|mikro|skop (↑; Mikr-*; Skop-*) *n*: (engl.) *surgical microscope*; Mikroskop* mit Lupenausstattung zur opt. Vergrößerung des Operationsfeldes bei Mikrochirurgie*.

Operations|technik, a|traumatische (↑) *f*: (engl.) *atraumatic surgical technique*; Bez. für bes. gewebeschonende u. subtile Präparations- u. Operationsverfahren unter Beachtung der keine od. nur sehr kleine Gefäße enthaltenden Gewebe- od. Verschiebeschichten; vgl. Chirurgie, minimal-invasive.

Operation, stereo|taktische (↑) *f*: (engl.) *stereotactic surgery*; neurochir. Eingriff am Gehirn, bei dem nach Anlegen eines Bohrlochs best. Hirnstrukturen mit mm-genauer Präzision durch Punktion mit einer Zielsonde erreicht werden; **Prinzip:** Zielpunkte werden durch CT*, MRT* u. a. radiol. Verf. (früher Ventrikulographie*) bestimmt bzw. anhand hirntopograph. Daten berechnet u. an spez. Gerät (Stereotaxierahmen*) eingestellt, das am Kopf des Pat. als Rahmen mit stabilen Dornen fixiert ist. Intraoperativ kann bei Verw. von Nadelelektroden Stereo*-EEG u. elektr. Stimulation durchgeführt werden. **Ind.:** u. a. Gehirnbiopsie* bzw. Tumorbiopsie; elektr. Stimulation (s. Tiefenhirnstimulation) bzw. Ausschaltung (durch Elektro- od. Thermokoagulation; z. B. bei Thalamotomie*) best. Hirnfunktionen; Implantation von Radionukliden* (Seedimplantation, s. Seeds) zur interstitiellen Strahlentherapie* von Hirntumoren (Brachytherapie*); heute z. T. durch sog. rahmenlose Stereotaxie ersetzt; **Neuronavigation;** Vorteil: Verfolgung der Positionierung auf Neuronavigation-Screen in Echtzeit, vereinfachter Arm, keine Rahmenmontage erforderlich).

Operator|gen (lat. operator Arbeiter, Verrichter; -gen*) *n*: (engl.) *operator gene*; Bez. für eine DNA-Sequenz (ca. 20–40 Basenpaare), die einem Operon* bzw. einem Strukturgen* als Kontrollregion angehört; Bindungsort für das zugehörige Repressorprotein; vgl. Genregulation.

Operculum (lat.) *n*: Deckel.

Operculum, stereo|taktische frontale, parietale, temporale (↑) *n*: (engl.) *frontal operculum*; die Insel* überdeckende Teile des Stirn- (Pars opercularis), Scheitel- u. Schläfenlappens des Gehirns.

Operon (lat. operari verrichten, arbeiten) *n*: (engl.) *operon*; Regulationseinheit, die sich aus Operatorgen u. Strukturgen zusammensetzt u. dessen Aktivität durch ein vom O. räuml. getrenntes Regulatorgen gesteuert wird; vgl. Genregulation.

Ophiasis (gr. ὀφίασις Haarausfall) *f*: (engl.) *ophiasis*; Sonderform der Alopecia* areata.

Ophryon (gr. ὀφρῦς Augenbraue) *n*: (engl.) *ophryon*; Mittelpunkt der Glabella*.

Ophthalm-: auch Ophthalmo-; Wortteil mit der Bedeutung Auge; von gr. ὀφθαλμός.

Ophthalmia neo|natorum (↑) *f*: Gonoblennorrhö*.

Ophthalmia sym|pathica (↑) *f*: meist schwere Entz. der Uvea des ursprüngl. gesunden Auges nach schwerer Traumatisierung des anderen Auges; **Urs.:** Autoimmunität* gegen best., bei der Verletzung freigewordene Uveabestandteile; **Ther.:** Enukleation* des traumatisierten Auges, Kortikoide*, Immunsuppressiva*; **Kompl.:** Erblindung durch Cataracta complicata, Sekundärglaukom, Ophthalmophthisis*.

Ophthalmika (gr. ὀφθαλμικός die Augen betreffend) *n pl*: (engl.) *ophthalmic agents*; Augenheilmittel; Arzneistoffe u. Zubereitungen zur lokalen od. system. Behandlung von Augenkrankheiten u. -verletzungen sowie als Hilfsmittel.

Ophthalmo|blennor|rhö (Ophthalm-*; Blenn-*; -rhö*) *f*: s. Blennorrhö.

Ophthalmo|logie (↑; -log*) *f*: (engl.) *ophthalmology*; Augenheilkunde.

Ophthalmo|meter (↑; Metr-*) *n*: (engl.) *ophthalmometer*; Instrument zur Messung der Krümmungsflächen der Hornhaut.

Ophthalmo|myiasis (↑; gr. μυῖα Fliege; -iasis*) *f*: (engl.) *ophthalmomyiasis*; Madenkrankheit des Auges; s. Myiasis.

Ophthalmo|pathie, endo|krine (↑; -pathie*) *f*: (engl.) *endocrinal ophthalmopathy*; syn. endokrine Orbitopathie; Autoimmunkrankheit der Augenmuskeln u. des orbitalen Bindegewebes bei Basedow-Krankheit (s. Thyroiditis), evtl. der Hyperthyreose* vorausgehend, meist beidseitig (z. T. asymmetrisch); selten ohne manifeste Hyperthyreose (euthyreote Ophthalmopathie); häufig assoziiert mit prätibialem Myxödem*, selten mit Akropachie;

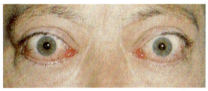

Ophthalmopathie, endokrine [98]

Ophthalmopathie, endokrine	
Stadium	Symptome
0	keine
I	Oberlidretraktion, Konvergenzschwäche
II	zusätzlich Chemosis, Lidschwellung, Tränenfluss, Photophobie, retrobulbäres Druckgefühl
III	zusätzlich Exophthalmus; (Hertel-) Exophthalmometer über 20 mm
IV	zusätzlich Sehverschlechterung (Unscharf-, Verschwommensehen) und Diplopie infolge Augenmuskelbeteiligung
V	zusätzlich Lagophthalmus mit Hornhautbeteiligung (Keratitis e lagophthalmo)
VI	Sehverlust infolge Sehnervenbeteiligung

Ophthalmophthisis

Sympt.: s. Abb.; Exophthalmus* mit starrem, glänzendem Blick (Glanzauge*), Dalrymple*-, Stellwag*-, Graefe*-, Möbius*-Zeichen; **Stadieneinteilung:** s. Tab.; **Ther.:** ggf. Behandlung der Hyperthyreose; bei maligner Form u. U. Strahlentherapie od. Glukokortikoide*, selten op. Orbitadekompression.

Ophthalmo|phthisis (↑; gr. φθίσις Schwund) *f*: syn. Phthisis bulbi; Schrumpfung des Augapfels; **Urs.:** 1. Panophthalmie* mit reizlos zurückbleibendem Stumpf; 2. zahlreiche Op. im Bereich der Netzhaut; 3. niedriger Augeninnendruck nach chron. Entz.; vgl. Hypotonia bulbi.

Ophthalmo|plegia (↑; -plegie*) *f*: Ophthalmoplegie; s. Augenmuskellähmung.

Ophthalmo|plegia chronica pro|gressiva (↑; ↑) *f*: (engl.) *chronic progressive external ophthalmoplegia* (Abk. *CPEO*) mitochondriale Enzephalomyopathie* mit chron. Dystrophie der äußeren Augenmuskeln; **Sympt.:** Ptosis, Diplopie, **Path.:** Verminderung der Zytochrom-C-Oxidase-Aktivität mit resultierendem vermindertem Zytochromgehalt der Mitochondrien; **Ätiol.:** sporadisch, auch autosomal-dominat erbl. Formen, dabei vielfache Mutationen mitochondrialer DNA (z. B. POLG1, ANT1, Twinkel-Gen); häufig kombiniert mit weiteren Lähmungen, z. B. der Gesichts- u. Schlundmuskulatur, u. evtl. mit Störungen anderer Organsysteme (s. Kearns-Sayre-Syndrom).

Ophthalmo|plegia externa et interna (↑; ↑) *f*: s. Okulomotoriuslähmung.

Ophthalmo|plegia plus (↑; ↑) *f*: Kearns*-Sayre-Syndrom.

Ophthalmo|plegia totalis (↑; ↑) *f*: (engl.) *total ophthalmoplegia*; Lähmung sämtl. Augenmuskeln; neben der Unbeweglichkeit des Augapfels sind auch Pupille u. Akkommodation* gelähmt.

Ophthalmo|plegie, inter|nukleäre (↑; ↑) *f*: (engl.) *internuclear ophthalmoplegia*; Abk. INO; ein- od. beidseitige Lähmung des M. rectus medialis mit Adduktionsparese des betroffenen Auges bei Blickwendung; oft mit dissoziiertem Nystagmus* des abduzierten Auges verbunden; **Urs.:** Läsion des Fasciculus longitudinalis medialis (Bündel aus internukleären Neuronen, die vom Abduzenskern ausgehend zur Gegenseite kreuzen u. zum Subnukleus des M. rectus medialis ziehen); **Vork.:** bei Multipler* Sklerose u. Hirnstamminfarkten od. -tumoren nahe der Mittellinie.

Ophthalmo|skopie (↑; -skopie*) *f*: (engl.) *ophthalmoscopy*; Funduskopie; Betrachtung des Augenhintergrunds*; **Formen:** 1. indirekte O.: Untersuchung mit vorgehaltener Lupe im umgekehrten Bild mit großem Überblick bei 4,5-facher Vergrößerung; 2. direkte O. (sog. Augenspiegeln): Untersuchung mit einem Augenspiegel* im aufrechten Bild mit Darstellung eines kleinen Bereichs in 16-facher Vergrößerung; 3. O. mit bildgebenden Verfahren, z. B. als Laserscanning-O. (punktweise Beleuchtung des Augenhintergrunds mit einem Laser u. Messung der reflektierten Lichtintensität) od. Laserscanning-Tomographie (Darstellung der dreidimensionalen Struktur des Augenhintergrunds anhand von Schnittbildern).

Ophthalmo|test (↑) *m*: (engl.) *ophthalmotest*; veraltete Bez. für konjunktivaler Provokationstest*.

Opiate (↑) *n pl*: (engl.) *opiates*; natürl. Alkaloide des Opiums* mit morphinartigen Wirkungen; Morphin*, Codein*, Thebain* u. a.; klin. (nicht korrekt) auch synonym für Opioid-Analgetika verwendete Bez. (vgl. Analgetika; Opioide); **Wirkung:** u. a. durch reversible Bindung an Opioid*-Rezeptoren; 1. zentral meist euphorisierend, sedativ-hypnotisch, atemdepressiv, analgetisch, antitussiv, emetisch (Früheffekt), antiemetisch (Späteffekt); 2. peripher: verminderte Darmmotilität (Gefahr des Ileus*), Kontraktion von Pylorus u. Blasenmuskulatur u. a.; **Ind.:** als Analgetika* (bei schweren Schmerzen) od. als Antitussiva* u. a.; **cave:** unterliegen dem Betäubungsmittelgesetz*; **UAW** u. **Kontraind.:** s. Opioide; **cave:** Abhängigkeit*. Vgl. Morphin.

Opioid-Ant|agonisten (Opium*; Antagonismus*) *m pl*: (engl.) *opioid antagonists*; auch Morphin-Antagonisten; (synthet.) kompetitive Antagonisten an Opioid*-Rezeptoren; **Vertreter:** 1. reine Antagonisten: Naloxon* (i. v.), Naltrexon* (p. o.); 2. partielle Antagonisten: Buprenorphin* (p. o.); **Ind.:** (akute) Opiat- bzw. Opioidintoxikation; Naloxon ggf. zur Narkoseausleitung bei Opiod-Überhang (s. Überhang; cave: kürzere Wirkungsdauer der O.-A. im Vergleich zu Opioid-Analgetika); Naloxon u. Naltrexon i. R. einer an Abstinenz orientierten Behandlung zur Rückfallprophylaxe; Buprenorphin als Alternative zu Levomethadon* bei Substitution bei Heroinabhängigkeit.

Opioide (↑; -id*) *n pl*: (engl.) *opioids*; natürliche (körpereigene wie Endorphine* od. extern zugeführt; vgl. Opiate), halbsynthetische (z. B. Heroin) u. vollsynthetische (z. B. Levomethadon od. Fentanyl) psychotrope Substanzen mit morphinartiger Wirkung durch Interaktion mit Opioid*-Rezeptoren; **Einteilung:** 1. reine Agonisten, z. B. Codein*, Morphin*, Fentanyl*, Pethidin*, Piritramid*, Loperamid*, Dihydrocodein*, Hydromorphon* u. Levomethadon*; 2. partielle Agonisten (vgl. Aktivität, intrinsische), z. B. Buprenorphin*, Tilidin*, Tramadol*, Meptazinol*; 3. gemischte Agonisten-Antagonisten, z. B. Nalbuphin*; **Wirkung:** u. a. durch reversible Bindung an Opioid*-Rezeptoren; zentral meist euphorisierend, sedativ-hypnotisch, anxiolytisch, atemdepressiv, analgetisch, antitussiv, Erbrechen auslösend (Früheffekt), antiemetisch (Späteffekt); peripher u. a. verminderte Darmmotilität (Gefahr des Ileus), Kontraktion von Pylorus u. Blasenmuskulatur; **Ind.:** als Analgetika* (starke Schmerzen; auch i. R. der Narkose* od. PCA*) od. Antitussiva*; zur Substitution bei Heroinabhängigkeit bzw. i. R. der Entzugsbehandlung; cave: unterliegen dem Betäubungsmittelgesetz*; **Kontraind.:** u. a. Opiatabhängigkeit, Bewusstseinsstörung, Störung des Atemzentrums, chron. Asthma bronchiale, erhöhter Hirndruck; **UAW:** u. a. häufig Übelkeit, Erbrechen, in unterschiedl. Maße Sedierung, Atemdepression, Blutdrucksenkung, Obstipation, ferner Miosis, Miktionsstörungen; cave: Abhängigkeit*. Vgl. Ceiling-Effekt; Opioid-Antagonisten.

Opioid|peptide (↑; ↑) *n pl*: s. Endorphine.

Opioid-Re|zeptoren (↑; Rezeptoren*) *m pl*: (engl.) *opioid receptors*; syn. Opiat-Rezeptoren; vorwiegend im ZNS, aber auch in der Peripherie verteilte, in versch. Formen auftretende spezif. Bindungsstellen für Opiode*; vermitteln Wirkungen von Opiaten*; Antagonisierung durch Opioid*-Antagonisten; **Formen:** (jeweils in unterschiedl. Subtypen bekannt) **1. µ-Rezeptor** (morphinähnl. Wirkung): verantwortl. für supraspinale Analgesie, Atemdepression, Euphorie, Abhängigkeit; **2. κ-Rezeptor:** vermittelt spinale Analgesie, Miosis, Sedation u. Toleranz; hohe Affinität für Endorphin u. Bremazocin (Agonisten: z. B. Dynorphine, Benzomorphanderivate u. Ketocyclazocin); **3. δ-Rezeptor:** v. a. Angriffspunkt von Enkephalinen u. Endorphinen, antinozizeptive Wirkung; beteiligt bei durch Stress induzierter u. spinaler Analgesie sowie bei Toleranz, Atemdepression u. Hypotonie. Der σ-Rezeptor (exzitator. Wirkungen, z. B. art. Hypertonie, Tachykardie, Dysphorie) wird nicht den spezif. Opoid-Rezeptoren zugeordnet, da mit ihm auch Nicht-Opioide (z. B. Ketamin) interagieren.

Opi|pramol (INN) *n*: (engl.) *opipramol*; tricyclischer Tranquilizer* mit Antihistaminwirkung; **Ind.:** Angst- u. Spannungszustände, Somatisierungsstörung.

Opisth|orchiasis (↑; Orch-*, -iasis*) *f*: (engl.) *opisthorchiasis*; Befall der intra- u. extrahepat. Gallengänge mit Leberegeln der Gattungen Opisthorchis* od. Clonorchis; **Übertragung:** Verzehr roher od. ungenügend erhitzter Süßwasserfische; **Klin.:** meist asymptomat.; bei stärkerem Befall Fieber, Müdigkeit, epigastr. Beschwerden, Diarrhö, Gallenwegverschluss, Leberabszess, Pankreatitis, Gallengangkarzinom; **Diagn.:** Nachw. der Eier im Stuhl od. Duodenalsaft; cave: Verwechslung der Eiern von Heterophyes* heterophyes od. Metagonimus* yokogawai; **Ther.:** Praziquantel, Triclabendazol; **Proph.:** Kochen, Braten od. mind. 5-tägiges Tiefgefrieren der Fische. Vgl. Trematodeninfektionen.

Opisth|orchis (↑; ↑) *m*: (engl.) *Opisthorchis*; Leberegel; Gattung der Trematodes*; bis 25 mm lange u. 5 mm breite Parasiten in den Gallen-, seltener in den Pankreasgängen des Menschen u. fischfressender Säugetiere; Err. der Opisthorchiasis*; die für die Endwirte infektiösen Metazerkarien entwickeln sich in karpfenartigen Fischen (2. Zwischenwirte).

Opisth|orchis felineus (↑; ↑) *m*: (engl.) *Opisthorchis felineus*; Katzenleberegel; 1,5 mm × 8–12 mm; Testes (gelappt) im Körperhinterende; Endwirte v. a. Katzen; Mensch gebietsweise sehr häufig infiziert (s. Opisthorchiasis); **Vork.:** Osteuropa, Ukraine, Westsibirien.

Opisth|orchis viverrini (↑; ↑) *m*: (engl.) *Opisthorchis viverrini*; Leberegel, der morphol. kaum von Opisthorchis* felineus zu unterscheiden u. ebenso Err. der Opisthorchiasis* ist; **Vork.:** Thailand, Laos, Kambodscha, Vietnam.

Opistho|tonus (↑; Ton-*) *m*: (engl.) *opisthotonus*; krampfartige Reklination des Kopfs u. Überstreckung von Rumpf u. Extremitäten; **Vork.:** v. a. bei eitriger Meningitis, Tetanus, Läsion des Mesencephalon; als Arc* de cercle bei psychogenem Anfall.

Opitz-Syn|drom (John M. O., Humangenet., Madison, geb. 1935) *n*: Hypertelorismus*-Hypospadie-Syndrom.

Opium (gr. ὄπιον Mohnsaft) *n*: (engl.) *opium*; eingetrockneter Milchsaft der Kapseln des Papaver somniferum (s. Mohn); enthält 40 Alkaloide, darunter die Phenanthrenderivate Morphin*, Codein*, Thebain* sowie die Isochinolinderivate Papaverin*, Noscapin*, Narcein, die unterschiedl. od. keine Affinität zu Opioid*-Rezeptoren besitzen. Vgl. Opiate.

OP-Manager: Berufsbild zur Förderung einer effektiven u. effizienten Leistungserstellung in dem Hochkostenbereich OP med. Abteilungen; Tätigkeit in Spannungsfeld zwischen med. Leistungserbringung u. Qualitätssicherung*, ökonom. Zwängen u. reibungsloser interdisziplinärer Zusammenarbeit. **Aufgabe:** Koordination des OP-Ablaufs u. a. durch Kenntnis der Einsatzmöglichkeiten von IT-Systemen, Personal- u. Materialmanagement, Kapazitäts-, Leistungs- u. Programmplanung, Ressourcensteuerung, Kostenträger-, Prozesskostenrechnung, operatives u. strategisches Controlling, Reporting, Konfliktlösung.

Oppenheim-Krankheit (Hermann O., Neurol., Berlin, 1858–1919): syn. Myatonia congenita; s. floppy infant.

Oppenheim-Zeichen (↑): s. Pyramidenbahnzeichen (Tab. dort).

op|ponens (lat.): gegenüberstellend.

Op|position (↑) *f*: Opponierbarkeit; Fähigkeit zur Gegenüberstellung des Daumens gegen die anderen Finger; wichtigste Werkzeugfunktion der Hand.

Op|pressio (lat.) *f*: Beklemmung.

OPS: Abk. für **O**perationen- u. **P**rozedurenschlüssel; von DIMDI (seit 1994) herausgegebene einachsige, monohierarchische Klassifikation med. Eingriffe; gegliedert in Kapitel, Bereiche u. 3–6-stellige Prozedurenklassen; auf der Basis der ICPM* zur Umsetzung der Fallpauschalen u. Sonderentgelte stationärer Leistungen entwickelt, zur Einführung der DRG* überarbeitet u. erweitert; beinhaltet seit 2005 auch ambulante Operationen.

Opsin (Op-*) *n*: (engl.) *opsin*; farbloser Proteinanteil von Rhodopsin* u. Iodopsin.

OPSI-Syn|drom *n*: Abk. für (engl.) **o**verwhelming **p**ost**s**plenectomy **i**nfection; (engl.) *OPSI syndrome*; bei Asplenie od. als Kompl. nach Splenektomie* auftretende, foudroyant verlaufende bakterielle Inf. u. Sepsis mit hoher Letalität (50 %); **Err.:** v. a. Streptococcus* pneumoniae, Haemophilus* influenzae; **Proph.:** Impfung mit (23-valentem) Pneumokokken- u. Haemophilus-influenzae-Impfstoff; Antibiotika nach Splenektomie (für mind. 3 Jahre) u. vor invasiven u. chir. Eingriffen (z. B. Zahnbehandlung, Endoskopie); ggf. Substitution von Tuftsin*.

Opso|klonus (Op-*; Klonus*) *m*: (engl.) *opsoclonus, dancing eye*; kurze, schnelle u. unregelmäßige Augenbewegungen in unterschiedl. Richtungen; auch als Opsoklonus-Myoklonus-Syndrom in Komb. mit Myoklonien der Extremitäten; **Vork.:** paraneoplastisch insbes. bei Neuroblastom, Bronchial-, Mamma- od. Ovarialkarzinom, parainfektiös, bei Multipler Sklerose, toxisch bedingt od. idiopathisch.

Opsonine *n pl*: (engl.) *opsonins*; Plasmabestandteile, die durch Anlagerung an körperfremde antigene

Opsonisierung

Substanzen u. Mikroorganismen (**Opsonisierung**) deren Elimination durch Phagozytose* begünstigen; z. B. Antikörper (v. a. IgG), Komplementproteine (C3b), Fibronektin, Akute-Phase-Proteine (z. B. CRP).

Opsonisierung: s. Opsonine.

OPTG: Abk. für **Orthopantomographie***.

Optico-: Wortteil mit der Bedeutung das Sehen betreffend; von gr. ὀπτικός.

opticus (↑): das Sehen betreffend; z. B. Nervus* opticus (Sehnerv).

Optikus (↑) *m*: Kurzbez. für Nervus* opticus.

Optikus|a|trophie (↑; Atrophie*) *f*: (engl.) *optic nerve atrophy*; Atrophia nervi optici; Schwund des Sehnervs als Folge- od. Endzustand von Krankheitsprozessen wie Stauungspapille* (s. Abb.), Glaukom*, Trauma, Neuritis* nervi optici, ischäm., tox. od. nutritive Optikusneuropathie, Kompression des N. opticus durch raumfordernde Prozesse, Ophthalmophthisis*, selten bei Devic*-Krankheit od. hereditär (s. Leber-Optikusatrophie); **Formen: 1.** einfache O. mit scharfer Begrenzung, i. d. R. nichtentzündl. Genese; als Sonderfall glaukomatöse O. mit Exkavation; **2.** postneuritische (sekundäre) O. mit unscharfen Grenzen, v. a. nach Entz. des Sehnervs; **3.** partielle O. mit temporaler Abblassung* (z. B. nach retrobulbärer Neuritis); **Klin.:** zentraler Visusverfall, Abblassung u. grauod. porzellanweiße Verfärbung des Discus nervi optici.

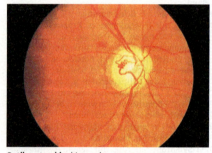

Optikusatrophie: hier nach vorausgegangener Stauungspapille [98]

Optikus|gliom (↑; Glia*; -om*) *n*: (engl.) *optic nerve glioma*; häufigster Tumor des N. opticus; (histol.) pilozytäres Astrozytom vom juvenilen Typ; **Vork.:** insgesamt selten, in 30% der Fälle in Komb. mit Neurofibromatose; Manifestation in 70% der Fälle vor dem 10. Lj.; **Klin.:** Sehminderung, Schielen, afferente Pupillenstörung, Sehnervenschwellung, Optikusatrophie; **Ther.:** op. Entfernung. Vgl. Hirntumoren.

Optikus|neuritis (↑; Neur-*; -itis*) *f*: s. Neuritis nervi optici.

Optikus|neuro|pathie, anteriore ischämische (↑; Neur-*; -pathie*) *f*: (engl.) *anterior ischemic optic neuropathy*; syn. Apoplexia papillae; arteriosklerot. od. entzündl. (Arteriitis temporalis) bedingte, unilaterale Durchblutungsstörung des Sehnervenkopfs mit leichtem bis schwerem Sehschärfeverlust; **Diagn.:** Anamnese, afferente Pupillenstörung, Perimetrie, Ophthalmoskopie (Papillenschwellung); **Ther.:** bei Arteriitis temporalis Glukokortikoide; bei nicht arteriitischer Genese keine Ther. bekannt.

Optochin|test *m*: i. R. der Routinediagnostik häufig verwendetes Verf. zur kulturellen Abgrenzung von Streptococcus* pneumoniae (Wachstumshemmung) gegen Streptokokken (s. Streptococcus) ohne Gruppenantigen (keine Wachstumshemmung); Nährmedium Optochinbouillon od. mit Optochin imprägnierte Plättchen auf festen Nährböden.

Opto|typen (Op-*) *fpl*: (engl.) *optotypes*; Sehzeichen zur Bestimmung der Sehschärfe*; offizielle Standardoptotypen (z. B. für Gutachten) sind die Landolt*-Ringe; in der Praxis ebenfalls häufig gebrauchte O. sind Blockbuchstaben (Snellen*-Sehproben), Zahlen, E-Haken, Kinderbilder; vgl. Sehprobentafeln.

OR: Abk. für **Odds***-Ratio.

Or-: auch oro-, ora-, oral-; Wortteil mit der Bedeutung Mund, Gesicht, Augen; von lat. os, oris.

Ora (lat.) *f*: Rand, Saum.

oral (lat. os, oris Mund, Gesicht): oralis; mündl., zum Mund (zur Mundhöhle) gehörend, durch den Mund, vom Mund her, zum Mund hin.

Oral|chirurgie (↑; gr. χειρουργία Handtätigkeit, Wundarzneikunst) *f*: zahnärztliche Chirurgie*.

Oral|phase (↑; Phase*) *f*: s. Entwicklungsphasen.

Oral|verkehr (↑): (engl.) *oral sex*; orogenitaler Sexualkontakt* mit oraler Stimulation der Vulva (Cunnilingus*) od. des Penis (Fellatio*).

Orangen|schalen|haut: (engl.) *orange-peel skin*; (franz.) peau d'orange, auch Apfelsinenschalenhaut; i. R. der Cellulite* auftretende Veränderung des subkutanen Fettgewebes, v. a. in der Gluteal- u. Oberschenkelregion bei adipösen jüngeren Frauen; die Haut wirkt beim Zusammenziehen induriert, die Follikelöffnungen sind vergrößert; im Bereich der Brust Zeichen eines fortgeschrittenen Mammakarzinoms*. Vgl. Zellulitis.

Ora serrata retinae (Ora*) *f*: (engl.) *ora serrata retinae*; die gezackte Grenze zwischen lichtempfindl. u. lichtunempfindl. Teil der Retina*; s. Auge (Abb. dort).

orbicularis (lat.): kreisförmig.

Orbicularis-oculi-Re|flex (↑; lat. oculus Auge; Reflekt-*) *m*: (engl.) *supraorbital reflex*; syn. Glabellareflex; Fremdreflex mit Kontraktion der Mm. orbiculares oculi beim Beklopfen der Glabellagegend; fehlt schon bei Beginn einer Fazialisparese*, verstärkt bei Läsion kortikopontiner Bahnen u. Erkr. des extrapyramidalen Systems.

Orbicularis-oris-Re|flex (↑; Or-*; Reflekt-*) *m*: s. Reflexe (Tab. 3 dort).

Orbicularis|re|aktion (orbicularis*) *f*: Lidschlussreaktion*.

Orbiculus ciliaris (lat.) *m*: (engl.) *orbiculus ciliaris*; kleiner Kreis; (anat.) der über dem Musculus* ciliaris gelegene Teil des Ziliarkörpers*.

Orbita (lat.) *f*: (engl.) *orbit*; Augenhöhle; Bez. für den Augapfel, seine Hilfsorgane u. den orbitalen Fettkörper.

Orbita|boden|fraktur (↑; Fraktur*) *f*: s. Blow-out-Fraktur.

Orbita|de|kompression (↑; De-*; Kompression*) *f*: (engl.) *orbital decompression*; op. Erweiterung der knöchernen Augenhöhle durch Entfernung des kleinen Keilbeinflügels, von Teilen der Siebbeinzellen od. des Orbitabodens zur Druckentlastung bei Sehnervenkompression od. massivem Exophthalmus*.

Orbital|phlegmone (↑; Phlegmone*) *f*: (engl.) *orbital phlegmon*; akute Entz. der Orbita; oft im Anschluss an eitrige Prozesse der Nasennebenhöhlen, des Gesichts (Lippenfurunkel) u. der Lider; **Sympt.:** entzündl. Schwellung der Lider (s. Abb.) u. Bindehaut, Rötung u. Bewegungseinschränkung des Bulbus, Fieber; **Ther.:** hochdosiert Antibiotika*, ggf. Herdsanierung; **Kompl.:** Neuritis, Stauungspapille, Atrophie der Sehnerven, Kavernosusthrombose, Meningitis (Lebensgefahr).

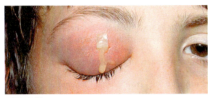

Orbitalphlegmone [106]

Orbita|tumor (↑; Tumor*) *m*: (engl.) *orbital tumor*; in der Orbita lokalisierter Tumor, ausgehend vom Orbitagewebe, von Nachbarorganen od. als Metastase eines Primärtumors; **Formen: 1.** benigner O.: Dermoidzyste, Fibrom, Lipom, Chondrom, Hämangiom, Mukozele der Nasennebenhöhlen, Osteom, Keilbeinmeningeom, entzündlicher Pseudotumor orbitae; **2.** maligner O.: Non-Hodgkin- od. Hodgkin-Lymphom, Rhabdomyosarkom, Hämangioendotheliom, Osteosarkom, Karzinom der Nasennebenhöhlen, des Epipharynx, der Lider od. Tränendrüse, Melanom der Uvea, Retinoblastom, Metastasen (z. B. eines Nierenzellkarzinoms, Mamma- od. Bronchialkarzinoms); **Sympt.:** meist einseitiger Exophthalmus*, Doppelbilder inf. (mechan. bedingter) Bulbusverlagerung od. Augenmuskellähmung, u. U. Ausbildung einer Hypermetropie; **Diagn.:** CT, MRT, Ultraschalldiagnostik, ggf. Probeexzision; **Ther.:** je nach Form op. (z. B. Krönlein-Orbitalresektion, Exenteratio* orbitae), evtl. Strahlentherapie.

Orbito|pathie, endo|krine (↑; -pathie) *f*: endokrine Ophthalmopathie*.

Orbito|tomie (↑; -tom*) *f*: (engl.) *orbitotomy*; op. Eröffnung der Augenhöhle; **Formen:** häufig kombinierte Strategie; **1.** (ophth.) von vorn durch die Lider (transseptal) od. bei geöffneten Lidern durch die Bindehaut (transkonjunktival); **2.** (neurochir.) von subfrontal durch Augenbraue od. frontolateral bis temporal mit vorübergehender Knochenresektion der lateralen Orbitawand (u. ggf. -dach) als op. Zugang bei Tumoren der Orbita od. des retroorbitalen N. opticus, bes. lateral u. superior; früher Krönlein-Orbitalresektion; **3.** (HNO) v. a. zur Op. in medialen u. inferioren Orbitabereichen.

Orcein *n*: rotbraune amorphe Substanz, Hauptbestandteil des aus Flechten gewonnenen Orseillefarbstoffs; **Verw.:** (histol.) selektive Darstellung elast. Fasern.

Orch-: auch Orcheo-, Orchi-, Orchido-; Wortteil mit der Bedeutung Hoden; von gr. ὄρχις, ὄρχεως.

Orchido|meter (↑; Metr-*) *n pl*: (engl.) *orchidometer*; Modelle (Ellipsoide) bekannten Volumens zur Bestimmung der Hodengröße durch vergleichende Palpation (s. Abb.).

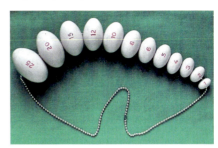

Orchidometer

Orchido|pexie (↑; -pexie*) *f*: (engl.) *orchiopexy*; op. Fixation eines od. beider Hoden nach Funikulolyse im Skrotum; **Ind.:** Maldescensus* testis od. als Torsionsprophylaxe bei Hodentorsion*.

Orchi|ek|tomie (↑; Ektomie*) *f*: (engl.) *orchidectomy*; auch Orchidektomie; op. Entfernung eines Hodens (Semikastration) bzw. beider Hoden (op. Kastration); **Ind.:** einseitig z. B. Hodentumor od. Nekrose nach Hodentorsion; beidseitig in Einzelfällen (z. B. unzureichende Compliance bei Pharmakotherapie) als Form der antiandrogenen Therapie bei Prostatakarzinom* (als plastische O. mit Entfernung des Keimgewebes unter Belassen der Tunica* albuginea, des Nebenhodens u. der Hodenhüllen).

Orchio|blastom (↑; Blast-*; -om*) *n*: (engl.) *orchioblastoma*; selten gebräuchliche Bez. für undifferenzierte germinative Hodentumoren*.

Orchis (↑) *m*: syn. Testis; Hoden*.

Orchitis (↑; -itis*) *f*: (engl.) *orchitis*; syn. Didymitis; Entz. eines od. beider Hoden; **Vork.:** meist i. R. von Allgemeininfektionen (v. a. Gonorrhö, Urogenitaltuberkulose, postpubertär am häufigsten Parotitis* epidemica; selten isoliert den Hoden betreffend (Virusorchitis), lokal bedingt durch Übergreifen einer Epididymitis* od. nach Trauma; **Sympt.:** plötzl. einsetzende Schmerzen mit Ausstrahlung in Leistenregion u. Rücken, Schwellung, hohes Fieber, Rötung der Skrotalhaut; **Kompl.:** Sterilität inf. Defektheilung; **DD:** s. Skrotum, akutes.

Orci|prenalin (INN) *n*: Betasympathomimetikum*; **Anw.:** als Bronchospasmolytikum*, bei bradykarden Herzrhythmusstörungen.

Ordination (lat. ordinatio An-, Ordnung) *f*: **1.** (engl.) *prescription*; Verordnung, Verschreibung; **2.** (engl.) *surgery*; Sprechstunde.

Ordnungs|therapie *f*: (engl.) *order therapy*; Sammelbez. für versch. körperorientierte u. psychotherap. Verfahren bzw. Gesundheitserziehung, bei der die Anw. von ordnenden Prinzipien im tägl. Leben eine positive Einstellung gegenüber sich selbst u. den Mitmenschen bewirken soll; i. R. der Kneipp*-Therapie auch Empfehlungen zur Erlangung von Harmonie u. Regelmäßigkeit in den Lebensrhythmen (u. a. Schlaf, Wachen, Mahlzeiten).

Ordnungs|zahl: Kernladungszahl*.

orexigen (↑; -gen*): appetitsteigernd; vgl. Hunger.
Orexin *n*: (engl.) *orexin*; syn. Hypokretin; im Hypothalamus u. Gonaden (Ovar,Testes) gebildetes exzitator. Neuropeptid-Hormon; Genlocus 17q21; Hemmung der Ausschüttung durch Leptin*; **Formen:** durch unterschiedl. posttranslationale Prozessierung (limitierte Proteolyse) des Precursor-Polypeptids O. (auch Präproorexin); **1.** Orexin A; Affinität zu beiden O.-Rezeptoren (-1 u. -2; G*-Protein-gekoppelt; Lok.: Gehirn); **2.** Orexin B; Affinität zu O.-Rezeptor-2; **Wirkung:** orexigen; erhöhte Wachheit u. Aufmerkamkeit, katabol (Erhöhung der Körpertemperatur, Gewichtsverlust); **klin. Bedeutung:** autosomal-dominant erbl. Narkolepsie* 1 inf. Genmutation (Transversion).
Orf-Virus (Virus*) *n*: s. Parapoxvirus.
Organ (gr. ὄργανον Werkzeug) *n*: (engl.) *organ*; Organon, Organum; aus Zellen u. Geweben zusammengesetzte funkt. Einheit des Körpers.
Organ|äqui|valent|dosis (↑; lat. aequilibrium Gleichgewicht; valere wert sein; Dosis*) *f*: (engl.) *organ equivalent dose*; (radiol.) Produkt aus dem Mittelwert der Energiedosis* (gemittelt über das Volumen eines Gewebes, Organs od. Körperteils) u. dem Strahlungswichtungsfaktor* (W_R) für die vorliegende Strahlenqualität; vgl. Äquivalentdosis.
Organ|dosis (↑; Dosis*) *f*: (engl.) *organ dose*; Strahlendosis für ein (krit.) Organ; wird im Allg. als mittlere Energiedosis* in einem Organ angegeben unter der vereinfachenden Annahme, dass die inkorporierte radioaktive Substanz in dem entspr. Organ gleichmäßig verteilt u. das Gewebe von einheitl. Beschaffenheit ist; die O. beinhaltet Partialvolumina der Teilkörperdosis, die nicht nur O., sondern auch alle übrigen Körpergewebe beinhaltet.
Organe, branchio|gene (↑) *n pl*: (engl.) *branchiogenous organs*; Organe, die sich aus den Kiemenspalten* entwickeln; z. B. Gaumenmandel, Epithelkörperchen, Thymus.
Organe, homo|loge (↑) *n pl*: (engl.) *homologous organs*; Organe mit gleicher entwicklungsgeschichtl. Anlage, jedoch geschlechtsabhängig versch. Funktion.
Organellen (dim ↑) *f pl*: s. Zellorganellen.
Organe, lympho|retikuläre (Organ*) *n pl*: (engl.) *lymphoreticular organs*; Organe des lymphatischen Systems*, deren Stroma aus retikulärem Bindegewebe besteht, in dessen Maschen massenhaft Lymphozyten eingelagert sind; z. B. Lymphknoten, Milz (v. a. weiße Pulpa).
Organisation (franz. organiser einrichten, ordnen) *f*: (engl.) *organization*; (pathol.) Demarkation u. Resorption mit Umbau u. Ersatz von nekrot. Geweben, Thromben, Hämatomen u. (insbes. fibrinreichen) Ergüssen u. Exsudaten durch Granulationsgewebe*.
Organ|kon|zentration, maximale (Organ*) *f*: MOK*.
Organ|krisen, tabische (↑; Krisis*) *f pl*: (engl.) *tabetic visceral crises*; heute seltenes Symptom bei Tabes* dorsalis mit anfallartig auftretenden Schmerzen, meist als sog. gastrische Krise mit Schmerzen im Epigastrium.

Organ, kritisches (↑) *n*: (engl.) *critical organ*; (radiol.) Organ(system) bzw. Gewebe, das aufgrund seiner bes. Strahlensensibilität od. seiner für den Gesamtorganismus wichtigen funkt. Bedeutung die bei Teilkörperbestrahlung applizierbare Strahlendosis limitiert bzw. in dem nach Inkorporation* von Radionukliden* in Abhängigkeit von deren biokinet. Verhalten (Verteilung, Anreicherung, Retention) die rel. Körperdosis* den höchsten Wert erreicht od. das als Folge der Inkorporation die empfindlichste Reaktion erwarten lässt; jedes Organ kann grundsätzl. ein k. O. sein; wichtige k. O. sind z. B. die Gonaden, das hämopoet. System, die Lungen, die Nieren u. die Schilddrüse.
Organ|neurose (↑; Neur-*; -osis*) *f*: s. Störung, somatoforme.
Organo|genese (↑; -genese*) *f*: (engl.) *organogenesis*; (embryol.) Vermehrung, Wachstum u. Differenzierung der Zellen der dreiblättrigen Keimscheibe* zu embryonalen Organanlagen; Teil der Embryogenese*.
organo|trop (↑; -trop*): (engl.) *organotropic*; auf ein (best.) Organ gerichtet bzw. wirkend.
Organo|tropie (↑; ↑) *f*: (engl.) *organotropism*; Manifestation pharmak. u. tox. Effekte (z. B. auch bei der Kanzerogenese) best. Agenzien innerh. eines gewissen Dosisbereichs zunächst überwiegend an einem Organsystem; bei Erhöhung der Dosis treten i. d. R. neue Wirkungen an weiteren Organsystemen hinzu. Vgl. Organtoxizität; Toxizität; Potential, toxisches.
Organ|spende|ausweis (↑): (engl.) *donor card*; nach § 2 Transplantationsgesetz* eine zu Lebzeiten schriftl. abgegebene Erklärung zur Transplantatentnahme im Todesfall; der Erklärende kann in eine Organentnahme einwilligen, ihr widersprechen od. die Entscheidung einer namentl. benannten Person seines Vertrauens übertragen. Der Widerspruch kann ab vollendetem 14. Lj., Einwilligung u. Übertragung der Entscheidung können ab vollendetem 16. Lj. erklärt werden. Die Möglichkeit zur Eintragung u. Speicherung einer Erklärung zur Organspende in einem Organspendenregister ist gesetzlich vorgesehen. Vgl. Patientenverfügung; Selbstbestimmungsrecht.
Organ|spender (↑): **1.** (engl.) *organ donor*; durch Hirntod* Verstorbener, dem Organe (Nieren, Herz, Leber u. a.) zur Transplantation* entnommen werden; Voraussetzung für die Organentnahme sind unter der Eingriffsdurchführung durch einen Arzt der Nachweis des eingetretenen irreversiblen Hirntodes u. die schriftl. Einwilligung des O. in die Entnahme zu Lebzeiten (z. B. mit Organspendeausweis*) od. die Zustimmung durch nächste Angehörige aufgrund der mutmaßl. Einwilligung des Organspenders. **2.** lebende Person, der Organe od. Gewebeteile zugunsten eines kranken Empfängers entnommen werden; als lebende O. kommen nur voll einwilligungsfähige volljährige Personen in Betracht, die nach Aufklärung in die Entnahme schriftl. eingewilligt haben u. ohne erhebl. Eigengefährdung als Spender geeignet sind. Zulässigkeitsvoraussetzung für die Lebendspende* ist weiter, dass die vorgesehene Organübertragung zur Lebenserhaltung od. Heilung, Eindämmung bzw. Linderung einer schwerwiegenden Krankheit

geeignet ist, ein geeignetes Organ eines toten Spenders nicht zur Verfügung steht u. der Eingriff durch einen Arzt vorgenommen wird. Kann sich das entnommene Organ nicht wieder bilden, muss es sich bei Spender u. Empfänger um Verwandte 1. od. 2. Grades, Ehegatten, Verlobte o. a. einander in bes. persönl. Verbundenheit offenkundig nahestehende Personen handeln. Die Organentnahme darf erst durchgeführt werden, nachdem sich Spender u. Empfänger zur Teilnahme an einer ärztl. empfohlenen Nachbetreuung bereit erklärt haben u. eine nach Landesrecht zuständige Kommission zur Freiwilligkeit der Spende unter dem Aspekt des Organhandels Stellung genommen hat. Medizinische Kontraindikationen zur Organspende sind Malignome (außer ZNS), Sepsis u. HIV-Nachweis. Vgl. Transplantationsgesetz.

Organ|toxizität (↑; Tox-*) *f*: (engl.) *organ toxicity*; Toxizität* eines Agens, die sich an einem charakterist. Organ manifestiert; qualitative Bez. z. B. Hepatotoxizität, Immuntoxizität, Nephrotoxizität, Neurotoxizität, Ototoxizität. Vgl. Dosis/Wirkungsbeziehung; Organotropie.

Organ|trans|plantation (↑; Transplantation*) *f*: s. Transplantation.

Organum (↑) *n*: s. Organ.

Organum gustatorium (↑) *n*: Geschmacksorgan*.

Organum olfactorium (↑) *n*: Riechorgan*.

Organum spirale (↑) *n*: Corti*-Organ.

Organum vomero|nasale (↑) *n*: s. Jacobson-Organ.

Organ|wechsel (↑): (engl.) *organ change*; Entw. eines Lebewesens aus Jugendformen zum geschlechtsreifen Individuum in versch. Organen desselben Wirtsorganismus; vgl. Wirtswechsel.

Orgasmus (gr. ὀργή Leidenschaft, Trieb) *m*: (engl.) *orgasm*; früher auch Klimax; Höhepunkt u. (meist) Befriedigung sexueller Erregung, i. d. R. beim Geschlechtsverkehr* od. bei der Masturbation*; **physiol. Reaktionen**: unwillkürl. Muskelkontraktionen insbes. im Genitalbereich, aber auch im übrigen Körper; daneben Steigerung der Herzfrequenz, Blutdruckanstieg, Zunahme von Atemfrequenz u. -tiefe sowie versch. ausgeprägte Bewusstseinsveränderungen, bei Männern gefolgt von einer Refraktärperiode mit geringer sexueller Erregungsempfindlichkeit (s. Reaktionszyklus, sexueller). Bei Männern sind Orgasmen mit Eintritt der Geschlechtsreife generell mit einer Ejakulation* begleitet; bei Frauen wird z. T. eine Sekretion paraurethraler Drüsen beobachtet (s. Gräfenberg-Zone). Vgl. Anorgasmie; Funktionsstörungen, sexuelle.

Orgasmus|phase (↑; Phase*) *f*: s. Reaktionszyklus, sexueller.

Orgasmus|störungen (↑): (engl.) *orgasmic disorders*; Bez. für sexuelle Funktionsstörungen*, die die Orgasmusphase der Sexualreaktion betreffen; **Einteilung**: 1. häufiges od. völliges Ausbleiben eines Orgasmusgefühls (Anorgasmie, bei Männern evtl. trotz stattfindender Ejakulation); 2. unzureichende od. fehlende Kontrolle über den Zeitpunkt des Orgasmus (bei Männern als verfrühte od. verspätete Ejakulation); 3. primäre (immer bestehende) u. sekundäre (später entstandene), situative (mit best. Partnern od. bei best. Formen der sexuellen Aktivität auftretend) u. sog. unsystemat. Störungen (wechsel-

haft auftretend); **Urs.**: u. a. Arzneimittelwirkungen, psych. Hemmungen, bes. sexuelle Bedürfnisse, Störungen der Partnerbeziehung; **Ther.**: Sexualtherapie (meist unter Einbeziehung beider Partner).

Orient|beule: s. Leishmaniasen.

Orientia tsutsu|gamushi (↑) *f*: veraltet Rickettsia tsutsugamushi; s. Tsutsugamushi-Fieber.

Orientierung: (engl.) *orientation*; (psychol.) Fähigkeit, sich im Hinblick auf Zeit, Ort, Situation u. eigene Person (autopsych. O.) einzuordnen; Voraussetzungen sind u. a. ungestörtes Bewusstsein, Wahrnehmung, Aufmerksamkeit, Zeitsinn u. Gedächtnis; Orientierungsstörungen (inkonstante O.) u. Desorientiertheit (fehlende O.) betreffen zunächst v. a. die zeitl., dann situative u. örtliche u. zuletzt die autopsych. O.; **Vork.**: z. B. bei Bewusstseinsstörungen, Gedächtnisstörungen, Psychosen, Demenz od. Wahrnehmungsstörungen.

ORIF: Abk. für (engl.) *open reduction internal fixation*; op. Verfahren zur Behandlung von Frakturen* durch offene Reposition* mit nachfolgender innerer Fixation (Osteosynthese*).

Ori|ficium (lat.) *n*: (engl.) *orifice*; Mündung, Öffnung.

originär (lat. originarius ursprünglich): (engl.) *original*; (gyn.) Bez. für das glatte, unveränderte Epithel der Portioschleimhaut; s. Kolposkopie.

Origo (lat.) *f*: Ursprung.

Orlistat (INN) *n*: (engl.) *orlistat*; im Magen-Darm-Trakt wirkender Lipase-Inhibitor zur Unterstützung der Gewichtsreduktion; **Ind.**: ernährungsbedingte Adipositas*; **UAW**: verminderte Resorption fettlösl. Vitamine, Flatulenz, Stuhlinkontinenz, Bauch- u. Kopfschmerzen. Vgl. Antiadiposita.

Ormond-Syn|drom (John K. O., Urol., Ann Arbor, 1886–1978) *n*: idiopathische Retroperitonealfibrose*.

Ornithin *n*: (engl.) *ornithine*; Abk. Orn; α,δ-Diaminovaleriansäure, 2,5-Diaminopentansäure; basische, nichtproteinogene Aminosäure; Bestandteil von Peptidantibiotika; entsteht im Harnstoffzyklus* aus Arginin*; Decarboxylierung ergibt Putrescin; s. Aminosäuren.

Ornithin|ämie (gr. ὄρνις, ὄρνιθος Vogel; -ämie*) *f*: (engl.) *ornithine aminotransferase deficiency*; syn. Hyperornithinämie mit Gyratatrophie; seltener, autosomal-rezessiv erbl. Stoffwechseldefekt mit Störung der mitochondrialen Umwandlung von Glutaminsäure-Deltasemialdehyd zu Ornithin* inf. Mangels an Ornithin-Gammaaminotransferase (Genlocus 10q26); **Klin.**: Nachtblindheit, Gesichtsfeldeinschränkung ab dem 20. Lj., Katarakt, später Blindheit; **Diagn.**: erhöhte Ornithinkonzentration im Blut, Enzymnachweis in Fibroblasten; **Ther.**: Reduzierung der Proteinzufuhr u. Gabe von Pyridoxin, Kreatin, evtl. Lysin.

Ornithin|carb|amoyl|transferase *f*: (engl.) *ornithine carbamoyltransferase*; syn. Ornithintranscarbamylase; Abk. OCT; Enzym, das in der Biosynthese des Harnstoffs* die Übertragung eines Carbamoylrests auf Ornithin* katalysiert, das dadurch in Citrullin übergeht (s. Harnstoffzyklus, Abb. dort); **Vork.**: in der Leber.

Ornithin|carb|amoyl|transferase-Mangel: (engl.) *ornithine carbamoyltransferase deficiency*; Abk. OTC;

X-chromosomal erbl. Störung der Harnstoffsynthese; **Pathol.**: zahlreiche Mutationen, in 15 % der Fälle ausgedehnte Deletionen im Gen für Ornithincarbamoyltransferase* (Genlocus Xp21.1) nachgewiesen; **Klin.**: schwere Hyperammonämie* mit Lethargie, Tachypnoe, Krämpfen u. Hypothermie in den ersten Lebenstagen; männl. Hemizygote sterben meist wenige Tage nach der Geburt, weibl. Heterozygote haben entspr. der Enzymrestaktivität unterschiedl. stark ausgeprägte Symptome; milde Form mit Manifestation im Säuglings- od. Kleinkindesalter; **Diagn.**: Nachw. von vermehrt Ammoniak, Glutamin u. Alanin im Blut, von Orotsäure im Urin; **Ther.**: Senkung der Ammoniakkonzentration.

Ornithin|zyklus (Zykl-*) *m*: Harnstoffzyklus*.

Ornitho|dorus (gr. ὄρνις, ὄρνιθος Vogel; δόρυ Lanze) *m*: (engl.) *Ornithodorus*; Gattung der Lederzecken (s. Zecken); Überträger des Zeckenrückfallfiebers (Rückfallfieber*), wobei jede Erregerart an best. O.-Arten angepasst ist (z. B. Borrelia duttoni an O. moubata).

Ornithose (↑, -osis*) *f*: (engl.) *ornithosis*; insbes. bei Kontakt mit infizierten Vögeln aerogen durch Tröpfcheninfektion, aber auch als Schmierinfektion durch direkten Kontakt mit Ausscheidungen u. Gewebeflüssigkeiten von infizierten, oft asymptomatischen Tieren übertragene bakterielle Infektionskrankheit; bei Inf. durch Papageien als **Psittakose** (sog. Papageienkrankheit) bezeichnet; direkte Übertragung von Mensch zu Mensch unwahrscheinlich; **Err.**: Chlamydophila* psittaci; **Pathol./Anat.**: uncharakterist., bronchopneumon. Herde in beiden Lungen, stark vergrößerte, weiche Milz; **Inkub.**: 7–18 Tage; **Klin.**: langsamer Beginn mit uncharakterist. Beschwerden, Gliederschmerzen, regelmäßig starker Schläfen- u. Stirnkopfschmerz, Kreuzschmerzen, Fieberanstieg auf 39 °C u. mehr (Continua über 1 Wo.), häufig rel. Bradykardie; erst nach ca. 5 Tagen Lungenbefund, als frühzeitiger typ. Röntgenbefund zuerst einseitiges, keilförmiges Infiltrat, später über beide Lungen verstreute wolkige Herde, dabei zunehmend schweres Krankheitsbild mit Apathie, Benommenheit, Unruhe, Insomnie (Typhus-ähnlich); fast immer frühzeitig periphere Kreislaufinsuffizienz, später (nach ca. 3 Wo.) Herzinsuffizienz inf. toxischer Schädigung des Myokards (Zyanose der Lippen, Orthopnoe, Venenstauung, Stauungspneumonie) u. Thrombophlebitis, in der 4. Wo. langsamer Rückgang des Fiebers u. langsame Erholung; völlige Genesung u. Normalisierung des Lungenbefunds erst nach vielen Wochen. Besteht das Fieber länger als 3 Wo., so ist die Progn. schlecht (Letalität 20–50 %). **Diagn.**: Leukopenie mit Linksverschiebung, rel. Lymphopenie u. erhöhte BSG; kultureller Erregernachw. in Speziallaboratorien; Antikörpernachweis (KBR, ELISA, Mikroimmunfluoreszenztest); Meldepflicht bei Nachw. des Err.; **Ther.**: Tetracycline, Makrolid-Antibiotika, Chinolone; **DD**: Grippe, Pneumonie, Typhus, Fleckfieber, Sepsis*; **Immunität**: nach überstandener Krankheit viele Jahre.

Oro|pharyngeal|tubus (Or-*; Pharyng-*; Tubus*) *m*: s. Pharyngealtubus.

Oro|pharynx|karzinom (↑; ↑; Karz-*; -om*) *n*: (engl.) *oropharyngeal carcinoma*; Karzinom des Mundrachenraums, in ca. 90 % als verhornendes Plattenepithelkarzinom im Bereich der Zunge, der Tonsillen u. des Mundbodens; **Ätiol.**: häufig bei Alkohol- u. Tabakmissbrauch; Leukoplakie* als Präkanzerose; in Indien u. Sri Lanka bes. häufig aufgrund chron. Reizung durch Kauen von Tabak u. Betelblättern (Khaini-Karzinom) od. durch inverses Rauchen von kleinen Zigaretten mit dem glühenden Ende im Mund (Chutta-Karzinom des harten Gaumens); **Ther.**: op. Entfernung, evtl. mit neck* dissection, Nachbestrahlung od. simultane Radiochemotherapie.

Orot|azid|urie, hereditäre (Azid-*; Ur-*) *f*: (engl.) *hereditary orotic aciduria*; autosomal-rezessiv erbl. Stoffwechselstörung der Pyrimidinbiosynthese (Uridinmonophosphat-Synthetase) mit Ausscheidung von Orotsäure im Harn (Genlocus 3q13); **Sympt.**: megaloblastäre Anämie, Leukopenie, Wachstumsverzögerung, zellulärer Immundefekt; **Ther.**: Uridin*.

Oro|tracheal|tubus (Or-*; Trachea*; Tubus*) *m*: (engl.) *orotracheal tube*; Endotrachealtubus* für die orale Intubation*; vgl. Nasotrachealtubus.

Orot|säure (INNv): (engl.) *orotic acid*; Zwischenprodukt der Pyrimidinsynthese (s. Pyrimidinbasen); **Ind.**: als Geriatrikum*. Vgl. Orotazidurie, hereditäre.

Oro|tubus (Or-*; Tubus*) *m*: (engl.) *oral tube*; selten verwendetes Hilfsmittel für Mund-zu-Mund-Beatmung (s. Atemspende) mit Nasenklemme; im Gegensatz zum oralen Pharyngealtubus* mit nur kurzem Ansatzstück zum Einführen in den Mund. Vgl. Tubus.

Oroya|fieber: (engl.) *Oroya fever*; durch Bartonella* bacilliformis hervorgerufene Infektionskrankheit; **Epidemiol.**: Übertragung durch versch. Phlebotominae-Arten (Sandmücken), die in hoch gelegenen Tälern der Anden vorkommen; **Inkub.**: 15–40 Tage; **Klin.**: plötzl. auftretendes intermittierendes od. remittierendes hohes Fieber, das mit lebensbedrohender hämolytischer Anämie* (intraerythrozytäres Wachstum der Err.), Splenohepatomegalie u. Lymphadenitis einhergeht; evtl. Entw. von Verruga* peruana als 2. Phase derselben Erkr.; **Diagn.** u. **Ther.**: s. Bartonellosen; **Progn.**: unbehandelt bis zu 40 % letal.

Orphan Drug (engl. orphan Waise; drug Droge, Arzneimittel): s. Arzneimittel.

Orphan|viren (↑; Viren*) *n pl*: s. ECHO-Viren.

Orphenadrin (INN) *n*: (engl.) *orphenadrin*; Muskelrelaxans mit anticholinerger Wirkung; s. Parasympatholytika.

ORSA: Abk. für **O**xacillin-**r**esistenter **S**taphylococcus **a**ureus; MRSA*.

Orthese (Ortho-*) *f*: (engl.) *orthesis*; Apparat zur Stabilisierung, Entlastung, Ruhigstellung, Führung od. Korrektur von Gliedmaßen, Rumpf od. Wirbelsäule; an den Gliedmaßen als Schienenschellenapparat (mit Riemen versehene Stahlschienen) bzw. Schienenhülsenapparat (die Glieder umfassende Walklederhülse), am Rumpf als Leibbinde, Mieder od. Korsett; **Formen: 1. Beinorthese: a)** stabilisierende O. bei Lähmungen od. Verkürzungen; **b)** entlastende O.: z. B. Thomas*-Schiene zur Entlastung von Hüfte u. Knie od. Allgöwer-Gehapparat bei Fersenbeinfraktur* zur Entlastung von Sprunggelenk u. Fuß mit Abstützung an den Femurkondylen od. im Bereich des Tibiakopfs; **c)** ruhigstellende O. für die Hüfte als Beckenkorb mit einer Hüftschiene, die lateral am Oberschenkel befestigt wird, für Knie u. Sprunggelenk als gelenkübergreifende Metallschienen im Hülsenod. Schellenapparat; **d)** führende O.: erlauben ein definiertes Bewegungsausmaß, z. B. als Knieführungsschiene; **e)** korrigierende O.: aufgebaut nach dem Dreikräfteprinzip, bei dem die korrigierende Kraft am Scheitelpunkt der zu korrigierenden Krümmung ansetzt u. distal u. proximal die Gegenkräfte wirken, z. B. als Klumpfußschiene; **2. Armorthese: a)** ruhigstellende O.: z. B. Mittelhand-Unterarmhülse bei Skaphoidpseudarthrose od. Lunatummalazie*; **b)** führende O.: z. B. Oppenheimer-Splint zur Übungsbehandlung bei Radialislähmung* od. Serratusbandage bei Lähmung des N. thoracicus longus; **3. Rumpforthese: a)** Leibbinden: oft maßgeschneiderte Rumpforthese aus festem Stoff mit ventralem Verschluss, ggf. mit eingearbeiteten starren Streben zur Wirbelsäulenstabilisierung ohne wesentl. Bewegungseinschränkung, Ind.: Instabilität (z. B. Osteoporose*), postop. nach Nukleotomie*; **b)** Mieder: halbstarre, maßgeschneiderte Rumpforthese aus festem od. flexiblem Textilgewebe mit Verstärkung durch Stäbe, Rahmenkonstruktionen u. Pelotten, Ind.: muskuläre Schwäche, leichte Instabilitäten, z. B. Lindemann-Mieder bei Osteoporose, Hohmann-Überbrückungsmieder bei Spondylolisthesis*; **c)** Korsett: meist aus festem Kunststoff gefertigte starre teil- od. vollfixierende bzw. korrigierende Wirbelsäulenorthese mit Führungsschienen od. Pelotten, ggf. mit Kopf- u. Armstützen, Ind.: Entlastung (z. B. Hüftpunktkorsett* od. Hessing*-Korsett bei Wirbelkörperfraktur), Stabilisierung u. Korrektur (z. B. Milwaukee*-Korsett, Ducroquet*-Extensionskorsett, Boston*-Korsett, Cheneau*-Korsctt bei Skoliose*); **4. Halsorthese** (syn. Zervikalorthese): **a)** starre Halsorthese (stiff* neck): zur temporären Stabilisierung der Halswirbelsäule (Abk. HWS), z. B. zum Transport im Rettungsdienst; auch zur konservativen Therapie instabiler HWS-Frakturen, z. B. Densfraktur (cave: unsichere Fixierung als durch Fixateur* externe); **b)** weiche Halsorthese (engl. cervical collar); z. T. verwendet zur temporären Ruhigstellung bei HWS-Syndrom od. nach Op. an der HWS ohne verbleibende Instabilität (cave: bei längerer Anwendung Schwächung der stabilisierenden dorsalen Halsmuskulatur); **5. Spreizapparate*** zur Ther. der kindl. Hüftgelenkluxation*.

ortho-: (chem.) Bez. für die 1,2-Substitution am Benzol- od. Phenylring; s. Benzol.

Ortho-: Wortteil mit der Bedeutung gerade, aufgerichtet, richtig; von gr. ὀρθός.

ortho|chromatisch (↑; Chrom-*): (engl.) *orthochromatic*; Bez. für die Färbung einer Gewebeart entsprechend der Eigenfarbe des Farbstoffs; Gegensatz metachromatisch*.

Ortho|dia|graphie (↑; Dia-*, -graphie*) *f*: (engl.) *orthodiagraphy*; syn. Orthoröntgenographie; perspektivisch fehlerfreie Röntgendarstellung der Lage u. Größe von Organen (v. a. des Herzens) durch nahezu parallelen Strahlengang bei sehr großem Fokus-Objekt-Abstand (Fernaufnahme*).

Orth|odontie (↑; Odont-*) *f*: (engl.) *orthodontics*; vorwiegend in den angloamerikan. Ländern übl. Bez. für Kieferorthopädie*; i. e. S. Bez. für Maßnahmen zur Korrektur von Zahnstellungsanomalien (Drehung, Kippung, Engstand, Lücken u. a.).

ortho|drom (↑; gr. δρόμος Lauf): (engl.) *orthodromic*; gleichläufig, in regulärer Richtung laufend; i. e. S. die der physiol. Leitungsrichtung entspr. Erregungsausbreitung in einem Nerv od. einer Leitungsbahn des Erregungsleitungssystems*. Vgl. antidrom.

ortho|grad (↑; lat. gradus Schritt, Tritt): (engl.) *orthograde*; voranschreitend; **1.** in der physiol. Richtung voranschreitend; Gegensatz retrograd*; **2.** (röntg.) in der Strahlenrichtung liegend.

Ortho|kerato|logie (↑; Kerat-*, -log*) *f*: (engl.) *orthokeratology*; Verf. zur Verringerung od. Beseitigung eines Brechungsfehlers der Augen durch Änderung der zentralen Hornhautkrümmung mit bes. angepassten Kontaktlinsen*.

Ortho|myxo|viridae (↑; Myx-*; Viren*) *f pl*: Fam. helikaler, linear-segmentierter einzelsträngiger RNA-Viren mit Hüllmembran; sphärisch (Ø 80–120 nm) od. fadenförmig (Länge bis zu einigen Mikrometern); **Einteilung:** nach Anzahl der Genomsegmente u. Oberflächenproteine: Influenza*-Viren des Typus A u. B sind in einem Genus zusammengefasst; Influenza-C-Virus u. Thogotovirus bilden jeweils eigene Genera.

Ortho|pädie (↑; gr. παῖς Kind) *f*: (engl.) *orthopedics*; Fachgebiet der Medizin, das sich mit der Entstehung, Erkennung, Verhütung u. Behandlung angeb. od. erworbener Störungen u. Anomalien in Form od. Funktion des Stütz- u. Bewegungsapparats befasst.

Ortho|pan|tomo|graphie (↑; Pan-*; -tom*; -graphie*) *f*: (engl.) *orthopantomography*; Abk. OPTG, OPG, OPT; syn. Panoramaschichtaufnahme; spez. Röntgenschichtaufnahmeverfahren, bei dem durch orthoradiale Projektion eine den Kieferkrümmungen entspr. zylinderförmige Schicht von >0,5 cm Dicke in einer Aufnahme abgebildet wird; Röhre u. Film rotieren dabei horizontal um den fixierten Kopf des Patienten. Das Ergebnis ist eine nahezu überlagerungsfreie Panoramaaufnahme des gesamten Kieferbereiches mit den aufsteigenden Kieferästen u. Kiefergelenken auf einer einzigen Aufnahme (s. Abb.) bei rel. geringer Strahlenexposition*. **Anw.:** Röntgendiagnostik bei kieferchir. Frage-

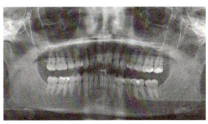

Orthopantomographie: physiologisches Gebiss [46]

stellungen, unklaren Kieferbeschwerden, in der Parodontologie u. Kieferorthopädie.

Ortho|phorie (↑; -phor*) *f*: (engl.) *orthophoria;* parallel verlaufende Gesichtslinie der Augen in Ruhelage.

Ortho|ploidie (↑; -ploid*) *f*: s. Polyploidie.

Ortho|pnoe (↑; -pnoe*) *f*: (engl.) *orthopnea;* Dyspnoe* mit Einnahme einer aufrechten Oberkörperhaltung zur maximalen Effektivität der (i. R. der Dyspnoe eingesetzten) Atemhilfsmuskeln*; vgl. Atmungstypen.

Ortho|pox|virus (↑; Virus*) *n*: (engl.) *orthopox virus;* Genus der Poxviridae*; im Unterschied zu Viren des Genus Parapoxvirus* Aufbau aus unregelmäßig angeordneten Filamenten, Hämagglutinin* vorhanden; **wichtige Vertreter:** primär humanpathogen sind O. variola (Variolavirus, Err. von Variola*), O. alastrim (Err. von Variola minor), O. vaccinia (Vacciniavirus*); primär für (andere) Säuger pathogen (auf Menschen übertragbar) sind O. bovis (Err. der Kuhpocken*), O. simiae (Err. der Affenpocken). Durch Vakzination erworbene Immunität gegenüber Variola schützt auch gegen die Orthopoxviren der Tiere, nicht jedoch gegen Viren des Genus Parapoxvirus.

Orth|optik (↑; Optico-*) *f*: (engl.) *orthoptics;* Bez. für die Untersuchung u. Behandlung des binokularen Sehens*; i. w. S. Sammelbez. für alle Meth. der Schielbehandlung; auch synonyme Bez. für Sehschule*; vgl. Strabismus, Pleoptik.

Ortho|rexia nervosa (↑; gr. ὄρεξις Verlangen): Orthorexie; gestörtes Essverhalten, bei dem die angenommene Qualität des Essens (Furcht vor Fett, Chemikalien od. anderen Stoffen, die in Lebensmitteln enthalten sind) im Vordergrund steht; werden die Essregeln gebrochen, treten Schuldgefühle auf u. die Betroffenen bestrafen sich mit Abstinenz od. strikteren Essregeln. Vgl. Essstörungen; Anorexia; Bulimia nervosa.

Ortho|stase (↑; -stase*) *f*: (engl.) *orthostasis;* aufrechte Körperhaltung; vgl. Regulation, orthostatische.

Ortho|stase|syn|drom (↑; ↑) *n*: syn. orthostat. Hypotonie; s. Hypotonie.

Ortho|stase|versuch (↑; ↑): **1.** (kardiol.) s. Schellong-Test; **2.** (endokrinol.) s. Renin-Aldosteron-Orthostasetest.

ortho|top (↑; gr. τόπος Ort, Stelle): s. Transplantation (Tab. 2 dort).

Ortner-Syn|drom I (Norbert von O., Int., Innsbruck, Wien, 1865–1935) *n*: linksseitige Kehlkopflähmung* mit Heiserkeit inf. Kompression des li. N. recurrens durch Vergrößerung des li. Herzvorhofs (v. a. bei Mitralklappenstenose*) od. Erweiterung der li. A. pulmonalis.

Ortner-Syn|drom II (↑) *n*: Angina* abdominalis.

Orts|dosis (Dosis*) *f*: (engl.) *local dose;* (radiol.) nach der Strahlenschutzverordnung* die Äquivalentdosis* für Weichteilgewebe, gemessen an einem best. Ort; vgl. Dosimetrie.

Orts|dosis|leistung (↑): (engl.) *local dose rate;* Ortsdosis* pro Zeiteinheit in Sievert pro Min. od. Stunde.

Oryzenin *n*: (engl.) *oryzenin;* Glutelin* im Reissamen; Hauptprotein im Reis. Vgl. Gluten.

oryzoid (gr. ὄρυζα Reis; -id*): (engl.) *oryzoid;* reiskörnerähnlich; z. B. Corpora* oryzoidea (Reiskörperchen).

Os-: auch Ossi-; Wortteil mit der Bedeutung Knochen; von lat. os, ossis.

Os: chem. Symbol für Osmium*.

Os (lat. os, oris Mund, Gesicht, Augen) *n*: (engl.) *mouth, orifice;* Mund, Mündung.

Os (lat. os Knochen) (*Gen.* Ossis; *pl* Ossa) *n*: (engl.) *bone;* Knochen, Bein.

Os acromiale *n*: (engl.) *acromial bone;* selten vorkommende Anlage eines zusätzl. Ossifikationskerns* unterschiedl. Ausdehnung am Akromion; mögliche Urs. eines Impingement*-Syndroms od. einer Rotatorenmanschettenruptur* der Schulter, abzugrenzen von Akromionfraktur (s. Skapulafraktur); **Diagn.:** nativ Rö. (insbes. axial), ggf. CT, MRT; **Ther.:** primär konservativ; Resektion von kleinem O. a., optional ORIF*, arthroskopisch od. offene, subacromiale Dekompression.

OSAS: Abk. für obstruktives Schlafapnoesyndrom*.

Os breve (Os*) *n*: kurzer Knochen.

Os capitatum (↑) *n*: Kopfbein; s. Ossa carpi.

Os centrale (↑) *n*: gelegentlich zusätzl. Handwurzelknochen; die regelmäßig vorhandene knorpelige Anlage verschmilzt frühzeitig mit der Anlage des Os scaphoideum (s. Ossa carpi).

Os coccygis (↑) *n*: Steißbein; aus meist 4 verkümmerten, miteinander verschmolzenen Wirbeln (Vertebrae coccygeae I–IV) zusammengesetzt.

Os coxae (↑) *n*: Hüftbein; Bestandteil des knöchernen Beckens; durch Verschmelzung von 3 Knochen entstanden, deren Körper im Acetabulum zusammentreffen: Os ilium, Os ischii, Os pubis; das Foramen obturatum wird von Os pubis u. Os ischii umrahmt.

Os cuboideum (↑) *n*: Würfelbein; s. Ossa tarsi.

Os cunei|forme inter|medium (II), laterale (III), mediale (I) (↑) *n*: mittleres, seitliches u. inneres Keilbein; s. Ossa tarsi.

Oseltami|vir (INN) *n*: (engl.) *oseltamivir;* Virostatikum* (Neuraminidase*-Hemmer); **UAW:** u. a. Übelkeit, Erbrechen, Sodbrennen, Kopfschmerz.

Os ethmoidale (Os*) *n*: Siebbein; Bestandteil von Schädelbasis, medialer Augenhöhlenwand, lateraler Nasenwand u. Nasenscheidewand; Teile: Lamina cribrosa (mit Foramina cribrosa, Crista galli, Lamina perpendicularis, Labyrinthus ethmoidalis (mit Siebbeinzellen u. oberen Nasenmuscheln).

Os femoris (↑) *n*: Femur*.

Os frontale (↑) *n*: Stirnbein; Bestandteil der vorderen Schädelbasis u. des vorderen Schädeldachs, der den Sinus frontalis enthält; Teile: Squama frontalis (knöcherne Grundlage der Stirn), Pars orbitalis (Dach der Augenhöhle).

Osgood-Krankheit (Robert B. O., Orthop., Chir., Boston, 1873–1956): s. Schlatter-Osgood-Krankheit.

Os hamatum (Os*) *n*: Hakenbein; s. Ossa carpi.

Os hyoideum (↑) *n*: Zungenbein; durch Zungenbeinmuskeln zwischen Rumpfskelett u. Schädel aufgehängter Schädelknochen; Corpus ossis hyoidei mit Cornu minus u. Cornu majus.

Osiander-Zeichen (Johann F. O., Gyn., Göttingen, 1787–1855): (engl.) *Osiander's sign;* deutl. fühlbare

Pulsation am Zervixrand im 1. u. 2. Schwangerschaftsmonat (Schwangerschaftszeichen*).

Os ilium (Os*) *n*: Darmbein; Bestandteil des Os* coxae; Teile: Corpus (am Acetabulum des Os coxae gelegener Zentralteil), Ala ossis ilii (Darmbeinschaufel, u. a. mit der Gelenkfläche zum Os sacrum).

Os in|cisivum (↑) *n*: sog. Goethe-Knochen, Zwischenkiefer; ursprüngl. selbständiger Knochen, der aus dem Mesenchym des Oberkieferwulstes entsteht; bei Kindern u. Jugendl. oft noch durch eine Sutura incisiva von der Maxilla getrennt, bei Erwachsenen durch Verknöcherung mit der Maxilla verschmolzen; trägt die oberen Schneidezähne.

Os inter|parietale (↑) *n*: Variation, bei der der obere Teil des Os occipitale durch eine Quernaht abgetrennt ist; bes. häufig bei altperuan. Schädeln (sog. Inkabein).

-osis: auch -ose; Wortteil mit der Bedeutung Krankheit, krankhafter Zustand.

Os ischii (Os*) *n*: Sitzbein; Bestandteil des Os* coxae; Teile: Corpus (hinter dem Foramen obturatum), Ramus (unter dem Foramen obturatum, mit dem Ramus inferior ossis pubis verwachsen) mit Tuber ischiadicum (Sitzbeinhöcker).

Os lacrimale (↑) *n*: Tränenbein; Teil der medialen Augenhöhlenwand u. der lateralen Nasenwand.

Osler-Knötchen (Sir William O., Int., Oxford, Baltimore, 1849–1919): (engl.) *Osler's nodes*; syn. Osler Spots; transiente (12–24 Std.), schmerzhafte kleine rote Knötchen an Fingerkuppen u. Zehen inf. Mikroembolien* mit tox.-hyperergischer Arteriolitis, Gefäßwandnekrosen u. Blutungen; **Vork.:** u. a. bei subakuter Endokarditis* (10–25 % der Fälle) durch Mikroembolie von Thrombenmaterial u. Antigen-Antikörper-Komplexen aus endokardit. Vegetationen (meist der Herzklappen). Vgl. Janeway-Läsionen.

Osler-Rendu-Weber-Krankheit (↑; Henri J. L. M. R., Int., Paris, 1844–1902; Frederick P. W., Arzt, London, 1863–1962): (engl.) *Osler-Rendu-Weber disease*; syn. hereditäre hämorrhagische Teleangiektasie (Abk. HHT), Teleangiektasia haemorrhagica, angiodysplastisches Syndrom Typ I–III; autosomal-dominant erbl. Angiophakomatose*; **Einteilung:** HHT-I: Genlocus: 9q34.1 (Mutation im ENG-Gen); HHT-II: Genlocus: 12q13 (Mutation im ACVRL1-Gen); HHT-III: Genlocus 5q31.3–q32; Gene codieren für die Proteine Endoglin u. ALK-1 (activin receptor-like kinase 1), Mitglieder der TGF-β Rezeptor-Familie mit Funktion des Erhalts der Integrität der Gefäße; weiterer Locus auf Chromosom 7; ebenso auf 18q21.1 (SMAD4-Gen, syn. MADH4); **Häufigkeit:** 1:5000–8000; **Klin.:** Bildung multipler, leicht blutender, angiomatöser Teleangiektasien* (s. Abb.) in Form kleiner (⌀ 1–3 mm), flacher, rotbrauner Knötchen v. a. unter den Fingernägeln, an Nasen- u. Mundschleimhaut (oft sublingual) u. an den Lippen sowie an inneren Organen, die endoskop. v. a. in Magen, Rektum, Harnwegen u. Bronchialbaum nachweisbar sind; auch arteriovenöse Fisteln in Leber (ggf. atrophische septale Zirrhose) u. Lunge mit u. U. sehr hohen Shuntvolumina; häufig Nasenbluten (Leit-

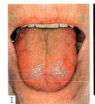 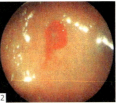

Osler-Rendu-Weber-Krankheit: 1: Teleangiektasien auf der Zunge; 2: Angiom im Magen, Gastroskopie [3, 23]

symptom), aber auch rezidiv. Blutungen aus Magen-Darm-Trakt, Harnblase od. Bronchien mit Entw. einer chron. Eisenmangelanämie u. evtl. Verbrauchskoagulopathie od. hyperdyname Herzinsuffizienz mit pulmonaler Hypertonie; **Ther.:** symptomatisch: lokale Blutstillung, Eisenzufuhr, evtl. Bluttransfusion, Fibrinolyse-Hemmer, interventionell radiologischer Fistelverschluss, vereinzelt Lebertransplantation bei unkontrollierbaren intrahepatischen arteriovenösen Fisteln.

Os longum (Os*) *n*: langer Knochen.

Os lunatum (↑) *n*: Mondbein; s. Ossa carpi.

OSMED: Abk. für oto-spondylo-megaepiphysäre Dysplasie; s. Weissenbacher-Zweymüller-Syndrom.

Osmium (gr. ὀσμή Geruch) *n*: chem. Element, Symbol Os, OZ 76, rel. Atommasse 190; zur Gruppe der Platinmetalle gehörendes, 2-, 6- u. 8-wertiges graublaues Metall; **Anw.:** als Osmiumtetroxid (OsO_4, fälschl. auch Osmiumsäure) **1.** zum histol. Nachw. von Fetten u. Ölen (Schwarzfärbung); **2.** in der Mikrobiol. zur Fixierung von Pilzen u. Strukturen des Kerngerüsts; **3.** in der Elektronenmikroskopie als Fixierungs- u. Färbemittel; **cave:** Dämpfe von OsO_4 wirken stark schleimhautreizend (Rhinitis, Anosmie, Bronchitis, Keratokonjunktivitis).

Osmolalität (gr. ὠσμός Stoß, Schub) *f*: (engl.) *osmolality*; molare Menge der gelösten, osmot. wirksamen Teilchen pro Kilogramm Lösungsmittel (osmol/kg); Messung meist durch Osmometrie*.

Osmolarität (↑) *f*: (engl.) *osmolarity*; molare Menge der gelösten, osmotisch wirksamen Teilchen pro Liter Lösung (osmol/l); entspricht bei nicht dissoziierten Substanzen (z. B. Glukose) der Stoffmengenkonzentration*, bei dissoziierten Stoffen (z. B. Salze) dem Faktor aus Stoffmengenkonzentration u. Anzahl der Ionen in 1 mol; da der osmotische Druck bei verdünnten Lösungen proportional der Anzahl der gelösten Teilchen ist, bestimmt v. a. Na^+ (zus. mit Anionen) die Plasmaosmolarität (290–300 mosmol/l); bei Stoffwechselentgleisung (z. B. diabetischem Koma*, Anurie*) wird O. durch hohe Konz. von Glukose bzw. Harnstoff verändert; **Regulation** der Osmolarität u. Isotonie: über Osmosensoren* im Hypothalamus durch ADH* u. über das Renin*-Angiotensin-Aldosteron-System; **Bestimmung:** durch Osmometrie*.

Osmo|metrie (↑, Metr-*) *f*: (engl.) *osmometry*; Bestimmung der Osmolalität* bzw. Osmolarität* von Lösungen durch Messung z. B. der Gefrierpunkterniedrigung (Kryoskopie*), die proportional zur Anzahl der gelösten Teilchen ist.

Osmoregulation

Osmo|regulation (↑; lat. regula Richtschnur, Norm) *f*: (engl.) *osmoregulation*; Teil eines negativ rückgekoppelten, hochempfindl. physiol. Funktionskreises zur Regulation des Salz- u. Wasserhaushalts*, z. B. bei der Zufuhr nicht isoton. Lösungen; vgl. Osmosensoren.

Osmo|re|zeptoren (↑; Rezeptoren*) *m pl*: s. Osmosensoren.

Osmose (↑) *f*: (engl.) *osmosis*; Form der Diffusion*, bei der sich das Lösungsmittel durch eine semipermeable Membran* zum Ort der höheren Konz. eines gelösten Stoffs bewegt, der diese Membran nicht passieren kann; erfolgt bis zur Einstellung eines Gleichgewichts zwischen dem äußeren (z. B. hydrostat.) u. dem **osmotischen Druck** der Lösungen, der bei verdünnten Lösungen dem Druck entspricht, den der gelöste Stoff als (ideales) Gas bei gleichem Volumen u. gleicher Temperatur ausüben würde (Van't-Hoff-Gesetz); der osmot. Druck, der proportional zur Osmolarität* ist, kann mit Osmometrie* gemessen werden u. beträgt für Blutplasma 745 kPa (5600 mmHg), was einer Gefrierpunkterniedrigung um 0,54 °C entspricht. Vgl. Druck, kolloidosmotischer.

Osmo|sensoren (↑; Sensoren*) *m pl*: (engl.) *osmosensors*; früher Osmorezeptoren; Zellareale im Hypothalamus (Nucleus supraopticus u. Nucleus paraventricularis) u. in der Leber, die minimale Abweichungen der Osmolarität* des Plasmas registrieren u. durch Beeinflussung der hypothalam. Freisetzung von ADH* u. des Durstgefühls einer Änderung der Plasmaosmolarität entgegenwirken.

Osmo|therapie (↑) *f*: (engl.) *osmotherapy*; Infusion* (i. v.) einer hypertonen Lösung (z. B. Mannitol 15–20 %ig, Sorbitol 40 %ig, Glycerol 10 %ig) unter Kreislaufkontrolle zur therap. Erhöhung des intravasalen osmot. Drucks; **Wirkungsmechanismus:** Die infundierten osmot. wirksamen Moleküle können inf. ihrer Größe die Blutbahn prakt. nicht verlassen u. bewirken somit einen Einstrom von Gewebeflüssigkeit in die Blutgefäße. **Ind.:** Hirndrucksteigerung*; **Kontraind.:** nach Probeinfusion anhaltende Oligurie od. Anurie, kardiale Dekompensation, Exsikkose.

Os nasale (Os*) *n*: Nasenbein; knöcherne Grundlage des Nasenrückens.

Os naviculare (↑) *n*: Kahnbein; s. Ossa tarsi.

Os oc|cipitale (↑) *n*: Hinterhauptbein; Bestandteil der hinteren Schädelgrube u. des Schädeldachs am Hinterhaupt; die 4 Teile (Pars basilaris, 2 Partes laterales, Squama occipitalis) umschließen das Foramen magnum.

Os odonto|ideum (↑) *n*: fehlentwickelter Dens axis als eigenständiger Knochen inf. fehlender Fusion mit Corpus axis; radiol. DD: Dens*-axis-Fraktur. Vgl. Axis.

Os palatinum (↑) *n*: Gaumenbein; Bestandteil des knöchernen Dachs der Mundhöhle, des Bodens u. der Seitenwand der Nasenhöhle; Teile: Lamina perpendicularis, Lamina horizontalis.

Os parietale (↑) *n*: syn. Scheitelbein; Teil des Schädeldachs; grenzt an das gegenüber liegende Os parietale sowie an Os occipitale, Os sphenoidale, Os frontale u. Os temporale.

Os pisi|forme (↑) *n*: Erbsenbein; s. Ossa carpi.

Os planum (↑) *n*: ein platter Knochen.

Os pneumaticum (↑) *n*: ein Knochen mit lufthaltigen Kammern.

Os pubis (↑) *n*: Schambein; Bestandteil des Os* coxae; Teile: Corpus, Ramus superior et inferior (Begrenzung des Foramen obturatum).

Ossa carpi (↑) *n pl*: syn. Ossa carpalia; 8 Handwurzelknochen (s. Abb.) in distaler (1–4) u. proximaler Reihe (5–8); daumenseitig beginnend: Os scaphoideum (Kahnbein), Os lunatum (Mondbein), Os triquetrum (Dreiecksbein), Os pisiforme (Erbsenbein), Os trapezium (großes Vieleckbein), Os trapezoideum (kleines Vieleckbein), Os capitatum (Kopfbein), Os hamatum (Hakenbein).

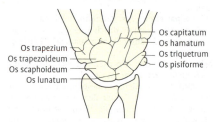

Ossa carpi: rechte Hand, Dorsalansicht

Ossa cranii (↑) *n pl*: Schädelknochen.

Os sacrum (↑) *n*: Kreuzbein; die einschließlich Zwischenwirbelscheiben u. zugehörigem Bandapparat zu einem Knochen verschmolzenen 5 ehemaligen Kreuzwirbel (Vertebrae sacrales I–V); Teile: Basis (ehemaliger Wirbelkörper u. Zwischenwirbelscheiben), Pars lateralis (ehemalige Querfortsätze, Rippenreste u. Bänder), Facies dorsalis, Apex (nach unten weisende Spitze).

Ossa digitorum manus (↑) *n pl*: 14 Fingerknochen; Bestandteile eines Fingerstrahls: Phalanx prox., media, dist. (Daumen: Phalanx proximal, distal); Bestandteile einer Phalanx: Basis (proximal), Corpus, Caput (distal).

Ossa digitorum pedis (↑) *n pl*: 14 Zehenknochen (Phalanges); Bestandteile eines Zehenstrahls: Phalanx prox., media, dist. (Großzehe: Phalanx prox, dist.); Bestandteile einer Phalanx: Basis (proximal), Corpus, Caput (distal).

Ossa manus (↑) *n pl*: Handknochen; bestehen aus Ossa* carpi (Handwurzelknochen), Ossa* metacarpi (Mittelhandknochen) u. Ossa* digitorum manus (Fingerknochen).

Ossa membri inferioris, superioris (↑) *n pl*: Knochen der unteren bzw. oberen Extremität.

Ossa meta|carpi (↑) *n pl*: syn. Ossa metacarpalia; 5 Mittelhandknochen (I–V); Teile: Basis (proximal), Corpus, Caput (distal).

Ossa meta|tarsi (↑) *n pl*: syn. Ossa metatarsalia; 5 Mittelfußknochen (I–V); Teile: Basis (proximal), Corpus, Caput (distal).

Ossa pedis (↑) *n pl*: Fußknochen; bestehen aus Ossa* tarsi (Fußwurzelknochen), Ossa* metatarsi (Mittelfußknochen) u. Ossa* digitorum pedis (Zehenknochen).

Ossa sesamoidea manus, pedis (↑) *n pl*: Sesambeine*.

Ossa supra|sternalia (↑) *n pl*: 2 selten vorkommende kleine rudimentäre Knochen am oberen Rand des Manubrium sterni; Reste des primordialen Episternum.

Ossa tarsi (↑) *n pl*: syn. Ossa tarsalia; 7 Fußwurzelknochen; Talus (Sprungbein), Calcaneus (Fersenbein) mit dem Tuber calcanei am hinteren Fußende, Os naviculare (Kahnbein), Os cuneiforme mediale (inneres Keilbein), Os cuneiforme intermedium (mittleres Keilbein), Os cuneiforme laterale (äußeres Keilbein), Os cuboideum (Würfelbein).

Os scaphoideum (↑) *n*: Kahnbein; s. Ossa carpi.

Osseo|integration (↑) *f*: mikromorphol. nachweisbare, direkte funkt. u. strukturelle Verbindung zw. dem organisierten, vitalen Knochengewebe u. der Oberfläche eines belasteten Zahnimplantats*.

Ossicula auditus (lat. ossiculum Knöchelchen) *n pl*: (engl.) *auditory ossicles*; Gehörknöchelchen*.

Ossi|desmosis hyper|trophica (Os*; gr. δεσμός Band, Fessel) *f*: generalisiert am Knochen u. Bandapparat auftretende Verknöcherungen.

Ossi|fikation (↑; lat. facere machen, tun) *f*: (engl.) *ossification*; syn. Osteogenese; Bildung von Knochengewebe*; **Formen: 1. desmale O.:** normale O. beim Fetus mit direkter Umwandlung von Bindegewebe in Knochen (z. B. Bildung von Clavicula u. Belegknochen des Schädels); **2. perichondrale O.:** zweite Ossifikationsform der Fetogenese mit Bildung von Knochengewebe um die Knorpelbälkchen der künftigen Röhrenknochen herum; **3. enchondrale O.:** Form der O. während der Fetogenese, die bis zum Abschluss des Längenwachstums stattfindet u. von der Grenze zwischen Epiphyse u. der gefäßreichen Metaphyse ausgeht; **4. periostale O.:** Erneuerung der Knochenmanschette (z. B. nach Frakturen) beim Erwachsenen; **5. endostale O.:** lebenslange Knochenerneuerung vom innen liegenden Endost* aus (Knochengeweberemodellierung*); **6. pathol. (ektope) O.:** Verknöcherung anderer Gewebearten (Knorpel, Bindegewebe, Muskulatur), z. B. bei Myositis* ossificans circumscripta.

Ossi|fikations|kern (↑; ↑): (engl.) *ossification center*; Knochenkern, von dem die enchondrale Ossifikation* ausgeht; **Vork.:** z. B. in der Epiphyse der langen Röhrenknochen u. im Hand- u. Fußskelett; kann nach Rö. zur Bestimmung des Knochenalters* eines Kindes (der Béclard*-Knochenkern auch als Reifezeichen* des Neugeborenen) herangezogen werden.

Ossi|fikations|störungen (↑; ↑): (engl.) *ossification disorders*; Störungen der Ossifikation*, die angeb. als Folge einer pränatalen Schädigung (genet. bedingt od. durch exogene Faktoren) od. erworben inf. einer postnatalen Erkr. auftreten; Einteilung ist bei best. Knochenerkrankungen (v. a. Knochentumoren) schwierig. **Formen: I. generalisierte O.: 1.** primäre, angeb. O.: **a)** Störungen der Knorpelbildung führen zu Erkr., die bereits bei Geburt ausgeprägt sind u. i. d. R. nicht progredient verlaufen (z. B. Achondroplasie*, Ellis*-van-Creveld-Syndrom, Enchondromatose* Ollier); **b)** Störungen der desmalen Ossifikation, die desmale Dysostosen (s. Dysostosis) bedingen; **c)** Störungen der enchondralen Ossifikation, führen zu den enchondralen Dysostosen, die erst in den ersten 2–3 Lj. (mit zunehmendem Knochenwachstum) manifest werden u. meist progredient verlaufen; s. Knochenchondromatose; **d)** Störungen der Osteoblastentätigkeit, die inf. eines verminderten od. minderwertigen Knochenaufbaus zu Osteoporose* (z. B. Osteogenesis* imperfecta) führen; **e)** Störungen der Osteoklastentätigkeit, die zu einem verminderten Knochenabbau (z. B. bei der Osteopetrose*) führen; **f)** disseminiert auftretende O., die vorwiegend von der Spongiosa ausgehen können (z. B. Jaffé*-Lichtenstein-Syndrom) od. sich auf den Bereich der Diaphysen der Röhrenknochen beschränken (z. B. Camurati*-Engelmann-Syndrom). Als disseminiert auftretende Knorpelstörungen können die multiplen kartilaginären Exostosen* u. die multiplen Enchondrome* angesehen werden. **2.** sekundäre, durch angeb. od. postnatal erworbene Erkr. bedingte allg. O.: sekundäre Osteoporose*, Osteomalazie*, sekundäre Osteosklerose*; **II. lokale O.: 1.** aseptische Knochennekrosen*; **2.** entzündl. Knochenerkrankungen: Osteomyelitis*, Tuberkulose (Knochentuberkulose*, Arthritis* tuberculosa u. a.), Syphilis*, Ostitis* multiplex cystoides Jüngling, Ostitis* deformans Paget; **3.** Knochentumoren*.

Osso|veno|graphie (↑; Vena*; -graphie*) *f*: (engl.) *ossovenography*; Phlebographie der venösen Gefäße des Wirbelkörpers; ersetzt durch CT*.

Os sphenoidale (↑) *n*: Keilbein; Bestandteil der Schädelbasis u. des seitl. Schädeldachs; Teile: Corpus mit Sinus sphenoidalis, Ala minor et major, Processus pterygoideus.

Os suturale (↑) *n pl*: Nahtknochen; gelegentl. Schaltknochen innerh. der Schädelnähte.

Ost-: auch Oste-, Osteo-; Wortteil mit der Bedeutung Knochen; von gr. ὀστέον.

Osteitis (↑; -itis*) *f*: s. Ostitis.

Os temporale (Os*) *n*: syn. Schläfenbein; Bestandteil der Schädelbasis u. des seitl. Schädeldachs; **Teile: 1. Pars petrosa** bildet knöcherne Hülle für Teile des Mittelohrs (u. a. Paukenhöhle) u. für das Innenohr (knöchernes Labyrinth); **2. Pars tympanica** mit dem äußeren Gehörgang; **3. Pars squamosa** mit der Gelenkfläche für das Kiefergelenk (Fossa mandibularis, Tuberculum articulare).

Ost|en|zephalitis-Virus (Enkephal-*; -itis*; Virus*) *n*: s. RSSE-Virus.

Osteo|akusis (Ost-*; gr. ἀκούειν hören) *f*: s. Knochenleitung.

Osteo|arthritis (↑; Arthr-*; -itis*) *f*: (engl.) *osteoarthritis*; vom Knochen auf ein Gelenk übergreifende Entz., z. B. Arthritis* tuberculosa.

Osteo|arthro|pathie (↑; ↑; -pathie*) *f*: (engl.) *osteoarthropathy*; syn. Osteoarthrose; Arthropathie* mit Knochenbeteiligung.

Osteo|arthro|pathie, hyper|ostotische (↑; ↑; ↑) *f*: (engl.) *hyperostotic osteoarthropathy*; Osteopathie mit Gelenkbeteiligung (Arthropathie*) u. Auftreten einer generalisierten periostalen Knochenneubildung; Auftreten in Zus. mit thorakalen Erkr. (z. B. Lungentuberkulose, Bronchialkarzinom) wird beschrieben; **Formen:** z. B. Hyperostosis sternoclavicularis mit Pustulosis palmaris et plantaris (SAPHO*-Syndrom), Spondylarthritis hyperostotica pustulo-psoriatica, rezidiv. multifokale chron. Osteomyelitis, Hyperostosis generalisata, hyperostot. Spondylosen; **Diagn.:** röntg. Auftrei-

Osteoarthropathie, hypertrophe

bungen am kortikalen Knochen, unregelmäßig verbreiterte Struktur der Wirbelkörperspongiosa.

Osteo|arthro|path<u>ie</u>, hyper|troph<u>e</u> (↑; ↑; ↑) *f*: (engl.) *hypertrophic osteo-arthropathy*; syn. Osteoperiostitis ossificans toxica, Osteopathia hypertrophicans toxica, Pierre-Marie-Krankheit, Marie-Bamberger-Krankheit; Symptomenkomplex mit schmerzhaften Periostproliferationen im Diaphysenbereich langer Röhrenknochen u. Fingerendgliedauftreibungen (Trommelschlägelfinger*) mit Uhrglasnägeln* bei pulmonalen (Bronchialkarzinom, Lungenabszess, Fibrose), kardialen (Endokarditis*), mediastinalen (Hodgkin*-Lymphom) u. hepatischen Erkr.; **Path.:** unklar; **Ther.:** Behandlung der Grundkrankheit, nichtsteroidale Antiphlogistika* u. Analgetika*. Vgl. Akropachie; Pachydermoperiostose.

osteo|artikul<u>ä</u>r (↑; Articul-*): (engl.) *osteoarticular*; Knochen u. Gelenk betreffend.

Osteo|bl<u>a</u>sten (↑; Blast-*) *m pl*: (engl.) *osteoblasts*; aus Mesenchymzellen entstehende, in epithelartiger Anordnung dem Knochen an der Anbauseite anliegende, plasmareiche basophile Zellen; bilden die unverkalkte Interzellulärsubstanz (Osteoid) des Knochens, in die sie eingeschlossen u. damit zu nicht mehr teilungsfähigen Osteozyten* werden; s. Knochengeweberemodellierung; Matrix, extrazelluläre.

Osteo|blast<u>om</u> (↑; ↑; -om*) *n*: (engl.) *osteoblastoma*; benigner, stark vaskularisierter osteolyt. Knochentumor* mit knöcherner u. bindegewebiger Proliferation, der morphol. einem großen Osteoidosteom* (Nidus >2 cm) ähnelt; v. a. im 1.–3. Lebensjahrzehnt auftretend; **Lok.:** meist solitär im Bereich der Wirbelsäule (Bogenwurzeln, Wirbelbögen, Os sacrum) u. der langen Röhrenknochen; **Sympt.:** Knochenschmerzen, die nicht auf Gabe von Acetylsalicylsäure ansprechen, kaum nächtl. Schmerzen (DD Osteoidosteom); **Diagn.:** röntg. deutl. Osteolyse mit lobulärer, gut abgrenzbarer Kontur u. umgebender reaktiver Sklerose; Verlaufskontrolle: Rö., MRT; **Ther.:** op. Entfernung indiziert bei Kompressionssymptomatik.

Osteo|calcin *n*: (engl.) *bone gla protein (Abk. BGP)*; syn. Gamma-Carboxyglutamat-Protein; Protein der Knochenmatrix (49 Aminosäurereste, M_r 5800), das in den Osteoblasten* gebildet wird u. Calcium bzw. Hydroxylapatit bindet; Serumspiegel alters- u. geschlechtsabhängig; spezif. Marker für osteoblastische Aktivität bzw. Knochenneubildung bei der Osteoporose-Diagnostik. Vgl. Calcitonin.

Osteo|chondr<u>i</u>tis (Ost-*; Chondr-*; -itis*) *f*: Knochen- u. Knorpelentzündung, z. T. auch syn. für Osteochondrose (degenerativer Prozess) verwendet.

Osteo|chondr<u>i</u>tis, syphil<u>i</u>tische (↑; ↑; ↑) *f*: (engl.) *syphilitic osteochondritis*; Osteochondritis syphilitica; Parrot-Pseudoparalyse, Wegner-Krankheit; im Säuglingsalter auftretende Epiphysenlösung mit schlaff herunterhängendem Arm als Erstmanifestation einer konnatalen Syphilis*; vgl. Wegner-Zeichen.

Osteo|chondro|dys|pl<u>a</u>sie (↑; ↑; Dys-*; -plasie*) *f*: (engl.) *osteochondrodysplasia*; meist i. R. erbl. Fehlbildungssyndrome* vorkommende Knochen- u. Knorpelanomalien.

Osteo|chondro|l<u>y</u>se (↑; ↑; Lys-*) *f*: (engl.) *osteochondrolysis*; Form der aseptischen Knochennekrosen*; Bildung eines freien Gelenkkörpers* durch Abstoßung eines subchondralen, nekrot. Knochenstücks mit bedeckendem Gelenkknorpel (kann Wachstumstendenz zeigen); **Urs.:** u. a. Trauma, sekundäre Knochenkerne bei der Verknöcherung der Epiphyse.

Osteo|chondr<u>om</u> (↑; ↑; -om*) *n*: (engl.) *osteochondroma*; syn. solitäre Exostose; verknöcherndes Chondrom; häufigster benigner Knochentumor* mit sekundärer Wachstumsstörung des Knochens u. Entw. einer knöchernen Neoplasie mit chondraler Kappe aus einer epiphysenartigen, ektopen Knorpelzone; **Vork.:** im Jugendalter, sistiert nach Abschluss der Längenwachstums; **Lok.:** v. a. an den Metaphysen der Röhrenknochen (meist distales Femur); **Ther.:** op. Exstirpation bei klin. störender Symptomatik.

Osteo|chondro|mat<u>o</u>se-Häm|angi<u>o</u>m-Syn|dr<u>o</u>m (↑; ↑; ↑; -osis*; Häm-*; Angio-*; -om*) *n*: Maffucci*-Syndrom.

Osteo|chondro|mat<u>o</u>se, multiple (↑; ↑; ↑; ↑) *f*: multiple kartilaginäre Exostosen*.

Osteo|chondromat<u>o</u>sis articul<u>a</u>ris (↑; ↑; ↑; ↑) *f*: Gelenkchondromatose*.

Osteo|chondro|path<u>i</u>a de|f<u>o</u>rmans c<u>o</u>xae juven<u>i</u>lis (↑; ↑; -pathie*) *f*: s. Perthes-Calvé-Legg-Krankheit.

Osteo|chondr<u>o</u>se (↑; ↑; -osis*) *f*: (engl.) *osteochondrosis*; Knochen- u. Knorpeldegeneration.

Osteo|chondr<u>o</u>sen, a|s<u>e</u>ptische (↑; ↑; ↑) *f pl*: s. Knochennekrosen, aseptische.

Osteo|chondr<u>o</u>sis de|f<u>o</u>rmans juven<u>i</u>lis (↑; ↑; ↑) *f*: s. Scheuermann-Krankheit, Panner-Krankheit.

Osteo|chondr<u>o</u>sis dis|secans (↑; ↑; ↑) *f*: Abk. OD; v. a. traumat. bedingte, umschriebene subchondrale aseptische Knochennekrose*, evtl. mit Herauslösen eines Knochen- u. Knorpelstücks aus einer Gelenkfläche sowie Bildung eines freien Gelenkkörpers u. sog. Mausbetts (muldenförmige Vertiefung in der Gelenkfläche); **Einteilung: 1.** Stadium I: sog. Schlummerstadium; **2.** Stadium II: deutl. Randaufhellung; **3.** Stadium III: Demarkation durch Sklerosewall; **4.** Stadium IV: freier Gelenkkörper; **Vork.:** in allen größeren Gelenken, häufig im Knie- u. Ellenbogengelenk (s. Abb.); **Sympt.:** oft lang asymptomat., evtl. Einklemmungserscheinungen u. schmerzhafte Bewegungsbehinderung des Gelenks; u. U. Früharthrose; **Diagn.:** Rö., CT, MRT; **Ther.:** im Stadium II/

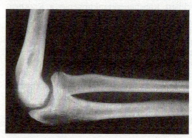

Osteochondrosis dissecans: der Ulna [163]

III Ausräumung u. autogene Spongiosaplastik od. Aufbohrung der Nekrosezone; im Stadium III/IV op. Refixation des Dissekats nach Auffrischen des Mausbetts. Vgl. König-Syndrom; Gelenkchondromatose.

Osteo|chondrosis inter|vertebralis (↑; ↑; ↑) *f*: (engl.) *osteochondrosis intervertebralis*; fortschreitender degen. Bandscheibenschaden*; **Lok.:** v. a. im Bereich von HWK 5/6/7 u. LWK 4/5; **Verlauf:** durch Quellung der Bandscheibe zunächst Verbreiterung des Zwischenwirbelraums, dann Verschmälerung inf. Faserzerstörung; Mitbeteiligung der Wirbelkörper als Osteosklerose* mit Bildung von Osteophyten, evtl. Spondylosis* deformans, Vakuumphänomen*; **Sympt.:** u. a. Rückenschmerz, Bewegungseinschränkung der Wirbelsäule, Wurzelirritationssyndrom*; **Diagn.:** röntg. (s. Abb. 1, 2 u. 3); **Ther.:** (konservativ) NSAR, physik. Ther.; ggf. (op.) Spondylodese. Vgl. Bandscheibenvorfall; Wirbelsäulenaffektionen; Spondylosis hyperostotica.

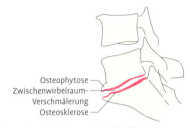

Osteochondrosis intervertebralis Abb. 1: Röntgenzeichen

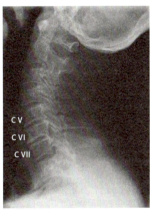

Osteochondrosis intervertebralis Abb. 2: HWS mit Verschmälerung der Zwischenwirbelräume der Wirbelkörper C V bis C VII mit Osteophytenbildung; Röntgenaufnahme [54]

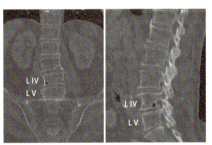

Osteochondrosis intervertebralis Abb. 3: Lendenwirbelsäule mit ventraler u. dorsaler Spondylophytenbildung sowie begleitendem Vakuumphänomen, Wirbelkörper L IV, L V sind mäßig deformiert; CT-MPR (multiplanare Rekonstruktion) [54]

Osteo|chondrosis ischio|pubica (↑; ↑; ↑) *f*: Neck*-Odelberg-Syndrom.

Osteo|densito|metrie (↑; lat. densitas Dichte; Metr-*) *f*: (engl.) *osteodensitometry*; syn. Knochendichtemessung; Verf. zur quantitativen Erfassung der Knochenmasse (Dichte*); **Ind.:** Abschätzung von Frakturrisiko (z. B. bei Osteomalazie* u. a. lokalisierten od. generalisierten kalzipenischen Osteopathien) bzw. Schweregrad einer Osteoporose* (s. T-Score); **Prinzip:** 1. Absorption von Röntgenstrahlen; **a)** DXA (Abk. für engl. dual energy x-ray absorptiometry) an proximalem Femur u. LWS; **b)** QCT (Abk. für quantitative CT) an LWS, peripher (Abk. pQCT) an Radius; **c)** HRpQCT: quantitative HRCT peripher (Radius u. Tibia); 2. quantitatives Ultraschallverfahren (Osteosonographie) z. B. tarsal.

Osteo|dys|trophia de|formans (↑; Dys-*; Troph-*) *f*: Ostitis* deformans Paget.

Osteo|dys|trophia fibrosa generalisata (↑; ↑; ↑) *f*: (engl.) *osteitis fibrosa cystica*; syn. Ostitis fibrosa cystica generalisata, Recklinghausen-Krankheit; durch Hyperparathyroidismus* bedingte Systemerkrankung mit Störung des Calcium-Phosphat-Stoffwechsels u. Auftreten multipler Knochenzysten; **Klin.:** Hyperkalzämie u. Hypophosphatämie, häufig Nierensteine; regelloser Knochenumbau (Entkalkung u. lakunäre Resorption durch Osteoklasten) bei gleichzeitiger Knochenneubildung; Bildung von Granulationsgewebe mit Blutungs-

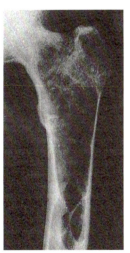

Osteodystrophia fibrosa generalisata: ausgeprägte gekammerte Zysten im linken Femur [122]

Osteodystrophia fibrosa localisata

herden; Zystenbildung (s. Abb.) bes. an den langen Röhrenknochen, selten auch am Schädel; chron. Verlauf mit häufig uncharakterist. rheumatoiden Beschwerden; **DD:** multiples Myelom*, fibröse Dysplasie, solitäre Knochenzysten, Ostitis* deformans Paget; vgl. Dialyse-Osteopathie; Polyadenomatose-Syndrome.

Osteo|dys|trophia fibrosa localisata (↑; ↑; ↑) *f*: s. Knochenzyste.

Osteo|dys|trophie, renale (↑; ↑; ↑) *f*: s. Dialyse-Osteopathie; Rachitis renalis; Osteopathie, renale.

Osteo|ek|tomie (↑; Ektomie*) *f*: (engl.) *osteoectomy*; op. Entfernung eines Knochenstücks durch Ausmeißeln; vgl. Osteotomie.

Osteo|fibrom (↑; Fibr-*; -om*) *n*: (engl.) *osteofibroma*; seltener, benigner, fibröser Knochentumor*; **Vork.:** bei Kindern bes. an Tibia u. Fibula (s. Abb.), bei Erwachsenen im Unterkiefer; **Sympt.:** Schmerzen, ggf. Spontanfraktur; oft symptomarm; **Ther.:** Kürettage, Spongiosaplastik*, ggf. Osteosynthese*.

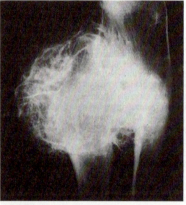

Osteofibrom: der Fibula [163]

Osteo|fibrosis de|formans juvenilis (↑; ↑; -osis*) *f*: Jaffé*-Lichtenstein-Syndrom.

Osteo|genese (↑; -genese*) *f*: Ossifikation*.

Osteo|genesis im|perfecta (↑; ↑) *f*: (engl.) *imperfect osteogenesis*; sog. Glasknochenkrankheit; erbl. Bindegewebeerkrankung, die zu vermehrter Knochenbrüchigkeit führt; **Path.:** multiple Defekte in der Biosynthese von Kollagen* Typ I; **Formen: Typ I a, b** (van-der-Hoeve-Syndrom, Lobstein-Krankheit): autosomal-dominant erbl.; leichter Verlauf mit blauen Skleren, Capdepont*-Syndrom u. Schwerhörigkeit; sonograph. intrauterin zu vermuten; **Typ II a, b, c** (Vrolik-Krankheit): genet. heterogen; letal, bereits bei Geburt bestehende Verkürzung der Röhrenknochen (bes. der Rippen) durch multiple Frakturen, starke Verbiegung der langen Knochen (Pseudomikromelie); **Typ III:** überwiegend autosomal-rezessiv erbl.; schwerer Verlauf mit dünnen, gebogenen Knochen; **Typ IV a, b:** autosomal-dominant erbl.; variabler Verlauf mit u. ohne Capdepont-Syndrom; **Ther.:** Versuch mit Calcitonin, Calciferolen bzw. Calciferol-Metaboliten, Fluor, Bisphosphonaten; chir. u. orthop. Versorgung der Frakturen.

osteoid (↑; -id*): knochenähnlich.

Osteoidose (↑; ↑; -osis*) *f*: (engl.) *osteoidosis*; Bez. für das histol. Erscheinungsbild der Osteomalazie*; unterschieden werden eine leichte (Oberflächenosteoidose) u. eine schwere Form (Volumenosteoidose) nach Ausmaß der Bildung unverkalkter mukoider Knochengrundsubstanz (Osteoid).

Osteoid|osteom (↑; ↑; -om*) *n*: (engl.) *osteoid osteoma*; syn. Kortikalisosteoid; Bergstrand-Syndrom; benigner osteoblast. Knochentumor*, der sich röntg. als eine in der Kortikalis gelegene Aufhellungszone mit Randsaum (Sklerosezone) darstellt (⌀ kaum >2 cm); unterschieden werden Kompakta- u. Spongiosatypen; **Lok.:** Metaphysen der langen Röhrenknochen, v. a. Femur u. Tibia; **Sympt.:** umschriebener (bes. nächtl.) Knochenschmerz, der sich nach Gabe von Acetylsalicylsäure zurückbildet; u. U. Weichteilschwellung; **Ther.:** Entfernung des Nidus, offen chir. od. perkutan CT-gesteuert (Ausbohrung, Radiofrequenzablation), Spongiosaplastik*; cave: Blutung (stark vaskularisierter Tumor).

Osteo|klasie (↑; gr. κλάσις Zerbrechen, Bruch) *f*: (engl.) *osteoclasia*; (pathol.-anat.) vermehrter Abbau der Knochensubstanz durch Aktivierung der Osteoklasten, z. B. bei Dialyse*-Osteopathie od. primärem Hyperparathyroidismus*; i. w. S. Auflösung durch Tumorwachstum.

Osteo|klasten (↑; ↑) *m pl*: (engl.) *osteoclasts*; gewebetypische Makrophagen* (Tab. dort) des Knochens; **Funktion:** Resorption von Knochensubstanz; **Histol.:** vielkernig, eosinophil; **Lok.:** Howship*-Lakunen. Vgl. Knochengewebe.

Osteo|klastom (↑; ↑; -om*) *n*: (engl.) *osteoclastoma*; brauner Tumor; aggressiver, an den Epi- u. Metaphysen der langen Röhrenknochen (bes. am Knie) lokalisierter Knochentumor* unterschiedl. Dignität aus vaskularisiertem Gewebe mit Riesenzellen (s. Riesenzelltumor); invasives Wachstum, selten Metastasierung; **Einteilung** nach Differenzierungsgrad: I. benignes O.; II. semimalignes O.; III. malignes O.; **Klin.:** Manifestation gehäuft zwischen dem 30. u. 40. Lj. mit uncharakterist. Schmerzen, u. U. Spontanfraktur; in 10 % der Fälle Metastasierung in die Lunge; **Diagn.:** (röntg.) zentrale in der Epiphyse gelegene Osteolyse ohne Randsklerose, Usurierung der Kortikalis, blasige Auftreibung des Knochens; Knochenbiopsie; **Ther.:** En*-bloc-Resektion; **Progn.:** Rezidivrate 50 %.

Osteo|klastose (↑; ↑; -osis*) *f*: (engl.) *osteoclastosis*; Bez. für das histol. Erscheinungsbild der Osteodystrophia* fibrosa generalisata.

Osteo|lyse (↑; Lys-*) *f*: (engl.) *osteolysis*; Auflösung u. Abbau von Knochengewebe, z. B. bei primären u. sekundären Knochentumoren* od. -entzündung.

Osteom (↑; -om*) *n*: (engl.) *osteoma*; kompakte od. spongiöse, benigne Neubildung des reifen Knochengewebes u. des Knochenmarks (meist Zufallsbefund); das kompakte O. ist häufig an Schädel u. Gesichtsknochen lokalisiert (reaktive Hyperostose* bei Meningeom*). Vgl. Knochentumoren.

Osteo|malazie (↑; -malazie*) *f*: (engl.) *osteomalacia*; erhöhte Weichheit u. Verbiegungstendenz der Knochen durch mangelhaften Einbau von Mineralstoffen in die normal od. überschießend gebil-

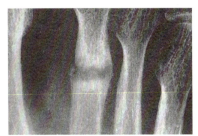

Osteomalazie: Looser-Umbauzone am 2. Metatarsalknochen [122]

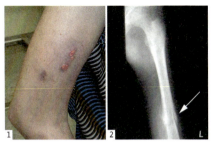

Osteomyelitis: Femurosteomyelitis mit Hautfistel; 1: Lokalbefund; 2: Röntgenaufnahme [58]

dete Knochenmatrix (Osteoid) als sekundäre Ossifikationsstörung*; **Urs.**: Rachitis* (am häufigsten), Malabsorptionssyndrome, Calciferol-Stoffwechselstörung, primäre Phosphatstörungen*; **Klin.**: diffuse Skelettbeschwerden bis hin zu schmerzbedingter Immobilisation; **Diagn.**: (röntg.) Verlust der Darstellung trabekulärer Details, Verdünnung der Wirbelgrund- u. Wirbeldeckplatten, Aufblättern der Kompaktaschichten (v. a. an den Röhrenknochen der stat. nicht belasteten oberen Extremität) u. unscharfe Absetzung gegen die Markspongiosa, ggf. Looser*-Umbauzonen (s. Abb.); Frühfälle sind röntg. nicht erkennbar; bei der Osteodensitometrie* deutlich erniedrigte Werte; (labordiagn.) Hypokalzämie, evtl. Hypophosphatämie, Anstieg von alkal. Phosphatase u. Parathormon; (histol.) Beckenkammbiopsie; **Ther.**: je nach Grunderkrankung orale Calcium- od. Phosphatzufuhr, Calciferole bzw. Calciferolmetabolite; bei Malabsorption Calciferole parenteral.

Osteom, osteoides (↑; -om*) *n*: s. Osteoidosteom.

Osteo|myelitis (↑; Myel-*; -itis*) *f*: (engl.) osteomyelitis; Knochenmarkentzündung, meist mit Knochenentzündung (Ostitis, Periostitis*); **Formen: 1. akute hämatogene** O. inf. Streuung von Bakt. (meist Strepto-, Pneumo- od. Staphylokokken) aus lokalen Infektionsherden (Tonsillitis, Otitis, Pyodermien, dentogene Abszesse); **a)** Säuglingsosteomyelitis z. B. bei Nabelschnurinfektion, Impetigo, Pneumonie mit häufig untyp. Sympt.; Neigung zu Arthritis (z. B. Koxitis*), hochgradige Sepsisgefahr; **b)** kindl. O. mit Lok. in den marknahen Anteilen der Metaphysen; **c)** adulte O.; eher selten (Ausnahme Spondylitis*); **Klin.**: Zeichen einer schweren Allgemeininfektion (Fieber, Schüttelfrost), Schmerzen, Schwellung u. Überwärmung des betroffenen Gliedmaßenabschnitts; **Diagn**: erhöhte BSG, Leukozytose; Ultraschalldiagnostik zum Nachw. subperiostaler Abszesse (Frühdiagnose), MRT, CT, 3-Phasen-Skelett- u. Leukozytenszintigraphie*, Rö. (anfangs oft unauffällig, Fisteldarstellung); möglichst Erregerisolierung durch Blutkultur bzw. Abszess- od. Gewebepunktion; **DD**: u. a. Ewing*-Sarkom, virale Arthritis, aseptische Knochennekrosen*; **2. akute exogene** O. nach offener Fraktur* od. Knochenoperation mit Einbringen von Implantaten; Klin. u. Diagn. wie bei 1., zusätzl. Rö.: ggf. Implantatlockerungszeichen; **3. primär-chron.** O. nach hämatogener Streuung von Erregern mit geringer Virulenz bei guter Abwehrlage des Pat.; **a)** Brodie*-Knochenabszess: zentral gelegene Abszedierung in den Metaphysen u. Epiphysen langer Röhrenknochen mit röntg. zentraler Aufhellung u. Sklerosierungssaum; **b)** sklerosierende O. (Osteomyelitis sicca Garré) in den Diaphysen langer Röhrenknochen mit Sklerosierung der Kortikalis, i. d. R. ohne Keimnachweis; **c)** plasmazelluläre O. mit Kavernenbildung, charakterist. Vork. von Plasmazellen, häufig ohne Keimnachweis; nicht-bakterielle Ostitis (Abk. NBO), chron. rekurrierende mulifokale Osteomyelitis (s. SAPHO-Syndrom); **4. sekundärchron.** O., meist als Folge von 2. mit intermittierend auftretenden entzündl. Schüben, eiternden Fisteln (s. Abb.) u. langwierigem Verlauf; **5.** sog. **spezifische Formen**, u. a. tuberkulöse (s. Knochentuberkulose) u. syphilit. O.; **Ther.**: **1.** op. Infektsanierung: Knochen- u. Weichteildébridement, Entfernung avitaler od. infizierter Knochenanteile (Sequesterresektion), ggf. Verfahrenswechsel von interner zu externer Stabilisierung einer gleichzeitig vorliegenden Fraktur, programmierte Lavage, Einlage gentamycinhaltiger Methylmetacrylatkugeln, Knochenzementplombierung des Defekts, Saug-Spül-Drainage, temporäre Vakuumversiegelung; **2.** Antibiotika i. v. nach Abstrichentnahme u. Antibiogramm, nichtsteroidale Antiphlogistika, Antiseptika, Ruhigstellung der betroffenen Extremität; **3.** nach Infektbeherrschung: Reosteosynthese, evtl. Distraktionsosteogenese, autogene Knochentransplantation, Spongiosaplastik, Wundverschluss, ggf. plast. Deckung; **4.** bei nichtbakterieller Ostitis nichtsteroidale Antiphlogistika, Kortikoide u. Antirheumatika.

Osteo|myelitis, multi|fokale chronisch rekurrierende (↑; ↑; -itis*) *f*: Abk. CRMO; SAPHO*-Syndrom.

Osteo|myelitis sicca Garré (↑; ↑; ↑; Carl G., Chir., Breslau, Bonn, 1857–1928) *f*: s. Osteomyelitis.

Osteo|myelo|fibrose (↑; Fibr-*; -osis*) *f*: Myelofibrose*.

Osteo|myelo|sklerose (↑; ↑; Skler-*; -osis*) *f*: Myelofibrose*.

Osteon (gr. ὀστέον Knochen) *n*: Baueinheit des Knochengewebes*; besteht aus den konzentrisch um die Havers*-Kanäle angeordneten Knochenlamellen (Speziallamellen) u. Osteozytenreihen.

Osteo|nekrose (↑; Nekr-*; -osis*) *f*: s. Knochennekrose.

Osteo|onycho|dys|plasie (↑; Onych-*; Dys-*; -plasie*) *f*: Nagel*-Patella-Syndrom.
Osteo|pathịa (↑; -pathie*) *f*: s. Osteopathie.
Osteo|pathịa con|densans dis|seminata (↑; ↑) *f*: Buschke*-Ollendorff-Syndrom.
Osteo|pathịa haemor|rhagica infạntum (↑; ↑) *f*: Möller*-Barlow-Krankheit.
Osteo|pathịa hyper|ostọtica mụltiplex infantịlis (↑; ↑) *f*: Camurati*-Engelmann-Syndrom.
Osteo|pathịa hyper|trọphicans tọxica (↑; ↑) *f*: s. Osteoarthropathie, hypertrophe.
Osteo|pathịa ovari|prịva (↑; ↑) *f*: Knochenveränderungen i. S. einer postmenopausalen Osteoporose* nach vorzeitigem Ausfall der endokrinen Ovarialfunktion.
Osteo|pathịa striạta (↑; ↑) *f*: **1.** (engl.) *striatal osteopathy*; wahrscheinl. autosomal-dominant erbl. Form des Buschke*-Ollendorff-Syndroms mit streifiger Zeichnung der Knochenbinnenstruktur in den Metaphysen der langen Röhren- u. Plattenknochen; **2. O. s. mit kranialer Sklerose** (Abk. OSCS): X chromosomal erbl. Erkr. (Genlocus Xq11.1) mit feiner Streifung der Röhrenknochen u. Sklerose des Schädels, zusätzl. Makrozephalie, Hypertelorismus u. hohe, vorstehende Stirn, mentale Retardierung; für männl. Feten i. d. R. letal; wenn lebend, dann oft noch mit weiteren Sympt. wie Herzfehler, Kieferanomalien, Deformationen des Brustkorbs u. der Wirbelsäule.
Osteo|pathịe (↑; ↑) *f*: **1.** (engl.) *osteopathy*; allg. Bez. für meist nichtentzündliche, generalisierte Knochenerkrankungen; **2.** diagn. u. therap. Methode zur Erkennung u. Behandlung von Störmustern u. Blockierungen v. a. des Bewegungsapparates mit speziellen Techniken, z. B. viszerale Mobilisation, Cranio-Sacral-Therapie, Atlastherapie; s. Chirotherapie.
Osteo|pathịe, alimentäre (↑; ↑) *f*: (engl.) *alimentary osteopathy, nutritional osteopathy*; syn. Alimentärpsathyrose; sog. Hungerosteopathie; durch Mangelernährung (insbes. Protein-, Calcium-, Calciferolmangel) auftretende Brüchigkeit des Skeletts mit mangelhaftem periostalem u. endostalem Knochenanbau bei normalem Längenwachstum; pathogenet. relevant kann auch ein sekundärer Mangel an Sexualhormonen sein (z. B. bei Anorexia nervosa). **Sympt.:** Knochenschmerzen u. erhöhte Knochenbrüchigkeit i. S. einer Osteoporose* od. Osteoporomalazie* mit Looser*-Umbauzonen u. Muskelschwäche.
Osteo|pathịe, in|testinạle (↑; ↑) *f*: (engl.) *intestinal osteopathy*; Bez. für Veränderungen des Skeletts aufgrund von Erkr. des Magen-Darm-Trakts mit Malabsorption*; **Histol.:** meist Komb. von Osteoporose* u. Osteomalazie*. Vgl. Hyperparathyroidismus.
Osteo|pathịe, kalzi|penische (↑; ↑) *f*: (engl.) *calcipenic osteopathy*; Knochenveränderung inf. Calciummangels durch Malabsorption od. verminderte Zufuhr.
Osteo|pathịe, renale (↑; ↑) *f*: (engl.) *renal osteopathy*; generalisierte Knochenstoffwechselstörung mit Osteomalazie* bzw. Osteodystrophia* fibrosa generalisata bei chron. kompensierter Niereninsuffizienz* od. bei Pat. unter Dialyse-Behandlung (s. Dialyse-Osteopathie); **Formen: 1. High-turn-**

Osteopathie, renale
laborchemische Befunde

Form	Osteoblastenphosphatase	intaktes PTH	Ca^{2+} im Serum
High-turnover-Osteopathie	↑	↑ (>6-fach)	↓
Low-turnover-Osteopathie	↓	↓	↑

↓: vermindert
↑: erhöht

over-Osteopathie: v. a. Störung des Metabolismus der Calciferole* (verminderte Bildung des aktiven Vitamins 1,25-Dihydroxycolecalciferol in der Niere) mit Verminderung der Calciumresorption aus dem Darm u. verzögerter Knochenmineralisation; die Stimulation der Nebenschilddrüsen durch verminderten Calcium- u. erhöhten Phosphatspiegel im Blut (sekundärer Hyperparathyroidismus*) führt zu erhöhtem Parathormon-Spiegel im Blut u. partieller Resistenz des Knochens gegenüber Parathormon; **2. Low-turnover-Osteopathie:** Beeinträchtigung der Osteoblastendifferenzierung durch dialysebedingte chron. Aluminiumintoxikation (vgl. Aluminiumosteopathie) u. erhöhte Synthese von Knochenmatrix durch funktionsgestörte Osteoblasten; **Sympt.:** Gelenk- u. Knochenschmerzen, Spontanfrakturen, proximale Myopathie, Pruritus*, Exkoriationen, Pustelbildung, extraossäre Verkalkungen; **Diagn.:** laborchem. Befunde: s. Tab.; **Ther.: 1.** High-turnover-Osteopathie: Calcitriol, Calciumsalze, Calciumcarbonat, Calciumacetat, ggf. Calcimimetika, evtl. subtotale Parathyroidektomie; **2.** Low-turnover-Osteopathie: Meidung aluminiumhaltiger Phosphatbinder bzw. aluminiumhaltiger Dialysate; Gabe von Deferoxamin. Vgl. Aluminiumosteopathie; Osteoporose.
Osteo|pathịe, tọxische (↑; ↑) *f*: (engl.) *toxic osteopathy*; Knochenveränderungen, die durch tox. Einwirkung von anorg. u. org. Substanzen u. Arzneimitteln (z. B. Fluor, Aluminium) entstehen.
Osteo|penịe (↑; -penie*) *f*: (engl.) *osteopenia*; Abnahme an Knochengewebe; Bez. für **1.** physiol. senile Skelettatrophie, die im hohen Alter von der Osteoporose* als Krankheit nicht zu trennen ist; **2.** Messergebnis der Osteodensitometrie*; T-Score* zwischen −1 u. −2.5 Standardabweichung; Schweregrad 0 der Osteoporose; **3.** (radiol.) Oberbegriff für Osteopathien, die im Röntgenbild durch diffuse Kalksalzminderung auffallen u. ohne weitere Information nicht als z. B. Osteoporose, Osteomalazie od. Osteodystrophia fibrosa generalisata klassifiziert werden können; vgl. Osteopathie, kalzipenische.
Osteo|peri|ostịtis ossi|ficans tọxica (↑; Periost*; -itis*) *f*: hypertrophe Osteoarthropathie*.
Osteo|petrọse (↑; gr. πέτρος Felsen; -osis*) *f*: (engl.) *osteopetrosis*; syn. Marmorknochenkrankheit, Osteopetrosis familiaris, Osteosclerosis congenita dif-

Osteoporose

Osteopetrose
Hauptformen nach Kornak, Delling und Mundlos (2003)

Form	Manifestationsalter	Vererbung/ Genloci	charakteristische Symptome
infantil maligne	1. Lebensjahr	autosomal-rezessiv/ 11q13 (TCIRG1), 16p13 (CLCN7)	Minderwuchs, Hypokalzämie, extramedulläre Hämatopoese, Kompression von Hirnnerven, stark eingeschränkte Lebenserwartung
intermediär	1.–2. Lebensjahr	autosomal-rezessiv/ 8q22 (CA2)	Minderwuchs, Hypokalzämie, extramedulläre Hämatopoese, Kompression von Hirnnerven, zerebrale Kalzifizierungen, mentale Retardierung, renale tubuläre Azidose
benigne (Albers-Schönberg-Krankheit)	10.–40. Lebensjahr	autosomal-dominant/ 16p13 (CLCN7)	Sandwich-Wirbel, Skoliose, Arthritis des Hüftgelenks, Osteomyelitis

fusa, Hyperostosis diffusa generalisata congenita; angeb. Störung der Osteoklastentätigkeit mit vermindertem Knochenabbau bei erhaltener Knochenbildung (s. Ossifikationsstörungen); **Formen:** s. Tab.); **Klin.:** sehr variabel; leichteste Verlaufsformen der benignen O. (sog. Albers-Schönberg-Krankheit) werden zufällig röntg. entdeckt; Knochenschmerzen, Spontanfrakturen u. Osteomyelitiden kommen gehäuft vor. Die rezessiv erbl. infantil maligne Form tritt bereits im frühen Säuglingsalter auf u. führt inf. einer Knochenmarkdysfunktion zu Anämie, Panzytopenie, Erythroblastose, Myeloblastose u. Hepatosplenomegalie; Erblindung durch Einklemmung des N. opticus, Schwerhörigkeit, Fazialisparese, hypokalzämische Tetanie* durch erschwerte Mobilisation von Ca^{2+} aus den Knochen; cave: iatrogen pathol. Frakturen, z. B. der Kieferknochen bei op. Zahnentfernung; **Diagn.:** (röntg.) Osteosklerose, Einengung des Markraums u. der Nervenkanäle, gleichmäßige Knochendichte bzw. generalisierte Dichtezunahme mit transparenten Streifen meta- u. diaphysär (sog. Marmorknochen), typ. Dreischichtung der Wirbelkörper als sog. Sandwich-Wirbel; **Ther.:** bei infantil maligner O. Knochenmarktransplantation; **DD:** Lues connata (s. Syphilis), Rachitis*; im höheren Alter Leukämie, Paget*-Krankheit, osteoblastische Metastasen, renale Osteopathie*.
Osteo|phyt (↑; Phyt-*) *n*: (engl.) *osteophyte*; vom Periost* ausgehende umschriebene, meist reaktive Knochenneubildung in Form von röntg. erkennbaren Spangen, Höckern, Randzacken od. flächenhaften Auflagerungen (s. Abb.); **Vork.:** bes. bei Osteochondrosis* intervertebralis als Spondylophyten u. an Gelenkflächenrändern bei Arthrose* als Exophyten.
Osteo|plastik (↑; -plastik*) *f*: (engl.) *osteoplasty*; op. Eingriff am Knochen zur Verbesserung od. Wiederherstellung seiner Form durch Umformung bzw. Knochentransplantation*.
Osteo|poikilose (↑; gr. ποικίλος verschiedenartig, bunt; -osis*) *f*: Buschke*-Ollendorf-Syndrom.
Osteo|poro|malazie (↑; gr. πόρος Loch, Öffnung; -malazie*) *f*: (engl.) *osteoporomalacia*; Mischbild aus Osteoporose* u. Osteomalazie* mit verstärkter Knochenresorption u. gleichzeitiger Osteoidose;

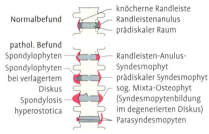

Osteophyt

Vork.: z. B. bei alimentärer, intestinaler od. renaler Osteopathie sowie seniler Osteoporose.
Osteo|porose (↑; ↑; -osis*) *f*: (engl.) *osteoporosis*; Skeletterkrankung mit Verminderung der Knochenmasse u. -mikroarchitektur (s. Abb.) u. erhöhter Frakturanfälligkeit; **Häufigkeit:** Prävalenz der klin. O. in Deutschland insgesamt 4–8 % (mit Lebensalter zunehmend: z. B. ca. 19 % bei Frauen im 80. Lj.); **Path.: 1. primäre** O.: weitgehend ungeklärt; path. Teilfaktoren bzw. Risikofaktoren: v. a. Östrogenmangel (Frauen: postmenopausale O.), hohes Lebensalter (senile O.), anamnest. atraumat. Wirbelkörperfraktur, Fraktur nach Bagatelltrauma od. prox. Femurfraktur bei einem Elternteil, auch anamnest. multiple Stürze, Rauchen, Immobilisierung, BMI <20; **2. sekundäre** O.: Grunder-

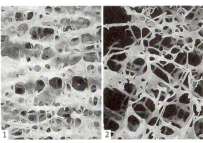

Osteoporose: Wirbelkörperspongiosa; 1: Normalbefund; 2: Spongiosaverlust bei schwerer Osteoporose [102]

Osteopsathyrose

Osteoporose   Tab. 1
Pathogenetische Einteilung

primäre Osteoporose
  idiopathisch
  postmenopausal (Typ I)
  senil (Typ II)

sekundäre Osteoporose
  endokrin, metabolisch
    Cushing-Syndrom, Hyperthyreose, Hypogonadismus, Hyperparathyroidismus, Akromegalie, Diabetes mellitus, Homocystinurie
  iatrogen, pharmakologisch
    Glukokortikoide, Heparine, Schilddrüsenhormone, GnRH-Rezeptor-Agonisten, Danazol, Glutethimid, Laxanzien, Colestyramin
  myelogen, onkologisch
    multiples Myelom, Mastozytose, lymphoproliferative Erkrankungen, diffuse Knochenmarkkarzinose
  parainfektiös, immunogen
    rheumatoide Arthritis, Enteritis regionalis Crohn
  Inaktivität, Immobilisation
    Bettruhe, Paraplegie, Hemiplegie
  hereditäre Bindegewebeerkrankungen
    Osteogenesis imperfecta, Marfan-Syndrom, Ehlers-Danlos-Syndrom
  komplexe Osteopathien
    renale Osteopathie, intestinale Osteopathie

krankungen; s. Tab. 1; **Sympt.:** 1. **klin. O.:** keine Frakturen od. Wirbelverformungen; signifikante Verminderung der Knochenmasse gegenüber alters- u. geschlechtsentsprechender Norm; 2. **manifeste O.:** mind. eine Wirbelfraktur bei inadäquatem od. fehlendem Trauma u. evtl. extravertebrale Frakturen; in ausgeprägten Fällen Rumpfverkürzung, Rundrücken, quere Hautfalten in der Flankenregion; chron. Schmerzsyndrom bes. im Rumpfbereich; **Diagn.:** (radiol.) Verminderung der Knochenmasse in der Osteodensitometrie* (DXA; Stadieneinteilung: s. Tab. 2); Grund- u. Deckplatteneinbrüche der Wirbelkörper, Keilwirbel*, Fischwirbel*; (labordiagn.) Calcium, Phosphor, alkalische Phosphatase im Referenzbereich; (histol.) evtl. Beckenkammbiopsie; **Ther.:** physik. Ther., Analgetika, optimale Calciumzufuhr, Calciferole u. Calciferolmetaboliten (Alfacalcidol*, Calcitriol*), Bisphosphonate*, Strontium*, Teriparatid*, Raloxifen*; Stimulation der Osteoblasten mit Fluoriden, Hemmung der Osteoklasten mit Calcitonin*; **Prävention:** körperl. Aktivität (Gymnastik, Krafttraining), Vermeidung von Untergewicht, calciumreiche Ernährung, evtl. Östrogen-Gestagen-Substitution in der Postmenopause.

Osteo|psathyrose (↑; gr. ψαθυρός spröde, brüchig; -osis*) *f:* (engl.) *osteopsathyrosis;* abnorme Knochenbrüchigkeit z. B. bei Osteogenesis* imperfecta u. alimentärer Osteopathie*.

Osteo|radio|nekrose (↑; Radio-*; Nekr-*; -osis*) *f:* Radioosteonekrose*.

Osteo|sarkom (↑; Sark-*; -om*) *n:* (engl.) *osteosarcoma;* hochmaligner Knochentumor* mit frühzeitiger Bildung von intramedullären Metastasen u. Fernmetastasen (Nachw. von Lungenmetastasen in 80 % der Fälle); **Einteilung:** in Subtypen: 1. nach der dominierenden Zellart: osteoblast., chondroblast., fibroblast., klarzell, epithelioid, riesenzellreich, vorwiegend gemischt; 2. nach dem Wachstumsmuster: teleangiektat., periostal, parostal, intramedullär, intrakortikal, multizentr., in den Weichteilen; **Vork.:** häufigster maligner knochenbildender Tumor bei v. a. Männern (1. Altersgipfel im 2. Lebensjahrzehnt, 2. Altersgipfel >40. Lj.); **Lok.:** meist metaphysär in langen Röhrenknochen (distales Femur 44 %, proximale Tibia 17 %, Humerus 15 %); **Klin.:** Schmerzen u. derbe, leicht druckschmerzhafte Schwellung im befallenen Bereich; **Diagn.:** Röntgen, CT, MRT (Staging); Biopsie u. histol. Untersuchung; **Ther.:** (präoperative) Polychemotherapie, komplette Tumorresektion, meist extremitätenerhaltend (Endoprothese, Umkehrplastik); **Progn.:** bei fehlender Fernmetastasierung Fünf-Jahres-Überlebensrate 60–80 %; **DD:** Ewing*-Sarkom, Osteoblastom*, Riesenzelltumor*, aneurysmat. Knochenzyste*. Vgl. Chondrosarkom.

Osteo|sclerosis con|genita dif|fusa (↑; Skler-*; -osis*) *f:* Osteopetrose*.

Osteoporose   Tab. 2
Stadieneinteilung der Osteoporose nach Osteodensitometrie- und Röntgenbefund

klinisches Stadium		Kriterien
0	Osteopenie	Knochenmineralgehalt vermindert (T-Score: –1,0 bis –2,5 SD)
		keine Frakturen
1	klinische Osteoporose	Knochenmineralgehalt vermindert (T-Score: <–2,5 SD)
		keine Frakturen
2	manifeste Osteoporose	Knochenmineralgehalt vermindert
		1–3 Wirbelfrakturen ohne adäquates Trauma
3	fortgeschrittene Osteoporose	Knochenmineralgehalt vermindert
		multiple Wirbelfrakturen, oft auch extraspinale Frakturen

SD: Standardabweichung

Osteo|sklerose (↑; ↑; ↑) f: (engl.) *osteosclerosis*; lokalisierte od. generalisierte Verdichtung des spongiösen Knochengewebes mit evtl. Verdickung der Kortikalis (Hyperostose*) i. R. versch. Skeletterkrankungen; erhöhte Knochenbrüchigkeit durch mangelnde Elastizität; (röntg.) vermehrte Schattendichte der Knochenstrukturen. Vgl. Ermüdungsbruch.

Osteo|syn|these (↑; gr. σύνθεσις Zusammensetzung) f: (engl.) *osteosynthesis*; operatives Verf. zur Wiederherstellung der Kontinuität u. Funktionsfähigkeit (Stabilität) von Knochen; **Ind.:** v. a. Fraktur*; Repositionshindernisse, Weichteilverletzung, Redislokation bei konservativer Ther. (z. B. im Gipsverband), Gelenkfrakturen, offene (komplizierte) Frakturen; **Prinzip:** offene od. geschlossene anat. Reposition, Stabilisierung durch extra- od. intramedullär platzierte Kraftträger; bei der Druckosteosynthese werden die Fragmente, z. B.

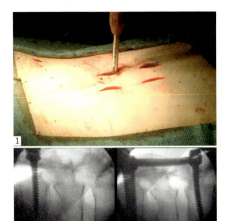

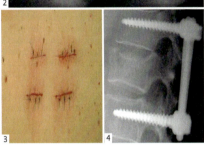

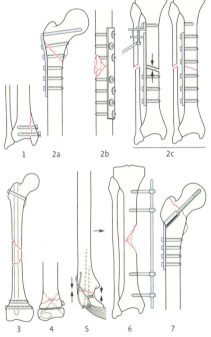

Osteosynthese Abb. 1: Verfahren: 1: Schraubenosteosynthese: Verschraubung des Malleolus medialis; 2: Plattenosteosynthese; a: 95°-Kondylenplatte bei subtrochantärer Femurfraktur; b: Kompressionsplatte bei Querfraktur mit Trümmerzone (evtl. kombiniert mit Spongiosaplastik); c: Kompressionsplatte bei Fraktur der Tibia (links Montage des Plattenspanngerätes, das nach Verschraubung der Platte wieder entfernt wird); 3: Marknagelosteosynthese: Verriegelungsnagel bei Femurschaftfraktur (Stückbruch); 4: Drahtosteosynthese: gekreuzte Spickdrahtosteosynthese bei kindlicher suprakondylärer Humerusfraktur; 5: Zuggurtungsosteosynthese: Drahtzuggurtung einer Olekranonfraktur; 6: Fixateur externe als eindimensionaler äußerer Festhalter; 7: dynamische Hüftschraube bei pertrochantärer Schenkelhalsfraktur

Osteosynthese Abb. 2: minimal-invasive O.; 1: Operationssitus mit Einschnitten für die einzubringenden Pedikelschrauben, 2: intraoperative Röntgenaufnahmen mit einer bzw. drei eingebrachten Schrauben, 3: minimale Hautnähte der Stichinzisionen; 4: postoperative Röntgenaufnahme mit komplettem Fixateur interne [58, 88]

durch die LCDC-Platte, unter Kompression gebracht; **Formen:** s. Abb. 1; Schraubenosteosynthese, Plattenosteosynthese, Marknagelosteosynthese, Drahtosteosynthese, Zuggurtungsosteosynthese, O. durch Fixateur externe od. interne, dynam. Hüftschraube, dynam. Markraumschienung; **Sonderform:** sog. **biologische** O.: Verf., das durch minimal-invasive Vorgehensweise eine max. Weichteilschonung mit der notwendigen Frakturstabilisierung verbindet, wobei bewusst nach Wiederherstellung von Achse u. Rotation auf ein exaktes anat. Alignment verzichtet wird; z. B. O. durch sog. eingeschobene Platten, perkutane dorsale Wirbelsäulenstabilisierung (s. Abb. 2); **Vorteile** gegenüber konservativer Frakturbehandlung: exakte Reposition, stabile Retention, Reduktion von Immobilisationsschäden, Reduktion der Infektwahrscheinlichkeit durch Weichteilimmobilisation; niedrige Thromboembolierate; **Nachteile:** Infektionsmöglichkeit, bei jüngeren Pat. Zweitoperation zur Entfernung des Osteosynthesematerials erforderl.; **Kompl.:** Ostitis, Osteomyelitis*, Denudierung u. Durchblutungsstörung des Knochens, Materiallockerung*, Entw. einer Pseudarthrose*.

Osteo|tomie (↑; -tom*) f: (engl.) *osteotomy*; op. Durchtrennen von Knochen mit Meißel od. Säge;

Osteotomie, apikale

Anw.: Korrektur von Achsfehlstellungen der Röhrenknochen (Korrekturosteotomie*) od. Fehlbiss (s. Chirurgie, kieferorthopädische), i. R. onkologischer Erkr., bei Prothesenimplantationen, in der Mund*-Kiefer-Gesichtschirurgie auch chir. Zahnentfernung. Vgl. Myotomie.

Osteo|tom_ie, apik_ale (↑; ↑) *f*: Schröder*-Lüftung.

Osteo|tom_ie, bi|maxill_äre (↑; ↑) *f*: (engl.) *bimaxillary osteotomy*; Korrekturosteotomie* durch Komb. von Unterkieferosteotomie* u. Oberkieferosteotomie* od. Mittelgesichtsosteotomie*.

Osteo|zyten (↑; Zyt-*) *m pl*: (engl.) *osteocytes*; Knochenzellen; liegen in Lakunen des Knochengewebes u. senden in die Knochenkanälchen verzweigte Zellfortsätze aus, mit denen sie untereinander in Verbindung stehen. Vgl. Osteoblasten, Osteoklasten, Knochengewebe.

Ostien|kon|figuration (Ostium*; Konfiguration*) *f*: (engl.) *configuration of the ureteral orifices*; Konfiguration der Einmündungsstelle des Harnleiters in die Harnblase; **Formen: 1.** (physiol.) schlitzförmig; **2.** (pathol.) mit zunehmender Wahrscheinlichkeit eines vesikoureterorenalen Refluxes*: **a)** hufeisenförmig; **b)** stadionförmig; **c)** golflochartig (Golflochostium*). Vgl. Ureterfehlbildungen.

Ostio|follicul_itis (↑; Follicul-*; -itis*) *f*: Folliculitis* staphylogenes superficialis.

Ost_itis (Ost-*; -itis*) *f*: (engl.) *osteitis*; auch Osteitis; Entz. von Knochengewebe*, meist kombiniert mit Osteomyelitis* u./od. Periostitis*.

Ost_itis con|densans (↑; -itis*) *f*: Iliitis* condensans.

Ost_itis de|formans Paget (↑; ↑) *f*: (engl.) *osteitis deformans Paget*; syn. Osteodystrophia deformans, Paget-Krankheit; schleichend beginnende Erkr. mit lokal erhöhten Knochenumbauprozessen eines od. mehrerer Knochen; betroffen meist >50-Jährige in Nordamerika (selten Asien). **Ätiol.:** möglicherweise erbl. Disposition u. Slow*-virus-Infektionen der Osteoklasten; **Sympt.:** oft röntg. Zufallsbefund ohne klin. Sympt.; nur 5 % symptomat. mit Knochendeformitäten (s. Abb.), Knochenschmerzen, Spontanfrakturen, neurovaskulären Kompl. (Paresen, Rückenmark- u. Gefäßkompression, Schwerhörigkeit); **Kompl.:** in ca. 1 % Entw. eines Osteosarkoms*, seltener eines malignen Osteoklastoms*; **Diagn.:** Rö. (Pachy- u. Periostose, sklerot. Atro-

phie der Spongiosa, Aufblättern der Kompakta); in der Skelettszintigraphie verstärkte Speicherung in sog. Paget-Herden; (labordiagn.) starke Erhöhung von alkal. Phosphatase u. Hydroxyprolin im Urin; evtl. Knochenbiopsie; **DD:** Knochenmetastasen; **Ther.:** Calcitonin*, Bisphosphonate*, symptomat. Behandlung.

Ost_itis fibr_osa localis_ata (↑; ↑) *f*: s. Knochenzyste.

Ost_itis m_ulti|plex cyst_oides J_üngling (↑; ↑) *f*: Knochenmanifestation der chron. Sarkoidose* mit Zystenbildung in den Röhrenknochen der Finger- u. Zehenphalangen (s. Abb.); klin. meist inapparent.

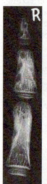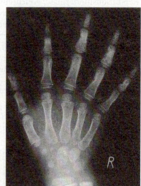

Ostitis multiplex cystoides Jüngling [163]

Ost_itis necr_oticans p_ubis (↑; ↑) *f*: Grazilissyndrom*.

Ost_itis oss_i|ficans (↑; ↑) *f*: Hyperostose*.

Ost_itis purul_enta (↑; ↑) *f*: eitrige Entz. des Knochengewebes*, meist kombiniert mit Osteomyelitis* u./od. Periostitis*.

Ost_itis tubercul_osa (↑; ↑) *f*: s. Knochentuberkulose.

Ost_itis typh_osa (↑; ↑) *f*: Knochenentzündung bei Typhus* abdominalis, bes. an Sternum u. Rippen, meist mit Chondritis*.

_Ostium (lat.) *n*: Mündung, Eingang.

_Ostium abdomin_ale t_ubae uter_inae (↑) *n*: Öffnung des Eileiters in die Bauchhöhle.

_Ostium a_ortae (↑) *n*: in die Aorta führende Öffnung der li. Herzkammer.

_Ostium ap|p_endicis verm_i|form_is (↑) *n*: Mündung des Wurmfortsatzes in das Caecum.

_Ostium atrio|ventricul_are d_extrum, sin_istrum (↑) *n*: Eingang vom re. u. li. Vorhof in die re. u. li. Herzkammer.

_Ostium ile_ale (↑) *n*: Ileumöffnung in das Caecum auf der Spitze der Papilla ilealis; wird nicht als Klappe angesehen (s. Bauhin-Klappe).

_Ostium pharyng_eum, tymp_anicum t_ubae audit_ivae (↑) *n*: Mündung der Ohrtrompete in den Pharynx u. in die Paukenhöhle.

_Ostium-pr_imum-Def_ekt (↑; lat. *primus* der erste) *m*: s. Vorhofseptumdefekt.

_Ostium-sec_undum-Def_ekt (↑; lat. *secundus* der zweite) *m*: s. Vorhofseptumdefekt.

_Ostium tr_unci pulmon_alis (↑) *n*: in den Truncus pulmonalis führende Öffnung der re. Herzkammer.

_Ostium uret_eris (↑) *n*: Einmündungsstelle des Harnleiters in die Harnblase.

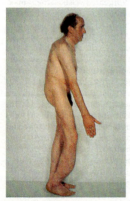

Ostitis deformans Paget: Verdickung u. Verkrümmung von Röhrenknochen der unteren Extremität [65]

Ostium urethrae externum, internum (↑) *n*: äußere u. innere Öffnung der Harnröhre.
Ostium uteri (↑) *n*: äußerer Muttermund.
Ostium uterinum tubae uterinae (↑) *n*: Öffnung des Eileiters in die Uterushöhle.
Ostium vaginae (↑) *n*: die in den Scheidenvorhof mündende Scheidenöffnung.
Ostium venae cavae inferioris, superioris (↑) *n*: Mündung der unteren u. oberen Hohlvene in den rechten Vorhof.
Os trapezium (Os*) *n*: großes Vieleckbein; s. Ossa carpi.
Os trapezoideum (↑) *n*: kleines Vieleckbein; s. Ossa carpi.
Os trigonum (↑) *n*: gelegentlich selbständiges Tuberculum laterale des Processus posterior tali.
Os triquetrum (↑) *n*: Dreiecksbein; s. Ossa carpi.
Os turbinale (↑) *n*: (engl.) *turbinal bone*; syn. Concha nasalis inferior; untere Nasenmuschel.
Oszillationen (lat. *oscillatio* Schaukeln) *f pl*: (engl.) *oscillations*; auch Fluktuationen; (gebh.) bei der instantanen Herzschlagregistrierung* des Fetus auftretende, wehenunabhängige, kurzfristige Schwankungen der fetalen Herzschlagfrequenz; nach dem Ausmaß dieser Schwankungen (Bandbreite, Amplitude der Frequenzschwankungen) werden versch. Oszillationstypen unterschieden, die zur Erkennung intrauteriner Notsituationen geeignet sind; weitere Unterteilung nach der Häufigkeit der O. (Zahl der Umkehrpunkte/Min.). Vgl. CTG.
Oszillations|beatmung (↑): s. Beatmung (Hochfrequenzbeatmung).
Oszillo|graphie (↑; -graphie*) *f*: (engl.) *oscillography*; graph. Darstellung rasch veränderlicher Vorgänge in Abhängigkeit von der Zeit; **Anw.:** in der Med. als nichtinvasives Verf. zum Nachweis u. zur Lok. von peripheren art. Durchblutungsstörungen durch graph. Registrierung der pulswellensynchronen Volumenveränderungen der Extremitäten mit Hilfe einer Druckmanschette u. einem Pulsabnehmer (in Ruhe u. nach körperl. Belastung); Aussagen über Durchflussvolumina sind nicht möglich; vgl. Rheographie.
Oszillo|metrie (↑; Metr-*) *f*: Verf. zur Messung des Atemwegwiderstands*; **Prinzip:** beruht auf einer in die Atemwege gesandten oszillierenden Strömung, die sich bis in die Lungenperipherie fortsetzt; dabei ergibt sich ein Verhältnis von Wechseldruck zu Wechselströmung, aus dem sich der Atemwiderstand berechnen lässt.
Oszill|opsie (↑; Op-*) *f*: (engl.) *oscillopsia*; Bewegungsillusion der Umwelt durch zu starke Bildbewegung auf der Retina; **Vork.:** bei Nystagmus*, Opsoklonus*, gesteigertem od. gestörtem vestibulookularem Reflex* i. R. von vestibulären Erkrankungen.
Oszillo|skop (↑; Skop-*) *n*: (engl.) *oscilloscope*; elektron. Gerät zur trägheitslosen opt. Darstellung zeitl. veränderl. Vorgänge auf einem Monitor, z. B. von Pulsfrequenz, elektr. Herzaktion (EKG), Hirnströmen (EEG). Anw. auch zum Bildaufbau der Gammakamera.
Os zygomaticum (Os*) *n*: Jochbein; Bestandteil der knöchernen Grundlage des Mittelgesichts, des Jochbogens u. der lateralen Augenhöhlenwand.

Ot-: auch Oto-; Wortteil mit der Bedeutung Ohr; von gr. οὖς, ὠτός.
Ot|algie (↑; -algie*) *f*: (engl.) *otalgia*; syn. Otodynie; Schmerzen im Bereich des Ohrs; **Urs.: 1.** primäre O. (bei Erkr. des Ohres): z. B. Otitis* media; **2.** sekundäre O. (in das Ohr ausstrahlende Schmerzen bei krankhaften Prozessen in dessen Umgebung): u. a. Myoarthropathie des Kiefergelenks, Erkr. der Parotis, Zahnerkrankungen, Lymphadenitis colli, Trigeminusneuralgie, Halswirbelsäulenveränderungen, Intermediusneuralgie, Oro- u. Hypopharynxkarzinom (Frühsymptom).
Ota-Nävus (Masao O., Dermat., Tokio, 1883–1945; Nävus*) *m*: s. Mongolenfleck.
Ot|hämatom (Ot-*; Häm-*; -om*) *n*: (engl.) *othematoma*; subperichondrales Hämatom*; **Ätiol.:** traumat. bedingte Abscherung der Haut bzw. des Perichondriums vom Knorpel der Ohrmuschel mit Einblutung (s. Abb.); **Kompl.:** Knorpelnekrose, Perichondritis u. irreversible Deformierung der Ohrmuschel (sog. Blumenkohl- od. Ringerohr); **Ther.:** Inzision zur Hämatomausräumung, ggf. Abtragen von nekrot. Knorpel, Druckverband.

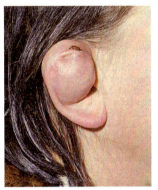

Othämatom [110]

oticus (↑): zum Ohr gehörend.
Otitis (↑; -itis*) *f*: Entz. von Teilen des Ohrs, meist als Otitis* externa od. Otitis* media.
Otitis externa (↑; ↑) *f*: Entz. des äußeren Ohrs, i. e. S. des äußeren Gehörgangs; **Formen: 1. O. e. diffusa:** bakteriell (als Erysipel) od. virale (Herpes zoster oticus) Infektion, u. U. phlegmonöse Entz. mit Perichondritis od. allerg./tox. od. endogen (sog. Gehörgangekzem) verursacht, z. B. als Kontaktekzem, mikrobielles od. seborrhoisches Ekzem bzw. lokale Manifestation eines atop. Ekzems; **Sympt.:** Juckreiz, Rötung, Schuppen- u. Krustenbildung, Tragusdruckschmerz, Fieber, regionäre Lymphadenitis, evtl. retroaurikuläre Schwellung (sog. Pseudomastoiditis); bei exsudativer Entz. kann es zu sekundärer Besiedlung durch Bakt. (v. a. Staphylokokken) u. Pilzen (Otomykose*) kommen. **Ther.:** je nach ätiol. Faktor alkohol. od. antibiotikahaltige Ohrentropfen, glukokortikoidhaltige Tinkturen od. Salben, ggf. Antimykotika; bei phlegmonösen Formen u. bei immunsuppressiver Grundkrankheit einschließl. Diabetes mellitus system. Antibiotika; **2. O. e. necroticans** (syn. progressive nekrotisierende Otitis):

Otitis media

früher O. e. maligna; Infektion mit Pseudomonas* aeruginosa im Bereich des äußeren Gehörgangs (auf den Knochen übergreifend); **Vork.:** v. a. bei unzureichend behandeltem Diabetes mellitus; **Sympt.:** v. a. starke Schmerzen; Granulationen, Otorrhö, Sequesterbildung; **Kompl.:** Ausbreitung in umgebendes Weichteilgewebe, Einbruch in das Kiefergelenk, Osteomyelitis der Schädelbasis mit multiplen Hirnnervenausfällen; **Ther.:** system. antibiogrammgerechte Antibiotikatherapie, op. Sanierung, ggf. flankierend hyperbare Sauerstofftherapie; **DD:** Plattenepithelkarzinom des Gehörgangs; **3. O. e. circumscripta:** Ohrfurunkel*; **4.** sog. **Badeotitis:** Sonderform der O. e. durch Eindringen von Badewasser in den äußeren Gehörgang u. Entz. der aufgeweichten Haut durch enthaltene Mikroorganismen u./od. Detergenzien.

Otitis media (↑; ↑) *f*: (engl.) *otitis media*; Entz. des Mittelohrs; klin. **Formen: 1. akute O. m.:** meist tubogen aszendierende Inf. aus dem Nasopharynx (v. a. durch Strepto-, Staphylo-, Pneumokokken u. Haemophilus influenzae), die im Kindesalter durch eine kurze, weite Tuba auditiva Eustachii begünstigt wird; auch nach Trommelfellruptur* u. (v. a. bei Kindern) hämatogen i. R. einer Sepsis* u. als Kompl. von Infektionskrankheiten, v. a. als akute nekrotisierende Scharlachotitis mit subtotaler Trommelfellperforation, Nekrose der Gehörknöchelchen u. evtl. Osteomyelitis, Masernotitis inf. bakterieller Sekundärinfektion mit purulenter Mastoiditis u. Grippeotitis mit Bildung hämorrhag. Bläschen auf dem Trommelfell; **Klin.:** Fieber, Ohrenschmerzen, evtl. Tinnitus aurium, Schwerhörigkeit, druck- u. klopfschmerzhafter Processus mastoideus; im Säuglings- u. Kleinkindesalter stehen häufig unspezif. Sympt. wie Dyspepsie mit Erbrechen u. Gedeihstörungen u. evtl. Zeichen eines Meningismus* im Vordergrund; **Verlauf:** im Anschluss an eine 1–2 Tage andauernde exsudative Entz. folgt eine Demarkationsphase (3–8 Tage) mit spontaner Trommelfellperforation meist im hinteren oberen Quadranten; Ausheilung innerh. 2–4 Wo. mit Spontanverschluss des Defekts; **Diagn.:** in der Otoskopie* anfangs gerötetes, entdifferenziertes Trommelfell (s. Abb. 1); in der

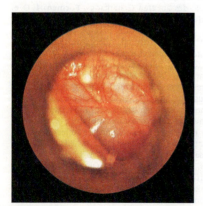

Otitis media Abb. 1: akute O. m. des linken Ohrs (Otoskopie)

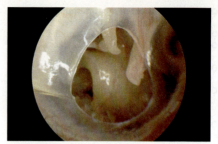

Otitis media Abb. 2: chronische O. m. mesotympanalis mit zentralem Trommelfelldefekt (Otoskopie)

Schüller*-Aufnahme meist Zeichen einer (Begleit-)Mastoiditis (dd Abgrenzung von echter Mastoiditis durch Fehlen einer Einschmelzung der Zellsepten); **Ther.:** schleimhautabschwellende Nasentropfen, Antibiotika (system.); bei starker Trommelfellvorwölbung u. persistierendem Fieber Parazentese*; **Kompl.:** Innenohrbeteiligung, Mastoiditis*, Zygomatizitis*, Fazialisparese*, Meningitis*, Hirnabszess*, otitischer Hydrozephalus; **2. chronische O. m.:** Pathogenese multifaktoriell: u. a. konstitutionell eingeschränkte Schleimhautfunktion, frühkindl. Schädigung durch virulente Inf., gehemmte Pneumatisation des Mastoids, chron. gestörte Tubenfunktion, Gaumenspalten, Immundefekte; **a) chronische mesotympanale O. m.:** sog. Schleimhauteiterung; zentraler Trommelfelldefekt (s. Abb. 2) mit chron. od. chron.-rezidiv., meist geruchloser Otorrhö (sog. laufendes Ohr: Leitsymptom) u. Schallleitungsstörung; **Ther.:** in akuten Phasen evtl. system. Antibiotika; im Intervall (nach Sistieren der Sekretion) Tympanoplastik*; **b) chronische epitympanale O. m.:** sog. Knocheneiterung; syn. Cholesteatom*; **c) chronische seromuköse O. m.:** s. Tubenkatarrh.

Otitis, okkulte (↑; ↑) *f*: s. Mastoiditis, okkulte.
Oto|dynie (↑; -odynie*) *f*: Otalgie*.
Oto|lithen (↑; Lith-*) *m pl*: (anat.) Statolithen*.
Oto|logie (↑; -log*) *f*: (engl.) *otology*; Ohrenheilkunde.
Oto|mykose (↑; Myk-*; -osis*) *f*: (engl.) *otomycosis*; Mykose* im äußeren Gehörgang mit chron. rezidivierendem Verlauf, oft nach lokaler Antibiotikatherapie; **Err.:** häufig Aspergillus*; **Sympt.:** Juckreiz, evtl. Schmerzen; **Ther.:** lokal Antimykotika.
Oto|pexie (↑; -pexie*) *f*: (engl.) *otopexy*; op. Korrektur abstehender Ohrmuscheln.
Oto|phym (↑; gr. φῦμα Gewächs, Geschwulst) *n*: (engl.) *otophyma*; seltene, von Bindegewebe u. Talgdrüsen ausgehende, benigne Hyperplasie der Ohrmuschel; vgl. Rhinophym.
Oto-Rhino-Laryngo|logie (↑; Rhin-*; Laryng-*; -log*) *f*: (engl.) *otorhinolaryngology*; Hals-Nasen-Ohren-Heilkunde.
Otor|rhö (↑; -rhö*) *f*: (engl.) *otorrhea*; Ohrenfluss; seröse, eitrige, evtl. blutige Absonderung aus dem Ohr; **Vork.:** z. B. bei chron. Otitis* media, akuter Otitis media nach Spontanperforation, Otitis* externa, Ohrfurunkel*, Gehörgangfremdkörper, als Otoliquorrhö nach Schädelbasisfrakturen*.

Oto|sklerose (↑; Skler-*; -osis*) *f*: (engl.) *otosclerosis*; ausschließl. das Felsenbein betreffende Knochenerkrankung mit autosomal-dominant erbl. Komponente mit sklerot. Herden v. a. im Bereich des ovalen Fensters u. Fixierung des Steigbügels (Stapesankylose); evtl. Assoziation mit Inf. durch Masern-, Mumps- u. Rötelnviren; **Vork.:** v. a. bei Frauen, manifestiert sich meist zw. dem 20. u. 40. Lj.; **Häufigkeit:** ca. 1 % der weißen Bevölkerung mit unterschiedl. Expressivität; **Klin.:** zunächst meist einseitig, im weiteren Verlauf beidseitige, langsam progrediente Schwerhörigkeit*, konstanter Tinnitus* aurium, Paracusis Willisii (s. Parakusis); oft Verschlechterung während einer Schwangerschaft; **Diagn.:** in der Audiometrie* bei ca. 80 % der Fälle Nachw. einer Schallleitungsstörung, bei ca. 15 % in Komb. mit einer Schallempfindungsstörung (durch Herde in der Schneckenkapsel; sog. Kapselotosklerose), in ca. 5 % reine Schallempfindungsstörung; Gellé-Hörversuch pathol., Rinne-Versuch negativ, fehlender Stapediusreflex; **Ther.:** op. Stapesplastik* (Hörverbesserung in mehr als 90 %); evtl. Hörgerät.

Oto|skopie (↑; -skopie*) *f*: (engl.) *otoscopy*; direkte Untersuchung des äußeren Gehörgangs u. des Trommelfells mit Ohrtrichter (s. Abb. 1 u. 2) od. Otoskop (mit Griff zum Einführen eines Ohrtrichters, Beleuchtungsquelle u. Lupe).

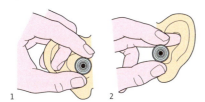

Otoskopie Abb. 1: Einführen des Ohrtrichters in das rechte (1) u. linke (2) Ohr

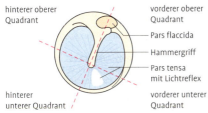

Otoskopie Abb. 2: Blick auf die Membrana tympanica des rechten Ohrs

Oto|toxizität (↑; Tox-*) *f*: (engl.) *ototoxicity*; Bez. für die zu einer (evtl. irreversiblen) Schädigung der Sinneszellen von Gehör u. Vestibularapparat führende tox. Wirkung versch. Substanzen, z. B. Aminoglykosid-Antibiotika, Chinin, Salicylsäure, Furosemid, Platinderivate, Anilin, Arsen, Benzol, best. Quecksilber- u. Bleiverbindungen, auch Bakterientoxine; vgl. Neurotoxine.

Oto|zephalie (↑; Keph-*) *f*: (engl.) *otocephaly*; angeb., letale Anomalie mit Fehlen von Unterkiefer, Mundöffnung u. Zunge, Fusion beider Ohren u. Hypoplasie des Pharynx; nicht selten assoziiert mit Holoprosenzephalie*.

Otto-Chrobak-Becken (Adolph W. O., Chir., Breslau, 1786–1845; Rudolf Ch., Gyn., Wien, 1843–1910): s. Protrusio acetabuli.

Ott-Zeichen (Victor Rudolf O., Rheumatol., Gießen, 1914–1986): (engl.) *Ott's sign*; nummer. Dornfortsatz-Entfaltungstest der BWS, Maßzahl für die Beweglichkeit der BWS in der Sagittalebene; der Abstand zw. dem Dornfortsatz C VII u. einem 30 cm kaudal liegenden Punkt vergrößert sich normalerweise durch max. Vorwärtsneigung um 3–4 cm, bei Bewegungseinschränkung der Wirbelsäule um <3 cm (z. B. bei Spondylitis ankylosans, degen. Veränderung). Vgl. Schober-Zeichen.

Ouabain *n*: syn. g-Strophanthin; s. Strophanthin.

Ouchterlony-Test (Örjan T. G. O., Bakteriol., Göteborg, geb. 1914) *m*: (engl.) *Ouchterlony technique*; syn. Doppelimmundiffusionstest nach Ouchterlony; Verf. zur qual. Analyse von Antigengemischen u. zur orientierenden Bestimmung von Verwandtschaftsgraden zwischen versch. Antigenen (Reaktionsmuster: s. Abb.) nach dem Prinzip der radialen Immundiffusion*; vgl. Elek-Ouchterlony-Test.

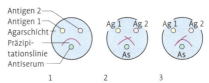

Ouchterlony-Test: Reaktionsmuster bei voller (1), Nicht- (2) u. Teilidentität (3) der Antigene 1 u. 2

OUP: (kardiol.) Abk. für **o**berer **U**mschlag**p**unkt*.

Ov-: auch Ovo-; Wortteil mit der Bedeutung **1.** Ei; von lat. ovum; **2.** kleines Ei, Eizelle; von lat. ovulum.

Ovalär|schnitt (lat. ovalis eiförmig, oval): **1.** (engl.) *oval incision*; (chir.) Lappenschnitt*, z. B. bei Amputation; **2.** (dermat.) ovale Hautexzision, z. B. zur Entfernung eines Hauttumors.

Ovalo|zytose (↑; Zyt-*; -osis*) *m*: hereditäre Elliptozytose*.

Ovar (lat. ovarium Eierstock) *n*: syn. Eierstock; s. Ovarium.

Ovar|ek|tomie (↑; Ektomie*) *f*: (engl.) *ovariectomy*; op. Entfernung eines (Semikastration) od. beider Eierstöcke (Kastration*) bei pathol. Veränderungen (Zyste, Tumor) od. zur Ausschaltung der endokrinen Funktion (z. B. bei Mammakarzinom*).

Ovarial|ab|szess (↑; Abszess*) *m*: (engl.) *ovarian abscess*; syn. Pyovar; eitrige Einschmelzung von Ovarialgewebe durch hämatogene od. direkte (aszendierte od. übergeleitete) Infektion, z. B. bei Salpingitis*, Pelveoperitonitis, Appendizitis*; **Sympt.:** einseitiger Druckschmerz, oft schwerste Beeinträchtigung des Allgemeinbefindens (bis hin zur Sepsis*); **Diagn.:** Ultraschalldiagnostik*, Laparoskopie*; **Ther.:** Versuch mit Antibiotika, bei ausbleibender Besserung nach 3–4 Tagen chir. Exstirpation, evtl. mit Anlegen einer Drainage*. Vgl. Tuboovarialabszess (Abb. dort).

Ovarial|fibrom (↑; Fibr-*; -om*) *n*: (engl.) *ovarian fibroma*; benigner, vorwiegend einseitig auftretender mesenchymaler Ovarialtumor*, der von den Stromazellen ausgeht u. vorwiegend aus faserreichem Bindegewebe besteht; **Vork.:** v. a. bei Frauen

Ovarialgravidität

Ovarialinsuffizienz
WHO-Klassifikation

Gruppe	Ursache		Befund
I	hypogonadotrope normoprolaktinämische Ovarialinsuffizienz	hypothalamisch-hypophysäre Unterfunktion	hochgradiger Östrogenmangel, normwertiger Prolaktinspiegel
II	normogonadotrope normoprolaktinämische Ovarialinsuffizienz	hypothalamisch-hypophysäre Dysfunktion, z. B. bei polyzystischem Ovarialsyndrom, adrenogenitalem Syndrom, Untergewicht	bis auf Progesteron normale Hormonparameter
III	hypergonadotrope Ovarialinsuffizienz	primäre Ovarialinsuffizienz, z. B. bei Gonadendysgenesie, nach Strahlen- oder Chemotherapie	erhöhte FSH-Werte, normwertiger Prolaktinspiegel
IV	anatomisch bedingte Amenorrhö	kongenitale od. erworbene Anomalien von Genitaltrakt, Endometrium, Uterus oder Vagina	normale Hormonparameter, Störungen mit negativem Östrogentest
V	hyperprolaktinämische Ovarialinsuffizienz bei Hypophysentumor	Prolaktinom	nachweisbarer Tumor der Hypophyse
VI	hyperprolaktinämische Ovarialinsuffizienz ohne Tumor	funktionell oder pharmakologisch induziert	
VII	normoprolaktinämische bedingte Ovarialinsuffizienz	hypothalamisch-hypophysäre Raumforderung, z. B. Kraniopharyngeom	

nach der Menopause; wächst langsam, kann Kindskopfgröße erreichen u. ist meist gestielt; größere Tumoren neigen zu Erweichung u. Ausbildung zyst. Hohlräume. Bei etwa 25 % der Pat. entwickelt sich ein Meigs*-Syndrom.

Ovarial|gravidität (↑; Graviditas*) f: (engl.) ovarian pregnancy; Extrauteringravidität* im Ovar (1–3 % aller Extrauteringraviditäten); **Urs.:** als primäre Implantation od. als sekundäre Einnistung im Ovar nach Tubarabort; **Sympt.:** meist chron., selten krampfartige Unterbauchschmerzen; **Diagn.:** Vaginalsonographie*; **Ther.:** op. Ausschälung (organerhaltend); alternativ Pharmakotherapie mit Methotrexat u. Prostaglandin F$_2\alpha$. Vgl. Tubargravidität.

Ovarial|hormone (↑; Horm-*) n pl: (engl.) ovarian hormones; im Eierstock gebildete Hormone, v. a. Östrogene* u. Gestagene*, in geringer Menge auch Androgene*.

Ovarial|hypo|plasie (↑; Hyp-*; -plasie*) f: (engl.) ovarian hypoplasia; seltene Form der primären Ovarialinsuffizienz* mit kleinen, parenchymarmen Ovarien u. Verminderung od. völligem Fehlen des Keimepithels; vorhandene Primärfollikel sprechen auf Gonadotropine* nicht an, es werden keine od. nur geringe Mengen von Östrogenen* gebildet. **Folge:** Unterentwicklung des Genitale u. der sekundären Geschlechtsmerkmale, hypergonadotrope Amenorrhö*, Sterilität*.

Ovarial|in|suf|fizienz (↑; Insuffizienz*) f: (engl.) ovarian insufficiency; Funktionsschwäche der Ovarien; **Urs.:** 1. primäre O. (primär ovariell bedingt), a) angeb., z. B. Ovarialhypoplasie*, Gonadendysgenesie*; b) erworben als sog. prämature O. (Abk. POI) vor dem 40. Lj., z. B. nach Ovarektomie*, Infektion od. bei Stoffwechselerkrankung (z. B. Galaktosämie); genet. bei weibl. fra X-Prämutationsträgerinnen (s. Fragiles-X-Syndrom ; sog. Syndrom der präpubertalen Menopause); 2. sekundär (i. R. anderer Erkr. bei primär funktionstüchtigen Ovarien): hypothalamisch, hypophysär, hyperprolaktinämisch od. hyperandrogenämisch; **Einteilung:** s. Tab.; **Diagn.:** Bestimmung von Prolaktin, LH, FSH, Androgenen u. Östradiol im Serum. Vgl. Amenorrhö; Sterilität; Hypogonadismus.

Ovarial|karzinom (↑; Karz-*; -om*) n: s. Ovarialtumoren.

Ovarial|kystom (↑; Kyst-*; ↑) n: Cystoma ovarii; s. Kystadenom.

Ovarial|syn|drom, poly|zystisches (↑) n: (engl.) polycystic ovary syndrome; auch PCO-Syndrom, Abk. PCOS; veraltet Stein-Leventhal-Syndrom; klin. Syndrom mit variabler Komb. aus polyzystischen Ovarien, endokrinolog. u./od. metabol. Störungen; nach European Society of Human Reproduction and Embryology (Abk. ESHRE) u. American Society for Reproductive Medicine (Abk. ASRM) Vorliegen von mind. 2 der folgenden Kriterien: 1. polyzyst. Ovarien (vergrößert, multiple subkapsuläre Zysten); 2. Oligo- u./od. Anovulation; 3. Hyperandrogenämie; **Epidemiol.:** häufigste Endokrinopathie der Frau; Prävalenz 5–10 %, Tendenz steigend; **Ätiol.:** unklar; vermutl. Insulinresistenz mit nachfolgender Hyperinsulinämie u. erhöhtem LH, klin. Assoziation mit Diabetes mellitus u. Adipositas (>50 % der PCOS-Patientinnen); evtl. hypothalamisch-hypophysäre Fehlsteuerung od. primäre Störung der Steroidsynthese in den Ovarien mit vermehrter Bildung von Androgenen*; v. a. durch Lebensstil bedingt, genet. Disposition zur Insulin-

Ovarialtumoren

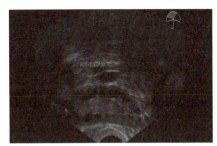

Ovarialsyndrom, polyzystisches: typische perlschnurartig aufgereihte kleine Zysten unter der Kapsel (Vaginalsonographie, rechtes Ovar) [77]

resistenz wird diskutiert; genet. Form mit autosomal-dominanter bzw. heterogener Vererbung (Genlocus 5q11.2.; FST-Gen); **Klin.:** Zyklusstörungen (Oligomenorrhö, Amenorrhö*), zurückbleibende Brustentwicklung, Sterilität*; Sympt. der Hyperandrogenämie: Hyperseborrhö, Akne, Hirsutismus* od. Alopezie; selten Virilisierung mit Klitorishypertrophie, tiefer Stimme, Stirnglatze, männlichem Körperbau; evtl. metabolisches Syndrom*; **Diagn.:** Ultraschall (vergrößert, perlweiße fibrosierte Kapsel; Nachw. von Zysten, s. Abb.); labordiagn. Bestimmung von LH, FSH, Androstendion, Testosteron, Prolaktin, SHBG; erhöhte Androgenspiegel; Funktionstests: GnRH*-Test, oraler Glukosetoleranztest*; **Ther.:** keine kausale bekannt; Therapieziele sind Reduzierung der Folgen der Androgenisierung, Normalisierung von Zyklus u. metabolischen Veränderungen u. Verhinderung bzw. Ther. der Adipositas; Antiandrogene (Cyproteron), bei Kinderwunsch: Clomifen* (Antiöstrogen), bei Clomifenresistenz Gonadotropine*, pulsatile Gabe von GnRH; endoskopische Vaporisierung der Ovaroberfläche (sog. Ovar-Drilling); op. Verfahren (Keilexzision, Elektrokoagulation*) wegen konsekutiver schwerer Verwachsungen weitgehend obsolet. Vgl. Hyperthecosis ovarii.

Ovarial|tumoren (↑; Tumor*) *m pl*: (engl.) *ovarian tumors;* echte Tumoren (Blastome) des Eierstocks (Ovarium*); jeder dritte O. ist od. wird ein Karzinom; **Häufigkeit:**

maligner O.: zweithäufigster maligner Genitaltumor in Deutschland

in Deutschland jährl. nahezu 10 000 neu diagnostizierte maligne O. (höchste Mortalität aller weibl. genitalen Tumoren; ca. 6 % der Krebssterbefälle). **Ätiol.:** familiäre Disposition (ca. 10 %) durch Keimbahnmutation in einem verantwortl. Gen, z. B. BRCA-1-, BRCA-2-, MLH-1-, MSH-2- od. TP-53-Gen (Lebenszeitmorbidität ca. 60 %), z. T. assoziiert mit gehäuftem Auftreten anderer Tumoren, v. a. hereditäres Mammakarzinom, seltener kolorektales Karzinom*, Korpuskarzinom* u. a. (HNPCC*, Li*-Fraumeni-Syndrom); **Einteilung: I. nach WHO: 1.** epitheliale O. (ca. 65 %): seröse, muzinöse, endometrioide u. hellzellige (mesonephroide) Tumoren, Brenner*-Tumor, gemischte epitheliale Tumoren; undifferenzierte Karzinome,

Ovarialtumoren
TNM-Klassifikation und FIGO-Stadien (Kurzfassung)

Kategorie (TNM)[1]	FIGO-Stadium	Bedeutung
T1	I	auf Ovarien begrenzt
T1a	I A	auf ein Ovar begrenzt; Kapsel intakt, Ovaroberfläche tumorfrei
T1b	I B	auf beide Ovarien begrenzt; Kapsel intakt, Ovaroberfläche tumorfrei
T1c	I C	begrenzt auf ein oder beide Ovarien mit Kapselruptur, Tumor an Ovaroberfläche oder maligne Zellen in Aszites oder bei Peritonealspülung
T2	II	befällt ein Ovar oder beide Ovarien, Ausbreitung im Becken
T2a	II A	Ausbreitung auf und/oder Implantate an Uterus und/oder Tube(n)
T2b	II B	Ausbreitung auf andere Beckengewebe
T2c	II C	Ausbreitung im Becken (2 a oder 2 b) und maligne Zellen in Aszites oder bei Peritonealspülung
T3 und/oder N1	III	befällt ein oder beide Ovarien, mit mikroskopischen Peritonealmetastasen außerhalb des Beckens und/oder regionären Lymphknotenmetastasen
T3a	III A	mikroskopische Peritonealmetastasen jenseits des Beckens
T3b	III B	makroskopische Peritonealmetastasen jenseits des Beckens, ≤2 cm
T3c und/oder N1	III C	Peritonealmetastasen jenseits des Beckens, ≥2 cm und/oder regionäre Lymphknotenmetastasen
M1	IV	Fernmetastasen (ausschließlich Peritonealmetastasen)

T: Primärtumor; N: regionäre Lymphknoten; M: Fernmetastasen
[1] für alle Tumoren einheitlich definierte Kategorien (z. B. N0: keine Evidenz für Befall regionärer Lymphknoten; NX: regionäre Lymphknoten nicht beurteilbar): s. TNM-Klassifikation

unklassifizierte epitheliale Tumoren; **2.** Keimstrang-Stromatumoren (ca. 6 %): Granulosazelltumor*, Tumoren der Thekom-Fibrom-Gruppe (z. B. Thekazelltumor*, Ovarialfibrom*), Sertoli-Leydig-Zelltumor (Androblastom*), Gynandroblastom*, Steroidzelltumoren, unklassifizierte Stromatumoren; **3.** Keimzelltumoren (20–25 %): aus unreifen Keimzellen (Dysgerminom*) od. aus embryonalen (Embryonalkarzinom*, Polyembryom*, Teratom*)

Ovarialzyklus

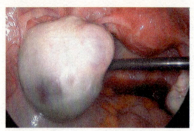

Ovarialtumoren Abb. 1: linksseitiger, teils zystischer, teils solider Ovarialtumor mit glatter Oberfläche (Dignität unklar) [147]

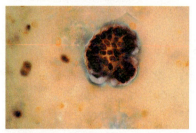

Ovarialtumoren Abb. 2: herdförmiger Zellkomplex aus stark atypischen Epithelien (Zytodiagnostik: Pap V) in der Flüssigkeit des zystischen Anteils eines Ovarialtumors (Papanicolaou-Färbung) [62]

bzw. extraembryonalen Zellen (endodermaler Sinustumor*, Chorionkarzinom*); außerdem gemischte Formen; **4.** gemischte Keimzell- u. Keimstrang-Stromatumoren: reine u. gemischte (mit Dysgerminom u. anderen Keimzelltumoren) Gonadoblastome*; **5.** bindegewebige, nicht ovarspezif. Tumoren; **6.** unklassifizierte Tumoren; **7.** sekundär metastat. Tumoren (z. B. Krukenberg*-Tumor); **8.** tumorähnl. Veränderungen; **II.** TNM-Klassifikation u. FIGO-Stadien: s. Tab.; **Klin.:** zu Beginn unabhängig von der Dignität keine charakterist. Frühsymptome; fassbare Sympt. erst rel. spät, v. a. Zyklusstörungen*, Dysmenorrhö* bzw. Blutungen in der Postmenopause (Leitsymptome bei hormonbildenden O.), unklare diffuse Unterleibsbeschwerden, Zunahme des Leibesumfangs u. Beeinträchtigungen des Allgemeinbefindens; **Kompl.:** Stieldrehung*, Ruptur (u. U. Peritonealkarzinose*, Pseudomyxoma* peritonei); **Diagn.:** v. a. Palpation (nur bei großen Tumoren), Vaginalsonographie, Bestimmung des Tumormarkers CA-125 (hohe Werte sind Indiz für schlechte Progn.), Laparoskopie (s. Abb. 1), explorative Laparotomie, Histologie (s. Abb. 2); bei Ovarialkarzinom intraoperatives Staging; **DD:** Ovarialzysten*, Myoma* uteri, reguläre Schwangerschaft u. Extrauteringravidität*, Endometriose*, Darmtumoren; **Ther.:** **1.** benigne O.: Laparoskopie, Absetzen des Tumors im Ganzen u. Extraktion im Bergesack; **2.** Ovarialkarzinom **a)** frühes Stadium (FIGO I–IIA, 30 % der Pat.): Längsschnittlaparotomie, Peritonealzytologie, Inspektion u. Palpation der Abdominalhöhle, Biopsien aus allen auffälligen Stellen, multiple Peritonealbiopsien, Adnexexstirpation beidseits, Hysterektomie, Omentektomie, Appendektomie, pelvine u. paraaortale Lymphonodektomie; ggf. extraperitoneales Vorgehen bei Verwachsungen; bei Stadium FIGO IA mit Grading* 1 ist fertilitätserhaltendes op. Vorgehen mögl.; adjuvant (außer Stadium IA, Grad 1) 3–6 Zyklen Chemotherapie (z. B. Carboplatin); **b)** fortgeschrittenes Stadium (FIGO IIB–IV): radikale Tumorresektion (Tumorrest als einziger beeinflussbarer Prognosefaktor) mit infragastr. Omentektomie, Adnexexstirpation, Resektion des befallenen parietalen Peritoneums u. infiltrierter Darmanteile, Appendektomie, systematische pelvine u. paraaortale Lymphonodektomie; postoperativ Chemotherapie (6 Zyklen, z. B. Carboplatin u. Paclitaxel); **Progn.:** bei Ovarialkarzinom in frühem Stadium Fünf-Jahres-Überlebensrate ca. 65–90 %, abhängig von Stadium, postoperativem Tumorrest, Histol., Grading sowie Alter u. AZ des Pat.; in fortgeschrittenem Stadium v. a. abhängig vom postoperativem Tumorrest; **Proph.:** bei familiärem O. auch ohne Abklärung der genet. Situation prophylaktische Ovarektomie als effektivste Methode zur Senkung des Erkrankungsrisikos. Vgl. Rosenfeld-Syndrom.

Ovari̱al|zyklus (↑; Zykl-*) *m*: (engl.) *ovarian cycle*; zykl. Prozess mit Bereitstellung von zur Befruchtung geeigneten Eizellen (v. a. unter dem Einfluss von FSH*, LH* u. Prolaktin*) u. Vorbereitung des Organismus durch die vom Ovar gebildeten Hormone (Östrogene*, Progesteron*) auf eine mögl. Schwangerschaft; vgl. Menstruationszyklus.

Ovari̱al|zysten (↑; Kyst-*) *f pl*: (engl.) *ovarian cysts*; im Ovarium* lokalisierte funkt. bzw. Retentionszysten* unterschiedl. Urs., insbes. Follikelzyste*, Corpus*-luteum-Zyste, Luteinzyste* u. Schokoladenzyste*; O. sind trotz ähnl. klin. Symptomatik von zyst. Ovarialtumoren* abzugrenzen, bei denen es sich um eine echte Neoplasien handelt. Vgl. Parovarialzysten*; Ovarien, polyzystische.

Ova̱rien, poly|zystische (↑) *n pl*: (engl.) *polycystic ovaries*; syn. kleinzystische Degeneration der Ovarien; beidseitige Vergrößerung des Ovariums* auf das Zwei- bis Fünffache der Norm durch zahlreiche, meist bis 1 cm große, bes. subkapsulär gelegene Zysten; dabei weißl.-graue Oberfläche u. Kapselverdickung der Ovarien. Vgl. Ovarialtumoren; Ovarialzysten; Ovarialsyndrom, polyzystisches.

Ova̱rium (↑) *n*: (engl.) *ovary*; syn. Eierstock, Ovar; weibl. Keimdrüse; **Anat.:** pflaumengroßes Organ, paarig aufgehängt unterh. der Tube in einer schmalen Bauchfellduplikatur (Mesovarium) zwischen Uterusfundus u. seitl. Beckenwand, besteht aus einer peripheren Rindenschicht (mit den Eifollikeln, kleinen kugeligen bis erbsengroßen Gebilden) u. der zentralen Markschicht (s. Abb.); **Funktion: 1. generativ:** Produktion von befruchtungsfähigen Eizellen* (Follikelreifung*, Follikelsprung, Ovulation*, Bildung des Corpus* luteum); **2. vegetativ:** Hormonbildung; Bildung der Östrogene* u. Gestagene* (Progesteron) sowie geringer Mengen von Androstendion; **klin. Bedeutung:** z. B. Ovarialinsuffizienz*, Ovarialtumoren*.

Overhead extension (engl. overhead oben, Ober-; Extension*): Extensionsmethode* zur geschlossenen Reposition einer kindl. Hüftgelenkluxation* od. Oberschenkelfraktur* über 4 Wo. mit einer

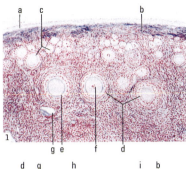
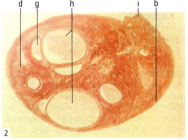

Ovarium: histologische Schnitte; 1: durch das Rindengebiet (starke Vergrößerung, Azanfärbung); 2: durch das ganze Organ (schwache Vergrößerung, Hämatoxylin-Eosin-Färbung); a: Oberflächenepithel; b: Tunica albuginea; c: Primärfollikel in verschiedenen Wachstumsphasen; d: Sekundärfollikel; e: Zona pellucida einer Eizelle; f: Kern einer Eizelle; g: atretische Follikel; h: Tertiärfollikel; i: Mesovarium [47]

senkrecht nach oben gerichteten Extension bei zunächst 90° Beugung im Hüftgelenk u. schwebendem Becken, später zunehmende Abduktion.

Overholt-Lagerung (Richard H. O., Chir., Boston, 1901–1990): (engl.) *Overholt's positioning*; op. Lagerung* (Bauchlage mit Absenken von Kopf u. erkrankter Seite) zur Proph. einer Keimverschleppung bei pulmonaler Op. (z. B. Segmentresektion, Lobektomie). Vgl. Doppellumentubus.

Ovo|genese (Ov-*; -genese*) *f*: (engl.) *ovogenesis*; Entw. der Eizelle*; Urkeimzellen (s. Gametogenese) differenzieren sich beim weibl. Embryo in der 5. Wo. zu **Ovogonien** u. vermehren sich mitotisch bis zum 5. Mon., in dem sie ihre max. Anzahl (ca. 6 Mio.) erreichen. Die Mehrzahl der Ovogonien geht bis zur Geburt zugrunde, ca. 700 000 bis 2 Mio. Ovogonien differenzieren sich zw. dem 3. u. 7. Mon. zu **primären Ovozyten**, die sich bei der Geburt in einem Ruhestadium zw. Prophase u. Metaphase der ersten Reifeteilung (s. Meiose) befinden (sog. Diktyotänstadium) u., von Epithelzellen umgeben, Primärfollikel im Ovarium bilden. Bis zu Beginn der Pubertät vermindert sich die Anzahl primärer Ovozyten auf ca. 40 000, von denen bis zur Menopause ca. 400 nach Follikelreifung* i. R. des Ovarialzyklus* die erste Reifeteilung vollenden. Dabei entstehen eine **sekundäre Ovozyte** u. ein erstes **Polkörperchen**. Die zweite Reifeteilung beginnt unmittelbar danach u. wird nur abgeschlossen, wenn die Eizelle befruchtet wird. Vgl. Ovulation, Befruchtung.

Ovo|gonien (↑; gr. ἀρχή Anfang) *f pl*: syn. Oogonien; Ureier; s. Ovogenese.

Ovo|testis (Ov-*; lat. testis Hoden) *m*: (engl.) *ovotestis*; syn. Testovar; intraabdominal auf der Bahn des Hodendeszensus lokalisierte Gonadenanlage mit unreifen weibl. u. männl. Keimzellen bei Hermaphroditismus* verus; u. U. nur einseitig.

Ovo|zyte (↑; Zyt-*) *m*: Eizelle*.

Ovula Nabothi (↑; Martin Naboth, Anat., Leipzig, 1675–1721) *n pl*: (engl.) *Naboth's follicles*; schleimhaltige, gelb-weißl. Retentionszysten* an der Portiooberfläche; **Ätiol.:** Überwachsen von Drüsenausführungsgängen ektropionierter Zervixschleimhaut mit Plattenepithel. Vgl. Umwandlungszone.

Ovulation (↑) *f*: (engl.) *ovulation*; syn. Eisprung; die bei der geschlechtsreifen Frau mit 28-tägigem Menstruationszyklus* normalerweise etwa am 12.–13. Tag nach Einsetzen der Menstruation durch FSH* u. LH* ausgelöste Ausstoßung einer reifen Eizelle* aus dem Graaf-Follikel des Ovariums nach Follikelsprung; vgl. Ovulationstests; Ovulationsinduktion; Konzeptionsoptimum; Ovulationsblutung; Phase, präovulatorische.

Ovulations|blutung (↑): (engl.) *midcycle bleeding*; syn. Mittelblutung; Sonderform der zykl. Zwischenblutung* mit geringer Blutung aus dem Endometrium zum Zeitpunkt der Ovulation*, häufig in Verbindung mit einem Mittelschmerz*, als Folge eines relativen Östrogenmangels; davon abzugrenzen ist eine verstärkte Blutung aus einem rupturierten Follikel.

Ovulations-Hemmer (↑): umgangsspr. Antibabypille; s. Kontrazeption, hormonale.

Ovulations|in|duktion (↑; lat. inductio Hineinführen, -geleiten) *f*: (engl.) *ovulation induction*; (gyn.) Verfahren zur pharmak.-hormonalen Auslösung einer Ovulation*; **Meth.:** HCG*-Applikation nach vorheriger Substitution mit FSH* od. HMG*, pulsatile GnRH*-Applikation, Gabe von Antiöstrogenen (z. B. Clomifen*) od. Eingriff in den Neurotransmitterstoffwechsel durch Gabe von Dopamin-Antagonisten; **Anw.:** v. a. bei Sterilität* der Frau inf. Anovulation, u. U. auch i. R. einer In*-vitro-Fertilisation.

Ovulations|methode (↑) *f*: s. Billings-Ovulationsmethode.

Ovulations|tests (↑) *m pl*: (engl.) *ovulation tests*; Untersuchungen u. klin. Beobachtungen zum Nachw. einer Ovulation*; **Verf.:** z. B. Beobachtung von Basaltemperatur*, Zervixschleim* (s. Cervix-Score), Muttermundweite u. Hormonbestimmungen (LH*); sicherer Nachw. nur durch direkte Beobachtung der Ovulation unter Laparoskopie* bzw. indirekt mit Ultraschalldiagnostik* (s. Abb.). Vgl. Menstruationszyklus.

Ovulum (Dim. von lat. *ovum* Ei) *n pl*: (engl.) *ovule*; kleines Ei; s. Ovula Nabothi.

Ovum (lat.) *n*: Ei; s. Eizelle.

Owren-Syn|drom (Paul A. O., Hämat., Oslo, 1905–1990) *n*: **1.** (engl.) *Owren's disease*; Hypoproakzelerinämie*; **2.** Owren-Krise; passagerer Knochenmarkaplasie*; **Vork.:** Sichelzellenanämie*, hereditäre Sphärozytose*, pure* red cell aplasia, Kno-

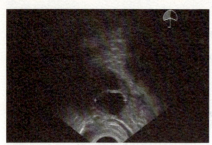

Ovulationstests: Vaginalsonographie, Darstellung des rechten Ovars: späte Follikelphase, dominanter präovulatorischer Follikel mit Ø 21 mm, daneben zwei kleinere Follikel [77]

chenmarkschädigung (z. B. bei hämolytischer Anämie), Allergie.

Ox-: auch Oxy-, Oxi-; Wortteil mit der Bedeutung 1. scharf, sauer von gr. ὀξύς; 2. Sauerstoff (Oxygenium).

Oxa|ceprol (INN) *n*: (engl.) *oxaceprol*; acetyliertes Hydroxyprolin*; Antiphlogistikum*.

Oxa|cillin (INN) *n*: (engl.) *oxacillin*; penicillinasefestes Penicillin* zur parenteralen Anw.; vgl. MRSA.

Oxalat|blut (Ox-*): (engl.) *oxalated blood*; mit Oxalaten (z. B. Na-Oxalat) versetztes, ungerinnbares Blut, dem Ca^{2+} durch die Bildung von Ca-Oxalat entzogen wurde; dient der Gewinnung von Blutplasma; vgl. Citratblut.

Oxalat|steine (↑): (engl.) *oxalate calculi*; graue bis schwarze Harnsteine aus Calciumoxalat mit höckeriger u. stacheliger Form; röntg. darstellbar; **Urs.:** Oxalurie*. Vgl. Nephrolithiasis.

Oxal|essig|säure (↑): (engl.) *oxaloacetic acid*; Ketodicarbonsäure, $HOOC-CH_2-CO-COOH$; Salze: Oxalacetate; Metabolit des Intermediärstoffwechsels; s. Citratzyklus.

Oxali|platin (INN) *n*: (engl.) *oxaliplatine*; Zytostatikum* (Platin-haltige Verbindung); **Ind.:** zur adjuvanten Behandlung eines kolorektalen Karzinoms* des UICC Stadiums III (Dukes C) nach vollständiger Entfernung des primären Tumors; metastasierendes kolorektales Karzinom; **Kontraind.:** schwere Nierenfunktionsstörung, Knochenmarkdepression, periphere sensible Neuropathie; Stillzeit; **UAW:** Durchfall, Erbrechen, Stomatitis, Neutropenie.

Oxalose (Ox-*; -osis*) *f*: (engl.) *oxalosis*; Hyperoxalurie*.

Oxal|säure (↑): (engl.) *oxalic acid*; Kleesäure; Acidum oxalicum; $HOOC-COOH$; kristallisiert mit $2H_2O$; Nahrungsbestandteil (z. B. Rhabarber, Spinat), der im Darmlumen durch Komplexsalzbildung die Calciumresorption vermindert; giftig, Letaldosis ab ca. 5 g; Salze: Oxalate, z. B. Calciumoxalat.

Oxal|urie (↑; Ur-*) *f*: (engl.) *oxaluria*; Ausscheidung von Oxalsäure mit dem Harn (v. a. als Calciumoxalat); **Vork.:** physiol. bis 0,5 mmol/24 Std. (45 mg/24 Std.); erhöhte Werte (150–300 mg/24 Std.): **1.** primär bei Hyperoxalurie*; **2.** sekundär nach vermehrter Oxalatzufuhr (Rhabarber, Spinat, schwarzer Tee, Schokolade, Vitamin C), gesteiger-

ter Oxalatresorption (Enteritis* regionalis Crohn, Pankreasinsuffizienz*) od. bei Leberfunktionsstörungen; **klin. Bedeutung:** Überwachung bei Harnsteinträgern (steinbildendes Potential der Oxalsäure; s. Oxalatsteine).

Oxamni|quin (INN) *n*: (engl.) *oxamniquin*; in Deutschland nicht im Handel befindl. Wurmmittel*; **Ind.:** Befall mit Schistosoma mansoni od. haematobium (s. Schistosomiasis); **UAW:** Juckreiz, Urtikaria, gastrointestinale Störungen, Müdigkeit.

Oxaprozin (INN) *n*: (engl.) *oxaprozin*; lang wirksames, analget. u. antipyret., nichtsteroidales Antiphlogistikum*; **Ind.:** chron. Polyarthritis, Arthrosen u. Weichteilrheumatismus; **UAW:** v. a. gastrointestinal, z. B. Übelkeit, Dyspepsie.

Ox|aza|phosphorine *n pl*: (engl.) *oxazaphosphorines*; chem. Verbindungen, die auch Zytostatika* mit alkylierender Wirkung (s. Alkylanzien) einschließen; z. B. Cyclophosphamid*, Ifosfamid*, Trofosfamid*.

Oxa|zepam (INN) *n*: (engl.) *oxazepam*; Benzodiazepin* mit mittellanger Halbwertzeit; **Anw.:** als Tranquilizer*.

Oxazolidinone *n pl*: (engl.) *oxazolidones*; Bez. für Oxazolidinderivate; Substanzgruppe bakteriostat. Antibiotika*; **Vertreter:** Cycloserin (von 1956, Mittel der 2. Wahl bei Tuberkulose, nur bei Resistenzen eingesetzt), Linezolid* u. Eperezolid (bes. effektiv gegen Methicillin-resistente Staphylococcus aureus, Enterokokken u. Streptokokken); **Wirkungsmechanismus:** selektive Hemmung der bakteriellen ribosomalen Proteinbiosynthese durch Hemmung der Bildung eines funkt. 70S-Initiationskomplexes über Bindung an die 23S-der 50S-Untereinheit v. a. von aeroben grampositiven Bakterien (einschließl. MRSA); **Ind.:** bakterielle Infektionskrankheiten durch Enterokokken, Staphylokokken u. die meisten Streptokokken.

Ox|carb|azepin (INN) *n*: (engl.) *oxcarbazepin*; mit Carbamazepin* strukturverwandtes, aber besser verträgl. Antiepileptikum*; **UAW:** Müdigkeit, Schwindel, Kopfschmerz, Übelkeit.

Oxedrin *n*: (engl.) *oxedrine*; syn. Synephrin; Alphasympathomimetikum*; **Anw.:** als Antihypotonikum.

Oxford-non-kinking-Tubus (Tubus*) *m*: s. Endotrachealtubus (Abb. 2 dort).

Oxi|came *n pl*: (engl.) *oxicams*; Gruppe von nichtsteroidalen Antiphlogistika* mit langer Halbwertzeit, z. B. Meloxicam, Piroxicam; **Ind.:** akute u. chron. Arthritiden, rheumatoide Arthritis, Spondylitis ankylosans, Arthrose; **Kontraind.:** Blutbildstörungen, gastroduodenales Ulkus, Magen-Darm-Blutung, Überempfindlichkeit bei Einnahme von NSAR (z. B. Urtikaria), Herz-, Leber- od. Niereninsuffizienz; **UAW:** u. a. Erbrechen, gastrointestinale Störungen, Blutbildstörungen, Anstieg der Transaminasen, cholestat. Syndrom.

Oxi|conazol (INN) *n*: (engl.) *oxiconazol*; Antimykotikum* zur top. Anw.; Imidazolderivat*; wirkt auch auf grampositive Bakt. (Staphylokokken, Streptokokken); **Ind.:** oberflächl. Hautmykosen, Mischinfektionen durch Hautpilze u. grampositive Bakt.; **UAW:** Brennen, Pruritus, bei längerer Anw. Austrocknung, evtl. Kontaktallergie.

Oxid *n* : (engl.) *oxide*; veraltet Schreibweise Oxyd; Verbindung eines Elements od. eines Molekülteils mit Sauerstoff; vgl. Oxidation

Oxidasen *f pl*: (engl.) *oxidases*; Oxidoreduktasen*, die als Elektronenakzeptor molekularen Sauerstoff nutzen (vgl. Oxidation); z. B. Glukoseoxidase, Xanthinoxidase.

Oxidase|nachweis: (engl.) *oxidase test*; Methode zur Differenzierung gramnegativer Kokken (Oxidase-positiv, z. B. Neisseria gonorrhoeae u. Neisseria meningitidis) u. Oxidase-negativer grampositiver Kokken; **Prinzip:** positive Reaktion (schwarzbraune Anfärbung der Kolonie) nach Kontakt mit Dimethyl-paraphenylendiamin-hydrochlorid u. Alphanaphthol in wässriger Lösung od. auf imprägniertem Filterpapier.

Oxidation (Ox-*) *f*: (engl.) *oxidation*; (chem.) Entzug von Elektronen; als Redoxvorgang erfolgende Reaktion, meist mit Sauerstoffbeteiligung, bei der ein Element od. eine Verbindung (Reduktionsmittel, Elektronendonator) Elektronen an den Reaktionspartner (Oxidationsmittel, Elektronenakzeptor) abgibt; vgl. Redoxsystem; Reduktion.

Oxidations|wasser (↑): (engl.) *water of oxidation*; bei der inneren Atmung* entstehendes Wasser (z. B. 0,6 g bei Oxidation von 1 g Glukose); die täglich produzierte Menge von ca. 300 ml O. (Erwachsener) wird in der Bilanzierung* des Organismus i. S. einer Wasserzufuhr berücksichtigt.

Oxido|re|duktasen *f pl*: (engl.) *oxidoreductases*; erste Hauptklasse der Enzyme*; katalysieren Redoxreaktionen (s. Redoxsystem); wichtige Unterklassen sind Oxidasen, Dehydrogenasen, Monooxygenasen, Dioxygenasen, molybdänhaltige Hydroxylasen.

Oxilo|frin (INN) *n*: (engl.) *oxilofrin*; syn. p-Hydroxyephedrin; Sympathomimetikum*; **Anw.:** als Antihypotonikum.

Oxi|tropium|bromid (INN) *n*: (engl.) *oxitropiumbromid*; Parasympatholytikum*; **Anw.:** als Bronchospasmolytikum*, Antiasthmatikum.

5-Oxo|prolin|ämie *f*: (engl.) *5-oxoprolinuria*; syn. Pyroglutamat-Azidämie, Oxoprolinase-Mangel; klin. variable, autosomal-rezessiv erbl. Störung im Gammaglutamatzyklus (Genlocus 20q11.2); **Sympt.:** Nierenkolik*, Calciumoxalat-Urolithiasis, Diarrhö, selten geistige Retardierung; **Diagn.:** erhöhte Konz. von Oxoprolin bzw. Pyroglutamat in Urin u. Blut (s. Tandem-Massenspektrometrie).

Ox|prenolol (INN) *n*: nichtselektiver Beta*-Rezeptoren-Blocker.

Oxy|buprocain (INN) *n*: s. Oberflächenanästhetika.

Oxy|butynin *n*: (engl.) *oxybutynin chloride*; tertiäres Amin mit anticholinerger Wirkung auf die Muscarin-Rezeptoren M_2 u. M_3 u. direkter relaxierender Wirkung auf glatte Muskulatur; **Ind.:** Detrusorhyperaktivität*; **UAW:** Mundtrockeheit, trockene Augen, Akkomodationsstörung. Vgl. Parasympatholytika.

Oxycodon (INN): (engl.) *oxycodon*; Opioid*; **Ind.:** als narkot. Analgetikum* bei starkem Dauerschmerz.

Oxy|fedrin (INN) *n*: Koronardilatator mit der Wirkung eines schwachen Betasympathomimetikums*; **Ind.:** koronare Herzkrankheit*.

Oxy|genasen *f pl*: (engl.) *oxygenases*; Oxidoreduktasen*, die 1 od. 2 O-Atom(e) des molekularen Sauerstoffs in ihr Substrat einbauen; **Einteilung: 1.** Monooxygenasen*; **2.** Dioxygenasen*. Vgl. Hydroxylasen, molybdänhaltige.

Oxy|genator (Ox-*) *m*: (engl.) *oxygenator*; Gerät zur Arterialisation*; **Vork.:** Herz*-Lungen-Maschine, ECMO*; **Prinzip:** künstl. (apparativer) Gasaustausch mit Oxygenierung u. Decarboxylierung venösen Bluts; **Formen: 1.** (meist) Membranoxygenator: künstl. Gasaustausch über Kunststoffmembran; inf. fehlenden direkten Kontakts zwischen Gas u. Blut geringere Traumatisierung der Blutzellen; **2.** (sehr selten) Bubble-O.: Durchperlen von Blut mit Sauerstoff; **3.** (früher) Filmoxygenator: flächenhafte Ausbreitung von Blut (zur Oberflächenvergrößerung) u. direkter Kontakt mit Sauerstoffatmosphäre. Vgl. Kreislauf, extrakorporaler.

Oxy|genierung (↑): (engl.) *oxygenation*; Anreicherung mit Sauerstoff, i. e. S. von venösem Blut i. R. der Arterialisation*. Vgl. Präoxygenierung.

Oxygenierung, hyper|bare (↑): Sauerstoff*-Überdrucktherapie.

Oxy|genium (↑) *n*: Sauerstoff*.

Oxy|hämin (↑; Häm-*) *n*: s. Hämatin.

Oxy|hämo|globin (↑; ↑; Globus*) *n*: (engl.) *oxyhemoglobin*; Abk. Oxy-Hb, HbO_2; oxygeniertes Hämoglobin*.

Oxy|meta|zolin (INN) *n*: (engl.) *oxymetazolin*; Alphasympathomimetikum* (Imidazolinderivat); **Anw.:** lokaler Vasokonstriktor (in Augen- u. Nasentropfen).

Oxy|metrie (Ox-*; Metr-*) *f*: (engl.) *oxymetry*; Bestimmung der prozentualen Sauerstoffsättigung des Hämoglobins mit Spektralphotometrie; **Prinzip:** Beleuchtung (Reflexionsoxymetrie) od. Durchleuchtung (Transmissionsoxymetrie) einer Blutprobe (in Küvette) od. Körperstelle (kontinuierl. u. unblutig als sog. Pulsoxymetrie am Ohrläppchen od. Finger), Messung der Extinktion bei 640 nm (Oxyhämoglobin) u. 805–830 nm (Gesamthämoglobin) u. Berechnung der Konz. nach dem Lambert*-Beer-Gesetz; mit Hilfe der O. (Form der Indikatorverdünnungsmethode*) ist u. a. auch die Berechnung des Herzminutenvolumens nach der Fick*-Formel möglich.

Oxy|nervon *n*: s. Cerebroside.

oxy|phil (Ox-*; -phil*): azidophil*.

Oxy|tetra|cyclin (INN) *n*: (engl.) *oxytetracyclin*; syn. 5-Hydroxytetracyclin; Tetracyclin* der 1. Generation zur topischen u. oralen Anwendung.

Oxy|tocin (INN) *n*: (engl.) *oxytocine*; Ocytocin, Oxytozin; cyclisches Nonapeptidhormon (M_r 1007), das im Nucleus supraopticus u. Nucleus paraventricularis des Hypothalamus gebildet, im Hypophysenhinterlappen gespeichert u. durch Reizung des Genitales, durch dessen Dehnung bei der Geburt, durch den Saugakt beim Stillen sowie durch visuelle u. olfaktor. Reize ausgeschüttet wird; dem ADH* strukturell ähnl.; Abbau durch Oxytocinase*; **Wirkung:** Kontraktion der glatten Muskulatur von Uterus u. Milchdrüse (Milchejektion); Östrogene* erhöhen die Uterusempfindlichkeit gegenüber O., Gestagene* senken sie; in der Schwangerschaft ist die Uterusempfindlichkeit gegenüber O. sehr gering, kurz vor, während u. nach der Geburt sehr hoch (s. Laktation). **Ind.:** Geburtseinleitung* u. aktive Leitung der Nachgeburtsperiode,

Oxytocinase

Wehenschwäche, Schnittentbindung*, Laktationsstörung, Mastitisprophylaxe.

Oxy|tocin̲ase *f*: (engl.) *oxytocinase*; syn. Cystinaminopeptidase; lysosomale Protease v. a. der Plazenta, die Oxytocin* u. Angiotensine* als Substrate akzeptiert; biochem. Parameter der Plazentafunktion; in der Schwangerschaft steigt die O.-Enzymaktivität bis zum Beginn der Geburt; dem Verhältnis von O. zu Oxytocin kommt physiol. Bedeutung für das Einsetzen der Wehen* zu; verminderte enzymat. Aktivität im mütterl. Serum bei intrauteriner Wachstumsretardierung*, erhöht bei Gestationsdiabetes* u. Rhesus*-Inkompatibilität; kaum noch von klin. Bedeutung.

Oxy|tocin|belastungs|test *m*: (engl.) *oxytocin tolerance test*; Abk. OBT; (gebh.) umstrittene u. z. T. nicht mehr gebräuchl. Meth. zur Früherkennung eines kindl. Sauerstoffmangels inf. chron. Plazentainsuffizienz* in der Spätschwangerschaft; **Prinzip:** Nachw. von später Dezeleration* während durch Oxytocin induzierter Uteruskontraktionen mit CTG*; ersetzt u. a. durch Non*-stress-Test u. Ultraschall-Dopplerprofil (Aa. uterinae, A. umbilicalis, Aorta fetalis, A. cerebri media, Ductus venosus).

Oxy|uri̲asis (Ox-*; gr. οὐρά Schwanz, Faden; -iasis*) *f*: Enterobiasis*.

Oxy|uris vermicula̲ris (↑; ↑) *f*: Enterobius* vermicularis.

Oxy|ze̲phalus (↑; Keph-*) *m*: Spitzschädel; s. Dyszephalie (Abb. dort).

OZ: Abk. für **Ordnungszahl**; s. Kernladungszahl.

Oza̲na (gr. ὄζειν stinken) *f*: (engl.) *ozena*; Stinknase; sog. Stinknase; Rhinitis* atrophicans cum foetore; Rhinitis* atrophicans mit Auflagerung übelriechender Borken, starkem Foetor ex nasi, Atrophie der Nasenschleimhaut u. Anosmie, so dass der Pat. selbst den üblen Geruch nicht wahrnimmt; **Formen: 1. genuin:** unklare Ätiol., familiäre Häufung, Vork. v. a. bei Frauen; Hypoplasie des Mittelgesichts u. der Nasenmuscheln; die Schleimhautveränderungen können sich bis in den Rachen u. Kehlkopf erstrecken. **2. symptomatisch:** postop. od. traumat. durch erhebl. Verlust von Schleimhaut u. Innenstrukturen der Nase; **Ther.:** Nasenspülungen mit hyperosmot. Salzlösungen; ölige, Vitamin A u. E enthaltende Nasentropfen; Entfernen der Borken; op. Verengung des Nasenlumens durch Implantation von autogenem Knorpel unter die Schleimhaut od. Medianverlagerung der seitl. Nasenwände (Lautenschläger-Operation).

Ozo̲n *n*: (engl.) *ozone*; dreiatomiges Sauerstoffmolekül (O_3) von stark oxidierender Wirkung; je nach Konz. farbloses bis blaues Gas; entsteht durch starke UV-Strahlung aus Sauerstoff; **klin. Bedeutung:** Konz. von ≥0,2 mg/m^3 Luft können bei bes. empfindl. Personen zu Reizwirkung auf Augen u. Atemtrakt (Konjunktivitis, Tracheitis) sowie Kopfschmerz u. bei gefährdeten Personen (Säuglinge, Kleinkinder, Pat. mit Asthma bronchiale, chron. Bronchitis u. Herz-Kreislauf-Erkr.) zu Atembeschwerden führen; nach mehrstündiger körperl. Aktivität in belasteter Außenluft (>0,16 mg/m^3) kann es auch bei gesunden Personen zu Veränderungen von Lungenfunktionsparametern u. entzündl. Reaktionen des Lungengewebes kommen. Asthmaanfälle nehmen bei Konz. ≥0,24 mg/m^3 zu. **Richtwerte:** Ab einer Konz. von 0,18 mg/m^3 sollen empfindl. u. gefährdete Personen (ab 0,36 mg/m^3 alle anderen) anstrengende Tätigkeiten im Freien vermeiden; MIK: 0,12 mg/m^3 (Halbstundenwert). Vgl. Smog.

P

p: 1. (physik.) Formelzeichen für Druck*; 2. Vorsatzzeichen für Piko- (Faktor 10^{-12}); s. Einheiten (Tab. 3 dort); 3. (statist.) Abk. für (engl.) *probability;* Wahrscheinlichkeit*.

p53: Gen (Genlocus 17p13.1), dessen Produkt bei DNA-Schädigung zum Anhalten des Zellzyklus* in der G_1-Phase (in der DNA-Reparaturen mögl. sind) bzw. zur Apoptose* führt; vgl. Tumorsuppressorgene; Li-Fraumeni-Syndrom.

P: 1. (chem.) Symbol für Phosphor*; 2. (physik.) Formelzeichen für Leistung*; 3. (klin.) Abk. für Puls*; 4. (serol.) Symbol für P*-Blutgruppen; 5. (statist.) Abk. für Perzentil; s. Quantil; 6. Vorsatzzeichen für Peta (Faktor 10^{15}).

P 300: Abk. für Potential nach 300 ms; s. Potentiale, akustisch evozierte.

Pa: 1. (chem.) Symbol für Protactinium*; 2. (physik.) Einheitenzeichen für Pascal*.

p.-a.: Abk. für (röntg.) posterior-anterior; Strahlengang von hinten nach vorn.

PA: 1. Abk. für Primäraffekt der Syphilis*; 2. Abk. für Pulmonalarterie.

PAA-Gel *n:* Kurzbez. für Polyacrylamidgel; s. Elektrophorese.

Paar|bildung: (engl.) *pair emission;* einer der Wechselwirkungsprozesse ionisierender Photonenstrahlung mit Materie; Photonen* mit einer Energie von mind. der 2-fachen Ruheenergie eines Elektrons ($2 \cdot 511$ keV $= 1{,}022$ MeV) können sich im Feld des Atomkerns od. der Hüllenelektronen spontan in ein Elektron/Positron-Paar umwandeln. Es entsteht also Materie aus Energie. Das Positron zerstrahlt anschließend beim Zusammentreffen mit einem Elektron wiederum zu Energie (Paarvernichtung*). P. tritt v. a. bei der Strahlentherapie mit ultraharter Röntgenstrahlung auf, die mit Hilfe von Teilchenbeschleunigern erzeugt wird.

Paar|psycho|therapie (Psych-*) *f:* (engl.) *partner therapy;* psychotherap. Maßnahmen zur Beeinflussung psych. od. psychosomat. Symptome inf. ungelöster (z. T. unbewusster od. sprachlos gewordener) Konflikte u. Verstrickungen in einer Paarbeziehung; **Formen: 1.** analyt. P.: Versprachlichung u. Förderung des Verstehens somatisierter Affekte u. unbewusster Konflikte; **2.** system. P.: s. Psychotherapie, systemische; **3.** psychodramat. P.: s. Psychodrama; **4.** verhaltenstherap. P.: Einüben neuer Verhaltensweisen i. R. eines von beiden Partnern vereinbarten Therapievertrags. Vgl. Sexualtherapie.

Paar|vernichtung: (engl.) *pair destruction;* syn. Paarzerstrahlung; Umwandlung der Ruhemasse eines Elementarteilchen/Antiteilchen-Paars (z. B. Elektron/Positron) in die Energie zweier Gammaquanten (je 511 keV); vgl. Vernichtungsstrahlung.

PAB: Abk. für p-Aminobenzoesäure*.

PABA: Abk. für (engl.) *para-aminobenzoic acid;* p-Aminobenzoesäure*; vgl. NBT-PABA-Test.

Pacchioni-Granulationen (Antonio P., Anat., Rom, 1665–1726; Granulum*) *f pl:* s. Arachnoidea mater, Foveolae granulares.

Pace|maker (engl. Schrittmacher): s. Herzschrittmacher.

Pace|maker-Twiddler-Syn|drom (↑; engl. *to twiddle* herumdrehen) *n:* durch Rotation eines künstl. Herzschrittmachers* verursachte Sondendislokation mit Verdrehung od. Bruch der Elektrodensonde; **Urs.:** z. B. unzureichend fixiertes Aggregat, ausfahrende Armbewegungen.

Pachy-: Wortteil mit der Bedeutung dick, fest, hart; von gr. παχύς.

Pachy|akrie (↑; Akr-*) *f:* (engl.) *acropachyderma;* syn. Pachydaktylie; abnormes Dickenwachstum der Finger u. Zehen; vgl. Akromegalie.

Pachy|dermia laryngis (↑; Derm-*) *f:* Pachydermie im Bereich des Larynx; **Formen: 1.** P. l. circumscripta bzw. P. l. verrucosa: umschriebene, warzenförmige Epithelwucherung auf den Stimmlippen; **2.** P. l. diffusa: ausgebreitete Verdickung des Epithels u. des Bindegewebes des Larynx; **Urs.:** chron. Entz.; Präkanzerose (Kontrollen); **Ther.:** evtl. prophylakt. Entfernung mit Mikrolaryngoskopie.

Pachy|dermie (↑; ↑) *f:* (engl.) *pachyderma;* Pachydermia; angeb. Verdickung aller Hautschichten; s. Elephantiasis.

Pachy|dermo|peri|ostose (↑; ↑; Periost*; -osis*) *f:* (engl.) *pachydermoperiostosis;* syn. Touraine-Solente-Golé-Syndrom; autosomal-dominant erbl., androtrope Erkr. der Haut u. Röhrenknochen; **Klin.:** Beginn in der Pubertät; Verdickung der Haut an Kopf u. Extremitäten (Cutis verticis gyrata), Periostose, diffuse Osteosklerose mit Verknöcherung der Bänder, Osteoarthropathie, oft Trommelschlägelfinger* u. Uhrglasnägel*, Seborrhö* des Gesichts, Hyperhidrose*.

Pachy|gyrie (↑; gr. γῦρος Windung, Kreis) *f:* (engl.) *pachygyria;* Fehlbildung des Gehirns mit in der Zahl reduzierten, verdickten u. plumpen Hirnwindungen; vgl. Agyrie.

Pachy|meningitis (↑; Mening-*; -itis*) *f:* (engl.) *pachymeningitis;* Entz. der Dura* mater (Pachymeninx); s. Meningitis.

Pachy|meningitis cervicalis hyper|trophica (↑; ↑; ↑) *f:* (engl.) *hypertrophic cervical pachymeningitis;* syn.

Pachymeningitis externa

idiopathische hypertrophische Pachymeningitis; chron.-proliferative Meningitis der zervikalen Dura mater mit chron. Entzündungsreaktion u. Bindegewebehyperplasie ohne nachweisbare infektiöse, paraneoplastische od. autoimmune Urs.; **Sympt.**: Wurzelirritationssyndrom*; evtl. Sympt. einer Querschnittläsion, Syringomyelie*; **DD**: symptomatische Formen bei Tuberkulose*, Syphilis*, Pilzinfektion, Lymphom* u. a. Neoplasien, Kollagenosen*, Vaskulitis.

Pachy|meningitis ex̱terna (↑; ↑; ↑) *f*: (engl.) *external pachymeningitis*; Entz. der Außenfläche der Dura mater, evtl. kombiniert mit Epiduralabszess*.

Pachy|meningitis haemor|rhagica inte̱rna (↑; ↑; ↑) *f*: (engl.) *pachymeningitis haemorrhagica interna*; veraltete Bez. für chron. Subduralhämatom*.

Pachy|me̱ninx (↑; ↑) *f*: Dura* mater.

Pachy|metri̱e (↑; Metr-*) *f*: (engl.) *pachymetry*; Verf. zur Messung der Hornhautdicke (s. Cornea); meist mit spez. Ultraschallgeräten od. opt. durchgeführt; **Ind.**: refraktive Eingriffe an der Hornhaut (s. Chirurgie, refraktive), z. B. Lasik* od. Lasek*.

Pachy|onychi̱a con|ge̱nita (↑; Onych-*) *f*: (engl.) *pachyonychia congenita*; autosomal-dominant, selten auch rezessiv erbl. Verhornungsstörung; **Ätiol.**: Typ I (syn. Jadassohn-Lewandowsky-Syndrom): Mutationen im Gen für Keratin-16 (KRT16-Gen, Genlocus 17q12-q21) od. KRT6A-Gen (Genlocus 12q13); Typ II (syn. Jackson-Lawler-Syndrom): Mutationen im KRT17- (codiert für Keratin-17, Genlocus 17q12-q21) od. KRT6B-Gen (Genlocus 12q13); **Sympt.**: Typ I (am häufigsten): verdickte, stark gekrümmte Nägel (s. Abb.), palmo-plantare Keratose, fleckige Hautpigmentierungen, Leukoplakien der Schleimhäute; Typ II: palmo-plantare Keratose mit Erosionen, Hyperhidrose u. Blasenbildung, Steatokystoma multiplex u. angeb. Zähne.

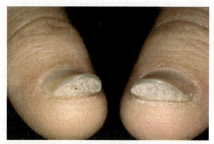

Pachyonychia congenita: Fingernägel bei Typ I [143]

Pachy|onychi̱e (↑; ↑) *f*: (engl.) *pachyonychia*; Verdickung des Nagels; vgl. Onychogryposis, Skleronychie.

Pachy|osto̱se (↑; Ost-*, -osis*) *f*: (engl.) *pachyostosis*; Hyperostose* mit Osteosklerose.

Pachy|tän (↑; gr. ταινία Streifen, Band) *n*: (engl.) *pachytene*; Stadium der 1. meiot. Teilung, in dem das Crossing*-over stattfindet; s. Meiose.

Pachy|ze̱phalus (↑; Keph-*) *m*: s. Stenozephalie.

Pacini-Körperchen (Filippo P., Anat., Florenz, 1812–1883): s. Vater-Pacini-Lamellenkörperchen.

Packing (engl. Tamponieren): notfallmäßige Blutstillung* im Abdomen durch Kompression eines rupturierten Organs mit Bauchtüchern i. S. einer Tamponade; Entfernung i. R. einer Second-look-Operation nach 24–48 Std.; **Anw.**: z. B. bei Leberruptur*. Vgl. damage control.

Packung: (engl.) *package, pack*; kalte od. heiße Ganz-, Dreiviertel- (Arme u. Schulter frei bleibend) od. Teilpackung (vgl. Kompresse) mit nassen Tüchern (Wickel), Peloiden od. anderen Substanzen (z. B. Quark, Kartoffeln); Temp. bei kalter P. 12–18 °C, bei heißer P. 40–50 °C; **Wirkung**: Hyperämie, Analgesie, warme P. auch resorptionsfördernd u. muskelrelaxierend.

Packungs|jahr: durchschnittlich gerauchte Zigarettenpackungen pro Tag multipliziert mit Raucherjahren; vgl. Bronchialkarzinom, Bronchitis.

Paclitaxel (INN) *n*: (engl.) *paclitaxel*; Taxan*; Zytostatikum*, wie Docetaxel* ein Mitosehemmstoff* (Spindelgift*); **Wirkungsmechanismus**: Hemmung der mikrotubulären Depolymerisation; **Ind.**: z. B. Ovarialkarzinom, metastasierendes Mammakarzinom, fortgeschrittenes nichtkleinzelliges Bronchialkarzinom, AIDS-assoziiertes Kaposi*-Sarkom; **Kontraind.**: schwere Leberfunktionsstörung, Neutropenie; Stillzeit; **UAW**: schwere Überempfindlichkeitsreaktion, Knochenmarkssuppression, periphere Polyneuropathie, Anämie.

PAD: Abk. für (engl.) *Public Access Defibrillation*; s. Defibrillation.

PADAM: Abk. für (engl.) *partial androgen deficiency in the aging male*; veraltete Bez. für Altershypogonadismus* des Mannes.

Pad Test: Windeltest*.

Päd|a|trophi̱e (gr. παῖς Kind; Atrophie*) *f*: (engl.) *pedatrophia*; Auszehrung der Kinder durch rezidiv. Ernährungsstörungen, z. B. chron. Malnutrition*, Maldigestion*, Malabsorption*; vgl. Dystrophie.

Päd|audio|logi̱e (↑; Audi-*; -log*) *f*: (engl.) *pediatric audiology*; HNO-Teilgebiet, das sich mit Diagn. u. Ther. angeborener u. erworbener Hörstörungen im Säuglings- u. Kleinkindesalter unter Anw. besonderer diagn. Meth. beschäftigt; **Verf.**: 1. Reflexaudiometrie: Schreckreaktion, Lidschlag od. Kopfwendung zur Schallquelle bei lautem Geräusch; bis zum 2. Lj.; 2. Spielaudiometrie: beim Wahrnehmen eines Prüftons soll das Kind eine Spielhandlung ausführen; ab 3. Lj.; 3. Impedanzaudiometrie*; 4. Ableitung akustisch evozierter Potentiale*; 5. Ableitung otoakustischer Emissionen*. Verf. der konventionellen Audiometrie* erst im Schulalter anwendbar. Vgl. Schwerhörigkeit.

Päd|iatri̱e (↑; -iatr-*) *f*: (engl.) *pediatrics, pediatry*; Kinderheilkunde, heute Kinder- u. Jugendmedizin; Fachgebiet der Medizin, das sich mit Diagn. u. Ther. von Erkr. im Kindes- u. Jugendalter befasst; vgl. Sozialpädiatrie.

Päd|olo̱gie (↑; -log*) *f*: (engl.) *pedology*; Lehre von der physiol. u. psych. Entwicklung des Kindes u. dem Wachstum mit seinen veränderlichen Daten.

Pädo|phili̱e (↑; -phil*) *f*: (engl.) *pedophilia*; Bez. für ein als Paraphilie* eingeordnetes abweichendes Sexualverhalten, bei dem sexuelle Erregung u. Befriedigung überwiegend od. ausschließl. durch sexuelle Handlungen mit Kindern unter 14 Jahren erreicht werden; wissenschaftl. ist der Begriff nur anwendbar auf mind. 16-Jährige, die Kontakt mit mind. 5 Jahre jüngeren Personen suchen; i. e. S.

richtet sich P. ausdrücklich auf vorpubertäre Kinder. Vgl. Missbrauch, sexueller.
Pärchen|egel: Schistosoma*.
Pätau-Syn|dro**m** (Klaus P., Humangenet., Madison) *n*: Trisomie* 13.
PAF: Abk. für **p**lättchen**a**ktivierender **F**aktor; (engl.) *PAF (platelet activating factor)*; Phospholipid, das als inter- u. intrazellulärer Mediator die Zell-Zell-Kommunikation vermittelt; wird produziert von Zellen, die an inflammator. Reaktionen beteiligt sind, d. h. Monozyten, Makrophagen, neutrophile, eosinophile u. basophile Granulozyten, Thrombozyten, Mastzellen u. Endothelzellen; Wirkung auf Effektorzellen über PAF-Rezeptoren; vermittelt die Aktivierung u. Aggregation von Thrombozyten sowie Aktivierung, Adhärenz u. Chemotaxis von Leukozyten, die Kontraktion glatter Muskelzellen mit konsekutiver Broncho- u. Vasokonstriktion (dosisabhängig z. T. auch Vasodilatation), erhöht die Gefäßpermeabilität (Ödembildung) u. wirkt am Herzen negativ inotrop u. arrhythmogen; spielt eine wichtige Rolle in der Pathogenese entzündl. u. allerg. Reaktionen.
PAG: Abk. für (engl.) **p**regnancy **a**ssociated **g**lycoprotein; SP*-3.
PAGE: Abk. für **P**oly**a**crylamid**g**el*-**E**lektrophorese.
Page-Niere: (engl.) *Page kidney*; Niere mit komprimiertem Parenchym durch ein intrakapsuläres (organisiertes) Hämatom*; löst renale Hypertonie (wahrscheinl. durch Aktivierung des Renin*-Angiotensin-Aldosteron-Systems) aus.
Paget-Krankheit (Sir James P., Chir., London, 1814–1899): **1.** (engl.) *Paget's disease*; syn. Ostitis* deformans Paget; **2.** sog. Krebsekzem der Brust, Paget-Krebs; sehr seltene, meist einseitig auftretende, langsam progrediente, ekzemähnl. Veränderung der (weibl.) Brustwarze u. des Warzenhofs durch intraepidermale Ausbreitung von Zellen eines intraduktalen Adenokarzinoms* der Milchdrüsenausführungsgänge (Paget*-Zellen), bei Männern selten; **Sympt.:** initial scharf u. unregelmäßig begrenzter, rundl. Herd mit geröteter, schuppender, nässender, evtl. krustöser Oberfläche unter subjektiver Beschwerden, bei längerem Bestand sinkt die Brustwarze ein (palpabler retromamillärer Tumor); ggf. tritt gleichzeitig ein Mammakarzinom* durch Einwachsen in den Milchdrüsenkörper auf, gelegentl. Metastasierung in regionale Lymphknoten; **Sonderform:** extramammäre P.-K.: sehr seltenes Karzinom der Ausführungsgänge apokriner Schweißdrüsen im Anogenitalbereich, in den Achselhöhlen u. periumbilikal; bei anogenitaler Lok. auch gleichzeitig Genital- od. Intestinaltumoren; **Ther.:** chir. Exzision über Ekzemrand hinaus mit Schnittrandkontrolle; **Progn.:** inf. langsamen Wachstums bei rechtzeitiger (chir.) Ther. günstiger als beim Mammakarzinom; **DD:** Ekzem*, Scabies*, Bowen*-Krankheit.
Paget-von Schrötter-Syn|dro**m** (↑; Leopold Sch. Ritter von Kristelli, Int., Laryngol., Wien, 1837–1908) *n*: (engl.) *Paget-von Schroetter syndrome*; syn. Armvenenthrombose, Achselvenenthrombose, Effort-Thrombose; spontane Thrombose* im Bereich der V. subclavia od. V. axillaris mit Prädilektionsstelle im Bereich der Enge zw. Schlüsselbein u. 1. Rippe; **Urs.:** meist Endothelläsion durch forcierte Belastung des betroffenen Arms bei sportl. Betätigung (z. B. Schwimmen, Tennisspielen, Gewichtheben), anhaltende Kompression der Vene z. B. beim Autofahren, während des Schlafs, aber auch ohne erkennbare Urs.; **Klin.:** geschwollener u. oft livide verfärbter Arm mit Schwere- u. Spannungsgefühl, gefüllte oberflächl. Oberarmvenen, Druckgefühl in der Achsel; **Ther.:** bei ausbleibender spontaner Rückbildung Thrombolyse* od. Thrombektomie*.
Paget-Zellen (↑; Zelle*): (engl.) *Paget cells*; für die Paget*-Krankheit typ., große Zellen mit großem Zellkern u. hellem, glykogenhaltigem Zytoplasma; wachsen u. wandern zunächst im Stratum germinativum der Epidermis* u. durchbrechen nach Dedifferenzierung erst spät die Basalmembran.
PAGGS-M-Ad|ditiv|lösung: Kurzbez. für saure **P**hosphate, **A**denin, **G**uanin, **G**lukose, **S**orbit-**M**annitol-Additivlösung; Stabilisator* für Blutkonserven; ermöglicht 42- bis 49-tägige Lagerung von Erythrozytenkonzentraten*. Vgl. SAGM-Additivlösung.
-pagus: Wortteil mit der Bedeutung das Zusammengefügte, Festgewordene; von gr. πάγος.
PAH: 1. (kardiol.) Abk. für **p**ulmonal**a**rterielle **H**ypertonie; s. Hypertonie, pulmonale (Tab. dort); **2.** (chem.) Abk. für **p**-**A**mino**h**ippursäure; **3.** (toxikol.) Abk. für (engl.) **p**olycyclic **a**romatic **h**ydrocarbons; s. Kohlenwasserstoffe, polycyclische aromatische.
PAH-Clearance *f*: Kurzbez. für **p**-**A**mino**h**ippursäure-Clearance; s. Clearance.
PAI: 1. Abk. für (engl.) **p**roximalisation of **a**rterial **i**nflow; Operationsverfahren zur Ther. der Überfunktion eines Shunts* zur Hämodialyse mit Mangeldurchblutung der Hand (Steal*-Phänomen); **Prinzip:** Drosselung der Shuntdurchblutung durch Verlegung des arteriellen Zustroms auf körperstammnahen Abschnitt der Armarterie (Proximalisation); vgl. DRIL; **2.** Abk. für **P**lasminogenaktivator*-**I**nhibitoren.
Paido|patho|logie (gr. παῖς Kind; Patho-*; -log*) *f*: (engl.) *paidopathology*; Teilgebiet der Pathologie*, das die Lehre von der Pathologie der Plazenta, des Embryos u. Feten sowie Fehlbildungen, Infektionen, Tumoren u. Stoffwechselerkrankungen in Perinatalzeit, Kindheit u. Adoleszenz umfasst.
painful arc (engl.): Schmerzen in der Schulter bei aktiver Armabduktion (insbes. gegen Widerstand) innerh. ca. 60–120° bei Impingement*-Syndrom od. 140–180° bei Affektion des Akromioklavikulargelenks; vgl. Periarthropathia humeroscapularis.
PAIR: Abk. für **P**unktion, **A**spiration, **I**nstillation, **R**easpiration; Verf. zur Behandlung z. B. einer Echinokokkose* durch Echinococcus* granulosus.
PAK: 1. (intensivmed.) Abk. für **P**ulmonal**a**rterien**k**atheter; s. Pulmonaliskatheter; **2.** (chem.) Abk. für **p**olycyclische **a**romatische **K**ohlenwasserstoffe*.
Palade-Gra**nula** (George E. P., Anat., Zytol., New York, geb. 1912; Granula*) *n pl*: Ribosomen*.
Palaeo|cerebellum (gr. παλαιος alt; Cerebello-*) *n*: (engl.) *paleocerebellum*; phylogenet. alter Teil des Cerebellums*; besteht aus Ala lobuli centralis,

Palaeocortex

Culmen, Lobus centralis, Lobus quadrangularis, Uvula, Pyramis.

Palaeo|cortex (↑; Cort-*) m: s. Allocortex.

Palaeo|striatum (↑; lat. striatus gestreift) n: s. Globus pallidus.

palatinal (Palatum*): (engl.) palatal; gaumenwärts.

Palatinose f: (engl.) palatinose; syn. Isomaltulose; Disaccharid aus α-1,6-glykosid. verbundener Glukose u. Fruktose; hydriert: Isomalt*; vgl. Saccharose; Süßstoffe.

Palato|plastik (Palatum*; -plastik*) f: (engl.) palatoplasty; op. Verschluss einer Gaumenspalte*.

Palato|schisis (↑; gr. σχίσις Spaltung) f: Gaumenspalte*.

Palatum (lat.) n: Gaumen.

Palatum durum (↑) n: der vordere, harte Teil des Gaumens.

Palatum molle (↑) n: der weiche Gaumen, hinterer Teil des Gaumens (Gaumensegel).

Palifermin n: (engl.) palifermine; rekombinanter humaner KGF* aus der Gruppe der Fibroblastenwachstumsfaktoren (FGF*) zur i. v. Anw., dem zur Stabilitätsverbesserung die ersten 23 N-terminalen Aminosäuren des natürl. Vorbilds fehlen; **Wirkung:** schnellere Heilung bestehender Ulzera durch verbesserte Ausbildung von Granulationsgewebe; **Ind.:** Patienten mit hämat. malignen Erkr., die vor autologer Stammzelltransplantation* eine myeloablative Radiochemotherapie mit hoher Inzidenz für schwerwiegende Stomatitis erhalten; **UAW:** Hautausschlag, Fieber, Juckreiz, Schmeckstörung, Schwellung im Mund- u. Rachenraum (reversibel).

Pali|lalie (gr. πάλιν wieder; λαλεῖν reden) f: (engl.) palilalia; Bez. für mehrfache unwillkürl. Wiederholung von Silben, Wörtern od. Satzteilen; **Vork.:** z. B. bei postenzephalitischem Syndrom*, Parkinson*-Syndrom od. Demenz*; **DD:** Stottern* (Sympt. bestand schon vor der neurol. Erkrankung).

Palin|opsie (↑; Op-*) f: (engl.) palinopsia; syn. visuelle Perseveration; Form der visuellen Illusion* mit Bestehenbleiben od. wiederholtem Auftreten der Wahrnehmung eines visuellen Reizes nach dessen Entfernung; **Vork.:** in amblyopen od. ausgefallenen Gesichtsfeldbereichen nach Okzipitalhirnschädigung.

Paliperidon n: (engl.) paliperidon; atyp. Neuroleptikum* (9-Hydroxy-Risperidon-Racemat); aktiver Metabolit von Risperidon*; **Ind.:** Schizophrenie*.

Palivizumab (INN) n: (engl.) palivizumab; Virostatikum*; humanisierter monoklonaler Antikörper gegen Respiratory*-syncytial-Virus (Abk. RSV), der das Eindringen des Virus in die Zelle verhindert; **Ind.:** Infektionsschutz Frühgeborener u. immungeschwächter Säuglinge bzw. von Kindern <2 Jahre mit Risikofaktoren (hämodynamisch signifikante Herzfehler, vorausgegangene Behandlung einer bronchopulmonalen Dysplasie); **UAW:** Fieber, Exanthem, Nervosität, Diarrhö, Inf. der oberen Atemwege.

Palladium n: (engl.) palladium; chem. Element, Symbol Pd, OZ 46, rel. Atommasse 106,4; zur Gruppe der Platinmetalle gehörendes 2- u. 4-wertiges Edelmetall; **Verw.:** in der Zahnmedizin als Basismetall für Edelmetall-Dentallegierungen.

Pall|ästhesie (gr. πάλλειν schwingen; -ästhesie*) f: Vibrationsempfindung*.

Pall|an|ästhesie (↑; Anästhesie*) f: (engl.) pallanesthesia; Fehlen der Vibrationsempfindung; vgl. Sensibilitätsstörungen.

Pall|hyp|ästhesie (↑; Hyp-*; -ästhesie*) f: (engl.) pallhypesthesia; herabgesetzte Vibrationsempfindung; vgl. Sensibilitätsstörungen.

palliativ (lat. palliare mit einem Mantel bedecken): Beschwerden einer Krankheit lindernd, z. B. schmerzlindernd, Geborgenheit u. Wärme vermittelnd; vgl. kurativ.

Palliative Care: (engl.) palliative care; nach WHO (2002) ein Ansatz zur Verbesserung der Lebensqualität von Pat. u. ihren Angehörigen, die mit Problemen konfrontiert sind, welche mit einer lebensbedrohlichen Krankheit einhergehen; Vorbeugen u. Lindern von Leiden durch frühzeitige Erkennung, sorgfältige Einschätzung u. Behandlung von Schmerzen sowie anderen Problemen körperl., psychosozialer u. spiritueller Art; **Palliative Care Team** (Abk. PCT) besteht aus entspr. qualifizierten Ärzten u. Pflegefachkräften. **Hinweis:** Palliativpflege bezeichnet das pflegerische Fachwissen u. Vorgehen i. R. von P. C. Vgl. Palliativversorgung; Palliativmedizin.

Palliativ|medizin (↑) f: (engl.) palliative medicine; Teilgebiet der Medizin, das traditionelle med. Aufgaben mit neuen Erkenntnissen der Wissenschaft bei Pat. mit inkurablen, weit fortgeschrittenen u. progredienten Krankheiten mit begrenzter Lebenserwartung integriert; oberste Priorität in der Behandlung ist das Erreichen u. die Sicherstellung der bestmöglichen Lebensqualität der Betroffenen unter Einbeziehung des sozialen Umfeldes. In einem interdisziplinären Team (Ärzte, Pflegende, Sozialarbeiter, Geistliche u. Angehörige) wird in enger Zusammenarbeit mit dem Pat. ein therap. Konzept erarbeitet, das die Linderung der Leiden u. die Begleitung des Pat. bis zum Tod in den Vordergrund stellt. Vgl. Palliative Care; Hospiz; Sterbehilfe.

Palliativ|operation (↑) f: (engl.) palliative surgery; Operation* zur Erhaltung vitaler Funktionen u. zur Beseitigung best. Symptome, ohne die zugrunde liegende Erkr. beseitigen zu können; z. B. Anlegen eines Anus praeternaturalis bei inoperablem Rektumkarzinom.

Palliativ|station (↑) f: (engl.) palliative care unit; stationäre Behandlungseinrichtung für Palliativmedizin* mit einem multiprofessionellen Team aus spez. qualifizierten Ärzten, Pflegern, Sozialarbeitern, Seelsorgern, Psychologen u. Therapeuten, ehrenamtlichen Hospizhelfern; Zusammenarbeit u. a. mit Hausärzten, ambulanten Pflege- u. Hospizdiensten*, stationären Hospizen*, med. Zentren, anderen Krankenhausabteilungen.

Palliativ|versorgung (↑): (engl.) palliative care; Versorgung von Pat. mit inkurablen, weit fortgeschrittenen u. progredienten Krankheiten mit dem Ziel, deren Lebensqualität u. die Selbstbestimmung so weit wie möglich zu erhalten, zu fördern u. zu verbessern u. ihnen ein menschenwürdiges Leben bis zum Tod in ihrer gewohnten Umgebung, in Hospizen od. auf Allgemeinstationen in Krankenhäusern zu ermöglichen; **Einteilung:**

1. allgemeine P. (Abk. APV): durch Leistungserbringer der Primärversorgung (v. a. niedergelassenen Haus- u. Fachärzte, ambulante Pflegedienste, Mitarbeiter in stationären Pflegeeinrichtungen u. auf Allgemeinstationen in Krankenhäusern) mit palliativmed. Basisqualifikation (bei Ärzten voraussichtl. ein 40-stündiger Basiskurs); **2. spezialisierte P.** (Abk. SPV): Palliativpatienten u. deren Angehörige, wenn die Intensität od. Komplexität der aus dem Krankheitsverlauf resultierenden Probleme den Einsatz eines Palliative* Care Teams od. Einweisung auf Palliativstation* od. in stationäres Hospiz* erforderl. macht (seit 2007 Anspruch nach §§ 37b u. 132d SGB V); erfolgt i. d. R. im Rahmen einer ausschließlich od. primär auf Hospiz- u. Palliativversorgung ausgerichteten Versorgungsstruktur (ambulanter Hospizdienst*, stationäre Hospize, Palliativstationen, Palliativkonsiliardienste in stationären Einrichtungen sowie Palliative Care Teams im ambulanten Sektor); medizinisch-pflegerische Versorgung mit enger Einbindung physiotherapeutischer, psychol., sozialarbeiterischer u. seelsorgerischer Kompetenz. Das Team führt regelmäßige multiprofessionelle Teamsitzungen u. Fallbesprechungen durch u. arbeitet eng mit den Strukturen der Primärversorgung (z. B. niedergelassene Ärzte, Pflegedienste, Allgemeinstationen in Krankenhäusern, stationäre Pflegeeinrichtungen) zusammen. **a)** spezialisierte ambulante P. (Abk. SAPV): wird i. d. R. von Palliative Care Teams erbracht u. kann als alleinige Beratungsleistung, Koordinationsleistung, additiv unterstützende Teilversorgung od. vollständige Patientenversorgung verordnet werden; **b)** spezialisierte stationäre P. (Abk. SSPV): wird von Palliativstationen u. Palliativ-Konsiliardiensten in Krankenhäusern sowie stationären Hospizen angeboten.

Pallidum (lat. pallidus blass) *n*: Globus* pallidus.

Pallidum|a|trophie, pro|gressive (↑; Atrophie*) *f*: (engl.) *juvenile paralysis agitans of Hunt*; syn. Hunt-Syndrom, juvenile Form der Paralysis agitans; sporadisch auftretende u. autosomal-dominant erbl. Degeneration des Globus* pallidus, die sich meist zwischen 5. u. 15. Lj. manifestiert u. auf das Pallidum beschränkt bleibt (reine p. P.) od. im Verlauf auf den Nucleus subthalamicus (Pallidum-Luys-Atrophie) od. andere Basalganglien übergreifen kann (erweiterte p. P.); **Sympt.**: zu Beginn häufig choreoathetotische u. dystone Bewegungsstörungen (oft einseitig), nach Jahren auch Rigor, Tremor u. Bradykinese; **Progn.**: Tod meist im 3. od. 4. Lebensjahrzehnt.

Pallister-Teschler-Nicola-Killian-Syn|drom (Phil D. P., Päd., Humangenet., Helena, Montana, geb. 1920) *n*: Tetrasomie* 12p.

Pallium (lat.) *n*: (engl.) *pallium*; (Hirn-)Mantel; die Basalganglien u. das Diencephalon umhüllende Anteile der Großhirnhemisphären (Rinde u. Mark); morphol. Einteilung in Palaeo- u. Archi- u. Neopallium.

Pallor (lat.) *m*: Blässe, Bleichheit.

Palma (lat.) *f*: (engl.) *palm*; Handfläche.

Palma-Operation *f*: (engl.) *Palma operation*; syn. Crossover-Plastik; venöse Umgehungsplastik bei einseitigem Beckenvenenverschluss (z. B. inf. Be-

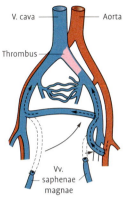

Palma-Operation: femoro-femoraler In-situ-Venen-Bypass für die Korrektur von Beckenvenenverschlüssen in Kombination mit einer temporären arteriovenösen Fistel (Korbhenkel-Shunt)

ckenvenenthrombose*; s. Abb.); **Technik**: Ziehen der V. saphena magna des nicht betroffenen Beins oberh. der Symphyse durch einen subkutanen Tunnel auf die andere Seite u. Inplantation in die V. femoralis communis (venöse Drainage der gestauten Extremität zur gesunden Seite); zum Offenhalten des Venentransplantats Anlage einer arteriovenöse Fistel (sog. Korbhenkel-Shunt) peripher der Anastomosierung mit der V. femoralis für etwa 3–6 Monate.

palmar (lat.): palmaris; zur Hohlhand gehörend, die Hohlhand betreffend.

Palmar|apo|neurose (↑; Apo-*; Neur-*; -osis*) *f*: (engl.) *palmar aponeurosis*; syn. Aponeurosis palmaris; fächerförmige Sehnenplatte in der Hohlhand; Fortsetzung der Sehne des Musculus* palmaris longus.

Palmar|erythem (↑; Erythem*) *n*: (engl.) *palmar erythema*; Rötung der Handinnenfläche, bes. am Daumen- u. Kleinfingerballen; **Vork.**: als sog. Leberhautzeichen* bei chron. Hepatitis u. Leberzirrhose, Glukokortikoid-Langzeittherapie, Kollagenosen, rheumatoider Arthritis, erhöhtem Stoffwechsel (Sepsis, Hyperthyreose, Schwangerschaft) u. Nicotinkonsum.

Palmar|kon|traktur (↑; Kontrakt-*) *f*: s. Dupuytren-Krankheit.

Palmar|re|flex (↑; Reflekt-*) *m*: palmarer Greifreflex; s. Reflexe, frühkindliche.

palmatus (lat.): palmenzweigähnlich.

Palmitin|säure: (engl.) *palmitic acid*; Hexadekansäure; $C_{15}H_{31}COOH$; gesättigte Fettsäure, die Bestandteil natürl. Fette* ist; wichtigste Fettsäure im Surfactant*.

Palmo|mental|re|flex (Palma*; lat. mentum Kinn; Reflekt-*) *m*: pathol. Fremdreflex; s. Reflexe.

Palmo|plantar|keratosen, hereditäre (↑; lat. plantaris zur Fußsohle gehörig; Kerat-*; -osis*) *fpl*: (engl.) *hereditary palmoplantar keratoses*; syn. Keratoma palmare et plantare hereditarium, Tylosis palmaris et plantaris; meist von Kindheit an bestehende Hyperkeratosen* an Handflächen u. Fuß-

Palmure

Palmoplantarkeratosen, hereditäre

Morphologie	Vererbung	isolierte Formen	Formen mit assoziierten Symptomen
diffus	autosomal-dominant (Genlocus 17q12-q21, Mutationen im Keratin-9-Gen)	Unna-Norbotten, Vörner-Thost, Greither	Vohwinkel, Howel-Evans, Huriez, Clouston, Olmsted
	autosomal-rezessiv	Mal de Meleda, Gamborg-Nielsen	Papillon-Lefèvre, Bureau, Barriere-Thomas
insel- bzw. streifenförmig	autosomal-dominant	Keratosis palmoplantaris areata et striata, Keratosis palmoplantaris nummularis	Richner-Hanhart, Pachyonychia congenita, fokales palmoplantares und orales Mukosa-Hyperkeratose-Syndrom
	autosomal-rezessiv		Jakac-Wolf
papulös	autosomal-dominant	Keratosis palmoplantaris punctata, Akrokeratoelastoidosis, fokale akrale Hyperkeratosis	
	autosomal-rezessiv		Schöpf-Schulz-Passage

sohlen mit versch. Erbgang; **Einteilung:** in diffuse u. umschriebene sowie transgrediente (Übergreifen auf Hand- u. Fußrücken, Knöchel, Knie, Ellenbogen) u. nichttransgrediente Formen (s. Tab.) mit od. ohne assoziierte Sympt. (u. a. Zahn-, Nagelveränderungen); **Kompl.:** bakterielle u. mykotische Infektion; **Ther.:** topisch: Keratolytika (Salicylsäure, Harnstoff), Milchsäure, Polyethylenglykol (Okklusivverband); systemisch: Retinoide (mit Ausnahme von keratolyt. Formen wie Typ Vörner).

Palmure (franz. Schwimmhaut): (engl.) *penis palamatus*; angeb. Anomalie des Penis mit Ansatz der Skrotalhaut nicht an der Radix, sondern an den vorderen ventralen Abschnitten des Penis; verursacht eine Behinderung der Erektion*.

Palonosetron (INN) *n*: (engl.) *palonosetrone*; selektiver Serotonin-5-HT₃-Rezeptor-Antagonist (Serotonin*-Antagonist); **Ind.:** Antiemetikum* zur Prävention von Zytostatika induziertem Erbrechen; **UAW:** Kopfschmerz, Obstipation.

PALP: Abk. für **P**yridox**alp**hosphat; s. Pyridoxin.

Palpation (lat. palpare tasten) *f*: Untersuchung durch Betasten.

Palpebrae (lat.) *fpl*: (engl.) *eyelids*; Augenlider; die Lidspalte begrenzende Hautfalten mit Lidplatten (Tarsus sup., inf.) als Stützgerüst, Drüsen (Glandulae tarsales, ciliares, sebaceae) u. Muskeln (Mm. orbicularis oculi, tarsalis sup., inf.) sowie Haaren (Cilia) an der Lidkante.

Palpitation (lat. palpitatio Zucken) *f*: (engl.) *(heart) palpitation*; (lat.) Palpitatio cordis; syn. Kardiopalmus, Herzpalpitation; sog. Herzklopfen, Herzjagen, Herzrasen; Bez. für die subjektive, oft unangenehme Empfindung verstärkter, meist beschleunigter u. unregelmäßiger Herzaktionen; **Urs.:** u. a. funkt. u. vegetative Störungen, hyperkinet. Herzsyndrom, Herzrhythmusstörungen, Erkr. mit erhöhtem Herzminutenvolumen (z. B. Aortenklappeninsuffizienz, Hyperthyreose).

PALS: Abk. für (engl.) *Pediatric Advanced Life Support*; international gebräuchl. Ausbildungskonzept der American Heart Association zur Reanimation* von Kindern; vgl. ACLS.

PAM: Abk. für 2-**P**yridin**a**ldoxim**m**ethyliodid; syn. Pralidoximiodid; nicht mehr im Handel befindl. Cholinesterasereaktivator*.

PAMBA: Abk. für (engl.) *p-aminomethylbenzoic acid*; synthet. Fibrinolyse*-Inhibitor zur p. o. od. i. v. Anw.; **Wirkungsmechanismus:** besetzt als Lysinanalogon Lysinbindungsstellen von Plasminogen (u. Plasmin) irreversibel u. verhindert damit die Bindung von Plasmin an Fibrin (u. Fibrinogen); **Ind.:** Hyperfibrinolyse*. PAMBA ist eingetragenes Warenzeichen.

pampini|formis (lat. pampinus Weinranke; -formis*): rankenförmig.

PAMPs: Abk. für (engl.) *pathogen associated molecular patterns*; mit der Pathogenität* von Mikroorganismen assoziierte Antigene, die von Rezeptoren der Phagozyten erkannt werden u. bei der unspezif. Phagozytose von Bedeutung sind; z. B. Peptidoglykan od. Lipopolysaccharide*.

Pan-: auch Panto-; Wortteil mit der Bedeutung ganz, vollständig; von gr. πᾶς, πᾶσα, πᾶν.

Pan|ag|glutination (↑; Agglutination*) *f*: (engl.) *panagglutination*; falsch positive Agglutination* bei serol. Bestimmungen (in vitro), i. e. S. Störung der Blutgruppenbestimmung durch Hämagglutination in allen Testansätzen; **Urs.:** 1. bakterielle Kontamination od. Zersetzung von Testreagenzien od. (Blut-)Proben; 2. Verw. panagglutinierender Erythrozyten (mit angeb. Membrandefekten bzw. freiliegenden Kryptantigenen*); 3. Verw. panagglutinierender Seren (enthalten Kälteagglutinine od. Antikörper gegen ubiquitäre Erythrozytenantigene). Vgl. Pseudoagglutination, Polyagglutinabilität.

Pan|angiitis (↑; Angio-*; -itis*) *f*: (engl.) *panangitis*; Gefäßentzündung, die sämtliche Wandschichten erfasst (Panarteriitis od. Panphlebitis).

Panaritium (lat. panaricium Nagelkrankheit) *n*: (engl.) *panaris*; eitrige Entz. der Finger (selten Ze-

P. cutaneum   P. subunguale   P. subcutaneum   Kragenknopfpanaritium

P. ossale   P. articulare   P. tendinosum

Panaritium: Formen

hen) mit Gewebeeinschmelzung inf. infizierter Bagatellverletzung; **Formen:** s. Abb.; **1.** P. cutaneum: blasenförmige Abhebung der Epidermis; **Ther.:** Abtragung u. genaue Inspektion auf mögl. Fistelgänge; **2.** P. subunguale bzw. P. periunguale: P. des Nagelbetts bzw. des gesamten Nagelwalls bei Fortschreiten einer Paronychie*; **3.** P. subcutaneum: P. des Unterhautgewebes; kann als sog. Kragenknopfpanaritium mit der Kutis in Verbindung stehen; **Ther.:** seitl. Inzision unter Schonung des Gefäßnervenbündels u. der Fingerbeere, u. U. Gegeninzision mit Drainage, Ruhigstellung; **4.** P. ossale bzw. P. articulare: Knochen- bzw. Gelenkbeteiligung als Folge eines P. subcutaneum; **Ther.:** infiziertes Knochen- u. Weichteilgewebe ausräumen, Drainage, Ruhigstellung; **5.** P. tendinosum: als Kompl. von 2. od. nach sekundär infizierten Verletzungen; **Klin.:** Druck- u. passiver Bewegungsschmerz durch Drosselung der Beugesehnendurchblutung u. daraus folgender ischäm. Nekrose; **Kompl.:** Entw. von Hohlhandphlegmone* u. V-Phlegmone; **Ther.:** sofortige großzügige op. Eröffnung der Sehnenscheide, ggf. bis zum Handgelenk, Spüldrainage, u. U. Entfernung der Sehne, Ruhigstellung.

Pan|arteriitis (Pan-*; Arteri-*; -itis*) *f*: (engl.) *panarteritis*; Entz. aller Schichten der art. Gefäßwand.

Pan|arteriitis, mikro|skopische (↑; ↑; ↑) *f*: mikroskopische Polyangiitis*.

Pan|arteriitis nodosa (↑; ↑; ↑) *f*: (engl.) *panarteriitis nodosa*; Abk. PAN; syn. Periarteriitis nodosa, Polyarteriitis nodosa, Kussmaul-Maier-Syndrom; nekrotisierende Entz. der mittelgroßen u. kleinen Arterien ohne Glomerulonephritis od. Vaskulitis der Arteriolen, Kapillaren u. Venolen; **Vork.:** mit einer Inzidenzrate von 1 : 100 000 pro Jahr; Altersgipfel zwischen 30. u. 50. Lj.; **Urs.:** ätiol. unklare Vaskulitis* mit Komplementverbrauch; vermutl. Assoziation mit HBV-Infektion (s. Hepatitis-Viren), Streptokokken, Auto- u. Tumorantigenen; **Klin.:** anfangs reduziertes Allgemeinbefinden, Fieber, Gewichtsverlust, Kopfschmerz, abdominale Beschwerden (50 %) u. Nierenbefall in Form von Glomerulonephrose, Hyperreninämie, Hypertonie (70 %); später Magenulzera, Darmblutungen, Darmperforationen, ischäm. Kolitis; zahlreiche neurol. Sympt.: Mononeuritis multiplex od. Polyneuropathie, Psychosen, Epilepsie; Hautbefall: palpable Purpura, Livedo reticularis; ferner Hodenschmerz u. -schwellung, Myalgie; selten Herz- (Perikarditis, Infarkt) u. Augenbefall (Vaskulitis, Aneurysma der A. centralis retinae); **Kompl.:** Beteiligung der Koronar- u. Mesenterialgefäße, Schlaganfall; **Diagn.:** Biopsie (gefäßwandinfiltrierende polymorphkernige neutrophile Granulozyten), BSG-Erhöhung, Nachw. einer HBV-Inf. (in 50 % HBs-Antigen positiv), erhöhte Kreatinin- od. Harnstoffkonzentration, Leukozytose mit Neutrophilie u. Thrombozytose, oft zirkulierende Immunkomplexe im Serum, Angiographie der Mesenterialgefäße zum Nachw. von Mikroaneurysmen u. segmentalen Stenosen; **Ther.:** Glukokortikoide, Methotrexat, Cyclophosphamid (nach Behandlung einer evtl. aktiven HBV-Inf.); **Progn.:** Fünf-Jahres-Überlebensrate mit Behandlung >50 %.

Pan|arteriitis nodosa cutanea benigna (↑; ↑; ↑) *f*: (engl.) *panarteriitis nodosa cutanea benigna*; Sonderform der Panarteriitis* nodosa mit subkutanen, bis kirschgroßen, entzündl. geröteten Knoten od. bis handtellergroßen Infiltraten (evtl. mit oberfläch. Ulzerationen), v. a. an den Beinen inf. einer isolierten Beteiligung kleiner od. mittlerer art. Hautgefäße (als Panvasculitis cutanea bei zusätzl. Beteiligung von Venen); **Klin.:** typ. Druckschmerz der Fußsohlen bis zur Gehunfähigkeit; selten geringe system. Beteiligung; **Progn.:** günstig.

Pan|arthritis (↑; Arthr-*; -itis*) *f*: (engl.) *panarthritis*; Entz. aller Teile eines Gelenks; evtl. mit vollständiger Veröidung des ganzen Kapselschlauchs, fibröser u. ossaler Ankylose*, paraartikulärem Infiltrat; vgl. Arthritis.

Pan|chondritis (↑; Chondr-*; -itis*) *f*: rezidivierende Polychondritis*.

Pancoast-Tumor (Henry K. P., Röntg., Philadelphia, 1875–1939; Tumor*) *m*: (engl.) *Pancoast's syndrome, Pancoast's tumor*; syn. Sulcus-superior-Tumor; peripher in der Lungenspitze lokalisiertes, rasch wachsendes Bronchialkarzinom* mit schlechter Progn. aufgrund frühzeitiger Infiltration der umgebenden Strukturen (sog. Ausbrecherkrebs), z. B. in den Plexus brachialis (Schmerzen u. Parästhesien im Versorgungsgebiet des N. ulnaris), in

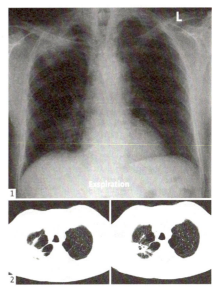

Pancoast-Tumor: im rechten Lungenoberlappen; 1: Röntgen-Thorax-Aufnahme; 2: thorakales CT: Verdeutlichung der Infiltration der apikalen Thoraxwand   [151]

das untere Zervikalganglion (Horner*-Syndrom) sowie Rippen, Muskulatur, Weichteile u. Wirbelkörper (unstillbare Schmerzen in Schulter u. Rücken häufig 1. Symptom); **Diagn.:** Röntgen-Thorax-Aufnahme, CT (s. Abb.), MRT*; Bronchoskopie* od. perkutane Punktion zur Diagnosesicherung u. Zelltypisierung; **Ther.:** präoperative Radio-, Chemotherapie; anschl. En-bloc-Resektion des befallenen Gewebes u. Nachbestrahlung.

Pan|creas (Pankreas*) n: (anat.) Pankreas*.

Pan|creas anulare (↑) n: (engl.) annular pancreas; angeb. Fehlbildung mit ringförmigem Umfassung des Duodenums durch Pankreasgewebe; führt u. U. zu einer Duodenalstenose* mit variabler Sympt. durch Behinderung der Darmpassage (evtl. Ileus*); **Vork.:** gehäuft bei Pat. mit Down*-Syndrom; **Ther.:** operativ, z. B. Duodenum-Duodenum-Anastomose, Duodenojejunostomie (s. Abb.); **DD:** Duodenalatresie*, Pylorusstenose*, ulkusbedingte Stenose, chron.-rezidiv. Pankreatitis od. Pankreaskarzinom im Bereich des Pankreaskopfs.

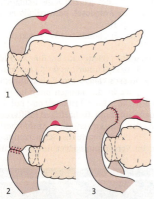

Pancreas anulare: 1: anatomische Verhältnisse; 2 u. 3: Operationsverfahren, 2: Duodenum-Duodenum-Anastomose, 3: Duodenojejunostomie

Pan|creo|zymin n: Cholecystokinin*.

Pan|creo|zymin-Secretin-Test m: (engl.) pancreozymin secretin test; Verf. zur Prüfung der exokrinen Pankreasfunktion; **Prinzip:** Pankreasstimulation durch i. v. Zufuhr von Pancreozymin (s. Cholecystokinin) u. Secretin*; möglichst vollständiges Absaugen des Pankreassekrets über eine Duodenalsonde u. Bestimmung von dessen Volumen u. Bicarbonatgehalt sowie der Aktivität der Pankreasenzyme; **Beurteilung:** Verminderung aller Parameter spricht für eine globale, Verminderung von mind. 2 gemessenen Parametern für eine beginnende exokrine Pankreasinsuffizienz*.

Pan|curonium|bromid (INN) n: nichtdepolarisierendes peripheres Muskelrelaxans*.

PANDAS: Abk. für (engl.) *p*ediatric *a*utoimmune *n*europsychiatric *d*isorders *a*ssociated with *s*treptococcal infections; neuropsychiatr. Autoimmunkrankheiten* des Kindesalters nach Streptokokkeninfektion aufgrund der Kreuzreaktion von gegen Streptokokken gerichteten Antikörpern mit eigenen Hirnstrukturen; klin. Erscheinungsbilder v. a.

Tic*, Tourette*-Syndrom, Zwangsstörung*. Vgl. Mimikry, molekulare.

Pan|demie (Pan-*; gr. δῆμος Volk) f: (engl.) pandemia; Epidemie*, die sich über Länder u. Kontinente ausbreitet u. i. d. R. eine große Anzahl von Menschen betrifft, z. B. Influenzapandemie; s. Grippe. Vgl. Endemie.

Pan|dys|auto|nomie (Pan-*; Dys-*; gr. αὐτόνομος selbständig) f: (engl.) idiopathic panautonomic neuropathy; meist akut einsetzende Polyneuritis* mit ausschließlich od. weitgehendem Befall des autonomen Nervensystems; **Sympt.:** Tränen-, Speichel- u. Schweißsekretionsstörung, Lähmung der inneren Augenmuskeln, orthostatische Hypotonie, Störungen im Bereich des Magen-Darm-Trakts, der Blase u. der Genitalfunktionen; **Diagn.:** albumino-zytologische Dissoziation*; **Progn.:** ungünstig; vgl. Guillain-Barré-Syndrom.

Panel|studie f: Kohortenstudie*.

Pan|endo|skopie (Pan-*; End-*; -skopie*) f: (engl.) panendoscopy; meist in Intubationsnarkose durchgeführte kombinierte Endoskopie* von Pharynx, Larynx, Trachea u. Ösophagus mit starrem u./od. flexiblem Endoskop, i. d. R. in Komb. mit einer Biopsie*; **Anw.:** meist zur Tumorsuche bei CUP*-Syndrom, zum Tumorausschluss od. zur Lokalisations- u. -ausdehnungsbestimmung, z. B. bei Naso-, Oro-, Hypopharynx*- u. Larynxkarzinom*.

Pan|en|zephalitis (Pan-*; Enkephal-*; -itis*) f: (engl.) panencephalitis; subakut verlaufende Enzephalitis* mit Entzündung der grauen u. weißen Substanz des Gehirns; **Pathol./Anat.:** Schädigung der Endothelzellen der Hirngefäße, evtl. Sinusthrombose* u. Ausbildung von Gliaknötchen* v. a. in der Großhirnrinde; **Vork.:** z. B. beim epidemischen Fleckfieber* ungeimpfter Erwachsener.

Pan|en|zephalitis, sub|akute sklerosierende (↑; ↑; ↑) f: (engl.) subacute sclerosing panencephalitis; Abk. SSPE; syn. Bogaert-Enzephalitis, einheimische Panenzephalitis, Einschlusskörperchenenzephalitis Dawson, Panenzephalitis Pette-Döhring; chron. progrediente Slow-virus-Infektion des ZNS; **Err.:** Masern*-Virus; **Inkub.:** 1–30 (durchschnittl. 12) Jahre nach akuter Masern-Infektion; **Vork.:** durch Masern-Impfung heute sehr selten (1–5 Fälle pro 1 Mio. Einwohner); betroffen v. a. Kinder u. Jugendliche, bes. in ländl. Umfeld; **Pathol.:** in befallenen Hirnregionen Entzündungsherde mit diffusen u. perivaskulären plasma-, u. lymphozellulären Infiltrationen; intranukleäre Einschlusskörperchen v. a. in Glia- u. Ganglienzellen, aus denen Masern-Virus-Nukleokapsid isoliert werden kann; **Klin.:** allmähl. fortschreitende intellektuelle u. psych. Veränderungen; neurol. Ausfallsymptome, Myoklonien, epilept. Anfälle; zunehmende Dezerebrationsstarre; Tod nach ca. 1–3 Jahren; auch akute Verlaufsformen (einige Mon.) od. monatelange Remissionen mit langsamer Progredienz sind beschrieben. **Diagn.:** im EEG evtl. Radermecker*-Komplexe (synchron zu myoklon. Krämpfen); in CT od. MRT kortikale Atrophie, Ventrikelerweiterungen u. (im fortgeschrittenen Stadium) multifokale Läsionen in der Substantia alba; in Serum u. Liquor exzessiv erhöhtes masern-spezif. IgG u. IgM bei fehlenden Antikörpern gegen das Matrixprotein des Masern-Virus; **Progn.:** keine Hei-

Pankreas

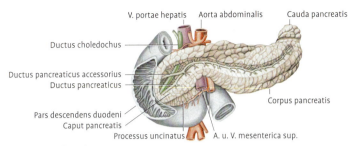

Pankreas Abb. 1: makroskopische Anatomie [159]

lung möglich; antivirale Arzneimittel können u. U. das Fortschreiten der Erkr. verzögern.

Paneth-Körner|zellen (Josef P., Physiol., Wien, 1857–1890; Zelle*): (engl.) *Paneth's cells*; Drüsenzellen mit apikaler, azidophiler Körnelung, lokalisiert am Grund der Lieberkühn-Krypten des Dünndarms; ihr Sekret enthält Lysozym*.

Pan|hypo|pituitarismus (↑; Hyp-*; lat. pituita Schleim, zähe Flüssigkeit) *m*: (engl.) *panhypopituitarism*; Mangel od. Ausfall der endokrinen Funktion der Hypophyse*; i. e. S. generalisierte Form der Hypophysenvorderlappen*-Insuffizienz.

Panik|anfall (gr. Πάν Hirten- u. Waldgott in der griech. Mythologie): (engl.) *panic attack*; anfallartig auftretender akuter Angstzustand, bei dem die Sympt. plötzlich u. z. T. unerwartet auftreten u. nicht hinreichend durch reale Gefahren erklärt werden können; **Vork.:** Kernsymptom bei Panikstörungen* u. Agoraphobie*, auch bei anderen Angststörungen* u. gelegentl. außerhalb dieser; **Sympt.:** Komb. physischer (v. a. Herzklopfen, Atemnot, Schwindel) u. kognitiver Sympt. (z. B. der akuten Befürchtung, zu sterben od. den Verstand zu verlieren) mit dem starken Drang zu fliehen; **Ther.:** in Abhängigkeit vom Typ der Angststörung, wobei Art u. Ausmaß der Fehlinterpretation der Sympt. (v. a. bei Panikstörungen) sowie des Vermeidungsverhaltens (v. a. bei Phobien u. Zwangsstörungen) ausschlaggebend sind; kurzfristig wirksam: v. a. kognitive Verhaltenstherapie, psychodynam. Kurztherapie, Antidepressiva u. Benzodiazepine; langfristig wirksam (über das Therapieende hinaus): kognitive Verhaltenstherapie.

Panik|störung (↑): (engl.) *panic disorder*; syn. episodisch-paroxysmale Angst; psych. Störung mit wiederkehrenden, meist unerwarteten, schweren Panikanfällen, die sich nicht auf eine spezif. Situation od. bes. Umstände beschränken, meist nur Minuten dauern, aber gefolgt sind von anhaltender Furcht vor einem erneuten Anfall (Erwartungsangst); **Sympt.:** rezidivierende Panikanfälle* mit Entfremdungsgefühl (Depersonalisation*, Derealisation*); außerhalb der Panikanfälle i. d. R. starke Umstellung des Lebensstils (Vermeidung, hilfesuchendes Verhalten, Schonung); **Ther.:** Psychotherapie (kognitive Verhaltenstherapie*, psychodynam. Therapie), Antidepressiva, kurzfristig Benzodiazepine, ggf. Beta-Rezeptoren-Blocker. Vgl. Angststörung.

Panitumumab (INN) *n*: (engl.) *panitumumab*; rekombinanter humaner monoklonaler IgG$_2$-Antikörper (Zytostatikum*) zur langsamen i. v. Infusion; **Wirkungsmechanismus:** hochaffine spezif. Bindung an Liganden bindende Domäne von (humanem) EGFR* u. damit kompetitive Hemmung der Autophosphorylierung (s. Tyrosinkinase-Rezeptor); **Ind.:** metastasiertes EGFR* exprimierendes kolorektales Karzinom* ohne Mutation des KRAS-Onkogens* bei Resistenz gegenüber Fluorpyrimidinen (Pyrimidinanaloga; s. Basenanaloga), Oxaliplatin* u. Irinotecan*; **Kontraind.:** interstitielle Pneumonie*, Lungenfibrose*; cave: Hypomagnesiämie (u. -kalzämie) unter Ther. machen regelmäßige Kontrollen erforderl.; Schwangerschaft u. Stillzeit; **UAW:** meist kutan (u. a. Erythem, Exfoliation), gastrointestinal (Diarrhö) od. allgemein (Fatigue); u. a. lokale u. system. Infusionsreaktion.

Pan|karditis (Pan-*; Kard-*; -itis*) *f*: (engl.) *pancarditis*; Karditis*; Entz. aller Herzwandschichten (Endokard*, Myokard*, Perikard*); **Vork.:** u. a. rheumatisches Fieber*, Infektion mit Coxsackie*-Viren.

Pan|kreas (gr. πάγκρεας Bauchspeicheldrüse) *n*: (engl.) *pancreas*; Bauchspeicheldrüse; (anat.) Pancreas; exokrine u. endokrine, 15–20 cm lange Drüse; Gewicht ca. 70–80 g; anat. (s. Abb. 1) unterscheidet man den Kopf (Caput pancreatis), der sich in die Konkavität der Duodenalschlinge schmiegt, den Körper (Corpus pancreatis), der die Wirbelsäule u. die Aorta in Höhe des 1. u. 2. Lendenwirbels überquert, u. den Schwanz (Cauda pancreatis), der bis zum Milzhilum reicht. Der Hauptausführungsgang, Ductus pancreaticus, mündet gemeinsam mit dem Ductus choledochus auf der Papilla duodeni major in die Pars descendens des Duodenums; nicht selten zusätzl. Ductus pancreaticus accessorius mit Mündung auf der Papilla duodeni minor. Die Vorderfläche des P. ist mit Bauchfell überzogen, die Hinterfläche sekundär mit der hinteren Bauchwand verwachsen (sekundär retroperitoneal). **Zugang** bei op. Eingriffen: **1.** durch das kleine Netz hindurch über die Bursa omentalis; **2.** nach Durchtrennung des großen Netzes entlang der großen Kurvatur des Magens; **3.** durch das Mesocolon transversum hindurch; **Histol.:** das P. besteht aus einem exokrinen u. endokrinen Anteil. Das exokrine P. ist eine rein seröse Drüse von tubuloazinösem Bau, die aus den Endstücken (Acini), den Schaltstücken u. den Ausführungsgängen besteht (s. Abb. 2). Die in das Lumen der Endstücke eingeschobenen Schaltstückzellen werden als zentroazinäre Zellen bezeichnet. Die Drüsenzellen enthalten lumenwärts azidophile Zymogengranula, die eine Vorstufe des Trypsins darstel-

Pankreasadenom

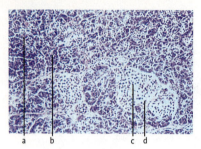

Pankreas Abb. 2: histologischer Schnitt (Hämatoxylin-Eosin-Färbung); a: seröse Endstücke (Acini), exokriner Teil; b: zentroazinäre Zelle; c: Langerhans-Inseln, endokriner Teil; d: Inselkapillare

len. Das endokrine P. wird von der Gesamtheit der Langerhans-Inseln (Inselapparat) gebildet. **Embryol.:** Entw. aus dem Epithel des Darmrohrs (Entoderm); **Funktion:** 1. exokrine (sekretor.) Funktion: Produktion von Verdauungssaft mit alkal. Reaktion u., neben Wasser u. Bicarbonat, das von den Schaltstücken abgegeben wird, v. a. Verdauungsenzymen der azinösen Zellen. Die 24-Std.-Produktion beträgt etwa 1–1,5 l, die Steuerung erfolgt nerval (Vagus-Sympathikus) u. humoral-hormonal (vgl. Secretin; wichtigste Enzyme: **a)** proteinspaltende Enzyme (Proteasen), v. a. Trypsin u. Chymotrypsin, außerdem Aminopolypeptidase, Dipeptidase, Prolinase, Carboxylpolypeptidase, Protaminase, Elastase; z. T. werden sie als Vorstufen in den Darm abgegeben u. dort aktiviert. **b)** Fett- u. lipidspaltende Enzyme (Esterasen), v. a. die Pankreaslipase, außerdem Lecithinase A u. B, Phosphatase u. Cholinesterase; **c)** kohlenhydratspaltende Enzyme (Carbohydrasen), Amylase u. Maltase; **d)** nukleinsäurespaltende Enzyme (Nukleasen); 2. endokrine Funktion: s. Langerhans-Inseln. Vgl. Pankreasinsuffizienz; Diabetes mellitus.

Pan|kreas|adenom (↑; Aden-*; -om*) *n*: (engl.) *pancreatic adenoma*; zystisches od. solides Adenom; **Formen:** 1. exkretorisch (tubulär; s. Kystadenom); 2. exokrin (azinös) 3. endokrin (trabekular); histol. benigner neuroendokriner Tumor (s. Insulinom; Zollinger-Ellison-Syndrom; Glucagonom).

Pan|kreas|adenom, gastrin|sezernierendes (↑; ↑; ↑) *n*: s. Zollinger-Ellison-Syndrom.

Pan|kreas|arkade (↑; franz. arcade Bogengang) *f*: (engl.) *pancreatic arcade*; Gefäßverbindung zwischen A. pancreaticoduodenalis superior anterior u. A. pancreaticoduodenalis inferior; insbes. bei Pankreasoperation aufgrund der Blutungsgefahr von Bedeutung. Vgl. Riolan-Anastomose.

Pan|kreas|dia|gnostik (↑; Diagnostik*) *f*: 1. (engl.) *pancreatic diagnostic tests*; Bestimmung von Pankreasenzymen in Körperflüssigkeiten; v. a. Amylasen*, Lipasen*, Trypsin*; 2. bildgebende Verfahren: perkutane u. endoskopische Ultraschalldiagnostik nativ u. mit Echokontrastverstärker, dynamische CT* bzw. MRT, selektive Angiographie, ERCP*, MRCP*; 3. Untersuchung der exokrinen Pankreasfunktion z. B. Pancreozymin*-Secretin-Test, NBT*-PABA-Test, Pankreolauryltest*; 4. als Stuhluntersuchungen quant. Bestimmung von Fett u. Elastase*; 5. histol. Untersuchung nach perkutaner Feinnadelbiopsie*.

Pan|kreas|ek|topie (↑; gr. ἔκτοπος verlagert) *f*: Pankreasheterotopie*.

Pan|kreas|fibrose, zystische (↑; Fibr-*; -osis*; Kyst-*) *f*: (engl.) *cystic pancreatic fibrosis*; pathol.-anat. Bez. für zystische Fibrose*.

Pan|kreas|gang (↑): Ductus* pancreaticus.

Pan|kreas|hetero|topie (↑; Hetero-*; gr. τόπος Stelle, Ort) *f*: (engl.) *aberrant pancreas*; syn. Pankreasektopie; aberrierendes Pankreasgewebe; kongenitale Fehlbildung mit abnormer Lokalisation (Ektopie*) des Pankreas bzw. von Pankreasgewebe im Magen (häufig Canalis pyloricus), Dünndarm (meist Duodenum), auch in Meckel*-Divertikeln; **Kompl.:** selten Entz., Stenosen, Ulzerationen; **DD:** schwierig gegenüber Tumoren, Polypen, Divertikel u. Ulkus.

Pan|kreas|in|suf|fizienz (↑; Insuffizienz*) *f*: (engl.) *pancreatic insufficiency*; unzureichende Pankreasfunktion, bes. der exokrinen Funktion; **Vork.:** bei chron. Pankreatitis*, zystischer Fibrose*, Pankreaskarzinom* u. a.; **Urs.:** Zerstörung exkretorischen Gewebes; **Folge:** Verdauungsinsuffizienz (Maldigestion); **Klin.:** Manifestation erst bei Verlust von 90 % des Pankreasparenchyms mit Fettstuhl, Diarrhö, Flatulenz, unverdauten Nahrungsresten im Stuhl, Gewichtsverlust, Mangelernährung u. a; **Diagn.:** Elastase-1-Test; vgl. Elastase.

Pan|kreas|karzinom (↑; Karz-*; -om*) *n*: (engl.) *pancreatic carcinoma*; Karzinom* des Pankreas*; **Vork.:** meist höheres Lebensalter (im Mittel ca. 68. Lj. bei Männern bzw. 75. Lj. bei Frauen); geringe Androtropie; **Häufigkeit:** dritthäufigster Tumor des Verdauungstrakts; Inzidenz in Deutschland ca. 12 800 pro Jahr (gering höher als Mortalitätsrate, da häufig bei Diagnosestellung bereits metastasiert); **Ätiol.:** unbekannt; Risikofaktoren: Nicotinkonsum, Alkoholmissbrauch, Adipositas, Diabetes mellitus Typ 2, chron. Pankreatitis*, hereditäre Pankreatitis, familiäres P. (Keimbahnmutationen p16, BRCA2), HNPCC*; **Pathol.:** meist Adenokarzinom* des exokrinen Pankreasgangsystems (80–85 %), selten des endokrinen Pankreas (Inselzellkarzinom*); frühzeitig lymphogene u. hämatogene Metastasierung; **Lok.:** in ca. 70 % der Fälle Pankreaskopf od. im Bereich der Papilla duodeni major (sog. Papillenkarzinom), in ca. 30 % im Korpus od. Pankreasschwanz; **Klin.:** fast keine Frühsymptome, außer bei Papillenkarzinom u. periampullärem P. (Ikterus*); später in den Rücken ausstrahlende Oberbauchbeschwerden, Gewichtsverlust u. Appetitlosigkeit, Anämie, schmerzloser, progredienter Ikterus, palpable Gallenblase (Courvoisier*-Zeichen), seltener Pankreasinsuffizienz*; evtl. Thrombophlebitis migrans u. Splenomegalie; Gutmann*-Zeichen; **Diagn.:** Ultraschalldiagnostik, ERCP* (ggf. mit Histol. bzw. Zytol.), MRCP*, Endosonographie (ggf. mit Punktionszytologie), dynam. MRT bzw. CT* (s. Abb.), laborchem. erhöhte Tumormarker (CA 19-9 bzw. CA 50); in ca. 10 % nur durch diagn. Laparoskopie od. Laparotomie; **Ther.:** je nach Lok. u. Tumorstadium Pankreasresektion (bei Korpus- od. Schwanzbefall) od. partielle Duodenopankreatektomie* (bei Kopf- od. Ampullenkarzinom); Resektabilität nur in ca. 20 %, häufig nur Palliativeingriffe wie Gastroente-

Pankreaskarzinom
Klinische Kriterien zur Differentialdiagnose von Pankreaskarzinom und chronischer Pankreatitis

Kriterium	Pankreaskarzinom	chronische Pankreatitis
Oberbauchschmerz	kontinuierlich	intermittierend
Gewichtsverlust	rasch progredient	langsam progredient
Pankreasinsuffizienz	selten	häufig
Ikterus	häufig bei Pankreaskopfkarzinom	selten
Anämie	häufig	selten
Verlauf	rasch progredient	oligosymptomatisch

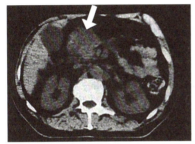

Pankreaskarzinom: ausgedehntes Pankreaskopfkarzinom (Pfeil) u. gestaute Gallenblase; CT [35]

rostomie* (bei Magenausgangstenose), biliodigestive Anastomose* bzw. endoskop. Galleableitung mit Endoprothese* (bei Verschlussikterus) od. palliative Chemotherapie (z. B. mit Gemcitabin u. Oxaliplatin) mögl.; **Progn.:** bei Resektabilität Fünf-Jahres-Überlebensrate ca. 5 %; **DD:** chron. Pankreatitis* (s. Tab.). Vgl. Pankreastumoren.
Pan|kreas|lipase (↑; Lip-*) *f*: s. Lipasen.
Pan|kreas|nekrose (↑; Nekr-*; -osis*) *f*: (engl.) *pancreatic necrosis;* Selbstandauung der Bauchspeicheldrüse durch enzymat. Proteolyse i. R. einer akuten Pankreatitis* mit weitgehender Zerstörung des Pankreasparenchyms; **Diagn.:** Sonographie, dynam. CT*.
Pan|kreas|ödem (↑; Ödem*) *n*: (engl.) *pancreatic edema;* syn. Zöpfel-Ödem; Anfangsstadium vieler Pankreaserkrankungen; **Pathol./Anat.:** glasige Schwellung der Drüse mit prall gefüllten Kapillaren, eiweißreichem Exsudat in den perikapillären Räumen u. abgehobenen Drüsenepithelien.
Pan|kreas|pseudo|zyste (↑; Pseud-*; Kyst-*) *f*: s. Pankreatitis.
Pan|kreas|steine (↑): (engl.) *pancreatoliths;* Pankreolithiasis; Ablagerung von Kalkkonkrementen im Gangsystem des Pankreas bei chron. Pankreatitis*; **Urs.:** Komb. von chron. Stauung u. Entz., evtl. mit bakterieller Infektion, Pankreatitisschüben, Zysten- u. Abszessbildung od. chron. Pankreasfibrose; **Klin.:** Dauerschmerz od. schwerste, linksseitige Oberbauchkoliken; **Diagn.:** Sonographie, Endosonographie*, ERCP*, CT; (früher: röntg.) quer gelagerte Konkrementschatten in Höhe von Th XII–L II beidseits der Wirbelsäule. **Ther.:** 1. konservativ: endoskop. Steinextraktion, s. Cholelithotrip-

sie; 2. operativ durch Pankreaskopfresektion; s. Duodenopankreatektomie.
Pan|kreas|stuhl (↑): s. Steatorrhö.
Pan|kreas|trans|plantation (↑; Transplantation*) *f*: (engl.) *pancreatic transplantation;* meist heterotope Transplantation* des Pankreas bzw. eines Pankreassegments zur Übertragung von insulinproduzierendem Gewebe bei Diabetes* mellitus (Typ 1), selten auch nach Pankreatektomie zur Behandlung bzw. Vermeidung eines iatrogenen Diabetes mellitus; Durchführung oft in Komb. mit Nierentransplantation* bei terminaler Niereninsuffizienz durch diabetische Nephropathie*, da hier erforderl. Immunsuppression* ohnehin erfolgt, die bei alleiniger P. ein hohes Risiko darstellen kann; **Vorgehen:** am häufigsten Implantation kontralateral zur transplantierten Niere in die Fossa iliaca (transperitonealer Zugang), Gefäßanastomose des Truncus coeliacus u. der oberen Mesenterialgefäße mit den großen Iliakalgefäßen; Okklusion des Pankreasgangs mit Gewebekleber od. Anastomose des Ductus pancreaticus mit einer mobilisierten Jejunumschlinge bzw. Ableitung in die Harnblase (s. Abb.); postoperative Immunsuppression zur Proph. od. Ther. der Abstoßungsreaktion*, meist wie nach Nierentransplantation*; **Überwachung:** therapeutisches Drugmonitoring* (Immunsuppressiva), Glukosestoffwechsel, Insulin-C-Peptid, Inselzellantikörper, Alphaamylasen im Serum od. (bei Ableitung in die Harnblase) im Harn, Untersuchung von Peritonealflüssigkeit, Ultraschalldiagnostik; **Progn.:** Ein-Jahres-Funktionsrate ca. 70 %. Vgl. Inselzelltransplantation.

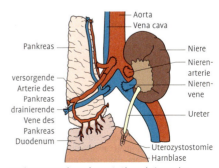

Pankreastransplantation: mit Blasendrainage des Pankreas [104]

Pankreastumoren

Pan|kreas|tumoren (↑; Tumor*) *m pl*: (engl.) *pancreatic tumors*; Sammelbegriff für Tumoren des Pankreas; **Formen:** 1. maligne P.: s. Pankreaskarzinom; 2. benigne P.: Pankreasadenom* (oft multiple neuroendokrine Tumoren*; Vork. auch i. R. von Polyadenomatose*-Syndromen); selten Kystadenome, Fibrome, Fibroadenome u. Lymphangiome; **Diagn.:** Endosono-, Sonographie, dynam. MRT bzw. CT*, Biopsie, Hormonuntersuchungen; **Ther.:** Pankreasteilresektion, Pankreatektomie*. Vgl. MEN-Syndrome.

Pan|kreas|zyste (↑; Kyst-*) *f*: (engl.) *pancreatic cyst*; im Pankreas lokalisierte Zyste*; **Einteilung:** 1. echte P.: mit Epithel ausgekleidete Zyste, die Flüssigkeit ohne Pankreasenzyme enthält; Vork. selten; **Formen:** a) solitäre dysontogenet. P.: Retentionszyste nach Trauma od. inf. zystischer Erweiterung eines Pankreasgangs nach Pankreatitis od. bei zyst. Fibrose (auch multipel als sog. Zystenpankreas, evtl. in Komb. mit Zystennieren); b) seröses Zystadenom; c) muzinöse zyst. Neoplasie; d) intraduktale papilläre muzinöse Neoplasie; 2. **Pseudozyste** ohne epitheliale Auskleidung, enthält häufig Blut u. enzymhaltige Flüssigkeit; Vork.: v. a. nach Trauma, Nekrose bei chron.-rezidiv. u. akuter hämorrhag. Pankreatitis*; **Klin.:** in Abhängigkeit von der Größe evtl. in den Rücken ausstrahlende Oberbauchschmerzen, palpable Resistenz im Epigastrium; kleine P. bleiben oft asymptomat.; **Kompl.:** Blutung, Perforation, Abszedierung, Ausbildung von Aszites od. Pleuraerguss, Duodenalstenose, bei Verlegung des Ductus choledochus Ikterus; **Diagn.:** Ultraschalldiagnostik, Endosonographie* mit Feinnadelpunktion (u. a. Histologie, Bestimmung von Enzymen u. Tumormarkern), CT bzw. MRT, ERCP*; **Ther.:** 1. **echte P.:** Punktion zur Diagnosebestätigung od. bei Sympt. (Schmerz, Abflussbehinderung); ggf. Resektion; 2. **Pseudozyste:** wegen der Möglichkeit einer spontanen Rückbildung (v. a. bei P. nach akuter Pankreatitis) u. U. Verlaufsbeobachtung; bei Persistenz u. Größenprogredienz (Komplikationsgefahr) perkutane, ggf. auch endoskop. platzierte Entlastungs- u. Spüldrainage, chir. Drainageoperation (z. B. Zystogastrostomie od. Zystojejunostomie), früher auch äußere Marsupialisation*; **DD:** Pankreastumoren*.

Pan|kreat|ek|tomie (↑; Ektomie*) *f*: (engl.) *pancreatectomy*; partielle, subtotale od. totale Resektion des Pankreas; Resektion von Korpus bzw. Schwanz mit anschl. Pankreatojejunostomie*; Pankreaskopfresektion unter Schonung des Duodenums od. wie bei Totalexstirpation als Duodenopankreatektomie*.

Pan|kreatiko|graphie, endo|skopische retro|grade (↑; -graphie*) *f*: ERP*.

Pan|kreatitis (↑; -itis*) *f*: (engl.) *pancreatitis*; Entz. des Pankreas unterschiedl. Ätiol. (meist primär nichtinfektiös); **Pathol.:** je nach Schweregrad interstitiell ödematöse Veränderungen bis zu hämorrhag. Pankreasnekrose; **Urs.:** >90 % Alkoholmissbrauch (alkohol. Pankreatitis) od. Gallensteine (biliäre P.); auch (meist stumpfes) Bauchtrauma bzw. abdominale Op., Papillenstenose, ERCP, Hyperlipoproteinämie, Hyperparathyroidismus, Ulkuskrankheit mit Penetration, juxtapapilläre Divertikel, Virusinfektion (z. B. Mumps, Hepatitis, AIDS), pharmak. (Diuretika, Glukokortikoide, Antibiotika u. a.), als sog. Transplantationspankreatitis (ischäm. postoperativ u. bei Abstoßung des Organs), hereditär mit autosomal-dominantem Erbgang inf. Mutationen im PRSS1-Gen (Genlocus 7q35), CFTR-Gen (Genlocus 7q31.2) u. SPINK1-Gen (Genlocus 5q32) sowie idiopath.; **Einteilung:** (klin.) 1. akute Pankreatitis*; 2. chronische Pankreatitis*.

Pan|kreatitis, akute (↑; ↑) *f*: (engl.) *acute pancreatitis*; akute, am häufigsten durch Alkoholmissbrauch (jüngere Pat.) od. Gallensteine (ältere Pat.) verursachte Pankreatitis*; **Epidemiol.:** ca. 5–10 : 100 000; **Klin.:**

> **Leitsymptom:**
> 1. Oberbauchschmerz initial epigastrisch mit gürtelförmiger Ausstrahlung in den Rücken, im Verlauf oft in die Flanken od. den Unterbauch wandernd
> 2. sog. Gummibauch (gummiartige Abwehrspannung*)

Akutes* Abdomen mit Erbrechen, paralyt. Ileus* (bzw. Subileus), Aszites u. Fieber; **Verlauf:** ca. 90 % mild (ödematöse P.), ca. 10 % lebensbedrohl. (hämorrhagisch-nekrotisierende P.): fulminant verlaufende pankreat. Autodigestion mit Pankreasnekrosen* u. -einblutungen mit klin. Zeichen eines hypovoläm. Schocks* (prärenales Nierenversagen) u. SIRS* mit Multiorganversagen, erst später (>Tag 14) septisch durch bakt. Translokation; **Kompl.:** Abszedierung u. Sequestration des Pankreas, infizierte Pankreasnekrose, Blutung durch Arrosion von Gefäßen, Pankreaszyste* (Pseudozyste), Stressläsion* (gastrointestinale Blutung), Verbrauchskoagulopathie*, abdominales Kompartmentsyndrom* (Abk. ACS) u. a.; **Diagn.:** (einschließl. Abklärung der Urs.) 1. Anamnese u. Klin.; körperl. Untersuchung: bei schwerer Pankreatitis evtl. blau-rote bis bräunl. Hautverfärbung mit Ödem der Subkutis periumbilikal (Cullen-Phänomen) od. an der rechten Flanke (Grey-Turner-Zeichen), selten fleck- od. gitterförmige Zyanose der vorderen Bauchwand; 2. labordiagn.: a) erhöhte Konz. (>3-fach obere Norm) von Lipase im Serum (vgl. Pankreasdiagnostik), auch Amylase (Sensitivität vergleichbar mit, Spezifität geringer als Lipase); Höhe der Enzymkonzentration kein Indikator für Schweregrad; b) Entzündungszeichen: erhöhtes CRP, Leukozytose; c) Hyperglykämie; wie bei Schock* d) Erhöhung von Hämatokrit u. Harnstoff; e) erhöhte Cholestaseparameter (s. Cholestase) u. ALT-Erhöhung (bei Cholangitis i. d. R. >3-fach) bei biliärer P.; 3. apparativ: Ultraschalldiagnostik (Gallengänge, Aszites), evtl. Endosonographie* (EUS); Beurteilung evtl. Kompl. (meist nach einigen Tagen); dynam. CT*, evtl. MRT; 4. (CT/Sonographie-gesteuerte) Feinnadelpunktion zum Keimnachweis in Nekrosen bei schwerer Verlaufsform; **Ther.:** 1. konservativ (intensivmed.): a) Schmerztherapie*: meist Opioide*, möglichst ohne spast. Wirkung auf Oddi-Sphinkter, ggf. peridural über PDK (s. Periduralanästhesie; wegen Sympathikolyse vorteilhaft bei paralyt. Ileus);

Pankreatitis, akute
BISAP-Score

Kriterium	Wert	
BUN oder Harnstoff	>25 mg/dl >55 mg/dl (9,0 mmol/l)	1 Punkt
Somnolenz	ja	1 Punkt
SIRS	≥2 Kriterien erfüllt: Herzfrequenz ≥90/min Atemfrequenz >20/min oder p_aCO_2 ≤33 mmHg Körpertemperatur ≥38 °C oder ≤36 °C Leukozytenkonzentration >12 000/µl oder <4000/µl oder ≥10 % stabkernige Granulozyten	1 Punkt
Alter	>60 Jahre	1 Punkt
Pleuraerguss	ja	1 Punkt

≥3 Punkte: erhöhtes Risiko lebensbedrohlicher Komplikationen;
BUN: blood urea nitrogen; Stickstoff aus dem Blut-Harnstoff

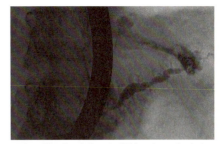

Pankreatitis, chronische: Fistelbildung in mediastinaler Pankreaspseudozyste [105]

b) Volumenersatz*; c) klin. Vorteil einer Prophylaxe mit Antibiotika* nicht belegt; d) Stressulkus-Prophylaxe (Protonenpumpen-Hemmer; s. Stressläsion); e) Thromboseprophylaxe* (Heparinisierung); f) kurzfristige orale Nahrungskarenz, möglichst frühzeitig enterale Ernährung (auch bei nekrotisierender P.); g) ggf. Nierenersatz, Beatmung u. a. Maßnahmen zur Sicherung der Vitalfunktionen; 2. frühzeitige ERCP* zur endoskop. Sanierung der Gallenwege (Papillotomie, Steinextraktion) bei biliärer P. (Steineinklemmung; sofort bei Cholangitis* od. cholangit. Sepsis*); 3. chir. Intervention nur bei konservativ nicht beherrschbaren Kompl. (Infektion, ACS) unter max. konservativer Ther. (ca. 10–14 Tage): CT-gestützte Punktion u. Drainage; Laparotomie, schonende Nekrosektomie mit Retroperitoneallavage; **Progn.:** Risikoeinschätzung: erhöhtes Risiko bei APACHE*-II-Score >8 Punkte (ca. 4 % Sterblichkeit), BISAP-Score ≥3 Punkte (s. Tab., ca. 4 % Sterblichkeit), CRP >150 mg/l innerhalb von 48 Std. nach Symptombeginn, Adipositas (BMI >30 kg/m^2); Letalität je nach Schweregrad 1–15 % (bei schwerer Form bis zu 80 %); **DD:** Magenperforation, Mesenterialgefäßverschluss, Cholezystitis, Milzinfarkt, Hinterwandinfarkt des Herzens.

Pan|kreatitis, chronische (↑; ↑) *f:* (engl.) *chronic pancreatitis*; meist durch Alkoholkrankheit verursachte, häufig mit akuten Schüben verlaufende progrediente Pankreatitis* mit irreversiblen morphol. Veränderungen (Fibrose u. Verkalkung des Parenchyms) sowie Funktionsstörungen des Pankreas (exo- u. endokrine Pankreasinsuffizienz*); **Pathol.:** fokale Nekrosen, entzündl. Infiltrate, Pseudozysten, Fisteln, Organfibrose, Pankreasverkalkung, Gangstenosen, Steinbildung, Pfortaderthrombose, Pleurahämorrhagien; **Klin.:** bei fortbestehender Noxe rezidiv. verlaufend mit gürtelförmigen Oberbauchschmerzen, Gewichtsverlust, Steatorrhö, Diarrhö, Mangelernährung, Fieberanfälle; **Diagn.:** labordiagn. im Schub Erhöhung von Lipase, CRP; in bildgebender Diagn. (Sonographie, Endosonographie, ERCP, CT, MRCP) Alterationen von Parenchym (Verlust, Verkalkungen) u. Gangsystem (Stenosen, Ektasien, Pseudozysten, Fisteln; s. Abb.); bei exokriner Insuffizienz: erhöhte Stuhlmenge u. -fettausscheidung, verminderte Elastase im Stuhl, pathol. ausfallender Pancreozymin*-Secretin-Test, Pankreolauryltest*; bei endokriner Insuffizienz: pankreopriver Diabetes mellitus; **Ther.:** im akuten Schub wie bei akuter Pankreatitis; im Intervall ggf. Alkoholkarenz, symptomat.: Analgesie, Substitution von Pankreasfermenten (exokrine Pankreasinsuffizienz), Ausgleich der Mangelernährung durch mehrere kleine, ggf. auch fettreduzierte Mahlzeiten; endoskop. Beseitigung von Gangsteinen, Dilatation von Stenosen bzw. Strikturen des Pankreasgangs, Drainage von Pseudozysten, evtl. Platzierung von Endoprothesen; Op. bei Versagen der konservativen Ther. z. B. durch partielle Organresektion bzw. Drainageoperation; **DD:** Pankreaskarzinom* (Tab. dort); oft erst intra- bzw. postoperativ histol. zu klären.

Pan|kreatitis, hereditäre (↑; ↑) *f:* (engl.) *hereditary pancreatitis*; Abk. HP; syn. familiäre, chronisch kalzifizierende Pankreatitis; autosomal-dominant erbl. (Genloci 1q36.21,5q32 u. 7q35 mit den Genen CTRC, SPINKI u. PRSS1) Form der Pankreatitis mit wiederholten akuten Attacken u. Entwicklung einer chron. Verlaufsform;

> zweithäufigste Ursache der chronischen Pankreatitis im Kindesalter

Penetranz ca. 80 %; Erstmanifestation zwischen 1. u. 13. Lj.; **Klin.:** schwere abdominale Schmerzattacken, Pankreasinsuffizienz*, Steatorrhö*, Pankreasverkalkung, Pankreaspseudozysten, portale od. Milzvenenthrombosen, Diabetes mellitus, hämorrhagischer Pleuraerguss, Fieberattacken; begünstigt durch Alkohol u. fettreiche Ernährung, gleichzeitig erhöhte Serumamylase; cave: kumulatives Risiko für Pankreaskarzinom* mit 70 Jahren um 40%, bei paternaler Vererbung um 75%.

Pan|kreato|duo|den|ek|tomie (↑; Duodenum*; Ektomie*) f: s. Duodenopankreatektomie.

Pan|kreato|graphie (↑; -graphie*) f: s. ERP.

Pan|kreato|jejuno|stomie (↑; jejunalis*; -stomie*) f: (engl.) *pancreaticojejunostomy*; Anastomose zwischen Pankreas u. einer Jejunumschlinge (unter Einschluss des Ductus pancreaticus), terminoterminal durch sog. Teleskop- od. Invaginationsanastomose bzw. terminolateral od. laterolateral, i. e. S. Anastomose zwischen Ductus pancreaticus u. einer Jejunumschlinge (sog. Pankreatikojejunostomie); **Anw.:** u. a. bei Duodenopankreatektomie*, als Drainageoperation bei chron. Pankreatitis* od. als Zystojejunostomie bei Pankreaspseudozysten. Vgl. Pankreatektomie; Kasai-Operation.

Pan|kreato|peptidase E f: syn. Proelastase 1; s. Elastase.

Pan|kreo|lauryl|test (Pankreas*) m: (engl.) *pancreolauryl test*; Methode zur Prüfung der exokrinen Pankreasfunktion; **Prinzip:** hydrolyt. Spaltung von oral aufgenommenem Fluoresceindilaurat durch pankreat. Cholesterolesterhydrolase in Laurinsäure u. Fluorescein; Nachw. von Fluorescein im Harn mit Fluoreszenzphotometrie (Konz. direkt proportional zur Esteraseaktivität); **Ind.:** Verdacht auf exokrine Pankreasinsuffizienz*, DD von Malabsorptionssyndrom u. Maldigestion. Vgl. Pancreozymin-Secretin-Test; NBT-PABA-Test.

Pan|kreo|lithiasis (↑; Lith-*; -iasis*) f: s. Pankreassteine.

Pan|kreo|zymin n: Cholecystokinin*.

Pan|myelo|pathie (Pan-*; Myel-*; -pathie*) f: s. Anämie, aplastische.

Pan|myelo|pathie, kon|stitutionelle infantile (↑; ↑; ↑) f: Fanconi*-Anämie.

Pan|myelo|phthise (↑; ↑) f: aplastische Anämie*.

Panner-Krankheit (Hans J. P., Radiol., Kopenhagen, 1871–1930): (engl.) *juvenile osteochondrosis*; Osteochondrosis deformans juvenilis des Capitulum humeri mit Druckschmerz u. Funktionsbehinderung des Ellenbogengelenks inf. Deformierung des Radiuskopfs; Auftreten im frühen Schulalter, wird zu den aseptischen Knochennekrosen* gerechnet.

Panniculitis nodularis non sup|purativa febrilis et re|cidivans (lat. Dim. von pannus Lappen, Tuch; -itis*) f: (engl.) *relapsing febrile nodular nonsuppurative panniculitis*; syn. Pfeifer-Weber-Christian-Syndrom; seltene gynäkotrope, ohne Vaskulitis einhergehende Entz. des Fettgewebes; primär im mittleren Alter (30–50 Jahre); **Ätiol.:** unklar; **Pathol.:** lobuläre Pannikulitis mit gemischtzelligem Infiltrat, später Lipophagie u. Fibrose; **Klin.:** Fieber, Bauchschmerzen u. allg. Krankheitsgefühl; Hautbefund: v. a. an Oberschenkeln, Gesäß, Mammae u. Oberarmen schubweise auftretende, u. U. mit Arthralgien u. Myalgien einhergehende, druckschmerzhafte, subkutane, manchmal erweichende u. blutig-seröse Flüssigkeit entleerende rötl. Knoten u. plattenartige Infiltrate unterschiedl. Größe, die nach Wochen konfluieren u. unter Bildung muldenförmiger Narben einschmelzen; Befall innerer Organe: Perikarditis, Pleuritis, Hepatosplenomegalie, Knochenmarkbefall (Thrombozyto- u. Leukopenie); **Diagn.:** BSG oft stark erhöht, sonst keine typ. Befunde; **Ther.:** keine spezif. Ther. bekannt; **Progn.:** oft Spontanremissionen; sehr selten letaler Verlauf; **DD:** Pankreatitis, Pankreaskarzinom.

Panniculus (↑) m: Haut, Gewebe, Lage, Schicht.

Panniculus adiposus telae sub|cutaneae (↑) m: Unterhautfettgewebe, Fettpolster.

Pannikulitis (↑; -itis*) f: (engl.) *panniculitis*; Entz. des Fettgewebes; **Einteilung: 1.** entzündl. Infiltration um das zentralarterielle System: lobäre P.: **a)** pankreat. P. (Fettgewebenekrose bei Pankreatitis od. Pankreaskarzinom), selten, Androtropie; **b)** Panniculitis* nodularis non suppurativa febrilis et recidivans; **c)** P. bei system. Vaskulitis, v. a. bei systemischem Lupus* erythematodes u. Panarteriitis* nodosa; **2.** entzündl. Infiltration um das venöse System: septale P.: **a)** Erythema* nodosum; **b)** subakute migrator. P.; **3.** diffuse entzündl. Infiltration: **a)** Infektion (v. a. tiefe Mykosen, Histoplasmose, atyp. Mykobakterien); **b)** Neoplasien (v. a. Leukämien, Lymphome, Langerhans-Zell-Histiozytose); **4.** neonatale P.: **a)** Sclerema* oedematosum neonatorum; **b)** Adiponecrosis* subcutanea neonatorum; **5.** sonstige: **a)** traumat. P.; **b)** Kältepannikulitis*; **c)** P. nach Steroidentzug; **d)** selbstinduzierte P. (sog. Panniculitis factitia), auch nach Injektion von Suchtmitteln, z. B. Opiate; **e)** P. als extrahepat. Manifestation eines Alpha*-1-Antitrypsinmangels; **f)** iatrogene P. als Reaktion auf Injektion von irritierenden Fremdsubstanzen wie ölige Lösungsmittel, Paraffin- u. Silikonpräparate.

Pannikulitis Typ Rothmann-Makai (↑; ↑; Max R., Pathol., Berlin, 1868–1915; Endré M., Chir., Budapest) f: (engl.) *Rothmann-Makai syndrome*; syn. Lipogranulomatosis subcutanea; spontan (oft sehr plötzl.) aufschießende, bis haselnussgroße, harte, schmerzhafte, tief subkutan gelegene Knoten (histol. Lipogranulome u. ausgeprägte Fibrose, z. T. auch flache, unterhalb des tieferliegenden Gewebe verschiebliche Infiltrate; seltene, meist bei Kindern auftretende Variante der Panniculitis* nodularis non suppurativa febrilis et recidivans; **Lok.:** Stamm, Extremitäten; **Klin.:** kein Fieber od. Allgemeinsymptome; Spontanremission nach Mon. bis Jahren ohne Narbenbildung; **Ther.:** Versuch mit Antiphlogistika u. Glukokortikoiden.

Pannus (lat. Lappen) m: **1.** (engl.) *pannus*; (ophth.) Ausbildung eines gefäßhaltigen Granulationsgewebes zwischen Epithel u. Bowman-Membran der Cornea (z. B. bei Trachom*); **2.** (orthop.) von den Gelenkkapselrezessus ausgehende Proliferation der Synovialis bei chron. Synovialitis*, v. a. rheumatoider Arthritis* mit Überzug, Invasion, Unterminierung u. Destruktion des Gelenkknorpels u. der kortikalen (knöchernen) Grenzlamelle sowie Einbruch in den subchondralen Markraum; röntg. Unschärfe der Grenzlamelle, Signalzysten, Erosionen.

Pan|ophthalmie (Pan-*; Ophthalm-*) f: (engl.) *panophthalmitis*; auch Panophthalmitis; eitrige Entz. des Augeninneren u. der Augenhüllen (oft auf die

Orbita übergreifend) inf. sept. Metastasierung in die Uvea od. Retina bzw. als Verletzungsfolge.

Pan|orama|aufnahme (↑; gr. ὁρᾶν sehen): s. Orthopantomographie.

Pan|ostitis (↑; Ost-*; -itis*) *f*: (engl.) *panosteitis*; Entz. aller Gewebe eines Knochens (akute Periostitis, Ostitis u. Osteomyelitis diffusa).

Pan|sinusitis (↑; lat. sinus Ausbuchtung, Krümmung; -itis*) *f*: (engl.) *pansinusitis*; Entz. aller Nasennebenhöhlen* einer Seite; s. Sinusitis.

Pan|strongylus megistus (↑; gr. στρογγύλος rund, sphärisch) *m*: (engl.) *Panstrongylus megistus*; brasilian. Raubwanze, Überträger von Trypanosoma* cruzi (Chagas*-Krankheit); vgl. Wanzen.

Panthenol (INN) *n*: syn. Pantothenol; s. Dexpanthenol.

Pan|tomo|graphie (Pan-*; -tom*; -graphie*) *f*: s. Orthopantomographie.

Panton-Valentin-Leuko|zidin *n*: s. Leukozidin.

Panto|prazol (INN) *n*: (engl.) *pantoprazol*; Protonenpumpen*-Hemmer; **Ind.:** gastroduodenales Ulkus* (Proph. u. Eradikationstherapie*), Refluxösophagitis, Zollinger*-Ellison-Syndrom*; **UAW:** Kopfschmerz, selten Schwindel, gastrointestinale Störungen, allerg. Hautreaktionen.

Pantothenol *n*: syn. Panthenol; s. Dexpanthenol.

Pantothen|säure: (engl.) *pantothenic acid*; wasserlösl., hitzelabiles Vitamin aus 2,4-Dihydroxy-3,3-dimethylbutyrat, das über eine Amidbindung mit β-Alanin verknüpft ist; nur D(+)-P. ist biol. aktiv; biochem. **Funktion:** Bestandteil von Coenzym* A u. Acyl-Carrier-Protein (s. Fettsäurebiosynthese); **Vork.:** in fast allen pflanzl. u. tier. Nahrungsmitteln, bes. in Hefe, Eigelb, Vollkornprodukten, Hülsenfrüchten; **Bedarf:** Erwachsene: 6 mg/d; vgl. Nährstoffzufuhr, empfohlene (Tab. dort); **Mangelerscheinungen:** alimentär selten, erst ab mangelnder Zufuhr über 3–4 Monate; experimentell u. bei parenteraler Ernährung, chron. Hämodialyse, Alkoholkrankheit können Abgeschlagenheit, Müdigkeit, Schwäche, Schlafstörung, Dermatitis u. Parästhesien der Extremitäten (Burning-Feet-Syndrom) auftreten. **Hypervitaminose:** weder alimentär noch bei therap. hohen Dosen bekannt.

pan|trop (Pan-*; -trop*): (engl.) *pantropic*; auch pantotrop; Bez. für Krankheitserreger, Pharmaka usw. ohne besondere Affinität zu best. Geweben; z.B. pantrope Viren (im Gegensatz zu neurotropen Viren u.a.).

Panum-Areale (Peter L. P., Physiol., Kopenhagen, 1820–1885) *n pl*: (engl.) *Panum's areae*; auch Panum-Raum; Zone vor u. hinter dem Horopter (vgl. Netzhautpunkte, korrespondierende), in der Gegenstände als querdisparate Bilder (vgl. Disparität) inf. zentraler Fusion noch scharf (keine Doppelbilder) wahrgenommen werden; maßgeblich am stereoskopischen Sehen* beteiligt.

Panzer|herz: (engl.) *armored heart*; (lat.) Pericarditis calcarea; s. Perikarditis.

Pan|zyto|penie (Pan-*; Zyt-*; -penie*) *f*: (engl.) *pancytopenia*; gleichzeitige Verminderung der Erythro-, Leuko- u. Thrombozyten im peripheren Blut; d.h. gleichzeitige Anämie*, Leukopenie* u. Thrombozytopenie*; **Urs.:** meist Arzneimittel induziert (passagere poststatische P. durch direkte, dosisabhängige Schädigung des Knochenmarks nach Verabreichung obligat myelotox. Zytostatika; idiosynkratische Reaktion auf andere Arzneimittel); starke Strahlenexposition, z.B. i.R. eines Unfalls, selten bei onkologisch indizierter Strahlentherapie; nach autogener u. allogener Stammzelltransplantation i.S. eines Transplantatversagens. Vgl. Anämie, aplastische.

PAP: 1. (kardiol.) Abk. für (engl.) *pulmonary arterial pressure*; pulmonalarterieller Druck (Blutdruck* in der A. pulmonalis); **Einteilung** u. **Referenzbereich: a)** systol. PAP: 15–30 mmHg; **b)** diastol. PAP: 5–15 mmHg; **c)** mittlerer (s. Blutdruck, mittlerer) PAP (syn. pulmonalarterieller Mitteldruck, Abk. mPAP): 10–20 mmHg. Vgl. Pulmonaliskatheter; Wedge-Druck; Hypertonie, pulmonale. **2.** (biochem.) Abk. für (engl.) *purple acid phosphatase*; vgl. Uteroferrin; **3.** (biochem.) Abk. für Poly(A)-Polymerase; **4.** (bakteriol.) Abk. für Pyelonephritis assoziierte Pili; z.B. P-Fimbrien*, verwenden als Rezeptor ein Epitop aus dem P-Blutgruppenantigen.

Pap: Abk. für **Pap**anicolaou*-Färbung; s. Zytodiagnostik.

Papageien|krankheit: syn. Psittakose; s. Ornithose.

Papain *n*: (engl.) *papain*; in Milchsaft u. unreifen Früchten des mexikan. Melonenbaums Carica papaya (neben Chymopapain u. Papaya-Lysozym) vorkommende SH-haltige Protease mit einem pH-Optimum bei pH 5; hydrolysiert Peptide, Amine u. Ester; SH-haltige Verbindungen (z.B. Cystein) aktivieren das Enzym, das gegenüber chem. u. physik. Einflüssen (insbes. hohe Temp.) ungewöhnl. stabil ist; **Verw.:** gereinigtes P. (Papayotin) als Digestivum bei Mangel an Pepsin*, i.R. des Enzymtests*, zur enzymat. Fragmentierung von Immunglobulinen*; als Chymopapain zur Chemonukleolyse*.

Papanicolaou-Abstrich (George P., Anat., Athen, New York, 1883–1962): (engl.) *Papanicolaou smear*; Kurzbez. Pap-Abstrich; zytol. Abstrich mit Watteträger od. Spezialbürsten von Portiooberfläche u. Zervikalkanal mit anschl. Spezialfärbung (Papanicolaou*-Färbung); auch als Vaginalabstrich (seitl. Scheidenwand; s. Kolpozytologie) zur hormonalen Diagnostik; **Beurteilung:** s. Zytodiagnostik.

Papanicolaou-Färbung (↑): (engl.) *Papanicolaou staining*; Spezialfärbemethode in der Zytodiagnostik* (Abb. dort), bei der nach Fixierung der Abstriche in 96 %igem Ethyl- od. 99 %igem Isopropylalkohol Kernfärbung mit Hämatoxylin u. kombinierte Plasmafärbung mit Orange G6 u. Polychromfarbstoff erfolgt; **Anw.:** die Kernfärbung ermöglicht die Beurteilung der Kernstrukturen (Größe, Form u. Chromatingehalt) zur Festlegung des Karyopyknoseindex* (Kernreifung) u. zur Karzinomdiagnostik; die Plasmafärbung macht die Bestimmung des Reifegrades des Zytoplasmas (Eosinophilieindex) aufgrund der Farbveränderung von blaugrün nach rot möglich.

Papa|verin *n*: (engl.) *papaverine*; Opiumalkaloid (ohne Wirkung auf Opioid-Rezeptoren), das sich chem. vom Benzylisochinolin herleitet; myotropes Spasmolytikum; **Ind.:** intraluminal (i.a.): koronar i.R. der Gewinnung art. Grafts für den aortokoronaren Bypass* u. zerebral bei Vasospasmen (s. Subarachnoidalblutung).

Papaver somniferum (lat. papaver Mohn) *n*: s. Mohn.

Papel (lat. papula Bläschen) *f*: (engl.) *papule*; über dem Hautniveau liegendes, bis erbsengroßes Knötchen; Primärefloreszenz (s. Effloreszenzen, Abb. 2 dort); **Formen: 1.** epidermale P.: Vermehrung der Epidermiszellen, z. B. Viruswarze; **2.** kutane P.: Zellvermehrung in der Dermis, z. B. bei sekundärer Syphilis; **3.** epidermokutane P.: z. B. Lichen ruber; herdförmige Konfluierung von P. nennt man Plaque*.

Papier|chromato|graphie (Chrom-*; -graphie*) *f*: (engl.) *paper chromatography*; Verf. der Chromatographie* mit flüssiger mobiler Phase, bei der ein Filterpapierstreifen, an dessen unterem Rand das Analysegemisch punkt- od. strichförmig aufgetragen ist, in ein Lösungsmittel gehängt wird. Das Lösungsmittel wandert unter spezif. (von Substanzaufnahme u. Lösungsmittelpolarität abhängiger) Mitnahme u. Verteilung der Einzelkomponenten kapillar nach oben. Vgl. Dünnschichtchromatographie.

Papier|elektro|phorese (Elektro-*; -phor*) *f*: s. Elektrophorese.

Papilla (lat. Warze, Bläschen, Knospe) *f*: warzenartige Erhebung, Papille.

Papilla duo|deni major (↑) *f*: (engl.) *major duodenal papilla*; syn. Papilla Vateri; in einer kleinen Schleimhautfalte liegende, vom ringförmigen M. sphincter ampullae hepatopancreatica (Oddi) umschlossene, gemeinsame od. getrennte Einmündung von Ductus choledochus u. Ductus pancreaticus (Wirsungi) in den absteigenden Teil des Duodenums (s. Abb.); vgl. Pankreas.

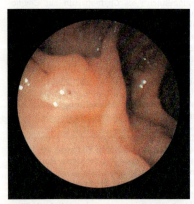

Papilla duodeni major: duodenoskopischer Befund [23]

Papilla duo|deni minor (↑) *f*: Einmündungsstelle eines evtl. vorhandenen Ductus pancreaticus accessorius in das Duodenum; vgl. Pankreas.

Papillae fili|formes (↑) *fpl*: fadenförmige Papillen der Zunge* mit verhorntem Epithel.

Papillae foli|atae (↑) *fpl*: blattförmige Papillen am hinteren lateralen Rand der Zunge mit Geschmacksknospen*.

Papillae fungi|formes (↑) *fpl*: pilzförmige Papillen der Zunge* mit wenigen Geschmacksknospen.

Papillae renales (↑) *fpl*: (engl.) *renal papillae*; Nierenpapillen; s. Niere.

Papillae vall|atae (↑) *fpl*: Wallpapillen; 7–12 rundl. Papillen vor dem Sulcus terminalis (sog. V) der Zunge mit 50 % aller Geschmacksknospen*.

Papilla lacrim|alis (↑) *f*: kegelförmige Erhebung medial an der Innenkante des Ober- u. Unterlids, auf deren Spitze des Punctum lacrimale liegt.

Papilla mamm|aria (↑) *f*: Brustwarze*.

Papillar|körper (↑): (engl.) *skin papilla*; die mit Papillen versehene Oberschicht der Dermis*.

Papillar|leisten (↑): s. Hautleisten.

Papillar|muskeln (↑; Musculus*): (engl.) *papillary muscles*; (anat.) Musculi* papillares cordis.

Papilla Vateri (↑; Abraham Vater, Anat., Wittenberg, 1684–1751) *f*: Papilla* duodeni major.

Papillen|di|latation (↑; Dilatation*) *f*: (engl.) *papillary dilation*; endoskopische od. chir. Weitung der Papilla* duodeni major mit Ballonkatheter od. kegelförmiger Sonde; ermöglicht das Entfernen von kleinen Gallensteinen aus dem Choledochus; weitgehend ersetzt, durch Papillotomie*; **cave:** Pankreatitis durch Papillenödem. Vgl. Choledochusrevision.

Papillen|karzinom (↑; Karz-*; -om*) *n*: s. Pankreaskarzinom.

Papillen|nekrose (↑; Nekr-*; -osis*) *f*: (engl.) *papillary necrosis*; Gewebeuntergang im Nierenpapillenbereich bei Diabetes* mellitus, chron. interstitieller Nephritis, Analgetika*-Nephropathie u. chron. Pyelonephritis* mit nachfolgender Abstoßung (häufig mit Kolik); **Klin.:** pyelorenaler Reflux; **Diagn.:** Ausscheidungsurographie; oft nicht erkennbar.

Papillen|stein (↑): (engl.) *papillary stone*; im Bereich der Papillae renales lokalisierter, meist Oxalat- bzw. Uratstein inf. (intra- od.) extratubulärer Ablagerung von Calciumoxalat bzw. Harnsäure; vgl. Nephrolithiasis, Randall-Plaque, Markschwammniere.

Papillen|stenose (↑; Steno-*; -osis*) *f*: (engl.) *papillary stenosis*; Einengung der Mündungen des Ductus choledochus bzw. des Ductus pancreaticus im Bereich der Papilla duodeni major ggf. mit prästenot. Gangerweiterung inf. Druckerhöhung u. Aufstau von Pankreassekret bzw. Galle; **Urs.:** v. a. Entz. (Cholangitis, Papillitis, Pankreatitis, Duodenitis), Tumor, funkt. (juxtapapilläres Duodenaldivertikel); **Klin.:** je nach Urs. Kolik, Pankreatitis, Ikterus; **Diagn.:** ERCP* ggf. mit Manometrie u. Biopsie, Endosonographie, CT; **Ther.:** je nach Urs. z. B. endoskop. Papillotomie* bzw. chir. Papilloplastik.

Papillitis (↑; -itis*) *f*: (engl.) *papillitis*; Entz. von Papillen unterschiedl. Lok.; **Formen: 1.** P. necroticans: Sonderform der Pyelonephritis* mit Nekrose u. Abstoßung von Papillen inf. Diabetes* mellitus, Analgetikamissbrauch, eitriger Harnstauungsniere (häufiger bei Frauen); **2.** Form der Proktitis* mit Entz. von Analpapillen der Linea dentata, häufig in Komb. mit einer Kryptitis* bzw. der Morgagni-Krypten; evtl. Ausbildung von Analpolypen i. R. einer P. hypertrophicans; Sympt.: dumpfer Dauerschmerz im Analbereich; Ther.: antiphlogist. Suppositorien; **3.** Entz. der Papilla* duodeni major; **a)** primär evtl. mit Ausbildung einer Papillenstenose* (syn. Westphal-Bernhard-Syndrom); **b)** sekundär i. R. einer Duodenitis, Pankreatitis od. auf-

steigenden Cholangitis; **4.** Neuropapillitis optica (s. Neuritis nervi optici); **5.** Entz. der Papilla ductus parotidei; s. Parotitis epidemica (Abb. dort).
Papillom (↑; -om*) *n*: (engl.) *papilloma*; vom Oberflächenepithel ausgehender, histol. meist benigner Tumor mit papillärem Aufbau, der häufig viel Bindegewebe enthält; **Lok.:** z. B. Mundschleimhaut, ableitende Harnwege (u. a. Blasenpapillom*), Milchgänge (Milchgangpapillom*), als Basalzellpapillom der Haut (Verrucae* seborrhoicae), Kehlkopfpapillom*. Vgl. Fibroepitheliom.
Papillomatosis con|fluens et reticularis (↑; ↑) *f*: (engl.) *confluent and reticulated dermatosis*; syn. Gougerot-Carteaud-Papillomatose, Gougerot-Carteaud-Syndrom; seltene, asymptomat. Dermatose mit zunächst winzigen roten bis gelbbraunen Papeln (bes. intermammär, im Pubesbereich od. am Skrotum), später disseminiert am Stamm, netzförmig u. flächenhaft konfluierend; Beginn nach Pubertät; kann familiär gehäuft auftreten; **Ätiol.:** unklar, mögl. Keratinisierungsdefekte, Pilzinfektionen (z. B. Pityrosporum ovale), genetische od. hormonale Störungen (z. B. Diabetes mellitus, Schilddrüsenerkrankungen); **Ther.:** individuell Antimykotika, Antibiotika (Minocyclin), topische Retinoide; **Progn.:** häufig Rezidive; **DD:** Pseudoacanthosis* nigricans.
Papillomatosis cutis carcinoides Gottron (↑; ↑; Heinrich A. G., Dermat., Tübingen, 1890–1974; -osis*) *f*: (engl.) *Papillomatosis cutis carcinoides Gottron*; histol. benigne, blumenkohlartige u. plattenförmige Wucherungen, meist symmetr. an den Unterschenkeln; **Ätiol.:** papillomatöse Epidermishyperplasie inf. eines chron. Lymphödems; Übergang in ein Plattenepithelkarzinom* möglich.
Papillomatosis mucosae carcinoides (↑; ↑; ↑) *f*: syn. floride orale Papillomatose; blumenkohlartige Wucherungen der Mundschleimhaut bei älteren Menschen.
Papilloma vesicae (↑; ↑) *n*: Blasenpapillom*.
Papilloma|viridae (↑; Viren*; Idio-*) *fpl*: (engl.) *Papillomaviridae*; neue Fam. doppelsträngiger DNA-Viren, die zus. mit der Fam. Polyomaviridae* die obsolete Fam. Papovaviridae ersetzt; einziges Genus Papillomavirus*.
Papilloma|virus (↑; ↑; Virus*) *n*: (engl.) *papilloma virus*; syn. Warzenvirus; Genus der Fam. Papillomaviridae*; DNA-Tumorviren, ⌀ 55 nm, ikosaedrische Kapside aus 72 Kapsomeren, 2 Strukturproteine; **Einteilung:** in ca. 75 humane Papillomavirustypen (Abk. HPV) u. tierpathogene Typen; streng auf eine Wirtsspecies beschränkt, nur Infektion von Epithelzellen; **Übertragung:** Kontaktinfektion der Basalzellen der Epidermis nach Mikrotraumen; **klin. Bedeutung:** humane P. verursachen mehrere Mon. nach Infektion benigne Tumoren der Haut u. Schleimhaut, die häufig spontan wieder verschwinden. Auch best. Präkanzerosen u. maligne Tumoren sind mit spezif. HPV-Typen assoziiert (s. Tab.); Proph. (Zervixkarzinom) durch Schutzimpfung*.
Papillom, in|vertiertes (↑; ↑) *n*: (engl.) *inverted papilloma*; benigner Tumor der Nase u. Nasennebenhöhlen mit histol. benigner Struktur, lokal expansivem u. destruierendem Wachstum u. Rezidivneigung; maligne Entartung zum Plattenepithelkar-

Papillomavirus	
Tumor	auslösende HPV-Typen
Hautviruswarzen	
Verrucae plantares	1, 2, 4
Verrucae vulgares	2, 4, 26, 28, 29, 41, 48, 60, 63, 65
Verrucae planae juveniles	3, 10, 27
Epidermodysplasia verruciformis	3, 5, 8, 9, 12, 14, 15, 17, 19–29, 36–38, 46–50
anogenitale Warzen	
Condylomata acuminata	6, 11, 40, 42–44
Condylomata plana	6, 11, 16, 18, 30, 31, 33–35, 39, 40, 42–45, 51, 52, 56–59, 61, 64, 66–68
bowenoide Papulose	16, 18
Schleimhautwarzen	
Papillome an Larynx und Mundschleimhaut	6, 11
fokale epitheliale Hyperplasie	13, 32
maligne Tumoren	
Bowen-Krankheit	selten 2, 16, 34
Penis- und Vulvakarzinom	6, 16, 18
Zervixkarzinom	v. a. 16, 18; seltener 6, 31, 33, 35, 39, 45, 51, 52, 56, 58, 59, 66, 68, 70, 73, 82
Larynxkarzinom	selten 16, 18, 30
Zungenkarzinom	selten 2, 16

zinom häufig; **Ther.:** radikale op. Entfernung; Nachsorge bei Neigung zu Malignom. Vgl. Nasentumoren.
Papillon-Léage-Psaume-Syn|drom (E. Pa.-L., franz. Stomatologin; Jean Ps., Stomatologe, Paris, geb. 1920) *n*: s. Syndrom, oro-fazio-digitales (Typ I).
Papillon-Lefèvre-Syn|drom (M. M. P., franz. Dermat.; Paul L., franz. Dermat.) *n*: (engl.) *Papillon-Lefèvre syndrome*; syn. Hyperkeratosis palmoplantaris mit Paradontose; autosomal-rezessiv erbl. Palmoplantarkeratose mit Periodontopathie durch Mutationen im Kathepsin-C-Gen (Genlocus 1q14-q14.3); **Häufigkeit:** 1 : 1 000 000; **Sympt.:** psoriasiforme Hyperkeratosen an Ellenbogen u. Knien, Nageldystrophie, gehäufte bakterielle Infekte; **Ther.:** Retinoide. Vgl. Ektodermaldysplasie-Syndrome.
Papillo|tomie (Papilla*; -tom*) *f*: (engl.) *sphincterotomy, papillotomy*; Spaltung der Papilla* duodeni major u. des Sphinkterapparats; **Formen: 1.** endoskop. P. (Abk. EPT) durch Anwendung von hochfrequentem Wechselstrom über den Draht eines Papillotoms (s. Abb.) im Rahmen der ERCP*; **2.** selten op. transduodenale Sphinkterotomie* (ggf. mit Papillenplastik); **Ind.:** Cholelithiasis*, Pa-

PAP-Komplex

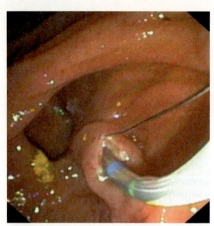

Papillotomie: mit seinem Schneidedraht in die Papilla duodeni major eingeführtes Papillotom; duodenoskopischer Befund [64]

pillenstenose*, Galleableitung mit biliärer Endoprothese*.

PAP-Kom|plex *m*: Kurzbez. für **P**lasmin-**A**lpha-2-Antiplasmin-Komplex; (engl.) *PAP complex*; Komplex aus Plasmin* u. seinem physiol. Inhibitor Alpha-2-Antiplasmin*; Plasmin liegt im Blut fast ausschließl. als P.-K. vor; erhöhte Konz. bei Hyperfibrinolyse*; **Nachw.:** durch ELISA.

Papova|viridae (Viren*) *fpl*: Abk. für (engl.) *Papilloma-, Polyoma- u. Simian Vacuolating Virus 40 (SV 40)*; (engl.) *Papovaviridae*; frühere Fam. bestehend aus den Papilloma- u. Polyomaviren, die heute als Papillomaviridae* u. Polyomaviridae* selbst Virusfamilien darstellen.

PAPP-A: Abk. für (engl.) *pregnancy associated plasma protein a*; Alpha-2-Makroglobulin; ab dem 2. Trimenon der Schwangerschaft ansteigendes, von der Plazenta produziertes Plasmaprotein; erniedrigte Werte können z. B. auf Down*-Syndrom des Fetus hinweisen. Vgl. Schwangerschaftsproteine.

Pappataci|fieber (ital. pappataci Stechmücken): (engl.) *pappataci fever, sandfly fever*; syn. Dreitagefieber, Phlebotomusfieber, Sandmückenfieber; akute, fieberhafte Erkr. mit günstiger Progn.; **Err.:** serol. verwandte Viren des Genus Phlebovirus der Bunyaviridae* (z. B. neapolitan. u. sizilian. Sandmückenvirus); Übertrager: Phlebotomus pappatasi; **Vork.:** Sommerepidemien in Südeuropa, endem. in Asien u. Afrika; **Inkub.:** 3–6 Tage; **Klin.:** Fieber, Rücken- u. (retroorbitaler) Kopfschmerz, Photophobie; Dauer 3–4 Tage; **Kompl.:** Meningitis, Hämorrhagien; **Ther.:** symptomatisch.

Pappenheim-Färbung (Artur P., Hämat., Berlin, 1870–1916): (engl.) *Pappenheim's staining*; panopt. Kontrastfärbung; gebräuchliche Färbung* eines Blutausstrichs; **Meth.:** Präparat 3 Min. mit May-Grünwald-Lösung fixieren, mit gleicher Menge Aqua destillata verdünnen, nach 3 Min. Lösung abgießen u. anschl. 15–20 Min. mit verdünnter Giemsa-Lösung weiter färben, mit Aqua destillata spülen, lufttrocknen.

Paprika: s. Capsicum.

Papulose, bowenoide (lat. papula Bläschen; -osis*) *f*: (engl.) *bowenoid papulosis*; Inf. der Anogenitalregion mit Papillomavirus Typ 16 od. Typ 18; multiple flache Papeln, die histol. der Bowen*-Krankheit ähneln.

Papulose, lymphomatoide (↑; ↑) *f*: (engl.) *lymphomatoid papulosis*; CD30-positives kutanes T-Zell-Non*-Hodgkin-Lymphom niedriger Malignität mit fortlaufend auftretenden, spontan (innerh. von 3–6 Wo.) rückläufigen, papulonodulären Hautveränderungen; paralleles od. späteres Auftreten von Mycosis* fungoides od. Hodgkin*-Lymphom möglich.

Papulosis maligna a|trophicans (↑; ↑) *f*: (engl.) *malignant atrophic papulosis*; syn. Degos-Syndrom; sehr seltene Erkr. mit schubweise generalisiert auftretenden bis erbsengroßen Papeln, deren Zentrum in einigen Wo. einsinkt u. porzellanweiße Farbe annimmt (Frauen bes. betroffen: w : m = 3 : 1); wenige Mon. bis Jahre später treten anäm. Infarkte meist am Darm (mit nachfolgender Peritonitis), seltener im Gehirn auf; **Pathol.:** Endarteriitis u. Kapillaritis mit Nekrosen u. sekundärer Mikrothrombosierung; **Progn.:** in 50% infaust.

papyraceus (gr. πάπυρος Papier): papierartig, pergamentartig.

Par-: auch Para-; Wortteil mit der Bedeutung neben, abweichend, teilweise, wechselseitig; von gr. παρά.

para-: (chem.) Bez. für die 1,4-Substitution am Benzolring; s. Benzol.

-para: Wortteil mit der Bedeutung die Gebärende, z. B. Primipara (Erstgebärende); von lat. parere gebären.

Para|ballismus (Par-*; gr. βαλλίζειν tanzen) *m*: (engl.) *paraballism*; beidseitiger Ballismus*.

Para-Bombay-Blut|gruppen (↑): (engl.) *Para-Bombay blood groups*; Blutgruppe A_h u. B_h; seltene Varianten der ABNull*-Blutgruppen, bei denen die Blutgruppenantigene A, B u. H nur sehr schwach ausgeprägt sind (wahrscheinl. bedingt durch best. erbl. Varianten der H*-Substanz). Vgl. Bombay-Blutgruppe.

Para|centese (↑; Kent-*) *f*: s. Parazentese.

para|centralis (↑; Centr-*): parazentral; neben den Zentralwindungen des Gehirns liegend.

Par|acetamol (INN) *n*: (engl.) *paracetamol*; syn. Acetaminophen; Anilin*-Derivat; nichtopioides Analgetikum* u. Antipyretikum* mit geringen UAW; **Ind.:** leichte bis mäßige Schmerzen, Fieber, **Kontraind.:** Glukose-6-phosphat-Dehydrogenasemangel, schwere Nieren- u. Leberinsuffizienz; **cave:** bei Intoxikation durch extrem hohe Dosen von P. kommt es i. d. R. zu Leberschädigungen, u. U. mit tödl. Ausgang, **Antidot:** Acetylcystein*.

Para|cocci|dioides brasiliensis (Par-*; Kokzidien*; -id*) *m*: (engl.) *Paracoccidioides brasiliensis*; syn. Blastomyces brasiliensis; dimorpher, primärpathogener Pilz aus der Gruppe der Fungi* imperfecti; Err. der südamerikan. Blastomykose*; morphol. 10–40 μm große, doppelt konturierte, kugelige Zellen mit multiplen Sprosszellen auf Blutagar in der Hefephase bei 37 °C; Myzelphase bis 30 °C, langsames Wachstum; **Übertragung:** Atemwege bzw. Lungen als Eintrittspforte; mikroskop. **Nachw.:** Sprosszellen im ungefärbten Nativpräparat aus

Eiter, Sputum od. anderen Exsudaten, auch als Lymphknotenhomogenisat nach Aufhellung mit 10 % NaOH.

Para|coc|cidi̯oides-Mykose (↑; ↑; ↑; Myk-*; -osis*) *f*: s. Blastomykosen.

para|colicus (↑; Kol-*): neben dem Colon liegend.

Para|colpium (↑; Kolp-*) *n*: (engl.) *paracolpium*; Gesamtheit des Bindegewebes um die Vagina*.

Para|dent-: s. Parodont-.

Para|didymis (Par-*; -dymus*) *f*: sog. Beihoden; syn. Waldeyer-Organ; blind endende Kanälchen im Funiculus spermaticus in der Nähe des Kopfs des Nebenhodens*; Urnierenrest, entspricht dem Paroophoron* bei der Frau.

Par|ästhesi̯e (↑; -ästhesie*) *f*: (engl.) *paresthesia*; subjektive Missempfindung, z. B. Kribbeln od. taubes, schmerzhaft brennendes Gefühl; s. Sensibilitätsstörungen.

Par|affin (lat. p̲arum wenig, a̲ffinis verwandt) *n*: (engl.) *paraffin*; Paraffinum; festes (Paraffinum solidum) od. flüssiges (Paraffinum liquidum) Gemisch aus gesättigten aliphat. Kohlenwasserstoffen (Alkane); gewonnen aus bituminhaltiger Braunkohle, Ölschiefer, Erdöl; geringe chem. Reaktionsbereitschaft; pharmaz. Verw.: u. a. für Salbengrundlagen, Paraffinöl als Laxans; Herstellung von Zündhölzern, Kerzen, Sprengstoffen.

Par|affin|einbettung (↑): (engl.) *embedding in paraffin*; Einlegen von biol. Materialien, v. a. Geweben, in Paraffin (nach Entwässerung) vor mikroskop. bzw. histol. Untersuchung; Routineverfahren für die histol. Diagnostik. Vgl. Kunststoffeinbettung, Mikrotom.

Par|affin|krebs (↑): (engl.) *paraffin cancer*; durch Verunreinigungen im Rohparaffin (Paraffin selbst ist nicht kanzerogen) verursachtes Plattenepithelkarzinom* der Haut; ggf. BK Nr. 5102.

Par|affinom (↑; -om*) *n*: Oleosklerom*.

Para|form|aldehyd *m*: (engl.) *paraformaldehyde*; Kurzbez. Paraform; polymerisierter weißer, kristalliner Formaldehyd* (HCHO)$_n$; entsteht durch Konzentrierung wässriger Formaldehydlösungen; antimikrobielles Wirkungsspektrum wie Formaldehyd*; Verw.: als Konservierungsmittel für kosmet. Produkte; max. Konz. 0,2 %; zur Desinfektion zahnärztl. Instrumente u. Raumdesinfektion; deklarierungspflichtig, wenn Konz. an freiem Formaldehyd 0,05 % überschreitet.

Para|funktion (↑; Functio*) *f*: (engl.) *oral habit*; (zahnmed.) Sammelbez. für einen unbewussten, schädigenden, unphysiol. Gebrauch des Kauapparats; umfasst Bruxismus*, Zähnepressen, Zungenpressen, Lippenbeißen.

Para|ganglien (Par-*; Gangl-*) *n pl*: (engl.) *paraganglia*; knötchenförmige Epithelkomplexe an od. in Nerven, die der Neuralleiste entstammen u. Katecholamine* produzieren; **Einteilung: 1. chromaffine P.**: gehen aus der Anlage des Sympathikus hervor u. bilden Adrenalin, Noradrenalin u. Dopamin, zu den chromaffinen Zellen* gehörend; Lok.: beim Neugeborenen kommen im Ausbreitungsgebiet des Bauch- u. Beckensympathikus verstreut zahlreiche P. vor, deren größtes am Ursprung der A. mesenterica inf. als Paraganglion aorticum abdominale (Zuckerkandl-Organ) bezeichnet wird; weitgehende Rückbildung ab dem 2. Lj.; **2. nicht-chromaffine P.**: gehen aus der Anlage des Vagus u. Glossopharyngeus (parasympath.) hervor u. bilden Noradrenalin; bleiben zeitlebens erhalten; Lok.: Paraganglion (Glomus) caroticum an der Teilungsstelle der A. carotis communis (s. Karotissinus-Nerv, Abb. dort), Paraganglion supracardiale (Glomus aorticum) im Bereich der Aorta ascendens, Paraganglion laryngeum in der Taschenfalte des Kehlkopfs, Paraganglion jugulare (nodosum) u. Paraganglion tympanicum im Gebiet des Ganglion caudale, Ganglion u. Nervi vagi u. im Felsenbein; Funktion der nicht chromaffinen P. unklar; im Glomus caroticum Chemosensoren; **klin. Bedeutung:** s. Paragangliom; Phäochromozytom.

Para|gangli̯om (↑; ↑; -om*) *n*: (engl.) *paraganglioma*; seltene, meist benigne Tumoren des autonomen Nervensystems, die sich histogenetisch von Neuralleistenzellen herleiten u. von extraadrenalen Paraganglien* ausgehen; **Einteilung:** nach Lok., z. B.: **1.** P. des Glomus* caroticum; Sympt.: meist schmerzlose, umschriebene Schwellung im Trigonum caroticum, selten Globusgefühl, Dysphagie od. Horner-Syndrom; Diagn.: evtl. Strömungsgeräusch bei Auskultation; in der digitalen Subtraktionsangiographie der A. carotis Darstellung eines gefäßreichen Tumors; Ther.: op. Entfernung; DD: Aneurysma, Halszyste, Lymphadenopathie; **2.** P. des Mittelohrs (Glomus jugulare, Glomus tympanicum); Sympt.: pulsatiler Tinnitus aurium, Druckgefühl im Ohr, Schallleitungsschwerhörigkeit, Gleichgewichtsstörungen, evtl. Hirnnervenausfälle; Diagn.: Otoskopie, CT, MRT, Carotisangiographie; Ther.: op. Entfernung (nach Embolisation), stereotakt. Bestrahlung; **3.** spinales P.: Lok. intradural, v. a. im Bereich der Cauda equina; typ. Erkrankungsalter 30.–40. Lj.; vgl. Rückenmarktumoren. Vgl. Phäochromozytom.

Para|geusi̯e (↑; gr. γεῦσις Geschmack) *f*: (engl.) *parageusia*; verfälschte Schmeckempfindung durch Veränderung einer od. mehrerer Geschmacksqualitäten; **Vork.:** z. B. nach Virusinfektionen, endokrin od. pharmak. bedingt. Vgl. Schmeckstörung.

Par|ag|glutination (↑; Agglutination*) *f*: Mitagglutination*.

Para|gonimi̯asis (↑; gr. γόνιμος fruchtbar; -iasis*) *f*: (engl.) *paragonimiasis*; syn. endemische Hämoptyse; Befall der Lungen mit Lungenegeln der Gattung Paragonimus*; **Übertragung:** Inf. durch Genuss roher Krebse u. Süßwasserkrabben; **Sympt.:** Husten mit blutig tingiertem Sputum ohne wesentl. Krankheitsgefühl, Atemnot, Fieber; zerebrale P. kann zu Sehstörung, Kopfschmerz, Meningitis u. Epilepsie führen; **Diagn.:** bei Lungenbefall Wurmeiernachweis* im Sputum u. Stuhl (durch verschlucktes Sputum), serol. durch ELISA, röntg. (vermehrte Streifenzeichnung, evtl. Ringschatten); **Ther.:** Praziquantel; **DD:** Tuberkulose*.

Para|gonimus (↑; ↑) *m*: (engl.) *Paragonimus*; Lungenegel, Gattung der Trematoden*; Erreger der Paragonimiasis*; auffällig rot gefärbte Parasiten (18 mm lang, 8 mm breit u. ca. 3 mm dick); 9 Arten beim Menschen bekannt; meist paarweise in bindegewebigen Kapseln in der Lunge (ektop. Ansiedlung beim Menschen in versch. Bauchorganen u. im Gehirn mögl.); **Entw.:** Metazerkarien in Süßwasserkrebsen, v. a. Krabben (2. Zwischenwirt);

Endwirte karnivore u. omnivore Säugetiere; **Übertragung:** Inf. des Menschen durch Verzehr roher Krebse; **Vork.:** mehrere Arten in Asien, Afrika u. Südamerika.

Para|grammatismus (↑; gr. γραμματική Wort- u. Satzlehre) *m*: (engl.) *paragrammatism*; Störung des Satzbaus in Form von Satzverschränkungen, Satzabbrüchen, Verdoppelung von Satzteilen od. fehlerhaften Flexionsformen u. Funktionswörtern; **Vork.:** z. B. bei Aphasie*.

Para|granulom (↑; Granulum*; -om*) *n*: (engl.) *paragranuloma*; Sonderform des Hodgkin*-Lymphoms, des lymphozytenprädominanten Hodgkin-Lymphoms mit Reed-Sternberg-Zell-Varianten; Überschneidungen mit T-Zell-reichem großem B-Zell-Lymphom möglich; **Sympt.:** lokalisierte Lymphknotenschwellungen im zervikalen, axillären u. inguinalen Bereich; **Ther.:** evtl. zunächst Verlaufsbeobachtung; sehr gutes Ansprechen auf Chemotherapie, Strahlentherapie u. Antikörpertherapie mit Rituximab; **Progn.:** in den lokalisierten Stadien Zehn-Jahres-Überlebensrate >80 %.

Para|graphie (↑; -graphie*) *f*: (engl.) *paragraphia*; Störung der Schreibfähigkeit, wobei Wörter (verbale P.) od. Buchstaben (literale P.) verwechselt werden; **Vork.:** bei Aphasie*. Vgl. Dysgraphie.

Para|hämo|philie (↑; Häm-*; -phil*) *f*: Hypoproakzelerinämie*.

Para|hidrose (↑; Hidr-*; -osis*) *f*: (engl.) *parahidrosis*; Sekretion eines abnorm zusammengesetzten Schweißes; vgl. Chromhidrose, Urhidrosis.

Para|im|munität (↑; immun*) *f*: (engl.) *premunition*; syn. Paramunität, Prämunität; erworbene, für kurze Zeit (7–12 Tage) unspezif. gesteigerte Abwehrbereitschaft eines Makroorganismus inf. einer nicht antigenspezif. Stimulation, z. B. durch Aktivierung von Phagozyten, Komplement u. natürl. Killerzellen, Proliferation von Lymphozyten, Freisetzung von Interferonen, Lymphokinen u. a. Mediatoren. Eine P. kann durch best. Substanzen (z. B. Impfstoffe, Kombinationspräparate aus Bakterien- u. Virusbestandteilen od. pflanzl. Extrakten, Adjuvanzien, synthet. Polyanionen) induziert werden. Vgl. Immunität, Resistenz.

Para|in|fluenza-Virus (↑; Influenza*; Virus*) *n*: (engl.) *parainfluenza virus*; RNA-Virus der Subfamilie Paramyxovirinae der Paramyxoviridae*; 15 Serotypen bei Mensch, Rind, Schaf, Affe, Hund u. Maus (z. B. Sendai*-Virus); 4 humanpathogene Serotypen (1–4) der Genera Respirovirus (P.-V. Typ 1 u. 3) u. Rubulavirus (P.-V. Typ 2 u. 4) bisher bekannt; **klin. Bedeutung:** weltweit verbreitet; sporad. Erkr., auch kleinere Epidemien (bes. im Winterhalbjahr); hohe Durchseuchung mit Serotyp 3 bereits im 1. Lj., bei den übrigen Typen erst im Kleinkindes- u. Kindesalter; nach einer Inkub. von 3–6 Tagen respirator. Inf. unterschiedl. Schweregrads: Pharyngitis, Rhinitis, Bronchitis, Bronchiolitis, Pseudokrupp* (v. a. durch Typ 1), Pneumonie (v. a. durch Typ 3); betroffen sind v. a. Kleinkinder; schwere Verläufe bei Erstinfektionen u. bei Erkr. von Säuglingen; Reinfektionen verlaufen meist asymptomat. bis milde. **Nachw.:** Virusisolierung aus Rachenspülwasser; Züchtung auf Affennierenzellen od. primären humanen embryonalen Zellen; Antikörpernachweis.

Para|keratose (↑; Kerat-*; -osis*) *f*: (engl.) *parakeratosis*; Verhornungsstörung der Epidermis* mit kernhaltigen Keratinozyten* im Stratum corneum u. weitgehend fehlendem Stratum granulosum; **Vork.:** z. B. Psoriasis*, Ekzem*, Carcinoma* in situ u. Plattenepithelkarzinom*, auch im Bereich der Vagina u. Portio sowie bei Infektion mit Herpes*-simplex-Virus Typ 2.

Para|kinese (↑; Kin-*) *f*: (engl.) *parakinesia*; Bez. für ein qual. von der Norm abweichendes, meist komplexes Bewegungsmuster, das häufig Gestik, Mimik od. die Sprache betrifft (z. B. Automatismen*, Stereotypien* od. Katalepsie*). Vgl. Psychomotorik.

para|krin (↑; -krin*): (engl.) *paracrine*; in die unmittelbar benachbarte Region absondernd; parakrine Drüsen* beeinflussen direkt umliegende Zellen; vgl. Mediatoren.

Par|akusis (↑; gr. ἀκούειν hören) *f*: (engl.) *paracusis*; falsche akustische Wahrnehmung; **Formen:** 1. Paracusis loci: Störung des räuml. Hörens u. falsche Lokalisierung der Schallquelle; 2. Paracusis Willisii bei Otosklerose*: scheinbar besseres Sprachverständnis bei gleichzeitigem Lärm, weil der Pat. störenden, überwiegend tieffrequenten Lärm ohnehin nicht hört u. der hörgesunde Gesprächspartner im Lärm unwillkürl. lauter spricht; 3. Paracusis duplicata: s. Diplakusis. Vgl. Dysakusis.

Par|albumin (↑; Album-*) *n*: Pseudomuzin*.

Par|allaxe (gr. παραλλάξ schräg hintereinander) *f*: (engl.) *parallax*; Winkel, den die Verbindungslinien zwischen 2 Bildpunkten u. dem Fokus bilden; betrachtet man vom Auge unterschiedl. weit entfernte, hintereinander liegende Objekte, so ändert sich bei seitl. Verschiebung des Betrachtungsstandpunkts die Lage dieser Objekte zueinander; im Röntgenbild fallen in der Strahlenrichtung liegende, vom Fokus versch. weit entfernte Objektpunkte zusammen (Winkel 0°); wenn man diese Punkte getrennt abbilden will, muss der Fokus aus ihrer Verbindungslinie verschoben werden. Bei Zeigerinstrumenten kann die P. zu Ablesefehlern führen.

Parallel|zange: s. Geburtszange.

Para|logie (Par-*; -log*) *f*: (engl.) *paralogia*; formale Denkstörung*, bei der heterogene Sachverhalte ohne logischen Zus. miteinander verbunden u. best. Begriffe durch andere ersetzt werden; **Vork.:** bei Schizophrenie od. Demenz.

Para|lyse (gr. παραλύειν auf einer Seite lähmen, schwächen) *f*: (engl.) *paralysis*; vollständige Lähmung*.

Para|lyse, in|fantile (↑) *f*: (engl.) *juvenile paresis*; Form der progressive Paralyse* inf. konnataler Syphilis*, die sich meist um das 6. Lj., gelegentlich erst um das 20. Lj. (juvenile Paralyse) manifestiert; psychopathol. meist als stumpf-demente Form mit ungünstiger Prognose.

Para|lyse, pro|gressive (↑) *f*: (engl.) *general paralysis of the insane*; Abk. PP; parenchymatöse Form der Neurosyphilis* im Spätstadium der Syphilis*, die in ca. 8–10 % der Fälle mit einer Latenzzeit von ca. 10 Jahren auftritt; **Pathol./Anat.:** chron. Meningoenzephalitis des Großhirns, v. a. der Frontalhirns, mit Untergang von Nervenzellen u. charakterist. histol. Veränderungen an den Gefäßen u. -

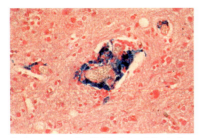

Paralyse, progressive: histologischer Befund mit Ablagerungen von Eisenpigment um ein kleines Hirngefäß [31]

perivaskulärer Ablagerung von Eisenpigment (Paralyse-Eisen, s. Abb.); Hirnatrophie*; **Klin.:** neben uncharakterist. Sympt. (Kopfschmerz, Schlafstörungen, Leistungsminderung) bei ca. 10% der Pat. epileptische Anfälle, bei ca. 50% Pupillenstörungen, z. B. Anisokorie, fehlende Pupillenreaktionen od. Argyll*-Robertson-Phänomen; evtl. Steigerung der Reflexe, Pyramidenbahnzeichen, Optikusatrophie od. Hinterstrangsymptome wie bei Tabes dorsalis (sog. Taboparalyse), Wesensänderung, progrediente Demenz, selten Störungen der Affektivität, z. B. als Depression, Manie od. Größenwahn. Selten manifestiert sich die PP als sog. **Lissauer-Paralyse**, bei der neuropsychol. Herdsymptome wie Aphasie, Apraxie, evtl. Agraphie od. Amnesie im Vordergrund stehen.
paralysie des amants (franz. Lähmung der Liebenden): s. Medianuslähmung.
paralysie du packetage (franz.): s. Rucksacklähmung.
Para|lysis agitans (↑) f: s. Parkinson-Syndrom; Pallidumatrophie, progressive.
Para|lysis dia|phragmatica (↑) f: Zwerchfelllähmung; s. Phrenikuslähmung.
Para|lysis infantum (↑) f: s. Zerebralparese, infantile; Paralyse, infantile.
Para|lysis saturnina (↑) f: (engl.) *lead paralysis*; Lähmung bei Blei*-Intoxikation.
Para|lysis spinalis as|cendens acuta (↑) f: Landry*-Paralyse.
para|lytisch (↑): (engl.) *paralytic*; gelähmt.
Para|median|stellung (Par-*; lat. medianus in der Mitte befindlich): s. Kehlkopflähmung.
Para|medizin (↑) f: (engl.) *paramedicine*; Bez. für med. Systeme mit diagn. u. therap. Prinzipien u. Erklärungsmodellen, die außerhalb der gängigen u. naturwissenschaftl. fundierten Schulmedizin liegen; vgl. Erfahrungsheilkunde, Heilverfahren, alternative.
Para|meter (↑; Metr-*) m: **1.** (engl.) *parameter*; (allg.) Messgröße; **2.** (statist.) in Untersuchungen bzw. Studien von mehreren, voneinander abhängigen Merkmalen diejenige Größe, die zu Messzwecken verwendet wird u. zur Beurteilung des Gesamtgeschehens (z. B. Vorliegen einer Erkr., Erfolg einer Therapiemethode) herangezogen wird.
Para|metritis (↑; gr. μήτρα Gebärmutter; -itis*) f: (engl.) *parametritis*; Entz. des Parametriums*; meist i. R. einer Endometritis* od. nach Verletzung unter der Geburt (Zervixriss, Drucknekrose am Scheidengewölbe), u. U. mit eitriger Einschmelzung u. Abszessbildung bzw. Ausbildung einer Phlegmone*.
Para|metrium (↑; ↑) n: (engl.) *parametrium*; der Teil des unter dem Peritoneum gelegenen Bindegeweberaums, der die Cervix* uteri seitl. umgibt, einschließl. des bindegewebigen Inhalts des Ligamentum* latum uteri; enthält u. a. die Ureteren, zahlreiche Lymph- u. Blutgefäße mit Venengeflechten sowie glatte Muskulatur.
Para|metro|pathia spastica (↑; ↑; -pathie*) f: Pelvipathia* vegetativa.
Para|mnesie (↑; -mnese*) f: Erinnerungsverfälschung*.
Para|molar (↑; lat. molaris Mühlstein) m: (engl.) *paramolar*; neben den Molaren* stehender Zahn; meist vestibulär u. im Oberkiefer liegend.
Par|amyloidose (↑; gr. ἄμυλον Stärkemehl; -id*; -osis*) f: (engl.) *paramyloidosis*; AL-Amyloidose (s. Amyloidose, systemische) mit atypischer Lok. der Amyloidablagerungen (z. B. in Haut, Lunge, Muskulatur).
Para|myo|klonus multi|plex (↑; My-*; Klonus*) m: (engl.) *paramyoklonus multiplex*; ätiol. ungeklärte, meist anfallartig auftretende, blitzartige Zuckungen (Myoklonien*) versch., oft symmetr. Extremitäten- u. Rumpfmuskeln, v. a. der Schultermuskulatur; vgl. Symptome, extrapyramidale.
Para|myo|tonia con|genita (↑; ↑; Ton-*) f: (engl.) *congenital paramyotonia*; syn. Eulenburg-Syndrom, Myotonia congenita intermittens; autosomal-dominant erbl. Erkr. (Genlocus 17q23.1-q25.3, Mutation im SCN4A-Gen für die Alpha-Untereinheit des Natriumkanals) mit intermittierender, bes. bei körperl. Anstrengung od. Kälteexposition auftretender Muskelstarre (v. a. Gesichts- u. Handmuskulatur) u. nachfolgender schlaffer Parese; **Diagn.:** Familienanamnese; EMG (myotone Entladungsbereitschaft), Muskelbiopsie (Verminderung der Typ-2B-Fasern); molekulargenet. Nachw. des Gendefekts; **DD:** periodische hyperkaliämische Lähmung*, Myotonia* congenita.
Para|myxo|viridae (↑; Myx-*; Viren*) f pl: (engl.) *Paramyxoviridae*; Fam. pleomorpher od. sphär. RNA-Viren mit Hüllmembran (⌀ 150–300 nm, helikales Kapsid, einzelsträngige RNA); strukturelle Ähnlichkeit u. Antigenbeziehung zu Orthomyxoviridae; **Einteilung:** in 2 Subfamilien: **1. Paramyxovirinae** mit den Genera Respirovirus (Parainfluenza-Virus Typ 1 u. 3), Rubulavirus (Newcastle*-disease-Virus, Parainfluenza-Virus Typ 2 u. 4, Mumps*-Virus) u. Morbillivirus (Masern*-Virus, Hundestaupe-Virus, Rinderpest-Virus u. Viren der sog. peste des petits ruminants); **2. Pneumovirinae** mit den Genera Pneumovirus (Respiratory*-syncytial-Virus, Mäusepneumonie-Virus) u. Metapneumovirus (humanes Metapneumovirus*); **Übertragung:** Tröpfcheninfektion.
Para|neo|plasie (↑; Neo-*; -plasie*) f: paraneoplastisches Syndrom*.
Para|nephritis (↑; Nephr-*; -itis*) f: (engl.) *paranephritis*; syn. Epinephritis; meist hämatogene, aber auch von der Niere od. umgebenden Organen übergreifende Entz. der Nierenfettkapsel mit phlegmonöser Ausbreitung u. Tendenz zur Absze-

dierung; **Diagn.:** Ultraschalldiagnostik*, MRT*. Vgl. Perinephritis.

Para|noia (gr. παράνοια Wahnsinn) *f*: s. Störung, wahnhafte.

Para|osteo|arthro|pathie (Par-*; Ost-*; Arthr-*; -pathie*) *f*: s. Myositis ossificans circumscripta.

Para|oxon *n*: (engl.) *paraoxon*; Diethyl-p-nitrophenylphosphat; Insektizid; (tox.) irreversibler Cholinesterase*-Hemmer.

Para|paralyse (Par-*; Paralyse*) *f*: Paraplegie*.

Para|parese (↑; Parese*) *f*: (engl.) *paraparesis*; unvollständige Lähmung* (Parese) zweier symmetr. Extremitäten; vgl. Querschnittläsion.

Para|per|tussis (↑; Per-*; lat. tussis Husten) *f*: (engl.) *parapertussis*; durch Bordetella parapertussis verursachte Erkr., die wie ein milder Keuchhusten* (Pertussis) verläuft.

Para|phasie (↑; gr. φάσις Sprechen) *f*: (engl.) *paraphasia*; fehlerhafte Wortbildung, die durch Ersetzen, Auslassen, Hinzufügen od. Umstellen einzelner Laute in einem Wort (phonemat. od. formale P.) od. durch Verwechslung von in ihrer Bedeutung u. U. ähnlichen Wörtern (semant. od. verbale P.) gekennzeichnet ist; **Vork.:** z. B. bei Aphasie*. Vgl. Sprachstörung.

Para|philie (↑; -phil*) *f*: (engl.) *paraphilia*; med. Fachbezeichnung für abweichendes Sexualverhalten*; nach DSM-IV: **1.** sexuelle Phantasien, dranghafte Bedürfnisse od. Verhaltensweisen, die mind. 6 Mon. bestehen u. sich auf nicht menschl. Objekte, auf Leiden od. Demütigung der eigenen Person od. anderer, auf Kinder u. andere nicht einwilligende od. nicht einwilligungsfähige Personen beziehen (sog. Kriterium A); **2.** Verhalten muss zu klin. bedeutsamem Leiden od. zu sozialen od. berufl. Beschränkungen führen (sog. Kriterium B).

Para|phimose (↑; Phimose*) *f*: (engl.) *paraphimosis*; sog. Spanischer Kragen; Einklemmung der zu engen phimotischen Vorhaut des Penis hinter dem Eichelkranz; **Klin.:** ödematöse Schwellung u. Durchblutungsstörung (s. Abb.), u. U. Nekrose der Glans penis u. Vorhautgangrän mit deformierender Narbenschrumpfung; **Ther.:** manuelle Reposition durch Auspressen der Eichel od. evtl. dorsale Inzision des Schnürrings. Vgl. Phimose.

Para|phonie (↑; Phono-*) *f*: (engl.) *paraphonia*; Veränderung des Stimmklangs durch Wechsel in ein anderes Stimmregister; z. B. plötzl. Höhenwechsel (sog. Überschnappen der Stimme) im Stimmbruch* (Paraphonia puberum).

Para|phrenie (↑; gr. φρήν Zwerchfell, Verstand) *f*: (engl.) *paraphrenia*; veraltete Bez. für meist im späteren Lebensalter auftretende, sich schleichend entwickelnde Psychose* mit Wahn u. Halluzinationen bei insgesamt gut erhaltener Affektivität u. Persönlichkeit. Die P. wird z. T. auch als chron. Verlaufsform der Schizophrenie* (Wahnbildung) angesehen.

Para|phrenitis (↑; ↑; -itis*) *f*: (engl.) *paraphrenitis*; Pleuritis diaphragmatica bzw. Peritonitis circumscripta des Peritonealüberzugs des Zwerchfells.

Para|plasma (↑; -plasma*) *n*: **1.** (histol.) syn. Inclusiones cytoplasmaticae; veraltet Alloplasma; Einschlüsse im Protoplasma des Zellleibs, die in den Zellen gebildet od. gespeichert werden, z. B. Sekrete, Lipide, Pigmente, Glykogen, Proteide; **2.** (genet.) nichterbl. Plasma; Gegensatz Idioplasma*.

Para|plegie (↑; -plegie*) *f*: (engl.) *paraplegia*; vollständige Lähmung* zweier symmetr. Extremitäten; z. B. bei Querschnittläsion*.

Para|plegie, spastische (↑; ↑) *f*: spastische Spinalparalyse*.

para|pneumonisch (↑; Pneum-*): (engl.) *parapneumonic*; im Verlauf einer Pneumonie auftretend, v. a. Pleuritis*; vgl. Empyem.

Para|pox|virus (↑; engl. pox Pocken; Virus*) *n*: (engl.) *Parapoxvirus*; veraltet Paravacciniavirus; Genus von DNA-Viren der Poxviridae*, aufgebaut im Gegensatz zu Viren des Genus Orthopoxvirus* aus regelmäßig angeordneten Filamenten; primäre Träger sind Schaf u. Rind; med. bedeutsame Vertreter: **1.** P. bovis 1: Err. der pustulösen Stomatitis des Rindes (s. BPSV); **2.** P. bovis 2: Err. des Melkerknotens*; **3.** P. ovis (Orf-Virus): Err. der Dermatitis pustulosa des Schafes, beim Menschen des Ecthyma* contagiosum.

Para|praxie (↑; gr. πρᾶξις Tun, Handeln) *f*: s. Apraxie.

Para|proktitis (↑; Prokt-*; -itis*) *f*: s. Periproktitis.

Para|protein|ämie (↑; Prot-*; -ämie*) *f*: (engl.) *paraproteinemia*; Auftreten von monoklonalen (selten auch di-, tri- od. polyklonalen) Paraproteinen* (Abb. dort) im Blut (i. e. S. als monoklonale Gammopathie); **Urs.:** pathol. Vermehrung eines Klons immunglobulinproduzierender lymphoider Zellen (B*-Lymphozyten u. Plasmazellen*) v. a. in Knochenmark u. Lymphknoten; **Formen: 1. benigne (idiopath.) P.:** benigne monoklonale Gammopathie; ohne Beziehung zu Erkr. des lymphoretikulären Systems u. ohne Krankheitssymptome (Paraproteine meist <10 g/l Serum, keine Paraproteinurie, Anämie, Hyperkalzämie u. Osteolysen, physiol. Immunglobulinproduktion nicht unterdrückt, in der Knochenmarkbiopsie <10 % Plasmazellen); Vork.: bei 1 % aller Menschen >50. Lj., 3 % aller Menschen >70. Lj.; Verlaufsbeobachtung indiziert, da Übergang in ein multiples Myelom* od. Makroglobulinämie* mögl. (ca. 25 % nach 20 Jahren); **2. fakultative (sekundäre, symptomat.)** P.

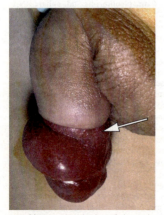

Paraphimose: Glans livide verfärbt, Vorhaut massiv ödematös geschwollen, Schnürring erkennbar (Pfeil) [91]

bei malignen Lymphomen, in Zus. mit Karzinomen u. Sarkomen, Lebererkrankungen u. Infektionskrankheiten; **3. obligate (primäre, maligne)** P. bei multiplem Myelom* (als IgG-, IgA-, IgD-, IgE- u. sehr selten IgM-P. sowie Synthese leichter Ketten beim Bence-Jones-Plasmozytom), Makroglobulinämie*, Kälteagglutininkrankheit* u. Schwerkettenkrankheit* (Synthese schwerer Ketten od. Fc-Fragmente).

Para|proteine (↑; ↑) *n pl*: (engl.) *paraproteins*; von einem Klon lymphoider Zellen (monoklonal) synthetisierte, in ihrem strukturellen Aufbau normalen Immunglobulinen* bzw. Immunglobulinfragmenten entspr. Proteine meist ohne spezif. Antikörperfunktion; **Vork.:** bei Paraproteinämie*; **Einteilung:** in P. der Klasse IgG (ca. 50–60 % der Fälle), IgA (ca. 25 %), IgM (ca. 15 %), IgD (sehr selten) u. IgE (wenige Fälle beschrieben) sowie aus isolierten leichten (Kappa, Lambda) od. schweren Ketten bzw. Fc-Fragmenten bestehende P.; **Nachw.:** in der Serumelektrophorese als schmales Band (sog. M*-Gradient) im Alpha-, Beta- od. Gammabereich (s. Abb.), Differenzierung mit Immunelektrophorese* od. Immunfixation* möglich.

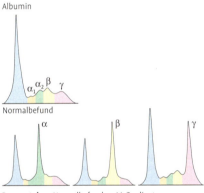

Paraproteine: Normalbefund u. M-Gradienten; Serumelektrophorese

Para|proteinose (↑; ↑; -osis*) *f*: (engl.) *paraproteinosis*; durch Paraproteinämie* gekennzeichnete Krankheit.

Para|protein|urie (↑; ↑; Ur-*) *f*: (engl.) *paraproteinuria*; Ausscheidung von kompletten Immunglobulinen bzw. mono- od. dimeren Kappa/Lambda-Immunglobulin-Leichtketten (s. Bence-Jones-Proteinurie) im Harn bei monoklonalen Gammopathien*; **Urs.:** Überlauf-Proteinurie durch Schädigung der tubulären Bürstensäume u. Überforderung der proteolyt. u. resorptiven Kapazität; **Diagn.:** Immunelektrophorese*, Immunfixation*.

Para|psoriasis (↑; gr. ψώρα Krätze, Räude; -iasis*) *f*: (engl.) *parapsoriasis*; Schüppchenflechte; Bez. für Hauterkrankungen mit Effloreszenzen, die denen einer Psoriasis* ähneln.

Para|psoriasis en plaques (↑; ↑; Plaque*) *f*: (engl.) *parapsoriasis en plaques*; v.a. bei Männern chron. verlaufende Hauterkrankung unklarer Ätiol.; histol. lymphozytäres epidermales Infiltrat mit fokaler Parakeratose; mildes dermales mononukleäres Infiltrat; **Formen: 1. kleinfleckige P. e. p.:** bei Sonneneinstrahlung weniger auffällige Effloreszenzen; langsam fortschreitende Erkr. mit zart rosa bis bräunl., leicht schuppenden, bis zu 5 cm großen Herden entlang den Hautspaltlinien am Stamm; meist im mittleren Lebensalter auftretend; keine Präkanzerose; DD: Pityriasis* rosea; **2. großfleckige P. e. p.:** bis zu 15 cm große atroph. Herde mit Pigmentverschiebung, Teleangiektasien (Poikilodermie), z. T. kleieförmiger Schuppung u. fein runzeliger Oberfläche an Stamm u. Extremitäten; oft starker Juckreiz; mögl. Urs.: niedriggradig malignes T-Zell-Lymphom, das in Mycosis* fungoides übergeht; **Ther.:** PUVA* (vorübergehende Wirkung).

Para|psoriasis guttata (↑; ↑; ↑) *f*: Pityriasis* lichenoides.

Para|quat *n*: (engl.) *paraquat*; Bipyridinium-Verbindung; inhibiert als Kontaktherbizid (s. Herbizide) die Photosynthese, weltweite Anw. in der Landwirtschaft; nach Kontakt mit flüssigen Zubereitungen kommt es mit Latenz von Stunden v. a. zu Hautverätzungen, Schleimhautreizungen u. Augenschäden (Hornhautulzerationen), nach suizidaler od. akzidentellen oraler Aufnahme inf. hoher Toxizität (LD <6 g) zu gastrointestinalen Ulzerationen, tox. Nephritis u. Leberparenchymschäden (sog. hepatorenale Phase) sowie pulmonalen Manifestationen (progressive Lungenfibrose) mit insgesamt schlechter Progn.; Ther. bei Intoxikation: v. a. rasche Giftentfernung durch Magenspülung, beschleunigte Darmpassage, Anw. von Adsorbenzien, Glukokortikoiden, Hämoperfusion*.

Para|rektal|schnitt (↑; Rect-*): (engl.) *pararectal incision*; (chir.) Bauchschnitt parallel zum Außenrand des M. rectus abdominis in Längsrichtung; vgl. Schnittführung (Abb. dort); vgl. Kulissenschnitt.

Para|rhythmie (↑; Rhythmus*) *f*: **1.** (engl.) *pararrhythmia*; (allg.) Nebeneinanderbestehen mehrerer voneinander unabhängiger Rhythmen; **2.** (kardiol.) Herzrhythmusstörung durch Erregungsbildungsstörung*, bei der ein Doppelrhythmus von einem nomotopen* (Sinusknoten) u. einem ektopen Erregungsbildungszentrum (z. B. Kammermyokard) erzeugt wird; evtl. in Komb. mit Erregungsleitungsstörung*; **Formen:** AV*-Dissoziation, Interferenzdissoziation*, Parasystolie*, VA*-Dissoziation.

Para|sexualität (↑) *f*: (engl.) *parasexuality*; Übertragung genet. Material derselben Generation; vgl. Konjugation, Transformation.

Para|sit|ämie (Parasiten*; -ämie*) *f*: (engl.) *parasitemia*; Vorhandensein von Parasiten* im Blut, z. B. Plasmodien* bei Malaria*.

Para|siten (gr. παράσιτος Mitesser, Schmarotzer) *m pl*: **1.** (engl.) *parasites*; (mikrobiol.) Lebewesen, die ganz (obligate P.) od. teilweise (fakultative P.), ständig (stationäre P.) od. zeitweise (temporäre P.) auf Kosten einer anderen Organismenspecies leben, **Ektoparasiten** auf der Oberfläche, **Endoparasiten** in tieferen Körperhöhlen, in Geweben u. Blut; für Menschen wichtige P.: **a)** i. e. S. tierische P. (Zooparasiten): Protozoen* (Urtierchen), Helminthes* (Würmer) u. Arthropoden* (Gliederfüßer); **b)** i. w. S. Bakterien*, Viren*, Fungi*; **2.** (embryol.) Teile einer asymmetr. Doppelfehlbildung bzw. Mehrfachbildung; der unvollkommen entwi-

Parasitenreservoir

ckelte, allein nicht lebensfähige P. hängt dem nahezu normal entwickelten Autosit* insbes. an Gesicht, Thorax od. Abdomen an.

Para|siten|re|servoir (↑; franz. reservoir Behälter) *n*: s. Reservewirt.

Parasito|logie (↑; -log*) *f*: (engl.) *parasitology*; Lehre von den pflanzl. u. tierischen Parasiten*, i. e. S. von den Protozoen* (Protozoologie), Würmern* (Helminthologie) u. Arthropoden* (Entomologie).

Parasito|phobie (↑; Phob-*) *f*: Dermatozoenwahn*.

Para|somnie (Par-*; lat. somnus Schlaf) *f*: (engl.) *parasomnia*; Form der Schlafstörung* mit Auftreten unerwünschter körperl. od. psych. Ereignisse im Schlaf od. beim Übergang zwischen Schlafen u. Wachen; bedingt durch schlafabhängige Aktivierung der Motorik od. des vegetativen Nervensystems; **Formen:** nach ICSD-2: **1.** Non*-REM-Schlafassoziierte P.: z. B. Somnambulismus*, Pavor* nocturnus; **2.** REM*-Schlaf-assoziierte P.: z. B. REM-Schlaf-Verhaltensstörung, Alptraum*, isolierte Schlaflähmung*; **3.** andere P., z. B. Enuresis* nocturna, Essen im Schlaf; **DD:** Anfälle im Schlaf (insbes. Frontallappen- u. Temporallappen-Anfälle), dissoziative Zustände.

Para|spadie (↑; gr. σπαδών Spalte) *f*: (engl.) *paraspadia*; sehr seltene Harnröhrenfehlbildung* mit seitl. Harnröhrenspalt; vgl. Epispadie; Hypospadie.

Para|spastik (↑; Spas-*) *f*: s. Spastik.

Para|sternal|hernie (↑; Sternum*; Hernie*) *f*: s. Larrey-Hernie; Morgagni-Hernie.

Para|stoffe (↑): (engl.) *para compounds*; in para-Stellung substituierte Phenylderivate, z. B. p-Phenylendiamin* in Azofarbstoffen, Haarfärbemitteln, Textilien, Gummiprodukten; als Konservierungsstoffe Kosmetika, Arznei- u. Lebensmitteln zugesetzte P. können Allergien od. Intoleranzreaktionen auslösen. Vgl. Sensibilität, multiple chemische.

Para|sui|zid (↑; Suizid*) *m*: (engl.) *parasuicide*; absichtl. selbstverletzendes Verhalten ohne Todesfolge, z. B. Schnitt- od. Brandverletzung, Arzneimittelüberdosierung, Sprung aus geringer Höhe; **Vork.:** häufig bei Borderline*-Persönlichkeitsstörung zum Abbau extremer Spannungszustände, auch als Appell an die Umwelt. Schließt ein P. die Möglichkeit od. Absicht eines tödl. Ausgangs ein, spricht man von Suizidversuch*.

Para|sym|pathikus (↑; Sympathikus*) *m*: (engl.) *parasympathetic nervous system*; anat., physiologisch u. pharmak. vom Sympathikus* abgrenzbarer Teil des vegetativen Nervensystems*; nach den Ursprungszentren in Mesencephalon, Tegmentum pontis, Medulla oblongata u. Sakralbereich des Rückenmarks auch als kraniosakrales System dem thorakolumbalen (Sympathikus) gegenübergestellt; im Gegensatz zum Sympathikus keine morphol. Einheit, da sich parasympath. Fasern mit wenigen Ausnahmen stets andere Nervenstämmen anlagern (parasympath. System); synapt. Umschaltung präganglionärer auf postganglionäre Neuronen außerhalb des ZNS in peripheren Ganglien od. Ganglien der intramuralen Geflechte; **Einteilung: 1. kranialer Teil:** Ursprung im kleinzelligen Kerngebiet des N. oculomotorius, im Nucleus salivatorius sup. u. inf. u. im Nucleus dorsalis nervi vagi; Verlauf mit dem N. oculomotorius (Umschaltung im Ganglion ciliare), im N. facialis (Umschaltung im Ganglion pterygopalatinum u. Ganglion submandibulare), im N. glossopharyngeus (Umschaltung im Ganglion oticum), im N. vagus (Umschaltung größtenteils in den intramuralen Geflechten); Versorgung: M. sphincter pupillae, M. ciliaris, Tränendrüse, Speicheldrüsen, Schweißdrüsen, Rachen, Kehlkopf, Herz, Lungen, Magen-Darm-Trakt vom Ösophagus bis zum Cannon*-Böhm-Punkt des Colon transversum, Leber, Pankreas, Niere; Wirkung: Verengung der Pupille, Akkommodation, Sekretion dünnflüssigen Speichels u. Schweißes, Bradykardie, Bronchokonstriktion, Anregung der Peristaltik u. Drüsentätigkeit im Magen-Darm-Trakt u. a.; **2. sakraler Teil:** Ursprung im (1.) 2.–4. (5.) Sakralsegment des Rückenmarks; Verlauf: Vorderwurzeln, 2.–4. Sakralnerv, Nn. splanchnici pelvici; Umschaltung in den Ganglien des Plexus pelvicus; Versorgung: Colon descendens, Rektum, Anus, Blase, Harnröhre, inneres u. äußeres Genitale; Wirkung: Entleerung der Harnblase u. des Rektums, Erektion u. a.; **3. spinaler Teil:** im Bereich des gesamten Rückenmarks entspringende dünne markhaltige Fasern, die durch hintere u. z. T. auch vordere Wurzeln austreten; Wirkung: gefäßerweiternd, schweißhemmend u. pilomotorisch. Vgl. Rezeptoren, cholinerge; Nervensystem, enterisches.

Para|sym|patho|lytika (↑; ↑; gr. λυτικός fähig zu lösen) *n pl*: (engl.) *parasympatholytics*; veraltet Parasympathikolytika; syn. Muscarin-(Rezeptor-)Antagonisten (m-Cholinozeptoren-Blocker), Vagolytika; Substanzen, die die Erregungsübertragung an den parasympath. Nervenendigungen hemmen, indem sie die Wirkung des Acetylcholins* kompetitiv aufheben (Muscarin-Rezeptor-Antagonisten); z. B. natürl. Alkaloide (Atropin, Scopolamin, P. mit geringerer Wirkungsdauer als Atropin (z. B. Tropicamid), quartäre Ammoniumverbindungen mit ganglienblockierender Wirkungskomponente (z. B. Butylscopolaminbromid, Ipratropiumbromid, Methantheliniumbromid), P. mit ausgeprägten zentralen anticholinergen Eigenschaften (z. B. Orphenadrin, Procyclidin) u. Pirenzepin (M_1-selektiver Antagonist); die meisten nichtquartären P. passieren im Gegensatz zu den quartären Derivaten die Blut-Hirn-Schranke. **Ind.:** als Mydriatika*, Bronchospasmolytika*, bei Parkinson*-Syndrom, Reisekrankheit, zur Prämedikation, bei bradykarden Herzrhythmusstörungen, Spasmen des Magen-Darm-Trakts u. der Gallen- u. Harnwege, als Antidot*; **Kontraind.:** u. a. Engwinkelglaukom, Blasenentleerungsstörungen, Tachyarrhythmie; **UAW:** (system.) u. a. Miktions- u. Akkommodationsstörungen, intraokularer Druckanstieg (v. a. bei engem Kammerwinkel), Mundtrockenheit, verminderte Schweißsekretion, Tachykardie, zentralnervöse Störungen. Vgl. Anticholinergika.

Para|sym|patho|mimetika (↑; ↑; mimetisch*) *n pl*: (engl.) *parasympathomimetics*; syn. Parasympathikomimetika, Cholinergika; Substanzen, die die Wirkung des Parasympathikus* nachahmen; **Einteilung: 1. direkt wirkende P.:** reagieren ähnl. wie Acetylcholin* mit Muscarinrezeptoren, z. B. Carbachol, Pilocarpin (Muscarin-Rezeptor-Agonisten);

2. indirekt wirkende P.: reversible u. irreversible Cholinesterase*-Hemmer (z. B. Neostigmin, Physostigmin, Pyridostigminbromid, Distigminbromid); **Ind.:** u. a. Glaukom (v. a. direkt wirkende P.), Myasthenia gravis pseudoparalytica (indirekt wirkende P.), paralyt. Ileus; in der Anästhesie zur Antagonisierung nichtdepolarisierender Muskelrelaxanzien (s. Überhang) sowie zur Ther. des zentralen anticholinergen Syndroms* (nur Physostigmin ist hirngängig); **Kontraind.:** Asthma bronchiale, Hyperthyreose, Parkinson-Syndrom u. a.; **UAW:** Bradykardie, Blutdruckabfall, Broncho- u. Muskelspasmen, Diarrhö, erhöhter Speichelfluss, Sehstörungen; bei indirekt wirkenden P. Muskelfaszikulationen, Lähmungen (Depolarisationsblock); **Antidot:** Atropin*.

Para|sy|stolie (↑; gr. συστολή Zusammenziehung) *f*: (engl.) *parasystolic rhythm*; seltene Form der Pararhythmie*; Nebeneinanderbestehen eines Sinusrhythmus u. eines Kammerrhythmus (s. Rhythmus, idioventrikulärer); das meist mit niedrigerer Frequenz arbeitende heterotope Erregungsbildungszentrum im Ventrikel wird gegenüber den vom schnelleren Sinusknoten stammenden Erregungen durch einen Block geschützt. Vgl. AV-Dissoziation, Interferenzdissoziation, VA-Dissoziation.

Para|tendinitis (↑; Tend-*; -itis*) *f*: (engl.) *paratendinitis*; syn. Paratenonitis; Entz. des Sehnengleitgewebes bei Sehnen ohne Sehnenscheide (z. B. Achillessehne); vgl. Tendopathie.

Parathion *n*: E 605; s. Phosphorsäureester.

Parat|hormon (Par-*; Horm-*) *n*: (engl.) *parathormone, parathyroid hormone*; Abk. PTH; syn. Parathyrin; zum Calcitonin* antagonistisch wirkendes Proteohormon (84 Aminosäurereste, M_r 9500) der Nebenschilddrüse*; **Regulation:** Steuerung von Produktion u. Freisetzung über Ca^{2+}-Konz. im Serum durch negative Rückkopplung; **Wirkung: 1.** Steigerung des Knochenabbaus (Osteoblastenvermittelte erhöhte Rekrutierung u. Aktivität der Osteoklasten): Freisetzung von Ca^{2+} aus Hydroxylapatit des Knochens durch Säuresekretion der Osteoklasten; Anstieg der Ca^{2+}-Serumkonzentration in der Folge; Aktivitätszunahme der alkal. Phosphatase; **2. Niere:** a) Steigerung der Phosphatsekretion im distalen u. Hemmung der Phosphatresorption im proximalen Tubulus mit Phosphaturie u. Absinken der Phosphat-Serumkonzentration in der Folge; Erhöhung der Calciumrückresorption; b) begünstigt Umsetzung von 25-Hydroxycolecalciferol zu Calcitriol* (1-Hydroxylierung); **klin. Bedeutung:** s. Hyperparathyroidismus; Hypoparathyroidismus; **Ind.:** therap. bei Osteoporose*; **1.** rekombinantes P. als s. c. Injektion bei Frauen in der Postmenopause, die ein hohes Frakturrisiko aufweisen (Reduktion v. a. von Wirbelfrakturen); UAW: Hyperkalzurie, Hyperkalzämie, Übelkeit; Kontraind.: anamnest. Strahlentherapie des Skeletts, Störungen des Phosphat-Kalzium-Metabolismus, hochgradig eingeschränkte Nieren- u. Leberfunktion; cave: Komb. mit Herzglykosiden (Prädisposition für tox. Wirkung durch Hyperkalzämie); **2.** s. Teriparatid.

Para|thymie (↑; gr. θυμός Gemüt) *f*: (engl.) *parathymia*; Affektstörung, bei der Affekte* auftreten, die dem gegenwärtigen Denk- u. Erlebensinhalt nicht entsprechen od. entgegengesetzt sind; **Vork.:** z. B. bei Schizophrenie*.

para|thyreo|priv (↑; ↑; lat. priv<u>a</u>re rauben): (engl.) *parathyroprival*; durch Fehlen od. Ausfall der Nebenschilddrüsen (od. Biosynthese bzw. Wirkung von Parathormon*) bedingt.

Para|thyrin (↑) *n*: Parathormon*.

Para|thyro|idea-Aden<u>o</u>m (↑; ↑; ↑; Aden-*; -om*) *n*: (engl.) *parathyroid adenoma*; Adenom der Nebenschilddrüsen*; häufigste Urs. für den primären Hyperparathyroidismus*.

Para|thyroid|hormon (↑; ↑; ↑; Horm-*) *n*: (engl.) *parathyroid hormone*; rekombinant hergestelltes humanes Parathormon* (identisch mit endogen vorkommendem humanem Hormon); Polypeptid aus 84 Aminosäuren; **Wirkung:** regt Osteoblasten zur Bildung neuen Knochengewebes an, bessere Aufnahme von Calcium aus dem Darm u. vermindert Calciumausscheidung über den Harn; **Ind.:** postmenopausale Osteoporose* bei hohem Frakturrisiko zur Vermeidung von Wirbel- u. Wirbelsäulenfrakturen; **Kontraind.:** durchgeführte Strahlentherapie des Skeletts, schwere Nieren- od. Leberfunktionsstörungen, hohe Spiegel der alkalischen Phosphatase*, andere Knochenbildungsstörung, Störungen des Calciumhaushalts; **UAW:** Hyperkalzämie, Hyperkalzurie, Kopfschmerz, Übelkeit.

para|thyroid hormone-related protein: Abk. PTHrP; parathyroid hormone-like peptide, parathyroid hormone-related peptide, parathyroid hormone-like protein; von malignen Tumoren produziertes Proteohormon, das die gleiche Rezeptorbindungssequenz (6–8 Aminosäuren am N-terminalen Ende) wie Parathormon* aufweist u. daher eine tumorassoziierte (paraneoplast.) Hyperkalzämie* verursacht (z. B. bei kleinzelligen Bronchialkarzinomen, Plattenepithelkarzinomen*, Nierenzellkarzinomen).

Para|top (↑; gr. τόπος Ort) *n*: **1.** (engl.) *paratope*; syn. Antigenbindungsstelle; sterisch komplementär zur antigenen Determinante (Epitop*) geformter Teil des Antikörpers*; besteht aus den hypervariablen Teilen der H- u. L-Ketten im Fab-Fragment; **2.** antigenbindender Teil (α/β- od. γ/δ-Ketten) der T-Zell-Rezeptoren. Vgl. Immunglobuline; Lymphozyten.

Para|trach<u>o</u>m (↑; gr. τραχύς rau, uneben; -om*) *n*: (engl.) *paratrachoma, inclusion conjunctivitis*; Sammelbez. für die Schwimmbadkonjunktivitis* der Erwachsenen u. Einschlusskonjunktivitis* der Neugeborenen, bei denen sich in den Epithelien die gleichen Einschlüsse wie beim Trachom* finden.

Para|typhlitis (↑; gr. τυφλόν Blinddarm; -itis*) *f*: s. Perityphlitis.

Para|typhus (↑; Typhus*) *m*: (engl.) *paratyphoid*; typhusähnl. Infektionskrankheit, die durch Salmonella enterica Serovar Paratyphi A, B od. C (s. Salmonella) verursacht wird; **Epidemiol.:** Verbreitung von P. A hauptsächl. in wärmeren Ländern, in Europa sog. Balkan-Krankheit; P. B global verbreitet, in Zentraleuropa wichtigste Form; P. C nur in wärmeren Ländern endemisch; **Inkub.:** unterschiedl. (P. A 8 Tage, P. B 8–12 Tage, P. C umstritten); **Klin.:** Verlauf meist milder als bei Ty-

Paraurethraldrüsen

phus abdominalis; 2 Verlaufsformen: septikämischer od. gastroenteritischer Typ; **Diagn.:** Antikörpernachweis anhand der Widal*-Reaktion (wenig sensitiv u. spezif.); meldepflichtige Krankheit bei Krankheitsverdacht, Erkrankung od. Tod; **Ther.:** Ciprofloxacin, Ceftriaxon, Cotrimoxazol od. Amoxicillin (möglichst nach Resistenztestung); **DD:** Typhus* abdominalis, andere Salmonellosen*, Brucellosen*, Sepsis*, Pneumonie*, Miliartuberkulose*.

Para|urethral|drüsen (↑; Urethra*): s. Gräfenberg-Zone; Skene-Gänge.

Para|vaccinia|virus (↑; Vacci-*; Virus*): s. Parapoxvirus.

paravaginal repair (engl.): s. Descensus uteri et vaginae.

Para|vasat n: Injektions- od. Infusionsflüssigkeit, die i. R. einer Injektion* bzw. Infusion* nicht in das Gefäßlumen der Arterie od. Vene, sondern in paravasales Gewebe gelangt; problemat. insbes. bei Applikation von z. B. Zytostatika* durch Induktion von Gewebenekrosen.

Para|vertebral|an|ästhesie (Par-*; lat. vẹrtebra Wirbel, Gelenk, Anästhesie*) f: (engl.) *paravertebral anesthesia*; Form der peripheren Leitungsanästhesie* mit Injektion von Lokalanästhetika* in die Nähe der Austrittstelle der Spinalnerven (s. Abb.); auch als thorakale paravertebrale Interkostalblockade* (mit Blockade der Nervi* thoracici im Bereich der Spinalnervenwurzel) bezeichnet; cave: vegetative Blockade (art. Hypotonie) wegen anat. Nähe des Truncus sympathikus (s. Spinalnerven, Abb. dort; vgl. Grenzstrangblockade).

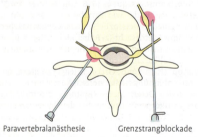

Paravertebralanästhesie   Grenzstrangblockade
Paravertebralanästhesie

Para|zentese (↑; Kent-*) f: **1.** (engl.) *paracentesis*; (HNO) Inzision des Trommelfells im hinteren od. vorderen unteren Quadranten (s. Abb.), z. B. bei

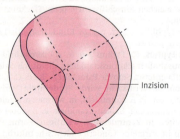

Parazentese: Inzision im hinteren unteren Quadranten bei stark vorgewölbtem Trommelfell des linken Ohres

purulenter Otitis* media, Tubenkatarrh* u. Paukenerguss; **2.** (internist.) Punktion zur Entleerung von Flüssigkeit aus der Bauchhöhle im li. Mittel- od. Unterbauch (z. B. Monro*-Punkt) nach Desinfektion u. Lokalanästhesie; **Ind.: a)** (therap.) großvolumige P. bei hochgradigem Aszites*, insbes. Spannungsaszites; cave: intensives Monitoring (kardiovaskulär, Diurese) u. Volumenersatztherapie erforderlich; **b)** (diagn.) meist mikrobiol. bei Peritonitis. Vgl. Laparoskopie; Peritoneallavage.

Para|zervikal|blockade (↑; Cerv-*) f: (engl.) *paracervical block* (Abk. PCB); Form der peripheren Leitungsanästhesie* mit Blockade des Plexus* hypogastricus inferior durch transvaginale Injektion (od. Infusion) von Lokalanästhetikum* in das parazervikale Gewebe; **Ind.: 1.** intrauterine Eingriffe, z. B. Hysteroskopie*, Endometriumbiopsie*; **2.** (v. a. früher) Schmerzminderung während der Eröffnungsperiode der Geburt* (in Verbindung mit Pudendusanästhesie*), heute i. d. R. durch Periduralanästhesie*; **Kompl.:** allerg. u. tox. Reaktionen durch system. Wirkung des Lokalanästhetikums; fetal: Bradykardie u. Azidose (cave: Letalität) durch akzidentelle Injektion in Gefäße des uterinen Kreislaufs.

Para|zystitis (↑; Kyst-*; -itis*) f: (engl.) *paracystitis*; Entz. des die Harnblase umgebenden Gewebes; vgl. Zystitis.

Pardee-Q (Harold E. P., Kardiol., New York, geb. 1886) n: s. Q-Zacke.

Parecoxib (INN) n: (engl.) *parecoxib*; selektiver Cyclooxygenase*-2-Inhibitor zur parenteralen Anw.; Prodrug des (wegen UAW) nicht mehr im Handel befindl. Valdecoxib; **Ind.:** Kurzzeitbehandlung von postoperativen Schmerzen; **Kontraind.:** Herzinsuffizienz (NYHA II–IV), koronare Herzkrankheit; **UAW:** gelegentl. Hypertonie, Rückenschmerzen.

Par|eidolie (Par-*; gr. εἴδωλον Bild) f: (engl.) *pareidolia*; Sinnestäuschung*, bei der vorhandene Gegenstände zu neuen, phantast. Erscheinungen umgeformt werden; im Gegensatz zur Illusion* wird die P. nicht vom Affekt bestimmt u. verschwindet auch bei erhöhter Konz. nicht. **Vork.:** bei org. Psychosen*.

Pareiitis granulomatosa (gr. παρειά Wange; -itis*) f: granulomatöse Schwellung der Wangen bei Melkersson*-Rosenthal-Syndrom.

Par|en|chym (Par-*; -enchym*) n: (engl.) *parenchyma*; Gewebe eines Organs, das dessen Funktion bedingt; im Gegensatz zum bindegewebigen Stroma (Gerüstgewebe, s. Interstitium).

Par|en|chym|chirurgie, selektive (↑; ↑; Chirurgie*) f: (engl.) *selective parenchyme surgery*; Meth. zur gezielten Präparation u. Skelettierung von anat. Strukturen u. Organteilen sowie von Neoplasien u. pathol. Gewebeveränderungen unter Erhalt von Stroma u. Gefäßen z. B. der Leber; **Prinzip:** Dissektion von Zellen u. Gewebefragmenten durch Ultraschallsonde mit hoher Schwingungsamplitude od. laminaren Wasserstrahl.

Par|en|chym|em|bolie (↑; ↑; Embolie*) f: (engl.) *parenchymal embolism*; durch körpereigene Zellen verursachte Embolie* (meist Lungenembolie*), z. B. durch Megakaryozyten des Knochenmarks, Leberzellen nach Leberquetschung, Plazentazellen

(v. a. Synzytium) nach Geburt u. durch Tumorzellen.

Par|en|chymia (↑; ↑) *f*: s. Plathelminthes.

Par|en|chym|ikterus (↑; ↑; Ikterus*) *m*: (engl.) *hepatocellular jaundice*; intrahepatischer Ikterus*, bedingt durch primäre Störungen der Stoffwechselleistungen des Leberparenchyms (z. B. bei akuter Hepatitis* od. chronischer Hepatitis*).

Par|en|chym|stein (↑; ↑): (engl.) *parenchymal stone*; Markzystenstein; s. Nephrolithiasis (Abb. dort).

par|enteral (↑; Enter-*): (engl.) *parenteral*; unter Umgehung des Magen-Darm-Trakts; i. d. R. durch Injektion* od. Infusion*, z. B. parenterale Ernährung.

Parese (gr. πάρεσις Erschlaffung) *f*: (engl.) *paresis*; unvollständige Lähmung*.

Pari|calcitol *n*: (engl.) *paricalcitol*; synthet. Vitamin-D-Analogon, s. Calciferole; **Ind.:** Prävention u. Ther. des sekundären Hyperparathyroidismus* bei chron. Nierenversagen; **UAW:** Hyperkalzämie, Hyperphosphatämie.

Parier|fraktur (franz. parer einen Schlag abwehren; Fraktur*) *f*: s. Ulnafraktur.

Paries (lat.) *m*: Wand.

parietal (↑): **1.** seitlich, wandständig; z. B. Parietalthromben (wandständige Thromben in Herz u. Aorta); **2.** zum Scheitelbein (Os parietale) gehörig.

Parietal|lappen|syn|drom (↑) *n*: s. Syndrom, hirnlokales.

Parietal|zellen (↑): syn. Belegzellen; parietale Zellen*.

parieto|mental (↑; lat. mentum Kinn): in der Richtung vom Scheitel zum Kinn.

Parinaud-Kon|junktivitis (Henri P., Ophth., Paris, 1844–1905; Conjunctiva*, -itis*) *f*: (engl.) *Parinaud's oculoglandular conjunctivitis*; auch okuloglanduläres Syndrom; einseitige granulomatöse Konjunktivitis* mit Anschwellung der submandibulären u. präaurikulären Lymphknoten u. allg. Krankheitsgefühl; **Urs.:** versch. Infektionskrankheiten; z. B. Tularämie*, Katzenkratzkrankheit*; Form des tuberkulösen od. luischen Primärkomplexes*.

Parinaud-Syn|drom (↑) *n*: s. Hirnstammsyndrome (Tab. dort).

Parkes-Weber-Krankheit (Frederick Parkes W., Arzt, London, 1863–1962): s. Klippel-Trénaunay-Weber-Syndrom.

Parkinson-Syn|drom (James P., Chir., Paläontologe, Arzt, London, Hoxton, 1755–1824) *n*: (engl.) *Parkinson's disease*; Parkinsonismus; extrapyramidales Syndrom inf. Degeneration dopaminerger Neurone in der Substantia nigra; **Vork.:** durchschnittl. Manifestationsalter 50.–60. Lj. mit leichter Andotropie; Prävalenz des idiopath. P.-S. (eine der häufigsten neurol. Erkr.) insgesamt ca. 0,1–0,2 % bzw. 1,8 % der >65-Jährigen; **Pathophysiol.:** vermehrte Hemmung der thalamofrontalen Bahnen u. thalamischen Kerne über eine erhöhte Aktivität der striatopallidalen Schleife; **Sympt.: 1.** Akinese*: leise u. monotone Sprache (Hypophonie), Verlangsamung (Bradykinese) od. Amplitudenminderung (Hypokinese*) der Willkürbewegungen, seltener Lidschlag u. Hypomimie*, kleinschrittiger Gang (marche à petits pas) mit fehlender physiol. Mitbewegung der Arme, Mikrographie*; **2. Rigor*** (gleichzeitige Aktivierung von Agonisten u. Antagonisten); wird durch aktive Bewegung der kontralateralen Seite induziert od. verstärkt; **3. Tremor***: initial einseitiger, kleinamplitudiger Ruhetremor mit einer Frequenz von 4–6/s mit zunehmender Intensität bei mentaler u. emotionaler Belastung; Pillendrehertremor; **4.** posturale Instabilität mit Fallneigung nach vorn (Propulsion), zur Seite (Lateropulsion) od. nach hinten (Retropulsion); **5.** vegetative Störungen (z. B. Seborrhö, orthostat. Hypotonie, Obstipation), Stimmungslabilität, Melancholie, Demenz u. Sensibilitätsstörungen; **6.** Frühsymptome: Riechstörungen, Schlafstörungen, veränderte Handschrift; **Formen: 1.** familiäres P.-S.: unterschiedl. Genmutationen bekannt, z. B. Mutation im SNCA-Gen (codiert für Alpha-Synuclein) mit Genlocus 4q21 bei fam. P.-S. Typ 1 (Abk. PARK1); **2. idiopath. (primäres)** P.-S. (syn. Morbus Parkinson, Paralysis agitans, P.-S. i. e. S.): häufigste Form (80 % der Fälle); Ätiol. noch weitgehend ungeklärt, diskutiert werden Interaktionen von genet. u. Umweltfaktoren (mit oxidativem Stress); (histol.) Auftreten von Lewy*-Körperchen in der Substatia nigra; **3. symptomat. (sekundäres)** P.-S.: **a)** pharmak. bedingt: z. B. durch Neuroleptika, Antiemetika, Calcium-Antagonisten (Flunarizin, Cinnarizin); **b)** tox. bedingt: z. B. durch Mangan, Kohlenmonoxid, Methylalkohol, Cobalt od. Cyanid; **c)** metabol. bedingt: z. B. bei Hypoparathyroidismus, Wilson-Krankheit; **d)** infektiös bedingt: postenzephalit., bes. nach Encephalitis lethargica sive epidemica; bei Creutzfeldt-Jakob-Krankheit; **e)** P.-S. inf. von Basalganglieninfarkt od. -blutung; **f)** P.-S. inf. zerebraler Raumforderung (Hirntumoren); **g)** traumat. bedingt: Boxerenzephalopathie*; **4. P.-S. i. R. anderer neurodegenerativer Erkr.:** z. B. bei Lewy*-Körperchen-Demenz, Multisystematrophie*, Steele-Richardson-Olszewski-Syndrom, kortikobasalganglionärer Degeneration*, Alzheimer-Krankheit, Parkinson-Demenz-ALS-Komplex auf der Insel Guam, Chorea Huntington (Westphal-Variante), Neuroakanthozytose, neuroaxonaler Dystrophie; **Diagn.: 1.** Anamnese u. klin. Untersuchung; Einteilung des **Schweregrad** nach UPDRS* od. klin. Stadium (modifiziert nach Hoehn u. Yahr): **a)** Stadium I: unilateral; **b)** Stadium II: bilateral ohne Störung posturaler Reflexe; **c)** Stadium III: bilateral, geringe Störung posturaler Reflexe, unabhängig; **d)** Stadium IV: schwere Beeinträchtigung, ohne Hilfe geh- u. stehfähig; **e)** Stadium V: ständig hilfebedürftig, Rollstuhl od. Bett; **2.** radiol. Verf.: in PET (s. Abb.) u. Dopamintransporter-SPECT striatale Minderbelegung; in CT u. MRT ggf. Hinweise auf neurodegenerative Erkr. od. Ursache eines symptomat. P.-S.; **3.** pharmak. Tests: Beurteilung der klin. Sympt. nach Gabe von Levodopa (L-Dopa-Test) od. seltener Apomorphin (Apomorphintest; UAW: Übelkeit, Erbrechen); positives Testergebnis bei Verbesserung des Punktwertes der motorischen Untersuchung nach UPDRS um >30%; **Ther.: 1.** allgemein: Physiotherapie, psychosoziale Betreuung; **2.** pharmak.; **a)** Levodopa* in Komb. mit DOPA-Decarboxylase-Hemmern (z. B. Benserazid*, Carbidopa*); erste Wahl bei Pat. >70 Lj., bei unzureichender Wir-

Parkland-Formel

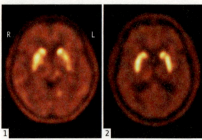

Parkinson-Syndrom: ^{18}F-DOPA-PET; 1: Patient mit idiopathischem P.-S.; Nucleus caudatus beidseits gut abgrenzbar, in den Putamina Abnahme der Anreicherung nach dorsal (sog. rostrokaudaler Gradient als typ. Zeichen für ein P.-S.) mit sehr deutlicher Asymmetrie zu Ungunsten der linken Seite bei entsprechendem rechtsbetontem klin. Befund; 2: physiologischer Befund [103]

kung Komb. mit Dopamin-Rezeptor-Agonist; Kompl.: sog. End-of-dose-Akinese od. Wearingoff: vorhersagbare Wirkungsschwankung bei kurzer Levodopa-Wirkung; paroxysmale On-Off-Phasen: nicht vorhersagbare Wirkungsschwankungen unabhängig von Levodopa-Einnahme; **b)** Dopamin-Rezeptor-Agonisten (erste Wahl bei Therapiebeginn bei Pat. <70. Lj., später Komb. mit Levodopa od. MAO-Hemmern): Ergotalkaloide* (z. B. Bromocriptin*, Cabergolin*, Lisurid*); Nicht-Ergot-Derivate: Ropinirol*, Pramipexol*, Rotigotin*, Apomorphin*; **c)** dopaminerg wirksame NMDA-Rezeptor-Antagonisten (Amantadin*, Budipin*); **d)** Monoaminoxidase*-Hemmer (MAO-B; z. B. Selegilin*, Rasagilin*); **e)** COMT*-Hemmer (z. B. Entacapon*, Tolcapon*) **f)** Anticholinergika* (z. B. Biperiden*, Metixen*) bei starkem Ruhetremor; **g)** bei Demenz Cholinesterase*-Hemmer (z. B. Rivastigmin*); **3.** op.: ggf. stereotaktische Operation* (Tiefenhirnstimulation*).

Parkland-Formel: (engl.) *Parkland's formula;* Formel zur rechner. Abschätzung des Flüssigkeits- u. Elektrolytbedarfs in den ersten 24 Std. nach schwerer Verbrennung* (Grad 2–3): 4 ml Ringer-Laktat-Lösung je kg Körpergewicht u. je Prozent verbrannter Körperoberfläche; jeweils 50 % der Lösung werden innerh. der ersten 8 Std. bzw. der folgenden 16 Std. gegeben (Baxter-Regel). Vgl. Brooke-Formel, modifizierte; Evans-Regel.

Parks-Operation *f*: (engl.) *Parks' operation;* submuköse Hämorrhoidektomie; Op. zur Entfernung von Hämorrhoiden* 2.–4. Grades; **Meth.:** submukös-subkutane Injektion einer verdünnten Adrenalinlösung im Bereich des Hämorrhoidalknotens; Inzision der Anal- u. Schleimhaut; Ligatur der Arterie; Exstirpation des Knotens.

Par|odontal|ab|szess (Par-*; Odont-*; Abszess*) *m*: (engl.) *periodontal abscess;* Parodontalerkrankung* Typ VI als Spätfolge einer akuten Entz. bei fortgeschrittener chronischer Parodontitis*; Abfluss des Taschensekrets über den Taschenausgang ist verlegt; **Sympt.:** starke Schmerzen, evtl. Lymphknotenschwellung, bei Befall mehrerer Zähne auch Fieber; Entleerung über eine Fistel od. spontan nach marginal; **Ther.:** Inzision u. Scaling*, Antibiotika*, Desinfektion.

Parodonta|lbehandlung, systematische (↑; ↑): (engl.) *systematic periodontal treatment;* planmäßiges Vorgehen bei der Ther. entzündl. Parodontalerkrankungen*; **Phasen: 1.** Hygienephase mit Befunderhebung u. Initialbehandlung, ggf. Keimbestimmung; **2.** subgingivale Zahnsteinentfernung ggf. mit Antibiotikatherapie, konservierende Versorgung kariöser Defekte, Korrektur von Okklusions- u. Artikulationsstörungen, ggf. chir. Therapie; **3.** restaurative Phase (Versorgung mit Zahnersatz); **4.** unterstützende Parodontalbehandlung (syn. Recall): zahnärztl. Nachsorge von parodontal vorgeschädigten Zähnen zur Gewährleistung der Langzeitstabilität u. zur Erhaltung therap. wiederhergestellter Parodontalgesundheit; umfasst professionelle Zahnreinigung, Attachmentmessung, Erstellung der Indizes zur Erfassung des Entzündungsgrade sowie Motivierung des Patienten zur Verbesserung der Mundhygiene.

Parodonta|lerkrankungen (↑; ↑): (engl.) *periodontal diseases;* Sammelbez. für Erkr. des Zahnhalteapparats, bei denen Gingivitis* u. chronische Parodontitis* im Vordergrund stehen; **Klassifikation:** s. Tab.; **Ther.:** systematische Parodontalbehandlung*.

Parodonta|lerkrankungen, nekrotisierende (↑; ↑): (engl.) *necrotizing periodontal diseases;* Sammelbez. für nekrotisierende Erkr. der Gingiva u. des Parodontiums, die in Zus. mit verminderter system. Abwehr auf bakterielle Infektionen auftreten; **Formen: 1.** nekrotisierende ulzerierende Gingivitis (Abk. NUG): auf die Gingiva begrenzte Infektion mit gingivalen Nekrosen, Blutungen u. Schmerz, Foetor ex ore, Pseudomembranen; prädisponierende Faktoren: Stress, Fehlernährung, Nicotinkonsum; häufiges Auftreten bei HIV-positiven Pat.; Übergang in eine Stomatitis* od. ulzeröse Gingivoparodontitis mögl.; nach Abheilung der Ulzera verbleiben i. d. R. interdentale Krater u. Nischen sowie eine wulstige Gingiva mit umgekehrt girlandenförmigem Verlauf; **2.** nekrotisierende ulzerierende Parodontitis (Abk. NUP): Nekrosen des gingivalen Gewebes, der Wurzelhaut u. des Alveolarknochens; Vork.: z. B. bei system. Erkr., Immunsuppression, HIV-Erkrankung, Mangelernährung; **Ther.:** systematische Parodontalbehandlung*. Vgl. Parodontalerkrankungen (Tab. dort).

Par|odontal|kürette (↑; ↑) *f*: (engl.) *periodontal curette;* Handinstrument mit löffelförmigem Querschnitt u. einseitig (Gracey-Kürette) bzw. beidseitig (Universalkürette) scharfen Schneiden zur supragingivalen Zahnsteinentfernung sowie subgingivalen Kürettage u. Wurzelglättung.

Par|odontal-Scaler (↑; ↑): (engl.) *periodontal scaler;* Handinstrument mit dreieckigem Querschnitt u. beidseitig scharfen Schneiden zum supragingivalen (insbes. interdentalen) Entfernen von Zahnstein*.

Par|odontitis, aggressive (↑; ↑; -iti*s) *f*: (engl.) *aggressive periodontitis;* Parodontalerkrankung* Typ III mit rasch einsetzender parodontaler Destruktion, die lokalisiert od. generalisiert auftreten kann; **Ätiol.:** genet. Determination; Funktionsdefekte der neutrophilen Granulozyten u. Mo-

Parodontalerkrankungen
Klassifikation nach dem Internationalen Workshop der American Academy of Periodontology/European Federation of Periodontology, 1999/2000

Typ	Form
I	gingivale Erkrankungen
I A	Plaque induzierte gingivale Erkrankungen
I B	nicht Plaque induzierte gingivale Erkrankungen
II	chronische Parodontitis[1]
II A	lokalisiert
II B	generalisiert
III	aggressive Parodontitis[1]
III A	lokalisiert
III B	generalisiert
IV	Parodontitis als Manifestation systemischer Erkrankungen
IV A	assoziiert mit hämatologischen Erkrankungen
IV B	assoziiert mit genetischen Erkrankungen
IV C	assoziiert mit anderen Allgemeinerkrankungen
V	nekrotisierende Parodontalerkrankungen
V A	nekrotisierende ulzerative Gingivitis (NUG)
V B	nekrotisierende ulzerative Parodontitis (NUP)
VI	Abszesse des Parodonts
VII	Parodontitis im Zusammenhang mit endodontischen Läsionen
VIII	entwicklungsbedingte oder erworbene Deformationen und Zustände

[1] wird bei einem Befall von <30 % aller Zahnflächen als lokalisiert, bei stärkerem Befall als generalisiert bezeichnet

nozyten; häufigste Leitkeime sind Aggregatibacter actinomycetemcomitans (Actinobacillus actinomycetemcomitans), Tannerella forsythensis (Bacteroides forsythus), Porphyromonas gingivalis u. Prevotella intermedia, die in geringen Mengen zur physiol. Mundflora gehören u. bei a. P. vermehrt in den Zahnfleischtaschen auftreten; unabhängig von Allgemeinerkrankungen u. Mundhygiene; **Sympt.:** zu Beginn kaum klin. Entzündungszeichen; zykl. auftretende akute Schübe mit deutlicher Entzündungssymptomatik u. massiver Gewebezerstörung; **Ther.:** systematische Parodontalbehandlung*, Antibiotika* nach Keimbestimmung; **Progn.:** bei Früherkennung gut, sonst rascher Zahnverlust.

Par|odontitis apicalis (↑; ↑; ↑) f: (engl.) apical periodontitis; entzündl. Prozess im Bereich der Wurzelspitze eines Zahns mit Übergreifen auf die Wurzelhaut (Periodontium) u. den umgebenden Knochen; Vorstufe einer Ostitis; **Urs.:** infektiös durch Ausbreitung einer bakteriellen Pulpitis od. mechan. inf. eines Zahntraumas; **Verlauf:** akut mit Abszessbildung od. chron. mit Bildung eines Zahngranuloms* od. einer Kieferzyste*; **Ther.:** rein endodontisch.

Par|odontitis, chronische (↑; ↑; ↑) f: (engl.) periodontitis; Parodontalerkrankung* Typ II mit entzündl., durch bakterielle Beläge verursachter Erkr. aller Anteile des Parodontiums (Gingiva, Wurzelhaut, Zahnzement u. Alveolarknochen) u. fortschreitendem Verlust von Stützgewebe; lokalisiert od. generalisiert auftretend; häufig durch Übergreifen einer Gingivitis* auf tiefere Strukturen des Zahnhalteapparats; führt zu Desintegration des Kollagens, Knochenabbau (Attachmentverlust), Entstehung von Taschen durch Tiefenproliferation des Saumepithels; **Formen:** s. Parodontalerkrankungen (Tab. dort); **Klin.:** Blutungsneigung bei Sondierung des Taschenfundus; Zahnfleischtaschen mit Verlust von Stützgewebe; als Spätsymptome erhöhte Zahnbeweglichkeit, Zahnwanderungen, Fisteln, Abszesse; **Ther.:** systematische Parodontalbehandlung*; **Progn.:** bei guter Compliance i. d. R. günstig.

Par|odontium (↑; ↑) n: Zahnhalteapparat*.
Par|odonto|pathien (↑; ↑; -pathie*) fpl: (engl.) periodontal diseases; Sammelbegriff für alle Erkr. des Zahnhalteapparats*.
Par|odontose (↑; ↑; -osis*) f: (engl.) periodontosis; veraltete Bez. für nichtentzündl. Zahnbetterkrankungen; vgl. Parodontopathien.
Paromo|mycin (INN) n: (engl.) paromomycin; Aminoglykosid*-Antibiotikum zur p. o. Anw.; **Ind.:** selektive Darmdekontamination*, (nichtinvasiver) Amöbenbefall des Darmlumens, hepatische Enzephalopathie*.
Parona-Raum: (engl.) space of Parona; Pars profunda des Compartimentum antebrachii anterius (flexorum).
Par|onychie (Par-*; Onych-*) f: (engl.) paronychia, felon; Nagelwallentzündung, sog. Nagelumlauf; häufigste Entz. der Hand durch Infektion mit Staphylococcus*, Streptococcus*, Candida*-Arten od. Herpes*-simplex-Virus; **Klin.:** umschriebene schmerzhafte Rötung u. Schwellung des Nagelwalls, evtl. mit Fluktuation u. Eiter- bzw. Sekretentleerung auf Druck (s. Bulla rodens); bei verzögerter Ther. Entwicklung eines Panaritiums* mögl.; **Ther.:** je nach Urs. Ruhigstellung, Handbäder, lokale Antiseptika, bei Fluktuation op. durch Inzision parallel zum Nagelwall unter Schonung der Matrix; Drainage u. Teilentfernung des Nagels (s. Abb.).

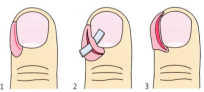

Paronychie: op. Versorgung, 1: Standardinzision, 2: Inzision u. Laschendrainage, 3: laterale Keilexzision

Par|oo|phoron (↑; Oo-*; -phor*) *n*: platt-rundl., bräunl. Körper, im kindl. Alter neben der Extremitas tubaria des Ovariums innerh. der Plica lata, kaudal von der Ansatzstelle des Mesovariums; Reste des kaudalen Abschnitts der Urniere (persistierende Urnierenkanälchen), enthält Kanälchen u. Glomerula; kaudaler Anteil des Parovariums*.

Par|orexie (↑; gr. ὄρεξις Verlangen) *f*: (engl.) *parorexia*; ungewöhnl. Essgelüste bei Schwangeren.

Par|osmie (↑; gr. ὀσμή Geruch) *f*: (engl.) *parosmia*; veränderte Wahrnehmung von Gerüchen, häufig mit unangenehmen Geruchsempfindungen (Kakosmie); **Vork.:** z. B. bei Hirntumoren, in der Schwangerschaft, als olfaktorische Aura bei Epilepsie; vgl. Sinnestäuschung.

Par|ostosis (↑; Ost-*; -osis*) *f*: (engl.) *parostosis*; ektope Knochenbildung, z. B. im weichen Binde- od. Muskelgewebe.

Parotid|ek|tomie (↑; Ot-*; Ektomie*) *f*: (engl.) *parotidectomy*; partielle, subtotale od. totale Entfernung der Glandula parotidea, v. a. bei Speicheldrüsentumoren*; **Kompl.:** Fazialisparese*, aurikulotemporales Syndrom*.

Par|otis (↑; ↑) *f*: Ohrspeicheldrüse; Glandula* parotidea.

Par|otis|tumoren (↑; ↑; Tumor*) *m pl*: s. Speicheldrüsentumoren.

Par|otitis acuta (↑; ↑; -itis*) *f*: (engl.) *acute parotitis*; eitrige Entz. der Glandula parotidea; **Err.:** Streptococcus Gruppe A, Staphylococcus; begünstigende Faktoren: postoperative Oligosialie, Sondenernährung (marant. Parotitis) od. schwere Allgemeinerkrankung (z. B. Diabetes mellitus); aufsteigende Inf. bei Sialolithiasis*, inadäquate Flüssigkeitsaufnahme; **Sympt.:** stark druckschmerzhafte Schwellung u. Rötung in der Parotisregion, Entleerung von Eiter aus dem Ausführungsgang der Ohrspeicheldrüse; **Ther.:** i. v. Antibiotika, Förderung des Speichelflusses (Zitronensäure, Kaugummi), ggf. Rehydrierung; bei Abszessbildung Inzision (s. Abb.), evtl. unter sonograph. Kontrolle.

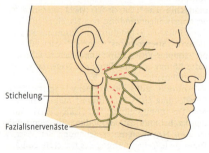

Parotitis acuta: Stichelung einer abszedierenden Parotitis
Stichelung
Fazialisnervenäste

Par|otitis epi|demica (↑; ↑; ↑) *f*: (engl.) *epidemic parotitis*; syn. Mumps; sog. Ziegenpeter, Bauernwetzel, Wochentölpel; akute generalisierte Virusinfektion, gekennzeichnet durch nichteitrige Schwellung der Ohrspeicheldrüse; **Err.:** Mumps*-Virus (Nachw. in Blut u. Speichel von Erkrankten); **Übertragung:** ausschließl. von Mensch zu Mensch durch Tröpfchen- u. Schmierinfektion; In-

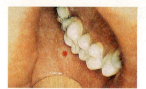

Parotitis epidemica: Papillitis [148]

fektionsort ist die Schleimhaut des Nasen-Rachen-Raums; Kontagionsindex ca. 0,4; **Inkub.:** 12–25 (meist 16–18) Tage; **Epidemiol.:** weltweit verbreitet, tritt epidem. (seltener im Sommer) auf; Häufigkeitsmaximum zwischen 3. u. 8. Lj.; Jungen erkranken doppelt so häufig wie Mädchen, bei ca. 60 % der Kinder verläuft die Erkr. asymptomatisch. **Klin.:** unter Fieberanstieg, Kopf- u. Gliederschmerzen zunächst überwiegend einseitige Schwellung der Ohrspeicheldrüse, in 75–80 % der Fälle nach 1–3 Tagen auch der anderen Seite; die druckempfindl. Schwellung findet sich vor u. unter dem Ohr, so dass das Ohrläppchen in typischer Weise abgehoben wird (vgl. Rilliet-Druckpunkte). Häufig entzündete Mundschleimhaut, von der sich bes. charakterist. die noch stärker gerötete Mündungsstelle des Ausführungsgangs der Parotis abhebt (s. Abb.); nach ca. 5–8 Tagen unter Fieberabfall Rückgang der Parotisschwellung; **Kompl.:** Mitbeteiligung anderer drüsiger Organe (Glandula lacrimalis, Glandula submandibularis mit Schwellung u. Schmerzen; Pankreas als Pankreatitis mit Bauchschmerzen u. Erbrechen; nach der Pubertät auch Orchitis* od. Oophoritis* mit Gefahr der Sterilität, Mastitis); Schädigung des N. vestibulocochlearis mit Ertaubung (meist einseitig); Miterkrankung des ZNS (häufiger Meningitis, seltener Enzephalitis) meist unter erneutem Fieberanstieg in der 2.–3. Krankheitswoche; im Liquor finden sich bei bzw. nach jeder Infektion Zell- u. Eiweißvermehrung. **Progn.:** ohne Kompl. gut; **Proph.:** Schutzimpfung* ab Beginn des 12. Lebensmonats; vgl. Impfkalender.

Par|otitis|pro|phylaxe (↑; ↑; ↑ Prophylaxe*) *f*: (engl.) *parotitis prevention*; pflegerische Maßnahmen zur Vorbeugung einer Parotitis* acuta u. von Infektionen der Mundhöhle durch häufige u. sorgfältige Säuberung der Mundhöhle, Spülung mit desinfizierenden Lösungen, Anregung des Speichelflusses, Pflege von Lippen u. Schleimhäuten (mit Glycerol u. zitronensäurehaltigen Lösungen). Vgl. Prophylaxe.

Par|ovarial|zysten (↑; lat. ovarium Eierstock; Kyst-*) *f pl*: (engl.) *parovarian cysts*; dysontogenet. Zysten (Retentionszysten*), die vom Parovarium*, u. U. auch von heterotopem Ovarialgewebe ausgehen u. immer innerh. des Ligamentum* latum uteri liegen; wachsen teilweise gestielt (Stieldrehung); pathognomon. sind die sich überkreuzenden Gefäße von Zyste u. Mesosalpinx. Vgl. Ovarialzysten.

Par|ovarium (↑; ↑) *n*: (engl.) *parovarium*; sog. Nebeneierstock; Rest des kranialen Wolff*-Gangs bei der Frau, unterh. der Tube zw. den beiden Blättern der Mesosalpinx* lokalisiert; sein kranialer Anteil wird auch als Epoophoron* (beim Mann dem Nebenhoden entsprechend) u. sein kaudaler Anteil als Paroophoron* (beim Mann der Paradidymis entsprechend) bezeichnet.

Par|oxetin (INN) *n*: (engl.) *paroxetin*; selektiver Serotoninwiederaufnahme*-Hemmer; Antidepressivum*.

par|oxysmal (gr. παροξυσμός Anfall, Krampf): anfallartig.

Parrot-Narben (Joseph M. P., Päd., Paris, 1839–1883): (engl.) *Parrot's cicatrix, Parrot's lines*; syn. Parrot-Furchen, Fournier-Zeichen; oberflächl. weiße Narben in den Mundwinkeln im Spätstadium der konnatalen Syphilis*.

Parrot-Pseudo|paralyse (↑; Pseud-*; Paralyse*) *f*: s. Osteochondritis, syphilitische.

Parrot-Syn|drom (↑) *n*: Achondroplasie*.

Parrot-Zeichen (↑): ziliospinaler Reflex*.

Pars (lat.; pl Partes) *f*: Teil.

Pars anularis vaginae fibrosae digitorum manus, pedis (↑) *f*: ringförmige Verstärkungszüge des bindegewebigen Teils der Sehnenscheiden* an Fingern u. Zehen.

Pars cardiaca gastricae (↑) *f*: Kardia* des Magens.

Pars ciliaris retinae (↑) *f*: lichtunempfindl. Teil der Retina an der Rückfläche des Ziliarkörpers.

Pars cruci|formis vaginae fibrosae digitorum manus, pedis (↑) *f*: kreuzförmige Verstärkungszüge des bindegewebigen Teils der Sehnenscheiden an Fingern u. Zehen.

Pars duralis fili terminalis (↑) *n*: syn. Filum durae matris spinalis; fadenförmiges, mit dem unteren Drittel des Filum terminale verwachsenes Ende des Duralsacks des Rückenmarks*; befestigt am Periost des 2. Steißwirbelastes.

Pars flaccida membranae tympanicae (↑) *f*: Shrapnell*-Membran des Trommelfells.

Pars inter|cartilaginea rimae glottidis (↑) *f*: Stimmritzenschlitz zwischen den Aryknorpeln; s. Larynx.

Pars inter|media adeno|hypo|physis (↑) *f*: s. Hypophyse.

Pars inter|membranacea rimae glottidis (↑) *f*: Stimmritzenabschnitt zwischen den Stimmlippen.

Pars iridica retinae (↑) *f*: lichtunempfindl. Teil der Retina an der Rückfläche der Iris.

Pars membranacea tracheae (↑) *m*: membranöse Rückwand der Trachea u. der Stammbronchien.

Pars optica retinae (↑) *f*: lichtempfindlicher, bis an die Ora serrata reichender hinterer Abschnitt der Retina*.

Pars petrosa ossis temporalis (↑) *f*: Felsenbeinpyramide des Schläfenbeins.

Pars-planitis (↑; lat. planus flach; -itis*) *f*: Form der intermediären Uveitis*; chronisch rezidiv. Entz. der peripheren Retina, der Pars plana des Ziliarkörpers u. des darüberliegenden Glaskörpers mit weißen, präretinalen Auflagerungen; häufig im Kindesalter beginnend; **Ther.:** Glukokortikoide* bei Sehschärfenminderung, in schweren Fällen Kryokoagulation od. Vitrektomie*.

Pars prostatica (↑) *f*: s. Urethra.

Pars pylorica gastricae (↑) *f*: Magenabschnitt vor dem Magenausgang, besteht aus Antrum pyloricum u. Canalis pyloricus.

Pars spongiosa (↑) *f*: s. Urethra.

Pars tuberalis adeno|hypophysis (↑) *f*: den Hypophysenstiel bedeckender Abschnitt der Adenohypophyse; s. Hypophyse.

Pars uterina tubariae (↑) *f*: kurzer, innerh. der Uteruswand gelegener Tubenabschnitt, der mit dem Ostium uterinum tubae uterinae in die Cavitas uteri mündet; s. Uterus.

Partheno|genese (gr. παρθένος jungfräulich; -genese*) *f*: (engl.) *parthenogenesis*; sog. Jungfernzeugung; eingeschlechtliche Fortpflanzung mit Entw. unbefruchteter Eier bei versch. Gruppen des Tierreichs. Vgl. Heterogonie.

Partial|druck (Pars*): (engl.) *partial pressure*; Teildruck eines Gases als Anteil am Gesamtdruck eines Gasgemischs, der dem Volumenanteil des Gases am Gesamtvolumen des Gasgemischs entspricht; der P. des Sauerstoffs in (trockener) Luft (1/5 Volumenanteil) beträgt ca. 150–160 mmHg = 20,0–21,3 kPa (20 % des Gesamtluftdrucks von 760 mmHg = 101,3 kPa). Die Löslichkeit von Gasen in Flüssigkeiten (z. B. Sauerstoffpartialdruck* im Blut ist dem Druck des Gases über der Lösung direkt proportional (der P. bestimmt über den Bunsen-Löslichkeitskoeffizienten die Konzentration des physik. gelösten Gases). Deshalb kann der Sauerstoffpartialdruck im Blut durch die Erhöhung der Sauerstoffkonzentration in der Einatmungsluft ebenfalls erhöht werden. Der physik. im Blut gelöste Sauerstoff spielt physiol. im Vergleich zur O_2-Bindung an Hämoglobin jedoch nur eine untergeordnete Rolle. Vgl. CO_2-Partialdruck.

Partial|in|suf|fizienz, re|spiratorische (↑; Insuffizienz*) *f*: (engl.) *respiratory partial insufficiency*; s. Insuffizienz, respiratorische.

partialis (↑): syn. partiell, partial; teilweise.

Partial|pro|laps (↑; Prolaps*) *m*: s. Prolapsus uteri et vaginae.

Partikel (lat. particula) *n*: Teilchen.

Partitions|ko|ef|fizient (lat. partitio Verteilung; Co-*; efficere bewirken, vollenden) *m*: s. Verteilungskoeffizient.

Parto|gramm (Partus*; -gramm*) *n*: (engl.) *partogram*; graph. Darstellung des Geburtsverlaufs (s. Geburt) z. B. anhand der Wehenmessdaten, des Höhenstands des vorangehenden Teils u. der Weite des Muttermundes.

parts per million (engl.): Einheitenzeichen ppm; Einheit der Konzentration*; Zahl der Wirk- od. Schadstoffteile in 1 Mio. Teile (1 ppm = $1/10^6$); analog: **parts per billion** (1 ppb = $1/10^9$) u. **parts per trillion** (1 ppt = $1/10^{12}$); da sich ppm, ppb, ppt auf Gewicht od. Volumen od. das molare Verhältnis beziehen, ist die Angabe z. B. der Stoffmengenkonzentration* exakter.

Partus (lat.) *m*: (engl.) *partus*; Geburt, Entbindung; post partum (Abk. p. p.): nach der Geburt; sub partu: unter (während) der Geburt.

Partus prae|cipitatus (↑) *m*: s. Geburt, überstürzte.

Partus prae|maturus (↑) *m*: s. Frühgeburt.

Parulis (gr. παρουλίς Geschwür am Zahnfleisch) *f*: veraltete Bez. für eine Schwellung im Bereich der Kiefer, meist inf. einer akuten Exazerbation* einer chron. Parodontitis* apicalis.

Parvi|semie (lat. parvus klein; Semen*) *f*: (engl.) *parvisemia*; Bez. für pathol. vermindertes Ejakulatvolumen (<2 ml); s. Spermauntersuchung (Tab. dort).

Parvoviridae

Parvo|vi̱ridae (↑; Virus*; Idio-*) *f pl*: (engl.) *Parvoviridae*; Fam. der kleinsten DNA-Viren (∅ 18–26 nm, kub. Form, 32 Kapsomere, keine Membranhülle, linear-einsträngige DNA mit ca. 7 Genen); weltweit verbreitet bei Mensch, vielen Säugern u. Insekten; **Übertragung:** fäkal-orale Schmier- od. Tröpfcheninfektion; **Einteilung:** in 2 Subfamilien: **1. Parvovirinae** mit den Genera Parvo- (Vermehrung in sich aktiv teilenden Zellen; meist latente, inapparente, bei Tieren ggf. letale Inf., z. B. Kilham-rat-Virus), Erythro- (humanpathogenes Parvovirus* B19), Depend0- (Adeno-assoziierte Viren AAV-2, -3, -5, Satellitenviren; benutzen für ihre Replikation Hilfsfunktionen von sich gleichzeitig in der Zelle vermehrenden Adeno-, Vaccinia- od. Herpes-Viren), Amdo- u. Bocavirus (vgl. Bocavirus, humanes); **2. Densovirinae** (Parvoviren der Insekten) mit den Genera Densovirus, Iteravirus u. Contravirus.

Parvo|virus B19 (↑; ↑) *n*: (engl.) *human parvovirus B19*; kleines DNA-Virus der Fam. Parvoviridae* mit ausgeprägtem Tropismus für Vorläuferzellen der Erythrozyten; Durchseuchung der Bevölkerung ca. 50 %; **Übertragung:** durch Tröpfcheninfektion, kontaminierte Blutprodukte od. diaplazentar bei manifester u. asymptomat. Inf. der Mutter; **klin. Bedeutung:** verursacht Erythema* infectiosum acutum bei Kindern, grippalen Infekt ohne Exanthem mit Arthritis* bei Erwachsenen; persistierende Inf. bei Immunsupprimierten.

pa̱rvus (lat.): klein.

PAS: 1. Abk. für p-Aminosalicylsäure*; **2.** Abk. für polyglanduläres Autoimmunsyndrom*.

PASAT: Abk. für (engl.) *paced auditory serial addition test*; s. MSFC.

Pascal (Blaise P., franz. Phys., Mathematiker, 1623–1662) *n*: abgeleitete SI-Einheit des Drucks*; Einheitenzeichen Pa; 1 Pa = 1 N/m² = 1 J/m³ = 1 W · s/m³.

Paschen-Körperchen (Enrique P., Bakteriol., Pathol., Hamburg, 1860–1936): s. Poxviridae; Variolavirus.

PASI: Abk. für (engl.) *Psoriasis Area and Severity Index*; Score zur Dokumentation der Fläche u. des Schweregrades der Hautläsionen bei Psoriasis*; die betroffene Fläche (A) wird getrennt für Kopf, Stamm, obere u. untere Extremitäten bestimmt (0 = keine Beteiligung, 1 = <10 %, 2 = 10–<30 %, 3 = 30–<50 %, 4 = 50–<70 %, 5 = 70–<90 %, 6 = 90–100 % befallen); dermat. Teil: Erythem (E), Infiltration (I) u. Schuppung (D) werden mit einer Skala von 0–4 bewertet; Wichtung der Ergebnisse: Kopf (h; 0,1), Stamm (t; 0,3), obere Extremität (u; 0,2), untere Extremität (l; 0,4). **Berechnung:** PASI = 0,1 (Eh + Ih + Dh) Ah + 0,3 (Et + It + Dt) At + 0,2 (Eu + Iu + Du) Au + 0,4 (El + Il + Dl) Al; kann Werte von 0–72 annehmen; PASI >10 entspricht mittelschwerer od. schwerer Psoriasis.

Pasqualini-Syn|drom (Rodolfo P., Endokrin., Buenos Aires, geb. 1909) *n*: (engl.) *fertile eunuch syndrome*; syn. fertiler Eunuchoidismus; inkretorische Hodeninsuffizienz* inf. eines isolierten hypophysären LH- u. sekundären Testosteronmangels mit hypoplast. Leydig*-Zwischenzellen bei intakter Spermatogenese u. normaler Fertilität; erniedrigte Testosteronproduktion lokal ausreichend, systemisch jedoch zu gering, um eunuchoiden Habitus zu verhindern.

PAS-Re|aktion *f*: Abk. für (engl.) *periodic acid Schiff*; (engl.) *PAS reaction*; syn. Hotchkiss-MacManus-Reaktion; auch Periodsäure-Leukofuchsin-Reaktion; zytochem. Reaktion; mit Periodsäure-Schiff-Reagenz werden glykogenhaltige Bestandteile der Zellen angefärbt; Kohlenhydrate werden mit Periodsäure oxidiert; die entstehenden Aldehydgruppen ergeben mit fuchsinschwefliger Säure (Schiff-Reagenz) eine charakterist. Rotfärbung. Nach Diastasevorbehandlung wird Glykogen gespalten, so dass nur noch Glykoproteine, Mukoproteine u. Mukopolysaccharide eine Farbreaktion mit PAS ergeben.

Passage *f*: **1.** (engl.) *passage*; (mikrobiol.) Weiterzüchtung vermehrungsfähiger Mikroorganismen durch Transfer (sog. Überimpfung) auf künstl. Nährböden, Zellkulturen, embryonierten Hühnerei od. Versuchstiere; **2.** (radiol.) s. Magen-Darm-Passage.

Passavant-Leiste (Philipp G. P., Chir., Frankfurt, 1815–1893): Crista palatopharyngea.

Passions|blume: (engl.) *passion flower*; Passiflora incarnata; Schlingpflanze aus der Fam. der Passionsblumengewächse, deren oberirdischen Teile (Passiflorae herba) Flavonoide, cyanogene Glykoside u. ätherisches Öl enthalten; **Verw.:** als Beruhigungs- u. Einschlafmittel; häufig als Bestandteil einer Komb. mit z. B. Baldrian, Hopfen.

Passiv|rauch: (engl.) *enviromental tobacco smoke* (Abk. ETS); vom Raucher ausgeatmeter Hauptstromrauch u. durch Verbrennung entstehender Nebenstromrauch beim Rauchen von Tabak*, der die Umwelt belastet u. Krebs erzeugende (z. B. polycyclische aromatische Kohlenwasserstoffe*, aromatische Amine*, Benzol*) u. irritativ wirkende Substanzen (z. B. Formaldehyd* u. Acrolein) enthält, die ggf. passiv inhaliert werden; Urs. von Bronchialkarzinom u. a. Atemwegerkrankungen sowie Herzinfarkt, auch bei Nichtrauchern.

Passow-Sym|pto̱men|kom|plex (Adolf P., Otol., Berlin, 1859–1926) *m*: (engl.) *Passow's symptom complex*; Bez. für das gemeinsame Auftreten von Dysrhaphiesyndromen*, Horner*-Syndrom u. Heterochromie* (Irisheterochromie).

Pa̱sta (lat.) *f*: s. Paste.

Pa̱sta Zinci (↑) *f*: (engl.) *zinc paste*; Paste* mit Zinkoxid; mit kühlender, schmerzlindernder u. adstringierender, die Wundheilung fördernder Wirkung.

Paste (↑) *f*: (engl.) *paste*; (pharmaz.) halbfeste Arzneizubereitung zur lokalen Anw. mit einem hohen Anteil (bis 50 %) unlösl. Pulver, die in einem zähflüssigen od. salbenartigen Trägerstoff homogen dispergiert sind; vgl. Lotion.

Pasteur-Ef|fe̱kt (Louis P., Chem., Biol., Paris, 1822–1895; lat. efficere, effectus hervorbringen) *m*: (engl.) *Pasteur effect*; Hemmung der alkohol. Gärung* bei Hefe u. der Milchsäuregärung (v. a. tier. Zellen) in Anwesenheit von O_2; **Urs.:** In der Atmungskette* wird unter aeroben Bedingungen viel mehr ATP gewonnen als unter anaeroben. Hohe ATP-Konz. hemmen allosterisch das Schlüsselenzym Phosphofruktokinase, es kommt zur Verlangsamung des Glykolyse*. Tumorzellen zeigen keinen Pasteur-Effekt.

Patellafraktur

Pasteurella (↑) *f*: (engl.) *Pasteurella*; Gattung gramnegativer, unbewegl., fakultativ anaerober Stäbchenbakterien der Fam. Pasteurellaceae (vgl. Bakterienklassifikation); Färbung an den Polen stärker als in der Mitte; Oxidase-positiv; Parasiten der Schleimhäute des (oberen) Respirations- u. Intestinaltrakts von Säugetieren (selten Mensch) u. Vögeln; mehrere Species mit v. a. veterinärmed. Bedeutung; humanpathogen: **P. multocida** (syn. Bact. multocidum, Bact. septicaemiae haemorrhagicae) als wichtiger opportunistischer Erreger* von Wundinfektionen (häufig mit Nekrosen, Lymphadenitis, Periostitis od. Osteomyelitis od. Sinusitis, Meningitis od. Hirnabszesse (nach Schädeltrauma od. -operation); subakute od. chron. Inf. des unteren Respirationstrakts; verbreitet unter Haus- u. Stalltieren; Inf. durch Kratz- od. Bissverletzungen bzw. Kontakt mit infizierten Tieren; **Nachw.:** kulturell auf Blutagar in CO₂-angereicherter Atmosphäre; spezif. Nukleinsäurenachweis durch Polymerase-Kettenreaktion; Antikörpernachweis gelingt selten; P. ist sensitiv für Penicilline, Doxycyclin u. Cephalosporine.

Pasteur-Impfung (↑): (engl.) *Pasteur's vaccination*; Bez. für die Schutzimpfung* gegen Tollwut*.

Pasteurisieren (↑): (engl.) *to pasteurize*; therm. Verfahren zur selektiven Entkeimung u./od. Haltbarmachung von i. d. R. hitzeempfindlichen Flüssigkeiten (Milch, Obst- u. Fruchtsäfte, Bier); Abtötung der vegetativen Formen best. Mikroorganismen (z. B. Mycobacterium tuberculosis, Salmonellen, Brucellen, Listerien, Streptokokken); **Formen:** Niederpasteurisierung (61,5 °C für 30 Min.), Hochpasteurisierung (72 °C für 15 Sek.); Langzeitpasteurisierung (60 °C für 10 Std.) zur Inaktivierung best. Viren (z. B. Hepatitis-A-Virus, Epstein-Barr-Virus) in Blut- u. Plasmaderivaten.

Pastillen (lat. pastillus Mehl-, Brotkügelchen) *f pl*: (engl.) *pastilles*; Pastilli; zur peroralen Anw. bestimmte feste, scheibchen-, kugel- od. kegelförmige Arzneizubereitungen.

pastös: (engl.) *pasty*; aufgeschwemmt, gedunsen.

Patch-clamp-Technik (engl. patch Flicken; to clamp festklemmen) *f*: (engl.) *patch clamp technique*; Verf., mit dem durch elektr. Abdichtung von Membranflecken mit spez. Glaspipetten extrem kleine elektr. Ströme (10⁻¹² Ampere) an Zellmembranen nachgewiesen werden können; **Anw.:** in der Grundlagenforschung der (Patho-)Physiologie u. Pharmakologie; z. B. zur Darstellung des Stroms durch einzelne Ionenkanäle* in der Zellmembran. Vgl. Membranpotential; Ruhemembranpotential.

Patch-Plastik (↑, -plastik*) *f*: (engl.) *patch plasty*; Streifenplastik; Verf. der Gefäß- u. Herzchirurgie, bei dem zur Abdeckung von Defekten u. Erweiterung des Gefäßlumens (z. B. zur Vermeidung nahtbedingter Stenosen, als Erweiterungsplastik) ein zusätzlicher Materialstreifen in die Wand eines eröffneten Blutgefäßes eingenäht wird; verwendet werden Venenwandstückchen (Venenpatch) od. Kunststoffstreifen, meist aus Dacron od. PTFE (Patch Graft), autogenes od. xenogenes Perikard (Pferdeperikard) od. allogenes Gewebe (z. B. Perikard, Aorta) in der Herz- u. Aortenchirurgie (Verschluss von Vorhof- od. Ventrikelseptumdefekt, Rekonstruktion einer Herzklappe, mykotisches Aortenaneurysma). Vgl. Gefäßtransplantation.

Patella (lat. flache Schale) *f*: (engl.) *patella*; Kniescheibe; in die Sehne des M. quadriceps femoris eingefügtes Sesambein.

Patella bi|partita (↑) *f*: s. Patella partita.

Patella|dys|plasie (↑; Dys-*; -plasie*) *f*: (engl.) *patellar dysplasia*; angeb. Mangelentwicklung der medialen Patellafacette (s. Abb.); mögliche Urs. für Patellaluxation*; **Klassifikation:** s. Tab.

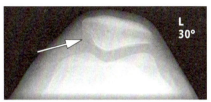

Patelladysplasie: Wiberg Typ II; konkave, mediale Patellafacette (Pfeil); axiale Patella-Röntgenaufnahme [54]

Patelladysplasie Klassifikation nach Wiberg und Baumgartl	
Typ	radiologischer Befund
I	beide Patellafacetten gleich groß und konkav (Normbefund)
II	mediale Patellafacette kleiner als laterale; beide konkav oder plan
III	mediale Patellafacette kleiner als laterale; mediale konvex
IV	mediale Patellafacette kleiner als laterale; mediale kronenförmig deformiert
Jägerhutform	keine mediale Patellafacette vorhanden

Patella|fesselung (↑): (engl.) *patella confinement*; op. Verfahren zur Behandlung der habituellen Patellaluxation*; Verhinderung der fast immer lateralen Patellaluxation durch medialisierende Weichteilfesselung (z. B. Ali*-Krogius-Kapselplastik) od. medialisierende Versetzung der Tuberositas tibiae u. zusätzliches laterales Release (Spaltung des lateralen Retinakulums) u. ggf. kniegelenknahe Umstellungsosteotomie.

Patella|fraktur (↑; Fraktur*) *f*: (engl.) *fracture of the patella*; Kniescheibenbruch; Fraktur* der Kniescheibe (mit od. ohne Diastase der Bruchstelle) durch direkte od. indirekte Gewalteinwirkung (z. B. plötzl. Kontraktion des M. quadriceps femoris); **Formen:** Quer- (ca. 80 %, s. Abb. 1), Längs-, Stern-, Trümmerfraktur u. knöcherne Ausrisse; **Klin.:** meist intraartikulärer Bluterguss u. umgebende Weichteilschwellung, verminderte Streckung im Kniegelenk (ermöglicht durch den sog. Reservestreckapparat: die als Retinacula patellae seitl. entlang der Kniescheibe zu den Tibiakondylen ziehenden distalen Sehnenfasern der Mm. vas-

Patellahochstand, angeborener

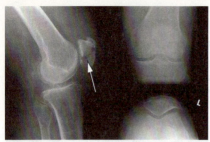

Patellafraktur Abb. 1: Querfraktur der Patella; seitliche Röntgenaufnahme des Knies u. axiale Patellaaufnahme [88]

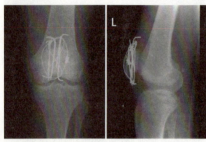

Patellafraktur Abb. 2: Zuggurtungsosteosynthese; Röntgenaufnahme in 2 Ebenen [88]

ti lat. u. Mm. vasti med., lateral verstärkt durch den Tractus iliotibialis); **Kompl.:** Entw. einer sekundären Arthrose od. Pseudarthrose; **Ther.:** meist op.: Osteosynthese* (Zuggurtung: s. Abb. 2, Verschraubung, spezielle Nagelsysteme), op. Versorgung des Bandapparats; bei Längsfrakturen ohne Dislokation u. mit erhaltener Streckfähigkeit: konservative Ther. in Orthese*; **DD:** Ruptur der Quadrizepssehne, angeb. Patella bipartita.

Patella|hoch|stand, angeborener (↑): (engl.) *congenital patella elevation*; Lageanomalie der Patella, meist aufgrund einer angeb. Dysplasie des lateralen Femurkondylus bei Genu* valgum, die zur habituellen Patellaluxation* prädisponiert; **Diagn.:** Insall-Salvati-Index zur beugungsunabhängigen Beurteilung des Hochstands: Quotient aus den Längen von Patella u. Lig. patellae; Referenzwert 1, Hochstand bei <1.

Patella|luxation (↑; Luxation*) *f*: (engl.) *luxation of the patella*; Luxation* der Kniescheibe aus dem femoralen Gleitbett des Kondylenmassivs, fast ausschließl. nach lateral; **Formen: 1.** habituelle P.: Vork. meist bei Jugendl. u. häufiger bei Frauen, evtl. beidseitig; Prädisposition z. B. durch Achsenfehler (Genu valgum), Patelladysplasie, Patellahochstand (s. Blumensaat-Linie), hypoplast. Femurgleitlager mit Abflachung des lateralen Femurkondylus, Bandlaxizität mit Hypermobilität der Patella, Muskelinsuffizienz des M. vastus medialis; ein nicht adäquates Trauma führt über Muskelzug des M. vastus lateralis (indirekte Krafteinwirkung) zur Luxation, die sich im Unterschied zu traumat. P. meist spontan reponiert; hohe Re-

zidivquote (20–40 %); **2.** traumat. P.: selten, z. B. als Begleitverletzung bei Kapsel-Band-Verletzungen des Kniegelenks durch direktes Trauma; **3.** rezidivierend; **4.** permanent; **5.** willkürlich; **Klin.:** meist laterale Luxation, im nichtluxierten Zustand Leitsymptom Kniegelenkerguss, anamnest. (bei nichttraumat. Formen): plötzl. Wegknicken, Sturz ohne adäquates Trauma bei Rotationsbewegung; **Diagn.:** klin. Untersuchung, post repositionem Rö. od. MRT zur Diagn. Begleitverletzungen (z. B. Flake-Fraktur, bone bruise); **Ther.: 1.** akut: manuelle Reposition durch Streckung des Beins u. Druck der Patella nach medial, ggf. Punktion des Hämarthros; Arthroskopie* (Diagn. von Begleitverletzungen, Spülung des Kniegelenks, laterales Release), ggf. Versorgung weiterer Verletzungen; Mobilisierung ggf. in Kniegelenkorthese; **2.** bei rezidivierender P. je nach Ausgangsbefund u. Alter: Weichteileingriffe zur Medialisierung der Patella (z. B. Ali*-Krogius-Kapselplastik, Patellafesselungsoperation mit Kapselstreifen od. Sehne des M. gracilis u. mediale Kapselraffung) od. knöcherne Eingriffe (Medialverlagerung der Tuberositas tibia) in Komb. mit Weichteiloperationen (laterales Release); **3.** bei konservativer u. op. Therapie: anschl. Übungsbehandlung zur Kräftigung der Muskulatur mit zunächst limitierter Beugung.

Patella partita (↑) *f*: geteilte Kniescheibe durch Ausbleiben der knöchernen Verschmelzung der mehrfach angelegten Knochenkerne; bei Zweiteilung (Patella bipartita) meist mangelnde Verschmelzung des oberen äußeren Quadranten; klin. i. d. R. keine Beschwerden; **DD:** Patellafraktur*.

Patellar|klonus (↑; Klonus*) *m*: (engl.) *patellar clonus*; gesteigerter Quadriceps-femoris-Reflex (s. Reflexe, Klonus).

Patellar|sehnen|re|flex (↑; Reflekt-*) *m*: (engl.) *patellar tendon reflex*; Abk. PSR; Quadriceps-femoris-Reflex; s. Reflexe (Tab. 1 dort).

Patella|sehne: s. Ligamentum patellae.

Patella|sehnen|ruptur (↑; Ruptur*) *f*: (engl.) *patella tendon ruptur*; Ruptur* der Patellasehne (Ligamentum* patellae) durch direktes, adäquates Trauma od. durch inadäquates Trauma bei degen. Vorschädigung der Sehne (z. B. durch Diabetes mellitus od. als UAW von Glukokortikoiden); **Klin.:** aktives Streckdefizit, Schwellung, ggf. tastbare infrapatellare Delle, abnorme Verschieblichkeit der Patella nach proximal, Hämatom, Schmerzen; **Diagn.:** klin. Befund, Rö.: Patellahochstand, ggf. knöcherner Ausriss der Tuberositas tibiae od. des unteren Patellapols; Sonographie, ggf. MRT; **Ther.:** Sehnennaht, evtl. zusätzl. Drahtcerclage nach McLaughlin, bei knöchernem Ausriss Schraubenod. Zuggurtungsosteosynthese, zur Klärung der Kausalität histol. Probenentnahme. Vgl. Quadrizepssehnenruptur.

Patella|spitzen|syn|drom (↑) *n*: (engl.) *patellar tendinopathy*; eng. jumper's knee; Insertionstendopathie des Lig. patellae an der Patellaspitze bei rel. Überbelastung (z. B. Sport, v. a. Springen); **Sympt.:** Schmerzen, Druckdolenz, Schwellung an der Patellaspitze; **Ther.:** Physiotherapie mit Dehnung des M. quadriceps femoris; evtl. op. keilförmige partielle Bandinzision.

Patella, tanzende (↑) *f*: (engl.) *patellar tap*; Bez. für die deutl. Beweglichkeit (Ballottement) der Patella bei Kniegelenkerguss, die durch Auspressen des Recessus oberh. der Patella mit der einen Hand u. Druck auf die Patella mit den Fingern der anderen tastbar ist; vgl. Gelenkerguss.

Patency Rate (engl. patency Durchgängigkeit; rate Anteil, Rate): syn. Graft Patency Rate; Durchgängigkeitsrate; Verhältnis von gefäßchir. implantierten offenen zu verschlossenen Bypässen, bezogen auf einen definierten Zeitraum nach Implantation; s. Bypass-Operation.

Paternitäts|gutachten (lat. paternitas Vaterschaft): s. Vaterschaftsfeststellung.

Paterson-Kelly-Syn|drom (Donald R. P., Otolaryngologe, Cardiff, 1863–1939; Adam B. K., Laryngologe, Dublin, 1865–1941) *n*: (engl.) *Paterson-Kelly syndrome*; syn. sideropenische Dysphagie; auch Plummer-Vinson-Syndrom; Schluckbeschwerden (Dysphagie*) inf. Schleimhautatrophie im Bereich von Mund, Rachen u. Ösophagus bei gleichzeitig bestehender hypochromer Anämie (Eisenmangelanämie*); zusätzl. Cheilitis* vulgaris, Zungenbrennen (Glossitis superficialis), Nageldystrophie; **Urs.:** Verminderung eisenhaltiger Enzyme bei ausgeprägtem Eisenmangel; **Sonderform:** sog. postkrikoidale sideropenische Dysphagie inf. Ösophagusstenose durch intraösophageale Membranen (sog. webs), bes. bei älteren Frauen vorkommend (erhöhtes Risiko für Entstehung eines Ösophaguskarzinoms).

-pathie: auch -pathia; Wortteil mit der Bedeutung Schmerz, Krankheit; von gr. πάθος.

Patho-: auch Path-; Wortteil mit der Bedeutung Schmerz, Krankheit; von gr. πάθος.

patho|gen (↑; -gen*): (engl.) *pathogenic*; krankheitserregend, krankmachend.

Patho|genese (↑; -genese*) *f*: (engl.) *pathogenesis*; Entstehung u. Entwicklung von Krankheiten; vgl. Ätiologie.

Patho|genität (↑; -gen*) *f*: (engl.) *pathogenicity*; Fähigkeit von z. B. Mikroorganismen, chem. Noxen, Umwelteinflüssen, pathol. Zustände herbeizuführen; vgl. Virulenz.

Patho|genitäts|insel (↑; ↑): (engl.) *pathogenicity island (Abk. PAI)*; Bez. für einen DNA-Abschnitt auf einem bakteriellem Chromosom od. Plasmid, der für mehrere Virulenzfaktoren z. B. Adhäsine*, Hämolysine* od. Eisenfangsysteme codiert, die gleichzeitig exprimiert werden können; P. sind rel. große Insertionen von ca. 30 kBp od. mehr, die häufig im Bereich von tRNA-Genen stattfinden. Sie sind mobile genet. Einheiten u. können durch konservierte Insertionssequenzen zwischen Bakt. ausgetauscht werden (horizontaler Gentransfer). Vgl. Konjugation; Transduktion.

patho|gnomonisch (↑; gr. γνωμικός maßgebend, normativ): (engl.) *pathognomonic*; für eine Krankheit kennzeichnend.

Patho|klise (↑; gr. κλίσις Neigung) *f*: (engl.) *pathoclisis*; nach C. u. O. Vogt die Disposition funkt. Einheiten des ZNS für spezif. Erkrankungen (sog. Systemerkrankungen).

Patho|logie (↑; -log*) *f*: (engl.) *pathology*; Lehre von den abnormen u. krankhaften Veränderungen im (menschl.) Organismus, insbes. von den Ursachen (Ätiologie) sowie Entstehung u. Entwicklung (Pathogenese) von Krankheiten u. den durch sie verursachten org. Veränderungen (pathol. Anatomie, Histopathologie) u. funkt. Auswirkungen (Pathophysiol.); umfasst ferner die systemat. Einordnung u. Beschreibung von Krankheiten (Nosologie) sowie deren theoret. Interpretation; heute meist gleichgesetzt mit der diagn. P. zur gewebebasierten Erkennung von Tumor- od. Infektionskrankheiten. Vgl. Molekularpathologie; Relationspathologie; Zellulärpathologie; Paidopathologie.

patho|logisch (↑; ↑): (engl.) *pathologic*; krankhaft.

Patho|physio|logie (↑; gr. φύσις Wesen, Natur; -log*) *f*: (engl.) *pathophysiology*; Lehre von den krankhaften Lebensvorgängen u. gestörten Funktionen im menschl. Organismus; zusammen mit der Pathobiochemie beschäftigt sie sich u. a. mit molekularbiol. Untersuchungen innerh. der Zellen zur Erklärung pathol. Abweichungen von physiol. u. biochem. Vorgängen.

Patient (lat. patiens leidend) *m*: (engl.) *patient*; allgemeine Bez. für einen Kranken; **1.** i. e. S. ein an einer Erkrankung od. an Krankheitssymptomen Leidender, der (somato-)medizinisch od. psychotherapeutisch behandelt wird; **2.** i. w. S. ein Gesunder, der Einrichtungen des Gesundheitswesens zu Diagnostik od. Therapie in Anspruch nimmt.

Patienten|akte, elektronische (↑): (engl.) *electronic patient record*; Abk. ePA; sog. e-Patientenakte; Zusammenführung aller med. Daten eines Pat., auch über einzelne Abteilungen od. Versorgungseinrichtungen u. den einzelnen Behandlungsfall hinaus; i. w. S. lassen sich einer ePA 5 versch. Integrationsstufen zuordnen: **1.** Computer-unterstützte papiergebundene Dokumentation (engl. automated medical records); **2.** Digitalisierung von papiergebundenen Krankenakten (engl. computerized medical records); **3.** institutionsinterne digitale Krankenakten mit Datenmanagement (engl. electronic medical record); **4.** sektorenübergreifende ePA; **5.** elektronische Gesundheitsakte*. Vgl. E-Health; Gesundheitskarte, elektronische.

Patienten|dosis (↑; Dosis*) *f*: (engl.) *patient dose*; (röntg.) die Strahlendosis, mit der ein Pat. bei radiol. Untersuchungen (Röntgenaufnahme, Röntgendurchleuchtung, nuklearmed. Untersuchungen) belastet wird (s. Flächendosisprodukt); wichtiger Faktor der Strahlenexposition* ist die Gonadendosis*.

Patienten|rolle (↑): (engl.) *patient role*; (soziol.) kulturspezifische Verhaltenserwartungen seitens des sozialen Umfeldes (z. B. Familie, Arbeitgeber) an einen in Behandlung befindlichen kranken Menschen; die P. geht aus der **Krankenrolle** hervor; sobald sich der Kranke in eine Behandlung begibt, übernimmt er zur Kranken- auch die P., die u. U. im Widerspruch zum tatsächlich gezeigten Krankheitsverhalten sowie auch zu anerkannten Patientenrechten (z. B. der Verweigerung einer bestimmten Untersuchung) stehen. Vgl. Compliance; Selbstbestimmungsrecht; Patientenverfügung.

Patienten|stamm|daten (↑): (engl.) *patient master data*; personenbezogene Daten*, z. B. Name u. Vorname, Geschlecht, Geburtsdatum, Anschrift u. Kostenträger (Krankenkasse, Kassennummer, Versicherungsnummer, Versichertenstatus).

Patiententestament

Patienten|testament (↑) *n*: Patientenverfügung*.
Patienten|verfügung (↑) *n*: (engl.) *advance directive*; syn. Patiententestament, Living-will-Erklärung; schriftliche Festlegung eines einwilligungsfähigen Volljährigen (s. Einwilligungsfähigkeit) für den Fall seiner Einwilligungsunfähigkeit, ob er in bestimmte, zum Zeitpunkt der Festlegung noch nicht unmittelbar bevorstehende Untersuchungen seines Gesundheitszustands, Heilbehandlungen od. ärztl. Eingriffe einwilligt od. diese untersagt (sog. Patientenverfügungsgesetz vom 31.7.2009); gilt unabhängig von Art u. Stadium der Erkr.; Vorsorgebevollmächtigter od. Betreuer prüfen mit dem behandelnden Arzt, ob Festlegungen in der P. auf die aktuelle Lebens- u. Behandlungssituation zutreffen u. verschaffen dem Willen des Pat. Geltung. Liegt keine P. vor od. treffen die Festlegungen in P. nicht auf die aktuelle Lebens- u. Behandlungssituation zu, hat der Vorsorgebevollmächtigte od. Betreuer die Behandlungswünsche od. den mutmaßlichen Willen des Pat. anhand konkreter Anhaltspunkte festzustellen u. auf dieser Grundlage zu entscheiden, ob er in ärztl. Maßnahmen einwilligt. Das Betreuungsgericht ist gemäß § 1904 BGB immer dann einzuschalten, wenn zwischen Betreuer u. behandelndem Arzt kein Einvernehmen darüber besteht, dass die Erteilung, die Nichterteilung od. der Widerruf der Einwilligung dem festgestellten Willen des Betreuten entspricht. Empfehlungen zur Erstellung einer P. u. a. durch das Bundesjustizministerium, für Ärzte gibt es die Grundsätze der Bundesärztekammer zur ärztl. Sterbebegleitung*. P. kann jederzeit formlos widerrufen werden. Vgl. Betreuungsverfügung; Vorsorgevollmacht; Sterbehilfe; Selbstbestimmungsrecht; Organspendeausweis.
Patulin *n*: s. Mykotoxine.
PAU: Abk. für penetrierendes Aortenulkus*.
Pauken|belüftungs|röhrchen: (engl.) *grommet*; in das Trommelfell eingelegtes Kunststoff- od. Edelmetallröhrchen zur Belüftung des Mittelohrs u. damit Rekonstituierung der Paukenhöhlenschleimhaut; **Anw.:** bei Mukotympanon (s. Tubenkatarrh).
Pauken|erguss: s. Tubenkatarrh.
Pauken|höhle: (engl.) *tympanic cavity*; syn. Cavitas tympani, Tympanon, Tympanum; spaltförmiger, von Schleimhaut ausgekleideter lufthaltiger Raum im Schläfenbein zwischen Trommelfell u. Labyrinth, Teil des Mittelohrs*; schließt die Gehörknöchelchen ein; topograph. **Einteilung:** 3 Etagen; s. Abb.; **1.** Recessus epitympanicus (Atticus, Kuppelraum), der nach hinten oben mit dem Antrum mastoideum in Verbindung steht; **2.** Cavitas tympani i. e. S. mit Abgang der Ohrtrompete nach vorn u. medianwärts; **3.** Recessus hypotympanicus.
Pauken|sklerose (Skler-*; -osis*) *f*: (engl.) *tympanosclerosis*; syn. Tympanosklerose; entzündl. bedingte Veränderung der Mittelohrschleimhaut mit zellarmem kollagenem Bindegewebe, hyalinen Degenerationen u. kalkhaltigen weißen Plaques unter Einbeziehung der Gehörknöchelchen u. der mittelohrseitigen Membrana tympanica (Beeinträchtigung der Schwingungsfähigkeit); **Urs.:** unzureichend behandelte nichtentzündl. Tubenbelüf-

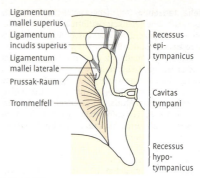

Paukenhöhle

tungsstörung*; **Klin.:** Schallleitungsschwerhörigkeit (s. Schwerhörigkeit).
Paul-Bunnell-Re|aktion (John R. P., Arzt, New Haven, 1893–1971; Walls W. B., Arzt, Farmington, 1902–1966) *f*: (engl.) *Paul-Bunnell reaction*; Agglutination* von Schaferythrozyten durch heterophile Antikörper, die bei Mononucleosis* infectiosa im Serum der Pat. auftreten; positiv (ab einem Titer von 1:64) bei älteren Kindern in ca. 50 % u. bei Erwachsenen in ca. 90 % der Fälle. Die P.-B.-R. ist heute durch spezif. Antikörpernachweismethoden ersetzt. Vgl. Hanganutziu-Deicher-Reaktion.
Paul-Ehrlich-Institut: (engl.) *Paul Ehrlich Institute*; Abk. PEI; Bundesamt für Sera u. Impfstoffe; selbständige Bundesoberbehörde im Geschäftsbereich des Bundesministeriums für Gesundheit, die für die Zulassung u. Chargenfreigabe von (immun-)biologischen Arzneimitteln im Humanbereich u. von Mitteln im Veterinärbereich zuständig ist; **Aufgabe: 1.** zentrale Erfassung u. Auswertung der Meldungen über UAW bestimmter Arzneimittelgruppen (z. B. Blutzubereitungen, Impfstoffe) u. Koordination der erforderl. Maßnahmen zur Abwehr von Arzneimittelrisiken sowie Risikoüberwachung; **2.** Beratung des BMG u. des Bundesministeriums für Ernährung, Landwirtschaft u. Verbraucherschutz; **3.** Zusammenarbeit mit internationalen Institutionen, Mitarbeit in internationalen Organisationen wie der WHO* od. den Arzneimittel- u. Tierarzneimittelausschüssen der Europäischen Union; **4.** Unterstützung u. Beratung der Bundesländer bei der Prüfung u. Kontrolle von Blutspendediensten u. sonstigen Herstellungsstätten von Blutprodukten (z. B. Plasmapheresezentren).
Pause, kom|pensatorische: (engl.) *compensatory pause*; (kardiol.) Zeitspanne zwischen einer vorzeitigen Extrasystole* u. der nächsten regulären Herzaktion, die länger als der einfache Abstand zwischen 2 R*-Zacken bei Sinusrhythmus* ist; **Urs.:** Ausfall einer regulären Herzaktion durch Einfallen des Sinusknotenimpulses in die Refraktärphase der vorausgegangenen Extrasystole; **Vork.:** häufig bei ventrikulärer (nicht interponierter) Extrasystole, selten bei supraventrikulärer.
Pause, prä|automatische: (engl.) *preautomatic pause*; (kardiol.) Zeitspanne zwischen dem Eintreten einer Herzrhythmusstörung* mit extremer Bradykardie* durch hochgradige Erregungslei-

tungsstörung* (z. B. totaler AV-Block) od. nomotope Erregungsbildungsstörung* (z. B. Sinusknotenarrest) u. dem Einsetzen des Ersatzrhythmus*; eine lange p. P. kann zum Adams*-Stokes-Syndrom führen.

Pautrier-Mi̱kro|ab|szess (Lucien M. P., Dermat., Lyon, 1876–1959; Mikr-*; Abszess*) *m*: (engl.) *Pautrier's microabscess*; abszessähnl. Ansammlung von T-Lymphozyten in der Epidermis bei Mycosis* fungoides.

Pauwels-Klassifikation (Friedrich P., Chir., Aachen, 1885–1980) *f*: s. Schenkelhalsfraktur (Abb. dort).

pAVK: Abk. für **p**eriphere **a**rterielle **V**erschluss**k**rankheit*; stenosierende bzw. okkludierende Veränderungen der Aorta od. der Extremitäten versorgenden Arterien; **Urs.**: meist Arteriosklerose*; bei Diabetes mellitus auch Mönckeberg*-Sklerose; **Lok.**: in ca. 80 % untere Extremität; **1.** Beckentyp: aortoiliakal (Aorta abdominalis, A. iliaca communis, A. iliaca externa u. A. iliaca interna; s. Abb. 1); **a)** segmentär aortoiliakal (Typ II, s. Leriche-Syndrom), **b)** Aortenbifurkation (Typ I); **c)** hoch aortal proximal bis zum Abgang der Nierenarterien (Typ III), u. U. Weiterentwicklung zum totalen abdominalen Aortenverschluss; **2.** Oberschenkeltyp (A. femoralis); **3.** Popliteatyp (A. poplitea); **4.** Unterschenkeltyp (A. tibialis ant. u. A. tibialis post., Fuß- u. Digitalarterien); **5.** Schultergürteltyp: Aortenbogen (s. Aortenbogensyndrom) u. supraaortale Stammarterien (s. Subclavian-steal-Syndrom); **6.** Armtyp (A. axillaris, A. brachialis), peripherer Typ (A. ulnaris, A. radialis) u. peripherdigitaler (sog. akraler) Typ (Metatarsal-, Metakarpal- u. Interdigitalarterien); **Klin.**: entspr. Schweregrad z. T. asymptomat. (s. Fontaine-Stadien); **Diagn.**: **1.** Anamnese u. klin. Untersuchung, v. a. Inspektion (Hautblässe od. -rötung, Ulzerationen, Nekrosen; s. Abb. 2), Palpation (Pulsstatus, z. B. inguinales Pulsdefizit; Temp. der Extremitäten) u. Auskultation (Gefäßgeräusche, z. B. schwirren über den Femoralgefäße) sowie einfache klin. Funktionsprüfungen (Gehtest*, Ratschow*-Lagerungsprobe, Allen*-Test, Faustschlussprobe*), Ergometrie*, nichtinvasive Blutdruckmessung; **2.** apparativ: Ultraschalldiagnostik* (Doppler- u. Duplexsonographie), Doppler-Okklusionsdruckmessung mit Best. des Knöchel*-Arm-Index (Tab. dort), elektron. Oszillographie*, Rheographie*, Licht- u. Venenverschlussplethysmographie*, Angiographie* (DSA*, MR-Angiographie, CT*-Angio-

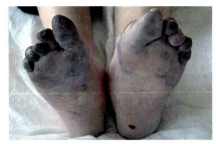

pAVK Abb. 2: akrale Nekrosen [56]

pAVK
Kriterien für rekonstruktive Eingriffe im Gliedmaßenbereich

klinische Indikation

Schweregrad:	Klinik:	Indikation:
I	asymptomatisch	keine
II	Claudicatio intermittens	relativ
III	Ruheschmerz	absolut
IV	distale Nekrosen	absolut

angiographische Indikation

Kriterium: lokale Operabilität	Befund: Lokalisation und Ausdehnung des Verschlusses, freie Ein- und Ausflussbahn, Gefäßkaliber, Verkalkungen

allgemeine Indikation

Kriterium: allgemeine Operabilität	Fehlen von erheblichen koronaren, zerebralen und renalen Durchblutungsstörungen bzw. anderen konsumierenden Erkrankungen (Karzinom, schwerer Diabetes mellitus u. a.)

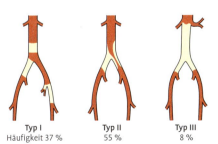

Typ I	Typ II	Typ III
Häufigkeit 37 %	55 %	8 %

pAVK Abb. 1: morphologische Klassifikation u. Häufigkeit aortoiliakaler Arterienverschlüsse (Beckentyp)

graphie) zur Klärung der Operabilität; **Ther.**: **1.** Reduktion beeinflussbarer Risikofaktoren; **2.** entspr. Fontaine-Stadien: **a)** Acetylsalicylsäure in allen Stadien; **b)** zusätzl. Gehtraining (bei nicht erkrankter A. profunda femoris) u. vasoaktive Pharmakotherapie (insbes. Cilostazol, Naftidrofuryl, evtl. Pentoxifyllin, Buflomedil od. Prostaglandin E) ab Stadium II a; **c)** ab Stadium III pharmak. (Thrombolyse*), interventionelle (Angioplastie*) od. op. (Gefäßrekonstruktion; Kriterien: s. Tab.; vgl. Bypass-Operation) Rekanalisierung; ggf. Amputation; **Progn.**: ohne Ther. Mortalitätserhöhung bereits ab Fontaine-Stadium I; **DD**: Aortendissektion, Bandscheibenvorfall, Polyneuropathie.

Pavlik-Bandage *f*: (engl.) *Pavlik's harness*; modifizierte Bandage aus einem Thoraxschultergurt, an dem die Beine durch Riemenzügel in 90° Hüftbeugung fixiert sind; **Ind.**: funkt. Behandlung der angeb. Hüftgelenkluxation*; vgl. Spreizapparate.

Pa̱vor noctu̱rnus (lat. nächtliche Angst) *m*: (engl.) *night terrors*; sog. Nachtangst, Schlafangst; Form der Parasomnie* mit Hochschrecken aus dem Tiefschlaf, panikartigem Schrei, starker vegetativer

Erregung u. Nichtansprechbarkeit (Dauer bis 15 Min.); anschl. Desorientiertheit, weitgehende Amnesie für das Schreckereignis (manchmal Erinnerung an Traumfragmente); Auftreten v. a. in der ersten Nachthälfte aus dem Tiefschlaf; in der Polysomnographie* Beginn der Episode im Schlafstadium N3); **Vork.:** v. a. bei Klein- u. Schulkindern (1–6,5 % der 4- bis 12-Jährigen), selten bei Erwachsenen (2,3–2,6 %; bei Männern u. Frauen gleich häufig); **Urs.:** genet. Faktoren beteiligt (familiäre Häufung), oft assoziiert mit Somnambulismus*; **Ther.:** bei Erwachsenen indiziert bei auto- od. fremdaggressive Handlungen u. häufigen od. sozial stark störenden Ereignissen: Benzodiazepine* (z. B. Clonazepam*); **Prävention:** gefährl. Gegenstände entfernen, Tiefschlaf fördernde Aktivitäten, z. B. Schlafentzug, vermeiden. Vgl. Schlafstörung.

Pawlow-Nerv (Iwan P., Physiol., Psychol., St. Petersburg, 1849–1936): Nervus* cardiacus cervicalis inferior.

Pawlow-Re|flex (↑) *m*: s. Konditionierung; Reflexe.

Payr-Zeichen (Erwin P., Chir., Leipzig, Greifswald, 1871–1946): **1.** (engl.) *Payr's sign*; Schmerzen bei Druck auf die Innenseite der Fußsohle; Frühzeichen bei Thrombose* bzw. Phlebitis der tiefen Beinvenen; **2.** Schmerzen am medialen Kniegelenkspalt bei Druck von oben auf die Kniegelenke des im Schneidersitz sitzenden Pat.; Hinweis auf Läsion des Innenmeniskushinterhorns; vgl. Meniskusriss; **3.** Schmerzauslösung beim Rumpfneigung zur nicht verletzten Seite bei Querfortsatz-Fraktur der LWS.

Pb: 1. (chem.) Symbol für Blei*; **2.** (zahnmed.) Abk. für Prämolarenbreite; s. Distalbiss.

PBC: Abk. für (engl.) *primary biliary cirrhosis*; s. Zirrhose, biliäre.

PBG: Abk. für Porphobilinogen*.

PBI: Abk. für (engl.) *protein-bound iodine*; proteingebundenes Iod, v. a. in Form von proteingebundenen Schilddrüsenhormonen*.

P-Blut|gruppen: (engl.) *P blood groups*; Blutgruppensystem mit Phänotypen P_1 u. P_2 sowie sehr seltenen Phänotypen P_1^k, P_2^k, p; Hauptantigen P_1 wird dominant vererbt, ist bei Geburt nur schwach ausgeprägt u. kommt (in versch. Stärkegraden) bei ca. 80 % aller Mitteleuropäer vor, P_2 bei ca. 20 % (Vererbungsmodus ungeklärt); **klin. Bedeutung:** Anti-P_1-Kältehämagglutinine (IgM) rel. häufig bei P_2-Individuen, außerdem bei Infektion mit Echinococcus, Fasciola hepatica sowie bei Taubenzüchtern (selten Urs. von Transfusionszwischenfällen). Individuen mit Phänotyp P^k bilden i. d. R. Anti-P, Individuen mit Phänotyp p Anti-P^k (Anti-Tj^a) u. Anti-P u. Anti-P_1 (seltene hämolysierende Antikörper; evtl. Auslösung von Transfusionszwischenfällen*). Durch Immunisierung induzierte (Komplement-bindende) Anti-P-Antikörper (IgG) können bei Schwangeren mit Phänotyp P^k od. p Aborte* verursachen u. kommen als biphasische Kältehämolysine (Donath*-Landsteiner-Antikörper) bei paroxysmaler Kältehämoglobinurie* vor. Bei Phänotyp P_1 treten gehäuft Harnweginfektionen auf (spezif. Bindung von best. E.-coli-Stämmen an P_1-Antigen). Vgl. Blutgruppen; Tj^a.

PBP: Abk. für (engl.) *Penicillin binding protein*; bei grampositiven Bakt. vorkommende Enzyme bei der Peptidoglykan-Synthese, die durch Bindung an Betalaktam*-Antibiotika ihre Enzymaktivität verlieren; Mutationen im PBP-2-Gen von Staphylokokken verursachen die Multiresistenz gegen Betalaktam-Antibiotika; s. MRSA.

pBPH: Abk. für pathol.-histol. gesicherte benigne Prostatahyperplasie; histol. Bez. für im Resektatgewebe od. Biopsiematerial nachgewiesene benigne Prostatahyperplasie; **Häufigkeit:** pBPH-Prävalenz zunehmend mit Lebensalter (ca. 50 % der Männer zwischen 60. u. 70. Lj. bzw. 90 % zwischen 90. u. 100. Lj. sind betroffen); vgl. Prostatasyndrom, benignes; BPE.

p. c.: Abk. für *post conceptionem*; nach der Empfängnis*.

PCA: Abk. für (engl.) *patient controlled analgesia*; patientengesteuerte Analgesie*; auch On-demand-Analgesie; Form der pharmak. Schmerztherapie*, bei der über eine vorprogrammierte elektron. PCA-Pumpe die Bolusapplikation eines Opioidanalgetikums vordefinierter Dosis durch den Pat. selbständig u. individualisiert nach Bedarf (best. Schmerzintensität) ausgelöst wird; Vorprogrammierung von max. applizierbarer Dosis u. minimalem Zeitintervall zwischen einzelnen Applikationen limitiert die Gefahr der Überdosierung. **Formen: 1.** parenteral: **a)** PCIA (Abk. für engl. *patient controlled intravenous analgesia*): i. v. PCA über einen Venenkatheter; **b)** PCEA (Abk. für engl. *patient controlled epidural anesthesia*): epidurale PCA über einen Periduralkatheter (s. Periduralanästhesie); **2.** nicht parenteral: ITS (Abk. für iontophoretisches transdermales System; vgl. Iontophorese); **Ind.:** postoperative, tumorbedingte- od. geburtshilfl. Schmerzen.

PCAF: Abk. für (engl.) *p300/CBP associated factor*; s. CBP.

PCA-Re|aktion *f*: Abk. für (engl.) *passive cutaneous anaphylaxis*; s. Anaphylaxie, passive kutane.

PCB: Abk. für polychlorierte Biphenyle*.

PCEA: Abk. für (engl.) *patient controlled epidural anesthesia*; s. PCA; Periduralanästhesie.

PCI: Abk. für (engl.) *percutaneous coronary intervention*; Sammelbez. für interventionelle Verf. zur koronaren Reperfusion (Revaskularisation*) i. R. der Herzkatheterisierung* (Koronarangiographie*) bei koronarer Herzkrankheit*; **Ind.:** Akutes* Koronarsyndrom u. Pharmakotherapie refraktäre Angina* pectoris, v. a. bei kurzstreckiger proximaler Koronarstenose*; vgl. Herzinfarkt; **Formen: 1.** koronare Ballonangioplastie (PTCA i. e. S.): perkutane transluminale koronare Angioplastie mit Ballonkatheter (s. Abb.); meist in Komb. mit **2.** Implantation eines od. mehrerer Stents* mit od. ohne Arzneimittel freisetzende Beschichtung (DES*); **3.** direktionale koronare Atherektomie* (Abk. DCA); **4.** intrakoronare Thrombolyse (s. Thrombolyse, koronare); **5.** Rotationsangioplastie (Hochfrequenz-Rotablation); **6.** Laserangioplastie*; **7.** koronare Thrombektomie*; **8.** intrakoronare Brachytherapie*; **Durchführung:** Prävention von Restenosen* unter periinterventioneller Heparinisierung* mit zusätzl. dualer Thrombozytenaggregations-Hemmung durch Komb. von Acetylsalicyl-

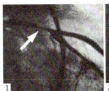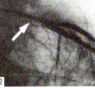

PCI: PTCA; kritische Stenose des Ramus interventricularis anterior der linken Koronararterie bei einem 38-jährigen Patienten direkt vor (1) u. nach der Dilatation (2)

säure* mit Clopidogrel* (selten Ticlopidin*), ggf. zusätzl. Glykoprotein-IIb/IIIa-Antagonist vor Koronarangiographie (sog. Upstream-PCI); bei Anw. von DES* längere Dauer der antithrombot. Ther. (≥1 Jahr) erforderlich als ohne; Durchführung der PCI als **Primär-PCI** sofort u. als einzige Therapieform od. als **Facilitated-PCI** in Komb. mit system. Thrombolyse* (besseres Therapieergebnis bei höherer Rate an Kompl., s. u.), z. B. sofort an die primäre system. Thrombolyse anschließend als Akut-PCI od. erst bei Erfolglosigkeit der primären system. Thrombolyse als Rescue-PCI; bei KHK-bedingtem kardiogenem Schock* als sog. **Bailout-PCI** (häufig zus. mit weiteren therap. Maßnahmen, z. B. intraaortale Ballongegenpulsation*); Durchführung insgesamt häufiger als op. Anlage eines aortokoronaren Bypasses*; **Kompl.:** Herzinfarkt (1–3 %), Notfall-Bypass-Operation (0,7–1,5 %), Tod (0–1,9 %); bei Rescue-PCI häufiger als bei Primär-PCI v. a. inf. gesteigerter Blutungskomplikation, bes. hohes Risiko bei Bailout-PCI; Restenosen häufiger als nach aortokoronarem Bypass, wobei die Rate an Restenosen (u. erforderl. Reinterventionen, Re-PCI) bei PCI mit Implantation eines Stents (v. a. DES) niedriger ist als ohne Stentimplantation (33–50 % nach PTCA). Vgl. TASH; Bypass, aortokoronarer.

pCO₂: CO_2*-Partialdruck; Symbol für Kohlendioxidpartialdruck.
PCO-Syn|drom *n*: Abk. für (engl.) *polycystic ovary*; s. Ovarialsyndrom, polyzystisches.
PcP: Abk. für Pneumocystis*-Pneumonie.
PCP: Abk. für Pentachlorphenol*.
PCR: Abk. für (engl.) *polymerase chain reaction*; syn. Polymerase-Kettenreaktion; molekularbiol. Verf., bei dem selektiv DNA-Abschnitte amplifiziert werden; Neusynthese von DNA-Sequenzen, die von 2 synthet. Oligonukleotiden (sog. Primer) flankiert werden, mit DNA*-Polymerasen; durch die exponentielle Anreicherung (s. Abb.), ausgehend von geringen Mengen DNA (10^{-9}–10^{-15} g), können nach mehrmaliger Wiederholung des Vorgangs (20–40 Zyklen) die DNA-Abschnitte nachgewiesen (s. DNA-Diagnostik) od. für andere gentechn. Zwecke benutzt werden. **Anw.:** z. B. zur Ermittlung der Viruslast* bei Inf.; Nachw. der Mutation bei Hämochromatose* od. APC*-Resistenz; bei der **RT-PCR** werden transkribierte DNA-Abschnitte (mRNA) mit PCR nachgewiesen. RNA muss dazu mit einer RNA-abhängigen DNA-Polymerase (Reverse Transkriptase, Abk. RT) in eine komplementäre DNA (cDNA*) umkopiert werden, die dann

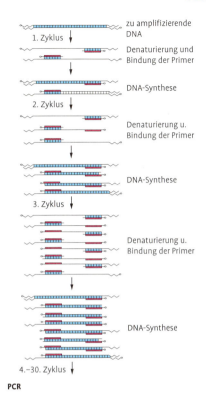

PCR

für eine PCR verwendet wird. Vgl. Gentechnologie; Ligase-Kettenreaktion.
PCT: Abk. für Procalcitonin*.
PCWP: Abk. für (engl.) *pulmonary capillary wedge pressure*; s. Wedge-Druck.
Pd: chem. Symbol für Palladium*.
PDA: 1. (kardiol.) Abk. für persistierender Ductus arteriosus; s. Ductus arteriosus apertus; **2.** (anästh.) Abk. für Periduralanästhesie*.
PDE-Hemmer: Kurzbez. für Phosphodiesterase*-Hemmer.
P-dextro|atriale *n*: s. P-Welle.
P-dextro|cardiale *n*: s. P-Welle.
PDGF: Abk. für (engl.) *platelet derived growth factor*; wichtigster menschl. Wachstumsfaktor*; hitzestabiles, hydrophobes Polypeptid (M_r 32 000), das bei der Blutgerinnung aus den α-Granula der Thrombozyten in Serum abgegeben wird; PDGF ist monoe- od. dimer auftretendes Genprodukt des Onkogens c-sis, wirkt mitogen u. stimuliert das Wachstum von Fibroblasten, Gliazellen, Monozyten, neutrophilen Leukozyten u. glatten Muskelzellen u. führt zur Induktion versch. Onkogene* (z. B. c-myc, c-fos). Die Bindung an spezif. Rezeptoren der Zelloberfläche stimuliert deren Protein-Tyrosinkinaseaktivität (s. Tyrosinkinase-Rezeptor), führt zur Phosphorylierung des Rezeptors u. a. Zellproteine u. aktiviert den Prostaglandinstoffwechsel. Vgl. Becaplermin.
PDH: Abk. für Pyruvatdehydrogenase*.

PDK: Abk. für **P**eri**d**ural**k**atheter; s. Periduralanästhesie.

P3D-Operation: Kurzbez. für **P**leura-**P**erikard-**P**ulmo(**3**)-**D**iaphragma-Operation; En*-bloc-Resektion von Pleura, Perikard, Lungenflügel u. Zwerchfell (radikale extrapleurale Pleuropneumektomie* mit Perikardektomie* u. Zwerchfellresektion) mit Kunststoffersatz von reseziertem Perikard u. Zwerchfell; **Ind.:** malignes epitheloides Pleuramesotheliom*.

PE: Abk. für **P**robe**e**xzision*.

PEA: Abk. für **p**ulslose **e**lektrische **A**ktivität; s. Herz-Kreislauf-Stillstand.

Peak (engl. Spitze): Bez. für Maximum, Spitze, Gipfel innerh. eines Kurvenverlaufs.

Peak-Flow (↑; engl. flow Strom): Abk. PF; syn. peak of expiratory flow; max. Atemstromstärke bei forcierter Ausatmung in l/s; Bestimmung (gemeinsam mit der Sekundenkapazität*) i. R. der Lungenfunktionsprüfung*; zur Beurteilung von Strömungswiderständen bei obstruktiven Atemwegerkrankungen*, aber auch bei restriktiven Lungenkrankheiten aufgrund reduzierter Vitalkapazität; zur tägl. Verlaufskontrolle eines Asthma* bronchiale (sog. PF-Protokoll vor u. nach Inhalation eines bronchodilatierenden Arzneimittels); typ. PF-Muster (s. Abb.) der versch. obstruktiven Atemwegerkrankungen unter Ther., charakterist. zirkadiane Rhythmik v. a. bei Asthma bronchiale mit Minimum in den frühen Morgenstunden. Vgl. Fluss-Volumen-Kurve.

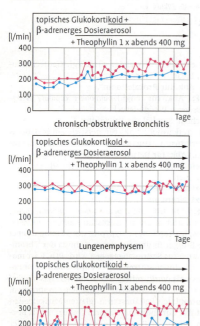

Peak-Flow: PF-Muster bei chronisch-obstruktiver Bronchitis, Lungenemphysem und Asthma bronchiale [74]

Péan-Klemme (Jules E. P., Chir., Paris, 1830–1898): (engl.) *Péan's forceps*; Gefäßklemme; vgl. Instrumente, chirurgische.

Pearl-In|dex (Raymond P., Biol., Genet., Baltimore, 1879–1940; Index*) *m*: (engl.) *Pearl's index*; Abk. PI; Beurteilungsmaß für die Zuverlässigkeit der Kontrazeption* (s. Tab.); Zahl der ungewollten Schwangerschaften auf 1200 Anwendungsmonate (≙ 100 Frauenjahre; entspricht der Anw. einer Meth. über 1 Jahr von 100 Frauen).

Pearl-Index
Zuverlässigkeit unterschiedlicher Kontrazeptionsverfahren

Methode	Pearl-Index
natürliche Kontrazeptionsmethoden	
Coitus interruptus	10 – 38
Kalendermethode	14 – 40
Temperaturmethode	0,5 – 3
symptothermale Methode	0,7 – 2
Billings-Ovulationsmethode	15,5 – 32
mechanische Kontrazeptiva	
Präservativ (für Männer oder Frauen)	0,4 – 2 (–12)
Scheidendiaphragma mit Spermizid	1,3 – 4
Portiokappe mit Spermizid	2 – 4
Intrauterinpessar	0,5 – 2,7
chemische Kontrazeptiva	
Spermizide	5 – 29
hormonale Kontrazeptiva	
Einphasenpille	0,2 – 0,5
Mikropille	0,2 – 0,5
Zweistufenpille	0,2 – 0,5
Dreistufenpille	0,2 – 0,5
Minipille	0,8 – 1,5
Hormonpflaster	0,7 – 0,88
Vaginalring	ca. 0,65
Gestagendepotinjektion	ca. 0,5
Gestagenimplantat	ca. 0,3
gestagenhaltiges Intrauterinpessar	ca. 0,1
Sterilisation	0,004 – 0,06

Pearson-Syn|drom *n*: (engl.) *Pearson's syndrome*; sehr seltene angeb. Systemerkrankung durch Stückverlust mitochondrialer DNA mit exokriner Pankreasinsuffizienz (Pankreasfibrose), Knochenmarkinsuffizienz (Vakuolisierung hämatopoet. Stammzellen, sideroblast. Anämie, Neutropenie, Thrombozytopenie) u. Laktatazidose; häufig Nierenbeteiligung (Tubulopathie), Beteiligung anderer Organsysteme mögl. (Leberversagen, endokrinol. Störungen, Milzatrophie); **Progn.:** ungünstig.

Peau d'orange (franz.): Orangenschalenhaut*.

Pecquet-Zister|ne *f*: s. Cisterna.

Pecten (lat.) *m*: Kamm.
Pecten ossis pubis (↑) *m*: der obere Schambeinkamm.
pectoralis (lat.): zur Brust gehörend.
Pectoralis-minor-Syn|drom (↑; lat. minor kleiner) *n*: s. Hyperabduktionssyndrom.
Pectus (lat.) *n*: Brust.
Pectus carinatum (↑) *n*: (engl.) *carinate chest*; syn. Pectus gallinatum; sog. Hühnerbrust, Kielbrust; kielartiges Vorspringen des Brustbeins mit muldenförmiger Eindellung der Thoraxseiten (s. Abb. 1 u. 2); **Urs.**: Entwicklungsanomalie des Sternums (bei Silverman*-Syndrom) od. osteomalazische Prozesse (Rachitis*).

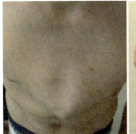

Pectus carinatum Abb. 1 [15]

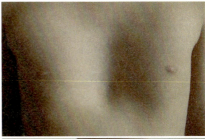

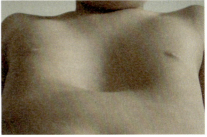

Pectus excavatum [15]

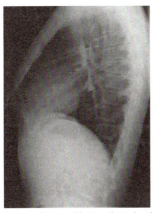

Pectus carinatum Abb. 2: seitl. Rö. des Thorax mit Vorstehen des Os sternum [63]

Pectus ex|cavatum (↑; lat. excavare aushöhlen) *n*: (engl.) *funnel chest*; sog. Trichterbrust; vermutlich erbl., oft erst im Kindes- od. Jugendalter auffallende Hemmungsfehlbildung des Brustbeins u. der angrenzenden Rippenknorpel mit Einziehung der Brustoberfläche (s. Abb.); **Häufigkeit:** ca. 1 : 1000; **Urs.:** exogen (früher sog. Schusterbrust) od. endogen (vermutl. autosomal-dominanter Erbgang) mit Störungen im Stoffwechsel der Knochen- u. Knorpelmatrix; **Sympt.:** bei schweren Fällen (radiol. Indizes) Belastungsdyspnoe u. evtl. Herzklappenfehler*; **Ther.:** Physiotherapie, op. Korrektur.
pediculatus (lat.): gestielt.
Pediculus (dim von lat. pedis Laus) *m*: s. Läuse.

Pedikulose (↑; -osis*) *f*: (engl.) *pediculosis*; Befall der Haut durch Läuse*; **Formen: 1. Pediculosis pubis** (syn. Phthiriasis): Filzlausbefall bes. im Genitoanalbereich; **2. Pediculosis corporis:** Kleiderlausbefall mit Aussparen der Kopf- u. Genitalregion; **3. Pediculosis capitis:** Kopflausbefall bes. am Hinterkopf u. hinter den Ohren; **Sympt.:** starker Juckreiz, gerötete bis tiefblaue (Taches bleues) Einstichstellen, oft ekzematisierte u. superinfizierte Kratzspuren; **Diagn.:** makroskopischer Nachw. der Nissen u. Läuse; **Ther.:** Aufsprühen od. Auftragen u. nachfolgend Auswaschen von Dimeticon 100 % (Silikonöl), einer Komb. aus Allethrin u. Piperonylbutoxid, Permethrin od. Pyrethrumextrakt; Einwirkzeit variiert nach Wirkstoff; Nissen mit feinem Kamm nach Einweichen der Haare mit Essigwasser entfernen; bei Pediculosis pubis Entsorgen od. heißes Reinigen der befallenen Kleidung; Untersuchung u. ggf. Behandlung von Kontaktpersonen; Kontrolluntersuchung nach ca. 1 Woche.
Pedo|graphie (↑; -graphie*) *f*: Podographie*.
Pedunculi cerebelli (lat. Füßchen, Stiele) *m pl*: (anat.) Kleinhirnstiele, enthalten afferente u. efferente Bahnen des Cerebellums*; **1.** Pedunculus cerebellaris superior: Verbindung zum Mesencephalon*; **2.** Pedunculus cerebellaris medius: Verbindung zum Pons*; **3.** Pedunculus cerebellaris inferior: Verbindung zur Medulla* oblongata.
Pedunculus cerebri (↑) *m*: Endhirnstiel, besteht aus Crus* cerebri u. Tegmentum* mesencephali, dazwischen liegt die Substantia* nigra.
PEEP: Abk. für (engl.) *positive endexpiratory pressure*; endexspirator. rel. zum atmosphär. Druck positiver Atemwegdruck (Beatmungsdruck*) bei der Beatmung*; i. d. R. 5–10 cm H$_2$O, höher v. a. bei ARDS (optimale Höhe je nach pulmonaler Druck-Volumen-Kurve) u. akutem Lungenödem; **Wirkung:** bessere Oxygenierung u. a. durch Verhinde-

rung eines endexspirator. brochioloalveolären Kollaps u. FRK-Erhöhung; **NW:** pulmonale mechan. Traumatisierung; Reduktion des venösen Rückstroms zum Herzen inf. endexspirator. erhöhten intrathorakalen Drucks mit Auswirkung auf ICP, Senkung von HMV u. Organperfusion (auch der pulmonalen). Vgl. CPPV, CPAP, vgl. Beatmungsdruck (Abb. dort).

PEG: Abk. für **p**erkutane **e**ndoskopische **G**astrostomie*.

Pegaptanib (INN) *n*: (engl.) *pegaptanib*; chem. synthetisiertes pegyliertes Oligonukleotid zur intravitrealen Injektion; **Wirkungsmechanismus:** selektive Bindung (Hemmung) von extrazellulärem VEGF*-165 (retinale VEGF-Isoformen: VEGF-121 u. VEGF-165) des durch die Retina penetrierten Nukleinsäure-Einzelstrangs (Aptamer); dadurch Hemmung der VEGF-Rezeptor-vermittelten Reaktion im Chorionkapillarendothel (vgl. Neovaskularisation; Angiogenese-Hemmer); **Ind.:** neovaskuläre (feuchte) altersabhängige Makuladegeneration*; **Kontraind.:** okuläre u. periokuläre Infektion; **UAW:** u.a. Kopf- u. Augenschmerzen, Entz. der vorderen Augenkammer, erhöhter Augeninnendruck.

Peg|aspargase (INN) *f*: (engl.) *pegaspargase*; pegylierte Asparaginase*; Zytostatikum*; **Ind.:** ALL* (Teil einer antineoplast. Kombinationstherapie) bei Pat. mit Überempfindlichkeit an native Asparaginase; **UAW:** allerg. Reaktion, Leberfunktionsstörung, Übelkeit, Erbrechen, Fieber, Unwohlsein; Blutungen u./od. Thrombose können gefördert werden (cave: Komb. mit Antikoagulanzien od. NSAR).

Pegfilgrastim (INN) *n*: (engl.) *pegfilgrastim*; pegyliertes Filgrastim*; im Vergleich zu Filgrastim längere Bioverfügbarkeit durch reduzierte renale Clearance, damit erforderl. Applikationsintervall größer; **Ind.:** Neutropenie* (zur Verminderung der Infektionsgefahr u. febrilen Neutropenie bei Pat. mit nichtmyeloiden malignen Erkr. unter stark myelosuppressiver Tumortherapie); **Kontraind.:** CML, Myelodysplasie, Stillzeit (strenge Indikationsstellung in der Schwangerschaft); **UAW:** versch. Schmerzsymptome, insbes. Knochenschmerzen, allerg. Reaktionen.

Peg|interferon alfa-2 (INN): mit bis(Monomethoxypolyethylenglykol) konjugiertes (pegyliertes) Interferon* alfa-2a (Peginterferon alfa-2a) bzw. Interferon alfa-2b (Peginterferon alfa-2b) zur parenteralen Anw.; Virostatikum* mit längerer Wirkungsdauer als entspr. unpegyliertes Interferon; **Ind.:** chron. Hepatitis C (in Komb. mit Ribavirin) od. B (Peginterferon alfa-2a); **Kontraind.:** schwere Leberfunktionsstörungen, dekompensierte Leberzirrhose, Autoimmunhepatitis, schwere vorbestehende Herzerkrankung; bei Peginterferon alfa-2b zusätzlich Autoimmunerkrankung, unbehandelte Schilddrüsenerkrankungen, Epilepsie od. andere ZNS-Erkrankungen; **UAW:** Rötungen an der Injektionsstelle, Grippe-ähnliche Symptome, z.T. schwerwiegende psych. Störungen, Neutropenie, gastrointestinale Beschwerden, Myalgien, Arthralgien.

Peg|visomant (INN): (engl.) *pegvisomant*; rekombinant aus E. coli hergestelltes pegyliertes Analogon von STH* zur subkutanen Anw., hemmt die STH-Wirkung durch kompetitive Blockade des STH-Rezeptors; **Ind.:** Akromegalie*.

pegyliert: mit Polyethylenglykol modifiziert, z.B. Peginterferon* alfa-2.

Peitschen|schlag|phänomen *n*: s. Beschleunigungstrauma der Halswirbelsäule.

Peitschen|wurm: Trichuris* trichiura.

Peitschen|wurm|in|fektion (Infekt-*) *f*: s. Trichuriasis.

pekt|anginös (Pectus*; Angina*): (engl.) *anginose*; Adjektiv zu Angina* pectoris.

Pektine *n pl*: (engl.) *pectins*; syn. Pektinstoffe; Polysaccharidgemisch, das hauptsächl. aus α-1,4-glykosidisch verbundenen Glukuronsäureeinheiten besteht, die zu 20–60% mit Methanol verestert sind; unveresterte Polygalakturonsäuren werden auch Pektinsäuren genannt; Salze: Pektate; **Vork.:** im Pflanzenreich in Wurzeln, Stämmen u. Früchten (Apfel, Zuckerrübe u.a.; Zitronen- u. Orangenschale enthält bis zu 30% P.); als wichtige Gerüstsubstanzen vernetzen P. in Pflanzenwänden Hemizellulosen* mit Zellulose*; ihr Abbau erfolgt durch Pektasen (hydrolisieren die Methylester) u. Pektinasen (spalten die glykosidischen Bindungen); Pektate bilden unter geeigneten Bedingungen mit Zucker in höheren Konz. Gelee (z.B. Herstellung von Marmelade); **Anw.:** als Verdickungsmittel z.B. zur Herstellung von Arzneimitteln u. Kosmetika.

Pektoral|fremitus (pectoralis*; Fremitus*) *m*: s. Fremitus.

Pelade *f*: Alopecia* areata.

Pel-Ebstein-Fieber (Pieter K. P., Int., Amsterdam, 1852–1919): (engl.) *Pel-Ebstein fever*; bei Hodgkin*-Lymphom selten auftretende wellenförmige Temperaturschwankung; auch als Teil der B*-Symptomatik zu werten.

Pelger-Huët-Kern|anomalie (Karel P., Päd., Amsterdam, 1885–1931; G. J. H., Päd., Holland, 1879–1970; Anomalie*) *f*: (engl.) *Pelger-Huët nuclear anomaly*; autosomal-dominant erbl. Kernanomalie der Leukozyten mit Mindersegmentierung der reifen Granulozyten (sog. pseudoregeneratives Blutbild) ohne klin. Krankheitswert; homozygote Träger (Mutation im Gen für Lamin-B-Rezeptor, Genlocus 1q42.1) mit fast runden Zellkernen werden als Übergeier bezeichnet; ähnl. Veränderungen treten i. R. einer schweren Infektion od. einer myeloproliferativen Erkr. auf (sog. Pseudopelger-Zellen); **Häufigkeit:** ca. 1:6000.

Peliosis hepatis (gr. πελιός mit Blut unterlaufen, -osis*) *f*: (engl.) *peliosis of liver*; Befund von zyst. blutgefüllten Strukturen in der Leber unterschiedl. Ätiologie u. unbekannter Pathogenese; **Vork.:** bei chron. konsumierenden Erkr. (Tuberkulose, monoklonale Gammopathien, Hodgkin-Lymphom, maligne Histiozytose, Seminom, hepatozelluläres Karzinom); nach Einnahme von (anabolen) Steroiden, Androgenen, Tamoxifen, Azathioprin; zunehmend bei bazillärer P. h. bei kutaner bazillärer Angiomatose* bei Pat. mit HIV-Erkrankung.

Pelizaeus-Merzbacher-Krankheit (Friedrich P., Neurol., Kassel, 1850–1917; Ludwig M., Neurol., Psychiater, Buenos Aires, Tübingen, 1875–1942):

(engl.) *Pelizaeus-Merzbacher disease*; durch Nystagmus* u. Störung d. zerebralen Myelinbildung charakterisierte erbl. Erkr.; **Formen: 1.** X-chromosomal-rezessiv (Pelizaeus-Merzbacher-Krankheit i. e. S.): Mutation im Proteolipidgen (PLP1-Gen, Genlocus Xq22; allelisch zur spastischen Paraplegie 2); Klin.: Nystagmus, progressive psychomotor. Retardierung, gemischte neurol. Sympt. aufgrund zerebellarer u. pyramidaler Schäden, Beginn im 1. Lj., Tod meist im 2.–3. Lebensjahrzehnt; **2.** autosomal-dominant (autosomal-dominante Erwachsenenform der Leukodystrophie): Mutationen (Duplikation) im LMB1-Gen (codiert für Lamin-B1, Genlocus 5q23.3-q31.1); Manifestation im mittleren Lebensalter (4.–5. Lebensjahrzehnt); **3.** autosomal-rezessiv (Pelizaeus-Merzbacher-like-Krankheit Typ 1): Mutationen im GJA12-Gen (Genlocus 1q41-q42); **4.** genet. heterogen, auch autosomal-rezessiv (perinatale sudanophile Leukodystrophie, syn. akute infantile P.-M.-K., Pelizaeus-Merzbacher-like-Krankheit Typ 2): mit diffuser Zerebralsklerose, neonatalem Erbrechen, Arthrogryposis multiplex congenita, Tod im Säuglingsalter.

Pella (lat.) *f* : Haut.

Pellagra (↑; gr. ἄγρα Falle, in Zusammensetzungen: Gicht) *f* : (engl.) *pellagra*; durch Mangel an Niacin* u. meist multiplen Vitamin-B-Mangel entstehende Erkr.; manifest bei gleichzeitiger Störung des Tryptophan-Stoffwechsels od. bei gleichzeitig unzureichender Zufuhr von Tryptophan (Protein*-Energie-Mangelsyndrome); **Urs.:** Malnutrition bei einseitiger Maisernährung, Malabsorption; **Sympt.:** Dermatitis mit Hyperpigmentierung im Bereich sonnenexponierter Haut (s. Abb.), sog. Casal-Halsband (ringförmiges, bräunl.-rotes Erythem um den Hals); Diarrhö; evtl. Polyneuropathie u. Demenz; **Ther.:** Nicotinamid, Nicotinsäure. Vgl. Avitaminosen, tropische.

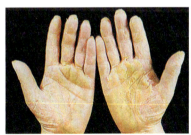

Pellagra: Hyperkeratose mit Rhagaden an den Händen [44]

Pellegrini-Schatten (Augusto P., Chir., Florenz, 1877–1940): s. Stieda-Pellegrini-Schatten.

Pellis (lat.) *f* : Haut.

pellucidus (lat.): durchsichtig.

Peloid (gr. πηλός Schlamm; -id*) *n*: (engl.) *peloid*; Substanz terrestrischen od. pflanzlichen Ursprungs, die in feinkörnigem Zustand (getrocknet) u. mit Wasser gemischt für Peloidbäder* u. Packungen* verwendet wird; z. B. Moor (Torf) u. feinkörnige Sedimente (Schlamm, Schlick, Fango*). Vgl. Balneotherapie; Adsorbenzien.

Peloidbad (↑): (engl.) *peloid bath*; Ganz- od. Teilbad mit dünnbreiiger Anw. (hohe Wärmekapazität, Aufnahme chem. Inhaltsstoffe) von Peloid*; **Formen: 1.** Schlickbad, Schlammbad: feinkörnige Sedimente aus stehenden (Binnenseen, Wattenmeer) u. fließenden Gewässern (Quellmund der Heilquellen, Flussmündungen); **2.** Moorbad; **Ind.:** s. Moorbad; Fango.

Pelv-: auch Pelvi-, Pelvio-; Wortteil mit der Bedeutung Becken; von lat. pelvis

Pelveoperitonitis (↑; Peritoneum*, -itis*) *f* : (engl.) *pelviperitonitis*; auch Pelviperitonitis, Beckenbauchfellentzündung; auf das kleine Becken beschränkte Peritonitis* (z. B. bei akuter Salpingitis*).

pelvic inflammatory disease (engl. entzündliche Beckenerkrankung): Abk. PID; Sammelbez. für Entz. der Organe u. Gewebe des oberen weiblichen Genitaltrakts; s. Endometritis; Parametritis; Salpingitis; Oophoritis; Pelveoperitonitis.

Pelvipathia vegetativa (↑; ↑): (engl.) *pelvipathia vegetativa, pelvic congestion*; auch Pelipathia vegetativa, Parametropathia spastica, Plexalgia hypogastrica, Beckenneuralgie; chron. rezidiv. fokales Schmerzsyndrom im kleinen Becken bei der Frau; **Urs.:** vermutl. Komb. psychovegetativer u. somatischer Faktoren, z. B. entzündl. Prozesse (z. B. Zervizitis*) od. venöse Insuffizienz im Bereich des kleinen Beckens (Varicosis pelvis); **Klin.:** chronische Unterbauchschmerzen, oft einhergehend mit Dyspareunie*, Dysmenorrhö*, Rückenschmerzen, spast. Obstipation, Blasenentleerungsstörungen, evtl. auch Vulvodynie; **Diagn.:** Ultraschalldiagnostik: häufig Gefäßerweiterungen nachweisbar; **Ther.:** Embolisation od. Ligatur der erweiterten venösen Gefäße, Gestagene, Danazol, GnRH-Analoga, hormonale Kontrazeptiva; positiver Einfluss einer Hysterektomie beschrieben; **DD:** Adhäsionen, chron. Adnexitis, Endometriose*, Tumoren od. chron.-entzündl. Darmerkrankungen.

Pelvis (lat.) *f* : Becken*.

Pelvis angusta (↑; lat. angustus eng, schmal) *f* : enges Becken*; s. Beckenformen.

Pelviskopie (↑; -skopie*) *f* : (engl.) *pelviscopy*; Laparoskopie* in Beckenhochlagerung zur Inspektion des Beckenraums u. Durchführung kleiner op. Eingriffe; **Ind.: 1.** diagn. v. a. bei Erkr. von Beckenorganen (insbes. des weibl. inneren Genitales) mit der Möglichkeit zur Biopsie*; **2. therap.** z. B. zur Lösung von Verwachsungen, Fimbriolyse*, Salpingostomatoplastik (s. Tubenchirurgie) u. Elektrokoagulation* von Endometrioseherden, zur op. Behandlung von Extrauteringraviditäten* (insbes. Tubargravidität*) u. von Ovarialzysten*; größere Op. mit Zusatzeinstiechen zur subtotalen u. totalen Hysterektomie, zur pelvinen od. paraaortalen Lymphonodektomie od. zur pelviskopisch bzw. laparoskopisch assistierten vaginalen Hysterektomie. Vgl. Bag-Technik.

Pelvis nana (↑) *f* : Zwergbecken; s. Beckenformen.

Pelvis osteomalacica (↑) *f* : Kleeblattform des durch die Schenkelköpfe eingedrückten Beckens bei Osteomalazie*.

Pelvis plana (↑) *f* : plattes Becken; s. Beckenformen.

Pelvis rachitica (↑) *f* : (engl.) *rachitic pelvis*; Nierenform des Beckens durch Vorwölbung des Promon-

Pelvis renalis

toriums bei einer durch Rachitis* bedingten Lordose*.
Pelvis renalis (↑) *f*: Nierenbecken*.
Pelvis spondyl|olisthetica (↑) *f*: (engl.) *pelvis spondylolisthetica*; Verengung des Beckens inf. Spondylolisthesis* des 5. Lendenwirbels.
Pemberton-Operation (Hugh Spear P., Arzt, Liverpool, 1890–1956) *f*: schräg bogenförmige Osteotomie des Os ilium oberh. des zu distalisierenden Acetabulums mit Auswärtskippung des Pfannendachs u. Interposition eines Beckenkammspans; durchführbar vor Wachstumsabschluss; **Ind.**: Hüftgelenkluxation*.
Pembe Yara: s. Hexachlorbenzol.
Pemetrexed (INN) *n*: (engl.) *pemetrexed*; Folsäure*-Antagonist; **Ind.**: Primärtherapie bei inoperablem malignem Pleuramesotheliom* in Komb. mit Cisplatin; lokal fortgeschrittenes od. metastasiertes nichtkleinzelliges Bronchialkarzinom* nach vorangegangener Chemotherapie; **Kontraind.**: gleichzeitige Gelbfieberimpfung; **UAW**: Übelkeit, Appetitverlust, Erbrechen, Diarrhö, Stomatitis, Pharyngitis, Hautrötung u. -abschuppung, Müdigkeit, Leuko- od. Neutropenie.
Pemphigoid, bullöses (gr. πέμφιξ Bläschen, Pustel; -id*) *n*: (engl.) *bullous pemphigoid*; meist ab 7. Lebensjahrzehnt disseminiert auftretende pralle, subepidermale, häufig unregelmäßig gestaltete, bis zu 10 cm große, nicht selten hämorrhag. Blasen auf rotem Grund (s. Abb.); **Ätiol.**: Autoantikörper gegen Hemidesmosomen in der Lamina lucida der Basalmembran: bei 90 % BP-Antigen 1 (230 kd), ein Glykoprotein mit Sequenzhomologien zu Desmoplakin; bei 50 % BP-Antigen 2 (180 kd), auch Kollagen XVII genannt; **Klin.**: initial oft Urtikaria ähnliche Schwellungen mit heftigem Pruritus; Prädilektionsstellen: Intertrigines, Beugen der Extremitäten; Mundschleimhaut nur ausnahmsweise beteiligt; mögl. Assoziation mit Diabetes mellitus, Psoriasis, Lichen ruber planus; **Diagn.**: histol. junktionale Blasenbildung, eosinophiles Infiltrat; direkte Immunfluoreszenz: lineare IgG-Ablagerungen (selten IgM od. IgA); im Serum fast immer Antikörper gegen BP-Antigen 1 od. BP-Antigen 2 nachweisbar; erhöhtes IgE u. Eosinophilie; Tzanck*-Test negativ; **Ther.**: system. Glukokortikoide u./od. Azathioprin, Methotrexat, Dapson; adjuvant top. Glukokortikoide; bei lokalem b. P. system. Versuch mit Tetracyclinen; **DD**: Dermatitis* herpetiformis, Epidermolysis bullosa acquisita.

Pemphigoid gestationis (↑; ↑) *n*: (engl.) *pemphigoid gestationis*; syn. Herpes gestationis; seltene, häufig mit Frühgeburt auftretende Schwangerschaftsdermatose, die meist in der 2. Schwangerschaftshälfte, seltener post partum u. bei Einnahme hormonaler Kontrazeptiva auftritt; **Path.**: Autoimmunkrankheit mit Bildung von Antikörpern (Ablagerung von Immunkomplexen*) gegen ein in der Lamina lucida der Basalmembranzone u. im Amnionepithel vorhandenes Antigen (BP-Antigen 2); **Klin.**: v. a. periumbilikal, im Bereich von Striae distensae u. an Extremitäten lokalisierte, stark juckende, teils erythematöse, teils urtikarielle Läsionen, die generalisieren u. in herpesartige Bläschen u. Blasen übergehen können; bei erneuter Schwangerschaft ausgeprägtere perinatale Rezidive; **Ther.**: Glukokortikoide, Austrocknen mit Farbstoffen.

Pemphigoid, okulares vernarbendes (↑; ↑) *n*: chron. verlaufende okulomukokutane Erkr. der Bindehaut überwiegend im höheren Lebensalter (w : m = 2 : 1); **Formen: 1.** primäres o. v. P.: autoimmun. Prozess gegen Basalmembranantigene; **2.** sekundäres o. v. P.: nach lokaler (z. B. bei Glaukom*) od. system. Arzneimittelapplikation; **Klin.**: Rötung, Schwellung, schmerzhafte Erosionen u. Blasen der Konjunktiven (Pemphigus conjunctivae) mit mögl. Erblindung; chron. rekurrierender Verlauf mit oft asymmetr. Konjunktivitis*, Bindehautschrumpfung u. Symblephara* (s. Abb.); **Kompl.**: zunehmende Bindehautschrumpfung, Entropium* mit Trichiasis, trockenes Auge*, Hornhautvaskularisation, mögl. Erblindung; **Diagn.**: klin. Bild, direkte Immunfluoreszenz der Basalmembran der Conjunctiva; **Ther.**: lokal Tränenersatzmittel, Lidhygiene; system. Immunsuppressiva*; ggf. chir. Maßnahmen (Schleimhaut- od. Keratoplastik*); **DD**: Stevens*-Johnson-Syndrom. Vgl. Schleimhautpemphigoid, vernarbendes.

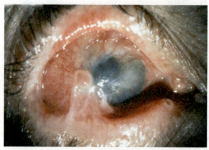

Pemphigoid, okulares vernarbendes [106]

Pemphigus (↑) *m*: (engl.) *pemphigus*; sog. Blasensucht; Bez. für intraepidermal blasenbildende Hauterkrankungen; bei paraneoplast. P. zusätzl. Bildung von Autoantikörpern gegen desmosomale Proteine wie Plakoglobin, Desmoplakin 1, Envoplakin. Vgl. Syndrom, paraneoplastisches.

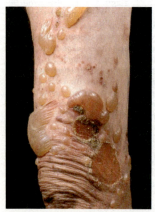

Pemphigoid, bullöses: große, pralle Blasen, Erosionen u. hämorrhag. Krusten (Knie) [143]

Pemphigus brasiliensis (↑) *m*: (engl.) *Brazilian pemphigus*; syn. Fogo selvagem; in Brasilien endem., dem Pemphigus* foliaceus ähnl. Hauterkrankung; **Ätiol.**: möglicherweise viral bedingt; Übertragung durch Simulium pruinosum (engl. black fly); **Ther.**: s. Pemphigus foliaceus.

Pemphigus chronicus benignus familiaris (↑) *m*: (engl.) *Hailey-Hailey disease*; syn. Gougerot-Hailey-Hailey-Krankheit; autosomal-dominant vererbte Erkr. (Genlocus 3q21-q24, Mutationen im ATP2C1-Gen) mit im jungen Erwachsenenalter auftretender Blasenbildung der Haut durch Störungen im Tonofilament-Desmosomen-Komplex mit mangelndem Zusammenhalt des Keratinozytenverbandes der Epidermis; **Sympt.**: bes. in reibungsbelasteten Arealen der Haut (intertriginöse Bezirke, Nacken, Hals), aber auch durch Inf. od. Transpiration induzierte, gruppierte, oft kreisförmig angeordnete Bläschen, die sich zu schuppendkrustösen Herden mit Rhagaden umwandeln; longitudinale weiße Fingernagelstreifen; **Ther.**: UV-Licht vermeiden, lokal ggf. Antibiotika u. Antimykotika; evtl. Dermabrasion* od. Exzision der befallenen Bereiche mit nachfolgender Spalthautdeckung; **DD**: Intertrigo*, Pemphigus* vegetans Neumann, Darier*-Krankheit.

Pemphigus con|junctivae (↑) *m*: s. Pemphigoid, okulares vernarbendes.

Pemphigus erythematosus (↑) *m*: (engl.) *Senear-Usher syndrome*; syn. Pemphigus seborrhoicus, Senear-Usher-Syndrom; seltene Verlaufsform des Pemphigus* foliaceus mit Lupus-erythematodesartigen Rötungen, die meist auf die seborrhoischen Areale, bes. im Gesicht, beschränkt sind; **Diagn.**: oft Nachw. antinukleärer Antikörper* im Serum; direkte Immunfluoreszenz: bandartige IgG- u. IgM-Ablagerungen (Lupusband) sowie intrazelluläre IgG-Ablagerungen im Stratum granulosum.

Pemphigus foliaceus (↑) *m*: schwere Pemphigusform mit Bildung schlaffer subkornealer Blasen aufgrund von Autoantikörpern gegen obere interzelluläre Epidermalstrukturen (Plakoglobin u. Desmoglein 1, s. Cadherine); **Formen**: 1. Typ Cazenave: primär im mittleren Erwachsenenalter, weltweit sporad. auftretend; evtl. pharmak. induziert; 2. Typ Pemphigus* brasiliensis; **Klin.**: wegen der oberflächl. Lage (subcorneale Spaltbildung) kommt es nicht zu Epitheldefekten, sondern zur Exfoliation (erythematöse Flächen mit Schuppen u. Krusten); Beginn oft im Gesicht (Schmetterlingsform) u. Halsbereich mit langsamer Ausdehnung auf den größten Teil od. das ganze Integument mit Juckreiz od. Brennen; nur selten Mundschleimhautbeteiligung; **Diagn.**: histol. u. im Serum Nachw. von IgG-Autoantikörpern; **Ther.**: Glukokortikoide, evtl. zusätzlich Zytostatika.

Pemphigus neo|natorum (↑) *m*: s. Impetigo contagiosa.

Pemphigus sebor|rhoicus (↑) *m*: Pemphigus* erythematosus.

Pemphigus syphiliticus (↑) *m*: (engl.) *pemphigus syphiliticus*; Hautveränderungen bei Syphilis connata; s. Syphilis.

Pemphigus vegetans Hallopeau (↑; François H. H., Dermat., Paris, 1842–1919) *m*: syn. (franz.) pyodermite végétante Hallopeau; auch Hallopeau-Syndrom; seltene Variante des Pemphigus* vulgaris (kann Pemphigus-vulgaris-Erkr. vorausgehen od. als Zwischenstadium auftreten) mit Bildung nässender, verruköser Vegetationen, die sich peripher (bes. an intertriginösen Stellen) ausbreiten; **Klin.**: milderer Verlauf als Pemphigus* vegetans Neumann, aber stärkere Pustelbildung von einzelnen od. mehreren scheibenförmigen, vegetierenden Herden; **Diagn. u. Ther.**: s. Pemphigus vulgaris.

Pemphigus vegetans Neumann (↑; Isidor N., Dermat., Wien, 1837–1906) *m*: Neumann-Syndrom I; Variante des Pemphigus* vulgaris mit spontaner Entstehung von intraepidermalen, eosinophilenreichen Blasen in intertriginösen Bereichen (Mundwinkel, Genitoanalbereich, Axillen); kann Pemphigus-vulgaris-Erkrankung vorausgehen od. spontan als Zwischenstadium auftreten; Epitheldefekte heilen unter Bildung von papillomatösen Wucherungen (Vegetationen) ab; die Erkr. zeigt längere Spontanremissionen als Pemphigus vulgaris u. verläuft protrahierter.

Pemphigus vulgaris (↑) *m*: schwere Autoimmunerkrankung der Haut u. Schleimhaut mit auf meist unveränderter Haut entstehenden, i. d. R. schlaffen (intraepidermalen, akantholyt.) Blasen, die bald platzen u. schmerzhafte Erosionen sowie Krusten mit geringer Heilungstendenz hinterlassen; Korrelation mit HLA-A10, -A13, -DR4, -DRw4, -DRw6; **Vork.**: aus dem Mittelmeerraum stammende Menschen od. osteuropäische Juden erkranken überdurchschnittl. häufig; weltweite Inzidenz 0,5 : 100000; **Ätiol.**: IgG4-Autoantikörper gegen einen Proteinkomplex mit Desmoglein 3 der Desmosomen; Akantholyse evtl. durch Aktivierung eines der Enzyme des Systems der Plasminogenaktivatoren*; **Klin.**: Beginn meist im Bereich der Mundschleimhaut; Übergang auf andere Schleimhäute, Kopfhaut u. gesamtes Integument, bes. auf die Stellen, die Druck u. Reibung ausgesetzt sind; narbenlose Abheilung unter Ther.; **Diagn.**: direkte u. indirekte Immunfluoreszenz: intraepidermale Ablagerung von IgG-Antikörpern um Keratinozyten; Tzanck*-Test positiv; Auslösung des Nikolski*-Phänomens auf klin. unveränderter Haut; histol. typ. intraepidermale Blasenbildung u. Akantholyse; **Ther.**: Glukokortikoide (anfangs hoch dosiert), meist kombiniert mit anderen Immunsuppressiva (Azathioprin, Methotrexat, Cyclophosphamid, Ciclosporin A); lokal antisept.; **Progn.**: chron. Verlauf, nach Jahren Spontanremissionen mögl. (selten), Mortalität <10%.

Penalisation (lat. poena Strafe) *f*: (engl.) *penalization*; Verf. zur Schielbehandlung (s. Strabismus), bei dem die Sehschärfe des sehtüchtigen Auges herabgesetzt wird; wirksam nur bei geringer Seitendifferenz der Sehschärfe; **Formen**: 1. P. mit Atropin*-Augentropfen: Die Akkommodationslähmung bewirkt eine unscharfe Netzhautabbildung für die Nähe; 2. P. mit Brille (nur bei Hypermetropie* od. Emmetropie* mögl.): Das Führungsauge erhält ein ca. 3 dpt zu starkes Plusglas; dadurch erhält es in der Ferne eine unscharfe Netzhautabbildung (Myopisierung); 3. Komb. von Atropinbehandlung des Führungsauges mit Verstärkung des Brillenglases des amblyopen Auges um +3 dpt; bei

Penbutolol

alternierender Nah- u. Fernfixation wird das Führungsauge in der Ferne, das amblyope Auge in der Nähe benutzt. Vgl. Amblyopie.

Pen|butolol (INN) *n*: nichtselektiver Beta*-Rezeptoren-Blocker.

Pen|ciclo|vir (INN) *n*: (engl.) *penciclovir*; Virostatikum* (Nukleosidanalogon*); **Anw.:** top. bei Herpes labialis. Vgl. Famciclovir.

Pendel|bestrahlung: s. Strahlentherapie.

Pendel|hoden: (engl.) *wandering testicle*; syn. Wanderhoden; nicht behandlungsbedürftige Normvariante der Beweglichkeit der Hoden; Aufsteigen der in Ruhe im Skrotum gelegenen Hoden bis vor den Inguinalkanal durch Auslösung des Kremasterreflexes (durch Schamgefühl od. Kälte begünstigt); bei Nachlassen der Muskelanspannung spontane Rückkehr in das Skrotum. Vgl. Gleithoden; Maldescensus testis.

Pendel|luft: (engl.) *air trapping*; pathol. Atemluftanteil, der aufgrund unterschiedl. Druckverhältnisse in beiden Thoraxhälften von einer Lunge in die andere strömt; **Vork.:** 1. nach außen offener einseitiger Pneumothorax*; 2. einseitige Rippenserienfraktur* mit Thoraxinstabilität; s. Atmung, paradoxe (Abb. dort). Vgl. Mediastinalflattern.

Pendel|narkose|system (Nark-*) *n*: (engl.) *pendular rebreathing anesthesia*; in der Kinderanästhesie gebräuchl. halbgeschlossenes Narkosesystem (s. Narkoseapparat) mit patientennahem CO$_2$-Absorber u. Pendelluft, so dass sich der Atemkalk* schnell erschöpft.

Pendel|nystagmus (Nystagmus*) *m*: s. Nystagmus.

Pendel|osteo|tomie (Ost-*; -tom*) *f*: (engl.) *pendular osteotomy*; keilartige Osteotomie* der Tibia (s. Abb.) unterh. der Tuberositas tibiae unter Erhaltung einer inneren Spongiosabrücke, verbunden mit einer Fibulaosteotomie zur Korrektur eines Genu varum od. Genu valgum mit anschließender Ruhigstellung im Oberschenkelgips.

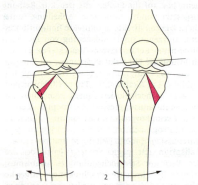

Pendelosteotomie: 1: valgisierende P. bei Genu varum; 2: varisierende P. bei Genu valgum

Pendel-Shunt (engl. shunt Nebenschluss, Weiche) *m*: (engl.) *pendular shunt*; syn. gekreuzter Shunt*; Wechsel zwischen Links-Rechts- u. Rechts-Links-Shunt bei Erhöhung des Lungengefäßwiderstands (s. Eisenmenger-Reaktion) u. Druckangleichung an die Verhältnisse im Körperkreislauf bei angeborenen Herzfehlern* mit primärem Links-Rechts-Shunt.

Pendred-Syn|drom (Vaughan P., Arzt, London, 1869–1946) *n*: (engl.) *Pendred's syndrome*; Abk. PDS; autosomal-rezessiv erbl. Komb. von angeb. Innenohrschwerhörigkeit bzw. -taubheit (s. Schwerhörigkeit) u. gestörtem Iodidstoffwechsel mit Iodeinbaustörung in die Schilddrüsenhormone (Hypothyreose*, häufig mit Struma*); **Ätiol.:** Mutation des SLC26A4-(Pendrin*-)Gens, Genlocus 7q31.

Pendrin *n*: (engl.) *member 4 of solute carrier family 26* (Abk. *SLC26A4*); Transmembranglykoprotein (780 Aminosäurereste; M_r 86 000) in der apikalen Schilddrüsenfollikelzelle u. im Innenohr, das als Iodid- bzw. Chloridtransporter (Anionentransporter) fungiert; vgl. Pendred-Syndrom.

Penetranz (lat. *penetrare* durchdringen) *f*: (engl.) *penetrance*; Manifestationshäufigkeit od. -wahrscheinlichkeit eines Gens, d. h. der Anteil der Merkmalträger bezogen auf die Gesamtzahl der Genträger, die nach ihrer genet. Konstitution das betreffende Merkmal zeigen könnten; unvollständige od. fehlende P., ausgelöst durch Umwelteinflüsse od. Interaktion mit anderen Genen, ist bei dominanten Erbanomalien des Menschen sehr häufig. Vgl. Expressivität; Krankheiten, genetische.

Penetration (↑) *f*: (engl.) *penetration*; Eindringen; 1. (pathol.) eines Krankheitsprozesses (z. B. Tumor od. Ulkus) in das angrenzende Gewebe od. in Nachbarorgane; 2. (mikrobiol.) von Mikroorganismen in einen Organismus bzw. dessen Zellen (vgl. Infektion); 3. (sexualmed./rechtsmed.) des Penis beim Koitus bzw. Analverkehr.

Penetrations|test (↑) *m*: (engl.) *penetration test*; syn. Spermieninvasionstest; diagn. Test zur Abklärung einer Sterilität*; **Formen:** 1. Sims*-Huhner-Test (in vivo); 2. SCMC*-Test (in vitro).

Penfield-Syn|drom (Wilder G. P., Neurochir., Montreal, 1891–1976) *n*: (engl.) *Penfield's syndrome*; paroxysmale art. Hypertonie* bei Hirntumoren* (v. a. im Thalamusbereich).

PENIA: Abk. für (engl.) *particle enhanced nephelometric immunoassay*; s. Immunoassay, nephelometrischer.

Peni|cill|amin (INN) *n*: (engl.) *penicillamine*; syn. D-Penicillamin; synthet. hergestelltes Spaltprodukt des Penicillins*; Chelatbildner*; **Ind.:** Schwermetallintoxikation (Hg, Pb, Zn, Cu, Au, Cd, Co), Cystinurie, Wilson*-Krankheit; selten bei rheumatoider Arthritis u. Sklerodermie; **UAW:** Störung der Hämatopoese (Agranulozytose*), Neuropathie (Skelett- u. Augenmuskelparesen), Schmeckstörung, gastrointestinale Beschwerden, allerg. Hautreaktion, Nierenschaden, Kreuzallergie mit Penicillin; regelmäßige Kontrolle von Blutbild u. Urin.

Peni|cillan|säure: s. Penicilloinsäure.

Peni|cillasen *f pl*: s. Penicillinasen.

Peni|cillin|all|ergie (Penicillium*; Allergie*) *f*: (engl.) *penicillin allergy, penicillin hypersensitivity*; IgE-vermittelte Allergie* vom Soforttyp (Typ I) od. T-Zell-vermitteltem Spättyp (Typ IV) auf Penicilline u. viele versch. antigen wirksame Abbauprodukte (Major-/Minordeterminanten); Kreuzreaktion zu anderen Betalaktam*-Antibiotika (Cephalosporine, Carbapeneme) u. isolierte Allergie (z. B. auf Aminopenicilline) möglich; **Diagn.:** Hauttestung*, In-vitro-Test (Enzym*-Allergo-Sorbent-Test, Lymphozytentransformationstest*), Provokations- bzw. Ausweichexpositionstest*. Vgl. Ampicillinexanthem; Arzneimittelallergie.

Peni|cillinasen (↑) *f pl*: (engl.) *penicillinases*; auch Penicillasen; korrekte Bez. Penicillinbetalaktamasen; von penicillinresistenten Staphylokokken, gramnegativen Bakt. u. a. gebildete Betalaktamasen*.

Peni|cilline (↑) *n pl*: (engl.) *penicillins*; syn. Penizilline; zu den Betalaktam*-Antibiotika zählende Derivate der 6-Aminopenicillansäure; **Wirkung:** sekundär bakterizid inf. selektiver Hemmung der Mureinbiosynthese aufgrund irreversibler Blockade des für die Transpeptidierung notwendigen Enzyms D-Alanin-Transpeptidase bei sehr geringer Toxizität u. guter Verträglichkeit; **Einteilung: 1. Schmalband-Penicilline: a)** Benzylpenicillin (syn. Penicillin G) u. Depotpenicilline (Benzathin-Benzylpenicillin); **b)** Oralpenicilline (säurestabil): Phenoxymethylpenicillin (syn. Penicillin V), Propicillin, Azidocillin; **c)** betalaktamaseresistente Penicilline (Staphylokokkenpenicilline, Isoxazolylpenicilline): Oxacillin, Dicloxacillin, Flucloxacillin; **2. Breitband-Penicilline: a)** Aminopenicilline: Ampicillin, Amoxicillin; **b)** Acylaminopenicilline (Ureidopenicilline): Mezlocillin, Piperacillin; **c)** Carboxypenicilline: nicht mehr im Handel; **3.** Kombinationspräparate mit den Betalaktamasen*-Inhibitoren Clavulansäure, Sulbactam, Tazobactam (hemmen bakterielle Betalaktamasen*): **a)** Amoxicillin u. Clavulansäure; **b)** Ampicillin u. Sulbactam, Sultamicillin; **c)** Piperacillin u. Tazobactam; **Wirkungsspektrum: 1. Schmalband-Penicilline** (v. a. grampositive Keime): **a)** Benzylpenicillin u. Depotpenicilline: grampositive Keime, gramnegative Kokken (insbes. Gonokokken, Meningokokken), Spirochäten (Borrelien, Treponemen); betalaktamaselabil; **b)** Oralpenicilline: wie Benzylpenicillin, Wirkungsintensität deutlich geringer; betalaktamaselabil; **c)** betalaktamaseresistente Penicilline: betalaktamasebildende Staphylokokken, gegenüber Benzylpenicillin-empfindlichen Erregern deutlich abgeschwächte Wirkung; betalaktamasestabil; **2. Breitband-Penicilline** (grampositive Keime, erweitertes Spektrum im gramnegativen Bereich): **a)** Aminopenicilline: wie Penicillin G, jedoch mit einer 2–4-mal geringeren Aktivität; zusätzlich gramnegative Keime (Enterokokken, Haemophilus influenzae, Listerien, E. coli, Campylobacter-Arten, Proteus mirabilis); betalaktamaselabil; **b)** Acylaminopenicilline: wie Aminopenicilline, jedoch stärker im gramnegativen Bereich (Proteus vulgaris, Pseudomonas aeruginosa, E. coli) sowie bei einigen Anaerobiern; betalaktamaseinstabil; **c)** Carboxypenicilline: wirkungsschwächer als Acylaminopenicilline insbes. gegen Pseudomonas- und Proteus-Arten, heute nicht mehr eingesetzt; **Ind.: 1. Schmalband-Penicilline: a)** Benzylpenicilline u. Depotpenicilline: Penicillin G (bei sensiblen Keimen Mittel der 1. Wahl) bei Sepsis, Osteomyelitis, akuter Endokarditis durch penicillinsensible Staphylokokken od. betahämolysierende Streptokokken; schwere Lobärpneumonie (Pneumokokken), Pneumokokken- u. Meningokokkenmeningitis, subakute Endokarditis, Syphilis; Depotpenicilline bei Gonorrhö; Langzeitprophylaxe bei rheumatischem Fieber; **b)** Oralpenicilline: z. B. bei Streptokokkenangina, Scharlach, Phlegmone, Erysipel, Otitis media, Sinusitis; beginnende Pneumokokkenpneumonie; **c)** betalaktamaseresistente Penicilline: Infektion durch betalaktamasebildende Staphylokokken (z. B. Sepsis, Endokarditis, Meningitis, Pneumonie, Osteomyelitis, toxisches Schocksyndrom, Furunkulose, staphylogene Bronchopneumonie); **2. Breitband-Penicilline: a)** Aminopenicilline: Bronchitis, Otitis media, Sinusitis, Harnweginfektion, Listeriose, Typhus/Paratyphus (Amoxicillin), Shigellose (Ampicillin); Enterokokkenendokarditis u. a. schwere Infektionen nur in Kombination mit einem Aminoglykosid*-Antibiotikum; Hämophilusmeningitis; **b)** Acylaminopenicilline: schwere Infektion durch gramnegative Erreger; in Komb. mit Aminoglykosid-Antibiotika auch zur Initialtherapie bei unbekanntem Erreger (Piperacillin: bes. wenn Pseudomonas aeruginosa als Erreger in Frage kommt; Mezlocillin: Gallenweginfektion, perioperative Prophylaxe in der Abdominalchirurgie); **UAW:** Penicillinallergie, Hämostasestörung; bei hohen Dosen: neurotox. Reaktion (Krämpfe); indirekt: Jarisch*-Herxheimer-Reaktion, gastrointestinale Störung, Hoigné*-Syndrom bei akzidenteller i. v. Gabe eines Depotpenicillins.

Peni|cillin G *n*: syn. Benzylpenicillin; s. Penicilline.

Peni|cillin|säure: (engl.) *penicillic acid*; Mykotoxin (aus Penicillium verrucosum, puberulum u. stoloniferum), das auf Säugetiere einschließl. des Menschen ähnl. wie Aflatoxine* wirkt u. Chromosomenaberrationen* auslösen kann (potentielles Kanzerogen*); **Vork.:** in Brot u. Mehl.

Peni|cillin V *n*: syn. Phenoxymethylpenicillin; s. Penicilline.

Peni|cillium (lat. penicillus Pinsel) *n*: (engl.) *Penicillium*; Pinselschimmel; artenreiche Gattung der Fungi* imperfecti; als Nebenfruchtform verzweigte Konidienträger mit Ketten von Konidiosporen* (vgl. Fungi, Askomyzeten); auf Agarplatten verschiedenfarbiger Rasen je nach Farbe der Sporen; einige Arten bilden Penicilline* bzw. Mykotoxine*; normalerweise Saprophyten auf org. Stoffen, Lebensmittelverderber, Verunreinigungen auf bakteriol. Nährböden; wichtige **Arten: 1.** P. notatum u. P. chrysogenum: bilden Penicillin; **2.** P. glaucum: grüner Pinselschimmel, Lebensmittelverderber; **3.** P. camemberti: bei der Käseherstellung (Camembert) zur Bildung von Geschmacksstoffen; **4.** P. roqueforti: Roquefort-, Gorgonzola- u. Stilton-Käseschimmel.

Peni|cilloin|säure: (engl.) *penicilloic acid*; durch Einwirkung bakterieller Penicillinasen entstehendes Abbauprodukt des Penicillins.

-penie: auch -penia; Wortteil mit der Bedeutung Mangel, Not; von gr. πενία.

Penis (lat.) *m*: (engl.) *penis*; syn. Phallus, Membrum virile; männl. Glied; **Anat.:** besteht aus 2 Schwellkörpern, die bei sexueller Erregung mit Blut aufgefüllt werden u. so den P. versteifen (Corpus cavernosum u. Corpus spongiosum; s. Abb.), durch Corpus spongiosum verläuft männl. Urethra; mit der Radix ist der P. an den unteren Schambeinästen befestigt, sie wird vom M. ischiocavernosus umfasst; das Corpus befindet sich zwischen Radix u. Glans penis, auf welcher die Urethra mündet;

Peniselephantiasis

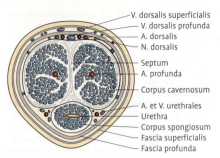

Penis: Querschnitt

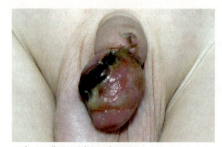

Penisgangrän: Penishautnekrose [91]

Glans penis ist das vordere, Bulbus penis das hintere Ende des Corpus spongiosum, er wird hier vom M. bulbospongiosus umgeben. **Klin. Bedeutung:** u. a. Erektionsstörung*, Penisfehlbildungen*, Peniskarzinom.

Penis|elephantiasis (↑; gr. ἐλέφας Elephant; -iasis*) *f*: (engl.) *penile elephantiasis*; pathol. Anschwellen des Penis durch Lymphstauung im Abflussgebiet der Penislymphbahnen; **Urs.:** Trauma, Paraphimose*, Kavernitis*, Balanitis*, Lymphangitis*, Erysipel*, Tuberkulose*, Syphilis*, nach Exstirpation der inguinalen Lymphknoten, Bestrahlung, bei Herz- u. Nierenkrankheiten.

Penis|erythro|plasie (↑; Erythr-*; -plasie*) *f*: s. Erythroplasie Queyrat.

Penis|fehlbildungen (↑): (engl.) *penile malformation*; angeb. Störung der Entw. des Penis; **Formen:** u. a. Penisschaftrotation* (Abb. dort), Penisagenesie (extrem selten; Häufigkeit: 1:10 000 000), Mikropenis (Größendimensionen ca. 2,5 Standardabweichungen unter Durchschnitt), Peniskurvatur*, Penis* palmatus, vergrabener Penis (engl. buried penis, concealed penis; unter suprapubischem Fett od. anderem Gewebe verborgener Penis, s. Abb.).

Penis|fraktur (↑; Fraktur*) *f*: Penisbruch; s. Penisruptur.

Penis|gangrän (↑; Gangrän*) *f*: (engl.) *penile gangrene*; ischämische Nekrose* des Penis (s. Abb.); **Urs.:** mechanische, chem., therm. Schädigung, Strangulation, Paraphimose*, Harninfiltration*, Abszess, Phlegmone; **Ther.:** chirurg. Entfernung aller nekrotischen Gewebeanteile, nach Ausheilung plastische Korrektur, ggf. mit Hauttransplantation. Vgl. Fournier-Gangrän.

Penis|in|duration (↑; lat. indurare verhärten) *f*: s. Induratio penis plastica.

Penis|karzinom (↑; Karz-*; -om*) *n*: (engl.) *penile carcinoma*; meist an der Corona glandis des Penis gelegenes Plattenepithelkarzinom*; Häufigkeitsgipfel zwischen 50. u. 60. Lj.; **Urs.:** in 60% der Fälle onkogene HPV-Typen nachweisbar (s. Papillomavirus, Tab. dort); mögliche Risikofaktoren: Phimose* (mit chron. Balanitis) u. Retention von Smegma*; als in-situ-Karzinome gelten bowenoide Papulose* u. Erythroplasie* Queyrat; **Sympt.:** z. T. klare od. purulente Sekretion aus dem Orificium praeputii, Schwellung u. Induration von Glans, Preputium u. distalen Schwellkörpern, evtl. Kontaktblutung; in fortgeschrittenen Stadien u. U. Ulzeration des Tumors (s. Abb.); **Diagn.:** Biopsie; CT- od. MRT des Becken zum Lymphknotenstaging; **Ther.:** in Abhängigkeit vom Tumorstadium (s. Tab.) evtl. lokale Exzision od. Penisteilamputation, bei fortgeschrittenem P. mit Lymphknotenmetastasen Penisamputation u. Lymphadenektomie, Zytostatika*, Strahlentherapie; **Progn.:** im frühen Stadium durch Operation heilbar; Fünf-

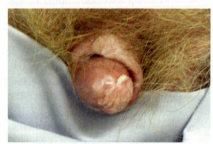

Peniskarzinom: lokalisiert an der Glans penis [85]

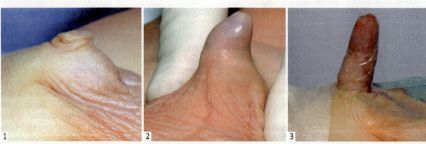

Penisfehlbildungen: vergrabener Penis vor (1, 2) u. nach operativer Korrektur (3) [91]

Peniskarzinom
TNM-Klassifikation

Kategorie[1]	Bedeutung
Tis	Carcinoma in situ
Ta	verruköses Karzinom, nicht invasiv
T1	Tumor wächst in subepitheliales Bindegewebe ein
T2	Tumor wächst in Corpus spongiosum oder Corpus cavernosum ein
T3	Tumor wächst in Urethra oder Prostata ein
T4	Tumor wächst in benachbarte Strukturen ein
N1	Metastase in einem oberflächlichen Lymphknoten
N2	Metastase(n) in multiplen oberflächlichen Lymphknoten
N3	Metastase(n) in den tiefen inguinalen oder in pelvinen Lymphknoten

T: Primärtumor; N: regionäre Lymphknoten; M: Fernmetastasen
[1] für alle Tumoren einheitlich definierte Kategorien (z. B. N0: keine Evidenz für Befall regionärer Lymphknoten; NX: regionäre Lymphknoten nicht beurteilbar; s. TNM-Klassifikation

Jahres-Überlebensrate ohne Lymphknotenbefall ca. 75 %, mit Lymphknotenbefall ca. 20 %; **DD:** Syphilis*, Lymphogranuloma* venereum, Granuloma* inguinale, Herpes* simplex, Genitaltuberkulose*, Condylomata* acuminata.

Penis|kurvatur (↑; Kurvatur*) *f*: (engl.) *penile curvature*; auch Penisdeviation; Abknickung des erigierten Penis; **Urs.:** 1. kongenital mit Krümmung nach ventral od. lateral (vgl. Epispadie, Hypospadie); 2. erworben bei Induratio* penis plastica (Abk. IPP), meist nach dorsal (s. Abb.); posttraumatisch nach Penisruptur; **Sympt.:** erschwerte bzw. unmögliche Kohabitation; **Ther.:** op. Penisbegradigung, z. B. Nesbit*-Operation, Plikationsverfahren (Verkürzung der einen Seite durch Raffnähte) od. Plaquechirurgie bei IPP (Exzision od. Inzision der Plaque u. Deckung des Defekts mit körpereigenem od. allogenem Material, z. B. Vene, Kollagen-Flies).

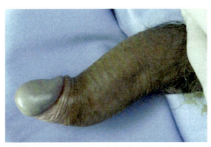

Peniskurvatur: S-förmige P. bei Induratio penis plastica [85]

Penis palmatus (↑) *m*: (engl.) *webbed penis*; Penisfehlbildung mit Verwachsung der Haut zwischen skrotaler u. peniler Raphe unterschiedl. Ausprägung (Ansatz kann bis zur Penisspitze reichen); **Ther.:** plastische Korrektur aus kosmetischer Ind. od. bei Behinderung der Erektion.

Penis|pro|thesen (↑; Prothese*) *fpl*: (engl.) *penile prosthesis*; Implantate, die in den Penisschwellkörper eingepflanzt werden; **Anw.:** Behandlung somatisch bedingter Erektionsstörung* od. zur funkt. Unterstützung eines künstl. Penis (Neopenis); **Modelle:** 1. halbstarre od. biegsame Kunststoffstäbe, die manuell aufgestellt werden können; 2. hydraulische Implantate wie z. B. Silikonzylinder, die über ein Pumpsystem aus einem Flüssigkeitsreservoir im kleinen Becken mit Pumpbällchen im Skrotum aufgefüllt werden (s. Abb.).

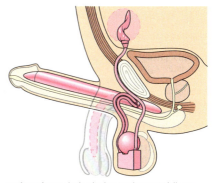

Penisprothesen: hydraulisches Implantatmodell mit 3 Kammern; um eine Erektion zu erreichen, wird über ein Schlauchsystem aus einem Reservoir im Bauchraum mit einer Pumpe im Skrotum Flüssigkeit in 2 implantierte Silikonzylinder im Penis gepumpt; nach dem Geschlechtsverkehr wird die Flüssigkeit auf dem gleichen Weg wieder zurückgeleitet.

Penis|ruptur (↑; Ruptur*) *f*: (engl.) *penis rupture*; falsch Penisfraktur; Ruptur eines Corpus* cavernosum penis od. beider, ggf. auch des Corpus* spongiosum penis; **Urs.:** Quetschung od. Knickung des erigierten Penis; **Klin.:** peitschender Knall, starke Schmerzen, Hämatomausbildung; **Kompl.:** erektile Dysfunktion, Peniskurvatur durch Vernarbung; **Diagn.:** ggf. Sonographie, MRT, Kavernosographie*; **Ther.:** möglichst sofortige Op. mit Naht des Corpus cavernosum, ggf. auch Corpus spongiosum bei gleichzeitiger Harnröhrenverletzung.

Penis|schaft|rotation (↑; Rotation*) *f*: (engl.) *rotation of shaft of the penis*; syn. Penistorsion; Penisfehlbildung* mit Verdrehung des Penis um seine Längsachse, so dass Frenulum preputii seitlich od. oben liegt (s. Abb.); meist in Komb. mit anderen Genitalfehlbildungen, z. B. Hypospadie*, Epispadie*; Harnstrahl normal, Erektion unbehindert.

Penis|wurzel|block (↑): (engl.) *penile nerve block*; Form der Leitungsanästhesie* mit Blockade des Nervus* dorsalis penis; **Prinzip:** Punktion (ggf. in Analgosedierung od. Narkose) median im Bereich der Peniswurzel (dicht unterhalb der Symphyse) u. Injektion von Lokalanästhetikum* (ohne vasokonstriktor. Zusatz) unter die Fascia penis profunda

Penizilline

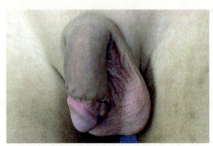

Penisschaftrotation [91]

bzw. (nach s. c. Änderung der Punktionsrichtung) beidseits lateral der Peniswurzel; **Ind.:** v. a. Zirkumzision* od. Op. der Hypospadie* bei Kindern; länger wirksam als Kaudalanästhesie* (meist Single-shot).

Peni|zilline *n pl*: Penicilline*.

pennatus (lat. penna Feder): gefiedert.

Penta|chlor|phenol *n*: (engl.) *pentachlorophenol*; Abk. PCP; $C_6(OH)Cl_5$; Schädlingsbekämpfungsmittel mit starker Reizwirkung auf Haut u. Schleimhaut; bei Intoxikation Leber- u. Nierenschäden, Lähmungen, Chlorakne*; Anw. in geschlossenen Räumen laut Chemikalien-Verbotsverordnung (Abk. ChemVerbotsV) in Deutschland untersagt.

Penta|erithrityl|tetra|nitrat (INN) *n*: (engl.) *pentaerithrityl tetranitrate*; organisches Nitrat*; Vasodilatator*; **Verw.: 1.** (med.) bei Angina pectoris (nicht zur Anfallsbehandlung); **2.** (techn.) als hochbrisanter Sprengstoff.

Penta|gastrin (INN) *n*: (engl.) *pentagastrin*; synthet. Analogon zu Gastrin*; **Ind.:** als Magensaftsekretionsdiagnostikum (s. Magensaftuntersuchung).

Penta|gastrin|test *m*: s. Magensaftuntersuchung.

Penta|midin (INN) *n*: (engl.) *pentamidin*; antiparasitäres Chemotherapeutikum*; **Ind.:** Proph. u. Ther. von Pneumocystis*-Pneumonie (v. a. bei HIV*-Erkrankung), Frühstadium der afrikanischen Trypanosomiasis*; **UAW:** schwere Hypotension, kardiale Arrhythmien, Pankreatitis, Diabetes mellitus, Hypokaliämie bei Infusion; Husten, Bronchospasmus bei Inhalation.

Penta|stomida (gr. πέντε fünf; στόμα Mund, Öffnung; -id*) *n pl*: (engl.) *Pentastomida*; syn. Linguatulida; Zungenwürmer; wurmähnl. Endoparasiten, den Arthropoden* zugerechnet; charakterisiert durch 2 Hakenpaare nahe der Mundöffnung; adulte P. parasitieren in Respirationsorganen karnivorer Landwirbeltiere (selten Mensch), Larven in Leber, Milz u. a. Organen herbivorer Säugetiere (auch Mensch); **Gattungen:** Linguatula, Armillifer, Pentastomum. Vgl. Porozephalose.

Penta|stomum denticulatum (↑; ↑) *n*: (engl.) *Pentastomum denticulatum*; syn. Pentastomum taenioides; Larve von Linguatula* serrata.

Pent|dyo|pent *n*: (engl.) *pentdyopent*; Sammelbez. für Abbauprodukte von Hämoglobin* u. dessen Abkömmlingen (Bilirubin, Biliverdin, Urobilin), die nach Reduzierung mit Natriumdithionit ($Na_2S_2O_4$) in alkal. Milieu rot gefärbt sind u. ein Absorptionsmaximum bei $\lambda = 525$ nm besitzen;

Vork.: im Harn z. B. bei Leberfunktionsstörungen.

Pentele (gr. πέντε fünf) *n pl*: (engl.) *pentels*; Gruppenbezeichnung für die Elemente Stickstoff, Phosphor, Arsen, Antimon u. Bismut (Stickstoffgruppe, V. Hauptgruppe des Periodensystems* der Elemente).

Pentosane *n pl*: (engl.) *pentosans*; Polysaccharide* aus Pentosen* (z. B. Xylan, Araban).

Pentosan|poly|sulfat *n*: (engl.) *pentosanpolysulphate*; halbsynthet. Heparinoid* zur topischen od. systemischen Anw.; **Ind.: 1.** topisch: u. a. Phlebitis od. stumpfes Trauma; **2.** systemisch nach Ausschluss einer hämorrhag. Diathese (INR, aPTT): **a)** (parenteral, p. o.) pAVK* Fontaine-Stadium II b mit unzureichendem Erfolg durch Gehtraining; **b)** (s. c.) als Antikoagulans* zur perioperativen Thromboseprophylaxe* bzw. Emboliprophylaxe*; **Kontraind.:** akut od. anamnest. Heparin induzierte Thrombozytopenie* Typ II bzw. P. induzierte Thrombozytopenie, hämorrhag. Diathese, Blutung, zentrale Leitungsanästhesie, Op. an ZNS bzw. Auge, habitueller Abort, Schwangerschaft, Stillzeit u. a.; **UAW:** u. a. dosisabhängig Übelkeit, Erbrechen; gelegentl. transitor. milde Thrombozytopenie, selten (6–14 Tage nach Erstexposition) Antikörper-vermittelt wie HIT Typ II; cave: Kreuzreaktivität mit Heparin.

Pentosen *f pl*: (engl.) *pentoses*; Monosaccharide* mit 5 C-Atomen; z. B. D-Xylose, D-Arabinose, D-Ribose u. 2-Desoxyribose (Aldosen) sowie D-Xylulose, D-Ribulose (Ketosen); Ribose u. Desoxyribose haben v. a. Bedeutung als Zuckerkomponenten von RNA*, DNA* u. Nukleotiden* sowie einigen Coenzymen; die Monophosphatester (an C-5) von D-Xylose, D-Ribose, D-Xylulose u. D-Ribulose sind Intermediärprodukte des Pentosephosphatwegs*.

Pentose|phosphat|weg: (engl.) *pentose phosphate pathway*; syn. Hexosemonophosphatweg, Warburg-Dickens-Horecker-Abbauweg; oxidativer Abbauweg im Kohlenhydratstoffwechsel*; Gesamtreaktion: $C_6H_{12}O_6 + 7 H_2O + 12 NADP^+ + ATP \rightarrow 6 CO_2 + 12 NADPH^+ + 12 H^+ + ADP + P_i$; Beginn mit Glukose-6-phosphat, das in der **oxidativen Phase** zu D-Ribulose-5-phosphat, NADPH u. CO_2 umgesetzt wird; beteiligte Enzyme: Glukose-6-phosphat-Dehydrogenase, Phosphoglukonatlaktonase u. 6-Phosphoglukonatdehydrogenase; die **nichtoxidative Phase** besteht aus versch. Umlagerungen von Monosacchariden, bei der aus 3 Molekülen D-Ribulose-5-phosphat 2 Moleküle Fruktose-6-phosphat u. 1 Molekül Glyceral-3-phosphat werden; beteiligte Enzyme: Ribulosephosphat-3-Epimerase, Ribosephosphat-Isomerase, Transketolase, Transaldolase, Glukosephosphat-Isomerase; **Bedeutung:** Bereitstellung von **1.** NADPH für Biosynthesen (im Allg. nicht zur ATP-Synthese genutzt) u. **2.** Pentosen* (Ribose) zum Aufbau der Nukleinsäuren.

Pento|statin (INN) *n*: (engl.) *pentostatine*; Zytostatikum* (Antimetabolit*, Purinanalogon), das Adenosindesaminase im Purinstoffwechsel hemmt; **Ind.:** Haarzellen*-Leukämie. Vgl. Cladribin.

Pentos|urie (Ur-*) *f*: (engl.) *pentosuria*; Auftreten von Pentosen im Harn; **Formen: 1.** alimentäre P.: v. a. nach Verzehr von Obst; **2.** pharmak. bedingte P.: nach Einnahme best. Arzneimittel (z. B. Chloralhydrat, Myrrhentinktur, Kampfer); **3.** benigne od. essentielle P.: autosomal-rezessiv (in einigen Fällen evtl. auch pseudo-dominant) erbl. Defekt der Xylulosedehydrogenase mit Ausscheidung großer Mengen L-Xylulose (Xylulosurie), Vork. fast nur bei Ashkenasi-Juden; vgl. Mellituria.

Pent|oxifyllin (INN) *n*: (engl.) *pentoxifyllin*; peripherer Vasodilatator* (Methylxanthinderivat) mit fluiditätsverbessernder rheolog. Wirkung (vgl. Hämorheologie); **Ind.:** pAVK* Fontaine*-Stadium II bei Refraktärität gegenüber anderen Ther. od. fehlender Therapiealternative; Hörsturz*; **UAW:** gastrointestinale Störungen, Kopfschmerz, Schwindel, Schlafstörungen, nach parenteraler Gabe Blutdruckabfall.

Pent|oxyverin (INN) *n*: s. Antitussiva.

PEP: 1. (mikrobiol.) Abk. für **P**ost**e**xpositions**p**rophylaxe*; **2.** (biochem.) Abk. für **P**hosph**o**en**o**l**p**yruvat; energiereiches Phosphat in Glykolyse* u. Glukoneogenese*; **3.** (pneumonolog.) Abk. für (engl.) *p*ositive *e*xpiratory *p*ressure; Meth. der Atemphysiotherapie durch Vorschalten einer apparativen Stenose bei der Ausatmung den Atemwegkollaps zu verhindern; vergleichbar der Lippenbremse*.

Peplomer *n*: (engl.) *peplomer*; syn. Spike; Glykoproteinfortsatz der Außenhülle best. Viren*.

-pepsie: Wortteil mit der Bedeutung Verdauung, Kochung; von gr. πέψις.

Pepsin (↑) *n*: Endopeptidase (s. Proteasen), die im Magensaft* (pH 2–4) Peptidbindungen zw. 2 hydrophoben Aminosäuren hydrolysiert u. dadurch die meisten in der Nahrung enthaltenen Proteine (Ausnahmen: Keratine, Protamine, kohlenhydratreiche Glykoproteine) angreift u. Peptone* bildet (s. Verdauung); P. (M_r 34 500) wird in den Hauptzellen der Magenmukosa als inaktive Vorstufe (Pepsinogen; M_r 42 500) gebildet u. sezerniert; die Aktivierung erfolgt autokatalyt. im sauren Magenmilieu. Das größte dabei abgespaltene Peptid (M_r 3000) wirkt als P.-Inhibitor u. wird erst bei weiterem proteolyt. Abbau unwirksam.

Pepsino|gen (↑, -gen*) *n*: inaktive Vorstufe von Pepsin*.

pepticus (gr. πεπτός gekocht): **1.** peptisch; die Verdauung fördernd; **2.** durch Verdauung entstanden. Vgl. Ulcus pepticum.

Peptidasen *f pl*: syn. Proteasen*.

Peptid, atriales natri|uretisches *n*: s. Peptide, kardiale natriuretische.

Peptide *n pl*: (engl.) *peptides*; org. Verbindungen aus Aminosäuren*, die durch Peptidbindungen (chem. Säureamidbindung) linear verknüpft sind, so dass ein Ende mit freier α-Aminogruppe (N-Terminus od. aminoterminales Ende) u. eines mit freier Carboxylgruppe (C-Terminus od. carboxyterminales Ende) entsteht (s. Abb.); bei cycl. P., z. B. Ciclosporin*, sind auch diese beiden Enden miteinander verknüpft; **Einteilung** nach Anzahl der Aminosäurereste: Di-, Tri-, Tetrapeptide usw., Oligopeptide (≤10), Polypeptide (>10) u. Proteine (>100); Polypeptide bis 100 Aminosäurereste (ca. M_r 10 000) sind meist dialysierbar. Die **Primärstruktur** (syn. Aminosäuresequenz) ist die genet. determinierte Reihenfolge der Aminosäurereste (bestimmbar durch Edman-Abbau od. Sequenzierung von cDNA). Die **Sekundärstruktur** ist die Faltung zur β-Faltblatt- od. α-Helixstruktur, die durch Wasserstoffbrücken fixiert wird. Die komplexe Anordnung der Sekundärstrukturen zur **Tertiärstruktur** wird zusätzl. durch Disulfid- u. Wasserstoffbrücken, ionische u. hydrophobe Wechselwirkungen bestimmt u. co- bzw. posttranslational durch Chaperone katalysiert. Die **Quartärstruktur** (syn. Überstruktur) ergibt sich aus der Zusammenlagerung gleicher od. versch. Untereinheiten (Abk. UE) u. ggf. prosthet. Gruppen zum homomeren od. heteromeren funktionellen Protein, z. B. Hämoglobin*. Vgl. Proteinbiosynthese, Translation.

Peptide, kardiale natri|uretische *n pl*: (engl.) *cardiac natriuretic peptides*; strukturell sehr ähnl., kleine Polypeptide, deren Hauptfunktionen Reduktion des Plasmavolumens u. Senkung des Blutdrucks sind (wichtigste Gegenspieler des Renin*-Angiotensin-Aldosteron-Systems); enthalten Peptidring aus 17 Aminosäuren, über den sie an spezif. Zellrezeptoren binden; **Wirkung:** in Abhängigkeit von den Zielzellen **1.** verstärkte Natriurese (Hemmung der tubulären Na⁺-Rückresorption durch Hemmung der apikalen Na⁺-Kanäle u. der basolateralen Na⁺/K⁺-ATPase); **2.** Erhöhung der glomerulären Filtrationsrate* (Dilatation der afferenten u. Konstriktion der efferenten Gefäße); **3.** Hemmung der Aldosteronfreisetzung in der Nebennierenrinde; **4.** Hemmung der Sekretion von Renin*; **5.** allg. Vasodilatation (Hemmung der Endothelinfreisetzung); **6.** antiproliferativ, antihypertroph u. antimitogen auf das kardiovaskuläre System; **Formen: 1.** ANP (Abk. für engl. atrial natriuretic peptide; atriales natriuret. Peptid; syn. atriales natriuret. Hormon, atrialer natriuret. Faktor, Abk. ANF): Polypeptid aus 28 Aminosäuren; wird im adulten, gesunden Herz fast ausschließl. in den Kardiomyozyten des Atriums synthetisiert (bei Ventrikel-Hypertrophie auch in den Ventrikeln) u. bei Vorhofdehnung, Hypoxie od. erhöhter Plasmaosmolarität in das zirkulierende Blut sezerniert; geringes Vork. auch in Gehirn, Aortenbogen, Nebenniere u. Niere; Hauptregulator der Natriurese; **2.** BNP (Abk. für engl. brain natriuretic peptide od. B-type natriuretic peptide): Polypeptid aus 32 Aminosäuren; wird v. a. in den Ventrikeln, aber auch im Atrium synthetisiert; in geringer Konz. v. a. Stimulation der Natriurese, in hoher Konz. Stimulation des renalen Blutflusses u. der glomerulären Filtrationsrate; **NT-proBNP:** biol. inaktives N-terminales Fragment des Prohormons proBNP; sensitiver Parameter im Blut, s. u. (unter Nachw.); **3.** CNP (Abk. für engl. C-type natriuretic peptide): liegt in langer (53 Aminosäuren) u. kurzer Form (22 Aminosäuren; physiol. aktiver) vor; wird v. a. in den Gefäßendothelzellen, Makrophagen, einigen Neuronen im ZNS u. in der Niere synthetisiert; reguliert vorwiegend den Gefäßto-

R¹   R²   Rⁿ
| | |
H₂N—CH—CO—NH—CH—CO— ····· NH—CH—COOH

Amino- od.   Carboxy- od.
N-terminale Aminosäure   C-terminale Aminosäure

Peptide [48]

Peptidhormone

nus (Vasodilatation); **4. Urodilatin:** Polypeptid aus 32 Aminosäuren; wird in den distalen Tubuluszellen der Niere synthetisiert; hemmt die tubuläre Na⁺-Rückresorption an der apikalen Membran; **5. DNP** (Abk. für engl. dendroaspis natriuretic peptide od. D-type natriuretic peptide): Polypeptid aus 38 Aminosäuren; hemmt die tubuläre Na⁺-Rückresorption; **Abbau:** rezeptorvermittelt od. durch membrangebundene neutrale Endopeptidase (Abk. NEP); **Nachw.:** Radio*-Immunoassay; erhöhte Konz. von BNP u. NT-proBNP im Blut bei Herzinsuffizienz* (nicht bei exazerbierter COPD, daher zur DD der Dyspnoe geeignet) u. progn. ungünstiger Lungenembolie*; vgl. Referenzbereiche (Tab. dort).

Peptid|hormone *n pl:* s. Hormone.

Peptidyl|trans|ferase *f*: (engl.) *peptidyl transferase*; ribosomales Enzym der Proteinbiosynthese*, das die Ausbildung einer Peptidbindung zwischen 2 Aminosäuren katalysiert.

Pepto|coccus (gr. πεπτός gekocht; Kokken*) *m*: (engl.) *Peptococcus*; Gattung grampositiver Haufenkokken der Fam. Peptococcaceae (vgl. Bakterienklassifikation); 10 obligat anaerob wachsende Species; **Vork.:** Normalflora des Menschen; isoliert meist in Mischinfektionen mit anderen Anaerobiern od. fakultativen Anaerobiern bei dentogenen Abszessen, Lungenabszessen u. Pleuraempyemen, Osteomyelitis u. bei Abszessen im Bereich des weibl. Genitales; **P. anaerobius** (P. magnus) wird häufig bei sept. Arthritis (v. a. im Bereich künstlicher Gelenke) angetroffen; P. ist penicillinempfindlich.

Peptone *n pl:* (engl.) *peptones*; durch proteolyt. Verdauung mit Pepsin* aus Proteinen entstandene Polypeptide; nicht aussalz- u. koagulierbar; u. a. als C- u. N-Quelle in Bakteriennährböden enthalten.

Pepto|strepto|coccus (Peptococcus*; Strept-*) *m*: (engl.) *Peptostreptococcus*; Gattung grampositiver, obligat anaerober Kugelbakterien der Fam. Peptococcaceae (vgl. Bakterienklassifikation); mehrere Species; isoliert aus der Genitalregion von (auch gesunden) Frauen, bei eitrigen Wundinfektionen, Appendizitis* u. Puerperalfieber*; penicillinempfindlich.

Per: Abk. für **Per**chlorethylen*.

Per-: Wortteil mit der Bedeutung ringsum, umher, durch, hindurch, Zer-, Hin-, Ver-, völlig, sehr; von lat. *per*.

per|akut (↑; lat. *acutus* zugespitzt, gefährlich): (engl.) *peracute*; sehr akut.

Perazin: Phenothiazinderivat*; s. Neuroleptika.

Perchlorat *n*: Natriumperchlorat (INN); s. Thyreostatika.

Per|chlor|ethylen *n*: (engl.) *perchloroethylene*; Kurzbez. Per; syn. Tetrachlorethylen, Tetrachlorethen; $Cl_2C=CCl_2$; Halogenkohlenwasserstoff, der als Lösungsmittel in Industrie u. chem. Reinigungen verwendet wird; tox. für ZNS, Herz, Leber u. Nieren durch versch. Metabolite; u. U. kanzerogen (Kategorie 3, Kanzerogene*); BK Nr. 1302.

Per|flutren *n*: (engl.) *perflutren*; transpulmonal passierendes Ultraschallkontrastmittel zur linksventrikulären Kontrastechokardiographie (s. Echokardiographie); in Lipid-Mikrosphären (⌀ <10 μm, durchschnittl. 1,1–2,5 μm) aus mit Hitze behandeltem Humanalbumin enthaltenes Gas; **Ind.:** (diagn.) koronare Herzkrankheit*. Vgl. Kontrastmittel.

Per|forans|dis|sektion, endo|skopische sub|faszia|le (lat. *perforare* durchbohren; *dissecans**) *f*: (engl.) *subfascial endoscopic perforating vein surgery* (Abk. SEPS); i. R. der op. Varikosenbehandlung bei Perforansinsuffizienz verwendetes Verf., bei dem über einen Hautschnitt mit Hilfe eines Endoskops unterh. der Muskelfaszie insuffiziente Perforansvenen aufgesucht, verschlossen u. durchtrennt werden; **Kompl.:** Wundheilungsstörung, Sensibilitätsstörung durch Läsion von N. saphenus od. N. tibialis (bis zu 9 %), persistierende Perforansinsuffizienz. Vgl. Insuffizienz, chronisch-venöse.

Per|forans|in|suf|fizienz (↑; Insuffizienz*) *f*: s. Varikose.

Per|forans|venen (↑; Vena*) *f pl*: Venae* perforantes.

Per|foration (↑) *f*: (engl.) *perforation*; Durchbruch, Durchbohren; Eröffnung einer geschlossenen Körperhöhle od. Struktur, meist eines Hohlorgans; **1.** spontan inf. nekrot.-entzündl. Gewebeschädigung (z. B. Magenperforation*, Trommelfellperforation*); **2.** traumat. bedingt (auch iatrogen, z. B. P. des Uterus bei Kürettage*, des Ösophagus bei Ösophagoskopie*). Vgl. Penetration.

Perforin (↑) *n*: (engl.) *perforin*; syn. Zytolysin, C9-related protein; zytolyt. Protein, das in zytoplasmat. Granula der Killerzellen* u. natürlichen Killerzellen* gespeichert u. durch den Kontakt mit der Zielzelle freigesetzt wird; in einer calciumabhängigen Reaktion wird deren Membran perforiert, wodurch Wasser in die Zelle einströmen kann. Vgl. T-Lymphozyten.

Per|fusion (lat. *perfundere*, *perfusus* über-, durchströmen) *f*: (engl.) *perfusion*; Durchströmung, z. B. des Körpers od. einzelner Organe mit Flüssigkeit, i. e. S. mit Blut (Blutfluss; regional unterschiedlich, z. B. max. in Niere mit ca. 1,25 l/min); auch i. S. von Hämoperfusion* od. künstl. Durchströmung, z. B. des Körpers mit Herz*-Lungen-Maschine, u. zur radiol. Diagnostik.

Per|fusions|druck: (engl.) *perfusion pressure*; quantitatives Maß für die Perfusion*: Druckdifferenz Δp zwischen Anfang u. Ende eines perfundierten Areals (i. e. S. vaskulär; s. Ohm-Gesetz); vgl. Perfusionsdruck, zerebraler; Perfusionsdruck, abdominaler; Perfusionsdruck, pulmonaler; Perfusionsdruck, systemischer.

Perfusions|druck, abdominaler (↑): (engl.) *abdominal perfusion pressure* (Abk. APP); Differenz zwischen mittlerem Blutdruck* u. intraabdominalem Druck*; Maß für die intraabdominale Perfusion; vgl. Hypertension, intraabdominale. Kompartmentsyndrom.

Per|fusions|druck, pulmonaler (↑): (engl.) *pulmonary perfusion pressure*; errechnetes Maß für die art. Perfusion* der Lunge: Differenz zwischen mittlerem PAP* u. PCWP (s. Wedge-Druck).

Per|fusions|druck, systemischer (↑): (engl.) *systemic perfusion pressure*; Differenz zwischen mittlerem Blutdruck* u. rechtsatrialem Druck bzw. zentralem Venendruck*; Maß für die art. system. Perfusion*; vgl. Widerstand, peripherer.

Perfusions|druck, zerebraler (↑): (engl.) *cerebral perfusion pressure* (Abk. CPP); Differenz zwischen art.

Mitteldruck u. Hirndruck*; Maß für die zerebrale Perfusion, die bei intakter zerebrovaskulärer Autoregulation weitgehend (CPP 50–150 mmHg, Reaktionszeit wenige Sekunden) unabhängig von der Höhe des mittleren Blutdrucks* ist (myogene zerebrale Blutflussregulation); **klin. Bedeutung:** Bei Störung der sehr sensiblen zerebralen Autoregulation (z. B. Vasospasmus bei Subarachnoidalblutung* od. Vasoparalyse bei Hirnödem*) kann durch therap. Beeinflussung des art. Mitteldrucks die zerebrale Perfusion reguliert werden (z. B. hypertensive hypervolämische Hämodilution*).

Per|fusions|szinti|graphie (↑; Szinti-*; -graphie*) *f*: **1.** (engl.) *perfusion scintigraphy*; szintigraph. Darstellung der ersten Passage eines i. v. injizierten Radiopharmakons* durch ein Organ mit Registrierung in schnellen Sequenzen, meist in der Dreiphasen-Skelettszintigraphie* zum Nachw. einer floriden entzündl. Beteiligung; **2.** Darstellung der vom Blutfluss abhängigen Verteilung eines Radiopharmakons in Kapillaren (Lungenperfusionsszintigraphie*) od. Zellen (Hirnszintigraphie*, Myokardszintigraphie*) in statischen od. SPECT-Szintigrammen.

Per|fusor (↑) *m*: Spritzenpumpe*.

Pergolid *n*: (engl.) *pergolide*; synthet. Ergotalkaloid*; Dopamin*-Rezeptor-Agonist mit selektiver Wirkung auf D₁- u. D₂-Rezeptoren u. Subtypen; **Ind.:** Parkinson*-Syndrom als Monotherapeutikum bzw. in Komb. mit Levodopa* u. Decarboxylase-Hemmer (Carbidopa*); **Kontraind.:** Überempfindlichkeit gegen andere Ergotalkaloid-Derivate, fibrotische Veränderungen der Herzklappen, Herzrhythmusstörungen, Leber- u. Nierenschäden; Schwangerschaft, Stillzeit; **UAW:** Dyskinesien, Halluzinationen, Schlafstörungen, Schwindel, Verdauungsstörungen, Extrasystolen; cave: Fibrosen, z. B. Herzklappenfibrose (v. a. bei chron. Applikation), verstärkt Wirkung von Antihypertensiva u. Antikoagulanzien.

Peri-: Wortteil mit der Bedeutung um ... herum, in der Umgebung von, überschreitend, übermäßig, über-; von gr. περί.

Peri|adenitis (↑; Aden-*; -itis*) *f*: (engl.) *periadenitis*; Entz. der eine Drüse* umgebenden Gewebes.

peri|apikal (↑; lat. apex Kuppe, Spitze, Gipfel): (engl.) *periapical*; in der Umgebung der Wurzelspitze des Zahns.

Peri|arteriitis (↑; Arteri-*; -itis*) *f*: (engl.) *periarteriitis*; Entzündung der Adventitia der Arterien u. des umgebenden Bindegewebes; s. Panarteriitis.

Peri|arteriitis nodosa (↑; ↑; ↑) *f*: Panarteriitis* nodosa.

Peri|arthritis (↑; Arthr-*; -itis*) *f*: Entz. des ein Gelenk umgebenden Gewebes.

Peri|arthritis, akute kalzifizierende (↑; ↑; ↑) *f*: Hydroxylapatitkristall*-Ablagerungskrankheit.

Peri|arthro|pathia humero|scapularis (↑; ↑; -pathie*) *f*: (engl.) *freezing arthritis*; syn. Periarthritis bzw. Periarthrosis humeroscapularis; Abk. PHS; veraltet Duplay-Schultersteife; unpräzise Sammelbez. für versch. degenerative Prozesse im Bereich von Rotatorenmanschette, Gelenkkapsel od. langer Bizepssehne am Schultergelenk, die zu schmerzhafter Bewegungseinschränkung führen; **Urs.:** v. a. mechanisch-traumatische, auch metabolische, zirkulatorische, thermische, infektiöse, toxische u. psych. Faktoren; **Pathol./Anat.:** primär degen. Veränderungen der Sehnen, Bursae u. Ligamente mit mögl. Verkalkung u. Ruptur; häufig knöcherne Reaktionen u. sekundär entzündl. Veränderungen; **Formen: 1. P. h. tendopathica simplex** mit v. a. nachts auftretenden, subakuten od. chron. Spontanschmerzen; Schmerzen bei best. Bewegungen, ggf. gegen Widerstand u. Druckschmerz an typischen Punkten führen zur Unterscheidung von: **a)** Supraspinatussehnensyndrom (Kurzbez. SSP-Syndrom) mit Schmerzen zwischen 60° u. 120° bei Abduktion des Arms (painful* arc), begünstigt v. a. durch die physiol. Enge zwischen Tuberculum majus u. Ligamentum coracoacromiale (vgl. Impingement-Syndrom), Schmerz bei Druck auf die Supraspinatussehne unterh. des Akromions u. am Ansatz am Tuberculum majus; im Röntgenbild häufig Sklerosezone u. Aufrauung des Tuberculum majus sowie Verkalkung in der Umgebung; **b)** Bizeps-longus-Syndrom: Schmerzen bei Beugung u. Supination des Unterarms ggf. gegen Widerstand sowie bei Druck im Bereich der Sehne im Sulcus intertubercularis; sonograph. u. im MRT verdickte Sehnenscheide, Flüssigkeitssaum u. ggf. Ruptur darstellbar; **c)** Bizeps-brevis-Syndrom: Schmerzen bei Adduktion u. Anteversion im Schultergelenk ggf. gegen Widerstand sowie bei Druck auf den Ursprung am Processus coracoideus; **2. P. h. acuta:** akute Entzündungsreaktion um paratendinöse Kalkherde (meist Hydroxylapatitkristalle) mit plötzl. auftretendem heftigem Dauerschmerz; absolute schmerzbedingte Ruhigstellung, diffuse Schwellung u. Überwärmung; möglicher Kalkeinbruch in die Bursa subacromialis, selten in die Gelenkkapsel; Nachw. von Erguss sonograph. bzw. von scholligen Verkalkungen im Röntgenbild; ggf. Sono- od. MRT-Befund einer Rotatorenmanschettenruptur; **3. P. h. pseudoparetica:** s. Rotatorenmanschettenruptur; **4. P. h. ankylosans** (syn. fibröse Schultersteife, engl. frozen shoulder, Abk. FS): massive aktive u. passive Bewegungseinschränkung des Schultergelenkes, Vork.: u. a. nach längerer Ruhigstellung, bei Diabetes mellitus, nach Herzinfarkt, Mastektomie, selten idiopath.; Prädilektionsalter: 40.–70. Lj.; Pathol.: vermindertes Volumen der Gelenkkapsel mit Regression der Reserveräume bei blander Synovialitis, dann Fibrosierung u. Kapselretraktion, phas. Verlauf über 2–3 Jahre mit zunächst zunehmendem Schmerz u. Einsteifung, dann maximaler Kontraktur bei nachlassendem Schmerz u. danach Rückgang von Schmerz u. Bewegungseinschränkung; **5.** häufig Komb. der versch. Formen der PHS. Bei einem Drittel der Pat. besteht gleichzeitig ein Zervikalsyndrom (sog. Zervikobrachialsyndrom*), selten komplexes regionales Schmerzsyndrom* Typ I der Hand. **Ther.:** s. Tab.; außer bei P. h. acuta steht intensive Mobilisierung im Vordergrund, die langfristig, ggf. unter analget. Maßnahmen, erfolgen muss; operativ mit Akromioplastik, Dekompression der Supraspinatussehne durch Resektion der Bursa subacromialis, Kalkherdentfernung (Punktion, arthroskop. Op., extrakorporale Stoßwellenlithotripsie); bei P. h. ankylosans ggf. arthroskop. Kapseldistension

Peribronchitis

Periarthropathia humeroscapularis
Leitsymptome und Therapie

	PHS tendopathica simplex subakut	chronisch	PHS acuta	PHS pseudo-paretica	PHS ankylo-sans
Leitsymptome					
Schmerz	++	+	+++	+	(+)
Bewegungseinschränkung	++	++	+++	++	+++
physikalische Therapie					
Mobilisation	+	+++	-	+++	+++
Wärme	(+)	+++	-	-	+++
Kälte	+	-	+++	-	-
Elektrotherapie	+	+++	-	(+)	(+)
pharmakologische Therapie					
Analgetika, NSAID	++	++	+++	+	+
lokale Injektionen[1]	++	+	++	(+)	-
Steroidstoß	-	-	++	-	-
Operation	-	+	+	++	+

[1] Lokalanästhetika, Kortikosteroide (paratendinös, intraartikulär)

u. -adhäsiolyse; **Progn.:** notwendige Therapiedauer durchschnittl. 2,5 Mon., oft spontane Beschwerdefreiheit ohne Ther.; **Proph.:** Vermeidung von Über- u. Fehlbelastungen; korrekte Lagerung; **DD:** Arthrose, Arthritis, Polymyalgia rheumatica, Luxation, Fraktur, maligne u. neurol. Erkrankungen. Vgl. Erkrankungen des rheumatischen Formenkreises; Fibromyalgiesyndrom; Zervikobrachialsyndrom.
Peri|bronchitis (↑; Bronchi-*; -itis*) f: (engl.) peribronchitis; in der Umgebung der Bronchien ablaufende Entz.; fließende Übergänge zur Bronchopneumonie (s. Pneumonie).
Peri|bronchium (↑; ↑) n: (engl.) peribronchial tissue; das die Bronchien umgebende Lungengewebe; besteht aus Binde-, Fett- u. Lymphoidgewebe.
Peri|carditis con|stricti̱va (↑; Kard-*; -itis*) f: s. Perikarditis.
Peri|carditis epi|steno|cardica (↑; ↑; ↑) f: (engl.) epistenocardiac pericarditis; meist fibrinöse, evtl. hämorrhag.-exsudative Perikarditis* nach Herzinfarkt* mit charakterist. perikardialem Reibegeräusch* in der frühen postinfarziellen Phase (meist 2.–3. Tag).
Peri|cardium (↑; ↑) n: Perikard*.
Peri|chol|angitis (↑; Chol-*; Angio-*; -itis*) f: (engl.) pericholangitis; Entz. des die interlobulären Gallengänge umgebenden Lebergewebes.
Peri|chole|zystitis (↑; ↑; Kyst-*; -itis*) f: (engl.) pericholecystitis; Entz. der Umgebung der Gallenblase; vgl. Cholezystitis.
Peri|chondritis (↑; Chondr-*; -itis*) f: Entz. des Perichondriums; **Vork.:** als rezidivierende Polychondritis*, Entz. der Ohrmuschel i. R. einer Otitis* externa diffusa od. inf. eines Othämatoms* sowie als Sonderform der Laryngitis*, z. B. durch Langzeitintubation od. Einwirkung ionisierender Strahlung.

Peri|chondrium (↑; ↑) n: Knorpelhaut; der bindegewebige Überzug des Knorpels.
Peri|dural|an|ästhesie (↑; lat. du̱rus hart; Anästhesie*) f: (engl.) peridural anesthesia; Abk. PDA; syn. Epiduralanästhesie (Abk. EDA); Form der zentralen Leitungsanästhesie* mit Injektion von Lokalanästhetikum* in den spinalen Epiduralraum* nach Punktion meist im lumbalen od. thorakalen, bei Kindern häufig im sakralen (Kaudalanästhesie*) Bereich; **Wirkung:** temporäre segmentale Blockade an den Wurzeln der Spinalnerven je nach Konz. der Lokalanästhetika-Lösung: sympath. (Sympathikolyse*; vgl. Sympathikusblockade), bei höherer Konz. zusätzlich sensor. u. bei noch höherer auch motorisch; **Formen:** 1. (meist) P. über Katheter (Abk. PDK für Periduralkatheter): gute Steuerbarkeit durch repetetive od. kontinuierl. Applikation des Lokalanästhetikums; auch kombiniert mit Spinalanästhesie* (CSE; s. Leitungsanästhesie) od. Narkose* (s. Kombinationsanästhesie); 2. (selten) Single-shot-Verf.; Vergleich zwischen P. u. Spinalanästhesie: s. Tab. u. Abb.; **Prinzip:** Punktionshöhe entspr. des zu anästhesierenden Bereichs; (nach Infiltrationsanästhesie*) Punktion durch spez. Punktionskanüle (häufig Tuohy*-Kanüle) mit aufgesetzter u. mit physiol. Kochsalzlösung gefüllter Spritze bis zu plötzl. Widerstandsverlust (Abk. LOR für engl. loss of resistance) als Hinweis auf epidurale Lok. der Katheterspitze bzw. Ansaugen eines hängenden Tropfens*; Injektion einer Testdosis des Lokalanästhetikums mit Abwarten der Wirkung (bei intravasaler bzw. subarachnoidaler Katheterfehllage Tachykardie bzw. Spinalanästhesie) erhöht die Sicherheit vor (epiduraler) Applikation der Hauptdosis. **Ind.:** 1. Op. (v. a. am Rumpf u. an den unteren Extremitäten) bzw. Entbindung; 2. zur Schmerztherapie* als Epiduralanalgesie (epidurale Applikation über PDK meist

Periduralanästhesie
Vergleich mit Spinalanästhesie

Kriterium	Periduralanästhesie	Spinalanästhesie
Punktionsstelle	lumbal, sakral, thorakal, zervikal	lumbal
Punktionstechnik	schwierig	einfach
Injektionsort	Epiduralraum	Subarachnoidalraum
Lokalanästhetikamenge	groß	gering
Wirkungseintritt	langsam	rasch
Wirkungsdauer	lang	weniger lang
postpunktionelle Kopfschmerzen	keine	bei ca. 0,2–24 %

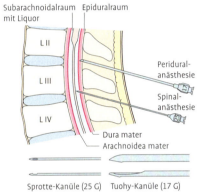

Periduralanästhesie: Darstellung der lumbalen Punktion bei Periduralanästhesie (epidural) u. Spinalanästhesie (subarachnoidal) sowie der Punktionskanülen (Periduralnadel: Tuohy-Kanüle, 17 G; Spinalnadel: Sprotte-Kanüle, 25 G)

von Lokalanästhetikum mit langer Wirkungsdauer in Komb. mit Opioidanalgetikum); ggf. patientengesteuert (PCEA; s. PCA); **Kontraind.** u. **Kompl.:** s. Spinalanästhesie; postpunktionelle Kopfschmerzen nur bei akzidenteller Duraperforation. Vgl. PONV.
Peri|dural|raum (↑; ↑): s. Epiduralraum.
peri|fokal (↑; Focal-*): (engl.) *perifocal*; um den Krankheitsherd herum.
Peri|folliculitis capitis abs|cedens et suf|fodiens (↑; Follicul-*; -itis*) *f*: Folliculitis* suffodiens et abscedens.
Peri|follikulitis (↑; ↑; ↑) *f*: (engl.) *perifolliculitis*; Entz. der Umgebung der Haarfollikel der Haut, meist ausgehend von einer Follikulitis*.
Peri|hepatitis (↑; Hepat-*; -itis*) *f*: (engl.) *perihepatitis*; Entz. des Bauchfellüberzugs der Leber; vgl. Zuckergussleber.
Peri|hepatitis acuta gonor|rhoica (↑; ↑; ↑) *f*: (engl.) *Perihepatitis acuta gonorrhoica*; syn. Fitz-Hugh-Curtis-Syndrom; seltene gonorrhoische akute Entz. der Leberkapsel u. des anliegenden parietalen Peritoneums mit charakterist. Bildung von Aszites* bei Adnexitiden durch Neisseria* gonorrhoeae; **Vork.:** fast ausschließl. bei Frauen; als direkte Ausbreitung einer Adnexitis* od. metastatisch bei Gonokokkensepsis*; **Klin.:** umschriebenes peritonit. Bild mit heftigen rechtsseitigen Oberbauchschmerzen, Fieber (evtl. mit Schüttelfrost), u. U. auch Ikterus; **Diagn.:** Transaminasenerhöhung, Serologie, Sonographie, Laparoskopie; Nachw. von Neisseria* gonorrhoeae im Urogenitalsekret; **DD:** akute Cholezystitis*, subphrenischer Abszess*; ähnl. klin. Syndrom kann durch Infektion mit Chlamydia* trachomatis ausgelöst werden (Diagn. serologisch).
Peri|kard (↑; Kard-*) *n*: (engl.) *pericardium*; Pericardium; Herzbeutel; aus 2 Blättern bestehende bindegewebige Umhüllung des Herzens; äußeres fibröses parietales Blatt, Perikard i. e. S.; inneres seröses viszerales Blatt (Epikard), das durch das subepikardiale Binde- u. Fettgewebe mit dem Myokard verbunden ist; zw. beiden ein Film seröser Flüssigkeit; der Übergang des parietalen in das viszerale Blatt erfolgt in 2 getrennten Umschlaglinien um die beiden Arterien (Aorta u. Truncus pulmonalis) u. um die Venen (re. u. li. Lungenvenen, V. cava sup. u. Vena cava inf.). **Funktion:** Schutz der Herzmuskulatur gegen Überdehnung u. übergreifende Entzündung. Vgl. Herz, Perikarditis, Perikarderguss.
Peri|kard|ek|tomie (↑; ↑; Ektomie*) *f*: (engl.) *pericardectomy*; op. Entfernung des Perikards*; **Ind.:** Behinderung der Herzaktion, z. B. inf. perikardialer Schwiele od. Verkalkung (konstriktive Perikarditis*). Vgl. Perikardiotomie; P3D-Operation.
Peri|kard|erguss (↑; ↑): (engl.) *pericardial effusion*; Ansammlung von Flüssigkeit zwischen parietalem u. viszeralem Blatt des Perikards*; **Einteilung: 1.** ätiol.: idiopath., infektiös, reaktiv (Postkommissurotomiesyndrom*, Postmyokardinfarktsyndrom*), rheumat., uräm., maligne, strahleninduziert i. R. einer Perikarditis* u. a.; **2.** nach Ergussflüssigkeit: Chyloperikard*, Hydroperikard*, Hämoperikard*, Pyoperikard*; **Klin.:** Oppression, Dyspnoe, diastol. Herzinsuffizienz* mit Einflussstauung*, art. Hypotonie* mit Pulsus* paradoxus u. kleiner Blutdruckamplitude* bis kardiogener Schock* bei hochgradiger hämodynam. Wirksamkeit; **Kompl.:** Perikardtamponade*; **Diagn.:** Verbreiterung des Bereichs der Herzdämpfung*, leise Herztöne*, evtl. Ewart*-Zeichen; Niedervoltage*

Perikardiotomie

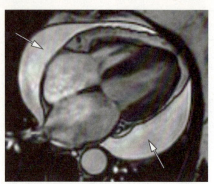

Perikarderguss: massiver, zirkulärer P. (Standbild einer Cine-MR-Aufnahme, 4-Kammerblickgeometrie) [101]

im EKG; Nachweis durch Echokardiographie*: systol. (bei ≥100 ml Ergussvolumen systol.-diastol.) perikardiale Separation, evtl. swinging heart (Ventrikelwandschwingungen im Ergusssaum; entspr. alternierenden Amplituden im EKG); evtl. CT/MRT (s. Abb.); **Ther.:** nach Ätiol. (Perikarditis), ggf. Perikardpunktion* od. op. Drainageanlage, bei rezidiv. P. Fensterung des Herzbeutels z. B. zur li. Pleurahöhle. Vgl. Exsudat, Transsudat.

Peri|kardio|tomie (↑; ↑; -tom*) *f*: (engl.) *pericardiotomy*; Eröffnung des Perikards* durch Schnitt; i. R. der Herzchirurgie* bei jedem op. Eingriff an Myokard, Koronararterien u. Herzklappen, therap. zur Eiterableitung bei Pyoperikard* (mit Einlage einer Drainage). Vgl. Perikardektomie; Postkommissurotomiesyndrom.

Peri|karditis (↑; ↑; -itis*) *f*: (engl.) *pericarditis*; Entz. des Perikards*; häufig in Komb. mit Perikarderguss* (Pericarditis exsudativa, siehe Einteilung unten) u. Entz. subepikardialer Myokardschichten (Perimyokarditis; vgl. Myokarditis); **Ätiol.:** s. Tab.; idiopath. (in 20–30 % der Fälle), Herzinfarkt* (als Pericarditis* epistenocardica u. i. R. des Postmyokardinfarktsyndroms*), Pleuritis* (als Pleuroperikarditis*, auch Pericarditis externa) u. a.; **Formen:**

Perikarditis
Ätiologie (Auswahl)

Infektion (bakteriell, viral oder mykotisch); Ausbreitung hämatogen, lymphogen oder per continuitatem
Herzinfarkt, Myokarditis, rheumatische Pankarditis
Magendivertikel, Magenulkus
Pneumonie, Tuberkulose, Pleuritis, Abszess und Empyem von Lunge und Pleura (auch parasitär oder syphilitisch)
Urämie, nephrotisches Syndrom
Thoraxtrauma, Bestrahlung
Neoplasma, Kollagenose, Stoffwechselkrankheit (z. B. Diabetes mellitus, Myxödem, Addison-Krankheit)

1. akute P.: pathol.-anat. Formen: **a)** i. d. R. Pericarditis exsudativa (mit Perikarderguss; vgl. Exsudat): serofibrinöse (Pericarditis serofibrinosa), hämorrhag. (Pericarditis haemorrhagica) od. eitrige (Pericarditis purulenta; s. Pyoperikard) P.; **b)** Pericarditis sicca (ohne Perikarderguss): fibrinöse P. (Pericarditis fibrinosa) mit zottenartigen Fibrinauflagerungen (Cor villosum, s. Abb. Zottenherz); **2. chronische** P.: über 3 Mon. bestehend, mit chron. Perikarderguss, meist durch Tuberkulose*; pathol.-anat. Formen: **a)** konstriktive P. (Pericarditis constrictiva) bei narbiger Konstriktion des Perikards mit Behinderung der diastol. Herzfüllung; **b)** Pericarditis calcarea (Panzerherz): konstriktive P. mit zusätzl. Kalkeinlagerungen (s. Abb.); **c)** mögl. Spätfolgen der chron. P.: Accretio* pericardii, Concretio* pericardii; **Klin.: 1.** akute P.: Fieber, Tachypnoe, bei Inspiration, Husten u. im Liegen zunehmende retrosternale Schmerzen (v. a. Pericarditis sicca); **2.** chron. (Pericarditis constrictiva mit Beck*-Trias) od. akute P. mit hämodynam. wirksamem Perikarderguss*: Oppression, Dyspnoe, diastol. Herzinsuffizienz* mit Einflussstauung* (Cirrhose* cardiaque), art. Hypotonie* mit kleiner Blutdruckamplitude* u. Pulsus* paradoxus, ca. ein Drittel der Fälle in Komb. mit Pleurawinkelerguss (links > rechts), Friedreich*-Zeichen bei Panzerherz; **Kompl.:** Perikardtamponade* bei akuter P. mit sehr schneller Bildung eines (massiven) Perikardergusses; **Diagn.: 1.** Herzauskultation*: Perikardreiben (perikardiales Reibegeräusch*, sog. Lokomotivgeräusch*; s. Herzgeräusche) v. a. bei Pericarditis sicca, leise Herztöne bei Perikarderguss (mit verbreiterter Herzdämpfung*) u. Pericarditis constrictiva; **2.** EKG*: bei akuter P. Hebungen der ST*-Strecke (kleiner als bei Herzinfarkt) in allen Extremitätenableitungen (im Gegensatz zum Herzinfarkt ohne spiegelbildl. Veränderung in reziproken Ableitungen), evtl. mit Tachykardie, Arrhythmie; nach einigen Tagen negative T*-Wellen; bei Ergussbildung Niedervoltage* u. evtl. alternierende Amplituden; **3.** Echokardiographie*: Nachw. von Erguss u. ggf. diastol. Füllungsbehinderung des Ventrikels; **4.** laborchem.: Erhöhung der Entzündungsparameter u. a. Veränderungen je nach Ätiol. (z. B. Autoantikörper bei

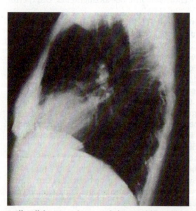

Perikarditis: Panzerherz, seitlicher Strahlengang [158]

Kollagenosen), ggf. Virusserologie; **5.** evtl. diagn. Perikardpunktion*: z. B. PCR zum Tuberkulosenachweis u. a. mikrobiol. Untersuchungen (infektiöse P.), Triglyceridbestimmung (Chylothorax); **6.** Röntgen-Thorax-Aufnahme: Veränderung der Herzform* (vergrößertes Herz u. Bocksbeutelform) ohne pulmonale Stauungszeichen (vgl. Stauungslunge); **7.** evtl. Herzkatheterisierung*: u. a. Dip-Plateau-Phänomen; s. Dip, frühdiastolischer (Abb. dort); **Ther.:** Behandlung der Grunderkrankung (z. B. Antibiotika), bei akuter P. (zur Prävention von Perikardschwielen) nichtsteroidale Antiphlogistika* u. Glukokortikoide*, Analgetika; ggf. therap. Perikardpunktion bzw. Perikardiotomie* bei Pyoperikard; chir. Dekortikation* durch subtotale Perikardektomie* bei konstriktiver P.; **DD:** akute P.: Myokarditis*, Herzinfarkt*; chron. P.: restriktive Kardiomyopathie*. Vgl. Postkommissurotomiesyndrom.

Peri|kard|punktion (↑; ↑; Punktion*) *f*: (engl.) *pericardiocentesis*; syn. Perikard(io)zentese; unter echokardiograph. Kontrolle erfolgende Punktion (meist infrasternal, s. Abb.; seltener parasternal li.) des Herzbeutels; **Ind.:** therap. (evtl. mit Drainage; cave: Kreislauf stabilisieren) zur Entlastung des Herzens bei hämodynam. wirksamem Perikarderguss* (bis Perikardtamponade*); diagn. zur (zytol., mikrobiol., chem.) Untersuchung des Perikardergusspunktats bei Perikarditis*. Vgl. Perikardiotomie.

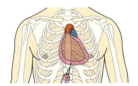

Perikardpunktion: infrasternal

Peri|kard|tamponade (↑; ↑) *f*: (engl.) *pericardial tamponade*; syn. Herz(beutel)tamponade; lebensbedrohl. Kompl. bei Perikarderguss* (selten Pneumoperikard*) mit Behinderung der Ventrikelfüllung, erhöhtem enddiastol. Ventrikeldruck (Abk. EDP; Füllungsdruck) u. konsekutiv vermindertem Schlagvolumen*; **Klin.:** obere Einflussstauung*, Beck*-Trias, Dyspnoe, Tachykardie, Pulsus* paradoxus, kardiogener Schock*, Herz*-Kreislauf-Stillstand; **Diagn.:** Echokardiographie*, Röntgen-Thorax-Aufnahme; **Ther.:** sofortige Perikardpunktion* od. Perikardiotomie* durch mediane Sternotomie od. seitliche Thorakotomie links; ggf. Reanimation*; vgl. Perikarditis.

Peri|karyon (↑; Karyo-*) *n*: syn. (histol.) Corpus neuroni; den Zellkern u. andere Zellorganellen enthaltender Zellkörper einer Nervenzelle*; troph. Zentrum der Nervenzelle.

Peri|kolitis (↑; Kol-*; -itis*) *f*: (engl.) *pericolitis*; auf das umgebende Gewebe übergreifende Entz. des Colons* od. des Sigmoids.

peri|korneal (↑; Cornea*): (engl.) *pericorneal*; um den Rand der Hornhaut des Auges herum.

Peri|lymphe (↑; Lymph-*) *f*: (engl.) *perilymph*; zwischen dem häutigen u. knöchernen Labyrinth (s. Innenohr) befindl. klare, eiweißarme Flüssigkeit.

Peri|meno|pause (↑; gr. μήν, μηνός Monat): (engl.) *perimenopause*; Zeitraum von ca. 2 bis max. 4 Jahren, der mit Einsetzen endokrin., biol. u. klinischer Zeichen einer nahenden Menopause beginnt u. ca. 1–2 Jahre nach der Menopause endet; vgl. Klimakterium (Abb. dort).

Peri|metrie (↑; Metr-*) *f*: (engl.) *perimetry*; Verf. zur Bestimmung des Gesichtsfelds* u. evtl. vorhandener Skotome*; **Formen: 1. kinetische P.:** meist manuelle Durchführung mit Goldmann-Perimeter; Registrierung des Ortes der ersten Wahrnehmung eines Stimulus definierter Leuchtdichte, der von außen in das Gesichtsfeld eingeführt wird; **2. statische P.:** computergesteuerte Durchführung; Messung der minimalen Leuchtdichte, die ein Stimulus haben muss, um an einem best. Ort bei einer definierten Hintergrundhelligkeit gerade eben erkannt zu werden; schemat. Darstellung perimetr. Befunde versch. Erkr.: s. Sehbahn (Abb. dort).

Peri|metritis (↑; gr. μήτρα Gebärmutter; -itis*) *f*: (engl.) *perimetritis*; Entz. des Perimetriums*; durch anschl. intraperitoneale Verwachsungen kann es zu Verlagerungen des Uterus kommen. Vgl. Parametritis.

Peri|metrium (↑; ↑) *n*: (engl.) *perimetrium*; der Bauchfellüberzug der Gebärmutter; vgl. Uterus; Douglas-Raum.

Peri|myo|karditis (↑; My-*; Kard-*; -itis*) *f*: s. Perikarditis, Myokarditis.

Peri|mysium (↑; ↑) *n*: (engl.) *perimysium*; bindegewebige Hülle, die als P. internum mehrere Muskelfasern zu Primärbündeln zusammenfasst, die wiederum durch das P. externum zu Sekundärbündeln (makroskop. sichtbare sog. Fleischfaser) verbunden werden; vgl. Muskelgewebe.

Peri|natal|in|fektion (↑; lat. natalis bei der Geburt; Infekt-*) *f*: (engl.) *perinatal infection*; Infektion des Kindes während der Perinatalperiode*; **1.** i. e. S. Allgemeininfektion; Ätiol.: aszendierende Inf. aus dem Genitaltrakt der Mutter vor od. unter der Geburt (z. B. bei vorzeitigem Blasensprung u. einer Geburtsdauer von mehr als 12 Std.); nosokomial bei Frühgeborenen"; Err.: v. a. Streptococcus*, Klebsiella*, Listeria*, Mycoplasma* u. Err. des TORCH*-Komplexes; Klin.: respirator. Adaptationsstörungen, muskuläre Hypotonie, Trinkschwäche, blasse Hautfarbe, rasche Verschlechterung des AZ; Diagn.: Verdachtsdiagnose vor Auftreten erster Sympt. bei best. Risikokonstellationen (vorzeitiger Blasensprung, grünliches Fruchtwasser, Tachykardie u. Dezelerationen*, Fieber der Mutter unter der Geburt); Bestätigung durch Blutbild (Granulozytose), Erhöhung des CRP*, Erregernachweis im Fruchtwasser, Blutkultur, Ohr- u. Rachenabstrich am Neugeborenen; Ther.: Beginn der parenteralen antibiot. Behandlung vor Eintreten der Symptomatik verbessert die Prognose erheblich; **2.** i. w. S. auch lokale Infektionen, z. B. Nabelwundinfektionen, Chlamydien-Konjunktivitis, Gonoblennorrhö*. Vgl. Pränatalinfektion, Amnioninfektionssyndrom.

Peri|natal|medizin (↑; ↑) *f*: (engl.) *perinatal medicine*; interdisziplinäre Fachrichtung der Medizin, die auf die Mutter u. insbes. das Kind (in zeitl. Hinsicht v. a. auf die Perinatalperiode*) bezogene As-

Perinatalpathologie

pekte der Geburtshilfe, Neonatologie, Humangenetik, Anästhesiologie u. Kinderheilkunde umfasst.

Peri|natal|patho|logie (↑; ↑; Patho-*; -log*) *f*: (engl.) *perinatal pathology*; Teilgebiet der spez. Pathol., das die Lehre von den Krankheiten des ungeborenen Kindes, der Plazenta, der Eihäute, der Nabelschnur u. des Neugeborenen* (Neonatalpathologie) umfasst.

Peri|natal|peri|ode (↑; ↑; Periode*) *f*: (engl.) *perinatal period*; Zeitraum zwischen 24 SSW u. 7 Lebenstagen (einschließl.) nach der Geburt.

Peri|natal|zentrum (↑; ↑) *n*: (engl.) *perinatal center*; med. Abteilung für die Betreuung von Frauen mit Risikoschwangerschaft* bzw. Risikogeburt* u. von Frühgeborenen* durch spezialisiertes Personal von Frauen- u. Kinderklinik.

Per|indo|pril (INN) *n*: s. ACE-Hemmer.

Peri|neo|plastik (Peri-*; Neo-*; -plastik*) *f*: (engl.) *perineoplasty*; syn. Perineorrhaphie; künstl. Dammbildung; Naht eines Dammrisses*.

Peri|nephritis (↑; Nephr-*; -itis*) *f*: (engl.) *perinephritis*; meist hämatogene, flächenhafte Entz. der Nierenkapsel u. Nierenoberfläche; **Formen:** 1. P. granularis mit Granulationsgewebe zwischen Kapsel u. Nierenoberfläche; 2. P. fibrosa mit Mangeldurchblutung der Niere durch Einbettung in Schwartengewebe; 3. P. serosa mit rezidiv. Erguss zwischen Kapsel u. Niere; 4. P. haemorrhagica mit schweren Blutungen in das Nierenlager.

Perineum (gr. περίνεος Raum zwischen After u. Genitalien) *n*: (engl.) *perineum*; Damm; i. e. S. identisch mit dem Corpus* perineale, i. w. S. umfasst es alle Strukturen des Beckenbodens von der Haut bis zur Fascia inf. diaphragmatis pelvis, welche die Unterfläche des M. levator ani überzieht.

Peri|neurium (Peri-*; Neur-*) *n*: s. Nervenfaser.

Peri|ode (gr. περίοδος Rundreise) *f*: **1.** (engl.) *period*; Umlauf, Kreislauf, Zeitabschnitt; **2.** (gyn.) Menstruation*.

Peri|oden|prä|valenz (↑; Prävalenz*) *f*: s. Prävalenz.

Peri|oden|sy|stem der Elemente (↑) *n*: (engl.) *periodic system*; Anordnung der chem. Elemente nach ihrer Ordnungszahl (s. Abb.); jedes Element* ordnet sich im P. d. E. in eine von 7 waagerechten Reihen (Perioden) u. 8 senkrechten Reihen (Gruppen); die in einer Periode stehenden Elemente ändern ihre Eigenschaften in regelmäßiger Folge, die Elemente einer Gruppe ähneln sich hinsichtlich ihres physik. u. chem. Charakters. Im P. d. E. sind folgende **Hauptgruppen** zu unterscheiden: I Alkalimetalle*, II Erdalkalimetalle*, III Triele*, IV Tetrele*, V Pentele*, VI Chalkogene*, VII Halogene*, VIII Edelgase*. Der Metallcharakter der einzelnen Elemente nimmt innerh. des P. d. E. von oben nach unten u. von rechts nach links zu; **Metalle** (elektropositive Elemente) werden von den **Nichtmetallen** (elektronegative Elemente) getrennt durch die **Halbmetalle** (Semimetalle, Metalloide), zu diesen zählen B, Si, Ga, Ge, As, Se, Sn, Sb, Te, Bi u. Po. Die dem Lanthan ähnelnden inneren Übergangselemente der 6. Periode mit den Ordnungszahlen 58–71 werden als **Lanthanoide***, die dem Actinium ähnelnden inneren Übergangselemente der 7. Periode mit den Ordnungszahlen 90–103 als **Actinoide*** bezeichnet. **Transurane*** heißen alle Elemente mit einer Ordnungszahl von 93 u. höher. **Hinweis:** Neues Element Copernicium mit der Ordnungszahl 112, das bislang schwerste (277-mal schwerer als Wasserstoff), von der IUPAC bestätigte Element im Periodensystem. Vgl. Isotope.

Periodic Limb Movement Disorder: Abk. PLMD; syn. Syndrom der periodischen Gliedmaßenbewegung; Störung der Schlafkontinuität durch Serien von periodischen Beinbewegungen* im Schlaf*; führt zu Tagesschläfrigkeit (Hypersomnie*) sowie nicht erholsamem Schlaf; **Diagn.:** Polysomnographie*, Aktographie*; **Ther.:** s. Restless-Legs-Syndrom. Vgl. Schlafstörung.

Peri|odontium (Peri-*; Odont-*) *n*: Zahnhalteapparat*.

Per|iod|säure-Leuko|fuchsin-Re|aktion *f*: s. PAS-Reaktion.

Peri|oo|phoritis (Peri-*; Oo-*; -phor*; -itis*) *f*: (engl.) *perioophoritis*; Entz. des Peritoneums um das Ovarium herum, meist mit ausgedehnten Verwachsungen in der Bauchhöhle; **Vork.:** z. B. bei Adnexitis*.

Peri|orchitis (↑; Orch-*; -itis*) *f*: (engl.) *periorchitis*; Hodenhüllenentzündung; Begleitentzündung der Tunica vaginalis testis bei Orchitis* od. Epididymitis*.

Peri|orchium (↑; ↑) *n*: Lamina parietalis tunicae vaginalis testis; parietales Blatt des Bauchfellüberzuges von Hoden u. Nebenhoden.

Peri|ost (gr. περιόστεος Knochenhaut) *n*: (engl.) *periosteum*; syn. Periosteum; Knochenhaut; die den Knochen umgebende bindegewebige Haut; besteht aus Stratum fibrosum, Stratum osteogenicum u. Fibrae perforantes. Vgl. Knochengewebe, Kambiumschicht, Sharpey-Fasern.

Peri|ostitis (↑; -itis*) *f*: (engl.) *periostitis*; seröse od. eitrige, hämatogen fortgeleitet (i. R. einer Osteomyelitis*) od. durch direkte äußere Einwirkung (nach sportl. Überlastung, mediale Tibiakante bei Läufern) entstandene Knochenhautentzündung; als sog. P. hyperplastica (s. Osteoarthropathie, hypertrophe) od. P. ossificans mit Bildung mantelartiger Knochenauflagerungen, meist an hautnahen Knochen (Tibia, Clavicula, Schädelknochen) als Folge unspezif. Inf. u. bei Syphilis* (P. syphilitica, P. gummosa). Vgl. Ostitis.

Peri|ostose (↑; -osis*) *f*: (engl.) *periostosis*; meist spindelartige Verbreiterung des Periosts* als Zeichen eines reaktiven Vorgangs, z. B. Kallusnarbe nach Fraktur od. subperiostaler Abszessbildung. Vgl. Wirbelsäulenaffektionen.

Peri|ost|plastik (↑) *f*: (engl.) *periosteal plastic surgery*; (chir.) Bez. für Plastik* mit Transplantation* von autogenem Periost; vgl. Lungenhernie (Abb. dort).

Peri|ost|re|flex (↑; Reflekt-*) *m*: Brachioradialisreflex; auch Radiusperiostreflex; s. Reflexe (Tab. 1).

Peri|ost|schlitzung (↑): (engl.) *periost incision*; (zahnmed.) horizontale Durchtrennung des Periosts* auf der Rückseite eines kombinierten Mukoperiostlappens zu dessen spannungsfreier Dehnbarkeit u. Verlängerung; vgl. Rehrmann-Plastik.

peri|partal (Peri-*; Partus*): während der Schwangerschaft, unter der Geburt u. im Wochenbett auftretend.

Periodensystem der Elemente

Gruppe																		
Ia	IIa	IIIb	IVb	Vb	VIb	VIIb	— VIIIb —			Ib	IIb	IIIa	IVa	Va	VIa	VIIa	VIIIa

Werte in Klammern sind die Massenzahlen (Nukleonenzahlen) der stabilsten Isotope radioaktiver Elemente.

- rot = gasförmig
- blau = flüssig
- schwarz = fest
- licht = alle Isotope radioaktiv

Beispiel: Ordnungszahl **3**, relative Atommasse **6,941**, Symbol **Li**, Name **Lithium**

1 1,008 **H** Wasserstoff																	2 4,003 **He** Helium
3 6,941 **Li** Lithium	4 9,012 **Be** Beryllium											5 10,811 **B** Bor	6 12,011 **C** Kohlenstoff	7 14,007 **N** Stickstoff	8 15,999 **O** Sauerstoff	9 18,998 **F** Fluor	10 20,180 **Ne** Neon
11 22,990 **Na** Natrium	12 24,305 **Mg** Magnesium											13 26,982 **Al** Aluminium	14 28,086 **Si** Silicium	15 30,974 **P** Phosphor	16 32,07 **S** Schwefel	17 35,453 **Cl** Chlor	18 39,948 **Ar** Argon
19 39,10 **K** Kalium	20 40,08 **Ca** Calcium	21 44,96 **Sc** Scandium	22 47,87 **Ti** Titan	23 50,94 **V** Vanadium	24 52,00 **Cr** Chrom	25 54,94 **Mn** Mangan	26 55,85 **Fe** Eisen	27 58,93 **Co** Cobalt	28 58,69 **Ni** Nickel	29 63,55 **Cu** Kupfer	30 65,38 **Zn** Zink	31 69,72 **Ga** Gallium	32 72,64 **Ge** Germanium	33 74,92 **As** Arsen	34 78,96 **Se** Selen	35 79,90 **Br** Brom	36 83,80 **Kr** Krypton
37 85,47 **Rb** Rubidium	38 87,62 **Sr** Strontium	39 88,91 **Y** Yttrium	40 91,22 **Zr** Zirconium	41 92,91 **Nb** Niob	42 95,96 **Mo** Molybdän	43 (98) **Tc** Technetium	44 101,07 **Ru** Ruthenium	45 102,91 **Rh** Rhodium	46 106,4 **Pd** Palladium	47 107,87 **Ag** Silber	48 112,41 **Cd** Cadmium	49 114,82 **In** Indium	50 118,71 **Sn** Zinn	51 121,76 **Sb** Antimon	52 127,60 **Te** Tellur	53 126,90 **I** Iod	54 131,29 **Xe** Xenon
55 132,91 **Cs** Caesium	56 137,33 **Ba** Barium	57* 138,91 **La** Lanthan	72 178,49 **Hf** Hafnium	73 180,95 **Ta** Tantal	74 183,84 **W** Wolfram	75 186,2 **Re** Rhenium	76 190,2 **Os** Osmium	77 192,2 **Ir** Iridium	78 195,1 **Pt** Platin	79 196,97 **Au** Gold	80 200,59 **Hg** Quecksilber	81 204,38 **Tl** Thallium	82 207,2 **Pb** Blei	83 208,98 **Bi** Wismut	84 (209) **Po** Polonium	85 (210) **At** Astat	86 (222) **Rn** Radon
87 (223) **Fr** Francium	88 (226) **Ra** Radium	89** (227) **Ac** Actinium	104 (267) **Rf** Rutherford.	105 (268) **Db** Dubnium	106 (271) **Sg** Seaborgium	107 (272) **Bh** Bohrium	108 (277) **Hs** Hassium	109 (276) **Mt** Meitnerium	110 (281) **Ds** Darmstadtium	111 (280) **Rg** Röntgenium	112 (285) **Cn** Copernicium	113 (284)	114 (289)	115 (288)	116 (299)	117	118 (294)

*Lanthanoide:

58 140,12 **Ce** Cer	59 140,91 **Pr** Praseodym	60 144,24 **Nd** Neodym	61 (145) **Pm** Promethium	62 150,4 **Sm** Samarium	63 151,96 **Eu** Europium	64 157,25 **Gd** Gadolinium	65 158,93 **Tb** Terbium	66 162,50 **Dy** Dysprosium	67 164,93 **Ho** Holmium	68 167,26 **Er** Erbium	69 168,93 **Tm** Thulium	70 173,05 **Yb** Ytterbium	71 174,97 **Lu** Lutetium

**Actinoide:

90 232,038 **Th** Thorium	91 231,036 **Pa** Protactinium	92 238,029 **U** Uran	93 (237) **Np** Neptunium	94 (244) **Pu** Plutonium	95 (243) **Am** Americium	96 (247) **Cm** Curium	97 (247) **Bk** Berkelium	98 (251) **Cf** Californium	99 (252) **Es** Einsteinium	100 (257) **Fm** Fermium	101 (258) **Md** Mendelevium	102 (259) **No** Nobelium	103 (262) **Lr** Lawrencium

peri|pher (gr. περιφερής kreisförmig um einen Punkt): (engl.) *peripheral;* außen, am Rande, weg od. fern vom Zentrum.

Peri|phlebi̱tis (Peri-*; Phleb-*; -itis*) *f*: (engl.) *periphlebitis;* Entz. der Adventitia der Vene u. des umgebenden Bindegewebes.

Peri|phlebi̱tis reti̱nae (↑; ↑; ↑) *f*: Eales*-Krankheit.

Peri|pori̱tis (↑; gr. πόρος Öffnung, Pore; -itis*) *f*: (engl.) *periporitis;* durch Staphylococcus* aureus verursachte Entz. der Ausführungsgänge der apokrinen Schweißdrüsen mit Abszessbildung u. Abheilung mit Narben; **Vork.**: bei immundefizienten u. dystrophen Säuglingen; **Hinweis:** klin. Abgrenzung zu Follikulitis* nicht möglich. Vgl. Schweißdrüsenabszess.

Peri|portal|felder (↑): (engl.) *portal canals, portal triad;* syn. Glisson-Dreiecke; Canales portales; dreieckige Bindegewebefelder zwischen benachbarten Leberläppchen mit je einem Ast der A. u. V. interlobularis u. einem Gallengang (Glisson-Trias); s. Leber.

Peri|prokti̱tis (↑; Prokt-*; -itis*) *f*: (engl.) *periproctitis;* auch Paraproktitis; Entz. der Umgebung von Rektum u. After; **Urs.**: Verletzungen (Einläufe), Hämorrhoiden, Fisteln, Proktitis; vgl. Symptomenkomplex, analer.

Peri|salpingi̱tis (↑; Salpinx*; -itis*) *f*: (engl.) *perisalpingitis;* Entz. des Bauchfellüberzugs der Eileiter; **Vork.**: meist i.R. einer Salpingitis*; ggf. ausgedehnte Verwachsungen.

Peri|spleni̱tis (↑; Splen*; -itis*) *f*: (engl.) *perisplenitis;* Entz. des Bauchfellüberzugs der Milz*, häufig mit Bildung von Verwachsungen bes. am Zwerchfell.

Peri|sta̱ltik (gr. περισταλτικός festhaltend u. zusammendrückend) *f*: (engl.) *peristalsis,* wellenförmig fortschreitende Wandbewegung von Hohlorganen inf. meist zirkulärer Kontraktion der (glatten) Muskulatur; **Funktion:** Durchmischung u. axialer Transport (propulsive P.) des Organinhalts. Vgl. Nervensystem, enterisches.

Peri|stole (gr. περιστολή Umhüllung) *f*: (engl.) *peristole;* tonische Umhüllung des Inhalts eines Hohlorgans; vgl. Systole; Peristaltik.

Peri|tendineum (Peri-*; lat. tendo Sehne) *n*: die Sehnen umgebendes lockeres, gefäßhaltiges Bindegewebe.

Peri|toneal|dia|lyse (Peritoneum*; Dia-*; Lys-*) *f*: (engl.) *peritoneal dialysis;* intrakorporales Blutreinigungsverfahren* zur Dialyse*-Behandlung als intermittierende (Abk. IPD) od. kontinuierlich ambulante P. (Abk. CAPD); **Prinzip:** nach Instillation von sterilem Dialysat* (ca. 2 l) über einen Katheter in die freie Bauchhöhle erfolgt der Stoffaustausch (Dialyse*) über das Peritoneum als Membran; durch wiederholtes Wechseln des Dialysats (bei der IPD nach ca. 30–60 Min., bei der CAPD alle 4–8 Std.) kann ein hohes Konzentrationsgefälle u. damit die Diffusion von harnpflichtigen Substanzen* u. a. Stoffwechsel(end)produkten aus dem Blut in das Dialysat aufrechterhalten werden. Der Austausch von Natrium u. Wasser erfolgt über einen osmotischen Gradienten durch Zusatz von D-Glukose zum Dialysat (NW: Resorption von 100–150 g Glukose/24 Std.); Funktionskontrolle der peritonealen Leitfähigkeit mit peritonealem Äquilibrationstest (PET) od. wöchentl. peritonealer Harnstoff- od. Kreatinin-Clearance; **Vorteile** gegenüber der Hämodialyse: Unabhängigkeit des Pat. vom Dialysegerät, geringere Gewichtsschwankung u. gleichmäßiges Retentionsniveau für Harnstoff, Kalium u. Wasserstoff; **Nachteile:** Ausbildung einer Stoffwechselstörung (verminderte Kohlenhydrattoleranz, Hyperlipoproteinämie, Proteinmangel), höheres Infektionsrisiko, Unterdialyse, täglich notwendige Durchführung.

Peri|toneal|karzinose (↑; Karz-*; -osis*) *f*: (engl.) *peritoneal carcinosis;* Ansiedlung zahlreicher Metastasen eines Karzinoms* im Peritoneum; **Vork.:** v. a. bei intraabdominalen Karzinomen, z. B. Ovarialkarzinom, Magenkarzinom*.

Peri|toneal|lavage (↑; Lavage*) *f*: (engl.) *peritoneal lavage;* Spülung* der Bauchhöhle; **Formen:** 1. **diagn.** P. als einfache u. komplikationsarme Meth. zum Erkennen intraabdominaler Blutungen bei Pat. mit stumpfem Bauchtrauma (ergänzend od. alternativ zur abdominalen Ultraschalldiagnostik); Prinzip: nach Punktion des Abdomens 2 Querfinger unterh. des Nabels in der Mittellinie wird über einen Katheter körperwarme Ringer-Lösung in den Peritonealraum infundiert. Die Spülflüssigkeit lässt man in die Infusionsflaschen zurückfließen. Bei blutiger Spülflüssigkeit (positive P.) ist i. d. R. eine sofortige Laparotomie indiziert. 2. **therap.** P. u. a. zur Entfernung von Toxinen, Enzymen, Proteinabbauprodukten bei **Anw.**: z. B. bei akuter Pankreatitis*, Peritonitis*. Vgl. Peritonealdialyse; Etappenlavage; Parazentese.

Peri|toneal|tuberkulose (↑; Tuberkel*; -osis*) *f*: Peritonitis tuberculosa; s. Peritonitis, Tuberkulose.

Peri|toneal|tumoren (↑; Tumor*) *m pl*: (engl.) *peritoneal tumors;* im Bereich des Peritoneums lokalisierte Tumoren; **Einteilung:** 1. **primäre P.**: sehr selten; v. a. malignes Mesotheliom*, benigne P. wie Fibrome, Lipome, Dermoide; 2. **sekundäre P.**: inf. Metastasierung eines intraabdominalen Karzinoms, z. B. als Peritonealkarzinose*, Pseudomyxoma* peritonei; benigne P. können retroperitoneal, Zysten (z. B. Mesenterial-, Urachus- od. Enterozysten) intraperitoneal lokalisiert sein.

Peri|toneum (gr. περιτόναιον das Herumgespannte, Bauchfell) *n*: Bauchfell; seröse Haut, die als P. parietale die Wand der Bauch- u. Beckenhöhle auskleidet u. als P. viscerale einen großen Teil der Bauch- u. Beckenorgane überzieht; den Übergang zwischen beiden Blättern bilden Peritonealduplikaturen (Gekröse, Mesenterium, Ligamenta).

Peri|toneum uro|genitale (↑) *n*: Bauchfell der Fortpflanzungsorgane, z. B. Lig. latum uteri, Lig. suspensorii ovarii.

Peri|toni̱smus (↑) *m*: (engl.) *peritonism;* symptomat. Reizzustand des Peritoneums*, auch ohne system. Entzündungszeichen; **Klin.:** abdominaler Schmerz bei Erschütterung (Perkussion, Loslassschmerz, Husten, Hüpfen) u. Druck (Palpation); Abwehrspannung; **Vork.:** Erkr. des Bauchraums, die zu Peritonitis* führen können; peritoneale Mitreaktion bei system. Erkr. (z. B. ketoazidotisches diabetisches Koma*, terminale Niereninsuffizienz*). Vgl. Akutes Abdomen.

Peri|toni̱tis (↑; -itis*) *f*: (engl.) *peritonitis;* sog. Bauchfellentzündung; Entz. des Peritoneums*; **Path.:** I. Infektion (ca. 95 % der Fälle); meist bakt.; 1. pri-

> **Peritonitis**
> Hauptursachen und Symptome der epigastrischen Peritonitis
>
> **freie Ulkusperforation**
> Vernichtungsschmerz im mittleren Oberbauch
> brettharter Oberbauch
> Ausbreitung der Abwehrspannung nach rechts und in den rechten Unterbauch
> peritonealer Schock: bleiches, livides Gesicht, initiale Pulsverlangsamung
> Röntgen: subdiaphragmale Luftsichel
>
> **akute Pankreatitis**
> Schmerzausbreitung in die linke Achselhöhle
> nachgiebige Abwehrspannung
> Ausbreitung der Abwehrspannung nach beiden Seiten, besonders links
> toxischer Kollaps: Zyanose, Dyspnoe, Pulsbeschleunigung
> erhöhte Alphaamylasewerte in den ersten Stunden

märe P. (selten): v. a. durch hämatogene Streuung (sog. metastat. P., z. B. durch Pneumo- od. Streptokokken; vgl. Sepsis) od. aszendierend (Gonokokken über die Eileiter), auch als spontan-bakterielle Peritonitis*; **2.** (meist) sekundäre P.; **a)** endogene Kontamination (vgl. Bakterienflora): v. a. durch Perforation* eines Hohlorgans, bakt. Translokation* od. lymphogen (s. Durchwanderungsperitonitis), auch nosokomial (u. a. als postoperative Kompl. z. B. bei Anastomoseninsuffizienz); tertäre P.: klin. Bez. für P. nach op. Fokussanierung bei Immunsuppression; **b)** exogene Kontamination (z. B. Dialysat, Messerstichverletzung); **II.** nichtinfektiös: **1.** chem.-tox.: lokale Einwirkung von sterilen, eine Entz. verursachenden Substanzen bzw. Noxen, z. B. Galle (gallige Peritonitis*), Urin, Pankreassekret, Chylus, Zysteninhalt, Mekonium, Blutgerinnsel, bariumhaltige Röntgenkontrastmittel, Fremdkörper (z. B. Nahtmaterial) od. i. R. einer Urämie*; **2.** strahlenbedingt (s. Strahlensyndrom); **Einteilung: I.** nach Ausdehnung: **1.** lokale P. (P. circumscripta) in der näheren Umgebung der Infektionsquelle, z. B. als Pelveoperitonitis* bei Salpingitis od. epigastr. P. (s. Tab.) nach freier Ulkusperforation, bei akuter Pankreatitis od. als Kompl. von intraabdominalen Abszessen; **2. diffuse P.** (P. diffusa, generalisierte P.) mit rascher Ausbreitung in der gesamten Bauchhöhle; chron.-exsudative P. evtl. mit zuckergussähnl. Auf- bzw. Einlagerungen von Amyloid* in versch. intraabdominalen Organen i. R. einer Polyserositis (z. B. als sog. rheumat. P. nach Streptokokkeninfekt), durch Beteiligung des Peritoneums bei Darm-, Urogenital- od. retroperitonealer Lymphknotentuberkulose (P. tuberculosa, heute selten) u. als sog. Pneumokokkenperitonitis (meist bei Kindern mit nephrot. Syndrom); **II.** klinisch (veraltet): **1.** nach **Verlauf** in akute u. chron. P.; s. u. unter Klin.; **2.** in **Stadien:** u. a. **a)** nach Teichmann: Stadium I: P. ohne Organausfall; Stadium II: Funktionseinschränkung von Organen bzw. Insuffizienz eines Organsystems; Stadium III: manifeste Insuffizienz von 2 od. mehr Organen (z. B. respirator., hämodynam. u. Niereninsuffizienz); **b)** nach Hinchey i. R. der Klassifikation der Divertikulitis* (Kompl.): Stadium I: mesokolischer od. perikolischer Abszess; Stadium II: abgekapselter Unterbauchabszess (retroperitoneal, pelvin) i. S. einer gedeckten Perforation; Stadium III: freie eitrige Peritonitis; Stadium IV: freie kotige Peritonitis; **c) 3.** Graduierung durch **Scoring-Systeme:** APACHE* II, MPI* (Tab. dort), PSS* (Tab. dort), SOFA*-Score u. a.; **III.** pathol.-anat.: seröse, fibrinöse, hämorrhag., purulente (eitrige), putride (jauchige) u. sterkorale (kotige) P.; **Klin.: 1.** (meist) akute P.: Akutes* Abdomen mit heftigen bewegungsabhängigen Bauchschmerzen (Leitsymptom), dabei zunächst eingezogenes, später aufgetriebenes Abdomen mit Obstipation u. Meteorismus, Übelkeit, Erbrechen inf. gastrointestinaler Motilitätsstörung (bis paralytischer Ileus*), bei zwerchfellnaher Entz. Singultus; Exsikkose durch Flüssigkeitsverlust in die Bauchhöhle mit art. Hypotonie (hypovolämischer Schock*), Tachykardie, Facies abdominalis, ggf. Fieber u. septischer Schock* (v. a. bei Inf. durch gramnegative u. anaerobe Bakt. mit starker Endotoxinbildung); Kompl.: abdominales Kompartmentsyndrom* mit Multiorganversagen; **2.** chron. P.: häufig als Kompl. bei Peritonealdialyse* od. als P. tuberculosa (s. Tuberkulose); **Diagn.: 1.** palpator. lokaler od. generalisierter abdominaler Druckschmerz, Abwehrspannung*, auskultator. klingende od. fehlende Darmgeräusche, labordiagn. (bes. Laktat); vgl. Ileus; ggf. Messung des intraabdominalen Drucks* (Abk. IAP); **2.** apparativ: Ultraschalldiagnostik (freie Luft od. Flüssigkeit), röntg. Abdomenleeraufnahme (freie Luft inf. Perforation, Flüssigkeitsspiegel im Darmlumen bei Ileus), Röntgen-Thorax-Aufnahme (Pleuraerguss, Pneumonie), CT (nekrotisierende Pankreatitis, Abszess), selten Angiographie (Mesenterialinfarkt); **3.** Peritoneallavage* (nach Bauchtrauma); **4.** ggf. Laparoskopie* bzw. Laparotomie; **Ther.: 1.** primär chir.: op. Beseitigung der Urs. (Herdsanierung, Fokussanierung); möglichst einzeitige extensive intraoperative Massenlavage (20–30 l) mit peritonealer Spülung u. Drainage, Dekompression (nach ausreichender Volumensubstitution), ggf. Relaparotomie (cave: Mortalitätserhöhung) On-demand od. programmiert (Etappenlavage*); **2.** zusätzl. konservativ (intensivmed.): frühzeitig Antibiotika (initial kalkuliert, dann gezielt), Stressulkusprophylaxe, künstl. Ernährung unter Sicherung der Vitalfunktionen einschließl. Schock- u. Ileustherapie; nur in Ausnahmen ausschließl. konservative Ther., z. B. mit Antibiotika u. symptomat. Maßnahmen bei Gonokokkenperitonitis; vgl. Sepsis; **Progn.:** Gesamtletalität 5–30 % in Abhängigkeit von Err., Ausbreitung u. Abwehrlage des Pat.; postoperative (frühe) Letalität ca. 55 %; häufige Spätfolgen: intraabdominale Adhäsionen bzw. Briden (cave: mechan. Ileus in der Folge); **DD:** u. a. Pseudoperitonitis* diabetica.

Peri|to|nitis arenosa (↑; ↑) f: chron. Peritonitis* mit Bildung sandkornartiger Knötchen (Granulationsgewebe mit perikapillären Verkalkungen) auf dem Peritoneum.

Peri|tonitis, gallige (↑; ↑) f: (engl.) biliary peritonitis; durch Übertritt von Galle in die freie Bauchhöhle verursachte, zunächst asept. Peritonitis*; **Urs.:** Perforation der Gallenblase od. Verletzung der Gallenwege, nach Cholezystektomie* mit Verlust von Galle über aberrierende Gallengänge im Gallenblasenbett od. durch Abrutschen der Stumpfligatur auf dem Ductus cysticus; selten als Durchwanderungsperitonitis* bei Cholezystitis od. perforiertem Leberabszess.

Peritonitis Severity Score: s. PSS (Tab. dort).

Peri|tonitis, spontan-bakterielle (↑; ↑) f: (engl.) spontaneous bacterial peritonitis; Abk. SBP; bakterielle Infektion von Aszites* ohne intestinale Läsion; häufige Komplikation bei Leberzirrhose*, gelegentlich Auslöser einer hepatischen Enzephalopathie*; **Klin.:** Aszitesbildung, selten Fieber, oft völlig asymptomatisch; hohe Rezidivrate bei anhaltender Aszitesbildung **Diagn.:** Aszitespunktion mit Nachw. von >250 Granulozyten/µl bzw. > 500 Leukozyten/µl u./od. mikrobiol. Nachw. einer monobakteriellen Infektion; **Ther.:** Cephalosporine der 3. Generation, Chinolone; Rezidivprophylaxe mit oralen Fluorochinolonen; ggf. auch Primärprophylaxe.

Peri|tonsillar|ab|szess (Peri-*; Tonsilla*; Abszess*) m: s. Tonsillitis.

peri|trich (↑; Trich-*): (engl.) peritrichous; Form der Begeißelung von Bakt. mit zahlreichen, den Zellleib umgebenden Geißeln*; z. B. bei Proteus u. Salmonella; vgl. amphitrich, monotrich, lophotrich.

Peri|typhlitis (↑; gr. τυφλόν Blinddarm; -itis*) f: (engl.) perityphlitis; auch Paratyphlitis; Entz. der Umgebung von Caecum u. Appendix vermiformis, meist bei Appendizitis*; vgl. Abszess, perityphlitischer.

Peri|urethral|ab|szess (↑; Urethra*; Abszess*) m: (engl.) periurethral abscess; Abszess* als Folge einer Periurethritis* od. Harninfiltration*.

Peri|urethritis (↑; ↑; -itis*) f: (engl.) periurethritis; Entz. des die Harnröhre umgebenden Bindegewebes; **Vork.:** z. B. nach Harnröhrenruptur* od. nach langer Anw. eines Blasenverweilkatheters.

Peri|vasculitis (↑; lat. vasculum kleines Gefäß; -itis*) f: (engl.) perivasculitis; s. Periarteriitis; Periphlebitis.

Peri|vaskulär|raum (↑; ↑): s. Virchow-Robin-Raum.

Peri|zyten (↑; Zelle*): (engl.) pericytes; syn. Adventitialzellen, Rouget-Zellen; verzweigte Zellen als äußere Schicht von Blutkapillaren* u. Venulen*, deren Fortsätze das Endothel umgreifen; enthalten kontraktile Filamente, sind an Neubildung von Blutkapillaren beteiligt; multipotente Eigenschaften ähnl. dem Mesenchym*.

Per|kolation f: (engl.) percolation; (pharmaz.) Extraktionsverfahren zur raschen Gewinnung extraktreicher Auszüge mit Hilfe eines Perkolators; dient neben der Mazeration* der Herstellung von Extrakten u. Tinkturen.

Per|kussion (lat. percussio Schlagen, Klopfen) f: (engl.) percussion; Beklopfen der Körperoberfläche, um aus den Verschiedenheiten des Schalls (Perkussionsschall, syn. Klopfschall) auf die Ausdehnung u. Beschaffenheit darunter liegender Körperteile zu schließen (s. Abb.); **Formen: 1.** unmittelbare P.; **2.** mittelbare P.: Finger-P., Finger-Finger-P.,

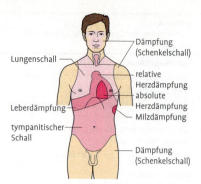

Perkussion: Topographie verschiedener Schallqualitäten

Finger-Hammer-P., Plessimeter-P.; **3.** palpator. P.; **4.** Tastperkussion unter Berücksichtigung des Widerstandsgefühls; **5.** auskultator. P.: Schwellenwertperkussion*. Vgl. Herzdämpfung; Gerhardt-Schallwechsel.

Per|kussions|schall, tympanitischer (↑): (engl.) tympanic percussion sound; paukentonähnl. Schall über glattwandigen, luftgefüllten Hohlräumen; z. B. bei Meteorismus*; vgl. Perkussion.

Per|kussions|versuch (↑): (engl.) percussion test; Venenfunktionsprüfung bei Varikose*; beim stehenden Pat. werden mit einer Hand die Varizen des Unterschenkels in Höhe der Wade palpiert, mit der anderen am Oberschenkel beklopft. Werden die Varizen des Unterschenkels erschüttert, so liegt eine Klappeninsuffizienz der betr. Vene (bes. der V. saphena magna) vor. Vgl. Hustentest.

Per|kussion, vergleichende (↑) f: (engl.) comparative percussion; Perkussion* korrespondierender Stellen über beiden Lungen.

per|kutan (Per-*; lat. cutis Haut): (engl.) percutaneous; durch die Haut hindurch.

per|kutorisch (Perkussion*): (engl.) percussive; auch perkussorisch; durch Perkussion* nachweisbar.

Perlecan n: aus vaskulären Endothelzellen sezerniertes Proteoglykan* der extrazellulären Matrix*; **Struktur:** ca. 450 kDa großes Kernprotein mit 3 langen Ketten (je ca. 70–100 kDa) aus Glykosaminoglykanen* (v. a. Heparan).

Perlèche (franz. pourlécher ringsherum ablecken): Angulus* infectiosus oris.

Perl|geschwulst: s. Cholesteatom.

per|lingual (Per-*; lat. lingua Zunge): durch die Zunge bzw. Zungenschleimhaut hindurch (wirkend).

Perl|schnur|finger: s. Rachitis.

Perl|sucht: (engl.) bovine tuberculosis; Tuberkulose der Rinder mit großen, im Verlauf der Lymphgefäße aufgereihten Tuberkelknoten auf den serösen Häuten; **Err.:** Mycobacterium* bovis, kann beim Menschen die sog. bovine Tuberkulose* verursachen.

Per|manganate n pl: (engl.) permanganates; Salze der Permangansäure mit stark oxidierender Wirkung; z. B. Kaliumpermanganat*.

Per|meabilität (lat. permeare durchwandern) f: (engl.) permeability; Durchlässigkeit einer Membran für bestimmte Stoffe; abhängig von der chem.

Struktur der Substanz u. den Eigenschaften der Membran, hierbei insbes. dem Vorhandensein von Kanälen u. Carriern* in der Membran. Vgl. Diffusion; Membran, semipermeable.

Per|meation (↑) *f*: (engl.) *permeation*; Bewegung eines Stoffs durch eine (Zell*-)Membran.

Perna|krankheit: Kurzbez. für **Per**chlornaphthalinkrankheit; (engl.) *perna disease*; s. Chlorakne.

Pernio (lat.) *m*: (engl.) *pernio*; Frostbeule; chron. Kälteschaden an der Haut der Akren, evtl. auch Wangen; rundl., teigige, livide, bei Erwärmung juckende u. brennende Schwellung (s. Abb.); u. U. im Zentrum Hämorrhagien, Blasen, Nekrosen, Geschwüre; **Vork.:** häufig in Komb. mit Akrozyanose*, Cutis* marmorata, Erythrocyanosis* crurum puellarum u. Hyperhidrose*; **Ther.:** Kälteschutz, abrupte Temperaturwechsel meiden, Nifedipin, Ichthyol-Salbe; **DD:** Sarkoidose*, systemischer Lupus* erythematodes, Rosacea*. Vgl. Erfrierung.

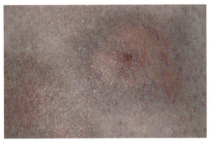

Pernio: rundl., teigige, livide Schwellung [143]

Perniziosa (lat. perniciosus verderblich) *f*: perniziöse Anämie*.

Perniziosa|fleckung (↑): Maurer*-Fleckung.

Pero-: Wortteil mit der Bedeutung verstümmelt; von gr. πηρός.

Pero|melie (↑, -melie*) *f*: s. Dysmelie.

peroneus (gr. περόνη Wadenbein): zum Wadenbein (Fibula*) gehörig (z. B. M. peroneus brevis u. M. peroneus longus).

Peroneus|lähmung (↑): (engl.) *peroneal nerve paralysis*; syn. Fibularislähmung; Lähmung inf. Schädigung des N. peroneus (fibularis) communis (L 4–S 2); **Urs.:** Drucklähmung im Bereich des Fibulaköpfchens (z. B. durch Gipsverband od. hockende Tätigkeiten), Lagerungsschaden, Fibulafraktur, Überanstrengung bei sportl. Betätigung; **Klin.:** Spitzfußstellung u. Steppergang durch Lähmung der Dorsalextensoren von Fuß u. Zehen (der Pat. muss das Knie abnorm hoch heben, um das Schleifen der Zehen auf dem Boden zu verhindern); beeinträchtigte Eversion (Pronation u. Abduktion) des Fußes; Sensibilitätsstörungen am lateralen Unterschenkel u. Fußrücken; **Ther.:** ggf. Peroneusschuh od. -schiene; **DD:** Polyneuropathie, Wurzelkompression im Bereich L 5 durch Bandscheibenvorfall.

Peroneus|phänomen (↑, Phän*) *n*: (engl.) *Lust's phenomenon*; syn. Fibularisphänomen, Lust-Zeichen; Dorsalextension u. Pronation des Fußes bei Beklopfen des N. peroneus superficialis über dem Fibulaköpfchen; **Vork.:** Zeichen einer latenten Tetanie*.

per|oral (Per-*; Or-*): (engl.) *peroral*; durch den Mund; z. B. die Einnahme von Arzneimitteln (**per os, p. o.**).

Per|oxidase|mangel: s. Iodfehlverwertung.

Per|oxidasen *f pl*: (engl.) *peroxidases*; Oxidoreduktasen*, die Wasserstoffperoxid (H_2O_2) als Oxidationsmittel nutzen u. von einem Substrat (z. B. Glutathion, aromat. Amine) Wasserstoff darauf übertragen, so dass $2H_2O$ entstehen; häufig mit Häm als prosthetischer Gruppe; die homotrimere Peroxidase der Schilddrüse (M_r 200 000) wird durch Thioharnstoffderivate (s. Thyreostatika) gehemmt; **Vork.:** in Pflanzen (Meerrettichperoxidase); bei Tieren in Peroxisomen* (z. B. in Knochenmark, Milz, Lymphknoten, Sperma, Milch); diagn. relevant, da myeloische Zellen hohe, Lymphozyten, Karzinom-, Sarkom- u. Myelomzellen jedoch keine Peroxidaseaktivität haben (vgl. Peroxidasereaktion; Graham-Färbung).

Peroxidase|re|aktion *f*: **1.** (engl.) *peroxidase reaction*; Abk. POX; syn. Oxidasereaktion; auch Winkler-Schulze-Reaktion; (pathol.) zytochem. Reaktion zur Unterscheidung von myeloisch-monozytären u. lymphatischen Zellen (u. Retikulumzellen) durch Darstellung von Myeloperoxidasen; Peroxidaseaktivität v. a. in den neutro- u. eosinophilen Granulozyten* vom Promyelozyten* bis zum Segmentkernigen, schwächer auch in Monozyten; Anw. zur Differenzierung zwischen AML* u. CML*; **2.** (labormed.) Glukoseoxidase-Peroxidase-Reaktion; s. Blutzucker-Bestimmungsmethoden.

Per|oxide *n pl*: (engl.) *peroxides*; Verbindungen mit Peroxygruppe (—O—O—), die meist sehr reaktiv sind u. unter Abgabe von H_2O_2 (Wasserstoffperoxid) zerfallen können; die spontan z. B. in Erythrozyten auftretenden tox. Sauerstoffspecies werden von Peroxidasen* u. Katalase* entgiftet; vgl. Antioxidanzien. Bei der Biosynthese der Prostaglandine*, Thromboxane* u. Leukotriene* werden P. intermediär von den Cyclooxygenasen u. der Lipoxygenase gebildet, um eine Sauerstofffunktion in das Substrat einzubauen.

Peroxine: von PEX-Genen (bisher 24 sog. PEX- u. endash-Gene bekannt) codierte Proteine, die für die Biogenese von Peroxisomen* verantwortl. sind.

Per|oxi|red|oxine *n pl*: Fam. kleiner (M_r 17 000–24 000), SH-Gruppen enthaltender Enzyme, die ein breites Spektrum von Peroxiden* (Lipidhydroperoxide, Peroxynitrit, Wasserstoffperoxid) reduktiv entgiften.

Per|oxi|somen (Per-*; Ox-*; Soma*) *n pl*: (engl.) *peroxisomes*; sog. Microbodies; kugelförmige, von einer einschichtigen Membran umgebene Organellen, die sich v. a. in Hepatozyten u. in Zellen des Nierenepithels finden; enthalten Peroxidasen* u. Katalase*.

Per|phenazin (INN) *n*: Phenothiazinderivat*; s. Neuroleptika.

Per|severation (lat. perseverare beharrlich bei etwas bleiben) *f*: (engl.) *perseveration*; sog. Haftenbleiben an Vorstellungen bei best. psych. Störungen od. beharrl. Wiederholen von Bewegungen od. Lauten, Silben, Wörtern od. Phrasen, z. B. beim Nachsprechen, Benennen; **Vork.:** z. B. bei katatoner Schizophrenie*, hirnorg. Erkr., Epilepsie. Vgl. Aphasie; Apraxie; Stereotypie.

per|sistẹnt (lat. persistere hartnäckig verharren): persistierend; anhaltend, dauernd.
Per|sistẹnz (↑) *f*: **1.** (engl.) *persistence*; (allg.) Erhaltenbleiben eines Zustands, Beständigkeit (z. B. eines Stoffes gegenüber Abbauvorgängen in der Umwelt od. im Organismus); **2.** (mikrobiol.) s. Persistenz von Erregern; **3.** (anat.) Fortbestehen embryonaler Strukturen, z. B. Ductus* arteriosus; **4.** (zahnmed.) verzögerter Durchbruch des bleibenden Gebisses.
Per|sistẹnz von Erregern (↑) *f*: (engl.) *persistence of pathogens*; Bez. für das Überleben von Mikroorganismen im Wirt bei intrazellulärer Vermehrung od. nach antibiot. Behandlung (z. B. in nekrot. Bezirken gelagerte Err., Wirkungsverlust des Antibiotikums durch das die Bakt. umgebende Milieu); kann auch durch Apoptose*-Hemmung der Wirtszelle intrazellulärer Mikroorganismen verursacht werden. Zu P. neigen Staphylococcus, Streptococcus (einschließl. Streptokokken ohne Gruppenantigen), Mycobacterium, Enterobacteriaceae, Brucella, Chlamydia, Toxoplasma gondii u. viele Viren. Klin. lässt sich Persistenz des Primärerregers häufig nicht von Erregerwechsel* unterscheiden. Vgl. Resistenz.
Persönlichkeit: (engl.) *personality*; (psychol.) Summe psychophys. Eigenschaften einer Person, die ihr individuelles Verhalten u. Erleben bestimmen; vgl. Ich, Persönlichkeitspsychologie.
Persönlichkeits|änderung, andauernde nach Extrem|belastung: (engl.) *enduring personality change after catastrophic experience*; Veränderung der Persönlichkeit als Spätfolge eines seel. Traumas, die sich in unflexiblem u. unangepasstem Verhalten äußert; **Sympt.:** Misstrauen, Feindseligkeit, sozialer Rückzug, Hoffnungslosigkeit, Beeinträchtigung von zweckorientiertem Handeln, dissoziative Störungen*; **Ther.:** Psychotherapie mit mit beurteilender Anerkennung des Traumas u. Förderung der Distanzierung vom Trauma; **DD:** posttraumatische Belastungsstörung*. Vgl. Persönlichkeitsstörung.
Persönlichkeits|änderung, andauernde nach psychischer Krankheit: (engl.) *enduring personality change after psychiatric illness*; auf der traumat. Erfahrung einer schweren psychiatr. Erkr. beruhende Veränderung der Persönlichkeit, gekennzeichnet durch die Überzeugung, durch die vorangegangene Erkr. verändert od. stigmatisiert zu sein; **Sympt.:** sozialer Rückzug, hypochondrische Besorgnis, Passivität, Anspruchshaltung gegenüber anderen. Vgl. Persönlichkeitsstörung.
Persönlichkeits|psycho|logie (Psych-*; -log*) *f*: (engl.) *personality psychology*; Teilgebiet der Psychologie*, das intrapsych. Wahrnehmungs- u. Verarbeitungs- u. Handlungsprozesse sowie die Wechselwirkung zwischen intra- u. extrapsych. Prozessen untersucht; vgl. Psychologie, differentielle.
Persönlichkeits|störung: (engl.) *personality disorder*; veraltet Kernneurose, Charakterneurose; andauerndes Verhaltens- u. Erlebnismuster, das deutl. tief greifend u. inflexibel von den Erwartungen der soziokulturellen Umgebung abweicht; Beginn in der Adoleszenz od. im frühen Erwachsenenalter; subjektives Leiden u. U. erst im späteren Verlauf; **Formen:** abhängige Persönlichkeitsstörung*, ängstliche Persönlichkeitsstörung*, anankastische Persönlichkeitsstörung*, Borderline*-Persönlichkeitsstörung, dissoziale Persönlichkeitsstörung*, emotional instabile Persönlichkeitsstörung*, histrionische Persönlichkeitsstörung*, narzisstische Persönlichkeitsstörung*, paranoide Persönlichkeitsstörung*, schizoide Persönlichkeitsstörung*, schizotypische Persönlichkeitsstörung*; **Klin.:** Unausgeglichenheit hinsichtl. Affektivität, Antrieb, Impulskontrolle, Wahrnehmung, Denken u./od. interpersonellen Beziehungen; **Ther.:** psychoanalyt. orientierte Psychotherapie, kognitive Verhaltenstherapie; **DD:** Hirnschädigung, andere psychiatr. Störung. Vgl. Verhaltensstörung.
Persönlichkeits|störung, abhängige: (engl.) *dependent personality disorder*; syn. asthenische Persönlichkeitsstörung; Persönlichkeitsstörung* mit mangelnder Bereitschaft, (Alltags-)Entscheidungen ohne die Bestätigung anderer zu treffen u. angemessene Ansprüche zu äußern; typ. ist die Unterordnung eigener Bedürfnisse unter die anderer Personen, anklammerndes Verhalten, übermäßiges Bedürfnis umsorgt zu werden. Vgl. Abhängigkeit.
Persönlichkeits|störung, ängstliche: (engl.) *avoidant personality disorder*; syn. vermeidende selbstunsichere Persönlichkeitsstörung; Persönlichkeitsstörung*, gekennzeichnet durch andauernde Gefühle von Anspannung u. Besorgtheit mit der Überzeugung, unbeholfen, unattraktiv o. minderwertig zu sein, sowie der übertriebenen Sorge, in sozialen Situationen kritisiert od. abgelehnt zu werden, u. entspr. Vermeidung sozialer Aktivitäten, die zwischenmenschl. Kontakte voraussetzen. Vgl. Angststörung.
Persönlichkeits|störung, anankạstische: (engl.) *obsessive-compulsive personality disorder*; syn. zwanghafte Persönlichkeitsstörung; Persönlichkeitsstörung*, gekennzeichnet durch übermäßige Zweifel u. Vorsicht, ständige Beschäftigung mit Details, Regeln, Organisation od. Plänen, Perfektionismus, übermäßige Gewissenhaftigkeit, Rigidität u. Eigensinn sowie unbegründetes Bestehen auf Unterordnung anderer unter eigene Gewohnheiten, unerwünschte Gedanken u. Impulse; **DD:** Zwangsstörung*.
Persönlichkeits|störung, dis|soziale: (engl.) *antisocial personality disorder*; syn. antisoziale Persönlichkeitsstörung; auch soziopathische Persönlichkeitsstörung, Soziopathie, Dissozialität; spezif. Persönlichkeitsstörung* mit deutl. Diskrepanz zwischen dem gezeigten Verhalten* u. den geltenden sozialen Normen u. weiteren Charakteristika; **Sympt.:** z. B. geringe Frustrationstoleranz, dysphor. Stimmung mit ausgeprägter Reizbarkeit, auffällige Gleichgültigkeit gegenüber anderen Personen u. Verantwortungslosigkeit, Neigung zu Aggression, Unfähigkeit zu Schuldgefühlen u. zum Lernen aus Erfahrung, u. U. kriminelle Handlungen.
Persönlichkeits|störung, emotional in|stabile: (engl.) *emotionally unstable personality disorder*; Persönlichkeitsstörung* mit deutl. Tendenz, impulsiv zu handeln ohne Berücksichtigung von Konsequenzen, sowie mit wechselnder, instabiler Stimmung; **Formen: 1.** impulsiver Typ: wesentl. Charakterzüge sind emotionale Instabilität u. mangelnde Impulskontrolle; **2.** Borderline-Typ: einige

Kennzeichen emotionaler Instabilität, zusätzl. instabiles Selbstbild, Ziele u. Präferenzen sind unklar; **Sympt.:** z. B. Wutausbrüche, explosives, gewalttätiges Verhalten, geringe Fähigkeit voraus zu planen; **Ther.:** psychodynamische (übertragungsfokussierte) Psychotherapie, dialektisch-behaviorale Psychotherapie, Schematherapie; **DD:** Borderline*-Persönlichkeitsstörung.

Persönlichkeits|störung, histrionische: (engl.) *histrionic personality disorder*; syn. hysterische Persönlichkeitsstörung; Persönlichkeitsstörung*, gekennzeichnet durch dramat. Selbstdarstellung, theatral. Verhalten, übertriebenen Gefühlsausdruck, leichte Beeinflussbarkeit, Affektlabilität, andauerndes Verlangen nach aufregenden Erlebnissen, bei denen die betroffene Person im Mittelpunkt steht.

Persönlichkeits|störung, multiple: (engl.) *multiple personality disorder*; syn. dissoziative Identitätsstörung; Bez. für die (scheinbare) Existenz von 2 od. mehr bzgl. Wertmassstäben u. Verhaltenseigenarten unterscheidbaren, in sich aber kongruenten Persönlichkeitszuständen innerh. einer Person, die abwechselnd die Kontrolle über das Verhalten der Person übernehmen; häufig mit Desinteresse bzgl. des Denkens u. Fühlens der anderen Persönlichkeit mit Zeichen einer dissoziativen Amnesie*.

Persönlichkeits|störung, narzisstische: (engl.) *narcissistic personality disorder*; Form der Persönlichkeitsstörung* mit Grossartigkeitsgefühlen, Bedürfnis nach Bewunderung u. Mangel an Einfühlungsvermögen; z. T. als Form der Borderline*-Persönlichkeitsstörung betrachtet (O. Kernberg, 1989), welche bei dieser Störung typische Selbstdiffusion in Richtung auf eine Überidealisierung des eigenen Selbst überdeckt u. reifere Abwehrformen zeigt.

Persönlichkeits|störung, paranoide: (engl.) *paranoid personality disorder*; spezif. Persönlichkeitsstörung* mit tief greifendem Misstrauen u. Argwohn gegenüber anderen Personen, übertriebener Empfindlichkeit, leichter Kränkbarkeit, Selbstbezogenheit der Gedanken, Neigung zu überwertiger bzw. wahnhafter Interpretation von Ereignissen u. Erlebnissen (s. Idee, überwertige, Wahn) sowie rechthaberischen od. querulator. Tendenzen; **DD:** wahnhafte Störung*, paranoide Form der Schizophrenie*.

Persönlichkeits|störung, schizoide: (engl.) *schizoid personality disorder*; Persönlichkeitsstörung* mit auffallender emotionaler Gleichgültigkeit bzw. Distanz, Unfähigkeit zu Gefühlsäusserungen, starker Introvertiertheit, Kontaktstörungen sowie Mangel an tragfähigen Beziehungen, **Ther.:** Psychotherapie.

Persönlichkeits|störung, schizo|typische: (engl.) *schizotypic personality disorder*; Persönlichkeitsstörung* mit auffällig eigenartigem Verhalten, Misstrauen, bizarren Gedanken, inadäquaten Gefühlsäusserungen, Kontaktstörungen u. Tendenz zu sozialem Rückzug ohne eindeutige Sympt. einer Schizophrenie*; u. U. psychot. Episoden, autist. Versunkensein u. Sinnestäuschungen.

Personen|dosi|meter (Dosis*; Metr-*) *n*: s. Individualdosimeter.

Personen|dosis (Dosis*) *f*: (engl.) *personal dose*; (radiol.) die an einer für die Strahlenexposition einer (berufl.) strahlenexponierten Person als repräsentativ geltenden Stelle an der Körperoberfläche mit einem Filmdosimeter* od. Füllhalterdosimeter* ermittelte Äquivalentdosis* für Weichteilgewebe.

Personen-Sievert *n*: s. Kollektivdosis.

Per|spiratio (Per-*; lat. spirare atmen) *f*: syn. Transpiration; Hautatmung; s. Perspiratio insensibilis; Perspiratio sensibilis.

Per|spiratio in|sensibilis (↑; ↑) *f*: (engl.) *insensible perspiration*; unmerkl., weitestgehend temperaturunabhängige Wasserabgabe über die Haut u. Schleimhaut (Atmung) durch Diffusion u. Verdunstung ohne sichtbare Schweissbildung; ca. 0,5 ml/h pro kg KG (500–1000 ml/d). Vgl. Perspiratio sensibilis.

Per|spiratio sensibilis (↑; ↑) *f*: (engl.) *perspiration*; Diaphorese; von cholinergen Fasern des Sympathikus* gesteuerte Absonderung von Schweiss* aus merokrinen Drüsen; **Formen: 1. thermisches Schwitzen** zur Wärmeregulation*, das bei Überschreitung der Indifferenztemperatur* durch vermehrte Wärmeproduktion bei körperl. Arbeit od. ungenügende Wärmeabgabe bei zu hoher Umgebungstemperatur, zu hoher Luftfeuchtigkeit u. a. einsetzt; **2. emotionales Schwitzen** bei psych. Anspannung (Angstschweiss). P. s. ist ohne körperliche Anstrengung in neutraler od. kühler Umgebung vernachlässigbar; mit zunehmender körperl. Aktivität u. zunehmender Körperkerntemperatur steigt sie an u. kann bei schwerster körperl. Arbeit Werte von über 1 l/h erreichen. Schweisszentren liegen im Diencephalon*, in der Medulla* oblongata u. der Columna lateralis des Rückenmarks*. Vgl. Perspiratio insensibilis; Anhidrose; Hypohidrose; Hyperhidrose.

Perthes-Calvé-Legg-Krankheit (Georg C. P., Chir., Tübingen, 1869–1927; Jacques C., franz. Orthop., 1875–1954; Arthur T. L., Chir., Boston, 1874–1939): (engl.) *Legg-Calvé-Perthes disease*; Osteochondropathia deformans coxae juvenilis; ein- od. beidseitig im Bereich der Femurkopfepiphyse auftretende Form der aseptischen Knochennekrosen*; **Vork.:** v. a. bei Jungen vom 4.–12. Lj.; **Urs.:** unbekannt, erbl. Disposition mögl.; **Einteilung:** nach Schweregrad in Catterall-Gruppen I–IV (s. Abb. 1); **Klin.:** typ. Krankheitsverlauf mit Initial-, Kondensations-, Fragmentations-, Reparations- u. Endstadium über (meist 5) Jahre; Beginn mit langsam sich verstärkendem Hinken, Bewegungsschmerz u. Einschränkung der Gelenkbeweglichkeit (bes. Rotation); Trendelenburg*-Zeichen bei Hüftkopf-

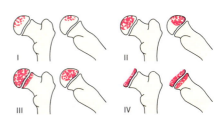

Perthes-Calvé-Legg-Krankheit Abb. 1: Einteilung nach Catterall; I: ventrale Hüftkopfepiphyse, II: Hüftkopfepiphyse zu 50 %, III: zu 75 %, IV: zu 100 % betroffen mit ausgedehnter Metaphysenbeteiligung

Perthes-Test

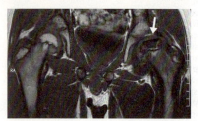

Perthes-Calvé-Legg-Krankheit Abb. 2: Nekrose im linken Femurkopf; MRT [144]

sinterung; **Diagn.:** Ultraschalldiagnostik, MRT (s. Abb. 2); röntg. Gelenkspaltverbreiterung (Knorpelödem), Epiphysenkernsklerose (Nekrose), danach sog. scholliger Zerfall u. Regenerationszeichen, z. T. auch zyst. Aufhellungen im epiphysennahen Schenkelhals-Metaphysenbereich sowie an der Gelenkpfanne (sog. Pfannen-Perthes); **Ther.:** Schonung mit entlastender Orthese*, Physiotherapie, Analgetika, Antiphlogistika; zur Verbesserung des Containments evtl. intertrochantäre varisierende Osteotomie*, Salter*-Operation od. 3-fache Beckenosteotomie; **Progn.:** Ausheilung ohne Deformierung mögl., evtl. Walzen- od. Pilzform des Schenkelkopfs mit Abplattung der Hüftgelenkpfanne, selten Coxa plana u. Arthrosis deformans; **DD:** (asept.) Nekrosen der Femurkopfepiphyse durch Behandlung der angeb. Hüftgelenkluxation* (nicht korrekt oft als Luxations-Perthes bezeichnet) od. nach traumat. Hüftgelenkluxation im Kindesalter, Coxitis fugax, rheumatoide Arthritis*, gelenknahe Osteomyelitis*, epiphysäre Dysplasie.

Perthes-Test (↑) *m*: (engl.) *Perthes' test*; Prüfung der Durchgängigkeit der tiefen Beinvenen u. Kollateralen; nach Anlegen einer Staubinde oberh. von Varizen führt Umhergehen (Muskelpumpe*) bei intakten Vv. perforantes u. durchgängigen tiefen Venen zur Entleerung der vorher prall gefüllten Krampfadern (**Perthes-Zeichen**; s. Abb.). Vgl. Pratt-Test; Mahorner-Ochsner-Test; Insuffizienz, chronisch-venöse.

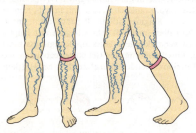

Perthes-Test: Entleerung der Varizen unterhalb der Staubinde

Per|tubation (Per-*; Tube*) *f*: (engl.) *pertubation*; Feststellung der Durchgängigkeit der Eileiter; **Formen: 1. Hydropertubation:** Durchspülung der Eileiter mit Flüssigkeit; Ind.: postoperativ zur Aufrechterhaltung einer wiederhergestellten Eileiterdurchgängigkeit; **2. Chromopertubation:** aszendierende Füllung der Eileiter mit Farblösung (z. B. Indigokarmin); Ind.: Prüfung der Tubendurchgängigkeit i. R. einer Pelviskopie*.

Per|tussis (↑; lat. *tussis* Husten) *f*: Keuchhusten*.

Peru-Balsam *m*: s. Balsamum peruvianum.

Peru-Warze: s. Verruga peruana.

Per|version (lat. *perversus* verdreht, widersinnig, falsch) *f*: ursprüngl. religiöser Begriff für Ketzerei; im 19. Jahrhundert auf sog. falsches od. als schädl. angesehenes Sexualverhalten angewendet, heute noch in der Umgangssprache extrem abwertender Begriff, den die Sexualmedizin als wissenschaftl. nicht haltbar ablehnt, weil es ein natürl. vorkommendes, sozial erwünschtes sog. richtiges Sexualverhalten nicht gibt; in der Psychopathologie wird daher der Begriff der sexuellen P. (auch forens.-psychiatr.) beschränkt auf suchtähnl. eingeschränkte, spezialisierte Sexualpraktiken, unter der zusätzl. Bedingung, dass sexuelle Befriedigung u./od. Orgasmus ausschließl. auf diesem Weg erlangt werden können. Vgl. Sexualverhalten, abweichendes.

per vias naturales (lat.): auf natürlichem Weg; z. B. Abgang von verschluckten Fremdkörpern mit dem Stuhl.

Per|zentil (italienisch *per* auf, von, Pro-; lat. *centum* hundert) *n*: **1.** (engl.) *percentile*; (klin.) durchschnittliche Messwerte einer best. Größe abhängig von anderen Faktoren, z. B. durchschnittliche Körperlänge* od. durchschnittliches Körpergewicht* in Abhängigkeit vom Lebensalter (s. Abb.); dabei besagt z. B. die 75. Längenperzentile, dass von 100 Menschen eines bestimmten Alters 75 unter u. 25 über der genannten Größe liegen; **2.** (statist.) Hundertstelwert; Parameter, der eine nach der Größe geordnete Reihe von Beobachtungs- od. Messwerten in 100 gleichgroße Teile teilt; vgl. Quantil.

Per|zeption (lat. *percipere* wahrnehmen) *f*: (engl.) *perception*; Wahrnehmung.

Pes (lat.) *m*: (engl.) *pes*; Fuß; bei normaler Fußform mit medialer u. lateraler Längs- sowie vorderer Querwölbung liegen die 3 Hauptbelastungs- u. Abstützpunkte auf den Tuber calcanei sowie den Metatarsalköpfchen I u. V; **klin. Bedeutung:** s. Knöchelfraktur, Außenbandruptur, Hallux valgus, Fußdeformitäten.

PESA: Abk. für perkutane epididymale Spermienaspiration für ICSI*.

Pes ad|ductus (Pes*) *m*: (engl.) *pes adductus*; syn. Metatarsus varus; sog. Sichelfuß; Fußfehlform mit Adduktionsstellung des Vorfußes ohne supinator. Komponente bei Valgusstellung des Rückfußes; s. Fußdeformitäten (Abb. dort); entwickelt sich häufig bei bevorzugter Bauchlagerung des Säuglings, selten auch angeboren; **Ther.:** Physiotherapie, redressierende Gipsverbände, Dreipunkteinlagen, evtl. mediale Kapsulotomie zwischen Os cuneiforme mediale u. Os naviculare sowie im Lisfranc-Gelenk; starke Rezidivneigung.

Pes anserinus pro|fundus (↑) *m*: die in 3 Zipfeln ausstrahlende Endsehne des Musculus* semimembranosus.

Pes anserinus super|ficialis (↑) *m*: sog. Gänsefuß; durch die verbreiterten Endsehnen des M. sartorius, M. gracilis u. M. semitendinosus gebildete Seh-

Pes equinus

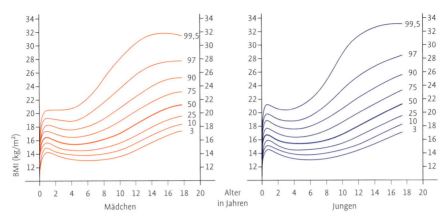

Perzentil — Mädchen / Jungen — Alter in Jahren

nenplatte an der medialen Seite der Tibia, dicht unterh. des Kniegelenks.

Pes antice supinatus (↑) *m*: (engl.) *pes antice supinatus*; kongenitale Fußdeformität mit kontrakter Supinationsfehlhaltung des Vorfußes bei korrekter Stellung des Rückfußes.

Pes calcaneus (↑) *m*: (engl.) *pes calcaneus*; sog. Hackenfuß; Fußdeformität mit dorsalflektierter Steilstellung des Kalkaneus; **Formen: 1. angeb.** (P. c. congenitus): intrauterine Belastungsdeformität, häufig bei Myelodysplasie bzw. Spina* bifida, Myelozele u. a.; der Fuß ist im ganzen nach dorsal, ggf. auch lat. aufgebogen, Tiefstand der Ferse, abnorme Dorsalflexionsmöglichkeit (s. Fußdeformitäten, Abb. dort); **2. erworben**: steil aufgerichteter Kalkaneus, dessen Längsachse fast mit der des Unterschenkels zusammenfällt; die Metatarsalia sind stark nach plantar geneigt (sog. Hackenhohlfuß, P. c. excavatus); **Urs.**: Poliomyelitis*, Trauma; **Ther.**: konservativ mit Redressement* im Gipsverband, selten op.; **Progn.**: i. d. R. günstig.

Pes cavus (↑) *m*: (engl.) *pes cavus*; sog. Hohlfuß; Fußfehlbildung mit ausgeprägtem Längsgewölbe, Supination des Rückfußes u. Pronation des Vorfußes, häufig kombiniert mit Krallenzehen*; **Formen: 1.** einfacher Hohlfuß; **2.** Ballenhohlfuß (Pes excavatus); **3.** Hackenhohlfuß (Pes calcaneus excavatus); **Urs.**: dynam. durch Störung des Muskelgleichgewichts, häufig inf. Myelodysplasie*, Friedreich*-Ataxie, neuraler Muskelatrophie, selten idiopath. od. posttraumat.; **Sympt.**: Entwicklung meist erst im 5.–6. Lj.; häufig symptomlos, evtl. stampfender Gang, Schwielenbildung, ggf. Arthrose; **Diagn.**: Abstand des medialen Fußrandes zum Boden vergrößert, bei schwerem P. C. liegt auch der laterale Fußrand nicht mehr auf dem Boden auf; neurol. Untersuchung ist obligat; (röntg.) nach unten geöffneter Winkel zwischen Talus u. Metatarsale; **Ther.**: je nach Beschwerdebild u. Alter redressierende Verbände, Einlagen, orthop. Schuhe, u. U. op. Korrektur (diverse symptomorientierte Weichteil- u. knöcherne Korrekturverfahren). Vgl. Fußdeformitäten (Abb. dort).

PE-Segment *n*: Kurzbez. für **p**haryngoö(**e**)sophageales Segment; s. Ösophagusstimme.

Pes equino|varus (Pes*) *m*: (engl.) *pes equinovarus*; sog. Klumpfuß, veraltet Pes varus; komplexe Fußdeformität mit Spitzfußstellung u. Vorfußadduktion; **Formen: 1. angeb.** (P. e. congenitus): Spitzfußstellung des Gesamtfußes, Varus-(Supinations-)Stellung des Rückfußes u. Supinationsadduktionsstellung des Vorfußes (vgl. Pes adductus) u. Hohlfuß, da der Vorfuß stärker als der Rückfuß plantarflektiert ist; röntg. Verlauf der Längsachsen des Talus u. Kalkaneus annähernd parallel (normal: Winkel von ca. 40°) sowohl in der a.-p. wie auch in der seitl. Ebene; **Urs.**: meist idiopath.; multifaktorielle Vererbung mit erhöhtem Auftreten bei Männern (m : w = 2 : 1) od. durch Amnionschäden bzw. Fruchtwassermangel (Raumbeengung; z. B. Potter*-Sequenz) bedingt; symptomat. z. B. bei Dysplasia cranio-carpo-tarsalis, Kampomelie u. TAR-Syndrom; vermutet wird aufgrund der Ähnlichkeit mit dem embryonalen Fuß in der 5.–12. SSW ein Stehenbleiben auf früher embryonaler Entwicklungsstufe od. neurogene Störung mit Entwicklungsstörung der Muskulatur mit Muskelfasertypdysbalance u. Typ-I-Prädominanz (sog. Klumpfußwade); **2. erworben**: neurogen (Myelodysplasie des Rückenmarks), paralyt. (Poliomyelitis, periphere Nervenlähmung), spast., posttraumat., postinfektiös; **Ther.**: etappenweise Redressement* od. Reposition mit Redressionsgips (Imhäuser, Ponseti); häufig op. perkutane od. offene Achillessehnenverlängerung u. Kapsulotomie im oberen u. unteren Sprunggelenk zur Talusreposition; später ggf. Tibialis-anterior-Plastik, Kuboidkeilosteotomie, subtalare od. Tripleosteotomie. Vgl. Fußdeformitäten (Abb. dort).

Pes equinus (↑) *m*: sog. Spitzfuß; Fußfehlstellung in fixierter Plantarflexion im oberen Sprunggelenk (Anheben der Fußspitze u. passive Redression unmögl.); **Ätiol.**: paralyt., v. a. Peronaeuslähmung, spast., posttraumat.; **Ther.**: je nach Grunderkrankung konservativ (Redressement, Physiotherapie), Absatzerhöhung, orthop. Schuhe, Orthesen od. op. (Achillotenotomie mit Achillessehnenverlängerung u. ggf. dorsale Kapsulotomie am oberen u. unteren Sprunggelenk, Tenodese, Korrekturosteotomie, Arthrodese).

Pes hippocampi

Pes hippo|campi (↑) *m*: s. Hippocampus.

Pes meta|tarso|valgus (↑) *m*: sog. Knick-Platt-Spreizfuß; Fußfehlstellung mit Calcaneus valgus im Rückfuß, medialer Verkippung des Malleolus medialis u. Abflachung des Längs- u. Quergewölbes; **Urs.**: konstitutionell, rachitisch, statisch, paralytisch-spastisch, posttraumat., postinfektiös (Osteomyelitis, Tbc, Trauma). Vgl. Pes transversus, Pes valgus.

Pes meta|tarsus (↑) *m*: Pes* transversus.

Pes plano|valgus (↑) *m*: sog. Knick-Plattfuß; s. Pes valgus.

Pes planus (↑) *m*: sog. Plattfuß; Fußdeformität; **Formen**: **1. angeb.**: seltene Fehlform (P. p. congenitus, Talus verticalis, Tintenlöscherfuß) mit leicht konvex gebogener Fußsohle, Abduktions- u. Pronationsstellung des Vorfußes, Valgusstellung des Rückfußes (Schaukelfuß nach Gocht); **Vork.**: v. a. bei Spina bifida u. Arthrogryposis-multiplex-congenita-Syndromen; im seitl. Röntgenbild steht die Achse des Talus fast in Verlängerung des Unterschenkels; **Ther.**: Redressement* im Gipsverband, meist op. Korrektur (pantalare Arthrolyse, Verlängerung der Pronatoren, Rekonstruktion des Pfannenbandes u. temporäre Arthrodese sowie Gips) nötig, Nachbehandlung über mind. 2 Jahre mit korrigierenden Orthesen, später ggf. Triplearthrodese*; **2. erworben**: oft kombinierte Fehlstellung, z. B. als Knick-Plattfuß (s. Pes valgus); **Ther.**: konservativ bei flexiblem P. p. mit Ringorthese (nach Baise); op.: subtalare Arthrodese nach Green-Grice, Schraubenarthrorise, Calcaneusverlängerung nach Evans, oft in Komb. mit Achillessehnenverlängerung. Vgl. Fußdeformitäten (Abb. dort).

Pessar (gr. πεσσός ovales Steinchen, Stöpsel) *n*: (engl.) *pessary*; Ring od. Schale aus Hartgummi od. Kunststoff zur Pessarbehandlung*; vgl. Intrauterinpessar.

Pessar|behandlung (↑): (engl.) *pessary treatment*; Anw. eines Pessars*; i. w. S. auch Kontrazeption durch Portiokappe* od. Scheidendiaphragma*; **Ind.**: **1.** symptomat. Behandlung von Lageanomalien des inneren Genitales (Prolapsus* uteri et vaginae, Scheidenstumpfprolaps) durch Einlegen von ring-, schalen- od. würfelförmigen Gummiod. Kunststoffkörpern (s. Abb.) in die Scheide; bei Harninkontinenz* Verw. spez. Urethrapessare zur Reposition der Blasenhalsregion; **2.** Ther. der Zervixinsuffizienz* mit Cerclagepessar, z. B. Arabin*-Pessar; klin. Bedeutung u. Effizienz umstritten.

Pes supinatus (Pes*) *m*: Kletterfuß; meist postpartale Fußfehlstellung in Supination ohne weitere Fehlstellung; vollständig redressierbar; **DD**: Pes equinovarus.

Pest (lat. pestis Seuche, Verderben): (engl.) *plague*; durch Yersinia* pestis verursachte Zoonose; **Übertragung**: durch Flöhe* (Xenopsylla cheopis, Xenopsylla brasiliensis, Pulex irritans) von Nager zu Nager u. vom Nager auf den Menschen; **Vork.**: einzelne enzootische u. epizootische Herde in Bergwald- u. Savannenregionen in Nord- u. Südamerika (Rocky Mountains, Brasilien, Venezuela), Zentral-, Ost-, Südafrika, Madagaskar, Zentral- u. Südostasien; von diesen Herden (silvat. P.) Ausbreitung u. Übertragung auf den Menschen; **Klin.**: 4 Formen: **1. Beulenpest** (syn. Bubonenpest): Inkub. 2–6 Tage, plötzl. Beginn, hämorrhag.-suppurierende, nekrotisierende u. sehr schmerzhafte Entz. der regionalen Lymphknoten proximal der Flohbissstelle (meist in der Leiste); geschwüriger Zerfall der Lymphknoten mögl.; in 5–10 % Übergang in Sepsis u. Tod; **2. Lungenpest**: Pestpneumonie als Folge einer Bakteriämie im Verlauf der Beulenpest od. als Folge einer direkten Tröpfcheninfektion mit Yersinia pestis von Mensch zu Mensch; bei primärer Lungenpest sehr kurze Inkub. (1–2 Tage); stürm. Beginn: Dyspnoe, Zyanose, Husten bis spärl. klin. Befund; später Lungenödem u. Kreislaufversagen; unbehandelt immer tödl. (2.–5. Krankheitstag); primäre Lungenpest ist für die rasche Ausbreitung von Pestepidemien von größter epidemiol. Bedeutung; **3. Pestsepsis**: fast immer tödl. Komplikation der P.; kann als Finalstadium einer Beulenpest od. Lungenpest od. auch primär ohne nachweisbare Bubonen auftreten; **4. abortive P.**: klin. mild verlaufende Variante der P.; meist nur leichtes Fieber u. nur ein Bubo; **Diagn.**: Klinik, bakteriol.; sporad. primäre Lungenpest wird häufig verkannt; meldepflichtige Krankheit bei Krankheitsverdacht, Erkrankung od. Tod; **Ther.**: Streptomycin, Gentamicin, alternativ Doxycyclin, Chloramphenicol, Cotrimoxazol; **Proph.**: Schutzimpfung (inaktivierte od. Lebendimpfung, nicht generell verfügbar), Chemoprophylaxe (s. Ther.), Schutzkleidung, Rattenbekämpfung, Insektizide zur Flohbekämpfung.

Pest|bakterien (↑; Bakt.-*) *fpl*: Yersinia* pestis.

Pest|floh (↑): Xenopsylla cheopis; s. Flöhe; Pest.

Pesti|zide (↑; -zid*) *n pl*: (engl.) *pesticides*; Sammelbez. für chem. Substanzen zur Bekämpfung von schädl. Tieren u. Pflanzen; **Einteilung**: Akarizide (gegen Milben), Fungizide (gegen Pilze; s. Antimykotika), Herbizide (gegen Unkräuter), Insektizide* (gegen Insekten), Molluskizide (gegen Schnecken), Nematizide (gegen Fadenwürmer; s. Wurmmittel) u. Rodentizide (gegen Nagetiere); nach der Art ihrer Aufnahme unterscheidet man Atem-, Fraß- u. Kontaktgifte; um eine Schädigung des Menschen zu vermeiden, ADI* beachten. Vgl. Umwelttoxikologie.

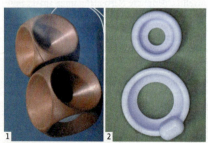

Pessarbehandlung: 1: Arabin-Würfelpessare zur Behandlung von Descensus u. Prolapsus uteri et vaginae; konkave Flächen saugen sich an der Scheidenwand fest u. stützen das Gewebe; 2: Arabin- u. Urethra-Schalenpessar zur Unterstützung des deszendierenden Blasenhalses u. der Zystozele zur Beeinflussung der Harninkontinenz [29]

Pesti|zid|in|toxikation (↑; ↑; Intoxikation*) *f*: (engl.) *pesticide intoxication*; akute od. chron. Belastung mit Bioziden; **1. Herbizidintoxikation** mit Chlorphenoxysäurederivaten (2,4-D od. 2,4,5-T*; Aufnahme >50 mg/kg KG), Bispyridiniumderivaten (Diquat, Paraquat), Benzonitrilen, Glyphosaten, Harnstoffderivaten; **2. Insektizidintoxikation** mit org. Chlorverbindungen (z. B. DDT, Lindan, Aldrin, Dieldrien, Pyrethroiden), Cholinesterase*-Hemmern (z. B. die Alkylphosphate Parathion, Dimethoat), Carbamaten; **3. Rodentizidintoxikation** führt zur Unterbrechung des Vitamin*-K-Zyklus. Vgl. Intoxikation; ADI.

Pes trans|versus (Pes*) *m*: syn. Pes metatarsus; sog. Spreizfuß; Fußdeformität mit eingesunkenem Quergewölbe, Verbreiterung des Vorfußes, Absinken der Metatarsalköpfchen II–IV mit Spreizung der Metatarsale I u. V (häufig Hallux* valgus u. Hammerzehen) meist inf. stat. Überlastung; häufig kombiniert mit Plattfuß (Pes transverso-planus); **Ther.:** konservativ z. B. durch Einlagen, op. bei Dekompensation (Metatarsalgie): Metatarsaleosteotomie in Komb. mit Schraubenosteosynthese nach Weil od. distale diaphysäre Schrägosteotomie des Metatarsale I zur Debasierung des Metatarsaleköpfchens (Helal-Operation).

Pes valgus (↑) *m*: sog. Knickfuß, X-Fuß; Fußdeformität mit vermehrter Eversion des Rückfußes u. Abflachung des Längsgewölbes (entspr. dem Alter): **1.** kindl. (flexibler) Knick-Senkfuß: meist harmlose, bei Gehbeginn erkennbare verstärkte Valgusstellung der Ferse mit Abflachung des medialen Fußgewölbes, die im Zehenstand verschwindet; **2.** Adoleszenten-Knick-Plattfuß: bei Vorschädigung od. inf. Überbeanspruchung entstehender (zuerst muskulär, dann ligamentär bzw. ossär) fixierter, mit schmerzhaften Reizzuständen einhergehender P. v.; **3.** Knick- bzw. Knick-Plattfuß des Erwachsenen: oft mit geringer Schmerzsymptomatik inf. arthrot. Versteifung; **Ther.:** je nach Schweregrad konservativ durch Fußgymnastik, Einlagen, orthop. Schuhe (bei Lähmungsknickfuß ggf. Gehapparat), bei chron. starken Beschwerden u. Dekompensation (keine Aufrichtung des Längsgewölbes im Zehenstand) u. U. op.: Tibialis-anterior-Plastik nach Niederecker, Schraubenarthrorise u. Calcaneusverlängerung nach Evans. Vgl. Fußdeformitäten (Abb. dort).

Pes varus (↑) *m*: s. Pes equinovarus.

PET: Abk. für **P**ositron**e**n**e**missions**t**omographie; Form der funktionellen Emissionscomputertomographie* zur qual. u. quant. Bestimmung von Stoffwechselprozessen, Rezeptoraktivität u. regionalen Blutflüssen in vivo; **Prinzip:** Inkorporation (meist i. v. Injektion) positronenstrahlender Radiopharmaka (Radionuklide z. B. ^{11}C, ^{18}F); durch Positronenzerfall (Beta-plus-Strahlung; s. Betastrahlung) werden gleichzeitig ein Paar Gammaquanten zueinander diametral ausgesendet, die vom Detektorring des PET-Scanners durch Koinzidenzmessung registriert u. rechnergestützt zu Schnittbildern rekonstruiert werden; Durchführung meist in Komb. mit CT* (PET-CT); **Ind.:** v. a. Detektion von **1.** Tumoren u. Entzündungsherden mit hohem Glukoseverbrauch u. Darstellung der Stoffwechselaktivität des Myokards bzw. des Gehirns mit ^{18}F-FDG-PET (Fluor-18-Desoxyglukose); **2.** Prostatatumoren mit ^{18}F-Cholin; **3.** Parkinson*-Syndrom (Abb. dort) mit ^{18}F-DOPA-PET; **4.** Demenzabklärung mit ^{18}F-FDG-PET, z. B. Alzheimer*-Krankheit.

Petechien (italienisch petecchie Blut-, Fieberflecken) *f pl*: (engl.) *petechiae*; kleinste punktförmige Kapillarblutung; **Urs.:** thrombozytäre od. vaskuläre hämorrhag. Diathese*. Vgl. Hautblutung; Rumpel-Leede-Test.

Peters-An|omalie (Albert P., Ophth., Bonn, 1862–1938; Anomalie*) *f*: (engl.) *Peters' anomaly*; angeb. zentrale Corneatrübung mit Defekt der Descemet-Membran, Sekundärglaukom, Mikrocornea u. Mikrophthalmie; **Ätiol.:** Mutation im PAX6- (Genlocus 11p13), PITX2- (Genlocus 4q25-q26), CYP1B1- (Genlocus 2p22-p21) od. FOXC1-Gen (Genlocus 6p25); meist autosomal-rezessiv erbl. (selten autosomal-dominanter Erbgang); **DD:** Embryopathia* rubeolosa.

Pethidin (INN) *n*: (engl.) *pethidine*; Opioid-Analgetikum (s. Opioide) mit unspezif. Wirkung bei Shivering*.

Petiolus (lat. Füßchen, Obststiel) *m*: Stiel.

Petiolus epi|glottidis (↑; Ep-*; Gloss-*) *m*: Kehldeckelstiel; durch das Lig. thyroepiglotticum am Schildknorpel befestigt.

Petit-Band (Jean L. P., Chir., Anat., Paris, 1674–1750): Lig. rectouterinum.

Petit-Dreieck (↑): Trigonum* lumbale inferius.

Petit-Hernie (↑; Hernie*) *f*: Hernia* lumbalis.

Petit-Kanal (François Pourfour du P., Anat., Chir., Ophth., Paris, 1664–1741; Canalis*): (engl.) *Petit's canal*; Spatia zonularia; mit Kammerwasser gefüllte Räume zwischen den Fibrae zonulares des Auges.

Petit mal (franz. kleines Übel): nicht mehr gebräuchl. Bez. für verschiedene Formen epilept. Anfälle (z. B. Absence, Myoklonien, einfach- od. komplex-partielle Anfälle); s. Epilepsie.

Petri|fikation (gr. πέτρος Stein; lat. facere machen) *f*: (engl.) *petrifaction*; steinartige Umwandlung eines Gewebes durch gleichmäßige Calciumsalzablagerungen.

Petri-Schale (Julius R. P., Bakteriol., Berlin, 1852–1921): (engl.) *Petri dish*; runde Schale für Bakterienkulturen; heute überwiegend aus Kunststoffen.

Petrositis (↑; -itis*) *f*: (engl.) *petrositis*; akute od. chron. Entz. des Felsenbeins; vgl. Gradenigo-Syndrom.

Petrussa-In|dex *m*: Index zur Reifebestimmung des Neugeborenen* u. Abschätzung des Gestationsalters durch Bewertung des äußeren Aspekts (Haut, Ohr, Brust, Testis bzw. Labia majora u. Sohlenfalten); vgl. Reifezeichen des Neugeborenen.

Petting (engl. to pet streicheln) *n*: wechselseitige Reizung der Geschlechtsteile ohne Koitus* bis zum Orgasmus.

Petz-Näh|apparat (Aladár P., Chir., Ungarn, 1888–1956): s. Klammernahtgeräte.

Peutz-Jeghers-Syn|drom (Johannes L. A. P., Int., Rotterdam, 1886–1957; Harold J. J., Int., Boston, 1904–1990) *n*: (engl.) *Peutz-Jeghers syndrome*; autosomal-dominant erbl. Erkr. mit nichtneoplast. Po-

-pexie

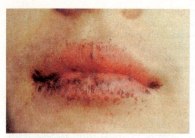

Peutz-Jeghers-Syndrom Abb. 1: periorale Pigmentationen [23]

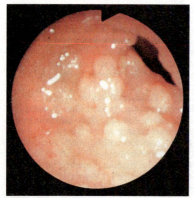

Peutz-Jeghers-Syndrom Abb. 2: Polypen im Ileum; endoskopischer Befund [23]

lyposis* intestinalis u. im Kleinkindesalter auftretender periuraler Melaninpigmentation (s. Abb. 1); **Ätiol.:** Mutation im STK11-Gen (kodiert für Serin/Threonin-Proteinkinase-11, Genlocus 19p13.3); **Häufigkeit:** 1 : 120 000 Geburten; **Pathol./Anat.:** von der Lamina muscularis mucosae ausgehenden polypösen Hamartome sind v. a. im Dünndarm, auch in Magen, Colon u. Rektum lokalisiert u. entarten nur sehr selten maligne (s. Adenom-Karzinom-Sequenz). **Klin.:** Manifestation meist zwischen 20. u. 30. Lj. mit rezidiv. kolikartigen Bauchschmerzen u. Magen-Darm-Blutungen; als Kompl. können Invagination* u. Ileus* auftreten; ovarielle Tumoren in 10 % der Fälle (Dysgerminom, Granulosazelltumor, Kystadenom), Hodentumoren (Sertoli-Zelltumor u. a.), Mammakarzinome, Pankreasadenokarzinome; **Diagn.:** Endoskopie (s. Abb. 2) mit Biopsie, röntg. Magen-Darm-Passage, molekulargenet. Nachweis; **Ther.:** bei Kompl. Dünndarmresektion u. Enteroanastomose.

-pexie: Wortteil mit der Bedeutung das Befestigen; von gr. πῆξις.

Peyer-Plaques (Johann K. P., Anat., Schaffhausen, 1653–1712; Plaque*) *f pl*: (engl.) *Peyer's patches*; Folliculi lymphoidei aggregati; Haufen von Lymphknötchen im Ileum; als Bestandteil des Immunsystems* haben die P.-P. eine wichtige Funktion bei der lokalen Immunität; bei Typhus* abdominalis treten sie beetartig hervor u. zerfallen geschwürig.

Peyronie-Krankheit (François de la P., Chir., Montpellier, Paris, 1678–1747): Induratio* penis plastica.

PF: 1. Abk. für **P**eak*-**F**low; 2. Abk. für **P**lättchenfaktor*.

PFA: Abk. für (engl.) *p*lated *f*unction *a*nalyzer; s. Blutungszeit, in vitro.

Pfählungs|verletzung: (engl.) *impalement trauma*; tief penetrierende Stichverletzung* durch Aufspießung, z. B. auf einen Pfahl, Deichsel (Roller) meist im Bereich des Genitales u. der Dammregion; häufig kombiniert mit Begleitverletzungen des Harntrakts (Harnröhrenabriss, Blasenläsion) bzw. des Rektosigmoids u. anderer Beckenorgane; hohe Komplikationsrate u. a. durch Inf., Fistelbildung; **Ther.:** Resektion zerstörter Strukturen, ggf. Anlage eines Anus praeternaturalis, mehrzeitige Rekonstruktion.

Pfannen-Perthes (Georg C. Pf., Chir., Tübingen, 1869–1927): s. Perthes-Calvé-Legg-Krankheit.

Pfannenstiel-Quer|schnitt (Hermann J. P., Gyn., Breslau, 1862–1909): suprapubischer Querschnitt*.

Pfannen|wanderung: (engl.) *acetabular shift*; röntg. erkennbare, durch Zerstörung des Gelenks inf. tuberkulärer Koxitis, Osteomyelitis, angeb. Hüftgelenkluxation u. a. verursachte Ausweitung der Hüftgelenkpfanne u. Verlagerung des Femurkopfs meist nach oben hinten.

Pfanne, tiefe: (engl.) *sunken acetabulum*; (röntg.) Vorwölbung der Linea ilioischiadica über die Linea terminalis als Zeichen der Koxarthrose*; bei Fortschreiten der Arthrose u. U. Weiterentwicklung zur Protrusio* acetabuli.

Pfaundler-Hurler-Krankheit (Meinhard von P., Päd., München, 1872–1947; Gertrud H., Päd., München, 1889–1965): Hurler*-Pfaundler-Krankheit.

PFC: Abk. für (engl.) *p*laque *f*orming *c*ell; Plaque bildende Zelle; s. Plaque-Test.

PFC-Syn|drom *n*: Abk. für (engl.) *p*ersistent *f*etal *c*irculation; s. PPHN.

Pfeffer|minze: (engl.) *peppermint*; Mentha x piperita; Kulturpflanze aus der Fam. der Lippenblütler; Laubblätter u. blühende Zweigspitzen (Menthae piperitae folium) enthalten ätherisches Öl mit den Hauptkomponenten Menthol*, Menthon, 1,8-Cineol, Menthofuran sowie Gerbstoffe* u. Flavonoide*; **Verw.:** vorwiegend als Tee bei krampfartigen Beschwerden im Magen-Darm-Trakt u. in den Gallenwegen.

Pfeffer, Schwarzer: (engl.) *black pepper*; Piperis nigri fructus; Früchte von Piper nigrum, die ätherisches Öl u. scharf schmeckende Säureamide enthalten; **Wirkung:** reflektor. Anregung der Speichel- u. Magensaftsekretion, Steigerung der Amylaseaktivität in Speichel u. Pankreas.

Pfeifer-Weber-Christian-Syn|drom (Victor P., deutscher Arzt, 1846–1921; Frederick P. W., Arzt, London, 1863–1962; Henry A. Ch., Int., Boston, 1876–1951) *n*: Panniculitis* nodularis non suppurativa febrilis et recidivans.

Pfeiffer-Drüsen|fieber (Emil P., Int., Wiesbaden, 1846–1921): Mononucleosis* infectiosa.

Pfeiffer-Syn|drom (Rudolf A. P., Humangenet., Erlangen, geb. 1931) *n*: (engl.) *Pfeiffer syndrome*; autosomal-dominant erbl. Fehlbildungskomplex; **Ätiol.**: Mutationen im FGFR1-Gen (codiert für FGF*-Rezeptor-1, Genlocus 8p11.2-p11.1) od. FGFR2-Gen (codiert für FGF-Rezeptor-2, Genlocus 10q26); **Sympt.**: Schädeldeformität inf. prämaturer Schädelnahtsynostose u. Syndaktylie II, III u. IV (selten auch präaxiale Verdoppelung der Großzehen), breite Daumen. Vgl. Akrozephalosyndaktylie-Syndrom V.

Pfeiler|naht: (engl.) *Czerny's suture*; op. Verengung des Canalis inguinalis durch Vernähen zweier kanalparalleler Faszienfalten der Aponeurose des M. obliquus externus abdominis; v. a. zur op. Behandlung einer angeb. Leistenhernie im Kindesalter; vgl. Hernioplastik.

Pfeiler|re|sektion (Resektion*) *f*: s. Thorakoplastik.

Pfeiler|zellen (Zelle*): s. Corti-Organ.

Pfeil|gift: Toxikon; s. Curare.

Pfeil|naht: (engl.) *sagittal suture*; Sutura sagittalis, Sagittalnaht; in der Mittellinie zwischen beiden Scheitelbeinen.

Pferde|en|zephalitis (Enkephal-*; -itis*) *f*: (engl.) *equine encephalitis*; Enzephalomyelitis bei Pferden, beim Menschen gelegentl. epidemische Infektion mit v. a. bei Kindern u. Jugendlichen häufig letalen Verläufen; wahrscheinl. wegen umfangreicher Impfmaßnahmen bei Pferden ist die P. für den Menschen zurzeit praktisch bedeutungslos. **Vork.**: in Nord- u. Südamerika sowie Russland; **Err.**: Vetreter des Genus Alphavirus* der Togaviridae*, geograph. benannt: Eastern-Equine-Encephalitis-Virus (Abk. EEEV), Western-Equine-Encephalitis-Virus (Abk. WEEV) u. Venezuela-Equine-Encephalitis-Virus (Abk. VEEV); Übertragung durch Mücken (Culicinae).

PFGE: Abk. für **P**uls*-**F**eld-**G**el-**E**lektrophorese.

PFIC: Abk. für **p**rogrediente **f**amiliäre **i**ntrahepatische **C**holestase*.

PFK: Abk. für 6-**P**hospho**f**rukto**k**inase*.

Pflanzen|stoffe, sekundäre: (engl.) *secondary plant constituents*; Gruppe chem. sehr unterschiedl., von Pflanzen synthetisierter Verbindungen ohne Bedeutung im pflanzl. Grundstoffwechsel, aber mit vielfältigen ökolog. Funktionen (z. B. Lockstoffe, Gifte als Fraßschutz); **Wirkung** auf den menschl. Organismus: **1.** Schädigung der Gesundheit; z. B. Blausäure*, Lektine*, Solanin* u. a. Alkaloide*; **2.** evtl. gesundheitsfördernde u. -erhaltende Wirkungen: vermutl. antikanzerogen wirken Carotinoide* u. Protease-Inhibitoren in nicht tox. Konz. (z. B. in Hülsenfrüchten, Getreide, Nüssen, Kartoffeln); Flavonoide* schützen vor tox. Sauerstoffspecies (s. Antioxidanzien). Polyphenole u. Glukosinolate (z. B. in Senf, Meerrettich, Kohl) wirken antimikrobiell, im Knoblauch enthaltene Schwefelverbindungen antithrombot., Saponine* (z. B. in Hülsenfrüchten u. Hafer) entzündungshemmend, Reserpin* blutdruck- u. Phytosterole* cholesterolsenkend. Vgl. Digitalisglykoside, Gerbstoffe, Phytotherapie, Öle, ätherische.

Pflaster: s. TTS, Verbände.

Pflaster|stein|de|generation (Degeneratio*) *f*: (engl.) *cobblestone degeneration*; benigne periphere Netzhautveränderung; abgegrenztes gelblich-weißes Areal, in dem evtl. Choroideagefäße sichtbar werden; **Urs.**: spontane chororetinale Vernarbung; **Vork.**: bei ca. 25 % aller gesunden Augen.

Pflaumen|bauch|syn|drom *n*: s. Prune-belly-Syndrom.

Pflege: (engl.) *nursing, care*; menschliche Fähigkeit, Bedingungen für das Überleben u. Wohlbefinden von Menschen zu sichern od. herzustellen; umfasst Gesundheits- u. Krankenpflege*, Altenpflege, Familienpflege, professionelle u. Laienpflege; **Formen: 1.** nach Durchführung: akutstationär, ambulant, häuslich, teilstationär, als Langzeitpflege; **2.** nach Organisationsform: als Funktionspflege*, Bezugspflege*, Gruppenpflege*. **Leistung:** professionelle P. erfordert die Erstellung einer Pflegeanamnese*, Pflegediagnostik, Pflegeplanung* u. Evaluation sowie die Dokumentation des Pflegeprozesses. Vgl. Pflegeversicherung, Soziale; Pflegebedürftigkeit.

Pflege|ana|mnese (Anamnese*) *f*: (engl.) *nursing history*; Informationssammlung über den Pat. als Teil der Pflegediagnostik u. Grundlage für die Pflegeplanung*; umfasst die Feststellung von **1.** Personalien, **2.** Diagn. u. Ther. sowie entspr. Verordnungen, **3.** körperl. Zustand, **4.** individuellen Bedürfnissen des Pat. (u. evtl. seiner Angehörigen bzw. Freunde), **5.** Ausmaß der Pflegebedürftigkeit*, **6.** Fähigkeit zur Mitarbeit (vorhandene Kompetenzen zur Selbstpflege), **7.** Defiziten, die durch professionelle Pflege zu ersetzen sind. Vgl. Pflegeprozess.

Pflege|bedürftigkeit: (engl.) *care dependency*; **1.** i. w. S. jeder Gesundheitzustand, in dem Pflege benötigt wird; i. R. von Alltagsaktivitäten u. -strukturierung, Folgen von Krankheit, Diagn. u. Therapie; **2.** i. S. der Sozialen Pflegeversicherung* ein auf körperl., geistiger od. seel. Krankheit od. Behinderung beruhender Gesundheitszustand, aufgrund dessen die betroffene Person in den elementaren Lebensbereichen der Körperpflege, Ernährung, der Mobilität od. der hauswirtschaftl. Versorgung für die gewöhnlichen u. regelmäßig wiederkehrenden Verrichtungen im Ablauf des tägl. Lebens (vgl. Aktivitäten des täglichen Lebens) für mind. 6 Monate in einem wenigstens erhebl. Maße fremder Hilfe bedarf (§§ 14 u. 15 SGB XI); P. ist in 3 **Pflegestufen** (I: erhebliche P., II: Schwerpflegebedürftigkeit, III: Schwerstpflegebedürftigkeit) unterteilt u. wird durch MDK* in der Krankenversicherung festgestellt; ihr Eintritt berechtigt zur Inanspruchnahme der Leistungen der Pflegeversicherung (bzw. im Fall des § 44 SGB VII der Gesetzlichen Unfallversicherung). Pflegebedarf i. R. einer med. notwendigen Heilbehandlung wird durch Kranken- od. Unfallversicherung als Teil der Krankenhausbehandlung od. als häusliche Krankenpflege*) gedeckt; die zur Vermeidung od. Überwindung von P. erforderlichen med. Maßnahmen sind von den zuständigen Rehabilitationsträgern (insbes. den Krankenkassen gemäß §§ 11 Abs. 2, 23 Abs. 1 Nr. 4 SGB V) zu erbringen (§§ 5, 31 SGB XI).

Pflege|berufe: (engl.) *nursing professions*; bundesgesetzl. geregelte Ausbildungsberufe (u. damit geschützte Berufsbezeichnungen) in der Kinderkranken-, Kranken- u. Altenpflege: Gesundheits- und Krankenpfleger/in, Gesundheits- und Kinderkran-

Pflegedokumentation

kenpfleger/in u. Altenpfleger/in; **Ausbildung:** Ausbildung u. Prüfung der Krankenpflegeberufe sind geregelt im „Gesetz über die Berufe in der Krankenpflege" (Krankenpflegegesetz, Abk. KrPflG) u. in der „Ausbildungs- und Prüfungsordnung für die Berufe in der Krankenpflege" (Abk. KrPflAPrV). Die Altenpflegeausbildung wird durch das „Gesetz über die Berufe in der Altenpflege" (Abk. AltPflG) geregelt. Die Ausbildung der Pflegenden dauert 3 Jahre. In Modellversuchen existieren generalistische Ausbildungsgänge an Schulen sowie duale Studiengänge an Fachhochschulen mit einem Bachelor-Abschluss. Die bis 2003 auch über das KrPflG geregelte Krankenpflegehilfeausbildung gehört seit 2004 in den Zuständigkeitsbereich der Länder.

Pflege|dokumentation f: (engl.) *nursing documentation*; Aufzeichnung aller Stufen des Pflegeprozesses*; dient dem Informationsaustausch zwischen an der Versorgung beteiligten Personen, dem Nachweis der erbrachten Leistung, der Qualität u. der rechtlichen Absicherung einer regelrecht erbrachten Pflege.

Pflege|planung: (engl.) *care planning*; Planung der durchzuführenden Pflegemaßnahmen möglichst unter Beteiligung des Pat.; Teil der Pflegedokumentation*; die Umsetzung sollte evaluiert werden. Vgl. Pflegeprozess.

Pflege|prozess m: (engl.) *nursing process*; Problemlösungsprozess der Pflegepraxis mit Diagnostik, Zielsetzung, Planung, Durchführung u. Überprüfung; Pflegediagnostik mit Informationssammlung (Pflegeanamnese*) unter Einbeziehung ersichtl. u. zu erwartender Probleme sowie der Fähigkeiten u. Ressourcen des Pat., Feststellung von Pflegezielen, Planung (Pflegeplanung*) u. Durchführung der Pflegemaßnahmen, Beurteilung der Ergebnisse u. evtl. Festlegung neuer Ziele bzw. veränderter Pflegemaßnahmen, festgehalten in der Pflegedokumentation*.

Pflege|versicherung: (engl.) *nursing insurance scheme*; Abk. PV; 5. Säule der Sozialversicherung* zur Sicherstellung einer pflegerischen Versorgung der Bevölkerung, angepasst an gesellschaftliche u. wirtschaftl. Veränderungen als rechtlich festgeschriebene solidarische Aufgabe; Versicherte der Gesetzlichen Krankenversicherung* werden in die der Krankenkasse angegliederte Pflegekasse einbezogen; Versicherte der Privaten Krankenversicherung müssen eine Private P. bei gleichwertigem Leistungsspektrum abschließen. Leistungen der PV bei Pflegebedürftigkeit* umfassen häusl. (Homecare), teil- u. vollstationäre Pflegeleistungen, Versorgung mit Pflegehilfsmitteln sowie Leistungen für nicht erwerbsmäßig tätige Pflegepersonen; in der ambulanten u. teilstationären Pflege werden (nach Pflegestufen differenzierte) Sach- od. Geldleistungen (od. beide zusammen als sog. Kombinationsleistungen) gewährt; in der (gegenüber den anderen Leistungstypen nachrangigen) vollstationären Pflege werden von der P. die Kosten für Pflegeleistungen, nicht aber für Unterkunft u. Verpflegung, bis zu einem monatl. Betrag von 1825 EUR übernommen.

Pfleg|schaft: s. Betreuung.

Pflüger-Gesetz (Eduard F. P., Physiol., Bonn, 1829–1910): (engl.) *Pflüger's law*; sog. Zuckungsgesetz; gesetzmäßiges Verhalten der Muskelzuckungen bei Schließen u. Öffnen des elektr. Reizstromkreises in Abhängigkeit von der gewählten Reizelektrode u. der Reizqualität (Stromstärke u. -richtung). Vgl. Elektrotonus.

Pflug|schar|bein: Vomer*.

Pfötchen|stellung: s. Trousseau-Zeichen; s. Tetanie (Abb. dort).

Pfort|ader: (engl.) *portal vein*; Vena* portae hepatis.

Pfort|ader|entzündung: s. Pylephlebitis.

Pfort|ader|gefäße der Hypo|physe (Hypophyse*): (engl.) *portal vessels of the pituitary gland*; Gefäßverbindung von bes. Bau zw. Hypothalamus u. Hypophysenvorderlappen (s. Abb.); leitet vermutl. humorale Stoffe (Releasing*-Hormone) vom Hypothalamus zum Hypophysenvorderlappen. Vgl. Diencephalon.

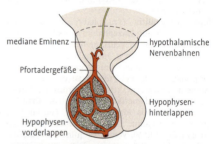

Pfortadergefäße der Hypophyse

Pfort|ader|hoch|druck: portale Hypertension*.

Pfort|ader|stauung: portale Hypertension*.

Pfort|ader|thrombose (Thromb-*; -osis*) f: (engl.) *pylethrombosis*; Pylethrombose; Thrombose der Pfortader bzw. der V. lienalis, z. B. nach Pylephlebitis*, perinataler Infektion der Umbilikalgefäße, i. R. einer Pankreatitis, einer myeloproliferativen Erkrankung* od. bei Pankreaskarzinom, Leberzirrhose; kann zu Pfortaderverschluss u. einer portalen Hypertension* führen. Vgl. Zahn-Infarkt.

Pfort|ader|verschluss: (engl.) *occlusion of the portal vein*; sog. zentraler prähepatischer Block; völliger Verschluss der Pfortader od. ihrer Äste durch komprimierende Prozesse (Tumoren) od. Pfortaderthrombose*.

Pfropf|gestose (lat. gestatio das Tragen, Ausgetragenwerden; -osis*) f: s. Schwangerschaftserkrankungen, hypertensive.

Pfropf|kern: s. Nucleus emboliformis.

Pfropf|thrombose (Thromb-*; -osis*) f: (engl.) *propagating thrombosis*; syn. Appositionsthrombose; Bildung eines Thrombus*, der in kurzer Zeit vom Ausgangsort in größere Abschnitte der venösen Gefäße wächst; aszendierendes Thrombenwachstum in Strömungsrichtung (orthograd) od. deszendierend gegen die Strömungsrichtung (retrograd) unter rückwärtiger Durchdringung der Venenklappen mögl. (s. Abb.); kann im Bereich der unteren Extremitäten zum postthrombotischen Syndrom* führen.

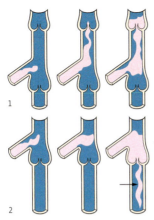

Pfropfthrombose: 1: aszendierendes, 2: deszendierendes Thrombenwachstum mit sog. Stalaktitenzeichen (Pfeil)

Pfropfung: 1. (engl.) *grafting*; Hautpfropfung, sog. Reverdin-Plastik; s. Hauttransplantat; **2.** s. Vorhofpfropfung.

PFU: Abk. für (engl.) *p*laque *f*orming *u*nit, Plaque bildende Einheit; Bez. für eine Viruseinheit, die auf einem Zell- od. Bakterienrasen Lyse* in Form eines runden Flecks erzeugt; vgl. Plaque.

PG: Abk. für **P**rosta**g**landine*.

PGA-Syn|drom *n*: Kurzbez. für **p**oly**g**landuläres **A**utoimmunsyndrom*.

PGD: 1. Abk. für 6-**P**hospho**g**lukonat**d**ehydrogenase*; **2.** Abk. für **p**räimplantive **g**enetische **D**iagnostik; s. Präimplantationsdiagnostik; **3.** Abk. für **p**rimäre **G**raft**d**ysfunktion*.

PGM: 1. (biochem.) Abk. für **P**hospho**g**lukomutase*; **2.** Abk. für **P**hospho**g**lyceratm**u**tase*.

PGP: Abk. für **P**hospho**g**lykolat**p**hosphatase*.

PGU: Abk. für **p**ost**g**onorrhoische **U**rethritis*.

pH: Abk. für **P**otenz (p; nach anderen pondus hydrogenii) u. Maß für Wasserstoffionenkonzentration* (**H**); negativ dekad. Logarithmus (s. log) der Wasserstoffionenkonzentration: pH = −lg [H⁺]; pH zeigt saure (pH<7), neutrale (pH=7) od. alkal. (pH>7) Reaktion einer Lösung an. Physiol. pH-Werte versch. Körperflüssigkeiten: s. Tab. Vgl. Standardbicarbonat.

pH
Physiologische pH-Werte

Körperflüssigkeit	pH
Blut, Serum	7,36 – 7,44
Pankreassaft	7,5 – 8,8
Galle	6,5 – 8,2
Harn	4,5 – 7,9
Magensaft	1 – 4
Milch	6,5 – 6,9
Speichel	5,5 – 7,8

Ph¹: Kurzbez. für **Ph**iladelphia*-Chromosom.

PHA: Abk. für **Ph**yth**a**gglutinine; s. Lektine.

Phän (gr. φαίνεσθαι sich zeigen, erscheinen) *n*: (engl.) *phene*; Merkmal, das best. Genen od. Genkonstellationen zugeordnet werden kann; vgl. Phänotypus.

Phäno|kopie (↑) *f*: (engl.) *phenocopy*; eine durch exogene Faktoren im Zusammenspiel mit den spez. Erbanlagen bewirkte Veränderung in der Merkmalbildung (Phänogenese) eines Genotyps, die zur Nachbildung des Manifestationsmusters eines anderen Genotyps führt; die entstehenden phänotyp. Modifikationen sind nicht erblich, d. h. der Genotyp selbst bleibt unbeeinflusst. Exogene Faktoren können während der Schwangerschaft zu intrauterinen Entwicklungsstörungen versch. Organe od. Organsysteme führen, wenn sie während der sensiblen Phase* einwirken, z. B. Katarakt (durch rezessiven Erbgang bedingt od. durch Rötelninfektion od. Strahlenexposition in der Frühschwangerschaft), Warfarin-Embryopathie (klin. ident. mit der genet. bedingten Chondrodysplasia punctata). Vgl. Erkrankungen, pränatale; Krankheiten, genetische.

Phänomen, gusto|lakrimales (↑) *n*: s. Krokodilstränenphänomen.

Phänomen, okulo|digitales (↑) *n*: (engl.) *digito-ocular sign*; Augenbohren bei blind geborenen Kindern, möglicherweise um Lichterscheinungen (sog. Sternesehen) zu provozieren.

Phänomeno|logie (↑, -log*) *f*: (engl.) *phenomenology*; (med.) Lehre von den Krankheitszeichen.

Phäno|typus (↑; gr. τύπος Gepräge, Bild) *m*: (engl.) *phenotype*; Merkmalbild, Erscheinungsbild (im Gegensatz zum Genotypus*, dem sog. Erb- od. Anlagenbild); Summe aller an einem Einzelwesen vorhandenen Merkmale (Phäne*), sein äußeres Bild, seine äußere Erscheinungsform u. seine funkt. Eigenschaften, die durch den Genotypus im Zusammenwirken mit Umwelteinflüssen versch. Art geprägt werden; der Grad der phänotyp. Ausprägung wird durch die Expressivität* beschrieben.

Phäo|chromo|blastom (gr. φαιός grau; Chrom-*; Blast-*; -om*) *n*: (engl.) *pheochromoblastoma*; unreifzellige Form des Phäochromozytoms* mit hämatogener od. lymphogener Metastasierung; Metastasen z. T. nicht chromaffin.

Phäo|chromo|zytom (↑; ↑; Zyt-*; -om*) *n*: (engl.) *pheochromocytoma*; seltener, Katecholamin produzierender Tumor der chromaffinen Zellen* im Nebennierenmark; sezerniert Adrenalin* u. Noradrenalin*; v. a. bei malignem Ph. (ca. 10 %) vermehrte Sekretion von Dopamin*; **Vork.:** familiär gehäuft (oft bilateral) u. überdurchschnittl. häufig bei MEN*-Syndromen (Typ II A u. II B), Neurofibromatose*, von*-Hippel-Lindau-Syndrom; **Klin.:** Hypertonie (anfallweise od. persistierend), Tachykardie, Kopfschmerz, Schweißausbrüche, Zittern, u. U. Hyperglykämie; auch symptomarmer Verlauf mögl.; **Diagn.:** wiederholte Bestimmung von Katecholaminen* u. ihren Metaboliten (Metanephrin, Normetanephrin) im angesäuerten 24-Std.-Sammelurin, Clonidin*-Hemmtest, Glucagontest* (nur bei normotonen Pat.); Ultraschalldiagnostik, CT, MRT, MIBG*-Szintigraphie; **Ther.:** chir. Entfernen nach präop. pharmak. Alpha-Rezeptoren-

Phag-

Blockade (z. B. mit Phenoxybenzamin); bei hypertensiver Krise kontrollierte Blutdrucksenkung. Vgl. Paragangliome.

Phag-: auch Phago-, -phagus, -phagie; Wortteil mit der Bedeutung verzehren; in Zusammensetzungen auch Speise-; von gr. φαγεῖν.

Phagedänismus, tropischer (gr. φαγέδαινα fressendes Geschwür) *m*: s. Ulcus tropicum.

Phagen (Phag-*) *m pl*: (engl.) *phages*; Kurzbez. für Bakteriophagen*.

Phagen|ad|sorption (↑; Ad-*; lat. sorbere verschlingen, einschlürfen) *f*: (engl.) *phage adsorption*; Anheftung eines Bakteriophagen* an Rezeptoren der bakteriellen Zelloberfläche; abhängig auch von anorg. (z. B. Ca^{2+}) od. org. (z. B. Tryptophan) Cofaktoren, pH u. Temperatur.

Phagen|kon|version (↑; lat. conversio Umwandlung, Veränderung) *f*: lysogene Konversion*.

Phagen|neutralisations|test (↑) *m*: (engl.) *phage neutralization test*; sehr empfindl. Methode zum Nachw. von Antikörpern, die gegen Bakteriophagen* gerichtet sind od. gegen Substanzen, die an Phagen gekoppelt wurden; basiert auf der Tatsache, dass die Anwesenheit von spezif. Ak die Fähigkeit der Phagen beeinträchtigt, das Wirtsbakterium zu infizieren.

Phagen|typ (↑) *m*: (engl.) *phage type*; syn. Lysotyp; Bez. für Bakterienstämme, die aufgrund der Lyse durch spezif. Bakteriophagen* unterschieden werden können; vgl. Lysotypie.

Phagen|typisierung (↑): s. Lysotypie.

Phago|zyten (↑; Zyt-*) *m pl*: (engl.) *phagocytes*; sog. Fresszellen; Bez. für die zur Phagozytose* befähigten, überwiegend sessilen Makrophagen* sowie die mobilen Monozyten*, (neutro- u. eosinophilen) polymorphkernigen Granulozyten* u. Chondroklasten*.

Phago|zytose (↑; ↑; -osis*) *f*: (engl.) *phagocytosis*; Aufnahme fester Partikel (z. B. Gewebetrümmer, Fremdkörper, Mikroorganismen) in das Zellinnere von Phagozyten* mit intrazellulärem (enzymat., oxidativem) Abbau; nach Anlagerung an die Zellmembran* (z. B. von opsonisierten Mikroorganismen durch Bindung an membranständige Fc- u. Komplement-Rezeptoren) kommt es zur Aktivierung kontraktiler Strukturen innerh. des Zytoplasmas mit Einschluss der Partikel in Zytoplasmavakuolen durch lokale Einstülpung der Zellmembran bzw. Ausformung von zellulären, die Partikel umfließenden Pseudopodien. Vgl. Metabolismus, oxidativer.

Phak|ek|tomie (Phako-*; Ektomie*) *f*: (engl.) *phacectomy*; s. Staroperation.

Phako-: Wortteil mit der Bedeutung Linse; von gr. φακός.

Phako|e|mulsi|fikation (↑; lat. emulgere, emulsus ab-, ausschöpfen; facere tun) *f*: s. Staroperation.

Phakomatosen (↑; -om*; -osis*) *f pl*: (engl.) *phakomatoses*; Sammelbez. für neurokutane Syndrome mit ektodermalen bzw. mesenchymalen Tumoren sowie kongenitalen Gefäßveränderungen an Haut, Augen u. ZNS (Angiophakomatosen); **Formen:** Neurofibromatose*, tuberöse Sklerose*, von*-Hippel-Lindau-Syndrom u. Sturge*-Weber-Krabbe-Syndrom (früher sog. 1.–4. Ph.), Basalzellnävussyndrom*, multiple Glomustumoren*, Ataxia te-leangiectatica, LEOPARD*-Syndrom, neurokutane Melanose*, Incontinentia* pigmenti, Osler*-Rendu-Weber-Krankheit, Pseudoxanthoma* elasticum, Peutz*-Jeghers-Syndrom.

Phalangen|fraktur (Phalanx*; Fraktur*) *f*: s. Fingerfraktur; Zehenfraktur;

Phalangen|luxation (↑; Luxation*) *f*: (engl.) *phalangeal luxation*; Luxation* im proximalen od. distalen Interphalangealgelenk (selten im Grundgelenk); evtl. mit Verletzung von Kollateralbändern u. beugeseitiger Fibrocartilago (bindegewebige palmare Platte am Fingergelenk); **Lok.:** v. a. im Bereich der Hand (Fingerluxation, s. Abb.); **Klin.:** Schwellung, Schmerz, Fehlstellung; auch nach Reposition oft lang persistierende Kapselschwellung; **Diagn.:** klin. Untersuchung, Rö. prä u. post repositionem zum Ausschluss von Begleitverletzung u. persistierender Subluxation; **Ther.:** manuelle Reposition*, frühfunktionelle Ther. zur Verhinderung von Kontrakturen* (frühzeitiger Beginn einer dosierten Bewegungstherapie); ggf. op. Refixation der Fibrocartilago.

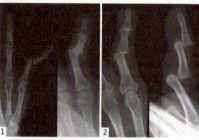

Phalangenluxation: 1: Luxation des Kleinfingers im proximalen Interphalangealgelenk; 2: Luxation des Mittelfingers im proximalen u. distalen Interphalangealgelenk [88]

Phalangen|zellen (↑; Zelle*): s. Corti-Organ.

Phalanx (gr. φάλαγξ Schlachtreihe) *f*: s. Ossa digitorum manus; Ossa digitorum pedis.

Phalen-Test (George S. Ph., Arzt, USA) *m*: Handbeugetest; Auslösung einer Parästhesie* im Handgelenk durch max. Flexion der Hand bei Karpaltunnelsyndrom*.

Phalloidin *n*: s. Mykotoxine.

Phallus (gr. φαλλός Penis) *m*: Penis*.

Phantasma (gr. φάντασμα) *n*: (engl.) *phantasm*; Wahrnehmung einer nicht vorhandenen Szene in Form von Halluzination*, Illusion* od. Pseudohalluzination.

Phantom|empfinden (franz. fantôme Trugbild, Sinnestäuschung): (engl.) *phantom feeling*; Projektion von Empfindungen in ein nach Amputation* nicht mehr vorhandenes od. z. B. durch Plexusschädigung od. Querschnittläsion* denerviertes Körperteil (Extremität, Mamma, Rektum, Penis, Zahn u. a.); dieses wird als vorhanden erlebt, nach Extremitätenamputation auch als direkt am Stumpf aufsitzende geschwollene Hand bzw. Fuß (sog. Teleskopphänomen) empfunden; Ph. kann durch Berührungsreiz od. Stumpfschmerz (insbes. bei Amputationsneurom) ausgelöst werden od. spontan v. a. als Schmerz (evtl. begleitet von

Stumpfschlagen), Juckreiz od. Bewegungsempfindung auftreten; **Ther.:** pharmak.: Baclofen, Memantine, Antikonvulsiva, trizykl. Antidepressiva, Analgetika; Physiotherapie auf neurophysiol. Basis, spez. physiotherap. Stumpftraining, Biofeedbacktherapie, TENS, Psychotherapie; **Prävention** bei chir. Amputation: perioperative Leitungsanästhesie, kontinuierl. Gabe von Ketamin.

Phantom|schmerz (↑): s. Phantomempfinden.

Phantom|tumor (↑; Tumor*) *m*: (röntg.) Interlobärerguss in Form eines Rundherdes; **Diagn.:** (röntg.) Aufnahmen in 2 Ebenen; bei alleiniger Sagittalaufnahme Gefahr der Fehldeutung i. S. einer Neubildung.

Pharmako|dynamik (gr. φάρμακον Heilmittel; δύναμις Kraft) *f*: (engl.) *pharmacodynamics*; Teilgebiet der Pharmakologie*; untersucht den Einfluss von Arzneistoffen auf den Organismus (einschließl. Dosis*/Wirkungsbeziehungen, Wirkungsmechanismen, unerwünschte Arzneimittelwirkungen*, Toxikologie*). Vgl. Pharmakokinetik.

Pharmako|genetik (↑; Genetik*) *f*: (engl.) *pharmacogenetics*; Teilgebiet der Pharmakologie, das sich mit der Analyse genet. bedingter Varianten von Pharmakodynamik* u. Pharmakokinetik* befasst.

Pharmako|gnosie (↑; -gnos*) *f*: (engl.) *pharmacognosy*; Drogenkunde; Erkennung u. Bewertung der Arzneipflanzen (pharmaz. Biologie).

Pharmako|kinetik (↑; Kin-*) *f*: (engl.) *pharmacokinetics*; Teilgebiet der Pharmakologie*; untersucht den Einfluss des Organismus auf Arzneistoffe u. befasst sich unter Erstellung **pharmakokinet. Modelle** am intakten Organismus mit der Kinetik der Resorption*, Verteilung*, Metabolisierung (s. Biotransformation) u. Ausscheidung von (Arznei-)Substanzen (s. Abb.) mit dem Ziel, Beziehungen zur Pharmakodynamik* herzustellen u. ein optimales Dosierungsschema zu entwickeln. Vgl. Elimination, Bioverfügbarkeit.

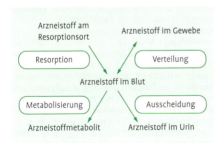

Pharmakokinetik: pharmakokinetische Grundvorgänge

Pharmako|logie (↑; -log*) *f*: (engl.) *pharmacology*; Wissenschaft von den Wechselwirkungen zw. Arzneistoffen u. Organismus; **Einteilung:** Pharmakodynamik*, Pharmakokinetik*, Pharmakogenetik*, allgemeine P., spezielle P., klinische P., Toxikologie* u. klin. Toxikologie.

Pharmakon (gr. φάρμακον) *n*: (engl.) *drug*; körperfremder od. körpereigener Stoff (chem. Element od. Verbindung), der nach Aufnahme im Körper od. an dessen Oberflächen erwünschte (Arzneimittel*) od. unerwünschte bzw. schädl. (tox.) Wirkung (UAW) hervorruft; viele Ph. wirken dosisabhängig als Arzneimittel od. als Gift.

Pharmako|poe (↑; gr. ποιεῖν machen) *f*: s. Arzneibuch.

Pharmako|radio|graphie (↑; Radio-*; -graphie*) *f*: (engl.) *pharmacoradiography*; röntg. Untersuchungsmethode mit gezielter Anw. von Arzneimitteln zur Verbesserung der Kontrastmitteldarstellung von Organen durch Ausnutzung funkt., röntgenmorphologisch fassbarer Reaktionen; z. B. Verw. von peristaltikanregenden Substanzen (Metoclopramid u. a.) od. Spasmolytika (Butylscopolaminiumbromid u. a.).

Pharmako|therapie (↑) *f*: (engl.) *pharmacotherapy*; Behandlung mit Arzneimitteln*.

Pharmazie (gr. φαρμακεία Gebrauch u. Herstellung von Arzneimitteln) *f*: **1.** (engl.) *pharmacy*; Arzneimittel* betreffende naturwissenschaftl. Forschung u. Lehre; **2.** Herstellung (s. Galenik) u. Prüfung von Arzneimitteln; **3.** Arzneimittelhandel u. Abgabe in Apotheken.

Pharyng-: auch Pharyngo-; Wortteil mit der Bedeutung Kehle, Schlund; von gr. φάρυγξ.

Pharyngeal|tubus (↑; Tubus*) *m*: (engl.) *pharyngeal tube*; Rachentubus; Tubus* zum Freihalten pharyngealer Atemwege; **Formen:** s. Abb.; **1.** Oropharyngealtubus (i. d. R. nach Guedel): Anw. bei (tiefer) Bewusstlosigkeit (rel. hart; reflektor. Husten u. Erbrechen; cave: evtl. Verletzung beim Einführen), z. B. bei Maskenbeatmung* od. als Beißschutz für Endotrachealtubus* während Narkose*; nach Safar: s. Safar-Tubus; **2.** Nasopharyngealtubus (i. d. R. nach Wendl): Anw. auch bei geringerer Vigilanzminderung (rel. weich; cave: Atemwegob-

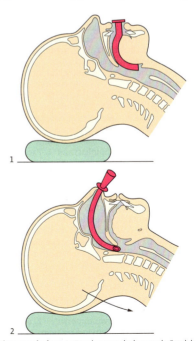

Pharyngealtubus: 1: Oropharyngealtubus nach Guedel; 2: Nasopharyngealtubus nach Wendl

Pharyngitis

struktion bei nicht korrekter Position od. Größe), z. B. leichte Sedierung od. Alkoholrausch. Vgl. Esmarch-Heiberg-Handgriff.

Pharyngitis (↑; -itis*) f: (engl.) *pharyngitis*; Entz. im Rachenbereich; **Formen: 1. Ph. acuta** (sog. akuter Rachenkatarrh): Urs.: v. a. virale Infektion, oft mit bakterieller Sekundärinfektion, seltener primär bakterielle Infektion, physik. od. chem. Noxen; Sympt.: Schluckschmerzen, Kratzen, Brennen u. Trockenheitsgefühl im Hals mit Rötung der Rachenschleimhaut, evtl. Fieber; Ther.: symptomat. Rachenspülung, warme Halswickel, Lutschtabletten (z. B. Salbei), in Einzelfällen system. Antibiotika; vgl. Seitenstrangangina; **2. Ph. chronica**: Oberbegriff für chron. Irritation im Rachenbereich; Urs.: exogene Noxen (Tabakrauch, Alkohol, Arbeitsstoffe, z. B. Zement), erniedrigte Luftfeuchtigkeit (z. B. durch Klimaanlage, ständige Mundatmung), hormonale (Hypothyreose, Klimakterium) u. Stoffwechselstörungen (Diabetes mellitus), Strahlentherapie im Halsbereich; Formen: **a)** Ph. chronica simplex mit Hustenreiz, Globusgefühl u. Schluckbeschwerden ohne allg. Krankheitsgefühl u. Fieber; **b)** Ph. chronica hyperplastica (granulosa) mit Hyperplasie der Lymphfollikel der Rachenhinterwand u. Fremdkörpergefühl, Räusperzwang; **c)** Ph. chronica sicca (atrophicans) mit trockener, atroph. u. firnisartig glänzender Schleimhaut, die mit zähem Sekret (sog. Tischlerleim) bedeckt ist; meist kombiniert mit Laryngitis od. Rhinitis; Ther.: nach Ausschluss bzw. Elimination exogener Noxen Inhalationen, Erhöhung der Luftfeuchtigkeit.

Pharyngo|kon|junktival|fieber (↑; Conjunctiva*): (engl.) *pharyngoconjunctival fever*; durch versch. Serotypen der Adenoviridae* hervorgerufene, oft epidemisch u. bes. bei Schulkindern u. Jugendlichen vorkommende fieberhafte Erkr. mit Pharyngitis, ein- od. beidseitiger follikulärer Konjunktivitis sowie Lymphknotenschwellung.

Pharynx (gr. φάρυγξ) m: Rachen, Schlund; membranös-muskulärer, von Schleimhaut ausgekleideter Schlauch, der von der Schädelbasis bis zum Ösophagusmund in Höhe des Ringknorpels reicht; gemeinsamer Teil des Atem- u. Speisewegs im Anschluss an Nasen- u. Mundhöhle bis zum Eingang in Trachea bzw. Ösophagus; **Einteilung** in 3 Etagen: **1.** Pars nasalis (Epipharynx); **2.** Pars oralis (Mesopharynx); **3.** Pars laryngea (Hypopharynx).

Pharynx|tamponade (↑; franz. tampon Pfropfen, Stöpsel) f: (engl.) *pharyngeal tamponade*; Tamponade des Rachens mit Mullstreifen als zusätzl. Sicherung gegen Aspiration aus dem sitzenden Endotrachealtubus* z. B. bei kieferchir. Eingriffen.

Pharynx|tonsille (↑; Tonsilla*) f: (engl.) *pharyngeal tonsil*; Tonsilla pharyngea; syn. Rachenmandel; gehört zu den Tonsillen des lymphatischen Rachenrings*.

Pharynx|tumoren (↑; Tumor*) n: (engl.) *pharyngeal tumors*; Tumoren im Bereich des Pharynx, v. a. von der Schleimhaut ausgehende maligne epitheliale Tumoren (im Allg. Plattenepithelkarzinom*); **Einteilung**: 1. Nasopharynxtumoren*; 2. Oropharynxtumoren: s. Oropharynxkarzinom; 3. Hypopharynxtumoren: s. Hypopharynxkarzinom.

Phase (gr. φάσις Erscheinung) f: (engl.) *phase*; Abschnitt, Reihe, Wandlung.

Phase I, II, III, IV der klinischen Prüfung (↑) f: s. Arzneimittelprüfung.

Phase, hyper|therme (↑) f: (engl.) *hyperthermic phase*; Phase der erhöhten Basaltemperatur*; entspricht der Corpus-luteum-Phase des Menstruationszyklus*; die Länge der h. Ph. ist wichtig für die Beurteilung der Fertilität.

Phase, kritische (↑) f: (engl.) *critical phase*; Zeitraum während der Blasto- u. Embryogenese, in dem Stoffwechselprozesse bei der Differenzierung von Blastemen leicht entgleisen können; vgl. Phase, sensible.

Phasen|kontrast|verfahren (↑): (engl.) *phase-contrast procedure*; lichtmikroskop. Verfahren zur kontrastreichen Darstellung ungefärbter, transparenter, toter od. lebender Objekte; **Prinzip**: Licht wird bei Durchtritt durch ein opt. dichteres Medium in seiner Ausbreitungsgeschwindigkeit gehemmt. Es entstehen Gang- od. Phasenunterschiede zwischen den einzelnen Lichtwellen. Diese Phasendifferenzen werden so umgewandelt, dass sie im mikroskop. Bild als Intensitätsdifferenzen erscheinen. **Anw.**: Beobachtung der lebenden Zelle (Vitalpräparate), Zellteilung, Wachstum u. Vermehrung von Zellen u. Geweben, zur Darstellung der Innenstrukturen von Bakt.; zur Erhebung zytol. Befunde.

Phasen|modell, psycho|ana|lytisches (↑) n: s. Entwicklungsphasen.

Phasen|pro|phylaktika (↑; Prophylaxe*) n pl: (engl.) *mood stabilizer*; syn. Stimmungsstabilisierer; Arzneimittel, die das Wiederauftreten von Phasen affektiver Psychosen* verhindern od. Dauer u./od. Ausmaß der psychot. Sympt. während der Phasen reduzieren; z. B. Lithium*, Carbamazepin*, Valproinsäure* u. Lamotrigin*.

Phasen|spezifität (↑; lat. specificus eigentümlich) f: (engl.) *phase specificity*; Manifestation einer Genwirkung, die regelmäßig in einer best. Entwicklungsphase auftritt; vgl. Letalfaktor.

Phasen|wechsel (↑): s. Antigenwechsel.

Phaseolo|toxin A n: (engl.) *phaseolotoxin*; stark tox. Hämagglutinin* aus schwarzen Bohnen (Phaseolus mungo), das bei Inf. der Bohnen mit Pseudomonas* syringae pv. phaseolicola (sog. Fettfleckenkrankheit an Bohnen) von der Bakt. produziert wird; der Verzehr infizierter Bohnen kann lebensgefährl. sein. Vgl. Hülsenfrüchte.

Phase, phallische (↑) f: s. Entwicklungsphasen.

Phase, prä|ovulatorische (↑) f: (engl.) *preovulatory phase*; Phase des Menstruationszyklus* (3–4 Tage vor Ovulation*) mit charakterist. Veränderungen des Zervixschleims*, die den Spermien die Durchwanderung des Zervikalkanals ermöglichen; vgl. Konzeptionsoptimum.

Phase, sensible (↑) f: (engl.) *sensitive phase*; Zeitraum während der Blasto- u. Embryogenese, selten auch der Fetogenese, in dem der Keim od. einzelne Organe od. Teile gegenüber exogenen Noxen (Teratogenen) sehr empfindlich sind; durch Eingriff in den Zellzyklus, Zellmembranschäden, Entkopplung von Reaktionsketten od. Enzym- u. Synthesehemmung kann die Normogenese in eine Teratogenese übergehen. Die s. Ph. besteht aus einem ansteigend empfindl. Bereich, einer max. Reaktionszeit u. einem Abschnitt nachlassender Reaktionen. Viele Organe besitzen mehrere s. Ph. in ihrer Entwicklung. Vgl. Embryopathie; Fetopathie; Fehlbildung.

Phase, vulnerable (↑) *f*: (engl.) *vulnerable period*; Zeitabschnitt des Herzzyklus* (erster Teil der T*-Welle im EKG), in dem ein einfallender Erregungsimpuls (z. B. Extrasystole* od. Stromimpuls bei Elektrounfall*) durch Einfall in die relative Refraktärphase* des Herzmuskels Kammerflattern* od. Kammerflimmern* auslösen kann. Vgl. R-auf-T-Phänomen.

Phasin *n*: Hämagglutinin* aus der Speisebohne (Phaseolus vulgaris); s. Hülsenfrüchte.

Phe: Abk. für **Phenylalanin***.

Phen|acetin|niere: (engl.) *phenacetin nephropathy*; Bez. für Analgetika*-Nephropathie nach Phenacetinmissbrauch od. quantitativem Missbrauch anderer nichtsteroidaler Antiphlogistika; **Klin.:** tubulointerstitielle Nephropathie.

Phenazon (INN) *n*: s. Pyrazolonderivate.

Phen|cyclidin *n*: (engl.) *phencyclidine*; 1-(1-Phenylcyclohexyl)-piperidin; Abk. PCP; sog. angel dust; Rauschmittel* (nicht verkehrsfähiges Betäubungsmittel*); wegen schwerwiegender UAW (Psychose, Abhängigkeit) nicht mehr zugelassenes dissoziatives Anästhetikum (vgl. Ketamin*).

Pheno|barbital (INN) *n*: (engl.) *phenobarbital*; Barbiturat* mit langer Wirkungsdauer; **Ind.:** Epilepsie*; UAW: bei chron. Anw. Enzymminduktion*.

Phenol *n*: (engl.) *carbolic acid*; syn. Phenolum, Acidum carbolicum; Carbolsäure, Carbol; Hydroxybenzol (C_6H_5OH); Destillationsprodukt aus Steinkohle; nur begrenzte Anw. als Desinfektionsmittel* wegen hoher Toxizität u. mögl. kanzerogener Potenz; ungenügende Umweltverträglichkeit durch langsamen Abbau.

Phenol|in|toxikation (Intoxikation*) *f*: (engl.) *phenol poisoning*; syn. Carbolsäure-Intoxikation; nach Trinken von 10–15 g lokale Verätzung (Ätzschorf), Glottisödem, Gangrän der Haut mit Anästhesie, Bewusstlosigkeit, Krämpfe, Temperatursturz, Nierenschädigung bis zur Urämie; bei Einatmen Vergiftungserscheinungen wie Ohrensausen, Erbrechen, Schwindel, zentrale Erregung, Insomnie; **Ther.:** Magenspülung, Aktivkohle, Natriumsulfat.

Phenol|oxidasen *f pl*: (engl.) *phenoloxidases*; Monooxygenasen, die $Fe^{2+/3+}$-, Cu^{2+}- od. Mn^{2+}-Ionen als Cofaktoren enthalten u. Monophenole zu Diphenolen hydroxylieren; physiol. relevant ist die Tyrosinase* bei der Synthese der Melanine*.

Phenol|phthalein (INN) *n*: (engl.) *phenolphthalein*; Indikator mit Farbumschlag bei pH 8,2–10 (alkal. rot, sauer farblos).

Pheno|thiazin|derivate *n pl*: (engl.) *phenothiazine derivatives*; vom Phenothiazin abgeleitete Verbindungen; **Einteilung: 1.** Ph. mit aliphat. Seitenkette: stark sedierende Wirkung, starke vegetative Begleitsymptomatik; z. B. Chlorpromazin, Levomepromazin, Promethazin; **2.** Ph. mit Piperidylseitenkette: mittelgradig sedierende Wirkung; z. B. Thioridazin; **3.** Ph. mit Piperazinylseitenkette: geringe sedierende Wirkung, stärkste antipsychotische Wirkung, ausgeprägte extrapyramidale Symptomatik; z. B. Fluphenazin, Perazin, Perphenazin; **Ind.:** als Neuroleptika* od. Antiallergika (Histamin*-H_1-Rezeptoren-Blocker); **UAW:** Müdigkeit, Schwindel, Frühdyskinesien, Parkinson*-Syndrom, Akathisie, Spätdyskinesien, Störungen der Speichel- u. Schweißsekretion, Herzrhythmusstörungen bis zum Kammerflimmern, Leukopenie, Agranulozytose u. Panzytopenie, passagere Erhöhung der Leberwerte, Galaktorrhö sowie photodynam. Reaktionen (bräunl. Pigmentierung der Haut); selten malignes neurolept. Syndrom; Sympt. bei **Überdosierung:** vorübergehendes Delir, Blutdruckabfall, Tachykardie, Atemdepression, Krampfanfälle, Koma; Ther.: symptomat. mit Anticholinergika (z. B. Biperiden), Dopamin*-Rezeptor-Agonisten (z. B. Bromocriptin) u. Antikonvulsiva.

Phen|oxy|benz|amin (INN) *n*: (engl.) *phenoxybenzamin*; nichtselektiver Alpha*-Rezeptoren-Blocker; **Ind.:** Phäochromozytom* (Blutdrucksenkung), neurogene Blasenentleerungsstörungen (Verminderung des Blasenauslasswiderstands); **UAW:** ausgeprägte orthostat. Regulationsstörungen (daher keine Verw. als Antihypertensivum*), kanzerogenes Risiko (daher keine langfristige Anw.).

Phen|oxy|methyl|peni|cillin (INN) *n*: syn. Penicillin V; s. Penicilline.

Phen|procoumon (INN) *n*: s. Cumarinderivate.

Phenyl-: Bez. für den einfachsten aromat. Rest C_6H_5— (Benzolrest); Bestandteil vieler aromat. Verbindungen.

Phenyl|alanin *n*: (engl.) *phenylalanine*; Abk. Phe, F; L-α-Amino-β-phenylpropionsäure; essentielle, proteinogene, aromat. Aminosäure; Abbau über Tyrosin* u. Fumarsäure zu Acetessigsäure*; vgl. Aminosäuren, Alkaptonurie, Genwirkkette, Phenylketonurie.

Phenyl|alanin-Em|bryo|pathie (Embryo-*; -pathie*) *f*: s. Phenylketonurie.

Phenyl|amin *n*: Anilin*.

Phenyl|brenz|trauben|säure: (engl.) *phenylpyruvic acid*; $C_6H_5CH_2$—CO—COOH; Ketosäure, die i. R. der Phenylketonurie* beim Abbau des Phenylalanins vermehrt entsteht.

Phenyl|brenz|trauben|säure-Oligo|phrenie (Olig-*; gr. φρήν Verstand) *f*: Phenylketonurie*.

Phenyl|butazon (INN) *n*: s. Pyrazolonderivate.

Phenyl|butyrat *n*: s. Natriumphenylbutyrat.

Phenyl|carbinol *n*: Benzylalkohol*.

p-Phenylen|di|amin *n*: (engl.) *para-phenylene diamine*; Abk. PPD; para-Phenylendiamin, 1,4-Diaminobenzol; $C_6H_4(NH_2)_2$; Zwischenprodukt bei der Herstellung von Azofarbstoffen (z. B. zur Pelzfärbung), Pharmazeutika u. Photochemikalien, Hilfsstoff in der Kunststoffindustrie; starkes Hapten*, das allerg. Kontaktekzem* (BK Nr. 5101) u. wahrscheinl. auch Asthma bronchiale (BK Nr. 4301; s. Ursolasthma) verursachen kann; **Verw.:** in Kosmetika, z. B. als Haarfärbemittel (mögl. Urs. für allergische Reaktionen); MAK: 0,1 mg/m³.

Phenyl|ephrin (INN) *n*: syn. Neosynephrin; alpha-1-selektives Alphasympathomimetikum*; **Ind.:** (top.) am Auge als Mydriatikum* od. zur symptomat. Ther. (Vasokonstriktion) einer Konjunktivitis, nasal bei Rhinitis (symptomat. Ther.); (system.) p. o. in Kombinationspräparaten zur symptomat. Ther. bei Erkältungskrankheiten (sog. Grippemittel;

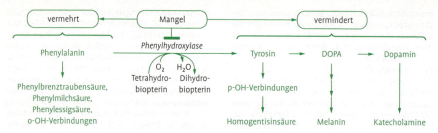

Phenylketonurie: Stoffwechselveränderungen bei unbehandelter Phenylketonurie [93]

z. B. Komb. mit Paracetamol u. Dextromethorphan).
Phenyl|essig|säure: (engl.) *phenylacetic acid*; C_6H_5—CH_2—COOH; Zwischenprodukt zur Synthese von Arzneimitteln (z. B. Penicilline) u. Farbstoffen.
Phenyl|hydr|azin *n*: (engl.) *phenylhydrazine*; C_6H_5—NH—NH_2; starkes Reduktionsmittel, das im menschl. Organismus als Metabolit des Anilins* entstehen kann; **Verw.:** Reagenz auf Aldehyde, Ketone u. Kohlenhydrate; z. B. zum Nachw. von Glukose im Harn; **Toxikol.:** hochgiftig, führt zur Methämoglobinämie* u. ist als Stoff mit begründetem Verdacht auf krebserzeugendes Potential (Kategorie 2) eingestuft; MAK: 5 ml bzw. 22 mg Dampf/m^3 Luft.
Phenyl|keton|urie (Ur-*) *f*: (engl.) *phenylketonuria*; Abk. PKU; syn. Fölling-Krankheit, Phenylbrenztraubensäure-Oligophrenie; autosomal-rezessiv erbl. Stoffwechselstörung (Genlocus 12q24.1 mit mehr als 400 Mutationen); **Häufigkeit:** in Deutschland 1 : 10 000; **Pathol.:** Mangel an Phenylalanin-4-Monooxygenase (syn. Phenylalaninhydroxylase) führt zu vermehrter Bildung von Phenylbrenztraubensäure* u. a. Metaboliten (s. Abb.), die im Harn ausgeschieden werden (Geruch nach Mäusekot). **Klin.:** ohne Behandlung psychomotor. Retardierung mit Krampfneigung u. Mikrozephalie, Pigmentarmut (blonde Haare, blaue Skleren), Neigung zu Ekzemen; milde Varianten mit Restaktivität des Enzyms kommen vor. **Diagn.:** Neugeborenen*-Screening am 3. Lebenstag mit Tandem*-Massenspektrometrie (früher mit Guthrie*-Test; vgl. Fölling-Probe); Erfassung von Heterozygoten u. Pränataldiagnostik* ist i. d. R. möglich. **Ther.:** phenylalaninarme Diät u. Aminosäurensubstitution mit Kontrolle der Phenylalaninkonzentration im Blut (<243 µmol/l bzw. <4 mg/dl) mind. in den ersten 10 Lj. (evtl. Lockerung der Diät nach 10. Lj.), Behandlung lebenslang; Frauen mit PKU müssen bes. im fertilen Alter die Diät einhalten mit einer präkonzeptionellen Einstellung der Phenylalaninkonzentration <243 µmol/l (<4 mg/dl), um eine Phenylalanin-Embryopathie (Dystrophie, Fehlbildungen, Mikrozephalie, Retardierung) zu verhindern. Vgl. Tetrahydrobiopterin-Mangel.
Phenyl|propanol|amin (INN) *n*: (engl.) *phenylpropanolamin*; syn. DL-Norephedrin; indirekt wirkendes Sympathomimetikum*; **Anw.:** als Appetitzügler (kurzdauernde Anw.; max. 4 Wochen); enthalten in p. o. Kombinationspräparaten zur symptomat. Ther. von Erkältungskrankheiten (sog. Grippemittel; u. a. in Komb. mit Dextromethorphan).
Phenyl|thio|carb|amid-Schmecker: (engl.) *phenylthiocarbamide taster*; Individuen mit der dominant erbl. Fähigkeit, den bitteren Geschmack von Phenylthiocarbamid noch in einer Verdünnung von 1 : 20 000 wahrzunehmen (ca. 70 % der Europäer).
Pheny|toin (INN) *n*: (engl.) *phenytoin*; syn. Diphenylhydantoin; Hydantoin*; Antiepileptikum*; **Wirkungsmechanismus:** Blockade spannungsabhängiger Na^+-Kanäle; **Ind.:** Epilepsie* (Dauer- u. Anfallsbehandlung); **UAW:** Schwindel, Nystagmus, Ataxie, Übelkeit; bei Dauertherapie u. a. Gingivahyperplasie, selten allerg. Hautreaktionen, Hirsutismus, Störungen der Hämatopoese, Leberfunktionsstörungen.
Pher-: auch Phero-; Wortteil mit der Bedeutung tragen, bringen; von gr. φέρειν.
Phero|gramm (↑; -gramm*) *n*: s. Elektrophorese.
Phero|mone (↑; lat. monēre erinnern) *n pl*: (engl.) *pheromones*; Moleküle der chem. Biokommunikation zwischen Individuen einer Species, z. B. Sexuallockstoffe; **Vork.:** gesichert in tierischen Sekreten; auch Androstendion* im Achselschweiß des Menschen wird eine sexuelle Signalwirkung zugeschrieben.
Phialo|phora (gr. φιάλη Schild, Schale; -phor*) *f*: s. Mykosen (Tab. 3 dort).
Phialo|phora verrucosa (↑; ↑) *f*: (engl.) *Phialophora verrucosa*; sog. Schwärzepilz; humanpathogener schwarzer Schimmelpilz; Err. der Chromomykose*; morphol. runde, 8–18 µm große, bräunl. dickwandige Zellen, z. T. in der Mitte septiert, keine Sprossung; gelegentl. schmale, septierte Hyphen; in Kultur Konidien an flaschenförmigen Hyphen (Konidienträger).
-phil: auch -philie, -philia; Wortteil mit der Bedeutung 1. lieben von gr. φιλεῖν; 2. Freundschaft, Zuneigung von gr. φιλία.
Philadelphia-Chromo|som (Chrom-*; Soma*) *n*: (engl.) *Philadelphia chromosome*; Abk. Ph^1; kleines akrozentr. Chromosom der G-Gruppe, das durch reziproke Translokation zwischen Chromosom 9 u. Chromosom 22 [t(9;22) (q34;q11)] entstanden ist; als Ergebnis entsteht ein Fusionsgen* (BCR-ABL-Onkogen); die resultierenden BCR-ABL-Onkoproteine sind im Wesentlichen aktive Tyrosinkinasen (vgl. Tyrosinkinase-Rezeptor), die ihre leukämogene Wirkung durch Autophosphorylierung u. Phosphorylierung einzelner Signaltransduktionspfade entfalten; **Vork.:** 1. CML* (90–95 %

der Pat., die übrigen haben variante od. komplexe Translokationen, weisen aber auch das BCR-ABL-Fusionsgen auf); im Lauf der klonalen Evolution Entw. zusätzl. Ph^1 od. anderer Chromosomenaberrationen (Trisomie 8 od. Isochromosom 17) als Zeichen einer ungünstigen Prognose möglich; vgl. Blastenkrise, terminale; 2. ALL; Häufigkeit: im Kindesalter bei ca. 3%, im Erwachsenenalter bei ca. 25% der Patienten, mit zunehmendem Alter häufiger, korreliert mit ungünstiger Prognose; **Nachw.:** FISH-Analyse, RT-PCR od. Southern-Blotting-Methode.

Phillippe-Gombault-Dreieck (Francois A. G., Neuropathol., Paris, 1844–1904): (engl.) triangle of Phillippe-Gombault; s. Hinterstrang.

Philtrum (gr. φίλτρον Liebreiz, Grübchen in der Oberlippe) n: (engl.) philtrum; die Rinne in der Mitte der Oberlippe.

Phimose (gr. φίμωσις Knebelung) f: (engl.) phimosis; Verengung der Penisvorhaut; **Vork.:** 1. physiol.: bis zur Pubertät (sog. physiol. Vorhautenge) mit Verklebung zwischen Glans u. Preputium penis, die sich spätestens in der Pubertät vollständig löst (s. Abb. 1); 2. pathol.: a) vor der Pubertät, wenn Harnstrahlbehinderung (klin. Zeichen: Vorhautballonierung unter Miktion) od. entzündl. Kompl. (Balanitis*) auftreten; b) postpubertäre P.; **Ätiol.:** angeb. (primäre P.) od. sekundär erworben, z. B. durch Entz. (Balanitis, Lichen* sclerosus), auch als sekundäre Narbenphimose als Rezidiv nach unvollständiger Zirkumzision od. inf. von Einrissen

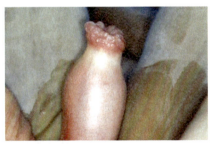

Phimose Abb. 1: kindliche Phimose [11]

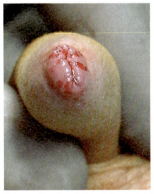

Phimose Abb. 2: verfrühte Vorhautretraktion bei kindl. Phimose mit konsekutiven Einrissen [36]

durch verfrühte Retraktionsversuche im Kindesalter (s. Abb. 2) od. Geschlechtsverkehr; **Formen:** 1. absolute Ph.: Vorhaut lässt sich bei erschlafftem Penis nicht über Glans zurückziehen; 2. relative Ph.: Zurückziehen der Vorhaut schwierig u. bei Erektion unmöglich; **Kompl.:** Paraphimose*, Balanoposthitis, Peniskarzinom* (erhöhtes Risiko), Behinderung beim Geschlechtsverkehr; **Ther.:** Zirkumzision*.

PHLA: Abk. für (engl.) post-heparin lipolytic activity; syn. Heparinklärfaktor; durch Heparin aus Gefäßendothelzellen freiwerdende Enzyme, z. B. Lipoproteinlipase; bei Arteriosklerose ist PHLA vermindert.

Phleb-: Wortteil mit der Bedeutung Vene, Blutader; von gr. φλέψ, φλεβός.

Phleb|ec|tasia laryngea (↑; -ektasie*) f: Venenerweiterung an den Stimmlippen bei chron. Laryngitis*.

Phleb|ektasie (↑; ↑) f: (engl.) phlebectasia; auch Venektasie; diffuse Erweiterung bzw. Weitstellung von Venen durch Erschlaffung ohne morphol. nachweisbare Wandveränderungen (im Gegensatz zu Varizen*); vgl. Cutis marmorata teleangiectatica congenita.

Phleb|ek|tomie (↑; Ektomie*) f: (engl.) phlebectomy; op. (Teil-)Entfernung einer Vene, z. B. bei Varizen (s. Varizenstripping) od. zur autogenen Gefäßtransplantation*.

Phlebitis (↑; -itis*) f: (engl.) phlebitis; oberflächl. Venenentzündung; s. Thrombophlebitis; Thrombose.

Phlebo|dynamo|metrie (↑; gr. δύναμις Kraft; Metr-*) f: (engl.) phlebodynamometry; invasives Messverfahren zur Bestimmung des peripheren Venendrucks* vor, während u. nach einer dosierten Belastung (Zehenstandübungen, Kniebeugen); der gemessene Druck korreliert gut mit dem jeweiligen Stadium eines postthrombotischen Syndroms*. Vgl. Insuffizienz, chronisch-venöse.

Phlebo|fibrose (↑; Fibr-*; -osis*) f: (engl.) phlebofibrosis; Verlust der normalen Venenmuskulatur u. Ersatz durch Bindegewebe.

Phlebo|graphie (↑; -graphie*) f: syn. Venographie; s. Angiographie.

Phlebo|graphie, mediastinale (↑; ↑) f: s. Kavographie.

Phlebo|lith (↑; Lith-*) m: Venenstein; verkalkter Venenthrombus ohne Krankheitswert; vgl. Calcinosis dystrophica.

Phlebo|logie (↑; -log*) f: (engl.) phlebology; Lehre von den Venen u. deren Erkrankungen.

Phlebo|sklerose (↑; Skler-*; -osis*) f: (engl.) phlebosclerosis; bindegewebige Umwandlung der Venenwand mit weitgehend gleichmäßiger Gefäßwandverdickung, meist mit Phlebektasie.

Phlebo|thrombose (↑; Thromb-*; -osis*) f: (engl.) phlebothrombosis; tiefe Venenthrombose; s. Thrombose.

Phlebo|tomie (↑; -tom*) f: Aderlass*.

Phlebo|tominae (↑; gr. τομός schneidend, scharf) f pl: Sandmücken; s. Mücken.

Phlebo|tomus|fieber (↑; ↑): s. Pappatacifieber.

Phlegmasia (gr. φλεγμασία) f: Entzündung*.

Phlegmasia alba dolens (↑) f: (engl.) phlegmasia alba dolens; Becken- u. Oberschenkelvenenthrombose, meist nach Parametritis puerperalis; **Sympt.:**

Phlegmasia coerulea dolens

Schwellung des Beins mit hochgradiger Druckschmerzhaftigkeit u. reflektor. Blässe (sog. Milchbein), Fieber.

Phlegmasia coerulea dolens (↑) *f*: (engl.) *phlegmasia coerulea dolens*; fulminante tiefe Beinvenenthrombose; **Urs.:** plötzl. Gerinnung des Bluts in allen Venen eines Beins mit reflektor. arterieller Minderdurchblutung (sog. pseudoarterielles Emboliesyndrom) u. a. nach Op., Infektion, Lungenkrankheit; **Sympt.:** heftiger Initialschmerz in einer Wade, rasche Anschwellung der Extremität, zunehmende Blaufärbung, u. U. Schock; **Kompl.:** Lungenembolie u. Gangrän des Beins; **Ther.:** chir. Thrombektomie, Fibrinolyse; **DD:** arterielle Embolie (Bein blass, nicht geschwollen; s. Arterienverschluss, akuter).

Phlegmasia rubra dolens (↑) *f*: (engl.) *phlegmasia rubra dolens*; plötzliche schmerzhafte Schwellung einer Extremität mit massiver Hautrötung bei ausgedehnter proximaler Venenthrombose.

Phlegmatiker (↑) *m*: (engl.) *phlegmatic type*; s. Temperament.

Phlegmone (gr. φλεγμονή Entzündung) *f*: (engl.) *phlegmon*; diffuse, infiltrativ sich ausbreitende Entz. des interstitiellen Bindegewebes mit lokalen u. allg. Entzündungszeichen (s. Abb.); **Err.:** v. a. hämolysierende Streptokokken, Staphylokokken (purulente Ph.), selten anaerobe Keime (putride Ph.); **Lok.:** kutan od. subkutan, inter- u. intramuskulär, mediastinal u. retroperitoneal; **Ther.:** Ruhigstellung, lokal Antiseptika, systemisch hochdosiert Antibiotika; bei purulenter Ph. u. U. mehrfache Inzision od. breite Eröffnung, Ausräumung der Nekrosen, Spülung, Drainage. Vgl. Hohlhandphlegmone; Holzphlegmone; Erysipel.

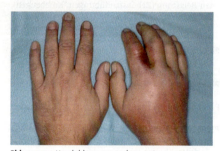

Phlegmone: Handphlegmone rechts [58]

Phlogistika (gr. φλογοῦν entzünden) *n pl*: (engl.) *phlogistics*; entzündungsverursachende Mittel; z. B. physik. Noxen* (Trauma, Strahlung, Elektrizität), Bakterientoxine, Viren, anorg. sowie org. Stoffe (Nerven-, Kapillar- bzw. Zellgifte).

Phlogosis (gr. φλόγωσις) *f*: Entzündung*.

Phlorizin *n*: (engl.) *phlorizin*; Glykosid* aus der Wurzelrinde von Obstbäumen, das eine Glukosurie* durch Hemmung der Rückresorption von D-Glukose im proximalen Nierentubulus bewirkt.

Phlyktaena (gr. φλύκταινα Brandblase) *f*: s. Keratoconjunctivitis phlyktaenulosa.

Phob-: auch -phobie; Wortteil mit der Bedeutung Furcht, Flucht; von gr. φόβος.

Phobie (↑) *f*: (engl.) *phobia*; syn. phobische Störung; Angststörung*, die durch best. Gegenstände od. Situationen ausgelöst wird u. meist mit Einsicht in die Unbegründetheit verbunden ist. Als Folge einer Ph. können u. a. Vermeidungsverhalten, zunehmende Einengung des Handlungsspielraums, u. U. Suizidalität auftreten. **Formen:** z. B. Agoraphobie*, soziale Phobie*, spezifische Phobie*, Erythrophobie*; **Ther.:** kognitive Verhaltenstherapie. Vgl. AIDS-Phobie, Angst, Furcht.

Phobie, soziale (↑) *f*: (engl.) *social phobia*; syn. Sozialphobie; dauerhafte, unangemessene Furcht vor u. Vermeidung von Situationen, in denen Pat. mit anderen Menschen zu tun haben; die Betroffenen fürchten in unangemessener Weise negative Bewertungen durch andere Menschen; Spektrum reicht von Angst vor öffentl. Sprechen bis Aufgabe fast aller zwischenmenschl. Aktivitäten; **Ther.:** Verhaltenstherapie*, kognitive Therapie*; **DD:** Agoraphobie, spezif. Phobie

Phobie, spezifische (↑) *f*: (engl.) *specific phobia*; anhaltende u. unangemessen starke Angst* vor best. Objekten od. einer spezif. Situation; **Formen:** Prüfungsangst, Schulangst, Tierphobie, Blut-Spritzen-Verletzungs-Phobie, situativer Typ (spezif. Situationen, z. B. Verkehrsmittel) u. a.; **Sympt.:** Erwartungsangst, Vermeidungsverhalten, Ausweichen, Rituale, phys. Sympt. (z. B. Zittern, Schwitzen, Übelkeit, Herzrasen); **Ther.:** kognitive Verhaltenstherapie*.

Phoko|melie (gr. φώκη Robbe; -melie*) *f*: s. Dysmelie.

Phon (Phono-*) *n*: dimensionslose Einheit des Lautstärkepegels*.

Phon|asthenie (↑; Asthenie*) *f*: (engl.) *phonasthenia*; sog. Stimmschwäche; Dysphonie* mit schnell ermüdbarer, schwacher Stimme ohne org. Befund; **Urs.:** psychogene, konstitutionelle u. funktionelle Faktoren werden diskutiert; **Formen:** Klesasthenie mit Schwächung der Rufstimme, Rhesasthenie (Ph. bei Berufssprechern inf. hoher Stimmbelastung u./od. falscher Stimmtechnik); **Ther.:** logopäd. Übungbehandlung.

Phonation (↑) *f*: (engl.) *phonation*; Stimm- u. Lautbildung; Erzeugung von Tönen in unterschiedl. Höhe durch Veränderung der Stimmritzenweite u. Stimmlippenspannung od. des Anblasdrucks. Vgl. Artikulation.

Phoneme (↑) *n pl*: **1.** (engl.) *phonemes*; (psychiatr.) akustische Halluzination*, bei der Wörter u. ganze Sätze gehört werden; **2.** (sprachwissenschaftl.) kleinste bedeutungsunterscheidende, selbst aber nicht bedeutungstragende Einheiten von Sprache* (z. B. Guss — Kuss).

Phoneto|graphie (↑; -graphie*) *f*: (engl.) *voice range profile measurement*; syn. Stimmumfangsprofil, Stimmfeldmessung; Verf. zur objektiven Stimmbeurteilung durch frequenzabhängige Messung des Schallpegels* der Stimme; liefert die Koeffizienten (obere Grundfrequenz u. leisester Schallpegel) zur Bestimmung des Dysphonia* Severity Index; **Anw.: 1.** Erstellung eines Singstimmprofils (gesungene Töne), Sprechstimmprofils (gesprochene Töne), des Heiserkeits- u. Rufstimmfelds; **2.** Feststellung von Funktionsstörungen der Stimme bei Dysphonie* (z. B. Einschränkung von Tonhöhen- u. Dynamikumfang).

Phon|iatrie (↑; -iatr*) *f*: (engl.) *phoniatrics*; med. Fachgebiet, das Pathologie, Symptomatologie, Ther. u. Rehabilitation (nach Op. im Kopf-Hals-Bereich) von Sprach-, Sprech- u. Stimm-, Hör- u. Schluckstörungen umfasst. Vgl. Logopädie, Audiologie.

Phon|ismen (↑) *m pl*: (engl.) *phonism*; akustische Synästhesie*.

Phono-: auch Phon-, Phoni-; Wortteil mit der Bedeutung Ton, Laut, Stimme, Sprechen; von gr. φωνή.

Phono|kardio|graphie (↑; Kard-*; -graphie*) *f*: (engl.) *phonocardiography*; Abk. PKG; Verf. zur Aufzeichnung der Schallerscheinungen (Phonokardiogramm) des Herzens mit Mikrophon u. Herzschallverstärker zur fetalen Herzfrequenzregistrierung i. R. des CTG*; früher auch zur kardiovaskulären Diagn. (meist in Komb. mit EKG*) z. B. der Pulswellenlaufzeit*, Herzgeräusche* u. Herztöne*.

-phor: auch -phorese, -phorie; Wortteil mit der Bedeutung tragen; von gr. φορεῖν.

Phorbol|ester: kokanzerogenes Fettsäureester des Phorbol; Stukturanalogon zu Diacylglycerol*, das Proteinkinase* C aktivieren kann u. als als Tumorpromotor wirkt; **Vork.:** in Euphorbiaceae (Wolfsmilchgewächse); Isolierung z. B. aus Crotonöl*; **Anw.:** in der Forschung zur gesteigerten Induktion von Mutagenese od. Tumoren durch Kanzerogene*.

Phor|opter (gr. φορά Untersuchung; ὀπτήρ Kundschafter) *n*: (ophth.) Gerät zur Bestimmung der Refraktion* durch Komb. versch. Linsen, Zylindergläser, Blenden od. Farbfilter.

Phos|gen (gr. φῶς Licht; -gen*) *n*: (engl.) *phosgene*; $COCl_2$; hochreaktives u. -giftiges gasförmiges Kohlensäurechlorid; kann durch offene Flammen (z. B. Schweißen) aus (Tri-, Per-, Tetra-)Chlorkohlenwasserstoffen entstehen; MAK-Wert 0,1 ppm = 0,4 mg/m^3, Nachw. durch Prüfröhrchen; **Phosgenintoxikation:** 2–3 Std. nach Einatmung quälender Husten, bräunl. Sputum, Zyanose, tox. Lungenödem (s. Reizgasintoxikation); Kompl.: Pneumonie, Embolie, Myokardschäden, Neuritiden; Ther.: in der Latenzzeit prophylakt. inhalierbare Glukokortikoide zur Lungenödemprophylaxe, Korrektur des Säure-Basen-Haushalts, symptomatisch Tranquilizer, Antitussiva.

Phospha|gene *n pl*: s. Phosphate, energiereiche.

Phosphatase, alkalische *f*: Abk. AP; s. Phosphatasen.

Phosphatase|mangel|rachitis (Rhachi-*; -itis*) *f*: s. Hypophosphatasie.

Phosphatasen *f pl*: (engl.) *phosphatases*; Phosphorsäuremonoester-Hydrolasen; mono- od. dimere, häufig relativ unspezif. Esterasen (mit Serinrest im aktiven Zentrum), die org. Phosphorsäuremonoester hydrolyt. spalten; Gegenspieler zu den Phosphatgruppen übertragenden Kinasen*; **Einteilung:** nach Substratspezifität (z. B. Glukose-6-Phosphatase, Fruktose-1,6-Bisphosphatase, Nukleotidasen) u. pH-Optimum; **saure Ph.** (Abk. SP; pH-Optimum bei 5): versch. Isoenzyme, Vork. v. a. in Prostata, Erythro- u. Thrombozyten, Nieren, Leber, Pankreas u. Milz; erhöhte Serumkonzentration v. a. bei Prostatakarzinom, Knochenmetastasen, Gaucher-Krankheit, versch. Knochenerkrankungen; diagn. unbedeutend, da unspezifisch; **alkalische Ph.** (Abk. AP; pH-Optimum bei 7–8; zinkhaltig, Mg^{2+}-Cofaktor): Vork. v. a. in Leber, Knochen, Dünndarmschleimhaut u. Gallenwegepithel; im Serum als Isoenzyme mit gleicher Substratspezifität nachweisbar; erniedrigt bei Hypophosphatasie, erhöht v. a. bei Knochenerkrankung u. Knochenmetastasen mit gesteigerter Aktivität der Osteoblasten (Frühsymptom bei Rachitis), Leber- u. Gallenwegerkrankungen, v. a. Verschlussikterus; photometr. **Bestimmung** der Enzymaktivität: mit p-Nitrophenylphosphat (das entstehende gelbe p-Nitrophenolat absorbiert max. bei 405 nm); vgl. Referenzbereiche (Tab. dort); vgl. Enzymdiagnostik; Phosphodiesterasen.

Phosphate *n pl*: (engl.) *phosphates*; Salze der dreibasigen Orthophosphorsäure (H_3PO_4); je nachdem, ob 1, 2 od. 3 H-Atome durch Metalle ersetzt sind, unterscheidet man primäre ($H_2PO_4^-$), sekundäre (HPO_4^{2-}) u. tertiäre Phosphate (PO_4^{3-}); techn. **Anw.:** z. B. zur Herstellung von Düngemitteln, als Zusatz zu Waschmitteln.

Phosphate, energie|reiche *n pl*: (engl.) *high energy phosphates*; auch Phosphagene; zur Energiegewinnung u. für Biosynthesen benötigte org. Verbindungen, die durch Phosphorylierung* entstehen; z. B. ATP, GTP, PEP, Kreatinphosphat.

Phosphatidasen *f pl*: Phospholipasen*.

Phosphatide *n pl*: **1.** (engl.) *phosphatides*; Plasmalogene*; **2.** Glycerophospholipide: Derivate der Phosphatidsäuren*; Benennung nach dem mit der Phosphatgruppe veresterten Substituenten: Phosphatidylglycerol, Diphosphatidylglycerol (Kardiolipin*), Phosphatidylcholin (Lecithin*), Phosphatidylethanolamin u. -serin (Kephaline*), Phosphatidylinositol. Vgl. Phospholipide, Sphingolipide.

Phosphatid|säuren: (engl.) *L-α-phosphatidic acids*; 1,2-Diacyl-glycerol-3-phosphorsäuren, die in Position 1 mit einer gesättigten u. in Position 2 mit einer ungesättigten Fettsäure verestert sind; Zwischenprodukte in der Biosynthese der Phosphatide* u. Triglyceride*; vgl. Diacylglycerole.

Phosphat|puffer: (engl.) *phosphate buffer*; Puffersystem aus primärem ($H_2PO_4^-$) u. sekundärem Phosphat (HPO_4^{2-}); s. Pufferung.

Phosphat|störungen, primäre: (engl.) *primary phosphate disorders*; Stoffwechselanomalien, die aufgrund einer angeb. Störung der Nierenfunktion bei vermehrter Phosphatausscheidung zu einer erniedrigten Phosphatkonzentration im Blut od. bei verminderter Phosphatclearance zu erhöhten Phosphatwerten im Blut führen; **Formen:** **1. chron. Phosphatdiabetes** (syn. genuine Vitamin-D-resistente Rachitis, Albright-Butler-Bloomberg-Syndrom): Form der Rachitis* renalis; Formen: autosomal-dominante (Genlocus 12p13.3) u. X-chromosomal-dominante (Genlocus Xp22.2-p22.1) hypophosphatämie. R. mit verminderter tubulärer Phosphatrückresorption u. Regulationsstörung im Calciferolstoffwechsel; Klin.: Hypophosphatämie durch verstärkte renale Phosphatausscheidung, rachitische Skelettveränderungen meist erst nach dem 1. Lj. (v. a. Beindeformitäten, Extremitätenknochen u. Rumpf betroffen); Kleinwuchs, Komb. mit Hyperaminoazidurie u. Glu-

Phosphaturie

kosurie möglich (Debré*-Toni-Fanconi-Syndrom); **2. hyperphosphatäm. renale Rachitis:** durch glomeruläre bzw. tubuläre Störung der Phosphatausscheidung Erhöhung der Serumphosphatkonzentration, meist zusammen mit einer Azotämie*; durch Störung im Calciferolstoffwechsel u. Hyperphosphatämie kompensator. Ausschüttung von Parathormon* (sekundärer Hyperparathyroidismus*) mit der Folge einer Knochenentkalkung u. Erhöhung der alkal. Serumphosphatase unter dem klin. Bild einer Rachitis*; s. Osteopathie, renale. Vgl. Pseudohypoparathyroidismus.

Phosphat|urie (Ur-*) *f*: (engl.) *phosphaturia*; syn. Kalkariurie; Ausfall von Calcium- od. Magnesiumphosphaten (bzw. Magnesiumcarbonaten) als milchartige Trübung im alkal. od. neutral reagierenden Harn bei quant. normaler Phosphorsäureausscheidung; **Vork.: 1. physiol.:** ca. 13–46 mmol/24 h; im Harnsediment als Tripelphosphate (Ammoniummagnesium-Phosphat, sog. Sargdeckelkristalle*) od. amorphe Phosphate mikroskop. sichtbar. **2. pathol.:** bei alkal. Kost u. Alkalitherapie; bei Hunger u. erschöpfender Muskelarbeit, Rachitis* u. Osteomalazie*, Ostitis* deformans Paget, Cushing*-Syndrom, Debré*-Toni-Fanconi-Syndrom, Akromegalie*, multiplem Myelom*, Hyperparathyroidismus*, osteolyt. Metastasen alkalischer Urin (z. B. bei Nierenbeckeninfektion) begünstigt die Entstehung von Phosphatsteinen.

Phosphat|urie|test (↑) *m*: s. Ellsworth-Howard-Test.

Phos|phen *n*: (engl.) *phosphene*; Lichterscheinung nach nicht adäquater Reizung des Sehorgans (z. B. Druck, elektr. Strom); vgl. Photopsie; Phänomen, okulodigitales.

Phospho|di|ester *m*: (engl.) *phosphodiester*; syn. Phosphorsäurediester; Verbindung der Phosphorsäure*, bei denen 2 Hydroxylgruppen mit org. Resten verestert sind; allg. Formel: —O—PO$_2$H—O—; **Vork.:** z. B. Nukleinsäuren (P. verbinden 3'- mit 5'-Positionen benachbarter Pentosen), cAMP*, cGMP*.

Phospho|di|esterase-Hemmer: (engl.) *phosphodiesterase inhibitors*; Kurzbez. PDE-Hemmer; Hemmstoffe der (cAMP- od. cGMP-spaltenden) Phosphodiesterasen*; **Wirkung:** u. a. Vasodilatation u. positive Inotropie durch Erhöhung der intrazellulären cAMP*- bzw. cGMP-Konz.; **Einteilung: 1.** nichtselektive Ph.: Methylxanthine (s. Purinalkaloide; therap. Anw.: Theophyllin*); **2.** selektive Ph.: Enoximon*, Milrinon, Cilostazol*, Sildenafil*, Vardenafil*, Tadalafil*.

Phospho|di|esterasen *fpl*: (engl.) *phosphodiesterases*; Abk. PDE; Hydrolasen*, die Phosphodiester* spalten; **Formen: 1.** Nukleasen*; **2.** (P. i. e. S.) cAMP- bzw. cGMP*-spaltende, dimere allosterische Enzyme; 10 unterschiedl. Typen (vgl. Phosphodiesterase-Hemmer) bekannt, hoch cAMP-spezifisch: PDE 4, 7, 8, hoch cGMP-spezifisch: PDE 5, 6, 9, dualspezifisch: 1, 2, 3, 10; kompetitive Inhibitoren unterschiedl. Spezifität sind z. B. Coffein, Theophyllin, Sildenafil (bes. PDE 5).

Phospho|enol|pyruv<u>a</u>t-Carb|oxy|kin<u>a</u>se *f*: (engl.) *phosphoenolpyruvate carboxykinase*; spezif. Enzym der Glukoneogenese*.

1-Phospho|frukt|ald<u>o</u>lase *f*: s. Aldolase.

6-Phospho|frukto|kin<u>a</u>se *f*: (engl.) *6-phosphofructokinase*; Abk. PFK; oligomeres Schrittmacherenzym (Phosphotransferase) der Glykolyse* (Cofaktor Mg^{2+}), das mit ATP Fruktose-6-phosphat zu Fruktose-1,6-bisphosphat phosphoryliert; die PFK-Aktivität wird allosterisch (Aktivierung durch Fruktose-2,6-bisphosphat, ADP u. AMP; Hemmung durch ATP, Citrat, NADH u. Fettsäuren) u. hormonal (Insulin) reguliert. PFK-Mangel: s. Erythrozytenenzymopathien. Vgl. Kohlenhydratstoffwechsel, Pasteur-Effekt.

Phospho|gluko|mut<u>a</u>se *f*: (engl.) *phosphoglucomutase*; Abk. PGM, PGluM; Isomerase, die mit Glukose-1,6-bisphosphat als Cofaktor reversibel Glukose-1-phosphat in Glukose-6-phosphat umsetzt (vgl. Glykogenolyse); versch. Enzymgruppen* inf. genet. Polymorphismus* (mind. 4 Gene; Genloci für PGM1: 1p31, PGM2: 6q12, PGM3: 4p14-q12; zahlreiche Allele).

6-Phospho|glukon<u>a</u>t|de|hydro|gen<u>a</u>se *f*: (engl.) *6-phosphogluconate dehydrogenase*; Abk. PGD; Oxidoreduktase der oxidativen Phase des Pentosephosphatwegs*, die mit NADP$^+$ 6-Phospho-D-glukonat zu 3-Oxo-6-phosphoglukonat oxidiert, das spontan zu D-Ribulose-5-phosphat decarboxyliert; inf. genet. Polymorphismus mind. 3 Enzymgruppen* (PGD-A, PGD-AB u. PGD-B).

6-Phospho|glukon<u>a</u>t|de|hydro|gen<u>a</u>se-Mangel: s. Erythrozytenenzymopathien.

Phospho|glukose|iso|merase *f*: alte Bez. für Glukose*-6-phosphat-Isomerase.

Phospho|glycer<u>a</u>t|kin<u>a</u>se *f*: (engl.) *phosphoglycerate kinase*; Abk. PGK; Kinase, die bei Glykolyse* u. Glukoneogenese reversibel eine Phosphatgruppe von 1,3-Bisphosphoglycerat auf ADP überträgt; Mangel: s. Erythrozytenenzymopathien.

Phospho|glycer<u>a</u>t|mut<u>a</u>se *f*: (engl.) *phosphoglycerate mutase*; Abk. PGM; Isomerase, die in Glykolyse* u. Glukoneogenese* mit 2,3-Bisphosphoglycerat als Cofaktor reversibel 3-Phosphoglycerat in 2-Phosphoglycerat umsetzt; inf. genet. Polymorphismus* (Genlocus 10q25.3) versch. Enzymvarianten (v. a. PGM$_1$ in Erythrozyten u. PGM$_3$ in Leukozyten, Spermien u. Plazenta); vgl. Enzymgruppen.

Phospho|glykol<u>a</u>t|phosphat<u>a</u>se *f*: (engl.) *phosphoglycolate phosphatase*; Abk. PGP; intraerythrozytäres Enzym, das die Sauerstoffaffinität von Hämoglobin erhöht; inf. genet. Polymorphismus* (Genlocus 16p13.3) mind. 6 Phänotypen (PGP 1, PGP 2, PGP 2-1, PGP 3-2, PGP 3, PGP 3-1); vgl. Enzymgruppen.

Phospho|lip<u>a</u>sen *fpl*: (engl.) *phospholipases*; syn. Phosphatidasen; Sammelbez. für Esterasen*, die Glycerophospholipide (s. Phosphatide) hydrolytisch spalten; **Einteilung** nach Substratspezifität: s. Abb.; **1.** Phospholipase A$_1$ katalysiert die Freisetzung der Fettsäure am C-Atom 1 des Glycerols, so dass Lysophosphatide (s. Lysophospholipide) entstehen, die z. B. Erythrozyten hämolysieren können. **2.** Phospholipase A$_2$ entfernt die ungesättigte Fettsäure vom C-Atom 2 der Glycerophospholipide; vgl. Prostaglandine. **3.** Phospholipase B entfernt bei Lysophosphatiden die ungesättigte Fettsäure am C-Atom 2. **4.** Phospholipase C setzt aus Lecithin die phosphorylierte Base u. aus Phospha-

Phospholipasen: Angriffsorte der Phospholipasen A₁, A₂, B, C u. D an Lecithin

tidylinositol-4,5-bisphosphat (PIP₂) Inositoltrisphosphat* u. Diacylglycerol* frei. **5.** Durch Phospholipase D wird die nicht phosphorylierte Base (z. B. Cholin) frei. **Vork.:** v. a. in Leber u. Pankreas (Phospholipase A₁), Bienen- u. Schlangengift (Phospholipase A₁, A₂), Mikroorganismen, Wirbeltieren (Phospholipase C) u. Pflanzen (Phospholipase D). Die Ph. A u. B werden als inaktive Vorstufen mit dem Pankreassaft sezerniert u. durch Trypsin* aktiviert.

Phospho|lipide *n pl*: (engl.) *phospholipids*; Abk. PL; mit Phosphorsäure veresterte Membranlipide*; **Einteilung:** Plasmalogene*, Glycerophospholipide (s. Phosphatide) u. Sphingophospholipide (s. Sphingolipide).

Phosphono|ameisen|säure: syn. Foscarnet; s. Foscarnet-Natrium.

Phospho|proteine *n pl*: (engl.) *phosphoproteins*; Proteine*, die mit Phosphorsäure veresterte Serin- u./od. Threoninreste enthalten, z. B. Casein* u. Pepsin* sowie im Hühnerei Vitellin u. Ovalbumin.

Phosphor (gr. φώς Licht; -phor*) *m*: (engl.) *phosphorus*; chem. Element, Symbol P, OZ 15, rel. Atommasse 30,97; zur Stickstoffgruppe gehörendes, 3- u. 5-wertiges, in mehreren Modifikationen vorkommendes Nichtmetall; bildet die physiol. wichtigen Derivate der Ortho- u. Pyrophosphorsäure; vgl. Nährstoffzufuhr, empfohlene (Tab. dort); **Verw.:** (nuklearmed.) ³²P-Dihydrogenphosphat als langlebiger Betastrahler (HWZ 14,3 Tage) zur palliativen Knochenschmerztherapie bei Skelettmetastasen u. zur Ther. der Polycythaemia* vera; vgl. Nukleinsäuren; Phosphorsäureester.

Phosphoreszenz (↑; ↑) *f*: (engl.) *phosphorescence*; sog. Nachleuchten; s. Lumineszenz.

Phosphor|in|toxikation (Intoxikation*) *f*: (engl.) *phosphorus intoxication*; Intoxikation* durch Aufnahme von Phosphor(-verbindungen); **Sympt.:** Übelkeit, Erbrechen, Durchfälle, nach 1–3 Tagen akutes Leberversagen u. Störungen des ZNS, Koma. Vgl. Phosphornekrose; Phosphorsäureesterintoxikation.

Phosphor|nekrose (↑; ↑; Nekr-*; -osis*) *f*: (engl.) *phosphonecrosis*; Nekrose* insbes. von Haut u. Schleimhäuten nach Phosphorintoxikation*, z. B. bei Beschäftigten in der chem. Industrie (Pestizide, Feuerwerkskörper u. a.); histor. als Nekrose des Unterkiefers (ossifizierende Periostitis* aufgrund Endothelschädigung der Knochengefäße) inf. chron. Phosphorintoxikation in der Zündholzindustrie; BK Nr. 1109.

Phosphor|säure|ester *m pl*: (engl.) *phosphoric acid esters*; syn. Alkyl- bzw. Arylphosphat; Ester der Phosphor-, Phosphon- od. Phosphinsäuren u. deren Thioderivate; z. T. hochgiftige org. Verbindungen, die als Insektizide (Phosphatinsektizide, z. B. E 605), Schmierölzusatz (z. B. Trikresylphosphat, TCP) u. als chem. Kampfstoffe (Tabun, Sarin, Soman) verwendet werden bzw. wurden; tox. Wirkung als Cholinesterase*-Hemmer (sog. endogene Acetylcholinintoxikation) sowie durch Hemmung anderer Enzyme. Vgl. Phosphorsäureesterintoxikation.

Phosphor|säure|ester|in|toxikation (Intoxikation*) *f*: (engl.) *phosphoric acid ester poisoning*; Intoxikation* durch Aufnahme von Phosphorsäureestern*; **Pathophysiol.:** Hemmung der Acetylcholinesterase* (bei irreversibler Blockade sog. Alterung), dadurch Akkumulation von Acetylcholin; **Sympt.:** Übelkeit, Erbrechen, Diarrhö, Dyspnoe, Kopfschmerz u. Schwindel; bei schwerer Intoxikation Speichel- u. Tränenfluss, Miosis, Koliken, Laryngo- u. Bronchospasmus, Muskelzuckungen, Krämpfe, Blutdruckabfall, Bradykardie, Lähmung, Koma, u. U. Tod; bei Intoxikation mit Trikresylphosphat schmerzhafte Polyneuritis mit Lähmungen; **Ther.:** Aktivkohle in Verbindung mit Magenspülung, salinische Abführmittel, Atropin (Antagonisierung der muscarinergen Sympt. führt zu inverser Sympt., sog. Toxizitätswandel), Cholinesterasereaktivatoren (z. B. Obidoximchlorid*); BK Nr. 1307.

Phosphor|säuren: 1. (engl.) *phosphoric acids*; Orthophosphorsäure (H₃PO₄, Acidum phosphoricum, Ph. i. e. S.); mittelstarke Säure, bildet 3 Reihen von Salzen (s. Phosphate); **2.** Polyphosphorsäuren (H$_{n+2}$P$_n$O$_{3n+1}$); **3.** Metaphosphorsäuren (HPO₃)$_n$. Phosphorsäurereste (Phosphorylgruppen) sind essentieller Bestandteil der Nukleinsäuren, Phospholipide, Phosphoproteine, des Knochengewebes, Phosphate sind in Phosphatpuffer enthalten.

Phosphor|wasser|stoff: (engl.) *phosphine*; PH₃, Phosphin; aus Phosphiden entstehendes farbloses, nach faulen Fischen u. modrig riechendes Gas; Darstellung durch Einwirkung von Phosphor auf warme Kalilauge; in hohen Konz. sofort tödl. Stoffwechsel- u. Nervengift; **Anw.:** früher zur Insektenbekämpfung.

Phosphor|wasser|stoff|intoxikation: (engl.) *phosphine intoxication*; Intoxikation* durch Inhalation von Phosphorwasserstoff*, v. a. beim Autogenschweißen u. bei Schädlingsbekämpfung in Lagerhäusern; **Sympt.:** Übelkeit, Erbrechen, Benommenheit, Atemnot, Leber- u. Nierenschäden; bei akuter Intoxikation u. U. Tod durch Lungenödem od. Kreislaufversagen bzw. nach 1–2 Tagen Latenz durch Leber- u. Nierenversagen; **Ther.:** Natriumthiosulfat, Calcium, Ascorbinsäure i. v.; BK Nr. 1109.

Phosphorylase *f*: (engl.) *phosphorylase*; syn. Glykogenphosphorylase; durch Interkonversion reguliertes Enzym im Glykogenmetabolismus; **1. Ph. a** ist Schlüsselenzym (Transferase) der Glykogenolyse*, das in Leber u. Muskulatur vom nichtreduzierenden Ende von Glykogen* einen Glukoserest auf Phosphat überträgt, so dass Glukose-1-phosphat entsteht. **2. Ph. b** ist die inaktive Form, die in Ph. a überführt wird, wenn sie durch Phosphorylase-b-Kinase phosphoryliert wird; die durch cAMP aktivierte Proteinkinase A aktiviert zuvor die (inak-

Phosphorylasemangel

tive) Phosphorylase-b-Kinase, auf die dabei ebenfalls ein Phosphatrest von ATP übertragen wird. In Muskelzellen ist in Gegenwart hoher AMP-Konzentrationen auch die Ph. b aktiv. Vgl. Glykogensyntase.

Phosphoryla̱se|mangel: s. Glykogenosen (Tab. dort).

Phosphorylie̱rung: (engl.) *phosphorylation*; Veresterung org. Verbindungen mit Phosphorsäure; viele Metaboliten werden durch Ph. aktiviert (enzymat. katalysiert durch Kinasen*); das energiereiche Phosphat ATP (s. Adenosinphosphate) ist Speicher für chem. Energie u. besitzt ein hohes Gruppenübertragungspotential, das für Biosynthesen genutzt wird. Die mit Hydrolyse von ATP zu AMP verbundenen Reaktionen sind inf. der Hydrolyse des abgespaltenen Pyrophosphats zu anorg. Phosphat irreversibel. **Oxidative Ph.** ist die mit Redoxreaktionen gekoppelte ATP-Synthese in der Atmungskette*. Bei **Substratstufenphosphorylierung** wird anorg. Phosphat direkt auf ein Substrat (z. B. auf Glyceral-3-phosphat in der Glykolyse*) übertragen, das dadurch energiereich wird (1,3-Bisphosphoglycerat) u. der ATP-Synthese dient. Bei **kovalenter Konversion** von Proteinen (z. B. durch Kinase, Phosphorylase) reguliert Ph. den Stoffwechsel u. gewährleistet die Signalübertragung.

Phot-: auch Photo-, Foto-; Wortteil mit der Bedeutung Licht, Helligkeit; von gr. φως, φωτός.

Phot|ästhesi̱n (↑; -ästhesie*) *n*: (engl.) *photesthesin*; Farbstoff in den Außengliedern der Stäbchen* der Netzhaut.

Photi̱smen (↑) *m pl*: (engl.) *photisms*; optische Synästhesie*.

Photo|abla̱tion (↑; Ablatio*) *f*: (engl.) *photoablation*; mit Laserlicht (im UV-Bereich) durchgeführtes chir. Verfahren zur Abtragung von Gewebe ohne nennenswerte Wärmeentwicklung in angrenzenden Schichten; **Verw.:** z. B. in der refraktiven Chirurgie*.

Photo|bakte̱rien (↑; Bakt-*) *f pl*: s. Leuchtbakterien.

Photo|che̱mo|therapie̱ (↑; arab. al-kimija Chemie) *f*: s. PUVA.

photo|chromoge̱n (↑; Chrom-*; -gen*): (engl.) *photochromogenic*; Bez. für die Fähigkeit einiger im Dunkeln cremefarbener Stämme atypischer Mykobakterien*, unter Lichteinfluss zeisiggelbes Pigment zu bilden; vgl. skotochromogen.

Photo|dermati̱tis pigmenta̱ria (↑; Derm-*; -itis*) *f*: phototoxische Reaktion; s. Lichtdermatosen.

Photo|dermato̱sen (↑; ↑; -osis*) *f pl*: Lichtdermatosen*.

Photo|ef|fe̱kt (↑; lat. *efficere*, *effectus* hervorbringen) *m*: (engl.) *photoeffect*; einer der Wechselwirkungsprozesse ionisierender Photonenstrahlung mit Materie, bei dem die Energie eines Photons auf ein kernnahes Elektron übertragen wird (s. Abb.); die Wahrscheinlichkeit für das Auftreten des Ph. nimmt mit steigender Ordnungszahl des Absorbermaterials stark zu u. mit zunehmender Photonenenergie ab. Das durch den Ph. entstandene Sekundärelektron verlässt die Atomhülle u. gibt seine Energie durch weitere Ionisationen an die Materie ab. Der Ph. ist in der Röntgendiagnostik von großer Bedeutung für die Quantenabsorp-

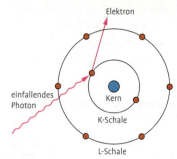

Photoeffekt

tion u. verantwortl. für den mit zunehmender Energie (Härte) der Röntgenstrahlung abnehmenden Knochen/Weichteil-Kontrast. Beim **äußeren Ph.** (lichtelektr. Effekt) werden Elektronen durch Lichtquanten aus Metalloberflächen herausgelöst (Photokathode). Vgl. Kernphotoeffekt.

Photo|kat|ho̱de (↑; Kathode*) *f*: (engl.) *photocathode*; Elektrode in einer Vakuumelektronenröhre, die mit spez. präparierten Alkalimetallen beschichtet ist, aus denen durch Photonen* bes. leicht Elektronen* freigesetzt werden; **Anw.:** z. B. in der Photozelle, im Photomultiplier u. Röntgenbildverstärker; vgl. Photoeffekt.

Photo|ko|agula̱tion (↑; Koagul-*) *f*: (engl.) *photocoagulation*; Projektion eines Xenon-Lichtblitzes (Lichtkoagulation) od. Laserstrahls auf die Netzhaut bzw. Aderhaut mit therm. Zerstörung der äußeren Retina u. inneren Choroidea; Meth. zur entzündl. Verklebung u. Vernarbung von Netzhautablösungen (s. Ablatio retinae), Zerstörung subretinaler bzw. Verhinderung retinaler Gefäßneubildungen; **Ind.:** Proph. der Netzhautablösung, senile Makuladegeneration*, proliferative Retinopathie (z. B. bei diabetischer Retinopathie*, retinalen Venenverschlüssen, Eales*-Krankheit), kleinere Tumoren der Ader- od. Netzhaut. Vgl. Laserchirurgie.

Photo|me̱ter (↑; Metr-*) *n*: (engl.) *photometer*; opt.-elektr. Lichtmessgerät, das aus einer Lichtquelle mit Monochromator*, Photozelle* od. Photomultiplier* u. einem Verstärker (zur Anzeige der Intensität bzw. Extinktion*) besteht; **Anw.:** zur Photometrie* u. Spektralanalyse*.

Photo|metrie̱ (↑; ↑) *f*: (engl.) *photometry*; physik. Verf. zur Konzentrationsbestimmung fein verteilter od. gelöster Stoffe in Proben; **Prinzip:** Messung der Absorption* bzw. Streuung* (Extinktion) monochromat. Lichts (mit der Wellenlänge, bei der die zu untersuchende Substanz ihr Absorptionsmaximum hat) beim Durchgang durch eine probenhaltige Küvette u. Berechnung der Konz. (bei bekanntem molarem Extinktionskoeffizienten*) nach dem Lambert*-Beer-Gesetz; **Sonderformen:** Atomabsorptionsspektroskopie*, Fluoreszenzphotometrie*, Flammenemissionsphotometrie*, Nephelometrie*, Turbidimetrie*. Vgl. Spektralanalyse, Spektrophotometrie, Test, optischer.

Photo|multi̱|plier (↑; engl. to multiply vervielfältigen) *m*: syn. Sekundärelektronenvervielfacher (Abk. SEV); Detektor für Licht mit hoher Nachweisempfindlichkeit, in dem Photonen* in elektr. Impulse umgewandelt u. auf das 10^6–10^8-fache verstärkt werden; **Anw.:** z. B. in der Gammakamera*, im Szintillationszähler*, Photometer*.

Photonen (↑) *n pl*: (engl.) *photons*; syn. Strahlungsquanten, Lichtquanten; Symbol γ; Energiequanten der elektromagnet. Strahlung mit der Energie E = h · ν (h = Planck-Wirkungsquantum, ν = Frequenz); 1 Photon entspricht dem kleinsten Energiebetrag, der in elektromagnetischen Wellen* transportiert wird. Bei der Emission* bzw. Absorption* der elektromagnet. Wellen können nur Energiebeträge in der Höhe der Photonenenergie ausgetauscht werden. Bei der Ausbreitung elektromagn. Wellen bewegen sich die Ph. mit Lichtgeschwindigkeit.

Photo|phobie (↑; Phob-*) *f*: Lichtscheu*.

Photopsie (↑; Op-*) *f*: (engl.) *photopsia*; elementare optische Halluzination*, bei der Licht, Farben, Blitze od. Funken wahrgenommen werden; **Vork.:** bei Läsion bzw. Stimulation der Sehbahn, des Okzipital- od. Temporallappens, Neuritis nervi optici, org. Psychosen od. als visuelle Aura* bei Migräne u. Epilepsie. Vgl. Phosphen.

Photo|sensibilität (↑; lat. *sensibilis* fähig zu empfinden) *f*: **1.** (engl.) *photosensitivity*; (dermat.) Lichtempfindlichkeit mit Auftreten von Hauterscheinungen nach Lichteinwirkung; s. Lichtdermatosen, Porphyrie; **2.** (neurol.) abnorme Reaktion auf intermittierende Lichtreize bei Epilepsie*; generalisierte spikes u. Spike-wave-Muster im EEG auch nach Beendigung der Flackerlichtstimulation.

Photo|stimulation (↑; lat. *stimulatio* Reizung) *f*: syn. intermittierende Lichtreizg.; Methode zur Provokation von pathol. Veränderungen (insbes. generalisierten epilepsietypischen Potentialen) im EEG* durch Serien von Lichtblitzen unterschiedl. Frequenz.

Photo|synthese (↑) *f*: (engl.) *photosynthesis*; Umwandlung von Lichtenergie in chem. Energie in Pflanzen mit Hilfe von Chlorophyll* zum Aufbau energiereicher org. Verbindungen aus CO_2 u. Wasser. Unter Abgabe von O_2 wird Glukose bzw. Stärke gebildet; vgl. Assimilation.

Photo|therapie (↑) *f*: **1.** (engl.) *phototherapy*; (dermat.) s. PUVA; **2.** (päd.) Lichttherapie* bei Hyperbilirubinämie* des Neugeborenen; aus wasserunlösl. unkonjugiertem Bilirubin* entsteht unter Einwirkung von sichtbarem Licht (Spektralbereich 410–530 nm, opt. 460 nm) durch Isomerisierung wasserlösl., leicht ausscheidbares Photobilirubin in der Haut; dadurch kann die Bilirubinkonzentration meist unter der für eine Austauschtransfusion* liegenden Grenze gehalten werden. **Ind.:** mittelschwere Hyperbilirubinämie (Serumbilirubinkonzentration von ca. 1/10 des Körpergewichts in μmol/l, jedoch nicht mehr als 500 μmol/l), bei Hinweisen auf Hypoxie, Azidose u. Sepsis schon bei niedrigerem Serumbilirubin; die Ph. ist nur bei bereits vorhandenem Hautikterus wirksam (keine prophylakt. Anw.). Es sollte ein möglichst großer Teil der Körperoberfläche bei geringem Abstand zur Lichtquelle bestrahlt werden; dabei Temperaturkontrolle, vermehrte Flüssigkeitszufuhr wegen erhöhter Perspiratio insensibilis u. sorgfältige Überwachung des Neugeborenen; nach deutl. Abfall der Serumbilirubinkonzentration intermittierende Ph.; **cave:** keine Ph. bei direkter Hyperbilirubinämie wegen Gefahr der Entw. eines sog. Bronze-Baby-Syndroms (Graufärbung der Haut).

Photo|toxizität (↑; Tox-*) *f*: **1.** phototoxische Reaktion; (dermat.) s. Lichtdermatosen; **2.** (ophth.) s. Lichttoxizität.

Photo|zelle (↑; Zelle*): (engl.) *photoelectric cell*; Detektor, in dem Licht in elektr. Impulse umgewandelt wird; die beim Auftreffen von Photonen auf die Photokathode* freigesetzten Elektronen fließen mit einer Spannung von 20–200 V zur Anode u. können mit einem Photomultiplier* verstärkt werden.

Phrenes (gr. φρήν Zwerchfell) *f pl*: Zwerchfell*.

Phrenikus (↑) *m*: Kurzbez. für Nervus* phrenicus.

Phrenikus|blockade (↑) *f*: (engl.) *phrenic nerve block*; periphere Leitungsanästhesie* mit ein- od. beidseitiger Nervenblockade* des N. phrenicus. **Ind.:** langdauernder Singultus*.

Phrenikus|lähmung (↑): (engl.) *paralysis of the phrenic nerve*; Zwerchfellparese* inf. Schädigung des Nervus* phrenicus (C 3–C 4); **Urs.:** u. a. Trauma (Wurzelausriss), Tumor im Halsbereich u. Mediastinum, Polyneuritis, Aneurysma der Aorta, postoperativ (z. B. nach Thymektomie); **Klin.:** bei einseitiger Ph. ipsilateraler Zwerchfellhochstand, paradoxe Atmung*; bei Ph. inf. Wurzelausriss zusätzl. Sensibilitätsstörung seitl. an Hals u. Schulter; beidseitige Ph. mit Dyspnoe, Zyanose, Auxiliaratmung; **Diagn.:** Röntgen-Thorax-Aufnahme mit Durchleuchtung (Hitzenberger*-Schnupfversuch), Ultraschalluntersuchung in Komb. mit Magnetstimulation.

Phrenikus|neur|algie (↑; Neur-*; -algie*) *f*: (engl.) *phreniconeuralgia*; seltene Neuralgie* des N. phrenicus mit atemabhängigen Schmerzen, die vom Thorax in Hals u. Schulter ausstrahlen; **Urs.:** Reizung der sensiblen Fasern des N. phrenicus, z. B. bei Pleuritis, Perikarditis, Klavikulafraktur.

Phrenosin *n*: (engl.) *phrenosine*; syn. Cerebron; Cerebrosid*, in dem Sphingosin mit Cerebronsäure verestert ist.

Phrygische Mütze: (engl.) *phrygian cap*; Bez. für eine Formvariante der Gallenblase* in Form einer von den Phrygern getragenen, kegelförmigen Mütze mit nach vorn hängender Spitze; u. U. Ursache falsch positiver Gallensteindiagnose bei der Ultraschalluntersuchung des Abdomens.

Phryno|dermie (gr. φρύνη Kröte; Derm-*) *f*: (engl.) *phrynoderma*; follikuläre Hyperkeratose* mit eingeschränkter Schweiß- u. Talgdrüsensekretion bei Vitamin-A-Mangel.

PHT: (kardiol.) Abk. für (engl.) *pressure* half *time*.

Phthal|säure: (engl.) *phthalic acid*; Benzol-1,2-dicarbonsäure; $C_6H_4(COOH)_2$; Verw. zur Produktion von Farb- u. Kunststoffen; vgl. Dicarbonsäuren.

Phthal|säure|hydrid *n*: (engl.) *phthalic acid anhydride*; $C_6H_4(CO)_2O$; Ausgangsstoff für Polyester, Lacke, Weichmacher, verursacht starke Haut- u. Schleimhautreizung; MAK-Wert 5 mg/m³.

Phthiriasis (gr. φθείρ Laus; -iasis*) *f*: Filzlausbefall; s. Pedikulose.

Phthirus pubis (↑) *m*: Filzlaus, Schamlaus; s. Läuse.

Phthisis bulbi (gr. φθίσις Schwund; βολβός Zwiebel) *f*: Ophthalmophthisis*.

Phyco|myzęten *m pl*: (engl.) *Phycomycetes*; syn. Phycomycetes; Algenpilze; veraltete Sammelbez. für versch. niedere Pilze der Klassen Chytridiomycetes, Hyphochytridiomycetes, Plasmodiophoromycetes, Oomycetes, Zygomycetes, Trichomycetes mit im Allg. unseptierten Hyphen; z. T. humanpathogene Err. der Mucor*-Mykosen u. Entomophthoro*-Mykosen, z. B. Basidiobolus- u. Entomophthora-Arten.

Phyllo|chinon *n*: syn. Vitamin K_1; s. Vitamin K.

Phylo|genęse (gr. φῦλον Stamm; -genese*) *f*: (engl.) *phylogeny*; Stammesentwicklung; Entstehung der versch. Pflanzen- u. Tierarten durch Evolution*; vgl. Ontogenese, Taxonomie.

Physikum (gr. φυσικός die Natur, -wissenschaft betreffend) *n*: (engl.) *preliminary medical examination*; frühere Bez. für den ersten Abschnitt der ärztl. Prüfung, nach alter Approbationsordnung die sog. ärztl. Vorprüfung; wird nach dem 4. Semester abgelegt, umfasst einen schriftl. u. mündl. Teil. Nach bestandenem Ph. beginnen die klin. Semester.

Physio|gnomie (gr. φύσις natürliche Beschaffenheit, Gestalt; γνῶμα Kenntnis) *f*: (engl.) *physiognomy*; Ausdruck von u. a. Gefühlen, Gedanken u. Absichten durch Mimik, Gestik, Bewegung u. Haltung, v. a. im Gesicht.

Physio|logie (gr. φύσις Natur; -log*) *f*: (engl.) *physiology*; Wissenschaft u. Lehre von den normalen Lebensvorgängen, insbes. von den physik. Funktionen des Organismus; vgl. Biochemie.

Physio|therapeut (↑) *m*: (engl.) *physical therapist*; mit „Gesetz über die Berufe in der Physiotherapie" (Masseur- u. Physiotherapeutengesetz, Abk. MPhG) 1994 eingeführte Berufsbezeichnung für die frühere Bez. Krankengymnast; Anw. geeigneter Verf. der Physiotherapie* in Prävention, kurativer Medizin, Rehabilitation u. im Kurwesen; **Ausbildung:** 3-jährig (2900 Std. Theorie, 1600 Std. Praxis) an Berufsfachschulen; geregelt im „Gesetz über die Berufe in der Physiotherapie" u. in der Ausbildungs- u. Prüfungsverordnung für Physiotherapeuten; staatl. Anerkennung; seit 2009 bis vorerst 2017 Studium mit Hochschulabschluss (Bachelor- u. Master-Abschluss) möglich.

Physio|therapie (↑) *f*: (engl.) *physiotherapy*; Sammelbez. für spezif. Techniken passiver od. aktiver Bewegung zur Prävention*, Therapie u. Rehabilitation*; **Prinzip:** Erstellung u. Durchführung eines individuellen Therapieplans in Zusammenarbeit mit dem Pat. auf Grundlage eines biopsychosoziales Krankheits- u. Gesundheitsmodells; **Formen:** z. B. Bewegungstherapie*, manuelle Therapie*, manuelle Lymphdrainage*, physiotherap. Atemtherapie* u. Entspannungstechniken, physikalische Therapie*, Einsatz medizinischer Trainingsgeräte (Laufband, Kraftgeräte) oder Tiere (z. B. therapeutisches Reiten*); ersetzt die veralteten Begriffe Heil- u. Krankengymnastik. Vgl. Kontrakturenprophylaxe; Sporttherapie; Ergotherapie.

physisch (gr. φυσικός die Natur betreffend): (engl.) *physical*; körperlich; Gegensatz psychisch.

Physo|stigmin *n*: (engl.) *physostigmine*; syn. Eserin; als Salicylat od. Sulfat in Wasser lösl. Alkaloid der Kalabar-Bohne; Cholinesterase*-Hemmer; **Ind.:** Verdacht auf anticholinerges zentrales Syndrom*, nach Gabe von anticholinerg wirkenden Substanzen; Verdacht auf Intoxikationen mit Tollkirsche, Atropin, Ethanol.

Phyt-: auch Phyto-; Wortteil mit der Bedeutung Gewächs, Pflanze; von gr. φυτόν.

Phytan|säure: (engl.) *phytanic acid*; 3,7,11,15-Tetramethylhexadekansäure; mehrfach verzweigte, gesättigte Fettsäure; s. Refsum-Syndrom.

Phyt|häm|ag|glutinine (Phyt-*; Häm-*; Agglutination*) *n pl*: Abk. PHA; Lektine*.

Phytin|säure: (engl.) *phytic acid*; Inosithexaphosphat, myo-Inositol-Hexaphosphorsäureester; mit 6 Phosphorsäure-Molekülen verestertes myo-Inositol (s. Inositol); hemmt konzentrationsabhängig die Eisenresorption im Darm durch Komplexbildung; Vork.: v. a. in pflanzl. Samen.

Phyto|menadion (INN) *n*: (engl.) *phytomenadion*; syn. Vitamin* K_1; Wirkstoff aus der Vitamin-K-Gruppe; **Anw.:** p. o. od. parenteral; **Ind.: 1.** Proph. u. Ther. von Vitamin-K-Mangel u. a. auch bei Morbus haemorrhagicus neonatorum; **2.** Blutung durch Cumarinderivate* (meist bei INR ≥5).

Phyto|östro|gene (Phyt-*; Östr-*; -gen*) *n pl*: (engl.) *phytoestrogens*; Pflanzeninhaltsstoffe, z. B. Flavonoide* (u. a. in Hopfen), Isoflavonoide (u. a. in Soja), Lignane (u. a. in Leinsamen) mit östrogenähnl. Wirkung; können an den selben Rezeptor binden wie Estradiol*, allerdings mit deutl. niedriger Wirkpotenz, u. präventiv auf Osteoporose u. kardiovaskuläre Erkr. wirken.

Phyto|photo|dermatitis (↑; Phot-*; Derm-*; -itis*) *f*: syn. Wiesengräserdermatitis; s. Lichtdermatose.

Phyto|sterole (↑; Stear-*) *n pl*: (engl.) *phytosterols*; tetracyclische Triterpene; pflanzl. Sterole*; z. B. Sitosterol, Campesterol u. Stigmasterol in Kürbissamen, Sabalfrüchten, Brennnesselwurzeln, Weideröschenkraut; **Anw.:** symptomatische Ther. bei benignem Prostatasyndrom*.

Phyto|therapie (↑) *f*: (engl.) *phytotherapy*; Behandlung u. Vorbeugung von Krankheiten u. Befindensstörungen durch Pflanzen, Pflanzenteile u. deren Zubereitungen; Phytopharmaka bilden als Mehr- u. Vielstoffgemische mit synergistischen Effekten der versch. Inhaltsstoffe eine wirksame Einheit u. müssen die Anforderungen des Arzneimittelgesetzes* hinsichtlich Qualität, Wirksamkeit u. Unbedenklichkeit erfüllen; sie besitzen ein breites therap. u. pharmak. Wirkprofil, haben meist eine große therap. Breite u. sind oft nebenwirkungsärmer als synthet. hergestellte Arzneimittel.

p. i.: 1. Abk. für *post infectionem* (nach Infektion); **2.** Abk. für *post injectionem* (nach Injektion); **3.** Abk. für *per inhalationem* (durch inhalieren).

PI: 1. Abk. für Pearl*-Index; **2.** Abk. für Protease-Inhibitoren; s. Protease-Hemmer; **3.** Abk. für Plazentainsuffizienz*; **4.** Abk. für Pulsatility-Index; s. Ultraschalldiagnostik.

Pia mater (lat. fromme Mutter) *f*: (engl.) *pia mater*; gefäßführender Teil der Leptomeninx*, die als P. m. cranialis der Hirnoberfläche u. als P. m. spinalis der Rückenmarkoberfläche dicht anliegt.

PIBIDS-Syn|drom *n*: Abk. für (engl.) *photosensitivity, ichthyosis, brittle hair, impaired intelligence, decreased fertility and short stature*; (engl.) *trichothiodystrophy*;

sehr seltene, autosomal rezessiv vererbte Form der Trichothiodystrophie; Defekt des Xeroderma* pigmentosum D-Gens (ERCC2-Genmutation, Genlocus 19q13.2-q13.3); keine erhöhte Tendenz zur Entwicklung von Hauttumoren; **Klin.:** abgebrochene stumpfe Haare, Wachstumsverzögerung, mentale Retardierung; **Diagn.:** klin. Bild sowie glatte Längsbrüche (Trichoschisis) u. typ. zebraartiges Muster heller u. dunkler Bande der Haare unter dem Polarisationsmikroskop; **Ther.:** Lichtschutz; **DD:** Sjögren*-Larsson-Syndrom. Vgl. Tay-Syndrom.

Pica (lat. pica Elster) *n*: Essen ungenießbarer Stoffe u. Gegenstände (z. B. Mörtel, Abfall, Kot, Sand, Farbe, Steine); hinsichtl. der Entwicklungsstufe unangemessenes Verhalten, evtl. zus. mit Jaktation* u. auffälligem Sozialverhalten; im Allg. Dauer von einigen Monaten, gelegentl. auch chron. Verlauf mögl.; **Vork.:** meist bei geistiger Behinderung od. extremer Verwahrlosung; **Ther.:** evtl. Verhaltenstherapie.

Pick-Krankheit (Arnold P., Neurol., Psychiater, Prag, 1851–1924): (engl.) *Pick's disease*; Form der frontotemporalen Demenz* mit Tauopathie*; **Vork.:** 2–5 % der progressiven Demenzen; sporadisch u. selten fam. gehäuft (autosomale Dominanz); **Ätiol.:** unbekannt; evtl. gestörte Bildung von Mikrotubuli in den Ganglienzellen durch Störungen im Metabolismus des Tau*-Proteins; **Pathol.:** umschriebene progressive Hirnatrophie* im Bereich des Frontalhirns u. der vorderen Anteile des Temporallappens, evtl. im Bereich von Nucleus caudatus, Putamen u. Thalamus; Schwellung der Nervenzellen (Pick-Zellen) u. argyrophile Einschlüsse aus hyperphosphoryliertem Tau-Protein (Pick-Körper); **Sympt.:** Beginn meist zwischen 40. u. 60. Lj., Veränderungen des Charakters u. der Persönlichkeit, emotionale Störungen (Reizbarkeit, Getriebenheit, Enthemmung bzw. Antriebsarmut bis zu Apathie), im weiteren Verlauf progrediente Demenz, Pyramidenbahnzeichen, evtl. Sprachstörungen u. Aphasie; **Diagn.:** CCT (Atrophie, Erweiterung des Ventrikelsystems); **Ther.:** keine bekannt; **Progn.:** durchschnittliche Überlebenszeit ca. 7 Jahre; **DD:** Demenz* anderer Ätiologie.

Pickwick-Syn|drom (nach der Romanfigur Little Joe in Dickens „Die Pickwickier") *n*: (engl.) *pickwickian syndrome*; sog. kardiopulmonales Syndrom der Adipösen; Form des Schlafapnoesyndroms*, Erkr. mit hochgradiger Adipositas, arterieller Hypoxämie, Hyperkapnie u. respirator. Azidose durch alveoläre Hypoventilation, sekundär Entw. einer Polyzythämie, pulmonalen Hypertonie* u. Cor* pulmonale; inf. Hyperkapnie (sog. CO_2-Autonarkose) kommt es zu Somnolenz u. anfallsweise auftretenden Schlafzuständen. **Urs.:** exzessive Fettablagerung in der Umgebung der Lungen; **Ther.:** Gewichtsreduktion; nBIPAP (Form der assistierten Beatmung*; vgl. BIPAP); **DD:** Narkolepsie*.

Picorna|viridae (italienisch pico klein; RNA*; Virus*; -id*) *f pl*: (engl.) *Picornaviridae*; Fam. der kleinsten RNA-Viren (∅ 20–40 nm, kub. Form ohne Hüllmembran, 32 Kapsomere, einzelsträngige RNA); weltweit verbreitet; **Einteilung:** in die säurestabilen Genera Enterovirus*, Hepatovirus*, Cardiovirus*, Parechovirus u. die säurelabilen Genera Rhinovirus* u. Aphthovirus; **Übertragung:** Schmier- u. Tröpfcheninfektion; **klin. Bedeutung:** P. verursachen bei Mensch u. Tier asymptomat. bis schwer verlaufende Inf. des Respirationstrakts (bevorzugt säurelabile Genera) u. Magen-Darm-Trakts (v. a. säurestabile Genera), z. T. mit Beteiligung des ZNS.

PID: 1. Abk. für **P**räimplantations**d**iagnostik*; 2. Abk. für (engl.) *pelvic* inflammatory disease*.

Piebaldismus (engl. piebald buntscheckig) *m*: (engl.) *piebaldism*; autosomal-dominant erbl. od. durch Spontanmutation entstandene Form des okulokutanen Albinismus*; **Ätiol.:** meist Mutation im KIT-Protoonkogen (Genlocus 4q12), das für den Membran-Rezeptor der Melanozyten codiert, dadurch gestörte Einwanderung in die Haut während der Embryonalphase; auch SNAI-Genmutation (Genlocus 8q11); **Klin.:** (variiert wegen unterschiedl. Mutationen) von Geburt an scharf begrenzte, depigmentierte Flecken unterschiedl. Größe (s. Abb.), in denen sich pigmentierte Einsprengsel befinden; typ. ist eine weiße Stirnlocke (nicht immer vorhanden). **DD:** Vitiligo*; Naevus* depigmentosus; Waardenburg*-Syndrom; Hypomelanosis* Ito. Vgl. Poliose.

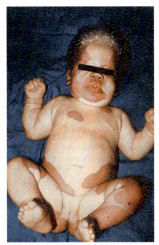

Piebaldismus: weiße Stirnlocke u. großflächige Depigmentierungen bei einem schwarzen Säugling [59]

Piecemeal-Nekrosen (engl. piecemeal stückchenweise; Nekr-*; -osis*) *f pl*: (engl.) *piecemeal necroses*; s. Mottenfraßnekrosen.

Piedra (span. Stein): (engl.) *piedra*; syn. Trichosporie, Trichomycosis nodosa, Haarknötchenkrankheit; in den Tropen vorkommende, harte, gefärbte Auflagerungen um das Haarschaft; **Err.:** Trichosporon* (weiße P.) u. Piedraia* hortai (schwarze P.). Vgl. Trichomycosis palmellina.

Piedraia hortai (↑) *f*: (engl.) *Piedraia hortai*; syn. Trichosporon hortai, Microsporum hortai; Haarpilze, systemat. Stellung Askomyzeten*; Err. von Piedra nigra; morphol. septiertes u. verzweigtes Myzel mit spindelförmigen Asken u. 2–8 Askosporen;

Übertragung: wahrscheinl. Kontaktinfektion z. B. beim Baden; **Nachw.:** s. Pilzdiagnostik. Vgl. Mykosen.

Pierre-Marie-Bamberger-Krankheit (Pierre M., Neurol., Paris, 1853–1940; Eugen B., Kliniker, Wien, 1858–1921): hypertrophe Osteoarthropathie*.

Pierre-Marie-Strümpell-Bechterew-Krankheit (↑; Adolf v. S., deutscher Arzt, 1853–1925; Vladimir M. B., russ. Neurol., 1857–1927): s. Spondylitis ankylosans.

Pierre-Robin-Syn|drom (Pierre R., Zahnarzt, Histol., Paris, 1867–1950) *n*: s. Robin-Syndrom.

Pierson-Krankheit: Grazilissyndrom*.

Pigment|an|omalie (Pigmente*; Anomalie*) *f*: s. Depigmentierung, Hyperpigmentierung, Hypomelanosen.

Pigment|bildner (↑): (engl.) *pigment bacteria*; syn. Farbstoffbakterien; Mikroorganismen, die Farbstoffe bilden (z. B. Pseudomonas aeruginosa, Serratia marcescens); bei einzelnen Species ist nur ein Teil der Stämme chromogen, die diagn. Wertigkeit der Farbstoffbildung ist daher begrenzt. Vgl. Fluorescein, Prodigiosin, Pyozyanin.

Pigment|dis|persions|glaukom (↑; Dispersion*; Glaukom*) *n*: (engl.) *pigmentary glaucoma*; insbes. junge, myope Männer betreffende, seltene Erkr. mit Verstreuung von Irispigment im gesamten vorderen Augenabschnitt (Pigmentdispersionssyndrom); im Spätstadium Entw. eines Glaukoms* inf. Verstopfung bzw. Schädigung des Trabekelwerks durch Pigment.

Pigmente (lat. *pigmentum* Farbe) *n pl*: (engl.) *pigments*; biogene Farbstoffe; **Einteilung: 1. endogene** P.: Zwischen-, Neben- od. Endprodukte des Stoffwechsels: **a)** Abbauprodukte von Hämoglobin*: Hämatoidin*, Hämosiderin*, Bilirubin*, Malariapigment (Hämazoin*); vgl. Hämofuszin; **b)** autochthone, autogene P.: Lipofuszin*, Melanine*; vgl. Schwangerschaftspigmentierung; **c)** P. in Tumorzellen: s. malignes Melanom; **d)** P. in Fettzellen: s. Lipochrome; **2. exogene P.:** gelangen von außen in den Körper, z. B. Kohle, Tusche (vgl. Anthrakose, Pneumokoniosen) od. farbige Pflanzenstoffe, z. B. Carotine u. Xanthophyll (s. Carotinoide), Flavine*, Chlorophyll*, Polyphenole mit (z. T. noch unbekannter) gesundheitsfördernder Wirkung (Vitamin, Antioxidans).

Pigment|em|bolien (↑; Embol-*) *f pl*: (engl.) *pigmentary embolisms*; bei Malaria* in Milz, Leber, Knochenmark, Gehirn u. Nieren auftretende Embolien durch Erythrozytenzerfallsprodukte; **Urs.:** Zerstörung roter Blutkörperchen durch Plasmodien*.

Pigment|in|duration (↑; lat. *indurare* verhärten) *f*: (engl.) *pigmentary induration*; braune Induration* der Lunge durch Bindegewebewucherungen in den Wänden der Lungenbläschen mit Ablagerung von Pigmenten, bes. bei Mitralklappenfehlern u. bei Nicotinmissbrauch.

Pigment|kalk|stein (↑): (engl.) *pigmented calculus*; Gallenstein aus Calciumsalz u. Bilirubin; vgl. Cholelithiasis.

Pigment|nävus (↑; Nävus*) *m*: (engl.) *pigmented nevus*; pigmentierter melanozytärer Nävus*.

Pigmento|phagen (↑; Phag-*) *m pl*: (engl.) *pigmentophages*; mit Pigment beladene Phagozyten*, z. B. bei Malaria* od. nach Blutungen (Eisenpigment).

Pigment|steine (↑): (engl.) *pigmented calculi*; hauptsächl. aus Bilirubin* bestehende Gallensteine; vgl. Cholelithiasis.

Pigment|zellen (↑; Zelle*): (engl.) *pigment cells*; Zellen mit Pigmentkörnchen (z. B. Melanine*, Hämosiderin*, Lipofuszin*, Lipochrome*) im Zytoplasma.

Pigtail-Katheter (engl. *pig tail* Schweineschwanz; Katheter*) *m*: (engl.) *pigtail catheter*; röntgendichter Kunststoffkatheter, der sich nach Entfernen des Mandrins zum Schutz des umliegenden Gewebes an einem od. beiden (auch Doppel-J-Katheter) Enden schweineschwanzartig kringelt; **Anw.: 1.** therap. zur künstlichen Harnableitung* (s. Ureterschiene, Abb. dort); zur Galleableitung i. R. einer PTCD* bei inoperablem Tumor mit Choledochusverschluss, als Drainage intraabdominaler Abszesse, Fisteln od. Pankreaspseudozysten; **2.** diagn. zur Angiographie*.

PIH: Abk. für (engl.) *prolactin inhibiting hormone*; syn. Prolaktostatin; Sammelbez. für Prolaktin* hemmende Releasing*-Hormone (Dopamin*, GnRH-assoziiertes Peptid).

Piko-: Abk. p; Dezimalvorsatz zur Kennzeichnung des Faktors 10^{-12} einer Einheit; vgl. Einheiten (Tab. 3 dort).

Pikrin|säure: (engl.) *picric acid*; Acidum picrinicum; Trinitrophenol; gelber, sehr giftiger u. explosiver Farbstoff; **Verw.:** z. B. bei Jaffé*-Methode, in der Bouin*-Lösung.

pilaris (lat. *pilus* Haar): zu den Haaren gehörig.

Pille: **1.** (pharmaz.) Pilula*; **2.** s. Kontrazeption, hormonale.

Pillen|dreher|tremor (lat. *tremor* das Zittern) *m*: s. Tremor.

Pilo|ar|rektion (lat. *pilus* Haar; *arrectus* aufgerichtet) *f*: (engl.) *piloerection*; syn. Pilomotorenreaktion; Aufrichten der Haare durch die Musculus* arrector pili; sympathikusvermittelte Antwort auf Berührung, Kälte od. emotionale Reize; s. Cutis anserina.

Pilo|carpin *n*: (engl.) *pilocarpine*; direkt wirkendes Parasympathomimetikum*; **Ind.:** Glaukom* (Miotikum*).

Pilo|matrix|om (Pilus*; Matrix*; -om*) *n*: s. Epithelioma calcificans.

Pilo|motoren|re|aktion (↑; Mot-*) *f*: Piloarrektion*.

Pilo|nidal|sinus (↑; lat. *nidus* Nest; Sinus*) *m*: (engl.) *pilonidal sinus*; Sinus pilonidalis; Steißbeinfistel, Steißbeinzyste, Haarnestgrübchen; über dem Steißbein lokalisierter subkutaner Epitheleinschluss; kann beim Neugeborenen auf Spina* bifida hinweisen; **Vork.:** bes. bei jungen, stark behaarten Männern; **Ätiol.: 1.** Penetration von Haaren od. Oberflächenepithel in die Subkutis; **2.** angeb. Hemmungsfehlbildung des sekundären Neuroporus (Sinus* dermalis); **Klin.:** lokale Entz. u. Abszessbildung; **Ther.:** Exzision, ggf. mit primärem Verschluss od. Lappenplastik*, sonst postop. Wunddusche u. sekundäre Wundheilung. Vgl. Dermoid.

Pilo|nidal|zyste (↑; ↑; Kyst-*) *f*: s. Pilonidalsinus.

Pilon-tibiale-Fraktur (franz. *pilonner* stauchen; Fraktur*) *f*: (engl.) *intra-articular fracture of distal*

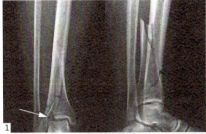
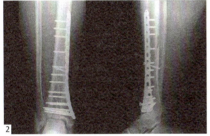

Pilon-tibiale-Fraktur: 1: Trümmerfraktur mit Gelenkzerstörung; 2: ORIF mit winkelstabiler Plattenosteosynthese [88]

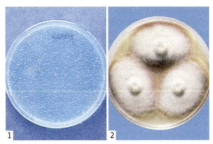

Pilzdiagnostik: 1: Urinkultur mit Candida albicans auf CLED-Agar; 2: Kultur von Trichophyton rubrum auf Sabouraud-Glukoseagar [165]

tibia; Pilonfraktur; Form der Tibiafraktur*, intraartikulärer Stauchungsbruch der distalen Tibia mit Spongiosadefekt; meist Trümmerfraktur mit ausgedehnter Gelenkzerstörung (s. Abb.); **Klin.:** Frakturzeichen, hochgradiger Weichteilschaden (>50 % der Fälle, offene Fraktur: ca. 25 %); evtl. Entw. eines Kompartmentsyndroms*; **Diagn.:** Rö., ggf. CT; **Ther.:** in Abhängigkeit von der Weichteilsituation: ORIF mit (winkelstabiler) Platte od. ggf. Hybridfixateur od. initiale Sprunggelenkstransfixation mit Fixateur externe bis zur Weichteilkonsolidierung; **Progn.:** häufig Entw. einer posttraumat. Arthrose auch nach anat. Wiederherstellung des Alignements u. der Gelenkfläche. Vgl. Knöchelfraktur.

P|lula (lat. Kügelchen) *f*: Pille; Arzneizubereitung in Kugelform; aufgrund der unhygienischen Herstellungsweise obsolet; ersetzt durch z. B. Gelatinekapseln. Vgl. Capsula.

P|lus (lat.) *m*: **1.** (anat.) s. Haare; **2.** (bakteriol.) Anhangsgebilde bei versch. Bakterienarten, die der Konjugation* zwischen Bakterienzellen u. damit die Übertragung von Plasmiden* vermitteln; s. Sexualpilus; vgl. Fimbrien.

Pilz|asthma (Asthma*) *n*: (engl.) *fungal asthma*; Asthma* bronchiale durch IgE-, z. T. auch IgG-vermittelte Sensibilisierung der Bronchialschleimhaut gegenüber Pilzkonidien; Allergie* vom Soforttyp (Typ I) in Form einer Bronchokonstriktion, oft mit zweigipfliger Reaktion nach 20–30 Min. u. 4–8 Std.; selten primäre Monoallergie, meist Sekundärsensibilisierung bei bereits bestehender Pollen- od. Hausstauballergie; Asthma bronchiale des Pilzzüchters gilt als Berufskrankheit*.

Pilz|dia|gnostik *f*: (engl.) *fungus diagnostics*; Verf. zum Nachw. von Pilzinfektionen u. zur Bestimmung der Erreger (s. Fungi); **Einteilung: 1.** Nativpräparat u. Kultur: für die Gewinnung von Untersuchungsmaterial bei Mykosen* der Haut u. ihrer Anhänge wird empfohlen: reichl. Materialentnahme nur vom Rand des Herdes, gründl. Desinfektion vor der Probenahme, steriles Arbeiten; bei Fuß- u. Fingernägeln sind positive Nachw. meist nur dort mögl., wo der sichtbar befallene Bereich in scheinbar gesunde Partien übergeht. Vor jeder Kultur sollten mikroskop. Nativpräparate untersucht werden. Das Nativpräparat (hitzefixiert in 15 %iger Kalilauge) erlaubt bei einer Dermatomykose* meist nur den Nachw. von Hyphen u. Sporen ohne Entscheidungshilfe für geeignete therap. Maßnahmen; dies gilt insbes. für Nagelmykosen, die durch Dermatophyten, Hefen u. Schimmelpilze verursacht werden können. Err. von Systemmykosen* lassen sich in Biopsiematerial, Punktaten, Morgensputum (nüchtern), aus Abszessen u. dem Liquor cerebrospinalis nur sehr selten aufgrund charakterist. Formelemente (aufgeschwemmt in Aqua dest. od. physiol. NaCl-Lösung) sicher bestimmen, z. B. bei Coccidioides-Mykose, Sporothrix-Mykose u. beim subkutanen Eumyzetom*; im Allg. ist jedoch der Erregernachweis bei Systemmykosen außerordentl. problemat. u. erfolgt in der Praxis häufig erst post mortem. Proben aus dem art. Blut, Liquor u. Eiter sollten möglichst unmittelbar nach der Entnahme auf nährstoffreiche Agarplatten (pH-Wert 3,5–5,6) überimpft werden, um Bakterienwachstum zu unterdrücken. In der mykolog. Praxis kann als Standardnährboden Sabouraud-Glukoseagar (s. Abb.) mit Antibiotikazusatz sowie mit u. ohne Cycloheximid (zur Reduktion von Schimmelpilzwachstum) benutzt werden. Proben, die Err. von Systemmykosen enthalten können, werden bei 37 °C inkubiert, in anderen Fällen sollten 22–28 °C nicht überschritten werden (Inkubationsdauer für Dermatophyten 2–3 Wo.). **Interpretation:** Jeder kulturell positive Pilzbefund aus Blut, Blasenpunktion, Liquor u. Hautpunktaten ist pathognomon. relevant (Pilzverunreinigungen ausschließen), ebenfalls wiederholt hohe Keimzahlen von Sprosspilzen (10^4–10^5/ml) in Morgensputum, Rachengurgelwasser (Gesamtzahl), Mittelstrahlurin u. Stuhl. Bei Schimmelpilzen wie Aspergillus findet man wesentl. niedrigere Keimzahlen, meist nur 20–100/ml. Extreme Vorsichtsmaßnahmen sind bei Verdacht auf primärpathogene, dimorphe Pilze anzuwenden, z. B. bei Pat., die aus trop. od.

Pilze

subtrop. Gebieten zurückkehren. In jedem Fall ist es angezeigt, positive Befunde durch zusätzl. serol. u. möglichst auch histol. Untersuchungen zu sichern. **2. Nachw. von Antikörpern:** zur Diagn. von Systemmykosen häufig problemat., nicht zuletzt wegen der ausgeprägten Immunschwäche der Patienten; vielfach wird mit handelsübl. Testsystemen zur Bestimmung agglutinierender, komplementbindender od. fluoreszierender Antikörper erst spät im Krankheitsverlauf Aufschluss über den Err. gewonnen. Deshalb ist es wichtig, bei ungeklärten Fieberschüben möglichst früh Titerverläufe aufzunehmen. Für die Kryptokokkose* gibt es einen Latex-Agglutinationstest mit Cryptococcus-neoformans-Kapselantigenen, der zu guten Ergebnissen führt (allerdings erst nach Dissemination des Erregers), für die Coccidioides-Mykose, Histoplasmose u. südamerikan. Blastomykose sind zuverlässige serol. Tests in Gebrauch. Neben Komplementbindungs- u. Präzipitationsreaktion werden auch Immundiffusion u. indirekter Hämagglutinationstest mit Erfolg eingesetzt. **3. Nachw. von Pilzantigenen:** Testsysteme mit monoklonalen Antikörpern gegen Candida-Protease sind wichtige Hilfsmittel zur Diagn. der system. Candidose. Auch andere Antigene von Candida, Aspergillus u. Cryptococcus können mit spezif. Antikörpern in versch. Körperflüssigkeiten, v. a. Blut, nachgewiesen werden. Die Nachweisverfahren reagieren häufig erst bei massiver Antigenämie in fortgeschrittenen Infektionsstadien.

Pilze: s. Fungi; Fungi imperfecti.

Pilz|erkrankungen: s. Mykosen.

Pilz|nähr|böden: (engl.) *fungal culture media*; Nährmedien zur Kultivierung u. Konservierung von Pilzen (s. Fungi); Pilze bevorzugen im Gegensatz zu Bakt. leicht saures Milieu; zur Unterdrückung des Wachstums von Bakt. (Begleitflora in Untersuchungsmaterial) werden den P. Antibiotika zugesetzt; meist Verw. kommerzieller Fertignährböden* auf Basis von Sabouraud-Glukoseagar. Vgl. Pilzdiagnostik.

Pilz|sepsis (Sepsis*) *f*: s. Fungämie.

Pilz|sinusitis, eosino|phile (Sinusitis*) *f*: s. Sinusitis; Polyposis nasi et sinuum.

Pilz|vergiftung: (engl.) *mushroom poisoning*; Sammelbez. für Vergiftungserscheinungen nach Verzehr roher od. verdorbener Speisepilze inkl. Allergie gegen Speisepilze, aufgrund von Alkoholunverträglichkeit nach Genuss gekochter Tintlinge u. nach Verzehr von Giftpilzen*; **Sympt.:** Brechdurchfall, Gastroenteritis, Schock, Delirium, akute gelbe Leberatrophie, hämolyt. Ikterus, Koma; tödl. Vergiftung hauptsächl. durch Giftpilze*, z. T. mit Sympt. wie bei Atropinintoxikation*.

Pimecrolimus (INN) *m*: (engl.) *pimecrolimus*; Immunsuppressivum* (Calcineurin-Inhibitor) zur top. Anw. (TIM*); **Ind.:** atopisches Ekzem*; **UAW:** Superinfektion u. Brennen an der Applikationsstelle; vorübergehendes Wärmegefühl, Hautirritation (im Gegensatz zu top. Glukokortikoiden* keine Hautatrophie); cave: system. Infektion, Langzeitanwendung.

Pi-Mesonen (Mes-*) *n pl*: (engl.) *pi-mesons*; π-Mesonen, sog. Pionen; instabile, entweder neutrale (π^0), negativ (π^-) od. positiv (π^+) geladene Elementarteilchen* aus der Gruppe der Mesonen*; entstehen u. a. beim Aufprall von hochenerget. Teilchen od. Gammaquanten auf Materie; versuchsweise in der Strahlentherapie* eingesetzt.

Pimozid (INN) *n*: (engl.) *pimozid*; Butyrophenonderivat (Neuroleptikum*) mit langer Wirkungsdauer u. calciumblockierenden Eigenschaften.

PIN: Abk. für (engl.) *prostatic intraepitelial neoplasia*, prostatische intraepitheliale Neoplasie; intraglanduläre Epithelproliferate der Prostata mit intraazinär proliferierten sekretor. Zellen mit Kernanaplasie; i. d. R. intakte aber fragmentierte Basalmembran ohne Stromainvasion; die High-Grade PIN (Abk. HG PIN; auch PIN Grad III) geht dem manifesten Prostatakarzinom* um Jahre voraus, in 50–60 % Übergang in invasives Karzinom.

Pindolol (INN) *n*: (engl.) *pindolol*; nichtselektiver Beta*-Rezeptoren-Blocker.

Pinea (lat. Fichtenzapfen) *f*: (engl.) *pine cone*; Zirbel; z. B. Glandula pinealis, Zirbeldrüse (Epiphyse*).

Pinealis|tumoren (↑; -om*) *m pl*: (engl.) *tumors of the pineal region*; syn. Epiphysentumoren; im Bereich der Epiphyse* lokalisierte Hirntumoren* (Tab. dort); **Formen:** 1. Pineozytom: gut differenziert (WHO-Grad I), liquorgene Metastasierung möglich; typ. Erkrankungsalter 15.–40. Lj.; 2. Pinealisparenchymtumor intermediärer Differenzierung (WHO-Grad II od. III): zelldichter Epiphysentumor mit histol. Merkmalen eines Pineozytoms u./od. Pineoblastoms; Vork. in jedem Lebensalter; gegenüber Pineozytom erhöhtes Risiko liquorgener Metastasierung; 3. papillärer Tumor der Pinealisregion: WHO-Grad II od. III; 4. Pineoblastom: hochmaligne (WHO-Grad IV), morphol. einem primitiven neuroektodermalen Tumor* entsprechend; selten mit Retinoblastom* kombiniert (dann dominant autosomal vererbt); typ. Erkrankungsalter 1.–20. Lj.; bei bis zu 50 % liquorgene Metastasierung; rasches Einwachsen in Nachbarstrukturen; Primärtumor bei Diagnosestellung häufig schon >3 cm; **Klin.:** vertikale Blicklähmung mit Doppelbildern durch lokale Wirkung auf die Vierhügelplatte (Parinaud-Syndrom), evtl. Verschlusshydrozephalus (Aquäduktstenose); evtl. Pubertas* praecox, epileptische Anfälle; bei Liquoraussaat Kopfschmerzen, Erbrechen, Hirndrucksteigerung (durch Hydrozephalus), Bewusstseinstrübung, Nackensteife; **Diagn.:** Tumordarstellung im MRT (Pineoblastom Kontrastmittel aufnehmend), Biopsie (z. B. endoskopisch transventrikulär), Liquordiagnostik (Zytologie, Tumormarker); **Ther.:** möglichst vollständige Resektion, bei Tumoren WHO-Grad I–III <2,5 cm evtl. alternativ primäre Radiochirurgie od. Präzisionsstrahlentherapie; bei Tumoren WHO-Grad II u. III evtl. primär, sonst bei Rezidiv od. liquorgener Metastasierung Strahlen- u./od. Chemotherapie; Pineoblastom oft nicht Prognose verbessernd resezierbar, Ther. mit komb. Radiochemotherapie (Temozolomid, Carboplatin); bei subarachnoidaler Metastasierung od. Meningeosis auch intraventrikuläre Chemotherapie, z. B. mit Etoposid); ggf. Ther. des Hydrozephalus, möglichst durch endoskopische Ventrikulostomie (bei Shuntanlage Gefahr der extrakraniellen Metastasierung u. erhöhtes Infektionsrisiko durch Chemo- od. Strahlentherapie);

Progn.: Fünf-Jahres-Überlebensrate bei komplett reserziertem, nicht liquorgen metastasiertem Pineozytom >80%, bei Pinealisparenchymtumor intermediärer Differenzierung u. papillärem P. ca. 50% (progn. ungünstig: Nachw. der Tumormarker Beta-HCG u. AFP im Liquor); bei Pinealisblastom mittlere Überlebenszeit nach Operation u. Bestrahlung bis >20 Monate.

Pinealo|zyten (↑; Zyt-*) *m pl*: (engl.) *pinealocytes*; Endocrinocyti pineales; hormonal aktive Parenchymzellen der Epiphyse (Corpus pineale), umgeben von faserigen Astrozyten; Bildungsort von Melatonin*.

Pineo|blastom (↑; Blast-*; -om*) *n*: (engl.) *pineoblastoma*; hochmaligner Tumor der Epiphyse (WHO-Grad IV); s. Pinealistumoren.

Pineo|zytom (↑; Zyt-*; -om*) *n*: (engl.) *pineocytoma*; gut differenzierter Tumor der Epiphyse (WHO-Grad I); s. Pinealistumoren.

Pingran|liquose (lat. pinguis Fett; granum Korn; liquor Flüssigkeit; -osis*) *f*: bei Frauen jenseits der Menopause auftretende Nekrose des subkutanen Fettgewebes am Gesäß aufgrund einer arteriosklerot. Minderdurchblutung; **Sympt.:** multiple, runde, bis kastaniengroße, schmerzhafte Tumoren (Druck auf Nerven beim Sitzen); spontane Rückbildung möglich; **Ther.:** evtl. Exstirpation des Gesäßfetts.

Pinguecula (dim ↑) *f*: (engl.) *pinguecula*; Lidspaltenfleck; harmlose, elastoide Degeneration der kollagenen Fasern des Bindehautstromas mit Verdünnung od. Hypertrophie des Epithels, z. B. bei Gaucher*-Erkrankung (Abb. dort).

Pini pumilionis aether|oleum *n*: s. Latschenkieferöl.

pink puffer (engl. rosa Schnaufer): Typ des Lungenemphysematikers mit schwerer Dyspnoe, leichter Hypoxämie, Normokapnie, normalem Hämatokrit inf. von Lungenemphysem*; vgl. blue bloater.

Pinkus-Tumor (Hermann P., Dermat., Detroit, geb. 1905; Tumor*) *m*: (engl.) *Pinkus tumor*; syn. Fibroepithelioma Pinkus; sehr seltene, nicht invasive Variante des Basalzellkarzinoms* mit netzartiger basaloider Proliferation in einem dichten fibrösen Stroma (s. Abb.).

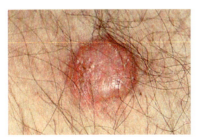

Pinkus-Tumor [3]

Pino|zytose (gr. πίνειν trinken; Zyt-*; -osis*) *f*: (engl.) *pinocytosis*; Aufnahme gelöster Stoffe ins Zellinnere; **Phasen:** Anlagerung an die Zellmembran; Kontraktion des angrenzenden Zytoplasmas, wodurch die Zellmembran mit dem Material bläschenförmig in die Zelle eingestülpt wird (Endozytose*); Auflösen der umgebenden Zellmembran od. Vereinigen mit primären Lysosomen; Verarbeiten der Stoffe im Zellstoffwechsel. Vgl. Phagozytose, Transzytose.

Pinsel|arterien (Arteri-*) *f pl*: s. Milz.

Pinsel|haare: syn. Trichostasis spinulosa; s. Haarveränderungen.

Pins-Zeichen (Emil P., Int., Wien, 1845–1913): Ewart*-Zeichen.

Pinta (span. Fleck): (engl.) *bluestain disease*; syn. Carate, Mal de Pinto; durch Treponema* carateum verursachte, chron. Infektionskrankheit der Haut; **Vork.:** in Zentral- u. Südamerika v. a. bei Kindern bis 5 Jahre u. jungen Erwachsenen; **Inkub.:** 1–3 Wo.; **Klin.:** dreiphasiger Verlauf mit Primäraffekt, Lymphknotenschwellungen u. makulopapulösen Effloreszenzen, Hyperkeratose, De- od. Hyperpigmentierungen, chron. Verlauf; im Unterschied zu Treponema pallidum (Syphilis*) keine Schädigung innerer Organe u. keine intrauterine Übertragung auf den Fetus; **Diagn.:** mikroskop. Nachweis von Treponemen aus den Hautläsionen; **Ther.:** Penicillin G. Vgl. Treponematosen, tropische.

Pinzette *f*: (engl.) *tweezers*; schmales zangenartiges Instrument; als **anatomische** (stumpfe) od. **chirurgische** P. (s. Abb.) mit Zähnen bzw. Haken; u. vielen Varianten (z. B. Ohrpinzette, Splitterpinzette).

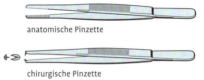

anatomische Pinzette

chirurgische Pinzette

Pinzette

Pio|glitazon (INN) *n*: (engl.) *pioglitazon*; orales Antidiabetikum* aus der Gruppe der Thiazolidindione*; **Ind.:** Diabetes* mellitus Typ 2 (zur Monotherapie bei Kontraindikation od. Unverträglichkeit für Metformin sowie zur Kombinationsbehandlung mit Metformin od. Sulfonylharnstoffen*, in den USA u. in der Schweiz auch mit Insulin*); **Kontraind.:** Herzinsuffizienz, Leberfunktionsstörung; **UAW:** Anämie, Gewichtszunahme, Hypoglykämie, cave: wegen möglicher schwerer Leberschädigung (selten) regelmäßige Kontrollen der Leberwerte erforderl.; bei Frauen erhöhte Frakturinzidenz.

PIP₂: Abk. für Phosphatidylinositol-4,5-bisphosphat; Substrat der Phospholipase* C.

Pipamperon (INN) *n*: Butyrophenonderivat; s. Neuroleptika.

Pipecolin|säure: (engl.) *pipecolic acid*; Δ¹-Piperidin-δ-Carbonsäure; cyclisches Intermediärprodukt beim Abbau von Lysin*; vgl. Hyperpipecolatämie.

Pipera|cillin (INN) *n*: (engl.) *piperacillin*; Acylamino-Penicillin* zur parenteralen Anw. mit breitem Wirkungsspektrum; **Ind.:** Inf. des Urogenitaltrakts u. der Gallenwege durch gramnegative Bakterien.

Piperis nigri fructus *m*: s. Pfeffer, Schwarzer.

Piper methysticum *n*: Rauschpfeffer; s. Kava-Kava.

Piperonyl|butoxid n: (engl.) *piperonylbutoxid*; in Kombinationspräparaten (z. B. mit Pyrethroid Allethrin) enthaltene antiparasitäre (gegen Arthropoden* wirksame) Substanz zur externen Anw.; **Wirkung:** verstärkt als Synergist Wirkung von Pyrethroid; hemmt Detoxikation der Insektizide durch CYP450-Enzyme; **Ind.:** Pedikulose*, Scabies*; **UAW:** selten allerg. Reaktionen.

Pipette (franz.) f: röhrenförmiges Gerät aus Glas od. Kunststoff mit vorgegebenem Füllungsvolumen (sog. Vollpipette) od. Graduierung zum genauen Abmessen von Flüssigkeiten.

PIP-Gelenk: Kurzbez. für proximales Interphalangealgelenk.

Pipkin-Fraktur (Fraktur*) f: s. Oberschenkelfraktur.

Pir|acetam (INN) n: (engl.) *piracetam*; s. Nootropika.

Piren|zepin (INN) n: (engl.) *pirenzepin*; Parasympatholytikum* zur Hemmung der Magensekretion bei gastroduodenalem Ulkus od. Gastritis sowie zur Proph. von Stressläsionen; im Gegensatz zu Protonenpumpen*-Hemmern u. Histamin*-H_2-Rezeptoren-Blockern selten indiziert.

Piretanid (INN) n: (engl.) *piretanid*; Schleifendiuretikum; s. Diuretika.

Piri|bedil (INN) n: (engl.) *piribedil*; Antiparkinsonmittel zur p. o. Anw.; **Wirkung: 1.** Agonismus an zentralen D_2- u. D_3-Rezeptoren (s. Dopamin-Rezeptoren); **2.** Antagonismus an zentralen α_{2A}- u. α_{2C}-Rezeptoren (s. Alpha-Rezeptoren); **Ind.:** Parkinson*-Syndrom (Monotherapie od. in Komb. mit Levodopa*); **Kontraind.:** Schwangerschaft, Stillzeit, akuter Herzinfarkt*, Schock*, Komb. mit Neuroleptika* (Ausnahme: Clozapin*); cave: Fruktoseintoleranz*, Glukose*-Galaktose-Malabsorption u. kongenitale Saccharoseintoleranz (s. Kohlenhydratmalabsorption) bei Saccharose-enthaltender Präparation; **UAW:** i. d. R. dosisabhängig; meist gastrointestinal (Übelkeit, Erbrechen, Flatulenz), Schläfrigkeit, psychisch (z. B. Halluzination).

piri|formis (lat. pirum Birne; -formis*): birnenförmig.

Piringer-Kuchinka-Syn|drom (Alexandra P.-K., Pathol., Wien, 1912–2004) n: (engl.) *Piringer-Kuchinka syndrome*; subakute Lymphadenitis nuchalis et cervicalis; entzündl., leicht schmerzhafte Lymphknotenschwellung bis Walnussgröße mit Lok. vorwiegend im Hals-Nacken-Bereich; **Urs.:** meist Toxoplasmose*; **Klin.:** grippeähnliche Symptome; kein Fieber, Allgemeinbefinden kaum gestört; Rückgang in wenigen Monaten.

Piritr|amid (INN) n: (engl.) *piritramide*; mit Morphin* struktur- u. wirkungsverwandtes Opioid-Analgetikum (s. Opioide).

Pirogoff-Apo|neurose (Nikolai I. P., Chir., Dorpat, St. Petersburg, 1810–1881; Apo-*; Neur-*) f: syn. Lactus fibrosus; Aponeurosis* musculi bicipitis brachii.

Pirogoff-Operation (↑) f: (engl.) *Pirogoff's amputation*; syn. Amputatio pedis osteoplastica; tiefe Amputation* des Unterschenkels knapp proximal der Sprunggelenkfläche; **Prinzip:** s. Abb.

Piro|plasmose f: Babesiose*.

Piroxi|cam (INN) n: s. Oxicame.

Pirquet-Re|aktion (Clemens Freiherr von P., Päd., Wien, 1874–1929) f: s. Tuberkulinreaktion.

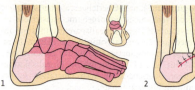

Pirogoff-Operation: 1: Absetzen des Tuber calcanei; 2: Tuber calcanei wird mit seinem belastungsfähigen plantaren Weichteilmantel auf verbliebene Tibia geklappt, transponiert u. fixiert

pisi|formis (gr. πίσος Erbse; -formis*): erbsenförmig.

Piskaček-Ausladung (Ludwig P., Gyn., Gebh., Wien, 1854–1932): (engl.) *Piskaček's sign*; Schwangerschaftszeichen* mit asymmetr. Formveränderungen des Uterus inf. stärkerer Vorwölbung (hormonal bedingte Hyperämie) der Tubenecke, in der sich die Fruchtanlage eingenistet hat.

Pistill (franz. pistil Stempel) n: (engl.) *pistil*; Stampfer; Keule des Mörsers.

Pi-System n: Kurzbez. für Protease-Inhibitor-System; (engl.) *Pi system*; autosomal-kodominant erbl. Gruppe von Serumproteinen (s. Serumgruppen); **1.** Alpha*-1-Antitrypsin (Abk. α_1-AT); hemmt Proteasen mit katalyt. relevantem Serinrest (z. B. Elastase); inf. genet. Polymorphismus des α_1-AT-Gens (häufiges Allel Pi^M; zahlreiche seltenere Allele, z. B. Pi^S, Pi^Z u. Pi^F; Genlocus 14q32.1) existieren mind. 20 Varianten u. zahlreiche Subtypen; völliges Fehlen von α_1-AT durch das Null-Allel Pi^0; **2.** andere, im Pi-S. antiproteolytisch wirkende Proteine: Alpha-1-Antichymotrypsin, Inter-alpha-Trypsininhibitor, Antithrombin III, C1*-Esterase-Inhibitor, Alpha-2-Antiplasmin (hemmt Plasmin) u. Alpha-2-Makroglobulin (hemmt Serin-, Metallo- u. Cystein-Aspartat-Proteinasen); klin. **Bedeutung:** s. Alpha-1-Antitrypsinmangel, Antithrombin-Mangel.

Pitch: (radiol.) Tischvorschub pro Röhrenrotation dividiert durch Kollimationsbreite; vgl. Spiral-CT; CTDI.

Pituita (lat.) f: wässriger, fadenziehender Schleim.

Pituitaria (↑) f: Kurzbez. für Glandula pituitaria; s. Hypophyse.

Pitui|zyten (↑; Zyt-*) m pl: (engl.) *pituicytes*; spezif. Gliazellen im Hypophysenhinterlappen; s. Hypophyse.

Pitui|zytom (↑) n: (engl.) *pituicytoma*; v. a. im Erwachsenenalter vorkommender seltener, benigner, glialer Tumor der Neurohypophyse (WHO-Grad I); **Lok.:** intra- u. suprasellär. Vgl. Hypophysentumoren; Hirntumoren.

Pityriasis (gr. πίτυρον Kleie; -iasis*) f: (engl.) *pityriasis*; feine, kleieförmige Schuppung.

Pityriasis alba (↑; ↑) f: (engl.) *pityriasis alba*; syn. Pityriasis simplex; rundl. bis ovale, zuweilen etwas gerötete Herde mit kleinlamellöser Schuppung bes. im Wangenbereich; **Vork.:** v. a. bei Kindern i. R. eines atopischen od. seborrhoischen Ekzems bzw. durch zu häufiges Waschen mit austrocknenden Waschmitteln.

Pityriasis amiantacea (↑; ↑; gr. ἀμίαντος Asbest) f: (engl.) *pityriasis amiantacea*; syn. Tinea amiantacea,

Tinea asbestina; historischer Begriff für die Kopfhaare umgebende, festhaftende, asbestartige Schuppung der Kopfhaut i. R. eines seborrhoischen Ekzems*; **DD:** Psoriasis*.

Pityriasis cachecticorum (↑; ↑) *f*: kleieförmig schuppende Haut mit Schwund des subkutanen Fettgewebes bei Kachexie*.

Pityriasis lichenoides (↑; ↑) *f*: (engl.) *lichenoid pityriasis*; benigne lichenoide Dermatose* unklarer Ätiol.; **Formen: 1. P. l.** (et varioliformis) **acuta** (syn. Mucha-Habermann-Krankheit): in Zus. mit Ateminfekten an Rumpf u. Extremitäten meist bei Jugendl. auftretende schuppende, linsengroße, bräunl. Papeln, Bläschen u. Pusteln, die sich zu hämorrhag. Bläschen, Nekrosen u. varioliformen Narben entwickeln; spontane Abheilung meist nach 4–8 Wo. mit möglichen Rezidiven; histol. dichte lymphozytäre perivaskuläre Infiltrate in Epidermis u. papillärer Dermis (Betonung im Junktionsbereich); typ. Extravasation von Erythrozyten in Epidermis u. Dermis; **2. P. l. chronica** (syn. Parapsoriasis guttata, Juliusberg-Krankheit): auch aus P. l. acuta entstehende, langandauernde (Wo. bis Jahre) Erkr. mit flachen, von Schuppen (sog. Deckelschuppen) bedeckten Papeln an Stamm u. Extremitäten; prodromal evtl. Fieber; Abheilung mit Hyperpigmentierung; zirkulierende Immunkomplexe im Serum sowie IgG- u. Komplementablagerungen an den Gefäßen; **Ther.:** PUVA; Versuch mit Tetracyclinen.

Pityriasis rosea (↑; ↑) *f*: (engl.) *pityriasis rosea*; erythematosquamöse Hauterkrankung unklarer Ätiol. (möglicherweise Virusinfektion); **Vork.:** weltweit; meist bei jungen Erwachsenen, endemisch bes. im Herbst u. Winter; kein Hinweis auf Übertragbarkeit; **Klin.:** Beginn mit einem bis zu 5 cm großen rundl. Fleck (Primärmedaillon, franz. tache mère), meist am seitl. Stamm, mit nach innen gerichteter Schuppenkrause (Collerette); nach einigen Tagen Bildung eines den Hautspaltlinien folgenden, fleckigen Exanthems, symmetrisch an Stamm u. proximalen Extremitäten; Pruritus unterschiedl. Ausprägung; spontane Abheilung innerh. 2–12 Wo. mit Hyperpigmentierung, selten Rezidive; **Ther.:** UV-Lichttherapie (verkürzt die Krankheitsdauer); **DD:** Dermatomykose*, Syphilis*.

Pityriasis rubra pilaris (↑; ↑) *f*: (engl.) *pityriasis rubra pilaris*; sog. Stachelflechte; chron. u. schubartig verlaufende Hauterkrankung unklarer Ätiol. mit follikulären Keratosen* bes. an den Finger- u. Handrücken, flächigen, kleieförmig schuppenden, zuweilen lichenifizierten Erytheme u. Palmoplantarkeratosen; typ. sind scharf abgegrenzte Areale unbefallener Haut (sog. nappes claires); Nagelbefund wie bei Psoriasis*; **Formen: 1.** autosomal-dominant erbl.: erste Sympt. in früher Kindheit mit lebenslanger Persistenz; **2.** erworben: Krankheitsbeginn im Erwachsenenalter u. Spontanheilung nach Jahren möglich.

Pityriasis senilis (↑; ↑) *f*: dünne, kleinlamellös schuppende, trockene Haut an bedeckt getragenen Körperstellen bei alten Menschen.

Pityriasis simplex (↑; ↑) *f*: Pityriasis* alba.

Pityriasis versicolor (↑; ↑) *f*: (engl.) *tinea versicolor*; sog. Kleienpilzflechte; Inf. der Haut mit der My-

Pityriasis versicolor: tropfenförmige, zum Teil konfluierende Depigmentierung mit minimaler Schuppung am Rücken [7]

zelform von Malassezia* furfur (normale Hautflora: saprophytäre Sprossform) mit Bildung melanotox. Azelainsäure* (mangelnde Pigmentbildung); wegen der Lipophilie der Err. meist erst nach der Pubertät, bes. bei jungen Männern auftretend; begünstigende Faktoren: feuchtes, heißes Klima, Transpirationsneigung, Immunsuppression; **Klin.:** bes. im Bereich der vorderen u. hinteren Schweißrinne gegenüber dem normalen Hautkolorit hellere (bes. betont bei gebräunter Haut) od. dunklere Flecken (s. Abb.), die konfluieren u. nach Kratzen kleieförmig schuppen (Hobelspanphänomen); Kontrastverstärkung durch Sonnenbräunung; nach erfolgter Ther. meist noch lang persistierende Pigmentveränderungen; **Diagn.:** rötl.-braune Fluoreszenz im Wood-Licht, mikroskop. Nachweis von Sprosszellhaufen in Hautschuppen; **Ther.:** Selendisulfid-, Schwefel-, antimykotikahaltige Shampoos u. Seifen (hohe Rezidivrate).

Pityro|sporum ovale *n*: Malassezia* furfur.

Pit-Zellen: (engl.) *pit cells*; granulierte Lymphozyten im Disse*-Raum der Leber, v. a. periportal; natürliche Killerzellen* mit Zytotoxizität gegenüber Tumorzellen.

PIVKA: Abk. für (engl.) *prothrombin induced in vitamin K absence*; Sammelbez. für in der Leber gebildete, biol. inaktive Vorstufen des Prothrombinkomplexes*, dessen Glutamatreste kein Ca^{2+} binden, da sie wegen Vitamin-K-Mangels (vgl. Vitamin K) od. Ther. mit Cumarinderivaten nicht carboxyliert werden; vgl. Blutgerinnung.

Pivot-Shift-Test (engl. *pivot* Drehpunkt; *shift* Verschiebung) *m*: (engl.) *pivot-shift sign*; klin. Test zur Prüfung auf Bandruptur des vorderen Kreuzbandes (Abk. VKB; s. Kniegelenkbandruptur); **Prinzip:** Das in Streckstellung u. in Innenrotations- u. Valgusstress befindl. Kniegelenk (hierdurch Provokation einer Subluxation des Tibiakopfs gegenüber den Femurkondylen bei Insuffizienz des VKB) wird langsam gebeugt, dabei kommt es bei ca. 20–40° Flexion zur schnappenden Reposition nach dorsal. Vgl. Schubladenphänomen.

Pix (lat.) *f*: s. Teer.

pK: negativ dekad. Logarithmus (s. log) der Dissoziationskonstanten eines Elektrolyten; für Dissoziation von Säuren: pK_s-Wert; s. Henderson-Hasselbalch-Gleichung.

PKA: Abk. für Proteinkinase A; tetrameres (enzymat. inaktives) Protein, das durch Bindung von cAMP* an spez. Bindungsstellen der PKA (R-Un-

PKC

tereinheit) allosterisch aktiviert wird (Dissoziation des Tetramers u. damit enzymat. Aktivität der monomeren Untereinheit C); vgl. Proteinkinasen, Allosterie.

PKC: Abk. für Proteinkinase C; Familie von Proteinkinasen* mit mind. 12 versch. Untergruppen, membranständig; aktiviert über G-Protein-gekoppelten Rezeptor, der nach Ligandenbindung über trimeres G-Protein die Phospholipase β (PLC β) aktiviert; PLC β hydrolysiert eine Esterbindung im Phosphatidylinositoldiphosphat, setzt dadurch IP3 u. DAG frei, u. a. an Regulation der Zellteilung u. -proliferation beteiligt.

PKG: Abk. für Phonokardiographie*.

PKU: Abk. für Phenylketonurie*.

PKV: Abk. für Private Krankenversicherung; s. Krankenversicherung.

PL: Abk. für Phospholipide*.

Placebo (lat. placebo ich werde gefallen) *n*: (engl.) *placebo*; sog. Scheinarzneimittel; pharmak. unwirksame, indifferente Substanz in Arzneimittelform; **Verw.:** um einem subjektiven Bedürfnis nach Pharmakotherapie zu entsprechen u. i. R. der klin. Erprobung neuer Arzneimittel (Doppelblindversuch; s. Blindversuch). Vgl. Nocebo-Effekt.

Placenta (lat. Kuchen) *f*: Plazenta*.

Placenta ac|creta (↑) *f*: (engl.) *placenta accreta*; Plazenta, deren Chorionzotten bis zur Uterusmuskulatur gewachsen sind, die Decidua basalis fehlt; **Vork.:** nach Läsion des Endometriums; **Ther.:** manuelle Plazentalösung, Proph. der Atonia* uteri, ggf. instrumentelles Nachtasten wegen Plazentaresten; evtl. Hysterektomie*. Vgl. Implantationsschäden.

Placenta ad|haerens (↑) *f*: (engl.) *adherent placenta*; anhaftende Plazenta, die sich aus funkt. Gründen nicht löst. Vgl. Plazentalösungsstörungen.

Placenta cervicalis (↑) *f*: s. Zervixplazenta.

Placenta circum|vallata (↑) *f*: (engl.) *circumvallate placenta*; Placenta* marginata mit zirkulärer Taschenbildung der Eihäute* u. aufgeworfenem Plazentarand; mögl. Urs. einer Plazentainsuffizienz*.

Placenta extra|chorialis (↑) *f*: (engl.) *placenta extrachorialis*; Entwicklungsanomalie der Plazenta*, bei der die Zotten außerhalb des Bereichs der Chorionplatte um den Plazentarand herumgewachsen sind u. die Eihäute* nicht am Rand der Plazenta, sondern weiter nabelschnurwärts ansetzen; mögl. Urs. einer Plazentainsuffizienz*. Vgl. Placenta marginata.

Placenta in|carcerata (↑) *f*: (engl.) *incarcerated placenta*; Einklemmung der gelösten Plazenta inf. eines Muttermundspasmus*. Vgl. Zervixdystokie.

Placenta in|creta (↑) *f*: (engl.) *placenta increta*; Plazenta*, deren Chorionzotten in die Uterusmuskulatur hineinwachsen; vgl. Placenta accreta; Placenta percreta; Implantationsschäden; Plazentalösungsstörungen.

Placental-site-Tumor (engl. ↑; site Lage; Tumor*) *m*: s. Trophoblasttumoren.

Placenta marginata (↑) *f*: (engl.) *marginal placenta*; Placenta* extrachorialis mit ringförmig verlaufendem, dem Ansatz entspr. weißlichem Fibrinstreifen; die fetale Fläche ist kleiner als die mütterliche; mögl. Urs. einer Plazentainsuffizienz*. Vgl. Placenta circumvallata.

Placenta membranacea (↑) *f*: (engl.) *placenta membranacea*; Bauanomalie der Plazenta* mit sehr geringer Plazentadicke; **Kompl.:** evtl. mangelhafte Versorgung des Fetus.

Placenta per|creta (↑) *f*: (engl.) *placenta percreta*; Plazenta*, deren Chorionzotten durch die Uterusserosa z. T. bis in benachbarte Organe eingewachsen sind; vgl. Implantationsschäden.

Placenta prae|via (↑) *f*: (engl.) *placenta previa*; atypische Lok. der Plazenta* im unteren Uterinsegment; dabei bedeckt ein mehr od. weniger großer Teil der Plazentafläche die Innenwand des unteren Uterinsegments; **Einteilung:** sonograph. vor od. klinisch bei 3 cm Muttermunderöffnung, s. Abb.; **1. P. p. totalis:** der innere Muttermund ist vollständig bedeckt; P. p. centralis: die Mitte der Plazenta liegt über dem Muttermund; **2. P. p. marginalis:** der untere Rand der Plazenta erreicht den inneren Muttermund od. überragt ihn mit einem kleinen Segment; **3. tiefer Sitz der Plazenta:** der im unteren Uterinsegment sitzende Teil der Plazenta rückt nicht an den inneren Muttermund heran; **Vork.:** bei Mehr- u. Vielgebärenden, bes. nach aufeinanderfolgenden Geburten bzw. Kürettagen, bei Quer-* u. Beckenendlagen*, bei Uterusnarben z. B. nach Schnittentbindung; **Sympt.:** v. a.

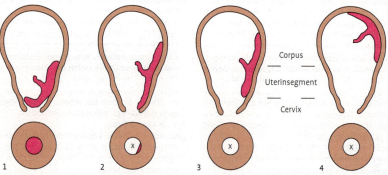

Placenta praevia: schematische Darstellung der Plazentalokalisation im Uterus (Kind nicht dargestellt) nach Muttermunderöffnung u. Sicht auf den Muttermund, 3 cm eröffnet (x: freiliegende Eihaut); 1: Placenta praevia totalis; 2: P. p. marginalis; 3: tiefer Sitz der Plazenta; 4: physiologischer Sitz der Plazenta (hoher Sitz) [112]

vaginale Blutungen; ab 7. Schwangerschaftsmonat als schmerzlose, sog. Warn- od. Ansageblutung, unter der Geburt bedrohl. mütterl. Blutung aus den eröffneten intervillösen Räumen u./od. kindl. Blutung durch Zerreißung von Zottengefäßen im kindl. Teil der Plazenta; **Kompl.: 1.** für die Mutter: schwere Blutung bis zum Verbluten, Infektion mit Gefahr der Sepsis, Luftembolie; **2.** für das Kind: Hypoxie, posthämorrhag. Schock, Verblutungstod; **DD:** u. a. vorzeitige Plazentalösung*, Zervixkarzinom*, Zervixpolyp*. Vgl. Zervixplazenta.

Placenta suc|centuriata (↑) *f*: Nebenplazenta; durch Teilung der Plazenta* entstandene 2. Plazenta; mögl. Urs. fetaler Blutungen (inf. Vasa aberrantia).

Placido-Scheibe (lat. placidus glatt, eben, ruhig): s. Keratoskop.

Placobdella officinalis *f*: Haementeria* officinalis.

Plätscher|geräusch: (engl.) *high pitched bowel sounds*; auskultator. Plätschern; **Vork.:** im Magen bes. bei aton. Erweiterung; vermehrt im Colon transversum bei Diarrhö (bei Fehlen Ileusverdacht); auch bei u. a. Seropneumothorax u. Pneumoperikard. Vgl. Ileozäkalgeräusch.

Plättchen: (engl.) *platelets*; Blutplättchen; s. Thrombozyten.

Plättchen|ag|gregation (lat. aggregare sich ansammeln) *f*: s. Thrombozytenaggregation.

Plättchen|ag|gregations|test (↑) *m*: (engl.) *platelet aggregation test*; Verf. zum Nachw. einer verstärkten Tendenz der Thrombozyten* zur Zusammenballung u. damit eines erhöhten Thromboserisikos; **Prinzip:** Plättchenreiches Citratplasma wird in einem silikonisierten rotierenden Glas- od. Kunststoffkolben bewegt; bei gesteigerter Aggregationsneigung lagern sich die Thrombozyten zu Aggregaten zusammen. Das Ausmaß der Aggregationsbildung wird mikroskopisch od. photometrisch beurteilt u. in 5 Stufen eingeteilt. Vgl. Thrombose.

Plättchen|aktivierungs|test, Heparin in|duzierter *m*: s. HIPA-Test.

Plättchen|faktoren *m pl*: (engl.) *platelet factors*; Abk. PF; syn. Thrombozytenfaktoren; bei der Thrombozytenaggregation* freigesetzte, gerinnungsaktive Substanzen (s. Tab.). Vgl. PAF, PDGF.

Plättchen|thrombus *m*: (engl.) *platelet thrombus*; aus Blutplättchen aufgebauter (weißer) Thrombus; s. Thrombozyten, Thrombose.

Plagio|zephalus (gr. πλάγιος schief; Keph-*) *m*: s. Stenozephalie.

Planck-Wirkungs|quantum (Max P., Phys., Berlin, 1858–1947) *n*: (engl.) *Planck's constant*; Formelzeichen h; Einheit J · s; Naturkonstante mit der Dimension einer Wirkung, d. h. einem Produkt aus Energie u. Zeit:
h = 6,63 · 10⁻³⁴ J · s = 4,14 · 10⁻¹⁵ eV · s
Die Bedeutung des P.-W. hängt mit der Tatsache zusammen, dass viele atomare Größen nur gequantelt, d. h. in diskreten Stufen, auftreten können. Vgl. Quantentheorie, Photonen.

Plani|graphie (lat. planus flach, eben; -graphie*) *f*: (engl.) *planigraphy*; Tomographie*.

Plankton|probe (gr. πλαγκτός umherschweifend, -irrend): (engl.) *plankton test*; (forens.) Nachw. von Plankton in aspirierter Flüssigkeit, bes. in Organen des großen Kreislaufs, bei Tod durch Ertrinken*; vgl. Diatomeenprobe.

Plano|zyten (lat. planus flach, eben; Zyt-*) *m pl*: (engl.) *planocytes*; syn. Leptozyten; flache Erythrozyten* mit einer Höhe von weniger als 2 µm, häufig kombiniert mit Hypochromasie*.

Planta (lat.) *f*: **1.** (anat.) Fußsohle; **2.** (bot.) Pflanze.

plantar (↑): plantaris; zur Fußsohle gehörend, die Fußsohle betreffend.

Plantar|flexion (↑; flexio Biegung, Krümmung) *f*: Beugung in Richtung Fußsohle.

Plantar|re|flex (↑; Reflekt-*) *m*: s. Reflexe, frühkindliche.

Planum (lat. planus flach) *n*: **1.** Fläche; (gebh.) Durchtrittsebene des Kopfs bei der Geburt; s. Kopfmaße; **2.** (zahnmed.) sog. P. alveolare: nach vollständiger Atrophie des Alveolarfortsatzes des Unterkiefers entstandene Fläche (v. a. im Molarenbereich), die als Prothesenlager dient.

Planungs|ziel|volumen (Volumen*) *n*: (engl.) *planning target volume*; Volumen, in dem ein best. radioonkologisches Behandlungsziel erreicht werden soll; besteht aus dem klin. Zielvolumen u. einem Sicherheitssaum, der u. a. Lagerungsungenauigkeit, Organbeweglichkeit unterschiedl. Füllungszustände der Organe berücksichtigt.

Plaque (franz. Fleck, Platte) *f*: **1.** (angiolog.) umschriebene Veränderung des Gefäßendothels i. R. einer Arteriosklerose* (atheromatöse P.); **2.** (dermat.) flach erhabene, plattenartige Hautveränderung; meist konfluierende Papeln*; s. Effloreszenzen (Abb. 2 dort); **3.** (zahnmed.) vorwiegend aus Bakt. bestehender Zahnbelag; Hauptursache infektiöser Erkr. am Parodontium; kann durch Einlagerung von Mineralien zu Zahnstein* verkalken; **4.** (virol.) makroskop. erkennbare runde Aufhellung im Zell- od. Bakterienrasen inf. eines zytopath. Effekts (virusinduzierte Lyse).

Plaques muqueuses (↑) *f pl*: (engl.) *mucuous plaques*; Schleimhautsyphilide; hochinfektiöse Schleimhautpapeln bei Frühsyphilis (s. Syphilis, Abb. 3

Plaques muqueuses

Plättchenfaktoren

Plättchenfaktor		Funktion
1	Plättchenakzelerator-Globulin	ähnlich dem Faktor V der Blutgerinnung
2	fibrinoplastischer Faktor, Thrombinakzelerator	fördert die Spaltung von Fibrinogen zu Fibrin
3	gerinnungsaktives Phospholipid (PAF), partielles Thromboplastin	katalysiert nach Freisetzung aus Thrombozyten im Intrinsic-System die Aktivierung von Faktor X und die von Prothrombin zu Thrombin
4	Heparin-Inhibitor, Antiheparinfaktor	bindet Heparin und neutralisiert dessen Wirkung

Plaques opalines

dort), bes. ausgeprägt an der Zunge; vgl. Plaques opalines.

Plaques opalines (↑) *fpl*: (engl.) *opaline plaques*; ovale, graugelbe, flache Erhebungen der Schleimhaut bei Frühsyphilis (s. Syphilis); s. Abb.; entstehen durch Mazerationswirkung an der Mundschleimhaut aus zunächst typ. roten Flecken u. Plaques (Plaques* muqueuses) des Syphilisenanthems.

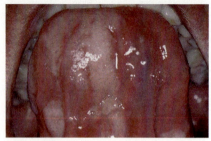

Plaques opalines [143]

Plaques, senile (↑) *fpl*: (engl.) *senile plaques*; syn. neuritische Plaques, Amyloidplaques, senile Drusen, Hirndrusen; morphol. an Actinomycesdrusen erinnernde interstitielle Ablagerungen von neuronalem Amyloid (Aβ, s. Amyloid) im ZNS (zerebrale Amyloidose*).

Plaque-Test (↑) *m*: **1.** (engl.) *plaque test*; (virol.) Methode zum quant. Nachw. von Viren; Viren können in einer Zellkultur unter geeigneten Versuchsbedingungen herdförmige Läsionen (Plaques) erzeugen u. anhand dieser quant. bestimmt werden. **2.** (immun.) Methode zum quant. Nachw. Antikörper sezernierender Zellen (sog. Jerne-Technik); spezif. sensibilisierte Zellen aus lymphat. Organen geben unter geeigneten Versuchsbedingungen in einem Agarmedium Antikörper ab; diese zerstören entspr. ihrer Spezifität Erythrozyten u. erzeugen dadurch sichtbare Hämolysehöfe (Plaques).

-plasie: auch -plasia; Wortteil mit der Bedeutung des Bildens, Formens; von gr. πλάσις.

Plasma (gr. πλάσμα Gebilde) *n*: **1.** (biol.) Protoplasma*; **2.** (physiol.) Blutplasma; s. Blut; **3.** (physik.) sog. vierter Aggregatzustand; Gase, Flüssigkeiten od. auch Festkörper, in denen freie Ladungsträger (Ionen, ungebundene Elektronen) in einer Anzahl vorkommen, dass die physik. Eigenschaften des Mediums dadurch wesentl. verändert sind.

-plasma: auch -plasmie; Wortteil mit der Bedeutung Gebilde; von gr. πλάσμα.

Plasma|ag|glutination (↑; Agglutination*) *f*: Schnellreaktion zur Unterscheidung pathogener u. apathogener Staphylokokken anhand des Clumping-Faktors (zellgebundene Koagulase) von Staphylococcus* aureus.

Plasma-Ak|zelerator-Globulin (↑; lat. accelerare beschleunigen; Globuline*) *n*: Proakzelerin*.

Plasma|austausch (↑): (engl.) *plasma exchange*; nach Blutentnahme erfolgende apparative Trennung von korpuskulären Elementen u. Plasmabestandteilen vom Plasma durch Plasmaseparation*, Substitution des entfernten Plasmas durch gefrorenes Frischplasma* u. Reinfusion des Blutes; **Ind.:** z. B. Guillain-Barré-Syndrom, schwere Autoimmunerkrankungen, z. B. systemischer Lupus erythematodes, Goodpasture-Syndrom, schwere Myasthenia gravis, Antiphospholipid-Syndrom, Moschcowitz-Syndrom. Vgl. Plasmapherese, Blutreinigungsverfahren.

Plasma|ersatz|stoffe (↑): (engl.) *plasma substitutes, colloids*; kolloidale Infusionslösungen aus natürl. od. synthet. Kolloid* mit höherem Volumeneffekt (ca. 5-fach) u. längerer intravasaler Verweildauer als kristalloide Infusionslösungen (Elektrolytlösungen; s. Elektrolyttherapie); auch als Plasmaexpander bezeichnet, wenn die intravasale Volumenwirkung (durch Flüssigkeitseinstrom aus dem Interstitium inf. des hohen kolloidosmot. Drucks) größer ist als das infundierte Volumen; **Einteilung: 1.** nach Wirkstoff: **a)** synthet. P.: Hydroxyethylstärke* (Abk. HES), modifizierte Gelatine*; Anw. v. a. hochmolekulare P.) bei Blutverlust bis zu 20 % (vgl. Schockindex); **b)** natürl. (körpereigene) P.: z. B. Plasmaprotein- u. Albuminlösung (s. Humanalbumin); Anw. v. a. bei bes. starkem Blutverlust (Plasmaalbuminkonzentration <30 g/l), wenn synthet. P. nicht indiziert sind; vgl. Frischplasma, gefrorenes; **2.** nach M_r, Volumeneffekt sowie Wirkungsdauer (kurz: 2–3 Std.; mittel: 4 Std.; lang: 6–8 Std.): s. Tab. **Ind.:** Volumenersatztherapie (s. Volumenersatz) bei Hypovolämie* (z. B. Blutverlust); vgl. Schock; **UAW:** u. U. allerg. Reaktion bis anaphylakt. Schock (häufiger unter synthet. als unter körpereigenen P.); Hemmung der Thrombozytenaggregation* (z. B. coating* effect) sowie der Blutgerinnung u. a. durch Hämodilution* (mit Besserung der Mikrozirkulation als i. d. R. erwünschter rheolog. Effekt) u. Hemmung

Plasmaersatzstoffe

Plasmaersatzstoffe	mittlere $M_r \times 10^3$	Volumeneffekt[1]	Wirkungsdauer in Stunden
Plasmaproteinlösungen (Abk. PPL)	66	1,0	6 – 8
Gelatine (3–5 %)	30 – 35	0,8	3
Hydroxyethylstärke			
niedermolekular (6 %)	40	0,7	3 – 4
mittelmolekular (6 %)	130 – 200	1,0	4
hochmolekular (6 %)	450	1,0	6 – 8

[1] im Vergleich zu Plasma (= 1,0)

best. Gerinnungsfaktoren (z. B. von*-Willebrand-Faktor u. damit Gerinnungsfaktor-VIII durch Hydroxyethylstärke, v. a. hochmolekulare); Gefahr der Infektionsübertragung (Hepatitis, HIV) durch natürl. P. (durch hohe Auflagen an die Gewinnung vermindert, aber nicht ausgeschlossen). Vgl. Dextrane.

Plasma|ex|pander (↑; lat. expandere auseinander spannen) *m pl*: s. Plasmaersatzstoffe.

Plasma|fluss, renaler (↑): (engl.) *renal plasma flow*; Abk. RPF; Plasmamenge, die pro Min. die Nieren durchfließt (normal 500–600 ml/min); vgl. Clearance; Filtrationsrate, glomeruläre.

Plasma|fraktionen (↑; lat. fractio Bruch, Bruchstück) *f pl*: (engl.) *plasma fractions*; durch Auftrennung u. Anreicherung von Plasmaproteinen* v. a. zu therap. Zwecken gewonnene Präparationen; 1. pasteurisierte Plasmaproteinlösung (Abk. PPL); 2. Albumin*; 3. Fibrinogen*; 4. Gammaglobuline bzw. Immunglobuline* (IgG, IgM, IgA); 5. Gerinnungsfaktoren (I, VIII, II, VII, XI, IX, X); s. Blutgerinnung.

Plasma|ko|agulase (↑; Koagul-*) *f*: (engl.) *plasma coagulase*; Virulenzfaktor von Staphylococcus* aureus.

Plasma|lemm (↑; gr. λέμμα Rinde, Schale) *n*: Zellmembran*.

Plasmal|färbung (↑): s. Feulgen-Plasmalfärbung.

Plasmalo|gene *n pl*: (engl.) *plasmalogens*; syn. Etherphosphatide; den Glycerophospholipiden ähnl. Phosphatide*; das C1-Atom des Glycerolgerüsts ist jedoch über eine Etherbindung mit einer Alkenylseitenkette substituiert; Biosynthese in Peroxisomen; Nachweis durch Feulgen*-Plasmalfärbung.

Plasma|pherese (Plasma*; gr. φέρεσθαι sich fortbewegen, hingetragen werden) *f*: (engl.) *plasmapheresis*; nach Blutentnahme erfolgende apparative Trennung von korpuskulären Elementen u. Plasmabestandteilen vom Plasma durch Plasmaseparation*, Substitution des entfernten Plasmas durch Humanalbumin od. einen anderen Plasmaersatzstoff* u. Reinfusion des Bluts; Anw.: **1. präparative P.** zur Gewinnung von Spenderplasma (als Plasmakonserve, zur Isolierung versch. Plasmafraktionen) u. best. Blutzellen (Zytapherese); **2. therap. P.** z. B. als Apherese mit Entfernung spez. Plasmabestandteile, z. B. LDL*-Apherese bei fam. Hypercholesterolämie, Lipidapherese, Immunapherese (syn. Immunadsorbtion) zur Entfernung von Autoantikörpern bei therapierefraktärer rheumatoider Arthritis, Zytapherese zur Abtrennung von Erythro- od. Leukozyten; weitere Ind.: s. Tabelle. Vgl. Plasmaaustausch, Blutreinigungsverfahren.

Plasma|proteine (↑; Prot-*) *n pl*: (engl.) *plasma proteins*; Sammelbez. für über 100 meist zusammengesetzte Proteine*, die v. a. in der Leber (Ausnahme: Immunglobuline* u. Proteohormone) synthetisiert werden; über 60 P. sind identifiziert; außer Albumin u. Präalbumin fast ausschließl. Glykoproteine*; Serumproteine entspr. den P. bis auf Fibrinogen u. Prothrombin. **Einteilung:** nach Wanderungsgeschwindigkeit bei der Elektrophorese* (Abb. dort) in die Fraktionen Albumine*, Alpha-1-Globuline, Alpha-2-Globuline, Betaglobuline u. Gammaglobuline*; s. Globuline (Tab. 1 dort); mit Immunpräzipitation (30 Fraktionen) u. zweidimensionaler Immunelektrophorese weiter auftrennbar; physiol. **Bedeutung:** u. a. Regulation von pH, osmot. Druck u. Blutgerinnung, Transport von Ionen, Hormonen, Lipiden, Vitaminen u. Metaboliten. Vgl. Akute-Phase-Proteine, Dysproteinämie, Paraproteinämie.

Plasma|separation (↑; lat. separare trennen) *f*: (engl.) *plasma separation*; Bez. für unterschiedl. Verfahren zur Trennung von Plasma, Plasmabestandteilen u. Blutzellen, z. B. Zentrifugation, Membranfiltration, Ringkanal-Zellseparation; für die Plasmaaustauschtherapie, insbes. zur Elimination größerer Mengen von Antikörpern, Immunkomplexen od. Toxinen, werden v. a. Membranfilter (sog. Kapillarseparatoren) verwendet, deren Membranen für Moleküle mit einem M_r von bis zu 3–4 Mio. Dalton (Großmoleküle) durchlässig sind u. die in einem extrakorporalen Kreislauf zwischengeschaltet sind (entspr. den extrakorporalen Blutreinigungsverfahren*); das abgefilterte Plasma kann durch isoton. u. isoonkot. Ersatzlösungen substituiert od. nach Abtrennung der pathol. Bestandteile (z. B. durch Immunadsorption od. unter Verw. eines zweiten Membranfilters) reinfundiert werden; **Ind.:** s. Plasmapherese (Tab. dort).

Plasmapherese
Indikationen zur Entfernung spezifischer Plasmabestandteile

Plasmabestandteil	Indikation
Autoantikörper gegen	
Faktor VIII oder IX	Hemmkörperhämophilie
Rh-Faktor	Rh-Inkompatibilität
Metalloprotease (300 kDa)	thrombotisch-thrombozytopenische Purpura, hämolytisch-urämisches Syndrom
glomeruläre Basalmembran	Goodpasture-Syndrom
muskulären Acetylcholin-Rezeptor	Myasthenia gravis pseudoparalytica
Thrombozyten	Werlhof-Krankheit
Erythrozyten	autoimmunhämolytische Anämie
proteingebundene Hormone	
T_3 und T_4	thyreotoxische Krise
zirkulierende Immunkomplexe und Makromoleküle	
Rheumafaktor	therapierefraktäre seropositive rheumatoide Arthritis
von-Willebrand-Faktor-Multimere	thrombotisch-thrombozytopenische Purpura, hämolytisch-urämisches Syndrom
LDL	familiäre Hypercholesterolämie
Paraproteine	multiples Myelom, Waldenström-Krankheit

Plasma Skimming (↑; engl. to skim abschöpfen): **1.** (physiol.) unterschiedliche lokale Verteilung zwischen zellulären u. nichtzellulären Bestandteilen des Blutes in der Endstrombahn; **2.** (pathol.) Form der Mikrozirkulationsstörung* (z. B. im Schock*) mit verlangsamter Strömung u. damit reduzierter Suspensionsstabilität des Bluts; dadurch kann es an Verzweigungen von Kapillaren zur teilweisen od. vollständigen Trennung von Plasma u. zellulären Blutbestandteilen (Skimming) kommen, so dass einzelne Kapillaren nur mit Plasma durchströmt werden; führt zu einer Beeinträchtigung der Sauerstoffversorgung des betroffenen Gewebes. Vgl. Sludge-Phänomen.

Plasma|sterilisation (↑; steril*) *f*: (engl.) *plasma sterilization*; schonendes Sterilisationsverfahren mit Bildung hochreaktiver freier Radikale aus Wasserstoffperoxid*, die durch Bindung an essentielle Zellbausteine Mikroorganismen abtöten; **Durchführung:** Wasserstoffperoxid wird nach Absenken des Innendrucks in der Sterilisationskammer verdampft u. verteilt sich auf das Sterilisationsgut. Im Vakuum wird durch ein elektr. Feld Niedrigtemperaturplasma erzeugt. **Vorteil:** kurze Sterilisationszeit, niedrige Temperatur (45 °C), Sterilisation auch von hoch empfindl. elektronischen u. optischen Geräten (keine Korrosionsgefahr), keine tox. Rückstände.

Plasma|tausch|test *m*: (engl.) *plasma exchange test*; syn. Plasmamischversuch; qualitative Hemmkörperbestimmung (meist gegen Faktor VIII od. IX); **Prinzip:** Mischung von Patientenplasma u. Normalplasma (Pool od. Standard) im Verhältnis 1+4, 1+1 u. 4+1; Bestimmung der aPTT in Patientenplasma, Normalplasma u. Mischansätzen sofort u. nach einstündiger Inkubation; bei vorhandenem Hemmkörper: aPTT-Verlängerung ohne Normalisierung durch Zugabe von Normalplasma; **Ind.:** V. a. Hemmkörperhämophilie* bzw. DD unklarer aPTT*- od. Thromboplastinzeit*-Verlängerung.

Plasma|thrombin|zeit (↑; Thromb-*): Thrombinzeit*.

plasma thromboplastin antecedent: Abk. PTA; Faktor XI der Blutgerinnung* (Tab. 1 dort); **klin. Bedeutung:** s. PTA-Mangelsyndrom.

plasma thromboplastin component (engl. ↑; ↑; ↑): Abk. PTC; Faktor IX der Blutgerinnung* (Tab. 1 dort); **klin. Bedeutung:** s. Hämophilie (B).

Plasma|viskosität (↑; Viskosität*) *f*: s. Viskosität.

Plasma|volumen (↑; Volumen*) *n*: (engl.) *plasma volume*; Abk. PV; Gesamtvolumen des Blutplasmas (ca. 42 ml/kg KG); kann z. B. aus der Verdünnung ^{131}Iod-markierten Humanalbumins im Plasma bei bekanntem Hämatokrit* berechnet werden. Vgl. Blutvolumen.

Plasma|zellen (↑; Zelle*): (engl.) *plasma cells, plasmacytes*; Plasmozyten; ovale Zellen (Ø 14–20 μm) mit ungranuliertem Zytoplasma (reich an endoplasmat. Retikulum u. Ribosomen), gut entwickeltem Golgi-Apparat u. kleinem, exzentr. gelegenem Kern mit Radspeichenstruktur des Chromatins; terminale Differenzierungsform stimulierter B*-Lymphozyten; **Vork.:** u. a. im Knochenmark, in der Umgebung kleinerer Blutgefäße, im lymphat. System, Stroma versch. Drüsen, in der Darmschleimhaut, während Menstruation u. Schwangerschaft in der Uterusschleimhaut; vermehrt z. B. bei chron. u. schweren viralen Inf., Leberzirrhose*, vermindert bei Agammaglobulinämie*; maligne Transformation beim multiplen Myelom*, lokal begrenzte klon. Proliferation bei solitärem Myelom*; **Funktion:** als hauptsächl. Produzenten der Immunglobuline* Träger der humoralen Immunität, wobei zu einem Klon gehörende P. nur einen best. Antikörper* produzieren.

Plasma|zellen|leuk|ämie (↑; ↑; Leuk-*; -ämie*) *f*: (engl.) *plasma cell leukemia*; plasmazelluläre Neoplasie mit primär od. sekundär (im Endstadium eines multiplen Myeloms*) leukäm. Verlaufsform; da beim multiplen Myelom ein geringer Anteil an Plasmazellen im Blut vorkommen kann, sollte eine P. nur bei Nachw. von >20 % Plasmazellen im Blut bzw. >2000 Plasmazellen/μl diagnostiziert werden (bei geringerer Zahl: leukämisch verlaufendes multiples Myelom); **Klin.:** Lymphadenopathie, Organomegalie; **Ther.:** Zytostatika*; allogene Stammzelltransplantation; **Progn.:** i. d. R. ungünstig; längere Remissionen in Einzelfällen beschrieben.

Plasmide (↑; -id*) *n pl*: (engl.) *plasmids*; extrachromosomale, DNA- od. RNA-Moleküle, die meist in Prokaryoten, aber auch in Eukaryoten als unabhängig replizierende, ringförmig angeordnete Elemente vorliegen können u. auf denen best. Eigenschaften, die meist einen Selektionsvorteil bieten, codiert sind; z. B. R-P. (s. R-Faktor), Col-P. (s. Col-Faktoren), Hly-P. (Alpha- u. Betahämolysin produzierend), Ent-P. (Enterotoxin produzierend), F-P. (s. F-Faktor), Pen/Cad-P. (Penicillinase produzierend u. Schwermetallresistenz bildend). P., die sowohl innerh. als auch getrennt von einem Chromosom liegen können u. in das Genom der Wirtszelle integriert werden können, werden als **Episomen** bezeichnet. P. können von einer Zelle auf eine andere (auch zwischen versch. Species) übertragen werden. **Einteilung: 1. infektiöse P.** (selbst übertragbar), die die Wirtszelle in einen Donorzustand versetzen (z. B. F-, U-, R-Faktoren) u. einen Mechanismus für die Konjugation* mit einer Rezeptorzelle vermitteln (z. B. Ausbildung von Sexualpili; s. Sexualpilus; diese P. können chromosomale DNA des Wirts od. andere Plasmid-DNA dabei mitübertragen; **2. nichtinfektiöse P.** (nicht selbst übertragbar), die zum Austausch einen Transferfaktor* (z. B. F-, R-Faktor) od. einen transduzierenden Bakteriophagen* benötigen. Manche P. liegen immer in nur einer Kopie, andere in bis zu 50 Kopien pro Zelle vor. P. werden in der Gentechnologie* als Vektoren (Transportvehikel) zur DNA*-Klonierung verwendet.

Plasmin (↑) *n*: (engl.) *plasmin*; syn. Fibrolysin, Thrombolysin; aus Plasminogen* entstehende, dem Trypsin ähnl. Endopeptidase (s. Proteasen), die Arginin-Lysin-Bindungen, bes. von Fibrin* (s. Fibrinolyse) u. a. biol. aktiven Proteinen (z. B. Fibrinogen, Faktoren V u. VIII der Blutgerinnung) spaltet u. den Gefäßtonus durch Aktivierung der Freisetzung von Bradykinin* reguliert. Vgl. PAP-Komplex; Antiplasmine.

Plasmin-Anti|plasmin-Kom|plex (↑; Anti-*; Plasma*) *m*: s. PAP-Komplex.

Plasmino|gen (↑; -gen*) *n*: in der Leber synthetisiertes Plasmaprotein (Glykoprotein mit 8–10 % Kohlenhydratanteil; M_r 81 000, Betaglobulin), das durch Hydrolyse einer Arginin-Valin-Bindung zu Plasmin* aktiviert wird (s. Plasminogenaktivatoren). Vgl. Fibrinolyse, Thrombolyse.

Plasmino|gen|aktivatoren (↑; ↑; lat. activus tätig) *m pl*: (engl.) *plasminogen activators*; Abk. PA; Sammelbez. für Substanzen, die Plasminogen zu Plasmin aktivieren u. damit die Fibrinolyse* (Abb. 1 dort) einleiten; **Einteilung: 1.** (physiol.) **a)** endogene PA: Gerinnungsfaktoren XI u. XII (Hageman*-Faktor), Fletcher*-Faktor; **b)** exogene PA: Lysokinasen aus versch. Körpergeweben (z. B. Urokinase* aus Harnwegepithelien, t*-PA aus Gefäßendothelzellen); **2.** (therap.) s. Fibrinolytika.

Plasmino|gen|aktivator-In|hibitoren (↑; ↑; ↑; Inhibition*) *m pl*: (engl.) *plasminogen activator inhibitors*; Abk. PAI; exogene (gewebeständige) Hemmstoffe von Plasminogenaktivatoren*, v. a. PAI-1 (Endothelzelltyp) u. PAI-2 (Plazentatyp); i. w. S. auch endogene (z. B. Alpha-2-Makroglobulin, C1-Esterase-Inhibitor) u. synthet. PAI; vgl. Fibrinolyse (Abb. 1 dort); vgl. Antiplasmine; Fibrinolyse-Inhibitoren.

Plasmodien (↑; -id*) *f pl*: **1.** (engl.) *plasmodia*; Gattung der Sporozoen (vgl. Protozoen); überwiegend intraerythrozytäre Parasiten des Menschen u. der Wirbeltiere; Err. der versch. Formen der Malaria*; **Übertragung:** Gabelmücken (Anopheles*); **Entw.:** Generationswechsel mit obligatem Wirtswechsel; **a)** präerythrozytäre u. exoerythrozytäre Schizogonie: durch Mücke inokulierte Sporozoiten dringen in Leberparenchymzellen ein, bilden Hypnozoiten* (nur bei Plasmodium* vivax u. Plasmodium* ovale) od. wachsen zu Schizonten heran u. zerfallen zu Merozoiten, die in die Blutbahn gelangen; **b)** erythrozytäre Schizogonie: Merozoiten dringen in Erythrozyten ein, wachsen als Trophozoiten (mit zentraler Vakuole: Ringform) u. dann als Schizonten heran; diese zerfallen in artspezif. Anzahl von Merozoiten; letztere gelangen durch Lyse der Erythrozyten in die Blutbahn u. befallen erneut Erythrozyten; der unterschiedl. Rhythmus des Erythrozytenbefalls bedingt bei den versch. Plasmodienarten einen unterschiedl. Rhythmus der Fieberanfälle, wenn ihre Reifung synchron verläuft; **c)** Gamogonie: Ein Teil der Merozoiten wächst nicht zu Schizonten, sondern zu geschlechtl. differenzierten Mikro- u. Makrogametozyten heran, deren Weiterentwicklung nur im Darm der Anophelesmücke stattfindet (Befruchtung der Makrogameten durch Mikrogameten, Bildung eines Ookineten, der in die Magenwand einwandert u. zur Oozyste wird); **d)** Sporogonie: Die Oozysten wachsen unter starker Vermehrung des Parasitenmaterials heran, wobei Reduktionsteilungen erfolgen u. Sporozoiten entstehen; letztere werden frei, wandern in der Hämolymphe zu den Speicheldrüsen u. werden beim Stich von Anopheles auf den Menschen übertragen; **2.** mehrkernige Zellen, die durch Kernteilung ohne Zellteilung entstehen; Vork.: Myxomyzeten, Muskel- u. Leberzellen.

Plasmodium falci|parum (↑; ↑) *n*: (engl.) *Plasmodium falciparum*; früher Plasmodium immaculatum; Err. der Malaria* tropica; Entw. der Schizonten in ca.

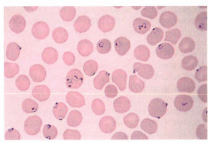

Plasmodium falciparum: Blutausstrich gefärbt nach Romanowsky-Giemsa [4]

48 Std.; bildet keine Hypnozoiten; intraerythrozytäre Trophozoiten (kleine Ringformen; ca. ein Fünftel des Erythrozytendurchmessers); hohe Befallrate u. Mehrfachbefall von Erythrozyten häufig; befallene Erythrozyten können grobe Pigmentflecke aufweisen (Maurer*-Fleckung). Trophozoiten bilden Schizonten (sog. Morulaform) mit 16 (8–24) Merozoiten in Erythrozyten, befallene Erythrozyten haften sich an Kapillarwände; ältere Trophozoiten od. Schizonten sind selten im peripheren Blut nachweisbar; Gametozyten sind halbmondförmig (s. Abb.). P. f. weist häufig Chlorochinresistenz u. Resistenzen gegen andere Malariamittel auf. **Vork.:** in Tropen u. Subtropen weit verbreitet.

Plasmodium knowlesi (↑; ↑) *n*: (engl.) *Plasmodium knowlesi*; ursprüngl. Malariaerreger bei Menschenaffen (insbes. Langschwanz- u. Stumpfschwanz-Makaken), auch Err. einer menschl. Form der Malaria (bislang ca. 500 Fälle); Generationszeit in Erythrozyten nur ca. 24 Std.; Entwicklungszeit in Anopheles ca. 12–15 Tage; keine Ruheformen; **cave:** Trophozoiten, Schizonten u. Gametozyten sind mikroskop. im Blutausstrich nicht von Plasmodium* malariae zu unterscheiden; Nachweis durch PCR; **Vork.:** in Südostasien.

Plasmodium malariae (↑; ↑) *n*: (engl.) *Plasmodium malariae*; Err. der Malaria* quartana; Entw. der Schizonten in ca. 72 Std.; alle Formen in Erythrozyten (Befallrate <1 %) des peripheren Bluts nachweisbar: Ringformen bis ein Drittel des Erythrozytendurchmessers groß, Trophozoiten manchmal bandförmig, erwachsene Schizonten mit 8(–12) Merozoiten, Gametozyten kugelförmig; **Vork.:** in warmen Ländern (selten in Südamerika); früher auch in gemäßigten Klimazonen.

Plasmodium ovale (↑; ↑) *n*: (engl.) *Plasmodium ovale*; wie Plasmodium vivax* Err. der Malaria* tertiana; Entw. ähnl. Plasmodium vivax, jedoch entstehen bei der Schizogonie nur 8(–12) Merozoiten; bildet Hypnozoiten*; typ. ist die ovale Verformung der Erythrozyten (Befallrate meist <2 %) mit grober Schüffner*-Tüpfelung. **Vork.:** Westküste Afrikas, Äthiopien.

Plasmodium vivax (↑; ↑) *n*: (engl.) *Plasmodium vivax*; Err. der Malaria* tertiana; Entwicklungsdauer der Schizonten beträgt 48 Std.; bildet Hypnozoiten; alle Formen in Erythrozyten des peripheren Bluts (Befallrate meist <2 %) nachweisbar: Ringformen, amöboide Trophozoiten, unreife u. reife Schizon-

Plasmozyten

ten (sog. Morula, Maulbeerform) mit 16 (12–24) Merozoiten, große kugelförmige Gametozyten; Schüffner*-Tüpfelung der Erythrozyten; **Vork.**: in warmen Ländern, auch in gemäßigten Klimazonen.

Plasmo|zyten (↑; Zyt-*) *m pl*: s. Plasmazellen.

Plasmo|zytom (↑; ↑; -om*) *n*: s. Myelom, solitäres; Myelom, multiples.

Plasmo|zytose (↑; ↑; -osis*) *f*: (engl.) *plasmocytosis*; Vermehrung von Plasmazellen* im Blut u./od. Knochenmark; **Vork.**: bei chronisch entzündl. Erkr., Autoimmunkrankheiten*.

Plast-: auch -plast; Wortteil mit der Bedeutung gebildet, geformt; von gr. πλαστός.

Plasti|bell-Technik (engl. plastic bell Plastikglocke) *f*: (engl.) *plastic bell clamp circumcision*; Plastic-bell-Methode, Plastikglockenmethode; v. a. im frühen Kleinkindesalter angewendetes op. Verf. zur Beseitigung einer Phimose* mit Hilfe einer Plastikglocke; in Deutschland wenig gebräuchlich da i. d. R. kosmetisch schlechter u. mit höherer Komplikationsrate einhergehend als Zirkumzision*; **Prinzip**: unter die gespreizten Vorhaut wird eine Plastikglocke über die Glans penis geschoben; die Vorhaut wird über eine Rinne in der Glockenwand mit einem Faden abgebunden, nekrotisiert u. fällt ab.

-plastik: auch -plastie; Wortteil mit der Bedeutung Bildnerkunst, Wiederherstellung; von gr. πλαστική.

Plastik (↑) *f*: (engl.) *plastic surgery*; op. Wiederherstellung od. Verbesserung der Form od. Funktion von Organ(teil)en; z. B. mit Resektion*, Transplantation* od. Implantation*; **Lok.**: ubiquitär; s. Keratoplastik; Hautlappen; Bronchoplastik; Angioplastik; Pyloroplastik; Duraplastik; Bandplastik; Rhinoplastik; Mammaplastik u. a.; **Formen**: **1. Autoplastik**: das zu ersetzende Gewebe stammt vom gleichen Individuum; **2. Isoplastik**: Gewebeherkunft von genetisch ident. Individuum (eineiiger Zwilling); **3. Homoio-, Homoplastik**: Gewebe- od. Organverpflanzung innerhalb einer Species (z. B. von Mensch zu Mensch); **4. Xeno-, Heteroplastik**: Gewebeübertragung zwischen Individuen versch. Species (z. B. Tier u. Mensch); **5. Alloplastik**: Ersatz körpereigenen Gewebes durch Fremdmaterial, z. B. Gefäße u. Sehnen aus Kunststoff, Gelenke aus Metall od. Keramik.

Plastizitis (↑; -itis*) *f*: Bez. für Infektion im Bereich implantierter Kunststoffteile (z. B. Venenkatheter, Ventrikelableitsysteme) durch Staphylococcus* epidermidis u. a. Bakterien.

Plateau|phänomen (franz. plateau Ebene, Fläche) *n*: (engl.) *plateau phenomenon*; Zeichen, das auf einen malignen Prozess in der weibl. Brust hinweist; durch Infiltration der Retinacula cutis kommt es zu einer Entrundung der Mamma; im Anfangsstadium eines Mammakarzinoms* kann durch konzentr. Zusammenschieben der Haut (Jackson-Test) über dem tastbaren Knoten häufig eine plateauartige Einziehung sichtbar gemacht werden.

Plateau|phase (↑; Phase*) *f*: **1.** *plateau stage*; für den Ablauf eines Aktionspotentials* der Herzmuskelzellen typ. Zeitabschnitt mit langsamem Abfall des depolarisierten Membranpotentials (Re-

polarisation) inf. Erhöhung der Leitfähigkeit der erregten Membran für Calciumionen (u. noch niedriger Leitfähigkeit für Kaliumionen); entspricht zeitlich etwa der absoluten Refraktärphase*; Dauer ca. 0,1 Sek. (Vorhofmyokard) bis 0,2 Sek. (Kammermyokard); **2.** s. Reaktionszyklus, sexueller.

plated function analyzer: s. Blutungszeit, in vitro.

Plat|helminthes (gr. πλατύς flach, platt; Helminthes*) *f pl*: (engl.) *platyhelminths*; Plattwürmer (Parenchymia); dorsoventral abgeplattet; primäre Leibeshöhle von sog. Füllparenchym ausgefüllt; klin. wichtige **Klassen**: Cestodes* u. Trematodes*.

Platin *n*: (engl.) *platinum*; chem. Element, Symbol Pt, OZ 78, rel. Atommasse 195,1; zur Gruppe der Platinmetalle gehörendes Edelmetall; **Anw.**: **1.** als Bestandteil edelmetallhaltiger Aufbrennlegierungen in der Zahnmedizin für Keramikverblendkronen zur Steigerung der Warmfestigkeit der Kronengerüste; **2.** in Komplexverbindung (tox. Wirkung, bes. nephro-, oto- u. zytotox.) als Zytostatikum*: Cisplatin*, Carboplatin, Oxaliplatin.

Platin|ek|tomie (franz. platine dünne Platte; Ektomie*) *f*: s. Stapesplastik.

Plat|onychie (gr. πλατύς flach; Onych-*) *f*: (engl.) *platyonychia*; flache, ungewölbte Nägel; vgl. Koilonychie.

Platten|apparatur *f*: (engl.) *removable appliance*; auch Schwarz-Dehnplatten; (kieferorthop.) herausnehmbares Gestell aus einem Kunststoffplattenkörper u. eingearbeiteten passiven u. aktiven Draht-, Feder- u. Schraubenelementen zur Korrektur von Zahn- u. Kieferfehlstellungen (s. Abb.).

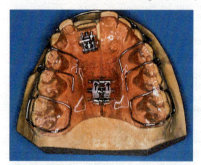

Plattenapparatur [116]

Platten|a|tel|ektase (gr. ἀτελής unvollständig; -ektasie*) *f*: (engl.) *flat atelectasis*; Streifenatelektase; wenige Zentimeter lange, streifenförmige, nicht segmentgebundene Atelektase*; röntg. häufig multiple, horizontal leicht gebogen verlaufende linien- bzw. streifenförmige Verdichtung; **Lok.**: meist supradiaphragmal bei Zwerchfellhochstand*.

Platten|epi|thel (Epithel*) *n*: (engl.) *squamous epithelium*; Epithelium squamosum; aus flachen Zellen bestehendes Epithel der äußeren Haut od. von Schleimhäuten (Vagina, Mundhöhle, Pharynx, Ösophagus u. a.); s. Epithelgewebe.

Platten|epi|thel|karzinom (↑; Karz-*; -om*) *n*: (engl.) *squamous-cell carcinoma*; syn. Spinaliom, spinozelluläres Karzinom, Stachelzellenkrebs; veraltet Epithelioma spinocellulare; maligner Tumor der Plat-

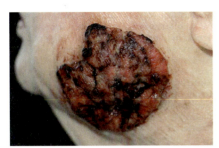

Plattenepithelkarzinom: verhornendes Plattenepithelkarzinom der Haut [143]

tenepithelien (Haut, Schleimhaut); **Häufigkeit:** P. der Haut: 50:100 000 (Frauen) u. 100:100 000 (Männer) pro Jahr; **Formen:** 1. verhornendes P.; Ätiol.: a) UV-bedingt; Beginn als Keratosis* actinica (Carcinoma in situ), später invasives Wachstum; Lok. in chron. lichtexponierter Haut; gehäuft bei Xeroderma* pigmentosum; b) ionisierende Strahlung (Strahlenkrebs*); c) chemisch induziert, z. B. Arsen; oft an Handtellern u. Fußsohlen; d) HPV-bedingt: Bowen*-Krankheit, Erythroplasie* Queyrat (auf Übergangsschleimhäuten), verruköses Karzinom (hochdifferenziertes Karzinom mit HPV-Ätiologie) u. bowenoide Papulose; e) chron. Entzündung, z. B. bei chron. Hauttuberkulose (Lupus-Karzinom); 2. häufiger nicht verhornendes P.: Lok. an Schleimhäuten von Harnröhre u. Genitale (s. Vaginalkarzinom; Peniskarzinom; Vulvakarzinom, Zervixkarzinom), After, Ösophagus, Zunge u. Konjunktiven, Bronchien (s. Bronchialkarzinom); induziert durch chem. Noxen (Arsen, Tabakrauch) od. Humanpapillomaviren (Papillomavirus*); 3. Karzinome der hautnahen Schleimhäute: schnell u. aggressiv wachsend; **Klin.:** harter, schmerzloser, flächig, exophytisch-papillomatös od. ulzerierend wachsender Tumor (s. Abb.) mit lymphogener Metastasierung; seltene Fernmetastasierung; histol. Einteilung in 4 Grade entspricht Anteil undifferenzierter Zellen; **Ther.:** chir. Exzision im Gesunden mit histol. Kontrolle, Untersuchung der regionären Lymphknoten; evtl. ergänzend od. bei schwieriger Lok. u. hohem Lebensalter Strahlentherapie; bei Metastasierung Bleomycin*. Vgl. Basalzellkarzinom.

Platten|kultur (lat. cultura Züchtung) *f*: s. Kulturverfahren.

Platten|osteo|syn|these (Ost-*; gr. σύνθεσις Zusammensetzung) *f*: s. Osteosynthese (Abb. 1 dort).

Platten|thermo|graphie (Therm-*; -graphie*) *f*: (engl.) *plate thermography*; Verfahren der Thermographie.

Platten|zähl|verfahren: (engl.) *colony count*; Keimzahlbestimmung* in Flüssigkeiten u. Gasen auf Gelatine- bzw. Agargussplatten; **Prinzip:** 10 ml flüssiger Nährboden mit entspr. 1 ml der zu untersuchenden, evtl. verdünnten Flüssigkeit (z. B. Trinkwasser, Milch) mischen u. 48 Std. bebrüten; Kolonien mit Lupe auszählen, Mittelwert bestimmen u. auf 1 ml Flüssigkeit unter Berücksichtigung der Verdünnung umrechnen; bei hohem Keimgehalt Wolffhügel-Zählplatte verwenden.

Platte, palmare: s. Fibrocartilago palmaris.
Platt|fuß: s. Pes planus, Pes valgus.
Platt|hand: (engl.) *flat hand*; Abflachung des Handgewölbes bei Subluxation des 1. Mittelhandknochens.
Platt|würmer: s. Plathelminthes.
Platy|basie (gr. πλατύς flach, eben; Bas-*) *f*: basale Impression*.
Platysma (gr. πλάτυσμα Platte) *n*: flacher Hautmuskel am Hals; entspringt oberh. des Unterkieferrandes in der Gesichtshaut, liegt am Hals außerhalb der Lamina superficialis der Fascia cervicalis, zieht über die Clavicula zur Brusthaut in Höhe der 2. Rippe; **I:** N. facialis; **F:** Straffung der Haut.
Platy|spondylie (gr. πλατύς flach, eben; σπόνδυλος Wirbel, Rückgrat) *f*: (engl.) *platyspondyly*; Sinterung eines Wirbelkörpers auf ein Drittel der physiol. Höhe bei gleichzeitiger Verbreiterung mit Beteiligung der Wirbelkörpervorder- u. -hinterkanten; **Urs.:** 1. kongenital: solitär u. generalisiert bei Chondrodystrophie, enchondralen Dysostosen (s. Dysostosis), Brachyolmie, Morquio-Brailsford-Syndrom; 2. erworben: solitär bei Metastasen, multipel bei Langerhans-Zell-Histiozytose, Osteopetrose, Osteomalazie u. a.; **Klin.:** Dorsalgie, muskuläre Insuffizienz, Hyperkyphose im Bereich der BWS, Hyperlordose im Bereich der LWS.
Platz|angst: s. Agoraphobie.
Platz|bauch: (engl.) *burst abdomen*; vollständiges Auseinanderweichen der Bauchwand einschließl. des Peritoneums mit freiliegenden Eingeweiden nach abdominalchir. Eingriffen (in ca. 1 %); rel. symptomarm; **Urs.:** 1. verzögerte Wundheilung bei prädisponierenden Risikofaktoren (z. B. chron. konsumierende u. Stoffwechselerkrankung, Ernährungsstörung, hohes Alter, kardiopulmonale Insuffizienz); 2. selten lokale Störung (subfaszialer Wundinfekt, falsche Naht- u. Knotentechnik bzw. Schnittführung, postoperativer Ileus, abrupte intraabdominale Druckerhöhung durch Husten, Niesen, Erbrechen u. a.); **Ther.:** sofortige Wundrevision mit Ausschluss von intraabdominalen Abszessen od. mechan. Ileus; Nekrosenausräumung, Anfrischen der Wundränder, Anlegen von durchgreifenden Nähten u. Platzbauchnähten (s. Nahtmethoden); **Progn.:** erneuter P. in ca. 5–10 %; Letalität ca. 25 %.
Platz|thorax *m*: interkostale Vorwölbung der Lunge durch Dehiszenz der Rippen bei Insuffizienz der Perikostalnähte nach Thorakotomie*; im Gegensatz zur Lungenhernie* ohne Parietalisbruchsack. Vgl. Platzbauch.
Plaut-Vincent-Angina (Hugo C. P., Bakteriol., Hamburg, 1858–1928; Henri V., Bakteriol., Epidemiol., Paris, 1862–1950; Angina*) *f*: (engl.) *Vincent's angina*; syn. Angina ulceromembranacea; sog. Fusospirochätose, Fusospirillose; durch Fusobacterium nucleatum in Komb. mit Treponema vincentii verursachte Infektionskrankheit; **Epidemiol.:** überwiegend Einzelfälle, meist junge Männer, Gruppenerkrankungen in Familien, Anstalten u. Wohnheimen mögl.; Pathogenese unklar; **Klin.:** meist einseitige ulzerierende Angina (s. Tonsillitis), ggf. mit Schwellung der regionären Kieferwinkel-Lymphknoten; scharf begrenztes Ulkus, schmierige grau-(gelb-)grünliche Beläge, z. T.

Nekrosen, Foetor ex ore; Allgemeinbefinden kaum beeinträchtigt; meist kein Fieber; **Diagn.:** Blickdiagnose, ggf. Abstrich u. mikroskop. Nachweis. Da die kombiniert auftretenden Err. zur normalen Flora der Mundhöhle gehören, ist nur massives Vork. beweisend. **Ther.:** Mittel der Wahl ist Penicillin G od. V; Lokalbehandlung mit Adstringentien, z. B. Chlorhexidin; **DD:** Diphtherie, Tonsillitis durch Streptokokken, infektiöse Mononukleose, Tuberkulose, Syphilis, Neoplasma.

Plaut-Vincent-Spirochäte (↑; ↑; gr. σπεῖρα Windung; χαίτη Haar, Mähne) *f*: syn. Treponema vincentii; s. Treponema.

Plaz̲e̲bo (lat. placebo ich werde gefallen) *n*: Placebo*.

Plaz̲e̲nta (lat. placenta Kuchen) *f*: (engl.) *placenta*; Placenta; Mutterkuchen, Nachgeburt; scheibenförmiges Organ von 15–20 cm Durchmesser, 2–4 cm Dicke u. ca. 500 g Gewicht, das nach der Geburt der Frucht ausgestoßen wird; **Lok.:** normalerweise hoch im Fundus an der Vorder- od. Hinterwand im Uteruskörper; **Aufbau:** Grundlage des kindl. Teils (Pars fetalis) ist die Chorionplatte, die an der fetalen Seite (Ansatzstelle der Nabelschnur*) von dem spiegelnd glatten Amnion* überzogen wird. Die von der uterinen Seite der Chorionplatte abgehenden, in zahlreiche Chorionzotten verästelten Zottenstämme verbinden sich mit dem mütterl. Teil (Pars materna od. Pars uterina), der Basalplatte (Abkömmling der Decidua basalis, an der Gebärmutterwand haftend); hiervon gehen die Plazentarsepten aus, die das Organ in 15–20 höckerige Felder (Kotyledonen) unterteilen. Der Raum zwischen den Zotten (intervillöser Raum) ist von mütterl. Blut durchströmt (Placenta haemochorialis); die fetalen Chorionzotten (mit den kindl. Blutgefäßen) tauchen in das Blut der Mutter ein, es besteht jedoch keine direkte Kommunikation zw. mütterl. u. kindl. Kreislauf (Plazentaschranke*). Die zuerst glatte Chorionplatte erhält im Laufe der Schwangerschaft Septierungen, die bei der reifen P. die Basalplatte erreichen. **Funktion:** Ernährung des Fetus (Austausch von Stoffwechselprodukten u. Gasen zwischen mütterl. u. fetalem Blut), endokrine Drüse (s. Plazentahormone). Vgl. Plazenton, Plazentainsuffizienz, Plazentationsstörungen, Einheit, fetoplazentare.

Plaz̲e̲nta|bett|tumor (↑; Tumor*) *m*: (engl.) *placental site trophoblastic tumor* (Abk. *PSTT*); im Reproduktionsalter auftretender, durch Proliferation des intermediären Trophoblasten gebildeter, nicht villöser Trophoblasttumor*; **Pathol.:** vereinzelt Riesenzellen, dissoziierendes, nicht destruktives Wachstum in das Myometrium; meist benigne, 10–15 % maligne (Mortalitätsrate bis 20 %); **Klin.:** azyklische Blutungen od. Amenorrhö, in ca. 25 % der Fälle vergrößerter Uterus, in 75–80 % erhöhtes Beta-HCG; **Diagn.:** sonograph. Tumornachweis; **Ther.:** Hysterektomie* ohne bzw. mit Adnexen bei auf Uterus begrenztem Tumor; schlechtes Ansprechen auf Chemotherapie; Nachsorge: Verlaufskontrolle der Beta-HCG-Werte.

Plaz̲e̲nta|dicken|messung, intra|uter̲i̲ne (↑): (engl.) *intrauterine placental thickness measurement*; Messung der Dicke der Plazenta mit Ultraschalldiagnostik*; pathol. Verdickung v. a. bei schwerem Morbus* haemolyticus fetalis, Kohlenhydratstoffwechselstörungen der Mutter, Infektionen.

Plaz̲e̲nta|hormone (↑; Horm-*) *n pl*: (engl.) *placental hormones*; in der Plazenta* gebildete, hauptsächl. an den mütterl. Kreislauf abgegebene Hormone mit schwangerschaftserhaltenden Funktionen; **Einteilung: 1. Proteohormone:** Choriongonadotropin (HCG*) u. Plazentalaktogen (HPL*); **2. Steroidhormone:** Östrogene*, Progesteron*. Vgl. Einheit, fetoplazentare.

Plaz̲e̲nta|in|farkt (↑; Infarkt*) *m*: (engl.) *placental infarct*; Abbauerscheinungen u. a. mit Fibrin- u. Fibrinoidablagerungen in nekrot. Bezirken der Plazenta; **Formen: 1. weiße Infarkte:** die entstehenden Fibrinknoten sind als weißl. gelbe, flache Bezirke zu erkennen; **2. rote Infarkte** (selten): entstehen durch Thrombosierungen im intervillösen Raum; **cave:** Plazentainsuffizienz*, u. U. intrauteriner Fruchttod*.

Plaz̲e̲nta|in|suf|fizienz (↑; Insuffizienz*) *f*: (engl.) *placental insufficiency*; Beeinträchtigung des Stoffaustauschs zw. Mutter u. Fetus; **Formen: 1. akute** P.: führt innerh. von Min. od. Std. zu intrauteriner Hypoxie u. Fruchttod; Urs.: Wehensturm, Nabelschnurkomplikationen*, Blutung bei Placenta* praevia, vorzeitige Plazentalösung*; **2. chron.** P.: führt zur intrauterinen Wachstumsretardierung*; Vork.: bei hypertensiven Schwangerschaftserkrankungen*, Diabetes* mellitus, Antiphospholipid*-Syndrom u. a.; **Diagn.:** CTG*, Doppler*-Sonographie der fetalen u. umbilikalen Gefäße, sonograph. Beurteilung der fetalen Maße, Fruchtwassermenge (Amniotic*-fluid-Index) u. Plazenta, Non*-stress-Test; kaum noch Bestimmung der Plazentahormone* u. Amnioskopie*; **Ther.:** bei notwendiger Entbindung vor 34+0 SSW Lungenreifeinduktion*.

Plaz̲e̲nta|lakto|gen (↑; Lact-*; -gen*) *n*: HPL*.

Plaz̲e̲nta|lösung (↑): (engl.) *placental separation*; physiol. Ablösung der Plazenta* durch Kontraktion u. Retraktion des Uterus nach Geburt des Kindes (Nachgeburtswehen) nach dem Schultze*-Modus bzw. Duncan*-Modus der P.; vgl. Hämatom, retroplazentares.

Plaz̲e̲nta|lösung, manu̲e̲lle (↑): (engl.) *manual placental separation*; Ablösung der Plazenta* mit den Händen bei Vorliegen von Plazentalösungsstörungen*; vgl. Credé-Handgriff.

Plaz̲e̲nta|lösungs|störungen (↑): (engl.) *anomalies of placental separation*; Regelwidrigkeiten bei der Ablösung der Plazenta*, die zu einer Verlängerung der Nachgeburtsperiode od. zu einer sog. verstärkten Lösungsblutung führen; eine verzögerte Plazentalösung liegt vor, wenn nach 30 Min. nach Geburt des Kindes keine Lösungszeichen (s. Nabelschnurzeichen) vorliegen; **Urs.:** funkt. Uterusatonie mit Placenta* adhaerens od. Verwachsung der Plazenta mit der Haftstelle; s. Implantationsschäden; **Ther.:** Wehenmittel, Blasenleerung, evtl. Credé*-Handgriff od. manuelle Plazentalösung; u. U. Hysterektomie*; **DD:** Placenta* incarcerata bei Zervixspasmus.

Plaz̲e̲nta|lösungs|zeichen (↑): s. Schröder-Zeichen, Nabelschnurzeichen.

Plaz̲e̲nta|lösung, verzögerte (↑): s. Plazentalösungsstörungen.

Plazenta|lösung, vorzeitige (↑): (engl.) *premature placental separation*; Abk. VL; syn. Ablatio placentae, Abruptio placentae; partielle od. vollständige Ablösung der normal sitzenden Plazenta* während der letzten Mon. der Schwangerschaft od. unter der Geburt (meist in der Eröffnungsperiode), wodurch es zu Blutungen aus mütterl. (u. kindl.) Gefäßen im Bereich der Haftfläche u. zur Bildung eines retroplazentaren Hämatoms* kommt; **Urs.**: meist hypertensive Schwangerschaftserkrankung*, Trauma, Blasensprung*, Geburt des ersten Zwillings; **Sympt.**: plötzl. auftretender Schmerz im Unterbauch, Angstgefühl, Schwindel, Atemnot, evtl. Schock, Blutgerinnungsstörungen (Hypo- bzw. Afibrinogenämie); die Schwangere fühlt oft keine Kindsbewegungen mehr; **Progn.**: bei Ablösung eines Viertels der Plazentafläche kann es zu Sauerstoffmangel des Fetus u. intrauterinem Fruchttod*, bei Ablösung der Hälfte u. mehr zu lebensbedrohl. Blutverlusten von Mutter u. Kind kommen; **DD**: Placenta* praevia, Uterusruptur*. Vgl. Couvelaire-Syndrom.

Plazenta|lokalisation (↑) *f*: (engl.) *placental localization*; Feststellung des Plazentasitzes an der Uteruswand mit Hilfe der Ultraschalldiagnostik*; **Ind.**: 1. Blutungen in der 2. Schwangerschaftshälfte (Verdacht auf tiefen Sitz der Plazenta, auf Placenta* praevia, vorzeitige Plazentalösung*); 2. vor Amniozentese* u. a. invasiven Eingriffen. Vgl. Plazentadickenmessung, intrauterine.

Plazenta|reste (↑): (engl.) *placental remnants*; nach Ausstoßung der Plazenta* in der Gebärmutterhöhle zurückgebliebene Plazentateile; **Kompl.**: Nachblutung*, Inf. (Endometritis*), Entw. eines Chorionkarzinoms*, evtl. Laktationshemmung; Hinweis auf verbliebene P. ist eine nicht vollständige od. abgerissene Plazenta (z. B. bei Placenta succenturiata); in Zweifelsfällen ist eine Nachtastung notwendig. Vgl. Plazentarpolyp.

Plazenta|re|tention (↑; lat. retentio das An-, Zurückhalten) *f*: (engl.) *placental retention*; Retentio placentae; verzögerte Ausstoßung der Plazenta* nach der Geburt; vgl. Plazentalösungsstörungen.

Plazentar|polyp (↑; Polyp*) *m*: (engl.) *placental polyp*; in utero zurückgebliebener Plazentarest* od. Deziduarest, der durch Ummantelung mit vielen Schichten geronnenen Bluts ein polypöses Aussehen annehmen kann.

Plazenta|schranke (↑): (engl.) *placental barrier*; biol. Barriere für korpuskuläre u. großmolekulare Teilchen zwischen mütterl. u. fetalem Blut; die diaplazentare Passage hängt u. a. von der Molekülgröße der Teilchen, ihrer Eiweißbindung, Lipidlöslichkeit, dem Dissoziationsgrad u. der elektr. Ladung ab; neben der Diffusion existieren auch aktive Transportmechanismen (z. B. IgG-Transport über Pinozytose*).

Plazentation (↑) *f*: (engl.) *placentation*; Bildung u. Einnistung der Plazenta* mit Entw. der Plazentazotten, des Intervillosums u. der fetomaternen Kreislaufbeziehung; **Phasen**: 1. Formierung der Chorionzotten bis zu sog. Sekundärzotten; 2. Reifung der sog. Tertiärzotten (Ersatz des Mesenchyms durch Zottenkapillaren). Vgl. Implantationsschäden.

Plazentations|störungen (↑): (engl.) *placentation disorders*; qualitative u. zeitl. Abweichungen in Ausbildung u. Reifung der Plazentazotten; **Formen**: 1. Reifungsarretierung: Reifungshemmung (z. T. mit Fehldifferenzierung) im 1. Trimenon; Sonderform: Chorangiosis placentae (Mesenchymfehldifferenzierung: Gefäßproliferation; Übergang zu Chorangiom* möglich); 2. Reifungsretardierung: Reifungsverzögerung aller Zottenstrukturen im 2. Trimenon; 3. dissoziierte Zottenreifungsstörungen: z. T. verzögerte, z. T. beschleunigte Reifung der Zotten in versch. Verzweigungsabschnitten; 4. kompensator. Reifungsabweichungen: arealweise beschleunigte (vorzeitige od. überschießende) Zottenreifung; **teratogenet. Aspekt**: Bei Vergleich zwischen terminationskrit. Phase einer spez. Fehlbildung u. zugehöriger Plazentationsstörung werden unterschieden: 1. harmon. Kyematopathie: Synchronie der Plazentareifungsarretierung u. eines Vitium primae formationis (z. B. Persistenz embryonaler Zottenstrukturen u. dorsale Dysrhaphie); 2. disharmon. Kyematopathie: vorgeschaltete Plazentareifungsstörung u. nachfolgende fetale Fehlbildung (bei diabet. Müttern; z. B. Persistenz embryonaler Zottenstrukturen u. Fehlbildungen der Gliedmaßen bzw. des Magen-Darm-Trakts); 3. reiner Embryopathie: ledigl. fetal manifestierte (diaplazentare) Entwicklungsstörungen (z. B. Embryopathia* rubeolosa); 4. komplexe Fehlbildungssyndrome: z. T. vor-, z. T. nachgeschaltete Plazentationsstörungen u. Komb. mit primären u. sekundären Entwicklungsstörungen der Frucht (z. B. Dysmelie*).

Plazenton (↑) *n*: plazentare Funktionseinheit (funkt. Strömungseinheit des maternen Blutstroms), die aus Lobuli (fetaler Anteil) mit zugehöriger Spiralarterie u. der sie umgebenden Dezidua* besteht. Vgl. Plazenta.

Plectridium|form (gr. πλέκειν flechten): (engl.) *plectridium*; Bez. für Bakterien mit endständigen, den Bakterienkörper auftreibenden Sporen*, z. B. Gattung Bacillus*. Vgl. Trommelschlägelform.

-plegie: Wortteil mit der Bedeutung Schlag, Lähmung; von gr. πληγή.

Plegie (↑) *f*: vollständige Lähmung*.

Pleio|nexie (gr. πλείων mehr; lat. nexus Verknüpfung) *f*: 1. (engl.) *pleonexia* (pneumonolog.) Verlagerung der Sauerstoff*-Dissoziationskurve nach links mit Erhöhung der Sauerstoffaffinität des Hämoglobins u. erschwerter Sauerstoffabgabe; 2. (psych.) syn. Pleonexie; Unersättlichkeit als Laster (Aristoteles) od. psychiatr. Störung.

Pleio|tropie (↑; -trop*) *f*: 1. (engl.) *pleiotropism*; syn. Polyphänie; (genet.) die gleichzeitige Beeinflussung u. Ausprägung mehrerer bis vieler Merkmale durch ein Gen*, wobei die pleiotrope Mutation* in Bezug auf ein Merkmal rezessiv u. gleichzeitig in Bezug auf ein anderes dominant sein kann; man unterscheidet v. a. die sog. **Mosaikpleiotropie** (Ausprägung der Merkmale unabhängig voneinander aufgrund der zelleigenen Konstitution) u. die **Relationspleiotropie** (Angriff des betreffenden Gens an übergeordneten Zentren; dadurch sekundäre Beeinflussung versch. Merkmalsbereiche, z. B. beim einfach dominant erbl. Marfan*-Syndrom mit Sympt. an Skelett, Auge, Gefäßsystem.

pleomorph

2. (pharmak.) Bez. für versch. Wirkungen durch eine Substanz, z. B. pleiotrope Wirkung von HMG-CoA-Reduktase-Hemmern (s. Lipidsenker).

pleo|morph (↑; -morph*): (engl.) *pleomorphic*; mehrgestaltig.

Ple|optik (↑; Optico-*) *f*: (engl.) *pleoptics*; Übungsbehandlung bei Amblyopie*; vgl. Orthoptik.

Pleo|zytose (↑; Zyt-*; -osis*) *f*: (engl.) *pleocytosis*; erhöhte Zellzahl, i. e. S. im Liquor* cerebrospinalis (über 5 Zellen/μl beim Erwachsenen); vgl. Liquordiagnostik, Reizpleozytose.

Plerixafor (INN) *n*: (engl.) *plerixafor*; selektiver Antagonist des CXCR-4-Chemokin-Rezeptors (s. CCR5-Rezeptor); Orphan Drug zur Freisetzung von Stammzellen in die Blutbahn u. anschließender autogener Stammzelltransplantation; **Wirkungsmechanismus:** Rezeptor-Blockade für Chemotaxis von Stammzellen in Richtung höherer Konz. des CXCR4-Liganden CXCL12 in das Knochenmark bewirkt, dass Migration CXCR4-positiver Stammzellen u. Lymphozyten zur höheren CXCL12-Konz. unterbrochen wird; **Ind.:** multiples Myelom* od. Non-Hodgkin-Lymphom, vor autogener hämatopoetischer Stammzelltransplantation, wenn nicht genügend Stammzellen mobilisiert werden; nur nach Gabe von G-CSF*; **Kontraind.:** Schwangerschaft u. Stillzeit; **UAW:** Diarrhö, Übelkeit, Erbrechen, Müdigkeit, Kopf- u. Gelenkschmerz, Reaktionen an der Injektionsstelle; Anstieg der Leukozyten- u. Verringerung der Thrombozytenzahl; cave: geringes Potential für Beteiligung an Cytochrom-P-450-abhängigen Wechselwirkungen zwischen Arzneimitteln.

Plero|zerkoid (gr. πλήρης voll; κέρκος Schwanz; -id*) *n*: Vollfinne; s. Finne.

Plesio|monas shigelloides (gr. πλησίος nahe; μονάς einzeln) *f*: (engl.) *Plesiomonas shigelloides*; gramnegatives, lophotrich begeißeltes, fakultativ anaerobes Stäbchenbakterium der Fam. Enterobacteriaceae (vgl. Bakterienklassifikation); **Vork.:** Oberflächenwasser, Fische, Säugetiere, Feuchtbereich med. Apparate; **klin. Bedeutung:** Infektion des Menschen durch Verzehr kontaminierter Lebensmittel (v. a. in wärmeren Gegenden) kann Gastroenteritis verursachen; Err. von Nosokomialinfektionen*; selten extraintestinale Symptome (v. a. bei abwehrgeschwächten Pat.). Vgl. Aeromonas.

Plethora (gr. πληθώρα Fülle) *f*: (engl.) *plethora*; Bez. für vermehrtes Blutvolumen u. Polyglobulie* bei versch. Herz-Kreislauf- u. Atemwegerkrankungen (v. a. COPD mit chronische Hypoxämie) sowie bei Polycythaemia* vera.

Ple|thysmo|graphie (gr. πληθυσμός Vermehrung; -graphie*) *f*: (indirekte) Bestimmung einer (Volumen-, Fluss-, Druck-)Messgröße durch Aufzeichnung einer Volumenänderung; s. Ganzkörperplethysmographie, Lungenfunktionsprüfung, Venenverschlussplethysmographie.

Pleur-: Wortteil mit der Bedeutung Seite des Körpers, Rippe, Brustfell; von gr. πλευρά.

Pleura (↑) *f*: Brustfell; besteht aus: **1. P. parietalis,** an den Leibeshöhlenwänden (Cupula pleurae an der Lungenkuppel, Pars costalis an der Brustkorbinnenwand, Pars diaphragmatica an der Zwerchfelloberseite, Pars mediastinalis am mediastinalen Bindegewebe); **2. P. visceralis** (syn. Pleura pulmonalis), auf der Lungenoberfläche; beide Blätter gehen an einer Umschlaglinie am Hilum pulmonis u. dem Lig. pulmonale ineinander über.

Pleura|abrasio (↑; Abrasio*) *f*: (engl.) *pleural abrasion*; Form der op. Pleurodese* durch Aufrauung der parietalen Pleura; **Prinzip:** mechan. Induktion einer pleuralen Verklebung; weniger effektiv als Pleurektomie* od. Talkpoudrage durch VATS*.

Pleura|bi|opsie (↑; Bio-*; Op-*) *f*: (engl.) *pleural biopsy*; Biopsie* aus Pleura parietalis u. Pleura visceralis; **Formen: 1.** Nadelbiopsie nach Abrams u. Stanzbiopsie mit Trucut-Nadel, blind (s. Abb. 1) od. (ultraschall- od. CT-)gesteuert (s. Abb. 2); **2.** endoskop. (Thorakoskopie*); **3.** offen chir.; Treffsicherheit mit steigender Invasivität (1–3) zunehmend. Vgl. Lungenbiopsie.

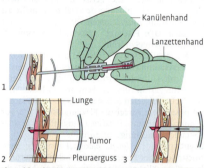

Pleurabiopsie Abb. 1: Stanzbiopsie mit Trucut-Nadel bei pleuralem Tumor mit Pleuraerguss (Pleurastanze); 1: Durchstoßen des Interkostalspalts mit Punktionskanüle (blau); 2: Vorschieben der Lanzette (rot) in den Tumor; 3: Nachschieben der Punktionskanüle bei fixierter Lanzette (Stanzzylinder in Punktionskanüle hinter Lanzettenspitze) [74]

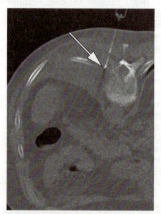

Pleurabiopsie Abb. 2: CT-gesteuerte Nadelbiopsie im linken kostophrenischen Winkel bei Pleurakarzinose (Pat. in Bauchlage) [151]

Pleura|drainage (↑; Drainage*) *f*: s. Thoraxdrainage.

Pleura|druck (↑): intrapleuraler Druck*.

Pleura|em|pyem (↑; Empyem*) *n*: (engl.) *pleural empyema*; pleurales Empyem*; eitriger Pleuraerguss* (Pyothorax); **Einteilung:** in pathophysiol. Stadien: **1.** eitrige Entzündung* (exsudative Pleuritis*); **2.** fibrinös-purulentes P.; **3.** Fibrosierung (Vernarbung) in der Folge (Pleuraschwarte*, Fibrothorax*); **Vork.:** v. a. bei Lungenkrankheit (Pneumonie, Bronchiektasen, Tumoren u. a.) u. nach Lungenresektion, insbes. bei Bronchusstumpfinsuffizienz*; selten fortgeleitet von Abszess aus Bauchraum; Ausbreitung: per continuitatem, hämatogen od. lymphogen; **Lok.:** frei od. abgekammert (s. Abb.); **Ther.:** 1. je nach Entzündungsstadium; **a)** in exsudativem Stadium Spüldrainage (vgl. Thoraxdrainage); **b)** in fibrinös-purulentem Stadium Spüldrainage mit Fibrinolytika*, VATS* mit Débridement; **c)** im Stadium der Vernarbung Op. (Dekortikation*); **2.** u. U. offenes Wundmanagement* nach Anlage eines Thorakostomas*, abschließend Thorakoplastik*.

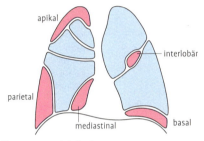

Pleuraempyem: Lokalisationen

Pleura|erguss (↑): (engl.) *pleural effusion*; Flüssigkeitsansammlung in der Pleurahöhle; **Ätiol.:** s. Tab.; **Diagn.:** Ultraschalldiagnostik, (Umlagerungs-)Perkussion, Röntgen-Thorax-Aufnahme, CT, MRT; Pleurapunktion*; **Ther.:** in Abhängigkeit der Ursache; Diuretikum, bei Entzündung Antibiotikum; Bettruhe, ggf. Sauerstoffzufuhr, Punktion bei Kompression. Vgl. Pleuritis; Ellis-Damoiseau-Linie; Seropneumothorax.

Pleura|fibrom (↑; Fibr-*; -om*) *n*: veraltet benignes Pleuramesotheliom; pleurales Fibrom*; im Gegensatz zum Pleuramesotheliom* mit lokalisiertem Wachstum (Knoten).

Pleura|grenzen (↑): (engl.) *pleural margins*; Umschlagstellen der einzelnen Abschnitte der Pleura parietalis (s. Abb.).

Pleura|höhle (↑): (engl.) *pleural cavity*; (anat.) Cavitas pleuralis; auch Donders-Raum, Pleuraraum; kapillärer, mit seröser Flüssigkeit gefüllter Spalt zwischen Pleura visceralis u. Pleura parietalis.

Pleura|karzinose (↑; Karz-*; -osis*) *f*: (engl.) *pleural carcinosis*; metastatischer Befall der Pleurablätter bei versch. Primärtumoren (z. B. Bronchial-, Mamma-, Prostatakarzinom) mit meist hämorrhagischem Pleuraerguss*; Ind. zur Pleurodese*; vgl. Mesotheliom, Pleuritis, Thorakoskopie.

Pleura|kuppel (↑): (engl.) *pleural dome*; Cupula pleurae; der über den Oberrand der Clavicula 2–3 cm hinausreichende Teil der Pleura; vollständig von der Lungenspitze ausgefüllt.

Pleura|meso|theliom (↑; Mes-*; gr. θηλεῖν blühen, wachsen; -om*) *n*: (engl.) *pleural mesothelioma*; pleurales Mesotheliom*; **Pathol.:** Dignität maligne; Wachstum diffus kontinuierlich od. multilokuar; Metastasierung in regionale Lymphknoten, selten hämatogen; **Einteilung: 1.** nach (histol.) dominierender Präsenz der epitheloiden bzw. mesenchymalen Komponente; **a)** epitheloides P. (meist; progn. günstig); **b)** sarkomatoides P.; **c)** biphasisches P. (Mischform); **2.** TNM*-Klassifikation: s. Tab.; **Ätiol.:** häufig Asbest* (BK Nr. 4105; meldepflichtige Berufskrankheit), Latenzzeit 20–40 Jahre; **Sympt.:** uncharakterist. u. spät (Thoraxschmerz, Dyspnoe, Pleuraerguss, Husten, hypertrophe Osteoarthropathie*, Gewichtsabnahme, Fieber); **Diagn.:** Röntgen-Thorax-Aufnahme, CT (s. Abb.), Pleurapunktion, Thorakoskopie, Immunhistologie; **Ther.:** multimodal; Op. je nach Progn. potentiell kurativ (P3D*-Operation mit adjuvanter Strahlen- u. Chemotherapie) od. palliativ (Pleurektomie* bzw. Dekortikation*, Pleurodese* mit Talkum, Strahlentherapie der Brustwand, Chemo-, Schmerztherapie); **Progn.:** ohne Ther. infaust (mittlere Überlebenszeit 5–18 Monate).

Pleura|punktion (↑; Punktion*) *f*: (engl.) *pleurocentesis*; Punktion* der Pleurahöhle; **Ind.: 1.** diagn. Probepunktion* (od. ggf. therapeutisch zur akuten Druckentlastung) bei Pleuraerguss*: Punktion im 5.–8. ICR der hinteren Axillarlinie am Rippenoberrand (s. Abb.); **2.** therap. Notfallmaßnahme bei Spannungspneumothorax: s. Thoraxdrainage.

Pleura|reiben (↑): (engl.) *pleural friction sound*; charakterist. Auskultationsbefund bei Pleuritis* sicca, der durch das Aneinanderreiben der entzündeten Pleurablätter entsteht.

Pleura|schwarte (↑): (engl.) *pleural fibrosis*; syn. Pleuraschwiele; fibröse Verdickung der Pleura, meist mit Verwachsung beider Blätter; **Vork.:** z. B. Pleuraempyem; **Klin.:** evtl. Einschränkung der Vitalkapazität inf. Behinderung der Lungenentfaltung (restriktive Ventilationsstörung*); vgl. Fibrothorax; **Ther.:** op. (Dekortikation*).

Pleura|sinus (↑; Sinus*) *m*: Sinus pleurae; Recessus pleurales*.

Pleura|tumoren *m*: (engl.) *pleural tumors*; von Pleura ausgehende Tumoren; **Formen: 1.** primär pleural: fibrös (maligne od. Pleurafibrom*), Pleuramesotheliom*, Pleuralipom u. a.; **2.** pleurale Metastase*; s. Pleurakarzinose.

Pleur|ek|tomie (↑; Ektomie*) *f*: (engl.) *pleurectomy*; Resektion (von Teilen) der Pleura parietalis; **Formen: 1.** partielle P. apikal bei rezidiv. Pneumothorax; **2.** totale P. zur Pleurodese*. Vgl. Dekortikation.

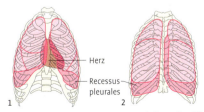

Pleuragrenzen: P. u. Lungengrenzen, auf die Vorder- (1) u. Rückwand (2) des Brustkorbs projiziert

Pleuraerguss
Ätiologie und Charakteristika (modifiziert nach Loddenkemper et al.)

ätiologische Krankheitsgruppen	Krankheit	Ergussuntersuchungen Aussehen[1]	Eiweißgehalt[2]	Zellen[3]	Besonderheiten
onkotisch-hydrostatisch	Herzinsuffizienz	s	T	—	evtl. Pseudoexsudat
	obere Einflussstauung	s	T	—	—
	Pericarditis constrictiva	s	T	—	—
	Leberzirrhose mit Aszites	s	T	—	—
	Hypoalbuminämie	s	T	—	—
	Salzretentions-Syndrome	s	T	—	—
	Peritonealdialyse	s	T	—	—
	Hydronephrose	s	T	—	—
	nephrotisches Syndrom	s	T	—	—
infektiös	Tuberkulose	s, h, p, c	E	Ly, (n G)	Bakterien selten mikroskopisch, ADA erhöht, evtl. Glukose erniedrigt
	Viren und Mykoplasmen	s, (h)	E	Ly	evtl. Riesenzellen
	parapneumonisch	s, (h)	E	n G +	Bakterien (+)
	unspezifisches Empyem	p, (s)	E	n G ++	Bakterien +, Glukose und pH erniedrigt
	Pilze und Parasiten	s, (h)	E		Erreger mikroskopisch oder kulturell
neoplastisch	diffuses malignes Mesotheliom	s, h	E, (T)	Tm	(Tumormarker, Chromosomenanalysen), evtl. Glukose erniedrigt
	Metastasen von extrathorakal	s, h, c	E, (T)	Tm	
	Bronchialkarzinom	s, h, c	E, (T)	Tm	
	Lymphome und Leukämie	s, h, c	E, T	Tm	
	lokalisierte Pleuratumoren	s, (h)	E, T		
	Kaposi-Sarkom (AIDS)	h	E	—	—
	Brustwandtumoren	s, h	E	Tm	—
	Begleiterguss bei Malignomen	s	E, T	—	—
vaskulär	Lungeninfarkt	h, s	E, T	—	—
	Kollateralen bei Leberzirrhose	h, s	E, T	—	—
autoimmunologisch	rheumatoide Arthritis	s, c	E	—	Glukose und C_3/C_4 stark erniedrigt
	systemischer Lupus erythematodes	s, (h)	E	LE-Zellen	
	Sjögren-Syndrom	s	E	—	—
	Sharp-Syndrom	s	E	—	—
vom Abdomen ausgehend	Pankreatitis, Pseudozyste	s, (h)	E, (T)	—	Amylase erhöht
	subdiaphragmaler Abszess	s, p	E	n G	—
	Leberzirrhose mit Aszites	s, (p)	T, (E)	—	—
	Abdominaltumor mit Aszites	s	T	—	—
	Meigs-Syndrom	s	T, (E)	—	—
	Cholethorax (Gallenfistel)	gallig	E	—	Bilirubin
	Endometriose	h	E	—	—
traumatisch	Hämatothorax	h	E	Ery	hoher Hb-Wert
	Chylothorax	c	T, (E)	—	Chylomikronen, Triglyceride
	Ösophagusruptur	p	E	n G	Amylase erhöht, pH erniedrigt

Pleuraerguss
Ätiologie und Charakteristika (modifiziert nach Loddenkemper et al.)

ätiologische Krankheitsgruppen	Krankheit	Ergussuntersuchungen			Besonderheiten
		Aussehen[1]	Eiweißgehalt[2]	Zellen[3]	
Operation (Thorax, Abdomen)	s, h	E, T	—	—	
Seropneumothorax	s, (h)	E	—	—	
sonstige	urämische Pleuritis	s, (h)	E	—	—
	Myxödem	s	T	—	—
	Skleronychiesyndrom	s, (c)	E	—	—
	Postmyokardinfarktsyndrom	s, (h)	E	—	—
	Panarteriitis nodosa	s	E	—	—
	Sarkoidose	s, (h)	T, (E)	—	—
	familiäres Mittelmeerfieber	s	E	—	—
	benigner Asbesterguss	s, (h)	E	—	—
	Arzneimittel induziert	s	E	—	—
	Begleiterguss bei Strahlenpneumonitis	s, (h)	E	—	—
	Lymphangioleiomyomatose	c	T, (E)	—	—
	tuberöse Sklerose	c	T, (E)	—	—
	Cholesterolpleuritis (Pseudochylothorax)	c	T, E	—	Cholesterol (Kristalle)
	intrapleurale Infusion	s, (h)	E, T	Eosinophile	—
	idiopathisch	s, (h)	E, T	—	—

[1] c: chylös, h: hämorrhagisch, p: purulent, s: serös;
[2] E: Exsudat (>30 g/l), T: Transsudat (<30 g/l);
[3] falls relativ typisch; Ery: Erythrozyten, Ly: Lymphozyten, n G: neutrophile Granulozyten, Tm: Tumorzellen;
(): Wertigkeit noch nicht endgültig geklärt

Pleuritis (↑; -itis*) *f*: (engl.) *pleurisy*; Brustfellentzündung; Entzündung der Pleura; **Ätiol.**: primäre P. (selten); sekundäre P. bei Pneumonie, Lungeninfarkt, Pleuramesotheliom, Tuberkulose, Oberbaucherkrankungen (Pankreatitis, subphrenischer u. paranephritischer Abszess, Tumor), Kollagenosen (bes. systemischer Lupus erythematodes, selten bei anderen rheumat. Erkr.), Postmyokardinfarktsyndrom, Läsionen des Ductus thoracicus (mit Chylothorax); verläuft oft unbemerkt. **Formen**: 1. P. fibrinosa, P. sicca: trockene fibrinöse Form, oft Vorläufer der exsudativen Form; Sympt.: Beginn mit Rücken- od. Seitenschmerzen, Reizhusten ohne Auswurf, oberflächl., beschleunigte Atmung, Verkleinerung der erkrankten Brusthälfte, Nachschleppen der erkrankten Seite bei der Atmung, oft ohne Fieber; auskultator. charakterist. lokal umschriebenes Reibegeräusch (oft nur kurze Zeit hörbar) als feines Reiben od. (später) als grobes Lederknarren; (röntg.) verminderte Verschieblichkeit u. Zwerchfellhochstand; **2. P. exsudativa**: Sympt.: je nach Größe des Pleuraergusses* Atemnot, Druckgefühl auf der Brust, Schmerzen in der Schulter der betroffenen Seite, bes. bei Seitenlage (Phrenikusreiz), Temp. subfebril bis hohe Continua (selten ganz fehlend); Diagn.: Ergüsse >50 ml im Ultraschall, >300 ml durch Dämpfung nachweisbar (leise Perkussion!). Die Flüssigkeit sammelt sich inf. der Druckverhältnisse im Thorax zunächst in hinteren u. seitl. Partien; daher charakterist. Dämpfungsfigur (Ellis*-Damoiseau-Linie, Garland*-Dreieck, Grocco*-Rauchfuß-Dreieck). Bei großen Ergüssen Erweiterung der kranken Thoraxhälfte; Nachschleppen der erkrankten Seite bei der Atmung; Verdrängung des Herzens u. Mediastinums (verlagerter Spitzenstoß); im Bereich des Ergusses Aufhebung des Atemgeräusches u. des Stimmfremitus; oberh. des Exsudats inf. Kompression u. Entspannung der Lunge Bronchialatmen; venöse Stauung im Bereich der Halsvenen; durch Sympathikusreiz manchmal Pupillendifferenz. **3. P. carcinomatosa**: hämorrhag. Erguss mit atyp. Zellen bei Metastasenbildung; **4. P. rheumatica**: v. a. als Serositis bei Kollagenosen. Die **Probepunktion** (s. Pleurapunktion) gibt Aufschluss über die Art des Ergusses; häufig seröser Erguss von grünlich gelber Farbe, spezif. Gewicht meist 1,014–1,023; bei akuten Formen im Sediment reichlich Leukozyten, bei chron. (bes. früh bei Tuberkulose) überwiegen Lymphozyten; Eiweißgehalt 2,5–7,0 %; bakteriol. u. (bei Tumorverdacht) zytol. Untersuchung. Begleitergüsse bei Pankreatitis zeigen erhöhte Amylasewerte; Vork. blutiger Ergüsse bes. bei Tuber-

Pleuritis, tuberkulöse

Pleuramesotheliom TNM-Klassifikation	
Kategorie	Bedeutung
T1	auf ipsilaterale Pleura begrenzt
T1a	ohne Beteiligung der Pleura visceralis
T1b	mit (minimaler) Beteiligung der Pleura visceralis
T2	gesamte ipsilaterale Pleura sowie zusätzlich Zwerchfell oder ipsilateraler Lungenflügel (Parenchym, Interlobärsepten)
T3	lokoregionär fortgeschritten (potentiell operabel): gesamte ipsilaterale Pleura sowie zusätzlich thorakale Faszie, mediastinales Fettgewebe, Perikard (nicht-transmural) oder ipsilaterale thorakale Weichteile (einzelne Herde)
T4	lokoregionär weit fortgeschritten (inoperabel): gesamte ipsilaterale Pleura sowie zusätzlich Thoraxwand (diffus oder multifokal), Peritoneum (direkt durch Zwerchfell) oder direkte Ausdehnung in kontralaterale Pleura, mediastinales Organ, Wirbelsäule oder Perikard (transmural; evtl. mit Perikarderguss oder Myokardbeteiligung)
N1	ipsilaterale Lymphknotenmetastase peribronchial oder hilär
N2	Lymphknotenmetastase subkarinal oder ipsilateral mediastinal
N3	Lymphknotenmetastase supraklavikulär oder kontralateral mediastinal
M1	Fernmetastase

T: Primärtumor; N: regionäre Lymphknoten; M: Fernmetastasen
[1] für alle Tumoren einheitlich definierte Kategorien (z. B. N0: keine Evidenz für Befall regionärer Lymphknoten; NX: regionäre Lymphknoten nicht beurteilbar): s. TNM-Klassifikation

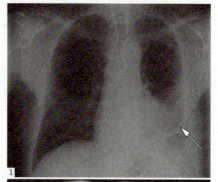

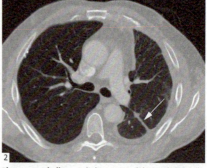

Pleuramesotheliom: P. links mit interlobärer Pleuraverdickung, Pleuraerguss u. deutlicher Schrumpfung des linken Hemithorax; 1: Röntgen-Thorax-Aufnahme; 2: thorakales CT [151]

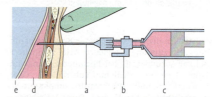

Pleurapunktion: Pleuraerguss: Die Punktionsnadel (a) ist zur Vermeidung eines Pneumothorax bei Spritzenwechsel über einen Luer-Verschluss (b) mit der Spritze (c) verbunden. Punktion an der Oberkante der Rippe mit Vordringen unter ständigem Sog in die Tiefe, bis Flüssigkeit (d) angesaugt wird; die Lunge (e) wird dabei nicht berührt. [74]

kulose, Lungen- od. Pleuratumoren (P. carcinomatosa), auch bei Leukämie. Ausheilung mit Schwartenbildung wird als P. adhaesiva bezeichnet. **Lok.:** 1. Interlobärpleuritis (sog. hängender Erguss): (röntg.) oft als Rundherd; Entz. der Pleura zwischen 2 Lungenlappen mit Schmerzen in der Achselhöhle, in Höhe des 4. Interkostalraums; 2. basale P. (P. diaphragmatica): Schmerzen in der Gegend des Zwerchfellansatzes, im Oberbauch, Schluckbeschwerden, Singultus, Schulterschmerzen, Druckschmerz des N. phrenicus zwischen den Teilen des M. sternocleidomastoideus; röntg. verminderte Verschieblichkeit u. Zwerchfellhochstand; 3. P. mediastinalis (ant., post. od. Kombination): Schmerzen neben dem Brustbein, Verlagerung des Herzens, Dyspnoe, Stridor, Schluckbeschwerden; bei Reizung des Vagus manchmal krampfartige Hustenanfälle, röntg. charakterist. Verschattung. Vgl. Pleuraempyem.

Pleuritis, tuberkulöse (↑; ↑) *f*: Pleuritis tuberculosa; Pleuritis* i. R. einer Tuberkulose* **Path.:** aus pleuranahen tuberkulösen Herden, gelegentl. auch hämatogen; **Sympt.:** plötzl. Fieber, Schmerzen beim Einatmen, Reizhusten; **Diagn.:** Pleurapunktion*.

Pleuro|dese (↑; gr. δέσις Fesselung, Verbindung) *f*: (engl.) *pleurodesis*; therap. Verödung der Pleurahöhle*; **Prinzip: 1.** chem. P.: pharmak. induzierte (fibrot.) Verklebung der Pleura visceralis mit der

Pleura parietalis durch intrapleurale Instillation i. d. R. von Talkumsuspension (bei nicht maligner Ind. Ultima Ratio; Alternative: z. B. Doxycyclin*, hyperosmolare Kochsalz- od. Glukoselösung) über eine liegende Thoraxdrainage*; **2.** op. P.: **a)** Pleurektomie*; **b)** Pleuraabrasio*; **c)** thorakoskop. Talkum-Applikation (Talkpoudrage durch VATS*). **Ind.:** rezidiv. symptomat. Pleuraerguss* nichtkardialer Genese (v. a. Pleurakarzinose*, Pleuramesotheliom*); inoperabler rezidiv. Spontanpneumothorax (s. Pneumothorax).

Pleur|odynie, epi|demische (↑; -odynie*) *f*: (engl.) *epidemic pleurodynia*; Pleurodynia epidemica; syn. Myalgia acuta epidemica, Bornholmer Krankheit; Enterovirusinfektion mit Coxsackie*-Viren Typ B, seltener A; **Klin.:** rasch ansteigendes Fieber, Schmerzen (anfallsweise) im Brustbereich (bes. bei der Einatmung) u. im Bauchbereich, manchmal bes. im Unterbauch (sog. Teufelsgriff); betroffene Muskelgruppen sind derb u. druckempfindlich; oft Komb. mit trockener Pleuritis, seltener mit Perikarditis od. Peritonitis; **Progn.:** trotz häufiger Rückfälle insgesamt günstig.

Pleuro|lyse (↑; Lys-*) *f*: s. Adhäsiolyse.

Pleuro|peri|karditis (↑; Peri-*; Kard-*; -itis*) *f*: (engl.) *pleuropericarditis*; syn. Pericarditis externa; basale Pleuritis* mit sekundärer Perikarditis* u. auskultator. extraperikardialem Reiben*.

Pleuro|peri|toneal|höhle (↑; Peritoneum*): (engl.) *pleuroperitoneal cavity*; gemeinsame Leibeshöhle in einem best. Entwicklungsstadium des Embryos.

Pleuro|pneum|ek|tomie (↑; Pneum-*; Ektomie*) *f*: (engl.) *pleuropneumonectomy*; syn. Pleuropneumonektomie; Pneumektomie* mit Pleurektomie*, bei Pleuraspaltverwachsung durch subpleurale Präparation; **Ind.:** in die Pleura parietalis eingebrochenes Bronchialkarzinom*; i. R. einer sept. Op.; als P3D*-Operation bei Pleuramesotheliom*.

Pleuro|pneumonie (↑; ↑) *f*: (engl.) *pleuropneumonia*; Pneumonie* mit begleitender Pleuritis*.

-plexie: Wortteil mit der Bedeutung Schlag, Treffen; von gr. πλῆξις.

plexi|form (lat. plexus geflochten): geflechtartig.

Plexus (↑) *m*: (engl.) *plexus*; Geflecht; bes. die netzartige Verflechtung von Venen (Plexus venosus), Nerven (Plexus nervosus) od. Lymphgefäßen (Plexus lymphaticus) mit mehrfacher Teilung u. Zusammentreten von neuen Stämmen.

Plexus|an|ästhesie (↑; Anästhesie*) *f*: (engl.) *plexus anesthesia*; syn. Plexusblockade; Form der peripheren Leitungsanästhesie* mit Injektion von Lokalanästhetika* in die unmittelbare Nähe eines Nervenplexus (Plexus nervorum spinalium); **Formen: 1.** obere Extremität (Plexus brachialis): s. Armplexusanästhesie; **2.** untere Extremität (Plexus lumbosacralis): **a)** Psoasblockade (syn. Psoas-Kompartment-Block): i. d. R. vollständige P. mit Blockade von N. femoralis, N. cutaneus femoris lateralis u. N. obturatorius durch eine Punktion im iliosakralen Bereich; **b)** inguinale paravaskuläre Blockade nach Winnie (sog. 3-in-1-Block): meist unvollständige P. (häufig N. femoralis u. N. cutaneus femoris lateralis, selten zusätzl. N. obturatorius).

Plexus aorticus abdominalis (↑) *m*: (engl.) *abdominal aortic nerve plexus*; Plexus nervosus aorticus abdominalis (TA); vegetatives Nervengeflecht vor u. seitl. der Aorta, setzt sich in den Plexus hypogastricus sup. fort; *Ganglion lumbale des Truncus sympathicus.

Plexus aorticus thoracicus (↑) *m*: (engl.) *thoracic aortic nerve plexus*; Plexus nervosus aorticus thoracicus (TA); vegetatives Nervengeflecht um die Pars thoracica aortae; *1.–5. Brustganglion des Truncus sympathicus, N. splanchnicus major, afferente Fasern des N. vagus.

Plexus brachialis (↑) *m*: (engl.) *brachial plexus*; Plexus nervosus brachialis (TA), Armplexus, Armgeflecht; Armnervengeflecht (s. Abb.); motorisch, sensorisch, erhält sympath. Fasern aus dem Truncus sympathicus; *Rr. antt. der Spinalnerven* C 5–Th 1 (Radices des Plexus, z. T. auch C 4 u. Th 2); ---→ Primärstränge (Truncus sup., Truncus medius, Truncus inf.) zwischen M. scalenus ant. u. M. scalenus med., im seitl. Halsdreieck, in der Achselhöhle Umordnung der Stränge in je einen vorderen u. hinteren Anteil (Divisio ant., post.), daraus Bildung der Sekundärstränge (Fasciculi) um die A. axillaris (Fasciculus lat., med., post); --→ Pars supraclavicularis: N. dorsalis scapulae, N. thoracicus longus, N. subclavius, N. suprascapularis, Nn. subscapulares, N. thoracodorsalis, N. pectoralis med., lat., Rr. musculares; Pars infraclavicularis (aus den Fasciculi): N. musculocutaneus, N. cutaneus brachii med., N. cutaneus antebrachii med., N. medianus, N. ulnaris, N. radialis, N. axillaris; **V:** Schultergürtel, Arm; **klin. Bedeutung:** s. Armplexuslähmung; Armplexusanästhesie.

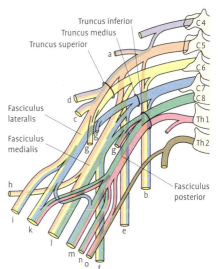

Plexus brachialis: a–g: Pars supraclavicularis; a: N. dorsalis scapulae; b: N. thoracicus longus; c: N. subclavius; d: N. suprascapularis; e: Nn. subscapulares; f: N. thoracodorsalis, g: Nn. pectorales med. et lat.; h–o: Pars infraclavicularis; h: N. axillaris; i: N. musculocutaneus; k: N. medianus; l: N. radialis; m: N. ulnaris; n: N. cutaneus antebrachii med.; o: N. cutaneus brachii med.

Plexus cardiacus (↑) *m*: (engl.) *cardiac nerve plexus*; Plexus nervosus cardiacus (TA); vegetatives Herznervengeflecht mit eingestreuten Ganglia cardiaca

Plexus caroticus communis

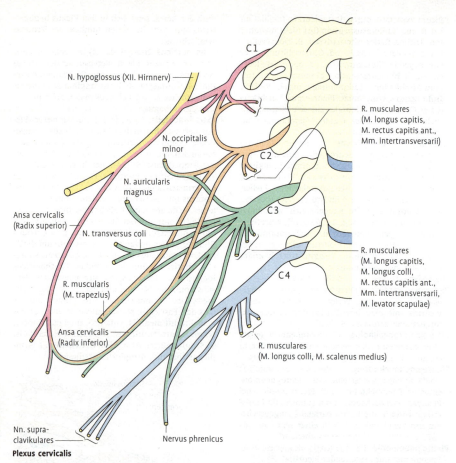

Plexus cervicalis

(Wrisberg-Ganglion); *Truncus sympathicus, N. vagus; ---> um Aortenbogen, Truncus pulmonalis, zwischen Aortenabgang u. Lungenvenen; **V:** Herz.

Plexus caroticus communis (↑) *m:* (engl.) *common carotid nerve plexus;* Plexus nervosus caroticus communis (TA); sympath. Nervengeflecht um die A. carotis communis.

Plexus caroticus externus (↑) *m:* (engl.) *external carotid nerve plexus;* Plexus nervosus caroticus externus (TA); sympath. Nervengeflecht um die A. carotis externa.

Plexus caroticus internus (↑) *m:* (engl.) *internal carotid nerve plexus;* Plexus nervosus caroticus internus (TA); sympath. Nervengeflecht um die A. carotis int.; → Radix sympathica für Ganglion ciliare, pterygopalatinum, sublinguale, oticum; Nn. caroticotympanici.

Plexus cavernosi concharum (↑) *m pl:* (engl.) *cavernous plexuses of concha;* weitlumige Venengeflechte, bes. im Bereich der unteren Nasenmuschel.

Plexus cervicalis (↑) *m:* (engl.) *cervical nerve plexus;* Plexus nervosus cervicalis (TA), Halsplexus; Halsnervengeflecht (s. Abb.); motorisch, sensorisch, erhält sympath. Fasern aus dem Truncus sympathicus; *Rr. antt. der Spinalnerven* C 1–C 4; ---> im seitl. Halsdreieck, vom bzw. im M. scalenus medius; → Ansa cervicalis, N. occipitalis minor, N. auricularis magnus, N. transversus colli, Nn. supraclaviculares (medd., intermedii, latt.), N. phrenicus; **V:** motorisch: tiefe Halsmuskeln, untere Zungenbeinmuskeln, Zwerchfell; sensorisch: Haut an Hals u. Schulter, Herzbeutel, Pars mediastinalis u. diaphragmatica der Pleura parietalis, Peritoneum parietale; **klin. Bedeutung:** s. Phrenikuslähmung, Zwerchfellparese.

Plexus cervicalis posterior (↑) *m:* (engl.) *posterior cervical nerve plexus;* Plexus nervosus cervicalis posterior (TA), Cruveilhier-Geflecht; variable, intersegmentale Nervenanastomosen der dorsalen Äste der Nervi* cervicales.

Plexus choroidei (↑) *m pl:* (engl.) *choroid plexuses;* Adergeflechte; in die Hirnventrikel eingestülpte gefäß- u. nervenreiche Bildungen der Pia mater, deren zottenbesetzte Oberfläche von Ependym* überzogen ist; **Vork.:** am Dach des 3. u. 4. Hirnventrikels u. an einem Teil der medialen Wandung der Seitenventrikel; Entstehungsort des Liquor cerebrospinalis; **klin. Bedeutung:** s. Plexuspapillom; Hydrozephalus.

Plexus coccygeus (↑) *m*: (engl.) *coccygeal nerve plexus*; Plexus nervosus coccygeus (TA); Steißnervengeflecht; *Rr. antt. der Spinalnerven* S 4, S 5, Co; ---→ Nn. anococcygei.

Plexus coeliacus (↑) *m*: (engl.) *coeliac plexus*; syn. Plexus solaris (Sonnengeflecht); Plexus nervosus coeliacus (TA); vegetatives Nervengeflecht mit zahlreichen Ganglia coeliaca um den Truncus coeliacus; *Nn. splanchinici major, minor, N. vagus (Truncus vagalis post.); -→ Plexus hepaticus, splenicus, gastrici, pancreaticus, suprarenalis; **V:** sympath. u. parasympath. Innervation der Oberbauchorgane, Umschaltstation für präganglionäre auf postganglionäre sympath. Nervenfasern, Koordinations-Reflexzentrum für die Bauchorgane; **klin. Bedeutung:** s. Solarplexusschock, Splanchnikusblockade.

Plexus deferentialis (↑) *m*: (engl.) *deferential nerve plexus*; Plexus nervosus deferentialis (TA); Fortsetzung des Plexus hypogastricus inf. auf den Samenleiter.

Plexus dentalis inferior (↑) *m*: (engl.) *inferior dental nerve plexus*; Plexus nervosus dentalis inferior (TA); sensorisches Nervengeflecht; *N. alveolaris inf.; ---→ unter den Zahnwurzeln in der Mandibula gelegen; -→ Rr. dentales inff., Rr. gingivales inff.; **V:** untere Zähne, Zahnfleisch.

Plexus dentalis superior (↑) *m*: (engl.) *superior dental nerve plexus*; Plexus nervosus dentalis superior (TA); sensorisches Nervengeflecht; *Nn. alveolares supp.; ---→ über den Zahnwurzeln in der Maxilla gelegen; -→ Rr. dentales supp., Rr. gingivales supp.; **V:** obere Zähne, Zahnfleisch.

Plexus entericus (↑) *m*: (engl.) *enteric nerve plexus*; Plexus nervosus entericus (TA); Sammelbez. für die Nervengeflechte in der Wand des Magen-Darm-Trakts; z. B. Auerbach*-Plexus, Meissner*-Plexus; s. Nervensystem, enterisches.

Plexus femoralis (↑) *m*: (engl.) *femoral nerve plexus*; Plexus nervosus femoralis (TA); Fortsetzung des vegetativen Plexus* iliacus auf die Arteria* femoralis.

Plexus gastrici (↑) *m pl*: (engl.) *gastric nerve plexuses*; Plexus nervosi gastrici (TA); vegetative Nervengeflechte für den Magen; gebildet von Nervus* vagus u. von mit den Magenarterien verlaufenden sympath. Fasern aus dem Plexus* coeliacus.

Plexus hepaticus (↑) *m*: (engl.) *hepatic nerve plexus*; Plexus nervosus hepaticus (TA); periarteriell vom Plexus* coeliacus zur Leber ziehendes vegetatives Nervengeflecht.

Plexus hypo|gastricus inferior (↑) *m*: (engl.) *inferior hypogastric nerve plexus*; syn. Plexus pelvicus; Plexus nervosus hypogastricus inferior (TA); vegetatives Nervengeflecht zu beiden Seiten des Rektums; *N. hypogastricus, Nn. splanchnici sacrales, Nn. splanchnici pelvici, Plexus rectalis medius, inf.; -→ Nn. anales supp.; **V:** Umschaltstation (prä- u. postganglionäre sympath. u. parasympath. Nervenfasern) u. Koordinations- u. Reflexzentrum für die Beckeneingeweide.

Plexus hypo|gastricus superior (↑) *m*: (engl.) *superior hypogastric nerve plexus*; syn. N. presacralis; Plexus nervosus hypogastricus superior (TA); vegetatives Nervengeflecht, hauptsächl. vor dem 5. Lendenwirbel u. dem Promontorium ossis sacri gelegen; Fortsetzung des Plexus* aorticus abdominalis nach kaudal in das kleine Becken; teilt sich unterh. des Promontorium in die beiden Nn. hypogastrici, die zum Plexus hypogastricus inf. ziehen.

Plexus iliacus (↑) *m*: (engl.) *iliac nerve plexus*; Plexus nervosus iliacus (TA); Fortsetzung des vegetativen Plexus* aorticus abdominalis auf die Aa. iliacae communes.

Plexus inter|mesentericus (↑) *m*: (engl.) *intermesenteric nerve plexus*; Plexus nervosus intermesentericus (TA); vegetatives Nervengeflecht vor der Aorta, verbindet Plexus* mesentericus superior u. Plexus* mesentericus inferior.

Plexus intra|parotideus (↑) *m*: s. Nervus facialis.

Plexus|karzinom (↑; Karz-*; -om*) *n*: (engl.) *plexus carcinoma*; seltener, vom Epithel des Plexus choroideus ausgehender maligner Hirntumor* (WHO-Grad III); typ. Erkrankungsalter 2.–18. Lj.; **Lok.:** zu 50 % in den Seitenventrikeln, 40 % im 4. Ventrikel; auch extraventrikulär im Kleinhirnbrückenwinkel durch Foramina Luschkae; häufig Ausbreitung der Tumorzellen über den Liquor; **Klin.:** Hirndrucksteigerung* durch Hydrozephalus od. seltener Liquorüberproduktion; epileptische Anfälle; **Ther.:** möglichst komplette Resektion, bei Erwachsenen mit postoperativer Bestrahlung, bei Kleinkindern evtl. postoperative Chemotherapie statt Bestrahlung; **Progn.:** Fünf-Jahres-Überlebensrate im Mittel 26–50 %.

Plexus|lähmung (↑): (engl.) *plexus paralysis*; Lähmung inf. Schädigung mehrerer od. aller peripherer Nerven eines Nervengeflechts; z. B. Armplexuslähmung* bei Läsion des Plexus brachialis, Beinplexuslähmung bei Läsion des Plexus lumbosacralis (z. B. mütterliche Entbindungslähmung*).

Plexus lumbalis (↑) *m*: (engl.) *lumbar nerve plexus*; Plexus nervosus lumbalis (TA); Lendennervengeflecht (s. Abb.); motorisch, sensorisch, enthält sympath. Fasern aus dem Truncus sympathicus; *Rr. antt. der Spinalnerven* L 1–L 3 (z. T. auch Th 12 u. L 4); ---→ im M. psoas major; -→ N. iliohypogastricus, N. ilioinguinalis, N. genitofemoralis, N. cutaneus femoris lat., N. obturatorius, N. obturatorius accessorius, N. femoralis; **V:** motorisch: Bauchmuskeln, Oberschenkelstrecker u. Addukto-

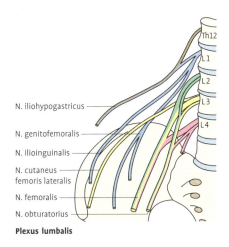

Plexus lumbalis

ren; sensorisch: Haut der unteren, seitl. u. vorderen Bauchregion, Genitalregion, Oberschenkel: medial, vorn u. lateral, Unterschenkel: mediale Seite; **klin. Bedeutung:** s. Plexusanästhesie, Beinplexuslähmung, Entbindungslähmung, mütterliche.

Plexus lumbalis posterior (↑) *m*: (engl.) *posterior lumbar nerve plexus*; Plexus nervosus lumbalis posterior (TA); variable, intersegmentale Nervenanastomosen der dorsalen Äste der Nervi* lumbales.

Plexus lumbo|sacralis (↑) *m*: (engl.) *lumbosacral nerve plexus*; Plexus nervosus lumbosacralis (TA); Sammelbez. für Plexus* lumbalis u. Plexus* sacralis, die durch den Truncus lumbosacralis verbunden sind.

Plexus lymphaticus (↑) *m*: (engl.) *lymphatic plexus*; Lymphgeflecht.

Plexus lymphaticus axillaris (↑) *m*: (engl.) *axillary lymphatic plexus*; netzartige Lymphgefäßverbindungen zwischen den Achsellymphknoten.

Plexus mesentericus inferior (↑) *m*: (engl.) *inferior mesenteric nerve plexus*; Plexus nervosus mesentericus inferior (TA); vegetatives Nervengeflecht um die Arteria* mesenterica inferior u. ihre Äste mit eingestreuten Nevenzellhaufen (Ganglion mesentericum inf.); *Plexus aorticus abdominalis, Pars pelvica des Parasympathikus.

Plexus mesentericus superior (↑) *m*: (engl.) *superior mesenteric nerve plexus*; Plexus nervosus mesentericus superior (TA); vegetatives Nervengeflecht um die Arteria* mesenterica superior u. ihre Äste, sympath. u. parasympath. Fasern aus dem Plexus* coeliacus.

Plexus my|entericus (↑) *m*: Plexus nervosus myentericus (TA); s. Auerbach-Plexus.

Plexus nervorum spinalium (↑) *m*: (engl.) *spinal nerve plexus*; Spinalnervengeflecht; s. Plexus brachialis, Plexus cervicalis, Plexus lumbalis, Plexus sacralis, Plexus coccygeus.

Plexus|neur|algie (↑; Neur-*; -algie*) *f*: (engl.) *plexus neuralgia*; Schmerzen im Versorgungsgebiet der Nerven eines Nervengeflechts; vgl. Neuralgie.

Plexus oeso|phageus (↑) *m*: (engl.) *oesophageal nerve plexus*; Plexus nervosus oesophageus (TA); vegetatives Nervengeflecht um die Speiseröhre; *Nn. vagi, linker N. laryngeus recurrens.

Plexus ovaricus (↑) *m*: (engl.) *ovarian nerve plexus*; Plexus nervosus ovaricus (TA); vegetatives Nervengeflecht entlang der Arteria* ovarica, hauptsächl. für Ovarium, Eileiter; *Plexus aorticus abdominalis, renalis.

Plexus pan|creaticus (↑) *m*: (engl.) *pancreatic nerve plexus*; Plexus nervosus pancreaticus (TA); Fortsatz des Plexus* coeliacus auf die Pankreasgefäße mit Fasern zur Bauchspeicheldrüse.

Plexus|papillom (↑; Papilla*; -om*) *n*: (engl.) *plexus papilloma*; vom Epithel des Plexus choroideus ausgehender, papillär aufgebauter benigner Hirntumor*; Manifestation meist in den ersten 10 Lj.; **Lok.:** intraventrikulär (50 % Seitenventrikel, 40 % 4. Ventrikel, 5 % 3. Ventrikel); **Formen: 1.** P. WHO-Grad I; **2.** atypisches P. WHO-Grad II (erhöhte mitotische Aktivität); **Klin.:** v. a. Hirndrucksteigerung* durch Hydrozephalus od. seltener Liquorüberproduktion; epileptische Anfälle; **Ther.:** möglichst vollständige Resektion, evtl. minimalinvasiv durch endoskopische Neurochirurgie; **Progn.:** vollständige Resektion i. d. R. kurativ; bei liquorgener Ausbreitung Rezidivrisiko. Vgl. Papillom.

Plexus pelvicus (↑) *m*: Plexus nervosus pelvicus (TA); s. Plexus hypogastricus inferior.

Plexus peri|arterialis (↑) *m*: (engl.) *periarterial nerve plexus*; Plexus nervosus periarterialis (TA); Nervengeflecht, das Arterien umgibt.

Plexus prostaticus (↑) *m*: **1.** (engl.) *prostatic nerve plexus*; Plexus nervosus prostaticus (TA); vegetatives Nervengeflecht an der hinteren u. unteren Prostatafläche u. der Urethra; Fortsetzung des Plexus hypogastricus inf.; hängt mit Plexus vesicalis zusammen; **V:** Prostata; **2.** Plexus venosus prostaticus (TA); s. Plexus vesicalis.

Plexus pulmonalis (↑) *m*: (engl.) *pulmonary nerve plexus*; Plexus nervosus pulmonalis (TA); vegetatives Nervengeflecht an der Vorder- u. Rückseite der Hauptbronchien; *Nn. vagi, Truncus sympathicus; → Rr. pulmonales; **V:** Lunge.

Plexus rectalis inferior (↑) *m*: (engl.) *inferior rectal nerve plexus*; Plexus nervosus rectalis inferior (TA); vegetatives Nervengeflecht, begleitet A. rectalis inf.; Fortsetzung des Plexus iliacus u. Plexus hypogastricus sup.; **V:** Rektum.

Plexus rectalis medius (↑) *m*: (engl.) *middle rectal nerve plexus*; Plexus nervosus rectalis medius (TA); vegetatives Nervengeflecht, begleitet A. rectalis media; Fortsetzung des Plexus hypogastricus inf. auf die Rektumwand.

Plexus rectalis superior (↑) *m*: (engl.) *superior rectal nerve plexus*; Plexus nervosus rectalis superior (TA); Fortsetzung des vegetativen Plexus* mesentericus inferior auf die A. rectalis sup. u. das Rektum; enthält auch Fasern aus dem Plexus* hypogastricus inferior.

Plexus renalis (↑) *m*: (engl.) *renal nerve plexus*; Plexus nervosus renalis (TA); vegetatives Nervengeflecht mit eingestreuten Nervenzellhaufen (Ganglia renalis) um die Arteria* renalis, häufig Fortsetzung des Plexus* coeliacus.

Plexus sacralis (↑) *m*: **1.** (engl.) *sacral nerve plexus*; Plexus nervosus sacralis (TA); Kreuznervengeflecht (s. Abb.); motorisch, sensorisch, enthält sympath. Fasern aus dem Truncus sympathicus; *Rr. antt.

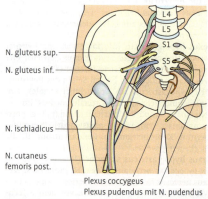

Plexus sacralis

der Spinalnerven* L 5–S 3 (z. T. auch L 4 u. S 4); ---→ auf der Vorderfläche des M. piriformis unter dessen Faszie; -→ N. musculi obturatorii int., N. musculi piriformis, N. musculi quadrati femoris, N. gluteus sup. u. inf., N. cutaneus femoris post., N. cutaneus perforans, N. pudendus, N. ischiadicus; **V:** motorisch: Hüft- u. Beckenbodenmuskeln, ischiokrurale Muskeln des Oberschenkels, alle Unterschenkel- u. Fußmuskeln; sensorisch: Rückseite des Oberschenkels, Unterschenkel, Fuß; **2.** Plexus venosus sacralis (TA); Venengeflecht an der Kreuzbeinvorderseite; ⊣ Vv. sacrales lat., mediana.

Plexus solaris (↑) *m*: Plexus* coeliacus.

Plexus splenicus (↑) *m*: (engl.) *splenic nerve plexus*; Plexus nervosus splenicus (TA); vegetatives Nervengeflecht, das vom Plexus* coeliacus aus mit der Arteria* splenica zur Milz gelangt.

Plexus sub|clavius (↑) *m*: (engl.) *subclavian nerve plexus*; Plexus nervosus subclavius (TA); sympath. Nervengeflecht um die Arteria* subclavia.

Plexus sub|mucosus (↑) *m*: Plexus nervosus submucosus (TA); s. Meissner-Plexus.

Plexus sub|serosus (↑) *m*: s. Nervensystem, enterisches.

Plexus supra|renalis (↑) *m*: (engl.) *suprarenal nerve plexus*; Plexus nervosus suprarenalis (TA); vegetative Fasern des Plexus* coeliacus, die mit den Nebennierengefäßen zu den Nebennieren* ziehen; **V:** chromaffine Zellen u. sympath. Ganglienzellen des Nebennierenmarks.

Plexus testicularis (↑) *m*: (engl.) *testicular nerve plexus*; Plexus nervosus testicularis (TA); vegetatives Nervengeflecht um die Arteria* testicularis; mit Fasern aus Plexus aorticus abdominalis u. evtl. Plexus renalis.

Plexus tympanicus (↑) *m*: (engl.) *tympanic nerve plexus*; Plexus nervosus tympanicus (TA), Jacobson-Geflecht; allg. sensorisches, parasympathisches u. sympathisches Nervengeflecht unter der medialen Paukenhöhlenschleimhaut, gebildet durch N. tympanicus u. Nn. caroticotympanici; -→ R. tubarius für die Ohrtrompete.

Plexus uretericus (↑) *m*: (engl.) *ureteric nerve plexus*; Plexus nervosus uretericus (TA); vegetatives Nervengeflecht am Ureter*; *Fasern aus Plexus aorticus abdominalis, Plexus renalis.

Plexus utero|vaginalis (↑) *m*: (engl.) *uterovaginal nerve plexus*; Plexus nervosus uterovaginalis (TA); vegetatives Nervengeflecht im Parametrium; *Plexus hypogastricus inf.; -→ Nn. vaginales zur Scheide; **V:** inneres weibl. Genitale.

Plexus vasculosus (↑) *m*: (engl.) *vascular nerve plexus*; netzartige Verbindung von Blutgefäßen.

Plexus venosus areolaris (↑) *m*: (engl.) *areolar venous plexus*; Venengeflecht um die Brustwarze; ⊣ Vv. thorocoepigastricae.

Plexus venosus basilaris (↑) *m pl*: s. Sinus durae matris.

Plexus venosus canalis nervi hypo|glossi (↑) *m*: s. Venae emissariae.

Plexus venosus caroticus internus (↑) *m*: s. Venae emissariae.

Plexus venosus foraminis ovalis (↑) *m*: s. Venae emissariae.

Plexus venosus pampini|formis (↑) *m*: (engl.) *pampiniform venous plexus*; Venengeflecht im Funiculus spermaticus; ⊣ V. testicularis; **S:** Hoden mit Hüllen.

Plexus venosus pharyngeus (↑) *m*: (engl.) *pharyngeal venous plexus*; Venengeflecht an der Pharynxmuskulatur; ⊣ Vv. pharyngeae; **S:** Pharynxwand.

Plexus venosus prostaticus (↑) *m*: s. Plexus vesicalis.

Plexus venosus pterygoideus (↑) *m*: (engl.) *pterygoid venous plexus*; Venengeflecht in der Fossa infratemporalis; ---→ zwischen Mm. temporalis, pterygoideus med. u. lat.; -→ Vv. meningeae mediae, Vv. temporales proff., V. canalis pterygoidei, Vv. auriculares antt., Vv. parotideae, Vv. articulares, Vv. tympanicae, V. stylomastoidea; ⊣ Vv. maxillares, Verbindungen zu Sinus cavernosus, Vv. faciales, jugularis int., ophthalmica inf.; **S:** Dura mater, Kaumuskeln, Orbita, Gesicht, Schädelbasis, Ohrmuschel, Ohrspeicheldrüse, Mittelohr.

Plexus venosus rectalis (↑) *m*: (engl.) *rectal venous plexus*; Venengeflecht um den unteren Teil des Rektums; ⊣ Vv. rectalis supp., mediae, inff.; **S:** Rektum; s. Anastomosen, portokavale.

Plexus venosus sacralis (↑) *m*: s. Plexus sacralis.

Plexus venosus sub|oc|cipitalis (↑) *m*: (engl.) *suboccipital venous plexus*; Venengeflecht zwischen Os occipitale u. Atlas; ⊣ V. vertebralis, V. cervicalis profunda.

Plexus venosus thyroideus impar (↑) *m*: (engl.) *unpaired thyroid venous plexus*; Venengeflecht am kaudalen Schilddrüsenrand u. vor der Trachea; ⊣ V. thyroidea inf.; **S:** Schilddrüse, Trachea, Kehlkopf.

Plexus venosus uterinus (↑) *m*: (engl.) *uterine venous plexus*; Venengeflecht seitl. des Uterus, v. a. in der Basis des Lig. latum uteri, verbunden mit dem Plexus venosus vaginalis; ⊣ Vv. uterinae; **S:** Uterus, Scheide.

Plexus venosus vaginalis (↑) *m*: (engl.) *vaginal venous plexus*; Venengeflecht seitl. der Scheide; s. Plexus venosus uterinus.

Plexus venosus vertebralis (↑) *m*: s. Venae columnae vertebralis.

Plexus venosus vesicalis (↑) *m*: s. Plexus vesicalis.

Plexus vertebralis (↑) *m*: **1.** (engl.) *vertebral nerve plexus*; Plexus nervosus vertebralis (TA); Cruveilhier-Geflecht; sympath. Nervengeflecht um die Arteria* vertebralis; **2.** Plexus venosus vertebralis (TA); Venengeflecht im Bereich der Wirbelsäule; s. Venae columnae vertebralis.

Plexus vesicalis (↑) *m*: **1.** (engl.) *vesical nerve plexus*; Plexus nervosus vesicales (TA); vegetative Nervengeflechte beidseits der Harnblase; Fasern aus dem Plexus hypogastricus inf.; **2.** Plexus venosus vesicalis (TA); Venengeflecht am Blasengrund, beim Mann verbunden mit Plexus prostaticus, die Prostata umgebend; ⊣ Vv. vesicales; **S:** Harnblase, Prostata.

Plica (lat. plicare falten; pl Plicae) *f*: Falte.

Plica ary|epi|glottica (↑) *f*: Schleimhautfalte von der Stellknorpelspitze zum seitl. Kehldeckelrand; s. Larynx.

Plica caecalis vascularis (↑) *f*: Bauchfellfalte um einen Ast der A. ileocaecalis vor dem Recessus ileocaecalis superior.

Plica chordae tympani (↑) *f*: durch die Chorda tympani aufgeworfene Schleimhautfalte in die Paukenhöhle.

Plica duodenojejunalis

Plica duo|deno|jejunalis (↑) *f*: auch Plica duodenalis superior, Treitz-Band; Bauchfellfalte li. neben der Flexura duodenojejunalis; enthält die V. mesenterica inf., begrenzt den Recessus duodenalis sup.

Plica duo|deno|meso|colica (↑) *f*: auch Plica duodenalis inferior; Bauchfellfalte, die den Recessus duodenalis inf. begrenzt.

Plicae alares (↑) *fpl*: vom Corpus adiposum infrapatellare des Kniegelenks zu den Seitenrändern der Patella ziehende Fettfalten.

Plicae caecales (↑) *fpl*: Bauchfellfalten an der Außenseite des Caecums.

Plicae ciliares (↑) *fpl*: niedrige Falten im Bereich des Strahlenkranzes u. zwischen den Ziliarfortsätzen des Ziliarkörpers.

Plicae circulares intestini tenuis (↑) *fpl*: s. Kerckring-Falten.

Plicae gastricae (↑) *fpl*: Schleimhautfalten des Magens.

Plicae iridis (↑) *fpl*: Fältelung des Pupillarrands der Iris.

Plicae mucosae vesicae biliaris (↑) *fpl*: Schleimhautfalten der Gallenblase.

Plicae palatinae trans|versae (↑) *fpl*: quere Schleimhautfalten im vorderen Bereich des harten Gaumens.

Plicae palmatae canalis cervicis uteri (↑) *fpl*: palmblattartig angeordnete Schleimhautfalten im Zervikalkanal des Uterus.

Plica epi|gastrica (↑) *f*: s. Plica umbilicalis lateralis.

Plicae semi|lunares coli (↑) *fpl*: mit der Peristaltik wechselnde halbmondförmige Kontraktionsfalten zwischen den Haustren des Colons.

Plicae trans|versae recti (↑) *fpl*: (engl.) *semilunar folds of rectum*; 3 zirkulär verlaufende Falten im Rektum (Abb. dort), deren mittlere auch als Kohlrausch*-Falte bezeichnet wird.

Plicae tubariae (↑) *fpl*: stark verzweigte Längsfalten der Schleimhaut des Eileiters.

Plicae villosae gastricae (↑) *fpl*: zottenartige Erhebungen zwischen den Mündungen der Magendrüsen.

Plica fimbriata linguae (↑) *f*: Falte seitl. neben dem Zungenbändchen.

Plica gastro|pan|creatica (↑) *f*: durch die A. gastrica sinistra aufgeworfene Bauchfellfalte in der Rückwand der Bursa omentalis.

Plica glosso|epi|glottica lateralis, mediana (↑) *f*: paarige laterale bzw. unpaare mediane Schleimhautfalte zwischen Zungengrund u. Kehldeckel.

Plica hepato|pancreatica (↑) *f*: durch die A. hepatica communis aufgeworfene Bauchfellfalte in der Hinterwand der Bursa* omentalis.

Plica ileo|caecalis (↑) *f*: Bauchfellfalte an der Einmündung des Ileums in das Caecum.

Plica incudialis (↑) *f*: Ambossfalte; Schleimhautfalte zwischen Amboss u. hinterer Paukenhöhlenwand.

Plica inter|ureterica (↑) *f*: quere Schleimhautfalte zwischen den beiden Harnleitermündungen in die Blase.

Plica lacrimalis (↑) *f*: Hasner*-Falte.

Plica lata uteri (↑) *f*: s. Ligamentum latum uteri.

Plica longitudinalis duodeni (↑) *f*: Längsfalte in die Rückwand des Zwölffingerdarms; trägt die Papilla duodeni major u. minor.

Plica mallearis anterior, posterior (↑) *f*: vordere bzw. hintere Hammerfalte in der Paukenhöhle, von der Basis des Hammerstiels zum vorderen bzw. hinteren Umfang des Anulus tympanicus.

Plica medio|patellaris *f*: s. Plicasyndrom.

Plica nervi laryngei superioris (Plica*) *f*: vom Ramus internus des N. laryngeus sup. aufgeworfene Schleimhautfalte im Recessus piriformis des Kehlkopfs.

Plica neuro|pathica (↑) *f*: zygomatische Falte; s. Gesicht.

Plica para|duo|denalis (↑) *f*: nicht regelmäßig vorhandene Bauchfellfalte li. vom Duodenum.

Plica recto|uterina (↑) *f*: Bauchfellfalte zwischen Rektum u. Uterus; seitl. Begrenzung des Douglas*-Raums.

Plica salpingo|palatina (↑) *f*: Schleimhautfalte zwischen vorderer Lippe der pharyngealen Öffnung der Ohrtrompete u. nasaler Fläche des weichen Gaumens.

Plica semi|lunaris con|junctivae (↑) *f*: Bindehautfalte im medialen Augenwinkel.

Plica semi|lunaris faucium (↑) *f*: bogenförmige Falte zwischen Arcus palatoglossus u. palatopharyngeus; kraniale Begrenzung der Gaumenmandelnische.

Plica spiralis (↑) *f*: Heister*-Klappe.

Plica stapedialis (↑) *f*: Schleimhautfalte von der hinteren Paukenhöhlenwand zum Steigbügel.

Plica sub|lingualis (↑) *f*: von der Caruncula sublingualis schräg nach hinten ziehender Schleimhautwulst im Boden der Mundhöhle über die Glandula sublingualis.

Plica|syn|drom (↑): Medial-Shelf-Syndrom; Bez. für Sympt. im Bereich des Knies durch hypertrophe Synovialfalte (Plica; verbliebener Septumrest der Embryonalentwicklung) meist medial der Patella (sog. Plica mediopatellaris). *Ther.:* bei Beschwerden Plicaresektion i. R. einer Arthroskopie.

Plica syn|ovialis infra|patellaris (↑) *f*: Synovialfalte, die das Corpus adiposum des Kniegelenks in die Fossa intercondylaris femoris anheftet.

Plica tri|angularis (↑) *f*: vom Arcus palatoglossus ausgehende dreieckige Falte vor der Gaumenmandel.

Plica umbilicalis lateralis (↑) *f*: auch Plica epigastrica; Bauchfellfalte an der vorderen Bauchwand; enthält die Vasa epigastrica inferiora.

Plica umbilicalis medialis (↑) *f*: durch die obliterierte A. umbilicalis aufgeworfene Bauchfellfalte an der vorderen Bauchwand.

Plica umbilicalis mediana (↑) *f*: von der Blasenspitze bis zum Nabel ziehende Bauchfellfalte; enthält das Ligamentum umbilicale medianum (Rest des Urachus).

Plica vesicalis trans|versa (↑) *f*: quer über die mäßig gefüllte Harnblase verlaufende Bauchfellfalte, die bei voller Blase verstreicht.

Plica vestibularis (↑) *f*: Taschenfalte des Kehlkopfs; durch das Ligamentum vestibulare hervorgerufene sagittale Falte zw. Vestibulum u. Ventriculus laryngis.

Plica vocalis (↑) *f*: Stimmlippe; s. Stimmlippen.

PLIF: Abk. für (engl.) *posterolumbar interbody fusion;* dorsale lumbale interkorporale Spondylodese* im Bereich der LWS.

PLM: Abk. für (engl.) *periodic limb movements;* s. Beinbewegungen, periodische.

PLMD: Abk. für (engl.) *Periodic* Limb Movement Disorder.*

-ploid: Wortteil mit der Bedeutung -fach; von gr. πλόος.

Ploidie̱|grad (↑) *m*: (engl.) *ploidy;* quant. Charakterisierung von vollständigen Chromosomensätzen (einfach od. ganzzahlig mehrfach) im Zellkern; von bes. Bedeutung für die Beurteilung der Proliferation von (malignen) Zellen; **Einteilung:** Euploidie* (Diploidie), Triploidie, Tetraploidie u. Hypertetraploidie (s. Polyploidie).

Plombe (franz. plomb Blei): **1.** (engl.) *plombage;* (zahnmed.) Verschluss; z. B. Füllung eines Zahns; vgl. Zahnkaries; **2.** (engl.) *buckle;* (ophth.) sklerale P.; Silikonschaumkörper, der zur Behandlung einer Ablatio* retinae auf die Sklera aufgenäht wird.

PLP: Abk. für Pyridoxalphosphat; s. Pyridoxin.

Plumbum (lat.) *n*: Blei*.

Plummerung (Henry St. Plummer, Int., Endokrin., Minnesota, 1874–1937): s. Schilddrüsenblockade.

Plummer-Vinson-Syn|dro̱m (↑; Porter P. V., Chir., Rochester, 1890–1959) *n*: s. Paterson-Kelly-Syndrom.

Pluri-: Wortteil mit der Bedeutung mehr, viele; von lat. plus, pluris.

pluri|glandulär (↑; lat. glandulae Halsmandeln, Drüsen): (engl.) *pluriglandular;* polyglandulär; mehrere Drüsen betreffend.

Plus|dys|trophie̱ (lat. plus mehr; Dys-*; Troph-*) *f*: (engl.) *plusdystrophy;* mit Übergewicht* einhergehende Dystrophie*.

Plus|gläser (↑): s. Linse.

Plus|ko|agulo|pathie̱ (↑; Koagul-*; -pathie*) *f*: s. Koagulopathie.

Plus|sym|ptomatik (↑; Symptom*) *f*: (engl.) *plus symptomatology,* syn. Produktivsymptomatik; zum vorbestehenden psych. Zustand neu hinzutretende Krankheitssymptome auf kognitiver, affektiver od. vegetativer Ebene; z. B. Halluzinationen*, Wahn*, vermehrte Einfälle, Sinnestäuschungen*, Erregung, Unruhe, Gespanntheit, Antriebssteigerung, psychogene Hypertonie, Spasmen im Bereich der Atemwege od. des Magen-Darm-Trakts; **Vork.:** bei Schizophrenie*. Vgl. Minussymptomatik.

Plutonium (gr. Πλούτων Gott der Unterwelt) *n*: (engl.) *plutonium;* chem. Element, Symbol Pu, OZ 94, rel. Atommasse 244; zur Gruppe der Actinoide* gehörendes 4-, selten 3-, 5- u. 6-wertiges, künstl., radioaktives Metall mit 15 radioaktiven Isotopen*; biol. HWZ auf den ganzen Körper bezogen durchschnittlich $7,3 \times 10^4$ Tage (200 Jahre); Wirkung: maligne Neoplasien in Lungen- u. (seltener) Knochengewebe; Antidot (Dekorporierung) bei Plutoniumintoxikation: Calciumtrinatriumpentetat*, Natriumcalciumedetat*, EDTA*. Vgl. Elemente, knochenaffine; Radiotoxizität.

Pm: chem. Symbol für Promethium*.

p. m.: **1.** (allg.) Abk. für post mortem, nach dem Tod; **2.** (kardiol.) Abk. für punctum maximum; Punkt bzw. Stelle der größten auskultator. Lautstärke eines Herztons* od. Herzgeräuschs*; s. Herzauskultation; **3.** (gyn.) Abk. für post menstruationem, nach (Eintritt) der Menstruation.

PM: Abk. für Polymyositis*.

P-mitra̱le *n*: s. P-Welle.

PML: Abk. für progressive multifokale Leukenzephalopathie*.

PMMA: Abk. für Polymethylmethacrylat*.

PMS: Abk. für prämenstruelles Syndrom*.

PN: **1.** Abk. für Panarteriitis* nodosa; **2.** Abk. für Pyelonephritis*.

PNET: Abk. für primitiver neuroektodermaler Tumor*.

Pneum-: auch Pneumo-, Pneumono-, Pneumat-; Wortteil mit der Bedeutung **1.** Luft, Atem; von gr. πνεῦμα, πνεύματος; **2.** Lunge; von gr. πνεύμων.

Pneum|arthro̱sis (↑; Arthr-*; -osis*) *f*: Luftansammlung in einem Gelenk.

Pneumatisation (↑) *f*: (engl.) *pneumatization;* im Bereich von Schädelknochen physiol. Ausbildung lufthaltiger, mit Schleimhaut ausgekleideter Hohlräume, die mit der Nasen- bzw. Paukenhöhle in Verbindung stehen (z. B. Cellulae mastoideae, Cellulae ethmoidales, Sinus frontalis, Sinus maxillaris, Sinus sphenoidalis; Beurteilung der P. im Schläfenbein durch Schüller*-Aufnahme möglich. Eine Hemmung der P. im Bereich des Schläfenbeins ist ein Faktor in der Path. der chron. Otitis* media.

Pneumatisations|kammer (↑): s. emphysema like changes.

Pneumato̱sis cystoides intestini (↑; -osis*) *f*: (engl.) *intestinal cystoides pneumatosis;* sog. Darmwandemphysem; gashaltige Zysten in den Lymphgängen der Darmwand, bes. im unteren Ileum; **Urs.:** u. a. gasbildende Bakterien in der Darmwand, COPD.

Pneumato|ze̱le (↑; -kele*) *f*: (engl.) *pneumatocele, pneumocele;* auch Pneumozele; luftgefüllter Hohlraum in der Lunge inf. eines herdförmigen Kontusionstraumas des Lungenparenchyms. Vgl. Lungenhernie; Pneumosinus dilatans; Aerozele.

Pneumat|urie̱ (↑; Ur-*) *f*: (engl.) *pneumaturia;* Ausscheidung von Gasen mit dem Urin; **Vork.:** bei Harnweginfektion* mit gasbildenden Bakt. u. bei Blasen-Darm-Fistel (vgl. Blasenfistel).

Pneum|ek|tomie̱ (↑; Ektomie*) *f*: (engl.) *pneumonectomy;* syn. Pneumonektomie; op. Entfernung eines Lungenflügels; **Ind.:** lappenübergreifendes zentrales Bronchialkarzinom, destroyed* lung. Vgl. Pleuropneumektomie; Lungenresektion.

Pneumo|broncho|gra̱mm *n*: (engl.) *pneumobronchogram;* syn. positives Pneumobronchogramm, positives Aerobronchogramm; (röntg.) Darstellung luftgefüllter Bronchien bei entzündl. Infiltration u. Flüssigkeit im (verdichteten) peribronchialen Lungengewebe; **Vork.:** v. a. bei Pneumonie (Abb. 3), ARDS*, Surfactantmangel*-Syndrom.

Pneumo|co̱ccus (↑; Kokken*) *m*: s. Streptococcus pneumoniae.

Pneumo|cystis jiroveci (↑; Kyst-*; Otto Jírovec, Parasitol., 1907–1972) *f*: (engl.) *Pneumocystis jiroveci;* den Zygomyzeten der niederen Pilze (s. Fungi) zugeordneter, einzelliger Eukaryot; beim Menschen vorkommende Pneumocystis-Species, früher irrtüml. als Pneumocystis carinii (nur bei Ratten vorkommend) bezeichnet; **Vork.:** ubiquitärer Parasit

Pneumocystis-Pneumonie

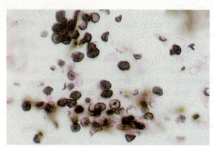

Pneumocystis jiroveci: Isolat von einem Patienten mit AIDS; nur Zystenwände werden dargestellt; Grocott-Färbung

in der Lunge vieler Säugerarten; opportunist. Err. beim v. a. immundefizienten Menschen mit weitgehender Organspezifität für die Lunge, aber auch in Leber, Haut u. Milz beschrieben; die Durchseuchungsrate beim Menschen ist außerordentl. hoch, über 90 % aller Fünfjährigen weisen spezif. Antikörper auf; mikroskop. Bild: s. Abb.; **Kultur:** gelingt bisher nur in immunsupprimierten Tieren; **Entw.:** extrazellulär in den Alveolen des infizierten Wirts; aus aerogen in Tröpfchen od. Staub übertragenen, inhalierten Zysten (∅ 7–10 μm) mit 8 kernhaltigen Körperchen entwickeln sich amöboide Trophozoiten, die sich nach Reifung an Pneumozyten Typ I (s. Alveole) haften u. sich dort über Bildung sog. Präzysten jeweils erneut zu reifen Zysten entwickeln. Bei Zerstörung der Alveolarzellen kann P. j. entzündl. Prozesse im Lungeninterstitium verursachen; Err. der interstitiellen plasmazellulären Pneumonie* bei Säuglingen (bis zum 5. Mon.) u. der Pneumocystis*-Pneumonie; **Nachw.:** in Sputum od. Bronchiallavage durch Giemsa-, Toluidinblau-, Calcofluor-white- u. a. Färbungen, Immunfluoreszenztest od. PCR.

Pneumo|cystis-Pneumonie (↑; ↑) f: (engl.) pneumocystis pneumonia; Abk. PcP; durch Pneumocystis* jiroveci verursachte sekundäre, atypische od. interstitielle Pneumonie*; **Vork.:** v. a. bei angeb. od. erworbenem Immundefekt; insbes. bei HIV*-Erkrankung (Nachw. einer PcP führt zu Diagnose AIDS), i. R. immunsuppressiver bzw. zytostatischer Ther., bei chron. Infektionskrankheit u. Mangelernährung; **Klin.:** Reizhusten, subfebrile Temperaturen u. langsam progrediente Belastungsdyspnoe, z. T. schleichende Verlaufsform mit lange bestehenden uncharakterist. Sympt., z. T. (insbes. bei Immunsuppression) akut-fulminante Verlaufsform mit rascher Ausbildung eines schweren Krankheitsbildes u. hoher Letalität. Typ. ist Diskrepanz zwischen Schwere des klin. Bildes (Dyspnoe) u. (verzögerter) Ausprägung röntg. Befunde; **Diagn.:** Röntgen-Thorax-Aufnahme (oft relativ charakterist. Bild mit unscharfer, schmetterlingsförmiger, sich beidseits von hilär ausbreitender, interstitieller Zeichnungsvermehrung u. Betonung der Mittel- u. Unterfelder in den Frühstadien); HRCT-Thorax; arterielle Blutgasanalyse (respiratorische Partialinsuffizienz); Bronchoskopie mit bronchoalveolärer Lavage, ggf. transbronchialer Biopsie; progn. entscheidend ist frühzeitige Di-

agn.; **Ther.:** Cotrimoxazol* i. v. (p. o. nur bei leichten Fällen); in den ersten Tagen der Ther. immer adjuvant Prednison*; u. U. Aerosoltherapie mit Pentamidin*, alternativ Atovaquon-Suspension od. Komb. aus Clindamycin u. Primaquin; **Proph.:** bei HIV-Infektion u. T-Helferzellen <200/μl Primärprophylaxe mit Pentamidin-Inhalation od. Cotrimoxazol.

Pneumo|kokken (↑; Kokken*) fpl: s. Streptococcus pneumoniae.

Pneumo|koniosen (↑; gr. κόνις Staub; -osis*) fpl: (engl.) pneumoconioses; Staublungenerkrankungen; durch anorg. Stäube verursachte interstitielle Lungenkrankheiten*; **Einteilung:** nach der Reaktion auf inhalative Stäube: **1. persistierende P.:** durch anorg. Stäube verursacht, z. B. durch Kohlenstaub (Anthrakose*), Asbest, Schwerspatstaub (Barytose*), Eisenstaub (Lungensiderose*); **2. progrediente P.:** mit Lungenfibrose* einhergehend; durch anorg., mineral. Stäube verursacht, z. B. Quarz (Silikose*), Asbest (Asbestose*), Talkum (Talkose*), Kaolin (Kaolinlunge*), Chromate (Chromintoxikation*), Metallstäube (z. B. Berylliose*, Aluminose*) od. Hartmetallstäube (Sinter- u. Gusskarbide); bei lang anhaltender Exposition gegenüber dem gleichen Staub kann eine persistierende P. in eine progrediente übergehen. **Pathol.:** bei Quarz v. a. hyalin-schwielige Granulome; bei Silikaten (Asbest, Talkum, Kaolin) u. Metallstäuben v. a. alveoloseptale Lungenfibrose; bei Chromaten, Quarz u. Asbest Kanzerogenität; röntg. Veränderungen werden nach der ILO*-Klassifikation beurteilt. Die meisten P. werden als Berufskrankheiten* anerkannt; s. Berufskrankheiten-Verordnung (Tab. dort).

Pneumo|koniose, rheumatische (↑; ↑; ↑) f: (engl.) rheumatoid pneumoconiosis; gleichzeitiges Auftreten von Quarz- od. Mischstaublunge u. Kollagenose*; vgl. Silikoarthritis.

Pneumo|labyrinth (↑; Labyrinth*) n: (engl.) pneumolabyrinth; Luftansammlung im Labyrinth (s. Innenohr) inf. posttraumat. Fistelbildung bzw. Ruptur der Membran der Fenestra cochleae; **Sympt.:** Schwindel; Hörverlust.

Pneumo|lith (↑; gr. λίθος Stein) m: s. Lungensteine.

Pneumo|logie (↑; -log*) f: (engl.) pneumology; Bez. für Pulmologie, Pulmonologie, Pneumonologie; Lehre von den Erkr. der intrathorakalen Atmungsorgane.

Pneumo|mediastinum (↑; Mediastinum*) n: Mediastinalemphysem*.

Pneumonie (↑) f: (engl.) pneumonia; Entz. der Lunge; **Path.:** meist infektiös, selten allergisch, chem. od. physik.; begünstigende Faktoren: verminderte Aktivität alveolärer Makrophagen (bes. nach vorausgegangener Virusinfektion), reduzierte muko-ziliäre Clearance*, Störung des Hustenreflexes, muköse Hypersekretion, trockene Luft (langdauernde Inhalation), Aspiration, inhalative Noxen (Zigarettenrauch); **Einteilung: 1. klassisch:** nach röntg. Morphol.; a) Lobärpneumonie: lobäre (alveoläre) P.; typ. Erreger: Streptococcus pneumoniae; pathol.-anat. stadienhafter Verlauf: seröse Exsudation in die Alveolen (sog. Anschoppung); Abscheidung von Fibrinnetzen, Erythrozytenübertritt (sog. rote Hepatisation); Leukozytenein-

Pneumonie

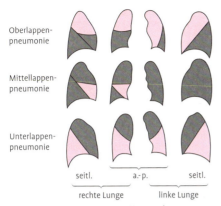

Oberlappen-pneumonie
Mittellappen-pneumonie
Unterlappen-pneumonie

seitl.   a.-p.   seitl.
rechte Lunge   linke Lunge

Pneumonie Abb. 1: pulmonale Infiltration (röntg. Verschattung) bei Lobärpneumonie (Oberlappen-, Mittellappen-, Unterlappenpneumonie); schemat. Darstellung (Röntgen-Thorax-Aufnahme)

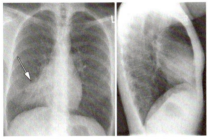

Pneumonie Abb. 2: Segmentpneumonie mit kompletter Verschattung des 5. Lungensegments rechts; Röntgen-Thorax-Aufnahme in 2 Ebenen [1]

wanderung (sog. graue Hepatisation); proteolytische Verflüssigung des Exsudats (sog. gelbe Hepatisation); bei Ausbleiben der Lösung (Lyse) u. Resorption u. U. Organisation des Exsudats durch Granulationsgewebe (Karnifikation*); Lok.: s. Abb. 1; **b)** Bronchopneumonie (häufiger): lobuläre (bronchopneumonische) P.; unterschiedl. Erreger; pathol.-anat. umschriebene od. multifokale Entz. (Herdpneumonie), die von den Bronchiolen auf die peribronchialen Alveolen übergreift u. nicht streng an die anat. Begrenzung der Lungenlappen gebunden ist; **c)** segmentale P. (s. Abb. 2); vgl. Lungensegmente; **d)** (diffus-)interstitielle P.: typischerweise Viruspneumonie u. a. Formen der atypischen Pneumonie*, pathol.-anat. v. a. im Lungeninterstitium ablaufende Entz. ohne od. mit geringer Beteiligung des Alveolarraums; **2.** nach **Ätiologie: a)** ambulant erworbene P. (engl. community acquired pneumonia, Abk. CAP): Err. meist Pneumokokken (84 Typen, Typ III wegen schlechter Progn. von bes. Bedeutung), gefolgt von Staphylokokken (P. mit Neigung zur Abszedierung), Haemophilus influenzae (bes. im Kindesalter) u. seltener Klebsiella pneumoniae (Friedländer-P.); mind. ebenso häufig u. im Ansteigen begriffen: atypische P., bei denen die Infektion meist aerogen aus der normalen mikrobiellen Flora des Nasen-Rachen-Raums u. des oberen Respirationstrakts (Autoinfektion) od. als Tröpfcheninfektion* durch andere Erkrankte erfolgt; hämatogene Infizierung der Lunge ist selten (z. B. durch sept. Embolie. **b)** nosokomiale P.: Err. insbes. gramnegative Bakterien (Pseudomonas aeruginosa, Enterobacteriaceae) sowie Staphylokokken, Anaerobier (Fusobacterium, Bacteroides) u. Pilze (Lungenmykosen*); z. B. Ventilator-assoziiert inf. Beatmung (s. Langzeitbeatmung) od. bei Tracheotomie (Intensivpatienten); **c)** P. durch Aspiration*; **d)** P. bei chron. Lungenkrankheiten (Bronchitis, Bronchiektasen); **e)** P. bei extrapulmonaler (Diabetes mellitus, Herz-, Niereninsuffizienz) od. system. Grunderkrankung (z. B. Kollagenosen) bzw. Immundefekt*; **f)** P. i. R. anderer Infektionskrankheiten (z. B. Keuchhusten, Masern, Grippe, Leptospirosen, Malaria, Typhus; **g)** P. aus allerg. Urs. (z. B. eosinophiles Infiltrat*, exogen-allergische Alveolitis*); **h)** P. durch physik.-chem. Einflüsse, insbes. Inhalation von Metalldämpfen (z. B. Berylliumintoxikation), Stäuben, Atemgiften u. a. inhalativen Noxen (z. B. Lipidpneumonie), durch Arzneimittel (Busulfan, Bleomycin, Nitrofurantoin u. a.), Einwirkung von Strahlen (Strahlenpneumonitis*); **3.** nach **Verlauf** in akute u. chron. P. (länger als 6–8 Wo. röntg. pulmonale Infiltration nachweisbar; Vork. chron. P. v. a. bei verminderter Immunabwehr, vorbestehender pulmonaler Veränderung, verzögerter Lösung (proteolyt. Verflüssigung des Exsudats) sowie Diabetes mellitus u. Alkoholkrankheit; **Klin.:** Manifestation einer (infektiösen) P. abhängig von individuellem unspezif. (pulmonalem) Abwehrsystem u. Virulenz der verantwortlichen Err.; **1.** Lobärpneumonie: klin. Verlauf der unbehandelten P. (heute selten wegen wirksamer Chemotherapeutika) parallel zu pathol.-anat. Veränderungen der Lunge; meist akuter Beginn mit Schüttelfrost, gefolgt von schnellem Temperaturanstieg (Febris continua um 39–40 °C) u. Tachykardie (evtl. begleitende Myokarditis), Tachypnoe, inspirator. Nachschleppen der betroffenen Thoraxseite bei insgesamt oberflächl. Atmung, evtl. Nasenflügeln*, u. U. Zyanose; anfangs oft pleurit. Reizerscheinungen, meist starker Hustenreiz u. zunächst uncharakterist. Auswurf, vom 2. Tag an häufig typ. rostbraun mit kleinen Fibringerinnseln, u. U. Hämoptysen; Allgemeinbefinden deutl. beeinträchtigt, vermehrtes Schwitzen, häufig Herpes labialis; bei unkompliziertem Verlauf am Ende der 1. Krankheitswoche unter Schweißausbruch krit. Abfall des Fiebers (sog. Krise) mit Auftreten einer Bradykardie, u. U. auch lytische Entfieberung; auskultator. zunächst inspirator. Knisterrasseln (Crepitatio indux), zunehmende perkutor. Dämpfung mit verstärktem Stimmfremitus u. Bronchophonie*, später auskultator. Bronchialatmen u. mittelblasige Rasselgeräusche; bei proteolyt. Verflüssigung des Exsudats (Lyse) Abnahme der perkutor. Dämpfung u. Wiederauftreten von Knisterrasseln (Crepitatio redux); **2.** Bronchopneumonie: meist unregelmäßiges, langsam ansteigendes Fieber von unterschiedl. Dauer u. mit Neigung zu Rezidiven; Auswurf schleimig-eitrig (selten blutig); Allgemeinbefinden je nach Ausdehnung

Pneumonie, atypische

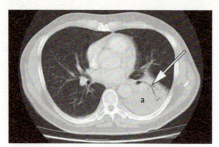

Pneumonie Abb. 3: konsolidierte P. mit begleitender Atelektase (a), Pneumobronchogramm (Pfeil); CT [54]

des pneumon. Infiltrats unterschiedl. stark, oft nur rel. gering beeinträchtigt; auskultator. meist mittelblasige Rasselgeräusche, perkutor. Dämpfung nur über größeren konfluierenden bronchopneumon. Infiltraten; 3. P. bei Kindern häufig mit Krämpfen u. Sympt. wie bei Meningismus* sowie in den Unterbauch (DD: akute Appendizitis*) lokalisierten pleurale Schmerzen; **Kompl.:** Pleuritis, Pleuraempyem, Lungenabszess, sept. Metastasen (Hirnabszess, Osteomyelitis u. a.) u. extrapulmonale Entzündung (Meningitis, Endokarditis u. Perikarditis u. a.), respirator. Insuffizienz (ALI*, ARDS*), Sepsis; **Diagn.:** 1. (röntg.) Nachweis eines pulmonalen Infiltrats (Verschattung); ggf. CT (s. Abb. 3); 2. (labordiagn.) Zeichen einer Entzündung im Blut (Leukozytose mit Linksverschiebung, ggf. toxische Granulationen; beschleunigte BSG, CRP-Erhöhung u. a.); bei Verdacht auf nichtbakterielle (atyp.) P. serol. Untersuchungen (KBR); 3. (mikrobiol.) Erregernachweis (Sputum, Blutkultur, Pleurapunktat, Bronchialsekret, Lungenbiopsat); 4. Beurteilung der Lungenfunktion (Lungenfunktionsprüfung*, BGA*); **Ther.:** 1. antimikrobielle Chemotherapie in Abhängigkeit des individuellen Risikoprofils (z. B. Patientenalter, Komorbidität); ggf. ambulant bei unkomplizierter CAP ohne Risikofaktoren durch Aminopenicillin (1. Wahl), bei Kompl. u. Risikofaktor in Komb. mit Betalaktamasen-Inhibitor (bzw. Makrolid bei Verdacht auf Mykoplasmen, Chlamydien od. Legionellen als Err.); stationär: initiale kalkulierte Antibiotikawahl in Abhängigkeit der Wahrscheinlichkeit für Pseudomonas aeruginosa als Err. nach aktueller, der jeweiligen Resistenzlage angepasster Richtlinie; Dauer 10 Tage (bei Pseudomonas aeruginosa 15 Tage) mit frühzeitigem Beginn (innerhalb der ersten 8 Std.) u. Umstellung auf gezielte Antibiotikatherapie nach mikrobiol. Erregernachweis einschließl. Resistenzbestimmung der Bakterien mit Antibiogramm*; 2. symptomat.: allg. Maßnahmen (körperl. Schonung, Luftbefeuchtung, Flüssigkeitszufuhr, Klopfmassagen u. a.), Thromboseprophylaxe, pharmak. (Antitussiva bei unproduktivem Husten, Sekretolytika bei produktivem Husten), Sauerstoffgabe*, ggf. Beatmung u. a.; **Progn.:**

> häufigste Todesursache unter den Infektionskrankheiten in Industrienationen

Letalität der CAP insgesamt ca. 11 %; **Prävention:** u. a. Schutzimpfung* (v. a. Pneumokokken, Influenza); DD: v. a. Lungentuberkulose*, Lungentumoren* (Bronchialkarzinom*).

Pneumoni̱e, a|typische (↑) *f*: (engl.) *atypical pneumonia*; Form der Pneumonie*, die sich von der typ. Symptomatik einer bakt. Pneumonie unterscheidet; **Häufigkeit:** wird höher als die der bakt. Pneumonien geschätzt; oft sind Kinder u. junge Erwachsene betroffen, endem. u. epidem. Auftreten ist beschrieben; **Pathol./Anat.:** z. T. interstitielle Pneumonien (u. a. virale, Mykoplasmen-Pneumonien u. Pneumocystis-Pneumonien); **Err.:** Viren (Influenza-, Parainfluenza-, Paramyxo-, Adenoviren u. a.), Chlamydien (Chlamydia psittaci), Mykoplasmen (Mycoplasma pneumoniae), Rickettsien (Coxiella burnetii) als bes. Bakteriengruppe, Pilze (Candida, Cryptococcus, Aspergillus, Mucor, außereurop. auch dimorphe Pilze) u. Parasiten (Helminthes, Protozoen wie Pneumocystis jiroveci); vgl. SARS; **Klin.:** verzögerter schleichender Beginn mit mäßigem Fieber ohne Schüttelfrost, trockener Reizhusten mit wenig (mukösem) Auswurf, allg. Kopf- u. Muskelschmerzen, rel. geringes Krankheitsgefühl; wenig auffälliger physik. Untersuchungsbefund (auskultator. oft nur umschriebene klingende Rasselgeräusche); **Diagn.:** in Röntgen-Thorax-Aufnahme meist diffuse, wenig abgegrenzte, rundl. od. streifige, zum Konfluieren neigende, homogene (milchglasartige) bis inhomogen-retikuläre Infiltrate rel. unabhängig von anat. Lappengrenzen, seltener Hilumschwellung, Pleuraerguss, Atelektasen; im Blutbild fehlende od. nur geringe Leukozytose, u. U. Leukopenie, später oft rel. Lymphozytose; nur mäßig beschleunigte BSG; serol. bzw. virol. Untersuchungen (KBR) beweisen in ca. 50 % der Fälle (nachträgl.) die Ätiologie. **Ther.:** symptomat.; u. U. Chemotherapie je nach verantwortl. Krankheitserregern, evtl. Virostatika*; **Progn.:** bei unkompliziertem Verlauf günstig.

Pneumoni̱e, inter|stiti̱elle plasma|zellulä̱re (↑) *f*: (engl.) *interstitial plasma cell pneumonia*; bes. bei immundefizienten Pat. vorkommende Form der Pneumonie*; **Err.:** nicht einheitl., z. T. Pneumocystis* jiroveci; **Pathol./Anat.:** interstitielle Pneumonie, plasmazelluläre Infiltrate bes. um die Bronchioli; **Klin.:** Tachydyspnoe, Zyanose; **Diagn.:** in Röntgen-Thorax-Aufnahme charakterist. diffuse milchglasartige Verschattung; **Ther.:** Cotrimoxazol u. Pentamidin od. Komb. aus Pyrimethamin u. Sulfonamiden bzw. Rifampicin; **Progn.:** unbehandelt hohe Letalität.

Pneumoni̱e, primär-a|typische (↑) *f*: s. Pneumonie, atypische.

Pneumoni̱e|pro|phylaxe (↑; Prophylaxe*) *f*: (engl.) *pneumonia prevention*; Maßnahmen zur Vorbeugung einer Pneumonie* durch: 1. Verbesserung der Lungenventilation: Oberkörperhochlagerung, Abreiben, Abklopfen u. Erzeugen einer örtl. Hyperämie, Atemübungen, Atemgymnastik i. R. der Atemtherapie*; 2. Verhinderung von Sekretansammlungen in den Bronchien: Anfeuchten der Atemluft (s. Atemluftbefeuchter), Aufforderung zum Abhusten, Bronchialtoilette* u. Lagerungswechsel bei Bewusstlosen, Vibrations- u. Klopfmassage, Inhalation von sekretlösenden u. -verflüssigenden Arzneimitteln; **3.** Vermeidung einer Aspiration bei Bewusstseins- u. Schluckstörungen; vgl. Aspirationsprophylaxe; **4.** Vermeidung von Keimverschleppung durch sorgfältige Mundpflege (s. Parotitisprophylaxe) u. regelmäßige Reinigung des Ultraschallverneblers; **5.** ausreichende Schmerztherapie bei schmerzhaftem Atmen u. Abhusten (cave: bei Pneumoniegefahr keine atemdepressiven Analgetika).

Pneumonitis (↑; -itis*) *f*: **1.** (engl.) *pneumonitis*; Strahlenpneumonitis*; **2.** (anästh.) chem. Schädigung der alveolokapillären Membran* durch Aspiration von saurem Mageninhalt; **3.** im angloamerikan. Sprachgebrauch häufige Bez. für interstitielle plasmazelluläre Pneumonie*.

Pneumono|logie (↑; -log*) *f*: (engl.) *pneumonology*; selten verwendete Bez. für Pneumologie*.

Pneumono|mykose (↑; Myk-*; -osis*) *f*: (engl.) *pneumonomycosis*; Lungeninfektion durch Pilze; s. Lungenmykosen.

Pneumo|peri|kard (↑; Peri-*; Kard-*) *n*: (engl.) *pneumopericardium*; meist traumat. bedingte Luftansammlung im Perikard* (s. Abb.); kann u. U. zur Perikardtamponade* führen. Vgl. Thoraxtrauma.

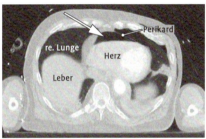

Pneumoperikard: Luftansammlung im Perikard (Pfeil); CT [88]

Pneumo|peri|toneum (↑; Peritoneum*) *n*: (engl.) *pneumoperitoneum*; Luft- od. Gasansammlung im Peritonealraum; **Formen: 1.** pathol.: durch Magen- od. Darmperforation, Pertubation od. postop. nach intraabdominalen Eingriffen; **2.** iatrogen: Insufflation von Gas (CO_2; Kapnoperitoneum) in die Bauchhöhle zur Vergrößerung des Abstandes zwischen Bauchdecke u. Eingeweiden als Vorbereitung für die Laparoskopie* (z. B. zur minimal-invasiven Chirurgie*) bzw. Pelviskopie*.

Pneumo|retro|peri|toneum (↑; Retro-*; Peritoneum*) *n*: (engl.) *pneumoretroperitoneum*; Retropneumoperitoneum; Gasansammlung im Retroperitonealraum*; **Urs.:** traumat. bedingtes Eindringen von Gasen von außen od. aus gasenthaltenden Organen, auch durch Infektion mit gasbildenden Bakterien.

Pneumo|sinus di|latans (↑; Sinus*) *m*: (engl.) *pneumosinus dilatans*; auch Nasennebenhöhlenpneumozele; luftgefüllte Erweiterung einer Nasennebenhöhle*, meist der Stirnhöhle, z. B. bei Ventilmechanismus am Ausführungsgang.

Pneumo|thorax (↑; Thorax*) *m*: (engl.) *pneumothorax*; Ansammlung von Luft (i. w. S. Gas) in der Pleurahöhle*; **Pathophysiol.:** Aufhebung der pleuralen Adhäsionskräfte mit (inf. elast. Zugspannung der Lunge) partiellem od. komplettem Kollaps des betroffenen Lungenflügels (s. Abb. 1) in der Folge; **Formen: 1. Spontanpneumothorax: Vork.** spontan; **a)** idiopath. (primär); häufigste Form des P.; Vork.: v. a. Männer zwischen 15 u. 35 Jahren vom leptosomen Konstitutionstyp; Ätiol.: unbekannt, möglicherweise Ruptur kleiner, in Röntgen-Thorax-Aufnahme nicht erkennbarer, meist apikaler pulmonaler Veränderungen (emphysema* like changes); Pathol.: (nach außen) geschlossener P., häufig mit spontanem Leckverschluss; **b)** symptomat. (sekundär); Vork.: zwischen 55. u. 65. Lj.; Ätiol.: bullöses Emphysem* bei obstruktiver Atemwegerkrankung*, Pleuraschädigung durch Narbe (z. B. nach Tuberkulose), Tumor, Sarkoidose*, Lungenfibrose*, Langerhans*-Zell-Histiozytose, zystische Fibrose*, extragenitale Endometriose*; Pathol.: innerer P.; **2. traumat. P.: Vork.** i. R. eines Traumas (evtl. als Hämatopneumothorax*); **a)** (nach außen) geschlossener P. mit Verletzung der Pleura visceralis bei stumpfem Thoraxtrauma* (z. B. Alteration des Tracheobronchialbaums, Lungenlazeration od. i. R. einer Rippenfraktur) bzw. pulmonales Barotrauma*; **b)** (nach außen) offener P. inf. penetrierenden Thoraxtraumas (z. B. äußere Stich- od. Pfählungsverletzung); **c)** iatrogen akzidentell: z. B. bei Punktion für Armplexusanästhesie* od. zentralen Venenkatheter*, als (nach außen) geschlossener P. z. B. bei bronchoskop. Biopsie, Beatmung, Herzdruckmassage*; **Pathol.:** Einteilung nach Verbindung zwischen Pleurahöhle u. Außenluft (s. Abb. 2); **1.** (nach außen) **geschlossener P.:** ohne Kommunikation von Pleurahöhle u. Außenluft; **a)** nach innen offener P. inf. Defekts in Pleura visceralis (innerer P.); cave: Ventilpneumothorax* mit

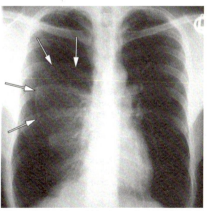

Pneumothorax Abb. 1: fehlende periphere Gefäßzeichnung (strahlentransparenter lufthaltiger Saum) u. von Thoraxwand abgehobene Pleura visceralis bei kollabiertem Lungenflügel rechts (Pfeile) inf. rechtsseitigen Pneumothorax (Röntgen-Thorax-Aufnahme) [151]

Pneumozephalus

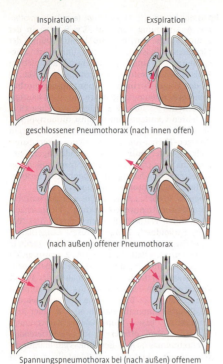

Inspiration — Exspiration
geschlossener Pneumothorax (nach innen offen)
(nach außen) offener Pneumothorax
Spannungspneumothorax bei (nach außen) offenem Pneumothorax mit Ventilmechanismus
Pneumothorax Abb. 2

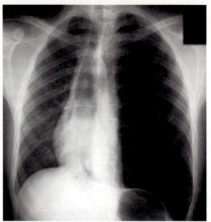

Pneumothorax Abb. 3: strahlentransparente lufthaltige Pleurahöhle links, Totalkollaps des linken Lungenflügels, Mediastinalverdrängung nach rechts, Verbreiterung der linksseitigen Interkostalräume u. Zwerchfelltiefstand links bei linksseitigem Spannungspneumothorax (Röntgen-Thorax-Aufnahme in Exspiration) [151]

Ventilverschluss inf. pulmonaler Retraktion (elast. Rückstellkräfte); **b)** geschlossener P. i. e. S. (nach innen u. außen geschlossener P.) nach (spontanem) Verschluss des pleuralen Lecks; ohne Kommunikation von Pleurahöhle zur Außenluft sowie zur Luft des Respirationstrakts; 2. (nach außen) **offener P.:** mit Außenluft kommunizierende Pleurahöhle bei Defekt der Pleura parietalis u. Thoraxwand (äußerer P.); **Klin.:** (in Abhängigkeit von intrapleuralem Luftvolumen bzw. Druck sowie Ausmaß des Lungenkollapses) plötzl. Thoraxschmerz, Reizhusten, Dyspnoe, evtl. Zyanose; bei Spitzen- (häufig idiopath. Spontanpneumothorax) u. Mantelpneumothorax* evtl. asymptomatisch bis kaum symptomatisch; bei (nach außen) offenem P. ggf. kardiopulmonale Insuffizienz mit Mediastinalflattern* u. Pendelluft*; **Kompl.:**

klinischer Notfall: Spannungspneumothorax

1. Spannungspneumothorax: vital bedrohl. zunehmender intrapleuraler Überdruck bei nach innen od. außen (s. Abb. 2) offenem P. (Ventilpneumothorax* ohne Ventilverschluss), auch (iatrogen) i. R. kontrollierter Beatmung, mit Mediastinalshift* zur gesunden Seite sowie Zwerchfelltiefstand der betroffenen Seite (s. Abb. 3); **Klin.:** hochgradige, zunehmende kardiopulmonale Insuffizienz mit sichtbarer Einflussstauung* (cave: nicht bei Hypovolämie), schwerster Dyspnoe, Hypoxämie,

Zyanose, Abfall des Herzminutenvolumens, art. Hypotonie, Schock* bis Herz*-Kreislauf-Stillstand; 2. spontaner Hämatopneumothorax (Einriss am Verwachsungsstrang durch Eigengewicht des kollabierten Lungenflügels) mit persistierender thorakaler Blutung; 3. rezidiv. od. durch reaktive Fibrinexsudation (u. dadurch Behinderung der pulmonalen Wiederentfaltung) chron. Verlauf; 4. sek. pleurale Infektion (Pleuraempyem*); **Diagn.:** Klin. u. körperl. Untersuchung (auskultator. abgeschwächtes Atemgeräusch, perkutor. hypersonorer Klopfschall), ggf. zusätzl. Hinweis durch Hautemphysem, (bei Beatmung) ansteigender Beatmungsdruck* u. BGA (progrediente respirator. Insuffizienz: Hypoxämie, Hyperkapnie); Nachweis radiol. durch Thorax-Röntgen-Aufnahme (s. Abb. 1 u. 3) bzw. -CT; **Ther.:** 1. Thoraxdrainage* (Abb. dort) mit radiol. Verlaufskontrolle, bei Spannungspneumothorax als sofortige (präklin.) lebensrettende Notfallmaßnahme (vgl. Reanimation) zur Druckentlastung (ggf. initial durch Punktion mit großkalibriger Kanüle; s. Tiegel-Ventil, Abb. dort); bei sehr kleinem Mantelpneumothorax* ohne hämodynam. u. respirator. Dysfunktion evtl. nur radiol. Kontrollen (Spontanresorption; cave: Rezidivrate); 2. symptomat.: Sauerstoffgabe, Analgetika; 3. bei rezidiv. od. persistierendem P. od. Hämatopneumothorax: VATS* mit Resektion von emphysema like changes u. partieller Pleurektomie*, evtl. Pleurodese*. Vgl. Seropneumothorax; Pyopneumothorax.

Pneumo|zephalus (↑; Keph-*) *m*: (engl.) *pneumocephalus*; auch Pneumatozephalus; Bez. für intrakranielle Luftansammlung, bes. im Ventrikelsystem (s. Hirnventrikel); **Urs.:** u. a. offenes Schädelhirntrauma* (z. B. Schädelfraktur* mit Ruptur der Dura mater, Fraktur im Bereich der Nasennebenhöhlen) od. iatrogen z. B. bei Trepanation* der hinteren Schädelgrube in sitzender Lagerung.

Pneumo|zysten (↑; Kyst-*) *f pl*: s. Lungenzysten, Pneumocystis jiroveci.

Pneumo|zyten (↑; Zyt-*) *m pl*: (engl.) *pneumocytes*; Alveolarepithelzellen; in der Alveole* lokalisierte Zellen; **Formen: 1.** Deckzellen*; **2.** Nischenzellen*.

PNF: Abk. für **p**roprizeptive **n**euromuskuläre **F**azilitation; physiotherap. Behandlungsmethode, die das Potential u. die Aktivität des Pat. einsetzt, um zentralnervöse Aktivitäten unter Nutzung der afferenten Zuströme aus den Muskeln zu optimieren (Proprizeptivität); Ausführung in sog. Komplexbewegungen mit 3 Bewegungskomponenten; **Anw.:** Optimierung der Muskelaktivitäten, z. B. Stärkung der schwächeren Muskelgruppen durch gezieltes Fordern der kräftigeren (sog. Overflow od. Irradiation) mit dem Ziel effektiverer u. koordinierter Bewegungsabläufe; klassische Anwendungsbereiche: v. a. Neurologie u. Orthopädie.

PNH: Abk. für **p**aroxysmale **n**ächtliche **H**ämoglobinurie*.

PNL: Abk. für **p**erkutane **N**ephrolithotomie*.

-pnoe: Wortteil mit der Bedeutung Atem, Hauch; von gr. πνοή.

Po: chem. Symbol für Polonium*.

p. o.: Abk. für *per os*.

pO₂: Symbol für Sauerstoffpartialdruck*.

POC: Abk. für (engl.) *point of care*; s. Point-of-care-Diagnostik.

Pochhammer-Zeichen: (engl.) *Pochhammer's sign*; Unmöglichkeit, bei isolierter Fraktur des Trochanter minor des Femurs das Bein im Liegen bei gestrecktem Knie anzuheben; vgl. Oberschenkelfraktur.

Pocken: s. Variola.

Pocken||lymphe (Lymph-*) *f*: s. Vakzine, Vacciniavirus.

Pocken-Vi̱ren (Viren*) *n pl*: s. Poxviridae, Variola.

Pocken, weiße: Alastrim; Variola minor; s. Variola.

Pod|a̱gra (gr. ποδάγρα Fußgicht) *f*: Schmerzen im Großzehengrundgelenk bei Gicht*.

Podo|graphi̱e (gr. πούς Fuß; -graphie*) *f*: (engl.) *podography*; syn. Pedographie; Darstellung der Fußbelastung; **Formen:** statische P.: Stempel- od. Schaumstoffabdruck im Stand, dynamische P.: Belastungsverlauf im Gehen, elektron. Messplatten mit kapazitativen od. resistiven Sensoren; **Anw.:** i. R. der orthopädietechn. Versorgung, z. B. zur bedarfsgerechten Fertigung von Einlagen bei diabet. Fuß, rheumat. Fußbeschwerden, Pes adductus, Pes cavus. Vgl. Ganganalyse.

Podo|phyllo|toxi̱n *n*: (engl.) *podophyllotoxine*; Mitosehemmstoff (Spindelgift) zur top. Anw.; Ligninderivat aus Podophyllum peltatum; **Ind.:** Condylomata* acuminata.

Podo|zyten (gr. πούς Fuß; Zyt-*) *m pl*: (engl.) *podocytes*; Deckzellen der Kapillaren als inneres Blatt der Bowman*-Kapsel mit langen Primär- (Cytotrabecula) u. kurzen Sekundärfortsätzen (Cytopodia), die fußförmig auf der Basalmembran stehen u. zwischen sich 25 nm breite Lücken (Schlitzporen, durch ein Diaphragma verschlossen) frei lassen.

POEMS-Syndrom *m*: (engl.) *POEMS-syndrome*; syn. Crow-Fukase-Syndrom, PEP-Syndrom; auch POEMS-Komplex, osteosklerotisches Myelom; paraneoplastisches Syndrom aus (progressiver, peripherer) Polyneuropathie mit Muskelschwäche, Organomegalie (v. a. Hepato- u. Splenomegalie), Endokrinopathie (u. a. Gynäkomastie, Impotenz, Hypothyreose), Dysglobulinämie (M-Gradient) u. Hautveränderungen (engl. skin changes, z. B. Hyperpigmentierung, Hyperhidrose); weitere fakultative Sympt.: Hirsutismus, periphere Ödeme, Aszites bzw. Pleuraerguss; ätiol. heterogen; Sonderform des malignen Lymphoms*.

-poese: Wortteil mit der Bedeutung Bildung, Schöpfung; von gr. ποίησις.

Poikilo|dermi̱e (gr. ποικίλος bunt; Derm-*) *f*: (engl.) *poikiloderma*; Bez. für Hautveränderungen mit diffuser Atrophie, kleinfleckigen De- u. Hyperpigmentierungen, disseminierten Teleangiektasien, kleinfleckigen, z. T. konfluierenden Erythemen u. psoriasiformer Schuppung (s. Abb.); **Formen: 1. kongenitale** P.: bei vielen erbl. Hauterkrankungen auftretende Hauterscheinungen, z. B. Bloom*-Syndrom, Dyskeratosis* congenita, Goltz*-Gorlin-Syndrom, Rothmund*-Thomson-Syndrom, Xeroderma* pigmentosum, Kindler*-Syndrom; **2. symptomatische** P. (syn. Poikilodermia acquisita): Folge- od. Spätzustand chron. Hauterkrankungen; z. B. bei Dermatomyositis*, progressiver systemischer Sklerose*, Mycosis* fungoides, chronischem diskoidem Lupus* erythematodes, Psoriasis*, auch inf. physik. Hautschädigung (Röntgenoderm*); **3. idiopathische** P.: evtl. aufgrund phototoxischer Reaktionen.

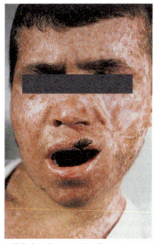

Poikilodermie: unregelmäßig pigmentierte u. atrophische Haut, die von Teleangiektasien durchsetzt ist [59]

Poikilo|thermi̱e (↑; Therm-*) *f*: (engl.) *poikilothermy*; weitestgehende Abhängigkeit der Körpertemperatur von der Umgebungstemperatur; **Vork.:** bei wechselwarmen Tieren (z. B. Fische, Reptilien), partiell auch bei Frühgeborenen mit unreifen Temperaturregelungsmechanismen. Vgl. Homoiothermie, Wärmeregulation.

Poikilo|zytose (↑; Zyt-*; -osis*) *f*: (engl.) *poikilocytosis*; syn. Poikilozythämie; Vielgestaltigkeit der Erythrozyten*, z. B. Birnen- od. Keulenform, häufig mit Anisozytose* kombiniert; **Vork.:** bei schwerer Störung der Erythrozytopoese, z. B. perniziöse Anämie*.

Point-of-care-Dia|gnostik (engl. point Punkt, Stelle; Diagnostik*) f: (engl.) *point of care testing* (Abk. POCT); syn. Point-of-care-Test; Bez. für labormed. Diagnostik*, die unmittelbar am Pat. durchgeführt wird u. damit schneller zu einem Ergebnis führt als konventionelle Labordiagnostik; meist Schnelltestverfahren*, z. B. zum Nachweis von D*-Dimeren. Vgl. Bedside-Test.

Poiseuille-Gesetz (Jean L. P., Physiol., Paris, 1799–1869): s. Hagen-Poiseuille-Gesetz.

Polak-Syn|drom (Julia M. P., Ärztin, Großbritannien) n: (engl.) *antral gastrin cell hyperplasia*; veraltete Bez. für eine Hyperplasie der gastrinproduzierenden Zellen mit dem Zollinger*-Ellison-Syndrom ähnlichen Symptomen.

Poland-Sym|ptomen|kom|plex (Alfred P., Chir., London, 1820–1872) m: (engl.) *Poland complex*, komplexe Fehlbildung aus dem Formenkreis der Brachydaktylie- u. mammorenalen Syndrome; **Häufigkeit:** ca. 100 Fälle bekannt; **Ätiol.:** Disruption inf. frühembryonalen Verschlusses der A. subclavia; **Sympt.:** einseitige Anomalie der Hand (Syndaktylie*, Symbrachydaktylie*), homolaterale Aplasie des M. pectoralis u. fakultativ einseitige Hypo- od. Aplasie der Mamille od. Mamma, in diesem Fall häufig mit Hypo- od. Aplasie der homolateralen Niere assoziiert.

Polari|meter (gr. πόλος Achsenende; Metr-*) n: (engl.) *polarimeter*; Gerät zur Erzeugung u. Messung von polarisiertem Licht, mit dem die spezifische Drehung* einer optisch aktiven Substanz gemessen werden kann. **Anw.:** zur Bestimmung von Konz. (dem Drehungswinkel proportional); heute weitgehend ersetzt durch genauere Verfahren. Vgl. Polarisation; Aktivität, optische.

Polarisation (↑) f: **1.** (engl.) *polarization*; (physik.) **a)** P. von Licht: Umwandlung von natürl. Licht* (dessen Schwingungsebenen radial gleichmäßig verteilt sind) in Licht, das nur noch eine Schwingungsebene aufweist; polarisiertes Licht kann mit Hilfe sog. Polarisatoren (z. B. Nicol*-Prisma) u. a. durch Doppelbrechung, Reflexion u. Streuung erzeugt werden; **b)** elektrische P.: Verschiebung elektr. Ladung mit Entstehung von Dipolen durch die Wirkung eines elektr. Feldes; **c)** elektrolytische P.: s. Elektrolyse; **2.** (physiol.) P. der Zellmembran: s. Membranpotential.

Polarisations|mikro|skop (↑; Mikr-*; Skop-*) n: (engl.) *polarizing microscope*; Mikroskop, bei dem polarisiertes Licht durch ein Polarisationsfilter vor dem Objekt erzeugt u. durch ein weiteres Polarisationsfilter hinter dem Objekt analysiert wird; **Anw.:** zur Untersuchung doppelbrechender Substanzen, zur Aufklärung des submikroskop. Feinbaus anisotroper Substanzen.

Pol|gefäß, ak|zes|sorisches (↑): (engl.) *accessory polar vessel*; direkt aus Aorta od. V. cava inf. ventral od. dorsal des Ureters zum unteren Nierenpol ziehendes Gefäß; kann Hydronephrose* (bes. des kaudalen Nierenbeckens) verursachen; Resektion nur bei Kompl.; strenge Ind. wegen Gefahr eines Drosselungshochdrucks (s. Goldblatt-Mechanismus), Inf. des infarzierten Gebiets, Nierenfistelbildung.

Polido|canol (INN) n: (engl.) *polidocanol*; syn. Hydroxypolyethoxydodecan; Macrogollaurylether mit endothelschädigender u. schwach lokalanästhet. Wirkung; **Ind.:** Verödung von Varizen u. Hämorrhoiden; entzündl. Erkr. an Zahnfleisch, Mundschleimhaut u. Lippen.

Poli|klinik (gr. πόλις Stadt; κλίνη Bett, Lager) f: (engl.) *policlinic*; den klin. Fächern eines Universitätskrankenhauses jeweils angegliederte Abteilung zur ambulanten Behandlung bzw. mit Ärzten unterschiedl. Fachrichtung besetzte selbständige med. Einrichtung; seit 1.1.2004 Form des Medizinischen* Versorgungszentrums.

Polio|dys|trophia pro|gressiva corticalis (gr. πολιός grau; Dys-*; Troph-*) f: Alpers*-Krankheit.

Polio|dys|trophie (↑; ↑; ↑) f: (engl.) *poliodystrophy*; fortschreitende Degeneration der grauen Substanz des Zentralnervensystems.

Polio|en|cephalitis acuta infantum (↑; Enkephal-*; -itis*) f: sog. zerebrale Kinderlähmung; seltene Form der Poliomyelitis*.

Polio|en|cephalo|pathia haemor|rhagica superior (↑; ↑; -pathie*) f: Wernicke*-Enzephalopathie.

Polio|en|zephalitis (↑; ↑; -itis*) f: (engl.) *polioencephalitis*; Entz. der grauen Hirnsubstanz; vgl. Enzephalitis.

Polio|myelitis (↑; Myel-*; -itis*) f: (engl.) *poliomyelitis*; auch P. epidemica anterior acuta, Heine-Medin-Krankheit, epidemische spinale Kinderlähmung; durch Poliomyelitis*-Viren verursachte, fäkal-oral übertragene Infektionskrankheit; **Epidemiol.:** Europa ist wegen des hohen Immunisierungsgrads durch Schutzimpfung seit Juni 2002 frei von P.; Wiederauftreten einzelner Fälle durch nachlassende Impfbereitschaft; endemische Erkr. durch Polio-Wildviren betreffen gegenwärtig nur noch wenige Länder in Afrika (Nigeria) sowie in Asien (Indien, Pakistan u. Afghanistan). **Pathol./Anat.:** Entz. (v. a.) der Neurone der grauen Substanz u. Infiltration mit Leukozyten, Lymphozyten u. Plasmazellen; Gliazellreaktion, Abbau der Ganglienzellen, reaktives Ödem; **Inkub.:** 5–14(–35) Tage; **Klin.:** phasenhafter Verlauf; **1. inapparente** P. (90–95 % aller Infektionen); **2. abortive** P. (Initialstadium): bei ca. 5 % der Infektionen kommt es zu Sympt. eines grippalen Infekts; Gesundung innerh. weniger Tage; **3. nichtparalytische** P.: nach einigen symptomfreien Tagen (Latenzstadium) meningit. Stadium: asept. Meningitis mit schwerem meningealem Syndrom, häufig mit Blasenentleerungsstörung u. Obstipation, nach wenigen Tagen vollständig abklingend; von anderen Enterovirus-Infektionen klin. nicht zu unterscheiden; **4. paralytische** P. (bei ca. 0,1 % der Infizierten nach nichtparalyt. Stadium): katarrhal. Erscheinungen der oberen Atemwege, Darmatonie, mäßiger Temperaturanstieg (biphasischer Verlauf), Kopf-, Rücken- u. Gliederschmerzen, starkes Schwitzen, allg. Hyperästhesie u. meningit. Zeichen, akutes Einsetzen des Lähmungsstadiums (sog. Morgenlähmung der abends gesund zu Bett gebrachten Kinder): unter Absinken der Temp. in rascher Folge auftretende asymmetr. schlaffe Paresen unterschiedl. Ausprägung (z. B. Klauen-, Flaggenhand) u. Verteilung (v. a. Paraplegien der unteren Extremitäten); in den gelähmten

Partien Areflexie; keine Sensibilitätsstörung (spinale Form); nach Entfieberung kein weiteres Fortschreiten der Lähmungen; bei Beteiligung v. a. der Kerne des IX. u. X. Hirnnerven (bulbäre Form) od. rasch aufsteigender Lähmung u. Übergreifen auf Atem- u. Kreislaufzentrum ungünstige Progn. (Letalität 20–60 %); **5. Polioencephalitis acuta infantum** (sog. zerebrale Kinderlähmung): seltene Form mit anhaltend hohem Fieber, Bewusstseinseintrübung, Krampfanfällen, spastischen Lähmungen, Kontrakturen; **Diagn.:** im Liquor im frühen paret. Stadium Pleozytose, in der 2. Woche Normalisierung der Zellzahl bei erhöhter Proteinkonzentration; bei akuter Infektion Virusisolierung aus Stuhl, Rachenabstrich u. Liquor; Nachw. von Nukleinsäuren mit PCR; Nachw. spezif. Antikörper im Neutralisationstest; meldepflichtige Krankheit bei Krankheitsverdacht, Erkrankung od. Tod; **Ther.:** symptomat.; keine antivirale Ther. verfügbar; **Progn.:** Rückbildung der Sympt. bei der Mehrzahl der Pat. innerh. 1 Jahres; als Residualschäden atrophische Lähmungen, trophische u. vasomotorische Störungen, Skelett- u. Gelenkveränderungen (Fußdeformierung, Schlottergelenk, Skoliose) u. Zurückbleiben des Knochenwachstums einzelner Extremitäten; ggf. Postpoliomyelitissyndrom*; **Proph.:** s. Schutzimpfung (Tab. dort), s. Impfkalender (Tab. dort).

Polio|myelitis-Viren (↑; ↑; ↑; Viren*) *n pl*: (engl.) *polioviruses*; RNA-Viren (⌀ 25–30 nm) des Genus Enterovirus* der Picornaviridae; Err. der Poliomyelitis*; **Einteilung:** in 3 pathogenetisch u. immun. unterscheidbare Typen: Typ I (Brunhilde, häufigster Err., verursacht schwere Erkr.), Typ II (Lansing, verursacht leichte Erkr.) u. Typ III (Leon, selten nachgewiesener, schwere Erkr. verursachender Err.); **Übertragung:** fäkal-oral; Eintrittspforte Verdauungskanal; **klin. Bedeutung:** hämatogene (evtl. auch neurogene) Verbreitung mit Befall v. a. der grauen Substanz der Neurone des Rückenmarks, insbes. Vorderhornzellen; Inf. in 99 % inapparent bzw. lokal (sog. minor illness); **Nachw.:** Erregernachweis aus dem Stuhl gelingt in den ersten beiden Krankheitswochen in 70 % der Fälle; Serodiagnostik durch Neutralisationstest* od. Komplementbindungsreaktion*; vermehrungsfähige, attenuierte Virusstämme aller 3 Typen werden für die aktive orale Immunisierung, inaktivierte Viren für die parenterale Immunisierung eingesetzt. Vgl. Schutzimpfung; Impfkalender.

Poliose (↑; -osis*) *f*: (engl.) *poliosis*; erworbene, umschriebene Entfärbung der Haare; **Vork.:** z. B. bei Vitiligo, Vogt-Koyanagi-Harada-Syndrom, tuberöser Sklerose u. Zerstörung der Melanozyten durch Entz. od. Bestrahlung; vgl. Piebaldismus.

Politano-Leadbetter-Operation (Guy W. L., Chir., Washington, 1893–1945) *f*: (engl.) *Politano's operation*; Antirefluxplastik; Verf. zur Ther. des vesikoureterorenalen Refluxes*; z. B. bei Ureterfehlbildungen*; **Prinzip:** Harnleiterneuimplantation mit submuköser Verlagerung von 3–5 cm des distalen Uretherabschnitts (intravesikales Vorgehen); vgl. Lich-Grégoir-Operation.

Politzer-Verfahren (Adam P., Otol., Wien, 1835–1920) *f*. *Politzer's test*; sog. Luftdusche; qual. Tubenfunktionsprüfung; **Durchführung:** Ein

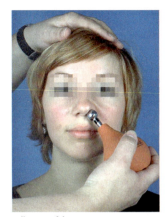

Politzer-Verfahren [160]

Gummiballon wird mit dessen Olive luftdicht auf ein Nasenloch aufgesetzt (s. Abb.); während der Kompression des Ballons (Erhöhung des Luftdrucks im Nasen-Rachen-Raum) lässt man den Pat. schlucken od. „Kuckuck" sagen (Abschluss des Nasen-Rachen-Raums durch Anheben des Gaumensegels, Öffnung des Tubenostiums). Bei normaler Tubendurchgängigkeit kann das Einströmen von Luft in die Paukenhöhle mit einem Hörschlauch auskultiert od. otoskopisch festgestellt werden. Vgl. Valsalva-Versuch.

Pol|körnchen (gr. πόλος Achsenende): Volutin*, s. Neisser-Polkörnchenfärbung.

Pollakis-: Wortteil mit der Bedeutung oft, häufig; von gr. πολλάκις.

Pollakis|urie (↑; Ur-*) *f*: (engl.) *pollakisuria*; häufige Entleerung kleiner Harnmengen (>7-mal/d); **Vork.:** z. B. bei überaktiver Blase, Blaseninstabilität, Blasenhalsobstruktion, Zystitis, Störung der Blaseninnervation, postmenopausalem Östrogenmangel u. Schrumpfblase. Vgl. Polyurie.

Pollen|allergie (lat. pollen feines Mehl; Allergie*) *f*: s. Pollinosis; Rhinitis allergica.

Pollen|falle: s. Burkard-Pollenfalle.

Pollex (lat.) *m*: Daumen.

Pollex flexus (↑) *m*: syn. Pollex rigidus; sog. schnappender Daumen; fixierte Beugestellung des Daumenendglieds, die sich u. U. passiv überwinden lässt (deutl. Schnappen); **Urs.:** anlagebedingte Behinderung der Gleitfähigkeit der Beugesehnen des Daumens durch Verengung der Pars annularis vaginae fibrosae od. Verdickung der Beugesehnen über dem Grundgelenk beim Säugling od. Kleinkind; **Ther.:** nach konsequenter konservativer Behandlung evtl. Spaltung des Ringbandes u. Ausschneiden des verdickten Anteils der Sehnenscheide.

Pollinosis (lat. pollen feines Mehl; -osis*) *f*: (engl.) *pollinosis*; syn. Heufieber, Heuschnupfen; durch Proteinbestandteile in pflanzl. Pollen verursachte spezif. IgE-vermittelte Überempfindlichkeitsreaktion vom Soforttyp (Typ I der Allergie*); aufgrund von Kreuzallergie* zu pollenassoziierten Nahrungsmitteln häufig kombiniert mit oralem Allergiesyndrom*; **Vork.:** insbes. während der Baum-

Pollization

(Februar bis Mai), Gräser- (Mai bis August) u. Kräuterblüte (Juli bis Oktober); **Sympt.**: saisonale Rhinitis* allergica mit Niesattacken, ödematöse Nasenmuschelhyperplasie u. wässriger Hypersekretion, meist zusammen mit Konjunktivitis, in ca. 30 % mit exogen-allergischem Asthma* bronchiale, gelegentl. mit generalisierter Urtikaria u. fieberhafter Allgemeinreaktion; **Ther.**: prophylaktisch mit lokal wirkenden Mastzellstabilisatoren (z. B. Cromoglicinsäure, Nedocromil), im Anfall mit abschwellenden Nasentropfen, systemischen Antihistaminika, evtl. saisonal (Blütezeit) Therapie mit Glukokortikoiden (topisch od. systemisch); **Proph.**: Karenz, Atemschutz, spezifische Immuntherapie* nach Bestätigung der Spezifität u. Aktualität der Pollenallergie durch Hauttestung, Nachweis spezif. IgE u. bronchialem Provokationstest*. Vgl. Burkard-Pollenfalle.

Pollization (Pollex*) f: (engl.) pollicization; Daumenbildung durch Transposition meist des Zeigefingers; **Ind.**: angeb. Fehlbildung (z. B. Aplasie) od. traumat. Verlust des Daumens.

Pollution (lat. polluere beflecken) f: (engl.) pollution; unwillkürliche Ejakulation*, meist im Schlaf.

Polonium n: (engl.) polonium; radioaktives Element, Symbol Po, OZ 84, rel. Atommasse 209; zur Gruppe der Chalkogene* gehörendes Metall; die P.-Radionuklide tragen als Bestandteile des Tabakrauchs zur Strahlenexposition* des Bronchialsystems bei.

Pol|ox|amer (INN) n: nichtionogenes Copolymer von Polyoxyethylenpolyoxypropylen; **Verw.**: pharmaz. Hilfsstoff, Detergens.

Pol|star (gr. πόλος Achsenende; mittelhochdeutsch starblint blind): s. Katarakt.

Poltern: (engl.) cluttering, battarism; veraltet Battarismus; kombinierte Sprach*- u. Sprechstörung* mit gehäuftem Auftreten phonet. Auffälligkeiten u. hoher u./od. irregulärer Artikulationsrate, die häufig zur Unverständlichkeit von Äußerungen führen; **Ätiol.**: ungeklärt, vermutl. genet. Disposition; bei Syndrom des fragilen X-Chromosoms häufig; **Klin.** u. **Verlauf**: schnelles, überstürztes Sprechtempo, Auslassungen u. Verschmelzungen von Lauten u. Silbenfolgen, Lautersetzungen u. -veränderungen, häufig kombiniert mit Unflüssigkeiten in Form von Silben-, Wort-, Laut- od. Satzteilwiederholungen, Dyskoordination der Artikulationsmotorik mit Ausatmungs- u. Phonationsbewegungen; beim Pat. besteht i.d.R. kein Störungsbewusstsein od. Leidensdruck; Komb. mit Stottern od. Lese-Rechtschreib-Störung mögl.; Manifestation im 3.–4. Lj., Schwankungen im Verlauf mögl., keine symptomfreien Phasen; **Diagn.**: Spontansprachanalyse, Prüfung der oralen Diadochokinese, Selbstwahrnehmung, auditiven Merkfähigkeit, Variation von Sprechtempo u. Artikulationsgenauigkeit, sprachl. Strukturierung anhand von Nacherzählen, ggf. Schriftsprache u. Lesen; **Ther.**: frühzeitige logopäd. Ther., Elternberatung zur Vermittlung von Sprechkontrolltechniken; **Progn.**: keine Spontanremissionen; als Therapieerfolg gilt die Verbesserung der Verständlichkeit u. Kommunikationsfähigkeit, Heilung ist selten. **DD**: Stottern* (bei P. tritt im Gegensatz zum Stottern bei Konz. eine Verbesserung der Sprechab-laufs ein), verbale Entwicklungsdyspraxie, Dysarthrie, Tachyphemie (reines Schnellsprechen).

Poly-: Wortteil mit der Bedeutung viel, zahlreich; von gr. πολύς.

Poly|acryl|amid|gel-Elektro|phorese (↑; Elektro-*; -phor*) f: (engl.) polyacrylamide gel electrophoresis; Abk. PAGE; Elektrophorese* im Polyacrylamidgel zur Trennung von Proteinen od. Nukleinsäuren (M_r von 10^4 bis >10^6) im Mikro- bis Nanogrammbereich; **Formen: 1. denaturierende PAGE**: bei Zugabe anionischer Detergenzien (z. B. Sodiumdodecylsulfat; Kurzbez. SDS-PAGE) zu Proben, Pufferlösung u. Gel lagern sich diese an die Moleküle an, denaturieren deren Sekundärstruktur u. gleichen ihre unterschiedl. Ladungen aus, so dass ihre Wanderungsgeschwindigkeit fast ausschließlich ihrer Masse proportional ist (s. Abb.); dadurch kann annähernd ihre M_r im Vergleich mit Molekülen bekannter Größe (sog. Marker) bestimmt werden. Als zweidimensionale SDS-PAGE (Abk. 2D-SDS-PAGE) in Komb. mit isoelektrischer Fokussierung*; **2. reduzierende PAGE**: Proben werden vor dem Auftragen mit reduzierenden Reagenzien zur Trennung der Disulfidbrücken zwischen Proteinuntereinheiten gekocht; das Gel besteht aus einem Sammelgel u. einem dichteren Trenngel mit unterschiedl. pH; **Anw.**: insbes. zur Analyse von Paraproteinen, Proteinbestimmung im Urin u. DNA-Sequenzierung.

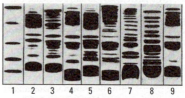

Polyacrylamidgel-Elektrophorese: Serumproteine;
1: LDH-Isoenzyme (Leber-Typ); 2: multiples Myelom;
3: Makroglobulinämie; 4: Nephritis; 5: Sarkoid;
6: normale Serumproteine; 7: Tuberkulose;
8: Bronchialkarzinom; 9: rheumatisches Fieber [108]

Poly|adenomatose (↑; Aden-*; -om*; -osis*) f: (engl.) polyadenomatosis; Vork. multipler Adenome; s. Polyadenomatose-Syndrome.

Poly|adenomatose-Syn|drome (↑; ↑; ↑; ↑) n pl: (engl.) multiple adenomatosis syndromes; Sammelbez. für familiär gehäufte (autosomal-dominant erbl.) Erkr. mit gleichzeitiger od. aufeinander folgender Entw. multipler Adenome, Zysten, Angiome, Lipome od. Fibrome; **Formen: 1.** endokrin aktive P.-S.: v. a. Cowden*-Syndrom, Osteodystrophia* fibrosa generalisata, Polak*-Syndrom, Zollinger*-Ellison-Syndrom u. MEN*-Syndrome; **2.** endokrin inaktive P.-S.: v. a. Blue*-rubber-blebnevus-Syndrom, Cronkhite*-Canada-Syndrom, von*-Hippel-Lindau-Syndrom, Maffucci*-Syndrom, Neurofibromatose*; **3.** Erkr. mit Entwicklungstendenz zur Polyadenomatose: Akromegalie*, Cushing*-Syndrom, Conn*-Syndrom u. Ménétrier*-Syndrom.

Poly|ag|glutinabilität (↑; Agglutination*) f: (engl.) polyagglutinability; Abk. PA; erhöhte Tendenz korpuskulärer Antigene zur Agglutination* in vivo;

i. e. S. PA von Erythrozyten u. a. Blutzellen des Menschen durch (alle od. viele) Normalseren aufgrund bes. Oberflächenantigene od. (häufiger) erworbener Veränderungen ihrer Oberfläche v. a. mit Freilegung antigener Strukturen (sog. Kryptantigene*) durch bakterielle u. virale Enzyme, selten auch durch eine Synthesestörung membranständiger Oligosaccharide inf. eines erworbenen polyklonalen Enzymdefekts hämatopoetischer Stammzellen (sog. Tn-Syndrom). Aufgrund der Kohlenhydratstruktur der bekannten PA-Antigene ist eine Differenzierung mit Hilfe von Lektinen* rel. einfach. Vgl. Panagglutination.

Poly|amid|faser: (engl.) *polyamide fibre*; sehr feste, nicht od. nur schwer resorbierbare, gewebefreundl. Kunstfaser; **Verw.:** z. B. als chirurgisches Nahtmaterial*.

Poly|angi|itis, mikro|skopische (Poly-*; Angio-*; -itis*) *f*: (engl.) *microscopic polyangiitis*; Abk. mPAN; syn. mikroskopische Panarteriitis; nekrotisierende Vaskulitis kleiner Gefäße mit kleinen Immundepots u. meist nekrotisierender Glomerulonephritis od. pulmonaler Kapillaritis; **Klin.:** variabel von mildem Verlauf mit Hämoptysen, Mikrohämaturie, Hautmanifestationen, Mono- u. Polyneuropathie, Myalgie, Arthralgie, Fieber u. Gewichtsverlust bis zum lebensbedrohlichen pulmo-renalen Vollbild; **Diagn.:** klin. u. histol.; serol. Nachweis von pANCA; **Ther.:** Glukokortikoide, Immunsuppressiva (z. B. Cyclophosphamid); **Progn.:** bei Immunsuppression Fünf-Jahres-Überlebensrate 50–80 %.

Poly|arthritis (↑; Arthr-*; -itis*) *f*: (engl.) *polyarthritis*; gleichzeitige von >5 Gelenken; **Vork.:** v. a. bei rheumatoider Arthritis*, juveniler idiopathischer Arthritis* u. Psoriasis*-Arthritis. Vgl. Oligoarthritis.

Poly|arthritis, chronische (↑; ↑; ↑) *f*: rheumatoide Arthritis*.

Poly|arthritis, epi|demische (↑; ↑; ↑) *f*: Ross*-River-Fieber.

Poly|arthrose (↑; ↑; -osis*) *f*: (engl.) *polyarthrosis*; gleichzeitig in mehreren od. vielen Gelenken auftretende Arthrose*; **Vork.:** bes. an den Knie- u. Hüftgelenken, Fingerend- (Heberden*-Polyarthrose), Fingermittel- (Bouchard*-Arthrose) u. Daumensattelgelenken (Rhizarthrose*).

Poly|chondritis, re|zidivierende (↑; Chondr-*; -itis*) *f*: (engl.) *relapsing polychondritis*; syn. Meyenburg-Altherr-Uehlinger-Syndrom, Panchondritis, diffuse Perichondritis, systematisierte Chondromalazie; seltene, system.-entzündl. Erkr. des Knorpelgewebes; Manifestation v. a. im 4.–6. Lebensjahrzehnt; **Ätiol.:** primäre Urs. unklar, vermutl. Autoimmunkrankheit (mit Kollagen als Antigen); sekundär bei anderen Erkr. (z. B. systemischer Lupus erythematodes, Sklerodermie, rheumatoide Arthritis); **Sympt.:** rezidivierende, manchmal anhaltende Entzündungsschübe der Knorpel (v. a. von Ohren, Nase, Respirationstrakt, Gelenken), in 60 % Augenbeteiligung; **Verlauf:** häufig Spontanremission; bei schwerem Verlauf ausgeprägte entzündl.-destruierende Läsionen (typ. an Nase u. Ohren, Taubheit bei Beteiligung des Innenohrs); **Kompl.:** lebensbedrohl. Tracheomalazie mit Stridor, evtl. Trachealkollaps, Asphyxie inf. bronchialer Wand-

Polychondritis, rezidivierende
Diagnosekriterien nach MacAdam

1.	rezidivierende Chondritis beider Ohrmuscheln
2.	Chondritis des Respirationstrakts einschließlich Larynx, Trachea
3.	Chondritis des Nasenknorpels
4.	nichterosive seronegative Polyarthritis
5.	Augenmanifestationen (Konjunktivitis, Keratitis, Skleritis/Episkleritis, Uveitis)
6.	kochleäre oder vestibuläre Störungen

instabilität, Superinfektion bei rezidiv. Bronchitis, Aortitis, Aorteninsuffizienz bei Klappenbeteiligung, rupturierende Aortendissektion; **Diagn.:** 3 positive MacAdam-Kriterien (s. Tab.) u. histol. Nachweis der Chondritis; **Ther.:** Glukokortikoide, Immunsuppressiva (Azathioprin, Ciclosporin), bei Kompl. Zytostatika (Alkylanzien); Stammzelltransplantation (experimentell); evtl. op. (Trachealstent); **Progn.:** Fünf-Jahres- u. Zehn-Jahres-Überlebensrate 74 % bzw. 55 %.

Poly|chromasie (↑; Chrom-*) *f*: (engl.) *polychromasia*; Bez. für unterschiedl. Anfärbbarkeit von Zellen; z. B. werden polychrome Erythrozyten (s. Abb.) im Unterschied zu normalen Erythrozyten, die sich nur mit sauren Farbstoffen (Eosin) färben lassen, auch durch bas. Farbstoffe (Methylenblau) angefärbt (Zeichen einer noch nicht abgeschlossenen Hämoglobinisation u. eines hohen RNA-Gehalts); **Vork.:** bei Anämien* mit gesteigerter Regeneration od. ineffektiver Erythrozytopoese*.

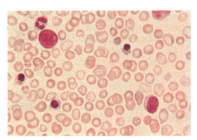

Polychromasie: bläulich-violett angefärbte neben normalen Erythrozyten im Blutausstrich (Pappenheim-Färbung) [66]

Poly|cyt|haemia rubra hyper|tonica (↑; Zyt-*; -ämie*) *f*: (engl.) *erythrocythemia*; syn. Gaisböck-Syndrom; v. a. im mittleren Lebensalter auftretende, benigne Polyzythämie mit Hypertonus ohne Milztumor.

Poly|cyt|haemia vera (↑; ↑; ↑) *f*: (engl.) *primary myelopathic polycythemia*; syn. Vaquez-Osler-Krankheit; idiopath. myeloproliferative Erkrankung* mit pathol. Vermehrung der Erythropoese*, Thrombopoese* u. Granulozytopoese* bei hyperplast. Knochenmark; erworbene klonale Erkr. der pluripotenten hämatopoet. Stammzellen; Erkrankungsgipfel um das 60. Lj.; **Klin.:** Kopfschmerz, Ohren-

Polydaktylie

Polycythaemia vera WHO-Kriterien für die Diagnose	
A1	Erhöhung des Erythrozytenvolumens >25 % über den errechneten Normwert des Patienten oder Hb >18,5 g/dl für Männer bzw. >16,5 g/dl für Frauen
A2	keine sekundäre Polyglobulie
A3	Splenomegalie
A4	klonale zytogenetische Anomalie (nicht Philadelphia-Chromosom oder BCR-ABL-Fusionsgen)
A5	endogenes Erythrozytenkoloniewachstum in vitro
B1	Thrombozytose >400 000/µl
B2	Leukozytose >12 000/µl
B3	Knochenmarkbiopsie mit Steigerung aller 3 Zellreihen (vorwiegend erythro- und megakaryozytäre Proliferation)
B4	Erythropoetin vermindert
Diagnose gesichert bei Vorliegen von A1 + A2 und einem weiteren Kriterium der Kategorie A oder A1 + A2 und 2 Kriterien der Kategorie B	

sausen, Sehstörungen, Schwindel, Parästhesien, Juckreiz, Atemnot u. Schmerzen in den Extremitäten; psychopathol. häufig dysphorische od. depressive Stimmungslage; Haut u. Schleimhäute tiefrot (Plethora) mit rotblauer Zyanose; bei Ophthalmoskopie Fundus polycythaemicus (dunkelrot-bläulich gefärbt, erweiterte Gefäße); meist Splenomegalie u. Hepatomegalie, bei dysfunktionalen Thrombozyten gleichzeitige Neigung zu Thrombosen u. Hämorrhagien, v. a. im Gastrointestinaltrakt, Magen- u. Duodenalulzera; arterielle Hypertonie; chron. Krankheitsverlauf mit thromboembol. Ereignissen; mit fortschreitender Erkr. (sog. spent phase) Sinken der Erythrozytenzahl u. später eventuell auch der Leukozyten- u. Thrombozytenzahl, Zunahme der Milzgröße, meist in Verbindung mit Myelofibrose u. extramedullärer Hämatopoese*; **Diagn.:** im Blut Vermehrung der Erythrozyten (meist auf $7–9 \times 10^{12}/l$ bzw. $7–9 \times 10^{6}/µl$), Erhöhung des Hämatokrits u. des Hb-Gehalts (durchschnittl. auf 11–15 mmol/l Hb (Fe) bzw. 18–24 g/dl) sowie häufig Leukozytose (meist $10–20 \times 10^{9}/l$ bzw. 10 000–20 000/µl mit rel. Lymphopenie) u. Thrombozytose (bis $1000 \times 10^{9}/l$ bzw. $1 \times 10^{6}/µl$); Blutvolumen durch vermehrtes Erythrozytenvolumen u. Blutviskosität entspr. dem Hämatokritwert erhöht; niedrige Serum-Erythropoetinkonzentration; im Knochenmarkausstrich zahlreiche große Megakaryozytenformen; Diagnosekriterien der WHO: s. Tab.; **Ther.:** Aderlässe*, Zytostatika*, niedrigdosiert präventiv Acetylsalicylsäure; bei begrenzter Lebenserwartung Phosphor-32 (Radiophosphortherapie); **Progn.:** mittlere Überlebenszeit unter Ther. >10 Jahre; selten Übergang in AML*. Vgl. Erkrankungen, myeloproliferative.

Poly|daktylie (↑; Daktyl-*) *f*: (engl.) *polydactyly*; Vielfingerigkeit; Anlage zusätzl. Finger- od. Zehen(teile); oft in Komb. mit Syndaktylie*, sehr selten mit Hypertelorismus*; **Formen: 1.** radiale bzw. tibiale P. an Daumen bzw. Großzehe; **2.** zentrale P. am Strahl II–IV; **3.** ulnare (s. Abb.) bzw. fibulare P. am Strahl V; **Vork.:** z. B. Ellis*-van-Creveld-Syndrom, Goltz*-Gorlin-Syndrom, Bardet*-Biedl-Syndrom. Vgl. Akrozephalopolysyndaktylie-Syndrome; Kurzrippen-Polydaktylie-Syndrome.

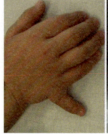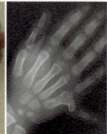

Polydaktylie: Hexadaktylie [15]

Poly|daktylie, rudimentäre (↑; ↑) *f*: (engl.) *rudimentary polydactyly*; überzählige, erbsen- bis bohnengroße, rudimentäre Fingeranlage(n), die Knorpel- u. Nervengewebe enthalten können u. ein Papillarleistenmuster haben; **Lok.:** Grundglied der kleinen Finger, meist beidseits; **DD:** erworbene digitale Fibrokeratome* (können an jedem Finger auftreten, oft mit einer Hyperkeratose an der Spitze).

Poly|dipsie (↑; gr. δίψα Durst) *f*: (engl.) *polydipsia*; gesteigertes Durstempfinden u. vermehrte Flüssigkeitsaufnahme; **Urs.: 1.** psychogen, ohne vorausgehenden Anstieg der Plasmaosmolarität; **2.** reaktiv, als Folge erhöhter Plasmaosmolarität v. a. bei Diabetes* mellitus, Diabetes* insipidus, hyperosmolarem Koma, Hyperkalzämiesyndrom*, Burnett*-Syndrom.

Poly|em|bryom (↑; Embryo-*; -om*) *n*: (engl.) *polyembryoma*; sehr seltener, hochgradig maligner Keimzelltumor des Ovars bei jungen Frauen; stammt von pluripotenten malignen Embryonalzellen ab, die sich teratogen zu kleinen Embryonen mit Embryonalscheibe, Amnionhöhle u. Dottersack differenzieren; **Progn.:** infaust. Vgl. Ovarialtumoren.

Poly|en|säuren (↑): (engl.) *polyenic acids*; mehrfach ungesättigte Fettsäuren*.

Poly|ether (↑; gr. αἰθήρ Himmelsluft) *m*: (engl.) *polyether*; (zahnmed.) gummielast. Masse auf der Basis einer polymeren, sich vernetzenden Etherverbindung für die Abformung* von Kronenstümpfen u. Schleimhaut; Start der Vernetzungsreaktion durch Katalysator.

Poly|geminie (↑; lat. geminus doppelt) *f*: (engl.) *polygeminy*; Herzrhythmusstörung*, bei der mehrmals hintereinander auf eine normale Herzaktion regelmäßig mehrere, aber nicht immer gleich viele (meist ventrikuläre) Extrasystolen* folgen. Vgl. Bigeminie, Trigeminie.

Poly|genie (↑; Gen*) *f*: (engl.) *polygenia*; Abhängigkeit eines Erbmerkmals von mehreren Genen*; die meisten quant. variablen physiol. Eigenschaften sind polygen bedingt. Die beteiligten Gene werden auch als **Polygene** bezeichnet. **Additive P.** (Polymerie) liegt vor, wenn Abstufungen der Ausprägung eines Merkmals durch eine unterschiedl. Anzahl von aktivierten Genen bewirkt werden (z. B. Körperlänge, Hautfarbe). Vgl. Pleiotropie.

Poly|globuli̯e (↑; lat. glo̱bulus Kügelchen) *f*: (engl.) *erythrocytosis*; syn. Erythrozytose; Vermehrung der Erythrozyten* im Blut durch gesteigerte Erythrozytopoese* mit Anstieg von Erythrozytenmasse u. Hämoglobin; **Urs.: 1.** reaktiv (Reizpolyglobulie) bei Hypoxie* (z. B. Höhenpolyglobulie, Herzfehler mit Rechts-Links-Shunt, chron. Lungenkrankheiten mit Ventilationsstörungen), gestörter Sauerstofftransportfunktion des Hämoglobins*, vermehrte Erythropoetinbildung (z. B. paraneoplastisch bei Nierenzellkarzinom, kleinzelligem Bronchialkarzinom; bei Ther. mit Androgenen, dienzephalen Erkr.); **2.** primär: Polycythaemia* vera (im Gegensatz zu reaktiven Formen zusätzl. mit Leuko- u. Thrombozytose einhergehend); **DD:** Pseudopolyglobulie durch Verminderung des Plasmavolumens bei normaler Erythrozytenmasse bei Exsikkose; vgl. Störungen, rheologische.

Poly|globuli̯e des Neugeborenen (↑; ↑) *f*: (engl.) *polycythemia of the newborn;* physiol. Erhöhung der Erythrozytenzahl (5,5 × 10⁶/µl) u. des Hämatokrits (bis 60 Vol.%) bei gesunden Neugeborenen*; unter best. Bedingungen (intrauterine Dehydratation bei Übertragung, reaktive Polyglobulie inf. Plazentainsuffizienz, übermäßige Plazentanachtransfusion bei Spätabnabelung od. maternofetale Transfusion) kann es zu einer pathol. P. d. N. mit einem Hämatokrit über 70 Vol.% u. Hämoglobinwerten über 230 g/l kommen, die zu lebensgefährl. hämodynam. Störungen sowie inf. der rel. Plasmavolumenabnahme u. a. zu Hypoglykämie führen kann; Ther.: ggf. Teilaustausch des kindl. Bluts gegen Plasma od. physiol. Kochsalzlösung.

Poly|glukosan|einschlüsse: (engl.) *polyglucosan inclusions, polyglucosan bodies;* syn. Polyglukosankörperchen; intraneuronale Anhäufungen von verzweigten Polysacchariden*; mit der PAS*-Reaktion anfärbbar; **Vork.:** als Lafora*-Körper, Bielschowsky*-Körper od. Corpora* amylacea.

Poly|hydr|amnion (Poly-*; Hydr-*; Amnion*) *f*: s. Hydramnion.

Poly|karyo|zyten (↑; Karyo-*; Zyt-*) *m*: (engl.) *polykaryocytes;* durch mehrmalige Kernteilung ohne nachfolgende Zellteilung entstehende vielkernige Riesenzellen*; z. B. Osteoklasten*, Megakaryozyten*.

Poly|kori̯e (↑; gr. κόρη Pupille) *f*: (engl.) *polycoria;* mehrfache Pupillenbildung; evtl. mit Diplopie*.

Poly|kroti̯e (↑; gr. κρότος klopfen, schlagen) *f*: (engl.) *polycrotism;* art. Blutdruckkurve (s. Blutdruck) mit mehreren Erhebungen anstelle einer (physiol.) Nacherhebung (s. Dikrotie). Vgl. Katakrotie; Anakrotie.

Poly|masti̯e (↑; Mast-*) *f*: akzessorische Mamma*.

Poly|meli̯e (↑; -melie*) *f*: (engl.) *polymelia;* überzählige Gliedmaßen; vgl. Dysmelie.

Poly|menor|rhö (↑; gr. μήν Monat; -rhö*) *f*: (engl.) *polymenorrhea;* zu häufige Menstruation* von normaler Stärke u. Dauer mit Verkürzung der Zyklusdauer auf <24 Tage aufgrund verkürzter Follikelreifungs- bzw. Lutealphase od. bei anovulator. Zyklus; vgl. Zyklusstörungen.

Poly|merase-Ketten|re|aktion *f*: PCR*.

Poly|mere (Poly-*; ↑) *n pl*: **1.** (engl.) *polymers;* (chem.) Verbindungen, die durch Addition od. Kondensation gleicher Moleküle (Monomere) gebildet werden; physiol. wichtige P. sind Polypeptide, Zellulose, Glykogen, Stärke u. Nukleinsäuren; **2.** (genet.) s. Polygenie.

Poly|merisation (↑; ↑) *f*: (engl.) *polymerization;* (chem.) Kettenreaktion, bei der viele gleiche od. gleichartige Moleküle (Monomere) durch Addition od. Kondensation zu einem großen Molekül (Polymer) verbunden werden; z. B. Glukose zu Glykogen, Isopren zu Isoprenoiden.

Poly|methyl|meth|acrylat (↑; ↑) *n*: (engl.) *polymethyl methacrylate;* Abk. PMMA; klares, lichtdurchlässiges Polyacrylharz; **Verw.:** in Aerosolen als elast., wasserdampfdurchlässiges Verbandmittel u. als Knochenzement*.

Poly|morbidität (↑; lat. mo̱rbidus krank) *f*: Multimorbidität*.

poly|morph (↑; -morph*): (engl.) *polymorphic;* syn. multiform; (kardiol.) Bez. für Extrasystolen* von unterschiedl. Gestalt im EKG; s. Kammertachykardie. Vgl. monomorph.

Poly|morphi̯e (↑; ↑) *f*: **1.** (engl.) *polymorphism;* (histol.) Vielgestaltigkeit; **2.** (kardiol.) s. polymorph.

Poly|morphi̱smus (↑; ↑) *m*: **1.** (engl.) *polymorphism;* Vielgestaltigkeit; (pharmak.) individuelle Unterschiede in der Arzneimittelwirkung aufgrund genet. P. der Enzyme der Biotransformation*; **2.** (genet.) gleichzeitiges Vork. unterschiedl. Phänotypen in einer Population, die auf versch. Allele von Genen zurückzuführen sind (i. w. S. gehört dazu auch der Geschlechtsdimorphismus); je höher der Grad des P. ist, desto besser kann sich eine Population wechselnden Umweltbedingungen anpassen. Stabiler genet. od. balancierter P. mit einem nicht allein auf der zufälligen Mutationsrate entspr. Häufigkeitsverhältnis liegt bei der Heterosis* vor. **3.** (humangenet.) ein Allel* eines Gens bzw. Genlocus* od. genetischer Marker* mit einer Häufigkeit von 1 % in der Population. **4.** (chem.) Eigenschaft chem. Verbindungen od. Elemente, in unterschiedl. Kristallstrukturen (Modifikationen) vorliegen zu können.

poly|morph|kernig (↑; ↑): (engl.) *polymorphonuclear;* mit vielgestaltigem Kern versehen, v. a. Leukozyten*; i. e. S. segmentkernige neutrophile Granulozyten*.

Poly|my|algia rheumatica (↑; My-*; -algie*) *f*: (engl.) *polymyalgia arteritica;* ätiol. unklare, entzündl. Multiorganerkrankung mit Verwandtschaft zur Arteriitis* temporalis; Manifestationsalter meist >65 Jahre; **Sympt.:** bes. nächtliche u. morgendliche symmetr. Schulterschmerzen, proximal betonte Myalgien (Beckengürtel, Extremitäten; s. Abb. 1 u. 2), Morgensteifigkeit bis zur Gehunfähigkeit, Müdigkeit u. Depressivität; **Diagn.:** u. a. laborchem. (stark erhöhte BSG u. Akute*-Phase-Proteine); **Ther.:** Glukokortikoide (rasches Ansprechen); **DD:** Polymyositis*, rheumatoide Arthritis*, paraneoplastisches Syndrom*.

Polymyositis

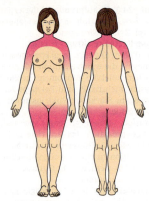

Polymyalgia rheumatica Abb. 1: Schmerzverteilungsmuster

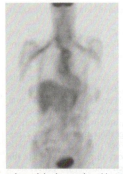

Polymyalgia rheumatica Abb. 2: Skelettszintigraphie [33]

Poly|myositis (↑; ↑; -itis*) *f*: (engl.) *polymyositis*; Abk. PM; den Kollagenosen* zugeordnete Autoimmunkrankheit, die v. a. Muskulatur, beim Dermatomyositis-P.-Komplex auch die Haut betrifft (s. Dermatomyositis); **Inzidenz:** 5 : 1 000 000 pro Jahr; **Vork.:** Gynäkotropie (w : m = 2 : 1), Altersverteilung: 5.–15. u. 35.–50. Lj. (ca. 20 % der Fälle treten im Kindesalter auf); **Path.:** Myozytolyse durch zytotox. T-Lymphozyten; **Klin.:** Schwäche u. Schmerzen in proximalen Muskelgruppen, meist symmetr. an Schulter- u. Beckengürtel sowie Extremitäten (Pat. kann nicht aus dem Sitzen aufstehen), Ptosis u. Strabismus; Schwäche der Kopfbeuger, evtl. Dysphagie bzw. Schlucklähmung; später Atrophie, evtl. mit Fieber u. allg. Krankheitsgefühl; **Diagn.:** erhöhte Muskelenzyme (CK, Aldolase, ASAT), Autoantikörper (ANA, Anti-Jo1, SRP u. a.), Muskelbiopsie (entzündl. Zellinfiltration in den Faszien, nekrot. Muskelfasern); **Ther.:** Glukokortikoide, Immunsuppressiva (z. B. Azathioprin, Methotrexat); alternativ Immunoglobuline od. Leukozytendepletion* mit Rituximab; **DD:** virale Infektion, Trichinose*, Hyperthyreose*, tox. Myopathie durch Cortison, Intoxikation durch Arzneimittel (Lipidsenker*) od. Alkohol.

Poly|myositis acuta (↑; ↑; ↑) *f*: (engl.) *acute polymyositis*; akute Verlaufsform der Polymyositis* mit rasch progredienter Muskelschwäche u. schwerem allg. Krankheitsgefühl; **Urs.:** oft Infektion; **Diagn.:** meist sehr hohe Serumkreatinkinase (bis zum 80-fachen der Norm), Myoglobinurie (mit der Gefahr des akuten Nierenversagens) u. starke Erhöhung von BSG u. CRP*; **DD:** autoimmune Myositis*, idiopath. Rhabdomyolyse*, tox. Myopathien (v. a. durch lipophile Arzneimittel, Lipidsenker*, Kortikoide).

Poly|myxin B (INN) *n*: (engl.) *polymyxin B*; zur Gruppe der Polymyxine* gehörendes Polypeptid-Antibiotikum; enthalten in Kombinationspräparaten zur top. Anw. am Auge.

Poly|myxine (Poly-*; Myx-*) *n pl*: (engl.) *polymyxins*; Gruppe von Antibiotika auf der Basis cyclischer Polypeptide; therap. relevant sind Polymyxin* B u. E (Colistin*). **Wirkung:** bakterizid durch Einlagerung in die Zellmembran gramnegativer Bakterien u. nachfolgender Störung der Zellmembranpermeabilität; **Wirkungsspektrum:** gramnegative Bakt. (Pseudomonas aeruginosa, Enterobacteriaceae außer Proteus); **UAW:** bei parenteraler Anwendung Neuro- u. Nephrotoxizität, daher v. a. lokale Anwendung; kontraindiziert bei Nierenversagen.

Poly|neuritis (↑; Neur-*; -itis*) *f*: (engl.) *polyneuritis*; Polyneuropathie* mit entzündl.-degenerativer Veränderung peripherer od. Hirnnerven; vgl. Polyradikulitis.

Poly|neuritis cranialis (↑; ↑; ↑) *f*: (engl.) *cranial polyneuritis*; meist beidseitige Polyneuritis mehrerer Hirnnerven.

Poly|neuritis, in|fektiöse (↑; ↑; ↑) *f*: (engl.) *infectious polyneuritis*; Polyneuritis* bei Infektionskrankheiten; **Vork.:** z. B. bei Röteln, Zoster, Diphtherie, Lepra, Tuberkulose, Mykosen.

Poly|neuritis, peri|arteriitische (↑; ↑; ↑) *f*: (engl.) *periarteritic polyneuritis*; Polyneuritis bei Panarteriitis* nodosa, meist als Mononeuritis* multiplex.

Poly|neuritis, sero|genetische (↑; ↑; ↑) *f*: (engl.) *serogenetic polyneuritis*; nach Applikation von körperfremdem Protein auftretende Polyneuritis mit asymmetr. Verteilung der Ausfälle; **Vork.:** z. B. nach Schutzimpfungen, selten nach Zelltherapie od. Bluttransfusion; **Lok.:** oft im Bereich der oberen Extremität (Plexus brachialis); vgl. Schulteramyotrophie, neuralgische.

Poly|neuro|pathie (↑; ↑; -pathie*) *f*: (engl.) *polyneuropathy*; (neurol.) Bez. für nichttraumatisch verursachte generalisierte od. über mehrere Nerven od. Innervationsgebiete ausgedehnte Erkr. des peripheren Nervensystems* (s. Neuropathie); **Pathol.:** (funkt.) Schädigung von Axon* od. Myelinscheide*; **Ätiol.:**

> meist: diabetische Neuropathie (ca. 35 %), idiopathisch (ca. 20 %) od. alkoholische Polyneuropathie (ca. 12 %)

1. erbl.: hereditäre sensible Neuropathie*, hereditäre motorisch-sensible Neuropathie*, Refsum*-Syndrom, v. a. motorisch bei primärer Amyloidose od. Porphyrie, v. a. sensibel bei spinozerebellarer Ataxie* u. a.; **2. idiopathisch; 3. metabolisch od. endogen-toxisch:** v. a. Diabetes mellitus (s. Neuropathie, diabetische), auch Urämie*, Malnutrition* bzw. Malassimilationssyndrom* (Beriberi, Pellagra, Zöliakie u. a.); bei Mangel an neurotropen Vitaminen (B_1, B_6, Folsäure, B_{12}); **4.** exogen-toxisch: v. a. Alkohol, Umweltgifte (oft Schwermetalle) z. B. Blei- od. Thalliumintoxikation, als UAW (Metronidazol, Isoniazid, Vinblastin, Nitrofurantoin u. a.); **5.** Infektionskrankheit (bakteriell z. B. Borreliose, Syphilis; viral z. B. mit Herpes- od. FSME-Viren, HIV); vgl. Polyneuritis, infektiöse; **6.** endokrin.: z. B. Hypothyreose, Akromegalie; **7.** immun. (Polyneuritis): system. Vaskulitis* (Beteiligung der Vasa nervorum), Kollagenose*, Sarkoidose, rheumatoide Arthritis u. a.; **8.** paraneoplastisches Syndrom*; **9.** Paraproteinämie*; **10.** ischämisch-vaskulär (Ischämie*): makrovaskuläre Erkr. (z. B. arterielle Verschlusskrankheit*), mikrovaskuläre Erkr. (z. B. diabetische P.), Arteriitis* bei Erkrankungen* des rheumatischen Formenkreises; **Klassifikation: 1.** histopathol. als primär axonal (vom Nerven ausgehend) od. als demyelinisierend (die isolierende Myelinscheide des Nervs betreffend); **2.** nach Nervenfasertypen in motorisch, sensibel, autonom entsprechend der Zugehörigkeit zu Fasertyp, charakterisiert durch Morphologie, Durchmesser, Nervenleitgeschwindigkeit, Myelinisierungsgrad u. Innervationsgebiet; **3.** nach Ausfallsmuster in Bezug zur Körperachse in distal symmetrische Polyneuropathie, bei disseminiertem Ausfallsmuster in Mononeuritis multiplex, od. bei Mononeuritis multiplex zusammen mit distal symmetrischer PNP als Schwerpunktpolyneuropathie; **4.** nach Innervationsgebiet in sensible P. (betreffend A-β-, A-δ- u. C-Fasern), motorische P. u. autonome P. (Innervation von z. B. Herz, Darm); **5.** je nach Ätiol. u. Path. in entzündlich, metabolisch, toxisch, ischämisch-vaskulär, hereditär u. paraneoplastisch; nichtklassifizierbare werden als idiopathisch bezeichnet; **Klin.:** Störung von: **1.** Sensibilität* (z. B. Parästhesie*, Pallhypästhesie*, Hyperpathie*); **2.** Motorik* (z. B. Muskelschwäche: schlaffe Lähmung, Areflexie, Muskelatrophie; vgl. Kraft); **3.** vegetativem Nervensystem*: **a)** efferent: z. B. Pupillenstörung*, troph. Störung, Verlust der physiol. Sinusarrhythmie* (sog. Frequenzstarre), orthostat. Hypotonie*, Magenatonie u. a. gastrointestinale Motilitätsstörungen, Blasenentleerungsstörung*, Erektionsstörung*; **b)** afferent: z. B. Hypalgesie* (cave: stummer Herzinfarkt* u. verminderte vegetative Sympt. bei Hypoglykämie*). **Verteilung** der Sympt.: symmetrisch od. asymmetrisch; vorwiegend distal od. proximal; meist symmetrische, distal betonte (strumpfförmige) sensible Reiz- bzw. Ausfallserscheinungen häufig mit Beginn an der unteren Extremität (Abschwächung des Tricepssurae-Reflexes); asymmetrisch z. B. als Mononeuritis* multiplex; **Verlauf:** meist chron. (>8 Wochen), auch akut (<4 Wochen; z. B. bei Guillain*-Barré-Syndrom) od. subakut (4–8 Wochen); **Diagn.: 1.** v. a. Anamnese u. körperl. Untersuchung; **2.** labordiagn. i. R. der ätiol. Abklärung; **3.** ggf. molekulargenet.; **4.** apparativ (neurophysiol.): Elektromyographie* (Denervierungsaktivität inf. Axonschädigung), Elektroneurographie* (Verlangsamung der Nervenleitgeschwindigkeit, verminderte Amplitude); **5.** ggf. Biopsie (i. d. R. Nervus suralis, evtl. als kombinierte Nerv-Muskel-Biopsie); **Ther.:** Behandlung der Grundkrankheit bzw. Ausschaltung von Noxen, ggf. Virustatika (z. B. bei Herpesneuritis), Antibiotika (z. B. bei Borreliose), symptomat. Schmerzbehandlung, Ther. mit Glukokortikoiden bei entzündl. Formen, ggf. mit Antiepileptika (z. B. Gabapentin* od. Pregabalin*) od. Antidepressiva (z. B. Duloxetin* od. Amitriptylin*; Physiotherapie.

poly|nukleär (↑; Nucl-*): (engl.) *polynuclear*; vielkernig, mehrere Kerne enthaltend, von mehreren Kernen ausgehend.

Poly|nukleotid (↑) *n*: (engl.) *polynucleotide*; natürl. od. synthet. Polymer aus mehr als 10 Nukleotiden*; vgl. Nukleinsäuren, Oligonukleotid.

Polyoma|viridae (↑; -om*; Viren*) *fpl*: (engl.) *Polyomaviridae*; Fam. doppelsträngiger DNA-Viren, die zus. mit der Fam. Papillomaviridae* die obsolete Fam. Papovaviridae ersetzt; einziges Genus: Polyomavirus*.

Polyoma|virus (↑; ↑; ↑) *n*: (engl.) *Polyomavirus*; syn. Miopapovavirus; zur Fam. der Polyomaviridae* gehörendes onkogenes DNA-Virus; Polyomaviren sind kleiner (∅ 45 nm) u. leichter (M_r $3{,}6 \cdot 10^6$) als Papillomaviren u. besitzen ein zusätzliches Strukturprotein. **Klin. Bedeutung:** P. führt beim natürlichen immunkompetenten Wirt (Mensch, Affe, Maus) i. d. R. zu klin. inapparenten, persistierenden Inf.; nach experimenteller Induktion bei Versuchstieren (Hamster, Nachtaffe) können Polyomaviren Sarkome, Karzinome u. Gliome verursachen (z. B. **Polyomavirus** der Maus, **SV40-Virus** des Rhesusaffen); das SV40-Virus (engl. Simian-Virus) wurde in den 50er u. 60er Jahren über kontaminierte Polio- u. Adenovirusimpfstoffe (Impfstoffgewinnung aus Affennierenzellkulturen) auf Menschen übertragen; es existieren fragliche Hinweise auf Tumorentwicklung beim Menschen durch SV40-Virus (Pleuramesotheliome, ZNS-Tumoren). **BK-Virus** u. **JC-Virus** (entspr. den Initialen der Pat., bei denen sie zuerst isoliert wurden) persistieren vorwiegend im Nierengewebe des Menschen. BK- u. JC-Virusinfektionen sind weltweit verbreitet u. erfolgen bereits in der Kindheit, klin. Symptome bleiben i. d. R. aus; sehr selten führt JC-Virus-Reaktivierung (z. B. bei AIDS-Patienten) zur progressiven multifokalen Leukenzephalopathie* u. BK-Virus-Reaktivierung (z. B. bei Nierentransplantierten) zur Zystitis u. Ureterstenose.

Poly|opie (↑; Op-*) *f*: (engl.) *polyopia*; monokulares Mehrfachsehen, meist Doppelt- od. Dreifachsehen bei beginnender Katarakt* od. Okzipitalhirnläsion.

Polyosen *fpl*: Hemizellulosen*.

Polyp (gr. πολύπους Vielfüßler, Tintenfisch) *m*: (engl.) *polyp*; Bez. für eine Schleimhautvorwölbung in das Lumen eines Hohlorgans ungeachtet ihres histol. Aufbaus od. ihrer Dignität. **Einteilung: 1.** nach Wuchsform: gestielte, breitbasige u. taillierte P.; **2.** entspr. Histol.: epitheliale (Adenom*, Karzinom*) u. mesenchymale P. (Lipom, Leiomyom, Fibrom, Neurinom, Leiomyosarkom); **Lok.: 1.** kolorektal: Häufigkeitsverteilung: s. Abb. 1; Einteilung nach WHO in neoplast. (70 %) u. nichtneoplast. (30 %) Formen (s. Tab.); mehr als 99 % der

Polypapilloma tropicum

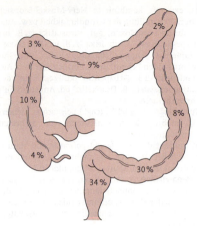

Polyp Abb. 1: Häufigkeitsverteilung kolorektaler Polypen

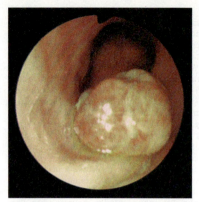

Polyp Abb. 2: maligner Magenpolyp; Gastroskopie [23]

Polyp
WHO-Klassifikation kolorektaler Polypen

neoplastische Polypen
  Adenom
  polypöses Karzinom
  Karzinoidtumor
  nichtepitheliale Tumoren (Lipom, Leiomyom, Hämangiom, Lymphangiom u. a.)

nichtneoplastische Polypen
  Peutz-Jeghers-Polyp
  juveniler Polyp
  hyperplastischer Polyp
  benigner lymphoider Polyp
  entzündlicher Polyp

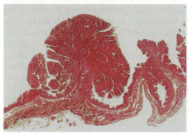

Polyp Abb. 3: histol. Präparat eines Dickdarmschleimhautpolypen (Großflächenschnitt) mit guter Zell- u. Strukturdifferenzierung u. ausschließlich exophytischem Wachstum [142]

benignen neoplast. kolorektalen P. sind epithelialen Ursprungs (Adenome) u. können je nach histol. Eigenschaften u. Größe in unterschiedl. Maß entarten (Malignitätsrate 0–70 %; s. Adenom-Karzinom-Sequenz); seltenes Vork. genet. bedingter P. bei adenomatöser Polyposis* des Colons u. a. (s. Polyposis intestinalis); **2.** anal (s. Analpolyp); **3.** Magen (s. Abb. 2): in ca. 20 % neoplast. (je 50 % Adenome* u. Adenokarzinome*); nichtneoplast. Magenpolypen meist aus Korpusdrüsenzysten od. hyperplastischen P.; **4.** Gallenblase (s. Gallenblasenpolyp); **5.** HNO: Choanalpolyp*, Polyposis* nasi et sinuum, Kehlkopfpolyp*, Gehörgangpolyp*; **6.** urogenital: s. Korpuspolyp, Zervixpolyp, Plazentarpolyp, Vaginalpolyp, Harnröhrenpolyp; **7.** selten kardial (s. Herzpolyp); **Sympt.:** je nach Lok.; bei größeren P. (>1 cm) gelegentl. Blutung, bei villösen Adenomen Schleimabgang; **Diagn.:** je nach Lok. (v. a. Endoskopie, Ultraschalldiagnostik); **Ther.:** (endoskop.) Abtragung mit histol. Untersuchung (s. Abb. 3). Vgl. Vegetationen, adenoide.
Poly|papilloma tropicum (Poly-*; Papilla*; -om*) *n*: Frambösie*.

Poly|pathie (↑; -pathie*) *f*: Multimorbidität*.
Polyp-cancer-Sequenz (Polyp*; Cancer-*; Sequenz*) *f*: s. Adenom-Karzinom-Sequenz.
Polyp|ek|tomie, endo|skopische (Polyp*; Ektomie*) *f*: (engl.) *endoscopic polypectomy*; Abtragung eines Polypen meist im Magen-Darm-Trakt mit dem Endoskop*, an dessen Spitze sich eine ausfahrbare Diathermieschlinge befindet.
Poly|peptide (Poly-*; gr. πεπτός gekocht, gar) *n pl*: s. Peptide.
Poly|peptid|hormone (↑; ↑; Horm-*) *n pl*: s. Hormone.
Poly|peptid, pan|kreatisches (↑; ↑) *n*: (engl.) *pancreatic polypeptide*; Abk. PP; Polypeptid aus 36 Aminosäuren, das im Pankreas in sog. PP-reichen Langerhans*-Inseln synthetisiert wird; **Wirkung:** hemmt Hydrogencarbonat- u. Enzymsekretion des exokrinen Pankreas; Basalspiegel bei chron. Pankreatitis vermindert, bei Diabetes mellitus Typ 1 u. neuroendokrinen Tumoren unregelmäßig erhöht. Vgl. Hormone, gastrointestinale.
Poly|peptid, vaso|aktives in|testinales (↑; ↑) *n*: s. VIP.
Poly|phänie (↑; gr. φαίνεσθαι erscheinen, sich zeigen) *f*: Pleiotropie*.
Poly|phy|odontie (↑; gr. φύειν hervorbringen; Odont-*) *f*: (engl.) *polyphyodonty*; Gebissentwicklung mit mehr als 2 Zahnwechseln; **Vork.:** bei nie-

Polyposis intestinalis
Erkrankungen mit multiplen Polypen im Magen-Darm-Trakt

Erkrankung (Histologie)	Lokalisation	zusätzliche Symptome	Entartungsrisiko
neoplastische Polypen			
FAP (adenomatöse Polypen)	Colon, Rektum	keine	70–100 %
Turcot-Syndrom (adenomatöse Polypen)	Colon, Rektum	Tumoren des ZNS	ca. 70 %
Gardner-Syndrom (adenomatöse Polypen)	Colon, Rektum	Osteome (Schädel), Dermoidzysten, Atherome, Leiomyome, Fibrome	≤85 %
nichtneoplastische Polypen			
Peutz-Jeghers-Syndrom (Hamartome)	Dünndarm (v. a. Ileum)	Hyperpigmentation an Mundschleimhaut und Gesicht	relativ gering
Cronkhite-Canada-Syndrom (juvenile und evtl. adenomatöse Polypen)	Magen, Dünndarm (v. a. Jejunum)	Alopezie, Hyperpigmentation an Rumpf und Armen, Nageldystrophie, Hypotrichose	gering
juveniles Polyposissyndrom	Magen, Dünndarm, Rektum	keine	erhöht
Blue-rubber-bleb-nevus-Syndrom (Hämangiome)	gesamter Intestinaltrakt	Hämangiome an Haut, inneren Organen und Muskulatur	?
Cowden-Syndrom	gesamter Intestinaltrakt	Hamartome	gering

deren Wirbeltieren. Vgl. Diphyodontie, Monophyodontie.

Poly|ploidie (↑; -ploid*) *f*: (engl.) *polyploidy*; numerische Chromosomenaberration* mit einer Vervielfältigung des gesamten Chromosomensatzes über die normale (diploide) Anzahl hinaus (3n, 4n usw.); geradzahlige Vervielfältigung des Chromosomensatzes wird als **Orthoploidie**, ungeradzahlige als **Anorthoploidie** bezeichnet; bei Pflanzen häufig, bei Tieren nur in Verbindung mit Parthenogenese* möglich. Vgl. Ploidiegrad.

Polyposis (↑; ↑) *f*: (engl.) *polyposis*; Vork. zahlreicher Polypen, z. B. P. uteri, P. ventriculi, P. intestinalis. Vgl. Polyp; Polyposis intestinalis.

Polyp|osis des Colons, adenomatöse (Polyp*; -osis*) *f*: auch Adenomatosis coli; s. FAP.

Polyposis in|testinalis (↑; ↑) *f*: (engl.) *intestinal polyposis*; Vorhandensein von multiplen (>100) Polypen* im Magen-Darm-Trakt, die erbl. od. spontan auftreten können; Unterscheidung in neoplastische P. i. mit hoher Entartungstendenz (s. Adenom-Karzinom-Sequenz) u. nichtneoplastische P. i. (s. Tab.); **Sympt.:** evtl. Blutung, Diarrhö od. Obstipation, abdominale Schmerzen, Malabsorption; **Diagn.:** Endoskopie u. Abtragung einzelner Polypen zur histol. Untersuchung, röntg. Magen-Darm-Passage (Doppelkontrastmethode); **Ther.:** bei neoplast. Polypen frühzeitige Untersuchung potenziell betroffener Familienmitglieder u. rechtzeitige Proktokolektomie; **DD:** multiple Polypen bei Colitis* ulcerosa u. Enteritis* regionalis Crohn.

Polyposis juvenilis (↑; ↑) *f*: juveniles Polyposissyndrom*.

Polyposis nasi et sinuum (↑; ↑) *f*: meist beidseitige Schleimhautproliferation u. -protrusion in den Nasennebenhöhlen (v. a. Siebbein) u. Ausführungsgängen zur Nase; durch die Abflussbehinderung aus den Nasennebenhöhlen wird die Entstehung einer chron.-rezidivierenden Sinusitis* begünstigt; die Entstehung von Choanalpolypen* aus solitären Polypen aus Siebbein od. Kieferhöhle ist mögl.; **Vork.:** v. a. bei Erwachsenen nach dem 30. Lj. (m : w = 2 : 1); bei Kindern als Woakes*-Syndrom; **Urs.:** u. a. Allergie vom Soforttyp, eosinophile Pilzsinusitis, chron. Entzündung (Rhinitis, Sinusitis), analgetikabedingte Atemwegerkrankung (Samter*-Syndrom); bei P. n. im Kindesalter: zystische Fibrose*, Ziliendyskinesie*; **Lok.:** meist mittlerer Nasengang, Siebbein od. Kieferhöhle; **Klin.:** Kopfschmerz, Behinderung der Nasenatmung, Rhinolalia clausa (s. Rhinolalie), Riechstörung*; **Diagn.:** Rhinoskopie, Rö. der Nasennebenhöhlen, CT; **Ther.:** chir. Entfernen unter Einbeziehung der Ursprungsgebiete mit Erweiterung der blockierten Ostien der Nasennebenhöhlen (s. Nasennebenhöhlenoperation); bei kleinen Polypen od. Restzuständen nach Op. topisch wirksame Glukokortikoide als Dosieraerosol (z. B. Mometason, Fluticasonid); **DD:** Meningoenzephalozele des Nasendachs, Nasentumoren. Vgl. Kartagener-Syndrom.

Polyposis|syn|drom, juveniles (↑; ↑) *n*: (engl.) *juvenile polyposis*; Abk. JPS; syn. Polyposis juvenilis; autosomal-dominant erbl. Erkr. mit Auftreten von 3 od. mehr juvenilen Polypen im Colon od. Magen-Darm-Trakt mit rezidiv. Blutungen, abdominalen Koliken u. Invaginationen, Anal- od. Rektumprolaps; Beginn im Kindesalter; Malignitätsrisiko erhöht; **Ätiol.:** versch. Mutationen bekannt, z. B. Mutation im SMAD4- (Genlocus 18q21.1) u. BMP1A-Gen (Genlocus 10q22.3); vgl. Polyposis intestinalis.

Poly|radikulitis (↑; lat. radicula kleine Wurzel; -itis*) *f*: (engl.) *polyradiculitis*; syn. Polyradikuloneuritis; Polyneuritis* der Wurzeln der Spinalnerven; Vork. z. B. bei Diphtherie*, Syphilis* od. idiopathisch (s. Guillain-Barré-Syndrom).

Poly|ribo|somen (↑; Soma*) *n pl*: (engl.) *polyribosomes*; kurz Polysomen; strukturelle Einheit der Proteinbiosynthese* aus mehreren bis vielen Ribosomen*, die im Abstand von 60–90 Nukleotiden mit einem mRNA-Strang assoziiert sind; entstehen unter Beteiligung des Initiationsfaktors IF 3.

Poly|saccharide (↑) *n pl*: (engl.) *polysaccharides, glycans*; syn. Glykane; hochmolekulare, linear od. verzweigtkettige Kohlenhydrate* aus >10 Monosacchariden*; i. w. S. auch der Heterooligo- od. -polysaccharidteil von z. B. Glykosiden*, Glykoproteinen*, Glykolipiden*; **Einteilung: 1.** nach Struktur: **a) Homoglykane**; Aufbau aus gleichartigen Monosaccharidmonomeren (z. B. Zellulose, Stärke u. Glykogen zu Glukose, Inulin zu Fruktose); **b) Heteroglykane**; Aufbau aus verschiedenartigen Mono- od. Oligosaccharidbausteinen (z. B. Hyaluronsäure*, Heparin u. a. Glykosaminoglykane, Hemizellulose B); **2.** nach Funktion: **a)** Strukturpolysaccharide (z. B. Zellulose, Chitin); **b)** wasserbindende P. (z. B. Glykosaminoglykane*); **c)** Reservepolysaccharide (z. B. Inulin, Stärke, Glykogen).

Poly|saccharid|osen (↑; -osis*) *f pl*: (engl.) *polysaccharidoses*; Störungen im Kohlenhydratstoffwechsel* mit defektem Auf- od. Abbau von Polysacchariden u. konsekutiver Speicherung von Polysacchariden in Organen u./od. vermehrter Ausscheidung mit dem Urin; z. B. Glykogenosen*.

Poly|serositis (↑; Sero-*; -itis*) *f*: (engl.) *polyserositis*; gleichzeitige Entz. mehrerer od. aller seröser Häute, z. B. Perikarditis, Pleuritis u. Peritonitis (oft auch der Leberkapsel); **Vork.:** bei Erkrankungen* des rheumatischen Formenkreises, systemischem Lupus* erythematodes u. Urämie*.

Poly|serositis, familiäre re|kurrierende (↑; ↑; ↑) *f*: familiäres Mittelmeerfieber*.

Poly|sialie (↑; Sial-*) *f*: (engl.) *polysialia*; vermehrter Speichelfluss; s. Ptyalismus.

Poly|skler|adenitis (↑; Skler-*; Aden-*; -itis*) *f*: (engl.) *polyscleradenitis*; harte Schwellung vieler Lymphknoten; bes. bei Frühsyphilis (s. Syphilis).

Poly|somen (↑; Soma*) *n pl*: s. Polyribosomen.

Poly|somie (↑; ↑) *f*: (engl.) *polysomy*; Auftreten mehrerer homologer Chromosomen anstelle des normalerweise vorhandenen Paares, z. B. Trisomie*.

Poly|somno|graphie (↑; lat. somnus Schlaf; -graphie*) *f*: (engl.) *polysomnography*; kontinuierliche Aufzeichnung versch. elektrophysiol. Parameter (v. a. mit EEG, Kinn-EMG, EOG) zur Registrierung von Schlafstadien (s. Schlaf) über die Nacht, meist kombiniert mit der Aufzeichnung von Atemfluss an Nase u. Mund, Atemexkursionen von Thorax u. Abdomen, Schnarchgeräuschen, O_2-Sättigung (Pulsoximetrie), EKG, Körperlage, EMG der Tibialis-anterior-Muskulatur (sog. kardiorespiratorische P.) u. simultaner Infrarot-Videoaufnahme; gibt u. a. Aufschluss über Schlafkontinuität (Gesamtrelation zwischen Schlaf u. Wachheit, Zahl u. Verteilung der Schlafunterbrechungen, Schlaflatenz (die bis zum Einschlafen benötigte Zeitdauer; s. MSLT), Schlafeffizienz (prozentuales Verhältnis von schlafend u. insgesamt im Bett verbrachter Zeit), Schlafarchitektur (zeitl. u. qual. Verteilung der versch. Schlafstadien) sowie Atmung u. Beinbewegungen während des Schlafs. **Anw.:** bei Schlafstörung*, Schlafapnoesyndrom*.

poly|spikes and waves (engl. ↑; spike Spitze; wave Welle): s. EEG; s. Epilepsie (Tab. 1 dort).

Poly|thelie (↑; gr. θηλή Brustwarze) *f*: (engl.) *polythelia*; kongenitale Anomalie (Atavismus*) mit Vorhandensein überzähliger Brustwarzen ohne darunterliegendes Drüsenparenchym im Bereich der (beidseitigen) Milchleiste* od. auch etwas weiter außerhalb; **Vork.:** bei 1 % aller Neugeborenen, meist links; Ausschluss von Nierenanomalien durch Ultraschalldiagnostik erforderlich. Vgl. Mamma, aberrierende; Syndrom, mammorenales.

poly|top (↑; gr. τόπος Ort): (engl.) *polytopic*; an mehreren Stellen (des Körpers) vorkommend.

Poly|trauma (↑; Trauma*) *n*: (engl.) *polytrauma*; lebensbedrohl. Mehrfachverletzung; gleichzeitig entstandene Verletzung mehrerer Körperregionen od. Organsysteme, wobei wenigstens eine Verletzung od. die Komb. mehrerer lebensbedrohl. ist u. die Verletzungsschwere nach dem Injury* Severity Score (Abk. ISS) mit ≥16 Punkten bewertet wird;

klinischer Notfall

Urs.: in Industrieländern v. a. Verkehrsunfall; **Klin.:** meist Komb. von Schädelhirntrauma*, Thoraxtrauma*, stumpfem Abdominaltrauma* u. Extremitätentrauma*; **Kompl.:** system. Funktionsstörungen durch P.; v. a. Infektion, SIRS, Sepsis, Hypovolämie, Gewebehypoxie, Schock, Postaggressionssyndrom* u. Schädigung u. ggf. Ausfall primär nicht traumatisierter Organsysteme i. S. des Multiorganversagens*; Crush*-Syndrom; **Diagn.: 1.** präklin. u. a. Beurteilung der Vitalfunktionen* (einschließl. Glasgow* Coma Scale) u. Primärerfassung der einzelnen Verletzungen unter Monitoring* (mind. Blutdruck, EKG u. Pulsoxymetrie); **2.** klin. (primär im sog. Schockraum*; cave: Zeitverlust): körperl. u. apparative Untersuchung mit Sonographie (intraabdominale u. -thorakale Blutung) u. Röntgenaufnahmen (a.-p. von Thorax, Becken, ggf. HWS, Extremitäten); möglichst frühzeitiger Einsatz der Ganzkörper-Spiral-CT bei klin. ausreichend stabilen Pat.; laborchem.: v. a. Blutgruppenbestimmung u. Kreuzprobe, Hämoglobinkonzentration im Blut (Blutbild*), Elektrolytkonzentration im Serum u. Gerinnungsdiagnostik sowie art. BGA (u. zentralvenöse Sauerstoffsättigung* zur Berechnung der peripheren Sauerstoffutilisation über die arteriovenöse Sauerstoffdifferenz); **Klassifikation** der Verletzungen (nach primärer Diagn. im Schockraum) durch unterschiedl. (kombinierte) Scores, meist ISS; **Ther.: 1.** Sofortmaßnahmen zur Sicherung der Vitalfunktionen (ggf. Reanimation*, Abb. dort) sowie lebensrettende Erstmaßnahmen je nach Klin. entspr. ATLS*; **a)** Sauerstoffgabe*, ggf. Intubation* (Blitzeinleitung*) u. Beatmung*; ggf. Thoraxdrainage*; **b)** Kreislaufstabilisierung (vgl. Schock) neben Blutstillung* (primär z. B. mit Kompressionsverband) v. a. durch Volumenersatztherapie (bei hochgradiger Hypovolämie evtl. small* volume resuscitation); cave: Verstärkung lebensbedrohl. Blutungen, daher ggf. bis zur op. Blutungsstillung restriktiv mit permissiver art. Hypotonie (MAP >50 mmHg) unter Sicherung der Oxygenierung u. Schocklagerung; **c)** Stabilisierung durch spez. Lagerung* u. Hilfsmittel je nach Klin., z. B. Vakuummatratze od. pelvic sheeting (Beckengurt) bei Verletzung des Beckens, langer Röhrenknochen od. der Wirbelsäule; cave: bei präklin. nicht beherrschbarem Zustand unverzügl. Transport in die Klinik (sog. load and go); **d)** Bluttransfusion* u. sofortige op. Versorgung lebensbedrohl. Verletzungen (z. B. Blutung aus großen Gefäßen) nach dem Prinzip des damage* control; **e)** ggf. pharmak. Proph. (Tetanusimmunisierung, Antibiotika); **2.** weitere Maßnahmen (Op.) entspr. ihrer Dringlichkeit u. Zustand des Patienten (AIS, ISS) gleichzeitig od. schrittweise erst nach jeweiliger Stabilisierung der Organ- u. Systemfunktionen unter Anw. der Intensivmedizin*; **Progn.:** abhängig von Verletzungsschwere, Vorerkrankung u. a. Faktoren; rechnerische Überlebenswahrscheinlichkeit: s. Trauma and Injury Severity Score. Vgl. Barytrauma.

Poly|trichie (↑; Trich-*) *f*: Hypertrichose*.
Poly|urie (↑; Ur-*) *f*: (engl.) *polyuria*; pathol. erhöhtes Harnvolumen (>2 ml/min, >2800 ml/24 h); **Vork.:** z. B. bei Diabetes* insipidus, Diabetes* mellitus, Niereninsuffizienz*, Hyperkalzämiesyndrom (s. Hyperkalzämie). Vgl. Pollakisurie; Nykturie; Oligurie; Anurie; Polydipsie.
Poly|vidon (INNv) *n*: Povidon*.
Poly|vidon-Iod (INN) *n*: Povidon*-Iod.
Poly|vinyl|chlorid *n*: Abk. PVC; polymeres Vinylchlorid*.
Poly|zyt|hämie (Poly-*; Zyt-*; -ämie*) *f*: s. Polycythaemia vera; Polyglobulie.
Poly|zyt|hämie, sekundäre (↑; ↑; ↑) *f*: (engl.) *secondary polycythemia*; Form der Polyglobulie* inf. verminderter Sauerstoffversorgung des Gewebes.
POMC: Abk. für **P**ro**o**pio**m**elano**c**ortin*.
Pomeranzen|schale: (engl.) *bitter orange peel*; Aurantii amari epicarpium et mesocarpium; äußere Schicht der Fruchtwand von Citrus aurantium (Bitterorange), die ätherisches Öl mit (+)-Limonen, Cumarin u. Bitterstoffe enthält; **Verw.:** bei Appetitlosigkeit u. dyspept. Beschwerden; **NW:** selten Photosensibilisierung.
Pompe-Krankheit (Johannes C. P., Pathol., Amsterdam, 1901–1945): syn. Glykogenose Typ II a; s. Glykogenosen (Tab. dort).
Pom|pholyx (gr. πομφόλυξ Blase, Wasserblase) *f*: Dyshidrose.
Pomum Adami (lat. Adamsapfel) *n*: Adamsapfel*.
Ponçage (franz. das Schleifen) *f*: s. Dermabrasion.
Ponçet-Krankheit (Antonin P., Chir., Lyon, 1849–1913): (engl.) *Ponçet's disease*; veraltet Rheumatismus tuberculosus; erworbene Arthritis* bei Tuberkulose*; **Klin.:** polyartikulärer Befall bes. an Händen u. Füßen; Verschwinden der Sympt. während der Ther. mit Antituberkulotika.
Pons (lat.) *m*: (engl.) *pons*; Brücke; zum Hirnstamm* gehörender Teil des Gehirns* (Teil des Metencephalons) oberh. der Medulla* oblongata; **Anat.:** ventraler Teil (Pars basilaris): aufgebaut aus kreuzenden Fasern (Fibrae pontis transversae), den Brückenkernen (Nuclei pontis: Umschaltstationen), der Großhirn-Brücken-Kleinhirn-Bahn, dem Brückenabschnitt der Pyramidenbahn; dorsaler Teil (Tegmentum pontis, Brückenhaube): vorderer Abschnitt der Rautengrube, enthält neben Hirnnervenkernen versch. Bahnen: z. B. Schleifenbahnen, Fasciculus* longitudinalis medialis u. Fasciculus* longitudinalis dorsalis u. den Brückenteil der Formatio reticularis.

Ponseti-Methode (Ignacio P., Orthop., geb. 1915) *f*: (engl.) *Ponseti method*; Verf. zur Klumpfußbehandlung mit schrittweiser Redression der Einzelkomponenten u. Retention mit Redressionsgipsen, ggf. später op. perkutane Achillotenotomie u. langfristige Nachbehandlung mit Dennis-Brown-Schienen; **Ind.:** angeb. Pes* equinovarus.
Pons|syn|drome (↑) *n pl*: s. Hirnstammsyndrome (Tab. dort).
Pontiac-Fieber: (engl.) *Pontiac fever*; erstmals in Pontiac (USA) vorgekommene Form der Legionärskrankheit* mit grippalen Sympt. (Fieber, Kopf- u. Muskelschmerzen, keine Pneumonie).
PONV: Abk. für (engl.) *postoperative nausea and vomiting*; postoperative Übelkeit u. Erbrechen als Kompl. der Anästhesie*; **Häufigkeit:** Inzidenz insgesamt 20–30 %, deutl. höher bei Kindern ≥3. Lj.; **Vork.:** v. a. Narkose* bei Frauen, Nichtrauchern, positive Anamnese für PONV od. Kinetose sowie bei Anw. von Inhalationsanästhetika* (Häufigkeit zunehmend mit Applikationsdauer) u. Opioiden (postoperativ, bes. PCA*); seltener nach lokalen Anästhesieformen (meist zentrale Leitungsanästhesie*); **Proph.:** bei entspr. Risiko (s. Vork.); **1.** Reduktion vermeidbarer Risikofaktoren: z. B. Lokalanästhesie od. TIVA*; **2.** i. v. Antiemetika* kurz vor bzw. zu Beginn der Narkose: z. B. Ondansetron mit Dexamethason. Vgl. Aspiration.
Pool|plasma (engl. pool Pfütze, Teich, Ansammlung; -plasma*) *n*: (engl.) *pooled plasma*; Bez. für Mischplasma von versch. Blutspendern.
Popliteal|punkt (lat. poples Kniekehle): s. Valleix-Punkte (Abb. dort).
Popliteal|zyste (↑; Kyst-*) *f*: s. Baker-Zyste.
Poppers *n*: (engl.) *poppers*; s. Amylnitrit.
Population (lat. populus Volk) *f*: (engl.) *population*; (statist.) Bez. für die Gesamtheit von Individuen, die sich hinsichtl. bestimmter Kriterien gleichen; **Formen: 1.** Zielpopulation (syn. Grundgesamtheit): Gesamtheit der Individuen od. Objekte, über die in einer Studie Aussagen getroffen werden sollen; Zielpopulationen sind meist so groß, dass anstelle einer Vollerhebung eine Stichprobenerhebung (s. Stichprobe) durchgeführt wird. **2.** Studienpopulation: Gesamtheit aller für eine Studie gezogenen Stichproben*. Vgl. Bias.
Pore (gr. πόρος Öffnung, Loch): Loch, Öffnung.
Por|en|zephalie (↑; Enkephal-*) *f*: (engl.) *porencephaly*; angeborener od. erworbener Defekt der Hirnsubstanz mit Lückenbildung u. kraterförmiger Einziehung der Gehirnoberfläche, die in der Tiefe mit dem Ventrikelraum kommunizieren kann; als **Pseudoporenzephalie** werden zystische Substanzdefekte (ohne Verbindung zum Ventrikelraum) inf. Narbenschrumpfung bezeichnet. **Urs.:** Kreislaufstörungen in der Embryonalzeit, Geburtstrauma, Valproinsäureintoxikation, Enzephalitis, Meningitis. Vgl. Hydranenzephalie, Hirnschaden, frühkindlicher.
Porfimer *n*: (engl.) *porfimer*; Polyporphyrin-Oligomer; Photosensibilisator zur i. v. Anw., der inf. spezif. Lichtaktivierung die Bildung von zellschä-

digenden Radikalen durch Bildung von Singulett-Sauerstoff auslöst (vgl. Verteprofin); Zytostatikum*; **Ind.:** 1. kurative photodynamische Therapie* von Pat. mit histol. gesicherten nichtkleinzelligen, endobronchialen Frühkarzinomen, die einer chir. od. radiotherap. Therapie nicht zugängl. sind (vgl. Bronchialkarzinom); 2. Barrett*-Ösophagus; **Kontraind.:** schwere Nieren- u. Leberfunktionsstörung, Porphyrie, frühere Chemo- od. photodynam. Therapie, Ösophagus- od. Magenvarizen, Ösophagusulkus (Durchmesser >1 cm), tracheoösophageale od. bronchoösophageale Fistel, Erosion eines großen Blutgefäßes (Risiko für massive, ggf. letale Blutung); **UAW:** Lichtempfindlichkeit, Dyspnoe, Hämoptyse, Husten, Fieber, Dehydration, Ösophagusstenose, Erbrechen, Dysphagie, Obstipation, Brechreiz.

Porio|manie (gr. πορεία Reise; -manie*) *f*: (engl.) *poriomania*; syn. Dromomanie, Wanderdrang; Bez. für impulsives, unvermittelt auftretendes Weglaufen od. Umherirren; **Vork.:** z. B. bei Kindern in Konfliktsituationen, bei Depression, Epilepsie od. als Zwangshandlung. Vgl. Akathisie, Fugue, dissoziative.

Poro|cephalus (gr. πόρος Öffnung, Loch; Keph-*) *m:* Armillifer*.

Poro|keratose (↑; Kerat-*; -osis*) *f*: (engl.) *porokeratosis*; Bez. für klin. unterschiedliche, angeb. od. erworbene Hauterkrankungen mit einheitl. histol. Bild (umschriebene Parakeratose* mit sog. kornoider Lamelle, fehlendes Stratum granulosum); **Klin.:** rundl., atroph. Herde, mit peripherem, aus einer Schuppenkrause bestehendem Wall; **Einteilung:** 1. klass. P. (syn. Porokeratosis* Mibelli): sehr selten, Beginn in Kindheit; wenige große Herde an Extremitäten, langsam progredient; 2. disseminierte aktin. P.: Beginn im Erwachsenenalter; multiple kleine Herde an lichtexponierter Haut; 3. **lineare P.:** zosterartige, den Blaschko-Linien folgende Anordnung; evtl. nur auf einer Körperhälfte (P. unilateralis); 4. **P. palmoplantaris et disseminata:** symmetr. verteilte, konfluierende, hyperkeratot. Papeln zuerst auf Handflächen u. Fußsohlen, später auch an Extremitäten u. Stamm; **Ther.:** Exzision störender Herde; Kryotherapie; **Progn.:** keine Spontanheilung.

Poro|keratosis dis|seminata act|nica super|ficialis (↑; ↑; ↑) *f*: (engl.) *disseminated superficial actinic porokeratosis*; verruciforme Papeln u. polyzyklische Ringformen bes. an lichtexponierten Stellen; s. Porokeratose.

Poro|keratosis Mibelli (↑; ↑; ↑) *f*: (engl.) *porokeratosis*; Mibelli-Krankheit; autosomal-dominant vererbte, seltene Verhornungsstörung der Epidermis mit sich zentrifugal ausbreitenden unregelmäßigen, girlandenförmigen, in der Mitte leicht atrophischen Flecken mit hornartigem Randwall; Übergang in ein Plattenepithelkarzinom* möglich. Vgl. Porokeratose.

Porom, ek|krines (↑; -om*) *n*: (engl.) *eccrine poroma*; bis 3 cm große, rote, feste, benigne, von den intraepidermalen Schweißdrüsengängen ausgehende Geschwulst mit Lok. meist an der Fußsohle; **Vork.:** meist im 6.–8. Lebensjahrzehnt.

Porose (↑; -osis*) *f*: 1. (engl.) *porosis*; Höhlenbildung in Organen (z. B. Porenzephalie*); 2. Knochenrarefizierung (s. Osteoporose).

Poro|zephalose (↑; Keph-*; -osis*) *f*: (engl.) *porocephalosis*; syn. afrikanische Pentastomiasis; in Europa nicht vorkommendes Krankheitsbild durch Infektion mit Armillifer*; **Übertragung:** über Trinkwasser- u. Nahrungsmittelverunreinigungen mit den Eiern; Larve schlüpft im Dünndarm, besiedelt Leber, Niere, Milz u. a. Organe u. stirbt dort ab. **Sympt.:** gelegentl. bei massivem Befall abdominale Beschwerden; **Diagn.:** röntg. Darstellung sichelförmiger Kalkringe (verkalkte Granulome um den toten Parasiten).

Porphin *n*: (engl.) *porphin*; $C_{20}H_{14}N_4$; nicht substituierter Grundkörper der Porphyrine*, bestehend aus 4 über Methinbrücken miteinander verbundenen Pyrrolringen.

Porpho|bilino|gen *n*: (engl.) *porphobilinogen*; Abk. PBG; Vorstufe in der Biosynthese der Porphyrine*, die durch Kondensation von 2 Molekülen Deltaaminolävulinsäure entsteht; vermehrtes Vork. im Harn v. a. bei akuter intermittierender hepatischer Porphyrie u. Blei-Intoxikation.

Porphyrie (gr. πορφύρα Purpur) *f*: (engl.) *porphyria*; angeborene od. erworbene Störung der Biosynthese von Häm* mit Überproduktion, Akkumulation od. vermehrter Exkretion von Porphyrinen* od. deren Vorstufen; **Formen:** erythropoetische Porphyrie*, erythropoetische Protoporphyrie*, hepatische Porphyrie*; s. Tab.

Porphyrie, erythro|hepatische (↑) *f*: erythropoetische Protoporphyrie*.

Porphyrie, erythro|poetische (↑) *f*: (engl.) *erythropoietic porphyria*; syn. Günther-Krankheit; seltene, autosomal-rezessiv erbl. Störung der Biosynthese von Häm (Genlocus 10q25.2-q26.3), die auf einer Störung der Uroporphyrinogen-III-Cosynthetase beruht u. zu einer Überproduktion von Uroporphyrin I (statt III) u. Koproporphyrin führt; **Sympt. u. Diagn.:** s. Porphyrie (Tab. dort); **Ther.:** Lichtexposition meiden, Colestyramin* od. Aktivkohle* oral, Bluttransfusionen, Hämatininfusionen; Splenektomie bei hämolytischer Anämie; **Progn.:** ungünstig.

Porphyrie, hepatische (↑) *f*: (engl.) *hepatic porphyria*; Störung der Biosynthese von Häm*, v. a. in den Parenchymzellen der Leber; **Formen:** 1. primäre h. P. (angeboren): a) **akute intermittierende Porphyrie** (engl. acute intermittent porphyria): schwere (z. T. lebensbedrohliche, autosomal-dominant erbl. Erkr. (Genlocus 11q23.3) mit Defekt der Uroporphyrinogen-I-Synthetase u. vermehrter Bildung von Deltaaminolävulinsäure u. Porphobilinogen*; **Sympt.:** Bauchschmerzen (häufig ohne abdominale Abwehrspannung), Polyneuropathie mit Lähmungen u. Sensibilitätsstörungen, Bewusstseinsstörung bei Beteiligung des ZNS, zerebrale Anfälle, evtl. Psychose; Sympt. treten in unregelmäßigen Abständen mit unterschiedl. Frequenz auf; ggf. prämenstruelle Schübe; akute Attacken können z. B. durch Barbiturate, orale Kontrazeptiva, best. Antiepileptika, Sulfonamide, Alkohol, Infektionen u. a. ausgelöst werden, Tage bis Monate dauern u. sind meist vollständig reversibel. Diagn.: s. Porphyrie (Tab. dort); **Ther.:** Aus-

Porphyrie, hepatische

Porphyrie
Befunde und Ätiologie angeborener Formen

Typ	Klinik	chemische Befunde	Enzymdefekt; Erbgang (Genlocus); Manifestationsalter
erythropoetische Porphyrie	schwere Lichtdermatose, Rotverfärbung der Zähne (Erythrodontie), hämolytische Anämie, Splenomegalie, Hypertrichose	Uroporphyrin und Koproporphyrin im Urin ↑↑, roter Urin	Uroporphyrinogen-III-Cosynthetase; autosomal-rezessiv (10q25.2-q26.3); frühe Kindheit
erythropoetische Protoporphyrie	leichte Lichtdermatose, selten hämolytische Anämie	Protoporphyrin in Erythrozyten und im Stuhl ↑↑	Ferrochelatase; autosomal-dominant bzw. autosomal-rezessiv (18q21.3); Kindheit
hepatische Porphyrie			
akute intermittierende Porphyrie	akute Abdominalkoliken, neurologische und psychiatrische Symptome, Hypertonie	ALS und PBG im Urin ↑, Watson-Schwarz-Test und Hoesch-Test positiv im akuten Anfall	Uroporphyrinogen-I-Synthetase; autosomal-dominant (11q23.3); meist nach Pubertät
hereditäre Koproporphyrie	Lichtdermatose, neurologische und psychiatrische Symptome	Koproporphyrin ↑↑ im Stuhl und Urin, evtl. ALS und PBG im Urin ↑, Watson-Schwarz-Test und Hoesch-Test positiv	Koproporphyrinogen-Oxidase; autosomal-dominant (3q12); Kindheit und später
Porphyria variegata (gemischte Porphyrie)	leichte Lichtdermatose, evtl. Abdominalkoliken, neurologische und psychiatrische Symptome	Protoporphyrin und Koproporphyrin im Urin und Stuhl ↑, ALS und PBG im Urin nur bei akutem Anfall ↑	Protoporphyrinogen-Oxidase; autosomal-dominant (1q22, 6p21.3); frühes Erwachsenenalter
Porphyria cutanea tarda (chronische hepatische Porphyrie)	Lichtdermatose	Uroporphyrin und Koproporphyrin im Urin ↑, brauner oder roter Urin	Uroporphyrinogen-Decarboxylase; autosomal-dominant (1p34); höheres Erwachsenenalter

↑ erhöht; ↑↑ stark erhöht; ALS: Deltaaminolävulinsäure; PBG: Porphobilinogen

schalten exogener Noxen, Infusion von Glukose bzw. Hämatin; **b) hereditäre Koproporphyrie** (engl. coproporphyria): autosomal-dominant erbl. Erkr. (Genlocus 3q12) mit partiellem Defekt der Koproporphyrinogen-Oxidase u. vermehrter Ausscheidung von Koproporphyrin* III in Urin u. Stuhl; Sympt. u. Diagn.: s. Porphyrie (Tab. dort); **c) Porphyria variegata** (sog. gemischte Porphyrie): autosomal-dominant erbl. Erkr. (Genloci 1q22, 6p21.3) mit Defekt der Protoporphyrinogen-Oxidase, die v. a. bei weißen Südafrikanern vorkommt; Sympt.: wie bei akuter intermittierender Porphyrie (s.o.), zusätzl. Hyperpigmentation der Haut u. Lichtdermatose; Diagn.: s. Porphyrie (Tab. dort); **d) Porphyria cutanea tarda** (sog. chronische h. P.): Erkr., bei der die Aktivität der Uroporphyrinogen-Decarboxylase vermindert ist, tritt häufig in Zus. mit einer Lebererkrankung (z. B. Alkoholkrankheit), bei Östrogentherapie od. bei Hämochromatose* auf. Typ I (syn. sporad. Typ): nur in der Leber verminderte Aktivität der Uroporphyrinogen-Decarboxylase; Ätiol.: autosomal-dominant u. heterogen; Typ II (syn. familiärer Typ, Porphyria cutanea tarda i. e. S.): autosomal-dominant erbl. mit Genlocus 1p34; als weitere

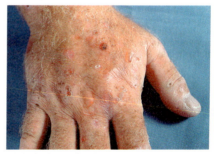

Porphyrie, hepatische Abb. 1: Porphyria cutanea tarda mit Blasen, Erosionen u. Narben auf dem Handrücken

Urs. werden tox. Einflüsse diskutiert; Sympt.: Lichtdermatose mit Beginn im Erwachsenenalter, erhöhte Vulnerabilität der Haut, Blasenbildung (s. Abb. 1 u. 2), Hyperpigmentierung von Haut u. Haaren; ausgelöst z. B. durch Alkohol, Östrogene; Diagn.: s. Porphyrie (Tab. dort); Ther.: ggf. Elimination von Noxen, Alkoholabstinenz, evtl. Chelatbildner, Chloroquin, Aderlass; **2. sekundäre h. P.**

Porphyrine

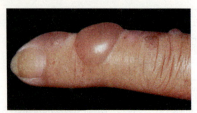

Porphyrie, hepatische Abb. 2: Blasenbildung bei Porphyria cutanea tarda [3]

(erworben): heterogene Gruppe von Porphyrien, z. B. durch Blei*-Intoxikation*; vgl. Porphyrinurie.

Porphyrine (↑) *n pl*: (engl.) *porphyrins*; Verbindungen (cyclische Tetrapyrrole) mit dem Gerüst Porphin* u. versch. substituierten Seitenketten; Metalloporphyrine (z. B. Häm*, Hämin*, Cobalamin*) enthalten komplex gebundene Metallionen (Eisen, Magnesium, Cobalt) sind oft farbig u. prosthetische Gruppe vieler Chromoproteine (z. B. Hämoglobin, Myoglobin, Chlorophyll). Die tier. **Biosynthese** erfolgt v. a. im Knochenmark u. in Leber-Mitochondrien: Succinyl-CoA u. Glycin reagieren unter Decarboxylierung zu Deltaaminolävulinsäure (Abk. ALS). Diese Reaktion katalysiert die Deltaaminolävulinsäure-Synthase, ein Schlüsselenzym, das durch Häm u. Hämin allosterisch gehemmt (negative Rückkopplung) wird. 2 Moleküle ALS kondensieren unter Wasserabspaltung zu Porphobilinogen (Abk. PBG; PBG-Synthase). Der Tetrapyrrolring (Uroporphyrinogen III) entsteht aus 4 Molekülen PBG unter Abspaltung von 4 Molekülen NH_3 (Porphobilinogen-Desaminase). Durch Decarboxylierung entsteht Koproporphyrinogen III, aus dem durch erneute Decarboxylierung u. Dehydrierung Protoporphyrinogen gebildet wird. Weitere Oxidation (Abspaltung von 6 Reduktionsäquivalenten durch eine Oxidase) u. Einbau von Fe^{2+} (Ferrochelatase) führen zu Häm. Der **Abbau** der P. zu Gallenfarbstoffen* erfolgt v. a. in Leber, Knochenmark u. Milz. Störungen des Porphyrinstoffwechsels führen zur Porphyrie*.

Porphyrin|proteine (↑) *f pl*: Hämoproteine*.

Porphyrin|urie (↑; Ur-*) *f*: (engl.) *porphyrinuria*; Ausscheidung von Porphyrinen* (u. deren Vorstufen) im Harn; **Formen:** 1. primäre P. mit Ausscheidung v. a. von Uroporphyrinen bei hepatischer Porphyrie*; 2. sekundäre P. bei chron. Lebererkrankungen, Bluterkrankungen, Eisenstoffwechselstörungen, Intoxikationen (v. a. Blei-Intoxikation), als UAW (z. B. Östrogene, Sulfonamide, Barbiturate); **Diagn.:** roter od. dunkelbrauner Urin, dunkelt bei Stehenlassen nach; unter UV-Licht Rotfluoreszenz nachweisbar, evtl. positiver Hoesch*-Test od. Watson*-Schwartz-Test.

Porphyr|milz (↑): (engl.) *porphyry spleen*; sog. Bauernwurstmilz; vergrößerte Milz mit typ. Schnittfläche bei Hodgkin*-Lymphom.

Porphyro|blasten (↑; Blast-*) *m pl*: s. Porphyrozyten.

Porphyr|opsin (↑; Op-*) *n*: (engl.) *porphyropsin*; Farbstoff in den Stäbchen* der Retina; vgl. Rhodopsin; Photästhesin.

Porphyro|zyten (↑; Zyt-*) *m pl*: (engl.) *porphyrocytes*; syn. Fluoreszyten; Erythrozyten*, die im ultravioletten Licht inf. ihres Gehalts an Protoporphyrin fluoreszieren; normal <1 ‰, vermehrt bei gestörtem Eiseneinbau in das Hämoglobinmolekül (Blei-Intoxikation, erythropoet. Porphyrie, sideroblast. Anämie); kernhaltige Vorstufen im Knochenmark werden als Porphyroblasten bezeichnet.

Port *m*: s. Portkathetersystem.

Porta (lat.) *f*: (engl.); Pforte.

Porta arteriarum (↑) *f*: Austrittsstelle von Aorta u. Truncus pulmonalis an der Kuppel des Herzbeutels.

Porta hepatis (↑) *f*: Leberhilum*.

Porta venarum (↑) *f*: Eintrittspforte der Venen (V. cava inf. u. sup., Vv. pulmonales) in den Herzbeutel.

Portio (lat.) *f*: Teil, Anteil; i. e. S. Portio vaginalis cervicis (bzw. uteri), in die Vagina* hineinragender Teil des Gebärmutterhalses; s. Cervix uteri.

Portio|ad|apter (↑; lat. adaptare angleichen) *m*: (engl.) *vacuum cervical adapter*; flexibles Instrument zur Abdichtung des Zervikalkanals unter Vakuum; **Verw.:** z. B. zur Hysterosalpingographie*, Insemination*, diagn. Menstrualblutgewinnung u. Pertubation*.

Portio|e|rosion (↑; Erosion*) *f*: (engl.) *cervical erosion*; syn. Erosio vera, Erosio simplex; Bez. für einen echten Epitheldefekt an der Portio; unklarer kolposkop. Befund, gilt bei regelmäßigem Verlauf der Kapillaren im freiliegenden Bindegewebe als unverdächtig (traumatisch od. entzündl. bedingt); bei Vorliegen von Gefäßatypien od. evtl. weiteren kolposkop. Auffälligkeiten im Randbereich der Erosion Verdacht auf beginnendes Zervixkarzinom* u. Indikation zur Probeexzision. Vgl. Kolposkopie; Zytodiagnostik.

Portio|kappe (↑): (engl.) *cervical cap*; syn. Okklusivpessar; feste Kunststoffkappe, die zur Kontrazeption* bis zu 2 Std. vor dem Geschlechtsverkehr auf die Portio gesetzt wird (s. Abb.) u. 6–8 Std. danach liegen bleiben muss (nicht baden); Zuverlässigkeit: s. Pearl-Index (Tab. dort); Anw. auch zur künstl. Befruchtung: Sperma enthaltende P. bleibt für 8–10 Std. in situ; heute nur noch selten angewandt. Vgl. Scheidendiaphragma (Abb. dort).

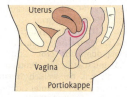

Portiokappe: in korrekter Lage

Portio|konisation (↑; Konus*) *f*: s. Konisation.

Portio major et minor (↑) *f*: Radix sensoria et motoria nervi trigemini; s. Nervus trigeminus.

Portio|polyp (↑; Polyp*) *m*: s. Zervixpolyp.

Portio supra|vaginalis cervicis (↑) *f*: oberh. der Scheide gelegener Abschnitt der Cervix* uteri.

Port|katheter|system *n*: (engl.) *port-catheter system*; subkutan implantierbarer Port (Metall- od. Kunststoffreservoir) mit konnektierter Katheter; ermöglicht wiederholten intravenösen, intraarteriellen, intrathekalen od. intraperitonealen Zugang

Postaggressionssyndrom

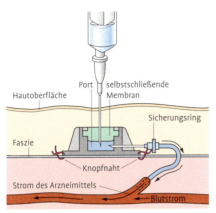

Portkathetersystem: intravasal

(je nach Lok. der Katheterspitze) durch subkutane Punktionen*; **Ind.: 1.** intravasaler P. (s. Abb.); **a) venös:** systemische Chemotherapie bei malignen Tumoren, Schmerztherapie, parenterale Ernährung, Blutentnahmen; Implantation in zentrale Vene (V. jugularis, V. subclavia, V. cephalica unterhalb des Schlüsselbeins); Durchführung in Lokal- od. Allgemeinanästhesie; Venenpunktion u. Katheteranlage nach Seldinger-Methode* od. direkte Venotomie u. Einführen des Portschlauchs in die Vene; Präparation einer Porttasche im Subkutangewebe (meist Fossa infraclavicularis), Annaht an Muskelfaszie (M. pectoralis major) u. Konnektierung mit Portschlauch; Lagekontrolle mit Bildwandler; **b) arteriell:** lokoregionäre Chemotherapie (z. B. über die A. hepatica bei Lebermetastasen); **2. intrathekal** (spinal: peridural, selten subarachnoidal): Schmerztherapie (vgl. Leitungsanästhesie); **3. intraperitoneal:** lokoregionäre Chemotherapie (Peritonealkarzinose), Aszitespunktionen; **Kompl.: 1.** bei Implantation: Fehlpunktion, Hämatom, Wundinfektionen, Wundheilungsstörung; lokalisationsabhängige Kompl., z. B. Pneumothorax bei Implantation in die V. subclavia/V. cephalica; **2.** Spätkomplikationen: Infektion, Sepsis (cave: Anstechen nur unter sterilen Bedingungen mit Spezialkanüle); Thrombosierung (z. B. bei Blutentnahme über den Port; Prophylaxe durch Spülung des Kathetersystems mit NaCl u. ggf. Heparin nach Gebrauch bzw. bei Nichtgebrauch alle 6–12 Wochen); Portdislokation, -explantation od. -diskonnektion; cave: Heparin induzierte Thrombozytopenie durch Heparin-Spülung. Vgl. Rickham-Reservoir.

Porto|graphie (Porta*, -graphie*) *f*: (engl.) *portography*; Röntgenkontrastuntersuchung der Pfortader; meist i. R. einer Splenoportographie*.

Porus (gr. πόρος Loch) *m*: (engl.) *pore*; Öffnung.

Porus acusticus externus, internus (↑) *m*: (engl.) *external acoustic opening*; äußere Öffnung des äußeren Gehörgangs an der Ohrmuschel (s. Ohr, äußeres) bzw. innere Öffnung des inneren Gehörgangs an der Hinterfläche des Felsenbeins.

Porus gustatorius (↑) *m*: syn. Geschmacksporus; s. Geschmacksknospen.

Porus sudori|ferus (↑) *m*: (engl.) *sudoriferous pore*; Schweißpore; Mündung des Ausführungsgangs von Schweißdrüsen* an der Hautoberfläche.

Porzellan|gallen|blase: (engl.) *porcelain gall-bladder*; auch Kalkgalle; durch schollige Verkalkung (Calciumeinlagerung) verdickte u. verhärtete Gallenblasenwand bei chron. Cholezystitis* od. Gallenblasenhydrops* (röntg. nachweisbar).

Posa|conazol (INN) *n*: (engl.) *posaconazole*; Antimykotikum* zur oralen Anw.; Triazolderivat; **Ind.: 1.** Therapie u. Proph. (bei zu längerfristiger Neutropenie führender Chemotherapie od. hämatopoet. Stammzelltransplantation) invasiver Mykosen* bei Erwachsenen; **2.** oropharyngeale Candidose*, wenn ein schwaches Ansprechen auf eine top. Ther. erwartet wird (z. B. bei Pat. mit starker Immunsuppression).

Positions|ef|fekt (lat. positio Stellung, Lage; efficere, effectus hervorbringen) *m*: (engl.) *position effect*; gegenseitige Beeinflussung benachbarter Gene* od. Chromosomensegmente; liegen mehrere dominante Allele* solcher Gene, die die Ausprägung eines best. Merkmals bewirken, auf einem Chromosom des homologen Paares (**cis-Position**), entsteht ein normaler Phänotyp; liegen sie auf beiden Chromosomen verteilt (**trans-Position**), kann es zu Veränderungen des Phänotyps kommen; relevant ist z. B. die Abschwächung der Rhesus-Blutgruppeneigenschaft $Rh_0(D)$ bei Vorliegen des Genotyps Cde/CDe (DD zu D^u). Ausgelöst durch Deletionen* od. Duplikationen* kann es zu Veränderungen in der Chromatinstruktur kommen, die dann wiederum die Aktivität mehrerer Gene in direkter Nachbarschaft od. sogar weiter entfernt auf dem Chromosom liegend beeinflusst.

Positio uteri (↑) *f*: (engl.) *uterine position*; Stellung der Gebärmutter im Beckenraum; mögl. **Abweichungen: 1.** in der Sagittalen **a)** nach vorn (Antepositio); physiol. bei starker Füllung der Rektumampulle, pathol. z. B. bei retrouterinem Tumor; **b)** nach hinten (Retropositio); **2.** seitl. in der Horizontalen (Lateropositio); **3.** in der Vertikalen nach oben (Elevatio uteri) od. unten (Descensus* uteri et vaginae bei Beckenbodeninsuffizienz). Vgl. Uteruslagen.

Positiv|liste: (engl.) *positive list*; im Sozialgesetzbuch* (SGB V § 33a aF) vorgesehene Liste, die den Kreis der in der GKV verordnungsfähige Fertigarzneimittel* festlegen sollte; obsolet seit Streichung des § 33 a SGB V durch das GKV*-Modernisierungsgesetz. Vgl. Negativliste.

Positronen (aus positiv u. Elektron) *n pl*: (engl.) *positrons*; Antiteilchen* der Elektronen* mit gleicher Ruhemasse u. (im Gegensatz zu den Elektronen) mit positiver Elementarladung; Symbole e^+ bei Entstehung durch Paarbildung* od. Kernreaktion*, $β^+$ bei Entstehung durch Beta-plus-Zerfall (s. Betazerfall); P. sind unbeständig, 1 P. zerstrahlt zusammen mit 1 Elektron in 2 Gammaquanten von je 511 keV. Vgl. Paarvernichtung.

Positronen|e|missions|tomo|graphie (↑; Emission*; -tom*; -graphie*) *f*: s. PET.

Post-: Wortteil mit der Bedeutung nach, hinter, später; von lat. post.

Post|ag|gressions|syn|drom (↑; Aggression*) *n*: (engl.) *postaggression syndrome*; posttraumatisches

Syndrom, Postaggressionsstoffwechsel, katabole Stressantwort; Bez. für metabol. Veränderungen als Stressreaktion nach körperl. Trauma* (z. B. iatrogen durch Op.); **Pathophysiol.**: Zelluntergang, Akute-Phase-Reaktion, vermehrte Sekretion v. a. kataboler Hormone (Stresshormone) u. Sympathikotonie, Hypermetabolismus, katabole Stoffwechsellage, Proteolyse, negative Stickstoffbilanz, Glukoseverwertungsstörung (Hyperglykämie, periphere Insulinresistenz), nicht respirator. Azidose, erhöhter Sauerstoff- u. Energiebedarf, vermehrter Flüssigkeitsverlust, Zunahme von myokardialer Arbeit u. Atemarbeit, Mikrozirkulationsstörung; Intensivierung des P. u. a. durch Schmerz u. Wärmeverlust (akzidentelle Hypothermie), Reduktion i. d. R. durch minimal-invasive Chirurgie* (statt offener), Lokalanästhesie* (statt Narkose), Normothermie, Analgesie u. bei erhöhtem kardialem Risiko perioperativ ggf. Beta-Rezeptoren-Blocker; **Klin.**: u. a. Resorptionsfieber*, hohe Kaliumausscheidung bei normaler Serumkonzentration, generalisierte periphere Durchblutungsstörung, Funktionsstörung minderperfundierter Organe (akutes Nierenversagen*, evtl. Crush*-Syndrom, Stressläsion*), Blutgerinnungsstörung (u. U. Verbrauchskoagulopathie*), respiratorische Insuffizienz* (postoperativ häufig FRC-Abnahme, v. a. nach abdominaler Op.); **Ther.**: intensivmed. Monitoring u. Sicherung der Organ- u. Vitalfunktionen. Vgl. Anpassungssyndrom, allgemeines.

Post|chole|zyst|ek|tomie|syn|drom (↑; Chol-*; Kyst-*; Ektomie*) *n*: (engl.) *postcholecystectomy syndrome*; klin. Sammelbez. für die nach Cholezystektomie* beobachteten Beschwerden; unabhängig von ihrem ursächl. Zus. mit der vorausgegangenen Op. werden unterschieden: **1.** operationsbedingte Veränderungen (kürzere orozökale Transitzeit, Adhäsionen, Narbenhernie, erhöhte Inzidenz von gastroösophagealem Reflux); **2.** nach Cholezystektomie neu aufgetretene u. nicht durch 1. erklärbare Beschwerden; **3.** trotz Cholezystektomie persistierende Beschwerden; oft umfangreiche diagn. Abklärung zum Ausschluss nachweisbarer org. Veränderungen erforderl. (s. Tab.).

Post|disko|tomie|syn|drom (↑; Diskus*; -tom*) *n*: (engl.) *post-discectomy syndrome*; auch Postnukleotomiesyndrom; Bez. für nach Nukleotomie* erneut auftretende Beschwerden mit Kreuz- u. Beinschmerzen, Parästhesien, Bewegungssperren; ähnl. Sympt. wie bei Postlaminektomiesyndrom (s. Laminektomie); **Urs.**: postoperative peri- od. intradurale Narbenbildung mit Verwachsungen (P. i. e. S.); Wirbelsäuleninstabilität (Segmentinstabilität); u. U. Rezidivprolaps od. Bandscheibenvorfall* in einem anderen Segment, Diszitis; **Diagn.**: MRT* (mit Kontrastmittel), evtl. Myelographie* mit CT; **Ther.**: je nach Schweregrad Physiotherapie, lokale Injektionstherapie (z. B. periradikuläre Therapie*), Hinterstrangstimulation*, ggf. Spondylodese*; cave: Zunahme (neuropath.) Beschwerden durch Narbenbildung bei wiederholter Reoperation.

posterior (lat.): der hintere.

posterior-anterior (lat. der hintere – der vordere): Abk. p.-a.; Richtung von hinten nach vorn.

Postcholezystektomiesyndrom
Mögliche Ursachen

organische Gallenwegveränderungen
Choledocholithiasis
Mirizzi-Syndrom
Strikturen
Papillenstenose
Malignom
langer Zystikusstumpf
Zystikusneurinom

extrabiliäre Operationsfolgen
Narbenhernie
Adhäsionen

vorbestehende extrabiliäre Erkrankungen
Hiatushernie
Ulcus ventriculi et duodeni
Duodenalventrikel
Pankreatitis
Divertikulose
kolorektales Karzinom u. a.

funktionelle Beschwerden
funktionelle Dyspepsie
Reizkolon
gestörte Fettresorption

Post|expositions|pro|phylaxe (Post-*; Exposition*; Pro-*; gr. φυλάττειν behüten, beschützen) *f*: (engl.) *post-exposure prophylaxis*; Abk. PEP; Prophylaxe einer Infektion nach Kontakt mit Err.; **Einteilung**: **1.** (i. e. S.) virale P. (z. B. nach Kontakt mit virushaltigem Material): **a)** HIV: möglichst sofort (innerhalb von 2, max. 24 Std.) nach Exposition Einnahme von 2 Reverse-Transkriptase-Inhibitoren (z. B. Zidovudin u. Lamivudin) u. 1 Protease-Hemmer (Indinavir od. Nelfinavir); **b)** Hepatitis-B-Virus: kombinierte aktive u. passive Impfung (s. Hepatitis-B-Vakzine); **c)** bei Nachw. von Hepatitis-C-Virus-RNA Frühtherapie mit Interferon; **2.** bakt. P.: s. Chemoprophylaxe.

post|ganglionär (↑; Gangl-*): (engl.) *postganglionic*; Bez. für efferente (vegetative) Nervenfasern nach synapt. Umschaltung in einem peripheren Ganglion*. Vgl. präganglionär.

Post|gastr|ek|tomie|syn|drom (↑; Gastr-*; Ektomie*) *n*: agastrisches Syndrom*.

post|hepatisch (↑; Hepat-*): (engl.) *posthepatic*; im Pfortadersystem hinter der Leber gelegen (z. B. posthepatischer Block).

Posthitis (gr. πόσθιον Vorhaut; -itis*) *f*: (engl.) *posthitis*; Entz. des inneren Vorhautblatts, meist zus. mit Balanitis*.

Post|in|farkt|syn|drom (Post-*; Infarkt*) *n*: s. Postmyokardinfarktsyndrom.

Post-Kala-Azar-Haut|leishmanoid (↑) *n*: (engl.) *post-kala-azar dermal leishmanoid* (Abk. PKDL); Hautaffektion nach überstandener viszeraler Leishmaniase*.

Post|kardio|tomie|syn|drom (↑; Kard-*; -tom*) *n*: s. Postkommissurotomiesyndrom.
Post|koital|test (↑; lat. coitus Zusammentreffen, Vereinigung) *m*: Sims*-Huhner-Test.
Post|kom|missuro|tomie|syn|drom (↑; lat. commissura Verbindung, Fuge; -tom*) *n*: (engl.) *post-commissurotomy syndrome*; auch Postkardiotomiesyndrom, Postperikardiotomiesyndrom, Postthorakotomiesyndrom; Spätkomplikation nach herzchir. Eingriffen (oft nach monatelangem beschwerdefreiem Intervall); **Ätiol.**: wahrscheinl. autoimmunologisch (Anti*-SMA-Antikörper); **Klin.**: retrosternale Schmerzen, Fieber, Pleuraerguss* bzw. Perikarderguss*, Leukozytose*, erhöhte BSG, u. U. polyarthrit. Schübe; **DD:** tuberkulöse Pleuritis* bzw. Perikarditis*. Vgl. Herzchirurgie; Postmyokardinfarktsyndrom.
Post|mast|ek|tomie-Lymph|angio|sarkom (↑; Mast-*; Ektomie*; Lymph-*; Angio-*; Sark-*; -om*) *n*: Stewart*-Treves-Syndrom.
Post|meno|pause (↑; gr. μήν Monat; παῦσις Ende) *f*: (engl.) *postmenopause*; nach der Menopause* beginnender u. mit dem Eintritt in das Senium* (ca. im 70. Lj.) endender Zeitabschnitt des Klimakteriums* (Abb. dort) der Frau.
Post|menstruum (↑; lat. menstruus monatlich wiederkehrend) *n*: (engl.) *postmenstruum*; 5.–12. Tag des Menstruationszyklus*.
post|mortal (↑; lat. mortalis sterblich, den Tod betreffend): nach dem Tod.
Post|myo|kard|infarkt|syn|drom (↑; My-*; Kard-*; Infarkt*) *n*: (engl.) *postmyocardial infarction syndrome*; syn. Dressler-Syndrom; seltene, etwa 10 Tage bis mehrere Wochen nach einem Herzinfarkt* auftretende, wahrscheinl. autoimmun. bedingte Erkr. (Anti*-SMA-Antikörper); **Klin.**: Fieber, asept. Perikarditis*, evtl. zusätzl. hämorrhag. Pleuritis*, Pneumonie* mit blutigem Sputum, Herzinsuffizienz*; **Ther.**: Glukokortikoide*.
post|natal (↑; lat. natalis die Geburt betreffend): nach der Geburt.
Post|nukleo|tomie|syn|drom (↑; Nucl-*; -tom*) *n*: s. Postdiskotomiesyndrom.
post|partal (↑; lat. partus Geburt, Niederkunft): (engl.) *postpartal*; korrekt: postpartual; (Zeitraum) nach der Geburt.
post partum (lat. nach der Niederkunft, Geburt): Abk. p. p.; nach der Geburt.
Post-partum-Thyroiditis (↑; Thyreo-*; -id*; -itis*) *f*: s. Thyroiditis.
Post|peri|kardio|tomie|syn|drom (Post-*; Peri-*; Kard-*; -tom*) *n*: s. Postkommissurotomiesyndrom.
Post|polio|myelitis|syn|drom (↑; gr. πολιός grau; Myel-*; -itis*) *n*: (engl.) *post-polio syndrome*; Abk. PPS; Auftreten von Spätschäden nach einer Poliomyelitis* nach einem Jahrzehnte dauernden symptomfreien od. stabilen Intervall; **Path.**: bisher unklar, evtl. Überlastung der verbliebenen, nicht geschädigten Neurone; **Klin.**: unspezifische Sympt. (Muskel- u. Gelenkschmerzen, Muskelschwäche u. schnelle Ermüdbarkeit) od./u. progressive Verschlechterung vorhandener neurol., muskulärer bzw. respiratorischer Symptomatik.

post|prandial (↑; lat. prandium Mahlzeit): nach der (den) Mahlzeit(en); z. B. postprandiale Schmerzen bei Angina* abdominalis.
Post|rhino|skopie (↑; Rhin-*; -skopie*) *f*: s. Rhinoskopie.
Post|tachy|kardie|syn|drom (↑; Tachy-*; Kard-*) *n*: (engl.) *post-tachycardia syndrome*; syn. Tachy(kardio)myopathie; nach lang anhaltender supraventrikulärer Tachykardie* (meist Vorhofflimmern* mit tachykarder Überleitung, s. Arrhythmia absoluta) vorkommende, funkt. reversible kardiale Veränderung mit Herzdilatation* u. Störung der linksventrikulären Pumpfunktion i. S. eines Myokardiodens (reversible sekundäre Kardiomyopathie*), deren Dauer von der Intensität der vorangegangenen Tachykardie abhängig ist; **Klin.**: Herzinsuffizienz*; **Kompl.**: Herzthrombose*; **Diagn.**: Echokardiographie (Dilatation, Herzfunktion), EKG (unspez. Endstreckenveränderung), Röntgen-Thorax-Aufnahme (veränderte Herzform* inf. Kardiomegalie*); **Ther.**: Behandlung der ursächl. Tachykardie u. der Herzinsuffizienz; **Progn.**: bei suffizienter Ther. günstig; **Prävention:** frühzeitige Ther. supraventrikulärer Tachykardien.
Post|thorako|tomie|syn|drom (↑; Thorax*; -tom*) *n*: s. Postkommissurotomiesyndrom.
Post|trans|ferrine (↑) *n pl*: (engl.) *post-transferrins*; Bez. für Plasmaproteine*, die in der Elektrophorese langsamer als Transferrin* wandern. Vgl. Pt-System, Serumgruppen.
Post|trans|fusions|hepatitis (↑; Transfusion*; Hepat-*; -itis*) *f*: s. Transfusionshepatitis.
post|traumatisch (↑; Trauma*): (engl.) *post-traumatic*; nach einer Verletzung entstanden.
Post|vago|tomie|syn|drom (↑; Vagus*; -tom*) *n*: (engl.) *postvagotomy syndrome*; syn. Denervationssyndrom; Bez. für funkt. Störungen nach Vagotomie* mit >3 flüssigen Stuhlentleerungen täglich; spontane Rückbildung meist einige Mon. post operationem; **Ther.:** z. B. Colestyramin, Loperamid.
Potentia (lat.) *f*: Fähigkeit.
Potentia co|eundi (↑) *f*: (engl.) *capacity for coitus*; physische Fähigkeit zum Vollzug des Koitus*.
Potentia con|cipiendi (↑) *f*: (engl.) *fecundity*; Empfängnisfähigkeit; vgl. Impotentia concipiendi.
Potentia generandi (↑) *f*: (engl.) *procreative capacity*; Fähigkeit zur Fertilität, i. e. S. zur Produktion befruchtungsfähigen Spermas (Zeugungsfähigkeit) od. von Eizellen (Fruchtbarkeit); vgl. Potentia coeundi.
Potential (↑) *n*: (engl.) *potential*; (physik.) Begriff aus der Elektrizitätslehre zur Charakterisierung eines elektr. Feldes; das P. an einem Punkt des elektr. Feldes gibt an, welche Energie (= Arbeit) aufgewendet werden muss, um die Ladungseinheit (1 Coulomb) aus dem Unendlichen bis zu diesem Punkt zu transportieren. Die **Potentialdifferenz** zwischen 2 Punkten entspricht der elektrischen Spannung*. Vgl. Membranpotential.
Potentiale, akustisch e|vozierte (↑) *n pl*: (engl.) *auditory evoked potentials*; Abk. AEP; zwischen Processus mastoideus u. Vertex ableitbare Reizantwort des ZNS auf akust. Reizung eines od. beider Ohren, z. B. durch regelmäßige Klicklaute mit einer Lautstärke um 80 dB; **Einteilung:** frühe AEP (Abk. FAEP, bis 10 ms), Potentiale mittlerer Latenz

Potentiale, epilepsietypische

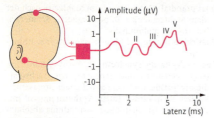

Potentiale, akustisch evozierte: Darstellung der frühen akustisch evozierten Potentiale (Abk. FAEP); ERA

(Abk. MAEP, 10–50 ms), späte AEP (Abk. SAEP, 50–300 ms); **Ableitung** durch ERA*: nach Mittelwertbildung von ca. 1000–1500 stimulussynchronen EEG-Abschnitten stellt sich innerh. der ersten 8 ms eine Folge von 5 kurzen positiven Wellen dar (I–V; s. Abb.), die im Verlauf der Hörbahn* entstehen u. bei deren Beeinträchtigung bzw. Schädigung (z. B. durch Vestibularisschwannom, Hirnstammläsion, Multiple Sklerose) eine erniedrigte Amplitude aufweisen od. verzögert sind. Bei primär supratentorieller, kraniokaudal fortschreitender Hirnschädigung (z. B. Einklemmung) kann es zu einem schrittweisen Ausfall der Wellen V bis III kommen (Überwachung komatöser Pat.); bei Hirntod* treten nur noch die Wellen I u. II bzw. keine Wellen mehr auf. AEP-Wellen mit einer Latenz von mehr als 100–150 ms reflektieren zunehmend die endogene, psych. Weiterverarbeitung der Reize, insbes. die nach ca. 300 ms auftretende positive Welle (P 300), die in Zus. mit der Lösung best. kognitiver Aufgaben (z. B. Unterscheidung versch. Reize) abgeleitet wird.

Potentiale, epi|lepsie|typische (↑) *n pl*: s. EEG.
Potentiale, motorisch evozierte (↑) *n pl*: (engl.) *motor-evoked potentials*; Abk. MEP; motorische Reaktion eines Muskels auf eine transkranielle Magnetstimulation* des motorischen Cortex bzw. periphere radikuläre od. Hirnnervenstimulation; Bestimmung der zentralen motorischen Überleitungszeit aus der Differenz der Muskelantworten bei der Diagn. demyelinisierender Erkr. (z. B. Multiple Sklerose, zervikale Myelopathie), Bestimmung peripherer motorischer Überleitungszeiten bei der Diagn. peripherer Nervenläsionen (z. B. Phrenikuslähmung, Fazialisparese).
Potentiale, somato|sensibel e|vozierte (↑) *n pl*: (engl.) *somatosensory evoked potentials*; Abk. SEP; nach elektr. Stimulation sensibler od. gemischter Nerven (z. B. der Hauptstämme des N. medianus, s. Abb., od. des N. tibialis, auch als Dermatomstimulation) im Rückenmark (spinale SEP) u. Gehirn (kortikale SEP) entstehende Reizantwort, die über der unteren Rücken- u. Nackenpartie bzw. der sensiblen Großhirnrinde abgeleitet werden kann; **Ind.:** objektiver Nachweis u. Lok. von Sensibilitätsstörungen bei proximal lokalisierten peripheren Nervenschädigung u. pathol. Prozessen in Hirnstamm, Thalamus u. Großhirn mit Einbeziehung sensibler Leitungsbahnen u. Kerngebiete, DD von Erkr. des Rückenmarks mit primär axonaler (z. B. inf. Rückenmarktumoren) od. demyelinisierender Schädigung (z. B. bei Multipler Sklero-

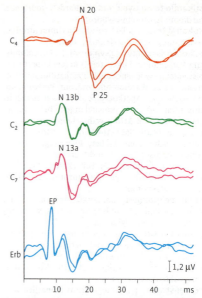

Potentiale, somatosensibel evozierte: normales SEP nach Medianus-Stimulation am Handgelenk mit Ableitung über dem Erb-Punkt, den zervikalen Dornfortsätzen C_7 u. C_2 u. dem kontralateralen Repräsentationsfeld der Hand über dem Cortex (C_4)

se), Beurteilung der zerebralen Schädigung, z. B. nach schwerem Schädelhirntrauma, Prüfung der Funktion der spinalen Hinterstränge nach Rückenmark- u. Wirbelsäulenoperationen.
Potentiale, visuell e|vozierte (↑) *n pl*: (engl.) *visual evoked potentials*; Abk. VEP; über der Sehrinde* mit

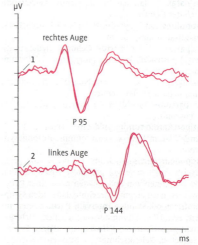

Potentiale, visuell evozierte: 1: normale Konfiguration u. Latenz des VEP nach Musterumkehrstimulation des rechten Auges; 2: ausgeprägte Latenzverzögerung des linken Auges bei Neuritis nervi optici (Eichung 25 ms/div; 2,5 V/div)

EEG* ableitbare Reizantwort des ZNS auf opt. Reizung der Retina, z. B. durch ein ständig i. S. eines Positivs u. Negativs wechselndes Schachbrettmuster (Musterumkehrstimulation; s. Abb.) auf einem Monitor, bei komatösen od. nicht kooperativen Pat. durch Lichtblitze (Stroboskopie). Nach Mittelung von ca. 100 stimulussynchronen EEG-Abschnitten stellt sich ein mehrgipfeliges Potential dar, dessen erste Auslenkung mit einer Latenzzeit von ca. 100 ms (P 100) auftritt. Eine Verlängerung der Latenz der ersten Potentialauslenkung tritt bei demyelinisierenden Erkr. als Folge einer verzögerten Reizleitung auf, bes. bei Neuritis* nervi optici u. Multipler* Sklerose.

Potential, toxisches (↑) *n*: (engl.) *toxic potential*; prinzipielle Fähigkeit eines Agens, eine best. tox. Wirkung auszulösen.

Potenz (↑) *f*: **1.** (engl.) *potency*; Fähigkeit, Vermögen; in der Homöopathie* Bez. für Verdünnung u. die postulierte Wirkungsverstärkung durch spez. Zubereitung der Substanzen; **2.** s. Impotenz.

Potenz|störung (↑): (engl.) *sexual dysfunction*; s. Erektionsstörung, Funktionsstörungen, sexuelle.

Pott-Buckel (Percival P., Chir., London, 1714–1788): s. Kyphose.

Potter-Sequenz (Edith L. P., Pathol., Chicago, 1901–1993; Sequenz*) *f*: (engl.) *Potter's sequence*; syn. Oligohydramnionsequenz; Fehlbildungskomplex aufgrund eines primären intrauterinen Fruchtwassermangels als Folge einer fetalen Nierenfunktionsstörung mit verminderter od. fehlender fetaler Urinproduktion u. dadurch bedingtem Mangel an Amnionflüssigkeit; **Häufigkeit:** 12 : 100 000 Geburten; **Sympt.:** Amnion nodosum, Potter-Facies (Hypertelorismus, Epikanthus, Ohrmuscheldysplasie, Mikrogenie), Lungenhypoplasie, Klumpfüße; fakultative Fehlbildungen der Wirbelsäule, der Finger u. Zehen sowie des Urogenitaltrakts; **Progn.:** Fetus nicht lebensfähig; empirische Wiederholungsrisiken je nach Nierenbefunden der Eltern; bei Agenesie od. Dysplasie beider Nieren Wiederholungsrisiko 9 %.

Pott-Trias (Percival P., Chir., London, 1714–1788) *f*: (engl.) *Pott triad*; Gibbus, paravertebraler Senkungsabszess u. Querschnittlähmung bei Spondylitis* tuberculosa.

Potus (lat.) *m*: das Trinken, der Trank.

Pouch (engl. Beutel): (engl.) *pouch*; (chir.) Verf. zur Schaffung eines beutelförmigen Ersatzreservoirs im Magen-Darm- od. Harntrakt; **Formen: 1.** gastrointestinal, z. B. nach Gastrektomie (ösophagojejunaler P.), Proktokolektomie (ileoanaler P.) od. Rektumresektion (deszendoanaler P.); **a) J-P.:** Bildung durch Seit-zu-Seit-Anastomose zwischen den gewählten Darmabschnitten, Eröffnung des Reservoirs am J-Scheitelpunkt u. Anastomosierung (s. Abb.); wird meist maschinell mit Gastrointestinal-Anastomosis-Klammernahtgerät (GIA, Abk. für engl. gastrointestinal anastomosis) angefertigt, durch Eröffnung des kaudalen Scheitelpunkts, dann Bildung der ileoilealen Anastomose; **b) Kock-P.:** U-förmige Dünndarmfältelung mit Schaffung eines Invaginationsventils zur Erzeugung einer Kontinenz (Entleerung des Reservoirs über ein Darmrohr); wegen Kompl. kaum verwendet; **2.** im Harntrakt, z. B. nach Zystektomie;

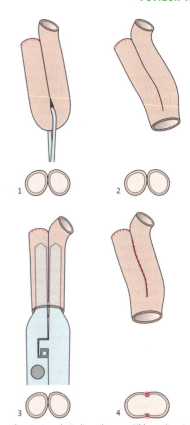

Pouch: J-P.: 1: endständiges Ileum u. Bildung eines J von ca. 15–20 cm Länge; 2: kaudale Eröffnung; 3: u. 4: Einführung eines Gastrointestinal-anastomosis-Klammernahtgeräts u. Anfertigung einer Anastomose

Mainz-P.: Urin-Reservoir aus Zökum u. distalem Ileum (orthotop) mit Anschluss an den Harnröhrenstumpf; als Nabel-P. mit Anschluss an den Bauchnabel zur Katheterisierung.

Pouchitis (↑, -itis*) *f*: (engl.) *pouchitis*; Entz. der Darmschleimhaut im Pouch*; Kompl. in 15–30 % bei Pat. nach ileoanaler Pouchanlage (Colitis* ulcerosa) u. 5 % bei Pat., die aufgrund einer adenomatösen Polyposis* des Colons einen Pouch erhielten; **Sympt.:** Bauchkrämpfe, blutige Stühle, Diarrhö; **Diagn.:** Endoskopie u. Histol.; **Ther.:** Metronidazol-Klysmen u. Probiotika.

Poupart-Band (François P., Anat., Chir., Paris, 1616–1708): Ligamentum* inguinale.

Po|vidon (INN) *n*: (engl.) *povidon*; syn. Polyvidon, Polyvinylpyrrolidon; Gemisch von Polymerhomologen versch. Molekularmasse; Resorptionsverzögerer, Filmbildner; **Verw.:** als symptomat. Therapie des trockenen Auges; als Blutplasmaersatz; zur Detoxikation bei Intoxikation, zum Schutz von Schleimhaut u. Bakterienflora bei Behandlung mit Antibiotika; als Binde- od. Verdickungsmittel.

Povidon-Iod (INN) *n*: (engl.) *povidone iodine*; syn. Polyvidon-Iod, Polyvinylpyrrolidon-Iod; Povidon* mit komplex gebundenem Iod od. Iodid; **Anw.:**

top. als bakterizides, fungizides u. viruzides Desinfiziens u. Antiseptikum; **UAW:** bei Prädisposition selten Iod induzierte Hyperthyreose; allerg. Reaktionen. Vgl. Iodtinktur.

Pox|viridae (engl. pox Pocken; Virus*; -id*) *f pl*: (engl.) *Poxviridae*; syn. Pockenviren; Fam. der größten DNA-Viren (Ø 230–300 nm, komplexe Hüllmembran, bikonkaver Innenkörper, 230 Kapsomere, doppelsträngige DNA mit ca. 400 Genen, meist Quaderform); Viren liegen als Einschlusskörperchen im Zytoplasma (sog. Paschen-Körperchen); sehr wirtsspezifisch; **Übertragung:** direkte (Tröpfchen- u. Schmier-) u. indirekte Kontaktinfektion (über infizierte Gegenstände); **Einteilung:** ca. 40 Serotypen in 2 Subfamilien: Entomopoxvirinae (Genera A–C mit ca. 20 Serotypen bei Insekten) u. Chordopoxvirinae mit den Genera **Avipoxvirus** (Geflügel- u. Kanarienpockenviren), **Leporipoxvirus** (Myxomatose-, Fibromatoseviren bei Hasen, Eichhörnchen u. Kaninchen; s. Sanarelli-Myxom), **Suipoxvirus** (Schweinepockenviren), **Capripoxvirus** (Err. von Ziegen- u. Schafpocken, lumpy skin disease des Rindes); humanpathogene Vertreter finden sich in den Genera **Orthopoxvirus*** (Err. von Variola* u. Kuhpocken, Vacciniavirus* u. Affenpockenvirus*), **Parapoxvirus*** (v. a. Err. von Ecthyma* contagiosum u. Melkerknoten), **Molluscipoxvirus** (Molluscum-contagiosum-Virus) u. **Yatapoxvirus** (Yabapockenvirus, Tanapockenvirus).

pp: Abk. für postprandial.

PP: Abk. für pankreatisches Polypeptid*.

p. p.: 1. Abk. für per primam (intentionem); s. Wundheilung; 2. (gyn.) Abk. für post partum (nach der Geburt).

ppb: Abk. für (engl.) *parts per billion*; s. parts per million.

PPD: Abk. für (engl.) *purified protein derivative*; s. Tuberkuline.

PPHN: Abk. für persistierende pulmonale Hypertonie des Neugeborenen; (engl.) *persistent pulmonary hypertension of the newborn*; Persistenz fetaler Kreislaufverhältnisse mit Rechts-Links-Shunt über Foramen* ovale, Ductus* arteriosus u. intrapulmonale Kurzschlussverbindungen bei neonataler pulmonalarterieller Hypertonie; s. Hypertonie, pulmonale (Tab. dort); **Vork.:** meist reife Neugeborene, häufig i. R. schwerer Krankenkrankung mit Hypoxie u. Azidose (z. B. Mekoniumaspiration, Pneumonie, Lungenhypoplasie, Schock, Sepsis), selten idiopath.; **Klin.:** Zyanose* (trotz Sauerstoffbeatmung), Tachypnoe; **Diagn.:** Echokardiographie* (Nachweis), Zeichen der Rechtsherzbelastung im EKG (s. Herzhypertrophie, Tab. dort), Hinweise in Röntgen-Thorax-Aufnahme (helle Lungenfelder inf. verminderter Lungendurchblutung); **Ther.:** Sauerstoffzufuhr, maschinelle Hyperventilation, Alkalisierung, pharmak. Senkung des Lungengefäßwiderstands (Sildenafil, Iloprost, Epoprostenol, NO-Beatmung), evtl. ECMO*; **Progn.:** Letalität 15–20 %.

PPL: Abk. für Plasmaproteinlösung; s. Plasmaersatzstoffe.

ppm: Abk. für (engl.) *parts* per million.

PPS: Abk. für Postpoliomyelitissyndrom*.

PPSB: Abk. für Prothrombin, Prokonvertin, Stuart-Prower-Faktor, antihämophiles Globulin B; Prothrombinkomplex* zur therap. Anw. (langsame i. v. Infusion), i. d. R. als zusätzlich Heparin*, Protein* C, Protein* S u. a. Substanzen enthaltende Präparation; **Ind.:** Proph. u. Ther. von Blutungen, die durch einen angeb. od. erworbenen Mangel der Gerinnungsfaktoren II, VII, IX u. X verursacht werden (z. B. durch Leberinsuffizienz, Cumarinderivate* od. Verbrauchskoagulopathie*; vgl. Prothrombinkomplexmangel); **Kontraind.:** Heparin induzierte Thrombozytopenie*; Antithrombin*-Mangel (ggf. Substitution erforderl. vor PPSB-Applikation); relativ: Schwangerschaft, Stillzeit. Vgl. FEIBA.

P-pulmonale (Pulmo*) *n*: s. P-Welle.

PP-Zellen (Zelle*): (engl.) *PP cells*; Kurzbez. für pankreatisches Polypeptid* bildende Zellen; s. Langerhans-Inseln.

PQ-Zeit: (engl.) *PQ interval*; Zeit vom Beginn der P*-Welle bis zum Beginn des QRS*-Komplexes im EKG*; setzt sich aus der Erregung der Vorhöfe (P-Welle) u. der Erregungsleitung im AV-Knoten u. His-Bündel (PQ-Strecke) zusammen u. entspr. der AV*-Überleitungszeit. Über die PQ-Strecke (Ende der P-Welle bis Beginn des QRS-Komplexes) wird die isoelektr. Linie im EKG definiert (s. Punkt, isoelektrischer). **Formen:** 1. Normbefund (herzfrequenzabhängig): 0,12–0,2 Sek. (Messung erfolgt in der Ableitung mit der deutlichsten P-Welle u. längsten PQ-Zeit); 2. Veränderungen der PQ-Zeit bei atrioventrikulären Erregungsleitungsstörung*: Verlängerung bei AV*-Block, Verkürzung bei Präexzitationssyndromen* od. supraventrikulärem Erregungsbildungszentrum (z. B. supraventrikuläre Extrasystole*). Vgl. Erregungsleitungssystem.

Pr: chem. Symbol für Praseodym*.

Prader-Willi-Syn|drom (Andrea P., Päd., Endokrin., Zürich, 1919–2001; Heinrich W., Päd., Zürich, 1900–1971) *n*: (engl.) *Prader-Willi syndrome*; syn. Prader-Labhart-Willi-Syndrom; ätiol. heterogenes Fehlbildungssyndrom mit minimaler Deletion (Contiguous*-gene-Syndrom) im proximalen Abschnitt des langen Arms eines väterlichen Chromosoms 15 (65 %) u. maternaler Disomie (30 %), in 1 % Imprinting-Mutationen, in 4 % Chromosomopathien; **Häufigkeit:** 1 : 10 000 bis 1 : 15 000; **Sympt.:** geistige Behinderung, Adipositas, Kleinwuchs, Diabetes mellitus, angeb. Muskelhypotonie mit verzögerter Entw. der stat. Funktionen, Akromikrie; meist auch Hypogenitalismus u. Maldescensus testis; hypopigmentierte Haut; blonde bis braune Haare bei 3/4 aller Pat. mit Deletionen, aber nicht bei maternaler Disomie; vgl. Angelman-Syndrom.

Prä-: auch Prae-, engl. pre-; Wortteil mit der Bedeutung davor liegend, einen Vorzug (vor anderen) habend, vorzeitig; von lat. prae.

Prä|albumin (↑) *n*: (engl.) *prealbumin*; syn. Transthyretin (Abk. TTR); in der Elektrophorese* vor der Albuminfraktion wanderndes Protein; im Serum Transportprotein für Schilddrüsenhormone* (Thyroxin-bindendes Protein; v. a. Thyroxin, in geringer Menge auch Triiodthyronin); im Liquor cerebrospinalis durch Synthese im Plexus choroideus

Prä|arthrose (↑; Arthr-*; -osis*) *f*: (engl.) *prearthrosis*; Oberbegriff für Vorgänge, die im makro- od. mikrostrukturellen Bereich die Gewebeanteile des Gelenks beeinträchtigen u. damit der eigentl. Arthrose* vorausgehen; zu den präarthrot. Deformitäten gehören z. B. die Varus- u. Valgusstellung; Auslösung auch durch Blutungen, (Mikro-)Traumen, Fehlbelastung, Immobilisation, metabol. Störungen, Entz. od. genet. Faktoren.

Prä|beta|lipo|proteine (↑; Lip-*; Prot-*) *n pl*: (engl.) *pre-beta-lipoproteins*; Fraktion der Lipoproteine*, die in der Elektrophorese im Bereich der Alpha-2-Globuline wandert u. den VLDL* bei der Ultrazentrifugation entspricht. Vgl. Hyperlipoproteinämien, Hypolipoproteinämie.

Prä|biotika (↑; Bio-*) *n*: (engl.) *prebiotics*; unverdaul. Bestandteile in Lebensmitteln (z. B. Oligofruktoside; s. Inulin), die die Vermehrung u./od. Stoffwechselaktivität der Mikroorganismen im Darm fördern u. die Zusammensetzung der Darmflora* verbessern; Präbiotika dienen probiot. wirksamen Darmbakterien als Substrat. Vgl. Probiotika.

Prä|calciferole (↑) *n pl*: (engl.) *precalciferols*; Vorstufen der Calciferole*, die aus den Provitaminen durch Ultraviolettstrahlung entstehen.

prae|cox (lat.): vorzeitig, zu früh; s. Ejaculatio praecox, Pubertas praecox.

Prä|curarisierung (Prä-*): (engl.) *precurarisation*; (anästh.) Bez. für i. v. Applikation eines nichtdepolarisierenden peripheren Muskelrelaxans* (Dosierung deutl. niedriger als zur Intubation*) 3–4 Min. (Anschlagzeit*) vor i. v. Applikation eines depolarisierenden Muskelrelaxans (Succinylcholin), um Faszikulationen (UAW depolarisierender Muskelrelaxanzien) u. intragastralen Druckanstieg (cave: Aspiration*) zu verhindern. Vgl. Blitzeinleitung.

Prä|delir (↑; lat. delirus wahnsinnig, mit gestörtem Bewusstsein) *n*: (engl.) *predelirium*; Anfangsphase eines Delirs*, in der vegetative Sympt., innere Unruhe, Insomnie, Angst, Konzentrationsstörungen u. Stimmungsveränderungen auftreten können u. evtl. Suizidgefahr besteht.

Prä|dia|betes (↑; Diabet-*) *m*: (engl.) *prediabetes*; dem manifesten Diabetes* mellitus vorausgehendes Stadium; **Einteilung: Typ 1:** Nachweis diabetesspezif. Autoantikörper; **Typ 2:** erste (schnelle) Phase der Insulinsekretion gestört; Nachweis durch i. v. Glukosetoleranztest*; vgl. Syndrom; metabolisches.

Prä|di|lektions|stelle (↑; lat. diligere, dilectus hochschätzen): (engl.) *preferred spot*; bevorzugte Stelle, Lokalisation.

Prä|di|lektions|syn|drom, kon|natales (↑; ↑) *n*: (engl.) *connatal predilection syndrome*; syn. konnatales Vorzugshaltungssyndrom, eigentl. Prädilektionshaltungssyndrom; Oberbegriff für durch intrauterine Zwangshaltung verursachte Verformungen an Kopf, Gesicht, Kiefern u. Füßen mit Lagebelastungen u. meist einseitigen Impressionen an Weichteilen u. Knochen, vielfach inf. hochgeschlagener Beine u. Fußimpressionen; sekundär mitbetroffen ist auch die Wirbelsäule (Skoliosen u. atyp. Torsionen); mit der Kopfhaltung wird auch die Hirn- u. Gesichtsschädelbildung beeinflusst; bei rechtskonvexer Wirbelsäulentorsion linkskonkave Gesichtsskoliose mit Linksneigung u. Rechtsdrehung des Kopfes (u. umgekehrt). **Vork.:** in unterschiedl. ausgeprägter Form bei 15–20 % der Neugeborenen; Prädilektionshaltungen in der Neonatalperiode reversibel u. durch entspr. Lagerung entgegen der Lieblingshaltung beeinflussbar; **DD:** Hemihypertrophien des Gesichts, Proteus*-Syndrom, Hemiatrophia* faciei progressiva u. orofaziale Hemikranien, aber auch muskuläre Dysplasien wie der angebl. Torticollis*.

Prä|dis|position (↑; lat. dispositio planmäßige Anordnung, Gliederung) *f*: (engl.) *predisposition*; Zustand, der eine Krankheit begünstigt.

Prä|dis|position, genetische (↑; ↑) *f*: Genvariante, die mit einer best. Veranlagung assoziiert ist; das Vorhandensein dieser Genvariante allein determiniert i. d. R. nicht die Ausprägung eines abweichenden Phänotyps. Erst das Zusammentreffen mit einzelnen od. versch. Varianten (Allelen*) anderer Gene bzw. die Wechselwirkung der Allele mit best. Umwelteinflüssen bewirkt eine phänotyp. Manifestation.

Prä|ek|lampsie (↑; Eklampsie*) *f*: s. Schwangerschaftserkrankungen, hypertensive.

Prä|ex|zitations|syn|drom (↑; lat. excitare erregen, reizen) *n*: (engl.) *preexcitation syndrome*; syn. Antesystolie; Erkr. mit Herzrhythmusstörungen* durch vorzeitige Erregung der Herzkammern über i. d. R. kongenital angelegte akzessor. Leitungsbahnen (s. Erregungsleitungssystem), die den AV-Knoten umgehen u. charakterist. EKG-Veränderungen; **Klin.:** Neigung zu paroxysmalen Tachykardien*; **Formen:** WPW*-Syndrom, LGL*-Syndrom.

prä|ganglionär (↑; Gangl-*): (engl.) *preganglionic*; Bez. für efferente (vegetative) Nervenfasern vor synapt. Umschaltung in einem peripheren Ganglion*. Vgl. postganglionär.

Prägung: (engl.) *imprinting, conditioning*; Lernvorgang während lernsensibler Phasen, der Verhalten anhaltend (oft irreversibel) bestimmt; vgl. Lernen, Ethologie.

prä|hepatisch (Prä-*; Hepat-*): (engl.) *prehepatic*; im Pfortadersystem vor der Leber gelegen.

Prä|im|plantations|diagnostik (↑; lat. implantare pflanzen; Diagnostik*) *f*: (engl.) *preimplantation genetic diagnosis*; Abk. PID; syn. präimplantive genetische Diagnostik (Abk. PGD); Untersuchung einer Zelle eines durch In*-vitro-Fertilisation entstandenen Embryos vor der Übertragung in die Gebärmutter; Ziel ist der Transfer von Embryonen ohne ererbte Gendefekte. Nach dem Embryonenschutzgesetz* ist die PID in Deutschland verboten, solange alle Zellen des Embryos totipotent sind (bis zum 8-Zellstadium); eine Ausnahme für Paare, für deren Nachkommen ein hohes Risiko einer bekannten schwerwiegenden genet. Erkr. besteht, wird diskutiert. Vgl. Pränataldiagnostik.

Prä|im|plantations|verlust (↑; lat. implantare pflanzen): (engl.) *preimplantation loss*; **1.** Bez. für den Untergang der befruchteten Eizelle bzw. der Frühstadien auf dem Weg zum Uterus od. das Unvermögen der Blastozyste, sich in die Uterusschleimhaut einzunisten; **2.** in der experimentellen Teratologie die Differenz der Anzahl der Cor-

Präkallikrein

pora lutea zu den Implantationen in der Uterusschleimhaut; **Urs.**: mechan., hormonal, alimentär od. immun. bedingt.

Prä|kallikrein *n*: Fletcher*-Faktor.

Prä|kanzerose (Prä-*; Cancer-*; -osis*) *f*: (engl.) *precancerosis*; syn. Präneoplasie; klinisch-morphol. (z. B. Leukoplakie*) bzw. durch histol. Kriterien (zelluläre u. epitheliale Atypie, epitheliale Dysplasie* u. a.) definiertes potentielles Vorstadium eines Karzinoms*; nach der statist. Wahrscheinlichkeit, mit der eine P. in einen malignen Tumor übergeht, werden **fakultative** (niedrige Entartungsfrequenz, z. B. Colitis* ulcerosa) u. **obligate** P. (Veränderungen mit hohem Entartungsrisiko in rel. kurzem Zeitintervall, z. B. Polyposis* intestinalis) unterschieden. Vgl. Carcinoma in situ.

Prä|kapillare (↑; kapillar*) *f*: Bez. für Arteriola*.

prä|klinisch (↑; gr. κλίνη Lager, Bett): (engl.) *preclinical*; Bez. für ein Krankheitsgeschehen, das klinisch noch nicht manifest geworden ist.

Prä|koma (↑; gr. κῶμα tiefer Schlaf) *n*: (engl.) *precoma*; Bez. für Stoffwechselentgleisung mit Bewusstseinsstörung, die in ein Koma* überzugehen droht; z. B. diabet. P. (vgl. Koma, diabetisches) mit Ketonkörpern in Atemluft u. Harn od. hepat. P. (vgl. Enzephalopathie, hepatische) mit motor. Störungen u. psych. Veränderungen.

prä|kordial (↑; lat. cor Herz): (engl.) *precordial*; in der Gegend vor dem Herzen.

Prä|kordial|angst (↑; ↑): (engl.) *precordial pressure*; (psychol.) Angstgefühl, das in der Herzgegend verspürt wird; vgl. Herzneurose.

Prä|kordial|schmerz (↑; ↑): (engl.) *precordialgia*; s. Angina pectoris, Präkordialsyndrom, chondrokostales.

Prä|kordial|syn|drom, chondro|kostales (↑; ↑) *n*: (engl.) *costochondral precordial syndrome*; extrakardial bedingte, meist linksseitige Thoraxschmerzen inf. Überlastung der Rippenknorpel II–IV in Zus. mit gleichförmigen Bewegungsabläufen; **DD:** Angina* pectoris, Tietze*-Syndrom.

Prä|leuk|ämie (↑; Leuk-*; -ämie*) *f*: s. Syndrom, myelodysplastisches.

Prä|luxation (↑; Luxation*) *f*: (engl.) *predislocation*; Vorstadium einer Luxation* (z. B. bei Hüftgelenkluxation).

prae|maturus (↑; lat. maturus reif): vorzeitig, vor der Reife.

Prä|medikation (↑; lat. medicare Heilmittel zubereiten) *f*: (engl.) *premedication*; (anästh.) pharmak. Vorbereitung des Pat. auf die Anästhesie* (Lokalanästhesie*, Narkose* od. Kombinationsanästhesie) zur psych. Dämpfung u. Angstminderung (senkt Anästhetikabedarf) u. Proph. von Kompl. (z. B. Aspiration, Allergie); i. w. S. auch präoperative Visite mit Anamnese u. Untersuchung sowie Aufklärung des Pat. über mögl. Anästhesieverfahren u. deren Risiken, Einwilligung des Pat., Erkennen schwieriger Atemwege*, Ermittlung der individuellen perioperativen Risikos (unterschiedl. Scores u. Klassifikationen; s. Narkoserisiko), Wahl des geeigneten Anästhesieverfahrens u. der erforderl. pharmak. P. nach Vorerkrankung, präoperativem klin. Zustand, Art der Op. u. a.; **Formen: 1.** Sedativa* (meist Benzodiazepine, häufig Midazolam) am Tag der Op. als Tranquilizer* zur psych. Dämpfung u. Anxiolyse sowie am Vorabend der Op. als Hypnotikum; **2.** ggf. zusätzl.: **a)** Antazida*, Histamin*-H$_2$-Rezeptoren-Blocker, Protonenpumpen*-Hemmer od. Prokinetika* zur Aspirationsprophylaxe*; **b)** Antiemetika zur Proph. von PONV*; **c)** Opioidanalgetika o. a. Maßnahmen zur Analgesie; **d)** Oberflächenanästhesie* der Haut mit Okklusivverband od. Pflaster, z. B. zur Venenpunktion bei Kindern; **e)** Antihistaminika*, Glukokortikoide* zur Allergieprophylaxe bei nicht vermeidbarer Allergenexposition; **f)** Parasympatholytika (Atropin i. v. am Tag der Op.) bei erwarteter schwieriger Intubation* zur Hemmung der Speichel- u. Bronchialsekretion, z. B. vor fiberopt. Wachintubation; **g)** Fortführung best. Pharmakotherapien (bzw. rechtzeitiges Unterbrechen, z. B. von Metformin od. ASS): optimale Blutzuckereinstellung bei Diabetes mellitus, Beta*-Rezeptoren-Blocker bei KHK, Antiepileptika* bei Epilepsie, Glukokortikoide* u. a.; cave: Wechselwirkungen (z. B. mit Anästhetika).

Prä|men|arche (↑; gr. μήν Monat; ἀρχή Anfang, Beginn) *f*: (engl.) *premenarche*; Entwicklungsabschnitt der Pubertät* vor der Menarche* beim Mädchen, charakterisiert durch die Wirkung ovarialer Östrogene* mit Auftreten sekundärer Geschlechtsmerkmale; vgl. Thelarche, Pubarche.

Prä|meno|pause (↑; ↑; gr. παῦσις Ende) *f*: (engl.) *premenopause*; Abschnitt (ca. 2–7 Jahre) des Klimakteriums* vor der Menopause* mit unregelmäßiger Menstruation* u. leichten klimakter. Beschwerden.

Prä|menstruum (↑; lat. menstruus monatlich wiederkehrend) *n*: (engl.) *premenstruum*; 17.–28. Tag des Menstruationszyklus*.

Prä|molaren (↑; lat. molaris Mühlstein) *m pl*: (engl.) *premolars*; Dentes premolares; die nur im bleibenden Gebiss vorkommenden, zwischen Eck- u. Mahlzähnen liegenden 8 vorderen Zähne mit 2 Höckern (Bikuspidaten); den Backenzähnen zugehörig; einwurzelig mit Ausnahme des oberen ersten P. (zweiwurzelig).

prä|monitorisch (↑; lat. monitor Mahner, Warner): (engl.) *premonitory*; warnend, vorhergehend, ankündigend.

prä|mortal (↑; lat. mortalis tödlich): (engl.) *premortal*; vor dem Tod.

prä|natal (↑; lat. natalis die Geburt betreffend): (engl.) *prenatal*; vor der Geburt.

Prä|natal|dia|gnostik (↑; ↑) *f*: (engl.) *prenatal diagnostics, prenatal screening*; Untersuchung des ungeborenen Kindes; **Meth. u. Ind.: 1.** Ultraschalldiagnostik*: Routineverfahren (nach den Mutterschafts*-Richtlinien mind. 3-mal während jeder Schwangerschaft), das neben dem Schwangerschaftsnachweis die Plazentalokalisation*, die Bestimmung der Kindsgröße u. -form, den Nachw. von Mehrlingen sowie die Beurteilung einzelner Organe (Fehlbildungen) gestattet; Doppler*-Sonographie zur Herz- u. Gefäßuntersuchung; **2.** Fruchtwasserdiagnostik mit Amniozentese*: ab 15. SSW; Frühamniozentese ab 12.–14. SSW bei Vorliegen eines verstärkten fetalen Nackenödems, einer Krankheit, früherer Geburt eines Kindes mit Chromosomenanomalien od. schweren angeb. Stoffwechselanomalien, bei Alter der Mutter >35

Jahre bzw. Alter des Vaters >50 Jahre u. daher erhöhtem Risiko von Chromosomenaberrationen* (Tab. dort); in der Spätschwangerschaft zum Ausschluss eines Morbus* haemolyticus fetalis, bei Verdacht auf Plazentainsuffizienz* od. Kohlenhydratstoffwechselstörung; **3.** Chorionbiopsie*: Ind. entsprechen denen der Amniozentese in der Frühschwangerschaft; ab 10. SSW; **4.** Chordozentese*; **5.** Embryo- bzw. Fetoskopie* evtl. mit Biopsie; **6.** Serumanalysen (z. B. Bestimmung von Alphafetoprotein*, Hormonen); **7.** CTG* mit u. ohne Belastung; **8.** pränatale Lungenreifediagnostik*; **9.** Fetalblutuntersuchung* während der Geburt. Vgl. Präimplantationsdiagnostik; Pränataltherapie.

Prä|natal|in|fektion (↑; ↑; Infekt-*) *f*: (engl.) *prenatal infection*; intrauterine Inf. der Frucht mit Viren, Bakterien bzw. Protozoen; **Infektionswege: 1.** aszendierend (meist nach Blasensprung); **2.** hämatogen (über die Plazenta); **3.** deszendierend (aus den Eileitern); die Manifestation (prä- od. postnatal, u. U. sich erst in der Kindheit manifestierende Spätfolgen) u. die Art der Fruchtschädigung (Embryopathie, Fetopathie, angeb. Fehlbildungen) wird in der Frühschwangerschaft v. a. durch den Infektionstermin, ab der Fetogenese auch von der Erregerart bestimmt; die wichtigsten P. sind unter dem Begriff TORCH*-Komplex zusammengefasst. Vgl. Perinatalinfektion, IgM-Latextest.

Prä|natal|peri|ode (↑; ↑) *f*: **1.** (engl.) *prenatal period*; i. w. S. die gesamte vorgeburtliche Entwicklung von der Befruchtung* bis zur Geburt*; vgl. Blastogenese, Embryogenese, Fetogenese; **2.** i. e. S. der vorgeburtliche Teil der Perinatalperiode*.

Prä|natal|therapie (↑; ↑) *f*: (engl.) *prenatal therapy*; syn. intrauterine Therapie; Behandlung des ungeborenen Kindes; **Meth.:** z. B. pharmak. über die Mutter (bei adrenogenitalem Syndrom*, fetaler Tachyarrhythmie, unzureichender Lungenreife; s. Lungenreifeinduktion) od. direkte Pharmakotherapie des Feten, Bluttransfusion mit Chordozentese* bei Rhesusinkompatibilität; Amnioninfusion*, Amniondrainage, Drainage intrakavitärer Flüssigkeiten, Shuntanlagen. Bei ausreichendem Reifegrad des Fetus sollte die Entbindung erfolgen u. postnatal behandelt werden.

Prä|natal|toxiko|logie (↑; ↑; Tox-*; -log*) *f*: (engl.) *prenatal toxicology*; Teilgebiet der Reproduktionstoxikologie*, das sich mit der Untersuchung exogen (insbes. durch chem. od. physik. Noxen*) ausgelöster pränataler Entwicklungsstörungen beschäftigt.

Prä|neo|plasie (↑; Neo-*; -plasie*) *f*: Präkanzerose*.

Prä|ödem (↑; Ödem*) *n*: (engl.) *preedema*; pathol. Flüssigkeitsansammlung im Gewebe vor Manifestation eines Ödems*; erstes klin. Zeichen des P. ist eine deutl. Gewichtszunahme, häufig leichte Schwellung der Augenlider (Gesicht wirkt verquollen), die Haut wird pastös-teigig u. zittert beim Beklopfen.

Prä|oxy|genierung (↑; Ox-*) *f*: (engl.) *preoxygenation*; Sauerstoffgabe* i. R. der Einleitung einer Narkose*, bei der der (ruhig u. tief) spontan atmende Pat. für 3–5 Min. über eine dicht sitzende Atemmaske* reinen Sauerstoff (hoher Flow* mit ca. 6 l/min) atmet, um durch Denitrogenisierung* u. Sauerstoffanreicherung der FRC (cave: Reduktion z. B. durch Schwangerschaft) einer Hypoxie* (z. B. schwierige Maskenbeatmung* od. Intubation*) vorzubeugen.

Prä|parier|mikro|skop (↑; Mikr-*; Skop-*) *n*: (engl.) *dissecting microscope*; binokulares Mikroskop* mit 2,5–40-facher Vergrößerung für die stereoskop. Beobachtung großer Sehfelder bei weitem Arbeitsabstand.

prä|partal (Prä-*; Partus*): (engl.) *prepartal*; korrekt: präpartual; vor der Entbindung.

Prä|patenz (↑; lat. patere sichtbar sein) *f*: (engl.) *prepatency*; auch Präpatenzperiode; Zeitraum zwischen der Inf. des Endwirts mit Entwicklungsstadien von Helminthes* (Wurmeier od. Wurmlarven) u. der Nachweisbarkeit ihrer Vermehrungsprodukte; z. B. Eier, selten Larven in Stuhl, Urin, Sputum; Mikrofilarien* in Blut od. Haut.

prä|prandial (lat.): (engl.) *preprandial*; vor der (den) Mahlzeit(en).

Prä|pro|calci|tonin *n*: (engl.) *preprocalcitonin*; Präprohormon (ca. M_r 16 000) von Calcitonin* u. Vorstufe von Procalcitonin*.

prä|puberal (Prä-*; lat. pubes erwachsen, geschlechtsreif): (engl.) *prepubertal*; vor der Pubertät*.

Prä|pubertät (↑; lat. pubertas Geschlechtsreife) *f*: (engl.) *prepuberty*; Zeitraum vor dem Auftreten der ersten sekundären Geschlechtsmerkmale; vgl. Pubertät.

prä|senil (↑; lat. senilis greisenhaft): (engl.) *presenile*; vor dem Senium*.

Prä|sentations|zeit (lat. praesentare gegenwärtig machen, zeigen): (engl.) *presentation time*; Zeit, die ein Reiz mind. andauern muss, bevor eine Reaktion folgt; vgl. Chronaxie.

Prä|servativ (Prä-*; lat. servare unversehrt erhalten, behüten) *n*: (engl.) *condom*; syn. Kondom; mechan. Mittel zur Kontrazeption* aus dünnem Kautschuk (Latex, selten allergen, Risiko eines Kontaktekzems) od. Kunststoff; **Formen: 1.** für Männer: wird zum Geschlechtsverkehr über den Penis gestreift (oft mit Gleitmitteln od. Spermiziden* versehen); **2.** für Frauen: wird mit innerem Ring am Gebärmutterhals, mit äußerem Ring außerhalb der Vagina befestigt; u. a. Schutz gegen Übertragung von Geschlechtskrankheiten*, insbes. HIV-Erkrankung; Zuverlässigkeit bei Verw. von Markenpräservativen vor Erreichen des Verfalldatums u. bei korrekter Handhabung relativ hoch (s. Pearl-Index, Tab. dort).

Prä|spermatiden (↑; Sperm-*; -id*) *fpl*: (engl.) *prespermatids*; auch Präspermien, Präspermiden; Bez. für unausgereifte Spermien*; vgl. Spermatogenese.

Prä|stase (↑; -stase*) *f*: (engl.) *prestasis*; der Stasis* vorhergehende Phase; sehr langsame Strömung des Bluts; vgl. Sludge-Phänomen.

praeter|naturalis (lat. praeter gegen, wider, un-; naturalis natürlich): unnatürlich; z. B. Anus* praeternaturalis.

Prä|valenz (lat. praevalere Übergewicht, Vorrang haben) *f*: (engl.) *prevalence*; Häufigkeit des Vorliegens eines Ereignisses (z. B. einer Erkrankung) in einer best. Population* innerhalb eines best. Zeitraums; epidemiol. Maß zur Charakterisierung des Krankheitsgeschehens in einer best. Population; unterschieden werden: **1.** Punktprävalenz: Präva-

Prävention

lenz zu einem best. Zeitpunkt; **2.** Periodenprävalenz: Prävalenz innerhalb eines Zeitabschnitts, z. B. Lebenszeitprävalenz; **Prävalenzrate:** Anteil der Erkrankten/Betroffenen bzw. Häufigkeit des Merkmals an der untersuchten Person bzw. betrachteten Population. Vgl. Inzidenz.

Prä|vention (lat. praevenire zuvorkommen) *f*: (engl.) *prevention*; Gesamtheit aller Maßnahmen, die eine gesundheitl. Schädigung gezielt verhindern, weniger wahrscheinlich machen od. ihren Eintritt verzögern; **Formen: 1.** Einteilung nach dem Zeitpunkt der Entwicklung einer Gesundheitsstörung: **a)** Primärprävention: Vorbeugung des erstmaligen Auftretens von Krankheiten durch Maßnahmen zur Vermeidung von Teilursachen (s. Risikofaktoren) vor Eintritt einer fassbaren biol. Schädigung, z. B. durch Impfung* od. Maßnahmen der Hygiene*; **b)** Sekundärprävention: Früherkennung von symptomlosen Krankheitsfrühod. -vorstadien, z. B. durch Vorsorgeuntersuchungen*, Früherkennungsuntersuchungen* od. Screening*; **c)** Tertiärprävention: Verhütung der Verschlimmerung von Krankheiten u. Behinderungen* durch wirksame Ther. einer symptomatisch gewordenen Krankheit; z. B. Koronarsportgruppen nach Herzinfarkt, therapeutisches Reiten* bei Erkrankungen des ZNS od. Atemtherapie* bei Mukoviszidose; **2.** Einteilung nach Handlungs- u. Zielebenen: **a)** medizinische P.: Einsatz med. Mittel der Diagnostik u. vorbeugender Behandlung, z. B. Impfung (vgl. Präventivmedizin); **b)** Verhaltensprävention: Strategien zur Beeinflussung von gesundheitsrelevanten Verhaltensweisen Einzelner; **c)** Verhältnisprävention: Strategien, die auf Kontrolle, Reduzierung od. Beseitigung von Krankheits- u. Gesundheitsrisiken od. Unfallursachen abzielen. Vgl. Vorsorge.

Prä|ventiv|medizin (↑) *f*: (engl.) *preventive medicine*; Vorsorgemedizin; Teilgebiet der Medizin, das die Gesamtheit aller individuellen u. kollektiven Maßnahmen zur Prophylaxe* von Krankheit, Unfall, Invalidität u. vorzeitigem Tod durch med. Maßnahmen der Früherkennung u. -behandlung (s. Prävention) umfasst; **Einteilung: 1.** klinische P.: durch entspr. Beratung, Untersuchung u. Behandlung von Noch-Gesunden u. Pat. sollen Entstehung u. Verschlimmerung von Krankheiten u. Behinderungen sowie vorzeitiger Tod verhütet werden, z. B. durch Screening*, Gesundheitsberatung, Lebensstiländerung od. Impfung*; **2.** nicht klinische P.: Anw. epidemiol. Methoden, Management u. Verwaltung von Gesundheitsdiensten, Kontrolle u. Prävention arbeits- u. umweltbezogener Risiken, Forschung zu sozialen, kulturellen, wirtschaftlichen u. verhaltensbezogenen Gesundheitseinflüssen; s. Public Health. Vgl. Vorsorgeuntersuchungen; Früherkennungsuntersuchungen; Kinderfrüherkennungsuntersuchungen; Krebsfrüherkennungsuntersuchungen.

prae|vius (lat. vorausgehend): (engl.) *previous*; voraus (im Weg) liegend; z. B. Placenta praevia.

Prä|zession (lat. praecedere, praecessus vorangehen, überholen) *f*: (engl.) *precession*; (epidemiol.) Vorverlagerung des Ersteinfektions- u. Erkrankungsalters in das Säuglings- u. Kleinkindesalter; Beschleunigung der Durchseuchung.

Prä|zipitat (lat. praecipitare hinabstürzen) *n*: **1.** (engl.) *precipitate*; (labormed.) Niederschlag; **2.** (ophth.) pathol. Beimengungen des Augenkammerwassers (Monozyten, Lymphozyten, Leukozyten), die bei seitl. Beleuchtung als Niederschlag an der Hinterfläche der unteren Hornhautanteile erkennbar sind (s. Abb.), z. B. bei Iritis*, Keratitis*.

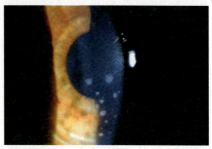

Präzipitat [106]

Prä|zipitation (↑) *f*: (engl.) *precipitation*; Bildung eines Präzipitats, Ausfällung von Molekülen aus Lösungen, Niederschlagsbildung, Sedimentation; vgl. Agglutination.

Prä|zipitations|re|aktion (↑) *f*: **1.** (engl.) *precipitation reaction*; Fällungsreaktion insbes. biol. Moleküle durch Komplexbildung meist unter Wasserverdrängung (z. B. Aussalzen von Proteinen); **2.** Bildung u. Ausfällung unlösl. Immunkomplexe* i. R. einer Antigen*-Antikörper-Reaktion am Maximum der Heidelberger Kurve, in Lösungen als Niederschlag, in Gelen als weißl. Präzipitationslinie; am stärksten im Bereich eines best. Mengenverhältnisses zwischen Antigen u. Antikörper (sog. Äquivalenzzone), bei Antikörperüberschuss abgeschwächt, bei Antigenüberschuss wegen Bildung löslicher Immunkomplexe vermindert (s. Abb.); Prinzip wichtiger immun. Untersuchungsmethoden (Immundiffusion, Ringtest) zur Messung von Antigen- od. Antikörperkonzentrationen. Vgl. Dean-Webb-Titration; Ramon-Titration; Präzipitine.

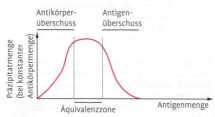

Präzipitationsreaktion: Prototyp einer Präzipitationskurve (sog. Heidelberger-Kurve)

Prä|zipitations|test (lat. praecipitare herabstürzen) *m*: (engl.) *Oudin's test*; auch Oudin-Präzipitationstest; einfache eindimensionale Immundiffusion* in einem mit (Agar-)Gel gefüllten Röhrchen.

Prä|zipitine (↑) *n pl*: (engl.) *precipitins*; Antikörper, die i. R. einer Präzipitationsreaktion* mit Antigenen als unlösl. Immunkomplexe ausfallen (präzipitieren); diagn. **Anw.: 1.** in der mikrobiol. Diagn., z. B. bei der Streptokokkendiagnostik (Serotypisierung) nach Lancefield, Meningokokkendiagnostik im Liquor, Thermopräzipitation* bei Milzbrand, zur Präzipitation mit versch. Virusarten od. Extrakten aus Protozoen, Fungi u. Würmern; **2.** zur Unterscheidung menschl. u. tierischen Bluts in der Gerichtsmedizin, z. B. i. R. einer Lebensmittelkontrolle. Vgl. Dean-Webb-Titration, Ramon-Titration.

Prajmalium|bi|tartrat (INN) *n*: (engl.) *prajmaliumbitartrat*; Antiarrhythmikum* (Klasse I A) zur p. o. Anw. (bessere Resorption als Ajmalin*).

Pralidoxim|iodid *n*: s. PAM.

Pramipexol (INN) *n*: (engl.) *pramipexol*; Benzylthiazolderivat; selektiver Dopamin-D_3-Rezeptor-Agonist (vgl. Dopamin-Rezeptoren); **Ind.:** idiopath. Parkinson*-Syndrom (im fortgeschrittenen Stadium in Komb. mit Levodopa), mittelgradiges bis schweres idiopath. Restless*-Legs-Syndrom; **UAW:** Übelkeit, Obstipation, Somnolenz, (v. a. visuelle) Halluzinationen, Ödeme.

prandial (lat. prandium Mahlzeit): Essen od. Mahlzeit betreffend.

Praseodym *n*: (engl.) *praseodymium*; Symbol Pr, OZ 59, rel. Atommasse 140,91; zur Gruppe der Lanthanoide* gehörendes chem. Element.

Prasteron (INN) *n*: Dehydroepiandrosteron*.

Prasugrel (INN) *n*: (engl.) *prasugrel*; Thrombozytenaggregations*-Hemmer zur p. o. Anw.; Prodrug; **Wirkungsmechanismus:** Hemmung der ADP induzierten Thrombozytenaggregation*; **Ind.:** in Komb. mit Acetylsalicylsäure* zur Prävention atherothrombotischer kardiovaskulärer Ereignisse bei Erwachsenen mit Akutem* Koronarsyndrom i. R. einer PCI*; **Kontraind.:** Alter >75 Jahre; **UAW:** Anämie, Hämatom, Nasenbluten, gastrointestinale Blutung, Hämaturie, Blutungen an der Einstichstelle. Vgl. Clopidogrel.

Pratt-Test (Gerald H. P., Chir., New York): (engl.) *Pratt's test*; Venenfunktionsprüfung zur Höhenlokalisation insuffizienter Venae* perforantes; **Prinzip:** mit 2 elast. Binden u. 1 Stauschlauch werden jeweils ca. 5 cm breite Venengebiete vom Oberschenkel bis zum Fuß gestaut; bei Füllung der Venen zwischen den Binden sind die entspr. Venae perforantes insuffizient. Vgl. Mahorner-Ochsner-Test; Perthes-Test.

Prava|statin (INN) *n*: (engl.) *pravastatin*; Lipidsenker* aus der Gruppe der HMG-CoA-Reduktase-Hemmer; **Ind.:** Hypercholesterolämie (in Verbindung mit Diät), zur Sekundärprophylaxe der koronaren Herzkrankheit auch bei Normocholesterolämie.

Praxis|verwaltungs|system *n*: Abk. PVS; syn. Praxisverwaltungssoftware, Praxisinformationssystem; Primärsystem für die arbeitsplatzübergreifende Erfassung, Weiterbearbeitung u. Archivierung von Informationen zur Optimierung administrativer u. klin. Arbeitsprozesse innerhalb der Arztpraxis, ggf. auch praxisübergreifend für Medizinische Versorgungszentren* od. Ärztenetze; vgl. Krankenhausinformationssystem.

prayer sign (engl. prayer Gebet; sign Anzeichen): klin. Bez. für das Unvermögen bei Cheiroarthropathie* (Abb. 1 dort) die Handinnenflächen (wie zum Gebet) flach aneinanderzulegen; vgl. Atemwege, schwierige.

Pra|zepam (INN) *n*: (engl.) *prazepam*; Benzodiazepin* mit langer Halbwertzeit; **Ind.:** als Tranquilizer*.

Prazi|quantel (INN) *n*: (engl.) *praziquantel*; Wurmmittel*; **Wirkung:** Stimulierung der motorischen Aktivität durch Öffnung der Calciumkanäle der kontraktilen Zellen der Wurmaußenhaut des Parasiten mit nachfolgender tetanischer Paralyse, verminderter Glukoseaufnahme u. Schädigung der Wurmaußenhaut mit Freilegung von Oberflächen-Antigenen, wodurch Immunreaktion des infizierten Menschen ausgelöst wird, führen zur Abtötung der Parasiten; **Ind.:** Befall mit Trematodes* od. Cestodes* sowie Lungen- u. Leberegel; **Kontraind.:** Schwangerschaft, Lebererkrankungen; **UAW:** Übelkeit, Kopfschmerzen, Schwindel.

Prazosin (INN) *n*: (engl.) *prazosin*; alpha-1-selektiver Alpha*-Rezeptoren-Blocker; **Ind.:** art. Hypertonie. Vgl. Antihypertensiva (Tab. dort).

PRCA: Abk. für (engl.) *pure* red cell aplasia.

Pre|cuneus (Prä-*; lat. cuneus Keil) *m*: (engl.) *precuneus*; Vorkeil; vor dem Cuneus* liegender Teil der Gehirnoberfläche.

Pre|cursor-Substanzen (engl. precursor Vorläufer; Substantia*) *f pl*: s. ABNull-Blutgruppen.

Predni|carbat (INN) *n*: (engl.) *prednicarbat*; nichthalogeniertes Glukokortikoid* zur top. Anw.; **Ind.:** Ekzem, Psoriasis.

Predni|solon (INN) *n*: (engl.) *prednisolon*; synthet. nichthalogeniertes Glukokortikoid* (dehydriertes Cortisol) mit ähnl. Wirkung wie Prednison*.

Predni|son (INN) *n*: (engl.) *prednison*; nichthalogeniertes Glukokortikoid* (dehydriertes Cortison,) mit 4–5-fach höherer glukokortikoider Aktivität u. geringerer mineralokortikoider Wirkung als Cortisol; in der Leber zu Prednisolon* metabolisiert; s. Kortikoide (Tab. dort).

Pre|gabalin (INN) *n*: (engl.) *pregabalin*; GABA-Analogon, das wie Gabapentin* an eine Untereinheit spannungsabhängiger Calciumkanäle bindet u. hemmend auf Neurone im ZNS wirkt; **Ind.:** **1.** zentrale u. periphere neuropath. Schmerzen; **2.** Zusatztherapie bei partiellen epilept. Anfällen mit od. ohne sekundäre Generalisierung (vgl. Antiepileptika); **3.** generalisierte Angststörung*; **UAW:** Benommenheit, Somnolenz, Ataxie, Schwindel od. verschwommenes Sehen, Mundtrockenheit u. gastrointestinale UAW, Erektionsstörung, periphere Ödeme.

Pregnandiol *n*: (engl.) *pregnandiol*; 3α,20α-Dihydroxy-5β-pregnan; durch Reduktion entstandener Metabolit (Hauptausscheidungsprodukt) von Progesteron*; biol. weitgehend inaktiv.

Pregnenolon *n*: (engl.) *pregnenolone*; 3β-Hydroxy-5-pregnen-20-on; Zwischenprodukt (C21-Steroid) in der Biosynthese von Progesteron* aus Cholesterol* u. in der Biosynthese der Androgene* in der Nebennierenrinde; entsteht durch Kürzung der Cholesterolseitenkette um 6 C-Atome, Abspaltung von Isocapronsäurealdehyd. Vgl. Steroidhormone.

Prehn-Zeichen (Douglas T. P., Urol., Wausau, Wisconsin): (engl.) *Prehn's sign*; klin. Zeichen zur DD von Hodentorsion* u. Epididymitis* bei Schmerzen des Skrotums; **Prinzip:** Anheben des Skrotums führt zu Abnahme des Schmerzes bei Epididymitis (P.-Z. positiv), Zunahme bei Hodentorsion

Prellung

(P.-Z. negativ); cave: häufig falsch negative u. falsch positive Befunde.

Prellung: s. Kontusion.

Pre|load (engl. Vorbelastung, Vordehnung): Vorlast*.

Pre|putium clitoridis, penis (lat.) n: (engl.) prepuce; Vorhaut von Klitoris* bzw. Penis*.

Presby|akusis (gr. πρέσβυς alt; ἄκουσις das Hören) f: Altersschwerhörigkeit*.

Presby|kardie (↑; Kard-*) f: Altersherz*.

Presby|opie (↑; Op-*) f: (engl.) presbyopia; Alterssichtigkeit, altersbedingte Weitsichtigkeit; Erschwerung des Nahsehens durch Elastizitätsverlust (Sklerosierung) der Linse u. nachlassende Fähigkeit zur Akkommodation*; der Nahpunkt rückt mit zunehmendem Alter immer mehr in die Ferne; eine latente Hypermetropie* kann durch P. manifest werden; **Ther.:** Sammelgläser.

Press|druck|versuch: Valsalva*-Versuch.

Press|luft|erkrankung: (engl.) vibration trauma induced disease; Erkr. durch niederfrequente (8–50 Hz) Erschütterungen bei der Arbeit insbes. mit Druckluftwerkzeugen; **Klin.:** Arthrose* des Ellenbogen-, Hand- u. Akromioklavikulargelenks, evtl. Lunatummalazie* u. Pseudarthrose* des Os naviculare der Hand; ggf. BK Nr. 2103.

Presso|re|zeptoren (lat. pressus Druck; Rezeptoren*) m pl: s. Pressosensoren.

Presso|sensoren (↑; Sensoren*) m pl: (engl.) pressosensors; Barosensoren, Depressoren, sog. Blutdruckzügler, früher Pressorezeptoren; in der Wand der Aorta u. im Karotissinus* lokalisierte Dehnungssensoren; Vermittlung der Afferenz über N. vagus u. N. glossopharyngeus an sympathische u. parasympathische Kreislaufzentren in der Medulla oblongata, die bei Abweichung der gemessenen Druckwerte vom Sollwert (akute Änderungen z. B. bei orthostat. Belastung) den Tonus der Widerstandsgefäße sowie Herzfrequenz u. Herzkraft nerval so beinflussen, dass der arterielle Blutdruck entsprechend eingestellt wird (negative Rückkopplung*); Blutdruckerhöhung führt zu Dehnung der Gefäßwände u. damit Aktivierung der P. mit konsekutiver Vasodilatation (Abnahme des peripheren Widerstands*) u. Erniedrigung von Herzfrequenz u. Herzminutenvolumen* u. damit Absinken des Blutdrucks; **klin. Bedeutung:** s. Karotissinus-Syndrom. Vgl. Blutdruckregulation.

pressure half time: Abk. PHT; Druckabfall-HWZ (Abk. DHZ); (kardiol.) dopplersonograph. i. R. der Echokardiographie* best. Zeitdifferenz zwischen max. u. halbmaximalem Blutfluss über einer Herzklappe; Verlaufsparameter zur Quantifizierung einer Herzklappenstenose (s. Herzklappenfehler) durch Berechnung der Klappenöffnungsfläche* nach der Gorlin-Formel, z. B. Mitralklappenöffnungsfläche (Abk. MÖF): MÖF (in cm^2) = 220/PHT (in ms).

Press|wehen: (engl.) pushing; Wehen* unter reflektor. Mitwirkung der Bauchpresse vom Beginn der Pressperiode an; **Funktion:** Überwindung des Widerstands der äußeren Weichteile.

Prevotella melanino|genica f: Bacteroides* melaninogenicus.

PRH: Abk. für (engl.) Prolactin releasing hormone; syn. Prolaktoliberin; vermutlich mit TRH* ident.

hypothalam. Peptid, das zusammen mit PIH* die Ausschüttung von Prolaktin* aus dem Hypophysenvorderlappen reguliert. Vgl. Releasing-Hormone.

Priapismus (nach Priapos, dem Sohn der Aphrodite u. des Dionysos) m: (engl.) priapism; schmerzhafte Dauererektion des Penis (>4–6 Std.); anhaltende Blutfüllung der Corpora cavernosa, die unbehandelt zu Fibrose u. erektiler Impotenz führt; **Urs.:** u. a. idiopath., lymphat. Leukämie, Sichelzellenanämie, Psychopharmaka, Schwellkörper-Autoinjektionstherapie; **Ther.:** pharmak. durch intrakavernöse Injektion von Alphasympathomimetika, op. innerh. von 24 Std. durch Gefäßanastomose der V. saphena mit dem Corpus cavernosum od. Shunt mit dem Corpus spongiosum (Winter-Shunt).

Price-Jones-Kurve (Cecil P.-J., Pathol., London, 1863–1943): (engl.) Price-Jones curve; graph. Darstellung der Größenverteilung der Erythrozytendurchmesser nach Messung im gefärbten Blutausstrich; vgl. Blutbild.

Prick-Test (engl. prick Stich) m: (engl.) prick test; internationales Standardverfahren i. R. der Diagn. der IgE-vermittelten Allergie* vom Soforttyp (Typ I); Eindrücken einer sog. Prick-Nadel bzw. -lanzette (im Winkel von 45–90°, 1 mm tief) in die Dermis möglichst ohne Blutung nach Aufbringen eines Tropfens allergenhaltiger Lösung, meist auf der Innenseite des Unterarms (s. Abb.); bei nativen Nahrungsmitteln Prick-Nadel erst in das Nahrungsmittel stechen, dann in die Haut eindrücken (sog. Prick-zu-Prick-Test); Beurteilung der Quaddelbildung nach 15–20 Min. (unter Verw. einer Skala von 0–4) im Vergleich zu einer Positiv- (0,1 %ige Histaminlösung) u. Negativkontrolle (Glycerol-Kochsalzlösung). Vgl. Hauttestung.

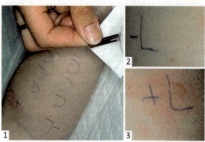

Prick-Test: volarer Unterarm; 1: Auftropfen der Allergenlösung, danach leichtes Durchstechen des Tropfens; 2. u. 3: Kontrolle nach 20 Min.; 2: Negativkontrolle mit 0,9 %iger NaCl-Lösung; 3: Positivkontrolle mit 0,1 %iger Histaminlösung [161]

Pridie-Bohrung: (engl.) Pridie's method; s. Arthrose.

Pridinol (INN) n: zentrales Muskelrelaxans* mit anticholinerger Wirkung; s. Parasympatholytika.

Prießnitz-Umschlag (Vinzenz P., Landwirt, Gräfenberg, 1799–1851): (engl.) Prießnitz compress; feucht-kalter (15–20 °C) wärmestauender Brustwickel v. a. zur bronchialen Sekretlösung; vgl. Wickel.

Prilo|cain (INN) n: s. Lokalanästhetika.

primär (lat. prim*a*rius einer der ersten): (engl.) *primary*; erst, anfangs, ursprünglich.
Primär|af|fekt (↑; lat. affectus Zustand, Neigung) *m*: (engl.) *primary lesion*; Abk. PA; Primärläsion; erste lokale Manifestation einer Inf. an der Eintrittsstelle, i. e. S. bei Syphilis*.
Primär|ef|floreszenz (↑; Effloreszenzen*) *f*: s. Effloreszenzen.
Primär|follikel (↑; Follicul-*) *m*: s. Follikelreifung.
Primär|harn (↑): (engl.) *glomerular ultrafiltrate*; der in den Glomeruli der Nieren* aus dem Blutplasma filtrierte, noch nicht konzentrierte Harn*, der in seiner Zusammensetzung weitgehend eiweißfreiem Blutplasma entspricht; enthält aber auch Polypeptide u. niedermolekulare Proteine (Molekulargewicht <20 000), die während der Tubuluspassage durch Bürstensaumenzyme hydrolysiert u. als Aminosäuren resorbiert werden. Vgl. Glomerulusfiltrat.
Primär|heilung (↑): s. Wundheilung.
Primär|kom|plex (↑; lat. compl*e*xus Umfang, Verknüpfung) *m*: (engl.) *primary complex*; Komplex aus hochinfektiösem Primäraffekt* u. befallenen regionären Lymphknoten i. R. einer Infektion; i. e. S. bei Syphilis* u. Tuberkulose*.
Primär|medaillon (↑) *n*: s. Pityriasis rosea.
Primär|naht (↑): s. Wundversorgung.
Primär-PCI (↑): Abk. für (engl.) *primary* *p*ercutaneous *c*oronary *i*ntervention; s. PCI.
Primär|re|aktion (↑) *f*: **1.** primäre Immunantwort*; **2.** primäre Antigen*-Antikörper-Reaktion.
Primär|stoff|wechsel (↑): (engl.) *primary metabolism*; Bez. für grundlegende Stoffwechselprozesse, die in allen lebenden Zellen prinzipiell gleich ablaufen; notwendig zum Erhalt u. Überleben der Zelle; zum P. gehören Wachstumsprozesse, Energieproduktion u. der ständige Umsatz von Zellbestandteilen. Vgl. Sekundärstoffwechsel, Stoffwechsel.
Primär|strahlung (↑): (engl.) *primary radiation*; die gesamte, aus einem Strahler* austretende Strahlung*; vgl. Streuung.
Primär|struktur (↑; lat. struct*u*ra Zusammenfügung, Aufbau) *f*: (engl.) *primary structure*; Bez. für die Aminosäurensequenz von Peptiden* u. Proteinen*.
Primär|tuberkulose (↑; Tuberkel*; -osis*) *f*: s. Tuberkulose.
Primär|tumor (↑; Tumor*) *m*: (engl.) *primary tumor*; der zuerst entstandene Tumor; vgl. Metastase, vgl. TNM-Klassifikation (Tab. 1 dort).
Prima|quin (INN) *n*: (engl.) *primaquin*; Chinolinderivat zur Rezidivprophylaxe bei Infektion mit Plasmodium ovale u. Plasmodium vivax u. Beseitigung der Gametozyten von Plasmodium falciparum (vgl. Malaria); in Deutschland nicht im Handel befindl.; über internationale Apotheken zu beziehen; **UAW**: gastrointestinale Störungen, Blutbildschäden v. a. bei Glukose-6-phosphat-Dehydrogenasemangel.
Primary Nursing: s. Bezugspflege.
Primel|dermatitis (Derm-*; -itis*) *f*: (engl.) *primula dermatitis*; allergisches Kontaktekzem* durch Hautkontakt mit an der Blattoberfläche der Becherprimel (Primula obconica) u. anderer Primelarten vorhandenen kurzen Haaren; häufig bei Gärtnern; Hauptallergen ist das Benzochinon Primin; bei Epikutantest* Testergebnis auch nach 4–7 Tagen ablesen (allerg. Spätreaktionen).
Primel|wurzel: (engl.) *Primulae radix*; Primulae radix; Wurzel u. Wurzelstock der Frühlingsschlüsselblume (Primula veris) bzw. Waldschlüsselblume (Primula elatior) mit expektorierenden Triterpensaponinen; **Verw.**: Erkältungskrankheiten, Katarrh der Atemwege; **NW**: evtl. Magenbeschwerden, Übelkeit.
Primer (engl. Zündvorrichtung): natürl. od. synthetisiertes, der DNA- od. RNA-Matrize komplementäres Oligonukleotid, an dem Polymerase(n) die Synthese des Polynukleotidstranges starten; s. PCR.
Primidon (INN) *n*: s. Antiepileptikum.
Primitiv|re|aktion (lat. primit*i*vus der erste in seiner Art) *f*: (engl.) *primitive reaction*; Bez. (Kretschmer) für übertriebene (entwicklungsgeschichtl. frühe) Affektreaktionen wie z. B. plötzl. Wutanfälle od. Dämmerzustände.
prim|ordial (lat. primordium Uranfang, Ursprung): ursprünglich, von Anfang an.
Prim|ordial|follikel (↑; Follicul-*) *m pl*: s. Follikelreifung.
Primulae radix *f*: s. Primelwurzel.
Pringle-Bourneville-Syn|drom (John J. P., Dermat., London, 1855–1922; Désiré-Magloire B., franz. Neurol., 1840–1909) *n*: tuberöse Sklerose*.
Pringle-Manöver *n*: (engl.) *Pringle technique*; (chir.) Verf. zur Unterbrechung der Blutzufuhr der Leber durch Abklemmen der Gefäße im Lig. hepatoduodenale bei Leberruptur* od. Leberresektion*.
Prinzmetal-Angina (M. P., amerikan. Arzt; Angina*) *f*: *Prinzmetal's angina*; syn. vasospastische Angina, Variantangina; s. Koronarspasmus.
Prionen: Kurzbez. für (engl.) *proteinaceous infectious particles* (mit dem Suffix *-on*); (engl.) *prions*; infektiöse, fehlgefaltete Formen eines zellulären, hochkonservierten Proteins, die im Gegensatz zu Viren u. Viroiden* nach heutigem Kenntnisstand keine Nukleinsäure enthalten; vom Wirtsgenom codiert (PrP-Gen; auf dem kurzen Arm von Chromosom 20); das normale zelluläre Genprodukt PrP^C (C, Abk. für engl. *cellular*) geht durch Konformationsänderung (evtl. durch Chaperone* beschleunigt) in die infektiöse Form PrP^{Sc} (Sc, Abk. für engl. *scrapie*) über u. akkumuliert im ZNS als stab- od. fibrillenförmige Partikel (sog. scrapie-associated fibrils) bei Tieren u. Menschen (s. Prionkrankheiten), weil es (ähnlich wie Neurofibrillen* od. Amyloid*) nicht mehr abgebaut werden kann, sich in unlöslicher Form im Gehirn u. in den Nervensträngen ablagert. **Besondere Eigenschaften:** kein Hinweis auf Antikörper od. Immunantwort des Wirts; die ungewöhnliche Resistenz gegenüber Chemikalien, Nukleasen, Hitze (Kochen), UV- u. Röntgenstrahlung führt zu iatrogener Übertragbarkeit (z. B. bei Hornhaut- u. Dura-mater-Transplantation) od. zu Infektionen nach Verzehr prionenhaltigen spezifizierten Risikomaterials.
Prion|krankheiten (↑): (engl.) *prion diseases*; syn. transmissible spongiforme Enzephalopathien, Prionenerkrankungen; durch Prionen* verursachte Gruppe sporadischer, erbl. od. übertragbarer Erkr. des ZNS, gekennzeichnet durch spongiforme Degeneration des Gehirns (ausgedehnter Nervenzell-

Prionkrankheiten
Prionkrankheiten bei Mensch und Tier

Krankheit	Wirtsspecies	Ursache	Übertragbarkeit	geographische Verbreitung
Kuru	Mensch		orale Aufnahme (Endokannibalismus); experimentell auf Primaten	Papua-Neuguinea
Creutzfeldt-Jakob-Krankheit (Abk. CJK)				
sporadische Form (ca. 85 %)	Mensch	unbekannt	iatrogen durch Dura- und Corneatransplantation, Wachstumshormon und Gonadotropin aus Leichenhypophysen, neurochirurgischen Eingriff; höchstwahrscheinlich durch Verzehr von Hirn und Rückenmark BSE-kranker Tiere; experimentell auf Primaten u. a. Säuger	weltweit
familiär bedingte Form (10–14 %)		Mutation im PrP-Gen u. a. an Codon 178, 200 (180, 232)		
Variante der CJK (Abk. vCJK, vCJD)	Mensch			Großbritannien, Frankreich, Irland, Italien, USA, Kanada, Japan, Saudi-Arabien, Spanien, Niederlande, Portugal
Gerstmann-Sträussler-Scheinker-Krankheit (Abk. GSS)	Mensch	Mutation im PrP-Gen an Codon 102, 105, 117, 198, 217	experimentell auf Primaten	weltweit
tödliche familiäre Insomnie (fatale familiäre Insomnie; Abk. FFI)	Mensch	Mutation im PrP-Gen an Codon 178, autosomal-dominant vererbt	experimentell auf Versuchstiere	Italien, Frankreich, Großbritannien, USA, Deutschland
sporadische tödliche Insomnie (sporadische fatale Insomnie; Abk. SFI)	Mensch	unbekannt	experimentell auf Versuchstiere	
Scrapie	Schaf, Ziege		von Schaf/Ziege zu Schaf/Ziege via Nachgeburt (Plazenta); über Tiermehl von Schaf od. Ziege auf Rind (BSE)	weltweit
transmissible mink encephalopathy (Abk. TME)	Nerz		innerhalb von Nerzgruppen in Pelzfarmen vermutlich indirekt über Bissverletzung	Nordamerika, Nordeuropa, Russland
chronic wasting disease (Abk. CWD)	Hirschartige (Wapiti, Großohrhirsch, Maultierhirsch, Elch)			USA, Kanada, Südkorea
bovine spongiforme Enzephalopathie (Abk. BSE)	Rind		von Rind zu Rind indirekt über Tiermehl; von Rind zu Mensch über infektiöses Hirn- und Rückenmarkgewebe	epidemisch in Großbritannien, seltener in 27 anderen Staaten
feline spongiforme Enzephalopathie (Abk. FSE)	Katze		experimentell auf Versuchstiere	sporadisch in Großbritannien, Norwegen, Liechtenstein u. der Schweiz

verlust, Wucherung der Neuroglia*) bei Fehlen klass. Entzündungszeichen, spezif. Mutationen des PrP-Gens (s. Prionen) bei fam. Vorkommen, langer Latenzzeit (meist mehrere Jahre) u. langsam progredientem, immer tödl. Verlauf; **Vork.:** s. Tab.; z. B. bei Schaf u. Ziege (Scrapie*), Rind (BSE*) u. a. Säugetieren; beim Menschen als Creutzfeldt*-Jakob-Krankheit, Kuru*, Gerstmann*-Sträussler-Scheinker-Krankheit, tödliche familiäre Insomnie* u. sporadische tödliche Insomnie*. Die Überwindung von Artenbarrieren durch P. ist innerh. des Tierreichs selten zu beobachten (z. B. zwischen Schaf u. Rind). Die Übertragbarkeit vom Rind auf den Menschen ist höchstwahrscheinl. der Hintergrund der neuen Variante der Creutzfeldt-Jakob-Krankheit (vCJK).

PRIS: Abk. für **P**ropofol**i**nfusions**s**yndrom*.

Prisma (gr. πρῖσμα das Zersägte, Prisma) *n*: (engl.) *prism*; dreikantiges Glasstück mit planen, in geneigtem Winkel zueinander stehenden Ebenen, in dem einfallendes weißes Licht* durch Dispersion* in Spektralfarben zerlegt wird; z. B. Maddox-Prisma, Nicol-Prisma. Vgl. Spektrum, Spektralanalyse.

Prismen|brille (↑): (engl.) *prism glasses*; Brille* zur Korrektur von Doppelbildern bei Heterophorie* (v. a. Hyper- bzw. Hypophorie) u. geringgradigem Strabismus*.

Privat|anti|gene (Antigen*) *n pl*: s. Antigene, familiäre.

Privinismus *m*: s. Rhinopathia medicamentosa.

Pro-: Wortteil mit der Bedeutung vor(stehend), vorn, stellvertretend, vorzeitig; von lat. pro bzw. gr. πρό.

Pro|akzelerin (↑; lat. accelerare beschleunigen) *n*: (engl.) *proaccelerin*; syn. Plasma-Akzelerator-Globulin, labiler Faktor; Faktor V der Blutgerinnung*; wird durch Thrombin* zu Faktor Va (Akzelerin*) aktiviert u. ist als Bestandteil des Prothrombinaktivators* an der Umwandlung von Prothrombin zu Thrombin beteiligt. Vgl. Hypoproakzelerinämie.

pro|babilistisch (lat. probabilis wahrscheinlich): (engl.) *probabilistic*; (statist.) Bez. für Theorien od. Modelle, für deren Realitätsgehalt nicht Beweise, sondern Wahrscheinlichkeitsangaben stehen.

Proband (lat. probandus einer, der untersucht werden muss) *m*: (engl.) *subject*; syn. Versuchsperson; Teilnehmer an einem Experiment, einer klin. od. epidemiologischen Studie*; in Arzneimittelprüfungen sind P. gesunde Personen, die in der Prüfphase I eine Prüfsubstanz einnehmen, bevor diese in Phase II–IV an Patienten* getestet wird.

Probanden|schutz (↑): s. Arzneimittelgesetz.

probatorisch (lat. probare untersuchen, prüfen): (engl.) *probatory*; probeweise; z. B. Verfahren mit dem Ziel, eine nicht gesicherte Diagn. zu klären.

Probe|ex|zision (Exzision*) *f*: (engl.) *excision biopsy*; Abk. PE; op. Gewebeentnahme für diagn. Zwecke als Form der Biopsie*.

Probe|laparo|tomie (gr. λαπάρα Weiche, Flanke; -tom*) *f*: (engl.) *exploratory laparotomy*; syn. Explorativlaparotomie; Eröffnung der Bauchhöhle zu diagn. Zwecken (Sicherung der Diagn., Klärung unklarer Befunde, z. B. der Operabilität eines malignen Prozesses); vgl. Laparoskopie.

Probe|necid (INN) *n*: (engl.) *probenecid*; Urikosurikum*; **Ind.:** Hyperurikämie* (in Verbindung mit Diät); **Kontraind.:** akuter Gichtanfall, Niereninsuffizienz; **UAW:** akuter Gichtanfall (zu Therapiebeginn mögl.), gastrointestinale Störungen, allerg. Reaktion (selten).

Probe|punktion (Punktion*) *f*: (engl.) *exploratory puncture*; diagn. Punktion* von physiol. (Körperhöhlen, Hohlorgane) od. pathol. Körperhohlräumen (v. a. Abszesse*) zur Entnahme von Flüssigkeiten u. (zytol. od. mikrobiol.) Untersuchung des Punktats.

Pro|biotika (↑; Bio-*) *n*: (engl.) *probiotics*; functional food; Bez. für oral aufgenommene lebende Mikroorganismen (z. B. Milchsäurebakterien) mit möglicher gesundheitsfördernder Wirkung; stabil gegenüber Gallen- u. Magensäure; mukosaadhärent (Regulierung der Darmflora*). Vgl. Präbiotika.

Problem|lösungs|training *n*: (engl.) *problem solving training*; didaktisch strukturiertes Verf. der kognitiven Therapie* u. Verhaltenstherapie* zur Steigerung der allg. Problemlösungsfähigkeit; enthält Schritte zur Identifikation u. Definition des Problems, Definition des Ziels, Brainstorming zum Sammeln von Lösungsvorschlägen ohne vorzeitige Bewertung mit Diskussion, Auswahl u. Planung zur konkreten Umsetzung mit Monitoring u. ggf. Verstärkung; **Anw.:** in der Verhaltens- u. Familientherapie, zur Rückfallprophylaxe bei Schizophrenie, bei psychosomat. Erkrankung.

Proc.: Abk. für **Proc**essus.

Pro|cain (INN) *n*: **1.** (engl.) *procaine*; (anästh.) s. Lokalanästhetika; **2.** (allg.) Bestandteil (schwer lösl.) Arzneimittelzubereitungen mit Depotwirkung, z. B. in Benzylpenicillin*-Procain.

Pro|calci|tonin *n*: (engl.) *procalcitonin*; Abk. PCT; Prohormon des Calcitonins* aus 116 Aminosäuren (M_r 13 000); Parameter zur Früherkennung schwerer system. Inf. durch Bakt., Pilze u. Protozoen (PCT-Anstieg), zur Verlaufskontrolle sowie als prognost. Marker bei Sepsis*, system. Inflammationssyndrom u. Multiorgan-Dysfunktionssyndrom; kein Anstieg bei nichtinfektiösen chron. Entz., viralen Inf. u. Autoimmunerkrankungen; **Bestimmung:** Immunoassay; **Referenzbereich:** <0,5 μg/l.

Pro|carbazin (INN) *n*: (engl.) *procarbazin*; Zytostatikum* (Alkylans*); **Ind.:** Hodgkin-Lymphom (Kombinationschemotherapie).

Pro|carb|oxy|peptidasen *f pl*: s. Carboxypeptidasen.

Processus (lat. processus Fortgang, Wachstum) *m*: Fortsatz.

Processus ac|cessorius vertebrae lumbalis (↑) *m*: rudimentärer Fortsatz an der Wurzel des Proc. costalis der Lendenwirbel.

Processus alveolaris maxillae (↑) *m*: der die Zahnfächer tragende Alveolarfortsatz des Oberkiefers.

Processus anterior mallei (↑) *m*: vorderer dünner Fortsatz des Hammers.

Processus articularis inferior, superior (↑) *m*: unterer bzw. oberer Gelenkfortsatz am Wirbelbogen zur Artikulation mit den Gelenkfortsätzen der Nachbarwirbel.

Processus caudatus lobi caudati hepatis (↑) *m*: Parenchymverbindung zwischen Lobus caudatus u. Lobus dexter der Leber.

Processus ciliares

Processus ciliares (↑) *m pl*: 70–80 radiär gestellte gefäßreiche Falten, welche die Corona ciliaris des Ziliarkörpers aufbauen.

Processus clinoideus anterior, medius, posterior (↑) *m*: Knochenzacken des Keilbeins beidseits der Hypophysengrube bzw. an deren Vorder- u. Rückwand.

Processus cochleari|formis (↑) *m*: löffelförmiger Knochenfortsatz am Ende des Semicanalis m. tensoris tympani in der Paukenhöhle.

Processus condylaris mandibulae (↑) *m*: Gelenkfortsatz des Unterkiefers.

Processus coracoideus (↑) *m*: Rabenschnabelfortsatz des Schulterblatts.

Processus coronoideus mandibulae (↑) *m*: Kronen-(Muskel-)Fortsatz des Unterkiefers.

Processus coronoideus ulnae (↑) *m*: Kronenfortsatz der Elle.

Processus costalis (↑) *m*: syn. Proc. costiformis vertebrae lumbalis; Querfortsatz der Lendenwirbel; entspricht rudimentärer Rippe.

Processus ethmoidalis (↑) *m*: s. Concha nasalis.

Processus falci|formis (↑) *m*: sichelförmige Fortsetzung des Lig. sacrotuberale auf die Innenseite des Sitzbeinasts.

Processus frontalis maxillae (↑) *m*: Stirnfortsatz des Oberkiefers.

Processus intra|jugularis (↑) *m*: Knochensporn an der Incisura jugularis des Hinterhauptbeins u. an der Pars petrosa des Schläfenbeins; Unterteilung des Foramen jugulare.

Processus jugularis (↑) *m*: Vorsprung an der Pars lateralis des Hinterhauptbeins seitl. des Foramen jugulare.

Processus lacrimalis (↑) *m*: s. Concha nasalis.

Processus lateralis mallei (↑) *m*: kurzer lateraler Fortsatz am Ende des Hammerstiels.

Processus lateralis tali (↑) *m*: lateraler Fortsatz des Sprungbeins.

Processus lateralis tuberis calcanei (↑) *m*: lateraler Vorsprung am Tuber des Fersenbeins.

Processus lenticularis incudis (↑) *m*: linsenförmiges Ende des langen Ambossschenkels; gelenkig mit dem Steigbügel verbunden.

Processus mammillaris (↑) *m*: Höcker am oberen Gelenkfortsatz der Lendenwirbel.

Processus mastoideus (↑) *m*: Kurzbez. Mastoid; Warzenfortsatz des Schläfenbeins, hinter dem äußeren Gehörgang.

Processus maxillaris (↑) *m*: s. Concha nasalis.

Processus medialis tuberis calcanei (↑) *m*: medialer Vorsprung am Tuber des Fersenbeins.

Processus muscularis cartilaginis arytenoideae (↑) *m*: dem Muskelansatz dienender lateraler Fortsatz des Aryknorpels.

Processus orbitalis ossis palatini (↑) *m*: an der Augenhöhle angrenzender Fortsatz des Gaumenbeins.

Processus palatinus maxillae (↑) *m*: Gaumenfortsatz des Oberkiefers; bildet den größten Teil des harten Gaumens.

Processus papillaris lobi caudati hepatis (↑) *m*: nach kaudal vorragender Teil des Lobus caudatus der Leber.

Processus para|mastoideus (↑) *m*: inkonstanter Fortsatz neben dem Proc. jugularis des Hinterhauptbeins.

Processus posterior, sphenoidalis (↑) *m*: Fortsatz des Nasenscheidewandknorpels; kann bis zum Keilbein reichen.

Processus posterior tali (↑) *m*: breiter Höcker am hinteren Rand der Talusrolle.

Processus pterygoideus ossis sphenoidalis (↑) *m*: Flügelfortsatz des Keilbeins mit Laminae lat. u. med.

Processus pterygo|spinosus (↑) *m*: Vorsprung an der hinteren Kante der Lamina lat. des Proc. pterygoideus.

Processus pyramidalis ossis palatini (↑) *m*: Fortsatz unten an der hinteren Kante der Lamina perpendicularis des Gaumenbeins.

Processus sphenoidalis ossis palatini (↑) *m*: Fortsatz oben an der hinteren Kante der Lamina perpendicularis des Gaumenbeins.

Processus spinosus vertebrae (↑) *m*: Dornfortsatz der Wirbel.

Processus styloideus ossis meta|carpi tertii (↑) *m*: Fortsatz an der Basis des 3. Mittelhandknochens.

Processus styloideus ossis temporalis (↑) *m*: Griffelfortsatz des Schläfenbeins.

Processus styloideus radii (↑) *m*: Griffelfortsatz am distalen Ende der Speiche.

Processus supra|condylaris (↑) *m*: selten vorhandener Knochensporn oberh. des Epicondylus med. des Oberarmknochens.

Processus temporalis ossis zygomatici (↑) *m*: Fortsatz des Jochbeins, der mit dem Proc. zygomaticus des Schläfenbeins den Jochbogen bildet.

Processus trans|versus vertebrae (↑) *m*: Querfortsatz der Wirbel.

Processus uncinatus ossis ethmoidalis (↑) *m*: hakenförmiger Fortsatz des Siebbeins; verschließt z. T. den Hiatus semilunaris.

Processus uncinatus pan|creatis (↑) *m*: hakenförmiger Fortsatz des Pankreaskopfs.

Processus vaginalis ossis sphenoidalis (↑) *m*: Fortsatz an der Wurzel der Lamina med. des Proc. pterygoideus des Keilbeins.

Processus vaginalis peri|tonei (↑) *m*: entwicklungsgeschichtl. Ausstülpung des Bauchfells durch den Canalis inguinalis; schnürt sich durch Veröstung später von der Bauchhöhle ab u. bildet beim Mann Epi- u. Periorchium; bei Offenbleiben resultiert eine angeb. indirekte Leistenhernie. Vgl. Hernie.

Processus vocalis cartilaginis arytenoideae (↑) *m*: vorderer Fortsatz des Aryknorpels für den Ansatz des Stimmbands.

Processus xiphoideus (↑) *m*: Schwertfortsatz des Brustbeins.

Processus zygomaticus maxillae (↑) *m*: Jochfortsatz des Oberkiefers.

Processus zygomaticus ossis frontalis (↑) *m*: Jochfortsatz der Pars orbitalis des Stirnbeins.

Processus zygomaticus ossis temporalis (↑) *m*: Jochfortsatz des Schläfenbeins; bildet mit dem Proc. temporalis des Jochbeins den Jochbogen.

Proct|algia fugax (Prokt-*; -algie*) *f*: (engl.) *proctalgia fugax*; starke, anfallartige Schmerzen im Rektum, die einige Min. bis zu 0,5 Std. andauern;

Urs.: unbekannt, evtl. Spasmus des M. levator ani; Schmerzen werden ca. 5–10 cm oberh. des Analkanals angegeben; **Ther.:** heiße Sitzbäder, Spasmolytika, Nitrate.

Pro|cyclidin (INN) *n*: (engl.) *procyclidin*; Antiparkinsonmittel (mit anticholinerger Wirkung); Parasympatholytikum*.

pro die (lat.): täglich, pro Tag.

Prodigiosin *n*: (engl.) *prodigiosin*; alkohollöslicher, roter Lipidfarbstoff, gebildet von Bakt. der Gattung Serratia*; vgl. Pigmentbildner.

Prodigiosus|bakterien (lat. *prodigiosus* seltsam, unnatürlich, unheilvoll; Bakt-*) *f pl*: s. Serratia.

Pro|drom (gr. πρόδρομος Vorläufer) *n*: (engl.) *prodrome*; Prodromalerscheinung; Vorzeichen, Frühsymptom.

Pro|dromal|stadium (↑) *n*: (engl.) *prodromal period*; Vorläuferstadium.

Pro|drug (engl.): Arzneistoff, der als Vorstufe bzw. Derivat appliziert u. im Organismus meist enzymat. zur Wirkform umgewandelt (aktiviert) wird.

Pro|duktiv|sym|ptomatik (lat. *producere, productus* hervorbringen; Symptom*) *f*: Plussymptomatik*.

Pro|elastase (↑; Elastase*) *f*: (engl.) *proelastase*; inaktive Vorstufe der Elastase*.

Pro|endothelin *n*: s. Endotheline.

Pro|en|zyme (Pro-*; Enzyme*) *n pl*: (engl.) *proenzymes*; syn. Zymogene; inaktive Vorstufen von Enzymen* (meist Proteasen*), die durch limitierte Proteolyse (sog. Processing) aktiviert werden, z. B. Chymotrypsinogen, Pepsinogen, Proelastase, Prothrombin u. Plasminogen; durch P. u. die Anwesenheit von Inhibitoren wird Autolyse am Ort der Entstehung od. Speicherung verhindert.

Pro|erythro|blasten (↑; Erythr-*; Blast-*) *m pl*: (engl.) *proerythroblasts*; Vorstufen der Erythrozyten*; s. Erythroblasten, Erythrozytopoese.

Pro|erythro|zyten (↑; ↑; Zyt-*) *m pl*: Retikulozyten*.

pro|fundus (lat.): tief, tiefliegend.

pro|fus (lat. *profundere, profusus* hervorströmen lassen, aufbieten): reichlich, sehr stark.

Pro|genie (Pro-*; gr. γένειον Kinn) *f*: (engl.) *mandibular protrusion*; Weichteilbefund mit Überbetonung des Unterkieferbereichs; veraltete Bez. für Dysgnathien des progenen Formenkreises, entsprechend der Merkmalausprägung subtypisiert; fälschlicherweise Sammelbez. für Kieferanomalien mit Mesialbiss* (Angle-Klasse III); **Einteilung: 1.** sog. echte P.: mandibuläre Prognathie*; **2.** sog. unechte od. Pseudo-P.: maxilläre Retrognathie; s. Abb.; meist erbl. Disposition. Vgl. Kreuzbiss.

Pro|geria adultorum (↑; gr. γεραιός alt) *f*: Werner*-Syndrom.

Pro|geria infantilis (↑; ↑) *f*: Hutchinson*-Gilford-Syndrom.

Pro|gerie (↑; ↑) *f*: (engl.) *progeria*; vorzeitige Vergreisung; s. Hutchinson-Gilford-Syndrom; Werner*-Syndrom.

Pro|geroid (↑; ↑; -id*) *n*: (engl.) *progeroid*; vorgealterter (bis greisenhafter) Aspekt eines Kindes ohne Vorliegen des Hutchinson*-Gilford-Syndroms; z. B. bei Cockayne*-Syndrom, Geroderma* osteodysplastica, Wrinkly-skin-Syndrom (s. Cutis laxa), Hallermann*-Streiff-Syndrom, angeborenem pseudohydrozephalem Progeroid-Syndrom, Petty-Laxova-Wiedemann-Progeroid-Syndrom, Lenz-Majewski-Syndrom, de Barsy-Syndrom, Werner*-Syndrom.

Pro|gesteron (INN) *n*: (engl.) *progesterone*; syn. Luteohormon, Corpus-luteum-Hormon, Pregnen-3,20-dion; physiol. Gelbkörperhormon; wichtigstes natürl. Gestagen*; **Biosynthese:** aus Cholesterol* über Pregnenolon* v. a. in Corpus* luteum, Plazenta u. Nebennierenrinde (auch beim Mann); nach Umsetzung zu 17α-Hydroxyprogesteron* Vorläufer der Androgene* u. Nebennierenrindenhormone (s. Glukokortikoide, Mineralokortikoide); biol. HWZ ca. 20 Min.; **Abbau:** Biotransformation in Leber u. Niere zu hydroxylierten Pregnanen; renale Ausscheidung von Pregnandiol (wichtigster Metabolit) als Glukuronid*; **Wirkung:** antagonist. zu Östrogenen* u. Aldosteron*, funkt. antagonist. zu Cortisol*; katabol, thermogenet. (Erhöhung der Körpertemperatur um ca. 0,6 °C; s. Basaltemperatur); reguliert bei der Frau zusammen mit Östrogenen den Menstruationszyklus* (Proliferation der Uterusschleimhaut), fördert Implantation u. Weiterentwicklung der Zygote, verhindert in der Schwangerschaft Reifung weiterer Follikel u. stimuliert Milchdrüsenentwicklung (bei mangelhafter Bildung Gefahr des Aborts*); beim Mann Förderung der Motilität u. Akrosomenreaktion von Spermatozoen.

Pro|gesteron|test *m*: s. Gestagentest.

Pro|glottiden (gr. προγλωσσίς Zungenspitze) *m pl*: Bandwurmglieder; s. Cestodes.

Pro|gnathie (Pro-*; gr. γνάθος Kiefer) *f*: (engl.) *prognathism*; in Bezug zur Schädelbasis zu weit anterior liegender Kiefer; oft fälschlicherweise nur auf den Oberkiefer bezogen u. mit obligatem Distal-

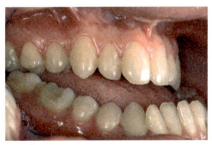

Progenie [109]

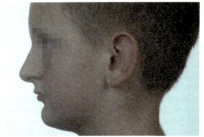

Prognathie: maxilläre P. [46]

Prognose

biss* vergesellschaftet, obwohl Neutral-, Mesialod. Distalbiss vorliegen; **maxilläre** P. (s. Abb.) häufig mit Distalbiss (Angle-Klasse II), **mandibuläre** P. häufig mit Mesialbiss (Angle-Klasse III); sind beide Kiefer um den gleichen Betrag zu weit ventral liegend u. die Dentitionen auf den Kieferbasen korrekt positioniert, besteht ein Neutralbiss bei maxillärer u. mandibulärer Prognathie. Vgl. Progenie.
Pro|gnose (gr. πρόγνωσις Vorherwissen) *f*: (engl.) *prognosis*; Vorhersage; Voraussicht auf den Krankheitsverlauf, Heilungsaussicht; die P. kann gut (bona), schlecht (mala), sehr schlecht (pessima), verzweifelt (infausta), zweifelhaft (dubia), ungewiss (incerta) sein; man spricht von prognosis quo ad vitam, valetudinem, restitutionem (Aussicht in Bezug auf Leben, Gesundung, Wiederherstellung).
pro|gredient (lat. progredi, progressus voranschreiten): fortschreitend, progressiv.
Pro|gression (↑) *f*: (engl.) *progression*; Fortschreiten; Phase der zunehmenden Wachstumsautonomie u. Malignität bei der Entw. eines Tumors (s. Kanzerogenese*).
progressive stroke (engl. fortschreitender Schlag): Abk. PS; s. Schlaganfall.
Pro|guanil (INN) *n*: (engl.) *proguanil*; Biguanidderivat, das wirksam gegen Plasmodium* falciparum (präerythrozytär u. intrahepat.) u. Plasmodium* vivax (nur unmittelbar nach Erstinfektion) ist; **Wirkungsmechanismus:** hemmt die Nukleinsäuresynthese der Malariaerreger; **Ind.:** Proph. u. Ther. der Malaria* in Komb. mit Chloroquin* od. Atovaquon*; **UAW:** gastrointestinale Störungen, selten Haarausfall, Hautreaktionen, Thrombo- u. Neutropenie. Vgl. Malariaprophylaxe.
Pro|hormone (Pro-*; Horm-*) *n pl*: (engl.) *prohormones*; inaktive Vorstufen der Peptid- u. Proteohormone (s. Hormone), die aus Präprohormonen durch limitierte Proteolyse mit Signalpeptidasen entstehen (z. B. Präproinsulin; s. Insulin); durch kovalente Konversion (z. B. Phosphorylierung, Disulfidbrücken) u./od. Glykosilierung entstehen biol. aktive Hormone. Vgl. Angiotensine; Proenzyme; Proopiomelanocortin.
Pro|insulin (↑) *n*: s. Insulin.
Pro|jektion (lat. proicere hinauswerfen, voransetzen) *f*: **1.** (engl.) *projection*; Verlagerung; (neurophysiol.) Fortleitung eines Nervenimpulses; s. Projektionsbahnen. **2.** (physiol.) Lokalisation einer Wahrnehmung; s. Sensibilität; **3.** (röntg.) P. je nach Strahlengang (s. Röntgendiagnostik, Abb. 1 dort), z. B. als LAO (s. Boxerstellung; s. Koronarangiographie, Abb. dort); **4.** (psychoanalyt.) Abwehrmechanismus*, durch den unangenehme od. verbotene eigene Wünsche u. Gefühle in andere Personen verlagert werden; innerseelisches Erleben wird als zwischenmenschl. Interaktion wahrgenommen; **Vork.:** bei Persönlichkeitsstörungen mit strukturell mäßigem Integrationsniveau (z. B. narzisstische Persönlichkeitsstörung) u. Borderline-Syndrom, auch bei Psychosen.
Pro|jektions|bahnen (↑): (engl.) *projection tracts*; syn. Projektionsfasern; i. e. S. alle die Großhirnrinde* mit subkortikalen Zentren in Hirnstamm* (kurze P.) u. Rückenmark* (lange P.) verbindenden, auf- u. absteigenden Nervenfasern; bilden die Corona radiata der Capsula* interna; **1.** kortikopetale Fasern: über Kerngebiete auf die Großhirnrinde projizierend; **2.** kortikofugale Fasern: von der Großhirnrinde nach Umschaltungen in Kernen in die Peripherie übertragend. I. w. S. alle Bahnsysteme, die ein anat. beschriebenes Gebiet (z. B. Kern, Cerebellum) verlassen.
Pro|jektions|radio|graphie (↑; -graphie*) *f*: (engl.) *projection radiography*; konventionelle Röntgendiagnostik*.
Pro|karyot (Pro-*; Karyo-*) *m*: (engl.) *prokaryote*; Organismus, in dem das genetische Material* der Zelle in Form eines Pronukleus organisiert ist, der nicht durch eine Kernmembran* vom Zytoplasma* getrennt wird; zu den P. gehören alle Bakt., Blaualgen u. Mykoplasmen. Vgl. Eukaryot.
Pro|kinetika (↑; Kinesis*) *n*: (engl.) *prokinetics*; auch Peristaltikanreger; Substanzen mit förderndem Einfluss auf die orthograde Motilität des Magen-Darm-Trakts; **Wirkungsmechanismus: 1.** Blockierung peripherer dopaminerger D_2-Rezeptoren: Domperidon*, Metoclopramid* (zusätzl. zentral); **2.** Stimulation peripherer serotoninerger 5-HT_4-Rezeptoren: Metoclopramid; **Ind.:** gastrointestinale Motilitätsstörung (z. B. Magenatonie, Refluxkrankheit) sowie als Antiemetika*.
Pro|kollagen (↑) *n*: s. Kollagen.
Pro|konvertin *n*: (engl.) *proconvertin, serum prothrombin conversion accelerator* (Abk. SPCA); syn. stabiler Faktor, Prothrombinogen; Faktor VII der Blutgerinnung*, der Vitamin-K-abhängig in der Leber gebildet wird; aktiviertes P. (Konvertin, Faktor VIIa) bewirkt im exogenen System die Umwandlung des Faktors X in Xa u. damit die Bildung des Prothrombinaktivators*. Vgl. Hypoprokonvertinämie.
Prokt-: auch Proct-; Wortteil mit der Bedeutung After, Steiß; von gr. πρωκτός.
Prokt|algie (↑; -algie*) *f*: (engl.) *proctalgia*; Schmerzen im Anus bzw. Rektum; vgl. Kokzygodynie, Proctalgia fugax.
Prokt|itis (↑; -itis*) *f*: (engl.) *proctitis*; Entz. im Bereich des Anorektums bzw. der Rektumampulle; **Urs.:** meist Folge bzw. Sympt. anderer Erkr.: z. B. Enteritis regionalis Crohn, Kolitis, Colitis ulcerosa, Gonorrhö) od. durch therap. Bestrahlung z. B. i. R. der Ther. eines Analkarzinoms* induziert; **Sympt.:** Druck od. brennende Schmerzen im Analbereich; Stuhldrang od. Tenesmen; seröse, eitrige bzw. blutig-eitrige Sekretion; **Sonderformen:** Kryptitis* u. Papillitis*.
Prokto|deal|drüsen (↑; gr. ὁδός Weg, Bahn): (engl.) *proctodeal glands*; (beim Menschen) ektodermale Epithelgänge, die aus der Afterbucht (Proctodeum) hervorgegangen sein können u. blind zwischen innerem u. äußerem Schließmuskel enden; Entz. der P. evtl. Urs. einer Analfistel*.
Prokto|kol|ek|tomie (↑; Kol-*; Ektomie*) *f*: s. Koloproktektomie.
Prokto|logie (↑; -log*) *f*: (engl.) *proctology*; Lehre von den Krankheiten des Mastdarms; vgl. Symptomenkomplex, analer.
Prokto|plastik (↑; -plastik*) *f*: Anoplastik*.
Prokto|rekto|sigmoido|skopie (↑; Rect-*; sigmoideus*; -skopie*) *f*: (engl.) *proctorectosigmoidoscopy*; Endoskopie* des Analkanals, Rektums u. des Co-

lon sigmoideum mit einem meist flexiblen Endoskop; **Ind.:** unklare Blutungen aus unteren Dickdarmabschnitten, Verdacht auf Darmpolypen u. -tumoren.

Prokto|skopie (↑; -skopie*) *f*: (engl.) *proctoscopy*; Inspektion des Analkanals u. des unteren Abschnitts des Rektums; unter Verw. eines Proktoskops (vorn abgeschrägtes u. offenes od. geschlossenes u. seitl. gefenstertes röhrenförmiges Darmspekulum von 8–15 cm Länge mit Handgriff) od. eines starren od. flexiblen Spezialendoskops (Rektosigmoidoskop), evtl. (in Erweiterung) als Rektoskopie* bzw. Proktorektosigmoidoskopie*; **Ind.:** dd Abklärung proktol. Erkr.; s. Symptomenkomplex, analer. Vgl. Anoskopie.

Prokto|spasmus (↑; Spas-*) *m*: (engl.) *proctospasm*; schmerzhafter Krampf des Afterschließmuskels, häufig nach der Defäkation; **Vork.:** z. B. bei Analfissur*.

Prokto|zele (↑; -kele*) *f*: Rektozele*.

Pro|laktin (Pro-*; Lact-*) *n*: (engl.) *prolactin*; syn. laktotropes Hormon (Abk. LTH), Laktotropin; in azidophilen Zellen des Hypophysenvorderlappens gebildetes monomeres Gonadotropin*; **Grundstruktur:** 198 Aminosäurereste, 3 Disulfidbrücken; M_r 22 500; höhermolekulare Formen (sog. big prolactin bzw. big big prolactin) in Hypophyse u. Serum mit noch unbekannter physiol. Bedeutung; **Regulation:** durch Releasing*-Hormone (PRH u. PIH); verstärkte Bildung ab 8. SSW u. in Stillzeit; Förderung der Sekretion durch TRH*, mechan. Brustwarzenreizung (Saugreiz), Stress, op. Eingriff u. Hunger; **Wirkung:** vermittelt durch Zytokin-Rezeptor via JAK/STAT-Signalweg; **1.** unterdrückt post partum das Wiedereinsetzen des Menstruationszyklus u. setzt (zus. mit Cortisol) die Milchproduktion (s. Laktation) in Gang; **2.** Förderung von Wachstum (z. B. der Brustdrüse) u. Stoffwechsel; **3.** Einfluss auf Osmoregulation (Stimulation der Natriumresorption in Dünndarm u. Milchgangsepithel); **4.** Empfindung sexueller Befriedigung nach Orgasmus; **5.** stimuliert REM*-Schlaf; **6.** vermutl. immunmodulator.; **klin. Bedeutung:** s. Hyperprolaktinämie, Prolaktinom.

Pro|laktinom (↑; ↑; -om*) *n*: (engl.) *prolactinoma*; seltenes Makro- od. Mikroadenom (Ø <1 cm) des Hypophysenvorderlappens mit autonomer Sekretion von Prolaktin*;

> häufigstes endokrin aktives Hypophysenadenom

Sympt.: Amenorrhö, Galaktorrhö, Libido- u. Potenzstörungen; bei lokaler Raumforderung evtl. Hypophysenvorderlappen*-Insuffizienz, Sehstörungen (Druck im Bereich des Chiasma opticum) u. Kopfschmerz; **Diagn.:** CT od. MRT der Sella turcica, Prolaktinbestimmung im Serum (>300 µg/l beweisend); ggf. Überprüfung anderer endokriner Funktionen des Hypophysenvorderlappens, z. B. mit TRH-Test; **Ther.:** Dopamin*-Rezeptor-Agonisten (Tumorverkleinerung in ca. 70 % durch Bromocriptin), op. Entfernen (transsphenoidal bzw. -frontal), Strahlentherapie. Vgl. Hyperprolaktinämie.

Pro|lakto|liberin *n*: s. PRH.

Pro|lakto|statin *n*: PIH*.

Prolamine *n pl*: (engl.) *prolamins*; Gruppe von Getreideproteinen mit hohem Gehalt an Prolin* (bis 15 %) u. Glutaminsäure* (30–45 %), arm an essentiellen Aminosäuren* (als Nahrungsmittel daher von minderem Wert); Bestandteil des Glutens*. P. lösen sich im Gegensatz zu vielen anderen Proteinen in 50–70 %igem Ethanol. Zu den P. gehören Gliadin (Weizen, Roggen), Hordein (Gerste), Zein (Mais). P. fehlen in Reis u. Hafer.

Pro|laps (lat. pro vor, vorn; lapsus Ausgleiten, Fallen, Fehler) *m*: (engl.) *prolapse*; Vorfall; Hervortreten von Geweben od. Organen.

Pro|lapsus ani (↑; ↑) *m*: s. Analprolaps.

Pro|lapsus iridis (↑; ↑) *m*: s. Irisprolaps.

Pro|lapsus recti (↑; ↑) *m*: s. Rektumprolaps.

Pro|lapsus uteri et vaginae (↑; ↑) *m*: (engl.) *prolapse of uterus and vagina*; Vorfall (von Teilen) des Genitales aus der Vulva; stärkerer Grad eines Descensus* uteri et vaginae; **Formen: 1. Partialprolaps:** nur ein Teil des Uterus (z. B. nur die Portio) bzw. des Uterus u. der Scheide liegt außerhalb der Vulva (vgl. Scheidenvorfall); **2. Totalprolaps:** Scheidenrohr ist umgestülpt u. liegt vor der Vulva (s. Abb.); gelegentl. bildet sich ein (ggf. blutendes) Dekubitalgeschwür; **Ther.:** vaginale Hysterektomie mit hohem Peritonealverschluss u. Scheidenstumpffixation sowie Scheidenplastik; bei Inoperabilität Pessarbehandlung*.

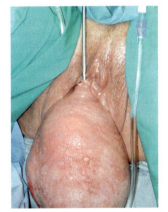

Prolapsus uteri et vaginae: Totalprolaps des Uterus mit Prolaps der Harnblase [147]

Prolidase *f*: (engl.) *prolidase*; Imidodipeptidase; Exopeptidase (s. Proteasen), die spezif. Dipeptide mit Prolin* od. Hydroxyprolin* als C-terminaler Aminosäure spaltet. **Vork.:** in den Mukosazellen des Dünndarms; vgl. Prolinase; Iminodipeptidurie.

Proli|feration (lat. proles Nachkomme; ferre bringen) *f*: Wucherung; vgl. Entzündung.

Proli|ferations|phase (↑; ↑; Phase*) *f*: (engl.) *proliferative phase*; erste Phase des Menstruationszyklus* mit Proliferation der Uterusschleimhaut u. gleichzeitiger Reifung des Follikels im Ovar.

Prolin *n*: (engl.) *proline*; Abk. Pro, P; Pyrrolidin-2-carbonsäure; einzige proteinogene Aminosäure mit sekundärer Aminogruppe; glukoplastisch; als nicht helixbildende Aminosäure bes. Bedeutung

Prolinase

bei der Ausbildung der Tertiärstuktur der Peptide*; **Biosynthese** aus Glutaminsäure* od. aus exogen zugeführtem Ornithin*; **Vork.** bes. in Kollagen* (zus. mit Hydroxyprolin*). Vgl. Aminosäuren.

Prolinase *f*: (engl.) *prolinase*; Iminodipeptidase; Exopeptidase (s. Proteasen), die spezif. Dipeptide mit Prolin* u. Hydroxyprolin* als N-terminaler Aminosäure (Pro-X) spaltet; Vork. in den Mukosazellen des Dünndarms; vgl. Prolidase.

Pro|lympho|zyten|leuk|ämie (Pro-*; Lymph-*; Cyt-*; Leuk-*; -ämie*) *f*: (engl.) *prolymphocytic leukemia*; Abk. PLL; seltenes, leukämisches generalisiertes Non-Hogkin-Lymphom vom B- (Abk. B-PLL) od. T-Zell-Typ (Abk. T-PLL); i. d. R. B-CLL* vorausgehend (bei fast allen Patienten mit CLL Nachw. von Prolymphozyten in geringer Zahl mögl.); **Pathol.:** kleine bis mittelgroße lymphat. Zellen mit nichtgranuliertem basophilem Zytoplasma u. rundem od. ovalem Zellkern mit prominentem Nucleolus; **Vork.:** B-PLL meist nach 60. Lj.; **Sympt.:** Leukozytose (>100 000/µl, oft >500 000/µl), Anämie u. Thrombozytopenie, Splenomegalie; **Ther.:** Plasmapherese*, Polychemotherapie, Rituximab, Alemtuzumab*.

Pro|mega|karyo|zyten (Pro-*; Mega-*; Karyo-*; Zyt-*) *m*: (engl.) *promegakaryocytes*; basophile Megakaryozyten*; vgl. Thrombozytopoese.

Pro|megalo|blasten (↑; ↑; Blast-*) *m pl*: (engl.) *promegaloblasts*; noch hämoglobinfreie Vorstufen der Megaloblasten*.

Pro|methazin (INN) *n*: (engl.) *promethazine*; Histamin*-H₁-Rezeptoren-Blocker der 1. Generation (Phenothiazinderivat*) mit ausgeprägter sedativhypnot. Wirkung zur system. Anw.; **Ind.: 1.** als Sedativum* bzw. Neuroleptikum* bei akuter Unruhe- u. Erregung i. R. psychiatr. Grunderkrankung (p. o. od. i. v.); **2.** als i. v. Antiallergikum* zur Akuttherapie einer Allergie* Typ I mit bestehender Ind. zur Sedierung; **3.** u. U. als Schlafmittel* od. Antiemetikum* (p. o.).

Promethium (gr. Προμηθεύς mythologische Gestalt) *n*: (engl.) *promethium*; Symbol Pm, OZ 61, rel. Atommasse 145; zur Gruppe der Lanthanoide* gehörendes chem. Element.

pro|minens (lat.): (engl.) *prominent*; vorstehend, vorragend; z. B. Vertebra prominens (Bez. für den 7. Halswirbel aufgrund seines nach hinten vorragenden Dornfortsatzes).

Pro|minentia (lat.) *f*: (engl.) *prominence*; Vorsprung.

Pro|minentia canalis facialis (↑) *f*: (engl.) *prominence of facial canal*; durch den Fazialiskanal bedingte Vorwölbung an der medialen Wand der Paukenhöhle oberh. des Vorhoffensters.

Pro|minentia canalis semi|circularis lateralis (↑) *f*: durch den lateralen Bogengang bedingte Vorwölbung an der medialen Wand der Paukenhöhle oberh. des Vorhoffensters.

Pro|minentia laryngea (↑) *f*: s. Adamsapfel.

Pro|minentia mallearis (↑) *f*: (engl.) *malleolar prominence*; durch den lateralen Fortsatz des Hammers bedingte Vorwölbung an der Außenseite des Trommelfells.

Pro|minentia spiralis ductus cochlearis (↑) *f*: (engl.) *spiral canal of cochlea*; durch das Vas prominens (Vene) verursachte Bindegewebswulst an der seitl. Wand des Ductus cochlearis; s. Innenohr (Abb. 3 dort).

Pro|minentia styloidea (↑) *f*: (engl.) *styloid prominence*; durch den Griffelfortsatz bedingte Erhebung im Boden der Paukenhöhle.

Pro|miskuität (lat. promiscuus gemischt, ohne Unterschied) *f*: (engl.) *promiscuity*; durch häufigen Partnerwechsel gekennzeichnetes Sexualverhalten.

Pro|montorium ossis sacri (lat. promonturium Vorgebirge, Vorsprung) *n*: nach ventral in das Becken ragender Vorsprung der Wirbelsäule an ihrem lumbosakralen Übergang; verursacht durch die deutl. Abwinkelung der LWS gegen das Kreuzbein.

Pro|montorium tympani (↑) *n*: durch die basale Schneckenwindung verursachte Vorwölbung an der medialen Wand der Paukenhöhle.

Pro|motion (lat. promovere, promotus befördern) *f*: (engl.) *promotion*; Verstärkung der kanzerogenen Wirkung eines DNA-reaktiven (genotox.) Stoffes durch einen zweiten Stoff (Promotor), der mit einem zeitl. Mindestabstand nach dem genotox. Stoff verabreicht wird; vgl. Kokanzerogene.

Pro|motor (↑) *m*: **1.** (engl.) *promoter*; (genet.) DNA-Sequenz eines Gens, die bei Eukaryoten i. d. R. dem 1. Exon* eines Gens in 5′-Richtung vorgelagert ist (außer bei internen Promotoren) u. den Transkriptionsinitiationskomplex (TATA-Box) sowie alle zur Regulation der Transkription* notwendigen Erkennungs- bzw. Bindungsregionen (u. a. Enhancer*) für spezielle u. generelle Transkriptionsfaktoren* enthält; vgl. Genregulation; **2.** s. Kokanzerogene.

Pro|myelo|zyten (Pro-*; Myel-*; Zyt-*) *m pl*: (engl.) *promyelocytes*; größte Zellen der Granulozytopoese* (Ø 16–27 µm) mit rundem bis ovalem Zellkern, in dem 1–2 Nucleoli erkennbar sein können; das basophile Zytoplasma mit azurophiler Granulation besitzt häufig eine zentrale perinukleäre Aufhellung.

Pro|myelo|zyten|leuk|ämie (↑; ↑; ↑; Leuk-*; -ämie*) *f*: (engl.) *acute promyelocytic leukemia* (Abk. APL); Abk. PML; Form der AML* (Tab. 1 dort; Typ M3 der FAB-Klassifikation); **Diagn.:** Prädominanz abnormer Promyelozyten*, die sowohl hypo-, normo- als auch hypergranulär sein können, einzelne Zellen mit Bündeln von Auer*-Stäbchen; Chromosomentranslokation 15;17 (bzw. 11;17 od. 5;17 bei der M3-Variante der FAB-Klassifikation) mit Rearrangement des Retinsäure-Rezeptors-alpha; **Klin.:** häufig schwere Blutungsneigung inf. Hyperfibrinolyse (durch in den Blasten der PML enthaltene Enzyme, die Gerinnungsproteine lysieren können) bzw. Verbrauchskoagulopathie* bei Thrombozytopenie; **Ther.:** Remissionsinduktion durch Polychemotherapie; v. a. bei Bestehen eines PML-RARa-Hybrid-Gens durch Translokation t(15;17) unterstützend all-trans-Retinsäure; dabei interferiert das entstehende Fusionsprotein mit der Funktion des normalen RARa-Proteins, das die Interaktion mit Retinoiden vermittelt; nur minimales Ansprechen auf Retinoide bei der selteneren Translokation t(11;17); **Progn.:** hohe Remissionsrate (beste Prognose aller AML-Formen).

Pronase *f*: (engl.) *pronase*; Gemisch versch. Proteasen* aus Streptomyces griseus; **Anw.**: z. B. für blutgruppenserologischen Enzymtest*.

Pro|natio dolorosa (lat. pronare vorwärts neigen) *f*: Chassaignac*-Lähmung.

Pro|nation (↑) *f*: (engl.) *pronation*; Einwärtsdrehung; Drehung des Handtellers (bei herabhängendem Arm) nach hinten, wobei der Daumen einwärts gedreht wird, an den Füßen Senkung des inneren Fußrandes (Plattfußstellung); Gegensatz Supination*.

Pro|nations|fraktur (↑; Fraktur*) *f*: s. Knöchelfraktur.

Pro|nator-teres-Syn|drom (↑) *n*: s. Medianuskompressionssyndrom.

Pro|nephros (Pro-*; Nephr-*) *m*: (engl.) *pronephros*; Bez. für die entwicklungsgeschichtl. zuerst angelegte Vorniere; entsteht aus dem Gewebe der kranialen Ursegmentstiele (Nephrotome, intermediäres Mesoderm) in Form segmentaler Bläschen, die sich dann zum Vornierengang vereinigen; nachdem der abführende Schenkel der Urnierenkanälchen in den Vornierengang mündet, wird dieser zum Urnieren- od. Wolff*-Gang; für die Harnbildung funkt. bedeutungslos.

Pro|opio|melano|cortin (↑) *n*: (engl.) *pro-opiomelanocortin*; Abk. POMC; syn. Proopiocortin; Protein (M_r 31 000), das in Zellen der Adenohypophyse u. des Hypothalamus als Precursor versch. Neuropeptide gebildet wird; Vorläuferprotein von: **1.** ACTH* (Spaltung von P. durch Endopeptidasen in der Pars distalis); aus ACTH entsteht proteolytisch Alpha-MSH (s. MSH; Spaltung in der Pars intermedia via Pro-MSH, das weiter zu Alpha-MSH amidiert u. acetyliert wird); **2.** Betalipotropin (s. Lipotropine) als Vorstufe für Gammalipotropin (Gamma-LPH), Beta-MSH, Beta-Endorphin u. Enkephalin; s. Endorphine.

Pro|pafenon (INN) *n*: (engl.) *propafenon*; Antiarrhythmikum* Klasse I C (mit zusätzl. Beta-Rezeptoren blockierender Wirkung); **UAW**: u. a. otogener Schwindel, Gedächtnisstörungen, gastrointestinale Störungen.

Pro|pagation (lat. propagare ausbreiten, fortpflanzen) *f*: Ausbreitung; z. B. von Erregern.

Properdin *n*: (engl.) *properdin*; an der alternativen Aktivierung des Komplements* regulierend beteiligtes, glycinreiches Betaglykoprotein (M_r ca. 220 000), das bei Serumelektrophorese in der Fraktion der Gammaglobuline wandert; Serumkonzentration 10–20 mg/l, HWZ ca. 80 Std.; aufgrund eines genet. Polymorphismus* existieren versch. erbl. Proteinvarianten (Properdinfaktor B bzw. Bf), die für genet. Untersuchungen von Bedeutung sein können.

Pro|phagen (Pro-*; Phag-*) *m pl*: (engl.) *prophages*; Bez. für die DNA temperenter Bakteriophagen* nach Integration in das Bakterienchromosom; vgl. Lysogenie, Integration.

Pro|phase (↑; Phase*) *f*: s. Mitose.

Pro|phylaxe (lat. pro für, zuvor, vor; gr. φυλάττειν behüten, beschützen) *f*: (engl.) *prophylaxis*; Maßnahmen zur Verhütung, Vorbeugung von Krankheiten (z. B. durch Schutzimpfung*) u. zur Vermeidung von Krankheitsfolgen; s. Prävention; Präventivmedizin;Dekubitusprophylaxe; Intim-pflege; Kontrakturenprophylaxe; Emboliepropylaxe; Parotitisprophylaxe; Pneumonieprophylaxe; Thromboseprophylaxe.

Propi|cillin (INNv) *n*: penicillinaseempfindliches Oralpenicillin (s. Penicilline).

Propion|azid|ämie (Pro-*; gr. πίον Fett; Azid-*; -ämie*) *f*: (engl.) *propionic acidemia*; autosomal-rezessiv erbl. Stoffwechselstörung des Abbaus von Propionyl-CoA zu D-Methylmalonyl-CoA (vgl. Methylmalonsäure) durch Mangel der biotinabhängigen Propionyl-CoA-Carboxylase (Genlocus 13q32, 3q21-q22); **Häufigkeit**: >1:50 000; **Klin.**: Azidose (bis zum Koma), Erbrechen u. Muskelhypotonie im Neugeborenen- u. frühen Kindesalter; Granulozytopenie mit Gefahr einer Sepsis; **Diagn.**: starke Erhöhung der Konz. von Propionsäure*, Hydroxypropionsäure u. a. in Blut u. Urin sowie der entspr. Carnitinester im Blut (Erfassung von C3 mit Tandem*-Massenspektrometrie; s. Acylcarnitin, Tab. dort) bei erniedrigter Konz. von freiem Carnitin; ketotische Zustände, häufig begleitet von Hyperammonämie* u. Hyperglycinämie* (nicht im Neugeborenenalter); Pränataldiagnostik* ist möglich. **Ther.**: Eiweißreduktion unter Verw. von Aminosäuregemischen, denen Valin, Isoleucin, Threonin u. Methionin fehlen; Gabe von Carnitin; vgl. Carboxylasedefekt, multipler.

Propioni|bacterium (↑; ↑; Bakt-*) *n*: (engl.) *propionibacterium*; Gattung grampositiver, unbewgl., nicht Sporen bildender, stark pleomorpher Stäbchenbakterien der Fam. Propionibacteriaceae (vgl. Bakterienklassifikation); **Charakteristika**: Indolpositiv; anaerob bis mikroaerophil; Säurebildung (Propionsäure, Buttersäure); biochem. aktiv (Lipase, Hämolysin, Neuraminidase, Hyaluronidase); Stimulierung des Monozyten-Makrophagen-Systems u. der Makrophagenaktivität; häufige Kontaminatoren anaerober Kulturen; **klin. Bedeutung**: P. acnes, P. granulosum, P. propionicus u. P. avidum werden häufig auf Haut (Ausführungsgänge der Talgdrüsen u. Haare) u. Schleimhäuten (Mundhöhle u. Magen-Darm-Trakt) nachgewiesen u. verursachen sehr selten Endokarditis. P. acnes wird häufig allein (od. gemeinsam mit Staphylococcus* epidermidis) in Akneläsionen gefunden; eine Beteiligung an der Ätiol. der Acne* vulgaris ist wahrscheinlich.

Propion|säure (↑; ↑): (engl.) *propionic acid*; Propansäure, C_2H_5COOH; Monocarbonsäure; Zwischenprodukt im Stoffwechsel ungeradzahliger Fettsäuren* u. einiger Aminosäuren* (Isoleucin, Valin, Threonin); weiterer Abbau über Methylmalonyl-CoA (s. Methylmalonsäure). **Verw.**: als Konservierungsmittel.

Pro|piverin *n*: (engl.) *propiverine*; tertiäres Amin mit anticholinerger Wirkung auf die Muscarin-Rezeptoren M_2 u. M_3 u. direkt relaxierender Wirkung auf glatte Muskulatur; **Ind.**: Detrusorhyperaktivität*, erhöhte Miktionsfrequenz, Harninkontinenz, Enuresis*; **UAW**: Mundtrockeheit, Müdigkeit. Vgl. Parasympatholytika.

Pro|pofol (INN) *n*: (engl.) *propofol*; 2,6-Diisopropylphenol; Injektionsnarkotikum* mit sedativ-hypnot. Wirkung u. guter Reflexdämpfung bei sehr schnellem Wirkungseintritt u. kurzer Wirkdauer (Umverteilung aus ZNS); **Ind.**: Einleitung u. (we-

Propofolinfusionssyndrom

gen guter Steuerbarkeit bei geringer Kumulationsgefahr) Fortführung einer Narkose*; Analgosedierung*; **UAW:** v. a. Sympathikolyse (art. Hypotonie, Bradykardie), Apnoe, lokale Reaktion; Propofolinfusionssyndrom*; cave: Applikation unter streng aseptischer Bedingung erforderlich (Sepsisgefahr bei mikrobieller Kontamination der Öl-in-Wasser-Emulsion).

Pro|pofol|in|fusions|syn|drom n: (engl.) *propofol infusion syndrome*; Abk. PRIS; Bez. für sehr seltene metabol. Entgleisung von hoher Letalität bei Sedierung* mit Propofol* (UAW); **Vork.:** v. a. bei Kindern, häufig bei hoher Dosierung od. langer Dauer der Propofolapplikation; **Klin.:** v. a. kardiovaskuläre Störung (Herzinsuffizienz, Herzrhythmusstörung), akute Rhabdomyolyse, Laktatazidose*, akutes Nierenversagen*.

Proportional|zähler: (engl.) *proportional counter*; Gerät zur Messung der Anzahl u. Energie von Photonen*; Konstruktion ähnl. der Ionisationskammer*. Vgl. Dosimeter.

Pro|pranolol (INN) n: nichtselektiver Beta*-Rezeptoren-Blocker.

Proprio|sensoren (lat. proprius eigen; Sensoren*) m pl: s. Propriozeption.

Proprio|zeption (↑; lat. capere, captus nehmen, fassen) f: (engl.) *proprioception*; syn. Tiefensibilität, propriozeptive Sensibilität*; Wahrnehmung der Stellung u. Bewegung des Körpers im Raum (Kinästhesie); durch spezif. Sensoren (Propriosensoren) registrierte Informationen über Muskelspannung (Golgi*-Sehnenorgan), Muskellänge (Muskelspindel*) u. Gelenkstellung bzw. -bewegung werden z. T. auf Rückenmarkebene (monosynapt.) verschaltet (propriozeptive Reflexe), v. a. aber unter Einbeziehung der Afferenzen von Vestibularapparat* u. Mechanosensoren der Haut zentral (in Kleinhirn od. Gyrus postcentralis) verarbeitet. Vgl. Exterozeption.

Pro|ptosis bulbi (↑; Ptosis*) f: Exophthalmus*.

Pro|pulsion (lat. propulsare Gefährliches abwenden, zurückschlagen) f: (engl.) *propulsion*; schnelle, überschießende Vorwärtsbewegung beim Gehen, verbunden mit Fallneigung; v. a. bei Parkinson*-Syndrom.

Pro|pulsiv-petit-mal (↑; franz. petit mal kleines Übel) m: West*-Syndrom.

Propyl|thiouracil (INN) n: (engl.) *propylthiouracil*; Thyreostatikum* aus der Gruppe der Thioharnstoffderivate.

Propy|phenazon (INN) n: s. Pyrazolonderivat.

Pro|scillaridin (INN) n: (engl.) *proscillaridin*; Herzglykosid* mit geringer Bioverfügbarkeit*.

Pro|sektor (lat. prosecare, prosectum abs-, zurechtschneiden) m: **1.** (engl.) *prosector*; Arzt, der Sektionen durchführt; **2.** Leiter der pathol.-anat. Abteilung (Prosektur) eines Krankenhauses; vgl. Sektion.

Pros|en|cephalon (lat. πρός vor, neben, bei; Enkephal-*) n: (engl.) *prosencephalon*; Vorderhirn; aus Telencephalon* u. Diencephalon* bestehender Teil des Gehirns*.

Pros|odie (gr. προσῳδία Stimmodulation, Aussprache) f: (engl.) *prosody*; Gesamtheit aller spezif. Eigenschaften der gesprochenen Sprache, die über das wörtl. Gesagte hinausgeht; z. B. Wort- u. Satzakzent, Intonation, Sprechrhythmus u. -tempo; Störung der P.: Dysprosodie*.

Prosop|agnosie (gr. πρόσωπον Gesicht; A-*; -gnos*) f: (engl.) *prosopagnosia*; Form der visuellen Agnosie*, bei der ein Gesicht zwar als solches, jedoch nicht als das einer best. Person erkannt werden kann.

Prosop|algie (↑; -algie*) f: (engl.) *prosopalgia*; Gesichtsschmerz; vgl. Gesichtsneuralgie.

Proso|plasie (gr. πρόσω weiter; -plasie*) f: (engl.) *prosoplasia*; höhere Differenzierung, bes. bei Tumoren, im Gegensatz zur Entdifferenzierung* (Ana- u. Kataplasie).

Prosopo|schisis (gr. πρόσωπον Gesicht; σχίσις Spaltung) f: s. Gesichtsspalten.

Prosta|cyclin n: (engl.) *prostacyclin*; syn. Prostaglandin I$_2$ (Abk. PGI$_2$); bicyclisches Prostaglandin*; **Biosynthese:** im Endothel (v. a. des Lungengefäßsystems); aus Arachidonsäure (Cyclooxygenase*) über PGH$_2$ (gemeinsamer Precursor von Prostaglandinen u. Thromboxanen*), der durch Prostacyclinsynthase zu PGI$_2$ umgesetzt wird; **Wirkung:** (funkt. antagonist. zu Thromboxanen) Vasodilatation sowie Thrombozytenaggregationshemmung über Erhöhung der cAMP-Konz. in Thrombozyten; **Ind.:** s. Iloprost.

Prosta|glandine (Prostata*; lat. glandula Drüse) n pl: (engl.) *prostaglandins*; Abk. PG; Sammelbez. für natürl. od. teilsynthet. Derivate der Prostansäure; strukturell den Leukotrienen* u. Thromboxanen* ähnl. Form der Eikosanoide* (Abb. dort); **Vork.:** ubiquitär; **Einteilung:** u. a. chem. in PGA (α,β-ungesättigte Ketone), PGE (β-Hydroxyketone), PGF (1,4-Diole); am biol. aktivsten sind PGE$_2$, PGF$_{2α}$, PGD$_2$, PGG$_2$, PGH$_2$, PGI$_2$ (Prostacyclin*); **Biosynthese:** aus Arachidonsäure*, die durch Phospholipase A$_2$ aus Membranlipiden frei- u. durch einen Cyclooxygenase*/Peroxidase*-Komplex (PGH-Synthase) zu PGH$_2$ (Precursor aller physiol. wirks. u. Thromboxane) umgesetzt wird; gefördert z. B. durch Gewebehormone (Acetylsalicylsäure hemmt die Cyclooxygenase); **Wirkung:** v. a. über Bindung an unterschiedl. G-Protein-gekoppelte Rezeptoren, so dass Wirkung vielfältig u. z. T. gegensätzl. (PGE$_2$ kann an 4 Subtypen binden, wodurch die Adenylatcyclase aktiviert od. inhibiert wird, PGD$_2$ bindet an Chemokin-Rezeptor u. PGI$_2$ bindet den intrazellulären Rezeptor PPAR-gamma, Abk. für Peroxysomen-Proliferator-aktivierter Rezeptor); u. a. auf Katecholamine, Tonus der glatten Muskulatur u. kardiovaskuläres System (blutdrucksenkende bzw. -steigernde Effekte), Hemmung der Thrombozytenaggregation u. Lipolyse*, Drosselung der Magensaftsekretion, Steigerung der Synthese u. Freisetzung von Gewebehormonen u. Hormonen endokriner Organe (Schilddrüse, Nebenschilddrüse, Nebennierenrinde, Ovarium), zytoprotektive Effekte, beteiligt an der Entstehung von Fieber, Schmerzen u. Entzündungen (antagonisiert durch nichtsteroidale Antiphlogistika* u. Glukokortikoide*). **Ind.:** u. a. PGE$_1$ (Alprostadil): zur zeitweiligen Aufrechterhaltung der Durchgängigkeit des Ductus* arteriosus Botalli bei Neugeborenen mit best. angeborenen Herzfehlern*, chron. pAVK Stadium III–IV; PGE$_2$ (Dinoproston, Sulproston): Geburtseinleitung, Abortinduktion, aton. Nachblutungen; PGF$_{2\alpha}$ (z. B. Latanoprost, Tafluprost): Offenwinkelglaukom; s. Iloprost; **UAW:** je nach PG z. B. Übelkeit, kolikartige Schmerzen, Durchfall, Kopfschmerz, Flush, Tachykardie.

Pro|stata (gr. προστάτης Vorsteher) *f*: (engl.) *prostate*; syn. Vorsteherdrüse; den Anfangsteil der männl. Harnröhre umgebende exokrine Drüse, die als akzessorische Geschlechtsdrüse dient; **Anat.:** kastaniengroß, Gewicht: 20 (+/–6) g; glatte Oberfläche, auf dem Diaphragma urogenitale ruhend (Basis prostatae), kaudal der Harnblase; hinten vom Enddarm, vorn von der Schambeinfuge begrenzt; umgibt die prostatische Harnröhre; Aufbau: Lobus dexter u. Lobus sinister, Isthmus prostatae (Lobus medius) u. Ductus ejaculatorii münden auf dem Colliculus seminalis in die Harnröhre (Pars prostatica); Einteilung nach histol. u. physiol. Kriterien: s. Abb. 1; **Histol.:** exokrine, tubuloalveoläre Drüse mit 30–50 von glatter Muskulatur umgebenen Ausführungsgängen (s. Abb. 2); **Funktion:** Synthese des leicht sauren (pH 6,4), zunächst hochviskösen, unter dem Einfluss von PSA* verflüssigten u. getrübten Prostatasekrets, das dem Ejakulat beigemischt wird u. zahlreiche von den Spermien zur Befruchtung benötigte Enzyme enthält (s. Sperma, Tab. dort); **klin. Bedeutung: 1.** (diagn.) **a)** Palpation der dorsalen Fläche i. R. der digitalen rektalen Untersuchung* als Krebsfrüherkennungsuntersuchung*, v. a. zur Bewertung von Konsistenzunterschieden (physiol.: derb, prall-elastisch), Größenabschätzung wenig sensi-

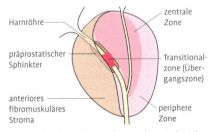

Prostata Abb. 1: zonale Einteilung nach McNeal; in der peripheren Zone (Abk. P-Zone) entstehen v. a. maligne Veränderungen, in der Transitionalzone (Abk. T-Zone) v. a. die benigne Prostatahyperplasie [131]

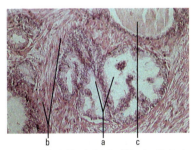

Prostata Abb. 2: histol. Schnitt (Hämatoxylin-Eosin-Färbung); a: tubuloalveoläre Einzeldrüse; b: Bindegewebesepten mit glatten Muskelzellen; c: Prostatasteine (eingedicktes Sekret)

tiv; **b)** transrektale Prostatasonographie* zur Größenbestimmung, Abszessausschluss bei Prostatitis u. Früherkennung des Prostatakarzinoms (v. a. in Komb. mit der transrektal sonographisch gesteuerten Prostatabiopsie*); **2.** Erkrankungen: z. B. benignes Prostatasyndrom*, Prostatakarzinom*, Prostatitis*.

Pro|stata|ab|szess (↑; Abszess*) *m*: (engl.) *prostatic abscess*; eitrige Einschmelzung von Prostatagewebe bei akuter Prostatitis*; **Klin.:** Fieber, Schmerzen, evtl. Harnverhalt; Spontanperforation in Harnblase, hintere Harnröhre, Rektum u. Damm möglich; **Diagn.:** rektale Untersuchung (schmerzhaft, palpator. Fluktuation), transrektale Ultraschalldiagnostik (hypodenses Areal); **Ther.:** Antibiotika, perineale Punktionsdrainage, op. Eröffnung.

Pro|stata|adenom (↑; Aden-*; -om*) *n*: s. Prostatahyperplasie, benigne.

Pro|stata|adenom|ek|tomie (↑; ↑; ↑; Ektomie*) *f*: (engl.) *simple prostatectomy*; Prostataadenomenukleation; chir. Resektion bei benignem Prostatasyndrom*; **Ind.:** starke Beschwerden i. S. einer obstruktiven Blasenentleerungsstörung*, Bildung von Restharn*, u. U. mit chron. Harnweginfektion, Blasensteinbildung, Makrohämaturie, rezidiv. Harnverhalt bzw. Überlaufinkontinenz*; **Formen: 1.** transurethrale Resektion* (am häufigsten angewendet); **2.** Laserchirurgie* mit Ho:YAG-Laser od. KTP-Laser (frequenzverdoppelter Nd:YAG Laser); **3.** offene P. (retropubisch extravesikal od. suprapubisch transvesikal); **4.** perineale extravesikale P.; **5.** transurethrale Inzision (TUIP*); **Kompl.:** Inkontinenz, retrograde Ejakulation u. evtl. Erektionsstörungen. Vgl. Prostatektomie, radikale.

Pro|stata|bi|opsie (↑; Bio-*; Op-*) *f*: (engl.) *prostatic biopsy*; Punktion der Prostata mit zylinderförmiger Gewebeentnahme (s. Biopsie); **Prinzip:** meist Stanzbiopsie mit Entnahme eines Gewebezylinders zur histol. Untersuchung als transrektale sonographisch kontrollierte P., heute mind. als Sextantenbiopsie (Entnahme von 6 Stanzzylindern) mit automat. Biopsiegerät; **Ind.:** histol. Abklärung bei Prostataverhärtung, Knoten od. PSA*-Erhöhung; mikroskop. Diagn. u. Grading* v. a. des Prostatakarzinoms*, aber auch sekundärer Prostatatumoren (z. B. infiltrierendes Blasenkarzinom*); Therapiekontrolle bei konservativ behandeltem Prostatakarzinom; **Kompl.:** Fieber, Blutung, Hämaturie*, Prostatitis*.

Pro|stata|hyper|plasie, benigne (↑; Hyper-*; -plasie*) *f*: (engl.) *benign prostatic hypertrophy*; Abk. BPH; veraltet Prostataadenom; Vergrößerung u. knotiger Umbau der Prostata* (Abb. 1 dort) durch Hyperplasie* von Bindegewebe-, Muskel- u. Drüsenzellen in der Transitionalzone; i. e. S. pathol.-histol. Bez. (histol. BPE; s. pBPH); früher auch als klin. Bez. üblich (entspricht der heutigen klin. Bez. benignes Prostatasyndrom*).

Pro|stata|karzinom (↑; Karz-*; -om*) *n*: (engl.) *prostate carcinoma*; Karzinom der Prostata*; **Epidemiol.:**

häufigster maligner Tumor des Mannes

Prostatakarzinom
TNM-Klassifikation

Kategorie[1]	Bedeutung
T1	Tumor nicht tastbar, nicht erkennbar
T1 a	≤5 % des resezierten Gewebes
T1 b	>5 % des resezierten Gewebes
T1 c	Diagnose durch Biopsie (z. B. bei erhöhtem PSA)
T2	Tumor auf die Prostata begrenzt
T2 a	Befall der Hälfte eines Seitenlappens oder weniger
T2 b	Befall von mehr als der Hälfte eines Seitenlappens
T2 c	Befall beider Seitenlappen
T3	Tumor durchbricht die Prostatakapsel
T3 a	extrakapsuläre Ausbreitung (uni- oder bilateral)
T3 b	Samenblaseninfiltration
T4	Tumor fixiert oder infiltriert Nachbarstrukturen (z. B. Sphinkter, Rektum, Blasenhals)
N1	regionäre Lymphknotenmetastasen
M1	Fernmetastasen
M1 a	nichtregionäre Lymphknoten
M1 b	Knochenmetastasen
M1 c	andere Lokalisation

T: Primärtumor; N: regionäre Lymphknoten; M: Fernmetastasen
[1] für alle Tumoren einheitlich definierte Kategorien (z. B. N0: keine Evidenz für Befall regionärer Lymphknoten; NX: regionäre Lymphknoten nicht beurteilbar); s. TNM-Klassifikation

>58 000 Fälle pro Jahr in Deutschland, 11 000–12 000 Todesfälle pro Jahr; Vork. v. a. zwischen 45. u. 70. Lj.; cave: Zunahme der Inzidenz u. a. durch zunehmende Früherkennung (vgl. PSA); **Pathol.:** meist Adenokarzinom, in ca. 30 % anaplast., solides, selten kribriformes Karzinom; makroskop. derbe, unscharf begrenzte, grau-weißl. od. gelbe Herde; in ca. 75 % der Fälle ausgehend von den hinteren od. seitl. Anteilen der Prostata, in ca. 10 % von den Drüsen im Bereich der vorderen Kommissur, bei ca. 10–20 % ist der Ursprung nicht festzustellen; Ausbreitung durch infiltrierendes Wachstum zunächst innerh. der Prostata, später in die Bläschendrüsen u. das Beckenbindegewebe, rel. selten in Rektum, Harnblase u. Urethra; Metastasierung lymphogen in obturatorische, iliakale, paracavale u. paraaortale Lymphknoten, hämatogen v. a. in Skelett, Leber u. Lunge; **Einteilung:** 1. klin. z. B. nach ABCD-System von A (nicht tastbar) bis C (kapselüberschreitend) u. D (lymphogene u. hämatogene Metastasen; D_1 u. D_2); 2. TNM-Klassifikation: s. Tab.; 3. histopathol.: s. Gleason-Klassifikation; **Sympt.:** erst im fortgeschrittenen Stadium: v. a. Blasenentleerungsstörung, Dysurie, evtl. Hämaturie, Kreuz- u. Rückenschmerzen ähnl. dem Ischiassyndrom; das sog. latente P. wird erst durch Obduktion, das inzidente P. als Zufallsbefund bei Prostataoperation diagnostiziert; **Diagn.:** jährlich Krebsfrüherkennungsuntersuchung* (Tab. dort) ab 45. Lj.; bei rektaler Untersuchung* evtl. Verhärtung der Prostata, in fortgeschrittenen Stadien unregelmäßige höckerige u. harte Oberfläche palpabel; Prostatabiopsie zur histol. Untersuchung u. Ultraschalldiagnostik; (labordiagn.) Bestimmung von PSA*, bei Knochenmetastasen evtl. auch der alkal. Phosphatase im Serum; zum Ausschluss von Metastasen Röntgen-Thorax-Aufnahme, Knochenszintigraphie, evtl. Rö.-Skelett, MRT, CT; bei V. a. Lymphknotenmetastasen im Becken laparoskop. pelvine Lymphadenektomie*; **Ther.:** je nach histol. Differenzierung u. klin. Stadium; im Stadium A u. B (bzw. T_1–$T_2 N_0 M_0$) mit kurativer Zielsetzung radikale Prostatektomie* meist mit regionaler Lymphknotenausräumung od. Strahlentherapie (Perkutanod. Brachytherapie); im Stadium C häufig Kombination aus radikaler Prostatektomie u. adjuvanter Strahlentherapie, alternativ bei Multimorbidität perkutane Strahlentherapie mit 72–78 Gy; im Stadium D Entzug der Sexualhormone pharmak. durch GnRH*-Rezeptor-Agonisten, GnRH*-Antagonisten od. Antiandrogene*; bei sehr alten Pat. mit Stadium A u. hochdifferenzierter Histol. ist abwartende Strategie mögl.; **Progn.:** abhängig vom Stadium; im Stadium A u. B nach radikaler Prostatektomie bis zu 90 % Heilung; **DD:** benignes Prostatasyndrom*, chron. Prostatitis*.

Pro|stata|kon|kremente (↑; Konkrement*) *n pl*: (engl.) *prostatic concrements*; sog. Prostatasteine; Ablagerungen unterschiedlicher Herkunft in der Prostata; **Formen:** 1. primäre P. aus eingedicktem Drüsensekret in den Acini u. Ausführungsgängen der Drüsen; 2. sekundäre P. durch Verkalkung von nekrot. Gewebe nach Entz. der Prostata; 3. konzentrisch geschichtete Konkremente inf. Verkalkung der Corpora* amylacea; 4. Ablagerung von Steinen in der Pars prostatica der Urethra bei Nephrolithiasis* (sehr selten); **Klin.:** meist keine Sympt., evtl. Beschwerden wie bei Prostatitis*.

Pro|stata|punktion (↑; Punktion*) *f*: s. Prostatabiopsie.

Pro|stata|sono|graphie, trans|rektale (↑; lat. sonare ertönen; -graphie*) *f*: (engl.) *transrectal sonography of the prostate*; transrektale Ultraschalldiagnostik* (Abk. TRUS) der Prostata (s. Abb.); **Ind.:** u. a. sonographisch kontrollierte Prostatabiopsie*, Größenvermessung vor op. Therapie, V. a. Prostatakarzinom*; **Prinzip:** Einführen des von einem gelgefüllten Ballon umgebenen Schallkopfs in das Rektum in Seiten- od. Steinschnittlage; beurteilt werden Größe (einschließlich der Zonen nach McNeal, insbes. Transitionalzone u. Transitionalzonenindex), Form, Symmetrie u. Echostruktur von Prostata* u. Bläschendrüse. Vgl. Endosonographie.

Pro|stata|syndrom, benignes *n*: (engl.) *benign prostatic syndrome*; Abk. BPS; Erkr. der Prostata* mit Sympt. des unteren Harntrakts (s. LUTS), benigner

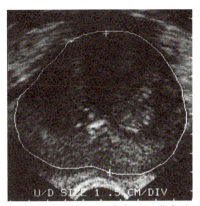

Prostatasonographie, transrektale: Normalbefund [6]

Prostatavergrößerung (s. BPE) u./od. Blasenauslassobstruktion* (Abk. BOO); **Häufigkeit:** Prävalenz in Deutschland bei Männern ≥50 Lj.: **1.** BPS mit LUTS (IPSS >7): ca. 40,5%; **2.** BPS mit BPE: ca. 27%; **3.** BPS mit BOO (Q_{max} <10 ml/s, häufig asymptomat.; vgl. Uroflowmetrie, Abb. dort): ca. 17%; **Ätiol.:** unbekannt; diskutiert werden Akkumulation von 5α-Dihydrotestosteron in der Prostata, Verschiebung des Androgen/Östrogen-Quotienten zugunsten der Östrogene od. eine veränderte Interaktion zwischen Prostataepithel u. -stroma. **Klin.:** initial (meist 40.–50. Lj.) irritative LUTS, objektive Sympt. (obstruktive LUTS) erst Jahre später; gelegentl. (fast) symptomlos; Verlauf i. d. R. langsam u. schubweise progredient, z. T. mit intermittierenden Remissionen; **Kompl.:** chron. Harnverhalt* mit Überlaufinkontinenz* u. Niereninsuffizienz* durch obstruktive Nephrothie* (bis Hydronephrose) sowie reziiv. Harnweginfektion*, primäre Blasensteine* u. Hämaturie*; vgl. Harnabflussbehinderung; **Diagn.:** **1.** Anamnese (einschl. pharmak. u. Miktionsanamnese) zur dd Abklärung (z. B. UAW od. neurol. Ursache) u. Klassifikation der Sympt. durch IPSS* (Tab. dort); **2.** körperl. Untersuchung einschl. neurol. (z. B. Kremaster- u. Analreflex) u. digitale rektale Untersuchung*; **3.** labordiagn. Nierendiagnostik* mit Bestimmung von Serumkreatinin u. Urinstatus (DD Harnweginfektion*) sowie bei therap. Konsequenz eines Prostatakarzinoms* zusätzl. von PSA* (cave: evtl. Erhöhung durch rektale Untersuchung, daher PSA-Bestimmung vorher durchführen); **4.** funkt. appartiv: **a)** Uroflowmetrie* (Abb. dort) (verminderter max. Harnfluss u. typ. Verlauf der Kurve als Hinweis auf BOO); **b)** sonograph. Restharnbestimmung (erhöhtes Volumen als mögl. Hinweis auf BPO; vgl. Restharn); **c)** Ultraschalldiagnostik zur Beurteilung von Prostata, Harnblase (kompensator. Detrusorhypertrophie bei BOO) u. Niere einschließl. transrektaler Prostatasonographie* (Volumetrie genauer als transabdominal; zusätzl. Vorteil: zonale Erfassung der Prostata, bes. Transitionalzone); **d)** ggf. Miktionsprotokoll*, urodynam. Verf. (s. Urodynamik), Urographie*, Urethrozystoskopie*; **Ther.:** bei IPSS ≤7 wiederholte diagn. Kontrollen;

I. konservativ: Ind. bei IPSS ≥8 bzw. Restharn ≥100 ml, Ausnahme: Kompl. od. signifikante BOO; **1.** alpha-1-selektive Alpha*-Rezeptoren-Blocker (Alfuzosin*, Doxazosin*, Terazosin*, Tamsulosin*) zur Linderung von Sympt. (bewirken keine Verkleinerung der Prostata); **2.** 5α-Reduktase-Hemmer (Finasterid*, Dutasterid*) zur Verkleinerung der Prostata bei BPE, ggf. in Komb. mit Alpha-1-Rezeptorenblocker; **3.** symptomat. Phytotherapie* (s. Phytosterole; Nachweis der therap. Wirksamkeit meist unzureichend); **II.** op.: Ind. absolut bei IPSS ≥8 mit Kompl., relativ bei Restharn ≥100 ml, signifikanter BOO od. Refraktärität gegenüber konservativen Verf.; **1.** (meist) TUR-P (s. transurethrale Resektion); (selten) offene Resektion (v. a. bei hochgradiger BPE) od. TUIP (Abk. für transurethrale Inzision der Prostata) bei kleiner Prostata mit Blasenhalsstarre; **2.** (alternativ) minimal-invasiv: **a)** primär ablativ (v. a. bei absoluter Ind. zur Op. u. ASA <III; s. Narkoserisiko, Tab. dort): durch Vaporisation (z. B. Greenlight- bzw. KTP-Laservaporisation; Elektrovaporisation, Abk. TVP od. TUVP für transurethrale Elektrovaporisation der Prostata od. PVP für photoselektive Vaporisation der Prostata) od. Resektion bzw. Enukleation (z. B. mit Ho:YAG-Laser; Abk. HoLRP für Laserresektion bzw. HoLEP für Laserenukleation der Prostata) od. kombinierte Laservaporisation/Resektion (mittels Holmium adaptierten Thullium-Laser; Abk. TULAP für transurethrale Laserablation der Prostata); **b)** sekundär ablativ (auch bei ASA ≥III): über iatrogene lokalisierte Koagulationsnekrose; z. B. hochenerget. transurethrale Mikrowellenthermotherapie (Abk. TUMT, interstitielle transurethrale Nadelablation (Abk. TUNA) durch Radiofrequenzwellen, endoskop. interstitielle Laserkoagulation (Abk. ILC für engl. interstitial laser coagulation); cave: nach minimal-invasiven Verf. postoperativ passager evtl. Zunahme der Miktionsstörung u. damit künstl. Harnableitung* bzw. intraprostat. Stent erforderlich; **Progn.:** chron.-progredienter Verlauf v. a. bei deutl. (nichtkarzinombedingter) PSA-Erhöhung, LUTS u. BPE; **Prävention:** nur Sekundärprävention mit 5α-Reduktase-Hemmer mögl. (Dauertherapie); **DD:** u. a. chron. Prostatitis* (ungleichmäßige Konsistenz, schmerzhafte Druckpunkte, Leukozyten im exprimierten Sekret), Prostatatuberkulose* (fluktuierende neben auffallend harten Partien), Prostatakarzinom* (bes. harter, evtl. höckeriger Tastbefund). Vgl. Prostatahyperplasie, benigne.

Pro|stata|tuberkulose (↑; Tuberkel*; -osis*) f: (engl.) *prostatic tuberculosis*; Genitaltuberkulose* der Prostata; oft in Verbindung mit Epididymitis tuberculosa, selten auch als Prostataabszess*; **Ätiol.:** meist hämatogen od. kanalikulär fortgeleitete Tuberkulose*; **Sympt.:** meist keine Schmerzen, evtl. Pollakisurie*, Dysurie* od. Sekretausfluss; **Diagn.:** bei rektaler Untersuchung harte u. höckerige Prostataoberfläche evtl. mit isolierten Knoten; Nachw. von Tuberkelbakterien in Harn u. Ejakulat; **Ther.:** Antituberkulotika*; selten transurethrale Resektion* der Prostata. Vgl. Nierentuberkulose.

Pro|stata|tumoren (↑; Tumor*) *m pl:* (engl.) *prostatic tumors*; Tumoren der Prostata*; **Formen: 1.** maligne P.: v. a. Prostatakarzinom*, selten (ca. 2%) sog.

Prostatektomie, radikale

ungewöhnl. Karzinome der Prostata (Urothelkarzinom, Plattenepithelkarzinom, Prostatakarzinoid, kleinzelliges, papilläres, endometrioides od. muzinöses Prostatakarzinom), Prostatasarkom od. Lymphom; **2.** benigne P.: gibt es nicht; klin. wird z. T. die häufige benigne Prostatahyperplasie* als benigner P. bezeichnet (vgl. Prostatasyndrom, benignes; PIN).

Pro|stat|ek|tomie, radikale (↑; Ektomie*) *f*: (engl.) *radical prostatectomy*; op. Entfernen der Prostata; **Prinzip:** über retropubischen, perinealen (Zuckerkandl-Operation) od. laparoskop. (trans- od. extraperitonealen) Zugang vollständiges Entfernen von Prostata, Bläschendrüsen u. Prostatakapsel (Prostatovesikulektomie); ggf. auch als nerverhaltende r. P. unter Belassen des Gefäß-Nerven-Bündels bei geringer Tumorausdehnung; **Ind.:** Prostatakarzinom* im Stadium T_1, T_2 u. evtl. T_3 ohne Metastasen bei gutem AZ mit Lebenserwartung >10 Jahre; **Kompl.:** Harninkontinenz* (5–30%), Anastomoseninsuffizienz od. -striktur, Impotentia coeundi.

Pro|statitis (↑; -itis*) *f*: (engl.) *prostatitis*; akute od. chron. unspezifische Entz. der Prostata durch urogene od. hämatogene Infektion od. (sehr selten) Übergreifen einer Entz. der Nachbarorgane; **Einteilung:** s. Tab.; **Sympt.:** Schmerzen u./od. Missempfindungen im Genital- u. Anorektalbereich; Störung der Miktion (Dysurie, Pollakisurie), der Libido, Erektion u. Ejakulation; Schmerzen bei der Defäkation; myalgiforme Beschwerden; bei akuter P. evtl. hohes Fieber u. Harnverhalt; **Diagn.:** Palpation, Untersuchung von Exprimat u. Harnsediment (Dreigläserprobe*), Ejakulatkultur; laborchem. Entzündungszeichen u. Erhöhung der PSA-Konzentration im Serum; **Ther.:** bei bakterieller Prostatitis Antibiotika u. Antiphlogistika sowie ggf. Abszesspunktion od. -spaltung, bei abakterieller Form Therapieversuch mit z. B. Alpha-Rezeptoren-Blocker, Antiphlogistika, Thermotherapie.

Pro|stato|dynie (↑; -odynie*) *f*: (engl.) *prostatodynia*; Prostatopathie, sog. vegetatives Urogenitalsyndrom, chronische nichtbakt. Prostatitis; veraltete Bez. für Prostatitis Kategorie III b (s. Prostatitis, Tab. dort).

Prostato|vesikul|ek|tomie (↑; lat. vesicula Bläschen; Ektomie*) *f*: s. Prostatektomie, radikale.

Pro|stration (lat. prosternere, prostratus niederwerfen) *f*: (engl.) *prostration*; äußerste Erschöpfung der Körperkräfte; vgl. Adynamie.

Prot-: auch Prote-, Proto-; Wortteil mit der Bedeutung **1.** erster, vorderster, wichtigster; **2.** wichtigster Eiweißbaustein (Protein); von gr. πρῶτος.

Prot|actinium *n*: (engl.) *protactinium*; Symbol Pa, OZ 91, rel. Atommasse 231,036; zur Gruppe der Actinoide* gehörendes chem. Element.

Prot|amine *n pl*: (engl.) *protamins*; Polypeptide (ca. M_r 5000), die zu 75% aus Arginin sowie 5–7 weiteren Aminosäuren bestehen; **Vork.:** gemeinsam mit DNA in Fischspermien; gleiche Funktionen wie Histone* bei höheren Wirbeltieren; **Anw.:** zur Resorptionsverzögerung von intermediär wirkendem Isophan*-Insulin.

Prot|amin|hydrochlorid *n*: (engl.) *protamine hydrochloride*; fast vollständig aus Diaminosäuren (bes. Arginin u. Lysin) aufgebautes, in Fischspermien vorkommendes u. stark basisch reagierendes Peptid; **Ind.:** als Antidot zur Antagonisierung von unfraktioniertem Heparin*; cave: Antagonisierung von niedermolekularem Heparin nur partielle (Reduktion der Anti-Xa-Aktivität maximal um 40–60%).

Prot|amin|sulfat *n*: (engl.) *protamine sulphate*; Heparin-Antagonist; **Anw.:** (diagn.) s. Fibrin-Monomer-Test; (therap.) durch Protaminhydrochlorid* ersetzt.

Prot|an|omalie (Prot-*; Anomalie*) *f*: s. Farbenfehlsichtigkeit.

Prot|an|opie (↑; An-*; Op-*) *f*: s. Farbenfehlsichtigkeit.

Protease-Hemmer: 1. (engl.) *protease inhibitors* (Abk. PI); syn. Proteinase-Hemmer; (biochem.) meist Polypeptide u. Proteine, die die Aktivität von Proteasen* hemmen; **Vork.:** a) (physiol.) häufig zus. mit Proenzymen* zum Schutz vor Selbstverdauung; P. in Schlangengift hemmen v. a. Trypsin* u. Chymotrypsin*; viele Pflanzen (z. B. Bohnen, Erbsen, Rüben) enthalten hitzelabile P., meist Hemmstoffe mit Spezifität für Trypsin, Chymotrypsin, Carboxypeptidase B (s. Carboxypeptidasen), Plasmin*

Prostatitis		
Klassifikation des National Institute of Health		
Kategorie	Bezeichnung	Charakteristika/Befunde
I	akute bakterielle Prostatitis	akute bakterielle Infektion
II	chronisch bakterielle Prostatitis	chronisch verlaufende bakterielle Infektion
III	chronisch abakterielle Prostatitis (chronic pelvic pain syndrome)	keine nachweisbaren Erreger
III a	entzündlich bedingte chronische Prostatitis	erhöhte Leukozytenzahlen (Prostata-Exprimat, Exprimaturin, Ejakulat)
III b	nichtentzündliches chronisches Schmerzsyndrom	kein Nachweis von Erregern und Leukozyten (Prostata-Exprimat, Exprimaturin, Ejakulat)
IV	asymptomatische Prostatitis	keine Symptome; Nachweis von Entzündungszellen (Prostatabiopsie); erhöhte Leukozytenzahl (Prostata-Exprimat, Exprimaturin, Ejakulat bei anderer Diagnostik, z. B. erhöhtem Serum-PSA-Wert)

(Sojabohne, Erdnuss) u. Thromboplastin* (Sojabohne), weshalb rohes Gemüse schwer verdaulich sein kann. **b)** im menschl. Serum: z. B. Alpha*-1-Antitrypsin, Alphaantichymotrypsin, Inter-Alpha-1-Trypsin-Inhibitor, Antithrombin III, C1-Esterase-Inhibitor, Alpha-2-Makroglobulin; vgl. Aprotinin. **2.** (pharmak.) Hemmstoffe der HIV-spezif. Protease zur Senkung der Virusreplikation (Saquinavir*, Indinavir*, Ritonavir*, Nelfinavir*, Amprenavir*, Atazanavir*, Darunavir*, Fosamprenavir*, Tipranavir*); **Anw.:** zus. mit Nukleosidanaloga*, Nukleotidanaloga* u. ggf. Fusions-Inhibitoren zur antiviralen Kombinationstherapie* der HIV-Infektion.

Protease-In|h<u>i</u>bitor-Syst<u>e</u>m *n*: s. Pi-System.

Prote<u>a</u>sen *f pl*: (engl.) *proteases*; syn. Peptidasen; veraltet Proteinasen; Hydrolasen*, die Proteine u. Peptide proteolyt. spalten, d. h. Peptidbindungen hydrolysieren (C-N-Hydrolasen); **Einteilung** nach Angriffsort: **1. Endopeptidasen:** spalten innerh. der Polypeptidkette, meist spezif. nach best. Aminosäuren; Spaltprodukte sind Peptide versch. Länge; Vork. bei Tieren (z. B. Labferment*, Pepsin*), Pflanzen (z. B. Bromelain, Papain*) u. Bakterien (z. B. Subtilisin*); weitere Unterteilung entspr. dem katalyt. rel. Faktor im aktiven Zentrum: **a)** Serinproteasen, z. B. Trypsin*, Chymotrypsin*, Thrombin*, Plasmin*; **b)** Aspartatproteasen, z. B. Pepsin*, Labferment*, Kathepsin D; **c)** Cysteinproteasen, z. B. Kathepsin B, Calpaine; **d)** Metalloproteasen (Zn^{2+} od. Mn^{2+}), z. B. Kollagenasen, Angiotensin-converting-Enzym; **2. Exopeptidasen:** spalten einzelne Aminosäuren vom Kettenende ab; **a)** vom N-terminalen Ende: Aminopeptidasen*; **b)** vom C-terminalen Ende: Carboxypeptidasen*; **c)** Tri- u. Dipeptidasen (z. B. DPP* 4) spalten Tri- bzw. Dipeptide. Vork. u. **Funktion:** in allen Zellen, bes. in Lysosomen* für den intrazellulären Abbau zelleigener od. phagozytierter Proteine (meist Endopeptidasen, z. B. Kathepsin A–D) u. zum Abbau von Nahrungsprotein i. R. der Verdauung*; Sekretion im Magen (Gastricisin, Pepsin) u. im Pankreas (Trypsin, Chymotrypsin, Elastase) als Proenzyme*; Di- u. Tripeptidasen (z. B. Prolidase, Prolinase*) sind in den Mukosazellen des Dünndarms lokalisiert. P. sind auch an der Blutgerinnung u. Fibrinolyse (Thrombin, Plasmin) beteiligt. Die Substratspezifität* von z. B. Plasmin, Thrombin, Labferment, Enteropeptidase ist rel. hoch, die der Verdauungsenzyme rel. gering.

Prote<u>a</u>|som *n*: (engl.) *proteasome*; 26S-Partikel (20S u. 19S) im Zytosol zum zellulären Abbau Ubiquitin-markierter Proteine; das proteolytische 20S-Partikel besteht aus 4 zylindrischen Ringen aus je 7 Untereinheiten (a7b7a7b7); im Innenraum bilden die b-Untereinheiten insgesamt 6 katalytische Zentren, die als Abbauprodukte Hepta- bis Nanopeptide freisetzen; das 19S-Partikel bildet den Deckel des Zylinders, ist Bindungsstelle für Ubiquitin*, entfaltet als Chaperon* die Polypeptidkette u. enthält 5 versch. ATPasen*. Vgl. Proteasen; Ubiquitin.

14-3-3-Protein *n*: ubiquitär (v. a. im ZNS) exprimiertes dimeres Chaperon*; Mediator der Signaltransduktion*; unterschiedl. Isoformen bekannt (alpha bis zeta); **klin. Bedeutung:** erhöhte Konz. im Liquor bei Creutzfeldt*-Jakob-Krankheit.

Prot<u>ei</u>n|abbau (Prot-*): s. Proteolyse, Verdauung.

Prot<u>ei</u>nasen *f pl*: s. Proteasen.

Prot<u>ei</u>n|bestimmung (Prot-*): (engl.) *protein assay*; Verf. zum Nachw. u. zur Quantifizierung von Proteinen*; **1. im Serum: a)** quantitativ (Gesamteiweiß*): Biuretreaktion*; **b)** qualitativ (Proteinfraktionen): Elektrophorese*; **c)** Einzelproteine: z. B. Albumin*, Immunglobuline*, Transferrin*; **2. im Urin: a)** Teststreifenverfahren als semiquantitative P.; **b)** qualitative Differenzierung: SDS-Polyacrylamidgel*-Elektrophorese; **c)** Gesamteiweiß quantitativ im Sammelurin: Biuretreaktion; **d)** Einzelproteine: z. B. Albumin, Alpha-1-Mikroglobulin, Alpha-2-Makroglobulin*; **3. im Liquor cerebrospinalis: a)** quantitativ: Biuretreaktion*; **b)** quantitativ: Einzelproteine als Marker (z. B. Albumin, IgG); **c)** spezif. Proteine des ZNS: β-Trace, Tau-Protein; **d)** qualitativ: Liquorelektrophorese (gegenüber den quant. an Bedeutung verloren); vgl. Liquordiagnostik; **e)** veraltet: Pándy-Reaktion; **4. in Pleurapunktat** bei Pleuraerguss u. in anderen Körperflüssigkeiten: Biuretreaktion*.

Prot<u>ei</u>n|bio|syn|these (↑, Bio-*; gr. συντιθήναι zusammensetzen) *f*: (engl.) *protein biosynthesis*; Biosynthese der Peptide* (Primärstruktur) an Ribosomen* stattfindende Translation* der mRNA*; **Ablauf:** Ribosom, mRNA u. mehrere Initiationsfaktoren (Abk. IF) bilden einen Komplex. Das Ribosom besitzt 2 spezif. Bindungsstellen für tRNA: Peptidyl- (P) u. Aminoacylbindestelle (A). Zur Initiation besetzt die **Initiator-tRNA** die P-Bindestelle, die ihr durch das Start-Codon AUG signalisiert wird. Entspr. dem folgenden Codon, das in der A-Bindestelle exponiert ist, wird die 2. Aminoacyl-tRNA ausgewählt, die den N-Terminus des Peptids bildet (Codon u. Anticodon erkennen sich durch Basenpaarung*; s. Code, genetischer). Das ribosomale Enzym **Peptidyltransferase** knüpft die Peptidbindung zw. den beiden Aminosäuren, so dass das neu synthetisierte Peptid zunächst an der tRNA in der A-Bindestelle gebunden bleibt. Diese Peptidyl-tRNA wird nun in die P-Bindestelle weiterbewegt, wobei auch die mRNA im Ribosom um eine Einheit weiterrückt (**Translokation**); hierbei ist GTP Energielieferant. Damit wird der A-Bindestelle frei; entspr. dem jetzt dort exponierten Codon wird die 3. Aminoacyl-tRNA akzeptiert u. der Vorgang der Peptidknüpfung wiederholt. Die jeweils von der Aminosäure entladene tRNA wird aus dem Komplex entlassen. Ist die mRNA bis zu einem Stopp-Codon zu Ende gelesen, wird das fertige Peptid mit Hilfe von **Terminationsfaktoren** vom Ribosom frei. Da einige Antibiotika Translokation od. Translation an prokaryot. Ribosomen hemmen, stören sie auch die P. an mitochondrialen Ribosomen (s. Genom, mitochondriales).

Prot<u>ei</u>n C (↑) *n*: (engl.) *protein C*; Vitamin-K-abhängig in der Leber synthetisiertes Proenzym*; Aktivierung zur Serinprotease APC (Abk. für aktiviertes Protein C; M_r 62 000) durch Thrombin-Thrombomodulin-Komplex; APC inhibiert durch Proteolyse (Cofaktor Protein* S) die Faktoren Va u. VIIIa der Blutgerinnung u. wirkt dadurch antikoagula-

Protein-C-Mangel

torisch u. profibrinolytisch. **Ind.:** (i. v.) kongenitaler Protein*-C-Mangel (kurzzeitige therap. od. prophylaktische Substitution durch humanes P. C); s. Drotrecogin alfa; PPSB; **Referenzbereich:** s. Blutgerinnung (Tab. 2 dort). Vgl. Blutgerinnung (Abb. 1 dort); vgl. Antithrombine; Protein-C-Mangel; APC-Resistenz.

Protein-C-Mangel (↑): (engl.) *protein C deficiency*; erniedrigte Protein-C-Konzentration (inf. Synthesehemmung) bzw. -Aktivität (dysfunktionelles Protein C normaler Konz.) im Serum; **Formen:** 1. kongenital: autosomal-dominant erbl. u. autosomal-rezessiv erbl. (Genlocus 2q13-q14, Mutation im PROC-Gen); Häufigkeit 1 : 16 000; **a)** Typ I: sowohl Aktivität als auch Konz. vermindert; **b)** Typ II: verminderte Aktivität bei normaler Konz.; 2. erworben: Leberparenchymschaden, Verbrauchskoagulopathie, ARDS u. Mangel an Vitamin K bzw. Ther. mit Cumarinderivat (Beginn; vgl. Cumarinnekrose); **Klin.:** Thrombophilie*; bei homozygotem kongenitalem P.-C-M. ausgeprägte Thromboseneigung mit Verbrauchskoagulopathie*, bei heterozygoten Merkmalträgern zwischen 2. u. 4. Lebensjahrzehnt auftretende Thromboembolien bes. der tiefen Beinvenen u. Mesenterialvenen sowie habituelle Aborte*; neonatale Purpura fulminans bei der autosomal-rezessiven Form, die unbehandelt im 1. Lj. zum Tode führt. Late-onset-Form bei Homozygotie mit Klin. wie bei heterozygoten Form. Vgl. Protein C; Hyperkoagulabilität.

Protein, C-re|aktives: s. CRP.

Protein|di|sulfid|re|duktase *f:* (engl.) *protein disulfide reductase*; Oxidoreduktase, die in Proteinen Disulfidbrücken* knüpft u. löst.

Proteine (Prot-*) *n pl:* (engl.) *proteins;* Eiweiße; ausschließlich od. vorwiegend durch Peptidbindung verbundene L-α-Aminosäuren; biogene (durch Proteinbiosynthese* entstandene) Naturstoffe mit charakterist. Aminosäurensequenz (Primärstruktur) u. räuml. Anordnung (Sekundär-, Tertiär- u. Quartärstruktur; vgl. Peptide; P. sind amphotere Makromoleküle aus mehr als 100 Aminosäureresten. Durch Hitze, org. Lösungsmittel, Salz u. extreme pH-Werte (z. B. an ihrem isoelektrischen Punkt*) können sie (reversibel od. irreversibel) denaturieren. Einfache P. bestehen ausschließlich aus peptidartig verknüpften Aminosäureresten, im Gegensatz zu zusammengesetzten Proteinen* (z. B. Glykoproteine* u. Lipoproteine*), die oft auch eine prosthetische Gruppe* enthalten; **Entw.: 1.** nach ihrer Form: **globuläre** bzw. sphärische (meist wasserlösl.) P. (Globuline*, Albumine*) u. langgestreckte **fibrilläre** P. (wasserunlösl. Strukturproteine* mit hoher Beständigkeit gegenüber Säuren, Alkalien u. Proteasen); **2.** nach ihrer Zusammensetzung aus Untereinheiten: mono-, di-, tri-, tetra- usw. sowie homo- u. heteromere P.; **Funktion: 1.** Enzyme*; **2.** Hormone* (Peptid- u. Proteohormone); **3.** Membranproteine (z. B. Rezeptoren*, G*-Proteine, Transporter); **4.** Stütz- bzw. Gerüstproteine (z. B. Kollagen, Elastin, Keratin); **5.** kontraktile Proteine (z. B. Aktin, Myosin); **6.** Plasmaproteine (z. B. Albumin); **7.** Transportproteine (z. B. Hämoglobin, Myoglobin, Zytochrome, best. Plasmaproteine); **8.** Antikörper*; **9.** Faktoren der Blutgerinnung (Tab. 1 dort); **10.** Alloantigene (z. B. Blutgruppenantigene); **11.** sog. Reservesubstanzen für die Energieversorgung bei Hunger (stammen v. a. aus Leber, Milz u. Muskulatur; ihre glukoplast. Aminosäuren werden zur Glukoneogenese verwendet). Die Wertigkeit der Nahrungsproteine hängt von ihrem Gehalt an essentiellen Aminosäuren* ab. Vgl. Referenzbereiche (Tab. dort).

Protein-En|ergie-Mangel|syn|drome (↑) *n pl:* (engl.) *protein energy deficiency syndromes*; Abk. PEM; diverse Formen der Mangelernährung, die durch Protein- u. Kalorienmangel hervorgerufen werden, meist in Komb. mit Vitaminmangel; v. a. in den trop. Entwicklungsländern häufig u. sozial bedeutsam, insbes. bei Säuglingen, Kleinkindern u. Jugendl.; hohe Mortalität (auch durch geschwächte Abwehrkräfte gegen Inf.); **Formen:** Unterteilung wird heute, da klin. wenig bedeutsam u. häufig Mischformen auftreten, zunehmend als histor. angesehen: **1. Marasmus:** in der reinen Form charakterisiert durch starken Gewichtsverlust, Verlust des subkutanen Fetts, Muskeldystrophie, verringertes Wachstum; oft greisenhaft veränderte Gesichtszüge, aufgetriebener Bauch, z. T. erniedrigte Körpertemperatur, Hypotonie, Bradykardie; oft kaum Appetit vorhanden; ursprünglich als Folge eines reinen Kalorienmangels (bei noch ausreichender Proteinzufuhr) angesehen (nicht belegt); **2. Kwashiorkor:** in der reinen Form charakterisiert durch Ödeme (dadurch evtl. Kaschierung des Gewichtsverlustes), Muskeldystrophie, verringertes Wachstum, Hepatomegalie, Anämie, Pigmentierungsstörungen v. a. an den unteren Extremitäten, Veränderungen der Haare, Haarausfall; Kinder meist appetitlos u. apathisch; wird z. T. als reine **Eiweißmangeldystrophie** (bei noch ausreichender Energiezufuhr) bezeichnet; **3. Mischformen:** häufige Mischform ist marasm. Kwashiorkor mit gemeinsamem Auftreten der oben beschriebenen Sympt.; **Ther.: 1.** Stabilisierungsphase (ca. 14 Tage) mit vorsichtigem Ernährungsaufbau u. Behandlung akuter Erkrankungssymptome (Ausgleich von Wasser- u. Elektrolythaushalt, Behandlung von Hypoglykämie, Hypothermie, Vitaminmangel; Substitution von Mineralien u. Spurenelementen; Behandlung von Inf.); **2.** Rehabilitationsphase (3–4 Mon. bei Kindern, bei Erwachsenen evtl. deutl. länger): zusätzl. Ernährungsberatung, psychosoziale Stimulation, Zuführen einer ausreichenden u. ausgewogenen Nahrung; **Proph.:** Verbesserung der sozialen Lage, Ernährungsberatung, Umstellung der Landwirtschaft. Vgl. Malnutrition.

Proteine, zusammen|gesetzte (↑) *n pl:* (engl.) *conjugated proteins*; Proteine* mit Nichtproteinanteil (z. B. Glyko- u. Lipoproteine) u./od. einer prosthetischen Gruppe* (z. B. Häm) u./od. aus mehreren Untereinheiten (homo- od. heteromere Proteine); Beispiele: Chromproteine, Nukleoproteine, Phosphoproteine, Glykoproteine, Metalloproteine, Lipoproteine, Hämoproteine.

Protein|in|toleranz, lysin|urische (Intoleranz*) *f:* (engl.) *lysinuric protein intolerance;* Abk. LPI; syn. hyperdibasische Aminoazidurie Typ II; autosomal-rezessiv vererbter Defekt im Transport dibasischer

Aminosäuren (Genlocus 14q11.2 mit mehreren Mutationen); **Sympt.:** im Neugeborenenalter bei proteinreicher Ernährung rezidiv. Erbrechen, Apathie u. Koma sowie Episoden mit Muskelhypertonie u. Krämpfen; Hepatomegalie, Lungenfibrose, Glomerulonephritis, Osteoporose, Lupus erythematodes, Abneigung gegen eiweißreiche Nahrungsmittel; **Diagn.:** Hyperammonämie*, Konz. von Ornithin, Lysin u. Arginin im Blut erniedrigt, im Urin vermehrt, von Citrullin im Blut u. Urin vermehrt; **Ther.:** proteinarme Ernährung, Citrullinsubstitution.

Protein|kinasen (↑) *fpl:* (engl.) *protein kinases*; Kinasen*, die Proteine (z. B. Enzyme) phosphorylieren, meist wird dabei ein Serin- od. Threoninrest verestert; PKA*, PKB, PKC* u. a. regulieren durch Interkonversion die enzymat. Aktivität, z. B. von Phosphorylase* u. Glykogensyntase* im Glykogenstoffwechsel.

Protein-Kon|takt|dermatitis (↑; Derm-*; -itis*) *f:* (engl.) *protein contact dermatitis*; auch Proteindermatitis; allerg. Kontaktekzem* vom Spättyp (Typ IV der Allergie) bei gleichzeitig bzw. zuvor bestehender Kontakturtikaria* vom Soforttyp (Typ I) nach Exposition insbes. gegenüber Tierepithelien, Fleisch, Fisch, Käse, Gewürzen, Mehlen (Mehlprotein- u. Nahrungsmitteldermatitis als Berufsdermatose bei Bäckern, Köchen) u. Sämereien; ggf. BK Nr. 5101; **Lok.:** v. a. an Händen u. Unterarmen.

Proteinose, mono|klonale (↑; -osis*) *f:* Paraproteinose*.

Proteinose, pulmonale alveoläre (↑; ↑) *f:* s. Alveolarproteinose.

Protein S (↑) *n:* (engl.) *protein S*; Inhibitor der Blutgerinnung* (Abb. 1 dort) mit M_r 69 000, der als Cofaktor von aktiviertem Protein* C dessen Affinität für Phospholipidmembranen erhöht; Vitamin-K-abhängige Synthese in Leber, Endothel u. Megakaryozyten; Vork. als freies (aktives) P. S (40 %) u. an Komplementfaktor-C4b-bindendes-Protein gebunden (inaktiv, 60 %); **Referenzbereich:** s. Blutgerinnung (Tab. 2 dort); bei Frauen prämenopausal niedriger als bei Männern; physiol. reduziert in Schwangerschaft. Vgl. Protein-S-Mangel.

Protein-S-Mangel (↑): (engl.) *protein S deficiency*; erniedrigte Protein-S-Aktivität im Serum mit od. ohne Verminderung der Konzentration des freien Protein* S; **Formen:** 1. kongenital: autosomal-dominant erbl. Mutation im PROS1-Gen (Genlocus 3p11.1-q11.2); a) Typ I: sowohl Aktivität als auch Konz. (frei u. gesamt) vermindert; b) Typ II: verminderte Aktivität bei normaler Konz. (frei u. gesamt); c) Typ III: sowohl Aktivität als auch freie Konz. vermindert bei normaler Gesamtkonzentration durch vermehrte Bindung an Komplementfaktor-C4b-bindendes-Protein; 2. erworben: intra graviditatem, Leberparenchymschaden, ARDS, Vitamin-K-Mangel, Therapie mit Cumarinderivat, hormonale Kontrazeptiva; **Klin.:** Thrombophilie*; bei kongenitalem P.-S-M. zwischen 20. u. 30. Lj. auftretende, rezidivierende (v. a. venöse) Thromboembolien. **DD:** Protein*-C-Mangel, Antiphospholipid*-Syndrom.

Protein|stoff|wechsel (↑): (engl.) *proteometabolism*; Gesamtheit der biochem. Abläufe der Proteinbiosynthese* u. des katabolen u. anabolen Stoffwechsels* der Proteine*; vgl. Aminosäurestoffwechsel, Verdauung.

Protein-Targeting (↑; Target*) *n:* (engl.) *protein targeting*; Proteinzielsteuerung; System zum Transport von Proteinen (z. B. Membranproteine, Proteine der extrazellulären Matrix, Sekretproteine) mit Hilfe einer Signalsequenz vom Synthese- (s. Proteinbiosynthese) zum Bestimmungsort; die Signalsequenz wird bei Sekretproteinen nach dem Transport abgespalten.

Protein|urie (↑; Ur-*) *f:* (engl.) *proteinuria*; Ausscheidung von Proteinen* im Harn; **Einteilung: 1. physiol. P.:** Gesamtproteinurie <150 mg/24 h (s. Tab.); Proteine stammen v. a. aus der Niere durch glomeruläre Filtration (z. B. Albumin*, Transferrin*), tubuläre Abschleimung (z. B. Tamm*-Horsfall-Mukoprotein, Enzyme aus den proximalen Tubuli) u. den ableitenden Harnwegen (z. B. sekretor. IgA aus der Blase); **2. pathol. P.: a)** prärenale P.: Vork. z. B. bei pathol. erhöhter Serumkonzentration niedermolekularer Proteine (M_r <20 000) mit Überschreiten der tubulären Rückresorptionskapazität (sog. Überlaufproteinurie), z. B. bei Hämolyse* (Hämoglobinurie), monoklonaler Gammopathie, multiplem Myelom*, B-Zell-Lymphom (freie Leichtketten, Bence*-Jones-Proteinurie), Myoglobinurie nach Trauma (Muskel); **b)** renale P.: als glomeruläre P. bei erhöhter glomerulärer Permeabilität (z. B. bei Glomerulopathie*) mit Ausscheidung von Proteinen mit M_r >70 000 od. als tubuläre P. inf. Störung der tubulären Rückresorption glomerulär filtrierbarer Proteine (M_r <70 000); Mikroalbuminurie (s. Albuminurie, Tab. dort) bei beginnendem glomerulärem Schaden; große P. (>3,5 g/24 h) u. Auftreten von Ödemen* bei nephrotischem Syndrom*; Stauungsproteinurie als Sonderform der glomerulären P. bei isolierter Rechtsherzinsuffizienz u. Globalinsuffizienz des Herzens (s. Herzinsuffizienz) durch Dilatation der Glomerula; **c)** postrenale P. inf. lokaler Produktion von Immunglobulinen u.

Proteinurie
Referenzwerte (Auswahl)

Protein	physiologische Konzentration
Albumin	<30 mg/l
	<20 mg/g Kreatinin[1]
Alpha-1-Mikroglobulin	<20 mg/l
	<14 mg/g Kreatinin[1]
Alpha-2-Makroglobulin	<14 mg/l
	<10 mg/g Kreatinin[1]
IgG	<14 mg/l
	<10 mg/g Kreatinin[1]
Kappa-Leichtketten	<10 mg/l
Lambda-Leichtketten	<10 mg/l

[1] Bestimmung aus Spontanurin

Proteinurie, orthostatische

entzündl. bedingter Proteinfreisetzung bei Harnweginfektionen (z. B. Zystitis*, Pyelitis) evtl. mit Leukozyturie* od. bei Blutungen im Bereich der Harnwege; mit Hämaturie* (z. B. bei Tumoren, Harnsteinen, Fehlbildungen); **3.** sog. **benigne reversible** P., bedingt durch funkt. extrarenale Einflüsse, z. B. als Anstrengungs- od. Arbeitsproteinurie (wahrscheinl. gesteigerte physiol. P.), orthostatische Proteinurie*, sog. Marschalbuminurie* sowie nach Stress, Kälteeinwirkung u. bei Fieber; **Nachw.:** z. B. durch Trichloressigsäure-Fällung, Streifentests, Sodiumdodecylsulfat-Polyacrylamidgel-Elektrophorese (Abk. SDS-PAGE), Einzelproteine durch Nephelometrie*, Turbidimetrie, Bence-Jones-Proteine durch Immunfixation* od. immun. Messung freier Immunglobulin-Leichtketten. Vgl. Albuminurie; Paraproteinurie; Proteinbestimmung.

Prote|in|urie, ortho|sta|tische (↑; ↑) *f*: (engl.) *orthostatic proteinuria*; syn. orthostatische Albuminurie; leichte (<1 g/24 h), bei starker körperlicher Belastung transitorisch auftretende Proteinurie*; Nachw. einer Tag-Nacht-Differenz; **Vork.:** v. a. bei Jugendlichen u. in der Schwangerschaft. Vgl. Marschalbuminurie.

Proteo|glykane (↑; Glyk-*) *n pl*: (engl.) *proteoglycans*; sehr große (M_r bis >2 Mio.) Moleküle aus Kohlenhydraten (95 %) u. Proteinen (5 %), die tier. Strukturgewebe Viskosität, Elastizität u. Resistenz gegen Inf. verleihen; vermitteln als wichtiger Bestandteil der extrazellulären Matrix* Adhäsion von Zellen; charakterist. Struktur: 40–80 Glykosaminoglykane* sind O-glykosid. mit Proteinen verbunden; die prosthet. Gruppe der P. besteht aus 100–1000 sich wiederholenden Disaccharideinheiten aus Glukosamin (z. B. D-Glukosamin, D-Galaktosamin) u. Polysacchariden* (z. B. D-Glukuronsäure, D-Iduronsäure). Aufgrund der stark negativen Ladung binden P. viel Wasser u. haben raumfüllende Wirkung, z. B. als Grundsubstanz der Knorpel, Sehnen u. Gelenke; im Knochen imprägniert durch Hydroxylpatit*; P. sind u. a. Chondroitinsulfate*, Keratansulfat*, Hyaluronsäure*, Heparansulfat u. Dermatansulfat.

Proteo|hormone (↑; Horm-*) *n pl*: s. Hormone.

Proteo|lyse (↑; Lys-*) *f*: (engl.) *proteolysis*; Abbau von Proteinen u. Peptiden durch hydrolyt. Spaltung der Peptidbindung; **1.** Proteasen* katalysieren vollständige (z. B. bei Zusammenwirken von Exo- u. Endopeptidasen i. R. der Verdauung*) od. limitierte P. (vgl. Proenzyme); **2.** chem. durch Einwirkung starker Säuren od. Basen u. Hitze (je nach Dauer partielle od. vollständige P.).

Proteom *n*: s. Proteomics.

Pro|teo|mics: Identifizierung, Quantifizierung u. Charakterisierung aller Proteine* eines Organismus, Organs, Gewebes, einer Zelle od. Zellorganelle unter definierten physiol. Bedingungen. Die Gesamtheit der exprimierten Proteine (Proteinexpressionsmuster) wird als **Proteom** bezeichnet; ein dynam. Phänomen (im Gegensatz zum Genom*), das durch eine große Anzahl von Parametern beeinflusst wird. Die Darstellung der Proteine erfolgt i. d. R. durch zweidimensionale Gelelektrophorese (IEF u. SDS-Polyacrylamidgel-Gelelektrophorese), die gefärbten Proteinspots werden mit Massenspektrometrie u. anschl. Datenbankabgleich identifiziert. Durch den Vergleich von Pat.-Material mit dem von Gesunden können krankheitsassoziierte Proteine als Diagnose-Marker od. Zielstruktur für die Entw. neuer Therapeutika ermittelt werden. Vgl. Genomics.

Proteus (gr. Πρωτεύς Meergott der griechischen Sage) *m*: (engl.) *Proteus*; Gattung gramnegativer, peritrich begeißelter, pleomorpher Stäbchenbakterien der Fam. Enterobacteriaceae*; **Kultur:** anspruchsloses Wachstum auf gebräuchl. Nährböden; P. neigt zum sog. Schwärmen, d. h., er breitet sich rasch über die Oberfläche eines festen Mediums aus. Hierdurch kann die Reinzüchtung anderer Keime erschwert sein. Da P. häufig im Stuhl vorkommt, werden zur Isolierung von Salmonella- u. Shigella-Species Elektivnährböden* verwendet. Temperaturoptimum 34–37 °C. **Biochem. Reaktionen:** Voges*-Proskauer-Reaktion negativ; Glukoseabbau unter Säurebildung; Indol-positiv (außer P. mirabilis); Ureasebildung; s. Bunte Reihe; med. wichtige **Species:** P. mirabilis (am häufigsten isoliert), P. vulgaris, P. myxofaciens, P. penneri (P. morganii, P. rettgeri u. P. inconstans werden heute aufgrund ihrer DNA-Verwandtschaft den Gattungen Morganella bzw. Providencia zugeordnet). **Serol.:** Unterschiede der H- u. O-Antigene ermöglichen Unterteilung in zahlreiche Serovarianten. Pat. mit Rickettsiosen* bilden einen Antikörper, der best. geißellose Proteusstämme (s. X-Bakterien) agglutiniert (vgl. Weil-Felix-Reaktion). **Vork.:** Primärer Standort ist der Darmtrakt von Mensch u. Tier; in der Natur ubiquitär; Proteusbakterien sind die wichtigsten aeroben Proteinzersetzer u. an den meisten Fäulnisprozessen beteiligt; v. a. Indol-positive Stämme sind wichtige Hospitalismuskeime u. opportunistische Erreger*. **Klin. Bedeutung:** am häufigsten Harnweginfektionen, seltener Sepsis (s. Urosepsis) od. Infektionen anderer Organe (Empyem, Gallenweginfektionen, Peritonitis, Gastroenteritis, Meningitis bei Kleinkindern); **wirksame Antibiotika:** P.-mirabilis-Stämme sind i. d. R. empfindlich gegenüber Ampicillin, Cephalosporin u. Aminoglykosid-Antibiotika; Indol-positive Stämme sind häufig multiresistent.

Proteus-Syn|drom (↑) *n*: (engl.) *Proteus syndrome*; vermutlich durch letale Punktmutationen verursachtes, sporadisch auftretendes Dysplasiesyndrom, bei dem nur die Träger eines genet. Mosaiks lebensfähig sind; **Sympt.:** partieller Riesenwuchs

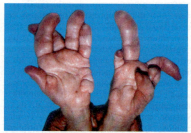

Proteus-Syndrom: mit asymmetrische Vergrößerung der Finger 2–4 (5) u. lokale massive Gewebehypertrophien beider Handinnenflächen bei 4-jährigem Jungen [82]

im Bereich der Hände bzw. Füße (s. Abb.), partielle od. komplette Hemihypertrophie des Körpers (meist li.), Ossifikationsstörungen einzelner Knochen, subkutane u. abdominale Tumoren (z. B. Lipome, Hämangiome), Pigmentnävi.

Pro|these (gr. προτιθέναι vorsetzen, an eine Stelle setzen) *f*: (engl.) *prosthesis*; künstl. Ersatzstück zum Ersatz von Körperteilen; **Anw.:** z. B. im Bereich des Auges (s. Epithese), des Gebisses (s. Teilprothese, Totalprothese), der Gelenke (s. Endoprothese, Totalendoprothese, Hemiendoprothese), der Gefäße (s. Gefäßtransplantation), amputierter Gliedmaßen u. a. Körperteile (s. Mammaprothese). Hand-, Arm- u. Beinprothesen sind meist mit Gelenkvorrichtungen u. der Möglichkeit zur Bewegung durch Muskelzug od. pneumatische bzw. myoelektr. Kraftquellen versehen (s. Handersatz, myoelektrischer), ggf. auch spez. ausgestattet (z. B. hochfeste u. -elastische Kunststoffe für Sportprothesen, durch Mikrochip gesteuerte Knieführung bei Oberschenkelprothesen. Vgl. Amputation; Implantate.

Pro|thesen|rand|knoten (↑): (engl.) *stump node*; chron. Entzündungsherde in der Stumpfhaut nach Amputation*, die durch Reibung des Prothesenrands u. einmassierte Fremdkörper entstehen.

Pro|thipendyl (INN) *n*: (engl.) *prothipendyl*; schwach wirksames Neuroleptikum* (Azaphenothiazinderivat); vgl. Phenothiazinderivate.

Pro|thrombin (Pro-*; Thromb-*) *n*: (engl.) *prothrombin*; Faktor II der Blutgerinnung* (Abb. 1 dort), der Vitamin-K-abhängig in der Leber gebildet u. durch Prothrombinaktivator* zu Thrombin* umgewandelt wird; vgl. PIVKA; Prothrombinkomplex; Prothrombinfragmente.

Pro|thrombin|aktivator (↑; ↑) *m*: (engl.) *prothrombin activator*; syn. Prothrombinase, Thrombokinase; Lipoproteinkomplex aus Faktor Xa, Faktor Va, Ca^{2+} u. Phospholipid), der i. R. der Blutgerinnung* (Abb. 1 dort) Prothrombin in Thrombin umwandelt; **Einteilung:** (je nach Herkunft des Phospholipids) **1.** exogener P. (aus Gewebezellen); **2.** endogener P. (aus Thrombozyten). Vgl. Prothrombinfragmente.

Pro|thrombinase (↑; ↑) *f*: Prothrombinaktivator*.

Pro|thrombin|fragmente (↑; ↑) *n pl*: (engl.) *prothrombin fragments*; unter Einwirkung des Prothrombinaktivators* bei der Umwandlung von Prothrombin* zu Thrombin* entstehende Fragmente; **klin. Bedeutung:** früher angewendeter labordiagn. Marker (Fragment-1 u. -2; Nachw. durch ELISA) zur Erfassung intravasaler Thrombinbildung bei Hyperkoagulabilität* (durch Bestimmung der D*-Dimere abgelöst); vgl. TAT-Komplex.

Pro|thrombin|kom|plex (↑; ↑) *m*: (engl.) *prothrombin complex*; Gruppe der in der Leber in Abhängigkeit von Vitamin* K synthetisierten Faktoren II (Prothrombin), VII, IX u. X der Blutgerinnung* (Tab. 1 dort); vgl. PPSB.

Pro|thrombin|kom|plex|mangel (↑; ↑): (engl.) *prothrombin complex deficiency*; Mangel an Faktoren des Prothrombinkomplexes*; **Urs.:** Synthesestörung durch hepat. Insuffizienz bzw. Mangel an bzw. Verwertungsstörung von Vitamin* K, z. B. bei Antikoagulanzientherapie mit Cumarinderivaten*, längerer parenteraler Ernährung, Resorpti-

onsstörung (Veränderung der Darmflora), Cholestase; Verbrauchskoagulopathie*; **Ther.:** PPSB*.

Pro|thrombin|kon|sumptions|test (↑; ↑; lat. consumere verbrauchen) *m*: (engl.) *prothrombin consumption test*; Test zur Bestimmung des Prothrombinverbrauchs bei Spontangerinnung zum Nachw. seltener Thrombozytenfunktionsstörungen mit vermindertem Prothrombinaktivator*; vgl. Prothrombinkomplex.

Pro|thrombin|zeit (↑; ↑): Thromboplastinzeit*.

Protion|amid (INN) *n*: (engl.) *protionamid*; auch Prothionamid (Abk. PTH); Antituberkulotikum* der 2. Wahl zur oralen Anw.; **Wirkungsspektrum:** bakteriostat. Wirkung auf Mycobacterium tuberculosis, bovis u. leprae u. atyp. Mykobakterien; **Ind.:** Kombinationstherapie der Tuberkulose* v. a. bei Isoniazid-Resistenz; **Kontraind.:** Schwangerschaft, manifeste Leberschäden, Alkoholkrankheit, Epilepsie; **UAW:** u. a. gastrointestinale, neurotoxische u. psychische Störungen, Leberschäden.

Pro|tirelin (INN) *n*: s. TRH.

Pro|tisten *m pl*: (engl.) *protists*; eukaryot. Mikroorganismen in einem eigenen Reich der Lebewesen, d. h. nicht zu den Pflanzen, Tieren od. Pilzen gehörend; meist Einzeller (z. B. Protozoen*), aber auch mehrzellige Algen.

Proto|kolla|gen *n*: s. Kollagen.

Protonen (aus Prot-* u. Elektronen*) *n pl*: (engl.) *protons*; Symbol H⁺; zur Gruppe der Baryonen* gehörende, positiv geladene stabile Elementarteilchen*, die Bausteine des Atomkerns (s. Atom) sind; Ruhemasse eines P. ($m_p = 1{,}67252 \cdot 10^{-27}$ g) beträgt das 1836-fache der Elektronenmasse (entspr. der Energie von 938 MeV), die Ladung eines P. entspricht einer positiven Elementarladung*. Die Anzahl der P. im Atomkern wird durch die Kernladungszahl* charakterisiert. **Klin. Bedeutung:** Bei der MRT* wird die Protonendichte (Dichte der Wasserstoffkerne) im Körpergewebe zur bildl. Darstellung genutzt. Der Transport von P. reguliert den Säure*-Basen-Haushalt, ermöglicht die Energiegewinnung in der Atmungskette* u. die Salzsäureproduktion im Magen.

Protonen|pumpen-Hemmer (↑): (engl.) *proton pump inhibitors (Abk. PPI)*; Bez. für Substanzen, die selektiv die H⁺/K⁺-ATPase blockieren u. somit die Magensäuresekretion hemmen; **Vertreter:** Lansoprazol, Omeprazol, Esomeprazol, Pantoprazol, Rabeprazol; **Ind.:** Ulcus duodeni, Ulcus ventriculi, Refluxösophagitis, Zollinger-Ellison-Syndrom, Anastomosenulkus, Ménétrier-Syndrom; vgl. Eradikationstherapie.

Protonen|therapie (↑) *f*: (engl.) *proton radiation therapy*; Form der Strahlentherapie* mit hochenerget. Protonen* (>100 MeV), die in einem Zyklotron* beschleunigt werden.

Proto|onko|gene (Prot-*; Onk-*; -gen*) *n pl*: s. Onkogene.

Proto|plasma (↑; -plasma*) *n*: (engl.) *protoplasm*; gesamte Substanz der lebenden menschlichen, tier. u. pflanzl. Zelle, die von der Zellmembran* umgeben ist; unterteilt in Zytoplasma* u. Karyoplasma*. Vgl. Metaplasma; Paraplasma; Zytosol.

Proto|porphyrie, erythro|poetische (↑; gr. πορφύρα Purpur) *f*: (engl.) *erythropoietic protoporphyria*; syn. erythrohepatische Porphyrie; autosomal-dominant bzw. autosomal-rezessiv erbl. Störung (Genlocus 18q21.3) der Biosynthese von Häm* v. a. in den erythropoetischen Bereichen des Knochenmarks, bei der die Umwandlung von Protoporphyrin in Häm inf. herabgesetzter Aktivität der Ferrochelatase* ausbleibt u. es zu einer Anreicherung von Protoporphyrin in Erythrozyten, Leber u. Blutplasma kommt; **Klin.**: häufig asymptomatisch; evtl. (bereits in der Kindheit auftretende) Lichtdermatose, selten Cholelithiasis od. Leberzirrhose; **Diagn.**: s. Porphyrie (Tab. dort); **Ther.**: Betacaroten, Colestyramin.

Proto|porphyrin (↑; ↑) n: (engl.) protoporphyrin; 1,3,5,8-Tetramethyl-2,4-divinyl-porphin-6,7-dipropionsäureporphin; als sog. P. III Bestandteil von Häm*; vgl. Porphyrine.

proto|troph (↑; Troph-*): (engl.) prototrophic; Bez. für Mikroorganismen, bei denen alle Enzyme, die für die Synthese von Körperbausteinen notwendig sind, in den Zellen vorhanden sind (sog. Wildformen); Gegensatz auxotroph*.

Proto|zoen (↑; gr. ζῷον Tier) n pl: (engl.) protozoa; Urtierchen, tier. Einzeller; Zytoplasma mit Pellicula, Mitochondrien u. Zentrosomen, Chromosomenkern (Eukaryoten, im Gegensatz zu Bakterien*), Bewegungsorganellen (Geißeln, z. T. mit undulierender Membran, Wimpern, Pseudopodien), Nahrungs- u. Exkretionsvakuolen, Bildung von Dauerformen durch Enzystierung; **Stoffwechsel**: eigene Enzymsysteme, Atmung (z. T. auf unbelebten Nährböden züchtbar, Aufnahme auch ungelöster Substanzen ins Zellinnere); **Fortpflanzung**: z. T. ungeschlechtl. (Zwei- od. Mehrfachteilung, Schizogonie), z. T. geschlechtl. (Gameten, Chromosomenapparat mit Reduktionsteilung, Kopulation); manchmal komplizierter Entwicklungszyklus über Wirtswechsel (geschlechtl. Vermehrung im Endwirt, ungeschlechtl. Vermehrung im Zwischenwirt); saprophytäre od. parasitäre Lebensweise; Krankheitserreger v. a. in den Subtropen u. Tropen. 4 **Gruppen**: 1. **Mastigophora** (Flagellata): Geißeltierchen; Fortbewegung durch Geißeln (Flagellen), auch in Verbindung mit undulierender Membran; 2 Ordnungen mit med. Bedeutung: a) Protomonadina (eingeißelige Blut- u. Zellflagellaten) mit den Gattungen Trypanosoma* u. Leishmania*; b) Polymastigina (mehrgeißelige Flagellaten des Darms u. der Genitalien) mit den Gattungen Trichomonas*, Chilomastix, Giardia; 2. **Rhizopoda**: Wurzelfüßer; nackte Zellen mit wechselnder Gestalt, Fortbewegung durch Pseudopodien; med. relevante Ordnung: Amoebida (Amöben*); 3. **Sporozoa**: Sporentierchen; Körperform meist unveränderl.; Fortbewegung zuweilen durch sog. Rückstoß (Stoffausscheidung durch kleine Poren); Blut- u. Gewebeparasiten; med. wichtige Fam. bzw. Gattungen: a) Sarcocystidae mit Toxoplasma* gondii u. Sarcocystis; b) Eimeriidae mit Isospora* u. Eimeria*; c) Haemosporina mit Plasmodien* u. a.; d) Piroplasmia mit Babesia* u. Theileria; e) Cryptosporiidae mit Cryptosporidium*; f) Haplospora mit Pneumocystis (nicht gesichert); 4. **Ciliata** (Ciliophora, Infusoria): Wimperntierchen; mit wenig veränderl. Gestalt, mit Zilien (Wimpern) bedeckte Körperoberfläche, Makronukleus (Stoffwechselkern) u. Mikronukleus (Geschlechtskern); med. wichtige Ordnung: Holotricha; Gattung Balantidium* coli.

Pro|trahierung (lat. protrahere hervor-, in die Länge ziehen): (engl.) protraction; in der Strahlentherapie* Form der zeitl. Dosisverteilung, bei der eine best. Gesamtdosis kontinuierl., jedoch innerh. einer langen Zeit (mit geringer Dosisleistung) appliziert wird; vgl. Fraktionierung.

Pro|trusio acetabuli (lat. protrudere, protrusus fortstoßen) f: (engl.) intrapelvic protrusion; pathol. Vorwölbung des Pfannenbodens ins kleine Becken mit Einsinken des Hüftkopfs in die vertiefte Pfanne (Otto-Chrobak-Becken); **Formen**: 1. primäre P. a. durch endogene Wachstums- u. Verknöcherungsstörung, häufig beidseits; Vork. gehäuft familiär u. bei Frauen (m : w = 1 : 5); 2. sekundäre P. a. bei lokalen Erkr. des Hüftgelenks od. Allgemeinerkrankung (Tuberkulose, Osteomyelitis, Infektarthritis, neuropathol. Arthropathie, zentrale Hüftgelenkluxation* mit Pfannenbruch), selten beidseitig; **Sympt.**: Schmerzen, Einschränkung der Abduktion u. Rotation; **Ther.**: Physiotherapie, bei starker Schmerzsymptomatik u. U. Korrekturosteotomie* od. Totalendoprothese (bei älteren Pat.); **DD**: physiol. Pfannenprominenz als typ., temporäre Phase der Beckenentwicklung zwischen 6. u. 15. Lj. mit vollständiger Rückbildung. Vgl. Pfanne, tiefe.

Pro|trusio bulbi (↑) f: s. Exophthalmus.

Pro|trusion (↑) f: Vortreibung; s. Artikulation.

Pro|tuberantia (Pro-*; lat. tuberare schwellen, wachsen) f: Hervorragung.

Pro|tuberantia mentalis (↑; ↑) f: Kinnvorsprung des Unterkiefers.

Pro|tuberantia oc|cipitalis ex|terna (↑; ↑) f: tastbarer Knochenvorsprung in der Mitte der Schuppe des Hinterhauptbeins.

Pro|tuberantia oc|cipitalis in|terna (↑; ↑) f: Knochenerhebung an der Kreuzungsstelle des Sulcus sinus sagittalis superioris u. des Sulcus sinus transversi an der Innenseite der Schuppe des Hinterhauptbeins.

Pro|venienz (lat. provenire entstehen, hervorkommen) f: (engl.) provenance; Herkunft.

Pro|videncia (lat. providentia Voraussicht, Vorsicht) f: (engl.) Providencia; Gattung gramnegativer, peritrich begeißelter, fakultativ anaerober Stäbchenbakterien der Fam. Enterobacteriaceae*; Indol-positiv, Urease-Bildung; med. wichtige **Species**: P. alcalifaciens, P. stuartii, P. rettgeri; **Vork.**: ubiquitär, v. a. Intestinaltrakt; isoliert bei Infektionen der Harnwege u. des Respirationstrakts, Diarrhö, Verbrennung, Wundinfektion u. Bakteriämie; **klin. Bedeutung**: wichtige Err. von Nosokomialinfektionen* (v. a. nach Eingriffen im Urogenitaltrakt) u. opportunistische Erreger*; häufig multiresistent gegen Antibiotika.

Pro|virus (Pro-*; Virus*) n: (engl.) provirus; in das Genom der Wirtszelle integriertes Virusgenom (bzw. dessen DNA-Kopie).

Pro|vit|amin (↑) n: (engl.) provitamin; inaktive Vorstufe eines Vitamins, die im Organismus in die biol. aktive Form übergeht; meist pflanzl. Herkunft, z. B. Betacarotin; s. Carotinoide; Ergosterol.

Pro|vokation (lat. provocatio Herausforderung) *f*: (engl.) *provocation*; das Hervorrufen; z. B. von Erscheinungen durch Reizmethoden, Tests.

Pro|vokations|nystagmus (↑; Nystagmus*) *m*: s. Nystagmus.

Pro|vokations|test, bronchialer (↑) *m*: (engl.) *bronchial provocative test*; Abk. BPT; Untersuchung zum Nachw. 1. einer bronchialen Hyperreaktivität* durch Inhalation bronchokonstriktorisch wirkender Substanzen (Histamin, Acetylcholin, Carbachol, Methacholin; vgl. Methacholintest) od. 2. einer in der Hauttestung* od. im In-vitro-Test (Bestimmung spezif. IgE-Antikörper, z. B. im Enzym*-Allergo-Sorbent-Test) aufgefallenen Sensibilisierung gegen spezif. Inhalationsallergene durch Messung von Sekundenkapazität* u. Atemwegwiderstand* vor, während u. nach der Inhalation zur vergleichenden Beurteilung.

Pro|vokations|test, konjunktivaler (↑) *m*: (engl.) *conjunctival provocation*; veralteter Ophthalmotest; Verf. zur Prüfung der klin. Aktualität einer in der Hauttestung ermittelten Allergie* vom Soforttyp (Verw. verdünnter Allergenlösung) od. eines anaphylaktoiden Schocks* (Verw. der Originalkonzentration); bei positivem Ausfall kommt es innerh. von 15 Min. nach Träufelung in den äußeren Augenwinkel zu Juckreiz, Fremdkörpergefühl, Tränenfluss, Lidödem, konjunktivaler Injektion bzw. Rhinitis.

Pro|vokations|test, nasaler (↑) *m*: (engl.) *nasal provocation test*; Abk. NPT; Verf. zur Sicherung einer in der Hauttestung* u./od. in vitro (z. B. im Enzym*-Allergo-Sorbent-Test) nachgewiesenen Sensibilisierung gegenüber einem spezif. Allergen* an der Nasenschleimhaut; Messung mit Rhinomanometrie* im Vergleich zur Kontrolllösung; bei positivem Ausfall Hypersekretion, Schleimhautödem, Anstieg des nasalen Atemwegwiderstands u. verminderter nasaler Atemfluss nach Applikation der Allergenlösung.

Pro|vokations|test, oraler (↑) *m*: (engl.) *oral provocation test*; Abk. OPT; Verf. zur Überprüfung einer in der Anamnese, Hauttestung* u./od. mit In-vitro-Verfahren (z. B. Enzym*-Allergo-Sorbent-Test, CAST*, Basophilen*-Aktivierungstest od. Lymphozytentransformationstest*) nicht eindeutig nachweisbaren Reaktivität vom Soforttyp od. Spättyp gegenüber Allergenen (Nahrungsmittel, Arzneimittel) od. Pseudoallergenen (Acetylsalicylsäure u. a. nichtsteroidale Antiphlogistika*, Nahrungsmittelzusatzstoffe); sollte placebo-kontrolliert u. einfach- od. besser doppelblind durchgeführt werden; bei positivem Ausfall bei Sofortreaktion bzw. Pseudoallergie Urtikaria, Rhinitis, Anaphylaxie, Asthma, bei Spätreaktion Exanthem; **cave:** falsch negative Reaktionen aufgrund körperl. Anstrengung od. Infektion möglich; **Kontraind.:** Lyell*-Syndrom, Provokationstestungen mit nichtsteroidalen Antiphlogistika bei Samter*-Syndrom wegen mögl. Induktion eines Status* asthmaticus. Vgl. Pseudoallergie; Analgetika-Intoleranz; Nahrungsmittelallergie.

Prowazek-Zell|einschlüsse (Stanislaus von P., Bakteriol., Hamburg, 1875–1915; Zelle*): s. Halberstädter-Prowazek-Körperchen.

proximal (lat. proximus sehr nahe): proximalis; in der Nähe, rumpfwärts gelegener Teil einer Extremität; Gegensatz: distal*.

Proxy|meta|cain (INN) *n*: s. Oberflächenanästhetika.

Pro|zerkoid (Pro-*; gr. κέρκος Schwanz, Henkel; -id*) *n*: Vorfinne; s. Finne.

Pro|zesse, nicht|stochastische (lat. processus Fortschreiten, Fortgang) *m pl*: (engl.) *non-stochastic processes*; Vorgänge, die im Gegensatz zu stochastischen Prozessen* den mit der Wahrscheinlichkeitstheorie beschreibbaren Gesetzmäßigkeiten nicht unterliegen; hinsichtl. einer Dosis/Wirkungsbeziehung ist etwa die Wahrscheinlichkeit des Eintretens einer schädl. Wirkung nicht direkt von der Dosis abhängig, sondern es existiert eine Schwellendosis*, unterh. derer mit Schäden nicht zu rechnen ist.

Pro|zesse, stochastische (↑) *m pl*: (engl.) *stochastic processes*; Vorgänge, deren Häufigkeit anhand der Beobachtung einer Vielzahl von Fällen (d. h. mit Hilfe der Wahrscheinlichkeitstheorie) beurteilt werden kann; hinsichtl. einer Dosis/Wirkungsbeziehung ist z. B. die Häufigkeit des Eintretens einer best. Wirkung (nicht aber das Ausmaß der Wirkung) der einwirkenden Dosis proportional.

Prozess|fähigkeit: (engl.) *capacity to participate in legal proceedings*; Fähigkeit einer Person, Prozesshandlungen selbst od. durch selbstbestellte Vertreter wirksam vorzunehmen od. entgegen zu nehmen; natürliche geschäftsfähige (s. Geschäftsfähigkeit) Personen sind grundsätzlich prozessfähig, natürliche beschränkt geschäftsfähige Personen nur, soweit sie rechtlich als geschäftsfähig anerkannt werden (§ 62 VwGO, §§ 51, 52 ZPO); juristische Personen sind nicht prozessfähig. Prozessunfähige müssen sich im Prozess vertreten lassen. Länger andauernde, schwerwiegende, die freie Willensbestimmung aufhebende psych. Störungen schließen P. aus; Begutachtung v. a. durch Psychiater. Vgl. Verhandlungsfähigkeit.

Pro|zonen|phänomen (Pro-*; Zona*) *n*: (engl.) *prozone phenomenon*; veraltet Zonenphänomen, Hemmungsphänomen; Ausbleiben einer Agglutination* bzw. Hemmung einer Präzipitationsreaktion*; **Urs.:** v. a. Bildung lösl. Immunkomplexe durch inkomplette Antikörper od. Überschuss agglutinierender Antikörper (wobei Antigene nur monovalent gebunden werden), bei Präzipitationshemmung auch Überschuss des Antigens (sog. Überschusshemmung), evtl. unspezif. durch Serumbestandteile (z. B. Albumine, Gallensäuren).

PRT: Abk. für *periradikuläre Therapie*.

Prucalo|prid (INN) *n*: (engl.) *prucaloprid*; erster Wirkstoff einer neuen Klasse hoch selektiver Serotonin*-Rezeptor-Agonisten mit starker enterokinetischer Aktivität; **Wirkung:** Stimulierung des 5-HT$_4$-Rezeptoren in den Darmwandnerven löst im Dickdarm physiol. peristalt. Reflex aus; beschleunigt Darmpassage, fördert Bewegung des Darminhalts, verbessert Entleerung; **Ind.:** chron. Obstipation* bei Frauen, die mit Laxanzien keinen ausreichenden Therapieerfolg erzielen; **Kontraind.:** Dialyse, Darmperforation od. -obstruktion, schwere entzündl. Erkr. des Darmtrakts wie Enteritis regionalis Crohn, Colitis ulcerosa u. toxisches Mega-

kolon u. Megarektum; cave bei QTc-Intervall-verlängernden Arzneimitteln.
Prüfung, klinische: s. Arzneimittelprüfung.
Prüfung, thermische: s. Gleichgewichtsprüfungen.
Prune-belly-Syn|drom (engl. prune belly Pflaumenbauch) *n*: (engl.) *prune-belly syndrome*; syn. Bauchdeckendysplasie-Syndrom; sog. Pflaumenbauchsyndrom; Fehlbildungskomplex der Bauchmuskulatur u. des urogenitalen Systems; **Epidemiol.:** selten (1:50 000 Neugeborene), 95% männl.; **Ätiol.:** unklar; **Klin.:** Dysplasie der muskulären Bauchwand (s. Abb.), der Harnleiterwand, Blasenwand u. der prostatischen Harnröhre mit deutl. erhöhter Dehnbarkeit u. konsekutiver, teils erhebl. Dilatation der ableitenden Harnwege u. Nierenfunktionsstörung; beim Jungen Maldescensus* testis; u. U. zusätzl. Fehlbildungen, z. B. Herzfehler (Ductus arteriosus apertus, Vorhofseptumdefekt*, Ventrikelseptumdefekt*) u. Lungenhypoplasie bei ca. 25%, gastrointestinale Fehlbildungen (Malrotation*, kongenitales Megakolon*, Analatresie*, intestinale Atresien) bei ca. 13%, Genitalfehlbildungen (Penisaplasie, Hypospadie, Skrotumdysplasie, Ovarialaplasie, Urethralagenesie) bei ca. 13%, außerdem Gelenkkontrakturen, Pes equinovarus, Hüftgelenkluxation, Trichterbrust, Spina bifida occulta, Meningomyelozele, Hydrozephalus u. Gaumenspalte; psychomot. Retardierung u. fokale epileptische Anfälle in der späteren Entw. bei ca. 20%; **Ther.:** möglichst konservativ (Verlaufskontrolle, ggf. prophylaktisch Antibiotika zur Vermeidung von Harnweginfektionen); urodynamische Abklärung, evtl. rasche Primärentlastung z. B. durch Cystostomie; Reduktionsplastiken der Harnwege od. Bauchdecke selten indiziert; bei Maldescensus testis Funikulolyse* u. Orchidopexie* vor Ende des 1. Lj.; **Progn.:** abhängig von Nierenfunktionsstörung; ein Großteil der Patienten erreicht das Erwachsenenalter ohne terminale Niereninsuffizienz; ggf. sind andere assoziierte Fehlbildungen (Herzfehler, Lungenhypoplasie) prognostisch ausschlaggebend.
pruriginös (lat. prurigo Jucken, juckender Grind): (engl.) *pruriginous*; juckend.

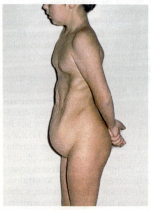

Prune-belly-Syndrom [131]

Prurigo (↑) *f*: (engl.) *prurigo*; Bez. für ätiol. u. morphol. uneinheitliche Gruppe von Hauterkrankungen mit juckenden, teilweise urtikariellen Papeln, Seropapeln od. Knötchen.
Prurigo Besnier (↑; Ernest B., Dermatol., Paris, 1831–1909) *f*: s. Ekzem, atopisches.
Prurigo nodularis Hyde (↑; James N. H., amerikan. Dermat., 1840–1910) *f*: (engl.) *nodular prurigo*; veraltet Hyde-Krankheit; seltene, chron. Hauterkrankung unklarer Ätiol. mit bis 3 cm großen, quälend juckenden, derben Knoten mit rauer Oberfläche; **Histol.:** neuronenartige Verdickung der Hautnerven, psoriasiforme epidermale Hyperplasie; unspezif. dermale Reaktion; **Vork.:** bes. an den Extremitätenstreckseiten bei älteren Frauen; **Ther.:** lokale Infiltration mit Kortikoiden; versuchsweise Capsaicin, Thalidomid.
Prurigo simplex acuta (↑) *f*: (engl.) *papular urticaria*; syn. Strophulus infantum, Lichen urticatus; bei Kindern an Stamm u. Extremitätenstreckseiten auftretende juckende, bis etwa 5 mm große Papeln auf urtikariellem Grund mit zentralem Bläschen; **Urs.:** meist Epizoonosen; möglicherweise auch allerg. Reaktion auf Nahrungs- od. Arzneimittel.
Prurigo simplex sub|acuta (↑) *f*: syn. Strophulus adultorum, Urticaria papulosa chronica; bes. bei jungen Frauen schubweise auftretende, stark juckende, ca. 5 mm große, hellrote, urtikarielle Papeln, die rasch aufgekratzt werden (worauf der Juckreiz verschwindet) u. braunrote Krusten hinterlassen; u. a. assoziiert mit Magen-, Darm-, Leber- u. Wurmerkrankungen, hormonalen Veränderungen (bes. Menarche, Schwangerschaft, Klimakterium), Leukämie, Hodgkin-Lymphom, Diabetes mellitus, Urämie; **Lok.:** bes. an den Streckseiten der Extremitäten.
Pruritus (lat. prurire jucken) *m*: (engl.) *pruritus*; Hautjucken mit zwanghaftem Kratzen, an dessen Zustandekommen u. Verarbeitung spez. (unabhängig von der Schmerzleitung) marklose Typ C-Nervenfasern u. Chemosensoren, das vegetative Nervensystem, die Hirnrinde u. Psyche, best. Mediatoren (z. B. Histamin, Trypsin, Kallikrein, Endorphin), das Gefäßsystem der Haut u. die inneren Organe beteiligt sind; **Klin.:** Durch Kratzen verursachte Hautveränderungen sind strichförmige Rötungen, Krusten, Hyperpigmentierung, Lichenifikation u. Pyodermie. **Formen:** 1. P. cum materia (sekundärer P.): Juckreiz als Begleiterscheinung von Hauterkrankungen (z. B. atopisches Ekzem, Urtikaria, Dermatomykosen, Epizoonosen); 2. P. sine materia: Juckreiz ohne primäre sichtbare Hautveränderungen; Vork. bei Erkr. innerer Organe (z. B. Cholestasesyndrom, biliäre Zirrhose, Niereninsuffizienz, Urämie, Diabetes mellitus, Leukämie, Lymphome u. a. maligne Tumoren, intestinale Parasitose), als UAW bei Einnahme von z. B. Opiaten, Codein, ACE-Hemmern, Hydroxyethylstärke, Acetylsalicylsäure, bei Stress, Alkoholmissbrauch, in Schwangerschaft u. hohem Alter od. psychogen; meist ohne nachweisbare auslösende Faktoren (ca. 50%).
Pruritus ani (↑) *m*: (engl.) *anal pruritus*; Afterjucken; **Urs.:** z. B. Hämorrhoiden, Analekzem, Pilzinfektion, Analprolaps, Anitis, Proktitis, Nahrungsmittelallergie, Enterobiasis, Kontaktallergie (Wasch-

mittel, Toilettenpapier), psychogene Erkrankungen. Vgl. Symptomenkomplex, analer.

Pruritus gravidarum (↑) *m*: (engl.) *pruritus gravidarum*; im letzten Trimenon der Schwangerschaft auftretender generalisierter Juckreiz; **Urs.:** wahrscheinl. Cholestase bei Prädisposition (u. U. cholestatischer Ikterus); verschwindet wenige Tage nach Entbindung. Vgl. Icterus gravidarum.

Pruritus vulvae (↑) *m*: (engl.) *vulvar pruritus*; meist starker Juckreiz im Bereich der Vulva*; Auftreten insbes. nachts inf. Kapillarerweiterung (Bettwärme); **Formen: 1.** primär (essentiell, idiopath.): vermutlich psychosomat. bedingt; **2.** sekundär: als Symptom z. B. bei Diabetes* mellitus, Östrogenmangel (im Klimakterium*), Vulvadystrophie, inf. Fluor* genitalis, Candidose, Enterobiasis*, Parasitosen (Filzläuse, Scabies), mangelnder od. übertriebener Hygiene mit gestörtem mikrobiellem Milieu.

Prussak-Raum (Alexander P., Otol., St. Petersburg, 1839–1897): (engl.) *Prussak space*; Recessus membranae tympanicae superior; obere Trommelfellbucht; Schleimhauttasche zw. Pars flaccida des Trommelfells (Shrapnell-Membran), dem Lig. mallei lat. sowie Hals u. Proc. lateralis des Hammers; vgl. Paukenhöhle (Abb. dort).

p. s.: Abk. für **p**er **s**ecundam (intentionem); s. Wundheilung.

PS: Abk. für (engl.) **p**rogressive **s**troke; s. Schlaganfall.

PSA: Abk. für **p**rostata**s**pezifisches **A**ntigen; syn. humanes Kallikrein* 3 (Abk. hK3), Semenogelase; dem Ejakulat beigemengtes physiol. Sekretionsprodukt des Prostataepithels (luminale Zellen); Serinprotease (Glykoprotein mit Enzymaktivität ähnl. dem Chymotrypsin, M_r 28 430); Synthese unter Kontrolle von Androgenen; HWZ 2–3 Tage, Metabolisierung v. a. hepatisch; im Serum v. a. gebunden an Alpha-1-Antichymotrypsin (Abk. ACT) u. Beta-2-Makroglobulin (Abk. ß2MG) als komplexiertes PSA (Abk. cPSA) vorliegend, 15–20 % ungebunden (freies PSA; Abk. fPSA); Konzentration im Ejakulat 10^6-mal höher als im Blut; **Funktion:** Verflüssigung des Ejakulats durch Spaltung von Seminogelin* I, Andauung des Zervikalschleims; **Referenzbereich:** Gesamt-PSA (Abk. tPSA; gebundenes u. ungebundenes PSA): <2,5 µg/l Serum, max. (je nach Alter) 4,0 µg/l; **klin. Bedeutung: 1.** erhöhte PSA-Konz. bei Prostatakarzinom*, benignem Prostatasyndrom*, Prostatitis*, nach transurethraler Resektion, Prostatabiopsie od. -massage; **2.** Screening-Parameter zur Früherkennung des Prostatakarzinoms, v. a. durch Bestimmung der Anstiegsgeschwindigkeit (suspekt ab ≥0,3 ng/ml pro Jahr bei Männern <60 Lj. bzw. 0,4–0,5 ng/ml pro Jahr ab 60 Lj.), einmalige tPSA-Bestimmung lässt z. T. aggressive Karzinome nicht erkennen; jährliche Messung empfohlen vom 50.–75. Lj., bei Verwandten 1. Grades mit Prostatakarzinom ab 45. Lj.; **3.** Tumormarker* (organ-, aber nicht tumorspezifisch), zusätzl. Bestimmung von fPSA, da der Quotient fPSA/tPSA (<0,15) spezifischer auf Prostatakarzinom hinweist; Verlaufskontrolle nach radikaler Prostatektomie* (Wiederanstieg signalisiert lokales Rezidiv od. Metastasierung).

Psammom|körperchen (↑): (engl.) *psammoma body*; syn. Corpora arenacea, Sandkörperchen, Psammomkorn; runde, konzentrisch geschichtete, eosinophile Calciumansammlungen; **Vork.:** physiol. in Epiphyse u. Plexus* choroideus; innerh. eines Tumors als regressive Veränderung (z. B. psammomatöses Meningeom*, Kystadenokarzinom* des Ovars, papilläres Schilddrüsenkarzinom*).

Psathyrose (gr. ψαθύρος spröde, brüchig; -osis*) *f*: s. Osteopsathyrose.

PSB: Abk. für (engl.) **p**rotected **s**pecimen **b**rush; s. Bronchialsekret.

Pschyrembel-Zeichen (Willibald P., Gyn., Gebh., Autor, Berlin, 1901–1987): (engl.) *Pschyrembel's sign*; sog. Stock-Tuch-Zeichen; ab dem 2.–3. Schwangerschaftsmonat an der Cervix uteri tastbarer festerer Kern (s. Abb.), der von einer weichen Hülle umgeben ist (Schwangerschaftszeichen*).

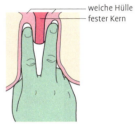

Pschyrembel-Zeichen [112]

Pseud-: auch Pseudo-; Wortteil mit der Bedeutung falsch, Lügen-, Schein-; von gr. ψευδής, ψεῦδος.

Pseud|arthrose (↑; Arthr-*; -osis*) *f*: **1.** (engl.) *pseudarthrosis*; sog. Falschgelenkbildung; Ausbleiben der knöchernen Überbrückung nach Fraktur* (nach 6 Mon. od. länger), s. Abb. 1; **Urs.:** (s. Abb. 2) mechan. Faktoren (z. B. Interposition von Weichteilen in den Frakturspalt, Dislokation bzw. Distraktion), mangelhafte Ruhigstellung, Instabilität, verzögerte Kallusbildung, Gewebeverlust, Infekt, mangelnde Perfusion; **Formen: a)** hypertrophe P.: hypertrophe Knochenneubildung inf. Restinstabilität; **b)** atrophe P.: keine reaktive Knochenneubildung inf. Durchblutungsstörung (z. B. pAVK, Diabetes mellitus, Nicotinmissbrauch); Sonderform: Defektpseudarthrose nach traumabedingtem Verlust der Knochenkontinuität; **c)** infizierte P.: P. nach Osteomyelitis u. Spontanfraktur od. sekundär infizierter offener Fraktur; **Klin.:** abnorme Be-

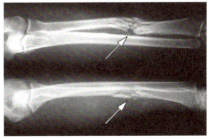

Pseudarthrose Abb. 1: P. des Radius nach Schussverletzung [88]

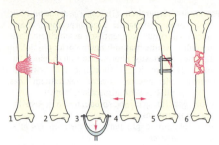

Pseudarthrose Abb. 2: Ursache: 1: Interposition von Weichteilen in den Frakturspalt; 2: Dislokation; 3: Distraktion; 4: mangelhafte Ruhigstellung durch konservative Ther.; 5: Instabilität der op. Versorgung; 6: Gewebeverlust (Defektpseudarthrose)

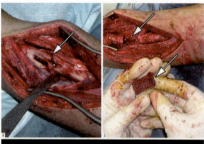

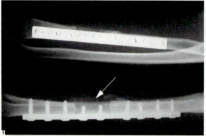

Pseudarthrose Abb. 3: 1: intraoperativer Situs mit sichtbarer P.; 2: P. reseziert, präparierter Beckenspan zur Defektüberbrückung; 3: nach Stabilisation mit Plattenosteosynthese u. additiver Spongiosaplastik [58, 88]

weglichkeit, Belastungsschmerz; **Diagn.:** Rö., CT, Szintigraphie; **Ther.:** a) bei hypertropher P. Beseitigung der mechan. Störung, stabile Osteosynthese mit interfragmentärer Kompression (Verfahrenswechsel, additive Osteosynthese); b) bei atropher P. Anfrischen der Knochenenden, Knochentransplantation (Spongiosaplastik, freier kortikospongiöser Span, gefäßgestielter Knochenspan), Anw. von Wachstumsfaktoren, z. B. bone morphogenetic protein (Abk. BMP) u. stabile Osteosynthese (s. Abb. 3), ggf. Kallusdistraktion; c) bei infizierter P. Herdsanierung (vgl. Osteomyelitis) mit Weichteilmanagement, Wiederaufbau des Knochendefektes durch Knochentransplantation od. Kallusdistraktion; **2.** angeborene P.: inf. pathol. Fraktur od. bei Knochenmetaplasie auftretender Knochendefekt (z. B. Crus varum congenitum; s. Crus curvatum), Klavikuladefekt*.

Pseudo|acanthosis ni̱gricans (↑; Akanth-*; -osis*) ƒ: (engl.) *pseudoacanthosis nigricans*; der Acanthosis* nigricans ähnl. Erkr. mit leichter Hyperpigmentierung u. Papillomatose im Bereich der Axillen u. a. Körperfalten; **Vork.:** insbes. bei Insulinresistenz i. R. des metabolischen Syndroms*, von Adipositas od. Diabetes mellitus Typ 2.

Pseudo|a|chondro|plasi̱e (↑; A-*; Chondr-*; -plasie*) n: (engl.) *pseudo-achondroplasia*; im 2.–4. Lj. diagnostizierbare angeb. Skelettdysplasie mit Ähnlichkeit zur Achondroplasie*; **Ätiol.:** autosomal-dominant erbl. Mutation im COMP-Gen (Genlocus 19p13.1); **Klin.:** kurzgliedriger, dysproportionierter Kleinwuchs, kurze Hände u. Füße, langer Rumpf, normaler Gesichts- u. Hirnschädel, Kyphoskoliose durch unregelmäßige Ossifikation der Grund- u. Deckplatten; Körperendgröße 80–140 cm; **Diagn.:** (röntg.) bikonvexe Wirbelkörperform, kurze Röhrenknochen, pilzförmige Metaphysen, fragmentierte Epiphysen.

Pseudo|ag|glutinati̱on (↑; Agglutination*) ƒ: (engl.) *pseudoagglutination*; (serol.) unspezif. Agglutination* von Testerythrozyten* (Quader- od. Geldrollenbildung*, körnige Agglutination); Auflösung der Agglutinate durch Zusatz isotoner Kochsalzlösung mögl.; **Urs.:** meist Veränderungen in der Zusammensetzung der Serumbestandteile (z. B. bei Paraproteinämie*). Vgl. Panagglutination.

Pseudo|all|ergi̱e (↑; Allergie*) ƒ: (engl.) *pseudoallergy*; Überempfindlichkeitsreaktion, die klin. die Sofortreaktion (Typ I) der Allergie* nachahmt, ohne dass ein definierter immun. Mechanismus (insbes. kein Nachw. spezif. IgE-Antikörper) zugrunde liegt u. daher auch bei Erstkontakt mögl. ist (Sensibilisierungsphase nicht erforderl.); **Pathophysiol.:** unklar, diskutiert werden Komplementaktivierung, Störungen im Stoffwechsel der Arachidonsäure* bzw. gesteigerte Reaktivität der Mastzellen u. basophilen Granulozyten; **Vork.:** am häufigsten Typ-I-Allergie-ähnl. Reaktion (z. B. Urtikaria, Angioödem, Asthma, Rhinitis, Anaphylaxie) nach nichtsteroidalen Antiphlogistika* (insbes. Acetylsalicylsäure), Röntgenkontrastmitteln, Lokalanästhetika*, Nahrungsmittelzusatzstoffen. **Diagn.:** Provokationstests. Vgl. Intoleranz; Histamin-Intoleranz; Analgetika-Intoleranz.

Pseudo|appendizi̱tis (↑; Append-*; -itis*) ƒ: s. Appendizitis; Brenneman-Syndrom; Lymphadenitis mesenterialis acuta.

Pseudo-Bartter-Syn|drom (↑; Frederic C. B., Endokrin., Bethesda, Maryland, 1914–1983) n: (engl.) *pseudo-Bartter's syndrome*; sekundärer Hyperaldosteronismus* durch oft verheimlichten Missbrauch von Laxanzien od./u. Diuretika (meist i. R. von Essstörungen*); **Klin.:** stark wechselnde Urinmengen, hypokaliämische u. -chlorämische Alkalose, Hyperreninämie (ohne Hypertonie), kaliopenische Nephropathie. Vgl. Bartter-Syndrom.

Pseudo|brady|kardi̱e (↑; Brady-*; Kard-*) ƒ: (engl.) *pseudobradycardia*; scheinbar langsame Herzfrequenz* bei Bigeminie* inf. Pulsdefizits* von 50 %.

Pseudo|bulbär|paraly̱se (↑; gr. βολβός Zwiebel; para-*; Lys-*) ƒ: (engl.) *pseudobulbar paralysis*; Erkr. durch umschriebene bilaterale Schädigung der supranukleären Bahnen im Hirnstamm, die die Hirnnervenkerne mit Großhirn u. Basalganglien verbinden (Tractus corticonuclearis); **Urs.:** meist Arteriosklerose* der A. basilaris; **Sympt.:** Lähmung der Gesichts-, Zungen-, Mund- u. Rachenmuskulatur, evtl. Pyramidenbahnzeichen, Dysarthrie, Affektlabilität mit Zwangslachen od. Zwangsweinen; im Unterschied zur Bulbärparalyse* gesteigerter Masseterreflex u. Orbicularis-oris-Reflex, aber keine Atrophie od. faszikuläre Zuckungen der Zungenmuskulatur.

Pseudo|cicatrices stellaires spontanées (franz.) *f pl*: sternförmige, streifige, weißliche, scharf begrenzte, unregelmäßige Narbenbildungen nach geringen Verletzungen auf Altershaut*.

Pseudo|co|arctatio aortae (Pseud-*; lat. das Zusammendrängen) *f*: (engl.) *kinking*; im Gegensatz zur Aortenisthmusstenose* meist symptomlose Anomalie (Elongation u. Schlängelung) der thorakalen Aorta (Aortenbogenanomalie*), häufig in Komb. mit anderen Aortenfehlbildungen (v. a. bikuspidale Aortenklappe); **Kompl.:** (selten) Aortenaneurysma (Ind. zur Op. wegen Rupturgefahr).

Pseudo-Cushing-Syn|drom (↑) *n*: (engl.) *pseudo-Cushing's syndrome*; vermehrte Cortisolbiosynthese ohne erkennbare morphol. Veränderungen; **Urs.:** vermutl. vermehrte CRH-Ausschüttung bei Hypothalamusaktivierung inf. von Stress*; **Vork.:** z. B. bei Erkr. aus dem depressiven Formenkreis, Alkoholkrankheit u. Adipositas.

Pseudo|de|menz (↑; lat. dementia Un-, Schwachsinn) *f*: **1.** (engl.) *pseudodementia*; Bez. für scheinbare od. vorgetäuschte Symptome einer Demenz* mit scheinbarem Versagen selbst bei einfachsten Aufgaben bei tatsächlich normaler Intelligenz; beruht oft auf situativer u. allg. Überforderung, kann aber u. U. auch von Krankheitswert u. behandlungsbedürftig sein; **Vork.:** z. B. bei Ganser*-Syndrom od. Rentenneurose*; **2.** Erscheinungsform der Depression*, bei der Symptome kognitiver Leistungseinbuße im Vordergrund stehen; schwierige DD zur Demenz*, insbes. bei Pat. über 60 Jahre.

Pseudo|diar|rhö (↑; Diarrhö*) *f*: (engl.) *pseudodiarrhea*; gesteigerte Stuhlfrequenz bei normaler Konsistenz u. normalem Gewicht (<200 g/d); vgl. Diarrhö.

Pseudo|di|vertikel (↑; Divertikel*) *n*: s. Divertikel.

Pseudo|embolie (↑; Embol-*) *f*: pseudoarterielles Emboliesyndrom*.

Pseudo|endo|krino|pathie (↑; End-*; -krin*; -pathie*) *f*: (engl.) *pseudoendocrinopathy*; Krankheitsbild, das auf dem Nichtansprechen der Erfolgsorgane bei normaler Hormonproduktion u. -sekretion beruht, z. B. Pseudohypoparathyroidismus*.

Pseudo|ephedrin (INN) *n*: (engl.) *pseudoephedrine*; in Kombinationspräparaten enthaltenes indirekt wirkendes Sympathomimetikum* zur Schleimhautabschwellung bei Rhinitis (vasokonstriktor. Wirkung); stereoisomer zu Ephedrin*.

Pseudo|ex|foliations|syn|drom (Pseud-*; Ex-*; lat. folium Blatt) *n*: (engl.) *pseudoexfoliation syndrome*; Abk. PEX; degenerative Veränderung mit Ablagerung fibrillären Materials auf Strukturen des vorderen Augenabschnitts, v. a. Linse u. Kammerwinkel; **Sympt.:** Entwicklung eines sekundären Glaukoms*, Irisveränderungen (Papillarsaumatrophie), ggf. hintere Synechien), evtl. Zonulolyse.

Pseudo|gen *n*: (engl.) *pseudogene*; i. d. R. nicht transkribierte DNA* mit hoher Sequenzhomologie zu einem Gen*.

Pseudo|gicht (Pseud-*): (engl.) *pseudogout*; s. Chondrokalzinose-Arthropathie, Hyperparathyroidismus.

Pseudo|glioma retinae (↑; gr. γλία Leim; -om*) *n*: amaurot. Katzenauge*, das nicht durch ein Retinoblastom, sondern durch andere Urs. (z. B. Ablatio* retinae, Fehlbildung) bedingt ist.

Pseudo|globulie (↑; Globuline*) *f*: (engl.) *pseudopolycythemia*; syn. Pseudopolyglobulie; rel. Vermehrung der Erythrozyten* bei vermindertem Plasmavolumen; vgl. Polyglobulie.

Pseudo|gono|kokken (↑; gr. γονή Abstammung, Samen; Kokken*) *f pl*: frühere Bez. für gramnegative Diplokokken der Gattung Neisseria, die morphol. sehr leicht mit Neisseria* gonorrhoeae verwechselt werden.

Pseudo|gravidität (↑; lat. graviditas Schwangerschaft) *f*: s. Scheinschwangerschaft.

Pseudo|gynäko|mastie (↑; Gyn-*; Mast-*) *f*: (engl.) *pseudogynecomastia*; Vergrößerung des Fettgewebedepots der männl. Brust ohne Beteiligung des Drüsenparenchyms; häufig durch Lipideinlagerung (sog. Lipomastie) bei Adipositas* od. Gewichtszunahme bei primär unterernährten Männern, seltener durch Tumorwachstum, bei einseitiger P. meist Fibroadenom* (bes. im 3. u. 4. Lebensjahrzehnt), selten Mammakarzinom. Vgl. Gynäkomastie.

Pseudo|halluzination (↑; lat. alucinatio Verwirrung) *f*: s. Halluzination.

Pseudo|herm|aphroditismus (↑; gr. Ἑρμαφρόδιτος Zwitter, eigentl. Sohn des Hermes u. der Aphrodite) *m*: (engl.) *pseudohermaphroditism*; s. Hermaphroditismus.

Pseudo-Hurler-Poly|dys|trophie (↑; Poly-*; Dys-*; Troph-*) *f*: syn. Mukolipidose Typ III; s. Mukolipidosen.

Pseudo|hyd|arthrosis genus (↑; Hydr-*; Arthr-*; -osis*) *f*: (engl.) *pseudohydarthrosis genus*; seröse Bursitis* hinter der Kniescheibe ohne tanzende Patella; **DD:** Gelenkerguss*.

Pseudo|hyper|trophie (↑; ↑; Troph-*) *f*: (engl.) *pseudohypertrophy*; scheinbare Hypertrophie* durch Vermehrung des interstitiellen Gewebes od. vermehrte Einlagerung von Fett, z. B. der Wadenmuskulatur bei Duchenne*-Muskeldystrophie.

Pseudo|hypo|kali|ämie-Syn|drom (↑; Hyp-*; arab. al-kalij kalzinierte Asche; -ämie*) *n*: QT*-Syndrom.

Pseudo|hypo|para|thyroidismus (↑; ↑; Par-*; Thyreo-*, -id*) *m*: (engl.) *pseudohypoparathyroidism*; Abk. PHP; Bez. für Gruppe von Erkr. mit Parathormonresistenz in Niere u. Skelett, renaler Phosphatausscheidungsstörung u. charakterist. Veränderungen des Körperbaus mit Kleinwuchs, häufig begleitet von geistiger Retardierung; **Path.:** Störung des Parathormon-Rezeptors od. verminderte Aktivität des nukleotidbindenden Proteins u. cAMP-Synthese; **Formen: 1.** Typ 1A: mit hereditärer Albright-Osteodystrophie (Abk. AHO) mit multipler Hormonresistenz (Defekt im GNAS1-Gen des mütterlichen Allels, Genlocus 20q13.2); **2.** Typ 1B: ohne AHO mit genomischem Imprinting* im GNAS1-Gen; **3.** Typ 1C: identisch zu PHP

Typ 1A, mit Mutation im GNAS1-Gen; **4. Typ 2:** Resistenz gegenüber Parathormon ohne AHO; intrarenale Störung mit cAMP-Synthese, aber gestörtem phosphaturischen Effekt; **5. Pseudo-Pseudohypoparathyroidismus:** AHO ohne Parathormonresistenz od. Störungen des Calcium- u. Phosphatstoffwechsels; **Diagn.: 1.** (labordiagn.) Hypokalzämie u. Hyperphosphatämie, die nicht auf entsprechende Gaben von Parathormon* ansprechen bei normaler od. erhöhter Serumkonzentration von Parathormon; Ellsworth*-Howard-Test; **2.** (röntg.) dicke Schädelkalotte; Weichteil- sowie intrakranielle Verkalkungen; Brachydaktylie v. a. der Metacarpalia (Metakarpalzeichen*) u. Metatarsalia IV u. V; frühzeitiger Epiphysenschluss, Zapfenepiphysen an den Händen; **Ther.:** Calciferole od. Calciferolmetaboliten. Vgl. Hypoparathyroidismus; Phosphatstörungen, primäre.

Pseudo-Kaposi-Syn|drom (↑; Moritz K. K., Dermat., Wien, 1837–1902) *n:* (engl.) *pseudo-Kaposi syndrome;* syn. Akroangiodermatitis; Bez. für klin. einem Kaposi-Sarkom ähnelnde, scharf begrenzte, livide, am Rand bräunl. pigmentierte Plaques an Unterschenkeln u. Füßen i. R. einer chronisch-venösen Insuffizienz*; im Unterschied zum Kaposi-Sarkom fehlen (histol.) schlitzartige Gefäßlumina od. eine Spindelzellproliferation.

Pseudo-Klinefelter-Syn|drom (↑; Harry F. K., Endokrin., Baltimore, 1912–1990) *n:* (engl.) *pseudo-Klinefelter syndrome;* hypergonadotroper Hypogonadismus* inf. Sklerose der Hodenkanälchen mit Verlust der Leydig-Zwischenzellen; **Urs.:** unbekannt; **Klin.:** Manifestation im 3. bis 4. Lebensjahrzehnt, Verlust von Libido u. Potenz sowie Aspermie; klin. Sympt. ähneln in dieser Hinsicht denen des Klinefelter*-Syndroms. Karyotyp der Pat. ist normal (46,XY).

Pseudo|krupp (↑; Krupp*) *m:* (engl.) *pseudocroup;* syn. Laryngitis subglottica; auch Pseudocroup; verschiedene, v. a. im (Klein-)Kindesalter auftretende Krankheitsbilder, die zu einer akuten subglott. Einengung der Atemwege führen u. insbes. vom Krupp* bei Diphtherie sowie von einer Epiglottitis* u. ggf. Fremdkörperaspiration dd abzugrenzen sind; **Formen: 1.** viraler P.: häufigste Form, meist durch Parainfluenzaviren ausgelöst; **2.** spastischer P.: wahrscheinl. allergisch od. hyperreagibel bedingt; **Sympt.:** Heiserkeit, bellender Husten, inspirator. Stridor, Zyanose, evtl. Fieber; Manifestion meist nachts, häufige Rezidive; **Ther.:** feuchte, kalte Luft, Sauerstoffzufuhr, Schleimhautabschwellung mit Adrenalin-Aerosol, system. Gabe von Glukokortikoiden*, Intubation od. Tracheotomie nur im Notfall.

Pseudo|kyesis (↑; gr. κύησις Schwangerschaft) *f:* s. Scheinschwangerschaft.

Pseudo|leuko|derm (↑; ↑; Derm-*) *n:* (engl.) *pseudoleukoderma;* im Gegensatz zur umgebenden gesunden Haut verminderte Braunfärbung ehemals erkrankter Hautareale nach UV-Bestrahlung od. Ther. mit Dithranol; **Vork.:** z. B. bei atopischem Ekzem* od. Psoriasis*; vgl. Leukoderm.

Pseudo-Lupus-erythematodes-Syn|drom (↑; lat. lupus Wolf; Erythem*; -id*) *n:* s. Lupus erythematodes, Arzneimittel induzierter.

Pseudo|lymph_o_me (↑; Lymph-*; -om*) *n pl:* (engl.) *pseudolymphomas;* Bez. für benigne u. rückbildungsfähige Proliferationen des lymphoretikulären Gewebes (lymphoretikuläre Hyperplasie), die klinisch u./od. histol. einem malignen Lymphom* ähneln; **Vork.: 1.** im Bereich der Haut: **a)** follikuläre B-Zell-P. mit Lymphfollikeln u. Keimzentren, z. B. Lymphadenosis* cutis benigna Bäfverstedt (Lymphozytom) bei Lyme*-Borreliose; **b)** nichtfollikuläre B-Zell-P. ohne Keimzentren, z. B. persistierende Insektenstichreaktion; **c)** knotige T-Zell-P. mit vorwiegend T-Zell-Infiltraten, z. B. lymphomatoide Papulose*, bei ca. 10 % nach Jahren Übergang in Lymphome; **d)** lymphomartige Gewebereaktion, z. B. aktinisches Retikuloid*, dermopathische Lymphadenopathie (lymphonoduläre Reaktion bei Hauterkrankungen unterschiedl. Genese, z. B. Psoriasis vulgaris) u. allerg. Hautreaktion auf Arzneimittel; **2.** am Magen als Hyperplasie u. Vermehrung der Lymphfollikel bzw. lymphoplasmazelluläre Infiltration unklarer Ätiol. bei best. Formen der chron. Gastritis (MALT*-Lymphom); **3.** in der Mamma als wahrscheinl. reaktive lymphoide Hyperplasie; **4.** bei Sjögren*-Syndrom (in ca. 10 %) als lymphozytäre Infiltration von Glandula parotidea (MALT-Lymphom), Lunge (nodulär) u. Lymphknoten.

Pseudo|lyssa (↑; gr. λύσσα Wut) *f:* Pseudowut*.

Pseudo|mamma (↑; Mamma*) *f:* (engl.) *pseudomamma;* angeb. Vorhandensein einer überzähligen Brustanlage mit Warze u. Areola, jedoch Fett- anstelle von Drüsengewebe; vgl. Mammaanomalie.

Pseudo|mangel|rachitis (↑; Rhachi-*; -itis*) *f:* (engl.) *pseudovitamin D-deficiency;* autosomal-rezessiv erbl. Form der Vitamin-D-abhängigen Rachitis*; **Formen: Typ I** (syn. Vitamin-D-abhängige Rachitis Typ I): Störung der Hydroxylierung von 25-Hydroxycolecalciferol zu Calcitriol in der Niere inf. Mutation im CYP27B1-Gen (codiert für 25-Dihydroxycolecalciferol-1α-Hydroxylase, Genlocus 12q13.1-q13.3); **Klin.:** Manifestation im Säuglingsalter mit Gedeihstörung, Kleinwuchs*, verspätetem Zahndurchbruch u. Schmelzdefekten, Muskelhypotonie, Tetanie*, schwere Skelettveränderungen u. pathol. Frakturen; Hypokalzämie, -phosphatämie, stark erhöhte Konz. von Parathormon u. alkal. Phosphatase im Serum; **Ther.:** lebenslange Substitution mit Calcitriol*; **Typ II** (syn. Vitamin-D-abhängige Rachitis Typ II, Vitamin-D-resistente Rachitis mit Endorganresistenz): fehlende Sensibilität der Zellrezeptoren gegenüber 1,25-Dihydroxycolecalciferol inf. Mutation im VDR-Gen (codiert für Vitamin-D-Rezeptor, Genlocus 12q12-q14); **DD:** andere Rachitisformen, z. B. Vitamin-D-abhängige Rachitis Typ II mit normal exprimiertem Vitamin-D-Rezeptor (sporadisch, Genlocus unbekannt).

Pseudo-Meigs-Syn|drom (↑) *n:* s. Meigs-Syndrom.

Pseudo|membran (↑; lat. membrana dünnes Häutchen) *f:* (engl.) *pseudomembrane;* aus Fibrin u. Exsudat bestehende, strukturlose Auflagerung auf Schleimhäuten; **Vork.:** v. a. bei Diphtherie* des Rachens mit weißlichen od. grauen, über die Tonsillen hinausreichenden Belägen (vgl. Krupp); auch gastrointestinal, z. B. bei Colitis* pseudomembranacea.

Pseudo|menstruation (↑; lat. menstruus monatlich wiederkehrend) *f*: (engl.) *pseudomenstruation*; menstruationsähnliche Abbruchblutung*, v. a. durch Östrogenabfall bzw. relativen Östrogenmangel in einem anovulatorischen Zyklus*.

Pseudo|mnesie (↑; -mnese*) *f*: (engl.) *pseudomnesia*; Erinnerungsverfälschung*, bei der Ereignisse, die nicht stattgefunden haben, vermeintl. erinnert werden. Vgl. Gedächtnisstörung.

Pseudo|monas (↑; gr. μονάς einzeln) *f*: (engl.) *Pseudomonas*; Gattung gramnegativer, lophotrich begeißelter, aerober Stäbchenbakterien der Fam. Pseudomonadaceae (vgl. Bakterienklassifikation); Katalase-positiv, Indol-negativ; Nonfermenter*; viele Species; **Verbreitung:** ubiquitäre Boden- u. Oberflächensaprophyten; wichtige Funktion bei der Remineralisierung org. Substanzen; einige Species sind Lebensmittelverderber, echte Krankheitserreger u. opportunistische Erreger*. Vgl. Burkholderia.

Pseudo|monas aeruginosa (↑; ↑) *f*: (engl.) *Pseudomonas aeruginosa*; früher Pyozyaneusbakterium; obligat aerobes, gramnegatives, lophotr. begeißeltes, oft pleomorphes Stäbchenbakterium; in **Kultur** große, hämolyt., flache Kolonien mit gezackten Rändern, Metallglanz, Geruch nach Lindenblüten (o-Aminoacetophenon) u. Pseudophagenlöcher; Pigmentbildner (blau-grünes Pyozyanin*, gelbl.-grünes Fluorescein*); **Verbreitung:** ubiquitär in Boden u. Wasser; isoliert aus Pflanzen, Früchten, Lebensmitteln, seltener Intestinaltrakt von Mensch u. Tier; wichtiger Err. von Nosokomialinfektionen* (Vork. u. a. in Leitungswasser, Toiletten, Waschbecken, Luftbefeuchter, Schläuche von Beatmungs- u. Infusionsgeräten, Spülmaschinen, Badewasser, Arzneimitteln, Desinfektionsmitteln, Kosmetika, selten in Trinkwasser) u. opportunistischer Erreger*; Prädilektionsstellen: bei Krankenhauspersonal u. Pat. des. Haut der Axilla, Leistenbeuge, Perineum, äußeres Ohr; bei Intensivpatienten oft oberer Respirationstrakt; **Übertragung:** u. a. durch i. v. applizierte Flüssigkeiten, Aerosole (Beatmungsgeräte, Absauganlagen usw.), indirekt von Pat. zu Pat. durch med. Personal; **Path.:** Virulenzfaktoren sind Fimbrien, Hämolysine (Phospholipase C), Rhamnolipid, Proteasen, Siderophore (u. a. Pyoverdin), LPS, Exotoxine A u. S. Mukoide Stämme bilden Alginat* (hemmt Phagozytose u. Antibiotika-Wirkung, Biofilm-Bildung); **Manifestationen: 1. bei Immundefekt*:** a) Infektion des Respirationstrakts; nach endo- od. exogener Besiedelung Pneumonie mit mögl. Übergang in Sepsis, Begünstigung durch Beatmung (VAP; s. Langzeitbeatmung); Prädisposition durch zystische Fibrose* (Hauptinfektionskeim, u. U. chron. Besiedlung u. Gewebezerstörung der Lunge); **b)** Infektion des Urogenitaltrakts; z. B. bei Dauerkatheter/Katheterwechsel, sog. Hauskeim in urol. Abteilungen; durch urol. Operationen, Urosepsis mögl.; **c)** Infektion der Haut; z. B. bei Verbrennungen, Wundinfektionen; Sepsis mögl.; **d)** Infektion der Augen; Keratitis durch kontaminierte Augentropfen; **e)** Infektion der Ohren; chron. Otitis media u. U. mit folgender Osteomyelitis; **f)** Infektion bei Früh- u. Neugeborenen; Sepsis, Meningitis (otogen od. iatrogen bei unzureichender Desinfektion), Enterokolitis; **g)** weitere Manifestationen: Endokarditis, Infektion der Gallenwege, Peritonitis, Empyem; Besiedelung des Intestinaltrakts, Neutropenie; bei Diabetes mellitus häufig maligner Infektionsverlauf; **2. bei Immunkompetenten** (v. a. außerh. von Krankenhäusern erworben): Follikulitis, Otitis externa nach Schwimmbad-Besuch; Keratitis bei Kontaktlinsenträgern (kontaminierte Aufbewahrungsflüssigkeit), Endokarditis u. Osteomyelitis nach i. v. Applikation kontaminierter Drogen; **Antibiotikasensitivität:** gegen fast jedes Antibiotikum sind Resistenzen bekannt (cave: Multiresistenz), daher Antibiogramm* erforderl.; meist wirksam: Ceftazidim, Carbapeneme, Piperacillin, Tobramycin, Chinolone; nicht wirksam (Resistenz): Penicillin, Ampicillin, Amoxicillin-Clavulansäure, Tetracycline, die meisten Cephalosporine.

Pseudo|monas fluorescens (↑; ↑) *n*: (engl.) *Pseudomonas fluorescens*; gramnegatives, lophotrich begeißeltes Stäbchenbakterium; Kolonien bilden in Kultur Fluorescein*, Wachstum auch bei 4 °C; **Vork.:** im Boden u. Oberflächenwasser, gelegentl. auf der Haut des Menschen; **klin. Bedeutung:** Err. von Nosokomialinfektionen*, Kontamination von Blutprodukten u. Knochenmarktransplantaten; verursacht auch Pseudobakteriämie durch Kontamination von Blutkulturen.

Pseudo|monas mallei (↑; ↑) *f*: s. Burkholderia mallei.

Pseudo|monas pseudo|mallei (↑; ↑) *f*: s. Burkholderia pseudomallei.

Pseudo|muzin (↑; Muc-*) *n*: (engl.) *pseudomucine*; syn. Metalbumin, Paralbumin; durch Essigsäure nicht fällbares Glykoprotein; dünn- od. zähflüssiger, gallertiger Tumorinhalt eines Kystadenoms* od. Kystadenokarzinoms*.

Pseudo|my|asthenie (↑; My-*; Asthenie*) *f*: s. Lambert-Eaton-Rooke-Syndrom.

Pseudo|myx|oma peri|tonei (↑; Myx-*; -om*; Peritoneum*) *n*: (engl.) *gelatinous ascites*; sog. Gallertbauch, auch Myxoma peritonei; Ansammlung gallertiger Massen (Pseudomuzin*) in der Bauchhöhle; **Urs.:** meist Ruptur eines muzinösen Kystadenoms* od. Kystadenokarzinoms* des Ovars u. Implantation schleimproduzierender Tumorzellen auf dem gesamten Peritoneum; auch in Verbindung mit einer Mukozele der Appendix; **Klin.:** Auftreibung des Abdomen, evtl. Störung der Darmfunktion; **Ther.:** möglichst vollständige Entfernung aller schleimbildenden Zellen durch zytoreduktive Chirurgie (Laparotomie), ggf. mit intraperitonealer Chemotherapie; **Progn.:** häufig Rezidive; letaler Ausgang nach jahrelangem Verlauf (auch bei benignem Tumor u. trotz wiederholter Op.) inf. fortschreitender Kachexie möglich.

Pseudo|myzel (↑; Myzel*) *n*: (engl.) *pseudomycelium*; kettenförmig aneinandergelagerte Blastosporen von Sprosspilzen, die einem Myzel* ähneln.

Pseudo|neuritis optica (↑; Neur-*; -itis*) *f*: (engl.) *optic pseudoneuritis*; Pseudostauungspapille; Schwellung des Discus nervi optici bei meist intakter Sehfunktion ohne Erhöhung des intrakranialen Drucks; **Urs.:** meist Drusen*, evtl. höhere Hypermetropie*.

Pseudo|obstruktion, intestinale (↑; Obstructio*) *f*: (engl.) *false colonic obstruction*; klin. Symptomenkomplex mit den Anzeichen eines Ileus* ohne Nachw. eines mechan. Hindernisses; **Formen:** 1. akut: s. Ogilvie-Syndrom; 2. chron. Störung der Darmmotilität mit unterschiedl. Urs.; primär myopath. familiär gehäuft (u. a. bei Amyloidose, Sklerodermie); sekundär neuropathologisch (u. a. bei Diabetes mellitus, Porphyrie).

Pseudo|para|plegie (↑; para-*; -plegie*) *f*: (engl.) *pseudoparaplegia*; lähmungsartige Schwäche der Beine bei Rachitis* inf. Hypotonie der Muskulatur.

Pseudo|pelade (↑; franz. pelade Haarausfall) *f*: (engl.) *pseudopelade*; atrophisierende Alopezie*, der eine bekannte Hauterkrankung zugrunde liegt; **Urs.:** z. B. chronischer diskoider Lupus* erythematodes, Lichen ruber follicularis decalvans, Sclerodermia circumscripta, Folliculitis sycosiformis atrophicans; physik. Schädigungen u. Infektionen der Haut, angeb. Dermatosen u. maligne Hauttumoren.

Pseudo|pelade Brocq (↑; ↑; Louis B., Dermat., Paris, 1856–1928) *f*: (engl.) *pseudopelade of Brocq*; syn. Alopecia atrophicans; erworbene, atrophisierende Alopezie* der Kopfhaut mit kleinen, scharf begrenzten Herden (sog. Fußstapfen im Schnee), die konfluieren können; **Urs.:** unklar; meist Endzustand anderer vernarbender Alopezien; betroffen sind bes. Frauen mittleren Alters; **Ther.:** Versuch mit Glukokortikoiden (topisch).

Pseudo|peri|tonitis dia|betica (↑; Peritoneum*; -itis*) *f*: (engl.) *diabetic pseudoperitonitis*; peritonitisähnliche Sympt. i. R. eines ketoazidot. diabetischen Komas*.

Pseudo|phäo|chromo|zytom (↑; gr. φαιός grau; Chrom-*; Zyt-*; -om*) *n*: (engl.) *pseudopheochromocytoma*; erhöhte Katecholaminfreisetzung aus dem Nebennierenmark inf. Kompression, z. B. bei raumforderndem Prozess in der Umgebung (Magendivertikel, Pankreastumor); **Klin. u. Diagn.:** s. Phäochromozytom.

Pseudo|phimose (↑; Phimose*) *f*: (engl.) *pseudophimosis*; veraltete, nicht korrekte Bez. für die physiol. präpubertäre Vorhautenge (s. Phimose).

Pseudo|plaque (↑) *f*: (engl.) *pseudoplaque*; (röntg.) Einziehung von subpleuralem Fett in Interkostalräume; täuscht Pleuraverdickung vor; vgl. Pleuraschwarte.

Pseudo|podien (↑; gr. πούς, ποδός Fuß) *n pl*: (engl.) *pseudopodia*; Scheinfüßchen; temporäre Protoplasmaausstülpungen bei einigen Arten von Protozoen* (z. B. in der Gruppe der Rhizopoda), freien Bindegewebezellen (Plasmazellen, Makrophagen, eosinophile Granulozyten, Mastzellen) u. Leukozyten*; dienen zur amöboiden Fortbewegung u. Nahrungsaufnahme.

Pseudo|polio|myelitis-Virus (↑; gr. πολιός grau, weißlich; Myel-*; -itis*; Virus*) *n*: s. Coxsackie-Viren.

Pseudo|poly|globulie (↑; Poly-*; Globuline*) *f*: s. Pseudoglobulie.

Pseudo|polyp|osis lymphatica ilei (↑; Polyp*; -osis*) *f*: nichtstenosierende Ileitis* mit (röntg.) Aussparungen im Schleimhautbild durch Vergrößerung von Lymphfollikeln (keine Polypen); vgl. Enteritis regionalis Crohn.

Pseudo|por|en|zephalie (↑; gr. πόρος Öffnung, Loch, Pore; Enkephal-*) *f*: s. Porenzephalie.

Pseudo-Pseudo|hypo|para|thyroidismus (↑; Hyp-*; para-*; Thyreo-*; -id*) *m*: s. Pseudohypoparathyroidismus.

Pseudo|pterygium (↑; gr. πτέρυξ Feder, Flügel) *n*: (engl.) *pseudopterygium*; Narbenpterygium; (ophth.) Bindehautduplikatur (s. Abb.), die sich nach Verbrennung od. Verätzung der Hornhaut über den Defekt schiebt; vgl. Pterygium.

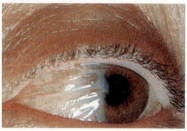

Pseudopterygium: Narbenpterygium mit strangförmigen Narbenzügen; Zustand nach Verätzung [98]

Pseudo|pubertas praecox (↑; lat. pubertas Geschlechtsreife) *f*: (engl.) *precocious puberty*; periphere Form der Pubertas* praecox mit iso- od. heterosexueller Frühentwicklung; **Urs.:** Hormonproduktion (ohne Beteiligung der Hypophyse) in Keimdrüsen u./od. NNR; im Gegensatz zur echten Pubertas praecox keine Ovulation od. Spermatogenese. Vgl. Granulosazelltumor; Androblastom; McCune-Albright-Syndrom; Syndrom, adrenogenitales.

Pseudo|pyloro|spasmus (↑; gr. πυλωρός Pförtner; Spas-*) *m*: (engl.) *pseudopylorospasm*; unter dem klin. Bild einer Pylorusstenose verlaufendes adrenogenitales Salzverlustsyndrom bei jungen Säuglingen; s. Syndrom, adrenogenitales.

Pseudo|rabies (↑; lat. rabies Wut, Tollwut, Jähzorn) *f*: Pseudowut*.

Pseudo|rabies-Virus (↑; Virus*) *n*: (engl.) *pseudorabies virus*; syn. Scelus suillum; Err. der Pseudowut* aus der Alphasubfamilie der Herpesviridae* (Ø 100–200 nm); keine Verwandtschaft mit Tollwut*-od. Lähmungswut-Virus.

Pseudo|retino|pathia pigmentosa (↑; Retina*; -pathie*) *f*: (engl.) *pseudoretinitis pigmentosa*; erworbene (Trauma, Entz., tox. Schädigung), der Retinopathia* pigmentosa klin. ähnl. Netzhauterkrankung.

Pseudo|rheumatismus (↑; gr. ῥευματισμός das Fließen, Strömen) *m*: (engl.) *pseudorheumatism*; Bez. für dem Rheumatismus ähnl. Sympt., die nach abruptem Absetzen einer system. Therapie mit Glukokortikoiden* (z. B. bei Erkr. des rheumat. Formenkreises od. nach Op. wegen Cushing-Syndrom) auftreten; **Sympt.:** psych. Unruhe, Gefühlslabilität, Müdigkeit, Schmerzen in Muskeln, Knochen u. Gelenken; es kann zu Verschlimmerung der Erkr. od. Entw. einer malignen Verlaufsform (systemischer Lupus* erythematodes, Panarteriitis* nodosa) kommen.

Pseudo|sklero|dermien (↑; Skler-*; Derm-*) *fpl*: (engl.) *pseudosclerodermas*; Erkr. mit Sklerodermie*-ähnl. Hautveränderungen; **Vork.**: bei Lichen sclerosus et atrophicus, Lipatrophie, Porphyria cutanea tarda, Dermatomyositis, Graft-versus-Host-Reaktion, Scleroedema adultorum, Skleromyxödem, Progeria adultorum, Sheehan-Syndrom od. bei Chemikalien-Exposition.

Pseudo|sklerose (↑; ↑; -osis*) *f*: **1.** s. Wilson-Krankheit; **2.** s. Creutzfeldt-Jakob-Krankheit.

Pseudo|spondyl|olisthesis (↑; gr. ὀλίσθησις Ausgleiten, Sturz) *f*: (engl.) *pseudospondylolisthesis*; Pseudospondylolistese; meist ventrales, selten dorsales Wirbelgleiten des gesamten Wirbelkörpers über max. 5–6 mm, im Gegensatz zur Spondylolisthesis* ohne Unterbrechung der Interartikularportion des Wirbelkörpers; häufig bei über 50-Jährigen; **Urs.**: Instabilität des Bewegungssegmentes inf. degen. Bandscheibenschadens*, Osteochondrose, Spondylarthrose; **Lok.**: meist L IV/L V; **Sympt.**: geringes Schanzenphänomen, unterhalb der P. Processus-dorsalis-Zeichen; **Ther.**: muskuläre Stabilisierung, z. B. durch Physiotherapie.

Pseudo|strabismus (↑; gr. στραβίζειν schielen) *m*: (engl.) *pseudostrabism*; scheinbares Schielen, verursacht z. B. durch Epikanthus*, weite Pupillendistanz od. großen Kappawinkel*; vgl. Strabismus.

Pseudo|tachy|kardie (↑; Tachy-*; Kard-*) *f*: (engl.) *pseudotachycardia*; Vortäuschung einer erhöhten Herzfrequenz* durch Dikrotie*.

Pseudo|tetanus|bazillen (↑; gr. τέτανος Spannung, Krampf; Bacill-*) *fpl*: (engl.) *pseudotetanus bacilli*; apathogene, anaerobe Bakterien, die wegen endständiger Sporenbildung morphol. leicht mit Clostridium* tetani verwechselt werden können; **Differenzierung**: Bunte* Reihe, anaerobe Kulturverfahren; Toxinnachweis im Tierversuch.

Pseudo|thalidomid|syn|drom (↑) *n*: s. Roberts-Syndrom.

Pseudo-TORCH-Syn|drom (↑) *n*: (engl.) *Pseudo-TORCH syndrome*; Erkr., die Inf. aus dem TORCH*-Komplex nachahmt (keine Nachweisbarkeit pränataler Inf.); **Ätiol.**: wahrscheinl. autosomal-rezessiv erbl.; möglicherweise ident. mit dem Aicardi*-Goutieres-Syndrom; **Sympt.**: Mikrozephalie*, schwere Entwicklungsretardierung, Spastik, Krämpfe, Hirnatrophie, Leukenzephalopathie*, symmetr. intrazerebrale Verkalkungen (Basalganglien, Thalamus, Kleinhirn, periventrikuläre Region), Hepatosplenomegalie, neonataler Ikterus*, Thrombozytopenie, Petechien; **Progn.**: Beginn im Säuglingsalter, Tod meist im 1. Lebensjahr.

Pseudo|truncus aortalis (↑; Truncus*) *m*: frühere Bez. für Pulmonalatresie* mit VSD.

Pseudo|tuberkel (↑; Tuberkel*) *n*: (engl.) *pseudotubercle*; der Tuberkulose* ähnliche granulomatöse Entz. v. a. der mesenterialen Lymphknoten bei Lymphadenitis* mesenterialis acuta.

Pseudo|tuberkulose (↑; ↑; -osis*) *f*: (engl.) *pseudotuberculosis*; Zoonose mit Übertragung von Yersinia* pseudotuberculosis durch Nagetiere; **Klin.**: Lymphadenitis* mesenterialis acuta, septisch-typhöse Form, akut-subakute Appendizitis, akute Gastroenteritis u. akute bis chron. Enteritis; **Diagn.**: serol. od. histol. Nachweis; **Ther.**: Tetracycline, Cephalosporine, Chinolone.

Pseudo|tumor (↑; Tumor*) *m*: (engl.) *pseudotumor*; falscher Tumor; sog. Scheingeschwulst, z. B. Retentionszysten* od. postinflammatorisch (u. a. als Verhärtung nach Injektion bei umschriebener Entzündung).

Pseudo|tumor cerebri (↑; ↑) *m*: (engl.) *pseudotumor cerebri*; syn. benigne intrakranielle Hypertension; Bez. für eine v. a. bei jüngeren adipösen Frauen vorkommende Erkr. mit Hirndrucksteigerung* u. Hirnödem* unbekannter Ursache; **Klin.**: Stauungspapille, Kopfschmerz, evtl. Bewusstseinsstörung, Doppelbilder; **DD**: Hirntumoren, Sinusthrombose.

Pseudo|tumor orbitae (↑; ↑) *m*: (engl.) *orbital pseudotumor*; auch Collier-Syndrom; unspezif. Entz. orbitaler Gewebe ohne ersichtl. lokale Urs.; ähnelt klin. einem echten Orbitatumor*; **Vork.**: bei Kindern meist idiopathisch, bei Erwachsenen oft i. R. von Systemerkrankungen; **Diagn.**: v. a. Ultraschalldiagnostik; **Ther.**: Glukokortikoide*.

Pseudo-Turner-Syn|drom (↑; Henry H. T., Endokrin., Oklahoma City, 1892–1970) *n*: s. Noonan-Syndrom.

Pseudo|uridin (↑) *n*: s. Nukleinsäurebestandteile, seltene.

Pseudo|wut (↑): (engl.) *pseudorabies, mad itch*; syn. Pseudorabies, Pseudolyssa, Aujeszky-Krankheit, infektiöse Bulbärparalyse, Tollkrätze, Juckseuche; Viruserkrankung vieler Haustiere (Hunde, Katzen, Rinder, Pferde, Schafe, Ziegen u. Schweine) mit geringer Pathogenität für den Menschen; **Err.**: Pseudorabies*-Virus; **Klin.**: Meningoenzephalitis mit versch. Sympt. je nach Lok. im ZNS, charakterist. ist starkes Jucken (durch Befall der Hinterhörner), keine Lähmungen; Tod innerh. 1–2 Tagen.

Pseudo|xanthoma elasticum (↑; Xanth-*; -om*) *n*: (engl.) *pseudoxanthoma elasticum*; veraltet Elastorrhexis generalisata; seltene, angeb. degenerative Systemerkrankung elast. Gewebe; **Häufigkeit**: mehrere 100 Fälle bekannt; **Ätiol.**: **1.** autosomal-rezessiv erbl. (Grönblad-Strandberg-Syndrom; Genloci: 17q21.3-q22, 2 Genorte in 16p13.1 mit den Genen XYLT2, XYLT1 u. ABCC6); **2.** autosomal-dominant erbl. Mutation (sog. forme fruste, meist mit geringer klin. Sympt. im ABCC6-Gen (Genlocus 16p13.1); **Pathol.**: das ABCC6-Genprodukt wird fast ausschließl. in Leber u. Niere exprimiert; die (histol.) im EM fragmentierten, kalzifizierten, unregelmäßigen Verklumpungen von elast. Fasern der tiefen Dermis sind sekundärer Natur; **Klin.**: gelbl., streifenförmige, flache Papeln bes. an den Halsseiten, großen Beugen, am Mund- u. Genitalschleimhaut, allg. Hypoelastizität u. kolloide Altersdegeneration, am Auge gefäßähnl. schwärzl. Streifen radiär zur Papille durch Risse der Lamina vitrea der Aderhaut u. des Pigmentepithels (sog. angioid streaks) mit Exsudation u. Makuladegeneration sowie in den art. Gefäßen Durchblutungsstörungen (Claudicactio); klin. manifest meist erst nach der Pubertät; die autosomal-rezessive Form führt zu schwererer Sympt. mit progressiven Hautläsionen; Tod oft im mittleren Erwachsenenalter; **Kompl.**: Blutung aus Magen-Darm-Trakt u. Harnwegen, renale Hypertonie,

Pseudozirrhose

Angina pectoris u. Herzinfarkt; **Diagn.:** Familienanamnese, Klinik, histol. Befund, Molekulargenetik.

Pseudo|zirrhose (↑; Zirrhose*) *f*: s. Cirrhose cardiaque.

Pseudo|zyanose (↑; Zyan-*; -osis*) *f*: (engl.) *pseudocyanosis*; abnorme bläul. Verfärbung der Haut u. Schleimhäute, die auf Plethora* od. einer Ablagerung von körpereigenen Stoffen (z. B. Melanin, Hämosiderin) in den Zellen der Haut beruht; **Vork.:** u. a. bei Addison-Krankheit, Hyperthyreose, Leberzirrhose, Hämochromatose, Vitaminmangel, Tumorkachexie.

Pseudo|zyste (↑; Kyst-*) *f*: s. Zyste.

Psilocybin *n*: (engl.) *psilocybine*; 3-(2-Dimethyl-amino-ethyl)-indol-4-yl-dihydrogen-phosphat; Wirkstoff in Pilzen (Psilocybe mexicana); ruft als Psychodysleptikum* Halluzinationen u. Krampfanfälle hervor.

Psilosis (gr. ψίλωσις Abziehen der Haare) *f*: (engl.) *psilosis*; Fehlen der Wimpern; vgl. Alopezie.

P-sinistro|atriale *n*: s. P-Welle.

P-sinistro|cardiale *n*: s. P-Welle.

Psittakose (gr. ψίττακος Papagei; -osis*) *f*: s. Ornithose.

Psoas (gr. ψόα Lendenmuskel) *f*: Kurzbez. für Musculus psoas.

Psoas|abszess (↑; Abszess*) *m*: (engl.) *psoas abscess*; am Psoasmuskel entlang absinkender, unter dem Poupart-Band nach außen tretender Abszess; **Vork.:** bei Spondylitis tuberculosa, selten Nierenabszess.

Psoas|blockade (↑) *f*: s. Plexusanästhesie.

Psoas|hämatom (↑; Häm-*; -om*) *n*: (engl.) *psoatic hematoma*; geschwulstartiges Hämatom im Bereich des M. psoas, v. a. bei Hämophilie; kann eine Femoralislähmung* verursachen.

Psoas|rand|zeichen (↑): (engl.) *psoatic margin phenomenon*; syn. Psoasrandphänomen, Hutter-Zeichen; (röntg.) gradlinige Begrenzung des Nierenbeckens durch mediale Anlagerung an den M. psoas als Zeichen einer hypotonen Nierenbeckenerweiterung bei infektiös-toxischer Parenchymschädigung.

Psoas|zeichen (↑): (engl.) *psoas sign*; auch Psoasschmerz; Schmerzen (positives P.) bei Kontraktion bzw. Dehnung des Musculus* psoas major: **1.** am liegenden Pat. bei aktiver Beugung im Hüftgelenk (Anheben des im Kniegelenk gestreckten Beins; P. i. e. S.) gegen Widerstand (Psoasmuskelkontraktion) ausgelöster Schmerz im Bauchraum bei Peritonitis*; **2.** Psoasdehnungsschmerz (sog. Cope-Zeichen) bei Streckung des gebeugten Hüftgelenks (Pat. am Bettrand liegend mit heraushängendem Bein); Schmerzentlastung (Schonhaltung) bei gebeugtem Hüftgelenk (angezogene Beine); **Vork.:** z. B. Appendizitis, perityphlitischer od. paranephrit. Abszess, Divertikulitis, Adnexitis, Psoasabszess, Iliopsoassyndrom; P. auch positiv bei Entzündung des Funiculus spermaticus u. Prostatitis, ggf. auch bei Leistenhernie.

Psoralene *n pl*: (engl.) *psoralens*; in Doldengewächsen, Rautengewächsen u. Pflanzen vorkommende phototox. Furanocumarine*; Verw. (z. B. Methoxypsoralen, Methoxsalen*) bei der PUVA*-Therapie.

Psoriasis (gr. ψώρα Krätze, Räude; -iasis*) *f*: (engl.) *psoriasis*; syn. Psoriasis vulgaris; sog. Schuppenflechte; bei hellhäutigen Menschen häufige Hauterkrankung (Morbidität in Europa ca. 2–3 %) mit polygener Vererbung; HLA-Cw6: 10-fach erhöhtes Risiko, auch HLA-B13, -B17, -Bw57; Beginn in 50 % vor dem 25. Lj., evtl. nach fieberhaften Infekten (Angina, Masern u. a.) u. Traumen mit fam. Häufung od. nach dem 50. Lj. ohne positive Familienanamnese; multifaktorielle Auslösung (s. Köbner-Phänomen): durch physik., chemische, mechan. u. entzündl. Reizung der Haut sowie durch endogene Noxen (Infektion, HIV-Erkr., Schwangerschaft, best. Arzneimittel, Stress) provozierbar; **Pathol.:** überstürzte Epidermisbildung; Keratinozytenwanderzeit von der Basalschicht bis zur Hornschicht ca. 4 Tage (normalerweise 28 Tage); histol. Hyperparakeratose, Akanthose, Papillomatose; fokale intraepidermale Neutrophileninfiltrate: Munro-Abszesse; **Klin.:** chron., schubweiser, bisweilen fulminanter Verlauf mit differentem klin. Bild; klass. u. diagn. beweisend: scharf begrenzte, erythematöse, mit silberweißen Schuppen bedeckte, zuweilen juckende Herde versch. Größe u. Gestalt, an mechan. beanspruchten Arealen: Ellenbogen (s. Abb. 1), Knie, Kreuzbeingegend u. behaartem Kopf (40 %), s. Abb. 2; evtl. dermopathische Lymphadenitis; **klin. Varianten:** P. punctata (punktförmig), P. guttata (tropfenartig), P. nummularis (münzengroß, s. Abb. 3), P. anularis (ringförmig), P. gyrata (girlandenartig), P. geographica (landkartenähnl.), **extreme Formen:** Psoriasis* pustulosa, Psoriasis* erythrodermica; die Schuppen treten beim Kratzen deutl. hervor (sog. Kerzenfleckphänomen); darunter liegt eine dünne Epidermis (sog. letztes Häutchen), nach deren Entfernung eine punktförmige Blutung auftritt (sog. blutiger Tau, Auspitz-Phänomen). Häufig Nagelveränderungen (s. Abb. 4), z. B. stecknadelkopfgroße, napfförmige Einziehungen (Tüpfelnägel), umschriebene, subunguale, gelbl. Verfärbungen inf. des Durchschimmerns von parakeratot.

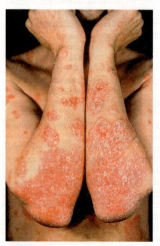

Psoriasis Abb. 1: typische Plaques an den Streckseiten der Arme

Psoriasis-Arthritis

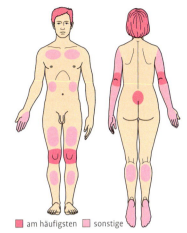

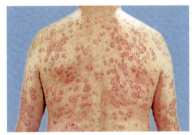

Psoriasis Abb. 2: Prädilektionsstellen
☐ am häufigsten ☐ sonstige

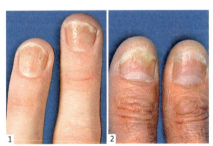

Psoriasis Abb. 3: nummuläre Effloreszenzen [3]

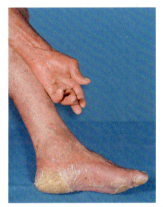

Psoriasis-Arthritis Abb. 1: ausgeprägter Befall der Haut an Gliedmaßen sowie Verformung der Finger

Psoriasis Abb. 4: Nagelveränderungen; 1: Tüpfelnägel; 2: Ölflecken

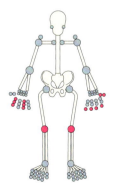

Psoriasis-Arthritis Abb. 2: Verteilungsmuster des Gelenkbefalls

Psoriasis-Arthritis (↑; ↑; Arthr-*; -itis*) *f*: (engl.) *psoriatic arthritis*; syn. Arthritis psoriatica, Psoriasis-Arthropathie, Psoriasis arthropathica; Arthropathia psoriatica; bei ca. 10 % der Pat. mit Psoriasis* (selten als Erstmanifestation) auftretende Beteiligung des Bewegungsapparats (s. Abb. 1), 30 % mit Psoriasis* pustulosa; Manifestation meist zwischen 30. u. 55. Lj. mit schleichendem Beginn u. Befall nur weniger Gelenke; Assoziation mit HLA-B27 (15–25 %) u. -Cw6; **Formen: 1.** peripherer Typ (P.-A. i. e. S.): häufigste Form; z. T. destruierende seronegative (Oligo-/Poly-)Arthritis mit Befall der kleinen Gelenke von Fuß u. Hand (Strahlbefall: Daktylitis), s. Abb. 2, auch der großen Gelenke (bes. Kniegelenk); bei Befall des Großzehengrundgelenks oft Pseudogichtattacken (wie bei Reiter-Krankheit); Rö.: charakterist. Nebeneinander von oft asymmetr. erosiven u. proliferierenden Veränderungen einschließl. Periostreaktionen (Protuberanzen) mit Tendenz zur Mutilation u. Ankylose ohne die für die rheumatoide Arthritis* typ. gelenknahe Entkalkung; daneben typ. Akroosteolysen, v. a. im Bereich des Nagelfortsatzes der Großzehe; **2.** axialer Typ (Spondylitis psoriatica): oft assoziiert mit peripherem Typ; vorwiegende Manifestation am Achsenskelett mit Sakroiliitis u. Nagelbettveränderungen (sog. Ölflecke), die am distalen Nagelbett zum Bild der Onycholysis semilunaris psoriatica führen; feine, längsgerichtete, bräunl. Streifen innerh. der Nagelmatrix (Splitterblutungen); beim psoriat. Krümelnagel ist die Nagelplatte völlig zerstört. **Ther.:** nach Entfernung der Schuppen mit Salicylsäure lokal Dithranol (Cignolin) in aufsteigenden Konz.; selektive Ultraviolettphototherapie*, PUVA; evtl. lokal Glukokortikoide od. Calciferolanaloga; system. Methotrexat, Retinoide, Ciclosporin A, Fumarsäureester; Biologika wie TNF*-Blocker (Etanercept, Infliximab, Adalimumab), Efalizumab. Vgl. PASI.

Psoriasis-Arthropathie

Spondylitis* ankylosans; HLA-B27 positiv in 65 %; Rö.: asymmetr. Sakroiliitis u. Parasyndesmophyten in charakterist. Stierhornform, paradiskale Ossikel; **3.** Monarthritis großer Gelenke: bes. Knie, Hüfte, Sprunggelenk; kann mit peripherem u. zentralem Typ assoziiert sein; **4.** Arthritis mutilans: Knochenresorption; bes. assoziiert mit Psoriasis pustulosa; **Ther.:** nichtsteroidale Antiphlogistika*, Methotrexat (peripherer Typ), Leflunomid, Ciclosporin A od. Retinoide in Komb. mit Physiotherapie, TNF*-Blocker (z. B. Infliximab); ggf. Operation.

Psoriasis-Arthro|pathie (; Arth-*; -pathie*) *f*: Psoriasis*-Arthritis.

Psoriasis erythro|dermica (↑; ↑) *f*: (engl.) *erythrodermic psoriasis*; generalisierte Ausbreitung der Psoriasis* mit Erythrodermie u. starker Schuppung; **Vork.:** u. a. nach zu stark reizender äußerl. Behandlung od. bei Fokalinfekten (z. B. Pyelonephritis); **Progn.:** letaler Verlauf durch hohen Energieverlust u. kardiale Dekompensation möglich.

Psoriasis inter|triginosa (↑; ↑) *f*: (engl.) *intertriginous psoriasis*; Variante der Psoriasis* im Bereich der Gelenkbeugen (Psoriasis inversa) sowie perianal, inguinal (s. Abb.), submammär, interdigital u. im Nabelbereich; inf. Durchfeuchtung erosive, rote Herde mit nur geringer Schuppung.

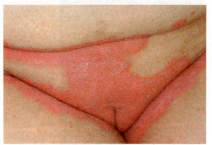

Psoriasis intertriginosa: scharf begrenzte rote Plaques ohne Schuppung in den großen Körperfalten

Psoriasis in|versa (↑; ↑) *f*: (engl.) *inverse psoriasis*; Psoriasis* an Hautarealen, die sonst nicht betroffen sind, insbes. in den Gelenkbeugen.

Psoriasis pustulosa (↑; ↑) *f*: (engl.) *localized pustular psoriasis*; Sonderform der Psoriasis* mit steriler Pustelbildung, **Urs.:** Trigger-Faktoren: Infektion, Hormone, Kortisonentzug, Hypokalzämie, exzessive Hautreizung bei Dithranol- od. UV-Therapie; **Formen: 1.** P. p. generalisata (syn. P. p. Typ Zumbusch): Pusteln auf gerötetem Grund am ganzen Körper mit Fieber u. schweren Allgemeinerscheinungen; assoziiert mit Psoriais-Arthritis; letaler Verlauf möglich; **2.** P. p. palmaris et plantaris (syn. P. p. Typ Barber): selten, meist bei Frauen; überwiegend bei Rauchern; chron. Herde nur an Händen u. Füßen; **3.** Akrodermatitis continua suppurativa (Typ Hallopeau): Pustelbildung an den Akren, bes. an den Fingerspitzen, Dorsalseiten der Finger u. subungual, mit Nagel- u. Haarverlust; evtl. Mutilation der Endglieder; **4.** zirzinäre, generalisierte P. p.: Erytheme mit randständiger Pustelbildung, rasch veränderl., girlandenartiges Muster; **5.** Impetigo* herpetiformis.

P/S-Quotient *m*: (engl.) *P/S ratio*; Verhältnis der mit der Nahrung zugeführten mehrfach ungesättigten (engl. **p**olyunsaturated) Fettsäuren* zu den gesättigten (engl. **s**aturated) Fettsäuren; je höher die tägl. Zufuhr gesättigter Fettsäuren (niedriger P/S-Qu.), desto höher die Cholesterolwerte; durch gesteigerte Zufuhr ungesättigter Fettsäuren sinken die Cholesterolwerte ab. Daraus ergeben sich diätet. Konsequenzen bei Hyperlipoproteinämien* vom Typ II. Angestrebt wird ein hoher P/S-Qu. durch Vermeiden gesättigter Fette (bes. in tier. Fetten) u. reichl. Zufuhr von ungesättigten Fetten (in pflanzl. Fetten u. Ölen).

PSR: Abk. für **P**atellar**s**ehnen**r**eflex; s. Reflexe (Tab. 1).

PSS: 1. (dermat.) Abk. für **p**rogressive **s**ystemische **S**klerose*; **2.** (intensivmed.) Abk. für **P**eritonitis **S**everity **S**core; progn. Score* bei Peritonitis* durch Perforation* des Colons* (Tab. dort).

PSS			
Kriterien	Punkte[1]		
	1	2	3
Lebensalter	<70 Jahre	>70 Jahre	—
ASA	I–II	III	IV
präoperativ Organversagen	nein	—	ja
Immunsuppression	nein	ja	—
ischämische Kolitis	nein	ja	—
Peritonitis-Stadium (nach Hinchey)	I–II	III–IV	—

ASA: Klassifikation nach American Society of Anesthesiologists; s. Narkoserisiko (Tab. dort)
[1] Die Punktsumme ergibt den PSS.

PSV: Abk. für (engl.) **p**ressure **s**upport **v**entilation; Form der unterstützten Spontanatmung, s. Beatmung.

Psych-: auch Psycho-; Wortteil mit der Bedeutung Seele, Gemüt; von gr. ψυχή.

Psyche|delika (↑; gr. δῆλος offenbar, deutlich): (engl.) *psychedelics*; Substanzen, die einen psychedelischen Zustand (Bez. für einen Zustand eigentüml. Wahrnehmung mit Zugang zu verdrängten od. vergessenen seel. Inhalten u. Freilegung versteckter seel. Störungen) erzeugen, insbes. Halluzinogene*; vgl. Psychose, experimentelle.

Psych|iatrie (↑; -iatr*) *f*: (engl.) *psychiatry*; Seelenheilkunde; Fachgebiet der Medizin, das alle Maßnahmen zur Diagn., nichtoperativen Ther., Prävention, Rehabilitation u. lebensbegleitenden Versorgung von Pat. mit psych. Störungen umfasst; Teilgebiete sind u. a. Psychopathologie, Pharmakopsychiatrie, biologische P., forensische P., Kinder- u. Jugendpsychiatrie, Sozialpsychiatrie bzw. Gemeindepsychiatrie, Konsiliar- u. Liaisonpsychiatrie. Vgl. Psychologie; Psychosomatik; Psychotherapie; Psychoanalyse.

Psych|iatrie, bio|logische (↑; ↑) *f*: (engl.) *biological psychiatry*; Teilgebiet der Psychiatrie*, das sich mit den somat. Entstehungsbedingungen psychischer Störungen (z. B. hirnorganische Veränderungen, genetische, biochemische, hormonale, vegetative u. Stoffwechselstörungen) u. den u. U. daraus resultierenden therap. Konsequenzen befasst; vgl. Genetik, psychiatrische.

Psych|iatrie, forensische (↑; ↑) f: (engl.) *forensic psychiatry*; Teilgebiet der Psychiatrie*, das sich mit Rechtsfragen befasst, die psych. Kranke betreffen; dazu gehört u. a. die gutachterl. Stellungnahme zur Frage der Schuldfähigkeit*, Unterbringung*, Einwilligungsfähigkeit*, Geschäftsfähigkeit*, Testierfähigkeit* u. Anordnung von Betreuung nach dem Betreuungsgesetz*.

Psycho|ana|lyse (↑; Analyse*) f: (engl.) *psychoanalysis*; Methode zur Untersuchung seel. Vorgänge u. Therapie psych. Störungen (S. Freud, 1856–1939), die versucht, das Individuum in seinen kulturellen Kontextvariablen zu begreifen; nach dem psychoanalyt. Strukturmodell besteht die Psyche aus den Instanzen Ich*, Es* u. Über*-Ich u. umfasst die Bewusstseinsschichten bewusst, unbewusst (dem Bewusstsein unzugängl.) u. vorbewusst (dem Bewusstsein durch Reflexion zugängl.). Unverarbeitete Konflikte zw. diesen Instanzen bzw. Bewusstseinsschichten, die evtl. in kindl. Entwicklungsphasen* entstanden sind, können zu psych. Symptomen, Persönlichkeitsstörungen, Neurosen u. Psychosen führen, die einen das Leben einengenden Kompromiss mit dem Konflikt darstellen. Als Form der Psychotherapie* werden in der P. psych. Vorgänge anhand der freien Assoziation des Pat. od. durch Traumdeutung analysiert. Auch unangenehme, scheinbar sinnlose od. unwichtige Bereiche sollen thematisiert werden (sog. psychoanalyt. Grundregel). **Formen: 1. Die klassische P.** setzt Leidensdruck sowie Fähigkeit zu Introspektion u. Verbalisierung voraus u. wird langfristig, v. a. bei Neurosen u. von Analytikern mit spez. Ausbildung (Lehranalyse) durchgeführt. Veränderungen des Analysanden sollen u. a. durch Bewusstmachung u. Wiederbelebung des Verdrängten u. Bearbeitung der Übertragung* erreicht werden (vgl. Katharsis); **2. modifizierte Formen:** z. B. Fokaltherapie als auf ein Thema zentrierte Kurzzeittherapie, analyt. Gruppenpsychotherapie, tiefenpsychol. fundierte Psychotherapie. Vgl. Psychotherapie, psychodynamische; Psychologie, analytische; Tiefenpsychologie.

Psycho|chirurgie (↑; Chirurgie*) f: (engl.) *psychosurgery*; Teilgebiet der Neurochirurgie*, das (heute nur noch) zerebral nichtdestruierende, reversible therap. Verf. (z. B. Tiefenhirnstimulation*, Vagusstimulation*) zur Veränderung der Erlebnis- u. Verhaltensweise des Pat. bei pharmak. unzureichend therapierbaren Depressionen* u. Zwangsstörungen* umfasst; die früher am morphol. unauffälligen Gehirn durchgeführten (destruierenden) Op. (z. B. stereotakt. Koagulation, Leukotomie*) sind obsolet (unsicherer Therapieerfolg, schwerwiegende Komplikationen).

Psycho|dia|gnostik (↑; Diagnostik*) f: psychologische Diagnostik*.

Psycho|d̲idae (gr. ψυχή Schmetterling) f pl: Schmetterlingsmücken; s. Mücken.

Psycho|drama (Psych-*) n: (engl.) *psychodrama*; von J. L. Moreno aus dem Stegreifspiel entwickelte handlungsorientierte Therapiemethode zur Erschließung des Unbewussten als kreativer Ressource bei Einzelnen, Paaren od. Gruppen durch Inszenierung des inneren Erlebens u. zwischenmenschl. Beziehungen; vgl. Gruppenpsychotherapie; Soziometrie.

Psycho|dys|leptika (↑; Dys-*; gr. ληπτικός anpassend) n pl: (engl.) *psychodysleptics*; syn. Psychomimetika, Psychotomimetika; Substanzen, die beim Gesunden abnorme psychische Zustände bewirken können, z. B. Mescalin, LSD u. a.; vgl. Abhängigkeit.

psycho|gen (↑; -gen*): (engl.) *psychogenic*; seelisch bedingt; Bez. für Zustände, die v. a. auf psych. Bedingungen (Art u. Weise der Erlebnisverarbeitung) zurückzuführen sind; ein Krankheitswert i. S. einer psychogenen Störung besteht bei dauernder bzw. ernsthafter Beeinträchtigung psych. od. org. Funktionen, bes. wenn die Bewältigungs- u. Abwehrmöglichkeiten des Betroffenen durch ein Trauma überfordert werden. Vgl. Psychosomatik, Somatisierungsstörung, Neurose.

Psycho|logie (↑; -log*) f: (engl.) *psychology*; Wissenschaft vom Erleben u. Verhalten des Menschen in Bezug auf sich selbst sowie auf Personen, Ereignisse u. Objekte seiner Umwelt; bedient sich, basierend auf Beobachtung u. Experiment, häufig mehrdimensionaler Untersuchungs- u. Forschungsmethoden (statist. Deskription u. Überprüfung, Berücksichtigung kognitiv-verbaler, motor.-behavioraler u. physiol.-humoraler Verhaltensebenen); **Hauptgebiete: 1.** allgemeine P.: versucht, allg. psychol. Gesetze zu beschreiben, untersucht kognitive u. motivationale Prozesse; **2.** Persönlichkeitspsychologie*; **3.** Entwicklungspsychologie*; **4.** Sozialpsychologie*; **5.** differentielle Psychologie*; **6.** klinische Psychologie*; **7.** medizinische Psychologie*, **8.** angewandte P. (z. B. für Verkehr, Werbung, Recht); **9.** Arbeits-, Betriebs- u. Organisationspsychologie. Vgl. Individualpsychologie, Psychoanalyse, Verhaltenstherapie, Psychologie, analytische.

Psycho|logie, ana|lytische (↑; ↑) f: (engl.) *analytic psychology*; syn. komplexe Psychologie (C. G. Jung, 1875–1961); von der Psychoanalyse* ausgehende Richtung der Psychologie. Das Selbst erscheint als Zentrum des Bewusstseins zwischen Individuum u. Gesellschaft. Den beiden Verhaltenstypen Extraversion* u. Introversion* stehen die 4 Funktionstypen Denken, Fühlen, Empfinden u. Intuieren gegenüber. Das Unbewusste ist ein persönl. Unbewusstes, das Vergessenes u. Verdrängtes beinhaltet, u. ein kollektives Unbewusstes (sog. Archetypen) mit der allgemeinen menschl., erbl. Determinante des Verhaltens unterteilt. Die Psyche schafft durch Kompensationen einen Ausgleich von Bewusstsein u. Unbewusstem. Eine Störung dieser Selbstregulation kann zur Ausbildung eines Komplexes* führen, der den zentralen Gehalt eines Archetyps zum Gegenstand neurot. Leidens machen kann (z. B. Ödipus- od. Elektra-Komplex).

Psycho|logie, differentielle (↑; ↑) f: (engl.) *differential psychology*; Teilgebiet der Psychologie*, das psych. Eigenarten u. Unterschiede hinsichtl. Typ,

Psychologie, klinische

Alter, Gruppe u. Geschlecht untersucht; vgl. Persönlichkeitspsychologie.

Psychologie, klinische (↑; ↑) *f*: (engl.) *clinical psychology, abnormal psychology*; Teilgebiet der Psychologie*, das Ergebnisse u. Methoden psychologischer Grundlagendisziplinen bei psychopathol. Phänomenen sowie psych. Faktoren somatischer Erkr. diagnostisch u. therap. anwendet; **Verf.:** z. B. Verhaltensanalyse, psychologisches Gespräch, psychologische Diagnostik*, psychologische Testverfahren* sowie als Methoden der Psychotherapie v. a. Verhaltenstherapie* u. Gesprächspsychotherapie*.

Psychologie, medizinische (↑; ↑) *f*: (engl.) *medical psychology*; Teilgebiet der Psychologie*, das die sich an med. Aufgaben orientierenden psychol. Methoden u. Erkenntnisse umfasst; Arbeitsgebiete sind u. a. Leib-Seele-Problematik (s. Psychosomatik), Interaktion zwischen Arzt u. Patient.

Psychometrie (↑; Metr-*) *f*: (engl.) *psychometry*; Erfassung u. Messung psych. Funktionen mit psychologischen Testverfahren* mit dem Ziel, individuelle Merkmalsausprägungen zu quantifizieren; bestimmt wird hierbei die funktionale Beziehung 1. zwischen Reizen u. den dadurch hervorgerufenen Erlebnissen; 2. zwischen physiol. Vorgängen u. ihren psychol. Korrelaten (z. B. zwischen phys. Veränderung u. einer emotionalen Reaktion); 3. der psychometr. Variablen untereinander, z. B. zwischen der Verlaufszeit eines psych. Vorgangs u. dem Grad der Motivation.

Psychomimetika (↑; mimetisch*) *n pl*: Psychodysleptika*.

Psychomotorik (↑; lat. motor Beweger) *f*: **1.** (engl.) *psychomotility*; Gesamtheit des durch psych. Vorgänge beeinflussten körperl. Bewegungs- u. Ausdrucksverhaltens; Störungen der P. kommen u. a. als Hypo-, Hyper- bzw. Parakinese, Stereotypie* od. Automatismen* vor. **2.** syn. psychomotorische Übungsbehandlung; Behandlungsmethode in Form angeleiteter Spiele zur Förderung von Wahrnehmung u. Bewegungsabläufen (Grob- u. Feinmotorik, Gleichgewichtssinn, Konzentration, Entspannung, Reaktion u. Ausdauer) bei Kindern; Bewegung dient auch dem sozialen Lernen: Die Gruppe fördert Lernen am Vorbild (Nachahmen) sowie Kontaktfähigkeit u. soziale Integration. Vgl. Physiotherapie.

Psychoonkologie (↑; Onk-*; -log*) *f*: (engl.) *psychooncology*; Teilgebiet der Psychosomatik*, das sich mit versch. psychosozialen Aspekten in Entstehung, Verlauf u. Ther. von Tumorerkrankungen beschäftigt.

Psychopathie (↑; -pathie*) *f*: (engl.) *psychopathy*; veraltete Bez. (K. Schneider) für eine Störung, bei der konstitutionell-charakterl. bedingte Anpassungsschwierigkeiten an die Umwelt im Vordergrund stehen u. der Betroffene bzw. die Gesellschaft an der Abweichung leiden; im heutigen Sprachgebrauch ersetzt durch Persönlichkeitsstörung*.

Psychopathologie (↑; Patho-*; -log*) *f*: (engl.) *psychopathology*; Lehre vom Leiden der Seele i. S. einer Erfassung von Erlebens-, Denk- u. Verhaltensweisen eines als psychisch krank geltenden Menschen; umfasst Beschreibung (deskriptive P.), nosolog. Klassifikation u. Deutung der Störungen von Bewusstsein, Denken, Orientierung, Affekt, Ich-Erleben, Wahrnehmung, Antrieb, Persönlichkeit u. Verhalten unter Berücksichtigung des somat. Befundes u. der sozialen, interaktionellen u. kulturellen Aspekte; Ausgangspunkt für therap. (funktionale P.) u. diagn. Vorgehen u. anthropologische Forschung. Vgl. Psychiatrie.

Psychopharmaka (↑; gr. φάρμακον Heilmittel) *n pl*: (engl.) *psychotropic drugs*; syn. psychotrope Substanzen; Pharmaka, die v. a. die Aktivität des ZNS beeinflussen u. eine Wirkung auf psych. Funktionen haben; beeinflussen Stimmung, Antrieb, Affektivität, Emotionalität, Aufmerksamkeit u. die integrative Funktion des ZNS; z. B. Antidepressiva*, Neuroleptika*, Tranquilizer*, Psychostimulanzien*, Schlafmittel*, Antidementiva*, Phasenprophylaktika*.

Psychophysiologie (↑; gr. φύσις Natur; -log*) *f*: (engl.) *physiological psychology*; interdisziplinäres Fachgebiet, das den Zusammenhang zw. psychol. u. physiol. Bedingungen untersucht, z. B. die Auswirkung der Angst auf den Blutdruck.

Psychose (↑; -osis*) *f*: (engl.) *psychosis*; syn. psychotische Störung; umgangssprachl. Irresein; allg. Bez. für psych. Störung mit strukturellem Wandel des Erlebens (im Gegensatz zum funkt. Wandel bei Neurose*); **Einteilung:** i. R. eines ursachenorientierten triadischen Diagnosesystems (endogen/exogen; organisch/psychogen) früher unterteilt in exogene u. endogene P.; mit zunehmendem Kenntnisstand über mögl. Urs. erfolgt eine Nivellierung dieser Einteilung wie auch der in funktionelle u. organische P., da bei jeder Form einer P. komplementäre u. nicht gegensätzl. neurobiol. Aspekte angenommen werden; zur Orientierung wird häufig festgehalten an folgender Einteilung: **I. organische P.** (syn. symptomat., exogene, körperl. begründbare P., exogener Reaktionstyp); **1.** akute (reversible) organische P. (syn. akuter exogener Reaktionstyp*): **a)** Delir* (früher akutes org. Psychosyndrom); **b)** Dämmerzustand*; **c)** Durchgangssyndrom*; **d)** Wochenbettpsychose*; **2.** chronische (irreversible) organische P. (früher chronisches organisches Psychosyndrom); Urs.: strukturelle pathol.-anat. bzw. org. ausgelöste irreversible Veränderungen des ZNS; **a)** frühkindl. exogenes Psychosyndrom (frühkindlicher Hirnschaden*); **b)** hirndiffuses Psychosyndrom: durch diffuse hirnorganische Störungen bedingte Veränderungen von Charakter u. kognitiver Funktion; **c)** hirnlokales Psychosyndrom* u. hirnlokales Syndrom*; **II. nichtorganische P.** (syn. körperl. nicht begründbare, endogene P.); Urs.: ein komplexes Bedingungsgefüge körperl., seelischer u. sozialer Faktoren (vgl. Vulnerabilität) sowie Störungen des Metabolismus u. der Neurotransmitter werden diskutiert; **1.** schizophrene P.: Schizophrenie*; **2.** affektive P.: affektive Störungen* mit psychot. Sympt., z. B. Verarmungs-, Schuld- od. Versündigungswahn, hypochondrischer Wahn bei Depression*, Größenwahn bei Manie*; **3.** schizoaffektive P.: Form der P., bei der Sympt. der schizophrenen u. der affektiven P. vorliegen; **Vork.** organischer P.: bei Hirntumoren, Schädelhirntrauma, frühkindl. Hirnschaden, Intoxikationen (Alkoholpsychose*, Korsakow*-Syndrom), Infektionen (Enzephalitis, Meningitis; s. Infektionspsychose), Epilepsie, vaskulären Hirnerkrankungen, Hirnatrophie, endokrinen Störungen (z. B. Hypothyreose, Hyperthyreose, Addison-Krankheit), bei Einnahme psychotroper Arzneimittel u. Drogen; **Klin.**: Bewusstseins-, Gedächtnis-, Orientierungsstörungen, Ich-Erlebensstörungen, Wahn u. Halluzinationen; **Ther.**: Behandlung der Grunderkrankung, Ausschalten nachteiliger Einflüsse, Psychotherapie, Soziotherapie, Psychopharmaka (z. B. Neuroleptika, Lithium, Antidepressiva). Vgl. Psychose, zykloide.

Psychose, experimentelle (↑; -osis*) *f*: (engl.) *experimental psychosis*; syn. Modellpsychose; Psychose*, die zu wissenschaftl. Zwecken durch Psychedelika* herbeigeführt wird u. i. d. R. reversibel ist.

Psychose, zykloide (↑; ↑) *f*: (engl.) *cycloid psychoses*; Bez. für nicht allg. anerkannte Untergruppe der nichtorganischen Psychosen* (K. Leonhard); Sympt. wie bei Schizophrenie*, Verlauf: phasenhaft (zykloid) mit symptomfreien Intervallen wie bei bipolarer affektiver Störung*; **Formen:** 1. Angst-Glücks-Psychose mit phasenhaftem Wechsel zw. paranoid gefärbter Angst u. ekstat. Stimmung mit altruistisch geprägten Glücks- u. Erlösungsideen; 2. Verwirrtheitspychose mit formalen Denkstörungen, Verkennungen von Personen od. Situationen u. phasenhaftem Wechsel zw. Denkhemmung u. beschleunigtem Denken; 3. Motilitätspsychose mit häufigem Wechsel zw. Akinese u. Hyperkinese (Verminderung bzw. Steigerung der Ausdrucks- u. Reaktivbewegungen).

Psycho|somatik (↑; Soma*) *f*: (engl.) *psychosomatics*; im klin. Sprachgebrauch Bez. für eine Krankheitslehre, die psych. Einflüsse auf somat. Vorgänge u. die Auswirkungen somat. Erkrankungen auf psych. Prozesse berücksichtigt. Vgl. Psychoonkologie.

Psycho|somatose (↑; ↑) *f*: **1.** (engl.) *psychosomatic disease*; auch psychosomatische Krankheit; organische Erkr. mit fassbaren morphol. Veränderungen, auf deren Entstehung od. Verlauf psychische Faktoren Einfluss haben; z. B. Asthma bronchiale, Ulcus pepticum, entzündl. Darmerkrankung; **Ther.:** neben der somat. Therapie tiefenpsychologisch fundierte Psychotherapie od. Verhaltenstherapie je nach Voraussetzungen beim Pat., stets mit Ausrichtung auf ein verbessertes Coping* (cave: Regression); **2.** i. w. S. auch psychogene Erkr., die zu somatischen Sympt. od. pathol.-anat. Veränderungen führen; z. B. Somatisierungsstörung*, somatoforme Störung*, allgemeines Anpassungssyndrom*

Psycho|stimulanzien (↑; lat. stimulare anstacheln) *n pl*: (engl.) *psychostimulants*; syn. Psychotonika; Pharmaka, die v. a. den Antrieb steigern u. psychisch anregend wirken; z. B. Cocain, Sympathomimetika vom Amphetamintyp (sog. Weckamine), Coffein (wirkt nicht euphorisierend); therap. **Anw.:** s. Deanol, Modafinil, Methylphenidat; **UAW:** u. a. Tachykardie, Blutdruckanstieg, Schlaflosigkeit, Tremor, Kopfschmerz, bei Daueranwendung Psychosen, Gefahr der Abhängigkeit*.

Psycho|syn|drom, amnestisches (↑) *n*: Korsakow*-Syndrom.

Psycho|syn|drom, hirn|lokales (↑) *n*: (engl.) *organic brain syndrome*; (psychiatr.) Form der chron. organischen Psychose* mit unabhängig vom Ort der Schädigung ähnl. Symptomatik aus Leistungs-, Verhaltens- od. Antriebsstörungen, erhaltener Intelligenz u. erhaltenem Gedächtnis; **Vork.**: bei umschriebener Hirnläsion. Vgl. Syndrom, hirnlokales.

Psycho|syn|drom, organisches (↑) *n*: (engl.) *psychoorganic syndrome*; syn. hirnorganisches Syndrom; veraltete Bez. für psych. Störungen mit körperl. begründbarer Ursache; s. Psychose, Delir.

Psycho|therapeut (↑; gr. θεραπεία Behandlung) *m*: (engl.) *psychotherapist*; gesetzl. geschützte (seit 1.1.1999) Berufsbezeichnung zur Ausübung der heilkundl. Psychotherapie*; gemäß Psychotherapeutengesetz vom 16.6.1998 (BGBl. I, S. 1311, zuletzt geändert durch Art. 40 der Verordnung vom 31.10.2006, BGBl. I S. 2407) darf sich als „Psychologischer Psychotherapeut" od. „Kinder- u. Jugendlichenpsychotherapeut" bezeichnen, wer in Besitz der Approbation* als Psychologischer Psychotherapeut od. Kinder- u. Jugendlichenpsychotherapeut ist. Die Bez. „Psychotherapeut" dürfen nur Ärzte, Psychologische Psychotherapeuten od. Kinder- u. Jugendlichenpsychotherapeuten führen.

Psycho|therapie (↑; ↑) *f*: (engl.) *psychotherapy*; Oberbegriff für alle Formen der Behandlung von psych. u. psychosomat. (unter Einbeziehung körperl. Faktoren) Störungen u. Erkr. mit psychol. Mitteln (ohne pharmakotherap. od. chir. Methoden); die Vielzahl psychotherap. Verf. lässt sich nach ihren übergeordneten theoret. Hintergrundannahmen sog. Grundorientierungen (Theoriesysteme, die eine spezif. Krankheits-, Störungs- u. Gesundheitslehre mit einer ätiol. orientierten Behandlungstheorie verbinden) zuordnen. **Einteilung: 1.** nach Grundorientierung: **a)** empirisch-psychologische P.: z. B. kognitive Therapie*, Verhaltenstherapie*; **b)** psychodynamische P.: z. B. katathym-imaginative Psychotherapie*, Psychoanalyse*, tiefenpsychol. fundierte P. (s. Tiefenpsychologie), Transaktionsanalyse*; **c)** humanistisch-existentialistische P.: z. B. Gesprächspsychotherapie*, Gestalttherapie*, Logotherapie*; **d)** systemische P.: z. B. Familientherapie*; **e)** körperorientierte P.: z. B. Körpertherapie*; **2.** nach dem Behandlungssetting: z. B. Einzel- od. Gruppenpsychotherapie*, Musiktherapie*, Psychodrama*, Hypnotherapie*; **3.** nach spezif. Indikationen: z. B. Sexualtherapie*, Krisenintervention*. Vgl. Autogenes Training, Biofeedback, Ergotherapie, Motothearpie, Soziotherapie.

Psycho|therapie, inter|personelle (↑; ↑) *f*: (engl.) *interpersonal psychotherapy*; Abk. IPT; Form der Psychotherapie* mit psychodynam. Grundorientierung; zentrale Elemente: Psychoedukation, Bearbeitung interpersoneller Konflikte u. sozialer Defizite, Rückfallprophylaxe; Durchführung als Kurzpsychotherapie (<20 Sitzungen); **Ind.:** Depression*, Essstörungen*, Schlafstörungen.

Psycho|therapie, kata|thym-imaginative (↑; ↑) *f*: (engl.) *catathymic imaginative psychotherapy*; Abk. KIP; veraltet katathymes Bilderleben, Symboldrama; tiefenpsychol. orientierte Form der Psychotherapie* (H. Leuner), bei der der Pat. durch den The-

Psychotherapie, klientenzentrierte

rapeuten ermuntert wird, innere Bilder entstehen zu lassen (Imagination), die durch Beschreibungen des Pat. u. gezielte therap. Impulse gemeinsam weiterentwickelt werden, z. B. als Tagtraumtechnik; soll eine symbol. Aufarbeitung von traumat. Erlebnissen, (unbewussten) Konflikten, Fehlhaltungen od. neurot. Reaktionsweisen leisten.

Psycho|therapie, klienten|zentrierte (↑; ↑) *f*: s. Gesprächspsychotherapie.

Psycho|therapie, kognitive (↑; ↑) *f*: kognitive Therapie*.

Psycho|therapie, psycho|dynamische (↑; ↑) *f*: (engl.) *psychodynamic therapy*; Form der Psychotherapie*, die die tiefenpsychologisch fundierte Psychotherapie* u. psychoanalyt. Psychotherapien (s. Psychoanalyse) umfasst; **Prinzip:** lebensgeschichtl. begründete unbewusste Konflikte* u. krankheitswertige psych. Störungen werden in einer therap. Beziehung unter besonderer Berücksichtigung von Übertragung*, Gegenübertragung u. Widerstand* bearbeitet; Behandlungsziel ist nicht immer eine ursächl. Behebung der Störung; **Anw.:** psych. u. psychosomat. Störungen.

Psycho|therapie, stützende (↑; ↑) *f*: (engl.) *supportive psychotherapy*; syn. supportive Psychotherapie; Bez. für einfühlsame, problemorientierte Gesprächsführung in wohlwollender Atmosphäre als Maßnahme der Psychotherapie*, die eine Unterstützung des Pat., seiner Ressourcen u. Bewältigungsstrategien bewirken u. damit zu Verringerung der Sympt., Wiederherstellung des seel. Gleichgewichts u. besserer Bewältigung seel. Belastungen führen soll.

Psycho|therapie, systemische (↑; ↑) *f*: (engl.) *systemic psychotherapy*; in der Einzeltherapie, Paarpsychotherapie*, Familientherapie* u. Gruppenpsychotherapie* angewandte Behandlungsmethode, bei der Symptomträger (sog. Indexpatient) als Teil eines Systems (z. B. Familie) aufgefasst wird; s. P. strebt die Veränderung der Interaktionsmuster innerh. des Systems an, wodurch es indirekt zur Symptomheilung kommen kann.

Psycho|therapie, tiefen|psychologisch fundierte (↑; ↑) *f*: (engl.) *psychodynamic therapy*; Form der psychodynamischen Psychotherapie*, bei der (in Abgrenzung zu Psychoanalyse* u. psychoanalyt. begründeter Psychotherapie) während der Behandlung der psych. Störungen der aktuell wirksame Konflikt im Vordergrund steht.

Psychro|bakterien (gr. ψυχρός kalt; Bakt-*) *fpl*: (engl.) *psychrobacteria*; psychrophile Bakterien, Kältebakterien; Bakterien, deren optimale Wachstumstemperatur unter 37 °C liegt u. die z. T. noch bei 4–5 °C wachsen (z. B. Pseudomonas* aeruginosa, Proteus*, Serratia*, Salmonella*, Listeria*, Yersinia*); von med. Bedeutung, da sie sich im Kühlschrank schnell vermehren u. Lebensmittel verderben können (s. Lebensmittelvergiftung). Vgl. Hyperthermobakterien, Mesothermobakterien.

psychro|phil (↑; -phil*): (engl.) *psychrophilic*; kältefreundlich; vgl. Psychrobakterien.

Psyllii semen *n*: s. Flohsamen.

P-System *n*: s. P-Blutgruppen.

Pt: chem. Symbol für Platin*.

PT: 1. Abk. für **p**aroxysmale **T**achykardie*; **2.** Abk. für **P**ulmonalton; s. Herztöne.

PTA: 1. Abk. für **p**erkutane **t**ransluminale **A**ngioplastie*; **2.** Abk. für (engl.) *plasma thromboplastin antecedent*; antihämophiler Faktor C; Faktor XI der Blutgerinnung* (Tab. 1 dort); vgl. PTA-Mangelsyndrom; **3.** Abk. für **p**harmazeutisch-**t**echnischer **A**ssistent*.

PTA-Mangel|syn|drom *n*: (engl.) *PTA-deficiency syndrome*; syn. Hämophilie C, Rosenthal-Syndrom; angeb. Mangel an Faktor XI der Blutgerinnung* (Tab. 1 dort); **Ätiol.:** autosomal-rezessiv erbl. Genmutation (Genlocus 4q35); **Klin.:** hämorrhagische Diathese* mit hämophilieähnlicher Blutung, v. a. posttraumatisch bzw. postoperativ. Vgl. Hämophilie.

Ptarmus (gr. πταρμός Niesen) *m*: (engl.) *ptarmus*; Nieskrampf; häufig wiederholtes Niesen*, z. B. bei Rhinitis* allergica.

PTBS: Abk. für **p**ost**t**raumatische **B**elastungs**s**törung*.

PTC: 1. (radiol.) Abk. für **p**erkutane **t**rans**h**epatische **C**holangiographie; röntg. Verf. der direkten Cholangiographie*, bei dem das Röntgenkontrastmittel mit Hilfe einer ultradünnen Hohlnadel (sog. Chiba-Nadel) in Lokalanästhesie perkutan u. unter Punktion der Leber in das Gallenwegsystem eingebracht wird; alternatives Verf. zur ERC (s. ERCP), wenn retrograde Darstellung aus techn. Gründen (z. B. Duodenalstenose, Choledochusverschluss) nicht möglich ist; vgl. PTCD; **2.** (neurol.) Abk. für **P**henyl**t**hio**c**arbamid; s. Phenylthiocarbamid-Schmecker; **3.** (gerinnungsphysiol.) Abk. für (engl.) *plasma thromboplastin component*; syn. Christmas-Faktor; Faktor IX der Blutgerinnung* (Tab. 1 dort).

PTCA: Abk. für (engl.) *percutaneous transluminal coronary angioplasty*; s. PCI.

PTCD: Abk. für **p**erkutane **t**rans**h**epatische **C**holangio**d**rainage; Einlegen eines Drainagekatheters in die Gallenwege, über den das Galle bei einem posthepatischen Ikterus* nach außen abgeleitet wird; vgl. PTC; Cholangiographie; ERCP.

PTC-Krankheit: veraltete Bez. für Hämophilie* B.

PTCL: Abk. für **p**erkutane **t**rans**h**epatische **C**holelithotripsie; s. Lithotripsie.

PTD: Abk. für **p**erkutane **t**rans**h**epatische **D**rainage; PTCD*.

Pteridin *n*: (engl.) *pteridine*; N-heterocyclische aromat. Verbindung (Pyrazin- u. Pyrimidinring); Cofaktor von Oxidoreduktasen u. Bestandteil von Folsäure* u. Tetrahydrobiopterin*.

Pterin-Molybdän-Co|faktor *n*: (engl.) *pterin-molybdenum cofactor*; redoxaktive prosthet. Gruppe eukaryot. Molybdoenzyme* aus einem Pterin mit Dithiolenseitengruppe (4 C-Atome) u. Phosphatrest (Molybdopterin), das koordinativ Molybdat bindet; bei Mangel an P.-M.-C. verminderte od. fehlende Enzymaktivität v. a. der Xanthinoxidase* u. Sulfitoxidase*.

Pteroyl|glutamin|säure: Folsäure*.

Pterygium (gr. πτέρυξ Flügel, Feder) *n*: **1.** (engl.) *pterygium*; sog. Flügelfell; P. colli: Hautfalte am Hals zwischen Mastoid u. Akromion (s. Abb.), z. B. bei Noonan-Syndrom u. Turner-Syndrom; **Ätiol.:** Residuen nicht komplett rückgebildeter embryol. nuchaler Blasen; **2.** Hautmembran zwischen einzelnen Fingern, Zehen u. im Bereich von Gelen-

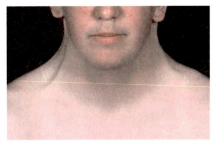

Pterygium: Pterygium colli bei Noonan-Syndrom [143]

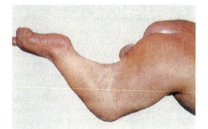

Pterygiumsyndrom, popliteales: Flügelfellbildung im Bereich der Kniekehlen [2]

ken; Ätiol.: inkomplette Rückbildung embryonaler P. nach Ausknospung der Finger; **3.** (dermat.) Nagelpterygium: Wachstum eines Nagelhäutchens über die Nagelplatte bei Raynaud-Syndrom, Lichen ruber planus u. Ektodermaldysplasie-Syndromen sowie nach Trauma; **4.** (ophth.) dreieckige, gefäßreiche Bindehautverdickung im (meist nasalen) Lidspaltenbereich, die auf die Hornhaut überwächst; Ätiol.: entzündlich, evtl. exogene Faktoren (UV-Strahlung); Kompl.: entzündl. Veränderungen, Astigmatismus*, Rezidiv; Ther.: op. Entfernung.

Pterygium|syn|drome, multiple (↑) *n pl*: (engl.) *multiple pterygium syndrome*; Gruppe von Fehlbildungssyndromen mit angeb. Pterygien* im Bereich des Halses, der Axillen, Ellenbeugen u. Kniekehlen; z. B. Escobar*-Syndrom, multiples Pterygiumsyndrom* Typ Aslan, u. die letalen Pterygium-Syndrome Typ I (Gillin-Davis), Typ II (Chen), Typ III (van Regemorter), Typ IV (Herva); **Ätiol.:** sporad. auftretend, autosomal- od. X-chromosomalrezessiv erbl.; **Sympt.:** intrauterine Wachstumsretardierung, zyst. Nackenhygrom, Hydrops fetalis mit multiplen Pterygien, fetale Akinesie*, Amyoplasie, Kontrakturen, hypoplastisches Herz u. Lungen; maligne Hyperthermie*; (maternal) Hydramnion*.

Pterygium|syn|drom, letales popliteales (↑) *n*: (engl.) *Bartsocas-Papas syndrome*; syn. Bartsocas-Papas-Syndrom; autosomal-rezessiv erbl. Fehlbildungssyndrom mit Pterygium* im Bereich der Kniekehlen, Gesichts- u. Lippenspalten, Ankyloblepharon filiforme, hypoplastischer Nase, filiformen Bändern oral, fehlenden Augenbrauen u. Wimpern, Nagelaplasie, Daumen- u. phalangealen Hypoplasien, Syndaktylien, Synostosen der Hand- u. Fußknochen; **Progn.:** neonataler bis infantiler Tod; vgl. Pterygiumsyndrom Typ Aslan, multiples.

Pterygium|syn|drom, popliteales (↑) *n*: (engl.) *popliteal pterygium syndrome*; syn. Faciogenitopopliteales Syndrom; autosomal-dominant erbl. Fehlbildungssyndrom (Genlocus 1q32-q41, Mutationen im IRFG-Gen) mit Pterygium* im Bereich der Kniekehlen (s. Abb.), Unterlippenfisteln, Gesichtsspalten, Dysgenitalismus (Maldescensus testis, gespaltenes Skrotum, Hypoplasie der Labien u. des Uterus, Hyperplasie der Klitoris), häutigen Syndaktylien von Fingern u. Zehen.

Pterygium|syn|drom Typ Aslan, multiples *n*: (engl.) *multiple gonadal dysgenesis*; autosomal-rezes-

siv erbl. Fehlbildungskomplex mit Pterygien* inguinal, intercrural, popliteal; **Klin.:** Arthrogryposis* vieler Gelenke; faziale Dysmorphien mit Ektropionierung*, Epikanthus*, Blepharophimose*, Nasenhypoplasie, Mikrogenie, orolabiale Synechien, Alopezie*; kurzer Hals, asymmetr. Brustwarzen, Analstenose, rektale Polyposis, hypoplast. Labia majora, komplette Finger- u. Zehensyndaktylien, Pes* equinovarus u. Pes* adductus; hypoplast. Claviculae u. Beckenknochen; vgl. Pterygiumsyndrome, multiple; Pterygiumsyndrom, letales popliteales.

pterygoideus (↑; -id*): flügelförmig; z. B. Processus pterygoideus des Keilbeins.

Pterygo|palatinum|syn|drom (↑; dim von Palatum*) *n*: Sluder*-Neuralgie.

PTH: 1. Abk. für Parathormon*; **2.** Abk. für Prothionamid; s. Protionamid; **3.** Abk. für Posttransfusionshepatitis; s. Hepatitis, akute.

PTHrP: Abk. für (engl.) *parathyroid* hormone-related protein*.

PTLD: Abk. für (engl.) *post transplant lymphoproliferative disorder*; transplantationsassoziierte lymphoproliferative Erkr. nach allogener hämatopoetischer Stammzelltransplantation od. nach solider Organtransplantation; **Einteilung: 1.** frühe PTLD: innerh. der ersten 12 Mon. nach Transplantation; überwiegend mit Epstein*-Barr-Virus-Infektion assoziiert; **2.** späte PTLD: 5–10 Jahre nach Transplantation; meist Epstein-Barr-Virus-negativ; **Häufigkeit:** 0,5–20 % in Abhängigkeit vom transplantierten Organ; frühe u. späte PTLD mit gleicher Häufigkeit (ca. 50 %); Lebenszeitrisiko für PTLD nach Lungen- od. Dünndarmtransplantation: 10–30 %, nach Nieren-, Herz- od. Lebertransplantation: 1–5 %; **Ther.:** Reduktion der Immunsuppression*, antivirale Ther., monoklonale Antikörper (CD20-Ak Rituximab*), Chemotherapie.

pTNM-Klassifikation *f*: (engl.) *pTNM classification*; postoperative histopathol. Erweiterung der TNM*-Klassifikation.

-ptoe: auch -pty; Wortteil mit der Bedeutung Speichel; von gr. πτύσμα.

Ptomaine (gr. πτῶμα Leichnam) *n pl*: (engl.) *ptomains*; sog. Leichengifte; basische, stickstoffhaltige org. Verbindungen, die bei Eiweißfäulnis* auftreten u. wegen fehlender Leberfunktion in Leichen akkumulieren; vgl. Cadaverin, Neurin, Putrescin.

-ptose: auch -ptosis; Wortteil mit der Bedeutung Fall, Senkung; von gr. πτῶσις.

Ptosis (gr. πτῶσις Fall) *f*: **1.** (engl.) *ptosis*; auch Ptose; (ophth.) Herabhängen des Oberlids (s. Abb.); **Urs.:** Lähmung des M. levator palpebrae superioris (z. B. durch Okulomotoriuslähmung*); angeb. (unvollständige Anlage des M. levator palpebrae superioris od. fehlende Innervation), Myasthenia* gravis pseudoparalytica, i. R. einer Ophthalmoplegia* chronica progressiva od. kortikalen Läsion; Altersptose durch Desinsertion od. Erschlaffung bzw. Überdehnung der Aponeurose des M. levator palpebrae superioris; bei Lähmung des sympathisch innervierten M. tarsalis nur mittelgradige P. (s. Horner-Syndrom; **2.** (allg.) Senkung von Organen, z. B. Enteroptose, Gastroptose, Nephroptose, Descensus* uteri et vaginae.

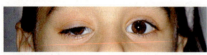

Ptosis [106]

PTP: Abk. für posttransfusionelle Purpura*.
Pt-System *n*: Kurzbez. für Posttransferrinsystem; C3c-System; genet. Polymorphismus* des Komplementproteins C3 mit autosomal-kodominanter Vererbung der Proteinvarianten (Serumgruppe*); **Nachw.:** (nach Konversion in C3c) gelelektrophoret. Auftrennung von Serumproben; **Bedeutung:** für genet. Untersuchungen.
PTT: Abk. für (engl.) *partial thromboplastin time*; s. aPTT.
PTWI: Abk. für (engl.) *provisonal tolerable weekly intake*; diejenige Dosis eines Schadstoffs, die nach gegenwärtigem Kenntnisstand bei lebenslanger wöchentl. Aufnahme (nicht gleichzusetzen mit Resorption) nicht zu Gesundheitsstörungen führt; vgl. ADI.
Ptyalin (gr. πτύαλον Speichel) *n*: Bez. für Alphaamylase (s. Amylasen) im Speichel.
Ptyalismus (↑) *m*: (engl.) *ptyalism*; syn. Sialorrhö, Hypersalivation; übermäßig gesteigerter Speichelfluss; **Vork.:** z. B. bei Parkinson-Syndrom, als Frühsymptom eines Ösophaguskarzinoms, bei Erkr. von Mundhöhle u. Pharynx, bei frühkindl. Hirnschaden, in der Schwangerschaft.
Ptyalismus gravidarum (↑) *m*: vermehrter Speichelfluss in der Schwangerschaft (meist im 2.– 4. Mon.); hängt wahrscheinl. mit einer verstärkten Parasympathikuswirkung zusammen.
PTZ: Abk. für Plasmathrombinzeit; s. Thrombinzeit.
Pu: chem. Symbol für Plutonium*.
Pub|arche (lat. pubes Schamhaare, Schamgegend; gr. ἀρχή Anfang, Beginn) *f*: (engl.) *pubarche*; Beginn des Wachstums der Schamhaare (Androgenwirkung) i. R. der Pubertät*.
Pubertät (lat. pubertas Geschlechtsreife) *f*: (engl.) *puberty*; Entwicklungsperiode des Menschen vom Beginn der Ausbildung der sekundären Geschlechtsmerkmale* bis zum Erwerb der Geschlechtsreife, die mit tief greifenden Veränderungen im körperl., seel. u. sozialen Bereich einhergeht; Auftreten (in Europa) bei Mädchen zwischen 9 u. 13 Jahren, bei Jungen zwischen 11 u. 15 Jahren. Die körperliche Entw. ist neben Menarche* bzw. Beginn der Produktion von Sperma* u. der Herausbildung der sekundären Geschlechtsmerkmale durch einen Wachstumsschub charakterisiert. Häufig tritt eine Acne* vulgaris auf. Die seelische Entw. dauert länger als die körperliche u. wird begleitet von typ. Pubertätskrisen unterschiedl. Ausprägung (Selbstunsicherheit, Aggressivität, selbstbeschädigendes Verhalten, evtl. Anorexia* nervosa u. a.). Vgl. Pubarche; Thelarche; Lebensabschnitte.
Pubertäts|fett|sucht (↑): (engl.) *pubertal adiposity*; veraltete Bez. für Adipositas* im Kindes- u. Jugendalter mit meist exogen (selten konstitutionell) bedingtem massivem Übergewicht; **DD:** endokrine Erkr. (z. B. Fröhlich*-Syndrom), hereditäre Erkr. (z. B. Prader*-Willi-Syndrom).
Pubertäts|gynäko|mastie (↑; Gyn-*; Mast-*) *f*: (engl.) *pubertal gynecomastia*; ein- od. beidseitig i. R. der Pubertät auftretende Gynäkomastie* bei ca. 50 % der männl. Jugendlichen; meist spontan Rückbildung.
Pubertäts|mager|sucht (↑): s. Anorexia nervosa.
Pubertäts|störungen (↑): (engl.) *disorders of puberty*; Sammelbez. für ein breites Spektrum von Störungen der körperl. Veränderungen in der Pubertät*, die sowohl Zeitpunkt als auch Art der Veränderungen betreffen können. Die hauptsächl. diagn. Schwierigkeit besteht in der Abgrenzung zw. Normvarianten u. krankheitswertigen Störungen u. in der genauen Abklärung des endokrinen od. extern ausgelösten Entstehungsmechanismus. Therap. sind heute bei früher Diagnosestellung u. hormonaler Substitution od. Synthesehemmung zahlreiche Störungen beeinflussbar. **Einteilung** nach der Grundsymptomatik: **1.** verfrühtes Eintreten der Pubertät (Pubertas* praecox) mit Ausprägung körperl. Merkmale, die dem gonadalen u. chromosomalen Geschlecht entsprechen (isosexuelle Pubertas praecox); die Entw. ist fast immer verbunden mit körperl. Kleinwuchs. **2.** verspätetes Eintreten der Pubertät (Pubertas* tarda); **3.** Ausbleiben der Pubertät od. nur geringe Ausprägung der geschlechtstyp. Veränderungen wird inf. hormonaler od. chromosomaler Störungen beobachtet od. als Folge genitaler Fehlbildungen*; **4.** intersexuelle Entw. (anisosexuelle Pubertas praecox), gekennzeichnet bei Mädchen durch Sympt. der Virilisierung (Sekundärbehaarung, Klitorishypertrophie), bei Jungen durch Sympt. der Feminisierung (v. a. Gynäkomastie*); **5.** i. w. S. Bez. für vorübergehende körperl. u. psych. Störungen, die in der Pubertät auftreten können, z. B. Essstörungen, Gynäkomastie, Akne.
Pubertäts|struma (↑; Struma*) *f*: (engl.) *adolescent goitre*; syn. Struma adolescentium sive juvenilis; Struma* mit euthyreoter Stoffwechsellage i. R. der Pubertät; **Vork.:** v. a. in Iodmangelgebieten.
Pubertas prae|cox (↑) *f*: (engl.) *pubertas praecox, sexual precocity*; vorzeitige Geschlechtsentwicklung mit Zeichen der sexuellen Reife durch Auftreten von sekundären Geschlechtsmerkmalen (in Mitteleuropa bei Mädchen vor dem 8. Lj., bei Jungen vor dem 10. Lj.); **Formen: 1.** zentrale P. p. (P. p. vera hypothalamica): isosexuelle Frühentwicklung bei raumforderndem Prozess im Diencephalon (z. B. Pinealistumor) od. idiopathisch (hypothalam.

Fehlsteuerung); i. d. R. mit Konzeptions- bzw. Zeugungsfähigkeit; **2.** periphere P. p.: s. Pseudopubertas praecox; **Ther.:** GnRH*-Agonisten.

Pubertas tarda (↑) *f*: verspätetes Eintreten der Pubertät* (in Mitteleuropa bei Jungen u. Mädchen nach dem 16. Lj.) mit umstrittenem Krankheitswert; **Urs.: 1.** idiopathische (häufig fam.) Reifungsverzögerung; **2.** Mangelernährung, Anorexia* nervosa, Allgemeinerkrankung, Leistungssport; **3.** primärer Hypogonadismus* (z. B. Gonadendysgenesie, Turner-Syndrom); **4.** sekundärer Hypogonadismus (zentrale Urs., z. B. Tumor im Hypothalamus, Kallmann*-Syndrom). Knochenalter* weist inf. fehlender Sexualhormone Rückstand um ≥2 Jahre auf entspr. Altersdurchschnitt auf.

Pubes (lat. Geschlechtsreife, Scham-, Barthaare, Schamgegend) *f*: Schamhaare, Schamgegend.

Public Access Defibrillation (engl. public öffentlich; access Zugang, Zutritt; Defibrillation*): s. Defibrillation.

Public Health (↑; engl. health Gesundheit): Gesundheitswissenschaften; Wissenschaft u. Praxis der Erhaltung u. Förderung von Gesundheit* sowie Vermeidung u. Bewältigung von Krankheit* innerhalb der Bevölkerung bzw. von Bevölkerungsgruppen; einzusetzende Mittel sollen dabei angemessen, wirksam u. ökonomisch vertretbar sein. Im Gegensatz zur klin. (individuellen) u. biomedizinischen (subindividuellen) Sichtweise fokussiert P. H. auf bevölkerungs- bzw. systembezogenes Management von Gesundheitsproblemen, integriert u. a. Demographie, Gesundheitsökonomie, Informatik, Managementwissenschaft, Medizinsoziologie, Qualitätsforschung, Sozialmedizin, Statistik u. Umweltmedizin, befasst sich mit Entw. u. angemessenem Management gruppenod. systembezogener Gesundheitsprobleme, ohne individuelle Präferenzen u. Bedürfnisse zu negieren u. bezieht sich auf Gesundheitsversorgung mit präventiven, kurativen u. rehabilitativen Anteilen.

Pudendum femininum (lat. pudendus dessen man sich zu schämen hat) *n*: (engl.) *pudendum*; syn. Vulva; weibliche Scham; das äußere weibl. Genitale*.

pudendus (↑): zur Schamgegend gehörend, die Schamgegend betreffend.

Pudendus|an|ästhesie (↑; Anästhesie*) *f*: (engl.) *pudendal anesthesia*; Form der Leitungsanästhesie* mit Blockade des N. pudendus (S 2–4) durch transvaginale Punktion u. Injektion von Lokalanästhetikum* im Bereich der Spina ischiadica (s. Abb.); keine vollständige perineale (Innervation durch Plexus* sacralis) Anästhesie; **Ind.:** geburtshilfl.-gyn. Eingriffe; Entbindung (Minderung des Dehnungsschmerzes am Damm in der späten Austreibungsperiode; Erleichterung des Kopfdurchtritts); heute i. d. R. durch Periduralanästhesie* ersetzt; vgl. Parazervikalblockade; **Kompl.:** system. Wirkung von Lokalanästhetika; häufig zusätzl. s. c. Infiltration im Bereich der ant. Vulva (Blockade von N. genitofemoralis u. N. ilioinguinalis) erforderlich.

Pudendus|neur|algie (↑; Neur-*; -algie*) *f*: (engl.) *pudendal neuralgia*; neuralgiformes Schmerzsyndrom im Versorgungsgebiet des N. pudendus (Genital-, Perineal- u. Analbereich); **Urs.:** z. B. mechan. Kompression (Fahrradsattel), lokaler Tumor.

Pudenz-Heyer-Ventil (Robert H. P., Neurochir., Pasadena, 1911–1998; Ted H., amerikan. Wissenschaftler, geb. 1902) *n*: s. Ventrikeldrainage.

Puder: (engl.) *powder*; Streupulver zur äußerl. Anwendung; als reine Wirkstoffpulver od. Gemische mit Hilfsstoffen wie z. B. Talk, Zinkoxid u. Stärke, die die Haft-, Streu- u. Absorptionsfähigkeit des P. beeinflussen.

Puerilismus (lat. puerilis jugendlich, kindlich) *m*: (engl.) *puerilism*; erneutes Auftreten kindl. Verhaltens im Erwachsenenalter; **Vork.:** z. B. bei Regression* od. Demenz*. Vgl. Infantilismus.

Puerperal|fieber (lat. puerpera Wöchnerin, Gebärende): (engl.) *childbed fever*; Kindbettfieber, Wochenbettfieber; Bez. für einen (heute seltenen) fieberhaften Krankheitsprozess, der durch Eindringen von pathogenen Bakt. in die Geburtswunden entsteht u. nach der Geburt bzw. nach Abort auftreten kann; **Err.:** gramnegative u. grampositive Erreger, Anaerobier*, Mycoplasma* u. Chlamydien*; **Ausbreitung: 1.** lokal begrenzte Inf. (z. B. Endometritis puerperalis); **2.** von der infizierten Wunde (meist Plazentahaftstelle) aus, v. a. hämatogen (septisches P., Puerperalsepsis); **Klin.:** hohes, meist remittierendes Fieber mit Schüttelfrost, stark beschleunigter, weicher Puls, Tachypnoe, Anämie mit Leukozytose u. Linksverschiebung; Benommenheit wechselnd mit Euphorie; **Kompl.:** bei ungünstigem Verlauf Kreislaufversagen u. Tod im sept. Schock (vgl. Sepsis).

Puerperal|psychose (↑; Psych-*; -osis*) *f*: Wochenbettpsychose*.

Puerperal|sepsis (↑; Sepsis*) *f*: s. Puerperalfieber.

Puerperium (lat. puerperium Kindbett, Niederkunft, Geburt) *n*: (engl.) *puerperium*; Kindbett, Wochenbett; Zeitraum von der Entbindung bis zur Rückbildung der Schwangerschafts- u. Geburtsveränderungen bei der Mutter; **Dauer:** 6–8 Wo. (Frühwochenbett: die ersten 7 Tage p. p.); bei Stillbereitschaft beginnt das Stillen*. Vgl. Wochenbettdepression.

Puffer|basen *fpl*: (engl.) *buffer bases*; syn. Gesamtpufferbasen; Summe der negativ geladenen, puffernden Anionen (Basen*) im Vollblut, angegeben in mmol/l; **Referenzwert:** 48 mmol/l; davon liegen im Vollblut ca. 19 mmol/l als Bicarbonat u. der Rest v. a. als Hämoglobin u. in geringerem Um-

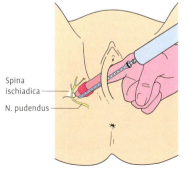

Pudendusanästhesie: Spezialnadel mit Führungshülse als Führungsschiene [112]

Spina ischiadica
N. pudendus

Pufferung

fang als Plasmaprotein u. Phosphat vor; **Bestimmung:** durch Astrup*-Methode; dienen der Erkennung nicht respirator. Störungen des Säure*-Basen-Haushalts; seit Einführung der Bestimmung der Basenabweichung* (Abweichung vom Normalwert der P.) weniger gebräuchlich; Verminderung der P. durch Erhöhung der Wasserstoffionenkonzentration* (pH-Erniedrigung) bei nicht respirator. Azidose* od. Absinken der Hämoglobinkonzentration.

Pufferung: (engl.) *buffering*; Stabilisierung des pH* bei chem. u. biochem. Reaktionen; in Körper- u. Gewebeflüssigkeit stabilisieren **Puffersysteme** das Säure-Basen-Gleichgewicht; Puffersysteme des Bluts bestehen aus einer schwachen Säure (od. Base) u. deren dissoziiertem neutralem Salz, so dass je nach Pufferkapazität (am größten bei äquimolarem Verhältnis: pH = pK) H^+ u. OH^- abgefangen werden; Abweichungen vom normalen pH von 7,4 im Blut werden v. a. gedämpft durch: **1.** das H_2CO_3/HCO_3^--System (s. Bicarbonatpuffer); **2.** die Nicht-Bicarbonatpuffer (Hämoglobin in Erythrozyten, Proteine im Blutplasma u. in geringerem Umfang auch Phosphat v. a. intrazellulär u. im Harn). Vgl. Pufferbasen.

Pulex irritans (lat. *pulex* Floh) *m*: Menschenfloh; s. Flöhe.

Pulikose (↑; -osis*) *f*: Flohbefall; s. Flöhe.

Pulmo (lat.) *m*: Lunge*.

Pulmologie (↑; -log*) *f*: besser Pneumologie*.

pulmonal (↑): zur Lunge gehörend.

Pulmonalarteriographie (↑; Arteri-*; -graphie*) *f*: s. Angiokardiographie.

Pulmonalatresie (↑; Atresie*) *f*: (engl.) *pulmonary atresia*; angeborener Herzfehler* mit vollständigem Verschluss der rechtsventrikulären Ausflussbahn; **Einteilung:** s. Abb., **1. mit VSD** (Abk. für Ventrikelseptumdefekt*): frühere Bez. Pseudotruncus aortalis; Vork. in 25 % der Fälle bei Mikrodeletion 22q11; **Klin.:** bes. schwere Zyanose* wegen der nur über den Ductus arteriosus u. a. aortopulmonale Kollateralen erfolgenden pulmonalen Perfusion; **2. ohne VSD** (mit intaktem Ventrikelseptum): ca. 2,5 % der angeb. Herzfehler; meist valvulär (selten infundibulär) mit hypoplast. Pulmonalarterienhauptstamm bzw. re. Ventrikel u. offenem Foramen ovale, häufig auch Trikuspidalklappenfehler, bei ca. 5 % der Ebstein*-Anomalie ähnlich; **Pathophysiol.:** atrialer Rechts-Links-Shunt u. verminderte pulmonale Perfusion über (meist dünnen) Ductus* arteriosus u. Bronchialarterienanastomosen; **Klin.:** akute Zyanose* u. Herzinsuffizienz* bei Verschluss des Ductus arteriosus kurz nach der Geburt; **Diagn.:** EKG: P-dextroatriale u. Zeichen der linksventrikulären Herzhypertrophie* (Tab. dort); Röntgen-Thorax-Aufnahme: deutl. verminderte Lungengefäßzeichnung; Nachweis durch Echokardiographie*, Herzkatheterisierung* u. selektive Angiokardiographie*; **Ther.:** Prostaglandininfusion zur Verhinderung des Verschlusses des Ductus arteriosus, bei membranöser P. evtl. interventionelle Eröffnung der Membran mit Hochfrequenzstrom-Katheter u. nachfolgender Ballonvalvuloplastie* mit od. ohne Stentimplantation, bei fehlendem Ausflusstrakt evtl. Stentimplantation in den Ductus arteriosus zur Lungenperfusion bis zur op. Korrektur (Blalock*-Taussig-Operation bzw. Sano*-Shunt als Palliativoperation); später bei ausreichend großem re. Ventrikel Pulmonalklappenersatz (Xeno- od. Homograft), bei hypoplast. re. Ventrikel evtl. Glenn*-Operation u. Fontan*-Operation; Endokarditisprophylaxe (s. Endokarditis). Vgl. Pulmonalstenose.

Pulmonaldehnungston (↑): (engl.) *pulmonary ejection click*; syn. pulmonaler Ejektionsklick; über dem Auskultationspunkt der Pulmonalklappe (s. Herzauskultation) hörbarer, zusätzl. Herzton* (frühsystol. Klick, vgl. Klick, systolischer) durch verstärkte Anspannung der Pulmonalklappen u. vermehrte Auswurfleistung des re. Ventrikels in die A. pulmonalis; im Gegensatz zum Aortendehnungston* keine feste zeitl. Beziehung zur Karotispulskurve* sowie i. d. R. etwas früher als dieser hörbar; **Vork.:** Pulmonalklappenfehler, pulmonale Dilatation (pulmonale Hypertonie). Vgl. Herzgeräusche.

Pulmonalinsuffizienz (↑; Insuffizienz*) *f*: Pulmonalklappeninsuffizienz*.

Pulmonalisangiographie (↑; Angio-*; -graphie*) *f*: syn. Pulmonalarteriographie; s. Angiokardiographie.

Pulmonalisbändelung (↑): Pulmonalis*-Banding.

Pulmonalis-Banding (↑; engl. *banding* Bändelung) *f*: syn. Muller-Dammann-Operation, Bändelungsoperation, Pulmonalisbändelung; auch Bändelung; Palliativoperation zur Verminderung einer hohen Druck- u. Volumenbelastung art. Lungengefäße; **Prinzip:** partielle Einengung der A. pulmonalis

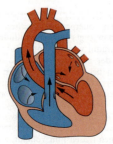

physiologische Systole

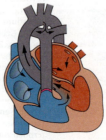

Pulmonalatresie mit Ventrikelseptumdefekt

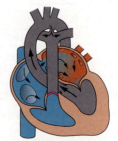

Pulmonalatresie ohne Ventrikelseptumdefekt

Pulmonalatresie: Rechts-Links-Shunt u. pulmonale Minderperfusion

mit zirkulär gelegtem u. fixiertem Band; **Ind.:** Säugling (vor definitiver op. Versorgung) mit großem Ventrikelseptumdefekt* bzw. komplettem atrioventrikulärem Septumdefekt* (selten durchgeführt wegen meist mögl. primärer Frühkorrektur), Erwachsene mit angeb. Herzfehler bei pulmonaler Hypertonie*. Vgl. Herzchirurgie.

Pulmonalis|hypo|plasie (↑; Hyp-*; -plasie*) *f*: (engl.) *hypoplasia of the pulmonary artery*; seltene angeb. Fehlbildung eines Haupt- od. Seitenasts der Pulmonalarterie mit der Folge von Minderdurchblutung des betreffenden Lungenabschnitts.

Pulmonalis|katheter (↑; Katheter*) *m*: (engl.) *pulmonary artery catheter*; syn. Pulmonalarterienkatheter (Abk. PAK); Swan-Ganz-Katheter; mehrlumiger Einschwemmkatheter aus Kunststoff (Thermodilutionskatheter, Ballonkatheter) zur intensivmed. kardiovaskulären Überwachung (Monitoring), der nach der Seldinger*-Methode über eine zentrale Vene (z. B. V. jugularis interna) eingeführt u. unter intravasaler Druckmessung durch V. cava sup., re. Vorhof, re. Ventrikel, A. pulmonalis bis in einen peripheren Pulmonalarterienast (meist Bronchialarterie der re. A. pulmonalis) vorgeschoben wird; Kontrolle der Lok. der Katheterspitze während des Vorschiebens anhand der art. Druckkurve: s. Blutdruck (Abb. 2 dort); **Ind.:** streng zu stellen; Herzchirurgie*, (diagn.) rechtsventrikuläre Dysfunktion; **Aufbau** u. **Prinzip:** (mind.) 4 Lumina (von proximal nach distal): **1.** mit proximaler Öffnung (für Erwachsene 30 cm vor Katheterspitze) zur Messung des **ZVD** im re. Vorhof, Injektion gekühlter Lösung (meist physiol. NaCl-Lösung) für die pulmonalarterielle Thermodilution* sowie Entnahme zentralvenösen Bluts; **2.** mit distaler Öffnung (proximal des Ballons, s. u.) mit Thermistor zur Temperaturmessung u. damit (evtl. mit Wärmedilution zur kontinuierl.) Berechnung des **HMV**; **3.** zum Aufblasen (Luft) des weit distal (nahe der Katheterspitze) gelegenen Ballons (Einschwemmhilfe, Gefäßverschluss bei der Druckmessung, s. u.); **4.** mit Öffnung an der Katheterspitze zur intravasalen Druckmessung (**PAP***; Lungenkapillaren-Verschlussdruck, syn. **Wedge***-**Druck**, bei Verschluss des peripheren Pulmonalarterienasts durch den aufgeblasenen Ballon) u. Entnahme gemischtvenösen Bluts; **5.** evtl. zusätzl. Lumen mit proximaler Öffnung im re. Vorhof zur Infusion od. temporären Elektrostimulation (passagerer Herzschrittmacher*); **6.** evtl. zusätzl. Lumen mit distaler Öffnung zur kontinuierl. fiberopt. Messung der gemischtvenösen Sauerstoffsättigung*. Von den gemessenen rechner. **abgeleitete Parameter:** z. B. pulmonalvaskulärer Widerstand*, peripherer Widerstand*, Schlagvolumen*, Schlagvolumenindex*, Herzindex*, rechtsventrikulärer enddiastol. Volumenindex (Abk. RVEDVI; s. Vorlast); **Kompl.:** u. a. Herzrhythmusstörungen*, Infektionen (abhängig von Liegedauer). Vgl. Herzkatheterisierung; Venenkatheter, zentraler.

Pulmonal|klappe (↑): (engl.) *pulmonary valve*; Valva trunci pulmonalis; s. Herz.

Pulmonal|klappen|in|suf|fizienz (↑; Insuffizienz*) *f*: (engl.) *pulmonary regurgitation*; syn. Pulmonalinsuffizienz; Herzklappenfehler* mit Schlussunfähigkeit der Pulmonalklappe; **Ätiol.:** meist als relative (funkt.) P. bei pulmonaler Hypertonie* (häufig als kombiniertes Klappenvitium) od. nach Endokarditis* od. iatrogen nach op. Korrektur einer valvulären Pulmonalstenose*, selten angeb. (Klappenanomalie bzw. -aplasie); **Pathophysiol.:** inf. diastol. Regurgitation rechtsventrikuläre Volumenbelastung, Dilatation (auch Pulmonalishauptstamm) u. Hypertrophie, rel. Trikuspidalklappeninsuffizienz; **Sympt.:** (je nach Schweregrad) evtl. rasche Ermüdbarkeit, Belastungsdyspnoe; **Diagn.:** Herzauskultation*: leises, inspirator. zunehmendes, vom Pulmonalton (s. Herztöne) deutl. abgesetztes, diastol. Herzgeräusch* (Decrescendo) mit p. m. 3.–4. ICR parasternal li. (Erb-Punkt), ggf. höherfrequent als Steel*-Geräusch; Nachweis u. Quantifizierung durch Echokardiographie* u. Herzkatheterisierung*; **Ther.:** ggf. op. (s. Herzklappen, künstliche); Endokarditisprophylaxe (s. Endokarditis).

Pulmonal|klappen|stenose (↑; Steno-*; -osis*) *f*: s. Pulmonalstenose.

Pulmonal|stenose (↑; Steno-*; -osis*) *f*: (engl.) *pulmonary stenosis*; Einengung des rechtsventrikulären (pulmonalen) Ausflusstrakts; **Ätiol.:** **1.** meist angeb. (bei 25–30 % der angeborenen Herzfehler*); **a)** isoliert (intaktes Ventrikelseptum): ca. 7 % aller angeb. Herzfehler; **b)** in Komb. mit zusätzl. Anomalien: z. B. mit offenem Foramen ovale bzw. echtem Vorhofseptumdefekt vom Secundum-Typ als sog. Fallot*-Trilogie sowie als Teilsymptom komplizierter angeb. Herzfehler (z. B. Fallot*-Tetralogie, Transposition* der großen Arterien; **2.** selten erworben (valvuläre P.); **Formen: 1.** valvuläre P.: Herzklappenfehler* der Pulmonalklappe (Pulmonalklappenstenose; s. Abb.), ca. 90 % der Fälle, mit od. ohne funkt. Stenose (reversibel) des Infundibulums (s. Conus arteriosus); **2.** subvalvuläre P.: s. Infundibulumstenose, ca. 10 % der Fälle; **3.** supravalvuläre (periphere) Pulmonalarterienstenose: selten, z. B. bei Williams*-Beuren-Syndrom; **Pathophysiol.:** Rechtsherzhypertrophie u. Rechtsherzinsuffizienz* inf. rechtsventrikulärer Druckbelastung; bei isolierter P. kann der Druck im re. Ventrikel den Systemdruck weit übersteigen (krit. P.). **Klin.:** in Abhängigkeit vom Schweregrad (Druckgradient) u. U. periphere Zyanose* inf. verminderten Herzminutenvolumens* u. Belastungsdyspnoe, rechtsventrikuläre Pulsationen, evtl. mit

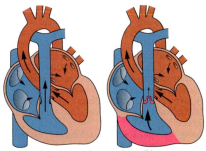

physiologische Systole   Pulmonalklappenstenose

Pulmonalstenose: rechtsventrikuläre Druckbelastung bei Pulmonalklappenstenose; pulmonale Minderperfusion in der Folge

Herzbuckel*, bei Komb. mit Rechts-Links-Shunt zusätzl. zentrale Zyanose (Mischungszyanose); **Diagn.: 1.** Herzauskultation*: holosystol., spindelförmiges Austreibungsgeräusch (s. Herzgeräusche) mit p. m. im 2.–3. ICR li. parasternal u. Fortleitung nach dorsal, Lautstärke je nach Schweregrad (1/6–6/6); pathol. Spaltung des 2. Herztons* mit leisem Pulmonalton; Pulmonaldehnungston* (fehlt bei subvalvulärer P.); **2.** EKG: Zeichen einer Rechtsherzhypertrophie; s. Herzhypertrophie (Tab. dort); **3.** Röntgen-Thorax-Aufnahme: poststenot. Erweiterung des Pulmonalarterienhauptstamms meist ohne wesentl. Verminderung der peripheren Lungengefäßzeichnung; **4.** Nachw. u. Graduierung durch Echokardiographie*, Herzkatheterisierung*, Angiokardiographie*; **Ther.: 1.** valvuläre P.: transluminale Ballondilatation (s. Ballonvalvuloplastie), op. Valvulotomie; subvalvuläre P.: ggf. Resektion einer Infundibulumstenose*; supravalvuläre P.: ggf. op. plastische Erweiterung od. Ballonangioplastie* mit od. ohne Stentimplantation; **2.** Endokarditisprophylaxe (s. Endokarditis). Vgl. Pulmonalatresie.

Pulmonal|venen|trans|position (↑; Vena*; Trans-*; lat. positio Stellung, Lage) *f*: s. Lungenvenenfehlmündung, totale; Lungenvenenfehlmündung, partielle.

Pulmono|logie (↑, -log*) *f*: Pneumologie*.

Pulpa dentis (lat. pulpa Fleisch; dens, dentis Zahn) *f*: (engl.) *dental pulp*; syn. Zahnpulpa; die Pulpahöhle im Innern des Zahns ausfüllendes feinfaseriges Bindegewebe, reich an Blutgefäßen u. Nervenfasern; an der Grenze zwischen P. d. u. Dentin* liegen die Odontoblasten*.

Pulpa splenica (↑) *f*: (engl.) *splenic pulp*; Pulpa der Milz*.

Pulpitis (↑; -itis*) *f*: Entz. der Pulpa* dentis; meist infektiös bedingt i. R. einer ausgeprägten Zahnkaries*, seltener durch physik. Reize ausgelöst; bei chron. Verlauf kann es zur Ausbildung von Pulpapolypen kommen.

pulposus (↑): pulpös; aus weicher Masse bestehend; z. B. Nucleus pulposus.

Puls (lat. pulsus Stoß) *m*: (engl.) *pulse*; (lat.) pulsus; durch den systol. Blutauswurf des Herzens im Kreislauf entstehende Druck- u. Volumenschwankung (Pulswelle); i. e. S. die Pulswelle im art. Gefäßsystem (Druckkurve: s. Blutdruck, Abb. 1 dort), deren Fortleitungsgeschwindigkeit von der Dehnbarkeit des durchströmten Blutgefäßes abhängig ist (Aorta 4–6 m/s, A. radialis 8–12 m/s) u. mit dem Alter inf. Elastizitätsverlusts zunimmt (vgl. Windkesselfunktion); klin. orientierende Untersuchung der Pulsqualitäten* durch Palpation der peripheren Pulse (z. B. über der A. radialis). Vgl. Drahtpuls; Druckpuls; Kapillarpuls; Vaguspuls; Venenpuls; Pulsdefizit; Karotispulskurve.

Puls|adern (↑): syn. Schlagadern; s. Arterien.

Puls|amplitude (↑; Amplitude*) *f*: s. Blutdruckamplitude.

pulsans (lat. pulsare heftig schlagen): pulsierend, dem Puls entspr. sich hebend u. senkend, schwellend u. abschwellend.

Pulsationen, epi|gastrische (↑) *f pl*: (engl.) *epigastric pulsations*; (lat.) Pulsatio epigastrica; herzschlagsynchrone Erschütterungen der Oberbauchregion;

physiol. bei asthen. Körperbau u. Zwerchfelltiefstand, pathol. bei rechtsventrikulärer Herzhypertrophie*.

Puls|de|fizit (Puls*) *n*: (engl.) *pulse deficit*; Differenz zwischen peripherer Pulsfrequenz* u. Herzfrequenz* inf. frustraner Herzkontraktion*. Vgl. Pulsus irregularis.

Puls|druck (↑): s. Blutdruckamplitude.

pulseless disease (engl.): s. Takayasu-Arteriitis.

Puls-Feld-Gel-Elektro|phorese (Puls*; Elektro-*; -phor*) *f*: (engl.) *pulse field gel electrophoresis*; Abk. PFGE; Verfahren für die klonale Zuordnung von Erregerstämmen zu einer best. Infektkette*; die DNA der zu prüfenden Stämme wird mit selten schneidenden Endonukleasen in rel. lange Fragmente gespalten, die sich bei versch. Stämmen einer Species od. eines Serovars in der Länge unterscheiden (Restriktionsfragmentlängen*-Polymorphismus). Nach elektrophoretischer Trennung erzeugen diese Fragmente für den jeweiligen Stamm typische Banden.

Puls|frequenz (↑; Frequenz*) *f*: (engl.) *pulse rate*; Zahl der Pulswellen pro Min., meist übereinstimmend mit der Herzfrequenz* (vgl. Pulsdefizit); abhängig von den mechan. effektiven Kontraktionen des Herzmuskels sowie von Alter, Geschlecht u. a. Einflüssen (s. Tab.).

Pulsfrequenz	
Altersklasse	Pulsfrequenz
Neugeborene	≈ 140/min
Kinder	
2 Jahre	120/min
4 Jahre	100/min
10 Jahre	90/min
14 Jahre	85/min
Erwachsene	
Männer	62–70/min
Frauen	75/min
Senium	80–85/min

Puls|frequenz|regel (↑; ↑): (engl.) *pulse frequency rule*; Maß für eine optimale Belastungsintensität bei Beanspruchung i. R. eines aeroben Ausdauertrainings* zur Prävention: 180 minus Lebensalter in Jahren = Pulsfrequenz im Training; Voraussetzung ist ein Ruheausgangswert von 60–70/min.

Pulsions|di|vertikel (lat. pulsare heftig schlagen; Divertikel*) *n*: s. Ösophagusdivertikel.

Pulsions|zysto|zele (↑; Kyst-*; -kele*) *f*: s. Zystozele.

Puls|oxy|metrie (Puls*; Ox-*; Metr-*) *f*: (engl.) *pulse oxymetry*; transkutane (unblutige) Messung der art. Sauerstoffsättigung* aufgrund pulssynchroner Absorptionsänderungen im durchstrahlten Gewebe über einen Sensor am Finger; **Prinzip:** s. Oxymetrie.

Puls|qualitäten (↑) *f pl*: (engl.) *pulse qualities*; bei der Untersuchung des Herz-Kreislauf-Systems durch Palpation oberflächl. Arterien feststellbare Eigenschaften des Pulses; **Einteilung: 1.** Frequenz: s. Pulsfrequenz; **2.** Rhythmus: abhängig vom Herzrhythmus; **3.** Amplitude (sog. Größe, Stärke, Höhe): s. Blutdruckamplitude; **4.** Druckanstieg: Anstiegsgeschwindigkeit des Blutdrucks*, abhängig von Pulsfrequenz u. -amplitude; **5.** Spannung: abhängig insbes. von der Höhe des mittleren Blutdrucks. Vgl. Pulswellenlaufzeit; Pulsdefizit.

Pulsus (lat. pulsus Schlag, Stoß) *m*: Puls*; vgl. Pulsqualitäten.

Pulsus aequalis (↑) *m*: Puls* von gleichmäßiger Qualität; vgl. Pulsqualitäten.

Pulsus alternans (↑) *m*: s. Pulsus irregularis.

Pulsus altus (↑) *m*: Pulsus* magnus.

Pulsus capricans (↑) *m*: sog. Bocksprungpuls; überdikroter Puls* mit Vorschlag vor dem eigentl. Schlag; vgl. Pulsus dicrotus, Dikrotie.

Pulsus celer (↑) *m*: schnellender Puls*; Puls mit schnellem (steilem) Druckanstieg; **Vork.:** als Pulsus celer et altus (s. Pulsus magnus) v. a. bei Aortenklappeninsuffizienz*.

Pulsus con|tractus (↑) *m*: syn. Pulsus oppressus; harter Puls* mit kleiner Pulsamplitude (s. Blutdruckamplitude) bei starrer stenosierter Arterie.

Pulsus de|ficiens (↑) *m*: s. Pulsus irregularis.

Pulsus di|crotus (↑) *m*: doppelschlägiger Puls*; s. Dikrotie.

Pulsus dif|ferens (↑) *m*: sich zwischen linkem u. rechtem Arm bzgl. der Pulsqualitäten* unterscheidender Puls*; **Vork.:** z. B. dissezierendes Aortenaneurysma*, Subclavian*-steal-Syndrom, pAVK der oberen Extremität, evtl. Aortenisthmusstenose*.

Pulsus durus (↑) *m*: harter, nur schwer unterdrückbarer Puls*; **Vork.:** z. B. art. Hypertonie.

Pulsus fili|formis (↑) *m*: syn. Pulsus undulosus; fadenförmiger, kaum tastbarer Puls* mit kleiner Pulsamplitude (s. Blutdruckamplitude) u. meist hoher Pulsfrequenz*; **Vork.:** v. a. akute Kreislaufinsuffizienz (Kollaps*, Schock*).

Pulsus fortis (↑) *m*: Pulsus* magnus.

Pulsus frequens (↑) *m*: Puls* mit hoher Pulsfrequenz*.

Pulsus inter|mittens (↑) *m*: syn. Pulsus deficiens; s. Pulsus irregularis.

Pulsus ir|regularis (↑) *m*: arrhythm. Puls*; meist verursacht durch Herzrhythmusstörungen*; **Formen: 1.** (physiol.) **P. i. respiratorius:** inspirator. ansteigende Pulsfrequenz u. Verminderung der Pulsamplitude bei exspirator. Verlangsamung des Pulses u. Vergrößerung der Pulsamplitude; vgl. Sinusarrhythmie; **2.** (pathol.): **a) P. i. perpetuus** bzw. **P. i. absolutus:** fortdauernd bzw. absolut arrhythm. Puls mit unregelmäßiger Pulsfrequenz u. wechselnder Pulsamplitude (Pulsus irregularis et inaequalis); Urs.: Herzmuskelerkrankungen, supraventrikuläre Herzrhythmusstörungen (v. a. Vorhofflattern u. Vorhofflimmern); vgl. Arrhythmia absoluta; **b) Pulsus alternans:** rhythm. Wechsel zwischen einem Pulsschlag mit großer Pulsamplitude (s. Blutdruckamplitude) u. einem Pulsschlag mit kleiner Pulsamplitude; als echter Pulsus alternans bei Erkr. des Herzmuskels, als Pulsus pseudoalternans bei Bigeminie*; **c) Pulsus deficiens** (syn. Pulsus intermittens): Puls mit Pulsdefizit*.

Pulsus magnus (↑) *m*: syn. Pulsus altus, Pulsus fortis; sog. großer Puls*; Puls* mit großer Pulsamplitude (s. Blutdruckamplitude); **Vork.:** z. B. Fieber, Hyperthyreose*, Aortenklappeninsuffizienz*.

Pulsus mollis (↑) *m*: weicher, leicht unterdrückbarer Puls*.

Pulsus oppressus (↑) *m*: Pulsus* contractus.

Pulsus para|doxus (↑) *m*: paradoxer Puls*; Puls*, der durch die inspirator. Abnahme der Pulsamplitude (s. Blutdruckamplitude) um mehr als 10 mmHg (normal max. 5 mmHg) gekennzeichnet ist u. mit einem entspr. pathol. Anstieg des inspirator. Venendrucks (Kussmaul-Zeichen) einhergeht; **Vork.:** z. B. hämodynam. wirksamer Perikarderguss*, Accretio* pericardii (inf. Einengung der großen Gefäße).

Pulsus parvus (↑) *m*: Puls* mit kleiner Pulsamplitude (s. Blutdruckamplitude).

Pulsus penetrans (↑) *m*: (engl.) *penetrating venous pulse*; durch das Kapillargebiet bis in die Venen fortgepflanzte art. Pulswelle (s. Puls); **Vork.:** Erweiterung der Kapillaren u. arteriovenösen Anastomosen.

Pulsus rarus (↑) *m*: Puls* mit niedriger Pulsfrequenz*.

Pulsus regularis (↑) *m*: rhythm. Puls*.

Pulsus tardus (↑) *m*: Puls* mit langsamem (flachem) Druckanstieg.

Pulsus undulosus (↑) *m*: Pulsus* filiformis.

Pulsus vibrans (↑) *m*: schwirrender Puls* mit palpablen u. manchmal auch hörbaren Schwingungen der Gefäßwand inf. ausgeprägter turbulenter Strömung; **Vork.:** z. B. Aneurysma*, arteriovenöse Fistel*, schwere Anämie*.

Puls|wellen|lauf|zeit (↑): (engl.) *pulse wave flow time*; Zeit zwischen dem Aortensegment des 2. Herztons* u. der Inzisur* der Karotispulskurve*; verkürzt im Alter u. bei art. Hypertonie. Vgl. Phonokardiographie.

Pulver|schmauch: (engl.) *powder burn*; (forens.) grau-schwärzliche Verfärbung durch verbrannte Pulverteile in unmittelbarer Nähe als Nahschusszeichen* od. an der Hand als Indiz zur Unterscheidung zwischen Schuss von eigener od. fremder Hand; Schmauchbestandteile sind z. B. Blei, Barium, Antimon.

Pulvertaft-Sehnen|naht (Guy P., Handchirurg, Derby, 1907–1986): s. Sehnennaht.

Pulvinar (lat.) *n*: Polster; z. B. P. thalami, hinteres Ende des Thalamus*.

Pulvis (lat.) *m*: Pulver.

punch drunk encephalopathia (engl. punch Schlag; drunk betrunken): s. Boxerenzephalopathie.

Punctio sicca (lat. punctio Einstich) *f*: (engl.) *dry puncture*; unergiebige Punktion*, z. B. bei Knochenmarkpunktion* od. Lumbalpunktion*.

Punctum (lat.) *n*: Punkt.

Punctum lacrimale (↑) *n*: Tränenpunkt; grübchenförmiger Beginn des Tränenabflusssystems auf der Papilla* lacrimalis.

Punctum maximum (↑) *n*: s. p. m.

Punctum proximum (↑) *n*: (engl.) *punctum proximum, near point*; Nahpunkt* des Sehens.

Punctum remotum (↑) *n*: (engl.) *punctum remotum, far point*; Fernpunkt* des Sehens.

Punktierung: (engl.) *punctation*; sog. Grund; auf der Portiooberfläche liegende, iodnegative Areale mit Bindegewebepapillen, deren Kapillarschlingen bei Kolposkopie* als rötl. Punkte zu sehen sind;

Punktion

1. **zarte** P.: harmlos; 2. **grobe** P.: erweiterte Kapillaren; Verdacht auf beginnendes Karzinom. Vgl. Mosaik.

Punktion (lat. punctio Einstich) *f*: (engl.) *puncture*; Einstich einer Punktionskanüle* in (Blut-)Gefäße, physiol. od. pathol. Körperhohlräume, Hohlorgane, parenchymatöse Organe od. Tumoren (evtl. unter Ultraschall-, Röntgen- od. endoskop. Kontrolle) zur Entnahme von Flüssigkeiten (z. B. Blutentnahme*, diagn. Probepunktion*, therap. Entlastung) bzw. Geweben (Biopsie*) od. Einbringung (Injektion* bzw. Infusion*) von Diagnostika (z. B. Röntgenkontrastmittel) od. Therapeutika.

Punktions|kanüle (↑; Kanüle*) *f*: (engl.) *puncture cannula*; Hohlnadel zur Punktion* mit Spritzenansatz (vgl. Injektionsspritze); P. mit unterschiedl. Innen- u. Außendurchmesser (vgl. Gauge) sowie Länge u. Form der Kanülenspitze (z. B. abgeschrägt): s. Tab.; **Formen: 1.** zur Einmalpunktion: P. aus Metall zur Blutentnahme* bzw. Injektion* (Injektionskanüle, außen u. ggf. innen poliert), mit Kunststoffflügeln (sog. Butterfly) zur kurzzeitigen Infusion*, mit Mandrin* für Lumbalpunktion* (bes. Spitzenform u. seitl. Öffnung an der Nadelspitze zur sog. atraumat. Punktion, z. B. Sprotte-Kanüle), Jamshidi-Nadel mit Hemmvorrichtung für Sternal- od. Beckenkammpunktion od. als Punktionskanüle des Knochenmarkraums in der Notfallmedizin, als Trokar* für Parazentese* (Bauchpunktion; vgl. Veres-Nadel) u. a.; **2.** zur Punktion i. R. einer Katheterisierung, i. d. R. mit längerer Verweildauer: (periphere) Venenverweilkanüle (P. aus Plastik mit Mandrin aus Metall als Einführhilfe; s. Abb.) zur i. v. Infusion bzw. P. aus Metall zum Einführen eines zentralen Venenkatheters* zur i. v. Applikation venenwandreizender (z. B. hyperosmolarer) Lösungen od. für Pulmonaliskatheter* od. art. bei Angiographie* bzw. Linksherzkatheterisierung; vgl. Katheter; Seldinger-Methode.

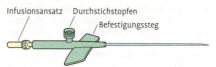

Punktionskanüle: Venenverweilkanüle; der Steg erleichtert die Befestigung mit Heftpflaster auf der Haut.

Punktions|zyto|logie (↑; Zyt-*; -log*) *f*: (engl.) *puncture cytology*; zytol. Untersuchung des nach Feinnadelbiopsie* auf einen Objektträger ausgespritzten Nadelinhalts auf karzinomverdächtige Zellen; diagn. Routinemethode; wenig belastender Eingriff, der ambulant ausgeführt werden kann. Vgl. Zytodiagnostik, Exfoliativzytologie.

Punkt, iso|elektrischer: 1. (engl.) *isoelectric point*; Abk. IEP; (kardiol.) Punkt im EKG auf der PQ-Strecke (s. PQ-Zeit) 40 ms vor Beginn des QRS-Kompexes, der die isoelektr. Linie im EKG definiert; von Bedeutung u. a. bei der Analyse der ST*-Strecke (Abb. dort); **2.** (biochem.) Bez. für den pH* eines amphoteren Stoffes (z. B. eines Proteins), bei dem seine Nettoladung null ist; bei Zwitterionen sind am i. P. basische u. saure Gruppen gleich stark dissoziiert, so dass sie im elektr. Feld nicht wandern; Proteine fallen am i. P. aus (geringste Löslichkeit). Viele Körperproteine haben einen sauren i. P. (i. P. ca. 4,8 bei Serumalbuminen), sie wandern in der Elektrophorese zur Anode; Histone u. Zytochrom c sind basische Proteine (i. P. 10,6). Vgl. Fokussierung, isoelektrische.

Punkt|mutation (lat. mutatio Veränderung, Umwandlung) *f*: s. Mutation.

Punkt|prä|valenz (Prävalenz*) *f*: s. Prävalenz.

Pupillar|block (lat. pupilla Pupille): (engl.) *pupillary block*; syn. Irisblock; Verlegung des Spalts zwischen Iris u. Linse durch die Irisbasis u. Behinderung der normalen Kammerwasserzirkulation; führt zu-

Punktionskanüle
Normgrößen und Farbcodierung von Einmalkanülen

Pravaz	Gauge	Außendurchmesser in mm	Länge in mm	Farbe	Anwendung
—	19	1,10	25	blassgelb	Aufziehkanüle
1	20	0,90	40	gelb	i. v.; i. m. für dickflüssige Lösungen
			70		tief i. m.
2	21	0,80	40	grün	i. v., i. m.
			50–60		i. m. bei Übergewicht
12	22	0,70	30	schwarz	s. c.; i. m. Oberschenkel
14	23	0,65	30–32	violett	s. c.; i. m. Oberschenkel
16	24	0,55	25	blaulila	s. c.
18	25	0,45	25	braun	s. c.
			12		Insulin
20	27	0,42	20	hellgrau	s. c.
			12–16		Insulin

nächst zu Druckanstieg in der Augenhinterkammer u. Vorwölbung der peripheren Iris mit Anlagerung an das Trabekelwerk, was eine vollständige Blockade des Kammerwasserabflusses u. eine akute starke Augeninnendruckerhöhung zur Folge hat; vgl. Glaukom.

Pupillar|re|flex (↑; Reflekt-*) *m*: s. Pupillenreaktionen.

Pupille (↑) *f*: (engl.) *pupil*; Pupilla; das kreisrunde Sehloch, die Öffnung der Iris* des Auges.

Pupillen|dif|ferenz (↑) *f*: s. Anisokorie.

Pupillen|entrundung (↑): (engl.) *irregular shape of the pupil*; Abweichung von der normalen Kreisform der Pupille (s. Abb.); **Vork.:** z. T. angeb. u. ohne Bedeutung; bei Augenkrankheiten (Iritis*, Adhäsionen an die Linsenkapsel), Augenverletzung, Augenoperation od. Adie*-Syndrom (s. Pupillotonie) u. bei Neurosyphilis. Vgl. Anisokorie.

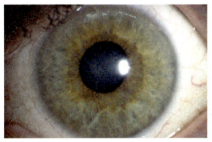

Pupillenentrundung [126]

Pupillen|erweiterung (↑): s. Pupillenreaktionen, Mydriasis.

Pupillen|membran, per|sistierende (↑; lat. membrana dünne Haut) *f*: (engl.) *persistent pupillary membrane*; häufige angeb. Hemmungsfehlbildung mit Einschränkung des Sehvermögens; Bindegewebereste (bilden sich normalerweise in der 32. SSW zurück) der Tunica vasculosa lentis, die von der Iriskrause ausgehen u. über den Pupillenrand reichen.

Pupillen|prüfung (↑): (engl.) *pupillary examination*; Feststellung von Weite (z. B. Miosis*, Mydriasis*), Form (z. B. Pupillenentrundung*) u. Seitengleichheit bzw. Anisokorie* der Pupillen; neben quantitativer u. qualitativer Prüfung der Pupillenreaktionen* auf Licht u. U. pharmakologische P. durch diagn. Anw. kurzwirksamer Miotika* bzw. Mydriatika*.

Pupillen|re|aktionen (↑) *fpl*: (engl.) *pupillary reflexes*; syn. Pupillarreflexe; physiol. Veränderungen der Pupillenweite (Pupillomotorik); **Formen: 1.** Lichtreaktion (P. bei Lichteinfall): **a)** direkte Lichtreaktion: Pupillenverengung bei Belichtung der gleichseitigen Retina (Helladaptation*); **b)** indirekte (konsensuelle) Lichtreaktion: Pupillenverengung bei Belichtung der gegenseitigen Retina; fehlt bei zentralem Reflexbahnausfall u. bei Verwachsungen der Iris mit der Linsenvorderfläche; **2.** synergische P. (Naheinstellungsreaktion): Pupillenverengung bei Akkommodation* u. Konvergenzreaktion*; **3.** Lidschlussreaktion*; **4.** psychisch ausgelöste P.: Pupillenerweiterung bei Sympathikotonie*, Pupillenverengung bei Vagotonie*; **5.** ideomotorische P.: Pupillenverengung bei imaginärer Wahrnehmung von Licht; **anat. Leitungsbahn:** afferent: Photosensoren der Netzhaut, N. u. Tractus opticus, Corpus geniculatum lat., Prätektum des Mesencephalons, parasympath. Okulomotoriuskerne der gleichen u. der Gegenseite; efferent: parasympath. präganglionäre Fasern des N. oculomotorius, Umschaltung im Ganglion ciliare, in Nn. ciliares breves zum M. sphincter pupillae. Die konsensuelle Reaktion kann durch die partielle Kreuzung der Optikusfasern im Chiasma opticum u. die Verbindung mit beiden Okulomotoriuskernen erklärt werden. Vgl. Pupillenstarre; Pupillotonie.

Pupillen|re|aktion, hemi|an|opische (↑) *f*: (engl.) *hemianopic pupillary reflex*; bei Hemianopsie* durch Unterbrechung der zentralen Seh- u. Pupillenbahn im Tractus opticus od. Chiasma fehlende Lichtreaktion der Pupille (s. Pupillenstarre) bei seitl. Belichtung der „blinden" Netzhauthälfte (bei Belichtung der intakten Netzhauthälfte normal); die Lichtreaktionen sind dagegen weniger beeinträchtigt, wenn die Schädigung im Bereich der Sehbahn zentralwärts der Abzweigung der Lichtreflexbahn (z. B. im Okzipitallappen) liegt.

Pupillen|starre (↑): (engl.) *pupillary rigidity*; pathol. Ausfall von Pupillenreaktionen*; **Formen: 1. reflektorische** P.: fehlende direkte u. konsensuelle Lichtreaktion (Lichtstarre) bei erhaltener Konvergenzreaktion* u. ausgeprägter Miosis* beidseits; Urs.: v. a. Lues cerebrospinalis, Tabes dorsalis (Argyll*-Robertson-Phänomen), bei fehlender Miosis Tumoren im Vierhügelbereich (vgl. Pupillenunruhe, Licht-Nah-Dissoziation); **2. absolute** (komplette) P.: Fehlen von Licht- u. Konvergenzreaktion (meist mit Mydriasis paralytica); bei gleichzeitiger Akkommodationslähmung besteht eine Ophthalmoplegia interna (s. Okulomotoriuslähmung); Urs.: Läsion der parasympath. pupillomotor. Bahn im Mesencephalon, im Verlauf des N. oculomotorius od. im Ganglion ciliare; auch bei Anw. von Mydriatika u. ophth. Erkr.; **3. amaurotische** P.: bei Amaurose eines Auges Ausfall der direkten Pupillenreaktion mit erhaltener konsensueller Lichtreaktion (bei Belichtung des gesunden Auges) u. Konvergenzreaktion (z. B. bei Zentralarterienverschluss*); **4.** hemianopische Pupillenreaktion*. Vgl. Pupillotonie; Horner-Syndrom.

Pupillen|störung (↑): (engl.) *pupillary dysfunction*; Störung der ständigen Anpassung der Pupillenweite an die jeweiligen Lichtverhältnisse; **Formen: 1.** afferente P. durch Störung im lichtwahrnehmenden u. weiterleitenden Schenkel des Regelkreises (Netzhaut, Nervus opticus, Tractus opticus); Diagn. durch Pupillen*-Wechselbelichtungstest; **2.** efferente P. durch Störung der Anpassung der Weite des parasympath. innervierten M. sphincter pupillae an die wahrgenommene Lichtmenge (N. oculomotorius, Ganglion ciliare); **3.** Störung des sympath. innervierten M. dilatator pupillae (s. Horner-Syndrom); **4.** morphol. Störung im Bereich der Pupillenmuskulatur, z. B. durch Trauma od. Glaukom*.

Pupillen|trägheit (↑): s. Pupillotonie.

Pupillen|unruhe (↑): (engl.) *pupillary restlessness*; physiol., mit der Lupe sichtbares ständiges

Schwanken der Pupillenweite; bei reflektor. Pupillenstarre* anfangs gesteigert, später abnorm vermindert.

Pupillen|verengung (↑): s. Pupillenreaktionen, Miosis.

Pupillen-Wechsel|belichtungs|test (↑) *m*: (engl.) *pupillary light test*; Prüfung der relativen Reaktion beider Pupillen auf Licht im Seitenvergleich zur Diagn. von afferenten Pupillenstörungen, z. B. bei Neuritis* nervi optici.

Pupillen|weite (↑): s. Pupillenprüfung.

Pupillo|tonie (↑; Ton-*) *f*: (engl.) *pupillotonia*; Störung der Pupillenmotorik mit träger od. fehlender Licht- u. langsam tonisch ablaufender Konvergenzreaktion; meist einseitig (mit Anisokorie*); **Vork.**: bei Adie*-Syndrom, Polyneuropathie* u. nach Ganglionitis* ciliaris acuta; **Diagn.**: pharmak. Testung mit 0,1%igem Pilocarpin (Verengung der tonischen Pupille aufgrund einer Denervierungshypersensibilität; keine Veränderung bei normaler Pupillenmotorik). Vgl. Pupillenstarre.

Puppen|augen|phänomen *n*: okulozephaler Reflex; s. Reflexe, frühkindliche.

Puppen|gesicht: (engl.) *doll's face*; typ. Physiognomie (rundes Gesicht, weiter Augenabstand) in der Neonatal- u. frühen Säuglingszeit; symptomat. z. B. bei Wachstumshormonmangel, Pseudohypoparathyreoidismus* u. Katzenschrei*-Syndrom.

PUPPP: Abk. für (engl.) *pruritic urticarial papules and plaques of pregnancy*; Schwangerschaftsdermatose ungeklärter Ätiol. mit stark juckendem Exanthem auf der Bauchhaut im letzten Schwangerschaftsdrittel.

pure red cell aplasia (engl. *pure* rein, echt; *red* rot; *cell* Zelle; A-*; -plasie*): Abk. PRCA; syn. Erythroblastopenie, Erythroblastophthise; normochrome, aplastische Anämie* inf. Verminderung od. völligem Fehlen der erythropoet. Zellen im Knochenmark u. konsekutiver Retikulozytopenie; **Formen**: **1. akute Form** (akute Erythroblastopenie bei Kindern): passagere, spontan heilende aplastische Krise*; Urs.: häufig Virusinfektion (z. B. Parvoviridae, v. a. Parvovirus B19), Arzneimittel (z. B. Chinidin, Tuberkulostatika), fam. Blutkrankheiten, Knochenmarkschädigung; Ther.: u. U. Transfusion; **2. chron. Form**: a) angeb. chron. Form: Blackfan*-Diamond-Anämie; b) erworbene chron. Form des Erwachsenen; Urs.: Thymom* (50%, evtl. Autoantikörper gegen Erythroblasten), idiopath. (40%, Kaznelson-Syndrom) od. tox. bedingt; Auftreten bei malignen Lymphomen mit u. ohne Therapie mit Zytostatika u. Rituximab beschrieben, gehäuftes Auftreten nach Ther. mit Rituximab; Ther.: Thymomektomie, evtl. Glukokortikoide, Immunsuppressiva, Plasmapherese, Knochenmarktransplantation; eine spezifische antivirale Therapie ist nicht verfügbar; Progn.: häufig Rezidive; unter günstigen Bedingungen (z. B. bei Entstehung in einer passageren Phase der Immunsuppression) Heilung möglich.

Purin *n*: (engl.) *purine*; $C_5H_4N_4$; N-heterocycl. Verbindung aus Pyrimidin- u. Imidazolring; Grundgerüst von Harnsäure* u. Xanthin*, Purinbasen* u. Purinalkaloiden*; Purinnukleotide werden zu Harnsäure abgebaut; s. Hyperurikämie.

Purin|alkaloide *n pl*: (engl.) *purine alkaloids*; Produkte des pflanzl. Sekundärstoffwechsels, die durch N-Methylierung des Puringrundgerüsts entstehen; z. B. die Methylxanthine Coffein (1,3,7-Trimethylxanthin), Theophyllin (1,3-Dimethylxanthin), Theobromin (3,7-Dimethylxanthin).

Purin|analoga *n pl*: s. Basenanaloga.

Purin|basen *n pl*: (engl.) *purine bases*; in Nukleinsäuren* enthaltene Purinderivate; die häufigsten P. sind Adenin* u. Guanin* (unterliegt der Tautomerie*), s. Abb.; mit Methylgruppen substituierte seltene Nukleinsäurebestandteile* (z. B. Hypoxanthin u. Xanthin) kommen gehäuft in tRNA vor; die **Biosynthese** der P. beginnt mit Phosphoribosyldiphosphat; die Ringatome im Puringerüst stammen aus Glycin (4,5,7), Glutamin (3,9), Asparaginsäure (2), Formyl-Tetrahydrofolsäure (2,8) u. CO_2 (6). Inosinmonophosphat* ist Zwischenstufe der weiteren AMP- u. GMP-Synthese. **Abbau** durch Desaminasen* u. Xanthinoxidase* zu Harnsäure*. Reutilisation der P. ist mögl., außerdem können enzymat. Purinnukleotide ineinander umgebaut werden. Genet. bedingte Enzymdefekte führen meist zur Überproduktion von Harnsäure (primäre Hyperurikämie). Die Purinbiosynthese wird durch Basenanaloga*, Methotrexat u. Sulfonamide gehemmt (Chemotherapie). Vgl. Pyrimidinbasen.

Purin|des|aminasen *f pl*: (engl.) *purine desaminases*; Enzyme*, die i. R. des Abbaus die Desaminierung* der Aminoderivate der Purinbasen* katalysieren; z. B. Adenylsäuredesaminase, Adenase, Guanase. Vgl. Desaminasen.

Purin|stoff|wechsel|störung: (engl.) *purine metabolism disorder*; Gruppe von Erkr. inf. gestörter Biosynthese od. gestörten Abbaus von Purinen*; **Pathol.**: mind. 10 verschiedene, meist genet. bedingte Enzymdefekte bekannt, die zu Immundefekten u. zur Verminderung od. Akkumulation von Harnsäure führen; s. Hyperurikämie, Gicht, Lesch-Nyhan-Syndrom.

Purkinje-Erscheinung (Johannes E. von P., Physiol., Breslau, Prag, 1787–1869): (engl.) *Purkinje's phenomenon*; Bez. für die Veränderung des Helligkeitsverhältnisses farbiger Dinge in der Dämmerung gegenüber dem Tageslicht; Blau ist am besten erkennbar.

Purkinje-Fasern (↑): s. Erregungsleitungssystem (Abb. dort).

Purinbasen

Purkinje-Zellen (↑; Zelle*): (engl.) *Purkinje's cells*; große, pyramiden- od. birnenförmige multipolare Ganglienzellen in der mittleren Schicht (Stratum ganglionare) der Kleinhirnrinde, deren Dendriten im Stratum moleculare enden u. deren Axone als einzige efferente Fasern die Kleinhirnrinde verlassen; **Funktion:** erhalten Impulse von Kletterfasern* u. Korbzellen* u. wirken inhibitor. auf Nervenkerne des Cerebellums*.

Purkinje-Zell|schicht (↑): Stratum ganglionare des Cortex cerebelli; vgl. Cerebellum.

Purpura (lat. Purpurschnecke, Purpur) *f*: (engl.) *purpura*; multiple, exanthematische, punktförmige (bis kleinfleckige), meist symmetr. Hautblutung* (s. Abb.); **Urs.:** thrombozytäre od. vaskuläre hämorrhag. Diathese*, Altershaut*, auch idiopathisch.

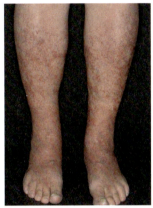

Purpura [143]

Purpura ana|phylacto̱ides (↑) *f*: (engl.) *anaphylactoid purpura*; Bez. für bei Vasculitis* allergica auftretende Hautblutungen; **Formen: 1.** hämorrhagischer Typ (Purpura* Schoenlein-Henoch); **2.** polymorph-nodulärer Typ (Trisymptom Gougerot) mit papulösen, urtikariellen, bullösen Effloreszenzen u. Blutungen; **3.** papulo-nekrotischer Typ mit Lok. v. a. an den Beinen; **4.** Purpura fulminans: schwerste Form der P. a.; v. a. im Kindheit, meist nach Infektionen (Streptokokken, Varizellen*, Scharlach*, Masern*) auftretende Hämorrhagien in Haut, Schleimhaut u. inneren Organen mit nachfolgender Verbrauchskoagulopathie*; **Progn.:** ohne Therapie oft tödl. Verlauf.

Purpura anula̱ris tele|angi|ectodes (↑) *f*: (engl.) *purpura anularis teleangiectodes*; syn. Majocchi-Krankheit; gruppierte Teleangiektasien u. Petechien an den Unterschenkeln, später an Stamm u. Armen (durch Abblassen des Zentrums entstehen Ringe) ohne system. Beteiligung; histol. lymphozytäre Kapillaritis mit Blutextravasaten; **Urs.:** unbekannt, evtl. Arzneimittel; **Ther.:** temporäres Kupieren mit Kortikosteroiden; Versuch mit Photochemotherapie u. Tetracyclinen; **Progn.:** Spontanheilung nach Jahren.

Purpura cerebri (↑) *f*: (engl.) *brain purpura*; punktförmige intrazerebrale Blutungen; **Vork.:** bei zerebraler Fett- u. Luftembolie, Sepsis, Intoxikationen u. Gerinnungsstörungen.

Purpura fulminans (↑) *f*: s. Purpura anaphylactoides.

Purpura hyper|globulin|aemica (↑) *f*: (engl.) *Waldenström's macroglobulinemia*; syn. Waldenström-Krankheit; schubweise auftretende Petechien bes. an den Beinen inf. Gefäßschädigung od. Gerinnungsstörung bei Paraproteinämie* (IgM-Gammopathie); stark erhöhte BSG, häufig auch Splenomegalie. Vgl. Makroglobulinämie.

Purpura, idio|pathische thrombo|zyto|penische (↑) *f*: Werlhof*-Krankheit.

Purpura jaune d'ocre (↑) *f*: syn. Purpura orthostatica; flächenhafte, unscharf begrenzte, ockergelbe bis dunkelbraune Pigmentierung an den distalen Unterschenkeln u. hinter den Knöcheln; Austritt von Erythrozyten aus den Gefäßen u. Hämosiderinablagerung in der oberen Dermis durch erhöhten intravasalen Druck; **Vork.:** z. B. bei chronisch-venöser Insuffizienz*.

Purpura kryo|globulin|aemica (↑) *f*: s. Kryoglobulinämie.

Purpura pigmento̱sa pro|gressi̱va (↑) *f*: (engl.) *progressive pigmentary dermatosis*; Purpura chronica progressiva; syn. Schamberg-Krankheit; Variante der lymphozytären Vaskulitis mit chron. verlaufender lymphozytärer Kapillaritis; **Vork.:** bevorzugt bei Männern im frühen Erwachsenenalter; **Lok.:** meist Beine, auch Gesäß u. Stamm; **Urs.:** unbekannt; vermutet wird eine Typ-IV-Reaktion auf Anti-Endothel-Antikörper od. Arzneimittel, Lebensmittel, Lebensmittelzusatzstoffe, idopath.; **Sympt.:** feinste petechiale Hautblutungen u. Pigmentierungen (s. Abb.), Erytheme, staubförmige Schuppung, lichenoide bzw. ekzematoide Veränderungen, oft Juckreiz; **Ther.:** Kortikoide (vorübergehende Wirkung); **Progn.:** meist Spontanheilung nach jahrelangem Verlauf.

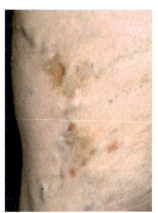

Purpura pigmentosa progressiva: Petechien u. Hyperpigmentierungen an der Oberschenkelinnenseite [161]

Purpura, post|trans|fusione̱lle (↑) *f*: (engl.) *posttransfusion purpura*; Abk. PTP; ca. 1 Woche nach Bluttransfusion* (v. a. von HPA-1-positivem Blut) auftretende thrombozytopen. Purpura; **Urs.:** Alloantikörper, meist Anti-HPA-1a, selten Anti-HPA-

1b od. Anti-HPA-3; **Ther.:** Immunglobuline*. Vgl. Transfusionszwischenfälle.

Purpura Schoenlein-Henoch (↑; Johann L. Sch., Int., Würzburg, Berlin, 1793–1864; Eduard H. H., Päd., Berlin, 1820–1910) *f*: (engl.) *Schönlein-Henoch purpura*; syn. rheumatoide Purpura, Immunkomplexpurpura, hämorrhagischer Typ der Purpura* anaphylactoides; Schoenlein-Henoch-Syndrom, veraltet Henoch-Syndrom; Vaskulitis* der kleinen Gefäße von Haut, Magen-Darm-Trakt u. Nieren; Erkrankungsbeginn vor dem 20. Lj. (häufigste Vaskulitis im Kindesalter); **Ätiol.**: unklare Immunkomplexvaskulitis; häufig nach Infektion, Impfung od. Allergenexposition; **Sympt.**: palpable hämorrhag. Hautveränderungen (Purpura) ohne Thrombozytopenie*, die v. a. an Streckseiten der Unterschenkel u. Füße auftreten; kolikartige diffuse abdominale Schmerzen, evtl. blutige Diarrhö od. Ileus (Purpura abdominalis); Arthritis an versch. Gelenken (Purpura rheumatica); Glomerulonephritis* mit Hämaturie* (Schoenlein-Henoch-Nephritis); **Diagn.**: Biopsie (granulozytäre Infiltrationen u. IgA-haltige Immundepots in den Gefäßwänden von Arteriolen u. Venolen); **Ther.**: symptomat. nichtsteroidale Antiphlogistika*; bei Glomerulonephritis od. abdominalen Sympt. Glukokortikoide.

Purpura scorbutica (↑) *f*: follikuläre Blutungen bei Skorbut*.

Purpura senilis (↑) *f*: bis münzengroße Hautblutungen u. später bräunl. Flecken bes. an Handrücken, Unterarmen u. Unterschenkelstreckseiten älterer Menschen, meist inf. herabgesetzter Kapillarresistenz od. Bindegewebeatrophie.

Purpura thromb|a|sthenica Glanzmann (↑; Eduard G., Päd., Bern, 1887–1959) *f*: Thrombasthenie*.

Purpura, thrombotisch-thrombo|zyto|penische (↑) *f*: s. Mikroangiopathie, thrombotische.

Purpura, thrombo|zyto|penische (↑) *f*: (engl.) *thrombocytopenic purpura*; Purpura bei Thrombozytopenie*, v. a. als idiopathische th. P. (Werlhof*-Krankheit).

Purtilo-Syn|drom *n*: (engl.) *Purtilo's syndrome*; syn. X-chromosomal-rezessives lymphoproliferatives Syndrom Typ 1, Duncan-Syndrom; akut letal od. chron. verlaufende Sonderform einer Mononucleosis* infectiosa bei männl. Pat. mit gestörter Immunreaktion auf das Epstein-Barr-Virus inf. Mutationen im SH2D1A-Gen (kodiert für SH2-Domain-Protein-1A; Genlocus Xq25); allelisch zum X-chromosomalen lymphoproliferativen Syndrom Typ 2 (BIRC4-Genmutation; Klin.: wie P.-S.); **Klin.**: atyp. Lymphozytose, lymphat. Organinfiltration (u. U. B-Zell-Lymphom, aplast. Anämie, keine Antikörperbildung gegen das Kapsidantigen; **Ther.**: ggf. Knochenmarktransplantation.

Purtscher-Netz|haut|schädigung (Otmar P., Ophth., Innsbruck, Klagenfurt, 1852–1927): Angiopathia* retinae traumatica.

purulent (lat. purulentus): eitrig.

purus (lat.): rein.

Pus (lat.): Eiter*.

Pusher-Symptomatik *f*: (engl.) *pusher syndrome*; neuropsychol. Störung bei Pat. mit ischämischem Schlaganfall*; bei Hemiplegie wird das Körpergewicht in jeder Körperhaltung auf die gelähmte Seite (auch nach passiver Korrektur) verlagert.

Pustula (lat. Bläschen) *f*: (engl.) *pustule*; Pustel; mit Eiter gefülltes intraepidermales Bläschen, oft follikulär sitzend u. von einem Haar durchbohrt; s. Effloreszenzen (Abb. 2 dort).

Pustula maligna (↑) *f*: Milzbrandpustel; s. Milzbrand.

Pustulosis palmaris et plantaris (↑; -osis*) *f*: (engl.) *pustulosis palmaris et plantaris*; Abk. Ppp; syn. Andrews-Bakterid; schubweise auf geröteter Haut auftretende sterile Pusteln mit Schuppung an Handflächen u. Fußsohlen (s. Abb.); Auftreten oft i. R. einer Fokalinfektion, u. U. kombiniert mit Hyperostosis sternoclavicularis (SAPHO*-Syndrom); **DD**: Mykose* (Pilznachweis), Mykid*, Psoriasis* pustulosa.

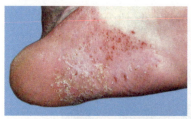

Pustulosis palmaris et plantaris [157]

Pustulosis sub|cornealis Sneddon-Wilkinson (↑; ↑; Ian B. S., Dermat., geb. 1915; Darrell Sheldon W., Dermat., Großbritannien) *f*: (engl.) *Sneddon-Wilkinson disease*; Sneddon-Wilkinson-Syndrom; schubweise auftretende, rezidiv. Hauterkrankung unklarer Ätiol. mit gruppierten od. ringförmig angeordneten, unter dem Stratum corneum gelegenen, sterilen Pusteln mit klin. unverändert od. gering erythematöser Haut; **Lok.**: bes. Axillen, Leistenbeugen, Bauch; **DD**: Dermatitis* herpetiformis, IgA-Pemphigus.

Putamen (lat. Schale, Hülse) *n*: Kern des Telencephalons*; äußere Schicht des Nucleus* lentiformis; gehört zu den Basalganglien*, Kerngebiet des extrapyramidalen Systems*.

Putrescin (lat. putrescere verfaulen) *n*: (engl.) *putrescine*; Tetramethylendiamin; durch Decarboxylierung von Ornithin* entstehendes Diamin; **Vork.**: bei Eiweißfäulnis* (s. Ptomaine) u. als biosynthet. Vorstufe von Spermin*.

Putreszenz (↑) *f*: Fäulnis*.

Putti-Syn|drom (Vittorio P., Orthop., Bologna, 1880–1940) *n*: lumbales Vertebralsyndrom*.

Putti-Trias (↑; Trias*) *f*: (engl.) *Putti's triad*; röntg. Frühsymptome bei angeb. Hüftgelenkluxation*; 1. flache Gelenkpfanne; 2. hypoplast. Femurkopfkern; 3. proximales Femurende laterokranial verschoben.

Puumala|virus (Virus*) *n*: (engl.) *Puumala virus*; Virus des Genus Hantavirus*; Err. einer milden Form des hämorrhagischen Fiebers* mit renalem Syndrom; **Vork.**: in Skandinavien u. Mitteleuropa; Reservoir Nagetiere (Clethrionomys glareolus, Rötelmaus).

Puusepp-Re|flex (Lyudvig M. P., Neurochir., Dorpat, 1875–1942; Reflekt-*) *m*: (engl.) *Puusepp's reflex*; langsame Kleinzehenabduktion bei leichtem

Bestreichen des äußeren Fußrandes; positiv bei Erkr. des extrapyramidalen Systems u. bei Schädigung der Pyramidenbahn; vgl. Pyramidenbahnzeichen.

PUVA: Abk. für **P**soralene plus **UV-A**; (engl.) *PUVA (psoralen plus ultraviolet A)*; photoaktivierte Chemotherapie, v. a. zur Behandlung der Psoriasis*, auch bei Vitiligo, kutanem T-Zell-Lymphom, Mastozytose, Sclerodermia circumscripta, Granuloma anulare, polymorpher Lichtdermatose (prophylaktisch), Prurigo, Lichen ruber planus, Lichturtikaria, Graft-versus-Host-Reaktion u. aktinischem Retikuloid; vor dem Einwirken der UV-A-Strahlen (320–400 nm) wird eine photosensibilisierende Substanz, z. B. 8- od. 5-Methoxypsoralen (Methoxsalen*), lokal od. oral appliziert; erhöhtes Hautkrebsrisiko bei Langzeitbehandlung mit hohen kumulativen Dosen. Vgl. Ultraviolettphototherapie, selektive.

PV: Abk. für **P**lasma**v**olumen*.
PVC: Abk. für **P**oly**v**inyl**c**hlorid; s. Vinylchlorid.
PVC-Krankheit: Kurzbez. für **P**oly**v**inyl**c**hlorid-Krankheit; s. Vinylchlorid.
PVP: Abk. für **p**hotoselektive **V**aporisation der **P**rostata; s. Prostatasyndrom, benignes.
PVP-Test *m*: Kurzbez. für **P**oly**v**inyl**p**yrrolidon-Test; Gordon*-Test.
PVT: Abk. für **p**ulslose **v**entrikuläre **T**achykardie*; s. Herz-Kreislauf-Stillstand, Reanimation.
P-Welle: (engl.) *P wave*; erste Welle im EKG*; entspr. der intraatrialen Erregungsausbreitung; der erste Teil der (verschmolzenen) P-Welle entsteht durch den rechten, der zweite durch den linken Vorhof; die Richtung des Vorhofhauptvektors (P-Achse) verläuft von rechts oben nach links unten (Einthoven-Ableitung II). **Formen:** 1. Normbefund: Breite 0,05–0,1 s, Amplitude 0,1–0,25 mV in Extremitätenableitung* (Brustwandableitung* ≤0,12 mV); positiv, evtl. negativ in V_1 u. konkordant negativ in einer Extremitätenableitung; 2. P-mitrale (syn. P-sinistroatriale, P-sinistrocardiale): doppelgipflige (Extremitätenableitung) od. biphas. (Ableitung V_{1-2}), verbreiterte P-Welle ohne Amplitudenerhöhung als Zeichen einer Druck- u. Volumenbelastung des linken Vorhofs (Mitral- u. Aortenklappenfehler, art. Hypertonie, Pericarditis constrictiva u. a.); s. Abb. 1; 3. P-pulmonale (syn. P-dextroatriale, P-dextrocardiale): erhöhte u. spitz-positive P-Welle ohne Verbreiterung als sehr spezif. u. wenig sensitives Zeichen einer Druck- od. Volumenbelastung des rechten Vorhofs (z. B. Cor* pulmonale, Trikuspidalinsuffizienz, angeb. Herzfehler); s. Abb. 2; 4. P-biatriale (syn. P-cardiale): verbreiterte, überhöhte, doppelgipflige u. in V_{1-2} biphas. P-Welle mit spitz-positivem initialem Anteil bei biatrialer Druck- od. Volumenbelastung; 5. Defor-

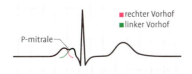

P-Welle Abb. 1: P-mitrale in Ableitung II mit zeitl. verschobener Vorhoferregung

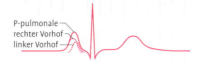

P-Welle Abb. 2: P-pulmonale in Ableitung II mit zeitl. verschobener Vorhoferregung

mierung bzw. Verbreiterung bei intraatrialer Erregungsleitungsstörung* od. atrialer od. junktionaler Ektopie (Erregungsbildungsstörung*); 6. Drehung der P-Wellenachse bei retrograder Vorhoferregung (Ektopie, akzessor. Leitungsbahn).
Py-: Wortteil mit der Bedeutung Eiter; von gr. πύον.
Py|ämie (↑; -ämie*) *f*: (engl.) *pyemia*; syn. Pyohämie; wiederholte transitor. Bakteriämie*, kann zu metastat. Herden bzw. multiplen Abszessen führen; vgl. Sepsis.
Py|arthrose (↑; Arthr-*; -osis*) *f*: Gelenkempyem*.
Pyel-: auch Pyelo-; Wortteil mit der Bedeutung Becken, Trog; von gr. πύελος.
Pyel|ek|tasie (↑, -ektasie*) *f*: s. Pyelokaliektasie.
Pyelitis (↑; -itis*) *f*: (engl.) *pyelitis*; akut od. chron. verlaufende Entz. des Nierenbeckens inf. bakterieller Infektion, i. d. R. mit Beteiligung des Nierenparenchyms (Pyelonephritis* bzw. interstitielle Nephritis*).
Pyelo|graphie (↑; -graphie*) *f*: (engl.) *pyelography*; röntg. Darstellung des Nierenbeckens i. R. einer Urographie*.
Pyelo|kali|ek|tasie (↑; Calix*; -ektasie*) *f*: (engl.) *pyelocaliectasis*; Erweiterung des Nierenbeckenkelchsystems inf. Harnabflussbehinderung*; **DD:** Dilatation ohne Obstruktion, z. B. nach Konkrementabgang; vgl. Nephrolithiasis.
Pyelo|litho|tomie (↑; Lith-*; -tom*) *f*: (engl.) *pyelolithotomy*; Pyelotomie* zur Entfernung eines Nierensteins.
Pyelo|nephritis (↑; Nephr-*; -itis*) *f*: (engl.) *pyelonephritis*; Abk. PN; bakterielle Infektion der oberen Harnwege mit Entz. des Niereninterstitiums u. Nierenbeckenkelchsystems; häufigste Nierenerkrankung; Gynäkotropie (m : w = 1 : 2,5); oft sind auch Kleinkinder bis zum 3. Lj. betroffen; **Err.:** v. a. Enterobacteriaceae, Pseudomonas, Enterokokken, Staphylokokken; **Einteilung:** nach Pathogenese: 1. primäre PN: Erkr. ohne Obstruktion od. andere lokale, begünstigende Faktoren; 2. sekundäre PN: **a)** inf. mechan. Obstruktion der Harnwege od. Fehlbildung mit Harnstauung; **b)** inf. hämatogener Infektion i. R. anderer entzündl. Prozesse; **c)** inf. aszendierender Infektion nach Zystitis* bei vesikoureterorenalem Reflux; **d)** inf. prädisponierender Faktoren, z. B. Schwangerschaft (Pyelonephritis* gravidarum), Stoffwechselkrankheit (Diabetes* mellitus, Gicht*), Missbrauch peripher wirkender Analgetika, Immunsuppression od. funkt. Störung (vesikoureterorenaler Reflux, Querschnittläsion); **Klin.:** 1. akute PN: Fieber (evtl. Schüttelfrost), Flankenschmerz, Dysurie u. Pollakisurie, häufig Abgeschlagenheit u. Durstgefühl, u. U. Übelkeit, Erbrechen, Diarrhö; 2. chronische PN: oft symptomlos od. symptomarm (un-

charakterist. Allgemeinsymptome, z. B. Krankheitsgefühl, Appetitlosigkeit, Kopfschmerz); subfebrile Temp. in ca. 25 % der Fälle; evtl. Blässe, Durst u. Polyurie; **Diagn.**: Harnuntersuchung* (Nachw. von Leukozyturie u. Bakteriurie*); Erregerbestimmung mit Antibiogramm*; Bestimmung von CRP*; Ultraschalldiagnostik* (Organvergrößerung in der Akutphase; Hydronephrose*, Restharnbildung inf. Harnstauung); bei Auffälligkeiten in der Sonographie weitere bildgebende Verf., z. B. Urographie*, CT, MRT (typ. Befunde bei Infektion des Nierenparenchyms: Größenänderung der Niere u. ihres Hohlraumsystems, Veränderungen der Endkelche u. der Papillen, Auflockerung der pyelorenalen Sperre in Form gehäufter u. vermehrter pyelorenaler Rückflüsse, Reduktion des Nierenparenchyms u. verminderte Durchblutung der Niere bei chronischer PN u. pyelonephritischer Schrumpfniere); Miktionszystourethrographie* zur Diagn. eines vesikoureteralen Refluxes bei Deformierung des Nierenbeckenkelchsystems u. Parenchymnarben; Nierendiagnostik* bei Verdacht auf eingeschränkte Nierenfunktion; **Ther.**: Erzeugen einer Polyurie durch reichl. Flüssigkeitszufuhr; Gabe von Amoxicillin, Cotrimoxazol od. Chinolonen, bei Fortbestehen des Fiebers (>3 Tage) gezielte antibiot. Ther. entspr. dem Antibiogramm, u. U. als Dauerprophylaxe; evtl. künstliche Harnableitung* od. op. Beseitigung disponierender Faktoren; **Progn.**: gut bei rechtzeitiger Diagn. u. Ther. der primären akuten PN; Neigung zu Rezidiven bei sekundärer PN ohne Sanierung prädisponierender Faktoren; die erst im Spätstadium erkannte (chronische) PN neigt zum Übergang in eine pyelonephrit. Schrumpfniere mit progredienter Niereninsuffizienz*. Vgl. Pyonephrose.

Pyelo|nephritis gravidarum (↑; ↑; ↑) f: (engl.) pyelonephritis of pregnancy; auch Pyelitis gravidarum; Schwangerschaftspyelonephritis (häufige Kompl. in der 2. Hälfte der Schwangerschaft); **Urs.**: Exazerbation einer asymptomat. Bakteriurie* inf. **1.** mechan. Kompression der ableitenden Harnwege durch den sich vergrößernden Uterus (re. Niere häufiger betroffen); **2.** Progesteron-bedingter Ureteratonie u. verminderter -peristaltik; **3.** Kompression des Ureters durch den Plexus der V. ovarica; **4.** rascher Vermehrung von Bakt. im Schwangerenharn durch Verschiebung des pH-Werts u. den höheren Gehalt v. a. an Aminosäuren, Kreatinin, Glukose, Laktose; **Ther.**: bereits bei asymptomat. Bakteriurie Penicilline u. Cephalosporine.

Pyelo|plastik (↑; -plastik*) f: Nierenbeckenplastik*.
Pyelo|stomie (↑; -stomie*) f: Nephrostomie*.
Pyelo|tomie (↑; -tom*) f: (engl.) pyelotomy; op. Eröffnung des Nierenbeckens; **Ind.**: Exploration, Anlegen einer Nierenfistel, Extraktion von Steinen.

Pyemotes tritici m: Kugelbauchmilbe; s. Milben.

Pykno|dys|ostose (↑; Dys-*, Ost-*; -osis*) f: (engl.) pyknodysostosis; auch Maroteaux-Lamy-Syndrom Typ 2; autosomal-rezessiv erbl. osteosklerotische Verknöcherungsstörung aufgrund einer Mutation im Kathepsin-K-Gen (Genlocus 1q21), das für eine lysosomale Cysteinprotease codiert; **Häufigkeit**: ca. 100 Fälle beschrieben; **Klin.**: disproportionierter Kleinwuchs (Körperlänge <150 cm) mit ausladendem Schädel im Bereich von Stirn u. Hinterhaupt, Verkürzung der Extremitätenknochen, Klavikulahypoplasie od. -aplasie, Unterkieferhypoplasie, Zahnentwicklungsstörung, Osteosklerose*, gelegentl. auch Hepatosplenomegalie.

Pyknose (↑; -osis*) f: (engl.) pyknosis; Verdichtung, Verdickung; s. Karyopyknose.

Pyle|phlebitis (gr. πύλη Pforte, Engpass; Phleb-*; -itis*) f: (engl.) pylephlebitis; Endophlebitis portalis; Pfortaderentzündung (meist als septische P. bei bakt. Infektion im Bereich des Zuflussgebiets der Pfortader, z. B. bei Appendizitis, Shigellose, Leberabszess, Omphalitis); **Klin.**: Fieber, Hepatosplenomegalie, Diarrhö; häufig sekundäre Pfortaderthrombose*; in bildgebender Diagn. ggf. Gas im Pfortadersystem.

Pyle-Syn|drom (Edwin P., Chir., New York, 1891–1961) n: (engl.) Pyle's disease; autosomal-rezessiv vererbte metaphysäre Dysplasie; **Sympt.**: Metaphysendysplasie der langen Röhrenknochen (röntg. erlenmeyerkolben-artige Auftreibungen v. a. des distalen Femurs), Skoliose, Platyspondylie*, Knochenschmerzen, Karies, Progenie, Gesichtsdysplasie, evtl. periphere Fazialisparese; kein Kleinwuchs u. keine Intelligenzstörung.

Pyle|thrombose (gr. πύλη Pforte, Engpass; Thromb-*; -osis*) f: s. Pfortaderthrombose.

Pyloro|myo|tomie (gr. πυλωρός Pförtner; My-*; -tom*) f: (engl.) pyloromyotomy; syn. Weber-Ramstedt-Operation; (chir.) Längsspaltung von Serosa u. verdickter Pylorusmuskulatur (s. Abb. 1 u. 2) bis auf die Mukosa (sog. extramuköse P.), u. U. mit zusätzl. querer Entlastungsinzision; **Ind.**: hypertrophe Pylorusstenose*.

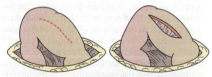

Pyloromyotomie Abb. 1: Längsinzision

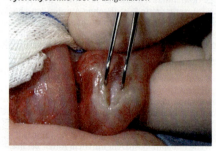

Pyloromyotomie Abb. 2: Operationssitus [11]

Pyloro|plastik (↑; -plastik*) f: (engl.) pyloroplasty; op. Erweiterung des Pyloruskanals zur Verbesserung der Magenentleerung; **Ind.**: narbige Pylorusstenose* bei Ulkuskrankheit, Ergänzungsoperation zur Vagotomie* (zur Aufhebung einer verlängerten Stase in dem denervierten Magen); **Formen**: **1.** P. nach Heinecke-Mikulicz (s. Abb.); **2.** Anastomosierungspyloroplastik nach Finney od. Jaboulay (s. Gastroduodenostomie).

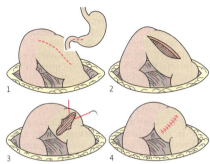

Pyloroplastik: Verfahren nach Heinecke-Mikulicz; 1: Längsschnitt; 2: Durchtrennung der Vorderwand; 3 u. 4: quere Vernähung zur Herstellung einer breiten Passage

Pyloro|spasmus (↑; Spas-*) *m*: (engl.) *pylorospasm*; Magenpförtnerkrampf; passagere funkt. Pylorusstenose*bei spast. Muskelkontraktur des Pylorus*.

Pylorus (gr. πυλωρός) *m*: Pförtner, Magenausgang; Teil des Magens* (Abb. 1 dort) mit verstärkter Ringmuskulatur am Übergang zum Duodenum*; die Schleimhaut des P. ist durch lange trichterförmige Foveolae gastricae gekennzeichnet, in die kurze gewundene u. verzweigte mukoide Drüsen einmünden, die im Gegensatz zu den Drüsen des Magenkörpers nur aus einer Zellart bestehen.

Pylorus|hyper|trophie (↑; Hyper-*; Troph-*) *f*: (engl.) *pyloric hypertrophy*; muskuläre Hypertrophie des Pylorus*; **Formen:** 1. im frühen Säuglingsalter als hypertrophe Pylorusstenose*; 2. beim Erwachsenen funkt. bedingt od. verschleppte kindl. Form mit milderer Symptomatik (saures Aufstoßen, Völlegefühl, Erbrechen) als beim Säugling; **Ther.:** Pyloromyotomie* od. konservativ.

Pylorus|re|flex (↑; Reflekt-*) *m*: (engl.) *pyloric reflex*; viszero-viszeraler Reflex zur Tonusregulierung des Pylorus*; abhängig von Osmolalität, H+- u. Fettsäure-Konz. des in das Duodenum abgegebenen Chymus.

Pylorus|stenose (↑; Steno-*; -osis*) *f*: (engl.) *pyloric stenosis*; auch Magenausgangstenose; Stenose* des Pylorus*; **Urs.:** angeb. hypertrophe Pylorusstenose*, entzündl. Ödem bei floridem bzw. narbige Verziehung bei abgeheiltem (pylorusnahem) Ulcus* ventriculi od. Ulcus* duodeni, seltener tumorös od. funkt. (s. Pylorushypertrophie, Pylorospasmus) bedingt; **Einteilung:** klin.; 1. kompensierte P. mit aufrechterhaltener Magen-Darm-Passage durch verstärkte Peristaltik u. muskuläre Hypertrophie; 2. dekompensierte P. mit aton. Magenerweiterung, schwallartigem Erbrechen von Nahrungsresten, Flüssigkeits- u. Elektrolytverlust mit hypochlorämischer Alkalose, u. U. Kachexie; **Diagn.:** Gastroskopie, in der Magen-Darm-Passage (s. Abb.) verzögerte Magenentleerung bei verlängertem Pyloruskanal u. deformiertem Bulbus duodeni sowie Gastrektasie; **Ther.:** (je nach Urs. u. Klin.) konservativ od. op. durch Pyloroplastik* od. Resektion bzw. Inzision (s. Pyloromyotomie).

Pylorus|stenose, hyper|trophe (↑; ↑; ↑) *f*: (engl.) *hypertrophic pyloric stenosis*; funkt. Pylorusstenose* des Säuglings inf. Pylorushypertrophie*; **Vork.:** v. a. bei Jungen (80 %); fam. gehäuft (z. T. Genloci bekannt, z. B. NOS1-Genmutation mit Genlocus 12q24.2-q24.31 u. IHPS2-Genmutation mit Genlocus 16p13-p12); **Pathol.:** stenosierende Hypertrophie der Pylorusmuskulatur sowie prästenotische Hypertrophie der Magenmuskulatur; **Klin.:** charakterist. schwallartiges Erbrechen postprandial bei gleichzeitigem Heißhunger meist in der 2.–4. Lebenswoche, Dehydratation, hypochlorämische Alkalose*, Gewichtsverlust, Dystrophie*, Pseudoobstipation mit Hungerstuhl*; **Diagn.:** sichtbare peristaltische Wellen im Epigastrium u. schwallartiges Erbrechen nach Probefütterung (Teeprobe), evtl. palpabler olivengroßer Tumor, Nachweis durch Ultraschalldiagnostik (Pyloruslänge u. -dicke; s. Abb.); **Ther.:** Ausgleich von Wasser- u. Elektrolytverlusten, Pyloromyotomie*; **DD:** u. a. Hiatushernie* (evtl. in Komb. mit h. P. als sog. Rovirala*-Syndrom), funkt. Pylorospasmus*, adrenogenitales Syndrom* mit Salzverlust (auch Pseudopylorospasmus), membranöse Antrum- od. Pylorusstenose, Erbrechen bei Infektion.

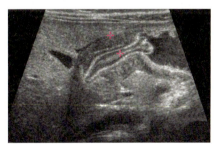

Pylorusstenose, hypertrophe: verdickter u. verlängerter Pylorus im Längsschnitt (Ultraschalldiagnostik) [11]

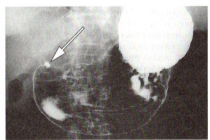

Pylorusstenose: hypertropher Magen mit fehlendem Übertritt des Kontrastmittels in das Duodenum an der Stenose (Pfeil) [25]

Pyo|derma gangraenosum (Py-*; Derm-*) *n*: (engl.) *pyoderma gangraenosum*; syn. Dermatitis ulcerosa, (franz.) Phagédénisme; schubartig verlaufende Vaskulitis mit einzeln stehenden, ovalären od. serpiginösen Ulzerationen, die von 2–5 mm breiten, blauroten, druckschmerzhaften, unterminierten Rändern umgeben sind; eine klin. Variante erfasst auch das tiefe subkutane Fettgewebe; **Vork.:** bes. an den unteren Extremitäten i. R. von Colitis ulcerosa, Enteritis regionalis Crohn, Reiter-Krankheit, rheumatoider Arthritis, Behçet-Krankheit, Paraproteinämie (fakultativ paraneoplastisches Syndrom bei multiplem Myelom, Kollagenosen) u. a.; **Ther.**: Behandlung der Grunderkrankung; Azathioprin, Dapson, Salizylazosulfapyridin, Glukokortikoide.

Pyo|dermia chancri|formis (↑; ↑) *f*: (engl.) *chanciform pyodermia*; einem syphilitischen Primäraffekt ähnliche, rundliche, meist nässende Papel, bes. an Lippen, Gesicht u. Genitalien; vgl. Pyodermien.

Pyo|dermien (↑; ↑) *f pl*: (engl.) *pyodermas*; Grind- od. Eiterausschläge; Inf. der oberflächl. od. tieferen Hautschichten u. der Hautanhangsgebilde (Haare, Nägel, Schweißdrüsen), verursacht meist durch Staphylo- od. Streptokokken (z. B. Impetigo*, Follikulitis*, Furunkel*, Karbunkel*, Erysipel*, Hidradenitis, Periporitis*).

Pyo|kokken (↑; Kokken*) *f pl*: (engl.) *pyococci*; Eiterkokken; s. Erreger, pyogene.

Pyoktanin, blaues (↑) *n*: Gentianaviolett*.

Pyo|metra (↑; gr. μήτρα Gebärmutter) *f*: (engl.) *pyometra*; Eiteransammlung in der Cavitas uteri inf. Zervixstenose; **Vork.**: bes. im höheren Lebensalter; z. B. bei Endometritis*, Colpitis senilis, bei Korpus-* u. Zervixkarzinom*, nach intrakavitärer Strahlentherapie; **Ther.**: Dilatation des Zervikalkanals u. Einlage einer Drainage*; ggf. Antibiotika. Vgl. Hämatometra.

Pyo|myositis, tropische (↑; My-*; -itis*) *f*: (engl.) *tropical pyomyositis*; syn. Myositis tropica; durch die Entw. von einem od. mehreren Abszessen in der Skelettmuskulatur charakterisierte fieberhafte Erkr. in trop. Ländern; **Err.**: meist Staphylococcus* aureus, andere Err. werden diskutiert; häufig ist eine Verletzung od. eine Virusinfektion vorausgegangen; schlechte Ernährungslage u. schlechter AZ begünstigen die Entwicklung; **Kompl.**: Sepsis, Fernmetastasen in Knochen, Lunge, Gehirn, Niere; **Ther.**: penicillinasefeste Penicilline, Cephalosporine u. Chinolone, Inzision.

Pyo|nephrose (↑; Nephr-*; -osis*) *f*: (engl.) *pyonephrosis*; sog. Eitersackniere; Eiteransammlung im Nierenbecken u. eitrige Einschmelzung von Nierengewebe; **Formen**: 1. primäre P. als Folge u. Endstadium einer Pyelonephritis* bei kavernöser Vergrößerung des Nierenbeckens inf. Verbindung eines od. mehrerer Kelche mit einem Nierenabszess; 2. sekundäre P. als Folge einer infizierten Hydronephrose* bei obstruktiver Uropathie.

Pyo|peri|kard (↑; Peri-*; Kard-*) *n*: (engl.) *pyopericardium*; syn. Perikardempyem; Perikarderguss* mit Ansammlung von Eiter im Perikard*; **Vork.**: Pericarditis purulenta (s. Perikarditis); **Ther.**: symptomat. durch Perikardiotomie*, kausal durch Antibiotika. Vgl. Pyopneumoperikard, Empyem.

Pyo|pneumo|peri|kard (↑; Pneum-*; Peri-*; Kard-*) *n*: (engl.) *pyopneumopericard*; Pyoperikard* mit perikardialer Gasansammlung (auskultator. Mühlradgeräusch*); **Vork.**: z. B. Infektion mit Anaerobiern, traumat. (bzw. iatrogener) Lufteintritt.

Pyo|pneumo|thorax (↑; ↑; Thorax*) *m*: (engl.) *pyopneumothorax, pneumoempyema*; Eiter- u. Luftansammlung im Pleuraraum; **Vork.**: z. B. intrapleuraler Einbruch von Lungenabszess od. tuberkulöser Kaverne*; sek. pleurale Infektion über persistierende Fistel bei (chron.) Pneumothorax. Vgl. Pleuraempyem; Pneumothorax.

Pyor|rhö (↑; -rhö*) *f*: (engl.) *pyorrhea*; Eiterfluss.

Pyo|salpinx (↑; Salpinx*) *f*: s. Salpingitis.

Pyo|spermie (↑; Sperm-*) *f*: (engl.) *pyospermia*; eitriges Sperma; **Vork.**: bei Gonorrhö*, Prostatitis* od. Vesikulitis*.

Pyo|thorax (↑; Thorax*) *m*: s. Pleuraempyem.

Py|ovar (↑; lat. ovarium Eierstock) *n*: Ovarialabszess*.

Pyo|zele (↑; -kele*) *f*: (engl.) *pyocele*; Eiteransammlung in vorgebildetem Hohlraum; **Vork.**: z. B. 1. skrotal bei eitriger Orchitis mit Schwellung des Hodens u. ausgeprägten Entzündungszeichen; **Ther.**: Drainage bzw. chir. Entlastung od. Eröffnung, Antibiotika, ggf. Ablatio testis; 2. im Douglas-Raum bei eitriger Pelveoperitonitis* (s. Douglas-Abszess).

Pyo|zephalus (↑; Keph-*) *m*: Empyem* der Hirnventrikel.

Pyozine (↑) *n pl*: s. Bakteriozine.

Pyo|zyaneus|bakterien (↑; Zyan-*; Bakt-*) *f pl*: Pseudomonas aeruginosa.

Pyo|zyanin (↑; ↑) *n*: (engl.) *pyocyanin*; blau-grüner, in Chloroform lösl. Farbstoff von Pseudomonas* aeruginosa; vgl. Pigmentbildner.

Pyramide (gr. πυραμίς ägypt. Grabmonument, Pyramide) *f*: 1. (engl.) *pyramid*; pyramidenförmige Vorwölbung der Medulla* oblongata an der ventralen Seite, die durch die Nervenfasern der Pyramidenbahn* zustande kommt; 2. Felsenbeinpyramide des Schläfenbeins (Pars petrosa ossis temporalis; s. Os temporale).

Pyramiden|bahn (↑): (engl.) *pyramidal tract*; Tractus pyramidalis, Tractus corticospinalis; Großhirnbrückenbahn; die Gesamtheit derjenigen absteigenden Leitungsbahnen* des ZNS, die in der Großhirnrinde* entspringen u. bis zu den motorischen Kernen der Hirnnerven* od. zu den Vorderhornzellen des Rückenmarks* ziehen; **Verlauf**: nach ihrem Ursprung v. a. im Gyrus precentralis ziehen die Pyramidenfasern durch Corona radiata, Capsula interna, Crus cerebri u. Pons zur Medulla oblongata. Dort kreuzen (Decussatio pyramidum; Pyramidenkreuzung) ca. 80–90 % aller Fasern auf die andere Seite u. bilden hier die Pyramidenseitenstrangbahn (Tractus corticospinalis lateralis). Die ungekreuzt bleibenden Fasern bilden die Pyramidenvorderstrangbahn (Tractus corticospinalis anterior, Türck-Säule) u. kreuzen erst im jeweiligen Segment zur Gegenseite. Beide enden in den versch. Höhen des Rückenmarks an den Vorderhornzellen, direkt od. indirekt (über Interneurone, integrieren hemmende u. aktivierende Impulse des extrapyramidalen Systems*) an den Alphamotoneuronen*. **Physiol.**: Die P. ist eine der wichtigsten Leitungsbahnen, sie leitet die willkürl. Bewegungsimpulse für die Körpermuskulatur u. wirkt hemmend auf die Regulation des Muskeltonus u. auf das Zustandekommen der Muskeleigenreflexe. Die P. wird in ihrer Funktion durch eine Reihe von motorischen Nebenbahnen, extrapyramidalen Faserzügen, unterstützt; so dass auch bei Ausschaltung der P. ein Teil der motorischen Impulse auf Umwegen zu den Vorderhornzellen

Pyrazolonderivate

Pyramidenbahnzeichen
Pathologische Mitbewegungen

Bezeichnung	Auslösung	Wirkung
Léri-Vorderarmzeichen	passive Beugung der Finger und des Handgelenks	(physiologisch) Mitbewegung des Ellenbogens; einseitige Abschwächung pathologisch
Wartenberg-Zeichen	aktive Beugung des 2.–4. Fingers gegen Widerstand	Beugung des Daumens
Babinski-Zeichen I	Bestreichen des lateralen Fußrands	Dorsalextension der Großzehe, Plantarflexion und Spreizung der 2.–5. Zehe
Gordon-Zeichen I	„Kneten" der Wade	wie Babinski-Zeichen I
Oppenheim-Zeichen	Bestreichen der Tibiakante	wie Babinski-Zeichen I
Chaddock-Zeichen	Druck auf den Malleolus externus	wie Babinski-Zeichen I
Strümpell-Zeichen (Tibialisphänomen)	Beugung des Knies gegen Widerstand	Supination des Fußes
Bing-Reflex	Beklopfen des Fußrückens am Fußgelenk	Plantarflexion des Fußes
Mendel-Bechterew-Zeichen (Fußrückenzeichen)	Perkussion des lateralen Fußrands	Plantarflexion und Spreizung der Zehen
Marie-Foix-Zeichen	passive Plantarflexion der Zehen	Beugung von Knie und Hüfte
Monakow-Zeichen	Bestreichen des lateralen Fußrands	Hebung des lateralen Fußrands
Clauß-Zeichen	Beugung des Knies gegen Widerstand	wie Babinski-Zeichen I

bzw. der Muskulatur gelangen kann. **Klin. Bedeutung:** s. Pyramidenbahnzeichen.
Pyramiden|bahn|zeichen (↑): (engl.) *pyramidal signs*; (neurol.) Sympt., die bei Läsion des 1. motor. Neurons (Pyramidenbahn*) auftreten: zentrale Lähmung* (Tab. dort) mit pathol. Mitbewegungen (s. Tab. u. Abb.), pathol. (s. Reflexes, Tab. 3 dort) bzw. erloschenen physiol. Fremdreflexen (z. B. Bauchhautreflex; s. Reflexes, Tab. 2 dort) sowie Hyperreflexie* u. unerschöpflichem Klonus*.

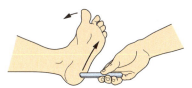

Pyramidenbahnzeichen: Babinski-Zeichen I

Pyramiden|frakturen (↑; Fraktur*) *fpl*: (engl.) *pyramidal fracture*; Felsenbeinfrakturen; s. Schädelbasisfrakturen.
Pyramiden|spitzen|eiterung (↑): s. Gradenigo-Syndrom.
Pyramiden|spitzen|zellen (↑; Zelle*): (engl.) *apical cells of the petrous pyramid*; Regio petroapicalis; Teil des zum Mittelohr gehörenden pneumat. Systems an der seitl. Schädelbasis; op. schwer zugängl., bakterielle Inf. kann zur Meningitis führen.

Pyramiden|zellen (↑; ↑): (engl.) *pyramidal neurons*; pyramidenförmige, große multipolare Nervenzellen in der Pyramidenzellschicht der Großhirnrinde*, deren Axone die Pyramidenbahn* bilden; vgl. Rindenfelder, Betz-Zellen.
Pyramides renales (↑) *fpl*: (engl.) *renal pyramids*; Nierenpyramiden; s. Niere.
Pyramis vermis (↑) *f*: Teil des Vermis cerebelli; s. Cerebellum.
Pyran *n*: (engl.) *pyrane*; C_5H_6O; Heterocyclus mit Ringsauerstoff; Grundkörper der Pyranose*.
Pyranose *f*: (engl.) *pyranose*; durch Halbacetalbildung entstandene O-heterocyclische Ringform der Monosaccharide*, deren Grundgerüst das Pyran* ist; die meisten freien Zucker liegen als P. vor. Vgl. Furanose.
Pyrantel (INN) *n*: (engl.) *pyrantel*; Wurmmittel*; Imidazolderivat*; **Ind.:** Befall mit Nematodes (s. Nematodeninfektion); **UAW:** Kopfschmerzen, Schwindel, selten Verdauungsstörungen.
Pyrazin|amid (INN) *n*: (engl.) *pyrazinamid*; Abk. PZA; Antituberkulotikum* der 1. Wahl zur oralen Anw.; **Wirkung:** bakterizid gegen Mycobacterium tuberculosis; häufige Resistenzentwicklung bei mehr als 8-wöchiger Anw.; **Kontraind.:** akute Hepatitis, schwere Niereninsuffizienz, Gicht, Schwangerschaft, Stillzeit; **UAW:** v. a. Leberschäden, Hyperurikämie.
Pyrazolon|derivate *npl*: (engl.) *pyrazolone derivatives*; analgetisch, antipyret. u. teils antiphlogist. wirkende Substanzen; **Vertreter:** Metamizol, Propyphenazon, Phenazon sowie (als erster Wirkstoff

der nichtsteroidalen Antiphlogistika*) Phenylbutazon; **Anw.:** meist p. o. od. rektal, auch parenteral: Metamizol (i. v.), selten Phenylbutazon (tief i. m.); **Ind.:** eingeschränkt wegen immunogener UAW; als Analgetikum, Antipyretikum; Metamizol nur bei akuten, starken Schmerzen (Kolik, nach Op. bzw. Trauma u. a.) bzw. sonst therapierefraktärem Fieber; Phenylbutazon: nur bei Spondylitis ankylosans, rheumatoider Arthritis (akuter Schub) u. akutem Gichtanfall als Antiphlogistikum; **UAW:** u. a. allerg. Reaktionen einschließl. anaphylaktischer Schock, Agranulozytose (Reihenfolge in abnehmender Häufigkeit: Metamizol, Phenylbutazon, Propyphenazon, Phenazon), art. Hypotonie (v. a. bei schneller i. v. Applikation).

Pyretika (gr. πυρετικός fiebernd) *n pl:* (engl.) *pyretics*; fiebererzeugende Mittel; s. Pyrogene; vgl. Antipyretika.

Pyr|exie (gr. πυρέσσειν Fieber haben) *f:* Fieber*.

Pyrgo|zephalus (gr. πζργοσ Burg, Turm; Keph-*) *m:* s. Stenozephalie.

Pyridin *n:* (engl.) *pyridine*; heterocycl. Verbindung (C_5H_5N); farblose, unangenehm (ab 30 ppm unerträgl.) riechende Flüssigkeit; **Verw.:** früher zur Denaturierung von Ethylalkohol (zu Brennspiritus), als Lösungsmittel, wichtiger Rohstoff der chem. Industrie; **Wirkung:** haut- u. schleimhautreizend; bei **Pyridinintoxikation** durch perorale Aufnahme zentralnervöse Störungen mit Ataxie, neurit. u. pyramidale Sympt.; MAK-Wert 5 ppm (15 mg/m³).

Pyridin|aldoxim|methyl|iodid *n:* s. PAM.

Pyridin|nukleotid-Co|enzyme *n pl:* (engl.) *pyridine nucleotide coenzymes*; an zahlreichen biol. Redoxprozessen (z. B. der Dehydrogenasen* u. Monooxygenasen*) beteiligte nicotinamidhaltige Coenzyme*, die in oxidierter Form als Elektronenakzeptoren, reduziert als -donoren fungieren u. Reduktionsäquivalente übertragen; 1. **NAD⁺** (Abk. für Nicotinamid-Adenin-Dinukleotid): Das an C-1 N-glykosid. mit D-Ribose verknüpfte kationische Nicotinamid ist über eine Pyrophosphatbrücke mit Adenosin verbunden; die Reduktionsäquivalente von NADH werden im Allg. zur Energiegewinnung in die Atmungskette* eingeschleust. 2. **NADP⁺** (Abk. für Nicotinamid-Adenin-Dinukleotid-Phosphat) entsteht aus NAD⁺ durch Phosphorylierung der 2′-Position des Adenosins (katalysiert von einer ATP-abhängigen Kinase). NADPH steht im Allg. für Biosynthesen zur Verfügung (z. B. Fettsäuren, Steroide). **Allg. Reaktion** der P.-C. (enzymat. aktiv sind nur die α-Isomere): Substrat-H₂ + NAD(P)⁺ ⇌ Substrat + NAD(P)H + H⁺; da reduzierte P.-C. im Gegensatz zu oxidierten im Absorptionsspektrum* bei 340 nm max. absorbieren, werden sie labordiagn. zur Bestimmung von Enzymaktivitäten u. Substraten im optischen Test* genutzt. Vgl. Niacin.

Pyrido|stigmin|bromid (INN) *n:* (engl.) *pyridostigminbromid*; reversibler Cholinesterase*-Hemmer.

Pyri|doxal|phosphat *n:* s. Pyridoxin.

Pyri|dox|amin *n:* s. Pyridoxin.

Pyri|doxin (INN) *n:* (engl.) *pyridoxine*; syn. Vitamin B₆; Sammelbez. für die wasserlösl. Wirkstoffe Pyridoxol, Pyridoxal, Pyridoxamin u. deren 5′-Phosphorsäureester, die bei Lichteinwirkung u. im al- kal. Milieu schnell zerfallen u. im Organismus leicht ineinander umgewandelt werden; biochem. **Funktion:** als Pyridoxalphosphat (Abk. PALP) wichtigstes gruppenübertragendes Coenzym bei den Transaminierungs-, Decarboxylierungs- u. Eliminierungsreaktionen des Aminosäurestoffwechsels u. bei der Synthese der Deltaaminolävulinsäure; PALP u. Aminosäure bilden dabei eine Schiff*-Base. **Vork.:** in tier. u. pflanzl. Lebensmitteln, bes. reichl. in Hefe, Leber, Fleisch, Vollkorngetreide, Hülsenfrüchten, Gemüse; **Bedarf:** Erwachsene: 1,2–1,5 mg/d; vgl. Nährstoffzufuhr, empfohlene (Tab. dort); abhängig vom Proteinumsatz; **Mangelerscheinungen:** Die Aufnahme von P. ist bei 19–35-Jährigen u. Alkoholkranken oft unzureichend. Isolierter Pyridoxinmangel ist alimentär selten; durch Mangel- od. Fehlernährung, gesteigerten Bedarf z. B. Schwangerschaft, Laktation, chron. Hämodialyse*) u. chron. Einnahme von z. B. hormonalen Kontrazeptiva, Isoniazid*, D-Penicillamin kann es u. a. zu Dermatitis im Nasen- u. Augenbereich, Entz. im Mund u. an den Lippen, Insomnie, Reizbarkeit, eisenrefraktärer, hypochromer mikrozytärer Anämie u. Krämpfen im Säuglingsalter kommen. Nachw. von Pyridoxinmangel im Tryptophanbelastungstest*; **Hypervitaminosen:** alimentär unbekannt; bei therap. hoher Dosierung selten periphere, sensorische Neuropathie mit Gangstörung, Reflexstörung u. beeinträchtigtem Tast- u. Temperaturempfinden.

Pyridoxin|abhängigkeit: s. Stoffwechselstörung, pyridoxinabhängige.

Pyri|meth|amin (INN) *n:* (engl.) *pyrimethamin*; Dihydrofolsäurereduktase-Hemmer; hemmt v. a. extraerythrozytäre Plasmodienformen; **Ind.:** Toxoplasmose* (in Komb. mit Sulfadoxin od. Sulfadiazin*); **UAW:** Blutbildveränderungen (reversibel), gastrointestinale Störungen, Neurotoxizität, allerg. Reaktionen.

Pyrimidin *n pl:* (engl.) *pyrimidine*; 1,3-Diazin; aromat. N-heterocycl. Verbindung mit 2 N-Atomen in Metastellung; **Pyrimidinderivate:** Pyrimidinbasen*, Purinbasen*, Barbitursäure u. Sulfonamide (z. B. Trimethoprim, Sulfamerazin).

Pyrimidin|analoga *n pl:* s. Basenanaloga.

Pyrimidin|basen *f pl:* (engl.) *pyrimidine bases*; in Nukleinsäuren* enthaltene Pyrimidinderivate; am häufigsten sind Uracil*, Thymin* u. Cytosin* (s. Abb.), die der Tautomerie* unterliegen. Seltene P. (z. B. 5-Hydroxymethylcytosin) kommen in tRNA* vor (s. Nukleinsäurebestandteile, seltene). **Biosynthese:** aus Carbamoylphosphat* u. Asparaginsäure mit Orotsäure als Zwischenprodukt; Hemmung durch Basenanaloga*; **Abbau** über Dihydrouracil bzw. Dihydrothymin u. nach oxidativer Ringöffnung zu CO_2, NH_3 u. Betaalanin bzw. Betaaminoisobuttersäure; Reutilisation der P. ist möglich; Störungen im Pyrimidinstoffwechsel sind selten, z. B. hereditäre Orotazidurie. Vgl. Purinbasen.

Pyro|gene (gr. πῦρ Feuer, Fieber; -gen-*) *n pl:* (engl.) *pyrogens*; syn. pyrogene Substanzen; fiebererzeugende Stoffe; hitzebeständige, dialysierbare Substanzen (Lipopolysaccharid-Protein-Lipid-Komplexe) aus apathogenen u. pathogenen Bakt., Pilzen u. Viren, die zur Phagozytose befähigte Zellen zur

Pyruvatdehydrogenasedefekt

 Pyrimidin

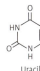 Uracil | Thymin

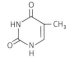 Cytosin | 5-Hydroxymethylcytosin

Pyrimidinbasen

Synthese von Interleukinen u. TNF-α anregen. P. bewirken im Temperaturzentrum eine erhöhte Wärmeproduktion u. eine verminderte Wärmeabgabe. Die am stärksten wirksamen P. stammen von gramnegativen Bakterien. **Klin. Bedeutung:** v. a. bei Injektion bzw. Infusion pyrogenhaltiger Flüssigkeiten, Stabilisatorlösungen, bei Verw. bakteriell verunreinigter Blutkonserven, Injektionsspritzen, Infusionsgeräte usw.; vgl. Transfusionszwischenfälle.

Pyro|manie (↑; -manie*) *f*: (engl.) *pyromania*; syn. pathologische Brandstiftung; Impulskontrollstörung* mit dem zwanghaften Impuls, Feuer zu legen ohne Motive wie materieller Gewinn, Rache od. Extremismus. Betroffene zeigen starkes Interesse an Bränden u. Gegenständen zur Brandbekämpfung.

Pyro|phosphor|säure: (engl.) *pyrophosphoric acid*; syn. Diphosphorsäure; $H_4P_2O_7$; entsteht durch Erhitzen von Phosphorsäure auf ca. 250 °C; biogene Bildung als Pyrophosphat (Abk. PP_i) bei Spaltung energiereicher Nukleotide (z. B. ATP; vgl. Phosphorylierung); sofortige Hydrolyse in 2 Moleküle Phosphat.

Pyrosis (gr. πύρωσις Brennen) *f*: s. Sodbrennen.

Pyrrol *n*: (engl.) *pyrrole*; farblose Flüssigkeit, Fünfring-Heteroaromat mit chloroformähnl. Geruch; **Vork.:** in Steinkohlenteer u. Knochenöl. Der Pyrrolring ist der Grundkörper des Porphins*, der Porphyrine* u. des Chlorophylls*.

Pyrrolidin *n*: (engl.) *pyrrolidine*; Tetrahydropyrrol; Iminogruppe enthaltender heterocyclischer Grundkörper des Prolins* u. Hydroxyprolins*.

Pyrrolidon *n*: (engl.) *pyrrolidone*; α-Ketoderivat des Pyrrolidins; vgl. Povidon.

Pyrrol|urie *f*: (engl.) *pyroluria*; vermehrte Ausscheidung von Pyrrolen* od. Kryptopyrrol (Abbauprodukte von Hämoglobin*, z. B. als Hämopyrrollactam-Komplex) mit dem Harn; bisher keine wissenschaftl. gesicherte Zuordnung zu internist. u./od. neurol.-psychiatr. Krankheiten od. klin. Symptomen.

Pyruvat|carb|oxy|lase *f*: (engl.) *pyruvate carboxylase*; tetramere Ligase, die mit Biotin* (Coenzym) u. Mn^{2+} od. Zn^{2+} (Cofaktor) unter ATP-Verbauch Pyruvat zu Oxalacetat carboxyliert (tier. CO_2-Fixierung); Acetyl-CoA ist dabei positiver allosterischer Effektor; spez. Enzym der Glukoneogenese*.

Pyruvat|carb|oxylase|defekt *m*: (engl.) *pyruvate carboxylase deficiency*; autosomal-rezessiv erbl. Stoffwechselstörung (Genlocus 11q13.4-q13.5) im Abbau von Pyruvat* durch Enzymdefekt der Pyruvatcarboxylase* (neonatale u. infantile Form); **Klin.:** kurz nach der Geburt Krampfanfälle, muskuläre Hyper- u. Hypotonie sowie ausgeprägte nicht respiratorische Azidose, Hepatomegalie; **Diagn.:** erhöhte Serumkonzentration von Laktat u. Pyruvat bei normalem Laktat/Pyruvat-Verhältnis (Kurzbez. L/P-Quotient) u. von Alanin, evtl. auch von Ammoniak, Citrullin, Prolin u. Lysin; Enzymbestimmung in Fibroblasten; Pränataldiagnostik* ist möglich. **Ther.:** Versuch mit kohlenhydrat- u. eiweißreicher Nahrung, Gabe von Bicarbonat*, Thiamin*, Liponsäure* u. Dichloroacetat (in Deutschland nicht zugelassen).

Pyruvat|de|carb|oxy|lase *f*: (engl.) *pyruvate decarboxylase*; thiaminabhängige Lyase*, die mit Mg^{2+} als Cofaktor bei der alkohol. Gärung* Pyruvat* in Acetaldehyd u. CO_2 spaltet; Untereinheit des PDH-Multienzymkomplexes (s. Pyruvatdehydrogenase); **Vork.:** in Mikroorganismen u. Pflanzen; **klin. Bedeutung:** s. Pyruvatdehydrogenasedefekt. Vgl. Thiamin.

Pyruvat|de|hydro|genase *f*: (engl.) *pyruvate dehydrogenase*; Abk. PDH; Multienzymkomplex mit zentraler Bedeutung im Primärstoffwechsel, der die oxidative Decarboxylierung* von Pyruvat* zu Acetyl-CoA katalysiert u. aus 3 Enzymen (Pyruvatdecarboxylase*, Dihydrolipoyl-Acetyltransferase, Dihydrolipoyl-Dehydrogenase) u. 5 Coenzymen (Thiamindiphosphat*, Liponsäure*, CoA, FAD, NAD) besteht; **Regulation:** Acetyl-CoA, NADH u. GTP hemmen, CoA, NAD^+ u. AMP aktivieren P.; außerdem kovalente Interkonversion (Phosphorylierung u. Dephosphorylierung). Vgl. Alphaketosäure-Dehydrogenasen; Pyruvatdehydrogenasedefekt.

Pyruvat|de|hydro|genase|defekt *m*: (engl.) *pyruvate dehydrogenase deficiency*; Sammelbez. für mehrere mitochondriale, meist autosomal-rezessiv erbl. Stoffwechselanomalien mit Störungen der Enzyme des Pyruvatdehydrogenase*-Komplexes (Kurzbez. PDH-Komplex) häufigste Urs. der kongenitalen Laktatazidose*; **Einteilung: 1.** (meist) E_1: **a)** (meist) Defekt der E-1-alpha-Untereinheit (Alpha-Untereinheit der Pyruvatdecarboxylase*) des PDH-Komplexes inf. Mutation in PDHA1-Gen, Genlocus Xp22.2-p22.1 (dominant erbl.: auch heterozygote Mädchen erkranken); **b)** Defekt der E-1-beta-Untereinheit des PDH-Komplexes inf. Mutation im PDHB-Gen, Genlocus 3p13-q23; **2.** E_2: Defekt der E-2-Untereinheit (Dihydrolipoyl-Acetyltransferase) des PDH-Komplexes inf. Mutation im DLAT-Gen, Genlocus 11q23.1; **3.** E_3: Defekt der E-3-Untereinheit (Dihydrolipoyl-Dehydrogenase) des PDH-Komplexes inf. Mutation im DLD-Gen, Genlocus 7q31-q32; **4.** Defekt des Protein-X (PDHX-Genmutation, Genlocus 11p13); **5.** Defekt der Pyruvatdehydrogenase-Phosphatase (PDP1-Genmutation, Genlocus 8q22.1); **Klin.:** postnatal Muskelhypotonie, Atem- u. Trinkstörungen, Laktatazidose (mit meist normalem Laktat/Pyruvat-Verhältnis), Alaninvermehrung, gelegentl. Hyperammonämie* (bes. bei E_2-Defekt); später psycho-

Pyruvate

motor. Retardierung mit Mikrozephalie, Ataxie, Optikusatrophie; nicht selten angeb., bes. kraniofaziale Fehlbildungen; **Ther.**: ketogene Diät (kohlenhydratarm u. fettreich) mit Substitution von Thiamin*, Liponsäure*, Carnitin* u. Dichloroacetat (in Deutschland nicht zugelassen) zur Hemmung der Pyruvatdehydrogenase-Kinase.

Pyruvate *n pl*: (engl.) *pyruvates*; Salze der Brenztraubensäure*; **Bestimmung**: enzymat. mit Laktatdehydrogenase* (photometr. Messung des NADH-Verbrauchs); **Referenzbereich**: 0,5–1,5 mg/dl bzw. 0,06–0,17 mmol/l Serum.

Pyruvat|kinase *f*: (engl.) *phosphopyruvate kinase*; Abk. PK; metallionenabhängige (z. B. Mn^{2+}, Mg^{2+}) Phosphotransferase; katalysiert die letzte energieliefernde Reaktion der Glykolyse*; die Reaktion der P. ist aus energet. Gründen prakt. irreversibel; **Vork.**: u. a. in Muskel, Erythrozyten, Leber; **PK-Mangel**: s. Erythrozytenenzymopathien.

Pyrvinium|embonat (INN) *n*: (engl.) *pyrvinium pamoate*; Wurmmittel* gegen Enterobius* vermicularis; **Wirkung**: Hemmung der Glukoseaufnahme der Würmer; **Ind.**: Enterobiasis*; **Kontraind.**: Leberschäden, Niereninsuffizienz, entzündl. Darmerkrankungen; **UAW**: selten gastrointestinale Störungen (Erbrechen, Diarrhö, Obstipation) u. Überempfindlichkeitsreaktionen (Urtikaria); Rotfärbung des Stuhls.

Py|ureter (Py-*; gr. οὐρητήρ Harnleiter) *m*: (engl.) *pyoureter*; gestauter, mit eitrigem Harn gefüllter Harnleiter; vgl. Megaureter.

Py|urie (↑, Ur-*) *f*: (engl.) *pyuria*; Eiterbeimischung zum Harn mit makroskopisch schlieriger Trübung bei eitriger Entz. im Bereich des Urogenitaltrakts; vgl. Harnweginfektion.

PYY: Kurzbez. für Peptid YY; (engl.) *peptide YY*; gastrointestinales Hormon* (Polypeptid aus 36 Aminosäuren) mit Ähnlichkeit zu Neuropeptid* Y, das nach der Nahrungsaufnahme aus L-Zellen sezerniert wird; **Wirkung**: löst an Zellen des hypothalam. Nucleus arcuatus durch Hemmung Ghrelin*-aktivierter Nervenzellen eine Verringerung des Appetits* u. Hemmung der Magenmotilität aus. Vgl. Leptin.

PZ: Abk. für Pancreozymin; s. Cholecystokinin.

PZD: Abk. für partielle Zonadissection; (engl.) *partial zona dissection*; Entfernung einer Scheibe der Zona* pellucida (mechan. od. mit Laser) zur Verbesserung der Fertilisation bei konventioneller In*-vitro-Fertilisation; vgl. Reproduktion, assistierte.

Q

Q: Formelzeichen für elektrische Ladung*, Lichtmenge*, Wärme*.

QEP: Abk. für Qualität u. Entwicklung in Praxen modulares, branchenspezifisches Qualitätsmanagement*-System der Kassenärztlichen* Vereinigung für Vertragsärzte u. -psychotherapeuten.

Q-Fieber: Abk. für (engl.) *query*; (engl.) *Q fever*; syn. Balkan-Grippe, Euboea-Fieber, Krim-Fieber, Pneumorickettsiose; eine durch Rickettsien (Coxiella burnetii; s. Coxiella) verursachte, meldepflichtige Zoonose; **Epidemiol.:** weltweites Vork. mit regional sehr unterschiedl. Bedeutung; meist berufsbedingte Erkrankungsfälle (Landwirtschaft, Viehzucht, Schlachthof, Molkerei, Häute verarbeitende Industrie); Coxiella wird hauptsächl. von Rindern, Pferden, Schafen, Ziegen, Hunden, Schweinen, Kamelen, Büffeln u. Ratten mit Kot, Urin, Lochien, Milch u. über die Plazenta ausgeschieden; hohe Kontagiosität. **Übertragung:** Err. bleiben wegen hoher Widerstandsfähigkeit lange infektiös u. werden in 90% der Fälle durch Inhalation kontaminierter Staubpartikel (getrocknete tier. Ausscheidungen) auf den Menschen übertragen; Infektion auch über kontaminierte Milch, perkutan durch Kontakt mit infizierten Organen, kontaminierter Wäsche od. durch infizierte Zecken; Übertragung von Mensch zu Mensch ist selten. **Inkub.:** 2–3 Wochen; **Klin.:** akuter Beginn, hohes Fieber, starker Kopfschmerz, Myalgie, Lungeninfiltrat, rel. Bradykardie; selten chron. Verlaufsformen (meist als Endokarditis); **Diagn.:** Erregerisolierung aus Blut, Liquor, Urin u. Gewebe; Nukleinsäurenachweis durch PCR; serol. KBR (nur Titeranstieg beweisend), Agglutinationstest mit aufgeschwemmten Coxiellen u. Patientenserum, Mikroimmunfluoreszenztest; Weil*-Felix-Reaktion negativ; **Ther.:** Chinolone, Tetracycline, Makrolid-Antibiotika; **Progn.:** geringe Letalität; selten Kompl. (z. B. Endokarditis, Enzephalitis, Hepatitis, Pleuritis, Orchitis); **Proph.:** Ausschaltung der tier. Infektionsquellen, Milch-Pasteurisierung, Beachtung mikrobiol. Arbeitsschutzvorschriften; Desinfektion der Ausscheidungen (Sputum, Urin) am Krankenbett; laufende Desinfektion erforderl. wegen hoher Resistenz der Err. (höhere Wirkstoffkonzentration, längere Einwirkungszeiten); Impfprophylaxe für bes. Exponierte (z. B. Labor- u. Schlachthofpersonal, Tierärzte) möglich. **DD:** Typhus, Fleckfieber, grippaler Infekt, Leptospirosen, Meningitis, Tularämie, Malaria, Ornithose u. Pneumonien jeder Genese (Viren, Bakt., Pilze). BK Nr. 3101.

Qinghaosu: Artemisinin*.

QRS-Kom|plex (Komplex*) *m*: (engl.) *QRS complex*; Kammerkomplex; der ventrikulären Erregungsausbreitung eines Herzzyklus* entspr. Teil des EKG*; aus Q*-Zacke, R*-Zacke u. S*-Zacke bestehend; Form in den EKG-Ableitungen wird als Konfiguration bezeichnet (z. B. QRS- od. RS-konfigurierter QRS-Komplex) u. entspricht in den Extremitätenableitungen* (QRS-Achse) dem Lagetyp* des Herzens. Die Amplitude der R-Zacken nimmt in den Brustwandableitungen* V_{1-6} zu (R-Progression, R-Zuwachs; normal: ≥0,2 mV pro Ableitung), die der S-Zacken parallel dazu ab (keine S-Zacke mehr in V_6). Die Geschwindigkeit des R-Zuwachses wird definiert durch den R/S-Umschlag (Bereich, in der die Amplituden der R- u. S-Zacken gleich groß sind) u. ist vom Lagetyp abhängig: schnelle R-Progression bei steiler elektr. Herzachse, verzögerte bei Drehung der Herzachse nach links. **Formen:** 1. Normbefund: normal konfiguriertes QRS, Breite 0,06–0,1 s, Amplitude >0,5 mV in Extremitätenableitungen* u. >0,7 mV in Brustwandableitungen*, evtl. Knotung (zusätzl. kleine Zacke in auf- od. absteigendem Schenkel des QRS-Komplexes) im Bereich des R/S-Umschlags (um V_3), R-Progression u. oberer Umschlagpunkt* (Abk. OUP) normal; 2. Veränderung der Morphol. (Deformierung) bzw. Verbreiterung bei intraventrikulären Erregungsleitungsstörung* od. ventrikulärer Ektopie (Erregungsbildungsstörung*); 3. Veränderung der Amplitude: s. Herzhypertrophie (Tab. dort); 4. Veränderung der R-Progression: vermindert z. B. bei Herzinfarkt* der Vorderwand (sog. R-Verlust) od. linksanteriorem Hemiblock* (R-Persistenz bis V_6), S-Persistenz z. B. auch bei Rechtsherzbelastung. Vgl. Tachykardie, J-Punkt.

q. s.: (Rez.) Abk. für (lat.) *quantum satis* od. *quantum sufficit*; zur Genüge, soviel wie nötig.

5q-Syn|drom *n*: (engl.) *chromosome-5q syndrome*; in der WHO-Klassifikation definierte Entität des myelodysplastischen Syndroms*, die durch die Deletion der langen Arme des Chromosoms 5 gekennzeichnet ist; **Vork.:** im mittleren Lebensalter; Gynäkotropie; **Sympt.:** makrozytäre Anämie, leichte Leukopenie, häufig normale od. leicht erhöhte Thrombozytenzahl; zellreiches Knochenmark mit Blastenanteil <5 %, Auftreten zahlreicher mononukleärer Megakaryozyten (sog. Mikromegakaryozyten) bei evtl. erhöhter Megakaryozytenzahl; **Progn.:** mittlere Überlebenszeit 107 Mon., bei ca. 10 % Übergang in eine Leukämie*.

QTc-Zeit: Abk. für (engl.) *corrected QT*; frequenzkorrigierte QT*-Zeit.

QT-Syn|drom *n*: (engl.) *long QT syndrome*; syn. Long-QT-Syndrom (Abk. LQTS), Syndrom der langen QT-Zeit, Pseudohypokaliämie-Syndrom, familiäres QT-Syndrom; kongenitale Verlängerung der QT*-Zeit im EKG (u. damit der vulnerablen Phase*); **Ätiol.:** Mutationen von Ionenkanälen (v. a. Kalium-, Natriumkanal) mit konsekutiver Funktionsstörung (verminderter K^+-Auswärtsstrom bzw. anhaltender Na^+-Einwärtsstrom); **Einteilung: 1.** nach **Erbgang:** meist autosomal-dominant (z. B. Romano*-Ward-Syndrom), seltener autosomal-rezessiv (z. B. Jervell*-Lange-Nielsen-Syndrom); **2.** ätiol. nach mutiertem **Gen:** u. a. a) KCNQ1 (syn. KVLQT1; Genlocus 11p15.5): Kaliumkanalmutation; häufigste Form; dominant erbl. LQTS 1 (syn. Romano-Ward-Syndrom; heterozygote Form der KCNQ1-Mutation), rezessiv erbl. JLNS 1 (homozygote Form der KCNQ1-Mutation: s. Jervell-Lange-Nielsen-Syndrom); **Sympt.:** v. a. belastungsabhängig; **b)** KCNH2 (syn. HERG; Genlocus 7q35-q36): Kaliumkanalmutation; zweithäufigste Form; dominant erbl. LQTS 2; **Sympt.:** sowohl in Ruhe als auch unter Belastung auftretend; **c)** SCN5A (Genlocus 3p21): Natriumkanalmutation; dominant erbl. LQTS 3; **Sympt.:** v. a. in Ruhe auftretend; **d)** KCNE1 (Genlocus 21q22.1-q22.2): Kaliumkanalmutation; rezessiv erbl. JLNS 2 (s. Jervell-Lange-Nielsen-Syndrom); Sympt.: v. a. belastungsabhängig; **Klin.:** rezidivierende Synkopen* inf. ventrikulärer Tachyarrhythmie (Torsade* de pointes) sowie zusätzl. typ. Sympt. je nach ätiol. Form (z. B. Taubheit bei Jervell-Lange-Nielsen-Syndrom); **Kompl.:** plötzlicher Herztod*; **Diagn.:** Hinweis durch Familienanamnese u. Klin.; EKG: erhebl. Verlängerung der QTc-Zeit (meist >0,5 $s^{0,5}$), häufig mit Veränderung der T*-Wellen (z. B. Einkerbung, erhöhte Amplitude); Nachweis molekulargenet.; **Ther.:** Beta-Rezeptoren-Blocker (hochdosiert; bei LQTS 3 zusätzl. Mexiletin), u. U. mit Implantation eines künstl. Herzschrittmachers*; Magnesiumsulfat i. v. bei Torsade de pointes; ggf. implantierbarer Kardioverter*-Defibrillator; **DD:** erworbene QT-Zeitverlängerung (erworbenes LQTS) bei Elektrolytstörung (z. B. Hypokalzämie) od. als UAW (v. a. Antiarrhythmika Klasse IA u. III, auch best. Histamin*-H_1-Rezeptoren-Blocker). Vgl. Brugada-Syndrom.

QT-Zeit: (engl.) *QT interval*; syn. QT-Dauer, QT-Intervall; Gesamtdauer des Kammerteils im EKG*, d. h. Zeit vom Beginn des QRS*-Komplexes bis zum Ende der T*-Welle (sog. elektr. Systole); **Formen: 1.** Normbefund: variabel (u. a. abhängig von Herzfrequenz*) 0,25–0,45 s; frequenzkorrigiert als **QTc-Zeit** (pathol. >0,45 $s^{0,5}$ bei Männern, >0,47 $s^{0,5}$ bei Frauen, >0,46 $s^{0,5}$ bei Kindern bis zum 15. Lj.); **2.** verkürzt z. B. bei Hyperkaliämie* u. Hyperkalzämie*; **3.** verlängert z. B. bei Hypokalzämie*, durch Antiarrhythmika* (Klasse IA u. III), angeb. (QT*-Syndrom); **cave:** Verlängerung der QT-Zeit auf >0,5 s ist mit deutl. erhöhtem Risiko für lebensbedrohl. ventrikuläre Tachyarrhythmien verbunden; vgl. Phase, vulnerable. Vgl. Herzzyklus.

Quaddel: 1. (engl.) *urtica*; intra- bzw. subkutanes Ödem durch Injektion einer Flüssigkeit zu diagn. od. therap. Zwecken; **2.** (dermat.) primäre Hautefloreszenz; s. Urtica.

Quadranten|an|opsie (lat. *quadrare* viereckig sein, machen; An-*; Op-*) *f*: (engl.) *quadrantanopsia*; Ausfall eines vom vertikalen u. horizontalen Meridian begrenzten Gesichtsfeldquadranten; homonym auf beiden Augen; je nach Lok. der Schädigung komplett od. inkomplett bzw. kongruent od. inkongruent; **Vork.:** bei Läsion der Sehbahn* (Abb. dort) zentral des Chiasma opticum; obere Qu. bes. bei hinterer Temporallappenläsion; vgl. Hemianopsie.

Quadranten|re|sektion (↑; Resektion*) *f*: (engl.) *quadrant resection*; sog. Mailänder Mammaoperation (Veronesi); Form der brusterhaltenden Operation* bei kleinem Mammakarzinom*; **Meth.:** Exstirpation des betroffenen Quadranten mit Entfernen des zugehörigen Mamillensegments, axillärer Lymphknotenausräumung u. anschl. Bestrahlung des Restdrüsenkörpers; **Nachteil:** kosmet. ungünstige Resultate mit Narbeneinziehungen u. Mamillenverziehung.

Quadranten|syn|drome (↑) *n pl*: (engl.) *quadrant syndromes*; vegetativ bedingte Schmerzsyndrome mit Sensibilitätsstörungen in einem Viertel der Körperoberfläche; vgl. Grenzstrang-Quadrantensyndrom.

quadri|ceps (lat. *quattuor* vier; -*ceps**) : (engl.) *four headed*; vierköpfig; z. B. Musculus quadriceps (der große Streckmuskel am Oberschenkel).

Quadri|ceps-femoris-Re|flex (↑; ↑; Femur*; Reflekt-*) *m*: (engl.) *quadriceps reflex*; s. Reflexe (Tab. 1 dort).

quadri|geminus (lat.): vierfach.

Quadrizeps|sehnen|ruptur (quadriceps*; Ruptur*) *f*: (engl.) *quadrizeps tendon rupture*; Ruptur* der gemeinsamen Sehne des Musculus* quadriceps femoris proximal der Patella; **Urs.: 1.** direktes Trauma (selten), indirekte äußere Krafteinwirkung od. komplexe Verletzung; **2.** bei degenerativer Vorschädigung der Sehne (z. B. durch Diabetes mellitus, Cortisonmedikation) führt auch ein inadäquates Trauma zur Qu.; **Klin.:** Unfähigkeit der aktiven Extension im Kniegelenk (cave: nicht bei Partialruptur), Schwellung, ggf. tastbare suprapatellare Delle, abnorme Verschieblichkeit der Patella nach distal, Hämatom, Schmerzen; **Diagn.:** klin. Befund, Rö.: Patellatiefstand, ggf. knöcherner Ausriss; Sonographie, ggf. MRT; intraoperative Histologiegewinnung für gutachterliche Fragen; **Ther.:** i. d. R. operativ (Naht, transossäre Refixation). Vgl. Patellasehnenruptur.

Qualität (lat. *qualitas* Beschaffenheit) *f*: **1.** (engl.) *quality*; (med.-statist.) Maß für die Übereinstimmung einer Versorgung mit vorgegebenen Anforderungen bei einem Minimum an unnötigen Ausgaben; **Qualitätsdimensionen** nach Donabedian: s. Qualitätsmanagement; **2.** (homöopath.) Bez. für die ein Symptom näher beschreibende Eigenschaft als (subjektive) Empfindung od. (objektiver) Befund (z. B. fadenziehendes Sekret, brennender od. stechender Schmerz).

Qualitäts|kontrolle (↑) *f*: (engl.) *quality control*; syn. statistische Qualitätskontrolle; Kontrolle der Richtigkeit u. Präzision diagn. u. therap. Maßnahmen: **1.** (laborchem.) durch Vergleiche mit Kontrollproben u. Teilnahme an Ringversuchen* nach den Richtlinien der Bundesärztekammer; **2.** (röntg.) nach § 16 der Röntgenverordnung durch Abnahmeprüfung, Sachverständigenprüfung u. Konstanzprüfung der Röntgenanlage sowie der Filmverarbeitung; **3.** (nuklearmed.) nach §§ 80–85 der Strahlenschutzverordnung* u. a. durch regelmäßige Prüfung der Konstanz von z. B. Gammakameras, Aktivimetern; Überprüfung von med. Einrichtungen durch die landesspezifische Ärztliche Stelle. **4.** (allg.) Teil des Qualitätsmanagements*, der durch Messen u. Vergleichen erbrachter Qualität mit äußeren Vorgaben, vorhandenen Standards od. mit anderen Leistungserbringern zum Erkennen von Qualitätsdefiziten führt; vgl. Qualitätssicherung.

Qualitäts|management (↑) *n*: (engl.) *quality management*; Abk. QM; gezieltes Ergreifen effizienter u. effektiver Maßnahmen zur Verbesserung der Patientenversorgung: zielgerichtete Verbesserung der Qualität eines Produkts bzw. einer Dienstleistung (immaterielles Produkt) durch definierte u. geplante Maßnahmen wie Einhaltung fachlicher Standards; Maßnahmen zur Verbesserung der **Strukturqualität** (u. a. personelle, räumliche u. apparative Ausstattung, Fachkunde), der **Prozessqualität** (Organisation u. Beschaffenheit der diagn. u. therap. Abläufe, Übereinstimmung mit Leitlinie) u. der **Ergebnisqualität** (Prüfung med. Ergebnisse bes. durch Vergleich mit definierten Maßstäben, z. B. Heilungserfolg, Komplikationsrate, Lebensqualität des Pat.); nach DIN EN ISO 9000:2005-12 ist QM aufeinander abgestimmte Tätigkeiten zur Leitung u. Lenkung einer Organisation bezüglich Qualität*. Es gibt versch. **Qualitätsmanagment-Normen:** z. B. DIN EN ISO 9000:2005 ff, KTQ*, EFQM*. Vgl. Qualitätssicherung.

Qualitäts|sicherung (↑): (engl.) *risk management*; Bez. für Verfahren i. R. des Qualitätsmanagements* zur Einhaltung fachlicher Standards; **Formen: 1.** interne Qu.: Einhaltung von Qualitätsanforderungen u. -vorgaben wird gegenüber der Leitung dargelegt; **2.** externe Qu.: Einhaltung von Qualitätsanforderungen u. -vorgaben wird gegenüber Kunden od. Partnern dargelegt. Richtlinien zur Qu. sind von dem Gemeinsamen Bundesausschuss, den med. Fachverbänden u. von der Bundesärztekammer erlassen worden. Der Arzt ist berufsrechtl. verpflichtet, die von der Ärztekammer* eingeführten Maßnahmen zur Qu. durchzuführen (§ 5 der Muster-Berufsordnung für die deutsche Ärzte); in der GKV trifft u. a. die zugelassenen Ärzte, Psychotherapeuten u. Krankenhäuser die Pflicht, sich an Maßnahmen zur Qu. zu beteiligen (§ 135a SGB V). Einführung eines Fehlermanagements wird unterstützt durch Fehlermelde- u. Qualitätsmanagement-Systeme. Vgl. Medizin, evidenzbasierte.

Quallen: (engl.) *jellyfishes*; zu den Nesseltieren (Cnidaria) gehörende marine Tiergattung; in den Nesselzellen der Tentakel befinden sich chem. Substanzen, z. B. Histamine, Leukotriene (LTB$_4$ u. LTC$_4$) u. a. Mastzelldegranulatoren u. Allergene. Durch sie kann es beim Menschen zu lokalen Schwellungen mit Juckreiz (europäische Arten) bis hin zu kardiogenem Schock mit Todesfolge (Seewespe Chironex fleckeri in Australien) u. sekundär zu IgE-vermittelten allerg. Reaktionen kommen. **Ther.:** nach Kontakt Inaktivieren der nicht entladenen Nesselzellen durch Essig; Antihistaminika, Kortikoide, Antiserum gegen Chironex fleckeri.

Quant (lat. quantus so viel) *n*: (engl.) *quantum*; kleinster Energiebetrag elektromagnet. Strahlung; die Art der Strahlung wird durch Bez. wie Lichtquant, Gammaquant, Röntgenquant usw. charakterisiert; vgl. Photonen.

Quanten|theorie (↑) *f*: (engl.) *quantum theory*; Theorie der Vorgänge im Bereich von Atomhülle (s. Atom), Atomkern u. Elementarteilchen*, die zur Emission u. Absorption von Strahlung* führen; beinhaltet die Annahme, dass Strahlungsenergie nur in ganzzahligen (diskreten, unstetigen) Beträgen (Energiequanten; s. Planck-Wirkungsquantum) aufgenommen od. abgegeben werden kann.

Quanten|zahl (↑): (engl.) *quantum number*; Zahl, die den energet. Zustand von Elementarteilchen*, Atomkernen u. Elektronen* in der Atomhülle kennzeichnet u. nur diskrete Werte annehmen kann. Vgl. Bohr-Sommerfeld-Atommodell.

Quantil (↑) *n*: (engl.) *quantile*; (statist.) Parameter zur Beschreibung einer Verteilung; teilt eine nach der Größe geordnete Reihe von Beobachtungs- bzw. Messwerten in gleichgroße Teile; der **Median** (s. Mittelwert) teilt die Reihe in Hälften (n = 2), **Quartile** (n = 4) teilen in Viertel, **Quintile** (n = 5) in Fünftel, **Dezile** (n = 10) in Zehntel, **Perzentile*** (n = 100) in Hundertstel usw.

Quarantäne (franz. quarante vierzig) *f*: (engl.) *quarantine*; laut Infektionsschutzgesetz* unverzüglich u. befristete Isolierung* an Lungenpest od. an von Mensch zu Mensch übertragbarem hämorrhag. Fieber erkrankter od. dessen verdächtigter Personen in einem Krankenhaus od. einer für diese Krankheiten geeigneten Einrichtung; Dauer der Qu. für Kontaktpersonen ist abhängig von der Inkubationszeit* der betreffenden Krankheit. In die Qu. können ggf. Grundstücke, Gebäude u. Verkehrsmittel einbezogen werden. Die Pflicht zur Qu. wurde auf solche Krankheiten beschränkt, die sich bereits im übl. sozialen Kontakt als tödl. Gefahr ausbreiten können. Sonstige Kranke, Krankheitsverdächtige, Ansteckungsverdächtige u. Ausscheider* können angeordnet in einem Krankenhaus od. ggf. zu Hause abgesondert werden.

Quartär|struktur (lat. quartus der vierte) *f*: s. Peptide.

Quartana (lat. quartanus zum vierten gehörig) *f*: Malaria* quartana.

Quarz: (engl.) *quartz*; Siliciumdioxid (SiO$_2$); chem. sehr beständiges u. sehr häufig vorkommendes Mineral (in Sand, in kristallisierter Form als Bergkristall); für sichtbares Licht u. UV-Strahlung durchlässig.

Quarz|lampe: (engl.) *quartz lamp*; Quecksilberdampflampe in einem Quarzglasgehäuse zur Erzeugung von Ultraviolettstrahlung; Anw.: z. B. zur Desinfektion*, Lichttherapie*.

Quarz|staub|lunge: Silikose*.

QuaSi-Niere: Kurzbez. für **Qua**litäts**s**icherung-Niere; Modellprojekt der deutschen Patienten- u. Pflegepersonalverbände, Dialyseorganisationen, Interessengruppen u. Spitzenverbände der gesetzl. Krankenkassen zur Qualitätssicherung in der Nierenersatztherapie; durch Erfassung aller betroffenen Patienten u. der Behandlungsumstände soll die patientengerechte Versorgung während der Dialyse*-Behandlung u. nach Nierentransplantationen* weiter verbessert werden.

Queckenstedt-Versuch (Hans H. Qu., Neurol., Rostock, 1876–1918): (engl.) *Queckenstedt's test*; Methode zur Prüfung der Durchgängigkeit der Liquorräume i. R. einer Lumbalpunktion*; bei unbehinderter Passage des Liquor cerebrospinalis kommt es nach Kompression der Venae jugulares zu einem messbaren od. am zunehmenden Liquorabfluss aus der Punktionskanüle erkennbaren Anstieg des Liquordrucks. Fehlender Druckanstieg v. a. bei intraspinaler Raumforderung (z. B. Rückenmarktumoren).

Queck|silber: (engl.) *mercury*; chem. Element, Symbol Hg (Hydrargyrum), OZ 80, rel. Atommasse 200,59, Schmelzpunkt $-39\,°C$, Siedepunkt $357\,°C$; zur Zinkgruppe gehörendes, 1- u. 2-wertiges, bei Raumtemperatur flüssiges u. verdunstendes (hohe biol. Toxizität durch Einatmen der giftigen Dämpfe), silberglänzendes Metall; mittlere tägl. Aufnahme durch Nahrung u. Atemluft 20–25 µg; von der WHO als vertretbar angesehener Wert: 45 µg/d (krit. Dosis 400 µg/d); BAT (für metall. Qu.): 25 µg/g Kreatinin (Urin). Vgl. Amalgam.

Queck|silber|ausschläge: (engl.) *cutaneous hydrargyria*; Hydrargyrosis cutis; blaugraue Verfärbung der Gesichtshaut u. Hände durch Quecksilberablagerung nach jahrelanger Anw. quecksilberhaltiger Salben (Bleichcremes).

Queck|silber|in|toxikation (Intoxikation*) *f*: (engl.) *mercurialism, mercury poisoning*; syn. Merkurialismus, Hydrargyrose; Intoxikation durch Einatmen des bei Zimmertemperatur verdunstenden elementaren Quecksilbers* (Symbol Hg) aus z. B. beschädigten Thermometern od. Kontakt mit org. Hg-Verbindungen (z. B. in einigen Desinfektionsmitteln); Hg ist durch Inhibition SH-haltiger Enzyme ein Zell- u. Protoplasmagift, das in Leber, Nieren, Milz u. Gehirn gespeichert u. nur langsam über die Niere wieder ausgeschieden wird (BAT* für metall. Hg u. seine anorg. Verbindungen im Blut 25 µg/l, im Urin 100 µg/l). Evtl. blauschwarzer Hg-Saum (Gingiva) als Expositionszeichen; **Formen: 1. akute Qu.:** Hypersalivation, Stomatitis*, Gastroenteritis, ulzeröse hämorrhag. Kolitis mit Erbrechen, Kolik u. Diarrhö, Nephritis mit Anurie u. Urämie; Ther.: BAL*, Chelatbildner*; **2. chron. Qu.:** oft zunächst u. a. Mattigkeit, Kopf- u. Gliederschmerzen, Hypersalivation, Stomatitis u. Gingivitis, Zahnausfall, Lackrachen, Diarrhö, Albuminurie, später zentralnervöse Sympt. einer Enzephalopathie* wie Stimmungslabilität, Angst, Erregung (Erethismus mercurialis), Muskelzucken (Tremor mercurialis), Seh-, Hör-, Sprach- (Psellismus mercurialis) u. Gangstörungen, Mercuria* lentis, Merkschwäche u. Persönlichkeitsabbau sowie Sympt. der sensiblen, distal betonten symmetr. Polyneuropathie*; Methyl-Hg ist teratogen. Qu. wird ggf. als Berufskrankheit anerkannt (BK Nr. 1102). Vgl. Akrodynie; Minamata-Krankheit.

Queck|silber|stomatitis (Stoma*; -itis*) *f*: (engl.) *mercurial stomatitis*; Stomatitis mercurialis; durch Quecksilberintoxikation* verursachte nekrotisierende Entz. der Mundschleimhaut.

Queensland-Zecken|fieber: (engl.) *Queensland tick fever*; syn. Nordqueensland-Zeckenfieber; durch Rickettsia* australis verursachte, von Zecken übertragene, akute Infektionskrankheit; nicht zu verwechseln mit Q*-Fieber; **Vork.:** Australien (Provinz Queensland). Vgl. Rickettsiosen.

Quelle, radio|aktive: (engl.) *radioactive source*; Ursprung radioaktiven Quellwassers; zur Anerkennung als Heilwasser* Aktivität mind. 666 Bq/l durch Radon* od. Salze des Radiums*; Anw. wegen der geringen Strahlenexposition* des Organismus kontrovers diskutiert; Akratotherme od. Wasser mit noch anderen Mineralsalzen (Radiumsole- od. Radiumschwefelquellen); **Wirkung:** analgesierend bei entzündl. u. degen. Erkrankung des rheumatischen Formenkreises.

Quellungs|re|aktion *f*: (engl.) *quellung reaction*; serol. Reaktion zur Typendifferenzierung anhand des Kapselantigens, z. B. bei Streptococcus* pneumoniae u. Klebsiella*-Species.

Quengeln: (engl.) *redressing*; allmähl. Lösen von Gelenkversteifungen durch redressierende Verbände, Spanner, Schrauben, Schienen u. a. (s. Abb.); vgl. Redressement.

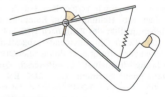

Quengeln: Prinzip

Quénu-Operation (Edouard A. Qu., Chir., Paris, 1852–1933) *f*: (engl.) *Quénu's operation*; abdominoperineale Rektumexstirpation mit Resektion des unteren Steißbeins; vgl. Miles-Operation; Rektumresektion.

Quercus cortex *m*: s. Eichenrinde.

Quer|dis|parität (Disparität*) *f*: s. Disparität.

Quer|fortsatz: (engl.) *transverse process*; Processus transversus der Wirbel.

Quer|lage: (engl.) *transverse presentation*; Kindslage* (bei ca. 1 % aller Geburten), bei der die Hauptachse des Kindes mit der mütterl. Körpers einen spitzen (Schräglage) od. rechten Winkel bildet (s. Abb. 1); geburtsunmögliche Lage, lebensgefährl. für Mutter u. Kind; Selbstwendung od. Selbstentwicklung* sehr selten; **Urs.:** überdehnter Uterus (Mehrlinge, Mehrgebärende), Beckenanomalie, Placenta* praevia; **Ther.:** äußere Wendung* vor einsetzender Wehentätigkeit, Schnittentbindung*; **cave:** bei verschleppter (s. Abb. 2) od. eingekeilter Qu. Gefahr der Uterusruptur*.

Quer|schnitt|dia|gnose *f*: (engl.) *niveau diagnosis*; (neurol.) Diagnostik zur Segmentlokalisation (sog. Höhendiagnostik) eines pathol. Prozesses im Rückenmark (z. B. Querschnittläsion, Rückenmark-

Querschnittstudie

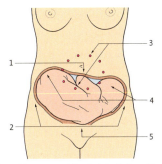

Querlage Abb. 1: Kennzeichen bei der äußerer Untersuchung: 1: vorangehender Teil fehlt; 2: Abdomen stärker quer als längs gedehnt; 3: Fundusstand auffallend tief; 4: große Teile auf den Seiten, auf der einen Seite der Kopf, auf der anderen der Steiß; 5: Herztöne am deutlichsten in Nähe des Nabels [112]

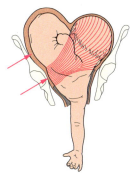

Querlage Abb. 2: verschleppte Querlage: die Schulter hat sich in das kleine Becken gesenkt (mit od. ohne Armvorfall); Überdehnung des unteren Uterinsegments, Wehenkraft (Dauer, Amplitude) verstärkt sich [112]

tumoren); vgl. Kennmuskel; vgl. Segment, spinales (Abb. 1 dort).
Quer|schnitt|lähmung: s. Querschnittläsion.
Quer|schnitt|läsion (lat. laesio Verletzung) *f*: (engl.) *transverse lesion*; vollständige od. anteilige Schädigung des Rückenmarks*; **Urs.:** u. a. Wirbelkörperfraktur (s. Wirbelfraktur) od. -luxation, medialer Bandscheibenvorfall*, Contusio* spinalis, Syringomyelie*, spinale Blutung*, spinale Ischämie, Myelitis u. a. Myelopathien*, Multiple* Sklerose, Rückenmarktumoren*; **Klin.:** 1. unmittelbar nach akuter Qu.: spinaler Schock* mit schlaffer Lähmung u. Areflexie; 2. im weiteren Verlauf bzw. bei allmähl. Entw. der Qu.: a) motor.: meist Spastik* mit positiven Pyramidenbahnzeichen* u. Hyperreflexie, evtl. pathol. Reflexe*; bei Qu. unterh. von Th 1 Paraparese od. -plegie, oberh. von Th 1 Tetraparese od. -plegie; b) Sensibilitätsstörungen*: Aufhebung der Sensibilität, Phantomempfinden*; c) vegetativ: u. a. Störung der Blutdruckregulierung u. der Hauttrophik, Blasenlähmung*; **cave:** Atemlähmung* bei hoher zervikaler Qu. (ab einschließl. C 4); neurogener Schock* bei Qu. kranial von einschließl. Th 5; **Rückenmarksyndrome** je nach Lok. der Läsion: s. Anterior-cord-Syndrom, Central-cord-Syndrom, Brown-Séquard-Syndrom, Konussyndrom, Kaudasyndrom; **Kompl.:** Pneumonie, paralyt. Ileus, Kontrakturen, Dekubitus; **Diagn.:** (klin.) Anamnese u. Untersuchung, bei traumat. Qu. (Abk. SCI für engl. spinal cord injury) mit Klassifikation nach der American Spinal Injury Association (Abk. ASIA) in ASIA Impairment Scale (s. Tab.); (radiol.) MRT, CT, evtl. Myelographie; **Ther.:** je nach Urs.; bei traumat. Qu. mit spinalem Schock ggf. sofort Glukokortikoide (Methylprednisolon, z. B. NASCIS-II-Schema) in hoher Dosierung; bei Myelonkompression neurochir. Dekompression des Rückenmarks, bes. bei inkompletter od. progredienter Qu. (erfolglos bei primär kompletter Qu. durch Rückenmarklazeration), ggf. mit osteosynthet. Stabilisierung der Wirbelsäule z. B. mit Platte od. Fixateur* interne zur frühzeitigen Mobilisationsfähigkeit (auch bei kompletter Qu.); frühzeitige Einleitung der Rehabilitation; **Progn.:** je nach Urs.; ungünstig bei primär kompletter Qu., traumat. Qu. mit Rückenmarklazeration od. über Stunden bestehender kompletter Qu. mit nicht rechtzeitiger op. Dekompression.
Quer|schnitt|myelitis (Myel-*; -itis*) *f*: Myelitis transversa; s. Myelitis.
Quer|schnitt|studie: (engl.) *cross-sectional study*; einzeitige epidemiol. Studie* mit meist schriftl. Erhebung interessierender Fakten wie Krankheiten, Symptome od. Risikofaktoren in einer Bevöl-

Querschnittläsion	
Klassifikation der (traumatisch) erworbenen Querschnittlähmung nach Lähmungsausmaß (ASIA Impairment Scale)	
Grad	Querschnittsymptomatik
A	komplett: keine sensible oder motorische Funktion, einschließlich in den sakralen Segmenten S 4/S 5 (kein anales Gefühl oder keine anale Kontraktion)
B	inkomplett: Sensibilität teilweise erhalten; keine motorische Funktion unterhalb des neurologischen Niveaus, einschließlich sakrale Segmente S 4/S 5 (keine anale Kontraktion)
C	inkomplett: Sensibilität erhalten, motorische Funktion unterhalb des neurologischen Niveaus erhalten, Mehrzahl der Kennmuskeln mit Kraftgrad <3 (nach Janda) oder willkürliche anale Kontraktion
D	inkomplett: Sensibilität erhalten, motorische Funktion unterhalb des neurologischen Niveaus erhalten, Mehrzahl der Kennmuskeln mit Kraftgrad ≥3 (nach Janda)
E	normale sensible und motorische Funktionen

kerung od. Bevölkerungsgruppe zu einem best. Zeitpunkt; Prävalenzen* können hierbei geschätzt werden.
Quer|schnitt, sub|umbilika̲ler: s. Schnittführung (Abb. dort).
Quer|schnitt, supra|pu̲bischer: (engl.) *Pfannenstiel incision*; syn. Pfannenstiel-Querschnitt; auch Faszienquerschnitt; (chir.) Bauchschnitt mit querer Durchtrennung von Haut, Unterhautgewebe u. Faszie etwa 2–3 Querfinger oberh. der Symphyse (kosmetisch günstig); s. Schnittführung (Abb. dort).
Quer|schnitt|syn|drom *n*: s. Querschnittläsion.
Quer|stand, tiefer: (engl.) *deep transverse arrest*; (gebh.) Einstellungsanomalie mit regelwidriger Kindsentwicklung unter der Geburt*, bei der die Pfeilnaht des auf dem Beckenboden stehenden Kopfs quer verläuft; **Urs.:** Beckenanomalien, kleiner runder Kopf, sekundäre Wehenschwäche; **Folge:** Verzögerung od. Stillstand des Geburtsverlaufs durch die fehlende Beugung u. Rotation des Kopfs; **Ther.:** Seitenlagerung, bei sekundärer Wehenschwäche Oxytocin-Infusion, evtl. Vakuum*- od. Zangenextraktion*.
Quer|streifung: s. Muskelgewebe.
Quesen|band|wurm: s. Multiceps.
Quetelet-In|dex (Lambert A. J. Q., Mathematiker, Gent, Brüssel, 1796–1874; Index*) *m*: Body*-mass-Index.
Quetiapin (INN) *n*: atypisches Neuroleptikum*; **Ind.:** Schizophrenie, Manie, bipolare affektive Störung.
Quetsch|präparat (lat. *praeparare* zubereiten) *n*: (engl.) *crushed preparation*; mikroskop. Nachw. von Mycobacterium* tuberculosis im Sputum od. von Actinomyces* in drusenhaltigem Eiter nach Quetschung von Material zwischen 2 Objektträgern; mit ähnl. Technik werden auch Muskelgewebeproben zum Nachweis von Trichinella* spiralis bei der Fleischbeschau untersucht.
Quetschung: s. Kontusion.
Quick-Test (Armand J. Qu., Arzt, Biochem., Milwaukee, 1894–1978) *m*: s. Thromboplastinzeit.
Quilla̲jae co̲rtex *m*: Seifenrinde, Panamarinde; Rinde der Stämme u. Äste von Quillaja saponaria mit 10 % Saponinen; **Verw.:** in der Pharmazie als techn. Hilfsstoff zur Herstellung von Steinkohlenteerlösung (s. Teer).
Quin-: Wortteil mit der Bedeutung der fünfte; von lat. *quintus*.
Quinagoli̲d (INN) *n*: (engl.) *quinagolid*; Dopamin*-Rezeptor-Agonist mit selektiver Wirkung auf D₂-Rezeptoren; **Ind.:** Hyperprolaktinämie (bei Prolaktinom* od. unbekannte Ursache).
Quincke-Kapillar|puls (Heinrich I. Qu., Int., Kiel, 1842–1922; kapillar*; Puls*) *m*: s. Kapillarpuls.
Quincke-Lagerung (↑): (engl.) *Quincke's position*; Tieflagerung des Oberkörpers in Bauchlage zur gezielten Erleichterung des Abhustens von Bronchialsekret; **Anw.:** bei Bronchiektasen*, zyst. Fibrose* od. COPD*.
Quincke-Öde̲m (↑; Ödem*) *n*: Angioödem*.
Quino̲ne *n pl*: s. Chinone.
Quinta̲na (lat. *quintanus* zum fünften gehörig) *f*: Kurzbez. für Febris quintana; (engl.) *quintan fever*;

s. Fieber, wolhynisches; vgl. Rickettsiosen (Tab. dort).
Quinu|pristi̲n (INN) *n*: (engl.) *quinupristine*; Antibiotikum* (Streptogramin) zur parenteralen Anw. in Komb. mit Dalfopristin*; **Wirkungsmechanismus:** unvollständige Peptidketten durch Bindung an ribosomale Untereinheit 50S; synergistisch in Komb. mit Dalfopristin, bakt. Proteinsynthese wird etwa 10-fach stärker gehemmt als durch die Einzelkomponenten; **Ind.: 1.** als Reserveantibiotikum für Ther. nach Antibiogramm bei Infektion durch multiresistente Staphylokokken einschließl. MRSA*, Vancomycin-resistente Enterococci faecium u. Penicillin-G-resistente Pneumokokken; **2.** als kalkulierte, stationäre Ther. bei nosokomial erworbener Pneumonie* sowie bei Haut- u. Weichteilinfektionen (cave: nicht wirksam bei Infektion mit Enterococcus faecalis); **Kontraind.:** bekannte Überempfindlichkeit; schwere Leberinsuffizienz, gleichzeitige Gabe von Ergotalkaloiden; **UAW:** u. a. lokale Hautreaktionen, Übelkeit, Diarrhö, lokale Hautreaktionen, Exanthem, Hautjucken, Kopfschmerz, Arthralgie, Phlebitis, Hyperbilirubinämie.
Quorum sensing: bakterielles Zell-Zell-Kommunikationssystem; ermöglicht den Bakt. durch Produktion u. Sekretion von Signalmolekülen (meist N-Acyl-Homoserin-Lactone), die als Autoinduktoren bzw. als Pheromone wirken, die Zelldichte der eigenen Population zu erfassen; steuert Stoffwechselprozesse u. Expression z. B. von Virulenzfaktoren.
Quote *f*: (engl.) *quota*; (statist.) Kenngröße; Verhältnis von einer Teilmenge u. der Gesamtheit, die diese Teilmenge mit umfasst; vgl. Ziffer.
Quotidia̲na (lat. *quotidianus* täglich) *f*: (engl.) *quotidian fever*; Febris quotidiana; Malaria* mit tägl. Fieberanfall; **Urs.:** unregelmäßiger Verlauf einer Malaria* tropica od. Malaria tertiana duplex (Synchronismus* zweier Parasitengenerationen inf. Doppelinfektion an 2 aufeinander folgenden Tagen od. inf. atyp. Fieberverlaufs) od. Malaria quartana triplex (sehr selten, Synchronismus dreier Quartanaparasiten-Generationen nach Mehrfachinfektion od. atyp. Fieberverlauf) od. Malaria durch Inf. mit Plasmodium* knowlesi.
Quotie̲nt, re|spirato̲rischer (↑) *m*: (engl.) *respiratory quotient*; Abk. RQ; Verhältnis von ausgeatmetem Kohlendioxid zu eingeatmetem bzw. verbrauchtem Sauerstoff; der RQ ist u. a. abhängig von der Art der aufgenommenen Nahrung; er beträgt für Glukose u. Stärke 1,0, für tierisches Fett 0,7 u. für Protein 0,8. Mittelwert bei gemischter Diät 0,82; wird zur Berechnung der Fett- bzw. Kohlenhydratverbrennung verwendet. Vgl. Grundumsatz.
Q-wave-In|fa̲rkt (engl. *wave* Welle; Infarkt*) *m*: (engl.) *Q wave infarction*; früher nach der EKG-Veränderung bezeichnete Form des Herzinfarkts* (STEMI).
Q-Zacke: (engl.) *Q wave*; erste negative Zacke vor der ersten positiven Zacke (R*-Zacke) des QRS*-Komplexes im EKG*; entspr. der Erregungsausbreitung im Kammerseptum; **Formen: 1.** Normbefund: in Extremitätenableitungen* u. V₅₋₆ (Erregungsausbreitungsrichtung: von li. nach re.), Breite ≤0,03 Sek., Amplitude ≤1/4 der folgenden R-Za-

cke; **2.** pathol.: in V_{1-4} od. nach dem Erstbeschreiber benannt als Pardee-Q (vergrößerte Breite od. Amplitude, v. a. in Ableitung III); Vork.: Herzmuskelschädigung im septumnahen Bereich der li. Kammerhinterwand (v. a. Herzinfarkt*, auch hypertrophe Kardiomyopathie*).

R

R: 1. (physik.) Formelzeichen für den elektr. Widerstand*; Einheitenzeichen für Röntgen*; **2.** (chem.) Abk. für **R**adikal*; **3.** (biochem.) Abk. für **R**ibose*; Kurzbez. für Arginin*.
R.: (anat.) Abk. für Ramus, Ast einer Arterie od. eines Nervs.
Ra: chem. Symbol für Radium*.
RA: Abk. für **r**heumatoide Arthritis*.
Raab-Variante (Wilhelm R., Pathol., Prag, Bermington, 1895–1970) *f*: (engl.) *Raab's variation*; röntg. Formvariante der Sella turcica mit verdicktem, hohem Dorsum sellae.
RAAS: Abk. für **R**enin*-**A**ngiotensin-**A**ldosteron-**S**ystem.
RAA-System *n*: Kurzbez. für **R**enin*-**A**ngiotensin-**A**ldosteron-System.
Raben|schnabel: Bez. für schnabelartige Zange zum Aufbiegen bzw. Entfernen von Gipsverbänden.
Raben|schnabel|fortsatz: Processus* coracoideus.
Rabeprazol (INN) *n*: (engl.) *rabeprazol*; Protonenpumpen*-Hemmer mit bes. raschem Wirkungseintritt; **Ind.:** Ulcus ventriculi et duodeni, Refluxösophagitis; **Kontraind.:** Schwangerschaft u. Stillzeit; **UAW:** Kopfschmerz, Diarrhö, Übelkeit.
Rabies (lat. Tollwut, Wut) *f*: s. Tollwut.
Rabitt-Syn|drom (engl. Kaninchen) *n*: s. Tremor.
Rabula in|flans (lat. rabula Schreier) *m*: Mumps*-Virus.
rac.: Abk. für **Rac**emat*.
Race|cadotril (INN) *n*: (engl.) *racecadotril*; Enkephalinase-Inhibitor zur p.o. Anw.; Prodrug von Thiorphan (aktiver Metabolit); **Ind.:** symptomat. Ther. (≤7 Tage) der akuten Diarrhö bei Erwachsenen u. Säuglingen (ab 3 Mon.) od. Kindern, ergänzend zur peroralen Rehydratation; **Kontraind.:** hereditäre Fruktoseintoleranz, Glukose-Galaktose-Malabsorption, Saccharidase-Isomaltase-Mangel; Nieren- od. Leberfunktionsstörung; Schwangerschaft, Stillzeit; **UAW:** Erbrechen, Fieber, Kopfschmerz.
Racemasen *f pl*: (engl.) *racemases*; Unterklasse der Isomerasen*, die ein optisches Isomer in das andere umsetzt (z. B. D- in L-Milchsäure); vgl. Isomerie.
Racemat *n*: (engl.) *racemate*; Abk. rac.; syn. DL-Form, (RS)-Form, (±)-Form; opt. inaktives äquimolares Gemisch aus opt. aktiven Enantiomeren; s. Isomerie.
Rachen: (anat.) s. Pharynx.
Rachen|dach|hypo|physe (Hypophyse*) *f*: (engl.) *pharyngeal hypophysis*; Reste von Hypophysenvorderlappengewebe an der Stelle des Abgangs der entwicklungsgeschichtl. Hypophysentasche (s. Rathke-Tasche) in der Schleimhaut an der Unterseite des Keilbeinkörpers.
Rachen|entzündung: s. Pharyngitis.
Rachen|mandel: (engl.) *pharyngeal tonsil*; Tonsilla pharyngealis; auch Luschka-Tonsille; Ansammlung von Drüsen u. Lymphknötchen am Rachendach zwischen den Tubenmündungen; Teil des lymphatischen Rachenrings*. Vgl. Vegetationen, adenoide.
Rachen|mandel|hyper|plasie (Hyper-*; -plasie*) *f*: s. Vegetationen, adenoide.
Rachen|re|flex (Reflekt-*) *m*: (engl.) *pharyngeal reflex*; syn. Würgreflex; Fremdreflex; s. Reflexe (Tab. 2).
Rachen|ring, lymphatischer: (engl.) *Waldeyer's tonsillar ring*; syn. Waldeyer-Rachenring; lymphat. Gewebe im Bereich des Pharynx: Gaumenmandel* (Tonsilla palatina), Rachenmandel* (Tonsilla pharyngealis), Zungenmandel* (Tonsilla lingualis), lymphat. Gewebe in der Umgebung der pharyngealen Öffnung der Tuba auditiva (Tonsilla* tubaria), Seitenstränge u. das um den Kehldeckel liegende lymphat. Gewebe; vgl. System, lymphatisches.
Rachitis (Rhachi-*; -itis*) *f*: (engl.) *rachitis*; gestörte Mineralisation der Grundsubstanz (Matrix) des wachsenden Knochens inf. unzureichenden Calcium- bzw. Phosphatangebots; **Formen:** entspr. therap. bzw. prophylaktischer Wirkung von Calciferolen* (Vitamin D): **1. Vitamin-D-Mangel-R.** (früher Englische Krankheit, Glisson-Krankheit): im Kleinkindalter, selten bei älteren Kindern (als R. tarda) auftretende, durch Mangel an Calciferolen bedingte Störung des Calcium- u. Phosphatstoffwechsels mit typ. Skelettveränderungen inf. ungenügender Verkalkung des Osteoids (Form der sekundären Ossifikationsstörungen*, entspricht der Osteomalazie* im Erwachsenenalter); angeb. R. als Sonderform bei mütterl. Osteomalazie; **Urs.:** unzureichende photochem. Umwandlung von Calciferolvorstufen zu Colecalciferol in der Haut durch mangelnde UV-Bestrahlung (Anaktinose) od. unzureichende Zufuhr bzw. Resorption; ohne ausreichende Calciferolsubstitution kommt es v. a. in den Wintermonaten zu einem Calciferolmangel. **Path.:** Verminderung der Calciumresorption aus dem Darm, der Rückresorption von Phosphat in den Nierentubuli u. des Calciumaustauschs zwischen Skelett u. Blut; sekundärer Hyperparathyroidismus* mit verstärkter Calciummobilisation aus den Knochen u. gesteigerter renaler Phosphatausscheidung inf. Hypokalzämie; **Klin.:** Ma-

nifestation meist im 2.–3. Lebensmonat mit Unruhe, Schreckhaftigkeit, Schwitzen (bes. am Kopf), Hinterkopfglatze; im 3.–4. Mon. Muskelhypotonie, schlaffe Bauchdecken (sog. Froschbauch*), Obstipation, Berührungsempfindlichkeit, evtl. Zeichen einer Tetanie* u. Krämpfe sowie abnorme Weichheit des Schädelknochens (sog. Kraniotabes*) als häufigste Erstmanifestation der im Vordergrund stehenden Skelettveränderungen, später sog. Caput quadratum durch Abflachung des Hinterhaupts u. Epiphytenbildung im Bereich der Stirn- u. Scheitelbeine sowie Auftreibungen der metaphysären Wachstumszonen u. becherförmige Erweiterungen der distalen Enden der Röhrenknochen durch Störungen des Knorpelabbaus u. Anlagerung von nicht verkalktem Osteoid, an den Rippen als tast- u. später sichtbarer sog. rachitischer Rosenkranz inf. von Auftreibungen an der Knorpel-Knochen-Grenze, an den inneren Fußknöcheln als sog. Doppelknöchel (Marfan-Zeichen) u. als sog. Perlschnurfinger; am übrigen Skelett Knochenverformungen (u. a. Beckendeformierung, Kyphose, sog. Glockenthorax mit Harrison*-Furche durch Einziehungen des Zwerchfellansatzes, Pectus* carinatum, Beinverkrümmungen); verzögerter (Milch-)Zahndurchbruch mit Schmelzdefekten; **Diagn.:** (röntg.) Osteopenie, verspätete Ausreifung u. Verkalkung der Knochenkerne, verbreiterte u. unregelmäßige Epiphysenlinien, becherförmige Metaphysenendzonen, subperiostale Aufhellungen mit doppelter Konturierung, bandförmige Looser*-Umbauzonen im meta- u. epiphysären Bereich; (laborddiagn.) Konz. der alkal. Phosphatase im Serum erhöht, Calcium im unteren Referenzbereich, im Spätstadium erniedrigt, Phosphat initial normal od. erhöht, später erniedrigt; im Spätstadium Hyperaminoazidurie* u. vermehrte Ausscheidung von freiem Ammoniak mit dem Urin; **Ther.:** orale (nur bei Resorptionsstörungen parenterale) Zufuhr von Colecalciferol (Vitamin D$_3$) unter Kontrolle der Röntgen- u. Laborbefunde; **Kompl.:** rachitogene Tetanie* (syn. Spasmophilie), pathol. Frakturen (Grünholzfraktur); **Proph.:** Durch systemat. Colecalciferolprophylaxe kann eine Vitamin-D-Mangel-R. verhindert werden. Den physiol. Erfordernissen entspricht am ehesten die protrahierte Gabe ab der 2. Lebenswoche. Bei unkontrollierten Colecalciferolgaben evtl. Intoxikation (Nephrokalzinose*); **2. kongenitale R.:** Vitamin-D-abhängige sowie -resistente (auf therap. Calcitriolgaben nicht reagierende) Formen; z. B. a) Pseudomangelrachitis*; b) X-chromosomal-dominante u. autosomal-dominante hypophosphatämische Vitamin-D-resistente R. (s. Phosphatstörungen, primäre; c) Rachitis* renalis; d) Hypophosphatasie*.

Rachitis renalis (↑; ↑) *f*: (engl.) *renal rickets*; Form der Vitamin-D-resistenten Rachitis*, die durch Störung der Reabsorption von Phosphat bzw. Calcium im proximalen Tubulus, durch renale tubuläre Azidose* unterschiedlicher Ätiol. (z. B. bei Debré*-Toni-Fanconi-Syndrom od. proximal-tubulärer Schädigung durch Immunglobulin-Leichtketten) u. bei chron. Niereninsuffizienz* entsteht; häufig liegen kombinierte Störungen vor (z. B. bei Cystinose*); **Ther.:** neben hohen Ergocalciferol-

dosen Ausgleich einer evtl. bestehenden Azidose durch Alkalizufuhr.
Rad: Abk. für (engl.) *radiation absorbed dose*; (engl.) *rad*; Einheitenzeichen rd; nicht mehr zugelassene Einheit der Energiedosis*.
Rad.: Abk. für Radix*.
Radermecker-Kom|ple̱xe (Joseph R., Neurol., Antwerpen, 1907–2002; Komplex*) *m pl*: (engl.) *Radermecker complexes*; pathol. EEG-Veränderung mit period. hochvoltigen Sharp-slow-wave-Komplexen; **Vork.:** bei subakuter sklerosierender Panenzephalitis* u. Creutzfeldt*-Jakob-Krankheit.
Rad|fahrer|lähmung: s. Guyon-Logensyndrom.
Rad|gelenk: s. Gelenkformen.
radia̱r (lat. radius Radspeiche, Kreishalbmesser): (engl.) *radial*; strahlenförmig, dem Radius eines Kreises entsprechend.
Radia̱r|schnitt (↑): (engl.) *radial incision*; längsförmiger Schnitt z. B. bei Reduktionsplastik der Mamma, der vom Zentrum (Mamille) zur Peripherie gezogen wird; vgl. Schnittführung.
radia̱l (↑): **1.** radialis; daumenwärts; Gegensatz: ulnar*; **2.** zum Radius* gehörend.
Radial|hämo|lyse (↑; Häm-*; Lys-*) *f*: HIG*-Test.
Radialis|kom|pressions|syn|drom (↑; Kompression*) *n*: (engl.) *radial nerve compression*; Schädigung des N. radialis durch Kompression; **Formen: 1. proximales R.:** im Hiatus nervi radialis durch abrupte Kontraktion des M. triceps, chron. Überbeanspruchung, Einengung durch entzündl. od. tumorösen Prozess od. i. R. einer Frakturheilung; Sympt.: vollständige Radialislähmung*; **2. Supinatorsyndrom** (auch Frohse-Syndrom): Kompression des tiefen Radialisasts im proximalen Unterarm durch fibröse Bänder, Tumor, Frohse*-Arkade, abnormen Gefäßverlauf, rheumatoide Arthritis, Radiuskopfluxation; a) algetische Form: Radialistunnelsyndrom mit Schmerzen in der Unterarmstreckmuskulatur; b) paretische Form: Interosseus-posterior-Syndrom mit Schwäche u. Lähmung der vom Ramus radialis profundus versorgten Muskeln (Finger- u. Daumenstrecker, ulnarer u. kurzer radialer Handgelenkstrecker, M. supinator); **3.** Wartenberg-Syndrom: Parästhesien im Ausbreitungsgebiet des Ramus superficialis nervi radialis an der Streckseite der radialen Handhälfte (Cheiralgia paraesthetica) durch Druck von außen (z. B. durch Handschellen od. enges Armband), Shunt-Operation, Diabetes mellitus, Sehnenanomalie. Vgl. Nervenkompressionssyndrom.
Radialis|lähmung (↑): (engl.) *radial nerve paralysis*; Lähmung* inf. Schädigung des Nervus* radialis (C 5–C 8); **Urs.:** Druckschaden in der Axilla (sog. Krückenlähmung), im Bereich des Oberarms (sog. Parkbanklähmung) od. des proximalen Unterarms (sog. Supinatorsyndrom; s. Radialiskompressionssyndrom); Humerusschaftfraktur (ggf. nach Osteosynthese); offene Stich- u. Schussverletzung; auch Blei-Intoxikation; **Formen: 1.** hohe R.: Aufhebung der Supination, Ausfall der Strecker der Hand- u. Fingergelenke (Ausnahme: Langfingermittel- u. -endgelenke), Fallhand (s. Abb.); **2.** distale R.: Handgelenkstreckung möglich; **3.** R. in der Axilla: Aufhebung der Ellenbogenstreckung durch Lähmung des M. triceps brachii; Sensibilitätsstörung an der Radialseite von Unterarm,

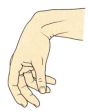

Radialislähmung: Fallhand

Handrücken, Streckseiten von Daumen, Zeige-, Mittel- u. halbem Ringfinger mit Ausnahme der Endglieder II–IV; **Ther.:** Nervennaht od. -transplantation, op. Dekompression, motorische Ersatzoperation*; **DD:** v. a. Sehnenruptur des M. extensor pollicis longus (sog. Trommlerlähmung), Rückenmarkwurzelsyndrom in Höhe C_7, zentrale Lähmung.

Radialis|puls (↑; Puls*) *m*: (engl.) *radial pulse*; Blutdruckwelle*, die über der A. radialis tastbar ist.

Radiatio (lat. Strahlen, Glanz) *f*: Bestrahlung; i. e. S. Röntgenbestrahlung (s. Strahlentherapie).

Radiatio acustica (↑) *f*: s. Hörbahn.

Radiatio corporis callosi (↑) *f*: sog. Balkenstrahlung; vom Corpus callosum zur Großhirnrinde ziehende Nervenfasern.

Radiatio optica (↑) *f*: s. Gratiolet-Sehstrahlung.

Radiatio thalami (↑) *f*: (engl.) *thalamic radiation*; Bahnen zw. Thalamus u. Großhirnrinde; Unterscheidung von R. th. anterior, centralis, inferior u. posterior. Vgl. Capsula interna.

radicularis (lat. radicula kleine Wurzel): zur Wurzel gehörend, die Wurzel betreffend.

Radikal (lat. radix Wurzel) *n*: (engl.) *radical*; (chem.) Bez. für meist stark reaktionsfähige Atome, Moleküle u. Ionen mit ungepaartem Elektron. Die Stabilität u. Lebensdauer von R. ist abhängig von strukturellen u. sterischen Gegebenheiten. **Radikalfänger:** Substanzen, die Radikale (oft intermediäre Reaktionsprodukte) abfangen u. in eine stabilere, unschädlichere Verbindung überführen; vgl. Antioxidanzien; Freie Radikale.

Radikal|operation des Mamma|karzinoms (↑; Mamma*; Karz-*; -om*) *f*: s. Mastektomie.

Radikal|operation des Mittel|ohrs (↑) *f*: s. Cholesteatom; Mastoidektomie.

Radiko|tomie (↑; -tom*) *f*: Förster*-Operation.

radikulär (lat. radicula kleine Wurzel): (engl.) *radicular*; zur Wurzel gehörend, die Wurzel betreffend.

Radikulitis (↑; -itis*) *f*: (engl.) *radiculitis*; Entz. der Wurzeln* der Spinalnerven (Wurzelneuritis); **Sympt.:** Parästhesie, Sensibilitätsstörung, evtl. Schmerz; Lähmung, vegetativ-trophische Störung in dem entspr. Dermatom; vgl. Guillain-Barré-Syndrom; Neuritis; Polyradikulitis.

Radikulo|graphie (↑; -graphie*) *f*: (engl.) *radiculography*; röntg. Darstellung der Nervenwurzeln bei einer Myelographie*.

Radikulo|pathie *f*: (engl.) *radiculopathy*; Bez. für Reizung (s. Wurzelirritationssyndrom) bzw. kompressive Schädigung (s. Wurzelkompressionssyndrom) der Wurzeln* der Spinalnerven.

Radio-: Wortteil mit der Bedeutung Strahl, Stab, Speiche; von lat. radius.

Radio|aktivität (↑; lat. activus tätig) *f*: (engl.) *radioactivity*; Eigenschaft instabiler Nuklide (Radionuklide*), spontan unter Umwandlung des Atomkerns Korpuskularstrahlen* u. Gammastrahlung* od. nach Einfang eines Hüllenelektrons (Elektroneneinfang*) charakterist. Röntgenstrahlung* zu emittieren; die von instabilen Nukliden in der Natur freigesetzte R. wird als **natürl. R.** bezeichnet (natürliche Strahlenexposition*); die meisten u. prakt. alle in der Medizin verwendeten Radionuklide (Ausnahme: Ra-226) werden **künstl.** hergestellt. Die Aktivität A eines radioaktiven Präparats wird durch die Anzahl der Zerfälle pro Zeiteinheit charakterisiert; SI-Einheit ist das Becquerel (Bq): 1 Bq = 1 Zerfall/s = $1\,s^{-1}$. Charakterist. für jede radioaktive Substanz sind Zerfallsart (Alphazerfall*, Betazerfall*, Gammazerfall), Art u. Energie der emittierten Strahlung u. Halbwertzeit*. Die Abnahme der Aktivität einer radioaktiven Substanz wird durch das Zerfallsgesetz* (Abb. dort) beschrieben. Vgl. Zerfallsreihe; Strahlenwirkung.

Radio|dermatitis acuta (↑; Derm-*; -itis*) *f*: Strahlendermatitis*.

Radio|dermatitis chronica (↑; ↑; ↑) *f*: Röntgenoderm*.

Radio|frequenz|ablation (↑; Frequenz*; Ablatio*) *f*: s. Thermotherapie.

Radio|gold (↑): s. Gold; Gold Seeds.

Radio|graphie, digitale (↑; -graphie*) *f*: (engl.) *digital radiography*; Erzeugen von Röntgenbildern durch Digitalisierung der Strahlungsverteilung hinter einem Objekt; neben der Digitalisierung des Signals einer Bildverstärker-Fernsehkette u. der CT werden zur Bilddetektion Verstärkerfolien* mit Speicherleuchtstoffen u. digitale Festkörperdetektoren* eingesetzt. Die digital gespeicherten Bilder können bzgl. Kontrast, Helligkeit u. a. nachbearbeitet, an einem geeigneten Monitor betrachtet u. auf Film od. Papier dokumentiert sowie in einem med. Bildarchivierungs- u. Kommunikationssystem (PACS) gespeichert werden.

Radio-Im|muno|assay (↑; immun*; engl. to assay prüfen, analysieren) *m*: (engl.) *radioimmunoassay*; Abk. RIA; hochempfindl. u. spezif. In-vitro-Meth. zur quant. Bestimmung antigener Substanzen (z. B. Proteine, Hormone, Enzyme, Tumormarker, Arzneimittel) in biol. Flüssigkeiten (z. B. Serum, Urin) durch eine Immunreaktion mit radioaktiv markierten Markern (Isotopen*); heute oft ersetzt durch nichtradioaktive Meth. (Abk. NON-RIA); z. B. Enzym*-Immunoassay, ELISA*, Lumineszenz*-Immunoassay, die auf gleichen Prinzipien beruhen; **Formen: 1. kompetitiver RIA** (z. B. Radio*-Immuno-Sorbent-Test, PRIST); kompetitive Hemmung der Bindung des Analyten (Antigen) an spezif. Antikörper durch gleichartiges, radioaktiv markiertes Antigen (sog. Tracer*); die Radioaktivität in der antikörpergebundenen Fraktion ist umgekehrt proportional zur Analysekonzentration; **2. immunradiometr. Assay** (Abk. IRMA); Bestimmung von Antigenen mit mind. 2 Epitopen; ein (im Gegensatz zum RIA) im Überschuss vorhandener Antikörper, der gewöhnl. an Festkörper gebunden ist, bindet den Analyten, an den ein radioaktiv markierter Antikörper gebunden wird.

Die gebundene Radioaktivität ist proportional zur Analytkonzentration. Vgl. Immunoassay.

Radio-Im|mu|no-Sor|bent-Test (↑; ↑) *m*: (engl.) *radioimmunosorbent test)*; Abk. RIST; veralteter kompetitiver Radio*-Immunoassay zur quant. Bestimmung des Gesamt-IgE im Serum (v. a. bei Pat. mit allerg. Erkr.); **Prinzip:** Eine definierte Menge (früher radioaktiv-, heute fluoreszenz-, lumineszenz- od. enzym-) markierter IgE-Antikörper wird einer Serumprobe zugesetzt u. mit Anti-IgE-Antikörpern inkubiert, die an eine Trägersubstanz (z. B. Zellulose) gebunden sind. Bei der Antigen*-Antikörper-Reaktion kommt es zur Einstellung eines Gleichgewichts zwischen den Testantikörpern u. den in der Serumprobe vorhandenen (konkurrierenden) IgE-Antikörpern. Der Anteil der in den Immunkomplexen gebundenen (auf dem Träger fixierten) radioaktiv markierter Testantikörper ist umgekehrt proportional zur Serumkonzentration von IgE. **Hinweis:** Nach dem Prinzip des RIST werden auch Serumkonzentrationen von Hormonen bestimmt. Vgl. Allergie.

Radio|im|mun|therapie (↑; ↑) *f*: (engl.) *radioimmunotherapy*; i. v. Immuntherapie* v. a. mit Betastrahlern (z. B. ^{131}Iod, ^{90}Yttrium) radioaktiv markierten (meist monoklonalen) Antikörpern od. -fragmenten gegen tumorassoziierte Antigene; **Anw.:** insbes. bei Non*-Hodgkin-Lymphom: z. B. Anti-CD20-Antikörper Yttrium-90-markiertes Ibritumomab*-Tiuxetan.

Radio|iod|test (↑; Iod*) *m*: (engl.) *radioiodine uptake test*; auch Radioiod-Zweiphasentest; nuklearmed. Verf. zur Bestimmung der thyroidalen Iodkinetik als Ausdruck des Iodumsatzes; **Anw.:** zur Vorbereitung einer Radioiodtherapie* (Berechnung der individuell erforderl. therap. Aktivität entspr. der Strahlenschutzverordnung*); nicht mehr zur Diagn.; **Prinzip:** 6, 24, 48, (72, 96) Std. nach oraler Verabreichung einer geringen Aktivität ^{131}Iod-Messung der Radioaktivität über der Schilddrüse; damit Nachw. der Kinetik des Anstiegs (s. Iodination) u. des darauffolgenden Plateaus u. Abfalls durch den Iodeinbau in die Schilddrüsenhormone (s. Iodisation) sowie Messung der Iodspeicherung u. -ausschüttung (Iodumsatz); aus den Messwerten wird die max. Aufnahme u. effektive HWZ von ^{131}Iod in der Schilddrüse ermittelt, die Parameter der Formel zur Berechnung der Radioiodtherapie-Aktivität für benigne Schilddrüsenerkrankungen sind.

Radio|iod|therapie (↑; ↑; Therapie*) *f*: (engl.) *radioiodine therapy*; i. d. R. orale (selten i. v.) Zufuhr von radioaktivem ^{131}Iod mit dem Ziel der Zerstörung von Schilddrüsengewebe; **Ind.: 1.** differenziertes Schilddrüsenkarzinom* nach primärer totaler Thyroidektomie* als ablative R.; bei Rezidiven u./od. Iod speichernden Metastasen; **2.** Hyperthyreose*: Basedow-Krankheit (s. Thyroiditis) bei erfolgloser Ther. mit Thyreostatika* bzw. Rezidiv; autonomes Schilddrüsenadenom*; **3.** große Struma mit u. ohne Autonomie bei Kontraind. zur Op.; **Kontraind.:** v. a. Schwangerschaft, psychiatr. Erkr., die eine Isolierung (erforderl. aus strahlenschutzrechtl. Gründen) nicht erlauben.

Radio|iso|tope (↑; Iso-*; gr. τόπος Ort) *n pl*: s. Radionuklide.

Radio|iso|topen|nephro|graphie (↑; ↑; ↑; Nephr-*; -graphie*) *f*: (engl.) *radioisotope renography*; syn. Nierensequenzszintigraphie, Nierenfunktionsszintigraphie, Isotopennephrographie; nuklearmed. Verf. zur funkt. Nierendiagnostik*; **Prinzip:** nach i. v. Injektion radioaktiv markierter, nierenpflichtiger Substanzen (i. d. R. ^{99m}Technetium-Mercaptoacetyltriglycin, Abk. MAG3, seltener ^{123}Iod-Hippuran als Marker der tubulären Sekretion, gelegentl. ^{99m}Technetium-DTPA als Marker der glomerulären Filtration) Messung u. bildnisch sowie graph. Darstellung des zeitl. Radioaktivitätsverlaufs über der einzelnen Niere in 3 Phasen (s. Abb.): **1.** renale Durchblutung (Perfusionsphase, 1. Min.), **2.** Parenchymfunktion (Sekretions-/Filtrationsphase, 2.–3. Min.), **3.** Entleerungsdynamik (Exkretionsphase, bis 30. Min. p. i.); **Ind.:** bei allen Nierenerkrankungen zur Bestimmung der Gesamtfunktion sowie des rel. Funktionsanteils der einzelnen Niere an der Gesamtfunktion; zur diagn. Abklärung einer Hypertonie bei Verdacht auf Nierenarterienstenose (nach Gabe von ACE-Hemmern); zur Differenzierung von Abflussstörungen (auch nach Gabe von Furosemid); selten nach Nierentransplantation* bei nicht beurteilbarer Doppler*-Sonographie; zur Verlaufskontrolle während u. nach Pharmako- od. chir. Therapie; zur seitengetrennten Bestimmung der Clearance*. Vgl. Nierenszintigraphie.

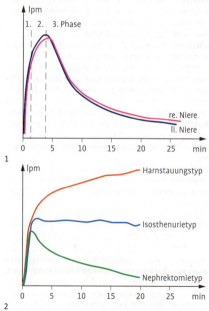

Radioisotopennephrographie: 1: Normaltyp; 2: pathol. Ausscheidungstypen [155]

Radio|karpal|gelenk (↑; gr. καρπός Handwurzel) *n*: (engl.) *radiocarpal articulation*; proximales Handgelenk (Articulatio radiocarpalis).

Radio|kohlen|stoff (↑): (engl.) *radiocarbon*; radioaktive Isotope des Kohlenstoffs: Kohlenstoff*-14 (^{14}C), Kohlenstoff-13 (^{13}C) u. Kohlenstoff-11 (^{11}C);

Verw.: 1. (nuklearmed.) ^{13}C, s. Kohlenstoff-13-Exhalationstest; ^{11}C als Positronenstrahler in der PET* zur Tumor-, Myokard- u. Hirndiagnostik; **2.** ^{14}C als langlebiger Betastrahler (HWZ 5730 Jahre) zur Altersbestimmung (Radiocarbonbestimmung).

Radio|logie (↑; -log*) *f*: **1.** (engl.) *radiology*; Strahlen(heil)kunde; Wissenschaft u. Lehre der med. Nutzbarmachung best. Strahlungsarten in Diagn. u. Therapie; versch. Teilgebiete: Röntgendiagnostik*, Strahlentherapie*, Nuklearmedizin*, Strahlenbiologie u. -physik; **2.** i. w. S. auch Anw. anderer bildgebender Verfahren wie Ultraschalldiagnostik* u. MRT*.

Radio|logie, inter|ventionelle (↑; ↑) *f*: s. Interventionsradiologie.

Radio|lumineszęnz (↑; Lumen*) *f*: s. Lumineszenz.

Radio|mimętika (↑; gr. ϱιμητικός nachbildend) *n pl*: (engl.) *radiomimetics*; Arzneimittel, die wie ionisierende Strahlung mitosehemmend wirken; im Allg. Alkylanzien* mit zytostatischer Wirkung.

Radio|nuklide (↑; Nucl-*) *n pl*: (engl.) *radionuclides*; auch Radioisotope (wenn sie zum gleichen chem. Element gehören); instabile bzw. sog. metastabile (angeregte, durch den Zusatz „m" bei der Nukleonenzahl* gekennzeichnete) Nuklide, die einem spontanen Zerfall unterliegen bzw. unter Emission radioaktiver Strahlung in ihren Grundzustand übergehen; **Formen: 1.** natürlich; **2.** künstlich (durch Aktivierung* von stabilen Atomen od. durch Abtrennung u. Aufarbeitung von bei der Kernspaltung* entstehenden Spaltprodukten); **Verw.:** s. Tab.; s. Radiopharmaka. Vgl. Markierung, radioaktive.

Radio|nuklid|generator (↑; ↑; lat. generator Erzeuger) *m*: (engl.) *radionuclide generator*; Apparat zur Gewinnung von i. d. R. gammastrahlenden Radionukliden* insbes. für die Anw. in der Nuklearmedizin* od. zur Herstellung von Radiopharmaka*; **Prinzip:** Bindung des Mutternuklid an einen Absorber (z. B. Aluminiumoxid); frei werdendes Tochternuklid wird, nachdem es sich in hinreichender Menge gebildet hat, aus der Säule eluiert (besonders geeignet: Zerfallsreihen*, in denen ein langlebiges Mutternuklid in kurzlebige Tochternuklide zerfällt, z. B. ^{99}Molybdän in ^{99m}Technetium); s. Tab.

Radionuklidgenerator

Mutter-nuklid	HWZ		Tochter-nuklid	HWZ	
^{68}Ge	280	Tage	^{68}Ga	68	Min.
^{81}Rb	4,7	Std.	^{81m}Kr	13	Sek.
^{87}Y	80	Std.	^{87m}Sr	2,8	Std.
^{99}Mo	67	Std.	^{99m}Tc	6,0	Std.
^{113}Sn	115	Tage	^{113m}In	1,7	Std.
^{115}Cd	2,3	Tage	^{115m}In	4,5	Std.
^{132}Te	3,2	Tage	^{132}I	2,3	Std.

Radio|nuklid|therapie (↑; ↑) *f*: (engl.) *radionuclide therapy*; Ther. durch Gabe (i. v., p. o., intrakavitär) radioaktiver Isotope* (meist Betastrahler, selten Alphastrahler) als Bestandteil von Radiopharmaka*; **Anw.: 1.** Radioiodtherapie*; **2.** Radioimmuntherapie*; **3.** Radiosynoviorthese*; **4.** palliative Schmerztherapie von Knochenmetastasen mit z. B. ^{89}Sr-Strontiumchlorid, ^{153}Sm-Samarium-Ethylen-Diamin-Tetramethylen-Phosphonat (^{153}Sm-EDTMP) od. ^{32}Phosphor; **5.** Ther. des Phäochromozytoms u. Neuroblastoms mit ^{131}Iod-Meta-Iodobenzylguanidin (Abk. MIBG; s. MIBG-Therapie); **6.** Ther. mit radioaktiv markierten, rezeptoraffinen Peptiden (Radiopeptidtherapie); z. B. Somatostatin-Rezeptor-positive neuroendokrine Tumoren mit ^{90}Yttrium-DOTATOC; **7.** Radiophosphortherapie.

Radio|nuklid|ventrikulo|graphie (↑; ↑; Ventriculus*; -graphie*) *f*: (engl.) *radionuclide ventriculography*; Abk. RNVG; veraltet Radiokardiographie; syn. Herzbinnenraumszintigraphie; diagn. Verf. (Form der Herzszintigraphie*), das zunehmend durch die Echokardiographie* (Vorteil: keine Strahlenexposition) ersetzt wird; Durchführung als Erst-Passage-(first pass) u./od. Gleichverteilungstechnik (Äquilibriumtechnik, Blutpoolszintigraphie*) i. d. R. mit ^{99m}Technetium in vivo markierten Erythrozyten od. mit i. v. injizierten probandeneigenen ^{99m}Technetium-markierten Erythrozyten (autogene In-vitro-Technik) EKG-getriggert in Ruhe u. unter Belastung zur Bestimmung von ventrikulärer Pumpfunktion (Ejektionsfraktion), regionaler ventrikulärer Wandkinetik u. Erregungsausbreitung sowie mit der Erst-Passage-Technik von Kreislaufzeiten, Herzminutenvolumen u. intrakardialem Shunt; Gleichverteilungstechnik zunehmend durch EKG-getriggerte Myokardszintigraphie* (GSPECT*, Vorteil: zusätzl. Beurteilung der Perfusion) ersetzt.

Radio|nuklid|zysto|graphie (↑; ↑; Ventriculus*; -graphie*) *f*: (engl.) *radionuclide cystography*; retrograde Instillation von ^{99m}Technetium-DTPA od. ^{99m}Technetium-Pertechnetat od. ^{99m}Technetium-markiertem Kolloid in die Blase mit einem Katheter zum Nachw. eines vesikoureterorenalen Refluxes* (Abk. VUR). **Ind.: 1.** Nachw. eines VUR bei Kindern nach akuter Harnweginfektion*; **2.** Kontrolluntersuchung von Kindern mit bekanntem VUR; **3.** Erfolgskontrolle nach Endoskopie od. Op.; **4.** Screening von Kindern mit positiver Familienanamnese für VUR (Eltern od. Zwilling); **cave:** keine Katheterisierung bei akuter Harnweginfektion.

Radio|öko|logie (↑; gr. οἶκος Haus; -log*) *f*: (engl.) *radioecology*; Teilgebiet der ökolog. Wissenschaften, das sich mit dem Verhalten von Radionukliden* in der Umwelt befasst; radioökolog. Untersuchungen basieren auf Einteilung der Umwelt in Kompartimente, zwischen denen Radionuklide ausgetauscht werden; Austausch zwischen Kompartimenten (z. B. innerh. einer Nahrungskette*) wird durch Transferfaktoren* beschrieben, die durch Messung ermittelt werden. Vgl. Ökologie.

Radio|osteo|nekrose (↑; Ost-*; Nekr-*; -osis*) *f*: (engl.) *radioosteonecrosis*; syn. Osteoradionekrose; nach externer Bestrahlung in Abhängigkeit von

Radionuklide
In der Medizin häufig verwendete Radionuklide u. entsprechende Radiopharmaka mit klin. Anwendung

Zerfallsart[1]	Nuklid	Halbwertzeit $T_{1/2}$		Radiopharmakon	klin. Anwendung
β⁻	⁹⁰Y	2,7	Tage	⁹⁰Y-Ibritumomab-Tiuxetan	Radioimmuntherapie des CD20-positiven Non-Hodgkin-Lymphoms
	⁸⁹Sr	50,5	Tage	⁸⁹Sr-Strontiumchlorid	palliative Knochenschmerztherapie
	³²P	14,3	Min.	³²P-Dihydrogenphosphat	palliative Knochenschmerztherapie
	¹⁶⁹Er	9,3	Tage	¹⁶⁹Erbiumzitrat	Radiosynoviorthese
β⁺	¹¹C	20,4	Min.	¹¹C-Acetat	Prostatakarzinom-Diagnostik
				¹¹C-Methionin	Hirntumor-Diagnostik
	¹³N	9,96	Min.	¹³NH₃	Perfusion
	¹⁵O	2,03	Min.	H₂¹⁵O, ¹⁵O-Butanol	Perfusion (z. B. myokardiale, zerebrale)
	¹⁸F	110	Min.	¹⁸FDG, ¹⁸F-DOPA, ¹⁸F-Fluorcholin	1. CUP-Syndrom, Fieber unklarer Genese, Tumordiagnostik; 2. Dopamin-D₂-Rezeptor-Diagnostik; 3. Prostatakarzinom-Diagnostik
	¹²⁴I	4,2	Tage	¹²⁴I-Natriumiodid	PET-Tracer für Schilddrüsendiagnostik
	⁶⁸Ga	68	Min.	⁶⁸Ga-DOTATOC	Somatostatin-Rezeptor-Szintigraphie, Diagn. neuroendokriner Tumoren
Beta- und Gammastrahler	¹³¹I	8,02	Tage	¹³¹I-Natriumiodid	Radioiodtherapie
				¹³¹I-Norcholesterol	Nebennierenrindenszintigraphie
	¹⁵³Sm	1,93	Tage	¹⁵³Sm-EDTMP	palliative Knochenschmerztherapie
	⁵⁹Fe	45,1	Tage	⁵⁹Fe-Citrat	Erythrozytenkinetik
	¹³³Xe	5,25	Tage	¹³³Xenon	Lungenventilationsszintigraphie (früher)
	¹⁹⁸Au	2,69	Tage	¹⁹⁸Au-Kolloid	intrakavitäre Therapie der Peritonealkarzinose, der Meningeosis leucaemica und des Medulloblastoms (früher)
	¹⁸⁶Re	3,8	Tage	¹⁸⁶Rheniumsulfid	Radiosynoviorthese
				¹⁸⁶Rheniumhydroxyethylendiphosphonat	palliative Schmerztherapie
EC (Gammastrahler)	⁵¹Cr	27,7	Min.	⁵¹Cr-markierte autogene Erythrozyten	Erythrozytenkinetik
	⁵⁷Co	272	Min.	⁵⁷Co-Vitamin-B₁₂	Schilling-Test
	⁵⁸Co	70,9	Min.	⁵⁸Co-Vitamin-B₁₂	Schilling-Test
	⁶⁷Ga	78,3	Std.	⁶⁷Ga-Citrat	Tumor- u. Entzündungsdiagnostik

Radionuklide
In der Medizin häufig verwendete Radionuklide u. entsprechende Radiopharmaka mit klin. Anwendung

Zerfallsart[1]	Nuklid	Halbwertszeit $T_{1/2}$		Radiopharmakon	klin. Anwendung
^{111}In	2,8	Tage		^{111}In-Octreotid	Darstellung Somatostatin-Rezeptor
^{123}I	13,2	Std.	^{123}I	Suche nach ektopem Schilddrüsengewebe	
			^{123}I-Benzamid (IBZM)	Dopamin-Rezeptor-Szintigraphie	
			^{123}I-Ioflupan (FP-CIT)	Transporterszintigraphie	
			^{123}I-MIBG	MIBG-Szintigraphie	
^{125}I	159,4	Tage	^{125}I	in-vitro-Diagnostik (Radio-Immunoassay)	
^{201}Tl	73,1	Std.	^{201}Tl-Thalliumchlorid	Myokardszintigraphie	
IÜ (Gammastrahler)	^{81m}Kr	13,1	Sek.	^{81m}Kr	Lungenventilationsszintigraphie (experimentell)
	^{99m}Tc	6,0	Std.	^{99m}Tc-Pertechnetat	Schilddrüsenszintigraphie
				^{99m}Tc-MDP, ^{99m}Tc-HDP	Skelettszintigraphie
				^{99m}Tc-MIBI	Myokardszintigraphie

[1] β⁻: Beta-minus-Zerfall; β⁺: Beta-plus-Zerfall; EC: Elektroneneinfang; IÜ: isomerer Übergang

der absorbierten Dosis der ionisierenden Strahlung* auftretende Knochennekrose inf. Schädigung der zellulären Elemente des Knochengewebes sowie der Bindegewebezellen der den Knochen versorgenden Blutgefäße; röntg. Veränderungen (Demineralisation, Strukturauflockerungen) sind oft erst nach Mon. bis Jahren erkennbar. Das pathol. veränderte Knochengewebe ist funkt. minderwertig u. stat. weniger belastbar (Spontanfrakturen). **Vork.:** u. a. im Beckenbereich nach Bestrahlungen bei weibl. Genitalkarzinom, evtl. mit konsekutiver Schenkelhalsfraktur (rel. gute Heilungstendenz). Vgl. Strahlenschäden.
Radio|pharmaka (↑; gr. φάρμακον Heilmittel) *n pl*: (engl.) *radiopharmaceuticals*; syn. Tracer; Arzneimittel, die Radionuklide* enthalten u. deren Strahlungsaktivität diagn. od. therap. genutzt wird; **Wirkungsmechanismus:** aufgrund pharmak. Eigenschaften des Radionuklids od. der gewählten Trägersubstanz bes. Affinität* zu best. Zielgeweben; **Ind.:** s. Radionuklide (Tab. dort): **1.** diagn. (v. a. Radionuklide mit kurzer Halbwertszeit*, die gut extrakorporal messbare Gammastrahlung* od. Positronen* emittieren); s. Tracer; **2.** therap. (v. a. Betastrahler mit lokal begrenzter Strahlungswirkung; s. Gewebe-Eindringtiefe) z. B. zur Radioiodtherapie*, interstitiellen Strahlentherapie*, intrakavitären Strahlentherapie*. Vgl. Nuklearmedizin.
Radio|pharmako|kinetik (↑; Kin-*) *f*: (engl.) *radiopharmacokinetics*; Pharmakokinetik* von Radionukliden* bzw. Radiopharmaka*.
Radio|photo|lumineszenz (↑; Phot-*; Lumen*) *f*: (engl.) *radiophotoluminescence*; Abk. RPL; Fähigkeit best. Stoffe (z. B. Phosphatgläser), sichtbares Licht zu emittieren, wenn sie zunächst ionisierender Strahlung* u. nachfolgend opt. Strahlung ausgesetzt werden; prakt. Anw. z. B. in der Dosimetrie*. Vgl. Lumineszenz.
Radio|syn|ovi|orthese (↑; Syn-*; Ov-*; Ortho-*) *f*: (engl.) *radiation synovectomy*; Verf. zur Wiederherstellung der Gelenkinnenhaut durch lokale Strahlenanwendung; **Prinzip:** Fibrosierung u. Sklerosierung der entzündl. veränderten Synovialis* mit Rückgang der Proliferation, Ergussbildung u. Entz. durch intraartikuläre Injektion eines für die jeweilige Gelenkgröße geeigneten Radionuklids* (z. B. ^{90}Yttrium für Kniegelenke, ^{186}Rhenium für mittelgroße Gelenke, ^{169}Erbium für Finger- u. Zehengelenke); **Ind.:** chron. Synovialitis* mit rezidiv. Gelenkergüssen z. B. bei rheumatoider Arthritis*, seronegativer Spondylarthritis*, aktivierter Arthrose*. Vgl. Synoviorthese.
Radio|therapie, intensitäts|modulierte (↑) *f*: IMRT*.
Radio|toxizität (↑; Tox-*) *f*: (engl.) *radiotoxicity*; Bez. für die schädl. Wirkung von inkorporierten Radionukliden* ausgehender ionisierender Strahlung*, nicht zu verwechseln mit der chem. Toxizität* des betreffenden Elements od. Moleküls; für einzelne Radionuklide werden in der Strahlenschutzverordnung* Grenzwerte festgelegt, oberh. derer mit R. zu rechnen ist.
Radium (↑) *n*: (engl.) *radium*; chem. Element, Symbol Ra, OZ 88, rel. Atommasse 226,025; 2-wertiges Erdalkalimetall; **Vork.:** natürl. in der Pechblende (bildet sich beim Zerfall von ^{238}Uran); biol. Halbwertzeit* bezogen auf Knochen $1,6 \times 10^4$, auf

Radiumtherapie

versch. andere krit. Organe 10 u. auf den ganzen Körper durchschnittl. 800 Tage; physik. HWZ 1580 Jahre; **Verw.:** s. Radiumtherapie. Vgl. Elemente, knochenaffine.

Radium|therapie (↑; Therapie*) *f*: (engl.) *radium therapy*; Form der nuklearmed. Ther. mit ^{224}Radium zur Behandlung von Spondylitis* ankylosans; derzeit nur unter Studienbedingungen, da die Zulassung ruht.

Radius (lat.) *m*: Speiche; daumenseitiger Unterarmknochen; Teile: Caput radii, Collum radii, Corpus radii, distale Epiphyse mit Facies articularis carpalis (Gelenkfläche für das proximale Handgelenk).

Radius|a|plasie (↑; A-*; -plasie*) *f*: (engl.) *radial aplasia*; partielles od. vollständiges Fehlen des Radius*; **Vork.:** als isolierte Fehlbildung mit X-chromosomalem bzw. autosomal-dominantem Erbgang, als Teil eines Syndroms (z. B. TAR*-Syndrom, Holt*-Oram-Syndrom, Fanconi*-Anämie, Dysostosis* acrofacialis), bei Thalidomid*-Embryopathie.

Radius|fraktur, distale (↑; Fraktur*) *f*: (engl.) *radial fracture at typical location*; Radiusfraktur an typischer Stelle, Fractura radii loco typico sive classico; distaler Speichenbruch; distale, gelenknahe od. gelenkbeteiligende Fraktur des Radius, häufig mit Abriss des Processus styloideus ulnae; z. T. kombiniert mit Zweitverletzungen (scapholunäre Bandverletzungen, Nervenläsionen); **Epidemiol.:** häufigste Fraktur des Menschen, zunehmende Inzidenz mit Alter u. osteoporot. Knochenverände-

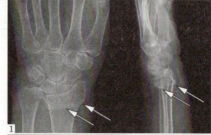
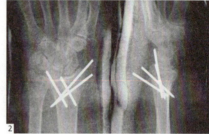

Radiusfraktur, distale Abb. 2: 1: Radiusfraktur ohne Gelenkbeteiligung, 2: nach geschlossener Reposition u. Bohrdrahtfixierung [88]

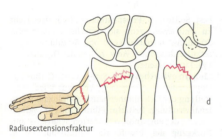
Radiusextensionsfraktur

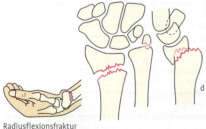
Radiusflexionsfraktur

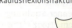

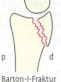 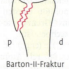
p   d   p   d
Barton-I-Fraktur   Barton-II-Fraktur

Radiusfraktur, distale Abb. 1: Radiusextensions-, Radiusflexions- u. Barton-Fraktur; p: palmar; d: dorsal [17]

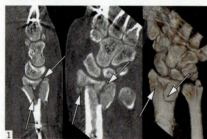
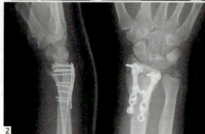

Radiusfraktur, distale Abb. 3: 1: komplexe intraartikuläre Trümmerfraktur (CT u. CT-3D-Rekonstruktion), zusätzliche Fraktur des Processus styloideus ulnae; 2: nach offener Reposition u. Osteosynthese durch dorsal angebrachte winkelstabile Platte [88]

rung; **Formen:** s. Abb. 1; **1.** Radiusextensionsfraktur (Colles-Fraktur) durch Sturz auf die überstreckte dorsalextendierte Hand; Dislokation des distalen Fragments nach dorsal; **Klin.:** Bajonettstellung der Hand bei Ansicht von der Beuge- u. Streckseite, Fourchette-Stellung bei seitl. Ansicht durch dorsale Achsenverschiebung, Weichteilschwellung; **2.** Radiusflexionsfraktur (Smith-Fraktur) durch Sturz auf den gebeugten Handrücken mit Verschiebung des distalen Fragments nach palmar; **3.** Barton*-Fraktur; **Kompl.:** Bewegungseinschränkung, Entw. eines komplexen regionalen Schmerzsyndroms, posttraumat. Karpaltunnelsyndroms od. einer sekundären Arthrose; Übersehen der Zweitverletzungen; **Ther.:** **1.** konservativ: Reposition u. Ruhigstellung durch anmodellierten Gips- od. Kunststoffhartverband; nach Abschwellung zirkulärer Gipsverband; **Kompl.:** sekundärer Stellungsverlust; **2.** operativ: indiziert bei offener, instabiler od. irreponibler Fraktur, Gelenkstufe, sekundäre Dislokation, Flexionsfraktur u. bei Fraktur mit neurovaskulärer Komplikation: **a)** geschlossene Reposition u. perkutane Bohrdrahtfixierung (s. Abb. 2, auch in Lokalanästhesie mögl.) od. Fixateur externe (Retention u. Remodellierung über sog. Ligamentotaxis: Nutzen bestehender Band- u. Weichgewebestrukturen zur geschlossenen Reposition, z. B. bei Mehrfragmentod. Trümmerfrakturen); **b)** offene Reposition u. Osteosynthese von beuge- od. streckseitig (s. Abb. 3, Verwendung winkelstabiler Platten, Spickdrähten od. Schrauben); cave: Ruptur der Sehne des M. extensor pollicis longus (s. Trommlerlähmung) bei dorsaler Plattenosteosynthese. Vgl. Unterarmfraktur.

Radius|kopf|luxation (↑; Luxation*) *f*: s. Monteggia-Luxationsfraktur.

Radius|peri|ost|re|flex (↑; Periost*; Reflekt-*) *m*: (engl.) *radioperiostal reflex*; Abk. RPR; Brachioradialisreflex; s. Reflexe (Tab. 1 dort).

Radius|schaft|fraktur (↑; Fraktur*) *f*: s. Unterarmfraktur; Galeazzi-Luxationsfraktur.

Radix (lat. Wurzel) *f*: **1.** (anat.) Ursprungsstelle eines Körperteils; z. B. Zahn, Nerv; **2.** (biol.) unterirdischer Pflanzenteil zur Festigung der Pflanze u. Aufnahme von Wasser u. Mineralien; in der Pharmazie hinter den Pflanzennamen gestellte Bez. für die verwendete Arzneidroge; die ältere lateinische Nomenklatur stellte die Bez. des Pflanzenteils voran; pharmaz. Verw. als Droge*.

Radix anterior (↑) *f*: s. Spinalnerven.
Radix dentis (↑) *f*: Zahnwurzel.
Radix linguae (↑) *f*: Zungenwurzel.
Radix mes|enterii (↑) *f*: Gekrösewurzel; Ursprungsstelle des Mesenteriums an der hinteren Bauchwand; zieht vom 2. Lendenwirbel zur rechten Fossa iliaca.
Radix motoria nervi tri|gemini (↑) *f*: motorischer Anteil des Nervus* trigeminus für die Kaumuskulatur.
Radix pili (↑) *f*: Haarwurzel.
Radix posterior (↑) *f*: s. Spinalnerven.
Radix pulmonis (↑) *f*: Lungenwurzel, bestehend aus den Stammbronchien u. den Blutgefäßen des Lungenhilums.
Radix sensoria nervi tri|gemini (↑) *f*: sensibler Anteil des Nervus* trigeminus.
Radix unguis (↑) *f*: Nagelwurzel.

Radon *n*: (engl.) *radon*; Verkürzung der alten Bez. Radiumemanation; Symbol Rn, OZ 86, rel. Atommasse 222; zu den Edelgasen gehörendes radioaktives Element; entsteht in der Natur vorkommendem Radium*-226 durch Zerfall u. macht einen Teil der natürlichen Strahlenexposition* aus; physik. Halbwertzeit* 3,825 Tage; zerfällt entspr. der Uran-Radium-Zerfallsreihe* in weitere Nuklide. **Klin. Bedeutung:** wichtigste natürliche Urs. von Bronchialkarzinom*; s. Schneeberger Lungenkrebs.

RADS: Abk. für (engl.) *reactive airways dysfunction syndrome*; auch akute Reizgas- od. Reizstoffvergiftung; Bez. für die akute Schädigungen der Atemwege mit reaktiver Obstruktion durch kurzzeitige intensive Exposition gegenüber hohen Dosen irritativer Stoffe; kann im Verlauf in ein schweres, progredientes Asthma übergehen; gilt bei berufl. Noxen als wichtige Teilmenge der durch chem.-irritativ od. toxisch wirkende Stoffe verursachten obstruktiven Atemwegerkrankungen*; BK Nr. 4302.

Rad|speichen|kern: (engl.) *cartwheel nucleus*; runder Zellkern mit grober Chromatinstruktur, die angedeutet radspeichenförmig angeordnet ist; **Vork.:** in Plasmazellen u. polychromat. Erythroblasten.

RAEB: Abk. für refraktäre Anämie mit Exzess von Blasten; s. Syndrom, myelodysplastisches (Tab. dort).

Räude|milbe: s. Milben.

Räume, inter|villöse: (engl.) *intervillous spaces*; mit mütterl. Blut gefüllte Räume zwischen den Chorionzotten der Plazenta.

Ragged-red-fibres-Myo|pathie *f*: s. Enzephalomyopathien, mitochondriale.

Rahnella: (engl.) *Rahnella*; Genus der Fam. Enterobacteriaceae* (vgl. Bakterienklassifikation); einzige Species R. aquatilis verursacht gelegentl. extraintestinale Infektionen.

Rai-Klassifikation (K. R. R., Hämat., New York) *f*: (engl.) *Rai classification*; klinische Stadieneinteilung der CLL* (Tab. dort).

Raillietina (A. Railliet, Parasitol., Frankreich, 1852–1930) *f*: (engl.) *Raillietina*; Bandwurmgattung (s. Cestodes); **Vork.:** mehrere Arten beim Menschen (v. a. bei Kindern) in versch. trop. Ländern nachgewiesen; tier. Endwirte sind Ratten.

Rain|farn: (engl.) *common tansy*; Tanacetum vulgare; veraltet Chrysanthemum vulgare; Pflanze aus der Fam. der Korbblütler, deren Blütenstände (Tanaceti vulgaris flos) u. oberirdischen Teile (Tanaceti vulgaris herba) ätherisches Öl mit Thujon, Sesquiterpenoide, Eudesmanolide u. Guajanolide enthalten; anthelminthische, antimikrobielle, spasmolytische, karminative u. abortive Wirkung; **Verw.:** früher als Wurmmittel.

Raketen|im|mun|elektro|phorese (immun*; Elektro-*; -phor*) *f*: s. Elektroimmundiffusion.

Raloxifen (INN) *n*: (engl.) *raloxifene*; Benzothiophenderivat; selektiver Östrogen-Rezeptor-Modulator; **Wirkung:** östrogen-antagonistisch auf Brustdrüse u. Gebärmutter, östrogen-agonistisch auf Knochen; **Ind.:** Osteoporose* in der Postmenopause (Proph. u. Ther.); **UAW:** erhöhtes Risiko einer Thromboembolie, Wadenkrämpfe.

Raltegravir *n*: (engl.) *raltegravir*; Virostatikum* (Integrase-Inhibitor) zur p. o. Anw.; **Wirkungsmechanismus:** Hemmung des HIV-1-codierten, zur Virusreplikation erforderl. Enzyms Integrase; **Ind.:** i. R. einer antiviralen Kombinationstherapie* bei Infektion durch HIV*-1 mit Replikation unter antiviraler Ther.; **UAW:** u. a. Schwindel, Übelkeit, Kopfschmerz.

Rami cardiaci cervicales inferiores, superiores nervi vagi (lat. ramus Ast, Zweig) *m pl*: Äste des Nervus* vagus (Halsteil) zum Plexus* cardiacus.

Rami com|municantes (↑) *m pl*: Verbindungsäste des Truncus sympathicus* von u. zu den Spinalnerven*.

Rami inter|ganglionares (↑) *m pl*: aus weißen u. grauen Fasern bestehende Verbindungsäste zwischen den Ganglien des Truncus* sympathicus.

Rami|pril (INN) *n*: s. ACE-Hemmer.

Ramon-Titration (Gaston L. R., franz. Bakteriol., 1886–1963; franz. titre Gehalt an einer Substanz) *f*: (engl.) *Ramon's flocculation test*; Methode zum semiquant. Nachweis präzipitierender Antikörper*. **Prinzip:** Einer konstanten Antigenmenge werden abnehmende Mengen des Antikörpers (Serumverdünnungen) zugesetzt u. die Konz. bestimmt, bei der zum erstenmal eine Präzipitationsreaktion* auftritt. Vgl. Dean-Webb-Titration.

Ramsay-Hunt-Syn|drom (James Ramsay H., Neurol., New York, 1872–1937) *n*: **1.** (engl.) *Ramsay Hunt syndrome*; syn. Dyssynergia* cerebellaris myoclonica; **2.** Neuralgie i. R. eines Zoster* oticus mit/ohne Taubheit, Tinnitus, Schwindel od. Facialisparese.

Ramsay Sedation Scale: Abk. RSS; (intensivmed.) Punktebewertungssystem zur Graduierung einer Sedierung* (s. Tab.).

Ramsay Sedation Scale	
Einteilung der Sedierungstiefe	
RSS	Klinik
1	ängstlich, agitiert
2	orientiert, kooperativ, ruhig
3	Reaktion nur auf Kommandos
4	bei leichtem Beklopfen der Haut zwischen den Augenbrauen lebhafte Reaktion
5	träge Reaktion
6	keine Reaktion

Ramstedt-Operation (Wilhelm C. R., Chir., Münster, 1867-1963) *f*: s. Pyloromyotomie

Ramus (lat.; pl Rami) *m*: Abk. R.; Ast, Zweig.

Ramus anterior (↑) *m*: s. Spinalnerven.

Ramus articularis (↑) *m*: Ast einer Arteria articularis, Vena articularis od. eines Nervus articularis.

Ramus auto|nomicus (↑) *m*: syn. Ramus visceralis; Ast eines Nervus* autonomicus.

Ramus circum|flexus arteriae coronariae sinistrae (↑) *m*: (engl.) *circumflex branch of left coronary artery*; syn. Ramus circumflexus (RCX); Ast der A. coronaria sin. im Sulcus coronarius des Herzens; s. Koronararterien (Abb. 1 dort), s. Koronarangiographie (Abb. dort); **klin. Bedeutung:** z. B. Lateralinfarkt* bei LCX-Verschluss.

Ramus com|municans albus nervorum spinalium (↑) *m*: verbindet die Spinalnerven* (Abb. dort) mit dem Truncus sympathicus*; enthält vorwiegend markhaltige präganglionäre Fasern; **Vork.:** nur im Bereich der Segmente C 8–L 2/3.

Ramus com|municans griseus nervorum spinalium (↑) *m*: verbindet den Truncus sympathicus* mit den Spinalnerven* (Abb. dort); enthält vorwiegend markarme postganglionäre Fasern für die Peripherie; **Vork.:** in Höhe aller Rückenmark-Segmente.

Ramus cutaneus (↑) *m*: zur Haut ziehender Ast eines Nervs*.

Ramus dorsalis (↑) *m*: Vena* dorsalis.

Ramus inter|ventricularis anterior (↑) *m*: (engl.) *left anterior descending coronary artery* (Abk. LAD); Abk. RIVA; im Sulcus interventricularis ant. des Herzens verlaufender Ast der Arteria* coronaria sinistra; s. Koronararterien (Abb. 1 dort), s. Koronarangiographie (Abb. dort); **klin. Bedeutung:** z. B. Vorderwandinfarkt* bei LAD-Verschluss.

Ramus inter|ventricularis posterior (↑) *m*: (engl.) *right posterior descending coronary artery* (Abk. RPD); Abk. RIVP; im Sulcus interventricularis post. des Herzens verlaufender Ast der Arteria* coronaria dextra; s. Koronararterien (Abb. 1 dort); **klin. Bedeutung:** z. B. Hinterwandinfarkt* bei RPD-Verschluss.

Ramus meningeus (↑) *m*: **1.** rücklaufender Ast der Spinalnerven* (rekurrenter Luschka-Nerv) für die Rückenmarkhäute; **2.** Ast verschiedener Hirnnerven* (z. B. II. u. V. Hirnnerv) für die Hirnhäute; vgl. Meninges.

Ramus muscularis (↑) *m*: in die Muskulatur ziehender Ast eines Nervs*.

Ramus posterior (↑) *m*: s. Spinalnerven.

Ramus sinus carotici nervi glosso|pharyngei (↑) *m*: s. Karotissinus-Nerv.

Ramus visceralis (↑) *m*: Ramus* autonomicus.

Randall-Plaque (Alexander R., Urol., Philadelphia, 1883–1951; Plaque*) *f*: (engl.) *Randall's plaque*; aus einer geschädigten Nierenpapille pilzförmig in das Lumen ragende intratubuläre Kalzifikation; Kondensationskern für Harnkonkremente. Vgl. Nephrolithiasis.

Rand|keratitis (Kerat-*; -itis*) *f*: (engl.) *marginal keratitis*; syn. Keratitis marginalis; am Hornhautrand lokalisierte Keratitis*; **Urs.:** immun. od. infektallergische Reaktion; **Vork.:** bakterielle Keratokonjunktivitis*, Erkrankungen* des rheumatischen Formenkreises, Autoimmunkrankheiten*.

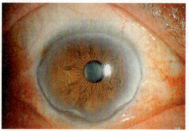

Randkeratitis [106]

Randle-Zyklus (Zykl-*) *m*: (engl.) *Randle cycle*; syn. Glukose-Fettsäure-Zyklus; gegenseitige Beeinflussung des Stoffwechsels der freien Fettsäuren* u.

der Glukose*; Hemmung der Fettsäurenfreisetzung durch erhöhte Glukosekonzentration im Serum (z. B. postprandial) bzw. Hemmung der Glukoseverwertung durch erhöhte Konz. freier Fettsäuren.

Randomisierung (engl. random Zufall): (engl.) *randomisation*; Zufallszuteilung; (statist.) Verf. zur Ausschaltung von systemat. Fehlern od. Einflüssen für die statist. Auswertung; bei der Durchführung von Therapiestudien durch strikte Zufallszuteilung von Pat. auf Behandlungs- u. Kontrollgruppen.

Rand|schlingen|netz (engl.) *marginal circle of cornea*; den Hornhautrand umgebendes Gefäßnetz in der Tunica conjunctiva bulbi; gebildet von den Aa. ciliares anteriores; Versorgung der gefäßlosen Hornhaut.

Rand|sinus (Sinus*) *m*: Marginalsinus*.

Rand|zone (Zona*) *f*: **1.** (engl.) *marginal zone*; (hämat.) plasmatische R. im strömenden Blut: Zone nahe der Wand größerer Gefäße (ca. 10 µm breit), in der das schnell fließende Blut v. a. Leukozyten enthält, während sich die Erythrozyten hauptsächl. in der Mitte des Lumens befinden; in prä- u. postkapillären Gefäßen befinden sich die Leukozyten im Achsenstrom, peripher davon die Erythrozyten u. nahe der Gefäßwand die Thrombozyten. Bei langsamerer Blutströmung kommt es zur Geldrollenbildung* der Erythrozyten im Achsenstrom mit Verdrängung der Leukozyten in die Randzone. **2.** (engl.) *border zone*; (neuroanat.) Lissauer*-Zone.

Ranibizumab *n*: (engl.) *ranibizumab*; Fragment eines humanisierten rekombinanten monoklonalen Antikörpers gegen VEGF* (alle retinale VEGF-Isoformen; vgl. Pegaptanib) zur intravitrealen Injektion; **Ind.:** neovaskuläre (feuchte) altersabhängige Makuladegeneration*; **Kontraind.:** okuläre u. periokuläre Infektion; **UAW:** u. a. Kopf- u. Augenschmerzen, okuläre Entz., erhöhter Augeninnendruck. Vgl. Angiogenese-Hemmer.

Rani|tidin (INN) *n*: Histamin*-H$_2$-Rezeptor-Blocker.

Ranken|an|eurysma (Aneurysma*) *n*: Aneurysma racemosum; s. Aneurysma, Nicoladoni-Israel-Branham-Zeichen.

Ranken|neurom (Neur-*, -om*): (engl.) *plexiform neuroma*; veraltete Bez. für plexiformes Neurofibrom*.

Ranolazin (INN) *n*: (engl.) *ranolazine*; antianginös wirkendes Piperazinderivat; **Wirkungsmechanismus:** nicht genau bekannt; möglicherweise Verringerung des Einstroms von Na$^+$ in die Herzmuskelzellen, führt zur Herabsetzung der Aktivität von natriumabhängigen Calciumkanälen auf der Oberfläche der Herzmuskelzellen; dadurch Abnahme von einströmendem Ca^{2+}; Verminderung des Calciumeinstroms fördert Relaxation u. verbessert Blutzufluhr für den Herzmuskel, lindert Beschwerden der Angina pectoris. **Ind.:** stabile Angina* pectoris als Zusatzmedikation zu bestehender Ther. (mit Beta*-Rezeptoren-Blockern u./od. Calcium*-Antagonisten); **Kontraind.:** Komb. mit starken CYP3A4-Hemmern (z. B. systemische Azol-Antimykotika, HIV-Protease-Hemmer, Clarithromycin od. Grapefruitsaft); **UAW:** Atemweginfektionen, Bauchschmerz, Blutdruckveränderungen, Erbrechen, Bronchitis, Herzinfarkt, grippeähnliche Sympt., Knöchelödem, Kopfschmerz, Müdigkeit, Palpitationen, Schwindel, Diarrhö, Obstipation; **cave:** Metabolisierung durch CYP-Enzyme (v. a. CYP3A4 u. CYP2D6), Substrat für Transporter p-Glykoprotein (p-gp), R. hemmt CYP3A4 u. p-gp.

R-Anti|gen (Antigen*) *n*: Kurzbez. für **R**auantigen; (engl.) *R antigen*; bei der Rauform* versch. Bakterien (z. B. Salmonella) vorkommendes Lipopolysaccharid*, das mit spezif. Antikörpern körnig agglutiniert; neigt zur Spontanagglutination; **Einteilung:** in Ra (mit kurzer Polysaccharid-Seitenkette) u. Re (nur Kernpolysaccharid). Vgl. H-Antigen; O-Antigen; Kauffmann-White-Schema.

Ranula (dim von *rana* Frosch) *f*: (engl.) *sublingual cyst*; sog. Fröschleingeschwulst; Retentionszyste der Glandula sublingualis mit Auftreibung des Mundbodens (s. Abb.); Inhalt: muköser, schleimiger Speichel; **Urs.:** Atresie (selten) od. durch rezidiv. Entz. entstandene Obliteration des Ausführungsgangs; **Ther.:** Marsupialisation*.

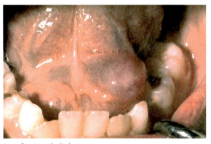

Ranula: Ranula links [160]

Ranvier-Schnür|ringe (Louis A. R., Anat., Pathol., Paris, 1835–1922): (engl.) *Ranvier's nodes*; in regelmäßigen Abständen vorkommende ringförmige Unterbrechungen der Myelinscheide* von Nervenfasern; dienen der saltatorischen Erregungsleitung.

RAO: (röntg.) Abk. für (engl.) *right anterior oblique*; s. Fechterstellung.

Raphe (gr. ῥαφή) *f*: (anat.) Naht.

Raphe|kerne (↑): (engl.) *raphe nuclei*; beidseits der Raphe medullae oblongatae des Hirnstamms* gelegene Kerne mit Serotonin* als Neurotransmitter; Afferenzen aus Substantia* grisea centralis; Efferenzen u. a. zu Hypothalamus*, Neocortex* u. limbischem System*.

Raphe palati (↑) *f*: mediane Schleimhautleiste am harten Gaumen.

Raphe penis, scroti (↑) *f*: entwicklungsgeschichtl. bedingte Hautnaht an der Penisunterseite u. am Skrotum.

Raphe pharyngis (↑) *f*: mediane Bindegewebenaht in der Hinterwand des Rachens zwischen re. u. li. Pharynxmuskeln.

Raphe pterygo|mandibularis (↑) *f*: Sehnenstreifen zw. Hamulus pterygoideus u. Unterkieferinnenfläche am Übergang vom Corpus zum Ramus; dient den Mm. buccinator (vorn) u. constrictor pharyngis sup. (hinten) als Ansatz.

rapid cycling (engl. schnelles Sich-Drehen): besondere Verlaufsform einer bipolaren affektiven Störung* od. einer ausschließl. depressiven od. manischen Störung, bei der die einzelnen Phasen sehr schnell nacheinander folgen (mehr als 4 depressive u./od. manische Phasen pro Jahr); Sonderformen: **ultra-rapid cycling** mit Phasen von 24–48 Std. u. **ultradian cycling** (syn. ultra-ultra rapid cycling) mit innerh. von Stunden auftretenden Affektumschwüngen.

rapid eye movement (engl. rasche Augenbewegung): Abk. REM; s. REM-Schlaf.

Rapoport-Luebering-Shunt (Samuel M. R., Biochem., Berlin, 1912–2004; engl. shunt Nebenschluss, Weiche) *m*: 2,3-Bisphosphoglycerat*-Zyklus.

Rappaport-Klassifikation (Henry R., amerikan. Pathol., 1913–2003) *f*: (engl.) *Rappaport classification*; Einteilung der Non-Hodgkin-Lymphome nach deskriptiven u. histol. Merkmalen; ersetzt durch die WHO-Klassifikation (s. Non-Hodgkin-Lymphom, Tab. dort).

Raptus (lat. Zerreißen) *m*: (engl.) *raptus*; plötzl. einsetzender Erregungszustand, z. B. bei schwerer Depression* od. Schizophrenie*.

Rare|ficatio (lat. rarus selten), facere machen) *f*: (engl.) *rarefaction*; Gewebeschwund; Gewebeauflockerung bes. des Knochens.

Rasagilin *n*: (engl.) *rasagiline*; starker, irreversibler Monoaminoxidase*-Hemmer (selektiv MAO-B), der nicht einschleichend dosiert werden muss; **Ind.:** idiopath. Parkinson*-Syndrom, bei End-of-dose-Fluktuation (sog. Off-Phasen) als Zusatztherapie mit Levodopa*; **UAW:** gastrointestinale Störungen, Gewichtsverlust, Kopfschmerzen, grippeähnl. Syndrom, Arthralgie, Depression; bei Komb. mit Levodopa Dyskinesien, Unfallverletzung (v. a. Stürze).

Rasburicase (INN) *f*: (engl.) *rasburicase*; rekombinante Uratoxidase, die den Abbau von Harnsäure* zu Allantoin* katalysiert; **Ind.:** zur Behandlung u. Proph. einer akuten Hyperurikämie* sowie zur Proph. eines akuten Nierenversagens* bei Pat. mit hämat. Malignomen mit hoher Tumorlast u. Risiko eines Tumorlyse*-Syndrms nach Beginn der onkol. Chemotherapie; **UAW:** Fieber, Erbrechen.

Rash (engl. Ausschlag): syn. Exanthem; jede Art von Exanthem bei Infektionskrankheiten (z. B. bei Varizellen, Masern, Scharlach, Röteln), allerg. Reaktionen (z. B. Arzneimittel).

Rasier|flechte (lat. radere, rasus schaben, kratzen): s. Folliculitis barbae, Trichophytie des Bartes.

Rasmussen-Bündel (Grant L. R., amerikan. Neuroanat., geb. 1904): (engl.) *olivocochlear tract*; Tractus olivocochlearis.

Rasmussen-En|zephalitis (Fritz W., dänischer Arzt, 1834–1881) *f*: (engl.) *Rasmussen's encephalitis*; auch chronische progressive Epilepsie; auf eine Großhirnhemisphäre beschränkte Enzephalitis* des Kindes- u. Jugendalters; **Urs.:** vermutl. Autoantikörper od. persistierende Virusinfektion; **Klin.:** (schwer behandelbare) fokale Epilepsie*, Hemiparese, Demenz; **Ther.:** Virostatika, Immunsuppressiva, Hemisphärektomie*.

Raspatorium (lat. raspare schaben) *n*: (engl.) *raspatory*; Raspel; Schabeisen zum Abschieben der Knochenhaut.

RASS: Abk. für (engl.) **R**ichmond* **A**gitation **S**edation **S**cale.

Rasse: 1. (engl.) *race*; (biol.) Population innerh. einer Species, die gegenüber einer anderen Gruppe von Individuen geograph. getrennt ist u. mind. einen gemeinsamen reinerbigen Unterschied besitzt; 2. obsolete Bez. für eine Gruppe von Menschen mit gemeinsamen körperl. Merkmalen (z. B. Pigmentierung, Morphol. von Körper u. Gesicht), die jedoch keine Rückschlüsse auf genet. Unterschiede zulassen; die durchschnittl. genet. Varianz zwischen den Individuen einer Gruppe ist größer als zwischen den Gruppen.

Rassel|geräusche: (engl.) *rhonchi*; Abk. RG; syn. Rhonchi; bei Auskultation feststellbare pathol. Atemgeräusche*, die im Bereich der Bronchien entstehen; **Formen: 1. trockene R.:** v. a. exspirator. brummende, giemende, schnarchende, pfeifende od. zischende, kontinuierl. (>250 ms) Geräusche durch Verengung der Atemwege inf. Ödems bzw. Spasmus (bes. bei Asthma bronchiale); **2. feuchte, diskontinuierliche** (<20 ms) R. inf. von Sekretansammlungen; je nach Weite der Luftröhrenzweige groß-, mittel- od. kleinblasig; bei kleinsten Verzweigungen Knisterrasseln (s. Crepitatio) als **a)** nichtklingende (tieffrequente, ohrferne) R. (bei Herzinsuffizienz, Bronchitis od. **b)** klingende (hochfrequente, ohrnahe) R. bei Infiltration (Pneumonie od. Lungenfibrose) **c)** metallisch klingende R. (über Pneumothorax u. brustwandnahen, großen Kavernen; vgl. Kavernsymptome).

Rastelli-Operation (Giancarlo R., Herzchirurg, Italien, 1933–1970) *f*: (engl.) *Rastelli operation*; Verf. zur op. Korrektur bei Truncus* arteriosus communis, Double*-outlet-Ventrikel u. Transposition* der großen Arterien mit Pulmonalstenose; **Prinzip:** Verschluss des Ventrikelseptumdefekts* mit einem schraubenförmigen Flicken, so dass Blut aus dem li. Ventrikel zur Aorta geleitet wird, sowie Implantation einer klappentragenden Gefäßprothese (Homo- od. Xenograft; s. Transplantat) zwischen re. Ventrikel u. A. pulmonalis.

Raster|aufnahme|tisch: s. Bucky-Tisch.

Raster|blende: nicht korrekte Bez. für Streustrahlenraster*.

Raster|elektronen|mikro|skop (Elektro-*; Mikr-*; Skop-*) *n*: (engl.) *scanning electron microscope*; Abk. REM; auch Elektronenrastermikroskop; s. Elektronenmikroskop.

Raster|mutation (Mutation*) *f*: (engl.) *frame shift mutation*; (genet.) Insertion* od. Deletion* einer (Punktmutation) od. mehrerer DNA-Basen, die bei Transkription* zur Verschiebung des Leserasters führt; es kommt zum Kettenabbruch u. zu einem funktionsuntüchtigen bzw. dominant negativ wirkenden Genprodukt od. zum selektiven Abbau der mRNA, die diese Form der Mutation* trägt; **Urs.:** spontan od. durch Mutagene* induziert.

Raster|wand|gerät: (engl.) *vertical stand*; syn. Vertikalstativ; für Röntgenaufnahmen am stehenden Pat. verwendete Halterung für ein bewegliches Streustrahlenraster* u. eine Röntgenfilmkassette; v. a. für Aufnahmen von Thorax, HWS u. BWS.

Ratanhia|wurzel: (engl.) *rhatany root*; Ratanhiae radix; Wurzel von Krameria lappacea, die adstringierend wirkende Catechingerbstoffe sowie Neolignane u. Norneolignane enthält; **Verw.:** lokal bei Entz. der Mund- u. Rachenschleimhaut.
Rate: Ziffer*.
Rathbun-Syn|drom (J. C. R., Päd., USA) *n*: Hypophosphatasie*.
Rathke-Tasche (Martin H. R., Anat., Königsberg, 1793–1860): (engl.) *Rathke's pouch*; Hypophysentasche; ektodermale Ausstülpung des Dachs der Mundbucht, aus der sich der Hypophysenvorderlappen entwickelt; vgl. Rachendachhypophyse.
Rathke-Zyste (↑) *f*: (engl.) *Rathke's cleft cyst*; (wahrscheinl.) von der Rathke*-Tasche stammende Zyste des Gehirns; Lok. intra- u. suprasellär; Vork. v. a. im Erwachsenenalter; Progn. gut, Rezidive möglich.
Rating|skala, numerische *f*: (engl.) *numeric rating scale*; Abk. NRS; eindimensionale, n-stufige Skala (meist n = 10) zur standardisierten Erfassung der Schmerzintensität durch subjektive Selbsteinschätzung des Pat. zwischen den Endpunkten kein Schmerz sowie Schmerz maximal vorstellbarer Ausprägung; vgl. Analogskala, visuelle; Analgesie.
Rationalisierung (lat. ratio Rechnung): (engl.) *rationalisation*; (psychoanalyt.) Abwehrmechanismus*, durch den die nichtrationale, affektive u. tatsächl. Motivation einer Handlung durch eine rationale, logische Begründung ersetzt wird.
Ratschow-Lagerungs|probe (Max R., Int., Halle, Darmstadt, 1904–1964): (engl.) *Ratschow's test*; Test zur Erkennung der pAVK* der Beine; **Prinzip:** Der auf dem Rücken liegende Proband hebt beide Beine senkrecht, wobei die Oberschenkel von den Händen gestützt werden. Der Gesunde kann in dieser Stellung die Füße über 10 Min. ohne Beschwerden kreisen lassen. Bei arterieller Durchblutungsinsuffizienz treten Abblassen der Hautfarbe u. Schmerzen auf. Nach dem Aufsitzen tritt an den hängenden Beinen normalerweise in 5 Sek. eine Rötung (reaktive Hyperämie) auf, nach weiteren 5 Sek. sind die Venen wieder gefüllt; bei Durchblutungsstörungen ist dies verzögert.
Ratten|band|wurm: s. Hymenolepis diminuta.
Ratten|biss|krankheit: (engl.) *rat-bite fever*; syn. Rattenbissfieber; Inf. durch im Nasopharynx von Nagetieren physiol. vorhandene Err.; **Formen: 1. Sodoku, Spirillen-Fieber:** epidem., dem Rekurrensfieber u. der Malaria ähnl. Erkr. in China u. Japan; Err.: Spirillum* minus; Sympt.: 1–3 Wo. nach dem Biss Entz. der schon verheilten Wunde mit hohem Fieber, blau rötl. Ausschlag u. Schwellung der zugehörigen Lymphknoten, dann Erytheme, Eosinophilie, Konjunktivitis, milde Uveitis; Dauer 1–3 Mon.; Letalität ca. 10 %; **2. Haverhill-Fieber, Streptobazillen-Fieber:** Err.: Streptobacillus* moniliformis; Inkub. meist 1–2 Wo.; Krankheitsdauer ca. 6 Wo. mit Fieber, Erythem, Schüttelfrösten, Polyarthritis, Laryngitis; **Ther.:** Penicillin, Streptomycin, Tetracycline.
Ratten|biss|nekrose (Nekr.-*, -osis*) *f*: (engl.) *rat-bite necrosis*; einem Rattenbiss ähnliche Nekrose* inf. schwerer Durchblutungsstörung; häufig an den Fingern (z. B. bei Sklerodermie).

Ratten|fleck|fieber: endemisches Fleckfieber*.
Ratten|floh: s. Flöhe.
Ratten|lungen|wurm: s. Angiostrongylus cantonensis.
Rau|anti|gen (Antigen*) *n*: s. R-Antigen.
Rauber-Zeichen (August A. R., Anat., Estland, 1841–1917): (engl.) *Rauber's sign*; (röntg.) isolierte arthrotische Auswulstung der Gelenkkante der inneren Oberschenkelrolle bei Innenmeniskusschaden.
Raub|milben: s. Dermanyssidae.
Raub|wanzen: Reduviidae; s. Wanzen.
Raucher|bein: (engl.) *smoker's leg*; Bez. für die bei starken Rauchern an den unteren Extremitäten auftretenden, auf Gefäßveränderungen beruhenden (schweren) Durchblutungsstörungen; vgl. Claudicatio intermittens; Thrombangiitis obliterans.
Rauchfuß-Dreieck (Karl A. R., Int., St. Petersburg, 1835–1915): s. Grocco-Rauchfuß-Dreieck.
Rauch|gas|in|toxikation (Intoxikation*) *f*: (engl.) *smoke intoxication*; syn. Rauchvergiftung; Intoxikation durch Rauch od. Brandgase, die lokale Reizung der oberen Atemwege, Störung des Gasaustauschs in den Lungen (HCl, Cl$_2$), des Sauerstofftransports (CO; s. Kohlenmonoxidintoxikation) u. der Sauerstoffverwertung (HCN; Blausäureintoxikation) bewirken; meist zus. mit Schäden durch Hitze (z. B. der Atemwege bei der sog. Inhalationsverbrennung, syn. therm. Inhalationstrauma), Sauerstoffmangel u. Rußpartikel; **Ther.:** Selbstschutz beachten, Frischluft, Sauerstoffbeatmung, lokal Glukokortikoide. Vgl. Reizgasintoxikation.
Rauch|vergiftung: Rauchgasintoxikation*.
Raucitas (lat. raucus heiser) *f*: s. Dysphonie.
Rau|form: (engl.) *rough strain*; Bakterienwuchsform auf festen Nährböden mit trockener, gekörnter Oberfläche u. gezackten Rändern der Kolonien; meist verbunden mit Verlust der Pathogenität u. Änderung der serol. Struktur (R*-Antigen); vgl. Antigenwechsel.
Rau-Fortsatz (Johann J: R., Anat., Holland, 1668–1719): Processus* anterior mallei.
R-auf-T-Phänomen *n*: (engl.) *R-on-T phenomenon*; frühes Einfallen einer ventrikulären Extrasystole*, deren R*-Zacke auf die T*-Welle der vorausgegangenen Herzaktion (vulnerable Phase*) trifft u. dadurch leicht ventrikuläre Extrasystolen od. eine Kammertachykardie (u. U. mit Degeneration in Kammerflimmern*) auslösen kann.
Raum|des|in|fektion (De-*; Infekt-*) *f*: (engl.) *room disinfection*; Abtötung von Erregern auf Fußböden, an Wänden, auf Einrichtungs- u. Gebrauchsgegenständen; vgl. Desinfektion, Schlussdesinfektion, Formalinverdampfungsapparat.
Raum|iso|merie (Iso-*; gr. μέρος Teil) *f*: s. Isomerie.
Raum, peri|pharyngealer: Spatium* peripharyngeum.
Raum, peri|vitelliner: (engl.) *perivitelline space*; spaltförmiger flüssigkeitserfüllter Raum zwischen Eizelle* u. umgebender Zona* pellucida.
Raupen|dermatitis (Derm-*, -itis*) *f*: (engl.) *insect dermatitis*; durch Haare des Kiefernprozessionsspinners entstehende Kontakturtikaria* mit stark juckenden Bläschen u. Quaddeln, gelegentl. mit Iritis od. Konjunktivitis.

Rausch

Rausch: 1. (engl.) *drunkenness;* i.e.S. Bez. für Sympt. bei einer akuten Alkoholintoxikation*; 2. (engl.) *rausch;* i.w.S. Zustand mit Veränderung von Erleben u. Gefühlen (z.B. Ekstase, Euphorie) nach Konsum von Rauschmitteln* o.a. Reizen (z.B. Musik); 3. (engl.) *light anesthesia;* pathol. od. komplizierter R.: org. Psychose* nach rel. geringer Alkoholzufuhr v.a. bei Pat. nach Schädelhirntrauma, mit zerebrovaskulärer Insuffizienz od. Aldehyddehydrogenasemangel; **Sympt.:** z.B. Dämmerzustand, Angst, Unruhe, Wut, Delir, Illusionen, Halluzinationen u. evtl. Terminalschlaf. Vgl. Alkoholkrankheit.

Rausch|mittel: (engl.) *narcotics;* verändertes Bewusstsein (z.B. Enthemmung, Euphorie) erzeugende Substanzen u.a. Einflüsse (Musik, opt. Reize); i.e.S. psychoaktive pflanzl. od. chem. Wirkstoffe mit Suchtpotential (s. Abhängigkeit); Alkohol ist in vielen Industrienationen das wichtigste legale R.; nach § 323a StGB macht sich strafbar, wer sich vorsätzlich od. fahrlässig durch R. in einen Rausch* versetzt, u. in diesem Zustand eine rechtswidrige Tat begeht, derentwegen er nicht bestraft werden kann, weil er inf. des Rausches schuldunfähig war od. weil dies nicht auszuschließen ist (sog. Vollrausch). Unerheblich soll es nach vorherrschender Rechtsansicht sein, ob mit dem R. subjektiv die Herbeiführung eines Rausches od. einer anderen lustbetonten Empfindung od. Vorstellung bezweckt wird. Den Umgang mit Betäubungsmitteln* regelt das Gesetz über den Verkehr mit Betäubungsmitteln (Betäubungsmittelgesetz*).

Rausch|mittel|in|toxikation (Intoxikation*) *f:* (engl.) *poisoning by narcotics;* Intoxikation mit Rauschmitteln od. Psychostimulanzien; **Sympt.:** bei LSD* Schwäche, Schwindel, Parästhesie, Schweißausbruch, Tachykardie u. psychot. Zustände; bei Cannabis (s. Hanf, Indischer) leichte Sedierung, Tachykardie, in hoher Dosis Kreislaufreaktionen u. psychot. Zustände; bei Cocain* u. Derivaten von Amphetamin* Blutdruckanstieg, Tachykardie, Unruhe, gelegentl. Hyperthermie; **cave:** bei Cocain u. U. bedrohl. Herzrhythmusstörungen; bei Amphetaminderivaten (v.a. Ecstasy) evtl. Hypovolämie inf. exzessiver körperl. Aktivität; **Ther.:** bei Unruhe milde Sedation (z.B. mit Benzodiazepinen), bei psychot. Zuständen Neuroleptika, bei Hypovolämie Elektrolytlösungen i.v., bei Tachykardie evtl. Beta-Rezeptoren-Blocker.

Rautek-Lagerung: (engl.) *Rautek's position;* einfache (instabile) Seitenlagerung Bewusstloser, wobei der Kopf zum tiefsten Punkt wird; Blut, Schleim u. Erbrochenes können nach außen abfließen. Vgl. Seitenlagerung, stabile.

Rautek-Rettungs|griff: (engl.) *Rautek's maneuver;* Handgriff zur Rettung hilfloser Personen aus Gefahrenbereichen; **Anw.:** sowohl bei sitzenden als auch bei liegenden, bewegungsunfähigen bzw. bewusstlosen Verletzten (s. Abb.). Vgl. Notfall, medizinischer.

Rauten|grube: s. Fossa rhomboidea.
Rauten|hirn: s. Rhombencephalon.
Rauwolfia serpentina (Leonhard Rauwolf, Arzt, Augsburg, 1540–1596) *f:* (engl.) *Rauwolfia serpentina;* Schlangenholz; trop. Pflanze der Fam. Apocy-

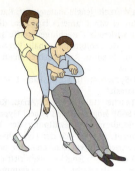

Rautek-Rettungsgriff

naceen, deren Indische Schlangenwurzel (Rauwolfiae radix) mehr als 50 wirkungsähnl. Alkaloide enthält; die therap. wichtigsten sind Reserpin* u. Ajmalin*; **Verw.:** früher bei leichter, essentieller Hypertonie, Angst- u. Spannungszuständen, psychomotor. Unruhe; aufgrund NW werden Rauwolfiaextrakte u. Reserpin als Monopräparate nicht mehr eingesetzt.

Rayleigh-Gleichung (Lord John W. R., Phys., London, Cambridge, 1842–1919): (engl.) *Rayleigh's equation;* Mischungsverhältnis aus Rot u. Grün, das am Anomaloskop* Gelb ergibt; für Farbentüchtige ist dieses Verhältnis in engen Grenzen konstant; es dient zur Diagn. der Farbenfehlsichtigkeit*.

Rayleigh-Streuung (↑): (engl.) *Rayleigh's scattering;* auch klassische od. elastische Streuung; Ablenkung von Gammastrahlung* od. Röntgenstrahlung* geringer Energie beim Durchgang durch Materie ohne Energieverlust; vgl. Streustrahlung.

Raynaud-Syn|drom (Maurice R., Int., Paris, 1834–1881) *n:* (engl.) *Raynaud's syndrome;* durch art. Vasokonstriktion (Gefäßkrämpfe) bedingte, anfallsweise auftretende Ischämiezustände meist an den Fingern (2.–5.); Auslösung durch Kälte od. emotionalen Stress; **Formen: 1. primäres R.-S.** (syn. Raynaud-Krankheit): Auftreten der Sympt. ohne erkennbare Grunderkrankung; Frauen sind häufiger betroffen als Männer (4:1); Auslösung durch endo- u. exogene Noxen sowie psych. Belastung mögl. **2. sekundäres R.-S.** (syn. Raynaud-Phänomen): Auftreten z.B. bei Thrombangiitis* obliterans, progressiver systemischer Sklerose*, Arteriosklerose*, Halsrippen- u. Scalenus-anterior-Syndrom, Kryoglobulinämie, Kälteagglutininkrankheit, nach versch. Traumen, insbes. Vibrationstraumen (sog. Weißfingerkrankheit*), u. Intoxikationen (z.B. durch Schwermetalle, Vinylchlorid); **Sympt. u. Verlauf:** Ischämie (Blässe), dann Zyanose u. schmerzhafte reaktive Hyperämie; bei längerem Bestehen sekundäre Schädigung der Gefäßwände (Intimaverdickung, Kapillaraneurysmen) mit nachfolgender Nekrose u. Gangrän; **Diagn.:** Anamnese, Kälteprovokation u. Fingerplethysmographie; **Ther.:** provozierende u. aggravierende Faktoren (Kälte, Nicotin) meiden; physik. Ther.; systemisch vasodilatierend wirkende Arzneimittel (Nifedipin, Ketanserin, Prostacyclin).

Rb: chem. Symbol für Rubidium*.

RBE: Abk. für (engl.) *relative biological effectiveness*; s. Wirksamkeit, relative biologische.
RBW: Abk. für relative biologische Wirksamkeit*.
RCA: Abk. für (engl.) *right coronary artery*; s. Arteria coronaria dextra.
RCX: Abk. für (lat.) Ramus circumflexus; s. Ramus circumflexus arteriae coronariae sinistrae.
rd: Einheitenzeichen für Rad*.
RDE: Abk. für (engl.) *receptor destroying enzymes*; s. Neuraminidasen.
RDS: Abk. für (engl.) *respiratory distress syndrome*; s. ARDS, Atemnotsyndrom des Neugeborenen.
RDW: Abk. für (engl.) *red cell distribution width*; Erythrozyten-Verteilungsbreite; Maß der Anisozytose* zur DD von Anämien, v. a. in Komb. mit MCV*:

$$RDW(\%) = \frac{\text{Standardabweichung des MCV}}{MCV} \cdot 100$$

Referenzbereich: Variabilitätskoeffizient vom Mittelwert der Erythrozytengröße (Volumen od. Durchmesser) ca. 13–19 %; vgl. MCH; MCHC.
Re-: auch Red-; Wortteil mit der Bedeutung **1.** zurück, Rück-; **2.** in den früheren Zustand, an die richtige Stelle, Wieder-; von lat. re-.
Re: chem. Symbol für Rhenium*.
Re|ab|sorption (Re-*; lat. absorbere verschlingen) *f*: s. Rückresorption.
Read-Formel (Jay M. R., Arzt, San Francisco, geb. 1889): (engl.) *Read's formula*; Formel zur Errechnung einer Grundumsatzabweichung (Abk. GUA) in % der Norm: GUA = 0,75 · (f + 0,74 · a) – 72; f = Pulsfrequenz, a = Blutdruckamplitude. Vgl. Löhde-Formel.
Read-Verfahren (Grantley Dick-R., Gyn., London, 1890–1959): (engl.) *Read's method*; Verf. zur Erzielung einer schmerzarmen Geburt u. a. durch Aufklärung über den Geburtsvorgang, gezielte Entspannungsübungen u. Schwangerschaftsgymnastik*.
Re|agens (Re-*; lat. agere tun, vollbringen) *n*: s. Reagenz.
Re|agenz (Re-*; lat. agere tun, vollbringen) *n*: (engl.) *reagent*; Reagens; Prüfungsmittel; Stoff, der durch seine chem. Einwirkung die Anwesenheit eines anderen erkennbar macht; vgl. Indikator.
Re|agenz|glas (↑; ↑): Prüfröhrchen, Probeglas.
Re|agenz|papier (↑; ↑): (engl.) *test paper*; Prüfpapier; z. B. Lackmus-, Kurkuma-, Kongo-, Lyphan-, Stärkepapier; Anw. zur Prüfung auf saure u. alkal. Reaktion; vgl. Schnelltestverfahren.
Re|agibilität (↑; ↑) *f*: Reaktionsfähigkeit.
Re|agi|bilität, visuelle (↑; ↑) *f*: (engl.) *visual responsiveness*; Veränderung des vorherrschenden EEG-Musters nach visueller Reizung, z. B. bei Augenöffnen od. -schließen (vgl. Berger-Effekt) od. Photostimulation*.
Re|aktanz (↑; ↑) *f*: (engl.) *reactance*; Widerspruch; (psychol.) Zustand der psych. Erregung u. Ablehnung nach tatsächl., subjektiv wahrgenommener od. antizipierter Einengung des Verhaltensspielraums, der sich gegen jede weitere Beschränkung richtet u. auf Wiedererlangen der (real od. vermeintl.) verlorenen Handlungsfreiheit abzielt; vgl. Widerstand.
Re|aktion (↑; ↑) *f*: **1.** (engl.) *reaction*; Gegenwirkung; (chem.) Umsetzung von Stoffen, z. B. durch Enzyme* katalysierte biochem. R.; vgl. Kettenreaktion; **2.** (physik.) Kernspaltung; vgl. Kettenreaktion; **3.** (physiol.) Antwort eines Erfolgsorgans (z. B. Muskelzellen od. Drüsen; vgl. Effektor) auf einen überschwelligen Reiz*; **4.** (allergolog.) Überempfindlichkeitsreaktion; s. Allergie; **5.** (psychol.) Antwort eines Organismus auf einen Reiz, erkennbar als Verhalten*, das ein Reflex od. eine komplexe Verhaltensweise bzw. zielgerichtete Handlung sein kann; vgl. Reflexe; **6.** (psychoanalyt.) auch Reaktionsbildung; Abwehrmechanismus*, der zu relativ dauerhaften Verhaltenstendenzen führt, die dem verdrängten Wunsch entgegengesetzt sind.
Re|aktion, ana|phylaktische (↑; ↑) *f*: s. Anaphylaxie; Schock, anaphylaktischer.
Re|aktion, ana|phylaktoide *f*: (engl.) *anaphylactoid reaction*; s. Schock, anaphylaktoider.
Re|aktionen, akute epileptische (↑; ↑) *fpl*: Gelegenheitsanfälle*.
Re|aktion, kon|sensuelle (↑; ↑) *f*: (engl.) *consensual reaction*; gleichsinnige Reaktion eines von einer therap. od. diagn. Maßnahme nicht direkt betroffenen Körperteils; z. B. konsensuelle Pupillenreaktion*, gleichsinnige Reaktion des anderen Beins (durch segmentalen Afferenzbezug) bei Kniegusss (Nutzung i. R. der Hydrotherapie*, insbes. bei art. Durchblutungsstörungen), k. R. innerer Organe bei der reflexaktiven Reizung best. Dermatome.
Re|aktion, leukämoide (↑; ↑) *f*: Hyperleukozytose*.
Re|aktion, my|asthenische (↑; ↑) *f*: (engl.) *myasthenic reaction*; kontinuierl. Amplitudenabnahme des Muskelsummenpotentials in der Elektromyographie* bei repetitiver supramaximaler Reizung; **Vork.:** bei Myasthenia* gravis pseudoparalytica u. symptomatischer Myasthenie*.
Re|aktion, myo|spastische (↑; ↑) *f*: (engl.) *myospastic reaction*; minutenlang persistierende u. meist schmerzhafte Kontraktion der Muskulatur bei Faradisation; Vork. bei Krampussyndrom*; vgl. Elektrodiagnostik.
Re|aktion, myo|tonische (↑; ↑) *f*: (engl.) *myotonic reaction*; Verzögerung der Muskelentspannung, die nach willkürl. Bewegungen (z. B. Faustschluss), bei Beklopfen des Muskels, nach direkter od. indirekter elektr. Reizung od. spontan auftritt u. mit Elektromyographie* nachgewiesen werden kann; bei wiederholter Prüfung meist Abnahme der m. R., bei Kälte Steigerung; **Vork.:** z. B. bei Myotonia* congenita, myotonischer Dystrophie*, Paramyotonia* congenita, kongenitalen Myopathien*.
Re|aktion, neuro|tonische (↑; ↑) *f*: (engl.) *neurotonic reaction*; lang anhaltende tetanische Muskelkontraktion bei Reizung des den Muskel innervierenden Nervenstamms; **Vork.:** z. B. bei Myotonia* congenita od. Syringomyelie*; vgl. Elektrodiagnostik.
Re|aktion, photo|allergische (↑; ↑) *f*: s. Lichtdermatosen.
Re|aktion, photo|toxische (↑; ↑) *f*: s. Lichtdermatosen.
Re|aktions|typ, akuter exo|gener (↑; ↑; Typ*) *m*: (engl.) *acute exogenous reaction type*; Bez. (K. Bonhoeffer) für eine akute org. Psychose* (z. B. Delir, Halluzinose, paranoider od. katatoner Zustand), die gekennzeichnet ist durch Disposition des Be-

troffenen für die Erkr. u. Auslösung durch eine hirnorganische Erkr., Intoxikation od. Infektion; **DD:** nichtorganische Psychose.

Re|aktion, supra|vitale (↑; ↑) *f*: s. Leben, intermediäres.

Re|aktions|verhinderung (↑; ↑): (engl.) *response prevention*; Methode der Verhaltenstherapie* bei Zwangsstörung*, bei der während der Konfrontation* mit dem auslösenden Reiz das entspr. Zwangsritual verhindert wird.

Re|aktions|zyklus, sexueller (↑; ↑; Zykl-*) *m*: (engl.) *sexual response*; von W. Masters u. V. Johnson beschriebene physiol. Veränderungen bei Geschlechtsverkehr* u. Masturbation* als Abfolge von Phasen eines Zyklus; Frauen u. Männer durchlaufen trotz grundsätzl. Gleichartigkeit des phasenhaften Ablaufs den s. R. im Geschlechtsverkehr nicht notwendig synchron; viele sexuelle Funktionsstörungen* können daher als Defizite im Umgang mit diesen physiol. Unterschieden interpretiert werden. Trotz rel. Konstanz des physiol. Prozesses variiert die Erlebnisqualität u. erreichte Befriedigung in Abhängigkeit von psych., situativen u. körperl. Faktoren (z. B. Alter) intra- u. interindividuell u. U. erheblich.

Re|aktion, vitale (↑; ↑) *f*: (engl.) *vital reaction*; (forens.) Hinweis darauf, dass eine Körperverletzung im Leben (u. nicht erst nach dem Tod) entstanden ist; z. B. Blutunterlaufung, Zellreaktion*, Fettembolie*.

Re|aktiv|bewegung (↑; ↑): (engl.) *reactive movement*; Bewegung, die im Gegensatz zu Spontanbewegungen als Reaktion auf einen körperl. od. psychischen Reiz erfolgt. Ein Fehlen von R. kommt z. B. als Hypo- od. Akinese bei Parkinson*-Syndrom vor. Vgl. Symptome, extrapyramidale.

Real|angst (lat. realis sachlich, wesentlich): s. Furcht.

REAL-Klassifikation *f*: Kurzbez. für revidierte europäisch-amerikanische Lymphom-Klassifikation; (engl.) *REAL classification*; Klassifikation der lymphat. Neoplasien nach morphol., immunphänotypischen, genet. u. klin. Merkmalen; Basis der WHO-Klassifikation (s. Non-Hodgkin-Lymphom, Tab. dort).

Real-time-Verfahren (engl. real time tatsächliche, wirkliche Zeit): **1.** (engl.) *real-time method*; syn. Echt-Zeit-Verfahren; in der elektron. Datenverarbeitung verwendete Bez. zur Kennzeichnung der Betriebsart eines Rechnersystems, bei der Datengenerierung, -verarbeitung u. -präsentation simultan erfolgen; **2.** spez. bildgebendes Ultraschallverfahren, bei dem Bewegungsvorgänge, z. B. Kindsbewegungen u. Atembewegungen, direkt auf einem Monitor beobachtet u. erfasst werden können. Vgl. Ultraschalldiagnostik.

Re|ana|stomosierung (Re-*; Anastomose*): (engl.) *reanastomosis*; Wiederherstellung der Kontinuität eines Hohlorgans (nach vorheriger op. Durchtrennung) durch Anastomose*; z. B. Rückverlegung eines Anus* praeternaturalis. Vgl. Vasovasostomie.

Re|animation (↑; lat. animatio Belebung) *f*: (engl.) *(cardiopulmonary) resuscitation* (Abk. *CPR*); syn. kardiopulmonale Reanimation; Wiederbelebung; notfallmäßige Sofortmaßnahmen nach Eintritt eines plötzl. Herz*-Kreislauf-Stillstands zur Lebensrettung durch Aufrechterhaltung u. Wiederherstellung der elementaren Vitalfunktionen Kreislauf- u. Atemfunktion sowie zerebrale u. myokardiale Sauerstoffversorgung; müssen unbedingt innerh. der Wiederbelebungszeit* begonnen werden; **Prinzip:** Aufrechterhaltung der elementaren Vitalfunktionen* (u. damit der zerebralen u. myokardialen Sauerstoffversorgung) durch: **1. BLS** (Abk. für engl. Basic Life Support; Basismaßnahmen): können unverzügl. ohne medizintechn. Geräte durchgeführt u. von jedem erlernt werden; **a)** Freimachen der Atemwege durch Überstrecken des Kopfes u. Anheben des Kinns; führt als alleinige Maßnahme in vielen Fällen zum Wiedereinsetzen der Spontanatmung beim Bewusstlosen; **b)** Herzdruckmassage*; **c)** Beatmung (Sauerstoffgabe*) durch Atemspende*; **2. ALS** (Abk. für engl. Advanced Life Support, auch ACLS*; erweiterte/ergänzende Reanimationsmaßnahmen): mit Hilfsmitteln unter Fortführung der BLS durchzuführen: **1.** EKG u. Defibrillation*, nach Möglichkeit bereits mit AED (Abk. für automatisierter externer Defibrillator*); **2.** Beatmung mittels Maske od. Hilfsmittel (z. B. Larynxmaske*), ggf. endotracheale Intubation* (innerhalb <30 Sek. u. möglichst ohne Unterbrechung der Herzdruckmassage; Sicherung der korrekten Lage durch Kapnographie*) u. Beatmung* (Frequenz 10/min, FiO_2 = 1,0 u. Tidalvolumen 500–600 ml) über Endotrachealtubus ohne Unterbrechung der Herzdruckmassage (ein Vorteil gegenüber Atemspende); **3.** i. v. (v. a. V. jugularis externa) od. i. o. Zugang u. Applikation von Arzneimitteln (pharmak. R.);

> **Reanimation des Erwachsenen durch einen od. zwei Helfer bzw. des Kindes durch einen Helfer:**
> je 30 × Thoraxkompressionen
> 2 × Beatmen
> **Reanimation des Kindes durch zwei profesionelle Helfer:**
> je 15 × Thoraxkompressionen
> 2 × Beatmen

Durchführung: basierend auf Leitlinien (2005) der European Resuscitation Council u. American Heart Association; s. Abb.; **I.** schnelles **Überprüfen der Vitalfunktionen** Bewusstsein u. Atmung (jeweils innerhalb <10 Sek.): **1.** Bewusstsein (lautes Ansprechen, Schütteln), bei Bewusstlosigkeit sofort Notruf alarmieren (lassen); **2.** Atmung (mit Freimachen der Atemwege), bei schwerer Störung der Atmung (Atemstillstand, Schnappatmung) sofort Notruf alarmieren (lassen) u. unverzügl. mit BLS u. ALS (z. B. bei Eintreffen des Rettungsdienstes* od. in der Klinik) beginnen; keine Pulskontrolle durch Laienhelfer, nur durch geübte professionelle Helfer (Karotis, bei Säuglingen i. d. R. A. brachialis; Dauer max. 10 Sek.); **II.** BLS u. ALS bis zur Wiederherstellung einer autonomen Herz-Kreislauf- (Abk. ROSC für engl. return of spontaneous circulation) u. Atemfunktion bzw. Eintritt des irreversiblen Herzstillstands (Diagn. des Hirntodes* unter laufender R. nicht möglich; cave: verlängerte Ischämietoleranzzeit bei Hypothermie*, Tab.); möglichst auf harter, flacher Unterlage

Reanimation

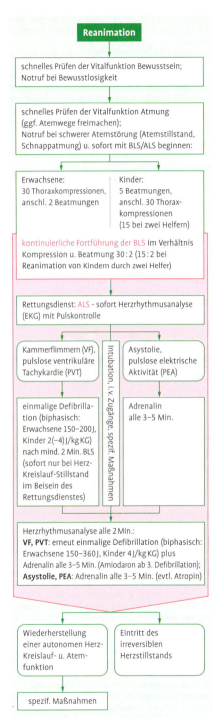

Reanimation: ggf. automatisierte Defibrillation mit AED bereits vor Eintreffen des Rettungsdienstes

durchführen (s. Herzdruckmassage); **1. initial 30 Thoraxkompressionen** (Frequenz 100/min, Druckpunkt: Mitte des Brustkorbs auf der unteren Hälfte des Sternums, Drucktiefe: 4–5 cm, Unterlage: möglichst hart) gefolgt von 2 **Beatmungen** (Atemspende: 1 Sek. pro Tidalvolumen; Beatmung über endotrachealen Tubus: s. o. unter ALS) u. kontinuierl. Fortführung der Kompressionen u. Beatmungen im Verhältnis 30:2; bei beobachtetem Kreislaufstillstand od. Reaktionszeit >5 min. u. frühestmögl. Herzrhythmusanalyse (EKG), ansonsten immer zuerst 2 BLS-Zyklen (ca. 2 min.); bei Kindern initial 5 Beatmungen gefolgt von 30 (15 bei zwei professionellen Helfern) Thoraxkompressionen u. Fortführung der Kompressionen u. Beatmungen im Verhältnis 30:2 (15:2 bei zwei professionellen Helfern); **2. bei Kammerflimmern*** (Abk. VF für ventrikuläres Flimmern) od. pulsloser ventrikulärer Tachykardie* (Abk. PVT) eine einzelne **Defibrillation** (biphas. mit 150–200 J; Kinder: 2(–4) J/kg KG; Durchführung: s. Defibrillation) nach 2 Min. (entspr. 5 Zyklen à 30:2) BLS bzw. sofort, wenn Herz-Kreislauf-Stillstand vom Helfer beobachtet wurde u. nicht länger als 4–5 Min. her ist, mit unverzügl. Fortführung der BLS; Rhythmusanalyse mit ggf. erneuter Defibrillation (ein einzelner Schock; biphas. mit 150–360 J; Kinder: 4 J/kg KG) jeweils nach 2 Min. BLS; **3. pharmak. R.:** möglichst i. v., alternativ zur Überbrückung (bis i. v. Zugang gelegt): intraossär; **a)** Adrenalin: alle 3–5 Min. als Bolus, Beginn je nach Herzrhythmusdiagnose: sofort bei Asystolie od. pulsloser elektr. Aktivität (Abk. PEA), nach 2 Min. BLS nach 2. Defibrillationsschock bei VF od. PVT; **b)** Amiodaron (alternativ Lidocain): nach 3. Defibrillationsschock bei VF od. PVT 300 mg als Bolus, nach 4. Defibrillationsschock 150 mg als Bolus; **c)** Magnesiumsulfat bei Torsade* de pointes; **d)** Atropin: bei Asystolie od. PEA mit Frequenz <60/min; **e)** Fibrinolytika: bei Verdacht auf Lungenembolie* od. Akutes* Koronarsyndrom mit ST-Hebung, Dauer der R. nach Fibrinolytikagabe 60–90 Min.; **4.** parallel zur reversible Urs. beheben durch spezif. Maßnahmen (z. B. Thoraxdrainage* bei Spannungspneumothorax od. Volumenersatztherapie; vgl. small volume resuscitation); **III. nach erfolgreicher R.** (ROSC): u. a. **1.** bei Bewusstlosigkeit: sofortige therap. milde Hypothermie* (32–34 °C) für 24 Std. unter Analgosedierung u. muskulärer Relaxation (Muskelrelaxanzien); **2.** engmaschige Kontrolle des art. Mitteldrucks (Abfall vermeiden) u. der Blutglukosekonzentration (Zielwert 80–110 mg/dl) ggf. mit intensivierter Insulintherapie*; **3.** ggf. sofortige PCI*; cave: **Neugeborene** vor Wärmeverlust schützen, initiale Beatmungen mit 2–3 Sek. pro Tidalvolumen u. möglichst keine endotracheale Applikation von Adrenalin; **Kompl.:** v. a. Verletzungen durch fehlerhafte Herzdruckmassage; Aspiration durch Regurgitation; **Progn.:** abhängig von der Grunderkrankung, dem Zeitintervall bis zum Einsetzen der R. sowie deren Effizienz (schnellstmögl. u. kontinierl. Herzdruckmassage möglichst ohne Unterbrechungen); neurol. Ausfälle inf. ischämischer Hirnschädigung mögl., u. U. apallisches Syndrom*.

Re|animation, intra|uterine (↑; ↑) *f*: (engl.) *intrauterine resuscitation*; Behandlung einer fetalen Hypoxie während der Geburt* durch pharmak. Wehenhemmung (s. Tokolyse) u. Lageveränderung (Seitenlagerung, Beckenhochlagerung) zur Vermeidung bzw. zur Zeitüberbrückung bis zu einer gebh. Notoperation.

Re|animation, primäre (↑; ↑) *f*: (engl.) *primary resuscitation*; (gebh.) Maßnahmen zur Beseitigung eines Depressionszustands* des Neugeborenen unmittelbar nach der Geburt, z. B. Absaugen von Mund- u. Rachenraum, Trachea, Magen, Intubation u. Beatmung, Puffertherapie, Schockbehandlung, Verhinderung von Wärmeverlusten.

Re|assortment (Re-*; engl. assortment Ersatz): (virol.) Genaustausch zwischen 2 Viren, i. d. R. Subtypen einer Virusspecies od. verwandte Species einer Virusgattung; **Voraussetzung: 1.** beide Virustypen vermehren sich in derselben infizierten Zelle; d. h. häufig mit geringer Wirtspezifität od. Varianten passen sich an neuen Wirt an; **2.** segmentiertes Genom (RNA-Viren, z. B. Reoviridae mit der Gattung Rotavirus*, Bunyaviridae mit der Gattung Hantavirus*, Arenaviridae u. v. a. Orthomyxoviridae mit Influenza*-Virus A). Wenn Segmente für die Oberflächenproteine od. (bei unbehüllten Viren) die Kapsidproteine eines Virus von R. betroffen sind, führt dies zur Veränderung der Epitope auf der Virusoberfläche; s. Antigenshift.

Rebound-Phänomen (engl. rebound Rückstoß) *n*: **1.** (engl.) *rebound phenomenon*; Absetzphänomen; (neurol.) promptes Abbremsen u. kurze Rückstoßbewegung durch reflektor. Innervation der Muskel-Antagonisten, wenn der gegen den Widerstand des Untersuchers im Ellenbogengelenk rechtwinklig gebeugte Arm des Pat. plötzlich losgelassen wird; beim **pathol.** R.-Ph. kommt es zu einer ausfahrenden Bewegung des Arms; z. B. bei Erkr. des Cerebellums*, Störungen der Koordination*; vgl. Symptome, zerebellare. **2.** (pharmak.) überschießende, der Wirkung entgegengesetzte Reaktion nach plötzl. Absetzen von Arzneimitteln nach länger dauernder Ther., z. B. Tachykardie u. Blutdruckanstieg nach abruptem Absetzen von Beta-Rezeptoren-Blockern.

Reb|oxetin (INN) *n*: (engl.) *reboxetin*; Antidepressivum*, das selektiv die Wiederaufnahme von Noradrenalin hemmt; **UAW:** trockener Mund, Miktionsstörungen, Insomnie, Schwitzen.

Rec.: 1. (Rezept) Abk. für Recipe (nimm!); **2.** (anat.) Abk. für Recessus.

Receptaculum seminis (lat. receptaculum Behälter; semen Samen) *n*: (engl.) *receptaculum seminis*; sog. Samenbehältnis; Bez. für das hintere Scheidengewölbe als Aufnahmeort für ejakuliertes Sperma bei Koitus.

Re|cessus (lat.; pl Recessus) *m*: Ausbuchtung, Vertiefung.

Re|cessus anterior, posterior membranae tympanicae (↑) *m*: vordere bzw. hintere Trommelfelltasche zw. Trommelfell u. vorderer bzw. hinterer Hammerfalte.

Re|cessus cochlearis (↑) *m*: Ausbuchtung des Vorhofs des knöchernen Labyrinths; nimmt das untere Ende des Schneckengangs auf.

Re|cessus costo|diaphragmaticus (↑) *m*: zw. Rippen u. Zwerchfell gelegener, paariger Recessus pleuralis.

Re|cessus costo|mediastinalis (↑) *m*: v. a. links, vor dem Herzen gelegener Recessus pleuralis.

Re|cessus duo|denalis inferior, superior (↑) *m*: untere bzw. obere Bauchfelltasche an der Flexura duodenojejunalis; kann Anlass zur Einklemmung von Dünndarmschlingen werden (Treitz-Hernie).

Re|cessus el|lipticus (↑) *m*: längl. Mulde in der Wand des Vestibulums des Innenohrs für den Utriculus.

Re|cessus epi|tympanicus (↑) *m*: syn. Atticus; Kuppelraum der Paukenhöhle*.

Re|cessus ileo|caecalis inferior, superior (↑) *m*: Bauchfelltasche unter- bzw. oberh. der Einmündung des Ileums in das Caecum.

Re|cessus inferior bursae omentalis (↑) *m*: s. Bursa omentalis.

Re|cessus infundibuli (↑) *m*: Ausbuchtung des 3. Hirnventrikels* in den Hypophysenstiel.

Re|cessus inter|sigmoideus (↑) *m*: Bauchfelltasche links unterh. der Wurzel des Colon sigmoideum.

Re|cessus lateralis ventriculi quarti (↑) *m*: paarige seitl. Ausbuchtung des 4. Hirnventrikels*.

Re|cessus para|duo|denalis (↑) *m*: Bauchfelltasche hinter der Plica paraduodenalis mit Öffnung nach rechts.

Re|cessus pharyngeus (↑) *m*: Rosenmüller*-Grube.

Re|cessus phrenico|mediastinalis (↑) *m*: dorsal gelegener Recessus pleuralis zwischen Zwerchfell u. Mediastinum.

Re|cessus pinealis (↑) *m*: Ausbuchtung des 3. Hirnventrikels in der Epiphyse*.

Re|cessus piri|formis (↑) *m*: Schleimhautbucht zw. Plica aryepiglottica u. Membrana thyrohyoidea bzw. Schildknorpel.

Re|cessus pleurales (↑) *m pl*: Sinus pleurae, Pleurabuchten; Reserve- od. Komplementärräume der Pleurahöhle, Spalträume, in die bei maximaler Inspiration die Lungen ganz od. teilweise hineingleiten; nach den begrenzenden Teilen der Pleura parietalis werden sie als Recessus costodiaphragmaticus, Recessus costomediastinalis u. Recessus phrenicomediastinalis bezeichnet.

Re|cessus retro|caecalis (↑) *m*: Bauchfelltasche hinter dem Caecum.

Re|cessus retro|duo|denalis (↑) *m*: Bauchfelltasche hinter dem Duodenum mit Öffnung nach links.

Re|cessus sacci|formis (↑) *m*: **1.** Aussackung der Gelenkkapsel des Ellenbogengelenks unterh. des Lig. anulare radii; **2.** proximale Ausstülpung der schlaffen Kapsel der Articulatio radioulnaris dist.

Re|cessus spheno|ethmoidalis (↑) *m*: Bucht der Nasenhöhle zw. oberer Nasenmuschel u. Vorderwand der Keilbeinhöhle.

Re|cessus sphericus (↑) *m*: rundl. Mulde in der medialen Wand des Vestibulums des Innenohrs für den Sacculus.

Re|cessus splenicus (↑) *m*: s. Bursa omentalis.

Recessus sub|hepatici (↑) *m pl*: Spalten zwischen Leber u. Colon transversum, Niere, Nebenniere.

Recessus sub|phrenici (↑) *m pl*: Spalträume zwischen Zwerchfell u. re. Leberlappen.

Re|cessus sub|popliteus (↑) *m*: Schleimbeutel unter dem M. popliteus; kommuniziert stets mit der Kniegelenkhöhle.
Re|cessus superior bursae omentalis (↑) *m*: s. Bursa omentalis.
Re|cessus superior membranae tympanicae (↑) *m*: Prussak*-Raum.
Re|cessus supra|opticus (↑) *m*: Ausbuchtung des 3. Hirnventrikels* über dem Chiasma* opticum.
Re|cessus supra|pinealis (↑) *m*: Ausbuchtung des 3. Hirnventrikels oberhalb der Epiphyse*.
Re|cessus vertebro|mediastinalis (↑) *m*: hinter dem Ösophagus gelegener Recessus pleuralis.
Rechen|störung: s. Akalkulie, Dyskalkulie.
Recht|eck|strom: (engl.) *quadrangular current*; Stromart der Reizstromtherapie, bestehend aus steil ansteigenden u. abfallenden Gleichstromimpulsen mit konstanter Stromstärke während des Stromflusses; vgl. Impulsstromtherapie.
Rechts|fähigkeit: (engl.) *legal capacity*; Fähigkeit, Träger von Rechten u. Pflichten zu sein; beginnt bei Menschen mit Vollendung der Geburt (§ 1 BGB), dem vollständigen lebenden Austritt aus dem Mutterleib; die noch nicht geborene Leibesfrucht hat keine R., aber kann schon gewisse Rechte haben (z. B. § 1923 II BGB); R. endet mit dem Tod des Menschen, bei dauerhaftem nicht behebbarem Ausfall der Hirnfunktion. Daneben besitzen auch juristische Personen u. einige Personengesellschaften R.; nicht zu verwechseln mit der Geschäftsfähigkeit*.
Rechts|herz|hyper|trophie (Hyper-*; Troph-*) *f*: s. Herzhypertrophie.
Rechts|herz|in|suf|fizienz (Insuffizienz*) *f*: (engl.) *right-sided heart failure*; Herzinsuffizienz* des re. Ventrikels mit konsekutivem Rückstau des Bluts im großen Kreislauf; **Klin.:** v. a. Einflussstauung* mit erhöhtem zentralen u. peripheren Venendruck, rel. Trikuspidalinsuffizienz, Halsvenenpulsation mit Friedreich*-Zeichen, periphere Ödeme (prätibial, evtl. präsakral), Pleuraerguss*, Stauungsleber* mit Hepatomegalie, Aszites u. erhöhten Transaminasen, Stauungsgastritis* mit gastrointestinalen Störungen, Proteinurie.
Rechts|herz|katheter (Katheter*) *m*: s. Herzkatheterisierung; Pulmonaliskatheter.
Rechts-Links-Shunt (engl. *shunt* Nebenschluss, Weiche) *m*: s. Shunt; Herzfehler, angeborene.
Rechts-Links-Störung: (engl.) *right-left disorientation*; Form der Agnosie*; Unfähigkeit, rechts u. links räumlich unterscheiden zu können; **Vork.:** z. B. bei Gerstmann*-Syndrom.
Rechts|medizin *f*: (engl.) *forensic medicine, legal medicine*; medizinisches Fachgebiet mit der Aufgabe, in Forschung, Lehre u. Praxis medizinisch-naturwissenschaftliche Erkenntnisse für die Klärung rechtserheblicher Tatbestände zu erschließen u. für die ärztliche Berufsausübung Rechts- u. Standeskunde zu lehren; **Aufgaben:** forens. Thanatologie, naturwissenschaftl.-biol. Spurenkunde, Vaterschaftsbegutachtung, Untersuchung u. Begutachtung von Lebenden, forens. Anthropologie, Arztrecht, forens. Psychopathologie, Grundlagen der Versicherungsmedizin, forens. Toxikologie u. postmortale Biochemie

Rechts|schenkel|block: (engl.) *right bundle branch block*; Form der intraventrikulären Erregungsleitungsstörung* mit Blockierung der Erregungsleitung im re. Tawara-Schenkel (s. Erregungsleitungssystem) u. typ. EKG-Veränderungen (u. a. verspäteter oberer Umschlagpunkt*, Abk. OUP, in V_1) inf. der Änderung der Erregungsausbreitungsrichtung in den Kammern (zeitl. nacheinander; erst li., dann re.); s. Schenkelblock (Abb. dort); **Vork.:** postoperativ (aortokoronarer Bypass, Indundibulumresektion bei Fallot-Tetralogie), koronare Herzkrankheit, Druck- od. Volumenbelastung des re. Ventrikels, Myokarditis, angeb. Herzfehler (z. B. bei atrioventrikulärem Septumdefekt*) als bifaszikulärer Block in Komb. mit linksanteriorem Hemiblock*); **Einteilung:** nach Schweregrad im Oberflächen-EKG; **1. kompletter R.:** s. Abb.; QRS*-Komplex in V_{1-2} verbreitert (≥0,12 s) u. deformiert (meist rSR'-Konfiguration, sog. M-Form; vgl. R-Zacke) mit sekundärer Erregungsrückbildungsstörung (deszendierende Senkung der ST*-Strecke u. präterminal negative T*-Wellen) sowie verspäteter OUP in V_1 (>0,03 s); Drehung der elektr. Herzachse* nach re. (bei Komb. mit linksposteriorem Hemiblock Rechtstyp od. überdrehter Rechtstyp bzw. bei Komb. mit linksanteriorem Hemiblock überdrehter Linkstyp; vgl. Lagetypen des Herzens), S-Persistenz in V_6; auskultator. verlängerte Spaltung des 2. Herztons*; **2. inkompletter R.:** wie kompletter R., aber geringere Verbreiterung des QRS-Komplexes (0,11–0,12 s); i. d. R. ohne Krankheitswert; **3. Rechtsverspätung:** wie inkompletter R., aber ohne Verbreiterung des QRS-Komplexes; physiol. bei Kindern u. Jugendlichen, Sportherz, Vagotonie. Vgl. Wilson-Block.

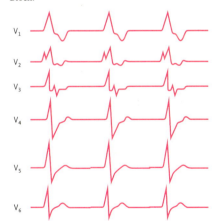

Rechtsschenkelblock: kompletter Rechtsschenkelblock (Wilson-Ableitungen); rSR'-konfigurierter QRS-Komplex u. sekundäre Erregungsrückbildungsstörung in V2 sowie S-Persistenz (V6)

Rechts|typ: s. Lagetyp des Herzens.
Rechts|verschiebung: (engl.) *right shift*; Auftreten übersegmentierter neutrophiler Granulozyten* (mit mehr als 5 Kernsegmenten); **Vork.:** z. B. bei perniziöser Anämie*. Vgl. Linksverschiebung.
Rechts|verspätung: s. Rechtsschenkelblock.

Recklinghausen-Krankheit (Friedrich D. von R., Pathol., Königsberg, Straßburg, 1833–1910): **1.** s. Neurofibromatose; **2.** Osteodystrophia* fibrosa generalisata.

Reclus-Phlegmone (Paul R., Chir., Paris, 1847–1914; Phlegmone*) *f*: (engl.) *Reclus' disease*; Holzphlegmone* am Hals.

Recruitment (engl. Anwerbung): **1.** (biol.) Wiedereintritt von ruhenden Zellen in den Zellzyklus*; **2.** (otol.) Lautheitsausgleich als charakterist. Zeichen einer Innenohrschwerhörigkeit, nachweisbar z. B. im Fowler-Test (s. Audiometrie); **3.** (pathol.) verstärkte Durchblutung von vorher gering durchbluteten Kapillaren in einem Organ od. Gewebe.

Rect-: auch Rekt-; Wortteil mit der Bedeutung **1.** gerade, aufrecht von lat.rectus; **2.** gerader Darm, Mastdarm (Intestinum rectum).

Rectum (lat. intestinum rectum gerader Darm, Mastdarm) *n*: (engl.) *rectum*; anat. Nomenklatur; s. Rektum.

rectus (lat.): gerade.

Recurring utterances (engl. wiederkehrende Äußerungen): fortlaufende Sprachautomatismen (s. Automatismen), die aus einer Aneinanderreihung von Silben, Wörtern od. Satzfragmenten bestehen; **Vork.:** bei globaler Aphasie*.

re|curvatus (lat.): rückwärts gekrümmt; z. B. Genu recurvatum.

Redien (Francesco Redi, Arzt, Naturforscher, Pisa, Florenz, 1626–1697) *f pl*: (engl.) *rediae*; 3. Larvengeneration (mit Mundöffnung, Pharynx u. Blinddarm) mancher Trematodes*; entstehen durch asexuelle Vermehrung innerhalb von Sporozysten u. erzeugen Tochterredien od. Zerkarien*.

Redlich-Obersteiner-Zone (Emil R., Psychiater, Wien, 1866–1930; Heinrich O., Neurol., Wien, 1847–1922; Zona*): (engl.) *Redlich-Obersteiner area*; Eintrittstelle der Hinterwurzeln der Spinalnerven* in das Rückenmark; Grenze zwischen peripherem u. zentralem Nervensystem. Vgl. Nageotte-Stelle.

Redon-Saug|drainage (Henri R., Kieferchir., Paris; Drainage*) *f*: (engl.) *Redon's suction drainage*; Absaugvorrichtung mit einem an eine Unterdruckflasche angeschlossenen, nicht komprimierbaren Kunststoffschlauch, der zahlreiche Öffnungen am Endteil hat; **Anw.:** postoperative Drainage*.

Red|ox|system *n*: Kurzbez. für **Red**uktions**ox**idationssystem; (engl.) *redox, oxidation-reduction*; syn. Redoxpaar; System aus Oxidations- u. Reduktionsmittel (d. h. Elektronenaufnahme u. -abgabe), die bis zur Einstellung eines Gleichgewichts miteinander reagieren (z. B. $2 Fe^{2+} + I_2 \rightleftarrows 2 Fe^{3+} + 2 I^-$); Maß für das Oxidations- bzw. Reduktionsvermögen eines R. ist sein **Redoxpotential** (je höher es ist, desto größer die Oxidationskraft). Bestimmung durch Messung der Spannung od. kolorimetrisch mit sog. Redoxindikatoren (z. B. Neutralrot); **Vork.:** enzymat. Redoxsysteme, z. B. Oxidoreduktasen, übertragen Reduktionsäquivalente im Energiehaushalt der Zellen (z. B. in der Atmungskette*, Betaoxidation*) u. bei Biosynthesen; **Anw.:** zur Maßanalyse (Redoxtitrationen). Vgl. Antioxidanzien; Pyridinnukleotid-Coenzyme.

Redressement (franz. redresser berichtigen) *n*: Redression; Verf. zur konservativen Ther. von Fehlstellungen durch langsame Rückführung des betr. Körperabschnittes in die normale Achsstellung durch manuelle od. apparative Korrektur u. Überkorrektur mit anschließender Fixation durch Verbände (Streifen-, Gipsverband, Orthesen usw.); **Ind.:** z. B. Genu valgum, Hackenfuß, Hohlfuß, Klumpfuß, Plattfuß, Spitzfuß. Vgl. Quengeln, Extensionsmethoden.

Re|duktasen *f pl*: (engl.) *reductases*; flavinhaltige Oxidoreduktasen*, die meist als Redoxsystem Zytochrome* besitzen u. Elektronen auf Pyridinnukleotid*-Coenzyme übertragen können; z. B. Dihydrofolatreduktase, Glutathionreduktase.

Re|duktion (lat. reductio Zurückführung) *f*: **1.** (engl.) *reduction*; (chem.) früher definiert als Vorgang, bei dem einem Stoff Sauerstoff entzogen od. Wasserstoff zugeführt wird; heute jeder elektrochem. Prozess bei dem Elektronen zugeführt werden; vgl. Oxidation; Redoxsystem; **2.** (chir.) s. Reduktionsplastik.

Re|duktions|diät (↑; gr. δίαιτα Lebensweise, Kost) *f*: (engl.) *weight reduction diet*; Diät zur Gewichtsabnahme, bei der die Energieaufnahme unter dem Energieverbrauch liegt.

Re|duktions|mast|ek|tomie (↑; Mast-*; Ektomie*) *f*: s. Mammaplastik.

Re|duktions|plastik (↑, -plastik*) *f*: (engl.) *reduction plasty*; (chir.) Meth. zur Verkleinerung eines Organs; z. B. zur Verkleinerung der Brüste (s. Mammaplastik.

Re|duktions|teilung (↑): Meiose*.

Re|duplikation (Re-*; lat. duplicare verdoppeln) *f*: (engl.) *reduplication*; auch Replikation; ident. Verdoppelung genet. Materials (DNA* od. RNA*); bei **doppelsträngiger DNA** pro- u. eukaryot. Zellen i. d. R. die vor einer Zellteilung eintretende Neusynthese jeweils eines Tochterstrangs mit den beiden Parentalsträngen als Matrize (semikonservative R.); dadurch entstehen 2 ident. Doppelstränge. Die R. **einzelsträniger DNA** bzw. **RNA** (Bakteriophagen*) verläuft über eine replikative Zwischenform (Negativkopie), an der dann wiederum Positivstränge synthetisiert werden können. Bei der R. der **RNA von Tumorviren** wird zunächst mit Hilfe der Reversen Transkriptase* die komplementäre DNA (cDNA) synthetisiert (sog. Retrotranskription), die dann der normalen Vermehrung unterliegt. **Mitochondriale DNA** besitzt, unabhängig von der des Zellkerns, die Fähigkeit zur Selbstreduplikation. Die In-vivo-R. erfordert energiereiche Substrate (dATP, dGTP, dCTP, dTTP) sowie ein komplexes Enzymsystem mit den DNA*-Polymerasen als wichtigsten Enzymen.

Redu|viidae *f pl*: s. Wanzen.

Redux (lat. redux zurückführend) *m*: s. Crepitatio.

Re|entry-Mechanismus (engl. reentry Wiedereintritt) *m*: **1.** (engl.) *reentry phenomenon*; (kardiol.) Form der Erregungsleitungsstörung*; Modell zur Erklärung der Entstehung kreisender Erregungen, die vermutl. die Urs. der meisten tachykarden Herzrhythmusstörungen* (s. Tachykardie) sind; normalerweise findet im Myokard eine homogene, multidirektionale Erregungsausbreitung statt; im geschädigten Myokard, bei akzessor. Leitungsbahnen (s. Erregungsleitungssystem, Präexzitationssyndrom) sowie bei sehr langsamen Rhythmus (s. Umkehrextrasystole) kommt es inf. inhomogener

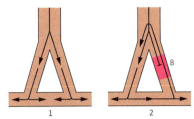

Reentry-Mechanismus: 1: normale Erregungsleitung; 2: unidirektionaler Block (B) mit Leitungsverzögerung u. Wiedereintritt der Erregung

Erregbarkeit (z. B. durch unterschiedl. lange Refraktärzeiten) zu einem unidirektionalen anterograden Block in einem Abschnitt u. zu unidirektionaler Leitung entlang des anderen Abschnitts einer Kreisbahn (s. Abb.). Zu einem Wiedereintritt u. damit einer kreisenden Erregung kann es kommen, wenn die Erregungswelle beim retrograden Eintritt in den blockierten Abschnitt so verzögert wird, dass sie nach Durchtritt wieder auf erregbares Gewebe trifft. **Vork.:** AV-Reentry-Tachykardie (s. WPW-Syndrom), AV-Knoten-Reentry-Tachykardie (s. AV-Knotentachykardie), atriale Reentry-Tachykardie (s. Vorhoftachykardie), Vorhofflattern*, Vorhofflimmern*, Kammertachykardie*, Kammerflattern*, Kammerflimmern*. **2.** sog. normoglycemia-re-entry phenomenon; (diabet.) nach der DCCT-Studie (Abk. für Diabetes Control and Complications Trial) Bez. für das Phänomen, dass Normalisierung der Blutglukosewerte („re-entry into normal range") zu einer paradoxen Verschlechterung des Visus eines durch Hyperglykämie* vorgeschädigten Auges führen kann.

Re|ferenz|bereiche: (engl.) *normal values, reference values;* Messwertbereiche für labormed. Parameter, die an einer gesunden Referenzpopulation ermittelt werden (Mittelwert ± 2 Standardabweichungen); wiederholtes Über- od. Unterschreiten der Grenzwerte deutet i. d. R. auf pathol. Befund hin. Diese Zielwerte (s. Tab.) stellen therap. Idealwerte dar, bei denen kein Risiko zu erwarten ist. Weitere Referenzbereiche: s. Elektrophorese (Abb. dort), s. Globuline (Tab. 1 dort), s. Akute-Phase-Proteine (Tab. dort), s. Blutbild (Tab. dort), s. BGA (Tab. dort), s. Blutgerinnung (Tab. 2 dort), s. Komplement (Tab. dort), s. Tumormarker (Tab. 1 dort).

Re|ferenz|dosis (Dosis*) *f:* (engl.) *reference dose;* früher Herddosis, Kurzbez. D_R; Energiedosis*, die im Referenzpunkt (Zentrum des Zielvolumens*) erzielt wird u. als repräsentativ angesehen wird.

Re|fertilisierung (Re-*; lat. fertilis fruchtbar): s. Sterilitätsoperation.

Refetoff-Syn|drom (Samuel A. R., Endokrin., Chicago) *n:* Schilddrüsenhormonresistenz*.

Reflekt-: auch Reflect-, Reflex-; Wortteil mit der Bedeutung zurückbiegen; von lat. reflectere, reflexus.

Re|flekto|metrie (↑; Metr-*) *f:* (engl.) *reflectometry;* Methode zur quant. Analyse von Substraten u. Enzymen mit trägergebundenen Reagenzien durch Messung des reflektierten Lichts; z. B. zur Auswertung von Teststreifen bei Schnelltestverfahren*.

Re|flektor (↑) *m:* (engl.) *reflector;* Reflektorspiegel; konkaver Beleuchtungsspiegel zur Untersuchung im reflektierten Licht (Ohrenspiegel, Ophthalmoskop).

re|flektorisch (↑): (engl.) *by reflex action;* als Reflex ablaufend, durch einen Reflex bedingt.

Re|flex, ano|rektaler (↑) *m:* (engl.) *anal reflex;* reflektor. Kontraktion der Sphinkteren (M. sphincter ani externus et internus) inf. Dehnung des Rektums (s. Darm), auch bei Erektion; Grundlage der Kontinenz*.

Re|flex|audio|metrie (↑; Audi-*; Metr-*) *f:* s. Pädaudiologie.

Re|flex|bahnung (↑): (engl.) *reflex facilitation;* Verkürzung der Gesamtleitungszeit in einem Reflexbogen* durch kurz aufeinander folgende Auslösung von 2 Reflexen, wodurch der 2. Reiz vor Abklingen des 1. Erregungsimpulses die Synapse erreicht; **Anw.:** klin. zur Bahnung von Eigenreflexen durch aktive Vorinnervation od. Jendrassik*-Handgriff.

Re|flex|blase (↑): (engl.) *neurogenic bladder;* Bez. für Miktionsstörung inf. neurogener Detrusorhyperaktivität* nach Rückenmarkschädigung (z. B. Meningomyelozele* od. Querschnittläsion*); bei noch erhaltenem Reflexbogen unwillkürl. Miktion (Blasenautomatie), ggf. mit Restharnbildung; je nach Höhe der Läsion mit Koordination von M. detrusor vesicae u. Sphinkter od. Detrusor-Sphinkter-Dyssynergie; vgl. Blasenlähmung.

Re|flex|bogen (↑): (engl.) *reflex arc;* neuronale Verschaltung des reflektor. Erregungsablaufs, der von den reizaufnehmenden Sensoren (z. B. Muskelspindeln, Haut-Rezeptoren) im Endorgan ausgeht, über den afferenten Schenkel das (spinale) Reflexzentrum im ZNS erreicht u. unter Zwischenschaltung eines (monosynaptischer R.) od. mehrerer zentraler Neurone (polysynaptischer R.) über den efferenten Schenkel zum Erfolgsorgan (z. B. Muskel) verläuft (s. Abb.); vgl. Reflexe.

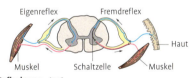

Reflexbogen [159]

Re|flex|dys|trophie, sym|pathische (↑; Dys-*; Troph-*) *f:* s. Schmerzsyndrome, komplexe regionale.

Re|flexe (↑) *m pl:* (engl.) *reflexes;* unwillkürlich u. regelhaft ablaufende Vorgänge als physiol. Reaktion eines Erfolgsorgans auf einen adäquaten Reiz; **Einteilung: 1. monosynaptische R.** od. **Muskeleigenreflexe** (Abk. MER): Reizort u. Erfolgsorgan sind identisch; adäquater Reiz ist die Dehnung der Muskelspindel* bzw. des Golgi*-Sehnenorgans, deren Aktivierung über direkte Erregung von Alphamotoneuronen im monosynaptischen Reflexbogen* die Kontraktion desselben Muskels bewirkt (sog. Dehnungs- od. Sehnenreflex). **Übersicht** über die klin. wichtigsten MER: s. Tab. 1, Abb. 1 u. 2. Eine Abschwächung od. Aufhebung von MER kommt v. a. bei peripherer Lähmung,

Referenzbereiche
Parameter (Auswahl) im Blut eines Erwachsenen

Parameter	Untersuchungsmaterial	SI-Einheit			konventionelle Einheit		

Klinische Chemie

Ammoniak	P (EDTA, gekühlt)	16 – 53		µmol/l	27 – 90		µg/dl
Bilirubin	S, P						
gesamt		2 – 21		µmol/l	0,1 – 1,2		mg/dl
direkt (konjugiert)		<5		µmol/l	<0,3		mg/dl
Cobalamin (Vitamin B_{12})	S	156 – 672		pmol/l	211 – 911		ng/l
Calcium	S, P	2,20 – 2,6		mmol/l	8,8 – 10,4		mg/dl
ionisiert		1,16 – 1,32		mmol/l	4,6 – 5,3		mg/dl
Chlorid	S, P	95 – 105		mmol/l			
Eisen	S, P						
Männer		10 – 28		µmol/l	55 – 156		µg/dl
Frauen		6 – 26		µmol/l	33 – 145		µg/dl
Folsäure	S	4 – 20		nmol/l	1,8 – 9		µg/l
Glukose (nüchtern)	S, P	3,6 – 5,6		mmol/l	65 – 100		mg/dl
	VB	3,3 – 5,0		mmol/l	60 – 90		mg/dl
Hämoglobin-A_{1c}	VB	4 – 6		% (des Gesamthämoglobins)			
Harnsäure	S, P	180 – 420		µmol/l	3 – 7		mg/dl
Harnstoff	S, P	2,8 – 7,2		mmol/l	17 – 43		mg/dl
Homocystein	P	5 – 12		µmol/l			
Kalium	P, S	3,6 – 4,8		mmol/l			
Kreatinin	S, P	50 – 93		µmol/l	0,57 – 1,05		mg/dl
Kupfer	S, P	11 – 24		µmol/l	70 – 155		µg/dl
Laktat	VB (venös)	<2,2		mmol/l	<20		mg/dl
	VB (arteriell)	<1,8		mmol/l	<16		mg/dl
Magnesium	S, P	0,75 – 1,1		mmol/l	1,7 – 2,7		mg/dl
Natrium	S, P	135 – 145		mmol/l			
Phosphat	S, P	0,84 – 1,45		mmol/l	2,6 – 4,5		mg/dl
Proteine (gesamt)	S, P	66 – 83		g/l	6,6 – 8,3		g/l
Albumine		35 – 53		g/l	3,5 – 5,3		g/dl
Alpha-1-Antitrypsin		0,9 – 1,8		g/l	90 – 180		mg/dl
Alpha-2-Makroglobulin		1,3 – 3,0		g/l	130 – 300		mg/dl
Apolipoprotein-A_I							
Männer		1,05 – 1,75		g/l	105 – 175		mg/dl
Frauen		1,02 – 2,05		g/l	102 – 205		mg/dl

Referenzbereiche
Parameter (Auswahl) im Blut eines Erwachsenen

Parameter	Untersuchungsmaterial	SI-Einheit				konventionelle Einheit			
Apolipoprotein-B									
Männer		0,6	–	1,4	g/l	60	–	140	mg/dl
Frauen		0,55	–	1,3	g/l	55	–	130	mg/dl
Beta-2-Mikroglobulin		0,8	–	2,4	mg/l				
BNP, proBNP									
Männer				≤100	mg/l				
Frauen				≤150	mg/l				
C-reaktives Protein (CRP)				<5	mg/l			<0,5	mg/dl
Caeruloplasmin									
Männer		0,22	–	0,4	g/l	22	–	40	mg/dl
Frauen		25	–	60	g/l	25	–	60	mg/dl
Cystatin C		0,7	–	1,2	mg/l				
Ferritin									
Männer		30	–	300	µg/l	30	–	300	ng/ml
Frauen		10	–	200	µg/l	10	–	200	ng/ml
Haptoglobin		0,3	–	2,0	g/l	30	–	200	mg/dl
Immunglobuline									
IgA		0,7	–	5,0	g/l	70	–	500	mg/dl
IgG		7	–	16	g/l	700	–	1600	mg/dl
IgE		100	–	300	µg/l	10	–	120	U/ml
IgM		0,4	–	2,8	g/l	40	–	280	mg/dl
Transferrin		2,0	–	3,6	g/l	200	–	360	mg/dl
Transferrinsättigung		0,15	–	0,45		15	–	45	%
Troponin I (methodenabhängig)				<0,1	µg/l				
Troponin T				<0,04	µg/l				
Lipidprofil	S, P								
Cholesterol				<5,2	mmol/l			<200	mg/dl
HDL-Cholesterol				>0,9	mmol/l			>35	mg/dl
LDL-Cholesterol				<2,6	mmol/l			<100	mg/dl
Gesamtlipide				450				1000	
Fettsäuren				240				440	
Triglyceride				<1,7	mmol/l			<150	mg/dl
Lipoprotein (a)				<0,3	g/l			<300	mg/l
organspezifische Enzyme (37 °C)	S, P								
alkalische Phosphatase (AP)									
Männer		40	–	130	U/l	0,65	–	2,20	µkatal/l
Frauen		35	–	105	U/l	0,60	–	1,75	µkatal/l

Fortsetzung nächste Seite

Reflexe

Referenzbereiche
Parameter (Auswahl) im Blut eines Erwachsenen

Parameter	Untersuchungsmaterial	SI-Einheit		konventionelle Einheit	
Alaninaminotransferase (ALT)					
Männer		<50	U/l	<0,85	µkatal/l
Frauen		<35	U/l	<0,60	µkatal/l
Aspartataminotransferase (AST)					
Männer		<50	U/l	<0,85	µkatal/l
Frauen		<35	U/l	<0,60	µkatal/l
Alphaamylase		<110	U/l	<1,85	µkatal/l
Cholinesterase		4 – 13	U/ml		
Glutamatdehydrogenase (GLDH)					
Männer		<7	U/l	<0,12	µkatal/l
Frauen		<5	U/l	<0,08	µkatal/l
Gammaglutamyltransferase (GGT)					
Männer		<60	U/l	<1,00	µkatal/l
Frauen		<40	U/l	<0,65	µkatal/l
Kreatinkinase (CK)					
Männer		<190	U/l	<3,20	µkatal/l
Frauen		<170	U/l	<2,85	µkatal/l
CK-MB		<25	U/l	<0,42	µkatal/l
Laktatdehydrogenase (LDH)		<250	U/l	<4,20	µkatal/l
Lipase		<60	U/l	<1	µkatal/l

S: Blutserum; P: Blutplasma; VB: Vollblut

Biceps-brachii-Reflex

Brachioradialisreflex

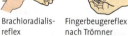
Fingerbeugereflex nach Trömner

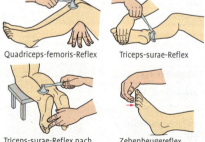
Quadriceps-femoris-Reflex

Triceps-surae-Reflex

Triceps-surae-Reflex nach der Methode von Babinski

Zehenbeugereflex nach Rossolimo

Reflexe Abb. 1: Auslösung von Muskeleigenreflexen an der oberen Extremität

Reflexe Abb. 2: Auslösung von Muskeleigenreflexen an der unteren Extremität

Schädigung der Wurzeln der Spinalnerven od. Polyneuropathie vor, seltener als fam. (angeb.) Areflexie od. bei Adie*-Syndrom; Verlangsamung der Reflexantwort z. B. bei Hypothyreose. Die einseitige Steigerung (Hyperreflexie), meist mit Verbreiterung der Reflexzonen, ist u. a. Zeichen einer Pyramidenbahnläsion bzw. zentralen Lähmung. Hyperreflexie kann bei plötzl. Dehnung eines Muskels zu rhythmischen Kontraktionen führen u. als erschöpfl. od. unerschöpfl. (kontinuierl.) Klonus in Erscheinung treten, wobei letzterer als Pyramidenbahnzeichen* gilt. **2. polysynaptische R.** od. **Fremdreflexe:** Reizort u. Erfolgsorgan sind verschieden; der Reiz wird über einen polysynapti-

Reflexe   Tab. 1
Die wichtigsten Eigenreflexe

Bezeichnung (Synonyme)	segmentale Zuordnung (Nebensegment) peripherer Nerv	Auslösung (A) und Effekt (E)
Masseterreflex (Massetertemporalisreflex)	N. V$_3$ (N. trigeminus)	A: Bei leicht geöffnetem Mund und entspanntem Unterkiefer wird der Zeigefinger des Untersuchers quer unterhalb der Lippen auf den Unterkiefer gelegt. Schlag auf den Zeigefinger (d. h. indirekt auf den Unterkiefer) E: Mundschluss
Skapulohumeralreflex	C 4–C 6 N. suprascapularis N. axillaris	A: Schlag auf den medialen Rand der unteren Scapula E: Adduktion und Außenrotation des herabhängenden Arms
Biceps-brachii-Reflex (Bizepssehnenreflex, BSR)	C 5/C 6 N. musculocutaneus	A: bei leicht adduziertem Oberam und angewinkeltem Unterarm Schlag auf die Sehne des M. bizeps brachii E: Beugung im Ellenbogengelenk
Brachioradialisreflex (Supinatorreflex; Radiusperiostreflex, RPR)	C 5/C 6 N. radialis	A: Haltung des Arms wie bei der Prüfung des BSR; Schlag auf die radiale Kante des Radiusköpfchens E: Beugung im Ellenbogengelenk
Triceps-brachii-Reflex (Trizepssehnenreflex, TSR)	C 6/C 7/C 8/(Th 1) N. radialis	A: Schlag auf die Sehne des M. triceps brachii oberhalb des Olecranons bei angewinkeltem Unter- und abgewinkeltem Oberam E: Streckung im Ellenbogengelenk
Fingerbeugereflex (Trömner-Reflex, Knipsreflex, Kino-Reflex)	C 7/C 8/(Th 1) Nn. medianus und ulnaris	A: 1. Die zuverlässigste ist die von Wartenberg empfohlene Auslösungsart: Der Untersucher legt seinen Zeigefinger auf die locker und leicht angebeugten Finger des Patienten und schlägt mit dem Reflexhammer auf seinen Zeigefinger. 2. Bei Dorsalextension der Hand schlagen die Finger des Untersuchers schnell und kräftig auf die Fingerbeeren des Patienten (Trömner-Variante). 3. Bei Dorsalextension der Hand wird das Endglied des Mittel- und Zeigefingers des Patienten von unten flektiert, die Nägel der genannten Finger werden vom Daumen des Untersuchers nach volar durch eine schnellende Bewegung „geknipst" (Hoffman-Reflex, Knipsreflex). E: Beugung der Finger I–V
Quadriceps-femoris-Reflex (Patellarsehnenreflex, PSR; engl. knee jerk)	(L 2)/L 3/L 4 N. femoralis	A: Schlag auf die Sehne des M. quadriceps femoris unterhalb der Patella E: Streckung im Kniegelenk
Adduktorenreflex (ADR)	(L 2)/L 3/L 4 N. obturatorius	A: Schlag auf den Epicondylus medialis femoris E: Adduktion des Beins
Triceps-surae-Reflex (Achillessehnenreflex, ASR)	(L 5)/S 1/(S 2) N. tibialis	A: Schlag auf die Achillessehne bei abgewinkeltem Bein E: Plantarflexion des Fußes
Tibialis-posterior-Reflex	L 5	A: Schlag auf Sehne des M. tibialis posterior hinter und leicht unterhalb des Malleolus medialis E: Supination des Fußes Beachte: schwellennah, deshalb nicht immer auslösbar; relevant ist die Seitendifferenz!
Zehenbeugereflex (Rossolimo-Zeichen)	S 1/S 2 N. tibialis	A: Der Untersucher schlägt mit seinen Fingern auf die Zehenkuppen. E: Beugung der Zehen II–V

schen Reflexbogen vermittelt. Man unterscheidet (z. T. altersabhängig) physiol. u. pathol. Fremdreflexe. **Übersicht** über die klin. wichtigsten Fremdreflexe: s. Tab. 2 u. 3. Die seitendifferente Auslösbarkeit physiol. Fremdreflexe spricht für Schädigungen des zentralen od. peripheren Neu-

Reflexe, frühkindliche

Reflexe Tab. 2
Physiologische Fremdreflexe

Bezeichnung	segmentale Zuordnung	Auslösung (A) Effekt (E)
Pupillenreflex	N. opticus	A: Belichtung des Auges E: Verengung der Pupille
Kornealreflex	N. trigeminus	A: Betupfen der Cornea mit Wattebausch E: Lidschluss
Würgreflex (Gaumenreflex)	N. glossopharyngeus, N. vagus	A: Berühren der Rachenhinterwand mit Spatel E: Hochziehen des Gaumens, Kontraktion der Pharynxmuskulatur
Bauchhautreflex (BHR) (kutaner Bauchdeckenreflex, BDR)	Th 6–Th 12	A: kurzes Bestreichen der Bauchdecke mit spitzem Gegenstand E: Kontraktion der ipsilateralen Bauchmuskulatur
Kremasterreflex	L 2–L 3	A: Bestreichen der Oberschenkelinnenseite E: Hochziehen des ipsilateralen Hodens
Analreflex	S 3–S 5	A: Bestreichen der Dammhaut E: Kontraktion des M. sphincter ani ext.

Reflexe Tab. 3
Pathologische Fremdreflexe

Bezeichnung	Bedeutung	Auslösung (A) Effekt (E)
Orbicularis-oculi-Reflex (Glabella-, Nasopalpebralreflex)	Läsion kortikopontiner Bahnen, Erkrankung des extra- pyramidalen Systems	A: Schlag auf die Glabella (unerschöpfliche Auslösbarkeit) E: Kontraktion des M. orbicularis oculi
Orbicularis-oris-Reflex (Schnauzreflex)	wie Orbicularis-oculi-Reflex	A: Perkussion der perioralen Muskulatur E: Kontraktion des M. orbicularis oris
Bulldog-Reflex	wie Orbicularis-oculi-Reflex	A: Einführen eines Spatels in den Mund E: Zubeißen (um Spatel festzuhalten)
Saugreflex	diffuse Hirnschädigung	A: Bestreichen des Mundbereichs E: Saug- und Schluckbewegungen
Palmomentalreflex	diffuse Hirnschädigung, Erkrankung des extra- pyramidalen Systems	A: Bestreichen der Handinnenfläche mit spitzem Gegenstand (unerschöpfliche Auslösbarkeit) E: Kontraktion der ipsilateralen Kinnmuskulatur

rons, z. B. i. S. von Sensibilitätsstörungen. Pathol. Fremdreflexe sind v. a. bei Schädigungen der Pyramidenbahn od. des Gehirns auslösbar. Vgl. Reflexe, frühkindliche. **3. bedingte (konditionierte) R.:** R., die nicht durch einen präformierten Reflexbogen vermittelt werden, sondern auf Konditionierung* beruhen.
Re|fle̱xe, früh|kindliche (↑) *m pl*: (engl.) *neonatal reflexes*; syn. primitive Reflexe; in der Zeit der 1. Lebenswochen u. -monate physiol. auftretende Vielzahl von Reflexen* u. Bewegungsautomatismen, die mit zunehmender Ausreifung stammesgeschichtl. jüngerer ZNS-Strukturen (Neostriatum, Großhirnrinde u. Pyramidenbahn) allmähl. verschwinden; charakterist. für die f. R., deren Fehlen bzw. Seitenasymmetrie ebenso wie ihr verlängertes Bestehenbleiben auf eine zerebrale Störung hinweisen (s. Hirnschaden, frühkindlicher), sind die weiten reflexogenen Zonen u. die undifferenzierte Reizbeantwortung durch Bewegungskomplexe (Pallidumeigenschaft). Die Reize werden hauptsächl. von den Haut-Sensoren u. vom Labyrinth aufgenommen; der Reflexbogen läuft über Thalamus u. Pallidum ohne Beteiligung des Großhirns. **Einteilung: 1. f. R. der Nahrungsaufnahme** sind u. a. **a) Suchreflex:** (auch Rooting-Reflex, s. Abb.) Bestreichen der Wange führt zum Verziehen des Mundes u. zur Kopfbewegung in Richtung auf den Reiz; **b) Saugreflex:** Berühren der Lippen führt zum Spitzen des Mundes (Mundphänomen) u. zu kräftigen Saugbewegungen; **c) Schluckreflex:** beim Füttern zu beobachten; diese f. R. ver-

Reflexe, viszerokutane

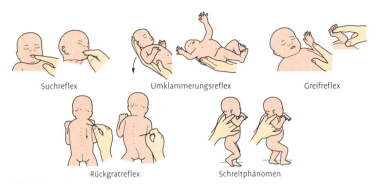

Suchreflex — Umklammerungsreflex — Greifreflex
Rückgratreflex — Schreitphänomen

Reflexe, frühkindliche

schwinden etwa im 3. Lebensmonat. **2.** F. R. des **Lage-** u. **Bewegungssinns** sowie **Halte-** bzw. **Stellreflexe** sind u. a. **a) palmarer Greifreflex:** Bestreichen der Handinnenflächen führt im 1. Lebenshalbjahr zu Fingerbeugung u. (unter Zug verstärktem) Faustschluss; **b) plantare Greifreflex:** Bestreichen der Fußsohle führt analog zur Zehenbeugung (etwa bis zum 11. Lebensmonat); **c) Schreitphänomen:** beim Berühren der Fußsohlen des aufrecht gehaltenen Kindes mit der Unterlage führt das Neugeborene (1. Lebensmonat) Schreitbewegungen aus (analog Kriechbewegungen in Bauchlage; **d)** sog. **Aufrichtungsreflex:** plötzl. Druck auf die Fußsohle bzw. Berührung in ihrer gesamten Fläche bewirkt Streckung aller Gelenke des entspr. Beins (Stehbereitschaft) bei gleichzeitiger Knie- u. Hüftbeugung des anderen (bis zum 6. Lebensmonat); **e) Galant-Rückgratreflex:** Bestreichen des Rückens seitl. der Wirbelsäule führt zu deren Biegung, wobei die Konkavität der gereizten Seite zugewendet ist (verschwindet im 3.–6. Lebensmonat); **f) asymmetr. tonischer Nackenreflex:** (bis zum 6. Lebensmonat) Seitwärtsdrehung des Kopfes bewirkt Streckung des dem Gesicht zugewandten Arms mit Tonuserhöhung bei gleichzeitiger Beugung u. Tonusverminderung des anderen Arms (Fechterstellung); häufig sind gleichsinnige Bewegungen auch an der unteren Extremität nachweisbar; **g) symmetr. tonischer Nackenreflex:** Neigung des Kopfes nach hinten führt zu Streckung u. Tonuserhöhung der oberen mit gleichzeitiger Beugung u. Tonusverminderung der unteren Extremität; bei Neigung des Kopfes nach vorn kommt es zur Umkehrung dieses Bewegungskomplexes. Das Kind kann bei Persistieren dieses pathol. Reflexes nicht kriechen, nur froschartig hopsen; **tonische Nackenextremitätenreflex** (Magnus): passive Drehung des Kopfes bewirkt Anziehen des kontralateralen Beins (bis zum 6. Mon.). **Tonische Nackenreflexe** kommen durch Änderung der Kopfhaltung zum Rumpf, **tonische Labyrinthreflexe** durch Änderung von Kopf- u. Körperstellung im Raum zustande; zu letzteren zählen der **Moro-Umklammerungsreflex** (Erschütterungsphänomen): Das Kind breitet bei lauten Geräuschen, plötzl. Erschütterung der Unterlage bzw. abruptem Zurückfallenlassen des Kopfs die Arme bei gespreiz-

ten Fingern aus (1. Phase) u. führt sie anschl. langsam wieder über der Brust zusammen (2. Phase); verschwindet im 3.–6. Lebensmonat; **okulozephaler Reflex** (bis zum 10. Lebenstag): Zurückbleiben der Bulbi bei passiver Drehung des Kopfes (sog. Puppenaugenphänomen); **Fluchtreflexe** lassen sich schon bei unreifen Frühgeborenen an der gesamten Körperoberfläche auslösen. Die bei Neugeborenen u. Säuglingen (immer seltener auch im Kleinkindesalter) zu beobachtende Reizbeantwortung des Plantarreflexes (Bestreichen der Fußsohle) besteht vor Ausreifung des Pyramidenbahnsystems aus dem Zurückziehen des Beins (Fluchtreflex), Heben des äußeren Fußrandes (Monakow-Zeichen) u. Dorsalflexion mit mehrerer Zehen; letzteres entspricht wahrscheinl. dem Babinski-Zeichen. Ab dem 6. Lebensmonat wird die Sprungbereitschaft (**Schaltenbrand-Reflex**) nachweisbar, die lebenslang erhalten bleibt: Rasches Absenken des Oberkörpers eines freischwebend in Bauchlage gehaltenen Kindes führt zum Vorstrecken der Arme u. Abstützen mit den geöffneten Händen. Zu den im 2. Lebenshalbjahr besonders aktiven Stellreflexen zählen **Halsstellreflex** (bei Seitwärtsdrehung des Kopfes folgt der Körper en bloc nach, ab 2. Mon.), **Körperstellreflex** (der Kopfdrehung folgt zunächst der Schultergürtel, dann das Becken) u. **Labyrinthstellreflex** (ermöglicht das Kopfheben in Bauchlage mit 2 Mon., in Rückenlage mit 4–6 Mon., sowie die normale Einstellung des Kopfes im Raum). Sie werden zum Ende des 1. Lj. schwächer, verschwinden od. werden (abgeändert) in willkürl. Bewegungen eingebaut. Vgl. Lagereaktionen.

Re|flex|epi|lepsie (↑; Epilepsie*) f: (engl.) reflex epilepsy; Form der Epilepsie*, bei der Anfälle durch einfache sensorische Reize (meist visuell), Bewegungen od. komplizierte mentale Prozesse (Entscheiden, Schreiben, Rechnen, Kartenspielen) ausgelöst werden.

Re|flexe, primi|tive (↑) m pl: s. Reflexe, frühkindliche.

Re|flexe, propri|o|zeptive (↑) m pl: s. Propriozeption.

Re|flexe, viszero|kutane (↑) m pl: (engl.) viscerocutaneous reflexes; bei Reizung, Erkr. od. Schädigung innerer Organe auftretende reflektor. Veränderungen in den entspr. Head*-Zonen, z. B. Vasokonstriktion od. Vasodilatation, auch Hyperästhesie, Hyperalgesie, Hyperpathie; Afferenzen der inneren Organe werden dabei über sympath. u. parasympath. Fasern zum Rückenmark u. über Rami communicantes u. Hauteffferenzen fortgeleitet.

Re|flex|in|kontinenz (↑; Inkontinenz*) *f*: (engl.) *reflex incontinence*; Harninkontinenz bei Reflexblase*.

Re|flexion (↑) *f*: (engl.) *reflection*; (physik.) Zurückwerfen von Wellen*, z. B. von Licht od. Schall.

Re|flex, psycho|galvanischer (↑) *m*: (engl.) *psychogalvanic reflex*; Änderung des elektr. Hautwiderstands als Reaktion auf Schmerzreize u. in Abhängigkeit von Affekten; Messung des p. R. mit einem sog. Lügendetektor als (fragwürdiges) Testverfahren.

Re|flex, reno|renaler (↑) *m*: (engl.) *renorenal reflex*; durch einseitige Nierenerkrankung reflektor. (wahrscheinl. über den N. splanchnicus thoracicus minor) ausgelöste Schmerzen bzw. Nierenfunktionsstörung der gesunden Gegenseite.

Re|flex|tod (↑): (engl.) *reflexogenic cardiac arrest*; vermutl. durch reflektor. Reaktion (auf meist äußere Einwirkung) eingetretener Tod; **Vork.:** Asystolie* bei Schlag od. Druck auf den Karotissinus*, Bolustod*, Tod inf. Degeneration von Kammerflattern in Kammerflimmern durch Katecholaminwirkung bei Sympathikusaktivierung, i. w. S. auch durch exzessive Blutdruckänderung bei Schlaganfall.

Re|flex, vestibulo|okulärer (↑) *m*: (engl.) *vestibuloocular reflex*; Abk. VOR; von den Bogengängen des Innenohrs gesteuerter Stellreflex zur Stabilisierung des Netzhautbildes mit kompensator. Gegenbewegung der Augen bei Kopfdrehung (vgl. Nystagmus); **klin. Bedeutung:** (physiol.) Suppression des VOR durch Fixation; (pathol.) s. Symptom, zerebellares.

Re|flex, zilio|spinaler (↑) *m*: (engl.) *ciliospinal reflex*; syn. Parrot-Zeichen; Mydriasis* als Reaktion auf einen Schmerzreiz (im Allg. durch Kneifen der Haut am Nacken); bes. lebhaft bei Schädigung des Diencephalon.

Re|flex|zonen|massage (↑; Zona*) *f*: (engl.) *segmental-reflex massage*; Massagetechnik, die durch Druck auf best. Punkte u. Regionen zur reflektor. Beeinflussung innerer Organe führen soll (vgl. Segmenttherapie); **Formen:** z. B. Bindegewebemassage*; vgl. Kolonmassage.

Re|flux (lat. *refluere*, *refluxus* zurückfließen, überfließen) *m*: Rückfluss.

Re|flux, duo|deno|gastrischer (↑) *m*: (engl.) *duodenogastric reflux*; Rückfluss von Galle (Gallensäure) u. Lysolecithin aus dem Duodenum in den Magen; führt zu einer Schädigung der Magenschleimhaut i. S. einer Gastritis* Typ C; **Vork.:** sowohl bei Gesunden als auch bei Pat. mit Ulkuskrankheit u. nach Magenoperation.

Re|flux|gastritis (↑; Gastr-*; -itis*) *f*: s. Gastritis; Reflux, duodenogastrischer.

Re|flux, gastro|ösophagealer (↑) *m*: (engl.) *gastrooesophageal reflux*; Rückfluss von Magenflüssigkeit in die Speiseröhre; s. Refluxkrankheit.

Re|flux, hepato|jugulärer (↑) *m*: (engl.) *hepatojugular reflux*; bei der körperl. Untersuchung sichtbar zunehmende Füllung der Jugularvenen bei manuellem Druck auf die inf. Herzinsuffizienz* od. Pericarditis constrictiva gestaute Leber (Stauungsleber*, Cirrhose* cardiaque) des mit dem Oberkörper um 30–45° hochgelagerten Pat. aufgrund des vermehrten Blutangebots vor dem re. Herzen (Verstärkung der Einflussstauung*); fehlt bei Hepatomegalie inf. Budd*-Chiari-Syndrom.

Re|flux, intra|renaler (↑) *m*: (engl.) *intrarenal reflux*; röntg. Befund der Miktionszystourethrographie* mit Rückfluss von Harn in das Nierenparenchym; **Urs.:** meist hochgradiger vesikoureterorenaler Reflux* (ab Grad III); selten abnorme Papillenstruktur (sog. Refluxpapillen), durch die es bei Erhöhung des Nierenbeckenkelchdrucks nicht zum Verschluss kommt, od. bei Fornixruptur*; **Formen:** pyelotubulärer, pyelointerstitieller, pyelosubkapsulärer intrarenaler Reflux.

Re|flux|krankheit (↑): (engl.) *gastro-esophageal reflux disease* (Abk. GERD); gehäufter gastroösophagealer Reflux mit klin. Beschwerden; **Häufigkeit:** Prävalenz in westl. Industrienationen ca. 10–20 %; **Einteilung:** 1. nach Ätiol. u. Path.; **a)** primäre R.: inkompetenter Verschlussmechanismus des unteren Ösophagussphinkters (Kardiainsuffizienz* bei axialer Hiatushernie*); **b)** sekundäre R.: Auftreten bei bekannter Urs. mit nachweisbaren anat. Veränderungen am gastroösophagealen Übergang (z. B. bei progressiver systemischer Sklerose* od. nach Myotomie wegen einer Achalasie*); **2.** nach Manifestationsform; **a)** nichterosive R. (Abk. NERD für engl. *nonerosive reflux disease*); endoskop. keine Läsion nachweisbar; **b)** erosive R. (Abk. ERD für engl. *erosive reflux disease*); endoskop. Läsionen (Entz.) nachweisbar; s. Refluxösophagitis; **c)** Barrett*-Ösophagus; **d)** extraösophageale Manifestation der R. (meist respirator.: chron. Husten, Asthma bronchiale, Laryngitis); **Sympt.:** meist Sodbrennen, auch Ruktus, Dysphagie, Regurgitation, retrosternaler Schmerz (Brennen), Oberbauchschmerz u. a.; Vork. abhängig von Nahrungsaufnahme (z. B. postprandial bzw. nach langdauernder Karenz) u. Körperhaltung (z. B. flaches Liegen); **Kompl.:** u. a. Aspiration*, Barrett-Ulkus; **Diagn.:** Gastroskopie* mit Biopsie, Ösophagomanometrie*, Langzeit-pH-Metrie, Ösophagogastrographie*; **Ther.:** je nach Form u. Klin. pharmak. (v. a. Protonenpumpen*-Hemmer) od. auch chir. (v. a. laparaoskop. Fundoplicatio*).

Re|flux|nephro|pathie (↑; Nephr-*; -pathie*) *f*: (engl.) *reflux nephropathy*; progressive Zerstörung des Nierenparenchyms mit Narbenbildung u. segmentbetonter Schrumpfung durch persistierende od. rezidivierende Pyelonephritis inf. eines vesikoureterorenalen Refluxes*; **Diagn.:** Sonographie, i. v. Urographie*, Radioisotopennephrographie*; **Ther.:** antibiot. Sanierung der Harnweginfektion u. anschl. antibiotische Langzeitprophylaxe; ggf. ureterale Antirefluxplastik*; bei massiver Funktionsstörung u. Entzündungsfokus evtl. Nephrektomie.

Re|flux|öso|phagitis (↑; Ösophagus*; -itis*) *f*: (engl.) *reflux esophagitis*; ösophageale Manifestation der Refluxkrankheit* (Abk. ERD für engl. *erosive reflux disease*); **Einteilung:** nach endoskop. Klassifikation: Savary u. Miller sowie Los-Angeles-Klassifikation: s. Tab. **Urs.:** Insuffizienz der Kardia u. Reflux von Magensäure, häufig gleichzeitig beste-

Reflux, vesikoureterorenaler

Refluxösophagitis
Einteilung

Grad	klinische Merkmale
I	nicht konfluierende Erosionen mit und ohne fibrinoide Nekrose
II	konfluierende Epitheldefekte
III	zirkulärer Epithelverlust durch Erosionen und Ulzera
IV	peptische Striktur bzw. narbige Stenose, marginales Ulkus oft in Verbindung mit Zylinderzellersatz

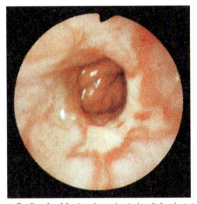

Refluxösophagitis: ösophagoskopischer Befund [23]

hende Hiatushernie*; **Klin.:** Sodbrennen (75 %), Aerophagie (60 %), Dysphagie (50 %), Regurgitation von Mageninhalt (40 %), epigastr. Schmerzen (30 %); Beschwerden verstärken sich postprandial, im Liegen u. bei Betätigung der Bauchpresse; auch extraösophageale Sympt.: Laryngitis, asthmat. Beschwerden, chron. Bronchitis (inf. Mikroaspiration), stenokard. Beschwerden (kardia-kardiale Reflexbahn); **Kompl.:** Ulkus, Blutung, Aspiration, Barrett*-Ösophagus, Schatzki*-Ring; **Diagn.:** Ösophagoskopie (s. Abb.) mit Biopsie, ggf. Ösophagomanometrie u. Langzeit-pH-Messung; **Ther.:** 1. Hochlagerung des Oberkörpers, Verzicht auf Alkohol u. Nicotin, Regulierung des Gewichts, der Ess- u. Schlafgewohnheiten; 2. Protonenpumpenhemmer; bei Helicobacter-pylori-Infektion Eradikationstherapie; 3. laparoskop. Fundoplicatio*, Antirefluxprothese*, ggf. Teresplastik*, bei Hiatushernie hintere Hiatoplastik* zur Einengung des Hiatus oesophageus, ggf. auch mit Netzplastik; **DD:** Dysphagie* anderer Urs., Ulkuskrankheit*, Pankreatitis*, koronare Herzkrankheit*.

Re|flux, vesiko|renaler (↑) *m*: (engl.) *vesicorenal reflux*; Zurückfließen von Harn aus der Blase in das Nierenbeckenkelchsystem; klin. gängige Kurzbez. für vesikoureterorenaler Reflux*.

Re|flux, vesiko|ureteraler (↑) *m*: (engl.) *vesico-ureteral reflux*; Zurückfließen von Harn aus der Blase in den Ureter; klin. gängige Kurzbez. für vesikoureterorenaler Reflux*.

Re|flux, vesiko|uretero|renaler (↑) *m*: (engl.) *vesicoureteral reflux*; ein- od. beidseitiges Zurückfließen von Harn aus der Blase in den Ureter u./od. das Nierenbeckenkelchsystem; kann sich bei defekten Papillen od. hohem Binnendruck als intrarenaler Reflux bis in das Nierenparenchym fortsetzen; **Urs.:** 1. primär angeboren: Fehlbildung der Uretermündung in die Blase mit mangelhafter Ventilfunktion des endständigen, intramuralen Harnleitersegments (sog. Ostieninsuffizienz); kann bei niedrigem Refluxgrad durch Wachstums- u. Reifungsprozesse in den ersten Lj. spontan ausheilen (Spontanmaturation); 2. sekundär:

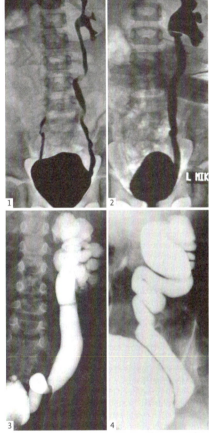

Reflux, vesikoureterorenaler: 1: Grad I (im Bild links): Reflux erreicht nur Ureter; Grad II (rechts): Reflux erreicht Nierenbecken u. Kelche; 2: Grad III: zusätzl. mäßige Dilatation von Ureter, Nierenbecken u. -kelchen; 3: Grad IV: erhebl. Dilatation u. beginnende Schlängelung des Ureters, erhebl. Dilatation des Nierenbeckens, Kelche erweitert u. verplumpt; 4: Grad V: grobe Dilatation u. Schlängelung des Ureters, Kelchstruktur aufgehoben, Impression der Papillen nicht mehr sichtbar (Hydronephrose); Röntgenaufnahmen mit Kontrastmittel [37]

Refraktärphase

bei sog. Hochdruckblase inf. neurogener Blasenentleerungsstörung*, iatrogen bei Ostienresektion od. -verletzung (z. B. bei Ureterorenoskopie*), Ureterozelenschlitzung, Einlage eines Doppel-J-Katheters (s. Ureterschiene); **Einteilung:** in Schweregrade, s. Abb.; **Klin.:** erhöhtes Risiko für rezidiv. Harnweginfektionen*, insbes. Pyelonephritis* mit Gefahr der Refluxnephropathie*) u. Niereninsuffizienz*; **Diagn.:** Standardmethode: Miktionszystourethrographie* (Abb. dort); Refluxsonographie od. Radionuklidzystographie*; **Ther.:** nur bei Auftreten von Harnweginfektionen erforderl.; beim Kleinkind nach Möglichkeit Überbrückung mit antibiot. Langzeitprophylaxe bis zur evtl. Spontanmaturation; ggf. Antirefluxplastik* od. Ostiumunterspritzung; bei sekundärem v. R. Beseitigung verursachender, auslösender Faktoren. Vgl. Megazystis-Megaureter-Syndrom.

Re|fraktär|phase (lat. refractarius widerspenstig; Phase*) *f*: (engl.) *refractory period*; mit der Repolarisation des Membranpotentials (nach einem Aktionspotential*) einhergehende Zeit, in der am betroffenen Membranabschnitt trotz maximaler Reizintensität erst kein (absolute R.), dann ein in seiner Amplitude vermindertes, evtl. verlängertes Aktionspotential (relative R.) auslösbar ist; absolute R. des Herzmuskels beträgt 0,2–0,3 Sek., des Skelettmuskels wenige Millisekunden.

Re|fraktion (lat. refringere, refractus aufbrechen, hemmen) *f*: (engl.) *refraction*; Lichtbrechung; beim menschl. Auge die Beziehung des Gesamtbrechungszustands aller opt. Medien zur Achsenlänge des Auges; wird als Differenz zwischen Brechwert*, den das Auge zur Einstellung des Fernpunkts im Unendlichen benötigt, u. Brechwert im nicht akkommodierten Zustand berechnet; bei Normalsichtigen =0 (Emmetropie*), bei Kurzsichtigen <0 (Myopie*), bei Weitsichtigen >0 (Hypermetropie*). Vgl. Ametropie.

Re|fraktions|an|omalie (↑; Anomalie*) *f*: (engl.) *refractive anomalies, errors*; Oberbegriff für versch. Brechungsfehler der Augen; s. Hypermetropie, Myopie.

Re|fraktions|bestimmung (↑): (engl.) *refractometry, refraction*; (ophth.) Bestimmung der Refraktion*, subjektiv durch Brillengläser, objektiv durch Skiaskopie* od. Refraktometer*. Vgl. Phoropter.

Re|frakto|meter (↑; Metr-*) *n*: (engl.) *refractometer*; opt. Instrument zur Bestimmung des Brechungsindexes eines Stoffs, meist durch Ermittlung des Grenzwinkels der Totalreflexion bzw. des streifenden Austritts; **Anw.:** in der Ophth. zur Refraktionsbestimmung* des Auges.

Refsum-Syn|drom (Sigvald R., Neurol., Oslo, 1907–1991) *n*: (engl.) *Refsum's disease*; syn. Heredopathia atactica polyneuritiformis; autosomal-rezessiv erbl. peroxisomale Stoffwechselstörung, bei der es durch Mutationen im Gen für Phytanoyl-CoA-Hydroxylase (Genlocus 10pter-p11.2) od. Peroxin-7 (Genlocus 6q22-q24) zur Störung der Phytansäureoxidierung u. Speicherung von Phytansäure* kommt; **Sympt.:** Manifestation v. a. zwischen 10. u. 20. Lj. mit Ichthyose* der Haut (milde, helle Schuppung), Knochenanomalien, Retinopathia* pigmentosa, progredienter Schwerhörigkeit, Polyneuropathie* u. zerebellaren Symptomen (v. a.

Ataxie); **Diagn.:** Nachw. von Phytansäure in Blut u. Harn; Pränataldiagnostik* möglich; **Ther.:** Diät ohne Gemüse, Obst u. Butter sowie Reduktion tier. Fette; **Progn.:** unter Diät weitgehende Rückbildung der Sympt. möglich. Vgl. Neuropathie, hereditäre motorisch-sensible.

Regel|an|omalien (Anomalie*) *fpl*: s. Zyklusstörungen.

Regel|biss: Neutralbiss*.

Regel|blutung: s. Menstruation.

Regel|kreis: (engl.) *feedback mechanism*; Vorgang, bei dem ein tatsächlicher (gemessener) Wert (Ist-Wert) mit dem vorgegebenen Wert (Soll-Wert) einer konstant zu haltenden Größe (Regelgröße) verglichen u. an ein regulierendes Zentrum (Regler) gemeldet wird; **Prinzip:** bei Differenz (Regelabweichung) zwischen Soll-Wert u. Ist-Wert der Regelgröße Steuersignale an einen Korrekturmechanismus, die meist das umgekehrte Vorzeichen der Regelabweichung (negative Rückkopplung*) haben; **Funktion:** u. a. Homöostase* von mittlerem Blutdruck, Blutzuckerspiegel u. Körperkerntemperatur sowie Regelung von Atmung u. endokrinen Funktionen.

Regen|bogen|farben|sehen: (engl.) *iridopsia*; Wahrnehmung von Farbringen um Lichtquellen im Glaukomanfall; Kontrolle des Augeninnendrucks ist unbedingt erforderlich. Vgl. Glaukom.

Regen|bogen|haut: s. Iris.

Re|generation (lat. regenerare von neuem hervorbringen) *f*: (engl.) *regeneration*; Heilung, Wiederherstellung; (histol.) Ersatz bzw. Erneuerung untergegangenen Gewebes; **1.** (physiol.) normale zykl. Erneuerung proliferierender Gewebe (z. B. Schleimhäute, Haut); **2.** (pathol.) Erneuerung nach vorangegangener Gewebeschädigung; vgl. Reparation.

Regio (lat.) *f*: Gegend; (anat.) Körpergegend (s. Abb.).

Region (↑) *f*: Gegend; besonders auch Gegend der Körperoberfläche; vgl. Bauchregionen.

regionär (↑): (engl.) *regional*; best. Körpergegend betreffend.

Regional|an|ästhesie (↑; Anästhesie*) *f*: (engl.) *regional anesthesia*; Form der Lokalanästhesie* mit Applikation des Lokalanästhetikums* perineural (s. Leitungsanästhesie) od. i. v. (intravenöse R.: s. Bier-Block).

Re|gression (lat. regressio Rückkehr) *f*: **1.** (engl.) *regression*; (onkolog.) Rückbildung von malignen Tumoren unter Ther.; **2.** (psychoanalyt.) Abwehrmechanismus* mit Zurücknehmen reifer u. differenzierter psych. Verhaltensweisen auf frühkindl. od. entwicklungsgeschichtl. ältere Stufen zur Entlastung von einer als unerträglich empfundenen Situation; **3.** (psychol.) im gesunden Erleben die Fähigkeit, bei reifen, erwachsenen Beziehungen auch Geborgenheits- u. Verschmelzungswünsche zu erleben; **4.** (statist.) s. Regressionsanalyse.

Re|gression, kaudale (↑) *f*: (engl.) *caudal regression syndrome*; seltener Fehlbildungskomplex unbekannter Ätiol. mit sakrokokzygealer Agenesie* bzw. Hypoplasie der unteren Wirbelsäule, dysplast. Becken u. hypoplast. unteren Extremitäten (bis zur sog. Sirenomelie*) sowie assoziierten ösophagealen (Atresie), intestinalen (meist analen),

Rehabilitationsrecht

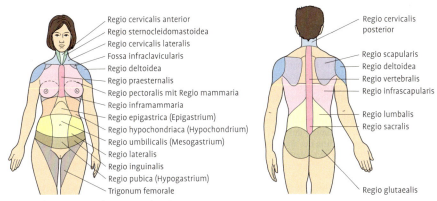

Regio: wichtige anatomische Regionen des Körpers

urogenitalen bzw. kardialen Fehlbildungen; Beteiligung vom Rückenmark mögl.; **Vork.:** gehäuft u. a. bei Kindern diabet. Mütter (1:1000).

Re|gressions|ana|lyse (↑; Analyse*) *f*: (engl.) *regression analysis*; statistisches Verf. zur Analyse u. Spezifikation der funktionalen Abhängigkeit einer Kriteriumsvariablen (abhängige Variable, y) von einer od. mehreren Prädiktorvariablen (unabhängige Variable, x) durch Anpassung einer Geradengleichung an eine Punktwolke; die resultierende Gerade wird als Regressionsgerade* bezeichnet.

Re|gressions|gerade (↑): (engl.) *regression line*; (statist.) graph. Darstellung des Zusammenhangs zw. einer abhängigen u. einer od. mehreren unabhängigen Variablen bei Unterstellung linearer Zusammenhänge; die Existenz einer R. lässt sich mit statist. Testverfahren prüfen. Vgl. Korrelationskoeffizient.

Re|gressions|grading (↑; engl. to grade einstufen) *n*: (engl.) *regression grading*; histol. od. zytol. Beurteilung therapiebedingter morphol. Veränderungen eines chemo-, hormon- od. strahlentherap. behandelten malignen Tumors, z. B. beim Prostatakarzinom*.

Regulation, en|zymatische (lat. regula Richtschnur, Norm) *f*: s. Enzyme.

Regulation, ortho|statische (↑) *f*: (engl.) *orthostatic regulation*; Mechanismus zur Regulierung des Blutdrucks beim Wechsel von liegender od. sitzender zu aufrechter Körperhaltung; Erhöhung der Herzfrequenz u. des peripheren Widerstands*, Aktivierung der Katecholaminausschüttung u. des Renin*-Angiotensin-Aldosteron-Systems als Reaktion auf hydrostat. Umverteilung des Blutvolumens. Störung der o. R. führt zu orthostatischer Hypotonie*.

Regulator|gen (↑; Gen*) *n*: (engl.) *regulatory gene*; zur Regulation der Proteinbiosynthese* notwendige DNA-Struktur, die ein dazugehöriges Operon* durch Bildung eines Repressors inaktivieren kann.

Re|gurgitation (Re-*; lat. gurges Schlund) *f*: **1.** (engl.) *regurgitation*; (gastroenterol.) Zurückströmen von Speisen in die Mundhöhle; z. B. bei Ösophagusstenose*, Ösophagusdivertikel* u. Zenker*-Divertikel; **2.** (angiolog.) Zurückströmen von Blut; z. B. (kardiol.) bei Herzklappeninsuffizienz (s. Herzklappenfehler) mit R. aus den großen Arterien ins Herz bei Taschenklappeninsuffizienz (Aortenklappeninsuffizienz*, Pulmonalklappeninsuffizienz*) od. aus den Herzkammern in die Vorhöfe bei Segelklappeninsuffizienz (Mitralklappeninsuffizienz*, Trikuspidalklappeninsuffizienz*). Vgl. Regurgitationsquotient.

Re|gurgitations|quotient (↑; ↑) *m*: (engl.) *regurgitation quotient*; (kardiol.) Quotient aus Regurgitationsvolumen u. effektivem Auswurfvolumen zur Quantifizierung einer Herzklappeninsuffizienz (s. Herzklappenfehler). Vgl. Regurgitation.

Re|gurgitations|welle (↑; ↑): (engl.) *regurgitation wave*; positiver Venenpuls* vor einer insuffizienten Herzklappe (s. Herzklappenfehler) inf. Regurgitation*.

RehaAnglG: Abk. für **G**esetz über die **Angl**eichung der Leistungen zur **Reha**bilitation; aufgehoben durch Gesetz vom 19.6.2001 (BGBl. I S. 1046) mit Wirkung vom 1.7.2001; s. Rehabilitationsrecht.

Re|habilitation (Re-*; lat. habilis passend, tauglich) *f*: (engl.) *rehabilitation*; nach dem Verständnis der Vereinten Nationen Prozess, der darauf abzielt, dass Menschen mit Behinderung* ihr optimales physisches, sensor., intellektuelles, psych. u./od. soziales Funktionsniveau erreichen u. aufrechterhalten, indem ihnen Hilfestellungen zur Änderung ihres Lebens geben wird; rehabilitative Maßnahmen i. S. der ICF* umfassen Leistungen zum Ausgleich von Schädigungen der Körperfunktion u. -strukturen sowie von Beeinträchtigungen der Aktivitäten u. Teilhabe am Leben in der Gesellschaft. Vgl. Prävention; Ergotherapie; Logopädie; Sporttherapie; Physiotherapie.

Re|habilitations|potential (↑; ↑) *n*: (engl.) *rehabilitation potential*; prognostisches Kriterium bzgl. der Erfolgschancen rehabilitativer Maßnahmen mit Beurteilung der Fähigkeitsstörung im Hinblick auf das Vorhandensein u. den wirtschaftl. Einsatz von Rehabilitation.

Re|habilitations|recht (↑; ↑): (engl.) *rehabilitation act*; Bez. für Gesamtheit der gesetzl. Regelungen mit dem Ziel der Eingliederung bzw. Wiedereingliederung von Menschen mit Behinderung* in Familie, Beruf u. Gesellschaft unabhängig von der Urs. der Behinderung; im SGB IX gesetzlich geregeltes R. fasst alle Regelungen zusammen, die für die Rehabilitationsträger (z. B. Gesetzliche Krankenversicherung, Unfallversicherung) gelten. Vgl. Rehabilitation.

Rehbein-Operation (Fritz R., Kinderchir., Göttingen, Bremen, 1911–1991) *f*: **1.** (engl.) *Rehbein's operation*; op. Resektion des aganglionären u. erweiterten Darmabschnitts bei kongenitalem Megakolon* mit Wiederherstellung der Darmkontinuität durch End-zu-End-Anastomosierung der verschiedenlumigen Darmabschnitte unter konischer Einengung des oralen Darmlumens durch Keilexzision u. evtl. Lumenerweiterung des aboralen Darms durch Inzision od. Dehnung; **2.** abdominoperineale Durchzugoperation bei hohen Formen der anorektalen Fehlbildung* (obsolet).

Rehn-Fowler-Lagerung (Ludwig R., Chir., Frankfurt a. M., 1849–1930): s. Fowler-Lagerung.

Rehrmann-Plastik (Alfred R., Kieferchir., Düsseldorf, 1910–1979; -plastik*) *f*: (engl.) *Rehrmann's flap*; chir. Verschluss einer Mundantrumfistel* durch einen bukkal gestielten trapezförmigen Mukoperiostlappen; **Meth.**: Verlängerung des Lappens durch horizontale Periostschlitzung*, Abdeckung des Defekts, Adaptation der Wundränder u. palatinale Vernähung.

Reibe|geräusch: (engl.) *attrition murmur, rub*; kurz Reiben; durch die Auskultation über Pleura, Perikard od. Peritoneum wahrzunehmendes schabendes Geräusch, wenn eine seröse Haut durch entzündl. Auflagerungen rau geworden ist u. sich bei Bewegung (Atmung, Herzaktion) am anderen Blatt reibt. Einteilung in die sog. extraperikardiale Reiben* u. ein perikardiales R. (s. Perikarditis). Vgl. Atemgeräusche, Lederknarren.

Reiben, extra|peri|kardiales: (engl.) *extrapericardial rub*; syn. pleuroperikardiales Reiben; sog. pseudoperikardiale Geräusche; Form des Reibegeräuschs* bei der Auskultation; klingt wie Lederknarren u. entsteht durch gegenseitige Verschiebung entzündl. veränderter seröser Häute, z. B. Pleura parietalis gegen Pleura visceralis bei Pleuritis sicca; Pleura mediastinalis gegen Pleura pulmonalis od. Perikard (Pericarditis externa) bei Mediastinitis*. Im ersten Fall ist das Geräusch atemabhängig, im zweiten ist es auch bei Apnoe nachweisbar (Herzaktion).

Reib|test *m*: (engl.) *rubbing test*; Hauttestverfahren bei Kleinkindern u. Pat. mit vermutetem hohem Sensibilisierungsgrad u./od. unbekanntem Allergengehalt, um system. Reaktionen (s. Intrakutantest) zu vermeiden; Nativmaterial od. ein mit Allergenextrakt getränkter Watteträger wird 15–20mal kräftig über die Beugeseite des Unterarms gerieben; Beurteilung des Testergebnisses nach 20 Min.: positiv mit multiplen, follikulär angeordneten Quaddeln auf erythematösem Grund; bei negativem Ausfall wird die Untersuchung mit Scratch*-Test bzw. Prick*-Test fortgesetzt.

Reichel-Syn|drom (Paul F. R., Chir., Chemnitz, 1858–1934) *n*: Gelenkchondromatose*.

Reichert-Knorpel (Karl B. R., Anat., Physiol., Dorpat, Berlin, 1811–1883): (engl.) *Reichert's cartilage*; Knorpel des 2. Kiemenbogens; bildet mit dem dorsalen Ende den Steigbügel, den Griffelfortsatz des Schläfenbeins sowie das Lig. stylohyoideum u. mit seinem ventralen Ende die obere Hälfte des Zungenbeinkörpers sowie das kleine Zungenbeinhorn.

Reichert-Membran (↑) *f*: (engl.) *Reichert's membrane*; syn. Bowman-Membran; Lamina limitans ant. der Cornea*.

Reichs|versicherungs|ordnung: (engl.) *Reich Insurance Code*; Abk. RVO; vom 19.7.1911 (RGBl. S. 509) in der Fassung vom 15.12.1924 (RGBl. I S. 779), häufig ergänzt u. geändert; bildete lange Zeit die einheitl. gesetzl. Grundlage der die Krankenversicherung*, Unfallversicherung* u. Arbeiterrentenversicherung umfassenden Sozialversicherung in Deutschland; die Vorschriften über die Kranken-, Unfall- u. Rentenversicherung* sind inzwischen nahezu vollständig in das Sozialgesetzbuch* aufgenommen worden.

Reich|weite: (engl.) *reach*; (physik.) Bez. für die Wegstrecke, die elektr. geladene Korpuskel direkt ionisierender Strahlung* (z. B. Elektronen, Alphateilchen) in Materie zurücklegen können, bis sie wegen der kontinuierl. Abbremsung ihre gesamte Energie verloren haben; die R. ist abhängig von Masse u. Ladung der Teilchen, ihrer Anfangsenergie u. der Art der durchdrungenen Materie; für Elektronen in Wasser u. Weichteilgewebe beträgt sie ca. die Hälfte ihrer Energie (MeV) in cm; bei Photonenstrahlung (nicht direkt ionisierende Strahlung, z. B. Gammastrahlung, Röntgenstrahlung) kann eine R. nicht angegeben werden; ihre Durchdringungsfähigkeit wird durch die Angabe einer Halbwertschichtdicke* od. Zehntelwertschichtdicke charakterisiert.

Reife: (engl.) *maturity*; (lat.) Maturitas; Zustand der Vollendung u. Festigung der körperl. u. psych. Differenzierung u. Integrierung der Lebensanforderungen; körperl. R. als Abschluss der körperl. Entw. in Mitteleuropa bei Frauen im Durchschnitt mit 17. Lj., bei Männern mit 21. Lj.; Erreichen der psych. u. sozialen R. ist zeitl. nicht einzugrenzen, i. d. R. wesentlich länger andauernder, individueller Entwicklungsprozess. Vgl. Entwicklungsphasen; Lebensabschnitte.

Reife|bestimmung, intra|uterine: (engl.) *intrauterine maturity test*; Reifebestimmung des ungeborenen Kindes, v. a. durch Fetometrie* mit Ultraschalldiagnostik*, pränataler Lungenreifediagnostik* u. Amniozentese*, u. Beurteilung des Reifegrads der Plazenta.

Reifenstein-Syn|drom (Edward C. R. Jr., amerikan. Endokrin., 1908–1975) *n*: s. Feminisierung, testikuläre.

Reife|teilung: Meiose*.

Reife|zeichen des Neu|geborenen: (engl.) *neonatal maturity signs*; Kriterien der Geburtsreife eines Neugeborenen; Körperlänge mind. 48 cm, Körpergewicht mind. 2500 g, Schulterumfang größer als Kopfumfang (Frank-Zeichen), rel. Kopfhöhe 25 cm (Stratz), rel. Brustumfang 33–35 cm (von Jaschke), subkutane Fettpolster prall, guter Hautturgor, Farbe rosig (nicht rot!), Mamillen leicht erhaben, Fältelung der Handinnenflächen u. Fußsohlen, Lanugobehaarung nur noch an Schultern, Oberarmen u. oberem Rücken, Nägel bedecken od. überragen die Fingerkuppen, große Labien bedecken die kleinen, Hoden im Skrotum, Nasen- u. Ohrenknorpel fest; zur Bestimmung der SSW stehen versch. Schemata zur Verfügung (z. B. Farr*- od. Petrussa*-Index); Schätzung auch nach dem neurol. Entwicklungsstatus (s. Reflexe, frühkindliche). Vgl. Frühgeborenes; Ballard-Score.

Reifung: (engl.) *maturation*; autonomer Vorgang der körperl. u. psychosozialen Differenzierung, der nicht durch Erfahrung, Übung, Erziehung, Sozialisation u. Erkenntnisgewinn erklärbar ist u. zu körperl., psych. u. sozialer Reife* führt.

Reifungs|dis|soziation (Dissoziation*) *f*: (engl.) *maturation dissociation*; Missverhältnis im Reifegrad nach Kern u. Zytoplasma einer Zelle, z. B. R. von Zellen der Granulo-* u. Erythrozytopoese* bei tox. Knochenmarkschädigung od. Eisenmangelanämie*.

Reifungs|pro|zess, post|tran|skriptionaler *m*: s. mRNA-Reifung.

Reihen|verdünnungs|test *m*: Agardilutionstest*.

Reihen|vergiftung: typ. z. B. bei Schwefelwasserstoffintoxikation*; hohe H_2S-Konz. werden bereits nach wenigen Sek. nicht mehr wahrgenommen (Geruchslähmung); der Bergungsversuch von Vergiftungsopfern aus H_2S-gefüllten Räumen kann bei Rettungspersonen daher ebenfalls zu Vergiftungserscheinungen u. Bewusstlosigkeit führen.

Reil-Furche (Johannes Ch. R., Anat., Halle, Berlin, 1759–1813): s. Beau-Reil-Querfurchen.

Reil-Insel (↑): s. Insel.

Reilly-Granulations|an|omalie (William A. R., amerikan. Päd., geb. 1901; Granulum*; Anomalie*) *f*: Alder*-Reilly-Anomalie.

Re|im|plantation (Re-*; In-*; lat. *plantare* pflanzen) *f*: s. Replantation.

Re|in|farkt (↑; Infarkt*) *m*: (engl.) *reinfarction*; syn. Rezidivinfarkt; erneutes Auftreten eines Herzinfarkts*.

Re|in|fektion (↑; Infekt-*)*f*: (engl.) *reinfection*; erneute Infektion (Wiederinfektion) mit den gleichen Erregern nach bereits erfolgter Ausheilung; vgl. Superinfektion, Sekundärinfektion.

Reinke-Kristalle (Friedrich B. R., Anat., Rostock, 1862–1919): (engl.) *Reinke's crystalloids*; im Zytoplasma der Leydig*-Zwischenzellen manchmal nachzuweisende stäbchen- od. keilförmige Eiweißkristalloide.

Reinke-Ödem (↑; Ödem*) *n*: (engl.) *Reinke's edema*; subepitheliales, meist beidseitiges Stimmlippenödem (s. Abb.); Frauen häufiger betroffen als Männer; **Urs.:** insbes. starke Stimmbelastung (z. B. Lehrer) u. äußere Noxen (chron. Reizung durch

Zigarettenrauch); **Klin.:** Dysphonie*, Diplophonie, selten Stridor; **Diagn.:** Laryngoskopie; **Ther.:** Schadstoffkarenz, mikrochir. Abtragung der Schleimhautschwellung (zweizeitig), Logopädie.

Rein|kultur (lat. *cultura* Züchtung) *f*: (engl.) *pure culture*; Kulturverfahren zur Isolierung eines Bakterienstamms aus einer gemischten Erregerpopulation); vgl. Einzelkultur.

Reis|agar *m*: (engl.) *rice agar*; Nährboden zur Differenzierung von Hefen insbes. für die Chlamydosporenentwicklung von Candida* albicans.

Reise|diar|rhö (Diarrhö*) *f*: (engl.) *traveller's diarrhea*; Sammelbez. für fast immer milde u. selbstlimitierende Durchfallepisoden Reisender; **Einteilung: 1.** milde R.: 1–2 ungeformte Stühle pro 24 Std. ohne andere Sympt., selbstlimitierend, Dauer 1–5 Tage; **2.** mittelschwere R.: 1–2 ungeformte Stühle pro 24 Std. mit mindestens einem folgender Sympt.: Übelkeit, Erbrechen, Bauchschmerzen od. Krämpfe, Fieber, blutige Stuhlgänge bzw. mehr als 2 ungeformte Stühle pro 24 Std. ohne andere Sympt.; **3.** schwere R.: mehr als 3 ungeformte Stühle pro 24 Std. sowie mindestens eines der unter 2. genannten Sympt.; **Urs.:** >90 % der Fälle durch Bakterien verursacht, meist enterotoxinbildende bzw. enteroaggregative Escherichia*-coli-Stämme (ETEC bzw. EAEC, ca. 12–30 % bzw. ca. 25 % der Fälle), Salmonella spp, Shigella spp, Campylobacter jejuni, Vibrio spp., Aeromonas hydrophila, Plesiomonas shigelloides sowie Rotaviren u. Parasiten (Entamoeba histolytica, Cryptosporidium parvum, Giardia lamblia); Risikofaktoren: Magensäureblockade, Exposition; **Ther.: 1.** milde R.: Nahrungskarenz u. Flüssigkeitsersatz; **2.** mittelschwere R.: orale Rehydratation mit zuckerhaltiger Elektrolytlösung (½ Teelöffel Salz, ½ Teelöffel Backpulver u. 4 Esslöffel Zucker auf einen Liter Wasser); Antibiotika bei Dauer länger als 5 Tage; **3.** schwere R.: parenterale Flüssigkeitszufuhr u. orale Rehydratation, Keimdiagnostik, Antibiotika (Ciprofloxacin, alternativ Azithromycin, insbes. bei Reisen nach Südostasien, od. Rifaximin); symptomat. Ther. mit Loperamid* od. Diphenoxylat u. Spasmolytika (z. B. Butylscopolaminiumbromid) bei milder u. mittelschwerer R. nicht erforderlich, bei schwerer R. nur in Komb. mit empirischer Antibiotikaeinnahme; **Proph.:** nur Aufnahme gekochter Speisen, geschälter Früchte u. abgekochten Wassers.

Reise|krankheiten: s. Kinetosen.

Reise|venen|thrombose (Vena*; Thromb-*; -osis*) *f*: Economy*-class-Syndrom.

Reis|feld|fieber: (engl.) *rice-field fever*; fieberhafte Erkr. mit den Hauptsymptomen einer serösen, nicht eitrigen Meningitis*; **Err.:** Leptospira interrogans Serovar bataviae u. Leptospira interrogans Serovar icterohaemorrhagiae (s. Leptospira). Vgl. Bataviafieber.

Reis|körperchen: s. Corpora oryzoidea.

Reissner-Kanal (Ernst R., Anat., Dorpat, Breslau, 1824–1878; Canalis*): Ductus* cochlearis.

Reissner-Membran (↑; Membran*) *f*: (engl.) *Reissner's membrane*; syn. Membrana vestibularis; Paries vestibularis des Ductus cochlearis (häutige Schnecke).

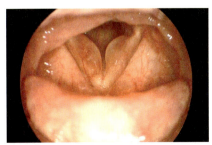

Reinke-Ödem: lappige Auftreibung beider Stimmlippen durch Flüssigkeitseinlagerung

Reis|wasser|stuhl: (engl.) *rice-water stool;* der reiswasser- od. mehlsuppenähnl. Stuhl bei Cholera*.

Reiten, therapeutisches: (engl.) *therapeutic riding;* Sammelbez. für therapeutische Verf., bei denen spez. ausgebildete Pferde zum Einsatz kommen; **Formen: 1. Hippotherapie:** Reiten als physiotherap. Behandlungsmethode bei Erwachsenen u. Kindern mit Schädigungen od. Funktionsstörungen des zentralen Nervensystems u./od. des Bewegungssystems; Prinzip: Nutzung der dreidimensionalen Bewegungen des Pferdes zur Verbesserung der motorischen Fähigkeiten (Regulierung des Muskeltonus, Steigerung der posturale Kontrolle), Stärkung der psych. Verfassung durch die Beziehung zum Tier; Voraussetzung für die Ausbildung zum Hippotherapeuten: Berufsausbildung als Physiotherapeut*; **2. heilpädagogisches Reiten/Voltigieren:** Ther. für verhaltensauffällige sowie lern- u. geistig behinderte Kinder, Jugendliche u. Erwachsene sowie psychiatrische Pat. in der unterstützten Auseinandersetzung mit ihren individuellen Schwierigkeiten in Beziehung zum Tier; fördert Koordination, Konzentration, Selbstsicherheit u. den angemessenen Umgang mit den eigenen Emotionen; wird von pädagog., psychol./psychotherap. Fachkräften mit der Weiterbildung zum Voltigier- u./od. Reitpädagogen durchgeführt; **3. Reiten für Menschen mit Behinderung:** Sportmöglichkeit für Menschen mit körperl. od. geistiger Behinderung, z. T. mit speziellen Hilfsmitteln u. ausgebildeten Pferden; durchgeführt von Trainern mit Zusatzqualifikation im Bereich Sport für Menschen mit Behinderung.

Reiter-Krankheit (Hans C. R., Hygieniker, Berlin, 1881–1969): s. Arthritis, reaktive.

Reiter-Spirochäte (↑; gr. σπεῖρα Windung; χαίτη langes Haar) *f:* (engl.) *Reiter's spirochete;* als Treponema phagedenis klassifizierte, mit Treponema* pallidum antigenetisch eng verwandte (aber im Gegensatz zu dieser einfach kultivierbare) Treponemenspecies; dient zur Herstellung von Absorptionsantigen für die Syphilis- u. Borrelioseserologie.

Reit|hosen|an|ästhesie (Anästhesie*) *f:* (engl.) *saddle block anesthesia;* Bez. für Sensibilitätsstörungen* (v. a. Anästhesie u. Hypalgesie) im Bereich der spinalen Segmente S 1–S 5 bei Schädigung von Conus medullaris od. Cauda equina; **Vork.:** v. a. Konussyndrom*; iatrogen bei Kaudalanästhesie* u. Sattelblock*.

Reit|knochen: (engl.) *rider's bone;* Myositis* ossificans circumscripta im M. sartorius bei Reitern.

Reiz: (engl.) *stimulus;* Stimulus*; (physiol./psychol.) Bez. für jede Bedingung od. Änderung in der physik. bzw. chem. Umgebung od. im Innern eines Organismus, die bei Überschreiten der sog. Reizschwelle* eine Antwort i. S. einer Empfindung od. einer Reaktion (z. B. Muskelbewegung, Drüsensekretion) hervorruft. Vgl. Sinnesreiz; Konditionierung.

Reiz, ad|äquater: (engl.) *adequate stimulus;* Reiz, für den ein Rezeptor die größte Empfindlichkeit besitzt (z. B. Licht für Photo-Rezeptoren des Auges).

Reiz|bildungs|störung: s. Erregungsbildungsstörung.

Reiz|blase: s. Blase, überaktive.

Reiz|darm|syn|drom *n:* (engl.) *irritable bowel syndrome* (Abk. IBS); früher Colon irritabile, Reizkolon; funkt. Darmstörung ohne nachweisbare biochem. od. strukturelle Normabweichung; **Sympt.:** intermittierende abdominale Schmerzen wechselnder Intensität u. Lok., Wechsel zwischen Obstipation u. Diarrhö, Gefühl der inkompletten Darmentleerung u. Blähung; häufig Komb. mit anderen Beschwerden (z. B. Migräne, Menstruationsbeschwerden, Palpitationen); **Diagn.:** Ausschlussdiagnose bei langdauernden Beschwerden mit meist unauffälligem klin. Befund; Rome-III-Kriterien: s. Tab.; **Ther.:** bei Schmerzen Spasmolytika (z. B. Butylscopolaminiumbromid), evtl. zus. mit Antidepressiva; bei Obstipation Prokinetika u. Quellmittel (z. B. Cisaprid, Flohsamenschalen, Weizenkleie); bei Diarrhö kurzzeitig Loperamid; Tegaserod, Cilansetron; Psychotherapie; **DD:** maligne od. entzündl. Darmerkrankungen. Vgl. Somatisierungsstörung; Dyspepsie, funktionelle.

Reizdarmsyndrom
Diagnostische Kriterien (Rom-III-Kriterien, 2006)

Besserung durch Defäkation

beginnend mit Änderung der Stuhlfrequenz

beginnend mit Änderung der Stuhlkonsistenz/-form

Reizdarmsyndrom liegt vor bei Symptombeginn vor mindestens 6 Monaten und rezidivierenden abdominalen Schmerzen o. a. Beschwerden an mindestens 3 Tagen pro Monat während der letzten 3 Monate in Assoziation mit mindestens 2 der oben genannten Kriterien.

Reiz|ef|fekt, iso|morpher (lat. *efficere, effectus* hervorbringen) *m:* s. Köbner-Phänomen.

Reiz|formen: s. Lymphoidzellen.

Reiz|gas|in|toxikation (Intoxikation*) *f:* (engl.) *intoxication with irritant gases;* tox. Inhalationstrauma; durch verschiedene Gase, Rauch u. Nebel (z. B. Ammoniak, Chlor, Schwefeldioxid, Stickoxide, Ozon, Salzsäure, Phosgen, Formaldehyd, Phosphorchloride, Isocyanate) ausgelöste Intoxikationserscheinungen, insbes. Reizerscheinungen der Augen u. im Bereich des Respirationstrakts (Konjunktivitis, Tracheitis, Bronchitis bis zum Lungenödem); die Eindringtiefe des Reizgases ist umgekehrt proportional zu dessen Lipophilie*. Vgl. Augenreizstoffe; Atemgifte.

Reiz|gelenk: (engl.) *irritable joint;* Bez. für akute bzw. reaktivierte Gelenkbeschwerden, die häufig mit einem Gelenkerguss* einhergehen; **Vork.:** v. a. bei Kindern, z. B. als sog. Reizknie bei Gonarthritis* bzw. Reizhüfte bei Koxitis*, sowie traumat., degenerativ od. neurogen bedingt.

Reiz|kolon *n:* s. Reizdarmsyndrom.

Reiz|leitungs|störungen: s. Erregungsleitungsstörunge.

Reiz|leitungs|system *n:* s. Erregungsleitungssystem.

Reiz|magen: s. Dyspepsie, funktionelle.

Reiz|pleo|zytose (gr. πλεῖος voll; Zyt-*; -osis*) *f:* (engl.) *irritation pleocytosis;* durch unspezifische meningeale Reizung (z. B. intrakranielle Blutung) verursachte Pleozytose* im Liquor* cerebrospinalis; vgl. Meningismus, Liquordiagnostik.

Reiz|poly|globulie (Poly-*; Globuline*) *f*: (engl.) *secondary polycythemia*; reaktive Polyglobulie*.

Reiz|schwelle: (engl.) *stimulus threshold*; Abk. RL (Abk. für Reizlimen); auch Absolutschwelle; kleinster Reiz, der gerade noch eine Empfindung od. Reaktion auslöst; Reize unterhalb der R. werden als unterschwellig bez.; überschwellige Reize lösen entweder eine Reaktion nach dem Alles*- oder-Nichts-Gesetz aus od. rufen (insbes. im Bereich der Sinnesorgane) in best. Teilbeträgen steigende Reizwahrnehmungen hervor. Die sog. Unterschiedsschwelle (auch Differenzlimen, Abk. DL) gibt den Betrag an, um den die Reizintensität zunehmen muss, damit die Reizantwort gerade als stärker wahrgenommen wird (vgl. Fechner-Gesetz). Im Bereich mittlerer Reizstärken ist der Betrag der Unterschiedsschwelle ein konstanter Bruchteil der jeweiligen Vergleichsreizintensität (sog. Weber-Gesetz). Vgl. Schwellstrom.

Reiz|serum (Sero-*) *n*: (engl.) *irritant serum*; Reizsekret; zum mikroskop. Nachweis (Dunkelfelduntersuchung) von Treponema* pallidum bei Syphilis* verwendetes, meist klares Exsudat, das nach kräftigem Reiben des Primäraffekts austritt.

Reiz|strom: (engl.) *stimulation current*; Bez. für die v. a. in der Elektrodiagnostik* u. Elektrotherapie* angewandten Impulsströme; s. Impulsstromtherapie.

Reiz|strom|therapie *f*: Impulsstromtherapie*.

Reiz|über|flutung: (engl.) *flooding*; Methode der Verhaltenstherapie, die den Pat. massiv mit realen angstauslösenden Reizen konfrontiert (Konfrontation* in vivo), um ein Verhalten der Angstvermeidung i. S. der operanten Konditionierung* zu verhindern bzw. eine Extinktion* der angstbesetzten Reiz-Reaktionsverknüpfung zu erreichen; **Anw.:** bei Angststörung, Phobie. Vgl. Implosion; Desensibilisierung, systematische.

Re|jektion (lat. reiectio Ablehnung, Zurückstoßen) *f*: (engl.) *rejection*; Abstoßung, bes. von transplantierten Organen; s. Abstoßungsreaktion.

Re|kalzi|fizierungs|tetanie (Re-*; Calc-*; lat. facere machen, tun; Tetanie*) *f*: (engl.) *postoperative tetany*; Tetanie* nach op. Entfernung eines Nebenschilddrüsenadenoms bei Hyperparathyroidismus*; **Urs.:** Verminderung des Serumcalciums durch gesteigerte Calciumaufnahme in die Knochen.

Re|kanalisierung (↑; Canalis*): **1.** (engl.) *recanalization*; (physiol.) Wiedereröffnung eines (thrombosierten) Gefäßlumens i. R. der Organisation von nekrot. Gewebe; vgl. Revaskularisation; **2.** (therap.) Eröffnung eines verengten od. verschlossenen Gefäßes od. Hohlorgans, z. B. von Blutgefäßen durch Desobliteration*, Angioplastie*, Thrombolyse*, Thrombektomie*; **3.** Refertilisierung; s. Sterilitätsoperation.

Re|klination (lat. reclinare rückwärtsbiegen) *f*: (engl.) *reclination*; syn. Reclinatio; Rückwärtsbiegen, Zurückbiegen.

Re|kom|bination (Re-*; Co-*; lat. bini je zwei) *f*: (engl.) *recombination*; Bildung neuer Genkombinationen aus genet. versch. Genomen; bei der allg. R. lagern sich (homologe) DNA-Abschnitte der Genome nebeneinander, die DNA-Stränge werden enzymat. aufgeschnitten, die betr. Abschnitte ausgetauscht u. die DNA-Stränge wieder zusammengefügt. Bei höheren Zellen findet R. beim Crossing*-over statt. R. ist auch mögl. zw. Wirts-DNA u. Virusgenom (s. Reassortment) od. DNA von Plasmiden*; die fremde DNA wird in das Wirtsgenom integriert. Die Integration erfolgt in manchen Fällen an spezif. Stellen, in anderen zufällig. Bei Bakt. sind spezif. Gene, sog. rec-Gene, bekannt, die den Rekombinationsprozess steuern. Durch Reduplikation* wird das neue genet. Material im Genom der Empfängerzelle fixiert; es kommt zu Änderungen im Phänotyp des betroffenen Organismus. Vgl. Gentechnologie; Transformation; Transduktion; Konjugation.

Re|kon|valeszenten|serum (lat. reconvalescere erstarken, sich erholen; Sero-*) *n*: (engl.) *convalescent serum*; von Menschen, die eine best. Infektionskrankheit überstanden haben, in der Rekonvaleszenz od. nach deren Genesung gewonnenes Serum, das durch seinen Gehalt an spezif. Antikörpern prophylakt. (bei Infektionsgefährdung) od. therap. (bei der Erkr.) i. S. einer passiven Immunisierung verwendet werden kann; vgl. Serumprophylaxe, Serumtherapie.

Re|konvaleszenz (↑) *f*: s. Konvaleszenz.

Re|krudeszenz (Re-*; lat. crudescere heftiger werden, zunehmen) *f*: (engl.) *recrudescence*; Wiederverschlimmerung; vgl. Exazerbation.

rektal (Rect-*): (engl.) *rectal*; das Rektum betreffend.

Rektal|fistel (↑; Fistel*) *f*: s. Analfistel.

Rektal|temperatur (↑; Temperatur*) *f*: (engl.) *rectal temperature*; im Rektum gemessene Körpertemperatur* (normal 37,0–37,4 °C); entspricht annähernd der Körperkerntemperatur.

Rekto|pexie (↑; -pexie*) *f*: (engl.) *rectopexy*; Suspensionsfixierung des Rektums bei Rektumprolaps*; das Rektum wird dabei von abdominal mobilisiert, gespannt u. anschl., ggf. nach Fixierung eines Kunststoffnetzes, an der Fascia praesacralis durch seromuskuläre Nähte angeheftet; Rezidivrate 1–11 %.

Rekto|sigmoido|skopie (↑; sigmoideus*; -skopie*) *f*: s. Proktorektosigmoidoskopie.

Rekto|skopie (↑; -skopie*) *f*: (engl.) *rectoscopy*; endoskop. Untersuchung des Rektums mit einem starren od. flexiblen Spezialendoskop (Rektosigmoidoskop) in Steinschnitt-, Knie-Ellenbogen- od. Seitenlage des Pat.; ggf. in Erweiterung als Proktorektosigmoidoskopie; **Ind.:** wichtigste Untersuchungsmethode zur Früherkennung eines kolorektalen Karzinoms* (nach vorheriger rektaler Untersuchung), außerdem bei der Diagn. anderer Enddarmerkrankungen u. bei weibl. Genitalkarzinomen zum Ausschluss einer Tumorinfiltration (z. B. bei Zervix- u. Vaginalkarzinom). Vgl. Endoskopie.

Rekto|vaginal|fistel (↑; Vagina*; Fistel*) *f*: (engl.) *rectovaginal fistula*; Mastdarm-Scheiden-Fistel; s. Darmfistel.

Rekto|zele (↑; -kele*) *f*: (engl.) *rectocele*; syn. Proktozele; Aussackung des Rektums u. der hinteren Scheidenwand nach ventral bei Descensus* uteri et vaginae wegen Schwäche des rektovaginalen Bindegewebes; häufig kombiniert mit einer Aussackung des Douglas-Raums u. Herniation von

Rektum

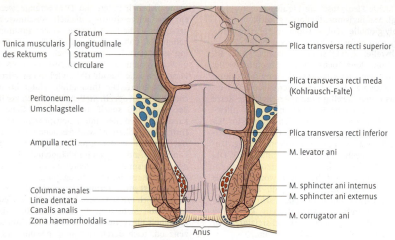

Darmschlingen (Douglasozele, Enterozele); **Urs.:** starke Geburtsbelastung u. -trauma.

Rektum (↑) *n*: (engl.) rectum; Mastdarm; ca. 15 cm langer Enddarmabschnitt, der vor dem 3. Sakralwirbel aus dem Colon sigmoideum hervorgeht, an den Columnae anales in den Canalis analis übergeht; konstante Krümmung in der Sagittalebene nach hinten konvex, durch das Os sacrum bedingt: Flexura sacralis; oberh. der Kohlrausch*-Falte ist das R. vorn u. an beiden Seiten von Bauchfell überzogen (teilweise retroperitoneal), unterh. liegt es extraperitoneal. **Anat.:** s. Abb. Vgl. Canalis analis; Darm.

Rektum|a|tresie (gr. ἄτρητος ohne Öffnung) *f*: s. Fehlbildung, anorektale.

Rektum|bi|opsie (↑; Bio-*; Op-*) *f*: (engl.) rectum biopsy; Biopsie* aus dem Rektum zur histol. Untersuchung, v. a. bei Verdacht auf maligne Tumoren, entzündl. Dickdarmerkrankungen u. zum Nachweis von Amyloid*.

Rektum|blase (↑): (engl.) rectal bladder urinary diversion; nur noch selten durchgeführter Harnblasenersatz zur endgültigen künstlichen Harnableitung*, bei dem die Harnleiter in das proximal blind verschlossene Rektum eingepflanzt sind; Stuhlentleerung erfolgt getrennt durch Anus praeternaturalis sigmoideus od. auf natürl. Art nach Sigmadurchzug durch den analen Sphinkter.

Rektum|ex|stirpation (↑; Exstirpation*) *f*: s. Rektumresektion.

Rektum|karzinom (↑; Karz-*; -om*) *n*: s. Karzinom, kolorektales.

Rektum|polyp (↑; Polyp*) *m*: s. Polyp.

Rektum|pro|laps (↑; Prolaps*) *m*: (engl.) rectal prolapse; Prolapsus recti; syn. Mastdarmvorfall; Prolaps aller Schichten des Rektums (Invagination), i. w. S. auch Gleithernie des Beckenbodens; **Vork.:** selten angeb., meist erworben (Schwäche des Beckenbodens) bei älteren Frauen u. Mehrgebärenden; **Klin.:** Darmvorfall mit zirkulärer Fältelung, Nässen, Blut- u. Schleimabgang, Stuhlinkontinenz; **Ther.:** transabdominale Suspensionsfixierung durch Rektopexie* bzw. perineale Rektosig-

moidektomie nach Altemeier, rektale Mukosektomie u. Analplastik nach Rehn-Delorme od. seltener anale Cerclage nach Thiersch (bei Risikopatientinnen). Vgl. Analprolaps.

Rektum|re|sektion (↑; Resektion*) *f*: (engl.) rectal resection; op. (Teil-)Resektion des Rektums; **Formen: 1.** kontinenzerhaltende R.: ggf. mit zusätzl. Resektion des Colon sigmoideum u. Wiederherstellung der Darmkontinuität häufig durch spez. Klammernahtgeräte; z. B. Dixon*-Operation, Mason*-Operation, TEM (s. Mikrochirurgie, transanale endoskopische), Hochenegg*-Durchzugverfahren; **2.** Diskontinuitätsresektion: z. B. Hartmann*-Operation, **3.** Rektumexstirpation (syn. Rektumamputation): unter Mitnahme des Kontinenzorgans, Anlage eines Anus praeternaturalis u. Verschluss des Perineums; z. B. Miles*-Operation. Vgl. Darmresektion; Kolektomie.

Rektum|stufen|bi|opsie (↑; Op-*) *f*: s. Drei-Stufen-Biopsie.

Rektus|dia|stase (↑; Dia-*; -stase*) *f*: (engl.) rectus diastasis; Auseinanderweichen der geraden Bauchmuskeln (Mm. recti abdominis) mit Verbreiterung u. ovalärer Vorwölbung der Linea alba; als angeb. Anomalie od. erworben, z. B. bei Adipositas, Cutis laxa od. nach Geburten. Vgl. Hernie.

Rektus|rand|schnitt (↑): s. Pararektalschnitt, Kulissenschnitt.

Rektus|scheide (↑): (engl.) rectus sheath; Vagina musculi recti abdominis; von den Aponeurosen der flachen Bauchmuskeln gebildete Scheide mit Lamina ant. u. post.; unterh. des Nabels ab der Linea arcuata ziehen alle Aponeurosen in die Lamina anterior.

Re|kurrens|fieber (lat. recurrere zurückeilen, wiederkehren): s. Rückfallfieber.

Re|kurrens|parese (↑; Parese*) *f*: s. Kehlkopflähmung.

Re|kurrens|spiro|chäten (↑; gr. σπεῖρα Krümmung; χαίτη langes Haar) *f pl*: s. Borrelia (recurrentis).

Re|laps (lat. relabi, relapsus zurückfallen) *m*: (engl.) relapse; Rückfall, Wiederauftreten einer Erkr. nach Besserung; v. a. gebräuchlich bei Abhängigkeit.

Releasing-Hormone

Releasing-Hormon/ Releasing-inhibiting-Hormon	Hormon des Hypophysenvorderlappens	Wirkung
somatotrope Hormone		
SRH/SIH	STH	Knochenwachstum; Mobilisierung der Fett- und Glykogenreserven
MRH/MIH	MSH	Ausbreitung der Melanozyten, Bildung von Melanin
PRH/PIH	Prolaktin	Milchbildung; bei Tieren Brunst
glandotrope Hormone		
LHRH, FSHRH	LH/ICSH	Bildung der Sexualhormone in Eierstock und Hoden
	FSH	Entwicklung und Reifung der Geschlechtszellen
TRH/TRIH	TSH	Bildung von Schilddrüsenhormonen
CRH	ACTH	Bildung von Hormonen der Nebennierenrinde

Re|lations|patho|logie (lat. relatio Beziehung; Patho-*; -log*) f: (engl.) relation pathology; Bez. für eine von Ricker 1924 entwickelte Hypothese, wonach jedes Krankheitsgeschehen zu einer Funktionsänderung der Endstrombahn einer Region führt, die durch Ort u. Intensität des auslösenden Reizes bestimmt ist.

Re|laxanzien (lat. relaxare entspannen) n pl: (engl.) relaxants; Mittel zur Entspannung, z. B. zentrale Muskelrelaxanzien* u. periphere Muskelrelaxanzien*.

Re|laxations|duodeno|graphie (↑; Duodenum*; -graphie*) f: (engl.) hypotonic duodenography; Röntgenkontrastuntersuchung des Duodenums in pharmak. induzierter Hypotonie; verbesserte Darstellung von Innenrelief od. Raumforderungen bei Duodenal- od. Pankreaserkrankungen.

Relaxin n: (engl.) relaxin; weibl. Sexualhormon (heterodimeres cycl. Peptid, M_r 12 000), das während der Schwangerschaft unter Progesteroneinfluss in Corpus luteum, Plazenta, Uterus u. Eihäuten gebildet wird; **Wirkung:** Lockerung des Bindegewebes, u. a. des Beckens u. der Cervix uteri, Förderung der Mammaentwicklung vor der Geburt.

Re|laxo|metrie (lat. relaxare entspannen; Metr-*) f: (engl.) relaxometry; Verf. zur Beurteilung einer neuromuskulären Blockade (Muskelrelaxation*, v. a. durch periphere Muskelrelaxanzien* während der Narkose*); **Prinzip:** elektr. Stimulation (0,2–0,3 ms andauernder Rechteckimpuls durch Nervenstimulator*) eines peripheren Nerven über Hautelektroden u. (i. d. R. taktile) Beurteilung der (motor.) Efferenz, häufig Reizung des N. ulnaris (50–70 mA) zur Kontraktion des Musculus* adductor pollicis; **1.** Einzelreize (Frequenz 0,1 Hz), u. a. Bestimmung der Anschlagzeit*; **2.** (meist) Einzelreizserie: s. train of four; **3.** tetan. Reize (z. B. 50 Hz; Abk. PTC für engl. posttetanic count) zur Beurteilung auch bei hohem Grad der Muskelrelaxation (inf. posttetan. Potenzierung mögl.) z. B. bei Op. im Bereich des Zwerchfells. Vgl. Überhang.

Release-inhibiting-Faktoren (↑; engl. to inhibit hemmen) m pl: s. Releasing-Hormone.

Release, laterales (engl. to release freisetzen): (engl.) laterale release; operative Spaltung des Retinaculum patellae laterale zur Zentrierung der Patella im Gleitlager, z. B. nach Patellaluxation*.

Releasing-Faktoren (↑) m pl: s. Releasing-Hormone.

Releasing-Hormone (↑; Horm-*) n pl: (engl.) releasing hormones; Abk. RH; im Hypothalamus* gebildete, C-terminal amidierte Peptidhormone, die auf Produktion u. Sekretion von Hypophysenvorderlappen-Hormonen stimulierend (Releasing-Faktoren, Liberine) od. hemmend (Release-inhibiting-Faktoren, Statine) wirken (s. Tab.); **Biosynthese:** in versch. hypothalam. Kernen (Nucleus ventromedialis, Nucleus premamillaris, Nucleus supraopticus, Area preoptica); über die neurovaskuläre Kette* Weiterleitung zur Hypophyse* (höchste Konz. im Hypophysenstiel); Wirkungsvermittlung über Hormon*-Rezeptoren. Vgl. Hypothalamus-Hypophysen-System.

Reliabilität (engl. reliable zuverlässig) f: (engl.) reliability; Zuverlässigkeit; Maß für die Wiederholbarkeit eines Tests mit identischen Ergebnissen (Retest-Stabilität), die Wiederholbarkeit mit anderen Instrumenten (Paralleltest-R.) bzw. für die Konsistenz einer randomisiert in 2 Hälften geteilten Studiengruppe bei Vergleich beider Hälften (innere Konsistenz); vgl. Validität, Objektivität.

Rem: Abk. für (engl.) roentgen equivalent in man; Einheitenzeichen rem; nicht mehr zugelassene Einheit der Äquivalentdosis*, die durch Sievert* (Sv) ersetzt ist; 1 Rem = 10^{-2} Sv = 10^{-2} J/kg.

REM: **1.** Abk. für Rasterelektronenmikroskop; s. Elektronenmikroskop; **2.** Abk. für (engl.) rapid eye movements; s. REM-Schlaf.

Remak-Ganglien (Robert R., Neurol., Berlin, 1815–1865; Gangl-*) n pl: (engl.) Remak's ganglia; sympath. Ganglienzellen zw. Sinus venarum cavarum (Sinus venosus) u. der re. Vorhofwand.

Remak-Plexus (↑; Plexus*) m: Meissner*-Plexus.

Re|manenzen (lat. remanere zurückbleiben) f pl: (engl.) remanences; Aktivierung von Engrammen* durch neue Wahrnehmungen od. Sinnesreize u. dadurch Erinnerung an lang zurückliegende Eindrücke; s. Gedächtnis; vgl. Déjà-vu-Erlebnis.

Re|medium (lat.) *n*: Heilmittel; vgl. Arzneimittel, Galenika.

Remifentanil (INN) *n*: (engl.) *remifentanil*; Opioid* mit hoher analget. Potenz u. ultrakurzer Wirkungsdauer; enzymat. Elimination (Hydrolyse durch unspezif. Esterasen in Serum u. Gewebe), daher Anw. zur TIVA* v. a. bei hepat. od. renaler Insuffizienz. Vgl. Anästhesie, balancierte.

Re|mineralisation (Re-*; lat. aes minerale Grubenerz) *f*: s. Initialkaries; Zahnkaries.

Re|mission (lat. remissio Nachlassen) *f*: (engl.) remission; (vorübergehendes) Zurückgehen von Krankheitserscheinungen, z. B. Nachlassen des Fiebers od. Rückbildung eines Tumors; kann spontan od. unter Ther. erfolgen; **Einteilung: 1. komplette** R. (syn. Vollremission; Abk. CR für engl. complete remission): Zustand nach Ther., der Krankheitsfeststellung mit den übl. Mitteln nicht mehr ermöglicht, der Pat. fühlt sich vollkommen gesund (scheinbare Heilung); z. B. bei Leukämie Restitution der normalen Hämatopoese unter Elimination des leukäm. Zellklons; bei CML Unterscheidung zwischen hämat., zytogenetischer u. molekularbiol. kompletter R.; **2. partielle** R. (syn. Teilremission; Abk. PR für engl. partial remission): deutl. Besserung (jedoch nicht vollständige Normalisierung) von Befunden u. AZ; i. d. R. planimetrisch od. volumetrisch 50 % Rückbildung gefordert; bei Rückbildung >75 % als sehr gute PR, bei 25–50 % als minor PR bezeichnet.

Re|modeling (engl. Umgestaltung) *n*: klin. Bez. für org. strukturelle Umbauprozesse; z. B. kardial (s. Herzinsuffizienz), vaskulär (s. Hypertonie, pulmonale) od. ossär (s. Knochengeweberemodellierung).

Re|motio (lat.) *f*: Abtragung, Entfernung, Exstirpation.

REM-Schlaf: Abk. für (engl.) *rapid eye movements*; (engl.) *REM sleep*; paradoxer Schlaf, auch Traumschlaf; Phase im Schlaf* mit raschen phasischen Augenbewegungen (sog. rapid eye movements) bei geschlossenen Augen (häufig in Serien, sog. bursts), erhöhter Herz- u. Atemfrequenz, verminderter Muskelaktivität u. erniedrigter Aufwachschwelle, Erregung der Genitalien (Erektion, klitorale Erregung), intensiven Traumphasen mit visuellen, motorischen u. emotional geprägten Erlebensprozessen; psych. Aktivität im REM-Sch. ist intensivste während des Schlafzyklus; REM-Sch. endet meist mit Kurzwachen (<3 Min.), das morgens nicht erinnert wird; EEG* gekennzeichnet durch Alpha-, Beta-, Theta-Wellen mit dominierender Theta-Aktivität, charakterist. sog. Sägezahnwellen (Gruppen von regelmäßigen Theta-Wellen mit stärkte positiver Komponente); Regionen im okzipitalen Kortex u. Hirnstamm aktiver als im Wachzustand; während der Schlafphase tritt REM-Sch. periodisch in Zyklus von 60–100 Min. auf; Dauer der REM-Sch.-Episoden nimmt im Laufe des Nachtschlafs zu. Im Gegensatz zum Non*-REM-Schlaf zeigt REM-Sch. starke Beeinflussung durch zirkadiane Phase; morgendliches Aufwachen erfolgt i. d. R. aus REM-Sch.; Unterdrückung von REM-Sch. (z. B. durch Alkoholkonsum) kann zu verstärktem Auftreten von REM-Sch. führen (sog. REM-Schlaf-Rebound). **klin. Bedeutung: 1.** Gedächtnisbildung: nach intensivem Lernen nimmt REM-Sch. zu; REM-Schlaf-Entzug verschlechtert Abruf zuvor gelernter Informationen. **2.** Parasomnie* im REM-Schlaf.

REM-Syn|drom *n*: Kurzbez. für retikuläre erythematöse Muzinose-Syndrom; (engl.) *reticular erythematous mucinosis*; syn. Mucinosis erythematosa reticularis; netzartige, unscharf begrenzte u. leicht erhabene Hautrötungen am Thorax mit Juckreiz, verursacht durch Ablagerung mukoider Substanzen in der Dermis; Auftreten im mittleren Lebensalter, bes. bei Frauen; histol. typ. dermale Muzinablagerungen; **Urs.:** mögl. Auslösung durch UV-Licht; **Ther.:** Chloroquin; **Progn.:** spontane Regression nach Monaten.

Ren (lat.) *m*: Niere*.

Ren-: auch Reno-; Wortteil mit der Bedeutung Niere; von lat. ren.

Ren arcuatus (↑) *m*: s. Hufeisenniere.

Renculus (Dim. von lat. ren Niere) *m*: (engl.) *renal lobe*; fetaler Nierenlappen, der aus einer Markpyramide mit einem dazugehörigen Teil der Rindensubstanz besteht; die Renculi sind an der Oberfläche der Neugeborenenniere noch durch tiefe Furchen voneinander getrennt, die im Verlauf des Lebens verschwinden.

Rendell-Baker-Maske: (engl.) *Rendell-Baker mask*; Atemmaske* mit anat. optimierter Passform u. sehr geringem Totraum für die Beatmung* von Kleinkindern.

Rendu-Osler-Weber-Krankheit: s. Osler-Rendu-Weber-Krankheit.

Ren e|longatus (Ren-*) *m*: Langniere; s. Doppelniere.

Renin *n*: (engl.) *renin*; Endopeptidase (s. Proteasen; M_r 43 000), die in den Zellen des juxtaglomerulären Apparats* der Nieren gebildet u. in geringer Konz. in Blut u. Lymphe abgegeben wird; extrarenale Bildung u. a. in Uterus, Leber, Gefäßwänden; HWZ ca. 30 Min.; **Wirkung:** spaltet am N-terminalen Ende von Angiotensinogen* Angiotensin* I ab; **Regulation: 1.** Stimulation der Reninausschüttung durch: **a)** Minderdurchblutung der Nieren (z. B. bei akuter Abnahme des Blutdrucks bzw. des zirkulierenden Plasmavolumens od. inf. Nierenarterienstenose; vgl. Goldblatt-Mechanismus); **b)** Zusammensetzung (bes. Verminderung der NaCl-Konz.) der Flüssigkeit im distalen Tubulus (Macula-densa-Theorie); verminderte Ausscheidung von NaCl resultiert u. a. aus Drosselung der Nierendurchblutung u. damit Verminderung des Glomerulusfiltrats*; **c)** über die Innervation durch sympath. Nerven der Niere (Beta-1-Rezeptoren; s. Beta-Rezeptoren); **2.** Hemmung der Reninfreisetzung u. a. durch Angiotensin II, davon freigesetztes Aldosteron* u. Beta-Rezeptoren-Blocker; Anstieg der extrazellulären K^+-Konz. führt über eine gesteigerte Aldosteronsekretion zur Feedback-Hemmung auf die Reninsekretion u. somit zu einer verminderten Reninkonzentration im Blut; **klin. Bedeutung:** erhöhte Plasmakonzentration bei renaler Hypertonie*. Vgl. Renin-Angiotensin-Aldosteron-System.

Renin-Aldosteron-Orthostase|test *m*: (engl.) *renin-aldosterone orthostatic test*; Funktionstest zum Nachweis autonomer Aldosteronsekretion u. supprimierter Reninsekretion; **Prinzip:** Bestimmung der Konz. von Aldosteron, Renin u. Cortisol im Blutplasma morgens nach mind. 4-stündigem Liegen u. anschließend (nach 2–4 Std.) in aufrechter Körperposition (Orthostase); physiol.: Angiotensin II vermittelter Anstieg der Aldosteron- u. Abfall der Cortisolkonzentration (Validitätskriterium; vgl. Rhythmus, zirkadianer, Abb. dort); **Ind.:** zur DD des Conn*-Syndroms: bei idiopathischer Nebennierenrindenhyperplasie* orthostatischer Anstieg von Aldosteron; bei Aldosteron produzierendem Nebennierenrindenadenom in 60 % keine Änderung bzw. Abfall des Aldosterons (Spezifität 100%), in 40 % ebenfalls Aldosteron-Anstieg.

Ren<u>i</u>n-Angio|tensin-Aldo|ster<u>o</u>n-System (Angio-*; Tend-*) *n*: (engl.) *renin-angiotensin-aldosterone system*; Abk. RAAS; syn. RAA-System; mehrfach, bes. mit Renin* rückgekoppeltes komplexes Regulationssystem zur Aufrechterhaltung von Plasmavolumen, -osmolarität u. Blutdruck mit den biol. aktiven Substanzen Angiotensin* II u. Aldosteron* (s. Abb.); **Regulation:** physiol. Aktivierung bei vermehrter Reninsekretion (s. Renin); **klin. Bedeutung:** pharmak. Hemmung u. a. durch ACE*-Hemmer u. AT$_1$*-Rezeptor-Antagonisten (Abb. dort). Vgl. Kallikrein-Kinin-System.

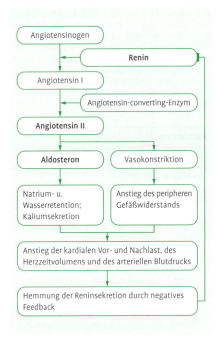

Renin-Angiotensin-Aldosteron-System

Ren in|f<u>o</u>rmis (Ren-*) *m*: s. Klumpenniere.
Ren m<u>o</u>bilis (↑) *m*: Nephroptose*.
Rennin *n*: s. Labferment.
Reno-: s. a. Nieren-; Nephr-; Nephro-.
Reno|vaso|graph<u>ie</u> (Ren-*; lat. v<u>a</u>s Gefäß; -graphie*) *f*: (engl.) *renoangiography*; angiographisches Verf., bei dem die Nierenarterien (arterielle Phase, Nierenangiographie), das Nierenparenchym (Paren-

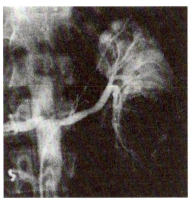

Renovasographie: Gefäßdarstellung bei Nierentumor [6]

chymphase) u. der venöse Abfluss (venöse Phase, Nierenphlebographie) dargestellt werden (s. Abb.); Durchführung meist i. R. einer Aortographie (Übersichtsbild), dann als selektive Angiographie* der interessierenden Seite; **Hinweis:** z. T. durch nichtinvasive Verfahren abgelöst, z. B. MR-Angiographie; R. ist Goldstandard bei Nierenarterienstenose* u. unumgänglich bei Interventionen (Angioplastie* durch Ballondilatation u. Stenteinlage, präoperative Tumorembolisation, Embolisation einer Nierenblutung). Vgl. DSA.

R<u>e</u>n scut<u>u</u>latus: Kuchenniere*.
Renshaw-Zellen (Birdsey R., engl. Neurophysiol., 1911–1948; Zelle*): (engl.) *Renshaw cells*; Interneurone*, die nach Aktivierung durch Axonkollateralen von motor. Vorderhornzellen diese bzw. andere Neurone rückläufig (rekurrent) hemmen (sog. **Renshaw-Hemmung**); von Bedeutung v. a. bei polysynaptischen Reflexen.

Renten|neur<u>o</u>se (Neur-*; -osis*) *f*: (engl.) *pension neurosis*; sog. Unfallneurose, Begehrungsneurose; neurot. Reaktion auf Unfall- bzw. Kriegsverletzungen, die sich in vielgestaltigen seel. od. körperlichen Beschwerden (z. B. Depression, Gedächtnis- u. Antriebsstörungen, Insomnie) manifestiert; Wunsch nach einer Entschädigung (Rente) als Bestandteil der Traumaverarbeitung; evtl. Aufrechterhaltung der Sympt. durch Erwartung einer Rente (i. S. einer operanten Konditionierung); bei mit sekundärem Krankheitsgewinn* verbundenem Rentenbegehren sind psychotherap. Maßnahmen im Allg. erst nach Entscheidung des Rentenverfahrens sinnvoll. Vgl. Neurose.

Renten|versicherung: (engl.) *pension insurance*; Versicherung zur Vorsorge wegen Alters, Absicherung gegen Erwerbsminderung* u. bei Tod, die bei Erfüllung von persönlichen u. versicherungsrechtlichen Voraussetzungen von einem best. Zeitpunkt (z. B. Erreichen des Rentenalters) od. Ereignis (z. B. Eintritt einer Erwerbsminderung) an regelmäßige Zahlungen in Form einer Rente leistet; **1. gesetzliche** R. (Abk. GRV): als Zweig der Sozialversicherung* Pflichtversicherung insbes. für alle gegen Arbeitsentgelt od. zu ihrer Berufsausbildung Beschäftigten, freiwillige Versicherung für nicht erwerbstätige Personen ist möglich; Leistungen zur

Reoviridae

med. Rehabilitation, zur Teilhabe am Arbeitsleben u. ergänzende Leistungen; Träger sind u. a. Deutsche Rentenversicherung Bund, Regionalträger der Deutschen Rentenversicherung, Deutsche Rentenversicherung Knappschaft-Bahn-See. **2. private** R.: kann eigenständig od. zusätzlich zur GRV abgeschlossen werden.

Reo|viridae (Virus*; -id*) *n pl*: Abk. für (engl.) *respiratory enteric orphan*; (engl.) *Reoviridae*; früher Diplornaviren; Fam. von ca. 100 kubischen RNA-Viren ohne Hüllmembran (⌀ 60–80 nm, Genom aus 10–12 Segmenten linear-doppelsträngiger RNA mit ca. 40 Genen); weltweite Verbreitung; **humanpathogene Vertreter**: in den Genera Orthoreovirus (Reovirus, 3 Serotypen), Orbivirus, Rotavirus* (3 Serotypen) u. Coltivirus*; **Übertragung:** fäkal-oral, z. T. an Vektoren gebunden (Coltiivirus); **klin. Bedeutung:** Inf. verlaufen häufig inapparent, sie werden eher bei Kindern u. Jugendlichen als bei Erwachsenen beobachtet u. verlaufen mit enteraler (Diarrhö, Erbrechen) od. respirator. Symptomatik (z. B. Pharyngitis, Rhinitis).

Repa|glinid (INN) *n*: (engl.) *repaglinide*; Carboxymethylbenzoesäure-Derivat; orales Antidiabetikum* aus der Gruppe der Glinide*; **Ind.:** Diabetes* mellitus Typ 2 (in Verbindung mit Diät); **UAW:** Hypoglykämie (jedoch weniger häufig als bei langwirkenden Sulfonylharnstoffen*).

Re|paration (lat. *reparatio* Erneuerung, Ausbesserung) *f*: (engl.) *repair*; (pathol.) Wiederherstellung eines Gewebeverbandes nach abnormem Zell- u. Gewebeverlust; vgl. Regeneration.

Re|paratur|systeme (lat. *reparare* ausbessern) *n pl*: (engl.) *repair mechanisms*; zelluläre, enzymat. gesteuerte Reparaturmechanismen zur Behebung von Schäden an Molekülen der DNA* durch Fehler bei der Reduplikation*, Einwirkung von (nichtionisierender) Ultraviolettstrahlung* u. ionisierender Strahlung* auf Zellen; **Formen: 1. Photoreparatur:** lichtabhängige enzymat. Zerlegung von UV induzierten Pyrimidin-Dimeren in Monomere; **2. Ausschnitt-** od. **Exzisionsreparatur:** Zerschneiden der Nukleotidkette (Endonukleasen), Abbau der Pyrimidin-Dimere enthaltenden od. falsch gepaarter Nukleotide (Fehlpaarungsreparatur durch Exonukleasen), Neusynthese des fehlenden Stücks (DNA-Polymerase) u. Schluss der Stranglücke (Ligasen); durch genet. Defekte der R. kann es bei versch. autosomal-rezessiv erblichen Krankheiten (Ataxia* teleangiectatica, Bloom*-Syndrom, Cockayne*-Syndrom, Fanconi*-Anämie, Xeroderma* pigmentosum) zu vermehrtem Auftreten von Hautveränderungen u. Tumoren (z. B. HNPCC*) kommen; vgl. Mutation.

Schäden korrespondierender Basen (Doppelbasenschäden) u. DNA-Strangbrüche benachbarter Abschnitte (Doppelstrangbrüche) stellen beim Menschen weitgehend irreparable Schäden der DNA dar.

Repellents (engl. *repellent* abstoßend) *f pl*: s. Insect Repellents.

Re|per|fusions|syn|drom (Re-*; lat. *perfusio* das Darübergießen) *n*: Tourniquet*-Syndrom.

repetitive strain injury (engl. Schaden durch wiederholte Beanspruchung): Abk. RSI; syn. cumulative trauma disorder (Abk. CTD); Bez. für überlastungsbedingte schmerzhafte Bewegungseinschränkung der oberen Extremität inf. Tätigkeit z. B. an Tastaturen u. bei Bildschirmarbeiten*.

Re|plantation (Re-*; lat. *plantare* pflanzen) *f*: **1.** (engl.) *replantation*; Wiedereinpflanzen (Reimplantation) eines zuvor verlagerten Organs; **2.** Refixation sowie anat. u. funktionelle Wiederherstellung eines traumat. abgetrennten Körperteiles; **Prinzip:** Wiederherstellung aller anat. Strukturen (v. a. der vaskulären Versorgung, ggf. bei subtotaler Amputation) mit Mikrochirurgie*; s. Gefäßnaht, Nervennaht, Sehnennaht; **Formen: 1.** Mikro-R.: bei Amputation distal einer Grenze knapp proximal des Hand- u. Sprunggelenkes; **2.** Makro-R.: bei Amputation proximal der o. g. Grenze, schlechtere Progn. aufgrund ausgeprägter Reperfusionsischämieschäden; **Ind.:** traumat. Amputation* (z. B. Finger, Hand, Arm, Bein; auch Penis- u. Zahnreplantation); progn. **Faktoren** für die Replantationsfähigkeit eines Amputats: **1.** Art u. Höhe der Amputation, Zustand des abgetrennten Körperteils (günstig sind glatte Amputationen mit geringer Weichteilzerstörung), Ischämiezeit; **2.** sachgerechte Behandlung bis zur R. (s. Tab.), Behandlung in Spezialzentrum, interdisziplinäre Nachbehandlung; **3.** Alter u. Vorerkrankungen des Pat.; **Kompl.: 1.** u. a. Gefäßverschlüsse (Thrombosen), Infektionen u. Nachblutungen; **2.** im späteren Verlauf: Verwachsungen, Sehnenrupturen, Pseudarthrosen, Ankylosen, Fehlstellungen, Osteomyelitis u. ausbleibende Nervenregeneration; führen zur Einschränkung der Gebrauchsfähigkeit.

Replantation
Behandlung von Amputaten und Amputationsstümpfen bis zur Replantation

Amputationsstumpf
  keine Reinigungsversuche
  keine Unterbindungen (Kompression ausreichend)
  sterile Kompressionsverbände

Amputat
  keine Reinigungsversuche
  kein Einlegen in Lösungen
  für den Transport in trockene, sterile Kompressen oder Tücher einwickeln und in wasserdichtem Plastikbeutel aufbewahren, der in einem zweiten Plastikbeutel mit Eiswasser gelagert wird; direkten Eiskontakt mit dem Amputat vermeiden (cave: Kälteschädigung des Amputats); ausreichend steriles kaltes Kochsalz beimengen
  in der Klinik steril einwickeln und bei +4 °C aufbewahren

Re|plikase *f*: (engl.) *replicase*; Enzym zur Reduplikation*.

Re|plikation (lat. *replicare* wieder auseinander falten) *f*: s. Reduplikation.

Re|polarisation (Re-*; gr. πόλος Achsenende) *f*: s. Aktionspotential.
re|ponibel (lat. reponere, repositus zurückstellen): (engl.) *reducible*; zurückbringbar, einrichtbar; Gegensatz irreponibel.
Re|position (↑) *f*: (engl.) *reduction*; Wiedereinbringung, Wiedereinrichtung: **1.** einer Fraktur* unter Zug u. Gegenzug nach vorheriger Schmerzausschaltung; **a)** geschlosse R. mit anschl. konservativer Therapie (Gips, Schiene u. a.) bzw. konsekutiver Osteosynthese (z. B. intramedulläre Schienung); **b)** op. als offene R. mit obligater anschließender Osteosynthese; vgl. ORIF; **2.** einer Luxation*, z. B. Hippokrates*-Reposition; **3.** als Erstmaßnahme bei Analprolaps*, Rektumprolaps* od. Prolaps eines Anus* praeternaturalis; **4.** als Erstmaßnahme bei inkarzerierter Hernie*; vgl. Inkarzeration.
Re|pression (gr. reprimere, repressus hemmen) *f*: (engl.) *repression*; (genet.) Hemmung der Übertragung der genet. Information von der DNA auf die mRNA* durch einen Repressor; vgl. Proteinbiosynthese; Genregulation.
Re|pressor (lat. Unterdrücker) *m*: s. Genregulation.
Reprise (franz. Wiederholung): (engl.) *crowing*; sich wiederholende Hustenanfälle bei Keuchhusten*.
Re|produktion, assistierte (Re-*; lat. producere, productus hervorbringen) *f*: (engl.) *assisted reproduction*; Bez. für Meth. der Reproduktionsmedizin*; **Formen: 1. extrakorporale Befruchtung: a)** In*-vitro-Fertilisation mit Embryotransfer* (Abk. IVF-ET); **b)** intrazytoplasmat. Spermieninjektion (ICSI*); **c)** partielle Zonadissektion (Abk. PZD*); **d)** subzonale Insemination (Abk. SUZI*); **e)** intratubarer Zygotentransfer (ZIFT*); **f)** tubarer Embryotransfer* (Abk. TET); **2. intrakorporale Befruchtung: a)** intrauterine Insemination* (Abk. IUI); Variante: tubare Spermienperfusion (engl. fallopian tube sperm perfusion, Abk. FSP); **b)** vaginale intratubare Insemination* (Abk. VITI); **c)** intratubarer Gametentransfer (GIFT*); **d)** direkte intraperitoneale Insemination* (Abk. DIPI); **e)** direkter Oozyten-Spermientransfer (engl. direct ovum and sperm transfer, Abk. DOST); Transfer von Eizellen u. Spermien in den Uterus; heute weitgehend verlassen; **f)** Insemination mit Portiokappe*: obsolete Form der intrazervikalen Insemination. Die Richtlinie der Bundesärztekammer zur Durchführung der a. R. vom 17.2.2006 zeigt das Potential neuer reproduktionsmedizinischer Verfahren auf u. erläutert die Grenzen der rechtlichen Zulässigkeit. Vgl. Insemination.
Re|produktions|medizin (↑; ↑) *f*: (engl.) *reproductive medicine*; interdisziplinäre Fachrichtung, die unter Berücksichtigung gynäkologischer, urologischer, genetischer, biologischer, juristischer u. ethischer Aspekte die menschl. Infertilität* behandelt; vgl. Embryonenschutzgesetz; Embryotransfer; Insemination; In-vitro-Fertilisation.
Re|pro|duktions|toxiko|logie (↑; ↑; Tox-*; -log*) *f*: (engl.) *reproduction toxicology*; Bereich der Toxikologie*, der den Einfluss chem., biol. u. physik. Noxen* auf die Reproduktion (Fertilität, pränatale u. postnatale Entw. der Reproduktionsorgane) erforscht; vgl. Pränataltoxikologie.

Repro|terol (INN) *n*: (engl.) *reproterol*; Beta-2-Sympathomimetikum; **Anw.:** als Bronchospasmolytikum*; **UAW:** s. Sympathomimetika.
Reptilase|zeit: (engl.) *reptilase time*; auch Batroxobinzeit; Parameter zur DD von Störungen der Thrombin-Fibrinogen-Interaktion u. der Fibrinaggregation; **Bestimmung:** Messung der Zeit bis zum Eintritt der Gerinnung in frischem Citratplasma nach Zusatz von Reptilase (Batroxobin*) u. Inkubation bei 37 °C; **Prinzip:** Abspaltung eines Peptids A von Fibrinogen durch in Reptilase enthaltene thrombinähnl. Endopeptidasen mit Bildung u. Aggregation atypischer Fibrinmonomere; **Referenzbereich:** bis zu 20 Sek.; im Gegensatz zur Thrombinzeit* weitgehend unbeeinflusst durch Heparin u. a. Thrombin-Inhibitoren (Hirudin, monoklonale Immunglobuline, Penicilline) u. ist nur bei Störungen der Fibrinpolymerisation (A-, Hypo- u. Dysfibrinogenämie, Hyperfibrinolyse, Verbrauchskoagulopathie) u. Ther. mit Fibrinolytika verlängert.
RES: Abk. für retikuloendotheliales System; s. Monozyten-Makrophagen-System.
Rescinn|amin (INN) *n*: (engl.) *rescinnamin*; Alkaloid* aus Rauwolfia* serpentina.
Rescue-PCI: Kurzbez. für (engl.) *rescue percutaneous coronary intervention*; Form der Facilitated-PCI; s. PCI.
Re|sectio (Re-*; Sectio*) *f*: (gebh.) erneute Schnittentbindung*.
Re|sektion (lat. resecare weg-, zurückschneiden) *f*: (engl.) *resection*; op. Entfernung eines (kranken) Organteils; partiell (Teilresektion) od. komplett (Exstirpation*); z. B. Blasenteilresektion*, Magenod. Darmresektion (ggf. mit Wiederherstellung der Kontinuität), Leberresektion*, transurethrale Resektion*, En*-bloc-Resektion. Vgl. Ektomie.
Re|sektion, a|typische (↑) *f*: (engl.) *atypical resection*; nicht best. anat. Grenzen folgende Resektion*; z. B. Keilresektion*.
Re|sektion, trans|urethrale (↑) *f*: (engl.) *transurethral resection*; Abk. TUR; diagn. u. therap. Elektroresektion* an der Prostata (Abk. TUR-P) bzw. an der Blase (TUR-B) mit einer durch die Harnröhre eingeführten elektr. Schlinge unter endoskop. Sicht; Durchführung ggf. unter perioperativer Antibiotikaprophylaxe (meist Cotrimoxazol od. Fluorchinolone); **Ind.:** benignes Prostatasyndrom, Blasentumor, Blasenhalsobstruktion; **Kontraind.:** hochgradige BPE*, erhöhtes Narkoserisiko* (ASA ≥III), INR ≥1,2 (s. Thromboplastinzeit); **Kompl.:** Blutungen, hypotone Hyperhydratation mit Herz-Kreislauf-Belastung bis zu akuter Rechtsherzinsuffizienz inf. Einschwemmung hypotoner Spülflüssigkeit (TUR-Syndrom), neurogene Erektionsstörung*, Perforation, Harnweginfektion, Urethrastriktur, Harninkontinenz. Vgl. Prostataadenomektomie; Sphinkterotomie.
Reserpin (INN) *n*: (engl.) *reserpin*; Hauptalkaloid aus Rauwolfia* serpentina mit blutdrucksenkender Wirkung (über Entspeicherung der Vesikel für Noradrenalin in noradrenergen Neuronen); s. Antisympathotonika); **Ind.:** Hypertonie*; in niedriger Dosierung nur noch in Komb. mit anderen Antihypertensiva eingesetzt.

Re|serve|streck|ap|parat *m*: (engl.) *auxiliary extensors*; akzessorischer Streckapparat; s. Patellafraktur.

Re|serve|volumen (Volumen*) *n*: (engl.) *reserve volume*; Abk. RV; zusätzlich zum Ruhe-Atemzugvolumen rekrutierbare Atemvolumina, umfassen inspirator. R. (Abk. IRV) u. exspirator. R. (Abk. ERV); s. Lungenvolumina.

Re|serve|wirt: (engl.) *reservoir host*; auch Parasitenreservoir; Organismus (Zwischen- od. Endwirt), in welchem Parasiten* lange persistieren können; bedeutsam für Erhaltung u. Ausbreitung der Parasiten; vgl. Wirtswechsel.

Re|serve|zell|hyper|plasie (Zelle*; Hyper-*; -plasie*) *f*: (engl.) *reserve-cell hyperplasia*; benigne doppelreihige bis mehrschichtige Hyperplasie* der Reservezellen des zylindrischen Drüsen- u. Oberflächenepithels; **Vork.:** hauptsächl. im Bereich der Zervixschleimhaut, insbes. unter gestagener Stimulation.

re|sidual (lat. residuus): zurückbleibend.

Re|sidual|fraktion (↑; lat. fractio Bruch, Bruchstück) *f*: (engl.) *residual fraction*; Abk. RF; Anteil des Restvolumens* (Abk. RV) an der Blutmenge, die sich am Ende der Diastole in der Herzkammer befindet (enddiastol. Volumen, Abk. EDV); R. = RV/EDV; komplementär zur Auswurffraktion*; erhöht u. a. bei Herzinsuffizienz*; **Bestimmung:** farbdopplersonograph. i. R. der Echokardiographie*; Farbstoffverdünnungsmethode* i. R. der Herzkatheterisierung* (z. B. zur Angiokardiographie).

Re|sidual|harn (↑); s. Restharn.

Re|sidual|kapazität, funktionelle (↑) *f*: Abk. FRK; s. Lungenvolumina.

Re|sidual|volumen (↑; Volumen*) *n*: Abk. RV; s. Lungenvolumina.

Re|sidual|wahn (↑): (engl.) *residual delusion*; persistierender, gegenüber Neuroleptika meist therapieresistenter Wahn*, der nach Rückbildung der zugrunde liegenden Psychose* (u. anderer wahnhafter Anteile) weiter bestehen bleibt; Beeinflussung am ehesten milieutherapeutisch (s. Soziotherapie).

Re|siduum (lat. Rest) *n*: (engl.) *residue*; Restzustand; bestehen bleibende Restsymptome nach Abklingen der akuten Phase einer Erkrankung.

Residuum, schizo|phrenes (↑) *n*: (engl.) *schizophrenic residual state*; syn. schizophrener Residualzustand; nach ICD-10 chron. Stadium einer Schizophrenie*; **Kriterien: 1.** anamnest. Nachw. mind. einer früheren psychot. Episode i. S. einer Schizophrenie*; **2.** aktuell Minussymptomatik* ohne wesentl. psychot. Symptome; **3.** deutl. Verschlechterung des persönl. u. sozialen Leistungsvermögens im Vergleich zur prämorbiden Leistungsfähigkeit; **DD:** org. Hirnschädigung, z. B. Demenz*.

Re|silienz (lat. resilire, resilio zurückspringen) *f*: (engl.) *resilience*; Eindrückbarkeit natürl. Gewebe bei Belastung; R. von Schleimhaut auf dem Kieferkamm deutl. höher als von natürl. Zähnen; die Kenntnis des Unterschiedes ist wichtig bei der Konstruktion von festsitzend-herausnehmbarem Zahnersatz.

Resina (lat.) *f*: Harz.

Resinae *n pl*: s. Ionenaustauscher.

Resistance (engl. Widerstand) *f*: s. Atemwegwiderstand.

Re|sistenz (lat. resistere widerstehen) *f*: **1.** (engl.) *resistance*; unspezif. Schutz von Organismen gegenüber Infektionen od. Giften (vgl. Immunität); es bestehen Resistenzunterschiede zwischen Arten (z. B. ausschließl. humanpathogene Err.), Individuen (Konstitution, Alter, Umweltschäden) u. zwischen Organen (Hautpilze, dermotrope Viren); Abnahme durch Kälteschäden (Erkältung), Ernährungsschäden (Unterernährung, Vitaminmangel), Epithelschäden (Wunden, Verbrennungen), Stoffwechselstörungen (z. B. Diabetes mellitus), körperl. u. seelische Überanstrengung. R. kann zunehmen durch ausgeglichene Lebensweise, Ernährung u. Abhärtung; vgl. Disposition. **2.** Widerstandsfähigkeit von Mikroorganismen gegen Antibiotika* bzw. Chemotherapeutika*; **a)** natürliche R. aufgrund bakt. Eigenschaften, z. B. Nalidixinsäureresistenz von Kokken, Colistin- bzw. Polymyxin-B-R. von Proteus od. Nitrofurantoinresistenz von Pseudomonas; **b)** erworbene R. durch Mutation* u. nachfolgende Selektion; bei Ein-Schritt-R. (Folge nur eines Mutationsvorgangs) sehr schnell therap. relevante Widerstandsfähigkeit der Mikroorganismen; bei Mehr-Schritt-R. (d. h. inf. mehrerer nacheinander stattfindender Mutationen) stufenweise zunehmende R.; **c)** erworbene extrachromosomale R., infektiöse R., durch sog. Resistenzfaktoren (s. R-Faktor) bedingt; Vork. bei gramnegativen u. grampositiven Bakterien als Folge des durch Konjugation* od. Transduktion* erhaltenen R-Faktors; vgl. Mehrfachresistenz, infektiöse; **d)** R. gegen Penicilline u. Cephalosporine durch Bildung von L*-Formen.

Re|sistenz|bestimmung der Bakterien (↑; Bakt-*): (engl.) *sensitivity testing*; Bestimmung der Empfindlichkeit od. Resistenz* von Bakterien gegenüber Chemotherapeutika u. Antibiotika; s. Antibiogramm.

Re|sistenz|bestimmung der Erythro|zyten (↑; Erythr-*; Zyt-*): **1.** (engl.) *erythrocytes resistance tests*; Bestimmung der osmotischen Resistenz (Grad der Widerstandsfähigkeit gegen die hämolysierende Wirkung hypotoner Salzlösungen), zur Unterscheidung verschiedener Formen der hämolytischen Anämie; normalerweise beginnende Hämolyse bei Inkubation der Erythrozyten mit 0,48–0,44 %iger Kochsalzlösung, vollständig bei Inkubation mit 0,33–0,28 %iger Kochsalzlösung, verminderte osmot. Resistenz bei hereditärer Sphärozytose u. a. Formen der hämolyt. Anämie, erhöht bei Thalassämie, Sichelzellenanämie, Verschlussikterus u. best. Leberparenchymschäden; vgl. Inkubationsresistenz; **2.** Bestimmung der Säureresistenz durch Inkubation von Erythrozyten in verdünnter Säure bei steigendem pH-Wert; vgl. Säurehämolysetest; Zuckerwassertest.

Re|sistenz, epi|somale (↑) *f*: (engl.) *R factor resistance*; durch R*-Faktor bedingte Resistenz* von Bakterien; vgl. Plasmide.

Re|sistenz|faktoren (↑) *m pl*: s. R-Faktor.

Re|sistin *n*: (engl.) *resistin*; in Fettzellen synthetisiertes proinflammatorisches Zytokin* (Proteinhormon); **Wirkung:** beim Menschen bislang unklar; evtl. Bedeutung bei Entw. der Insulinresistenz*.

Re|solvenzien (lat. resolvere lösen) *n pl*: (engl.) *resolvents*; Solvenzien; schleimlösende Mittel, z. B. Irisch Moos, Süßholzwurzel.

Re|sonanz (lat. resonare widerhallen) *f*: (engl.) *resonance*; Mitschwingen eines schwingungsfähigen Systems bei periodischer Energiezufuhr mit einer Frequenz*, die der Eigenfrequenz des Systems entspricht (Resonanzfrequenz).

Re|sonanz|theorie (↑) *f*: s. Helmholtz-Resonanztheorie.

Re|sorbenzien (lat. resorbere wieder einschlürfen) *n pl*: (engl.) *resorbents*; Mittel zur Anregung der Resorption von Exsudaten, z. B. Kohlensäure, Vitamin D, Flavonoide.

Resorcin *n*: (engl.) *resorcinol*; 1,3-Dihydroxybenzol, $C_6H_4(OH)_2$; keratolytisch u. komedolytisch wirksam; **Anw.:** äußerl. in verdünnten Lösungen als Antiseptikum bei Dermatosen; in höheren Konzentrationen giftig, da stark reduzierend; die Anw. wird wegen erhebl. Hautirritationen u. Resorptionstoxizität für Säuglinge kritisch beurteilt (Präparate mit diesem Wirkstoff sind auf der Negativliste).

Re|sorption (lat. resorbere wieder einschlürfen) *f*: **1.** (engl.) *absorption*; die Aufnahme von Stoffen (z. B. Nährstoffe, Arzneimittel) über die Haut od. Schleimhaut (Atmungsorgane, Magen-Darm-Trakt; s. Verdauung) od. aus Geweben (Exsudate, i. m. od. s. c. injizierte Arzneimittel) in die Blut- od. Lymphbahn; **2.** (engl.) *resorption*; aktiver u. passiver Vorgang zur Rückgewinnung (Reabsorption, Rückresorption*) von Wasser u. vielen anorg. u. org. Substanzen aus dem Primärharn* der Nierentubuli in die peritubulären Kapillaren.

Re|sorption, para|portale (↑) *f*: (engl.) *paraportal resorption*; Aufnahme von Stoffen aus dem Darminhalt direkt in die Blutbahn unter Umgehung der Leber über die häufigen Anastomosen an den Wurzeln der Pfortader mit anderen Venengebieten od. bei anomaler Einmündung von Darmvenen in die V. cava inf.; vgl. Anastomosen, portokavale.

Re|sorptions|fieber (↑): (engl.) *aseptic fever*; durch pyrogene Eiweißzerfallprodukte verursachtes Fieber; **Vork.:** i. R. des Postaggressionssyndrom* nach asept. Operationen od. Traumen sowie bei Resorption von Ergüssen, Blutungen od. nekrot. Gewebe; **Klin.:** 2–5 Tage anhaltend, kein Schüttelfrost; steiler Anstieg, Kontinuum unter 38,5 °C u. langsamer gleichmäßiger Abfall; **Ther.:** kausal Nekrosektomie, Hämatomentlastung, ggf. Antibiotika; sympt. Antipyretika.

Re|sorptions|ikterus (↑; Ikterus*) *m*: (engl.) *resorption jaundice*; durch Rückresorption von bereits über die Leber ausgeschiedenen Gallenfarbstoffen entstehender posthepatischer Ikterus*.

Re|spiration (lat. respiratio Atmung) *f*: Atmung*; i. e. S. äußere Atmung.

Re|spirations|trakt (↑; lat. tractus Zug, Richtung, Gegend) *m*: (engl.) *respiratory tract*; Atemwege* u. Lunge*.

Re|spirations|typ (↑): s. Atmungstypen.

Re|spirator (lat. respirare atmen) *m*: (engl.) *respirator*; syn. Beatmungsgerät; Gerät zur maschinellen Beatmung*; **Einteilung: 1.** Anw.: Notfallrespirator (transportabel); Intensivrespirator (z. B. zur intensivmed. Langzeitbeatmung*), Narkoserespirator des Narkoseapparats* (Beatmung während Narkose*), Heimbeatmungsgerät (Homecare-R. zur Beatmung i. R. der häusl. Pflege); (i. w. S.) R. zur nächtlichen nCPAP-Beatmung v. a. bei Schlafapnoesyndrom* (Abb. 2 dort); **2.** Antrieb (von Bag*-in-bottle-System od. Kolben-Zylinder-System): pneumat. od. elektr.; **3.** Steuerung (Umschaltmechanismus von Inspiration auf Exspiration bzw. umgekehrt): **a)** Zeitsteuerung: nach voreingestellter Zeit (Inspirationszeit, Exspirationszeit); **b)** Volumensteuerung: nach Applikation des voreingestellten Atemzugvolumens; **c)** Drucksteuerung: nach Erreichen eines voreingestellten Druckwerts; **d)** Flowsteuerung (bei Druckgeneratoren): bei Unterschreiten eines voreingestellten inspirator. Flows*; **e)** Patientensteuerung: Auslösen (Triggern) der nächsten Inspiration durch Einatemversuch des Pat. bei assistierter Beatmungsform; **4.** Atemgasapplikation (Generator), entspr. inspirator. Flow; **a)** Stromgenerator (engl. constant flow generator) mit konstantem kontinuierl. Flow (sog. Rechteck-Flow); konstantes Atemzugvolumen, unabhängig von Änderungen der pulmonalen Compliance* od. Resistance; **b)** Druckgenerator (engl. constant pressure generator) mit konstantem vorwählbarem Arbeitsdruck; da mit Anstieg des Beatmungsdrucks die den Flow bestimmende Druckdifferenz abnimmt, sinkt der Flow während der Inspiration; dadurch einerseits bessere Verteilung des Atemzugvolumens in den Lungen durch dezelerierenden Flow, andererseits Abnahme des Atemzugvolumens bei Verschlechterung von Compliance* od. Resistance; mit R. assoziierte zusätzl. Geräte bzw. Hilfsmittel: Verdampfer* für volatile Inhalationsanästhetika*, Vernebler* zur Aerosoltherapie*, Atemluftbefeuchter* (HME-Filter) zur Erwärmung u. Befeuchtung der Atemluft. Vgl. Seufzeratmung.

respiratory distress syndrome (engl. Atemnot): s. ARDS, Atemnotsyndrom des Neugeborenen.

Respiratory-syncytial-Virus (engl. respiratory Atem-, Atmungs-; Syn-*; Zyt-*; Virus*): (engl.) *respiratory syncytial virus*; Abk. RSV; Kurzbez. RS-Virus; zum Genus Pneumovirus der Paramyxoviridae* gehörender Err. ohne feste Form (rundl., fädig od. unregelmäßig; ⌀ 90–130 nm); **Einteilung:** Subtypen A u. B; kultivierbar auf Affen- u. Menschenzellkulturen; induziert in vitro die Bildung von Synzytien; **klin. Bedeutung:** häufiger Err. von Inf. des Respiratorstrakts im Kindesalter, anfangs meist als Rhinitis*, später Übergang in Bronchitis, Bronchiolitis mit Zyanose od. Bronchpneumonie; bis zu 5 % der Kinder entwickeln Pseudokrupp*. Vgl. Metapneumovirus, humanes.

Re|stenose (Re-*; Steno-*; -osis*) *f*: **1.** (engl.) *restenosis*; syn. Rezidivstenose; erneutes Auftreten einer Stenose*; **2.** (kardiol.) Rezidiv einer Koronarstenose* nach PCI* (z. B. In-Stent-Restenose), i. w. S. auch nach aortokoronarem Bypass* (Graft-Stenose); **Urs.:** v. a. gefäßeigene Reparaturprozesse mit überschießender Neubildung von Intima* (Neointima); **Prävention:** Einsatz von DES*; Verhinderung von Thrombosierung durch Thrombozytenaggregations-Hemmer (Heparin, ASS, Clopidogrel).

Rest|harn: (engl.) *residual urine*; Residualharn; nach Miktion in der Harnblase verbleibender Urin (pathol.: >50 ml); **Urs.:** Harnblasenentleerungsstörung; bei Frauen häufig inf. op. Eingriffs zur Behandlung von Harninkontinenz* od. Radikaleingriff im Bereich des Genitale (z. B. Wertheim-Meigs-Operation); bei Männern v. a. bei benignem Prostatasyndrom*, Sphinktersklerose, Harnröhrenstriktur u. neurogen bedingter Harnblasenstörung; **Bestimmung:** v. a. Ultraschalldiagnostik; seltener Ausscheidungsurographie, Zystographie, Zystomanometrie; **Kompl.:** Zystitis, Harnblasensteine, Harnabflussbehinderung der oberen Harnwege, Überlaufinkontinenz.

Re|stitutio ad integrum (lat. Wiederherstellung des unversehrten Zustands) *f*: (engl.) *restitutio ad integrum*; völlige Heilung, d. h., nach vorausgegangener Schädigung komplette Wiederherstellung des früheren (normalen) Zustandes.

Restless-Legs-Syn|drom (engl. restless legs ruhelose Beine) *n*: (engl.) *restless legs syndrome*; Abk. RLS; syn. Syndrom der unruhigen Beine, Ekbom-Syndrom; schlafbezogene Bewegungsstörung mit ausschließl. in Ruhe u. v. a. abends u. nachts auftretendem Bewegungsdrang der Beine (seltener auch der Arme), der mit Missempfindungen (z. B. Kribbeln, Brennen, Hitze, Kältegefühl, Ziehen, Reißen, Schmerzen) assoziiert ist u. durch Bewegung gebessert wird od. sistiert; **Epidemiol.:** Prävalenz ca. 8 %, mit dem Alter zunehmend, davon ca. ein Drittel behandlungsbedürftig; m : w = 1 : 1,5–2; **Formen: 1.** primär: idiopathisch od. autosomal-dominant erbl.; **2.** sekundär: symptomat. Form bei Eisenmangel, Anämie, Urämie (bei Dialysepatienten Prävalenz >50 %), Schwangerschaft, Polyneuropathie*, pharmak. induziert; **Klin.:** Bewegungsdrang u. schwer charakterisierbare Missempfindungen in der Tiefe der Waden, selten in Oberschenkeln od. oberen Extremitäten (Leitsymptom) mit Willkürbewegungen in der Folge; Schlafstörungen*, nach dem Einschlafen häufig mit periodischen Beinbewegungen*; schleichender Beginn, anfangs oft über Jahre fluktuierend; **Diagn.:** promptes Ansprechen auf Levodopa*; bei >90 % Nachw. von periodischen Beinbewegungen im Schlaflabor; **Ther.:** bei idiopath. Form od. nicht ausreichend behandelbarer Grunderkrankung symptomat. Ther. mit dopaminergen Substanzen (Levodopa, Pramipexol*, Ropinirol*, Rotigotin*), ggf. Off-Label-Use mit anderen Dopamin-Rezeptor-Agonisten, Opiaten* od. GABA-Agonisten (Gabapentin*, Pregabalin*); cave: Verstärkung der Sympt. mit rascher Dosissteigerung aufgrund dopaminerger Überstimulation möglich (sog. Augmentation). Vgl. Polyneuropathie.

Rest-N: Kurzbez. für Reststickstoff*.

Re|striktion (lat. restringere, restrictus beschränken) *f*: **1.** (engl.) *restriction*; (klin.) Einschränkung; z. B. der Ausdehnung der Lunge bei Inspiration durch Erhöhung der Elastance* od. Verdrängung von Lungengewebe durch Pleuraerguss*; vgl. Ventilationsstörungen; **2.** (genet.) Abwehrsystem der meisten Mikroorganismen gegen Hybridisierung*; Mechanismus zur Eliminierung einer von der Zelle als fremd erkannten DNA; z. B. wird die in eine Bakterienzelle eingedrungene DNA aufgrund besonderer symmetr. Tetra- od. Hexanukleotid-Sequenzen von (art-)spezif. Endonukleasen (s. Restriktionsenzyme) erkannt u. anschl. in einzelne Stücke geschnitten, die dann von unspezif., in jeder Zelle vorhandenen Nukleasen* weiter abgebaut werden. Vgl. Gentechnologie.

Re|striktions|en|zyme (↑; Enzyme*) *n pl*: (engl.) *restriction enzymes*; syn. Restriktionsendonukleasen; Enzyme*, die doppelsträngige DNA* spezif. (d. h. bei einer best. Basenfolge) spalten können; mit aus Bakt. gewonnenen R. können je nach Häufigkeit der Schnittstellen ganze Genome fragmentiert bzw. bekannte DNA-Sequenzen gezielt geschnitten werden. Vgl. Gentechnologie, DNA-Klonierung.

Re|striktions|fragment|längen-Poly|morph|ismus (↑; Fragment*; Poly-*; -morph*) *m*: (engl.) *restriction fragment length polymorphism*; Abk. RFLP; allel. DNA-Sequenzpolymorphismus, durch den die Erkennungssequenz für Restriktionsenzyme* zerstört od. neu gebildet wird; Entstehung von DNA-Fragmenten unterschiedl. Länge bei Spaltung der DNA durch Restriktionsenzyme an den Stellen der polymorphen Sequenz; Grundlage für den Nachw. versch. Allele mit PCR od. Southern*-Blotting-Methode i. R. der indirekten Genanalyse*. Vgl. Marker, genetische.

Rest|stick|stoff: (engl.) *rest nitrogen*; Kurzbez. Rest-N; Gesamtgehalt des nicht in Protein enthaltenen Stickstoffs, der nach völligem Ausfällen von Proteinen als Endprodukt v. a. des Protein-, Purin- u. Aminosäurestoffwechsels in Körperflüssigkeiten zurückbleibt; Erhöhung des Rest-N v. a. bei eiweißreicher Kost, gesteigertem Gewebeabbau, insbes. bei Nierenerkrankungen mit Einschränkung der glomerulären Filtrationsrate (vgl. Niereninsuffizienz). Die Bestimmung des Rest-N ist weitgehend durch die Harnstoffbestimmung* u. die Messung von Kreatinin* u. Cystatin* C ersetzt.

Rest|volumen (Volumen*) *n*: (engl.) *residual volume* (Abk. RV); endsystol. (ventrikuläres) Volumen (Abk. ESV); (kardiol.) die normalerweise am Ende der Systole in der Herzkammer verbleibende Blutmenge; vergrößert z. B. bei Herzinsuffizienz*. Vgl. Residualfraktion.

Re|synchronisations|therapie, kardiale (↑; synchron*) *f*: (engl.) *cardiac resynchronization therapy* (Abk. CRT); biventrikuläres Pacing, Dreikammerschrittmacher-Therapie; therap. Verfahren mit Implantation eines Herzschrittmachers* (Zweikammerschrittmacher u. zusätzl. meist transvenös über den Sinus* coronarius implantierte Elektrode im li. Ventrikel); **Prinzip:** Koordinierung des ventrikulären Kontraktionsablaufs durch synchronisierte Elektrostimulation des li. u. re. Kammermyokards (biventrikuläre Stimulation) u. damit Besserung der myokardialen Ventrikelfunktion (Auswurffraktion*, Abk. EF); **Ind.:** schwere, pharmak. therapierefraktäre Herzinsuffizienz* mit verbreiterten QRS*-Komplexen im EKG (intraventrikuläre Erregungsleitungsstörung*), v. a. bei EF <35 % mit QRS-Komplexbreite >0,15 s bei komplettem Linksschenkelblock*; **Kompl.:** u. a. Perforation des Sinus coronarius.

Ret|apamulin *n*: (engl.) *retapamulin*; halbsynthet. Pleuromutilin-Derivat zur kurzzeitigen (5 Tage) top. Anw. auf der Haut bei Impetigo*; **Wirkung:** bakteriostatisch (selektive Hemmung der bakt. Proteinsynthese über Bindung an ribosomale 50S-Untereinheit) v. a. gegen Streptococcus pyogenes od. Methicillin-empfindliche Staphylococcus* aureus; **UAW:** Kopfschmerz, Pruritus, Ekzem, Diarrhö, Übelkeit, Nasopharyngitis, Kontaktdermatitis, Anstieg von Creatinphosphokinase.

Re|tard|ef|fekt (lat. retardare verzögern; efficere, effectus hervorbringen) *m*: (engl.) *retard effect*; substanzbedingter verzögerter Wirkungseintritt bzw. über die galen. Formulierung erreichte protrahierte Wirkstoffabgabe; s. Depotpräparate.

Re|tardierung (↑): (engl.) *retardation*; Bez. für Verzögerung der körperl. bzw. intellektuellen Entwicklung (sog. Retardation, Reifungsverzögerung) im Vergleich zum jeweiligen Lebensalter; vgl. Infantilismus; Behinderung, geistige.

Re|tard|präparate (↑; lat. praeparare zubereiten) *n pl*: Depotpräparate*.

Rete (lat.) *n*: Netz.

Rete arteriosum (↑) *n*: Arteriennetz.

Rete articulare cubiti (↑) *n*: Arteriegeflecht an der Hinterseite des Ellenbogengelenks, Zuflüsse aus Aa. collateralis ulnaris sup. et inf., Aa. collateralis media u. radialis, Aa. recurrens radialis et ulnaris.

Rete articulare genus (↑) *n*: Arteriegeflecht an der Vorderseite des Kniegelenks; ---→ Aa. supp. et inff. latt. et medd. genus.

Rete calcaneum (↑) *n*: Arteriennetz an Hinterseite des Calcaneus, ---→ aus Rr. calcanei der A. peronea u. aus der A. tibialis posterior.

Rete carpale dorsale (↑) *n*: Arteriennetz am Handwurzelrücken; Zuflüsse aus den Rr. carpales dorss. der Aa. radialis u. ulnaris; -→ Aa. metacarpales dorss.

Rete malleolare laterale (↑) *n*: Arteriennetz um den äußeren Knöchel; ---→ aus A. malleolaris ant. lat., A. peronea.

Rete Malpighii (↑; Marcello Malpighi, Anat., Bologna, Rom, 1628–1694) *n*: Netzwerk epidermaler Leisten zw. dermalen Papillen an der Grenze von Epidermis u. Dermis.

Rete mirabile (↑) *n*: Wundernetz; zw. arterielle Gefäßstrecken od. kleine Venen eingeschaltetes Kapillarnetz; z. B. in der Niere: Arteriola glomerularis afferens → Glomerulus → Arteriola glomerularis efferens; in der Leber: V. interlobularis → Sinusoide → V. centralis.

Re|tentio (lat.) *f*: Zurückhaltung.

Re|tentio alvi (↑) *f*: Obstipation*.

Re|tention (↑) *f*: (engl.) *retention*; (chir.) Ruhigstellung als Teil der Frakturbehandlung; z. B. mit Gipsverband. Vgl. Fraktur.

Re|tentions|azidose (↑; Azid-*; -osis*) *f*: renale Azidose; s. Azidose.

Re|tentions|zysten (↑; Kyst-*) *f pl*: (engl.) *retention cysts*; durch Sekretverhaltung aus Drüsen od. Drüsenteilen entstandene (unechte) Zysten*, z. B. Atherom*, Mukozele*, Ranula*, Schleimzysten, Milchgangzysten, Ovarialzysten*.

Re|tentio placentae (↑) *f*: s. Plazentaretention.

Re|tentio testis ab|dominalis (↑) *f*: s. Maldescensus testis.

Re|tentio testis inguinalis (↑) *f*: s. Maldescensus testis.

Re|tentio urinae (↑) *f*: s. Harnverhalt*.

Rete ovarii (Rete*) *n*: Netz solider od. hohler Epithelstränge am Hilum des Eierstocks (s. Ovarium); entspricht entwicklungsgeschichtl. Rete testis.

Rete patellare (↑) *n*: Arteriegeflecht auf der Patella; -→ s. Rete articulare genus.

Rete|plase (INN) *f*: (engl.) *reteplase*; nicht glykosyliertes rekombinantes Fibrinolytikum* zur i. v. Injektion; **Ind.:** koronare Thrombolyse* bei STEMI (s. Akutes Koronarsyndrom) innerhalb 12 Std. nach Symptombeginn.

Rete testis (Rete*) *n*: Hodennetz; zw. Hodenkanälchen u. Ductuli efferentes eingeschaltetes Kanälchensystem im Mediastinum testis, das die Tunica albuginea labyrinthartig durchsetzt, so dass kein Prolaps inf. des hohen Binnendrucks entsteht.

Rete venosum (↑) *n*: Venennetz.

Rete venosum dorsale manus (↑) *n*: --→ subkutanes Venennetz am Handrücken; -→ Vv. intercapitulares, Vv. metacarpales dorss.; ⊣ V. basilica, V. cephalica; **S:** Oberfläche des Handrückens.

Rete venosum dorsale pedis (↑) *n*: Venengeflecht auf dem Fußrücken, anastomosiert mit Arcus venosus dors. pedis; ⊣ V. saphena parva u. magna, Vv. tibiales antt.; **S:** Fuß.

Rete venosum plantare (↑) *n*: subkutanes Venengeflecht der Fußsohle; ⊣ Vv. tibiales postt., V. saphena magna, parva.

Reticulum (lat.) *n*: kleines Netz.

Retikulin|fasern (↑): (engl.) *reticular fibres*; dem Zellnetz des retikulären Bindegewebes eng anliegende Fasern; mit Silbersalzen imprägnierbar (argyrophil; s. Gitterfasern), quellen nicht in Säuren u. werden von Alkalien nicht angegriffen.

Retikulo|endo|theliose (↑; Endothel*; -osis*) *f*: (engl.) *reticuloendotheliosis*; Sammelbez. für die vom retikuloendothelialen System ausgehenden Vermehrungen; vgl. Histiozytose.

Retikulo|endo|theliose, leuk|ämische (↑; ↑; ↑) *f*: s. Haarzellen-Leukämie.

Retikuloid, aktinisches (↑; -id*) *n*: (engl.) *actinic reticuloid*; photoallergische Kontaktdermatitis mit persistierender Lichtreaktion; **Vork.:** bes. bei älteren Männern; (histol.) aktinische Elastose, Infiltrate aus atypischen CD8$^+$-T-Lymphozyten; **Sympt.:** schwere chron. Dermatitis an lichtexponierter Haut (s. Abb.), später generalisierte Ekzeme, selten auch Erythrodermie; vgl. Lichtdermatosen.

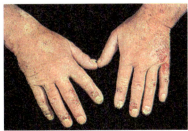

Retikuloid, aktinisches [3]

Retikulose, lipo|melanotische (↑; ↑) *f*: dermopathische Lymphadenitis*.

Retikul_o_se, pageto_i_de (↑; ↑) *f*: (engl.) *pagetoid reticulosis*; syn. Woringer-Kolopp-Krankheit; Form der kutanen T*-Zell-Lymphome u. seltene Variante der Mycosis* fungoides mit bes. ausgeprägtem Epidermotropismus u. scharf begrenzten, bogenförmig konfigurierten, roten, schuppenden, meist einzeln stehenden Herden an den distalen Extremitäten; **Ther.**: Exzision, Röntgenbestrahlung, intrasläsionale Injektion mit Interferon-α; **Progn.**: rel. benigner, langer Verlauf.

Retikulo|z_y_ten (↑; Zyt-*) *m pl*: (engl.) *reticulocytes*; syn. Proerythrozyten; (anat.) Erythrocyti reticulati; junge Erythrozyten*, die in der Entw. zwischen den Normoblasten* u. den reifen Erythrozyten stehen; wahrscheinl. verlassen alle neu gebildeten Erythrozyten das Knochenmark als R.; in den kernlosen R. findet noch eine weitere geringe Hämoglobinbildung statt, die dazu erforderl. Zellorganellen (Mitochondrien, Ribosomen, Reste des endoplasmat. Retikulums u. a.) lassen sich durch best. Färbemethoden (s. Retikulozytenfärbung) in Form einer netzartigen Struktur (Substantia reticulo-granulo-filamentosa) sichtbar machen; die zirkulierenden R. verlieren diese Strukturen nach ca. 1–2 Tagen, die Reifung des Erythrozyten ist damit beendet; **Referenzbereich**: s. Blutbild (Tab. dort); physiol. Erhöhung beim Neugeborenen u. in den ersten Lebensmonaten; pathol. Erhöhung bei gesteigerter Erythrozytopoese* (z. B. nach Blutverlusten, bei hämolyt. Anämie), Verminderung bei insuffizienter Erythrozytopoese (z. B. bei gestörter Knochenmarkfunktion od. mangelndem Erythropoetinstimulus). Vgl. Retikulumzellen.

Retikulo|z_y_ten|färbung (↑; ↑): (engl.) *reticulocyte staining*; Brillantkresylblau od. Nilblausulfat bewirkt in Retikulozyten* eine Konglomeration bzw. Ausfällung von Ribonukleoproteinen; dadurch werden die noch vorhandenen Reste der Zellorganellen als sog. Substantia reticulo-granulo-filamentosa sichtbar.

Retikulo|z_y_ten|krise (↑; ↑) *f*: (engl.) *reticulocytic crisis*; vorübergehender massiver Anstieg der Retikulozyten*; bes. bei Beginn der Ther. einer Vit.-B$_{12}$-, Folsäure-, Vit.-B$_6$- od. Eisenmangelanämie; Anstieg ist um so höher, je niedriger die Zahl der Erythrozyten zu Beginn der Behandlung ist.

Retikulo|zyt_o_se (↑; ↑; -osis*) *f*: (engl.) *reticulocytosis*; Vermehrung der Retikulozyten* über den Normbereich (s. Blutbild, Tab. dort); **Vork.**: z. B. bei hämolytischer Anämie.

Retikulum, endo|plasm_a_tisches (lat. reticulum kleines Netz) *n*: (engl.) *endoplasmic reticulum*; Abk. ER; elektronenmikroskop. sichtbares, im Grundplasma der Zelle gelegenes dreidimensionales Hohlraumsystem aus Bläschen, Kanälchen u. Zisternen, deren Membranen kontinuierlich mit der äußeren Kernmembran u. z. T. auch mit dem Plasmalemm zusammenhängen; **Einteilung: 1.** mit Ribosomen* besetztes sog. raues (granuläres) ER, s. Zelle, Abb. dort): bes. reichlich vorhanden in Zellen, die an der Proteinbiosynthese* beteiligt sind; entspricht überwiegend dem lichtmikroskop. sichtbaren Ergastoplasma*; **2.** ribosomenfreies glattes (agranuläres) ER: seltener, kommt vor in quer gestreiften Muskelfasern, im Pigmentepithel der Netzhaut, in Steroidhormone produzierenden Zellen, in best. Funktionsstadien der Leberzellen.

Retikulum, sarko|plasm_a_tisches (↑) *n*: (engl.) *sarcoplasmic reticulum*; Bez. für glattes endoplasmatisches Retikulum* der quergestreiften Muskelfaser.

Ret_i_kulum|zellen (↑; Zelle*): (engl.) *reticular cells*; sternförmig verzweigte Zellen im retikulären Bindegewebe von Milz, Lymphknoten, Tonsillen, Lamina propria des Darms u. rotem Knochenmark; **Formen: 1.** fibroblastische R.: unbewegl., faserbildende Zellen, die mit langen Ausläufern ein dreidimensionales Netzwerk bilden; **2.** histiozytäre R.: amöboid bewegl., phagozytierende Makrophagen monozytärer Herkunft; vgl. Monozyten-Makrophagen-System; **3.** dentritische R.: antigenpräsentierende Zellen, die T- u. B-Lymphozyten aktivieren können.

Ret_i_na (lat. rete Netz) *f*: (engl.) *retina*; Netzhaut des Auges (s. Abb.); besteht aus einem lichtempfindl. Teil (Pars optica) u. einem blinden Teil (Pars caeca mit Pars ciliaris u. Pars iridica); Grenze ist die Ora serrata. Die Pars optica enthält die Sinnes-, Nerven- u. Stützzellen u. ist als vorgelagerter Hirnteil anzusehen, sie gehört mit dem N. opticus zum Diencephalon. I. d. R. finden sich 3 Farbstoffe (Chromoproteide mit Carotinoiden als prosthet. Gruppe): Rhodopsin, Porphyropsin, Iodopsin. **klin. Bedeutung**: s. Ablatio retinae, Retinoblastom; vgl. Fovea centralis, Macula lutea, Körnerschicht.

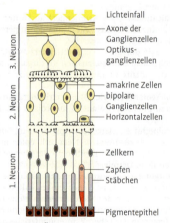

Retina: anat. Aufbau

Retin_a_cula c_u_tis (Retinaculum*) *n pl*: Bindegewebezüge zw. Stratum reticulare der Dermis u. den darunter liegenden Faszien.

Retin_a_cula _u_nguis (↑) *n pl*: senkrecht verlaufende Bindegewebezüge der Lederhaut, die die Nägel unverschiebl. mit der Endphalanx verbinden.

Retin_a_cula _u_teri (↑) *n pl*: Haltebänder des Uterus*; die den Gebärmutterhals umgebenden, im subperitonealen Beckenbindegewebe (Parametrium*) verlaufenden, glatte Muskulatur enthaltenden, strafferen Bindegewebezüge; setzen v. a. an der Cervix* uteri an, um so die Gebärmutter flexibel zu verankern. Als wichtige paarige Zügel ziehen das Lig. cardinale uteri (s. Ligamentum latum uteri) fächerförmig zur seitlichen Beckenwand, das

Ligamentum pubovesicale nach vorn u. die Plica recto-uterina (s. Douglas-Raum) nach hinten. Auch das nicht zu den eigentlichen parametranen R. u. zählende Ligamentum* teres uteri trägt zur Fixierung der Gebärmutter bei, indem es den Fundus nach vorn hält. Beim Geburtsvorgang verhindern die R. u. ein Ausweichen des Uterus während der Wehen nach oben.

Retinaculum (lat.; pl Retinacula) *n*: Halteband.

Retinaculum caudale (↑) *n*: Bindegewebestrang zw. Steißbein u. Haut über dem Steißbeingrübchen.

Retinaculum musculorum extensorum inferius pedis (↑) *n*: Y- od. kreuzförmiges Halteband der Strecksehnen am Fußrücken; Verstärkung der Fußrückenfaszie.

Retinaculum musculorum extensorum manus (↑) *n*: querer Verstärkungszug der Unterarmfaszie über den Führungskanälen der Streckersehnen der Hand.

Retinaculum musculorum extensorum superius pedis (↑) *n*: quere Verstärkung der Unterschenkelfaszie oberh. des oberen Sprunggelenks; Halterung der Strecksehnen.

Retinaculum musculorum flexorum manus (↑) *n*: den Canalis carpi u. die in ihm verlaufenden Sehnen der Fingerbeuger u. den N. medianus überbrückendes derbes Band.

Retinaculum musculorum peroneorum inferius, superius (↑) *n*: unteres bzw. oberes Halteband der Sehnen der Mm. peronei; Verstärkungszüge der Unterschenkel- u. Fußrückenfaszie.

Retinaculum patellae laterale, mediale (↑) *n*: mit queren Zügen zur Kniescheibe u. mit Längszügen zu den Tibiakondylen ziehende distale Sehnenfasern des M. vastus lateralis bzw. M. vastus medialis; vgl. Patellafraktur.

Retinal *n*: s. Vitamin A.

Retinanekrose, akute (Retina*; Nekr-*; -osis*) *f*: (engl.) *acute retinal necrosis*; Abk. ARN; syn. akute Netzhautnekrose; bei immunkompetenten Pat. auftretende, sich rasch ausbreitende Entz. der Retina u. des retinalen Pigmentepithels (s. Abb.) mit erheblicher Sehminderung, die unbehandelt zur Erblindung führt; **Urs.:** Infektion mit Varicella*-Zoster-, Herpes*-simplex- od. Zytomegalie*-Virus; **Ther.:** Aciclovir*, Ganciclovir*; bei Ablatio retinae auch Vitrektomie* u. Silikontamponade.

Retinaödem (↑; Ödem*) *n*: s. Makulaödem, Berlin-Ödem.

Retinitis (↑; -itis*) *f*: Netzhautentzündung; **Urs.:** meist Viren (Zytomegalie*-Retinitis, akute Retinanekrose*) od. Toxoplasma* gondii, seltener bakteriell metastatisch; vgl. Chorioretinitis, Retinopathia.

Retinitis centralis serosa (↑; ↑) *f*: Abk. RCS; s. Chororetinopathia centralis serosa.

Retinitis pigmentosa (↑; ↑) *f*: s. Retinopathia pigmentosa.

Retinoblastom (↑; Blast-*; -om*) *n*: (engl.) *retinoblastoma*; syn. Glioma retinae, Neuroblastoma retinae; im Kindes- u. (seltener) Jugendalter auftretender maligner Netzhauttumor, ausgehend von embryonalen Retinazellen; histol. ähnl. dem Medulloblastom* u. Neuroblastom*; direktes Einwachsen in den N. opticus u. die Meningen mit Metastasierung in die Liquorräume od. hämatogen über die Aderhaut in Lunge, Knochen u. Gehirn; **Ätiol.:** spontane somat. (85 % der Fälle, meist einseitig) od. genet. (meist beidseitig od. mehrere unabhängige Tumoren in einem Auge) Mutation beider Allele des RB1-Gens (Genlocus 13q14.1-q14.2), in 5 % autosomal-dominant erblich mit reduzierter Penetranz; Auftreten auch in Zus. mit Deletion des langen Arms von Chromosom 13; **Klin.:** amaurotisches Katzenauge* (Leukokorie*), ggf. Strabismus*, Lichtscheu, Schmerzen, Sehverlust; erhöhtes Risiko für Osteo-* u. Weichteilsarkome* sowie Pineoblastome; **Diagn.:** Ophthalmoskopie, Ultraschalldiagnostik, CT; **Ther.:** Strahlentherapie, Lichtkoagulation, ggf. zus. mit Chemotherapie; in fortgeschrittenen Fällen u. U. Enukleation; bei einseitigem Befall regelmäßige ophthalmoskop. Kontrolle des 2. Auges.

Retinochorioiditis (↑; Chorio-*; -id*; -itis*) *f*: (engl.) *retinochoroiditis*; Entzündung der Netz- u. Aderhaut; vgl. Chororetinitis.

Retinoide *n pl*: (engl.) *retinoids*; synthet. Derivate der Vitamin-A-Säure; **Ind.:** topisch bei Acne vulgaris u. systemisch bei Acne conglobata (z. B. Isotretinoin), bei schwersten therapieresistenten Formen von Psoriasis, Darier-Krankheit, Ichthyose, Lichen ruber planus, Mycosis fungoides (z. B. Acitretin), bei Leukämien (z. B. all-trans-Retinsäure bei Promyelozytenleukämie*) u. a.; **Wirkungsmechanismus:** Eingriffe in die Expression zahlreicher Gene mit vielfältigen Auswirkungen auf Zellfunktion u. Zelldifferenzierung, z. B. epithelialer Gewebe, des Lipidstoffwechsels u. des Immunsystems; **UAW:** Hautschuppung u. -abschälung (s. Abb.), Juckreiz, Haarausfall, Konjunktivitis, Trockenheit von

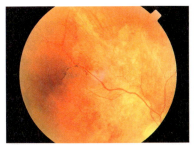

Retinanekrose, akute: segmentale, peripher gelegene Zerstörung des retinalen Pigmentepithels [106]

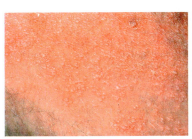

Retinoide: typische trockene, gerötete u. schuppende Haut bei hochdosierter Retinoidgabe

Retinoid-Embryopathie

Mund- u. Nasenschleimhäuten, Kopfschmerzen, Leberfunktionsstörungen (cave: engmaschige Kontrolle von Leberwerten), Fettstoffwechselstörungen, Hyperglykämie bei Diabetes mellitus u. a.; wegen Teratogenität (vgl. Retinoid-Embryopathie) restriktive Indikationsstellung, system. Anw. bei gebärfähigen Frauen nur nach Ausschluss einer Schwangerschaft u. unter Kontrazeptionsschutz (bei Acitretin auch noch 2 Jahre nach Beendigung der Einnahme); keine Einschränkung der männl. Fertilität (nicht tox. für Keimzellen).

Retinoid-Embryo|pathie (Embryo-*; -pathie*) *f*: (engl.) *fetal retinoic acid syndrome*; nach Exposition des Embryos mit Retinoiden* auftretende Embryopathie*; **Vork.:** auch bei Konzeption nach Therapieende inf. einer sehr langen Verweildauer (Monate bis Jahre); **Sympt.:** Mikrozephalie mit schwerer geistiger Behinderung, Mikrophthalmie, Helixaplasie, Herzfehler, Thymusaplasie, Gesichtsdysmorphien.

Retinol (INN) *n*: syn. Vitamin A₁; s. Vitamin A.

Retino|pathia (Retina*; -pathie*) *f*: (engl.) *retinopathy*; nicht entzündl. bedingte Netzhauterkrankung.

Retino|pathia act|nica (↑; ↑) *f*: (engl.) *actinic retinitis*; Netzhautschädigung mit zentralem Ödem u. evtl. Makulaforamen od. -zyste inf. starker Blendung, z. B. nach direktem Blick in die Sonne (Retinopathia solaris).

Retino|pathia angio|spastica (↑; ↑) *f*: s. Retinopathie, hypertensive.

Retino|pathia centralis serosa (↑; ↑) *f*: s. Chororetinopathia centralis serosa.

Retino|pathia hyper|tonica (↑; ↑) *f*: s. Fundus hypertonicus.

Retino|pathia pigmentosa (↑; ↑) *f*: (engl.) *pigmentary retinopathy*; nicht korrekt Retinitis pigmentosa; degenerativer Prozess mit Engstellung der Netzhautgefäße, Optikusatrophie, Untergang der nervalen Elemente der Netzhaut u. Ablagerung von Pigment, die von der Peripherie her bis zum Zentrum fortschreitet; **Ätiol.:** meist erbl. (evtl. in Komb. mit Fehlbildungen vorkommend), selten erworben (sog. Pseudoretinopathia pigmentosa, z. B. nach Masern); Erbgang autosomal-rezessiv (50 %), autosomal-dominant (25 %) od. X-chromosomal (15 %); bisher 16 Genloci bekannt; **Sympt.:** progressive Nyktalopie*, erhebl. Gesichtsfeldeinengung, Erblindung. Vgl. Cockayne-Syndrom; Refsum-Syndrom; Usher-Syndrom; Laurence-Moon-Syndrom.

Retino|pathia prae|maturorum (↑; ↑) *f*: (engl.) *retinopathy of prematurity*; fast ausschließl. bei unreifen Frühgeborenen* mit einem Geburtsgewicht <1500 g vorkommende Netzhauterkrankung in 5 Stadien; **Einteilung: Stadium I:** Demarkationslinie; **Stadium II:** Leiste, retinale Proliferationen; **Stadium III:** Leiste, retinale u. praeretinale Proliferationen; **Stadium IV:** Leiste, retinale u. praeretinale Proliferationen, subtotale Ablatio retinae; **Stadium V:** komplette Ablatio retinae; **Urs.:** wahrscheinl. tox. Wirkung von hohen Sauerstoffkonzentrationen auf unreife Netzhautgefäße z. B. bei therap. Sauerstoffzufuhr (s. Sauerstofftoxikose); **Klin.:** Demarkierung gefäßfreier peripherer von gefäßhaltiger zentraler Netzhaut; nach 4–8 Wo. (ggf. nach Absetzen der Sauerstofftherapie) Proliferation unreifer Gefäße im Bereich der Grenzlinie mit Blutungen, Glaskörperfibrose, Netzhauttraktion, zunehmender Ablatio* retinae; vermehrte Füllung u. Schlängelung der zentralen Netzhautgefäße; im Endstadium u. U. Ausbildung einer gefäßhaltigen Narbenplatte hinter der Linse (sog. retrolentale Fibroplasie); meist zunächst spontane Abheilung mit später auftretenden Sympt. wie Nystagmus, Schielen, Sehschwäche, Myopie*, Glaukom*, Katarakt*; in schweren progressiven Fällen Erblindung; **Ther.:** im Frühstadium Kälte- bzw. Lichtkoagulation der erkrankten Netzhaut, später Vitrektomie; **Proph.:** Kontrolle des art. Sauerstoffpartialdrucks bei Sauerstofftherapie, ophth. Untersuchung von Risikokindern.

Retino|pathia sclopetaria (↑; ↑) *f*: (engl.) *retinitis sclopetaria*; Netzhautschädigung durch schwerste tangentiale Bulbusprellung od. -verletzung (z. B. Orbitadurchschuss); ophthalmoskop. unregelmäßige Pigmentierung, multiple Blutungen, Netzhautablösungen; später Optikusatrophie*, präretinale Membranen.

Retino|pathia solaris (↑; ↑) *f*: s. Retinopathia actinica.

Retinopathie, diabetische (↑; ↑) *f*: (engl.) *diabetic retinopathy*; Retinopathia diabetica; Mikroangiopathie des Augenhintergrunds als Spätfolge bei Diabetes* mellitus; **Formen: 1.** nichtproliferative d. R. (syn. Hintergrundretinopathie): Netzhautblutungen, Mikroaneurysmen, harte Exsudate (Lipidablagerungen), Netzhautödem mit Sehschärfenverlust; meist bei Diabetes mellitus Typ 2, verstärkt durch Hypertonie; **Ther.:** evtl. fokale Photo-

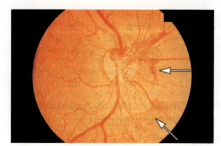

Retinopathie, diabetische Abb. 1: proliferative diabetische Retinopathie mit Gefäßaussprossungen (Pfeile) [12]

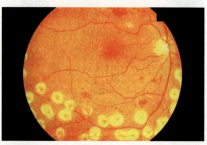

Retinopathie, diabetische Abb. 2 [166]

koagulation*; **2. proliferative d. R.**: zusätzl. Auftreten von Cotton*-wool-Herden, Gefäßneubildungen auf u. vor der Netzhaut (s. Abb. 1) mit rezidiv. Glaskörperblutungen inf. Netzhautischämie durch Gefäßverschlüsse; meist bei Diabetes mellitus Typ 1 (nach ca. 15 Jahren); kann zu Traktionsamotio, neovaskulärem Glaukom u. Erblindung führen; **Ther.**: panretinale Photokoagulation (s. Abb. 2), Kryokoagulation, evtl. Vitrektomie; **Proph.**: normoglykämische Blutzuckereinstellung, Ther. der Begleiterkrankungen (z. B. art. Hypertonie, Hyperlipidämie).

Retinopathie, hypertensive (↑; ↑) *f*: (engl.) *hypertensive retinopathy*; (lat.) Retinopathie hypertensiva; Retinopathia angiospastica; bei Hypertonie* (häufig mit renaler Beteiligung) auftretende Netzhautveränderungen mit Engstellung aller Gefäße, strichförmigen Netzhautblutungen, harten Exsudaten (Sternfigur der Makula), Cotton*-wool-Herden, ischäm. Netzhaut- u. Papillenödem; **Sympt.**: Sehverschlechterung (weitgehend reversibel bei erfolgreicher Ther. der Hypertonie). Vgl. Fundus hypertonicus; Fundus arteriosclerotieus.

Retino|schisis (↑; gr. σχίσις Spaltung) *f*: (engl.) *retinoschisis*; primäre Netzhautspaltung (s. Abb.); **Formen: 1.** degen. senile Form, selten mit Ablatio* retinae; **2.** X-chromosomal-rezessiv erbl. juvenile Form im Bereich der Fovea centralis; Genlocus Xp22.2-p22.1, Mutationen im XLRS1-Gen.

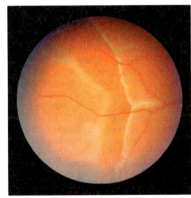

Retinoschisis [106]

Retino|skopie (↑; -skopie*) *f*: s. Skiaskopie.
RET-Proto|onko|gen (Prot-*, Onk-*; Gen*) *n*: (engl.) *RET proto-oncogene*; auf Chromosom 10 lokalisiertes, für eine Transmembran-Tyrosinkinase (s. Tyrosinkinase-Rezeptor) codierendes Gen (Genlocus 10q11.2); durch dominante Keimbahnmutationen Urs. von MEN*-Syndromen IIA u. IIB, familiäres C*-Zellkarzinom u. kongenitalem Megakolon*.
Re|traktion (lat. retrahere, retractus zurückziehen) *f*: (engl.) *retraction*; Zurück- od. Zusammenziehen eines Organs (z. B. Atelektase* bei Pneumothorax) od. Gewebes (z. B. Narbengewebe), Blutgerinnselretraktion.
Re|traktions|syn|drom (↑) *n*: s. Stilling-Türk-Duane-Syndrom.
Re|trans|fusion (Re-*; Transfusion*) *f*: (engl.) *autotransfusion*; Reinfusion von Eigenblut; s. Transfusion, autogene.

Re|trans|plantation (↑; Transplantation*) *f*: (engl.) *retransplantation*; wiederholte Ausführung einer (Organ-)Transplantation*; vgl. Explantation.
Retro-: Wortteil mit der Bedeutung zurück, hinter; von lat. retro.
Retro|bulbär|neuritis (↑; gr. βολβός Zwiebel; Neur-*; -itis*) *f*: s. Neuritis nervi optici.
Retro|collis spasmodicus (↑; lat. collum Hals) *m*: beidseitiger Torticollis* spasmodicus mit Reklination des Kopfes.
Retro|flexio uteri (↑; lat. flexus Krümmung) *f*: s. Flexio uteri.
Retro|flexio uteri gravidi (↑; ↑) *f*: s. Flexio uteri.
retro|grad (↑; lat. gradi laufen, schreiten): **1.** (engl.) *retrograde*; rückläufig, zeitl. (z. B. retrograde Amnesie*) od. örtl. zurückliegend, von hinten her (z. B. retrograde Koloskopie); **2.** (kardiol., neurol.) antidrom*.
retro|kapital (↑; lat. capitalis den Kopf betreffend): (engl.) *retrocapital*; (orthop.) Bez. für unmittelbar proximal vom Caput* (ossär); z. B. retrokapitale Osteotomie* des Metatarsale I bei Hallux* valgus.
Retro|kardial|raum (↑; Kard-*): (engl.) *retrocardiac space*; syn. Holzknecht-Raum; Bez. für den Raum zw. Herzschatten (li. Vorhof u. Ventrikel randbildend) u. Wirbelsäule im seitl. Röntgenbild der Lunge.
Retr|olisthesis (↑; gr. ὀλίσθησις das Ausgleiten, Fall) *f*: (engl.) *retrolisthesis*; bewegungsunabhängig fixierte Verschiebung od. Verkippung eines (meist lumbalen) Wirbelkörpers nach dorsal wegen Instabilität bei degenerativer Wirbelsäulenerkrankung (Diskopathie), nach Nukleotomie od. als Folge einer Wirbelbogendegeneration. Vgl. Spondylolisthesis.
retro|peri|toneal (↑; Peritoneum*): (engl.) *retroperitoneal*; hinter dem Bauchfell gelegen; **primär** retroperitoneal liegen Organe, die hinter dem Peritoneum parietale entstanden sind, **sekundär** retroperitoneal Organe, die innerh. des Peritoneums angelegt werden, aber durch sekundäre Verwachsung mit der dorsalen Leibeswand an einer Seite ihren peritonealen Überzug verloren haben (Duodenum, Pankreas, Colon ascendens u. descendens).
Retro|peri|toneal|fibrose (↑; ↑; Fibr-*; -osis*) *f*: (engl.) *retroperitoneal fibrosis*; langsam zunehmende Fibrosierung im Retroperitonealraum* zwischen Beckenrand u. Nierenhilum mit Komprimierung u. Stenosierung der Ureteren, benachbarter Nerven u. Gefäße; **Ätiol.: 1.** idiopathisch (Ormond-Syndrom); vermutl. autoimmune Genese; **2.** symptomatisch bei Entz., Tumoren, lokaler Injektion sklerosierender Lösungen (z. B. nach Sklerosierung von Nierenzysten), Aortenaneurysma* u. -sklerose, Langzeitbehandlung mit Methysergid; **Klin.**: chron. Rückenschmerzen, Harnstauungsniere*, ggf. mit Nierenkoliken*, Niereninsuffizienz; Störung der arteriellen Bein-Becken-Perfusion, selten Leriche*-Syndrom; **Ther.**: Harnableitung mit Ureterschienen; pharmak. Glukokortikoide, Azathioprin; op. Ureterolyse* u. intraperitoneale Verlagerung der Ureteren.
Retro|peri|toneal|raum (↑; ↑): (engl.) *retroperitoneal space*; Spatium retroperitoneale; zw. Peritoneum parietale u. dorsaler Leibeswand; reicht nach kranial bis zum Zwerchfell u. hängt kaudal mit dem

Retropharyngealabszess

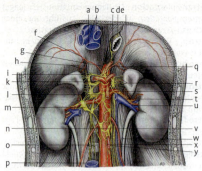

Retroperitonealraum: a: V. cava inferior; b: Vv. hepaticae; c: Truncus vagalis posterior; d: Truncus vagalis anterior; e: A. phrenica inferior sinistra; f: A. phrenica inferior dextra; g: Hiatus aorticus; h: Aa. suprarenales superiores; i: N. splanchnicus major; k: Ggl. coeliacum (dextrum et sinistrum); l: Ggl. mesentericum superius; m: Ggl. renale; n: Ggl. mesentericum inferius; o: Truncus sympathicus dexter; p: V. cava inferior; q: A. gastrica sinistra; r: Plexus nervosus suprarenalis; s: A. mesenterica superior; t: A. renalis et Plexus renalis; u: V. renalis; v: Truncus sympathicus sinister; w: Vasa testicularia; x: Aorta abdominalis et Plexus aorticus; y: A. mesenterica inferior [159]

Subperitonealraum des Beckens zusammen; Inhalt (von Fett- u. Bindegewebe eingehüllt): Nieren, Nebennieren, Harnleiter, V. cava inf., Aorta abdominalis mit ihren paarigen Ästen u. den Wurzeln der unpaaren Äste, Bauchteil des Sympathikus, Ganglien, Nerven, Zusammenfluss der Lymphstämme, Lymphknoten.

Retro|pharyngeal|ab|szess (↑; Pharyng-*; Abszess*) *m*: (engl.) *retropharyngeal abscess*; Abszess im Rachenbereich; **Vork.:** bei Kleinkindern v. a. inf. abszedierender Lymphadenitis nach Pharyngitis* mit Schluckbeschwerden, Schmerzen, Fieber; bei Erwachsenen v. a. nach Pfahlungsverletzung* u. als prävertebraler Senkungsabszess inf. Tuberkulose* der HWK mit Druckgefühl, Hustenreiz, Dysphagie; **Ther.:** Antibiotika bzw. Antituberkulotika; op. Abszessdrainage.

Retro|positio uteri (↑; lat. positio Lage, Stellung) *f*: s. Positio uteri.

retro|pubisch (↑; lat. pubes Schamgegend): (engl.) *retropubic*; hinter der Symphyse gelegen.

Retro|pulsion (↑; Puls*) *f*: (engl.) *retropulsion*; Zurückfallen bei dem Versuch, eine plötzl. Bewegung nach hinten zu unterbrechen; **Vork.:** v. a. beim Parkinson*-Syndrom.

Retro|pulsiv-petit-mal (↑; ↑; franz. kleines Übel) *m*: (engl.) *retropulsive petit mal*; generalisierter Anfall vom Absence-Typ mit tonischer Retropulsivbewegung der Bulbi; s. Epilepsie.

retro|spektiv (↑; lat. spectare schauen): (engl.) *retrospective*; zurückblickend.

Retro|sternal|raum (↑; sternal*): (engl.) *retrosternal space*; (röntg.) Bez. für den Raum zw. Brustbein u. vorderer Herzkontur in der seitlichen Thoraxaufnahme; eingeengt bei Trichterbrust, ausgefüllt bei verlängerter rechtsventrikulärer Ausflussbahn, vergrößert bei Lungenemphysem*.

Retro|sternal|schmerzen (↑; ↑): (engl.) *retrosternal pains*; Schmerzen hinter dem Brustbein; **Vork.:** v. a. Angina* pectoris (kardiale Diagn. wegen der DD koronare Herzkrankheit*), u. a. bei Motilitätsstörungen des Ösophagus. Vgl. Präkordialsyndrom, chondrokostales.

Retro|vakzine (↑; Vacci-*) *n pl*: (engl.) *retrovaccines*; Vakzine*, die nach Impfung von Kälbern mit für den Menschen pathogenen Krankheitserregern aus dem Pustelinhalt der Tiere gewonnen wurde; z. B. früher Pockenimpfstoff (Vacciniavirus*).

Retro|version (lat. retrovertere, retroversus zurückwenden, umkehren) *f*: **1.** (engl.) *retroversion*; Retroversio; Drehen des Arms im Schultergelenk od. des Beins im Hüftgelenk um eine Achse in der Frontalebene nach hinten, d. h. Anheben des Arms od. des Beins nach hinten (Extension im Schultergelenk bzw. im Hüftgelenk); **2.** Rückwärtsneigung eines Organs, insbes. der Gebärmutter; s. Versio uteri.

Retro|versio uteri (↑) *f*: s. Versio uteri.

Retro|viridae (Retro-*; Viren*; -id*) *f pl*: (engl.) *Retroviridae*; früher Retroviren, Oncoviren, Oncornaviren, Leukoviren; Fam. kugelförmiger RNA-Viren mit Hüllmembran; einzige RNA-Viren mit onkogenem Potential; 1910 erstmals von Rous beschrieben (s. Rous-Sarkom). **Einteilung:** nach morphol. Kriterien in die Genera Alpharetrovirus (ALV, Abk. für engl. avian leucosis virus), Betaretrovirus (MMTV, Abk. für engl. mouse mammary tumor virus), Gammaretrovirus (FLV, Abk. für engl. feline leukemia virus; M-MuLV, Abk. für engl. Moloney-murine leukemia virus), Deltaretrovirus (HTLV*; BLV, Abk. für engl. bovine leukemia virus), Epsilonretrovirus, Lentivirus (HIV*), Spumavirus (bisher keine Erkr. beim Menschen bekannt); frühere Einteilung in die Subfamilien Oncovirinae* u. Lentivirinae*; **Aufbau:** ∅ 80–140 nm; 2 Hüllproteine, 4 innere unglykolysierte Strukturproteine; Hülle mit ca. 8 nm langen Glykoprotein-Rezeptoren (sog. spikes); Innenkörper (core) mit ikosaedrischem Kapsid, 2 identischen, helikalsymmetrischen Einzelstrang-RNA-Genome (nicht verbunden), Moleküle der Enzyme Reverse Transkriptase* (RNA-abhängige DNA-Polymerase), Integrase u. Protease; **Genetik:** Information für infektiöses Virus ist in 3 Genen gespeichert: 5'–gag-pol-env–3'; Gag-Gen codiert für die inneren Proteine (gruppenspezif. Antigen), Pol-Gen für enzymat. Aktivitäten (einschließl. Reverser Transkriptase), Env-Gen für Glykoproteine (Envelope) u. Typenspezifität. Diese Gene sind von nichtcodogenen repetitiven terminalen Sequenzen (engl. long terminal repeats, Abk. LTR) eingerahmt. **Replikation:** Einzelsträngige Virus-RNA wird von der viruseigenen Reversen Transkriptase in eine doppelsträngige DNA-Zwischenstufe transkribiert, diese wird als Provirus in das Genom der Wirtszelle eingebaut. Vom Provirus aus wird durch reguläre Transkription* die Bildung RNA-haltiger Virusnachkommen eingeleitet, die die Wirtszelle durch Knospung (budding) verlassen. **Übertragung:** horizontal (exogene R.: von Individuum zu Individuum durch Inf.); vertikal (endogene R.: von Generation zu Generation als integrierte Bestandteile des Wirtsgenoms). **Vork.:** in Bandwürmern, Insekten,

Fischen, Reptilien, Vögeln u. Säugern; **klin. Bedeutung:** Als erstes infektiöses menschl. Retrovirus wurde 1978 HTLV-I isoliert. R. verursachen Leukämien, Lymphome, Sarkome u. a. Tumoren mesodermaler Herkunft (Mamma, Leber, Niere) sowie Autoimmunkrankheiten u. Immundepression (z. B. HIV*-Erkrankung u. AIDS*).

retro|zäkal (↑; lat. intestinum caecum Blinddarm): (engl.) *retrocecal*; retrozökal; hinter dem Blinddarm gelegen; z. B. retrozäkaler Abszess.

Retro|zession (↑; lat. cedere, cessus weichen) *f*: (engl.) *retrocession*; (epidemiol.) Verschiebung der Ersterkrankung in höhere Altersklassen; Verminderung der Durchseuchung; vgl. Präzession.

Re|trusion (Re-*; lat. trudere, trusus stoßen, drängen) *f*: s. Artikulation.

Rett-Syn|drom (Andreas R., Neuropäd., Wien) *n*: (engl.) *Rett syndrome*; X-chromosomal-dominant erbl. Erkr. mit Hirnatrophie, verringerter Dendritenzahl kortikaler Neuronen u. Hypopigmentierung der Substantia nigra; **Ätiol.:** in 80 % der Fälle Mutation im väterlichen MECP2-Gen (Genlocus Xq28), das für das Methyl-CpG-Bindungsprotein kodiert; **Häufigkeit:** 1 : 15 000; fast ausschließl. bei Mädchen; bei männl. Pat. vereinzelt mit somatischem Mosaik der MECP2-Mutation, selten MECP2-Genduplikation am Xp28-Locus; **Klin.:** Manifestation zwischen 6. u. 18. Monat; Abnahme des Schädelwachstums bis zur Mikrozephalie mit frontaler kortikaler Atrophie, Verhaltensstörungen i. S. einer sozialen u. psychomotor. Regression mit Verlust bereits erworbener Fähigkeiten, Stereotypie (waschende, knetende Handbewegung), periodische Apnoen mit intermittierenden Hyperventilationen, Demenz, Gangstörungen, Apraxie u. Rumpfataxie, häufig. tonisch-klonische Krampfanfälle, Spastik; evtl. Herzrhythmusstörungen od. progrediente Skoliose, Kachexie, Obstipation, Skoliose, Kyphose, kleine Hände, kalte Füße; **Verlauf in 4 klin. Stadien:** 1. Stagnation der Entw. vom 6.–18. Lebensmonat; 2. rasche Regression der Entw. vom 1.–4. Lj.; 3. pseudostationäre Periode; 4. späte motor. Verschlechterung.

Rettungs|assistent *m*: (engl.) *emergency medical assistant*; Berufsbez. für nichtärztl. Personal im Rettungsdienst* mit 2-jähriger Fachausbildung; vgl. Rettungssanitäter.

Rettungs|dienst *m*: (engl.) *ambulance service*; landesrechtlich i. d. R. durch Rettungsdienstgesetze festgelegte Organisationsstruktur zur Optimierung der Behandlung u. des Transports von Notfallpatienten (akut Erkrankte od. Unfallpatienten); Primärrettung: notfallmed. Versorgung vor Ort mit Transport in ein primärversorgendes Krankenhaus; Sekundärrettung: evtl. erforderliche Verlegung in ein anderes (Spezial-)Krankenhaus; entspr. lokalen Gegebenheiten kommen zum Einsatz: 1. als Personal Notarzt, Rettungsassistent, Rettungssanitäter, Rettungshelfer; 2. als Spezialtransportmittel Notarztwagen (Abk. NAW), Rettungshubschrauber (Abk. RTH) od. Ambulanzflugzeug mit obligater Arztbegleitung, Rettungswagen (Abk. RTW) ohne Arztbegleitung bzw. das Notarzteinsatzfahrzeug (Abk. NEF) als Notarztzubringer. Vgl. Katastrophenmedizin; Notfall, medizinischer.

Rettungs|sanitäter *m*: (engl.) *emergency medical technician*; nichtärztl. Helfer im Rettungsdienst* mit 520 Std. umfassender landesrechtl. geregelter Ausbildung; vgl. Rettungsassistent.

Retzius-Band (Anders A. R., Anat., Lund, Stockholm, 1796–1860): Lig. fundiforme clitoridis.

Retzius-Raum (↑): s. Spatium retropubicum.

Re|vaskularisation (Re-*; lat. vasculum kleines Gefäß) *f*: **1.** (engl.) *revascularization*; Revaskularisierung; (physiol.) Wiedereinsprossung von Kapillaren, z. B. in infarziertes Gewebe; **2.** (chir.) Verbesserung der Durchblutung minderversorgter Gewebe durch (meist interventionelle) Verf. der Gefäßchirurgie; s. Rekanalisierung; **3.** (kardiol.) koronare Reperfusion; Verbesserung der inf. Koronarstenose* verminderten Koronarperfusion durch pharmak. (system. Thrombolyse*), interventionelle (PCI*) od. op. (aortokoronarer Bypass*) Maßnahmen.

Reverdin-Nadel (Auguste R., Chir., Genf, 1848–1908; Albert R., Chir., Genf, 1881–1929): (engl.) *Reverdin's needle*; atraumatische chir. Nadel*.

Reverdin-Trans|plantation (Jacques-Louis R., Chir., Genf, 1842–1908; Transplantation*) *f*: s. Hauttransplantat.

Reverse-Trans|kriptase-In|hibitoren, nicht|nukleosidische (Inhibition*) *m pl*: (engl.) *non nucleoside-analogue reverse transcriptase inhibitors (Abk. NNRTI)*; Substanzen, die die HIV-spezif. Reverse Transkriptase* hemmen, durch Bindung direkt am aktiven Zentrum (Etravirin*) od. an einer anderen Position des Proteins (z. B. Nevirapin*); **Ind.:** Infektion mit HIV* als Teil einer antiviralen Kombinationstherapie*; **UAW:** z. T. schwerwiegende Hautreaktionen, gastrointestinale Störungen, psych. Störungen, Erhöhung der Leberfunktionswerte u. a. Vgl. Virostatika.

Reverse-Trans|kriptase-In|hibitoren, nukleosidische (Inhibition*) *m pl*: (engl.) *nucleoside-analogue reverse transcriptase inhibitors (Abk. NRTI)*; Nukleosidanaloga*, die nach Aktivierung zu ihrem Triphosphat kompetitiv die für die Replikation v. a. von Retroviren, aber auch DNA-Viren (z. B. Hepatitis-Viren), erforderl. Reverse Transkriptase* hemmen (z. B. Zidovudin); **Ind.:** Infektion mit HIV*, HBV od. HCV als Teil einer antiviralen Kombinationstherapie*; **UAW:** u. a. Neutropenie, Anämie, periphere Polyneuropathie, Pankreatitis, Stomatitis. Vgl. Virostatika.

Reverse-Tran|skriptase-In|hibitoren, nukleotidische (Inhibition*) *m pl*: (engl.) *nucleotide-analogue reverse transcriptase inhibitors (Abk. NtRTI)*; Nukleotidanaloga*, die kompetitiv die für die Virusreplikation, v. a. von Retroviren, aber auch für DNA-Viren (z. B. Hepatitis-Viren), erforderl. Reverse Transkriptase* hemmen (z. B. Tenofovir); **Ind.:** Infektion mit HIV*, HBV od. CMV als Teil einer antiviralen Kombinationstherapie*; **UAW:** u. a. Nephrotoxizität, gastrointestinale Symptome, Hautausschlag. Vgl. Virostatika.

re|versibel (lat. reversio Umkehrung, Rückkehr): (engl.) *reversible*; umkehrbar; heilbar.

Re|version (↑) *f*: s. Rückmutation.

Re|vertante (lat. revertere zurück-, umkehren) *f*: (engl.) *revertant*; Umkehrung eines Mutationsereignisses (häufiger bei Punktmutationen) durch eine

Rückmutation*; gegenüber der spontanen Mutationsrate ist die Reversionsrate mind. um den Faktor 1000 geringer.

Reviparin n: (engl.) reviparin; niedermolekulares Heparin* zur Thromboseprophylaxe.

Revised Trauma Score: s. Trauma and Injury Severity Score.

Reward-System (engl. reward Belohnung) n: (engl.) reward system; neuronales System, das über Belohnungseffekte (z. B. positive Emotionen) ein erwünschtes Verhalten verstärkt; relevant u. a. für Lernprozesse u. klassische Konditionierung*.

Reye-Syn|drom (Douglas K. R., Pathol., Australien) n: (engl.) Reye's syndrome; akute Enzephalopathie* in Komb. mit fettiger Degeneration der Leber; **Pathol./Anat.:** Hirnödem u. multifokale od. diffuse ischämische Veränderungen in Hirnrinde, Basalganglien u. Hirnstamm, feintropfige Leberverfettung mit mitochondrialen Schäden, Störung des Fettsäuren- u. Carnitin-Stoffwechsels, vermindertem Glykogengehalt der Leber (Hypoglykämie); **Vork.:** v. a. bei Kindern mit einem Maximum zwischen 4. u. 9. Lj.; **Urs.:** unklar; Auftreten nach viralen Inf. (insbes. Varizellen*) u. Salicylateinnahme (nach Warnung von Salicylaten bei febrilen Kinderkrankheiten in den USA Rückgang von >500 Fällen 1980 auf <2 Fälle pro Jahr 1994–1997); **Klin.:** Beginn mit Fieber, Übelkeit, Erbrechen, Kopfschmerz, Irritabilität, Delir, im weiteren Verlauf Schläfrigkeit u. Koma; in ca. 60 % progredienter Verlauf mit Entw. eines Hirnödems, Hyperventilation, Krampfanfällen, Bewusstseinsstörungen u. Apnoe; **Diagn.:** (labordiagn.) Erhöhung von AST, ALT, Kreatinkinase, INR sowie Hyperammonämie u. Hypoglykämie; **Ther.:** symptomat.; intensivmed. Überwachung (einschließlich Kontrolle des intrakraniellen Drucks), evtl. künstliche Beatmung; **Progn.:** im Frühstadium Heilung möglich; Letalität bei Vollbild zwischen 20 u. 70 %.

Reynold-Pentade (Douglas K. R., Pathol., Australien; gr. πέντε fünf): (engl.) Reynold's pentade; rechtsseitiger Oberbauchschmerz, Fieber mit Schüttelfrost, passagerer Ikterus*, art. Hypotonie u. zentralnervöse Ausfälle bei septischem Verlauf der akuten Cholangitis*.

Reynolds-Zahl (Osborne R., Phys., Belfast, 1842-1912): (engl.) Reynolds' number; Formelzeichen Re; dimensionslose Kennzahl, die den Strömungszustand einer Flüssigkeit charakterisiert u. sich aus Dichte (ϱ) u. Viskosität (η) der Flüssigkeit in Abhängigkeit vom Radius (r) des durchströmten Rohrlumens sowie der Strömungsgeschwindigkeit (v) nach der Formel $Re = \varrho \cdot v \cdot 2r/\eta$ berechnet; bei wachsender R.-Z. wird die Strömung* turbulenter, ca. ab $Re = 2000$ geht laminare vollständig in turbulente Strömung über (z. B. in der Aortenwurzel zu Beginn der Austreibungsphase des Herzens).

Rez-: s. a. Rec-.

Re|zept (lat. receptum Verpflichtung) n: (engl.) prescription, recipe; ärztliche, zahnärztliche od. tierärztliche Anweisung zur Arzneianfertigung od. -ausgabe durch eine Apotheke; elektronische Informationsinhalte der ärztl. Verordnung (adressiert, gerichtet od. ungerichtet) können über ein sog. **elektronisches Rezept** (e-Rezept) mit digitaler Signatur zur Arzneianfertigung od. -ausgabe an den Pat., den Apotheker od. den Kostenträger übermittelt werden; künftig als Pflichtanwendung der elektronischen Gesundheitskarte*. Vgl. Betäubungsmittelrezept.

Re|zeptoren (lat. recipere, receptus aufnehmen, empfangen) m pl: (engl.) receptors; membranständige u. intrazelluläre Fühler molekularer Größenordnung (Proteine) für Signale, die durch spezif. Liganden (z. B. Neurotransmitter*, Hormone*, Mediatoren*, Antikörper*, Antigene* od. ihre als Arzneimittel genutzten Analoga u. Hemmstoffe) vermittelt werden; z. B. Hormon*-Rezeptoren, adrenerge Rezeptoren*, spezif. R. auf Immunzellen (B- u. T-Lymphozyten); rezeptorvermittelt ist ferner die Wirkung vieler Toxine (z. B. Cholera-, Diphtherie-, E.-coli-Toxin), Opiate* u. endogener Opioide*; **Funktion:** interzelluläre Koordination zur Aufrechterhaltung od./u. Anpassung der Homöostase* an wechselnde Bedingungen; Oberflächenrezeptoren (z. B. membranständige Antikörper*) auf immunkompetenten Zellen (z. B. Lymphozyten*) sind an der Induktion u. Regulation der spezif. Immunantwort beteiligt u. ermöglichen eine Zelldifferenzierung (s. Zellmarker); **Nachw.:** z. B. durch monoklonale Antikörper*, Lektine*. Vgl. Sensoren; Beta-Rezeptoren-Blocker.

Re|zeptoren, adren|erge (↑) m pl: (engl.) adrenergic receptors; syn. Adrenozeptoren; mit Adrenalin* u. Noradrenalin* interagierende transmembranäre G*-Protein-gekoppelte Rezeptoren*; übertragen Signale des Sympathikus*; **Formen:** 1. Alpha*-Rezeptoren; 2. Beta-*Rezeptoren. Vgl. Hormon-Rezeptoren.

Re|zeptoren-Blocker (↑): s. Sympatholytika, Alpha-Rezeptoren-Blocker, Beta-Rezeptoren-Blocker, Antihistaminika.

Rezeptoren, cholinerge: (engl.) cholinergic receptors; syn. Acetylcholin-Rezeptoren, Cholinozeptoren; mit Acetylcholin* (Ligand) interagierende transmembranäre Rezeptoren*; **Formen:** (Bez. nach selektivem Agonist) 1. **nicotinerge** Rezeptoren (syn. Nicotin-Rezeptoren, n-Cholinozeptoren): für Kationen permeable Ionenkanäle (pentamerische Struktur aus versch. Untereinheiten, s. Tab.; ACh bewirkt Öffnung der Kanäle); Agonist: Nicotin* (in hoher Konz. Rezeptor-Hemmung); 2. **muscarinerge** Rezeptoren (syn. Muscarin-Rezeptoren, m-Cholinozeptoren): G*-Protein-gekoppelt; Agonist: Muscarin*; Subtypen M_1-M_5: s. Tab.; oft Vork. versch. muscarinerger Rezeptor-Subtypen in Zelle, Gewebe od. Organ. Vgl. Parasympatholytika; Parasympathomimetika.

Re|zeptoren, hormon|ale (↑) m pl: s. Hormon-Rezeptoren.

Re|zeptoren, juxta|kapilläre (↑) m pl: s. Sensoren, juxtakapilläre.

Re|zeptor-Tyrosin|kinasen (↑) f pl: s. Tyrosinkinase-Rezeptoren.

Re|zession, par|odontale (lat. recedere, recessus zurückfallen) f: (engl.) periodontal recession; auf die orale bzw. faziale Wurzeloberfläche eines Zahns begrenzte, klin. entzündungsfreie Rückbildung des Parodontiums; singulär od. generalisiert auftretend; marginale Gingiva evtl. wulstig aufgeworfen (McCall-Girlanden; s. Abb.) od. mit feinen

Rezeptoren, cholinerge

Rezeptortyp, Untereinheiten	Signaltransduktion	Lokalisation	Wirkung
nicotinerg			
Muskel-Typ (N_M)			
$(\alpha1)_2(\beta1)\gamma\delta$ (fetal)	Ionenkanal (Na^+, K^+)	motorische Endplatte	Membrandepolarisation
$(\alpha1)_2(\beta1)\epsilon\delta$ (adult)			
Neuron-Typ (N_N)			
peripher neuronaler Typ			
$(\alpha3)_2(\beta4)_3$	Ionenkanal (Na^+, K^+)	vegetative Ganglien, Nebennierenmark	Membrandepolarisation
zentral neuronaler Typ			
$(\alpha4)_2(\beta4)_3$	Ionenkanal (Na^+, K^+)	ZNS, prä- und postsynaptisch	Depolarisation, Kontrolle der präsynaptischen Transmitterfreisetzung
$(\alpha7)_5$	Ionenkanal (Ca^{2+})		
muscarinerg			
M_1	Aktivierung der Phospholipase C (IP_3 u. DAG), Phospholipase D_2 u. Phospholipase A_2	ZNS, vegetative Ganglien, Drüsen (Speichel, Magen), enterisches Nervensystem	Gedächtnis, Sekretion
M_2	Hemmung der Adenylatcyclase ($\downarrow$cAMP), Aktivierung von sog. inward rectifier Kaliumkanälen, Hemmung spannungsgesteuerter Calciumkanäle	ZNS, Herz, glatte Muskulatur, vegetative Nervenenden (cholinerg und adrenerg)	negativ chronotrop, negativ inotrop und negativ dromotrop, Kontraktion glatter Muskulatur (z. B. Bronchien), Hemmung von Transmitterfreisetzung (Auto- u. Hetero-Rezeptoren)
M_3	Aktivierung der Phospholipase C (IP_3 u. DAG), Phospholipase D_2 u. Phospholipase A_2	ZNS, glatte Muskulatur, gastrointestinal, Drüsen (Speichel, Magen), Auge, Genitalien	Kontraktion glatter Muskulatur (z. B. Detrusor, Bronchien), Steigerung gastrointestinaler Mobilität, Sekretion, Miosis, Erektion
M_4	Hemmung der Adenylatcyclase ($\downarrow$cAMP), Aktivierung von sog. inward rectifier Kaliumkanälen, Hemmung spannungsgesteuerter Calciumkanäle	ZNS, vegetative Nervenenden (cholinerg und adrenerg)	Hemmung von Transmitterfreisetzung (Auto- u. Hetero-Rezeptoren)
M_5	Aktivierung der Phospholipase C (IP_3 u. DAG), Phospholipase D_2 u. Phospholipase A_2	ZNS u. peripher	zerebrale Vasodilatation

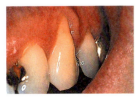

Rezession, parodontale [72]

Spaltbildungen (Stillman-Spalten); **Ätiol.:** zu kräftige horizontale Zahnputztechnik, forcierte kieferorthopäd. Behandlung, Überlastung durch Funktionsstörungen, Bruxismus; **Ther.:** korrekte Zahnputztechnik, Funktionsdiagnostik, ggf. Parodontalchirurgie.

re|zessiv (↑): s. Erbgang, rezessiver.

Re|zidiv (lat. recidere zurückfallen) n: (engl.) relapse; Rückfall; Wiederauftreten einer Krankheit nach klin. vermuteter Heilung, z. B. R. einer Infektion (Reinfektion), Tumorrezidiv (Wiederauftreten eines histol. gleichartigen Tumors am gleichen Ort od. im gleichen Organ nach vorausgegangener radikaler Behandlung); vgl. Spätrezidiv.

Re|zirkulations|vitium (Re-*; lat. circulus Kreis, Zirkel; vitium Fehler, Missgriff) n: (engl.) heart defect with left-to-right shunt; Bez. für angeborener Herzfehler* mit Links-Rechts-Shunt.

RF: 1. Abk. für (engl.) *releasing factor;* s. Releasing-Hormone; 2. Abk. für rheumatisches Fieber*; 3. Abk. für **Rheumafaktor***.
RFA: 1. Abk. für **R**adio**f**requenz**a**blation; s. Thermotherapie; 2. Abk. für **R**öntgen**f**luoreszenz**a**nalyse.
R-Faktor *m*: Kurzbez. für **R**esistenz**faktor**; (engl.) *R factor*, syn. R-Plasmid; bakterieller Konjugationsfaktor* mit Erbfaktoren für Resistenzeigenschaften gegen ein Antibiotikum od. mehrere Antibiotika bzw. Chemotherapeutika, auch gegen UV-Strahlung; übertragbar unter allen Arten der Enterobacteriaceae, außerdem z. B. bei Pseudomonas, Pasteurella, Staphylokokken, Enterokokken u. Vibrio. R.-F. codieren für spezif. Enzyme, die die Wirkung von Antibiotika od. Chemotherapeutika aufheben (s. Betalaktamasen), deren Eintritt in das Bakt. od. intrazellulären Transport hemmen. Vgl. Plasmide; Resistenz.
RFLP: Abk. für **R**estriktions**f**ragment**l**ängen*-**P**olymorphismus.
R-Form: 1. (bakteriol.) Abk. für (engl.) *rough;* Rauform der Bakt.; s. Antigenwechsel; 2. (biochem.) Abk. für (lat.) *rectus;* s. Isomerie.
RG: Abk. für **R**assel**g**eräusche*.
RGT-Regel: Kurzbez. für **R**eaktion-**G**eschwindigkeit-**T**emperatur-Regel; syn. Van't*-Hoff-Regel.
Rh-: s. a. Rhesus-.
Rh: 1. (chem.) Symbol für **Rh**odium*; 2. (serol.) Abk. für **Rh**esus*-Blutgruppen.
Rh_null_: s. Rhesus-Blutgruppen.
Rhabarber: (engl.) *rhubarb;* Rheum palmatum; Rheum officinale od. Hybriden; Stauden aus der Fam. der Knöterichgewächse, deren unterirdische Teile (Rhei radix) 2,8-Dihydroxyanthracenderivate (Anthranoide), Gerbstoffe u. Flavone enthalten; **Verw.:** als Laxans* bei habitueller Obstipation.
Rhabdo|myo||yse (gr. ῥάβδος Stab; My-*; Lys-*) *f*: (engl.) *rhabdomyolysis;* Myolyse* der quergestreiften (Skelett- u. Herz-)Muskulatur mit Muskelschwäche u. -schmerzen, abgeschwächten Muskeleigenreflexen u. Myoglobinurie*; **Urs.:** toxisch bedingt (v. a. durch Alkohol, versch. Arzneimittel u. Narkotika, auch Heroin), familiäre Disposition (autosomal-dominanter Defekt bekannt); Vork. auch i. R. einer malignen Hyperthermie*, der McArdle-Krankheit (s. Glykogenosen) od. einer akuten nekrotisierenden Myositis*, bei Hypokaliämie, Hypophosphatämie; nicht selten als idiopath. atraumat. Rh.; **Histol.:** Schwellung, Degeneration u. Nekrose von Muskelfasern mit Verlust der Querstreifung; **Diagn.:** (exzessive) Erhöhung der Serumenzyme CK, AST (GOT), ALT (GPT), LDH, Alpha-HBDH sowie von Kreatinin u. Myoglobin im Serum, Hyperkaliämie; **Ther.:** symptomat. (Hämodialyse, Kortikoide, Heparin, Elektrolytsubstitution u. a.); **Progn.:** unterschiedl. hohe Letalität, abhängig von der Urs. (z. B. bei alkoholinduzierter Rh. ca. 20 %, bei durch Inhalationsnarkotika induzierter Rh. ca. 60–70 %). Die Rh. ist eine mögl. Urs. von akutem Nierenversagen*. Vgl. Crush-Syndrom.
Rhabdo|myom (↑; ↑; -om*) *n*: s. Myom.
Rhabdo|myo|sarkom (↑; ↑; Sark-*; -om*) *n*: (engl.) *rhabdomyosarcoma;* Weichteilsarkom*, ausgehend von undifferenziertem mesenchymalem Gewebe mit variabler Ausbildung einer skelettmuskelzelligen Differenzierung; **Formen:** 1. **embryonales Rh.:** besteht aus unreifen, embryonalen Muskelzellen (spindelzellig od. anaplast.); Vork. überwiegend im Kindesalter z. B. als Sarcoma* botryoides; 2. **alveoläres Rh.:** besteht aus Rhabdomyoblasten, die in unregelmäßigen, durch Bindegewebesepten unterteilten Tumorzellnestern wachsen, Lok. häufig im Bereich der Extremitäten; Vork. in Adoleszenz u. jungem Erwachsenenalter; 3. **polymorphes Rh.:** besteht aus bizarr geformten, polygonalen, runden od. spindeligen Tumorzellen; Vork. meist in der 6. Lebensdekade; **Sympt.:** abhängig von der Lok. des Primärtumors u. dem Metastasierungsstatus, evtl. Funktionseinschränkungen u. Schmerzen.
Rhabdo|viridae (↑; Viren*; -id*) *f pl*: (engl.) *Rhabdoviridae;* Fam. stabförmiger RNA-Viren mit Hüllmembran (130–230 nm lang, ⌀ 50–95 nm, helikales Kapsid, einzelsträngige RNA, Matrix-Protein); sehr weites Wirtsspektrum; **Einteilung:** in die Genera Lyssavirus (u. a. mit Tollwut*-Virus, Duvenhage-Virus, Mokola-Virus), Vesiculovirus, Ephemerovirus u. die pflanzenspezif. Genera Nucleorhabdovirus u. Cytorhabdovirus; aufgrund ihrer Ökologie gehören einige Rh. zu den Arboviren*.
Rhachi-: auch Rachi-; Wortteil mit der Bedeutung Rücken, Rückgrat; von gr. ῥάχις.
Rhachio|tomie (↑; -tom*) *f*: (engl.) *rachiotomy;* op. Eröffnung der Wirbelsäule u. ggf. des Spinalkanals zur Nukleotomie* od. Korrektur (z. B. Kolumnotomie*).
Rhachi|schisis (↑; gr. σχίσις Spaltung) *f*: Wirbelspalt; s. Spina bifida.
Rhagade (gr. ῥαγάς, ῥαγάδος Riss) *f*: (engl.) *rhagade;* tiefer Riss, Spalte, sog. Schrunde; meist narbenlos abheilender spaltförmiger Einriss der Haut inf. Überdehnung bei herabgesetzter Elastizität, z. B. an Lippen, Mund- u. Lidwinkel, Gelenkbeugen; s. Effloreszenzen (Abb. 2 dort).
Rhago|zyten (gr. ῥάξ, ῥαγός Weinranke; Zyt-*) *m pl*: (engl.) *ragocytes;* (hyper-)segmentierte Granulozyten*, Monozyten* u. Makrophagen* mit peripher angeordneten, überwiegend hellen (PAS-positiven) Granula, die u. a. phagozytierte Immunkomplexe u. Rheumafaktoren* enthalten u. im durchfallenden Licht wie Weinbeeren aussehen; **Vork.:** im Gelenkerguss v. a. bei Erkrankungen* des rheumatischen Formenkreises.
Rhamnose (gr. ῥάμνος Bez. für versch. Dornenbüsche) *f*: (engl.) *rhamnose;* 6-Desoxy-L-mannose; **Vork.:** in einigen Glykosiden*, z. B. Hesperidin*.
Rhamnus catharticus (↑) *m*: s. Kreuzdorn.
Rhamnus frangula (↑) *m*: s. Faulbaum.
Rhaph-: auch Raph-; Wortteil mit der Bedeutung Naht; von gr. ῥαφή.
Rhenium *n*: (engl.) *rhenium;* chem. Element, Symbol Re, OZ 75, rel. Atommasse 186,2; zur Mangangruppe gehörendes Metall; **Verw.:** (nuklearmed.) 1. [188]Rhenium bzw. [186]Re-HEDP zur palliativen Schmerztherapie bei Knochenmetastasen; 2. [186]Rhenium-Sulfid zur Radiosynoviorthese*; 3. mit [188]Rhenium beschichtete Stents zur Prävention der Restenose* nach Angioplastie (experimentell).

Rheo-: auch Reo-; Wortteil mit der Bedeutung Fluss, Strömung; von gr. ῥέος.

Rheo|base (↑; Bas-*) f: s. Chronaxie.

Rheo|graphie (↑; -graphie*) f: (engl.) rheography; Untersuchungsmethode bei peripheren Gefäßprozessen; Registrierung von pulsator. Schwankungen des Durchflussvolumens im erfassten Gefäßgebiet (im Gegensatz zur Oszillographie*, die Druckschwankungen der größeren Arterien erfasst).

Rheo|logie (↑; -log*) f: (engl.) rheology; (physik.) Wissenschaft von den Fließeigenschaften flüssiger Substanzen; auch Wissenschaft von der Deformierung plast. formbarer Stoffe.

Rheo|pexie (↑; -pexie*) f: s. Thixotropie.

Rhes|a|sthenie (gr. ῥῆσις Sprechen; ἀσθένεια Schwäche) f: s. Phonasthenie.

Rhesus-Blut|gruppen: (engl.) rhesus blood groups; Symbol Rh (nach Wiener) bzw. CDE (nach Fisher u. Race); umfangreiches Blutgruppensystem; **Einteilung** der Rh-Antigene: Die wichtigsten Rh-Blutgruppenantigene sind D, die deutl. geringer immunogen wirksamen antithet. Antigene C,c u. E,e sowie weak D (Abk. D^w); daneben sind 37 weitere hoch- u. niedrigfrequente Rh-Antigene bekannt. Aufgrund unterschiedl. Theorien über ihren Vererbungsmodus (autosomal-kodominante Vererbung mit multipler Allelie eines Genlocus nach Wiener od., bezogen auf die Hauptantigene, dreier eng gekoppelter Genloci nach Fisher u. Race) existieren versch. Nomenklaturen. Bei den Rh-Blutgruppenantigenen handelt es sich wahrscheinl. um Polypeptide. Individuen mit Rh-Antigen D (stärkstes Rh-Antigen; Genotyp DD od. Dd; Häufigkeit: ca. 85 % in Europa) werden als Rh-positiv bezeichnet. Die Anzahl der Rh-Antigene D pro Erythrozyt beträgt 10 000 bis 40 000. Die antigene Eigenschaft D setzt sich aus mehreren Partialantigenen (mit unterschiedl. Anzahl von Epitopen; 14 Varianten) zusammen; wichtigste Variante ist das D^VI-Antigen (rel. geringe Anzahl von Epitopen, geringe Anzahl pro Erythrozyt) mit Gefahr der Anti-D-Bildung nach Gabe Rh-positiven Bluts; daher gelten transfusionsmed. die betroffenen Individuen als Blutempfänger als Rh-negativ, als Spender aber als Rh-positiv. Bei 1–2 % aller Rh-positiven Individuen ist die antigene Eigenschaft D unvollständig (schwächer antigene Variante D^w; Anzahl pro Erythrozyt 200–10 000); Individuen mit dem Phänotyp D^w gelten transfusionsmed. sowohl als Blutspender als auch als Empfänger als Rh-positiv. Fehlt das Antigen D völlig, wird der Betroffene als Rh-negativ bez. (Genotyp dd); das Allel d verhält sich gegenüber D (u. D^w) rezessiv u. ist wahrscheinl. stumm, das Antigen d ist hypothetisch. Einige seltene sog. Rh-Defekttypen (Deletionshaplotypen) sind durch das Fehlen best. Rh-Antigene bei gleichzeitig sehr stark antigenem D gekennzeichnet (z. B. CD-, -D-). Beim Phänotyp Rh_null (---/---) fehlen nicht nur alle Rh-Antigene, sondern es sind auch andere Blutgruppenantigene (u. a. S,s) nicht od. nur in modifizierter Form vorhanden; die Erythrozyten weisen z. T. Membrandefekte auf, die zu Formveränderungen (Stomatozytose) u. einer Verkürzung ihrer Lebensdauer (Anämie) führen können. **Klin. Bedeutung:** reguläre Rh-Antikörper (IgG od. IgM) sind sehr selten; Antikörper der Spezifität Anti-D (meist inkomplette Antikörper) sind die häufigsten irregulären Antikörper u. treten v. a. nach Transfusion Rh-inkompatiblen Bluts u. während Rh-inkompatibler Schwangerschaften auf. Die Transfusion Rh-inkompatiblen Bluts kann bei einem Empfänger mit Rh-Antikörpern zu schweren Transfusionszwischenfällen* führen, die häufig erst mit einer Verzögerung von 2–4 Std. auftreten. Rh-Antikörper (v. a. Anti-D) bei Rh-negativen Schwangeren können einen Morbus* haemolyticus neonatorum od. Morbus* haemolyticus fetalis hervorrufen (s. Rhesus-Inkompatibilität). Bei autoimmunhämolyt. Anämien kommen häufig mehrere versch. Autoantikörper gegen unterschiedl. Rh-Antigene (häufig Auto-Anti-e) vor. Vgl. Blutgruppen.

Rhesus-De|sensibilisierung (De-*; lat. sensibilis der Wahrnehmung fähig): s. Anti-D-Prophylaxe.

Rhesus-Erythro|blastose (Erythr-*; Blast-*; -osis*) f: s. Morbus haemolyticus neonatorum, Morbus haemolyticus fetalis.

Rhesus-In|kompatibilität (In-*; lat. compati mitleiden, zusammen ertragen) f: (engl.) rhesus incompatibility; blutgruppenserol. Unverträglichkeit im Rhesussystem: s. Rhesus-Blutgruppen; in der Geburtshilfe von Bedeutung bei der Konstellation Rh-negativer Mutter u. Rh-positiver Vater; bei Rh-positiven Feten u. vorausgegangener Sensibilisierung der Mutter besteht die Gefahr eines Morbus* haemolyticus fetalis. Vgl. Mikrotransfusion.

Rheuma|faktor (gr. ῥεῦμα Fließen, Strömen) m: (engl.) rheumatoid factor; Abk. RF; Autoantikörper gegen die Fc-Region menschl. Immunglobuline, meist Autoantikörper der IgM-, seltener in geringerer Konz. auch der IgG- u. IgA-Klasse; die T-Zell-abhängige Produktion des RF wird vom HLA-DRB1-Polymorphismus beeinflusst. Induktion durch exogene (z. B. B-Zellen-aktivierende virale u. bakterielle Infektionen) u. endogene (z. B. HLA-DR4-Genotyp) Einflüsse; **Vork.:** bei rheumatoider Arthritis* (ca. 70 %), versch. Kollagenosen* (system. Lupus erythematodes, system. Sklerose, Sjögren-Syndrom), nichtrheumat. chron. entzündl. Erkr. (v. a. subakute bakterielle Endokarditis, Tuberkulose, Salmonellose, Syphilis, akute Infektion mit z. B. EBV, Hepatitis- od. Influenzavirus, Parasitose, Neoplasie); auch bei Gesunden <50 Jahren in ca. 5 %, >60 Jahren in bis zu 10 %; **Nachw.:** ELISA*, Latex*-Rheumafaktortest; i. d. R. kein Nachw. von RF (sog. seronegative Arthritiden) bei HLA-B27-assoziierter Spondylarthritis, reaktiver Arthritis u. Psoriasis-Arthritis sowie bei Kristallarthropathie u. degen. Gelenkveränderung.

Rheuma|knoten (↑): (engl.) rheumatoid nodules; syn. Noduli rheumatici; bei seropositiver rheumatoider Arthritis*, bes. an Streckseiten der Extremitäten, aber auch anderen Körperregionen (z. B. Hinterkopf) auftretende, bis hühnereigroße, derbe, verschiebl. subkutane Knoten; Größenänderung oft mit der Aktivität des polyarthrit. Prozesses, meist Verkleinerung unter Glukokortikoidtherapie; **Vork.:** bei ca. 30 % der Pat. mit rheumatoider Arthritis; **Sonderform:** Rh. mit pulmonaler Lok. als wichtige DD von Rundherden* der Lunge; **DD:** Uratablagerung bzw. Tophus bei Gicht. Vgl. Aschoff-Geipel-Knötchen; Fieber, rheumatisches.

Rheuma|tests (↑) *m pl*: (engl.) *rheumatoid arthritis tests*; serodiagn. Verfahren zur Diagnostik von Erkrankungen* des rheumatischen Formenkreises; **Meth.:** z. B. Nachweis des Rheumafaktors*, Nachw. von Autoantikörpern* (z. B. ANA, ANCA), genet. Faktoren (z. B. HLA-B27, HLA-DR4) od. einer Inf. bei rheumat. Beschwerden (v. a. Streptokokken, Borrelien).

Rheumatismus (↑) *m*: (engl.) *rheumatism*; veralteter Oberbegriff für fließende, reißende u. ziehende Schmerzen des Bewegungsapparats (sog. Rheuma), u. U. abhängig von klimat. Bedingungen; vgl. Erkrankungen des rheumatischen Formenkreises.

Rheumatismus, palin|dromischer (↑) *m*: (engl.) *palindromic rheumatism*; Sonderform der rheumatoiden Arthritis* mit intermittierenden, wenige Tage anhaltenden u. symptomlos wieder abklingenden Attacken von Schmerzen u. Schwellungen der Gelenke (meist Handgelenke); wahrscheinl. häufig identisch mit der sog. episodischen chron. Polyarthritis.

Rheumato|logie (↑; -log*) *f*: (engl.) *rheumatology*; Lehre von der Entstehung, Behandlung u. Verhütung von Erkrankungen* des rheumatischen Formenkreises.

Rheum palmatum *n*: s. Rhabarber.

Rhexis (gr. ῥῆξις) *f*: Zerreißung; z. B. Rhexisblutung (Haemorrhagia per rhexin) inf. Gefäßzerreißung; vgl. Diabrosis.

Rhin-: auch Rhino-, Rin-, Rino-; Wortteil mit der Bedeutung Nase; von gr. ῥίς, ῥινός.

Rhin|en|cephalon (↑; Enkephal-*) *n*: (engl.) *rhinencephalon*; Riechhirn; stammesgeschichtl. ältester Teil des Telencephalons*; s. Allocortex; Riechbahn.

Rhinitis (↑, -itis*) *f*: (engl.) *rhinitis*; Koryza, Coryza; Schnupfen; oberflächl. Katarrh der Nasenschleimhaut, häufig afebril od. subfebril verlaufend u. nach einem trockenen Vorstadium (allg. Krankheitsgefühl, Brennen u. Kitzeln in Nase u. Rachen, Niesreiz) auftretend; **Formen: 1. akute Rh.:** zunächst seröse, später meist schleimig-eitrige Sekretion; Err.: z. B. Rhino-, Adeno-, Echoviren; akute Rh. ist häufig Initialsymptom anderer Infektionskrankheiten (u. a. Masern, Virusgrippe, Keuchhusten); **Ther.:** abschwellende Nasentropfen od. -sprays, Inhalation; **2. chronische Rh.** (od. Rhinopathie): länger dauernde Irritations- bzw. Entzündungszustände aufgrund einer Volumenzunahme (Hyperämie u. Ödem od. Hypertrophie, sog. Rh. hypertrophicans) der Schleimhaut v. a. im Bereich der Nasenmuscheln mit Behinderung der Nasenatmung; Urs.: chem. od. physik. Noxen, Nasenfremdkörper, Rhinolithen, Nasentumoren, endokrin. Erkr.; Ther.: je nach Urs. Schadstoffkarenz, Glukokortikoide lokal, Konchotomie, Fremdkörperentfernung, Tumorresektion.

Rhinitis all|ergica (↑; ↑) *f*: (engl.) *allergic rhinitis*; syn. Rhinopathia allergica; IgE-vermittelte Sofortreaktion (Typ I der Allergie*); **Einteilung: 1.** nach Dauer der Sympt.: **a)** intermittierende Rh. a. (<4 Tage pro Woche od. <4 Wochen pro Jahr); **b)** persistierende Rh. a. (>4 Tage pro Woche u. >4 Wochen pro Jahr); **2.** nach Urs.: **a)** durch Pollen (sog. Heuschnupfen) od. Sporen extramuraler Pilze verursachte, meist saisonale Rh. a.; s. Pollinosis; **b)** durch häusl. (Hausstaubmilben, Bettfedern, intramurale Pilze, Haustierepithelien), bakterielle o. a. Allergene (z. B. Mehl-, Holz-, Pflanzenstaub, Chemikalien; ggf. BK Nr. 4301) verursachte, meist perenniale Rh. a.; **Sympt.:** Niesattacken, wässrige Sekretion, ödematöse Schwellung der Nasenschleimhaut, eingeschränkte Nasenatmung; häufig assoziiert mit Konjunktivitis (Rhinokonjunctivitis allergica); **Ther.:** prophylaktisch ggf. mit Cromoglicinsäure* top., symptomat. mit Antihistaminika* der 2. Generation top. od. systemisch od. Glukokortikoiden top.; kausal mit spezifischer Immuntherapie*. Vgl. Pollinosis; Etagenwechsel; Asthma bronchiale (allergisches); vgl. Allergiesyndrom, orales.

Rhinitis a|trophicans (↑; ↑) *f*: (engl.) *atopic rhinitis*; syn. Rhinopathia atrophicans; Atrophie der Nasenschleimhaut; gynäkotrope Erkr. unklarer Ätiol., die sich meist während der Pubertät manifestiert; **Diagn.:** in der Rhinoskopie* gelblich-grünliche bis bräunliche Borken; weite Nasenhaupthöhle mit Hypoplasie der Nasenmuschelschleimhaut; **Ther.:** Nasenspülungen, ölhaltige Nasentropfen; evtl. op. Verkleinerung der Nasenhöhlen (Lautenschläger-Operation); **Sonderform:** Rh. a. cum foetore: s. Ozäna.

Rhinitis hyper|trophicans (↑; ↑) *f*: s. Rhinitis.

Rhinitis sicca (↑; ↑) *f*: (engl.) *rhinitis sicca*; Entz. u. sekundäre Schleimhautatrophie im Bereich der vorderen Nasenscheidewand; **Urs.:** Staub, heißer Dampf, Chemikalien (z. B. bei Chromatarbeitern), mechan. Schäden; **Sympt.:** Trockenheit, Krustenbildung, Ulzerationen; **Kompl.:** rezidivierende Epistaxis*, Septumperforation; **Ther.:** Schadstoffkarenz, Spülungen mit NaCl-haltiger Lösung, Schleimhautpflege mit Nasensalben u. öligen Nasentropfen.

Rhinitis vaso|motorica (↑; ↑) *f*: s. Hyperreaktivität, nasale.

Rhino|blennor|rhö (↑; Blenn-*; -rhö*) *f*: eitrige Rhinitis*.

Rhino|cladium *n*: Sporothrix* schenckii.

Rhino|lalie (Rhin-*; gr. λαλεῖν reden) *f*: (engl.) *rhinolalia*; syn. Rhinophonie; sog. Näseln; kombinierte Sprech*- u. Stimmstörung (Dysphonie*) mit Störung von Stimmklang u. Sprachfärbung durch unphysiol. Luftstromführung bei oralen Lauten; **Formen: 1.** Rhinolalia aperta: offenes Näseln mit nasalem Stimmklang durch unvollständigen Abschluss des Nasenraums vom Mund, z. B. bei Gaumenspalten, Gaumensegellähmung, selten iatrogen nach Tonsillektomie; auch psychogen; **2.** Rhinolalia clausa: geschlossenes Näseln mit dumpfem Stimmklang inf. Verengung bzw. Verlegung von Nasopharynx od. Nasennebenhöhlen, z. B. bei Rhinitis, Sinusitis, Nasentumoren, Nasenpolypen, adenoiden Vegetationen); **3.** Rhinolalia mixta: gemischtes Näseln, bei dem sowohl Sympt. der Rhinolalia aperta als auch der Rhinolalia clausa auftreten; **Diagn.:** Czermak*-Spiegelprobe, Gutzmann-Probe (bei Rhinolalia clausa klingen A u. I bei zugehaltener u. bei offener Nase gleich), Inspektion, CT; **Ther.:** Behandlung der Grunderkrankung; evtl. abschwellend wirkende Nasentropfen, bei anat. Hindernissen op. Eingriff; logopäd. Übungsbehandlung zur Verbesserung der Luftstromführung.

Rhino|liquor|rhö (↑; Liquor*; -rhö*) *f*: (engl.) *rhinoliquorrhea*; Abfließen von Liquor cerebrospinalis durch die Nase bei Liquorfistel*.

Rhino|lith (↑; Lith-*) *m*: (engl.) *rhinolith*; Nasenstein; mit Kalksalzen inkrustierter Nasenfremdkörper*, der zu Behinderung der Nasenatmung u. fötider Sekretion führen kann; berufl. Vork. bei Schleifern (z. B. Diamantschleifer).

Rhino|mano|metrie (↑; gr. μανός gasförmig; Metr-*) *f*: (engl.) *rhinomanometry*; Verf. zur quantitativen Beurteilung des nasalen Atemwegwiderstands u. Bestimmung der Durchgängigkeit der endonasalen Atemwege anhand der nasalen Druckänderung u. des Volumenflusses; **Anw.:** i. R. eines nasalen Provokationstests* bei Rhinitis allergica od. zur Therapiekontrolle nach Beseitigung eines endonasalen Hindernisses. Vgl. Rhinometrie.

Rhino|metrie (↑; Metr-*) *f*: (engl.) *rhinometry*; Verf. zur Objektivierung einer Nasenatmungsbehinderung durch Bestimmung der Querschnittsfläche der Nasenhaupthöhle an der Messstelle; meist als akustische Rh. mit Aussendung eines Schallsignals u. Messung der Reflexion an der gegenüberliegenden Wand, klin. weniger gebräuchl.: optische Rh. (Verwendung eines Lasersignals). Vgl. Rhinomanometrie.

Rhino|mykosis (↑; Myk-*; -osis*) *f*: (engl.) *rhinomycosis*; Infektion der Nasenschleimhaut durch Pilze, z. B. Paracoccidioides* brasiliensis.

Rhino|pathia all|ergica (↑; -pathie*) *f*: Rhinitis* allergica

Rhino|pathia a|trophicans (↑; ↑) *f*: Rhinitis* atrophicans.

Rhino|pathia gravidarum (↑; ↑) *f*: (engl.) *rhinitis during pregnancy*; syn. Schwangerschaftsrhinopathie; zunehmende Behinderung der Nasenatmung während der Schwangerschaft (v. a. in der 2. Hälfte) inf. Schwellung der Schleimhaut der Conchae nasales; **Kompl.:** Sinusitis* durch Verlegung der Ausführungsgänge; **Progn.:** i. d. R. klingen die Sympt. nach der Entbindung rasch ab. Vgl. Laryngopathia gravidarum.

Rhino|pathia medicamentosa (↑; ↑) *f*: (engl.) *rhinitis medicamentosa*; auch Rhinitis medicamentosa; Schädigung der Nasenschleimhaut (bes. des Flimmerepithels) mit Schwellung u. Austrocknung durch übermäßigen Gebrauch von Alphasympathomimetika* (z. B. als Rebound-Phänomen bei habituellem Gebrauch von abschwellenden Nasensprays, sog. Privinismus) od. als UAW versch. Arzneimittel, insbes. von Psychopharmaka*, Antihypertensiva*, Rauwolfia-Alkaloiden, z. B. Reserpin (sog. Reserpinschnupfen).

Rhino|pathia vaso|motorica non all|ergica (↑; ↑) *f*: s. Hyperreaktivität, nasale.

Rhino|pharyngitis mutilans (↑; Pharyng-*; -itis*) *f*: s. Frambösie.

Rhino|phonie (↑; Phono-*) *f*: Rhinolalie*.

Rhino|phym (↑; gr. φῦμα Gewächs, Geschwulst) *n*: (engl.) *rhinophyma*; Pfundnase, Knollennase; knollige Verdickung der Nase inf. entzündl. Hyperplasie der Talgdrüsen der äußeren Nasenhaut (s. Abb.); **Vork.:** meist bei Männern, häufig bei Alkohol-

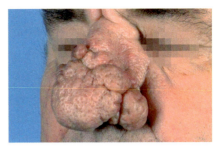

Rhinophym

missbrauch; **Ther.:** chir. Abtragung (Elektrochirurgie, Laser). Vgl. Rosacea.

Rhino|plastik (↑; -plastik*) *f*: (engl.) *rhinoplasty*; Nasenplastik; **Formen: 1.** korrektive op. Umformung der Form der äußeren Nase unter funkt. u./od. ästhet. Gesichtspunkten; z. B. Korrektur einer Sattel-, Höcker-, Breit- od. Schiefnase, Totalverkleinerung der äußeren Nase, Beheben von Stenosen; **2.** meist mehrzeitige Rekonstruktion der äußeren Nase bei partiellem od. totalem Gewebedefekt mit Rekonstruktion der Weichteilstruktur (durch Hautlappen*) u. der knorpeligen Stützstruktur (z. B. durch Composite Graft). Vgl. Epithese.

Rhino|sklerom (↑; Skler-*; -om*) *n*: (engl.) *rhinoscleroma*; seltene, durch Klebsiella rhinoscleromatis verursachte granulomatöse Entz. in den Schleimhäuten der oberen Atemwege; **Vork.:** v. a. in asiat. Ländern; **Klin.:** chron., knotige Verdickung von Nase, Mund u. Larynx mit fortschreitender bläulich roter, wulstiger Verdickung der Schleimhaut, evtl. bis zur Trachea absteigend; **Kompl.:** Pneumonie*.

Rhino|skopie (↑; -skopie*) *f*: (engl.) *rhinoscopy*; instrumentelle Untersuchung der Nasenhöhle; **Formen: 1. vordere** Rh. (Rhinoscopia anterior, s. Abb.): mit Nasenspekulum u. Lichtquelle zur Inspektion des Vestibulum nasi u. des Locus Kiesselbachi, der unteren Nasenmuschel u. unteren Septumanteile; **2. mittlere** Rh. (Rhinoscopia media): mit verlängertem Nasenspekulum od. als Nasenendoskopie zur Inspektion des mittleren Nasengangs; **3. hintere** Rh. (Rhinoscopia posterior, sog. Postrhinoskopie): mit Mundspatel u. Spiegel od. Endoskop zur Inspektion der Choanen, der hinteren Nasenmuschel- u. Septumanteile sowie des Nasen-Rachen-Raums mit den Tubenostien.

Rhino|sporidium-Mykose (↑; gr. σπόρος Samen, Keim; -id*; Myk-*; -osis*) *f*: (engl.) *rhinosporidiosis*; auch Rhinosporidiose; durch Rhinosporidium* seeberi verursachte, leicht blutende Schleimhautpolypen in Nase, Ohr, Augenbindehaut, Vagina u. Rektum; **Vork.:** in Asien, Afrika, Amerika, Europa (Italien, England); **Diagn.:** Err. nicht kultivierbar, Nachw. von Sporangien* im Gewebe; **Ther.:** chir. Abtragung der Vegetationen, in Einzelfällen Dapson.

Rhino|sporidium seeberi (↑; ↑; ↑) *n*: (engl.) *Rhinosporidium seeberi*; tierpathogener, fakultativ humanpathogener Pilz aus der Klasse der Zygomyzeten (s. Fungi); morphol. bis zu 300 μm große Sporan-

Rhinovirus

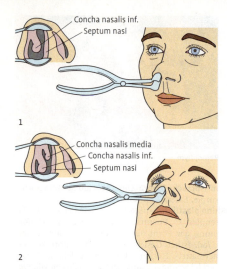

Rhinoskopie: Rhinoscopia anterior; 1: Position 1 mit leicht nach vorn gebeugtem Kopf; bei Blick parallel zum Nasenboden zeigt sich der Kopf der unteren Nasenmuschel; 2: Position 2 mit zurückgeneigtem Kopf; Nasenscheidewand, untere u. mittlere Nasenmuschel können begutachtet werden.

gien mit zahlreichen Endosporen; nicht kultivierbar.

Rhino|virus (↑; Virus*) *n*: (engl.) *Rhinovirus*; früher Coryzavirus, ERC-Virus; Genus kleiner (∅ 20–30 nm), säurelabiler RNA-Viren aus der Fam. der Picornaviridae*; **Einteilung:** entsprechend des zellulären Rezeptors in die R. major group od. minor group; bisher mind. 117 Serotypen bekannt; **Vork.:** v. a. im Nasen-Rachen-Raum, Temperaturoptimum bei 33 °C; **klin. Bedeutung:** Rhinoviren sind die häufigste Urs. von Schnupfen (s. Rhinitis) bei Mensch (häufiger bei Erwachsenen als bei Kindern) u. Tier.

Rhipi|cephalus (gr. ῥίψ, ῥιπός Rohrgeflecht; Keph-*) *m*: (engl.) *Rhipicephalus*; Gattung der Schildzecken; s. Zecken.

Rhiz|arthrose (gr. ῥίζα Wurzel; Arthr-*; -osis*) *f*: (engl.) *rhizarthritis*; Arthrose des Karpometakarpalgelenks (Daumensattelgelenk) mit Druckschmerz über dem Gelenk u. U. in den Unterarm ausstrahlend, Schmerz u. Kraftlosigkeit bei Opposition des Daumens, später evtl. Adduktionskontraktur; **Diagn.:** röntg. Sklerose der trapezoiden Gelenkfläche u. Osteophyten; **Ther.:** Wärme, hyperämisierend wirkende Salbe; versch. operative Techniken; evtl. Rö.-Bestrahlung.

Rhizo|bium (↑; Bio-*) *n*: (engl.) *Rhizobium*; Gattung gramnegativer, obligat aerober Stäbchenbakterien; mehrere Species v. a. als Stickstoff-reduzierende Symbionten in Wurzelknöllchen (daher alte Bez. Knöllchenbakterien) von Leguminosen.

Rhizo|ide (↑; -id*) *n pl*: (engl.) *rhizoids*; wurzelähnl. Organe bei Pilzen; s. Rhizopus; vgl. Fungi.

Rhizom (gr. ῥίζα Wurzel); *m*: (engl.) *rhizome*; Abk. Rhiz.; Wurzelstock, Erdspross von Pflanzen mit Speicherfunktion, kann sich zu Knollen od. Rüben entwickeln; in der Pharmazie hinter den Pflanzennamen gestellte Bez. für die verwendete Arzneidroge (z. B. Zingiberis rhizoma); die ältere lat. Nomenklatur stellte die Bez. des Pflanzenteils voran (z. B. Rhizoma Zingiberis); vgl. Radix.

Rhizo|mucor pusillus (↑; Mucor*) *m*: (engl.) *Rhizomucor pusillus*; Zygomyzet der Ordnung Mucorales; fakultativ pathogener Err. von kutanen, rhinozerebralen, pulmonalen od. gastrointestinalen Mykosen* bei entspr. Disposition, z. B. Diabetes mellitus; vgl. Zygomyzeten.

Rhizo|poda (↑; gr. πούς, ποδός Fuß) *n pl*: Wurzelfüßer; s. Protozoen.

Rhizo|pus (↑; ↑) *m*: (engl.) *Rhizopus*; Wurzel-Kopfschimmel; weltweit verbreitete Pilzgattung der Ordnung Mucorales mit kugelförmigen Sporangien am Ende der Sporangienträger; Rhizopus-Species sind fakultativ pathogene Err. von Mucor*-Mykosen (gegenüber den Arten Absidia* u. Mucor*), z. B. Rh. arrhizus, Rh. rhizopodiformis u. Rh. oryzae.

Rhizo|tomie (↑; -tom*) *f*: s. Förster-Operation; Thermorhizolyse, perkutane; Nervenblockade.

Rhodium (gr. ῥόδεος rosenfarben) *n*: (engl.) *rhodium*; chem. Element, Symbol Rh, OZ 45, rel. Atommasse 102,9; zur Gruppe der Platinmetalle gehörendes Edelmetall.

Rhodnius prolixus *m*: (engl.) *Rhodnius prolixus*; venezolanische Raubwanze; s. Wanzen.

Rhodo|coccus *m*: (engl.) *Rhodococcus*; grampositive, morphol. variable Bakteriengattung mit 16 Species der Fam. Nocardiaceae (s. Bakterienklassifikation); Vork. im Boden; pathogen v. a. für Nutztiere; humanpathogene Species: **Rh. equi** (frühere Bez. Corynebacterium equi), **Rh. bronchialis**; Err. von Pneumonie u. Endokarditis bei immundefizienten Pat. (v. a. bei AIDS).

Rhod|opsin (gr. ῥόδεος rosenfarben; Op-*) *n*: (engl.) *rhodopsin*; syn. Erythropsin; sog. Sehpurpur; Photosensorprotein in den Stäbchen der Netzhaut; lichtempfindliches integrales Membranprotein mit 7 Transmembranhelices, das aus dem Protein Opsin u. der prostetischen Gruppe 11-cis-Retinal (Vorstufe all-trans-Retinol; s. Vitamin A) besteht; Absorptionsmaximum: 500 nm; bei Lichteinwirkung geht 11-cis- in all-trans-Retinal über u. aktiviert den zu den trimeren G*-Proteinen gehörenden Transducin-GDP-Komplex, der nun GTP bindet, eine Phosphodiesterase aktiviert u. cGMP spaltet, so dass Kationenkanäle geschlossen werden u. die Sehzelle hyperpolarisiert wird. Diese Hyperpolarisation* reduziert die Glutamatfreisetzung aus dem Innensegment der Stäbchen; ein Signal, das im ZNS weiterverarbeitet wird. Vgl. Dunkeladaptation; Helladaptation.

-rhö: auch -rhoe, -rhoea, -rhe; Wortteil mit der Bedeutung das Fließen, Strömung, Flut; von gr. ῥοή.

Rhomb|en|cephalon (gr. ῥόμβος Raute; Enkephal-*) *n*: Rautenhirn; aus Metencephalon* u. Medulla* oblongata (Myelencephalon) bestehender Teil des Gehirns*.

Rhomb|en|zephalitis (↑; ↑; -itis*) *f*: (engl.) *rhombencephalitis*; Enzephalitis* im Bereich des Rhombencephalon.

rhomboideus (↑; -id*): rautenförmig.

Rhoncho|pathie (-pathie*) *f*: Schnarchen*.

RHS: Abk. für **r**etikulo**h**istiozytäres **S**ystem; s. Monozyten-Makrophagen-System.

Rhythmus (gr. ῥυθμός Gleichmaß, Takt) *m*: (engl.) *rhythm*; Takt, Zeitfolge, Schlagfolge, z. B. des Herzens; **rhythmisch:** gleichmäßig, in regelmäßigen Abständen.

Rhythmus, akzelerierter idio|ventrikulärer (↑) *m*: s. Rhythmus, idioventrikulärer.

Rhythmus, bio|logischer (↑) *m*: (engl.) *biological rhythm*; Schwankungen von Körperfunktionen, die durch äußere (z. B. Licht) u. innere (z. B. Hormone) Faktoren gesteuert werden u. meist unter Einfluss des Zentralnervensystems stehen; **Einteilung:** 1. zirkadianer Rhythmus* (Tagesrhythmus); 2. ultradianer Rhythmus (<24 Std.): z. B. Herzschlag, Atemfrequenz, Aktionspotential; 3. infradiane Rhythmen (>24 Std.): z. B. Menstruationszyklus. Vgl. Chronobiologie.

Rhythmus, idio|ventrikulärer (↑) *m*: (engl.) *idioventricular rhythm*; Kammereigenrhythmus; vom ventrikulären (tertiären) Automatiezentrum (s. Herzautomatie) gesteuerter Ersatzrhythmus* (Frequenz 20–40/min), z. B. bei totalem AV*-Block mit völliger Dissoziation zw. Vorhof- u. Kammertätigkeit; bei gesteigerter ventrikulärer Automatie als akzelerierter idioventrikulärer Rhythmus (Frequenz 60–140/min; Vork.: z. B. als Reperfusionsarrhythmie bei erfolgreicher Revaskularisation* durch Lysetherapie bei Herzinfarkt*); EKG: schenkelblockartige Deformierung u. Verbreiterung der QRS*-Komplexe; große Blutdruckamplitude* bei niedriger Herzfrequenz*.

Rhythmus|methode (↑) *f*: (engl.) *rhythm method*; Meth. der natürlichen Kontrazeption* durch Beschränkung des Geschlechtsverkehrs auf die unfruchtbaren Tage der Frau, z. B. Kalendermethode* od. Temperaturmethode*.

Rhythmus, zirka|dianer (↑) *m*: (engl.) *circadian rhythm*; tagesrhythmische Veränderungen biol. Funktionen (z. B. Vigilanz, Schlaf, endokrin. u. Nierenfunktion) u. Parameter (z. B. Pulsfrequenz, Blutdruck, Cortisol-Ausschüttung, s. Abb.); **Regulation:** durch Hell-Dunkel-Wechsel u. soziale Faktoren (exogener Zeitgeber); wird auch bei Isolierung von der Außenwelt beibehalten (endogener Zeitgeber); Vermittlung durch zirkadianes System (circadian timing system, Abk. CTS) über nichtvisuelle Photosensoren (sog. zentrale Uhr im Nucleus* suprachiasmaticus), Epiphyse u. Melatonin*; **klin. Bedeutung:** u. a. 1. bei Störung z. B. durch Interkontinentalflüge, Schichtarbeit od. Arzneimittel Auftreten von Phasenverschiebung (sog. Jetlag, s. Dysrhythmie) od. Desynchronisation; 2. Interpretation dem z. R. unterliegender diagn. Parameter (vgl. Dexamethason-Hemmtest; Hypertonie). Vgl. Rhythmus, biologischer.

RI: 1. Abk. für **R**esistenz-**I**ndex; s. Doppler-Sonographie; 2. Abk. für **R**osner-**I**ndex; s. KCT.

RIA: Abk. für **R**adio*-**I**mmuno**a**ssay.

Riba|virin (INN) *n*: (engl.) *ribavirin*; Virostatikum* (Nukleosidanalogon*); hemmt die Replikation versch. DNA- u. RNA-Viren; **Ind.:** als Aerosol bei schweren Infektionen durch Respiratory*-syncytial-Virus od. Hantavirus*; systemisch bei Lassa*-Fieber u. chron. Hepatitis C in Komb. mit IFN-α₂ᵦ (s. Interferone); **Kontraind.:** schwere Leber- od. Nierenfunktionsstörung, Hämoglobinopathie, anamnestisch bekannte Herz-, Autoimmun-, Schilddrüsen- od. psychiatr. Erkrankung; **UAW:** Kopfschmerz, Exanthem, Hämolyse, Bronchospasmen, psych. Störungen.

Ribbing-Krankheit (Seved R., Röntg., Uppsala, 1902–1993): s. Dysplasie, multiple epiphysäre.

Ribitol *n*: (engl.) *ribitol*; syn. Ribit; opt. inaktiver 5-wertiger Alkohol, $C_5H_{12}O_5$; entsteht durch Reduktion von Ribose od. Ribulose; Bestandteil z. B. von Riboflavin* u. Teichonsäuren*.

Ribo|flavin (INN) *n*: (engl.) *riboflavin*; syn. Vitamin B₂, Laktoflavin; wasserlösl. gelbes Vitamin; **biochem. Funktion:** als Flavinmononukleotid (Abk. FMN) u. Flavinadenindinukleotid (Abk. FAD) Coenzym od. prosthetische Gruppe der Flavinenzyme*, die als Oxidoreduktasen* z. B. in Atmungskette u. Citratzyklus Reduktionsäquivalente übertragen. **Vork.** in tier. u. pflanzl. Lebensmitteln, bes. in Milch u. Milchprodukten, Hefe, Fleisch, Ei, Gemüse, Vollkorngetreide u. Fisch; **Bedarf** für Erwachsene: 1,2 mg/d (Frauen) bzw. 1,4 mg/d (Männer), vgl. Nährstoffzufuhr, empfohlene (Tab.); typ. **Mangelerscheinungen** (Wachstumsstörung, entzündl. Veränderungen der Schleimhäute, seborrhoische Dermatitis, Mundwinkelrhagaden, in schweren Fällen normochrome normozytäre Anämie od. Ariboflavinose*) sind selten. Mangelnde Versorgung mit R. kann v. a. bei alten Menschen (bei einseitiger Ernährung) u. jungen Frauen (erhöhter Bedarf bei Schwangerschaft u. hormonaler Kontrazeption) vorkommen. **Hypervitaminosen:** auch bei hoher Dosis unbekannt.

Ribo|nukleasen *fpl*: s. Nukleasen.

Ribo|nuklein|säure: Abk. RNS; RNA*.

Ribo|nukleo|protein: (engl.) *ribonucleoprotein*; Abk. RNP; Komplexe aus Vorstufen-RNA (prä-rRNA bzw. prä-mRNA) u. Proteinen (für Prozessierung

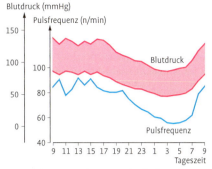
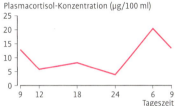

Rhythmus, zirkadianer: Pulsfrequenz u. Blutdruck sowie tageszeitabhängige Cortisol-Sekretion

Ribonukleoside

u. Spleißen erforderl. Enzyme); **Vork.:** im Nucleus bzw. Nucleolus als kleine, RNase-stabile Kern-RNPs (snRNPs, Abk. für engl. small nuclear RNP) in mehreren Formen, die jeweils eine uridinreiche nukleäre RNA (U1-, U2- U4/U6- u. U5-snRNA) zus. mit typ. Proteinen enthalten: U1-snRNP (Protein A u. C) od. U3-snRNP (Fibrillarin, basisches Protein). Die einzelnen RNPs bzw. deren Proteinkomponenten dienen als Autoantigene, gegen die bei best. Autoimmunerkrankungen entspr. Autoantikörper nachweisbar sind.

Ribo|nukleoside *n pl:* (engl.) *ribonucleosides;* Nukleoside* aus einer Base u. D-Ribose, meist in N-glykosid. Bindung; vgl. RNA.

Ribo|nukleotide *n pl:* (engl.) *ribonucleotides;* mit Phosphorsäure veresterte Ribonukleoside*; s. Nukleotide (Tab. dort); s. RNA.

Ribo|nukleotid|re|duktase *f:* (engl.) *ribonucleotide reductase;* Oxidoreduktase, die in der Biosynthese von DNA* mit NADPH + H$^+$ Ribonukleosiddi- u. -triphosphate zu Desoxyribonukleotiden* reduziert.

Ribose *f:* (engl.) *ribose;* Abk. R; zu den Pentosen* gehörendes Monosaccharid; Bestandteil von RNA, Cobalamin, einigen Coenzymen u. vielen Glykosiden.

Ribo|somen (Soma*) *n pl:* (engl.) *ribosomes;* syn. Palade-Granula; nur elektronenmikroskop. darstellbare, RNA-reiche Partikel (Ø 10–20 nm), an denen die Proteinbiosynthese* durch Translation* der genet. Information erfolgt; liegen frei im Zytoplasma od. an die Membranen des (granulierten) endoplasmatischen Retikulums* gebunden vor; pro- u. eukaryotische R. unterscheiden sich durch Größe u. Komplexität; best. Zellorganellen (Mitochondrien* u. Chloroplasten) haben eigene (prokaryotenähnl.) R.; **Aufbau: 1. prokaryotische R.:** 70S-Partikel, bestehend aus 30S- u. 50S-Untereinheiten; die große Untereinheit enthält 23S- u. 5S-ribosomale RNA sowie 34 Proteine; die kleine Untereinheit enthält 16S-ribosomale RNA u. 21 meist basische Proteine. **2. eukaryotische R.:** 80S-Partikel, bestehend aus 40S- (mit 18S-rRNA) u. 60S-Untereinheiten (mit 28S-, 5,8S- u. 5S-ribosomale RNA) sowie insgesamt ca. 80 versch. Proteinen; durch versch. Antibiotika werden best. ribosomale Proteine v. a. von Prokaryoten in ihren Funktionen gehemmt, worauf z. T. die antibakt. Wirkung von Chloramphenicol, Tetracyclinen u. Streptomycin beruht.

Ribo|zyme *n pl:* (engl.) *ribozymes;* katalytisch wirksame RNAs mit hoher Substratspezifität; sie spalten z. T. sequenzspezifisch Phosphordiesterbindungen von RNAs, z. B. beim Spleißen (s. mRNA-Reifung); in der biochem. Evolution könnten vor der Entstehung von Zellen RNA-Moleküle Katalyse u. Informationsspeicherung ausgeführt haben.

Ribulose *f:* s. Pentosen.

Richmond Agitation Sedation Scale: Abk. RASS; (intensivmed.) Punktebewertungssystem zur Graduierung einer Sedierung* (s. Tab.).

Richner-Hanhart-Syn|drom (Hermann R., Dermatol., Aarau, geb. 1908; Ernst H., Int., Humangenet., Ascona, Zürich, 1891–1973) *n:* (engl.) *Richner-Hanhart syndrome;* autosomal-rezessiv erbliche Störung der Tyrosinaminotransferase (Genlocus 16q22.1-q22.3, Mutation im TAT-Gen); **Sympt.:**

Richmond Agitation Sedation Scale Einteilung der Sedierungstiefe	
RASS	Klinik
4	wehrhafter, gefährlich aggressiver Patient (unmittelbare Gefahr für Personal)
3	sehr agitierter Patient
	zieht an Endotrachealtubus/Katheter
	aggressives Verhalten gegenüber Personal
2	agitierter Patient
	ungezielte Bewegungen
	Gegenatmen (Beatmung mit Respirator)
1	unruhiger, ängstlicher Patient
	keine lebhafte Bewegung/Aggression
0	aufmerksamer, ruhiger Patient
–1	schläfriger Patient
	verbal erweckbar
	Wachphase (Blickkontakt möglich) >10 Sekunden
–2	leicht sedierter Patient
	verbal erweckbar
	Wachphase (Blickkontakt möglich) <10 Sekunden
–3	moderat sedierter Patient
	Bewegung oder Augenöffnen (ohne Blickkontakt) bei Ansprache
–4	tief sedierter Patient
	keine Reaktion auf Ansprache
	Bewegung oder Augenöffnen durch körperlichen Reiz
–5	nicht erweckbarer Patient
	keine Reaktion (weder auf Ansprache noch auf körperliche Reize)

Hornhautdystrophie* (herpetiformes Ulcus corneae), Photophobie, Keratoma palmare et plantare (schmerzhafte Keratosis punctata) u. Tyrosinämie*; **Ther.:** phenylalanin- u. tyrosinarme Diät. Vgl. Tyrosinose Typ II.

Richter-Linie (August G. R., Chir., Göttingen, 1742–1812): s. Monro-Punkt.

Richt|kon|zentration, technische *f:* Abk. TRK*.

Richt|wert: (engl.) *guide number;* orientierender Wert für die Schadstoffkonzentration in Boden, Luft, Wasser u. Nahrungsmitteln, aus Vergleichsmessungen in belasteten u. unbelasteten Medien abgeleitet.

Ricin *n:* (engl.) *ricin;* Phytotoxin aus den Samen von Ricinus communis; Aufnahme in die Zelle durch Endozytose*, Anlagerung an Ribosomen u. Hemmung der Proteinsynthese; tödl. Intoxikationen bei Verzehr schon weniger Samen; in kalt gepresstem Rizinusöl* ist R. nicht enthalten; **Sympt.** bei Vergiftung: bei Arbeitern in Rizinusmühlen kann es zu Kopf- u. Halsschmerzen, bronchialen Reizsymptomen, Fieber, Gliederschmerzen u. Urtikaria kommen; **Ther.**: intensiv sympt., da kein Antidot vorhanden.

Ricini oleum *n*: s. Rizinusöl.

Rickettsia (Howard T. Ricketts, Pathol., Chicago, 1871–1910) *f*: (engl.) *Rickettsia*; Gattung aerober, unbewegl., kokkoider Kurzstäbchen der Fam. Rickettsiaceae* (s. Bakterienklassifikation); Err. von Rickettsiosen*; obligate Zellparasiten; intrazelluläre Vermehrung in Arthropoden*, bei Vertebraten im Zytoplasma (ggf. Nukleus) v. a. in Endothelzellen der kleinen Gefäße; **Einteilung** der 12 Species: Fleckfiebergruppe (engl. Typhus-group, 3 Species), Zeckenbissfiebergruppe (engl. Spotted fever-group, 8 Species) u. Scrub-Typhus-Gruppe (R. tsutsugamushi mit 3 Serovarianten); **Epidemiol.**: Übertragung auf den Menschen durch Arthropoden direkt beim Stich (Zecken, Milben) bzw. durch Einreiben des Kots (von Läusen u. Flöhen) in die Stichwunde; **Nachw.**: durch Kultivierung im Dottersack von Hühnerembryonen, im Versuchstier od. in Zellkultur; spezif. Nukleinsäurenachweis durch PCR; serol. KBR; Weil*-Felix-Reaktion positiv.

Rickettsia akari (↑) *f*: s. Rickettsienpocken.

Rickettsia burneti (↑) *f*: (engl.) *Rickettsia burneti*, jetzt in der Gattung Coxiella* (burnetii) klassifizierter Erreger des Q*-Fiebers.

Rickettsiaceae (↑) *fpl*: (engl.) *Rickettsiaceae*; Fam. gramnegativer, stäbchen-, kokkoid- od. diplokokkusförmiger, häufig pleomorpher Bakt. der Ordung Rickettsiales; galten wegen ihrer geringen Größe (∅ 0,2–0,5 μm) u. ihres obligaten Zellparasitismus lange als sog. Große Viren; eng assoziiert mit Arthropoden*; obligat intrazelluläres Wachstum; nicht auf zellfreien Medien kultivierbar. Antigenstruktur u. Infektionsverhalten ermöglichen Unterteilung in die Gattungen Rickettsia* u. Orientia. Vgl. Rickettsiosen; Bakterienklassifikation.

Rickettsia conorii (↑) *f*: s. Boutonneuse-Fieber.

Rickettsia prowazekii (↑) *f*: (engl.) *Rickettsia prowazekii*; Erreger des (klassischen) epidemischen Fleckfiebers*.

Rickettsia quintana (↑) *f*: (engl.) *Rickettsia quintana*; jetzt als Bartonella quintana klassifizierter Err. des og. Fünf-Tage- bzw. wolhynischen Fiebers*.

Rickettsia rickettsii (↑) *f*: (engl.) *Rickettsia rickettsii*; Erreger des Rocky*-Mountain-Fleckfiebers.

Rickettsia typhi (↑) *f*: (engl.) *Rickettsia typhi*; früher Rickettsia mooseri; Err. des endemischen Fleckfiebers*.

Rickettsien (↑) *fpl*: umgangssprachl. Bez. für Bakterien der Ordnung Rickettsiales; s. Rickettsiaceae; Rickettsia.

Rickettsien-Agglutinationsreaktion (↑; Agglutination*) *f*: (engl.) *rickettsial agglutination reaction*; Nachw. von Rickettsien-Agglutininen im Serum Fleckfieberkranker mit genuinem Rickettsien-Antigen; hohe Spezifität; nicht mit Weil*-Felix-Reaktion zu verwechseln.

Rickettsienpocken (↑): (engl.) *rickettsial pox*; durch Rickettsia akari verursachte Form der Rickettsiosen* mit juckendem makulopapulösem u. vesiku-

lopapulösem Exanthem, das unter Narbenbildung abheilt.

Rickettsiosen (↑; -osis*) *fpl*: (engl.) *rickettsioses*; Gruppe von verschiedenen, durch Bakt. der Fam. Rickettsiaceae* verursachten u. durch Arthropoden übertragenen, z. T. schweren Infektionskrankheiten; einzelne R. sind weltweit verbreitet, andere an best. geograph. Regionen gebunden. **Formen:** s. Tab.; epidemisches Fleckfieber*, wolhynisches Fieber*, endemisches Fleckfieber*, Rocky*-Mountain-Fleckfieber, Boutonneuse*-Fieber, Q*-Fieber, Queensland*-Zeckenfieber, Zeckenbissfieber*, Tsutsugamushi*-Fieber, Rickettsienpocken*; **Klin.:** ähnlich bei allen R.; im menschl. Organismus befallen die Rickettsien die Endothelien der Blutgefäße, was zu den charakterist., mehr od. weniger ausgeprägten petechialen Exanthemen führt. **Diagn.:** Nachweis spezif. DNA mit PCR, Immunfluoreszenztest; serol. Kreuzreaktionen; die früher verwendete Weil*-Felix-Reaktion mit Proteus-Antigenen ist heute obsolet. **Ther.:** Breitband-Antibiotika (z. B. Tetracycline, Chloramphenicol); **Proph.:** Bekämpfung der Überträger.

Rickham-Reservoir (franz. reservoir Behälter) *n*: (engl.) *Rickham reservoir*; (neurochir.) in ein Schädelbohrloch implantierbares Reservoir mit Metallboden u. punktierbarer Kunststoffkapsel, das mit einem Ventrikelkatheter (meist frontal in Vorderhorn) verbunden wird; ermöglicht wiederholten Zugang zum Ventrikelliquor durch einfache Nadelpunktion; weitere ähnl. Reservoirausführungen: Ommaya-Reservoir (im Vergleich zum R.-R. größer u. vollständig aus Kunststoff mit verstärktem Boden), Fotz-Reservoir u. a.; **Ind.:** z. B. intrathekale Chemotherapie bzw. Antibiotikatherapie; auch Hirndrucksenkung durch Liquoraspiration möglich.

Ricochet-Schuss (franz. ricochet Abprall): s. Schusswunde.

RID: Abk. für **r**adiale **I**mmun**d**iffusion*.

Riech|bahn: (engl.) *olfactory pathway*; Gesamtheit der an der Geruchsempfindung beteiligten Strukturen; **Verlauf:** die Neuriten der Riechzellen (1. Neuron) verlaufen als Nervus* olfactorius zu den Mitralzellen des Bulbus olfactorius (primäres Areal); über den Tractus olfactorius (2. Neuron) erreichen deren Neuriten den olfaktorischen Cortex (sekundäres Areal) mit Area subcallosa u. medialem Teil des Corpus amygdaloideum; ab hier ziehen stets Projektionen zum basolateralen Teil des Corpus amygdaloideum u. zum Gyrus parahippocampalis (tertiäres Areal) sowie zu weiteren Anteilen des limbischen Cortex. Vgl. System, limbisches (Abb. hier).

Riech|hirn: s. Rhinencephalon.

Riech|organ *n*: (engl.) *olfactory organ*; (anat.) Organum olfactorium; besteht aus der Pars olfactoria der Nasenschleimhaut u. den Glandulae* olfactoriae.

Riech|schleim|haut: (engl.) *olfactory mucosa*; Regio olfactoria; Schleimhaut der Nasenhöhle* im Bereich der oberen Nasenmuschel u. des gegenüberliegenden Teils des Nasenseptums; das hohe, mehrreihige Riechepithel setzt sich zusammen aus Stützzellen, Sinneszellen u. Basalzellen. Die **Riechzellen** (primäre Sinneszellen) besitzen einen

Riechstörung

Rickettsiosen
Krankheitsbilder beim Menschen

Krankheit	Erreger	Reservoir	Überträger	klinische Besonderheiten
Rocky-Mountain-Fleckfieber (brasilianisches Fleckfieber)	R. rickettsii, R. parkeri	Nager, Schildzecken	Schildzecken	schwerer Verlauf, Enzephalitis, nekrotisierende Primärläsion (Eschar), Exanthem
Zeckenbissfieber-Gruppe (Boutonneuse-Fieber, japanisches Zeckenbissfieber, Queensland-Zeckenbissfieber, afrikanisches Zeckenbissfieber)	R. conorii, R. japonica, R. australis, R. africae, R. sibirica, R. africae	Schildzecken	Schildzecken	leichter Verlauf, Lymphadenitis, nekrotisierende Primärläsion (Eschar), Exanthem
Q-Fieber	Coxiella burnetii	Zecken, Nager, Schafe, Rinder, Ziegen	aerogen, oral, selten Zecken	leichter Verlauf, atypische Pneumonie, selten protrahierte granulomatöse Hepatitis und chronische Endokarditis
Rickettsienpocken	R. akari	Hausmaus	Milben	leichter Verlauf, nekrotisierende Primärläsion (Eschar), Exanthem
Tsutsugamushi-Krankheit	R. tsutsugamushi	Nager, Milben	Milbenlarven	schwerer Verlauf, Enzephalitis, Lymphadenitis, nekrotisierende Primärläsion (Eschar), Exanthem
epidemisches (klassisches) Fleckfieber	R. prowazekii	Mensch	Kleiderläuse	schwerer Verlauf, Enzephalitis, Exanthem, Rückfälle (Brill-Zinsser-Krankheit)
endemisches (murines) Fleckfieber	R. typhi	Nager	Flöhe, Läuse	leichter Verlauf, selten Enzephalitis, Exanthem

R.: Rickettsia

peripheren Sinnesfortsatz (Dendrit) mit **Riechhärchen** (Sensoren für die Geruchsreize) u. einen zentralen Fortsatz (Axon). Die Axone aller Riechzellen ziehen als Nn. olfactorii durch die Lamina cribrosa des Siebbeins u. enden an den Mitralzellen des Bulbus olfactorius*. Vgl. Riechbahn, Glandulae olfactoriae.

Riech|störung: (engl.) *olfactory dysfunction*; Dysosmie; Störung des Riechempfindens, häufig kombiniert mit Schmeckstörung*; **Formen:** Anosmie*, Hyposmie, Kakosmie*, selten Hyperosmie* od. Parosmie*; **Nachw.:** seitengetrennte Olfaktometrie* mit typ. Gerüchen.

Riedel-Lappen (Bernhard M. R., Chir., Jena, 1846–1916): (engl.) *Riedel's lobe*; zungenförmige Ausziehung des linken Leberlappens vor der Gallenblase; anat. Variante ohne Krankheitswert; häufiger bei Frauen beschrieben; kann zu Fehldiagnosen (Lebervergrößerung, Lebertumor*) führen.

Riedel-Struma (↑; Struma*) *f*: (engl.) *Riedel's thyroiditis*; s. Thyroiditis.

Rieder-Formen (Hermann R., Röntg., Int., München, 1858–1932): (engl.) *Rieder's lymphocytes*; atypische Lymphozyten mit stark eingebuchteten od. zweigeteilten Kernen; **Vork.:** bei best. Formen der CML*; kommt selten auch beim gesunden Menschen vor.

Rieder-Magen|form (↑): Angelhakenform*.

Rieger-Syn|drom (Herwig R., Ophth., Wien, Prag, 1898–1986) *n*: (engl.) *Rieger's syndrome*; autosomaldominant erbl. Fehlbildungskomplex mit Irisatrophie (bzw. -hypoplasie), Corneatrübung, sekundäres Glaukom, Linsenektopie, Mikrophthalmie, Oligodontie, Analstenose, Mikrogenie mit vorstehender Unterlippe, Augenmuskelhypoplasie; **Ätiol.:** Rieger I-Syndrom mit Mutationen im PITX2-Gen (Genlocus 4q25-q26); Rieger II-Syndrom mit Mutationen im RIEG2-Gen (Genlocus 13q14).

Riesen|kind: (engl.) *large for date baby*; Neugeborenes* mit einem Geburtsgewicht über dem 90. Perzentil der Standardgewichtskurve; typ. Befund bei allen ungenügend behandelten Diabetesformen (z. B. Gestationsdiabetes*); wegen der Gefahr einer Hypoglykämie Frühfütterung erforderlich. Vgl. Mangelgeborenes.

Riesen|kondylome (Kondyl-*; -om*) *n pl*: s. Condylomata gigantea.

Riesen|meta|myelo|zyten (Met-*; Myel-*; Zyt-*) *m pl*: (engl.) *giant metamyelocyte*; sog. Riesenjugendliche od. -stabkernige; große neutrophile Granulozyten mit einem bes. großen, wurstförmig gestalteten Zellkern u. lockerer Chromatinstruktur sowie z. T. noch unreifem Zytoplasma; **Vork.:** bei Vitamin-B$_{12}$- od. Folsäuremangel als Zeichen einer Reifungsstörung der Granulozytopoese*.

Riesen|potentiale *n pl*: s. Elektromyographie.

Riesen|zell|arteriitis (Zelle*; Arteri-*; -itis*) *f*: (engl.) *giant cell arteritis*; Oberbegriff für ätiol. unklare, gegen elast. (Arterien-)Gewebe gerichtete, wahrscheinl. autoimmun. Reaktionen mit typ. histol. Nachweis von Riesenzellen*; **Formen** (nach Lok. u. Verlaufsform): **1.** Polymyalgia* rheumatica; **2.** Arteriitis* temporalis (z. T. ineinander übergehend, meist im höheren Lebensalter vorkommend); **3.** Takayasu*-Arteriitis (mit Manifestation im jüngeren Alter u. Befall der supraaortalen Arterien).

Riesen|zellen (↑): **1.** (engl.) *giant cells*; physiol. vorkommende, vielkernige Zellen, z. B. Megakaryozyten*, Osteoklasten*; **2.** durch Zellfusion entstandene R., z. B. Fremdkörperriesenzellen* od. (z. B. bei Tuberkulose*) Langhans*-Zellen; **3.** durch Störung der Zellteilung entstandene R., z. B. Sternberg*-Reed-R., Zwillingszellen (doppelkernige Riesenleukozyten bei Anämien, Leukämie*), mehrkernige Tumorzellen, Leberzellen bei Riesenzellhepatitis.

Riesen|zell|geschwulst, kalzi|fizierende (↑): s. Chondroblastom, epiphysäres.

Riesen|zell|granulom (↑; Granulum*; -om*) *n*: (engl.) *giant cell granuloma*; s. Epulis; **juveniles R.**: s. Xanthogranulom, juveniles.

Riesen|zell|hepatitis (↑; Hepat-*; -itis*) *f*: (engl.) *giant cell hepatitis*; syn. neonatale Hepatitis; akute Hepatitis*, die v. a. bei Neugeborenen u. im frühen Säuglingsalter auftritt; **Urs.**: in 20 % der Fälle Virusinfektionen (Zytomegalie*, Hepatitis A/B/C, Masern*), in 80 % Ätiol. unklar; **Histol.**: intraplasmatische Einschlusskörperchen u. Riesenkern; selten auch bei Erwachsenen als postinfantile R. (Ätiol. unklar).

Riesen|zell|myo|karditis (↑; My-*; Kard-*; -itis*) *f*: (engl.) *giant-cell myocaditis*; seltene idiopath. Form der Myokarditis*, charakterisiert durch zahlreiche Riesenzellen wahrscheinl. myogenen Ursprungs; **Vork.**: v. a. bei jungen, sonst gesunden Erwachsenen; **Progn.**: hohe Letalität; in vielen Fällen Herztransplantation nötig.

Riesen|zell|pneumonie (↑; Pneum-*) *f*: (engl.) *giant cell pneumonia*; seltene Pneumonie* mit mehrkernigen, von den Alveolarepithelien abstammenden Riesenzellen*; pathognomonisch für Masern* (Masernriesenzellen) u. Keuchhusten*, selten auch bei Diphtherie* u. Grippe*.

Riesen|zell|tumor (↑; Tumor*) *m*: (engl.) *giant-cell tumor*; Bez. für eine heterogene Gruppe von Tumoren unterschiedl. Dignität mit histopathol. nachweisbaren vielkernigen Riesenzellen*; **Vork.**: **1.** in der Haut, meist mit starker Cholesterolspeicherung (Xanthom*); **2.** am Knochen: s. Osteoklastom; **3.** am Alveolarfortsatz als Epulis* gigantocellularis (Riesenzellgranulom); **4.** im Gelenk als pigmentierte villonoduläre Synovialitis*; **5.** an den Sehnenscheiden (v. a. der Hände).

Rietti-Greppi-Micheli-Syn|drom (F. R., Hämat., Padua, 1890–1954; Enrico G., Int., Florenz, 1896–1969; Ferdinando M., Hämat., Turin, 1872–1936) *n*: syn. Thalassaemia minor; s. Thalassämie.

Rifa|butin (INN) *n*: (engl.) *rifabutine*; Antibiotikum (Ansamycinderivat, Rifamycin) mit Wirksamkeit gegen Rifampicin*-resistente Mykobakterien; **Wirkungsmechanismus**: s. Rifamycine; **Ind.**: Infektion mit Mycobacterium* avium i. R. von AIDS.

Rif|ampicin (INN) *n*: (engl.) *rifampicine*; Abk. RMP; Antituberkulotikum* (Rifamycin) der ersten Wahl zur oralen u. parenteralen Anw.; **Wirkungsmechanismus**: s. Rifamycine; **Wirkungsspektrum**: sehr gute Wirkung gegen Mycobacterium tuberculosis (u. Mycobacterium bovis) sowie gegen Meningokokken u. Staphylokokken, ferner gegen Mycobacterium leprae u. atypische Mykobakterien; nur selten primäre Resistenz von Mycobacterium tuberculosis gegen R., keine Kreuzresistenz mit anderen Antituberkulotika; **Kontraind.**: schwere Leberschäden, Schwangerschaft (1. Trimenon); **UAW**: gastrointestinale Störungen, häufig Anstieg der Transaminasen, selten Überempfindlichkeitsreaktionen (sog. Flu-Syndrom mit grippeähnl. Sympt., Exanthem, Asthma, Schock u. Nierenversagen).

Rifa|mycine *n pl*: (engl.) *rifamycins*; Gruppe natürl. u. halbsynthetischer bakterizider Antibiotika*, isoliert aus Streptomyces mediterranei; **Vertreter**: Rifampicin*, Rifabutin*, Rifapentin u. Rifaximin*; **Wirkungsmechanismus**: irreversible Bindung an die Beta-Untereinheit der DNA-abhängigen RNA-Polymerase, dadurch Hemmung der RNA-Transkription u. Proteinsynthese; **Wirkungsspektrum**: grampositive Bakterien, v. a. Mycobacterium tuberculosis u. leprae sowie atypische Mykobakterien*.

Rifaximin *n*: (engl.) *rifaximine*; Breitband*-Antibiotikum zur p.o. Anw. mit fast auschließl. lokaler Wirkung; halbsynthetisches Derivat von Rifamycin SV; **Pharmakokinetik**: nur minimal (<1 %) gastrointestinal resorbiert; **Wirkungsmechanismus**: s. Rifamycine; **Wirkungsspektrum**: gegen die meisten grampositiven u. -negativen, aeroben u. anaeroben Bakterien, die Darminfektionen verursachen; **Ind.**: in mediterranem, subtropischen od. tropischen Land erworbene Reisediarrhö* bei Erwachsenen; außerhalb der bisher zugelassenen Ind. von klin. Bedeutung bei Clostridium difficile assoziierter Diarhö u. hepatischer Enzephalopathie; **Kontraind.**: (V. a.) invasive Enteritis, chron.-entzündl. Darmerkrankung, Schwangerschaft, Stillzeit; **Wechselwirkung**: evtl. eingeschränkte Wirksamkeit hormonaler Kontrazeptiva* (Einfluss auf entrohepat. Kreislauf von Östrogen durch veränderte Darmflora); **UAW**: meist gastrointestinal (z. B. Flatulenz, Bauchschmerz, Übelkeit), Müdigkeit, Kopfschmerz, Fieber; evtl. rötl. Färbung des Urins.

Rift-Tal-Fieber: (engl.) *rift valley fever*; syn. Rift-Valley-Fieber; akute, fieberhafte Erkr. bei Rind, Schaf u. Mensch mit günstiger Prognose; **Err.**: Rift-Tal-Fieber-Virus, ein Phlebovirus der Bunyaviridae*; **Übertragung**: v. a. durch Mücken (Aedes*), selten durch infiziertes Schlachtvieh; **Vork.**: in allen afrikan. Ländern südl. der Sahara, Ägypten; meist sporad., epidemisch bes. nach Regenfällen; **Inkub.**: 3-4 Tage; **Klin.**: Fieber (3–5 Tage), (retroorbitaler) Kopfschmerz, Myalgien, Übelkeit; selten Retinitis (ggf. vorübergehende Blindheit); sehr selten nach fieberfreiem Intervall Enzephalitis, Hämorrhagien, Leberzellnekrose; **Diagn.**: serol. Antikörpernachweis, Virus-Isolierung; **Ther.**: symptomat.; ggf. Immunserum, Zidovudin, Ribavirin.

Riga-Geschwür (Antonio R., Arzt, Neapel, 1832–1919): s. Fede-Riga-Geschwür.

Righting-Reflex (engl. to right sich aufrichten; Reflekt-*) *m*: Aufrichtungsreflex; s. Reflexe, frühkindliche.

rigide (lat. rigidus starr, fest, hart): (engl.) *rigid*; steif, starr.

Rigiditas dorsalis myopathica (↑) *f*: muskuläre Rückenversteifung bei primärer Myositis*.

Rigid-spine-Syndrom (engl. rigid starr; spine Wirbelsäule) *n*: (engl.) *rigid spine syndrome*; Bez. für eine seltene, ätiol. ungeklärte, im 1. Lebensjahrzehnt zunehmende Flexionsbehinderung der Wirbelsäule mit Hyperextension, hochgezogenen Schultern u. Atemstörung.

Rigor (lat. Steifheit, Starre) *m*: (engl.) *rigor*; Steifigkeit der Muskulatur inf. Erhöhung des Muskeltonus, die bei passiver Bewegung im Gegensatz zur Spastik* während des gesamten Bewegungsablaufs bestehen bleibt; dabei oft ruckartiges Nachlassen des Widerstands (sog. Zahnradphänomen od. Negro-Zeichen) inf. einer Störung der reziproken Innervation; der R. der einen Seite wird durch aktive Mitbewegung der anderen Seite verstärkt; **Vork.:** bei Erkr. des extrapyramidalen Systems, v. a. Parkinson*-Syndrom.

Rigor mortis (↑) *m*: s. Totenstarre.

Riley-Day-Syndrom (Conrad M. R., Päd., New York, 1913–2005; Richard L. D., amerikan. Arzt, 1905–1989) *n*: familiäre Dysautonomie*.

Rilliet-Druckpunkte: (engl.) *Rilliet's points*; schmerzhafte Druckpunkte hinter dem Warzenfortsatz u. dem unteren Kieferwinkel sowie im Bereich der Glandula* submandibularis bei Parotitis* epidemica vor Auftreten der Drüsenschwellung.

Riluzol (INN) *n*: (engl.) *riluzol*; Glutamat-Antagonist; **Ind.:** amyotrophische Lateralsklerose* (Verlängerung der Lebenserwartung bzw. Hinauszögern des Einsatzes mechan. Beatmung); **Kontraind.:** Lebererkrankungen, Schwangerschaft u. Stillzeit; **UAW:** Asthenie, Übelkeit.

Rima (lat.) *f*: Spalte, Ritze.

RIMA: Abk. für (engl.) *right internal mammary artery*; s. Arteria thoracica interna.

Rima ani (↑) *f*: Gesäßspalte.

Rima glottidis (↑) *f*: (engl.) *rima glottidis*; Stimmritze; zwischen den beiden Stimmlippen u. den Aryknorpeln des Kehlkopfs.

Rimantadin (INN): (engl.) *rimantadine*; in Deutschland nicht zugelassenes Virostatikum* gegen Influenza*-Virus Typ A; **Ind.:** Grippeprophylaxe u. -therapie; **UAW:** häufig gastrointestinale Störungen, Mundtrockenheit, Nervosität, Schlafstörungen, auch schwerwiegende zentralnervöse u. kardiovaskuläre Störungen.

Rima oris (↑) *f*: Mundspalte.

Rima palpebrarum (↑) *f*: Lidspalte.

Rima pudendi (↑) *f*: (engl.) *pudendal cleft*; Schamspalte; zwischen den großen Schamlippen (Labia majora pudendi).

Rima vestibuli (↑) *f*: (engl.) *rima vestibuli*; Spalte zwischen den beiden Taschenfalten des Kehlkopfs.

Rimexolon (INN) *n*: (engl.) *rimexolon*; Glukokortikoid* (Prednisolonderivat) zur top. Anw.; **Ind.:** nichtinfektiöse Entz. des vorderen Auges (z. B. Uveitis* anterior) u. Entz. nach Augenoperation;

therapieresistente rheumatoide Arthritis*, entzündl. aktivierte Arthrose*; **UAW:** Katarakt*.

rimmed vacuoles: s. Einschlusskörperchenmyositis.

Rin-: s. a. Rhin-.

Rinde: s. Cortex.

Rinde, agranuläre: (engl.) *agranular cortex*; vom sechsschichtigen Aufbau des Isocortex* abweichende Zonen der Großhirnrinde* (heterotyp. Rinde), in denen die innere Körnerschicht fehlt u. durch Pyramidenzellen* ersetzt ist; z. B. Gyrus precentralis. Vgl. Rinde, granuläre.

Rinde, granuläre: (engl.) *granular cortex*; syn. homotypische Rinde; Areale des Isocortex* der Großhirnrinde* mit voll ausgebildetem Sechsschichtenbau; z. B. Gyrus postcentralis; vgl. Rinde, agranuläre.

Rinde, heterotypische: (engl.) *heterotypical cortex*; Zone des Isocortex* mit Abweichungen von dessen normalem Sechsschichtenbau durch Fehlen (agranuläre Rinde*) od. durch Unterteilung einer Körnerschicht (Area* striata).

Rinde, homotypische: granuläre Rinde*.

Rindenarchitektonik: s. Rindenfeld.

Rindenblindheit: (engl.) *cortical blindness*; kortikale Blindheit; Amaurose* durch beidseitige Zerstörung der Sehzentren* in den Hinterhauptlappen des Gehirns; Pupillenreaktion meist erhalten; **Urs.:** v. a. Durchblutungsstörung im Versorgungsgebiet der A. cerebri posterior, Hirntumor, Hirnkontusion, entzündl. zerebraler Prozess.

Rindenfelder *n pl*: (engl.) *cortical areas*; Areae; Bereiche der Großhirnrinde* mit jeweils spezif. physiol. Bedeutung; Lok. der wichtigsten R.: s. Abb.; **1. motorische R.:** v. a. im Gyrus precentralis; andere motorische Felder liegen in den angrenzenden Teilen der oberen Gyri frontales u. im Lobulus paracentralis, aber auch im Gyrus postcentralis u. im Lobulus parietalis superior; das motorische Sprachzentrum (Broca*-Zentrum) liegt bei Rechtshändern im hinteren Teil des linken Gyrus frontalis inferior. **2. sensible R.:** die Vertretung der gesamten Oberflächen- u. Tiefensensibilität liegt im Gyrus postcentralis u. im Lobulus parietalis superior, als sensible Nebenfelder können die Gyri precentrales u. die Fußregionen der beiden oberen Gyri frontales angesehen werden (vgl. Körperfühlsphäre). **3. optische R.:** liegen im Lobus occipitalis: s. Sehrinde, vgl. Sehbahn; **4. akustische R.:** liegen im hinteren Teil des oberen Lobus temporalis: s. Hörzentrum, vgl. Hörbahn; **5. gustatorische R.:** s. Insel. Entspr. des zytoarchitekton. Aufbaus der

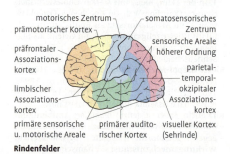

Rindenfelder

Großhirnrinde werden die Brodmann*-Areale (Abb. dort) unterschieden. Vgl. Telencephalon (Abb. 2 dort), vgl. Riechbahn.

Rinden|prellungs|herde: (engl.) *cortical lesions*; umschriebene Läsionen der Großhirnrinde als Folge einer Contusio* cerebri.

Rinder|band|wurm: s. Taenia saginata.

Rinder|galle: (engl.) *ox bile*; Zusatz im Nährmedium zur Anreicherung von Salmonellen bzw. zur Differenzierung von Pneumokokken u. Streptokokken ohne Gruppenantigen.

Rinder|insulin *n*: s. Humaninsulin.

Rinder|tuberkel|bakterien (Tuberkel*; Bakt-*) *f pl*: s. Mycobacterium bovis.

Rinder|wahnsinn: s. BSE.

Ring|chromo|somen (Chrom-*; Soma*) *n pl*: (engl.) *ring chromosomes*; Chromosomen* in Form eines ringförmig geschlossenen DNA-Moleküls (Genome von Bakt., Mitochondrien, versch. Viren mit einzel- od. doppelsträngiger DNA; Plasmide*); kleinere R. meist in Form einer Superhelix*.

Ringel|blume: (engl.) *Calendula officinalis*; Calendula officinalis; Pflanze aus der Fam. der Korbblütler, deren Zungenblüten od. Blütenköpfe (Calendulae flos) Triterpenglykoside u. -alkohole, Carotinoide, Flavonoide u. ätherisches Öl enthalten; **Verw.:** lokal zur Förderung der Wundheilung (entzündungshemmend, granulationsfördernd), bei Entz. im Mund-Rachen-Raum.

Ringel|haare: Pili anulati; s. Haarveränderungen.

Ringel|röteln: Erythema* infectiosum acutum.

Ringer-Lösung (Sidney R., Pharmak., London, 1835–1910): (engl.) *Ringer's solution*; Vollelektrolytlösung* u. isotone Salzlösung (Natrium-, Kalium- u. Calciumchlorid); auch als Ringer-Laktat-Lösung (mit zusätzl. Natriumlaktat u. evtl. Magnesiumchlorid); **Ind.:** als Volumenersatz* u. Trägerlösung (z. B. für kompatible Arzneimittel) sowie als Nährmedium für Gewebekulturen.

Ringer|ohr: s. Othämatom.

Ring|form: s. Plasmodien.

Ring|knorpel: Cartilago* cricoidea.

Ring|messer: syn. Adenotom; s. Adenotomie.

Ring|schatten: (engl.) *ring shadow*; (röntg.) ringförmiger Schatten mit hellem Zentrum bei der Lungenuntersuchung; **Urs.:** tuberkulöse Kaverne*, bronchiektatische u. Infarktkaverne (eingeschmolzener Lungeninfarkt*), Emphysemblasen, (v. a. in den Lungenspitzen) lufthaltige Lungenzysten*; bei Lungenabszess* od. Lungengangrän häufig R. mit Flüssigkeitsspiegel, bei Wabenlunge* multiple kleinere Ringschatten. Vgl. Rundherd.

Ring|sidero|blasten (gr. σίδηρος Eisen; Blast-*) *m pl*: (engl.) *ringed sideroblast*; mit der Berliner*-Blau-Reaktion darstellbare pathol. Vorläuferzellen der erythrozytopoet. Reihe mit zahlreichen (>10) groben, ringförmig um den Kern der Zelle angeordneten Eisengranula (Siderosomen); **Vork.:** bei myelodysplast. Syndrom* (Tab. 2 dort) u. sekundärer AML*. Vgl. Sideroblasten.

Ring|stripper (engl. to strip abstreifen) *m*: (engl.) *ring stripper*; zur Desobliteration* von Blutgefäßen verwendetes Spezialinstrument.

Ring|systeme, kon|densierte *n pl*: (engl.) *fused ring systems*; (chem.) Verbindungen, bei denen jeweils 2 C- bzw. Hetero-Atome 2 Ringen gemeinsam sind; s. Anthracen; Naphthalin.

Ring|versuch: (engl.) *interlaboratory experiment*; i. R. der Qualitätssicherung* durchgeführter Versuch zur objektiven Ermittlung der Qualität med. Prozeduren (z. B. Laboratoriumsuntersuchungen) durch Ermittlung der Unrichtigkeit* der Verfahren im Vergleich mit einem Zielwert*; vgl. Messgrößen.

Ring|wall|karzinom (Karz-*; -om*) *n*: (engl.) *ring-wall cancer*; (röntg.) schüsselförmiges ulzerierendes Karzinom* mit od. ohne Wall; bes. Form des Magenkarzinoms*.

Rinne-Versuch (Heinrich A. R., Otol., Psychiater, Göttingen, Hildesheim, 1819–1868): s. Hörprüfungen.

Riolan-Ana|stomose (Jean R., Anat., Physiol., Paris, 1580–1657; Anastomose*) *f*: (engl.) *Riolan's anastomosis*; auch Riolan-Arkade; inkonstante Gefäßverbindungen zwischen der A. mesenterica superior u. inferior über anastomosierende Endäste der A. colica media u. sinistra; bilden z. B. bei einem art. Mesenterialgefäßverschluss* einen wichtigen Kollateralkreislauf* aus.

Riolan-Muskel (↑) *m*: **1.** (engl.) *muscle of Riolan*; Fasciculus ciliaris der Pars palpebralis des Musculus* orbicularis oculi; **2.** Musculus* cremaster.

Rippe: Costa*.

Rippen|bogen|rand|schnitt: s. Schnittführung (Abb. dort).

Rippen|buckel: (engl.) *rib hump*; auf der Konvexseite liegende einseitige dorsale Vorwölbung einer Thoraxseite bei Skoliose* der BWS (konvexseitig) durch Rotation u. Torsion der Wirbelkörper; vgl. Lendenwulst.

Rippen|fell: (engl.) *parietal pleura*; Pars costalis der Pleura parietalis; s. Pleura.

Rippen|fell|entzündung: s. Pleuritis.

Rippen|fraktur (Fraktur*) *f*: **1.** (engl.) *rib fracture*; Fraktur einer Rippe; **Lok.:** meist im mittleren Bereich des Thorax (6.–9. Rippe, sehr selten der letzten Rippe; Fraktur der 1. Rippe: Hinweis für hochenerget. Trauma, weitere Verletzungen wahrscheinl.; **Klin.:** Frakturschmerz beim Atmen u. Husten, Thoraxkompressionsschmerz, lokaler Druckschmerz, evtl. Stufe u. Crepitatio palpabel; **Kompl.:** Pneumothorax, Hämatothorax, Lungenkontusion; Leber-, Lungen- u. Milzverletzung (Durchspiessungen); **Diagn.:** typ. Anamnese u. Schmerzsymptomatik, Rö. (Thoraxübersicht, Hemithorax in 2 Ebenen, cave: ein negativer Röntgenbefund schließt eine R. nicht aus; **Ther.:** symptomat. (Analgetika, ggf. interkostale Leitungsanästhesie); **2.** Fraktur von >3 Rippen einer Thoraxseite: Rippenserienfraktur.

Rippen|re|sektion (Resektion*) *f*: (engl.) *rib resection*; Entfernung eines Rippenstücks; **Anw.:** i. R. von Tumorresektion, Thorakoplastik*, transpleuraler Mediastinotomie*, selten bei Thorakotomie*.

Rippen|serien|fraktur (Fraktur*) *f*: (engl.) *multiple rib fractures*; Rippenfraktur von >3 Rippen derselben Thoraxseite, meist durch stumpfes Thoraxtrauma*; **Kompl.:** Thoraxinstabilität mit konsekutiver paradoxer Atmung* (Abb. dort) u. respiratorischer Insuffizienz*; Hämato- bzw. Pneumothorax; Lungen- bzw. Herzkontusion; Verletzung von Milz, Leber u. Zwerchfell, Blutung aus Inter-

Rippenusur

kostalarterien; **Diagn.**: Röntgen-Thorax-Aufnahme (sog. knöcherner Hemithorax), zum Ausschluss eines Pneumothorax Aufnahmen in In- u. Exspiration, CT bei Mehrfachverletzung; **Ther.**: symptomat. (z. B. Analgesie, Atem- u. Physiotherapie), bei thorakaler Instabilität evtl. Intubation* zur Beatmung* mit PEEP* (sog. innerpneumat. Schienung) bis zur bindegewebigen Organisation od. sehr selten op. Stabilisierung (bei völlig instabilem Thorax); ggf. Bülau-Drainage u. a. Maßnahmen je nach Komplikation.

Rippen|usur (lat. us*u*ra Gebrauch, Benutzung) *f*: (engl.) *rib erosion*; oberflächlicher Konturdefekt von Rippen, z. B. durch Arrosion bei Tumoren (z. B. Pancoast-Tumor) od. druckbedingt am Rippenunterrand bei Aortenisthmusstenose (s. Abb.). Vgl. Usur.

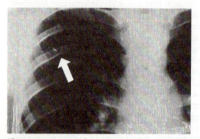

Rippenusur: Aortenisthmusstenose [28]

Risedron|säure (INN): (engl.) *risedronic acid*; Bisphosphonat* der 3. Generation (Pyridinderivat), das die Knochenresorption durch Osteoklasten* hemmt; **Ind.**: Ther. u. Proph. der postmenopausalen u. glukokortikoidinduzierten Osteoporose* u. der Ostitis* deformans Paget sowie Ther. der Osteoporose bei Männern mit hohem Frakturrisiko; **UAW**: Magen-Darm-Störungen.

Risiko|abschätzung, toxiko|logische: (engl.) *toxicological risk estimate*; Abschätzung der zu erwartenden Häufigkeit einer gesundheitl. Schädigung im Verhältnis zur Exposition*, d. h. einwirkenden Dosis eines Agens auf der Grundlage von tierexperimentellen Daten od. von Beobachtungen beim Menschen; Reduzierung der Dosis bedeutet auch immer Verminderung des Risikos (bzw. der Inzidenz* einer best. Schädigung). Problemat. ist heute noch die Extrapolation zu extrem kleinen Inzidenzen, die in der betreffenden Population nicht nachweisbar sind, weil sie weit unter der Spontanrate* des betreffenden pathol. Zustands liegen. Vgl. NOEL.

Risiko|faktor *m*: (engl.) *risk factor*; (epidemiol.) jede Exposition, die mit einer Erhöhung des Erkrankungsrisikos einhergeht; Einteilung in med. (anamnestischen, befundmäßigen u. a.) u. psychosozialer R., z. B. gelten chron. Herz-Kreislauf-Erkrankungen (s. Herzkrankheit, koronare, Tab. 1 dort), Hypertonie, Hypercholesterolämie (LDL-Fraktion) u. Diabetes mellitus als med. R., Rauchen, Adipositas, Bewegungsmangel, best. Berufe od. berufl. Tätigkeiten als psychosozialer R. Ein verhaltensbezogener R. kann durch Verhaltensänderungen wenigstens teilweise reduziert werden; s. Prävention. Da R. miteinander zusammenhängen können, ist die Frage nach ihrem jeweiligen Einzelbeitrag zur Entstehung von chron. Erkrankungen umstritten. Vgl. Risikoindikator.

Risiko|familien, gen*e*tische: (engl.) *high-risk families*; Bez. für Familien, in denen für die Nachkommen eine erhöhte Wahrscheinlichkeit für das Auftreten genet. Krankheiten* besteht; vgl. Beratung, genetische.

Risiko|geburt: (engl.) *high-risk birth*; Geburt nach Risikoschwangerschaft* bzw. mit Sympt. (z. B. mekoniumhaltiges Fruchtwasser, abnorme fetale Herzfrequenz, Blutdruckerhöhung der Gebärenden, Blutung, protrahierter Geburtsverlauf), die auf eine erhöhte Gefährdung des Fetus bzw. der Mutter hinweisen.

Risiko|in|dikator *m*: (engl.) *risk indicator*; Parameter od. Merkmal zur Beschreibung eines Erkrankungsrisikos, die selbst nicht unmittelbar zur Path. beitragen; z. B. Berufstätigkeit in der Schwangerschaft od. Nationalität kann ein erhöhtes Totgeburtenrisiko anzeigen, best. familiäre Konstellationen können R. für psych. Störungen sein; Abgrenzung von R. zu Risikofaktor* ist in vielen Fällen nicht eindeutig möglich.

Risiko|neugeborenes: (engl.) *high-risk neonate*; Neugeborenes* mit Sympt. bzw. Risikofaktoren, die auf eine erhöhte Gefährdung einer normalen Entwicklung hinweisen; dazu gehören: 1. vorausgegangene intrauterine primär nicht respirator. Azidose*; 2. Depressionszustand* des Neugeborenen (Index des APGAR*-Schemas ≤6 Punkte nach 5 Min.); 3. Mangelgeborenes*, Riesenkind*, Frühgeborenes*; 4. jede Schnittentbindung* u. vaginale op. Entbindung* sowie jede Entw. aus Beckenendlage*; 5. Placenta* praevia, vorzeitige Plazentalösung*; 6. Mehrlinge*; 7. Geburt mit eingedicktem grünem Fruchtwasser; 8. Morbus* haemolyticus fetalis; 9. mittelgradige od. schwere hypertensive Schwangerschaftserkrankungen* od. Übertragung* (Clifford*-Syndrom); 10. Allgemeinerkrankung der Mutter, z. B. Diabetes* mellitus, Thrombozytopenie od. Myasthenia gravis; 11. intrauterine Inf., Amnioninfektionssyndrom*; konnatale Inf., z. B. Syphilis, Toxoplasmose; 12. sonograph. festgestellte fetale Fehlbildung; bei R. muss ein Neonatologe bei der Geburt hinzugezogen werden.

Risiko, relat*i*ves *n*: (engl.) *relative risk*; Abk. RR; syn. Risk-Ratio; dimensionsloser Quotient zur Ermittlung relativer Risikounterschiede (z. B. in einer Kohortenstudie*), der aussagt, ob ein Effekt die Krankheitsmanifestation erhöht (RR >1), erniedrigt (RR <1) od. sich neutral (RR = 1) verhält. Vgl. Odds-Ratio.

Risiko|schwangerschaft: (engl.) *high-risk pregnancy*; Schwangerschaft, bei der eine Gefährdung des Fetus od. der Mutter besteht; **Häufigkeit**: ca. 30 %; **Risikofaktoren** in der Schwangerschaft: 1. hypertensive Schwangerschaftserkrankungen*; 2. Übertragung*; 3. Morbus* haemolyticus fetalis; 4. Diabetes* mellitus; 5. drohende od. in Gang befindl. Frühgeburt*, Zervixinsuffizienz*; 6. anamnest. Früh- od. Totgeburt*, habitueller Abort*, Zustand nach Schnittentbindung* od. schwieriger vaginaler op. Entbindung*; 7. ältere Erst- (ab 35 Jahren) od. Mehrgebärende (ab 40 Jahren), junge Erstgebärende (unter 18 Jahren); **8.** organische Erkr.; **9.** schwere Schwangerschaftsanämie*; **10.** Lageanomalien* (Beckenendlage*, Querlage*), Missverhältnis* zwischen kindl. Kopf u. Becken, Mehrlingsschwangerschaft, Beckenanomalien; **11.** Adipositas; **12.** Infektionskrankheiten; **13.** Missverhältnis zw. Größenzunahme des Uterus u. Schwangerschaftsdauer; **14.** Placenta* praevia; **15.** Sterilitätsbehandlung; **16.** fetale Fehlbildung.

Risperidon (INN) *n*: (engl.) *risperidon*; atypisches Neuroleptikum*; potenter 5-HT$_2$-Antagonist mit gleichzeitiger Affinität zu Dopamin-D$_2$-, Histamin-H$_1$- u. alphaadrenergen Rezeptoren; **Ind.:** schizophrene Psychosen*, psychot. Symptome bei Demenz.

Riss|blutung: (engl.) *postnatal bleeding due to laceration*; (gebh.) Blutung aus zerrissenen Weichteilen in der Nachgeburtsperiode (s. Geburt); **Urs.:** Zervixriss*, Scheidenriss*, Dammriss*, Klitorisriss*; **Ther.:** sofortige chir. Versorgung.

Risser-Hibbs-Operation (Joseph C. R., Chir., New York, 1892–1981; Russell A. H., Chir., New York, 1869–1933) *f*: (engl.) *Hibbs' operation*; dorsale langstreckige Spondylodese* mit autogener Knochenspanplastik ohne Instrumentation; **Ind.:** progrediente Skoliose* nach erfolgter präoperativer Aufdehnung der Fehlkrümmung.

Riss|fraktur (Fraktur*) *f*: s. Fraktur.

RIST: geschützte Bez.; Abk. für **R**adio*-**I**mmuno-**S**orbent-**T**est.

Ristocetin *n*: (engl.) *ristocetin*; Glykoprotein, das (in vitro) mit dem von*-Willebrand-Faktor einen Komplex bildet, der in Blut Thrombozytenaggregation auslöst; **Verw.:** u. a. zum Nachweis von von*-Willebrand-Jürgens-Syndrom od. makrothrombozytärer Thrombozytopathie*.

Ristocetin-Co|faktor *m*: von*-Willebrand-Faktor.

Risus sardonicus (lat. *risus* Lachen; gr. σαρδόνιος höhnisch, grimmig) *m*: (engl.) *risus sardonicus*; maskenhafter Gesichtsausdruck eines hämischen Lachens inf. einer Kontraktur der mimischen Muskulatur bei Tetanus*, verbunden mit Trismus*.

Ritgen-Hand|griff (Ferdinand A. von R., Gyn., Gebh., Gießen, 1787–1867): (engl.) *Ritgen's maneuver*; syn. Hinterdammgriff; (gebh.) Beschleunigung des Kopfaustritts durch Druck auf den durchschneidenden Kopf zwischen Anus u. Steißbeinspitze (s. Abb.).

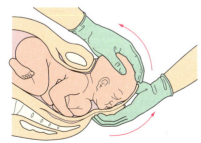

Ritgen-Handgriff

Rito|drin (INN) *n*: (engl.) *ritodrin*; Betasympathomimetikum*; **Anw.:** als Tokolytikum (wehenhemmendes Mittel).

Ritona|vir (INN) *n*: (engl.) *ritonavir*; Abk. RTV; Virostatikum* (Protease*-Hemmer); **Ind.:** Infektion mit HIV* als Teil einer antiviralen Kombinationstherapie*; häufig in geringer Dosis zur Steigerung der Bioverfügbarkeit anderer Protease-Hemmer (Booster). **Kontraind.:** schwere Leberfunktionsstörung, Behandlung mit Substanzen, die eine geringe therap. Breite besitzen u. Substrate der Zytochrom-P-450-3A4- od. -2D6-Isoenzyme der Leber sind; **cave:** versch. Wechselwirkungen mit anderen Substanzen aufgrund der Beeinflussung des Leberstoffwechsels; **UAW:** periorale Parästhesien, gastrointestinale Störungen, Hyperglykämie, Hypertriglyceridämie, Lipodystrophie*-Syndrom.

Ritter-Krankheit (Gottfried Ritter von Rittershain, Päd., Görlitz, Prag, 1820–1883): syn. Dermatitis exfoliativa neonatorum; s. SSSS.

Rituximab (INN) *n*: (engl.) *rituximab*; therap. angewendeter, chimärer monoklonaler Antikörper* gegen das CD20-Antigen auf B-Lymphozyten; glykosyliertes Immunglobulin; **Ind.: 1.** follikuläres Lymphom* (Abk. FL); **a)** In Komb. mit CVP-Chemotherapie zur Erstbehandlung bei Stadium III–IV; **b)** zur Erhaltungstherapie bei Chemotherapierefraktärem od. rezidiviertem FL nach erfolgreicher Induktionstherapie; **c)** als Monotherapie im Stadium III–IV, wenn Resistenz gegen Chemotherapie od. bei Rückfall; **2.** CD20-positives großzelliges diffuses B-Zell-Non-Hodgkin-Lymphom in Komb. mit einer CHOP(Cyclophosphamid, Doxorubicin, Vincristin, Prednisolon)-Chemotherapie (als Erstbehandlung u. bei Rezidiv); **3.** rezidivierende/refraktäre CLL; **4.** in Einzelfällen (lymphozytenreiche Variante, Hochrisiko-Konstellation) bei Hodgkin-Lymphom; **5.** in Komb. mit Glukokortikoiden, Immunsuppressiva u. Immunglobulienen bei Werlhof*-Krankheit u. der Autoimmunhämolyse (AIHA), sofern auf konventionelle Therapie unzureichend ansprechend; **6.** in Komb. mit Methotrexat bei schwerer aktiver rheumatoider Arthritis*, wenn Ther. mit anderen krankheitsmodifizierenden Antirheumatika einschließl. mind. einer Ther. mit TNF-Blockern nicht erfolgreich waren; **UAW:** Zytokinfreisetzung, vorübergehende grippeähnl. Symptome, allerg. Reaktionen, Blutdruckabfall, Bronchospasmus; **cave:** progressive multifokale Leukenzephalopathie.

RIVA *f*: Abk. für (lat.) **R**amus* **i**nter**v**entricularis **a**nterior.

Riva-Rocci-Ap|parat (Scipione R.-R., Päd., Int., Pavia, 1863–1937) *m*: (engl.) *Riva-Rocci sphygmomanometer*; einfacher Apparat zur unblutigen nichtinvasiven Blutdruckmessung* mit aufzublasender Oberarmmanschette u. Manometer.

Rivaroxaban *n*: (engl.) *rivaroxabane*; Antikoagulans* zur p. o. Anw.; **Wirkungsmechanismus:** direkte selektive Hemmung des Faktors Xa der Blutgerinnung*; **Ind.:** Prävention venöser Thromboembolie bei Erwachsenen nach elektiver Hüft- od. Kniegelenkersatz-Implantation, **Kontraind.:** hämorrhag. Diathese, Blutung bzw. Blutungsrisiko, Schwangerschaft, Stillzeit; **cave:** suffiziente Kontrazeption erforderlich (embryofetale Toxizität).

Riva|stigmin (INN) *n*: (engl.) *rivastigmin*; reversibler Cholinesterase*-Hemmer; **Ind.:** Alzheimer*-Krankheit, Demenz bei Pat. mit idiopath. Parkin-

son*-Syndrom; **Kontraind.:** schwere Leberinsuffizienz; **UAW:** Anorexie, Asthenie, Schwindel, Übelkeit, Somnolenz, Depression.
Rivinus-Drüse (Augustus Q. R., Anat., Leipzig, 1652–1723): Glandula* sublingualis.
Rivinus-Gänge (↑): Ductus* sublinguales minores.
Rivinus-Kerbe (↑): (engl.) *Rivinus' notch*; Incisura tympanica der Pars tympanica ossis temporalis.
Rivinus-Membran (↑) *f*: Membrana* tympanica.
Riza|triptan (INN) *n*: (engl.) *rizatriptan*; Serotonin-5-HT-Rezeptor-Agonist (s. Triptane); **Ind.:** akuter Migräneanfall; **UAW:** hauptsächl. das ZNS betreffend: Schwindel, Somnolenz, Asthenie.
Rizinus|öl: (engl.) *castor oil*; Ricini oleum; durch kalte Pressung der geschälten Samen von Ricinus communis (Christuspalme) gewonnenes fettes Öl von hoher Viskosität, das in Ethanol löslich ist; besteht aus den Triglyceriden Ricinolsäure (80–87 %), Öl-, Linol-, Palmitin-, Stearin- u. Dihydroxystearinsäure; Ricinolsäure stimuliert die Prostaglandinsynthese im Dünndarm. **Ind.:** als Laxans* zur kurzfristigen Behandlung bei Obstipation. Vgl. Ricin.
Rizo|lipase (INN) *f*: (engl.) *rizolipase*; Lipase aus Rhizopus arrhizus var. Delemar (Phycomyzeten); Verdauungsenzym.
RKI: Abk. für **Robert*** Koch-Institut.
RM: Abk. für **Rückenmark***.
RMSF: Abk. für (engl.) *Rocky Mountain spotted fever*; s. Rocky-Mountain-Fleckfieber.
Rn: chem. Symbol für Radon*.
RNA: Abk. für (engl.) *ribonucleic acid*; syn. Ribonukleinsäure (Abk. RNS); Biopolymer aus Ribonukleotideinheiten, das in allen Organismen u. in Viren vorkommt; RNA-Monomere bestehen aus Ribonukleotiden (s. Nukleotide) mit den Basen Adenin*, Cytosin*, Guanin* u. Uracil*; definierte Positionen der RNA sind mit seltenen Nukleinsäurebestandteilen* besetzt. Im Gegensatz zu DNA* ist RNA meist einzelsträngig (Abk. ss für engl. single stranded), bildet jedoch 3-dimensionale Strukturen aus, in denen komplementäre Abschnitte durch Basenpaarung* kurzer Bereiche doppelsträngig (Abk. ds) sind. **RNA-Species: 1.** mRNA*; **2.** ribosomale RNA (rRNA; s. Ribosomen); **3.** tRNA*; **4.** virale RNA (s. Virusklassifikation, Tab. dort); **5.** katalyt. aktive RNA (s. Ribozyme); **6.** snRNA (Abk. für engl. small nuclear RNA), U1–U10 als Bestandteil der snRNP (Abk. für engl. small nuclear ribonucleoprotein), bilden das Spleißosom*; **7.** 7S-RNA als Bestandteil des SRP (Abk. für engl. signal recognition particle); **8.** Antisense-RNA: s. Antisense-Nukleotide; **9.** ncRNA (Abk. für engl. noncoding RNA): miRNA (Abk. für micro RNA, aus ca. 22 Nukleotiden), dsRNA (Abk. für engl. double-stranded RNA), shRNA (Abk. für engl. short hairpin RNA), siRNA (Abk. für engl. short interfering RNA, aus 21–28 Nukleotiden), piRNA (Abk. für piwi-interagierende RNAs, aus 26–31 Nukleotiden); ncRNA-Moleküle enthalten komplementäre Sequenzabschnitte zu ihren Ziel-RNAs (mRNAs), deren Bindung eine Hemmung der Translation od. einen selektiven Abbau der Ziel-RNA bewirkt, durch den sie wichtige zelluläre Prozesse wie Wachstum, Differenzierung u. Apoptose steuern.

RNA-Editierung: s. mRNA-Reifung.
RNA-Inter|ferenz (Inter-*; lat. ferre tragen, bringen): (engl.) *RNA interference*; Abk. RNAi; Mechanismus eukaryot. Zellen, der die Genaktivität reguliert u. die Reduktion eines Genprodukts zur Folge hat; beteiligt sind sog. ncRNAs (Abk. für engl. noncoding RNAs), die entweder mit der Translation interferieren u. diese hemmen od. zum Abbau der mRNA führen; im Ergebnis von R.-I. wird die Proteinsynthese in den entsprechenden Zellen erhebl. reduziert, allerdings nicht vollständig unterbunden. Vgl. RNA.
RNA-Poly|merase *f*: auch Transkriptase; Ribonukleotide* polymerisierendes Enzym; **Einteilung: 1. DNA-abhängige-RNA-P.** der Eukaryoten synthetisieren am codogenen Strang einer DNA* (Matrize) RNA, die vom 5'- zum 3'-Ende entsteht; s. Transkription; **a)** RNA-P. I transkribiert im Nucleolus rRNA; **b)** RNA-P. II synthetisiert im Karyoplasma hn-mRNA (s. mRNA-Reifung); spezif. Hemmung durch α-Amanitin (s. Mykotoxine); **c)** RNA-P. III transkribiert tRNA u. a. kleine RNA-Species; **d)** mitochondriale RNA-P. wird im Zellkern codiert; sie transkribiert die DNA des mitochondrialen Genoms* u. ist wie bakterielle RNA-P. durch Rifamycin zu hemmen; **e)** bakterielle RNA-P.; **2. RNA-abhängige-RNA-P.:** virusspezif. RNA-P.; s. RNA-Synthetase.
RNA-Replikase *f*: RNA*-Synthetase.
RNasen *f pl*: Kurzbez. für Ribonukleasen; s. Nukleasen.
RNA-Synthetase *f*: (engl.) *RNA synthetase*; syn. RNA-abhängige RNA-Polymerase, RNA-Replikase; Enzym, das in tier-, pflanzl. u. bakteriellen Zellen nach Infektion mit RNA-Viren auftritt (zumindest teilweise viral codiert); mit der viralen RNA (Plusstrang) als Matrize katalysiert die RNA-S. die Synthese einer komplementären RNA (Minusstrang), die mit der viralen RNA eine Doppelhelix bildet. Am Minusstrang entstehen neue Plusstränge. Vgl. RNA-Polymerase; Transkriptase, Reverse.
RNA-Viren (Viren*) *n pl*: s. Viren, Virusklassifikation.
RNS: Abk. für **R**ibo**n**ukleinsäure; RNA*.
Ro-: s. a. Rho-.
ROAT: Abk. für (engl.) *repeated open application test*; wiederholte offene Applikationstestung (2-mal pro Tag, max. über 2 Wo.) ohne Okklusion, bevorzugt in der Ellenbeuge, unter Verw. einer nativen Testsubstanz in Arbeitskonzentration zur Erkennung berufsbezogener irritativ-tox. od. kontaktallerg. Reaktionen; vgl. Hauttestung.
Robert-Band (César A. Robert, Chir., Paris, 1801–1862): syn. Wrisberg-Band; Ligamentum* meniscofemorale posterius.
Robert Koch-Institut *n*: (engl.) *Robert Koch Institute*; Abk. RKI; syn. Bundesinstitut für Infektionskrankheiten u. nicht übertragbare Krankheiten; selbständige Bundesoberbehörde im Geschäftsbereich des Bundesministeriums für Gesundheit als Teil des öffentlichen Gesundheitswesens auf dem Gebiet der Krankheitsüberwachung u. -prävention sowie der anwendungs- u. maßnahmenorientierten biomedizinischen Forschung mit Sitz in Berlin; **Aufgabe:** u. a. **1.** Erkennung, Verhütung u. Bekämpfung von Krankheiten; **2.** Verbesserung

von Diagn., Ther. u. Prävention* von Krankheiten; **3.** epidemiol. Untersuchungen; **4.** inhaltl. Durchführung u. Koordination der Gesundheitsberichterstattung* des Bundes; **5.** Bewertung von Forschungsergebnissen; **6.** Vollzug von Spezialgesetzen, insbes. im Bereich des Infektionsschutzes, der Gentechnik u. der Stammzelltransplantation; **7.** Information u. Beratung der polit. Entscheidungsträger u. der Fachöffentlichkeit.

Robertshaw-Tubus (Tubus*) *m*: s. Doppellumentubus.

Robertson-Kihara-Syn|drom (P. W. R., Int., Pathol., Cosford, Oxford; Itaru K., Pathol., Int., Niicata, Aizu-Wakamatzu) *n*: primärer Hyperreninismus*.

Roberts-Syn|drom *n*: (engl.) *Roberts' syndrome*; autosomal-rezessiv erbl. Fehlbildungskomplex mit hoher Letalität (50 % Totgeburten) inf. Mutationen im ESCO2-Gen (Genlocus 8p21.1); allelisch zum SC-Phokomelie-Syndrom (syn. SC-Pseudothalidomid-Syndrom); **Sympt.:** Tetraphokomelie (s. Dysmelie) mit variablen Strahlanomalien (Daumenhypo- bzw. -aplasie, Ektrodaktylie, Flexionskontrakturen der großen Gelenke), beiderseits Lippen-Kiefer-Gaumenspalte, Exophthalmus, Mikrophthalmie, intrauterine Wachstumsretardierung, Kleinwuchs, Mikrozephalie, Mikrogenie, Aortenstenose, Hüftkontrakturen, Entwicklungsverzögerung, Krämpfe; zytogenet. geteilte Zentromere der C-Banden-gefärbten Chromosomen; **DD:** TAR*-Syndrom; vgl. Thalidomid-Embryopathie.

Robinow-Syn|drom (Meinhard R., Humangenet., Hamburg, Dayton, 1909–1997) *n*: (engl.) *fetal face syndrome*; angeb. Fehlbildungssyndrom mit Kleinwuchs, großem Hirnschädel u. kleinem Gesicht, mesomeler Dysplasie der Unterarme, Mikropenis u. multiplen kleinen Skelettanomalien; **Häufigkeit:** 1 : 500 000; **Ätiol.:** 1. autosomal-dominant; 2. autosomal-rezessiv (früher Covesdem-Syndrom): Mutationen im ROR2-Gen mit Genlocus 9q22 (allelisch zur Brachydaktylie* Typ B1); **DD:** Aarskog*-Syndrom.

Robinson-Re|flex (Reflekt-*) *m*: palmarer u. plantarer Greifreflex; s. Reflexe, frühkindliche.

Robinson-Smith-Operation *f*: s. Cloward-Operation.

Robin-Syn|drom (Pierre R., Zahnarzt, Paris, 1867–1950) *n*: (engl.) *Robin syndrome*; auch Robin-Sequenz; Fehlbildungskomplex mit Mikrogenie*, Glossoptose*, evtl. Mikroglossie* u. Gaumenspalte*, evtl. in Komb. mit angeb. Herzfehlern, Extremitätenfehlbildungen u. Choanalatresie*; **Ther.:** sofortige intermittierende Drahtextension* des Unterkiefers mit Drahtumschlingung in Kiefermitte, da die Neugeborenen durch die Atmungsbehinderung u. Aspirationsmöglichkeit sehr gefährdet sind.

Roboranzien (lat. roborare stärken) *n pl*: Tonika*.

Roboter|chirurgie *f*: s. CAS.

Rockwood-Klassifikation (C. A. R., Orthop., Chir., San Antonio, Texas) *f*: s. Akromioklavikularluxation (Tab. dort).

Rocky-Mountain-Fleck|fieber: (engl.) *Rocky Mountain spotted fever*, syn. amerikanisches Zeckenfleckfieber, brasilianisches Fleckfieber, neuweltliches Zeckenbissfieber, Felsengebirgsfieber, Felsengebirgsfleckfieber; schwere, dem epidemischen Fleckfieber* vergleichbare Infektion mit Rickettsia*; **Vork.:** v. a. im Nordwesten der USA, aber auch in Kanada, Brasilien u. Kolumbien; **Err.:** Rickettsia rickettsii; Erregerreservoir sind v. a. Mäuse, Hörnchen, Kaninchen, Meerschweinchen, außerdem wahrscheinl. Vögel u. Hunde; **Übertragung:** durch Stich infizierter Schildzeckenarten; **Inkub.:** 3–14 Tage; **Sympt.:** u. a. hohes Fieber, makulapapulöses bis hämorrhag. Exanthem, Nekrosen an Fingern u. Zehen, Ikterus, Erbrechen; **Diagn.:** Antikörpernachweis; PCR, Immunhistologie aus Hautläsionen; **Ther.:** Doxycyclin, Chloramphenicol, Tetracyclin; **Proph.:** zweckmäßige Kleidung in Gebieten mit starkem Zeckenbefall. Vgl. Rickettsiosen.

Rocuronium|bromid (INN) *n*: (engl.) *rocuroniumbromide*; nichtdepolarisierendes peripheres Muskelrelaxans*.

rodens (lat.): nagend, fressend; z. B. Ulcus rodens.

Rö.: Abk. für **Röntgen**; s. Röntgendiagnostik.

Roederer-Kopf|einstellung (Johann G. R., Gebh., Göttingen, 1727–1763): (engl.) *Roederer obliquity*; (gebh.) bei allg. verengtem Becken max. Verkleinerung des kindl. Kopfs durch dessen extreme Beugung, so dass die kleine Fontanelle schon im Beckeneingang in der Führungslinie steht.

Roederer-Selbst|entwicklung (↑): s. Conduplicato-corpore-Geburt, Selbstentwicklung.

Röhren|spekulum (Spekulum*) *n*: (engl.) *tube-shaped speculum*; Spekulum* zur Betrachtung der Portio.

Roemheld-Syn|drom (Ludwig R., Int., Gundelsheim, 1871–1938) *n*: (engl.) *Roemheld's syndrome*; syn. gastrokardialer Symptomenkomplex; v. a. bei Männern vorkommende Verlagerung des Herzens nach oben re. inf. meist linksseitigen Zwerchfellhochstands* durch geblähten Magen od. Darm; **Sympt.:** Herzbeschwerden (evtl. bis zu Angina* pectoris), Extrasystolen, Magenschmerzen, Übelkeit.

Rönne-Sprung (Henning K. T. R., Ophth., Kopenhagen, 1878-1947): nasaler Sprung*.

Röntgen (Wilhelm C. R., Phys., Strasbourg, Würzburg, 1845–1923) *n*: Einheitszeichen R; nicht mehr zugelassene Einheit der Ionendosis*.

Röntgen|anlage: (engl.) *x-ray apparatus*; Sammelbez. für Röntgenstrahler*, Röntgengenerator* u. Röntgenanwendungsgeräte (z. B. Bucky-Tisch, Rasterwandgerät, Durchleuchtungsgerät).

Röntgen|aufnahme: s. Röntgendiagnostik.

Röntgen|bild: s. Röntgendiagnostik.

Röntgen|bild|verstärker: (engl.) *x-ray image amplifier*; Abk. RBV od. BV; Einrichtung zur elektronenoptischen Verstärkung des Bildes bei Röntgendurchleuchtung* bei gleichzeitiger Senkung der Strahlenexposition des Pat. im Vergleich zur konventionellen Durchleuchtung mit Leuchtschirm; **Aufbau u. Bilderzeugung:** die (aus einem Glasod. Metallgehäuse bestehende) evakuierte RBV-Röhre enthält einen Eingangsleuchtschirm, gekoppelt mit einer Photokathode; auftreffende Röntgenstrahlung wird in Licht umgewandelt, das in der Photokathode Elektronen freisetzt. Die Elektronen werden durch Elektronenlinsen* gebündelt u. durch eine angelegte Spannung auf den

Röntgenbremsstrahlung

Ausgangsleuchtschirm hin beschleunigt; dort erzeugen sie ein helles Bild mit hohem Detailauflösungsvermögen, das auf unterschiedl. Weise weiterverarbeitet werden kann (Bildverstärker-Fernsehkette; DSA*, Aufzeichnung mit einer Blattfilmkamera, Röntgenkinematographie*). Nach der Röntgenverordnung dürfen Durchleuchtungsuntersuchungen nur noch mit Röntgenbildverstärkern, nach dem 1.1.1990 nur unter Verw. einer automatischen Dosisleistungsregelung durchgeführt werden. Vgl. C-Bogen.

Röntgen|brems|strahlung: s. Röntgenstrahlung.

Röntgen|dermatitis (Derm-*; -itis*) *f*: Strahlendermatitis*.

Röntgen|dia|gnostik (Diagnostik*) *f*: (engl.) *x-ray diagnostics*; diagn. bildgebendes Verfahren* mit Darstellung von Organen bzw. Organteilen unter Anw. von Röntgenstrahlung*; **Prinzip:** Bei Durchstrahlung eines Körpers mit Röntgenstrahlung (s. Abb. 1) entsteht aufgrund der unterschiedl. Absorption der durchstrahlten Gewebe ein (inf. zweidimensionaler Darstellung räumlich hintereinander liegender Körperstrukturen) überlagertes inhomogenes Schattenbild (s. Superposition), das bei **Röntgendurchleuchtung*** (z. B. intraoperativ mit C*-Bogen) direkt auf strahlungsempfindl. Schirm bzw. bei **konventioneller R.** als klassisches Röntgenbild (Röntgenaufnahme, s. Abb. 2) auf einem Röntgenfilm* (zwischen Verstärkerfolien* in einer Röntgenfilmkassette) sichtbar wird. Durch ggf. ergänzende **Tomographie*** (i. d. R. ersetzt durch CT*) können sich überlagernde Strukturen in isolierten Schichten (Tomogramm) dargestellt werden (Simultanschichtaufnahmen). Durch das gezielte Einbringen von Röntgenkontrastmitteln in den Körper können zur höheren Aussagefähigkeit des Bildes die Bildkontraste in diagn. relevanten Teilen (z. B. gastrointestinal bei Magen*-Darm-Passage od. vaskulär bei Angiographie*) gezielt verstärkt werden (**Röntgenkontrastdiagnostik**). In der **digitalen Radiographie*** (z. B. digitale Subtraktionsmethode*) werden die Absorptionsunterschiede gemessen, in einer Rechenanlage digital aufbereitet u. auf einem Bildschirm als Dichteverteilungsbild dargestellt; dabei können noch Dichteunterschiede von Geweben dargestellt

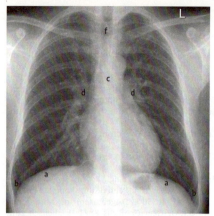

Röntgendiagnostik Abb. 2: Thoraxaufnahme im posterior-anterioren (Abk. p.-a.) Strahlengang; Befund: Bei regelrecht stehendem, glatt konturiertem Zwerchfell (a) sind die Zwerchfellrippenwinkel (b) frei einsehbar. Das mittelständige Mediastinum (c) ist nicht verbreitert. Herzkontur u. Lungenhili (d) sind regelrecht konfiguriert. Die Trachea (f) ist mit normalem Verlauf u. mit regelrechter Weite abgebildet. Gefäß- u. Lungenzeichnung stellen sich unauffällig dar. Die Lunge ist komplett entfaltet u. regelrecht belüftet. Thoraxskelett u. Brustwirbelsäule sind ohne Auffälligkeit. Der Weichteilmantel des Thorax ist regelrecht abgrenzbar. Beurteilung: unauffälliger Herz- u. Lungenbefund [1]

werden, die in der konventionellen photooptischen Technik homogen erscheinen. **Ind.:** Nachweis morphol. Veränderungen, meist i. R. einer orientierenden Primärdiagnostik (z. B. Nachweis einer Fraktur* od. Thoraxaufnahme zur orientierenden kardiopulmonalen Beurteilung, s. Abb. 2, vgl. Herzform), auch als einfach durchführbare Verlaufskontrolle (vgl. Ultraschalldiagnostik), z. B. bei Stauungslunge* od. ARDS*, u. ggf. bei best. Fragestellungen, z. B. nach Blutungsquelle od. Gefäßfehlbildung angiograph.; differenziertere diagn. Aussage ergibt die CT od. MRT* (v. a. Weichteilbeurteilung).

Röntgen|durchleuchtung: (engl.) *fluoroscopy*; röntgendiagn. Methode zur kontinuierl. Beobachtung von funkt. Abläufen im Körper. Aus dem durchstrahlten Körper austretende (nicht absorbierte) Röntgenstrahlung* wird mit einem Röntgenbildverstärker* (od. Flachbilddetektor im digitalen Rö.) in ein lichtstärkeres Bild mit höherer Detailauflösung umgewandelt. **Anw.:** insbes. in der Diagn. des Magen-Darm-Trakts u. von intrathorakalen Organen, bei chir. Eingriffen (Knochennagelung, Schrittmacherimplantation u. a.), der Positionierung eines Katheters bei angiographischen Untersuchungen u. der Interventionsradiologie* (Ballondilatation*, Stent*-Implantation).

Röntgen|erythem (Erythem*) *n*: s. Strahlendermatitis.

Röntgen|filme: (engl.) *x-ray films*; in der Röntgenaufnahmetechnik verwendete Filme unterschiedl. Empfindlichkeit, die in einer Filmkassette zwischen 2 Verstärkerfolien* belichtet u. hauptsäch-

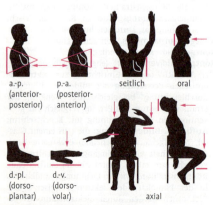

a.-p. (anterior-posterior)   p.-a. (posterior-anterior)   seitlich   oral

d.-pl. (dorso-plantar)   d.-v. (dorso-volar)   axial

Röntgendiagnostik Abb. 1: Strahlengänge

lich (zu 95 %, nur 5 % Schwärzung durch Röntgenstrahlung) durch das Fluoreszenzlicht der Verstärkerfolien geschwärzt werden; **Aufbau:** meist auf beiden Seiten eines Trägers ist eine Emulsionsschicht aufgebracht, die auf das Fluoreszenzlicht der Verstärkerfolien abgestimmte lichtempfindl. Silber-Halogen-Salze enthält; einseitig beschichtete Filme werden zur Dokumentation bei der Röntgendurchleuchtung* mit einer Blattfilmkamera od. der Mammographie* (i. d. R. auch mit nur einer Verstärkerfolie) verwendet. Folienlose Filme, die ausschließlich durch die Röntgenstrahlung direkt geschwärzt werden, sind wegen höherer Strahlenexposition nicht mehr in Gebrauch. Vgl. Röntgendiagnostik.

Röntgen|filter: s. Filter.

Röntgen|fluoreszenz (engl. fluorescence das Schillern) *f*: (engl.) *x-ray fluorescence*; Bez. für die Emission von charakterist. Röntgenstrahlung* nach Anregung eines Atoms durch energiereiche Photonen- od. Korpuskularstrahlung; die emittierte Strahlung ergibt ein Linienspektrum, das für jedes chem. Element spezif. ist; **Anw.:** Analyse von Proben unbekannter Zusammensetzung.

Röntgen|generator (lat. generator Erzeuger) *m*: (engl.) *x-ray generator*; Gerät zur Umformung der Netzspannung in die zur Erzeugung von Röntgenstrahlung* notwendige Hochspannung (25–250 kV); besteht aus dem Transformator, dem Hochspannungsgleichrichter sowie dem Schalttisch mit den dazugehörigen Schalt-, Mess- u. Regelvorrichtungen.

Röntgen|karzinom (Karz-*; -om*) *n*: s. Strahlenkrebs.

Röntgen|kater: Strahlenkater*.

Röntgen|kinemato|graphie (gr. κίνημα Bewegung; -graphie*) *f*: (engl.) *x-ray cinematography*; älteres röntg. Verf. zur Dokumentation von schnell veränderlichen Vorgängen bei der Röntgendurchleuchtung*, indem das Bild des Ausgangsleuchtschirms gefilmt wird (Bildfolgefrequenzen bis zu 200 Bildern pro Sek.); **Anw.:** z. B. in der Angiographie u. Kardiologie.

Röntgen|kon|trast|mittel: (engl.) *x-ray contrast media*; Mittel zur Verbesserung der röntg. Darstellung von Körperräumen, Hohlorganen, Gefäßen u. in der CT* zur Verbesserung des Gewebekontrasts durch Erhöhung der Dichte des durchstrahlten Mediums mit chem. Elementen mit hoher OZ wie Iod* u. Barium* (positive R., absorbieren Röntgenstrahlen bes. stark) od. durch Erniedrigung der Dichte mit Luft, N_2O u. CO_2 (negative R.); nichtionische iodhaltige R. besitzen gegenüber ionischen R. meist eine niedrigere Osmolarität. **Verw.:** 1. Bariumsulfat zur Darstellung des Magen-Darm-Trakts; 2. iodhaltige R. zur Darstellung des Magen-Darm-Trakts, zur Angiographie*, CT*, Cholezystographie*, Cholangiographie* (R. mit primär biliärer Elimination: Iodoxaminsäure, Iotroxinsäure), Lymphographie*, Myelographie* (blutisotone R., z. B. Iotrolan, Iopamidol), Urographie* (R. mit primär renaler Elimination, z. B. Iohexol, Iopamidol, Iopromid, Ioxaglinsäure, Ioxitalaminsäure); **NW:** Hautrötung, Quaddeln, Übelkeit, Erbrechen, Hitzegefühl, Hustenreiz; selten schwere Reaktionen, z. B. Bronchospasmus, Asthmaanfall, anaphylaktischer Schock, Krämpfe; **cave:** Anw. von R. setzt Notfallbereitschaft voraus.

Röntgen|kon|trast|untersuchung: (engl.) *contrast x-ray*; röntg. Darstellung von Organen mit Hilfe von Röntgenkontrastmitteln*.

Röntgen|krebs: s. Strahlenkrebs.

Röntgen|kymo|graphie (gr. κῦμα Welle; -graphie*) *f*: s. Flächenkymographie.

Röntgen|nativ|aufnahme (lat. nativus angeboren, natürlich, ursprünglich): s. Leeraufnahme.

Röntgeno|derm (Derm-*) *n*: (engl.) *chronic radiation dermatitis*; syn. Radiodermatitis chronica, Röntgenhaut; irreversible Spätschädigung der Haut nach Einwirkung ionisierender Strahlung* (krit. Dosis 6–8 Gy), früher meist nach med. Anw. von Röntgenstrahlung* beobachtet od. bei med. Personal (BK Nr. 2402); **Klin.:** Poikilodermie*, Verlust der Hautanhangsgebilde (Haare, Nägel), extrem gefäßarmes, derbes Bindegewebe; nach kleinsten Traumen kann es inf. der mangelhaften Regenerationsfähigkeit der geschädigten Haut akut zum Auftreten eines Strahlenulkus* mit schlechter Heilungstendenz kommen. Ausgehend von den Bindegewebeveränderungen können sich nach Jahren maligne Tumoren entwickeln. **Ther.:** zusätzl. Schutz vor UV-Licht, Exzision u. plast. Deckung. Vgl. Strahlendermatitis, Strahlenkrebs.

Röntgen|pass: (engl.) *x-ray registration card*; in der Röntgenverordnung* vorgesehenes Dokument zum Verbleib beim Pat., in dem die durchgeführten Untersuchungen dokumentiert werden.

Röntgen|röhre: s. Röntgenstrahler.

Röntgen|star (mittelhochdeutsch starblint blind): (engl.) *x-ray cataract*; durch Röntgenstrahlung induzierte Strahlenkatarakt*.

Röntgen|status, par|odontaler (Status*) *m*: (engl.) *periodontal radiographic status*; röntg. Darstellung des gesamten Gebisses an Hand von Einzelzahnfilmen; Landmarken sind dabei die Schmelzzementgrenze, die Lamina dura sowie die Breite u. der Eingang des Parodontalspalts (s. Abb.). Um eine genaue Wiedergabe des Ausmaßes des Knochenabbaus zu erhalten, erfolgen die Aufnahmen streng rechtwinklig mit Filmhaltern.

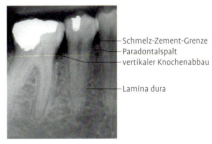

Röntgenstatus, parodontaler

Röntgen|strahler: (engl.) *x-ray unit*; techn. Vorrichtung zur Erzeugung von Röntgenstrahlung* für medizinische (diagn. od. therap.) od. nichtmedizin. Zwecke (z. B. Strukturanalysen in der Materialprüfung); besteht aus der Röntgenröhre u. einem Schutzgehäuse (s. Abb.); in der Röntgenröhre werden von einer Glühkathode ausgehende Elekt-

Röntgenstrahlung

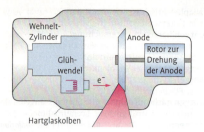

Röntgenstrahler

ronen beschleunigt, die beim Aufprall auf die Anode (meist Drehanode mit bis zu 10 000 Umdrehungen/Min.) Röntgenstrahlung erzeugen. Das Schutzgehäuse dient dem Hochspannungs- u. Strahlenschutz sowie der Kühlung der Röntgenröhre. An dem Schutzgehäuse sind weiterhin befestigt die Tiefenblende, die i. d. R. aus Blei-Lamellen besteht u. der Strahlenbegrenzung dient sowie das Lichtvisier, durch das sich das über die Blenden* eingeblendete Röntgenstrahlenfeld auf den Pat. opt. darstellen lässt. Nach dem Medizinproduktegesetz erfordert die Inbetriebnahme seit dem 14.6.1998 eine CE-Zertifizierung des Strahlers.

Röntgen|strahlung: (engl.) *x-rays, roentgen radiation*; auch X-Strahlen; zur Photonenstrahlung gehörender, von Wilhelm Conrad Röntgen 1895 entdeckter hochenerget. Bereich des Spektrums elektromagnetischer Wellen*; Quantenenergie med. angewandter R. zwischen einigen keV (Grenzstrahlen*) u. ca. 40 MeV (ultraharte R.) bei Teilchenbeschleunigern für die Strahlentherapie*; **Formen: 1. Röntgenbremsstrahlung:** entsteht durch Abbremsung energiereicher Elektronen im Coulomb-Feld von Atomkernen; in der Röntgenröhre z. B. in den Wolframatomen des Anodenmaterials. Hierbei entsteht R. mit einem kontinuierl. Spektrum, das durch Filterung (bevorzugte Absorption weicher Anteile) weiter verändert werden kann. **2. charakteristische R.:** wird emittiert, wenn ein Elektron im inneren Teil der Elektronenhülle eines Atoms* mit mittlerer bis hoher Kernladungszahl* auf einen freien Platz einer tieferen Schale springt, der zuvor durch Photoeffekt*, Elektroneneinfang* od. Elektronenstoß freigemacht wurde. Charakteristische R. besitzt ein Linienspektrum; ihre Quantenenergie ist typ. für das betreffende Material (Röntgenfluoreszenz*). Charakteristische R. ist med. von wesentl. geringerer Bedeutung (z. B. bei der Mammographie). **Eigenschaften:** R. ist eine durchdringende, indirekt ionisierende Strahlung*. Über Wechselwirkungsprozesse wird ein Teil der R. gestreut, ein anderer absorbiert u. der Rest vom Material durchgelassen; dieser Rest ist abhängig von den unterschiedl. Gewebearten, u. -dicken des durchstrahlten Körpers u. wird für die röntgendiagn. bildgebenden Verfahren* genutzt. Der absorbierte Anteil ist in der Diagn. für den Bildkontrast verantwortlich, bedingt aber auch die Strahlenexposition* der Pat.; in der Strahlentherapie* ist mit ihm der therap. Effekt verbunden. Streustrahlung* verschlechtert die Bildqualität u. belastet das med. Personal u. den Pat., weshalb sie durch techn. Maßnahmen soweit wie mögl. reduziert werden soll bzw. Strahlenschutz* erforderl. macht. Vgl. Röntgenverordnung; Strahlenschutzverordnung.

Röntgen|therapie *f*: (engl.) *x-ray therapy*; selten angewendete Form der Strahlentherapie* mit Röntgenstrahlung*; **Ind.:** oberflächl. Läsionen; Schmerzbehandlung bei akut entzündl. Gelenkprozessen.

Röntgen|verordnung: (engl.) *X-ray Ordinance*; Abk. RöV; „Verordnung über den Schutz vor Schäden durch Röntgenstrahlen" in der Fassung vom 30.4.2003 (BGBl. I S. 604), regelt u. a. die Betriebsvoraussetzungen u. -vorschriften für Röntgenanlagen (soweit nicht das Medizinproduktegesetz* gilt), die Anw. von Röntgenstrahlen am Menschen sowie die Schutzvorschriften für berufl. strahlenexponierte Personen; enthält außerdem Festlegungen zur Qualitätssicherung* in der Röntgendiagnostik, zu Aufzeichnungspflichten u. einen Genehmigungsvorbehalt für Forschungsvorhaben mit Röntgenstrahlung.

Röteln: (engl.) *rubella, German measles*; syn. Rubella, Rubeola; i. d. R. harmlose Virusinfektion mit Ausnahme der hohen Gefährdung der Frucht in utero insbes. während der ersten 3 Schwangerschaftsmonate bei Erkr. der Mutter (s. Embryopathia rubeolosa); **Err.:** Röteln*-Virus; **Übertragung:** Tröpfcheninfektion, diaplazentar; **Epidemiol.:** Erkrankungsgipfel bei Kindern zwischen 3. u. 10. Lj.; der Kontagionsindex* ist rel. gering. **Inkub.:** 14–21 Tage; die Kontagiosität beginnt bereits 2–4 Tage vor Ausbruch des typ. Exanthems u. dauert max. bis zum Ende des Exanthemstadiums. **Klin.:** nach kurzem (inkonstantem) fieberhaftem Prodromalstadium (ca. 2 Tage) mit leichten katarrhalischen Sympt. im Bereich der oberen Atemwege oft schmerzlose Lymphknotenschwellungen (erbsenbis bohnengroß, zunächst v. a. nuchal u. retroaurikulär, später generalisiert); gleichzeitig od. kurz darauf Auftreten eines Exanthems (zuerst im Gesicht, dann auf den Rumpf übergehend) in Form etwa linsengroßer, wenig erhabener u. nicht konfluierender rosaroter Flecken, u. U. mit hellem anämischem Hof, das nach 2–3 Tagen abblasst. Im Rachen besteht währenddessen ein mittelfleckiges Enanthem. Fieber meist nur um 38 °C über wenige Tage, in der Hälfte der Fälle Splenomegalie; keine bes. Beeinträchtigung des Allgemeinbefindens. Der Verlauf ist bei Kindern fast immer komplikationslos; vereinzelt kommen thrombozytopenische Purpura, Enzephalitis u. Arthralgien mehrerer Gelenke (v. a. bei Jugendlichen u. Erwachsenen) vor. Spätschäden u. Todesfälle sind sehr selten. In Einzelfällen wurde mit einer Latenz von mehreren Jahrzehnten (v. a. nach konnataler od. frühkindlicher Infektion) eine sog. **progressive Rötelnenzephalitis** mit Myoklonien, Krämpfen, zerebellarer Ataxie u. schlechter Progn. beobachtet, die vermutl. als Form der Slow*-virus-Infektionen zu interpretieren ist. **Diagn.:** klin. Bild, Blutbild (prodromal Leukozytose, in der klin. Phase Leukopenie mit rel. Lymphozytose insbes. mit Vermehrung der Plasmazellen), Nachw. spezifischer IgM-Antikörper; **Proph.:** zweimalige **aktive Immunisierung** aller Kinder unabhängig vom

Geschlecht gemeinsam mit der Masern-Mumps-Schutzimpfung (s. Impfkalender). Vor einer geplanten Schwangerschaft sollte bei Frauen in jedem Fall eine Kontrolle des Antikörpertiters (im Hämagglutinationstest 1:32 od. mehr) erfolgen; bei Fehlen von Rötelnantikörpern im Serum schwangerer Frauen ist (z. B. nach Kontakt mit einer an Röteln erkrankten Person) eine **passive Immunisierung** innerh. der ersten 4 Tage der Inkubationsphase mit Hyperimmunglobulin mögl., das bei Inf. vor der 6. SSW nach 6 Wo. nochmals verabreicht werden muss (Schutz fraglich). Vgl. Schutzimpfung.

Röteln|em|bryo|pathie (Embryo-*; -pathie*) *f*: Embryopathia* rubeolosa.

Röteln|pan|en|zephalitis, pro|gress<u>i</u>ve (Pan-*; Enkephal-*; -itis*) *f*: (engl.) *progressive rubella panencephalitis*; Abk. PRP; s. Röteln, s. Slow-virus-Infektionen (Tab. dort).

Röteln-Virus (Virus*) *n*: (engl.) *rubella virus*; Rubivirus aus der Fam. der Togaviridae* (Ø ca. 60 nm); Err. der Röteln*; **Übertragung:** v. a. durch Tröpfcheninfektion; diaplazentar (s. Embryopathia rubeolosa); Tierversuch: auf Affen übertragbar; **Infektiosität:** 1 Woche vor bis 1 Woche nach Ausbruch des symptomatischen Stadiums (Exanthem); weniger kontagiös als Masern*-Virus; **Nachw.:** Eikultur; serol. Antikörpernachweis 2–3 Tage nach Exanthembeginn; lebenslange Immunität; **Infektionsprophylaxe:** s. Schutzimpfung.

RöV: Abk. für Röntgenverordnung*.

Roger-Syn|dr<u>o</u>m (Henri L. R., Int., Paris, 1809–1891) *n*: (engl.) *Roger's disease*; isolierter kleiner Ventrikelseptumdefekt* mit kleinem Shuntvolumen* u. ohne relevante hämodynam. Auswirkung; **Klin.:** asymptomat.; Herzauskultation*: scharf schabendes systol. Herzgeräusch* (Pressstrahlgeräusch) mit p. m. 3.–4. ICR li. parasternal u. Grad 3/6–4/6; EKG u. Röntgen-Thorax-Aufnahme: meist unauffällig; **Ther.:** Endokarditisprophylaxe (s. Endokarditis); keine Op. erforderl.; **Progn.:** gut.

Rohr-Fibrinoid (Karl R., Gyn., Bern, 1863–1930; Fibr-*; -id*) *n*: (engl.) *Rohr's layer*; oberer Fibrinstreifen der Plazenta; grenzt an den intervillösen Raum.

Rohr|zucker: Saccharose*.

Roh|visus (lat. v<u>i</u>sus das Sehen) *m*: (engl.) *unaided acuity*; s. Sehleistung.

Rokitansky-Di|vertikel (Karl Freiherr von R., tschech. Pathol., Wien, 1804–1878; Divertikel*) *n*: (engl.) *Rokitansky's diverticulum*; Traktionsdivertikel des Ösophagus; s. Ösophagusdivertikel.

Rokitansky-Küster-Hauser-Syn|dr<u>o</u>m (↑; Hermann K., Gyn., 1897–1964; G. A. H., Schweizer Arzt) *n*: Mayer*-von-Rokitansky-Küster-Hauser-Syndrom.

Rokitansky-Küster-Mayer-Syn|dr<u>o</u>m (↑) *n*: s. Küster-Mayer-Syndrom.

Rolando-Epi|lepsie (Luigi R., Anat., Turin, 1773–1831; Epilepsie*) *f*: (engl.) *rolandic epilepsy*; benigne idiopath., fokale Form der Epilepsie* des Kindesalters (häufig zwischen 5. u. 8. Lj.) mit zentrotemporalen spikes im EEG; **Sympt.:** typ. motorische Anfallssymptome betreffen bes. Gesicht, Oropharynx u. Larynx.

Rolando-Frakt<u>u</u>r (↑; Fraktur*) *f*: (engl.) *Rolando's fracture*; Form der Mittelhandfraktur* mit Y-förmiger Fraktur der Basis des Metakarpale I u. Einstrahlen des Frakturspalts in die Gelenkfläche. Vgl. Bennett-Luxationsfraktur.

Rolando-Furche (↑): s. Sulcus centralis cerebri.

Rollen|spiel: (engl.) *role-playing*; szenische Darstellung einer Rolle unter eigener Identifikation des Darstellenden mit den zur Rolle gehörenden Erlebens- u. Verhaltensweisen; Verhaltensdefizite können erkannt u. neue Verhaltensweisen eingeübt werden; **Anw.:** im Psychodrama*, in Verhaltenstherapie*, Gruppenpsychotherapie* u. Gestalttherapie*.

Roller-coaster-Syn|dr<u>o</u>m *n*: sog. Berg-und-Talbahn-Syndrom; Bez. für Endstreckenveränderungen im EKG mit nach oben konvexer ST-Streckensenkung u. biphas., präterminal negativen T-Wellen; häufig bei linksventrikulärer Herzhypertrophie* durch Druckbelastung.

Roller-Kern: Nucleus vestibularis inferior; s. Nuclei vestibularis.

Roller-Kerne: s. Nuclei perihypoglossales.

Roll|höcker: syn. Rollhügel; s. Trochanter.

Roll|lappen: syn. Rundstiellappen; s. Hautlappen.

Romaña-Zeichen (Cecilio R., Arzt, Tucumán, Argentinien, geb. 1899): (engl.) *Romaña's sign*; Trias aus einseitigem Lidödem, Konjunktivitis u. Dakryozystitis als frühes Sympt. bei Chagas*-Krankheit.

Romano-Ward-Syn|dr<u>o</u>m (Cesarino R., Päd., Genua, geb. 1924; O. C. Ward, Päd., Irland, geb. 1923) *n*: (engl.) *Romano-Ward syndrome*; Long-QT-Syndrome 1 (LQTS 1); autosomal-dominant erbl. QT*-Syndrom; **Häufigkeit:** 1:7000; **Ätiol.:** Mutation des KCNQ1 (syn. KVLQT1)-Gens (Genlocus 11p15.5; codiert für die Alpha-Untereinheit des spannungsabhängigen K⁺-Kanals) mit konsekutiver Dysfunktion des I_{Ks}-Stroms (K⁺-Auswärtsstrom bei Repolarisation, allel. mit Jervell*-Lange-Nielsen-Syndrom; **Sympt.:** wie bei Jervell-Lange-Nielsen-Syndrom, aber ohne Innenohrschwerhörigkeit; **Diagn., Ther. u. DD:** s. QT-Syndrom.

Romanowsky-Ef|f<u>e</u>kt (Dimitri L. R., Int., St. Petersburg, 1861–1921; lat. eff<u>i</u>cere, effectus hervorbringen) *m*: (engl.) *Romanowsky's effect*; Auftreten von metachromat. Farbstoffen in sog. gereiften Methylenblaulösungen (lange stehende alkal. Lösungen), wichtig für den Nachw. von Blutparasiten; fehlt bei May*-Grünwald-Färbung.

Romanowsky-Färbung (↑): (engl.) *Romanowsky's staining*; Kontrastfärbung* von Blutausstrichen mit Romanowsky-Leishman-Lösung (Eosin u. Methylenblau in Methylalkohol gelöst).

Romanowsky-Giemsa-Färbung (↑; Gustav G., Chem., Bakteriol., Hamburg, 1867–1948): (engl.) *Romanowsky-Giemsa staining*; Verf. zum Nachw. von Protozoen* durch Färbung mit Giemsa-Lösung; Kerne, Blepharoblast u. Geißeln werden rot, Protoplasma blau, rote Blutkörperchen gelblich rosa dargestellt. Vgl. Giemsa-Färbung.

Romberg-Phänom<u>e</u>n (Moritz H. von R., Int., Neurol., Berlin, 1795–1873) *n*: s. Howship-Romberg-Phänomen.

Romberg-Syn|dr<u>o</u>m (↑) *n*: Hemiatrophia* faciei progressiva.

Romberg-Versuch (↑): (engl.) *Romberg test*; (neurol.) Vergleich der Standsicherheit mit parallel dicht nebeneinander stehenden Füßen) bei offenen bzw. geschlossenen Augen; positiver R.-V.: starke Zunahme schwankender Bewegungen (Standataxie) bei geschlossenen Augen, insbes. bei afferenter Ataxie*.

Rom-III-Kriterien *n pl*: diagn. Kriterien für funkt. gastrointestinale Störungen, z. B. funkt. Obstipation* (Tab. dort) u. Reizdarmsyndrom* (Tab. dort).

Romiplostim (INN) *n*: (engl.) *romiplostim*; Fc-Peptid-Fusionsprotein; Thrombozyten-Rezeptor-Agonist, der die Thrombozytenzahl über die Aktivierung des Thrombopoetin*-Rezeptors im Knochenmark steigert; Orphan Drug; **Wirkungsmechanismus:** Bindung an Thrombopoetin-Rezeptoren regt Thrombozytopoese* an; **Ind.:** Immunthrombozytopenie (s. Thrombozytopenie; Werlhof-Krankheit), nach erfolgter Gabe von Glukokortikoiden od. Immunglobulinen u. entfernter Milz; Secondline-Therapie, wenn die Entfernung der Milz kontraindiziert ist; **UAW:** Kopfschmerz, Übelkeit, Erbrechen, Knochen- u. Muskelschmerzen, Reaktionen an der Injektionsstelle.

Rooming-in (engl.) *n*: Unterbringung von Neugeborenem u. Mutter im selben Raum; ständiger Kontakt bereits in frühester Kindheit hat elementare Bedeutung für eine vertrauensvolle Mutter-Kind-Bindung; Anwesenheit auch des Kindesvaters.

Ropinirol (INN) *n*: (engl.) *ropinirol*; selektiver Dopamin-D$_2$-Agonist (vgl. Dopamin-Rezeptoren); **Ind.:** Parkinson*-Syndrom (allein od. in Komb. mit Levodopa), idiopath. Restless*-Legs-Syndrom; **Kontraind.:** Niereninsuffizienz, Leberfunktionsstörung; **UAW:** Übelkeit, Somnolenz, Beinödem; in Komb. mit Levodopa Dyskinesie, Halluzinationen, orthostat. Hypotonie.

Ropiva|cain (INN) *n*: s. Lokalanästhetika.

Rorschach-Test (Hermann R., Psychiater, Herisau, 1884–1922) *m*: (engl.) *Rorschach test*; projektives psychologisches Testverfahren*, bei dem die Deutung von Tintenklecksfiguren Auskunft über Persönlichkeitsstruktur u. -dynamik geben soll; umstritten hinsichtl. Objektivität, Reliabilität u. Validität.

Rosacea (lat. *rosaceus* rosenfarben) *f*: (engl.) *rosacea*; auch Rosazea, nicht korrekt als Acne rosacea bezeichnet; chron. verlaufende Hauterkrankung im Gesicht mit unklarer Ätiol. u. ohne Bevorzugung des Geschlechts; möglicherweise genet. Disposition, Labilität des Gefäßnervensystems, aggravierende Faktoren: Kaffee, Tee, Alkoholgenuss, Magen-Darm-Störungen, Haarbalgmilben; **Sympt.:** Beginn meist im 5. Lebensjahrzehnt, bes. an Wangen u. Nase (s. Abb. 1 u. Abb. 2); mit zunächst fleckförmigen od. an einen Flush* erinnernden Rötungen, Teleangiektasien, kleinlamellöser Schuppung (teleangiektastische Form; Syn.: Couperose); später Schübe von Papeln u. Pusteln (papulopustulöse Form) od. polsterartige Infiltrate (s. Rhinophym), aber keine Komedonen; gelegentl. Blepharitis, Konjunktivitis, Keratitis; **Ther.:** aggravierende Faktoren vermeiden, lokal Clindamycin, Erythromycin; system. Tetracycline, in schweren Fällen Isotretinoin.

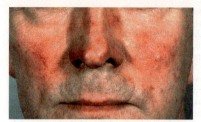

Rosacea Abb. 1: typische Rötung im zentralen Gesichtsbereich

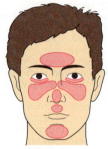

Rosacea Abb. 2: Lokalisationen

ROSC: Abk. für (engl.) *return of spontaneous circulation*; Bez. für das Wiedereinsetzen einer effizienten Herzfunktion u. Blutzirkulation nach Herz-Kreislauf-Stillstand u. Reanimation*.

Rosenfeld-Syn|drom (Eugene D. R., Arzt, New York) *n*: (engl.) *Rosenfeld syndrome*; paraneoplast. Syndrom mit paroxysmaler Hypoglykämie* bei Pseudomyxomen des Ovars, der Appendix od. des Peritoneums, meist mit Aszites* einhergehend; die Insulinkonzentration im Blut ist normal; **Path.:** Sekretion von IGF*-II; aktiviert Insulin-Rezeptoren; **Ther.:** Tumorresektion; kurzfristig Gabe von Wachstumshormon (Induktion von IGF-II-Bindungsproteinen).

Rosen|kranz, rachitischer: s. Rachitis.

Rosenmüller-Cloquet-Lymph|knoten (Johann Ch. R., Anat., Chir., Leipzig, 1771–1820; Baron Jules G. C., Chir., Paris, 1790–1883): (engl.) *Rosenmüller's node*; proximaler, im Anulus* femoralis gelegener Lymphknoten* der Nll. inguinales proff.

Rosenmüller-Grube (↑): (engl.) *Rosenmüller's fossa*; Recessus pharyngeus in der seitl. Wand des Nasen-Rachen-Raums neben dem Ostium der Tuba auditiva.

Rosenmüller-Organ (↑) *n*: s. Epoophoron.

Rosenthal-Faktor (Robert L. R., Hämatol., USA, geb. 1923) *m*: (engl.) *factor XI*; Faktor XI der Blutgerinnung* (Tab. 1 dort); vgl. PTA-Mangelsyndrom.

Rosenthal-Fasern (Werner R., Pathol., Erlangen,): (engl.) *Rosenthal fibers*; aus Gliafilamenten gebildete, hyaline, eosinophile Fasern, histol. typisch für Grad I des pilozytischen Astrozytoms* (Abb. 1); vgl. Hirntumoren.

Rosenthal-Syn|drom (Curt R., Neurol., Psychiater, Breslau, 1892–1937) *n*: **1.** PTA*-Mangelsyndrom; **2.** s. Melkersson-Rosenthal-Syndrom.

Rosenthal-Vene (Isidor R., Physiol., Erlangen, 1836–1915; Vena*) *f*: Vena* basalis.
Roseola (lat. roseus rosenfarben) *f*: Bez. für kleinfleckige Hautrötung.
Roseola infantum (↑) *f*: Exanthema* subitum.
Roseola syphilitica (↑) *f*: syn. Kieler Masern; Roseola-ähnliches Exanthem in der Frühsyphilis; s. Syphilis.
Roseola typhosa (↑) *f*: (engl.) *roseola typhosa*; durch bakt. Embolien hervorgerufene Roseola bei Typhus* abdominalis; Auftreten am Ende der ersten Krankheitswoche bes. am Rumpf.
Roser-Nélaton-Linie (Wilhelm R., Chir., Marburg, 1817–1888; Auguste N., Chir., Paris, 1807–1873): (engl.) *Nélaton's line*; Verbindungslinie zw. Spina iliaca anterior superior u. Tuber ossis ischii; physiol. bei gebeugtem Hüftgelenk durch den Trochanter major laufend.
Rosetten|star (lat. rosa Rose; mittelhochdeutsch starblint blind): (engl.) *rosette cataract*; rosettenförmige Katarakt*, meist nach Kontusion des Bulbus oculi.
Rosetten|test (↑) *m*: (engl.) *rosette assay*; immun. Methode zur (mikroskop.) Differenzierung insbes. von Lymphozyten* in vitro inf. Bildung sog. Rosetten durch Anlagerung von jeweils mind. 4 (vorbehandelten) Erythrozyten an Zellen der jeweiligen, spezif. Oberflächenstrukturen od. -rezeptoren aufweisenden Lymphozytenpopulation; **Anw.:** **1.** Unterscheidung zw. humanen B- u. T-Lymphozyten durch spontane Bindung von Schaferythrozyten an den CD2-Rezeptoren der T-Zell-Membran; **2.** Identifizierung humaner B-Lymphozyten durch spontane Bindung an Mauserythrozyten (sog. Spontanrosettentest); **3.** Nachw. von Komplementrezeptoren auf B-Lymphozyten durch Bindung an immunkomplexbeladene Erythrozyten; **4.** Identifizierung Fc-Rezeptoren tragender Lymphozyten durch Erythrozyten, die mit entspr. Antikörpern beladen wurden. Vgl. Zellmarker.
Rosi|glitazon (INN) *n*: (engl.) *rosiglitazon*; orales Antidiabetikum* aus der Gruppe der Thiazolidindione*; **Ind.:** Diabetes* mellitus Typ 2 (zur Monotherapie bei Kontraindikation od. Unverträglichkeit für Metformin sowie zur Kombinationsbehandlung mit Metformin od. Sulfonylharnstoffen*, in USA u. Schweiz auch mit Insulin*); **Kontraind.:** Leberfunktionsstörung, Herzinsuffizienz; **UAW:** Anämie, Hypoglykämie, gastrointestinale Störungen, Ödeme; cave: wegen möglicher schwerer Leberschädigung (selten) regelmäßige Kontrollen der Leberwerte erforderlich; bei Frauen erhöhte Frakturinzidenz.
Rosmarin: (engl.) *rosemary*; Rosmarinus officinalis; Halbstrauch aus der Fam. der Lippenblütler, dessen Laubblätter (Rosmarini folium) ätherisches Öl (1,8-Cineol, Borneol*, Bornylacetat, Campher, Alphapinen), Diterpenphenole, Lamiaceen-Gerbstoffe, Flavonoide enthalten; **Wirkung:** spasmolyt., positiv inotrop, Steigerung des Koronardurchflusses, äußerl. hautreizend u. durchblutungsfördernd; **Verw.:** innerl. bei dyspeptischen u. Kreislaufbeschwerden; äußerl. zur Durchblutungsförderung u. bei Erkrankungen des rheumat. Formenkreises.
Rosner-In|dex (Index*) *m*: s. KCT.

Ross|kastanie: (engl.) *horse chestnut*; Aesculus hippocastanum; Baum aus der Fam. Hippocastanaceae, dessen Samen (Hippocastani semen) u. a. Aescin* u. Flavonolglykoside enthalten; **Verw.:** innerlich u. äußerlich bei Funktionsstörungen u. troph. Veränderungen inf. von Erkr. der Beinvenen (u. Insuffizienz, chronisch-venöse); **NW:** Schleimhautreizung des Magen-Darm-Trakts.
Rossolimo-Zeichen (Grigorij I. R., Neurol., Moskau, 1860–1928) *m*: Zehenbeugereflex; s. Reflexe (Tab. 1 dort).
Ross-Operation (Donald N. R., Kardiol., USA) *f*: (engl.) *Ross procedure*; op. Aortenklappenersatz durch autogene Pulmonalklappe, die wiederum homolog (Homograft-Klappe, z. B. eines Multiorganspenders) od. xenogen (Xenograft-Klappe) ersetzt wird; **Ind.:** Aortenstenose*. Vgl. Transplantation (Tab. 2 dort); vgl. Herzklappe, künstliche.
Ross-River-Fieber: (engl.) *Ross river fever*; syn. epidemische Polyarthritis; zu den Arboviren* gehörende, akut-fieberhafte Erkr. mit günstiger Prognose; **Vork.:** Australien, südpazif. Inseln; meist jährl. auftretende Epidemien; **Err.:** Ross-River-Virus, ein Alphavirus* der Togaviridae*; **Übertragung:** über Mücken (Aedes* u. Culex*); **Inkub.:** 3–9 Tage; **Klin.:** abrupter Fieberanstieg, Myalgien u. Arthralgien; **Diagn.:** serol. Antikörpernachweis in Gelenkflüssigkeit u. Blut; **Ther.:** symptomatisch.
Ross-Syn|drom (Alexander T. R., Neurol., Indianapolis) *n*: s. Adie-Syndrom.
Rostellum (dim von rostrum Schnabel) *n*: (engl.) *rostellum*; kontraktiler Fortsatz am Skolex der Bandwürmer; vgl. Cestodes.
rostral (lat. rostrum Schnabel): rostralis; zum vorderen Körperende hin gelegen.
Rostrum (lat.) *n*: Schnabel.
Rostrum corporis callosi (↑) *n*: s. Corpus callosum.
Rosuvastatin (INN) *n*: (engl.) *rosuvastatine*; Lipidsenker* aus der Gruppe der HMG-CoA-Reduktase-Hemmer; **Ind.:** primäre Hypercholesterolämie* od. gemischte Dyslipidämie* (in Verbindung mit Ernährungsumstellung); **Kontraind.:** schwere Nierenfunktionsstörung, aktive Lebererkrankung; Schwangerschaft u. Stillzeit; gleichzeitige Einnahme von Ciclosporin; **UAW:** häufig Kopfschmerz, Schwindel, Obstipation, Muskelschmerz; selten Rhabdomyolyse*.
Rota|meter (Metr-*) *n*: s. Flowmeter.
Rotation (lat. rotatio Drehen) *f*: Torsion, Rollen, Drehen.
Rotations|bestrahlung (↑): (engl.) *rotation(al) therapy*; Bewegungsbestrahlung als Form der Strahlentherapie*.
Rotations|fraktur (↑; Fraktur*) *f*: s. Fraktur.
Rotations|thromb|elasto|graphie *f*: (engl.) *rotation thrombo-elastography*; Rotationsthrombelastometrie (Abk. ROTEM); Form der Thrombelastographie*, bei der eine rotierende Achse (mit Feder ausgestattet zur Erfassung des Elastizitätsverlusts während Probengerinnung) mit Einwegsensor in die temperierte Vollblutprobe (Citrat- od. Nativblut) eingetaucht wird; **Prinzip:** Erfassung der genauen Position der Achse durch Lichtstrahl u. Spiegelsystem sowie Analyse mit Computerprogramm. Konz. u. Aktivität der Gerinnungsfaktoren, Wirkung von Antikoagulanzien u. a. Arzneimittel

Rotatorenmanschette

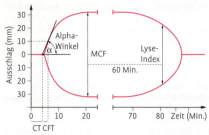

Rotationsthrombelastographie: erhöhte Festigkeit des Bluts mit zunehmendem Ausschlag der Kurve

(Plasmaexpander), Fibrinentstehung u. -stabilisierung, Fibrinolyse; Testparameter (s. Abb.): **1.** CT (Abk. für Clotting Time): Zeit bis zum Beginn der Thrombusbildung; verlängert bei Mangel an Gerinnungsfaktor; **2.** CFT (Abk. für Clot Formation Time): Zeit zwischen Beginn der Thrombusbildung u. Erreichen einer Amplitude von 20 mm; beurteilt Fibrinpolymerisation in Abhängigkeit von Fibrinogenkonzentration u. Thrombozyten bzw. Faktor XIII der Blutgerinnung; **3.** MCF (Abk. für Maximum Clot Firmness): maximale Amplitude; Maß der maximalen mechan. Thrombusfestigkeit; Einflussfaktoren: wie CFT; **4.** Lyse-Index: prozentualer Anteil der Amplitude 60 Min. nach Beginn der Thrombusbildung zur MCF; **5.** Alpha-Winkel: Winkel zwischen Horizontale u. Tangente bei Amplitude von 20 mm; beschreibt Kinetik der Thrombusbildung.

Rotatoren|manschette (lat. rotare drehen) f: (engl.) rotator cuff; bildet das haubenförmige Dach des eigentl. Schultergelenks (Articulatio* humeri) u. setzt sich aus den 4 vom Schulterblatt zum Tuberculum majus bzw. minus des Oberarmknochens ziehenden Muskeln, dem M. supraspinatus, M. infraspinatus, M. subscapularis u. M. teres minor, sowie deren Sehnen zusammen.

Rotatoren|manschetten|ruptur (↑; Ruptur*) f: (engl.) rotator cuff rupture; auch Periarthropathia humeroscapularis pseudoparetica; Sehneneinrisse bis zur Totalruptur (Humeruskopfglatze) der Rotatorenmanschette u. Gelenkveränderung i. S. einer Cuff-Arthropathie als Urs. von Schulterschmerzen u. -steife (s. Abb.); **Ätiol.:** häufig (v. a. bei älteren Menschen) degen. Veränderungen, gelegentl. traumat. bedingt (Luxationen im höheren Lebensalter); **Sympt.:** je nach Urs. u. Ausprägung langsam zunehmender od. (sub-)akut einsetzender Schulter- u. umschriebener Druckschmerz vorwiegend im Bereich der Supraspinatussehne (sog. Supraspinatussyndrom*), ggf. auch tastbare Muskellücke; der passiv abduzierte Arm kann nicht aktiv gehalten werden (drop arm sign); bei Teilruptur schmerzhafte Bewegungsbehinderung; Muskelatrophie; **Diagn.:** funktionelle Schultergelenkuntersuchung*, Sonographie, MRT, Arthroskopie, Schultergelenkarthrographie; **Ther.:** in Abhängigkeit von der Defektgröße bei frischer traumat. R. op. Versorgung, sonst i. d. R. zunächst konservativ-funktionell (Physiotherapie); bei chron. Schmerzen u. U. op. Revision mit Akromioplastik u. teilweise limitierter postop. Ruhigstellung u. funktioneller physiotherap. Nachbehandlung; **DD:** Periarthropathia* humeroscapularis, Zervikobrachialsyndrom*.

Rota|virus (lat. rota Rad; Virus*) n: (engl.) Rotavirus; sog. Durchfallvirus; Genus der Fam. Reoviridae* (⌀ 68–75 nm, 11 Segmente doppelsträngiger RNA); in Doppellage angeordnetes Kapsid u. elektronendichter hexagonaler Viruskern ergeben elektronenmikroskop. ein radspeichenähnl. Aussehen); **Einteilung:** 3 humanpathogene Serotypen (A–C) mit weltweiter Verbreitung; **Übertragung:** fäkal-oral; **klin. Bedeutung:** v. a. Serotyp A ist häufigster Err. nichtbakt. Gastroenteritis bei Säuglingen u. Kleinkindern; in Entwicklungsländern häufigste Todesursache im Säuglingsalter; saisonal gehäuft in den Wintermonaten; häufig Nosokomialinfektionen*; **Inkub.:** 24–72 Std.; **Klin.:** keine Prodromi; wässrige Durchfälle, Erbrechen (4–5 Tage), Fieber bis 39 °C, isotone Dehydratation; gute Progn.; symptomat. Ther. mit oraler Glukose- u. Elektrolytsubstitution; Inf. hinterlässt Teilimmunität, Reinfektion mögl., aber meist symptomlos. **Infektionsprophylaxe:** orale Vakzine, die je nach Impfstoff 2- bzw. 3-mal (mit Mindestabstand von 4 Wochen) verabreicht wird; erste Gabe ab der 6. Lebenswoche, letzte Dosis vor Vollendung der 24. bzw. 26. Lebenswoche.

Rot|blindheit: s. Farbenfehlsichtigkeit.

Rotes Kreuz: 1. (engl.) Red Cross; nach der Genfer Konvention Schutzzeichen für Verwundete, Kranke u. Sanitätspersonal im Krieg; **2.** internationale Hilfsorganisation (mit nationalen Gesellschaften) zur Linderung von Kriegsfolgen, Betreuung von Kriegsgefangenen, Hilfe bei Katastrophen u. a. Das Deutsche R. K. ist Teil der Freien Wohlfahrtspflege u. unterhält u. a. einen Blutspendedienst, Suchdienst, Rettungsdienst, Krankentransport.

Rot|grün|blindheit: s. Farbenfehlsichtigkeit.

Roth-Flecke (Moritz von R., Pathol., Greifswald, Basel, 1839–1914): (engl.) Roth spots; ophthalmoskopisch charakterist. rundl. Netzhautblutungen mit weißem Zentrum; **Vork.:** Endocarditis lenta (sept. Metastasen), diabetische Retinopathie*, Zytomegalie*-Retinitis, Leukämie*.

Rothia: Gattung grampositiver Stäbchenbakterien der Fam. Micrococcaceae (vgl. Bakterienklassifikation); die obligat anaerobe Species R. dentocariosa ist Bestandteil der Zahnplaque (vgl. Plaque) u. an der Ätiologie der Parodontitis beteiligt, selten

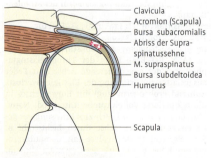

Rotatorenmanschettenruptur

Abszesse, Endokarditis od. abdominale Infektionen.
Rothmann-Makai-Krankheit (Max R., Pathol., Berlin, 1868–1915; Endré M., Chir., Budapest): s. Pannikulitis Typ Rothmann-Makai.
Rothmund-Thomson-Syn|drom (August J. von R., Ophth., München, 1830–1906; Matthew S. Th., Dermat., London, 1894–1969) *n*: (engl.) *Rothmund-Thomson syndrome*; autosomal-rezessiv erbliche, kongenitale Poikilodermie* (Mutationen im Helikase-Gen RECQL4, Genlocus 8q24.3); **Sympt.**: im 3.–12. Lebensmonat beginnendes, dem Bloom*-Syndrom ähnliches, rel. mildes Krankheitsbild mit Erythemen u. Teleangiektasien, zunächst im Gesicht, später auch an Armen, Beinen u. Gesäß mit Übergang zur Poikilodermie; meist hochgradige Lichtempfindlichkeit mit Blasenbildungen; Alopezie, Nagel- u. Zahnanomalien, proportionierter Kleinwuchs, Akromikrie, Dysmelien (Radius- od. Ulnaaplasie), Hypogonadismus, zwischen 3. u. 6. Lj. Entwicklung einer Katarakt*; normale Intelligenz; selten Plattenepithelkarzinome. Vgl. Ektodermaldysplasie-Syndrome.
Rotigotin (INN) *n*: (engl.) *rotigotine*; Dopamin-Agonist mit Aktivität an den zentralen D_1-, D_2- u. D_3-Dopamin-Rezeptoren; **Anw.**: gekühlt transdermal (Pflaster); **Ind.**: Monotherapie des idiopath. Parkinson*-Syndroms im Frühstadium; **UAW**: Somnolenz, Schwindel, Übelkeit, Erbrechen, Reaktionen an der Applikationsstelle.
Rot|lauf: Erysipeloid*.
Rotor-Syn|drom (Arturo B. R., Int., Manila) *n*: (engl.) *Rotor's syndrome*; erbl. Defekt im Bilirubinstoffwechsel mit einer Störung des hepatozellulären Bilirubintransports; **Klin.**: chron. Ikterus, Erhöhung von konjugiertem Bilirubin, erhöhte Ausscheidung von Koproporphyrin* im Urin; **Progn.**: sehr gut. Vgl. Dubin-Johnson-Syndrom; Gilbert-Syndrom.
Rot|sehen: s. Erythropsie.
Rotter-Halsted-Operation (Josef R., Chir., München, Berlin, 1857–1924) *f*: s. Halsted-Operation.
rotundus (lat.): rund.
Rotz: s. Malleus.
Rouget-Muskel (Charles M. R., Anat., Montpellier, 1824–1904) *m*: (engl.) *Rouget's muscle*; Fibrae radiales des Musculus ciliaris.
Rouget-Zellen (↑; Zelle*): Perizyten*.
Rouleau|bildung (franz. rouleau Rolle, Walze): Geldrollenbildung*.
Rous-Lösung (Francis P. R., Pathol., New York, 1879–1970): (engl.) *Rous' solution*; wässrige Lösung von Natriumcitrat u. Glukose zur Konservierung von Testerythrozyten*.
Rous-Sarkom (↑, Sark-*, -om*) *n*: (engl.) *Rous sarcoma*; durch Geschwulstfiltrate übertragbares Hühnersarkom; vgl. Oncovirinae.
Roussy-Levy-Syn|drom (Gustave R., Pathol., Paris, 1874–1948; Gabrielle L., Neurol., Paris, 1886–1934) *n*: (engl.) *Roussy-Lévy syndrome*; syn. (franz.) dystasie aréflexique héréditaire; autosomal-dominant erbl. Form der hereditären motorisch-sensiblen Neuropathie* (Genloci 17q11.2 u. 1q22, Mutationen im PMP22- u. MPZ-Gen) mit Gangstörung, Hohlfuß, Areflexie u. Muskelatrophie der unteren Extremitäten sowie Tremor; langsame Progredi-

enz; **Path.**: Polyneuropathie (z. T. mit Entmyelinisierung u. Zwiebelschalenformationen od. Ausfall myelinisierter Nervenfasern), Hinterstrangveränderungen unter Mitbeteiligung der Hinterwurzeln.
Rous-Virus (Francis P. R., Pathol., New York, 1879–1970; Virus*) *n*: (engl.) *Rous sarcoma virus*; RNA-Tumorvirus der Oncovirinae* (∅ ca. 100 nm) aus der Fam. Retroviridae*; Err. des Rous-Sarkoms der Hühner.
Roux-Bauch|decken|haken (Philibert J. R., Chir., Paris, 1780–1854): (engl.) *Roux abdominal retractor*; an beiden Enden gebogener stumpfer Haken zum Aufhalten der Wunde während einer Op. im Bauchraum; vgl. Instrumente, chirurgische.
Roux-Operation (César R., Chir., Lausanne, 1857–1934) *f*: (engl.) *Roux-en-Y operation*; auch Roux-Y-Gastroenterostomie, Roux-Y-Anastomose; Ösophago- od. Gastrojejunostomie mit End-zu-Seit-Anastomosierung der biliopankreatischen Jejunumschlinge (Y-Schlinge); s. Magenteilresektion (Abb. dort).
Roviralta-Syn|drom (Emilio R., Kinderchirurg, Barcelona) *n*: Komb. von hypertropher Pylorusstenose* u. Hiatushernie* beim Säugling.
Rovsing-Syn|drom (Thorkild R., Chir., Kopenhagen, 1862–1927) *n*: Schmerzen im Nabelbereich bei Hufeisenniere*, die sich bei Dorsalflexion der LWS verstärken.
Rovsing-Zeichen (↑): (engl.) *Rovsing's sign*; Schmerzempfindung im Bereich des rechten Unterbauchs durch retrogrades Ausstreichen des Dickdarms (in Richtung Caecum) bei Appendizitis* (Abb. 2 dort); bei retrozökaler Appendixlage u. U. fehlend.
Roxa|tidin (INN) *n*: Histamin*-H_2-Rezeptoren-Blocker.
Roxithro|mycin (INN) *n*: (engl.) *roxithromycin*; Makrolid*-Antibiotikum zur oralen Anw.; Derivat des Erythromycins*.
Rp.: Abk. für (lat.) recipe (nimm) am Beginn eines Rezeptes.
RPD: Abk. für (engl.) *right posterior descending coronary artery*; s. Ramus interventricularis posterior.
RPF: Abk. für renaler Plasmafluss*.
RPL: Abk. für Radiophotolumineszenz*.
RPR: Abk. für Radiusperiostreflex*; s. Reflexe (Tab. 1 dort).
R-Pro|gression (Progression*) *f*: s. QRS-Komplex.
RQ: Abk. für respiratorischer Quotient*.
RR: 1. (kardiol.) Abk. für Riva-Rocci; Vorsatz zur Kennzeichnung von Blutdruckwerten, die mit dem Riva*-Rocci-Apparat gemessen wurden; 2. (statist.) Abk. für relatives Risiko*.
Rr.: (anat.) Abk. für Rami (Zweige, Äste).
(RS)-Form: Racemat*.
RSI: 1. (anästh.) Abk. für (engl.) *rapid sequence induction*; s. Blitzeinleitung; 2. (orthop.) Abk. für (engl.) *repetitive* strain injury*.
RS3PE-Syn|drom *n*: Abk. für (engl.) *remitting seronegative symmetrical synovitis with pitting edema*; Syndrom mit plötzl. einsetzender symmetr. Synovialitis u. Ödembildung auf Hand- u. Fußrücken; **Urs.**: ungeklärt; **Vork.**: assoziiert mit rheumatoider Arthritis*, Spondylarthritis* u. malignen Erkr.; **Diagn.**: erhöhte Entzündungsparameter,

kein Nachw. von Rheumafaktor; **Ther.**: Glukokortikoide; **Progn.**: hohe Remissionsrate.
RSS: Abk. für (engl.) *Ramsay* *Sedation Scale*.
RSSE-Virus (Virus*) *n*: Kurzbez. für **R**ussian-**s**pring-**s**ummer-**E**nzephalitis-Virus; (engl.) *Russian spring-summer encephalitis virus*; Flavivirus* der Flaviviridae; Err. der durch Zecken (Ixodes ricinus, Dermacentor) übertragenen Russian-spring-summer-Enzephalitis; fernöstlicher Subtyp des FSME*-Virus; **Vork.**: Osteuropa, Sibirien, Ferner Osten; vgl. Arboviren; Zeckenenzephalitis.
R/S-Umschlag: s. QRS-Komplex.
RSV: Abk. für **R**espiratory*-**s**yncytial-Virus.
RS-Virus (Virus*) *n*: Kurzbez. für **R**espiratory*-**s**yncytial-Virus.
rT₃: Abk. für **r**everses **T**riiodthyronin; alternativ od. parallel zu Triiodthyronin (T₃; s. Schilddrüsenhormone) aus Thyroxin gebildetes inaktives T₃; **Bestimmung:** Radio-Immunoassay; **klin. Bedeutung:** erhöhte Werte beim Low*-T₃-Syndrom u. Low*-T₃-low-T₄-Syndrom sowie i. R. von Allgemeinerkrankungen.
RTA: 1. Abk. für **r**enale **t**ubuläre **A**zidose*; **2.** Abk. für **m**edizinisch-**t**echnischer **R**adiologieassistent; s. Assistenzberufe, medizinisch-technische.
rt-PA: Abk. für (engl.) *recombinant tissue plasminogen activator*; syn. Alteplase (INN); rekombinanter (humanisierter) t*-PA; Fibrinolytikum* zur i. v. Infusion (Thrombolyse*); durch direkte Bindung an Fibrin höhere Spezifität als Streptokinase od. Urokinase; **Ind.**: frühzeitig bei Akutem* Koronarsyndrom mit ST-Hebung (innerhalb 6–12 Std.; vgl. PCI), massiver Lungenembolie* mit hämodynam. Instabilität, ischäm. Schlaganfall* (innerhalb 3 Std.).
RTV: Abk. für **R**itonavir*.
Ru: chem. Symbol für Ruthenium*.
RU 486: s. Mifepriston.
Rube|facienzien (lat. *rubefacere* röten) *n pl*: (engl.) *rubefacients*; hautrötende, hautreizende Mittel; vgl. Irritanzien.
Rubella (lat. *rubellus* rötlich) *f*: Röteln*.
Ruben-Beutel (Henning R., Anästh., Kopenhagen, geb. 1914): s. Handbeatmungsbeutel.
Rubeola (lat. *ruber* rot) *f*: Röteln*.
Rubeosis faciei (↑; -osis*) *f*: dauernde Rötung des Gesichts, oft nur der Stirn od. der Wangen; **Vork.**: z. B. bei Polyglobulie, Hypertonie, akuter Pankreatitis, Diabetes mellitus (Rubeosis diabetica), nach langfristigem Gebrauch steroidhaltiger Externa od. konstitutionell bedingt. Vgl. Erythema perstans faciei, Flush.
Rubeosis iridis (↑; ↑) *f*: (engl.) *rubeosis of the iridis*; Neovaskularisation* auf der Regenbogenhaut; **Vork.**: ischäm. Prozesse, v. a. diabetische Retinopathie* u. Zentralvenenverschluss*; **Sympt.**: im Irisstroma symptomfrei; führt im Kammerwinkel zu sek. Winkelblockglaukom mit starken Schmerzen, Sehverschlechterung, palpator. hartem Bulbus; **Diagn.**: klin. Bild, Gonioskopie* (s. Abb.); **Ther.**: Laserkoagulation; bei sekundärem Winkelblockglaukom Gefrierbehandlung des Ziliarkörpers (Zyklokryotherapie); **Progn.**: oft irreversible Erblindung. Vgl. Glaukom.
ruber (lat.): rot.

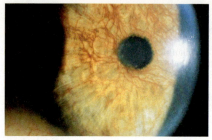

Rubeosis iridis [106]

Ruber|syn|drom (↑) *n*: Nucleus-ruber-Syndrom; s. Hirnstammsyndrome (Tab. dort).
Rubidium (↑) *n*: chem. Element, Symbol Rb, OZ 37, rel. Atommasse 85,47; Alkalimetall; selbstentzündlich, reagiert heftig mit Wasser.
rubiginös (lat. *rubiginosus* verrostet): (engl.) *rubiginose*; rostfarben; z. B. Sputum bei Pneumonie*.
Rubin|laser (↑): (engl.) *ruby laser*; Laser* mit einem Rubin als Festkörper.
Rubinstein-Taybi-Syn|drom (Jack R., Päd., Kinderpsychiater, Cincinnati, 1925–2006; Hooshang T., Radiol., Indianapolis, San Francisco, 1919–2006) *n*: (engl.) *Rubinstein-Taybi syndrome*; seltener Fehlbildungskomplex mit geistiger Behinderung, Kleinwuchs, breiten Daumen u. Großzehen mit Verdopplung der Phalangen sowie charakterist. kranio-mandibulo-fazialer Dysplasie (sog. Vogelgesicht mit gebogener sog. Schnabelnase); **Ätiol.**: Mutationen im CREBBP-Gen für einen Transkriptionskoaktivator am Genlocus 16p13.3, häufig als kleine Deletion nachweisbar; **Diagn.**: kann als Blickdiagnose gestellt werden; u. a. fakultativ Mikrozephalie, Kleinwuchs, Krampfanfälle, Herzfehler.
Rubi|virus (Virus*) *n*: s. Togaviridae.
Rubor (lat. Röte) *m*: Hautrötung durch vermehrte Durchblutung; Symptom der Entzündung*.
Ruck|nystagmus (Nystagmus*) *m*: s. Nystagmus.
Ruck|sack|lähmung: (engl.) *rucksack paralysis*, (franz.) *paralysie du packetage*; reversible obere Armplexuslähmung* inf. Druckeinwirkung durch Rucksack-Schultergurte (bei Prädisposition durch Halsrippe); vgl. Serratuslähmung.
Ruck|sack|verband: (engl.) *figure-of-8 bandage*; Watte-Trikotschlauch- od. Klettverband zur konservativen Behandlung von Klavikulafrakturen* des medialen Drittels durch Dehnung u. Extension des Schultergürtels (s. Abb., führt zur Korrektur

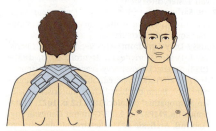

Rucksackverband

der Klavikulaverkürzung); vgl. Extensionsmethoden.
Ructatio (lat. das Aufstoßen) *f*: s. Ruktus.
Ruderfuß|krebse: s. Hüpferlinge.
Ruder|schwanz|larve: s. Zerkarien.
rudimentär (lat. rudimentum erster Versuch, Probestück): (engl.) *rudimentary*; verkümmert, unentwickelt, verstümmelt; vgl. abortiv.
Rüben|zucker: Saccharose*.
Rück|bildung: Involution*.
Rück|bildungs|phase *f*: **1.** (engl.) *resolution stage*; (sexualmed.) s. Reaktionszyklus, sexueller; **2.** (engl.) *involutional phase*; (gebh.) Zeitraum, in dem sich die während der Schwangerschaft* u. Geburt* erfolgten Veränderungen des mütterl. Organismus zurückbilden; der erreichbare Rückbildungszustand entspricht in anat. u. funkt. Hinsicht nicht in jedem Fall den Verhältnissen vor der Schwangerschaft. Vgl. Puerperium.
Rücken: (engl.) *back*; (anat.) Dorsum; wird kranial von einer Horizontalen durch die Protuberantia occipitalis externa, seitlich durch den Rand des M. trapezius, durch die Ausdehnung der Scapula, durch die Lendengegend u. kaudal durch die Spitze des Steißbeins, die Gesäßmuskulatur u. den Darmbeinkamm begrenzt (s. Abb.).
Rücken|mark: (engl.) *spinal cord*; Abk. RM; (lat.) Medulla spinalis; der im Wirbelkanal der Wirbelsäule* eingeschlossene Teil des ZNS; **Anat.:** reicht vom Abgang des 1. Halsnerven bis zum Conus medullaris (unteres Ende des R. beim Erwachsenen in Höhe des 1. od. 2. Lendenwirbels); setzt sich nach kaudal in das nervenzellfreie Filum terminale fort (Anheftung am 1. Steißwirbel, liegt mit 16 cm innerh., mit 8 cm außerhalb des Duralsacks); **Querschnitt:** s. Abb. 1; **1.** Die zentrale, im Querschnitt schmetterlingsförmige **Substantia grisea** (graue Substanz) des RM enthält die Nervenzellen mit ihren Verzweigungen; gliedert sich in Hintersäule (Columna grisea posterior medullae spinalis, im Querschnitt als Hinterhorn, Cornu posterius medullae spinalis, enthält sensible Neurone, hier enden viele zentrale Fortsätze der Spinalganglien), Vordersäule (Columna grisea anterior medullae spinalis, im Querschnitt als Vorderhorn, Cornu anterius medullae spinalis, enthält u. a. Motoneurone: Alpha- u. Gammamotoneurone), Zwischensäule (Columna intermedia medullae spinalis, im Querschnitt als Substantia intermedia centralis u. lateralis). Im Bereich von C 8–L 1/2, enthält die Substantia intermedia lateralis das Seitenhorn (Cornu laterale, enthält u. a. sympath. Neurone). Zytoarchitektur: versch. Einteilungen, z. B. Schichteinteilung nach Rexed in Laminae spinalis I–X in posterior-anteriorer Richtung (außer Lamina X: liegt um den Zentralkanal); **Substantia gelatinosa** (Rolandii), Lamina spinalis II nach Rexed, unterhalb der Spitze des Hinterhorns gelegene Schicht mit fast ausschließl. unmyelinisierten Axonen (daher im unfixierten Zustand glasig erscheinend) u. vorwiegend kleinen Nervenzellen; hier endet u. a. ein Teil der C-Fasern (Schmerz, Temperatur) u. beginnt u. a. ein Teil des Tractus spinothalamicus lateralis; therap. Koagulation: DREZ*-Läsion. **2.** Die **Substantia alba** (weiße Substanz) umgibt mantelartig die graue Substanz u. besteht im Wesentl. aus markhaltigen Nervenfasern*. Sie wird durch die vorderen u. hinteren Wurzeln der Spinalnerven unterteilt in Hinterstrang* (Funiculus posterior medullae spinalis), Seitenstrang (Funiculus lateralis medullae spinalis) u. Vorderstrang (Funiculus anterior medullae spinalis). Innerh. der Funiculi sind die Fasern zu Bündeln (Tractus) zusammengefasst. Vom RM gehen die Hinterwurzeln (Radix posterior, Radix sensoria; enthalten afferente, sensor. Fasern) u. die

Rücken: a: Ligamentum nuchae; b: M. trapezius; c: Vertebra prominens; d: M. latissimus dorsi; e: M. semispinalis capitis; f: M. splenius capitis; g: M. sternocleidomastoideus; h: M. levator scapulae; i: M. supraspinatus; k: M. trapezius (abgeschnitten); l: Fascia musculi infraspinati; m: M. deltoideus; n: M. teres major; o: M. serratus anterior; p: M. rhomboideus major; q: M. serratus posterior inferior; r: M. obliquus externus abdominis; s: Trigonum lumbale inferius; t: M. gluteus medius; u: Fascia thoracolumbalis; v: M. gluteus maximus; 1: N. occipitalis major (R. cutaneus dorsalis C II); 2: N. occipitalis minor (Plexus cervicalis); 3: C VIII; 4: Th I; 5: Th VII; 6: Rr. cutanei thoracales laterales (abgeschnitten); 7: R. dorsalis Th XII; 8: N. iliohypogastricus; 9: Nn. clunium superiores [159]

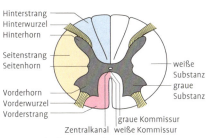

Rückenmark Abb. 1: Querschnitt

Rückenmarkblutung

Vorderwurzeln (Radix anterior, Radix motoria; enthalten efferente, motorische u. vegetative Fasern) ab, die nach ihrer Vereinigung 31 Nervenpaare (Spinalnerven*, s. Abb. 2) bilden, die den Wirbelkanal durch das Foramen intervertebrale verlassen. Es weist im Bereich des Abgangs der Extremitätennerven 2 Anschwellungen auf: Intumescentia cervicalis u. lumbosacralis. Nach dem kaudalen Ende des R. bilden die Nervenwurzeln die Cauda* equina. **Physiol.:** Das RM hat 2 Aufgaben: **1.** Als selbständiger nervöser Zentralapparat dient es dem Zustandekommen der Reflexe* (sog. Reflexorgan); vgl. Reflexbogen. **2.** Als Leitungsapparat verbindet es die höher gelegenen Teile des ZNS (Medulla oblongata u. Gehirn) mit dem peripheren Nervensystem (sog. Leitungsorgan). **Klin. Bedeutung:** s. Myelopathie, Systemerkrankung des Rückenmarks, Vorderhornsyndrom, Hinterhornsyndrom.

Rücken|mark|blutung: s. Hämatomyelie.
Rücken|mark|erschütterung: Commotio* spinalis.
Rücken|mark|häute: s. Meninges.
Rücken|mark|kon|tusion (Kontusion*) *f*: Contusio* spinalis.
Rücken|mark|schädigungen: s. Myelopathie.
Rücken|mark|tumoren (Tumor*) *m pl*: (engl.) *spinal cord tumors*; spinale Tumoren; **Lok.: 1.** intramedullär: v. a. Gliom (meist Astrozytom*, Ependymom*) od. Angiom*; **2.** extramedullär intradural: v. a. Meningeom*, Neurinom* (sog. Sanduhrgeschwulst), spinales Paragangliom* od. sog. Abtropfmetastasen; **3.** extramedullär extradural: v. a. Metastasen anderer Primärtumoren (insbes. Bronchialkarzinom, Mammakarzinom, Prostatakarzinom, Schilddrüsenkarzinom), Lymphome; **Sympt.:** Rückenschmerzen, evtl. Wurzelkompressionssyndrom, dissoziierte Sensibilitätsstörungen, Brown*-Séquard-Syndrom, Querschnittläsion, Kaudasyndrom* u. a.; **Diagn.:** Rö. der Wirbelsäule, CT, MRT; Liquorstopp in der Lumbalpunktion (Nonne-Froin-Syndrom); **Ther.:** operativ, evtl. Strahlentherapie; **DD:** Bandscheibenvorfall, Hämatomyelie*, spastische Spinalparalyse*, Syringomyelie*, Multiple Sklerose, Wirbelsäulenaffektionen. Vgl. Hirntumoren (Tab. dort).

Rücken|muskulatur, auto|chthone (Musculus*) *f*: (engl.) *autochtonous dorsal musculature*; Muskulatur des Rückens, innerviert von den Rami posteriores der Spinalnerven; vgl. Musculus erector spinae.
Rücken|schmerz: (engl.) *backache*; Dorsalgie; s. Ischiassyndrom, Kreuzschmerz, Lumbago.
Rücken|schule: (engl.) *back school*; Anleitung zum Erlernen rückenschonender Verhaltensweisen in Beruf u. Alltag (bes. beim Heben von Lasten, Sitzen, Stehen u. Bücken) einschl. physiotherap. Übungen zur Kräftigung der Rückenmuskulatur u. Erhalt der Beweglichkeit (Wirbelsäulengymnastik), Einübung günstiger Bewegungsabläufe sowie Schulung im Umgang mit Rückenschmerz; **Anw.:** präventiv od. therap., z. B. i. R. der konservativen Ther. eines Bandscheibenvorfalls*.
Rück|fall: Rezidiv*, Relaps*.
Rück|fall|fieber: (engl.) *relapsing fever*; Abk. RF; Febris recurrens; Rekurrensfieber; akute fieberhafte Infektionskrankheit, die durch Borrelien verursacht u. als **Läuserückfallfieber** durch Kleider-

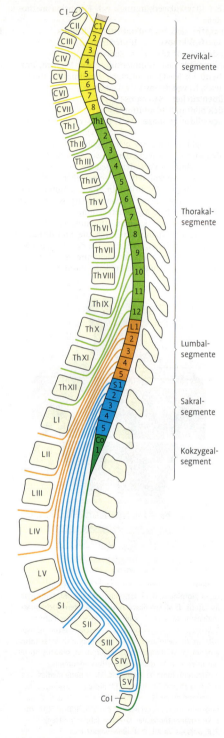

Rückenmark Abb. 2: Austrittshöhen der Spinalnerven

läuse (Borrelia recurrentis u. a.) od. als **Zeckenrückfallfieber** durch Zecken der Gattung Ornithodorus (Borrelia duttoni u. a.) übertragen werden. Die mehrtägigen Fieberschübe mit afebrilen Intervallen sind auf Veränderungen von Antigeneigenschaften der Err. zurückzuführen. **Verbreitung:** Läuserückfallfieber in kälteren Regionen Afrikas (bes. Äthiopien), Asiens u. Südamerikas; Zeckenrückfallfieber in warmen Regionen Afrikas, Süd- u. Zentralasiens, Amerikas u. im Vorderen Orient; **Inkub.:** 4–7 (3–12) Tage; **Klin.:** rasch schweres Krankheitsbild mit Kopf-, Glieder- u. Rückenschmerzen sowie Übelkeit u. hohem Fieber (41 °C), Milz- u. Leberschwellung, leichter Ikterus od. Subikterus; Läuserückfallfieber mit langer Fieberperiode (5–7 Tage) u. meist nur 1–2 Rückfällen; Zeckenrückfallfieber mit kurzer Fieberperiode (3–4 Tage), aber mehr Rückfällen (6–12). Die späteren Fieberschübe werden kürzer, die Intervalle länger, bis Fieberschübe ganz ausbleiben. **Kompl.:** Kreislaufkollaps, Nierenschädigung, Bronchopneumonie, Neuritiden; keine Dauerimmunität, Reinfektion nach kurzer Zeit möglich. **Diagn.:** Nachw. der Borrelien im Blut (Ausstrich, Dicker* Tropfen, Giemsa-Färbung, Acridinorange-Färbung); schwierige DD gegenüber vielen Infektionskrankheiten (Malaria, Fleckfieber, Typhus, Leptospirosen u. a.); serol. Diagn. nicht gut mögl., da keine eindeutigen Serotypen existieren. **Ther.:** Doxycyclin, Erythromycin; einschleichende Dosierung wegen Gefahr der Jarisch*-Herxheimer-Reaktion auf Erregerantigen; **Progn.:** meist gut, in Notzeiten hohe Letalität.

Rück|kopplung: (engl.) *feedback*; aus der Regelungstechnik übernommener Begriff (vgl. Regelkreis) zur Beschreibung eines metabol. Regulationsmechanismus; **Formen: 1. negative R.:** Endprodukt wirkt hemmend auf Aktivität d. Synthese; z. B. hemmen Hormone die Ausschüttung von Releasing*-Hormonen, u. Endprodukte einer Biosynthesekette hemmen Schlüsselenzyme meist am Anfang dieser Kette (Endprodukthemmung); vgl. Allosterie; **2. positive R.** (Feedback-Aktivierung): Endprodukt aktiviert das zu seiner Synthese wichtige Enzym; z. B. aktiviert Thrombin bei der Blutgerinnung die Faktoren VIII u. V, Östrogene u. Gestagene können die Ausschüttung von LH* induzieren u. zur Auslösung der Ovulation* beitragen (sog. Hohlweg-Effekt, der u. U. therap. zur Ovulationsinduktion* nutzbar ist). Vgl. Rebound-Phänomen.

Rück|mutation (Mutation*) *f*: (engl.) *reverse mutation*; Rückgängigmachen einer Mutation*; eine echte R. tritt ein, wenn derselbe Genotypus durch Zweitmutation wiederhergestellt wird, also das durch die Erstmutation veränderte Triplett wieder für die ursprüngl. Aminosäure codiert; wenn nur der Phänotyp wiederhergestellt ist (z. B. erneut ein normal funktionierendes Enzym produziert wird), wird der Vorgang als **Reversion** bezeichnet.

Rück|re|sorption (lat. *resorbere* wieder einschlürfen, verzehren) *f*: (engl.) *reabsorption*; Wiederaufnahme von Soluten u. Wasser in ein bereits durchlaufenes Kompartiment, insbes. Resorption* von glomerulär filtrierten Substanzen aus dem Primärharn zurück ins Blut sowie Wiederaufnahme von in der Leber sezernierten Gallensalzen im Darm; vgl. Kreislauf, enterohepatischer.

Rück|stich|naht: s. Nahtmethoden.

Rück|stoß|phänomen *n*: (neurol.) s. Rebound-Phänomen.

Ruffini-Körperchen (Angelo R., Anat., Bologna, Siena, 1864–1929): (engl.) *Ruffini's corpuscles*; Nervenendkörperchen im subkutanen Gewebe, die der Druckempfindung dienen (Mechanosensoren*).

Rufin|amid: (engl.) *rufinamide*; Antiepileptikum* (mit Triazol-Antimykotika strukturverwandtes Carboxamidderivat) zur p. o. Anw.; **Wirkungsmechanismus:** Hemmung der Aktivierung spannungsabhängiger Na⁺-Kanäle (bleiben länger inaktiviert); **Ind.:** (Zusatztherapie) Lennox*-Gastaut-Syndrom (≥4. Lj.); **UAW:** meist Erbrechen, Müdigkeit, Schläfrigkeit, Kopfschmerz, Schwindel.

Ruga (lat.) *f*: Runzel, Falte.

Rug|ek|tomie (↑; Ektomie*) *f*: **1.** (engl.) *rugectomy*; (chir.) kosmetisch-plastische Op., bei der Haut- u. Weichteilfalten abgetragen werden; vgl. Facelifting; **2.** (endoskop.) Makropartikelbiopsie, z. B. in Magen u. Colon.

rugosus (lat.): gerunzelt, rau.

Ruhe|membran|potential *n*: (engl.) *resting (membrane) potential*; auch Ruhestrom; Potential nicht erregter Muskel- u. Nervenzellen; ein Strom fließt nur im Augenblick des Einstichs der Messelektrode zw. dem Inneren einer Zelle (verletzte Stelle = Querschnitt) u. der Oberfläche (unverletzte Stelle = Längsschnitt) ein sog. Verletzungsstrom; das danach messbare, konstante Potential zeigt eine andauernde Elektronegativität gegenüber der Zelloberfläche. Vgl. Membranpotential; Elektromyographie.

Ruhe|phase (Phase*) *f*: s. Zellzyklus.

Ruhe|schwebe: (engl.) *interarch distance*; physiol. Abstand der beiden Kiefer zueinander bei entspannter Muskulatur; in der Zahnmedizin wichtig für die Herstellung einer Totalprothese*.

Ruhe|strom: s. Ruhemembranpotential.

Ruhe|tremor (lat. *tremor* Zittern) *m*: s. Tremor.

Ruhe|umsatz: Grundumsatz*.

Ruhr: s. Shigellose; Amöbiasis.

Ruhr|amöbe (Amöben*) *f*: Entamoeba* histolytica.

Ruhr|bakterien (Bakt-*) *fpl*: s. Shigella.

Ruktation (lat. *ructare* aufstoßen) *f*: Ruktus*.

Ruktus (lat. *ructus* Aufstoßen) *m*: (engl.) *ructus*; syn. Ruktation, Efflation, Eruktation; Ructatio; Aufstoßen, bei dem in den Magen gelangte Luft entweicht; **Vork.:** z. B. bei Aerophagie* od. als sog. Bäuerchen der Säuglinge; kontrollierte Anw.: s. Ösophagusstimme. Vgl. Singultus.

Ruktus|stimme (↑): Ösophagusstimme*.

Rumination (lat. *ruminatio* Wiederkäuen) *f*: (engl.) *rumination*; bewusste Regurgitation, erneutes Kauen u. Schlucken von Mageninhalt; **Vork.:** v. a. bei Fütterstörung* im frühen Kindesalter.

Rumor (lat.) *m*: Geräusch.

Rumpel-Leede-Test (Theodor R., Chir., Hamburg, 1862–1923; Carl. Stockbridge L., Arzt, Seattle, 1882–1964) *m*: (engl.) *Rumpel-Leede sign*, *Rumpel-Leede phenomenon*; Prüfung der Kapillarfragilität bzw. -resistenz, die abhängt von Gefäßfunktion sowie Thrombozytenzahl u. -funktion; **Prinzip:**

Rumpfataxie

mit der Blutdruckmanschette wird am Oberarm 5 Min. lang ein subsystolischer Druck ausgeübt; Petechien weisen auf Kapillarstörungen u. evtl. Thrombozytopenie hin; Anw. bei Infektionen (z. B. Scharlach).

Rumpf|a|taxie (Ataxie*) *f*: (engl.) *truncal ataxia*; Form der Ataxie* mit Störungen der Stabilisierung des Rumpfes (auch im Sitzen); **Urs.**: Erkr. des Kleinhirns, Vestibularisschädigung*; vgl. Gangstörungen, Symptome, zerebellare.

Rumpf|haut|basaliom (Bas-*; -om*) *n*: s. Basalzellkarzinom.

Rund|atelektase (gr. ἀτελής unvollständig; -ektasie*) *f*: (engl.) *round atelectasis*; Form der Kontraktionsatelektase (s. Atelektase) mit schneckenförmig narbiger Einziehung der Pleura visceralis u. Einrollen des Lungengewebes, u. U. mit Größenprogredienz durch zunehmende Einrollung; **Lok.**: meist basale Unterlappensegmente; **Vork.**: z. B. nach (resorbiertem) Pleuraerguss od. bei Asbestose*; **Diagn.**: (radiol.) rundl. Verschattung (s. Abb.) mit Kontakt zur (lokal verdickten) Pleura u. (bes. im CT) typ. Kometenschweif (kometenschweifartiger Verlauf der in die R. bogenförmig konvergierend bzw. spiralig ziehenden Bronchien u. pulmonalen Gefäße), angrenzendes Lungenparenchym vermehrt strahlentransparent; **Ther.**: (nach Ausschluss der DD, ggf. mit PET*-CT) ggf. Entrollen mit Dekortikation*; **DD**: pleuranaher intrapulmonaler Rundherd (u. a. Bronchialkarzinom*).

Rund|herd: (engl.) *nodular shadow*; syn. Rundschatten; (röntg.) umschriebene, runde Verdichtungszone unterschiedl. Größe innerh. des Lungenparenchyms; **DD**: s. Tab.; eine Bestimmung der Urs. ist häufig röntg. nicht möglich. Vgl. Tuberkulom.

Rund|rücken: s. Kyphose, Haltungsstörungen.

Rundherd
Mögliche Ursachen

extrapulmonaler Herd
Artefakte (Kontrastmittelflecke, Haarspange, Halskette, EKG-Elektrode u. a.), Hautveränderungen (Fibrom, Papillom, Lipom), Mamille, Mammatumor oder -verkalkung, Rippenosteom oder -knorpelkalk, Pleuraplaques oder -tumoren, Interlobärerguss

pulmonaler Herd
neoplastisch
 Metastase, Bronchialkarzinom, Hamartom, Adenom, Hodgkin-Lymphom, multiples Myelom, Sarkom
entzündlich
 Tuberkulom, Herdpneumonie, Abszess, Aspergillom, Mukoid impaction, Silikom, Wegener-Granulomatose
vaskulär
 Infarkt, Hämatom
kongenital
 bronchogene Zyste, Sequester
Sonstiges
 orthograder Gefäßschatten, Rundatelektase

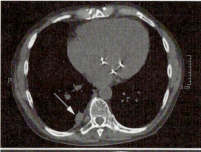
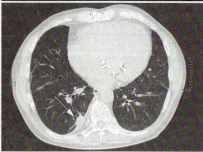

Rundatelektase: rechter Unterlappen paravertebral (CT) [151]

Rund|stiel|lappen: syn. Rolllappen; s. Hautlappen.
Rund|würmer: s. Nematoden.
Rund|zellen|sarkom (Zelle*; Sark-*; -om*) *n*: s. Sarkom.
Runge-Zeichen (Hans R., Gyn., Gebh., Heidelberg, 1892–1964): (engl.) *postmaturity signs*; (gebh.) objektive Übertragungszeichen des Neugeborenen; dazu gehören u. a.: **1.** Gelbverfärbung der Körperhaut, der Eihäute od. der Nabelschnur; **2.** Waschfrauenhände; **3.** Abschälung od. Abschifferung der Epidermis; **4.** Rötung der Labien bzw. des Skrotums; **5.** fehlende Vernix* caseosa; **6.** Dystrophie*. Vgl. Übertragung.

runt disease (engl. Zwergenkrankheit): durch Kleinwuchs, Infektionsanfälligkeit, Hepato- u. Splenomegalie sowie geringe Lebenserwartung gekennzeichnetes Krankheitsbild als Sonderform der Graft*-versus-Host-Reaktion; **Vork.**: bei immun. unreifen Versuchstieren nach Injektion allogener Lymphozyten; beim Menschen z. B. nach maternofetalem Übertritt immunkompetenter Zellen.

Runyon-Gruppe (Ernest H. R., . Mikrobiol., USA): s. Mykobakterien, atypische.

Rupatadin *n*: (engl.) *rupatadine*; Histamin*-H₁-Rezeptoren-Blocker zur p. o. Anw.; **Ind.**: Rhinitis* allergica, idiopath. chronische Urtikaria*; **Kontraind.**: Alter <12 Jahre, Komb. mit Grapefruitsaft u. a.; **UAW**: v. a. Müdigkeit, Kopfschmerz, Mundtrockenheit.

Rupia (gr. ῥύπος Schmutz) *f*: (engl.) *rupia*; syn. Rhypia; sehr seltene, große, borkenbedeckte Ulzeration; z. B. bei schweren Formen der Syphilis* (R. syphilitica).

Ruptur (lat. ruptura Brechen, Reißen) *f*: (engl.) *rupture*; Zerreißung, Durchbruch; z. B. Bandruptur, Aortenruptur.

Rusci rhizoma *n*: s. Mäusedornwurzelstock.

Ruß: (engl.) *soot*; bei unvollständiger Verbrennung versch. org. Substanzen (z. B. Holz, Kohle, Dieselkraftstoff) entstehender Rauchniederschlag; enthält feinsten Kohlenstaub (vgl. Feinstaub), therm. aufgespaltene, org., z. T. kanzerogene Substanzen (z. B. polycyclische aromatische Kohlenwasserstoffe*, Dioxine*) sowie Rückstände (z. B. Vanadium* bei erdölbetriebenen Anlagen); **klin. Bedeutung:** verursacht bei entspr. Exposition Anthrakose*, Plattenepithelkarzinom*. Vgl. Schornsteinfegerkrebs.

Russel-Bündel (James S. R., britischer Arzt, 1863–1939): Fasciculus uncinatus cerebelli.

Russell-Körperchen (William R., Int., Edinburgh, 1852–1940): (engl.) *Russell's bodies*; runde Einschlüsse in Plasmazellen*, die sich bes. mit sauren Farbstoffen (z. B. PAS-Färbung) anfärben lassen; Ansammlung von Immunglobulinen im aufgeweiteten endoplasmat. Retikulum; **Vork.:** z. B. in aktivierten Plasmazellen, beim multiplen Myelom* u. bei der Makroglobulinämie*.

Russell-Syn|drom (Alexander R., Päd., London) *n*: **1.** (engl.) *Russell syndrome*; Silver*-Russell-Syndrom; **2.** dienzephal-tumoröses Abmagerungssyndrom*.

Russell Viper Venom Time: s. dRVVT.

Ruthenium *n*: (engl.) *ruthenium*; chem. Element, Symbol Ru, OZ 44, rel. Atommasse 101,07; zur Gruppe der Platinmetalle gehörendes Edelmetall; **Verw.:** in der Zahnmedizin mögl. Bestandteil von Edelmetall-Dentallegierungen.

Rutilismus (lat. *rutilus* rötlich) *m*: (engl.) *rutilism*; Errötungsneigung; s. Flush.

Rutin *n*: Rutosid*.

Rutosid (INN) *n*: (engl.) *rutosid*; syn. Rutin; Venentherapeutikum; wirkt permeabilitätsvermindernd (Ödemprotektion) im Bereich der Endstrombahn; vgl. Flavonoide.

Ruysch-Venen (Vena*) *f pl*: Venae* vorticosae.

RV: Abk. für Residualvolumen; s. Lungenvolumina (Abb. dort).

RVO: Abk. für Reichsversicherungsordnung*.

Ryanodin-Re|zeptor *m*: (engl.) *ryanodine receptor*; Abk. RyR; intrazellulärer Calciumkanal* in der Membran des sarkoplasmatischen Retikulums (Abk. SR) der Muskelzellen, der durch Ryanodin (insektizid wirkendes Alkaloid der südamerikan. Pflanze Ryania speciosa) blockiert wird; RyR bewirkt zus. mit dem in der Plasmamembran lokalisierten Dihydropyridin*-Rezeptor nach nervaler Stimulation die Freisetzung von Ca^{2+} aus dem SR. Vgl. Koppelung, elektromechanische.

RyR: Abk. für Ryanodin*-Rezeptor.

R-Zacke: (engl.) *R wave*; erste positive Zacke des QRS*-Komplexes im EKG; eine evtl. vorhandene zweite positive Zacke (pathol.) im QRS-Komplex wird als R'-Zacke bezeichnet (z. B. rSR' bei Schenkelblock*, wobei der kleine Buchstabe r für die kleinere Amplitude der ersten R-Zacke im Vergleich zur zweiten steht).

S

S: 1. (chem.) Symbol für Schwefel*; 2. (serol.) ein Hauptantigen der MNSs*-Blutgruppen; 3. (ophth.) Abk. für Sehschärfe*; 4. (labormed.) Einheitenzeichen für Svedberg*-Einheit; 5. (physik.) Einheitenzeichen für Siemens*.

s: Einheitenzeichen für die SI-Einheit Sekunde*.

S n: Kurzbez. für sakrales spinales Segment* (S 1–S 5).

SAB: Abk. für Subarachnoidalblutung*.

Sabal|früchte: (engl.) saw palmetto fruit; Sabalis serrulatae fructus; Frucht von Serenoa repens (syn. Sabal serrulata, Zwergsägepalme), die fettes Öl mit Phytosterolen* u. Polysacchariden enthält; **Verw.:** Miktionsbeschwerden bei benignem Prostatasyndrom* (Stadium I u. II).

Sabia-Virus (Viren*) *n*: zur Gattung Tacaribe*-Viren gehörender Err. des brasilianischen hämorrhagischen Fiebers*; immun. dem Junin*-Virus verwandt.

Sabin-Feldman-Test (Albert B. S., Bakteriol., Virol., New York, 1906–1993; Henry A. F., amerikan. Epidemiol., geb. 1914) *m*: Serofarbtest*.

Sabin-Impfung (↑): (engl.) Sabin vaccination; orale Schutzimpfung* gegen Poliomyelitis mit Lebendimpfstoff (OPV).

SA-Block: Kurzbez. für sinuatrialer bzw. sinuaurikulärer Block; (engl.) sinoatrial block; bradykarde Herzrhythmusstörung* durch (meist transiente) intraatriale Erregungsleitungsstörung* mit Störung (Verzögerung od. Unterbrechung) der Erregungsleitung vom Sinusknoten zum atrialen Myokard (vgl. Erregungsleitungssystem); **Urs.:** Sick*-Sinus-Syndrom, Koronarinsuffizienz*, Myokarditis*, UAW (Antiarrhythmika*, Herzglykoside*); **Einteilung:** s. Abb.; 1. **SA-Block I. Grades:** verzögerte Erregungsleitung; da sich die Erregung im Sinusknoten im Oberflächen-EKG nicht darstellt, nicht erkennbar; 2. **SA-Block II. Grades:** intermittierende Leitungsunterbrechung; Oberflächen-EKG: **a)** Typ 1: zunehmende P-P-Abstände bis zum Ausfall einer Vorhoferregung, ähnl. der Wenckebach-Periodik bei AV*-Block; **b)** Typ 2: konst. P-P-Abstände mit regelmäßig intermittierendem Ausfall einer Vorhoferregung (Pausendauer entspr. einem Vielfachen des normalen P-P-Abstands); 3. **SA-Block III. Grades:** syn. totaler SA-Block; komplette Leitungsunterbrechung; Oberflächen-EKG: Asystolie* (scheinbarer Sinusknotenstillstand) während präautomatischer Pause*; **Sympt.:** (je nach Schweregrad) bradykardiebedingt v. a. Palpitation, Schwindel; evtl. Synkope (Adams*-Stokes-Syndrom), cave: Herz*-Kreislauf-Stillstand; **Ther.:** bei symptomat. SA-B.; akut: Atropin i. v., evtl. temporäre Elektrostimulation, ggf. Reanimation*; bei rezidiv. symptomat. SA-B. mit Synkopen evtl. Implantation eines künstl. Herzschrittmachers* zur Prophylaxe. Vgl. Leitungsstörung, aurikuläre.

Saccharase *f*: (engl.) saccharase; syn. β-Fruktofuranosidase, Invertase; Hydrolase, die Saccharose* in Glukose u. Fruktose spaltet (vgl. Invertzucker); 3 Isoenzyme der Maltase (s. Disaccharidasen) besitzen ebenfalls Saccharaseaktivität.

Saccharase-Isomaltase-Mangel: s. Kohlenhydratmalabsorption.

Saccharide *n pl*: Kohlenhydrate*.

Saccharin *n*: (engl.) saccharin(e); o-Benzoesäuresulfimid; synthet. Süßstoff*, dessen Süßkraft das ca. 450-fache einer 3%igen Saccharoselösung beträgt; das als Zuckerersatz für Diabetiker verwendete S.-Natrium wird unverändert mit dem Harn ausgeschieden. S. ist in extrem hoher Dosis möglicherweise Promotor der Kanzerogenese* (Nachw. von Blasentumoren bei Ratten). Vgl. Aspartam; Cyclamate.

Saccharo|myces (Myk-*) *m*: (engl.) Saccharomyces; Gattungsbegriff für askosporenbildende Sprosspilze; vgl. Hefen; Fungi.

Saccharose *f*: (engl.) sucrose; syn. Rohrzucker, Rübenzucker; α-D-Glukopyranosyl-β-D-fruktofuranosid; Disaccharid aus Glukose* u. Fruktose*; **Vork.:** im Pflanzensaft als Transportform lösl. Kohlenhydrate; Spaltung durch saure Hydrolyse od. Disaccharidasen*; vgl. Invertzucker.

Saccharose-Iso|maltose-In|toleranz *f*: s. Kohlenhydratmalabsorption.

Saccharum (gr. σάκχαρ) *n*: Zucker*.

Saccharum album (↑) *n*: Saccharose*.

Saccharum amylaceum seu uvarum (↑) *n*: Glukose*.

Saccharum lactis (↑) *n*: Laktose*.

sacci|formis (lat. saccus Sack; -formis*): sackförmig.

normales EKG

SA-Block II. Grades Typ 1 (Wenckebach)

SA-Block II. Grades Typ 2 (Mobitz)

SA-Block III. Grades (totaler SA-Block)

SA-Block

Sacco|tomie (↑; -tom*) *f*: (engl.) *sacculotomy*; chir. Eröffnung u. Drainage des Saccus* endolymphaticus; **Ind.:** Menière*-Krankheit nach erfolgloser konservativer Therapie.

Sacculus (dim ↑) *m*: (engl.) *saccule*; Säckchen; mit einem Sinnesfeld (Neuroepithel) ausgestattetes rundl. Bläschen im häutigen Labyrinth.

Sacculus alveolaris (↑) *m*: (engl.) *alveolar saccule*; Alveolensäckchen; blinde Enden der Alveolargänge; vgl. Bronchiolen.

Sacculus laryngis (↑) *m*: (engl.) *laryngeal saccule*; Blindsack des Ventriculus* laryngis.

Sac|cus (lat.) *m*: (engl.) *sac*; Sack.

Sac|cus con|junctivalis (↑) *m*: (engl.) *conjunctival sac*; Bindehautsack; Spalt zwischen Tunica conjunctiva bulbi u. Tunica conjunctiva palpebrarum.

Sac|cus endo|lymphaticus (↑) *m*: (engl.) *endolymphatic sac*; zwischen 2 Durablättern an der Hinterfläche der Felsenbeinpyramide gelegenes blindes Ende des Ductus* endolymphaticus; vgl. Innenohr.

Sac|cus lacrimalis (↑) *m*: Tränensack; s. Tränenwege.

Sac|cus pro|fundus perinei (↑) *m*: (engl.) *deep perineal pouch*; syn. Spatium profundum perinei; unten durch die Membrana perinei begrenzter, nach oben mit dem Beckenraum kommunizierender Bindegewebespalt.

Sac|cus sub|cutaneus perinei (↑) *m*: (engl.) *subcutaneous perineal pouch*; Loge des Beckenbodens zwischen dem Stratum membranosum der Subkutis u. der Fascia perinei; Verbindungen zur Subkutis der vorderen Bauchwand u. der äußeren Genitalien.

sacralis (lat. heilig): sakral; zum Kreuzbein gehörend.

Sacrum arcuatum (↑) *n*: übermäßig nach hinten gewölbtes Kreuzbein; die oberen Sakralwirbel sind steil nach hinten gerichtet, die unteren biegen scharf nach unten um.

SAD: 1. (psychiatr.) Abk. für (engl.) *seasonal affective disorder*; s. Störung, saisonal-affektive; **2.** (chir.) Abk. für subakromiale Dekompression; s. Akromioplastik.

Sadismus (Donatien A. F. Marquis de Sade, franz. Schriftsteller, 1740–1814) *m*: (engl.) *sadism*; abweichendes Sexualverhalten*, bei dem sexuelle Erregung u. Befriedigung überwiegend durch psych. Demütigung, Unterwerfung od. körperliche Misshandlung, Züchtigung von Partnern erreichbar ist. Zu unterscheiden ist zwischen S. im gegenseitigen Einvernehmen u. S. gegen den Willen des Partners i. S. einer Vergewaltigung* od. Körperverletzung*; **Ther.:** nur bei evtl. Leidensdruck od. Gefährdung von Beteiligten.

Sado|masochismus (↑) *m*: (engl.) *sadomasochism*; abweichendes Sexualverhalten*, bei dem sexuelle Erregung u. Befriedigung durch den Komb. von Sadismus* u. sexuellem Masochismus* erreicht wird; die Bez. verdeutlicht, dass beide Verhaltensweisen sich nicht gegenseitig ausschließen, sondern komplementär u. abwechselnd eingesetzt werden. Einvernehmliche Sadomasochisten wechseln daher auch zwischen beiden Rollen.

SAE: Abk. für subkortikale arteriosklerotische Enzepaholopathie*.

Säbel|scheiden|tibia (lat. tibia Schienbein) *f*: (engl.) *sabre tibia*; für Rachitis* u. Syphilis* connata pathognomon. Deformierung der Tibia* mit Konvexität nach vorn; vgl. Genu varum.

Säbel|scheiden|trachea (Trachea*) *f*: s. Trachealstenose.

Saegesser-Zeichen (Max S., Chir., Bern, 1902–1975): (engl.) *Saegesser's sign*; Schmerzen bei Druck auf den sog. Milzpunkt zwischen li. M. sternocleidomastoideus u. M. scalenus bei Milzruptur*; vgl. Kehr-Zeichen.

Sänger|knötchen: s. Stimmlippenknötchen.

Saethre-Chotzen-Syn|drom (Haakon S., Arzt, Psychiater, Oslo; F. Ch., Arzt, Breslau) *n*: (engl.) *Chotzen's syndrome*; zu den Akrozephalosyndaktylie*-Syndromen gehörender, autosomal-dominant erbl. Fehlbildungskomplex mit Schädeldeformität inf. prämaturer Kraniosynostose, Fehlbildungen des Gesichts, der Ohren u. Augen, kutaner Syndaktylie der Finger u. Zehen sowie Kleinwuchs; **Ätiol.:** Muationen im TWIST-Gen (Genlocus 7p21), FGFR2- (10q26) u. FGFR3-Gen (4p16.3).

Sättigungs|ana|lyse (Analyse*) *f*: (engl.) *saturation analysis*; In-vitro-Verf. zur quant. Bestimmung biol. Substanzen (z. B. Hormone, Antigene, Antikörper), deren Bindung an ein Trägerprotein od. Antikörper durch eine ident. (radioaktiv) markierte Substanz kompetitiv gehemmt wird; vgl. Immunoassay; Radio-Immunoassay.

Sättigungs|dosis (Dosis*) *f*: (engl.) *saturation dosage, loading dose*; Aufsättigungsdosis; initial erforderl. Menge eines Arzneimittels, um die therap. effektive Wirkstoffkonzentration im Blut zu erreichen; i. e. S. mit einmaliger Applikation, bei Herzglykosiden innerh. von 2–3 Tagen (sog. mittelschnelle Sättigung); abhängig vom Verteilungsraum. Vgl. Erhaltungsdosis.

Säugling: (engl.) *infant, baby*; Bez. für ein Kind nach der Geburt bis zur Vollendung des 1. Lj.; die körperl. (statomotorische) u. geistige (psychische) Entw. des S. folgt innerh. normaler Schwankungsbreiten best. Altersregeln. Vgl. Lebensabschnitte.

Säuglings|ernährung: (engl.) *infant nutrition*; Nahrungszufuhr des Säuglings; **Formen: 1.** Muttermilch* (bzw. Frauenmilch) als Säuglingsnahrung zur idealen Ernährung bis zum 4. Lebensmonat; **2.** sog. künstliche S.: v. a. (Fertig-)Präparate aus Kuhmilch* (Flaschenmilch), deren Zusammensetzung der Frauenmilch mehr (adaptierte S.) od. weniger (teiladaptierte S.) angeglichen ist. Nach EU-Richtlinien wird zw. Anfangs- (nur Laktose als Kohlenhydrat enthaltend) u. Folgemilch unterschieden. **Vorgehen:** Meist genügen 5–6 Mahlzeiten täglich im Abstand von 4 Std., u. U. mit einer längeren Pause in der Nacht. Zur Kontrolle der ausreichenden Nahrungszufuhr (Deckung des Kalorienbedarfs) kann die Gewichtsentwicklung* des Säuglings dokumentiert werden. Ab 5.–6. Mon. sollte mit der Zufütterung von Beikost (Löffelterung) begonnen werden (v. a. Reis, Gemüse-, Getreideflocken-, Obstbrei u. Säfte. Fettzusätze (insbes. Pflanzenöl) sind als Energiequelle wichtig. Auf ausreichende Zufuhr von Eisen u. Vitamin B_{12} (z. B. in Form von Fleisch) achten. Mit der Verfütterung von Eiern sollte man im 1. Lj. zurückhaltend sein. Es ist weder erforderlich noch empfehlenswert, Säuglingsnahrung nachträglich zu süßen (Kariesgefahr). Bei häusl. Zubereitung der Säuglingsnahrung sollten möglichst wenig schadstoffbelastete Zutaten verwendet werden (industriell hergestellte Produkte für die S. sind i.d.R. schadstoffkontrolliert). Für die Ernährung des kranken Säuglings gelten bes. Regeln, die sich nach Art u. Schwere der Erkr. richten. Vgl. Heilnahrung; Sondenernährung; Kuhmilchallergie; Säuglingsnahrung, milchfreie.

Säuglings|häm|angiom: kapilläres Hämangiom*.

Säuglings|nahrung: s. Säuglingsernährung.

Säuglings|nahrung, milch|freie: (engl.) *milk-free baby food*; Spezialnahrung für Säuglinge, die Kuhmilch nicht vertragen; **Anw.:** z. B. Galaktosämie*, Kuhmilchallergie*; **Formen:** Sojanahrung* sowie sog. hypoallergene Säuglingsnahrung aus hydrolysierten Proteinen (kleine Molekülgröße, meist nicht auf Kuhmilchbasis).

Säuglings|otitis (Ot-*; -itis*) *f*: s. Otitis media.

Säuglings|re|tikulose, akute (Reticulum*; -osis*) *f*: s. Letterer-Siwe-Krankheit.

Säuglings|skoliose (gr. σκολιός krumm, schief; -osis*) *f*: (engl.) *infant scoliosis*; Form der Skoliose* im 1. Lj. durch ständige Einnahme der Rückenschräglage während der ersten Lebensmonate; **Klin.:** überwiegend langstreckige u. großbogige Wirbelsäulenfehlkrümmung in der Frontalebene (ohne Gegenkrümmung), häufig mit einseitiger Verformung des Kopfes, Brustkorbs u. Beckens, sowie Kontrakturen der Hals-, Hüft- u. Fußmuskeln (Siebenersyndrom*); **Ther.:** Physiotherapie; **Progn.:** meist spontane Rückbildung. Vgl. Prädilektionssyndrom, konnatales.

Säuglings|sterblichkeit: (engl.) *infant mortality*; Anzahl der im 1. Lebensjahr gestorbenen Kinder bezogen auf die Lebendgeborenen in diesem Jahr; **Einteilung:** s. Tab., S. in den letzten Jahrzehnten mit sinkender Tendenz: 1993 sind in Deutschland je 1000 Lebendgeburten 6,5 männl. u. 5,1 weibl. Säuglinge gestorben, 2005 je 1000 Lebendgeburten 4,4 männl. u. 3,5 weibl. Säuglinge (2008: 1381 männl., 1033 weibl. Säuglinge); sie weist regionale Differenzen auf u. ist in Großstädten höher als auf dem Land. **Todesursachen** bei Frühsterblichkeit sind Folgen von Kompl. bei Schwangerschaft u. Geburt sowie verkürzter Schwangerschaftsdauer bzw. Untergewicht (Frühmangel- bzw. Mangelgeborene*) u. Fehlbildungen. Bei der Nachsterblichkeit stehen außerdem angeb. Fehlbildungen u. plötzlicher Kindstod* im Vordergrund. Vgl. Mortalität, perinatale.

Säuglings|tod, plötzlicher: s. Kindstod, plötzlicher.

Säuglings|toxikose (Tox*-; -osis*) *f*: s. Brechdurchfall des Säuglings.

Säulen|ag|glutinations|test *m*: s. Gelzentrifugationstest.

Säulen|chromato|graphie (Chrom-*; -graphie*) *f*: (engl.) *column chromatography*; Verf. der Chromatographie*, bei der sich die stationäre Phase in einer Säule befindet.

Säulen|epi|thel (Epithel*) *n*: (engl.) *columnar epithelium*; hochprismatisches Epithel; s. Epithelgewebe.

Säure|amide *n pl*: (engl.) *acid amides*; Verbindungen, die aus Carbonsäuren* entstehen, indem die OH-Gruppe der Carboxylgruppe durch NH$_2$ ersetzt wird, z. B. Acetamid (CH$_3$CO—NH$_2$); auch die kovalenten Bindungen zwischen der Carboxyl- u. Aminogruppen von Aminosäuren in Peptiden u. Proteinen sind Säureamidbindungen (—CO—NH—). Vgl. Sulfonamide.

Säure|an|hydride *n pl*: (engl.) *acid anhydrides*; Verbindungen, die aus den Sauerstoffsäuren durch Wasserabspaltung entstehen; z. B. aus Schwefelsäure (H$_2$SO$_4$) das Anhydrid SO$_3$.

Säure-Basen-Haushalt: (engl.) *acid-base balance*; Bez. für Regelvorgänge zur Aufrechterhaltung eines für den Stoffwechsel optimalen Gleichgewichts von Säuren u. Basen im Extrazellulärraum* mit pH von 7,4 ($\pm 0{,}04$) im art. Blut; Abweichungen vom Säure-Basen-Gleichgewicht werden **kurzfristig** verringert durch Pufferung* u. **längerfristig** ausgeglichen durch **1.** Regulation des pCO$_2$ (auf 4 mmHg) inf. Abatmung von CO$_2$ (24 000 mmol/24 h); **2.** Ausscheidung der bei Stoffwechselvorgängen anfallenden überzähligen nichtflüchtigen Säuren (d. h. Protonen; bei vegetarischer Ernährung ggf. auch Basen) über die Niere (60 mmol/24 h; vgl. Azidogenese); Eliminationswege u. Bilanzen für CO$_2$ (Lunge) u. H$^+$ nicht flüchtiger Säuren (Niere) sind voneinander getrennt; Verknüpfung i. R. des Säure-Basen-Gleichgewichts durch Puffersysteme (Bicarbonatpuffer: HCO$_3^-$, Nicht-Bicarbonatpuffer, Abk. NBP):

$$CO_2 + H_2O \rightleftharpoons H_2CO_3 \rightleftharpoons HCO_3^- + H^+ + NBP^- \rightleftharpoons NBP\text{-}H$$

Einteilung: der Störungen des S.-B.-H. im Blut u. Gesamtorganismus: **1.** respirator.: durch Änderungen der CO$_2$-Produktion od. -Abatmung; bei respiratorischen Störungen tritt keine relevante Änderung der Gesamtpufferbasen (Abk. GBP) od. des base excess (Abk. BE; s. Basenabweichung) auf, da fast alle im Bikarbonatsystem anfallenden Protonen (H$^+$) abgepuffert werden u. die Zunahme an HCO$_3^-$ durch Verbrauch von NBP- ausgeglichen wird; **2.** nicht respirator.: durch Änderung der Konz. nichtflüchtiger Säuren od. Basen; bei nicht respirator. Störungen sind die Werte für GBP u. BE pathol., da Pufferung (Azidose) bzw. Nachlieferung (Alkalose) von Protonen Konz. von HCO$_3^-$ u. NBP- parallel geändert werden; u. U. lebensbedrohlich. Vgl. Elektrolythaushalt.

Säuglingssterblichkeit Terminologische Übersicht	
Sterblichkeit im Zeitraum	Bezeichnung
22. SSW bis 7. Lebenstag	perinatale Sterblichkeit
1.–7. Tag	Frühsterblichkeit, neonatale Sterblichkeit (Neugeborenensterblichkeit)
8.–28. Tag	Spätsterblichkeit
29.–365. Tag	postneonatale Sterblichkeit (Nachsterblichkeit)

Säure-Basen-Status *m*: (engl.) *acid-base status*; Sammelbez. für physiol. Messgrößen i. R. einer BGA zur Beurteilung des Säure*-Basen-Haushalts u. zur Erfassung möglicher (respirator. od. nicht respirator.) Störungen; umfasst **1.** pH*; **2.** CO_2*-Partialdruck als Parameter für respirator. Einflüsse (pulmonaler Gasaustausch); **3.** Basenabweichung*, Pufferbasen* od. Standardbicarbonat* als Parameter für nicht respirator. Einflüsse (Zufuhr, Ausscheidung, Stoffwechsel); **Referenzbereiche:** s. BGA (Tab. dort).

Säure|hämo|lyse|test (Häm-*; Lys-*) *m*: (engl.) *acidified serum test*; syn. Säure-Serum-Test, Ham-Test; hämat. Test zur Resistenzbestimmung* der Erythrozyten durch Inkubation in frischem (komplementhaltigem), auf pH 6,5–7,0 eingestelltem Serum; positives Ergebnis, wenn nach 1 Std. Hämolyse* auftritt, v. a. bei paroxysmaler nächtl. Hämoglobinurie*, auch bei hereditärer Sphärozytose* u. kongenitaler dyserythropoet. Anämie* (Typ II).

Säuren: (engl.) *acids*; anorg. od. org. Verbindungen, die in wässriger Lösung ein od. mehrere Wasserstoffionen abspalten, also Protonen abgeben können. Die **Säurestärke** ist abhängig vom Dissoziationsgrad; man unterscheidet danach schwache u. starke S., letztere dissoziieren vollkommen. **Lewis-Säuren** sind i. w. S. Verbindungen, die mit ihrer Elektronenpaarlücke eine Bindung mit dem Elektronenpaar einer Lewis-Base (Elektronenpaardonatoren) eingehen. Vgl. Pufferung.

Säure|rest: (engl.) *acid residue*; Anion einer Säure.

Säure|serum|test *m*: Säurehämolysetest*.

Säure|zahl: (engl.) *acid number*; Menge an Kaliumhydroxid in mg, die zur Absättigung freier Säuren in 1 g Substanz erforder. ist; vgl. Verseifungszahl, Iodzahl.

Safar-Tubus (Peter S., Anästh., Pittsburgh, geb. 1924; Tubus*) *m*: (engl.) *Safar's tube*; Doppel-Guedel-Tubus; selten gebräuchl. oraler Pharyngealtubus* mit 2 Mundstücken als Hilfsmittel zur Mund-zu-Mund-Beatmung (s. Atemspende).

Safranin|lösung: (engl.) *safranine solution*; Farbstoff zur Gram*-Färbung u. Kapselfärbung* in der Bakteriendiagnostik.

Safran|leber: (engl.) *saffron-yellow liver*; Hepar crocatum; Bez. für die safrangelbe Verfärbung einer Fettleber* bei gleichzeitig bestehendem Ikterus*, auch bei akutem Leberversagen*.

sagittal (lat. sagitta Pfeil; (engl.) *sagittal*; sagittalis; in Pfeilrichtung.

Sagittal|ebene: (↑) *f*: (engl.) *sagittal plane*; jede der sagittalen Medianebene parallele Ebene; vgl. Ebenen des Körpers.

Sagittal|typ (↑): s. Lagetyp des Herzens.

SAGM-Ad|ditiv|lösung: Kurzbez. für Sodium-Adenin-Glukose-Mannitol-Additivlösung; (engl.) *SAGM solution*; Stabilisator* für Blutkonserven aus Natrium (dt. Sodium), Adenin (Verlängerung der Erythrozytenüberlebensdauer durch Förderung der ATP- u. 2,3-Diphosphoglycerat-Synthese), Glukose u. Mannitol (Verbesserung der Erythrozytenverformbarkeit); ermöglicht eine ca. 35-tägige Lagerung von Erythrozytenkonzentraten*. Vollblut wird in CPD*-Stabilisator gesammelt; die von Plasma u. buffy* coat getrennten Erythrozyten werden mit SAGM-A. versetzt (sog. CPD/SAGM-System). Vgl. PAGGS-M-Additivlösung.

Sago|milz: (engl.) *sago spleen*; Amyloidose* der Milz, bei der die Milzfollikel zu großen, sagoartigen Körnchen entartet sind; vgl. Schinkenmilz.

Sahli-Venen|kranz (Hermann S., Hämat., Bern, 1856–1933; Vena*): (engl.) *Sahli's corona*; feine Gefäßerweiterungen im Verlauf der unteren Thoraxapertur, bes. bei Männern nach dem 50. Lj.; **Urs.:** konstitutionell, chron. Lungenemphysem, auch bei oberer Einflussstauung.

Saint-Trias (Charles F. M. S., Chir., Radiol., Kapstadt, 1886–1973; Trias*) *f*: (engl.) *Saint's triad*; kombiniertes Auftreten von 3 im Alter recht häufigen Erkr. ohne bisher geklärten ätiol. Zusammenhang: Hiatushernie*, Cholelithiasis* u. Divertikulose* des Dickdarms.

Sakkade (franz. saccade Ruck, Stoß) *f*: (engl.) *saccade*; ruckartige Augenbewegung; **Vork.:** z. B. beim Blickwechsel von einem Objekt auf ein anderes (Blickzielbewegung) u. bei Nystagmus*.

sakkadiert (↑): (engl.) *interrupted*; kurz abgesetzt, nicht kontinuierlich; z. B. das Atemgeräusch bei Pleuritis* sicca od. Bronchitis*.

Sakral|dermoid (↑; Derm-*; -id*) *n*: (engl.) *sacral dermoid*; im Bereich des Kreuz- u. Steißbeins lokalisiertes Dermoid*; vgl. Pilonidalsinus.

Sakralisation (↑) *f*: (engl.) *sacralization*; angeb. knöcherne Verschmelzung des 5. Lendenwirbels mit dem Kreuzbein; mögl. Urs. von Neuralgien in der Kreuzbeingegend. Vgl. Lumbalisation; Kranialvariante.

Sakro|iliakal|gelenk (↑; Ile-*): (engl.) *sacroiliac joint*; Art. sacroiliaca; Gelenk zwischen Kreuzbein u. Darmbein.

Sakro|iliakal|syn|drom (↑; ↑) *n*: Iliosakralsyndrom*.

Sakro|iliitis (↑; -itis*) *f*: (engl.) *sacroiliitis*; Entz. der Iliosakralgelenke; **Urs.:** bakterielle Inf. (meist einseitiger Befall) od. entzündlich-rheumatische Erkr. (meist doppelseitig, z. B. bei Spondylitis* ankylosans; **Diagn.:** (röntg.) zyklisch od. polyzyklisch begrenzte Verdichtungszonen an beiden Teilen der Iliosakralgelenke mit Erosionen u. kleinen Dissektionen in fortgeschrittenen Stadien; MRT mit Kontrastmittel zum Nachw. eines Knochenmarködems in Frühstadien; **Ther.:** NSAR, physik. Ther., bei gesicherter Spondylitis* ankylosans Basistherapie mit TNF*-Blocker, Radiumtherapie*; selten Röntgenbestrahlung od. Op. (Arthrodese*). Vgl. Iliosakralsyndrom.

Sakro|kox|algie (↑; Cox-*; -algie*) *f*: (engl.) *sacrocoxalgia*; durch Entz. des Sakroiliakalgelenks bedingte Schmerzen; **Urs.:** Sakroiliitis*, gelegentl. Tuberkulose.

Sakrum (↑) *n*: Kurzbez. für Os* sacrum.

Sakto|salpinx (gr. σακτός vollgestopft; Salpinx*) *f*: s. Salpingitis.

Sal (lat.) *n*: Salz.

Salaam-Krämpfe: s. West-Syndrom.

Salbe: (engl.) *ointment*; (pharmaz.) Unguentum; halbfeste Arzneizubereitung zur lokalen Anw.; als einphasige Zubereitung versch. Fette, Öle od. Wachse, mit denen die Wirkstoffe gemischt werden, od. als Emulsion* vom Typ Wasser-in-Öl.

Salbei, Echter: (engl.) *sage*; Salvia officinalis; Halbstrauch aus der Fam. der Lippenblütler, Laubblät-

Salmonella

Saling-Schema
Haupt- und Nebenschema

Kriterium	Beurteilung		
	2 Punkte	1 Punkt	0 Punkte
Hauptschema[1]			
Nabelschnur	prall	mittelgradig gefüllt	schlaff
Hautfarbe am Stamm	rosig	blau	blass
Tonus und Bewegungen	gut	herabgesetzt	fehlen
Atmung	ungestört	gestört	fehlt
Herzschlagfrequenz	>100	<100	fehlt
Reaktion auf Reize	gut	herabgesetzt	fehlt
Nebenschema[2]			
erster Atemzug		innerhalb 20 Sekunden	später
erster Schrei		innerhalb 75 Sekunden	später
regelmäßige Atmung		innerhalb 90 Sekunden	später
Hautrötung		innerhalb 5 Minuten und 15 Sekunden	später

[1] beim optimal lebensfrischen Kind 10–12 Punkte; [2] beim optimal lebensfrischen Kind 4 Punkte

ter (Salviae folium) enthaltenes ätherisches Öl mit den Hauptkomponenten α- u. β-Thujon, 1,8-Cineol, Kampfer sowie Gerb- u. Bitterstoffe, Triterpene, Flavonoide; antibakterielle, fungistatische, virostatische, adstringierende, sekretionsfördernde u. schweißhemmende Wirkung; **Verw.:** bei Entz. der Mund- u. Rachenschleimhaut, dyspept. Beschwerden u. vermehrter Schweißsekretion; **NW:** Auftreten epileptiformer Krämpfe bei länger dauernder Anw. von alkohol. Extrakt od. reinem Öl; **Kontraind.:** Anw. des Öls während der Schwangerschaft.

Salben|gesicht: (engl.) *seborrheic facies;* Glänzen der Gesichtshaut als Folge einer Vermehrung der Talgabsonderung; z. B. bei Parkinson*-Syndrom, Seborrhö*.

Salben|stuhl: s. Steatorrhö.

Sal|butamol (INN) *n:* (engl.) *salbutamol;* Beta-2-Sympathomimetikum; **Ind.:** als Bronchospasmolytikum*; **UAW:** s. Sympathomimetika.

Sal Carolinum factitium (lat. *sal* Salz) *n:* (engl.) *Carlsbad salt;* dem Karlsbader Salz nachgebildetes Gemisch aus Natrium- u. Kaliumsulfat, NaCl u. NaHCO$_3$; **Ind.:** als Laxans.

Sal Ems factitium (↑) *n:* dem Emser* Salz aus Natriumhydrogencarbonat, Natriumchlorid, Natriumsulfat, Kaliumsulfat nachgebildetes Gemisch; **Anw.:** zum Gurgeln u. Spülen bei Katarrhen der Atemwege.

Salicis cortex *m:* s. Weidenrinde.

Salicyl|säure: (engl.) *salicylic acid;* Stoff mit antipyretischer, analgetischer, antiphlogistischer u. keratolytischer Wirkung; **Anw.:** zur Schmerz- u. Rheumatherapie (Salicylate), als Keratolytikum; (system.) **UAW:** s. Antiphlogistika, nichtsteroidale. Vgl. Acetylsalicylsäure.

Sali|diurese (lat. *sal* Salz; Dia-*; Ur-*) *f:* Salurese*.

Saling-Schema (Erich S., Gebh., Berlin, geb. 1925) *n:* (engl.) *Saling's score;* Punkteschema für die Zustandsdiagnostik des Neugeborenen*; **Anw.:** das sog. Hauptschema dient der Einfachstbeurteilung sofort nach der Geburt sowie 5 u. 10 Min. später, das sog. Nebenschema der Befundung wichtiger Adaptationsmerkmale (s. Tab.) unter Einbeziehung von pH-Werten aus dem Nabelschnurblut; erlaubt die Differenzierung, ob ein Depressionszustand* des Neugeborenen durch Hypoxie verursacht ist (bei Hypoxie immer Vorliegen einer Azidose) od. andere Noxen (z. B. Narkotika, op. Eingriffe) eine Rolle spielen. Vgl. APGAR-Schema.

Salivation (lat. sal*i*va Speichel) *f:* (engl.) *salivation;* syn. Speichelfluss; klin. häufig i. S. der Hypersalivation (s. Ptyalismus) verwendete Bezeichnung.

Salizyl-: s. a. Salicyl-.

Salk-Impfung (Jonas E. S., Arzt, Virol., Pittsburgh, 1914–1995): (engl.) *Salk's vaccination;* Schutzimpfung* gegen Poliomyelitis mit inaktivierter Vakzine (IPV).

Salla-Krankheit: s. Sialurie.

Salmeterol (INN) *n:* (engl.) *salmeterol;* langwirkendes Beta-2-Sympathomimetikum; **Ind.:** Asthma* bronchiale (aufgrund des langsamen Wirkungseintritts nicht zur Akuttherapie geeignet), chron. Bronchitis*, Lungenemphysem*; **Kontraind.:** Hyperthyreose, Tachykardie, Aortenstenose; **UAW:** gelegentl. Tremor u. Palpitationen, u. U. Herzrythmusstörung, Kopfschmerz.

Salmonella (Daniel E. Salmon, amerikan. Bakteriol., Pathol., 1850–1914) *f:* (engl.) *Salmonella;* früher auch als TPE-Gruppe (engl. Typhus-Paratyphus-Enteritis-Gruppe) bez.; Gattung gramnegativer, bewegl. Stäbchenbakterien der Fam. Enterobacteriaceae* (vgl. Bakterienklassifikation); bilden Enterotoxine u. sind (von Ausnahmen abgesehen) peritrich begeißelt; bilden keine Sporen; **Einteilung:** in 6 Subgruppen mit mehr als 2000 Serovarianten (vgl. Kauffmann-White-Schema); wichtigste humanpathogene Serovare gehören zur Subgruppe der S. enterica, subspecies enterica: Serovar Typhi (Err. des Typhus* abdominalis), Serovar Paratyphi (Err. des Paratyphus* A, B u. C), Serovar Enteritidis, Serovar Typhimurium u. weitere Err.

Salmonellakrankheiten

von Enteritiden bei Mensch u. Tier (s. Salmonellosen); relativ resistent gegen Umwelteinflüsse; Abtötung durch eine Temperatur von 55 °C für 1 Std. (bzw. von 75 °C für kürzere Zeit) od. chem. Desinfektionsmittel. Vgl. Lebensmittelvergiftung.

Salmonella|krankheiten (↑): Typhus* abdominalis, Paratyphus* (A, B u. C), Salmonellosen* u. Enteritis*.

Salmonellosen (↑; -osis*) *fpl*: (engl.) *salmonelloses*; durch Salmonellen (s. Salmonella) ausgelöste Infektionskrankheit; i. e. S. Infektionen u. insbes. Lebensmittelvergiftungen durch Salmonellen der Enteritis-(nicht Typhus- u. nicht Paratyphus-)Gruppe; **Hauptursache:** Konsum kontaminierter Lebensmittel (Fleisch u. Fleischwaren, Milch u. Milchprodukte, Eier u. mit Eiern hergestellte Produkte, z. B. Speiseeis, Backwaren), bes. nach hygienisch unzulängl. Zubereitung bzw. Verarbeitung (z. B. bei Verw. roher od. zu kurz gekochter Eier, bei zu kurzer Erhitzung von Speisen in Mikrowellengeräten); Inf. der Schlachttiere auch durch kontaminiertes Futtermittel mögl.; **Inkub.:** 20–24 Std.; **Klin.:** Erbrechen u. wässriger Durchfall; Schwere der Erkr. von Erregertyp u. Alter des Pat. abhängig; von seltenen Kompl. abgesehen (z. B. Sepsis, Meningitis, Osteomyelitis) i. d. R. kurze Krankheitsdauer (1–2 Tage) u. geringe Letalität; bei zunehmenden Erkrankungsfällen allerdings häufig schwere Verläufe mit Todesfolge, insbes. bei alten u. abwehrgeschwächten Menschen; geringe postinfektiöse Immunität; im Gegensatz zu Typhus* abdominalis u. Paratyphus* selten Dauerausscheidung; meldepflichtige Krankheit bei Erkrankung u. Tod; **Ther.:** symptomat., orale Flüssigkeitszufuhr, ggf. Lactulose; Antibiotika meist nicht notwendig; **Proph.:** Beachtung der Hygiene im Umgang mit evtl. kontaminierten Lebensmitteln (Händewaschen!); kein Verzehr von Lebensmitteln, die kontaminiert sein könnten. Vgl. Gastroenteritis, infektiöse.

Salpeter (lat. sal Salz; gr. πέτρα Fels) *m*: (engl.) *saltpetre*; Salze der Salpetersäure; z. B. Natriumnitrat (NaNO₃), Kaliumnitrat (KNO₃).

Salpeter|säure: (engl.) *nitric acid*; Acidum nitricum, HNO₃; Salze: Nitrate.

Salpeter|säure|ester: (engl.) *nitric acid esters*; Ester der Salpetersäure, z. B. Nitroglycerol*; s. Nitrate, organische.

Salpeter|säure|ester|in|toxikation (Intoxikation*) *f*: (engl.) *nitric acid ester poisoning*; durch inhalative u. perkutane Aufnahme von Salpetersäureestern verursachte, v. a. in der Sprengstoffindustrie vorkommende chron. Vergiftung; **Sympt.** u. **Klin.:** Erweiterung der Blutgefäße mit Hitzegefühl, Gesichtsrötung, Brechreiz, Schlafstörung, Blutdruckabfall u. Bradykardie; ggf. BK Nr. 1309.

Salpetrige Säure: (engl.) *nitrous acid*; Acidum nitrosum; HNO₂; Salze: Nitrite*.

Salping|ek|tomie (Salpinx*; Ektomie*) *f*: (engl.) *salpingectomy*; op. Entfernung eines Eileiters*.

Salpingitis (↑; -itis*) *f*: (engl.) *salpingitis*; Eileiterentzündung; meist aus den tiefer liegenden Abschnitten des Genitales aszendierende Infektion der Eileiter; **Vork.:** fast ausschließl. im geschlechtsreifen Alter (bes. bei 16- bis 24-Jährigen), insbes. zur Zeit der Menstruation (inf. geöffneten Zervikalkanals u. Veränderung des Scheidenmilieus), post partum (bei evtl. geöffnetem Zervikalkanal u. infizierten Lochien, Endometritis* puerperalis), nach intrauterinem Eingriff sowie durch Intrauterinpessare*.

> Bei Genitalinfektionen postmenopausaler Frauen ist an Genitalmalignome, Diabetes mellitus und Intestinalerkrankungen (Divertikulitis, Appendizitis, Karzinome) zu denken.

Infektion auch über Lymphbahnen od. aus der Umgebung (z. B. bei Appendizitis*) möglich; **Err.:** meist polymikrobielle Infektion durch aerobe (Chlamydia* trachomatis, Neisseria* gonorrhoeae, Mycoplasma* hominis, Streptococcus*, Staphylococcus*, Haemophilus*, Escherichia* coli) u./od. anaerobe Bakt. (Bacteroides*, Peptococcus, Peptostreptococcus*, Clostridium*, Actinomyces*); **Pathol./Anat.:** zunächst klin. stumm verlaufende Infektion der Tubenschleimhaut (Endosalpingitis), die folgenlos ausheilen kann; bei Epitheldefekten u. Ulzerationen sind fibrinöse Verklebungen mögl. (Eitransportstörung, Begünstigung einer Tubargravidität*); bei Übergreifen der Entz. auf die Muskulatur (S. i. e. S.) Hyperämie, leukozytäre Infiltration u. Anschwellung der Tubenwand, u. U. Erweiterung der Tube bei entzündl. Verschluss der Tube (Saktosalpinx) u. Retention des serös-fibrinösen (Hydrosalpinx) od. eitrigen Exsudats (Pyosalpinx), evtl. mit Einblutung (Hämatosalpinx); bei Chronifizierung weitere Ausbreitung (Adnexitis*); **Klin.:** bei akuter S. Fieber, Schmerzen im Unterbauch, peritoneale Reizerscheinungen, umschriebene Abwehrspannung; palpatorisch Portioschiebeschmerz, evtl. prallelast. druckdolente Resistenzen im Adnexbereich; labordiagn. Entzündungszeichen; bei chron. S. bindegewebige Organisation der Fibrinablagerungen u. Verklebungen, häufig mit regionalen Adhäsionen u. Verwachsungen (z. B. Tuboovarialzyste*), Fixierung der Tube u. Einschränkung der Uterusbeweglichkeit (Retroflexio uteri fixata, s. Flexio uteri); typische Sympt. sind Dysmenorrhö, Algopareunie, Schmerzen bei körperl. Betätigung u. Defäkation. **Kompl.:** v. a. Oophoritis*, Pelveoperitonitis, Douglas*-Abszess; **Diagn.:** neben den klin. Zeichen diagn. Laparoskopie, Vaginalsonographie od. andere bildgebende Verfahren, Laborparameter (Entzündungszeichen, bakteriol. Nachweis); **DD:** Appendizitis*, Extrauteringravidität*, Harnweginfektion*, Divertikulitis*; **Ther.:** zunächst konservativ mit Breitband-Antibiotika, ergänzend evtl. Glukokortikoide* (bei Diabetes mellitus kontraindiziert), Antiphlogistika u. hyperämisierende physik. Maßnahmen (bei Infektion mit Chlamydia trachomatis u. Neisseria gonorrhoeae Partnerbehandlung erforderlich); bei Hydro- u. Pyosalpinx op. Laparoskopie*, u. U. Salpingektomie; bei Tuboovarialabszess chir. (auch minimal-invasiv); **Proph.:** Verw. von Kondomen u./od. Spermiziden; hormonale Kontrazeptiva können inf. erhöhter Viskosität des Zervixschleims eine Keimaszension behindern; **Progn.:** Sterilität in 20–30 % der Fälle; auf das 6–10-fache erhöhtes Risiko einer Extrauteringravidität.

Salpingitis isthmica nodosa (↑; ↑) *f*: (engl.) *salpingitis isthmica nodosa*; Eileiterentzündung mit knotiger, tumorartiger Verdickung der Tubenwand durch kleindrüsige Strukturen (Adenomyose*) nah am Uterus; **Folgen:** Extrauteringravidität, Sterilität.

Salpingitis pro|fluens (↑; ↑) *f*: (engl.) *salpingitis profluens*; Salpingitis* mit zeitweiser, massiver Entleerung des bei Verschluss des Eileiters gestauten Sekrets über eine Ventilstenose des uterinen Eileitersegments in den Uterus.

Salpingitis tuberculosa (↑; ↑) *f*: (engl.) *tuberculous salpingitis*; Infektion der Eileiter (meist beide betroffen) mit Mycobacterium* tuberculosis; Befall v. a. der Schleimhaut hämatogen od. durch Aszension (s. Endometritis tuberculosa); **Kompl.:** häufig Sterilität* bzw. Extrauteringravidität*. Vgl. Genitaltuberkulose.

Salpingo|graphie (↑; -graphie*) *f*: s. Hysterosalpingographie.

Salpingo|lyse (↑; Lys-*) *f*: (engl.) *salpingolysis*; op. Lösung von regionalen Verklebungen u. Verwachsungen des Eileiters, meist pelviskop. durchführbar; Behandlungsversuch bei tubar bzw. postinfektiös bedingter Sterilität*.

Salping|oophor|ek|tomie (↑, Oo-*; -phor*; Ektomie*) *f*: (engl.) *salpingo-oophorectomy*; syn. Adnexektomie; op. Entfernung eines Eileiters mit dem zugehörigen Ovarium.

Salpingo|stomato|plastik (↑; Stoma*; -plastik*) *f*: s. Tubenchirurgie.

Salpingo|tomie (↑; -tom*) *f*: (engl.) *salpingotomy*; Eröffnung des Eileiters, z. B. bei Tubargravidität*.

Salpinx (gr. σάλπιγξ Trompete) *f*: **1.** (engl.) *salpinx*; Muttertrompete (Eileiter*, Tuba uterina), nur in Zusammensetzungen gebräuchl. (Salping-, -salpinx); **2.** Ohrtrompete (Tuba auditiva), in Zusammensetzungen wie Plica salpingopharyngea.

SALT: Abk. für (engl.) *skin associated lymphoid tissue*; in der Haut lokalisierte Zellen des Immunsystems, insbes. hautspezifische dendrit. Zellen (Langerhans*-Zellen) u. durch die Haut wandernde T-Lymphozyten (memory* cells); bei allerg. Kontaktekzemen ist SALT an der Induktionsphase (Bindung des durch die Haut penetrierten Allergens an Proteine, Aufnahme durch Langerhans-Zellen u. Aktivierung der T-Lymphozyten) sowie an der Expressionsphase (nach Zweitkontakt mit dem Allergen Aktivierung zytotox. T-Lymphozyten, Ausbildung der lokalen Entz. durch Freisetzung von Mediatoren aus den aktivierten Langerhans-Zellen u. T-Lymphozyten) beteiligt. Vgl. MALT.

Salter-Harris-Klassifikation (Robert S., Orthop., Toronto) *f*: (engl.) *Salter classification*; Einteilung gelenknaher u. gelenkbeteiligter Frakturen unter Beteiligung der Epiphysenfuge bei Kindern; s. Epiphysenfraktur.

Salter-Operation (↑) *f*: (engl.) *Salter operation*; Modifikation der Chiari*-Operation mit op. Auswärtskippung einer steilgestellten Flachpfanne des Hüftgelenks sowie von Scham- u. Sitzbein nach vorn-unten durch horizontale Beckenosteotomie oberh. des Acetabulums u. Abstützung mit Beckenkammspan; **Ind.:** Spätkorrektur einer Hüftdysplasie* u. Hüftgelenkluxation* sowie Perthes*-Calvé-Legg-Krankheit im 2.–6. Lebensjahr.

Salt-losing-Nephritis (engl. salt Salz; to lose verlieren; Nephr-*; -itis*) *f*: veraltete Bez. für das renale Salzverlustsyndrom*.

Salurese (lat. sal Salz; Ur-*) *f*: (engl.) *saluresis*; syn. Salidiurese; vermehrte Ausscheidung von Natrium-, Kalium-, Chlorid- u. Bicarbonat-Ionen im Harn; vgl. Diuretika.

Saluretika (↑; ↑) *n pl*: s. Diuretika.

Salus-Zeichen (Robert S., Ophth., Prag, geb. 1877): s. Fundus arteriosclerosicus.

Saluto|genese *f*: (engl.) *salutogenesis*; von A. Antonovsky geprägte Bez. für den individuellen Entwicklungsprozess von Gesundheit, der sich als zeitbezogenes Ereignis personaler Lern- u. Reifungsprozesse, genet. Ausstattung, physiol. Verhaltens u. soziobiol. Umweltfaktoren darstellt; nach A. Antonovsky kann der Mensch trotz starker Belastungen gesund bleiben aufgrund eines Kohärenzgefühls (sog. sense of coherence), bestehend aus 3 Komponenten: **1.** konstitente u. flexible Umwelt; **2.** Gleichgewicht zwischen Anstrengung u. Erholung; **3.** Handhabbarkeit der verfügbaren Ressourcen; **3.** Sinnhaftigkeit des Lebens u. Beteiligung an Entscheidungsprozessen für die Gruppe od. Gesellschaft.

Salvia officinalis *f*: s. Salbei, Echter.

Salz|bad: s. Solebad.

Salze: (engl.) *salts*; anorg. (meist wasserlösl.) od. org. Verbindungen aus Anionen u. Kationen, die in festem Zustand oft Kristallgitter bilden u. in wässriger Lösung in Basenkationen u. Säureanionen dissoziieren; **Entstehung** durch Reaktion von Metallen, Metalloxiden, -hydroxiden od. -carbonaten mit Säure od. Säureanhydriden; je nach Anzahl der ersetzten Protonen einer Säure, z. B. Schwefelsäure (H_2SO_4), gibt es saure (z. B. $NaHSO_4$) od. neutrale (Na_2SO_4) S.; ersetzen Säurereste eine od. mehrere OH-Gruppen einer Base, z. B. $Ca(OH)_2$, liegen entspr. basische (z. B. Ca[OH]Cl) bzw. neutrale S. ($CaCl_2$) vor.

Salze, harn|saure: Urate*.

Salz|fieber: s. Kochsalzhyperthermie.

Salz|flecke: s. Ekzem, seborrhoisches.

Salz|mangel|syn|drom *n*: s. Salzverlustsyndrom, renales.

Salz|ödem (Ödem*) *n*: (engl.) *salt edema*; durch übermäßige Kochsalzzufuhr bei schlecht genährten, herz- u. nierengesunden Kindern entstehendes Ödem*.

Salz|säure: (engl.) *hydrochloric acid*; Acidum hydrochloricum; wässrige Lösung des Gases Chlorwasserstoff (HCl); klare, stechend riechende (in höherer Konz. rauchende) Flüssigkeit (Salze: Chloride); **Vork.:** im Magensaft* in 0,3–0,5 %iger Konz., Bildung in den Belegzellen des Korpus- u. Fundusdrüsen des Magens; **Wirkung:** Bakteriostase bzw. Bakterizidie, Aktivierung von Pepsin*; die Azidität des Magensafts* wird traditionell durch Titration mit 0,1 mol/l NaOH gegen Phenolphthalein u. Methylorange (Dimethylaminoazobenzol) als Indikatoren bestimmt. Vgl. Magensaftuntersuchung.

Salz|verlust|syn|drom, ad|reno|genitales *n*: s. Syndrom, adrenogenitales.

Salz|verlust|syn|drom, renales *n*: (engl.) *renal salt wasting syndrome*; syn. Salt-losing-Nephritis, Diabetes salinus renalis; z. T. erheblicher Elektrolyt-

Salzverlustsyndrom, zentrales

verlust über die distalen Nierentubuli inf. mineralokortikoidresistenter Einschränkung des Natrium-Kalium-Austauschs; **Urs.**: interstitielle Nephropathie (Analgetika*-Nephropathie, Gichtnephropathie*, chron. Pyelonephritis*), kongenitale Nebennierenrindenhyperplasie (21-Hydroxylasedefizienz), hyperreninämischer Hypoaldosteronismus; **Sympt.**: Hypovolämie, Hypotonie*, nächtliche Wadenkrämpfe, Hyperkaliämie, Azidose*. Vgl. Elektrolythaushalt.

Salz|verlust|syn|drom, zentrales n: (engl.) cerebral salt wasting syndrome; syn. zerebrales Salzverlustsyndrom; hypotone Dehydratation* inf. Störung der zentralen Regulation des Natriumhaushalts u. der Osmoregulation* mit paradox hoher renaler Natriumausscheidung u. Hyponatriämie*; **Vork.**: bei Subarachnoidalblutung*, seltener bei Schädelhirntrauma*, Hirntumor, basaler Meningitis*; **Ther.**: Substitution von Natrium u. Flüssigkeit, evtl. Fludrocortison (mineralokortikoide Wirkung); **DD**: Syndrom* der inadäquaten ADH-Sekretion.

SAM: 1. (biochem.) Abk. für **S-A**denosyl**m**ethionin*; **2.** (kardiol.) Abk. für (engl.) **s**ystolic **a**nterior **m**ovement; echokardiograph. im M-Mode sichtbare mesosystol., anteriore Bewegung der Mitralklappe bei hypertropher Kardiomyopathie*, Aortenklappenvitien u. art. Hypertonie.

Samarium (nach V. E. Samarski, russ. Mineraloge, 19. Jahrhundert) n: (engl.) samarium; Symbol Sm, OZ 62, rel. Atommasse 150,4; zur Gruppe der Lanthanoide* gehörendes chem. Element; **Verw.**: (nuklearmed.) ^{153}Samarium-Ethylen-Diamin-Tetramethylen-Phosphonat (^{153}Sm-EDTMP) zur palliativen Schmerztherapie bei Knochenmetastasen.

Sambucus nigra f: s. Holunder, Schwarzer.

Samen: s. Sperma.

Samen|ausfluss: s. Spermatorrhö.

Samen|bank: (engl.) sperm bank; Einrichtung zur Konservierung u. Lagerung von Sperma; s. Spermakonservierung.

Samen|bläschen: s. Bläschendrüse.

Samen|epi|thel (Epithel*) n: (engl.) seminiferous epithelium; Keimepithel*.

Samen|erguss, vor|zeitiger: s. Ejaculatio praecox.

Samen|fäden: s. Spermien.

Samen|flüssigkeit: s. Sperma.

Samen|hügel: Colliculus* seminalis.

Samen|leiter: Ductus* deferens.

Samen|spender: s. Insemination.

Samen|strang: Funiculus* spermaticus.

Samen|strang|torsion (Torsion*) f: s. Hodentorsion.

Samen|strang|tumoren (Tumor*) m pl: (engl.) spermatic cord tumors; Tumor im Bereich des Funiculus spermaticus; **Formen: 1.** benigne S., z. B. Lipom, Fibrom, Fibromyom, Myxom, Neurom, Lymphangiom; **2.** maligne S., z. B. Sarkom, Metastasen von Hodentumoren*; **Klin.**: Raumforderung am Funiculus spermaticus, ziehende Schmerzen, Schwellung skrotal; **Diagn.**: klin. Untersuchung, Sonographie, MRT; **Ther.**: bei benignem S. operative Tumorresektion, bei malignem S. Resektion des Funiculus spermaticus mit Ablatio testis.

Samen|weg|verschluss: (engl.) occlusion of the seminal duct; angeborener, entzündl. (meist nach Epididymitis*) od. iatrogener (Sterilisation*) Verschluss der Kanälchen im Nebenhoden od. des Samenleiters; Azoospermie* bei beidseitigem Verschluss.

Sammel|linse: (engl.) convex lens; syn. Konvexlinse; s. Linse.

Samter-Syn|drom n: (engl.) Samter syndrome; syn. Samter-Trias; Komb. von Analgetika*-Intoleranz, Asthma* bronchiale u. Polyposis* nasi et sinuum; **Ätiol.**: unklar; **Vork.**: häufig bei Frauen im mittleren Lebensalter.

Sanarelli-Myxom (Giuseppe S., Serol., Rom, 1864–1940; Myx-*; -om*) n: (engl.) infectious myxomatosis; histor. Bez. für epidem. Viruserkrankung südamerikan. Kaninchen, die selten auch beim Menschen auftritt u. zur Bildung von Myxomen* führt; **Err.**: Myxomaviren der Gattung Leporipoxvirus aus der Fam. Poxviridae*.

Sanarelli-Shwartzman-Phänomen (↑; Giuseppe S., Serol., Rom, 1864–1940; Gregory Sh., Bakteriol., New York, 1896–1965) n: (engl.) Shwartzman reaction; eigentl. Sanarelli-Shwartzman-Reaktion; tierexperimentelles Modell lokaler od. disseminierter intravasaler Gerinnung u. Blockierung der terminalen Strombahn durch fibrinreiche Präzipitate nach wiederholter Endotoxininjektion; zweimalige intrakutane bzw. intravenöse Injektion von Endotoxinen gramnegativer Bakt. (im Abstand von 12–72 Std.) lösen bei Kaninchen nach der zweiten Injektion lokal schwere Hautentzündungen u. Nekrosen an der ersten Injektionsstelle bzw. einen protrahierten Schock (s. Schock, septischer) u. eine Verbrauchskoagulopathie* aus. **Pathol./Anat.**: charakteristisch sind fibrinreiche (hyaline) Mikrothromben in den Blutgefäßen fast aller Organe (bes. Glomeruluskapillaren mit Nierenrindennekrose); Immunvorgänge spielen bei dieser sog. thrombohämorrhag. Reaktion (Hyperkoagulabilität mit hämorrhag. Diathese) prakt. keine Rolle.

Sandalen|lücke: (engl.) sandals' gap; Verbreiterung der Zwischenzehenlücke zwischen 1. u. 2. Strahl; **Vork.**: z. B. bei Börjeson*-Forssman-Lehmann-Syndrom, Down*-Syndrom u. bei Gesunden.

Sand|floh: Tunga penetrans; s. Flöhe.

Sandhoff-Krankheit (Konrad S., Biochem., München, geb. 1939): (engl.) Sandhoff's disease; syn. Typ II der G_{M2}-Gangliosidose; s. Gangliosidosen (Tab. dort).

Sandifer-Syn|drom (Paul S., Neurol., Radiol.; Großbritannien) n: syn. Torticollis-Hiatushernien-Syndrom; Erkr. unklarer Ätiol. mit Torticollis*, dystonen Bewegungen von Hals, Nacken u. evtl. Rumpf, rezidiv. Erbrechen u. evtl. Hiatushernie*; Manifestation im Neugeborenen- od. Kleinkindesalter; **DD**: Torticollis anderer Genese, Torsionsdystonie; vgl. Symptome, extrapyramidale.

Sand|körperchen: Psammomkörperchen*.

Sand|korn|zystitis (Zyt-*; -itis*) f: s. Schistosomiasis.

Sand|mücken|fieber: Pappatacifieber*.

Sand|uhr|geschwulst: (engl.) hourglass tumor; Bez. für durch die Foramina intervertebralia wachsende Tumoren; meist spinale Neurinome*; vgl. Rückenmarktumoren.

Sand|uhr|magen: (engl.) hourglass stomach; (röntg.) Magen mit typischer Einengung etwa in der Mitte;

als spastischer S. bei akutem Ulcus* ventriculi od. narbiger S. durch Schrumpfung der Magenwand.

Sandwich-Methode *f*: (engl.) *sandwich method*; immun. Testmethode, bei der das zu untersuchende Antigen von einem spezif. Antikörper in der Festphase u. einem Anti-Antikörper, der radioaktiv, enzym-, fluoreszenz- od. lumineszenzmarkiert ist, in einem Dreier-Immunkomplex gebunden wird; z. B. beim Immunfluoreszenztest*. Vgl. Immunoassay.

Sanfilippo-Syn|drom (Sylvester J. S., Päd., Minneapolis) *n*: syn. Mukopolysaccharid-Speicherkrankheit Typ III; s. Mukopolysaccharid-Speicherkrankheiten (Tab.).

Sanguiniker (Sanguis*) *m*: s. Temperament.

sanguinolent (lat. sanguinolentus voller Blut): blutig.

Sanguis (lat.) *m*: Blut.

Sano-Shunt (Shunji S., japan. Herzchirurg) *m*: (engl.) *Sano shunt*; (chir.) Gefäßprothese aus Goretex zur palliativen op. Verbindung des rechten Ventrikels mit der A. pulmonalis (ventrikulopulmonaler Shunt*) zur Erhöhung der pulmonalen Perfusion bei angeborenem Herzfehler*; **Ind.:** Linksherzhypoplasie*-Syndrom (i. R. der Norwood*-Operation, auch als Norwood-Sano-Op. bezeichnet), Pulmonalatresie*.

Santorini-Gang (Giovanni D. S., Anat., Venedig, 1681–1737): Ductus* pancreaticus accessorius.

Santorini-Kerbe (↑): Incisura cartilaginis meatus acustici.

Santorini-Knorpel (↑): (engl.) *Santorini's cartilage*; Cartilago corniculata; dem Stellknorpel des Kehlkopfs aufsitzender kleiner elast. Knorpel.

Santorini-Muskeln (↑; Musculus*) *m pl*: **1.** Musculus* procerus; **2.** Musculus* risorius; **3.** Musculus incisurae terminalis (inkonstanter Teil des M. tragicus).

Santorini-Papille (↑) *f*: Papilla* duodeni minor.

SAP: Abk. für **S**ummen**a**ktions**p**otential*.

SAPHO-Syn|drom *n*: (engl.) *SAPHO syndrome*; syn. sternok(c)ostok(c)lavikulares Hyperostosesyndrom (Abk. SCCH), Akne-assoziierte Spondyloarthritis, pustulöse Arthroosteitis, chronisch rekurrierende multifokale Osteomyelitis (Abk. CRMO); entzündl.-rheumat. Erkrankung der Thoraxwand mit **S**ynovialitis*, **A**kne*, **P**ustulose, **H**yperostose* u. **O**steomyelitis*; **Ätiol.:** unbekannt; eine okkulte disseminierte Infektion mit niedrig virulenten Keimen (z. B. Propionibacterium acnes) wird vermutet; **Klin.:** entzündl. Auftreibung der gelenknahen Knochenanteile (Clavicula, Sternum) bei meist gleichzeitiger Pustulosis* palmaris et plantaris; **Ther.:** symptomat. NSAR, ggf. zusätzl. Bisphosphonate, Glukokortikoide, Sulfasalazin bzw. Methotrexat; Antibiotika wirkungslos.

SAPK: Abk. für **S**tress **a**ktivierte **P**rotein-**K**inase, s. MAP-Kinasen.

Sapo (lat.) *m*: (engl.) *soap*; s. Seifen.

Saponi|fikation (↑; lat. facere machen, tun) *f*: (engl.) *saponification*; Verseifung; s. Adipocire.

Saponine (↑) *n pl*: (engl.) *saponins*; zu den Phytosterolen* gehörende oberflächenaktive Stoffe.

Sapo|virus *n*: (engl.) *Sapovirus*; früher Sapporo-ähnliches Virus; Genus der Fam. Caliciviridae*; **klin.**

Bedeutung: ähnl. den Noroviren* als Verursacher von Gastroenteritiden.

Sappey-Venen (Marie Ph. S., Anat., Paris, 1810–1896; Vena*) *f pl*: Venae* paraumbilicales.

Sapporo-Virus *n*: (engl.) *Sapporo virus*; Sapporo-ähnliches Virus; frühere Bez. für Viren aus dem Genus Sapovirus*, benannt nach der Stadt Sapporo in Japan, wo 1977 bei einem Gastroenteritis-Ausbruch erstmals S.-V. nachgewiesen wurde.

Sapr|ämie (gr. σαπρός faulig; -ämie*) *f*: (engl.) *sapremia*; Sepsis* durch Fäulnisbakterien*.

Sapro|phyten (↑; Phyt-*) *m pl*: (engl.) *saprophytes*; Mikroorganismen, die ausschließl. (obligate S.) von totem org. Material leben; S. schädigen ihren Wirt nicht; bestimmte Mikroorganismen, wie z. B. Candida* albicans können saprophytäre u. parasitäre Formen ausbilden. Vgl. Parasiten.

Sapropterin (INN) *n*: (engl.) *sapropterine*; synthetisches Tetrahydrobiopterin* zur p. o. Anw.; Orphan Drug; **Wirkungsmechanismus:** bei Phenylketonurie verstärkt S. die Aktivität der Phenylalaninhydroxylase, bei Tetrahydrobiopterin-Mangel ersetzt S. den fehlenden Cofaktor; Synthese von Tyrosin aus Phenylalanin bewirkt Senkung des Phenylalaninspiegels im Blut; **Ind.:** Hyperphenylalaninämie* mit Phenylketonurie* od. Tetrahydrobiopterin*-Mangel; **UAW:** häufig Kopfschmerz, Rhinitis; **cave** bei gleichzeitiger Gabe mit **1.** Dihydrofolatreduktase-Hemmern (z. B. Methotrexat, Trimethoprim); **2.** Vasodilatatoren durch Beeinflussung des Stickstoffmonoxid (NO)-Abbaus; **3.** Levodopa.

SAPS: Abk. für (engl.) **S**implified **A**cute **P**hysiology **S**core; progn. Score* zur Intensivmedizin* zur Bewertung des Schweregrades einer Erkr.; Berechnung aus (14 bei SAPS I bzw. 17 bei SAPS II) Parametern (Alter, klin. u. labordiagn. Messwerte, Glasgow Coma Scale) der ersten 24 Std., bei SAPS II mit zusätzl. Zuordnung zu einem Letalitätsrisiko. Vgl. APACHE.

Saquina|vir (INN) *n*: (engl.) *saquinavir*; Abk. SQV; Virostatikum* (Protease*-Hemmer); **Ind.:** Infektion mit HIV* als Teil einer antiviralen Kombinationstherapie* zusammen mit niedrig dosiertem Ritonavir*; **Kontraind.:** Behandlung mit Substanzen, die eine geringe therap. Breite besitzen u. Substrate der Zytochrom-P-450-Isoenzyme der Leber sind; **UAW:** u. a. gastrointestinale Störungen (v. a. Diarrhö), Hyperglykämie, Diabetes mellitus, Lipodystrophie*-Syndrom; **cave:** versch. Wechselwirkungen mit anderen Substanzen aufgrund der Beeinflussung des Leberstoffwechsels.

SARA: Abk. für (engl.) *sexual aquired reactive arthritis*; s. Arthritis, reaktive.

Sarco|cystis (Sark-*; Kyst-*) *f*: (engl.) *Sarcocystis*; Protozoengattung der Gruppe der Kokzidien* mit obligatem Wirtswechsel zwischen Endwirt (z. B. Hund, Katze, Mensch) u. Zwischenwirt (z. B. Rind, Maus, Schwein); humane Darmparasiten: S. bovihominis u. S. suihominis; **Entw.:** Inf. durch zystenhaltiges, unzureichend gekochtes Rind- bzw. Schweinefleisch; Gamogonie in Zellen der Lamina propria des Darms; Bildung von Oozysten, die noch im Wirt eine Sporogonie durchmachen; Ausscheidung mit dem Stuhl, meist als Sporozysten mit 4 Sporozoiten; Inf. der Zwischenwirte durch diese Sporozysten; massive Inf. führt beim Men-

sarcoid like lesions

schen zu wenige Tage andauernder Diarrhö, Nausea u. leichtem Fieber (sog. Sarkozystiose); Zystenausscheidung für Wochen möglich.

sarcoid like lesions (engl. sarkoidartige Veränderungen): (histol.) der Sarkoidose* ähnelnde Granulome in Lymphknoten, die im Abflussgebiet von Karzinomen* liegen; vgl. Entzündung.

Sarcoma botryoides (Sark-*; -om*) *n*: (engl.) *botryoid sarcoma*; embryonales Rhabdomyosarkom* mit traubenförmigem Wachstum; **Lok.:** in Hohlräumen (Harn- u. Gallenblase) od. aus Körperöffnungen heraus wachsend (Gehörgänge, Vagina); **Vork.:** meist vor dem 6. Lj., gehäuft bei Jungen; bei Mädchen von Zervix od. Vagina ausgehende juvenile Variante des malignen Müller*-Mischtumors mit rel. später lympho- u. hämatogener Metastasierung; **Ther.:** primäre Chemotherapie; nach Diagnosesicherung durch Biopsie Chemotherapie, danach lokal Op. bzw. Strahlentherapie u. Fortsetzung der Chemotherapie; **Progn.:** Fünf-Jahres-Überlebensrate 90 %.

Sarcoma idiopathicum multiplex haemorrhagicum (↑; ↑) *n*: Kaposi*-Sarkom.

Sarcophaga (↑; Phag-*) *f*: Fleischfliege; s. Fliegen.

Sarcoptes scabiei (↑) *f*: syn. Acarus siro; Krätzmilbe; s. Milben.

Sargdeckelkristalle *m pl*: (engl.) *coffin lid crystals*; nach ihrem mikroskop. Aussehen im Harnsediment benannte Kristalle aus Magnesiumammoniumphosphat*; vgl. Wetzsteinkristalle.

Sark-: auch Sarc-; Wortteil mit der Bedeutung Fleisch; von gr. σάρξ, σαρκός.

Sarkoglykan *n*: (engl.) *sarcoglycan*; Dystrophin-assoziiertes, integrales Protein der Muskelfasermembran; vgl. Gliedergürteldystrophien; Sarkoglykanopathien.

Sarkoglykanopathien (Sark-*; Glyk-*; An-*; -pathie*) *f pl*: (engl.) *sarcoglycanopathies*; Gruppe von Muskeldystrophien*, die durch einen Defekt der Sarkoglykane* in der Muskelfasermembran bedingt sind; **Klin.:** sehr variabel, ähnelt dem der Duchenne*-Muskeldystrophie od. Becker*-Muskeldystrophie; vgl. Gliedergürteldystrophien.

Sarkoidose (↑; ↑; -osis*) *f*: (engl.) *sarcoidosis*; syn. Boeck-Krankheit, Besnier-Boeck-Schaumann-Krankheit, Lymphogranulomatosis benigna, Lupus pernio; system. granulomatöse Erkr. mit verstärkter zellulärer Immunaktivität in den betroffenen Organen; **Epidemiol.:** Prävalenz ca. 50 : 100 000, Gynäkotropie; **Ätiol./Path.:** unklar; vermutl. infektiös od. chem. (organisch od. anorganisch) initiierte autoimmune Path. (Antigen-präsentierende Zellen* vermittelte Zytokinsekretion, insbes. von TNF*-α, Interleukinen*-12, -15 u. -18, GM-CSF, MIP u. MCP-1; vgl. CSF, Chemokine), die zur Aktivierung von TH1- u. TH2-Zellen (s. T-Helferzellen) u. Granulombildung führt; **Pathol.:** nichtverkäsende Granulome aus Epitheloidzellen, Makrophagen, Langhans-Zellen u. T-Lymphozyten; **Klin.:** Manifestation immer in intrathorakalen Lymphknoten, zu über 90 % auch in der Lunge (chron. interstitielle Lungenkrankheit* mit Reizhusten, Belastungsdyspnoe; cave: Lungenfibrose* mit restriktiver Ventilationsstörung* u. Cor* pulmonale); extrathorakal v. a. in Leber, Milz, peripheren Lymphknoten, Augen (Iridozyklitis, Kon-

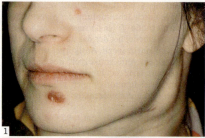
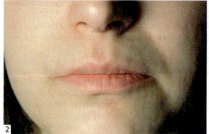

Sarkoidose Abb. 1: 1: multiple Effloreszenzen im Gesicht; 2: narbige Abheilung unter Cortisontherapie [74]

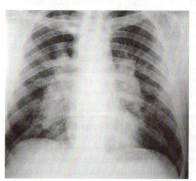

Sarkoidose Abb. 2: beidseitige hiläre u. mediastinale Lymphknotenvergrößerung; Röntgen-Thorax-Aufnahme [74]

junktivitis, Retinitis, Herz (Herzrhythmusstörung, Myokarditis*), Haut (s. Abb. 1; knotige, braunrote Infiltrate, auch als Angiolupoid* od. Erythema* nodosum), Nervensystem (z. B. Enzephalitis*), Knochen (z. B. Ostitis* multiplex cystoides Jüngling), Speichel- u. Tränendrüsen, Tonsillen, Darm u. Nieren; **Verlauf:** meist chron. (häufig nur gering ausgeprägte Sympt.; vgl. Heerfordt-Syndrom), auch akut (s. Löfgren-Syndrom); **Diagn.:** 1. radiol. (CT od. Röntgen-Thorax-Aufnahme) mit Stadieneinteilung: a) Stadium I: bihiläre Lymphknotenvergrößerung ohne sichtbare Lungenherde; b) Stadium II (s. Abb. 2 u. 3): Hilumlymphome u. Lungenherde; c) Stadium III: Lungenherde ohne hiläre Lymphknotenvergrößerung; 2. endoskop.: Bronchoskopie* mit bronchoalveolärer Lavage* (Tab. dort) u. Biopsie (s. Abb. 4); evtl.

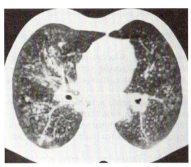

Sarkoidose Abb. 3: multiple Knötchen in beiden Lungen u. beidseitige Vergrößerung der Hiluslymphknoten; thorakale CT [74]

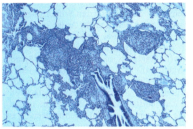

Sarkoidose Abb. 4: peribronchiale nichtverkäsende Granulome mit umgebendem normalem Lungengewebe; transbronchiale Lungenbiopsie [74]

Mediastino- od. Thorakoskopie; **3.** Lungenfunktionsprüfung* mit Spiroergometrie, Messung der pulmonalen Diffusionskapazität u. BGA; **4.** labordiagn.: erhöhte Entzündungsparmeter häufig mit erhöhter Konz. von Angiotensin*-converting-Enzym u. Neopterin* sowie Hyperkalzämie*; weitere Befunde je nach Manifestation; **Ther.:** symptomat. Initialtherapie entsprechend Organbefall u. klin. Aktivität; z. B. Glukokortikoide bei Beteiligung von Lunge, Auge, Herz od. ZNS, nichtsteroidale Antiphlogistika* bei Arthralgie, implantierbarer Kardioverter-Defibrillator bei kardialer Beteiligung; langfristige Pharmakotherapie (mit Methotrexat od. TNF-Blocker) z. B. bei deformierender chron. Hautläsion erforderl.; u. U. op. (3 % der Lungentransplantationen* u. <1 % der Herztransplantationen* sind sarkoidosebedingt); **Progn.:** auch unbehandelt gut (>80 % Spontanheilung im Stadium I).

Sarkoid Spiegler-Fendt (↑; ↑; Eduard Sp., Chem., Dermat., Wien, 1860–1908) *n*: (engl.) *Spiegler-Fendt sarcoid*; sog. Sarcomatosis cutis; Bez. für eine Variante der Lymphadenosis* cutis benigna Bäfverstedt mit Streuungsneigung der Tumoren im Gesicht, an Rumpf u. Extremitäten.

Sarko|lemm (↑; gr. λέμμα Schale, Rinde) *n*: (engl.) *sarcolemma*; Bez. für das Plasmalemm der quergestreiften Muskelfaser; vgl. Muskelgewebe.

Sarkom (↑; -om*) *n*: (engl.) *sarcoma*; von mesenchymalem Gewebe ausgehender maligner Tumor, der häufig frühzeitig hämatogen metastasiert; sarkomatöse Entartung eines primär benignen mesenchymalen Tumors, z. B. von Myomen* od. Lipomen*, ist im Einzelfall möglich; **Einteilung: 1.** differenziertes S.: nach dem Muttergewebe, z. B. Myxo-, Osteo-, Lipo-, Hämangio- od. Rhabdomyosarkom*; ca. 90 % der S. können immunhistol. zugeordnet werden; **2.** undifferenziertes od. unklassifizierbares S. (ca. 10 %): nach vorherrschendem Zelltyp, z. B. spindelzelliges, rundzelliges, polymorphzelliges S. ohne eindeutige Histogenese; **Ther.:** möglichst vollständige chir. Primärentfernung; alternativ Chemo- u. Strahlentherapie, ggf. in Kombination mit Hyperthermie*. Vgl. Weichteilsarkom; Knochentumoren; Tumoreinteilung.

Sarkomatose (↑; ↑; -osis*) *f*: (engl.) *sarcomatosis*; Bez. für eine lokal flächenhaft ausgebreitete od. generalisierte Sarkombildung bzw. Metastasierung eines Sarkoms*, z. B. bei Kaposi*-Sarkom od. als Meningeosis* sarcomatosa.

Sarko|mere (↑; gr. μέρος Teil, Anteil) *n pl*: (engl.) *sarcomeres*; funkt. u. kontraktile Einheiten einer Myofibrille*; ein S. wird begrenzt von 2 Z-Streifen.

Sarko|penie (↑; -penie*) *f*: (engl.) *sarcopenia*; Abnahme der Muskelmasse im Alter bei gleichzeitiger Zunahme der Fettmasse, verbunden mit steigendem Sturzrisiko.

Sarko|plasma (↑; -plasma*) *n*: (engl.) *sarcoplasm*; Bez. für Zytoplasma der Muskelzelle; vgl. Muskelgewebe.

Sarkosin *n*: (engl.) *sarcosine*; $CH_3-NH-CH_2-COOH$; N-Methylglycin; Zwischenprodukt im Stoffwechsel von Cholin*; **Vork.:** in Mitochondrien der Leber- u. Nierenzellen.

Sarko|zele (↑; -kele*) *f*: (engl.) *sarcocele*; entzündlich od. neoplastisch bedingte Schwellung von Hoden od. Nebenhoden.

SARS: Abk. für (engl.) *severe acute respiratory syndrome*, schweres akutes respiratorisches Syndrom; akute Virusinfektion mit dem klin. Bild einer atypischen Pneumonie*; **Err.:** 2003 entdecktes Coronavirus aus der Fam. der Coronaviridae* (SARS-associated coronavirus; Abk. SARS-CoV); Genom vollständig sequenziert; zoonotischen Ursprungs (Fledermäuse via Schleichkatzen); **Epidemiol.:** SARS-Pandemie 2002/2003 mit 8096 Infektionsfällen u. 774 Todesopfern; **Übertragung:** v. a. durch Tröpfcheninfektion, vermutl. auch durch Kontaktinfektion, Schmierinfektion u. aerogen; Virus in respirator. Sekreten u. im Stuhl nachweisbar, außerhalb des Organismus für >24 Std. infektiös; Inaktivierung bei Temperaturen >56 °C u. durch Desinfektionsmittel; **Inkub.:** 2–10 Tage, durchschnittlich 4–6 Tage; hohe Ansteckungsgefahr im akuten Krankheitsstadium; **Sympt.:** plötzlich auftretendes, schnell steigendes, hohes Fieber (>38 °C), trockener Husten, Dyspnoe, Kurzatmigkeit, Halsschmerzen, allg. Krankheitsgefühl, Schüttelfrost, evtl. Kopfschmerzen, Muskelsteifigkeit, Appetitlosigkeit, Verwirrtheit, Diarrhö (bis zu 70 % der Fälle), Hautbeteiligung; **Diagn.:** klin. Bild, ggf. in Komb. mit Thrombozytopenie* u. Leukopenie*; ggf. epidemiol. Verbindung; Röntgen-Thorax-Aufnahme in Diskrepanz zur Klinik; CT; virol. Testung zum Ausschluss von DD (Influenza); Virusnachweis molekularbiol. (z. B. RT-PCR) od. auf Zellkultur (L3-Labor) aus Bronchiallavage, Nasopharynxaspirat, Stuhl od. Rachenspülwasser, Nasenspülflüssigkeit od. Nasenabstrich (weniger geeignet); Antikörpertest aus Serum ab ca. 10. Tag; **Maßnahmen: 1.** räumliche Unterbringung: Einzelunterbringung (ggf. Kohortenunterbringung), Isolierung in einem Zimmer mit Nasszelle, möglichst mit Schleusenfunktion, ohne raumlufttechnische Anlage; **2.** Personalschutzmaßnahmen: Schutzkittel, Einweghandschuhe, Kopfhaube, dicht anliegende Atemschutzmaske (Schutzstufe FFP3, Abk. für filtering face piece), geeignete Schutzbrille u. wasserfeste Einwegschürze; **3.** Desinfektion u. Reinigung; namentliche Identifizierung u. Registrierung durch das Gesundheitsamt gemäß Infektionsschutzgesetz*; **Krankenhaus-SARS-Frühwarnsystem** bei mehreren SARS-kompatiblen Erkrankungen eingerichtet; Ziel: rasch angemessene Maßnahmen der Infektionskontrolle einleiten, rasche Diagnosestellung u. -sicherung, ggf. Auslösung eines weltweiten Alarms. **Ther.:** symptomat. bis intensivmed. Behandlung; Antibiotika (gegen begleitende bakt. Infektion der Atemwege); **Progn.:** Letalität ca. 9,6 %; stark altersabhängig; höhere Mortalität bei Männern sowie bei bestehender Komorbidität; i. d. R. keine bleibenden Schäden nach Ausheilung, ggf. Lungenfunktionsstörungen u. Narbenbildung in Lunge; **Proph.: 1.** keine pharmak. Proph.; spezifische Antikörperpräparate u. Impfstoff in Entwicklung; **2.** Hygienemaßnahmen: häufiges Waschen der Hände u. Vermeiden von Menschenansammlungen in Infektionsgebieten.

Sartorius (lat. sartor Schneider) *m*: Schneidermuskel; Kurzbez. für Musculus* sartorius.

SAS: 1. Abk. für **S**chlafapnoesyndrom*; **2.** Abk. für (engl.) **S**edation* **A**gitation **S**cale.

Satelliten (lat. satelles Begleiter) *m pl*: **1.** (engl.) *satellites*; (histol.) s. Mantelzellen. **2.** (genet.) distal einer sekundären Einschnürung gelegene Chromosomenanhängsel; Vork. bei 5 menschl. Chromosomen* (D 13-15, G 21+22).

Satelliten|phänomen *n*: (engl.) *satellite phenomenon*; syn. Ammenphänomen; Satellitenwachstum; Wachstum von Bakt. in unmittelbarer Nähe anderer Bakt. aufgrund Abhängigkeit von bakteriellen Stoffwechelprodukten; z. B. benötigen einige Haemophilus*-Species NAD von kokultivierten Staphylokokken.

Satelliten|virus (↑; Virus*) *n*: s. Parvoviridae.

Satelliten|zellen (↑; Zelle*): Mantelzellen*.

Sattel|block: (engl.) *saddle block*; Sonderform der Spinalanästhesie* mit ausschließl. Blockade sakraler Spinalnerven* (S 1–5); Ausbreitungsgebiet sattelförmig (s. Reithosenanästhesie); **Prinzip:** lumbale Punktion (zwischen LIV u. LV od. LV u. SI) mit Injektion nicht isobar gelösten Lokalanästhetikums*; **1.** (meist) sitzend bei S. mit hyperbarar Lokalanästhetika-Lösung; **2.** liegend in Bauchlage in sog. Tachenmesserposition bei S. mit hypobarer Lokalanästhetika-Lösung; **Ind.:** chir. Eingriff im Dammbereich; vgl. Kaudalanästhesie.

Sattel|em|bolie (Embol-*) *f*: (engl.) *saddle embolism*; Bez. für eine Embolie* durch einen sog. reitenden Embolus an einer Bifurkationsstelle des Gefäßsystems.

Sattel|gelenk: (engl.) *saddle joint*; Articulatio sellaris; s. Gelenkformen.

Sattel|kopf: (engl.) *clinocephalus*; syn. Kreuzkopf, Klinozephalie; bei Rachitis* vorkommende Einziehung der Kranznaht u. Hervortreten der Stirn- u. Hinterhauptgegend.

Sattel|nase: (engl.) *saddle nose*; sattelförmig eingesunkene Nase; **Urs.:** meist Trauma, Inf. (konnatale Syphilis*), durch Granulome bei Wegener*-Granulomatose od. postop. entstanden; **Ther.:** evtl. Rhinoplastik*.

Sattler-Schicht: (engl.) *Sattler's layer*; syn. Haller-Schicht; Lamina vasculosa der Choroidea*.

Saturnismus *m*: s. Blei-Intoxikation.

Sauerbruch-Prothese (Ernst Ferdinand S., Chir., Zürich, Berlin, 1875–1951; Prothese*) *f*: (engl.) *Sauerbruch's prosthesis*; künstl. Greifarm, der durch Muskelplastik mit eingesetzten Stiften über Seilzüge willkürl. zu bewegen ist; **Anw.:** bei doppelseitiger Amputation* des Oberarms od. Exartikulation* im Schultergelenk; vgl. Prothese.

Sauer|stoff: (engl.) *oxygen*; chem. Element, Symbol O (Oxygenium), OZ 8, rel. Atommasse 15,999; 2-wertiges, zur Gruppe der Chalkogene gehörendes, farb-, geruch- u. geschmackloses, zu 20,93 Vol.% in der Luft enthaltenes Gas, das für die meisten (für alle höheren) Lebewesen lebensnotwendig ist; S. kann sich mit allen Elementen mit Ausnahme der Edelgase verbinden (s. Oxid, Oxidation). **Dreiatomiger S.:** Ozon*. **Verw.:** (nuklearmed.) Positronenstrahler ^{15}O als ^{15}O$_2$ bzw. Radiopharmaka ^{15}O-Butanol u. H$_2$ ^{15}O zur Messung des zerebralen Sauerstoffverbrauchs bzw. des regionalen zerebralen Blutflusses in der PET*; die kurze HWZ von ^{15}O (2 Min.) setzt jedoch die unmittelbare Nähe eines Zyklotrons* voraus (daher v. a. in Forschungseinrichtungen).

Sauer|stoff|af|finität (lat. affinitas enger Zusammenhang, Freundschaft) *f*: (engl.) *oxygen affinity*; Sauerstoffaufnahmebereitschaft des Hämoglobins* bei einem gegebenen Sauerstoffpartialdruck; **Messgröße:** Halbsättigungsdruck (T$_{50}$ od. P$_{50}$), d. h. Sauerstoffpartialdruck, bei dem 50 %ige Sättigung des Hämoglobins vorliegt; normal für adultes Hämoglobin (bei pH 7,4 u. 37 °C): 26,6 mmHg (3,46 kPa). Vgl. Sauerstoff-Dissoziationskurve (Abb. dort).

Sauer|stoff|angebot: dem Gesamtorganismus bzw. Organgewebe zur Verfügung stehende Sauerstoffmenge pro Zeiteinheit; **Bestimmung:** rechnerisch Produkt aus Herzminutenvolumen* (bzw. organspezif. Perfusion in l/min) od. art. Sauerstoffgehalt*; **Referenzbereich:** Gesamtorganismus: ca. 1 l/min.

Sauer|stoff|aufnahme: (engl.) *oxygen uptake*; vom Organismus aufgenommene Sauerstoffmenge pro Zeiteinheit; **Bestimmung:** rechnerisch; **1.** Produkt von Atemminutenvolumen* u. Differenz zwischen inspirator. u. endexspirator. Sauerstofffraktion (vgl. Atemgasfraktionen); **2.** Produkt von arteriovenöser Sauerstoffdifferenz* u. Herzminutenvolumen* (bzw. organspezif. Perfusion in l/min); entspricht Sauerstoffverbrauch (vgl. Sauerstoffutilisation); **Referenzbereich:** Gesamtorganismus: 0,25–0,3 l/min (Erwachsene in Ruhe), Anstieg z. B. bei körperl. Arbeit od. Fieber.

Sauer|stoff|aufnahme, maximale: (engl.) *maximal oxygen uptake*; Abk. VO₂max; Sauerstoffmenge, die pro Min. bei individuell max. mögl. dynamischer Arbeit großer Muskelgruppen (Ausbelastung) aufgenommen wird (z. B. beim Laufen od. Radfahren); Bruttokriterium der kardio-pulmonal-metabol. Ausdauerleistungsfähigkeit; Normalwerte für untrainierte Männer des 3. Lebensjahrzehnts ca. 3 l/min, bei Frauen ca. 2 l/min; Sportler in Ausdauersportarten können Werte um 7 l/min erreichen. Häufig auch als **relative VO₂max** auf das individuelle Körpergewicht bezogen (Angabe in ml O₂/min/kg Körpergewicht).

Sauer|stoff|ausnutzung: 1. (engl.) *oxygen utilisation*; O₂-Entnahme des Körpers aus 1 l Atemluft; normal in Ruhe 35–45 ml; **2.** Sauerstoffutilisation*.

Sauer|stoff|bindungs|kurve: Sauerstoff*-Dissoziationskurve.

Sauer|stoff|de|fizit n: (engl.) *oxygen deficit*; die Menge Sauerstoff, die bei Arbeitsanfang in Relation zum aktuellen belastungsbezogenen Sauerstoffbedarf zu wenig aufgenommen wird; typ. am Beginn einer körperl. Belastung, da die O₂-Aufnahme langsamer ansteigt als die Leistung; in dieser Phase Energiegewinnung aus körpereigenen O₂-Reserven (Hämoglobin, Myoglobin, Alveolarluft), Kreatinphosphat, anaerober Glykolyse. Vgl. Sauerstoffschuld.

Sauer|stoff|dif|ferenz, arterio|venöse f: (engl.) *arteriovenous oxygen difference*; Abk. avDO₂; Differenz zwischen art. u. venösem Sauerstoffgehalt*; **Referenzbereich:** organspezif.: max. in Myokard (ca. 0,12) u. minimal in Niere (ca. 0,015); Gesamtorganismus: ca. 0,05; Anstieg bei starker körperl. Anstrengung (sog. Entsättigung). Vgl. Sauerstoffaufnahme.

Sauer|stoff-Dis|soziations|kurve (Dissoziation*): (engl.) *oxygen dissociation curve*; syn. Sauerstoffbindungskurve; Funktion der Sauerstoffsättigung des Hämoglobins (sO₂) in Abhängigkeit vom Sauerstoffpartialdruck (pO₂); Rechtsverschiebung bei Erhöhung der Körpertemp., des CO₂-Partialdrucks u. der Konz. von 2,3-Diphosphoglycerat sowie bei sinkendem pH; Linksverschiebung durch die

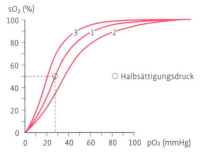

Sauerstoff-Dissoziationskurve: adultes Hämoglobin; 1: normaler Verlauf; 2: sog. Rechtsverschiebung; 3: sog. Linksverschiebung

entspr. gegenteiligen Veränderungen. Vgl. Bohr-Effekt, Sauerstoffaffinität.

Sauer|stoff|druck|messung, trans|kutane: (engl.) *transcutaneous oxygen monitoring*; Messung des transkutanen Sauerstoffpartialdrucks (tcPO₂), der weitgehend dem kapillären Sauerstoffdruck entspricht; Meth. zur Diagnostik der kritischen Extremitätenischämie*.

Sauer|stoff|gabe: (engl.) *oxygen administration*; Anreicherung der Inspirationsluft mit O₂ zur Verbesserung der Oxygenierung* mit FiO₂ ca. 21 % (bzw. ca. 17 % bei Atemspende, s. Atemgasfraktionen) bis max. 100 % (langfristig: cave Sauerstofftoxikose*); **Ind.:** prophylakt. als Präoxygenierung*; therap. (s. Beatmung) bei Hypoxie* (kurzfristig über Nasopharyngealkatheter bei Neugeborenen mit Atemstörung), akut i. R. der Reanimation*; supplementär z. B. zur Reduktion des postoperativen Wundinfektionsrisikos u. a.; **Formen: 1.** Inhalation: Spontanatmung über Atemmaske* (max. FiO₂ ca. 100 %), Nasensonde (max. FiO₂ ca. 40 %) od. Trachealkanüle*; **2.** Insufflation: Atemspende* bzw. Beatmung* mit Handbeatmungsbeutel* bzw. Respirator*.

Sauer|stoff|gefälle: (engl.) *oxygen gradient*; Abnahme des Sauerstoffpartialdrucks* im Blut während des Blutkreislaufs v. a. durch Sauerstoffabgabe im Bereich der Blutkapillaren.

Sauer|stoff|gehalt: (engl.) *oxygen content*; Bez. für Sauerstoffkonzentration in l/l; **Referenzbereich:** z. B. arteriell ca. 0,2 (entspricht 20 Vol.%) u. venös ca. 0,15 (entspricht 15 Vol.%); vgl. Sauerstoffdifferenz, arteriovenöse.

Sauer|stoff|kapazität f: (engl.) *oxygen capacity*; Bez. für die Menge Sauerstoff, die bei einem Sauerstoffdruck von 100 mmHg (13,3 kPa), einem CO₂-Druck von 40 mmHg (5,3 kPa) u. einer Temp. von 38 °C im Blut (an Hämoglobin) gebunden ist; in vivo von der Sauerstoffbindungsfähigkeit des Hämoglobins (normal 1,34 ml O₂/g Hb, erniedrigt z. B. bei Hämoglobinopathien) u. dem Hb-Gehalt des Bluts (erniedrigt z. B. bei Eisenmangelanämie) abhängig; beim erwachsenen Mann ca. 200 ml O₂/l Blut.

Sauer|stoff-Lang|zeit|therapie f: (engl.) *long-term oxygen therapy* (Abk. *LOT*); dauerhafte Sauerstoffgabe* (über Nasensonde od. Trachealkanüle*) mind. 16 Std. tägl.; **Ind.:** v. a. chron. hypoxämische respiratorische Insuffizienz* (z. B. COPD* Schweregrad IV) od. pulmonale Hypertonie* mit Hypoxämie.

Sauer|stoff|mangel: s. Hypoxie, Anoxie.

Sauer|stoff|mangel, intra|uteriner: (engl.) *fetal oxygen deficiency*; syn. fetale Hypoxämie; Sauerstoffmangel des Kindes vor od. während der Geburt inf. Plazentainsuffizienz*, Nabelschnurkomplikationen* od. langer Dauer der Wehen* bzw. hochfrequenter Wehentätigkeit; **Diagn.:** CTG*, Fetalblutuntersuchung*, Flussmessung des Nabelschnurbluts durch Doppler*-Sonographie, Pulsoxymetrie zur Bestimmung des O₂-Gehalts im fetalen Blut; **Ther.:** Tokolyse* bei hochfrequenter Wehentätigkeit; unverzügl. Schnittentbindung*, falls vor der Geburt Verdacht auf i. S. besteht.

Sauer|stoff|partial|druck (lat. *partialis* teilweise): (engl.) *oxygen partial pressure*; Symbol pO₂; Teildruck des Sauerstoffs im Organismus; **Referenz-**

werte: in den Alveolen (s. BTPS) etwa 13,3 kPa (100 mmHg), im Blut (physik. gelöster Sauerstoff) art. 12,6 kPa (95 mmHg), venös 5,3 kPa (40 mmHg). Vgl. CO_2-Partialdruck, Partialdruck.

Sauer|stoff|puls (Puls*) *m*: (engl.) *oxygen pulse*; die pro Herzschlag aufgenommene Sauerstoffmenge; bestimmt als Quotient aus Sauerstoffaufnahme* in ml/min u. Pulsfrequenz; entspricht dem Produkt von Schlagvolumen u. arteriovenöser Sauerstoffdifferenz; je größer der Wert auf einer gegebenen Belastungsstufe ausfällt, desto größer ist die kardiopulmonale Leistungsfähigkeit des Probanden. Maximaler Durchschnittswert untrainierter männl. Personen bei körperl. Ausbelastung ca. 15–20 ml, von Hochleistungssportlern in Ausdauersportarten z. T. über 25 ml, bei Herzinsuffizienten unter 15 ml.

Sauer|stoff|sättigung: (engl.) *oxygen saturation*; Symbol SO_2; Anteil des Oxyhämoglobins am Gesamthämoglobin (s. Hämoglobin) im Blut; **Bestimmung:** Pulsoxymetrie*, BGA*; **Referenzbereich:** art. 95–97 %, venös ca. 73 %. Vgl. Zyanose; Hypoxie; Hypoxämie; Sauerstoff-Dissoziationskurve.

Sauer|stoff|schuld: (engl.) *oxygen debt*; diejenige Sauerstoffmenge, die nach körperl. Arbeit vermehrt im Vergleich zum Ruheausgangswert aufgenommen wird; bei leichter dynamischer Arbeit im Ausdauerbereich entspricht die S. dem zu Arbeitsbeginn eingegangenen Sauerstoffdefizit*, bei schwerer Arbeit übersteigt sie dieses meist; **Einteilung: 1. alaktazide S.:** bei leichter Arbeit zum Ausgleich der initialen Phase des Sauerstoffdefizits, die nach wenigen Min. in einen Gleichgewichtszustand (sog. Steady State; vgl. Steady-State-Arbeit) von Sauerstoffaufnahme u. -verbrauch übergeht; vorwiegend zur Wiederauffüllung der energiereichen Phosphatspeicher; **2. laktazide S.:** bei erschöpfender Arbeit ohne Erreichen eines Steady State, da der Sauerstoffverbrauch die max. Sauerstoffaufnahme übersteigt; daher kontinuierl. Zunahme des Sauerstoffdefizits mit vermehrter Laktatproduktion bis zum Arbeitsabbruch.

Sauer|stoff|toxikose (Tox-*; -osis*) *f*: (engl.) *oxygen toxicity*; Bez. für Schädigung der Lunge (chron. Beatmungslunge, bronchopulmonale Dysplasie, nachfolgend Lungenfibrose*), des ZNS (Sauerstoffkrämpfe) u. v. a. bei Frühgeborenen des Auges (Retinopathia* praematurorum) durch länger dauernde Atmung von Luft mit hohem Sauerstoffpartialdruck (v. a. bei Sauerstofftherapie); **Pathophysiol.:** Freisetzung von Sauerstoffradikalen im Gewebe, die bei längerer Einwirkung zur Erschöpfung der Antioxidationssysteme führt.

Sauer|stoff-Über|druck|therapie *f*: (engl.) *hyperbaric oxygen therapy (Abk. HOT)*; syn. hyperbare Oxygenierung (Abk. HBO); therap. Verfahren mit Atmen von Sauerstoff in einer Überdruckkammer* (Kurzbez. HBO-Kammer); **Prinzip:** Steigerung der Sauerstoff-Transportkapazität des Bluts (durch erhebl. Vermehrung des im Blut physik. gelösten Sauerstoffs) u. damit der Sauerstoffkonzentration in den Geweben; **Ind.:** Gasbrand, Kohlenmonoxidintoxikation, Caisson-Krankheit, Luftembolie, Strahlentherapie (Erhöhung der Strahlenempfindlichkeit maligner Tumoren ohne Mehrbelastung gesunden Gewebes); **Kompl.:** Sauerstofftoxikose* (bei längerer Anwendung).

Sauer|stoff|utilisation *f*: (engl.) *oxygen utilization*; syn. Sauerstoffausschöpfung, Sauerstoffausnutzung; Verhältnis zwischen Sauerstoffverbrauch (s. Sauerstoffaufnahme) u. Sauerstoffangebot*; **Referenzbereich:** organspezif.: max. in Myokard (ca. 0,6) u. minimal in Niere (ca. 0,08); Gesamtorganismus: ca. 0,25.

Sauer|stoff|verbrauch: s. Sauerstoffaufnahme.

Saug|bi|opsie (Bio-*; Op-*) *f*: (engl.) *aspiration biopsy*; Aspirationsbiopsie* zur Gewinnung von Zellmaterial (unter röntg. Kontrolle od. endoskop. Sicht) aus Hohlorganen (insbes. von Schleimhautpartikeln aus dem Ösophago-Magen-Darm-Trakt) zur histol. bzw. zytol. Untersuchung.

Saug|drainage (Drainage*) *f*: (engl.) *suction drainage*; Absaugen von Flüssigkeit durch Unterdruck; z. B. Redon*-Saugdrainage. Vgl. Heberdrainage, Saugkürettage.

Saug|glocke: s. Vakuumextraktion.

Saug|kürettage (Kürettage*) *f*: (engl.) *suction curettage*; syn. Vakuumkürettage; intermittierende Entleerung der Gebärmutterhöhle durch Absaugen (schonender als Kürettage*); **Ind.:** Schwangerschaftsabbruch od. missed abortion bis Ende 12. SSW, Blasenmole*, zweizeitiger Abort*. Vgl. Aspirationskürettage.

Saug|re|flex (Reflekt-*) *m*: s. Reflexe, frühkindliche.

Saug|schwäche (engl.) *sucking weakness*; mangelhafte Ausbildung des Saugreflexes, z. B. bei Frühgeborenen*, bei perinatal erworbener zerebraler Schädigung (z. B. intrakranielle Blutung, Kernikterus*) od. aufgrund von Inf.; u. U. auch Folge einer Arzneimitteleinnahme der stillenden Mutter.

Saug|würmer: s. Trematodes.

Saxa|glip|tin *n*: (engl.) *saxagliptine*; orales Antidiabetikum* (DPP-*-4-Inhibitor); **Ind.:** Diabetes* mellitus Typ 2 als Monotherapie od. in Komb. mit Metformin (s. Biguanide), Sulfonylharnstoffen* bzw. Thiazolidindion* bei unzureichendem Therapieerfolg durch Diät, körperl. Aktivität.

Saxi|toxin *n*: (engl.) *saxitoxin*; sehr giftige hitzestabile Substanz best. im Meeresplankton (nicht im Mittelmeer, Roten Meer) vorkommender Dinoflagellaten, die von Muscheln aufgenommen u. angereichert werden können; der Genuss solcher Muscheln kann (selten) beim Menschen zu Vergiftungserscheinungen führen (20–30 Min. nach der Mahlzeit); **Wirkung:** Hemmung der nervalen u. muskulären Na^+-Kanäle; **Sympt.:** Prickeln in der Lippengegend, Starre der Mundmuskulatur, Lähmung der Extremitäten, Tod durch Atemlähmung (tödl. Dosis für den Menschen ca. 1 mg). Vgl. Mytilotoxin.

Sayk-Verfahren (Johannes S., Neurol., Rostock, geb. 1923): (engl.) *Sayk's method*; zytol. Analyse von Zellen im Liquor* cerebrospinalis nach Sedimentation in spez. Kammer; vgl. Liquordiagnostik.

Sb: chem. Symbol für Antimon*.

SBP: Abk. für (engl.) *spontaneous bacterial peritonitis*; s. Peritonitis, spontan-bakterielle.

Sc: 1. (chem.) Symbol für Scandium*; **2.** (serol.) Abk. für Scianna*-Blutgruppen.

s. c.: Abk. für subcutaneus (subkutan).

Scabies (lat.) *f*: (engl.) *scabies*; auch Skabies, Krätze; durch Krätzmilben (Sarcoptes scabiei) verursachte Epizoonose mit typ. Hautveränderung; Übertragung durch engen körperl. Kontakt; **Vork.:** weltweit, alle Altersstufen; gelegentl. epidem. Ausbreitung; **Inkub.:** i. d. R. 4 bis max. 8 Wo. (abhängig vom Milbenbefall); **Sympt.:** winkelig geknickte, bis 1 cm lange Milbengänge, an deren Ende die weibl. Milbe in einer gelbl. Erhebung (Milbenhügel) sitzt; Lok.: bes. Interdigitalräume, Handgelenke, Ellenbogen, vordere Achselfalten, Brustwarzenhof, Penis (s. Abb. 1), Nabel, Fußränder; juckendes, oft ekzemähnl. Exanthem mit Knötchen (s. Abb. 2), Krusten, Kratzspuren u. Pusteln an den genannten Stellen u. an der Vorderseite des Rumpfs; Rücken u. Kopf bleiben meist frei; sekundäre bakterielle Inf. möglich (s. Abb. 3); **Sonderformen: 1.** S. discreta: abortive Form bei Menschen, die sich häufig waschen, mit starkem Juckreiz bes. in der Bettwärme; kaum Hautveränderungen; **2.** S. nodosa (granulomatosa): bis erbsengroße, juckende, durch Ausscheidungen der Milben allerg. bedingte Knötchen, die monatelang trotz antiskabiöser Behandlung bestehen bleiben; bes. bei Kleinkindern; **3.** S. norvegica: Erythrodermie mit dicken Borken an Händen u. Füßen, die massenhaft Milben enthalten; Vork. bes. bei Abwehrschwäche (z. B. HIV-Erkrankung), Kachexie

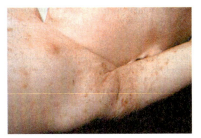

Scabies Abb. 3: bakteriell sekundärinfiziert [66]

od. ausgeprägter Polyneuropathie; sehr ansteckend; **Nachw.:** tangentiale Abtragung eines gangtragenden Hautstückchens u. mikroskop. Untersuchung nach Hinzufügen von 30%iger Kalilauge; Auflichtmikroskopie; **Ther.:** Piperonylbutoxid in Komb. mit Allethrin; Permethrin (5 %) Crème (einmalige Applikation, Einwirkdauer 8 Std.), auch bei Schwangeren, Stillenden, Säuglingen u. Kleinkindern; Benzylbenzoat (2,5 %); bei Säuglingen u. Kleinkindern Benzylbenzoat (10 %); bei ekzemartiger Hautveränderung lokal Glukokortikoide; Wäschewechsel; Untersuchung u. Ther. von Kontaktpersonen.

Scala (lat. scalae Stufen, Treppe) *f*: (engl.) *scala*; Treppe, Leiter, Gradeinteilung.

Scala tympani, vestibuli (↑) *f*: (engl.) *scala tympani, scala vestibuli*; Pauken- bzw. Vorhoftreppe; Gänge in der knöchernen Schnecke, die Perilymphe enthalten; zwischen ihnen liegen der Ductus cochlearis u. die wendeltreppenartig von der Schneckenachse (Modiolus) vorspringende Lamina spiralis ossea.

scalenus (gr. σκαληνός schief, ungerade): ungleichseitig-dreieckig.

Scalenus-anterior-Syn|drom (↑; lat. anterior der Vordere) *n*: (engl.) *scalenus anterior syndrome*; Form des Thoracic*-outlet-Syndroms mit Kompression der A. subclavia u. des Plexus brachialis in der Skalenuslücke*; **Urs.:** Hypertrophie u. M. scalenus anterior u. M. scalenus medius; **Sympt.:** Schmerzen im Bereich von HWS, Schulter, Arm u. Hand (v. a. bei herabhängendem Arm); Parästhesien u. Hyperästhesie v. a. an der Ulnarseite des Unterarms; **DD:** Halsrippensyndrom*.

Scaling (engl.) *n*: (zahnmed.) instrumentelle Bearbeitung von Kronen- u. Wurzeloberflächen der Zähne zur Entfernung von Plaque, Zahnstein u. Konkrementen; gleichzeitig wird in geringem Maß raues Wurzelzement entfernt; im Bereich der Zahnfleischtasche erfolgt eine Kürettage. Therapieziel ist eine glatte Wurzeloberfläche, die frei von harten u. weichen mikrobiellen Belägen ist.

Scandium *n*: (engl.) *scandium*; chem. Element, Symbol Sc, OZ 21, rel. Atommasse 44,96; zur Scandiumgruppe gehörendes Metall.

Scanner (engl. to scan absuchen) *m*: Gerät zum punktförmigen Abtasten eines Informationsträgers u. zur Registrierung u. Darstellung von Messdaten, bestehend aus einem Detektor* u. einer bildgebenden Einrichtung in Verbindung mit einem EDV-System; **Anw.:** (nuklearmed.) veraltetes, nicht mehr zugelassenes Gerät zur Erzeugung

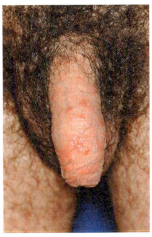

Scabies Abb. 1: Knötchen u. Gangstrukturen am Penis

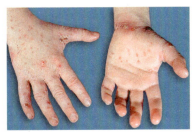

Scabies Abb. 2: exkoriierte Knötchen u. Ekzematisierung an den Händen

Scanzoni-Manöver

nuklearmed. Bilder; heute (unkorrekte) Bez. in Zus. mit der Registrierung der Koinzidenzstrahlung bei der PET* (sog. PET-Scanner); vgl. Szintigraphie.

Scanzoni-Manöver (Friedrich W. S., Gyn., Gebh., Würzburg, Prag, 1821–1891): (engl.) *Scanzoni's manœuvre*; Zangenextraktion* mit zweimaligem Anlegen der Zange; **Anw.:** zur Entw. einer hinteren Hinterhauptlage*.

Scapha (gr. σκάφη Wanne, Boot) *f*: (engl.) *scapha*; Nachen, Kahn (Os scaphoideum: Kahnbein); (anat.) Grube zw. Helix u. Antihelix der Ohrmuschel; s. Ohr, äußeres (Abb. dort).

Scapula (lat.) *f*: (engl.) *scapula*; Schulterblatt; Bestandteil des Schultergürtels, Teile: Facies costalis (ant.), post. mit Spina scapulae (Schulterblattgräte); Acromion (äußerstes, oberes Ende der Spina scapulae; Margo med., lat., sup.; Angulus inf., lat., sup.; Cavitas glenoidalis (Gelenkpfanne für das Schultergelenk); Processus coracoideus (Rabenschnabelfortsatz).

Scapulae alatae (↑) *f pl*: (engl.) *winged scapula*; auch Engelflügelstellung; flügelförmig abstehende Schulterblätter (s. Abb.); **Vork.:** z. B. bei leptosomem Körperbau, Serratuslähmung* (ggf. einseitig), progressiver Muskeldystrophie u. anderen Myatrophien des Schultergürtels.

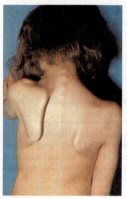

Scapulae alatae: bei Myopathie [66]

Scapus (lat.) *m*: Stock, Schaft.

Scapus pili (↑) *m*: Haarschaft.

Scarlatina (lat. scarlatum rote Farbe, Scharlach) *f*: Scharlach*.

Scarpa-Dreieck (Antonio S., Anat., Chir., Modena, 1752–1832): s. Trigonum femorale.

Scarpa-Faszie (↑; Fasc-*) *f*: (engl.) *Scarpa's fascia*; Stratum membranosum der Tela subcutanea abdominis.

Scarpa-Ganglion (↑; Gangl-*) *n*: s. Ganglion vestibulare.

Scarpa-Nerv (↑): Nervus* nasopalatinus.

Scarpa-Öffnung (↑): (engl.) *Scarpa's orifice*; Helicotrema* zwischen Scala tympani u. Scala vestibuli.

Scavenger-Rezeptoren (engl. scavenger cell Fresszelle) *m pl*: (engl.) *scavenger receptors*; Gruppe molekular unterschiedl. integraler Membranproteine, die eine Vielzahl von Substanzen binden (sog. multi-ligand receptors) u. aus dem Blut, überwiegend durch Phagozytose*, entfernen (z. B. Bestandteile von Mikroorganismen u. oxidiertes LDL); **Vork.:** insbes. Makrophagen*, Granulozyten*, dendritische Zellen*, Endothelzellen.

Scelus suillum (lat. scelus Abweichung, Biegung, Verbrechen) *m*: Pseudorabies*-Virus.

SCF: Abk. für (engl.) *stem cell factor*; s. Stammzellfaktor.

Schachtelton: (engl.) *bandbox resonance*; sehr lauter od. tympanitischer Perkussionsschall bei Hautod. Lungenemphysem.

Schadstoffe: (engl.) *contaminants, pollutants*; v. a. in der Umwelttoxikologie gebräuchl. Bez. für schädl. Substanzen in Luft, Gewässer, Erdboden u. Nahrungsmitteln.

Schädel: s. Cranium.

Schädelbasis (Bas-*) *f*: (engl.) *skull base*; Teil des Neurocraniums (s. Cranium); Basis cranii externa (interna), äußere (innere) Schädelbasis; die äußere Sch. wird auch als Norma basalis bez.; **klin. Bedeutung:** s. Schädelbasisfrakturen.

Schädelbasisfrakturen (↑; Fraktur*) *f pl*: (engl.) *skull base fractures*; Schädelfrakturen* im Bereich der Schädelbasis; **Einteilung** u. **Klin.: 1. frontorhinobasale Fraktur:** im Bereich der Nasennebenhöhlen nach frontaler Gewalteinwirkung; **Klin.:** nasale u. pharyngeale Liquorrhö*, Brillenhämatom* od. Monokelhämatom, Hämatom am Rachendach (bei Keilbeinhöhlenfraktur), Blutung aus Nase od. Rachen, Hirnnervenlähmungen (v. a. Augenmuskellähmung*); **Kompl.:** Osteomyelitis, Stirnbeinabszess, Meningitis, Hirnabszess; **2. otobasale Fraktur,** meist als Felsenbeinfraktur (Pyramidenfraktur, laterobasale Sch.): nach seitl. stumpfer Gewalteinwirkung; **a) Felsenbeinlängsfraktur** bei Querbruch der Schädelbasis, vom Vorderrand der Felsenbeinpyramide durch Paukenhöhlendach, Antrum u. Os temporale verlaufend; Innenohr meist nicht geschädigt; **Klin.:** Blutung aus dem Ohr, bei Duraverletzung Liquorrhö, Blutung in den Nasen-Rachen-Raum durch die Ohrtrompete, Mittelohrschwerhörigkeit, Trommelfellruptur, Hämatotympanon*, Fazialisparese*; **b) Felsenbeinquerfraktur,** durch inneren Gehörgang u. Labyrinth verlaufend; **Klin.:** meist totaler Labyrinthausfall mit Taubheit*, Schwindel* u. Spontannystagmus zur Gegenseite, Fazialisparese, Hämatotympanon; **Kompl.:** bei offenem Schädel-

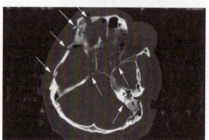

Schädelbasisfrakturen Abb. 1: multiple Frakturen rechts fronto-rhinobasal, im Orbitadach, links temporal u. rechts temporo-mesial in die Keilbeinhöhle (Dünnschicht-CCT) [1]

Schädelhirntrauma

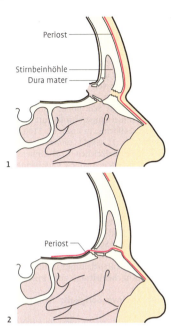

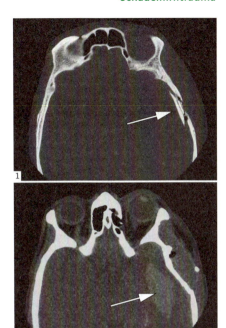

Schädelbasisfrakturen Abb. 2: 1: offene frontobasale Verletzung mit Eröffnung der Stirnbeinhöhle; 2: Trepanation, Ausräumung der Stirnbeinhöhle u. plastische Deckung mit gestielter epikranialer Faszie/Periost, nach intrakranial-subfrontal eingeschlagen u. mit externer Dura vernäht

Schädelfrakturen: 1: Impressionsfraktur links temporal (CT mit Knochenfenster); 2: begleitendes intrazerebrales Hämatom (CT) [42]

hirntrauma* (Abk. SHT) v. a. Infektionen; **Diagn.:** radiol.: hochauflösende Dünnschicht-CCT mit Knochenfenster (wesentl. deutlichere Befundaussage als Röntgenaufnahmen des Schädels in mehreren Ebenen; s. Abb. 1), ggf. MRT (Liquorfistel*, Hirnverletzung); Otoskopie bei Felsenbeinquerfraktur; **Ther.:** 1. Antibiotika (prophylakt.) bei offenem SHT; 2. evtl. temporär Lumbaldrainage bei Liquorfistel; Ausnahme: frontobasale Liquorfistel (Ind. für Primär-Op.); 3. Op. bei Persistenz der lumbaldrainierten Liquorfistel bzw. primär bei frontobasaler (s. Abb. 2), ausgeprägter od. otobasaler Liquorfistel: Duraplastik* u. (z. B. bei fragmentierter frontorhinobasaler Fraktur) evtl. köcherne Rekonstruktion bzw. Deckung.

Schädel|dach|frakturen (Fraktur*) *fpl*: s. Schädelfrakturen.

Schädel|fern|aufnahme: s. Kephalometrie.

Schädel|frakturen (Fraktur*) *fpl*: (engl.) *skull fractures*; knöcherne Verletzung mit Kontinuitätsunterbrechung im Bereich des Craniums*; **Einteilung: I.** nach Lok.: **1.** Sch. des Gesichtsschädels, z. B. Kieferfrakturen*, Orbitabodenfraktur (s. Blow-out-Fraktur) od. kombiniert (z. B. sog. Tripod-Fraktur: Fraktur von Sinus maxillaris, Orbitaboden od. -wall u. Arcus zygomaticus); **2.** Sch. des Hirnschädels: **a)** Schädeldachfraktur (vgl. Teevan-Fraktur: Fraktur im Bereich der Kalotte; **b)** Schädelbasisfrakturen (Abb. 1 dort); **II.** nach **Pathol.: 1.** Impressionsfraktur (bes. im Schädeldach, s. Abb.) mit Verlagerung eines Kalottenbruchstücks um mind. eine halbe Kalottenbreite nach intrakraniell; **2.** Sch. mit offener Hirnverletzung bei direkter (penetrierend) od. indirekter (eröffnetes otorhinobasales Nebenhöhlensystem) Verbindung zum Liquorraum; **3.** wachsende Sch. des Kindes: s. Growing-skull-Fraktur (Abb.); **Kompl.:** u. a. intrakranielle Blutung (z. B. Epiduralhämatom* meist bei temporobasaler Sch. durch Mitverletzung der A. meningea media od. bei Kindern auch durch Diploevenenverletzung z. B. bei Schädelnahtsprengung), traumat. Hirnödem, Infektion (v. a. offene Sch.); **Diagn.:** CCT mit Knochenfenster (konventionelles Schädelröntgen obsolet); ggf. MRT (sensitiver für Weichteilveränderungen, z. B. Hirnverletzung); **Ther.:** bei raumfordernder Impressionsfraktur op. Anhebung der Knochenfragmente, bei (offener) Sch. mit Duraverletzung Duraplastik* (u. evtl. Schädelplastik) zusätzl. zur prophylakt. Gabe von Antibiotika bei offener Verbindung zum Liquorraum wegen Infektionsgefahr (vgl. Schädelbasisfrakturen). Vgl. Schädelhirntrauma.

Schädel|hirn|trauma (Trauma*) *n*: (engl.) *craniocerebral injury*; Abk. SHT; Sammelbez. für gedeckte bzw. offene Schädelverletzung (mit od. ohne Schädelfraktur*) mit Gehirnbeteiligung; häufig i. R. des Polytraumas*; **Einteilung: I.** klin.: in Schweregrade (korreliert mit Progn.); **1.** nach initialer Glasgow* Coma Scale (Tab. dort): **a)** (meist) leichtes SHT: Glasgow Coma Scale (Abk. GCS) initial 15–13 (meist 15); posttraumat. Bewusstseinstörung ≤15 Min., perittraumat. Amnesie ≤24 Std.,

Schädellage

kein fokales neurol. Defizit u. meist kein pathol. Herdbefund im CCT; i.d.R. transiente Sympt.; entspricht Commotio* cerebri u. SHT I (s.u.); **b)** mittelschweres SHT: GCS initial 12–9; **c)** schweres SHT: GCS initial 8–3; posttraumat. Bewusstseinsstörung >24 Std. u./od. Hirnstammzeichen (Dezerebration); **2.** nach Dauer der posttraumat. Bewusstlosigkeit*: **a)** SHT I: ≤30 Min.; **b)** SHT II: ≤60 Min.; **c)** SHT III: >60 Min.; **II. radiol.:** Contusio* cerebri, Hirnödem*, diffuse axonale Verletzung (engl. diffuse axonal injury, Abk. DAI), intrakranielles Hämatom; **Sympt.:** je nach Schweregrad; Kopfschmerz, Nackenschmerz, Übelkeit, Bewusstseinsstörung (evtl. Koma) u.a.; **Kompl.: 1.** (allg.) zerebrales Hyperperfusionssyndrom*, Hirnödem*, Hirndrucksteigerung*, Einklemmung*, Dezerebration*, Compressio* cerebri; cave: Mitverletzung der HWS; **2.** intrakranielle Blutung; z.B. Epiduralhämatom* (bei Schädelfraktur), Subduralhämatom*, Ventrikelblutung* mit Störung der Liquorzirkulation (s. Hydrozephalus, Liquorstopp) od. Subarachnoidalblutung* mit Vasospasmus*; **3.** bei offenem SHT insbes. Infektion (v.a. Meningoenzephalitis* od. Hirnabszess*) sowie Liquorfistel*, Pneumozephalus*; **4.** (posttraumatisch): Epilepsie*, posttraumatische Hirnleistungsschwäche*, apallisches Syndrom*; **Diagn.:** u.a. klin. Untersuchung (neurol. mit Prüfung von Bewusstsein, einschließl. GCS, Pupillenform u. -reaktion) auch nach Begleitverletzungen; radiol.: v.a. CCT, evtl. MRT (v.a. DAI, Hirnstammläsion od. Liquorfistel); **Ther.:** je nach Schweregrad; vorübergehende stationäre Beobachtung bei leichtem SHT (s. Commotio cerebri); Erstversorgung mit Sicherung der Vitalfunktionen (ggf. Reanimation*, Abb. dort) u. Antibiotika (offenes SHT) bei schwerem SHT u. Transport des bewusstlosen Pat. in die Klinik intubiert u. beatmet; spez. Ther. je nach Kompl., insbes. Op. bei Liquorstopp* od. raumforderndem intrakraniellem Hämatom; bei offenem SHT Deckverband (ggf. Druckverband) u. möglichst frühzeitig (nicht akut in Reanimationsphase) innerhalb 8–18 Std. neurochir. Verschluss der Dura mater (Abdichtung, Deckung).

Schädel|lage: syn. Kopflage; s. Kindslage.

Schaf|garben|blüten: (engl.) *flowers of yarrow*; Millefolii flos; Blüten von Achillea millefolium; **Anw.:** z.B. bei diffusen Blutungen, Krampfadern.

Schaf|haut: s. Amnion.

Schaf|pocken: s. Poxviridae.

Schall: (engl.) *sound*; mechan. Schwingungen im akust. wahrnehmbaren Bereich von 16–20 000 Hz, die sich wellenförmig ausbreiten; der Lautstärkepegel* von Sch. ist abhängig von der Amplitude, die Tonhöhe von der Frequenz* der Schallwellen. Die Schallqualität wird durch die Welleneigenschaften bestimmt; period. Schwingungen verursachen einen Ton od. Klang*, regellose Schwingungen ein Geräusch* od. Lärm*. Sch. unterhalb des Hörfrequenzbereichs von 16 Hz wird als Infraschall, oberhalb von 20 kHz als Ultraschall* u. über 1 GHz als Hyperschall bezeichnet. Vgl. Hörvermögen, Hörschwelle.

Schall|druck: (engl.) *sound pressure*; objektiv messbarer, durch Schallwellen erzeugter Druck auf dem Trommelfell; Einheit Pascal*; vgl. Schall, Schallpegel.

Schall|empfindungs|schwer|hörigkeit: s. Schwerhörigkeit.

Schall|geschwindigkeit: (engl.) *sound velocity*; Geschwindigkeit, mit der sich Schallwellen in einem Medium, abhängig von dessen elast. Eigenschaften, Dichte, Druck u. Temperatur, ausbreiten; in Flüssigkeiten ist die Sch. höher als in Gasen; sie beträgt bei Zimmertemperatur in Luft ca. 332 m/s, in Wasser ca. 1490 m/s, in Eisen ca. 5100 m/s.

Schall|in|tensität *f*: (engl.) *sound intensity*; syn. Schallstärke; Formelzeichen I, SI-Einheit: W/m^2; die pro Zeit- u. Flächeneinheit einfallende Schallenergie; lässt sich auch durch Schalldruck* u. Schallwellenwiderstand (akustische Impedanz*) beschreiben. In Abhängigkeit von der Tonfrequenz wird die Sch. vom Ohr als Lautstärkepegel* empfunden. Vgl. Schallpegel.

Schall|leitung: (engl.) *sound conduction*; Übertragung von hörbaren Schwingungen durch äußeren Gehörgang, Trommelfell, Gehörknöchelchen u. Fenestra vestibuli (Luftleitung) u. über die Schädelknochen (Knochenleitung) zum Innenohr. Vgl. Hörprüfungen.

Schall|leitungs|schwer|hörigkeit: s. Schwerhörigkeit.

Schall|pegel: (engl.) *sound level*; logarithmisierte Angabe der Schallintensität* od. des Schalldrucks* im Verhältnis zu einem Bezugswert; Einheit Dezibel (dB); **Formen: 1. Schallintensitätspegel** = $10 \cdot \log I/I_0$ [dB]; I ist gemessene Schallintensität [W/m^2], I_0 (= $10^{-12}\ W/m^2$) die Bezugsschallintensität bei der Hörschwelle* von 1 kHz; **2. Schalldruckpegel** = $20 \cdot \log p/p_0$ [dB]; p ist der gemessene Schalldruck [Pa], p_0 (= $2 \cdot 10^{-5}$ Pa) der Bezugsschalldruck bei der Hörschwelle von 1 kHz. Einer Erhöhung des Sch. um 3 dB entspricht eine Verdopplung, einer um 10 dB eine Verzehnfachung der Schallintensität. Die Schmerzgrenze liegt bei ca. 120 dB (s. Abb.). Die Frequenzabhängigkeit der akust. Empfindlichkeit des menschl. Gehörs wird bei Lärmmessung mit sog. Bewertungskurven berücksichtigt; die am häufigsten verwendete Frequenzbewertungskurve wird mit A bezeichnet, die

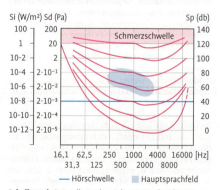

Schallpegel: Darstellung der sich entsprechenden Werte von Schallintensität (Si), Schalldruck (Sd) u. Schallpegel (Sp) sowie einiger Isophone (Töne gleicher Lautstärke, durchgezogene Linien)

so ermittelten Werte werden in dB(A) angegeben. Vgl. Lautstärkepegel; Hörprüfungen.

Schall|trauma (Trauma*) *n*: (engl.) *sonic trauma*; akustisches Trauma*.

Schall|wechsel: s. Friedreich-Schallwechsel; Gerhardt-Schallwechsel.

Schaltenbrand-Re|flex (Georges Sch., Neurol., Würzburg, 1897–1979; Reflekt-*) *m*: s. Reflexe, frühkindliche.

Schalt|lamelle (lat. lamella Plättchen) *f*: (engl.) *interstitial lamella*; zwischen Osteonen* gelegene Knochenlamelle; entsteht im Verlauf von Umbauprozessen aus Osteonresten.

Schalt|stück: 1. (engl.) *intercalated duct*; bei serösen Drüsen an Endstück anschließendes, von niedrigem Epithel ausgekleidetes Röhrchen, welches das Sekret in die intralobulären Ausführungsgänge leitet; **2.** s. Gallengänge; **3.** s. Pankreas.

Schalt|wirbel: (engl.) *intercalated vertebra*; Störung der Vereinigung der mesenchymalen (mesodermalen) Wirbelkörperanlagen; halbseitige Ausbildung eines Wirbelkörpers, der keilförmig zwischen 2 Wirbelkörperanlagen eingeschaltet ist (sog. metamere Segmentverschiebung). Vgl. Wirbelsäulenspaltbildungen.

Scham|bein: Os* pubis.

Scham|berg: (engl.) *mount of Venus*; (anat.) Mons pubis; die behaarte Gegend oberh. der vorderen Kommissur der großen Labien.

Schamberg-Krankheit (Jay F. Sch., Dermat., Philadelphia, 1870–1934): Purpura* pigmentosa progressiva.

Scham|bogen|weite: (engl.) *width of pubic arch*; Winkel der unteren Schambogenäste, normalerweise ca. 90°; von Bedeutung in der gebh. Beckendiagnostik. Vgl. Beckenformen.

Scham|fuge: Symphysis pubica; (anat.) Symphyse*.

Scham|haare: (engl.) *pubic hair*; Pubes; Behaarung des Schambergs.

Scham|lippen: (engl.) *labia of the vulva*; große u. kleine Sch.; Labia majora u. Labia minora pudendi; paarige Hautfalten, welche die Schamspalte begrenzen (große Sch.) bzw. den Scheidenvorhof umgeben (kleine Sch.).

Schanker: (engl.) *chancre*; Geschwür bei Geschlechtskrankheiten; **Formen: 1.** harter Sch.: Primäraffekt* bei Syphilis*; **2.** weicher Sch.: s. Ulcus molle; **3.** tuberkulöser Sch. bei primärer Inokulationstuberkulose der Haut: s. Tuberkulose.

Schanz-Schraube (Alfred Sch., Orthop., Dresden, 1868–1931): (engl.) *Schanz' screw*; in den Knochen einzubringende, am unteren Ende mit einem Gewinde versehene Stahlschraube zur Anlage eines Fixateur* externe od. Fixateur* interne.

Scharbock: s. Skorbut.

Scharlach: (engl.) *scarlet fever*; syn. Scarlatina; akute Infektionskrankheit mit Tonsillitis u. charakterist. Exanthem; klin. Sonderform der Streptokokkeninfektion durch Species, die eines der 4 erythrogenen Exotoxine bilden (Streptococcus pyogenes); **Übertragung:** v. a. Tröpfcheninfektion, selten (bei Wundscharlach) Schmierinfektion; **Epidemiol.:** max. Häufigkeit zwischen 3. u. 10. Lj.; Kontagionsindex 0,1–0,3. Sch. hinterlässt eine typenspezif. antibakterielle u. eine rel. antitoxische Immunität (Zweiterkrankung mit anderen Streptokok-

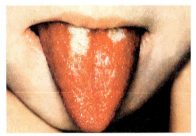

Scharlach Abb. 1: Himbeerzunge [148]

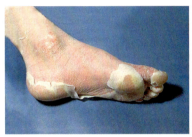

Scharlach Abb. 2: Schuppung der Fußsohle [148]

ken mögl.). **Path.:** Erythrogene Toxine wirken als Superantigene* u. aktivieren unspezif. große Anzahl Makrophagen u. T-Lymphozyten, deren freigesetzte Zytokine zur Steigerung der Gefäßpermeabilität u. zum Scharlachexanthem führen (Hyperämie mit ausgetretenen, z. T. abgebauten Erythrozyten); die Pathogenese nichteitriger Kompl. (rheumatisches Fieber*, Glomerulopathie*) ist ungeklärt (fragliche Autoimmunkrankheit bzw. hyperergen Reaktion). **Inkub.:** 2–4 (–8) Tage; **Klin.:** gelegentl. 1–2 Tage vor Fieberbeginn flüchtiges Exanthem an der Oberschenkelinnenseite; meist plötzl. Beginn ohne Prodromalerscheinungen mit Kopfschmerz, hohem Fieber (evtl. Schüttelfrost), Erbrechen, starkem Krankheitsgefühl, Lokalbeschwerden (Schluckschmerz) inf. akuter Tonsillitis mit feuerrotem Rachen u. gerötetem weichem Gaumen (Enanthem); regionale Lymphknotenschwellung; Beginn des Exanthems mit feinstfleckiger follikulärer bis diffuser Rötung am 2. Krankheitstag (selten 1. od. 3.) in Achseln u. Leisten (od. Oberschenkelinnenseite) u. Ausbreitung über den Rumpf; Exanthem verschwindet unter Glasspateldruck, Haut erscheint gelblich (Subikterus); periorale Blässe, da das Mund-Kinn-Dreieck ausgespart bleibt (Facies scarlatinosa); anfangs belegte Zunge, dann Hervortreten der roten entzündeten Papillen (sog. Himbeerzunge, s. Abb. 1); inf. Vasopathie positiver Rumpel*-Leede-Test; Abblassen des Exanthems nach 2–4 Tagen; bei unbehandelten Pat. nach ca. 8 Tagen lytische Entfieberung. In unregelmäßigem Abstand nach Ablauf der Krankheit (6 Tage bis 6 Wo.) tritt eine groblamellöse Schuppung an Rumpf u. bes. an Handtellern u. Fußsohlen auf (s. Abb. 2); 6–8 Wo. nach Krankheitsbeginn bildet sich die sog. Nagellinie (Wall u. Furche inf. ungleichmäßiger Verhornung während der allg. Hautentzündung),

Scharlachstreptokokken

bes. am Daumennagel, die in 5 Mon. bis zum Nagelende wächst. **Besondere Verlaufsformen:** 1. abortive Verlaufsform; kommt rel. häufig vor u. erschwert die Diagn., da sie einer Streptokokken-A-Pharyngitis bzw. -Tonsillitis entspricht; 2. sept. Verlaufsform (ca. 1% der Fälle) mit massiver Vereiterung des Rachens (Angina necroticans mit Phlegmone); entspricht klin. einer Streptokokkensepsis; 3. selten tox. Verlaufsform (Scarlatina fulminans) ähnl. der tox. Diphtherie mit plötzlichem Beginn, die foudroyant zu schweren, eitrigen Rachenbelägen u. tox. Schock (häufig letal) führt; **Kompl.:** 1. tox.: Kreislaufversagen, Myokarditis; 2. eitrig durch Erregerausbreitung: v. a. Otitis media, Lymphadenitis colli, Sinusitis, Sinusthrombose, Peri- od. Retrotonsillarabszess; 3. nichteitrig: bes. rheumatisches Fieber (2–3 Wo. nach Sch.) u. Glomerulopathie (1–2 Wo. danach); **Diagn.:** Nachw. betahämolysierender Streptokokken der Gruppe A im Rachenabstrich; Gruppenantigen-A-Nachweis durch Agglutination mit antikörperbeschichteten Partikeln; im Blutbild charakterist. Eosinophilie neben Leukozytose (ca. 20 000–30 000/mm^3), hoher Antistreptolysintiter; Urobilinogenurie; **Ther.:** Penicillin G od. V (hochdosiert), alternativ Cephalosporine od. Makrolid-Antibiotika, nach 2 Wo. Kontrolle des Urins auf Hämaturie.

Scharlach|strepto|kokken (Strept-*; Kokken*) *f pl*: Streptococcus pyogenes; s. Streptococcus.

Scharnier|gelenk: Ginglymus; vgl. Gelenkformen.

Schatzki-Ring (Richard Sch., Radiol., Boston, 1901–1992): (engl.) *Schatzki's ring*; auch Schatzky-Ring; syn. unterer Ösophagusring; membranartiger Ring am Übergang zw. Ösophagusschleimhaut (Plattenepithel) u. Magenschleimhaut (Zylinderepithel), der häufig in Zus. mit einer Hiatushernie vorkommt. Das Lumen des terminalen Ösophagus kann bis auf einen Durchmesser von 6–7 mm eingeengt sein. **Urs.:** Refluxösophagitis*; **Klin.:** intermittierende Dysphagie* beim Schlucken von festen od. größeren Nahrungsbestandteilen; u. U. Regurgitation mit Aspirationsgefahr; **Ther.:** konservativ durch Bougierung*.

Schaudinn-Krankheit (Fritz R. Sch., Zool., Bakteriol., Hamburg, Berlin, 1871–1906): s. Syphilis.

Schaufenster|krankheit: umgangssprachl. Bez. für Claudicatio* intermittens.

Schaumann-Krankheit (Jörgen Sch., Dermat., Stockholm, 1879–1953): s. Sarkoidose.

Schaum|organe *n pl*: (engl.) *emphysematous organs*; durch Gas bildende Bakterien verursachte schwammähnl. Veränderungen an Organen (z. B. Leber) nach dem Tod.

Schaum|ovulum (Dim. von Ov-*) *n*: (engl.) *contraceptive foam*; schaumbildende, Spermizide* enthaltende Arzneiform zum Einführen in die Vagina.

Schaum|sklerosierungs|therapie (Skler-*) *f*: s. Sklerotherapie.

Schaum|zellen (Zelle*): s. Xanthomzellen.

Schauta-Stoeckel-Operation (Friedrich Sch., Gyn., Wien, 1849–1919; Walter St., Gyn., Berlin, 1871–1961) *f*: (engl.) *Schauta's operation*; vaginale Radikalexstirpation des Uterus bei Zervixkarzinom*; heute immer in Komb. mit vorheriger laparoskop. Lymphadenektomie der pelvinen u. ggf. paraaortalen Lymphknoten.

Scheide: (anat.) Vagina*.
Scheiden-: s. a. Kolp-, Vaginal-.
Scheiden|abstrich: s. Vaginalsmear.
Scheiden|bakterien (Bakt-*) *f pl*: s. Scheidenflora.
Scheiden|damm|riss: s. Dammriss.
Scheiden|damm|schnitt: s. Episiotomie.
Scheiden|dia|phragma (gr. διάφραγμα Zwischenwand, -haut) *n*: (engl.) *vaginal diaphragm*; syn. Mensinga-Pessar, Scheidenpessar; wiederverwendbares Gummidiaphragma mit federndem Außenring zur Kontrazeption*, das wie die Portiokappe* jeweils bis zu 2 Std. vor dem Geschlechtsverkehr eingeführt wird (s. Abb.) u. danach noch mind. 6–8 Std. in situ verbleiben soll (nicht baden); zusätzl. wird ein spermizides Gel (s. Spermizide) aufgetragen; keine UAW bekannt; **Zuverlässigkeit:** s. Pearl-Index (Tab. dort).

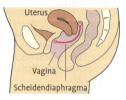

Scheidendiaphragma: Sch. in korrekter Lage

Scheiden|eingang: (anat.) Ostium* vaginae.
Scheiden|entzündung: s. Kolpitis.
Scheiden|flora (lat. Flora röm. Blumengöttin) *f*: (engl.) *vaginal flora*; weitgehend vom hormonal gesteuerten Glykogengehalt des Scheidenepithels abhängige natürl. mikrobielle Besiedlung der Vagina; bis zur Pubertät überwiegen Staphylococcus* u. Streptococcus* (alkal. Milieu), mit Pubertätsbeginn bis in die Postmenopause (bei saurem Milieu u. Glykogenablagerung auf der Vaginaloberfläche) v. a. Lactobacillus* als sog. Leitkeim (Döderlein-Flora) einschließl. H$_2$O$_2$-bildender Species; daneben sind apathogene (Staphylococcus* epidermis u. a. Staphylokokken, Corynebacterium*), fragl. pathogene (Streptococcus viridans, nichthämolysierende u. mikroaerophile Streptokokken sowie fakultativ-pathogene Mikroorganismen (Enterokokken*, Escherichia* coli, Proteus*, Bacteroides*) mit versch. Häufigkeit nachweisbar.

Scheiden|gewölbe: Fornix* vaginae.
Scheiden|karzinom (Karz-*; -om*) *n*: s. Vaginalkarzinom.
Scheiden|krampf: s. Vaginismus.
Scheiden|pessar (Pessar*) *n*: Scheidendiaphragma*.
Scheiden|plastik (-plastik*) *f*: (engl.) *vaginoplasty*; plastische Op. mit Raffung des Blasenbodens zur Hebung des Blasenhalses (vordere Sch.) u. Raffung der Beckenbodenmuskulatur zur Verstärkung des Damms (hintere Sch.) bei Descensus* uteri et vaginae bzw. Prolapsus* uteri et vaginae; vgl. Belastungsinkontinenz.

Scheiden|riss: (engl.) *vaginal rupture*; Zerreißung der Scheidenhaut, z. B. beim Geburtsvorgang od. durch Koitus, insbes. bei intaktem Hymen (s. Kohabitationsverletzung); vgl. Kolporrhexis.

Scheiden|schnitt: s. Episiotomie.
Scheiden|senkung: (engl.) *colpoptosis*; Tiefertreten der Scheide; kommt meist in Komb. mit einer Ge-

bärmuttersenkung vor; s. Descensus uteri et vaginae.

Scheiden|spekulum (Spekulum*) *n*: s. Spekulum.

Scheiden|vorfall: (engl.) *vaginal prolapse*; Prolapsus vaginae; Austritt der Scheide vor die Vulva; meist verbunden mit Aussackung der Harnblase (Traktions- od. Pulsionszystozele; s. Zystozele) od. des Rektums (Rektozele*); s. Descensus uteri et vaginae.

Scheiden|vorhof: Vestibulum* vaginae.

Scheie-Krankheit (Harold Sch., Ophth., Pittsburgh, 1909–1990): (engl.) *Scheie syndrome*; Ullrich-Scheie-Syndrom; s. Mukopolysaccharid-Speicherkrankheiten (Tab. dort).

Schein|schwangerschaft: (engl.) *pseudocyesis*; Pseudogravidität, Pseudokyesis, Graviditas imaginata, Graviditas nervosa; auch (franz.) grossesse nerveuse, eingebildete Schwangerschaft; kognitive Überzeugung, schwanger zu sein mit typischen körperl. Zeichen der Schwangerschaft; u. a. Amenorrhö* (durch psychogene hypothalamische Dysfunktion), zunehmender Bauchumfang, Schwangerschaftsstriae, Linea fusca, Brustvergrößerung, Pigmentierung der Brustwarzen, Milcheinschuss (durch vermehrte Prolaktinausschüttung), vermeintl. Kindsbewegungen (Fehlinterpretation von Darmbewegungen), Wehen; **Vork.:** selten (bisher etwa 550 Fälle im Alter von 6–79 Jahren dokumentiert); u. a. i. R. einer Depression* od. somatoformen Störung*, bei intensivem Schwangerschaftswunsch od. Angst vor Schwangerschaft, nach Frühabort od. Kindstod; **Diagn.:** Hormonparameter (erhöhte Androgen- u. Prolaktinspiegel), Sonographie; **DD:** Hirntumor* mit hormonellem Ungleichgewicht u. Veränderungen der LH-Pulsfrequenz, Chorionkarzinom*. Vgl. Couvade-Syndrom.

Schein|tod: (engl.) *semblance of death*; Vita reducta, Vita minima; Zustand tiefer Bewusstlosigkeit mit klin. nicht od. kaum nachweisbaren Lebenszeichen (z. B. Atmung, palpator. Puls, auskultator. Herztöne u. Atemgeräusche, Pupillenreaktionen), jedoch ohne sichere Todeszeichen*; im EKG u. EEG elektr. Aktivität; minimale Ventilation u. Durchblutung erhalten den Mindeststrukturumsatz der Ganglienzellen aufrecht. Bei Einsetzen der Atmung (spontan od. induziert) ist in vielen Fällen (in Abhängigkeit von der Wiederbelebungszeit) vollständige Restitution möglich. **Vork.:** bei Schlafmittel- od. Kohlenmonoxidintoxikation, Unterkühlung, Anoxie in großer Höhe, Blitzschlag u. Starkstromunfall. Todesfeststellung i. R. der ärztl. Leichenschau.

Scheitel|bein: Os* parietale.

Scheitel|bein|einstellung: (engl.) *obliquity*; Vorder- u. Hinterscheitelbeineinstellung; s. Asynklitismus.

Scheitel|lage: (engl.) *vertex presentation*; (gebh.) Haltungsanomalie mit Scheitelgegend als führendem Teil u. indifferenter Kopfhaltung zwischen Flexion u. Deflexion; **Vork.:** bes. bei Akrozephalie. Vgl. Kindslage.

Schellen|hülsen|ap|parat *m*: s. Orthese.

Schellong-Test (Friedrich Sch., Int., Heidelberg, Münster, 1891–1953) *m*: Orthostaseversuch, Stehversuch; Kreislauffunktionsprüfung zur Beurteilung funktioneller Kreislaufstörungen*; **Prinzip:** Bestimmung von Pulsfrequenz*, Blutdruck* sowie evtl. der QRS-Dauer (s. QRS-Komplex) im EKG in regelmäßigen Abständen (meist 30 Sek. od. 1 Min.): **1.** liegend in Ruhe (5–10 Min.); **2.** in Orthostase* (7–10 Min.); evtl. unter körperl. Belastung (Kniebeugen); **3.** wieder liegend in Ruhe für 3 Min. (nach Orthostase bzw. Belastung). Physiol. sind systol. Blutdruckabfall um ≤10 mmHg (pathol. >10–15 mmHg), evtl. mit leichtem diastol. Blutdruckanstieg (pathol. >10–15 mmHg bzw. Abfall, z. B. bei der asympathikotonen Form der orthostat. Hypotonie*), u. Herzfrequenzanstieg um ≥10–20/min. Vgl. Kipptisch-Untersuchung.

Schema|therapie *f*: (engl.) *schema therapy*; von J. Young (1990, 1999) aus der kognitiven Verhaltenstherapie entwickeltes integratives Verf. der Psychotherapie*, in dessen Mittelpunkt maladaptive, in der frühen Kindheit u. Adoleszenz erworbene Schemata (schädigende emotionale u. kognitive Verhaltensmuster) stehen; diese Schemata werden als zentrale Urs. für dysfunktionale Konfliktbewältigungsstile bei einer Vielzahl psych. Erkr. betrachtet. **Anw.:** bei Persönlichkeitsstörungen*, chron. Depression*, Essstörungen*, Kindheitstrauma, zur Rückfallprävention bei Substanzmissbrauch.

Schenkel|block: (engl.) *bundle branch heart block*; Form der intraventrikulären Erregungsleitungsstörung* in den Tawara-Schenkeln bzw. Faszikeln des Erregungsleitungssystems* mit typ. Veränderungen im EKG*; **Einteilung:** nach der Lok. (s. Abb.): **1.** Block im Tawara-Schenkel: **a)** Rechtsschenkelblock (Abk. RSB); **b)** Linksschenkelblock* (Abk. LSB); **2.** Block im linken Faszikel: **a)** linksanteriorer Hemiblock* (Abk. LAH); **b)** linksposteriorer Hemiblock (Abk. LPH); **3.** kombinierter Block (im Gegensatz zum sog. unifaszikulären Block): **a)** bifaszikulärer Block: z. B. RSB mit LAH (meist) od. LAH mit LPH (entspricht funktionell einem LSB); **b)** trifaszikulärer Block: RSB mit LAH u. LPH; im Oberflächen-EKG nicht von einem totalen AV-Block zu unterscheiden; Differenzierung nur mit Hilfe des dokumentierten Verlaufs o. einer His-Bündel-EKG (s. EKG, intrakardiale); Einteilung nach dem Schweregrad (Verspätung, inkompletter u. kompletter Schenkelblock): s. Rechtsschenkelblock, Linksschenkelblock; **Ther.:**

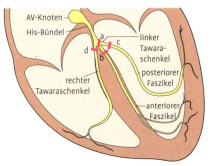

Schenkelblock: a: Linksschenkelblock; b: linksanteriorer u. c: linksposteriorer Hemiblock; d: Rechtsschenkelblock

Schenkelbruch

bei symptomat. kombiniertem Schenkelblock ggf. temporäre elektr. Schrittmacherstimulation bis zur Implantation eines Herzschrittmachers* erforderlich. Vgl. Verzweigungsblock.

Schenkel|bruch: s. Schenkelhernie.

Schenkel|hals: (engl.) *femur neck*; (anat.) Collum femoris; Verbindungsstück zwischen Oberschenkelkopf u. Schaft.

Schenkel|hals|fraktur (Fraktur*) *f*: (engl.) *fracture of the femur neck*; häufig im Alter, v. a. bei Frauen vorkommende Form der Oberschenkelfraktur* mit Fraktur des Femurhalses; **Urs.:** Trauma, Prädisposition bei Osteoporose*; **Formen:** s. Abb.; **I. mediale** (intrakapsuläre) Sch. mit Abbruch des Oberschenkelkopfs innerh. der Hüftgelenkkapsel; **Einteilung:** s. Abb.; **1.** nach dem Frakturmechanismus: **a)** Adduktionsfraktur (80–90 %); **b)** Abduktionsfraktur (10–20 %), meist stabil mit Einstauchung des Kopfs auf das distale Fragment; **2.** nach Pauwels entsprechend dem Winkel, den die Frakturebene mit der Horizontalen bildet; **3.** nach Garden entsprechend der Fragmentverschiebung (gute Korrelation für das Risiko der Entw. einer Hüftkopfnekrose): **a)** Garden I: inkomplette Sch. (Abduktionsfraktur); **b)** Garden II: nichtdislozierte Sch.; **c)** Garden III: inkomplett dislozierte Sch.; **d)** Garden IV (entsprechend Pauwels III): komplett dislozierte Sch.; **II. laterale** (extrakapsuläre) **Sch.** mit Abbruch des Oberschenkelkopfs dicht am Trochantermassiv; **Klin.:** Spontan-, Zug- u. Druckschmerz, bei nicht stabiler Fraktur Beinverkürzung, Außenrotationsstellung; **Kompl.:** bei medialer Sch. Hüftkopfnekrose, Pseudarthrose; **Diagn.:** Rö. in 2 Ebenen, bei Jugendlichen in Lauenstein*-Technik (DD Epiphysenlösung); **Ther.:** **1.** bei nichtdislozierter stabiler eingestauchter Sch. konservative Ther. od. perkutane Verschraubung, anschl. frühfunktionelle Ther.; **2.** bei dislozierter Fraktur jüngerer Pat. Kapsulotomie mit Hämatomentlastung (Notfalleingriff!) u. hüftkopferhaltende Ther. durch Osteosynthese* (Schraubenosteosynthese od. dynam. Hüftschraube), bei älteren Pat. Implantation einer Endoprothese* als Totalendoprothese* od. als Hemiendoprothese (z. B. zementierte Prothese mit Duokopfaufsatz, kein prothet. Pfannenersatz).

Schenkel|hernie *f*: (engl.) *femoral hernia*; syn. Femoralhernie; Hernia femoralis sive cruralis; Schenkelbruch, sog. Merozele; Hernie* mit Bruchpforte unterhalb des Ligamentum* inguinale (s. Leistenhernie, Abb. 1); i. d. R. Bruchpforte Lacuna vasorum mit Verlauf des Bruchkanals zwischen Ligamentum inguinale (oben), Ramus sup. ossis pubis (unten), V. femoralis (lateral) u. Ligamentum* lacunare Gimbernati (innen); **Sonderformen: 1.** Cloquet-Hernie: durch die Lacuna lymphatica hindurchtretend u. unter dem M. pectineus verlaufend; **2.** Hesselbach-Hernie (syn. Cooper-Hernie): durch die Lacuna musculorum hindurchtretend; **3.** Laugier-Hernie (syn. Hernia ligamenti Gimbernati): durch Lücke im Lig. lacunare hindurchtretend; **4.** Narath-Hernie (syn. Hernia femoralis retrovascularis): durch Lacuna vasorum direkt hinter den Femoralgefäßen austretend; **Vork.:** erworben; meist Frauen, auch bei adipösen pyknischen Männern. Vgl. Canalis femoralis; Corona mortis.

Schenkel|schall: (engl.) *dull percussion note*; gedämpfter, kurzer, hoher Klopfschall bei der Perkussion*.

Scheren|biss: (engl.) *scissor-bite*; extreme Neigung der Molaren* des Oberkiefers nach bukkal u. der Molaren des Unterkiefers nach lingual, so dass ein anomaler Kontakt der Höcker der Oberkiefermolaren mit den Bukkalflächen der Unterkiefermolaren od. sogar kein Kontakt entsteht; im Frontzahnbereich extremer Tiefbiss bei bes. starker Steilstellung der Schneidezähne im Ober- u. Unterkiefer; die normale Frontzahnrelation (s. Überbiss) ist eine milde Form des Sch., im Gegensatz zum Kopfbiss*. Vgl. Kreuzbiss.

Scheren|gang: (engl.) *scissor gait*; spast. Gang; s. Gangstörungen.

Schetịsmus *m*: Form der Dyslalie*, bei der Sch.-Laute od. Lautverbindungen fehlgebildet werden.

Scheuer|des|in|fektion (De-*; Infekt-*) *f*: (engl.) *scrub disinfection*; Desinfektion* von Oberflächen (Möbel, Wände, Fußböden u. a.) mit Desinfektionsmitteln* unter Benutzung von Bürsten, Aufwischtüchern u. a.; wichtiger Bestandteil der Schlussdesinfektion*.

Scheuermann-Krankheit (Holger W. Sch., Chir., Radiol., Kopenhagen, 1877–1960): (engl.) *Scheuermann's disease*; syn. Adoleszentenkyphose, Osteochondrosis deformans juvenilis vertebralis dorsalis sive lumbalis; Verknöcherungsstörung der knorpeligen Randleistenapophysen im Bereich der mittleren u. unteren BWS, seltener der oberen LWS; **Urs.:** unklar; evtl. mechan. (Haltungsschwäche) od. endogen (Hochwuchs); **Vork.:** häufigste Wirbelsäulenerkrankung im Jugendalter (m : w = 2 : 1); **Klin.:** von symptomloser Wachstumsstörung im pubertären Wachstumsschub über zunehmende Bewegungseinschränkung u. Rückenschmerzen bis zu fixierter langbogiger Hyperkyphose (sog. Rundrücken) nach Wachstumsabschluss; **Diagn.:**

Schenkelhalsfraktur: 1: Formen; 2–4: Einteilung nach 2: Frakturmechanismus, 3: Pauwels, 4: Garden

1 mediale Schenkelhalsfraktur | laterale Schenkelhalsfraktur
2 Adduktionsfraktur | Abduktionsfraktur
3 Pauwels I (unter 30°) | Pauwels II (50°) | Pauwels III (über 70°)
4 Garden I | Garden II | Garden III | Garden IV

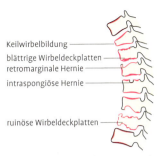

Scheuermann-Krankheit: typische Röntgenzeichen

(röntg.) im 1. Stadium Normalbefund od. geringfügige keilförmige Verformung von 2 od. 3 Wirbelkörpern; im 2. Stadium Kyphose*, unregelmäßige u. blättrige Deckplatten, Schmorl*-Knorpelknötchen, intraspongiöse u. retromarginale Hernien bis hin zu ruinösen Deckplatten (s. Abb.); im 3. Stadium v. a. keilförmige Verformung der Wirbelkörper. Der klin. Verlauf korreliert nicht immer mit dem röntg. Befund. **Ther.:** entspricht dem Kyphosewinkel: konservativ (Physiotherapie, Haltungstraining) bei 40–50°; Orthese u. Physiotherapie bei 50–70°; op. bei >70°.
Scheu|klappen|blindheit: s. Hemianopsie.
Scheuthauer-Marie-Sainton-Syn|drom (Gustav Sch., deutscher Chir., 1832–1894) *n*: Dysostosis* cleidocranialis.
Schicht|aufnahme|verfahren: s. Tomographie.
Schicht, soziale: (engl.) *social stratum*; (soziol.) Bez. für eine nach hierarchisierenden Kriterien definierte Bevölkerungsgruppe, deren Mitglieder z. B. im Hinblick auf Lebensstandard, Einkommen, gesellschaftl. Rang sich von anderen Bevölkerungsgruppen unterscheiden; Versuche der Messung sozialer Schichten werden mit **Schichtindizes** unternommen, in die neben anderen i. d. R. die Faktoren Bildung, Einkommen u. Berufsprestige eingehen. Wesentliche Gesundheitsindikatoren* wie Lebenserwartung*, Gesundheitsverhalten u. Bildung sind schichtabhängig. Vgl. Sozialisation; Status, sozialer.
Schicht|star (mittelhochdeutsch starblint blind): s. Katarakt.
Schick-Test (Béla Sch., Päd., Wien, New York, 1877–1967) *m*: Intrakutantest zum indirekten qualitativen Nachweis von Antikörpern gegen Toxine von Corynebacterium* diphtheriae; fehlende Reaktion spricht für ausreichende antitoxische Immunität. Der Sch.-T. diente früher als Maßstab der Durchseuchung mit Diphtherie*. Zur Feststellung der Diphtherieimmunität sind serol. Tests besser geeignet.
Schieber|gang: s. Gangstörungen.
Schiefer|öl, sulfoniertes: (engl.) *sulfonated shale oil*; Sammelbez. für Ammonium- u. Natriumbituminosulfonat; durch trockene Destillation aus schwefelreichem Ölschiefer, Sulfonierung des Schieferöls u. Neutralisation gewonnene Sulfonate; enthalten antiphlogist., antibakteriell u. antimykot. wirkende Thiophenderivate; **Anw.:** in Externa bei Wundheilung, Ekzem, Abszess, Psoriasis, Arthrose, Akne, Rosacea, Pruritus u. Follikulitis im Bereich des behaarten Kopfes; in Bädern bei Weichteilrheumatismus; **UAW:** Hautirritationen. Vgl. Teer.
Schief|hals: s. Torticollis.
Schief|hals, spastischer: Torticollis* spasmodicus.
Schief|schädel: s. Stenozephalie.
Schief|wuchs: s. Kyphose, Skoliose.
Schielen: s. Strabismus.
Schiel|häkchen: (engl.) *strabismus hook*; kleiner, stumpfer, einzinkiger Haken zum Fassen der Augenmuskeln bei Schieloperationen; vgl. Strabismus.
Schiel|syn|drom, früh|kindliches *n*: (engl.) *congenital esotropia*; syn. kongenitale Esotropie; innerhalb der ersten 3 Lebensmonate auftretendes Einwärtsschielen, abzugrenzen von Pseudostrabismus* u. dem sog. Babyschielen inf. nicht ausgereifter Koordination der Augenbewegungen; **Sympt.:** häufig großer konvergenter Schielwinkel, latenter Nystagmus* u. Vertikalschielen (meist dissoziiertes u. schräges Höhenschielen).
Schien|bein: Tibia*.
Schiene: (engl.) *brace*; auch brace; Lagerungsmittel zur Ruhigstellung, Bewegungseinschränkung, Entlastung od. Unterstützung einer Extremität; **Ind.:** temporäre Ruhigstellung (vor op. Versorgung) od. konservative Ther. von Frakturen* (z. B. Oberarm-Brace bei Humerusschaftfrakturen, Sarmiento-Brace bei Unterschenkelfrakturen), funktionelle Nachbehandlung von Sehnennähten* unter Entlastung der Naht; **Formen:** Böhler*-Schiene, Braun*-Schiene, Browne*-Schiene, Kleinert*-Schiene, Volkmann*-Schiene.
Schienen|hülsen|ap|parat *m*: s. Orthese.
Schieß|scheiben-Makulo|pathie (Macula*; -pathie*) *f*: s. Makulopathie.
Schieß|scheiben|zellen (Zelle*): s. Targetzellen.
Schiff-Base (Hugo Sch., Chem., Florenz, 1834–1915; Bas-*) *f*: (engl.) *Schiff's base*; syn. Azomethin; Kondensationsprodukt von Aldehyd (R=H) od. Keton u. primärem Amin:
$RR'C=O + H_2NR'' \rightleftarrows RR'C=NR'' + H_2O$
vgl. Imin; Pyridoxin.
Schiffer|knoten: s. Knotentechnik (Abb. dort).
Schiff-Re|agenz (Hugo Sch., Chem., Florenz, 1834–1915; Re-*; lat. agere tun, vollbringen) *n*: s. PAS-Reaktion.
Schild|drüse: (engl.) *thyroid*; Glandula thyroidea; schmetterlingsförmige endokrine Drüse am Hals; **Lok.:** unterh. des Schildknorpels* ventral der Luftröhre in Nachbarschaft zur A. carotis communis u. zum N. recurrens; **Anat.:** rechter u. linker Lappen, verbunden durch Isthmus (in Höhe des 2.–4. Trachealrings); oft auch Vork. eines Lobus* pyramidalis glandulae thyroideae (entwicklungsgeschichtl. kaudaler Rest des Ductus* thyroglossalis); Gewicht u. Volumen bei Erwachsenen: 20–60 g, ≤18 ml (Frauen) bzw. ≤25 ml (Männer); stark vaskularisiert (art. Versorgung: A. thyreoidea sup. u. inf.), Perfusion ca. 5 ml/g × min; **Histol.:** von einschichtigem Epithel umgebene kolloidhaltige Follikel (Drüsenbläschen), in denen Thyreoglobulin u. somit Schilddrüsenhormone gespeichert werden; disseminiert C*-Zellen; **Funktion:** Synthese u. Sekretion von Schilddrüsenhormonen* u. Calcitonin*; darüber u. a. Einfluss auf Energiestoffwech-

Schilddrüsenadenom

sel sowie Calcium- u. Phosphathaushalt; **klin. Bedeutung: 1.** (pathol.) Schilddrüsenerkrankungen: **a)** funkt. (Schilddrüsenfunktionsstörungen): s. Hypothyreose, Hyperthyreose; **b)** morphol.: s. Struma, Athyreose, Schilddrüsendystopie; **c)** entzündl.: s. Thyroiditis; **d)** neoplast.: s. Schilddrüsentumoren, Schilddrüsenknoten; **2.** (chir.) u. U. Rekurrensparese bei Thyroidektomie*.

Schild|drüsen|adenom (Aden-*; -om*) *n*: s. Schilddrüsentumoren; Schilddrüsenadenom, autonomes.

Schild|drüsen|adenom, auto|nomes (↑) *n*: (engl.) *toxic thyroid adenoma*; hormonbildendes, häufig solitäres, aber auch multifokales Adenom innerh. des normalen Schilddrüsenparenchyms; knotige benigne Geschwulst, die autonom Iod speichert, Schilddrüsenhormone synthetisiert u. sezerniert, weil sie nicht der Steuerung durch TSH* unterliegt; **Urs.:** Iodmangel, der über Stimulation von Wachstumsfaktoren zur Proliferation der Zellen führt, in denen Schilddrüsenhormonsynthese aktivierende TSH-Rezeptor-Mutationen Hyperthyreose* verursachen; **Formen: 1.** kompensiertes (funktionell wenig wirksames) autonomes Adenom mit normaler Stoffwechsellage (Euthyreose) ; szintigraph. Speicherung im intakten Parenchym, gering vermehrt im autonomen Bezirk (s. Abb.); **2.** dekompensiertes (funktionell wirksames) autonomes Adenom mit szintigraph. Speicherung nur im Bereich des Adenoms u. labordiagn. latenter (supprimiertes TSH bei normalen peripheren Schilddrüsenhormonen) od. manifester Hyperthyreose*; klin. Sympt. je nach funktioneller Ausprägung der Hyperthyreose; **Diagn.:** Ultraschalldiagnostik*, Schilddrüsenszintigraphie*, Suppressionsszintigraphie*. Vgl. Schilddrüsenknoten; Schilddrüsenautonomie, multifokale.

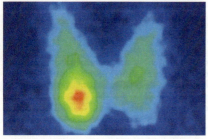

Schilddrüsenadenom, autonomes: kompensiertes autonomes Adenom im rechten Schilddrüsenlappen (Szintigramm) [107]

Schild|drüsen|anti|körper: (engl.) *thyroid antibodies*; Autoantikörper* gegen schilddrüsenspezif. Proteine: **1. TR-AK** (Abk. für TSH-Rezeptor-Antikörper; auch TRAK): an den TSH-Rezeptor der Schilddrüse bindende Antikörper, die die physiol. Wirkung von TSH* imitieren od. blockieren; Vork. v. a. bei Basedow-Krankheit (s. Thyroiditis), bes. im Anfangsstadium; cave: plazentargängig (u. U. neonatale Hyperthyreose*); **2. TPO-AK:** Antikörper gegen Schilddrüsenperoxidase* (engl. thyroid peroxidase, Abk. TPO; früher Abk. MAK für mikrosomale Antikörper wegen mikrosomaler Lok. der TPO); Vork. v. a. bei Struma lymphomatosa Hashimoto (hohe Sensitivität), atroph. Thyroiditis u. Basedow-Krankheit; **3. TG-AK** (Abk. für Thyreoglobulin-Antikörper): Autoantikörper gegen Thyreoglobulin*; Vork. hoher Titer v. a. bei Struma lymphomatosa Hashimoto od. atroph. Thyroiditis, niedriger Titer v. a. bei Basedow-Krankheit; **Nachw.:** Radio- od. Enzym-Immunoassay. Vgl. Thyroiditis; Schilddrüsendiagnostik.

Schild|drüsen|a|plasie (A-*; -plasie*) *f*: s. Athyreose.

Schild|drüsenauto|nomie, dis|seminierte (gr. αὐτόνομος selbständig) *f*: (engl.) *diffuse toxic goitre*; verminderte Ansprechbarkeit des gesamten Parenchyms der Schilddrüse* auf die hypophysäre TSH-Kontrolle mit vermehrter Bildung von Schilddrüsenhormonen*, meist i. R. einer vorbestehenden diffusen Struma*; **Urs.:** meist unklar, z. T. konstitutionell aktivierende Mutationen im TSH-Rezeptor-Gen; **Diagn.:** erhöhte, nicht supprimierbare Iodspeicherung in der Schilddrüsenszintigraphie*; **DD:** Basedow-Krankheit (s. Thyroiditis) bei klin. Sympt. einer Hyperthyreose* mit diffuser Speicherung. Vgl. Schilddrüsenautonomie, multifokale.

Schild|drüsenauto|nomie, multi|fokale (↑) *f*: (engl.) *multinodular toxic goitre*; Krankheitsbild, bei dem mehrere umschriebene Bezirke der Schilddrüse* der hypophysären TSH-Kontrolle entzogen sind; klin. vergleichbar mit der disseminierten Schilddrüsenautonomie*; **Urs.:** z. T. konstitutionell aktivierende Mutationen im TSH-Rezeptor-Gen od. G-Protein-stimulierenden Gen. Vgl. Hyperthyreose; Schilddrüsenadenom, autonomes.

Schild|drüsen|blockade *f*: (engl.) *medical suppression of thyroid function*; syn. Blockade der Iodidaufnahme; szintigraph. nachweisbare Verminderung der Iodspeicherfunktion der Schilddrüse; **Prinzip:** durch Aufnahme hoher Ioddosen (als Arzneimittel od. z. B. als UAW iodhaltiger Röntgenkontrastmittel) od. Natriumperchlorat Hemmung der Schilddrüsendurchblutung sowie Biosynthese u. Freisetzung von Schilddrüsenhormonen* mit Hemmung der thyroidalen Iodidaufnahme u. raschem Abfall v. a. des T_3-Spiegels (s. Wolff-Chaikoff-Effekt); nach 7–14 Tagen Wiederaufnahme der Hormonsynthese trotz erhöhten Iodangebots (sog. Escape*-Phänomen; cave: bei Schilddrüsenautonomie od. Basedow-Krankheit evtl. bedrohl. Wiederanstieg der Hormonsynthese mit Symptomen der Hyperthyreose; Escape-Phänomen nicht bei Blockade mit Natriumperchlorat); vgl. Thyreostatika; **Anw.: 1.** zur kurzfristigen Operationsvorbereitung bei Hyperthyreose* u. Kontraindikation zur längerfristigen Vorbereitung mit Thioharnstoffderivaten: sog. Plummerung durch Kaliumiodid*; alternativ Natriumperchlorat bei Kontraindikation gegen Iodid; **2.** vor unvermeidbarer radiol. Untersuchung mit iodhaltigem Kontrastmittel bei bekanntem autonomen Schilddrüsenadenom*: Natriumperchlorat in Komb. mit Thioharnstoffderivaten; **3.** zur Verhinderung der Einlagerung von radioaktiven Iodisotopen in die Schilddrüse: **a)** vor nuklearmed. Verf. mit ^{123}I (^{131}I)-Verbindung: Natriumperchlorat; **b)** nach Reaktorunfällen: Kaliumiodid (frühzeitig u. in ausreichend hoher Dosierung).

Schild|drüsen|dia|gnostik f: (engl.) *thyroid diagnostics*; Untersuchung der Schilddrüse*; **Einteilung: 1. morphol.:** Beurteilung von Struktur, Lok. u. Größe; **a)** körperl. Untersuchung (zusätzl. zur Anamnese) mit Inspektion, Palpation (Struma* nodosa, Struma* mollis, Schwirren bei Struma* vasculosa, Lymphknotenvergrößerung u. a.), Auskultation (Kropfgeräusch*); **b)** apparativ: i. d. R. Ultraschalldiagnostik* (B-Mode, FKDS), selten MRT od. CT; **c)** ggf. Punktionszytologie (Zytodiagnostik nach sonograph. gesteuerter gezielter Feinnadelbiopsie, z. B. bei sonograph. malignomverdächtigem Schilddrüsenareal od. kaltem Schilddrüsenknoten* (Abb. 2 dort); **2. funkt.: 1. in vitro:** v. a. immun. Bestimmungsmethoden (Radio-, Enzym-, Fluoreszenz-, Lumineszenz-Immunoassay; Abk. RIA, EIA, FIA, LIA); **a)** Hormone: basales TSH*, ggf. TRH*-Test; Schilddrüsenhormone*; **b)** immun. Parameter: Schilddrüsenantikörper*; Thyreoglobulin*; **c)** molekulargenet. (s. C-Zellkarzinom); **2. in vivo:** s. Schilddrüsenszintigraphie, Suppressionsszintigraphie. Vgl. Struma.

Schild|drüsen|dys|topie (Dys-*; gr. τόπος Ort, Stelle) f: (engl.) *thyroid distopia*; **1.** Vork. von ektopem Schilddrüsengewebe als Lageanomalie der Schilddrüse* od. als akzessor. Drüse inf. Versprengung von Schilddrüsengewebe auf dem Weg der Wanderung (vgl. Ductus thyroglossalis) vom Entstehungsort bis zu ihrer definitiven Position; z. B. Zungengrundstruma* u. intrathorakale Struma (häufig als Struma* retrosternalis, auch als Struma* intratrachealis; **2.** auch Bez. für einen isolierten Lobus* pyramidalis glandulae thyroideae; **Diagn.:** Schilddrüsen*- bzw. Ganzkörperszintigraphie*. Vgl. Struma ovarii.

Schild|drüsen|hormone (Horm-*) n pl: (engl.) *thyroid hormones*; Sammelbez. für Thyroxin u. Triiodthyronin; Transport im Blut über 99,5 % (Thyroxin, Abk. T_4, 10-fach mehr als Triiodthyronin, Abk. T_3) proteingebunden, insbes. an thyroxinbindendes Globulin (Abk. TBG; ca. 70%), Albumin (ca. 5–10 % des T_4, ca. 25–30 % des T_3) u. Präalbumin* (ca. 15–20 % des T_4, T_3 in geringer Menge); biol. aktiv (T_3 3–8fach stärker als T_4): proteinungebundene (freie) Sch. (FT_3, FT_4) im Blut; **Biosynthese: 1.** in der Schilddrüse; **a)** Iodination*; **b)** Iodisation*; **c)** Iodierung von Tyrosinresten des Thyreoglobulins unter Bildung von Mono- u. Diiodtyrosinresten, die durch Transaminasen, Tautomerasen u. Peroxidasen unter Freisetzung jeweils eines Alaninrests zu T_3 bzw. T_4 oxidativ kondensiert werden (Kopplung); **d)** Speicherung in Thyreoglobulin* der Schilddrüsenfollikel (75 % des Schilddrüsengewichts); **e)** Sekretion (bis zu 50 µg T_3 u. ca. 80 µg T_4 pro Tag): Exozytose* von Sch. (u. biol. inaktiven Iodthyroninen sowie Iodid) in die Blutkapillaren nach Pinozytose* von gespeichertem Kolloid durch die Schilddrüsenzellen, proteolyt. Spaltung des Thyreoglobulins in Phagolysosomen u. Freisetzung von T_3, T_4 u. biol. inaktiven Iodthyroninen (Mono- u. Diiodtyrosin; werden durch mikrosomale Iodtyrosindehalogenasen deiodiert u. das dabei freigesetzte Iodid z. T. zur Iodisation u. Iodination wiederverwendet) in das Zytoplasma; **2.** extrathyroidal (v. a. in Leber, Muskel, Niere): T_3-Bildung (zu ca. 80%) durch enzymat. Mo-

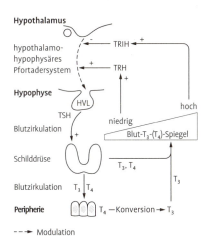

Schilddrüsenhormone: Regelkreis der Schilddrüsenfunktion

nodeiodierung (periphere Konversion durch Thyroxindehalogenase) von T_4 unter Anfall von rT_3*; **Regulation:** Regelkreis (s. Abb.) in Abhängigkeit von Konz. freier Hormone im Blut: **1.** im Hypothalamus* durch negative Rückkopplung* gesteuerte Bildung u. Sekretion von TRH* (bei niedriger Sch.-Konz.) u. Somatostatin* (Abk. TRIH für engl. *thyreotropin release inhibiting hormone*; bei hoher Sch.-Konz.); **2.** im Hypophysenvorderlappen durch der hypothalam. Sekretion entspr. TSH-Sekretion (Steigerung durch TRH, Hemmung durch TRIH); vermehrte Sch.-Biosynthese bei gesteigerter TSH-Sekretion (s. TSH); **Wirkung: 1.** kalorigen: Steigerung von Sauerstoffverbrauch in Geweben u. erhöhter Grundumsatz, v. a. durch gesteigerte Expression der Gene für die Na^+/K^+-ATPase u. Thermogenin*; **2.** Verminderung der Glukosetoleranz; **3.** proteinanabol, in hohen Dosen proteinkatabol; **4.** lipolyt. bei gleichzeitiger Erniedrigung der Blutlipid- u. Cholesterolkonzentration; **5.** Wirkung auf Wachstum u. Differenzierung (Transkription versch. lysosomaler Enzyme, z. B. Hyaluronidase*, unter T_3-Kontrolle); **6.** Regulation der adrenergen Rezeptoren i. S. einer erhöhten Adrenalinempfindlichkeit (permissiver Effekt); **klin. Bedeutung:** erhöhte Konz. bei Hyperthyreose*, erniedrigte bei Hypothyreose*; Best. i. R. der funkt. Schilddrüsendiagnostik* v. a. freier Sch. (insbes. FT_4), selten der Gesamtkonzentration (TT_4, TT_3) wegen Abhängigkeit (inf. 10-fach höherer Transportproteinbindung bei TT_4 ausgeprägter als bei TT_3) von Konz. u. Bindungsverhalten der Transportproteine (v. a. TBG; erniedrigt z. B. bei Hypoproteinämie, chron. Lebererkrankungen; erhöht z. B. bei akuter Hepatitis, akuter intermittierender Porphyrie, erhöhter Östrogenkonzentration); **Referenzbereich: 1.** T_4: **a)** Gesamt-T_4 (TT_4): 5–12 µg/dl; **b)** FT_4 (0,04 % des TT_4): 0,8–2,0 ng/dl; **2.** T_3: **a)** TT_3: 1,1–2,0 nmol/l (70–132 ng/dl); **b)** FT_3 (0,4 % des TT_3): 3–8 pmol/l – 0,2–0,52 ng/dl); cave: physiol. Abnahme der (peripheren) Konversion von T_4 zu T_3 im Alter; **Ind.:** s. Levothyroxin-Natrium; Liothyronin i. d. R. nur

Schilddrüsenhormonresistenz

in Kombination mit Levothyroxin-Natrium. Vgl. Calcitonin.

Schild|drüsen|hormon|re|sistenz (↑; Resistenz*) *f*: (engl.) *thyroid hormone resistance*; syn. Refetoff-Syndrom; autosomal-dominante (selten autosomal-rezessiv) erbl. Erkr. mit unzureichender Interaktion zwischen T_3 u. T_3-Rezeptor (Endorganresistenz) inf. T_3-Rezeptormutationen (Genlocus 3p24.3, Mutation im THR1-Gen); **Klin.:** variable Sympt., die von Hypothyreose bis zu organspezif. Hyperthyreose reichen, bei Kindern oft Hyperaktivität; **Diagn.:** erhöhte T_3- u. T_4-Werte bei erhöhter od. inadäquat normaler TSH-Konz.; molekulargenet. Nachweis der Mutation im T_3-Rezeptor-Gen.

Schild|drüsen|hyper|plasie (Hyper-*; -plasie*) *f*: s. Struma.

Schild|drüsen|karzinom (Karz-*; -om*) *n*: (engl.) *thyroid carcinoma*; häufigste Form der malignen Schilddrüsentumoren* (ca. 1 % aller Malignome); **Einteilung:** s. Schilddrüsentumoren (Tab. dort); **1.** Karzinom der Thyreozyten: **a)** differenziert (follikulär, papillär od. gemischt; Sonderformen: Mikrokarzinom, Mikrokarzinom mit lymphogener Metastasierung; histol. Varianten: z. B. onkozytär, klarzellig, großzellig, solide od. gemischt; **b)** gering differenziert; **c)** undifferenziert bzw. anaplast. (spindelzellig, polymorph- od. kleinzellig); **2.** medulläres Karzinom (syn. C*-Zellkarzinom); **3.** Plattenepithelkarzinom*; **Klin.:** bei ca. 95 % Erstmanifestation als knotige Vergrößerung der Schilddrüse (Struma* maligna); verdächtig sind schnelles Auftreten u. Wachsen eines Schilddrüsenknotens sowie Heiserkeit (Rekurrensparese; s. Kehlkopflähmung), Atemnot u. Schluckbeschwerden (s. Dysphagie) bes. bei Pat. vor dem 60. Lj.; hinweisende Befunde sind palpatorisch derbe Konsistenz des Knotens, Verwachsungen mit der Haut, indolente Lymphknotenvergrößerungen, Horner*-Syndrom, Stridor*; anamnest. verdächtig sind Bestrahlungen im Kopf-Hals-Brustbereich (bes. in der Kindheit); **TNM-Klassifikation:** s. Tab.; **Diagn.:** Palpation, Sonographie (Größe, Lage, Knoten, Struktur), Schilddrüsenszintigraphie* (kalte Knoten, Metastasen, auch i. R. der postop. Rezidiv- u. Metastasensuche als Ganzkörperszintigraphie*), Feinnadelbiopsie mit Zytodiagnostik, Röntgen-Thorax-Aufnahme, evtl. CT od. MRT (cave: nach iodhaltigem Kontrastmittel ist inf. Speicherung im Tumorgewebe der szintigraph. Nachw. unmöglich); labordiagn. Bestimmung von Thyreoglobulin, Calcitonin, evtl. CEA u. TPA im Serum; **Ther.:** nach Dignität u. TNM-Stadium, meist Thyroidektomie*, u. U. Hemithyroidektomie mit subtotaler Resektion der Gegenseite, regionärer Lymphadenektomie bzw. neck* dissection; palliativ Tumorresektion; adjuvant postop. Schilddrüsenhormonsubstitution, postop. Radioiodtherapie bei speicherndem Tumorrestgewebe od. Metastasen; perkutane Bestrahlung (Co-60) bei fehlender Iodspeicherung u. undifferenziertem Tumor; **Kompl.:** Parese des N. laryngeus recurrens, Hypoparathyreoidismus*; **Progn.:** Fünf-Jahres-Überlebensrate über 90 % beim differenzierten, ca. 80 % beim medullären u. ca. 10 % beim undifferenzierten Karzinom.

Schilddrüsenkarzinom
TNM-Klassifikation (Kurzfassung)

Kategorie[1]	Tumorwachstum
T1	≤2 cm
T2	>2–4 cm
T3	>4 cm begrenzt auf Schilddrüse oder minimale extrathyroidale Ausbreitung (M. sternothyroideus, perithyroidales Weichteilgewebe)
T4	Ausbreitung jenseits der Drüse
N1	regionäre Lymphknotenmetastasen
M1	Fernmetastasen

T: Primärtumor; N: regionäre Lymphknoten; M: Fernmetastasen
[1] für alle Tumoren einheitlich definierte Kategorien (z. B. N0: keine Evidenz für Befall regionärer Lymphknoten; NX: regionäre Lymphknoten nicht beurteilbar; s. TNM-Klassifikation

Schild|drüsen|knoten: (engl.) *thyroid nodule*; Bez. für abgrenzbare, atyp. strukturierte Bezirke in der Schilddrüse, die sonograph. nachweisbar (s. Abb. 1) u. in Abhängigkeit von der Größe palpabel sind; ihre Funktion wird mit der Schilddrüsenszintigraphie* ermittelt (s. Abb. 2); **Formen:**

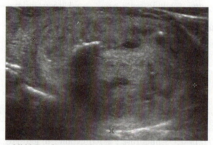

Schilddrüsenknoten Abb. 1: echoreicher S. (Ultraschalluntersuchung) [107]

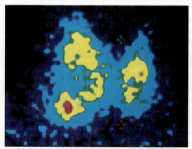

Schilddrüsenknoten Abb. 2: Schilddrüsenszintigraphie einer mehrknotiger Struma mit einem kühlen (im Zentrum) u. warmen Areal (kaudal) im re. Schilddrüsenlappen [121]

1. kalter Knoten: Bereich im Schilddrüsenszintigramm, der die radioaktive Substanz nicht od. (verglichen mit dem umgebenden Gewebe) vermindert speichert (auch sog. kühler Knoten); TcTU* qualitativ lokal vermindert; Urs.: Zysten, Entz., Fibrosierung, Schilddrüsenkarzinom* u. a. Tumoren u. Metastasen, Blutung, Verkalkung, hormonal inaktive Adenome (z. B. nach Radioiodtherapie*); **2. warmer Knoten:** funkt. nicht relevantes autonomes Adenom mit Euthyreose, das szintigraph. keinen od. nur einen geringen Unterschied der Aktivitätsspeicherung zum Gewebeumfeld zeigt, TcTU im Normbereich (0–2 %); kann durch eine Suppressionsszintigraphie* dargestellt werden, dann TcTU qualitativ lokal erhöht; **3. heißer Knoten:** Bezirk im Schilddrüsenszintigramm, der die radioaktive Substanz vollständig od. vermehrt (verglichen mit dem umgebenden Gewebe) speichert; TcTU erhöht (>2 %); Urs.: dekompensiertes bzw. funkt. relevantes autonomes Schilddrüsenadenom*. Vgl. Hyperthyreose; Struma nodosa.

Schild|drüsen|per|oxidase *f*: (engl.) *thyroid peroxidase (Abk. TPO)*; membrangebundenes Glykoprotein der Schilddrüse mit einer Hämkomponente; katalysiert Oxidation von Iodid u. Einbau von Iod in Tyrosinreste des Thyreoglobulins; TPO-Synthese wird durch TSH* stimuliert. **Klin. Bedeutung:** kann i. R. einer Autoimmunthyroiditis (s. Thyroiditis) antigen wirken (mikrosomales Antigen) u. die Bildung von TPO-Antikörpern (s. Schilddrüsenantikörper) bedingen.

Schild|drüsen|szinti|graphie (Szinti-*; -graphie*) *f*: (engl.) *thyroid scintigraphy*; Darstellung von Schilddrüsengewebe nach i. v. Injektion eines schilddrüsenaffinen Radiopharmakons*; **Ind.: 1.** Nachw. einer Schilddrüsenfunktionsstörung: Darstellung des regionalen Schilddrüsenstoffwechsels (i. d. R. mit ^{99m}Technetium-Pertechnetat: Zerfallsprodukt von Natriummolybdat, das mit dem Radionuklidgenerator* gewonnen wird; alternativ ^{123}Iod; ^{131}Iod aufgrund der hohen Strahlenbelastung obsolet) u. Analyse der rel. Aktivitätsaufnahme (s. TcTU; s. Abb.); auch als Suppressionsszintigraphie*; **2.** Nachw. einer Schilddrüsendystopie* (ektopes Schilddrüsengewebe) mit ^{123}I-Natriumiodid; **3.** Nachw. von Rezidiven u. Metastasen eines differenzierten Schilddrüsenkarzinoms* mit ^{131}I-Natriumiodid. Vgl. Schilddrüsendiagnostik.

Schild|drüsen|tuberkulose (Tuberkel*; -osis*) *f*: (engl.) *tuberculosis of the thyroid*; seltene Form der Thyroiditis* (spezif. Thyroiditis) i. R. einer Tuberkulose, v. a. bei Miliartuberkulose*; führt zu Beginn der Erkr. evtl. zu einer passageren Hyperthyreose*.

Schild|drüsen|tumoren (Tumor*) *m pl*: (engl.) *thyroid tumors*; in der Schilddrüse lokalisierte Tumoren*; **Formen:** s. Tab.; **1. benigne Sch.:** vom Follikelepithel sich ableitende, solitäre od. multiple Adenome unterschiedl. histol. Differenzierung (trabekulär, tubulär, mikro-, normo- u. makrofollikulär) bei sonst unauffälligem Schilddrüsenparenchym; zelluläre Variante: Hürthle*-Tumor; Schilddrüsenadenome können endokrin aktiv sein (s. Schilddrüsenadenom, autonomes) u. neigen nur selten zu maligner Entartung, lassen sich aber hinsichtl. ihrer Dignität histol. z. T. nur schwer einordnen: rein oxyphile follikuläre Formen werden auch beim Fehlen üblicher Kriterien der Malignität als malignitätsverdächtig angesehen; mikrofollikuläre Adenome sind häufig histol. nicht von einem Karzinom zu unterscheiden (sog. metastasierendes Adenom: Schilddrüsenkarzinom von sehr hoher Ausdifferenzierung, das erst bei

---

Schilddrüsentumoren
WHO-Klassifikation, 2004

Schilddrüsenadenome und verwandte Tumoren
    follikuläres Adenom
    hyalinisierender trabekulärer Tumor
Schilddrüsenkarzinome
    papilläres Karzinom
    follikuläres Karzinom
    gering differenziertes Karzinom
    undifferenziertes (anaplastisches) Karzinom
    Plattenepithelkarzinom
    mukoepidermoides Karzinom
    sklerosierendes mukoepidermoides Karzinom
    muzinöses Karzinom
    medulläres Karzinom (C-Zellkarzinom)
    gemischt-medulläres und -follikuläres Karzinom
    Spindelzelltumor mit thymusartiger Differenzierung
    Karzinom mit thymusartiger Differenzierung

andere
    Teratom
    primäres malignes Lymphom und Plasmozytom
    ektopes Thymom
    Hämangiosarkom
    Tumoren der glatten Muskulatur
    periphere Nervenscheidentumoren
    Paragangliom
    solitärer fibröser Tumor
    follikulär-dendritischer Tumor
    Langerhans-Zell-Histiozytose
    Metastasen

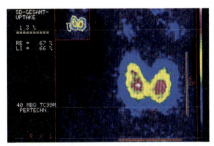

Schilddrüsenszintigraphie: normales Szintigramm mit physiologischem TcTU   [121]

Schildknorpel

Nachw. von hämatogenen Metastasen erkannt wird); papilläre Adenome werden in der WHO-Klassifikation nicht als eigenständige Entität aufgeführt, es sind stets Karzinome. **2. maligne Sch.:** bei Frauen bis 4-mal so häufig wie bei Männern; am häufigsten Schilddrüsenkarzinom*; vgl. Schilddrüsenknoten; Struma; Graham-Tumor.

Schild|knorpel: (engl.) *thyroid cartilage;* Cartilago thyroidea des Kehlkopfs; s. Larynx.

Schild|zecken: Ixodidae; s. Zecken.

Schiller-Iod|probe (Walter Sch., Gyn., Pathol., Wien, Chicago, 1887–1960; Iod*): (engl.) *Schiller's iodine test;* Methode zum Nachw. u. zur Lok. verdächtiger Epithelbezirke im Bereich der Portio vaginalis durch Betupfen mit 3–5 %iger Lugol*-Lösung; ermöglicht die Unterscheidung von normalem glykogenhaltigem Plattenepithel (tiefbraune Färbung, iodpositiv) u. glykogenarmem bzw. -freiem, nicht ausgereiftem Epithel (hellbraun bis ockerfarben, iodnegativ); **Anw.:** meist in Ergänzung zur Kolposkopie* sowie zur Vorbereitung einer gezielten Probeexzision*.

Schilling-Test (Robert F. Sch., Hämat., Madison, geb. 1919) *m*: (engl.) *Schilling test;* syn. Urinexkretionstest (Abk. UET); Test zur Überprüfung der Resorption von Cobalamin*; **Meth.: 1. Schilling I:** Pat. erhält ^{58}Cobalt-Cobalamin o. 2 Std. später 1000 µg kristallines, nicht markiertes Cobalamin i. m. (sog. Ausschwemmungsdosis, mit der die Ablagerung des markierten Cobalamins in der Leber verhindert u. die Ausscheidung mit dem Urin provoziert wird); Auswertung: normalerweise erscheint >10 % der oral zugeführten Radioaktivität im 24-Std.-Harn, bei atrophischer Gastritis u. Malabsorptionssyndrom ca. 5–10 %, bei perniziöser Anämie od. Gastrektomie <2 %. **2. Schilling II:** Pat. erhält ^{58}Cobalt-Cobalamin zus. mit an Intrinsic*-Faktor gebundenem ^{57}Cobalt-Cobalamin; beide Radioaktivitäten werden im Harn getrennt bestimmt. Ein Quotient ^{57}Co/^{58}Co >1,2 spricht für Intrinsic-Faktor-Mangel.

Schilling-Zähl|kammer (Viktor T. A. G. Sch., Hämat., Rostock, Berlin, 1883–1960): s. Zählkammer.

Schimmelpenning-Feuerstein-Mims-Syn|drom (Gustav W. Sch., Neurol., Kiel, geb. 1928; Richard C. F., amerikan. Arzt; Leroy C. M., amerikan. Arzt) *n*: (engl.) *linear nevus sebaceus syndrome;* syn. Naevus sebaceus Jadassohn; neuroektodermales Fehlbildungssyndrom (wahrscheinl. inf. frühembryonaler somat. Mosaik-Mutation); **Sympt.:** linear angeordnete, an Blaschko*-Linien orientierte (oft unilaterale) Naevi sebacei im Kopf- u. Halsbereich mit partieller Alopezie, spast. Hemiparesen, zerebralen Krampfanfällen, geistiger Retardierung, Kolobomen, Nystagmus u. Mikrophthalmie.

Schimmel|pilze: (engl.) *moulds;* saprophytäre Pilze, die zu versch. systemat. Gruppen gehören (s. Fungi), überziehen org. Substrate mit einem watte- bis mehlartigen, weißen od. farbigen sporulierenden Myzel; zu Sch. gehören z. B. innerh. der Zygomyzeten: Köpfchenschimmel (Ordnung Mucorales); mit Askomyzeten verwandt sind die Fungi* imperfecti Gießkannenschimmel (Aspergillus*), Pinselschimmel (Penicillium*) u. Brotschimmel (Neurospora). Arten der Gattungen Aspergillus u. Penicillium sind potente Bildner von z. B. Aflatoxinen* u. a. Mykotoxinen*.

Schimmel|pilz-Mykosen (Myk-*; -osis*) *f pl*: (engl.) *mould mycoses;* Inf. durch fakultativ pathogene Schimmelpilze (Aspergillus*, Mucor*, seltener Penicillium*); manifestieren sich v. a. als Meningitis, Pneumonie, Bronchitis (Asthma bronchiale), Urogenitalinfektionen, Ophthalmomykose, Otomykose sowie Mykosen* der Nasennebenhöhlen u. Fingernägel; vgl. Aspergillose; Lungenmykosen; Systemmykosen; Dermatomykose.

Schinken|milz: (engl.) *bacon spleen;* (pathol.) die bei Amyloidose* der Milzpulpa derbe, feste, rote u. im Aussehen rohem geräuchertem Schinken ähnliche Milz; vgl. Sagomilz.

Schiötz-Tono|meter (Hjalmar Sch., Ophth., Oslo, 1850–1927; Ton-*; Metr-*) *n*: (engl.) *Schiøtz' tonometer;* Instrument zur Messung des Augeninnendrucks* (Impressionstonometrie) durch Aufsetzen eines Stempels, der mit versch. Gewichten belastet werden kann, auf die anästhesierte Hornhaut; vgl. Tonometrie.

Schipper|krankheit: (engl.) *clay-shoveller's fracture;* syn. Schipperfraktur; Abriss meist des 7. Halswirbel- od. 1. Brustwirbeldornfortsatzes als Form eines Ermüdungsbruchs* mit Dislokation des peripheren Knochenfragments durch Muskelzug nach distal unter Erhaltung des hinteren Bänderkomplexes; **Urs.:** chron. unphysiol. Beanspruchung der Rückenmuskulatur dieser Wirbelsäulenabschnitte; ggf. BK Nr. 2107.

Schirm|bild|aufnahme: (engl.) *photofluorography;* Verfahren zur Röntgenreihenuntersuchung des Thorax; dabei wird mit einer extrem lichtstarken Spezialkamera das Leuchtbild eines (konventionellen) Fluoreszenzschirms ohne Zwischenschaltung eines Röntgenbildverstärkers* abphotographiert (Format meist 100×100 mm); i. d. R. ausreichende Bildqualität u. wirtschaftliches Verfahren zur Suche nach Erkr. an Lungentuberkulose; Alternativen: Großbildverstärker, Röntgen-Thorax-Aufnahme. Vgl. Röntgendiagnostik.

Schirmer-Test (Otto W. Sch., Ophth., Greifswald, 1864–1917) *m*: (engl.) *Schirmer test;* Einlage eines Filterpapierstreifens an der Unterlidkante zur Prüfung der Tränensekretion; nach 5 Min. sind normalerweise 10–20 mm des Streifens befeuchtet; pathol. Sch.-T. (Werte <5 mm, Seitendifferenz von mehr als 30 %) z. B. bei (peripherer) Fazialisparese*, Xerophthalmie* bzw. Sicca*-Syndrom i. R. des Sjögren*-Syndroms.

Schisis|assoziation (gr. σχίσις Spaltung) *f*: Mittellinienkomplex*.

Schisto|soma (gr. σχιστός gespalten; Soma*) *n*: (engl.) *Schistosoma;* syn. Pärchenegel; veraltet Bilharzia; Gattung getrenntgeschlechtl. Trematodes*; Err. der Schistosomiasis* (Bilharziose) in Tropen u. Subtropen; ♂ (6–12 mm) platt, um die Längsachse eingerollt, so dass eine ventrale Rinne (der Canalis gynaecophorus) entsteht, in dem das fadenförmige ♀ (7–15 mm) liegt (Geschlechtsdimorphismus); wichtigste humanpathogene **Arten: 1.** Sch. haematobium, Err. der Urogenitalschistosomiasis (Afrika, Madagaskar, Vorderasien bis Irak); **2.** Sch. mansoni (Afrika, Madagaskar, Arabien, Brasilien, einige Karibische Inseln); **3.** Sch. intercalatum (Kamerun,

Gabun, Kongo); **4.** Sch. japonicum (China, Philippinen, Indonesien); **5.** Sch. mekongi (Laos, Kambodscha, Vietnam), Err. der Darm- u. hepatolienalen Schistosomiasis; **Entw.:** Die charakterist. Eier mit End- od. Seitenstachel werden im Urin od. Stuhl des Wirts ausgeschieden; Mirazidien* schlüpfen im Wasser; Weiterentwicklung in spezif. Wasserschneckenarten, z. B. Biomphalaria (Gattung der Posthorn- od. Tellerschnecken) od. Bulinus (Gattung der Wasserlungenschnecken) als einzige Zwischenwirte; durch ungeschlechtl. Vermehrung entstehende Zerkarien* werden in das Wasser abgegeben; sie penetrieren mit Hilfe ausgeschiedener Enzyme die Haut des Endwirts, der vordere Teil der Zerkarie (Schistosomulum) gelangt über den Blutkreislauf in Venensysteme von Leber, Darm od. Blase. Entw. zu Adulten in 2–3 Mon.; Lebensdauer viele Jahre. **Übertragung:** Kontakt mit zerkarienhaltigem Wasser beim Baden u. Trinken; häufig bei Reisbauern; **Nachw.:** Wurmeiernachweis* in Urinsediment bzw. Stuhl, auch in Biopsien der Darm- u. Blasenwand; Mirazidienschlüpfversuch*; IFT, ELISA, HAH.

Schisto|somiasis (↑; ↑; -iasis*) *f*: (engl.) *schistosomiasis*; syn. Bilharziose; durch Trematoden (Saugwürmer) der Gattung Schistosoma* verursachte Infektionskrankheit; **Vork.:** in Tropen u. Subtropen wegen der dort in warmen Gewässern vorkommenden Zwischenwirte (Süßwasserschnecken); ca. 300 Mio. infizierte Menschen weltweit; **Formen: 1. Urogenitalschistosomiasis:** 3–6 Mon. nach Infektion mit Schistosoma haematobium Zystitis (sog. Sandkornzystitis mit zystoskop. erkennbaren Eigranulomen, 1–2 mm große weiße Knötchen, in der Blasenwand, Hämaturie, später ulzeröse Zystitis, Fibrose u. Kalzifikation der Blasenwand mit Einengung der Ostien, Hydroureter, Hydronephrose, in Endemiegebieten schon im Kindesalter sekundäre Pyelitis, Pyelonephritis, Urämie, Blasenkarzinom; Morbiditätsrate bis zu 70 %; **2. Darmschistosomiasis:** häufig ohne Beschwerden; bei massiver Infektion führen die zu 50 % in der Darmmukosa u. -submukosa lokalisierten Eier zu granulomatöser Reaktion (Pseudotuberkel, Pseudopapillom), ulzeröser hämorrhag. Kolitis, Polyposis, Darmstenosierung, in seltenen Fällen zu einem Kolonkarzinom; **a)** afrikan. Darmschistosomiasis: durch Schistosoma mansoni od. Schistosoma intercalatum verursachte Sch.; ca. 80 Mio Menschen weltweit infiziert, Erkrankungsgipfel zwischen 10 u. 24 Jahren; schwere chron. Verläufe bei Infektion mit Schistosoma intercalatum; **b)** asiat. Darmschistosomiasis: durch Schistosoma japonicum od. Schistosoma mekongi verursachte Sch.; Zwischenwirte sind Wasserschnecken der Gattungen Oncomelania (syn. Katayama); **3. hepatoliеnale Sch.:** in Endemiegebieten durch massive Infektion u. Eiabschwemmung in die Leber (Mensch ist Fehlwirt); oft schon im Kindesalter granulomatöse-tuberkuloide Reaktion des Leberparenchyms u. Leberfibrose mit den Sympt. der portalen Hypertension, Hepatosplenomegalie, COPD, Rechtsherzinsuffizienz, dabei Entwicklungshemmung sowie Invasion von Eiern in andere Organe, v. a. Lunge (pulmonale Sch.) u. ZNS (zentralnervöse Sch.); bei einer zerebrospinalen Manifestation kommt es zu entspr. Herderscheinungen (Mono-, Hemiparesen, Aphasie, tumorähnl. Bilder, Querschnittlähmung, Eiembolien, Psychosen, Epilepsie); **Klin.:** Sympt. der chron. Sch. werden v. a. durch die Gewebereaktion auf die Eiablage verursacht, adulte Schistosomen sind bis zu 30 Jahre fertil; Penetration der Zerkarien* durch die Haut verursacht innerh. 24 Std. eine Zerkariendermatitis* (invasive Phase, sog. swimmer's itch) mit Pruritus, nach Sensibilisierung makulopapulöse Dermatitis; sie kann auch durch Zerkarien nicht humanpathogener Schistosomen (Vogel- u. Säugetierschistosomen) hervorgerufen werden. Zerkarien, für die der Mensch Fehlwirt ist, lösen oft heftigere Hautreaktionen aus als humanpathogene Arten. Die akute Phase der Sch. (Katayama*-Syndrom) verläuft bei Bewohnern von Endemiegebieten meist unerkannt. In der chron. Phase, frühestens 30–90 Tage nach der Infektion, kommt es je nach Lokalisation der Adulten u. Menge produzierter Eier zu unterschiedl. Sympt. u. Folgekrankheiten; **Diagn.:** Einachweis im Stuhl (MIFC*) u. Urin (Filtration des mittägl. Sammelurin); Darm- u. Blasenschleimhautbiopsie, Leberbiopsie, Mirazidienschlüpfversuch*, Serumantikörpernachweis, PCR; **Ther.:** Mittel der Wahl bei chron. Sch. Praziquantel*; Oxamniquin wirkt nur gegen Schistosoma haematobium bzw. Schistosoma mansoni; symptomatisch. Ther. der Zerkariendermatitis u. des Katayama-Syndroms; **Progn.:** bei Ther. bis zum chron. Frühstadium günstig; **Proph.:** Schneckenbekämpfung (chem., mechan., ökologisch), Unterbrechung des Entwicklungszyklus, Massentherapie, Aufklärung.

Schisto|zyten (↑; Zyt-*) *m pl*: Fragmentozyten*.

Schizo|gonie (gr. σχίζειν spalten, trennen; γονή Spross) *f*: (engl.) *schizogony*; syn. Merogonie; vegetative Vermehrung bei den Sporozoa (z. B. Toxoplasma, Plasmodium; vgl. Protozoen), d. h. Zerfall der Schizonten* in Merozoiten*.

schizoid (↑; -id*): s. Persönlichkeitsstörung, schizoide.

Schizo|myzeten (↑; Myk-*) *m pl*: (engl.) *schizomycetes*; sog. Spaltpilze; historische Bez. für Bakterien*.

Schizont (↑) *m*: (engl.) *schizont*; syn. Meront; vegetatives Teilungsstadium der Sporozoa (vgl. Protozoen); zerfällt meist in viele Merozoiten*; vgl. Plasmodien.

Schizo|onychie (↑; Onych-*) *f*: Onychoschisis*.

Schizo|phrenie (↑; gr. φρήν Verstand) *f*: (engl.) *schizophrenia*; veraltet Dementia praecox (Kraepelin); nach ICD u. DSM nichtorganische Psychose* mit charakterist., jedoch vielgestaltige Störungen der Persönlichkeit (des Ich od. Selbsterlebens), des Denkens, der Wahrnehmung, der Realitätskontrolle u. der Affektivität ohne Beeinträchtigung der Klarheit des Bewusstseins, ohne erkennbare hirnorganische Erkr. u. ohne Einwirkung von Psychedelika; Bez. geprägt von E. Bleuler (1911) für Geistesstörung unterschiedl. Ausprägung ohne nachweisbare körperl. Urs. mit häufig ungünstigem Verlauf; **Urs.:** diskutiert wird das Vulnerabilitäts-Stress-Coping-Modell (s. Vulnerabilität); **Epidemiol.:** Prävalenz 1 %, Inzidenz 1 : 1000; Manifestation v. a. zwischen Pubertät u. 30. Lj.; keine

Geschlechtspräferenz; Erkrankungsbeginn bei Frauen ca. 5 Jahre später (Östrogene werden als protektive Faktoren diskutiert); Erkrankungsrisiko für Kinder 13 %, Geschwister 17 %, monozygote Zwillinge ca. 50 %; **Einteilung** (nach ICD-10): paranoide Sch., hebephrene Sch. (Beginn meist in jugendlichem Alter), katatone Sch., undifferenzierte Sch., postschizophrene Depression, schizophrenes Residuum, Schizophrenia simplex, sonstige Sch. u. nicht näher bezeichnete Sch.; Einteilung in Grund- u. akzessorische Symptome bzw. in Sympt. 1. u. 2. Ranges ist veraltet, eine allg. akzeptierte Einteilung liegt nicht vor. **Klin.:** Denkstörungen*, Wahn*, Sinnestäuschungen* (v. a. akust. Halluzinationen), Ambivalenz, Autismus, psychomotor. Störungen (evtl. auch als Stupor od. Katatonie), Störungen der Affektivität (z. B. bei der hebephrenen Sch. Albernheit, läppischer Affekt), Ich-Erlebensstörungen u. a.; **Verlauf:** evtl. Prodromalstadium mit unspezif. psychopathol. Symptomen (Konzentrationsprobleme, depressive Verstimmungen, Schlafstörungen, Angst, sozialer Rückzug), Auftreten der Plussymptomatik* in Schüben, selten auch zeitlebens andauernd, häufig in schizophrenes Residuum* übergehend; nach einem akuten Schub oft postpsychot. Depression od. Erschöpfungszustand; akute suizidale Krisen* in jeder Phase mögl.; Suizid ist die häufigste Todesursache; **Diagn.:** kann definitiv nur aus der Verlaufsbeobachtung u. bei Persistieren der entspr. Sympt. über mind. 1 Mon. gestellt werden; **Ther.:** bei großer Erregung, Suizidalität od. Wahn mit panischer Angst stationäre Aufnahme; Neuroleptika, Psychotherapie, Ergotherapie, Milieutherapie, Einbeziehen der Angehörigen (vgl. Angehörigengruppe); **Progn.:** (abhängig von Krankheitsbeginn, Sympt. u. Qualität der therap. u. rehabilitativen Maßnahmen): Ein Drittel der Ersterkrankungen heilt aus, ein Drittel der Pat. kann eigenständig mit Beeinträchtigungen im privaten u. berufl. Bereich leben, ein Drittel benötigt langfristige, u. U. dauerhafte Betreuung (i. d. R. ambulant; vgl. Gemeindepsychiatrie). Prognostisch günstige Prädiktoren: emotional u. intellektuell gut entwickelte prämorbide Persönlichkeit, akuter Krankheitsbeginn u. affektive Begleitsymptomatik, fehlende Affektverarmung, psychol. günstiges Lebensumfeld.

Schizo|phrenie, zön|ästhetische (↑; ↑) *f*: (engl.) *coenesthetic schizophrenia*; Form der Schizophrenie*, bei der körperl. Missempfindungen im Vordergrund stehen, die im Gegensatz zur hypochondrischen Störung* keine Überbewertung körperl. Wahrnehmungen darstellen, sondern Ausdruck einer umfassenderen, strukturellen Erlebensveränderung sind.

Schizo|trichie (↑; Trich-*) *f*: (engl.) *schizotrichia*; syn. Trichoschisis; s. Haarveränderungen.

Schlacken|kost: (engl.) *roughage diet*; Kost, die große Mengen an Ballaststoffen* enthält; **Anw.:** bei Obstipation*.

Schläfen|bein: Os* temporale.

Schläfen|bein|aufnahme: s. Schüller-Aufnahme.

Schläfen|lappen|ab|szess (Abszess*) *m*: (engl.) *temporal lobe abscess*; fortgeleiteter Hirnabszess* im Lobus temporalis als Komplikation v. a. bei Otitis,

Osteomyelitis, Schädelhirntrauma; vgl. Syndrom, hirnlokales.

Schlaf: (engl.) *sleep*; v. a. nachts regelmäßig wiederkehrender physiol. Zustand mit fehlendem Wachbewusstsein (stark verminderte Spontanaktivität, herabgesetzte Reaktion auf äußere Reize, jedoch im Gegensatz zur Narkose jederzeitige Weckbarkeit) u. veränderten Körperfunktionen (Überwiegen des Parasympathikus*); Steuerung des Sch.-Wach-Rhythmus durch endogene Aktivitätsschwankungen mit Schrittmachern im ZNS u. synchronisierenden exogenen Zeitgebern (z. B. Sonnenlicht, Mahlzeiten, soziale Aktivitäten); Sch. u. Schlafqualität lassen sich mit Polysomnographie* objektivieren. Unterschieden werden Non*-REM-Schlaf u. REM*-Schlaf, die sich in wiederkehrenden Zyklen abwechseln. **Ablauf** des ersten Non-REM/REM-Zyklus: **1.** Schlafstadium N1: instabil, Verlangsamung im EEG; **2.** Schlafstadium N2: Dominieren der EEG-Aktivität im Theta-Frequenzbereich; **3.** Schlafstadium N3: stabil; Auftreten von Tiefschlaf mit hohem Anteil von Delta-Wellen im EEG (sog. Delta-Sch.); **4.** i. d. R. nach 60–100 Min. abruptes Ende des Tiefschlafs, danach einige Min. Schlafstadium N1 od. N2, gefolgt von der ersten REM-Schlafperiode; nach dem REM-Sch. ist ein Schlafzyklus abgeschlossen. Während der Nacht beim jungen, gesunden Menschen Auftreten von ca. 4–5 Schlafzyklen (s. EEG, Tab. dort); REM-Schlafphasen entsprechen nahezu 25 % des Gesamtschlafs. Beim Wecken aus REM-Schlaf wird häufig über Traum-Erinnerungen berichtet. Individuelle **Schlafdauer** kann sehr unterschiedl. sein, ohne dass Schlafstörung* vorliegt; **Einschlaflatenz** beschreibt Intervall von „Licht-aus" bis zum ersten N1- od. N2-Schlafstadium, REM-Schlaflatenz vom Beginn des Schlafs bis zur REM-Phase. Vgl. Chronobiologie.

Schlaf|anfall: s. Schlafattacke, imperative.

Schlaf|a|pnoe|syn|drom (A-*; -pnoe*) *n*: (engl.) *sleep apnea syndrome*; Abk. SAS; syn. schlafbezogene Atmungsstörung (Abk. SBAS); schlafbezogene respirator. Störung (intermittierendes Sistieren des Atemgasflusses an Nase u. Mund; s. Abb. 1). **Path.:** **1.** obstruktives Sch. (Abk. OSAS): inspirator. funkt. Obstruktion der oberen Atemwege; **Vork.:** gehäuft bei Übergewicht* u. Männern, weitere aggravierende Faktoren: Alkohol, Sedativa, Rauchen, Rückenlage; **2.** zentrales Sch.: Störung des Atemantriebs; **Vork.** z. B. inf. Herzinsuffizienz od. Schädigung des Atemzentrums; vgl. Undine-Syndrom; **Pathophysiol.:** rezidiv. Hypoxämie u. Hyperkapnie mit zentralnervöser Weckreaktion (Arousal*-Effekt; Störung der Schlafarchitektur mit Abnahme von Tief- u. REM*-Schlaf), period. Schwankung von Pulmonalarteriendruck (pulmonale Hypertonie*, Tab. dort), art. Blutdruck (sekundäre art. Hypertonie*), Herzminutenvolumen u. Herzfrequenz im Schlaf; cave: kardiovaskulärer Risikofaktor (Herzinfarkt, Schlaganfall); **Klin.:** abnorme Tagesmüdigkeit, diskontinuierl. lautes Schnarchen (OSAS), Konzentrations- u. Gedächtnisstörung, Persönlichkeitsveränderung, morgendl. Kopfschmerz, Potenzstörung (sekundäre Hypersomnie*); cave: kardiale Arrhythmien (z. B. intermittierender Sinusknotenstillstand*); Einteilung

Schlafmittel

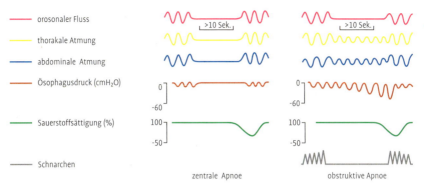

Schlafapnoesyndrom Abb. 1: schematische Darstellung des zentralen u. obstruktiven Sch. [74]

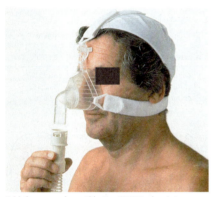

Schlafapnoesyndrom Abb. 2: nCPAP-Maske [75]

in **Schweregrade: 1.** latente Form mit sporad. Sympt., bes. nach abendl. Einnahme von Alkohol od. Hypnotika sowie bei behinderter Nasenatmung (z. B. bei Rhinitis); **2.** leichte Form: Einschlafneigung bei geringer psychophys. Beanspruchung, z. B. Fernsehen od. Lesen (Monotonie-Intoleranz); **3.** mittelschwere Form: regelmäßig abnorme Einschlafneigung tagsüber, Abnahme der intellektuellen Leistungsfähigkeit; **4.** schwere Form: chron. respirator. Globalinsuffizienz, Polyglobulie, chron. Cor* pulmonale u. arterielle Hypertonie; in Kombination mit Adipositas als Pickwick*-Syndrom bezeichnet; **Diagn.:** standardisierte Anamnese (einschließl. Fremdanamnese), Polysomnographie* (Apnoe, Hypopnoe); **Ther.: 1.** konservativ: nächtl. kontinuierl. Überdruckbeatmung (CPAP*) über Nasenmaske (s. Abb. 2), zusätzl. Reduktion aggravierender Faktoren (s. o. unter Path.); **2.** ggf. chir.: op. Beseitigung der Obstruktion (Nasenseptumplastik u. Konchotomie). Vgl. Schlafstörung.

Schlaf|architektur *f*: syn. Schlafstruktur; s. Polysomnographie; Hypnogramm.

Schlaf|attacke, imperative *f*: (engl.) *imperative sleep attack*; Einschlafattacke, Schlafanfall; Bez. für plötzl. auftretende Tagesschläfrigkeit (in z. T. ungewöhnl. Situationen), die rasch in ungewolltes Einschlafen mündet; Betroffene sind aus dem Schlaf weckbar, fühlen sich nach der Attacke erholt; **Vork.:** Hypersomnie* (v. a. bei Narkolepsie*), als UAW von Antiparkinsonmitteln; cave: Selbst- u. Fremdgefährdung.

Schlaf|druck|lähmung: (engl.) *pressure paralysis in sleep*; Drucklähmung* von Nerven während des Schlafs*, u. a. begünstigt durch Intoxikationen (Schlafmittel*, Alkohol).

Schlaf|entzug, therapeutischer: (engl.) *therapeutic sleep deprivation*; syn. Wachtherapie; Verhinderung des Schlafs für die Dauer einer Nacht bzw. der zweiten Nachthälfte (sog. partieller Schlafentzug) als Therapie v. a. bei schwerer Depression*; bewirkt u. U. am darauffolgenden Tag (selten auch am 2. Tag) eine kurzfristige Stimmungsaufhellung u. Antriebssteigerung.

Schlaf|epi|lepsie (Epilepsie*) *f*: (engl.) *sleep epilepsy*; Auftreten epileptischer Anfälle während des Schlafs*; s. Epilepsie.

Schlaf|fragmentierung (Fragment*): (engl.) *sleep fragmentation*; wiederholte Unterbrechung des Schlafs* durch Weckreize; damit Änderung der Schlaftiefe (bzw. Erwachen). Vgl. Arousal-Effekt.

Schlaf|hämo|glob|in|urie (Häm-*; Globus*; Ur-*) *f*: s. Hämoglobinurie, paroxysmale nächtliche.

Schlaf|krankheit: 1. afrikanische Trypanosomiasis*; **2.** Encephalitis* lethargica.

Schlaf|lähmung: (engl.) *sleep paralysis*; syn. Schlafparalyse; Unfähigkeit zur Ausführung von Willkürbewegungen beim Einschlafen (hypnagoge S.) od. Aufwachen (hypnopompe S., auch Aufwachkataplexie) ohne Bewusstseinseinschränkung, häufig in Verbindung mit halluzinatorischem Erleben (hypnagoge u. hypnopompe Halluzinationen*); die Sek. bis Min. anhaltende Atonie der Haltemuskulatur wird subjektiv als (unangenehme) Lähmung erlebt; kann durch Berührung od. Geräusche beendet werden; **Vork.:** bei Narkolepsie*, auch isoliert als Parasomnie* (rezidivierende isolierte S.) u. sporadisch ohne Krankheitswert. Vgl. Schlafstörung.

Schlaf|losigkeit: Insomnie*.

Schlaf|mittel: (engl.) *somnifacients*; syn. Hypnotika, Hypnagoga, Somnifera; ZNS-wirksame Arzneimittel mit Schlaf* erzeugender od. Schlaf anstoßender Wirkung; **Einteilung: 1.** Benzodiazepine*; **2.** GABA$_A$/Benzodiazepin-Rezeptor-Agonisten, z. B. Zolpidem* u. Zopiclon*; **3.** sedierende Antidepressiva*, z. B. Doxepin*; **4.** sedierende Neuroleptika*; **5.** sedierende Histamin*-H$_1$-Rezeptoren-Blocker

Schlafspindeln

gelten als Sch. ohne Abhängigkeitspotential; z. B. Diphenhydramin, Doxylamin, Promethazin; UAW: Verwirrtheit u. paradoxe Reaktionen bei alten Menschen; **6.** Chloralhydrat* nur noch gelegentl. als Kurzzeittherapeutikum; **7.** Cyclopyrrolone*; **8.** Phytopharmaka (Wirksamkeitsnachweis steht weitgehend aus); **9.** Clomethiazol* (kein etabliertes Schlafmittel, Reservetherapeutikum zur stationären Behandlung schwerer Unruhezustände bei Delir); **10.** Melatonin* u. Melatonin-Agonisten; **11.** Tryptophan*; **12.** Phytotherapeutika; **Ind.:** nicht kausal behandelbare Schlafstörung*; unterstützend bei Insomnie*; längerfristiger Einsatz nur nach eingehender diagn. Abklärung im Schlaflabor u. i. R. eines Gesamtbehandlungsplans in Komb. mit Nicht-Pharmakotherapiemethoden; **Kontraind.:** Schlafapnoesyndrom* (bei 1, 2, 4); **UAW:** substanzabhängig u. a. Überhang, Verwirrtheit, Stürze; cave: bei chron. Gebrauch Entw. von Toleranz u. Substanzstörung.

Schlaf|spindeln: s. EEG.

Schlaf|stadien *n pl:* s. Schlaf; s. EEG (Tab. dort).

Schlaf|störung: (engl.) *sleep disorder;* subjektiv empfundene bzw. objektiv beobachtbare Abweichung von normalem Schlaf in quantitativer bzw. qual. Hinsicht, die mit eingeschränkter Tagesbefindlichkeit einhergeht; häufig Symptom psych. od. körperlichen Erkr.; **Einteilung:** nach ICSD-2: **1.** Insomnie*; **2.** schlafbezogene Atmungsstörungen, insbes. obstruktives u. zentrales Schlafapnoesyndrom*; **3.** Hypersomnie*, ZNS-bedingt; **4.** zirkadiane Schlaf-Wach-Rhythmus-Störungen; **5.** Parasomnie*; **6.** schlafbezogene Bewegungsstörungen, z. B. Restless*-Legs-Syndrom, periodische Beinbewegungen*.

Schlaf|wandeln: Somnambulismus*.

Schlaf|zentren *n pl:* (engl.) *sleep centers;* Regionen im ZNS zur Schlafregulation; neben kortikalen Arealen v. a. Formatio* reticularis u. Anteile von Mesencephalon, Thalamus u. Hypothalamus.

Schlag|ader: Arterie.

Schlaganfall: (engl.) *stroke;* früher Apoplexie, Apoplexia cerebri, apoplektischer Insult, sog. Gehirnschlag; akut einsetzendes fokal-neurol. Defizit* bei zerebraler Durchblutungsstörung* (ischäm. Sch.) od. intrazerebraler Blutung* (hämorrhag. Sch.);

klinischer Notfall

Häufigkeit: jährl. Inzidenz* in Deutschland ca. 200 000; **Formen: 1. ischämischer Sch.** (ca. 85 %): Sch. inf. fokaler zerebraler Ischämie* (arterielle Verschlusskrankheit* des Gehirns; Ätiol.: s. Durchblutungsstörung, zerebrale; s. Tab.); Pathol.: Enzephalomalazie* (ca. 1.–5. Tag) u. ischäm. Hirninfarkt (Kolliquationsnekrose; vgl. Infarkt; Nekrose) als (s. Abb. 1): **a)** Territorialinfarkt (umfasst gesamtes Versorgungsgebiet einer Arterie; i. d. R. thromboembol.); **b)** Grenzzoneninfarkt (i. d. R. hämodynam.); **c)** lakunärer Infarkt (i. d. R. mikroangiopath.); **2. hämorrhagischer Sch.** (ca. 15 %): Sch. inf. zerebralen Hämatoms (Ätiol.: s. Blutung, intrazerebrale); **Klin.:** abrupt einsetzendes fokalneurol. Defizit* in Abhängigkeit von Lok. der zerebralen (ischäm. bzw. hämorrhag.) Störung, z. B.

Schlaganfall
Lokalisation arterieller Stenosen bei ischämischem Schlaganfall (400 Patienten, Viergefäßangiographie)

Arterie	Häufigkeit (%)
Truncus brachiocephalicus	0,75[1]
A. subclavia	2,75[1]
A. carotis communis	1,50[1]
A. carotis interna (Halsabschnitt)	44,75[1]
A. carotis interna (Siphon)	7,25[2]
A. cerebri media	26,00[2]
A. cerebri anterior	2,25[3]
A. vertebralis	11,00[1]
A. basilaris	1,25[3]
A. cerebri posterior	2,50[3]
[1] chirurgisch zugänglich:	60,75 %
[2] chirurgisch bedingt zugänglich:	33,25 %
[3] chirurgisch nicht zugänglich:	6,00 %

  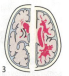

1 2 3

Schlaganfall Abb. 1: schematische Darstellung ischämischer Hirninfarkte im CCT; 1: Territorialinfarkt (keilförmige Infarkte) im Versorgungsgebiet der A. cerebri media bei Embolie; 2: Grenzzoneninfarkt zwischen 2 Gefäßgebieten bei hämodynamisch wirksamer Stenose; 3: lakunärer Infarkt bei zerebraler Mikroangiopathie (Lakunen, subkortikale arteriosklerotische Enzephalopathie)

im Versorgungsgebiet der A. cerebri media (häufigste Lok. bei ischäm. Sch.) kontralaterale armbetonte Hemiparese*, Hemihypästhesie u. (bei betroffener sprachdominanter Hemisphäre) Aphasie*, der A. cerebri post. beinbetonte Hemiparese, der A. cerebri anterior Hemianopsie*; bei hämorrhag. Sch. mit Sympt. der Hirndrucksteigerung* (s. Blutung, intrazerebrale); Einteilung des ischäm. Sch. nach zeitl. Verlauf der Sympt. (cave: ohne diagn. u. therap. Konsequenz wegen ident. Progn. u. auch bei flüchtigen Sympt. nachweisbarer hirnmorphol. Veränderung) in: **1.** transitor. ischäm. Attacke (Abk. TIA): vollständig reversible Sympt. (Rückbildung innerh. 24 Std.), charakterist.: Amaurosis* fugax; **2.** progressive stroke (Abk. PS): zunehmende u. fluktuierende Sympt. mit mögl. Remission; **3.** complete stroke (Abk. CS): dauerhafte (chron.) Sympt.; **Kompl.:** je nach Klin.; Aspiration* (meist inf. Dysphagie bzw. Bewusstseinsstörung); inf. Immobilisierung* Beinvenenthrombose, Lungenembolie od. Dekubitalulzera; symptomat. Epilepsie; Hirnödem*, Hirndrucksteigen

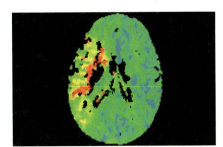

Schlaganfall Abb. 2: Perfusionsverzögerung im Stromgebiet der rechten A. cerebri media bei ischäm. Schlaganfall; Time-to-peak-Parameterbild eines zerebralen Perfusions-CT [1]

gerung* u. a.; **Diagn.:** neurol. Untersuchung (Pyramidenbahnzeichen*); (radiol.) kraniale Bildgebung (CCT, MRT) u. vaskuläre Diagn. hirnversorgender Gefäße (Ultraschalldiagnostik: Stenose, Verschluss, Dissektion; Angiographie: Blutung) zur Differenzierung von hämorrhag. Sch. (Nachweis einer intrazerebralen Blutung*) u. ischäm. Sch. (Hypodensität nach ca. 8–12 Std; s. Abb. 2); zusätzl. Diagn. i. R. der ätiol. Abklärung (z. B. Gerinnungsstatus, Vaskulitisdiagnostik, bei ischäm. Sch. Echokardiographie*, Langzeit*-EKG); **Ther.:** **1.** Akuttherapie: **a)** konservativ intensivmed. Sicherung der Vitalfunktionen (möglichst auf Stroke* Unit); bei ischäm. Sch. initial leicht hypertensive Blutdruckeinstellung zur Aufrechterhaltung eines suffizienten zerebralen Perfusionsdrucks* sowie ggf. Blutzuckernormalisierung u. Fiebersenkung; zusätzl. je nach Klin. u. Kompl. (z. B. Hirndrucksteigerung*); **b)** bei ischäm. Sch. therap. Revaskularisation* durch Thrombolyse* (i. d. R. system. mit rt*-PA innerh. von 3 Std.; ggf. interventionell, z. B. bei Arteria*-basilaris-Thrombose); **c)** ggf. neurochir. (vgl. Blutung, intrazerebrale); **2.** Frühmobilisation; Physiotherapie, Ergotherapie, Logopädie zur Rehabilitation; **Progn.:**

dritthäufigste Todesursache in Deutschland

bei ischäm. Sch. günstiger (Letalität ca. 20 %) als bei hämorrhag. (s. Blutung, intrazerebrale); in Industrieländern häufigste Urs. einer dauerhaften Behinderung; **Prävention:** Beseitigung beeinflussbarer kardiovaskulärer Risikofaktoren (s. Herzkrankheit, koronare, Tab. 1 dort); bei Vorhofflimmern* und bei erhöhtem vaskulärem (ischäm.) Sch. Risiko Antikoagulanzien (Cumarinderivat, Ziel-INR 2–3) od. alternativ Thrombozytenaggregations*-Hemmer (Acetylsalicylsäure in Komb. mit Clopidogrel); sekundär: u. a. antihypertensive Ther. (hämorrhag. Sch.) bzw. bei ischäm. Sch. Thrombozytenaggregations-Hemmung (Acetylsalicylsäure in Komb. mit Dipyridamol; Clopidogrel); Lipidsenker* (HMG-CoA-Reduktase-Hemmer), bei hochgradiger Arteria-carotis-interna-Stenose chir. od. endovaskuläre Sanierung.

Schlag|volumen (Volumen*) *n*: (engl.) *stroke volume*; Abk. SV; syn. Auswurfvolumen; Blutvolumen, das bei einer Kontraktion (Systole) vom li. Ventrikel ausgeworfen wird; rechner. die Differenz zwischen linksventrikulärem enddiastol. Volumen (Abk. LVEDV) u. linksventrikulärem Restvolumen*; **Referenzbereich:** ca. 70–100 ml, abhängig von Geschlecht u. Belastung; erniedrigt bei Herzinfarkt, Herzmuskel- u. Herzklappenerkrankung. Das S. multipliziert mit der Herzfrequenz* ergibt das Herzminutenvolumen*. Vgl. Schlagvolumenindex; Auswurffraktion.

Schlag|volumen|in|dex (↑; Index*) *m*: (engl.) *stroke volume index* (Abk. SVI); auf die Körperoberfläche* bezogenes Schlagvolumen; physiol. 30–65 ml/m².

Schlamm|bad: s. Peloidbad.

Schlamm|fieber: s. Feldfieber.

Schlangen|biss: (engl.) *snake bite*; Verletzung der Haut durch die Zähne giftiger Schlangen; 3 Gruppen ubiquitär verbreiteter Giftschlangen werden unterschieden: Elapidae (Giftnattern: z. B. Kobra, Mamba, Giftnatter, Korallenschlange), Hydrophiidae (Seeschlangen) u. Viperidae (versch. Arten Vipern, Klapperschlangen u. Ottern); **Klin.:** Vergiftungserscheinungen sind abhängig von Schlangenart u. Menge des Giftes, das aus versch. Neurotoxinen (Elapidae), Kardiotoxinen (Elapidae, Viperidae), Myotoxinen (Hydrophiidae), Nephrotoxinen (alle 3 Gruppen) u. Hämorrhaginen (Viperidae) besteht; lokale (Schwellung, Nekrose) u. system. Effekte (Schock, innere u. äußere Blutung, Lähmung, Myalgie, akutes Nierenversagen) kommen in 20–70 % vor; Letalität 1–15 %. **Ther.:** Beruhigung des Opfers, Immobilisierung der gebissenen Extremität; intensive Überwachung über Tage; bei Bissen austral. Elapiden Druck-Immobilisationsmethode nach Sutherland; Inzision u. Aussaugen der Bisswunde nicht sinnvoll; bei system. Vergiftung i. v. Infusion von spezif. Schlangengiftserum (in Deutschland nur noch in Notfalldepots als polyvalente Mischung versch. Seren, sog. Schlangengift-Immunserum Europa, verfügbar; **cave:** Anaphylaxie bei Tierseren).

Schlangen|gift|therapie *f*: (engl.) *treatment with snake poison*; enzymatische Defibrinogenierung durch Batroxobin* od. Ancrod bei pAVK*.

Schlangen|serum (Sero-*) *n*: s. Serumprophylaxe; Serumtherapie.

Schlange-Zeichen (Hans Sch., Chir., Hannover, 1856–1922): (engl.) *Schlange's sign*; verstärkte Darmgeräusche oberh. der Passagebehinderung als Zeichen eines beginnenden mechan. Ileus*.

Schlatter-Operation (Carl Sch., Chir., Zürich, 1864–1934) *f*: nicht mehr gebräuchl. Rekonstruktionsverfahren nach Gastrektomie* mit End-zu-Seit-Ösophagojejunostomie.

Schlatter-Osgood-Krankheit (↑; Robert B. O., Orthop., Chir., Boston, 1873–1956): (engl.) *Osgood-Schlatter disease*; vorwiegend bei Jungen zw. dem 10. u. 15. Lj. vorkommende Apophyseose* der Tibiaapophyse mit Druckschmerz im Bereich des Tibiakopfes; **Diagn.:** sonograph. Auftreibung der Apophyse, häufig mit ansatznaher Verkalkung (Ossikel), röntg. Strukturauflockerung des Apophysenkerns (s. Abb.) u. Nachw. von Ossikeln, ggf. MRT; **Ther.:** intermittierende Schonung des Kniegelenks, ggf. physik. Therapie, nach Wachstumsende ggf. Exstirpation der Ossikel.

Schlauch|pilze: s. Askomyzeten.

Schlauchverband

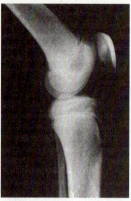

Schlatter-Osgood-Krankheit [163]

Schlauch|verband: (engl.) *stockinette bandage*; rundgestrickter, elast. Trikotschlauch zur Befestigung von Wundauflagen; vgl. Verbände.
Schleifen|bahn: s. Lemniscus lateralis.
Schleifen|di|uretika (Dia-*; Ur-*) *n pl*: s. Diuretika.
Schleim: 1. (engl.) *mucus*; (biochem.) Mucus; wird in den Schleimdrüsen produziert u. besteht im Wesentl. aus Muzinen*; 2. (engl.) *gruel*; Polysaccharid (Amylose* u. Amylopektin*), das aus aufgeschlossenen Getreidekörnern (Flocken) durch Kochen mit Wasser gewonnen wird; **Verw.:** früher häufig als sog. zweites Kohlenhydrat bei der künstl. Säuglingsernährung*, hauptsächl. als Reisschleim (leicht stopfende Wirkung) od. als Haferschleim (leicht abführende Wirkung).
Schleim|beutel: (anat.) Bursa* synovialis.
Schleim|beutel|entzündung: s. Bursitis.
Schleim|drüsen: (engl.) *mucous glands*; Glandulae mucosae; muköse Drüsen*; sondern schleimiges Sekret ab.
Schleim|drüsen|re|tentions|zyste (Retentio*; Kyst-*) *f*: s. Mukozele, Ranula.
Schleim|granulom (Granulum*; -om*) *n*: (engl.) *mucous granuloma*; bis kirschgroßer, meist bläul. glasiger Tumor im Bereich der Unterlippenschleimhaut (v. a. dort, wo Glandulae labiales Traumen od. mechan. Einflüssen ausgesetzt sind); histol. Fremdkörpergranulom*; **Urs.:** lokaler Fremdkörperreiz durch das nach Ruptur eines Schleimdrüsenausführungsgangs in das umliegende Bindegewebe austretende Sekret (epithelialer Schleim). Vgl. Mukozele.
Schleim|haut: (engl.) *mucosa, mucous membrane*; Tunica mucosa; Mukosa; die das Innere von Hohlorganen auskleidende Schicht, wird durch Drüsensekrete feucht gehalten; besteht aus Epithel u. der darunter gelegenen bindegewebigen Lamina propria. Die Sch. des Magen-Darm-Trakts wird durch eine bes. Muskelschicht (Lamina muscularis mucosae) von der Submukosa getrennt.
Schleim|haut|an|ästhesie (Anästhesie*) *f*: s. Oberflächenanästhesie.
Schleim|haut|naht: s. Nahtmethoden.
Schleim|haut|pemphigoid, vernarbendes (gr. πέμφιξ Bläschen, Pustel; -id*) *n*: (engl.) *cicatricial pemphigoid*; Autoimmunerkrankung mit subepidermaler Blasenbildung bes. der Schleimhaut, Urs. der Narbenbildung unklar; **Klin.:** immer an der Mundschleimhaut lokalisierte Rötung, Schwellung, schmerzhafte Erosionen, selten Blasen, zu 75 % auch Befall der Konjunktiven (Pemphigus conjunctivae; s. Pemphigoid, okulares vernarbendes) mit mögl. Erblindung, seltener betroffen sind Schleimhaut von Genitalien, Ösophagus u. Larynx sowie der Haut; Abheilung mit Narben; **Ther.:** Glukokortikoide*, evtl. Komb. mit Dapson, Azathioprin, Cyclophosphamid; chir. Korrektur der Strikturen; unbefriedigendes Ergebnis.
Schleim|körperchen: (engl.) *mucus corpuscles*; glasige Kügelchen im katarrhalischen Sekret (gequollene Epithelien u. Leukozyten*).
Schleim|pfropf: 1. (engl.) *mucous plug*; (gyn.) aus Zervixschleim* bestehender Verschluss des Zervikalkanals; 2. (pneumonolog.) s. mucoid impaction.
Schleim|zyste (Kyst-*) *f*: Mukozele*; s. Ranula.
Schlemm-Kanal (Friedrich S. Sch., Anat., Berlin, 1795–1858; Canalis*): (engl.) *Schlemm's canal*; Sinus* venosus sclerae an der vorderen Grenze u. inneren Wand der Sklera; steht mit dem Venensystem u. Lymphapparat des Bulbus oculi in Verbindung u. ermöglicht den Abfluss des Kammerwassers; s. Kammerwinkel.
Schlesinger-Probe (Wilhelm Sch., Int., Wien, 1869–1947): s. Urobilin.
Schlesinger-Syn|drom (Bernard Sch., Päd., London, 1896–1984) *n*: Fanconi*-Schlesinger-Syndrom.
Schleuder|trauma (Trauma*) *n*: s. Beschleunigungstrauma der Halswirbelsäule.
Schlick|bad: s. Peloidbad.
Schließ|muskel (Musculus*) *m*: (anat.) M. sphincter.
Schlingen|ex|traktion (lat. extrahere, extractus herausziehen) *f*: (engl.) *sling extraction*; Entfernung eines Uretersteins* mit einer in den Ureter geschobenen u. um den Stein gelegten Schlinge (z. B. Zeiss*- od. Dormia*-Körbchen) unter radiol. u. endoskop. Kontrolle.
Schlingen|operation *f*: (engl.) *sling procedure*; Op. zur Beseitigung der Belastungsinkontinenz* der Frau durch Rückverlagerung der Blasenhalsregion in eine intraabdominale Position mit Faszienstreifen od. Stabilisierung der mittleren Urethra durch suburethrale Kunststoffschlingen; **Formen:** 1. alloplastische, suburethrale, Schlingenoperationen: spannungsfreie Einlage von Polypropylene-Bändern um die mittlere Urethra (s. Abb.), offen od. laparoskopisch; a) retropubisches Verf.: TVT (Abk. für engl. tensionfree vaginal tape; b) transobturatorische Verf. (durch Foramina obturatoria): TOT (Abk. für engl. trans-obturator tape; von außen nach innen implantierte Bänder) od. TVT-O (transobturatorisch von innen nach außen implantierte Bänder); c) andere, z. B. Minischlinge, Kurzschlinge, nachjustierbare Schlinge; 2. autogene abdomino-vaginale Schlingen (blasenhalsnahe Schlingen) unter Verw. von Rektusfaszie od. Fascia lata; **Kompl.:** obstruktive Miktionsbeschwerden u. Drangkontinenz* inf. Überkorrektur, Verletzung von Blase, Darm od. großen Becken- u. Beingefäßen, Banderosionen u. chron. Unterbauch-

Schmelzhypoplasien

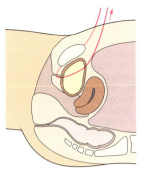

Schlingenoperation: Zugrichtung bei spannungsfreier Einlage eines Polypropylene-Bandes um die mittlere Harnröhre (selbsthaltende Schlingenenden durch raue Oberflächenstruktur u. Vernarbung)

schmerzen, Einschränkungen bei Geschlechtsverkehr u. Orgasmusfähigkeit, endogene Narbenbildung.

Schloffer-Operation (Hermann Sch., Chir., Prag, Innsbruck, 1868–1937) *f*: nicht mehr gebräuchl. dreizeitiges op. Verf. bei Notfalleingriffen am Rektum u. Sigma mit Kompl. einer Divertikulitis od. eines Karzinoms; Anlage eines Anus* praeternaturalis, Resektion des pathol. Darmstücks u. Anastomose; nach 4–6 Mon. Rückverlagerung des Anus praeternaturalis. Vgl. Hartmann-Operation; Kolonresektion; Rektumresektion.

Schloffer-Tumor (↑; Tumor*) *m*: (engl.) *Schloffer's tumor*; im Bereich der Bauchdecken lokalisierter, chron.-entzündl. bedingter granulomatöser Tumor (bindegewebige Hypertrophie), der selten nach Bauchoperation (bes. nach Appendektomie u. Bruchoperation) auftritt; **Urs.:** wahrscheinl. chron. Fremdkörperreiz (z. B. Faden).

Schlotter|gelenk: (engl.) *flail joint*; sog. Wackelgelenk; abnorm bewegl. Gelenk; **Urs.: 1.** Kapsel- u. Bandüberdehnung, z. B. bei chron. Gelenkerguss*; **2.** Veränderungen an den Knochen, z. B. durch Trauma, Entz.; **3.** Lähmung der Muskulatur; **4.** neurogene Arthropathie, z. B. bei Tabes dorsalis. Vgl. Luxation.

Schluck|auf: Singultus*.

Schluck|impfung: (engl.) *oral vaccination*; Form der Schutzimpfung* mit oraler Aufnahme des Impfstoffs gegen Poliomyelitis (mit Lebendimpfstoff nach Sabin; in Deutschland nicht mehr empfohlen), Rotavirusinfektionen u. Typhus abdominalis.

Schluck|lähmung: (engl.) *impaired swallowing*; Lähmung der von N. glossopharyngeus, N. vagus u. N. hypoglossus versorgten Muskulatur von Zunge, Larynx u. Pharynx; **Sympt.:** Dysphagie* mit Gefahr der Aspiration*; **Vork.:** bei Bulbärparalyse, Pseudobulbärparalyse, Hirnstamminfarkt, Syringobulbie; vgl. Hirnstammsyndrome, Mendelson-Syndrom.

Schluck|re|flex (Reflekt-*) *m*: (engl.) *swallowing reflex*; durch mechan. Reizung der Pharynxschleimhaut u. des Zungengrundes ausgelöste reflektor. Kontraktion der Pharynxmuskulatur mit gleichzeitigem Verschluss des Nasen-Rachen-Raums u. Kehlkopfs; afferente Bahnen: Nn. IX, X; Schluckzentrum in der Medulla oblongata; efferente Bahnen: Nn. V, VII, X, XII, C_1-C_3.

Schluck|störung: s. Dysphagie; Dysfunktion, orofaziale.

Schlüssel|bein: Clavicula*.

Schlüssel|zellen: (engl.) *clue cells*; Scheidenepithelzellen, die bei bakterieller Vaginose* dicht mit kokkoiden Bakterien übersät sind; vgl. Fluor genitalis.

Schlund: (anat.) Pharynx*.

Schlund|krampf: s. Glossopharyngeuskrampf.

Schlund|lähmung: s. Schlucklähmung.

Schlund|taschen: Kiemenspalten*.

Schlupf|warze: Hohlwarze*.

Schluss|biss: (engl.) *terminal occlusion*; Stellung der oberen u. unteren Zahnreihen zueinander bei normalem Zusammenbiss; meist max. Vielpunktkontakt (Interkuspidation).

Schluss|des|in|fektion (De-*; Infekt-*) *f*: (engl.) *terminal disinfection*; von staatl. geprüften Desinfektoren vorgenommene gründl. Desinfektion* des Krankenzimmers; **Technik:** Scheuerdesinfektion* ggf. mit vorausgehender od. anschließender Formalindampfdesinfektion des Raums; vgl. Formalinverdampfungsapparat.

Schluss|leiste: tight* junction.

Schluss|leisten|kom|plex *m*: (engl.) *junctional complex*; lichtmikroskop. sichtbare, bandförmige Haftleisten zwischen benachbarten Zellen von Epi- u. Endothelien, die den Interzellulärspalt zur apikalen Seite hin abschließen; elektronenmikroskop. unterscheidet man im oberfläch. Abschnitt die **Zonula occludens** (tight* junction) u. darunter die **Zonula adhaerens** (adherens* junction), daran anschließend können noch **Desmosomen*** ausgebildet sein.

Schmarotzer: s. Parasiten.

Schmauch|höhle: (engl.) *smoke cavity*; Bez. für eine durch Schussverletzung entstehende Wundhöhle unter der Haut, die neben zerstörtem Weichteilgewebe unverbrannte u. verbrannte Pulverreste (Schmauch) beinhaltet; Hinweis auf absoluten Nahschuss, aufgesetzten od. teilaufgesetzten Schuss (s. Nahschusszeichen); vgl. Schusswunde.

Schmeck|prüfung: (engl.) *gustometry*; Prüfung der Schmeckqualitäten auf der Zunge*; **1.** sauer mit verdünntem Essig od. Zitronensäure; **2.** süß mit Zuckerlösung; **3.** salzig mit Kochsalzlösung; **4.** bitter (zuletzt) mit Chininlösung. Die 5. Schmeckqualität umami (japan. lecker) wird nicht routinemäßig geprüft (vergleichend müsste ein Fleischgericht mit u. ohne Glutamatzusatz angeboten werden). Vgl. Elektrogustometrie, Geschmacksknospen.

Schmeck|störung: (engl.) *distortion of taste perception*; Dysgeusie; Störung der Schmeckempfindung, häufig kombiniert mit Riechstörung*; **Formen:** Ageusie*, Hypogeusie*, Parageusie*, Kakogeusie*; **Diagn.:** Schmeckprüfung*, Elektrogustometrie*.

Schmeiß|fliegen: s. Fliegen.

Schmelz: Zahnschmelz*.

Schmelz|bildner: s. Enameloblasten.

Schmelz|hypo|plasien (Hyp-*; -plasie*) *fpl*: (engl.) *enamel hypoplasias*; Fehlstellen im Zahnschmelz, die sich in Form von Grübchen u. Ringen v. a. an den Schneidezähnen u. den ersten Molaren manifestieren; **Urs.:** Mineralisationsstörungen aufgrund von Arzneimitteleinnahme (z. B. Tetracycline), Traumen od. in der entspr. Entwicklungsphase des Zahns (also vor dem Durchbruch) überstandene Allgemeinerkrankungen (v. a. Rachitis; seit Durchführung einer allg. Rachitisprophylaxe weitgehend zurückgegangen).

Schmelz|ober|häutchen: (engl.) *pellicle;* syn. Pellikel; der Schmelzoberfläche des Zahns aufliegende membran- od. filmartige Strukturen unterschiedl. (exogener) Herkunft; da diese Schichten auch evtl. in der Mundhöhle hineinragende Teile der Wurzel bedecken können, auch als Zahnoberhäutchen bezeichnet.

Schmelz|organ *n*: (engl.) *enamel organ;* im 2. Embryonalmonat aus der Zahnleiste auswachsende Epithelwucherungen, welche später als Sch. die mesenchymale Zahnpapille (s. Pulpa dentis, Dentin) glockenförmig umfassen; das Mesenchym in der äußeren Umgebung des. Sch. verdichtet sich zum Zahnsäckchen, aus dem das Parodontium (s. Zahnhalteapparat) hervorgeht. Das an die Papille grenzende innere Schmelzepithel differenziert sich zu den Enameloblasten*.

Schmerz: (engl.) *pain;* Dolor; unangenehmes Sinnes- u. Gefühlserlebnis, das mit aktuellen od. potentiellen Gewebeschädigungen verknüpft ist od. mit Begriffen solcher Schädigungen beschrieben wird (Definition der International Association for the Study of Pain, IASP); komplexe Sinneswahrnehmung unterschiedl. Qualität (z. B. stechend, ziehend, brennend, drückend), die in chron. Form eigenständigen Krankheitswert erlangt (chronische Schmerzsyndrome*); **Formen** u. **Ätiol.:** Beschreibung erfolgt nach einheitl. Nomenklatur (International Headache Society, IASP) v. a. unter Angabe von Körperregion bzw. Organsystem (z. B. Kopfschmerz, Schmerzen des Bewegungsapparats, viszerale Schmerzen, projizierte bzw. übertragene Schmerzen), Zeitmuster des Auftretens, Schweregrad u. Dauer nach Angaben des Pat. sowie Angaben zur Ätiol.; **1.** Nozizeptorenschmerz: **a)** Entzündungsschmerzen: beruhen auf der Erregung von spezialisierten Nozizeptoren (Schmerz*-Sensoren) u. Weiterleitung der Impulse an das ZNS (s. Schmerzleitung), wobei chem. Entzündungs- bzw. Schmerzmediatoren stark erregungsfördernd mitwirken; z. B. Schmerzen bei entzündl. Erkr. wie rheumatoider Arthritis, Polyarthritis, Myositis, Appendizitis, Pankreatitis, Zahnschmerzen, Wundschmerz; **b)** spastische Sch.: beruhen auf der Erregung von Nozizeptoren durch übermäßige Kontraktion von glatter Muskulatur innerer Organe; dabei können eine Vielzahl von Auslösemechanismen mitwirken, z. B. mechan. Irritation eines Hohlorgans (Kolik durch Gallenstein), tox. Substanzen (chron. Gastritis), Ischämie (ischäm. Kolitis), Nahrungsmittelallergie, Inf., übersteigerte Reflexe des enteralen Nervensystems (Reizdarmsyndrom); **2.** neuropathischer Sch.: Nervenschmerzen, auch Neuralgie: beruhen auf Irritation od. Schädigung des peripheren od. zentralen Nervensystems ohne Beteiligung von Nozizeptoren; z. B. Amputationsschmerzen (Phantomempfinden), Trigeminusneuralgie, Schmerzen bei Engpasssyndromen wie Karpaltunnelsyndrom od. Bandscheibenvorfall, Schmerzen bei Polyneuropathien (Diabetes mellitus), Schmerzen nach Rückenmarkverletzungen; **3.** Sch. inf. funktioneller Störungen: Fehlregulationsschmerzen; beruhen auf einer unangemessenen Funktion eines physiol. od. biochem. Regulationssystems, z. B. unangepasste motor. Steuerung der Skelettmuskulatur (Hartspann, Schmerzen bei Fehlhaltung), Fehlfunktion des sympath. Nervensystems (komplexe regionale Schmerzsyndrome, Ischämie durch Vasospasmus), Fehlregulation von Neurotransmitterwirkungen auf die Gehirngefäße (Migräne); **4.** somatoforme Sch. (s. Schmerzstörung, somatoforme): als körperl. Ausdrucksform unbewältigter psych. od. psychosozialer Probleme (z. B. Migräne nach psych. Belastung); beim Somatisierungsprozess können Mechanismen der Fehlregulation (z. B. psych. ausgelöste Muskelverspannung) mitwirken. Schmerzen können auch begünstigt werden, wenn durch die Schmerzäußerung soziale Vorteile zu erwarten sind (sekundärer Krankheitsgewinn i. S. einer operanten Konditionierung); z. B. kindl. Bauchschmerzen zur Sicherung der mütterl. Aufmerksamkeit od. durch iatrogene Zuwendung gestützte Schmerzen. **Ther.:** Schmerztherapie*; auch psychosoziale Einflüsse können schmerzverstärkend u. chronifizierend wirken u. sind zu berücksichtigen. **DD:** psych. Störungen, z. B. larvierte Depression*. Vgl. Analgesie.

Schmerzen, lanzinierende: (engl.) *lancinating pains;* blitzartig einsetzende Schmerzen, z. B. bei Tabes* dorsalis.

Schmerz|erfassung: (engl.) *pain assessment;* Meth. zur Erfassung der Schmerzwahrnehmung durch Selbsteinschätzung des Pat. (numerische Ratingskala*, visuelle Analogskala*) od. durch Beobachtung des P. (Behavior* Pain Scale) bei Analgesie* od. Sedierung*.

Schmerz|leitung: (engl.) *pain conduction;* Erregungsleitung von Schmerzimpulsen, die nach Aktivierung von Schmerz*-Sensoren durch adäquate Reize von einer Mindestintensität (sog. Schmerzschwelle) erfolgt; die nozizeptiven Afferenzen werden aus der Peripherie in gemischten Nerven, aus den inneren Organen über das vegetative Nervensystem geleitet, wobei 2 Fasersysteme unterschieden werden: die schnell leitenden A-Delta-Nervenfasern (helle Schmerzqualität) u. die langsam leitenden C-Fasern (dumpfer Schmerz*), die im Tractus spinothalamicus zu spezif. Thalamuskernen ziehen, wo eine Umschaltung auf das limbische System (Bewertung als unangenehme Empfindung) u. zum Cortex (Schmerzinterpretation) erfolgt. Die neuronale Information über Schmerzereignisse kann im ZNS vielfach moduliert werden (physiol. v. a. durch hemmende Mechanismen wie z. B. Ausschüttung von Endorphinen, Serotonin, GABA); die hemmende Beeinflussung ist ein Ansatzpunkt der Schmerztherapie* (z. B. bei der Pharmakotherapie, Elektrostimulationsanalgesie od. rückenmarknahen Analgesie). Vgl. Head-Zonen.

Schmerz|mittel: Analgetika*.

Schmerz-Re|zeptoren (Rezeptoren*) *m pl*: s. Schmerz-Sensoren.

Schmerz-Sensoren (Sensoren*) *m pl*: (engl.) *nociceptors*; syn. Nozizeptoren; früher Schmerz-Rezeptoren; freie Nervenendigungen*, deren Reizung zur Schmerzempfindung führt; durch eine (unimodale Sch.-S.) od. versch. (polymodale Sch.-S.) Qualitäten, z. B. thermische, mechanische bzw. chemische Reize erregbare Sensoren in Haut, Muskulatur, Bändern, Sehnen, Hohlorganen u. a., deren Aktivierung Signalcharakter i. S. des Einwirkens einer Noxe hat; die Reizschwelle* der Sch.-S. liegt deutlich höher als bei Sensoren, die durch vergleichbare Reizqualitäten erregt werden (z. B. Mechanosensoren*), u. adaptiert bei anhaltendem Reiz nicht od. nur langsam. Wichtige Mittler bei der Erregung der Sch.-S. sind Mediatoren, v. a. Prostaglandine*, Bradykinin* u. Serotonin*, die wie lokale Hypoxie, Absinken des pH-Werts od. Änderungen der Elektrolytkonzentrationen auch sensibilisierend wirken. Vgl. Schmerzleitung.

Schmerz|störung, somato|forme: (engl.) *pain disorder*; syn. Psychalgie; somatoforme Störung* mit andauernden Schmerzen, deren physiol. od. körperl. Urs. nicht vollständig erklärbar sind; psych. Faktoren wird eine wichtige Rolle bei der Entw. u. Aufrechterhaltung beigemessen; die Schmerzen sind nicht vorgetäuscht. Vgl. Somatisierungsstörung; Dyspareunie; Spannungskopfschmerz; Konversionsstörung.

Schmerz|syn|drome, chronische *n pl*: (engl.) *chronic pain syndromes*; sog. Schmerzkrankheiten; Oberbegriff für Beschwerdebilder, die mit chron. (d. h. seit >6 Mon. bestehenden, dauernden od. rezidiv.) Schmerzen* einhergehen.

Schmerz|syn|drome, genitale *n pl*: (engl.) *genital pain syndromes*; Sammelbez. für versch. fokale Schmerzsyndrome des kleinen Beckens u. des Genitale, bei denen typischerweise keine körperl. Urs. gefunden o. daher eine psych. Verursachung angenommen wird; vgl. Dyspareunie.

Schmerz|syn|drome, kom|plexe regiona|le *n pl*: (engl.) *complex regional pain syndromes* (Abk. CRPS); zusammenfassende Bez. für Krankheitsbilder, die die Extremitäten betreffen, sich nach einem schädigenden Ereignis entwickeln u. durch anhaltenden Schmerz mit Störungen des vegetativen Nervensystems, der Sensibilität u. der Motorik gekennzeichnet sind; **Einteilung: 1. Typ I** (CRPS I, früher sympath. Reflexdystrophie, Abk. SRD): sympath. Algodystrophie, Sudeck-Syndrom; Erkr. einer Extremität, die ohne definierte Nervenläsion nach relativ geringfügigem Trauma ohne Bezug zum Innervationsgebiet eines Nervens auftritt; Vork.: am häufigsten nach distaler Radiusfraktur* bei wiederholten Repositionsmanövern, einengenden Gipsverbänden, nach Distorsionen u. o. ohne nachvollziehbare Urs.; Einteilung in Stadien: I: Entzündungsstadium; II: Dystrophie; III: Atrophie (irreversibel); **2. Typ 2** (CRPS II, früher Kausalgie): brennende Schmerzen u. Störungen des sympath. Nervensystems als Folge einer definierten peripheren Nervenläsion (z. B. Hyperkompression); **Klin.:** schwer lokalisierbare brennende Schmerzen (z. B. Allodynie, Hyperalgesie) zus. mit autonomen (Ödeme, Temperatur- u. Schweißsekretionsstörung, evtl. troph. Störung der Haut, Nagelveränderungen, lokal vermehrtes Haarwachstum), sensiblen u. motor. Störungen; im weiteren Verlauf Knochenabbau (Demineralisation), Ankylose u. Funktionsverlust; **Diagn.:** typ. radiol. Veränderungen (fleckförmige Entkalkungen) im Verlauf, Szintigraphie, Ninhydrintest, Thermographie; **Ther.:** nichtsteroidale Antiphlogistika, Analgetika, Calcitonin, Opioide, Gabapentin, Antidepressiva, Betablocker, Sympathikusblockade*; Physiotherapie; Psychotherapie; ggf. op.: Sympathektomie*; progn. entscheidend sind frühzeitige Diagn. u. Ther.; **DD:** Erkr. des rheumat. Formenkreis, periphere arterielle Verschlusskrankheit, Thrombangitis obliterans, Infektion, Thrombose.

Schmerz|syn|drom, femoro|patella|res *n*: (engl.) *anterior knee pain*; Abk. FPS; Schmerzen im Patellofemoralgelenk aufgrund einer Dysbalance im patellofemoralen Gleitlager; **Urs.:** Patelladysplasie, -instabilität o. -hochstand, Insuffizienz des M. vastus medialis, Genu valgum, pathol. Tibiatorsion; **Klin.:** retropatellarer Knieschmerz bei Belastung, Krepitation, Zohlen-Zeichen positiv; **Diagn.:** Röntgen, MRT; **Ther.:** (konservativ) physik. Ther., Muskelaufbau, Kniebandage; (op.) Chondroplastik, Pridie- u. Beck-Bohrung, Spaltung des lateralen Retinakulums, Korrekturosteotomie; **DD:** Chondropathia* patellae.

Schmerz|syn|drom, myo|fasziales *n*: (engl.) *myofascial pain syndrome*; Schmerzen in einzelnen Muskeln od. Muskelgruppen, die spontan od. bei Druck auf einen Trigger-Punkt innerh. eines Hartspanns auftreten u. sich (z. T. pseudoradikulär) nach distal projizieren; evtl. einhergehend mit Muskeltonuserhöhung, nicht aber mit sensiblen Ausfällen od. Reflexanomalien. **Lok.:** Nackenmuskulatur, Schulter- u. Beckengürtel, Kaumuskeln; **Urs.:** akute od. chron. Muskelüberbeanspruchung, Gelenkreizzustände (Arthrose, Arthritis), Trauma, Kälte, degen. od. entzündl.-rheumatische Erkr., Krankheiten innerer Organe, psych. Belastung; **Ther.:** Fehlbelastungen vermeiden, physikalische Ther., Injektion von Lokalanästhetika. Vgl. Myogelose.

Schmerz|therapie *f*: (engl.) *analgesic therapy*; Sammelbez. für therap. Verf. zur Beeinflussung akuter u. chron. Schmerzen* (Analgesie*); **Formen: 1.** kausal od. palliativ (nach exakter Diagn. des Schmerzes) mit dem Ziel der Schmerzaufhebung bzw. -reduktion; **2.** Beseitigung nervöser od. neurohumoraler Fehlregulationen, v. a. einer Fehlsteuerung mit Selbstunterhaltung chron. Schmerzen (s. Schmerzsyndrome, komplexe regionale); **3.** symptomat.: **a)** Verringerung der Erregung von Schmerzsensoren (vgl. Schmerzleitung); **b)** Nervenblockade*; **c)** Hemmung der zentralnervösen Verarbeitung der Schmerzinformation; **d)** Beeinflussung des Schmerzerlebnisses; **Verf.:** in Komb. u. unter Dokumentation der subjektiven Wirksamkeit durch Führen eines Schmerztagebuchs durch den Pat. **1.** (pharmak.) v. a. Analgetika* (z. B. enteral od. parenteral; s. PCA), auch Spasmolytika, zentrale Muskelrelaxanzien*, Calcium-Antagonisten, Beta-Rezeptoren-Blocker, Antikonvulsiva sowie Psychopharmaka, bes. Antidepressiva; **2.** (anästh.) Lokalanästhesie*, bes. zentrale Leitungsanästhesie*; **3.** neurochir. Verf.: z. B. Thermokoagulation*,

Schmetterlingsdermatitis

Hinterstrangstimulation* od. offene Chordotomie*; 4. physikalisch bzw. radiologisch; 5. Elektrostimulationsanalgesie*; 6. Akupunktur; 7. (psychol.) z. B. Biofeedback, Verhaltenstherapie. Vgl. Algesiologie.

Schmetterlings|dermatitis (Derm-*; -itis*) f: (engl.) moth dermatitis; Bez. für primär irritativ-toxische, bei Mehrfachexposition auch allergische (Typ I u. IV) Hautreaktion durch Kontakt mit Schmetterlingen bzw. deren Raupenstadien (z. B. Goldafterraupe, Mexikanisches Nachtpfauenauge); vgl. Kontaktekzem; Urtikaria.

Schmetterlings|erythem (Erythem*) n: (engl.) butterfly rash; Hautrötung, die sich vom Nasenrücken ausgehend symmetrisch auf die Jochbein- u. Wangenregion ausdehnt; **Vork.:** bei systemischem Lupus* erythematodes, z. T. bei chronischem diskoidem Lupus* erythematodes u. Erysipel* des Gesichts.

Schmetterlings|gliom (gr. γλία Leim; -om*) n: (engl.) butterfly glioma; Glioblastom* mit symmetrischer Ausbreitung in beiden Hemisphären unter Einbeziehung des Corpus callosum.

Schmetterlings|wirbel: (engl.) butterfly vertebra; Wirbelfehlbildung mit sagittaler Spaltbildung eines Wirbelkörpers, so dass sich Deck- u. Bodenplatte in der Mittellinie einsenken; vgl. Wirbelsäulenspaltbildungen.

Schmidt-Lanterman-Einkerbungen (Henry D. Sch., Anat., New Orleans, 1823–1888; A. J. L., amerikan. Anat., Straßburg, 19. Jahrhundert): (engl.) Schmidt-Lanterman incisures; lichtmikroskop. sichtbare, regelmäßig aufeinander folgende schräge Inzisuren in den Schwann*-Scheiden der peripheren Nervenfasern*; elektronenmikroskop. ist eine Auflockerung der sonst eng aneinander liegenden Myelinlamellen sichtbar; **klin. Bedeutung:** Ausdruck einer Schädigung der Nervenfasern, auch vorübergehende stoffwechselbedingte Erscheinung.

Schmier|blutung: (engl.) vaginal spotting; schwache genitale Blutung bei der Frau; **Urs.: 1.** bei zykl. Auftreten häufig org. Veränderungen am Genitale (Myoma* uteri, Polypen* u. a.), auch Störungen der Blutgerinnung; 2. prä- u. postmenstruelle Sch. u. Ovulationsblutung* meist endokrin bedingt (z. B. Corpus*-luteum-Insuffizienz); 3. vom Menstruationszyklus* unabhängige Sch. in der Schwangerschaft oft in Zus. mit drohendem Abort* u. Extrauteringravidität* sowie bei malignen Veränderungen am Genitale (Karzinom); 4. Sch. insbes. zu Beginn der Hormonzufuhr bei hormonaler Kontrazeption*; 5. mechan. Urs.: u. a. Intrauterinpessar* u. Kohabitationstraumen (Kontaktblutung*).

Schmier|in|fektion (Infekt-*) f: s. Kontaktinfektion.

Schmincke-Tumor (Alexander Sch., Pathol., Heidelberg, 1877–1953; Tumor*) m: (engl.) Schmincke's tumor; veraltete Bez. für das undifferenzierte Nasopharynxkarzinom mit lymphoidem Stroma; s. Nasopharynxtumoren.

Schmorl-Knorpel|knötchen (Christian G. Sch., Pathol., Dresden, 1861–1932): (engl.) Schmorl's nodes; bei der Scheuermann*-Krankheit vorkommende knorpelig umgewandelte Bandscheibeneinbrüche in die Wirbelkörperdeckplatte. **Urs.:** verminderte Resistenz u. Überlastung der Ringapophysen der Grund- u. Deckplatten der Wirbelkörper; **Diagn.:** im Frühstadium MRT, später im seitl. Rö. u. CT ausgestanzter knöcherner Defekt.

Schnapp|atmung: (engl.) gasping; langsame, von größeren Pausen unterbrochene Atmung bei hypox. Schädigung des Atemzentrums*; funkt. Atemstillstand*; **Vork.:** v. a. präfinal als sog. agonale Atmung. Vgl. Reanimation (Abb. dort); vgl. Atemdepression, zentrale; Atmungstypen.

Schnarchen: (engl.) to snore; syn. Rhonchopathie; atemabhängige Geräusche, die während des Schlafs* durch Flatterbewegungen des erschlafften Gaumensegels od. Zurücksinken der Zunge hervorgerufen werden; **Urs.:** häufig nach Alkoholgenuss u. bei behinderter Nasenatmung, z. B. durch adenoide Vegetationen (Kindesalter), Septumdeviation* od. Nasenmuschelhyperplasie; **klin. Bedeutung:** mögl. Indikator od. Vorstufe eines Schlafapnoesyndroms*; **Ther.:** Gewichtsreduktion bei Adipositas, Behandlung einer zugrunde liegenden Behinderung der Nasenluftpassage, zahnärztl. Schienen zur Vorverlagerung des Unterkiefers, op. Straffung des Gaumensegels; ggf. Septumplastik mit Konchotomie od. Uvulopalatopharyngoplastik (Abk. UPPP).

Schnauz|re|flex (Reflekt-*) m: Fressreflex*.

Schnecke: (anat.) Cochlea; s. Innenohr.

Schnecken: (engl.) snails, slugs; (zool.) Gastropoda; Klasse der Weichtiere (Mollusca); Lungenschnecken (Pulmonata) u. Vorderkiemer (Prosobranchia) sind Zwischenwirte von Trematodes*.

Schnee|ball|knirschen: (engl.) silken crepitus; knirschendes Geräusch; **Vork.: 1.** als Sympt. bei Haut- u. Mediastinalemphysem*; 2. als Hinweis auf eine Arthropathie*; 3. bei Hygrom*; auch als fühlbares Reiben.

Schneeberger Lungen|krebs: (engl.) Schneeberg cancer; Bronchialkarzinom* inf. Inhalation radontiger Grubenluft (Uranbergbau); häufig in Komb. mit Silikose* durch zusätzl. Staubbelastung; BK Nr. 2402 bzw. 4112.

Schnee|blindheit: s. Keratoconjunctivitis photoelectrica.

Schneide|zähne: (engl.) incisors; Dentes incisivi; die vorderen 4 Zähne in jeder Zahnreihe; einwurzelig; in jedem Gebissquadranten wird zw. mesialem u. distalem Sch. unterschieden; durch die unterschiedl. Querwölbung der vestibulären Kronenfläche (Krümmungsmerkmal), die unterschiedl. Abwinkelung zwischen Kaufläche u. mesialer bzw. distaler Zahnfläche (Winkelmerkmal) sowie die Verlaufsrichtung der Zahnwurzel im Vergleich zur Zahnachse (Wurzelmerkmal) können sie eindeutig ihrem Platz im zugehörigen Quadranten zugeordnet werden.

Schnell|in|jektion (Injektion*) f: (engl.) rapid injection; Bolusinjektion*.

Schnell|schnitt|dia|gnostik f: (engl.) rapid section diagnostics; histol. Untersuchung von Gewebeproben unmittelbar nach Entnahme während einer Op.; das op. Vorgehen wird vom histol. Befund abhängig gemacht u. nicht von der unsicheren makroskop. Beurteilung; z. B. zur Beurteilung der Resektionsränder eines Mundboden- od. Mammakarzinoms*; vgl. Gefrierschnitt.

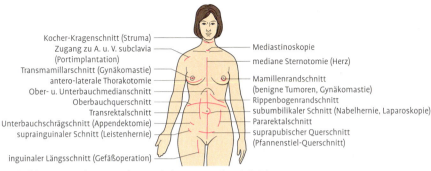

Schnittführung: Bezeichnung versch. Hautschnitte u. Anwendungsbeispiele

Schnell|test|verfahren: (engl.) *rapid testing methods;* schnell u. einfach durchführbare u. auszuwertende, meist standardisierte (optimierte) chem. od. enzymat. Analyseverfahren zur Untersuchung flüssiger biol. Proben (z. B. Harn, Serum, Blut) mit Hilfe von Testreagenzien, die auf spez. Trägern (Teststreifen) aufgebracht sind od. in Pulverform, als Tabletten od. Lösungen angewendet werden; **Auswertung:** qualitativ (meist Farbreaktionen) od. (semi-)quantitativ, z. B. mit Kolorimetrie, Reflektometrie, Absorptionsphotometrie.

Schnell|trans|fusion (Transfusion*) *f:* (engl.) *rapid transfusion;* durch Überdruck (Kompression des Blutbeutels; vgl. Infusion) beschleunigte Bluttransfusion* bei hämorrhagischem Schock.

Schnitt|bild|methode *f:* (engl.) *tomography;* Verf. zur schichtweisen Abbildung des Körpers in versch. Ebenen; s. CT, MRT, Ultraschalldiagnostik.

Schnitt|entbindung: (engl.) *cesarean section;* abdominale Sch., Kaiserschnitt; Sectio caesarea; op. Beendigung der Schwangerschaft od. der Geburt unter chir. Eröffnung des Uterus bei hohem mütterl. u. kindl. Risiko od. auf Wunsch der Mutter; Ausführung in Inhalationsnarkose* od. mit Periduralanästhesie* in leichter Linkslagerung (Vermeiden eines Vena*-cava-inferior-Syndroms); **Formen:** 1. **primäre Sch.:** vor Geburtsbeginn; Ind.: z. B. absolutes Missverhältnis*, Placenta* praevia, vorzeitige Plazentalösung*, Risikoschwangerschaft* mit erhebl. Gefährdung, Zustand nach Hysterotomie (frühere Sch.), Querlage*, Wunsch der Mutter; 2. **sekundäre Sch.:** unter der Geburt notwendig werdende Sch., z. B. bei fetal* distress, rel. Missverhältnis*, protrahiertem Geburtsverlauf, drohender Uterusruptur; op. **Verfahren:** 1. **intraperitoneale** suprazervikale Sch. meist mit Uteruseröffnung durch bogenförmigen Querschnitt im unteren Uterinsegment od. durch Längsschnitt (erhöhte Rupturgefahr bei erneuter Schwangerschaft); 2. **extraperitoneale** (abdominale) Sch.: Eröffnung des unteren Uterinsegments nach Ablösung vom Peritoneum. Ein durch Sch. entwickeltes Kind gilt als Risikoneugeborenes*.

Schnitt|führung: (engl.) *incision;* Verlauf von chir. Schnitten zur Durchtrennung von Haut u. Weichteilen bei op. Eingriffen; die Sch. soll das Operationsgebiet übersichtl. darstellen u. eine intraop. Erweiterungsmöglichkeit bieten; durch Hautschnitt entlang der Hautspaltlinien (Langer*-Linien) soll ein kosmet. günstiges Ergebnis erzielt sowie Narbenspannung u. -kontraktur vorgebeugt werden (s. Abb.). Vgl. V-Y-Plastik, W-Plastik, Z-Plastik.

Schnitzler-Syn|drom *n:* (engl.) *Schnitzler's syndrome;* klin. Kombination aus chron. Urtikaria*, rezidiv. Fieber, osteosklerotischen Knochenläsionen u. einer IgM-MGUS*.

Schnüffel|stellung: s. Jackson-Lagerung.

Schnüffel|sucht: (engl.) *sniffing;* gewohnheitsmäßige Inhalation leicht flüchtiger org. Substanzen mit hohem Suchtpotential (z. B. Aceton, Benzin, Lösungsmittel von Klebstoffen, Haushaltsreinigern bzw. Farben; s. Halogenkohlenwasserstoffe) zur Rauscherzeugung; **Vork.:** meist bei Kindern u. Jugendlichen; **Klin.:** evtl. tox. bedingte Enzephalopathie*, Polyneuropathie*, schwere Leber-, Nieren- u. Knochenmarkschädigung. Vgl. Missbrauch.

Schnür|furchen: s. Schnürfurchen, amniotische.

Schnür|furchen, amniotische *n:* (engl.) *amniotic ring constriction;* syn. ADAM-Komplex (Abk. engl. für amniotic deformity, adhesions, mutilations), Streeter anomaly; Sammelbez. für nicht erbl. Fehlbildungen unbekannter Ätiol. mit amputationsähnl. Fingerdefekten (s. Abb.), zirkulären (Schnürring) od. semizirkulären (Schnürfurche) Einschnürungen mit distalem Lymphödem, Syndaktylie (meist Akrosyndaktylie); entstehen vor dem 26. Tag der Schwangerschaft; amniogene Einschnürung bis zur Amputation mögl.; **Lok.:** an Händen u. Füßen, seltener an Unter- u. Oberarm, Unter- u. Oberschenkel sowie Gesicht, Kopf u. Rü-

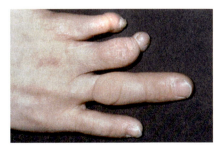

Schnürfurchen, amniotische: Erwachsener mit inkompletter Fingeramputation [82]

Schnupfen

cken; **Häufigkeit:** 1 : 1000 bis 1 : 11 000 Neugeborene.
Schnupfen: s. Rhinitis.
Schnupfen-Virus (Virus*) *n*: s. Rhinovirus.
Schober-Zeichen (Paul Sch., Arzt, Stuttgart, Wildbad, 1865–1943): (engl.) *Schober's sign*; nummerischer Dornfortsatzentfaltungstest der LWS, Maßzahl für die Beweglichkeit der LWS in der Sagittalebene; der Abstand zw. Dornfortsatz S I u. einem 10 cm kranial liegenden Punkt vergrößert sich durch max. Vorwärtsneigung normalerweise um 4–6 cm, bei Bewegungseinschränkung der Wirbelsäule um <4 cm (positives Sch.-Z. z. B. bei Spondylitis ankylosans, degen. Veränderung). Vgl. Ott-Zeichen.
Schock: 1. (engl.) *shock*; i. e. S. Kreislaufschock; akut bis subakut einsetzendes, fortschreitendes generalisiertes Kreislaufversagen mit intrazellulärem Sauerstoffmangel (Missverhältnis zw. Sauerstoffangebot* u. Sauerstoffverbrauch) u. damit Gefährdung von Vitalfunktionen*;

klinischer Notfall

Path.: generalisierte Gewebehypoxie inf.: **1.** unzureichenden Sauerstoffangebots: **a)** Hypoxie* im Blut durch inadäquate Oxygenierung* bei verminderter pulmonaler Sauerstoffaufnahme* od. reduzierter Sauerstoffkapazität*; **b)** Störung der Makrozirkulation (Gewebeperfusion) durch unzureichendes Herzminutenvolumen* (z. B. bei Herzinsuffizienz*) bzw. intravasales Volumen (Hypovolämie*) od. auch durch Volumenverteilungsstörung mit rel. Volumenmangel inf. generalisierter Vasodilatation (z. B. sept., allerg., neurogen); **c)** Störung der Mikrozirkulation: insuffiziente kapilläre Perfusion in der Endstrombahn z. B. bei SIRS* od. Sepsis*, aber auch bei Störung der Makrozirkulation; **2.** Störung der zellulären Sauerstoffutilisation* (bei normalem Sauerstoffangebot) z. B. bei Intoxikation, aber auch bei Störung der Mikrozirkulation; **Formen:** s. Tab. 1; v. a. **1.** hypovolämischer Schock*; **2.** kardiogener Schock*; **3.** distributiver Sch. (Volumenverteilungsstörung durch generalisierte Vasodilatation): **a)** septischer Schock*; **b)** anaphylaktischer Schock*; **c)** neurogener Schock*; Vork. auch bei endokrin. Grunderkrankung (z. B. hypovoläm. Sch. durch hyperglykäm. bedingte Polyurie bei diabetischem Koma*; vgl. Krise, endokrine), metabol. Störung (vgl. Schock, hypoglykämischer) od. Intoxikation (z. B. Schwermetallintoxikation*, Urämie, dekompensierte Leberzirrhose); vgl. Schocksyndrom, toxisches. **Pathophysiol.:** (initiale) Kreislaufkompensation (cave: nicht bei neurogenem Sch. wegen zentral vermindertem Sympathikotonus) durch sympathoadrenerge Gegenregulation mit Aktivierung des Renin-Angiotensin-Aldosteron-Systems u. Freisetzung von ADH, ACTC u. Cortisol (Stresshormone); hypox. Veränderungen im Zellstoffwechsel; Perpetuierung des Sch. durch hypox. bedingte Freisetzung zahlreicher Mediatoren (Eikosanoide*, Zytokine*) sowie Aktivierung der Gerinnungs-, Fibrinolyse- u. Komplementkaskade u. des Kallikrein-Kinin-Systems mit zunehmender Mikrozirkulationsstörung, Erhöhung der Blutvis-

Schock Tab. 1
Formen und Ursachen (Auswahl)

hypovolämischer Schock
  Hypovolämie
    Blutung (hämorrhagischer Schock)
      Trauma: Weichteilblutung, z. B. nach Frakturen, besonders Oberschenkel- und Beckenfrakturen, Milzruptur, Leberruptur, retroperitoneale Blutung, Hämatothorax, Hämatoperitoneum
      gastrointestinale Blutung, Blutung bei hämorrhagischer Diathese u. a. Erkrankungen
  gastrointestinaler Flüssigkeitsverlust (z. B. Erbrechen, Diarrhö)
  renaler Flüssigkeitsverlust (z. B. Diabetes mellitus, Diabetes insipidus, Diuretika, Polyurie nach akutem Nierenversagen)
  Flüssigkeitsverlust über die Haut (z. B. Verbrennungen, exsudative Hauterkrankungen, starkes Schwitzen ohne adäquate Wasserzufuhr)
  Flüssigkeitssequestration bei Peritonitis, Pankreatitis, Leberzirrhose, Ileus

kardiogener Schock
  dekompensierte Herzinsuffizienz (z. B. bei Herzinfarkt, Herzrhythmusstörung, hypertensiver Krise, Kardiomyopathie, Herzklappenfehler, Lungenembolie, Perikardtamponade, konstriktive Perikarditis)

septischer Schock
  Sepsis

anaphylaktischer Schock
  Allergie

neurogener Schock
  neurogene Störung der Vasomotorenfunktion

kosität mit Stase (vgl. Sludge-Phänomen), Mikrothrombenbildung u. Verbrauchskoagulopathie* in der Folge; pathol. Organmanifestationen: v. a. Niere (Schockniere), Herz, Lunge (Schocklunge) u. Leber; **Klin.:** **1.** kardiovaskulär: art. Hypotonie* (systol. Blutdruck <90 mmHg bzw. Abfall um mehr als ein Drittel des Ausgangswerts); Tachykardie* (Bradykardie* bei neurogenem Sch. od. bradykarder Herzrhythmusstörung); Pulsus* filiformis; zentraler Venendruck* u. Wedge*-Druck erniedrigt bzw. bei kardiogenem Sch. erhöht; **2.** renal: verminderte Diurese (Oligurie bis Anurie), cave: evtl. Polyurie bei neurogenem Sch. mit Diabetes* insipidus centralis; **3.** Haut: blasse kaltschweißige Haut (evtl. mit Zyanose*) i. R. der Kreislaufzentralisation* bei nichtdistributiver Störung der Makrozirkulation (hypovoläm. od. kardiogener Sch.) sowie im Stadium der Dekompensation (hypozirkulator.-hypodynam, HMV erniedrigt) eines sept. Sch., dagegen gerötete heiße Haut (evtl. mit Ödem durch capillary leakage) bei (hyperzirkulator.-hyperdynamem) sept. Sch. (HMV erhöht; s. Kreislaufstörungen, hyperdyname) bzw. blasse, warme u. trockene Haut bei neurogenem u. allerg. Haut-

Schock, anaphylaktischer

Schock   Tab. 2

klinische Parameter	hypovolämischer Schock	kardiogener Schock	septischer Schock
Hauttemperatur	kalt	kalt	warm
peripherer Kreislauf	Vasokonstriktion	Vasokonstriktion	Vasodilatation
periphere Zyanose	häufig	häufig	meist nicht
Puls	schwach, fadenförmig	schwach, fadenförmig	gespannt
zentraler Venendruck	erniedrigt	erhöht	nicht erhöht
Auskultation des Herzens	unauffällig	Galopp, Geräusche, Reiben	unauffällig

symptome (Rötung, Überwärmung, Pruritus, evtl. mit Ödem) bei anaphylakt. Sch; **4.** metabol.: hypox. bedingte nicht respirator. Azidose* (Laktatazidose*); **5.** respirator.: Tachypnoe*, Dyspnoe*, respiratorische Insuffizienz* (ARDS*, ALI*); **6.** zerebral: Bewusstseinsstörung*; **7.** gastrointestinal: evtl. Stressläsion*; **8.** zusätzl. Klin. je nach Ätiol.: z. B. Ösophagusvarizenblutung* (hypovoläm. Sch. i. e. S.), Polytrauma* (hämorrhag. Sch.), Herzinfarkt* (kardiogener Sch.), Inf. u. SIRS* (s. Sepsis) bei septischer Sch., Atemwegobstruktion (anaphylakt. Sch.), Querschnittläsion* (neurogener Sch.); s. Tab. 2; **Kompl.:** Multiorganversagen*; **Diagn.:** Messung von Blutdruck, Diurese (Blasenverweilkatheter), Körpertemperatur*, Sauerstoffsättigung (Pulsoxymetrie), ZVD (zentraler Venenkatheter), EKG, BGA u. zusätzl. Labordiagnostik (Gerinnung, Blutbild, Laktat, Elektrolyte, Glukose, Nieren- u. Leberfunktion u. a.), röntg. (z. B. Thorax) u. a. spez. Diagn. (z. B. neurol. od. kardial) je nach Schockform; **Ther.:** Sicherung der Vitalfunktionen u. spez. Ther. je nach Form u. Urs. des Sch. i. R. des intensivmed. Monitorings (spez. Lagerung*: Trendelenburg*-Lagerung, bei kardiogenem Sch. Oberkörperhochlagerung); v. a. **1.** Sauerstoffgabe*, ggf. Intubation* u. kontrollierte Beatmung* initial mit FiO₂ = 1; **2.** Volumenersatztherapie (Ziel: systol. Blutdruck >90 mmHg bzw. >120 mmHg zur Sicherstellung eines suffizienten zerebralen Perfusionsdrucks* od. permissive Hypotonie, s. Polytrauma; HF <100/min): initial synthet. kolloidale Infusionslösungen (z. Plasmaersatzstoffe; cave: nicht bei anaphylakt. Sch.) zur intravasalen Volumensubstitution (längere intravasale Verweildauer als Kristalloide) mit günstigem rheolog. Effekt durch Hämodilution, dann zusätzl. isotone Vollelektrolytlösungen (ohne Laktat; bei anaphylakt. Sch. ausschließl. Kristalloide) v. a. zur interstitiellen Volumensubstitution (interstitieller Flüssigkeitsabstrom aus Blutgefäßen), ggf. small* volume resuscitation; cave: v. a. bei kardiogenem Sch. kontrollierte (restriktive) Volumentherapie entspr. ZVD, Wedge*-Druck u. HMV i. R. eines erweiterten hämodynam. Monitorings (PiCCO®-System; s. Herzminutenvolumen), dagegen bei septischem Schock nicht selten 10–20 l/d erforderl.; **3.** ggf. zusätzl. Bluttransfusion*; **a)** Erythrozytenkonzentrat* (Abk. EK), meist bei Hb-Konz. <7 g/dl (bei best. Grunderkrankung, z. B. KHK, höherer Grenzwert der Hb-Konz.); **b)** gefrorenes Frischplasma* (Abk. FFP), meist bei massivem Blutverlust (1 FFP pro 4 EK bzw. bei anhaltender Blutung 1 FFP pro EK) bzw. Gerinnungstörung (z. B. erhöhte aPTT, niedrige TPZ, Antithrombin*-III-, Fibrinogen- u. Thrombozytenkonzentration); **c)** Thrombozytenkonzentrat*, meist bei Thrombozytopenie <50 000/μl (bei Thrombozytenfunktionsstörung höherer Grenzwert der Thrombozytenkonzentration) mit Blutung od. Gerinnungsstörung; **d)** ggf. Antithrombin-Konzentrat, rekombinanter Faktor VIIa o. a.; **4.** bei nicht ausreichender Kreislaufstabilisierung zusätzl. Katecholamine i. v.: bei hypovoläm. Sch. meist Adrenalin od. Noradrenalin, bei kardiogenem Sch. v. a. Dobutamin (u. ggf. Noradrenalin od. Adrenalin), bei sept. Sch. Noradrenalin u. ggf. Dobutamin (evtl. Adrenalin), bei anaphylakt. Sch. Adrenalin u. ggf. Noradrenalin, bei neurogenem Schock Komb. von Theodrenalin mit Cafedrin; **5.** Maßnahmen zur Normothermie, z. B. zur Proph. einer Hypothermie* (cave: Gerinnungstörung) mit Wärmedecke (u. evtl. körperwarmer Infusionslösung), **6.** zusätzl. Ther. je nach Ätiol.: **a)** hämorrhag. Sch.: ggf. Blutstillung*; **b)** kardiogener Sch.: Ther. der Herzinsuffizienz* (symptomat. u. kausal, z. B. PCI bei Herzinfarkt*); **c)** septischer Sch.: Ther. der Sepsis*; **d)** anaphylakt. Sch.: sofortige Beendigung der Allergenzufuhr sowie i. v. Applikation von Adrenalin (ggf. zusätzl. inhalativ), Glukokortikoid (Prednisolon), Antihistaminika (Histamin-H₁- u. Histamin-H₂-Rezeptoren-Blocker: meist Clemastin u. Ranitidin) u. ggf. Theophyllin (evtl. Terbutalin); **e)** neurogener Sch.: z. B. Maßnahmen zur ICP-Senkung bei Hirndrucksteigerung*, Desmopressin* bei Polyurie u. ggf. Methylprednisolon bei traumat. Querschnittläsion* mit spinalem Schock*; **7.** spezif. Ther. nach entspr. Dysfunktion (z. B. Schocklunge: s. ARDS; Schockniere: s. Nierenversagen, akutes); **Progn.:** abhängig von Urs., Dauer u. org. Dysfunktionen bzw. Organmanifestationen; **2.** (psychol.) Sch. i. w. S.: starke seel. Erschütterung durch plötzlich hereinbrechendes, bedrohl. Ereignis (z. B. Unfall, Naturkatastrophe); häufig mit vegetativen Sympt. (Schwitzen, Herzrasen, vasovagale Synkope*).

Schock, anaphylaktischer: (engl.) *anaphylactic shock;* distributiver Schock* inf. (max.) Allergie* (Tab. dort) vom Typ I (IgE-vermittelt); abzugrenzen von IgE-unabhängigen anaphylaktoiden Schock* mit unbekanntem immun. Mechanismus;

Schock, anaphylaktoider

Path.: durch allergenspezif. IgE-Antikörper ausgelöste Freisetzung gefäßaktiver Mediatoren* aus basophilen Granulozyten u. Mastzellen, dadurch Kapillardilatation, Venenspasmus u. art. Hypotonie, Abnahme des Herzminutenvolumens, Bronchospasmus, Angioödem, Larynxödem, Konvulsionen, u. U. Herz-Kreislauf- u. Atemstillstand; **Klin. u. Ther.:** s. Schock. Vgl. Anaphylaxie.

Schock, ana|phylaktoi̱der *m*: (engl.) *anaphylactoid shock*; auch anaphylaktoide Reaktion; Sonderform der Intoleranz* bzw. Pseudoallergie* mit einer der Anaphylaxie* ähnlichen klin. Sympt. ohne Nachw. eines definierten immun. Mechanismus, die schon bei Erstkontakt ohne Sensibilisierungsphase auftreten kann; auslösende Faktoren: nichtsteroidale Antiphlogistika (s. Analgetika-Intoleranz), Röntgenkontrastmittel, dextranhaltige Plasmaersatzstoffe, (Lokal-)Anästhetika, histaminfreisetzende Wirkstoffe (z. B. Codein), selten Nahrungsmittelzusatzstoffe, auch mechanische Faktoren (z. B. Kälte bei Kälteurtikaria*).

Schock|blase: (engl.) *shock bladder*; schlaffe Blasenlähmung* mit Harnverhalt u. Überlaufinkontinenz* nach Unterbrechung der nervalen Verbindungen zum sakralen Reflexzentrum im Rückenmark; vgl. Schock, spinaler.

Schock, hämor|rha̱gischer: s. Schock, hypovolämischer.

Schock, hypo|glyk|ä̱mischer: (engl.) *hypoglycemic shock*; auch hypoglykämisches Koma; Bez. für klin. Vollbild der Hypoglykämie* (meist <2,2 mmol/l) mit Bewusstlosigkeit*; **Ther.:** u. a. sofort i. v. Glukose. Vgl. Schock.

Schock, hypo|vol|ä̱mischer: (engl.) *hypovolemic shock*; syn. Volumenmangelschock; Schock* (Tab. 1 dort) durch krit. Verminderung des intravasalen Volumens; **Einteilung:** 1. hämorrhag. Schock durch Blutverlust (äußere od. innere Blutung); **Urs.:** traumat. (z. B. Polytrauma*), Ösophagusvarizen, gastroduodenales Ulkus, Aneurysmaruptur, postpartal u. a.; 2. h. Sch. (i. e. S.) durch äußeren (Polyurie, Diarrhö, Erbrechen, Schwitzen, traumat.-hypovoläm. durch Verbrennung u. a.) od. inneren (Pankreatitis, Peritonitis, Ileus u. a.) Flüssigkeitsverlust (bzw. rel. Mangel bei inadäquater Flüssigkeitszufuhr) ohne Blutung; meist mit klin. Zeichen der Dehydratation* u. Elektrolytstörung*; **Klin. u. Ther.:** s. Schock; vgl. Polytrauma; Schockindex.

Schock|in|dex *m*: (engl.) *shock index*; syn. Allgöwer-Index; Quotient aus Pulsfrequenz u. systol. Blutdruck zur orientierenden Abschätzung des Volumendefizits bei hypovoläm. Schock* (s. Tab.; cave: Sch. <1 schließt hämorrhag. Schock nicht aus).

Schockindex		
Wert	Bewertung	Bedeutung
0,5	normal	Blutverlust <10%
1	drohender Schock	Blutverlust <20–30%
1,5	manifester Schock	Blutverlust >30–50%

Schock, kardio|ge̱ner: (engl.) *cardiogenic shock*; kardialer Schock; Schock* durch akutes od. chron. Herzversagen (Herzinsuffizienz* höchsten Schweregrads) kardialer od. extrakardialer Genese; Vorwärtsversagen (Herzindex* <(1,8–)2,2 l/min/m², art. Mitteldruck <70 mmHg, systol. art. Blutdruck* <90 mmHg) u. meist Rückwärtsversagen (Wedge*-Druck >18 mmHg); **Vork.:** z. B. Herzinfarkt*, hämodynam. relevante Herzrhythmusstörung*, hypertensive Krise*, Myokarditis*, terminale Herzinsuffizienz, Perikardtamponade*, Lungenembolie*; **Klin. u. Ther.:** s. Schock, Herzinsuffizienz.

Schock|lagerung: s. Trendelenburg-Lagerung.

Schock|lunge: (engl.) *shock lung*; Bez. für pathol. Veränderungen der Lunge (eingeschränkte pulmonale Mikrozirkulation mit respirator. Insuffizienz) durch Schock*; s. ARDS.

Schock, neuro|ge̱ner: (engl.) *neurogenic shock*; distributiver Schock* inf. neurogener Dysregulation der Vasomotoren* mit generalisierter Vasodilatation (verminderter Sympathikotonus) u. damit rel. Hypovolämie (Blutvolumen normal, venöse Kapazität erhöht); **Vork.:** 1. Schädigung im Bereich des Hirnstamms (Vasomotoren-Zentren): ischäm. (z. B. Arteria*-basilaris-Thrombose, Vasospasmus* nach SAB), hämorrhagisch, entzündl. od. traumat. (z. B. Schädelhirntrauma mit infratentorieller Hirndrucksteigerung*); 2. Schädigung im Bereich des Rückenmarks (Vasomotoren-Efferenzen): traumat. (Querschnittläsion* oberh. Th 5, meist Std. bis Tage, selten Wo. andauernd), entzündl. (z. B. Guillain*-Barré-Syndrom), ischäm., hämorrhag. od. iatrogen (totale Spinal- od. Periduralanästhesie); 3. Intoxikation (Barbiturate, Narkotika, Tranquilizer); **Klin. u. Ther.:** s. Schock. Vgl. Schock, spinaler.

Schock|niere: 1. (engl.) *shock kidney*; (klin.) Bez. für pathol. Veränderungen der Niere (mit akutem Nierenversagen*) durch Schock*; 2. (pathol.) Bez. für große, in der Schnittfläche blasse Nieren mit verwaschener Rindenmarkgrenze bei Schock* als Todesursache.

Schock|raum: (engl.) *emergency room*; klin. Bez. für zentralen Raum der Notfallaufnahme (Rettungsstelle) eines Krankenhauses mit spez. Ausstattung u. räuml. Anordnung zur bestmögl. primären interdisziplinären intensiven Diagn. u. Ther. lebensbedrohl. Erkrankter od. Verletzter (v. a. bei Polytrauma*). Vgl. ATLS; Reanimation.

Schock, septischer: (engl.) *septic shock*; früher infektiös-toxischer Schock; distributiver Schock* bei Sepsis*; **Path.:** pathogene Mikroorganismen (Bakterien, Pilze, Viren, Parasiten; Erregerspektrum: s. Sepsis) u. deren Bestandteile u. Toxine*; **Diagn.:** zusätzl. zu Kriterien der Sepsis (Inf. u. SIRS*) art. Hypotonie*: genaue Kriterien s. Sepsis (Diagn.); **Klin. u. Ther:** s. Sepsis, Schock. Vgl. Sanarelli-Shwartzman-Phänomen; Schocksyndrom, toxisches.

Schock, spinaler: (engl.) *spinal shock*; Diaschisis; (neurol.) unmittelbar nach traumat. Querschnittläsion* auftretender totaler Verlust der Sensibilität mit schlaffer Paraplegie, Reflexminderung, Fehlen von Pyramidenbahnzeichen, Lähmung von Blase (s. Schockblase) u. Mastdarm; **Ther.:** s. Querschnittläsion; Dekubitusprophylaxe, Blasenverweilkatheter, Pharmakotherapie der Darmatonie, Physiotherapie; frühzeitige Rehabilitation. Vgl. Schock, neurogener.

Schock|syn|drom, toxisches n: (engl.) *toxic shock syndrome* (Abk. TSS); auch Syndrom des toxischen Schocks; Syndrom mit hohem Fieber, Haut- u. Schleimhautsymptomen (Konjunktivitis*, scarlatiniformes Exanthem, später palmoplantare Desquamation), hypovolämischem Schock*, u. U. mit Diarrhö u. Erbrechen, Bewusstseinstrübung, Leber- u. Niereninsuffizienz*; erstmals 1978 in den USA bei jungen Frauen in Zus. mit der Anw. von Tampons aus synthet. Material (sog. Tamponkrankheit) beobachtet; **Vork.**: bei beiden Geschlechtern, häufig nach Staphylokokkeninfektionen; **Urs.**: vermutl. Toxine v. a. von Staphylococcus* aureus (Enterotoxin F, Exotoxin C); seltener von Streptococcus pyogenes (Streptokokken-TSS od. Toxic shock-like Syndrom, Abk. TSLS bezeichnet); **cave**: schwere Verläufe u. Todesfälle sind beschrieben; **Ther.**: Schockbehandlung (s. Schock), penicillinaseresistente Antibiotika. Vgl. Schock, septischer.

Schöll|kraut: (engl.) *greater celandine*; Chelidonium majus; Staude aus der Fam. der Mohngewächse, deren oberirdischen Teile (Cheledonii herba) Alkaloide* (v. a. Benzylisochinolinderivate) enthalten; **Wirkung**: schwach seditativ, cholagog u. spasmolytisch; **Verw.**: Spasmen im Bereich der Gallenwege u. des oberen Magen-Darm-Trakts; **Kontraind.**: anamnest. Lebererkrankung; Arzneimittel mit hepatotox. UAW; Schwangerschaft, Stillzeit; **UAW**: dosisabhängige Hepatotoxizität (Anstieg von Lebertransaminasen u. Bilirubin, Hepatitis, Leberversagen); cave: bei Anw. länger als 4 Wo. Prüfung der Leberfunktionswerte erdorderlich.

Schönberg-Krankheit (Heinrich Albers-Sch., Röntg., Chir., Hamburg, 1865–1921): s. Osteopetrose.

Schoenlein-Henoch-Syn|drom (Johann L. Sch., Int., Würzburg, Berlin, 1793–1864; Eduard H. H., Päd., Berlin, 1820–1910) n: s. Purpura Schoenlein-Henoch.

Schokoladen|zyste (Kyst-*) f: (engl.) *chocolate cyst*; syn. Teerzyste; häufig mit der Umgebung verwachsene, teerartig eingedickte, Blutabbauprodukte enthaltende (beidseitige) Endometriosezyste im Ovarium; vgl. Ovarialzysten; Endometriose.

Scholander-Ap|parat (Per F. Sch., Physiol., Norwegen, 1905–1980) m: (engl.) *Scholander's apparatus*; Gerät zur volumetrischen Bestimmung der Sauerstoff- u. Kohlendioxidfraktion in Gasgemischen.

Scholte-Syn|drom n: Karzinoidsyndrom*.

Schon|haltung: s. Haltungsstörungen.

Schon|stimme: (engl.) *muffled voice*; reflektorisch od. psychisch bedingte Schonstellung von Stimmlippen bzw. Gaumensegel; **Urs.**: z. B. Laryngitis*, postop. nach Tonsillektomie*, funktionelle Aphonie. Vgl. Stimme.

Schorf: (engl.) *scab*; Wunddecke aus geronnenem Blut u. Wundsekret; vgl. Wundheilung.

Schornstein|feger|krebs: (engl.) *chimney sweeper's cancer*; Karzinom der Skrotumhaut durch Kontakt mit dem Ruß* enthaltenen Kanzerogenen*; ältestes bekanntes berufl. bedingtes Karzinom; BK Nr. 5102.

Schräg|lage: (engl.) *transverse lie*; (gebh.) Form der Querlage*.

Schräg|röhrchen: (engl.) *slant agar*; in Röhrchen schräg erstarrender Nährboden (Schrägagar); **Verw.**: insbes. für Fortzüchtung von Bakterienreinkulturen; s. Mykobakterien, atypische (Abb. dort).

Schrauben|osteo|synthese (Ost-*; gr. σύνθεσις Zusammensetzung) f: s. Osteosynthese (Abb. 1 dort).

Schreck|starre: Emotionsstupor*.

Schreib|hand|stellung: (engl.) *tetanic position*; Pfötchenstellung der Hand bei Tetanie*.

Schreib|krampf: (engl.) *writer's cramp*; Graphospasmus; Bewegungsstörung i. S. einer fokalen Dystonie* mit aktionsinduzierter beschäftigungsspezifischer Innervationsstörung der Muskulatur u. Verkrampfung einzelner Muskelgruppen; **Formen: 1.** dystoner Schreibkrampf vom Flexor- od. Extensortyp (vgl. Krämpfe); **2.** dystoner Schreibtremor mit einer Frequenz von 5–7/s; vgl. Tremor.

Schreib-Lese-Störung: s. Lese-Rechtschreib-Störung.

Schreib|zentrum n: s. Lese-Schreib-Zentrum.

Schrei|knötchen: s. Stimmlippenknötchen.

Schritt|macher: 1. (kardiol.) Herzschrittmacher*; **2.** (neurochir.) s. Vagusstimulation, Hinterstrangstimulation, Tiefenhirnstimulation.

Schritt|macher|kanal (Canalis*): (engl.) *pacemaker channel*; syn. I$_f$-Kanal; für Na$^+$ u. K$^+$ permeabler Ionenkanal* in den Schrittmacherzellen des Sinusknotens mit ungewöhnlicher Spannungsabhängigkeit (Abk. I$_f$ für engl. funny current), da durch Hyperpolarisation* aktiviert; kontrolliert die autonome Aktivität der Schrittmacherzellen (s. Erregungsleitungssystem); Blockade durch Ivabradin*.

Schritt|macher|stimulation (lat. stimulare anstacheln, antreiben) f: **1.** (engl.) *pacing*; (kardiol.) myokardiale Elektrostimulation; s. Herzschrittmacher; **2.** (neurochir.) s. Vagusstimulation, Hinterstrangstimulation, Tiefenhirnstimulation.

Schrittmacher|syn|drom n: (engl.) *pacemaker syndrome*; Bez. für Sympt. nach Implantation eines Herzschrittmachers* (VVI, DDD) inf. atrialer Kontraktion gegen geschlossene AV-Klappen bei retrograder Überleitung der ventrikulären Stimulation; **Sympt.**: u. a. Palpitation, Synkope, art. Hypotonie; vgl. Vorhofpfropfung; **Diagn.**: retrograde P*-Wellen im EKG; **Ther.**: Herzschrittmacher umrüsten (AV-sequenzielle Stimulation) bzw. umprogrammieren (AV-Intervall verkürzen).

Schritt|macher, wandernder: (engl.) *shifting pacemaker*; heterotope Erregungsbildungsstörung* ohne Krankheitswert, bei der das Automatiezentrum zwischen Sinusknoten, atrialem Myokard u. AV-Knoten (s. Erregungsleitungssystem) wechselt; **Urs.**: vermutl. Vaguswirkung; **Vork.**: meist Jugendl. mit Vagotonie*; **Diagn.**: EKG: Wechsel zw. Sinusrhythmus*, Vorhofrhythmus u. AV*-Rhythmus; mit zunehmender Nähe des Automatiezentrums zum AV-Knoten kürzere PQ*-Zeit, niedrigere Herzfrequenz* u. negativere P-Welle* (Drehung der P-Wellenachse).

Schröder-Lüftung (Herrmann Sch., Zahnarzt, Berlin, 1876–1942): (engl.) *apical osteotomy*; syn. api-

Schröder-Zeichen

kale Osteotomie; Trepanation des Kieferknochens über einer Zahnwurzelspitze mit anschl. Drainage bei akuter Parodontitis* apicalis.

Schröder-Zeichen (Karl L. Sch., Gyn., Berlin, 1838–1887): (engl.) *Schröder's sign*; Hochsteigen des Fundus uteri über den Nabel hinaus (meist rechts) als Zeichen der Plazentalösung*, wobei der Fundus schmal u. kantig wird.

Schrot|kugel|brust: (engl.) *shotty breast*; meist beidseitige Mastopathie* mit ausgeprägten zystischknotigen Verhärtungen.

Schrumpf|blase: (engl.) *contracted bladder*; verkleinerte Harnblase mit Fassungsvermögen <100 ml; **Urs.:** chron. (evtl. tuberkulöse) Zystitis* mit fibröser Umwandlung der Muskelschichten der Blasenwand; chron. Entzündung inf. Anw. von Blasenverweilkathetern, Strahlentherapie im kleinen Becken (s. Strahlenblase); Spätfolge bei interstitieller Zystitis*; **Sympt.:** Pollakisurie*, imperativer Harndrang, Dranginkontinenz*; **Diagn.:** Miktionstagebuch, Zystomanometrie, Zystoskopie, Zystographie; **Ther.:** Blasenerweiterungsplastik, orthotoper Blasenersatz, suprapubische od. -vesikale Harnableitung.

Schrumpf|gallen|blase: (engl.) *contracted gall-bladder*; Verkleinerung der Gallenblase durch chron. entzündl. Prozesse (meist Cholelithiasis*).

Schrumpf|leber: s. Leberzirrhose.

Schrumpf|magen: s. Linitis plastica.

Schrumpf|niere: (engl.) *contracted kidney*; Sammelbez. für alle Nierenveränderungen, bei denen es durch Untergang von Nephronen u. Ersatz durch Narbengewebe zur Verkleinerung der Nieren kommt; bei doppelseitigem Befund makroskop.-morphol. Korrelat der präterminalen u. terminalen Niereninsuffizienz*; **Formen:** nach der Urs. werden pyelonephritische, glomerulonephritische u. vaskuläre Sch. unterschieden (i. d. R. keine Sch. bei diabetischer Nephropathie*, paraproteinäm. Nephropathie u. Nierenamyloidose).

Schubladen|phänomen *n*: (engl.) *drawer sign*; abnorm weite ventrale od. dorsale Verschieblichkeit des Unterschenkels gegen den Oberschenkel bei Kreuzbandriss (s. Kniegelenkbandruptur); durch die Ruptur der Ligg. cruciata u. der hinteren Kniegelenkkapsel, die der vorderen u. hinteren Stabilisierung des Kniegelenks dienen, kann sich die Tibia auf dem Femur nach vorn bzw. hinten verschieben (s. Abb.). Vgl. Lachman-Test; Pivot-Shift-Test.

Schubladen|test *m*: (engl.) *drawer test*; s. Schultergelenkuntersuchungen, funktionelle.

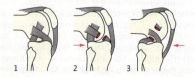

Schubladenphänomen: 1: physiol. Zustand; 2: vordere Schublade: abnorm weite Beweglichkeit des Unterschenkels bei Zug nach vorn; 3: hintere Schublade: abnorme weite Beweglichkeit des Unterschenkels bei Druck nach hinten

Schuchardt-Schnitt (Karl A. Sch., Chir., Stettin, Breslau, 1856–1901): (engl.) *Schuchardt's incision*; syn. Dührssen-Schuchardt-Schnitt; Scheiden-Damm-Beckenbodenschnitt als Hilfsschnitt bei erweiterter vaginaler Hysterektomie (Schauta*-Stoeckel-Operation); vgl. Episiotomie.

Schüffner-Tüpfelung (Wilhelm A. Sch., Pathol., Tropenarzt, Amsterdam, Sumatra, 1867–1949): (engl.) *Schüffner's dots*; bei der Malaria* tertiana auftretende feine Granulierung in den Erythrozyten (Produkte des Hämoglobinabbaus; s. Abb.); bei Giemsa*-Färbung rot.

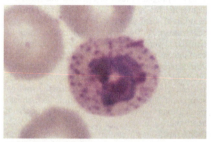

Schüffner-Tüpfelung: Malaria tertiana; Blutausstrich (Pappenheim-Färbung) [57]

Schüller-Aufnahme (Arthur Sch., Neurol., Wien, 1874–1958): (engl.) *Schüller's view*; Schläfenbeinaufnahme; seitl. Röntgenaufnahme des Schädels (zu untersuchendes Ohr plattennah, der Zentralstrahl wird mit einem Neigungswinkel von 25–35° nach oben ausgelenkt) zur Darstellung v. a. von Processus mastoideus, Sinus sigmoideus u. Kiefergelenk; **Ind.:** Beurteilung der Pneumatisation* des Schläfenbeins, Diagn. u. Therapiekontrolle bei Erkr. des Mittelohrs, Mastoiditis*, Cholesteatom*; früher auch zur Diagn. der Felsenbeinlängsfraktur (s. Schädelbasisfrakturen).

Schüller-Christian-Hand-Krankheit (↑): Hand*-Schüller-Christian-Krankheit.

Schüttel|frost: (engl.) *shaking chills*; Kältegefühl, das mit Zittern des ganzen Körpers einhergeht; bewirkt eine schnell steigende Körpertemperatur. Vgl. Fieber.

Schüttel|mixtur (lat. mixtura Vermischung) *f*: s. Lotion.

Schüttel|test *m*: s. Lungenreifediagnostik, pränatale.

Schütz-Bündel: s. Fasciculus longitudinalis dorsalis.

Schuh|einlagen, ortho|pä̈dische: (engl.) *arch supports*; künstl. Hilfsmittel zur Korrektur, Stützung od. Entlastung von Fußfehlstellungen; Anfertigung aus Kork, Leder, Kunststoff od. Metall/Leder nach Gipsabdruck des Fußes od. Ausmessung.

Schuhe, ortho|pä̈dische: (engl.) *orthopedic shoes*; maßgefertigte orthop. Hilfsmittel zur Ther. von funkt. Beeinträchtigungen der Füße; zur Bettung (z. B. bei Fersenbeinfraktur mit Arthrose im unteren Sprunggelenk), Stützung (z. B. bei ausgeprägtem Pes planus), Feststellung (z. B. bei Peroneuslähmung), Polsterung von Knochenvorsprüngen (z. B. bei Hallux valgus), Korrektur von Defekten (z. B. nach Amputation im Fußbereich) od. als Ab-

rollhilfe (z. B. bei Arthrodese des oberen Sprunggelenks).
Schuh|form des Herzens: s. Aortenkonfiguration.
Schuld|fähigkeit: (engl.) *criminal responsibility*; Fähigkeit eines Täters, das Unrecht einer Tat einzusehen u. nach dieser Einsicht zu handeln; fehlt bei den zur Tatzeit noch nicht 14-Jährigen (§ 19 StGB); nach § 20 StGB (Schuldunfähigkeit wegen seelischer Störungen) ist ferner ohne Schuld (u. bleibt damit straflos), wer wegen krankhafter seelischer Störung (insbes. exogene u. endogene Psychosen, Schizophrenie, Folgeerscheinungen von Alkohol- u. Drogenabhängigkeit, alkohol- u. drogenbedingte Rauschzustände), tief greifender Bewusstseinsstörung (z. B. Schlaftrunkenheit, schwere Übermüdung, Halluzinationen, hochgradiger Affektzustand), Schwachsinn (Idiotie, Imbezillität, Debilität) od. einer schweren anderen seelischen Abartigkeit (z. B. Persönlichkeitsstörung, Neurose, Triebstörung, Spielsucht) nicht in der Lage ist, das Unrecht der Tat einzusehen od. nach dieser Einsicht zu handeln; ist aus diesen Gründen die Einsichtsfähigkeit* od. Steuerungsfähigkeit erhebl. vermindert (verminderte Sch. gemäß § 21 StGB), so kann die Strafe gemildert werden. Die Voraussetzungen der §§ 20, 21 StGB bedürfen grundsätzl. der Begutachtung durch einen Sachverständigen; entscheidend ist stets die konkrete Tat. Gegen Schuldunfähige u. vermindert Schuldfähige kommen gemäß §§ 63, 64 StGB freiheitsentziehende Maßregeln (s. Unterbringung) in Betracht. Vgl. Rausch; Rauschmittel.
Schul|fähigkeit: (engl.) *suitability for schooling*; sog. Schulreife; körperlicher, psych. u. sozialer Entwicklungszustand, der durchschnittl. mit 5–6 Jahren erreicht ist; **Kriterien** zur Beurteilung: körperliche Entw. u. physische Belastbarkeit, Entw. kognitiver u. intellektueller Fähigkeiten (z. B. Mengen- u. Formauffassung, Differenzierungsfähigkeit, Konzentrationsvermögen), Sprachentwicklung, Selbständigkeit u. Fähigkeit zur Einordnung in eine Gruppe.
Schul|kind: s. Lebensabschnitte (Tab. dort).
Schul|medizin *f*: (engl.) *conventional medicine*; Bez. für die allg. anerkannte u. an den med. Hochschulen gelehrte Medizin i. S. einer angewandten Naturwissenschaft; vgl. Heilverfahren, alternative.
Schul|reife: s. Schulfähigkeit.
Schulter|a|myo|trophie, neur|algische (A-*; My-*; Troph-*) *f*: (engl.) *neuralgic shoulder amyotrophy*; Schultergürtelsyndrom; meist einseitig auftretende Entz. von aus dem Plexus* brachialis entspringenden Nerven mit Schmerzen im Schulter- u. Oberarmbereich, v. a. in der Nacht, sowie konsekutiver Muskelatrophie; **Ätiol.:** vermutl. immunologisch; tritt z. T. nach Impfungen od. Infektionskrankheiten u. bei Heroinabhängigkeit auf; **Progn.:** trotz z. T. langwieriger Verläufe günstig.
Schulter-Arm-Syn|drom *n*: Zervikobrachialsyndrom*.
Schulter|blatt: Scapula*.
Schulter|blatt|hoch|stand, angeborener: s. Sprengel-Deformität.
Schulter|dys|tokie (Dys-*; Toko-*) *f*: (engl.) *shoulder dystocia*; gestörter Geburtsverlauf, bei dem nach Geburt des kindl. Kopfs die vordere Schulter über der Symphyse hängen bleibt; **Risikofaktoren:** Riesenkind*, z. B. bei Gestationsdiabetes; vaginal op. Entbindung; **Ther.:** s. McRobert-Manöver, Wood-Manöver.
Schulter|eck|gelenk: s. Articulatio acromioclavicularis.
Schulter|gelenk: s. Articulatio humeri.
Schulter|gelenk|luxation (Luxation*) *f*: (engl.) *shoulder dislocation*; Verrenkung des Schultergelenks, meist nach unten vorn (Luxatio axillaris) od. vorn (Luxatio subcoracoidea) durch Sturz auf den Arm, seltener nach dorsal (Luxatio posterior) insbes. bei Krampfanfällen od. Elektrounfällen, ggf. auch beidseits (s. Abb. 1); u. U. begleitend Bankart*-Läsion, Bankart*-Fragment od. knöcherne Ein- od. Abrissfrakturen (z. B. Hill*-Sachs-Läsion), Nerven- bzw. Gefäßverletzungen (insbes. bei Luxatio erecta: Arm nach kranial fixiert); **Sonderform:** habituelle Sch. mit wiederholter Luxation des Humeruskopfs ohne adäquates Trauma, z. B. inf. angeborener Gelenkpfannendysplasie od. generalisierter Gelenkhyperlaxität; **Sympt.:** Zwangs-

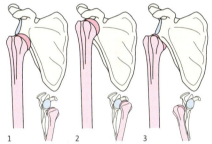

Schultergelenkluxation Abb. 1: 1: Luxatio axillaris; 2: Luxatio subcoracoidea; 3: Luxatio posterior

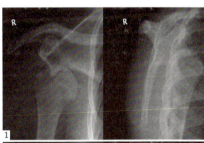

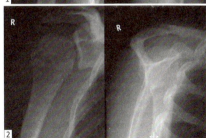

Schultergelenkluxation Abb. 2: 1: Luxation des re. Arms nach vorn unten; 2: nach Reposition [88]

haltung des Arms mit federnder Bewegungseinschränkung; **Diagn:** leere Gelenkpfanne palpabel; Rö. in 2 Ebenen (s. Abb. 2); **Ther.: 1.** Reposition, z. B. Kocher*-, Hippokrates*- od. Arlt-Reposition (danach obligat erneutes Rö., ggf. MRT), intermittierende Ruhigstellung (Gilchrist- od. Desault-Verband) u. Bewegungslimittierung; **2.** nach Erstluxation Ausschluss von Binnenschäden durch MRT, ggf. arthroskop. Op. mit Entlastung des Hämarthros* u. Refixation des abgerissenen Labrum glenoidale; bei irreponibler Sch.: offene Reposition; **3.** bei posttraumat. rezidivierender Sch. u. Vorliegen von Begleitverletzungen (arthroskopische od. offene Weichteilrekonstruktion); s. Bankart-Läsion, Bankart-Fragment. Vgl. Akromioklavikularluxation.

Schulter|gelenk|untersuchungen, funktionelle: (engl.) *functional shoulder examination;* klin. Tests zum Nachw. von Veränderungen im Schultergelenk; **1. Impingement-Test** nach Neer: Provokationsschmerzen im subakromialen Raum durch Anhebung des Arms im Schultergelenk mit fixierter Scapula bei Impingement*-Syndrom; **2. Horizontaladduktionstest:** Schmerzen im Akromioklavikulargelenk durch passive Flexion der Schulter zur Gegenseite bei Bandläsion (s. Rotatorenmanschettenruptur); **3. isometrische Funktionstests: a)** drop arm sign (Halten in 90° Abduktion unmögl.), Null-Grad-Abduktionstest (fehlende od. schmerzhafte Abduktion gegen Widerstand) u. Supraspinatustest (Schmerzauslösung durch abwärtsgerichteten Druck auf den gestreckten, 90° abduzierten u. 30° nach vorn gerichteten Arm mit Innenrotation), positiv bei Supraspinatussehnenläsion (s. Periarthropathia humeroscapularis) u. Rotatorenmanschettenruptur*; **b)** Yergason-Test: Schmerzprovokation bei Läsion der langen Bizepssehne durch Supination gegen Widerstand bei rechtwinklig gebeugtem Ellenbogen; **c)** Nachw. von Muskelläsionen der Rotatorenmanschette durch Abduktion gegen Widerstand (M. supraspinatus), Außenrotation gegen Widerstand bei hängendem Arm u. gebeugtem Ellenbogen (M. teres minor, M. infraspinatus), Innenrotation gegen Widerstand bei hängendem Arm u. gebeugtem Ellenbogen (M. subscapularis); **4. Stabilitätsprüfung** bei Schultergelenkluxation* od. -subluxation zur Beurteilung der translator. Relativbewegungen zw. Humeruskopf u. Glenoid zur Quantifizierung einer Schulterinstabilität (Schubladentests): **a)** Apprehensionstest: schmerzhafte Subluxation des Humeruskopfes bei passiver Abduktion u. Außenrotation des Arms mit Druck auf den Glenoidalrand; **b)** hinterer Schubladentest nach Gerber: palpable dorsale Schublade bei passiver Adduktion mit axialem Druck (aus 100° Abduktion mit 30° Anteflexion bei gebeugtem Ellenbogen); **c)** unterer Schubladentest, Sulkuszeichen: distal des Akromions palpable Delle bei axialem Zug am hängenden Arm. Vgl. Neutral-Null-Methode.

Schulter|gürtel|syn|drom *n:* s. Schulteramyotrophie, neuralgische.

Schulter|steife s. Periarthropathia humeroscapularis.

Schultz-Angina (Werner Sch., Int., Berlin, 1878–1947; Angina*) *f:* s. Angina agranulocytotica.

Schultze-Komma (Max J. Sch., Anat., Bonn, 1825–1874) *n:* (engl.) *Schultze's bundle;* Fasciculus semilunaris, Fasciculus interfascicularis; absteigende Hinterwurzelfasern, die im Hals- u. Brustmark zwischen dem Fasciculus gracilis u. dem Fasciculus cuneatus des Hinterstrangs* verlaufen u. dort in einem auf dem Querschnitt kommaförmigen Bündel angeordnet sind; gehören zum Eigenapparat des Rückenmarks*: Faserverbindungen zwischen mind. 2 Segmenten des Rückenmarks; u. a. Fasciculus proprius (anterior, lateralis, posterior), Fasciculus sulcomarginales, Fasciculus septomarginales, Tractus dorsolaterales; funktionell bedeutsam insbes. bei Reflexen über mehrere Segmente (z. B. viele Schmerzreflexe).

Schultze-Modus (Bernhard S. Sch., Gyn., Jena, 1827–1919; lat. *modus* Art, Weise) *m:* (engl.) *Schultze's mechanism;* Ablösung der Plazenta in ihrer Mitte (s. Abb.); Austritt becherartig mit der fetalen Seite voran; häufigere Form der Plazentalösung als der Duncan*-Modus.

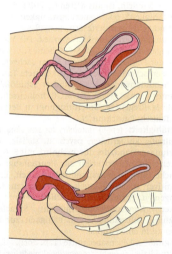

Schultze-Modus: zentrale Plazentalösung [112]

Schul|versagen: (engl.) *academic failure;* Minderung der schul. Leistung eines Kindes; **Urs.:** zu frühe Einschulung, Intelligenzstörung, Lese-Rechtschreib-Störung, Rechenstörung, Apraxie, Konzentrationsstörung, geringe phys. Belastbarkeit, Schulangst od. Neurose. Vgl. Schulfähigkeit.

Schulz-Gesetz (Hugo Sch., Pharmak., Greifswald, 1853–1932): s. Arndt-Schulz-Gesetz.

Schuppen: (engl.) *scales, dandruff;* Squamae; von der Hautoberfläche sich sichtbar ablösende Teile der Hornschicht; **Einteilung: 1. nach Form:** z. B. kleieförmige (pityriasiforme), plättchenförmige (psoriasiforme), blätterförmige (membranöse od. lamellöse), schildchenförmige (ichthyosiforme) Schuppung; **2. nach Größe:** feinlamelläre (z. B. bei Ekzemen), mittellamelläre (z. B. bei Pityriasis* lichenoides), groblamelläre (z. B. bei Psoriasis*) Schuppung. Vgl. Effloreszenzen.

Schuppen|flechte: s. Psoriasis.

Schuppung, ichthyosi|forme: (engl.) *ichthyosiform desquamation;* rundl. bis viereckige, linsengroße od. größere Schildchen, die im Zentrum festsitzen u. sich von außen her ablösen; **Vork.:** insbes. bei Ichthyosis* vulgaris.

Schuppung, membranöse: (engl.) *membranous desquamation*; veraltet Desquamatio membranacea, Desquamatio lamellosa; Ablösung der obersten Hornhautschicht in zusammenhängenden Fetzen, z. B. bei Scharlach* nach Abblassen des Exanthems.

Schuppung, pityriasiforme: (engl.) *pityriasiform desquamation*; veraltet Desquamatio furfuracea; Abstoßung feiner, kleieförmiger Schuppen, z. B. bei Pityriasis* rosea, Pityriasis* versicolor od. Masern* im Rekonvaleszenzstadium.

Schuss|wunde: (engl.) *gunshot wound*; Vulnus sclopetare; durch Projektil verursachte Wunde*; **Folgen:** abhängig von der kinet. Energie des Projektils (daraus resultierend Unterscheidung von sog. Low-velocity- od. High-velocity-Verletzung) u. a. Faktoren (z. B. Geschosstyp u. -design, Schussentfernung), die eine unterschiedliche Wundballistik generieren; durch Bewegung u. Energieabgabe des Projektils im Gewebe kommt es zur Wundkavitation (temporär u. permanent), die Verletzung von Knochen führt zur Konversion von Knochensplittern zu Sekundärgeschossen mit erhebl. weichteilzerstörender Wirkung; forens. Beurteilung der Einschusswunde mit Substanzdefekt, Schmutzsaum, Schürfsaum u. Kontusionsring (bei aufgesetztem Kopfschuss mehrstrahlig; s. Nahschusszeichen, Abb. 1 dort) u. ggf. der Ausschusswunde (meist unregelmäßig abgesetzt). **Formen: 1.** Prellschuss: subkutanes Hämatom durch ein von der Haut abprallendes, nicht eindringendes Projektil; **2.** Tangentialschuss mit oberflächl. (Streifschuss) bzw. hohlrinnenartiger Hautverletzung (Rinnenschuss) od. eine Strecke unter der Haut verlaufendem Schusskanal; **3.** Durchschuss; **4.** Steckschuss (mit bes. Infektionsgefahr); **5.** Ringel- od. Konturschuss: an einer anat. Struktur (z. B. Rippe) entlanggeführtes Projektil; **6.** Winkelschuss: durch Auftreffen auf Knochen im Körper abgelenktes Projektil; **7.** Ricochet-Schuss (sog. Abpraller): durch ein auf seiner Flugbahn (z. B. durch einen Ast) abgelenktes u. dadurch in seiner Ballistik beeinträchtigtes Projektil; **Ther.:** alle Sch. müssen als kontaminiert angesehen werden: ausreichendes Débridement (s. Wundmanagement), kein primärer Wundverschluss.

Schuster|brust: s. Pectus excavatum.

Schutz|frist: (engl.) *maternity leave*; im Mutterschutzgesetz* festgelegte Frist für Beschäftigungsverbote berufstätiger Frauen vor u. nach der Entbindung; beträgt 6 Wo. vor der Entbindung bis 8 Wo. nach der Entbindung (bei Früh- u. Mehrlingsgeburten 12 Wo.). Schwangere können in den letzten 6 Wo. vor der Entbindung beschäftigt werden, wenn sie sich zur Arbeitsleistung ausdrücklich bereit erklärt haben; diese Erklärung kann jederzeit widerrufen werden. Beschäftigungsverbot nach der Entbindung gilt außer bei Tod des Kindes ohne Ausnahmen.

Schutz|impfung: (engl.) *immunization*; Erzeugung einer Immunität* zur individuellen u. kollektiven Vorbeugung gegen Infektionskrankheiten; s. Tab.; s. Impfkalender (Tab. dort); **A. aktive Immunisierung: I.** künstl. Erzeugung einer abgeschwächten Krankheit durch Aufnahme vermehrungsfähiger, virulenzabgeschwächter Krankheitserreger bzw. Impfkeime (Vakzination*); Ziel: belastbare Krankheitsimmunität; **II.** parenterale Gabe nicht vermehrungsfähiger bakterieller od. viraler Antigene; Ziel: Bildung antibakterieller od. antiviraler Antikörper; belastbare Krankheitsimmunität; **III.** lokale Gabe (oral, nasal, kutan, Inhalation) vermehrungsfähiger, lebender Impfkeime od. nicht vermehrungsfähiger mikrobieller Antigene; Ziel: Aufbau lokaler Infektabwehr an Schleimhäuten durch Bildung sekretor. Antikörper u. Erhöhung der Makrophagenaktivität; **IV.** Injektion von Toxoiden (Anatoxine, inaktivierte Toxine giftbildender Bakt.); Ziel: Bildung von antitox. Antikörpern; Neutralisierung der bei einer Erkr. gebildeten Toxine; belastbare Krankheitsimmunität; **B. passive Immunisierung:** Injektion von Immunglobulinpräparationen (spezif. Antikörper) od. Serum aktiv immunisierter Menschen bzw. Tiere; Ziel: Übertragung von antiinfektiösen od. antitox. Antikörpern zur Vorbeugung od. Behandlung von Infektionskrankheiten; s. Serumprophylaxe, Serumtherapie. **I. vermehrungsfähige Erreger: 1. lokale Anw.: a) Pocken:** älteste aktive Immunisierung; von histor. Interesse, da seit Ausrottung der Pocken (1977) weltweit keine Impfpflicht mehr besteht; v. Vaccinavirus; **b) Poliomyelitis:** Lebendimpfstoff nach Sabin (OPV) enthält abgeschwächte vermehrungsfähige Viren, gezüchtet auf Affennieren- od. humanen diploiden Zellkulturen, heute trivalent (Typ I, II u. III kombiniert); wird in Deutschland nicht mehr empfohlen, nur nach Anordnung durch die Gesundheitsbehörde; Impfung: 3-mal Schluckimpfung im Abstand von 6–8 Wo. od. 2-mal Schluckimpfung im Abstand von 6–8 Wo. u. Wiederimpfung nach 1 Jahr, Wiederholungen alle 10 Jahre; Impfschutz: ca. 5–10 Jahre; mögl. Infektion (sowie Impfpoliomyelitis) nicht geimpfte Personen bei engem Kontakt mit geimpfter Person; **c) Typhus abdominalis:** Lebendimpfstoff aus abgeschwächten u. vermehrungsfähigen Err. vom Impfstamm Ty 21a Berna; Wiederimpfung bei bestehender Exposition nach 1 Jahr; Impfschutz: ca. 1 Jahr; **d) Cholera:** Lebendimpfstoff aus abgeschwächten Err. des Vibrio-cholerae-Stamms CVD 103-HgR; **e) Rotavirus:** Lebendimpfstoff aus attenuiertem humanen Rotavirus (Stamm RIX3314) bzw. lebenden human-bovinen Rotavirus-Reassortanten, gezüchtet auf Verozellen; Impfung oral in 2 bzw. 3 Dosen, beginnend nach vollendeter 6. Lebenswoche, letzte Dosis vor Vollendung der 24. bzw. 26. Lebenswoche (Mindestabstand von 4 Wochen); nach Abschluss der Grundimmunisierung keine weiteren Impfungen; keine Impfung von Erwachsenen. Serospezifische Immunität, schützt vor schweren Gastroenteritiden; **2. parenterale Anw.: a) Gelbfieber:** aus Virusstamm 17-D nach Vorschrift der WHO hergestellter Impfstoff, gut wirksam u. verträgl.; Impfung: 10 Tage vor Einreise in Endemiegebiete; Impfschutz: 10 Jahre; **b) Masern:** Impfstoff aus vermehrungsfähigen, virulenzabgeschwächten Masern-Viren; Impfung: Kleinkinder ab 12. Lebensmonat; Impfschutz: vermutl. lebenslang;

Schutzimpfung

Schutzimpfung
Indikations- und Auffrischimpfungen nach den Empfehlungen der Ständigen Impfkommission (STIKO) am Robert Koch-Institut (Stand: Juli 2009)

Impfung gegen	Kategorie	Indikation bzw. Reiseziel	Anwendungshinweise
Cholera	R	auf Verlangen des Ziel- oder Transitlandes; nur noch im Ausnahmefall; WHO-Empfehlung besteht nicht	nach Angaben des Herstellers
Diphtherie	S/A	Personen ohne vollständige Grundimmunisierung oder wenn die letzte Impfung (Grund- oder Auffrischimpfung) länger als 10 Jahre zurückliegt	bei Erwachsenen nächste Impfung einmalig als Tdap-Kombinationsimpfung, bei entsprechender Indikation als Tdap-IPV-Kombinationsimpfung; monovalent bei Indikation und ausreichendem Tetanus- und Pertussis-Impfschutz; 2 Impfungen im Abstand von 4–8 Wochen, 3. Impfung 6–12 Monate nach der 2. Impfung; Reise in ein Infektionsgebiet frühestens nach der 2. Impfung
	P	bei Epidemien oder regional erhöhter Morbidität	nach Empfehlungen der Gesundheitsbehörden
		für enge (face to face) Kontaktpersonen zu Erkrankten, Auffrischimpfung 5 Jahre nach der letzten Impfung	Chemoprophylaxe; unabhängig vom Impfstatus präventive antibiotische Therapie, z. B. mit Erythromycin
FSME (Frühsommer-Meningoenzephalitis)	I	Personen in Risikogebieten (Bayern: außer Teile Schwabens u. westlicher Teil Oberbayerns; Baden-Württemberg; Hessen: einige Landkreise; Rheinland-Pfalz: Landkreis Birkenfeld; Thüringen: einige Landkreise)	Grundimmunisierung und Auffrischimpfungen nach Angaben des Herstellers
	B	beruflich gefährdete Personen (z. B. exponiertes Laborpersonal, in Risikogebieten Forstarbeiter und Exponierte in der Landwirtschaft)	nach Empfehlungen der Gesundheitsbehörden
	R	Zeckenexposition in FSME-Risikogebieten außerhalb Deutschlands	
Gelbfieber	R/B	entsprechend den Impfanforderungen der Ziel- oder Transitländer; vor Aufenthalt in bekannten Endemiegebieten im tropischen Afrika und Südamerika	einmalige Impfung in den zugelassenen Impfstellen; Auffrischimpfung in 10-jährigen Intervallen
Haemophilus influenzae Typ b (Hib)	I	Personen mit anatomischer oder funktioneller Asplenie	
	P	nach engem Kontakt zu einem Patienten mit invasiver Haemophilus-influenzae-b-Infektion für alle Haushaltsmitglieder ab einem Alter von 1 Monat, wenn sich dort ein unzureichend geimpftes Kind (≤4 Jahre) oder eine Person mit einem relevanten Immundefekt befindet; für ungeimpfte exponierte Kinder (≤4 Jahre) in Gemeinschaftseinrichtungen	Prophylaxe mit Rifampicin (bei Schwangeren kontraindiziert; ggf. Ceftriaxon); Beginn der Prophylaxe spätestens 7 Tage nach Beginn der Erkrankung des Indexfalls
Hepatitis A (HA)	I	Personen mit Sexualverhalten mit hoher Infektionsgefährdung; Personen mit häufiger Übertragung von Blutbestandteilen, z. B. substitutionspflichtiger Hämophilie, chronischen Lebererkrankung einschließlich chronischer Krankheiten mit Leberbeteiligung; Personen in psychiatrischen oder vergleichbaren Fürsorgeeinrichtungen	Grundimmunisierung und Auffrischimpfung nach Angaben des Herstellers; Vortestung auf anti-HAV bei vor 1950 Geborenen und bei Personen, die in der Anamnese eine mögliche HA aufweisen bzw. längere Zeit in Endemiegebieten gelebt haben

Schutzimpfung

Indikations- und Auffrischimpfungen nach den Empfehlungen der Ständigen Impfkommission (STIKO) am Robert Koch-Institut (Stand: Juli 2009)

Impfung gegen	Kategorie	Indikation bzw. Reiseziel	Anwendungshinweise
	B	gefährdetes Personal in medizinischen Einrichtungen und Laboratorien; Personal in Kindertagesstätten, -heimen, psychiatrischen oder vergleichbaren Fürsorgeeinrichtungen; Kanalisations- und Klärwerkarbeiter	
	P	Kontaktpersonen zu an HA-Erkrankten	Riegelungsimpfung, v. a. in Gemeinschaftseinrichtungen und Schulen; ggf. Immunglobulingabe zeitgleich mit der 1. Impfung bei aktueller Exposition von Personen, für die Hepatitis A ein besonderes Risiko darstellt
	R	Reisende in Regionen mit hoher Hepatitis-A-Prävalenz	
Hepatitis B (HB)	B	Personen mit Sexualkontakt zu HBsAg-Träger bzw. Sexualverhalten mit hoher Infektionsgefährdung; gefährdete Personen im Gesundheitsdienst einschließlich Auszubildender, Studenten und Reinigungspersonal; Personal in psychiatrischen oder vergleichbaren Fürsorgeeinrichtungen; durch Blutkontakte mit möglicherweise Infizierten gefährdete Personen (z. B. Ersthelfer, Polizisten, Sozialarbeiter)	Hepatitis-B-Impfung nach Angaben des Herstellers; im Allgemeinen nach serologischer Vortestung, teils mit Kontrolle des Impferfolgs (im Kindes- und Jugendalter nicht erforderlich); Auffrischimpfung entsprechend dem nach Abschluss der Grundimmunisierung erreichten Antikörperwert (Kontrolle 1–2 Monate nach 3. Dosis): bei anti-HBs-Werten <100 IE/l sofort Wiederimpfung (1 Dosis) und erneute Kontrolle; bei erneutem Nichtansprechen Wiederimpfung mit i. d. R. max. 3 Dosen wiederholen; bei anti-HBs-Werten ≥100 IE/l Auffrischimpfung (1 Dosis) nach 10 Jahren; Wiederimpfung 10 Jahre nach Impfung im Säuglingsalter derzeit für Kinder und Jugendliche nicht generell empfohlen; bei Immundefizienz regelmäßige Kontrolle
	I	Patienten mit chronischer Nierenerkrankung, Dialysepatienten, Patienten mit häufiger Übertragung von Blut oder Blutbestandteilen (z. B. Hämophile); Patienten vor ausgedehnten chirurgischen Eingriffen (z. B. vor Operationen unter Verwendung der Herz-Lungen-Maschine; entscheidend sind die Dringlichkeit des Eingriffs und der Wunsch des Patienten nach einem Impfschutz), mit chronischer Lebererkrankung einschließlich chronischer Krankheiten mit Leberbeteiligung oder HIV-Positive ohne HBV-Marker; durch Kontakt mit HBsAg-Trägern in Familie oder Wohngemeinschaft gefährdete Personen; Sexualpartner von HBsAg-Trägern; Patienten in psychiatrischen oder anderen Fürsorgeeinrichtungen sowie Personen in Behindertenwerkstätten; Risikogruppen (z. B. homosexuell aktive Männer, Drogenabhängige, Prostituierte)	
	I/B	durch Kontakt mit HBsAg-Trägern in einer Gemeinschaft (z. B. Kindergärten, Pflegestätten, Schulklassen) gefährdete Personen	
	R	Reisende in Regionen mit hoher Hepatitis-B-Prävalenz	
	P	Personen nach Verletzungen mit evtl. erregerhaltigen Gegenständen (z. B. Nadelstichexposition)	sofortige Verabreichung einer Dosis Hepatitis-B-Impfstoff, wenn letzte Impfung 5–10 Jahre zurückliegt; sofortige Testung bei unvollständigem Impfschutz, wenn Anti-HBs nach Grundimmunisierung <100 IE/l, wenn Impferfolg unbekannt oder Impfung vor >10 Jahren

Fortsetzung nächste Seite

Schutzimpfung

Schutzimpfung
Indikations- und Auffrischimpfungen nach den Empfehlungen der Ständigen Impfkommission (STIKO) am Robert Koch-Institut (Stand: Juli 2009)

Impfung gegen	Kategorie	Indikation bzw. Reiseziel	Anwendungshinweise
		Neugeborene HBsAg-positiver Mütter oder von Müttern mit unbekanntem HBsAg-Status (unabhängig vom Geburtsgewicht)	innerhalb von 12 Std. nach Geburt Simultanimpfung mit Immunglobulin und Impfstoff; einen Monat nach der 1. Impfung 2. und 6 Monate nach der 1. Impfung 3. Impfung mit HB-Impfstoff
Humane Papillomaviren (HPV)			Frauen, die zum von der STIKO empfohlenen Zeitpunkt (12–17 Jahre) nicht gegen HPV geimpft wurden, können ebenfalls nach individueller Prüfung von Nutzen und Risiko geimpft werden.
Influenza	S	Personen über 60 Jahre	jährliche Impfung im Herbst mit Impfstoff mit aktueller, von WHO empfohlener Antigenkombination
	I	Kinder, Jugendliche und Erwachsene mit erhöhter gesundheitlicher Gefährdung infolge eines Grundleidens (z. B. chronische Krankheiten der Atmungsorgane einschließlich Asthma und COPD, chronische Herz-Kreislauf-, Leber- und Nierenkrankheiten, Diabetes und andere Stoffwechselkrankheiten, Multiple Sklerose mit durch Infektionen getriggerten Schüben, Personen mit angeborenen oder erworbenen Immundefekten mit T- und/oder B-zellulärer Restfunktion, HIV-Infektion) sowie Bewohner von Alters- und Pflegeheimen	
	B/I	Personen mit erhöhter beruflicher Gefährdung (z. B. medizinisches Personal), mit umfangreichem Publikumsverkehr und Personen, die als mögliche Infektionsquelle für von ihnen betreute ungeimpfte Risikopersonen fungieren können	
	I/B	Personen mit erhöhter Gefährdung durch direkten Kontakt zu Geflügel und Wildvögeln	Eine Impfung mit dem aktuellen saisonalen humanen Influenza-Impfstoff bietet keinen direkten Schutz vor Infektionen durch den Erreger der aviären Influenza, kann jedoch Doppelinfektionen mit den aktuell zirkulierenden Influenzaviren verhindern.
	R/I	Für Reisende aus den unter S und I genannten Personengruppen ohne aktuellen Impfschutz ist die Impfung generell empfehlenswert, für andere Reisende nach Risikoabwägung entsprechend Exposition und Impfstoffverfügbarkeit sinnvoll.	
	I	wenn eine intensive Epidemie aufgrund von Erfahrungen in anderen Ländern droht oder nach deutlicher Antigendrift bzw. einer Antigenshift zu erwarten ist und der Impfstoff die neue Variante enthält	nach Empfehlungen der Gesundheitsbehörden
Masern	B	alle ungeimpften Personen im Gesundheitsdienst und bei der Betreuung von Immundefizienten sowie in Kinderheimen, Kindertagesstätten u. Ä.	einmalige Impfung, vorzugsweise mit MMR-Impfstoff

Schutzimpfung

Indikations- und Auffrischimpfungen nach den Empfehlungen der Ständigen Impfkommission (STIKO) am Robert Koch-Institut (Stand: Juli 2009)

Impfung gegen	Kategorie	Indikation bzw. Reiseziel	Anwendungshinweise
	P	ungeimpfte oder einmal geimpfte Personen oder Personen mit unklarem Impfstatus mit Kontakt zu Masernkranken	Impfung möglichst innerhalb von 3 Tagen nach Exposition; vorzugsweise mit MMR-Impfstoff; ggf. Immunglobulingabe für gefährdete Personen mit hohem Komplikationsrisiko und für Schwangere
Meningokokken-Infektionen (Gruppen A, C, W135, Y)	I	Personen mit Immundefekten mit T- und/oder B-zellulärer Restfunktion, insbesondere bei Komplement-/Properdindefekten, Hypogammaglobulinämie, Asplenie	bei Kindern <2 Jahre 1. Impfung mit konjugiertem MenC-Impfstoff (Impfschema nach Angaben des Herstellers), nach dem vollendeten 2. Lebensjahr im Abstand von 6–12 Monaten 2. Impfung mit 4-valentem Polysaccharid-Impfstoff (PS-Impfstoff); bei Personen >2 Jahre 1. Impfung mit konjugiertem MenC-Impfstoff, nach 6 Monaten 2. Impfung mit 4-valentem PS-Impfstoff
	B	gefährdetes Laborpersonal	1. Impfung mit konjugiertem MenC-Impfstoff, nach 6 Monaten 2. Impfung mit 4-valentem PS-Impfstoff; bei bereits mit PS-Impfstoff geimpften Personen nach 6 Monaten Nachimpfung mit Konjugat-Impfstoff sinnvoll
	R	Reisende in epidemische/hyperendemische Länder; Entwicklungshelfer; auch bei Aufenthalten in Regionen mit Krankheitsausbrüchen und Impfempfehlung für die einheimische Bevölkerung (WHO- und Länderhinweise beachten)	bei Personen ≥2 Jahre Impfung mit epidemiologisch indiziertem A,C- oder A,C,W-135,Y-Polysaccharid-Impfstoff; bei Kindern <2 Jahre Impfprophylaxe mit konjugiertem Impfstoff, wenn vor einer Krankheit durch Serogruppe C geschützt werden soll (auch für ältere Kinder und Erwachsene zugelassen)
		vor Pilgerreise (Hadj)	Impfung mit 4-valentem PS-Impfstoff (Einreisebestimmungen beachten)
		Schüler/Studenten vor Langzeitaufenthalten in Ländern mit empfohlener allgemeiner Impfung für Jugendliche oder selektiver Impfung für Schüler/Studenten	entsprechend den Empfehlungen der Zielländer
			bei fortbestehendem Infektionsrisiko Wiederimpfung für alle oben angegebenen Indikationen nach Angaben des Herstellers, für PS-Impfstoff im Allgemeinen nach 3 Jahren
	I/P	bei Ausbrüchen oder regionalen Häufungen	auf Empfehlung der Gesundheitsbehörden
	P	für enge Kontaktpersonen (z. B. Haushaltsmitglieder, Personen mit Kontakt zu oropharyngealen Sekreten eines Patienten, Kontaktpersonen in Kindereinrichtungen mit Kindern <6 Jahre oder in Internaten, Wohnheimen, Kasernen) zu einem an einer invasiven Meningokokken-Infektion (alle Serogruppen) Erkrankten, wenn enge Kontakte in den letzten 7 Tagen vor dessen Erkrankungsbeginn stattgefunden haben	Empfehlung einer Rifampicin-Prophylaxe (außer für Schwangere; ggf. Ceftriaxon) möglichst bald nach der Diagnosestellung beim Indexpatienten (bis 10 Tage nach letztem Kontakt mit Patienten sinnvoll) zusätzlich so bald wie möglich nach dem Kontakt Meningokokken-Impfung: bei Serogruppe C mit Konjugatimpfstoff (ab Alter von 2 Monaten), bei Serogruppe W_{135} oder Y mit quadrivalentem Polysaccharid-Impfstoff (ab Alter von 24 Monaten), bei Serogruppe A mit bivalentem oder quadrivalentem Polysaccharid-Impfstoff (ab Alter von 3 Monaten)

Fortsetzung nächste Seite

Schutzimpfung

Schutzimpfung
Indikations- und Auffrischimpfungen nach den Empfehlungen der Ständigen Impfkommission (STIKO) am Robert Koch-Institut (Stand: Juli 2009)

Impfung gegen	Kategorie	Indikation bzw. Reiseziel	Anwendungshinweise
Mumps	B	alle ungeimpften bzw. empfänglichen Personen in Einrichtungen der Pädiatrie, in Kinderheimen, Kindertagesstätten u. Ä.	einmalige Impfung, vorzugsweise mit MMR-Impfstoff
	P	ungeimpfte oder einmal geimpfte Personen oder Personen mit unklarem Impfstatus mit Kontakt zu Mumpskranken	Impfung möglichst innerhalb von 3 Tagen nach Exposition, vorzugsweise mit MMR-Impfstoff
Pertussis	S/A	bei Erwachsenen nächste fällige Td-Impfung einmalig als Tdap-Kombinationsimpfung	Tdap-Kombinationsimpfstoff, bei Indikation als Tdap-Kombinationsimpfung
	I	ohne Impfung in den letzten 10 Jahren: Frauen mit Kinderwunsch präkonzeptionell, enge Haushaltskontaktpersonen (Eltern, Geschwister) und Betreuer (z. B. Tagesmütter, Babysitter, ggf. Großeltern) möglichst 4 Wochen vor Geburt des Kindes	
	B	ohne Impfung in den letzten 10 Jahren: Personal im Gesundheitsdienst und Gemeinschaftseinrichtungen	
	P	enge Kontaktpersonen ohne Impfschutz in einer Familie bzw. Wohngemeinschaft oder einer Gemeinschaftseinrichtung	Chemoprophylaxe mit einem Makrolid empfehlenswert
Pneumokokken-Krankheiten	S	Personen über 60 Jahre	eine Impfung mit Polysaccharid-Impfstoff
	I	Personen (≥2. Lebensjahr) mit erhöhter gesundheitlicher Gefährdung infolge einer Grunderkrankung: angeborene oder erworbene Immundefekte mit T- und/oder B-zellulärer Restfunktion, z. B. Hypogammaglobulinämie, Komplement- und Properdindeffekte, Asplenie, Sichelzellenanämie, Krankheiten der hämatopoetischen Organe, neoplastische Krankheiten, HIV-Infektion, nach Knochenmarktransplantationen, vor Organtransplantation und vor Beginn einer immunsuppressiven Therapie; chronische Krankheiten, z. B. Herz-Kreislauf-Krankheiten, Krankheiten der Atmungsorgane einschließlich Asthma und COPD, Diabetes mellitus oder andere Stoffwechselkrankheiten, chronische Nierenerkrankungen/nephrotisches Syndrom, Liquorfistel, vor Organtransplantation und vor Beginn einer immunsuppressiven Therapie	gefährdete Kinder (vom vollendeten 2. Lebensjahr bis zum vollendeten 5. Lebensjahr): Impfung mit Pneumokokken-Konjugatimpfstoff; bei fortbestehender gesundheitlicher Gefährdung ab vollendetem 2. Lebensjahr ggf. Polysaccharid-Impfstoff; bei zuvor mit Konjugatimpfstoff geimpften Kindern Mindestabstand zur nachfolgenden Impfung mit Polysaccharid-Impfstoff 2 Monate; bei folgenden Indikationen Wiederholungsimpfungen mit Polysaccharid-Impfstoff im Abstand von 5 (Erwachsene) bzw. mindestens 3 Jahren (Kinder <10 Jahre) nach Risiko-Nutzen-Abwägung: angeborene oder erworbene Immundefekte mit T- und/oder B-zellulärer Restfunktion chronische Nierenkrankheiten/nephrotisches Syndrom
		Frühgeborene (vor vollendeter 37. SSW); Säuglinge und Kinder mit Gedeihstörungen oder neurologischen Krankheiten (z. B. Zerebralparesen oder Anfallsleiden)	Beginn der Impfserie möglichst unmittelbar nach Vollendung des 2. Lebensmonats, zeitgerechte Fortführung; bei Kindern mit erhöhter gesundheitlicher Gefährdung zusätzlich eine Impfung mit Polysaccharid-Impfstoff im 3. Lebensjahr (≥2 Monate nach der letzten Impfung mit Konjugat-Impfstoff)

Schutzimpfung

Indikations- und Auffrischimpfungen nach den Empfehlungen der Ständigen Impfkommission (STIKO) am Robert Koch-Institut (Stand: Juli 2009)

Impfung gegen	Kategorie	Indikation bzw. Reiseziel	Anwendungshinweise
Poliomyelitis	S	alle Personen bei fehlender oder unvollständiger Grundimmunisierung; alle Personen ohne einmalige Auffrischung	Erwachsene, die im Säugling- und Kleinkindalter eine vollständige Grundimmunisierung und im Jugendalter oder später mindestens eine Auffrischimpfung erhalten haben oder die als Erwachsene grundimmunisiert wurden und eine Auffrischimpfung erhalten haben, gelten als vollständig immunisiert; IPV nach Angaben des Herstellers bei ungeimpften Personen und für ausstehende Impfungen der Grundimmunisierung; Auffrischimpfung nur bis zum vollendeten 18. Lebensjahr
	I	Reisende in Regionen mit Infektionsrisiko; Aussiedler, Flüchtlinge und Asylbewerber, die in Gemeinschaftsunterkünften leben, bei der Einreise aus Gebieten mit Poliomyelitisrisiko	Impfung mit IPV bei nicht vollständig dokumentierter Grundimmunisierung oder letzter Impfung vor ≥10 Jahren; Personen ohne Nachweis einer Grundimmunisierung: vor Reisebeginn wenigstens 2 Dosen IPV
	B	Personal der oben genannten Einrichtungen; medizinisches Personal mit engem Kontakt zu Erkrankten; Personal in Laboratorien mit Poliomyelitisrisiko	
	P	bei einer Poliomyelitis-Erkrankung	Impfung aller Kontaktpersonen mit IPV unabhängig vom Impfstatus; bei Sekundärfall Riegelungsimpfung mit IPV entsprechend den Anordnungen der Gesundheitsbehörden
Röteln	I	seronegative Frauen mit Kinderwunsch	einmalige Impfung, vorzugsweise mit MMR-Impfstoff, bei Frauen mit nachfolgender Kontrolle des Impferfolgs
	B	ungeimpfte bzw. empfängliche Personen in Einrichtungen der Pädiatrie, der Geburtshilfe und der Schwangerenbetreuung sowie in Gemeinschaftseinrichtungen für das Vorschulalter und in Kinderheimen	
	P	ungeimpfte oder einmal geimpfte Personen und Personen mit unklarem Impfstatus mit Kontakt zu Rötelnkranken	Impfung vorzugsweise mit MMR-Impfstoff; möglichst innerhalb von 3 Tagen nach Exposition
Tetanus	S/A	alle Personen im Rahmen der Grundimmunisierung oder als Auffrischimpfung nach 10 Jahren	nächste fällige Impfung einmalig als Tdap-Kombinationsimpfung, bei entsprechender Indikation als Tdap-IPV-Kombinationsimpfung
	P	s. Tetanus (Tab.)	
Tollwut	B	Tierärzte, Jäger, Forstpersonal u. a. Personen bei Umgang mit Tieren in Gebieten mit Wildtiertollwut sowie ähnliche Risikogruppen (z. B. Personen mit Kontakt zu Fledermäusen)	Dosierungsschema nach Angaben des Herstellers, regelmäßige Auffrischimpfung für Personen mit Expositionsrisiko
		Personal in Laboratorien mit Tollwutrisiko	Auffrischimpfung bei mit Tollwut-Virus arbeitendem Laborpersonal bei <0,5 IE/ml Serum; halbjährliche Untersuchung auf neutralisierende Antikörper
	R	Reisende in Regionen mit hoher Tollwutgefährdung	
	P	Exposition durch ein tollwutverdächtiges oder tollwütiges Wild- oder Haustier oder durch einen Tollwutimpfstoffköder	abhängig von Art der Exposition und Impfstatus; evtl. Impfung und Simultanimmunisierung mit Tollwut-Immunglobulin

Fortsetzung nächste Seite

Schutzimpfung

Schutzimpfung
Indikations- und Auffrischimpfungen nach den Empfehlungen der Ständigen Impfkommission (STIKO) am Robert Koch-Institut (Stand: Juli 2009)

Impfung gegen	Kategorie	Indikation bzw. Reiseziel	Anwendungshinweise
Tuberkulose		Impfung mit BCG-Impfstoff wird nicht empfohlen	
Typhus	R	bei Reisen in Endemiegebiete	nach Angaben des Herstellers
Varizellen	I	ungeimpfte 9- bis 17-jährige Jugendliche ohne Varizellen-Anamnese; seronegative Frauen mit Kinderwunsch; seronegative Patienten vor geplanter immunsuppressiver Therapie oder Organtransplantation; empfängliche Patienten (anamnestisch keine Windpocken, keine Impfung, bei serologischer Testung kein Nachweis spezifischer Antikörper) mit schwerer Neurodermitis oder mit engem Kontakt zu oben Genannten	2 Dosen nach Angaben des Herstellers (ggf. MMR-Varizellen-Kombinationsimpfstoff); Impfung nicht unter intensiver immunsuppressiver Therapie durchführen, sondern nach Abschluss der immunsuppressiven Therapie und vollständiger klinischer Remission (≥12 Monate) oder vollständiger hämatologischer Remission (Gesamtlymphozytenzahl ≥1200/mm³ Blut)
	B	seronegatives Personal im Gesundheitsdienst (insbesondere Pädiatrie, Onkologie, Gynäkologie/Geburtshilfe, Intensivmedizin, Betreuung von Immundefizienten); bei Neueinstellungen in Gemeinschaftseinrichtungen für das Vorschulalter	
	P	Empfehlungen zur postexpositionellen Varizellen-Prophylaxe durch Inkubationsimpfung: bei ungeimpften Personen mit negativer Varizellen-Anamnese und Kontakt zu Risikopersonen ggf. Impfung innerhalb von 5 Tagen nach Exposition (≥1 Std. mit infektiöser Person in einem Raum, face-to-face-Kontakt, Haushaltskontakt) oder innerhalb von 3 Tagen nach Beginn des Exanthems beim Indexfall; empfohlen bei Personen mit erhöhtem Risiko für Varizellen-Komplikationen (ungeimpfte Schwangere ohne Varizellen-Anamnese, immundefiziente Patienten mit unbekannter oder fehlender Varizellen-Immunität, Neugeborene, deren Mutter 5 Tage vor bis 2 Tage nach der Entbindung an Varizellen erkrankte)	passive Immunisierung mit Varicella-Zoster-Immunglobulin (VZIG) nach Angaben des Herstellers; postexpositionelle Gabe innerhalb von 96 Std. nach Exposition

S: Standardimpfungen; A: Auffrischimpfungen; I: Indikationsimpfungen für Risikogruppen bei individuell (nicht beruflich) erhöhtem Expositions-, Erkrankungs- oder Komplikationsrisiko sowie auch zum Schutz Dritter; B: Impfungen aufgrund eines erhöhten beruflichen Risikos; R: Impfungen aufgrund von Reisen; P: postexpositionelle Prophylaxe/Riegelungsimpfungen bzw. andere Maßnahmen der spezifischen Prophylaxe (Immunglobingabe oder Chemoprophylaxe) bei Kontaktpersonen in Familie und Gemeinschaft

c) **Parotitis epidemica** (Mumps): Impfstoff aus vermehrungsfähigen, in ihrer Neurovirulenz abgeschwächten Mumps-Viren; Impfung: Kleinkinder ab 12. Lebensmonat; Impfschutz: vermutl. lebenslang; d) **Röteln**: Impfstoff aus vermehrungsfähigen, virulenzabgeschwächten Röteln-Viren, Stamm Wistar, auf Human-Diploidzellen gezüchtet (HDC-Impfstoff); Impfung: Kleinkinder ab 12. Lebensmonat, v. a. Mädchen vor der Pubertät u. Frauen im gebärfähigen Alter zum Schutz vor Embryopathia* rubeolosa; Impfschutz: vermutl. lebenslang; e) **Tuberkulose**: Impfstoff BCG enthält lebenden Rindertuberkulosestamm, der nach 230 Passagen auf Gallekartoffel in seiner Virulenz soweit abgeschwächt ist, dass tuberkulöser Primärkomplex am Ort der Impfung entsteht, jedoch keine fortschreitende Tuberkulose; Impfung wird in Deutschland wegen unzureichenden Impfschutzes nicht empfohlen; f) **Varizellen**: Lebendimpfstoff aus abgeschwächten u. vermehrungsfähigen Impfviren Stamm OKA des Varizella-Zoster-Virus; Impfung: Kleinkinder ab vollendetem 11. Lebensmonat (ggf. MMR-Varizellen-Kombinationsimpfstoff); Impfschutz: mind. 10 Jahre. **II. abgetötete od. inaktivierte Erreger: 1. lokale Anw.**: a) bakterielle **Infektion der oberen Atemwege**: Impfstoff: polyvalente Bakterienlysate von Bakt., die bei Infektion der oberen Atemwege häufig angetroffen werden; Impfung: allg. Prophylaxe, Therapie von chron. Bronchitiden einschließl.

bakteriell bedingter Asthmabronchitis; Impfschutz: einige Mon.; Anw. umstritten; **b)** eitrige **Infektion der Haut:** Impfstoff: polyvalente Bakterienantigene in Salben od. Lotionen; Impfung: bei bakteriell infizierten, ekzematösen Hauterkrankungen; häufig wiederholtes Auftragen des Präparats auf erkrankte od. zu schützende Hautpartie; Impfschutz: nicht sicher bekannt; Anw. umstritten; **2. parenterale Anw.: a) Cholera:** Impfstoff: chem. od. thermisch inaktivierte Bakt., meist Mischung aus Serotypen Ogawa u. Inaba u. die jeweiligen Biotypen El Tor; Abschluss möglichst 1 Woche vor Reisen in Endemiegebiete; Impfschutz: höchstens 6 Mon.; von WHO nicht empfohlen; **b) Fleckfieber:** Impfstoff: meist formalininaktivierte Rickettsien, gezüchtet auf bebrüteten Hühnereiern; Impfung: in Europa nicht indiziert; **c) FSME:** Impfstoff: auf Hühnerembryonalzellen gezüchtete, formalininaktivierte FSME-Viren, an Aluminiumhydroxid adsorbiert; Impfschutz: nach 2 Impfungen Serokonversionsrate von 95 %; nach 3 Impfungen fast 100 %; Impfschutz: mind. 3 Jahre; **d) Influenza:** Impfstoff aus inaktivierten Influenza-Viren, meist A u. B kombiniert, od. Subunitimpfstoff aus Virusbestandteilen (Spaltimpfstoff) od. Virusantigenbestandteilen (Neuraminidase, Hämagglutinin); Impfstämme sollen mit epidemiol. relevanten Err. möglichst identisch b. nah verwandt sein (dauernder Antigendrift* bei beiden Influenza-Virustypen). Impfung: möglichst vor Beginn der Influenzasaison; jährl. Wiederimpfung; Impfschutz: ca. 1 Jahr; **e) Infektion mit Haemophilus influenzae Typ b:** Konjugatimpfstoff: Kapselpolysaccharid (od. -oligosaccharid), gekoppelt mit Trägerproteinen (Diphtherietoxoid, nichttox. Mutante eines Diphtherietoxins, Außenmembranprotein von Neisseriameningitidis, Tetanustoxoid). Koppelung bewirkt verstärkte Immunantwort durch Einbeziehung der T-Zellen. Impfung: s. Impfkalender (Tab. dort); **f) Keuchhusten:** Adsorbatimpfstoff aus inaktivierter Bordetella pertussis od. azelluläre Pertussisimpfstoffe (Abk. aP) als Gemische aus zellfreien Extrakten (T-Typ) od. hochgereinigten Komponenten des Err. (B-Typ). Als Komponenten verfügbar sind Pertussistoxoid (Abk. PT), filamentöses Hämagglutinin (Abk. FHA), Pertactin (OMP, Abk. für engl. outer membrane protein) u. Agglutinogene; aP mit bester Verträglichkeit. Kombinationsimpfstoff Tetanus-Diphtherie-Pertussis (Tdap) od. Tetanus-Diphtherie-Pertussis-Polio; Impfung: s. Impfkalender (Tab. dort); Impfschutz: ca. 10 Jahre; **g) Pneumokokken:** polyvalenter Polysaccharid-Impfstoff aus versch. Kapseltypen von Streptococcus pneumoniae, in Deutschland 23-valenter Impfstoff; Impfschutz: ca. 5 Jahre; bei Risikopatienten, bes. mit Immundefekten u. Asplenie, kann Wiederimpfung nach 3 Jahren notwendig werden; alternativ 10-valenter Konjugatimpfstoff* für Kinder ab 6. Lebenswoche bis zum 2. Lj. zur Proph. gegen Otitis* media u. a. durch Pneumokokken verursachte Infektionen; **h) Poliomyelitis** (Impfstoff nach Salk, IPV): auf Gewebekultur (Affenierenzellen od. Verozellen) gezüchtete Poliomyelitis-Viren aller 3 Typen; Abtötung durch Formaldehyd u. Wärme; Impfung:

Grundimmunisierung s. Impfkalender (Tab. dort); cave: keine i. m. Impfung während einer Epidemie; nach vollständiger Immunisierung keine routinemäßige Auffrischung nach 18 Lj.; **i) Tollwut:** Impfstoff: chem. inaktiviertes Virus fixe (Louis Pasteur, 1885), gezüchtet in humanen, diploiden Zellkulturen (HDC-Impfstoff) u. Hühnerfibroblasten-Zellkulturen (PCEC-Impfstoff); Impfung möglichst frühzeitig nach Exposition, bei Bissverletzung Simultanimpfung mit Tollwut-Immunglobulin (lokal um die Bissstelle u. i. m.); beide Impfstoffe: i. m. an Tagen 0, 3, 7, 14, 30 u. 90; Impfung vor Exposition: 3 Impfungen an Tagen 0, 28 u. 56 bzw. Schnellprophylaxe 3-mal an Tagen 0, 7 u. 21 sowie jeweils 4. Impfung 1 Jahr später; **j) Typhus - Paratyphus:** hitze- u. phenolinaktivierte Salmonella enterica Serovar Typhi u. Paratyphi; Wiederimpfung nach 3 Jahren; **k) Typhus abdominalis:** gereinigtes Vi-Kapselpolysaccharid von Salmonella enterica Serovar Typhi (Stamm Ty 2); Impfung: ab 3. Lj.; Impfschutz: 3 Jahre; **l) Hepatitis A:** Impfstoff: inaktiviertes, an Aluminiumhydroxid adsorbiertes Hepatitis-A-Virus, gezüchtet auf humanen diploiden Zellen; **m) Hepatitis B:** Hepatitis-B-Impfstoffe sind Subunit-Impfstoffe, die hochgereinigtes, chem. inaktiviertes u. an Aluminiumhydroxid adsorbiertes HBsAg (HB-Oberflächenantigen) enthalten; in Deutschland gibt es nur mit gentechnolog. Methoden (in Hefezellen) hergestellte Impfstoffe; Impfung: s. Impfkalender (Tab. dort); zweimalig im Abstand von 1 Mon., 3. Impfung 6 Mon. nach der ersten; Impfschutz: 10 Jahre; **n) Meningokokkeninfektionen:** Impfstoff: Kapselpolysaccharide von Neisseria meningitidis, Gruppen A, C, W135 u. Y; Schutzdauer: nicht genau bekannt; Antikörpertiter persistieren über viele Jahre. **o) Papillomavirus (HPV):** rekombinanter tetravalenter Impfstoff aus Partikeln des Hauptkapsoidproteins L1 der HPV-Typen 6, 11, 16, 18 zur Prävention des Zervixkarzinoms*; Grundimmunisierung in 3 Einzeldosen (0, 2, 6 Monate); Zulassung für Frauen u. Mädchen von 9–26 Jahren (STIKO empfiehlt Impfung aller Mädchen von 12–17 Jahren; Impfung mit 3 Dosen sollte vor erstem Geschlechtsverkehr abgeschlossen sein); **III. Toxoide** (entgiftete Bakterientoxine): **1. Diphtherie** (Behring, 1913): Impfstoff: Diphtherie-Toxoid, hochgereinigt durch Formaldehyd inaktiviert, an Aluminiumhydroxid adsorbiert (sog. Aluminium-Formol-Toxoid); Impfung: s. Impfkalender (Tab. dort); für Säuglinge u. Kleinkinder v. a. Kombinationsimpfstoffe; für Impfungen bei Kindern ab 5. Lj. u. Erwachsenen spez. für diese Altersgruppen hergestellter Diphtherie-Adsorbat-Impfstoff für Erwachsene (d), auch in Komb. mit Tetanus-Toxoid (Td): Tdap, bei entspr. Indikation als Tdap-IPV-Kombinationsimpfung; Auffrischimpfungen: im 5.–6. u. 11.–18. Lj., gleichzeitig gegen Tetanus mit Td-Impfstoff; danach alle 10 Jahre, ggf. mit Td-Impfstoff; Impfschutz: ca. 10 Jahre; **2. Tetanus** (Bazy, 1917): Impfstoff: hochgereinigtes Tetanus-Toxoid, durch Formaldehyd inaktiviert, an Aluminiumhydroxid adsorbiert; Impfung: Grundimmunisierung mit Kombinationsimpfstoffen; s. Impfkalender (Tab. dort); im Verletzungsfall Impfung bei nicht od.

nicht vollständig immunisierten Personen (s. Tetanus, Tab. dort), zusätzl. Tetanus-Immunglobulin erforderl. (Simultanimpfung); Auffrischimpfungen alle 10 Jahre; Impfschutz: ca. 10 Jahre. **IV. Schutzimpfungen im internationalen Reiseverkehr:** durch internationale Vorschriften (WHO: Vaccination Certificate Requirements for International Travel) u. nationale Bestimmungen vorgeschriebene od. zu empfehlende Impfungen vor Antritt einer Reise. **1. Gelbfieber:** einmalige Impfung mit attenuiertem lyophilisiertem Virus (Stamm 17 D); Impfschutz: 10 Jahre; Kontraind.: Schwangerschaft, Säuglingsalter, Hühnereiweißallergie, schwerer Immundefekt; erforderl. für Reisen nach Afrika, Mittel- u. Südamerika sowie für viele Länder bei Einreise aus Endemiegebieten; **2. Cholera:** 1–2 Injektionen einer Suspension formalininaktivierter Choleravibrionen; von WHO nicht mehr empfohlen; **3.** empfohlene u. anzuratende Impfungen: Diphtherie-, FSME-, Hepatitis-A-, Hepatitis-B-, Poliomyelitis-, Tetanus-, Tollwut- u. Typhusschutzimpfung; **4.** Malariaprophylaxe*, Impfung gegen japan. Enzephalitis* mit rekombinant hergestellter inaktivierter Gewebekultur-Vakzine (seit Mai 2009 für Personen ab 18 Jahren zugelassen); in 2 Dosen im Abstand von 28 Tagen. Vgl. Impfkomplikation; Impfschaden.

Schwabach-Versuch (Dagobert Sch., Otol., Berlin, 1846–1920): s. Hörprüfungen.
Schwach|sichtigkeit: s. Amblyopie.
Schwach|sinn: s. Behinderung, geistige.
Schwäche|zustand, hyper|ästhetisch-e|motionaler: 1. (engl.) *nervous exhaustion*; i. e. S. Bez. für einen Zustand mit Schwächegefühl, sensor. Überempfindlichkeit, Reizbarkeit, Neigung zu Tränenausbrüchen sowie Konzentrationsstörungen in Zus. mit einer akuten org. Psychose* (z. B. Durchgangssyndrom) od. einer schweren körperl. Erkr.; **2.** i. w. S. allgemeine Bez. für Zustände mit leichter Reizbarkeit u. Affektlabilität*.
Schwächung: (engl.) *attenuation*; (physik.) Intensitätsabnahme einer Strahlung beim Durchdringen von Materie inf. von Absorption* u. Streuung*, bei Photonenstrahlung höherer Energie zusätzl. durch Paarbildung*.
Schwächungs|gleich|wert: Bleigleichwert*.
Schwächungs|ko|ef|fizient (Co-*; lat. *efficere* bewirken, vollbringen) *m*: (engl.) *linear attenuation coefficient*; Symbol µ; Wert zur Angabe der Abnahme der Quantenanzahl im Strahlenbündel durch Schwächung; er ist abhängig von der Energie (E) der Strahlung sowie von der Dichte u. Ordnungszahl der schwachenden Substanz u. setzt sich aus Photoeffekt*, Compton*-Effekt, Paarbildung* u. kohärenter Streuung* zusammen. Der **Massenschwächungskoeffizient*** µ/ϱ ist dagegen unabhängig von Dichte u. Aggregatzustand des Absorbermaterials.
Schwärm|phänomen *n*: (engl.) *swarming phenomenon*; Fähigkeit von Bakt. mit starker Begeißelung, sich auf starren od. halbstarren Agaroberflächen fortzubewegen u. auszubreiten, z. B. Proteus*, Clostridium* tetani.
Schwärze|pilze: s. Dematiaceae.
Schwalbe-Linie (Gustav A. Sch., Anat., Leipzig, Straßburg, 1844–1916): s. Embryotoxon.

Schwamm|niere: s. Markschwammniere.
Schwanen|hals|de|formität (Deformation*) *f*: (engl.) *swan-neck deformity*; Verformung der Finger bei rheumatoider Arthritis* mit Überstreckung der proximalen u. gleichzeitiger Beugung der distalen Interphalangealgelenke, an denen die Beugesehnen aus den entzündl. veränderten Sehnengleitlagern luxiert sind. Vgl. Knopflochdeformität.
Schwangeren|vorsorge: (engl.) *prenatal care*; Beratung der Schwangeren u. Überwachung der Schwangerschaft durch den Arzt (u. die Hebamme i. R. ihrer berufl. Befugnisse) mit dem Ziel, Abweichungen vom normalen Schwangerschaftsverlauf (s. Risikoschwangerschaft) früh zu erkennen u. Dauerschäden während od. nach der Schwangerschaft vorzubeugen; vgl. Mutterschafts-Richtlinien, Mutterschutzgesetz.
Schwangerschaft: (engl.) *pregnancy*; Graviditas; Gravidität, Gestation; Zustand der Frau von der Konzeption bis zum Eintritt der Geburt*; Veränderungen von Uterusschleimhaut u. Ovarium in der Frühschwangerschaft (s. Abb.).

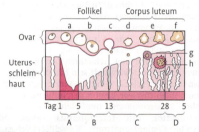

Schwangerschaft: Veränderungen der Uterusschleimhaut u. des Ovars bei Eintritt einer Schwangerschaft; a: wachsend; b: sprungreif; c: gesprungen; d: Bildung; e: Blütestadium; f: Corpus luteum graviditatis; g: Implantation des Embryos (Blastozyste); h: Keimling; A: Desquamation; B: Proliferation; C: Sekretion; D: Schwangerschaft [159]

Schwangerschaft, eingebildete: s. Scheinschwangerschaft.
Schwangerschaft, ek|tope: s. Extrauteringravidität.
Schwangerschaft, inter|stitielle: s. Tubargravidität.
Schwangerschafts|abbruch: (engl.) *termination of pregnancy*; Abruptio graviditatis, Abortus artificialis; Interruptio, Abtreibung; absichtl. herbeigeführte Beendigung einer Schwangerschaft* vor Erreichen der extrauterinen Lebensfähigkeit von Embryo od. Fetus; **Meth.: 1.** instrumentell: Dilatation des Gebärmutterhalskanals, anschl. Saugkürettage*, Kürettage* od. Komb. der Verfahren; **2.** pharmak.: zur Wehenerzeugung mit Spontanausstoßung der Frucht; Anw. v. a. von Prostaglandinen* (bis zum 49. Tag der Amenorrhö kombinierte Anw. mit Mifepriston* möglich), je nach Schwangerschaftsalter intravaginale, intrazervikale, retroamniale od. intraamniale Applikation; anschl. Kürettage.
Rechtslage: In Deutschland ist seit 1.10.1995 das Abtreibungsstrafrecht durch das „Schwangeren- und Familienhilfeänderungsgesetz" vom 21.8.1995 (BGBl. I S. 1050) als Komb. aus Indikati-

onslösung u. Fristenlösung mit Beratungspflicht neu geregelt. Sch. ist danach (mit Ausnahme nidationshemmender Handlungen) grundsätzl. gemäß § 218 StGB strafbar; er kann jedoch nach § 218 a StGB durch einen Arzt rechtmäßig bzw. straffrei vorgenommen werden: **1.** Nach der Beratungsregelung (§ 218 a Abs. 1 StGB) ist der Sch. zwar rechtswidrig aber straffrei, wenn die Schwangere, die den Eingriff verlangt, durch eine Bescheinigung nachweist, dass mind. 3 Tage vor dem Eingriff in einer staatl. anerkannten Schwangerschaftskonfliktberatungsstelle ein Beratungsgespräch stattgefunden hat. Sch. muss innerhalb von 12 Wo. nach Empfängnis von einem Arzt vorgenommen werden, der selbst nicht an der Beratung teilgenommen hat. **2.** Innerhalb von 12 Wo. seit Empfängnis ist Sch. rechtmäßig bei kriminologischer Indikation (§ 218 a Abs. 3 StGB), wenn nach ärztl. Erkenntnis die Schwangerschaft auf einem Sexualdelikt (§§ 176–179 StGB) beruht. **3.** Ohne zeitl. Befristung ist ein Sch. rechtmäßig, wenn er unter Berücksichtigung der gegenwärtigen u. zukünftigen Lebensverhältnisse der Schwangeren nach ärztl. Erkenntnis angezeigt ist, um eine Gefahr für das Leben od. die Gefahr einer schwerwiegenden Beeinträchtigung des körperlichen u. seelischen Gesundheitszustandes der Schwangeren abzuwenden, u. die Gefahr nicht auf eine andere für sie zumutbare Weise abgewendet werden kann (med. Indikation nach § 218 a Abs. 2 StGB). Schriftl. Indikationsstellung muss durch einen anderen Arzt als den abbrechenden Arzt vorliegen. Die frühere embryopathische Indikation (schwere Fehlbildung od. ähnliche Erkr. des Embryos) ist als solche entfallen; ihr bislang zuzuordnende Fälle können jedoch unter die med. Indikation fallen. Die Teilnahme am Sch. ist dem Arzt freigestellt; vor der Durchführung des Sch. treffen ihn nach § 218c StGB best. strafbewehrte Pflichten (u. a. zur med. Beratung u. Untersuchung der Schwangeren). Im Schwangerschaftskonfliktgesetz vom 27.7.1992 (BGBl. I S. 1398) finden sich Vorgaben zu Inhalt u. Durchführung der Beratung, die durch das Gesetz zur Änderung des Schwangerschaftskonfliktgesetzes mit Wirkung ab 1.1.2010 (Gesetz vom 26.8.2009, BGBl. I S. 2990) insbes. mit Bezug auf durch Pränataldiagnostik festgestellte Schädigung des Kindes ergänzt wurden. Vorgaben zur vorgeburtlichen genet. Untersuchung finden sich auch im Gendiagnostikgesetz*. Anders als in den Indikationsfällen besteht bei einem Sch. nach § 218 a Abs. 1 StGB eine Leistungspflicht der GKV nur unter best. Voraussetzungen, die zudem weder die Abbruchvornahme noch die Nachbehandlung umfasst (§ 24 b SGB V).

Schwangerschafts|an|ämie (Anämie*) *f*: (engl.) *anemia of pregnancy*; multifaktorielle Anämie* während der 2. Hälfte der Schwangerschaft; **Urs.:** Hydrämie, Eisenmangel (s. Eisenmangelanämie) u./od. Folsäuremangel*.

Schwangerschafts|chole|stase, intra|hepatische: (engl.) *intrahepatic cholestasis of pregnancy* (Abk. ICP); intrahepatische Cholestase; reversible Cholestase* im 2. u. vorwiegend letzten Schwangerschaftsdrittel (persistierend bis zur Entbindung); **Path.:** Komplex mit familiärer Häufung, je nach ethnischer Gruppe (höchste Inzidenz bei Araukanos-Indios in Chile) unterschiedl. Inzidenz (0,1–15,6 %; z. B. 1,5 % in Schweden); in einzelnen Familien Assoziation mit progredienter familiärer intrahepatischer Cholestase* Typ 3; **Klin.:** Pruritus, Ikterus, erhöhte Serumgallensäuren; **DD:** Schwangerschaftsfettleber, HELLP*-Syndrom; **Ther.:** Ursodesoxycholsäure*, symptomatisch Hydroxyzin*, Colestyramin*; **Progn.:** günstig für die Mutter, bei erneuter Schwangerschaft Rezidiv in 60–70 %; kann mit Frühgeburt des Kindes, fetal* distress, intrauterinem Fruchttod einhergehen. Vgl. Icterus gravidarum.

Schwangerschafts|dauer: (engl.) *gestation, duration of pregnancy*; Tragezeit; **1.** post conceptionem (Abk. p. c.): tatsächliche od. echte Sch.; Zeit von der Konzeption (Empfängnis) bis zum Geburtstermin; 263–273 Tage (durchschnittl. 266 Tage = 38 Wochen = 9 1/2 Lunarmonate zu 28 Tagen); **2.** post menstruationem (Abk. p. m.): Zeit vom ersten Tag der letzten Menstruation bis zum Tag der Geburt; etwa 280 Tage (40 Wochen, 10 Lunarmonate); s. Naegele-Regel; **Einteilung:** in 1.–3. Trimenon: 1.–13. SSW, 14.–26. SSW, 27.–39./40. SSW; **Abweichungen: 1.** zu kurze Sch.: a) Abort* (Früh- bzw. Spätabort); b) Frühgeburt*; **2.** zu lange Sch.: Übertragung*.

Schwangerschafts|de|pression (Depression*) *f*: (engl.) *depression of pregnancy*; Depression*, die während der Schwangerschaft auftritt; meist als Anpassungsstörung*. Vgl. Schwangerschaftspsychose, Wochenbettpsychose.

Schwangerschafts|dermatosen (Derm-*; -osis*) *fpl*: (engl.) *dermatoses of pregnancy*; durch die Schwangerschaft bedingte Hautveränderungen wie Schwangerschaftspigmentierung*, Hypertrichose, Striae* cutis atrophicae u. Gefäßveränderungen (Palmarerythem, Naevi aranei, Varikose*), i. e. S. Pruritus* gravidarum, Pemphigoid* gestationis, Impetigo* herpetiformis, Autoimmunprogesterondermatitis in der Schwangerschaft, PUPPP*, papulöse Schwangerschaftsdermatose*; daneben Verschlechterung bestehender Hauterkrankungen (Lupus* erythematodes, Neurofibromatose*, chron. hepatische Porphyrie*).

Schwangerschafts|dermatose, papulöse (↑; ↑) *f*: (engl.) *papulous dermatosis of pregnancy*; Auftreten jeweils weniger, stark juckender, nach einigen Tagen wieder abheilender Papeln am ganzen Integument während der gesamten Dauer der Schwangerschaft; spontanes Abklingen nach der Entbindung; **Ätiol.:** ungeklärt, möglicherweise unbekanntes Plazenta-Antigen; **Kompl.:** mit hohem Abortrisiko verbunden.

Schwangerschafts|dia|betes (Diabet-*) *m*: s. Gestationsdiabetes.

Schwangerschafts|erbrechen: s. Emesis gravidarum.

Schwangerschafts|erkrankungen, hyper|tensive: (engl.) *hypertensive disorders of pregnancy*; Oberbegriff für hypertensive Erkr., die i. R. einer Schwangerschaft auftreten; häufige geburtshilfl. Kompl. (bei ca. 10 % aller Schwangeren); **Formen: 1.** Gestationshypertonie: transitor. Hypertonie* (diastol. >90 mmHg) ohne Proteinurie; ca. von 20. SSW bis 6 Wo. nach der Geburt; **2.** Präklampsie: Hy-

Schwangerschaftsglukosurie

pertonie* u. Proteinurie* mit od. ohne Ödeme*; 3. schwere Präeklampsie mit Eklampsie* od. HELLP*-Syndrom; 4. chron. Hypertonie; schon vor 20. SSW nachweisbar; 5. Pfropfgestose: chron. Hypertonie mit zusätzl. Präeklampsie; 6. Hypertonie sonstiger Urs.; **Path.**: generalisierte Mikrozirkulationsstörung mit Vasokonstriktion, Hämokonzentration u. Endothelläsion unbekannter Ätiol. mit Folgen in Leber (HELLP*-Syndrom), Niere (Proteinurie*), Gehirn (Eklampsie*) u. Plazenta (Plazentainsuffizienz*); **Prädisposition:** Erstgebärende, höheres Lebensalter, fam. Belastung, Präeklampsie in früherer Schwangerschaft, Mehrlingsschwangerschaft, chron. Hypertonie*, Nierenerkrankungen, Diabetes* mellitus, Lupus* erythematodes; **Klin.**: bei Blutdruck >180/110 mmHg Gefahr vaskulärer Kompl., bei Präeklampsie Gefahr der Eklampsie*, des Nierenversagens od. eines HELLP*-Syndroms mit tödl. zerebralen Blutungen, Leberruptur u./od. schweren Gerinnungsstörungen (bes. bei vorzeitiger Lösung der Plazenta); beim Fetus Wachstumsretardierung, intrauteriner Fruchttod u. erhöhte perinatale Mortalität; **Ther.**: bes. Blutdrucksenkung; bei Proteinurie proteinreiche Ernährung, bei drohender Eklampsie antikonvulsive Ther., Überwachung des Fetus u. seines Reifegrades (s. Pränataldiagnostik) zur Beurteilung seiner Gefährdung; evtl. vorzeitige Beendigung der Schwangerschaft. Vgl. Risikoschwangerschaft.

Schwangerschafts|glukos|urie (Glyk-*; Ur-*) *f*: s. Glukosurie, renale.

Schwangerschafts|gymnastik *f*: (engl.) *prenatal exercises*; körperliche Übungen in der Schwangerschaft (u. a. nach Lamaze u. Read), z. T. im Rahmen der Geburtsvorbereitung (ab ca. 6. Schwangerschaftsmonat) in Form von schonendem Kreislauftraining, Beckenbodentraining*, Yoga- u. Feldenkrais-Elemente, Entspannungsübungen sowie Erlernen von Atemtechniken zur Unterstützung der Wehen.

Schwangerschafts|ikterus (Ikterus*) *m*: s. Icterus gravidarum.

Schwangerschafts|nachweis: s. Schwangerschaftstest, Schwangerschaftszeichen.

Schwangerschafts|pigmentierung (Pigmente*): (engl.) *chloasma gravidarum*; Melaninablagerung im Gesicht (s. Chloasma), an Brustwarzen, Linea alba, Vulva u. Anus während der Schwangerschaft; vgl. Striae cutis atrophicae, Schwangerschaftsdermatosen.

Schwangerschafts|proteine (Prot-*) *n pl*: (engl.) *gestational proteins*; ausschließl. od. vorwiegend während der Schwangerschaft vom mütterl. Organismus (z. B. SP*-3, Glycodelin*, EPF*), von der Plazenta (z. B. SP*-1, SHBG*, PAPP*-A) od. im Embryo bzw. Fetus (Alphafetoprotein*, CEA*) gebildete Proteine.

Schwangerschafts|protein|urie (↑; Ur-*) *f*: (engl.) *pregnancy kidney*; deutliche Proteinurie* in der Schwangerschaft (bis 300 mg/d nicht pathol.); vgl. Schwangerschaftserkrankungen, hypertensive.

Schwangerschafts|psychose (Psych-*; -osis*) *f*: (engl.) *psychosis of pregnancy*; syn. Gestationspsychose; Psychose*, die während der Schwangerschaft auftritt; **Vork.**: selten, u. U. langer Verlauf u. zweifelhafte Progn.; psychot. Störungen treten im Allg. häufig nach Entbindung auf (vgl. Wochenbettpsychose), da eine Schwangerschaft (bes. im 2. Trimenon) psych. eher stabilisierend zu wirken scheint; **Ther.**: je nach Krankheitsbild Neuroleptika* bzw. Antidepressiva* unter Beachtung von Kontraindikationen (diaplazentare Passage!). Vgl. Schwangerschaftsdepression.

Schwangerschafts|pyelitis (Pyel-*; -itis*) *f*: s. Pyelonephritis gravidarum.

Schwangerschafts|rhino|pathie (Rhin-*; -pathie*) *f*: Rhinopathia* gravidarum.

Schwangerschafts|streifen: Striae gravidarum; s. Striae cutis atrophicae.

Schwangerschafts|test *m*: (engl.) *pregnancy test*; immun. Verfahren zum Nachw. einer Schwangerschaft (Antigen-Antikörper-Reaktionen); Zuverlässigkeit ≥95 %; Nachw. von HCG* im Immunoassay*, auch mit monoklonalen Antikörpern; bereits vor Ausbleiben der Menstruation positiv; Prinzip auch der käufl. Schwangerschaftstests.

Schwangerschafts|unterbrechung: s. Schwangerschaftsabbruch.

Schwangerschafts|varizen (Varizen*) *f pl*: (engl.) *varicose veins of pregnancy*; Auftreten einer Varikose* in der Schwangerschaft (bei weitem am häufigsten vorkommende Gefäßerkrankung); **Urs.**: z. B. hormonale Einflüsse, Kompression der Beckenvenen durch den an Größe zunehmenden Uterus, Zunahme des Blutvolumens u. Drucksteigerung im Niederdrucksystem der unteren Körperhälfte.

Schwangerschafts|verhütung: s. Kontrazeption; Interzeption.

Schwangerschafts|wehen: (engl.) *painless contractions*; während der gesamten Schwangerschaft auftretende schmerzlose Kontraktionen; physiol. Sch. sind ab der 20. SSW Alvarez-Wellen (lokale Kontraktionen mit niedriger Amplitude u. hoher Frequenz ohne Wirkung auf den Muttermund) u. Braxton-Hicks-Kontraktionen (unkoordinierte, leichte Kontraktionen; bis zu 3 pro Std.). Vgl. Wehen.

Schwangerschafts|zeichen: 1. (engl.) *pregnancy signs*; **sichere Sch.:** Nachw. des Embryos mit Ultraschalldiagnostik* ab 4.–5. SSW, Doppler-Sonographie fetaler Herzaktionen ab 5.–6. SSW, Fühlen der Kindsbewegungen u. Kindsteile (durch Dritte); 2. **unsichere Sch.:** morgendl. Übelkeit, gelegentl. Erbrechen (Emesis gravidarum), Ausbleiben der Menstruation, Nachw. von HCG* im Urin der Schwangeren (s. Schwangerschaftstest), Spannen bzw. Schwellung der Brüste, Bildung von Kolostrum, Labhardt*-Zeichen, Aufrauung u. Auflockerung der Vagina, die weiter u. dehnbarer wird, Vergrößerung u. Auflockerung des Corpus uteri (s. Fundusstand, sog. Schwangerschaftswehen*, Piskaček*-Ausladung, Ahlfeld*-Zeichen, Hegar*-Zeichen, Gauss*-Zeichen, Pschyrembel*-Zeichen, Osiander*-Zeichen, Zunahme des Leibesumfangs, Striae gravidarum, Pigmentierung, Pollakisurie, Kollapsneigung, nervöse Störungen.

Schwank|schwindel: s. Schwindel.

Schwannom (-om*) *n*: Neurinom*.

Schwann-Scheide (Friedrich Th. Sch., Anat., Physiol., Berlin, Lüttich, 1810–1882): (engl.) *Schwann's*

Schwefelkohlenstoffintoxikation

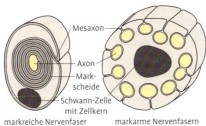

markreiche Nervenfaser   markarme Nervenfasern

Schwann-Scheide

sheath; Neurolemma; Myelinscheide* der peripheren Nervenfaser*, die von peripheren Gliazellen (**Schwann-Zellen**, syn. Lemmozyten) gebildet wird u. das Axon* umhüllt (s. Abb.); in Abhängigkeit von der Ausbildung einer Myelinscheide unterscheidet man markreiche (jede Schwann-Zelle umschließt einen Teil nur eines einzigen Axons) u. markarme (mehrere Axone vom Zytoplasma einer Schwann-Zelle umschlossen) Nervenfasern. Vgl. Myelin.

Schwann-Zellen (↑; Zelle*) f pl: Neurolemmocytus; s. Schwann-Scheide.

Schwarte: (engl.) pleural peel; narbige, breite Verwachsungen der Pleurablätter durch bindegewebige Organisation des Exsudats bei längerem Bestehen einer Pleuritis*, speziell nach Hämatothorax*; vgl. Pleuraempyem.

Schwartz-Bartter-Syn|drom (William Sch., Kardiol., Boston, geb. 1922; Frederic B., Endokrin., Bethesda, 1914-1983) n: Syndrom* der inadäquaten ADH-Sekretion.

Schwartze-Zeichen (Hermann Sch., HNO-Arzt, Halle, 1837-1910): (engl.) Schwartze's sign; Durchscheinen des inf. Hyperämie rötl. gefärbten Promontorium durch das Trommelfell; **Vork.:** klin. Befund bei Otosklerose*.

Schwartz-Jampel-Syn|drom (Oscar Sch., amerikan. Päd., geb. 1919; Robert St. J., Neuro-Ophth., New York, Michigan, Detroit, geb. 1926) n: (engl.) Schwartz-Jampel syndrome; seltene (ca. 60 Fälle bekannt), autosomal-rezessiv erbl. Erkr.; **Einteilung: 1.** Typ 1 (syn. Chondrodystrophia myotonica): Genlocus 1p36.1-p34, Mutationen im Perlecan*-Gen HSPG2; **2.** Typ 2 (syn. Stüve-Wiedemann-Syndrom): Genlocus 5p13.1, Mutationen im Gen LIFR; **Klin.: 1.** Typ 1: progressive Erkr. ab Säuglingsalter, generalisierter Hirsutismus*, Kleinwuchs, Myotonie, muskuläre Hypertrophie, Hyporeflexie, breite Metaphysen, Gelenkkontrakturen der Hüft-, Hand-, Finger- u. Zehengelenke, Klumpfüße, volle Wangen, Platyspondylie, Kyphoskoliose, Blepharophimose, kleiner Mund, Schluckstörungen, später staksiger Gang bei Coxa vara et valga, Katarakt, Myopie, Mikrokornea, maligne Hyperthermie; geistige Retardierung in 25 %; **2.** Typ 2: angeb. od. im Kleinkindesalter auftretende Dysplasie langer Röhrenknochen, postnataler Kleinwuchs, faziale Myotonie, fehlende Cornealreflexe, corneale Trübung, Lippen geschürzt, Pulmonalarterienhypertension, pulmonale Hypoplasie, dünne Rippen, breite Processus coracoideae, lange Scapulae, Ernährungsschwierigkeiten, Dysphagie, Osteoporose, Spontanfrakturen, progressive Skoliose, breite Ossa pubes u. ischii, schmale Ossa ilii, fleckförmige Hautpigmentierung, dünne Haut, Kampomelie, angeb. Verbiegung der langen Röhrenknochen (Femora, Tibiae), Kontrakturen der Knie- u. Ellenbogengelenke, Flexionsknotrakturen der Finger u. Zehen, adduzierte Daumen, normale Intelligenz, heisere hypernasale Stimme, zunehmende Schmerzsensationen in den Extremitäten, Temperaturregulationsstörungen mit episod. Hyperthermie; **Progn.:** Tod im Säuglingsalter in hyperthermen Krisen od. Apnoe, selten Überleben bis in Kleinkindesalter (dann mit ähnl. Sympt. wie bei familiärer Dysautonomie*).

Schwarz|wasser|fieber: s. Malaria tropica.

Schwebung: (engl.) beat; Interferenz zweier harmonischer Wellen od. Schwingungen mit nur gering versch. Frequenzen; die Frequenz der Sch. (f_s) berechnet sich aus der Formel: $f_s = f_1 - f_2 = 1/T_s$. Die Amplitude ändert sich von Null bis zur Summe der beiden Ausgangswerte.

Schwefel: (engl.) sulfur; chem. Element, Symbol S (Sulfur), OZ 16, rel. Atommasse 32,06; zur Gruppe der Chalkogene gehörendes 2-, 4- u. 6-wertiges Nichtmetall; Bestandteil einiger Aminosäuren*; **Anw.:** z. B. in der Düngemittel- u. Textilindustrie sowie bei der Herstellung von Farbstoffen u. Arzneimitteln.

Schwefel|bad: (engl.) sulfur bath; Bad in schwefelhaltigem Wasser; **Formen: 1.** natürliches S.: Quellwasser, das gelösten Schwefelwasserstoff (H_2S) bzw. Hydrogensulfide u. Sulfide enthält (Mindestanforderung für Heilwasser*: 1 mg Gesamtschwefel /l Wasser); **2.** künstliches S.: Vollbad mit Zusatz von 100–200 g Kaliumsulfat; **Anw.:** bei degen. u. chronisch-entzündl. Gelenkerkrankungen (nicht im akuten Schub), Gicht, Hauterkrankungen (keratolyt. Effekt; z. B. bei Psoriasis* u. atopischem Ekzem*); vgl. Sulfatwasser.

Schwefel|di|oxid n: (engl.) sulfur dioxide; SO_2; Anhydrid der Schwefligen Säure; farbloses, stechend riechendes Gas; entsteht bei der Verbrennung fossiler schwefelhaltiger Energieträger, bei der Schwefelsäureproduktion sowie Erzaufbereitung u. wird von Vulkanen emittiert; Leitsubstanz für die Luftverunreinigung (Best. des sog. sauren Regens); bei erhöhter Konz. in der Luft Auftreten von Schleimhautreizungen u. Erhöhung des Strömungswiderstands der Atemwege; **Verw.:** zur Entwesung* u. als Konservierungsmittel in der Lebensmittelindustrie.

Schwefel|kohlen|stoff: (engl.) carbon disulfide; Kohlenstoffdisulfid, Alcohol sulfuris, CS_2; leicht flüchtige, faulig riechende Flüssigkeit mit brennbaren u. explosiven Dämpfen; **Verw.:** u. a. als Lösungs-, Extraktions- u. Schädlingsbekämpfungsmittel sowie in der Gummi- u. Viskoseindustrie.

Schwefel|kohlen|stoff|in|toxikation (Intoxikation*) f: (engl.) carbon disulfide poisoning; Intoxikation durch eingeatmete Schwefelkohlenstoffdämpfe (nach faulem Rettich riechend, lipidlösl.); **Sympt.: 1. bei akuter Intoxikation:** Hautrötung, Erregungszustände, Bewusstlosigkeit, evtl. Atemlähmung; **2. bei chron. Intoxikation:** Kopfschmerz, Insomnie, Polyneuritis, Seh-, Hör- u. Gleichgewichtsstörungen, Verwirrtheitszustände,

Schwefelmilch

Impotenz, vorzeitige Arteriosklerose insbes. der Hirn- u. Nierengefäße; **Diagn.:** charakterist. Geruch der Atemluft, Anamnese; **Ther.:** Sauerstoffbeatmung, nach peroraler Aufnahme Gabe von NaHCO$_3$, salinische Laxanzien; LD für Erwachsene: ab 10 g peroral bzw. 2000 ppm innerh. weniger Min.; MAK: 10 ppm (30 mg/m^3); ggf. BK Nr. 1305.

Schwefel|milch: (engl.) *milk of sulfur*; Sulfur praecipitatum, Lac sulfuris; feinverteilter Schwefel; nur noch selten lokale Anw. als Dermatikum, z. B. bei Ekzemen; ersetzt durch Kortikoide u. topische Immunsuppressiva.

Schwefel|säure: (engl.) *sulfuric acid*; Acidum sulfuricum; H$_2$SO$_4$; starke Säure (Salze: Sulfate).

Schwefel|wasser|stoff: (engl.) *hydrogen sulfide*; sog. Kloakengas; H$_2$S; farbloses, stark giftiges Gas, schwerer als Luft, mit typ. Geruch nach faulen Eiern (Salze: Sulfide); entsteht bei der Eiweißfäulnis aus schwefelhaltigen Aminosäuren; **Anw.:** z. B. in der Zellstoffindustrie, bei der Metallanalytik; **Nachw.:** z. B. durch Bleiacetatpapier (Schwarzfärbung). Vgl. Schwefelwasserstoffintoxikation.

Schwefel|wasser|stoff|in|toxikation (Intoxikation*) *f*: (engl.) *hydrogen sulfide poisoning*; Intoxikation durch Einatmen von H$_2$S (Hemmstoff der Atmungskette*; nach faulen Eiern riechend); Geruchsschwelle bei 0,1 ppm; **Sympt.:** 1. **bei chron. Intoxikation** mit geringer bis mittlerer H$_2$S-Konz. (ab ca. 100 ppm) Kopfschmerz, Schwindel, Appetitlosigkeit, Übelkeit mit Brechreiz, Diarrhö, Insomnie, Reizung der Schleimhäute der Augen u. der Atemwege; 2. **bei akuter Intoxikation** (ab 500 ppm) starke Schleimhautreizung durch Alkalisulfidbildung, schmerzhafte Erosionen der Hornhaut (Keratitis superficialis punctata, sog. Spinneraugen in der Viskoseindustrie), Geruchslähmung (Anosmie), Atemnot, Bewusstlosigkeit; Konz. >1000 ppm wirken unmittelbar tödl.; bei der Bergung von Vergiftungsopfern aus z. B. Abwasserkanälen kann es zu sog. Reihenvergiftungen* kommen. **Diagn.:** charakterist. Geruch, typ. Auffindungssituation; **Ther.:** Bergung u. Selbstschutz vor Reihenvergiftung; Sauerstoffbeatmung, Augenspülung, evtl. Maßnahmen wie bei Lungenödem*; MAK 15 mg/m^3 (10 ppm); BK Nr. 1202.

Schweflige Säure: (engl.) *sulfurous acid*; Acidum sulfurosum; H$_2$SO$_3$; Anw. u. a. als Reagenz u. Konservierungsmittel; Salze: Sulfite.

Schweif|kern: s. Nucleus caudatus.

Schweige|pflicht: (engl.) *professional confidentiality*; ethische u. rechtliche (Berufsgeheimnis §§ 203, 204 StGB, § 9 Muster-Berufsordnung Ärzte) Pflicht des Arztes, Verschwiegenheit über alles (auch nichtmed. Sachverhalte) zu wahren, was ihm bei der Ausübung seines Berufes bekannt wird. Unter die Sch. fällt bereits der Arztbesuch; Sch. ist die Grundlage des Vertrauens zwischen Patienten u. Arzt; sie gilt auch gegenüber selbst Schweigepflichtigen u. nach dem Tod des Geheimnisträgers; sie kann durchbrochen werden bei Vorliegen einer gesetzl. Offenbarungspflicht*, eines gesetzl. Anzeigerechts*, eines rechtfertigenden Notstands gemäß § 34 StGB, ferner bei Entbindung des Arztes von der Sch. durch den Patienten. Nach § 203 StGB gilt die Sch. für den Arzt, Zahnarzt, Apotheker od. Angehörigen eines anderen Heilberufs, der eine staatl. geregelte Ausbildung erfordert, also z. B. auch für Psychotherapeuten, Krankenschwestern u. -pfleger, Hebammen u. Entbindungspfleger, Masseure, Physiotherapeuten, Angehörige med.-technischer Assistenzberufe, med. Dokumentare u. Informatiker; nicht erfasst werden die Heilpraktiker. Eine Verletzung der Sch. u. die unbefugte Verwertung von Geheimnissen werden mit Freiheits- od. Geldstrafe bedroht.

Schweine|band|wurm: s. Taenia solium.

Schweine|brucellose (-osis*) *f*: (engl.) *swine brucellosis*; durch Brucella suis (Hauptwirt Schwein) verursachte Form der Brucellosen*.

Schweine|grippe: (engl.) *porcine influenza*; syn. Schweine-Influenza; Virusinfektion durch Influenza*-Virus, die bei Schweinen eine der menschl. Grippe* ähnelnde Erkrankung hervorruft; **Epidemiol.:** Influenza-Viren des Subtyps A/H1N1 wurden 1930 aus Schweinen isoliert u. zirkulieren seitdem. 1998 wurde erstmals der ursprünglich vom Menschen übertragene Subtyp A/H3N2 bei Schweinen nachgewiesen. Fast weltweite Verbreitung des Subtyps A/H1N1; dieser u. Subtyp A/H3N2 endemisch bei Schweinen in den USA; epizootische Häufung v. a. in der kälteren Jahreszeit; **Übertragung:** in Tierbeständen den engen Kontakt, evtl. auch kontaminierte Gegenstände; **Klin.:** plötzlich auftretendes Fieber, Depression, Husten u. Niesen, Atembeschwerden, Augenrötung u. vermindertem Fressen; **Proph.:** inaktivierte Impfstoffe verfügbar; werden weltin eingesetzt u. schützen vor (schwerer) Erkrankung; **klin. Bedeutung für den Menschen:** sporadisch menschl. Infektionen mit bei Schweinen vorkommenden Influenza-Viren durch engen Kontakt (z. B. Stallarbeiter), Mensch-zu-Mensch Übertragung selten; Ausnahme: Ausbruchsepisode bei Menschen 1976 in Fort Dix, New Jersey (230 Fälle, davon 13 schwer u. 1 tödlich). Die 2009 pandemisch aufgetretene Neue Grippe (Influenza A/H1N1) wird irreführender Weise auch als Schweinegrippe bezeichnet. Das Virus vom Subtyp A/H1N1 weist Ähnlichkeiten mit bei Schweinen vorkommenden Influenza-Viren auf. Mit Ausnahme zweier von Menschen ausgehend infizierten Herden ist der Erreger jedoch bislang nicht bei Schweinen nachgewiesen worden.

Schweine|hüter|krankheit: (engl.) *swineherd's disease*; syn. Bouchet-Gsell-Krankheit; Leptospirose*; **Err.:** Leptospira pomona; Infektionsquelle: Urin infizierter Schweine od. Rinder. Vork. in Europa, USA, Australien; **Inkub.:** ca. 8–10 Tage; **Klin.:** plötzl. Fieberanstieg, Kopfschmerz, Myalgie u. Meningismus*; Sympt. persistieren ca. 3–6 Tage, klingen ab u. treten nach ca. 1 Wo. erneut auf. In der zweiten Phase der Erkr. kommt es zu einer lymphozytären Meningitis* u. evtl. Ikterus* mit Leberbeteiligung. **Diagn.** u. **Ther.:** s. Leptospira; **DD:** s. Meningitis.

Schweine|insulin *n*: s. Humaninsulin.

Schweine|rot|lauf: Erysipeloid*.

Schweiß: (engl.) *sweat, perspiration*; hypotonisches (ca. 110 mmol/l) Sekret der Schweißdrüsen* der Haut; **Bestandteile:** Wasser u. Ionen (Na$^+$, K$^+$,

Cl⁻); außerdem Harnstoff, Immunglobuline, flüchtige Fettsäuren, Cholesterol u. bei schwerer Arbeit Milchsäure; einige Fremdstoffe (z. B. Ivermectin, manche Zytostatika) werden über den Schweiß ausgeschieden. Vgl. Perspiratio sensibilis.

Schweiß|drüsen: (engl.) *sweat glands*; Glandulae sudoriferae; Anhangsgebilde der Haut, kleine Knäueldrüsen mit merokriner Sekretion u. Duftdrüsen*; vgl. Moll-Drüsen.

Schweiß|drüsen|ab|szess (Abszess*) *m*: (engl.) *sudoriparous abscess*; syn. Hidradenitis suppurativa; akut od. (meist) chron.-rezidiv. verlaufende abszedierende Entz. der Ausführungsgänge apokriner Schweißdrüsen; **Vork.:** v. a. bei Männern mit Acne* vulgaris, insbes. im Bereich der Achselhöhlen (Achseldrüsenabszess), Genital- u. Analregion, sehr selten u. (sub)akut verlaufend bei abwehrgeschwächten Neugeborenen (v. a. an Hinterkopf, Rücken u. Gesäß); auch bei Acne conglobata auftretend; **Err.:** Staphylokokken; **Sympt.:** druckschmerzhafte, furunkuloide Knoten in geröteter, infiltrierter Umgebung mit Neigung zu Fistelbildung u. narbiger Abheilung; ggf. schmerzhafte Bewegungseinschränkung u. system. Entzündungszeichen; **Ther.:** Exzision u. ggf. plast. Deckung bei ausgedehnten Prozessen; evtl. system. Antibiotika, TNF-Blocker.

Schweiß|drüsen|adenom (Aden-*; -om*) *n*: s. Hidradenom.

Schweiß|drüsen|entzündung: s. Schweißdrüsenabszess.

Schweiß|drüsen|friesel: s. Miliaria.

Schweiß|nase, rote: s. Granulosis rubra nasi.

Schweiß|re|tentions|zyste (lat. retentio Zurückhaltung; Kyst-*) *f*: s. Retentionszysten; vgl. Hidrozystom.

Schweiß|rinne: (engl.) *sweat groove*; Brustbeingegend (vordere Sch.) u. Furche zwischen den Schulterblättern (hintere Sch.).

Schweiß|se|kretion (Sekret*) *f*: s. Perspiratio sensibilis; vgl. Perspiratio insensibilis.

Schweizer Typ: (engl.) *Swiss-type agammaglobulinemia*; autosomal-rezessiv erbl. Form des schweren kombinierten Immundefekts*.

Schwelle, aerob-an|aerobe: (engl.) *aerobic-anaerobic threshold*; auch aerob-anaerober Übergang; Belastungsstufe bei ansteigender dosierter Arbeit, bei der die Atemminutenvolumen od. die art. Laktatkonzentration kurvenförmig anzusteigen beginnen; heute das international am meisten benutzte leistungsdiagnostische Kriterium. Vgl. Laktatdiagnostik.

Schwellen|dosis (Dosis*) *f*: (engl.) *threshold dose*; angenommene od. empir. festgestellte Dosis od. Dosisbereiche, unterh. derer eine definierte pharmak. od. toxikol. Wirkung beim einzelnen Individuum od. in einer Population nicht mehr u. oberh. derer eine Wirkung gerade erst nachweisbar wird (zw. NOEL* u. LOEL*); Sch. werden z. B. für sog. nichtstochast. Strahlenwirkungen (Strahlensyndrom*) postuliert; für Mutagenese od. Kanzerogenese durch ionisierende Strahlung (als stochast. Prozesse) lässt sich gemäß Strahlenschutzrichtlinien u. Strahlenschutzverordnung keine Sch. definieren (s. Strahlenschäden).

Schwellen|wert|per|kussion (lat. percussio Schlag, Stoß) *f*: (engl.) *threshold percussion*; sehr leise Perkussion* (mit einem Orthoplessimeter) z. B. zur Bestimmung der inspirator. Verschiebung der Lungenränder od. der relativen u. absoluten Herzdämpfung*.

Schwell|körper: (engl.) *spongy body*; (anat.) Sammelbez. für Corpus* cavernosum penis u. Corpus* spongiosum penis bzw. Corpus* cavernosum clitoridis u. Bulbus* vestibuli.

Schwell|körper-Auto|in|jektions|therapie (Auto-*; Injektion*) *f*: (engl.) *intracavernous auto-injection therapy*; Abk. SKAT; Einspritzung gefäßwirksamer Arzneimittel (Alprostadil) in den Penisschwellkörper zur Erektionsauslösung (s. Abb.); vgl. Erektionsstörung.

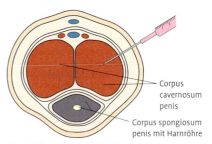

Corpus cavernosum penis

Corpus spongiosum penis mit Harnröhre

Schwellkörper-Autoinjektionstherapie

Schwell|körper|fibrose (Fibr-*; -osis*) *f*: (engl.) *cavernous fibrosis*; Fibrosierung des Schwellkörpergewebes mit resultierender erektiler Impotenz; **Vork.:** bei Priapismus*, gelegentl. bei Schwellkörper*-Autoinjektionstherapie.

Schwell|strom: (engl.) *swell current*; i. R. der Impulsstromtherapie* angewendeter Reizstrom mit Serien von Gleichstromimpulsen einer best. Frequenz u. kontinuierlich an- u. absteigender Intensität; **Wirkung:** Muskelfasern mit unterschiedl. Reizschwelle* werden nacheinander stimuliert (anschwellende Kontraktion wie bei physiol. Muskelanspannung); **Anw.:** v. a. bei inkompletter Denervierung von Muskeln. Vgl. Elektrotherapie; Niederfrequenztherapie.

Schwellung, trübe: (engl.) *cloudy swelling*; mikroskop. Schwellung u. vakuolige Degeneration des endoplasmat. Retikulums u. der Mitochondrien durch Wassereinstrom in die Zellen inf. Membranschäden; makroskop. Trübung der Schnittfläche des Organs; **Vork.:** bei funkt. Beanspruchung od. Zellschädigung, z. B. durch Intoxikation, Hypoxie u. Strahlenschäden. Vgl. Degeneration.

Schwenk|einlauf: s. Darmreinigung.

Schwer|behinderung: s. Behinderung.

Schwer|hörigkeit: (engl.) *deafness*; veraltet Hebetudo auris; herabgesetztes Hörvermögen*; **Formen: 1. Schallleitungsschwerhörigkeit** inf. einer gestörten Schallleitung im Gehörgang (z. B. durch Zerumen*) od. Mittelohr (z. B. bei Otitis* media); **2. Schallempfindungsschwerhörigkeit** bei Störungen im Innenohr (z. B. Hörsturz*, Menière*-Krankheit, Ototoxikose, akustisches Trauma*), Hörnerv (z. B. Vestibularisschwannom*) od. Zentralnervensystem. Sch. kommt angeboren u. a. bei Jervell-Lange-Nielsen-Syndrom, Alport-Syndrom

u. Waardenburg-Syndrom vor. **Diagn.**: Hörprüfungen*, insbes. Audiometrie*; **Ther.**: Hörgeräte* od. ggf. hörverbessernde Op., z. B. Stapesplastik* od. Tympanoplastik* bei Schallleitungsstörungen, Cochlear* Implant bei Taubheit aufgrund von Ausfall des Haarzellorgans in der Schnecke. Vgl. Dysakusis, Lärmschwerhörigkeit.

Schwer|ketten|krankheit: (engl.) *heavy chain disease, H-chain disease*; syn. H-Ketten-Krankheit; seltene monoklonale Paraproteinämie* mit vermehrter Bildung inkompletter schwerer Ketten (H-Ketten) der Immunglobuline* G, A od. M; wird den Non-Hodgkin-Lymphomen zugeordnet u. wurde bisher nur bei Männern (meist nach dem 40. Lj.) beobachtet. **Einteilung:** nach der Art der vermehrten H-Ketten; **1.** γ-Typ (Franklin-Krankheit) mit Fieber, Hepato- u. Splenomegalie u. Lymphome wechselnder Größe; **2.** α-Typ (Seligmann-Krankheit); lymphoproliferative abdominale Erkr. (u. a. plasmazelluläre Infiltration der Dünndarmschleimhaut) mit Malabsorption u. schweren uncharakterist. Bauchbeschwerden (kann in ein immunoblast. B-Zell-Non-Hodgkin-Lymphom übergehen); **3.** μ-Typ (My-Typ); klin. ähnlich CLL; **Diagn.:** Nachw. der H-Ketten im Serum bzw. Urin mit Immunelektrophorese*. Vgl. Myelom, multiples.

Schwer|metalle *n pl*: (engl.) *heavy metals*; Metalle mit einer Dichte* von über 5; **Hinweis:** Bez. wird häufig nicht korrekt als Synonym für tox. Metalle (z. B. Blei, Cadmium, Quecksilber u. Arsen) verwendet. Vgl. Periodensystem der Elemente.

Schwer|metall|in|toxikation (Intoxikation*) *f*: (engl.) *heavy metal poisoning*; akute od. chron. Belastung des Körpers mit Schwermetallen; **Sympt.:** Übelkeit, Erbrechen, gastrointestinale Sympt., Nierenversagen, Schock; **Diagn.:** erhöhte Serumkonzentration; **Ther.:** Chelatbildner (z. B. Dimercaptopropansulfonsäure, EDTA, Penicillamin). Vgl. Arsenintoxikation; Blei-Intoxikation; Cadmiumintoxikation; Chromintoxikation; Quecksilberintoxikation; Thalliumintoxikation.

Schwiele: **1.** (engl.) *callus*; veraltet Tyloma; (dermat.) durch physik. Belastung entstandene Proliferationshyperkeratose bes. an Füßen u. Händen; s. Clavus, Melkerschwielen; **2.** (kardiol.) s. Herzschwiele, Accretio pericardii, Sehnenflecke.

Schwielen|ab|szess (Abszess*) *m*: (engl.) *callous abscess*; subkutane Eiterung unter einer Hohlhandschwiele, seltener auch am Fuß im Bereich des Großzehenballens; vgl. Panaritium.

Schwimm|bad|granulom (Granulom*; -om*) *n*: (engl.) *swimming pool granuloma*; Inf. der Haut mit atyp. Mycobacterium* (Mycobacterium marinum od. kansasii) ca. 3 Wo. nach Verletzungen beim Baden od. Hantieren in Aquarien; **Sympt.:** Granulom v. a. an Fingern, Handrücken od. Knien, das der Tuberculosis* cutis ähnelt, evtl. ulzeriert, zentral schuppt u. atrophiert, gelegentl. auch exulzeriert; Ausbildung subkutaner Knoten entlang der ableitenden Lymphwege mögl.; Selbstheilungstendenz; **Ther.:** Antituberkulotika (Rifampicin), Tetracycline; evtl. Kryotherapie, chir. Exzision.

Schwimm|bad|kon|junktivitis (Conjunctiva*; -itis*) *f*: (engl.) *swimming pool conjunctivitis*; durch Chlamydia* trachomatis (Serotyp D-E-K) bedingte Konjunktivitis* mit Einschlusskörperchen*; **Epidemiol.:** Übertragung durch Badewasser (selten in Schwimmbädern) u. feuchte Wäsche infizierter Pat.; **Inkub.:** 8–12 Tage; **Klin.:** Anfangsstadium wie bei Trachom* (sog. Paratrachom), gelegentl. zusätzl. Rhinopharyngitis u. Tubenkatarrh, selten oberfläch. Hornhautentzündung; Abheilung unter geringer Pannusbildung ohne Narben; **Ther.:** Erythromycin, Tetracycline.

Schwimm|haut|bildung: (engl.) *webbing*; geringster Grad der kutanen Syndaktylie*, bei der die Grundphalangen von Hand u. Fuß nicht ganz voneinander getrennt sind.

Schwimm|kapseln: s. Depotpräparate.

Schwindel: (engl.) *vertigo*; syn. Vertigo; Oberbegriff für subjektive Störungen der Orientierung des Körpers im Raum; **Einteilung: 1. nach der subjektiven Wahrnehmung: a)** Drehschwindel mit scheinbarer Bewegung der Umwelt od. des eigenen Körpers; Urs.: v. a. Vestibularisschädigung*; **b)** Schwankschwindel mit dem Gefühl, als ob der Boden schwanke; **c)** Liftschwindel mit dem Gefühl zu sinken od. gehoben zu werden; **d)** Benommenheitsschwindel ohne Bewegungsillusion; oft psychogen od. orthostat. bedingt. Schwindelformen mit (bzw. ohne) Richtungskomponente werden auch als systematischer (bzw. unsystematischer) Sch. bez. (s. Tab. 1). **2. nach dem Auslösemechanismus: a)** Lagerungsschwindel*; **b)** orthostat. Sch. bei raschem Aufrichten, oft als Benommenheitsschwindel (mit Schwarzwerden vor den Augen) wahrgenommen; **c)** Reizschwindel durch physik. Reize. Reize (z. B. als Höhenschwindel od. i. R. von Kinetosen*); **d)** phobischer Schwankschwindel in best. Auslösesituationen (z. B. im Fahrstuhl od. bei psych. Stress); **e)** (anderer) psychogener Sch.; oft als Benommenheitsschwindel wahrgenommen; **3. nach Dauer der Beschwerden:** s. Tab. 2; **a)** Attackenschwindel (z. B. benigner paroxysmaler Lagerungsschwindel, orthostatischer Sch. od. i. R. der Menière*-Krankheit); **b)** Dauerschwindel; Urs.: Labyrinthausfall, Polyneuropathie od. psychogen; **4. nach dem Ort der Störung: a)** vestibulärer

Schwindel	Tab. 1
Symptomatik bei systematischem und unsystematischem Schwindel	

Schwindelempfindungen	Schwindelarten
Drehschwindel	
Schwankschwindel	
Liftschwindel	systematischer Schwindel (Vestibularisschwindel)
Pulsion	
Taumelgefühl	
Unsicherheitsgefühl	unsystematischer Schwindel (diffuser Hirnschwindel)
Schwarzwerden vor den Augen	

Schwindel Tab. 2
Einteilung nach der Dauer

Dauer	Hörstörung	peripher/zentral	Provokation	neurologische Symptome	Syndrom
Sekunden	nein	peripher	Lagerung	keine	benigner Lagerungsschwindel
Minuten bis Stunden	ja	peripher	evtl. Lagerung	keine	Menière-Krankheit
Dauerschwindel (Tage bis Wochen)	nein	peripher	evtl. Lagerung	keine	Neuritis vestibularis
Dauerschwindel (Tage bis Wochen)	ja	peripher	lageabhängig	möglich	Vestibularisschwannom
Dauerschwindel (Tage bis Wochen)	nein	zentral	nein	ja	Hirnstammprozesse, z. B. Hirnstamminfarkt

Sch. (auch Labyrinthschwindel) bei Vestibularisschädigung (einschließlich Menière-Krankheit); wird im Allg. als Drehschwindel wahrgenommen mit Übelkeit u. Fallneigung; **b)** okulärer Sch. bei Erkr. des visuellen Systems (Amblyopie, Augenmuskellähmung); Sch. bei Erkr. somatosensibler Nervenbahnen (Polyneuropathie, Rückenmarkerkrankung). **Diagn.:** Anamnese; Gleichgewichtsprüfungen*, ggf. CT, MRT.

Schwind|sucht: (engl.) *tuberculosis*; veraltete Bez. für Tuberkulose*.

Schwingung: (engl.) *oscillation*; zeitl. periodischer Vorgang; eine harmonische Schwingung lässt sich mit folgender Formel darstellen: $A_t = A_0 \cdot \sin(\omega \cdot t + \phi)$; A_t = Elongation zur Zeit t; A_0 = max. Elongation, Amplitude; ω = Kreisfrequenz; ϕ = Phasenverschiebung vom Nullpunkt.

Schwirren: (engl.) *thrill, fremitus*; (franz.) *frémissement*; palpator. niederfrequente Gewebeschwingung; **Urs.: 1.** Strömungsturbulenz des Bluts (z. B. bei lautem Herzgeräusch*, Karotisschwirren*, Pulsus* vibrans, Struma* vasculosa); **2.** Schallwellen (s. Fremitus).

Schwur|hand: (engl.) *benediction hand*; charakterist. Handstellung bei Faustschlussversuch durch eingeschränkten Faustschluss der 3 radialen Finger (s. Abb.); **Urs.:** hohe Medianuslähmung*.

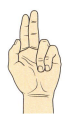

Schwurhand

Scianna-Blut|gruppen: (engl.) *Scianna blood groups*; Symbol Sc; seit 1963 bekanntes Blutgruppensystem; die Vererbung der Allele Sc 1 (früher Sm) u. Sc 2 (früher Bu[a]) erfolgt autosomal-kodominant; Häufigkeit des Sc 1-Antigens bei Weißen 99%, des Sc 2-Antigens (mittelstarkes Ag) 0,6–0,8%. Die Bildung von Sc-Antikörpern (v. a. gegen Sc 2-Ag) kann durch Bluttransfusionen u. i. R. von Schwangerschaften induziert werden. Vgl. Blutgruppen.

SCID: Abk. für (engl.) *severe combined immunodeficiency*; s. Immundefekt, schwerer kombinierter.

Scilla maritima (lat. *scilla* kleiner Krebs, Krabbe) *f*: s. Meerzwiebel.

Scimitar-Syn|drom (italienisch *scimitarra* Krummsäbel) *n*: (engl.) *scimitar syndrome*; partielle Lungenvenenfehlmündung* in die untere Hohlvene mit charakterist. krummsäbelartiger Verschattung parallel zum rechten Vorhofrand in Röntgen-Thorax-Aufnahme.

Scint-: s. a. Szint-.

scintillans (Szinti-*): funkelnd, flimmernd.

Scirrhus (gr. σκίρρος harte Schwellung, Tumor) *m*: derber, kleinknotiger Umbau von Gewebe inf. einer chron. Inf., z. B. Leberzirrhose* bei Hepatitis, od. beim szirrhösen Karzinom*, z. B. in Mamma od. Magen.

SCIT: Abk. für (engl.) *subcutaneous immunotherapy*; subkutan applizierte Form der spezifischen Immuntherapie*.

Scl-70: s. Anti-Scl70-Antikörper, s. Autoantikörper (Tab. dort).

SCLE: Abk. für (engl.) *subacute cutaneous lupus erythematosus*; Lupus* erythematodes, subakuter kutaner.

Scler-: s. a. Skler-.

Sclera (Skler-*) *f*: (engl.) *sclera*; anat. Nomenklatur; Lederhaut des Auges; s. Sklera.

Sclerema (↑) *n*: (engl.) *sclerema*; sklerodermieähnliche Erkr. der Haut, meist mit Ödem (Sklerödem); vgl. Pseudosklerodermien.

Sclerema adiposum neo|natorum (↑) *n*: (engl.) *neonatal fat-pad oedema*; syn. Fettsklerem des Neugeborenen; sehr seltene, in den ersten 10 Lebenstagen v. a. bei Frühgeborenen* u. Kindern mit schweren Erkr. auftretende, meist von Oberschenkeln u. Gesäß ausgehende Verhärtung von Haut u. Unterhaut unklarer Pathogenese.

Sclerema oedematosum neo|natorum (↑) *n*: Sklerödem des Neugeborenen; seltene, meist in den 1. Lebenstagen sich entwickelnde, teigig-ödematöse Schwellung der Haut mit schlechter Progn.;

Sclerodermia

Vork.: v. a. bei hypotrophen Frühgeborenen i. R. schwerer Grunderkrankungen.

Sclero|dermia (↑; Derm-*) *f*: s. Sklerodermie.

Sclero|dermia circum|scripta (↑; ↑) *f*: (engl.) *circumscribed scleroderma*; syn. Morphaea; umschriebene, kutane u. subkutane Form der Sklerodermie* ohne od. mit nur geringer Beteiligung der inneren Organe, kein Raynaud-Phänomen (s. Raynaud-Syndrom); Urs. der überschießenden Kollagensynthese unklar; **Einteilung** u. **Klin.:** 1. **Plaque-Typ:** häufigste Form; Lok.: meist Rumpf; einzelne od. einige wenige, rundl. od. ovale, hell-rote, ödematöse Herde mit wachsartigem, derbem Zentrum, das oft Hyper- od. Depigmentierungen aufweist u. einen blau-violetten Saum (lilac ring) aufweist (s. Abb.), der sich langsam peripher ausdehnt; Residuen (nach Mon.): atrophe Epidermis, Hyperpigmetierung; 2. **linearer Typ:** meist Kindesalter; Lok.: Stirn, übriger Kopf, Extremitäten; entzündl. u. fibrosierende Herde oft säbelhiebartig (Sclérodermie en coup de sabre) angeordnet, darunterliegende Muskeln sind in den Prozess der Fibrose u. Entz. miteinbezogen; an den Extremitäten auch bandförmige Hautveränderungen (Sclérodermie en bandes), selten mit Melorheostose*; 3. **kleinmakulöser Typ** (Morphaea guttata): selten; bis münzengroße, disseminierte Herde, mit nur oberflächl. Atrophie; 4. **generalisierter** (pansklerot.) **Typ:** sehr selten; symmetr. über den ganzen Körper verteilte Herde (Aussparung der großen Körperfalten), evtl. bullös u. ulzerierend; langwieriger Verlauf, residual Muskelatrophie, Beugekontrakturen; 5. **eosinophile Fasziitis*** (syn. Shulman-Syndrom); 6. **Morphaea profunda:** selten; subkutane Variante mit Entz. u. Infiltration des Fettgewebes; assoziiert mit Myalgien u. Arthralgien; möglicherweise tiefe Form der eosinophilen Fasziitis; 7. **atrophisierende Spätform** (veraltet Atrophodermia idiopathica Pasini-Pierini): fliederfarbene, oberflächl. Herde bes. am Stamm; **Diagn.:** Nachw. von antinukleären Antikörpern (bei ca. 40 % der Pat.) u. Antikörpern gegen Borrelia burgdorferi (30 %); **Ther.:** fettende Salben, Physiotherapie; Plaque-Typ (Frühstadium): Versuch mit Penicillin; eosinophile Fasziitis: Kortikosteroide; **Progn.:** günstig, wenn system. Entzündungszeichen u. antinukleäre Antikörper fehlen; Übergang in eine progressive systemische Sklerose* sehr selten.

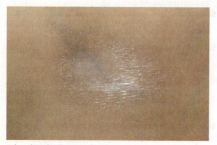

Sclerodermia circumscripta: atrophischer, weißlich gelber Herd mit blau-violettem Rand [143]

Sclero|dermia diffusa et pro|gressiva (↑; ↑) *f*: progressive systemische Sklerose*.

Scler|oedema ad|ultorum (↑; Ödem*) *n*: (engl.) *scleredema adultorum*; syn. Scleroedema Buschke; seltenes, diffuses, teigiges Ödem mit Spannungsgefühl (evtl. Bewegungseinschränkung) im Gesicht, am Hals u. Stamm; vermehrte Kollagen- u. Glykosaminoglykaneinlagerung, verdickte Dermis; **Ätiol.:** unklar; **Vork.:** nach akuter Inf. (z. B. mit Streptokokken) u. bei Diabetes mellitus; **Progn.:** spontane Heilung innerh. von 2 Jahren (nicht bei der mit Übergewicht, Diabetes mellitus u. Herzkrankheit assoziierten Form). Vgl. Pseudosklerodermien.

Scler|onychia ac|quisita (↑; Onych-*) *f*: s. Skleronychie.

Sclerosis multi|plex (↑; -osis*) *f*: Multiple* Sklerose.

SCMC-Test *m*: Abk. für (engl.) *sperm-cervical mucus contact*; Sperma-Zervikal-Mukus-Kontakttest (Abk. SZMK-Test); In-vitro-Penetrationstest zum Nachw. einer Spermaimmunität bei Sterilität von Paaren; **Formen:** 1. **einfach:** Zervikalschleim u. Sperma (des Paares) werden auf einem Objektträger zusammengebracht, das Eindringen der Spermien wird bewertet; 2. **gekreuzt:** Zervikalschleim wird mit dem Sperma eines gesichert zeugungsfähigen Mannes, das Sperma mit der Zervikalschleim einer gesichert fertilen Frau zusammengebracht, das Eindringen der Spermien wird verglichen; 3. **Kapillar-Sperma-Penetrationstest** (auch Kremer-Test): statt Objektträger werden Glaskapillaren verwendet, um den zeitl. Verlauf der Penetration genauer zu beurteilen.

Scoliosis (gr. σκολιός krumm, gebogen; -osis*) *f*: s. Skoliose.

Scoliosis capitis et faciei (↑; ↑) *f*: asymmetr. Gesichts- bzw. Kopfform, z. T. intrauterin erworben (bes. in Zus. mit Beckenendlage), dann spontan reversibel) od. bei Torticollis*.

Scombro|toxismus (gr. σκόμβρος Makrele; Tox-*) *m*: (engl.) *scombroid poisoning*; syn. Scombroidvergiftung; Histaminintoxikation (Allergie Typ I) nach Verzehr von Fischen der Familie Scombridae (Thunfisch, Makrele); nach Unterbrechung der Kühlkette bzw. bei Verzögerung der Zubereitung kann es zu einer Umwandlung von Histidin in Histamin durch mikrobielle (Enterobakterien, Clostridien, Lactobakterien) Decarboxylierung kommen; bei Thunfischen z. B. statt der normalen Konz. von 50 µg/g bis zu 5 mg/g; **Sympt.:** Fieber, Übelkeit, Erbrechen, Hautrötungen an Kopf u. Stamm, Lippenödem, Urtikaria, Herzpalpitation, Bauchschmerzen, Harndrang; **Ther.:** Histamin*-H_1-Rezeptoren-Blocker. Vgl. Massenvergiftung; Fischvergiftung.

Scopol|amin *n*: (engl.) *scopolamine*; in Nachtschattengewächsen vorkommendes Alkaloid mit parasympatholyt. Wirkung (s. Parasympatholytika); **Ind.:** als Mydriatikum; als Antiemetikum zur Proph. der Kinetose (transdermal).

Scopulari|opsis brevi|caulis *f*: (engl.) *Scopulariopsis brevicaulis*; Schimmelpilz*, der nicht keratolyt. ist u. daher ausschließl. troph. gestörte od. traumatisierte Hand- u. Fußnägel befällt; vgl. Schimmelpilz-Mykosen.

Scorbut: s. Skorbut.
Score (engl. Rechnung, Punktzahl): Scale; Bewertungsziffer, Maßzahl, Wertpunkt, klin. Punktebewertungssystem (z. B. CPIS* od. CTG*-Score).
Scotoma (gr. σκότος Finsternis, Dunkelheit; -om*) *n*: s. Skotom.
Scrapie (engl.) *f*: (engl.) *scrapie*; sog. Traberkrankheit; bei Schafen u. Ziegen seit Jahrhunderten bekannte Prionkrankheit*; nicht auf den Menschen übertragbar, jedoch vermutl. durch Verfütterung unzureichend sterilisierten Tiermehls, das aus Kadavern erkrankter Schafe hergestellt wurde, auf Rinder übertragbar (s. BSE).
Scratch-Test (engl. scratch Schramme) *m*: (engl.) *scratch test*; epidermaler Skarifikationstest; Hauttestung* mit nativem Rohmaterial (z. B. Tierhaare, Arzneimittel) bei Verdacht auf eine allerg. Sensibilisierung* vom Soforttyp; an der Innenseite des Unterarms werden mit einer Testlanzette ca. 1 cm lange Kratzstriche in die Epidermis gesetzt, auf die das angefeuchtete Testmaterial für 20 Min. gegeben wird (s. Abb.). Variante mit Arzneimitteln: **Scratch-Patch-Test** (syn. Scratch-Chamber-Test): nach 20 Min. verbleiben die Allergene durch Überkleben mit hypoallergenen Testpflastern für weitere 24 Std.; **Hinweis:** schlecht standardisiert, häufiger falsch positiv im Vergleich zu anderen Hauttests. Vgl. Reibtest; Prick-Test.

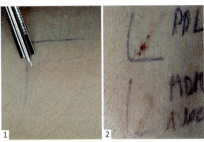

Scratch-Test: 1: oberflächliches Ritzen der Epidermis; 2: positiver Scratch-Test mit Penicillin-Minordeterminantenmix (MDM) [161]

Screening (engl. screen Sieb): **1.** (engl.) *screening*; syn. Filteruntersuchung, Reihenuntersuchung; (epidemiol.) alle Arten von Testverfahren zur Eingrenzung best. Risikoindikatoren bzw. Identifizierung von Krankheiten, die (möglichst kosteneffektiv) i. R. der Sekundärprävention (s. Prävention) an einer definierten Population eingesetzt werden; identifiziert diejenigen Probanden, die von weiteren Untersuchungen profitieren od. bei denen Auftreten einer Krankheit od. deren Kompl. verringert werden können; eingesetzte diagn. Tests sollten zuerst von hoher Sensitivität* sein; bei positiv getesteten Personen werden Tests mit hoher Spezifität* eingesetzt; z. B. zur Erfassung eines klin. symptomlosen od. prämorbiden Krankheitsstadiums (z. B. Reihenuntersuchung auf Brustkrebs, Diabetes mellitus) od. als Neugeborenen*-Screening. **2.** Suchtest, z. B. zur ersten Identifizierung von gefährl. Stoffen.
Scrobiculus cordis (dim von lat. scrobis Höhle, Loch) *m*: Herzgrube.

Scrotum (lat. scrotum Hodensack) *n*: s. Skrotum.
Scrub typhus (engl. scrub Gestrüpp, Zwerg; gr. τύφος Bez. für versch. Fiebererkrankungen): Tsutsugamushi*-Fieber.
Scutulum (dim von lat. scutum Haut, Leder, Schild) *n*: Schildchen; s. Favus.
Scybala (gr. σκύβαλον Unrat) *n*: s. Skybala.
SDD: Abk. für selektive Darmdekontamination*.
SDS: Abk. für Sodiumdodecylsulfat*.
Se: 1. (chem.) Symbol für Selen*; **2.** (serol.) s. Sekretorsystem.
sebaceus (lat. sebum Talg): talgig, fettig; z. B. Glandulae sebaceae, Talgdrüsen.
Sebastian-Syn|drom *n*: s. Makrothrombozytopenie, MYH9-assoziierte.
Sebor|rhö (↑; -rhö*) *f*: (engl.) *seborrhea*; sog. Schmerfluss; gesteigerte Sebumproduktion der Talgdrüsen bes. am behaarten Kopf, im Gesicht u. im Bereich der vorderen u. hinteren Schweißrinne; **Vork.:** häufiger bei Männern; Beginn in der Pubertät, meist Rückbildung im 3. Lebensjahrzehnt; **Urs:** idiopathisch od. erworben (z. B. bei Parkinson-Syndrom, Akromegalie, Hyperthyreose, Phenylketonurie od. durch Arzneimittel wie Anabolika, ACTH u. Kortikosteroide); Auftreten auch i. R. von Acne* vulgaris u. seborrhoischem Ekzem*; **Sympt.:** ölige Beschaffenheit der Haut (Seborrhoea oleosa) bzw. kleieförmige, fettige Schuppung (Seborrhoea sicca); **Ther.:** Isotretinoin (geringe Dosis hochwirksam); vgl. Retinoide.
Sebo|stase (↑; -stase*) *f*: (engl.) *sebostasis*; verminderte Talgproduktion mit trockener Haut u. glanzlosen Haaren; **Vork.:** z. B. bei atopischem Ekzem*, Ichthyosis* vulgaris u. versch. Ektodermaldysplasie*-Syndromen.
Sebo|zystomatose (↑; Zyst-*; -om*; -osis*) *f*: s. Steatokystom.
Sebum (lat.) *n*: Talg.
Secale|alkaloide (lat. secale Roggen) *n pl*: Ergotalkaloide*.
Secale cornutum (↑) *n*: s. Mutterkorn.
Sechs|jahr|molar (lat. molaris Mühlstein) *m*: s. Molaren.
Sechste Krankheit: Exanthema* subitum.
Seckel-Syn|drom (Helmut P. G. S., amerikan. Päd., 1900–1960) *n*: (engl.) *Seckel's syndrome*; autosomalrezessiv erbl. Erkr. (Genloci 3q22–q24 u. 18p11–q21, Mutationen in den Genen ATR u. SCKL2) mit proportioniertem, primordialem Kleinwuchs, Hypodontie, Anomalien von Skelett u. Urogenitaltrakt, kraniofazialen Dysmorphien (sog. Vogelkopf), Mikrozephalie, Fehlbildungen im ZNS u. geistiger Behinderung.
Se|clusio pupillae (lat. secludere, seclusus absperren, trennen) *f*: (engl.) *seclusio pupillae*; Abschluss der vorderen von der hinteren Augenkammer durch entzündl. Verwachsung der Iris mit der Linsenkapsel (360° umfassende Synechie*); führt zu Napfkucheniris*.
Second-line-Therapie *f*: (engl.) *second-line therapy*; therap. Maßnahme in der Krebstherapie, die eingesetzt wird, wenn die zuerst eingesetzten Meth. od. das Arzneimittel versagt haben (Progression trotz od. nach Ansprechen auf die First-line-Therapie). Vgl. Third-line-Therapie.

Second-look-Operation (engl. second look zweiter Blick) *f*: (engl.) *second-look operation*; op. Zweiteingriff in der Revisionschirurgie u. i. R. des damage* control; meist als geplante Zweitoperation nach 24–48 Std., z. B. zum Nachdébridement von Nekrosen, Entfernung von Bauchtüchern, zur Befundkontrolle; **Anw.:** v. a. in der Traumatologie (z. B. bei stumpfem Abdominaltrauma*, Leberruptur*, ausgedehnten Knochen- u. Weichteildefekten) u. Viszeralchirurgie (z. B. Mesenterialgefäßverschluss*, nekrotisierende Pankreatitis*) bei krit. Befunden an Organen od. Weichteilgeweben, eingeschränkter Operationsradikalität od. instabilen Patienten.

second messenger (engl. zweiter Bote): sog. zweiter Botenstoff der Hormonwirkung; Substanz, die als Glied in der Signalübertragung zw. membranständigen Rezeptoren* u. intrazellulären Effektorproteinen eine Signalverstärkung bewirkt; bisher sind cAMP*, cGMP*, Diacylglycerole*, Inositoltrisphosphat*, Ca^{2+} (im Komplex mit Calmodulin) u. Arachidonsäure* bekannt. Vgl. Hormon-Rezeptoren.

Second-set-Re|aktion (engl. zweiter Satz) *f*: s. Abstoßungsreaktion.

Se|cretin (INN) *n*: (engl.) *secretin*; syn. Sekretin; Polypeptidhormon (27 Aminosäurereste, M_r 3050) mit hoher Sequenzhomologie zu Glucagon*, VIP* u. GIP*; **Biosynthese:** gastrointestinal (S-Zellen des Duodenums u. Jejunums); **Regulation:** vermehrte Sekretion durch sauren pH, Peptide (aus hydrolysiertem Nahrungsprotein), Fett u. Alkohol (nicht durch Kohlenhydrate); **Wirkung:** fördert Bildung u. Sekretion von Pankreassaft sowie Galle mit hohem Gehalt an Bicarbonat; hemmt HCl-Produktion des Magens; **Ind.:** (diagn.) s. Pancreozymin-Secretin-Test, Zollinger-Ellison-Syndrom.

Se|cretin-Pan|creo|zymin-Test *m*: s. Pancreozymin-Secretin-Test.

Secretum (Sekret*) *n*: s. Sekret.

Sectio (lat. das Zerschneiden) *f*: Schnitt.

Sectio alta (↑) *f*: (engl.) *high cystotomy*; sog. hoher Blasenschnitt; extraperitoneale Eröffnung der Harnblase (Zystotomie) über Unterbauchschnitt; **Anw.:** z. B. zur Entfernung intravesikaler Fremdkörper, wenn endoskopisch nicht mögl. (Blasensteine, Blutkoagel u. a.), zum Einlegen eines Blasenfistelkatheters (Zystostomie), zur Blasenteilresektion*; vgl. Blasenpunktion, suprapubische; Schnittführung.

Sectio caesarea (↑) *f*: Kaiserschnitt; s. Schnittentbindung.

Sectio legalis (↑) *f*: gerichtliche Sektion*.

Sectio parva ab|dominalis (↑) *f*: selten durchgeführte abdominale kleine Hysterotomie* zur selektiven Entfernung eines anomalen Zwillings (z. B. bei der TRAP*-Sequenz).

Sedation Agitation Scale: Abk. SAS; (intensivmed.) Punktebewertungssystem zur Graduierung einer Sedierung* (s. Tab.).

Sedativa (lat. *sedativus* beruhigend) *n pl*: (engl.) *sedatives*; sog. Beruhigungsmittel; Substanzen, die relativ unspezif. eine dämpfende Wirkung auf das ZNS haben; z. B. Tranquilizer* u. Schlafmittel*, die in niedriger Dosierung sedierend wirken.

Sedation Agitation Scale
Einteilung der Sedierungstiefe

SAS	Klinik
7	gefährlich agitierter Patient
	zieht an Endotrachealtubus/Katheter
	steigt über Bettgitter
	schlägt um sich/nach Personal
6	sehr agitierter Patient
	beißt auf Endotrachealtubus
	lässt sich nicht beruhigen
	muss im Bett fixiert werden
5	ängstlicher bzw. leicht agitierter Patient
	versucht sich aufzusetzen
	lässt sich verbal beruhigen
4	ruhiger, kooperativer Patient
	leicht erweckbar
	befolgt Aufforderungen
3	sedierter Patient
	schwer erweckbar (verbal oder durch leichte taktile Stimulation)
	kann einfache Aufforderungen befolgen
2	sehr sedierter Patient
	nur durch starke körperliche Reize erweckbar
	kann nicht kommunizieren und keine Aufforderung befolgen
	kann sich spontan bewegen
1	nicht erweckbarer Patient
	keine bzw. minimale Reaktion auch auf sehr starke Reize
	kann nicht kommunizieren und keine Aufforderung befolgen

Sedierung (↑): (engl.) *sedation*; psych. Dämpfung (Beruhigung) durch Sedativa*; z. B. (anästh.) i. R. der Prämedikation* od. Analgosedierung*; **Monitoring** durch Klassifikation der Sedierungstiefe mit Scores*: meist Ramsay* Sedation Scale (Tab. dort), auch Sedation* Agitation Scale (Tab. dort), Richmond* Agitation Sedation Scale (Tab. dort) u. a.

Sediment (lat. *sedimentum*) *n*: Bodensatz; z. B. Harnsediment.

Sedo|heptulose *f*: s. Heptosen.

Seeds (engl. *seed* Samenkorn): kleine, radioisotopenhaltige Nadeln od. Körner (z. B. Gold* Seeds) zur interstitiellen Strahlentherapie*.

See|krankheit: (engl.) *motion sickness*; durch Schiffsbewegungen verursachte Übelkeit u. Erbrechen inf. Reizung des N. vestibularis; s. Kinetosen.

Seelen|blindheit: s. Agnosie.

Seelen|taubheit: s. Agnosie.

Seemanns|haut: (engl.) *sailor's skin*; auch Landmannshaut; präsenile Hautatrophie; frühzeitige, ab dem 30. Lj. auftretende Lichtschädigung, bes. an Gesicht, Handrücken, Unterarmen. Vgl. Retikuloid, aktinisches.

Sée-Syn|drom (Georges S., Päd., Paris) *n*: Marie*-Sée-Syndrom.

Segawa-Syn|drom *n*: (engl.) *dopa-responsive dystonia*; syn. L-Dopa-sensitive Dystonie; Form der segmentalen Dystonie* mit Beindystonie; **Einteilung: 1.** autosomal-rezessiv erbl. (Genlocus 11p15.5, Mutation im Tyrosinhydroxylase-Gen TH); Klin.: Beginn im Säuglings- u. Kleinkindesalter; maskenhaftes Gesicht, Blickkrampf*, Ptosis, Parkinson*-Syndrom, trunkale Hypotonie, Hypokinesie, Sprachverzögerung, Gangataxie, unwillkürliche Schleuderbewegungen, Tremor, extrapyramidale Symptomatik; **2.** autosomal-dominante erbl. (Genlocus 14q22.1-q22.2, Mutation im GCH1-Gen, das die GTP-Cyclohydrolase I codiert); w : m = 4 : 1; Klin.: Beginn im 6.–7. Lj.; klin. heterogen, Torticollis*, Pes equinovarus, Haltungsdystonie meist auf 1 untere Extremität beschränkt u. Ausdehnung auf alle Extremitäten mit 10–15 Jahren, Bewegungsdystonie, Gangstörungen mit asymmetrischer Symptomatik, Hyperreflexie; **Ther.:** Levodopa*.

Segel|klappen: (engl.) *atrioventricular valves*; syn. Atrioventrikularklappen (Kurzbez. AV-Klappen); s. Herz.

Segment (lat. *segmentum*) *n*: Abschnitt; z. B. Lungensegment.

Segmentation (↑) *f*: (engl.) *segmentation*; Segmentbildung, z. B. bei Leukozytenkernen; s. Segmentkernige.

Segment|dia|gnose (↑) *f*: s. Querschnittdiagnose.

Segment, inter|anuläres (↑) *n*: (engl.) *internodal segment*; syn. Ranvier-Segment, Internodium; Nervenfaserabschnitt zw. 2 Ranvier*-Schnürringen.

Segment|kernige (↑): (engl.) *segmented granulocytes*; Kurzbez. für reife Granulozyten* (Ø 10–15 μm) mit reifem Zytoplasma u. einem segmentierten Kern, dessen 2–5 Kernsegmente durch Kernfäden miteinander verbunden sind; segmentkernige neutrophile Granulozyten sind die häufigsten Leukozyten im Blut; s. Blutbild; s. Leukozyten, Abb. dort). Vgl. Stabkernige.

Segmentresektion: s. Leberresektion, Lungenresektion, Kolonresektion.

Segment, spinales (↑) *n*: (engl.) *spinal segment*; syn. neurales Segment, Nervensegment; gesamtes Areal, das ein einzelner Spinalnerv* mit seinen Ästen versorgt; dazu gehört die segmentale Innervation* von Haut (s. Dermatom, Abb. dort), Muskeln (s. Abb. 1, 2 u. 3) u. Eingeweiden.

Segment|therapie (↑) *f*: (engl.) *cutaneo-visceral reflex therapy*; Reizbehandlung innerer Organe über die Haut; **Prinzip:** Verschaltung von Innervationszonen der Haut, des Unterhautbindegewebes sowie des Periosts (Dermatome) u. der Skelettmuskeln (Myotome) mit inneren Organen (Viszerotome) auf den segmentalen Ebenen des Rückenmarks (vgl. Head-Zonen; Reflexe, viszerokutane); **Meth.:** Reflexzonenmassage (Bindegewebemassage*, Periostmassage, Schröpfmassage), therm. u. elektrotherap. Reize, lokale Infiltrationen.

Se|gregation (lat. *segregare* entfernen, trennen) *f*: **1.** (engl.) *segregation*; (genet.) Aufspaltung, Trennung der homologen Chromosomen in der Meiose* u. Verteilung auf die Gameten* (Aufspaltung von Genotypen in aufeinanderfolgenden Generationen); **2.** (genet.) irreguläre Chromosomenverteilung auf die Tochterzellen bei gestörter Mitose* (sog. somat. Segregation); vgl. Mendel-Gesetze.

Seh|bahn: (engl.) *optic tract*; Gesamtheit der an visueller Wahrnehmung u. deren Verarbeitung beteiligten neuronalen Strukturen; **Verlauf: 1.** opt. Anteil: Die Erregung wird in der Netzhaut von Stäbchen- u. Zapfenzellen über bipolare Zellen zu den Optikusganglienzellen weitergeleitet; deren Neuriten verlaufen über den Nervus* opticus, das Chiasma* opticum als Tractus opticus zu den subkortikalen Sehzentren* (Corpus geniculatum laterale, Colliculus superior des Tectum mesencephali, Pulvinar thalami). Vom Corpus geniculatum laterale zieht die Gratiolet*-Sehstrahlung (Radiatio optica) zur Sehrinde* im Gebiet des Sulcus calcarinus im Hinterhauptlappen. **2.** energet. Anteil: im Bereich des Chiasma opticum zweigen Nervenfasern ab u. vermitteln Zwischenhirn-Hypophysen-System Lichtreize, die über das autonome Nervensystem nachweisbare Wirkungen auf Stoffwechsel, Hormonhaushalt, Hämatopoese usw. entfalten können (z. B. Tag-Nacht-Rhythmus). **Klin.** Bedeutung: Schädigungen der S. führen entspr. der Lokalisation zu spezif. Gesichtsfeldausfällen (s. Abb.) od. ggf. zur visuellen Agnosie*.

Sehen, bin|okulares: (engl.) *binocular vision*; Binokularsehen; beidäugiges Sehen; Wahrnehmung eines Objekts als Einheit inf. simultaner Fixierung mit beiden Augen u. Fusion* der (geringgradig) differierenden Netzhautbilder im ZNS; bildet die Voraussetzung für stereoskopisches Sehen*; gestört z. B. bei Erkr. des optischen Apparats od. der Sehbahn sowie beim Strabismus*.

Sehen, plastisches: (engl.) *spatial vision*; auch räumliches Sehen, Tiefensehen; Fähigkeit, gesehene Objekte in ihrer Anordnung im Raum zueinander u. zum Betrachter einzuschätzen; abhängig vom stereoskopischen Sehen*, von der Wahrnehmung einer parallaktischen Verschiebung* u. von gegenseitigen Objektverdeckungen.

Sehen, skotopisches: (engl.) *scotopic vision*; syn. Dämmerungssehen; s. Duplizitätstheorie des Sehens.

Sehen, stereo|skopisches: (engl.) *stereoscopic vision*; syn. Stereopsis; visuelle Wahrnehmung der versch. Entfernungen von Objekten eines Bildes inf. zentraler Bewertung der Disparität* beim binokularen Sehen*; vgl. Panum-Areale.

Seh|hügel: s. Thalamus.

Seh|leistung: (engl.) *uncorrected visual acuity*; Visus sine correctione (Abk. V. s. c.), Visus naturalis; Rohvisus; Sehvermögen ohne korrigierendes Glas; vgl. Sehschärfe.

Sehne: (engl.) *tendon, sinew*; (anat.) Tendo; aus parallelfaserigem kollagenem Bindegewebe aufgebautes, makroskop. weißl. glänzendes Verbindungsstück zwischen Muskel u. Knochen; überträgt die Zugwirkung des Muskels.

Sehnen|faden|abriss: (engl.) *rupture of tendinous cord*; (kardiol.) Ruptur mind. mehrerer Chordae* tendineae cordis; **Klin.:** (je nach Ausmaß) asymptomat. od. akute Papillarmuskeldysfunkti-

Sehnenfäden

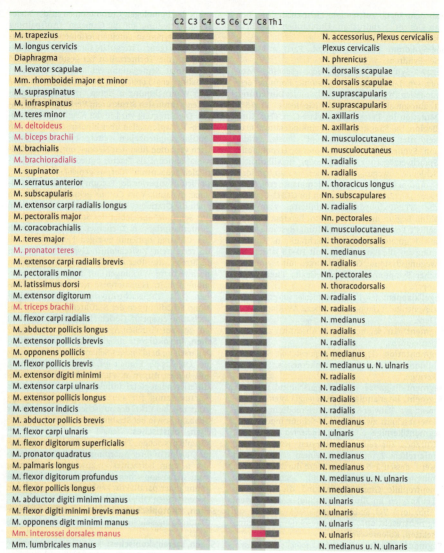

Segment, spinales Abb. 1: Muskeln, die sie innervierenden Nerven u. ihre entsprechenden spinalen Segmente (C 2 – Th 1); Kennmuskeln sind hervorgehoben

on u. Herzklappeninsuffizienz (z. B. akute Mitralklappeninsuffizienz* mit akutem Lungenödem*); **Diagn.:** Herzgeräusch* (als sog. Möwenschrei bez. wegen der typ. melod. Klangqualität; DD: Mitralklappeninsuffizienz), Nachweis durch Echokardiographie*; **DD:** Papillarmuskelabriss (Herzinfarkt*), Mitralklappenprolapssyndrom*.

Sehnen|fäden: 1. (engl.) *tendinous cords*; Chordae* tendineae cordis; 2. sog. falsche S.: quer durch die Herzkammern ziehende Fasern des Erregungsleitungssystems* des Herzens.

Sehnen|flecke: (engl.) *white patches*; Maculae tendineae, Maculae lacteae; entzündl. bedingte Schwielen* des Epikards. Vgl. Accretio pericardii.

Sehnen|naht: (engl.) *tendon suture*; chir. Verbindung spontan gerissener od. traumat. durchtrennter Sehnen unter Verw. chirurgischen Nahtmaterials* od. Draht, um eine ausreichende mechan. Belastbarkeit zu erreichen; absolut atraumat. Vorgehen zur Wiedererlangung einer guten Gleitfähigkeit der Sehne (sonst später Tenolyse* erforderl.); **Formen:** s. Abb.; **Ind.:** Sehnenruptur*; die glatt durchtrennte Sehne u. offene Sehnenverletzung wird i. d. R. primär genäht; bei entzündeter Wunde u. großer zusätzl. Weichteilverletzung (z. B. Defekt) erfolgt eine Sekundärversorgung. Bei degenerativer Sehnendurchtrennung u. bei Defektsituationen im Handbereich können spez. handchir.

Sehnenplastik

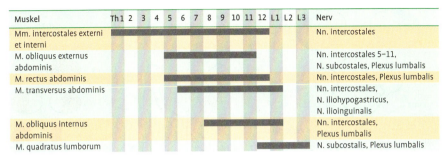

Segment, spinales Abb. 2: Muskeln, die sie innervierenden Nerven u. ihre entsprechenden spinalen Segmente (Th 1 – L 3)

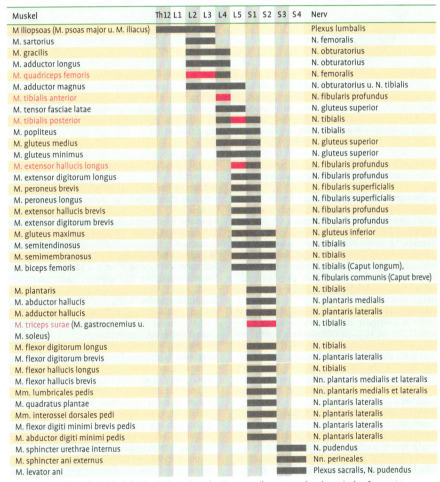

Segment, spinales Abb. 3: Muskeln, die sie innervierenden Nerven u. ihre entsprechenden spinalen Segmente (Th 12 – S 4); Kennmuskeln sind hervorgehoben

Behandlungen (z. B. Sehnentransplantation*) erforderlich sein.

Sehnen|plastik (-plastik*) *f*: (engl.) *tendon grafting*; ungenaue Bez. für Sehnenverlängerung u. Sehnentransplantation*; vgl. Sehnennaht.

Sehnenreflex

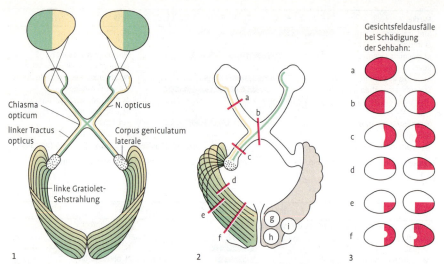

Sehbahn: 1: schematische Darstellung des Sehbahnenverlaufs mit zugehörigen Gesichtsfeldern; 2: Schädigungen der Sehbahn mit 3: entsprechenden Gesichtsfeldausfällen; a: Blindheit eines Auges; b: bitemporale (heteronyme) Hemianopsie; c: bilaterale (homonyme) Hemianopsie; d: Schädigung der linken unteren Sehstrahlung mit Quadrantenanopsie oben rechts; e: Schädigung der linken oberen Sehstrahlung mit Quadrantenanopsie unten rechts; f: Schädigung des okzipitalen Kortex mit bilateraler Hemianopsie ohne Beteiligung der Makula; g: Area striata (Area 17, primäre Sehrinde); h: Area parastriata (sekundäre Sehrinde); i: Area peristriata (tertiäre Sehrinde)

Sehnen|re|flex (Reflekt-*) *m*: (engl.) *tendon reflex*; nicht korrekte Bez. für Muskeleigenreflex; s. Reflexe.

Sehnen|ruptur (Ruptur*) *f*: (engl.) *tendon rupture*; offene traumat. od. geschlossene, durch Überbeanspruchung u. degen. Vorschädigung verursachte, komplette od. partielle Zerreißung einer Sehne; **Formen:** Achillessehnenruptur*, Supraspinatussehnenruptur (s. Supraspinatussyndrom), Patellasehnenruptur*, Quadrizepssehnenruptur*, Fingersehnenruptur u. a.; **Ther.:** meist op. durch Sehnennaht*, ggf. Sehnenverlängerung u. Sehnentransplantation*.

Sehnen|scheide: (engl.) *tendon sheath, theca*; Vagina tendinis; Gleitröhre der Sehnen an best. funkt. erforderl. Stellen (z. B. in Gelenknähe); besteht aus einer äußeren bindegewebigen Schicht (Stratum fibrosum), die mit dem Knochen einen osteofibrösen Kanal bildet, u. der inneren Synovialhaut (Stratum synoviale), die auch die Sehne überzieht. Im Gleitspalt befindet sich Synovia*. Vgl. Mesotendineum.

Sehnen|scheiden|entzündung: Tendovaginitis; s. Tendopathie.

Sehnen|trans|plantation (Transplantation*) *f*: (engl.) *tendon grafting*; sekundäres Rekonstruktionsverfahren bei Sehnenruptur* durch Transplantation* einer autogenen nach Entfernen der verletzten Sehne; **Formen:** 1. einzeitige sofortige S. bei intaktem Gleitlager; 2. zweizeitige S. bei Gleitlagerläsion durch Schaffung eines Gleitlagers mit Platzhalter (z. B. Silastikstab) u. S. nach ca. 6–8 Wo.; **Ind.:** v. a. Ruptur der Beugesehne des Fingers (Transplantation z. B. vom M. plantaris, M. palmaris longus, halbierter Sehne des M. flexor carpi radialis, Nachbehandlung mit Kleinert*-Schiene).

Sehnen|verknöcherung: (engl.) *tenostosis*; Ossifikation in einer Sehne; vgl. Kalkaneussporn, Sesambeine.

Seh|nerv (Nervus*): s. Nervus opticus.

Seh|nerven|a|trophie (↑; Atrophie*) *f*: s. Optikusatrophie.

Seh|nerven|entzündung (↑): Neuritis* nervi optici.

Seh|nerven|kreuzung (↑) *n*: s. Chiasma opticum.

Seh|nerven|papille (↑; Papille) *f*: Discus* nervi optici.

Seh|proben|tafeln: (engl.) *eye chart*; Texte in versch. Schriftgröße als Leseproben zur Prüfung der Sehschärfe* in der Nähe (z. B. Birkhäuser-Tafeln, Nieden-Tafeln); vgl. Optotypen.

Seh|purpur *m*: s. Rhodopsin.

Seh|rinde: (engl.) *visual cortex*; visueller Cortex; zusammenfassende Bez. für die Rindenfelder* des opt. Cortex in der Nähe des Sulcus calcarinus im Hinterhauptlappen des Gehirns, wo opt. Wahrnehmungen zu bewussten Empfindungen werden; in der **Area* striata** (Area 17, primäre S.) befindet sich das primäre Sehzentrum: oberh. des Sulcus calcarinus für die Fasern aus der oberen Netzhauthälfte, unterh. für die Fasern der unteren Netzhauthälfte; die Makulafasern (sog. makuläres Bündel) sind nahe dem Okzipitalpol bikortikal repräsentiert. Die weitere Verarbeitung der visuellen Information erfolgt in sog. extrastriatalen Arealen: **Area parastriata** (Area 18, sekundäre S.) u. **Area peristriata** (Area 19, tertiäre S.) sowie parietookzipitalen u. okzipitotemporalen Cortexarealen. **Klin. Bedeutung:** einseitige Schädigung der primären S. führt zu bilateraler homonymer Hemia-

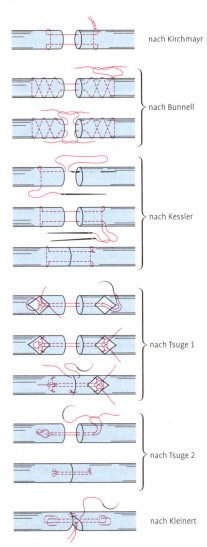

Sehnennaht: Formen

nopsie, (s. Sehbahn, Abb. dort), beidseitige Schädigung resultiert in Rindenblindheit*; Schädigung der extrastriatalen Areale kann u. a. zu visueller Agnosie* führen.

Seh|schärfe: (engl.) *visual acuity*; Visus cum correctione (Abk. V. c. c.); Auflösungs- od. Sehvermögen mit optimal korrigierendem Glas; beschreibt die Fähigkeit der Netzhaut, 2 Punkte eben noch als getrennt zu erkennen (Minimum* separabile); zur Bestimmung der S. dienen für die Ferne (in 5 m Entfernung projizierte) Optotypen*, für die Nähe Sehprobentafeln*. Vgl. Sehleistung.

Seh|schule: (engl.) *eye school*; Durchführung pleoptischer u. orthoptischer Übungen schielender od. sehschwacher Kinder unter augenärztl. Leitung; vgl. Orthoptik.

Seh|schwäche: s. Asthenopie.

Seh|schwindel: (engl.) *visual vertigo*; Schwindelgefühl inf. Diplopie*; vgl. Schwindel.

Seh|strahlung: s. Gratiolet-Sehstrahlung.

Seh|vermögen: (engl.) *visual function*; Gesamtleistung des Sehorgans (Visus, Gesichtsfeld, Farben-, Dunkelsehen); vgl. Sehschärfe, Blindheit.

Seh|zentren *n pl*: (engl.) *visual centers*; diejenigen Hirnregionen, in denen die Fasern des Tractus opticus u. die Fasern der Gratiolet-Sehstrahlung enden; **1. subkortikale** S.: Corpus geniculatum laterale, Colliculus superior im Tectum mesencephali, Pulvinar thalami; **2. kortikales Sehzentrum:** in den optischen Rindenfeldern im Hinterhauptlappen des Großhirns (s. Sehrinde). Vgl. Sehbahn.

Seifen: (engl.) *soaps*; Alkalisalze langkettiger Fettsäuren*; z. B. feste Natron- u. dickflüssige Kaliseifen (Schmierseifen); S. werden aus Talg, Palmfett, Tran, die feinsten S. aus Olivenöl durch Kochen mit Laugen gewonnen (Verseifung*).

Seifen|abort (Abort*) *m*: (engl.) *soap abortion*; Abort*, bei dem Seife als Abortivum benutzt wird; kann zu schwersten allg. Krankheitserscheinungen mit Todesfolge führen; nach Neuregelung des § 218 StGB (s. Schwangerschaftsabbruch) absolute Rarität.

Seifen|fehler: (engl.) *inactivation in the presence of soap*; Bez. für Aktivitätsverlust von Desinfektionsmitteln durch Seifen u. a. anionische Detergenzien*; einen hohen S. haben kationische quartäre Ammoniumbasen*

Seifen|stuhl: s. Kalkseifenstuhl.

Seiten|ast|varikose (Varix*; -osis*) *f*: syn. Nebenastvarikose; Varikose* der Seitenäste der Vv. saphenae magna u. parva.

Seiten|band|ruptur (Ruptur*) *f*: s. Kniegelenkbandruptur; Skidaumen.

Seiten|ketten|theorie *f*: (engl.) *sidechain theory*; histor. Theorie zu Immunrezeptoren von Paul Ehrlich; spezif. Seitenketten (haptophore Gruppen; heutige Bez. membranständige Antikörper als Antigen-Rezeptoren) auf der Zellmembran immunkompetenter Lymphozyten binden entspr. Antigene u. werden dann abgestoßen. Dadurch erfolgt eine Stimulierung zur überschießenden Bildung neuer Seitenketten, die in die Blut- bzw. Lymphbahn sezerniert werden (zirkulierende Antikörper). Vgl. Klonselektionstheorie.

Seiten|lagerung, stabile: (engl.) *lateral recumbent position*; syn. NATO-Lagerung; Lagerung* von spontan atmenden Bewusstlosen, um freie Atemwege zu sichern u. Aspiration* zu verhindern; der Kopf wird zum tiefsten Punkt, so dass Erbrochenes, Blut od. Schleim nach außen abfließen können; durch die spez. Lagerung von Armen u. Beinen (s. Abb.) wird die Körperposition stabilisiert.

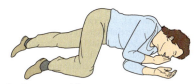

Seitenlagerung, stabile

Seitenstechen

Anw.: v. a. in Akutsituationen; ggf. auch therapiebegleitend bei lageabhängiger Schlafapnoe*.
Seiten|stechen: (engl.) *stitch in the side*; bei körperl. Belastung unvermutet auftretende stechende Schmerzen unterhalb des Rippenbogens (ein- od. beidseitig), die ggf. zur Einstellung der Tätigkeit zwingen können; **Urs.:** evtl. ungenügende Sauerstoffversorgung des Zwerchfells, mechanisch ausgelöste Mikrorisse im Bindegewebe od. Reizung von Schmerzsensoren in Milz- od. Leberkapsel durch blutumverteilungsbedingte Verkleinerung der Organe nach Belastungsbeginn; **Ther.:** in vorwärtsgebeugter Haltung langsam weiterlaufen od. kurzfristig anhalten, bis der Schmerz verschwunden ist; **Proph.:** wenig Nahrungsaufnahme 2–3 Std. vor einem Wettkampf.
Seiten|stränge: 1. (engl.) *lateral funiculus*; Funiculi laterales medullae spinalis; s. Rückenmark; **2.** (engl.) *lymphatic vessels of salpingopharyngeal fold*; lymphat. Stränge in der Plica salpingopharyngea (Falte im Pharynx, die vom Tubenwulst abwärts zieht); vgl. Seitenstrangangina.
Seiten|strang|angina (Angina*) *f*: Angina lateralis; Form der akuten bakteriellen Pharyngitis*, bes. häufig nach Tonsillektomie* auftretend; **Sympt.:** Schluckbeschwerden, Hustenreiz, in die Ohren ausstrahlende Schmerzen; Schwellung, Rötung u. evtl. eitrige Beläge im Bereich der Seitenstränge; **Ther.:** Antibiotika, symptomat. Ther., Alkohol- u. Nicotinkarenz. Vgl. Tonsillitis.
Seiten|ventrikel (Ventriculus*) *m*: s. Hirnventrikel.
Seiten|wand|in|farkt (Infarkt*) *m*: Lateralinfarkt*.
Seit-zu-Seit-Ana|stomose (Anastomose*) *f*: (engl.) *side-to-side anastomosis*; s. Anastomose.
Se|kret (lat. secretus abgesondert) *n*: (engl.) *secretion*; auch Exkret; Absonderungsprodukt von Zellen, i. e. S. von Drüsen*.
Se|kretin *n*: (engl.) *secretin*; Secretin*.
Se|kretion (lat. secretio) *f*: (engl.) *secretion*; Absonderung von Biomolekülen u./od. Flüssigkeit durch Zellen; **Einteilung: 1.** exokrine S.: Abgabe der Produkte von Drüsen* (Sekrete) über einen Ausführungsgang nach außen (Haut, Schleimhaut); **2.** endokrine S. (syn. Inkretion): Abgabe des Sekrets ins Blut (z. B. Hormone*, Immunglobuline, Zytokine); **3.** parakrine S.: Abgabe des Sekrets an die Nachbarzellen (z. B. Mediatoren*, Chemokine); **4.** autokrine S.: extrazelluläre (Rück-)Wirkung des zellulären Produkts auf die produzierende Zelle; **5.** intrakrine S.: intrazelluläre Wirkung der in Zellorganellen entstehenden od. transportierten Produkte. Vgl. Gewebehormone; Wachstumsfaktoren.
Se|kretions|phase (↑; Phase*) *f*: (engl.) *secretory phase*; (gyn.) zweite Phase des Menstruationszyklus*.
Se|kret|komponente (Sekret*) *f*: (engl.) *secretory piece*; auch Transportstück; von Epithelzellen synthetisierter Bestandteil des sekretorischen IgA* (sIgA) mit einem M_r von etwa 70 000, das von dessen beiden Untereinheiten (über eine J*-Kette verbundene IgA-Monomere) im extrazellulären Raum aktiv gebunden wird, wenn IgA epitheliale Zellschichten durchdringt; erleichtert den Transport in seromuköse Sekrete u. schützt dort vor proteolytischem Abbau.

Se|kreto|lytika (↑; gr. λυτικός fähig zu lösen) *n pl*: s. Expektoranzien.
Se|kretor|system (↑) *n*: (engl.) *secretor classification*; Einteilung der Menschen nach ihrer (erbl.) Eigenschaft, lösl. ABH-Substanzen (Blutgruppenantigene*) in Körperflüssigkeiten (z. B. Speichel, Tränenflüssigkeit, Sperma, Fruchtwasser) zu sezernieren od. nicht; wird durch das dominante Se-Gen u. sein (rezessives) Allel se gesteuert u. unabhängig von den Genen für die ABH-Substanzen vererbt; **Häufigkeit:** Ca. 75–78 % aller in Europa lebenden Menschen sind sog. Sekretoren (Ausscheider) mit dem Genotyp Se/Se od. Se/se. Individuen mit dem Genotyp se/se werden als Non-Sekretoren (Nicht-Ausscheider) bezeichnet. **Klin. Bedeutung:** u. a. zur Blutgruppenbestimmung bei Sekretoren mit schwacher od. fehlender Ausprägung von Blutgruppenantigenen der ABNull*-Blutgruppen auf ihren Erythrozyten.
Sektion (lat. sectio Einteilung, Zerschneiden) *f*: **1.** (engl.) *autopsy*; syn. Autopsie, Obduktion, innere Leichenschau, Nekropsie; **gerichtliche S.:** gesetzl. vorgesehen zur Feststellung der Todesursache bei Verdacht auf eine Straftat nach richterl. Anordnung im Beisein der Staatsanwaltschaft, ggf. auch des Richters (§§ 87 ff. StPO; Durchführung durch 2 Ärzte, von denen einer Rechtsmediziner sein muss), zur Feststellung infektiöser Krankheiten aus hygienischen Gründen (Infektionsschutzgesetz) u. zur Erteilung der Genehmigung zur Feuerbestattung (§ 3 Abs. 2 FeuerbestG); vgl. Sektion, forensische; **2. klinische S.** (gesetzl. geregelt u. a. in Berlin u. Hamburg) zur Feststellung von Todesursachen u. Krankheitszusammenhängen, zur Qualitätssicherung von med. Behandlungspfaden, zur Überprüfung der ärztl. Behandlung, i. R. der Unfallversicherung zur Klärung des Zus. zwischen Tod u. Unfallereignis od. zu Forschungszwecken; **3.** anatomische S. i. R. von Lehre u. Ausbildung. Soweit eine S. nicht gesetzl. vorgesehen ist, darf die Leichenöffnung grundsätzl. nur mit zu Lebzeiten gegebener Einwilligung* des Verstorbenen bzw. bei fehlender Willensäußerung mit Zustimmung der nächsten Angehörigen durchgeführt werden; eine zu Lebzeiten getroffene Entscheidung des Verstorbenen geht dem Willen der Angehörigen grundsätzlich vor. Bei fehlender, vom Verstorbenen nicht ausdrückl. versagter Einwilligung kommt u. U. rechtfertigender Notstand nach § 34 StGB in Betracht; die eigenmächtige S. kann bei Verletzung von Gewahrsamsrechten nach § 168 StGB strafbar sein (s. Leiche).
Sektion, forensische (↑) *f*: (engl.) *forensic autopsy*; gerichtl. Sektion* nach § 87 StPO mit Eröffnung aller 3 Körperhöhlen, in der vorläufigen Gutachten sind wesentliche pathol.-anat. Diagn. zusammengefasst, zu Todesursache u. Todesart* wird Stellung genommen; ggf. feingewebliche, toxikol., molekularbiol., bakteriologische Analysen.
sekundär (lat. secundarius von der zweiten Sorte, der zweite): (engl.) *secondary*; an zweiter Stelle, nachfolgend, abhängig.
Sekundär|ef|floreszenz (↑; Effloreszenzen*) *f*: s. Effloreszenzen.
Sekundär|elektronen (↑; Elektro-*) *n pl*: (engl.) *secondary electrons*; Elektronen, die bei Wechselwir-

kungen direkt u. indirekt ionisierender Strahlung* mit Materie durch Ionisierung* aus Atomen herausgelöst werden.
Sekundär|elektronen|vervielfacher (↑; ↑): Abk. SEV; s. Photomultiplier.
Sekundär|erkrankung (↑): (engl.) *secondary disease*; zu der primären Erkrankung hinzutretende zweite Erkrankung; vgl. Komplikation.
Sekundär|follikel (↑; Follicul-*) *m*: **1.** (engl.) *secondary follicle*; (gyn.) s. Follikelreifung; **2.** (immun.) inf. eines primären Antigenkontakts mit Reaktionszentrum ausgestatteter Lymphfollikel, z. B. in Lymphknoten u. Milz.
Sekundär|glaukom (↑; gr. γλαυκός grau-blau; -om*) *n*: s. Glaukom.
Sekundär|heilung (↑): (engl.) *healing by second intention*; s. Wundheilung.
Sekundär|in|fektion (↑; Infekt-*) *f*: (engl.) *secondary infection*; Inf. eines bereits von einem Err. befallenen Organismus mit einem anderen Err. als dem der Primärinfektion; vgl. Superinfektion; Reinfektion.
Sekundär|naht (↑): s. Wundversorgung.
Sekundär|re|aktion (↑; Re-*; lat. agere tun, vollbringen) *f*: s. Graft-versus-Host-Reaktion.
Sekundär|stoff|wechsel (↑): (engl.) *secondary metabolism*; Bez. für Stoffwechselprozesse, die in einigen Organismen, Geweben, Organen od. Zellen ablaufen, im Gegensatz zum Primärstoffwechsel* aber nicht zum Überleben notwendig sind; sekundäre Stoffwechselprodukte sind z. B. Pigmente* u. Antibiotika* sowie sekundäre Pflanzenstoffe*.
Sekundär|struktur (↑) *f*: s. Peptide.
Sekunde (lat. secundus der Zweite) *f*: (engl.) *second*; Einheitenzeichen s; SI-Basiseinheit der Zeit*.
Sekunden|kapazität (↑) *f*: (engl.) *forced expiratory volume*; Abk. FEV (forciertes exspiratorisches Volumen), SK; exspirator. Gasvolumen (in Liter), das nach max. Inspiration durch forcierte Exspiration in einer definierten Zeit (in Sek) max. ausgeatmet werden kann; i. d. R. als Einsekundenkapazität (Abk. FEV₁); aber auch über 6 Sek. (Abk. FEV₆), enstpricht der forcierten Vitalkapazität, (Abk. FVC für engl. forced vital capacity); **Bestimmung:** Lungenfunktionsprüfung; vgl. Tiffeneau-Test; **Referenzbereich:** Angabe häufig nicht absolut, sondern als **relative S.** im Verhältnis zur pulmonalen Vitalkapazität (Abk. VK; s. Lungenvolumina): FEV₁/VK ca. 80 % bei Erwachsenen (abnehmend mit fortschreitendem Lebensalter); pathol. erniedrigt bei obstruktiver Ventilationsstörung* (s. Lungenfunktionsprüfung, Tab. dort). Vgl. Peak-Flow.
Selbst: 1. (engl.) *self*; (psychol.) reflexive psych. Struktur des Ich*, das von sich ein von den innerseel. Bildern anderer Personen versch. Bild entwirft (Selbstkonzept); **2.** (psychoanalyt.) Bez. für eine für die gesunde Entw. der Eigenliebe notwendige Instanz, deren pathol. Entw. sich in Selbstwert- u. Beziehungsstörungen widerspiegelt; **3.** in der analytischen Psychologie* zentraler steuernder Archetyp der seelischen Entw.; **4.** falsches S.: aus Größenphantasien u. Übernahme fremder Erwartungen bestehende Persönlichkeitsfassade, unter deren Schutz das psych. Überleben mögl. ist; z. B. bei psych. Trauma.

Selbsthilfegruppe

Selbst|bestimmungs|recht: (engl.) *right of self-determination*; im Grundgesetz (Art. 1 u. 2) fundiertes Recht, das im Arzt-Patient-Verhältnis insbes. das Recht auf freie Arzt- u. Therapiewahl u. das Recht, zu diagn. od. therap. Eingriffen, zu Transplantatentnahmen (s. Organspender) u. ggf. zu nicht gesetzl. angeordneter Sektion* seine Einwilligung* zu geben od. zu verweigern, umfasst; bildet Rechtsgrund u. Maßstab der ärztl. Aufklärungspflicht*; ärztl. Schweigepflicht*, Einsichtsrecht* u. datenschutzrechtl. Auskunftsanspruch* sichern informationelles S. Vgl. Patientenverfügung; Organspendeausweis; Zwangsbehandlung.
Selbst|beurteilungs|verfahren: (engl.) *self-rating scale*; psychologisches Testverfahren*, bei dem die untersuchte Person zu Aussagen od. Fragen zu Depressivität (z. B. Beck-Depressionsinventar) od. Ängstlichkeit (z. B. Beck- Angstinventar) auf einer meist mehrstufigen Skala eigene Bewertungen vornimmt (z. B. hinsichtl. Schweregrad, Häufigkeit); **Anw.:** häufig in der klin. psychologischen Diagnostik*. Vgl. Fremdbeurteilungsverfahren.
Selbst|entwicklung: (engl.) *spontaneous evolution*; (gebh.) Spontangeburt einer Querlage* bei bes. günstigen Raumverhältnissen, sehr kräftigen Wehen u. unreifem Kind, indem sich Teile des abnorm verformten u. stark abgeknickten Kindskörpers an anderen, schon im kleinen Becken befindl. Teilen vorbeischieben; **Vork.:** sehr selten; **Formen: 1.** Douglas*-Selbstentwicklung; **2.** Denman*-Selbstentwicklung; **3.** Roederer-Selbstentwicklung (s. Conduplicato-corpore-Geburt).
Selbst|erfahrungs|gruppe: 1. (engl.) *self-experience group*; Form der Gruppenpsychotherapie*, bei der durch Konfrontation des einzelnen Teilnehmers mit den Reaktionen der Gruppe selbstreflexive Prozesse initiiert werden sollen; **2.** Gruppe von psychotherap. od. med. tätigen Personen, die durch Erfahrungsaustausch Verständnis für Motivation u. evtl. unbewusste Mechanismen ihres eigenen Handelns (z. B. i. R. einer Psychotherapie) gewinnen, z. B. Balint*- u. IFA*-Gruppe.
Selbst|gefährdung: (engl.) *self-endangerment*; Gefährdung des eigenen Lebens od. der Gesundheit durch Suizidalität od. inf. von Verwirrtheit (z. B. mit erhöhter Gefährdung im Straßenverkehr, Nahrungsverweigerung od. Uneinsichtigkeit in die Erforderlichkeit einer med. Behandlung); S. gilt als hinreichende Voraussetzung für die Unterbringung* in einer psychiatr. Klinik.
Selbst|hilfe|gruppe: (engl.) *self-help group*; aus eigener Initiative, meist ohne professionelle Unterstützung entstandener Zusammenschluss Betroffener, die in regelmäßigen Zusammenkünften durch Erfahrungsaustausch ihre bes. Lebenssituation zu bewältigen suchen (s. Coping). S. ermöglichen psychosoziale Unterstützung in Lebenskrisen, die Thematisierung von Tabuthemen u. Entlastung durch die Erfahrung, nicht mit der persönl. Problematik alleine zu sein. S. gibt es u. a. für Pat. mit onkolog., rheumatologischen u. kardiovaskulären Erkr., für Alkoholkranke (z. B. Anonyme Alkoholiker), neurot. Erkrankte, psychot. Erkrankte (sog. Psychiatrie-Erfahrene), Drogenabhängige, für Eltern behinderter Kinder, Angehörige von Alkoholkranken (Alanon, Alateen), für

Selbstinstruktionstraining

Menschen mit Essproblemen (Overeaters Anonymous). **Selbsthilfeinitiativen** als Zusammenschlüsse mehrerer S. verfolgen Ziele wie gemeinsame Lobby- u. Öffentlichkeitsarbeit u. finanzieren z. T. in erhebl. Umfang Forschung. Vgl. Angehörigengruppe.

Selbst|instruktions|training n: (engl.) *self-instruction training*; kognitives Verf. (Meichenbaum) zur Einübung von Selbstverbalisation, die erwünschte Verhaltens- u. Erlebensmuster wahrscheinl. u. unerwünschte Reaktionsweisen seltener werden lassen; **Anw.:** bei Hyperaktivität, Sprech- u. Prüfungsangst, psych. Störungen, zur Stressprävention. Vgl. Therapie, kognitive

Selbst|konzept n: **1.** (engl.) *self-concept*; (psychol.) allgemeine Bez. für die Gesamtheit von Auffassungen u. Überzeugungen in Bezug auf die eigene Person; Veränderungen des S., bei denen eine Anpassung an eine neue Situation erforderl. ist, treten z. B. bei Erkr. od. kritischen Lebensereignissen* auf u. können zu psych. Konflikten führen. **2.** (sozialpsychol.) uneinheitl. verwendete Bez. für Selbstwertgefühl u. Selbsteinschätzung. Vgl. Ich-Bewusstsein.

Selbst|mord: Selbsttötung; s. Suizid.

Selbst|toleranz (lat. tolerantia Duldsamkeit) f: s. Immuntoleranz.

Selbst|verdauung: s. Autolyse.

Selbst|vergiftung: s. Autointoxikation.

Selbst|verletzung: (engl.) *self-injury*; Form der Autoaggression*, bei der es zu leichten (z. B. mit der flachen Hand schlagen, kratzen) bis schweren (z. B. Körperteile abbeißen, Krankheitssymptome erzeugen) Verletzungen kommen kann; **Einteilung: 1.** offene S.: die Verursachung der Verletzung wird vom Pat. während der Behandlung aufgeklärt; **2.** heimliche S.: s. Störung, artifizielle; Münchhausen-Syndrom; **Urs.:** Störungen in der kindl. Entwicklung (z. B. häufige Verlust- u. Trennungssituationen, Gewalterfahrungen); häufig Borderline-Symptomatik od. narzisstische Störung. Für den Pat. kann die S. eine Möglichkeit der Selbstfürsorge, Ventil bei innerer Anspannung, Selbststimulation od. -bestrafung (intrapsychisch) od. interpersonell einen präverbalen Hilfsappell darstellen. Die Entw. zu suchtartigem Verhalten ist möglich. **Ther.:** Psychotherapie (z. B. dialekt. Verhaltenstherapie nach Linehan).

Selbst|wert|gefühl: (engl.) *self-esteem*; Einschätzung des Werts der eigenen Person; adäquates, positives S. ist wesentl. Bestandteil psych. Gesundheit. Vgl. Minderwertigkeitsgefühl.

Seldinger-Methode (Sven I. S., schwed. Radiol., 1921–1998) f: (engl.) *Seldinger technique*; ursprüngl. für die Angiographie* der Aorta u. ihrer Äste entwickeltes Verf. zur retrograden Gefäßkatheterisierung; **Anw.:** u. a. Herzkatheterisierung*, zentraler Venenkatheter*, Pulmonaliskatheter*, Shaldon*-Katheter; **Meth.:** perkutane Punktion* eines größeren peripheren Gefäßes, Einführen einer elast. Führungssonde (Drahtspirale) durch die (liegengebliebene) Punktionskanüle, Entfernen der Kanüle, Vorschieben des (röntgenpositiven) Katheters (i. R. der Angiographie unter Röntgenkontrolle) über die (liegengebliebene) Führungssonde u. anschl. Entfernen der Führungssonde.

Sele|gilin (INN) n: (engl.) *selegiline*; selektiver Monoaminoxidase*-Hemmer; **Ind.:** Parkinson*-Syndrom (meist in Komb. mit Levodopa).

Se|lektine (Selektion*) n pl: (engl.) *selectins*; zu den Zelladhäsionsmolekülen* gehörende Glykoproteine, die bei Säugern in der Zellmembran von Leukozyten, Thrombozyten u. Endothelzellen vorkommen; **Einteilung: 1.** Leukozytenselektin (Abk. L-Selektin; CD62L, LAM-1 für engl. *leukocyte adhesion molecule*): steuert u. a. die Einwanderung von T-Lymphozyten in periphere Lymphknoten; **2.** endotheliales Selektin (Abk. E-Selektin; ELAM-1 für engl. *endothelial leukocyte adhesion molecule*); verantwortl. für die Diapedese* von Leukozyten durch die Kapillarwand; **3.** P-Selektin der aktivierten Thrombozyten (engl. *platelets*) u. Endothelzellen.

Se|lektion (lat. selectio Auswahl, Auslese) f: **1.** (engl.) *selection*; (bakt.) Auslese best. Genotypen od. Mutanten aus einer Population; z. B. Vermehrung von zur Streptomycinresistenz mutierten Escherichia coli unter dem Einfluss von Streptomycin mit der Folge der Entstehung einer streptomycinresistenten Population; **ökologische S.:** antibiotikabedingte Auslese resistenter Species aus polybakterieller Assoziation (z. B. bei Mischinfektionen) od. aus ursprünglich nichtinvasiver Flora (mit der Gefahr einer Superinfektion durch resistente Erreger); **2.** (statist.) Auswahl von Probanden nach best. Kriterien, kann zu Verzerrungen des Untersuchungsergebnisses führen.

Se|lektions|theorie, klonale (↑) f: s. Klonselektionstheorie.

se|lektiv (↑): (engl.) *selective*; auswählend, abtrennend, getrennt dargestellt; z. B. selektive Angiographie.

Se|lektiv|nähr|böden (↑): s. Elektivnährböden.

Selen (gr. σελήνη Mond, Mondschein) n: (engl.) *selenium*; Symbol Se, OZ 34, rel. Atommasse 78,96; 2-, 4- u. 6-wertiges, zur Gruppe der Chalkogene gehörendes chem. Element; **Vork.:** in 2 metastabilen, nichtmetall. Formen u. als graues Metall (Dichte 4,80 g/cm^3); essentielles Spurenelement, das in Nahrungsmitteln (Fisch, Fleisch, Innereien, Nüssen, Sesam) u. Getreideprodukten enthalten ist; vgl. Nährstoffzufuhr, empfohlene (Tab. dort); biochem. **Funktion:** Bestimmung der Glutathionperoxidase (antioxidative u. antikanzerogene Wirkung); **Referenzwert:** 0,8–1,8 μmol/l Serum; bei (alimentär bedingtem) **Mangel** erhöhte Lebertransaminasen u. Kreatinkinase, Nagelveränderungen (weiße Flecken), dünne u. blasse Haare, Myopathie, Kardiomyopathie; **Intoxikation** alimentär nicht bekannt; bei Inhalation von Selenstaub Reizung der Atemwege, knoblauchartiger Atemgeruch, Leberzirrhose, Haarausfall, Herzinsuffizienz.

Seleno|cystein f: (engl.) *selenocysteine*; Cystein*, das anstelle des S-Atoms Selen* enthält; für S. existiert eine spez. tRNA; **Vork.:** in einigen pro- u. eukaryotischen Enzymen, beim Menschen in Glutathionperoxidase u. Thyroxin-5'-Deiodase (überführt Thyroxin in Triiodthyronin).

self demand feeding (engl. Ernährung nach eigenem Bedarf): *feeding* on *demand*.

Seligmann-Krankheit: s. Schwerkettenkrankheit.

Sella (lat.) *f*: Sattel, Sessel.

Sella|brücke (↑): (engl.) *sella bridge*; Bez. für röntg. nachweisbare knöcherne Verbindung zw. einzelnen Abschnitten der Sella turcica; Normvariante.

Sella turcica (↑) *f*: Türkensattel; Vertiefung der Schädelhöhlenbasis, in der die Hypophyse* liegt.

Sellick-Hand|griff (Brian S., Anästh., London, 1918–1996): (engl.) *Sellick's maneuver*; Druckausübung (ca. 20–30 N) mit Daumen u. Zeigefinger einer Hand auf den Ringknorpel des Pat. (Krikoiddruck) zur Aspirationsprophylaxe* durch manuellen Verschluss des Ösophagus; **Ind.:** laryngoskop. Intubation* mit schwierigen Atemwegen* od. erhöhtem Risiko für Aspiration* (s. Blitzeinleitung); **NW:** u. a. ösophageale Verletzung bei Regurgitation bzw. Erbrechen.

Sellink-Untersuchung (J. L. S., Radiol., Niederlande): Doppelkontrastmethode* zur Diagn. von entzündl. Veränderungen od. Stenosen* im Dünndarm; **Meth.:** Anlage einer Dünndarmsonde u. Gabe von Kontrastmittel mit anschließender Durchleuchtung; moderne Alternative MRT-Sellink zur Vermeidung der Strahlenexposition*; vgl. MRT.

Seltene-Erden-Folien: (engl.) *rare earth filters*; Verstärkerfolien* in der Röntgenaufnahmetechnik, bei denen das konventionelle Calciumwolframat durch Verbindungen von Elementen aus der Gruppe der Seltenen Erden (in der 3. Nebengruppe des Periodensystems) ersetzt ist; wesentlich höherer Wirkungsgrad der Umwandlung von Röntgenstrahlen in Licht (Aufnahmen mit geringerer Strahlendosis möglich).

Selye-Syn|drom (Hans S., Physiol., Montreal, 1907–1982) *n*: allgemeines Anpassungssyndrom*.

Semélaigne-Syn|drom (Georges S., Päd., Paris, geb. 1892) *n*: (engl.) *Debré-Semélaigne syndrome*; syn. Kocher-Debré-Semélaigne-Syndrom, hypothyreote Muskelhypertrophie des Kindes; Myopathie u. Muskelhypertrophie bei angeb. (z. B. Athyreose, Iodfehlverwertung) od. frühkindl. erworbener Schilddrüsenfunktionsstörung mit Myxödem*.

Semen (lat.) *n*: Samen; Sperma*.

Semi-: Wortteil mit der Bedeutung halb; von lat. *semis*.

Semi|canalis musculi tensoris tympani, tubae auditivae (↑; Canalis*) *m*: obere bzw. untere Abteilung des Canalis musculotubarius für den M. tensor tympani bzw. die Ohrtrompete.

Semi|carb|azid *n*: (engl.) *semicarbazide*; H₂N—NH—CO—NH₂; einsäurige Base, salzsaures Salz; formal aus Harnstoff durch Ersatz einer Aminogruppe durch den Rest des Hydrazins; Reagenz auf Ketone u. Aldehyde (Semicarbazone, schwer löslich).

Semi|kastration (Semi-*; Kastration*) *f*: (engl.) *semicastration*; einseitige op. Entfernung der Gonaden*; vgl. Orchiektomie. Ovarektomie.

Semi|lunar|klappen (↑; lat. *lunaris* zum Mond gehörig): (anat.) Valvulae semilunares; Taschenklappen; s. Herz.

Semi|malignität (↑; lat. *malignitas* Bösartigkeit) *f*: s. Tumoreinteilung.

semi|membranosus (↑; lat. *membrana* dünnes Häutchen) *m*: halbhäutig, halbsehnig.

Seminogelin I *n*: (engl.) *seminogelin*; in der Bläschendrüse* produziertes zinkbindendes Protein, das dem Sperma* seine gelartige Konsistenz verleiht; verbindet sich mit Spermatozoon u. Zink aus der Prostata zu halbfestem Koagulat; Spaltung durch PSA* führt zu Verflüssigung des Spermas.

Seminom (lat. *semen* Samen; -om*) *n*: (engl.) *seminoma*; vom Keimgewebe ausgehender maligner Hodentumor* (Germinom*); vgl. Keimzelltumoren.

Semio|logie (gr. σημεῖον Zeichen; -log*) *f*: Semiotik*.

Semiotik (↑) *f*: (engl.) *semeiotics*; (med.) syn. Semiologie; Lehre von den Krankheitszeichen (Symptomatologie).

semi|per|meabel (Semi-*; lat. *permeare* hindurchgehen): halbdurchlässig; vgl. Membran, semipermeable.

semi|tendinosus (↑; Tend-*): halbsehnig; z. B. Musculus semitendinosus, Halbsehnenmuskel.

Sendai-Virus (Virus*) *n*: (engl.) *Sendai virus*; syn. Parainfluenza Typ 1; Paramyxovirus der Paramyxoviridae*; verursacht bei Laboratoriumsmäusen endemische Pneumonien.

Senear-Usher-Syn|drom (Francis E. S., Dermat., Chicago, 1889–1958; Barney U., kanad. Dermat., geb. 1899) *n*: Pemphigus* erythematosus.

Senega|wurzel: (engl.) *senega root*; Wurzel von Polygala senega mit Saponinen (Gemisch aus Triterpenglykosiden); **Verw.:** als Expektorans* bei Entz. der oberen Atemwege; **NW:** Magen-Darm-Reizung.

Senf|gas: (engl.) *mustard gas*; S-Lost, Schwefellost; s. Lost.

Senf|mehl: (engl.) *mustard flour*; gemahlene, entölte schwarze Senfsamen (Sinapis nigrae semen) von Brassica nigra; hyperämisierende Wirkung durch enthaltenes Senföl*; **Verw.:** als starkes Hautreizmittel, z. B. in Form von Senfwickel od. Senfbad.

Senf|öle: (engl.) *mustard oils*; Alkyl- bzw. Arylderivate (R—N=C=S) der nicht frei vorkommenden Isothiocyansäure.

Sengstaken-Blakemore-Sonde (Robert W. S., Neurochir., Garden City, geb. 1923; Arthur H. B., Chir., New York, 1897–1970) *f*: s. Ballonsonde.

senil (lat. *senilis* greisenhaft): (engl.) *senile*; alt, gealtert.

Senilitas (↑) *f*: Greisenalter; s. Senium.

Senior-Løken-Syn|drom *n*: s. Nephronophthise, hereditäre.

Senium (lat. Hinschwinden) *n*: (engl.) *senium*; Senilitas, Greisenalter; das höhere Alter mit erhebl. körperlichem u. geistigem Abbau u. Einschränkung der Aktivitäten des täglichen Lebens*; Beginn des S. in den Industrienationen jenseits des 70.–80. Lj. Vgl. Altern; Lebensabschnitte.

Senk|fuß: (engl.) *flat foot*; Plattfuß leichten Grades; s. Pes planus.

Senk|niere: Nephroptose*.

Senkrecht|strahl: (engl.) *vertical beam*; (röntg.) lotrechte Verbindung zwischen dem Fokus der Röntgenröhre u. der Bildebene; vgl. Zentralstrahl.

Senkung: (engl.) *descent*; Ptosis, Descensus.

Senkungs|ab|szess (Abszess*) *m*: (engl.) *hypostatic abscess*; syn. Kongestionsabszess; vom Entstehungsort entfernt auftretender, u. U. an die Körperoberfläche durchbrechender Abszess, der sich durch Abfließen des i. R. eines lokalen Entzün-

Sensibilität	
Empfindungsqualität	Untersuchungsmethode
Tastsinn	
Berührung	Bestreichen der Haut mit einem Wattebausch
Diskrimination (spitz-stumpf)	Applikation verschiedener Reize (z. B. mit dem spitzen und stumpfen Ende einer Sicherheitsnadel)
Zahlenerkennen	Schreiben von Zahlen auf die Haut
Zweipunktdiskrimination	Aufsetzen eines Zirkels oder Diskriminators auf die Haut
Lagesinn	
Positionsperzeption	passive Bewegung einer Extremität
Lokalisationsvermögen	seitenvergleichende Prüfung identischer Reize an verschiedenen Orten, simultan und sukzessiv
Stereognosie	Ertasten eines Gegenstands
Vibrationsempfindung (Pallästhesie)	Aufsetzen einer schwingenden graduierten Stimmgabel (nach Rydel-Seiffer) über oberflächlichen Knochen
Temperatursinn	Aufsetzen einer Peltier-Thermode, von Kunststoff- und Metallobjekten oder mit heißem Wasser bzw. Eiswasser gefüllten Reagenzgläsern auf die Haut
Schmerz	Berührung der Haut mit spitzem Gegenstand (z. B. Nadel) oder Kneifen

dungsprozesses entstandenen Eiters entlang präformierter Bahnen (zwischen Muskeln, Sehnen, Faszien, Gefäß- u. Nervensträngen) bildet; z. B. bei Mastoiditis* (sog. Bezold-Mastoiditis) od. Knochentuberkulose* der Wirbelsäule im Bereich der HWS als Retropharyngealabszess* u. der LWS als Psoasabszess*.
Senkungs|re|aktion f: s. BSG.
Senk|wehen: (engl.) *false labour*; Wehen*, die das Kind in den Beckeneingang verlagern (Tiefertreten des Fundus uteri), meist in der vollendeten 36. SSW; vgl. Fundusstand.
Sennes|blätter: (engl.) *senna leaves*; Sennae folium; Fiederblättchen von Cassia senna (Alexandriner- od. Khartum-Senna) bzw. angustifolia (Tinnevelly-Senna), enthalten 1,8-Dihydroxyanthracen-Derivate (Anthranoide, sog. Sennoside), die im Colon zu Anthronen oxidiert werden; diese induzieren die aktive Sekretion von Elektrolyten u. Wasser in das Darmlumen, beeinflussen die Motilität des Colons (Anregung der Peristaltik) u. hemmen die Flüssigkeitsresorption. Durch die Volumenzunahme wird der Füllungsdruck im Darm verstärkt, wodurch die Defäkation eingeleitet wird. **Verw.:** bei Obstipation, Erkr., bei denen ein erleichterter Stuhlgang erwünscht ist (z. B. Analfissuren, Hämorrhoiden), zur Darmreinigung vor Rö., vor u. nach rektal-analen u. Bauchoperationen; **Kontraind.:** Ileus*, evtl. Schwangerschaft u. Stillzeit.
Sennetsu-Fieber: (engl.) *sennetsu fever*; durch Ehrlichia* sennetsu verursachte selbstlimitierende Infektionskrankheit in Japan u. Südostasien; **Übertragung:** vermutl. durch Zecken u. Verzehr rohen Fisches; **Sympt.:** hohes Fieber, Kopfschmerz, Schüttelfrost, Lymphadenopathie v. a. der Nacken- u. Halslymphknoten; vgl. Ehrlichiose.
Senning-Operation (Åke S., schwed. Herzchirurg, 1915–2000): (engl.) *Senning operation*; funkt. Korrektur der Transposition* der großen Arterien (Vorhofumkehr-Op.) unter Verw. des autogenen Vorhofseptums; heute meist durch Jatene*-Operation ersetzt. Vgl. Mustard-Operation.
Seno|logie (franz. sein Mamma; -log*) f: (engl.) *senology*; Lehre von den Erkr. der weibl. Brust.
Sensation (franz. sensation das Empfinden) f: **1.** (engl.) *sensation*; (allg.) subjektive körperliche Empfindung, starke Gefühlsempfindung; **2.** (neurol.) Sinneswahrnehmung ohne adäquaten Reiz (im Gegensatz zum Sinnesreiz*).
sensibel (lat. sensibilis der Empfindung fähig): (engl.) *sensory*; syn. sensorisch; empfindlich, Empfindungen betreffend, aufnehmend, weiterleitend.
Sensibilisierung (↑) **1.** (engl.) *sensitization*; (immun.) durch Kontakt mit einem Antigen induzierte (primäre), bei erneutem Antigenkontakt verstärkte (sekundäre) Immunantwort* bzw. Überempfindlichkeitsreaktion (Allergie*) eines Organismus; beinhaltet bei Allergie Typ I zusätzl. Bindung spezif. Antikörper an den FcεRI an der Oberfläche von Mastzellen u. Basophilen; vgl. Immunität; **2.** (serol.) Beladung von Zellen mit gegen sie gerichteten Antikörpern (z. B. von Erythrozyten mit Anti-Erythrozyten-Antikörpern), wodurch sie bei Einwirkung von Komplement* lysiert werden; vgl. Komplementbindungsreaktion.
Sensibilität (↑) f: (engl.) *sensitivity*; Wahrnehmung versch. Reize, die durch Sensoren*, über afferente Nerven u. Rückenmarkbahnen zur sensiblen Hirnrinde (Sinneszentren*) vermittelt werden; **Einteilung: 1.** propriozeptive S.: s. Propriozeption; Afferenz: Hinterstrang*; **2.** exterozeptive S.: s. Exterozeption; umfasst auch die **a)** protopathische S. (Schmerz u. Temperatur; Afferenz: Vorderseitenstrangbahn*) u. die **b)** epikritische S. (Druck, Tast u. Berührungswahrnehmung; Sensoren: Vater*-Pacini-Lamellenkörperchen, Meissner*-Tastkörperchen, Merkel*-Tastscheibe), Zweipunktdiskrimination, Vibration, Stereognosie, Afferenz: Hinterstrang*; klin. Prüfung (s. Tab.) einschließl. orientierende Gesichtsfeld- u. Visusprüfung, Riech-

prüfung, Hörprüfungen* u. Schmeckprüfung*. Vgl. Fechner-Gesetz; Sensibilitätsstörungen.
Sensibilität, multiple chemische (↑) *f*: (engl.) *multiple chemical sensitivity (Abk. MCS)*, syn. idiopathische umweltbezogene Unverträglichkeiten; *idiopathic environmental intolerances (Abk. IEI)*; Bez. für rezidiv. Sympt. mehrerer Organsysteme, bei denen ein Zusammenhang zu Umweltnoxen angenommen wird, deren tatsächl. Ursache u./od. Pathogenese aber unklar ist; **Sympt.**: in Zus. mit Exposition (reproduzierbar): Pat. reagieren auf unterschiedliche, alltägliche u. geringgradige Fremdstoffeinflüsse (z. B. Chemikalien aus Holz, Fußböden, Lacken, Farben, Papier, Reinigungsmitteln, Lösungsmitteln, Kosmetika, Duftstoffen, Metallen od. Treibstoffen) mit unspezif. Sympt. oft im Bereich mehrerer Organsysteme (u. a. Übelkeit, Kreislaufstörungen, vorzeitige Ermüdung, allerg. Sympt. wie Asthma, Pollinosis u. Hautausschläge); u. U. emotionale Begleiterscheinungen (innere Unruhe, Reizbarkeit, Angst- u. Panikanfälle), häufig Störungen der Konzentration u. Merkfähigkeit sowie Verlust der Rechts-Links-Unterscheidung; Arbeits- u. Leistungsfähigkeit beeinträchtigt (evtl. bis zur Berufsunfähigkeit); klin. Untersuchungen u. allergolog. Tests bleiben meist ohne Befund. **Diagn.**: zeitl. u. örtl. Zusammenhang zwischen Auslösern u. Sympt. herstellen; gezielte Laboruntersuchungen (evtl. verminderte Glutathion-S-Transferase, erhöhte Konz. an Histamin, Porphyrin, Laktat u. Interferon im Blut), Allergietests; **Ther.**: Expositionskarenz, Sympt. dadurch oft voll reversibel. Vgl. Nocebo-Effekt.
Sensibilitäts|störungen (↑): (engl.) *sensory disturbances*; veränderte Wahrnehmung von Sinnesreizen; **Formen: 1. quantitative S.**: völliges Fehlen (Anästhesie, Analgesie), Herabsetzung (Hypästhesie, Hypalgesie, Hypopathie) od. Steigerung (Hyperästhesie, Hyperalgesie, Hyperpathie) der Sensibilität*; **2. qualitative S.** (Dysästhesie): andersartige Wahrnehmung, z. B. ungenaue Reizlokalisation (Allästhesie) od. dumpf brennende Schmerzwahrnehmung (s. Schmerzsyndrome, komplexe regionale); **3. dissoziierte S.**: Störung der Schmerz- u. Temperaturempfindung bei erhaltener Tiefensensibilität u. Berührungsempfindung durch Schädigung des Tractus spinothalamicus, z. B. beim Brown*-Séquard-Syndrom; **4. dissoziative S.**: syn. psychogene Anästhesie, Parästhesie; nicht objektivierbare Missempfindungen, die keiner definierten neurol. Läsion zuzuordnen sind (sondern durch Konversion* entstehen). Im Bereich des peripheren Nervensystems entspricht die Ausdehnung von S. bei Schädigung der Wurzeln der Spinalnerven dem betroffenen Dermatom, bei Schädigung eines peripheren Nervs dessen Innervationsgebiet; Verteilungsmuster von S. bei Schädigung im Bereich des ZNS: s. Hirnstammsyndrome, Hinterstrangsymptome, Hinterhornsyndrom, Syndrom, hirnlokales. Vgl. Funktionswandel.
sensitiv (lat. sens*e*re empfinden, fühlen): (engl.) *sensitive*; empfindlich, überempfindlich. Vgl. Beziehungswahn, sensitiver.
Sensitivität (↑) *f*: (engl.) *sensitivity*; (medizinstatist.) Fähigkeit eines diagn. Tests, best. Merkmale (z. B. Krankheit) zu erkennen; gibt die Wahrscheinlichkeit an, einen positiven Testbefund bei Merkmalsträgern (z. B. Patienten) als solchen zu erkennen; definiert als Quotient aus der Personenzahl mit positivem Testergebnis unter den Kranken u. der Gesamtzahl der Kranken; S. u. Spezifität* von Tests sind meist gegenläufig, d. h. je spezifischer ein Test ist, desto weniger sensitiv ist er, desto schlechter kann er die tatsächl. Kranken erkennen u. umgekehrt. Vgl. Vierfeldertafel; Validität; Screening.
Sensitivity-Test (engl. ↑) *m*: s. DST-Agar.
Sensoren (lat. sens*e*re empfinden, fühlen): (engl.) *sensors*; komplexe zelluläre od. vielzellige Strukturen des Organismus mit Fühlereigenschaften zur Aufnahme äußerer u. innerer Reize; z. B. Mechanosensoren* (Tastempfinden) u. Pressosensoren* (Blutdruck), Thermosensoren* (Wärme- u. Kälteempfinden), Photosensoren (Zapfen* u. Stäbchen* in der Retina), Chemosensoren* (Riechen, Schmecken, Regulation von Körperfunktionen, z. B. Atmung) u. Osmosensoren* (Wasserhaushalt); **Bedeutung**: Orientierung, Kommunikation zwischen Organismus u. Umwelt; Regulation des inneren Milieus; **Nachw.**: z. B. durch markierte Substrate. Vgl. Rezeptoren; Sensibilität.
Sensoren, juxta|kapilläre (↑) *m pl*: (engl.) *juxtacapillary sensors*; früher juxtakapilläre Rezeptoren (J-Rezeptoren), J-Sensoren; im Interstitium der Lunge neben den Kapillaren liegende Nervenendigungen (Dehnungssensoren).
sensorisch (↑): sensibel*.
Sensorium (↑) *n*: s. Bewusstsein.
Sentinel-Lymph|knoten: (engl.) *sentinel lymph node*; sog. Wächterlymphknoten; erster abführender Lymphknoten des primären lymphat. Abflussgebietes bei Lymphknotenmetastasierung eines malignen Tumors (klin. relevant bisher bei Mammakarzinom* u. malignem Melanom*) vor einer weiteren Ausbreitung; mit direkt präoperativer peritumoraler od. subdermaler Injektion von Farbstoff (z. B. Isosulfan-Blau) od. ^{99m}Technetium-markierten Kolloiden können die erstdrainierten Lymphknoten visuell bzw. sondengesteuert ermittelt, op. gezielt entnommen u. histol. begutachtet werden. Die Meth. erlaubt eine zuverlässige Vorhersage des Lymphknotenstatus mit geringer Irrtumswahrscheinlichkeit; bei histol. negativem S.-L. liegt in 95 % der Fälle keine Lymphknotenmetastasierung vor; auf eine systemat. Lymphadenektomie* mit dem Risiko einer erhöhten Operationsmorbidität (z. B. Lymphödem, Serombildung, Schmerzen u. Beweglichkeitseinschränkung nach Op. eines Mammakarzinoms) kann in kontrollierten Studien verzichtet werden.
SENV: Abk. für **SEN***-Virus.
SEN-Virus *n*: Abk. SENV; 2000 entdecktes, bislang unklassifiziertes Virus ohne Hüllmembran u. mit einzelsträngigem DNA-Genom, benannt nach den Initialen des Patienten; mehrere Genotypen bekannt; die akute Inf. kann vermutlich zu einer akuten Hepatitis* führen; **Übertragung**: hämatogen; **Nachw.**: molekularbiologisch.
Seoul-Virus *n*: (engl.) *Seoul virus*; Virus der Gattung Hantavirus*; Err. des hämorrhagischen Fiebers* mit renalem Syndrom; **Vork.**: weltweit u. a. in Hä-

fen, Speichern; Reservoirwirt Wanderratte (Rattus norvegicus).

SEP: 1. Abk. für saure Erythrozyten**p**hosphatase*; 2. Abk. für **s**omatosensibel **e**vozierte **P**otentiale*.

Sepsis (gr. σῆψις Fäulnis) *f*: (engl.) *sepsis*; auch Septikämie, sog. Blutvergiftung; komplexe system. Entzündungsreaktion (SIRS*) auf eine Infektion* mit Gefährdung von Vitalfunktionen*;

> klinischer Notfall

Einteilung: nach Konsensuskonferenz der American College of Chest Physicians (Abk. ACCP) u. Society of Critical Care Medicine (Abk. SCCM): **1.** S.; **2.** schwere S. mit org. Dysfunktion (s. Diagn.); **3.** septischer Schock* mit art. Hypotonie (s. Diagn.); vgl. Schock; **Häufigkeit:** jährl. Inzidenz in Deutschland ca. 79 000 (116 von 100 000), für schwere S. u. sept. Schock 75 000 (110 von 100 000); Letalität in Deutschland: 60 000 pro Jahr; dritthäufigste Todesursache in Deutschland; **Vork.:** v. a. Immunsuppression u. nosokomial; z. B. Ther. mit Immunsuppressiva bzw. Zytostatika, postoperativ, Fremdkörper, z. B. Implantate od. Verweilkatheter, z. B. in Harnblase od. Blutgefäß, als sog. Kathetersepsis, Diabetes mellitus, Malignom, Leberzirrhose; **Pathophysiol.:** konstante od. period. Aussaat von Mikroorganismen (Err.: meist Bakterien, seltener Pilze, Viren od. Parasiten) u. deren Toxin von einem Herd (Fokus) aus in die Blutbahn (Bakteriämie, Fungämie, Virämie, Parasitämie u. Toxinämie); mögl. **Fokus:** Nabel (Neugeborene), häufig Urogenitaltrakt (postpartale Infektion, Harnweginfektion mit Urosepsis* u. a.), Haut (Wundinfektion, Pyodermie u. a.), HNO-Bereich (z. B. Tonsillitis, Sinusitis, Otitis), Lunge (z. B. Pneumonie, nosokomial z. B. Beatmungs-assoziiert als Ventilator-assoziierte Pneumonie, Abk. VAP), Darm (z. B. Peritonitis u. a. Translokation von Darmflora bzw. Enterotoxinen; vgl. Durchwanderungsperitonitis, Herz (z. B. infektiöse Endokarditis*), Gallenwege (z. B. Cholangitis) u. a.; **Err.:** je nach Eintrittspforte bzw. Fokus) u. Lebensalter (Säuglinge gehäuft Haemophilus* influenzae Typ b, im Kindesalter höherer Anteil an Neisseria meningitidis); **1.** meist gramnegative Bakt.: Enterobacteriaceae*: Escherichia* coli, Klebsiella*, Proteus*, Enterobacter*; Pseudomonas* aeruginosa u. a. Nonfermenter*; Neisseria* meningitidis; Bacteroides*; **2.** weniger häufig grampositive Bakt.: Staphylococcus* aureus, Enterokokken*, Streptococcus* pneumoniae u. a. Streptokokken*; **3.** fakultativ pathogene Err. bei Nosokomialinfektion*: z. B. Serratia*, Hafnia* u. Candida* albicans (Candidose* häufig bei Immunsuppression); cave: u. U. therapieresistente S.; multiresistente Err. (häufig MRSA, Acinetobacter baumanii od. Pseudomonas aeruginosa); **Klin.:** typ. hohes, intermittierendes Fieber* mit Schüttelfrost, auch Hypothermie*; deutl. beeinträchtigtes Allgemeinbefinden bis Verwirrtheit; bei Kleinkindern u. U. Fieberkrämpfe; häufig grau-blasses Hautkolorit; ggf. petechiale Blutungen od. Exantheme, im weiteren Verlauf (weiche) Milz- u. Lebervergrößerung sowie infektiös-tox. Schädigungen innerer Organe (Niere, Lunge, Herz); v. a. bei Säuglingen, reduziertem AZ od. in höherem Lebensalter auch symptomarme Verläufe (evtl. ohne Fieber) mögl. (vgl. Lentasepsis); typ. allgemeine Entzündungszeichen im Blut: v. a. **a)** Blutbild: anfangs deutl. Linksverschiebung* bei Leukopenie* (Neutropenie) od. später Leukozytose*; Thrombozytopenie; u. U. Anämie*; **b)** beschleunigte BSG, erhöhte CRP-Konz. im Serum; **c)** nicht respirator. (Laktat-)Azidose*; **d)** cave: Verbrauchskoagulopathie*; **Kompl.:** sept. Metastasen: z. B. Meningitis od. Hirnabszess, Lungenabszess, Arthritis od. Osteomyelitis; Stressläsion*; sept. Kardiomyopathie* u. a.; **Diagn.: 1.** (obligat) Nachweis der **Infektion:** mikrobiol. (Erregeridentifizierung mit Resistenzbestimmung; s. Antibiogramm) od. klin. (z. B. labordiagn., s. Klin.), evtl. mit Serologie, Endotoxin-, Zytokinbestimmung; in 30 % kein sicherer mikrobiol. Nachweis möglich): **a)** mehrere Blutkulturen* (jeweils anaerob u. aerob) vor Therapiebeginn mit Antiinfektiva bzw. am Ende des Applikationsintervalls; auch Urinkulturen u. bei entspr. Verdacht Kulturen (u. Gramfärbung) z. B. von Sputum, Stuhl od. ggf. Wundsekret; bei mögl. Katheter-assoziierter (bzw. Fremdkörper-assoziierter) S. mikrobiol. Untersuchung der Katheterspitze (des unverzüglich zu entfernenden Katheters; vgl. Venenkatheter, zentraler) zusätzl. zu Blutkulturen; **b)** nosokomiale Ventilator-assoziierte (Beatmungsassoziierte) Pneumonie* (Abk. VAP) ≥48 Std. nach maschineller Beatmung*: CPIS* (Tab. dort) >6, evtl. bronchoalveoläre Lavage*; s. Langzeitbeatmung; **c)** radiol. Suche nach Fokus (z. B. akalkulöse Cholezystitis*) mit Ultraschalldiagnostik (v. a. abdominal) u. CT; **2.** (obligat) Nachweis der **SIRS**; **3.** (bei schwerer S. zusätzl.) Nachweis von mind. einer akuten **org. Dysfunktion: a)** zerebral: akute Enzephalopathie* mit Vigilanzstörung, Desorientiertheit, Unruhe bis Delirium acutum; **b)** hämat.: Abfall der Thrombozytenkonzentration im Blut um mehr als 30 % innerhalb von 24 Std. od. Thrombozytopenie von ≤100 000/μl; ausgenommen: Thrombozytopenie durch akute Blutung od. immun. Ursache; **c)** respirator.: art. Sauerstoffpartialdruck paO$_2$ ≤10 kPa (≤75 mmHg) unter Raumluftatmung od. bei Sauerstoffgabe* paO$_2$/FiO$_2$-Verhältnis ≤33 kPa (≤250 mmHg); ausgenommen: Hypoxämie inf. pulmonaler od. kardialer Erkr.; **d)** renal: Diurese ≤0,5 ml/kg/h über ≥2 Std. trotz ausreichender Volumensubstitution u./od. Konz. von Kreatinin im Serum mehr als doppelt so hoch wie oberer Grenzwert des Referenzbereichs; **e)** metabol.: nicht respirator. Azidose* (Basenabweichung ≤5 mmol/l od. Laktatkonzentration im Blut mehr als 1,5-fach des oberen Grenzwerts des Referenzbereichs); **4.** bei sept. Schock zusätzl. zu 1. u. 2.: mind. 1 Std. andauernde, anders (als durch S.) nicht begründbare art. **Hypotonie*** (systol. art. Blutdruck ≤90 mmHg bzw. mittlerer Blutdruck ≤65 mmHg) trotz ausreichender Volumenersatztherapie od. Katecholamin (Vasopressor) erforderl., um systol. art. Blutdruck ≥90 mmHg bzw. mittleren Blutdruck ≥65 mmHg zu halten; **5. Hyperprocalcitoninämie** (≥2 μg/l; vgl. Procalcitonin) als hochwahrscheinl. Hinweis auf schwere S. od. septischen Schock; **Ther.: 1. kausal: a)** Fokussanierung: Entfernung von Kathetern, Implantaten, Abszessen o. a. Op.; **b)** unverzügl. Antiinfektiva (meist Antibiotika) i. v., auch bei klin. Verdacht u. negativen Blutkulturen (schließt S. nicht aus); vor mikrobiol. Erreger- u. Resistenzbestimmung als kalkulierte Initialtherapie (Substanzwahl empirisch nach zu erwartendem Erregerspektrum u. lokaler Resistenzlage): z. B. bei mögl. Pseudomonas-Infektion Acylamino-Penicillin, Ceftazidim od. Carbapenem, ggf. in Komb. z. B. mit Aminoglykosid-Antibiotikum od. Fluorchinolon; bei ambulant erworbener Pneumonie Betalaktam- u. Makrolid-Antibiotikum, bei vermutl. MRSA*-Infektion v. a. Oxazolidinon bzw. Antimykotika bei Fungämie); **2. symptomatisch** (Sicherung der Vitalfunktionen); Beurteilung u. a. durch Echokardiographie*, transpulmonale Thermodilution (s. Herzminutenvolumen), zentralvenöse Sauerstoffsättigung* (Ziel: >70 %); **a)** Kreislaufstabilisierung: Volumenersatztherapie u. ggf. Katecholamine (Dobutamin, Noradrenalin); Ziel: u. a. art. Mitteldruck >65 mmHg; **b)** Sicherung der Oxygenierung*: ggf. Intubation* u. Beatmung*, bei S. mit ALI* od. ARDS* lungenprotektiv; **3. zusätzlich: a)** Hydrocortison (niedrigdosiert) bei sept. Schock mit Ind. für Katecholamin; **b)** frühzeitig Drotrecogin* alfa bei schwerer S. mit Versagen von mind. 2 Organen (Multiorganversagen*) bzw. APACHE* II >25; **c)** Heparin (Thromboembolieprophylaxe); **d)** evtl. Selen; **Progn.:** trotz intensivmed. Maßnahmen ernst (Letalität ca. 50 %), bes. ungünstig bei spätem Therapiebeginn od. nicht lokalisierbarem Infektionsherd, konsumierender Grunderkrankung sowie Auftreten eines Multiorganversagens im Verlauf der Behandlung; **Prävention:** neben hygienischen Maßnahmen zur Infektionsprophylaxe: u. a. Normoglykämie (v. a. perioperativ; ggf. durch Insulintherapie); selektive Darmdekontamination* (z. B. bei erwarteter Langzeitbeatmung*), immunmodulator. wirksame Substanzen (Omega-3-Fettsäuren; z. B. Eicosapentaensäure, Gamma-Linolensäure; Arginin, Glutamin; Nukleotide) bei Sondenernährung*. Vgl. Fokalinfektion.

Sepsis lenta (↑) *f:* (engl.) *endocarditis lenta*; veraltete Bez. für die subakute Endocarditis*. Vgl. Lentasepsis.

Sepsis, tonsillo|gene (↑) *f:* s. Tonsillitis.

Sepsis tuberculosa acutissima (↑) *f:* syn. Thyphobazillose Landouzy; foudroyant verlaufende Mykobakteriensepsis, häufig letale Form der Primärtuberkulose bei Immundefekten; meist mit Erregernachweis im Blut; schweres Krankheitsbild mit hohem Fieber, Milzschwellung, Kopfschmerz, röntg. meist keine Lungenbeteiligung nachweisbar.

Septik|ämie (↑; -ämie*) *f:* s. Sepsis.

Septula testis (dim pl von Septum*) *n pl:* (engl.) *septa testis*; vom Mediastinum* testis ausstrahlende bindegewebige Scheidewände zwischen den Hodenläppchen; s. Hoden.

Septum (lat. saeptum Zaun, Schranke) *n:* (anat.) Scheidewand.

Septum atrio|ventriculare (↑) *n:* (engl.) *atrioventricular septum*; syn. atrioventrikuläres Septum; über der Wurzel des septalen Segels der re. AV-Klappe gelegener Abschnitt des membranösen Teils des Septum* interventriculare; **klin. Bedeutung:** s. Septumdefekt, atrioventrikulärer.

Septum canalis musculo|tubarii (↑) *n:* (engl.) *septum of musculotubal canal*; knöcherne Trennwand zwischen Semicanalis musculi tensoris tympani u. Semicanalis tubae auditivae.

Septum cervicale inter|medium (↑) *n:* (engl.) *intermediate cervical septum of pia mater*; von der Pia* mater ausgehendes bindegewebiges Septum zwischen Fasciculus gracilis u. Fasciculus cuneatus des Hinterstrangs* des Rückenmarks.

Septum|defekt (↑) *m:* Defekt im Bereich des Herzseptums*; **Einteilung:** nach Lok. (s. Abb.): Vorhofseptumdefekt*, Ventrikelseptumdefekt*, atrioventrikulärer Septumdefekt*. Vgl. Defekt, aortopulmonaler; Cor triloculare, Cor biloculare.

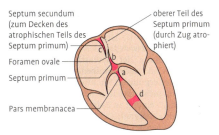

Septumdefekt: ontogenetische Entwicklung, Anatomie u. Lokalisation; a: hoher Ventrikelseptumdefekt; b: Septum-primum-Defekt; c: Septum-secundum-Defekt; d: tiefer Ventrikelseptumdefekt; a u. b kombiniert: Ostium atrioventriculare commune

Septum|de|fekt, aorto|pulmon̲aler (↑; Defekt*) *m:* s. Defekt, aortopulmonaler.

Septum|defekt, atrio|ventrikulärer (↑) *m:* (engl.) *atrioventricular septal defect* (Abk. *AVSD*); Kurzbez. AV-Defekt, sog. Endokardkissendefekt, früher Canalis atrioventricularis (Kurzbez. AV-Kanal); angeborener Herzfehler* mit Defekt des atrioventrikulären Septums (s. Septum atrioventriculare) u. häufig fehlgebildeten AV-Klappen; **Häufigkeit:** ca. 7 % der angeb. Herzfehler; **Path.:** s. Septumdefekt (Abb. dort); bei tief sitzendem Vorhofseptumdefekt* (Ostium-primum-Defekt, ASD I) Hemmungsfehlbildung des ventrikulären Einfluss-

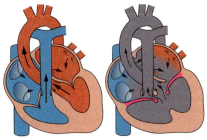

physiologische Systole   kompletter atrioventrikulärer Septumdefekt

Septumdefekt, atrioventrikulärer: kompletter AVSD; eine gemeinsame AV-Klappe, ASD I u. großer VSD; pulmonale Hyperperfusion in der Folge

Septumdeviation

traktseptums (Ventrikelseptumdefekt* vom AVSD-Typ); **Formen: 1.** kompletter AVSD: meist eine gemeinsame AV-Klappe, ASD I u. großer VSD; s. Abb.; **2.** inkompletter AVSD: meist 2 (fehlgebildete) AV-Klappen u. funkt. intaktes Ventrikelseptum (daher geringere hämodynam. Auswirkungen als beim kompletten AVSD); **Vork.:** Down*-Syndrom (v. a. kompletter AVSD); **Klin.:** großer Links-Rechts-Shunt, pulmonale Hypertonie*, frühzeitig Herzinsuffizienz* u. Eisenmenger*-Reaktion; **Diagn.: 1.** typ. EKG-Veränderungen durch konsekutive Veränderung (Lok.) im Erregungsleitungssystem*: bifaszikulärer Block (linksanteriorer Hemiblock* u. Rechtsschenkelblock*), AV*-Block; **2.** Nachweis durch Echokardiographie* (u. a. mit Beurteilung der AV-Klappenfunktion) u. ggf. Herzkatheterisierung* mit Angiokardiographie; **Ther.:** Korrekturoperation, palliativ ggf. Pulmonalis*-Banding.

Septum|deviation (↑; lat. devius abseits, abweichend) f: (engl.) deviated septum; seitl. Abweichung bzw. Verbiegung der Nasenscheidewand; **Urs.:** traumatisch od. wachstumsbedingt; **Sympt.:** bei geringer Verbiegung oft symptomlos, bei stärkerer Verbiegung meist einseitige Behinderung der Nasenatmung, Neigung zu Epistaxis*, Sinusitis*, Tubenkatarrh*, Pharyngitis*, Tonsillitis*; **Ther.:** nur bei Symptomen od. nach Trauma op. Korrektur durch Septumplastik*, evtl. mit gleichzeitiger Sanierung der Nasennebenhöhlen u./od. Konchotomie.

Septum femorale (↑) n: (engl.) femoral septum; syn. Cloquet-Septum; bindegewebiger Verschluss des Anulus* femoralis.

Septum|hämatom (↑; Häm-*, -om*) n: (engl.) hematoma of the nasal septum; Einblutung unter das inf. eines stumpfen Nasentraumas abgescherte Perichondrium des Nasenscheidewandknorpels; **Klin.:** stark behinderte Nasenatmung, **Kompl.:** Abszedierung u. Nekrose des Septums mit Ausbildung einer knorpeligen Sattelnase*, aufsteigende Inf. (z. B. Meningitis); **Ther.:** sofortige Inzision u. Ausräumung des Hämatoms, Antamponieren des Perichondriums an den Septumknorpel od. durchgreifende Nähte; Antibiotikaprophylaxe

Septum inter|alveolare (↑) n: **1.** (engl.) interalveolar septum; Knochenscheidewand zwischen den Zahnfächern; **2.** die 2 benachbarten Lungenbläschen gemeinsame Alveolarwand.

Septum inter|atriale (↑) n: (engl.) interatrial septum; syn. Atriumseptum, Vorhofseptum, Vorhofscheidewand; Herzseptum* zwischen re. u. li. Vorhof; vgl. Herz; **klin. Bedeutung:** s. Vorhofseptumdefekt, Cor triloculare.

Septum inter|musculare (↑) n: (engl.) intermuscular septum; Bindegewebeseptum zwischen einzelnen Muskelgruppen.

Septum inter|radiculare (↑) n: (engl.) interradicular septum; Knochenkamm innerh. einer Zahnalveole zwischen den Zahnwurzeln.

Septum inter|ventriculare (↑) n: (engl.) interventricular septum; syn. Ventrikelseptum, Kammerseptum, Kammerscheidewand; Herzseptum* zwischen re. u. li. Herzkammer; besteht aus einem oberen kleinen bindegewebigen Anteil (Pars membranacea) u. einem dicken muskulären Anteil (Pars muscularis);

vgl. Herz; **klin. Bedeutung:** s. Ventrikelseptumdefekt, Cor triloculare.

Septum linguae (↑) n: (engl.) lingual septum; mediansagittales Bindegewebeseptum in der Zunge.

Septum nasi (↑) n: (engl.) nasal septum; Nasenscheidewand; mit einem knöchernen, knorpeligen u. häutigen Anteil.

Septum orbitale (↑) n: (engl.) orbital septum; den vorderen Abschluss der Augenhöhle bildende bindegewebige Platte, die von den Augenhöhlenrändern unter dem M. orbicularis oculi zu den äußeren Rändern der Tarsi zieht.

Septum pellucidum (↑) n: (engl.) septum pellucidum; Scheidewand zwischen den Vorderhörnern der Seitenventrikel des Gehirns; vgl. Septum-pellucidum-Zyste.

Septum-pellucidum-Zyste (↑; lat. perlucidus durchsichtig; Kyst-*) f: (engl.) pellucid septum cyst; zyst. Erweiterung des Septum pellucidum (sog. 5. Ventrikel), evtl. mit Fortsetzung nach dorsal als Cavum vergae; meist Zufallsbefund bei kranialer CT bzw. MRT od. Autopsie (Vork. bei ca. 20 %); **DD:** Hirntumoren*.

Septum penis (↑) n: (engl.) septum penis; unvollständige bindegewebige Trennwand zwischen den beiden Corpora cavernosa penis.

Septum|per|foration (↑; lat. perforare durchbohren) f: (engl.) perforated septum; Perforation der Nasenscheidewand; **Urs.:** äußere Verletzung, mehrfache od. simultan beidseitige Ätzung wegen Epistaxis, Cocainmissbrauch; seltener Kompl. nach submuköser Septumresektion od. Septumkorrektur, Wegener-Granulomatose, Folge einer Rhinitis sicca anterior u. a.; **Sympt.:** Krustenbildung in der Nase, Epistaxis, pfeifende Geräusche beim Atmen; **Ther.:** Nasenpflege, bei größerem Defekt op. Verschluss, Obturator.

Septum|plastik (↑; -plastik*) f: (engl.) septoplasty; op. Verlagerung der Nasenscheidewand in die Mittelebene; als Ther. bei Septumdeviation* u. i. R. einer (Septo-)Rhinoplastik*.

Septum recto|vaginale (↑) n: (engl.) rectovaginal septum; Bindegewebeplatte zwischen Rektum u. hinterer Scheidenwand.

Septum recto|vesicale (↑) n: (engl.) rectovesical septum; Bindegewebeplatte zwischen Rektum u. Harnblase (beim Mann).

Septum scroti (↑) n: (engl.) septum of scrotum; medianes Bindegewebeseptum im Skrotum.

Septum sinuum frontalium, spheno|idalium (↑) n: (engl.) septum of frontal sinuses; knöcherne Trennwand zwischen re. u. li. Stirnhöhle bzw. re. u. li. Keilbeinhöhle.

Septum vesico|vaginale (↑) n: (engl.) vesicovaginal septum; Bindegewebeschicht zwischen Harnblase u. vorderer Scheidenwand.

Sequential|methode (lat. sequentia Folge) f: (engl.) sequential contraceptive; Einsatz von Kontrazeptiva mit unterschiedl. zusammengesetztem Hormongehalt in zeitl. Abfolge; s. Kontrazeption, hormonale.

Sequenz (lat. sequentia Folge) f: **1.** (engl.) sequence; Aufeinanderfolge; z. B. Aminosäuresequenz, DNA-Sequenz; **2.** bei Krankheitsbildern Bez. für ein Syndrom* mit bekannter Pathogenese u. definiertem Phänotyp, z. B. Potter*-Sequenz.

Sequenz|di|urese (↑; Dia-*; Ur-*) f: (engl.) *sequence diuresis*; kombinierte Anw. von Schleifendiuretika u. Thiaziden bei Supplementierung von Natrium- u. Bicarbonationen; verstärkt Wirksamkeit der Diuretika u. Verw. bei nephrot. Ödemen u. schwerer Herzinsuffizienz*.

Sequenzierung (↑): (engl.) *sequence analysis*; Ermittlung der Primärstruktur von DNA* od. Peptiden*; **1. DNA-S.:** Feststellen der Basenfolge zur Identifizierung von Genen u. i. R. der DNA-Diagn. best. Mutationen; **a) Kettenabbruchmethode nach Sanger:** Anlagerung eines kurzen komplementären DNA-Stücks (Primer) an den DNA-Einzelstrang, Kettenverlängerung durch DNA-Polymerase unter Zugabe von 2′,3′-Didesoxynukleotiden (mit versch. Fluoreszenzfarbstoffen markiert; führen zum Kettenabbruch); Trennung in der Polyacrylamidgel-Elektrophorese* od. in der Kapillarelektrophorese u. automat. Lesen der einzelnen Basen mit Detektionseinheit (Sequenzierer); alternativ radioaktive Markierung u. Filmbelichtung; **b)** Meth. nach **Maxam u. Gilbert** für DNA mit max. 250 Nukleotiden: ^{32}P-Markierung des 5′-Endes, chem. Spaltung, Trennung u. Identifizierung der Fragmente; **2. Protein-S.: a)** durch automatisierten **Edman-Abbau** einzelner Aminosäuren; am N-terminalen Ende beginnend wird nach Reaktion mit Phenylisothiocyanat das abgetrennte Aminosäurederivat chromatograph. identifiziert; **b)** proteolyt. **Spaltung** in Peptide, die massenspektrometr. analysiert werden u. mit Datenbankabgleich zur Identifizierung der Aminosäuresequenz führen.

Se|quester (lat. *sequestrare* absondern) n: **1.** (engl.) *sequestrum*; abgestorbenes Gewebe; Knochenstück ohne Durchblutung, das vom umgebenden gesunden Gewebe rundherum abgetrennt (demarkiert) u. häufig sekundär infiziert ist; **Urs.:** posttraumat. od. hämatogene Ostitis* u. Osteomyelitis*, auch iatrogen (thermisch bedingt) bei Knochenbohrung (sog. Ringsequester); **Diagn.:** Rö., CT, Fisteldarstellung, ggf. MRT; **Ther.:** Sequestrektomie (s. Abb.), Débridement, Stabilisierung des gesunden Knochens, lokale u. system. Antibiotikagabe; vgl. Lungensequestration; **2.** in den Wirbelkanal prolabierter Bandscheibenvorfall* bei rupturiertem Anulus fibrosus ohne Verbindung zur Bandscheibe.

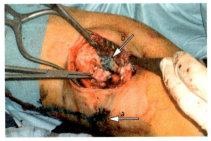

Sequester: präoperative Injektion von Methylenblau in den Fistelgang (a) markiert den Sequester (b) für die Operation [58]

Se|questration (↑) f: (engl.) *sequestration*; Dissektion, Demarkation; Ablösung toten Gewebes vom lebenden; z. B. Lungensequestration*.

Ser: Abk. für Serin*.

Serien|fraktur (Fraktur*) f: (engl.) *serial fracture*; Fraktur* mehrerer Knochen einer funktionellen Einheit, z. B. Rippen (Rippenserienfraktur*), Mittelfuß, Mittelhand.

Serin n: (engl.) *serine*; Abk. Ser, S; L-α-Amino-β-hydroxypropionsäure; proteinogene u. glukogene Aminosäure; Ser wird u. a. zur Biosynthese von Sphingosin, Colamin, Cholin, u. der Kephaline benötigt; Abbau zu Pyruvat od. Umbau zu Glycin; s. Aminosäuren.

Sermo|relin (INN) n: (engl.) *sermoreline*; in Deutschland nicht mehr im Handel befindl. synthet. Peptid aus den Aminosäuren 1–29 des humanen SRH*; **Ind.:** Verdacht auf STH-Mangel (diagn.).

Sero-: auch Serum-; Wortteil mit der Bedeutung Molke, Blutwasser; von lat. *serum*.

Sero|dia|gnostik (↑) f: (engl.) *serodiagnostics*; (serol.) Untersuchungen zum Nachw. von (physiol. od. pathol.) Serum- od. Liquorbestandteilen, insbes. zur Bestimmung der Konz. (des Titers) von Antikörpern* im (Blut-)Serum mit Hilfe physik.-chem. (z. B. Elektrophorese) od. immun. Verfahren (Prinzip: Antigen*-Antikörper-Reaktion); **Anw.:** v. a. in der Diagn. von Infektionskrankheiten (z. B. Rheumatests, Syphilis- u. Virusserologie, Widal-Reaktion) u. Autoimmunkrankheiten, auch zur Bestimmung von Blutgruppen (z. B. vor Bluttransfusion), i. R. einer Abstammungsbegutachtung* u. a. forensischer, genetischer u. anthrop. Untersuchungen. Vgl. Enzymdiagnostik.

serös (↑): **1.** (engl.) *serous*; auf Serum bezogen; **2.** vorwiegend (od. ganz) aus Serum bestehend; z. B. Ergüsse, Punktate, Wundsekretion.

Sero|farb|test (↑) m: (engl.) *dye test*; syn. Sabin-Feldman-Test (Abk. SFT); serol. Methode zum quant. Nachw. von Antikörpern gegen Toxoplasma* gondii; **Prinzip:** Lebende Toxoplasmen können mit alkal. Methylenblaulösung (pH 11) angefärbt werden; diese Anfärbung wird (bei Anwesenheit eines sog. Aktivator- od. Akzessorserums) durch Antikörper gegen Toxoplasmen gehemmt; als Titer wird diejenige Serumverdünnung angegeben, bei der 50 % der Toxoplasmen ungefärbt bleiben.

sero|fibrinös (↑; Fibr-*): (engl.) *serofibrinous*; aus Serum u. Fibrin bestehend; vgl. Entzündung.

Sero|genetik (↑; Genetik*) f: (engl.) *serogenetics*; Vererbung von Merkmalen, die sich auf den Erythrozytenmembranen (Blutgruppen*) u. im Blutserum (Serumgruppen*) befinden; wichtig bei Abstammungsbegutachtung* u. forens. Spurenuntersuchung.

Sero|kon|version (↑; lat. *conversio* Umwandlung, Umdrehung) f: **1.** (engl.) *seroconversion*; erstmaliges Auftreten von erregerspezif. Antikörpern* im Serum nach Inf. od. Schutzimpfung (Umwandlung einer negativen in eine positive Seroreaktion); **2.** Übergang von einer frühen (IgM) in eine späte (IgG) Immunantwort* im Verlauf einer Infektionskrankheit; vgl. Immunglobuline.

Sero|logie (↑; -log*) f: (engl.) *serology*; Teilgebiet der Immunologie*, das sich mit den physiol. Eigenschaften u. pathol. Veränderungen von Bestandtei-

Serom

len des Blutserums (i. w. S. auch anderer Körperflüssigkeiten, z. B. Liquor cerebrospinalis) befasst, die mit Hilfe von Antigen*-Antikörper-Reaktionen in vitro nachgewiesen werden können. Vgl. Blutgruppenserologie; Serodiagnostik.

Serom (↑; -om*) *n*: **1.** (engl.) *seroma*; Ansammlung von Lymphe od. Blutflüssigkeit (nach weitgehender Resorption des Hämoglobins) in nicht präformierten Gewebehohlräumen; **2.** Verhaltung von Wundsekret im Bereich einer oberflächlich verschlossenen Wunde* (z. B. postoperativ).

Sero|metra (↑; gr. μήτρα Gebärmutter) *f*: (engl.) *serometra*; Ansammlung serösen Sekrets in der Cavitas uteri (s. Abb.); **Urs.:** Veröldung des Zervikalkanals, z. B. nach intrakavitärer Strahlenbehandlung. Vgl. Pyometra.

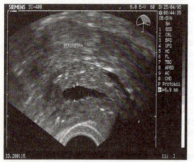

Serometra: Cavum uteri ist durch seröse Flüssigkeit auf 6,9 mm dilatiert, nur schemenhafte Andeutung des Endometriums, zahlreiche Kalkinseln im Myometrium; Uterus-Längsschnitt (postmenopausal) [76]

Sero|muko|tympanon (↑; Myk-*; Tympanum*) *n*: s. Tubenkatarrh.

sero|negativ (↑): (engl.) *seronegative*; auch nichtreaktiv; Bez. für das negative Ergebnis einer Seroreaktion, z. B. rheumatol. für den fehlenden Nachweis des Rheumafaktors*

Sero|papel (↑; Papel*) *f*: (engl.) *seropapule*; kleines Knötchen mit zentralem, derbem Bläschen; vgl. Effloreszenzen.

Sero|pneumo|thorax (↑; Pneum-*; Thorax*) *m*: (engl.) *seropneumothorax*; Pneumothorax* in Komb. mit serösem Pleuraerguss*; **Vork.:** u. U. nach diagn. Pleurapunktion; **Diagn.:** in Röntgen-Thorax-Aufnahme horizontaler bzw. entspr. der Körperlage veränderlicher Flüssigkeitsspiegel (im Gegensatz zur reinen Pleuritis exsudativa mit parabelförmiger Ellis*-Damoiseau-Linie).

sero|positiv (↑): (engl.) *seropositive*; auch reaktiv; Bez. für das positive Ergebnis einer Seroreaktion; i. e. S. für den Nachweis des Rheumafaktors*; vgl. Serodiagnostik.

sero|purulent (↑; lat. *purulentus* eitrig): serös-eitrig; s. Entzündung.

Sero|sitis (↑; -itis*) *f*: (engl.) *serositis*; Entzündung seröser Häute, z. B. Pleuritis*, Perikarditis*, Peritonitis*; s. Polyserositis.

serosus (↑): serös.

Sero|therapie (↑) *f*: s. Serumtherapie.

Sero|thorax (↑; Thorax*) *m*: (engl.) *serothorax*; Bez. für eiweiß- u. fibrinreichen Pleuraerguss* (Exsudat); meist inf. entzündl. od. tumoröser Erkr. der Pleura; vgl. Hydrothorax.

Sero|tonin (↑; Ton-*) *n*: (engl.) *serotonin*; syn. 5-Hydroxytryptamin (Abk. 5-HT); biogenes Amin*, das als Mediator u. Neurotransmitter wirkt u. Vorläufer von Melatonin* ist; **Lok.:** enterochromaffine Zellen der Darmschleimhaut, Thrombozyten, Granula der basophilen Granulozyten, ZNS (v. a. Raphekerne); **Biosynthese:** aus Tryptophan* durch Hydroxylierung u. anschl. Decarboxylierung; **Abbau:** durch Monoaminoxidase u. Aldehydoxidase zu 5-Hydroxyindolessigsäure*, die im Harn ausgeschieden wird; **Wirkung:** (pharmak.) Arteriolenkonstriktion (Lunge, Niere), Arteriolendilatation (Skelettmuskulatur), positiv inotrop u. chronotrop (Herz), tonisierend u. detonisierend an glatter Muskulatur von Magen-Darm-Trakt, Bronchien, Uterus (gering); im ZNS Einfluss auf Stimmung (S.-Mangel wird als pathogenet. Faktor der Depression diskutiert), Schlaf-Wach-Rhythmus, Nahrungsaufnahme, Schmerzwahrnehmung u. Körpertemperatur. Vgl. Serotoninwiederaufnahme-Hemmer; Serotonin-Antagonisten; Serotonin-Agonisten; Karzinoidsyndrom.

Serotonin-Agonisten (↑; ↑; Agonist*) *m pl*: (engl.) *serotonin receptor agonists*; Substanzen, welche die Synthese od. die Wirkung von Serotonin* über eine Alpha-Rezeptor-Blockade erhöhen, z. B. Sumatriptan; **Ind.:** Erektionsstörungen, Migräneprophylaxe; **UAW:** Zunahme nächtl. Erektionen.

Serotonin-Ant|agonisten (↑; ↑; Antagonismus*) *m pl*: (engl.) *serotonin antagonists*; Substanzen, welche die Synthese od. Ausschüttung von Serotonin* blockieren; **Ind.:** u. a. Antiemetika, bei Übelkeit u. Erbrechen in der Strahlentherapie, Angststörungen; **UAW:** Gewichtszunahme, Müdigkeit.

Serotonin|freisetzungs|test (↑; ↑) *m*: (engl.) *serotonin release assay*; Verf. zum Nachweis Heparin induzierter Antikörper (Ig G) bei Heparin induzierter Thrombopenie* Typ II; **Prinzip:** Inkubation von präparierten gesunden Probandenthrombozyten, die radioaktiv ^{14}C-markiertes Serotonin enthalten, mit Patientenserum u. Heparin in therap. sowie exzessiv hoher Konz.; Messung der (bei Thrombozytenaktivierung durch Patientenserum ausgelösten) Freisetzung von radioaktivem Serotonin mit Szintillationszähler; positives Ergebnis bei Heparin induzierter Thrombopenie Typ II: Serotoninfreisetzung >20 % der eingesetzten Aktivität bei therap., jedoch nicht bei exzessiv hoher Heparinkonzentration. Vgl. HIPA-Test.

Serotonin|syn|drom (↑; ↑) *n*: (engl.) *serotonin syndrome*; selten auftretende, evtl. lebensgefährl. UAW serotoneg wirksamer Substanzen (Serotoninwiederaufnahme*-Hemmer, bes. in Komb. mit Monoaminoxidase*-Hemmern, u. trizyklische Antidepressiva*) aufgrund einer exzessiven Stimulation der Serotonin-Rezeptoren; **Klin.:** epilept. Anfälle, psychomotor. Unruhe, Bewusstseinsstörungen, Übelkeit, Erbrechen, Diarrhö, Schwitzen, Fieber, Tremor, Myoklonien; **Ther.:** Absetzen der Medikation; Kühlen, ggf. Muskelrelaxanzien.

Sero|tonin|wieder|auf|nahme-Hemmer (↑; ↑): (engl.) *selective serotonin reuptake inhibitors* (Abk. SSRI); auch selektive S.-H.; Gruppe von antidepressiv wirkenden Substanzen (s. Antidepressiva) mit aktivitätssteigernder Wirkung; **Vertreter:** Citalopram, Escitalopram, Fluoxetin, Fluvoxamin, Paroxetin, Sertralin, Dapoxetin; **Wirkung:** Die Wiederaufnahme von Serotonin* aus dem synapt. Spalt der Nervenzellen im Gehirn wird durch die Blockade v. a. der präsynapt. Serotonin-Rezeptoren gehemmt, wodurch es zu einer Erhöhung der bei Depression* möglicherweise erniedrigten Serotonin-Konzentration im synapt. Spalt kommt. Halbwertzeit von 15 Std. (Fluvoxamin) bis zu 7 Tagen (aktiver Metabolit von Fluoxetin); Wirkungseintritt erst nach 1–3 Wochen. **Ind.:** 1. Depression; 2. Angst- u. Panikstörung u. soziale Phobie (Escitalopram, Paroxetin); 3. Zwangsstörung (Fluoxetin, Fluvoxamin, Paroxetin); 4. Bulimie (Fluoxetin); 5. posttraumat. Belastungsstörung (Paroxetin); **Kontraind.:** Alter <18 Jahre, gleichzeitige Einnahme von Monoaminoxidase*-Hemmern od. serotonergen Substanzen, z. B. Tryptophan, Fenfluramin u. Serotonin-Agonisten (Hemmung des Serotoninabbaus, Risiko eines Serotoninsyndroms*); **UAW:** insbes. gastrointestinale Störungen (u. a. Übelkeit, Diarrhö, Obstipation), Insomnie, Erregungszustände, verminderter Appetit, verminderte Libido, Ejakulationsstörungen, Anorexie u. Gewichtsabnahme (Fluoxetin, Sertralin).

Sero|tympanon (↑; Tympanum*) *n*: s. Tubenkatarrh.

Sero|typen (↑; gr. τύπος Gepräge, Form) *m pl*: 1. (engl.) *serotypes*; syn. Serovare; (mikrobiol.) antigenet. unterschiedl. Entitäten innerh. einer Species von Mikroorganismen; z. B. Einteilung der Salmonellen nach Kauffmann-White-Schema; 2. (serol.) s. Blutformel.

Sero|vare (↑; lat. var*ie*tas Verschiedenheit) *n pl*: Serotypen*.

Sero|zele (↑; -kele*) *f*: (engl.) *serocele*; Bez. für abgekapselte Ergüsse, die seröse Flüssigkeit enthalten; **Vork.:** meist im Bauchraum.

serpens (lat. serpere kriechen, schleichen): (engl.) *serpent*; kriechend, bogenförmig fortschreitend, serpiginös; z. B. Ulcus serpens corneae.

serpiginös (↑): (engl.) *serpiginous*; girlanden-, schlangenförmig.

Serra|peptase (INN) *f*: (engl.) *serrapeptase*; proteolytisches Enzym aus Serrata sp. E15; **Wirkung:** fibrinolyt., entzündungshemmend, antiödematös, Bradykinin inaktivierend; **Ind.:** als Antiphlogistikum* bei entzündl. Schwellung bzw. Eiterung.

Serratia (nach Serafino Serrati, Arzt, Italien, 18. Jahrhundert) *f*: (engl.) *Serratia*; Gattung gramnegativer, peritrich begeißelter, fakultativ anaerober Stäbchenbakterien der Fam. Enterobacteriaceae*; Voges*-Proskauer-Reaktion positiv; Desoxyribonuklease-, Bakteriozin- u. Endotoxinbildung; einige Stämme bilden rotes Pigment (Prodigiosin). **Vork.:** in Wasser, Boden u. Nahrungsmitteln; mehrere Species, med. wichtig: **S. marcescens** (syn. Bact. prodigiosum, Hostienpilz, Wunderbazillus), **S. liquefaciens, S. rubideae**; isoliert als wichtige Err. von Nosokomialinfektionen* u. opportunistische Erreger* bei Harn-, Atemweg- u. Wundinfektionen sowie bei Sepsis (durch Verabreichung kontaminierter Infusionslösungen, Dauerkatheter, Trachealkatheter).

Serratus|lähmung (lat. serr*a*tus gesägt, mit gezacktem Rand versehen): (engl.) *paralysis of the serrate muscle*; durch Schädigung des Nervus* thoracicus longus (C 5–C 7) bedingte Lähmung des M. serratus ant.; **Urs.:** Drucklähmung (z. B. Rucksacklähmung*), Trauma, Neuritis; **Klin.:** Arm kann nicht über die Horizontale angehoben werden, Scapula* alata; keine Sensibilitätsstörung; **DD:** progressive Muskeldystrophie, Sprengel-Deformität. Vgl. Schulteramyotrophie, neuralgische.

Serta|conazol (INN) *n*: (engl.) *sertaconazole*; Antimykotikum* mit breitem Wirkungsspektrum zur top. Anw.; Imidazolderivat*; **Wirkung:** Hemmung der Ergosterolbiosynthese in der Zellmembran der Pilzzelle; **Ind.:** Pilzinfektionen der Haut mit Hefen (Candida albicans) od. Dermatophyten (Epidermophyton floccosum, Trichophyton rubrum od. mentagrophytes); Pityriasis versicolor; **Kontraind.:** während der Stillzeit nicht im Brustbereich anwenden; **UAW:** Hautreizungen u. Juckreiz.

Sertindol (INN) *n*: (engl.) *sertindole*; atypisches Neuroleptikum*; **Ind.:** Schizophrenie* (bei Unverträglichkeit anderer Neuroleptika); **Kontraind.:** Herz-Kreislauf-Erkr., Komedikation, die das QT-Intervall verlängern; **UAW:** Verlängerung des QT-Intervalls (EKG-Kontrollen erforderl.), gelegentl. Rhinitis, Benommenheit, Mundtrockenheit.

Sertoli-cell-only-Syn|drom (Enrico S., Physiol., Histol., Mailand, 1842–1910) *n*: (engl.) *Sertoli-cell-only-syndrome*; veraltet Castillo-Syndrom; syn. Germinalzellaplasie; Azoospermie inf. Fehlens des Keimepithels des Hodens; **Klin.:** Infertilität; z. T. auch Störung der testikulären u. hypophysären Hormone; **Urs.:** unklar; embryonale Entwicklungsstörung od. exogene postnatale Schädigung (z. B. durch ionisierende Strahlung, Zytostatika) werden angenommen; z. T Mikrodeletionen auf dem langen Arm des Y-Chromosoms nachweisbar (Y-linked Sertoli Cell Syndrome, Genlocus 3q21); **Diagn.:** Hodenbiopsie* (Fehlen des Keimepithels mit mäßiger Sklerose der Tubuli seminiferi).

Sertoli-Leydig-Zell|tumor (↑; Franz v. L., deutscher Anat., 1821–1908; Zelle*; Tumor*) *m*: s. Androblastom.

Sertoli-Zellen (↑; ↑): (engl.) *Sertoli's cells*; Fußzellen; breitbasig der Basalmembran der Hodenkanälchen (Tubuli seminiferi contorti) aufsitzende Stützzellen des Samenepithels, zwischen denen die versch. Stadien der Keimzellen liegen; **Funktion:** Steuerung der Spermiogenese; Ernährung der reifenden Samenzellen; in der von den S.-Z. sezernierten Flüssigkeit werden die Samenzellen transportiert.

Sertoli-Zell|tumor (↑; ↑; Tumor*) *m*: s. Androblastom.

Sertralin (INN) *n*: (engl.) *sertraline*; selektiver Serotoninwiederaufnahme*-Hemmer; Antidepressivum*.

Serum (Sero-*) *n*: (engl.) *serum*; der durch Blutgerinnung von Fibrin* u. korpuskulären Bestandteilen (Blutkörperchen u. Thrombozyten) befreite (daher ungerinnbare), wässrige u. (v. a. durch Bilirubin u. vereinzelt hämolysierte Erythrozyten) leicht gelb gefärbte Bestandteil des Bluts* (Blutserum), i. w. S. auch des Liquor* cerebrospinalis. Vgl. Normalserum; Antiserum; Immunserum; Testserum.

Serum|ak|zelerator (↑; lat. *accelerare* beschleunigen) *m*: Akzelerin*.

Serum|albumin, bovines (↑) *n*: Abk. BSA; hitzelabiles Molkeprotein; **Verw.**: als Referenzprotein für Proteinbestimmungen; Schutzkolloidwirkung in Lösungen.

Serum|eisen (↑): s. Eisen; Eisenbindungskapazität; Ferritin.

Serum|elektro|phorese (↑; Elektro-*; -phor*) *f*: s. Elektrophorese.

Serum|en|zyme (↑; Enzyme*) *n pl*: (engl.) *serum enzymes*; im Serum normalerweise nachweisbare Enzyme; **1. Sekretionsenzyme**, werden von best. Organen gebildet u. sezerniert (exokrin: z. B. Amylasen, Lipasen; endokrin: z. B. Cholinesterasen, Proteasen des Gerinnungssystems); **2. Zellenzyme**: intrazellulär lokalisierte Enzyme, die im Serum meist nur eine geringe Aktivität aufweisen; eine erhöhte Aktivität im Serum spricht für eine Zellschädigung. Heute werden Enzyme zunehmend im Plasma gemessen. Vgl. Enzymdiagnostik.

Serum-Glutamat-Oxal|acetat-Trans|aminase *f*: (engl.) *serum glutamic-oxaloacetic transaminase*; Abk. SGOT; neue Bez. Aspartataminotransferase*; vgl. Serumenzyme.

Serum-Glutamat-Pyruvat-Trans|aminase *f*: Abk. SGPT; neue Bez. Alaninaminotransferase*; vgl. Serumenzyme.

Serum|gruppen (Sero-*): (engl.) *serum groups*; Serumproteine mit genet. Polymorphismus*; die Varianten (Allotypen) unterscheiden sich hinsichtl. Molekularmasse, Konfiguration, elektr. Ladung u. antigenen Eigenschaften u. werden in gruppenspezif. Systemen zusammengefasst. Der Erbgang bei ca. 20 S. ist bekannt. **Bestimmung**: mit immun. Techniken, durch Elektrophorese od. Elektrofokussierung (ggf. in Komb.) bes. i. R. der Vaterschaftsbegutachtung u. bei anthrop. Untersuchungen.

Serum|harn|stoff (↑): (engl.) *serum urea*; s. Harnstoff, Harnstoffbestimmung; vgl. Serumenzyme.

Serum|iod (↑) *n*: (engl.) *serum iodine*; im Blut zirkulierendes Iodid, organisch gebundenes (z. B. in Triiodthyronin u. Thyroxin) u. proteingebundenes Iod (s. PBI); wurde früher statt der Schilddrüsenhormone* gemessen.

Serum|kon|serve (↑) *f*: (engl.) *banked serum*; frisches od. gefriergetrocknetes (bes. lange haltbares) Blutserum; vgl. Frischplasma, gefrorenes.

Serum|krankheit (↑): (engl.) *serum sickness*; akute Immunkomplexkrankheit*, die durch eine Überempfindlichkeitsreaktion vom Arthus-Typ (Typ III der Allergie*) v. a. gegenüber artfremden (Serum-)Proteinen, Arzneimitteln (z. B. Penicilline, Sulfonamide) u. a. antigenen Substanzen verursacht wird u. meist zwischen 6. u. 12. Tag nach erstmaliger, v. a. nach wiederholter parenteraler Zufuhr insbes. hoher Antigendosen auftritt; **Sympt.**: Fieber, Lymphknotenschwellung, u. U. lokal (an der Injektionsstelle) Rötung, Ödem, Juckreiz u. evtl. Arthus-Reaktion, Vaskulitis, Arthritis, Glomerulonephritis, Polyserositis, durch Histaminfreisetzung aus Mastzellen generalisierte Urtikaria, evtl. anaphylakt. Reaktionen, z. T. mit Verbrauchskoagulopathie; entzundl. Gewebeschäden durch Ablagerung zirkulierender Immunkomplexe* mit Aktivierung von Komplement; Rückbildung der klin. Sympt. (meist innerh. 1 Woche) mit Beseitigung der Antigene v. a. durch Phagozytose der Immunkomplexe; **Ther.**: symptomat. Antihistaminika, Glukokortikoide; **Proph.**: sorgfältige Anamnese, möglichst Anw. von humanen Serumpräparaten bei Serumtherapie.

Serum|nähr|böden (↑): (engl.) *serum cultures*; Nährmedium (Bouillon u. Agar) mit Zusatz von Blutserum zur Anzucht best. Bakt., z. B. von Streptokokken, Pneumokokken, Gonokokken u. Meningokokken.

Serum, pan|ag|glutinierendes (↑) *n*: s. Panagglutination.

Serum, poly|valentes (↑) *n*: s. Antiserum.

Serum|pro|phylaxe (↑; Prophylaxe*) *f*: (engl.) *passive immunization*; Vorbeugung vor Infektionskrankheiten durch Applikation eines spezif. antiviralen, antibakt. od. antitox. Immunserums* bei infektionsgefährdeten Menschen (sog. passive Immunisierung); wiederholte Injektion von Serum derselben Tierart kann Anaphylaxie* auslösen. Heute werden möglichst nur noch menschl. Serumpräparate mit hohem Antikörpergehalt (Hyperimmunglobulin*) eingesetzt. Vgl. Schutzimpfung; Serumtherapie.

Serum|proteine (↑) *n pl*: s. Plasmaproteine.

Serum-Säure-Test (↑) *m*: Säurehämolysetest*.

Serum|therapie (↑) *f*: (engl.) *serum treatment*; Serotherapie; Behandlung infizierter Pat. mit spezif. Immunserum* bzw. (Hyper-)Immunglobulinen aus dem Blutserum immunisierter Säugetiere (heterologes Immunserum) od. Menschen (homologes Immunserum) zum Zwecke der passiven Immunisierung i. S. einer notfallmäßigen Postexpositionsprophylaxe*; im Vergleich zur aktiven Immunisierung (Schutzimpfung*) setzt die Schutzwirkung sofort, hält aber nur 2–4 Wo. an; i. R. der Behandlung von Intoxikationen wird der Begriff Antiserum verwendet; von der Serumtherapie ist die Serumprophylaxe* abzugrenzen, mit der vorbeugenden Gabe eines spezifischen Immunserums zur passiven Immunisierung bei Infektionsgefährdung. **Beispiele** für spezif. Immunseren bzw. Hyperimmunglobuline*: **1. Anaerobierimmunserum** (Pferdeserum gegen Clostridium perfringens, Clostridium septicum, Clostridium novyi, Clostridium histolyticum): lokale, intramuskuläre od. intravenöse Injektion; **2. Anti-D-Immunglobulin** (Humanpräparat): unmittelbar nach der Entbindung einer rhesusnegativen (d) Mutter von einem rhesuspositiven (D) Kind zur Immunprophylaxe einer Rhesus-Inkompatibilität (Anti*-D-Prophylaxe*) od. zur Ther. der Autoimmunthrombozytopenie; **3. Botulismusimmunserum** (Tier-, meist Pferdeserum): intramuskuläre od. intravenöse Injektion, Wiederholung nach 12–14 Std., evtl. lumbal nach Ablassen entspr. Liquormengen; **4. Diphtherieimmunserum** (Tierserum von Pferd, Rind od. Hammel); **5. Hepatitis-A-Immunglobulin** (Humanpräparat): 1 ml ≙ 160 mg Immunglobulin bzw. 200 IE Antikörper gegen Hepatitis-A-Virus (s. Hepatitis-A-Vakzine); **6. Hepatitis-B-Immunglobulin** (Humanpräparat): 1 ml des US-Standardpräparats bindet 80 000–100 000 ng Hepatitis-B-Antigen (s. Hepatitis-B-Vakzine); **7. Masernimmunglobulin** (Humanpräparat): zur Verhütung einer Infektion bis 5 Tage nach Kontakt; bei Masernlebendimpfung zur Verhütung von UAW (i. m.); **8. Milzbrandimmunserum** ad usum humanum (Rinderserum): intramuskulär od. intravenös; Erfolg unsicher; **9. Mumpsimmunglobulin** (Humanpräparat): zur Verhütung einer Infektion (Infektionskomplikation) od. als Therapieversuch einer Enzephalitis (i. m.); **10. Pertussisimmunglobulin** (Humanpräparat): zur (unsicheren) Proph. sofort nach Exposition i. m. injizieren; **11. Poliomyelitisimmunserum** (Rekonvaleszentenserum); **12. Rötelnimmunglobulin** (Humanpräparat): Sofortprophylaxe innerh. der ersten 4 Tage nach Exposition bei seronegativen Schwangeren in 1. Trimenon od. Dauerprophylaxe bei seronegativen Schwangeren (i. m.); **13. Erysipeloidimmunserum** ad usum humanum (antibakt. Pferdeserum): i. m. Injektion, u. U. wiederholen; **14.** mono- od. polyvalentes **Schlangenimmunserum** (Tier-, meist Pferdeserum): in Deutschland wichtig: Kreuzotterserum (i. v. Infusion, i. m. Injektion, u. U. wiederholen); **15. Tetanusimmunglobulin** (Humanpräparat): sofort nach Infektion bzw. Infektionsverdacht bei nichtimmunisierten Verletzten u. in den darauffolgenden Tagen, i. d. R. als Simultanimpfung* (i. m.); **16. Tollwutimmunglobulin** (Humanpräparat): bei begründetem Infektionsverdacht Simultanimpfung; evtl. mit sofortiger Umspritzung der tollwutverdächtigen Wunde; **17. Varicella-Zoster-Immunglobulin** (Humanpräparat): zur Proph. gefährdeter Personen od. von nichtimmunen Schwangeren (i. m.); weitere Serumpräparate zur Sofort-Schutzimpfung stehen für eine Reihe anderer Infektionskrankheiten (z. B. FSME*, Zytomegalie*) zur Verfügung.

Sesam|beine: (engl.) *sesamoid bones*; Ossa sesamoidea; in Sehnen, Bänder od. Gelenkkapseln eingefügte Schaltknochen; **Beispiele:** Patella, Fabella, am Metakarpophalangealgelenk des Daumens, am Metatarsophalangealgelenk der großen Zehe.

sessil (↑): (engl.) *sessile*; festsitzend, unbeweglich; z. B. sessile Makrophagen*; vgl. Phagozyten.

Setariose (-osis*) *f*: (engl.) *setariosis*; Enzephalomyelitis* od. Augenbefall durch die Larven der Filarie Setaria digitata in Ostasien u. Osteuropa bei Haustieren; Übertragung auf den Menschen möglich.

Seuche: (engl.) *epidemic*; histor. Bez. für die plötzl. Erkr. zahlreicher Menschen an einer Infektionskrankheit; s. Endemie; Pandemie; Epidemie.

Seufzer|atmung: 1. (engl.) *sigh respiration*; (physiol.) 1–2-mal pro Min. auftretender tiefer Atemzug, der durch verbesserte Füllung schlecht ventilierter Lungenbezirke die Entstehung von Atelektasen* verhindert u. die alveoläre Produktion von Surfactant* anregt; **2.** (intensivmed.) Beatmung* bei Seufzereinstellung des Respirators* zum Öffnen endexspirator. kollabierter Alveolen durch intermittierende Erhöhung von Atemzugvolumen (inspirator. Beatmungsdruck*) od. PEEP*.

SEV: Abk. für **S**ekundär**e**lektronen**v**ervielfacher; s. Photomultiplier.

Sevelamer (INN) *n*: (engl.) *sevelamer*; nichtresorbierbares Polymer; bindet Phosphat im Magen-Darm-Trakt; **Ind.:** Hyperphosphatämie bei Hämodialyse*; **Kontraind.:** Hypophosphatämie, Ileus; **UAW:** u. a. Diarrhö, Übelkeit, Bauchschmerz, Flatulenz, Kopfschmerz.

Sever-Krankheit (James W. S., orthop. Chir., Boston, 1878–1912): Apophysitis* calcanei.

Seveso-Gift (Seveso, Stadt in Italien): sog. Dioxin; s. Dioxine, TCDD.

Seveso-Richt|linien (↑): s. Störfallverordnung.

Sevo|fluran (INN) *n*: s. Inhalationsanästhetika.

Sex|chromatin (lat. sexus Geschlecht; Chrom-*) *n*: s. Geschlechtschromatin.

Sex|duktion (↑; lat. ducere führen) *f*: (engl.) *sexduction*; Austausch genet. Materials; s. F-Faktor, Sexualpilus.

Sex|faktor (↑) *m*: syn. Konjugationsfaktor*; s. F-Faktor, Sexualpilus.

Sex|pheromon (↑; Pheromone*) *n*: (engl.) *sex pheromone*; schwer lösliches Oligopeptid, das unter Stressbedingungen von einzelnen Enterokokken* der Species Enterococcus faecalis abgegeben wird u. andere Enterococcus-faecalis-Zellen zur Ausbildung einer Aggregationssubstanz anregt; mit Hilfe dieser Substanz kommt es zur Konjugation* der Bakterienzellen u. zum Austausch von Plasmiden*.

Sextanten|bi|opsie (Bi-*; Op-*) *f*: s. Prostatabiopsie.

Sexual-: Wortteil mit der Bedeutung das Geschlecht betreffend; von lat. sexualis.

Sexual|empfinden, abweichendes (↑): Sammelbez. für sexuelle Erregbarkeit (od. Nichterregbarkeit) durch Reize, die abweichen von den in einer Gesellschaft (mehr od. weniger klar) definierten, sehr versch. u. stetem Wandel unterliegenden Normen hinsichtl. sexueller Wunschvorstellungen u. Art der als erregend empfundenen körperl. u. psych. Reize. Vgl. Sexualverhalten, abweichendes.

Sexual|hormone (↑; Horm-*) *n pl*: (engl.) *sex hormones*; syn. Geschlechtshormone; Steroidhormone*, welche die Fortpflanzung regulieren u. die Ausbildung männl. u. weibl. Geschlechtsmerkmale* bewirken; **Einteilung: 1.** weibliche S.: Östrogene* u. Progesteron (s. Gestagene), gebildet v. a. in Ovar u. Plazenta, in geringer Menge in Nebennierenrinde, Hoden u. von der fetoplazentaren Einheit; **2.** männliche S.: Androgene* (bes. Testosteron), gebildet in Leydig-Zwischenzellen (Hoden), in geringer Menge auch in Ovar u. Nebennierenrinde; **3.** S. i. w. S.: Gonadotropine* u. Releasing*-Hormone; **Regulation:** Steuerung von Biosynthese u. Ausschüttung durch Rückkopplung* im Hypothalamus*-Hypophysen-System (s. Abb.). Vgl. Hormon-Rezeptoren.

Sexualität (↑): (engl.) *sexuality*; auch Geschlechtlichkeit; Bez. für eine sehr allg. u. grundlegende Äußerung des Lebens mit 3 Grundfunktionen: **1.** Fortpflanzung (reproduktiv): bei allen Lebewesen mit geschlechtl. Vermehrung; **2.** Beziehung u. Kommunikation (sozialisierend): bei Menschen, allen Primaten u. wohl der Mehrzahl der höheren Tierarten; **3.** Lustgewinn u. Befriedigung (rekreativ): bei Menschen, Menschenaffen u. anderen Primaten, bei den übrigen Tieren fraglich. Beim Menschen besteht zwischen diesen Grundfunktio-

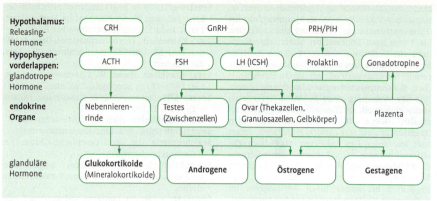

Sexualhormone: hormonale Steuerung ihrer Synthese [18]

nen eine hohe Unabhängigkeit, sie werden individuell sehr verschieden gewünscht, gestaltet u. gelebt. Als wesentl. Kriterien zur Beschreibung versch. Ausprägungsformen gelten im Allg.: Aspekte der Körperlichkeit (Genitale, Sexualreaktion u. a.), der Persönlichkeit u. des Erlebens (Befriedigung u. a.), der sexuellen Bedürfnisse (sexuelle Phantasie, sexuelle Orientierung u. a.), des sexuellen Handelns (Sexualverhalten), der biograph. Integration (sexuelle Partnerwahl u. a.), der sozialen Integration (sexuelle Rituale, Feste u. a.), der kulturellen Integration (Sexualkultur, erotische Kunst u. a.); **Störungen:** können alle Funktionen betreffen, werden durch Beratung u. Ther. behandelt (Sexualtherapie*); vgl. Erlebnisstörungen, sexuelle; Funktionsstörungen, sexuelle.

Sexual|kontakte (↑) *m pl*: (engl.) *sexual contacts*; Sammelbez. für alle Formen soziosexueller Kommunikation unter Einbeziehung (einer od. mehrerer) weiterer Personen; **Einteilung: 1.** S. mit Berührungen anderer Personen, z. B. Necking, Petting, Geschlechtsverkehr, Orogenitalkontakte, Oroanalkontakte; **2.** S. ohne direkte Berührung, z. B. Exhibitionismus, gemeinsame Masturbation, Voyeurismus. Vgl. Sexualverhalten.

Sexual|organe (↑) *n pl*: s. Genitale.

Sexual|pilus (↑; lat. pilus einzelnes Haar) *m*: (engl.) *sex pilus*; durch Konjugationsfaktoren gramnegativer Stäbchenbakterien gebildeter, aus Proteinen bestehender Fortsatz (Protoplasmaschlauch), der eine Konjugation* durch Einfangen eines kompetenten Partnerbakteriums unter Bildung einer Protoplasmabrücke einleitet; genet. Material wird über diese von der Spender- zur Empfängerzelle transferiert (sog. Sexduktion). Versch. Konjugationsfaktoren bilden unterschiedl. Sexualpili. Bakt., die Konjugationsfaktoren mit einem die Ausbildung der Sexualpili hemmenden Repressor enthalten, sind durch eine verminderte Konjugationshäufigkeit charakterisiert.

Sexual|re|aktion (↑; Re-*; lat. agere tun, vollbringen) *f*: s. Reaktionszyklus, sexueller.

Sexual|störung (↑): s. Funktionsstörungen, sexuelle; vgl. Sexualverhalten, abweichendes.

Sexual|straf|tat (↑): (engl.) *sexual offence*; Bez. für alle Verstöße gegen die sexuelle Selbstbestimmung nach Abschnitt 13 StGB; unterschieden wird zwischen Vergewaltigung*, sexuelle Nötigung*, sexuellem Missbrauch* u. Förderung sexueller Handlungen. **Gesetzl. Regelungen** schützen das Recht auf Freiheit vor sexueller Fremdbestimmung. Wegen Vergewaltigung od. sexueller Nötigung wird bestraft (§ 177 StGB), wer eine andere Person mit Gewalt, durch Drohung mit gegenwärtiger Gefahr für Leib od. Leben od. unter Ausnutzen einer Lage, in der das Opfer der Einwirkung des Täters schutzlos ausgeliefert ist, nötigt, sexuelle Handlungen des Täters od. eines Dritten an sich zu dulden od. an diesen vorzunehmen; § 177 erstreckt sich auch auf den ehelichen Verkehr. Bei **Personenkreisen**, die wegen ihres Alters od. anderer Umstände gefährdet erscheinen, greifen folgende Regelungen: **1.** Kinder (§§ 176, 176 a, 176 b StGB), d. h. Personen unter 14 Jahren, wobei hier auch Handlungen ohne direkten Körperkontakt sowie ein Einwirken auf das Opfer durch Anbieten pornograph. Schriften verboten sind; **2.** Jugendliche (§ 182 StGB), d. h. Personen unter 18 Jahren, wobei sexuelle Handlungen nur dann als missbräuchlich betrachtet werden, wenn sie unter Ausnutzung einer Zwangslage od. gegen Entgelt erreicht werden od. dadurch, dass eine Person über 21 Jahre die fehlende Fähigkeit eines Jugendlichen unter 16 Jahren zur sexuellen Selbstbestimmung ausnutzt; **3.** Schutzbefohlene (§ 174 StGB), d. h. leibliche Kinder od. Adoptivkinder unter 18 Jahren od. Personen unter 16 Jahren (im Falle eines Missbrauchs des Abhängigkeitsverhältnisses auch unter 18 Jahren), die dem Täter zur Erziehung, Ausbildung od. Betreuung anvertraut sind; **4.** Gefangene, Verwahrte, Kranke od. Hilfsbedürftige in Einrichtungen (§ 174 a StGB), d. h. Personen jeden Alters, die sich in Vollzugs- od. Behandlungseinrichtungen (auch Tageskliniken, Behindertenwerkstätten) befinden u. sich inf. eines Obhutsverhältnisses gegenüber dem Täter möglicherweise nicht ausreichend zur Wehr setzen können; **5.** widerstandsunfähige Personen (§ 179 StGB), d. h. Personen jeden Alters, die wegen Krankheit, Behinderung od. vorübergehender Beeinträchtigung des Bewusstseins nicht in der Lage sind, sich sexuellen Handlungen zu widersetzen; **6.** Personen jeden Alters, die wegen einer geistigen, seelischen od. körperlichen Krankheit od. Behinderung zur Beratung, Betreuung od. Behandlung anvertraut sind (§ 174c StGB). Außerdem können sexuelle Handlungen als Missbrauch strafbar sein, sofern sie unter Ausnutzung einer Amtsstellung (§ 174 b StGB) gegenüber Personen stattfinden, gegen die ein Verfahren eröffnet wurde, in dem der Täter eine Entscheidungsfunktion hat (Richter, Polizeibeamte, beteiligte Ärzte u. a.).

Sexual|therapie (↑) *f*: (engl.) *sex therapy*; Bez. für psychol.-therap. od. beratende Maßnahmen zur Beeinflussung von sexuellen Funktionsstörungen* (soweit diese von Betroffenen od. Partnern als behandlungsbedürftig erlebt werden) sowie von abweichendem Sexualverhalten* (sofern Leidensdruck, Zeichen sexueller Sucht od. eine Gefährdung von Beteiligten bestehen); typische sexualtherap. **Techniken**: Bearbeitung des Körperselbstbildes, selbsterkundende Masturbation, systemat. Desensibilisierung von Ängsten in der Partnerschaft, affektives Kommunikationstraining, zeitweises Koitusverbot, Trennungshilfen; u. U. psychotherap. Bearbeitung zugrunde liegender Konflikte; häufig in Form einer Paartherapie, da meist eine Beziehungsstörung zugrundeliegt.

Sexual|trieb (↑): (engl.) *sex drive*; Libido sexualis; Geschlechtstrieb; auf die sexuelle Befriedigung gerichteter Trieb*; wegen der Unschärfe des Begriffes heute zunehmend als sexuelle Motivation* bezeichnet.

Sexual|verhalten (↑): (engl.) *sexual behavior*; Begriff zur Beschreibung der sexuellen Aktivität von Menschen nach unterschiedl. (früher oft wertenden, heute zunehmend deskriptiven) **Kriterien**: 1. nach der Ausrichtung am Objekt des sexuellen Interesses (z. B. als Heterosexualität*, Homosexualität*, Fetischismus*); 2. nach der Art der gewählten Aktivität (z. B. Geschlechtsverkehr, Masturbation, Exhibitionismus, Voyeurismus); 3. nach dem Prozess der sexuellen Einzelhandlung (s. Reaktionszyklus, sexueller; Funktionsstörungen, sexuelle); 4. nach dem Auftreten sexueller Aktivität (Frequenz; kumulatives Vork. in der sexuellen Biographie; vgl. Promiskuität); 5. nach der Intensität sexueller Bedürfnisse (z. B. Hypersexualität); 6. nach dem Grad der erreichten sexuellen Befriedigung. Ausgehend von einer statist. definierten Norm des S. werden best. Abweichungen von dieser Norm als psychopathol. relevant angesehen (s. Sexualverhalten, abweichendes).

Sexual|verhalten, ab|weichendes (↑): (engl.) *sexually deviant behavior*; Sammelbez. für alle Formen des Sexualverhaltens*, die von den in einer Gesellschaft (mehr od. weniger klar) definierten, sehr versch. u. stetem Wandel unterliegenden Normen hinsichtl. Art der Handlung, Partnerwahl u. Durchführung abweichen; meist Ausdruck eines abweichenden Sexualempfindens*, stellt eine im Triebziel eingeengte spezialisierte Form sexuellen Handelns bei prinzipiell ungestörter Funktion dar; **Formen**: s. Devianz; Paraphilie; Perversion; **Urs.**: individuell sehr unterschiedlich, oft nicht bestimmbar; **Folgen**: sozial (Diskriminierung, Strafverfolgung, soziale Isolation) u. individuell (Schuldgefühle, Selbstbeschädigung, Depression, Partnerschaftskonflikte u. a.); **Ther.**: ggf. Sexualtherapie*.

Sexual|zentrum (↑) *n*: (engl.) *sex-behavior center*; im Hypothalamus* gelegenes, für die Steuerung der Sexualfunktionen wichtiges hypophysennahes Gebiet des Tuber* cinereum; seine Nervenendigungen haben Kontakt mit dem Pfortadersystem der Hypophyse u. erhalten steuernde Signale u. a. aus dem übergeordneten limbischen System; Bildungsort von Releasing*-Hormonen, die die Gonadotropine* steuern. Vgl. Genitalzentren.

Sézary-Syn|drom (Albert S., Dermat., Paris, 1880–1956) *n*: (engl.) *Sézary syndrome*; seltenes, bei Erwachsenen auftretendes generalisiertes, reifzelliges T-Zell-Non-Hodgkin-Lymphom unbekannter Ätiol. mit langsamem Beginn, chronisch-rezidivierendem u. präterminal oft aggressivem Verlauf; **Klin.**: generalisierte, livide Erythrodermie* mit Schuppung, Lymphadenopathie, diffuse Hyperkeratose (v. a. palmoplantar u. subungual), Alopezie, Onychodystrophie u. starker Pruritus; auffallend ist eine entzündl. ödematöse Infiltration der Gesichtshaut (ähnl. einer Facies leonina). **Diagn.**: histol. epidermotropes Infiltrat der Haut mit großen u. kleinen Lutzner*-Zellen (auch im peripheren Blut); massive Lymphozytose; CD4/CD8 ratio >8 : 1, molekularbiol. Klonnachweis in Blut u. Haut; **DD**: andere primäre u. sekundäre Erythrodermien. **Ther.**: s. Mycosis fungoides; **Progn.**: i. d. R. keine kurative Ther. möglich.

Sézary-Zellen (↑; Zelle*): Lutzner*-Zellen.

sezernieren (lat. secernere): (engl.) *to secrete*; absondern.

sezieren (lat. secare schneiden): (engl.) *to dissect*; kunstgerechtes Öffnen einer Leiche; vgl. Sektion.

SF-Nähr|boden: Kurzbez. für **S**treptococcus-**f**aecalis-Nährboden; (engl.) *Enterococcus faecalis medium*; Spezialmedium zur Differenzierung von Enterokokken*.

S-Form: 1. (bakteriol.) Abk. für (engl.) *smooth*; Glattform der Bakt.; s. Antigenwechsel; 2. (biochem.) Abk. für (lat.) *sinister*; s. Isomerie.

SFT: Abk. für **S**abin-**F**eldman-**T**est; s. Serofarbtest.

SGA: Abk. für (engl.) *small for gestational age*; s. Mangelgeborenes.

SGB: Abk. für **S**ozial**g**esetz**b**uch*.

SGOT: Abk. für **S**erum-**G**lutamat-**O**xalacetat-**T**ransaminase; s. Aspartataminotransferase.

SGPT: Abk. für **S**erum-**G**lutamat-**P**yruvat-**T**ransaminase; s. Alaninaminotransferase.

Shah-Waardenburg-Syn|drom *n*: s. Waardenburg-Syndrom.

Shaldon-Katheter (Katheter*) *m*: (engl.) *Shaldon's catheter*; großlumiger Doppellumenkatheter (Länge ca. 35 cm) für die Hämodialyse*, der nach der Seldinger*-Methode z. B. in die V. subclavia, V. jugularis interna od. V. femoralis eingeführt u. bis in die V. cava vorgeschoben wird (vgl. Venenkatheter, zentraler); **Ind.**: akut erforderl. Hämodialyse (Single*-needle-Methode), Funktionsausfall eines Shunts* zur Hämodialyse.

Sharpey-Fasern (William Sh., Anat., Edinburgh, London, 1802–1880): (engl.) *Sharpey's fibres*; vom Periost in die Grundsubstanz des Knochens eintretende kollagene Bindegewebefasern; bes. am Ansatz von Bändern u. Sehnen. Der Zahn ist durch

S.-F., die von der Alveolarwand in den Zement einstrahlen, federnd in der Alveole aufgehängt.

Sharp-Syn|drom (Gordon C. Sh., amerikan. Int.) *n*: (engl.) *mixed connective tissue disease* (Abk. MCTD); Überlappungssyndrom mit Sympt. versch. Kollagenosen*, v. a. Arthralgie, Arthritis, Hand- u. Fingerschwellung, sekundärem Raynaud-Syndrom, Sklerodaktylie, Hautveränderung, Schluckbeschwerden, proximale Myositis; in 80–90% Lungenbeteiligung mit Pleuritis, diffusen interstitiellen Infiltraten, Vaskulitis u. pulmonaler Hypertonie; selten zerebrale u. renale Störungen; Gynäkotropie 9:1; **Klin.** u. **Diagn.:** Diagnosekriterien: s. Tab.; hoher Titer von antinukleären Antikörpern* (v. a. Anti-U1-RNP-Antikörper); **Ther.:** Glukortikoide, Immunsuppressiva.

Sharp-Syndrom Diagnosekriterien	
1.	Nachweis von Anti-U1-RNP-Antikörpern (Titer ≥1:10 000)
2.	klinische Manifestation mindestens zweier Systemerkrankungen
3.	mindestens drei der folgenden Hauptsymptome: Raynaud-Syndrom Sklerodermie geschwollene Hände proximale Muskelschwäche Synovitis

sharp waves (engl. spitze Wellen): s. EEG.

SHBG *n*: Abk. für (engl.) *sex hormone binding globuline*, sexualhormonbindendes Globulin; vorwiegend in der Leber synthetisiertes Plasmaprotein der Betaglobulinfraktion (M_r 52 000), das ca. 70–80% der im Blut zirkulierenden Sexualhormone* bindet; nur freies, d. h. ungebundenes, Testosteron ist biol. aktiv (1–2% des Testosterons im Serum; 30% werden mit hoher Affinität an SHBG gebunden, der verbleibende Anteil ist locker mit versch. Serumproteinen assoziiert). Aus der Bestimmung von SHBG u. Gesamt-Testosteron im Serum kann der Spiegel an freiem Testosteron errechnet werden. Beim alternden Mann nimmt der Spiegel an SHBG i. d. R. zu u. damit der an freiem, biol. aktivem Testosteron ab.

Sheehan-Syn|drom (Harold L. Sh., amerikan. Pathol., 1900–1988) *n*: Hypophysenvorderlappen*-Insuffizienz nach der Geburt inf. starken Blutverlusts mit Schock u. konsekutiver anäm. Hypoxie i. R. geburtshilflicher Komplikationen, z. B. Atonia* uteri.

SH-En|zyme (Enzyme*) *n pl*: (engl.) *thiol enzymes*; Enzyme* u. Enzymkomplexe, deren katalyt. Aktivität von freien Sulfhydryl-(SH)-Gruppen abhängt (vgl. Thiole), z. B. Dehydrogenasen, Hydrolasen, gruppenübertragende Enzyme; Inaktivierung von SH-E. durch SH-Reagenzien (Iodacetat, Disulfide, Ellmans Reagenz, Arsen- u. Quecksilberverbindungen).

Sherman-Kriterien (Henry C. S., amerikan. Biochem., 1875–1955) *n pl*: (engl.) *Sherman's criteria*; Kriterien zur Identifizierung von Enterokokken* (Enterococcus faecalis); bakterielles Wachstum bei 10 °C u. 45 °C u. einem NaCl-Gehalt von 6,5% u. in Bouillon mit pH 9,6; Resistenz gegen 40% Galle, Wachstum bei Reduktion u. Gerinnung von Lackmus-Milch sowie Säurebildung aus Mannitol, Sorbitol u. Glycerol.

Sherren-Drei|eck (James Sh., Chir., London, 1872–1945): (engl.) *Sherren's triangle*; von Nabel, Symphyse u. re. Spina iliaca ant. sup. gebildetes Dreieck, in dem diagn. wichtige Druckschmerzpunkte bei Appendizitis* (Abb. 2 dort) lokalisiert sind.

Sherrington-Gesetz (Sir Charles S., Physiol., Oxford, 1857–1952): **1.** (engl.) *Sherrington's law*; jedes Dermatom* wird aus 2–3 benachbarten spinalen Segmenten* innerviert, wobei sich die Innervationsbezirke der sensiblen Spinalnervenwurzeln teilweise überlagern; **2.** Gesetz der reziproken Innervation; Aktivierung der Motoneurone der Agonisten bei gleichzeitiger Hemmung der Motoneurone der Antagonisten.

SHI: Abk. für *s*emisynthetisches *H*uman*i*nsulin*.

Shigella (Kiyoshi Shiga, japan. Bakteriol., 1870–1957) *f*: (engl.) *Shigella*; Gattung gramnegativer, aerober, unbewegl. Stäbchenbakterien der Fam. Enterobacteriaceae* (vgl. Bakterienklassifikation); genet. eng verwandt mit Escherichia; Err. von Shigellose* (Dysenterie); **Charakteristika:** plumpe, sporenlose Stäbchen; keine Milchzuckervergärung, Säurebildung ohne Gasbildung, Endotoxinbildung, einige Species bilden zusätzlich Exotoxine (Neurotoxin, Zytotoxin; sog. Shigatoxin); keine H-Antigene; **Einteilung:** serol. in 4 Species (Gruppen): **Gruppe A, S. dysenteriae:** 10 Serovarianten; verbreitet v. a. in Tropen u. Subtropen; Serovariante 1 (Shiga-Kruse-Bakterium) bildet Exotoxin (Neurotoxin) u. führt meist zu schweren Krankheitsbildern; Serovariante 2 (S. ambigua, Schmitz-Bakterium, ebenfalls Exotoxinbildner) führt zu leichteren Verläufen. **Gruppe B, S. flexneri** (S. paradysenteriae): weltweit verbreitet; 6 Serovarianten; kein Exotoxin; Erkr. verlaufen im Allg. leichter als die der Gruppe A. **Gruppe C, S. boydii:** Verbreitung v. a. in Vorderasien u. Nordafrika; 15 Serovarianten; Erkr. sind selten u. durch leichten Verlauf charakterisiert. **Gruppe D, S. sonnei** (Kruse-Sonne-Gruppe): in Mitteleuropa der (v. a. bei Kindern) am häufigsten vorkommenden Shigellen; 2 Serovarianten, die kein Exotoxin bilden; Err. der flüchtigen u. harmlosen sog. Sommerdiarrhö; **Epidemiol.:** Mensch ist das einzige Erregerreservoir; Übertragung über fäkal-orale Kontaktinfektion, kontaminiertes Wasser bzw. Lebensmittel; Verbreitung durch Fliegen; epidemische Ausbreitung unter schlechten hygienischen Bedingungen; **Nachw.:** Kultivierung der Err. aus Stuhlproben in Elektivnährböden (z. B. MacConkey-Agar) nach Transport im Medium mit 30% Glycerol in 0,6%iger Kochsalzlösung; Bunte* Reihe; Bestimmung des Serotypus mit spezif. Antiseren; serol. Antikörpernachweis von geringer Bedeutung. Eine überstandene S. hinterlässt gegen Err. des gleichen Typs eine gewisse Immunität.

Shigellen-Dys|enterie (↑; Enter-*) *f*: Shigellose*.

Shigellose (↑; -osis*) *f*: (engl.) *shigellosis*; syn. Shigellen-Dysenterie, Shigellose; anzeigepflichtige Infektionskrankheit, die durch Bakt. der Gattung Shigella* verursacht wird u. hauptsächlich den Dickdarm befällt; **Übertragung:** fäkal-oral, durch direkten Kontakt von Mensch zu Mensch u. Aufnahme der Bakt. mit kontaminiertem Trinkwasser od. anderen Lebensmitteln; **Epidemiol.:** s. Shigella*. **Inkub.:** 12–96 Std.; infektiös während der Erkr. u. solange Ausscheidung mit dem Stuhl (bis zu 1–4 Wo.); **Path.:** Err. gelangen in den Darm, dringen in die Schleimhaut ein u. verursachen durch zytotox. Verotoxine katarrhalisch-ulzeröse Schleimhautveränderungen bis zu tiefer Geschwürbildung. Sog. toxische Shigella (Shigella dysenteriae Gruppe A) bilden ein Exotoxin (Shiga-Toxin 1), das zu schweren tox. Krankheitsbildern (Kreislaufinsuffizienz, zentralnervöse Intoxikation u. a.) führen kann. Die in Europa häufigeren Shigellen der Gruppen B, C u. D bilden das Shiga-Toxin 1 nicht, so dass die durch sie bedingten Erkr. weniger akut u. leichter verlaufen. **Klin.:** 1. toxische S.: plötzl. Beginn mit Fieber, Appetitlosigkeit, Abgeschlagenheit, Bauchkrämpfe (Koliken); häufiges Erbrechen u. sehr zahlreiche blutig-schleimige, durchfallartige Stühle mit heftigen Tenesmen; Exsikkose (hypertone Dehydratation*) u. Schock* durch den raschen Wasser- u. Mineralverlust sowie die Einschwemmung von Toxinen ins Blut; evtl. zentralnervöse Sympt. (Meningismus, Krämpfe, Apathie: typhöses Bild); bei Säuglingen u. Kindern entsteht das Bild einer foudroyanten Toxikose. 2. leichtere Verlaufsform: meist auch plötzl. Beginn mit Fieber, Erbrechen, Tenesmen u. blutig-schleimigen Durchfällen; tox. Erscheinungen weniger ausgeprägt; Kollaps u. zentralnervöse Sympt. nur in seltenen Fällen; **Kompl.:** Darmperforation kann die Progn. sehr verschlechtern; extraintestinale Kompl. eines hämolytisch-urämischen Syndroms durch Shiga-Toxine A u. B von Shigella dysenteriae Serovar 1 in seltenen Fällen (1–3 %); Gelenkschmerzen nach Abklingen der akuten Erkr. werden als reaktiv gedeutet; sie verschwinden meist spontan. Postinfektiöse Arthritis (v. a. in Zus. mit Shigella flexneri od. als Reiter-Krankheit) ist selten. Evtl. chron. Verlaufsform im Anschluss an die akute Sympt. mit Durchfällen u. Veränderung der Schleimhaut von Colon u. Rektum. **Diagn.:** Erregernachweis aus frischen Stuhlproben od. frisch entnommenen Rektalabstrichen; **Ther:** aufgrund der hohen Infektiosität wird eine Behandlung mit Antibiotika (z. B. Chinolone* od. Trimethoprim-Sulfamethoxazol) generell empfohlen; oraler od. parenteraler Flüssigkeits- u. Elektrolytersatz; **Progn.:** bei leichten Verlaufsformen relativ günstig; Rekonvaleszenz u. Bakterienausscheidung selten länger als 3 Mon.; bei klin. schweren Formen Letalität bis 10 %.

Shirodkar-Operation (Vithalrao N. Sh., Gebh., Gyn., Indien, 1899–1971) *f*: s. Cerclage.

Shivering (engl. to shiver zittern) *n*: (anästh.) Bez. für früh postoperativ auftretendes unwillkürl. Muskelzittern (lokal od. generalisiert) nach Narkose* od. Regionalanästhesie*; cave: konsekutiv erhöhter Sauerstoffverbrauch; **Urs.:** meist akzidentelle Hypothermie* (Kältezittern), aber auch Fieber, Schmerz od. best. Anästhetika (z. B. Isofluran); **Ther.** u. **Proph.:** 1. spezif.: Beseitigung mögl. Urs. (Hypothermie: s. Narkose); 2. unspezif.: v. a. Clonidin* u. Pethidin*.

Shoemaker-Linie (Jan Sh., Chir., Den Haag, 1871–1940): (engl.) *Shoemaker's line*; Verbindung zwischen Spina iliaca anterior superior u. oberem Rand des Trochanter major (s. Abb.); in der Verlängerung normalerweise zum Nabel od. darüber zielend, bei Trochanterhochstand darunter.

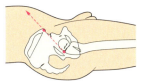

Shoemaker-Linie

Shôshin (jap.) *n*: (engl.) *shoshin*; akute kardiovaskuläre Insuffizienz bei Beriberi*; meist tödlich.

Shouldice-Operation *f*: (engl.) *Shouldice repair*; Form der konventionellen Hernioplastik* (Abb. 1 dort) bei Leistenhernie* unter Doppelung der zuvor gespaltenen Aponeurose des M. transversus abdominis zur Verhinderung von Rezidiven; vgl. Bassini-Operation.

Shprintzen-Syn|drom (Robert J. S., amerikan. Genet.) *n*: DiGeorge*-Syndrom.

Shrapnell-Membran (Henry J. Sh., Anat., Chir., London, 1761–1841; Membran*) *f*: (engl.) *Shrapnell's membrane*; syn. Pars flaccida membranae tympanicae; der kleine, schlaffe Teil des Trommelfells oberhalb des Hammervorsprungs.

SHT: Abk. für **S**chädel**h**irn**t**rauma*.

Shulman-Syn|drom (Lawrence E. S., amerikan. Rheumatologe, 1919–2009) *n*: eosinophile Fasziitis*.

Shunt (engl. Nebenschluss, Weiche) *m*: Kurzschlussverbindung zwischen Blutgefäßen bzw. Gefäßsystemen (z. B. aus dem großen in den kleinen Blutkreislauf* als Links-Rechts-S. u. umgekehrt als Rechts-Links-S.); Liquorshunt: s. Ventrikeldrainage; **Einteilung:** 1. physiol. S.: v. a. über Bronchialvenen, pulmonale arteriovenöse Anastomosen u. Vv. cardiacae minimae (anat. extraalveolärer S.), über die nicht arterialisiertes Blut als venöse Beimischung neben nur gering arterialisiertem Blut aus wenig belüfteten Lungenbezirken (intrapulmonaler alveolärer S.) in den großen Kreislauf gelangt (ca. 2–5 % des HZV); vgl. Anastomose, arteriovenöse; **2.** pathol. S.: z. B. bei **a)** angeborenen Herzfehlern*, in Abhängigkeit von den kardiovaskulären Druckverhältnissen als Links-Rechts-, Rechts-Links- od. (vorübergehend) gekreuzt als Pendel-Shunt*; vgl. Hypertonie, pulmonale (Tab. dort); **b)** arteriovenöse Aneurysma*; vgl. Fistel, arteriovenöse; **3.** op. angelegter S.: **a)** (gefäßchir.) z. B. Shunt* zur Hämodialyse, portosystemischer Shunt*; **b)** (herzchir.) bei angeb. Herzfehler, z. B. aortopulmonal durch modifizierte Blalock*-Taussig-Operation od. ventrikulopulmonal durch Sano*-Shunt.

Shunt, arterio|venöser (↑) *m*: s. Shunt.

Shunt-Bilirubin

Shunt-Bili|ru|bin (↑; Bili-*; lat. ruber rot) *n*: s. Shunt-Hyperbilirubinämie.

Shunt-Hyper|bili|ru|bin|ämie (↑; Hyper-*; Bili-*; lat. ruber rot; -ämie*) *f*: (engl.) *shunt hyperbilirubinemia*; sehr seltene, fam. gehäuft auftretende vermehrte Bildung indirekten Bilirubins* durch vorzeitigen Abbau von Erythrozytenvorstufen im Knochenmark; Vermehrung der Retikulozyten bei normaler Erythrozytenlebensdauer im Blut. Vgl. Ikterus.

Shunt|in|fektion (↑; Infekt-*) *f*: (engl.) *shunt infection*; Entz. eines implantierten Shunts (z. B. Shunt* zur Hämodialyse od. eines ventrikulojugulärer Shunts); **Err.:** meist Staphylokokken (ca. 80 %); **Ther.:** lokal antisept., system. Antibiotika; ggf. Entfernung des Kunststoffshunts; **Kompl.:** thrombot. Shuntverschluss, Sepsis, Gefäßruptur.

Shunt|nephritis (↑; Nephr-*; -itis*) *f*: Herdnephritis*.

Shunt, peri|toneo|venöser (↑) *m*: (engl.) *peritoneovenous shunt*; op. hergestellte Verbindung zwischen Bauchraum u. V. cava sup. zur Behandlung des therapierefraktären Aszites*; Ergebnisse unbefriedigend durch vorzeitigen Shuntverschluss, Infektion u. Gefahr der Verbrauchskoagulopathie*. Vgl. Denver-Shunt; LeVeen-Shunt.

Shunt, porto|kavaler (↑) *m*: s. Shunt, portosystemischer (Tab. dort).

Shunt, porto|systemischer (↑) *m*: (engl.) *portosystemic shunt*; interventionell radiol. od. gefäßchir. (nur noch selten indiziert) angelegte Kurzschlussverbindung zwischen V. portae hepatis u. ihren Ästen u. der V. cava; **Ind.:** Druckentlastung bei portaler Hypertension* u. Blutung aus Ösophagus- od. Fundusvarizen (s. Ösophagusvarizenblutung); therapierefraktärer Aszites; **Formen:** s. Tab.; s. Abb.; **Kompl.:** hepat. Enzephalopathie, Shuntinsuffizienz, Rezidivblutungen; **Progn.:** abhängig vom Grad der Leberinsuffizienz.

Shunt, spleno|renaler (↑) *m*: s. Shunt, portosystemischer (Tab. dort).

Shunt, trans|jugulärer intra|hepatischer porto|systemischer (↑) *m*: (engl.) *transjugular intrahepatic*

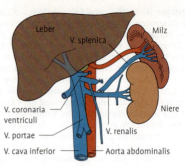

Shunt, portosystemischer: distale splenorenale Anastomose nach Warren

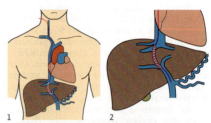

Shunt, transjugulärer intrahepatischer portosystemischer: 1: Einbringung eines Stents; 2: Aufweitung

portosystemic shunt; Abk. TIPS; syn. transjugulärer intrahepatischer portosystemischer Stent-Shunt (Abk. TIPSS); i. R. der interventionellen Radiologie bzw. Hepatologie angelegte Verbindung zwischen portalem u. system. Kreislauf zur Drucksenkung bei portaler Hypertension* (s. Abb.); Zugang über V. jugularis interna unter röntg. u. sonograph. Kontrolle mit Einlage eines Stents* zwischen dem gestauten portalvenösen Ast u. der ableitenden Lebervene; **Ind.:** Rezidivprophylaxe bei Blutungen aus Ösophagusvarizen*, Fundusvarizen*, portal

Shunt, portosystemischer	
Shuntform	Anastomose zwischen
komplette Shunts	
transjugulärer intrahepatischer portosystemischer Shunt (TIPS)	Implantation eines Stents zwischen Lebervene und gestautem intrahepatischem portalvenösem Ast
portokavaler Shunt	Stamm der V. portae und V. cava inferior (End-zu-Seit, selten Seit-zu-Seit)
portokavaler Shunt mit Arterialisation der Leber	Stamm der V. portae und V. cava inferior; zusätzlich A. iliaca und Stumpf der abgesetzten V. portae durch Gefäßtransplantat
mesenterikokavaler Shunt (H-Shunt, Clatworthy-Operation)	V. mesenterica superior und V. cava inferior durch Interposition einer Gefäßprothese
zentraler splenorenaler Shunt (nach Linton oder Cooley)	V. splenica und V. renalis sinistra (End-zu-Seit oder Seit-zu-Seit)
inkomplette Shunts	
peripherer splenorenaler Shunt (Warren-Shunt)	V. splenica und V. renalis sinistra (End-zu-Seit, Ligatur der V. coronaria ventriculi)
koronariokavaler Shunt	V. coronaria ventriculi und V. cava inferior

hypertensiver Gastropathie*, therapierefraktärer Aszites*; **Kompl.**: hepatische Enzephalopathie*. Vgl. Shunt, portosystemischer.

Shunt|umkehr (↑): (engl.) *shunt reversal*; Umkehrung der Strömungsrichtung innerh. eines Shunts* durch Änderung der Druckverhältnisse; z. B. bei Eisenmenger*-Reaktion.

Shunt, ventrikulo|atrialer (↑) *m*: Kurzbez. VA-Shunt; s. Ventrikeldrainage.

Shunt, ventrikulo|peritonealer (↑) *m*: Kurzbez. VP-Shunt; s. Ventrikeldrainage.

Shunt|volumen (↑; Volumen*) *n*: (engl.) *shunt volume*; Bez. für das Blutvolumen, das pro Zeiteinheit durch einen Shunt* fließt; **Bestimmung:** Echokardiographie*, Herzkatheterisierung*.

Shunt zur Hämo|dia|lyse (↑; Häm-*; Dia-*; Lys-*) *m*: (engl.) *hemodialysis shunt*; op. als subkutane arteriovenöse Fistel* angelegte Kurzschlussverbindung zwischen einer gut zugängl. Extremitätenarterie u. -vene, die eine ausreichende Blutentnahme für den zur Durchführung einer Hämodialyse* erforderl. extrakorporalen Blutkreislauf ermöglicht; **Formen:** 1. native Shuntanlage: gefäßchir. Anastomosierung der A. radialis mit der V. cephalica am distalen Unterarm (Brescia-Cimino-Fistel); ein analoges op. Vorgehen ist in der Ellenbeuge (Vena-cephalica-, Vena-basilica-Fistel) u. am Oberschenkel möglich (Saphenaschlinge); **2.** Shuntanlage unter Verwendung von Kunststoff-Gefäßprothesen mit Polytetrafluorethylen zur Gefäßüberbrückung bei schlecht ausgebildeten od. thrombosierten Gefäßen; **Kompl.:** Blutung, thrombot. Shuntverschluss, Shuntinfektion*, Steal-Phänomen (kalte Hände, Hautveränderungen, Gefühlsstörungen, Infektion, Fingernekrosen; **Ther.:** DRIL*, PAI*), Aneurysmabildung. Vgl. Gefäßtransplantation; Shaldon-Katheter.

Shute-Zange (Wallace B. S., Gyn., Kanada, 1911–2001): (engl.) *Shute's forceps*; Geburtszange* (sog. Parallelzange), die sich durch leichte Anpassung an jede Form u. Größe des Kopfs sowie durch verminderten biparietalen Druck auszeichnet.

Shwachman-Diamond-Syn|drom (Harry Sh., Päd., Boston, 1910–1986; Louis K. D., Hämatol., Päd., Boston, 1902–1999) *n*: (engl.) *Shwachman-Diamond syndrome*; seltene (mehr als 100 Fälle), autosomal-rezessiv erbliche Erkr. (Genlocus 7q11, Mutationen im SBDS-Gen) mit exokriner Pankreasinsuffizienz, Neutropenie, Thrombozytopenie u. Anämie, ferner in über der Hälfte der Fälle Kleinwuchs u. metaphysäre Dysostosen; Beginn der Erkr. meist bereits im Säuglingsalter.

Shwartzman-Sanarelli-Phänomen (Gregory Sh., Bakteriol., New York, 1896–1965; Giuseppe S., Serol., Rom, 1864–1940) *n*: s. Sanarelli-Shwartzman-Phänomen.

Shy-Drager-Syn|drom (George M. Sh., Neurol., Philadelphia, 1919–1967; Glenn A. D., Urol., Houston, 1917–1967) *n*: (engl.) *Shy-Drager syndrome*; veraltete Bez. für Multisystematrophie* mit orthostat. Hypotonie, Impotenz, Blasendysfunktion u. z. T. Parkinson-Syndrom.

Si: chem. Symbol für Silicium*.

SIADH: Abk. für **S**yndrom* der **i**nadäquaten **ADH**-Sekretion.

Sial-: Wortteil mit der Bedeutung Speichel; von gr. σίαλον.

Sial|adenitis (↑; Aden-*; -itis*) *f*: Entzündung der Speicheldrüsen*.

Sialadenose (↑; -osis*) *f*: (engl.) *sialosis*; nicht entzündl. chron. Erkr. der Speicheldrüsen* mit schmerzloser, meist beidseitiger Schwellung der betroffenen Drüsen (meist Glandula parotidea) u. Sekretionsstörung; **Histol.:** prall mit Sekretgranula gefüllte Drüsenzellen; **Urs.:** endokrin (Diabetes mellitus, Klimakterium, Nebennierenrindendysfunktion), dystrophisch-metabolisch (z. B. Fehlod. Mangelernährung, Leberzirrhose), neurogen (Dysfunktion des vegetativen Nervensystems); **Diagn.:** Sonographie; **Ther.:** Behandlung der jeweiligen Grunderkrankung; evtl. op. Drüsenverkleinerung od. -entfernung. Vgl. Mikulicz-Krankheit I; Sjögren-Syndrom.

Sial|agoga (↑; -agoga*) *n pl*: Speichelfluss anregende Mittel, z. B. Bitterklee, Parasympathomimetika.

Sial|endo|skopie (↑; End-*; -skopie*) *f*: (engl.) *sialoendoscopy*; Endoskopie* der Ausführungsgänge von Glandula parotidea u. Glandula submandibularis, ggf. zum endoskop. Entfernen von Sialolithen od. Stenosen bei Sialolithiasis* bzw. Gangstenosen; **Verf.:** nach Bougierung* des Ductus* submandibularis od. Ductus* parotideus Einführen eines Mikroendoskops (sog. Sialendoskop); Entfernen der Steine aus den Speichelgängen mit Zange od. Schlinge ggf. nach intrakorporaler Zertrümmerung des Konkrements durch Ho(Holium):YAG-Laser.

Sialidasen *f pl*: Neuraminidasen*.

Sialidose (Sial-*; -osis*) *f*: (engl.) *sialidosis, neuraminidase deficiency*; syn. Neuraminidasemangel, Sialidasemangel; autosomal-rezessiv erbl. Speicherkrankheit mit lysosomaler Anhäufung neuraminsäurehaltiger Oligosaccharide inf. defekter Neuraminidase* (Genlocus 6p21.3); **Formen:** 1. Typ I, unterteilt in juvenile u. adulte Form; 2. Typ II (syn. Mukolipidose Typ I, Lipomukopolysaccharidose), unterteilt in infantile u. juvenile Form; frühere Manifestation u. schwererer Verlauf als Typ I; **Klin.:** Hydrops fetalis (bei frühinfantiler Verlaufsform), Gesichtsveränderungen wie bei Mukopolysaccharid*-Speicherkrankheiten (nur bei spätinfantiler bzw. juveniler Verlaufsform), Hepatosplenomegalie, Dysostose, kirschroter Fleck am Augenhintergrund (Makuladegeneration bei juveniler u. adulter Verlaufsform), unterschiedl. ausgeprägter Intelligenzabbau (je nach Manifestationsalter), progressive Myoklonien; **Diagn.:** Pränataldiagnostik* möglich; **Ther.:** bisher nicht möglich; vgl. Neuraminsäure-Speicherkrankheit; Mukolipidosen.

Sialin|säuren *f pl*: s. Neuraminsäure.

sialo|gen (Sial-*; -gen*): den Speichelfluss anregend.

Sialo|graphie (↑; -graphie*) *f*: (engl.) *sialography*; selten angewendetes Verf. der Röntgenkontrastuntersuchung des Gangsystems einer Speicheldrüse (z. B. Glandula parotidea, Glandula submandibularis) durch retrograde Füllung; weitgehend durch Sonographie u. MRT ersetzt; **Ind.:** Diagn. u. Verlaufskontrolle bei chron. Entz. mit Steinbildung,

Sialolithiasis

Fremdkörper, Tumor (Ausdehnung hinsichtlich N. facialis).

Sialo|lithiasis (↑; Lith-*) *m pl:* (engl.) *sialolithiasis;* Speichelsteinleiden; Sekretionsstörung der Speicheldrüsen wahrscheinlich inf. Dyschylie* mit Entstehung von Mikrolithen u. Speichelsteinen (sog. **Sialolithen**) aus Calciumphosphat od. -carbonat; entsteht, wenn Sialolithen die Ausführungsgänge einer Speicheldrüse partiell od. vollständig verlegen; **Lok.:** 80 % im Gangsystem der Glandula submandibularis, 20 % in der Glandula parotidea; **Sympt.:** intermittierend, v. a. beim Essen auftretende Schmerzen u. Schwellung der Drüse bei vermehrter Speichelsekretion, evtl. mit sekundär obstruktiver Sialadenitis; **Diagn.:** enorale Palpation, Sondierung der Drüsenausführungsgänge, Sonographie, Röntgendiagnostik, in Einzelfällen Sialographie, Sialo-MR (s. Abb.); **Ther.:** 1. Glandula submandibularis: bei Lok. im vorderen Teil der Ausführungsgänge op. Schlitzinzision des Gangs; evtl. Lithotripsie*, Erfolgsrate 60–70 %; bei tieferliegenden Sialolithen Sialendoskopie*; in ≤5 % der Fälle Exstirpation der Speicheldrüse; 2. Glandula parotidea: Lithotripsie, Sialendoskopie, in Einzelfällen Parotidektomie.

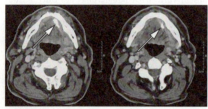

Sialolithiasis: Speichelsteine (Pfeil) in der Glandula submandibularis [100]

Sialome (↑; -om*) *n pl:* s. Speicheldrüsentumoren.
Sialor|rhö (↑; -rhö*) *f:* Ptyalismus*.
Sial|urie (↑; Ur-*) *f:* (engl.) *sialuria;* Glykoproteinosen mit Speicherung u. vermehrter Ausscheidung von freier N-Acetylneuraminsäure (Abk. NANA) mit dem Urin; **Formen: 1.** S. (auch franz. Typ der S., engl. sialuria, French type of sialuria): seltener, autosomal-dominant erbl. Stoffwechseldefekt inf. fehlerhafter Hemmung der zytoplasmatischen UDP-N-Acetylglukosamin-2-Epimerase (Genlocus 9p12-p11); **Klin.:** Manifestation wenige Mon. nach der Geburt bzw. in den ersten Lj. mit Hepatosplenomegalie, Anämie, Rachitis, groben Gesichtszügen, körperl. u. psychomotor. Retardierung geringer Progredienz sowie Krämpfen; **2.** infantile Form der S. (engl. infantile form of sialuria, infantile sialic acid storage disorder): autosomal-rezessiv erbl. lysosomale Transportstörung für NANA (Genlocus 6q14-q15); **Klin.:** Manifestation bereits vor der Geburt als Hydrops fetalis, neonatal mit Aszites, Hepatomegalie u. Gesichtsdysmorphie, später deutl. Wachstumsretardierung, muskuläre Hypotonie, Hypopigmentierung, Osteopenie; Lebenserwartung bis 42 Mon.; **3.** finnischer Typ der S. (syn. Salla-Krankheit, auch adulte Form der S., engl. Finnish type of sialuria, Salla disease): allele Mutationen der infantilen Form der Sialurie (Genlocus 6q14-q15); **Vork.:** v. a. in Finnland; **Klin.:**

verzögerte psychomotor. Entwicklung meist erst im Kindesalter, Abbau erlernter Fähigkeiten, Ataxie, Vergröberung des Gesichts, im Erwachsenenalter schwere geistige Retardierung, Ataxie u.Krämpfe; **Diagn.:** Pränataldiagnostik* (Amniozentese) möglich; **Ther.:** unbekannt; vgl. Neuraminsäure-Speicherkrankheit, Sialidose.

SI-Basis|einheiten: s. Basiseinheiten.
sibilans (lat. sibilare pfeifen, zischen): pfeifend; z. B. Rhonchi sibilantes (Rasselgeräusche).
Sibson-Muskel (Musculus*) *m:* Musculus* scalenus minimus.
Sibutramin (INN) *n:* (engl.) *sibutramine;* Appetitzügler* (ursprüngl. Antidepressivum); **Wirkungsmechanismus:** Hemmung der Wiederaufnahme von Serotonin u. Noradrenalin; **Ind.: 1.** BMI ≥30 kg/m^2 (Adipositas*); **2.** Übergewicht mit BMI >27 kg/m^2 bei zusätzl. mind. 1 kardiovaskulären Risikofaktor (z. B. Diabetes mellitus Typ 2, Fettstoffwechselstörung); **UAW:** Hypertonie, Tachykardie, Schlafstörungen, Kopfschmerz, Schwindel, Obstipation, Mundtrockenheit. Vgl. Antiadiposita; Serotoninwiederaufnahme-Hemmer.
Sicca-Syn|drom *n:* Bez. für Trockenheit der Mundhöhle u. Augen, z. B. bei Sjögren*-Syndrom, endogener Depression, Hypertriglyceridämie, Diabetes mellitus, Sarkoidose, nach Strahlentherapie, Virusinfektionen (HCV, HBV, HIV), Op. an Speichel- od. Tränendrüsen od. als UAW (z. B. Antidepressiva, Antihypertensiva).
siccus (lat.): trocken.
Sichel|band: Ligamentum* falciforme hepatis.
Sichel|fuß: s. Pes adductus.
Sichel|keim: (engl.) *flagellated body;* Bez. für den Sporozoiten der Plasmodien*.
Sichel|zellen|an|ämie (Zelle*; Anämie*) *f:* (engl.) *sickle cell anemia;* syn. Drepanozytose; autosomal-rezessiv erbl. Hämoglobinopathie*; **Vork.:** fast ausschließl. bei Afrikanern u. Afroamerikanern; manifeste Erkr. bei Homozygotie od. doppelter Heterozygotie (s. Hämoglobin-S-C-Krankheit, Hämoglobin-S-Betathalassämie); **Urs.:** Punktmutation, die zum Austausch einer Aminosäure in Position 6 (Glu → Val) der Betakette von Hämoglobin führt; **Folgen:** Erythrozyten nehmen bei niedriger Sauerstoffspannung eine sichelförmige Form an (sog. Sichelzellen), was durch Erhöhung der Blutviskosität zu Stase des Bluts in den kleinen Gefäßen, Infarzierung (u. a. von Niere, Lunge, Knochen, Milz) u. a. Organschäden führt. Der Anteil an Sichelzellenhämoglobin (HbS) beträgt bei Homozygotie ca. 70–99 %. Heterozygote sind meist symptomfrei (HbS <50 %, Sichelzellenbildung in vitro*), nur gelegentl. tritt Hämaturie auf. **Klin.:** chron. hämolytische Anämie*, fieberhafte Schmerzkrisen nach Anstrengung u. Inf., schwere abdominale kolikartige Schmerzen, Knochen- u. Gelenkschmerzen, Ulcus cruris, Niereninfarkte, Priapismus u. Verkalkung der Milz, neurol. Ausfälle; **Diagn.:** starke Anisozytose, Polychromasie, Sichelzellen, Targetzellen u. Normoblasten, Erythrozyten meist ca. 2–3 Mill./mm^3, oft Leuko- u. Thrombozytose, charakterist. Hämoglobinelektrophorese; röntg. evtl. Bürstenschädel, Demineralisation im Bereich der Wirbelsäule, Neigung zu Gallensteinbildung; **Ther.:** symptomat.: Folsäure p. o. (verhindert me-

galoblastäre Reifungsstörung der Hämatopoese), intensive Schmerztherapie, Vermeidung von Sauerstoffmangel, Hydroxyurea p. o. (induziert HbF-Synthese u. reduziert quantitativ HbS), Transfusion von Erythrozytenkonzentraten; Splenektomie nach großen od. mehreren Milzsequestrationen, Cholezystektomie bei Gallensteinen; kurativ nur allogene HLA-ident. Knochenmarktransplantation (selten angewendet); **Progn.:** Homozygote u. doppelt Heterozygote sterben unbehandelt im Kindesalter. Heterozygote haben fast normale Lebenserwartung u. den in Endemigebieten relevanten Selektionsvorteil, dass sie rel. resistent gegen Malaria* tropica (leichter Krankheitsverlauf) sind.

Sichel|zellen-Beta|thalass|ämie (↑; gr. θάλασσα Meer; -ämie*) f: Hämoglobin*-S-Betathalassämie.

Sichel|zellen|hämo|globin (↑; Häm-*; Globus*) n: Abk. HbS; s. Sichelzellenanämie.

Sichel|zellen-HbC-Krankheit (↑): Hämoglobin*-S-C-Krankheit.

Sichel|zellen|retino|pathie (↑; Retina*; -pathie*) f: (engl.) sickle cell retinopathy; durch Sichelzellenanämie* ausgelöste Mikrozirkulationsstörung der Retina mit Gefäßverschlüssen u. -neubildungen, die zu Glaskörperblutungen* u. neovaskulärem Glaukom* führt.

sicilian gambit: s. Antiarrhythmika.

Sick-building-Syn|drom (engl. sick krank; building Gebäude) n: (engl.) sick building syndrome; Abk. SBS; Bez. für unspezif., diffuse Beschwerdebilder unterschiedl. Ausprägung (z. B. Reizungen von Augen, Atemwegen, Haut, Müdigkeit, Kopfschmerzen), die einer schadstoffbelasteten Innenraumluft (z. B. Klimaanlagen, Ausgasungen von Baustoffen od. Einrichtungsgegenständen) zugeschrieben werden; additive od. kumulative Wirkung durch die Langzeitexposition gegenüber niedrigen Dosen potentieller Schadstoffe werden vermutet, psychovegetative Komponenten (Unzufriedenheit mit der Arbeitsumgebung, Arbeitsmotivation) diskutiert. Vgl. Umwelttoxikologie.

Sick-Sinus-Syn|drom (↑) n: (engl.) sick sinus syndrome; Abk. SSS; syn. Sinusknotensyndrom, Charcot-Weiss-Baker-Syndrom, Syndrom des kranken Sinusknotens; chron. progrediente Sinusknotendysfunktion mit Erregungsbildungsstörung* sowie Erregungsleitungsstörung* im Sinusknoten u. atrialen Myokard: **1.** Sinusbradykardie*; **2.** (regellose) Sinusarrhythmie*; **3.** SA*-Block; **4.** Sinusknotenstillstand*; **5.** Vorhoftachykardie*; **6.** Vorhofflattern*; **7.** Vorhofflimmern*; bei Komb. bradykarder u. tachykarder Herzrhythmusstörungen* als Bradykardie-Tachykardie-Syndrom bez; **Histol.:** sinuatriale Fibrosierung mit Verlust von Schrittmacherzellen im Sinusknoten (s. Erregungsleitungssystem); **Urs.:** degenerativ (Koronarsklerose*), entzündl. (Myokarditis*); **Vork.:** v. a. in höherem Lebensalter (7. Dekade); **Klin.:** gelegentl. asymptomat.; mangelnde Zunahme der in Ruhe normalen Sinusfrequenz nach (phys., psych., pharmak.) Belastung auf max. 80–90/min (chronotrope Sinusknoteninkompetenz); häufig Schwindel, Synkope (Adams*-Stokes-Syndrom) durch Bradykardie (persistierende, schwere Sinusbradykardie, intermittierende SA-Blockierungen od. Sinusknotenstillstand, evtl. mit Ersatzrhythmen; Bradyarrhythmie inf. Vorhofflimmerns od. nach Kardioversion von Vorhofflimmern bzw. -flattern) u. symptomat. Tachykardie (supraventrikuläre Tachykardie, Vorhofflattern, -flimmern) mit regellosem Wechsel zwischen bradykarden u. tachykarden Phasen, evtl. mit Auslösung art. Embolien bei Rhythmuswechsel; **Diagn.:** v. a. Langzeit-EKG (auch Belastungs-EKG, selten Ruhe-EKG); evtl. elektrophysiologische Untersuchung* (verlängerte Sinusknotenerholungszeit bei Vorhofstimulation*); **Ther.:** ggf. akut (pharmak., temporäre Elektrostimulation) bei symptomat. Herzrhythmusstörung; Langzeittherapie bei rezidiv. symptomat. Herzrhythmusstörungen durch Implantation eines künstl. Herzschrittmachers* (bei chronotroper Inkompetenz mit Frequenzadaptation); **DD:** Karotissinus*-Syndrom.

Sidero|blasten (gr. σίδηρος Eisen; Blast-*) m pl: (engl.) sideroblasts; Erythroblasten* mit einigen (1–4) eisenhaltigen Granula (Siderosomen) im Zytoplasma; Darstellung mit Eisenfärbung (Berliner*-Blau-Reaktion) möglich; im normalen Knochenmarkausstrich enthalten 20–60 % der Erythroblasten Eisengranula; Zahl der S. vermehrt bei hämolyt. Anämie* u. vermindert bei Eisenmangelanämie* u. Anämie* bei chronischer Erkrankung; vgl. Siderozyten.

Sidero|penie (↑; -penie*) f: (engl.) sideropenia; Eisenmangel; vgl. Eisenmangelanämie.

Sidero|phagen (↑; Phag-*) m pl: (engl.) siderophages; eisenspeichernde Makrophagen*, die mit Berliner*-Blau-Reaktion intrazellulär nachweisbar sind, z. B. Herzfehlerzellen* im Lungenparenchym.

Sidero|philie (↑; -phil*) f: s. Hämochromatose.

Siderose (↑; -osis*) f: (engl.) siderosis; Eisenablagerung.

Siderosis bulbi (↑; ↑) f: (engl.) siderosis bulbi; Ablagerung von Zersetzungsprodukten eisenhaltiger intraokularer Fremdkörper in versch. Augengeweben; **Sympt.:** Grünverfärbung der Iris (Heterochromie*), pigmentierte Flecken unter der vorderen Linsenkapsel (s. Abb.); **Kompl.:** Augeninnendrucksteigerung durch Schädigung des Trabekelwerks, Untergang der Photosensoren der Retina.

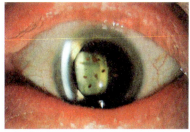

Siderosis bulbi: rotbraune Niederschläge von Eisenderivaten auf Iris und Linse [98]

Siderosis cutis (↑; ↑) f: (engl.) siderosis cutis; durch Einsprengung von Eisenpartikelchen in die Haut entstandene ockergelbe Flecken, v. a. an Händen u. Unterarmen.

Siderosis pulmonum (↑; ↑) f: Lungensiderose*.

Sidero|somen (↑; Soma*) *n pl*: (engl.) *siderosomes*; eisenhaltige Granula in Siderozyten* u. Thrombozyten*.

Sidero|zyten (↑; Zyt-*) *m pl*: (engl.) *siderocytes*; syn. Ferrozyten; Erythro- u. Retikulozyten mit einigen (ca. 4–8) kleinen Eisengranula; nicht an Hämoglobin gebundene Eisenionen, werden durch Berliner*-Blau-Reaktion sichtbar; normal 0–3‰ der Erythrozyten; beim Gesunden werden die Eisengranula bei der Passage der S. durch die Milz aus den Erythrozyten entfernt; nach Splenektomie* ist die Zahl der S. erhöht. Vgl. Sideroblasten.

SIDS: Abk. für (engl.) *sudden infant death syndrome*; s. Kindstod, plötzlicher.

Sieb|bein: Os* ethmoidale.

Sieb|bein|zellen (Zelle*): Cellulae* ethmoidales; vgl. Bulla ethmoidalis.

Sieb|bein|zellen|entzündung: Ethmoiditis; s. Sinusitis, Nasennebenhöhlen, Cellulae ethmoidales.

Siebener|syn|drom *n*: Bez. für 7 fakultative, nacheinander auftretende u. meist spontan wieder zurückgehende leichte Krankheitszeichen des Bewegungsapparats im jungen Säuglingsalter; hieraus können sich in seltenen Fällen Haltungsschäden od. Körperdeformitäten des späteren Lebensalters entwickeln, daher möglichst frühe orthop. Beratung u. Betreuung; **1.** Hackenfüße; **2.** ovaläre Verformung des Kopfes mit Abflachung einer Hinterhauptseite (Plagiozephalie); **3.** gleichseitige Rückenabflachung mit Fixation der Wirbelsäule, wobei die Konvexität zur kontralateralen Seite gerichtet ist; **4.** gleichseitige Abflachung des Beckens; dabei erscheint die eine Hälfte weniger sagittal u. etwas höher gestellt. **5.** Schiefhaltung des Kopfs wie beim angeb. Schiefhals; **6.** Abspreizbehinderung der Beine inf. Kontraktur der Hüftadduktoren mit leichter Hüftdysplasie; **7.** fixierte lumbodorsale Kyphose* der Wirbelsäule.

Sieben|tage|fieber: 1. (engl.) *swineherds disease*; australische Schweinehüterkrankheit; Err.: Leptospira* (Leptospira interrogans var. pomona u. var. mitis); **2.** Dengue*-Fieber.

Sieben|tage|fieber, japanisches: (engl.) *nanukayami fever*; syn. Nanukayami; durch Leptospira* interrogans verursachte Leptospirose*; ähnl. dem Feldfieber*.

Sieb|haut: s. Dezidua.

Siegel|ring|zellen (Zelle*): (engl.) *signet-ring cells*; (histol.) große schleimbildende Zellen mit randständigem sichelförmigem Kern u. Vakuolen im Zytoplasma; charakterist. für eine spez. Form des Adenokarzinoms*. Vgl. Magenkarzinom; Krukenberg-Tumor.

SI-Einheiten: (engl.) *SI units*; Kurzbez. für Einheiten nach dem Système International d'Unités; s. Einheiten.

Siemens (Werner von S., Ingenieur, Berlin, 1816–1892) *n*: Einheitenzeichen S; Einheit des elektrischen Leitwerts*; $1 S = 1/\Omega = 1 A/V$; vgl. Ohm.

Siemens-Touraine-Syn|drom (Hermann W. S., Dermat., Berlin, Leiden, 1891–1969) *n*: s. Christ-Siemens-Touraine-Syndrom.

Sievert (Rolf S., Phys., Stockholm, 1896–1966) *n*: Einheitenzeichen Sv; Einheit der Äquivalentdosis* (früher Rem); $1 Sv = 1 J/kg$; $1 rem = 0,01 Sv = 0,01 J/kg$.

Sigg-Zeichen: (engl.) *Sigg's sign*; Schmerz in der Kniekehle bei Überstrecken des Kniegelenks; Zeichen einer Thrombose*.

Sigma (gr. σίγμα S) *n*: **1.** Colon sigmoideum; s. Colon; **2.** Kurzzeichen (σ) für Standardabweichung* in der Grundgesamtheit.

Sigma-Conduit (↑; Conduit*) *n*: (engl.) *sigma conduit*; syn. Sigmablase; (chir.) Methode der endgültigen künstlichen Harnableitung* in den Darm; **Prinzip:** Implantation beider Ureteren in ein ca. 15 cm langes Sigmastück, das aus der Darmkontinuität ausgeschaltet, oral blind verschlossen u. aboral durch die Bauchdecke nach außen geführt wird; Auffangen des Harns in einem Plastikbeutel. Vgl. Ileum-Conduit; Kolon-Conduit.

Sigmatismus (↑) *m*: (engl.) *sigmatism*; sog. Lispeln; Form der Dyslalie* mit Fehlbildung des S-Lautes u. a. Zischlaute; **Formen** (in Abhängigkeit von der Position der Zunge): **1.** S. addentalis (engl. dental lisp): Zunge drückt gegen die Zähne; **2.** S. interdentalis (engl. frontal lisp): Zunge liegt zwischen den Frontzähnen; **3.** S. lateralis (engl. lateral lisp): Austritt von Luft zwischen den Molaren.

sigmoideus (↑; gr. -ειδής): Wortteil mit der Bedeutung aussehend wie S-förmig, S-ähnlich; Colon sigmoideum: S-förmig gekrümmter Teil des Dickdarms. Vgl. Colon, Darm.

Sigmoiditis (↑; ↑; -itis*) *f*: Entzündung des Colon sigmoideum, evtl. mit umschriebener Peritonitis* (Perisigmoiditis); s. Kolitis.

Sigmoido|skopie (↑; ↑; -skopie*) *f*: (engl.) *sigmoidoscopy*; endoskop. Untersuchung des Colon sigmoideum; erfolgt meist i. R. einer Proktorektosigmoidoskopie* od. Koloskopie*.

Signal|trans|duktion (lat. signalis dazu bestimmt, ein Zeichen zu geben; Trans-*; ducere, ductus führen) *f*: (engl.) *signal transduction*; syn. Signalübermittlung; Aufnahme von extrazellulären Stimuli durch Zellen (i. d. R. von Rezeptoren*) u. deren intrazelluläre Weitergabe (in Signalkaskaden) zur Auslösung von biochem. u. physiol. Adaptationsreaktionen (meist durch Änderung der Genexpression*). Rezeptoren u. nachgeschaltete Signalkaskaden sind wichtige Angriffspunkte für Pharmakotherapien.

Signa mortis (lat. Todesanzeichen) *n pl*: s. Todeszeichen.

Signi|fikanz (lat. significantia Bedeutung, Anschaulichkeit) *f*: (engl.) *significance*; (statist.) Ablehnung einer Nullhypothese (z. B. kein Unterschied zwischen Patientengruppen), wenn die Wahrscheinlichkeit* eines statistischen Testverfahrens* kleiner als die zuvor festgelegte Irrtumswahrscheinlichkeit* ist.

Signum (lat. Kennzeichen, Merkmal) *n*: Zeichen.

Signum mali ominis (↑) *n*: im Sinne der Prognose schlechtes Zeichen, üble Vorbedeutung; z. B. Lymphozytensturz.

SIH: Abk. für (engl.) *somatotropin release inhibiting hormone*; s. Somatostatin.

Silber *n*: (engl.) *silver*; chem. Element, Symbol Ag (Argentum), OZ 47, rel. Atommasse 107,87; zur Kupfergruppe gehörendes, 1- u. (selten) 2-wertiges, weißglänzendes Edelmetall (Dichte 10,49 g/cm³); **Verw.:** in der Zahnmedizin als Bestandteil von Edelmetall-Dentallegierungen* auf Gold- od. Palladiumbasis.

Silber|draht|arterien (Arteri-*) *fpl*: s. Fundus arterioscleroticus.

Silber|körnchen-Erkrankung: (engl.) *argyrophilic grain disease*; histopathol. durch Nachw. von körnchenartigen Tau-Ablagerungen (vgl. Tauopathien) definierte neurodegenerative Erkrankung*; **Klin.:** Demenz.

Silber|nitrat *n*: s. Argentum nitricum.

Sildenafil (INN) *n*: (engl.) *sildenafil*; Phosphodiesterase*-Hemmer; selektiver Hemmer der cGMP-spezif. Phosphodiesterase Typ 5 (Abk. PDE-5) zur oralen Anw.; **Ind.:** Erektionsstörung*, pulmonale Hypertonie*; **Kontraind.:** gleichzeitige Einnahme org. Nitrate od. anderer NO-Donatoren, schwere Herz-Kreislauf-Erkrankung (z. B. instabile Angina pectoris, schwere Herzinsuffizienz, kürzl. erlittener Herzinfarkt od. Schlaganfall), schwere Leberinsuffizienz, art. Hypotonie, bekannte erbl. bedingte degenerative Retinopathie; **UAW:** Kopfschmerz, Dyspepsie, Schwindel, Flush, verstopfte Nase, Farbsehstörungen (selten u. reversibel). Vgl. Tadalafil; Vardenafil.

silent period (engl. Schweigeperiode): in der Elektromyographie* nachweisbare kurzdauernde „Innervationsstille" im Muskel nach einer reflektor. od. elektr. induzierten Muskelkontraktion; fehlt z. B. bei Tetanus*.

Silent-Thyroiditis *f*: s. Thyroiditis.

Silfverskiöld-Syn|drom (Nils G. S., Orthop., Schweden, 1888–1957) *n*: (engl.) *Silfverskiöld's syndrome*; Osteochondropathia multiplex, Polyosteochondritis; Variante des Morquio-Brailsford-Syndroms (s. Mukopolysaccharid-Speicherkrankheiten, Tab. dort) mit Verkürzung der rumpfnahen Gliedmaßen u. Deformitäten im Bereich der Gelenke u. Wirbelsäule.

Sili|binin (INN) *n*: (engl.) *silibinin*; Antidot*; **Wirkung:** hemmt die Aufnahme von Amanitinen (s. Mykotoxine) in die Leberzelle u. steigert durch Stimulation der Proteinsynthese die Regenerationsfähigkeit der Leber; **Ind.:** tox. Leberschäden (z. B. Intoxikation durch Knollenblätterpilze).

Silicium (lat. silex Kiesel, Feuerstein) *n*: (engl.) *silicon*; chem. Element, Symbol Si, OZ 14, rel. Atommasse 28,086; zur Kohlenstoffgruppe gehörendes 2- u. 4-wertiges Halbmetall; nach dem Sauerstoff das meist verbreitete Element; **Vork.:** in Sand, Quarz, Bergkristall; Halbleiter; wichtige Verbindung: Kieselsäure; Spurenelement (im Organismus v. a. in Lipoiden gebunden); Si-Mangel führt zu Wachstumsstörungen u. Hauterkrankungen (chron. Ekzeme, Pruritus u. a.).

Silikatose (↑, -osis*) *f*: (engl.) *silicatosis*; veraltete Bez. für Pneumokoniosen*, verursacht durch Stäube, die Salze der Kieselsäure (z. B. Asbest, Talkum, Kaolin) enthalten.

Siliko|arthritis (↑; Arthr-*; -itis*) *f*: (engl.) *Caplan syndrome*; syn. Caplan-Colinet-Petry-Syndrom, Caplan-Syndrom, Colinet-Syndrom; seltenes kombiniertes Auftreten von Silikose* u. rheumatoider Arthritis* (ohne pathogenet. Zusammenhang).

Siliko|arthrose (↑; ↑; -osis*) *f*: (engl.) *silicoarthritis*; seltenes kombiniertes Auftreten von Silikose* u. Arthrose*.

Silikon (↑) *n*: (engl.) *silicone*; syn. Polysiloxan; Kunststoff auf der Basis von vernetzten Siliciumverbindungen; **Anw.:** z. B. in der Zahnmedizin als Abformmaterial, Start der Vernetzungsreaktion durch Katalysatoren: **1.** additionsvernetztes S.: Vernetzung ohne Entstehung zusätzl. Reaktionsprodukte; **2.** kondensationsvernetztes S.: Vernetzung mit zusätzl. Reaktionsprodukten (i. d. R. mehrwertige Alkohole), welche die Lagerungsfähigkeit u. Genauigkeit der Abformung* negativ beeinflussen können.

Silikose (↑; -osis*) *f*: (engl.) *silicosis*; syn. Quarzstaublunge; Form der progredienten, kollagenösen Pneumokoniosen* durch Inhalation von alveolengängigem, kieselsäureanhydridhaltigem Staub (kristallines SiO₂; Quarz-, Cristobalit- od. Tridymit-Partikel <5 µm; auch in silikat. Material wie Talkum enthalten); Latenzzeit post expositionem bis zur Erkr. ca. 10–15 Jahre; sog. akute Silikosen (sehr selten) ca. 2 Jahre (starke Exposition); **Vork.:** v. a. bei Bergleuten, Steinmetzen, Porzellan- u. Glasarbeitern, Sandstrahlern, Gießereiarbeitern u. Industrieofenmaurern; **Sympt.:** Reizhusten mit Auswurf, später zunehmende Atemnot mit Brustschmerz, Sympt. einer Rechtsherzinsuffizienz*; **Diagn.:** Röntgen-Thorax-Aufnahme (s. ILO-Klassifikation); zu Beginn netzförmige, feinfleckige Zeichnung des Hilumgebiets, dann Rundherde versch. Größe (s. Abb. 1), Streifenschatten, schließl. Zeichen von Schrumpfungsprozessen infolge narbiger Konfluenz der Herdschatten (sog. silikot. Schwiele, s. Abb. 2) u. kompensator. Emphysem, evtl. Verkalkungen; meist restriktive, häufig auch kombinierte Ventilationsstörungen*; **Progn.:** meist chron. Verlauf in Abhängigkeit von

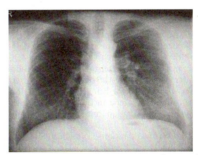

Silikose Abb. 1: kleine rundliche Schatten (1,5–3 mm) in der gesamten Lunge; Röntgen-Thorax-Aufnahme [145]

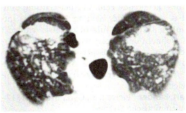

Silikose Abb. 2: silikotische Schwielen in beiden Oberlappen u. multiple knötchenförmige Einlagerungen; thorakale CT [74]

fibrogener Potenz des inhalierten Staubs, Expositionsdauer- u. -intensität mit Entw. bindegewebiger Knötchen (Silikosegranulome) u. anderer fibrot. Veränderungen der Lunge, die terminal zum Cor* pulmonale führen; S. ist prädisponierend für die Entstehung von Tuberkulose; die Entw. eines Bronchialkarzinoms ist mögl.; BK Nr. 4101, 4112. Vgl. Silikoarthritis.

Siliko|tuberkulose (↑; Tuberkel*; -osis*) f: (engl.) *silicotuberculosis*; gleichzeitiges Vork. von Silikose* u. aktiver Tuberkulose*; BK Nr. 4102.

Silverman-Syn|drom (Frederic N., Päd., New York, 1914–2006) n: (engl.) *Silverman's syndrome*; Entwicklungsanomalie des Sternums; durch prämature Synostose aller sternalen Knochenkerne sekundäre Ausbildung einer Kiel- bzw. Hühnerbrust, oft kombiniert mit angeb. Herzfehlbildungen.

Silver-Russell-Syn|drom (Henry K. S., Päd., Denver, geb. 1918; Alexander R., Päd., London, geb. 1914) n: (engl.) *Silver's syndrome, Silver-Russell syndrome*; sporadisch auftretendes Fehlbildungssyndrom mit intrauteriner Dystrophie, reduzierter Körperlänge (Endgröße ca. 150 cm) u. rel. Makrozephalie, charakterist. Gesichtsform, Klinodaktylie der 5. Finger u. Asymmetrien; vgl. Kleinwuchs.

Silvestrini-Corda-Syn|drom (R. S., Arzt, Italien; L. C., Arzt, Italien) n: (engl.) *Silvestrini-Corda syndrome*; Oberbegriff für beeinträchtigte endokrine u. geschlechtsspezif. Funktionen inf. Stoffwechselstörung der Sexualhormone* (v. a. verminderte Inaktivierung der Östrogene i. R. der Biotransformation) bei Leberzirrhose*, die bei der Frau zum hepatoovariellen Syndrom* u. beim Mann zum hepatotestikulären Syndrom führen. Vgl. Gynäkomastie.

Sily|marin n: (engl.) *silymarin*; Flavonoidkomplex aus den Früchten von Silybum marianum (Mariendistel); wirkt antagonistisch gegenüber versch. die Leber schädigenden Stoffen (z. B. Gifte des grünen Knollenblätterpilzes, Lanthanoide, Tetrachlorkohlenstoff, Galaktosamin, Thioacetamid, Kaltblütlervirus FV$_3$) durch Veränderung der Zellmembranstruktur der Hepatozyten u. Stimulierung der Polymerase-A-Aktivität mit gesteigerter Proteinsynthese, **Verw.**: bei Fettleber, Hepatitis, Leberzirrhose; parenteral in hoher Dosierung als Antidot bei Intoxikation mit Knollenblätterpilzen.

Simeticon n: (engl.) *simeticone*; Dimeticon-Siliciumdioxid; aktiviertes Dimeticon*.

Simian-Virus (engl. simian Affe; Virus*) n: s. Polyomavirus.

Simkaniaceae (Simone Kahane, israelische Mikrobiol.): (engl.) *Simkaniaceae*; zur Ordnung der Chlamydiales* gehörende Fam. mit der Gattung Simkania u. zunehmender Zahl an Species; das intrazelluläre Bakt. **Simkania negevensis** (entdeckt bei Bewohnern der Negevwüste) ist weltweit verbreitet u. Err. respiratorischer Infektionen.

Simmonds-Krankheit (Morris S., Pathol., Hamburg, 1855–1925): Hypophysenvorderlappen*-Insuffizienz.

Simonart-Bänder (Pierre J. S., Gyn., Brüssel, 1817–1874): (engl.) amniotische Stränge*.

Simon-Herde (Georg S., Päd., Düsseldorf, 1882–1957): (engl.) *Simon's foci*; während der Primärperiode der Tuberkulose* meist beidseitig hämatogen in der Lunge entstandene, verkalkende (Spitzen-)Streuherde in apikodorsalen Oberlappensegmenten, selten auch im apikalen Unterlappensegment (röntg. kleine Rundschatten); meist stationär bleibend, bei Reaktivierung Ausgangspunkte der postprimären Lungentuberkulose, Entw. zum sog. Frühinfiltrat*.

simplex (lat.): einfach.

Simpson-Test m: (engl.) *Simpson test*; einfaches Testverfahren bei okularer Myasthenie*; bei Blickwendung nach oben sinken innerh. 1 Min. beide Oberlider durch Ermüdung des M. levator palpebrae ab; vgl. Tensilon-Test.

Sims-Huhner-Test (Harry M. S., Gyn., Boston; Max H., Urol., New York, 1873–1947) m: (engl.) *Sims-Huhner test*; syn. Postkoitaltest; Form des Penetrationstests* zur orientierenden Beurteilung der männl. Zeugungsfähigkeit; **Meth.**: nach Kohabitation in der präovulator. Phase Untersuchung von Zervixschleim hinsichtl. Quantität u. Qualität der Spermien; bei reichl. vorhandenen normalen, bewegl. Spermien ist das Sperma des Mannes als wahrscheinl. fertil anzusehen (Test positiv); bei mehrfach negativem Ausfall kann sog. Unverträglichkeit der Sekrete (bei unauffälligem Spermiogramm u. normaler Ovarialfunktion) vorliegen; weitere Klärung mit Hilfe des gekreuzten SCMC*-Test.

Sims-Spekulum (James M. S., Gyn., New York, 1813–1883; Spekulum*) n: (engl.) *Sims' speculum*; Doppelspekulum für die vaginale Untersuchung.

Sims-Uterus|sonde (↑; Uter-*) f: (engl.) *Sims' uterine probe*; Sonde mit Graduierung zur Messung der Länge des Uterus.

Simulation (lat. simulatio Verstellung, Täuschung) f: (engl.) *simulation*; Verstellung; bewusste, durch externe Anreize motivierte Vortäuschung von Krankheitszuständen; **DD**: artifizielle Störung, Münchhausen-Syndrom, offene Selbstverletzung. Vgl. Dissimulation; Aggravation.

Simulator (lat. Nachahmer) m: (engl.) *simulator*; (radiol.) in der Strahlentherapie* verwendetes Durchleuchtungsgerät zur genauen Lok. der Bestrahlungsfelder am Pat. unter Berücksichtigung aller geometr.-physik. Daten des Bestrahlungsplans*; die eingestellten Felder werden mit wasserfester Farbe auf der Haut markiert.

Simuliidae fpl: Kriebelmücken; s. Mücken.

simultan (lat. simul): (engl.) *simultaneous*; gleichzeitig.

Simultan|impfung (↑): (engl.) *simultaneous immunisation*; Form der Schutzimpfung* als gleichzeitige Gabe von Antigenen u. Antikörpern (aktive bzw. passive Immunisierung) an versch. Körperstellen zur Überbrückung des schutzlosen Intervalls von Infektion bis Antikörperproduktion; Verf. z. B. bei Tetanus-, Tollwut- u. Hepatitis-B-Impfung. Vgl. Kombinationsimpfstoff, Serumtherapie.

Simultan|in|fektion (↑; Infekt-*) f: (engl.) *polyinfection*; gleichzeitiges Vorliegen zweier Infektionskrankheiten; z. B. Virushepatitis u. Syphilis, HIV-Infektion u. Infektion mit opportunistischen Erregern.

Simultan|kontrast (↑) m: (engl.) *simultaneous contrast*; syn. Grenzkontrast; die bei opt. Wahrnehmung von Unterschieden der Leuchtdichte* auftretende, subjektiv verstärkte Kontrastierung von Hell-Dunkel-Grenzen; vgl. Kontrast, Mach-Effekt.

SIMV: Abk. für (engl.) *synchronized intermittent mandatory ventilation*; s. Beatmung (assistiert).

Sim|vastatin (INN) *n*: (engl.) *Simvastatin*; syn. Synvinolin; Lipidsenker* aus der Gruppe der HMG-CoA-Reduktase-Hemmer; **Ind.:** Hypercholesterolämie* (in Verbindung mit Diät).

Sin|ciput (lat.) *n*: Vorderkopf.

Sindbis-Fieber: (engl.) *sindbis fever*; akute Erkr. mit kurz andauerndem, oft biphasischem, heftigem Fieber, ggf. Arthralgien u. Exanthem (v. a. an Fußsohlen u. Handflächen), Konjunktivitis u. Photophobie; **Err.:** Sindbis-Virus, ein Alphavirus* der Togaviridae*; **Übertragung:** Mücken (Culicinae); **Vork.:** Ägypten, Südafrika, Indien, Australien, Philippinen, Malaysia, Skandinavien (dort als Ockelbo-Krankheit bezeichnet); **Ther.:** symptomatisch; **Progn.:** gut; **Proph.:** Postexpositionsprophylaxe, keine Impfung.

Sinding-Larsen-Krankheit (Christian M. F. S.-L., Arzt, Oslo, 1866–1930): s. Larsen-Johansson-Krankheit.

Singh-In|dex *m*: (engl.) *Singh Index*; siebenstufiges Einteilungsschema, das auf der röntg. Beurteilung der Trabekelstruktur des Schenkelhalses beruht u. eine versch. starke Ausprägung einer Osteoporose* widerspiegelt; vgl. Osteodensitometrie.

Single-needle-Methode (engl. *single needle* einzelne Nadel) *f*: sog. Einzelnadelmethode der Hämodialyse*; erlaubt den Anschluss an den extrakorporalen Kreislauf mit nur einer Punktionskanüle unter Verw. **1.** eines Y-förmigen Ansatzstücks, wobei Blutentnahme u. Blutrückfluss über elektromagnet. Abklemmvorrichtungen gesteuert werden; **2.** von Doppelblutpumpen, die alternierend arbeiten; **3.** von großkalibrigen Doppellumenkanülen, die in Richtung des Blutflusses in das Gefäß eingestochen werden müssen, um eine Rezirkulation zu vermeiden. Vgl. Shaldon-Katheter.

Single-Photon-E|missions|computer|tomographie (engl. *single* einzeln; Phot-*; lat. *emissio* das Herausschleudern; -tom*; -graphie*) *f*: SPECT*.

Single-shot-Verfahren: (anästh.) s. Leitungsanästhesie.

singularis (lat.): einzeln, singulär.

Singultus (lat. Schluchzen, Röcheln) *m*: (engl.) *hiccup*; sog. Schluckauf; durch unwillkürl. schnelle Kontraktion des Zwerchfells verursachte tönende Inspiration mit nachfolgendem plötzlichem u. geräuschvollem Glottisschluss; **Vork.:** meist vorübergehend u. ohne pathol. Bedeutung (z. B. ausgelöst durch große Mahlzeit od. hastiges Trinken); selten organisch; **Urs.:** Erkr. im Verlauf des N. phrenicus, im ZNS (z. B. Hirntumor, Enzephalitis, Schädelhirntrauma od. im Bereich des Zwerchfells (subphrenischer Abszess); **Ther.:** evtl. pharmak. (z. B. Chlorpromazin, Metoclopramid, Phenytoin), Phrenikusblockade, ggf. chir. Sanierung eines subphrenischen Abszesses.

sinister (lat.): links.

Sinistro|versio (↑; lat. *vertere*, *versus* drehen, wenden) *f*: s. Versio uteri.

Sinnes|reiz: (engl.) *sensory stimulus*; adäquater Reiz* für ein Sinnesorgan; durch Aktivierung von Sensoren* wird ein S. in Erregung umgewandelt. Die Integration von S. in Sinneszentren* ermöglicht deren Wahrnehmung. Vgl. Sensibilität; Sensation.

Sinnes|täuschung: (engl.) *misperception*; allg. Bez. für Trugwahrnehmung, z. B. Halluzination*, Illusion*, Pareidolie*. Vgl. Wahrnehmung.

Sinnes|zentren *n pl*: (engl.) *sensory centers*; (neurophysiol.) Felder der Großhirnrinde zur Rezeption u. Integration spezif. Sinnesreize* (kortikale Repräsentation eines Sinnes); z. B. Sehrinde*, Hörzentrum*, Endgebiete sensibler Bahnen. Vgl. Rindenfelder.

Sin-Nombre-Virus (span. sin nombre ohne Namen) *n*: (engl.) *Sin Nombre virus*; Virus der Gattung Hantavirus*; **Err.** des Hantavirus*-Lungensyndroms; **Vork.:** in der sog. Four-Corner-Region im Südwesten der USA; Reservoirwirt Hirschmaus (Peomyscus maniculatus).

Sino|skopie (Sinus*; -skopie*) *f*: s. Sinuskopie.

Sinterungs|fraktur (Fraktur*) *f*: s. Spontanverformung.

Sinu|bronchitis (Sinus*; Bronchi-*; -itis*) *f*: (engl.) *sinobronchitis*; syn. sinubronchiales Syndrom; veraltet Bronchosinusitis; gleichzeitig od. in enger zeitl. Folge auftretende Sinusitis* u. Bronchitis*.

Sinus (lat. Krümmung, Ausbuchtung; pl *Sinus*) *m*: Vertiefung, Höhle; (anat.) auch für geschlossene Kanäle, Erweiterungen von Venen u. Lymphgefäßen u. für lufthaltige Räume in Knochen.

Sinus anales (↑) *m pl*: Vertiefungen zwischen den Columnae anales (im Canalis analis; vgl. Rektum).

Sinus aortae (↑) *m pl*: auch Sinus Valsalvae; Ausbuchtungen der Aortenwand hinter den Aortenklappen.

Sinus|arrest (↑): Sinusknotenstillstand*.

Sinus|ar|rhythmie (↑; A-*; gr. ῥυθμός gleichmäßige Bewegung, Takt) *f*: (engl.) *sinus arrhythmia*; unregelmäßiger Sinusrhythmus* mit wechselnder Herzzyklusdauer (Herzfrequenz*) inf. wechselnder Erregungsbildungszyklen im Sinusknoten; nahezu immer asymptomat.; **Formen: 1.** (physiol.) **respirator. S.:** Herzfrequenzvariabilität; inspirator. Zunahme der Herzfrequenz (Bainbridge*-Reflex) bei exspirator. Abnahme (vagusbedingt) mit Pulsus* irregularis respiratorius u. atmungssynchron wechselnden P-P-Abständen im EKG; vermindert (pathol., sog. Herzfrequenzstarre) bei autonomer kardiovaskulärer Neuropathie, hochgradiger Herzinsuffizienz od. nach Herzinfarkt (progn. ungünstig); **2.** (pathol.) **regellose S.:** bei org. Herzerkrankungen (z. B. Sick*-Sinus-Syndrom).

Sinus|brady|kardie (↑; Brady-*; Kard-*) *f*: (engl.) *sinus brachykardia*; vom Sinusknoten ausgehende Bradykardie* (bradykarder Sinusrhythmus*); **Vork.:** (physiol.) Sportherz*, Vagotonie*, im Schlaf; (pathol.) Hypothyreose*, Herzinfarkt* (Frühstadium), Sick*-Sinus-Syndrom, Hypothermie*, Hirndrucksteigerung*, Intoxikation, pharmak. durch negativ chronotrope Substanzen (z. B. Beta-Rezeptoren-Blocker, Antiarrhythmika, Herzglykoside) u. a.; **Klin.:** asymptomat. od. Palpitation (erhöhtes Schlagvolumen*), Schwindel; EKG: PQ*-Zeit evtl. verlängert (>0,2 ms bei Herzfre-

Sinus caroticus

quenz* <50/min), bei Vagotonie evtl. flache P-Welle mit hoch positiver T-Welle, ST-Strecke evtl. leicht angehoben; **Ther.:** kausal (Grunderkrankung), symptomat. selten erforderl.; akut: pharmak. (Atropin, Orciprenalin), evtl. temporäre Elektrostimulation; chron.: evtl. Herzschrittmacher*; **DD:** SA*-Block (z. B. II. Grades Typ 2).

Sinus caroticus (↑) *m:* Erweiterung an der Teilungsstelle der A. carotis comm.

Sinus cavernosus (↑) *m:* s. Sinus durae matris.

Sinus-cavernosus-Thrombose (↑; Thromb-*; -osis*) *f:* s. Kavernosusthrombose.

Sinus coronarius (↑) *m:* Sammelvene des Herzens; *ab dem Einfluss der V. obliqua atrii sin. in die V. cardiaca magna; ⟶ an der Rückwand des li. Vorhofs in den Sulcus coronarius; ⊣ re. Herzhof; **S:** fast gesamtes Herzvenenblut (Ausnahme: Vv. cardiacae minimae).

Sinus dermalis (↑) *m:* (engl.) *dermal sinus;* syn. Dermalsinus; (neurochir.) Dysrhaphiesyndrom* mit Bildung einer mit Epithel ausgekleideten Fistel;

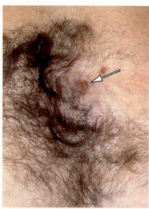

Sinus dermalis Abb. 1: nässende Öffnung (Pfeil) am unteren Rücken in der Mittellinie mit typischer abnormer Behaarung (sog. Fellchen) [42]

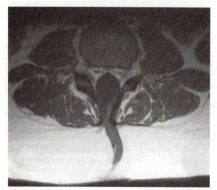

Sinus dermalis Abb. 2: offener Wirbelbogen mit schmalem Ausläufer einer Myelomeningozele u. Verbindung zu dysplastischem Rückenmark über Bindegewebestrang (MRT) [42]

okkulte Form der Spina* bifida; Lok. v. a. im Sakral- od. Lumbalbereich; **Klin.:** oft nur auffallend durch abnorme Pigmentierung u. Behaarung (sog. Fellchen), evtl. nässend (s. Abb. 1); Gefahr lokaler Infektion, Abszess od. Erysipel; bei Verbindung zum Liquorraum (s. Abb. 2) auch (evtl. rezidivierende) Meningitiden. Vgl. Pilonidalsinus.

Sinus durae matris (↑) *m pl:* (engl.) *cranial sinus;* Hirnsinus; starrwandige inkompressible u. klappenlose venöse Blutleiter zwischen den beiden Blättern der Dura* mater cranialis; ⟶ zwischen meningealem u. periostalem Blatt der Dura od. innerh. einer Duplikatur des meningealen Blatts (z. B. Sinus sagittalis inf.); ⊣ V. jugularis int.; **1.** Sinus transversus; ⟶ von Confluens sinuum entlang der okzipitalen Befestigung des Kleinhirnzelts zur Kante der Felsenbeinpyramide; ⊣ Fortsetzung in den Sinus sigmoideus; **2.** Confluens sinuum; ⟶ Vereinigung der Sinus sagittalis sup., Sinus rectus, Sinus occipitalis u. Sinus transversus an der Protuberantia occipitalis int.; ⊣ Sinus transversus; **3.** Sinus marginalis; ⟶ am Rand des Foramen magnum; ⊣ zu intrakraniellen Blutleitern u. extrakraniellen Venengeflechten des Wirbelkanals; **4.** Sinus occipitalis; ⟶ am Ansatz des Kleinhirnzelts; ⊣ Confluens sinuum od. Sinus transversus; **5.** Plexus basilaris; ⟶ Venengeflecht auf dem Clivus; ⊣ Sinus cavernosus, Sinus petrosus inf., Sinus occipitalis; **6.** Sinus petrosquamosus; **7.** Sinus sigmoideus; ⟶ S-förmig vom Sinus transversus zum Foramen jugulare; **8.** Sinus sagittalis sup.; ⟶ am Ansatz der Falx cerebri mit Lacunae latt.; ⊣ Confluens sinuum; **9.** Sinus sagittalis inf.; ⟶ im freien Rand der Falx cerebri; ⊣ Sinus rectus; **10.** Sinus rectus; ⟶ in der Verschmelzungslinie zwischen Falx cerebri u. Tentorium cerebelli; ⊣ Confluens sinuum; **11.** Sinus petrosus inf.; ⟶ an der hinteren Felsenbeinunterkante; → Vv. labyrinthi; ⊣ V. jugularis int.; **12.** Sinus petrosus sup.; ⟶ an der oberen Felsenbeinkante zum Sinus sigmoideus; **13.** Sinus cavernosus, beidseits der Sella turcica, durch Sinus intercavernosus ant. u. post. miteinander verbunden; → V. ophthalmica sup. (Verbindung über V. angularis mit Gesichtsvenen); ⊣ Sinus petrosus sup., inf., Plexus basilaris; **14.** Sinus sphenoparietalis; ⟶ am kleinen Keilbeinflügel; ⊣ Sinus cavernosus. **S:** Gehirn, Hirnhäute; z. T. auch Knochen des Schädeldachs, der Augenhöhle, des Innenohrs; **klin. Bedeutung:** thrombosiert bei Sinusthrombose*.

Sinus epi|didymidis (↑) *m:* nach lateral offener seröser Spalt zwischen Hoden u. Nebenhoden.

Sinus ethmoidalis (↑) *m:* s. Labyrinthus ethmoidalis.

Sinus frontalis (↑) *m:* Stirnhöhle; Nasennebenhöhle* im Stirnbein, die unter der mittleren Nasenmuschel in die Nasenhöhle mündet.

Sinus inter|cavernosi (↑) *m pl:* s. Sinus durae matris.

Sinusitis (↑; -itis*) *f:* **1.** (engl.) *sinusitis;* akute od. chronische Entz. der Nasennebenhöhlen* mit Eiterung u. evtl. Empyembildung; **Urs.:** aus der Nasenhöhle fortgeleitete Inf. v. a. mit Viren, Streptococcus pneumoniae, Haemophilus influenzae, Strepto- u. Staphylokokken u. a. (häufig Mischin-

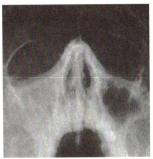

Sinusitis: Verschattung des rechten Sinus maxillaris im Röntgenbild [83]

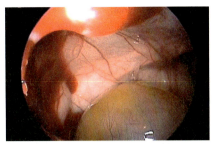

Sinuskopie: Kiefernhöhlenzyste [109]

fektion), auch als eosinophile Pilzsinusitis (wahrscheinl. Folge einer pathol. Immunreaktion durch eosinophile Granulozyten gegenüber im Nasenschleim vorhandenen Pilzsporen); bei Sinusitis maxillaris auch dentogene Inf.; **Klin.:** allg. Abgeschlagenheit, Gesichts- u. Kopfschmerzen, (einseitige) Behinderung der Nasenatmung; die chronische S. verläuft oft symptomarm. **Kompl.:** Perforation in die Orbita od. Schädelhöhle (Meningitis, Stirnhöhlenabszess), Stirnbeinosteomyelitis (bei Kindern u. Jugendlichen); **Diagn.:** Rhinoskopie, Rö. (s. Abb.), CT, Nasenendoskopie; **Ther.:** abschwellend wirkende Nasentropfen, Antibiotika, ggf. op. Sanierung (Nasennebenhöhlenoperation); **2.** (neurol.) Entz. eines Sinus durae matris: s. Sinusthrombose.

Sinus|katarrh (↑; Katarrh*) *m*: (engl.) *sinus catarrh*; unspezif. chron. Entzündung der Lymphsinus in den Lymphknoten* mit Proliferation von Retikulumzellen*.

Sinus|knoten (↑): (engl.) *sinu-atrial node*; (anat.) Nodus sinuatrialis; syn. Sinuatrialknoten (Abk. SA-Knoten), Keith-Flack-Knoten, sog. Sinuszentrum; s. Erregungsleitungssystem.

Sinus|knoten|erholungs|zeit (↑): (engl.) *sinu-atrial node recovery time*; Abk. SKEZ; s. Vorhofstimulation

Sinus|knoten|still|stand (↑): (engl.) *sinus arrest*; syn. Sinusknotenausfall, Sinus(knoten)arrest; Sinuspause; bradykarde Herzrhythmusstörung* inf. Erregungsbildungsstörung* (selten Erregungsleitungsstörung*) mit Ausfall der elektr. Aktivität im Sinusknoten (s. Erregungsleitungssystem); **Vork.:** u. a. Herzgesunde (nächtl. kurzzeitiger S.), Sick*-Sinus-Syndrom, Herzglykoside, Vagotonie*, Schlafapnoesyndrom*; **Klin.:** evtl. bradykardiebedingte Sympt. (z. B. Schwindel, Übelkeit, Synkope), selten Herz-Kreislauf-Stillstand (Asystolie* bei fehlendem Ersatzrhythmus*); **Diagn.:** Langzeit-EKG; **Ther.:** bei symptomat. S.; s. SA-Block; **DD:** totaler SA-Block.

Sinus|knoten|syn|drom *n*: Sick*-Sinus-Syndrom.

Sinu|skopie (↑; -skopie*) *f*: (engl.) *sinoscopy*; Sinoskopie; endoskop. Untersuchung der Nasennebenhöhlen*; meist Antroskopie* zur Betrachtung der Kieferhöhle (s. Abb.); S. der Stirnhöhle nach Beck*-Bohrung möglich. Vgl. Endoskopie.

Sinus lacti|feri (↑) *m pl*: s. Ductus lactiferi.

Sinus marginalis (↑) *m*: s. Sinus durae matris.

Sinus maxillaris (↑) *m*: syn. Sinus Highmori, Kieferhöhle; Oberkieferhöhle; Nasennebenhöhle* im Oberkiefer, die unter der mittleren Nasenmuschel in die Nasenhöhle mündet.

Sinus|nerv: s. Karotissinus-Nerv.

Sinus obliquus peri|cardii (↑) *m*: von den Umschlagsfalten des Herzbeutels zwischen den linken Vv. pulmonales u. der V. cava inf. umfasste Bucht.

Sinus oc|cipitalis (↑) *m*: s. Sinus durae matris.

Sinusoide (↑; -id*) *n pl*: (engl.) *sinusoids*; weite Blutkapillaren, z. B. in der Leber.

Sinus para|nasales (↑) *m pl*: s. Nasennebenhöhlen.

Sinus petro|squamosus (↑) *m*: s. Sinus durae matris.

Sinus petrosus inferior, superior (↑) *m*: s. Sinus durae matris.

Sinus-petrosus-Katheterisierung (↑) *m*: (engl.) *petrosal sinus catheterisation*; Verf. zur DD bei vermehrter Sekretion von ACTH* (ektope od. eutope ACTH-Produktion) u. Seitenlokalisation bei radiol. nicht sichtbarem ACTH-produzierendem Hypophysenadenom; **Meth.:** nach Einführung des Katheters in einen od. beide Sinus petrosi Stimulation mit CRH u. Bestimmung der ACTH-Konz. im Sinus petrosus u. im peripheren Blut; **Beurteilung:** bei fehlendem Gradienten hochgradige, v. a. ektope ACTH-Produktion; bei normalem od. erhöhtem Gradienten hypophysäres Adenom (Cushing*-Syndrom).

Sinus pilonidalis (↑) *m*: s. Pilonidalsinus.

Sinus posterior cavi tympani (↑) *m*: Grube am hinteren Teil der medialen Wand der Paukenhöhle.

Sinus pro|staticus (↑) *m*: Rinne zu beiden Seiten des Colliculus seminalis der männl. Harnröhre mit den Mündungen der Prostatadrüsen.

Sinus rectus (↑) *m*: s. Sinus durae matris.

Sinus|re|flex (↑; Reflekt-*) *m*: syn. Karotissinus-Reflex; s. Karotissinus-Druckversuch.

Sinus renalis (↑) *m*: von Nierengewebe umfasster, vom Nierenhilum her zugänglicher, mit Fett u. Bindegewebe erfüllter Raum, in dem Nierenbecken u. Nierengefäße liegen. Vgl. Niere.

Sinus|rhythmus (↑; Rhythmus*) *m*: (engl.) *sinus rhythm*; Abk. SR; vom Sinusknoten (s. Erregungsleitungssystem) als primäres Erregungsbildungszentrum (s. Herzautomatie) ausgelöster physiol. Herzrhythmus; Normbefund (EKG: s. Tachykardie, Abb. dort): regelmäßig mit Frequenz bei Erwachsenen in Ruhe 60–80/min u. respirator. Sinusarrhythmie*. Vgl. Sinusbradykardie; Sinustachykardie.

Sinus sagittalis inferior, superior (↑) *m*: s. Sinus durae matris.

Sinus sigmoideus (↑) *m*: s. Sinus durae matris.

Sinus sphenoidalis (↑) *m*: Keilbeinhöhle; Nasennebenhöhle* im Keilbeinkörper, die im Recessus sphenoethmoidalis in die Nasenhöhle mündet.

Sinus spheno|parietalis (↑) *m*: s. Sinus durae matris.

Sinus splenicus (↑) *m*: Milzsinus; s. Milz.

Sinus|tachy|kardie (↑; Tachy-*; Kard-*) *f*: (engl.) *sinus tachycardia*; vom Sinusknoten ausgehende Form der supraventrikulären Tachykardie* (tachykarder Sinusrhythmus*); **Vork.:** (physiol.) Kindes- u. Jugendalter, Schwangerschaft, erhöhter Sympathikotonus (körperl. Anstrengung, emotionaler Erregung, Blutdruckabfall); (pathol.) z. B. Dehydratation*, Elektrolytstörung (z. B. Hypokaliämie*), Hyperthyreose*, Fieber, Anämie, Lungenembolie*), kardiale Erkr., als sog. Bedarfstachykardie (kompensator., bedarfsadaptierte S.) bei Verminderung des Schlagvolumens* (z.B. Herzinsuffizienz*), Schock*, Intoxikation, pharmak. u. a.; **Sympt.:** evtl. Palpitation; Beginn u. Ende meist allmählich; **Diagn.:** EKG (s. Tachykardie, Abb. dort): kurze PQ*-Zeit, verkürzte TP-Strecke od. verschmolzene TP-Welle bei hochgradiger S. (TP*-Phänomen), evtl. träge aszendierende ST-Senkung; **Ther.:** v. a. kausal (Ätiol.); symptomat. selten erforderl. (Beta-Rezeptoren-Blocker, z. B. Metoprolol).

Sinus tarsi (↑) *m*: Grube lateral zwischen Talushals u. Calcaneus.

Sinus|thrombose (↑; Thromb-*; -osis*) *f*: (engl.) *sinus thrombosis*; syn. Hirnvenenthrombose, Sinusvenenthrombose; Thrombose* eines Sinus* durae matris, z. B. des Sinus cavernosus (s. Kavernosusthrombose); **Ätiol.:** 1. aseptische (blande) S. bei Hyperkoagulabilität des Bluts (Hormontherapie, Schwangerschaft, Hämoblastosen, Protein-S-Mangel, Protein-C-Mangel als disponierende Faktoren); 2. septische S. meist inf. fortgeleiteter Inf. bei Osteomyelitis des Schädels, Furunkel im Gesichtsbereich, Thrombophlebitis u. a.; **Klin.:** Kopfschmerz, Bewusstseinsstörung, Epilepsie, zerebrale Herdstörungen, evtl. Stauungspapille, Fieber, meningeales Syndrom u. a.; **Diagn.:** zerebrale Angiographie, MRT; **Ther.:** Antikoagulation, bei septischer S. chir. Herdsanierung.

Sinus trans|versus (↑) *m*: s. Sinus durae matris.

Sinus trans|versus peri|cardii (↑) *m*: Spaltraum des Herzbeutels (Perikard) zwischen Aorta u. Truncus pulmonalis einerseits u. Lungenvenen u. V. cava sup. andererseits.

Sinus trunci pulmonalis (↑) *m pl*: Ausbuchtungen der Wand des Truncus pulmonalis hinter den Pulmonalklappen.

Sinus|tumor, endo|dermaler (↑; Tumor*) *m*: (engl.) *endodermal sinus tumor*; syn. Dottersacktumor; sehr maligner ovarialer Keimzelltumor* (s. Ovarialtumoren); **Vork.:** v. a. im Kindes- u. Jugendalter; **Lok.:** meist im Ovar, seltener extragonadal (Retroperitoneum, kleines Becken, Mediastinum, Gehirn, Leber); **Pathol./Histol.:** makroskop. solider bis kleinzystischer, oft gallertiger Tumor; histol. mikrozystisch, myxomatös, solidzellig, alveolärdrüsig od. polyvesikulär-vitellin; metastasiert frühzeitig lympho- u. hämatogen u. bildet Alpha-fetoprotein*; **Ther.:** chir. Entfernung, meist in Komb. mit Zytostatika; **Progn.:** meist rel. gut; in 20 % rascher letaler Verlauf.

Sinus tympani (↑) *m*: tiefe Grube hinter dem Promontorium u. der Fenestra cochleae in den Paukenhöhle.

Sinus unguis (↑) *m*: Nageltasche, in die sich die Nagelwurzel einschiebt.

Sinus uro|genitalis (↑) *m*: vorderer Abschnitt der embryonalen Kloake (durch das Septum urorectale unterteilt); Weiterentwicklung zur Harnblase, Urethra u. (bei der Frau) zum Vestibulum vaginae.

Sinus Valsalvae (↑; A. M. Valsalva, Anat., Bologna, 1666–1723) *m*: s. Sinus aortae.

Sinus-Valsalvae-An|eurysma (↑; ↑; Aneurysma*) *n*: (engl.) *aortic sinusal aneurysm*; Aneurysma* der Aortenwand im Bereich des Sinus Valsalvae (s. Sinus aortae), das bei Ruptur zu einer Shuntfistel in den re. Vorhof od. Ventrikel führen kann; **Vork.:** meist als angeb. Fehlbildung, oft in Komb. mit Ventrikelseptumdefekt* u. Aortenklappenanomalien, seltener nach Endokarditis*; **Ther.:** op. Abtragung des Aneurysmas u. Verschluss der Lücke.

Sinus venarum cavarum (↑) *m*: Erweiterung an der Einmündung der Hohlvenen in den rechten Vorhof.

Sinus|venen|thrombose (↑; Vena*; Thromb-*) *f*: Sinusthrombose*.

Sinus-venosus-Defekt (↑) *m*: s. Vorhofseptumdefekt.

Sinus venosus sclerae (↑) *m*: Schlemm-Kanal; ⇢ ringförmiges Gefäß an der Innenseite des Reticulum trabeculare sclerae; ⊣ Vv. ciliares antt.; **S:** Kammerwasser.

Siphon|aptera (gr. σίφων Blutsauger; ἄπτερος ohne Flügel) *f pl*: s. Flöhe.

Sipple-Syn|drom (John H. S., Arzt, Syracuse, geb. 1930) *n*: (engl.) *Sipple's syndrome*; syn. multiple endokrine Neoplasie (Abk. MEN) Typ IIa; zu den MEN*-Syndromen gehörende autosomal-dominant erbl. Erkr. mit hoher Penetranz u. variabler Expressivität (Genlocus 10q11.2, Mutationen im RET-Protoonkogen); kombiniertes Auftreten von Phäochromozytom* (meist bilateral, histol. i. d. R. benigne), C*-Zellkarzinom (meist bilateral mit rel. hoher Metastasierungsneigung), Vitiligo* sowie fakultativ Adenomen der Nebenschilddrüse (mit primärem Hyperparathyroidismus); gelegentl. zusätzl. weitere Adenome, Hämangiome sowie endokrine Störungen (v. a. Diabetes mellitus u. Cushing-Syndrom); klin. Manifestation meist zwischen 20. u. 60. Lebensjahr.

Sireno|melie (gr. Σειρήν Sirene, Fabelwesen aus Mensch u. Vogel; -melie*) *f*: (engl.) *sirenomelus*; Sonderform der kaudalen Regression* mit Fusion der Beine, Analatresie u. Nierenagenesie.

Sirolimus (INN) *n*: (engl.) *sirolimus*; Rapamycin; Immunsuppressivum* zur p.o. Anw.; **Wirkung:** Hemmung der Aktivierung u. Proliferation von T-Lymphozyten; **Ind.:** Vermeidung der Organabstoßung nach Nierentransplantation*; **UAW:** Erhöhung der Blutfettwerte, Anämie, Thrombozytopenie, abdominale Beschwerden, Diarrhö, Arthralgie, Akne, Wundheilungsstörungen, Infektionen, Tachykardie.

SIRS: Abk. für (engl.) *systemic inflammatory response syndrome*; generalisierte Entzündungsreaktion ohne Nachw. eines auslösenden Erregers mit 2 od. mehr der folgenden **Sympt.: 1.** Körpertemperatur (rektal, intravasal od. intravesikal) ≥38 od. ≤36 °C; **2.** Herzfrequenz ≥90/min; **3.** Atmung: Tachypnoe* mit Atemfrequenz ≥20/min od. Hyperventilation* mit art. CO_2-Partialdruck ≤33 mmHg; **4.** Konz. von Leukozyten im Differentialblutbild ≥12/nl od. ≤4/nl od. Linksverschiebung* mit ≥10 % stabkernigen (unreifen) neutrophilen Granulozyten; **Urs.:** Inf. (z. B. Sepsis*), Gewebenekrose, lokale Entzündung (z. B. Pankreatitis) od. Autoimmunkrankheit. Vgl. Entzündung.

SISI-Test *m:* Abk. für (engl.) *short increment sensitivity index*; s. Audiometrie.

sistieren (lat. sistere aufhalten, stehen bleiben): (engl.) *to cease*; aufhören.

Sitagliptin *n:* (engl.) *sitagliptin*; orales Antidiabetikum* (DPP*-4-Inhibitor); **Ind.:** Diabetes* mellitus Typ 2 in Komb. mit Metformin (s. Biguanide) bzw. Thiazolidindion* bei unzureichendem Therapieerfolg durch Diät, körperl. Aktivität u. Metformin- bzw. Thiazolidindion-Monotherapie.

Sitaxentan (INN) *n:* (engl.) *sitaxentan*; selektiver Endothelin*-1-Rezeptor-Antagonist (ET_A-Rezeptor glatter Muskelzellen) zur oralen Anw.; **Ind.:** pulmonale Hypertonie* (PAH); **Kontraind.:** Leberfunktionsstörung (Child-Pugh A–C), gleichzeitige Anw. von Ciclosporin A; **UAW:** u. a. Kopfschmerz, peripheres Ödem.

Sitis (lat.) *f:* Durst, Verlangen.

Sitkowski-Zeichen: (engl.) *Sitkowski's sign*; Dehnungsschmerz im re. Unterbauch in li. Seitenlage bei Appendizitis*.

Sito|sterol *n:* (engl.) *sitosterol*; syn. β-Sitosterol; pflanzl., mit Cholesterol chem. verwandtes Steroid; vgl. Phytosterol.

Situs (lat.) *m:* (engl.) *situs*; Lage; z. B. der Organe im Körper od. des Feten im Uterus.

Situs in|versus viscerum (↑) *m:* (engl.) *situs inversus viscerum*; syn. Inversio viscerum, Transpositio viscerum; Heterotaxie; partielle (z. B. als Dextrokardie*) od. totale spiegelbildl. Umkehrung der Lage der Eingeweide (z. B. beim Kartagener*-Syndrom). Vgl. Situs solitus viscerum.

Situs solitus viscerum (↑) *m:* (engl.) *situs solitus viscerum*; auch Situs solitus; regelrechte Topographie von Thorax- u. Bauchorganen. Vgl. Situs inversus viscerum.

Sitz|bein: Os* ischii.

Sitz|höhe: (engl.) *sitting height*; Größe am aufrecht sitzenden Pat. vom Scheitel bis zur Sitzfläche.

Sitz|kyphose (Kyphose*) *f:* (engl.) *humpback*; sog. Skoliosenkeim; rachit. Kyphose* im dorsolumbalen Übergang der Wirbelsäule des Kleinkindes; vgl. Skoliose.

Sjögren-Larsson-Syn|drom (Karl G. T. S., Psychiater, Stockholm, 1896–1974; Tage K. L. L., Psychiater, Stockholm, 1905–1998) *n:* (engl.) *Sjogren-Larsson syndrome*; Abk. SLS; autosomal-rezessiv erbl., neuroektodermale Dysplasie (Genlocus 17p11.2; Mutationen im ALDH3A2-Gen) inf. einer reduzierten Aktivität des Langkettenalkohol-NAD-Oxidoreduktasekomplexes bzw. der zugehörigen Aldehyddehydrogenase; **Klin.:** konnatale ichthyosiforme Erythrodermie*, keratot. Lichenifizierung der Haut u. später auftretende, meist schwere geistige Behinderung, spast. Di- od. Tetraplegie u. Netzhautdegenerationen; vgl. Ichthyosis congenita.

Sjögren-Syn|drom (Henrik S. C. S., Ophth., Jönköping, 1899–1986) *n:* (engl.) *Sjögren's syndrome*; syn. Dakryo-Sialo-Adenopathia atrophicans, Dakryo-Sialo-Cheilopathia; chron. progressive Autoimmunerkrankung des exokrinen Drüsengewebes; **Ätiol.:** unbekannt; **Formen: 1.** primäres S.-S.; **2.** sekundäres S.-S. bei anderen Autoimmunkrankheiten* (z. B. rheumatoide Arthritis*, systemischer Lupus* erythematodes, Kollagenosen*, progressive systemische Sklerose*, primär biliäre Zirrhose, Hepatitis, Multiple* Sklerose, Thyroiditis); **Sympt.:** Keratoconjunctivitis* sicca u. Xerostomie*, Versiegen exokriner Sekretion (Speichel-, Tränen-, Talgdrüsen), Arthritis, Lungen- u. Leberbeteiligung, Hypoazidität des Magens, exokrine Pankreasinsuffizienz (Pankreatitis), Parotitis, Karies, Dyspareunie; **Pathol./Anat.:** fokale lymphozytäre (v. a. $CD4^+$-T-Lymphozyten) u. plasmazelluläre Infiltration, azinärer u. periduktaler Verlust sekretorischen Epithels, azinäre Atrophie u. periduktale Fibrose; **Diagn.:** primäres S.-S. bei Vorliegen von 4 (der 6 mögl.) Klassifikationskriterien (s. Tab.); beschleunigte BSG, Hypergammaglobulinämie, oft Zytopenie, Nachw. von Rheumafaktoren u. Autoantikörpern*, z. B. antinukleäre Antikörper gegen Ro(SS-A) u. La(SS-B); **Kompl.:** ca. 40-fach erhöhtes Risiko für Entw. eines extranodalen Non-Hodgkin-Lymphoms; **Ther.:** Ersatz von Tränen- u. Speichelflüssigkeit, Stimulation exokriner Aktivität mit Pilocarpin; in Einzelfällen: Immunsuppressiva, NSAR, Anti-CD20-Therapie. Vgl. Mikulicz-Krankheit I.

Sjögren-Syndrom
Klassifikationskriterien

1. Augensymptome (≥3 Monate)
2. orale Symptome (≥3 Monate)
3. Augenbefunde, z. B. Schirmer-Test positiv (<5 mm/5 min)
4. Histopathologie (Speicheldrüsenbiopsie)
5. Speicheldrüsenbefunde
   Speicheldrüsenszintigraphie
   Parotissialographie
   nicht stimulierbarer Speichelfluss
6. Autoantikörper gegen Ro(SS-A) oder La(SS-B)

Skabies (lat. scabies Krätze) *f:* s. Scabies.

Skala (lat. scalae Treppe, Stufen) *f:* Stufenleiter; Gradeinteilung.

Skalen (↑) *fpl:* (engl.) *scales*; Stufenfolgen; Messinstrumente zur (meist eindimensionalen) Abbildung von Messwerten; je nach gemessenem Sachverhalt Einteilung in: **1. Nominalskalen** bilden Messwerte ab, die zueinander nicht in eine Reihenfolge hinsichtlich ihrer Größe gebracht werden können, sondern lediglich zu einheitlichen

Skalenusbiopsie

Gruppen klassifizierbar sind (z. B. nach Berufszugehörigkeit); als Mittelwert* Bestimmung des häufigsten Werts (Modalwert). **2. Ordinalskalen** bilden die Rangposition von Messwerten zueinander ab (Rangskalen), ohne dass die Abstände zwischen den Rangplätzen gleich sein müssen (z. B. Schulzensuren); als Mittelwert wird der Median berechnet. **3. Intervallskalen** bilden Messwerte ab, die definierte (in Zahlenwerten beschreibbare) Abstände voneinander haben, die aber über keinen (od. einen fiktiven) Nullpunkt verfügen (z. B. Temperaturskala nach Celsius); als Mittelwert wird das arithmetische Mittel gebildet. **4. Verhältnisskalen** bilden Messwerte ab, die über definierte Abstände zu einem absoluten Nullpunkt u. zueinander verfügen (Absolutskalen, z. B. Längenmaße, Gewichte u. a. physik. Messgrößen); als Mittelwert kann das geometrische Mittel gebildet werden.

Skalenus|bi|opsie (gr. σκαληνός schief, ungerade; Bio-*; Op-*) *f*: (engl.) *biopsy of the scalenus*; durch Mediastinoskopie* ersetztes Verf. zur Entfernung von Lymphknoten bzw. Fettgewebe (Daniels-Biopsie) aus der Fossa supraclavicularis (Lymphonodi cervicales profundi, infra- od. supraclaviculares) zur histol. Untersuchung bes. beim Bronchialkarzinom*.

Skalenus|lücke (↑): **1.** (engl.) *scalenus gap*; **vordere S.:** Lücke zwischen M. scalenus ant. u. Rückfläche der Clavicula; Durchtritt der V. subclavia; **2. hintere S.:** Lücke zwischen M. scalenus ant. u. M. scalenus medius, durch die A. subclavia u. Plexus brachialis hindurchtreten; vgl. Thoracic-outlet-Syndrom.

Skalenus|syn|drom (↑) *n*: s. Scalenus-anterior-Syndrom.

Skalierung (lat. scalae Treppe, Stufen): (engl.) *scaling*; (statist.) Verf., um beobachtete Eigenschaften quantitativ abgestuft messbar zu machen unter Verw. von Skalen* mit unterschiedl. Messgenauigkeit u. unterschiedl. Maßeinheiten.

Skalp (engl. scalp Kopfhaut) *m*: (engl.) *scalp*; Kopfschwarte (Galea aponeurotica) u. Kopfhaut.

Skalpell (lat. scalpellum) *n*: (engl.) *scalpel*; chir. Messer mit unterschiedl. Klingenformen; vgl. Instrumente, chirurgische.

skaphoideus (gr. σκάφη Wanne, Boot, -id*): kahnförmig.

Skaphoid|fraktur (↑; ↑; Fraktur*) *f*: (engl.) *scaphoid fracture*; Kahnbeinfraktur der Hand; Fraktur des Os scaphoideum der Handwurzel; häufigste Handwurzelfraktur; u. U. als de Quervain-Luxationsfraktur (Komb. mit perilunärer Dorsalluxation*); **Klassifikation** nach Herbert: s. Abb. 1;

1. Typ A1: Fraktur des Tuberkulums; **2. Typ A2:** nichtdislozierte Fraktur der Skaphoidmitte; **3. Typ B1:** Schrägfraktur; **4. Typ B2:** instabile, dislozierte Querfraktur der Skaphoidmitte; **5. Typ B3:** Fraktur des proximalen Pols; **6. Typ B4:** transskaphoidale perilunäre Luxationsfraktur; **Klin.:** Schwellung, Druck- u. Stauchungsschmerz insbes. bei Längsstauchung des Daumens in der Tabatière; **Kompl.:** Entw. einer Kahnbeinpseudarthrose, avitaler proximaler Kahnbeinpol, Kollaps der Handwurzelknochen (Kurzbez. SNAC-wrist für engl. scaphoid nonunion advanced collaps wrist); **Diagn.:** Rö. in 4 Ebenen (sog. Kahnbeinquartett, s. Abb. 2); bei nicht eindeutigem Frakturnachweis u. weiter bestehendem klin. Verdacht Röntgenkontrolle nach 7–10 Tagen, evtl. CT od. MRT; **Ther.: 1.** konservativ: bei nichtdislozierten S. mit Immobilisierung des Handgelenks inkl. Daumen, je nach Frakturtyp für 6–10 Wo. im sog. Kahnbein(unterarm)gips mit Einschluss des Daumengrundgelenks; **2.** operativ bei dislozierter S. od. Wunsch nach frühfunktioneller Behandlung einer nichtdislozierten S.: geschlossene Reposition u. perkutane ante- od. retrograde Verschraubung od. offene Reposition von palmar od. dorsal u. Osteosynthese.

Skapho|zephalus (↑; Keph-*) *m*: s. Stenozephalie.

Skapula|fraktur (Scapula*; Fraktur*) *f*: (engl.) *fracture of the scapula*; selten vorkommende Fraktur* des Schulterblatts, auch Abrissfraktur des Processus coracoideus, des Akromions od. des Glenoids (s. Abb.); meist Teil einer Kombinationsverletzung durch direkte Gewalteinwirkung bei Sturz auf die Schulter (Hochrasanztrauma); **Sympt.:** Schwellung, Hämatom, lokaler Druckschmerz u. Bewegungseinschränkung; **Diagn.:** Rö., CT; **Ther.:** Ruhigstellung (Gilchrist*-Verband); bei Glenoidbeteiligung, floating* shoulder, Dislokation od. Abrissfraktur offene Reposition u. Osteosynthese.

Skapular|linie (↑): Linea* scapularis.

Skapula|transplantat (↑): (engl.) *scapular flap*; osteomyokutaner Gewebelappen aus der Schulterblattregion mit anat. definierter Gefäßversorgung; **Verw.:** Lappenplastik* bei komplexen Defekten in der plast. Gesichtschirurgie.

Skari|fikation (lat. scarificatio Ritzen, Schröpfen) *f*: (engl.) *scarification*; Skarifizierung; Einritzen der Haut, z. B. epidermale Hautritzung (ohne Narben) beim Scratch*-Test od. traditionell aus ästhetischen Gründen (sog. Ziernarben).

SKAT: Abk. für **S**chwellkörper*-**A**utoinjektions**t**herapie.

Skatol (gr. σκῶρ, σκατός Kot) *n*: (engl.) *skatole*; syn. β-Methylindol, C_9H_9N; bakterielles Abbauprodukt im Darm* nicht resorbierten Tryptophans*; bedingt u. a. den Kotgeruch; bei Ileus od. Tryptophanstoffwechselstörung (Hartnup*-Krankheit) im Harn nachweisbar. Vgl. Eiweißfäulnis.

Skelett (gr. σκελετός ausgetrockneter Körper, Mumie) *n*: (engl.) *skeleton*; auch Skelet; Gerippe, Knochengerüst.

Skelett|hand (↑): (engl.) *skeleton hand*; charakterist. Handform inf. ausgeprägter Muskelatrophie, z. B. bei Syringomyelie*.

Skelettierung (↑): (engl.) *skeletisation*; Freimachung, Freilegung; chir. Durchtrennung von Verbindun-

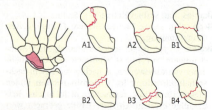

Skaphoidfraktur Abb. 1: Klassifikation nach Herbert

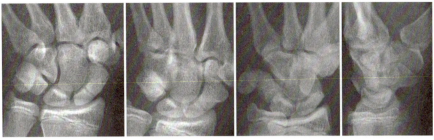

Skaphoidfraktur Abb. 2: Typ B3 nach Herbert (Kahnbeinquartett) [1]

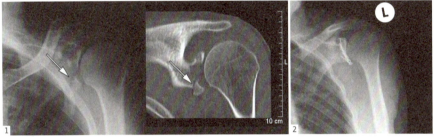

Skapulafraktur: Fraktur des Glenoids an der linken Skapula; 1: präoperative Röntgenaufnahme u. koronare CT-Rekonstruktion; 2: postoperative Röntgenaufnahme nach ORIF mit Titanminiplatte [88]

gen eines Organs zu seinen Nachbarstrukturen, z. B. des Lig. gastrocolicum bei Magenteilresektion*.

Skelett|szinti|graphie (↑; Szinti-*; -graphie*) *f*: (engl.) *bone scintigraphy*; Szintigraphie* zur Untersuchung der Knochen bzw. des Skeletts nach Verabreichen eines osteotropen Radiopharmakons* (bes. ^{99m}Technetium-Phosphatverbindungen), meist als Ganzkörperskelettszintigraphie durchgeführt; dargestellt werden röntg. u. U. noch nicht nachweisbare Zonen vermehrter Knochenstoffwechselaktivität u. Durchblutung; **Formen: 1. Dreiphasen-Skelettszintigraphie: a)** Perfusionsphase (während der Injektion); **b)** Blutpool- od. Weichteilphase (wenige Min. später); **c)** Skelettphase (entspricht der üblicherweise aufgezeichneten Knochenstoffwechsel-/Mineralisationsphase >2 Std. p. i.); Beurteilung der Durchblutung bzw. einer lokalen Hyperämie erfolgt mit den ersten 2 Phasen; Ind.: Prozesse mit bekannter Lokalisation (z. B. Sudeck-Syndrom), Abklärung unklarer Knochentumoren*, primäre Knochentumoren, Verlaufsbeurteilung nach Antibiotika- bzw. Chemotherapie (bei Ansprechen stärkere Abnahme der Blutpoolaktivität als bei Non-Respondern), Endoprothesenlockerungen, Entz. (v. a. Osteomyelitis), Knochen- u. Gelenkbeschwerden; **2. Zweiphasen-Skelettszintigraphie:** Blutpool- u. Skelettphase; oft als verkürzte Form der Dreiphasen-Skelettszintigraphie, insbes. bei Ganzkörperaufnahmen; **3. (Einphasen-)Skelettszintigraphie:** Mineralisationsphase; Ind.: Suche nach Knochenmetastasen (v. a. bei Mamma-, Bronchial- u. Prostatakarzinom), primäre Knochentumoren.

Skene-Gänge (Alexander J. S., Gyn., Brooklyn, 1838–1900): (engl.) *Skene's ducts*; Ductus paraurethrales, Paraurethraldrüsen, Skene-Drüsen; bei der Frau neben der Urethra* liegende, drüsige Ausstülpungen (entsprechen der Prostata* beim Mann); vgl. Gräfenberg-Zone.

skew deviation (engl. schräge Abweichung): syn. Hertwig-Magendie-Syndrom; Fehlstellung der Augen mit vertikaler Bulbusdivergenz, oft verbunden mit Schrägstellung des Kopfs u. gerichteter Fallneigung; **Urs.:** Schädigung gravizeptiver (durch Einwirkung der Schwerkraft erregter) Bahnen zur Blickstabilisierung zwischen Pons u. Diencephalon durch Hirnstamminfarkt (z. B. bei Wallenberg-Syndrom) u. a. Hirnstammläsionen (Blutung, Entz., Tumor); geringe s. d. auch bei akutem einseitigem Labyrinthausfall.

Skia|skopie (gr. σκιά Schatten; -skopie*) *f*: (engl.) *skiascopy*; Retinoskopie; (objektives) Verf. zur Messung der Refraktion* des Auges, v. a. wenn keine subjektiven Angaben möglich sind (z. B. bei Kleinkindern).

Ski|daumen: (engl.) *skier's thumb*; Bez. für Bandruptur* od. knöchernen Abriss des ulnaren Kollateralbands am Daumengrundgelenk (s. Abb.) bei extremer Abspreizung des Daumens; typ. Verletzung bei Skisport: Daumen bleibt am Skistock hängen; **Sonderform:** Stener-Läsion: das distal ausgerissene ulnare Seitenband ist durch den proximalen Rand der Adduktoraponeurose nach proximal umgeklappt; **Ther.: 1.** (konservativ) temporäre gelenkübergreifende Ruhigstellung; **2.** (operativ) offene Bandnaht, transossäre Refixation des ulnaren Seitenbandes (s. Bandplastik).

Skimming

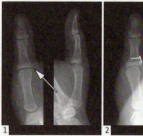
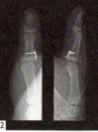

Skidaumen: 1: knöcherner Abriss des ulnaren Kollateralbands; 2: transossäre Refixation mit Titanminiplatte [88]

Skimming (engl. to skim abschöpfen): s. Plasma Skimming.

skin expander (engl. skin Haut; expander Ausbreiter, Strecker): Hautexpander; s. Mammaprothese.

skin snip (↑; engl. to snipp off abknipsen): Hautbiopsie zum Nachw. der Mikrofilarien von Onchocerca* volvulus; **Prinzip:** Haut wird mit Pinzette gefasst, angehoben u. mit Skalpell eine ca. 2–3 mm großes Bioptat gewonnen; Mikrofilarien wandern aus dem in physiol. Kochsalzlösung eingelegten Bioptat in wenigen Minuten aus u. sind mikroskop. nachweisbar.

skip lesions (engl. skip überspringen; lesion Läsion): **1.** Bez. für diskontinuierliche Ausbreitung der Enteritis* regionalis Crohn im Darm, d. h. gesunde Darmabschitte wechseln mit krankhaften; **2.** Nachw. entzündungsfreier Areale neben Abschnitten mit granulomatöser Panarteriitis bei Arteriitis* temporalis durch diskontinuierl. Befall der Arterien.

Skirrhus (gr. σκίρρος harte Schwellung, Tumor) *m*: Scirrhus*.

Skler-: auch Scler-; Wortteil mit der Bedeutung hart, trocken; von gr. σκληρός.

Sklera (↑) *f*: (engl.) *sclera*; Sclera; Lederhaut des Auges; hinterer, größerer u. lichtundurchlässiger Teil der Tunica fibrosa bulbi aus kollagenem Bindegewebe; s. Auge.

Skler|adenitis (↑; Aden-*; -itis*) *f*: (engl.) *scleradenitis*; meist einseitige, derbe, indolente Lymphknotenverhärtung ohne sog. Verbackung (feste Verschmelzung) mit der darüberliegenden Haut; vgl. Bubo.

Sklera|ruptur (↑; Ruptur*) *f*: (engl.) *scleral rupture*; meist traumat. bedingte offene od. subkonjunktivale Zerreißung der Sklera*.

Skler|ek|tasie (↑; -ektasie*) *f*: (engl.) *sclerectasia*; umschriebene Ausbuchtung der verdünnten u. narbigen Sklera* bei angeborener Myopie u. Mikrophthalmus bzw. bei fortgeschrittenem Glaukom*; vgl. Staphyloma.

Skler|ek|tomie (↑; Ektomie*) *f*: (engl.) *sclerectomy*; Herausschneiden eines Streifens aus der Sklera* bei Glaukom* zur Verbindung von Vorderkammer u. subkonjunktivalem Raum.

Skleren, blaue (↑) *f pl*: (engl.) *blue sclerotics*; blaue Färbung der Skleren*; **Vork.:** physiol. bei 20 % aller Neugeborenen* bis zum 5. Lj.; persistierend z. B. bei Osteogenesis* imperfecta.

Skleren|ikterus (↑; Ikterus*) *m*: (engl.) *scleral jaundice*; Gelbfärbung der Skleren, z. B. bei akuter Hepatitis*; s. Ikterus.

Skleritis (↑; -itis*) *f*: (engl.) *scleritis*; tiefe Entz. der Sklera, die zu schweren schmerzhaften Destruktionen mit Verlust des Auges führen kann; **Formen:** 1. anteriore S. (noduläre, diffuse od. nekrotisierende Form); 2. posteriore S.; **Urs.:** v. a. bei beidseitiger S. häufig system. Erkr., z. B. Kollagenosen*, rheumatoide Arthritis*, Infektionen (Tuberkulose, Syphilis, Herpes), Sarkoidose*, Gicht*; auch postop. nach Katarakt- u. Netzhautoperation; **Kompl.:** Skleraausdünnung u. -perforation, Glaukom*, Keratomalazie*; **Ther.:** Behandlung der Grunderkrankung, system. immunmodulierende Ther. (z. B. Steroide*, Ciclosporin* A, Methotrexat*, Cyclophosphamid*), lokale Ther. (Steroide, NSAR) meist unwirksam, v. a. bei system. Erkr.; **Progn.:** ernst bei nekrot. anteriorer S. mit system. Vaskulitis. Vgl. Tenonitis; Episkleritis.

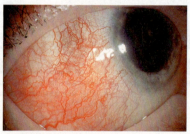

Skleritis [106]

Sklero|daktylie (↑; Daktyl-*) *f*: (engl.) *sclerodactyly*; dünne, blasse, verhärtete, haarlose Finger bei progressiver systemischer Sklerose* u. CREST*-Syndrom.

Sklero|dermie (↑; Derm-*) *f*: (engl.) *scleroderma*; Sammelbegriff für Autoimmunkrankheiten, die mit (i. e. S. auf die Haut begrenzter) Sklerosierung einhergehen; s. Sklerose. Vgl. Pseudosklerodermien.

Skler|ödem (↑; Ödem*) *n*: s. Sclerema oedematosum neonatorum, Scleroedema adultorum.

Sklero|kornea (↑; Cornea*) *f*: (engl.) *sclerocornea*; angeb., nicht entzündl. Vaskularisation u. Vernarbung der Hornhaut, meist im Bereich der Hornhautperipherie, selten auch der gesamten Hornhaut.

Sklero|malazie (↑; -malazie*) *f*: (engl.) *scleromalacia*; schwere Form einer schmerzlosen nekrotisierenden Skleritis* ohne Entzündungszeichen, mit um-

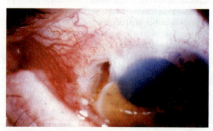

Skleromalazie [106]

schriebener Skleraverdünnung bzw. -einschmelzung u. blau durchscheinender Uvea (s. Abb.); **Vork.:** bei älteren Pat. mit rheumatoider Arthritis*.
Sklero|myx|ödem (↑; Myx-*; Ödem*) *n*: (engl.) *scleromyxedema*; syn. Myxoedema lichenoides et papulosum, Mucinosis papulosa; Muzinablagerung in der Dermis, häufig bei Paraproteinämie*; **Sympt.:** stecknadelkopf- bis erbsengroße, halbkugelige, pralle, derbe, hautfarbene bis rötl. Knötchen (Lichen myxoedematosus), zunächst an den Extremitätenstreckseiten, Händen, Nacken, Gesicht; Juckreiz, monoklonale Gammopathie; später Konfluenz der Papeln u. diffuse Verhärtung der gesamten Haut (Skleromyxödem).
Skler|onychie (↑; Onych-*) *f*: (engl.) *scleronychia*; erhebl. Verdickung, Verhärtung u. Gelbfärbung der Nagelplatte mit Onycholyse u. verstärkter konvexer Verkrümmung; erworbene (Scleronychia acquisita) od. angeb. Nagelveränderung; vgl. Skleronychiesyndrom.
Skler|onychie|syn|drom (↑; ↑) *n*: (engl.) *yellow nail syndrome*; syn. Syndrom der gelben Fingernägel, Gelbe-Fingernägel-Syndrom; Skleronychie*, verlangsamtes Nagelwachstum, Lymphödem, bronchit. u. asthmoide Erscheinungen inf. Hypoplasie der peripheren Lymphgefäße.
Sklerose (↑; -osis*) *f*: (engl.) *sclerosis*; Gewebeverhärtung inf. vermehrten Kollagengehalts; **Vork.:** z. B. 1. regenerativ (s. Narbe; 2. degenerativ-vaskulär (s. Arteriosklerose, Koronarsklerose); 3. als Autoimmunkrankheit: a) systemisch i. R. von Kollagenosen* (s. Sklerose, progressive systemische, CREST-Syndrom); b) v. a. auf die Haut begrenzt (s. Sclerodermia circumscripta). Vgl. Fibrose; Induration; Sklerotherapie.
Sklerose, dif|fuse (↑; ↑) *f*: s. Hirnsklerose, diffuse.
Sklerose, kon|zentrische (↑; ↑) *f*: Baló*-Krankheit.
Sklerose, limitierte systemische (↑; ↑) *f*: CREST*-Syndrom.
Sklerose, multiple (↑; ↑) *f*: s. Multiple Sklerose.
Sklerose, noduläre (↑; ↑) *f*: s. Hodgkin-Lymphom.
Sklero|se, pro|gressive systemische (↑; ↑) *f*: (engl.) *progressive systemic sclerosis*; Abk. PSS; syn. Sclerodermia diffusa et progressiva, progressive Sklerose; systemische Form der Sklerodermie; zu den Kollagenosen* gezählte, chron.-entzündl. Erkrankung des Bindegewebes von Haut, inneren Organen u. Gefäßen; sehr variabler Verlauf; **Einteilung:** (mit zunehmend ungünstiger Progn.): **1. Typ I:** akrosklerot. PSS mit Befall von Akren (Zehen selten) bis zum Handgelenk; Sonderform: CREST*-Syndrom; **2. Typ II:** proximal-aszendierende PSS mit Beginn an Akren u. Ausdehnung auf Extremitäten u. Rumpf; **3. Typ III:** diffuse PSS mit Beginn am Rumpf (Ausbreitung innerh. von ca. 12 Mon.) u. früher Organ-, starker Gesichtsbeteiligung, prodromale Allgemeinsymptome (z. B. Abgeschlagenheit); **Vork.:** 2–20 : 1 Mio. pro Jahr; w : m = 3 : 1; meist im 3.–5. Lebensjahrzehnt; **Ätiol.:** bei Frauen oft Mikrochimärismus mit Persistenz von fetalen Immunzellen (aus vorangegangenen Schwangerschaften) in der Haut mit GVH-artiger Reaktion (s. Graft-versus-Host-Reaktion); Autoantikörper gegen PDGF-Rezeptor stimulieren Fibroblastenaktivität; **Klin.:** initial: Hand- u. Fingerödeme, Raynaud-Syndrom, Hyperpigmentierung, Teleangiektasien; mikroskop. Veränderungen am Nagelfalz (Teleangiektasien, Riesenkapillaren, Mikroblutungen, avaskuläre Areale); im weiteren Verlauf: wachsartige harte Haut, dünne Finger (sog. Madonnenfinger), unbewegl. u. in Beugestellung fixiert (Sklerodaktylie-Krallenhand); Fingerkuppen: „rattenbissartige" Nekrosen gefolgt von troph. Alterationen (Paronychien, Verlust des Nagels od. der Fingerglieder); nach langsamer zentripetaler Ausdehnung dieser Veränderungen entwickelt sich das charakterist. sog. Maskengesicht mit Teleangiektasien u. Mikrostomie, perioraler Fältelung (sog. Tabaksbeutelmund, schmalen Lippen, glatter Zungenoberfläche u. verkürztem Zungenbändchen; gelegentl. subkutane Ablagerung von Calciumsalzen (Calcinosis cutis, Thibièrge-Weissenbach-Syndrom), bes. über Ellenbogen u. Kniegelenken; häufig assoziiert mit Sjögren*-Syndrom, biliärer Zirrhose* (15 %), Dermatomyositis*, Polymyositis* u. Hashimoto-Thyroiditis*; Gifford*-Zeichen im Verlauf der Erkr. positiv. Organbeteiligung entspr. der Verlaufsform (Reihenfolge nach Häufigkeit): Gastrointestinaltrakt, Lunge, Niere, Herz; bei fast allen Pat. Ösophagusbeteiligung (Dysphagie, Reflux), zudem Sklerosierung der Schleimhäute, pulmonale Gasaustauschstörungen bei Lungenfibrose (Dyspnoe) mit pulmonaler Hypertonie u. Rechtsherzbelastung, Malabsorptionssyndrom u. Motilitätsstörungen bei Magen- u. Dünndarmbeteiligung, Nierengefäßsklerose mit Parenchymausfall, Niereninsuffizienz u. Urämie; Myokard-, Perikard- u. Koronarfibrose mit Arrythmien, Herzinsuffizienz; evtl. Polymyositis, Polyarthritis, Arthropathie inf. Akroosteolyse*, Tendopathie inf. Entz. u. Sklerose der Sehnenscheiden; **Diagn.:** Majorkriterium mit 2 Minorkriterien (s. Tab.); serol. Nachweis (>95 %) von antinukleären Antikörpern* (z. B. gegen Zentromere, Nucleoli, RNA-Polymerasen, Scl-70, Fibrillarin); Verlaufskontrolle der Organbeteiligung durch Lungenfunktionsprüfung, Ösophagusszintigraphie; Nachw. obliterativer Vaskulopathie durch Kapillarmikroskopie*; Histol.: verdünnte papilläre Dermis mit Abflachung der Papillen, verbreiterte retikuläre Dermis u. Verdickung des dermalen Gewebes um Anhangsgebilde, Intimaproliferation der Arteriolen u. Venolen, Verminderung der Kapillaren; **Ther.:** Verbesserung der Mikrozirkulation (Calcium-Antagonisten, ACE-Hemmer, Prostacycline, Iloprost), bei pulmonaler Hypertonie: Bo-

---

Sklerose, progressive systemische
Diagnosekriterien

Major-Kriterium
sklerodermieartige Hautveränderung proximal der Fingergrundgelenke

Minor-Kriterien
Sklerodaktylie

grübchenförmige Narben oder Substanzverlust der distalen Finger- oder Zehenweichteile

bilaterale basale Lungenfibrose

sentan (Endothelin-1-Rezeptora-Antagonist), Entzündungs-Hemmung (nichtsteroidale Antiphlogistika, Glukokortikoide, evtl. Immunsuppressiva bei aktiver Alveolitis), D-Penicillamin u. Interferon-γ (mäßig wirksam); Blutdruckeinstellung, UVA-Bestrahlung der Haut, Retinoide, Physiotherapie; **Progn.:** je nach Typ günstig (Typ I) bis rasch progredient u. infaust (Typ III).

Sklerose, tuberöse (↑; ↑) *f*: (engl.) *tuberous sclerosis*; syn. Bourneville-Pringle-Syndrom; veraltet Epiloia; zu den Phakomatosen* gehörendes autosomal-dominant erbl. Fehlbildungssyndrom mit Mutation im TSC1-Gen (Genlocus 9q34, mit Hamartin als Genprodukt) od. TSC2-Gen (Genlocus 16p13.3, mit Tuberin als Genprodukt), bei denen es sich um Tumorsuppressorgene* handelt; ca. 50 % sind Neumutationen; sehr variable Ausprägungen mögl.; **Häufigkeit:** 1 : 20 000–1 : 40 000; **Sympt.:** charakterist. Trias aus Adenoma sebaceum (s. Abb. 1), Epilepsie u. progressiver geistiger Behinderung; multiple Angiofibrome im Gesicht u. subungual (Koenen-Tumoren, s. Abb. 2), Hypopigmentierungen der Haut (sog. white spots), Bindegewebenävi; epileptiforme Anfälle bereits in den 1. Lebensjahren (West*-Syndrom); Hamartome des Herzens (Rhabdomyom), der Niere, Lunge, Leber u. Milz; Netzhauttumoren, Hirnventrikeltumoren, kortikale Dysplasien (Tuber; maligne Entartung mögl.), Knochenzysten; **Ther.:** symptomat. mit Antikonvulsiva u. Antiarrhythmika, Dermabrasion od. Laserabtragung der Angiofibrome; **Progn.:** progredienter Verlauf, bei ausgeprägten Sympt. verkürzte Lebenserwartung.

Sklerosierung (↑; ↑): s. Sklerose; Sklerotherapie.

Sklero|therapie (↑) *f*: (engl.) *sclerotherapy*; iatrogene Induktion einer Sklerose* zu therap. Zwecken; Anw. v. a. als minimal-invasives Verf. zur Sklerosierung (Verödung) von Varizen* od. (oberflächl.) Venen durch lokale Endothelzellzerstörung mit nachfolgender Thrombose u. bindegewebigem Umbau; **Prinzip:** 1. (pharmak.) lokale Injektion spez. Venenverödungsmittel (sog. Antivarikosa; Polidocanol*); Vorspritzen von ca. 1 ml Luft (sog. Air-bloc-Technik) zur Verzögerung des Abflusses, Verminderung der erforderl. Menge u. zum besseren Kontakt des Arzneimittels mit der Venenwand; auch als sog. Schaumsklerosierungstherapie (Verw. von Verödungsschaum aus oberflächenaktivem Verödungsmittel; größerer Effekt als konventionelle Verödungsmittel, da das Blut in der Vene durch den Schaum vollständig verdrängt wird) od. in Komb. mit Ultraschallsonden zur Behandlung großer Stammvarizen unter Ultraschallkontrolle; **Ind.:** Besenreiservarizen, Seitenastvarikose, Restvarikose nach Stripping, bei Hämorrhoiden* u. endoskop. Ösophagusvarizenblutung* bzw. als Blutungsprophylaxe; 2. Radiofrequenzobliteration (Abk. RFO): Denaturierung der Venenwand durch kontrollierte, lokale Abgabe von Hochfrequenzenergie in Form von Hitze (ca. 85 °C) durch einen Katheter; Anw. zur Stammvenenobliteration; 3. endovenöse Lasertherapie (Abk. EVLT): Endothelschädigung durch intravasale Abgabe der Energie von Laserlicht in das Gefäß, Transformation des Blutes in der Vene in Gasbläschen; 4. Elektrokoagulation*; 5. Infrarotkoagulation*.

Sklero|tome (↑; -tom*) *n pl*: (engl.) *sclerotomes*; aus den Ursegmenten hervorgehendes Anlagenmaterial (Zellkomplexe) der Wirbel; umfließt in der vierten Embryonalwoche die Notochorda.

Sklero|tomie (↑; ↑) *f*: (engl.) *sclerotomy*; Eröffnung der Sklera bei Vitrektomie* über die Pars plana corporis ciliaris.

Skolex (gr. σκώληξ Wurm) *m*: Bandwurmkopf; s. Cestodes.

Skoliose (gr. σκολιός krumm, gebogen; -osis*) *f*: (engl.) *scoliosis*; strukturelle Wachstumsdeformität der Wirbelsäule mit fixierter seitl. Verbiegung, Drehung der einzelnen Wirbel u. Rotation der Wirbelsäule im Krümmungsbereich; **Ätiol.:** 1. idiopath.: ca. 80 %, infantile (Sonderform: Säuglingsskoliose*), juvenile u. adoleszente Formen, z. T. stark progrediente Form mit Manifestation vor der Pubertät, v. a. bei Mädchen (w : m = 3 : 1); 2. sympt.: a) angeboren inf. Fehlbildung der Wirbelkörperanlagen, Rippen od. anderer stat. Elemente; b) nach metastatischen, traumat. od. entzündl. Wirbeldeformierungen; c) bei Lähmungen, Muskel- u. Bindegewebeerkrankungen (z. B. Ehlers-Danlos-Syndrom); d) statisch bedingt durch Längendifferenz der unteren Extremitäten od. Veränderungen im Bereich des Beckens (Hüftgelenkluxation u. a.); e) inf. eines rachit. Erweichungsherdes (sog. Skoliosekeim); **Formen:** totale od. C-förmige S. (Krümmung nach einer Seite ohne Gegenkrümmung), zusammengesetzte od.

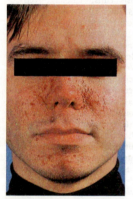

Sklerose, tuberöse Abb. 1: Adenoma sebaceum des Gesichts [3]

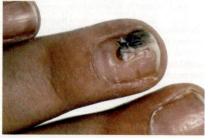

Sklerose, tuberöse Abb. 2: Koenen-Tumor [82]

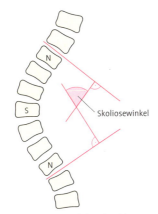

Skoliose Abb. 1: Skoliosewinkel nach Cobb; N: Neutralwirbel; S: Scheitelwirbel

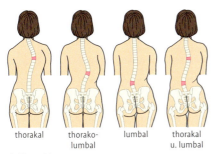

Skoliose Abb. 2: Formen

S-förmige S. (Krümmung mit Gegenkrümmung), Trippelskoliose (Krümmung mit kompensator. Gegenkrümmung nach kranial u. kaudal); **Einteilung: 1.** nach Schweregrad entspr. röntg. ermittelten Skoliosewinkel nach Cobb (s. Abb. 1); **a)** ≤40°: S. 1. Grades: (leichte S.); **b)** 40–60°: S. 2. Grades (mittelschwere S.); **c)** 60–80°: S. 3. Grades (schwere S.); **d)** >80°: S. 4. Grades (sehr schwere S.); **2.** morphol. King-Klassifikation der idiopath. S. (Typ I–V); **Lok.:** s. Abb. 2; thorakal, thorakolumbal, lumbal od. thorakal u. lumbal; **Sympt.:** häufig asymptomat., mit zunehmendem Alter Schmerzen, bei starker Deformierung (v. a. bei sympt. S.) ggf. Einschränkung der kardiopulmonalen Leistungsfähigkeit; **Diagn.:** Inspektion u. klin. Untersuchung: Veränderung des Rumpfreliefs, in Vorneigehaltung Rippenbuckel, Schulterblatthochstand u. Lendenwulst konvexseitig, vertieftes Taillendreieck konkavseitig, ggf. Beckenschiefstand; Rö. (Achsenabweichung, Rotationsgrad, Rigidität, Skelettreife, Skoliosewinkel), MRT, bei schweren Formen Lungenfunktionsprüfung; **Ther.: 1.** (konservativ) Haltungsverbesserung, Muskelkräftigung, Entlordosierung mit versch. Trainingsprogrammen, transkutane Elektrostimulation, Psychotherapie, manuelle Therapie, Orthesen* (z. B. Boston*-Korsett, Cheneau*-Korsett u. a.); **2.** (op.) versch. Verfahren (ggf. mit präoperativer vertikaler Haloextension*): mobilisierende Wirbelsäu-

Skrotalelephantiasis

lenosteotomie, ventrale od. dorsale Spondylodese*, Rippenbuckelresektion; postop. ggf. stabilisierende Orthese (z. B. Milwaukee*-Korsett, Cheneau- od. Boston-Korsett) für 6 Mon. mit klin. u. radiol. Kontrollen; **Progn.:** ungünstig bei infantiler S., hoch gelegener Krümmung, starker Achsenkrümmung, nicht abgeschlossenem Wachstum; Erfolgsquote der op. Korrekturen 50–60 %.

Skoliosen|keim (↑; ↑): s. Sitzkyphose.

Skop-: Wortteil mit der Bedeutung betrachten, untersuchen; von gr. σκοπεῖν.

-skopie: Wortteil mit der Bedeutung Umschau, Spähen; von gr. σκοπία.

Skorbut (mlat. scorbutus Mangelkrankheit) *m*: (engl.) scurvy; Scharbock; eine der am längsten bekannten Hypovitaminosen*; **Urs.:** Mangel an Ascorbinsäure*; **Klin.:** Frühsymptome sind verminderte Leistungsfähigkeit, Müdigkeit, Reizbarkeit, Gelenk- u. Gliederschmerzen, Infektionsanfälligkeit, hypochrome mikrozytäre Anämie*, erhöhte Konz. von Tyrosin in Blut u. Urin. Inf. der gestörten Kollagensynthese (gestörte Bildung von Hydroxyprolin*) Brüchigkeit der Blutgefäße mit allg. Blutungen, Ausfallen der Zähne u. Gingivitis* sowie verzögerte Wundheilung, bei Säuglingen u. Kleinkindern außerdem Störungen des Knochenwachstums (Möller*-Barlow-Krankheit).

Skorpione (gr. σκορπίος): (engl.) scorpions; in warmen Ländern vorkommende, z. T. giftige Spinnentiere (s. Arthropoden); 650 Arten von 2–25 cm Größe mit einem Giftstachel an der Spitze des mehrgliedrigen Schwanzes; durch den Stich kann es zu Schmerzen u. Parästhesien kommen, die nach wenigen Std. abklingen; selten, bes. bei Kindern u. alten Menschen, Erregungszustände u. Koma mit tödl. Ausgang; Ther. bei Stich eines S.: lokale u. system. Analgetika; Antiserum (in Deutschland nicht verfügbar).

skoto|chrom|ogen (gr. σκότος Dunkelheit; Chrom-*; -gen*): (engl.) scotochromogenic; Bez. für die Fähigkeit einiger Stämme atypischer Mykobakterien*, auch im Dunkeln einen Farbstoff (Orange) zu bilden; vgl. photochromogen.

Skotom (↑, -om*) *n*: (engl.) scotoma; Scotoma; umschriebener Gesichtsfeldausfall; Empfindlichkeitsherabsetzung an einer Stelle innerh. des Gesichtsfeldes*, z. B. zentrales od. peripheres halbmondförmiges S. bei erhaltenen Außengrenzen (s. Abb.); **Formen: 1.** relatives S.: Objekte im Bereich des S. sind abgeschwächt; **2.** absolutes S.: Objekte werden nicht erkannt; **3.** positives od. subjektives S.: vom Pat. selbst wahrnehmbar; **4.** negatives od. objektives S.: nur durch ophth. Untersuchung feststellbar; **Sonderformen:** Bjerrum*-Skotom bei Glaukom*, Rot-Grün-S. bei Sehnervenerkrankungen, Zentralskotom bei Neuritis nervi optici*. Vgl. Flimmerskotom; Gesichtsfeldeinengung; Hemianopsie; Kampimetrie.

Skrofulo|derm (lat. scrofulae Halsdrüsen, -geschwulst; Derm-*) *n*: s. Tuberculosis cutis.

Skrofulose (↑, -osis*) *f*: s. Tuberculosis cutis.

Skrotal|elephantiasis (lat. scrotum Hodensack; Elephantiasis*) *f*: (engl.) scrotal elephantiasis; chron. Lymphödem im Bereich des Skrotums; **Vork.:** z. B. nach rezidiv. Erysipel, Ausräumen der inguinalen Lymphknoten, Filariosen; vgl. Elephantiasis.

Skotom: einseitiges parazentrales Skotom des linken Auges bei Chororetinopathia centralis serosa

Skrotal|hernie (↑; Hernie*) *f*: Hernia scrotalis; s. Leistenhernie.

Skrotal|re|flex (↑; Reflekt-*) *m*: (engl.) *scrotal reflex*; Zusammenziehung der Tunica dartos mit Runzelung der Haut des Skrotums beim Berühren od. Bestreichen der Haut des Skrotums od. der Umgebung; nicht identisch mit dem Kremasterreflex.

Skrotum (↑) *n*: (engl.) *scrotum*; syn. Hodensack, Scrotum; Hautsack, der Hoden*, Nebenhoden* u. Funiculus* spermaticus enthält.

Skrotum, akutes (↑) *n*: (engl.) *acute scrotum*; klin. Bez. für plötzliche, meist einseitige starke Skrotalschmerzen mit Ausstrahlung in Leiste u. Unterbauch; rasche Schwellung u. evtl. Rötung einer Hälfte des Skrotums; **Urs.:** Hodentorsion*, Hydatidentorsion*; selten Trauma od. Hodentumor; bei Epididymitis u. Orchitis langsamer Verlauf.

Skybala (gr. σκύβαλον Kot) *n pl*: (engl.) *scybala*; harte Kotballen; vgl. Koprom.

SLE: Abk. für **s**ystemischer **L**upus* **e**rythematodes.

SLE-Virus (Virus*) *n*: Abk. für (engl.) *St. Louis encephalitis*; Flavivirus* der Fam. Flaviviridae; Err. akuter Inf. des ZNS (milde Meningoenzephalitis bis letale Enzephalitis od. Enzephalomyelitis); **Vork.:** in Nord-, Mittel- u. Südamerika; **Übertragung:** durch Mücken (Culex).

SLIT: Abk. für (engl.) **s**ub**l**ingual **i**mmuno**t**herapy; in Form von Tropfen od. schnelllöslichen Tabletten sublingual applizierte Form der spezifischen Immuntherapie*.

S-Lost: syn. Dichlordiethylsulfid, Schwefellost; s. Lost.

slow reacting substances (engl. langsam reagierende Substanzen): Abk. SRS; auch *slow reacting substances of anaphylaxis* (Abk. SRS-A), sog. langsam reagierende Substanzen der Anaphylaxie; s. Leukotriene.

slow spikes and waves (engl. *slow* langsam; *spike* Spitze; *wave* Welle): s. EEG.

Slow-virus-In|fektio**nen** (↑; engl. Virus*; Infekt-*) *f pl*: (engl.) *slow virus infections*; Abk. SVI; Sammelbez. für eine Gruppe unterschiedl. Viruserkrankungen, die durch monate- bis jahrelange Inkub., langsam progredienten Krankheitsverlauf mit ungünstiger Progn. u. Beschränkung auf ein einzelnes Organsystem (meist das ZNS: subakute chron. Enzephalomyelitis) charakterisiert sind; **Urs.:** besondere Wirt-Virus-Wechselwirkung; verringerte Immunabwehr des Wirtsorganismus; Krankheitsbilder mit beschriebener Ätiologie: s. Tab.; vgl. Prionkrankheiten.

Slow-virus-Infektionen
Wichtige zurzeit bekannte Krankheitsbilder

Krankheit	Erreger (Genus)	Wirt	Inkubationszeit	Anmerkungen
Visna/Maedi	Visna-Virus, Maedi-Virus (Lentivirinae)	Schaf		Enzephalomyelitis; chronisch progrediente Pneumonie
Staupeenzephalomyelitis	Staupe-Virus (Morbilli-Virus)	Hund u. a.		
subakute sklerosierende Panenzephalitis (SSPE)	Masern-Virus (Morbilli-Virus)	Mensch	2–20 Jahre	v. a. bei Kindern und Jugendlichen; 1 Fall pro 1 Mio. Masernerkrankungen
progressive Röteln-panenzephalitis (PRP)	Röteln-Virus (Rubivirus)	Mensch		sehr selten; Fälle v. a. bei Kindern und Jugendlichen; ähnlicher Verlauf wie bei SSPE
progressive multifokale Leukenzephalopathie (PML)	JC-Virus (Polyomavirus)	Mensch	unbekannt	fast nur bei Immundefekten (Lymphome, Leukämie, AIDS)

SLTx: Abk. für (engl.) *s*ingle *l*ung *t*ransplantation; s. Lungentransplantation.

Sluder-Neur|algie (Greenfield S., Laryngologe, St. Louis, 1865–1928; Neur-*; -algie*) *f*: (engl.) *Sluder's neuralgia*; syn. Sphenopalatinumsyndrom, Pterygopalatinumsyndrom; Gesichtsneuralgie* bei Affektion des Ganglion pterygopalatinum mit brennendem Schmerz in Nase u. innerem Augenwinkel, evtl. Tränensekretion; evtl. auch als Sonderform des Cluster*-Kopfschmerzes.

Sludge-Phänomen (engl. Schlamm, Matsch) *n*: (engl.) *sludge phenomenon*; Form der Mikrozirkulationsstörung* mit reversibler (d. h. nicht durch Fibrin stabilisierter) Aggregation von Erythrozyten inf. Strömungsverlangsamung (z. B. im Schock*); kann zur Stase des Bluts u. damit zur erhebl. Beeinträchtigung der Sauerstoffversorgung in den Geweben führen; **Vork.:** bes. bei Hyperviskositätssyndrom*. Vgl. Plasma Skimming.

Sly-Syn|drom (William S. S., amerikan. Arzt, geb. 1932) *n*: (engl.) *Sly's syndrome*; syn. Mukopolysaccharid-Speicherkrankheit Typ VII; s. Mukopolysaccharid-Speicherkrankheiten (Tab. dort).

Small-lung-Syn|drom (engl. small klein; lung Lunge) *n*: Bez. für durch Schrumpfung verkleinertes Lungenvolumen (inf. Atelektase od. Lungenfibrose); z. B. bei Erkrankungen des rheumatischen Formenkreises u. Kollagenosen.

Small|pox (engl. Pocken): Variola*.

small vessel disease (engl.): Krankheit der kleinen Gefäße; (kardiol.) Bez. für die zu Koronarinsuffizienz* führende Mikroangiopathie* der kleinen intramuralen Koronararterienäste ohne Koronarstenose* in den großen epikardialen Koronararterien*; **Urs.:** häufig diabet. Mikroangiopathie, evtl. genet. determiniert. Vgl. Herzkrankheit, koronare; Syndrom X.

Small-vessel-Vaskulitis (engl. kleines Gefäß; dim Vas*; -itis*) *f*: Abk. SVV; syn. Hypersensitivitätsvaskulitis; nekrotisierende Entz. der Haut u. kleiner Gefäße durch Ablagerung zirkulierender Immunkomplexe; vgl. Vasculitis allergica.

small volume resuscitation (engl. small klein; volume Volumen; resuscitation Wiederbelebung): Abk. SVR; Verf. der Volumenersatztherapie mit initialer i. v. Applikation eines kleinen Volumens einer hyperosmolaren Infusionslösung (z. B. 7,2 %ige NaCl-Lösung mit 6 %iger HES 200/0,5; s. Hydroxyethylstärke, Plasmaersatzstoffe) zur bes. schnellen Besserung der Perfusion einschließl. der (kapillären) Mikrozirkulation; **Prinzip:** rasche intravasale Mobilisierung extravasaler Flüssigkeit aus Interstitium, Erythrozyten u. Endothel; **Ind.:** schwerer hämorrhag. Schock*, bes. bei Polytrauma*.

Sm-Anti|gen (Antigen*) *n*: Kurzbez. für **S**mith-Antigen; (engl.) *Sm antigen*; Glykoprotein im Zellkern zum Spleißen der Precursor-mRNA; s. Autoantikörper; Lupus erythematodes, systemischer.

SMAS: Abk. für (engl.) *s*uperficial *m*usculo*a*poneurotic *s*ystem, oberflächliches muskulär-aponeurotisches System; fibromuskuläre Gewebeschicht des Kopfbereichs; beinhaltet oberflächliche mimische Muskeln, Galea aponeurotica u. im Gesichtsbereich eine faszienartige Bindegewebeplatte, die das subkutane Binde- u. Fettgewebe in eine oberflächliche u. eine tiefe, die Äste des N. facialis führende Schicht teilt. SMAS fixiert die Nervenäste an oberflächl. Knochenstrukturen (z. B. Jochbogen, seitl. Orbitarand), die hier bei chir. Eingriffen stärker verletzungsgefährdet sind.

Smear (engl. to smear schmieren): s. Vaginalsmear.

Smectit *n*: (engl.) *smectite*; Aluminium-Magnesium-Silikat; Adsorbens; **Ind.:** Diarrhö u. funkt. Störungen im Ösophagus u. Magen-Darm-Trakt; **UAW:** selten Obstipation.

Smegma (gr. σμῆγμα Salbe, Seife) *n*: (engl.) *smegma*; weißl. gelbe, talgige Substanz aus Sekret genitaler Talgdrüsen*, abgestorbenen Hautzellen sowie Urin- u. Spermarückständen; sammelt sich beim Mann zwischen innerem Vorhautblatt u. Glans penis (sog. Smegma praeputii), bei der Frau in den Hautfalten zwischen äußeren u. inneren Schamlippen sowie Klitoris (sog. Smegma clitoridis) an; **klin. Bedeutung:** kann bei mangelnder Genitalhygiene zu bakterieller Entz. u. Verbreitung von STD* führen u. durch chron. Entzündungsprozesse evtl. die Entstehung von Peniskarzinomen* begünstigen; S. selbst ist nicht kanzerogen. Vgl. Zirkumzision.

Smegma|bakterien (↑, Bakt-*) *fpl*: Mycobacterium smegmatis; s. Mykobakterien, atypische.

Smith-Fraktur (Sir Robert W. S., Chir., Dublin, 1807–1873; Fraktur*) *f*: Radiusflexionsfraktur; s. Radiusfraktur, distale.

Smith-Lemli-Opitz-Syn|drom (David W. S., Päd., Seattle, 1926–1981; Luc L., Päd., Madison, geb. 1935; John M. O., Päd., Humangenet., Madison, geb. 1935) *n*: (engl.) *Smith-Lemli-Opitz syndrome*; Fehlbildungssyndrom mit Beeinträchtigung der körperl. (Mangelgeburt, Kleinwuchs, Muskelhypotonie) u. geistigen (Mikrozephalus, geistige Retardierung) Entw. sowie sichtbaren Anomalien, typischerweise Dystrophie u. Entwicklungsanomalien des Genitales; evtl. breite Nasenwurzel, hoher Gaumen, Mikrognathie, Ptosis, nach lateral fallende Schrägstellung der Lidspalten, tiefer Ohransatz, Vier-Finger-Furche, Syndaktylie zwischen 2. u. 3. Zehe u. postaxiale Hexadaktylie, Hypospadie u. Maldescensus testis; **Vork.:** v. a. bei Jungen, fam. Häufung. **Ätiol.:** defekte Cholesterolbiosynthese mit erhöhtem 7-Dehydrocholesterol im Blut; Genlocus 11q12-q13, Mutationen im Sterol-Delta-7-Reduktase-Gen.

Smith-McCort-Syn|drom *n*: s. Dyggve-Melchior-Clausen-Syndrom.

Smog (engl. aus *smo*ke Rauch u. f*og* Nebel) *m*: v. a. bei Inversionswetterlagen (bodennahe kalte Luft mit darüberliegender, den Luftaustausch verhindernder Warmluft) auftretender Nebel, der schädl. Stoffe aus Rauch u. Auspuffgasen enthält (Staub-, Ruß- u. Ascheteilchen, Schwefeldioxid aus schwefelhaltigen Brennstoffen, Kohlenwasserstoffe, Kohlenmonoxid u. Nitrose Gase aus Auspuffgasen, Chlorwasserstoffe aus Müllverbrennungsanlagen u. a.); bei S. können die MIK*-Werte um ein Mehrfaches überschritten werden mit der Folge von gesundheitl. Schädigungen, bei extremen Werten u. U. sogar Todesfällen. Statt des früher verbreiteten sauren sog. London-/Winter-S. kommt es heute häufiger zu einem oxidierenden, ozonreichen sog. Los Angeles-/Sommer-Smog.

SMON-Krankheit: Kurzbez. für subakute Myelo-opticoneuropathie-Krankheit; (engl.) *SMON (subacute myelo-opticoneuropathy) disease*; Myelitis japonica; v. a. in Japan nach hochdosierter Einnahme von halogenierten Hydroxychinolinen (z. B. Clioquinol* zur Ther. der Amöbiasis*) aufgetretene akut bis subakut verlaufender Erkr.; **Pathol./Anat.:** Untergang von Spinalganglienzellen u. Vorderhornzellen, Degeneration der Hinterstränge u. spinozerebellaren Bahnen sowie peripherer Nerven u. des N. opticus; **Klin.:** Abdominalkoliken u. Diarrhö, Polyneuropathie an den unteren Extremitäten, Sehstörungen u. evtl. Erblindung, Grünfärbung der Zungenschleimhaut, des Urins u. Stuhls.

Sn: chem. Symbol für Zinn*.

Sneddon-Syn|drom (Ian B. S., Dermat., Sheffield, 1915–1987) *n*: generalisierte Livedo* racemosa mit zerebrovaskulären Störungen inf. subintimaler Hyperplasie der Arterien u. Lumeneinengung; meist sporadisch auftretend mit vorwiegend kutaner u. zerebraler Sympt. (z. B. Hemiparesen, Hemianopsie, Sprachstörungen, Epilepsie); gelegentlich können Antiphospholipid-Antikörper nachgewiesen werden (s. Antiphospholipid-Syndrom).

Sneddon-Wilkinson-Syn|drom (↑; Daryl S. W., Dermat., England) *n*: (engl.) *Sneddon-Wilkinson syndrome*; s. Pustulosis subcornealis Sneddon-Wilkinson.

Snellen-Seh|proben (Hermann S., Ophth., Utrecht, 1834–1908): (engl.) *Snellen's charts*; gedruckte Buchstaben von best. Form in versch. Größen zur Sehprüfung (s. Abb.); vgl. Optotypen.

Snellen-Sehproben

S-Niere: (engl.) *S-shaped kidney*; S-förmige Verschmelzungsniere; s. Nierenfehlbildungen.

Snodgrass-Operation (Warren T. S., Urol., Dallas, geb. 1956) *f*: s. Hypospadie.

SNOMED: Abk. für (engl.) *Systematized Nomenclature of Medicine*; den Prinzipien von SNOP* entspr. erweiterte umfangreiche (ca. 45 000 Begriffe) Nomenklatur der Medizin; vgl. ICD.

SNOP: Abk. für (engl.) *Systematized Nomenclature of Pathology*; Nomenklatur für die Pathologie mit den Dimensionen Topographie (T), Morphologie (M), Ätiologie (E für etiology) u. Funktion (F); jedem vierstelligen Code wird der Anfangsbuchstabe der Dimension vorangesetzt. Vgl. ICD; SNOMED.

SNRI: Abk. für (engl.) *selective norepinephrin reuptake inhibitors*; s. Antidepressiva.

Soda *f*: Natriumcarbonat*.

Soda|bad: (engl.) *sodium carbonate bath*; Vollbad mit 250–400 g Natriumcarbonat; Wassertemperatur u. Badedauer werden im Verlauf einer Badeserie langsam gesteigert; **Anw.:** bei Psoriasis*.

Sod|brennen: (engl.) *heart burn*; Pyrosis; brennende Empfindung in der Magengegend durch gastroösophagealen Reflux; vgl. Refluxösophagitis.

Sodium|dodecyl|sulfat *n*: (engl.) *sodium dodecyl sulfate*; Abk. SDS; anionisches Detergens, das zum Denaturieren* von Proteinen u. Nukleinsäuren benutzt wird; vgl. Polyacrylamidgel-Elektrophorese.

Sodoku: s. Rattenbisskrankheit.

Sodomie (nach der bibl. Stadt Sodom) *f*: (engl.) *sodomy*; Begriff mit historisch wechselnden Bedeutungen, heute am ehesten i. S. von Zoophilie* verwendet.

Sölder-Linien (Friedrich von S., Neurol., Wien, 1867–1943): (engl.) *Sölder's lines*; zwiebelschalenförmig um Mund- u. Nasenöffnung verlaufende Begrenzungslinien der Versorgungsbereiche der Trigeminuskerne; begrenzen entspr. Ausfallzonen; vgl. Nervus trigeminus.

Soemmering-Sub|stanz (Samuel Thomas von S., deutscher Anat., 1755–1830) *f*: s. Substantia nigra.

SOFA-Score: Abk. für (engl.) *Sequential Organ Failure Assessment*; einfach zu ermittelnder progn. Score* der Intensivmedizin* zur Bewertung von Organfunktionen anhand 6 Parameter (ggf. tägl.).

Sofort|re|aktion *f*: s. Allergie.

Soja|nahrung: (engl.) *soymilk diet*; Form der milchfreien Säuglingsnahrung* aus Sojamehl als Eiweiß u. Olivenöl als Fett sowie Reismehl als Kohlenhydrat; eine Zerstörung des Trypsin-Inhibitors der Sojabohnen (s. Protease-Hemmer) durch Erhitzen ist erforderlich.

Sokolow-In|dex *m*: syn. Sokolow-Lyon-Index; s. Herzhypertrophie (Tab. dort).

Sol (lat. *solutio* Lösung) *n*: Kolloid* mit nicht zusammenhängenden, voneinander unabhängigen Teilchen; **1. lyophobes u. hydrophobes S.** (Dispersionsmittel Wasser): Die Affinität der Teilchen zum Dispersionsmittel ist gering, elektr. Kräfte halten sie in Lösung; **2. lyophiles u. hydrophiles S.:** inf. starker Affinität zw. disperser Phase u. Dispersionsmittel (Hydratation*) erhöhte Viskosität u. verminderte Oberflächenspannung (z. B. wässrige Lösung von Gelatine, Stärke, Eiweiß od. Seife). Vgl. Gel.

Solanin *n*: (engl.) *solanine*; giftiges Steroid-Alkaloid-Glykosid in versch. Solanumarten, bei der Kartoffel z. B. in Blättern, Blüten u. Beerenfrüchten; bes. hohe Konz. in Kartoffelkeimen u. ergrünten Teilen der Knollen; sachgerecht gelagerte Kartoffelknollen enthalten unter 0,01 % Solanin. Durch Lichteinwirkung steigt der Gehalt u. kann zur Solaninintoxikation* führen.

Solanin|in|toxikation (Intoxikation*) *f*: (engl.) *solanine poisoning*; syn. Solanismus; tox. Dosis an Solanin* für den Menschen ca. 25 mg, tödl. Dosis (bei Kindern) über 400 mg; bei Erwachsenen keine Todesfälle beschrieben; **Sympt.:** u. a. Brennen im Hals, Kopfschmerz, Mattigkeit, Bauchschmerzen, Erbrechen, Durchfälle, Hämolyse nach parenteraler Zufuhr; **Diagn.:** Sympt. ähnl. Atropinintoxikation*, lokale Magenreizung; Giftnachweis mit Selenschwefelsäure-Probe; **Ther.:** Resorptionshemmung (Magenspülung, Aktivkohle, Natriumsulfat), forcierte Diurese, Sauerstoffzufuhr.

solaris (lat.): Wortteil: Sonnen-; z. B. Plexus solaris.

Solar|plexus|schock (↑; Plexus*): (engl.) *solar plexus shock*; Bez. für eine durch Druck auf den Plexus* coeliacus (z. B. stumpfes Bauchtrauma) reflektor. ausgelöste vasovagale Synkope*.

Sole (lat. *solutio* Lösung) *f*: (engl.) *brine*; salzhaltiges Mineralwasser (mind. 1,4 % NaCl); schwache S. bis

3 %, mittelstarke S. bis 7 %, sehr starke S. bis 30 % Salzgehalt; **Anw.:** inhalativ (z. B. 7%ige S. zur Provokation von Sputum*); als Solebad*.
Sole|bad: (engl.) *brine spa*; kochsalzreiche Mineralwasserquelle (mind. 1,4 % NaCl); **Wirkung:** starke Reizwirkung auf Haut, parasympathikoton; entschuppend, osmot. Anregung des Hautstoffwechsels, Wasserverlust der Haut, Zunahme der Transparenz der Hornschicht für UV-Strahlung; **Anw.:** als Vollbad mit schwacher Sole* z. B. bei art. Hypotonie, mit mittelstarker/starker Sole z. B. bei Psoriasis*, Sklerodermie* u. atopisches Ekzem*.
Soleus (lat. solea Sandale) *m*: Wadenmuskel; Musculus* soleus.
Soleus|punkt (↑): (engl.) *soleus muscle point*; Eintrittsstelle der Cockett-Vene III, die zwischen M. soleus u. den tiefen Flexoren direkt in die Vv. tibiales posteriores übergeht; s. Venae perforantes (Abb. dort).
Solidago *f*: s. Goldrute.
Solidar|prin|zip (franz. solidaire wechselseitig, für das Ganze haftend) *n*: Bez. für die Grundlage der von den Sozialversicherten gebildeten Solidargemeinschaft zur kollektiven Selbsthilfe mit dem Ziel des Ausgleichs best. kalkulierbarer Risiken wie Krankheitsfall, Alter u. Unfall. Im Gegensatz zu dem sonst bei Versicherungen übl. **Äquivalenzprinzip** (Beitragsbemessung entspricht dem eingebrachten Risiko u. Leistung richtet sich nach der Beitragshöhe) richtet sich der Beitrag der Sozialversicherung nach der Leistungskraft (dem Arbeitseinkommen) der Versicherten. Sachleistungen werden unabhängig von der Höhe des Beitrags gewährt, d. h. Gruppen mit höherem Einkommen finanzieren Leistungen an Gruppen mit geringerem Einkommen mit. Vgl. Krankenversicherung; Rentenversicherung; Unfallversicherung.
solidus (lat.): fest.
Solifenacin *n*: (engl.) *solifenacin*; Tetrahydroisochinolin-Derivat, kompetitiver spezif. Antagonist des Muscarin-Rezeptor M_3 (s. Rezeptoren, cholinerge); **Ind.:** Dranginkontinenz*, Pollakisurie* u. imperativer Harndrang, z. B. bei überaktiver Blase*; **UAW:** anticholinerg; Mundtrockenheit, Übelkeit, Obstipation, verschwommenes Sehen. Vgl. Parasympatholytika.
solitär (lat. solitarius einzeln, allein): (engl.) *solitary*; vereinzelt, Einzel-.
Solitär|bündel (↑): Tractus* solitarius.
Solitär|follikel (↑; Follicul-*) *m*: s. Folliculi lymphoidei solitarii.
Solitär|kanzerogene (↑; Karz-*; -gen*) *n pl*: (engl.) *solitary carcinogens*; Substanzen od. Faktoren, die im Tierversuch bei chron. Verabreichung ohne zusätzl. Maßnahmen Tumoren hervorrufen; entsprechend dem Mehrstufenkonzept der Kanzerogenese* besitzen S. sowohl initiierende als auch promovierende Wirkung; s. Kanzerogene.
Solitär|tuberkel (↑; Tuberkel*) *m*: (engl.) *conglomerate tubercle*; erbsen- bis apfelgroßes Konglomerattuberkel durch Zusammenballung u. Verschmelzung von Tuberkeln*; meist derb, von einer Kapsel umschlossen, mit Verkäsung u. Neigung zur Verkalkung; **Vork.:** bes. in Gehirn, Leber, Milz, Niere.

Soll|gewicht: (engl.) *desired weight*; Körpergewicht*, das bei Kindern dem 50. Perzentil* eines gegebenen Alters entspricht; vgl. Normalgewicht.
Soll|wert: Zielwert*.
solubilis (lat.): löslich.
Solubilisierung (↑): (engl.) *solubilisation*; Lösungsvermittlung ansonsten in Wasser schwer- od. unlöslicher Stoffe, z. B. durch Bildung von Mizellen* mit Emulgatoren*.
Solum (lat.) *n*: Boden, Grund.
Solutio (lat. Auflösung, Erschlaffung) *f*: s. Lösung.
solutus (lat.): gelöst.
Solvenzien (lat. solvere auflösen) *n pl*: s. Resolvenzien.
Soma (gr. σῶμα) *n*: Körper.
Soman *n*: Methylfluorphosphorsäure-Pinakolylester; Giftgas; s. Phosphorsäureester.
somatisch (Soma*): (engl.) *somatic*; körperlich.
Somatisierung (↑) *f*: (engl.) *somatisation*; Verleiblichung; Wiederbelebung früher somat. Reaktionsmuster durch eine psychosoziale Belastungssituation bzw. Auslösesituation*; der mit der körperl. Erregung verbundene Affekt (z. B. Angst) wird nicht als Gefühl, sondern als (bedrohl.) Organfunktionsstörung (z. B. Tachykardie) wahrgenommen. Vgl. Alexithymie; Konversion.
Somatisierungs|störung (↑): (engl.) *somatisation disorder*; auch vegetative Dystonie, veraltet psychovegetatives Syndrom, vasoneurotisches Syndrom; nach ICD-10 Bez. für somatoforme Störung* mit multiplen, wiederholt auftretenden u. häufig wechselnden körperl. Symptomen von mind. 2-jähriger Dauer ohne somat. (ausreichende) Erklärung; häufiger bei Frauen; meist Beginn vor dem 30. Lj. u. chronisch fluktuierender Verlauf; **Diagn.:** hartnäckige Weigerung, die Versicherung mehrerer Ärzte anzunehmen, dass für die Sympt. keine körperl. Erklärung zu finden ist; **Ther.:** psychotherapeutische Entspannungsverfahren*, Psychotherapie, Verhaltenstherapie; **DD:** affektive, ängstliche, hypochondrische od. wahnhafte Störung; **cave:** Fehlindikationen für nicht notwendige Operation od. diagn. Eingriff. Vgl. Psychosomatose
somato|gen (↑; -gen*): (engl.) *somatogenic*; körperlich bedingt.
Somato|gramm (↑; -gramm*) *n*: (engl.) *somatogram, growth chart*; Diagramm zur Beurteilung der Beziehung zwischen Alter u. Körperlänge* sowie zwischen Alter u. Körpergewicht*; s. Perzentil (Abb. dort).
Somato|liberin *n*: SRH*.
Somato|medine *n pl*: s. IGF; Vitronektin.
Somato|metrie (Soma*; Metr-*) *f*: (engl.) *somatometry*; Messung des lebenden menschl. Körpers zw. anat. od. nach biomechan. Daten festgelegten Punkten im aufrechten Stand od. im Sitzen mit frei hängenden Beinen; vgl. Anthropometrie.
Somato|statin (INN) *n*: (engl.) *somatostatin*; Folliberin, Thyreotropin-release-inhibiting Hormon (TRIH); aus Hypothalamus u. D-Zellen der Langerhans*-Inseln freigesetztes Releasing*-Hormon; **Grundstruktur:** cycl. Peptid (M_r 1638) aus 28 (S-28) bzw. 14 Aminosäuren (S-14), das durch zellspezif. Prozessierung eines 10 kD-Vorläufer-S. mit 92 Aminosäuren entsteht; **Wirkung:** (vermittelt

Somatostatinom

1934

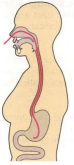
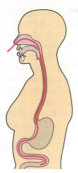
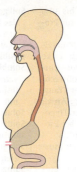
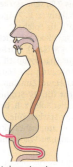
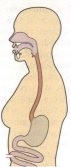

nasogastrale Sonde | nasojejunale Sonde | perkutane endoskop. Gastrostomie (Abk. PEG) | Anlage eines intestinalen Schenkels in das Jejunum über eine liegende PEG (Abk. JET-PEG) | perkutane endoskop. Jejunostomie (Abk. PEJ) oder Feinnadelkatheterjejunostomie (Abk. FNKJ)

Sondenernährung

über Somatostatin*-Rezeptoren) Hemmung der Ausschüttung von STH*, TSH*, ACTH*, Insulin*, Glucagon*, Gastrin* u. Cholecystokinin*; **Ind.:** u. a. als Hämostatikum bei schwerer ösophagogastraler Blutung bis zur Notfallendoskopie; Somatostatin-Analoga: s. Octreotid, Lanreotid; **UAW:** initial passagerer Blutzuckerabfall, Blutzuckeranstieg nach 2–3 Std.; bei zu rascher Injektion Brechreiz u. Hitzegefühl.

Somato|statinom (Soma*; statisch*; -om*) n: (engl.) somatostatinoma; sehr seltener, Somatostatin* u. ggf. weitere Hormone produzierender neuroendokriner Tumor* des Pankreas (häufig Lebermetastasen*).

Somato|statin-Re|zeptoren (Rezeptoren*) m pl: (engl.) somatostatin receptors; zellmembranäre G-Protein-gekoppelte Rezeptoren der Familie SSTR1–5, bei denen die Signaltransduktion durch Somatostatin* ausgelöst wird; **Einteilung u. Lok.:** 1. SSTR1: Jejunum, Magen, 2. SSTR2: Telencephalon, Niere; 3. SSTR3: Gehirn, Langerhans-Inseln; 4. SSTR4: Gehirn, Lunge; **klin. Bedeutung:** Zielstrukturen für Diagn. u. Ther. neuroendokriner Tumoren mit stabilen Somatostatin-Analoga; S.-R. werden je nach Tumorart unterschiedl. stark exprimiert; gastroentero-pankreatische neuroendokrine Tumoren exprimieren z. B. bevorzugt SSTR2, weniger stark SSTR1 u. SSTR5.

Somato|tropin n: STH*.
Soma|tropin (INN) n: STH*.
Somiten (Soma*) n pl: Ursegmente*.
Sommer|en|zephalitis (Enkephal-*; -itis*) f: s. FSME, Zeckenenzephalitis.
Sommer|en|zephalitis, japanische (↑; ↑) f: japanische Enzephalitis*.
Sommer|grippe: (engl.) summer minor illness; durch Coxsackie*-Viren verursachte unspezif. fieberhafte Erkr., meist in Komb. mit Diarrhö u. Pharyngitis.
Sommer|sprossen: Ephelides*.
Somn|ambulismus (lat. somnus Schlaf; ambulare wandern) m: (engl.) somnambulism; syn. Noktambulismus, Lunatismus, Schlafwandeln; umgangssprachl. Nachtwandeln, Mondsüchtigkeit; v. a. bei Kindern u. Jugendlichen vorkommende Form der Parasomnie* mit stereotypen od. komplexen Handlungen aus dem Non*-REM-Schlaf (meist N3) heraus, mit retrograder Amnesie* beim Erwachen. Vgl. Dämmerzustand.
Somni|fera (↑; lat. ferre bringen) n pl: Schlafmittel*.
Somni|loquie (↑; lat. loqui sprechen) f: (engl.) somniloquism; Sprechen im Schlaf.
Somno|lenz (lat. somnolentia Schläfrigkeit) f: (engl.) somnolence; Form der quant. Bewusstseinsstörung; schläfriger Zustand, aus dem der Betroffene aber durch äußere Reize noch zu wecken ist; **Vork.:** bei akuten hirnorganischen Störungen; vgl. Hypersomnie.
Somogyi-Ef|fekt (Michael S., Biochem., St. Louis, 1883–1971; lat. efficere, effectus hervorbringen) m: (engl.) Somogyi effect; Auslösung von Hypoglykämie* u. reaktiver Hyperglykämie durch zu hohe Insulindosis; **Vork.:** bei Pat. mit schlecht eingestelltem Diabetes* mellitus; zu hohe abendl. Insulindosis verursacht nachts (ca. 3–4 Uhr) Hypo- u. morgens Hyperglykämie. Vgl. Gegenregulation, diabetische.
Sonde f: (engl.) sound, tube; stab- od. röhrenförmiges, starres od. elast. Instrument aus Metall od. Kunststoffen zum Einführen in natürl. Hohlorgane (v. a. des Gastrointestinal- u. Urogenitaltrakts) zu diagn. od. therap. Zwecken bzw. zum Aufspüren, Austasten, Auffüllen od. Entleeren von pathol. Hohlräumen (Wundhöhlen, Fistelgänge u. a.); z. B. als Knopf-, Hohl-, Verweil-, Doppelballon- od. Ernährungssonde. Vgl. Katheter.
Sonden|ernährung: (engl.) tube feeding; Form der künstlichen Ernährung* mit Einführung von dünnbreiiger od. flüssiger Nahrung (i. d. R. vollbilanzierte, stoffwechseladaptierte Formeldiäten unterschiedl. Zusammensetzung) durch eine Magensonde (v. a. bei kürzerer Verweildauer) od. Duodenal- bzw. Jejunalsonden (v. a. bei längerer Verweildauer); z. T. auch kontinuierl. Zufuhr durch Infusions- u. Pumpsysteme; **Anw.:** u. a. bei unzureichender Nahrungsaufnahme (z. B. bei Frühgeborenen, Säuglingen), bei Nahrungsverweigerung (vgl.

Zwangsernährung), bei Erkr. des Ösophagus, Schlucklähmungen.

Sonden|phänomen *n*: (engl.) *sound phenomenon*; leichtes Eindringen einer Sonde in eine Hautläsion bei Tuberculosis* cutis aufgrund einer verkäsenden Nekrose; dd Kriterium zur Abgrenzung einer Sarkoidose*.

Sondierung: (engl.) *probing*; Einführen einer Sonde zur Untersuchung z. B. eines Fistelgangs; vgl. Bougierung.

Sonnen|all|ergie (Allergie*) *f*: s. Lichtdermatosen.

Sonnen|blumen|star: s. Chalkose.

Sonnen|brand: (engl.) *sunburn*; s. Lichtdermatosen.

Sonnenburg-Punkt (Eduard S., Chir., Berlin, 1848–1915): (engl.) *Sonnenburg's point*; häufigste Abgangsstelle des Wurmfortsatzes (Appendix* vermiformis) am rechtsseitigen Drittelpunkt der Linie, die beide Darmbeinstachel verbindet.

Sonnen|geflecht: s. Plexus coeliacus.

Sonnen|stich: s. Hitzeschäden.

Sonnen|tau: (engl.) *sundew*; Drosera rotundifolia; fleischfressende Pflanze aus der Fam. der Sonnentaugewächse, deren ober- u. unterirdischen Teile (Droserae herba) 1,4-Naphthochinonderivate mit bronchospasmolyt. u. antitussiver Wirkung enthalten; **Verw.:** Entz. der oberen Atemwege.

Sonnen|untergangs|phänomen *n*: (engl.) *sunset phenomenon*; (päd.) teilweises „Versinken" unterer Korneaanteile hinter das Unterlid (s. Abb.); physiol. bei Frühgeborenen mit Megazephalus, pathol. Frühzeichen bei kindl. Hydrozephalus* als Ausdruck der Hirndrucksteigerung*.

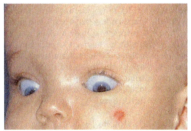

Sonnenuntergangsphänomen: Befund bei Hydrozephalus (auf der linken Wange ein Hämangiom) [66]

Sonnen|urtikaria (lat. *urtica* Brennnessel, Juckreiz) *f*: s. Lichturtikaria.

Sono|graphie (lat. *sonare* tönen; -graphie*) *f*: s. Ultraschalldiagnostik.

sonor (lat. *sonor* Ton, Geräusch): (engl.) *sonorous*; volltönend; z. B. sonorer Schall bei Lungenperkussion (Normalbefund); vgl. hypersonor.

Soor *m*: (engl.) *soor*; Bez. für die Beläge (Pilzkolonien) auf der Haut u./od. auf den Schleimhäuten bei Candidose*.

Soor|granulom (Granulum*, -om*) *n*: Candida*-Granulom.

Soor|kolpitis (Kolp-*; -itis*) *f*: s. Vulvovaginitis candidomycetica.

Soor|mykose (Myk-*; -osis*) *f*: s. Candidose.

Soor|öso|phagitis (Ösophagus*; -itis*) *f*: (engl.) *candida oesophagitis*; Ösophagitis* durch Candida* albicans (s. Abb.); **Vork.:** Säuglinge, immunsupprimierte Pat. (v. a. bei HIV*-Erkrankung); **Ther.:**

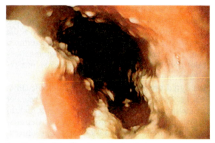

Soorösophagitis: Ösophagoskopie [25]

Azolderivate, z. B. Fluconazol; Ketoconazol; Micafungin; **Progn.:** häufig Rezidive bei HIV-Erkrankung; Indikatorkrankheit für AIDS.

Soor|pro|phylaxe (Prophylaxe*) *f*: s. Parotitisprophylaxe.

Soor|vulvitis (lat. *vulva* Gebärmutter, Scheide; -itis*) *f*: s. Vulvovaginitis candidomycetica.

Sopor (lat. tiefer Schlaf) *m*: (engl.) *sopor*; auch Topor; Form der quant. Bewusstseinsstörung*; schlafähnlicher Zustand, aus dem der Pat. durch äußere Reize nicht mehr voll erweckbar ist; nur stärkste Stimuli (z. B. Schmerzreize) können Reaktionen (z. B. Abwehrbewegungen) auslösen.

Sorafenib (INN) *n*: (engl.) *sorafenib*; Multikinasen-Inhibitor (Serin/Threoninkinasen-, Tyrosinkinase*-Inhibitor) mit antiproliferativer u. antiangiogenetischer Wirkung zur Anw. p. o.; **Wirkungsmechanismus:** Hemmung der RAF-Kinase (vermindert die Proliferation der Tumorzellen), Hemmung der intrazellulären Tyrosinkinase-Domäne des VEGF*-Rezeptors der Blutgefäßzellen (Angiogenese*-Hemmer), Hemmung weiterer, das Zellwachstum fördernder Tyrosinkinasen; **Ind.:** fortgeschrittenes Nierenzellkarzinom* (nach Versagen von od. Nichteignung für Interferon-alfa- od. IL-2-basierte Ther.); Leberzellkarzinom; **Kontraind.:** schwere Leberfunktionsstörung (Child-Pugh C); **UAW:** Diarrhö, Übelkeit, Erbrechen, Exanthem, Alopezie, Hand-Fuß-Syndrom, Pruritus, Erythem, trockene Haut, arterielle Hypertonie, Müdigkeit.

Sorbin|säure: (engl.) *sorbic acid*; Acidum sorbicum; in Pflanzen vorkommende 2,4-Hexadiensäure; **Verw.:** (auch als Sorbat) als Konservierungsmittel. Vgl. Konservierung.

Sorbitol (engl.) *sorbitol*; syn. Sorbit; 6-wertiger Zuckeralkohol*, Zwischenprodukt bei der Umwandlung von Fruktose in Glukose im Organismus; techn. Synthese durch Druckhydrierung von Glukose, u. a. Ausgangsprodukt für die Herstellung von Ascorbinsäure*. S. kann in der Leber durch die Sorbitoldehydrogenase* in Fruktose umgewandelt werden u. dadurch in den insulinunabhängigen Fruktosestoffwechsel gelangen. **Verw.:** pharmaz. Hilfsstoff, Geschmackskorrigens, Süßstoff für Diabetiker, zur parenteralen Ernährung, osmotischen Diurese*.

Sorbitol|de|hydro|genase *f*: (engl.) *sorbitol dehydrogenase*; Abk. SDH; Enzym (Oxidoreduktase), das NAD^+-abhängig Fruktose* zu Sorbitol* reduziert; **Vork.:** v. a. in der Leber; ohne diagn. Relevanz.

Sorgfalts|pflicht: s. Behandlungsfehler.

Sorgius-Lymph|knoten|gruppe (Lymph-*): (engl.) *Sorgius' lymph nodes*; Achsellymphknoten* am freien Rand des M. pectoralis major; nehmen v. a. die Lymphe der Brustdrüse auf; bei Mammakarzinom frühe Metastasierung in diese Lymphknoten.

Sotalol (INN) *n*: Beta*-Rezeptoren-Blocker mit repolarisationsverlängernder Wirkung.

Sotos-Syn|drom (Juan F. S., Päd. Columbus, Ohio, geb. 1927) *n*: (engl.) *Sotos' syndrome*; syn. zerebraler Gigantismus; angeborener Hochwuchs mit Makrozephalus*; Manifestation durch erhöhtes Geburtsgewicht (durchschnittl. 3,9 kg) u. -länge (durchschnittl. 55 cm) od. Beschleunigung des Wachstums in den ersten 4 Lj. mit einer durchschnittl. Körperendlänge von 173 cm bei Frauen bzw. 184 cm bei Männern; **Ätiol.**: autosomal-dominant erbl. Mutationen im NSD1-Gen (Genlocus 5q35), meist isoliertes Neuauftreten; weitere **Sympt.**: hohe Stirn-Haar-Grenze, frontoparietal geringer Haarwuchs, Progenie*, Vergrößerung der Extremitäten, erythematöse Hautveränderungen an Nase, Wangen u. perioral, dünne, brüchige Nägel, Hirnanomalien wie Fehlen des Corpus callosum, Persistenz des Cavum septi pellucidi, Ventrikulomegalie, große Cisterna cerebromedullaris posterior; **Neurol.**: neonatale Muskelhypotonie, später Hyperreflexie, Krämpfe, Störung von Koordination u. Sprachentwicklung sowie Auffälligkeiten im Verhalten; geistige Retardierung (IQ: durchschnittl. 72, 18–119).

Southern-Blotting-Methode (Edwin S., Molekulargenet., Oxford, geb. 1938; engl. blot Fleck) *f*: (engl.) *Southern blot technique*; Verf. der Gentechnologie*, bei dem mit Restriktionsenzymen fragmentierte DNA* nach elektrophoret. Auftrennung u. Aufschmelzen des Doppelstrangs auf flexible Membranen übertragen u. immobilisiert wird; anschl. Hybridisierung mit einer Gensonde*; **Anw.**: quantitativer Nachw. von strukturellen od. numer. Chromosomenaberrationen*; im Gegensatz zur PCR* auch große Mutationen nachweisbar (z. B. die Triplettrepeatexpansion beim Syndrom des fragilen X-Chromosoms od. der myoton. Dystrophie), aber zeitaufwendiger u. größere Mengen DNA (3–10 µg) erforderlich.

Sowda (arab. dunkel, schwarz): (engl.) *sowdah*; hyperreaktive, lokalisierte Form der Onchozerkose*; **Vork.**: bes. im Jemen, aber auch in Afrika u. Südamerika; **Klin.**: meist an den Gliedmaßen lokalisierte juckende, papulöse, hyperpigmentierte Dermatitis mit regionaler Lymphadenopathie; **Diagn.**: Nachw. von Mikrofilarien in der Haut selten, positiver Mazzotti*-Test, spezif. Serumantikörper.

Sozial|daten|schutz (lat. socialis die Gemeinschaft, Gesellschaft betreffend): (engl.) *social data protection*; Datenschutz* bei der Erhebung, Verarbeitung od. Nutzung von Sozialdaten durch die Sozialleistungsträger nach § 35 SGB I u. §§ 67–85 a, 98–101 a SGB X sowie bereichsspezif. Vorschriften für die einzelnen Versicherungszweige (z. B. §§ 284 ff. SGB V, 199 ff. SGB VII, 93 ff. SGB XI); Datenschutz bei Verwendung der Versicherungsnummer ist in § 18 f u. g SGB IV geregelt. Als Sozialgeheimnis geschützt sind (im Gegensatz zum Datengeheimnis nach den für Sozialdaten nur subsidiär geltenden Datenschutzgesetzen des Bundes u. der Länder) auch nicht personenbezogene Daten wie Betriebs- u. Geschäftsgeheimnisse. Vgl. Schweigepflicht.

Sozial|gesetz|buch (↑): (engl.) *Social Security Code*; Abk. SGB; Codifikation des Sozialrechts, das in mehreren Büchern Gesetze zusammenfasst; bislang sind folgende Bücher (jeweils mit späteren Änderungen) realisiert: **SGB I** Allgemeiner Teil (11.12.1975 BGBl. I S. 3015), **SGB II** Grundsicherung für Arbeitssuchende (24.12.2003, BGBl. I S. 2954), **SGB III** Arbeitsförderung (24.3.1997 BGBl. I S. 594, 595), **SGB IV** Gemeinsame Vorschriften für die Sozialversicherung* 1., 2., 4. u. 5. Abschnitt (23.12.1976 BGBl. I S. 3845), 3. Abschnitt (20.12.1988 BGBl. I S. 2330), 6. u. 7. Abschnitt (6.10.1989 BGBl. I S. 1822), **SGB V** Gesetzliche Krankenversicherung* (20.12.1988 BGBl. I S. 2477), **SGB VI** Gesetzliche Rentenversicherung* (18.12.1989 BGBl. I S. 2261, berichtigt BGBl. I S. 1337), **SGB VII** Gesetzliche Unfallversicherung* (7.8.1996 BGBl. I S. 1254), **SGB VIII** Kinder- u. Jugendhilfe (26.6.1990 BGBl. I S. 1163, in der Fassung der Neubekanntmachung vom 15.3.1996 BGBl. I S. 447), **SGB IX** Rehabilitation u. Teilhabe behinderter Menschen (19.6.2001 BGBl. I S. 1046), **SGB X** Verwaltungsverfahren, Schutz der Sozialdaten, Zusammenarbeit der Leistungsträger u. ihre Beziehungen zu Dritten in der Fassung der Neubekanntmachung vom 18.1.2001 (BGBl. I S. 130) u. **SGB XI** Soziale Pflegeversicherung* (26.5.1994 BGBl. I S. 1914), **SGB XII** Sozialhilfe (27.12.2003, BGBl. I S. 3022).

Sozialisation (↑) *f*: (engl.) *socialization*; (soziol.-psychol.) Prozess der Eingliederung eines Individuums in die bestehende gesellschaftl. Ordnung; **Einteilung: 1. primäre** S.: dem Säugling u. Kleinkind werden die normativen Regelungen des umgebenden sozialen Milieus vermittelt. **2. sekundäre** S.: Sozialisationsprozesse in Schule u. durch Gleichaltrige (sog. Peergroup) u. Familie; **3. tertiäre** S.: Sozialisationsprozesse im Erwachsenenalter, z. B. durch Beruf. Vgl. Schicht, soziale; Status, sozialer.

Sozial|medizin (↑; Medizin*) *f*: (engl.) *social medicine*; Teilgebiet der Medizin, das die Wechselwirkungen zwischen Krankheit*, Gesundheit*, Individuum u. Gesellschaft sowie Organisationsstrukturen des Gesundheitswesens u. des med. Versorgungssystems analysiert u. beschreibt sowie Strategien zur Prävention* u. Bekämpfung von Krankheiten entwickelt mit dem Ziel der effektiven u. effizienten Vermeidung od. Bewältigung gesundheitlicher Probleme u. ihrer sozialen Folgen bei Einzelnen u. in der Bevölkerung; vgl. Public Health.

Sozial|öko|logie (↑; gr. οἶκος Haus; -log*) *f*: (engl.) *social ecology*; Teilgebiet der Sozialwissenschaften, das v. a. die regionalen Strukturen (meist der Städte) als Ausdruck u. histor. gewachsenes Ergebnis sozialer Differenzierungsprozesse betrachtet; in Studien wird ein Zusammenhang zwischen biol. Parametern (z. B. Mortalität*, Erkrankungshäufigkeit) u. sozialen Merkmalen (z. B. soziale Schicht, Nationalität) untersucht, wobei die Wohnregion als Indikator für den sozialen Status einer Person angesehen wird.

Sozial|päd|iatrie (↑; gr. παῖς Kind; -iatr*) *f*: (engl.) *social pediatrics*; interdisziplinäres Arbeitsgebiet der Kinderheilkunde unter Einbeziehung von u. a. Psychologie, Sozialpädagogik, Kinderkrankenpflege, Logopädie, Spieltherapie u. Physiotherapie.
Sozial|phobie (↑; Phob-*): soziale Phobie*.
Sozial|psych|iatrie (↑; Psych-*; -iatr*) *f*: (engl.) *social psychiatry*; Arbeitsrichtung der Psychiatrie*, die in Zusammenarbeit mit Soziologie, Ökologie u. Sozialpsychologie den Einfluss sozialer Faktoren auf seelische Gesundheit sowie Entstehung u. Verlauf psychiatr. Erkr. untersucht; Arbeitsgebiete sind Epidemiologie, Soziotherapie*, Herstellen eines flächendeckenden Netzes von Versorgungs- u. Rehabilitationseinrichtungen für psych. Kranke, Einführung sozialpsychiatr. Dienste (Instanz für die gemeindepsychiatr. Pflichtversorgung; vgl. Gemeindepsychiatrie).
Sozial|psycho|logie (↑; ↑, -log*) *f*: (engl.) *social psychology*; Teilgebiet der Psychologie*, das die spez. sozialen Determinanten (z. B. kulturelle u. gesellschaftl. Normen) psych. Prozesse untersucht.
Sozial|verhaltens|störung (↑): (engl.) *conduct disorder*; abnormes aggressives od. aufsässiges Verhalten (z. B. Schlagen, Betrügen, Stehlen, Zerstören) bei Kindern od. Jugendlichen (v. a. bei Jungen), das wiederholt u. anhaltend auftritt; **Ätiol.:** Komb. aus konstitutionellen u. sozialen Faktoren; **Ther.:** kognitive Verhaltenstherapie, pädagogische, sozialtherap. u. familienbezogene Intervention, Heimeinweisung; **Progn.:** bei frühem Beginn hohes Risiko für Entw. einer antisozialen Persönlichkeitsstörung*; **DD:** ADHS, Manie, Anpassungsstörung.
Sozial|versicherung: (engl.) *social insurance*; im Sozialgesetzbuch* geregelte gesetzliche Pflichtversicherung auf Grundlage des Solidaritätsprinzips v. a. für Personen in Beschäftigungs- u. Dienstverhältnissen, in Ausbildung Stehende sowie Angehörige u. Selbständige, die ihre Ansprüche nicht über eine Bedürftigkeitsprüfung, sondern durch regelmäßige Beitragszahlungen (i. d. R. Arbeitnehmer- u. Arbeitgeberanteil) erwerben; besteht aus 5 Versicherungszweigen, anhand derer folgende **Risiken** versichert werden: Einkommensausfall durch Arbeitslosigkeit, Krankheit u. Schwangerschaft sowie verminderte Erwerbsfähigkeit durch Krankheit u. Unfall, Invalidität u. Alter. Vgl. Krankenversicherung; Rentenversicherung; Unfallversicherung; Pflegeversicherung.
Sozio|drama (↑) *n*: (engl.) *sociodrama*; Form des Psychodramas*, bei der die beteiligte Gruppe ein Thema wählt, spielerisch behandelt u. gemeinsam auswertet
Sozio|gramm (↑; -gramm*) *n*: s. Soziometrie.
Sozio|logie (↑; -log*) *f*: (engl.) *sociology*; Wissenschaft, die sich mit Strukturen, Funktionen u. Entw. sozialer Institutionen befasst; im Mittelpunkt soziol. Forschung steht der Verband, die Gruppe; deren Eigentümlichkeiten u. Systematik werden theoretisch od. empirisch (durch Beobachtung*, Interview* usw.) untersucht. S. hat sich in Teilgebiete ausdifferenziert, z. B. Industrie-, Jugend-, Medizinsoziologie*.
Sozio|logie, medizinische: s. Medizinsoziologie.

Sozio|metrie (↑; Metr-*) *f*: (engl.) *sociometry*; Bez. in der Sozialpsychologie* für ein von J. L. Moreno entwickeltes Verf. der Messung der sozialen Distanz zwischen den Mitgliedern einer Gruppe; ursprüngl. für Gruppentherapien entwickeltes Verf. wurde auf andere Situationen, z. B. Arbeitsgruppen, übertragen. Die Teilnehmer werden befragt, welche der anderen Gruppenmitglieder sie mögen bzw. nicht mögen od. mit welchen sie best. Aktivitäten durchführen möchten od. nicht. Die Ergebnisse werden in **Soziogrammen** dargestellt; die Verbindungslinien zwischen den Personen spiegeln die positiven bzw. negativen Wahlen u. damit die Stellung des einzelnen in der Gruppe. Neuere Verf. sind Matrixanalyse (Auswertung der Soziomatrix als tabellarische Darstellung der Antworten aller Befragten, z. B. mit Hilfe von Zeilen- od. Spaltensummen) u. Indexkonstruktionen (Zusammenfassung mehrerer Einzelindikatoren zu einem Index mit Hilfe additiver, multiplikativer od. gewichteter Algorithmen).
Sozio|pathie (↑; -pathie*) *f*: s. Persönlichkeitsstörung, dissoziale.
Sozio|therapie (↑) *f*: (engl.) *sociotherapy*; Bez. für alle Verf., mit denen die Krankheitsbewältigung von Pat. mit psych. Störungen durch gezielte Maßnahmen zur Gestaltung von Zeit u. Milieu sowie durch Veränderung des sozialen Kontexts gefördert werden soll; z. B. Einbeziehung der Angehörigen in den therap. Prozess (vgl. Angehörigengruppe), Schaffung eines Netzes sozialer Beziehungen, Wohnungs- u. Arbeitsplatzsicherung bzw. -beschaffung. Bei der **Milieutherapie** als Form der S. wird in der bewussten Gestaltung des sozialen Milieus der Pat. durch Schaffung von klaren Normen, Klärung von Erwartungen u. Vorstellungen u. Übernahme von Aufgaben in der Gemeinschaft eine gesellschaftl. Wiedereingliederung angestrebt.
Sp.: Abk. für **Sp**ecies* (Art).
SP: Abk. für **s**aure **P**hosphatase*.
SP-1: 1. Abk. für **S**chwangerschafts**p**rotein-1; Plasmaprotein (Glykoprotein, M_r ca. 90 000), das elektrophoret. mit der Beta-1-Globulinfraktion wandert u. in den Synzytiotrophoblasten der Plazenta gebildet wird; diagn. **Anw.:** als Tumormarker* bei Tumoren mit trophoblast. Zellanteilen (z. B. Hodentumoren*, Mammakarzinom*, Blasenmole*, Chorionkarzinom*; **Bestimmung:** Immunoassay*; **Referenzbereich:** im Serum (nicht schwanger): <1 µg/l. Vgl. HCG; Alphafetoprotein. 2. Transkriptionsfaktor*, der an DNA-Abschnitte der Sequenz 5′-GGGCGGG-3′ bindet u. die Transkription steigert.
SP-2: Abk. für **S**chwangerschafts**p**rotein-2; s. SHBG.
SP-3: Abk. für **S**chwangerschafts**p**rotein-3; syn. PAG, PZP (Abk. für engl. *pregnancy zone protein*); Plasmaprotein (Glykoprotein) der Alpha-2-Globulinfraktion mit möglicher immunsuppressiver Wirkung, das bei Schwangerschaft, Östrogenzufuhr u. chron. Erkr. im Blut nachweisbar ist. Vgl. Schwangerschaftsproteine.
Spät|abort (Abort*) *m*: (engl.) *late abortion*; Abort* zwischen 16+0 SSW u. 24+0 SSW.

Spät|ab|szess, traumatischer (Abszess*) *m*: (engl.) *delayed traumatic abscess*; Hirnabszess* nach offener Hirnverletzung (bes. mit verbliebenem intrazerebralem Fremdkörper), der u. U. erst nach Jahren zu Sympt. führt; vgl. Schädelhirntrauma.
Spät|de|zeleration (De-*; lat. celer schnell) *f*: s. Dezeleration.
Spät|dys|kinesie (Dys-*; Kin-*) *f*: (engl.) *tardive dyskinesia*; (franz.) *dyskinésie tardive*; Dyskinesia tarda; meist irreversibles extrapyramidales Syndrom mit choreatischen, ballistischen u. athetoiden Hyperkinesen* v. a. im Gesichtsbereich (z. B. als Schmatz- u. Kaubewegungen) sowie an Händen u. Füßen; **Urs.:** meist Langzeitmedikation (bei ca. 25 % der Fälle) mit Neuroleptika*; hohe Dosen scheinen das Auftreten der Sympt. zu begünstigen; **Ther.:** evtl. Versuch mit Tiaprid, Tetrabenazin.
Spät|epi|lepsie (Epilepsie*) *f*: (engl.) *tardy epilepsy*; Epilepsia tarda; nach dem 30. Lj. erstmalig auftretende, meist symptomatische epileptische Anfälle; **Urs.:** v. a. Hirntumoren, zerebrovaskuläre Erkrankungen, Hirnatrophie, Intoxikationen od. Schädelhirntrauma (traumatische Sp.); vgl. Epilepsie.
Spät|geburt: Partus serotinus; s. Übertragung.
Spät|gestose (lat. gestare tragen; -osis*) *f*: s. Gestose; Schwangerschaftserkrankungen, hypertensive.
Spät|re|aktion *f*: 1. s. Allergie; 2. s. Lepromintest.
Spät|rezidiv (lat. recidivus rückfällig) *n*: (engl.) *late recurrence*; nach längerem zeitl. Intervall auftretendes Rezidiv* einer Erkr.; in der Onkologie Bez. für einen nach klin. Remission* eines Primärtumors frühestens nach 5 Jahren wiederauftretenden Tumor mit identischer Histologie.
Spät|schmerz: (engl.) *late postprandial pain*; epigastr. Schmerzen, die 2–4 Std. u. später nach dem Essen auftreten; rel. unspezifisch z. B. bei Ulcus* duodeni; vgl. Hungerschmerz.
Spät|sterblichkeit: s. Säuglingssterblichkeit (Tab. dort).
Spät|syn|ov|ek|tomie (Syn-*; Ov-*; Ektomie*) *f*: s. Synovektomie.
Spät|tetanus (gr. τέτανος Spannung, Krampf) *m*: (engl.) *delayed tetanus*; Monate nach einer Inf. durch Aktivierung der Err. auftretender Tetanus*; z. B. aufgrund einer Resistenzminderung.
Spät|tief: s. Dezeleration.
Spalt|bildung: s. Gaumenspalte, Gesichtsspalten.
Spalt|blase: s. Blasenekstrophie.
Spalt|fraktur (Fraktur*) *f*: s. Fraktur, unvollständige.
Spalt|hand: (engl.) *cleft hand*; dominant erbl. longitudinale Fehlbildung der Hand u./od. des Fußes; fast immer beidseitig; **Sympt.:** beginnend als zentraler Defekt mit Fehlen des Mittelfingers im Grundgelenk; radial fortschreitende Reduktion; Transversalknochen, Syndaktylie, Deltaknochen u. Beugekontrakturen von Mittelgelenken; selten in Komb. mit Lippen-Kiefer-Gaumenspalte; **Ther.:** op. Spaltbeseitigung durch Transposition des Zeigefingers nach ulnar (Snow-Littler-Operation), Syndaktylietrennung, verlängernde Keilosteotomie des Deltaknochens.
Spalt|haut|trans|plantat (Transplantat*) *n*: s. Hauttransplantat.

Spalt|impf|stoff: (engl.) *split-protein vaccine*; syn. Spaltvakzine; Impfstoff, der nur aus der durch (enzymat.) Spaltung gewonnenen immunogenen Untereinheit des Krankheitserregers od. dessen Toxinen besteht; vgl. Schutzimpfung (Influenza).
Spalt|lampe: (engl.) *slit lamp*; Lampe, die ein spaltförmig begrenztes parallelstrahliges Lichtbündel emittiert; **Anw.:** in der Ophthalmologie zur mikroskop. Untersuchung der vorderen Abschnitte u. brechenden Medien des Auges sowie (mit Zusatzgeräten) von Kammerwinkel, Glaskörper u. Netzhaut.
Spalt|pilze: (engl.) *schizomycetes*; sog. Schizomyzeten; historische Bez. für Bakterien*.
Spalt|pro|dukte *n pl*: (engl.) *fission products*; Radionuklide*, die bei der Kernspaltung* von Atomen mit sehr hoher Ordnungszahl (z. B. $^{235}_{92}U$) entstehen; es handelt sich dabei um eine Fülle versch. radioaktiver Elemente u. Isotope mit sehr unterschiedl. Halbwertzeiten*.
Spaltung: 1. (engl.) *split*; (psychol.) Bez. für unvermittelt nebeneinander stehende u. die Einheit der Persönlichkeit bedrohende gegensätzl. Inhalte, Wünsche u. Erlebnisweisen; Vork. bei Schizophrenie u. dissoziativen Störungen; 2. (psychoanalyt.) Abwehrmechanismus* bei geringem od. desintegriertem Ich-Strukturniveau (z. B. bei narzisstischer od. Borderline-Persönlichkeitsstörung), wonach das Selbst u. die andern einseitig als nur gut od. nur böse erlebt werden; diese Zuordnung kann von Person zu Person od. auch bei der gleichen Person zeitl. rasch wechseln, entspr. werden auch die damit verknüpften Ich-Zustände mit entgegengesetzter Gefühlsqualität streng voneinander getrennt gehalten. Bei desintegriertem Ich-Strukturniveau kommt es in Form der psychotischen Sp. inf. des ausgeprägten Realitätsverlusts zur Abspaltung ganzer Lebensbereiche, denen jegliche affektive Besetzung entzogen wird od. bei der Wahninhalte scheinbar beziehungslos neben realist. Ich-Anteilen stehen. Vgl. Ich; Strukturniveau.
Spalt|zunge: (engl.) *bifid tongue*; Glossoschisis, Lingua bifida; angeborene Längsspaltung der Zunge als Hemmungsfehlbildung inf. fehlender Vereinigung der beiden seitl. Zungenwülste; eine **Zungenspalte** liegt bei unvollständiger Fusion vor.
Spanischer Kragen: s. Paraphimose.
Spannung, elektrische: (engl.) *voltage*; Formelzeichen U; Potentialdifferenz zwischen 2 Punkten im elektr. Feld; SI-Einheit Volt* (V); Quotient aus Arbeit* W u. Ladung Q (U = W/Q); vgl. Potential.
Spannungs|kopf|schmerz: (engl.) *tension headache*; syn. Kopfschmerz vom Spannungstyp; veraltet vasomotor. Kopfschmerz; häufige, episodisch od. chron. auftretende Kopfschmerzform; **Vork.:** meist bei Frauen u. in Komb. mit Migräne* (sog. Kombinationskopfschmerz); **Ätiol.:** multifaktoriell; bes. Stress, Verspannung der Nackenmuskulatur, Nicotin- u. Alkoholmissbrauch; **Klin.:** beidseitiger, vom Hinterkopf zur Stirn od. in die Schultern ausstrahlender, dumpf drückender Schmerz; vermehrte Anspannung der Kopf- u. Nackenmuskulatur; **DD:** s. Kopfschmerz (Tab. dort).
Spannungs|pneumo|thorax (Pneum-*; Thorax*) *m*: s. Pneumothorax.

Sparganose (gr. σπάργανον Windeln; -osis*) *f*: (engl.) *sparganosis*; Infektion mit Larven (Plerozerkoid) einiger, dem Fischbandwurm (Diphyllobothrium* latum) ähnl. Bandwürmer (Cestodes*) der Gattung Spirometra (z. B. Sparganum proliferum), die im Menschen als Fehlwirt an versch. Orten (Niere, Pleurahöhle, Subkutis, Auge) in Form von 1–30 cm langen Sparganda parasitieren; **Übertragung:** Trinken von verseuchtem Wasser u. Verzehr roher Fische, Frösche u. Schlangen; **Sympt.:** Schwellung von Haut u. Bindehaut, Bildung von Granulomen, evtl. Elephantiasis u. Befall innerer Organe; **Ther.:** chir. Exzision.

Sparganum proli|ferum (↑) *n*: (engl.) *Sparganum proliferum*; Plerozerkoid einer Spirometra-Art (s. Cestodes); verursacht Sparganose* des Menschen in Südostasien.

Spas-: auch Spasm-, Spastik-; Wortteil mit der Bedeutung Krampf, Zuckung; von gr. σπασμός.

spasmo|gen (↑; -gen*): (engl.) *spasmogenic*; krampferzeugend.

Spasmo|lytika (↑; gr. λυτικός fähig zu lösen) *n pl*: (engl.) *spasmolytics*; syn. Antispasmodika; Pharmaka, die den Tonus der glatten Muskulatur (Magen-Darm-Trakt, Gefäße, Bronchien u. a.) durch Rezeptorblockade (z. B. Parasympatholytika*) od. Rezeptoraktivierung (z. B. Betasympathomimetika*) bzw. über anderen Mechanismus (myotrope S., z. B. Papaverin*, Nitroglycerol*) herabsetzen.

Spasmo|philie (↑; -phil*) *f*: rachitogene Tetanie*.

Spasmus (↑) *m*: Krampf*, unwillkürliche Muskelkontraktion*.

Spasmus facialis (↑) *m*: (engl.) *facial spasm*; syn. Fazialisspasmus, ton. Fazialiskrampf; einschießende ton., synchrone Verkrampfung der vom N. facialis versorgten Muskeln (meist) einer Gesichtshälfte; **Urs.:** häufig Kompression des Nervs in unmittelbarer Nähe des Hirnstamms durch eine Arterie, Vene od. Gefäßfehlbildung od. einen Tumor, selten Multiple Sklerose; **Diagn.:** Elektroneurographie, Elektromyographie, MRT; **Ther.:** Botulinumtoxin, vaskuläre Fazialisdekompression*, Carbamazepin; **DD:** Tic, Blepharospasmus.

Spasmus glottidis (↑) *m*: Laryngospasmus*.

Spasmus mobilis (↑) *m*: (engl.) *mobile spasm*; rascher Wechsel zwischen Hypo- u. Hypertonie der Muskulatur; **Vork.:** bei Erkr. des extrapyramidalen Systems, z. B. Athetose, Torsionsdystonie, Torticollis spasmodicus; vgl. Symptome, extrapyramidale.

Spasmus nutans (↑) *m*: s. Halsmuskelkrämpfe, Nystagmus.

Spasmus palatinus (↑) *m*: **1.** (engl.) *spasm of the palatal velum*; Gaumensegelkrampf; Krampf des Velum palatinum, z. B. bei Tetanus, Tollwut; **2.** Gaumensegeltremor; unwillkürl. schnelle, rhythmische Bewegungen des Velum palatinum; **a)** essentieller Sp. p.: ohne ersichtl. Urs.; mit auf Distanz hörbarem, klickendem Geräusch; **b)** symptomatischer Sp. p.: bei Läsionen im Bereich des Hirnstamms bzw. bei Hypertrophie des (unteren) Nucleus olivaris.

Spasmus rotatorius (↑) *m*: Drehkrampf; s. Halsmuskelkrämpfe.

Spastik (↑) *f*: (engl.) *spasticity*; krampfartig erhöhter Muskeltonus, der im Gegensatz zum Rigor* proportional zur Geschwindigkeit einer passiven Dehnung des Muskels zunimmt od. bei fortgesetzter Dehnung plötzl. nachlassen kann (sog. Taschenmesserphänomen); meist gleichzeitig gesteigerte Muskeleigenreflexe, pathol. Mitbewegungen u. Pyramidenbahnzeichen; **Vork.:** als Hemispastik (halbseitige Sp.), Paraspastik (Sp. zweier paariger Extremitäten) od. Tetraspastik (Sp. aller Extremitäten); **Urs.:** Schädigung des 1. motor. Neurons, z. B. durch frühkindl. Hirnschädigung, Trauma (Schädelhirntrauma, Querschnittläsion), Entz. (Meningitis, Enzephalitis, Myelitis, Multiple Sklerose), Hirndurchblutungsstörung (Infarkt, Blutung) od. Degeneration; **Ther.:** entspr. der Schmerzstärke u. motor. Behinderung: **1.** pharmak. mit z. B. Baclofen, Tetrazepam, Diazepam, Tizanidin, Dantrolen od. Memantin; in schweren Fällen Injektion von Botulinimtoxin in die betroffenen Muskulatur; bei schwerster Sp. Baclofen als intrathekale Dauerapplikation; **2.** invasive neurochir. Verf. (Hirnwurzeldurchtrennung, chem. Rhizotomie) nur in Ausnahmefällen; **3.** evtl. Phenolinjektion in N. tibialis posterior (Spitzfuß) bzw. N. obturatorius (Adduktorenspasmus); **4.** Physiotherapie, Ergotherapie, apparative Hilfsmittel. Vgl. Lähmung.

Spatia inter|ossea meta|carpi, meta|tarsi (lat. spatium Raum, Zwischenraum) *n pl*: Zwischenräume zwischen Mittelhand- u. Mittelfußknochen.

Spatia zonularia (↑) *n pl*: von Kammerwasser durchflossene Spalträume zwischen den Aufhängefasern der Linse.

Spatium (lat.) *n*: Raum, Zwischenraum.

Spatium anguli irido|cornealis (↑) *n*: Lücke zwischen den Faserbündeln des Reticulum trabeculare, über die das Kammerwasser in den Schlemm*-Kanal abfließt.

Spatium epi|durale (↑) *n*: s. Epiduralraum.

Spatium epi|sclerale (↑) *n*: Gleitraum zwischen Augapfel u. Tenon*-Kapsel.

Spatium extra|peritoneale (↑) *n*: Extraperitonealraum; s. Cavitas abdominis.

Spatium inter|costale (↑) *n*: Zwischenrippenraum.

Spatium inter|vaginale (↑) *n*: s. Spatium episclerale.

Spatium latero|pharyngeum (↑) *n*: s. Spatium peripharyngeum.

Spatium peri|choroideum (↑) *n*: lymphat. Spalträume in der Lamina suprachoroidea der Aderhaut; vgl. Choroidea.

Spatium peri|lymphaticum (↑) *n*: Perilymphräume des Innenohrs.

Spatium peri|pharyngeum (↑) *n*: Bindegeweberaum hinter dem u. seitl. des Rachens: **1.** Spatium retropharyngeum: zwischen Rachenhinterwand u. Lamina prevertebralis der Fascia cervicalis; **2.** Spatium lateropharyngeum (syn. Spatium pharyngeum lat., Spatium parapharyngeum): seitl. des Rachens mit N. glossopharyngeus, N. vagus, N. accessorius, N. hypoglossus, A. carotis int., V. jugularis interna.

Spatium pro|fundum perinei (↑) *n*: s. Saccus profundus perinei.

Spatium retro|peritoneale (↑) *n*: Retroperitonealraum*.

Spatium retro|pubicum (↑) *n*: syn. Cavum Retzii; mit lockerem Bindegewebe angefüllter extraperitonealer Verschiebespalt zwischen Harnblase u. vorderer Bauchwand, durch den bei der klassischen Sectio alta die Blase extraperitoneal eröffnet werden kann.

Spatium sub|arachnoideum (↑) *n*: Subarachnoidalraum*.

Spatium super|ficiale perinei (↑) *n*: s. Compartimentum superficiale perinei.

SPCA: Abk. für (engl.) *s*erum *p*rothrombin *c*onversion *a*ccelerator; s. Prokonvertin.

Species (lat. Anblick, Erscheinung, Ideal) *f*: **1.** (engl.) *species*; (biol.) Art; Begriff aus der Taxonomie*, der sich nach der internationalen Nomenklatur aus dem allgemeineren Gattungsnamen (s. Genus) als Substantivum u. dem Speciesnamen als Attribut zusammensetzt. Bei bisexueller Fortpflanzung: Gruppe von Individuen, die sich untereinander fortpflanzen; bei unisexueller Fortpflanzung: Gesamtheit der Individuen, die in ihren wesentl. Merkmalen übereinstimmen (vgl. Bakterienklassifikation). **2.** (pharmak.) Teegemische, z. B. Sp. pectoralis (Brusttee), Sp. diureticae (harntreibender Tee).

Speck|haut|gerinnsel: (engl.) *postmortem clot*; Cruor phlogisticus; s. Blutgerinnsel.

Speck|leber: (engl.) *amyloid liver*; speckähnl. Aussehen der anämischen Leberquerschnittfläche bei Amyloidose*.

Speck|milz: (engl.) *bacon spleen*; homogen glasiges, speckähnl. Aussehen der Milzschnittfläche bei Pulpaamyloidose u. gleichzeitig bestehender Anämie; bei Blutreichtum als Schinkenmilz* bezeichnet.

Speck|niere: (engl.) *amyloid kidney*; speckähnl. Aussehen der Nierenquerschnittfläche bei Amyloidose*.

SPECT: Abk. für **S**ingle-**P**hoton-**E**missions**c**omputer**t**omographie; Form der Emissionscomputertomographie* zur Beurteilung der von der jeweiligen Funktion abhängigen räuml. Aktivitätsverteilung in Organen od. Körperabschnitten; **Prinzip:** nach Inkorporation* Gamma-strahlender Radiopharmaka* Aufzeichnung planarer Bilder aus versch. Winkelprojektionen mit einer Gammakamera* mit 1–3 Detektorköpfen, die um den Pat. rotieren; rechnergestützte Rekonstruktion der Schnittbilder in 3 Ebenen; zunehmend als Hybridgeräte aus ECT u. CT* (SPECT-CT); **Ind.: 1.** als eigenständige Untersuchung, z. B. zur Darstellung der Perfusion des Myokards (Myokardszintigraphie*; s. GSPECT) od. des Gehirns (Hirnszintigraphie*); **2.** als ergänzende Untersuchung zu einer planaren Szintigraphie (meist als regionale tomographische Zusatzaufnahme) bei unklarem planarem Befund, z. B. in der Skelettszintigraphie*, Immunszintigraphie*, MIBG*-Szientigraphie, Leukozytenszintigraphie*. Vgl. Hufeisenniere (Abb. 2 dort).

Spectino|mycin (INN) *n*: (engl.) *spectinomycin*; Aminoglykosid*-Antibiotikum; **Ind.:** Gonorrhö u. Penicillin- bzw. Cephalosporinallergie.

Speculum *n*: s. Spekulum.

Speiche: Radius*.

Speichel: (engl.) *saliva*; syn. Saliva; Sekret der Speicheldrüsen (Glandula parotidea, Glandula submandibularis u. Glandula sublingualis) sowie zahlreicher kleiner Drüsen in der Mundhöhle; **Menge:** 1–2 l/d; **Zusammensetzung** (variiert in Abhängigkeit vom Funktionszustand der Speicheldrüsen): v. a. K^+, Na^+ u. Ca^{2+}, Cl^-, PO_4^{3-} u. HCO_3^- sowie u. a. die Enzyme Lysozym*, Alphaamylase (s. Amylasen) u. Aprotinin*, Muzine* u. Immunglobuline* (v. a. IgA); pH ca. 7; mit der Speichelsekretion erfolgt Exkretion von körpereigenen (z. B. Blutgruppensubstanzen; s. Sekretorsystem) u. fremden Stoffen (z. B. Iod) sowie von Viren. **Funktion:** Schutz von Mundschleimhaut u. Zahnschmelz, mechan. Reinigung, immun. Abwehr, Lösungsmittel für die Geschmacksknospen stimulierende Moleküle, Beginn der enzymat. Aufspaltung von Stärke durch Alphaamylasen; **Regulation der Speichelsekretion:** erfolgt reflektor. u. kann durch bedingte Reflexe gesteigert werden; Erregung des Parasympathikus führt zur Sekretion (v. a. der Glandula parotidea), des Sympathikus zur Sekretion von muköser Sp. (v. a. der Glandula submandibularis); **Störungen der Speichelsekretion:** verminderte (Oligosialie*, Asialie) od. gesteigerte Sekretion (Ptyalismus*).

Speichel|drüsen: 1. (engl.) *salivary glands*; Mund(speichel)drüsen (Glandulae* oris); **Einteilung: a)** Glandulae salivariae majores: Glandula parotidea, Glandula sublingualis, Glandula submandibularis; **b)** Glandulae salivariae minores: Glandulae labiales, Glandulae buccales, Glandulae molares, Glandulae palatinae, Glandulae linguales; **2.** Bauchspeicheldrüse (Pankreas*).

Speichel|drüsen|tumoren (Tumor*) *m pl*: (engl.) *tumors of the salivary glands*; Sialome; Tumoren der Speicheldrüsen; häufigste **Lok.:** Glandula parotidea; **Formen: 1. benigne Sp.:** langsames, schmerzloses Wachstum mit Induration der betroffenen Speicheldrüsen; meist keine Einschränkung der Funktion des N. facialis; **a)** pleomorphes Adenom: gynäkotroper Tumor mit Proliferation von Epithelgewebe u. mesenchym- u. knorpelähnlichen Anteilen (sog. Mischtumor); nicht selten Entw. eines Karzinoms innerh. des pleomorphen Adenoms; **b)** monomorphes Adenom, meist als Zystadenolymphoma papilliferum wachsend (syn. Warthin-Tumor, Albrecht-Arzt-Tumor): androtroper Tumor aus mit Flüssigkeit gefüllten Zysten in lymphat. Gewebe; **c)** seltene andere monomorphe Adenome, z. B. Onkozytom, Basalzelladenom, Adenomyoepitheliom; **d)** Hämangiom, Lymphangiom: angeb. od. im 1.–2. Lj. auftretende Tumoren, z. T. mit spontaner Rückbildungstendenz; **2. maligne Sp.:** schnelles, infiltratives Wachstum, Schmerzen, Fazialisparese; **a)** adenoidzystisches Karzinom: zentripetale Proliferation von Epithelgewebe u. Myoepithelzellen entlang der Nervenscheiden; hämatogene Metastasierung in Lunge, Skelett; relativ langsames Wachstum; **b)** Mukoepidermoidkarzinome: histol. durch verhornende muköse Zellen charakterisierte, gut differenzierte Tumoren von niedrigem (ca. 75 %) od. undifferenzierte Tumoren von hohem Malignitätsgrad; **c)** andere maligne Sp. sind Azinuszellkarzinome, Adenokarzinome* u. Plattenepithelkarzinome*;

Ther.: bei benignen Sp. op. Entfernen der betroffenen Speicheldrüse, z. B. (Teil-)Parotidektomie* unter Belassen des N. facialis; bei malignen Tumoren zusätzlich neck* dissection u. evtl. Strahlentherapie.

Speichel|fistel (Fistel*) *f*: (engl.) *salivary fistula*; angeborene od. traumatisch bzw. entzündl. entstandene, äußere (Haut-) od. innere (intraoral mündende) Fistel, die von einer Speicheldrüse od. deren Ausführungsgängen ausgehen kann; Speicheldrüsenfisteln verschließen sich häufig von selbst, bei Speichelgangfisteln evtl. op. Exstirpation erforderlich.

Speichel|fluss: Salivation*.

Speichel|kerne: Nucleus* salivatorius superior u. Nucleus salivatorius inferior.

Speichel|steine: s. Sialolithiasis.

Speichen|bruch: s. Radiusfraktur, distale; Galeazzi-Luxationsfraktur.

Speicher|krankheiten: (engl.) *storage diseases*; Thesaurismosen; durch Stoffwechselanomalien* u. Anhäufung von Stoffwechselprodukten bedingte Erkr., die zu Veränderungen der Haut, des Skelettsystems, des zentralen Nervensystems, viszeraler Organe u./od. des Endokards führen; z. B. Mukopolysaccharid*-Speicherkrankheiten, Lipidosen*, Glykogenosen*, Amyloidose*, Hämochromatose*, Leukodystrophie*, Wilson*-Krankheit, Cystinose*.

Speicher|leucht|stoff: (engl.) *recording luminescent material*; Substanz, die nach Energieabsorption (Bestrahlung) einen Teil dieser Energie speichert; durch spätere Energiezufuhr (z. B. Licht, Wärme) wird die gespeicherte Energie in Licht umgesetzt; **Verw.:** mit Sp. beschichtete Verstärkerfolien* bei der digitalen Radiographie* zur Bilddetektion; die gespeicherte Dosisverteilung auf der Folie wird zeilenweise mit einem Laserstrahl ausgelesen, die Lichtintensität dabei punktweise erfasst, digitalisiert u. in einem Computer gespeichert. Vgl. Lumineszenz.

Speicher|zellen (Zelle*): (engl.) *storage cells*; zur Speicherung von u. a. Glykogen, Fett, Proteinen befähigte Phagozyten*.

Speise|röhre: (anat.) Ösophagus*.

Speise|röhren|entzündung: s. Ösophagitis.

Speise|röhren|erweiterung: s. Megaösophagus.

Speise|röhren|krampf: s. Ösophagospasmus, diffuser.

Speise|salz: (engl.) *salt*; syn. Kochsalz; NaCl; Sp. mit Iodidzusatz (ca. 15–25 mg Kalium- od. Natriumiodat/kg Sp.) gleicht langfristig Iodmangel in Wasser u. Nahrung aus u. dient der Proph. von Iodmangelstruma u. endem. Kretinismus*. Sp. mit Fluoridzusatz dient der Kariesprophylaxe*.

Spektral|ana|lyse (Spektrum*; Analyse*) *f*: **1.** (engl.) *spectrum analysis*; (physik.) Verf. zur qualitativen u. quantitativen Analyse von Substanzen anhand ihres Absorptionsspektrums* bzw. Emissionsspektrums*, wobei die zu untersuchende Probe auf hohe Temp. u. in gasförmigen Zustand gebracht wird; die Lage der Frequenzen (Wellenlängen) der Spektrallinien ist spezif. für ein best. chem. Element od. eine Verbindung; mit der Analyse der Intensität der Spektrallinien kann der Gehalt od. die Konz. bestimmt werden. Bei der Absorptionsspektralanalyse (auch Atomabsorptionsspektroskopie) wird ein Lichtstrahl mit engem variablem Spektralbereich durch das Gas geleitet, wobei an den den Spektrallinien entspr. Stellen Absorptionslinien entstehen. Bei der Emissionsspektralanalyse werden die Wellenlängen u. Intensitäten der einzelnen Spektrallinien des emittierten Lichts mit Hilfe eines Spektrometers ausgemessen. **2.** (neurol.) rechnergestützte quantifizierende EEG-Analyse, bei der eine EEG-Sequenz mit Hilfe der sog. Fast-Fourier-Transformation in ihre Frequenzkomponenten zerlegt wird (sog. Leistungs- od. Powerspektrum) sowie der Beitrag der einzelnen Frequenzkomponenten am Gesamtspektrum der Potentialschwankungen berechnet u. dargestellt wird; vgl. EEG.

Spektral|filter *n*: (engl.) *spectrum filter*; Filter, der durch Absorption best. Wellenlängen (z. B. mit Hilfe farbiger Gläser od. Folien) od. Interferenz (s. Interferenzfilter) annähernd monochromat. Licht erzeugt.

Spektro|photo|metrie (Phot-*; Metr-*) *f*: (engl.) *spectrophotometry*; auch Spektrometrie, Spektralphotometrie; Komb. aus Photometrie* u. Spektralanalyse* monochromatischen Lichts beim Durchgang durch klin.-chem. Proben; **Anw.:** z. B. als Fruchtwasser*-Spektrophotometrie, Mikrospektrophotometrie*.

Spektrum (lat. *spectrum* Bild, Vorstellung) *n*: **1.** (engl.) *spectrum*; Bereich; (physik.) Intensitätsverteilung elektromagnetischer Wellen* in Abhängigkeit von ihrer Frequenz, Wellenlänge od. Energie bzw. bei Korpuskularstrahlen von ihrer Energie; ein kontinuierl. Sp. enthält alle, ein diskontinuierl. dagegen nur best. Frequenzen bzw. Energien (Linien- od. Bandenspektrum). Nach Art der Entstehung werden im Bereich des sichtbaren Lichts* das Absorptionsspektrum* u. Emissionsspektrum* unterschieden; weißes Licht setzt sich aus den Spektralfarben Rot, Orange, Gelb, Grün, Blau u. Violett zusammen, die z. B. nach Dispersion* od. Beugung* sichtbar werden. Vgl. Spektralanalyse. **2.** (pharmak.) Wirkungsspektrum eines Arzneimittels; **3.** (mikrobiol.) Erregerspektrum; Gesamtheit der Mikroorganismen, die als Err. einer Inf. in Frage kommen; **4.** Doppler-Frequenzspektrum: in einem Messintervall auftretende Frequenzen u. deren Häufigkeit; Anw. zur Analyse der Anzahl korpuskulärer Elemente in einem gemessenen Gefäßabschnitt, die einer entspr. Strömungsgeschwindigkeit zuzuordnen sind.

spekulativ (lat. *speculari* umherschauen): (engl.) *speculative*; auf Vermutungen beruhend.

Spekulum (lat. *speculum* Handspiegel) *n*: (engl.) *speculum*; Spiegel; trichter-, rinnen-, spatel- od. röhrenförmiges Instrument zur Einführung in natürl. Körperöffnungen für med. Untersuchungen, z. B. Nasenspekulum*, Ohren-, Mund-, Scheiden-, Rektumspekulum.

Spence-Fortsatz: (engl.) *tail of Spence*; Processus axillaris der Glandula mammaria.

Sperm-: auch Spermato-, Spermio-, Spermati-; Wortteil mit der Bedeutung Samen; von gr. σπέρμα.

Sperma (↑) *n*: (engl.) *sperm*; Samen, Samenflüssigkeit, Semen; Ejakulat des Mannes, bestehend aus Spermien* u. Sekreten von Bläschendrüse, Prosta-

Spermaantigene

Sperma Zusammensetzung

Bestandteil	Charakteristika
Spermien	etwa 3–5 % des Gesamtvolumens; durchschnittlich 40 Mio. pro Ejakulat oder 20 Mio./ml Ejakulat mit über 50 % Beweglichkeit, im Akrosom Hyaluronidase und Akrosin; einzelne Spermatogonien, Spermatozyten
Sekret von	
Bläschendrüse	60–70 % des Gesamtvolumens; enthält Fruktose (1,2–6,5 mg/ml), Phosphorylcholin, Ergothionin, Ascorbinsäure, Prostaglandine, Proteine (z. B. Seminogelin I)
Prostata	15–30 % des Gesamtvolumens; enthält Spermin, saure Phosphatase, Zitronensäure, Cholesterol, Phospholipide, Fibrinolysin, Glutaminsäure, Zink, PSA
Nebenhoden	Carnitin, Lecithin

ta u. Nebenhoden (s. Tab.); weißlich-opaleszierende Flüssigkeit (2–6 ml) mit klebriger Konsistenz u. charakterist. Geruch; Dichte 1,027–1,045 g/cm³, pH 7–7,8; vgl. Spermauntersuchung.

Sperma|anti|gene (↑; Antigen*) *n pl*: s. Spermienantigene.

Sperma-Anti|körper (↑; Anti-*): s. Spermienantigene.

Sperma|konservierung (↑): (engl.) *sperm conservation*; Einfrieren u. Aufbewahren von Sperma in flüssigem Stickstoff (–196 °C) zum Zweck einer späteren Insemination*; Höchstdauer der Konservierung ist in zahlreichen Ländern gesetzlich geregelt, z. B. 1 Jahr (Österreich), 5 Jahre (Deutschland, Schweiz, Spanien) od. bis zu 10 Jahre (Großbritannien).

Sperma|plasma (↑; -plasma*) *n*: (engl.) *sperm plasma*; zellfreier Anteil von Sperma*.

spermaticus (↑): zum Sperma od. Funiculus spermaticus gehörig.

Spermatiden (↑; -id*) *f pl*: (engl.) *spermatids*; syn. Spermiden; Spermienvorstufe in der Spermatogenese*.

Spermatikus|neur|algie (↑; Neur-*; -algie*) *f*: s. Neuralgia spermatica.

Spermato|genese (↑; -genese*) *f*: (engl.) *spermatogenesis*; Entw. der Spermien*; **Einteilung: 1.** während der Embryogenese* u. bis zur Pubertät Umwandlung der **Urkeimzellen** (s. Gametogenese) durch mitotische Teilung in **Spermatogonien** (diploider Chromosomensatz), aus denen sich danach lebenslang im Keimepithel der Tubuli seminiferi contorti der Hoden **primäre Spermatozyten** entwickeln; **2.** erste Reifeteilung zu **sekundären Spermatozyten** (Präspermatiden); **3.** zweite Reifeteilung zu 2 **Spermatiden** mit haploidem Chromosomensatz; **4.** Differenzierung zu reifen Spermien (Spermiogenese); **klin. Bedeutung:** Sterilität* bei gestörter S.; Unterdrückung z. B. durch Zytostatika*, Nitrofurane, Schwermetalle, Hitze, ionisierende Strahlung.

Spermato|gonien (↑; gr. γονή Keim, Spross) *f pl*: (engl.) *spermatogonia*; Ursamenzellen; s. Spermatogenese.

Spermator|rhö (↑; -rhö*) *f*: (engl.) *spermatorrhea*; Samenausfluss aus der Harnröhre ohne sexuelle Erregung inf. Insuffizienz des Ductus ejaculatorius, bes. bei Stuhlgang u. Urinieren (Defäkations-, Miktionssyndrom); **Urs.:** psych. Störungen, chron. Gonorrhö, selten Querschnittläsion des Rückenmarks.

Spermato|zele (↑; -kele*) *f*: (engl.) *spermatocele*; glatt begrenzte, von Hodengewebe abgrenzbare, i. d. R. asymptomatische intra- od. extravaginale Samenretentionszyste im Nebenhoden od. Funiculus spermaticus, gefüllt mit proteinreicher, spermienhaltiger Flüssigkeit; **Urs.:** Trauma od. Entz.; **Diagn.:** Sonographie (s. Abb.); **DD:** Nebenhodentumor.

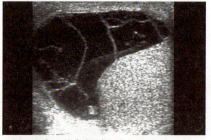

Spermatozele: mehrfach gekammerte Zyste (Hodensonographie) [85]

Spermato|zele, allo|plastische (↑; ↑) *f*: (engl.) *spermatocele implant*; dem Nebenhoden op. aufgenähtes Kunststoffreservoir, in dem sich Sperma sammelt, das durch Abpunktion zur homologen Insemination* verwendet wird; Anw. bei männlicher Infertilität* heute nicht mehr gebräuchlich; ersetzt durch TESE* u. MESA*.

Spermato|zoon (↑; gr. ζῷον Lebewesen) *n*: Spermium, Samenfaden; s. Spermien.

Spermato|zyten (↑; Zyt-*) *m pl*: (engl.) *spermatocytes*; syn. Spermiozyten; Reifungsstadium der Spermien während der Spermatogenese*.

Spermat|urie (↑; Ur-*) *f*: (engl.) *spermaturia*; Seminurie; Vorhandensein von Spermien im Harn inf. retrograder Ejakulation*.

Sperma|untersuchung (↑): (engl.) *sperm analysis*; Untersuchung des nach 3- bis 5-tägiger sexueller Karenz durch Masturbation gewonnenen Ejakulats, z. B. für ein Fertilitätsgutachten; Bestimmung von Farbe (gelblich grau), Transparenz (trüb), Geruch (kastanienblütenartig), pH-Wert (7,0–7,8; abweichend z. B. bei Prostatitis*), Spermaverflüssigungszeit (15–30 Min.), Volumen, Spermiendichte (Anzahl/ml), -fehlformenrate u. -beweglichkeit (s. Tab.; als Oligoasthenoteratozoospermie, Abk. OAT, wird die Komb. von Defekten in Bezug auf Spermiendichte, Spermienmotilität u. Fehlformenrate bezeichnet; die Komb. von 2 Defekten wird durch entsprechende Wortkombinationen beschrieben) 30 u. 120 Min. nach Ejakulu-

Spermienfärbung

Spermauntersuchung
Befunde und Terminologie (WHO-Klassifikation)

Parameter	normal	nicht vorhanden	vermindert	erhöht
Ejakulatvolumen	Normosemie 2–6 ml	Aspermie (Asemie)	Parvisemie <2 ml	Multisemie >6 ml
Spermiendichte	Normozoospermie ≥20 Mio./ml	Azoospermie	Oligozoospermie <20 Mio./ml	
Spermienmotilität			Asthenozoospermie <50 %	
Fehlformenrate				Teratozoospermie ≥70 %

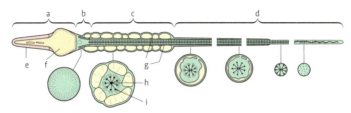

Spermien Abb. 1: Morphologie des menschlichen Samenfadens: a: Kopf; b: Hals; c: Mittelstück mit Mitochondrien; d: Schwanz: e: Akrosom; f: Zellkern; g: Achsenfaden: vom Hals bis zum Schwanzende längs verlaufendes Fibrillensystem, das aus 2 Zentralfibrillen (h) besteht, die von einem Mantel aus 9 Doppelfibrillen (i) umgeben sind [159]

lation (anfangs sind >50 % sehr gut beweglich, nach 2 Std. soll der Beweglichkeitsverlust gering, d. h. <15 % sein); Messung der Eosinfärberate (abgestorbene Spermien färben sich, im Gegensatz zu lebenden, rot an) u. der Konz. von Fruktose (<1,2 mg/ml bei Insuffizienz der Bläschendrüsen), Citrat (<2,5 mg/ml bei verminderter sekretor. Prostatafunktion, z. B. bei chron. Prostatitis), Carnitin (<0,04 mg/ml bei Samenwegverschluss u. Funktionseinschränkung des Nebenhodens) u. neutrale α-Glukosidase (<20 mU/ml bei Verschlussazoospermie); bakteriol. Ejakulatuntersuchung bei Verdacht auf Entz. des Genitales; Nachw. von Spermienantikörpern bei Verdacht auf immun. u. autoimmun. bedingte Infertilität (vgl. Penetrationstest); Hodenbiopsie* (stets beidseits) bei Azoospermie u. Oligozoospermie, ggf. zus. mit endokrin. u. genet. Untersuchung.

Sperma-Zervikal-Mukus-Kon|takt|test (↑; Cerv-*; Muc-*) *m*: s. SCMC-Test.

Spermidin (↑) *n*: (engl.) *spermidine*; Vorstufe von Spermin*.

Spermien (↑) *n pl*: (engl.) *spermia*; Spermatozoen; reife Samenfäden; die im keimbildenden Epithel der Hodenkanälchen entstehenden männl. Samenzellen (s. Abb. 1); Länge ca. 60 μm; 20 % der Sp. eines normalen Ejakulats sind unreif u. unbeweglich; weisen mehr als ein Viertel der Sp. Veränderungen am Kopfteil auf, ist die Spermatogenese* gestört (s. Abb. 2). **Referenzbereiche** für die qual. u. quant. Beurteilung des Ejakulats: s. Spermauntersuchung (Tab.).

Spermien|ana|lyse, Computer-assistierte (↑; Analyse*) *f*: (engl.) *computer-assisted sperm motion analysis*; Abk. CASA; computergestützte Bestimmung der Konz. u. Motilität von Spermien; dazu

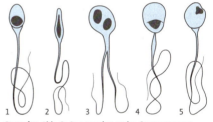

Spermien Abb. 2: 1: normales ovales Spermatozoon; b-e: abnorme Spermatozoen; 2: spitz zulaufende Form; 3: Doppelform; 4: Riesenform; 5: amorphe Form

wird das mikroskop. Bild aus der Zählkammer mit einer Videokamera übertragen u. anhand definierter Parameter, d. h. Größe, Form u. (progressive) Beweglichkeit, durch den Computer ausgewertet.

Spermien|anti|gene (↑; Antigen*) *n pl*: (engl.) *sperm antigens*; Antigene auf menschl. Spermien, v. a. auf Kopf- u. Schwanzteil; dagegen gebildete Antikörper (nachweisbar im Serum infertiler Männer u. Frauen bzw. im Zervixschleim) können bei Sterilität* eine Rolle spielen, indem sie Spermien verklumpen od. direkt immobilisieren. Vgl. Sperma, Sims-Huhner-Test.

Spermien|anti|körper (↑; Anti-*): s. Spermienantigene.

Spermien|aspiration, mikro|skopische epi|didymale (↑; Aspiration*) *f*: s. MESA.

Spermien|färbung (↑): (engl.) *sperm stain*; Eosin-Nigrosin-Färbung; Färbetechnik, die die Differenzierung zwischen lebenden (keine Anfärbung) u. abgestorbenen (rote Färbung) Spermien ermöglicht; vgl. Spermauntersuchung.

Spermien|in|jektion, intra|zyto|plasmatische (↑; lat. inicere, iniectus hineintun, einflößen) *f*: s. ICSI.
Spermien|in|vasions|test (↑; lat. invasio Angriff, Eindringen) *m*: Penetrationstest*.
Spermien|motilität (↑; lat. motio Bewegung) *f*: (engl.) *sperm motility*; Bewegungsfähigkeit der Spermien*; Dauer der Sp. u. Anteil bewegl. Spermien sind Hauptkriterien für die Befruchtungsfähigkeit des Spermas*. Vgl. Spermauntersuchung.
Spermien|stoff|wechsel (↑): s. Fruktolysetest.
Spermin *n*: (engl.) *spermine*; Diaminopropylputrescin; in allen Geweben (in Sperma bes. reichlich) enthaltenes Polyamin mit charakterist. Geruch, das an der Regulierung der Zellproliferation, Stimulation der DNA- u. RNA-Synthese u. Hemmung von Proteinkinasen* beteiligt ist.
Spermio|genese (Sperm-*; -genese*) *f*: s. Spermatogenese.
Spermio|gramm (↑; -gramm*) *n*: (engl.) *spermiogram*; Auflistung der bei der Spermauntersuchung* erhobenen Befunde.
Spermio|zyten (↑; Zyt-*) *m pl*: Spermatozyten*.
Spermium (↑) *n*: Samenfaden; s. Spermien.
Spermi|zide (↑; -zid*) *n pl*: (engl.) *spermicides*; Spermien abtötende Substanzen zur Kontrazeption*; enthalten v. a. Nonoxinol* 9; allein (s. Schaumovulum) od. zus. mit mechan. Mitteln (s. Scheidendiaphragma) anwendbar; **Zuverlässigkeit**: s. Pearl-Index (Tab. dort).
Sperr|arterien (Arteri-*) *f pl*: (engl.) *contractile arteries*; Arterien mit Längsmuskelzügen in der Intima, bei deren Kontraktion die Gefäßlichtung verengt wird; ermöglichen Regulierung der Organdurchblutung bei wechselndem Blutbedarf; **Vork.**: z. B. in Schilddrüse, Lunge, Uterus, Nabelstrang, Schwellkörper.
Sperr|liquor (lat. liquor Flüssigkeit) *m*: (engl.) *below-block cerebrospinal fluid*; Liquor* cerebrospinalis mit deutlich erhöhtem Gesamtproteingehalt bei Liquorstopp*.
Sperrung: **1.** (engl.) *blocking*; formale Denkstörung* mit Abreißen eines Gedankens u. Entstehung von Denkpausen ohne äußeren Anlass u. oft mitten im Satz od. Wort, die vom Pat. häufig als Gedankenentzug* erlebt wird; **Vork.**: v. a. bei Schizophrenie* (sog. schizophrene Denkstörung nach E. Bleuler). **2.** Bez. für Bewegungsstörung bei Katatonie; s. Stupor; **3.** sog. Blockierung; Störung des Denkablaufs in emotional bes. belastenden Situationen (z. B. Examen).
Sperr|venen (Vena-*) *f pl*: (engl.) *contractile veins*; Venen mit zirkulären glatten Muskelfasern zur reversiblen Verminderung des venösen Abflusses; **Vork.**: z. B. in Nebennierenmark, Schilddrüse, Uterus, Schwellkörpern, Funiculus spermaticus.
S-Persistenz (Persistenz-*) *f*: (engl.) *persistent S wave*; s. QRS-Komplex.
Spezialitäten *f pl*: (engl.) *specialties*; Fertigarzneimittel*, die unter einer herstellerspezif. geschützten Warenbezeichnung in den Handel kommen, häufig Kombinationspräparate; vgl. Generika.
Spezies (lat. species Anblick, Vorstellung, Gestalt) *f*: s. Species.
spezifisch (lat. specificus eigentümlich): (engl.) *specific*; artgemäß; vgl. Spezifität.

Spezifität (↑) *f*: **1.** (engl.) *specificity*; (immun.) selektive Reaktion eines Antikörpers od. immunkompetenter Zellen* über spezif. Rezeptoren mit einem best. Antigen; vgl. Kreuzreaktion; **2.** (medizinstatist.) Gütekriterium eines diagn. Tests; Eignung, Personen ohne eine fragl. Erkr. als Nichtkranke zu erkennen; definiert als Quotient aus der Personenzahl mit negativem Testergebnis unter den Nichtkranken u. der Gesamtzahl der Nichtkranken. Vgl. Sensitivität, Vierfeldertafel.
Sphacelus (gr. σφάκελος Brand, Fäulnis) *m*: s. Sphakelus.
sphaericus (gr. σφαῖρα Kugel, Ball): (kugel-)rund.
Sphäroid|gelenk (↑; -id*): (engl.) *spheroidal joint*; Kugelgelenk, wobei die Pfanne weniger als die Hälfte des Gelenkkopfs umfasst; z. B. Schultergelenk; vgl. Gelenkformen.
Sphäro|phakie (↑; Phako-*) *f*: (engl.) *spherophakia*; kugelförmig gewölbte Linse der Augen; **Vork.**: zus. mit Mikrophakie z. B. bei Marchesani*-Syndrom, mit defekter Zonula u. Linsenluxation bei Marfan*-Syndrom u. Homocystinurie*.
Sphäro|zyten (↑; Zyt-*) *m pl*: s. Kugelzellen.
Sphäro|zytose, hereditäre (↑; ↑; -osis*) *f*: (engl.) *hereditary spherocytosis*; Minkowski-Chauffard-Gänsslen-Krankheit, fam. hämolytischer Ikterus, sog. Kugelzellenanämie, Kugelzellenikterus; autosomal-dominant erbl. hämolyt. Anämie* inf. Defekts der Erythrozytenmembran; **Pathophysiol.**: durch Aufnahme von Natrium u. Wasser quellen die Erythrozyten, nehmen Kugelform an (Sphärozyten) u. werden in der Milz vorzeitig abgebaut (sog. lienale Hämolyse*). **Klin.**: mikrozytäre, normochrome Anämie, Ikterus, Splenomegalie; bei schweren Krankheitsverläufen aplast. Krisen, Gallensteine, Ulcera cruris; durch vermehrte Osteoblastenaktivität Skelettveränderungen mögl. (Turmschädel, breite Nasenwurzel, spitzer Gaumen); **Diagn.**: im Blutausstrich Sphärozyten, die eine vermehrte osmot. Resistenz aufweisen (s. Resistenzbestimmung der Erythrozyten); **Ther.**: symptomatisch, Vermeidung auslösender Faktoren; weitgehend klin. Normalisierung durch Splenektomie* (meist in Komb. mit prophylaktischer Cholecystektomie), bei Entwicklung von Kompl., häufigen hämolytischen Schüben u. schwerer Anämie evtl. schon im Kindesalter (5.–12. Lj.).
Sphakelus (gr. σφάκελος Brand, Fäulnis) *m*: feuchter Brand, Gangrän*.
S-Phase (Phase-*) *f*: Kurzbez. für Synthesephase; (engl.) *S phase*; s. Zellzyklus.
Spheno|palatinum|syn|drom (gr. σφήν Keil; Palatum*) *n*: Sluder*-Neuralgie.
Spheno|zephalus (↑; Keph-*) *m*: s. Stenozephalie.
Sphingo|lipide (gr. σφίγγειν schnüren; Lip-*; -id*) *n pl*: (engl.) *sphingolipids*; hydrolysierbare komplexe Membranlipide, deren Grundkörper Ceramide* sind; **Einteilung**: **1.** Sphingoglykolipide (s. Glykolipide); **2.** Sphingophospholipide: Phospholipide, bei denen Ceramid-1-phosphat über eine zweite Esterbindung mit einem polaren Alkohol verbunden ist, z. B. Sphingomyelin (verestert mit Cholin); S. kommen in großen Mengen im Gehirn u. Nervengewebe vor. Vgl. Sphingolipidosen.
Sphingo|lipidosen (↑; ↑; ↑; -osis*) *f pl*: (engl.) *sphingolipidoses*; meist autosomal-rezessiv, aber auch X-

chromosomal erbl. lysosomale Enzymdefekte mit Speicherung von Ceramidtrihexosiden (Fabry*-Syndrom), Glukosylceramiden (Gaucher*-Krankheit), Ceramiden (Ceramidasemangel*), Gangliosiden (Gangliosidosen*), Sulfatiden (metachromatische Leukodystrophie*), Galaktosylceramiden (Globoidzellen*-Leukodystrophie) u. Sphingomyelinen (Niemann*-Pick-Krankheit); vgl. Lipidosen.

Sphingo|monas *f*: (engl.) *sphingomonas*; zu den Nonfermentern* gehörende Gattung gramnegativer, aerober, pleomorpher, z. T. begeißelter Stäbchenbakterien der Fam. Sphingomonadaceae; **Vork.:** im Wasser; gelegentl. für Nosokomialinfektionen* verantwortlich.

Sphingo|myeline (↑; Myel-*) *n*: (engl.) *sphingomyelins*; Verbindungen aus Sphingosin*, das an der NH-Gruppe mit einer langkettigen Fettsäure (oft Lignocerin- od. Nervonsäure) u. an der OH-Gruppe mit Phosphatidylcholin verestert ist; vgl. Myelin, Sphingolipide, Niemann-Pick-Krankheit.

Sphingo|myelinose (↑; ↑; -osis*) *f*: Niemann*-Pick-Krankheit.

Sphingo|phospho|lipide (↑; Lip-*; -id*) *n pl*: s. Sphingolipide.

Sphingosin *n*: (engl.) *sphingosine*; Δ⁴-1,3-Dihydroxy-2-aminodeken; langkettiger, ungesättigter Aminoalkohol, der pyridoxalphosphatabhängig aus aktivierter Palmitinsäure (Palmityl-CoA) u. Serin biosynthetisiert wird; Bestandteil der Sphingolipide*.

Sphinkter (gr. σφιγκτήρ) *m*: Schließmuskel; z. B. Oddi-Sphinkter.

Sphinkter, arti|fizieller (↑) *m*: (engl.) *artificial sphincter*; implantierbares System aus Harnröhrenmanschette, Pumpe u. druckregulierendem Ballon (s. Abb.); Implantation der Manschette beim Mann im Bereich der bulbären od. membranösen Urethra od. am Blasenhals (abhängig von der Art der Sphinkterläsion), bei der Frau ausschließlich am Blasenhals; **Ind.:** Harninkontinenz* inf. myogener od. neurogener Sphinkterinsuffizienz, z. B. Belastungsinkontinenz nach radikaler Prostatektomie*.

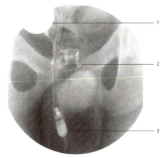

Sphinkter, artifizieller: 1: druckregulierender Ballon; 2: Manschette; 3: Pumpe [131]

Sphinkter|dehnung (↑): (engl.) *anal dilation*; Dehnung des Afterschließmuskels mit beiden Zeigefingern bei Sphinkterkrampf; vgl. Analfissur.

Sphinkter|ek|tomie (↑; Ektomie*) *f*: (engl.) *sphincterectomy*; zentrale Ausschneidung eines Irisstückchens mit Teilen des M. sphincter pupillae zur Erweiterung der Pupille, z. B. bei Kataraktextraktion (s. Staroperation).

Sphinkter|fibrose (↑; Fibr-*; -osis*) *f*: s. Papillenstenose.

Sphinkter|mano|metrie (↑; gr. μανός gasförmig; Metr-*) *f*: (engl.) *sphincter manometry*; Druckmessung des Schließmuskels.

Sphinktero|tomie (↑; -tom*) *f*: (engl.) *sphincterotomy*; op. Schließmuskeldurchtrennung; **1.** (chir.) sparsame S. des M. sphincter ani internus bei chron. Analfissur*; **2.** (urol.) **a)** S. des Sphincter internus vesicae durch transurethrale Resektion* des Blasenhalses bei Sphinktersklerose*; **b)** S. des Sphincter externus vesicae bei Detrusor*-Sphinkter-Dyssynergie mit Restharnbildung (nur noch selten angewendetes Verf. um bei spastischer Blase mit erhöhten intravesikalen Drücken eine Blasenentleerung zu ermöglichen); **3.** (internist.) S. des Sphincter Oddi i. R. der endoskop. Papillotomie* bei extrahepatischer Cholestase*. Vgl. Pyloromyotomie; Kardiomyotomie.

Sphinktero|tomie, trans|duo|denale (↑; ↑) *f*: s. Papillotomie.

Sphinkter|plastik, anale (↑; -plastik*) *f*: (engl.) *anal sphincteroplasty*; op. Verf. zur Wiederherstellung der Schließmuskelfunktion bei motorisch bedingter Stuhlinkontinenz; **Meth.: 1.** Sphinkterrekonstruktion durch direkte Naht bei Verletzung; **2.** anteriore od. posteriore Sphinkterraffung (M. puborectalis, M. sphincter ani ext.); **3.** Muskeltransposition von z. B. M. gracilis (s. Abb.) od. M. sartorius (Grotte*-Operation); der präparierte Muskel wird durch eine perianale Inzision um den Analkanal geschlungen u. am kontralateralen Sitzbeinhöcker fixiert.

Sphinkter|sklerose (↑; Skler-*; -osis*) *f*: **1.** (engl.) *sphincter sclerosis*; (urol.) Starre des inneren Schließmuskelrings der Blase mit Blasenentleerungsstörung; **Vork.:** v. a. bei Männern; **Urs.:** angeboren od. chron. Entz. von Prostata, Bläschendrüse u. Nebenhoden mit Hypertrophie des M. detrusor vesicae u. des Blasenhalses (innerer Sphinkter) sowie allmähl. Umwandlung in fibrössklerotisches Gewebe; **Sympt.:** Dysurie, Pollakisurie, erhebl. Restharnbildung; **Diagn.:** Zystoskopie, Urethroskopie; Prostata palpator. nicht vergrößert; **Ther.:** transurethrale Elektro- od. Laserresektion bzw. -inzision des Blasenhalses; **DD:** benignes Prostatasyndrom; vgl. Blasenhalsstenose. **2.** (gastroenterol.) S. des Choledochus: s. Papillenstenose.

Sphinkter|tonus (↑; Ton-*) *m*: (engl.) *sphincter tone*; Grad der Aktivität (Anspannung) von Schließmuskeln (z. B. in Harnblase u. Rektum.

Sphinx|gesicht (Σφίγξ Figur aus der gr. Mythologie): s. Facies myopathica.

Sphygmo|gramm (gr. σφυγμός Pulsschlag; -gramm*) *n*: (engl.) *sphygmogram*; durch Pulsschreiber (Sphygmograph) aufgezeichnete art. Blutdruckkurve; vgl. Karotispulskurve.

Spica (lat. Kornähre) *f*: (engl.) *spica bandage*; Kornährenverband; kreuzförmiger Rollbindenverband für Gelenke, wird in Achtertouren auf- u. absteigend angelegt; z. B. Sp. humeri am Oberarm-

Spickmethode

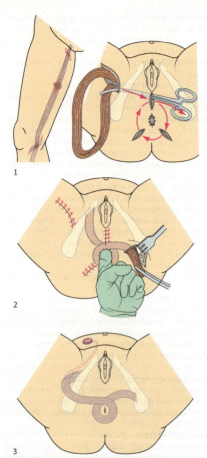

Sphinkterplastik, anale: Grazilisplastik nach Pickrell; 1: Hebung des M. gracilis von der rechten Oberschenkelinnenseite; 2: Loop-Bildung um den Anus u. Fixation am Os ischii; 3: Stimulation des M. gracilis durch Platzierung der Elektrode im Bereich der Muskeleintrittstelle des N. obturatorius

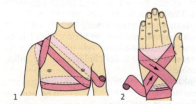

Spica: 1: Sp. humeri; 2: Sp. manus

Schultergelenk, Sp. manus am Handgelenk (s. Abb.), Sp. perinei in der Darmbein-Kreuzbein-Gegend.

Spick|methode *f*: (engl.) *needle radiotherapy*; Form der interstitiellen Strahlentherapie*.

Spiculae (lat. spiculum Spitze, Stachel;) *fpl*: (engl.) *spicules*; (röntg.) **1.** feine Knochenzacken bei malignen Knochentumoren* u. am Schädel als reakti-

ve Hyperostose bei Meningeom; **2.** feinzipfelige Ausziehungen der Darmschleimhaut im fortgeschrittenen Stadium der Colitis* ulcerosa; **3.** strahlige Ausläufer um einen malignen Tumor, z. B. häufig bei Mamma- u. Bronchialkarzinom.

spider nevus (engl. spider Spinne): s. Naevus araneus.

Spiegel|bildung: (engl.) *air-fluid level*; (röntg.) waagerechte kontrastierende Linie an einer Flüssigkeitsluftgrenze; z. B. bei Seropneumothorax*, Lungenabszess*, Ileus*.

Spiegel-Lappen: (engl.) *Spiegelian lobe*; Lobus caudatus hepatis.

Spiegel-Linie: Linea* semilunaris.

Spieghel-Hernie (Adriaan van den Sp., genannt Spigelius, Anat., Botaniker, Venedig, Padua, 1578–1625; Hernie*) *f*: s. Hernia ventralis.

Spiegler-Tumor (Eduard Sp., Chem., Dermat., Wien, 1860–1908; Tumor*) *m*: Zylindrom*.

Spiel|abhängigkeit: s. Spielen, pathologisches.

Spielen, pathologisches: (engl.) *pathological gambling*; syn. pathologisches Glückspiel, Spielabhängigkeit, Glücksspielsucht; Impulskontrollstörung* mit Zustand einer psych. Abhängigkeit von kommerziellen Glücksspielen od. Wetten mit intensivem u. kaum kontrollierbarem Drang zum Glücksspiel i. S. einer süchtigen Entw.; die Störung zeichnet sich durch wiederholtes Glücksspielen aus, das die Lebensführung der Betroffenen beherrscht u. zum Verfall der sozialen, berufl., materiellen u. familiären Werte u. Verpflichtungen führt; **Ther.:** Verhaltenstherapie*, Geld- u. Schuldenmanagement, Spielabstinenz u. Spielsperre; Betroffene haben sich z. T. in Selbsthilfegruppen (sog. Anonyme Spieler) zusammengeschlossen.

Spielmeyer-Vogt-Krankheit (Walther Sp., Psychiater, Neuropathol., München, 1879–1935; Heinrich V., Neurol., Frankfurt, Bad Pyrmont, 1875–1936): s. Zeroidlipofuszinose, neuronale.

spike (engl.): **1.** Spitze, Kurvenzacke; (virol.) syn. Peplomer*; **2.** (neurol.) s. EEG.

spikes and waves (↑; engl. spike Spitze; wave Welle): Spitzen-Wellen-Komplex; s. EEG.

Spin (engl. spin Drall) *m*: Eigendrehimpuls von Elementarteilchen* u. Atomkernen (Kernspin), der für eine Teilchenart charakterist. ist; je nach Ladungsverteilung ist mit dem Sp. ein mehr od. weniger starkes magnet. Moment verknüpft. Elementarteilchen bzw. Atomkerne verhalten sich also wie kleine Magnete, die um ihre eigene Achse rotieren. Vgl. Magnetresonanz.

Spina (lat.) *f*: **1.** (engl.) *spine*; (anat.) Dorn, Stachel; Sp. iliaca anterior inferior, superior: vorderer unterer bzw. oberer Darmbeinstachel; Sp. iliaca posterior inf., sup.: hinterer unterer bzw. oberer Darmbeinstachel; Sp. ischiadica: Sitzbeinstachel, am hinteren Rand des Sitzbeins nach innen gerichteter Knochendorn; gebh. von großer Bedeutung; Sp. scapulae: Schulterblattgräte; Knochenkamm an der Hinterfläche der Scapula, läuft lateral in das Acromion aus. Vgl. Interspinallinie. **2.** (pathol.) Wirbelsäule, Rückenmark, z. B. Spina* bifida.

Spina bi|fida (↑) *f*: (engl.) *hydrocele spinalis*; Sammelbegriff für alle angeb. Spaltbildungen im hinteren (Sp. b. posterior) od. vorderen (Sp. b. anterior) Teil

Spinalganglion

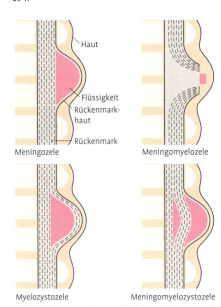

Spina bifida: Formen der Spina bifida partialis

der Wirbelsäule, meist dorsal im Lumbal- od. Sakralbereich; **Path.:** Hemmungsfehlbildung* (21.–28. Tag) mit unvollständigem Verschluss der Medullarrinne bzw. des Neuroporus caudalis; **Ätiol.:** vermutl. multifaktoriell (genet. Disposition u. mechan., infektiöse, alimentäre od. tox. intrauterine Schädigung); **Häufigkeit:** Inzidenz ca. 1 : 1000; **Formen: 1. Sp. b. totalis:** vollständige Spaltung der Wirbelsäule (Rhachischisis) einschließlich des Rückenmarks (Myeloschisis); selten lebensfähig; **2. Sp. b. partialis:** Teilspaltung best. Abschnitte der knöchernen Wirbelsäule u. entspr. Rückenmarkanteile, z. B. Meningozele*, Meningomyelozele* (Abb. dort), Myelozystozele*; s. Abb.; **a)** Sp. b. aperta: offene Form mit Freiliegen des Rückenmarks; **b)** Sp. b. cystica: geschlossene Form mit intakter Haut über dem Defekt m. sicht- bzw. tastbarer Vorwölbung; **c) Sp. b. occulta:** äußerl. nicht sichtbare Spaltung der Neuralbögen der Wirbel, oft mit weitgehend normaler Anlage u. Funktion des Rückenmarks u. der Weichteile über dem Knochendefekt (z. B. als Zufallsbefund im Röntgenaufnahme der Wirbelsäule); gelegentlich mit abnormer Behaarung, Pigmentierung bzw. Grübchenbildung im betroffenen Bereich, Sinus dermalis od. okkulter Meningo(myelo)zele einhergehend; **Klin.:** bei Sp. b. occulta oft keine Sympt.; bei Sp. b. partialis meist neurol. Sympt., z. B. Sensibilitätsstörung, neurogene Blasenentleerungsstörung, Lähmung od. troph. Störung, Fußdeformitäten; **Diagn.:** Inspektion u. bildgebende Untersuchung der Wirbelsäule, v. a. Röntgen, MRT, CT; **Ther.:** bei asymptomatischer Sp. b. occulta ohne weitere Fehlbildungen nicht erforderlich; bei offenen Formen neurochir. Primärversorgung mit Verschluss des Defekts; orthop. Ther. zur Korrektur von Fußdeformitäten, Proph. von Kontrakturen u. Fehlstellungen; **Prävention: 1.** primär: perikonzeptionelle Folsäuresubstitution (mind. 4 Wochen präkonzeptionell u. mind. in den ersten 12 SSW); **2.** sekundär: Pränataldiagnostik* (Ultraschalldiagnostik, Alphafetoprotein*); **3.** tertiär: primäre Schnittentbindung*. Vgl. Dysrhaphiesyndrome.

spinal (lat. spinalis zum Rückgrat gehörig): zur Wirbelsäule, zum Rückenmark gehörend.

Spinal|an|ästhesie (Anästhesie*) f; (engl.) *spinal anesthesia*; häufig durchgeführte Form der zentralen Leitungsanästhesie*, bei der nach Lumbalpunktion* ein Lokalanästhetikum* in den spinalen Subarachnoidalraum* injiziert wird; **Wirkung:** temporäre segmentale Blockade (sympathisch, sensorisch, motorisch) an den Wurzeln der Spinalnerven; vgl. Sympathikusblockade; **Formen: 1.** (i. d. R.) Single-shot-Verfahren; **2.** zur besseren Steuerbarkeit der Anästhesie: **a)** CSE: Komb. mit Periduralanästhesie (Abk. PDA); s. Leitungsanästhesie; **b)** (selten) fraktionierte od. kontinuierl. Sp. (Abk. CSA für engl. continuous spinal anaesthesia) über (subarachnoidalen) Katheter; Vergleich zwischen Sp. u. PDA: s. Periduralanästhesie (Tab. dort), s. Periduralanästhesie (Abb. dort); **Einteilung:** nach sensor. Blockadehöhe (je nach Operationsareal) in Sattelblock* (bis S 1), tiefe (bis L 1), mittelhohe (bis Th 10), hohe (bis Th 6) Sp.; s. Dermatom (Abb. dort); **Prinzip:** Blockadehöhe steigt mit Dosierung (individuell anzupassen, z. B. an Duralsacklänge u. Body-mass-Index; vgl. Liquor cerebrospinalis), Punktionshöhe u. bei Barbotage*. Bei Verw. einer (meist) hyperbaren (selten hypobaren) Lokalanästhetika-Lösung (Barizität: s. Lokalanästhetika) zusätzl. Beeinflussung der Blockadeausbreitung durch spez. Lagerung: z. B. Limitierung der kranialwärtigen Ausbreitung hyperbarer Lokalanästhetika-Lösungen durch Schräglagerung (Oberkörper hoch) bzw. Hemispinalanästhesie* durch Seitenlagerung; **Ind.:** Op. unterh. des Nabels, z. B. abdominal od. an der unteren Extremität; **Kontraind.:** Inf. an der Punktionsstelle; hämorrhag. Diathese z. B. durch ASS (cave: Wirkungsdauer) mit Heparin; Schock; Sepsis; Erkr. des ZNS; anat. u. neurol. spinale Veränderungen u. a.; **Kompl.:** u. a. **1.** kardiovaskulär (art. Hypotonie u. Bradykardie; cave: bes. bei Hypovolämie*, Vagotonie*) mit zunehmender Blockadehöhe inf. Sympathikolyse*; Ther.: Sympathomimetika, z. B. Cafedrin u. Theodrenalin in Komb. i. v.; cave: keine Kopftieflagerung bei Sp. mit hyperbar gelöstem Lokalanästhetikum; **2.** neurogener Harnverhalt (inf. sakraler Parasympathikolyse); **3.** postspinaler Kopfschmerz inf. transduralen Liquorverlusts: seltener bei Punktion mit dünner u. atraumat. (Pencilpoint-)Kanüle (z. B. Sprotte-Kanüle); vgl. Liquorunterdrucksyndrom; Blutpatch, epiduraler; **4.** nervale Schädigung (Parästhesie während Punktion), spinale Blutung, Inf. od. totale Sp. (komplette Blockade mit Atemlähmung). Vgl. PONV.

Spinal|blutung (↑): s. Blutung, spinale.

Spinal|erkrankung, funikuläre (↑): funikuläre Myelose*.

Spinal|ganglion (↑; Gangl-*) n: (engl.) spinal ganglion; syn. Dorsalganglion; (anat.) Ganglion sensorium nervi spinalis; im Bereich der Foramina intervertebralia gelegene spindelförmige Ansammlung

Spinaliom

pseudounipolarer, vorwiegend somatosensibler Nervenzellen, deren periphere (afferente Impulse aus der Körperperipherie leitende) Fortsätze über die Spinalnerven* verlaufen u. deren zentrale Fortsätze durch die Hinterwurzeln in das Rückenmark* eintreten. Vgl. Ganglia craniospinalia sensoria.

Spinaliom (↑; -om*) *n*: Plattenepithelkarzinom*.

Spinal∥kanal (↑): s. Wirbelsäule.

Spinal∥kanal∥stenose (↑; Steno-*; -osis*) *f*: (engl.) *spinal canal stenosis*; knöchern od. durch Weichteile eingeengter Wirbelkanal der Wirbelsäule*; **Urs.:** 1. angeboren, z. B. Wirbelkörperfehlbildung, Achondroplasie, kongenital enger Spinakanal; 2. erworben: lateral durch Verbreiterung der Facettengelenke (einschl. Osteophyten) u. des Lig. flavum, medial bei Osteochondrose mit Vorwölbung osteochondrotischer Kanten (sog. hard disc, oft mit Bandscheibenprotrusion einhergehend); meist kombiniert als spondylotische, degenerative Sp. (häufigste Form); auch bei Spondylolisthesis*; posttraumat. od. postoperativ (oft mit Arachnoiditis); od. **Lok.:** v. a. lumbal (bei >20% aller >65-Jährigen), in absteigende Häufigkeit auf Höhe L 4/5, L 3/4, L 2/3, L 5/S 1, oft assoziiert mit Bandscheibenprotrusion u. osteo-ligamentärer Stenose; zervikal in absteigender Häufigkeit C 5/6, C 6/7, C 4/5, C 7/Th1; **Sympt.:** 1. lumbale S.: Claudicatio* intermittens spinalis, Besserung durch Entlordosierung (z. B. typischerweise geringe Beschwerden beim Fahrradfahren); (Lumbo-)Ischialgie, radikuläre Ausfälle mit Reflexverlust; DD: v. a. pAVK, Polyneuropathie, Normaldruckhydrozephalus; 2. zervikale Sp.: Myelopathie mit (paraspastischer) Gangstörung u. Reflexsteigerung an den Beinen; ggf. kombiniert zervikale Radikulopathie (Zervikobrachialsyndrom* mit radikulären Defiziten); **Diagn.:** v. a. MRT (s. Abb. 1, ggf. einschließl. vertikalem Funktions-MRT; Röntgen, CT (s. Abb. 2), Doppler-Sonographie u. Elektrophysiologie zum Ausschluss pAVK bzw. Neuropathie; **Ther.:** 1. konservativ: Physiotherapie, Injektion mit NSAR, Glukokortikoiden u. Lokalanästhetika (paravertebral, epidural; max. 3–6-mal; cave: Infektionsrisiko); 2. operativ: a) bei Zervikalstenose Dekompression meist von ventral durch den Zwischenwirbelraum mit Ausräumen der Bandscheibe, Resektion der Osteochondrosen, Foraminotomie; anschließend distrahierendes Zwischenwirbelinterponat (Cage*) u. ggf. ventrale Plattenspondylodese; bei überwiegend dorsaler Einengung Laminoplastie*; ggf. kombiniert ventrales u. dorsales Vorgehen; b) bei Lumbalstenose Dekompression von dorsal durch stabilitätserhaltende mikrochirurgische od. endoskop. interlaminäre Dekompression u. Foraminotomie sowie ggf. Stabilisierung mit Fixateur u. Zwischenwirbelraum-Cage; alternativ evtl. interspinöse Distraktionsimplantate dorsal (weniger belastende Op. aber meist nur temporäre Wirkung).

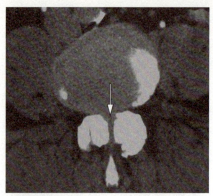

Spinalkanalstenose Abb. 2: Lumbalstenose L 4/5 mit kaum erkennbarem Rest-Spinalkanal (Pfeil) durch massive Spondylarthrose u. Flavumhypertrophie (CT) [42]

Spinal∥nerven (↑; Nervus*): (engl.) *spinal nerves*; Nervi spinales; sog. Rückenmarknerven; 31 segmentale Nervenpaare, die aus dem Rückenmark* austreten u. jeweils ein spinales Segment* versorgen; **Einteilung:** 1. Nervi* cervicales: 8 zervikale Sp.; 2. Nervi* thoracici: 12 thorakale Sp., die segmental angeordnet bleiben; 3. Nervi* lumbales: 5 lumbale

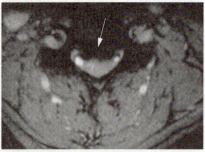

Spinalkanalstenose Abb. 1: Zervikalstenose durch ventrale Osteochondrose (MRT) [42]

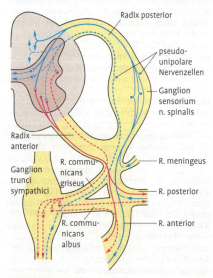

Spinalnerven [159]

Sp.; **4. Nervi* sacrales et nervus coccygeus:** 5 sakrale Sp. sowie 1 kokzygealer Sp.; **Anat.:** s. Abb.; die Sp. werden durch Vereinigung der **Radix anterior** (vordere motorische Wurzel) u. der **Radix posterior** (hintere sensible Wurzel) des Rückenmarks gebildet, verlassen den Wirbelkanal durch das Foramen intervertebrale u. teilen sich direkt danach in einen stärkeren **Ramus anterior**, der im zervikalen u. lumbosakralen Bereich mit benachbarten Rr. anteriores die Plexus* cervicalis, Plexus* brachialis, Plexus* lumbalis, Plexus* sacralis bildet, während die Rr. anteriores im Thoraxbereich ohne Geflechtbildung als Interkostalnerven (Nervi* intercostales) verlaufen u. den schwächeren **Ramus posterior**, der sich in R. medialis u. R. lateralis teilt, sensorische, motorische u. vegetative Fasern führt u. die autochthone Rückenmuskulatur* u. Rückenhaut innerviert u. den rückläufigen **Ramus meningeus** zur sensiblen Versorgung der Rückenmarkhäute; über den Ramus* communicans albus nervorum spinalium u. den Ramus* communicans griseus nervorum spinalium bestehen Verbindungen zum sympath. Nervensystem.

Spinal|para|lyse, spastische (↑; Paralyse*) *f* : (engl.) *spastic paraplegia*; Abk. SSP; syn. spastische Paraplegie; zu den Systemerkrankungen* des Rückenmarks gehörende seltene Erkr. inf. Degeneration des 1. motor. Neurons; **Formen:** I. **hereditäre** sp. Sp. (syn. familiäre spastische Paraplegie, Erb-Charcot-Krankheit, Strümpell-Lorrain-Krankheit): **1.** sog. reine Formen (spastische Lähmung als einziges Sympt.): derzeit gibt es 33 molekulargenet. geklärte sp. Sp.: **a)** 19 autosomal-dominant erbl.; **b)** 12 autosomal-rezessiv erbl., **c)** 2 X-chromosomal erbl. (rezessiv: allelisch, Genlocus Xq22, PLP1-Gen u. Xq28 L1-CAM-Gen); **2.** sog. komplizierte Formen i. R. komplexer Syndrome (z. B. Sjögren*-Larsson-Syndrom); II. **erworbene** sp. Sp.: als Symptom i. R. erworbener Krankheiten (z. B. Multiple Sklerose, Syphilis, Rückenmarktumor, traumatische Rückenmarkschädigung); **Sympt.:** Spastik* der Beine mit Hyperreflexie, Pyramidenbahnzeichen*; bei hereditärer Form bereits im Kindesalter einsetzend; **Ther.:** symptomat., v. a. Physiotherapie (Bobath*-Methode), orthop. Hilfsmittel; ggf. chirurgisch.

Spinal-tap-Test (↑) *m*: (neurochir.) dd Verfahren mit (standardisierter) Liquorentnahme über Lumbalpunktion od. Lumbaldrainage bei Hydrozephalus*; **Prinzip:** klin. Besserung (d. h. Testergebnis positiv) bei Normaldruckhydrocephalus* u. damit Indikationsstellung für eine Op. (Shuntableitung über Ventrikeldrainage*).

Spina ventosa (↑) *f* : (engl.) *spina ventosa*; sog. Winddorn; (radiol.) Auftreibung u. Strukturumbau eines kleinen Röhrenknochens (Finger, Zehe) durch tuberkulöse, seltener syphilit. Osteomyelitis* od. Sarkoidose*.

Spindel|apparat: (engl.) *spindle, nuclear spindle*; syn. Kernspindel; Proteinstruktur (Mikrotubuli*) im Zytoplasma der Zelle* während der Mitose* u. Meiose*; sog. polare Mikrotubuli* des Sp. werden (ausgehend von den Zentriolen*) an den beiden Zellpolen gebildet u. überlappen den Zelläquator; sog. chromosomale Mikrotubuli reichen von den Zentromeren der Chromosomen* bis zum Zentroplasma*, ihre Verkürzung in der Anaphase bewirkt die Verlagerung der Chromosomen zu den Zentren der beiden entstehenden Zellen.

Spindel|gifte: (engl.) *mitotic poisons*; Mitosehemmstoffe*, welche die Zellteilung in der Metaphase durch Blockade des Spindelapparats (Zerstörung der Mikrotubuli) hemmen, z. B. Colchicinum, Vinca-Alkaloide, Paclitaxel; **Verw.:** als Zytostatika*.

Spindel|haare: (engl.) *moniliform hair*; syn. Monilethrix; s. Haarveränderungen.

Spindel|zell|sarkom (Zelle*; Sark-*; -om*) *n*: s. Sarkom.

spine sign (engl. spine Rückgrat; sign Zeichen): Kniekussphänomen*.

Spinnbarkeits|test *m*: s. Zervixschleim.

Spinnen: (engl.) *spiders*; (zool.) Araneae; Ordnung der Klasse Spinnentiere im Stamm Gliederfüßer (Arthropoden*) mit ca. 30 000 Arten; besitzen Beißwerkzeuge, die mit Giftdrüsen in Verbindung stehen. Der Biss einiger Arten kann dem Menschen, v. a. Kindern u. Älteren, gefährl. werden. Besonders giftig sind die kleineren Spinnen wie die Schwarze Witwe (Latrodectus); viele der bis 25 cm große sog. Vogelspinnen sind dagegen harmlos. Tödl. kann der Biss von Harpactirella (Südafrika), Trechona (Südamerika) u. v. a. Atrax (Australien) sein. Gefährl. sind Arten von Loxosceles (Amerika, Mittelmeerraum), Latrodectus (weltweit in warmen Ländern) u. Phoneutria (Brasilien). In Deutschland ist zunehmend Chiracanthium punctorium (Dornfingerspinne) die einzige auch für den Menschen giftige (aber ungefährl.) Spinne; im Mittelmeerraum als (ungefährl.) Giftspinne auch Lycosa tarentula (Tarantel). **Sympt.** bei akzidentellem Biss von weniger giftigen Arten (z. B. Tarantel): lokaler Juckreiz mit Rötung u. Schwellung (Histaminfreisetzung); Toxine von Loxosceles wirken zytotox. u. hämolyt.; kutane Form des Loxoscelismus als tiefe, schlecht heilende Wunde, system. Form als intravaskuläre Hämolyse*; hochwirksames Neurotoxin von Latrodectus (Alpha-Latrotoxin) setzt Neurotransmitter frei; Biss oft unbemerkt, nach 10–60 Min. beginnende, sich stetig steigernde, unerträgl. Schmerzen, Beklemmungsgefühl, Zittern, Muskelkontraktionen im Gesicht (Facies latrodectisma), Tränenfluss, Schwitzen; **Ther.:** symptomat., keine Inzision, Antiveningabe (in Deutschland nicht verfügbar) nur bei Kindern u. älteren Menschen.

Spinnen|fingrigkeit: s. Arachnodaktylie.

Spinnen|gewebe|gerinnsel: (engl.) *spider-web clot*; spinnengewebeähnliche Fäden bzw. Schleier (Fibringerinnsel), die sich v. a. bei tuberkulöser Meningitis* im abpunktierten, längere Zeit stehenden Liquor* cerebrospinalis bilden u. in denen (nach Lufttrocknung u. Ziehl*-Neelsen-Färbung) der direkte mikroskop. Nachweis von Mykobakterien mögl. ist.

Spinnen|nävus (Nävus*) *m*: Naevus* araneus.

Spinnen|zellen (Zelle*): **1.** (engl.) *astrocytes, stellate cells*; Astrozyten (s. Neuroglia); **2.** Tumorzellen eines Rhabdomyoms (s. Myom).

Spiraea ulmaria *f* : s. Mädesüß.

Spiral|arterien (gr. σπεῖρα Windung; Arteri-*) *fpl*: (engl.) *spiral arteries*; Bez. für die in der Sekretionsphase des Menstruationszyklus* stark erweiterten u. gefüllten Gefäße des Endometriums.

Spiral-CT (↑) *f*: (engl.) *spiral computertomography*; syn. Helical-CT; Abk. SCT; CT* mit kontinuierl. Datenakquisition unter spiralförmiger kontinuierl. Röhrenrotation um den kontinuierl. vorwärts bewegten Patiententisch (Tischvorschub); Vorteil gegenüber Einzelschicht-CT: kürzere Untersuchungsdauer sowie sekundäre Rekonstruktion beliebig überlappender Schichten u. bessere 3D*-Rekonstruktion; im Gegensatz zur Einzelschicht-CT Schichtdicke bei Datenerfassung (Kollimation) nicht ident. mit Schichtdicke resultierender Bilder (vgl. Pitch); **Formen:** 1. Einzeilen-CT: aus einer Detektorreihe bestehender Detektor; Untersuchung einer Schicht i. R. einer Röhrenrotation; 2. s. Mehrzeilen-CT. Vgl. CT-Angiographie.

Spirale (↑) *f*: s. Intrauterinpessar.

Spiral|fraktur (↑; Fraktur*) *f*: s. Fraktur.

Spira|mycin (INN) *n*: (engl.) *spiramycin*; Makrolid*-Antibiotikum mit dem Erythromycin* vergleichbarem Wirkungsspektrum.

Spira|pril (INN) *n*: Antihypertensivum*; ACE*-Hemmer.

Spirem (gr. σπεῖρα Windung, Krümmung) *n*: (engl.) *spireme*; Chromosomenknäuel in der Prophase der Kernteilung (s. Mitose); vgl. Dispirem.

Spirillum minus (↑) *n*: (engl.) *Spirillum minus*; syn. Spirochaeta muris; gramnegatives, schraubenförmiges, nicht sporenbildendes, polar begeißeltes Bakterium der Fam. Spirillaceae (vgl. Bakterienklassifikation); Err. der Rattenbisskrankheit* (neben Streptobacillus moniliformis); auf künstl. Nährböden nicht züchtbar; **Vork.:** v. a. in Japan, im Fernen Osten.

Spiritus (lat. Windhauch, Geist, Seele) *m*: Weingeist; s. Alkohol.

Spiritus di|lutus (↑) *m*: (engl.) *spiritus dilutus*; verdünnter Weingeist; Ethanol 70 Vol.%; **Verw.:** zur Hände- u. Gerätedesinfektion.

Spiritus Vini gallici (↑) *m*: (engl.) *spiritus vini gallici*, *rubbing alcohol*; syn. Franzbranntwein; aus unterschiedl. Anteilen von Ethanol, Wasser, Farb- u. Aromastoffen zusammengesetzt; **Anw.:** äußerlich traditionell zur Dekubitusprophylaxe*.

Spiro|chaetaceae (gr. σπεῖρα Windung, χαίτη langes Haar) *fpl*: (engl.) *Spirochaetaceae*; Fam. flexibler Schraubenbakterien (keine starre, konstante Gestalt) mit ungewöhnlicher Länge (5–250 μm); Fortbewegung durch Fibrillen bzw. Fibrillenbündel; **Vork.:** stagnierende Gewässer, Intestinaltrakt von Mensch u. Tier; **Einteilung:** 4 Gattungen: Cristispira, Spirochaeta u. die humanmed. wichtigen Genera Treponema* u. Borrelia*.

Spiro|chaetales (↑; ↑) *fpl*: (engl.) *Spirochaetales*; Ordnung (vgl. Bakterienklassifikation) schlanker spiralförmiger Bakt. mit den Fam. Leptospiraceae (s. Leptospira) u. Spirochaetaceae*.

Spiro|chätosen (↑; ↑; -osis*) *fpl*: (engl.) *spirochaetoses*; Sammelbez. für Infektionen, die durch Bakterien der Ordnung Spirochaetales* verursacht werden.

Spiro|ergo|metrie (↑; lat. spirare blasen, atmen; Metr-*) *f*: (engl.) *ergospirometry*; auch Ergospirometrie; Messung von Herz-Kreislauf-Parametern (EKG, Herzfrequenz, Blutdruck) sowie von Atemvolumina (Spirometrie*) u. Gasaustausch (Sauerstoffaufnahme, Kohlendioxidabgabe) während einer dosierten Arbeitsbelastung (Ergometrie*); durch gleichzeitige Messung der art. Blutgase kann eine belastungsabhängige respirator. Insuffizienz objektiviert werden. **Ind.:** u. a. sportmed. Leistungskontrolle, Trainingssteuerung, Gutachten, (präoperative u. postoperative) kardiopulmonale Funktionsdiagnostik, Verlaufs- u. Therapiekontrolle interstitieller Lungenkrankheiten, Funktionsprüfung nach (Herz-)Lungen-Transplantation; vgl. Lungenfunktionsprüfung.

Spiro|graphie (↑; -graphie*) *f*: (engl.) *spirography*; graph. Aufzeichnung der i. R. der Spirometrie* gemessenen Lungenvolumina* (Abb. dort) u. Ventilationsgrößen.

Spiro|metra (↑; gr. μέτρον Länge) *n pl*: (engl.) *Spirometra*; Bandwurmgattung (s. Cestodes); **Entw.:** Prozerkoid in Cyclops; Plerozerkoid (Sparganum) bes. in Amphibien u. Reptilien; Übertragung auf Menschen führt nicht zu Weiterentwicklung, sondern verursacht durch Wanderung Sparganose*; nach oraler Aufnahme plerozerkoidhaltiger 2. Zwischenwirte Adultwurm im Darm des Endwirts (Hund, Katze); **Vork.:** Sp. mansoni in Ost- u. Südostasien, Sp. mansonoides in Nordamerika.

Spiro|metrie (↑; Metr-*) *f*: (engl.) *spirometry*; Messung von Volumenänderungen über die Zeit inf. Atembewegungen des Probanden; ermöglicht Darstellung versch. Lungenvolumina* u. Ventilationsgrößen; vgl. Spirographie, Spiroergometrie, Lungenfunktionsprüfung.

Spirono|lacton (INN) *n*: (engl.) *spironolactone*; synthet. Aldosteron*-Antagonist (Diuretikum*) mit steroidaler Struktur u. Canrenon als wirksamem Metaboliten; **Ind.:** Hyperaldosteronismus*; **UAW:** Hyperkaliämie, gastrointestinale Störungen, Exantheme, Exsikkose, hyperchloräm. Azidose; selten Gynäkomastie, Impotenz, (irreversible) Stimmveränderung, eingeschränktes Reaktionsvermögen u. Zyklusstörungen.

Spitz|bauch: (engl.) *pointed abdomen*; am Ende der Schwangerschaft Hinweis auf enges Becken*, bes. bei einer Erstgebärenden.

Spitzen|stoß: s. Herzspitzenstoß.

Spitz|fuß: s. Pes equinus.

Spitz-Holter-Drainage (Drainage*) *f*: s. Ventrikeldrainage.

Spitz|sakrum *n*: s. Sacrum arcuatum.

Spitz-Tumor (Sophie Sp., amerikan. Pathol., 1910–1956; Tumor*) *m*: (engl.) *Spitz nevus*; syn. Nävus Spitz; Spindelzellnävus, früher juveniles Melanom; meist solitär, multipel in Naevi spili od. kongenitalen Nävi auftretende Variante des melanozytären Nävus*; **Lok.:** meist im Gesicht, bes. Wangen; pigmentierte Variante (pigmentierter Spindelzelltumor Reed) bes. akral bei jungen Erwachsenen; histol. besteht z. T. große Ähnlichkeit mit dem malignen Melanom*; Auftreten i. d. R. vor dem 9. Lj.; **Klin.:** meist bis erbsengroßer, benigner, rasch wachsender, derber Tumor von rötl. Farbe mit glatter od. warziger Oberfläche, die Teleangiektasien aufweisen kann (s. Abb.); **Diagn.:** histopathol. Expertise wegen dd schwieriger Abgrenzung zum malignen Melanom; **Ther.:** Exzision (knapp im Gesunden); Nachsorge (Inspektion).

Splenomegalie

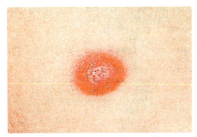

Spitz-Tumor: typischer harter, fest umschriebener, erhabener, roter bis brauner Knoten, der relativ schnell entstanden ist [3]

Spitz|wegerich|kraut: (engl.) *buckhorn*; Plantaginis lanceolatae herba; Kraut der Pflanze Plantago lanceolata, das Iridoidglykoside, polyphenolische Esterglykoside, Schleimstoffe, Gerbstoffe, Flavonoide u. Kieselsäure enthält; **Wirkung:** antiinflammatorisch, antitussiv, hepatoprotektiv, adstringierend, epithelisierend, immunstimulierend, zytoprotektiv, antibakteriell; **Verw.:** als Teeaufguss u. a. galenische Zubereitungen innerlich bei Entz. der Atemwege u. der Mund- u. Rachenschleimhaut; äußerlich bei entzündlichen Hautveränderungen.

Spitzy-Operation (Hans Sp., Orthop., Wien, 1872–1956) *f*: (engl.) *Spitzy's operation*; Op. zur Beseitigung einer Nabelhernie*; **Prinzip:** nach halbkreisförmiger Umschneidung des Nabels op. Ablösung des Bruchsacks vom Hautnabel, Lösung u. Reposition des Bruchinhalts u. Verschluss der Bruchpforte nach Abtragung des Bruchsacks.

Splanchnikus (gr. σπλάγχνον Eingeweide) *m*: (engl.) *splanchnic nerve*; Eingeweidenerv; Kurzbez. für Nervus splanchnicus; s. Nervus splanchnicus imus, Nervus splanchnicus major, Nervus splanchnicus minor.

Splanchnikus|blockade (↑) *f*: (engl.) *splanchnic nerve block*; Form der Sympathikusblockade* mit Blockierung des N. splanchnicus im Bereich des Plexus* coeliacus durch transkutane (von dorsolateral) bzw. intraoperative (von ventral) Injektion eines Lokalanästhetikums* i. R. der Schmerztherapie* bei Schmerzen im Bereich des oberen Abdomens.

Splanchnikus|parese (↑; Parese*) *f*: (engl.) *splanchnic nerve paralysis*; Funktionsausfall der Nervi splanchnici mit Schocksymptomen, z. B. nach Bauchtrauma.

Splanchno|megalie (↑; Mega-*) *f*: Viszeromegalie*.
Spleißen: (engl.) *splicing*; s. mRNA-Reifung.
Spleißo|som *n*: (engl.) *spliceosome*; Ribonukleoprotein*-Komplex, der Introns* aus eukaryot. prämRNAs (heterogene nukleäre RNA, Abk. hnRNA) entfernt u. die codierenden Exons* miteinander verknüpft; an jedem Intron wird von 5 in definierter Reihenfolge bindenden snRNPs (Abk. für engl. small nuclear ribonucleoproteins; bestehen aus einem linearen RNA-Molekül u. mehreren Proteinen) ein Sp. aufgebaut. Vgl. mRNA-Reifung.

Splen (gr. σπλήν) *m*: Lien; Milz*.
Splen|ek|tomie (↑; Ektomie*) *f*: (engl.) *splenectomy*; Milzexstirpation; op. Entfernung der Milz; **Ind.:** 1. (chir.) v. a. Milzruptur*, Milzabszess, primäre Milztumoren; 2. (hämat.) a) nachgewiesene lienale Hämolyse*, v. a. bei hereditärer Sphärozytose*, seltener bei anderen Formen der hämolyt. Anämie; **b)** Werlhof*-Krankheit (wenn Glukokortikoide ohne Erfolg bleiben); **c)** Hodgkin*-Lymphom i. R. der Staging-Laparotomie (nicht bei Kindern); **d)** bes. Fälle der Myelofibrose*; **e)** Hypersplenismus* mit Zytopenie (z. B. bei Felty*-Syndrom); **f)** evtl. mechan. bedingte Beschwerden inf. Splenomegalie*; Sp. sollte elektiv wegen Gefahr der Entw. eines OPSI*-Syndroms nicht ohne Impfung gegen Streptococcus* pneumoniae, Haemophilus* influenzae u. Neisseria* gonorrhoeae durchgeführt werden. Bes. im Kindesalter sollte Milzerhalt bzw. Teilresektion angestrebt werden (falls mögl. Sp. nicht vor dem 5. Lj.). Langjährige postoperative Infektionsprophylaxe (i. d. R. mit Penicillin) ist notwendig.

Splenisation (↑) *f*: (engl.) *splenization*; milzartige Verdichtung von Lungengewebe, z. B. bei Lungenödem* u. Atelektase*.
Splenitis (↑; -itis*) *f*: (engl.) *splenitis*; Entzündung der Milz mit Splenomegalie, u. U. Abszessbildung.
Splenium (gr. σπλήνιον) *n*: (engl.) *splenium*; Wulst, Pflaster, Kompresse.
Splenium corporis callosi (↑) *n*: s. Corpus callosum.
Spleno-: Milz-.
Spleno|graphie (gr. σπλήν Milz; -graphie*) *f*: (engl.) *splenography*; Röntgenkonstrastdarstellung der Milz; meist i. R. einer Splenoportographie*.
Spleno|hepato|megalie (↑; Hepat-*; Mega-*) *f*: Milz- u. Lebervergrößerung.
Splenom (↑; -om*) *n*: (engl.) *splenoma*; seltener, benigner Milztumor, der aus Milzgewebe (Pulpa, lymphat. Gewebe) besteht.
Spleno|megalie (↑; Mega-*) *f*: (engl.) *splenomegaly*; Milzschwellung, sog. Milztumor; Vergrößerung der Milz; **Urs.:** 1. Stauung: Lebererkrankungen mit portaler Hypertension*, z. B. Fettleber*, chron. Hepatitis*, Leberzirrhose (Banti-Syndrom), Herzinsuffizienz*, Pfortaderthrombose*, Budd*-Chiari-Syndrom; 2. maligne Neoplasien: z. B. chron. idiopathische Myelofibrose*, Polycythaemia* vera, Leukämie*, Hodgkin*-Lymphom, Non*-Hodgkin-Lymphom, Haarzell*-Leukämie, T-LGL-Leukämie, Milztumor (Sarkom*, Lymphangiokavernom), Metastasen; 3. Infektionen: **a)** akute Infektion, reaktiv passager bei Gastroenteritis; auch z. B. bei Typhus* abdominalis, Paratyphus*, Brucellosen*, Leptospirosen*, Mononucleosis* infectiosa, Röteln*, Rickettsiose*, Toxoplasmose*, viszerale Leishmaniase*, Schistosomiasis*, Histoplasmose*, Malaria*; **b)** chron. Infektion, z. B. subakute Endokarditis*, Miliartuberkulose*, Malaria*, sekundäre Syphilis*; 4. Entzündungen: Sarkoidose*, Serumkrankheit*, Erkrankungen* des rheumat. Formenkreises, z. B. Felty*-Syndrom, Still*-Syndrom, reaktive Arthritis*, systemischer Lupus* erythematodes; 5. infiltrative, nicht maligne Erkrankungen: Gaucher*-Krankheit, Niemann*-Pick-Krankheit, Glykogenosen*, Langerhans*-Zell-Histiozytose, hämophagozytische Lymphohistiozytose, Amyloidose*; 6. hämat. Erkrankungen: hereditäre Sphärozytose* u. a. hämolyt. Anämien, autoim-

mun. bedingte Thrombozytopenie*, nach Behandlung mit h-GCSF; **7.** isolierte Sp., z. B. bei Milzzyste, Echinokokkuszysten, Milzabszess; **8.** idiopathisch; **Diagn.**: durch Palpation, Ultraschalldiagnostik, selten CT, MRT; **DD:** Tumor der linken Niere u. Nebenniere, des Pankreasschwanzes, Magens, linken Leberlappens u. Colons.

Spleno|megalie, tropische (↑; ↑) *f*: (engl.) *tropical splenomegaly*; ausgeprägte Splenomegalie* als Folge einer abnormen Immunreaktion auf häufige Infektion mit Plasmodien*; nur bei langjährigem Aufenthalt in holo- od. hyperendem. Malariagebieten; **Klin.**: meist junge Erwachsene: Milz >10 cm unter dem Rippenbogen, Panzytopenie, polyklonale IgM-Vermehrung im Serum, hoher Antikörpertiter gegen Plasmodien, Verminderung der zirkulierenden T-Lymphozyten; **Ther.**: Proguanil*.

Spleno|pexie (↑; -pexie*) *f*: (engl.) *splenopexy*; nur noch selten ausgeführte op. Fixation einer Wandermilz* in Höhe der Normallage.

Spleno|porto|graphie (↑; Porta*; -graphie*) *f*: (engl.) *splenoportography*; Röntgenkontrastuntersuchung der Milzvene u. Pfortader mit ihren intrahepat. Verzweigungen; **Technik**: Einbringen des Kontrastmittels vorzugsweise indirekt durch perkutane Punktion der A. femoralis communis od. A. brachialis u. selektive Sondierung des Truncus coeliacus od. der A. lienalis mit einem Katheter; **Ind.**: Diagn. von Gefäßverschlüssen od. Stenosen, präoperativer Ausschluss einer Tumorinfiltration in die Gefäße; zunehmend durch CT* u. MRT* ersetzt. Vgl. Splenographie, Portographie.

Splenose, peri|toneale (↑; -osis*) *f*: (engl.) *peritoneal splenosis*; Auftreten zahlreicher, kleiner, benigner, aus Milzgewebe bestehender Tumoren im Peritoneum u. Mesenterium; **Urs.**: Ansiedlung von Milzfragmenten nach Milzruptur; Zufallsbefund bei Laparotomie*.

Split-brain-Operation (engl. split Spaltung; brain Gehirn) *f*: (engl.) *split brain operation*; partielle Kallosotomie; neurochir. Durchtrennung des Corpus* callosum u. a. Kommissurenbahnen* zur Unterbrechung der Erregungsausbreitung von einer auf die andere Großhirnhemisphäre; auch endoskop. (minimal-invasiv) mögl.; **Ind.**: v. a. Epilepsie* (bes. Sturzanfälle). Vgl. Epilepsiechirurgie; Leukotomie.

Splitter|fraktur (Fraktur*) *f*: s. Fraktur.

Spondyl|ar|thritis (Spondylus*; ↑; -itis*) *fpl*: (engl.) *spondylarthritis*; Spondyloarthritis, veraltet Spondylarthropathie; Arthritis* der Wirbelsäule (Articulationes* zygapophysiales); **Vork.**: (rheumatolog.) seronegative Sp.: entzündlich-rheumatische vorwiegend axiale Arthritis mit zusätzl. Manifestation an großen Körpergelenken (meist untere Extremität, s. Abb.) sowie extraartikulär (Haut od. Auge, insbes. Iridozyklitis*) bei typ. Diagn. (kein Nachw. von Rheumafaktor u. antinukleären Antikörpern; familiäre Häufung, oft HLA-B27 positiv); Formen: **1.** Spondylitis* ankylosans; **2.** Psoriasis*-Arthritis; **3.** reaktive Arthritis*; **4.** enteropathische Arthritis bei Enteritis* regionalis Crohn u. Colitis* ulcerosa; **5.** undifferenzierte Spondylarthritis.

Spondyl|arthritis, Akne-assoziierte (↑; ↑; ↑) *f*: SAPHO*-Syndrom.

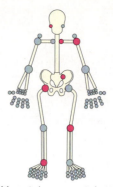

Spondylarthritis: typische asymmetrische Verteilung der Oligoarthritis/Polyarthritis bei seronegativer Sp.

Spondyl|arthritis ankylo|poetica (↑; ↑; ↑) *f*: Spondylitis* ankylosans.

Spondyl|arthro|pathie (gr. σπόνδυλος Wirbel; Arthr-*; -pathie*) *f*: veraltete Bez. für Spondylarthritis*.

Spondyl|arthrosis de|formans (↑; ↑; -osis*) *f*: Facettenarthrose; degen. Gelenkerkrankung der kleinen Wirbelgelenke, oft in Komb. mit Spondylosis* deformans; **Kompl.**: inf. Verengung des Canalis vertebralis der HWS ggf. Einengung von A. vertebralis u. Nerven. Vgl. Arthrose.

Spondylitis (↑; -itis*) *f*: (engl.) *spondylitis*; Wirbelentzündung; Formen: **1.** lokale Sonderform der akuten unspezif. Osteomyelitis* mit hämatogener, selten exogener (durch Eingriffe an der Wirbelsäule) Absiedelung von Eitererregern (meist Staphylococcus aureus); Vork. vorwiegend zwischen 20. u. 30. Lj. im Bereich der unteren BWS u. LWS; **2.** spezifische Sp.: **a)** Sp. tuberculosa, häufigste Form der Knochentuberkulose*; kann in allen Abschnitten der Wirbelsäule auftreten; **b)** Sp. brucellosa i. R. von Brucellosen*; **3.** Sp. bei entzündl.-rheumatischen Erkr. (z. B. Spondylitis* ankylosans, Psoriasis, Malignomen, Leukämie (bei Kindern); Lok.: **1. Sp. anterior superficialis**: abszedierende, z. T. konfluierende kleine Herde an der Vorderseite der Wirbelkörper, u. U. Fistelbildung; **2. Sp. posterior**: an den Wirbelbögen mit Druckschmerz u. Abszessbildung im Bereich der Dornfortsätze; **3. Malum suboccipitale**: Sp. im Atlanto-Okzipitalbereich; bei Destruktion Dislokation des Kopfs gegen den Epistropheus; **Kompl.**: Senkungsabszess*; **Diagn.**: Blutkultur, ggf. Erregernachweis durch Punktion, Rö. (charakterist. keilförmige Deformierung mit Bandscheibenverschmälerung), Szintigraphie, u. U. CT u. MRT; **Ther.**: Ruhigstellung der gesamten Wirbelsäule (Gipsliegeschale), evtl. op. durch Spondylodese*, bei infektiöser Genese Antibiotika; vgl. Wirbelsäulenaffektionen.

Spondylitis ankylosans (↑; ↑) *f*: (engl.) *ankylosing spondylitis, Bekhterev's arthritis*; syn. Spondylarthritis ankylopoetica, Bechterew-Strümpell-Marie-Krankheit; chron. entzündlich-rheumatische Erkr. des Achsenskeletts (Wirbelsäule, Iliosakralgelenke, Schambeinfugen, kleine Wirbelgelenke), der Extremitätengelenke u. Sehnenansätze; **Ätiol.**: unklar; genet. Prädisposition (>90% HLA-B27 positiv),

Spondylitis ankylosans
Klinische Manifestationen

artikulär
- axiale Arthritis (Sakroiliitis, Spondylitis)
- Arthritis in Becken- und Schultergürtelgelenken
- periphere Arthritis

extraartikulär
- Herz und Aorta ascendens
- Lungen (apikale Fibrose)
- Augen (akute Iritis)
- Amyloidose
- Cauda-equina-Syndrom
- andere: Enthesitis, Wirbelfrakturen, Spondylodiszitis, Osteoporose

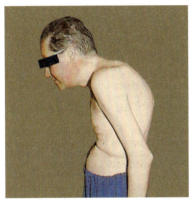

Spondylitis ankylosans [99]

evtl. sind urogenitale od. enterale Infektionen Auslösungsfaktoren; Auftreten bei ca. 1 % der Bevölkerung; m : w = 4 : 1; **Formen:** idiopath. od. kombiniert mit chron.-entzündl. Darmerkrankung, Reiter-Krankheit, Psoriasis, selten als Spätfolge nach reaktiver Arthritis; **Pathol./Anat.:** an Knochenansätzen von Bändern u. Kapseln beginnende Entz.; chron.-proliferierende Synovialitis mit Kapselfibrose u. Ankylose, am Bandapparat der Wirbelsäule Schrumpfungen u. Ossifikationen; extraartikuläre Manifestationen: Iritis, Mesaortitis, apikale Lungenfibrose, Erregungsleitungsstörung des Herzens, Amyloidose, Cauda-equina-Syndrom; **Klin.:** s. Tab.; Beginn meist als Sakroiliitis* mit morgendl. Steifigkeit u. nächtl. Schmerzen im Bereich der LWS, oft auch Arthritis der Gelenke der unteren Extremitäten; bei Beteiligung des Achillessehnenansatzes quälender Fersenschmerz, häufig Fersensporn; ca. 20–30 % Iridozyklitis*; zunehmende Einschränkung der Beweglichkeit von Wirbelsäule (Schober*-Zeichen, Ott*-Zeichen) u. Thorax; Wirbelfrakturen, Spondylodiszitis, Osteoporose; im Endstadium völlig versteifte Wirbelsäule in thorakolumbaler Kyphose (s. Abb.); **Diagn.: 1.** (labordiagn.) BSG im Schub beschleunigt, Rheumafaktor negativ, serol. Nachw. von HLA-B27 (90 % der Fälle); **2.** (röntg.) bilaterale Sklerosierung der Iliosakralgelenke (Stadium I), gelenknahe Usuren u. Erosionen (Stadium II), Usuren u. teilweiser Durchbau (Stadium III), Ankylose (Stadium IV); umklammernde laterale Syndesmophyten, Ossifikation der Anuli fibrosi der Bandscheiben, fixierte Fehlhaltung, Osteopenie (sog. Bambusstabwirbelsäule); **Ther.:** symptomat. mit Analgetika u. Antiphlogistika, therapieresistente Fälle (BASDAI* >4): TNF*-Blocker (z. B. Etanercept, Adalimumab, Infliximab), ggf. Radiumtherapie*; lebenslang regelmäßige physiotherap. Übungen; **Progn.:** sehr variabler Verlauf von Spontanremission bis zu akuter Exazerbation.

Spondylo|dese (↑; gr. δέσις Bindung, Fesselung) *f*: (engl.) *spondylodesis*; op. Versteifung von Wirbelsäulensegmenten; **Prinzip:** Anfrischen der kleinen Wirbelgelenke u. Fixation durch ventrale Implantate* (Cage*, Distraktionsimplantat bei Trauma autologer Knochen, z. B. Beckenkammdübel) u./od. als sog. instrumentierte Sp. mit (ventraler) Metallplatte (v. a. HWS, s. Abb. 1; auch BWS-transthorakal) bzw. (dorsalen) Metallstäben (Harrington-Stäbe langstreckig bei Skoliose, Fixateur* interne kurzstreckig bis ca. 6 Segmente, s. Abb. 2) od. durch autoplast. Spongiosa-Anlagerung (sog. Onlay-Plastik; heute selten); **Formen: 1.** kurzstreckig (2–4 Wirbelkörper): bei interkorporaler Instabilität (z. B. bei Spondylolisthesis od. nach Nukleotomie) von ventral (ALIF*) od. dorsal-transpedikulär mit Fixateur interne (PLIF*); **2.** langstreckige Sp. (>4 Wirbelkörper): bei Skoliosen, z. B. ventral durch Zielke-Operation mit Schrauben- od. Stabspondylodese u. Interposition eines Beckenkammspans od. dorsale mehrsegmentale Stabilisierung durch Stäbe (z. B. Harrington- od. Luque-Operation) u. autogene od. allogene Knochentransplantation od. Knochenersatzplastik (z. B. Tricalciumphosphat); **Ind.:** instabile Wirbelsäulenverletzung*, Instabilität nach (spinaler) Tumorexstirpation, Wurzelkompressionssyndrom*,

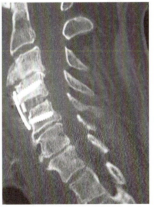

Spondylodese Abb. 1: zervikale ventrale Verplattung (C 4/5) nach Bandscheibenausräumung u. Knochenspaninterponat [42]

Spondylodiszitis

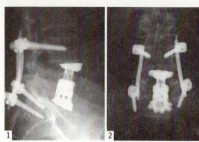

Spondylodese Abb. 2: Titan-Distraktionsinterponat als künstlicher Wirbelkörper u. dorsaler Fixateur interne L 3–S 1 nach Sarkomresektion (Röntgenaufnahme: 1: seitlich; 2: a.-p.) [42]

Spondylolisthesis* u. Pseudospondylolisthesis*, progrediente Skoliose*.

Spondylo|diszitis (↑; Diskus*; -itis*) f: (engl.) *spondylodiscitis*; Entz. des Bandscheibenraums u. des angrenzenden Wirbels; **Urs.:** meist bakterielle Inf. (Tuberkulose, aber auch Staphylokokken, selten Brucella-Species), entzündl.-rheumat. Erkr. (v. a. rheumatoide Arthritis* u. Spondylitis* ankylosans), chem. Noxen (z. B. nach enzymat. Chemonukleolyse*), selten nach Nukleotomie*; **Ther.:** i. v. Antibiotika, ggf. op. Ausräumung, ventrale segmentale Spondylodese. Vgl. Diszitis, Spondylitis.

Spondylo|listhesis (↑; Olisthesis*) f: (engl.) *spondylolisthesis*; auch Olisthesis, Wirbelgleiten; bewegungsunabhängig fixierte Verschiebung od. Verkippung eines (meist lumbalen) Wirbelkörpers nach ventral, selten auch lateral; **Formen: 1.** dysplast. Sp.: Vork. im frühen Kindesalter u. häufiger bei Mädchen; Verlängerung des seitl. Wirbelbogens u. Trapezform des 5. LWK führt oft zu hochgradigem Abgleiten; **2.** spondylolyt./isthm. Sp.: häufigste Form (ca. 80 %), die sich bei >10-Jährigen od. im frühen Erwachsenenalter manifestiert, kann alle lumbalen Segmente betreffen; obligate Spondylolyse; selten u. geringgradiges Gleiten; **3.** pathol. od. symptomat. Sp.: bei Entz., Tumor, Fraktur; selten; **4.** iatrogene Sp.: nach dekomprimierenden Eingriffen (z. B. Laminektomie); **Sonderform:** Pseudospondylolisthesis*; **Lok.:** am häufigsten L IV/L V (s. Abb.) u. L V/S I; **Einteilung:** nach Meyerding in Schweregrade I–IV (s. Abb.); **Klin.:** oft asymptomat., selten Wurzelkompressionssyndrom* inf. Einengung des Wirbelkanals u. der Foramina intervertebralia; **Diagn.:** röntg. im Seiten- od. Schrägbild (sog. Scotch-Terrier-Halsband), CT, MRT; **Ther.:** konservativ durch entlordosierende Wirbelsäulengymnastik, ggf. Korsett od. Überbrückungsmieder; bei persistierenden Schmerzen bzw. hochgradigem Abgleiten mit neurol. Ausfällen Verschraubung des Wirbelbogens od. intervertebrale Segmentspondylodese (PLIF). Vgl. Retrolisthesis.

Spondylo|lyse (↑; Lys-*) f: (engl.) *spondylolysis*; degenerativ, entzündl., tumorös, dysontogenet. od. traumatisch bedingte Spaltbildung in der Interartikularportion des Wirbelbogens, die zu lokaler Wirbelkörperinstabilität u. Spondylolisthesis* führen kann. Vgl. Wirbelsäulenaffektionen.

Spondylo|malazie (↑; -malazie*) f: (engl.) *spondylomalacia*; Spondylopathie inf. Osteomalazie*; traumat. Sp.: s. Kümmell-Verneuil-Krankheit.

Spondylo|phyt (↑; Phyt-*) m: (engl.) *spondylophyte*; s. Osteophyt im Bereich der Wirbelsäule; umschriebene knöcherne Ausziehung in Höhe der Wirbelkörperabschlussplatten als reaktive Knochenapposition bei degenerativen Prozessen.

Spondylo|ptose (↑; -ptose*) f: (engl.) *spondyloptosis*; schwerste Form der Spondylolisthesis* mit komplettem ventralen Abgleiten des 5. LWK gegenüber dem Os sacrum; **Diagn.:** (röntg.) umgekehrter Napoleonshut im a.-p.-Bild der LWS; **Ther.:** dorsoventrale Reposition u. Fusion am betroffenen Wirbelsäulensegment.

Spondylo|retr|olisthesis (↑; Retro-*; Olisthesis*) f: s. Retrolisthesis.

Spondylose (↑; -osis*) f: s. Spondylosis deformans.

Spondylosis de|formans (↑; ↑) f: (engl.) *spondylosis deformans*; Spondylose, Spondylopathie; degenerative Erkr. der Wirbelkörper (Arthrose*) u. Bandscheibenschaden; **Sympt.:** ausstrahlende Schmerzen, Bewegungseinschränkung der Wirbelsäule; **Diagn.:** (röntg.) Erhebungen, Zacken (Osteophyten*) u. Osteosklerose* an den Wirbelkörpern. Vgl. Wirbelsäulenaffektionen.

Spondylosis hyper|ostotica (↑; ↑) f: (engl.) *spondylosis hyperostotica*; auch ankylosierende Hyperostose* der Wirbelsäule; ausgeprägte Form degenerativer Wirbelsäulenaffektionen* mit breiten zuckergussartigen Knochenanlagerungen an den Vorderflächen der Wirbelkörper u. groben intervertebralen Knochenspangen mit Wirbelankylose; **Vork.:** z. B. bei Scheuermann*-Krankheit, Diabetes* mellitus, Gicht*; **DD:** Spondylitis ankylosans.

Spondylosis unco|vertebralis (↑; ↑) f: (engl.) *spondylosis uncovertebralis*; syn. Unkovertebralarthrose, Unkarthrose; degenerative Erkr. der Wirbelsäule (insbes. HWS) mit Einengung der Foramina intervertebralia durch Osteophyten*; **Sympt.:** u. a. Rückenschmerzen, evtl. Wurzelirritationssyndrom; vgl. Wirbelsäulenaffektionen; Spondylarthrosis deformans.

Spondylus (↑) m: Wirbel, Vertebra.

Spongio|blasten (gr. σπογγιά Schwamm; Blast-*) m pl: (engl.) *spongioblasts*; embryonale Gliazellen, die sich mit 2 langen Fortsätzen zwischen Neuralrohrlumen u. äußerer Oberfläche ausspannen; **Funktion:** Leitschiene der Neuroblastenmigration; vgl. Glioblasten.

Spongiosa (↑) f: Kurzbez. für Substantia spongiosa des Knochengewebes*.

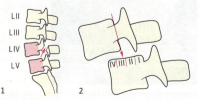

Spondylolisthesis: 1: Lokalisation; 2: Schweregrade I–IV nach Meyerding

Spongiosa|plastik (↑; -plastik*) *f*: (engl.) *spongiosaplasty*; Form der Knochentransplantation* mit Übertragung meist autogener Spongiosa in einen knöchernen Defekt; häufigster Entnahmeort ist der Beckenkamm (größtes Reservoir u. größte osteogenet. Potenz). Spongiosa wird im Vergleich zur Kortikalis schneller revaskularisiert u. hat eine 3-mal höhere Umbaurate; Stabilität wird häufig erst durch Osteosynthese* erreicht.

Spongiose (↑; -osis*) *f*: (engl.) *spongiosis*; (histol.) interzelluläres Ödem, durch das die Zellen eines Organs auseinandergedrängt werden; **Vork.:** z. B. in der Epidermis bei Ekzem*. Vgl. Status spongiosus.

Spongiosierung (↑): (engl.) *spongiosis*; Form der Knochenatrophie, wobei die Kompakta der Spongiosa ähnlich wird; typ. Phänomen an den Röhrenknochen bei Osteoporose*.

spongiosus (↑): schwammig, spongiös.

spontan (lat. spont_a_neus): (engl.) *spontaneous*; freiwillig, von selbst entstanden.

Spontan|ab|ort (↑; Abort*) *m*: (engl.) *spontaneous abortion*; nicht beabsichtigter Abort*.

Spontan|amputation (↑; lat. amput_a_tio das Abschneiden) *f*: s. Ainhum.

Spontan|atmung (↑): (engl.) *spontaneous breathing*; durch rhythm. Spontanaktivität des Atemzentrums* gesteuerte Ventilation unter Ruhebedingungen; Modulation durch rückgekoppelte u. nichtrückgekoppelte Atemantriebe; bei zur Gewährleistung eines physiol. Gasaustauschs insuffizienter Sp. ist u. U. Beatmung* notwendig. Vgl. Beatmungsdruck (Abb. dort); vgl. Atmungstypen; Atemstillstand.

Spontan|bewegungen (↑): (engl.) *spontaneous movements*; unwillkürl. Bewegungen; z. B. bei Erkr. des extrapyramidalen Systems; s. Symptome, extrapyramidale.

Spontan|fraktur (↑; Fraktur*) *f*: s. Fraktur, pathologische.

Spontan|keloid (↑; -kele*; -id*) *n*: s. Keloid.

Spontan|nystagmus (↑; Nystagmus*) *m*: s. Nystagmus.

Spontan|pneumo|thorax (↑; Pneum-*; Thorax*) *m*: s. Pneumothorax.

Spontan|rate (↑): (engl.) *spontaneous rate*; Häufigkeit des Auftretens eines best. pathol. Zustands (Inzidenz* von Tumoren, kongenitalen Fehlbildungen usw.) in einer Population.

Spontan|verformung (↑): (engl.) *spontaneous deformation*; akut od. schleichend auftretende Verformung der Wirbelkörper (z. B. Sinterungsfraktur) u. Extremitätenknochen inf. Strukturveränderung ohne adäquates Trauma; **Urs.:** alimentär od. endokrin bedingte Stoffwechselstörungen (z. B. Osteoporose, Rachitis, Ostitis deformans Paget); Metastasen maligner Tumoren (z. B. Prostatakarzinom, multiples Myelom); pharmak. bedingt (z. B. nach Langzeittherapie mit Glukokortikoiden). Vgl. Osteomalazie; Fraktur, pathologische.

Spora (gr. σπόρος Samen, Saat, Keim) *f pl*: s. Sporen.

sporadisch (gr. σποράς zerstreut): (engl.) *sporadic*; vereinzelt auftretend, gelegentlich, selten vorkommend (von Krankheiten).

Spor|angien (Spora*; Angio-*) *n pl*: (engl.) *sporangia*; aus der Botanik übernommene allg. Bez. für spezialisierte Zellen bei Pilzen (s. Fungi), in denen durch mitot. Teilungen od. Meiose Sporen gebildet werden. Sp. sind häufig charakterist. in Form, Öffnungs- u. Entleerungseinrichtung u. werden zur Taxonomie der Pilze herangezogen. Vgl. Asken; Basidien.

Sporen (↑) *f pl*: (engl.) *spores*; Dauerformen von Mikroorganismen; **1. bakterielle Sp.:** a) Endosporen: bei Bacillus* u. Clostridium*; zentrale od. terminale Bildung nach inäqualer Zellteilung bei ungünstigen Lebensbedingungen; hohe Resistenz gegen physik. (v. a. Hitze) u. chem. Einflüsse; unter günstigen Bedingungen keimt die Spore aus u. bildet die vegetative Form der Bakterien, die Inf. verursachen od. Toxine freigeben; Anw. zur Sterilisationsprüfung (Bacillus-Sporen); b) Exosporen: Vermehrungs- u. Dauerform z. B. bei Actinomadura, Streptomyces*, Thermoaktinomyzeten*; entstehen durch Zerfall od. Abschnürung; färben sich im Gegensatz zu Endosporen mit Anilinfarben. **2. Pilzsporen:** im Sporangium (haploid; sexuell) od. aus Hyphen (z. B. durch Abschnürung, asexuell) gebildet; im Gegensatz zu bakteriellen Sp. nicht hitzeresistent. Asexuell entstandene Sp. der Fungi imperfecti: Arthrosporen*, Blastosporen*, Chlamydosporen*, Konidiosporen* (Mikro- u. Makrokonidien); nach Plasmogamie, Karyogamie u. Meiose gebildete Sp.: Zygosporen (bei Zygomyzeten), Askosporen (bei Askomyzeten) u. Basidiosporen (bei Basidiomyzeten). Pilzsporen sind Urs. respiratorischer od. systemischer Inf. immunsupprimierter Pat.; Sporen humanpathogener, aber auch pflanzenpathogener Pilze sind Urs. der exogenen allergischen Alveolitis*. Vgl. Fungi; Asken; Basidien.

Sporen|bildner (↑): (engl.) *spore-forming organisms*; Bez. für die Bakteriengattungen Bacillus* (aerobe Sp.) u. Clostridium* (anaerobe Sp.) aufgrund der genet. verankerten Fähigkeit zur Bildung von Sporen*; der Vorgang selbst wird endogen gesteuert u. v. a. von best. Umweltbedingungen ausgelöst.

Sporen|färbung (↑): (engl.) *spore staining*; Färbung hitzefixierter Präparate mit Karbolfuchsinlösung*, Natriumthiosulfat- u. Methylenblaulösung (Sporen leuchtend rot, Zellen blau) od. Ziehl*-Neelsen-Färbung für säurefeste Stäbchen.

Sporen|päckchen: (engl.) *spore strips*; Sporenstreifen; mit Sporen von Bacillus* stearothermophilus od. Bacillus* subtilis versehene Filterstreifen; **Anw.:** Bioindikator zur biol. Überprüfung von Sterilisatoren.

Sporen|tierchen (↑): Sporozoa; s. Protozoen.

Sporo|gonie (↑; gr. γονή Entstehung) *f*: (engl.) *sporogony*; Bildung der Sporozoiten* bei den Sporozoa (z. B. Plasmodien, Toxoplasma gondii; vgl. Protozoen); schließt an die Gamogonie* u. die Befruchtung (Zygotenbildung) an.

Sporo|thrix-Mykose (↑; Trich-*; Myk-*; -osis*) *f*: (engl.) *sporotrichosis*; syn. Sporotrichose; Pilzinfektion von Mensch u. Tier (Pferd, Hund, Ratte) als Folge von Verletzungen, verursacht durch Sporothrix* schenckii (dimorpher Pilz mit runden bis zigarrenartigen Sprosszellen); Krankheitsverlauf: chron. **Inkub.:** 3 Wo.; **Formen: 1. lymphokutane, granulomatöse Form:** Bildung eines einschmelzenden Primärherds, langsam auf-

Sporothrix schenckii

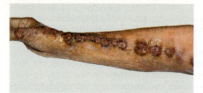

Sporothrix-Mykose: lymphokutane Form mit Befall von Hand u. Unterarm [86]

steigender Lymphangitis u. -adenitis mit schmerzlosen, harten Knoten in Kutis u. Subkutis entlang der Lymphbahnen, die erweichen u. spontan nach außen unter Entleerung schleimig-serösen Eiters aufbrechen (s. Abb.); **2.** disseminiert-knotige Form: seltener vorkommende sekundäre Sp.-M. durch Ausbreitung auf dem Lymph-Blut-Weg in Lunge, Muskeln, Knochenhaut u. -mark, Gelenken, Hoden, Hirnhäuten, Brustdrüsen; mögl. primärer Lungenbefall durch Einatmen von Konidiosporen* (schlechte Prognose); Entw. exanthemartiger sog. Sporotrichoside mögl. (s. Mykid); **Vork.:** ubiquitär, bes. in den Tropen u. Subtropen; Übertragung durch Inokulation (Dornen); **Ther.:** Amphotericin B, Ketoconazol, Itraconazol, Kaliumjodid; **Progn.:** unbehandelt langwieriger Verlauf; vgl. Mykosen.

Sporo|thrix schenckii (↑; ↑) f: (engl.) *Sporothrix schenckii*; syn. Rhinocladium schenckii; ubiquitärer, dimorpher Pilz, imperfektes Stadium des Askomyzeten Ceratocystis stenoceras; Err. von Verletzungsmykosen (Sporothrix*-Mykose) inf. von Hautverletzungen durch Dornen, Holzsplitter usw.; vgl. Mykosen.

Sporo|zoa (↑; gr. ζῷον Lebewesen) *n pl*: Sporentierchen; s. Protozoen.

Sporo|zoit (↑; ↑) *m*: (engl.) *sporozoite*; Infektionsstadium der Sporozoa (vgl. Protozoen); entsteht bei der Sporogonie* aus der Zygote (in der Oozyste) im Überträger (z. B. Plasmodien) od. im Darmtrakt des spezif. Wirts bzw. nach Ausscheidung mit dem Stuhl (z. B. Isospora, Toxoplasma).

Sporo|zyste (↑; Kyst-*) *f*: **1.** (engl.) *sporocyst*; Keimschlauch; aus Mirazidium entstehendes Larvenstadium der Trematodes*, das parthenogenet. Redien*, Zerkarien* od. weitere Sporozysten hervorbringt; **2.** Entwicklungsstadium von Sporozoen, in dem Sporozoiten* gebildet werden (z. B. Plasmodium, Toxoplasma, Isospora; vgl. Protozoen).

Sport|hämo|globin|urie (Häm-*; Globus*; Ur-*) *f*: s. Marschhämoglobinurie.

Sport|herz: (engl.) *athlete's heart*; syn. Sportlerherz; reversible adaptative asymptomat. Herzvergrößerung ohne Krankheitswert mit Herzhypertrophie* (exzentr.) u. Herzdilatation* des gesamten Herzens inf. chron. körperl. Beanspruchung durch allg. aerobes dynam. Ausdauertraining als physiol. Anpassung (im Gegensatz zur kompensator. Herzvergrößerung bei kardiovaskulären Erkr.); **Physiol.:** chron. linksventrikuläre Druckbelastung inf. Blutdruckanstieg bei chron. Sporttraining sowie chron. ventrikuläre Volumenbelastung inf. adaptativer Zunahme des Schlagvolumens* u. Herzminutenvolumens* (Erhöhung der kardialen Leistungsfähigkeit: max. HMV des untrainierten Herzens 20 l/min, bei Hochausdauertrainierten über 40 l/min) bei Abnahme der Herzfrequenz* in Ruhe (extreme Sinusbradykardie* bis ca. 30/min durch Vagotonie* u. Verringerung der Katecholaminfreisetzung) u. auf submaximalen Belastungsstufen mit konsekutiver Verlängerung der Diastolendauer u. Verbesserung der myokardialen Perfusion (Zunahme der Herzmuskelkapillaren u. ggf. Kollateralenentwicklung) mit Ökonomisierung der Herzarbeit; **Kompl.:** Herzrhythmusstörungen*, (bei abruptem Abbruch körperl. Betätigung) Entlastungssyndrom*; **Diagn.:** Echokardiographie*: normale diastol. Myokardfunktion bei Vergrößerung von Herzvorhöfen u. -kammern sowie Verdickung der Herzwände (exzentr. Herzhypertrophie) geringer ausgeprägt als bei pathol. Herzveränderungen: LVD$_d$ (Abk. für linksventrikulärer enddiastol. Durchmesser ≤60 mm, ventrikuläre Wanddicken ≤13 mm; cave: bei Doping* deutlichere Ausprägung u. konzentr. Herzhypertrophie. Vgl. Leistungsherz; Herzinsuffizienz.

Sport|medizin *f*: (engl.) *sports medicine*; interdisziplinärer Bereich der Medizin, der nach der offiziellen Definition des Weltverbandes für Sportmedizin theoretische u. praktische Medizin beinhaltet, welche den Einfluss von Bewegung, Training u. Sport sowie von Bewegungsmangel auf den gesunden u. kranken Menschen jeder Altersstufe untersucht, um die Befunde der Prävention, Therapie u. Rehabilitation sowie dem Sporttreibenden dienlich zu machen. Im Vordergrund stehen Forschung, Lehre u. Praxis i. R. der präventiven Medizin, ferner Leistungsdiagnostik, Bewegungstherapie u. Rehabilitation durch Training. Die Zusatzbezeichnung Sp. kann von einem approbierten Arzt nach entspr. Weiterbildung geführt werden (sog. Sportarzt).

Sport|schäden: (engl.) *sports injuries*; langsam u. zunächst unbemerkt eintretende Schäden des Stütz- u. Bewegungsapparats, die ihre Urs. in einer ständig wiederkehrenden Beanspruchung im Grenzbereich der Gewebetoleranz haben (Missverhältnis zw. Belastung u. Belastbarkeit) u. zu Degenerationen nach ständig sich wiederholenden Mikrotraumen führen; **Entstehung** durch: **1.** ungewöhnl. hohe Belastungen; **2.** normale Belastungen unter unphysiol. Bedingungen; **3.** unphysiol. Bewegungsabläufe; **4.** verminderte Belastbarkeit des Gewebes; **Beispiele:** Epikondylitis*, Überanstrengungsperiostose, Paratendinitis* der Achillessehne, Myogelose* in der Laufmuskulatur, periostale Reaktionen am Kapselbandansatz, z. B. obere Sprunggelenk bei Springern u. Fußballspielern (sog. Talusnasen), Arthrose*, z. B. der Fingergrundgelenke bei Kugelstoßern.

Sport|therapie *f*: (engl.) *sports therapy*; Behandlungsmethode der Bewegungstherapie* unter sportmedizinischem Aspekt; **Anw.:** insbes. bei Herz-Kreislauf- u. Lungenkrankheiten, koronarer Herzkrankheit*, arterieller Hypertonie*, Diabetes* mellitus, Asthma* bronchiale, Adipositas*, Erkrankungen* des rheumatischen Formenkreises, Osteoporose*, Diabetes* mellitus u. psychischer od. psychosomatischer Erkrankung. Vgl. Physiotherapie.

Sporulation (Spora*) *f*: Sporenbildung; s. Sporen.
spotted disease (engl. Fleckfieber): syn. Rocky Mountain spotted fever; s. Rocky-Mountain-Fleckfieber.
Spotting (engl. to spot mit Flecken versehen): s. Schmierblutung.
Sprach|audio|metrie (Audi-*; Metr-*) *f*: s. Audiometrie.
Sprache: (engl.) *speech, language*; allg. Bez. für verbale u. nonverbale Formen der Kommunikation (z. B. „Zeichensprache"); i. e. S. ein System von Wörtern, das best. Strukturregeln unterliegt u. auf einer Konvention von akust. Bedeutungs- u. Ausdruckszeichen beruht; **Ebenen:** Die Phonologie betrifft das Lautinventar einer Sprache in bedeutungsunterscheidender Funktion, die Semantik die Wortbedeutung, die Morphologie/Syntax (Grammatik) die formale Struktur einer Sp. u. die Pragmatik ihren kommunikativen Aspekt. **Funktion:** Sp. ermöglicht verbale Kommunikation, Information u. Abstraktion als Schriftsprache (graph. Umsetzung von Sp.) od. gesprochene Sp. (s. Sprechen). Die Fähigkeit zum Erlernen der Sp. u. damit zum Sprachverständnis ist beim Menschen angeboren; vgl. Sprachenentwicklung. **Störungen** der Sp.: s. Sprachstörung, Sprachentwicklungsstörung.
Sprach|entwicklung: (engl.) *speech development, language acquisition*; syn. Spracherwerb; nach best. Gesetzmäßigkeiten ablaufender Erwerb von Sprachstrukturen unterschiedl. Komplexität im Kindesalter, der in engem Zus. mit psychischer, motorischer u. sensorischer Entw. steht; das Erlernen von Sprache* erfolgt u. a. durch Imitation des Sprachmodells, das dem Kind v. a. von Eltern u. a. Bezugspersonen als sprachl. Vorbild angeboten wird. **Einteilung in Phasen: 1.** im 1. Lj.: beginnendes Sprachverständnis u. präverbale Phase, Lallen u. Imitation gehörter Sprachlaute in der Lallphase (1. Lallphase: bis ca 6. Monat, Vorsilbenalter, Bildung von Lauten aller Sprachen; 2. Lallphase: 7.–12.Monat, Silbenalter, Ausdifferenzierung der muttersprachl. Laute mit Reduplikationen von Lauten u. Silben, erste Wörter, Kinder mit angeb. Taubheit* verstummen im Silbenalter; **2.** ab 2. Lj.: Verständnis kurzer Aufträge, Sprechen von Zwei-Wort-Sätzen, Wortschatzerweiterung; **3.** ab 3. Lj.: Verständnis komplexerer Fragen u. Zusammenhänge, Sprechen von Fünf- bis Sechs-Wort-Sätzen; **4.** ab 4. Lj.: schnelle Zunahme des Wortschatzes u. weitere Differenzierung der grammat. Kompetenz. **Störung** der Sp.: s. Sprachentwicklungsstörung. Vgl. Lernen.
Sprach|entwicklungs|störung: (engl.) *developmental language disorder*; syn. verzögerte Sprachentwicklung; Störung der Sprachverarbeitung, die sich auf allen linguist. Ebenen zeigen kann u. zu einer Beeinträchtigung der normalen Sprachentwicklung* (als Rückstand bzw. als abweichende Entw. gegenüber der Altersnorm) führt; **Formen: 1.** primäre Sp. (syn. spezifische Sprachentwicklungsstörung, Abk. SSES, engl. specific language impairment, Abk. SLI); **2.** sekundäre Sp. durch Hörstörungen, Anomalien des Sprechapparats, leichte frühkindl. Hirnschäden, hirnlokale Syndrome, auditive Differenzierungsschwäche, allg.

Entwicklungsverzögerung, familiäre Bedingungen od. genet. Faktoren; **Manifestation** als expressive Sp.: Dyslalie*, Dysgrammatismus*, Wortschatzdefizit* od. rezeptive Störung: Sprachverständnisstörung; **Diagn.:** logopäd. Einschätzung des sprachl. Entwicklungsstandes (Laut-, Wort- u. Grammtikerwerb) durch Screening- u. Testverfahren, Entwicklungsprofil u. Elternfragebögen; **Ther.:** möglichst früh logopäd. Ther.; indirekte Verf.: Modellierungstechniken, z. B. corrective feedback (positives Sprachmodellverhalten, bei dem Kind fehlerhaft gesprochene Sätze od. Wörter fehlerfrei wiederholt werden, ohne die Fehler zu benennen), handlungsbegleitendes Sprechen; handlungsorientierte Therapie (Abk. HOT), Elternpartizipation; direkte Verf.: Übungsbehandlung, z. B. zur Verbesserung der Lautstruktur.
Sprach|entwicklung, verzögerte: Sprachentwicklungsstörung*.
Sprache, skandierende: (engl.) *scanning speech*; erschwerte Sprechweise, bei der die Silben od. Wörter einzeln u. voneinander abgesetzt ausgesprochen werden; **Vork.:** z. B. in Zus. mit zerebellaren Symptomen*, Dysarthrie*, Aphasie*.
Sprach|region *f*: (engl.) *speech area*; in der dominanten Hemisphäre des Gehirns* lokalisiertes Sprachzentrum, dessen Schädigung zu einer zentralen Sprachstörung* führt; **Einteilung: 1.** vordere, motorische Sp.: Broca*-Zentrum; **2.** hintere, sensorische Sp.: Wernicke*-Zentrum. Die Sp. stellt die kortikale Repräsentation von Sprache* dar.
Sprach|störung: (engl.) *language disorder*; Störung der Sprache* unterschiedl. Genese bei Kindern u. Erwachsenen; deskriptive **Einteilung** (entspr. der linguist. Ebenen): phonologische, lexikalische, morpho-syntaktische u. pragmatische Sp.; **Formen: 1.** Sp. i. e. S.: zentrale Sprachstörung* (meist als Aphasie*), Sprachentwicklungsstörung*, Dyslexie*, Dysgraphie*; **2.** kombinierte Sprach-Sprech-Störung: Dyslalie*, Poltern*. Vgl. Sprechstörung, Dysphonie.
Sprach|störung, zentrale: (engl.) *central language disorder (Abk. CLD)*; durch eine zerebrale Schädigung verursachte Sprachstörung*; **1.** vor Abschluss der Sprachentwicklung*: Audimutitas, sog. motorische Hörstummheit; Sprachentwicklungsstörung trotz ungestörten Hörvermögens, intakter peripherer Sprachwerkzeuge, altersentsprechendem Sprachverständnis u. normaler Intelligenz; häufig in Komb. mit anderen Entwicklungsstörungen (z. B. der Motorik, Sensibilität); Urs.: meist frühkindlicher Hirnschaden; Sympt.: Dysgrammatismus*, Wortschatzdefizit*, Artikulationsstörungen, oft reduzierte, fehlerhafte sprachl. Äußerungen u. Verständigung über Gestik; häufige Folgen: soziale Isolation, Verhaltensstörungen; Ther.: frühzeitige logopäd. Behandlung u. a. Förderungsmaßnahmen (z. B. Elternberatung, entspr. Betreuung im Kindergarten); Progn.: wesentl. günstiger als bei zentraler Hörstörung; DD: Hörstörung (insbes. Taubstummheit); **2.** nach Abschluss der Sprachentwicklung*: v. a. als Aphasie*.
Sprach|zentrum *n*: s. Sprachregion.
Sprech|a|praxie (Apraxie*) *f*: (engl.) *speech apraxia*; erworbene zentrale Sprechstörung* mit Beein-

trächtigung der sprechmotor. Programme od. des Zugriffs auf diese Programme ohne Beeinträchtigung von Sprachverständnis, Lesen u. Schreiben od. der sprechrelevanten Nerven u. Muskeln; Sonderform der Apraxie*; häufig in Komb. mit Aphasie* od. Dysarthrie*; **Urs.:** Schädigung des Cortex cerebri anterior links, meist um den Gyrus precentralis, evtl. auch subkortikaler Regionen; **Klin.:** Störungen der Lautbildung (phonemat. u. phonetische Fehler), des Redeflusses (silbisches Sprechen) u. des Sprechverhaltens (Suchverhalten, Sprechanstrengung); **Ther.:** logopäd. Übungsbehandlung, z. B. ganzheitl. stimulierende Verf., taktile Hilfen od. einzelheitl. Ansätze.

Sprechen: (engl.) *speaking*; Artikulation von Sprache*, die durch eine koordinierte Leistung von motor. u. sensor. Sprachregion, Sprechapparat u. Stimme ermöglicht wird; die normale Sprechgeschwindigkeit beträgt 90 Wörter pro Minute, bei normaler „Sprechflüssigkeit" werden Sätze mit einer durchschnittl. Länge von >5 Wörtern bei wenigen Unterbrechungen gebildet. **Störung** des Sp.: s. Sprechstörung.

Sprech|hilfen: (engl.) *speaking aids*; Geräte zur Erzeugung einer künstl. Ersatzstimme*, die nach totaler Laryngektomie das Sprechen wieder ermöglichen, falls die Ausbildung einer Ösophagusstimme* unmögl. ist; Erzeugung des zur Vokalbildung erforderl. Grundtons im Gerät; **Einteilung:** Halsgeräte mit elektrotechn. Tonerzeugung (sog. Elektrolarynx), Schlauchgeräte mit anzublasendem mechan. Vibrator (sog. Pipa di Ticchioni), intraorale Geräte (techn. nicht ausgereift). Vgl. Kehlkopfoperationen.

Sprech|störung: (engl.) *speech disorder*; Störung des Sprechens*, die zu einer Beeinträchtigung der verbalen Verständigung führen kann; im Gegensatz zur Sprachstörung ist die motor. Erzeugung von Lauten beeinträchtigt; **Formen:** 1. Sp. i. e. S.: Störung der Artikulation (Artikulationsstörung*) od. des Redeflusses (Stottern*), Sprechapraxie*; 2. kombinierte Sprach-Sprech-Störung: Dyslalie*, Poltern*; 3. kombinierte Sprech-Stimm-Störung: Rhinolalie*, Dysarthrie*. Vgl. Sprachstörung, Dysphonie.

Spreiz|apparate *m pl*: (engl.) *spreading splints*; orthop. Apparate zur Abspreizbehandlung bei kongenitaler Hüftgelenkluxation*; können im Gegensatz zur Spreizhose* ständig getragen werden; **Formen:** z. B. Forrester*-Brown-Schiene, Hoffmann*-Daimler-Schiene, Pavlik*-Bandage, Tübinger Hüft-Beugeschiene (s. Abb.).

Spreiz|fuß: s. Pes transversus.

Spreiz|hose: (engl.) *abduction pant*; Abspreizorthese; über einer Windelhose anlegbares Trägerhöschen mit eingearbeiteten, gepolsterten, querverlaufenden Stahlstreben, die beide Oberschenkel in Lorenz*-Stellung halten; **Anw.:** bei angeb. Hüftdysplasie*; vgl. Spreizapparate.

Sprengel-Deformität (Otto G. K. Sp., Chir., Braunschweig, 1852–1915; Deformation*) *f*: (engl.) *Sprengel's deformity*; erbl. Fehlbildungssyndrom vorwiegend im Bereich des Schultergürtels mit Hemmung der Deszension (Abstieg) der Schulterblattanlage; **Klin.:** fixierter Schulterblatthochstand, ein- od. beidseitige Kyphoskoliose der BWS mit starker Bewegungseinschränkung im Schulterbereich; weitere fakultative Fehlbildungen am Skelettsystem mögl. (Wirbelsäule, Rippen); **DD:** Skoliose (kein seitendifferenter Größenunterschied des Schulterblatts). Vgl. Klippel-Feil-Syndrom.

Sprengel-Schnitt (↑): s. Wechselschnitt.

Spring|seuche: (engl.) *louping ill*; akute Inf. des ZNS mit Louping-ill-Virus (Flavivirus*, nicht humanpathogen), das durch Zecken (Ixodes) übertragen wird; **Vork.:** in Irland, Wales u. Schottland.

Sprinz-Nelson-Syn|drom (H. S., amerikan. Arzt; R. S. N., amerikan. Arzt) *n*: Dubin*-Johnson-Syndrom.

Spritze: s. Injektionsspritze.

Spritzen|pumpe: (engl.) *perfusor*; syn. Perfusor; elektr. Kolbenpumpe, die über einen exakt dosierbaren kontinuierl. Druck auf den Kolbenstempel einer in der Sp. befestigten großen Injektionsspritze* eine bes. genaue Dosierung von Infusionen* auch kleinster Volumina ermöglicht; **Anw.:** v. a. intensivmed. (z. B. Katecholamininfusion) u. anästh. (z. B. TIVA).

Spross|pilze: s. Hefen.

S100-Protein *n*: gliales (v. astrozytäres) saures, calciumbindendes homo- od. heterodimeres 21-kDa-Protein (α- u. β-Untereinheit; 3 Isoformen); **klin. Bedeutung:** pathol. erhöhte Konz. u. a. bei ischäm. Hirninfarkt u. Creutzfeldt*-Jakob-Krankheit.

Sprotte-Kanüle (Kanüle*) *f*: Pencilpoint-Kanüle (Punktionskanüle mit typ. Spitzenform ähnl. der eines Bleistifts; Lumenöffnung seitl., s. Periduralanästhesie, Abb. dort) zur sog. atraumat. Punktion bei Lumbalpunktion* mit konsekutiv reduziertem Risiko eines postpunktionellen Liquorunterdrucksyndroms*; vgl. Spinalanästhesie.

Sprue, einheimische *f*: (engl.) *non-tropical sprue*; das der Zöliakie* entspr. Krankheitsbild bei Erwachsenen, klin. häufig syn. verwendet.

Sprüh|des|in|fektion (De-*; Infekt-*) *f*: (engl.) *spray disinfection*; Desinfektion* von Oberflächen durch Aufsprühen von Desinfektionsmitteln; wirksam v. a. zus. mit Scheuerdesinfektion*.

Sprue, tropische *f*: (engl.) *tropical sprue*; allg. Malabsorptionssyndrom in vielen trop. Ländern (v. a. in Südostasien u. in der Karibik); **Ätiol.:** unklar; enterotoxinproduzierende coliforme Bakt. werden für die pathol. Veränderungen in Jejunum u. Ileum verantwortl. gemacht; **Klin.:** voluminöse

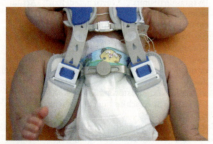

Spreizapparate: Tübinger Hüft-Beugeschiene [63]

Stühle, Durchfälle, Psilosis linguae (Lackzunge), Sympt. der Protein*-Energie-Mangelsyndrome, Anämie (Folsäure-, Cobalaminmangel), dermat., endokrin. u. neurol. Störungen durch Elektrolyt- u. Vitaminmangel, Kachexie; chron. Verlauf; **Diagn.**: Ausschlussdiagnostik; **DD**: Zöliakie*, chron. Pankreatitis*, Whipple*-Krankheit, Enteritis*, intestinale Wurmerkrankungen (Strongyloidiasis*, Giardiasis*), Darmtuberkulose u. a; **Ther.**: Folsäure, Cobalamin, Tetracycline. Vgl. Malabsorption.

Sprung|bein: Talus; s. Ossa tarsi.

Sprung|bereitschaft: Schaltenbrand-Reflex; s. Reflexe, frühkindliche.

Sprung|gelenk: 1. (engl.) *talocalcanean joint*; oberes Sp.: Articulatio* talocruralis; 2. hinterer Teil des unteren Sp.: Articulatio* subtalaris; vorderer Teil des unteren Sp.: Articulatio* talocalcaneonavicularis.

Sprung|gelenk|fraktur (Fraktur*) *f pl*: s. Knöchelfraktur.

Sprung, nasaler: (engl.) *nasal step*; syn. Rönne-Sprung; typischer, umschriebener Gesichtsfeldausfall, bei dem sich die Empfindlichkeit im nasalen Gesichtsfeld* im Bereich des horizontalen Meridians sprunghaft ändert (s. Abb.); **Vork.**: beginnende Schädigung der retinalen Ganglienzellen durch Glaukom*.

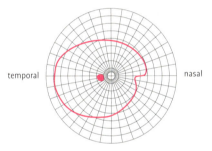

Sprung, nasaler: Darstellung in der Perimetrie [166]

Sprung|schanzen|phänomen *n*: Stufenbildung der Dornfortsätze im Bereich der unteren LWS bei Spondylolisthesis*.

Spülung: (engl.) *irrigation*; syn. Lavage; Durch- bzw. Ausspülen von (pathol.) Hohlräumen od. Hohlorganen mit einer Spülflüssigkeit (v. a. physiol. Kochsalzlösung); **Anw.**: 1. (diagn.) z. B. Lavagezytologie* od. i. R. der thermischen Gleichgewichtsprüfung*; 2. (therap.) evtl. unter Zusatz geeigneter Arzneimittel (Kamillenextrakt, Antiseptika, Chemotherapeutika u. a.); z. B. zum Entfernen von Fremd- u. Giftstoffen, Beseitigen von Sekreten, Ausschwemmen von Blut od. Blutgerinnseln, zur Ther. von Inf.; in der Chir. häufig in Komb. mit der Anlage einer Drainage*. Vgl. Bronchiallavage*; Peritoneallavage; Magenspülung; Darmreinigung.

Spul|wurm: s. Ascaris lumbricoides.

Spuren|elemente *n pl*: (engl.) *trace elements*; Elemente, die in sehr geringer Mengen (unterschiedl. Kriterien: Anteil an der Körpermasse kleiner als 0,01 % bzw. geringer als der Eisenanteil, d. h. 0,1–0,001 %; Menge von 10^{-6}–10^{-12} g pro g Körpergewicht) im Organismus vorkommen; einige Sp. haben physiol. Bedeutung (essentielle Sp.), ein Entzug ruft Mangelerscheinungen hervor (s. Tab.). Sp. werden mit Trinkwasser, Nahrung u. Atemluft aufgenommen. Die übermäßige Zufuhr physiol. nützlicher Sp. sowie die (z. B. inf. Umweltverschmutzung) vermehrte Aufnahme einiger Elemente (toxische Sp.) kann schädl. wirken.

spurius (lat. unehelich, falsch): falsch, unecht.

Sputum (lat.) *n*: (engl.) *sputum*; Auswurf; Expektoration; abgehustetes Sekret der Schleimhäute der Atemwege, das normalerweise Leukozyten, Epithelzellen, Staubteilchen, Rauchpartikel u. evtl. Mikroorganismen enthält; vermehrt u. makroskop. verändert bei Lungenkrankheiten, als weißlich schleimiges Sp. z. B. bei Keuchhusten*, rotbraunes Sp. u. a. bei Pneumonie*, Bronchialkarzinom*, Lungeninfarkt* u. Tuberkulose*, gelblich grünliches (eitriges) Sp. z. B. bei akuter Bronchitis*, Bronchopneumonie, Lungenabszess*, Bronchiektasen*; bei Asthma* bronchiale häufig mit sog. Ausgussanteilen (z. B. Charcot*-Leyden-Kristalle, Curshmann*-Spiralen); allg. Sputumuntersuchung erfolgen makroskop., mikroskop. (s. Sputumzytologie) u. mikrobiologisch; sog. induziertes Sp. wird nach Inhalation hypertoner Kochsalzlösung gewonnen. Vgl. Hämoptyse.

Sputum|zyto|logie (↑; Zyt-*; -log*) *f*: (engl.) *sputum cytology*; diagn. Methode bei Verdacht auf Bronchialkarzinom*.

SPV: Abk. für **s**elektive **p**roximale **V**agotomie*.

Squama (lat.) *f*: 1. Schuppe; (anat.) z. B. S. frontalis (Stirnbeinschuppe), S. occipitalis (Hinterhauptschuppe); 2. (dermat.) s. Schuppen.

squamös (lat. squamosus): (engl.) *squamous*; squamosus; geschuppt, schuppenreich.

squarrosus (lat. mit Grind, Schorf überzogen): borkig.

Squatting (engl. to squat kauern, hocken): s. Hockstellung.

Squeeze-Technik (engl. to squeeze quetschen) *f*: (engl.) *squeeze method*; Meth. zur Unterdrückung des Ejakulationsreflexes durch manuellen Druck auf die Glans penis; **Anw.**: bei Ejaculatio* praecox; vgl. Reaktionszyklus, sexueller.

SQV: Abk. für **S**aquinavir*.

Sr: chem. Symbol für Strontium*.

SR: Abk. für **S**inusrhythmus*.

Srb-An|omalie (Anomalie*) *f*: (engl.) *Srb anomaly*; knöcherne Vereinigung der beiden oberen Rippen.

SREBP: Abk. für (engl.) **s**terol **r**egulatory **e**lement **b**inding **p**rotein; spezif. Transkriptionsfaktor*, der versch. Gene des Cholesterol- u. Fettstoffwechsels reguliert; bei niedriger intrazellulärer Cholesterolkonzentration wird SREBP aktiviert u. dadurch die Expression von LDL-Rezeptoren erhöht, so dass mehr Cholesterol* aus dem LDL* des Plasmas aufgenommen wird.

SRH: Abk. für (engl.) **s**omatotropin **r**eleasing **h**ormone; syn. Somatoliberin, GRH, GHRH, GRF; Peptidhormon des Hypothalamus, das Biosynthese u. Sekretion von STH* stimuliert; vgl. Releasing-Hormone (Tab. dort).

SRS: Abk. für (engl.) **s**low **r**eacting **s**ubstances; s. Leukotriene.

SRSV: Abk. für (engl.) **s**mall **r**ound **s**tructured **v**iruses, kleine runde Viren mit Struktur; veraltete Bez. für

Spurenelemente
Essentielle Elemente des menschlichen Organismus (Auswahl)

Element	Körperbestand (g)	Tagesbedarf (mg)	hauptsächliche Mangelerscheinungen
Eisen	3,5 – 4,5	0,5 – 5,0[1]	mikrozytäre Anämie
Zink	1,4 – 2,3	0,4 – 6,0[1]	Wachstumsstörungen, Haarausfall, verzögerte Wundheilung, Störung der Infektabwehr
Kupfer	0,08 – 0,12	1,0 – 2,5[1]	mikrozytäre Anämie, Wachstumsstörungen
Mangan	0,012 – 0,020	2,0 – 5,0[1]	Sterilität, Knochenfehlbildungen (Chondrodystrophie)
Molybdän	≈0,020	≈0,4	bei Menschen keine bekannt
Iod	0,010 – 0,020	0,1 – 0,2	Hypothyreose, Kretinismus
Cobalt	0,005	<0,005	makrozytäre Anämie[2]
Chrom	<0,006	<0,005	bei Menschen keine bekannt
Selen	nicht bekannt	>0,05	Leber-, Muskel- und Herzfunktionsstörungen, Verminderung der Aktivität des Immunsystems und der Resistenz gegen Pathogene (z. B. Viren und Umweltgifte)

[1] abhängig von Alter, Geschlecht und Funktionszustand des Organismus (z. B. Schwangerschaft);
[2] Vitamin-B_{12}-Mangel

Diarrhö verursachende Viren aus der Fam. Caliciviridae*.
ss: Abk. für (engl.) *single stranded;* einzelsträngig; bei Nukleinsäuren (z. B. ss-DNA).
SSM: Abk. für (engl.) *superficial spreading melanoma;* s. Melanom, malignes.
SSNRI: Abk. für (engl.) *selective serotonin norepinephrin reuptake inhibitors;* s. Antidepressiva.
SSPE: Abk. für **s**ubakute **s**klerosierende **P**anenzephalitis*.
SSRI: Abk. für (engl.) *selective serotonin reuptake inhibitors;* **s**elektive **S**erotonin-**R**ückaufnahme-**I**nhibitoren; s. Serotoninwiederaufnahme-Hemmer.
SSSS: Abk. für (engl.) *staphylococcal scalded skin syndrome;* syn. staphylogenes Lyell*-Syndrom; Staphylokokken-Schälsyndrom; generalisierte Ablösung des Stratum corneum, verursacht durch das Toxin Exfoliatin von Staphylokokken der Phagengruppe II (bes. Typ 71) aus dem Nasen-Rachen-Raum; **Vork.:** bei Neugeborenen (Dermatitis exfoliativa neonatorum) u. Kleinkindern, Pat. unter Immunsuppression od. mit hochgradiger Niereninsuffizienz; **Klin.:** prodromal scarlatiformes Exanthem, Abgeschlagenheit; Std. bis Tage später exfoliatives Stadium mit ausgedehnten Erosionen u. großen schlaffen, sterilen Blasen auf geröteter Haut (auch auf nicht befallener Haut Nikolski*-Phänomen positiv), Fieber; narbenfreie Rückbildung; **Ther.:** penicillinasefeste Penicilline (hochdosiert); Substitution von Flüssigkeit, Lokaltherapie der Blasen wie bei Verbrennung; **Progn.:** Letalität <5 % (bei schneller Therapieeinleitung). Vgl. Impetigo contagiosa.
Ss-System *n*: s. MNSs-Blutgruppen.
SSVO: Abk. für (veraltet) **S**trahlen**s**chutz**v**er**o**rdnung*.
SSW: Abk. für **S**chwanger**s**chafts**w**oche.

Stab|dosi|meter (Dosis*; Metr-*) *n*: s. Füllhalterdosimeter.
Stabilisator (lat. *stabilis* fest) *m*: **1.** (engl.) *stabilizing agent;* (pharmaz.) Mittel zur Stabilisation von Arzneizubereitungen; **2.** gerinnungshemmende, die Bluteigenschaften nicht verändernde Substanz zur Blutkonservierung; einfacher St. z. B. Natriumcitrat in 3,8 %iger Lösung; zusammengesetzter St. z. B. CPD*-Stabilisator.
Stab|kernige: (engl.) *band neutrophils;* Kurzbez. Stäbe; neutrophile Granulozyten* mit reifem Zytoplasma u. hufeisen- od. stabförmigem chromatindichtem Kern, der Einschnürungen aufweist (s. Leukozyten, Abb. dort); vermehrt bei Linksverschiebung*. Vgl. Blutbild.
Stab|kranz: s. Corona radiata.
Stab|sichtigkeit: s. Astigmatismus.
Stachel|zellen (Zelle*): (engl.) *prickle cells;* Epithelzellen mit stacheligem Aussehen inf. der zwischen ihnen bestehenden Interzellulärbrücken (Desmosomen, Tonofibrillen); vgl. Epidermis.
Stachel|zellen|krebs (↑): Plattenepithelkarzinom*.
Stack-Schiene (H. Graham St., Orthop., London, 1915–1992): (engl.) *Stack's splint;* Hyperextensionsschiene zur Behandlung bei Fingerstrecksehnenabriss* an der Endphalanx (s. Abb.).
Staderini-Kern (Rutilio St., Neuroanatom, Italien, 19. Jahrhundert): s. Nucleus intercalatus.
Stadien|einteilung: (engl.) *staging;* s. TNM-Klassifikation, Grading; vgl. Regressionsgrading.
Stäbchen: 1. (engl.) *rods;* (ophth.) schlanke Fortsätze (mit Innen- u. Außengliedern) der Netzhautganglienzellen, die das Dämmerungssehen vermitteln; die Außenglieder enthalten Rhodopsin*. **2.** (engl.) *rod-shaped bacterium;* (bakt.) Kurzbez. für stäbchenförmige Bakterien*.

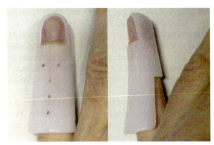

Stack-Schiene: am kleinen Finger [58]

Stärke: (engl.) *starch*; Amylum; hochpolymeres Polysaccharid* aus D-Glukose (Homoglykan), das zu 20 % aus wasserlösl. Amylose* u. zu 80 % aus wasserunlösl. Amylopektin* besteht; wichtigster Reservestoff (neben Inulin*) im pflanzl. Kohlenhydratstoffwechsel*; das Vork. in Knollen, Samen u. a. Speicherorganen deckt den Hauptteil des tier. Bedarfs an Kohlenhydraten. **Formen:** z. B. Amylum oryzae (Reisstärke), Amylum solani (Kartoffelstärke), Amylum tritici (Weizenstärke), Amylum maydis (Maisstärke); **Abbau:** durch Amylasen*; s. Verdauung.

Stärke|in|toleranz (lat. *intolerantia* Unverträglichkeit) *f:* s. Kohlenhydratmalabsorption.

Staging (engl. *stage* Stadium, Stufe) *n:* Bestimmung der Ausdehnung eines malignen Tumors durch operative Exploration bzw. Biopsie u. Zuordnung zu den Stadien der TNM*-Klassifikation, die für diesen Zweck als **pTNM-Stadien** (pathologische bzw. postoperative Stadien) notiert werden; vgl. Grading.

Stagnation (lat. *stagnare* zum Stehen bringen) *f:* Stauung, Stockung.

Stagnations|hyp|oxie (↑; Hyp-*; Ox-*) *f:* (engl.) *stagnant hypoxia*; lokale od. generalisierte Hypoxie* als Folge von Durchblutungsstörungen bei mechan. Gefäßverschlüssen bzw. Stasis.

Stagnations|thrombus (↑; Thromb-*) *m:* (engl.) *stagnant thrombus*; bei vollständigem Stillstand der Blutströmung durch dann bes. rasch ablaufende Blutgerinnung* entstehender roter Gerinnungsthrombus; vgl. Thrombus; Thrombose; Sludge-Phänomen.

Stakkato|husten (italienisch *staccato* abgestoßen, abgerissen): (engl.) *staccato cough*; rasche Aufeinanderfolge mehr od. weniger schwerer Hustenstöße; typ. für Keuchhusten*.

Stamm: **1.** (engl.) *trunk*; (anat.) Rumpf; **2.** (engl.) *phylum*; syn. Phylum, Abteilung; (biol.) Kategorie in der Systematik der Botanik u. Zoologie; s. Taxon.

Stamm|ganglien (Gangl-*) *n pl:* Basalganglien*.

Stamm|lösung: (engl.) *stock solution*; konzentrierte Lösung zur Herstellung von verdünnten Lösungen für den Gebrauch.

Stamm|zellen (Zelle*): (engl.) *stem cells*; undifferenzierte u. unbegrenzt teilungsfähige Zellen, aus denen durch Teilung jeweils wiederum eine Stammzelle u. eine zur Differenzierung fähige Zelle entstehen; St. sind gewebespezifisch determiniert u. stellen das Ausgangsmaterial der embryonalen Organentwicklung u. aller regenerationsfähigen Gewebe des Erwachsenen dar; **Einteilung: 1.** nach Differenzierungspotential; **a)** omnipotente St. (syn. totipotente St.): können alle Zellen eines Organismus bilden, **b)** pluripotente St.: können versch. ausdifferenzierte Zellen eines Gewebes bilden; **c)** monopotente St.: bilden nur eine Zellart; **2.** nach Herkunft; **a)** embryonale St.: alle aus Embryonen, die extrakorporal gezeugt u. nicht zur Herbeiführung einer Schwangerschaft verwendet bzw. einer Frau vor Abschluss der Einnistung in die Gebärmutter entnommen wurden, gewonnenen pluripotenten menschl. St.; vgl. Stammzellgesetz; Klonen; **b)** sog. adulte St.: auch im adulten Organismus vorkommende St.: in allen regenerationsfähigen Geweben (u. a. Haut, Schleimhäute, Blut), wo sie sich in versch. Zellarten des Gewebes differenzieren können (z. B. hämatopoetische Stammzellen* in die versch. Blutzellen; s. Hämatopoese, Abb. 1 dort).

Stamm|zellen, hämato|poetische: (engl.) *bone marrow hematopoetic stem cells*; syn. Blutstammzellen; Stammzellen, aus denen sich alle Blutkörperchen entwickeln (s. Hämatopoese); nur in sog. Stammzellnische funktionsfähig, in der Versorgung mit entspr. Wachstumsfaktoren* stattfindet; **Formen: 1.** undeterminierte pluripotente Stammzellen mit der Fähigkeit, in alle Blutzelllinien auszureifen u. mit geringer Teilungsaktivität; **2.** determinierte unipotente Stammzellen, die nur in Richtung einer best. Blutzelllinie entwicklungsfähig sind u. nachgeordnete Proliferationspeicher auffüllen; **Bestimmung:** konventionell morphol. nicht identifizierbar (im mikroskop. Bild am ehesten reifen Lymphozyten entsprechend); tragen meist das als Zellmarker* verwendbare Differenzierungsantigen CD34 (vgl. CD-Nomenklatur) auf ihrer Oberfläche; **klin. Bedeutung:** s. Stammzelltransplantation.

Stamm|zellen|leuk|ämie (↑; Leuk-*; -ämie*) *f:* (engl.) *stem-cell leukemia*; syn. akute undifferenzierte Leukämie (Abk. AUL); nicht mehr verwendete Bez. für akute Leukämien* mit zytochem. u. morphol. undifferenzierten Zellen, die heute durch immunzytol. Untersuchungen der myeloischen Reihe (Typ M0 der FAB*-Klassifikation) od. der lymphat. Reihe (ALL) zugeordnet werden.

Stamm|zellen|speicher (↑): s. Hämatopoese.

Stamm|zell|faktor (↑) *m:* (engl.) *stem cell factor* (Abk. *SCF*); syn. Mastzellwachstumsfaktor; zu den Zytokinen gehörendes membranständiges od. lösl. Glykoprotein (M_r 28 000–30 000), das in T-Lymphozyten, Fibroblasten, der Leber u. dem Stroma des Knochenmarks gebildet wird; Ligand des Rezeptors c-kit; **Funktion:** durch Aktivierung von Stammzellen u. früher Progenitorzellen Einfluss auf die Hämatopoese, die Melanogenese u. Gametogenese; synergist. Wirkung mit Interleukinen, CSF u. Erythropoetin.

Stamm|zell|gesetz (↑): Abk. StZG; „Gesetz zur Sicherstellung des Embryonenschutzes im Zusammenhang mit Einfuhr u. Verwendung menschlicher embryonaler Stammzellen" vom 28.6.2002 (BGBl. I S. 2277), erlaubt Einfuhr u. Verwendung menschl. embryonaler Stammzellen* nur für hochrangige Forschungsziele unter strengen Voraussetzungen; Einfuhr u. Verwendung werden dabei auf Stammzellen beschränkt, die vor dem 1.1.2002 gewonnen wurden. Vor Erteilung der Ausnahmegenehmigung ist eine Stellungnahme der Zentralen Ethik*-Kommission zur Stammzellenforschung einzuholen. Informationen zur Antragstellung u. zu den genehmigten Forschungsvorhaben erteilt das Robert* Koch-Institut.

Stamm|zell|trans|plantation (↑; lat. transplantare verpflanzen) f: (engl.) stem cell transplantation; Abk. SZT; Übertragung hämatopoet. Stammzellen* nach vorbereitender Chemotherapie, Bestrahlung od. Immunsuppression des Empfängers; Blutstammzellen werden aus Knochenmarkaspiraten (Knochenmarktransplantation, Abk. KMT) od. peripherem Blut (Blutstammzelltransplantation, Abk. BSZT) nach Stimulation mit G-CSF (s. CSF) gewonnen u. dem Empfänger i. v. appliziert. **Ind.:** Leukämie, myeloproliferative Erkrankungen, myelodysplastisches Syndrom, maligne Lymphome, Myelom, aplastische Anämie, z. T. Tumoren (z. B. Keimzelltumor), Multiple Sklerose u. Amyloidose; **Formen: 1.** autogene SZT; Rückführung vorher gewonnener u. kryokonservierter eigener Stammzellen nach Hochdosis-Chemotherapie; **2.** allogene SZT; Übertragung von HLA-ident. Stammzellen (s. HLA-System) von Geschwistern od. Fremdspendern; **a)** syngene SZT: zwischen eineiigen Zwillingen; **b)** haploidentische SZT: Übertragung von zur Hälfte HLA-ident. Stammzellen, meist von Eltern auf deren Kinder. **Kompl.:** Kompl. durch Chemotherapie u. Immunsuppression; bei allogener SZT (auch bei optimaler HLA-Übereinstimmung von Spender u. Empfänger) in verschiedenen Schweregraden verlaufende Graft*-versus-Host-Reaktion (>50 %), die durch Immunsuppressiva u. Entfernung immun. aktiver Zellen aus dem Stammzellpräparat (z. B. durch positive Selektion CD34-positiver hämatopoet. Vorläuferzellen) behandelt wird.

Standard|ableitungen: (engl.) standard leads; Bez. für die routinemäßig bei einem Standard-Oberflächen-EKG* (12-Kanal-EKG) aufgezeichneten Aktionspotentiale; umfasste die bipolaren Extremitätenableitungen* nach Einthoven (I, II, III), die unipolaren Extremitätenableitungen nach Goldberger (aVR, aVL, aVF) sowie die unipolaren Brustwandableitungen* nach Wilson (V_1–V_6).

Standard|abweichung: (engl.) standard deviation; Abk. s, SD; (statist.) Maß für die Abweichung der Einzelwerte einer Messreihe von ihrem arithmet. Mittelwert* ($\bar{x}$); definiert als der positive Wert der Wurzel aus der Varianz*. Bei einer Normalverteilung liegen 68 % aller Werte zw. $\bar{x}$-s u. $\bar{x}$+s, 95 % aller Werte zw. $\bar{x}$-2s u. $\bar{x}$+2s. Wenn keine Normalverteilung vorliegt, wird eine Verteilung besser durch Median u. geeignetes (z. B. 10. u. 90.) Perzentil* beschrieben.

Standard|bi|carbonat n: (engl.) standard bicarbonate; Bez. für die Bicarbonatkonzentration des art. Bluts unter Normalbedingungen; Messgröße zur Beurteilung nicht respirator. Einflüsse auf den Säure*-Basen-Haushalt; ermittelt unter Standardbedingungen (vollständige Sauerstoffsättigung, 37 °C, pCO_2 40 mmHg bzw. 5,3 kPa); **Referenzbereich:** ca. 24 mmol/l; erhöht bei nicht respirator. Alkalose, erniedrigt bei nicht respirator. Azidose. Vgl. Basenabweichung; BGA.

Standard|zulassung: (engl.) standard registration; Zulassung von Arzneimitteln*, die best. Standardmonographien entsprechen u. vom Arzneimittel-Zulassungsverfahren nach Arzneimittelgesetz* freigestellt werden (Erleichterung der St. gemäß § 36 AMG).

Stand-by (engl. Bereitschaft): (anästh.) Bez. für die klin. Überwachung eines Pat. (u. ggf. therap. Versorgung) durch einen Anästhesiologen während diagn. od. therap. Maßnahmen, ohne dass dieser ein Verf. zur Anästhesie* durchführt; **Ind.:** z. B. Implantation eines künstl. Herzschrittmachers* in (durch Chirurgen durchgeführte) Infiltrationsanästhesie*. Vgl. Anästhesiologie; Monitoring.

Stand-by-Schritt|macher (engl. to stand by in Bereitschaft stehen): (engl.) stand-by pacemaker; früher verwendeter kammergesteuerter, von der R*-Zacke getriggerter Herzschrittmacher* (VVT-Modus), dessen Impulse bei normaler Herzaktion in die Refraktärphase fallen u. erst bei Absinken der Eigenfrequenz unter die programmierte Grundfrequenz wirksam werden.

Standes|recht: syn. Berufsrecht; s. Ärztekammer.

Standort|varietät (lat. varietas Verschiedenheit, Buntheit) f: s. Variation.

Stanford-Klassifikation f: Einteilung der Aortendissektion* (Abb. 2 dort).

Stanger-Bad (Johann St., Gerbermeister, Ulm, 1843–1909; Heinrich St., Gerbermeister, Ulm, geb. 1854): (engl.) hydro-electric bath; hydroelektr. Vollbad od. galvan. Durchströmung des Körpers (längs od. quer) in auf- od. absteigender Stromrichtung; **Wirkung:** auf motor. (Tonusänderung der Muskeln), sensor. (Analgesie) u. vasomotor. (Hyperämie) Nervenfasern; dazu (elektrophoret.) Resorption antirheumat. Badezusätze u. muskuläre Entspannung durch Auftrieb u. Wärme im Bad; **Anw.:** bei Erkrankungen des rheumatischen Formenkreises, Arthrose, Osteoporoseschmerz, Nervenläsion (Lähmung, Schmerzen) u. peripherer arterieller Verschlusskrankheit; **Kontraind.:** Herzschrittmacher. Vgl. Galvanisation.

Stansfeld-Webb-Verfahren: (engl.) Stansfeld-Webb method; Bestimmung der Zellkonzentration im Mittelstrahlurin durch Auszählung in einer Zählkammer; **Auswertung: 1.** Leukozyten: **a)** normal: <10 Zellen/μl; **b)** Leukozyturie*: Pyelonephritisverdacht bei 10–20 Zellen/μl, sicher pathol. >20 Zellen/μl; **2.** Erythrozyten: **a)** normal <5 Zellen/μl; **b)** Hämaturie*: >10 Zellen/μl; ersetzt durch Durchflusszytometrie*. Vgl. Harnuntersuchung.

Stanz|bi|opsie (Bio-*; Op-*) f: (engl.) punch biopsy; Biopsie* mit Entnahme eines Gewebezylinders unter Anw. einer Hohlnadelstanze; z. B. Prostatabiopsie*. Vgl. Knochenmarkbiopsie.

Staped|ek|tomie (mlat. stapes Steigbügel; Ektomie*) f: s. Stapesplastik.

Stapedius|re|flex|messung (↑; Reflekt-*): (engl.) stapedius reflex measurement; Untersuchungsmethode der Impedanzaudiometrie*; Schallreize, die mehr als 70 dB über der Hörschwelle liegen, führen zu einer Kontraktion des M. stapedius u. zu einer messbaren Änderung der akustischen Impedanz*. **Pathol. Befunde** z. B. bei Otosklerose, Paukenerguss, Schallempfindungsschwerhörigkeit; **klin. Bedeutung:** Für die DD sensorischer Hörschäden ergeben sich durch Auswertung der S. folgende Möglichkeiten: **1.** Hinweise auf Aggravation; **2.** Beitrag zur Recruitment-Diagnose (Metz-Recruitment); **3.** Ermüdungserscheinungen bei Dauertönen durch Schallempfindungsschwerhörigkeit; **4.** Reflex nicht auslösbar bei einer Schallleitungsschwerhörigkeit von >30 dB.

Stapes (↑) *m*: (anat.) Steigbügel; Gehörknöchelchen*.

St̲a̲pes|ankylose (↑; Anky-*; -osis*) *f*: s. Otosklerose.

St̲a̲pes|plastik (↑; -plastik*) *f*: (engl.) *stapedioplasty*; hörverbessernde Op. bei Otosklerose*; **Formen: 1.** Stapedotomie (auch Platinektomie): Perforation der Stapesfußplatte u. Einsetzen einer am Amboss befestigten Prothese (sog. Piston); **2.** Stapedektomie: Extraktion des Stapes u. Ersatz durch Draht- bzw. Kunststoffprothese.

staphylococcal scalded skin syndrome (engl.): s. SSSS.

Staphylo|coccus (gr. σταφυλή Weintraube; Kokken*) *m*: (engl.) *Staphylococcus*; Gattung grampositiver, unbeweglicher, trauben- od. haufenförmig gelagerter Kugelbakterien der Fam. Staphylococcaceae (vgl. Bakterienklassifikation); bilden Katalase; mehr als 30 Species u. Subspecies, med. wichtig: Staphylococcus* aureus, Staphylococcus* epidermidis, Staphylococcus* saprophyticus, Staphylococcus haemolyticus.

Staphylo|coccus a̲u̲reus (↑; ↑) *m*: (engl.) *Staphylococcus aureus*; grampositives, unbewegl., kokkoides Bakt. mit den wichtigen Virulenzfaktoren Oberflächenprotein A, Clumping-Faktor (Agglutination in Citratplasma), Hämolysine*, Plasmakoagulase u. Leukozidin*; Lagerung meist in unregelmäßigen Haufen (sog. Traubenform); versch. z. T. als Superantigene* wirkende Toxine (s. Staphylotoxine) u. ggf. mit Polysaccharidkapsel; **Kultur:** fakultativ anaerob; geringe Nährbodenansprüche; große, leicht gewölbte Kolonien, gelb od. weiß pigmentiert; Betahämolyse; **Vork.:** im menschl. oberen Nasen-Rachen-Raum kurz nach der Geburt (Keimträgerrate bei Erwachsenen 10–40%, im Krankenhausbereich bis zu 80%); verursacht häufig Nosokomialinfektionen* u. ist Err. von Abszess* (oft beginnend als Panaritium, Impetigo*, Follikulitis, Furunkel od. Karbunkel), Mastitis* puerperalis, Osteomyelitis*, postoperativen Wundinfektionen, Endokarditis* (foudroyant, Klappenzerstörung), Pneumonie* (als Superinfektion bei pulmonalen Virusinfektionen), Sepsis*; Erkr. durch Enterotoxine: Lebensmittelvergiftung, toxisches Schocksyndrom*; durch epidermolyt. Toxine (Exfoliatine A u. B): SSSS*; **Inkub.:** bei Intoxikation mit oral aufgenommenen St. a.-Toxinen 2–6 Std.; bei Infektion 4–10 Tage; bei Keimträgern ist eine endogene Infektion auch Mon. nach der initialen Kolonisation mögl.; **Nachw.:** mikroskop. od. kulturell, Nachw. von Plasmakoagulase bzw. Clumping-Faktor, ggf. Enterotoxinen; Lysotypie*; St. a. ist sensitiv für Penicilline; bei Penicillinresistenz Oxacillin, Clindamycin od. Erythromycin, bei Oxacillinresistenz (s. MRSA) Vancomycin, Teicoplanin, Linezolid; **cave:** Vancomycin- intermediär sensibler St. a. (s. VISA) u. Vancomycin-resistenter St. a. (s. VRSA).

Staphylo|coccus epi|dermidis (↑; ↑) *m*: (engl.) *Staphylococcus epidermidis*; Plasmakoagulase-negativer Saprophyt der Haut u. Schleimhaut; besiedelt Polymeroberflächen unter Bildung einer Schleimsubstanz; opportunistischer Err. von Endokarditis* (v. a. nach Herzklappenersatz) u. Wundinfektionen (nach Endoprothesenoperation); Urs. septischer Krankheitssymptome (sog. Plastizitis) bei dauernd od. vorübergehend in den Körper eingebrachten Kunststoffen (Venenkatheter, Ventrikeldrainage); Hospitalkeim mit multipler Antibiotikaresistenz.

Staphylo|coccus sapro|phyticus (↑; ↑) *m*: (engl.) *Staphylococcus saprophyticus*; Plasmakoagulase-negativer Saprophyt der Haut u. Schleimhäute; opportunistischer Err.; verursacht bei jungen Frauen 10–20 % der akuten Harnweginfektionen, v. a. Dysurie; Err. von unspezif. Urethritis bei sexuell aktiven Männern.

Staphylo|dermi̲e̲n (↑; Derm-*) *f pl*: (engl.) *staphylodermias*; Sammelbez. für durch Staphylococcus* verursachte Pyodermien*; z. B. Furunkel, Karbunkel, Impetigo* contagiosa, SSSS*.

Staphylo|ko̲k̲ken (↑; Kokken*) *f pl*: s. Staphylococcus.

Staphylo|ko̲k̲ken, hämo|lysi̲e̲rende (↑; ↑) *f pl*: s. Staphylococcus aureus; vgl. Staphylotoxine.

Staphylo|lysine (↑; Lys-*) *n pl*: s. Staphylotoxine.

Staphylo̲m̲a (↑; -om*) *n*: (engl.) *staphyloma*; sog. Beerengeschwulst; Vorwölbung am Augapfel inf. verdünnter Sklera od. Hornhaut; **Formen: 1.** St. posticum: Ausbuchtung des hinteren Pols bei exzessiver Myopie* (s. Abb. 1); **2.** interkalares St.: Vorwölbung zwischen Iris u. Ziliarkörper nach Entz.

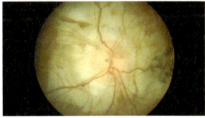

Staphyloma Abb. 1: Staphyloma posticum [106]

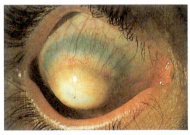

Staphyloma Abb. 2: Zustand nach Keratoskleritis mit fettiger Degeneration der Hornhaut u. „blauer Sklera" im Ziliarkörperbereich [98]

Staphyloplastik

(Skleritis*, Hornhautnarbe), degen. Veränderungen od. bei Hydrophthalmus (s. Abb. 2).

Staphylo|plastik (↑; -plastik*) f: (engl.) staphyloplasty; plast. Deckung eines Defekts am weichen Gaumen; vgl. Uranoplastik.

Staphylo|toxine (↑; Tox-*) n pl: (engl.) staphylotoxins; Sammelbez. für von Staphylococcus* aureus gebildete Toxine; **Einteilung: 1.** Hämolysine* (alpha, beta, gamma, delta): schädigen neben Erythrozyten auch andere humane Zellen; **2.** Leukozidin* (Panton-Valentin-Leukozidin): schädigt selektiv Leukozyten u. Makrophagen; **3.** Epidermolysin: führt zu subkornealer Blasenbildung (s. SSSS); **4.** Enterotoxine* A–E (insbes. B; sehr hitzeresistent, wirken als Superantigene*): Urs. der Staphylokokken-Lebensmittelvergiftung u. des toxischen Schocksyndroms*.

Stapler (engl. staple Klammer): s. Klammernahtgeräte.

Stapler-Hämorrhoidektomie (↑; Hämorrhoiden*; Ektomie*) f: (engl.) stapler hemorrhoidectomy; op. Verf. nach Longo zur Behandlung zirkulärer Hämorrhoiden* Grad 2–4 u. Analprolaps*; **Meth.:** Klammernahtgerät entfernt mit zirkulärem Messer krankhaftes Gewebe u. verbindet gleichzeitig durch Klammernaht gesunde Gewebeanteile; dadurch Drosselung der Blutzufuhr, Fixierung des gesunden Hämorrhoidalplexus am proximalen Rand des Analkanals (s. Abb.). **Vorteil:** schmerzarm, keine sichtbare Operationswunde, geringe Rezidivrate.

Star|brille (mittelhochdeutsch starblint blind): s. Starglas.

Stargardt-Krankheit (Karl B. St., Ophth., Marburg, 1875–1927) n: (engl.) Stargardt's disease; syn. juvenile Makuladegeneration; vom retinalen Pigmentepithel ausgehende erbl. Makuladystrophie* mit starker, in der Adoleszenz beginnender Sehschärfeminderung; neben der Makulopathie finden sich kleine, gelblich weiße Flecken am hinteren Augenpol (sog. Fundus flavimaculatus) sowie eine deutl. Abschattung der Aderhautgefäße (sog. dark choroid) in der Fluoreszenzangiographie*. **Einteilung: 1.** S.-K. 1: autosomal-rezessiv erbl., Mutationen im ABCA4- (Genlocus 1p21-p13) u. CNGB3-Gen (Genlocus 8q21-q22); **2.** S.-K. 3: autosomal-dominant u. autosomal-rezessiv erbl., Mutationen im ELOVL4-Gen (Genlocus 6q14); **3.** S.-K. 4 (häufigste hereditäre Makuladystrophie*): autosomal-dominant erbl., Mutationen in den Genen STGD4 u. PROM1 (Genloci 4p u. 4p15.3).

Star|glas (mittelhochdeutsch starblint blind): (engl.) cataract lens; Starbrille; Korrekturlinse bei Aphakie* nach Staroperation*; starkes Sammelglas von meist +12 dpt; eine Anpassung ist wegen Aniseikonie* nur bei beidseitiger Aphakie möglich.

Star, grauer (↑): s. Katarakt.

Star, grüner (↑): s. Glaukom.

Stark|strom|verletzung: s. Elektrounfall.

Starling-Gesetz (Ernest H. St., Physiol., London, 1866–1927): s. Frank-Starling-Mechanismus.

Starling-Kräfte (↑): (engl.) Starling's forces; Bez. für die den effektiven Filtrationsdruck* bestimmenden Faktoren (hydrostat. u. onkotischer Druck).

Star|operation (mittelhochdeutsch starblint blind) f: (engl.) cataract operation; vollständige od. teilweise Entfernung der durch Katarakt* getrübten Augenlinse; **Formen: 1. extrakapsuläre Kataraktextraktion** unter Belassung der hinteren Linsenkapsel; Entfernung der weichen Rindenanteile im Saug-Spülverfahren nach Expression des harten Kerns od. Zertrümmerung durch Ultraschall (Phakoemulsifikation); Linsenimplantation* einer Hinterkammerlinse; häufig Ausbildung eines Nachstars* inf. Wiedereintrübung der Hinterkapsel; **2. intrakapsuläre Kataraktextraktion** (ggf. nach Zonulolyse*) unter Entfernung der Linse samt Kapsel mit Kryostab od. Pinzette; kein Nachstar, jedoch nur Implantation von Vorderkammerlinsen möglich, die gehäuft zu Spätkomplikationen führen; **3. Phakektomie** (auch Lentektomie): Entfernung der gesamten getrübten Linse samt Kapsel, Zonula u. vorderem Glaskörper bei geschlossenem Auge über einen kleinen Zugang am Limbus corneae od. im Bereich der Pars plana; Ind.: v. a. kongenitale u. juvenile Katarakt* sowie Cataracta traumatica bzw. complicata; nachfolgend Implantation einer Vorderkammerlinse; **4. Diszision** (Eröffnung der Linsenvorderkapsel) u. **Absaugung** (mit einer Spritze nach Quellung der Linsenfasern); heute nicht mehr gebräuchli-

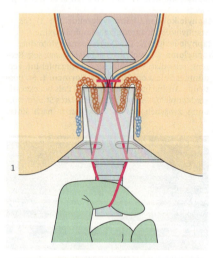

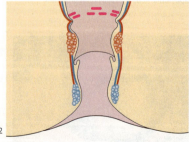

Stapler-Hämorrhoidektomie: Verfahren nach Longo; 1: Auslösen des Stapler-Kopfs u. Resektion der Hämorrhoiden bzw. der Mucosa; 2: Unterbrechung der arteriellen Blutzufuhr durch die Klammernahtreihe 1–2 cm oberhalb der Linea dentata

ches Verfahren; **optische Korrektur:** s. Aphakie, Starglas.
Star, schwarzer (mittelhochdeutsch starblint blind): s. Cataracta brunescens.
-stase: auch -stasie; Wortteil mit der Bedeutung Stillstand, Stauung; von gr. στάσις.
Stasis (↑) *f*: Stockung, Stauung, Stase; z. B. des Bluts bei hämodynamischen Störungen.
Statine *n pl*: **1.** Release-inhibiting-Faktoren; s. Releasing-Hormone; **2.** (pharmak.) HMG-CoA-Reduktase-Hemmer; s. Lipidsenker.
stationär (lat. statio Stillstehen): (engl.) *stationary*; bleibend, feststehend; eine Station einer Klinik betreffend.
statisch (gr. στατικός stehend, zum Stehen bringend): (engl.) *static*; auf das Stehen (od. Gleichgewicht) bezogen.
Statistik *f*: (engl.) *statistics*; Aufbereitung bzw. Bearbeitung von experimentell od. in Studien gewonnenen Daten u. deren Analyse mit beschreibendenr u. schließenden statist. Verfahren; durch die St. sind über die Beobachtung von Einzelfällen hinausgehende Regelhaftigkeiten zu erkennen u. Verallgemeinerungen möglich. Vgl. Epidemiologie, Wahrscheinlichkeit.
Stato|lithen (statisch*; Lith-*) *m pl*: (engl.) *statoliths*; syn. Statoconia, Otolithen, sog. Gleichgewichtssteinchen, Gehörsand; prismat. Kristalle aus Calciumcarbonat, die in der Statolithenmembran des Vestibularapparats* eingebettet sind u. durch ihre Trägheit bei Bewegungen die Zilien der Sinneszellen verschieben.
Status (lat.) *m*: Zustand.
Status arthriticus (↑) *m*: (engl.) *status arthriticus*; Magen-Darm- u. nervöse Störungen vor einem Gichtanfall.
Status asthmaticus (↑) *m*: (engl.) *status asthmaticus*; sehr häufige, akute, schwere od. lang anhaltende Asthma*-bronchiale-Anfälle.
Status dys|rhaphicus (↑) *m*: s. Dysrhaphiesyndrome.
Status epi|lepticus (↑) *m*: s. Epilepsie.
Status idem (↑) *m*: gleicher (i. S. von unveränderter) Befund.
Status lacunaris (↑) *m*: (engl.) *status lacunaris*; Bez. für multiple lakunäre Infarkte im Gehirn bei Mikroangiopathie*, z. B. bei subkortikaler arteriosklerotischer Enzephalopathie*; vgl. Lacuna.
Status marmoratus (↑) *m*: (engl.) *status marmoratus*; syn. Vogt-Syndrom; extrapyramidales Syndrom als Folgeerscheinung eines frühkindlichen Hirnschadens* (v. a. nach Hypoxie od. Entz.); **Pathol./Anat.:** multiple konfluierende Narben (fibrilläre Gliose, Verkalkung von Neuronen, Vermehrung myelinisierter Fasern) in Putamen, Nucleus caudatus, seltener im Thalamus; **Sympt.:** Choreoathetose* od. Athétose* double.
Status nascendi (↑) *m*: in statu nascendi; (chem.) im Entstehungszustand, z. B. im Augenblick des Freiwerdens eines Elementes aus seiner Verbindung; in diesem Zustand zeigt das Element eine gesteigerte chem. Wirkung.
Status praesens (↑) *m*: der gegenwärtige Zustand, klinischer (Untersuchungs-)Befund.
Status, sozialer (↑) *m*: (engl.) *social status*; Bez. für die soziale Position, die ein Gesellschaftsmitglied im Schichtengefüge einnimmt; im Gegensatz zum zugeschriebenen Status (z. B. Adel in ständischen Gesellschaften) ist in modernen Industriegesellschaften der (z. B. durch Aus- u. Weiterbildung) erworbene Status vorherrschend. Häufig zu beobachten u. psychosomat. relevant ist das Phänomen der **Statusinkonsistenz**, die Zugehörigkeit einer Person hinsichtl. versch. Statusmerkmale (z. B. Einkommen, Berufsprestige, Bildung) zu versch. Ebenen (z. B. hohe Schulbildung, niedriges Einkommen), die Urs. für psychosomat. Reaktionen sein kann. Liegen die Statusmerkmale auf einer Ebene, spricht man von Statuskristallisation od. Statuskonsistenz. Vgl. Sozialisation; Schicht, soziale.
Status spongiosus (↑) *m*: (engl.) *status spongiosus*; lichtmikroskop. erkennbare vakuoläre Auflockerung der grauen u./od. weißen Substanz des Gehirns als Reaktionsform bei versch. degen., toxischen, metabolischen, traumatischen u. infektiösen Prozessen; kennzeichnend für Prionkrankheiten*.
Status typhosus (↑) *m*: (engl.) *status typhosus*; der benommene Zustand bei Typhus* abdominalis.
Staub: (engl.) *dust*; disperse Verteilung kleiner fester Teilchen in Gas (Luft); **Einteilung:** nach Herkunft: **1.** anorganischer St.: z. B. Sand-, Lehm-, Ruß- od. Aschepartikel; **2.** organischer St.: z. B. Pflanzenteile, Pollen, Pilzsporen, Mikroorganismen, Insektenpartikel, Säugetierepithelien); **klin. Bedeutung:** Staubteilchen mit einer Größe <5 μm sind lungengängig u. können bei Inhalation tox., allerg., fibrosierende u. maligne Erkr. v. a. der Lunge u. der Atemwege verursachen; s. Pneumokoniosen, Silikose, Alveolitis, exogen-allergische. Vgl. Aerosol; Asbest.
Staub|lungen|erkrankungen: s. Pneumokoniosen.
Staub, siliko|gener: (engl.) *silicogenic dust*; Kieselsäureanhydrid-(SiO_2-)haltiger alveolengängiger Staub; vgl. Silikose.
Stauffer-Syn|drom (Maurice St., Int., Rochester) *n*: (engl.) *Stauffer syndrome*; syn. hepatische paraneoplastische Dysfunktion; ätiol. ungeklärte Komb. von Leberfunktionsstörungen im Zus. mit dem Auftreten eines Nierenzellkarzinoms*; **Sympt.:** Hepatomegalie, erhöhte Aktivität der alkal. Phosphatase*, Verlängerung der Thromboplastinzeit* (hohe Konz. fibrinoider Spaltprodukte), Erhöhung der Gammaglutamyltransferase* u. Dysproteinämie (erniedrigte Albumin- u. vermehrte Alpha-2-Globulinfraktion); nach Tumorentfernung evtl. Rückgang der Befunde, die bei Rezidiven wieder auftreten können.
Staupe-Virus (Virus*) *n*: (engl.) *distemper virus*; RNA-Virus der Paramyxoviridae*, eng mit dem Masern*-Virus verwandt; verursacht bei jungen Hunden (od. alten Hunden mit nachlassender Immunität) das Krankheitsbild der Hundestaupe.
Stauungs|a|trophie (A-*; Troph-*) *f*: (engl.) *congestion atrophy*; Schwund von Parenchym inf. chron. venöser Blutstauung.
Stauungs|bronchitis (Bronchi-*; -itis*) *f*: s. Stauungslunge.
Stauungs|erguss: (engl.) *stasis effusion*; inf. venöser Stauung (meist bei Linksherzinsuffizienz*) auftretender Pleuraerguss* (Transsudat*); meist rechts-

Stauungsgallenblase

seitig, bei schwerer globaler Herzinsuffizienz* auch beidseitig. Vgl. Stauungslunge.

Stauungs|gallen|blase: Gallenblasenhydrops*.

Stauungs|gastr|itis (Gastr-*; -itis*) *f*: (engl.) *congestive gastritis*; gastrale Veränderung inf. gestauter Magenvenen mit Sympt. wie bei Gastritis* (Völlegefühl, Appetitlosigkeit, Meteorismus, Brechreiz, Übelkeit); evtl. auch intestinale Beteiligung; **Vork.:** v. a. Rechtsherzinsuffizienz*.

Stauungs|hydr|ops (gr. ὕδρως Wassersucht) *m*: s. Ödem.

Stauungs|ikterus (Ikterus*) *m*: s. Cholestase.

Stauungs|leber: (engl.) *congestive hepatopathy*; Veränderung der Leber inf. Abflussbehinderung des Bluts (venöse Hyperämie); **Vork.:** v. a. Rechtsherzinsuffizienz*, lokale Thrombose od. Kompression ableitender Lebervenen, Budd*-Chiari-Syndrom; **Einteilung: Stadium I:** akute St. (blutige Anschoppung); Leber blaurot u. vergrößert, schmerzhaft gespannte Kapsel; **Stadium II:** subakute St. (zyanot. Atrophie); Zellatrophie durch Druckerhöhung u. Hypoxie, beginnend im Zentrum der Leberläppchen; bei gleichzeitiger peripherer Verfettung entsteht die sog. Muskatnussleber*; Leber meist vergrößert; **Stadium III:** chron. St. (Induration); Ersatz zugrunde gegangener Leberzellen durch kollagenes Bindegewebe (Leberfibrose), daneben auch kompensator. Leberzellwucherungen; das gestaute Blut tritt aus den Bluträumen aus (Stauungsstraßen). Leber verkleinert u. von vermehrter Konsistenz, u. U. Aszites*; der Übergang in eine irreversible Leberzirrhose* ist selten u. erfolgt wahrscheinl. erst nach Einwirkung einer weiteren Noxe. **Sympt.:** Schmerzen im re. Oberbauch, Subikterus, Zyanose, Bilirubin u. Transaminasen erhöht, Leitenzym: läppchenzentrale GLDH*, evtl. Splenomegalie u. beschleunigte BSG. Vgl. Hypertension, portale.

Stauungs|lunge: (engl.) *congested lung*; Lungenveränderung inf. chron. venöser Hyperämie u. postkapillärer pulmonaler Hypertonie*; **Path.:** pralle Füllung der Blutkapillaren, bei längerem Bestehen Vermehrung des Bindegewebes, Blutaustritt u. Hämosiderinablagerung (braune Stauungsinduration, Herzfehlerlunge) mit konsekutiv erschwerter Sauerstoffdiffusion u. dadurch Hypoxämie; **Vork.:** v. a. dekompensierte Linksherzinsuffizienz*, Mitralklappenfehler; **Sympt.:** Stauungsbronchitis (stauungsbedingte bronchiale Veränderung mit Sympt. wie bei Bronchitis*) mit Dyspnoe, Husten u. Herzfehlerzellen* im Sputum, zentrale Zyanose*, evtl. Asthma* cardiale; **Diagn.:** Lungenauskultation: feuchte nichtklingende, bei Induration auch klingende Rasselgeräusche*; Wedge*-Druck erhöht; Röntgen-Thorax-Aufnahme: Lungenödem* mit Kerley*-Linien (Typ-B) u. Stauungserguss*.

Stauungs|milz: (engl.) *congested spleen*; Splenomegalie* mit zunehmend festerer Konsistenz u. bindegewebiger Induration inf. chron. venöser Hyperämie bei Abflussbehinderung; **Vork.:** v. a. rechtsventrikuläre Herzinsuffizienz*, portale Hypertension*.

Stauungs|niere: 1. (engl.) *congested kidney*; Blutstauungsniere*; Nierenveränderung inf. venöser Stauung (chron. venöse Hyperämie) mit Nierenfunktionsstörung; **Pathol.:** Nierenvergrößerung, zunehmende Konsistenz, dunkelrote Farbe, Dilatation der Gefäße; **Vork.:** v. a. rechtsventrikuläre Herzinsuffizienz*, Nierenvenenthrombose*; **Klin.:** Proteinurie, Oligurie, Natriumretention bes. bei Rechtsherzdekompensation; **2.** (engl.) *hydronephrosis*; Harnstauungsniere; s. Hydronephrose.

Stauungs|papille (Papilla*) *f*: (engl.) *choked disk, papilledema*; Veränderung des Augenhintergrunds mit Schwellung, knopfförmiger Vorwölbung (Bestimmung der Prominenz in Dioptrien) u. glasiger Trübung der Sehnervenpapille mit Verlust ihrer scharfen Begrenzung, Erweiterung u. Schlängelung der Venen u. Verengung der Arterien (s. Abb.); **Ätiol.:** erhöhter intrakranieller Druck (Fortsetzung in die Sehnervenscheiden); anfangs Stauung des axonalen Transports, später auch Gefäßstauung u. Ödem; **Vork.:** bei Hirntumoren* (in ca. 60 % der Fälle), abhängig von der Tumorlokalisation (bei Tumoren der Hirnbasis seltener als bei Tumoren der hinteren Schädelgrube, bei epi-, subduralen sowie subarachnoidalen Blutungen, Hydrozephalus*, Pseudotumor* cerebri u. hochgradiger Hypertonie; **Sympt.:** bei frischer St. keine od. nur geringe Sehstörung (Vergrößerung des blinden Flecks), nach monatelangem Bestehen allmähliche Optikusatrophie* mit zunächst nur peripheren, später auch zentralen Gesichtsfeldausfällen; **Ther.:** rasche Druckentlastung durch Behandlung der Grunderkrankung; **DD:** anteriore Neuritis* nervi optici (meist einseitige Prominenz unter 3 dpt, frühzeitige Visusverschlechterung), anteriore ischämische Optikusneuropathie*, Drusenpapille.

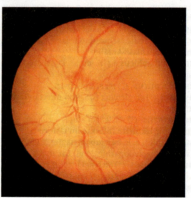

Stauungspapille: prominente randunscharfe Papille mit Erweiterung u. Schlängelung der Venen u. Papillenrandblutungen [106]

Stavudin (INNv) *n*: (engl.) *stavudine*; syn. Didehydrodideoxythymidin (Abk. d4T); Virostatikum* (Nukleosidanalogon*); hemmt kompetitiv die für die Replikation von HIV* erforderliche Reverse Transkriptase*; **Ind.:** Infektion mit HIV als Teil einer antiviralen Kombinationstherapie*; **UAW:** dosisabhängige periphere Polyneuropathie, Pankreatitis, gastrointestinale Störungen, Lipodystrophie*-Syndrom, Laktatazidose, Exanthem.

STD: Abk. für (engl.) *sexually transmitted diseases*; von der WHO eingeführte Bez. für durch Sexualkontakt übertragene Krankheiten, verursacht von Bakterien, Viren, Protozoen u. Arthropoden; **Klin.:** typ. Krankheitsbilder: **1.** HIV*-Erkrankung/ AIDS*; **2.** Genitalulzera: Ulcus* molle, Granuloma* inguinale, Lymphogranuloma* venereum, Syphilis*, Herpes genitalis (s. Herpes simplex); **3.** Urethritis* u. Zervizitis*: Gonorrhö*, genitale Chlamydiose durch Chlamydia* trachomatis; **4.** Kolpitis*; bakterielle Vaginose*, Trichomoniasis*, vulvovaginale Candidose*; **5.** pelvic* inflammatory disease: Entz. des oberen weibl. Genitaltrakts durch z. B. Gardnerella* vaginalis, Haemophilus* influenzae, Streptococcus* agalactiae, Zytomegalie*-Virus, Mycoplasma*; **6.** Epididymitis*: akut/chron. durch Neisseria gonorrhoeae, Chlamydia trachomatis u. Darmbakterien; **7.** Infektion mit Humanem Papillomavirus (HPV): genital, Condylomata* acuminata, intraepithale zervikale od. vaginale Neoplasie; **8.** Virushepatitis: akute Hepatitis* A, B u. C; **9.** Proktitis*, Proktocolitis: u. a. durch Campylobacter*, Shigella*, Entamoeba* histolytica, Zytomegalie*-Virus; **10.** Enteritis*: durch Giardia* lamblia; **11.** ektoparasitäre Infektion: Scabies*, Pedikulose* (Pediculosis pubis u. Pediculosis corporis).

Steady State (engl. gleichbleibender Zustand): Fließgleichgewicht*.

Steady-State-Arbeit (↑): (engl.) *steady-state exercise*; dynamische körperl. Arbeit über einen längeren Zeitraum (>5 Min.), bei der sich unabhängig von der Belastungsdauer ein Fließgleichgewicht einstellt, in dem die Sauerstoffaufnahme dem Sauerstoffverbrauch entspricht.

Steady-State-Blut|spiegel (↑): (engl.) *steady state blood level*; bei Dauerinfusion bzw. wiederholter Applikation sich einstellende, innerh. bestimmter Grenzen konstante Konz. einer Substanz im Blut; ist erreicht, wenn Geschwindigkeiten von Invasion* u. Elimination* gleich sind. Vgl. Fließgleichgewicht.

Steal, ilio-femoraler (engl. to steal stehlen, zuvorkommen) *m*: (engl.) *ilio-femoral steal*; Kollateralkreislauf* zwischen A. mesenterica inferior u. A. iliaca interna mit Steal*-Phänomen bei Verschluss der A. iliaca communis od. Leriche-Syndrom; **Sympt.:** krampfartige Bauchschmerzen (Angina* abdominalis) unter Belastung der Beine; vgl. Mesenterialgefäßverschluss.

Steal-Phänomen (↑) *n*: (engl.) *steal phenomenon*; syn. Steal-Effekt; Störung der Hämodynamik mit Umverteilung des Bluts, das einem Versorgungsgebiet zugunsten eines anderen Gefäßsystems entzogen wird; **Vork.:** z. B. als kollaterales St.-Ph. in einem Kollateralkreislauf* bei art. Stenose; auch iatrogen induziert durch intraarterielle Infusion vasoaktiver Substanzen od. nach Anlage eines Shunts zur Hämodialyse; **Klin.:** Steal-Syndrom (Anzapfsyndrom, Entzugssyndrom; s. Tab.), z. B. Subclavian*-steal-Syndrom, diastolisches Aortenanzapfsyndrom*, ilio-femoraler Steal*; vgl. Verschlusskrankheiten, arterielle.

Stear-: auch Steat-; Wortteil mit der Bedeutung festes Fett, Talg; von griech. στέαρ, στέατος.

Stearin *n*: (engl.) *stearin*; bei der Spaltung der Fette* anfallendes Gemisch aus Stearinsäure, Palmitinsäure u. a.; pharmaz. Hilfsmittel.

Steal-Phänomen
Beispiele für Steal-Syndrome

aortoiliakales Entzugssyndrom
Arteria-carotis-interna-Anzapfsyndrom
Arteria-coeliaca-Entzugssyndrom
Arteria-mesenterica-Entzugssyndrom
diastolisches Aortenanzapfsyndrom
Fistelanzapfsyndrom
Hepatica-Anzapfsyndrom
Interhemisphären-Anzapfsyndrom
Koronararterien-Entzugssyndrom
Mesenterialarterien-Anzapfsyndrom
Pulmonalarterien-Subclavia-Entzugssyndrom (kongenital)
Radialis-Anzapfsyndrom
Renalis-Anzapfsyndrom
Spinalarterien-Entzugssyndrom
splanchnorenales Entzugssyndrom
Subclavia-Anzapfsyndrom
thyreozervikales Entzugssyndrom
Vertebralis-Anzapfsyndrom
viszerales Anzapfsyndrom

Stearin|säure: (engl.) *stearic acid*; Octadecansäure, $C_{17}H_{35}COOH$; gesättigte Fettsäure, die v. a. zus. mit Palmitinsäure Bestandteil von Stearin ist u. in vielen natürl. Fetten* vorkommt; **Verw.:** als pharmaz. Hilfsstoff.

Stear|rhö (Stear-*; -rhö*) *f*: Steatorrhö*.

Steato|kystom (↑; Kyst-*; -om*) *n*: (engl.) *steatocystoma*; syn. Ölzyste, Talgdrüsenzyste; bis zu 3 cm große Zyste in der Dermis mit Talgdrüsenelementen der Zystenwand u. öligem Inhalt; solitär od. multipel (Sebozystomatose) auftretend, bes. an Axillen, Hals, Skrotum u. ventralem Thorax; Erstmanifestation postpuberal; **Ther.:** Exzision störender Herde; **Kompl.:** mögl. Einschmelzung u. Fistelbildung. Vgl. Atherom.

Steato|nekrose (↑; Nekr-*; -osis*) *f*: Fettgewebenekrose*.

Steator|rhö (↑; -rhö*) *f*: (engl.) *steatorrhea*; syn. Stearrhö; erhöhte Stuhlfettausscheidung über 7 g/d als Folge eines Missverhältnisses zwischen oraler Fettaufnahme u. Fettverdauung; tritt auf als Fettdurchfall (sog. Butterstuhl, Salbenstuhl, Ölstuhl, Pankreasstuhl), bei dem ungespaltenes Fett in großen Mengen als flüssige, beim Abkühlen erstarrende Masse abgeschieden wird; **Urs.:** Maldigestion, Malabsorption, gestörter enterozytärer Fettstoffwechsel, gestörter Lymphabfluss, Zöliakie, gestörte Pankreasfunktion (exokrine Pankreasinsuffizienz, Pankreatitis, Pankreaskarzinom, Obstruktion des Pankreasganges), gestörter Gallefluss (s. Cholestase); **Nachw.:** gravimetrische od. titrimetrische Stuhlfettbestimmung möglich. Vgl. Pancreozymin-Secretin-Test.

Steatosis (↑; -osis*) *f*: Verfettung.

Steato|zele (↑; -kele*) *f*: s. Adipozele.

Stech|apfel: Datura stramonium; s. Datura.

Stech|apfel|form: 1. (engl.) *crenocyte*; morgensternartige Form der Erythrozyten (Echinozyten) mit gleichmäßig verteilten Ausziehungen der Zellmembran; **Vork.:** in vitro Artefakt, z. B. im Blut, im eintrocknenden mikroskop. Präparat (s. Abb.); im Harn durch Harnkonzentrierung; vgl. Akanthozythen; **2.** (engl.) *thorn apple crystal*; Kristallform von harnsaurem Ammoniak im Harnsediment.

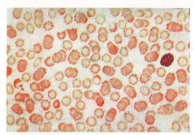

Stechapfelform: Blutausstrich (Pappenheim-Färbung) [66]

Steele-Richardson-Olszewski-Syn|drom (John C. St., kanad. Neurol.; John C. R., kanad. Neurol., geb. 1909; Jerzy O., kanad. Neurol., 1913–1966) *n*: (engl.) *Steele-Richardson-Olszewski syndrome, progressive supranuclear palsy (Abk. PSP)*; syn. progressive supranukleäre Blicklähmung, progressive supranukleäre Parese; zu den Tauopathien* zählende Multisystemdegeneration* des ZNS, die sich zwischen 40. u. 70. Lj. manifestiert; **Pathol./Anat.:** Nervenzellverlust u. Gliose in Basalganglien, Substantia nigra, Substantia grisea centralis, Colliculus superior u. prätektalen Gebieten; astrozytäre Tau*-Protein-positive Einschlüsse (sog. coiled-bodies); **Sympt.:** auf Levodopa schlecht ansprechendes Parkinson*-Syndrom u. supranukleäre, vertikale Blicklähmung nach unten (Kardinalsymptom); frühe posturale Instabilität mit Fallneigung nach hinten; axiale Dystonie u. Rigidität; Pseudobulbärparalyse, Frontalhirnsymptome; Demenz (Spätsymptom).

Steel-Geräusch (Graham St., Int., Manchester, 1851–1942): (engl.) *Steel murmur*; syn. Graham-Steel-Geräusch; funkt. Herzgeräusch* bei rel. (funkt.) Pulmonalklappeninsuffizienz*; leises, hochfrequentes, frühdiastol., gießendes Decrescendo mit p. m. im 2. ICR li. parasternal, das sich dem Pulmonalton P_2 (s. Herztöne) unmittelbar anschließt; **Vork.:** Mitralklappenstenose* (meist), pulmonale Hypertonie*, Cor* pulmonale, Eisenmenger*-Komplex. Vgl. Flint-Geräusch.

Steh|feld|bestrahlung: (engl.) *fixed field radiation*; Form der Strahlentherapie* mit konstantem Bestrahlungsfeld u. -winkel bei unbewegter Strahlenquelle (im Gegensatz zur Pendelbestrahlung).

Stehlen, patho|logisches: Kleptomanie*.

Steh|reaktion, tonische *f*: s. Reflexe, frühkindliche.

Steh|versuch: s. Schellong-Test.

Steig|bügel: (anat.) Stapes.

Steil|typ: s. Lagetyp des Herzens.

Stein|auflösung, pharmako|logische: syn. Chemolitholyse; s. Urolitholyse; Cholelitholyse.

Stein|bildung: s. Konkrement; Nephrolithiasis; Cholelithiasis.

Steiner-Voerner-Syn|drom (Gabriel St., Psychiater, Heidelberg) *n*: Karzinoidsyndrom*.

Stein|kohlen|teer: Pix lithanthracis; s. Teer.

Stein|laus: (engl.) *stone louse*; syn. Petrophaga lorioti; kleinstes einheimisches Nagetier (Größe 0,3–3 mm; s. Abb.) aus der Fam. der Lapivora; Erstbeschreibung 1983; **Vork.:** ubiquitär, z. B. Mundhöhle (Petrophaga lorioti dental calculus), Harn*- (Petrophaga lorioti vesicae) u. Gallenblase* (Petrophaga lorioti cholerica), aber auch Immobilienblase (Petrophaga lorioti bancrottii) u. Metall verarbeitendes Gewerbe (Petrophaga lorioti metallica mit spezif., zur Metallverdauung befähigenden Metallenzymen; in Deutschland zunehmende Verbreitung aufgrund von Nahrungsüberangebot z. B. durch Abwrackprämie); **Übertragung:** Tröpfcheninfektion* (sog. stone louse sneezing disease nach ICD-10), Einatmen von steinlaushaltigen Stein- u. Feinstäuben*; **klin. Bedeutung:** Err. des 2009 pandemisch aufgetretenen Febris Petrophaga (sog. Neue Läusegrippe) mit Größenwahn*, Volumenfetischismus, erhöhtem Risikoverhalten u. Tendenz zur Geldrollenbildung*; **Ther.:** manuelle Extraktion in Steinschnittlage*; alternativ Strahlentherapie mit Teilchenbeschleuniger* (Off*-Label-Use; **Kontraind.:** Befall mit Petrophaga lorioti metallica wegen möglichen Funktionsausfalls durch Metallkonsum); **Proph.:** adjuvantienfreier Impfstoff in 7 Einzeldosen in Entwicklung, Bewertung durch Institut* für Qualität und Wirtschaftlichkeit im Gesundheitswesen steht noch aus.

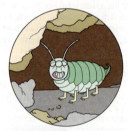

Steinlaus [87]

Stein-Leventhal-Syn|drom (Irving F. St., Gyn., Chicago, 1887–1976; Michael L. L., amerikan. Gyn., Gebh., 1901–1971) *n*: s. Ovarialsyndrom, polyzystisches.

Steinmann-Nagel|ex|tension (Fritz St., Chir., Bern, 1872–1932; Extension*) *f*: (engl.) *Steinmann extension*; Extensionsmethode* zur Knochenextension mit transossär quer eingebrachtem Nagel; **Anw.:** zur vorläufigen Reposition u. Ruhigstellung einer Fraktur* vor endgültiger Versorgung, z. B. bei Acetabulumfraktur; als Definitivtherapie nicht mehr gebräuchl. (Kompl. durch lange Therapiedauer u. Immobilisation). Vgl. Drahtextension.

Steinmann-Zeichen (↑): (engl.) *Steinmann's sign*; diagn. Zeichen bei Meniskusschaden (s. Meniskusriss); **Steinmann I:** Schmerzangabe der Außenseite des Knies bei gebeugtem Kniegelenk u. kräftiger Einwärtsdrehung des Unterschenkels spricht für Schädigung des lateralen Meniskus*; Schmerzen an der Innenseite bei Beugung u. Außendrehung sprechen für Schädigung des medialen Meniskus. **Steinmann II:** Bei medialer Meniskusläsion wandert der Druckschmerz bei Kniebeugung von vorn nach hinten u. bei Streckung wieder nach vorn.

Stein|meta|phylaxe (Met-*; gr. φύλαξις Schutz) *f*: (engl.) *lithometaphylaxis*; diätetische u. pharmak. Maßnahmen zur Verhinderung von Steinrezidiven bei (behandelter) Nephrolithiasis*; **1. allgemeine** St.: reichliche Flüssigkeitszufuhr (Trinkmenge 2 l/d, ggf. zus. mit Diuretika bei Herzinsuffizienz), körperl. Bewegung, Stuhlregulierung, ausgewogene Ernährung, Vermeiden starker Flüssigkeitsverluste (Sauna, Dauerbesonnung); **2. spezielle** St. entspr. der chem. Steinanalyse; **a)** Harnsäuresteine: Alkalisierung des Harns (Kaliumcitrat), purinarme Kost (einschließlich Verzicht auf Purinalkaloide), Arzneimittel (Allopurinol, Benzbromaron); **b)** Oxalatsteine: Einstellen einer schwach alkalischen bis neutralen Harnreaktion, Vermeiden oxalsäurehaltiger Nahrung (z. B. Kakao, Spinat, Rhabarber, schwarzer Tee) u. übermäßiger Zufuhr von Ascorbinsäure; **c)** Magnesiumammoniumphosphatsteine (sog. Infektsteine): Harnsäuerung mit Methionin, gezielte Antibiotikatherapie; **d)** Xanthinsteine: Harnalkalisierung, purinarme Kost (auch keine Purinalkaloide); **e)** Cystinsteine: Trinkmenge erhöhen, Harnalkalisierung, methionin- u. cystinarme Kost, ggf. D-Penicillamin od. Tiopronin.

Stein|mole (Mole*) *f*: s. Blutmole.

Stein|schnitt|lage: (engl.) *lithotomy position*; Rückenlage des Pat. mit gespreizten u. im Hüft- u. Kniegelenk gebeugten Beinen (Hervorziehen des Gesäßes bis an den Rand der Unterlage) für diagn. u. therap. Eingriffe im Urogenital- u. Anorektalbereich (s. Abb.).

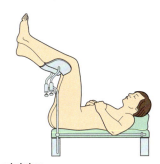

Steinschnittlage

Stein|straße: Bez. für Steindesintegrate, die sich z. B. nach extrakorporaler Stoßwellenlithotripsie (s. Lithotripsie) im Harnleiter befinden; **Kompl.:** Nierenkolik, Harnstauungsniere, Pyelonephritis.

Steiß|bein: (anat.) Os* coccygis.

Steiß|bein|fistel (Fistel*) *f*: Pilonidalsinus*.

Steiß|bein|teratom (gr. τέρας, τέρατος Ungeheuer; -tom*) *n*: Steißteratom*.

Steiß|fuß|lage: s. Beckenendlage.

Steiß|lage: s. Beckenendlage.

Steiß|schmerz: s. Kokzygodynie.

Steiß|teratom (gr. τέρας, τέρατος Ungeheuer; -om*) *n*: (engl.) *coccygeal teratoma*; syn. Kokzygealteratom, Steißbeinteratom; am Beckenende lokalisiertes Teratom*;

> häufigster, meist benigner solider Tumor im 1. Lj.

Kompl.: Geburtshindernis (großes angeb. St.); **Ther.:** op. Resektion.

Stella (lat. Stern) *f*: (engl.) *crucial bandage*; Stern- od. Kreuzverband, z. B. um Brust u. Schulter (St. pectoris).

Stellatum|blockade (stellatus*) *f*: (engl.) *stellate block*; Halsgrenzstrangblockade; zervikale Grenzstrangblockade* mit Ausschaltung des Ganglion cervicothoracicum (stellatum) zur Schmerztherapie* (s. Abb.); **Ind.:** Migräne, halbseitiger Kopfschmerz, postkommotionelle Beschwerden, Osteochondrose der HWS, Periarthritis humeroscapularis, Brachialgia nocturna, Hyperemesis gravidarum, Trigeminus- u. Zosterneuralgie; **NW:** u. a. Horner*-Syndrom.

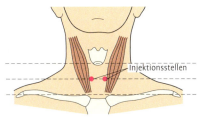

Stellatumblockade: Injektionsstelle am medialen Rand des M. sternocleidomastoideus in Höhe der Cartilago cricoidea

stellatus (lat.): sternförmig.

Stell|knorpel: Cartilago* arytenoidea.

Stell|re|flexe (Reflekt-*) *m pl*: (engl.) *statotonic reflexes*; v. a. auf der Ebene des Hirnstamms integrierte Reflexe* bzw. Reflexketten, die der Aufrechterhaltung bzw. Wiederherstellung einer balancierten Körper- u. Kopfhaltung u. koordinierten Augenstellung dienen; die Afferenzen stammen aus dem Vestibularapparat, von Sensoren (v. a. Drucksensoren der Körperoberfläche u. Propriosensoren) u. aus dem Sehorgan mit Integration in der Großhirnrinde. Als frühkindliche Reflexe* werden St. zur Beurteilung der kindlichen Reife herangezogen; pathol. Steigerung als sog. Streckkrämpfe v. a. bei apallischem Syndrom. Vgl. Haltungsreflexe.

Stellwag-Zeichen (Carl St. von Carion, Ophth., Wien, 1823–1904): (engl.) *Stellwag's sign*; seltener Lidschlag bei Hyperthyreose*.

Stell|wehen: (engl.) *early labour*; Vorwehen, die den vorliegenden Kindsteil zur Einstellung* bringen; vgl. Wehen.

STEMI: Abk. für (engl.) *ST-segment elevation myocardial infarction*; ST-Hebungs-Infarkt; s. Akutes Koronarsyndrom, Herzinfarkt.

Stemmer-Zeichen (Robert St., Phlebologe, Straßburg, geb. 1925): (engl.) *Stemmer's sign*; pathognomonisches Symptom für ein Lymphödem*; über dem Grundgelenk der 2. Zehe lässt sich die Haut nicht in Form einer Falte abheben.

Stener-Läsion (Bertil St., Orthop., Göteborg, 1920–1999) *f*: s. Skidaumen.

Stenger-Versuch (Paul St., Otologe, Königsberg, 1865–1940): s. Audiometrie.

Steno-: Wortteil mit der Bedeutung eng, schmal; von gr. στενός.

stenök (↑; gr. οἶκος Haus): (engl.) *stenoecious*; Bez. für Organismen, die nur unter streng definierten, nicht wechselnden Umweltbedingungen (auch bzgl. nur eines einzelnen Umweltfaktors) leben können; Gegensatz euryök*.

Steno|kardie (↑; Kard-*) *f*: s. Angina pectoris.

Steno|korie (↑; gr. κόρη Pupille) *f*: s. Miosis.

Stenose (↑; -osis*) *f*: (engl.) *stenosis*; angeb. od. erworbene Verengung von Hohlorganen od. Gefäßen.

Stenose|di|latation (↑; ↑; Dilatation*) *f*: s. Angioplastie; Bougierung.

Stenose|geräusch (↑; ↑): s. Gefäßgeräusch; Herzgeräusche.

Stenose|kopf|schmerz (↑; ↑): (engl.) *stenotic headache*; Kopfschmerz* durch behinderten Abfluss von Nasensekret; **Vork.:** z. B. bei Septumdeviation*, akuter Sinusitis* od. Polyposis* nasi et sinuum.

Stenose, tubuläre mit Hypo|kalz|ämie (↑; ↑) *f*: (engl.) *Kenny-Caffey syndrome type 2*; autosomal-dominant erbl. Skelettdysplasie mit Kleinwuchs*, hypokalzäm. Tetanie*, Myopie* bzw. Hypermetropie*, Hyperphosphatämie, verengten Knochenmarkkanälen sowie Verkalkungen von u. a. Basalganglien, Cornea, Retina.

Steno|tropho|monas *f*: (engl.) *Stenotrophomonas*; Gattung gramnegativer, aerober Stäbchenbakterien der Fam. Xanthomonadaceae (vgl. Bakterienklassifikation); **Vork.:** ubiquitär in Feuchtbiotopen; St. maltophilia ist ein opportunistischer Err., der Nosokomialinfektionen* spez. bei Immunsupprimierten verursachen kann.

Steno|zephalie (Steno-*; Keph-*) *f*: (engl.) *stenocephaly*; syn. Kraniostenose; Form der Dyszephalie* mit pathol. Verkleinerung des Schädelumfangs bei meist normalem Rauminhalt (keine Mikrozephalie*); **Urs.:** verfrühte Synostose einer od. mehrerer Schädelnähte, wodurch es zu einer Deformierung des Schädels (Dyskranie) kommt; **Einteilung: 1. Akrozephalus** (Turmschädel) inf. primärer Hypoplasie der Schädelbasis mit vorzeitiger Verknöcherung der Sutura coronalis (Kranznaht); tritt in einer zylindrischen Form (Turrizephalus) od. in einer konischen Form (Pyrgozephalus) auf; **2. Skaphozephalus** (Kahnschädel) inf. vorzeitiger Verknöcherung der Sutura sagittalis (Pfeilnaht); **3. Pachyzephalus** mit kurzem breitem Schädel inf. vorzeitiger Verknöcherung der Sutura lambdoidea; **4. Plagiozephalus** (Schiefschädel) inf. (seltener) vorzeitiger Synostose nur eines Teils einer Naht (z. B. rechte Kranznaht); dadurch völlige Asymmetrie; **5. Sphenozephalus** (Trigonozephalus, Dreieckschädel) mit keil- bzw. eiförmiger Kopfform inf. vorzeitiger Synostose der Stirnbeine u. der Pfeilnaht; oft mit fehlender Mandibula u. Veränderungen an Maxilla u. Ohren verbunden;

6. Kleeblattschädel*. Vgl. Dysostosis craniofacialis.

Stensen-Gang (Niels St., Anat., Kopenhagen, 1638–1686): Ductus* parotideus.

Stenson-Löcher: Foramina* incisiva.

Stent (engl. to stent ausdehnen) *m*: **1.** (engl.) *stent*; schergitterartige, nach endoskop. od. interventionell transluminaler Implantation (s. Interventionsradiologie) selbstexpandierende Endoprothese* aus versch. Materialien zur Erhaltung (bzw. Überbrückung) von Lumen; **Formen: a) 1.** vaskulär; **a)** bei arteriosklerot. kurzstreckiger Gefäßstenose (z. B. bei Karotisstenose, Aortenisthmusstenose* od. Aortenaneurysma* u. a.); röhrenförmiges Metallgitterimplantat mit einer Außenhülle aus Teflon od. Polyester; **b)** Koronarstent; metall. St. zur intrakoronaren Implantation i. R. der PCI*: konventioneller Koronarstent (engl. bare metal stent) od. mit zusätzl. Beschichtung (DES); Kompl.: v. a. Stentthrombose (akuter Herzinfarkt* mit letalem Ausgang; v. a. bei Absetzen von Clopidogrel* u. bei DES) sowie (In-Stent-)Restenose* (seltener als bei PCI ohne Stentimplantation; bei bare metal stent häufiger als bei DES); **c)** bei portaler Hypertension* als TIPS (s. Shunt, transjugulärer intrahepatischer portosystemischer); **2.** in Hohlorganen bei Stenose u. Obstruktion, z. B. bei Trachealstenose*, Gallenblasenkarzinom* (Ductus hepatocoledochus), Ösophaguskarzinom (Abb. dort); **2.** (zahnmed.) Bez. für einen vielseitig verwendbaren, thermoplast. Hilfswerkstoff aus versch. Harzen, u. a. zur Abformung u. Kieferrelationsbestimmung.

Stepper|gang (engl. to step schreiten, tanzen): (engl.) *steppage gait*; Hahnentritt; Gangbild bei Fallfuß (inf. Peroneuslähmung*).

Steran *n*: s. Steroide.

Sterbe|begleitung: (engl.) *attendance in death, end-of-life care*; med., pflegerische, psychosoziale u. spirituelle Betreuung sterbender Menschen u. ihrer Angehörigen in mitmenschlicher Zuwendung; **Bundestags-Enquête-Kommission** „Ethik und Recht der modernen Medizin" fordert in ihrem Bericht zur „Verbesserung der Versorgung Schwerstkranker und Sterbender in Deutschland durch Palliativmedizin und Hospizarbeit" (2005), dass der kurative Ansatz der Medizin um eine lindernde Dimension ergänzt werden muss, „die der Lebensqualität statt der künstlichen Lebensverlängerung dient. Die Konzentration auf die rein medizinische Versorgung muss zu Gunsten einer intensiven psychosozialen, pflegerischen und spirituellen Sterbebegleitung und Betreuung der Angehörigen" ergänzt werden. Der **Nationale Ethikrat** beschreibt Sterbebegleitung in seiner Stellungnahme „Selbstbestimmung und Fürsorge am Lebensende" (2006): „Mit dem Begriff der Sterbebegleitung sollen Maßnahmen zur Pflege und Betreuung von Todkranken und Sterbenden bezeichnet werden. Dazu gehören körperliche Pflege, das Löschen von Hunger- und Durstgefühlen, das Mindern von Übelkeit, Angst, Atemnot, aber auch menschliche Zuwendung und seelsorgerlicher Beistand, die dem Sterbenden und seinen Angehörigen gewährt werden." St. wird als eines der

Wesensmerkmale der Hospizbewegung (s. Hospiz) beschrieben. Vgl. Sterbehilfe; Palliative Care.

Sterbe|hilfe: (engl.) *euthanasia*; Bez. für ein Handeln, das bestimmt u. geeignet ist, den erleichterten u. schmerzgelinderten Tod eines unheilbar schwerkranken Menschen zu ermöglichen; in Deutschland wird zwischen passiver, indirekter u. aktiver St. unterschieden; **passive** St. ist das Einstellen od. Nichtergreifen von lebenserhaltenden Maßnahmen bei einem sterbenden Menschen od. in aussichtsloser Krankheitssituation mit (mutmaßlicher) Einwilligung des Pat.; das Sterben wird zugelassen. **Indirekte** St. beschreibt eine nicht intendierte Lebensverkürzung als Nebenwirkung einer zur Leidenslinderung induzierten u. regelrecht durchgeführten Therapiemaßnahme; Behandlungsziel ist das Lindern von Leid. **Aktive** St. ist im Gegensatz dazu die von einer dritten Person auf Verlangen des kompetenten Pat. durchgeführte vorzeitige Lebensbeendigung, i. d. R. durch Verabreichung einer tödlichen Medikation; Ziel ist die sofortige Lebensbeendigung. Unabhängig davon werden auch freiwillige, nicht freiwillige u. unfreiwillige Formen der St. unterschieden. Bei der **freiwillige** St. stimmt der einwilligungsfähige Pat. der Sterbehilfemaßnahme zu. Bei **nicht freiwilliger** St. stimmt ein Vertreter eines nicht einwilligungsfähigen Pat. nach Ermittlung des mutmaßl. Willens der jeweiligen Form der St. zu. Als **unfreiwillige** St. wird die Durchführung einer Sterbehilfemaßnahme ohne Berücksichtigung od. gegen den Willen des Pat. bezeichnet. Als weitere Form der St. wird auch die (ärztliche) **Beihilfe zum Suizid** beschrieben, die in Deutschland grundsätzlich straffrei ist, von der ärztlichen Standesethik aber als unärztliches Tun abgelehnt wird. Die von der **Bundesärztekammer** herausgegebenen „Grundsätze zur ärztlichen Sterbebegleitung" (zuletzt in der Fassung vom 7.5.2004) verzichten auf die Begriffe passive, indirekte u. aktive Sterbehilfe. Nur aktive St. wird als strafbares Verhalten erwähnt, ohne allerdings näher definiert zu werden („aktive Sterbehilfe ist unzulässig und mit Strafe bedroht"). Auch die Beschlüsse des **Deutschen Juristentags** im September 2006 verwenden den Begriff St. nur sehr zurückhaltend. Unter dem Titel „Patientenautonomie und Strafrecht bei der Sterbebegleitung" wird statt passiver St. der Ausdruck „straflose Behandlungsbegrenzung" bevorzugt, die Bez. indirekte St. durch „Leidenslinderung bei Gefahr der Lebensverkürzung" ersetzt u. aktive St. wird mit „Tötung auf Verlangen" beschrieben. Auch die Stellungnahme des **Nationalen Ethikrats** über „Selbstbestimmung und Fürsorge am Lebensende" (2006) verzichtet auf die bisher übliche Terminologie u. empfiehlt, sich stattdessen künftig an den Begriffen Sterbebegleitung, Therapien am Lebensende, Sterbenlassen, Beihilfe zur Selbsttötung u. Tötung auf Verlangen zu orientieren. **Recht:** Allein die aktive Sterbehilfe ist in Deutschland, Österreich u. der Schweiz strafbar, die Beihilfe zum Suizid nur in Österreich. Eine Besonderheit ist in der Schweiz die Existenz von Vereinen, deren Mitarbeiter betroffenen Menschen Hilfe bei der Selbsttötung dadurch anbieten, dass (meist pharmak.) Mittel u. bei Bedarf auch Räumlichkeiten zur Selbsttötung zur Verfügung gestellt werden. Die ärztliche Mitwirkung beschränkt sich i. d. R. auf die Verordnung einer tödlich wirkenden pharmak. Substanz (Natriumpentobarbital). Unter der Voraussetzung, dass keine „selbstsüchtigen Beweggründe" vorliegen (Art. 115 StGB), ist die Hilfe zur Selbsttötung gestattet. Während in den Niederlanden zur aktiven Sterbehilfe u. zur Beihilfe bei der Selbsttötung nur niederländische Staatsbürger zugelassen sind, ist es in der Schweiz in den letzten Jahren zu einem als sog. Sterbetourismus beschriebenen Phänomen gekommen, da zunehmend auch Menschen aus dem Ausland die angebotene Hilfe zur Selbsttötung in Anspruch nehmen. **Hinweis:** Sterbehilfe wird unterschiedlich definiert u. ausgelegt. Es gibt zunehmend Bestrebungen, diese Terminologie zu verlassen u. durch andere zu ersetzen. Im Allg. wird Sterbehilfe in Deutschland von Sterbebegleitung* unterschieden. Sterbebegleitung legt den Schwerpunkt auf die mitmenschl. Begleitung u. Behandlung i. R. eines zum Tode führenden natürlichen (Krankheits-)Verlaufs. I. R. einer Patientenverfügung* kann im Voraus bestimmt werden, welche medizinischen Maßnahmen gewünscht od. unterlassen werden sollen (wenn keine Einwilligungsfähigkeit mehr vorliegt). **Geschichte:** Die Bez. Euthanasie wurde in der Antike i. S. eines schnellen u. schmerzlosen Todes verwendet; der Begriff wurde im Laufe der Jahrhunderte unterschiedl. interpretiert; Pervertierung der Euthanasie im Nationalsozialismus durch gezielte „Vernichtung lebensunwerten u. nutzlosen Lebens", von 1939–1945 zentral organisiertes Vernichtungsprogramm. Sog. wilde Euthanasie: Fortführung der Vernichtungsaktionen, vorwiegend auf Anstaltsebene, z. B. durch Hungerkost u. Todesspritzen. Im nationalsozialistischen Euthanasieprogramm wurden mindestens 150 000 Menschen aufgrund psychischer Erkrankungen od. geistiger Behinderung getötet.

Sterben: (engl.) *dying*; Vorgang des Erlöschens der Lebensfunktionen; am Ende steht der Tod* als Zusammenbruch integrierender Organsysteme; vgl. Agonie; Hirntod; Nekrose; Todeszeitpunkt.

Sterbe|tafel, allgemeine: (engl.) *life table*; vom Statistischen Bundesamt regelmäßig veröffentlichte Tabelle, in der für jeden Geburtsjahrgang die statist. Wahrscheinlichkeit, das Ende des betreffenden Jahres zu erleben angegeben ist; außerdem beinhaltet sie die mittlere u. fernere Lebenserwartung*; wird herangezogen, um bei epidemiol. Studien zur Mortalität n. best. Krankheiten die beobachtete von der erwarteten Überlebensrate* unterscheiden zu können.

Sterblichkeit: s. Mortalität; Letalität; Säuglingssterblichkeit; Müttersterblichkeit.

Sterblichkeit, peri|natale: perinatale Mortalität*.

Sterc-: auch Sterko-; Wortteil mit der Bedeutung Kot; von lat. *stercus*.

Stercus (↑) *n*: Kot.

Stereo-: auch Stero-, -sterie; Wortteil mit der Bedeutung **1.** starr, fest, hart; **2.** massiv, einen Raum ausfüllend; von gr. στερεός.

Stereo|a|gnosie (↑; A-*; -gnos*) *f*: s. Agnosie.

Stereo|an|ästhesie (↑; Anästhesie*) *f*: (engl.) *stereoanesthesia*; Störung der epikritischen u. Tiefensensibilität mit der Unfähigkeit, Objekte durch Betasten zu erkennen; vgl. Sensibilitätsstörungen; Agnosie.

Stereo-EEG (↑): (engl.) *stereoelectroencephalography*; gleichzeitige Ableitung von Hirnstromwellen aus subkortikalen Strukturen mit Hilfe langer, dünner, in das Gehirn eingestochener Nadelelektroden u. von Oberflächenelektroden auf der Kopfhaut (Vergleich von Oberflächen- u. Tiefenaktivität); **Anw.**: z. B. zur Lok. eines Herdes bei fokaler Epilepsie i. R. der einem epilepsiechirurgischen Eingriff vorausgehenden Diagnostik. Vgl. EEG; Operation, stereotaktische.

Stereo|gnosie (↑; -gnos*) *f*: (engl.) *stereognosis*; Fähigkeit, Gegenstände nur durch Betasten zu erkennen; vgl. Sensibilität.

Stereo|iso|merie (↑; Iso-*; gr. μέρος Teil, Anteil) *f*: s. Isomerie.

Stereo|mikro|skop (↑; Mikr-*; Skop-*) *n*: (engl.) *stereomicroscope*; Gerät für stereoscope. Betrachtung u. Photoaufnahmen von mikroskop. Objekten (s. Stereoskop); am bekanntesten ist das Greenough-St., das aus 2 getrennten, vollständigen Mikroskopen besteht, deren opt. Achsen gegeneinander geneigt sind.

Stere|opsis (↑; Op-*) *f*: stereoskopisches Sehen*.

Stereo|skop (↑; Skop-*) *n*: (engl.) *stereoscope*; optisches Gerät, mit dem gleichzeitig 2 unter versch. Blickwinkeln angefertigte Photographien od. Röntgenaufnahmen betrachtet werden, so dass ein räuml. Eindruck entsteht.

Stereo|taxie (↑; gr. τάσσειν anordnen) *f*: (neurochir.) s. Operation, stereotaktische; Neuronavigation.

Stereo|taxie|rahmen (↑; ↑): (engl.) *stereotactiv frame*; bei mechanischen stereotaktischer Operation* verwendetes, am Schädel des Pat. fixiertes Gerät, das gezielte Sondierung von Hirnbereichen mit mm genauer Präzision (Stereotaxie) über Winkelkoordinaten u. 3-achsig-linear erlaubt.

Stereo|typ (↑; gr. τύπος Gepräge, Bild) *n*: (engl.) *stereotype*, (soziol.) vereinfachende, häufig verzerrte u. zu Konformität neigende Beurteilung von gesellschaftl. Gruppen; als **Autostereotyp** wird das St. hinsichtl. der Beurteilung der eigenen Gruppe, als **Heterostereotyp** das St. hinsichtl. der Beurteilung anderer Gruppen bezeichnet.

Stereo|typie (↑; ↑) *f*: (engl.) *stereotypy*; Bewegung, Haltung, Handlung od. verbale Äußerung, die oft über lange Zeit u. in immer gleicher Weise ohne einen der Situation angemessenen Sinn wiederholt bzw. beibehalten wird; St. kann von Außenreizen abhängig sein u. als auf das eigene Empfinden bezogene Stimulation od. autoaggressives Verhalten auftreten. **Formen: 1.** Bewegungsstereotypie (z. B. Iterativbewegungen*, Jaktation*); **2.** Sprachstereotypie (z. B. Palilalie*, Verbigeration*, Logoklonie*, DD: Stottern*); **3.** Haltungsstereotypie (z. B. Flexibilitas* cerea); **Vork.**: u. a. bei Schizophrenie, Demenz, Intelligenzstörung, Verhaltensstörung, Aphasie. Vgl. Automatismen; Perseveration; Iteration.

Stereo|zilien (↑; lat. cilium oberes Augenlid, Wimpern) *n pl*: (engl.) *stereocilia*; unbewegl. Fortsätze am freien Zellende, bes. lange Mikrovilli* (Typ: Limbus penicillatus); stehen in Beziehung zur Sekretabsonderung u. Resorption; **Vork.**: Nebenhodengang, Amnionepithel, Haarzellen*.

steril (lat. sterilis unfruchtbar): **1.** (engl.) *sterile*; keimfrei, sterilisiert; **2.** infertil, unfruchtbar.

Sterilisation (↑) *f*: **1.** (engl.) *sterilization*; (chir.) Herbeiführung der Unfruchtbarkeit eines Menschen (Sterilität*) durch chir. Eingriff, bei dem Ei- bzw. Samenleiter unterbrochen od. funktionsunfähig gemacht werden; im Unterschied zur Kastration* bleiben die Gonaden u. damit Libido u. Fähigkeit zum Geschlechtsverkehr erhalten; Zeugungsfähigkeit erlischt erst nach Wochen; **Meth.**: **a)** St. der Frau: Tubensterilisation*; **b)** St. des Mannes: Vasoresektion*; der Eingriff beim Mann ist wesentl. einfacher u. ungefährlicher als die St. der Frau. **Gesetzliche Vorschriften:** Eine Zwangssterilisation ist nach den Artikeln 1 u. 2 des Grundgesetzes unzulässig u. gilt nach § 226 StGB als beabsichtigte schwere Körperverletzung*. Die freiwillige St. ist nach Ansicht des Bundesgerichtshofs in Deutschland durch keine Strafvorschrift bedroht; sie fällt seit dem 1.1.2004 nicht mehr unter die Leistungspflicht der GKV. Lediglich die wegen Krankheit erforderliche St. fällt nach § 24 b SGB V unter die Leistungspflicht der GKV. Die Muster-Berufsordnung für die deutschen Ärzte hält die St. für zulässig, wenn sie aus med., genet. od. sozialen Gründen indiziert ist. Das Betreuungsgesetz* verbietet die St. Minderjähriger vollständig (§ 1631 c BGB) u. schließt für volljährige einwilligungsunfähige Betreute Zwangsmaßnahmen aus (§ 1905 BGB; mit engen, den Erforderlichkeitsgrundsatz bes. betonenden Voraussetzungen zur St. u. strengen Verfahrensanforderungen). **Aufklärungspflicht:** Vor einer St. muss der Arzt über die Sterilisation insbes. bzgl. des angestrebten Erfolgs u. der Reversibilitätschancen bes. sorgfältig u. eindringl. aufklären, auch hat er ihn auf die Notwendigkeit von Nachkontrollen (z. B. Anfertigung eines Spermiogramms) hinzuweisen; nach geltender Rechtsprechung braucht der Arzt sich bei Verheirateten nicht der Einwilligung auch des Ehepartners zu versichern. **2.** (hyg.) Maßnahme, die eine völlige Keimfreiheit bezweckt; nach dem DAB heißt St. (Entkeimung): „Abtöten od. Entfernen aller lebensfähigen Vegetativ- u. Dauerformen von pathogenen u. apathogenen Mikroorganismen in Stoffen, Zubereitungen od. an Gegenständen"; s. Autoklav; Heißluftsterilisator; Formaldehyd-Wasserdampf-Sterilisation; Gassterilisation; Plasmasterilisation.

Sterilität (↑) *f*: **1.** (engl.) *sterility*; (klin.) Zustand der Unfruchtbarkeit bei Frauen bzw. der Zeugungsunfähigkeit bei Männern; klin. relevant als ungewollte Kinderlosigkeit von Paaren trotz regelmäßigen ungeschützten Koitus während 1–2 Jahren; ursächl. zu ca. 45 % St. der Frau, zu ca. 40 % St. des Mannes, der Rest bleibt ungeklärt. **I. St. bei Frauen: 1.** primäre St. ohne bisherige Konzeption; **2.** sekundäre (erworbene) St. nach bereits vorangegangener Schwangerschaft (vgl. Infertilität); zu berücksichtigen ist die mit dem Alter abnehmende Fertilität (s. Fertilitätsrate). **Urs.**: **1.** funktionell od. org.: **a)** ovariell bedingt (primäre od. sekundäre Ovarialinsuffizienz*); **b)** tubar bedingt (Tubenverschluss* z. B. nach Salpingitis* od. Tubenverwachsungen, bei Endometriose*, Motilitätsstörungen); **c)** uterin bedingt (Uterusfehlbildung*, Myoma* uteri, Asherman*-Fritsch-Syndrom, hormonal bedingte Nidationsstörung); **d)** zervikal bedingt (pathol. Zervixfaktor*, Zervizitis*, anat. Veränderungen, z. B. Konisation, Emmet-Riss, Spermienantikörper im Zervixschleim); **e)** vaginal bedingt (vaginale Fehlbildungen*, Kolpitis*); **2.** extragenital: Diabetes* mellitus, Störungen der Schilddrüsenfunktion, Adipositas, Anorexia* nervosa, hypophysäre Störungen, Genussgifte (z. B. Alkohol, Nicotin) u. a.; **3.** i. w. S. auch sexuelle Funktionsstörungen*; **Diagn.:** Sexualanamnese, gyn. Untersuchung, zytol. Abstrich, Kolposkopie*, bakteriol. Abstrich; zur Prüfung der Ovarialfunktion Messung der Basaltemperatur*, Kolpozytologie*, Bestimmung von Zervixfaktor* u. Reinheitsgrad der Scheidenflora*, Penetrations*-, Gestagen*- u. Östrogentest*, evtl. Endometriumbiopsie (Strichkürettage*), Hysterosalpingographie*, Pelviskopie* sowie Gonadotropinbestimmung (DD zwischen primär ovariellen u. primär zentralen Störungen). Bei Frauen sollte keine invasive Untersuchung ausgeführt werden, bevor nicht die Zeugungsfähigkeit ihrer Partner festgestellt wurde. **II. St. bei Männern: Urs.:** gestörte Spermatogenese* durch Maldescensus* testis, Hodenhypoplasie, Zustand nach Hodenverletzung od. -infektion, Varikozele*, hormonale Störungen (Hypothyreose*, hormonaktive NNR-Tumoren, Hypophysenvorderlappen*-Insuffizienz); Verlegung der Samenwege, meist entzündl. bedingt inf. Epididymitis*, Prostatitis*, Urethritis*, evtl. Hypospadie* od. nach Vasoresektion*; i. w. S. auch sexuelle Funktionsstörungen*; **Diagn.:** Spermauntersuchung*, Bestimmung von FSH*, LH*, Testosteron* zur Unterscheidung einer primären u. sekundären Hodenschädigung, evtl. Hodenbiopsie*. In etwa einem Fünftel der ungeklärten Fälle spielen wahrscheinl. (Auto-)Antikörper eine ursächl. Rolle (vgl. Spermienantigene). Nach Ausschluss nicht beeinflussbarer Ursachen (z. B. gonadal bedingt beim Turner*- od. Klinefelter*-Syndrom) sollte eine Beratung über das Konzeptionsoptimum* erfolgen sowie evtl. eine Insemination* bzw. In*-vitro-Fertilisation od. eine Adoption zur Erfüllung des Kinderwunsches in Erwägung gezogen werden. **2.** (mikrobiol.) Keimfreiheit; vgl. Sterilisation.

Sterilitäts|operation (↑) *f*: (engl.) *infertility operation*; sog. Refertilisierung; (mikrochir.) op. Wiederherstellung der Fertilität nach erkrankungsbedingter od. op. erzielter Sterilität*; **1. bei der Frau:** Wiederherstellung der Eileiterdurchgängigkeit z. B. durch Ovario-, Fimbrio- u. Salpingolyse, Salpingostomatoplastik (s. Tubenchirurgie), End-zu-End-Anastomose, Tubenimplantation; Erfolg bei 35–40 %; deutl. erhöhtes Risiko für Extrauteringravidität*; **2. beim Mann:** Vasovasostomie* od. Epididymovasostomie*.

Sterko|bilin (Sterc-*; Bili-*) *n*: s. Bilirubin.

Sterko|bilino|gen (↑; ↑; -gen*) *n*: (engl.) *stercobilinogen*; Abbauprodukt von Bilirubin*, das im Darm durch bakterielle Reduktion aus Bilirubindiglukuronid od. Urobilinogen entsteht u. (zu Sterkobilin reduziert) mit dem Kot ausgeschieden wird.

Sterko|bilin|urie (↑; ↑; Ur-*) *f*: (engl.) *stercobilinuria*; pathol. Ausscheidung von Sterkobilin im Urin; **Urs.:** vermehrte Bilirubinbildung; vgl. Urobilin.

sternal (gr. στέρνον Brust, Brustbein): zum Brustbein gehörend.

Stern|algie (↑; -algie*) *f*: (engl.) *sternalgia*; Brustbeinschmerz; **Vork.:** oft projiziert, z. B. bei thorakalem Aortenaneurysma*, Angina* pectoris.

Sternal|linie (↑): (engl.) *sternal line*; rechts bzw. links durch die Seitenränder des Brustbeins gezogene topograph. Linie.

Sternal|punktion (↑; Punktion*) *f*: s. Knochenmarkpunktion.

Stern|anis: (engl.) *star anise*; Anisi stellati fructus; Früchte von Illicum verum, die ätherisches Öl, fettes Öl, Lipide, Flavonoide, Phenolcarbonsäuren u. Depside, Gerbstoffe enthalten; **Verw.:** als Karminativum u. Aromatikum.

Sternberg-Reed-Riesen|zellen (Karl von St., Pathol., Wien, 1872–1935; Dorothy R., amerikan. Pathol., 1874–1964; Zelle*): (engl.) *Sternberg-Reed cells*; ein- od. mehrkernige dysplast. Blasten* mit Expression von CD15, CD30 o. IRS4 bei Fehlen einer B- od. T-Zell-Antigen-Expression u. Immunglobulintranskription; **Vork.:** bei Hodgkin*-Lymphom. Vgl. Hodgkin-Zellen.

Sternheimer-Malbin-Zellen (Richard St., Int., Chicago; Barney M., Arzt, USA): (engl.) *Sternheimer-Malbin cells*; leukozytäre Zellen unterschiedl. Größe u. Form mit bewegl. Protoplasmagranula; **Vork.:** im Harnsediment* bei Harnweginfektion; ohne diagn. Bedeutung.

Stern|himmel|zellen (↑): (engl.) *starry sky cells*; Makrophagen mit großem hellem, häufig auch vakuolisiertem Zellleib, die sich in den Lymphknotenkeimzentren entwickeln; **Vork.:** eher unspezif. Lymphknotenhyperplasien, Burkitt*-Tumor.

Stern|nävus (Nävus*) *m*: Naevus* araneus.

Sterno|tomie (Sternum*; -tom*) *f*: (engl.) *sternotomy*; op. Durchtrennung des Sternums*; **Formen:** **1.** längs als mediane St. (partiell od. komplett); **2.** quer i. R. der (queren) Thorakosternotomie: Erweiterung der kompletten queren St. durch bilaterale Thorakotomie*; sog. Clamshell-Inzision). Vgl. Schnittführung.

Sternum (gr. στέρνον Brustbein) *n*: (engl.) *sternum*; Brustbein; vorderer Bestandteil des Brustkorbs; **Teile:** Manubrium sterni (Handgriff), Angulus sternis (zwischen Manubrium u. Corpus gelegener Winkel) von vorn als Kante fühlbar, Corpus sterni (Brustbeinkörper), Processus xiphoideus (Schwertfortsatz am unteren Ende), Incisurae costales (Einbuchtungen für die Rippenknorpel).

Sternum|spalte (↑): (engl.) *sternoschisis*; Fissura sterni; Hemmungsfehlbildung mit Längsspaltbildung im Brustbein; treten ferner vollständige (selten) u. unvollständige Spaltenbildungen durch fehlerhafte Vereinigung der beiden knorpelig angelegten Sternalleisten auf.

Sternutatio (lat.) *f*: Niesen; s. Ptarmus.

Stern|zellen (Zelle*): **1.** (engl.) *stellate cells*; in der Leber Kupffer*-Sternzellen; **2.** im ZNS Interneurone* mit sternförmiger Fortsatzanordnung.

Steroid|dia|betes (Stereo-*; -id*; Diabet-*) *m*: (engl.) *steroid diabetes*; Entw. von Glukosurie* od. Diabetes* mellitus während der therap. Behandlung mit Glukokortikoiden* mit einer Häufigkeit zwischen 1 % u. 23 %; stärker betroffen sind Pat. mit Lebererkrankung.

Steroide (↑; ↑) *n pl*: (engl.) *steroids*; org. Verbindungen aus 18–30 C-Atomen mit dem Grundgerüst des Cyclopentanoperhydrophenanthrens (Trivialname Gonan, früher Steran; s. Abb.); die C-Atome 10 u. 13 tragen je eine Methylgruppe, die die Aromatisierung des Ringsystems verhindern. Mehr als 20 000 St. sind bekannt, ca. 2 % davon haben med. Bedeutung. Ihre sehr versch. biol. Eigenschaften beruhen auf Länge u. Art der Seitenketten, funkt. Gruppen u./od. Doppelbindungen im Grundgerüst. **1. natürliche St.** sind Terpenoide, deren Biosynthese vom Isopren* ausgeht: Sterole*, Gallensäuren*, Steroidhormone*, Calciferole*, Digitalisglykoside*, Pheromone*, Steroidalkaloide, Herzglykoside*; **2. synthetische St.:** Anabolika* u. modifizierte Steroidhormone (z. B. zur hormonalen Kontrazeption). Chem. **Einteilung:** z. B. nach Anzahl der C-Atome: C_{17}- (Gonan: Grundkörper), C_{18}- (Estran; natürl. Östrogene*), C_{19}- (Androstan; alle natürl. Androgene*), C_{21}- (Pregnan; Glukokortikoide*, Mineralokortikoide*, Progesteron*), C_{24}- (Cholan; Gallensäuren), C_{27}- (Cholestan; viele Sterole). H-Atome od. OH-Gruppen oberhalb der Molekülebene werden als cis-(β-), unterhalb stehende als trans-(α-)konfiguriert bezeichnet.

Steroide: Cyclopentanoperhydrophenantren (Gonan)

Steroid|glykoside (↑; ↑; Glyk-*; -id*) *n pl*: (engl.) *steroid glycosides*; Glykoside*, die neben einem od. mehreren Zuckern ein Aglykon mit Steroidstruktur besitzen; z. B. Digitalisglykoside*, Saponine.

Steroid|hormone (↑; ↑; Horm-*) *n pl*: (engl.) *steroid hormones*; als Hormone* wirkende Steroide*; Wirkungsvermittlung an Zielzellen über intrazelluläre Hormon*-Rezeptoren; **Einteilung: 1.** Mineralokortikoide*; **2.** Glukokortikoide*; **3.** Sexualhormone*; **Abbau:** hepatische Inaktivierung u. Biotransformation* in wasserlösl. Form; Ausscheidung renal (30–60 %), intestinal (10 %) u. über enterohepat. Kreislauf. Vgl. Kortikoide.

Steroid|kata|rakt (↑; ↑; gr. καταρράκτης Wasserfall, -sturz) *f*: (engl.) *steroid cataract*; Bez. für eine Katarakt*, die nach lang dauernder system. od. lokaler Anw. von Glukokortikoiden* entstehen kann (hintere, subkapsuläre Linsentrübung; s. Abb.).

Steroid|myo|pathie (↑; ↑; My-*; -pathie*) *f*: (engl.) *steroid myopathy*; nekrotisierende Myopathie (z. T. mit selektivem Verlust von Myosinfilamenten) als Kompl. einer Langzeittherapie mit Glukokortikoiden; **Sympt.:** progressive, proximal betonte Muskelschwäche; **Diagn.:** erhöhte Kreatinkinasekonzentration im Serum, Elektromyographie, Muskelbiopsie; **DD:** isolierte Atrophie von Typ-II-Mus-

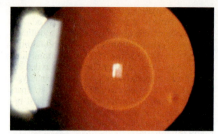

Steroidkatarakt [106]

kelfasern als regelhafter Befund unter Langzeittherapie mit Glukokortikoiden.

Steroid|osteo|porose (↑; ↑; Ost-*; gr. πόρος Loch, Öffnung, Pore; -osis*) *f*: (engl.) *steroid-induced osteoporosis*; Osteoporose* nach hochdosierter Langzeittherapie mit Glukokortikoiden* (keine Angabe der Schwellendosis möglich); der Knochenmasseverlust ist in den ersten Behandlungsmonaten am größten; häufigste sekundäre Form der Osteoporose; **Sympt.:** schwere Veränderungen des Skeletts v. a. an Wirbelsäule, Rippen, Femur, Becken u. Schädel; gelegentl. akute Epiphysennekrose (Femurkopf); **Proph.:** niedrigste effektive Glukokortikoid-Dosis, Calcium, Vit. D, Bisphosphonate.

Steroid|oxy|genasen (↑; ↑) *f pl*: (engl.) *steroid oxygenases*; Monooxygenasen* in der Biosynthese der Steroidhormone* u. Gallensäuren*, die das Gonangerüst streng spezif. bzgl. der Stellung, d. h. regio- u./od. stereospezif., hydroxylieren; z. B. 21-Monooxygenase (deren Fehlen Virilisierung verursacht) u. Steroid-11β-Monooxygenase.

Steroid|rosacea (↑; ↑; lat. rosaceus Rosen-, rosenartig) *f*: (engl.) *steroid rosacea*; persistentes Gesichtserythem mit Teleangiektasien, Atrophie, evtl. Papeln u. Pusteln nach langdauernder Anw. von halogenierten Kortikoid-Externa, meist aufgrund einer milden Acne vulgaris, Rosacea od. eines seborrhoischen Ekzems (s. Dermatitis, periorale); **Ther.:** feuchte blande od. tanninhaltige Umschläge, Tetracycline systemisch.

Steroid|ulkus (↑; ↑; Ulc-*) *n*: (engl.) *steroid ulcer*; Ulcus* ventriculi (meist im Antrum) unter Ther. mit Glukokortikoiden*.

Sterole *n pl*: (engl.) *sterols*; auch Sterine; polycyclische, hydroaromat. sekundäre 1-wertige Alkohole, die sich vom Cholestan (Gonan mit an C-17 methylverzweigter Seitenkette aus 8 C-Atomen) ableiten; **Einteilung** nach Herkunft in Zoosterole*, Phytosterole* u. Mykosterole*; vgl. Steroide.

Stertor (lat. stertere schnarchen) *m*: (engl.) *stertor*; röchelndes Atmen bei Ansammlung von Schleim, Auswurf u. a. in Bronchien u. Trachea; vgl. Stridor.

Stetho|skop (gr. στῆθος Brust; Skop-*) *n*: (engl.) *stethoscope*; Instrument zur Auskultation*; als Doppelkopfstethoskop mit einer Membranseite (membrangedeckte, sehr flache Glocke) zur besseren Auskultation hoher Frequenzen u. einer Trichterseite zur besseren Auskultation tiefer Frequenzen.

Stevens-Johnson-Syn|drom (Albert M. St., amerikan. Päd., 1884–1945; Frank C. J., amerikan. Päd.,

1894–1934) *n*: (engl.) *Stevens-Johnson's syndrome*; syn. Erythema exsudativum multiforme majus, (franz.) Ectodermose érosive pluriorificielle Fiessinger-Rendu; veraltet Dermatostomatitis Baader, Fiessinger-Rendu-Syndrom; multifaktoriell, bes. Infekt- od. arzneimittelallergisch bedingte Hauterkrankung; **Klin.**: akuter Beginn mit schwerer Störung des Allgemeinbefindens u. hohen Temperaturen; Hautveränderungen wie bei Erythema* exsudativum multiforme, Schleimhautbeteiligung mit schmerzhafter Blasenbildung im Mund- u. Genitalbereich, erosive Konjunktivitis; **Ther.**: Glukokortikoide*. Vgl. Lyell-Syndrom.

Stewart-Treves-Syn|drom (Fred W. St., amerikan. Pathol., geb. 1894; Norman T., amerikan. Chir., 1894–1964) *n*: (engl.) *Stewart-Treves syndrome*; syn. Postmastektomie-Lymphangiosarkom; hochmalignes angioplast. Sarkom inf. eines chron. Lymphödems* der Extremitäten (v. a. nach Mastektomie u. Bestrahlung wegen Mammakarzinom*) mit früher Metastasierung; **Klin.**: ca. 5–20 Jahre nach Op. Auftreten von rasch wachsenden (∅ bis 5 cm), lividroten Knötchen, die geschwürig zerfallen u. aus denen sich blutig-seröse Flüssigkeit entleert; petechiale Blutungen, Teleangiektasien*; **Ther.**: Exartikulation (des Arms), Zytostatika*; **Progn.**: infaust. Vgl. Elephantiasis.

STH: Abk. für **s**omato**t**ropes **H**ormon; im Hypophysenvorderlappen gebildetes artspezif. Peptidhormon (190 Aminosäurereste, 2 Disulfidbrücken, M_r ca. 22 000), dessen Bildung u. Sekretion die Releasing*-Hormone SRH* u. Somatostatin* regulieren; **Regulation**: Steigerung der Freisetzung bei Hypoglykämie, erhöhtem Aminosäure- u. Glucagonspiegel sowie im Schlaf; Verminderung durch Glukose u. Cortisol; **Wirkung**: u. a. 1. Steigerung der hepat. Synthese von IGF*-I u. IGFBP-3 (Abk. für engl. insulin-like growth factor binding protein-3); 2. Anregung der Proteinsynthese u. Hemmung der Lipidsynthese; 3. Ausschüttung von Glucagon, Erhöhung der Blutzuckerkonzentration durch insulin-antagonist. Wirkung, Steigerung der Glukoneogenese in der Leber; **klin. Bedeutung**: Kleinwuchs* bei STH-Mangel, Akromegalie* bei pathol. erhöhter STH-Serumkonzentration (meist inf. Hypophysenadenom); **Ind.**: Kleinwuchs* (Substitutionstherapie mit rekombinantem humanen STH).

ST-Hebungs-In|fa̱rkt (Infarkt*) *m*: Abk. STEMI (**ST**-segment elevation myocardial infarction); s. Akutes Koronarsyndrom; Herzinfarkt.

Stich|kultur (lat. cultu̱ra Züchtung) *f*: (engl.) *stab culture*; Einbringen bakterienhaltigen Materials mit Platinnadel bis auf den Boden eines Nähragar- bzw. Nährgelatineröhrchens (fester Nährboden in hoher Schicht); **Verw.**: Fortzüchtung von Reinkulturen* (vgl. Dauerkulturen), Prüfung auf Beweglichkeit, auf Wachstumsform (z. B. bei aeroben Sporenbildnern) u. auf Wachstumsbedingungen (aerob-anaerob).

Stich|probe: (engl.) *sample*; (statist.) Teilmenge von Individuen aus einer Population (Grundgesamtheit) od. von Elementen aus einer Menge; Voraussetzung ist Übereinstimmung der St. mit der Grundgesamtheit hinsichtlich möglichst vieler Merkmale, welche die Verteilung der zu messenden Variablen beeinflussen könnten (Repräsentativität); **Formen**: 1. Zufallsstichprobe: St. wird als zufällige Auswahl aus einer Grundgesamtheit zusammengestellt; 2. geschichtete St.: Grundgesamtheit wird (nach vorher festgelegten Kriterien) statistisch verzerrt abgebildet, z. B. um seltene Untergruppen der Population in der Stichprobe in hinreichender Anzahl vorzufinden; 3. Parallelstichprobe (verbundene, gepaarte St.): zu jedem Wert aus der einen St. (Testgruppe) wird genau ein Wert aus der anderen St. (Kontrollgruppe) zugeordnet. Durch die gepaarten Vergleiche werden Varianz* u. Anzahl der unabhängigen Parameter verkleinert.

Stich|verletzung: (engl.) *stab injury*; Eindringen eines scharfen Gegenstands in den Körper mit Durchtrennung der Haut inf. direkter od. indirekter Gewalt (Fremdeinwirkung, suizidale Absicht); **Einteilung**: Messerstich- u. -schnittverletzung, Pfählungsverletzung*, Glassplitter-, Nadelstichverletzung; **Diagn.**: klin. Befund, ggf. Ultraschalluntersuchung, (Kontrast-)CT, Peritoneallavage; **Ther.**: 1. (konservativ) nur bei gesicherter nichtpenetrierender oberflächlicher Verletzung (im Zweifelsfall immer op. Revision mit engmaschigen Kontrollen; 2. (op.) bei abdominaler St. mit evtl. Verletzung des Peritoneums explorative Laparotomie (selten Laparaskopie); bei thorakaler St. Thoraxdrainage, evtl. Thorakotomie, bei Verletzung von Leitstrukturen (Gefäße, Nerven) op. Revision obligat; 3. bei Nadelstichverletzung: Wunddesinfektion, steriler Verband, Überprüfung des Tetanusschutzes, ggf. Postexpositionsprophylaxe*) bei Verdacht auf Exposition mit Hepatitis- u./od. HI-Viren; 4. Psychotherapie bei St. in suizidaler Absicht. Vgl. Wunde; Wundversorgung; Wundmanagement.

Stickler-Syndrom (Gunnar B. St., Päd., Minnesota, geb. 1925) *n*: (engl.) *Sticklers syndrome*, syn. Arthro-Ophthalmopathie, erbliche progressive; autosomal-dominant erbl. Erkr. mit Augen- u. Gelenkveränderungen; **Häufigkeit**: 1 : 20 000 Neugeborene; **Ätiol.**: heterogenet.; Mutationen in 3 versch. Genen für Kollagen*; **Typ I**: COL2A1-Gen, Genlocus 12q13.11-q13.2; **Typ II**: COL11A1-Gen, Genlocus 1p21; **Typ III** (ohne ophth. Anomalien): COL11A2-Gen, Genlocus 6p21.3. **Sympt.**: Myopie, Glaskörperverflüssigung, Netzhautablösung, später Katarakt, Keratopathien, chron. Uveitis, an den Gelenken epiphysäre Entwicklungsstörungen, degenerative Knorpel- u. Bindegewebeveränderungen, Hypermotilität, Kleinwuchs, Mitralklappenprolaps.

Stick|oxide *n pl*: nitrose Gase*.

Stick|oxidul *n*: s. Lachgas.

Stick|stoff: (engl.) *nitrogen*; Symbol N (Nitrogenium), OZ 7, rel. Atommasse 14,007; 3- sowie 1- bis 5-wertiges chem. Element; farb-, geruch- u. geschmackloses, reaktionsträges (inertes), in der Luft zu 78,1 Vol.% vorkommendes Gas; reagiert mit Wasserstoff (bei 500 °C u. 20 MPa in Gegenwart von Katalysatoren) zu Ammoniak*; **Verw.**: (nuklearmed.) Positronenstrahler ^{13}N (HWZ 9,96 Min.) als ^{13}N-Ammoniak zur Darstellung der (z. B. myokardialen) Perfusion (experimentell). Vgl. Aminosäuren.

Stick|stoff|bakterien (Bakt-*) *f pl*: (engl.) *nitrogen bacteria*; Bakt., die am Stickstoffkreislauf der Natur beteiligt sind: einerseits durch Assimilation von freiem Luftstickstoff, andererseits durch Mineralisierung von org. gebundenem Stickstoff (Aminogruppen der Proteine) aus toter org. Substanz zu Nitriten u. Nitraten.

Stick|stoff|bilanz *f*: (engl.) *nitrogen balance*; Differenz zwischen Stickstoffaufnahme (Proteine) u. Stickstoffausscheidung (v. a. Harnstoff); eine positive St. bezeichnet einen Nettogewinn des Körpers an Stickstoff (z. B. in der kindl. Wachstumsphase), eine negative St. einen Nettoverlust (z. B. beim Fasten). Die St. ist ausgeglichen, wenn die mit der Nahrung zugeführte Stickstoffmenge den Stickstoffverlust über Fäzes, Urin u. Haut ausgleicht. Vgl. Eiweißminimum.

Stick|stoff|di|oxid *n*: (engl.) *nitrogen dioxide*; NO_2 (bräunl. Gas), bei niedriger Temp. farbloses N_2O_4; Reizgas; ätzende, giftige, gasförmige, zu den nitrosen Gasen* gehörende Verbindung, entsteht z. B. durch Einwirkung von Salpetersäure auf Metalle; Inhalation kann nach einigen Std. zum Lungenödem führen.

Stick|stoff|lost *m*: N-Lost; s. Lost.

Stick|stoff|mon|oxid *n*: (engl.) *nitric oxide, nitrogen monoxide*; Symbol NO; zu den nitrosen Gasen* gehörendes farbloses, hoch reaktives Gas, das mit Sauerstoff NO_2 bildet; (biochem.) identisch mit EDRF*; **Wirkung:** Nach Aktivierung der Acetylcholin-Rezeptoren der Endothelzellen diffundiert NO in die benachbarte Muskelschicht u. relaxiert sie durch Steigerung der cGMP-Synthese. NO zeigt außerdem antioxidative Wirkung (s. Antioxidanzien) u. ist an vielen Neurotransmissionsprozessen beteiligt. **Biosynthese** aus Arginin durch Stickstoffmonoxid*-Synthasen, die physiol. z. B. durch L-Arginin, pathol. durch bakterielle Endotoxine aktiviert werden können; pharmak. **Anw.:** NO-freisetzende organische Nitrate* u. Nitrite bzw. NO-Zusatz bei Beatmung, z. B. bei ARDS (wegen der sehr kurzen HWZ nur im Lungenkreislauf wirksam).

Stick|stoff|mon|oxid-Synthasen *f pl*: (engl.) *nitrogen monoxide synthases*; Abk. NOS; Ca^{2+}-abhängige Enzyme, die in Anwesenheit von NADPH in 2 Schritten L-Arginin zu Stickstoffmonoxid* u. Citrullin reduzieren (Übertragung von 5 Elektronen); **Isoformen: 1.** neuronale konstitutive NOS (Abk. ncNOS); **2.** endotheliale konstitutive NOS (Abk. ecNOS); **3.** induzierbare NOS (Abk. iNOS).

Stick|stoff|narkose (Nark-*) *f*: (engl.) *nitrogen anesthesia*; Bewusstlosigkeit*, die bei Tieftauchern durch zu hohen Stickstoffpartialdruck in der komprimierten Atemluft hervorgerufen werden kann; Auftreten nach Übergangsstadium mit Euphorie (sog. Tiefenrausch*). Vgl. Caisson-Krankheit.

Stieda-Pellegrini-Schatten (Alfred St., Chir., Königsberg, 1869–1945; Augusto P., Chir., Florenz, 1877–1940): (engl.) *Stieda-Pellegrini disease*; (röntg.) schalenförmige Kalkschatten in Höhe des medialen Femurepikondylus des Kniegelenks im Bereich des Ansatzes des inneren Seitenbands; tritt posttraumatisch nach Verletzung des medialen Seitenbands auf (Ausbildung nach 18 Mon. abgeschlossen). Vgl. Kniegelenkbandruptur.

Stiel|drehung: (engl.) *torsion*; Torsion eines Gefäßstiels (z. B. als Hodentorsion*); führt u. U. zur Drosselung des venösen Rückflusses, Blutüberfüllung (Stauung) u. Nekrose; häufigste Kompl. bei gestielten Tumoren, bes. Ovarialtumoren*; bei Verwachsungen mit dem Darm Keimeinwanderung in den Tumor mögl. (Akutes* Abdomen, Lebensgefahr); op. Revision erforderlich.

Stiff-man-Syn|drom (engl. stiff steif; man Mann) *n*: (engl.) *stiff-man syndrome*; seltene androtrope Erkr., die sich meist im mittleren Lebensalter manifestiert; häufig assoziiert mit Autoimmunkrankheiten, einschließlich Diabetes mellitus, od. Neoplasien; **Sympt.:** progrediente, anhaltende Steifigkeit v. a. der Nacken- u. Rückenmuskulatur, die auf die Extremitäten übergreift; keine Sensibilitätsstörungen. Nach exogenen Reizen treten evtl. schmerzhafte Muskelspasmen u. Hyperhidrose auf. **Ätiol.:** möglicherweise Autoimmunkrankheit mit Ausfall zentraler inhibitorischer Neurone; **Diagn.:** Elektromyographie (permanente Entladung normaler Aktionspotentiale, die im Schlaf, in Allgemeinnarkose, bei Spinalanästhesie u. nach Nervenblockade verschwindet), Nachw. von Autoantikörpern gegen Glutamatdecarboxylase (s. GABA). Vgl. Neuromyotonie.

stiff neck (engl. steifer Nacken: starre Zervikalorthese aus Kunststoff, die der Fixierung der HWS dient; **Anw.:** in der präklin. Phase u. während der ersten klin. Untersuchungen bei Verdacht auf Wirbelsäulenverletzung* bis zu deren definitivem Ausschluss; i. R. der konservativen Ther. nicht dislozierter Wirbelfrakturen z. T. zur wochenlangen Ruhigstellung. Vgl. Orthese.

Stift|aufbau: (engl.) *post and core*; Aufbau der Zahnkrone durch einen Stift, der bei wurzelbehandeltem Zahn im Wurzelkanal verankert wird; auf einem Kern kann dann eine Krone* aufzementiert werden.

Stift|gliose (Glia*; -osis*) *f*: s. Syringomyelie.

Stigma (gr. στίγμα Stich, Punkt) *n*: (engl.) *stigma*; Stippchen, Wundmal, Merkmal, Kennzeichen.

STIKO: Abk. für **St**ändige **I**mpf**ko**mmission; Expertenkommission am Robert* Koch-Institut, die in regelmäßigen Abständen Empfehlungen zu Schutzimpfungen* (einschließlich Impfkalender*, Tab. dort) herausgibt.

Stilbene *n pl*: (engl.) *stilbenes*; Derivate des trans-α,α'-Diphenylethylens; nichtsteroidale org. Verbindungen (Polyketide), die wie Östrogene* wirken; am bekanntesten ist das synthet. Stilben Diethylstilbestrol*.

Stilb|estrol-Syn|drom *n*: (engl.) *stilbestrol syndrome*; v. a. in den USA beobachtetes gleichzeitiges Vork. von Endometriose* u. sog. Clear-cell-Adenokarzinom der Scheide bei Mädchen, deren Mütter Diethylstilbestrol* eingenommen hatten; wegen der Strukturähnlichkeit könnte auch versehentl. in der Schwangerschaft eingenommenes Tamoxifen* zum St.-S. führen.

Stillen: (engl.) *breast feeding*; syn. Brusternährung; natürl. Säuglingsernährung* an der Brust der Mutter mit Muttermilch*; bes. die Stillversuche in den ersten Lebenstagen erfordern Geduld, bis der Säugling mit dem Mund den ganzen Warzenhof erfasst u. kräftig saugt (s. Reflexe, frühkindliche).

Voraussetzung für das St. ist die Stillfähigkeit der Mutter, die in über 98 % der Fälle gegeben ist. Mögl. **Stillhindernisse: 1.** von seiten der **Mutter: a)** psychol.: Unsicherheit, fehlende Bereitschaft; **b)** phys.: Flach-, Hohlwarzen*; **c)** Einnahme milchgängiger Arzneimittel durch die Mutter; **d)** Erkr. als rel. (Rhagaden*, Mastitis*) od. absolutes Stillhindernis (bei Tuberkulose* Trennung von Mutter u. Kind für ca. 6 Wo. bis das Kind wirkungsvollen BCG*-Schutz hat; HIV*-Erkrankung, schwere konsumierende Erkrankung); **2.** von seiten des **Kindes:** selten; Frühgeborenes*, Fehlbildungen* (z. B. Lippen-Kiefer-Gaumenspalte), einige Erkr. des Neugeborenen (z. B. Galaktosämie*); vgl. Abstillen, Agalaktie, Hypogalaktie, feeding on demand.

Still-Geräusch (Sir George F. St., Päd., London, 1868–1941): (engl.) *Still's murmur*; akzidentelles, niederfrequentes, kaum von der Körperlage abhängiges systol. Herzgeräusch* von musikal. Charakter (brummend) mit p. m. über dem unteren li. Thorax; **Vork.:** Kinder.

Stilling-Clarke-Säule (Benedikt St., Anat., Chir., Kassel, 1810–1879; Jacob A. C., Neurol., Arzt, London, 1817–1880): Clarke*-Säule.

Stilling-Kanal (↑): (engl.) *Stilling's canal*; Canalis hyaloideus; Rest der Arteria* hyaloidea im Glaskörper des Auges.

Stilling-Tafeln (Jakob St., Ophth., Strasbourg, 1842–1915): (engl.) *Stilling's color plates*; pseudoisochromat. Tafeln zur Diagn. der Farbenfehlsichtigkeit*, die auf Mustern aus Verwechslungsfarben basieren; vgl. Nagel-Farbtäfelchen.

Stilling-Türk-Duane-Syn|drom (↑; Siegmund T., Schweizer Ophth.; Alexander D., Ophth., New York, 1858–1926) *n*: (engl.) *Stilling-Türk-Duane syndrome, Duane's syndrome*; angeborene Aplasie des N. abducens u. Fehlinnervation des M. rectus lateralis von Fasern des N. oculomotorius; **Urs.:** intrauterine Schädigung, selten autosomal-dominant erblich; **Sympt.:** Abduktionseinschränkung, bei Adduktion kommt es zur Bulbusretraktion mit sekundärer Lidspaltenverengung (sog. Retraktionssyndrom), bei versuchter Abduktion zur Lidspaltenerweiterung; häufig anomale Kopfhaltung, um beidäugiges Sehen zu erreichen. Vgl. Augenmuskellähmung.

Still-Syn|drom (Sir George F. St., Päd., London, 1868–1941) *n*: (engl.) *Still-Chauffard syndrome*; juvenile idiopathische Arthritis* mit hoher system. entzündl. Aktivität u. extraartikulärer Organmanifestation; **Urs.:** unbekannt; **Vork.:** bei beiden Geschlechtern in jedem Alter, Häufung in den ersten 6 Lj.; **Klin.:** intermittierendes hohes Fieber (>39 °C, i. d. R. mit 1–2 Spitzen tägl.) vom sept. Typ, lachsfarbenes Exanthem, schwere Allgemeinsymptomatik mit Myalgien u. Arthralgien, stark erhöhte BSG, Leukozytose (bis 50 000/ml), Dysproteinämie, Hepatosplenomegalie, generalisierte Lymphadenopathie, Wachstumsstillstand; selten Pleuritis, Perikarditis; später häufig destruierende Arthritis (oft schwere Polyarthritis); **Ther.:** wie bei juveniler idiopathischer Arthritis; anfangs häufig hohe Glukokortikoiddosen erforderl.; Immunsuppressiva (Azathioprin, Methotrexat, Ciclosporin), TNF- od. IL-1-Blocker; **Progn.:** Amyloidoserisiko ca. 15 %, Letalität 3,5 %. Vgl. Still-Syndrom, adultes; Subsepsis allergica Wissler; Arthritis, rheumatoide.

Still-Syn|drom, adultes (↑) *n*: (engl.) *adult Still syndrome*; im Erwachsenenalter beginnendes Still*-Syndrom (evtl. Beziehung zur Subsepsis* allergica Wissler); **Klin.:** ähnl. der juvenilen Form, jedoch i. d. R. keine Iridozyklitis u. Amyloidose; Beginn oft mit stark schmerzhafter Pharyngitis ohne adäquates klin. Korrelat; anfangs typischerweise keine Arthritis, die manchmal erst spät auftritt (nach bis zu 1 Jahr); **Diagn.:** Klassifikationskriterien: s. Tab., mehr als 5 Kriterien einschließl. 2 Hauptkriterien; **Ther.:** nichtsteroidale Antiphlogistika, Glukokortikoide; bei persistierender Arthritis u. U. lang wirkende Antirheumatika, Anakinra; **Progn.:** im Allg. günstiger als bei der juvenilen Form, nur im Einzelfall letal. Vgl. Arthritis, rheumatoide.

Still-Syndrom, adultes
Klassifikationskriterien (modifiziert nach Yamaguchi, 1992)

Hauptkriterien

- Alter >16 Jahre
- intermittierendes Fieber (>39 °C)
- Arthralgien und/oder Arthritis
- makulöses lachsfarbenes Exanthem (flüchtig, z. T. nur nachts)
- Leukozytose (>10 000/μl, >80 % neutrophile Granulozyten)
- Rheumafaktoren, antinukleäre Antikörper: negativ

Nebenkriterien

- Halsschmerzen
- Lymphadenopathie mit oder ohne Hepato-/Splenomegalie
- erhöhte Transaminasen- und LDH-Werte
- Polyserositis
- Hyperferritinämie

Stimm|band: (engl.) *vocal ligament*; Ligamentum vocale; s. Stimmlippen.

Stimm|bruch: (engl.) *breaking of voice*; syn. Mutation; Stimmwechsel in der Pubertät* mit Änderung des Stimmregisters, Stimmumfangs* u. Absinken der mittleren Sprechstimmlage (bei Jungen ca. 1 Oktave, bei Mädchen 1 Terz); **Urs.:** hormonal gesteuerte Stimmlippenverlängerung (bei Jungen ca. 1 cm, bei Mädchen 3–4 mm) u. -verbreiterung. Ausbleiben des St. führt zur Mutationsfistelstimme*. Vgl. Stimme.

Stimme: (engl.) *voice*; Lautbildung durch den Stimmapparat; Schwingungen der Stimmlippen* verursachen einen Primärklang, der aus Grund- u. Obertönen zusammengesetzt ist. Durch Resonanz in Pharynx, Mund- u. Nasenhöhle erfolgt eine Verstärkung von Teiltönen, von deren Intensität der Stimmklang abhängig ist. Stimmklänge gleicher Klangfarbe werden als Stimmregister bez.; man unterscheidet eine tiefe Bruststimme von einer hohen Kopfstimme mit wenigen Obertönen. Bei Männern kommt oberh. der Kopfstimme das sog. Falsett u. unterh. der Bruststimme die Bassstimme

Stimmenhören

vor, bei Frauen schließt sich oberh. der Bruststimme das sog. Flageolett an; vgl. Stimmumfang. **Störung** der St.: s. Dysphonie.
Stimmen|hören: s. Halluzination.
Stimm|feld|messung: s. Phonetographie.
Stimm|fremitus (lat. fremitus Lärm, Rauschen, Schnauben) *m*: s. Fremitus.
Stimm|gabel|prüfungen: s. Hörprüfungen.
Stimm|lippen: (engl.) *vocal folds*; syn. Stimmfalten; Plicae vocales; Bez. für die von der Rückfläche des Schildknorpels zum Proc. vocalis des Stellknorpels ziehenden Falten, die Stimmband (Lig. vocale) u. Stimmuskel (M. vocalis) enthalten (s. Abb. 1); dienen der Stimmbildung (Phonation); abhängig von Stellung u. Spannung der St. (s. Abb. 2) werden Töne mit unterschiedl. Frequenzen erzeugt.

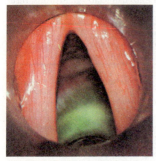

Stimmlippen Abb. 1: laryngoskopischer Normalbefund [84]

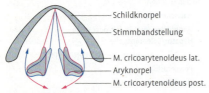

Stimmlippen Abb. 2: Stellung der Aryknorpel u. Stimmbänder bei Postikuswirkung (rote Linien) u. Lateraliswirkung (blaue Linien) [159]

Stimm|lippen|knötchen: (engl.) *vocal nodules*; sog. Phonationsverdickung; meist symmetr. bindegewebige Schleimhautverdickung am Übergang vom vorderen zum mittleren Drittel der Stimmlippen (s. Abb.); **Urs.:** chron. Stimmüberlastung bei berufl. die Stimme einsetzenden Personen (Sängerknötchen) od. laut schreienden Kindern (Schreiknötchen); **Klin.:** Dysphonie* mit Heiserkeit, verkürzte Tonhaltedauer; **Ther.:** Stimmschonung, logopäd. Ther., bei größeren, fibrosierten St. mikrochir. Entfernung. Vgl. Kehlkopfpolyp.
Stimm|lippen|lähmung: s. Kehlkopflähmung.
Stimm|lippen|ödem (Ödem*) *n*: s. Reinke-Ödem.
Stimm|lippen|polyp (Polyp*) *m*: s. Kehlkopfpolyp.
Stimmlosigkeit: s. Aphonie.
Stimm|ritze: (anat.) Rima* glottidis.
Stimm|ritzen|krampf: s. Laryngospasmus.
Stimm|störung: Dysphonie*.
Stimm|umfang: (engl.) *vocal range*; der individuelle Stimmbereich eines Menschen; beträgt vor dem

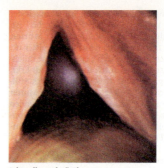

Stimmlippenknötchen [84]

Stimmbruch* ca. 1,5 Oktaven, bei Erwachsenen ca. 2 bis max. 3 Oktaven. Vgl. Stimme.
Stimm|umfangs|profil *n*: Phonetographie*.
Stimmungs|stabilisierer: Phasenprophylaktika*.
Stimm|ventil|pro|these *f*: (engl.) *voice prosthesis*; Silikon- od. Kunststoffventil, das zur Stimmrehabilitation nach Laryngektomie u. Tracheotomie zw. Trachea u. Pharynxschlauch eingesetzt wird; **Prinzip:** Durch Verschließen des Tracheostomas* beim Ausatmen wird die Luft über die S. in Pharynx u. Mundhöhle zur Lautbildung umgelenkt. Vgl. Kehlkopfoperation, Ersatzstimme.
Stimulanzien (lat. stimulare anstacheln, antreiben) *n pl*: (engl.) *stimulants*; anregende Pharmaka wie Analeptika*, Psychostimulanzien*, Halluzinogene (s. Psychodysleptika).
Stimulation (↑) *f*: Anregung, Reizung, Erregung.
Stimulations|elektro|myo|graphie (↑; Elektro-*; My-*; -graphie*) *f*: (engl.) *stimulation electromyography*; Form der Elektromyographie* zum Nachw. einer neuromuskulären Überleitungsstörung im Bereich der motor. Endplatten durch repetitive elektr. Stimulation eines Nervs mit Ableitung des resultierenden Muskelaktionspotentials; niederfrequente Stimulation führt bei Myasthenia* gravis pseudoparalytica, Lambert*-Eaton-Rooke-Syndrom u. Botulismus* zu einer signifikanten Amplitudenabnahme (Decrement), hochfrequente Stimulation bei den beiden letzten Erkr. zu einer Amplitudenzunahme (Increment).
Stimulus (lat. Stachel, Anreiz, Qual) *m*: Reiz*.
Stink|nase: s. Ozäna.
Stippchen|gallen|blase: (engl.) *stippled gall-bladder*; syn. Erdbeergallenblase; Bez. für makroskop. sichtbare gelbe Flecken in der Gallenblasenschleimhaut bei Cholesteatose*.
stippled epiphyses (engl. to stipple tüpfeln, stechen): intra- od. extraepiphysäre spritzerartige Verkalkungen; **Vork.:** insbes. bei Chondrodysplasia*-punctata-Syndromen, auch bei Muko- u. Sphingolipidosen, Trisomie 13 u. 18, Antiepileptika-Embryofetopathie, Alkohol- u. Warfarin-Embryopathie.
Stiri|pentol *n*: (engl.) *stiripentol*; Antiepileptikum* zur p.o. Anw.; **Wirkungsmechanismus:** vermutl. Erhöhung der GABA*-Konz.; **Ind.:** in Komb. mit Clobazam* u. Valproinsäure* als Zusatztherapie bei refraktären generalisierten tonisch-klonischen Anfällen bei schwerer myoklonischer Epilepsie* im Kindesalter (Dravet-Syndrom) mit un-

zureichendem Therapieerfolg durch Clobazam u. Valproinsäure; **UAW:** u. a. Neutropenie, Übelkeit, Erbrechen, psychiatr. (z. B. Reizbarkeit, Aggressivität), Hyperkinese, Erhöhung der Konz. von Gammaglutamyltransferase* im Blut.

Stirn: (anat.) Frons.

Stirn|bein: Os* frontale.

Stirn|hirn|ab|szess (Abszess*) *m*: (engl.) *frontal lobe abscess*; Hirnabszess* im Lobus frontalis; **Vork.:** als Kompl. bei eitriger Sinusitis, Bronchiektasen, bakterielle Inf. des Gesichts oberhalb der Lippen, Schädelhirntrauma* mit frontorhinobasaler Fraktur.

Stirn|hirn|syn|drom *n*: s. Syndrom, hirnlokales.

Stirn|höhle: Stirnbeinhöhle; Sinus* frontalis; vgl. Nasennebenhöhlen, Sinusitis.

Stirn|höhlen|operation *f*: (engl.) *frontal sinus surgery*; chir. Eingriff am Sinus frontalis v. a. bei Sinusitis frontalis sowie i. R. der op. Versorgung frontobasaler Frakturen (s. Schädelbasisfrakturen); **Meth.: 1.** endonasale Op. i. R. einer endoskop. od. mikroskopischen Nasennebenhöhlenoperation*; **2.** osteoplast. Op. von außen durch temporäre Entnahme u. Wiedereinsetzen eines Knochendeckels; **3.** historisches Verf.: **a)** nach Jansen-Ritter: Abtragen des Stirnhöhlenbodens u. vollständiges Entfernen der Schleimhaut aus der erkrankten Höhle, breiten Zugang zur Nasenhaupthöhle schaffen; **b)** nach Killian: Wegnahme der Stirnhöhlenvorderwand bis auf eine Knochenspange in Höhe der Augenbraue (Konturerhaltung), Ausräumen der Schleimhaut, Schaffen eines Zugangs zur Nase im Bereich des medialen Stirnhöhlenbodens; **c)** nach Riedel: vollständiges Abtragen von Stirnhöhlenboden u. -vorderwand.

Stirn|lage: (engl.) *brow presentation*; sehr seltene (1 : 2000–3000 Geburten) Deflexionslage*, bei der die Stirn in Führung bleibt, bis der Kopf geboren ist; inf. des dabei größten Umfangs des Durchtrittsplanums (35–36 cm) u. des für einen Anpassungsvorgang (Asynklitismus*) wenig geeigneten Kopfabschnitts erschwerte vaginale Geburt, im Falle der mentoposterioren Stirnlage auch geburtsunmögliche Kindslage*.

Stirn|naht: Sutura* frontalis persistens.

St.-Louis-En|zephal|itis (Enkephal-*; -itis*) *f*: s. SLE-Virus.

stochastisch (gr. στοχαστικός im Vermuten geschickt, scharfsinnig): (engl.) *stochastic*; (statist.) von den Gesetzen des Zufalls abhängig; vgl. Prozesse, stochastische.

Stöchio|metrie (gr. στοιχεῖον Element, Urbestandteil, Zeiger der Sonnenuhr; Metr-*) *f*: (engl.) *stoichiometry*; die auf chem. Gleichungen (Reaktionsgleichungen) basierende Berechnung des Umsatzes von Materie (Massen- u. Volumenverhältnisse) bei chem. Reaktionen; z. B. zur Berechnung der erforderlichen Ausgangssubstanzen u. der Mengen der entstehenden Reaktionsprodukte. Die Menge einer chem. einheitlichen Substanz (Element od. Verbindung) kann ausgedrückt werden als Masse m (in kg), Volumen V (in Liter) od. in Mol* (SI-Einheit).

Stoeckel-Syn|drom (Walter St., Gyn., Gebh., Berlin, 1871–1961) *n*: Erweiterung glattmuskulärer Hohlorgane (z. B. Uterus, Darm, Ureteren) in der Schwangerschaft inf. Progesteronwirkung; vgl. Pyelonephritis gravidarum.

Stör|fall|verordnung: umgangssprachl. Seveso-Richtlinien; nach der Seveso-Katastrophe (s. Dioxine) in Kraft getretene, zurzeit in der Fassung vom 8.6.2005 (BGBl. I S. 1598) gültige 12. Verordnung zur Durchführung des Bundes-Immissionsschutzgesetzes; enthält eine Störfallmeldepflicht u. verlangt von den Betreibern genehmigungspflichtiger, mit gefährl. Chemikalien (z. B. Benzol, Phosgen, Chlor) arbeitender Anlagen eine Sicherheitsanalyse mit Angaben zu Schutzmaßnahmen gegen Störfälle u. vorgesehenen Maßnahmen bei Störfällen, insbes. müssen Dekontaminationspläne erarbeitet werden.

Stör|größe: eine St. verändert das Messergebnis einer laboratoriumsmed. Untersuchung, ist Bestandteil der Matrix der analyt. Probe, vom gemessenen Analyten* verschieden u. interferiert mit der analyt. Methode (Störung methodenabhängig). Die St. kann ex vivo endogen (z. B. Antikörper, Hämolyse, Lipämie, Ikterus), ex vivo exogen (z. B. Arzneimittel) u. in vitro exogen sein (z. B. Kontamination, Stabilisatoren, Antikoagulanzien). Im Gegensatz zu Einflussgrößen* können St. durch Änderung der analyt. Methode eliminiert werden.

Stör|strahler: (engl.) *sources of stray radiation*; Anlagen od. Vorrichtungen (z. T. genehmigungspflichtige Geräte), in denen Röntgenstrahlung* erzeugt wird, ohne dass sie zu diesem Zweck betrieben werden (z. B. Elektronenmikroskop, Hochspannungsgleichrichter, Kathodenstrahlenröhren in Fernseh- u. Datensichtgeräten); der Anteil zur jährl. Strahlenexposition der Bevölkerung aufgrund von Fernseh- u. Datensichtgeräten wird auf weniger als 10 μSv (1 mrem) geschätzt.

Störung, affektive: (engl.) *affective disorder*; psych. Störung mit Veränderungen in Stimmung u. Antrieb; **Einteilung** nach ICD-10: manische Episode*, Hypomanie*, Manie*, bipolare affektive Störung*, Depression*, depressive Episode*, rezidivierende depressive Störung (rezidivierende Depression*), anhaltende a. St. (z. B. Zyklothymie*, Dysthymie*); a. St. können auch mit psychot. Sympt. auftreten; vgl. Psychose.

Störung, arti|fizielle: (engl.) *factitious disorder*; syn. vorgetäuschte Störung; Form der Persönlichkeits- u. Verhaltensstörung mit zielgerichteten u. bewusst gesteuerten (aber oft in dissoziativen Zuständen vorgenommenen), heimlichen Selbstverletzungen*, die unmittelbar od. mittelbar zu einer objektivierbaren klin. relevanten Schädigung des Organismus (ohne direkte Intention zum Suizid) führen; z. B. Manipulation an Körperteilen u. -funktionen, heiml. Selbstverletzung, Injizieren tox. Substanzen; Ziel: Krankenhausaufnahme, Erreichen medizinischer, teils invasiver (op.) Maßnahmen; Motivation: Einnehmen der Patientenrolle, innerseel. Konflikte; im Verlauf evtl. auch offene Selbstverletzungen (ggf. als Übergangsphase), bevor a. St. sistiert. Sonderform: Münchhausen*-Syndrom. **Ther.:** Psychotherapie; **DD:** Simulation, Psychose.

Störung, bi|polare affektive: (engl.) *bipolar affective disorder*; syn. manisch-depressive Erkrankung; Form der affektiven Störung* mit wiederholten (mind. 2) Episoden, in denen Stimmungs-, Antriebs- u. Aktivitätsniveau des Betreffenden durch das Auftreten von Symptomen einer Depression* od. Manie*, aber auch von hypomanischen, subdepressiven od. Mischzuständen (bis zu 40 % der Pat.), deutl. verändert sind; **Einteilung nach Verlauf: 1.** Bipolar-I-Störung: Wechsel von ausgeprägten Depressionen u. Manien; **2.** Bipolar-II-Störung: Phasen von schweren Depressionen u. Hypomanien; rascher Phasenwechsel (s. rapid cycling); **Epidemiol.:** Lebenszeitprävalenz für Bipolar-I-Störung: 0,5–1,5 %, für Bipolar-II-Störung 3–5 %; Männer u. Frauen im Gegensatz zu unipolarer Depression* gleich häufig betroffen; **Urs.:** multifaktorielle Entstehung, stärkere Gewichtung der genet. Faktoren als bei unipolaren Erkr. (höhere Erkrankungsraten bei Verwandten 1. Grades, Konkordanzrate bei monozygoten Zwillingen >70 %); depressive od. man. Episoden werden oft durch psych. Trauma od. belastendes Lebensereignis ausgelöst; **Klin. u. Verlauf:** Erkrankungsbeginn häufig um das 20. Lj.; manische Phasen: i. d. R. abrupter Beginn, Dauer ca. 2 Wo. bis 4–5 Mon., depressive Phasen: Dauer im Mittel 6 Mon.; zwischenzeitl. häufig komplette Remissionen; übergangslose Wechsel zw. den polaren Zuständen der Depression u. Manie (sog. switching; s. zirkulär) mögl.; bis zum 70. Lj. nahezu konstantes (hohes) Rezidivrisiko; Zyklendauer (Abstand von Phasenbeginn zu Phasenbeginn) von 2–3 Jahren; hohe Komorbiditätsrate v. a. für Sucht- u. Angsterkrankungen, hohe Suizidrate; **Ther.:** Neuroleptika*, Antidepressiva*, Psycho- u. Soziotherapie; **Proph.:** durch Phasenprophylaktika* z. T. erhebl. Verringerung der Episodenhäufigkeit u. -dauer. Vgl. Zyklothymie.

Störungen, dis|soziative: (engl.) *dissociative disorders*; syn. Konversionsstörung (ICD-10); nach ICD-10 u. DSM-IV zusammenfassende Bez. für versch. Störungen der integrativen Funktionen von Bewusstsein, Gedächtnis u. Identität bzw. Wahrnehmung der Umwelt u. der Kontrolle von Körperbewegungen; **Formen:** z. B. dissoziative Amnesie*, dissoziative Fugue*, dissoziativer Stupor*, dissoziative Bewegungsstörung, Ganser*-Syndrom, multiple Persönlichkeitsstörung*, Trance*, Amok*. Vgl. Depersonalisation, Derealisation.

Störungen, rheo|logische: (engl.) *rheological disorders*; (allg.) Veränderung der Fließbarkeit einer Flüssigkeit, i. e. S. der des Bluts; wichtige rh. St. des Bluts: **1.** hämodynamische Störungen (z. B. Wirbelbildung inf. von Störungen der laminaren Strömung, Abfall des lokalen Perfusionsdrucks); **2.** Veränderungen der Blutzellen (z. B. Aggregation u. erhöhte Rigidität der Erythrozyten, Sichelzellenanämie, Polyglobulie, Thrombozytenaggregation, Mikrothromben, Mikroembolie); **3.** plasmapathol. Störungen (z. B. Hyperglykämie, Hyperlipoproteinämien, Hyperfibrinogenämie, Bildung von Kältehämagglutininen, intravasale Mikrokoagulation). Vgl. Mikrozirkulationsstörungen.

Störung, funktionelle: s. Störung, somatoforme.

Störung, hyper|kinetische: s. ADHS.

Störung, hypo|chondrische: (engl.) *hypochondriasis*; Hypochondrie; Form der somatoformen Störung* mit anhaltender Überzeugung vom Vorhandensein einer ernsthaften körperl. Erkr. als Urs. vorhandener Sympt. (auch wenn wiederholte Untersuchungen keine ausreichende körperl. Erklärung erbracht haben) u. mit beständiger Weigerung, die Versicherung versch. Ärzte, dass den Sympt. keine körperl. Erkr. zugrunde liegt, zu akzeptieren; im Gegensatz zur Somatisierungsstörung* liegt die Aufmerksamkeit mehr auf der vermuteten Erkr. u. ihren Folgen als auf der Vielzahl wechselnder Symptome; die gesteigerte Selbstbeobachtung u. Überbewertung von Körperwahrnehmungen als Krankheitszeichen kann sich bis zum hypochondr. Wahn steigern; **Ther.:** psychodynam. Therapie, Verhaltenstherapie, **DD:** symptombezogene org. Erkr., wahnhafte od. psychot. Störung, vorgetäuschte Störungen, Panikstörung.

Störung mit Trennungs|angst: (engl.) *separation anxiety*; anhaltende u. übermäßige Angst* des Kindes, von Eltern od. einer anderen Bezugsperson getrennt zu sein; **Sympt.:** unrealist. Sorgen vor einem Unheil (z. B. Unfall, Entführung); somat. Beschwerden (Übelkeit, Bauch-, Kopfschmerzen) vor u. während der Trennung, häufig Abneigung od. Verweigerung des Schulbesuchs (DD: Schulangst, Entwicklungsstörung); **Ther.:** Psychotherapie mit schrittweiser Annäherung an Trennungssituationen, Elternberatung u./od. Familientherapie, evtl. Pharmakotherapie; **Progn.:** ohne Intervention chron. Verlauf, Risikofaktor für Angststörungen, affektive u. substanzbezogene Störungen.

Störung, phonetische: Artikulationsstörung*.

Störung, saisonal-affektive *f*: (engl.) *seasonal affective disorder* (Abk. *SAD*); meist zwischen Herbst u. Frühjahr regelmäßig auftretende depressive Störung, die im Allg. mit Vitalstörungen, übermäßigem Schlafbedürfnis u. Gewichtszunahme einhergeht; **Ther.:** Antidepressiva* (v. a. Serotoninwiederaufnahme-Hemmer, Monoaminoxidase-Hemmer), zusätzl. Lichttherapie*.

Störung, schizo|typische: (engl.) *schizotypal disorder*; psych. Störung mit exzentr. Verhalten u. Auffälligkeiten des Denken u. der Stimmung, die schizophren wirken, ohne dass eindeutig schizophrene Symptome (z. B. Wahn, Halluzination) auftreten; **Vork.:** häufiger bei Personen mit manifest schizophrenen Familienmitgliedern; **Verlauf:** i. d. R. chronisch, Übergang in Schizophrenie* möglich. Vgl. Persönlichkeitsstörung, schizoide; Persönlichkeitsstörung, paranoide.

Störung, somato|forme: (engl.) *somatoforme disorder*; veraltet Organneurose; Gruppe von psych. Störungen, in deren Mittelpunkt körperl. Symptome stehen, die eine somat. Erkr. nahelegen, für die sich jedoch keine organ. Urs. finden od. bei denen tatsächl. vorhandene somat. Störungen nicht Art u. Ausmaß der Sympt. od. das Leiden des Pat. erklären; treten oft zus. mit anderen psych. Störungen, z. B. Angststörungen u. Depression auf; **Formen:** Somatisierungsstörung*, hypochondrische Störung*, somatoforme autonome Funktionsstörung*, somatoforme Schmerzstörung*, Dysmorphophobie*, nach DSM-IV auch Konversionsstörung; **Klin.:** wiederholte Darbietung somat. Symptome in Verbindung mit hartnäckiger Forderung nach medizin. Untersuchungen trotz wiederholter negativer Ergebnisse, psych. Urs. werden

negiert; **Ther.**: Psychotherapie; **DD**: vorgetäuschte Störungen.
Störung, wahnhafte: (engl.) *paranoid disorder*; auch Paranoia; psych. Störung, bei der andauernder Wahn* als Sympt. vorherrscht u. die nicht auf eine org. Ursache zurückzuführen ist; Affektivität, Verhalten u. Antrieb sind i.d.R. ungestört, andere Sympt. der Schizophrenie* fehlen; begleitende olfaktor. od. taktile Halluzinationen sind möglich. Häufige **Wahninhalte** sind z.B. Verfolgungswahn*, hypochondrischer Wahn*, Größenwahn* od. Beziehungswahn*. Vgl. Persönlichkeitsstörung, paranoide.
Stoffe, amphotere: (engl.) *amphoteric substances*; syn. Ampholyte; Elektrolyte*, die sowohl basisch als auch sauer reagieren können; z.B. H_2O, Aminosäuren u. Proteine (bas. Aminogruppe u. saure Carboxylgruppe); vgl. Punkt, isoelektrischer.
Stoffe, an|organische: (engl.) *anorganic substances*; Substanzen, die keine Kohlenwasserstoffe* od. deren Derivate sind; bilden die Grundlage der unbelebten Natur.
Stoffe, organische: (engl.) *organic substances*; (chem.) nahezu alle Verbindungen des Kohlenstoffs*, in denen er stabile kovalente Bindungen eingeht; bilden die Grundlage der belebten Natur.
Stoff|menge: (engl.) *amount of substance*; Menge einer Substanz bezogen auf die Anzahl der Teilchen (z.B. Atome, Moleküle); SI-Basisgröße mit dem Formelzeichen v; SI-Einheit Mol, Einheitenzeichen mol. Vgl. Avogadro-Konstante.
Stoff|mengen|kon|zentration *f*: (engl.) *amount-of-substance concentration*; veraltet Molarität; Formelzeichen c; Quotient aus Stoffmenge eines gelösten Stoffs u. Volumen (c = v/V); Einheiten: mol/m³ u. mol/l.
Stoff|wechsel: (engl.) *metabolism*; Metabolismus; Gesamtheit aller lebensnotwendigen chem. Reaktionen im Organismus; Bestandteile der aufgenommenen Nahrungsmittel werden zur Assimilation* (**anaboler St.**) od. zur Dissimilation* (**kataboler St.**) verwendet. Viele Reaktionen des St. verlaufen in Zyklen (z.B. Citratzyklus*, Harnstoffzyklus*) u. werden auf versch. Ebenen reguliert. Der ständig in lebenden Organismen stattfindende Abbau- u. Resyntheseprozess pro Zeiteinheit wird Stoffumsatz genannt.
Stoff|wechsel|an|omalien (Anomalie*) *f pl*: (engl.) *metabolic anomalies*; pathol. Abweichungen der Stoffwechselvorgänge, die häufig durch genet. bedingten Enzymmangel verursacht sind (s. Enzymopathien) u. sich in jedem Alter (auch schon in utero) als Stoffwechselstörung (Stoffwechselkrankheit) manifestieren können; **Formen: 1.** Stoffwechselstörungen: **a)** Erhöhung von Stoffwechselzwischenprodukten, z.B. Alkaptonurie*, Porphyrie*, Phenylketonurie*, Methylmalonazidurie*; **b)** Speicherung von Stoffwechselprodukten (Speicherkrankheiten*); **c)** Produktion von ungewöhnl. Metaboliten, z.B. Dicarbonsäuren* bei Störung der Betaoxidation*, Phenylbrenztraubensäure bei Phenylketonurie*; **d)** Defekte des Transports von Substanzen, z.B. Cystinurie*, Hartnup*-Krankheit; **2.** St. ohne klin. Relevanz (St. i. e. S), z.B. hereditäre Form der Fruktosurie*, Iminoglycinurie*, Betaaminoisobuttersäure*-Ausscheidung.

Stoff|wechsel, inter|mediärer: Primärstoffwechsel*.
Stoff|wechsel|störung, pyridoxin|abhängige: **1.** (engl.) *pyridoxin-dependent metabolic disorder*; autosomal-rezessiv erbl. Erkr. des Neugeborenen mit Krampfanfällen (Genlocus 5q31.2-q31.3); **2.** angeb. Stoffwechselstörungen, bei denen pyridoxalphosphatsensible Enzyme betroffen sind; z.B. pyridoxinabhängige Homocystinurie*, Xanthurenazidurie*, Kynureninurie (s. Kynurenin) u. Cystathioninurie*; **Ther.:** erhöhte Zufuhr von Pyridoxin* (bis zum 100-fachen des normalen Tagesbedarfs).
Stokes-Kragen (Sir William St., Chir., Dublin, 1839–1900): (engl.) *collar of Stokes*; Erweiterung der Hautvenen der oberen Körperhälfte mit Zyanose, Hautödem u. Dickenzunahme des Halses bei oberer Einflussstauung*.
Stoma (gr. στόμα Mund, Öffnung) *n*: (engl.) *stoma*; (chir.) op. hergestellte Öffnung eines Hohlorgans nach außen; z.B. Anus* praeternaturalis, Gastrostoma, Tracheostoma*, Pouch*.
Stomachika (gr. στόμαχος Magen) *n pl*: (engl.) *stomachics*; sog. Magenmittel; Arzneimittel bei Magenbeschwerden.
Stomachus (↑) *m*: (engl.) *stomach*; Magen.
Stoma|platte: (engl.) *stoma plate*; Adhäsivplatte; Basisplatte, ein- od. zweiteilige Hautplatte zur Befestigung des Stomabeutels mit Rastring od. Klebefläche; vgl. Anus praeternaturalis.
Stomatika (Stoma*) *n pl*: (engl.) *stomatics*; Mund- u. Rachentherapeutika, z.B. Myrrhe, Pfefferminzöl, Salbei.
Stomatitis (↑; -itis*) *f*: (engl.) *stomatitis*; Entz. der Mundschleimhaut, häufig in Verbindung mit Gingivitis* auftretend; **Urs.:** u.a. mangelnde Mundhygiene, reduzierter AZ, Immunsuppression, Infektion; **Formen: 1. St. simplex:** im Anschluss an Infektion des Magen-Darm-Trakts auftretend; **2. St. aphthosa:** syn. Gingivostomatitis* herpetica; **3. St. ulcerosa:** St. mit Übergang in eine ulzerierende Entz.; Sympt.: starke Schmerzen, Fieber, Sialorrhö, Gewebedestruktion u. Foetor ex ore; Vork. insbes. bei Sepsis, Agranulozytose, Immunsuppression; **4. St. allergica:** St. als orale Manifestation einer Kontaktallergie; **5. St. epidemica:** St. bei Maul- und Klauenseuche; **6. St. gangraenosa:** syn. Noma*; **7. St. aphthosa recurrens:** s. Aphthen; **8. St. mycotica:** s. Candidose der Mundschleimhaut; **9. St. mercurialis:** St. durch Quecksilberintoxikation*; **10. St. bismutica:** St. durch Bismutintoxikation*, evtl. grauschwarzer, sog. Wismutsaum (Gingiva) als Expositionszeichen.
Stomato|logie (↑; -log*) *f*: (engl.) *stomatology*; Lehre von den Krankheiten der Mundhöhle.
Stomato|mykose (↑; Myk-*; -osis*) *f*: Candidose* der Mundschleimhaut.
Stomato|plastik (↑; -plastik*) *f*: **1.** (engl.) *stomatoplasty*; (chir.) op. Erweiterung einer verengten Mundspalte; **2.** (gyn.) Salpingostomatoplastik; s. Tubenchirurgie.
Stomato|zyten (↑; Zyt-*) *m pl*: (engl.) *stomatocytes*; Erythrozyten*, die im gefärbten Ausstrich (s. Abb.) eine medial gelegene, schlitz- od. mundförmige Aufhellung zeigen, **Vork.:** bei hereditärer Stomatozytose*, Lebererkrankungen.

Stomatozytose

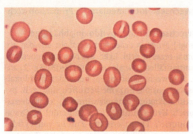

Stomatozyten: Blutausstrich (Pappenheim-Färbung) [57]

Stomato|zytose (↑; ↑; -osis*) *f*: (engl.) *stomatocytosis*; sehr selten beobachtete erbl. Form der hämolytischen Anämie* mit zahlreichen Stomatozyten* im Blutausstrich; die Erythrozytenmembran weist eine erhöhte Permeabilität für Natrium auf.

-stomie: Wortteil mit der Bedeutung Öffnung, operative Bildung einer Einmündung; von gr. στόμα.

Stoppa-Operation *f*: (engl.) *Stoppa operation*; Meth. zur Ther. der Leistenhernie*; über eine Medianlaparotomie am Unterbauch wird ein großes Netz (30 × 30 cm) platziert, das beidseits alle inguinalen Bruchpforten abdeckt u. mit einer einzelnen Naht an der Nabelfaszie fixiert wird. Vgl. Lichtenstein-Operation.

Storchen|biss: s. Nävus Unna-Politzer.

Stoß|wellen|litho|tripsie (Lith-*; gr. τρῖψις Reibung, Härte) *f*: s. Lithotripsie.

Stottern: (engl.) *stuttering*; syn. Balbuties; Sprechstörung* mit Störung des Redeflusses, bei der stottertyp. Sprechunflüssigkeiten mit einer Häufigkeit von ≥3 % der geäußerten Silben auftreten; **Formen u. Urs.: 1.** idiopathisches St. in der Kindheit: Häufigkeit: 5 % aller Kinder, initial m : w = 2 : 1, im Erwachsenenalter m : w = 4–5 : 1; Beginn zu 50 % vor dem 4. Lj., kaum nach dem 12. Lj.; multifaktorielle Genese mit dispositionellen (z. B. genet. Veränderungen, Entwicklungsstörungen), auslösenden (z. B. Belastungssituationen, inhomogener Entwicklungsstand in unterschiedl. Bereichen) u. aufrechterhaltenden Faktoren (z. B. ungünstige Umgebungsreaktionen auf St., Schamgefühle, Vermeidungsverhalten, verzögerte Sprachentwicklung); **2.** erworbenes St.: neurogenes u. psychogenes St.; **Klin.:** schleichender od. plötzl. Beginn, St. ist meist situationsabhängig (tritt bei mitteilendem Sprechen auf u. nimmt bei emotionaler Beteiligung zu) u. verläuft in Phasen mit unterschiedl. Ausprägung; **1.** Kernsymptomatik: stottertyp. Sprechunflüssigkeiten: unfreiwillige Wiederholungen kurzer Sprachelemente, Dehnungen von Lauten, Artikulations- u. Phonationsstopps (Blockierungen); **2.** Begleitsymptomatik: motorische (z. B. Anstrengungsverhalten, Mitbewegungen, Atemauffälligkeiten), kognitive (z. B. Tabuisierung, Antizipation von Symptomen, Selbstabwertung als Sprecher), emotionale (z. B. Scham, Sprechangst) u. verhaltensbezogene (z. B. Vermeidungsverhalten) Reaktionen auf die (evtl. dadurch zusätzl. verstärkte) Kernsymptomatik; **Diagn.:** bei idiopath. St. Früherkennung wesentl., z. B. Screening-Liste Stottern (Abk. SLS), logopäd. Diagn.: u. a. Spontansprachanalyse, Verhaltensbeobachtung; **Ther.:** bei idiopath. St. im Kindesalter logopäd. Frühtherapie zur Erhöhung der Remissionschancen od. zur Etablierung eines möglichst wenig behindernden St., Elternberatung; Jugendliche u. Erwachsene: logopäd. Ther. zur Reduktion von Stotterhäufigkeit u. Begleitsymptomatik (motor., kognitiv, emotional); **Progn.:** Remissionsrate (einschließl. Therapie) bei idiopath. St. ca. 80 %, Remissionen fast ausschließl. vor der Pubertät; Heilung des St. im Erwachsenenalter sehr selten; **DD:** Poltern*.

STPD: Abk. für (engl.) *standard temperature pressure, dry*; Standardbedingungen für die Bestimmung von Gasvolumina: T = 273 K, P = 100 kPa (760 mmHg), Wasserdampfpartialdruck = 0 Pa. Vgl. BTPS.

Strabismus (gr. στραβισμός) *m*: (engl.) *squint*; Schielen; Fehlstellung eines Auges; das fixierende Auge ist auf das Sehobjekt gerichtet, das nicht fixierende (schielende) Auge weicht ab; i. e. S. das nichtparetische Schielen (St. concomitans, Begleitschielen, Heterotropie), wobei das abweichende Auge dem Führungsauge bei Augenbewegungen in alle Richtungen folgt; als unilateraler St. (St. monocularis) bei Fixation mit immer dem gleichen Auge (im Kindesalter Gefahr der Ausbildung einer Amblyopie*), als alternierender St. bei abwechselnder Fixierung u. Schielstellung der Augen; **Vork.:** als frühkindliches Schielsyndrom* od. als erworbener St. (z. B. normosensorisches Spätschielen); **Urs.:** häufig unklar; erbl. Disposition, schlechteres Sehvermögen eines Auges (z. B. inf. unkorrigierter Fehlsichtigkeit, Linsentrübung, Entz. od. Verletzung), auch virale/bakterielle Kinderkrankheiten; **Formen:** s. Abb.) **1. St. convergens** (Einwärtsschielen, Esotropie): **a)** frühkindliches Schielsyndrom*; **b)** normosensorisches Spätschielen; Auftreten erst in einem Alter (meist zwischen 2. u. 4. Lj.), in dem sensorische Koordination beider Augen bereits erworben ist; ohne Ther. (baldige Augenmuskeloperation) Verlust des binokularen Sehens*; **c)** akkommodativer St.; Schielwinkel nimmt bei Akkommodation zu; kann durch Brillenkorrektion einer Hypermetropie verringert od. beseitigt

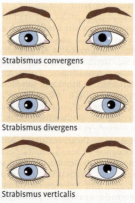

Strabismus convergens

Strabismus divergens

Strabismus verticalis

Strabismus: rechtes Auge gesund, linkes betroffen

werden; **2. St. divergens** (Auswärtsschielen, Exotropie): Abweichen des schielenden Auges nach außen; oft nur intermittierend; **3. St. verticalis** (Höhenschielen): Abweichen des nicht fixierenden Auges nach oben bzw. unten; oft gemeinsam mit Horizontalschielen; **a)** Hypertropie od. positive Vertikaldivergenz: Höherstand des rechten gegenüber dem linken Auge; **b)** Hypotropie od. negative Vertikaldivergenz: Tieferstand des rechten gegenüber dem linken Auge; **c)** St. sursoadductorius bzw. St. sursoabductorius (schräges Höhenschielen, inkomitante Schielform): Höherstand des nicht fixierenden Auges in Ad- bzw. Abduktion sowie St. deorsoadductorius bzw. St. deorsoabductorius: Tieferstand des nicht fixierenden Auges in Ad- bzw. Abduktion; **d)** dissoziierte Vertikaldivergenz (divergente Vertikaldeviation, Abk. DVD): Abweichung des nicht fixierenden Auges nach oben (Höherstand des linken Auges bei Rechtsfixation u. umgekehrt); **4. Zyklotropie** (Verrollungsschielen): nasale (Inzyklotropie) od. temporale (Exzyklotropie) Verrollungsabweichung des oberen Augenpols; **Sonderformen: 1.** Mikrostrabismus: Schielwinkel unter 5°; inf. Unauffälligkeit meist spät diagnostiziert (dann mit hoher Amblyopie); **2.** latenter St.: s. Heterophorie; **3.** intermittierender St.; **4.** St. paralyticus (inkomitante Schielform): s. Augenmuskellähmung; **Diagn.:** möglichst frühzeitige Abklärung (ab dem 3. Lebensmonat) durch Abdecktest*, Motilitätsprüfung, Korrespondenzprüfung u. Schielwinkelbestimmung (z. B. mit Prismen; **Ther.:** Korrektur von Refraktionsanomalien durch Brille (bes. bei akkommodativem St. inf. Hypermetropie), Behandlung bzw. Vermeidung einer Amblyopie durch Okklusionstherapie*, Penalisation*, Pleoptik (z. B. Euthyskopie*), später aktive Schulungsbehandlung (Orthoptik*); ggf. Schieloperation mit Muskelrückverlagerung, -verkürzung u./od. -verlängerung; Botulinumtoxin i. m. bei akuter Abduzenslähmung des Erwachsenen. Vgl. Pseudostrabismus.

Stränge, amniotische: (engl.) *amniotic bands*; syn. Simonart-Bänder; Verwachsungen des Amnions* mit der Haut des Fetus; können zu Deformationen u. intrauterinen Amputationen der Gliedmaßen sowie Einschnürungen führen. Vgl. Schnürfurchen, amniotische.

Strahl: (engl.) *ray*; (anat.) zusammenfassende Bez. für einen Finger u. den zugehörigen Mittelhandknochen bzw. Zeh- u. Mittelfußknochen; Nummerierung erfolgt von radial nach ulnar bzw. medial nach lateral, z. B.: 1. Strahl: Daumen mit Os metacarpale I.

Strahl|de|fek|te *m pl*: (engl.) *ray defects*; Fehlbildung einzelner Unterarm- bzw. Unterschenkelknochen sowie Finger u. Zehen; vgl. Dysmelie.

Strahlen-: s. a. Radio-.

Strahlen|belastung: Strahlenexposition*.

Strahlen|blase: (engl.) *radiation bladder*; funkt. u. morphol. veränderte Harnblase nach perkutaner od. intrakavitärer Strahlentherapie* des kleinen Beckens; durch moderne Strahlentherapie* Vork. nur noch selten; **Pathol.:** Schädigung der Schleimhaut (Ulzera u. Nekrosen mit Hämaturie), fibrot. Veränderung der muskulären Anteile der Blasenwand (Entstehung einer Schrumpfblase*), u. U. Fistelbildung (Blasenfistel, Urogenitalfistel).

Strahlen|dermatitis (Derm-*; -itis*) *f*: (engl.) *radiation dermatitis*; syn. Radiodermatitis acuta, Röntgendermatitis; nach Einwirkung ionisierender Strahlung* auf die Haut auftretende Strahlenreaktion, deren Sympt. sich nach unterschiedl. Latenzzeiten entwickelt; bes. gefährdet sind Radiol., Zahnärzte, Unfallchirurgen, radiol.-techn. Assistenten u. Arbeiter in Röntgenröhrenfabriken (ggf. BK Nr. 2402). In Abhängigkeit von der Höhe der verabfolgten Strahlendosis unterscheidet man klin. 3 Schweregrade; **Einteilung: 1. St. 1. Grades:** Bei 3–4 Gy tritt nach wenigen Std. ein reversibles **Früherythem** auf, das bei Strahlendosen ab 6 Gy in ein düster-rotes Erythem (Maximum nach 2 Wo.) mit vorübergehender Blockierung der Talgdrüsenfunktion übergeht; bereits ab 3,8 Gy (380 rd) kommt es zu passagerem Haarausfall (4–8 Wo.). Nach ca. 6 Wo. entsteht eine fleckige od. diffuse, über Jahre bestehende Hyperpigmentierung der bestrahlten Haut. **2. St. 2. Grades:** Bei Strahlendosen von 8–10 Gy tritt eine schwere Hautreaktion mit entzündl. Rötung, Ödem- u. Bläschenbildung (feuchte Desquamation) auf. Als Folge einer Schädigung der Hautkapillaren kommt es 3–4 Wo. nach Strahlenexposition zum sog. **Haupterythem**, im weiteren Verlauf zur Hautatrophie mit Teleangiektasien u. bleibendem Verlust der Haare, Talgdrüsen u. Nägel. **3. St. 3. Grades:** Bei noch höheren Strahlendosen kommt es nach wenigen Std. zu einer tox. Strahlenschädigung der Haut mit Flüssigkeitsabsonderungen (Dermatitis exsudativa) sowie tiefer primärer Gewebenekrotisierung (akutes Strahlenulkus) mit schlechter Heilungstendenz. Es entstehen zusätzl. irreparable Schäden der Haarbälge (ab 16 Gy) u. der Schweißdrüsen (ab 25 Gy). Im Abheilungszustand ist die Haut trocken, dünn, unelast., leicht verletzl. u. weist Teleangiektasien* auf; auf dem Boden chron. Hautveränderungen (z. B. Ulkus) können sich nach Jahren maligne Hauttumoren (Plattenepithelkarzinom, Basalzellkarzinom u. a.) entwickeln. Es bestehen additive Effekte von Röntgen- u. UV-Strahlen. Vgl. Strahlenulkus; Strahlenkrebs; Strahlenschäden.

Strahlen|dosis (Dosis*) *f*: (engl.) *radiation dose*; (radiol.) Dosis an ionisierender Strahlung*; vgl. Dosisgrenzwerte.

Strahlen|dosis|mess|gerät (↑): Dosimeter*; vgl. Dosimetrie.

Strahlen|ex|position (lat. expositus offen daliegend) *f*: (engl.) *radiation exposure*; syn. Strahlenbelastung; Bez. für die Aussetzung gegenüber ionisierender Strahlung*; i. e. S. diejenige Dosis, die ein Mensch durch versch. natürl. u. zivilisatorische (künstl.) Strahlungsquellen erhält (s. Tab.); **Einteilung: 1. natürliche St.:** St. aus natürl. Quellen, bestehend aus kosmischen, terrestr. u. durch den Zerfall radioaktiver Stoffe entstehender Strahlung, die mit Trinkwasser, Nahrung u. Atemluft in den Körper aufgenommen werden; menschl. Organismus enthält z. B. ständig ca. 4000 Bq Kalium-40. In der Luft befinden sich die Radionuklide* Tritium, Kohlenstoff-14 u. die Edelgase Radon-222 u. Radon-220 mit kurzlebigen Tochternukliden.

Strahlenfibrose

Strahlenexposition
Mittlere jährliche Strahlenexposition der Bevölkerung in Deutschland

Strahlenexposition	effektive Äquivalentdosis (mSv)
natürliche Strahlenexposition	2,1
kosmische Strahlung	0,3
terrestrische Strahlung	0,4
Radoninhalation in Häusern	1,1
inkorporierte natürliche Radionuklide	0,3
zivilisatorische Strahlenexposition	1,9
Medizin	1,9
Forschung, Technik und Haushalt	<0,01
Fallout	<0,01
kerntechnische Anlagen	<0,01
berufliche Strahlenexposition	0,77

Entsprechend dem effektiven Dosiskonzept, in dem auch die rel. hohe Lungendosis berücksichtigt wird, ergibt sich für die natürliche St. eine mittlere effektive Dosis* von ca. 2,1 mSv/a, wobei die angegebenen Dosiswerte einer großen regionalen Schwankungsbreite unterliegen (Beeinflussung der kosmischen Strahlung durch Höhenlage eines Orts, terrestr. Strahlung sowie Radionuklidgehalt von Nahrung u. Trinkwasser aufgrund der jeweiligen geolog. Verhältnisse). Auch zivilisator. Einflüsse wie die Verw. von Baumaterial mit unterschiedl. Radionuklidgehalt tragen zur Schwankung bei; vgl. Gonadendosis; **2. zivilisatorische St.**: med. St. durch Röntgendiagnostik, nuklearmed. Diagnostik, Ther. mit ionisierender Strahlung u. offenen radioaktiven Stoffen (ca. 1,9 mSv/a), St. durch den Betrieb kerntechnischer Anlagen (<0,01 mSv/a), St. durch radioaktive Stoffe in Forschung, Technik u. Haushalt (<0,01 mSv/a), St. durch Atombombenfallout (<0,01 mSv/a) u. durch Folgen des Reaktorunfalls in Tschernobyl (<0,013 mSv/a); **3. berufliche** St.: laut Strahlenschutzverordnung* dann, wenn Personen bei der Berufsausübung od. -ausbildung einer Strahlung ausgesetzt sind, bei der best. Dosisgrenzwerte überschritten werden können u. erfordert Dokumentation, Vorsorgeuntersuchungen u. versch. Verf. zur Überwachung (s. Dosimetrie). Vgl. Radon; Strahlenschutz; Working Level Month.

Strahlen|fibrose (Fibr-*; -osis*) *f*: (engl.) *radiation fibrosis*; Gewebefibrosierung nach Einwirkung ionisierender Strahlung* i. S. eines irreparablen Strahlenspätschadens; vgl. Lungenfibrose, Strahlenpneumonitis, Strahlenblase, Strahlenschäden.

Strahlen|genetik (Genetik*) *f*: (engl.) *radiation genetics*; Forschungsrichtung innerh. der Genetik, die sich mit der Wirkung ionisierender Strahlung* auf die Erbanlagen befasst; vgl. Strahlenschäden.

Strahlen|härte: Strahlenqualität*.

Strahlen|hygiene (Hygiene*) *f*: (engl.) *radiation hygiene*; Lehre von der Gefährdung des Menschen u. der Umwelt durch ionisierende Strahlung* sowie von den gebotenen Schutzmaßnahmen; vgl. Strahlenschutz, Strahlenschutzverordnung.

Strahlen|karies (Karies*) *f*: (engl.) *radiation caries*; erhöhte Zunahme von Zahnkaries* nach Strahlentherapie* inf. Xerostomie* u. veränderter Speichelzusammensetzung mit konsekutiver Schädigung des org. Dentinanteils; teilweise kompensierbar durch Kariesprophylaxe*.

Strahlen|kata|rakt (gr. καταρράκτης Wasserfall, -sturz) *f*: (engl.) *radiation cataract*; syn. Strahlenstar; Katarakt* als Strahlenspätschaden der Augenlinse (empfindlichster Teil des Auges) nach Einwirken ionisierender Strahlung* (>3–4 Gy) mit dosisabhängiger Latenz von ca. 2 Jahren bzw. von Infrarotstrahlung* (s. Feuerstar); am empfindlichsten ist die jugendl. Linse (St. nach Anw. von Röntgenstrahlung* bereits ab ca. 4×10^2 C/kg mögl.). **Sympt.:** subkapsuläre Vakuolenbildung u. später scheibenförmige hintere Poltrübung; **Proph.:** bei med. Strahlenanwendungen im Kopfbereich Augen mit strahlenabsorbierendem Material abdecken; zum Arbeitsschutz Brillen mit Bleiglas verwenden.

Strahlen|kater: (engl.) *radiation sickness*; syn. Röntgenkater; auch Strahlenintoxikation; umgangssprachl. Bez. für ein geringgradig ausgeprägtes Strahlensyndrom*, wie es (meist frühzeitig) i. R. einer Strahlentherapie* od. bereits wenige Std. nach einer Ganzkörperbestrahlung mit Dosen auch unterh. 0,5 Gy beobachtet werden kann; **Sympt.:** Appetitstörung, Übelkeit, Erbrechen, Kopfschmerz, Schwindelgefühl.

Strahlen|körper: Corpus ciliare; s. Ziliarkörper.

Strahlen|krankheit: s. Strahlensyndrom.

Strahlen|krebs: (engl.) *radiation carcinoma*; Röntgenkrebs; allg. Bez. für alle beim Menschen auftretenden Formen maligner Neoplasien, deren Entstehung ursächl. mit der Einwirkung ionisierender Strahlung* in Zus. gebracht wird (wichtigster Strahlenspätschaden) u. die sich klin. mit unterschiedl. langer Latenz nach Strahlenexposition manifestieren; die biol. Mechanismen der onkogenen Strahlenwirkung* u. genaue Dosis/Wirkungsbeziehungen sind für den Menschen nicht ausreichend bekannt. Vgl. Strahlenrisiko, Strahlenschäden.

Strahlen|meno|lyse (gr. μήν Monat; Lys-*) *f*: (engl.) *radiation menolysis*; syn. Radiomenolyse; Ausschaltung der ovariellen Hormonproduktion durch Bestrahlung; s. Menolyse.

Strahlen|myelo|pathie (Myel-*; -pathie*) *f*: (engl.) *radiation myelopathy*; durch ionisierende Strahlung verursachte Rückenmarkschädigung, z. B. als Folge einer Strahlentherapie* (insbes. im Hals- u. Mediastinalbereich); **Sympt.:** (unvollständige) Querschnittläsion* mit Sensibilitätsstörungen, evtl. progrediente Para- od. Tetraparese.

Strahlen|nephritis (Nephr-*; -itis*) *f*: (engl.) *radiation nephritis*; interstitielle Nephritis* durch Einwirkung ionisierender Strahlung* auf die Nieren (krit. Dosis 23 Gy), meist inf. Strahlentherapie* von retroperitonealen Tumoren; mögl. Spätfolgen: renale Hypertonie, Niereninsuffizienz*.

Strahlen|pilze: (engl.) *ray fungi*; historische Bez. für Fadenbakterien mit echten Verzweigungen; s. Actinomycetales.

Strahlen|pneumonitis (Pneum-*; -itis*) *f*: (engl.) *radiation pneumonitis*; Bez. für eine interstitielle Pneumonie*, die Wo. bis Mon. nach großvolumiger Lungenbestrahlung (krit. Dosis 18 Gy) mit ionisierender Strahlung* bzw. Röntgenstrahlung* auftritt; **Sympt.:** Husten, Kurzatmigkeit, geringer Auswurf u. mäßiges Fieber; im weiteren Verlauf kommt es zur kompletten Ausheilung od. inf. fortschreitender Fibrosierung u. Gefäßsklerosierung zur Lungenfibrose*. **Ther.:** Kortikosteroide. Vgl. Strahlenfibrose.

Strahlen|qualität *f*: (engl.) *quality of ionizing radiation*; syn. Strahlenhärte; allg. strahlenphysikalische Bez. zur Charakterisierung ionisierender Strahlung* hinsichtl. ihres Durchdringungsvermögens u. damit ihrer biol. Wirkung; vgl. Strahlenwirkung.

Strahlen|re|aktion *f*: (engl.) *radiation reaction*; Bez. für die nach Einwirkung ionisierender Strahlung* auf den menschl. Organismus auftretenden Sympt. als Ausdruck komplexer biol. Reaktionen auf zellulärer Ebene; die unmittelbar nach Strahlenexposition klin. zu beobachtenden Sympt. sind v. a. Folge struktureller Veränderungen an Zellorganellen od. Zellmembran (Frühreaktion), während Veränderungen am Zellkern erst i. R. nachfolgender Zellteilungen erkennbar werden. Vgl. Strahlenschäden, Strahlensyndrom.

Strahlen|risiko *n*: (engl.) *radiation hazard*; Wahrscheinlichkeit des Eintretens einer nachteiligen Strahlenwirkung* bei bestrahlten Individuen od. Populationen; Schätzungen des St. auf Bevölkerungsebene sind in ihrer Gültigkeit umstritten, da sie auf Extrapolationen von höheren auf niedrigste Dosen beruhen. International weitestgehend anerkannt ist die Vermutung, dass im Bereich kleiner Dosen u. Dosisleistungen das gesamte Strahlenkrebsrisiko 500 Fälle beträgt, wenn 100 000 Personen jeweils einer Strahlendosis von 0,1 Sv ausgesetzt waren (individuelles Risiko 5 %/Sv). Vgl. Kollektivdosis.

Strahlen|schäden: (engl.) *radiation damages*; pathol. Folgeerscheinungen nach Einwirkung ionisierender Strahlung* auf den menschl. Organismus; zu unterscheiden sind schon durch kleinste Strahlendosen induzierbare onkogene u. mutagene Effekte sowie die von einem best. Dosisschwellenwert an nachweisbaren somat. St.; **Klin.:** unmittelbar nach einem Strahleninsult (sub-)akut auftretende Frühschäden (Strahlenkater*, insbes. Strahlensyndrom*, akute Strahlendermatitis*, akute Strahlenpneumonitis* u. a.) u./od. nach monate- bis jahrelanger Latenzzeit auftretende chron. Strahlenspätschäden i. S. einer Degeneration, Atrophie, Fibrosierung od. Nekrose (z. B. Röntgenoderm*, Strahlenfibrose*, Strahlenulkus*, Radioosteonekrose*); wichtigster Strahlenspätschaden ist der inf. onkogener Effekte entstehende, sich jedoch erst nach Jahren manifestierende sog. Strahlenkrebs*. Vgl. Strahlenrisiko.

Strahlen|schutz: (engl.) *radiation protection*; Schutz von Personen, Sachgütern u. Umwelt vor schädigender Einwirkung radioaktiver Stoffe u. ionisierender Strahlung*; Schutz vor externer Bestrahlung erfolgt durch Abschirmung* der Strahlenquelle u. Beschränkung des Zugangs, Einhaltung ausreichenden Abstands (s. Abstandsquadratgesetz) sowie Begrenzung der Expositionsdauer; Schutz vor interner Bestrahlung erfolgt durch Einschluss der Stoffe in dichte Transport-, Lagerungsod. Arbeitssysteme od. Verw. geeigneter Schutzkleidung. Med. Anw. ionisierender Strahlung muss therap. gerechtfertigt sein u. erfolgt nach Minimierungsprinzip (verwendete Dosis ist so gering wie mögl. zu halten bzw. bei gleichwertigen Maßnahmen ist der weniger belastenden der Vorzug zu geben). Rechtl. Rahmen in Deutschland bilden Atomgesetz, Strahlenschutzverordnung*, Röntgenverordnung* u. Strahlenschutzvorsorgegesetz*. Vgl. Dosisgrenzwerte.

Strahlen|schutz|kleidung: (engl.) *radioprotective clothing*; bleihaltige Gummikleidung (Schürzen, Handschuhe, Gonadenschutzschilde), die das Personal sowie die nicht untersuchten Körperteile des Pat. vor Röntgenstrahlung*, v. a. der Streustrahlung* schützen sollen; vgl. Bleigleichwert.

Strahlen|schutz|plakette *f*: s. Filmdosimeter.

Strahlen|schutz|verordnung: (engl.) *Radiation Protection Ordinance*; Abk. StrlSchV, (veraltet) SSVO; „Verordnung über den Schutz vor Schäden durch ionisierende Strahlen" in der Fassung vom 20.7.2001 (BGBl. I S. 1714), zuletzt geändert durch Artikel 2 des Gesetzes vom 29.8.2008 (BGBl. I S. 1793); Rechtsverordnung, die aufgrund des Atomgesetzes erlassen wurde; regelt alle notwendigen Maßnahmen zum Schutz von Personen, Sachgütern u. der Umwelt vor den Gefahren durch ionisierende Strahlung* (Ausnahme: Röntgenstrahlung; hier gilt die Röntgenverordnung*); Ziel aller Schutzmaßnahmen ist die Einhaltung bzw. Unterschreitung von Dosisgrenzwerten*, die in der StrlSchV festgelegt sind. Die StrlSchV ordnet u. a. die ärztl. Überwachung strahlenexponierter Personen an u. zieht insbes. auch dem Einsatz radioaktiver Stoffe in der med. Forschung Grenzen u. macht ihn genehmigungspflichtig. Keiner bes. behördl. Genehmigung bedürfen allein solche diagn. Maßnahmen, die in jedem Einzelfall u. ohne Rücksicht auf die klin. Studie voll indiziert sind.

Strahlen|schutz|vorsorge|gesetz: (engl.) *Precautionary Radiation Protection Act*; Abk. StrVG; „Gesetz zum vorsorgenden Schutz der Bevölkerung gegen Strahlenbelastung" vom 19.12.1986 (BGBl. I S. 2610), zuletzt geändert durch Gesetz vom 8.4.2008 (BGBl. I S. 686); ordnet an, zum Schutz der Bevölkerung die Radioaktivität in der Umwelt zu überwachen u. die Strahlenexposition* der Menschen u. die Kontamination der Umwelt so gering wie mögl. zu halten.

Strahlen|sensibilität (sensibel*) *f*: (engl.) *radiosensitivity*; Empfindlichkeit von Zellen u. Geweben gegenüber der Einwirkung ionisierender Strahlung*; in der Strahlenbiologie gilt als Maß der St. die Teilungsfähigkeit der Zellen, die diese (unabhängig von ihrer tatsächl. Teilungsaktivität) potentiell besitzen u. unter Strahlenexposition dosisabhängig verlieren. Die Möglichkeiten der Strahlentherapie* von Tumoren beruhen weitgehend auf den Unterschieden der Manifestation von Strahlenschäden,

Strahlensyndrom

da Tumorgewebe in vielen Fällen eine höhere Proliferationsrate u. in diesem Sinn eine höhere St. aufweist als gesundes Gewebe. Vgl. Bergonié-Tribondeau-Gesetz.

Strahlen|syn|drom *n*: (engl.) *radiation syndrome*; auch Strahlenkrankheit, Strahleninsult; als Folge einer Ganzkörper- (od. großvolumigen Teilkörper-)Bestrahlung bereits mit rel. kleinen Strahlendosen (sub-)akut auftretende Sympt. als Zeichen eines somat. Frühschadens, deren Schweregrad, klin. Verlauf, Progn. u. Letalität von Art u. Dosis der ionisierenden Strahlung* abhängig ist; **Sympt.:** anfangs allg. Schwäche- u. Krankheitsgefühl, Appetitlosigkeit, Übelkeit, Erbrechen (Prodromalphase), gefolgt von einer Periode rel. Wohlbefindens (Latenzphase) mit unterschiedl., der Strahlenexposition indirekt proportionaler Dauer; im Verlauf der dann folgenden Tage bis Wo. kann es nach Auftreten von Fieber, Inf., Diarrhöen u. Blutungen, Haarausfall, oropharyngealen Ulzerationen u. Hirnödem zum Tod der Pat. od. zu langer Rekonvaleszenz mit graduellem Rückgang u. schrittweisem Verschwinden der Sympt. kommen. **Ther.:** symptomat.; wird das St. überlebt, können sich nach einem mehrmonatigen od. jahre- bis jahrzehntelangen Intervall chron. Strahlenschäden* manifestieren. Vgl. Strahlenwirkung.

Strahlen|therapie *f*: 1. (engl.) *radiotherapy*; i. e. S. Anwendung ionisierender Strahlung* (elektromagnet. Wellen- bzw. Korpuskularstrahlung) zur (kurativen od. palliativen) Behandlung maligner (selten auch benigner) Neoplasien, allein od. kombiniert mit chir. od. chemotherap. Maßnahmen; **Ziele:** max. Schädigung des Tumorgewebes bei gleichzeitig max. Schonung des umgebenden gesunden Gewebes; hierzu muss das Tumorgewebe eine höhere Strahlensensibilität* aufweisen als gesundes Gewebe (dies ist v. a. bei schnell wachsenden, entdifferenzierten Tumoren der Fall), od. die Strahlendosis im Tumor muss durch Wahl einer geeigneten Bestrahlungsgeometrie selektiv erhöht werden: z. B. interne od. externe Bestrahlung; Verwendung von Strahlung unterschiedl. Reichweite*, Gewebe*-Eindringtiefe u. Strahlenqualität* sowie von fixen od. bewegl. Strahlenquellen; bei der sog. **Bewegungs-** od. **Pendelbestrahlung** treffen sich die von einer bewegl. Strahlenquelle emittierten Strahlenbündel im Tumorgebiet, während das umgebende Gewebe geschont wird; bei der sog. **Gegenfeldbestrahlung** erfolgt die Bestrahlung von 2 gegenüberliegenden Feldern, was eine homogenere Dosisverteilung im Tumorgebiet ermöglicht. Die sog. **Stehfeldbestrahlung** wird mit unverändertem Einstrahlfeld durchgeführt u. ist daher v. a. zur St. oberflächl. Tumoren geeignet. Schließl. kann durch Wahl der zeitl. Dosisverteilung (z. B. Fraktionierung*, Protrahierung*) eine höhere Schädigung des Tumorgewebes erreicht werden. Für die Bestrahlungsplanung sollte computergestützt ein präziser Isodosenplan* erstellt werden. Die **perkutane St.** wird meist mit hochenerget. (>1 MeV) Photonen- od. Elektronenstrahlung durchgeführt (sog. Hochenergie-, Hochvoltod. Megavolt-St.): **a) Photonenstrahlung:** ultraharte Röntgenstrahlung od. Gammastrahlen (z. B. Cobalt-60); ermöglicht eine hohe rel. Tiefendosis bei verminderter Hautbelastung u. wenig Streustrahlung außerhalb des Nutzstrahlbündels; ihre Maximalenergie liegt meist bei 20 MeV. **b) Elektronenstrahlung:** bietet den Vorteil einer über die Energie regelbaren Gewebe-Eindringtiefe (z. B. 5 cm bei 10 MeV, 10 cm bei 20 MeV) u. eines steilen Dosisabfalls hinter der therap. Reichweite; ihre Maximalenergie liegt bei ca. 50 MeV. **c) Korpuskularstrahlung:** z. B. Neutronen- u. Protonenstrahlung, Kohlenstoffionen sowie in best. Bereichen auch Alphastrahler*; **NW:** s. Strahlenwirkung. Vgl. Telegammatherapie; Afterloading-Verfahren; Kontaktbestrahlung; Tiefendosis; Gamma Knife; Boost; Linearbeschleuniger; 2. i. w. S. jede Anw. elektromagnetischer Wellen* zu therap. Zwecken (z. B. Mikrowellen, Infrarotstrahlung, sichtbares Licht); vgl. Lichttherapie.

Strahlen|therapie, inter|stiti|elle (↑) *f*: (engl.) *interstitial radiotherapy*; Form der Strahlentherapie*; Durchführung als Spickmethode mit Implantation von radionuklidhaltigen Nadeln od. Körnern in das Gewebe, z. B. mit Gold* Seeds; vgl. Kontaktbestrahlung.

Strahlen|therapie, intra|kavitäre (↑) *f*: (engl.) *intracavitary radiotherapy*; Bestrahlung durch in Körperhöhlen eingebrachte Radionuklide (s. Afterloading-Verfahren).

Strahlen|ulkus (Ulc-*) *n*: (engl.) *radiation ulcer*; nach Einwirkung ionisierender Strahlung* akut auftretende Gewebenekrotisierung (s. Strahlendermatitis) od. auf dem Boden chron. Strahlenschäden* der Haut entstehende Ulzeration (krit. Dosis 40–50 Gy, auch abhängig von der Zeit nach der Bestrahlung); vgl. Röntgenoderm.

Strahlen, ultra|harte: (engl.) *ultrahard radiation*; Röntgenstrahlung* mit einer Photonengrenzenergie oberh. 1000 keV; wird zur Anw. in der Strahlentherapie* mit Teilchenbeschleunigern* erzeugt.

Strahlen|wirkung: (engl.) *radiation effect*; Bez. für die Wirkung ionisierender Strahlung* beim Durchgang durch Materie; **1. direkte St.:** Hydroxylierung, Decarboxylierung, Reduktion od. Oxidation der Moleküle führt durch Abspaltung von Teilen zur Zerstörung des Moleküls od. durch Veränderung der Sekundär- u. Tertiärstruktur von Makromolekülen (z. B. von Enzymen od. Hormonen) zum Verlust der biol. Funktion; **2. indirekte St.:** Ionisierung intrazellulärer Wassermoleküle (70–80 % der Zellsubstanz) führt zu Hydroxyl- u. Sauerstoffradikalen, die als Freie* Radikale od. als stabilere (also über weitere Distanz in der Zelle wirksame) reaktive Produkte (z. B. Wasserstoffperoxid) zu den gleichen chem. Veränderungen an org. Molekülen (inf. Verlusts von Bindungselektronen) führen können wie direkt absorbierte Strahlungsenergie. Der größte Teil der biol. St. ist Folge indirekt ausgelöster chem. Reaktionen. **St. auf zellulärer Ebene:** 1. DNA-Schäden (Basenschäden, Einzelstrang- u. Doppelstrangbrüche) können in Körperzellen mit onkogenen Effekten verbunden sein (Kanzerogenese*), zu zellulären Funktionsstörungen führen (Mutagenese), den Untergang der Zelle bewirken (Apoptose*) u. in Keimzellen genet. Schäden bei den Nachkommen zur Folge haben; vgl. Reparatursysteme. 2. Veränderungen der Struktur u. Funktion aller anderen

Zellbestandteile (sog. somat. Strahlenschäden) führen zu Störungen bis zum Zelltod u. machen sich v. a. bei der nächstfolgenden Zellteilung bemerkbar. Daher sind Zellen mit schnellem Wachstum u. hoher Teilungsrate strahlungsempfindlicher als Zellen mit langsamer Proliferation u. hohem Differenzierungsgrad. Vgl. Äquivalentdosis.

Strahler: (engl.) *radiator*; (radiol.) Vorrichtung zur Abgabe von Energie in Form von Wärme, Licht u. ionisierender Strahlung*, z. B. Röntgenstrahler* (Röntgenröhre mit Schutzgehäuse), Radionuklide* (offen od. in umschlossener Form, d. h. mit inaktiver Umhüllung), Teilchenbeschleuniger* (zur Erzeugung von ultraharter Röntgenstrahlung od. Elektronenstrahlung), Neutronengenerator; vgl. Störstrahler.

Strahlung: (engl.) *radiation*; (physik.) Form der Energieausbreitung; **Einteilung:** in der Med. unterscheidet man wegen der verschiedenartigen Mechanismen der Energieübertragung auf Gewebe u. der damit verbundenen biol. Strahlenwirkung* zwischen **nichtionisierender** u. **ionisierender** Strahlung*. Nichtionisierende St. bezeichnet langwellige elektromagnet. St. (s. Wellen, elektromagnetische) bis einschließl. des Wellenlängenbereichs sichtbaren Lichts*. Med. **Anw.:** in der Thermographie* (Infrarotstrahlung*) u. MRT* (Spektralbereich der Rundfunkwellen); Schall* u. Ultraschall* benötigen materielle Träger zur Ausbreitung u. werden in der Ultraschalldiagnostik* eingesetzt.

Strahlung, ionisierende: (engl.) *ionizing radiation*; elektromagnetische Wellen- bzw. Korpuskularstrahlung, die so energiereich ist, dass beim Durchgang durch Materie eine Ionisierung* der Moleküle stattfindet. **Direkt i. St.** besteht aus geladenen Korpuskeln (Betateilchen, Alphateilchen usw.), die wegen ihrer Ladung beim Durchgang durch Materie mit den Atomen direkt in Wechselwirkung treten können u. über Anregungs- u. Ionisierungsprozesse Energie abgeben. **Indirekt i. St.** besteht aus Photonen* (Gammastrahlung*, Röntgenstrahlung*) od. ungeladenen Korpuskeln (Neutronen*); diese können wegen ihrer fehlenden Ladung nicht direkt mit den Atomen des Absorbermaterials in Wechselwirkung treten. Sie ionisieren vielmehr über die Bildung eines geladenen Sekundärteilchens (Sekundärelektronen* bei Photonenstrahlung). **Locker** bzw. **dicht i. St.** unterscheiden sich im räuml. Abstand der Ionisierungsvorgänge; diese liegen bei dicht i. St. (Alphastrahlung, Neutronen) wesentl. enger als bei locker i. St. (Gammastrahlung, Röntgenstrahlung, Betastrahlung). Mit dieser unterschiedl. Ionisationsdichte ist eine unterschiedl. relative biologische Wirksamkeit* verknüpft.

Strahlung, kosmische: s. Strahlenexposition.

Strahlungs|de|tektoren (lat. detegere, detectus entdecken) *m pl*: (engl.) *radiation detectors*; Vorrichtungen zum Nachw. ionisierender Strahlung*; enthalten Substanzen, in denen ionisierende Teilchen inf. Energieübertragung nachweisbare Effekte verursachen, z. B. Lichtimpulse im Szintillatorkristall eines Szintillationszählers*, die Ionisierung von Luft in einer Ionisationskammer*, strahleninduzierte chem. Umsetzungen im Fricke*-Dosimeter, die Sichtbarmachung der Bahnspuren energiereicher Teilchen in der Nebelkammer; St. dienen u. a. zur Teilchenregistrierung u. zur Ermittlung von Teilcheneigenschaften (Energie, Masse, Ladung). Viele St. liefern elektr. Impulse, die in nachgeschalteten Strahlungsmessgeräten* weiterverarbeitet werden können.

Strahlungs|mess|geräte: (engl.) *radiation measurement devices*; Apparate zur Teilchenzählung (z. B. Messung der Aktivität*, Halbwertzeit*) u. zur Bestimmung der Energie von Teilchen ionisierender Strahlung* auf der Basis der Ionisations- od. Szintillationsmessung; meist in Form von Strahlungsdetektoren* u. nachgeschalteten elektron. Einrichtungen, die eine Registrierung u. Weiterverarbeitung der vom Detektor gelieferten elektr. Impulse gestatten, z. B. Ionisationskammer*, Zählrohr*, Szintillationszähler*, Impulshöhenanalysator, Ganzkörperzähler*. Vgl. Dosimeter.

Strahlungs|mess|größen: 1. (engl.) *radiation parameters*; Aktivität* eines Radionuklids in Becquerel* (früher in Curie); **2.** Energiedosis* in Gray (früher in Rad bzw. Röntgen); **3.** Äquivalentdosis* in Sievert (früher in Rem).

Strahlungs|wichtungs|faktor *m*: (engl.) *radiation weighing factor*; Formelzeichen W_R; im Strahlenschutz verwendete Größe, die die biol. Wirksamkeit versch. Strahlenqualitäten bei der Ermittlung der Organäquivalentdosis* nach IRCP 60 (1990) berücksichtigt. Vgl. Wirksamkeit, relative biologische.

Strahlung, terrestrische: s. Strahlenexposition.

Strahlung, weiche: (engl.) *soft radiation*; Bez. für Röntgenstrahlung* niedriger Erzeugungsspannung; vgl. Strahlenqualität.

Strang, kom|plementärer: (engl.) *complementary strand*; durch spezif. Basenpaarung* zu einem DNA- od. RNA-Strang passender Gegenstrang; die In-vitro-Synthese erfolgt u. a. zur Herstellung markierter Transkripte, z. B. für Hybridisierungen (sog. cDNA od. cRNA) od. bei der PCR*. Vgl. Reduplikation; Transkription.

Strangulation (lat. stringere gulam die Kehle zuschnüren) *f*: (engl.) *strangulation*; äußere Kompression des Halses mit Reduzierung der art. Blutzufuhr zum Gehirn durch Abdrücken der Aa. carotides u./od. Aa. vertebrales; Folge: Sauerstoffmangel des Gehirns bis zum Hirntod*; **Formen: 1.** Würgen: ein- od. beidhändige Fremdeinwirkung gegen den Hals; **2.** Drosseln: Verwendung eines Werkzeuges; gelegentl. auch bei Unfällen u. Suizid; **3.** Erhängen: Werkzeug um den Hals zieht sich durch Körpergewicht zu; überwiegend Suizid, gelegentl. unfallbedingt, selten Fremdeinwirkung; bei Sturz in Schlinge auch tödl. HWS- u. Halsmarktrauma. **a)** typ. Erhängen: freie Suspension mit höchstem Knotenpunkt in Nackenmitte; **b)** atyp. Erhängen: andere Positionen, z. B. Sitzen od. Liegen; **Befunde:** variabel (s. Abb.), bes. ausgeprägt bei Würgen, weniger bei Erhängen, petechiale Blutungen als Ausdruck oberer Einflussstauung, Verletzungen von Halsweichteilen, Kehlkopf u. Zungenbein; Würgemal mit Schürfungen u. Blutunterlaufungen sowie sichelförmigen Kratzspuren, Drosselmarke mit eher horizontaler,

Strangurie

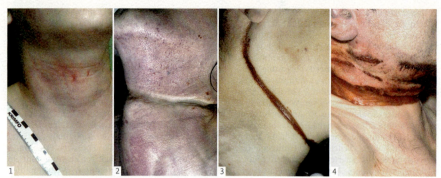

Strangulation: 1: Würgemale am Vorderhals in Form von oberflächl. schmalen Kratzern, Kompressionsblutungen u. Rötungen, über Schildknorpel 2 sichelförmige Rötungen als typisches Zeichen von Fingernagelkratzspuren; 2: schmale, horizontal verlaufende Drosselmarke, oberhalb zahlreiche Petechien, zusätzl. Totenflecken in Gesichts- u. Halshaut; 3: Strangmarke inf. typischen Erhängens mit deutl. Ansteigen zum Suspensionspunkt hinter dem re. Ohr, Einschnürung der Haut mit braun-rötl. Vertrocknung durch druckbedingten Epithelverlust; 4: unregelmäßige Strangmarkenbildung bei atyp. Erhängen: tief eingeschnürte breite Strangmarke im unteren Halsbereich, darüber parallel verlaufende bandartige Vertrocknungen inf. schürfungsbedingter Epithelverluste durch Verrutschen des Strangwerkzeugs während eines vorangegangenen Erhängungsvorgangs [118]

Erhängungsmarke mit eher ansteigender Schürfung.

Strang|urie (gr. στραγγουρία Harnzwang) *f*: (engl.) *stranguria*; schmerzhafte, nicht zu unterdrückende Miktion; **Vork.:** v. a. bei Zystitis* u. Urethritis*. Vgl. Dysurie.

Strang|zellen (Zelle*): (engl.) *cord cells*; dendritenreiche Zellen der grauen Substanz, deren Neuriten in die weiße Substanz gelangen, in Strängen auf- od. absteigen u. so Kerngebiete verbinden.

Strassmann-Operation (Paul F. St., Gyn., Berlin, 1866–1938) *f*: (engl.) *Strassmann operation*; Variante der Metroplastik*; **Anw.:** v. a. bei Uterus duplex (s. Uterusfehlbildung, Abb. 1 dort).

Strassmann-Zeichen (↑): s. Nabelschnurzeichen.

Stratum (lat. stratus ausgestreckt) *n*: (engl.) *layer*; Schicht, Lage; z. B. Schichten der Epidermis, der Dermis, der Kleinhirnrinde.

Stratum pigmentosum retinae (↑) *n*: (engl.) *pigmented layer of retina*; Pigmentschicht der Retina*; **Funktion:** verhindert Lichtreflexion, phagozytiert Membranscheibchen der Außenglieder von Stäbchen- u. Zapfenzellen; leitet die Regeneration von Rhodopsin* ein.

Streck|krämpfe: (engl.) *extension spasms*; tonische Krämpfe* v. a. der Streckmuskulatur (Extensoren); **Urs.:** Dezerebration, Hirndrucksteigerung, Schädelhirntrauma, Enzephalitis, toxische Enzephalopathie.

Streckung: 1. (engl.) *extension*; (orthop.) s. Extension; **2.** (engl.) *growth spurt*; (päd.) wenig gebräuchl. Bez. für Wachstumsperioden*, in denen das Längenwachstum rel. zur Zunahme des Körpergewichts überwiegt.

Streck|verband: s. Extensionsmethoden.

Streifen|hügel: s. Corpus striatum.

Streifen|plastik (-plastik*) *f*: s. Patch-Plastik.

Strepitus coriarius (lat. strepitus Lärm, Geräusch) *m*: syn. Strepitus coriaceus; Lederknarren*.

Strept-: auch Strepto-; Wortteil mit der Bedeutung gewunden, geflochten, gedreht; von gr. στρεπτός.

Strepto|bacillus (↑; Bacill-*) *m*: Gattung gramnegativer, fakultativ anaerober, unbeweglicher, pleomorpher Stäbchenbakterien (vgl. Bakterienklassifikation); spontane Bildung von L*-Formen; med. relevante Species ist **St. moniliformis**: Bestandteil der Mundhöhlenflora von Ratte, Maus u. Katze; verursacht nach Rattenbiss beim Menschen eine Form der Rattenbisskrankheit* (sog. Haverhill-Fieber), evtl. mit Endokarditis, Hirnabszess, Amnionitis, Bronchitis, Pneumonie, chron. Arthritis; empfindlich gegenüber Penicillin, Streptomycin.

Strepto|coccus (↑; Kokken*) *m*: (engl.) *Streptococcus*; Gattung grampositiver, i. d. R. unbeweglicher Kugelbakterien der Fam. Streptococcaceae; **Morphol.:** runde bis länglich ovale Kokken in Paaren od. Ketten (s. Abb. 1); keine Sporenbildung; **Kultur:** fakultativ anaerobes Wachstum; hohe Nährbodenansprüche (Proteinzusatz in Form von Blut od. Serum; s. Abb. 2); Katalase-negativ auf hämfreien Nährböden; **Einteilung:** Unterteilung der versch. Species in vergrünende (Alphahämolyse), hämolysierende (Betahämolyse) u. nichthämolysierende (Gammahämolyse) Streptokokken, sowie aufgrund gruppen- u. typenspezif. Zellwand- bzw. Oberflächenantigene in Sero-Gruppen A-Q (nach

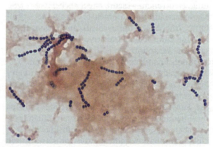

Streptococcus Abb. 1: Streptokokken in einer Blutkultur (Gram-Färbung) [146]

Streptococcus pneumoniae

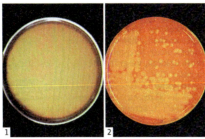

Streptococcus Abb. 2: 1: „vergrünende" Streptokokken; 2: betahämolysierende Streptokokken auf Blutagar [165]

Lancefield). **Gruppe A** (St. pyogenes): Kettenkokken; Betahämolyse; Bildung von Hämolysinen (Streptolysin*-O u. -S), Enzymen (Hyaluronidase, Streptokinase, Desoxyribonuklease), Adhäsinen* (M-Protein; zur Adhärenz an od. Maskierung mit Proteinen eines Wirts) u. von erythrogenen (pyrogenen), als Superantigene* wirkenden Exotoxinen; verursachen akute Infektion des oberen Respirationstrakts (Tonsillitis, Pharyngitis, Otitis media, Scharlach), der Haut (Pyodermie, Erysipel) u. der Weichteile (nekrotisierende Fasziitis), Sepsis; Folgeerkrankungen: akutes rheumatisches Fieber* (vorwiegend nach Infektion des Respirationstrakts), akute Poststreptokokkennephritis (auch nach Hautinfektionen; vgl. Glomerulopathie); mikroskop. u. kultureller Erregernachweis, versch. Antikörpernachweise; sensitiv gegenüber Penicillin G od. V, Cephalosporinen u. Makrolid-Antibiotika. **Gruppe B** (St. agalactiae): tierpathogen (gelber Galt bei Kühen); pathogene Bedeutung für den Menschen: Infektion des Urogenitaltrakts, der Mund- u. Rachenhöhle, Meningitis, Wundinfektionen, Sepsis (v. a. bei abwehrgeschwächten Pat.) sowie perinatal erworbene Neugeboreneninfektionen: Sepsis innerh. der ersten Lebenswoche mit foudroyantem, häufig letalem Verlauf (early-onset-type); ab der 2. Lebenswoche meist als Meningitis mit relativ guter Progn. (late-onset-typ); immun. Nachweis von B-Streptokokken-Gruppenantigenen im Urin od. Liquor des Neugeborenen; sensitiv gegenüber Komb. von Penicillin G u. Gentamicin, ggf. Austauschtransfusion. **Gruppe C** (St. equisimilis): Betahämolyse; Morphol., Kultur u. Nachw. ähnlich dem Species der Serogruppe A; isoliert bei Pharyngitis u. Wundinfektionen, fragl. Beteiligung an der Genese von Scharlach u. akutem rheumatischem Fieber; septische Infektion bei abwehrgeschwächten Patienten. **Gruppe D**: med. relevant ist die früher zu den Streptokokken gerechnete Gattung Enterococcus (s. Enterokokken) der Fam. Streptococcaceae; Darmsaprophyten von Mensch u. Tier, die pathogen sein können; Nachw. von Enterococcus faecalis u. (seltener) Enterococcus faecium bei ca. 4 % aller Harnweginfekte u. ca. 10 % aller ulzerösen Endokarditiden; gelegentl. beteiligt an eitrigen Wundinfektionen (gemeinsam mit Species der Enterobacteriaceae) v. a. im Bauchbereich; hohe Resistenz gegenüber Antibiotika sowie chem. u. physik. Einflüssen; sensitiv gegenüber kombinierter Anw. von Ampicillin u. Gentamicin, bei Penicillinallergie od. Resistenz Vancomycin (Vancomycin-resistente Stämme von Enterococcus faecium, s. VRE, klin. u. für die Krankenhaushygiene zunehmend bedeutsam). **Gruppe F u. G**: St. anginosus kann Infektion des Respirationstrakts verursachen (selten primär interstitielle Pneumonie). Streptokokken **ohne Gruppenantigen**: vergrünend (alte Bez. Viridansgruppe) od. nichthämolysierend (vgl. Streptococcus pneumoniae); natürlicher Standort ist die Mundhöhle (sog. Oralstreptokokken). V. a. die dextranbildenden Species (St. bovis, St. mutans, St. sanguis u. St. mitior) sind an der Pathogenese von Karies beteiligt sowie Urs. von ca. 40 % aller Endokarditiden (Infektion meist rheumatisch vorgeschädigter Herzklappen; s. Endokarditis); Nachw.: Blutkultur, Abszessmaterial-Kultur in CO_2-angereicherter Atmosphäre; sensitiv gegenüber Komb. von Penicillin u. Gentamicin.

Strepto|coccus a|galactiae (↑; ↑) m: (engl.) Streptococcus agalactiae; betahämolysierende Streptokokke der Gruppe B (s. Streptococcus), die durch Besiedlung des Genitaltrakts der Frau zu Inf. des Neugeborenen führen kann; verursacht in den ersten 8 Lebenstagen als Frühform (early-onset) bei unreifen Neugeborenen Sepsis, bei reifen Neugeborenen Pneumonie; in der 2.–6. Lebenswoche oft durch Nosokomialinfektionen* als Spätform (late-onset) Meningitis; gelegentl. bei Immunsupprimierten Inf. von Haut u. Bindegewebe, Harnweginfektion, Pneumonie u. Sepsis; **Nachw.**: kulturell in Blut od. Urin; sensitiv gegenüber Penicillin G od. Ampicillin in Komb. mit Gentamicin.

Strepto|coccus-faeca̱lis-Nähr|boden (↑; ↑): s. SF-Nährboden.

Strepto|coccus mu̱tans (↑; ↑) m: s. Mutans-Streptokokken.

Strepto|coccus pneumoni̱ae (↑; ↑) m: (engl.) Streptococcus pneumoniae; syn. Diplococcus pneumoniae, Fränkel-Weichselbaum-Diplokokkus; oft als Pneumokokken bezeichnete Bakt. der Gattung Streptococcus*; **Morphol.**: ovale bis lanzettförmige, unbewegliche Einzelkokken; Lagerung meist in Paaren, gelegentl. in kurzen Ketten; pleomorphe Kapselbildung (mehr als 80 Typen); **Kultur**: Serum od. Blut enthaltende Nährböden; Wachstumsoptimum bei 37 °C; Kolonien auf Blutagarplatten mittelgroß, glattrandig; bei älteren Kulturen zentrale Delle; Alphahämolyse, H_2O_2-Bildung; fakultativ anaerob; **Epidemiol.**: ca. 50 % der gesunden Bevölkerung sind St.-p.-Keimträger (Rachenabstrich); Übertragung durch Tröpfcheninfektion; Err. von Lobärpneumonie, Pneumokokkensepsis (v. a. bei Pat. mit Malignom, Leukämie, Sichelzellenanämie, nephrotischem Syndrom od. nach Milzexstirpation), Ulcus* corneae (serpens), spontaner Peritonitis bei Mädchen, Bronchopneumonie, Otitis media, Sinusitis u. Meningitis; **Nachw.**: mikroskop. u. kulturell (s. Abb.), Nachw. des Kapselpolysaccharids; Blutkultur; Unterscheidung von anderen vergrünenden (Alphahämolyse) Streptokokken anhand Galleslöslichkeit u. größerer Empfindlichkeit gegen Optochin im Disk-Test; sensitiv gegenüber Penicillin, jedoch zunehmend Penicillin- od. Makrolid-Antibiotika resistente Stämme; **Infektionsprophylaxe**: s. Schutzimp-

Streptodermien

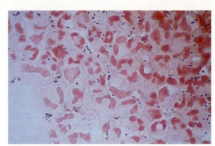

Streptococcus pneumoniae: Primärpräparat: Liquor bei Pneumokokken-Meningitis, Gram-Färbung [146]

fung (Tab. dort), s. Impfkalender (Tab. dort); i. m. Injektion von **1.** 13-valente Pneumokokken-Vakzine: Konjugatimpfstoff; Impfung zum 3., 4., 5. u. 12. Monat bis zum vollendeten 2. Lj. zur aktiven Immunisierung gegen Pneumokokken-verursachte Infektionen; **2.** Standardimpfung mit Kapsel-Polysaccharid-Impfstoff von 23 Serotypen; ab dem 60. Lj.; **3.** Pneumokokken-Schutzimpfung bei angeb. od. erworbenen Immundefekten od. chron. Krankheiten zur Proph. schwerer Infektionen durch Pneumokokken (s. OPSI-Syndrom).

Strepto|dermien (↑; Derm-*) *f pl:* (engl.) *streptodermias*; Sammelbez. für durch Streptococcus* verursachte Pyodermien*; z. B. Ecthyma*, Erysipel*.

Strepto|dornase (INN) *f:* (engl.) *streptodornase*; von Streptococcus* der Guppe C synthetisiertes Enzym (Desoxyribonuklease); **Wirkung:** enzymat. Abbau (Verflüssigung) eitriger visköser Exsudate; **Ind.:** (top.) in fixer Komb. mit Streptokinase* zum enzymat. Wundmanagement* bei entzündl. Prozess.

Strepto|kinase (INN) *f:* (engl.) *streptokinase*; Abk. SK; Fibrinolytikum* aus Streptococcus* der Guppe C; bildet im Plasma einen Komplex mit Plasminogen, der seinerseits die Umwandlung von Plasminogen in Plasmin induziert; **Ind.: 1.** (top.) zus. mit Streptodornase*; **2.** (intravasal) lokale od. system. Thrombolyse* bei STEMI (s. Akutes Koronarsyndrom) innerhalb 12 Std., akuter massiver Lungenembolie*, tiefer venöser Thrombose* (innerhalb 14 Tage), Zentralvenenverschluss* (innerhalb 10 Tage), Zentralarterienverschluss* (innerhalb 6–8 Std.) u. a. arterieller Verschlusskrankheit* (chron. innerhalb 6 Mon.) nach Streptokinaseresistenztest*; **UAW:** Blutung, anaphylakt. Reaktion, Kopfschmerz, passagere Temperaturerhöhung.

Strepto|kinase|re|sistenz|test (Strept-*; Kin-*; lat. *resistere* Widerstand leisten) *m:* (engl.) *streptokinase resistance test*; früher auch Fibrinolysetest; Test auf Streptokinaseantikörper vor Beginn einer thrombolyt. Ther. mit Streptokinase* (Abk. SK); Antikörper gegen SK können z. B. nach vorausgegangenen Streptokokkenerkrankungen od. Behandlungen mit SK vorhanden sein. **Prinzip:** Citratplasma wird nach Zusatz steigender SK-Mengen mit Thrombin zur Gerinnung gebracht. SK führt über Aktivierung der Fibrinolyse* zur Auflösung des Gerinnsels; die kleinste, innerhalb 10 Min. zur Lyse führende Dosis (abhängig vom Gehalt an SK-Antikörpern) wird als Grenzdosis bezeichnet u.

dient zur Berechnung der therap. notwendigen Dosierung.

Strepto|kokken (↑; Kokken*) *f pl:* s. Streptococcus.
Strepto|kokken, hämo|lysierende (↑; ↑) *f pl:* s. Streptococcus, Streptolysine.
Strepto|kokken, vergrünende (↑; ↑) *f pl:* s. Streptococcus.

Strepto|lysine (↑; Lys-*) *n pl:* (engl.) *streptolysins*; von Bakt. der Gattung Streptococcus* gebildete Hämolysine*; **1. Streptolysin-O** (gebildet v. a. von Streptococcus pyogenes, Streptococcus equisimilis u. Streptococcus pneumoniae) bewirkt als Porin eine Schädigung von Erythrozyten- (Hämolyse) u. a. Zellmembranen; antigen wirksam, Bestimmung der Antikörper mit der Antistreptolysinreaktion (Abk. ASR, AST). **2. Streptolysin-S** (gebildet von Streptococcus pyogenes, nicht antigen wirksam) führt zur Schädigung von Zellmembranen.

Strepto|myces (↑; Myk-*) *m pl:* (engl.) *Streptomyces*; Gattung grampositiver, nicht säurefester, aerober, zur Verzweigung neigender Bakt. der Fam. Streptomycetaceae (vgl. Bakterienklassifikation); Myzelbildung ohne Zerfall in Stäbchen; Luftsporen durch Abschnürung; **Vork.:** ubiquitär in Erde, Staub, Getreide; über 460 Species (einige humanpathogen; s. Aktinomyzetom); Bildung wichtiger Antibiotika (z. B. Aureomycin, Tetracyclin, Erythromycin, Streptomycin, Nystatin, Chloramphenicol).

Strepto|mycin (INN) *n:* (engl.) *streptomycine*; Aminoglykosid*-Antibiotikum aus Streptomyces griseus; **Wirkungsspektrum:** Mycobacterium tuberculosis, Brucellen, Haemophilus ducreyi, z. T. atypische Mykobakterien, Streptokokken, Enterokokken, Staphylokokken, E. coli, Klebsiellen, Proteus-Species, Pseudomonas pyocyanea u. Actinomyces israeli; resistent sind Clostridien, Bacteroides u. Rickettsien; häufig sekundäre Resistenzentwicklung; **Ind.:** Kombinationsbehandlung von Tuberkulose u. subakuter Endokarditis (bes. durch Enterokokken), Tularämie, Brucellosen; **Kontraind.:** schwere Niereninsuffizienz, Schwangerschaft, Schädigung des Vestibular- od. Cochlearorgans; **UAW:** v. a. Oto- u. Nephrotoxizität, allerg. Reaktionen, Neurotoxizität.

Stress (engl. stress Druck, Belastung, Spannung) *m:* (engl.) *stress*; Reaktionen des Organismus (erhöhte Sympathikusaktivität, vermehrte Ausschüttung von Stresshormonen* u. a.) auf versch. Stressfaktoren*; **Formen: 1. Eustress:** kurz dauernde physiol. Anpassung an alltägl. Anforderungen, die (geistig u. körperl.) anregend u. leistungssteigernd wirkt; Energiebereitstellung durch Glukoneogenese*; **2. Disstress:** Entstehung durch ungenügende Adaptation des Körpers an Belastungen od. inf. Diskrepanz zwischen Anforderungen u. subjektivem Bewältigungsverhalten (bes. bei psych. St.); vgl. Coping; **klin. Bedeutung: 1.** s. Postaggressionssyndrom; **2.** bei andauerndem St. z. B. Mesenchymhemmung, Verringerung der Abwehrkräfte u. Allgemeinreaktionen i. S. eines allgemeinen Anpassungssyndroms*.

Stress|antwort, katabole (↑): s. Postaggressionssyndrom.

Stress|echo|kardio|graphie (↑; gr. ἠχώ Ton, Schall; Kard-*; -graphie*) *f:* (engl.) *stress echocardiography*;

syn. Belastungsechokardiographie; diagn. Verfahren mit Durchführung der transthorakalen Echokardiographie* unter Stimulation des Herzens durch körperl. od. pharmak. Belastung; **Prinzip:** Vergleich der myokardialen Wandbewegung in Ruhe u. unter Belastung zur Detektion myokardialer Ischämien unter Belastung (geringere systol. Dickenzunahme als in normal durchblutetem Myokard, später auch Kontraktilitätsstörung, z. B. Hypokinesie*) sowie zur myokardialen Vitalitätsbestimmung (Kontraktilitätsteigerung unter Belastung nur in vitalem Myokard) u. Beurteilung der Ventrikelfunktion (Zunahme der EF unter Belastung); cave: Sensitivität wird durch Koronartherapeutika reduziert (daher rechtzeitig vorher absetzen, wenn klin. vertretbar). **Ind.:** i. R. der KHK-Diagn. (z. B. bei Angina* pectoris mit unauffälligem Belastungs-EKG od. zur Beurteilung der hämodynam. Relevanz einer KHK), nach Herzinfarkt* (Beurteilung der myokardialen Vitalität u. Funktion), zur Indikationsstellung einer koronaren Revasularisation mit PCI* od. aortokoronarem Bypass* (vitales Myokard ist Voraussetzung) sowie zur frühzeitigen Diagn. einer pulmonalen Hypertonie*; **Durchführung:** 1. dynam. (Fahrrad-)Stressechokardiographie: Der Pat. wird auf einer gekippten Liege (halbaufrecht) mit Ergometer* (Fahrradergometer) mit ansteigendem Widerstand belastet (vgl. Belastungs-EKG). 2. pharmak. Stressechokardiographie: Der Pat. erhält in Ruhelage auf einer Liege zur Steigerung von Herzfrequenz u. Schlagvolumen ein Pharmakon i. v. in steigender Dosierung (meist Dobutamin*, auch Adenosin*, ggf. in Komb. mit Dobutamin od. Fahrradergometer); cave: Herzrhythmusstörung* bis Kammerflimmern* auslösbar, daher immer unter Defibrillationsbereitschaft. Während der dynam. od. pharmak. Belastung erfolgt die Echokardiographie (zweidimensional) an geeigneten Punkten mit standardisierten Schnittebenen, so dass die gewonnenen Sequenzen mit geeigneter Bildschirmtechnik direkt miteinander (digitalisiert: trackballing; visuell: eyeballing) verglichen werden können.

Stress|faktoren (↑) *m pl*: (engl.) *stress factors*; syn. Stressoren; unspezif. Reize (seelische od. körperl. Belastungen), die Stress* auslösen können; z. B. Krankheit, Trauma*, Umwelteinflüsse, emotionale Belastung.

Stress|fraktur (Fraktur*) *f*: Ermüdungsbruch*.

Stress|hormone (↑; Horm-*) *n pl*: (engl.) *stress hormone*; durch Stress* vermehrt freigesetzte Hormone, u. a. Glukokortikoide*, Katecholamine*, Glucagon*.

Stress|in|kontinenz (↑; Inkontinenz*) *f*: Belastungsinkontinenz*.

Stress|läsion (↑) *f*: (engl.) *stress lesion*; akute Erosion* bzw. Ulkus* (Stressulkus) im Duodenum od. Magen (meist Corpus ventriculi) i. d. R. auf dem Boden einer schweren Grundkrankheit (Polytrauma, Verbrennung, Sepsis, Schock u. a.); **Path.:** Schwächung der protektiven Faktoren (z. B. Verminderung der Prostaglandin-, Bicarbonat- u. Schleimproduktion) inf. einer Mikrozirkulationsstörung; **Kompl.:** gastrointestinale Blutung*; **Proph.:** pharmak. Hemmung der Magensäuresekretion, z. B. Protonenpumpen*-Hemmer, Histamin-H_2-Rezeptoren-Blocker.

Stressoren (↑) *m pl*: Stressfaktoren*.

Stress, oxidativer (↑): (engl.) *oxidative stress*; pathol. Bildung von Sauerstoff-Superoxidanionen (O_2^-) u. weiteren hochreaktiven Sauerstoffderivaten im Endothel u. in den glatten Muskelfasern art. Blutgefäße, v. a. durch die NAD(P)H-abhängige Oxidase; molekularbiol. identisch mit dem sog. respiratory burst neutrophiler Granulozyten u. Makrophagen nach mikrobieller Exposition; **Folgen:** 1. Oxidation zytoplasmat. Moleküle, die dadurch funktionell verändert werden; z. B. **a)** Peroxidation des blutflussabhängig gebildeten Vasodilatators NO zu inaktivem zytotox. Peroxynitrit NO_3^-; führt zu endothelialer Dysfunktion*; **b)** Peroxidation ungesättigter Fettsäuren in LDL-Partikeln; oxidiertes LDL bindet nicht mehr an physiol. LDL-Rezeptoren, sondern an Scavenger*-Rezeptoren in Makrophagen, die sich bei Anhäufung von LDL zu Xanthomzellen* umbilden u. die Bindegewebeeinlagerung u. damit die Ausbildung arteriosklerot. Plaques begünstigen; 2. Aktivierung redox-sensitiver Gene, die zur Expression von endothelialen Adhäsionsmolekülen, proinflammatorischen Zytokinen od. von Wachstumsfaktoren der Gefäßmuskelzellen führen; **Entgiftung** der Sauerstoffradikale durch zytoplasmat. Enzyme (z. B. Superoxidismutase, erythrozytäre Glutathionperoxidase, Katalase) od. nichtenzymat. Oxidanzien (Tocopherole*, Ascorbinsäure*, Betacarotin; sekundäre Pflanzenstoffe, z. B. Flavonoide, Polyphenole).

Stress|proteine (↑; Prot-*) *n pl*: (engl.) *stress proteins*; als Stressreaktion auf plötzl. Milieuänderung (z. B. Temperaturerhöhung) von Zellen aller Organismen schnell u. koordiniert verstärkt exprimierte Proteine mit einem hohen Grad an Sequenzhomologie bei Pro- u. Eukaryoten; **Einteilung:** Hitzeschockproteine (Abk. hsp) u. glukoseregulierte Proteine (Abk. grp); **Funktion:** i. R. der Immunantwort* z. B. bei der Antigenpräsentation, Immunglobulin-Assembly, bei der Zellproliferation u. Proteintranslokation sowie bei Autoimmunkrankheiten (molekulare Mimikry* zw. bakteriellen u. körpereigenen St.). Vgl. Chaperone.

Stress|ulkus *n*: s. Stressläsion.

Streu|strahlen|raster *n*: (engl.) *scattered radiation grid*; aus vertikal in gleichen Abständen angeordneten (Blei-)Lamellen bestehender Raster zw. Pat. u. Röntgenfilm; dient bei Röntgenaufnahmen zur Verminderung der auf die Bildebene fallenden Streustrahlung* (Parallelraster) bzw. zur Fokussierung der Röntgenstrahlung (Fokussierraster) u. damit zur Erhöhung des Bildkontrasts.

Streu|strahlung: (engl.) *scattered radiation*; durch Wechselwirkung der primären Röntgenquanten im durchstrahlten Objekt entstehende Röntgenstrahlung*, verbunden mit Richtungsänderung u. evtl. Energieverlust (s. Streuung); bei bildgebenden Verf. wirkt St. kontrastverschlechternd u. muss deshalb möglichst weitgehend eliminiert werden (z. B. durch Streustrahlenraster*); St. bewirkt eine Strahlenexposition* des Pat. außerhalb des Nutzstrahlenbündels u. macht in Patientennähe Strahlenschutzmaßnahmen beim Personal erforderlich (z. B. Strahlenschutzkleidung*).

Streuung: 1. (engl.) *dispersion;* (statist.) Variabilität von Messwerten in einer Serie, z. B. ausgedrückt durch Varianz*; **2.** (engl.) *diffraction, scattering;* (radiol.) Richtungsänderung eines Teils der Primärstrahlung durch Wechselwirkung beim Durchgang durch Materie; St. kann elastisch (ohne Energieverlust, sog. klassische St.) od. inelastisch (mit Energieübertragung an die Materie, sog. Compton*-Effekt) erfolgen; vgl. Streustrahlung.

Stria (lat.; pl Striae) *f*: Streifen.

Striae cutis a|trophicae (↑) *fpl*: (engl.) *striae atrophicae;* syn. Striae distensae; sog. Hautdehnungsstreifen; zunächst blaurötl., später gelblich weiße Streifen bes. an Bauch, Hüften, Mammae; **Urs.**: Schädigung der elast. Fasern, meist unter dem Einfluss von Glukokortikoiden* (s. Abb.); **Vork.**: nach Kortikoidbehandlung, bei Cushing-Syndrom, Infektionskrankheiten, Op., insbesondere in der Pubertät u. Schwangerschaft (Striae gravidarum, Schwangerschaftsstreifen); **Ther.**: nicht möglich.

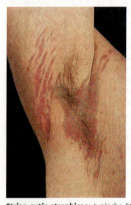

Striae cutis atrophicae: typische Streifen nach Glukokortikoidbehandlung [3]

Striae distensae (↑) *fpl*: Striae* cutis atrophicae.

Striae medullares ventriculi quarti (↑) *fpl*: (engl.) *medullary striae of fourth ventricle;* markhaltige, querverlaufende, zum Cerebellum* führende Faserzüge an der breitesten Stelle der Fossa rhomboidea.

Striae olfactoriae (↑) *fpl*: (engl.) *olfactory striae;* fächerförmig am Trigonum olfactorium ausstrahlende Faserzüge des Tractus* olfactorius.

Stria mallearis (↑) *f*: (engl.) *malleolar stria;* heller Streifen auf der Außenseite des Trommelfells; entspricht dem durchschimmernden, mit der Membrana* tympanica verwachsenen Hammergriff.

Stria medullaris thalami (↑) *f*: (engl.) *stria medullaris of thalamus;* markhaltiges Faserbündel auf dem Thalamus*, das sich in die Habenulae der Epiphyse fortsetzt.

Stria terminalis (↑) *f*: (engl.) *stria terminalis;* Längsstreifen markhaltiger Fasern im Winkel zwischen Thalamus* u. Nucleus* caudatus.

Striatum (lat. striatus gestreift, gefaltet) *n*: Kurzbez. für Corpus* striatum.

Stria vascularis ductus cochlearis (Stria*) *f*: (engl.) *stria vascularis of cochlear duct;* reich vaskularisiertes, hohes, mehrreihiges Epithel an der äußeren Wand des Schneckengangs (Ductus cochlearis), dem die Bildung der Endolymphe zugeschrieben wird; vgl. Innenohr.

Strich|ab|rasio (lat. abrasio Ausscheren, Auskratzen) *f*: Strichkürettage*.

Strich|kürettage (Kürettage*) *f*: (engl.) *streak curettage;* syn. Strichabrasio; Entnahme je einer Gewebeprobe vom Schleimhaut der Vorder- u. Hinterwand des Uterus mit spez. Kürette zur histol. Beurteilung von Östrogen- u. Gestagenwirkung im Endometrium; vgl. Kürettage, fraktionierte; Aspirationskürettage.

Strich|kultur (lat. cultura Züchtung) *f*: (engl.) *streak culture;* bakterielle Kultur durch Abstreifen des Materials auf einem festen Nährboden.

Strictura (lat. das Zusammenziehen) *f*: Striktur*.

Strictura urethrae (↑) *f*: Harnröhrenstriktur*.

Stridor (lat. Zischen, Pfeifen) *m*: (engl.) *stridor;* pfeifendes Atemgeräusch* inf. partieller Verengung od. Verlegung der Atemwege; **Formen: 1.** inspirator. St. bei Beteiligung von Larynx, Trachea, Hauptbronchien; Vork. z. B. bei Epiglottitis*, Krupp*, Pseudokrupp*, Tracheastenose* od. als Stridor* congenitus; **2.** exspirator. St. bei Beteiligung der Bronchien; Vork. z. B. bei Asthma* bronchiale.

Stridor con|genitus (↑) *m*: (engl.) *congenital laryngeal stridor;* syn. Stridor connatus; angeb. inspirator. Stridor*; **Vork.**: z. B. inf. abnormer Weichheit des Knorpelgerüsts des unreifen Larynx bei Laryngo- u. Tracheomalazie, auch bei Struma neonatorum, doppeltem Aortenbogen, Arteria lusoria u. Stimmlippenlähmung; **Progn.**: bildet sich i. d. R. bis zum 2. Lj. zurück.

Striktur (lat. strictura das Zusammenziehen) *f*: (engl.) *stricture;* hochgradige, zumeist narbige Verengung eines Hohlorgans, z. B. der Harnröhre nach traumatisierenden Eingriffen od. Gonorrhö*, des Ösophagus nach Verätzung, des Pylorus durch Ulkusnarben od. Karzinom*; auch als funkt. bedingte spastische Striktur.

Stripping (engl. to strip abstreifen) *n*: s. Varizenstripping.

StrlSchV: Abk. für **Strahlenschutzverordnung***.

Strobo|skopie (gr. στρόβος Wirbel, Drehung; -skopie*) *f*: (engl.) *stroboscopy;* Methode zum Sichtbarmachen schneller period. Bewegungsabläufe mit Hilfe eines Stroboskops, das in regelmäßigen Abständen kurze Lichtblitze erzeugt, deren Frequenz variiert werden kann; med. Anwendung z. B. als **Laryngostroboskopie** zur laryngoskop. Beurteilung der Stimmlippenschwingungen; dabei wird die Frequenz der Lichtblitze mit den bei Intonation eines Tons auftretenden regelmäßigen Stimmlippenschwingungen über ein Kehlkopfmikrophon synchronisiert, wobei der Eindruck eines scheinbaren Stillstands, bei Änderung der Blitzfrequenz der eines stark verlangsamten Schwingungsablaufs entsteht. **Ind.**: funkt. Untersuchung der Stimmlippen (z. B. bei Dysphonie*, zum Ausschluss einer entzündl. od. tumorös bedingten Infiltration).

Strömung: (engl.) *flow, current;* Bewegung von Flüssigkeiten od. Gasen, als **laminare** St. ohne Vermischung von Flüssigkeits- bzw. Gasschichten od. als

laminare Strömung   turbulente Strömung

Strömung

turbulente St. mit Wirbelbildung u. Turbulenzen (s. Abb.); turbulente St. tritt bei Durchströmung eines Rohrs ab einer kritischen Strömungsgeschwindigkeit auf u. führt inf. einer Zunahme der inneren Reibung zur Erhöhung des Strömungswiderstands. Der Zustand der St. einer Flüssigkeit (zwischen laminar u. turbulent) wird durch die Reynolds*-Zahl beschrieben. Vgl. Hagen-Poiseuille-Gesetz; Viskosität.

Stroke (engl. Schlag): Schlaganfall*.

Stroke unit (↑; engl. unit Einheit): Behandlungseinrichtung in einem Krankenhaus, die räuml., personell u. materiell auf die Diagnostik u. Therapie von Pat. mit Schlaganfall* in der Akutphase spezialisiert ist.

Stroma (gr. στρῶμα das Ausgebreitete, Decke, Lager) *n*: (engl.) *stroma*; bindegewebiges Gerüstgewebe eines Organs od. Tumors; vgl. Parenchym.

Stroma|hyper|plasie (↑; Hyper-*; -plasie*) *f*: **1.** (engl.) *stromal hyperplasia*; selten vorkommende, einseitige Zunahme der Stromazellen des Endometriums mit Auseinanderdrängen der endometrialen Drüsen; prämaligne Form der adenomatösen Hyperplasie*; **2.** diffuse Verteilung von Thekazellen im hyperplast. Ovarialstroma; Vork.: in der Postmenopause*.

Stroma|sarkom (↑; Sark-*; -om*) *n*: s. Uterussarkom.

Stromatose (↑; -osis*) *f*: **1.** (engl.) *stromatosis*; syn. Stromaadenomyose; Herde mit Endometriumstroma ohne Drüsenanteile im Myometrium, u. U. mit Übergreifen auf die Serosa; sehr selten (DD: Stromasarkom); **2.** verdichtetes Ovarialstroma bei polyzystischen Ovarien*.

Strom|bahn, terminale: s. Endstrombahn.

Strom, dia|dynamischer: (engl.) *diadynamic current*; Komb. von Gleichstrom (Basisstrom) u. versch. Impulsstromkomponenten (gleich gerichtete, frequenzmodulierte Wechselströme mit einer Frequenz von 50 u. 100 Hz u. einer Impulsdauer von 10 ms); s. Niederfrequenztherapie.

Strom, galvanischer: (engl.) *galvanic current*; in der Elektrodiagnostik* bzw. Elektrotherapie* Bez. für Gleichstrom*.

Strom|marke: (engl.) *electric burn*; Hautveränderung an der Kontaktstelle mit elektr. Spannung nach Elektrounfall*; **Urs.:** meist Unfall, selten Suizid, gelegentl. Tötung (cave: bei breitflächigem Kontakt, z. B. Tod in der Badewanne, können Strommarken fehlen); **Klin.:** porzellanartige grau-weiße bis gelbl. Hautstelle mit zentral eingesunkener grau-bräunl. Nekrose (s. Abb.); bei Hochspannung ausgedehnte Verbrennungen; **Histol.:** mikroskop. Hitzewaben bzw. Dampfblasen in den oberen Hautschichten, Metallisation, Zellkernausziehungen in der Epidermis, Zusammensinterung der Kollagenfasern der Dermis.

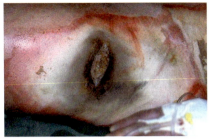

Strommarke [73]

Strom|stärke, elektrische: (engl.) *amperage*; Kurzbez. Strom; Formelzeichen I; SI-Basisgröße für die pro Zeit bewegte elektr. Ladung* ($I = Q/t$); SI-Einheit Ampere* (A). Vgl. Ohm-Gesetz.

Strongyloides stercoralis (gr. στρογγύλος rund, bauchig; -id*) *m*: (engl.) *Strongyloides stercoralis*; Zwergfadenwurm, Kotälchen; Err. der Strongyloidiasis*; **Entw.:** Larven (bis 0,7 mm lang) dringen perkutan in den Wirt ein; auf dem Blutweg gelangen sie in die Lunge u. über Alveolen, Bronchien, Trachea u. Pharynx in den Darm. Hier entwickeln sich Weibchen, die wahrscheinl. parthenogenet. Eier produzieren. Die geschlüpften Larven werden mit dem Stuhl ausgeschieden u. entwickeln sich nach 2 Häutungen zu infektiösen Drittlarven. Durch Endo- (Durchdringen der Darmwand) od. Exo-Autoinfektion (Durchdringen der perianalen Haut od. Ingestion) kann es zu starkem Befall (insbes. bei HIV-Erkrankung) kommen; Präpatenz* mind. 17 Tage; vgl. Nematodes.

Strongyloidiasis (↑; ↑; -iasis*) *f*: (engl.) *strongyloidiasis*; syn. Strongyloides-stercoralis-Infektion; durch den Befall des Darms mit Strongyloides* stercoralis verursachte Erkr.; **Vork.:** v. a. in trop. Ländern; in Europa früher bei Grubenarbeitern (BK Nr. 3103) jetzt v. a. bei HIV-Infizierten u. a. Immunsupprimierten; **Klin.:** juckende papulo-pustulöse Dermatitis (sog. Bodenkrätze) inf. sekundärer bakterieller Verunreinigung der von den Larven durchbohrten Hautstellen; akute Pneumonie bei Migration der Larven durch die Lunge; Eosinophilie, gastrointestinale Sympt. (Erbrechen, Diarrhö); bei massivem Befall Abmagerung, Anämie, Ileus; **Diagn.:** Nachw. der Wurmlarven in Stuhl, Duodenalsaft od. Sputum; **Ther.:** Ivermectin, Albendazol.

Strontium *n*: (engl.) *strontium*; chem. Element, Symbol Sr, OZ 38, rel. Atommasse 87,62; 2-wertiges Erdalkalimetall; biol. Halbwertzeit* bezogen auf Knochen $1,8 \times 10^4$ u. auf den ganzen Körper durchschnittl. $1,3 \times 10^4$ Tage; **Verw.:** 1. Strontiumranelat bei Osteoporose* von Frauen in der Postmenopause; 2. (nuklearmed.) ^{89}Sr-Strontiumchlorid zur palliativen Schmerztherapie von Knochenmetastasen. Vgl. Elemente, knochenaffine.

Strontium|ranelat *n*: (engl.) *strontium ranelate*; Di-Strontiumsalz der Ranelinsäure, hemmt den Knochenabbau (antiresorptiv) u. wirkt osteoanabol; **Ind.:** postmenopausale Osteoporose*; **Kontraind.:** Schwangerschaft, Stillzeit; für Frauen mit schwe-

Strophanthin

rer Niereninsuffizienz nicht empfohlen; **UAW:** Übelkeit, Diarrhö, Kopfschmerzen, Dermatitis.

Stroph|an|thin *n*: (engl.) *strophanthin*; Herzglykosid* aus Strophanthus gratus (g-Strophanthin, Ouabain) bzw. Strophanthus kombe (k-Strophanthin).

Strophulus (dim von gr. στρόφος Strick, Band) *m*: s. Prurigo simplex acuta; Prurigo simplex subacuta.

Stroud-Kamm: (engl.) *Stroud's pecten*; Pecten analis; Streifen zwischen Valvulae* anales u. Linea anocutanea.

Strümpell-Lorrain-Krankheit: s. Spinalparalyse, spastische.

Strümpell-Zeichen (Adolf G. von St., Int., Wien, Leipzig, 1853–1925): s. Pyramidenbahnzeichen (Tab. dort).

Struktur (lat. struct*u*ra Zusammenfügung, Ordnung, Aufbau) *f*: (engl.) *structure*; gegliederter Aufbau.

Struktur|gen (↑; Gen*) *n*: (engl.) *structural gene*; Anteil des Gens*, der die Primärstruktur eines Peptids (z. B. eines Enzyms) codiert.

Struktur|iso|merie (↑; Iso-*; gr. μέρος Teil, Anteil) *f*: s. Isomerie.

Struktur|niveau (↑) *n*: (engl.) *structural level*; psychoanalyt. Stufeneinteilung der Persönlichkeit, die unter Belastung zu charakterist. Symptomenbildung neigt; **Einteilung** (nach M. Ermann): **1. niederes St.**, gekennzeichnet durch erschwerte, aber im Gegensatz zur Psychose erhaltene Realitätsprüfung, Spaltungsabwehr, Instabilität von Erleben u. Bezügen sowie Impulsivität; disponierend für das Borderline*-Syndrom; **2. mittleres St.**, gekennzeichnet durch Kränkbarkeit bis hin zur schweren suizidalen Selbstwertkrise; disponierend für Narzissmus*; **3. höheres St.**, bei dem vernetzte Mehrpersonenbeziehungen mögl. sind; disponierend für eine reifere Neurose* (z. B. Konversionsstörung, Zwangsstörung*, Phobie*).

Struktur|proteine (↑; Prot-*) *n pl*: (engl.) *scleroproteins*; syn. Gerüstproteine; Proteine mit meist typ. Aminosäurenzusammensetzung, die aufgrund ihrer Sekundärstruktur (Betafaltblatt, Alphahelix, Triplehelix) Fasern u. Filamente von großer mechan. Stabilität u. chem. Resistenz ausbilden, z. B. Elastin, Keratine, Kollagen; **Vork.:** extrazelluläre Matrix*, Zytoskelett. Vgl. Zelladhäsionsmoleküle.

Struma (lat. Drüsenschwellung am Hals, Geschwulst) *f*: (engl.) *struma, goiter*; auch Kropf; Bez. für jede Vergrößerung der gesamten Schilddrüse*; **Epidemiol.:** Vork. in Deutschland endemisch (Iodmangel); Prävalenz insgesamt mind. 30 % (zunehmend mit Lebensjahren); **Ätiol.: 1.** alimentär: v. a. Iodmangel (90 % aller S.; s. Iodmangelstruma), sehr selten Selen- od. Zinkmangel od. alimentäre strumigene Substanzen (z. B. Thiocyanat*, Nitrat*, Perchlorat); **2.** entzündl.: v. a. Basedow-Krankheit, Hashimoto-Thyroiditis, Thyroiditis de Quervain, selten Riedel-Struma (s. Thyroiditis); **3.** endokrin.: v. a. thyroidale Autonomie (Schilddrüsenhormone): disseminierte Schilddrüsenautonomie* od. fokal (dekompensiertes autonomes Schilddrüsenadenom*, multifokale Schilddrüsenautonomie*); selten vermehrte Produktion von TSH* bzw. Substanzen mit TSH-ähnl. Wirkungen (z. B. paraneoplastisches Syndrom* bei Hypophysenadenom*,

Struma Tab. 1
Größenklassifikation (nach WHO)

Stadium	Größe
0	keine Struma
I	tastbare Struma
I a	tastbare, auch bei Reklination des Kopfes nicht sichtbare Struma oder kleiner Strumaknoten
I b	tastbare, nur bei Reklination des Kopfes sichtbare Struma
II	auch ohne Reklination des Kopfes sichtbare Struma
III	sehr große Struma, bereits aus größerer Entfernung sichtbar, mit lokalen Komplikationen (Behinderung von Blutzirkulation und Atmung) oder substernalem Strumaanteil

Blasenmole*, Hodentumor), i. R. einer Akromegalie* od. bei Schilddrüsenhormonresistenz*; **4.** neoplastisch: s. Schilddrüsentumoren); **5.** pharmak.: z. B. bei Lithium- od. Thyreostatika-Therapie; **6.** Blutung od. hämorrhag. Zystenbildung (St. cystica) nach Trauma u. a.; **7.** endogener Iodmangel (selten), z. B. bei angeb. Enzymdefekt (s. Iodfehlverwertung); **8.** systemische Erkr., z. B. Amyloidose* (selten); **9.** autoimmun bedingter relativer Iodmangel bei Schwangerschaft; **Einteilung: 1.** nach **Größe** der Schilddrüse (WHO): s. Tab. 1; 2. entspr. **Funktionslage:** abhängig von Path.; a) euthyreote St. (Euthyreose*); z. B. bei Iodmangelstruma; b) St. mit thyroidaler Funktionsstörung: hyperthyreote (s. Hyperthyreose) bzw. hypothyreote St. (s. Hypothyreose); **3.** nach **Topographie:** a) eutope St. (im Halsbereich, suprasternal; vgl. Eutopie); b) dystope St. (s. Schilddrüsendystopie; s. Tab. 2); **4.** nach **Morphol.:** a) nodulär (s. Struma nodosa, Schilddrüsenknoten); b) diffus (Struma* diffusa parenchymatosa); **5.** nach **Histol.:** a) S. Struma* colloides od. Struma* fibrosa; b) (entspr. Dignität) benigne (vgl. Struma, blande) od. maligne (St.* maligna); **6.** nach **Patientenalter:** z. B. Struma* neonatorum, Pubertätsstruma*; **Sympt.:** häufig asymptomat.; evtl. Globussymptom*, milde Dysphagie; bei sehr großer St. u. U. Dyspnoe* (tracheale Obstruktion), obere Einflussstauung*, Stridor*; bei retrosternaler St. u. U. Ösophagusstenose*, Downhill*-Varizen; **Diagn.: 1.** Hinweis: Anamnese u. körperl. Untersuchung, z. B. morphol. Schilddrüsendiagnostik*, i. d. R. durch sonograph. Volumetrie, zus. mit funkt. Schilddrüsendiagnostik* i. R. der path. Abklärung; cave: wiederholte Kontrollen im Verlauf erforderl.; **3.** (ggf. zusätzl.) a) Röntgendiagnostik (Thorax, Trachea, Ösophagus) bei lokalen Kompressionserscheinungen u. vor elektiver Narkose (cave: schwierige Atemwege*); ggf. Lungenfunktionsprüfung mit Fluss/Volumen-Kurve u. Ganzkörperplethysmographie mit Bestimmung des Atemwegwiderstands; b) Radioiodtest* vor Einleitung einer Radioiodtherapie*; **Ther.:** je nach Klin. u. Path.;

Struma   Tab. 2
Einteilung nach der Deutschen Gesellschaft für Endokrinologie (Sektion Schilddrüse)

Befunddeskription (A)
  eutope Lokalisation (a)
    diffus vergrößert (α)
    einknotig (β)
    mehrknotig (γ)
  dystope Lokalisation (b)
    intrathorakal (α)
    Zungengrundstruma (β)

Pathogenese (B)
  Iodmangel (1)
  strumigene Substanz (2)
  thyroidale Autonomie (3)
  Zystenbildung, Blutung, Trauma (4)
  Autoimmunthyroiditis (5)
  andere Entzündung (6)
  Schilddrüsentumor (7)
  Produktion von TSH bzw. Substanz mit TSH-ähnl. Aktivität (8)
  Akromegalie (9)
  Iodfehlverwertung (10)
  Schilddrüsenhormonresistenz (11)
  Schilddrüsenbeteiligung bei extrathyroidaler bzw. systemischer Erkrankung (12)
  andere (13)

1. bei benigner euthyreoter St. primär pharmak. (Kaliumiodid* u./od. Levothyroxin*-Natrium) zur Volumenverkleinerung (ca. 30 %) u. Proph. gegen Knotenbildung u. Autonomie; **2.** bei benigner St. Grad III od. maligner St. primär op. durch Strumektomie* (subtotale Schilddrüsenresektion; bei hyperthyreoter St. auch als Alternative zur Radioiodtherapie*, vgl. Hyperthyreose) mit histol. Untersuchung des Operationspräparats (Thyroidektomie* bei St. maligna); alternativ (z. B. bei Kontraindikation zur Op.): Radioiodtherapie*; **Prävention:** iodiertes Speisesalz*.

Struma adolescentium sive juvenilis (↑) *f*: s. Pubertätsstruma.

Struma basedowiana (↑) *f*: (engl.) *Basedow's goiter*; auch Struma basedowificata; Struma* diffusa parenchymatosa mit reichl. Gefäßentwicklung (Struma* vasculosa), flüssigem Kolloid (Struma* colloides) u. Epithelwucherung; charakterist. für Basedow-Krankheit (s. Thyroiditis).

Struma, blande (↑) *f*: frühere Bez. für (path.) nichtentzündl. (histol.) benigne (funkt.) euthyreote Struma*.

Struma colloides (↑) *f*: (engl.) *colloid goiter*; Kolloidstruma; Struma mit deutl. Kolloidvermehrung in großen (St. c. macrofollicularis) od. kleinen (St. c. microfollicularis) Follikeln; als Struma* diffusa parenchymatosa od. Struma* nodosa.

Struma con|nata (↑) *f*: Struma* neonatorum.

Struma dif|fusa par|en|chymatosa (↑) *f*: (engl.) *diffuse goiter*; nichtknotige (diffuse) Struma*; **Histol.:** gleichmäßige Drüsenwucherung; **Vork.:** z. B. Pubertät (Pubertätsstruma*), Basedow-Krankheit (Struma* basedowiana), best. Formen der Struma* colloides. Vgl. Struma nodosa.

Struma, eu|thyreote (↑) *f*: (engl.) *euthyroid goiter*; Struma* mit normaler Schilddrüsenfunktion.

Struma fibrosa (↑) *f*: (engl.) *fibrous goiter*; histol. hauptsächl. aus Bindegewebe bestehende Struma*.

Struma intra|trachealis (↑) *f*: (engl.) *intratracheal goiter*; Struma* mit Lok. im unteren Larynx u. in der oberen Trachea; s. Schilddrüsendystopie.

Struma lymphomatosa Hashimoto (↑; Hakaru H., Pathol., Chir., Japan, 1881–1934) *f*: s. Thyroiditis.

Struma maligna (↑) *f*: (engl.) *thyroid carcinoma*; Strumabildung durch invasiv wachsendes, evtl. metastasierendes autonomes Schilddrüsengewebe; bindegewebiger (St. m. sarcomatosa; meist spindel- od. polymorphzellig; häufiger aber epithelialer (St. m. carcinomatosa; s. Schilddrüsenkarzinom) Herkunft; vgl. Schilddrüsentumoren; Schilddrüsenknoten.

Struma mollis (↑) *f*: weiche Struma*, die histol. v. a. aus Schilddrüsenparenchymzellen besteht.

Struma neo|natorum (↑) *f*: (engl.) *congenital goiter*; syn. Struma connata; sog. Neugeborenenstruma; Struma* beim Neugeborenen*; bei ca. 50 % hypothyreot; **Vork.: 1. endemisch** in Iodmangelgebieten (s. Kretinismus); **2. nicht endemisch** inf. erhöhter Iodaufnahme während der Schwangerschaft (z. B. Arzneimittel, Röntgenkontrastmittel); selten inf. Hypothyreose* bzw. thyreostat. Behandlung der Mutter od. bei neonataler Hyperthyreose* bzw. Hypothyreose; **Ther.:** Iodid bei Iodmangel, sonst L-Thyroxin; ggf. Iodid-Prophylaxe in der Schwangerschaft, bei Hyperthyreose Thyreostatika*.

Struma nodosa (↑) *f*: (engl.) *nodular goiter*; knotige Struma, Knotenstruma; noduläre Struma* (mit Schilddrüsenknoten*); **Formen: 1.** i. e. S. multinodulär (Struma multinodosa); entsteht i. d. R. aus diffuser euthyreoter (endem.) Struma; Funktionslage anfangs meist noch euthyreot, im weiteren Verlauf (häufig nach Jahren) Hyperthyreose*; histol. oft mit Zysten (St. n. colloides cystica), Blutungen (St. n. haemorrhagica) od. Verkalkung (St. n. calcificata); vgl. Struma colloides; cave: St. n. der Struma* maligna; **2.** uninodulär (Struma uninodosa); Funktionslage je nach Path., z. B. hyperthyreot bei heißem Knoten (unifokale Autonomie; vgl. Schilddrüsenautonomie, multifokale). Vgl. Struma diffusa parenchymatosa.

Struma ovarii (↑) *f*: (engl.) *struma ovarii*; einkeimblättriges Teratom* aus Schilddrüsengewebe im Ovar, evtl. thyroxinproduzierend mit thyreotox. Symptomen; s. Hyperthyreose.

Struma post|branchialis (↑) *f*: Hürthle*-Tumor.

Struma retro|sternalis (↑) *f*: (engl.) *substernal goiter*; hinter dem Brustbein bzw. den Schlüsselbeinen lokalisierte Struma; vgl. Tauchkropf.

Struma vasculosa (↑) *f*: (engl.) *vascular goiter*; sehr gefäßreiche, meist hyperthyreote Struma* (z. B. Struma* basedowiana); auskultator. sog. Kropfgeräusch*, palpator. Schwirren*; evtl. mit pulsieren-

Strumektomie

den od. varikös erweiterten Gefäßen (Struma varicosa). Vgl. Schilddrüsendiagnostik.

Strum|ek|tomie (↑; Ektomie*) *f*: (engl.) *strumectomy*; auch Strumaresektion; morphologie- u. funktionsgerechte Resektion des pathol. veränderten Schilddrüsengewebes bei vergrößerter Schilddrüse (Struma*); **Formen: 1. selektive** od. subtotale **Resektion:** Verbleib des knotenfreien Gewebes (oberer Polrest, dorsaler Rest); **2. fast totale Resektion:** Verbleib eines nur kleinen Rests Normalgewebe; **3. Hemithyroidektomie:** totale Entfernung eines gesamten Schilddrüsenlappens (Lobektomie) mit Entfernung des Isthmus (Isthmektomie); **4. Thyroidektomie:** totale Entfernung der gesamten Schilddrüse, **5. Knotenexzision:** Entfernung eines Knotens mit gesundem Randsaum; **Kompl.:** je nach Ausmaß der Resektion Nachblutung (0,3–5 %), permanente Rekurrensparese (0,2–2 %), permanente Unterfunktion der Nebenschilddrüsen (<1 %), postoperativ Tetanie*.

Strumitis (↑; -itis*) *f*: (engl.) *strumitis*; Entz. einer vergrößerten Schilddrüse; vgl. Thyroiditis.

Strumitis Hashimoto (↑; ↑; Hakaru H., Pathol., Chir., Japan, 1881–1934) *f*: syn. Struma lymphomatosa Hashimoto; s. Thyroiditis.

Struvit *n*: (engl.) *struvite*; kristallines Magnesiumammoniumphosphat*; vgl. Ausgussstein; Nephrolithiasis.

StrVG: Abk. für **Strahlenschutzvorsorgegesetz**.

Strychnin *n*: (engl.) *strychnine*; Alkaloid aus dem Samen von Strychnos nux vomica (Brechnuss); Reflexkrampfgift durch Hemmung des inhibitor. Neurotransmitters* Glycin*; früher Anw. als Analeptikum*. Vgl. Interneuronengifte.

Strychnismus *m*: (engl.) *strychnism*; Intoxikation mit Strychnin* od. Brechnuss; **Sympt.:** Krämpfe wie bei Tetanus, evtl. Tod durch Erstickung inf. Beteiligung der Atemmuskulatur; **Ther.:** Salzwasseremesis, Intubation, Natriumsulfat, Paraffinum subliquidum, Diazepam, evtl. bis 3-tägige Hexobarbitalnarkose.

ST-Strecke: (engl.) *ST segment*; Segment zw. dem Ende des QRS*-Komplexes u. dem Beginn der T*-Welle im EKG*; **Formen: 1.** Normbefund: isoelektr. ST-Strecke (s. Abb.); vgl. Punkt, isoelektrischer; **2.** Abweichungen von der isoelekt. Linie weisen zus. mit Veränderungen der T*-Welle auf eine primäre (spezif. od. unspezif.) od. sekundäre (inf. intraventikulärer Leitungsstörung) Erregungsrückbildungsstörung (Abk. ERBS; syn. Repolarisationsstörung, Abk. RPS) u. werden entspr. ihrem Verlauf als horizontal, aszendierend od. deszendierend bezeichnet. **a)** ST-Streckensenkung (Messung 60–80 ms nach J*-Punkt): signifikant ab 0,1 mV (0,15 mV bei aszendierendem Verlauf); Vork.: primäre ERBS (spezif.: horizontal, unspezif.: deszendierend) bei Myokardischämie, -hypertrophie, Hypokaliämie*; muldenförmig durch Herzglykoside* (spezif. ERBS); als sekundäre ERBS bei Schenkelblock*; **b)** ST-Streckenhebung (Messung: 20 ms nach J-Punkt): signifikant ab 0,2 mV (Brustwandableitung) bzw. 0,1 mV (Extremitätenableitung); Vork.: primäre ERBS (spezif.: horizontal) bei Akutem* Koronarsyndrom, Herzinfarkt* mit Abgang aus dem absteigenden R-Schenkel od. bei Perikarditis* aus dem aufsteigendem S-Schenkel; Ableitungen, in denen Veränderungen auftreten: s. EKG (Tab. 2 dort). Vgl. Langzeit-EKG; Belastungs-EKG.

Stuart-Medium (Medi-*) *n*: (engl.) *Stuart's medium*; halbfestes Transportmedium für bakterienhaltiges Untersuchungsmaterial, das aus 0,3 % Agar, Natriumthioglykolat, Calciumchlorid, Natriumglycerolphosphat u. einem Methylenblauzusatz besteht.

Stuart-Prower-De|fekt *m*: (engl.) *factor X deficiency*; angeb. Mangel an Faktor X der Blutgerinnung* (Stuart-Prower-Faktor); **Vork.:** sehr selten (weniger als 100 Fälle beschrieben); **Ätiol.:** autosomal-rezessiv erbl. Genmutation (Genlocus 13q34); **Klin.:** hämophilieähnl. hämorrhag. Diathese*. Vgl. Hämophilie.

Stuben|fliege: Musca, Fannia; s. Fliegen.

Stucco|keratosis (italienisch stucco Stuck, Gipsverzierung; Kerat-*; -osis*) *f*: (engl.) *stucco keratosis*; syn. Keratoelastoidosis verrucosa; Sonderform der Verrucae* seborrhoicae mit leicht erhabenen, bis linsengroßen, mit rauen, hyperpigmentierten Schuppen bedeckten (an Stuck erinnernden) Papeln; die Schuppen lassen sich leicht ablösen, ohne dass eine Blutung auftritt. **Lok.:** bes. Fuß-, Handrücken, Unterarme, Unterschenkel bei älteren Menschen; **Ther.:** keratolyt. Salben; chir. Abtragung.

Studie, einarmige pro|spektive *f*: (engl.) *single-arm prospective study*; experimentelle Durchführung einer standardisierten Ther. an einem Patientenkollektiv; Ziel ist ein von Pat. u. Arzt unabhängiger Erkenntnisgewinn zur Beurteilung der Therapie. Die Datenerhebung erfolgt dabei nach der Formulierung einer Hypothese u. der Erstellung eines Studienplans bzw. bis das interessierende Zielereignis eingetreten ist.

Studie, epi|demio|logische *f*: (engl.) *epidemiological study*; bevölkerungsbezogene Untersuchung der Epidemiologie*; **Formen: 1.** Beobachtungsstudie*; **2.** Interventionsstudie*.

Studie, kontrollierte *f*: (engl.) *clinical trial*; klin. Untersuchung, bei der der zu prüfenden Therapie mindestens eine andere gegenübergestellt wird; durch den Vergleich einer neuen Therapie mit einer herkömmlichen ist ein relativer klin. Wirksamkeitsnachweis* möglich; die Verw. von Placebos in der Kontrollgruppe erlaubt einen absoluten klin. Wirksamkeitsnachweis.

Studie, pro|spektive *f*: (engl.) *prospective study*; in der Gegenwart mit Rekrutierung von Probanden bzw. Pat. beginnende Kohortenstudie*, bei der diese zu einer bestimmten Fragestellung im zeitl. Verlauf entweder beobachtet od. einer Interventi-

ST-Strecke

on (s. Studie, randomisiert kontrollierte) zugeführt werden.

Studie, randomisierte kontrollierte *f*: (engl.) *randomised controlled trial* (Abk. *RCT*); Untersuchung, bei der eine definierte Grundgesamtheit nach frei festzulegenden Zielgrößen (Messvariable, Einflussgrößen, Erfassungsmethoden) nach dem Zufallsprinzip in 2 od. mehr strukturgleiche Gruppen aufgeteilt wird, die mit unterschiedl. Verfahren behandelt werden; Sonderform der Kohortenstudie*; zwischen den Studienarmen wird die Wirksamkeit der jeweiligen Intervention verglichen. Unterscheiden sich die interessierenden Outcomes der Gruppen, ist ein Rückschluss auf die Effektivität der Therapie zu ziehen. Dieses Studiendesign wird international als Goldstandard angesehen. Vgl. Medizin, evidenzbasierte.

Stütz|gewebe: (engl.) *supporting tissue*; Sammelbez. für die Körperform erhaltende Strukturen; Teil der Bindegewebe* mit halbfester (Knorpel) od. fester (Knochengewebe) Grundsubstanz.

Stütz|re|aktion *f*: (engl.) *supporting reaction*; Schaltenbrand-Reflex; s. Reflexe, frühkindliche.

Stüve-Wiedemann-Syn|drom *n*: s. Schwartz-Jampel-Syndrom (Typ 2).

Stuhl: Kot*.

Stuhl|in|kon|tinenz (Inkontinenz*) *f*: (engl.) *fecal incontinence*; Incontinentia alvi; anorektale Inkontinenz; Unvermögen, den Stuhl willkürl. bzw. reflektor. zurückzuhalten; **Stadien: 1.** Teilinkontinenz 1. Grades (Stuhlschmieren bei Belastung u. Diarrhö); **2.** Teilinkontinenz 2. Grades (Inkontinenz für Winde u. dünnen Stuhl); **3.** Totalinkontinenz (völliger Kontrollverlust); **Formen: 1. primäre** St. (sog. Neuralinkontinenz): angeb. bei Spina bifida, Myelomeningozele od. kongenitalem Megakolon; traumat. bei Bandscheibenvorfall od. Wirbelkörperfraktur mit Querschnittlähmung; zerebral z. B. bei Demenz u. Hirntumor; spinal durch Multiple Sklerose, Diabetes mellitus u. a.; **2. sensorische** St.: Dysfunktion bzw. Verlust der Sensoren im Analkanal u. Rektum mit fehlendem Stuhldrang z. B. durch Hämorrhoiden, Analprolaps, Analatresie, nach gyn. u. anorektalen Op.; **3. muskuläre** bzw. **motorische** St. durch Schädigung des Sphinkters (Phählungsverletzung, Dammriss, Rektumprolaps, Tumor, Analfistel, gyn. u. proktologische Op.) od. Sphinkterschwäche im Alter; **4. reservoirbedingte** St. bei Kurzdarmsyndrom, tiefer Rektumresektion, ileoanaler Anastomose; **5. psychische** St. inf. Kriegstrauma, Psychose, Enkopresis*; **Ther.:** Behebung der Grundkrankheiten; ggf. rekonstruktive op. Verf. zur Wiederherstellung der sensor. bzw. motor. Kontinenz (s. Sphinkterplastik, anale) mit postoperativem ausgiebigem Sphinktertraining (u. a. Biofeedback, Beckenbodengymnastik); evtl. Anus* praeternaturalis.

Stuhl|untersuchungen: (engl.) *scatoscopies*; klin. u. labormed. Untersuchung u. Beurteilung von Eigenschaften u. Bestandteilen des Stuhlgangs; **1. Konsistenz:** geformt od. ungeformt, flüssig v. a. bei Diarrhö, schafskotähnlich-bröckelig v. a. bei Obstipation, bleistiftförmig z. B. bei tiefsitzender Kolonstenose; **2. Farbe:** grau bei vermehrter Fettausscheidung, schwarz bei Teerstuhl*, weiß inf. von Acholie*; **3. Masse:** normal zwischen 100–200 g/24 Std., erhöht u. a. bei Malabsorption, Zöliakie*, Steatorrhö*; **4. Geruch:** übel, faulig z. B. bei Fäulnisdyspepsie*, scharf z. B. bei Gärungsdyspepsie*; **5. pathol. Beimengungen: a)** makroskop. erkennbares Blut (s. Blutstuhl) od. okkultes Blut* im Stuhl; **b)** Schleimauflagerungen z. B. bei Reizdarmsyndrom*, Enteritis*; **c)** Eiterbeimengungen; **d)** Nahrungsmittelbestandteile (z. B. Fleischfasern bei Maldigestion od. Malabsorption); **6. quant. Nachweis von Ausscheidungen: a)** Fettbestimmung nach van de Kamer: Stuhlprobe wird mit Kaliumhydroxid verseift, mit Salzsäure hydrolysiert u. freie Fettsäuren u. Fettsäureester nach Extraktion u. Lösung in Ethanol titrimetr. bestimmt; erhöhte Werte (>7 g/24 Std.) v. a. bei Malassimilation; **b)** Proteinausscheidung; nach i. v. Injektion von ^{131}I-PVP (Gordon-Test) od. ^{51}Cr-Albumin u. Messung der Aktivität im Stuhl; erhöhte Werte z. B. bei exsudativer Enteropathie*; **c)** Ausscheidung von Enzymen; z. B. Bestimmung von Elastase* bei exokriner Pankreasinsuffizienz; **7. mikrobiol. Untersuchungen:** z. B. Stuhlkultur, elektronenmikroskop. od. fluoreszenzmikroskop. Nachweis von Err., Analabstrich, Wurmeiernachweis.

Stuhl|zäpfchen: (engl.) *laxative suppository*; Suppositorium* mit abführender Wirkung.

Stummheit: (engl.) *dumbness*; syn. Mutitas; schwere Form der Sprachstörung* mit Unfähigkeit zur artikulierten Lautbildung; **Urs.:** Taubheit (s. Taubstummheit), kortikale Läsionen (z. B. bei best. Formen u. Schweregraden der Aphasie*), psych. Störungen (s. Mutismus).

Stumpf|schmerz: (engl.) *stump pain*; lokales Schmerzsyndrom im Stumpfbereich nach Amputation*; provoziert evtl. Phantomempfinden*; **Urs.:** Prothesendruck, Neurom, Durchblutungsstörung; **Ther.:** Prothesenkorrektur, Stumpfrevision (Neuromentfernung, Revision der Weichteile u./od. des Knochens).

Stupor (lat. Erstarrung) *m*: (engl.) *stupor*; Zustand der Reglosigkeit ohne äußerl. erkennbare psych. u. körperl. Aktivität mit Akinese, Amimie, Mutismus bei wachem Bewusstsein u. U. extremer innerer Anspannung; **Vork.:** z. B. bei Katatonie (sog. Sperrung), psychot. Depression, Dissoziation, Epilepsie od. Intoxikationen; **Ther.:** Versuch der Beziehungsaufnahme, Neuroleptika, u. U. kurzfristig Benzodiazepine. Vgl. Antriebsstörung, Emotionsstupor.

Sturge-Weber-Krabbe-Syndrom (William A. St., Arzt, London, 1850–1919; Frederick P. W., Arzt, London, 1863–1962; Knud K., Neurol., Kopenhagen, 1885–1961) *n*: (engl.) *Sturge-Weber syndrome*; syn. Angiomatosis encephalofacialis; meist sporad. auftretende Phakomatose mit kavernösem Angiom* im Bereich der Meningen (v. a. über dem Parietallappen) u. einem Naevus* flammeus (s. Abb.) meist im Bereich des 1. u. 2. Trigeminusasts der ipsilateralen Gesichtshälfte (Lok. zusätzl. auch an Stamm. u. Extremitäten mögl.), evtl. kombiniert mit Glaukom, Hydrophthalmus, Hypertrophie des Plexus choroideus u. Fehlbildungen anderer Organe; **Häufigkeit:** ca. 1 : 50 000; selten familiär; **Sympt.:** fokale epilept. Anfälle, evtl. Hemiparese,

Sturmdorf-Bonney-Plastik

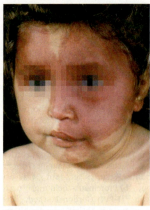

Sturge-Weber-Krabbe-Syndrom: Naevus flammeus im Bereich aller 3 Trigeminusäste [143]

Hemianopsie, Hirnatrophie mit geistiger Behinderung (>50%) inf. zerebraler Durchblutungsstörung durch Verkalkung der Angiome; **Diagn.:** Rö. des Schädels (Doppelkonturierung der verkalkten Gefäße), kraniale CT od. MRT (Hirnatrophie); **Ther.:** symptomat. Antikonvulsiva, kosmet. Besserung des Hautbefundes durch Lasertherapie; **DD:** Epilepsie, Hirntumoren, andere Phakomatosen.
Sturmdorf-Bonney-Plastik (Arnold St., amerikan. Gyn., 1861–1934; William F. B., Gyn., London, 1872–1953; -plastik*) *f*: (engl.) *Sturmdorf's operation*; Operationstechnik zur Zervixrekonstruktion mit Hilfe einer Spezialnaht; **Ind.:** z. B. nach Konisation* bzw. Portioamputation; heute zugunsten einer Elektro- bzw. Laserkoagulation des Wundkraters seltener durchgeführt, da durch die unphysiol. Einstülpung der Wundränder kolposkopische u. zytol. Kontrollen der Cervix uteri erschwert werden.
Sturz|geburt: (engl.) *precipitate labor*; Geburt*, bei der das Kind inf. einer ungünstigen Stellung der Mutter aus dem Geburtskanal heraus zu Boden stürzt; forensisch relevant, da häufig Schutzbehauptung bei Kindstötung*; vgl. Geburt, überstürzte.
Sturz|neigung: ungenaue Bez. für das insbes. im hohen Alter vorkommende Hinfallen aus äußerl. nur geringfügigem Anlass; geriatrisches Syndrom, meist multifaktoriell bedingt durch interne u./od. externe Urs.; häufiger Grund für Frakturen u. Krankenhauseinweisung im Alter; **Urs.:** häufig nicht zu ermitteln; Vestibularisschädigung, drop* attack, Parkinson*-Syndrom u. Demenz sowie orthostat. Hypotonie, Karotissinus-Syndrom, Herzrhythmusstörungen, Herzinfarkt, Aortenstenose u. Synkope; evtl. auch Erkr. des Stütz- u. Bewegungsapparats, Wirkungen von Alkohol u. Arzneimitteln, Hypoglykämie, Sehstörungen sowie psychogene Faktoren.
Stuttgarter Hunde|seuche: Kanikolafieber*.
Styli (gr. στῦλος Säule, Pfeiler, Stütze) *m pl*: Stifte.
Styloiditis radii (↑; -id*; -itis*) *f*: (engl.) *styloiditis radii*; Entz. des Processus styloideus radii mit Sympt. ähnl. der Epikondylitis*.

Stypsis (gr. στῦψις Zusammenziehung, Verdichtung) *f*: Blutstillung*.
Styptika (gr. στυπτικός verstopfend, verdickend) *n pl*: **1.** (engl.) *styptics*; Hämostyptika; s. Hämostatika; **2.** Antidiarrhoika*.
Sub-: Wortteil mit der Bedeutung unter, unterhalb, nahe bei; von lat. sub.
sub|akut (↑; lat. acutus spitz, scharf, gefährlich): (engl.) *subacute*; nicht ganz akut, weniger akut, weniger heftig verlaufend.
Sub|aorten|stenose, idio|pathische hyper|trophische (↑; Aorta*; Steno-*; -osis*) *f*: syn. hypertrophische obstruktive Kardiomyopathie; s. Kardiomyopathie.
sub|arachnoidal (↑; gr. ἀράχνη Spinne; -id*): (engl.) *subarachnoid*; unter der Arachnoidea* mater liegend.
Sub|arachnoidal|blutung (↑; ↑; ↑): (engl.) *subarachnoid hemorrhage (Abk. SAH)*; Abk. SAB; akute Blutung in den Subarachnoidalraum* (i. d. R. intrakraniell); **Urs.: 1.** in ca. 80 % der Fälle spontane (evtl. bei Blutdruckanstieg durch körperl. od. psych. Belastung) Ruptur eines art. intrakraniellen Aneurysmas* (bes. A. communicans ant., A. carotis interna, A. communicans posterior, A. cerebri media); **2.** seltener spontane Blutung aus Angiom* od. anderer vaskulärer Veränderung, schweres Schädelhirntrauma*, hämorrhagische Diathese* od. iatrogen (z. B. durch Antikoagulanzien*); **3.** in <10 % der Fälle keine Blutungsquelle nachweisbar; **Einteilung:** klin. Schweregrade der aneurysmat. SAB: s. Tab. 1; **Klin.:** akuter Meningismus* (ohne Fieber) mit Nackensteifigkeit u. heftigem Kopfschmerz (meist okzipital) sowie akuter Bewusstseinsstörung* u. Hirndrucksteigerung* (in ca. 50 % der aneurysmat. SAB mit unmittelbar letaler art. Hypertonie*); evtl. fokale neurol. Sympt.; bei der sehr seltenen spinalen SAB (Vork. meist bei spinalem Angiom od. spinaler arteriovenöser duraler Fistel; vgl. Epiduralhämatom*) ähnl. Sympt. (Meningismus mit heftigen vom Nacken aufsteigenden Kopfschmerzen) wegen der oft nach intrazerebral reichenden Ausdehnung u. zusätzl. radikuläre Schmerzen wie bei Ischiassyndrom*, Hyperästhesie, Wirbelsäulensteifheit u. evtl. Parese; **Kompl.:** u. a. **1.** zerebraler Vasospasmus* mit Gefahr eines ischämischen Schlaganfalls*: prognost. wichtigste Kompl. (in ≤30 % symptomat.); Auftreten innerhalb 15 Tage nach SAB, meist Beginn 3.–5. Tag u. Maximum 7.–10. Tag nach SAB; Risikofaktoren: Schweregrad der SAB, Hypovolämie, Hyponatriämie, art. Hypotonie; Diagn.: transkranielle Doppler*-Sonographie, Angiographie (ggf. mit Angioplastie*); **2.** Hydrozephalus*: Auftreten akut (z. B. Liquorpassagestörung bei Ventrikeleinbruch der SAB u. Blutgerinnsel im Aquädukt; s. Ventrikelblutung) od. sekundär durch posthämorrhag. Liquorresorptionsstörung; **3.** Rezidiv (häufig letal): Auftreten v. a. in ersten Tagen nach aneurysmat. SAB (daher möglichst Frühoperation, s. Ther.); **4.** Epilepsie; **5.** Herzrhythmusstörung; **Diagn.:** v. a. CCT (Schweregrade nach radiolog. Befund: s. Tab. 2, s. Abb.), im Zweifel evtl. Lumbalpunktion (blutiger Liquor bei akuter SAB, Nachw. von Siderophagen bei älterer SAB; cave: Gefahr der Einklemmung* bei intrakranieller Raumforde-

Subclavian-steal-Syndrom

Subarachnoidalblutung Tab. 1
Klinische Einteilung der Schweregrade aneurysmatischer Subarachnoidalblutungen nach der World Federation of Neurological Surgeons (Abk. WFNS) und nach Hunt und Hess (Abk. HH)

HH/WFNS Grad	Glasgow Coma Scale	Hemiparese/ Aphasie	HH Kriterien
I	15	nein	asymptomatisch, leichte Kopfschmerzen, leichter Meningismus
II	14 – 13	nein	starke Kopfschmerzen, Meningismus, keine Fokalneurologie außer Hirnnervenstörungen
III	14 – 13	ja	Somnolenz, Verwirrtheit, leichte Fokalneurologie
IV	12 – 7	ja/nein	Sopor, mäßige bis schwere Hemiparese, vegetative Störungen
V	6 – 3	ja/nein	Koma, Einklemmungszeichen

Subarachnoidalblutung Tab. 2
Morphologische Schweregrade nach CT-Befund (nach Fisher, erweitert); mit zunehmendem Schweregrad ansteigendes Risiko von zerebralem Vasospasmus und Hydrocephalus

Schweregrad	CT-Befund
0	keine Blutung sichtbar
1	lokale minimale Blutung/dünner Blutfilm
2	diffuse, schmale SAB (<1 mm)
3	moderate Blutung (Einblutung in Fissura Sylvii, Interhemisphärenspalt, Cisterna ambiens oder suprasellär), >1 mm
4	extensive Blutung (vollständige Zisternenfüllung, Ventrikel/Parenchymblutung)

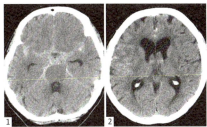

Subarachnoidalblutung: Schweregrad 4 nach Fischer; 1: vollständige Zisternenfüllung; 2: Hämatomausdehnung in obere Subarachnoidräume, Ventrikeleinbruch u. beginnender Hydrozephalus (CT) [42]

rung, deshalb bei Bewusstseinsstörung erst nach CCT), kraniale MRT, zerebrale Angiographie (DSA, CT-Angiographie, MR-Angiographie) zum Nachweis der Blutungsquelle (u. ggf. interventioneller Ther.); bei zerebral nicht nachweisbarer Blutungsquelle auch spinal (s. unter Klin.); **Ther.:** Sicherung der Vitalfunktionen, op. Ausschaltung der Blutungsquelle (s. Aneurysma, intrakranielles; Hämangiom, kavernöses), Nimodipin* zur Proph. zerebraler Vasospasmen, spez. Ther. der Kompl. (z. B. bei zerebralem Vasospasmus u. a. hypertensive hypervolämische Hämodilution*, transluminale Ballonangioplastie, Papaverin*). Vgl. Hämatom, intrakranielles.

Sub|arachnoidal|raum (↑; ↑; ↑): (engl.) *subarachnoid space;* Spatium subarachnoideum; Liquor* cerebrospinalis enthaltender Raum zwischen Arachnoidea* mater u. Pia* mater; anat. Erweiterungen des S.: s. Cisterna; **klin. Bedeutung:** pathol. erweitert bei Hydrocephalus externus (s. Hydrozephalus), Blutung in den S.: Subarachnoidalblutung*, Injektion von Lokalanästhetikum in den spinalen S. bei Spinalanästhesie*.

Sub|arachnoidal|zyste (↑; ↑; ↑; Kyst-*) *f:* Arachnoidalzyste*.

Sub|azidität (↑; Azid-*) *f:* (engl.) *subacidity;* Hypazidität; verminderter Gehalt des Magensafts* an (freier) Salzsäure; vgl. Anazidität, Achylia gastrica.

Sub|clavia (↑; lat. clavis Schlüssel) *f:* Kurzbez. für Arteria* subclavia.

Subclavian-steal-Syn|drom (engl. ↑; ↑; to steal stehlen) *n:* (engl.) *subclavian steal syndrome;* Anzapfsyndrom (s. Steal-Phänomen) bei proximaler Stenose od. Verschluss der A. subclavia mit intermittierender zerebraler Minderperfusion, bes. bei Belastung des ipsilateralen Arms, durch verminderten Fluss (bis Strömungsumkehr) in der ipsilateralen A. vertebralis (Perfusion via Circulus* arteriosus cerebri u. A. basilaris); **Sympt.:** Schwindel, plötzl. Hinfallen ohne Bewusstlosigkeit (drop attack), Ataxie, schmerzhafte Bewegungseinschränkung der Armmuskulatur, zentrale Parästhesie; **Diagn.:** Pulsus* differens (ipsilaterale Pulsabschwächung) u. seitendifferente Blutdruckwerte, Stenosegeräusch bei Auskultation der A. subclavia, positive Faustschlussprobe*; Nachweis durch Ultraschalldiagnostik (Doppler-Sonographie) u. Angiographie (s. Abb.); **Ther.:** Bypass*-Operation, evtl. Angioplastie*; **DD:** Aortenbogensyndrom. Vgl. Durchblutungsstörung, vertebrobasiläre; Verschlusskrankheiten, arterielle.

subdiaphragmatisch

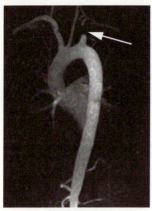

Subclavian-steal-Syndrom [56]

sub|dia|phragmatisch (↑; gr. διάφραγμα Zwischenwand, -haut): (engl.) *subdiaphragmatic*; s. subphrenisch.

sub|dural (↑; lat. d*u*rus hart): (engl.) *subdural*; unter der Dura* mater (zwischen Dura u. Arachnoidea* mater) gelegen.

Sub|dural|hämatom (↑; lat. d*u*rus hart; Häm-*, -om*) *n*: (engl.) *subdural hematoma*; syn. Hämatom, subdurales; Abk. SDH; intrakranielles Hämatom* (sehr selten auch spinal mögl.) durch art. od. venöse Blutung zwischen Dura* mater u. Arachnoidea* mater; **Formen:** 1. akut: symptomat. innerhalb Min. bis Std. nach Trauma (Schädelhirntrauma*, Geburtsschaden*); 2. subakut bis chron.: asymptomat. Intervall (Tage bis Monate) nach initialer Bewusstseinsstörung nach meist leichtem Trauma od. ohne anamnest. Trauma (z. B. Gerinnungsstörung); **Klin.:** Kopfschmerz, Bewusstseinsstörung bis Koma, ipsi- od. kontralaterale Halbseitenparese, Mydriasis, Hirndrucksteigerung*; **Diagn.:** u. a. neurol. Untersuchung mit Glasgow* Coma Scale (Tab. dort), radiol. Nachweis akut v. a. durch CCT (zerebralseitig konkave Form durch flächige Ausbreitung über der Hemisphäre, s. Abb.); vgl. Epiduralhämatom, Abb. dort) u. chron. durch MRT (auch für intraspinale Diagn. sensitiver als CT); **Ther.:** neurochir. Entlastung bei signifikanter Raumforderung; Entleerung über Bohrlöcher bei flüssigem (chron.) S., sonst op. (Trepanation* zur Hämatomausräumung u. Blutstillung); ggf. zusätzl. subdurale Drainage sowie spez. Ther. bei hämorrhag. Diathese.

Suber|ose (lat. s*u*ber Korkeiche; -osis*) *f*: (engl.) *suberosis*; syn. Korkstaublunge; Form der exogen-allergischen Alveolitis* durch Sensibilisierung gegen Penicillium frequentans in Korkeichenrinde; **Vork.:** bei Arbeitern in der Korkindustrie (v. a. Portugal).

sub|febril (Sub-*; lat. f*e*bris Fieber): (engl.) *subfebrile*; leicht fieberhaft; subfebrile Temperaturen* von 37,1–38,0 °C (axillar gemessen).

Sub|hämo|philie (↑; Häm-*; -phil*) *f*: (engl.) *subhemophilia*; meist im Erwachsenenalter (z. B. i. R. einer Op.) klinisch manifeste, milde Form der Hämophilie* (Tab. dort).

Sub|ileus (↑; Ileus*) *m*: (engl.) *subileus*; syn. Präileus; beginnender, inkompletter Ileus*.

Sub|in|volutio uteri (↑; lat. involutio Windung) *f*: (engl.) *subinvolution of uterus*; mangelhafte Rückbildung der Gebärmutter (Involutio* uteri) im Wochenbett.

Sub|klavia (↑; lat. clavis Schlüssel) *f*: (engl.) *subclavian artery*; die unter dem Schlüsselbein verlaufende Arteria* subclavia bzw. Vena* subclavia.

Sub|klavia|punktion (↑; ↑; Punktion*): (engl.) *puncture of the subclavian vein*; perkutane, infraklavikuläre Punktion der V. subclavia (s. Abb.); vgl. Venenkatheter, zentraler.

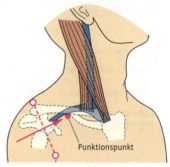

Subklaviapunktion: Orientierungslinien zur infraklavikulären Punktion: Die Punktionsrichtung verläuft senkrecht zur Mitte einer gedachten Linie von der vorderen Achselfalte zum lateralen Ende des Schlüsselbeins; der Punktionspunkt liegt vor der Kreuzung von Schlüsselbein u. erster Rippe.

Sub|klavikular|geräusch (↑; Clavicula*): 1. (engl.) *subclavicular murmur*; über der A. subclavia auskultierbares Gefäßgeräusch*; Vork. bei Aneurysma od. fortgeleitet bei Herzklappenfehler; 2. blasendes Geräusch, das bei tiefer Ein- u. Ausatmung in der Gegend des Schlüsselbeins auskultierbar ist (Verdacht auf Lungentuberkulose).

sub|kortikal (↑; Cortex*): (engl.) *subcortical*; unterh. der Gehirnrinde, im Marklager od. Hirnstamm gelegen.

Sub|kultur (↑; lat. cultura Züchtung) *f*: (engl.) *subculture*; von einer Bakterien- od. Pilzkultur abgeimpfte u. in weiteren Kulturpassagen fortgezüchtete Mikroorganismen; vgl. Kulturverfahren.

sub|kutan (↑; Cut-*): (engl.) *subcutaneous*; Abk. s. c.; unter der Haut.

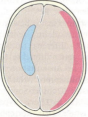

Subduralhämatom: konvex-konkave Form (zerebralseitig konkav)

Sub|kutan|naht (↑; ↑): s. Nahtmethoden.
Sub|kutis (↑; Cut-*) *f*: (engl.) *subcutis*; syn. Hypodermis, Tela subcutanea; Unterhaut; fast den gesamten Fettanteil der Haut* enthaltende Gewebeschicht mit Bindegewebesepten, in die traubenförmige Fettzellhaufen, Blutgefäße u. Nerven eingelagert sind.
sub|leuk|ämisch (↑; Leuk-*; -ämie*): (engl.) *subleukemic*; Bez. für das Vork. von Leukämiezellen (z. B. Myeloblasten) im Blut bei normaler Gesamtleukozytenzahl.
Sub|limat (lat. sublimis in der Luft befindlich, schwebend, erhaben) *n*: (engl.) *corrosive sublimate*; Hydrargyrum bichloratum (corrosivum); Quecksilber(II)-chlorid (HgCl$_2$); früher Anw. als Desinfiziens u. Ätzmittel; s. Sublimatintoxikation.
Sub|limat|in|toxikation (↑; Intoxikation*) *f*: (engl.) *sublimate intoxication*; Intoxikation mit Sublimat* (tox. Dosis 0,1–0,2 g, tödl. Dosis ca. 0,5 g); akute Quecksilberintoxikation*; **Klin.:** heftige brennende Schmerzen in Ösophagus u. Magen; Erbrechen schleimiger blutiger Massen, Sublimatnephrose, Urämie; **Ther.:** i. v. massive Flüssigkeitszufuhr, Magenspülung; Dimercaptopropansulfonsäure* u. Aktivkohle oral.
Sub|limation (↑) *f*: **1.** (engl.) *sublimation*; (chem.) direkter Übergang fester Stoffe in Gasform, ohne den flüssigen Aggregatzustand zu bilden; **2.** (psychoanalyt.) Sublimierung*.
Sub|limierung (↑): (engl.) *sublimation*; syn. Sublimation; (psychoanalyt.) Abwehrmechanismus* (Freud), durch den ein ursprüngl. auf ein sexuelles Ziel gerichteter Trieb auf ein „höheres", nicht sexuelles Ziel (z. B. sozial od. kulturell anerkannte künstler. od. intellektuelle Arbeit) umgelenkt wird.
sub|limis (↑): oberflächlich, erhaben.
sub|lingual (Sub-*; lat. lingua Zunge, Sprache): unter der Zunge liegend.
Sub|lingual|tablette (↑; ↑; franz. tablette Täfelchen) *f*: (engl.) *sublingual tablet*; kleine Tablette, die man zur Ausnutzung der Resorption in der Mundhöhle unter Umgehung des Magen-Darm-Trakts unter der Zunge zergehen lässt; z. B. bei der Anfallsbehandlung der Angina* pectoris.
Sub|luxatio lentis (↑; Luxation*) *f*: s. Linsenektopie.
Sub|luxation (↑; ↑) *f*: (engl.) *subluxation*; unvollständige Luxation*, bei der die Gelenkflächen partiell (noch) in Berührung bleiben.
Sub|luxatio radii peri|anularis (↑; ↑) *f*: Chassaignac*-Lähmung.
Sub|mersion (↑; lat. mergere, mersus ein-, untertauchen) *f*: (engl.) *submersion*; Untertauchen eines Objekts unter Wasser, z. B. zur Volumenbestimmung; auch Bez. für die ausschließlich externe Bestrahlung von Organismen durch ionisierende Strahlung bzw. Radionuklide in Erde u. Luft (Gegensatz Inkorporation*).
Sub|mers|kultur (↑; ↑; lat. cultura Züchtung) *f*: (engl.) *submersed culture*; sog. Tiefenkultur; Kulturverfahren, bei dem die Mikroorganismen noch vor dem Gießen der Agarplatte in den noch flüssigen Nährboden gemischt werden u. anschl. im gesamten Nährmedium wachsen; vgl. Oberflächenkultur.

sub|mucosus (↑; Muc-*): (engl.) *submucous*; unter einer Schleimhaut liegend.
Sub|ok|zipital|punktion (↑; lat. occiput Hinterkopf; Punktion*) *f*: (engl.) *cisternal puncture*; Zisternenpunktion; nur noch selten durchgeführte Punktion der Cisterna* cerebellomedullaris zur Gewinnung von Liquor* cerebrospinalis; Einstich in der Mitte der Verbindungslinie zwischen Protuberantia occipitalis ext. u. dem Dornfortsatz des Axis in Richtung Nasenwurzel; **Kompl.:** Verletzung der Medulla oblongata u. aberrierender Gefäße. Vgl. Lumbalpunktion.
sub partu (lat.): unter (während) der Geburt*.
Sub|pektoral|phlegmone (Sub-*; Pectus*; Phlegmone*) *f*: (engl.) *subpectoral phlegmon*; zwischen bzw. unter den Pektoralismuskeln gelegene, meist von Kopf, Hals, Brustdrüse od. oberen Extremitäten fortgeleitete Phlegmone*.
sub|peri|toneal (↑; Peritoneum*): besser retroperitoneal*.
sub|phrenisch (↑; gr. φρήν Zwerchfell): (engl.) *subphrenic*; unter dem Zwerchfell gelegen.
Sub|sepsis all|ergica Wissler (↑; Sepsis*; Hans W., Päd., Zürich, 1906–1983) *f*: (engl.) *Wissler-Fanconi syndrome*; syn. Wissler-Fanconi-Syndrom, Subsepsis hyperergica; Sonderform des Still*-Syndroms mit rezidiv., polymorphen, makulösen u. urtikariellen Exanthemen, nur wenige Std., evtl. aber auch monatelang anhaltendem intermittierendem Fieber bis über 40 °C, flüchtigen Gelenkschwellungen u. -schmerzen; **Vork.:** v. a. zwischen 2. u. 10. Lj.; **Ther.:** Kortikoide, langfristig Immunsuppressiva; Antibiotika unwirksam.
sub|serosus (↑; Sero-*): (engl.) *subserous*; unter der Tunica serosa befindlich, subserös.
Sub|stantia (lat. Wesen, Beschaffenheit, Stoff) *f*: (engl.) *substantia*; Substanz.
Sub|stantia alba (↑) *f*: (engl.) *white substance*; Marksubstanz; die aus markhaltigen Nervenfasern* aufgebaute weiße Substanz des Gehirns u. Rückenmarks.
Sub|stantia com|pacta (↑) *f*: Kompakta; s. Knochengewebe.
Sub|stantia gelatinosa (↑) *f*: s. Rückenmark.
Sub|stantia grisea (↑) *f*: (engl.) *grey substance*; die aus Nervenzellen* aufgebaute graue Substanz des Gehirns u. Rückenmarks; vgl. Substantia grisea centralis.
Sub|stantia griseaea centralis (↑) *f*: (lat.) Substantia grisea periaqueductalis; syn. periaquäduktales Grau (Abk. PAG); graue Substanz um den Aqueductus mesencephali, die Seitenwände u. den Boden des 3. Hirnventrikels; tritt in der Fossa interpeduncularis als Tuber cinereum an die freie Oberfläche des Gehirns u. enthält eine Reihe von Kernen, die vegetative Zentren repräsentieren. Vgl. Diencephalon.
Sub|stantia nigra (↑) *f*: (engl.) *substantia nigra*; Soemmering-Substanz; melaninhaltiger Kern zwischen Crus cerebri u. Tegmentum des Mesencephalons*; Teil des extrapyramidalen Systems*.
Sub|stantia reticulo-granulo-filamentosa (↑) *f*: syn. Substantia reticulofilamentosa; s. Retikulozyten.

Sub|stantia spongiosa (↑) *f*: Spongiosa; s. Knochengewebe.

Sub|stanzen, anti|keto|plastische (↑) *fpl*: (engl.) *antiketoplastic substances*; Stoffe, die die Bildung von Ketonkörpern* in der Leber verhindern; v. a. Glykogen, Glukose u. einige Aminosäuren (z. B. Methionin).

Sub|stanzen, gluko|plastische (↑) *fpl*: (engl.) *glucoplastic substances*; org. Verbindungen (z. B. glukoplast. Aminosäuren, Ethanol, Glycerol, Laktat), die zur Gluconeogenese* verwendet werden können; vgl. Kohlenhydratstoffwechsel, Proteinstoffwechsel.

Sub|stanzen, harn|pflichtige (↑) *fpl*: (engl.) *urinary substances*; endogen gebildete Stoffwechselprodukte u. anorgan. Substanzen, die obligatorisch über die Nieren ausgeschieden werden u. deren Serumkonzentration bei Störungen bzw. Ausfall der exkretorischen Nierenfunktion in unterschiedl. Ausmaß ansteigen (s. Tab.); i. e. S. die Endprodukte des Stoffwechsels der Proteine (Harnstoff*), der Purine (Harnsäure*) sowie der Muskulatur (Kreatinin*). Vgl. Harn; Niereninsuffizienz; Clearance.

Substanzen, harnpflichtige	
Substanz	renaler Anteil an der Gesamtausscheidung in %
Kreatinin	95
Harnstoff	80
Harnsäure	65
Wasser	60
Ionen	
Ammonium	100
Protonen	100
Natrium	98
Chlorid	95
Kalium	92
Phosphat	65
Magnesium	40
Calcium	30

Sub|stanzen, kanzero|gene (↑) *fpl*: s. Kanzerogene.

Sub|stanzen, keto|plastische (↑) *fpl*: (engl.) *ketoplastic substances*; chem. Verbindungen, deren Abbau Acetyl-Coenzym A liefert (v. a. Fettsäuren u. ketoplastische Aminosäuren*), aus dem Ketonkörper* gebildet werden können.

Sub|stanzen, lipo|trope (↑) *fpl*: (engl.) *lipotropic substances*; Stoffe, bei deren tierexperimenteller Anw. eine Prävention bzw. Besserung einer Leberverfettung nachgewiesen wurde; hierzu zählen Cholin*, versch. sog. Methyldonatoren, z. B. Methionin*, sowie Cobalamin* in Komb. mit Folsäure*. In der Ther. der Fettleber keine klin. Bedeutung.

Sub|stanz K (↑) *f*: Vorläufer der Neurokinine* A u. B.

Sub|stanz P (↑) *f*: (engl.) *substance P*; zu den Neurotransmittern* gehörendes Peptid (11 Aminosäuren); **Wirkung**: Stimulation der glatten Muskulatur des Darms, Blutdrucksenkung durch Vasodilatation, Erhöhung der Kapillarpermeabilität, speichelflusserregend; neben anderen Transmittern Botenstoff des 1. afferenten Neurons (v. a. der Schmerzleitung); Rolle bei Depression u. Angststörungen; **Vork.**: auch im ZNS, z. T. gemeinsam mit Serotonin*.

Sub|stitution (lat. substituere ersetzen) *f*: (engl.) *substitution*; (chem.) Ersatz von Atomen od. Atomgruppen einer Verbindung durch andere Atome od. Atomgruppen, die sog. Substituenten; vgl. Kondensation.

Sub|stitutions|therapie (↑) *f*: **1.** (engl.) *replacement therapy*; Behandlung einer Erkr. durch Verabreichung von fehlenden, normalerweise im Organismus vorkommenden Substanzen, z. B. bestimmten Hormonen*; **2.** Einsatz von Drogenersatzstoffen (vgl. Levomethadon).

Sub|strat (lat. substernere, substratus unterbreiten, unterlegen) *n*: (engl.) *substrate*; Grundlage, wesentl. Bestandteil; (biochem.) alle durch Enzyme* umsetzbare Verbindungen.

Sub|strat|bestimmungen (↑): (engl.) *substrate assays*; Bestimmung der Konz. von Substraten, z. B. mit Hilfe von Enzymen entspr. Substratspezifität im optischen Test*.

Sub|strate, chromo|gene (↑) *n pl*: (engl.) *chromogenic substrates*; synthetische Moleküle mit farbstoffbildendem Anteil zur Bestimmung der Aktivität von Enzymen* (z. B. Gerinnungsfaktoren, Antithrombin III, Protein C); der durch enzymatische Abspaltung entstandene Farbstoff (z. B. p-Nitroanilin) wird photometrisch od. nach Augenmaß bestimmt. Vgl. Kolorimetrie.

Sub|strat|spezifität (↑; mlat. specificus eigentümlich) *f*: (engl.) *substrate specificity*; strukturell bedingte Eigenschaft eines Enzyms*, definierte Substrate zu binden u. katalytisch zu verändern; ein Enzym mit hoher S. setzt ein od. wenige, ein Enzym mit niedriger S. mehrere, strukturanaloge Substrate um.

Sub|thalamus (↑; gr. θάλαμος Kammer) *m*: (engl.) *subthalamus*; Teil des Diencephalons*; besteht aus Nucleus subthalamicus, Nuclei campi perizonalis, Zona incerta.

sub|tilis (lat.): fein.

Sub|tilisin (↑) *n*: (engl.) *subtilisin*; unspezif. Protease aus Bacillus* subtilis, die aufgrund der Unempfindlichkeit gegenüber Detergenzien gelegentl. Waschmitteln zugesetzt wird u. zu Allergie* vom Soforttyp (Rhinitis, Asthma) führen kann.

Sub|traktions|angio|graphie, digitale (lat. subtractio das Abweichen; Angio-*; -graphie*) *f*: s. DSA.

Sub|traktions|azidose (↑; Azid-*; -osis*) *f*: s. Azidose.

Sub|traktions|methode (↑) *f*: (engl.) *subtraction method*; (röntg.) Verf. zur isolierten Darstellung des unterschiedl. Informationsanteils zweier deckungsgleicher Aufnahmen durch Addition der Helligkeitswerte des Negativs der einen u. des Positivs der anderen Aufnahme (z. B. Röntgenleeraufnahme u. Angiographie der gleichen Körperregion, wobei als Ergebnis nur noch die kontrastmittelgefüllten Gefäße zur Darstellung kommen); **Verfahren**: **1. photographische Subtraktion**: hohes Auflösungsvermögen, z. B. zur Darstellung bes. kleiner kontrastarmer Gefäße; **2. Videosubtraktion:** deckungsgleiche Bilder werden mit 2 Kameras aufgenommen, die Videosignale voneinander subtrahiert u. das Differenzsignal auf einem Monitor wiedergegeben. **3. digitale Subtraktion:** durch Anw. spezieller Rechenoperationen wird überflüssige Information auf digital aufgezeichneten Bildern beseitigt; z. B. DSA* (Abb. dort). **4. S. in der MRT:** beruht auf Differenzbildung der mit bzw. ohne i. v. Kontrastmittel aufgenommenen Sequenzen; der Bereich mit der stärksten Signaländerung (i. e. S. Kontrastmittelaufnahme) weist die höchste Intensität im Differenzbild auf.

sub|trochantär (Sub-*; gr. τροχαντήρ Rollhügel, Knochenfortsatz): (engl.) *subtrochanteric*; unterh. des Trochanters gelegen.

Succinat|de|hydro|genase *f*: (engl.) *succinate dehydrogenase*; an der mitochondrialen Membran lokalisierte FAD-haltige Oxidoreduktase mit Eisen/Schwefel-Zentren, die im Citratzyklus* (Abb. dort) Bernsteinsäure* zu Fumarsäure* oxidiert u. Reduktionsäquivalente von FAD auf Ubichinon od. Zytochrom b überträgt (vgl. Atmungskette); kompetitiv hemmbar durch Malonsäure*.

Succinimid|derivate *n pl*: (engl.) *succinimides*; als Antiepileptika* verwendete Substanzen, z. B. Ethosuximid*.

Succinyl-: s. a. Sukzinyl-.

Succinyl|cholin|chlorid *n*: depolarisierendes peripheres Muskelrelaxans*.

Succus (lat.) *m*: auch Sucus; Saft.

Succus Liquiritiae (Succus*) *m*: s. Lakritze.

Suc|cussio Hippocratis (lat. succussio Erschütterung) *f*: Auskultationsbefund bei Seropneumothorax*; Plätschergeräusch nach Erschütterung des Thorax.

Such|re|aktionen *f pl*: (engl.) *nontreponemal antigen tests*; Sammelbez. für unspezif. Verf. der Syphilisserologie zum Nachweis von IgG-Antikörpern, z. B. VDRL*-Test; reaktiver Ausfall erfordert weitere spez. Untersuchungen zur Beurteilung der Aktivität bzw. Behandlungsbedürftigkeit der Syphilis*.

Sucht: s. Abhängigkeit.

Sucralfat (INN) *n*: (engl.) *sucralfate*; basisches Aluminiumsaccharosesulfat; nicht resorbierbares Ulkustherapeutikum, das einen an der gastroduodenalen Schleimhaut haftenden Überzug bildet; **UAW:** gelegentl. Obstipation.

suculent (lat. suculentus): (engl.) *succulent*; saftig.

Sudamina (lat. sudare schwitzen) *n pl*: s. Miliaria.

Sudan-Blindheit: s. Onchozerkose.

Sudan|färbung: (engl.) *Sudan staining*; Fettfärbung, meist unter Verw. von Sudan III (Sudan-Rot + Sudan-Orange + Sudan-Gelb). Vgl. Färbung.

sudden infant death syndrome (engl.): s. Kindstod, plötzlicher.

Sudeck-Syn|drom (Paul H. S., Chir., Hamburg, 1866–1945) *n*: s. Schmerzsyndrome, komplexe regionale.

Sudor (lat.) *m*: Schweiß*.

Sudori|fera (↑; lat. ferre bringen) *n pl*: Diaphoretika*.

Süß|holz (engl.) *licorice*; Glycyrrhiza glabra, Strauch aus der Fam. der Schmetterlingsblütler, dessen Wurzel u. Ausläufer (Liquiritiae radix) Glycyrrhetinsäure, Flavonoide*, Phytosterole* u. Cumarine enthalten; **Verw.:** bei entzündl. Erkältungskrankheiten, chron. Gastritis u. gastroduodenalem Ulkus; als Geschmackskorrigens; **NW:** bei längerer Anw. u. hoher Dosierung mineralokortikoide Effekte, selten Myoglobinurie*.

Süß|stoffe: (engl.) *sweeteners*; natürl. od. synthet. Verbindungen mit wesentl. stärkerer Süßkraft als Saccharose, die keinen od. nur einen zu vernachlässigenden Nährwert* besitzen (z. B. Acesulfam*, Aspartam*, Saccharin*, Cyclamate*, Thaumatin); **Verw.:** insbes. in der Diät für Diabetiker u. Übergewichtige als Ersatzstoffe für Zucker. Lebensmittelrechtlich zählen S. zu den Lebensmittelzusatzstoffen*. Vgl. Sorbitol.

Sufentanil (INN) *n*: (engl.) *sufentanil*; Opioid* mit sehr hoher analget. Potenz u. rel. kurzer Wirkungsdauer; vgl. Anästhesie, balancierte.

suf|fizient (lat. sufficere hinreichen, genügen, unterbauen): (engl.) *sufficient*; genügend; z. B. in Bezug auf die Funktion eines Organs od. Organsystems.

Suf|focatio (lat.) *f*: Ersticken*.

Suf|fusion (lat. suffundere, suffusus unter etwas gießen, strömen) *f*: (engl.) *suffusion*; große flächenhafte Hautblutung*; **Urs.:** Trauma od. plasmat. hämorrhag. Diathese*.

Sugammadex *n*: (engl.) *sugammadex*; Antagonist der nichtdepolarisierenden peripheren Muskelrelaxanzien* Rocuronium- u. Vecuroniumbromid zur i. v. Bolusinjektion; **Wirkungsmechanismus:** selektive Bindung von Rocuronium- od. Vecuroniumbromid im Blutplasma als Komplex (chem. Enkapsulator, keine Bindung an nicotinerge Rezeptoren möglich); **Ind.:** anästh. Aufhebung der durch Rocuronium- od. Vecuroniumbromid bedingten neuromuskulären Blockade; **Kontraind.:** hochgradige Niereninsuffizienz, Überempfindlichkeit; relativ: hochgradige Leberinsuffizienz, Schwangerschaft; **Wechselwirkung:** eingeschränkte Wirksamkeit hormonaler Kontrazeptiva*; evtl. reduzierte S.-Wirkung (kompetitive Antagonisierung der Bindung von S. an Rocuronium- od. Vecuroniumbromid) durch Toremifen*, Flucloxacillin*, Fusidinsäure*; **UAW:** allerg. Reaktion, Schmeckstörung (metallischer od. bitterer Geschmack), bei Anw. während Narkose* ggf. Dosiserhöhung von Narkotikum u./od. Analgetikum erforderl.; cave: in Komb. mit Sevofluran u. Inhalationsanästhetika) od. Propofol* u. U. verlängerte QTc-Zeit möglich.

Sug|gestion (lat. suggestio Eingebung, Einflüsterung) *f*: (engl.) *suggestion*; Beeinflussung des Erlebens u. Verhaltens einer Person unter Umgehung des rationalen, bewussten Urteils dieser Person; Suggestibilität hängt von Persönlichkeit, Geschlecht, Alter u. aktueller Situation ab; **Formen: 1.** Autosuggestion: Selbstbeeinflussung, kann sowohl zu Wunschdenken u. Fehlverhalten als auch zu therap. erwünschten psych. u. somatischen Veränderungen führen; **2.** Fremd- od. Heterosuggestion: Beeinflussung durch andere Personen, z. B. in Form der Hypnose*.

Sugillation (lat. sugillare braun u. blau schlagen) *f*: (engl.) *sugillation*; flächenhafte, bis 3 cm große

Hautblutung* (insbes. bei Koagulopathie); **Urs.:** insbes. plasmat. hämorrhag. Diathese*.

Sugita-Clip m: (engl.) *Sugita aneurysm clip;* Gefäßclip zur mikrochir. Unterbindung intrakranieller Aneurysmen* durch Clipping.

Sui|zid (lat. sui seiner, gegen sich; -zid*) m: (engl.) *suicide;* sog. Selbstmord, Freitod; absichtl. Selbsttötung als Reaktion auf eine Lebenskrise (Bilanzsuizid*), als Ausdruck von Autoaggression od. Sehnsucht nach Beendigung eines Leidenszustands; häufig aufgrund psych. Störungen (v. a. depressive Störungen u. Schizophrenie, Substanzabhängigkeit); multifaktorielle Genese. **Häufigkeit:** nach Schätzungen der WHO jährlich weltweit ca. 0,5 Mio. mit regionalen u. kulturellen Unterschieden; in Deutschland jährl. ca. 11 000–12 000, entspricht 1,3 % aller Todesfälle; im Gegensatz zum Suizidversuch* höhere Rate an S. bei Männern als bei Frauen. Das Risiko für einen S. nimmt mit steigendem Alter (v. a. bei Männern) zu; bes. hoch ist es bei nichtorgan. Psychosen*, bei ethnisch, polit. od. religiös Verfolgten, Suchtmittelabhängigen, Arbeitslosen od. verwitweten, geschiedenen bzw. sozial isolierten Menschen (Auslösesituation ist oft ein Trennungs- od. Verlusterlebnis). **Methoden:** Erschießen, Erhängen, Ertränken, Sprung aus großer Höhe als sog. harte Methoden (häufiger bei Männern als bei Frauen); Vergiften mit Arzneimitteln od. Kohlenmonoxid als sog. weiche Methode (häufiger bei Frauen); bizarre Methoden (z. B. Abhacken einer Extremität) v. a. bei akuten Psychosen. **Sonderformen: 1.** erweiterter S. (syn. Mitnahmeselbstmord): Tötung anderer Personen (v. a. naher Angehöriger) geht dem eigentl. S. voran; **2.** indirekter S. bei schwer kranken od. alten Menschen, die bewusst den Einnahmeplan von Arzneimittel nicht befolgen od. Operationen ablehnen; **3.** chronische S. bei lange andauernder gefährl. Lebensweise (z. B. hoch riskante Sportarten, Alkohol- u. Drogenmissbrauch). Vgl. Parasuizid; Suizidprophylaxe; Syndrom, präsuizidales.

Sui|zidalität (↑; ↑) f: (engl.) *suicidal tendency;* Neigung zum Suizid*; vgl. Syndrom, präsuizidales.

Suizid|hemmung (↑): (engl.) *suicide inhibition;* (biochem.) Enzymhemmung, bei der ein Analogon des natürl. Substrats gebunden u. z. T. umgesetzt wird; das entstehende (Zwischen-)Produkt löst sich jedoch nicht vom Enzym-Substrat-Komplex u. blockiert das Enzym; **Beispiel:** Allopurinol ist Suizidsubstrat der Xanthinoxidase.

Sui|zid|pro|phylaxe (↑; Prophylaxe*) f: (engl.) *suicide prevention;* Maßnahmen zur Verhinderung eines Suizids, insbes. die umfassende Betreuung von Suizidgefährdeten, v. a. in Form möglichst ununterbrochen erreichbarer Ansprech- u. Anlaufstellen (z. B. Telefonseelsorge, Beratungsstellen, Kriseninterventionsdienste). Für die S. ist von Bedeutung, dass in den meisten Fällen eine ernsthafte Selbsttötungsabsicht vorher in irgendeiner Form geäußert wird; s. Syndrom, präsuizidales.

Sui|zid|versuch (↑; ↑): (engl.) *attempted suicide;* Tentamen suicidii; Selbsttötungsversuch ohne tödl. Ausgang; **Häufigkeit:** in Deutschland über 100 000 pro Jahr, v. a. bei Frauen (w : m = 2 : 1); ca. 10-mal so viele S. wie Suizide*; **Formen: 1.** S. mit Selbstmordgesten ohne Selbsttötungsabsicht; **2.** S. mit ausgeprägter Ambivalenz, sog. Nicht-Leben-u. Nicht-Sterben-Können; **3.** überlegter S., der auf Selbsttötung abzielt, aber nur zufällig nicht tödl. ausgeht. Der Bundesgerichtshof sieht im S. einen Unglücksfall i. S. des § 323 c StGB (unterlassene Hilfeleistung) mit daraus abzuleitender allg. Hilfspflicht (vgl. Behandlungspflicht; Zwangsbehandlung). Nach S. ist vorübergehende Unterbringung* des Suizidenten wegen Selbstgefährdung indiziert. Auch der scheinbar „demonstrative" S. ist ernstzunehmen. Vgl. Syndrom, präsuizidales; Suizidprophylaxe.

Suk|zessiv|reize (lat. successivus nachfolgend): (engl.) *successive stimuli;* schnell aufeinander folgende Reize (z. B. mit einer Nadel) an einem Ort der Haut; verschmelzen bei Funktionswandel* zu einem Dauerreiz. Vgl. Sensibilität.

Sukzinyl-: s. a. Teno-.

Sul|bactam (INN) n: s. Betalaktamasen-Inhibitoren.

Sulci arteriosi (lat. sulcus Furche, Rinne) m pl: (engl.) *arterial grooves;* Rinnen an der Innenwand des Schädels für die Aa. meningeae.

Sulci cerebri (↑) m pl: (engl.) *cerebral sulci;* die Furchen zwischen den Hirnwindungen.

Sulci para|colici (↑) m pl: (engl.) *paracolic gutters;* inkonstante flache Bauchfellnischen lateral von Colon ascendens u. Colon descendens.

Sulcus (lat.; pl Sulci) m: (engl.) *groove;* Furche, Rinne.

Sulcus calcarinus (↑) m: (engl.) *calcarine sulcus;* tiefe Furche, die vom Pol des Hinterhauptlappens nach vorn verläuft u. in deren Umgebung die Sehrinde* lokalisiert ist.

Sulcus carpi (↑) m: (engl.) *carpal groove;* Rinne zwischen den Tubercula des Os scaphoideum u. trapezium auf der radialen u. dem Hamulus des Os hamatum u. dem Os pisiforme auf der ulnaren Seite der Handwurzel; wird durch das Retinaculum musculorum flexorum zum Canalis carpi geschlossen.

Sulcus centralis cerebri (↑) m: (engl.) *central sulcus of cerebrum;* Zentralfurche, Rolando-Furche; Furche zwischen Gyrus pre- u. postcentralis, Grenze zwischen Stirn- u. Scheitellappen des Gehirns*.

Sulcus coronarius (↑) m: (engl.) *coronary sulcus;* Kranzfurche des Herzens an der Vorhof-Kammergrenze.

Sulcus hypo|thalamicus (↑) m: (engl.) *hypothalamic sulcus;* Furche zwischen den medialen Flächen von Thalamus* u. Hypothalamus*.

Sulcus inter|tubercularis (↑) m: (engl.) *intertubercular sulcus;* Rinne zwischen Tuberculum majus u. minus des Humerus, in der die lange Bizepssehne gleitet.

Sulcus inter|ventricularis anterior, posterior (↑) m: (engl.) *anterior interventricular sulcus;* an der Vorder- bzw. Hinterfläche des Herzens gelegene Rinne mit dem Ramus interventricularis ant. bzw. post. der Aa. coronariae.

Sulcus lateralis cerebri (↑) m: (engl.) *lateral sulcus of cerebrum;* Fissura Sylvii; Sylvius-Furche; tiefe Furche zwischen Schläfenlappen sowie Stirn- u. Scheitellappen des Gehirns*.

Sulcus naso|labialis (↑) m: (engl.) *nasolabial sulcus;* Nasolabialfurche.

Sulcus nervi radialis (↑) *m*: (engl.) *radial groove*; Rinne an der Hinterseite des Humerus für den N. radialis.

Sulcus nervi ulnaris (↑) *m*: (engl.) *groove for ulnar nerve*; Rinne für den N. ulnaris an der Rückseite des Epicondylus medialis des Humerus.

Sulcus-nervi-ulnaris-Syn|drom (↑) *n*: (engl.) *groove for ulnar nerve syndrome*; Symptomenkomplex inf. Druckschädigung des N. ulnaris in der Knochenrinne am Epikondylus medialis humeri durch Fraktur (auch als Spätfolge), Arthrose, Cubitus valgus, Subluxationstendenz des Nervs, Druckschädigung (z. B. inf. falscher Lagerung des Ellenbogens bei lang dauernder Op. od. Arbeiten mit aufgestütztem Ellenbogen) od. andere mechan. Belastung (z. B. häufige Flexion-Extensionsbewegung im Ellenbogengelenk); **Sympt.**: motor. Schwäche od. Lähmung (s. Ulnarislähmung) der vom N. ulnaris versorgten Unterarm- u. Handmuskeln, Sensibilitätsstörung in der ulnaren Unterarm- u. Handhälfte, Druckschmerz am Epikondylus medialis mit Auslösen von Parästhesien (s. Hoffmann-Tinel-Zeichen).

Sulcus parieto|oc|cipitalis (↑) *m*: (engl.) *parieto-occipital sulcus*; tiefe Furche zwischen Hinterhaupt- u. Scheitellappen des Gehirns*.

Sulcus post|centralis, pre|centralis (↑) *m*: (engl.) *postcentral sulcus*; die entspr. Hirnwindungen abgrenzende Furchen.

Sulf|acet|amid (INN) *n*: schnell resorbierbares Kurzzeit-Sulfonamid* zur topischen Anw.; **Ind.**: Infektionen am Auge mit Chlamydia trachomatis, wenn Tetracyclin od. Erythromycin nicht anwendbar sind.

Sulfa|diazin (INN) *n*: (engl.) *sulfadiazine*; mittellangwirkendes Sulfonamid*; **Ind.**: Toxoplasmose (in Komb. mit Pyrimethamin*), Infektionen der Atem- u. Harnwege (in Komb. mit Tetroxoprim).

Sulfa|methox|azol (INN) *n*: (engl.) *sulfamethoxazole*; Mittelzeit-Sulfonamid*; **Anw.**: in Komb. mit Trimethoprim (Cotrimoxazol*).

Sulfanil|säure: (engl.) *sulfanilic acid*; p-Aminobenzolsulfosäure; Grundsubstanz aller Sulfonamide*.

Sulfa|pyridin (INN) *n*: (engl.) *sulfapyridine*; Kurzzeit-Sulfonamid*; s. Sulfasalazin.

Sulfa|salazin (INN) *n*: (engl.) *sulfasalazine*; syn. Salazosulfapyridin; Verbindung aus 5-Aminosalicylsäure (Mesalazin*) u. Sulfapyridin*; wird durch die bakterielle Azoreduktase im Dickdarm in die wirksamen, entzündungshemmenden Bestandteile gespalten; **Ind.**: Colitis* ulcerosa, Enteritis* regionalis Crohn, rheumatoide Arthritis; **UAW**: u. a. gastrointestinale Störungen, Kopfschmerzen, verminderte Folsäureaufnahme, dosisunabhängige Blutbildveränderungen, allerg. Reaktionen, Hepatitis, Sulfonamid-Fieber; Infertilität u. Oligospermie beim Mann (normalisiert sich wenige Monate nach Absetzen).

Sulfatase|mangel, multipler: (engl.) *multiple sulfatase deficiency*; syn. Mukosulfatidose, Austin-Syndrom; seltene, lysosomale Speicherkrankheit* durch verstärkten Abbau von Sulfatasen; **Ätiol.**: autosomal-rezessiv erbl., Mutation im MSD-Gen (Genlocus 3p26); **Klin.**: Komb. der Sympt. der metachromatischen Leukodystrophie* (Arylsulfatase-A-Mangel), der X-chromosomalen Ichthyosis* (Steroidsulfatasemangel) u. von Typ II, IIIA, IIID u. 6 der Mukopolysacchard*-Speicherkrankheiten; z. B. psychomotor. Retardierung, spastische Paresen, dermat. Auffälligkeiten; Manifestation i. d. R. ab 2. Lj.; **Diagn.**: laborchem. Nachw. der vermehrten Ausscheidung von Mukopolysacchariden u. Sulfatiden.

Sulfate (lat. sulfur Schwefel) *n pl*: (engl.) *sulfates*; Salze der Schwefelsäure*.

Sulfatide *n pl*: (engl.) *sulfatides*; komplexe Glykolipide*; Schwefelsäureester der Cerebroside* (Ester zwischen Schwefelsäure u. C3-Hydroxylgruppe der Galaktose); **Vork.**: v. a. in der Substantia alba des Gehirns.

Sulfat|kristalle *m pl*: (engl.) *sulfate crystals*; farblose, lange Nadeln od. Prismen (Rosetten) aus Calciumsulfat; sehr selten im Harnsediment* bei stark saurem Harn; vgl. Harnuntersuchung.

Sulfat|wasser: (engl.) *sulfate water*; nach seinen metall. Kationen (Na-, Mg-, Ca-, Fe-, Al-Sulfat) u. weiteren charakterisierenden Ionen der Mineralquelle (z. B. Chlorid-, Hydrogencarbonationen) benanntes Wasser; zugeschriebene, jedoch nicht belegte günstige Wirkung bei Leber-, Gallenblasen-, Darmstörungen, Diabetes mellitus.

Sulf|hämo|globin (lat. sulfur Schwefel; Häm-*; Globus*) *n*: s. Hämoglobin.

Sulf|hämo|globin|ämie (↑; ↑; ↑; -ämie*) *f*: (engl.) *sulfhemoglobinemia*; Vork. von Sulfhämoglobin (s. Hämoglobin) im Blut; entsteht durch Einatmung von Schwefelwasserstoff u. nach langer Anw. von Sulfonamiden*; **Sympt.**: bräunl.-violette Hautfarbe (sog. falsche Zyanose), Anämie, Hypoxämie; meist in Komb. mit Methämoglobinämie*.

Sulf|hydryl|gruppe: s. Thiole.

Sulfide *n pl*: (engl.) *sulfides*; Salze des Schwefelwasserstoffs*; z. B. Natriumsulfid (Na_2S).

Sulfite *n pl*: (engl.) *sulfites*; Salze der Schwefligen* Säure; z. B. Natriumsulfit (Na_2SO_3).

Sulfit|oxidase *f*: (engl.) *sulfite oxidase*; dimere Oxidoreduktase* mit Pterin-Molybdän-Cofaktor u. Zytochrom b_5; oxidiert (u. entgiftet damit) in der Leber exogen zugeführtes (z. B. aus geschwefelten Weinfässern u. Früchten). u. beim Abbau schwefelhaltiger Aminosäuren entstehendes Sulfit zu Sulfat; Enzymdefekt führt zu Sulfocysteinurie*.

Sulfit|oxidase|mangel: (engl.) *sulfit oxidase deficiency, sulfocysteinuria*; autosomal-rezessiv erbl. Mangel an Sulfitoxidase (Genlocus Chromosom 12) mit erhöhter Ausscheidung von Sulfit, S-Sulfocystein u. Thiosulfat im Harn; **Vork.**: meist in Komb. mit Mangel an Xanthinoxidase (Xanthindehydrogenase) u. Aldehydoxidasemangel als Molybdän-Cofaktormangel (Genloci 14q24, 6p21.3, 5q11); vgl. Xanthinoxidasemangel; **Sympt.**: geistige Retardierung, Linsenektopie*; **DD**: Homocystinurie*.

Sulfo|cystein|urie (Kyst-*; Ur-*) *f*: (engl.) *sulfocysteinuria*; autosomal-rezessiv erbl. (Genlocus auf Chromosom 12, Mutation im Sulfitoxidase* codierenden Gen SUOX) angeb. Enzymdefekt mit vermehrter renaler Ausscheidung von Sulfocystein; **Klin.**: ZNS-Störungen, geistige Retardierung, Linsenektopie*, verspätete Dentition, mildes Ekzem, feine Haare, infantile Hemiplegie, Hypo- u. Hypertonie, Choreoathetose*, Krämpfe, Ataxie, Un-

Sulfogaiacol

ruhe, Schreiattacken unter Belastung; **Progn.:** Tod im 1. Lebensjahr.

Sulfo|gaiacol (INN) n: (engl.) sulfogaiacol; syn. Guajakolsulfonsäure, Kaliumsalz; Phenolderivat; **Ind.:** Expektorans* bei Bronchitis*.

Sulfon|amide n pl: (engl.) sulfonamides; Sammelbez. für Amide aromat. Sulfonsäuren; werden v. a. als antibakterielle Chemotherapeutika* (Sulfanilamidtyp, S. i. e. S.), orale Antidiabetika (Sulfonylharnstoffe*), Diuretika* u. Carboanhydrase*-Hemmer therap. eingesetzt; **Wirkung:** bakteriostat. auf proliferative Bakt. durch Hemmung der Folsäuresynthetase (bakterielles Enzym, das die Bildung von Folsäure aus p-Aminobenzoesäure katalysiert), z. T. auch durch Inaktivierung anderer Enzyme mit nachfolgender Hemmung des Bakterienstoffwechsels; **Wirkungsspektrum:** rel. breite Wirkung gegen grampositive u. gramnegative Bakt. (bei zunehmender Resistenzentwicklung), ferner gegen best. Protozoen; **Ind.:** in Komb. mit Trimethoprim* u. a. bei Harn- od. Atemweginfektionen (s. Cotrimoxazol); bei Nokardiosen u. Trachom; schwer resorbierbare s. z. B. bei Colitis ulcerosa (s. Sulfasalazin); in Komb. mit Pyrimethamin* bei Toxoplasmose u. Malaria; bei Pneumocystis-Infektion; **Kontraind.:** Sulfonamidallergie, schwere Leber- u. Nierenfunktionsstörungen, Schäden des hämatopoetischen Systems einschließl. Hämoglobinanomalien, Schwangerschaft (3. Trimenon), Neugeborenenperiode (Kernikterus); **UAW:** gastrointestinale Störungen, lokale (selten generalisierte) allerg. Reaktionen, induziert Lyell*-Syndrom, selten Neuro-, Hepato- bzw. Hämatotoxizität; indirekt: Superinfektionen.

Sulfone n pl: (engl.) sulfones; chem. Verbindungen mit einer Sulfongruppe ($-SO_2-$).

Sulfonyl|harn|stoffe: (engl.) sulfonyl ureas; orale Antidiabetika* mit der Grundstruktur $R^1-SO_2-NH-CO-NH-R^2$; **Vertreter:** Glibenclamid, Gliclazid, Gliquidon, Glimepirid u. a.; **Wirkung:** fördern Freisetzung endogenen Insulins* durch Stimulation der B-Zellen der Langerhans*-Inseln, indem sie den KATP-Kanal (Kurzbez. für ATP-sensitiver Kaliumkanal) blockieren; **Ind.:** Diabetes mellitus Typ 2, wenn Diät u. Gewichtsreduktion nicht zur Stoffwechseleinstellung ausreichen; cave: S. ersetzen weder diät. Maßnahmen noch ggf. erforderl. Insulintherapie; **UAW:** Hypoglykämie (cave: Komb. mit anderen blutzuckersenkenden Arzneimitteln), gastrointestinale Störungen, allerg. Reaktionen u. Blutbildveränderungen (selten).

Sulfur (lat.) m: Schwefel*.

Sulpirid (INN) n: (engl.) sulpiride; Neuroleptikum* u. Antidepressivum*; substituiertes Benzamid, das als selektiver Dopamin-D_2-Rezeptor-Agonist/Antagonist fungiert; **Ind.:** Depression, Psychosen, Menière-Krankheit.

Sul|proston (INN) n: (engl.) sulprostone; Prostaglandin*-E_2-Derivat; **Ind.:** Aborteinleitung, Geburtseinleitung bei intrauterinem Fruchttod, Behandlung postpartaler atonischer Blutungen.

Sultami|cillin (INN) n: (engl.) sultamicillin; Komb. von Sulbactam mit Ampicillin* im Verhältnis 1:2; s. Penicilline.

Suma|triptan (INN) n: (engl.) sumatriptan; Serotonin-5-HT_1-Rezeptor-Agonist (s. Triptane); **Ind.:** akuter Migräneanfall, Cluster-Kopfschmerz.

Summations|gifte (lat. summa Ansammlung, Summe): (engl.) cumulative poisons; Sammelbez. für Schadstoffe, die sich aufgrund bes. schlechter Abbaubarkeit bzw. ungenügender Ausscheidung in Organismen in immer höheren Konz. anreichern, z. B. DDT, Cadmium-, Blei-, Quecksilberverbindungen, chlorierte Kohlenwasserstoffe (z. B. PCB); vgl. Nahrungskette, Kumulation.

Summen|aktions|potential (lat. actio Handlung; Potentia*) n: (engl.) compound action potential; Abk. SAP; extrazellulär gemessene Summation der individuellen Aktionspotentiale* in Nerven- od. Muskelfasern. Vgl. Elektrokochleographie.

Summerskill-Walshe-Tygstrup-Syn|drom n: s. Cholestase, benigne rezidivierende intrahepatische; Cholestasesyndrome, familiäre.

Sumpf|fieber: (engl.) swamp fever; Bez. für durch Fieber gekennzeichnete Erkr., deren Err. od. Überträger v. a. in Sümpfen zu finden sind; z. B. Malaria* (Plasmodien), Gelbfieber* (Viren), Leptospirosen* (Spirochäten).

Sunderland-Einteilung (Sir Sidney S., Anat., Brisbane, 1910–1993): s. Nervenverletzung, periphere.

Sunitinib (INN): (engl.) sunitinib; Tyrosinkinase*-Inhibitor zur Anw. p. o.; **Wirkungsmechanismus:** antiangiogenetisch durch Hemmung der Rezeptoren für VEGF* u. PDGF* an Endothelzellen u. Perizyten der Blutgefäße; antiproliferativ durch Blockade der PDGF- u. KIT-Rezeptoren der Tumorzellen; **Ind.:** 1. fortgeschrittenes u./od. metastasiertes Nierenzellkarzinom* (bei Versagen von od. Nichteignung für Interferon-alpha- od. IL-2-basierte Ther.); 2. nichtreserzierbare u./od. metastasierte gastrointestinale Stromatumoren (bei Versagen od. Unverträglichkeit von Imatinib); **UAW:** u. a. Anämie, Appetitlosigkeit, Beeinträchtigung des Geschmackssinns, Kopfschmerzen, Hypertonie, Diarrhö, Übelkeit, Stomatitis, Oberbauchbeschwerden, Erbrechen, Verfärbung der Haut, palmar-plantares Erythrodysästhesie-Syndrom, Hautausschlag, Erschöpfung, Schleimhautentzündung, Neutro- u. Thrombozytopenie. Vgl. Angiogenese-Hemmer.

Super-: Wortteil mit der Bedeutung über (hinaus), oben; von lat. super.

Super|anti|gene (↑; Antigen*) n pl: (engl.) superantigens; unspezif., bakterielle od. virale Proteine (z. B. Enterotoxine* von Staphylococcus aureus, erythrogene Toxine A u. C von Streptokokken der Gruppe A); binden an eine spezif. Domäne der Klasse-II-Moleküle des HLA*-Systems von Monozyten/Makrophagen, B-Lymphozyten u. an T-Zell-Rezeptoren u. induzieren eine starke Immunaktivierung u. Sekretion von Zytokinen*. Die Freisetzung von Lymphokinen (insbes. TNF-α u. Il-1) kann ein toxisches Schocksyndrom* auslösen. Der initialen T-Zell-Stimulation folgt die Suppression der mit den S. reagierenden Klone (Anergie). Vgl. Immunantwort.

Super|azidität (↑; Azid-*) f: s. Hyperchlorhydrie.
Super|cilium (lat.) n: Augenbraue.
Super|fecundatio (Super-*; lat. fecundare befruchten) f: (engl.) superfecundation; Befruchtung eines

zweiten Eis im gleichen Menstruationszyklus aus versch. Begattungsakten, die zu zweieiigen Zwillingen* führt; vgl. Superfetatio.

super female syndrome (↑; engl. female Frau): Trisomie* X.

Super|fetatio (↑; lat. fetare befruchten) *f*: (engl.) *superfetation*; Überbefruchtung; Befruchtung eines zweiten Eis nach Follikelsprung bei bereits bestehender Schwangerschaft; aufgrund der Undurchdringlichkeit des Zervixschleims in der Schwangerschaft ist die S. beim Menschen äußerst selten. Vgl. Superfecundatio.

super|ficialis (lat.): oberflächlich, superfiziell.

superficial spreading melanoma (engl. ↑; to spread ausbreiten; Melan-*; -om*): s. Melanom, malignes.

Super|ficies (lat.) *f*: Oberfläche.

Super|helix (Super-*; gr. ἕλιξ alles Gewundene) *f*: **1.** (engl.) *supertwist, supercoil*; syn. Tripelhelix; aus 3 einzelnen Helices bestehende Struktur; Vork. in Keratinen*, Kollagen* u. Myosin*; **2.** syn. Superspirale; in sich verdrillte Doppelhelix der DNA*.

Super|in|fektion (↑; Infekt-*) *f*: **1.** (engl.) *superinfection*; (virol.) bei noch bestehendem viralem Primärinfekt u. unvollständiger Immunität erneute Co-Infektion mit einem versch. Stamm des gleichen Virus od. einem anderen Virus; **2.** (bakt.) (meist bakterielle) Infektion, während der Patient unter einer anderen (meist viralen) Inf. leidet. Vgl. Sekundärinfektion; Tuberkulose.

Super|in|volution (↑; lat. involutio Windung) *f*: (engl.) *superinvolution*; syn. Hyperinvolution; im Vergleich zur physiol. Involution übermäßige Zurückbildung eines Organs, z. B. Superinvolutio uteri.

superior (lat.): der, die, das weiter oben Gelegene.

Super|oxid|dis|mutase *f*: (engl.) *superoxide dismutase*; Abk. SOD; veraltet Hämocuprein; Sammelbez. für Oxidoreduktasen* (Metalloproteine mit Kupfer-, Mangan- od. Zinkionen), die das tox. Superoxidanion umsetzen: $2\,O_2^- + 2\,H^+ \rightarrow O_2 + H_2O_2$ (vgl. Disproportionierung); **Vork.:** in allen aeroben Organismen, in eukaryot. Geweben in Mitochondrien u. Zytoplasma; Mutation im SOD-Gen führt zu amyotrophischer Lateralsklerose*.

Super|position (Super-*; lat. positio Stellung, Lage) *f*: **1.** (engl.) *superposition*; (allg.) Überlagerung; **2.** (röntg.) Darstellung dreidimensionaler Objekte als zweidimensionales Schattenbild (Summationsbild); dabei kommt es zu Überlagerungen von Strukturen aus versch. Objekttiefen (sog. Superpositionsbilder). Vgl. Tomographie.

Super|vision (↑; lat. visio Sehen, Blicken, Ansicht) *f*: **1.** (engl.) *supervision*; allgemeine fachliche Begleitung u. Beobachtung eines Prozesses mit dem Ziel der Optimierung des Ablaufs; dient der Qualitätssicherung*; **2.** im psychotherap. Kontext direkte Beobachtung od. indirekte, auf Schilderung beruhende Analyse der Interaktion zwischen Patienten/Klienten u. Therapeuten; dient der Aufdeckung u. Korrektur von method. Fehlern u. Behandlungsstörungen u. der Beurteilung u. Fortentwicklung der Kompetenz des Therapeuten; **Anw.:** v. a. in der Psychotherapie-Ausbildung; s. Balint-Gruppe; IFA-Gruppe; Intervision.

Supination (lat. supinare rückwarts-, nach oben beugen) *f*: (engl.) *supination*; Auswärtsdrehung; z. B. der Hand u. des Vorderarms bzw. Hebung des inneren Fußrands; Gegensatz Pronation*.

Supinations|fraktur (↑; Fraktur*) *f*: s. Knöchelfraktur.

Supinator (↑) *m*: Auswärtsdreher.

Supinator|re|flex (↑; Reflext-*) *m*: syn. Brachioradialisreflex; s. Reflexe (Tab. 1 dort).

Supinator|syn|drom (↑) *n*: s. Radialiskompressionssyndrom.

Supp.: Abk. für Suppositorium*.

Sup|positorium (lat. etwas, das von unten eingeschoben wird) *n*: (engl.) *suppository*; Abk. Supp.; Zäpfchen; kegel-, walzen- od. torpedoförmige Arzneiform aus bei Körpertemperatur schmelzenden Substanzen (z. B. Glycerolgelatine); als Arzneiträger zur rektalen Applikation, z. B. bei proktol. Erkr., als Vaginalzäpfchen u. Stuhlzäpfchen.

Sup|pression (lat. suppressio Unterdrückung) *f*: **1.** (engl.) *suppression*; (immun.) s. Immunsuppression; **2.** (ophth.) zentrale Unterdrückung der visuellen Information eines Auges, z. B. bei Amblyopie*; **3.** (genet.) Unterdrückung der phänotyp. Auswirkungen einer Mutation* durch eine sog. Suppressormutation desselben (intragenet. S.) od. eines anderen Genlocus (intergenet. S.); vgl. Rückmutation.

Sup|pressions|szinti|graphie (↑; Szinti-*; -graphie*) *f*: (engl.) *suppression scintigraphy*; nuklearmed. Verf. zur Untersuchung der Schilddrüsenfunktion; **Prinzip:** Schilddrüsenszintigraphie* mit Bestimmung des TcTU* nach oraler Applikation von Liothyronin über 1 bzw. 2 Wo. mit dem Ziel der max. TSH-Suppression; physiol.: TcTU homogen supprimiert (Schilddrüsengewebe stellt sich nicht od. nur angedeutet dar); **Ind.:** Nachw. einer funkt. nicht od. gering relevanten Autonomie (TSH* normal od. gering erniedrigt): fehlende Supprimierbarkeit autonomer Areale (s. Abb.). Vgl. Schilddrüsendiagnostik; Schilddrüsenadenom, autonomes.

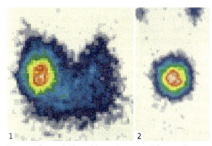

Suppressionsszintigraphie: autonomes Adenom der Schilddrüse vor (1) u. nach Suppression (2) [34]

Sup|pressor|gene (↑; Gen*) *n pl*: (engl.) *suppressor genes*; Gene, die die phänotyp. Manifestierung anderer, nicht alleler Gene unterdrücken.

Sup|puration (↑) *f*: (engl.) *suppuration*; Eiterung; suppurativ: eitrig.

Supra-: Wortteil mit der Bedeutung oberhalb, über; von lat. supra.

Supra|inguinal|schnitt (↑; Inguen*): s. Schnittführung (Abb. dort).
Supra|klavikular|grube (↑; Clavicula*): Fossa supraclavicularis.
supra|kondylär (↑; Kondyl-*): (engl.) *supracondylar*; oberh. der Kondylen; z. B. suprakondyläre Fraktur.
Supra|leitung (↑): (engl.) *supraconductivity*; (physik.) Eigenschaft einiger chem. Elemente, Verbindungen u. Legierungen (z. B. Zink, Zinn, Quecksilber, Niob-Titan), unterh. einer kritischen Temperatur sprunghaft ihren elektr. Widerstand zu verlieren. In einem geschlossenen Leiterkreis aus supraleitendem Material kann ein einmal eingespeister Strom ohne weitere Energiezufuhr von außen beliebig lange fließen. **Anw.:** in der Medizin v. a. zur Erzeugung starker Magnetfelder (z. B. für die MRT*), wobei die erforderl. extrem niedrigen Temperaturen (ca. 5 bis 20 K ≙ −268 bis −253 °C) durch Kühlung mit Helium erreicht werden.
supra|renal (↑; Ren-*): (engl.) *suprarenal*; über der Niere gelegen, die Nebenniere betreffend; z. B. Glandula suprarenalis (Nebenniere*).
Supra|spinatus|sehnen|syn|drom (↑; Spina*) *n*: s. Periarthropathia humeroscapularis.
Supra|spinatus|syn|drom (↑; ↑) *n*: (engl.) *supraspinatus syndrome*; Symptomenkomplex bei meist ansatznahem Riss der Sehnenplatte des M. supraspinatus mit plötzl. in den M. deltoideus ausstrahlendem Schmerz; bei vollständiger Ruptur ist die aktive Abduktion* schmerzbedingt nicht mehr, die passive fast schmerzfrei mögl.; vgl. Rotatorenmanschettenruptur.
supra|vital (↑; lat. vitalis lebensfähig): (engl.) *supravital*; überlebend, über den Tod hinaus; vgl. Leben, intermediäres.
Supra|vital|färbung (↑; ↑): (engl.) *supravital staining*; Anfärbung noch lebender Zellen nach Lösung aus dem Zellverband, z. B. aus Organ- od. Gewebeprobe.
Sura (lat.) *f*: Wade.
Suralis|bi|opsie (↑; Bio-*; Op-*) *f*: (engl.) *sural biopsy*; Biopsie* des N. suralis zur Ursachenklärung einer Polyneuropathie*.
Suramin (INN) *n*: (engl.) *suramine*; in Deutschland nicht im Handel befindl. organisches Polyanion mit antiproliferativer, zytotoxischer u. die Steroidproduktion supprimierender Wirkung; Antiprotozoenmittel*; **Ind.:** afrikanische Trypanosomiasis*, Onchozerkose*; selten zur Ther. des Nebennierenrindenkarzinoms (s. Nebennierentumoren); **UAW:** u. a. gastrointestinale Störungen, Fieber, Kopf- u. Gliederschmerz, Kreislaufkollaps, Nephrotoxizität.
Surditas (lat.) *f*: s. Taubheit.
Surditas psychica (↑) *f*: Seelentaubheit; auditive Agnosie*.
Surditas verbalis (↑) *f*: Worttaubheit; sensorische Aphasie*.
Surdo|mutitas (lat. surdus taub; mutus stumm) *f*: s. Taubstummheit.
Surface (engl.): Oberfläche, Hülle.
Surface-Ag (↑): HBs-Antigen; s. Hepatitis-Viren.
Surfactant *n*: Kurzbez. für (engl.) *surface active agent* (oberflächenaktive Substanz); **1.** (chem.) syn. Tensid (s. Detergenzien); **2.** (biochem.) syn. Antiatelektasefaktor; Gemisch aus Lipiden (ca. 90 %), v. a. dem Lecithin* Dipalmitoylphosphatidylcholin u. Protein (hydropob: die Surfactantproteine SP-B u. SP-C); natürl. Bildung i. R. der fetalen Lungenreifung* ab 35. SSW in den Pneumozyten II (s. Alveole); pränatal induzierbar durch Cortison; intrazelluläre Speicherung in Lamellenkörperchen; Sekretion in u. Wiederaufnahme aus Alveolarraum; filmartige Ausbreitung u. Bildung großer Surfactant-Aggregate auf der Alveolaroberfläche; nachweisbar auch im Bronchialsekret u. Fruchtwasser; **Funktion:** Erleichterung der Entfaltung der kollabierten Alveolen des Neugeborenen; Erleichterung der inspirator. Alveolardehnung, Verhinderung des exspirator. Kollapses von Alveolen u. terminalen Bronchiolen u. Homogenisierung der Alveolarbelüftung durch Minderung der Oberflächenspannung, Schutz vor Austrocknung, Aktivitätssteigerung der Makrophagen in der Lunge (durch Surfactantproteine), Immunmodulation der Lymphozyten, Erleichterung der Phagozytose (SP-D agglutiniert Bakt.); **Ind.:** als natürl. (bovines, porcines) S. zur intratrachealen od. intrabronchialen Instillation bei Surfactantmangel*-Syndrom, auch prohylakt. bei Frühgeborenen* mit Geburtsgewicht ≥700 g.

Surfactant/Albumin-Quotient *m*: diagnostisches Verfahren zur Messung der Lungenreife des Feten im Fruchtwasser; Quotient >50 mg Surfactant/g Albumin weist auf Lungenreife hin; vgl. Lungenreifediagnostik, pränatale.

Surfactant|mangel-Syn|drom *n*: (engl.) *surfactant deficiency syndrome*; syn. Membransyndrom, Krankheit der hyalinen Membranen; respiratorische Insuffizienz* (Globalinsuffizienz) des Neugeborenen* inf. primären Surfactantmangels der unreifen neonatalen Lunge (RDS des Frühgeborenen*; vgl. Lungenreifung, fetale) od. sek. Mangels an Surfactant* bei pulmonaler Zellschädigung (z. B. ischäm. bei Hypoxie u. Azidose); **Pathol.:** Entfaltungsstörung der Mehrzahl von Alveolen (Atelektasen) mit intraalveolären hyalinen Membranen (Mukopolysaccharide u. Muko- bzw. Glykoproteine aus dem Blutplasma); **Sympt.:** s. Atemnotsyndrom des Neugeborenen; zunehmende Dyspnoe mit Atemnot, Tachypnoe, Einziehungen* u. exspirator. Stöhnen; bei sehr unreifen Frühgeborenen u. U. auch sehr unspezif. Sympt.; **Diagn.:** 1. klin. Sympt.; 2. radiol. mit Einteilung in 4 Schweregrade: **a)** Stadium I: feingranuläre Zeichnung; **b)** Stadium II: feingranuläre Zeichnung, Aerobronchogramm über die Herzkontur hinausgehend; **c)** Stadium III: feingranuläre Zeichnung, Aerobronchogramm über die Herzkontur hinausgehend, partielle Auslöschung der Herz- u. Zwerchfellkontur; **d)** Stadium IV: homogene Verschattung beider Lungen (sog. weiße Lunge); **Ther.:** Atemtherapie* mit Sauerstoffgabe*, CPAP*, ggf. Intubation* u. maschinelle Beatmung* mit PEEP* sowie (frühzeitig) Bolusapplikation von natürl. Surfactant in das Bronchialsystem (cave: pulmonales Barotrauma durch abrupte FRC-Erhöhung nach Surfactant-Applikation, daher Beatmungsdruck*, PEEP, Atemphasenzeit*-Verhältnis u. a. Beatmungsparameter anpassen) in spez. Zentren; **Prävention:** Lungenreifeinduktion* u. Intensivüberwachung des Fetus in der Schwangerschaft u. unter der Geburt (s. Pränataldiagnostik, Fetalblutuntersuchung). Vgl. Atemnotsyndrom des Neugeborenen.

Sur|rogat (lat. surrogatus an die Stelle eines anderen gewählt, ergänzt) *n*: (engl.) *surrogate*; Ersatzstoff.

Surveillance (franz. surveiller Überwachung, Aufsicht) *f*: (engl.) *surveillance*; fortlaufende, systematische Erfassung, Analyse u. Interpretation von Gesundheitsdaten, insbes. bei Infektionserkrankungen; vgl. Epidemiologie.

Survey (engl. Überblick, Besichtigung): Querschnittsstudie*, in der zu best. Fragekomplexen Einstellungen u. Verhaltensweisen definierter Bevölkerungsgruppen erfasst werden.

Sus|pension (lat. suspendere, suspensus aufhängen, in die Höhe heben, schweben lassen) *f*: **1.** (orthop.) Aufhängung in der Schwebe, z. B. einzelner Glieder zur Entlastung; s. Extensionsmethoden; **2.** (chem.) Flüssigkeit mit grobdispers verteilten, >0,1 μm großen Teilchen (Mikronen), die im Gegensatz zum Kolloid* u. zur echten Lösung* z. T. makroskop. sichtbar sind, z. B. Tierkohle in Wasser (kurz nach dem Schütteln).

Sus|pensorium (lat.) *n*: (engl.) *suspensory*; Tragevorrichtung aus einem Körpergurt mit unterschiedl. großem Leinenbeutel für das Skrotum; **Anw.:** zum Schutz der Hoden beim Sport, zur Hochlagerung bei Hernie*.

Sus|tentaculum (lat.) *n*: (engl.) *sustentaculum*; Stütze; z. B. S. tali (Knochenvorsprung an der Innenseite des Calcaneus, sog. Talusstütze).

Sus|zeptibilität (lat. suscipere empfindlich, reizbar) *f*: **1.** (engl.) *susceptibility*; Aufnahmefähigkeit; besondere Disposition, Empfänglichkeit od. Empfindlichkeit gegenüber Fremdstoffen; **2.** magnetische S.: magnetische Aufnahmefähigkeit einer Substanz.

Sutton-Nävus (Richard L. S., amerikan. Dermat., 1878–1952; Nävus*) *m*: Halonävus*.

Sutura (lat.) *f*: (engl.) *suture*; Naht; unbewegl. Knochenverbindung, wobei 2 nahe Knochenränder durch schmale Bindegewebeplatten während des Wachstums miteinander verbunden sind; bes. an den Knochen des Schädeldachs.

Sutura coronalis (↑) *f*: (engl.) *coronal suture*; Kranznaht zwischen Stirn- u. beiden Scheitelbeinen.

Sutura frontalis persistens (↑) *f*: (engl.) *frontal suture*; Stirnnaht zwischen beiden Stirnbeinhälften, verwächst meist frühzeitig.

Sutura lambdoidea (↑) *f*: (engl.) *lambdoid suture*; Lambdanaht zwischen Hinterhauptbein u. beiden Scheitelbeinen.

Sutura plana (↑) *f*: (engl.) *plane suture*; ebenflächige Naht.

Sutura sagittalis (↑) *f*: (engl.) *sagittal suture*; Pfeilnaht zwischen re. u. li. Scheitelbein.

Sutura serrata (↑) *f*: (engl.) *serrate suture*; Sägenaht.

Sutura squamosa (↑) *f*: (engl.) *squamous suture*; Schuppennaht.

Suxa|methonium|chlorid (INNv) *n*: syn. Succinylcholinchlorid; depolarisierendes peripheres Muskelrelaxans*.

SUZI: Abk. für **s**ubzonale **I**nsemination, (engl.) *subzonal insemination, subzonal injection*; Sonderform der ICSI* als Injektion eines Spermiums od. mehrerer Spermien* hinter die Zona pellucida in den perivitellinen Spalt, um die Fertilisation der Eizelle zu erleichtern.

Sv: Einheitenzeichen für Sievert*.

Svedberg-Einheit (Theodor S., Chem., Uppsala, 1884–1971): (engl.) *Svedberg unit*; Einheitenzeichen S; Maß für die Sedimentationsgeschwindigkeit in der Ultrazentrifuge*; abhängig von Form, Größe u. Dichte; Anw. zur Charakterisierung von Partikeln u. Biomolekülen (z. B. Ribosomen); 1 S = 10^{-13} s.

SVES: Abk. für **s**upra**v**entrikuläre **E**xtra**s**ystolen*.
SVI: Abk. für **S**low*-**v**irus-**I**nfektionen.
SVT: Abk. für **s**upra**v**entrikuläre **T**achykardie*.
SW: Abk. für **S**akral**w**irbel (Os sacrum*).

Swan-Ganz-Katheter (Harold J. C. S., amerikan. Kardiol., geb. 1922; William G., amerikan. Kardiol., geb. 1919; Katheter*) *m*: Pulmonaliskatheter.

Sweet-Syn|drom (Robert D. S., Dermat., Plymouth) *n*: (engl.) *sweet's syndrome*; syn. akute febrile neutrophile Dermatose; Erkr. mit Fieber, neutrophiler Leukozytose u. einzelnen od. multiplen, scheibenförmigen, gelegentl. vesikulösen u. pustulösen, schubartig auftretenden, exanthemat. Plaques v. a. an Gesicht u. Oberarmstreckseiten; **Vork.:** bes. bei Frauen im mittleren Lebensalter; weltweit; meist vorangehende virale od. bakterielle Infektionen; **Klin.:** bei 50 % der Pat. Arthralgien u. asymmetr., nichterosive Polyarthritis größerer Gelenke; in 10 % Assoziation mit myeloproliferativen Erkr., AML* u. CMML*, seltener mit Colitis* ulcerosa od. beniger monoklonaler Gammopathie*; selten Rezidive; **Diagn.:** (histol.) ausgeprägtes Ödem u. dichte Infiltration der Dermis mit polymorphkernigen neutrophilen Granulozyten; **Ther.:** systemisch Glukokortikoide.

swimmer's itch (engl. to swim schwimmen; itch Juckreiz): Zerkariendermatitis*.

Switch-Operation, arterielle *f*: Jatene*-Operation.

Swyer-James-Syn|drom (Paul R. S., kanad. Päd., geb. 1921; G. C. J., Arzt, USA) *n*: syn. McLeod-Syndrom, Syndrom der einseitig hellen Lunge, unilaterales Emphysem; Emphysem* eines Lungenflügels, meist inf. einer in der Kindheit durchgemachten postinfektiösen Bronchiolitis* obliterans; **Sympt.:** häufig gering, evtl. Dyspnoe u. rezidivierende respirator. Infekte; **Diagn.:** (röntg.) vermehrte Transparenz u. Gefäßrarefizierung in dem betr. Lungenabschnitt, exspirator. keine Volumenverminderung, stark verminderte bis aufgehobene Durchblutung u. Belüftung in der Lungenperfusions*- u. Lungenventilationsszintigraphie*; **DD:** Pulmonalishypoplasie*.

Swyer-Syn|drom (Gerald I. MacDonald S., engl. Endokrin., geb. 1917) *n*: (engl.) *Swyer syndrome*; syn. XY-Gonadendysgenesie; Gonadendysgenesie* bei phänotyp. weibl. Pat. mit männl. Karyotyp (46,XY); **Klin.:** Manifestation in der Pubertät mit Ausbleiben der Sexualentwicklung (genitaler Infantilismus), primärer Amenorrhö u. Sterilität; meist Normwuchs, im Einzelfall eunuchoidaler Hochwuchs; trotz vorhandener, zu maligner Entartung neigender Keimleisten nicht nachweisbare

Gonaden; **Diagn.**: endokrin. Befunde entspr. dem hypergonadotropen Hypogonadismus*.
Sycosis (gr. σῦκον Feige; -osis*) *f*: s. Follikulitis.
Sydenham-Chorea (Thomas S., Arzt, London, 1624–1689) *f*: s. Chorea.
Sylvius-Arterie (Franciscus S. de la Boe, niederländ. Anat., 1614–1672; Arteria*) *f*: s. Arteria cerebri media.
Sylvius-Furche (↑): s. Sulcus lateralis cerebri.
Sylvius-Leitung (↑): s. Aqueductus mesencephali.
Sym|biose (gr. συμβίωσις Zusammenleben) *f*: (engl.) *symbiosis*; Zusammenleben artverschiedener Organismen zu gegenseitigem Nutzen; z. B. Mensch-Darmflora (Nahrung bereitstellen gegen Synthese von Vitamin K). Vgl. Kommensalismus, Parasiten.
Sym|blepharon (Syn-*; Blephar-*) *n*: (engl.) *symblepharon*; Lidverwachsung mit dem Augapfel; Synechie* der Lid- u. Sklerabindehaut; **Vork.**: z. B. bei Trachom*, Verbrennungen, okularem vernarbenden Pemphigoid*, Hornhautverätzung (s. Abb.); **DD:** Ankyloblepharon*. Vgl. Pterygium.

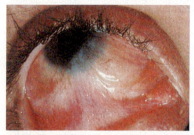

Symblepharon: Zustand nach Verätzung; Verwachsung u. Narbenstränge zwischen Conjunctiva bulbi u. Conjunctiva tarsi des Unterlids [98]

Sym|bol (gr. σύμβολον) *n*: Merkmal, Abzeichen, Sinnbild.
Symbol|drama (↑) *n*: s. Psychotherapie, katathym-imaginative.
Sym|brachy|daktylie (Syn-*; Brachy-*; Daktyl-*) *f*: (engl.) *symbrachydactyly*; angeb. (nicht erbl.) einseitige Fehlbildung an Händen u. Füßen mit sehr unterschiedl. Ausprägungen: Komb. von Brachydaktylie* u. partieller Syndaktylie* bis zum Fehlen ganzer Fingerstrahlen; rudimentäre Finger- bzw. Zehennägel u. -bürzel immer vorhanden (s. Abb.).

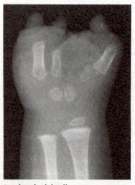

Symbrachydaktylie [17]

Syme-Amputation (lat. amputare ringsum abschneiden; James S., Chir., Edinburgh, 1799–1870): (engl.) *Syme's amputation*; Exartikulation* im oberen Sprunggelenk u. Resektion des Malleolus medialis u. lateralis auf Höhe der Tibiagelenkfläche; anschl. Versorgung mit einer Fußprothese; **Ind.:** Trauma, arterielle Durchblutungsstörungen, Infektion, Tumor. Vgl. Amputation.
Sympath-: Wortteil mit der Bedeutung mitempfinden, in Wechselwirkung stehen; von gr. συμπαθεῖν.
Sym|path|ek|tomie (↑; Ektomie*) *f*: (engl.) *sympathectomy*; syn. Grenzstrangresektion; partielle od. vollständige chir. Durchtrennung des Sympathikus*; **Formen:** offene od. endoskop. (thorakoskop.) thorakale S. in Höhe Th 2–3 (Kux-Operation), lumbale S. in Höhe L 3–5 od. periart. S. (Leriche-Brüning-Operation); **Ind.:** bei art. Verschlusskrankheiten*, auch als zusätzl. Maßnahme i. R. einer Gefäßrekonstruktion (sog. Triadenoperation mit aortofemoralem Bypass, Profundaplastik u. S.); evtl. bei Raynaud*-Syndrom, Hyperhidrose* u. als Schmerztherapie bei CRPS I (s. Schmerzsyndrome, komplexe regionale). Durch S. wird eine Weitstellung der kleinsten Arterien, Senkung des peripheren Widerstands u. Erhöhung der Hautdurchblutung erreicht; die präop. durchgeführte pharmak. Grenzstrangblockade* erlaubt Aussagen über deren Effektivität.
Sym|pathiko|lyse (↑; Lys-*) *f*: (engl.) *sympathicolysis*; Hemmung der Wirkungen des Sympathikus*; (pharmak.) s. Sympatholytika; (anästh.) s. Sympathikusblockade.
Sym|pathiko|tomie (↑; -tom*) *f*: Sympathektomie*.
Sym|pathiko|tonie (↑; Ton-*) *f*: (engl.) *sympathicotonia*; syn. Ergotropie; klin. Bez. für das Überwiegen od. eine erhöhte Erregbarkeit des Sympathikus*, führt u. a. zu Tachykardie, Mydriasis, Hyperhidrose bzw. Verringerung der Peristaltik. Vgl. Vagotonie.
Sym|pathikus (gr. συμπαθεῖν mitleiden, mitempfinden) *m*: (engl.) *sympathetic nervous system*; syn. Orthosympathikus; Pars sympathica des vegetativen Nervensystems*, die morphol. aus dem Truncus* sympathicus mit den zugehörigen sympath. Nerven, Geflechten u. peripheren (prävertebralen) Ganglien besteht. **Lok.: 1.** Neurone des S.: in Seitenhörnern (Nucleus intermediolateralis) der Rückenmarksegmente C 8–L 3 (thorakolumbales System des vegetativen Nervensystems); **2.** markhaltige Neuriten: **a)** präganglionäre Fasern: verlaufen über ventrale Wurzeln u. weiter über Rami communicantes albi zum Truncus sympathicus, dort in Ganglien des Truncus sympathicus Umschaltung eines Teils der Fasern, ein Teil wird weiter peripher in prävertebralen Ganglien (Ganglion coeliacum, Ganglion mesentericum sup. u. inf.) od. intramuralen Ganglien auf das postganglionäre Neuron umgeschaltet. Neurotransmitter präganglionärer Synapsen: Acetylcholin*; **b)** postganglionäre Fasern: verlaufen zum Erfolgsorgan, die in Ganglien des Truncus sympathicus umgeschalteten über Rami communicantes grisei u. Spinalnerven; Transmitter postganglionärer Synapsen: Noradrenalin*; **3.** chromaffine Zellen* (u. a. Nebennierenmark): von präganglionären Fasern

innervierte modifizierte postganglionäre Sympathikuszellen; postganglionärer Transmitter (bzw. Hormon): Adrenalin*; **Wirkung:** Vermittlung über adrenerge Rezeptoren*; Schmerzempfindung der Eingeweide (afferente viszerosensible Fasern); Blutdruckanstieg, Tachykardie, Tachypnoe, Mydriasis, Piloarrektion, Hyperhidrose, Herabsetzung der Motilität des Magen-Darm-Trakts u. Sekretion innerer Drüsen; **klin. Bedeutung:** 1. (pharmak.) s. Sympathomimetika, Sympatholytika; 2. (anästhesiol.) s. Sympathikusblockade. Vgl. Parasympathikus.

Sym|pathikus|blockade (↑) *f*: (engl.) *sympathetic block*; vegetative Nervenblockade; periphere Leitungsanästhesie* zur sympath. Nervenblockade* i. R. der Schmerztherapie*; auch als progn. Test vor geplanter irreversibler Neurolyse* od. chir. Sympathektomie*; **Formen:** v. a. **1.** Grenzstrangblockade*; **2.** Splanchnikusblockade*; **Ind.:** ischäm. Schmerzen bei pAVK, komplexes regionales Schmerzsyndrom, Spasmen glatter Muskulatur (Hohlorgane), Neuralgien bei Zoster, Tumorschmerzen (Pankreas- u. Retroperitonealregion) u. a.; **cave:** Die sympatholyt. Wirkung zentraler Leitungsanästhesien* wird häufig als S. bezeichnet.

Sym|patho|lytika (↑; gr. λυτικός fähig zu lösen) *n pl*: (engl.) *sympatholytics*; auch Sympathikolytika, Adrenolytika, Adrenozeptor-Antagonisten; Substanzen, die die Erregungsübertragung von den sympathischen Nervenendigungen auf die sympathischen Effektorzellen hemmen; s. Alpha-Rezeptoren-Blocker, Beta-Rezeptoren-Blocker, Antisympathotonika.

Sym|patho|mimetika (↑; mimetisch*) *n pl*: (engl.) *sympathomimetics*; syn. Sympathikomimetika, Adrenozeptor-Agonisten; Substanzen, die die Wirkung des Sympathikus* nachahmen; **1. direkt wirkende S.:** erregen (wie Adrenalin* u. Noradrenalin*) die adrenergen Rezeptoren*; **2. indirekt wirkende S.:** führen zu einer Freisetzung von Noradrenalin aus den Vesikeln präsynaptischer adrenerger Neurone; bei wiederholter Anw. Tachyphylaxie*; **Ind.:** u. a. Alphasympathomimetika, Betasympathomimetika; vgl. Appetitzügler; **Kontraind.:** (system.) Hypertonie, schwere Hyperthyreose, Phäochromozytom, Engwinkelglaukom, Blasenentleerungsstörungen, tachykarde Arrhythmien, schwere Nieren- u. Herzerkrankungen, Cor pulmonale, sklerot. Gefäßveränderungen; **UAW:** (system.) u. a. Hyperglykämie (bei alphaadrenerger Stimulation), ventrikuläre Herzrhythmusstörungen (bei Stimulation von Beta-1-Rezeptoren), hypertone Reaktionen, z. T. mit Kopfschmerz u. Tremor, Schwitzen sowie zusätzl. bei indirekt wirkenden S. zentrale Erregung, Unruhe, psychot. Reaktionen.

Sym|phalangismus (Phalanx*) *m*: (engl.) *symphalangism*; fibröse od. knöcherne Ankylose* interphalangealer Gelenke.

Sym|physe (gr. συμφύεσθαι zusammenwachsen) *f*: (engl.) *symphysis*; auch Knorpelfuge; Verwachsung; Knochenverbindung durch Faserknorpel, i. e. S. Symphysis pubica, Scham(bein)fuge. Vgl. Synarthrose.

Sym|physen|sprengung (↑): (engl.) *fracture-separation of the symphysis pubis*; Symphysenruptur; unter der Geburt* od. bei Beckenfrakturen (Beckenringbruch Typ B od. C) vorkommende Zerreißung der Schambeinfuge (s. Abb.), die zur Instabilität des Beckens führt.

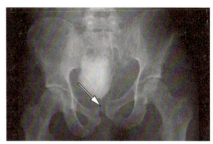

Symphysensprengung: bei Beckenverletzung [88]

Sym|physis pubica (↑) *f*: s. Symphyse, Discus interpubicus.

Symphytum officinale *n*: s. Beinwell.

Sym|plasma (Syn-*; -plasma*) *n*: (engl.) *symplasm*; Protoplasma* mit vielen Kernen als Folge von Kernteilungen ohne anschl. Zellteilung; **Vork.:** z. B. bei Fremdkörperriesenzellen*.

Sym|port (↑) *m*: s. Transport.

Sym|ptom (gr. σύμπτωμα Begleiterscheinung) *n*: (engl.) *symptom*; Beschwerde, fassbares od. angegebenes Erkrankungszeichen.

Symp|tomatik (↑) *f*: (engl.) *symptoms*; Gesamtheit der Symptome*, die zur Krankheit des Pat. gehören; vgl. Symptomkonstellation, gewichtete.

Sym|ptom|atologie (↑; -log*) *f*: (engl.) *symptomatology*; Lehre von den Krankheitszeichen.

Sym|ptome, ak|zessorische (↑) *n pl*: (engl.) *accessory symptoms*; histor. Bez. (E. Bleuler) für Symptome, die bei Schizophrenie* (im Gegensatz zu den Grundsymptomen*) nur gelegentl. auftreten u. auch bei anderen psych. Störungen vorkommen können; z. B. Sinnestäuschungen, Wahn, Gedächtnisstörungen, Stereotypien, Echopraxie, Automatismen.

Sym|ptome, extra|pyramidale (↑) *n pl*: (engl.) *extrapyramidal symptoms*; Symptome, die bei Erkr. des extrapyramidalen Systems* auftreten u. mit einer Störung automat. Bewegungsabläufe u. der Regulation des Muskeltonus einhergehen; **Urs.:** degen. Systemerkrankungen des ZNS, pathol. Ablagerung von Substanzen (z. B. bei Mukolipidosen, Zeroidlipofuszinose), zerebrovaskuläre Insuffizienz, gestörter Metabolismus od. Fehlen von Neurotransmittern, Intoxikationen (z. B. Mangan- od. Kohlenmonoxidintoxikation), als UAW von Arzneimitteln (z. B. Neuroleptika) u. a.; **Einteilung:** nach klin. Sympt.: **1. hyperkinetisch-hypotone Form** mit Hyperkinesen, Tremor, Spasmus mobilis, Hypotonie der Muskulatur; Vork.: z. B. als Athetose*, Chorea* (z. B. bei Status* marmoratus), Akathisie*, Ballismus*, Torsionsdystonie*; **2. hypokinetisch-rigide Form** mit Hypokinesen, evtl. Akinese, Verminderung der Spontanaktivität, Erhöhung des Muskeltonus bis zum Rigor, unwillkürl. Bewegungen u. Dyskinesen; Vork.: z. B. bei

Symptomenkomplex

Parkinson*-Syndrom, neuroaxonaler Dystrophie* (syn. Hallervorden-Spatz-Erkrankung), als Spätdyskinesie* od. Dystonie*.

Sym|ptomen|kom|plex (↑) *m*: (engl.) *symptom complex*; (genet.) nach Spranger u. Opitz Aggregate von Phänomenen ohne Bezug auf ihre Kausalität u. Zusammengehörigkeit; vgl. Syndrom; Assoziation.

Sym|ptomen|kom|plex, an|aler (↑) *m*: (engl.) *anal symptom complex*; zusammenfassende Bez. für versch. Symptome u. Erkr. im Analbereich (s. Abb.), z. B. Pruritus* ani, Analekzem*, Analprolaps*, Analfistel*, Analfissur*, Analthrombose*, perianaler Abszess*; häufig Übergang zwischen od. Komb. verschiedener Formen; meist familiäre Disposition; Vork. oft in Zus. mit Hämorrhoiden*; **Diagn.:** rektale Untersuchung, Rektoskopie, ggf. Koloskopie u. röntg. Doppelkontrastuntersuchung; **DD:** Analkarzinom* od. kolorektales Karzinom*.

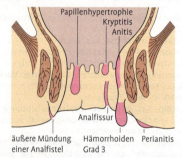

Symptomenkomplex, analer

Sym|ptomen|kom|plex, gastro|kardi|aler (↑) *m*: Roemheld*-Syndrom.

Sym|ptomen|kom|plex, okulo|vertebraler (↑) *m*: (engl.) *oculovertebral symptom complex*; frühembryonale Entwicklungsstörung mit Bulbushypoplasie u. anderen Augenfehlbildungen, die zus. mit Wirbelsäulenanomalien auftreten; vgl. Goldenhar-Symptomenkomplex, Aicardi-Syndrom.

Sym|ptomen|kom|plex, spastischer (↑) *m*: (engl.) *spastic symptom complex*; Sammelbez. für Erkr. des ZNS mit spastischer Lähmung*; z. B. traumatisch, vaskulär od. neoplastisch bedingte Läsionen, frühkindlicher Hirnschaden, Multiple Sklerose.

Sym|ptomen|kom|plex, variköser (↑) *m*: (engl.) *varicose symptom complex*; klin. Bez. für Symptome u. mögl. Folgeerkrankungen einer Varikose* der unteren Extremitäten; s. Insuffizienz, chronisch-venöse.

Sym|ptome, zerebellare (↑) *n pl*: (engl.) *cerebellar symptoms*; bei Schädigungen des Cerebellums* od. dessen afferenten u. efferenten Leitungsbahnen (z. B. Tractus cerebellothalamicus, Tractus olivocerebellaris) auftretende Symptome (ipsilateral): 1. zerebellare Ataxie*: bei zerebellarer Hemisphärenschädigung v. a. der Arme; bei medianer Kleinhirnläsion v. a. der Beine u. des Rumpfes: bei inferiorer Läsion des Vermis cerebelli v. a. Standataxie u. Rumpfataxie* mit Fallneigung, u. U. bis Abasie* u. Astasie*, bei superiorer Läsion v. a. Gangataxie u. Standataxie (meist mit Fallneigung) sowie pos. Romberg-Versuch; 2. zerebellare Dysarthrie*; 3. zerebellarer Tremor*: Intentionstremor, Aktionstremor (v. a. proximal, Frequenz niedriger als bei Parkinson-Syndrom); 4. okulomotorische Symptome: Blickdysmetrie, Sakkaden, Nystagmus, fehlende Fixationssuppression des vestibulookularen Reflexes*; 5. bei akuter Kleinhirnschädigung pathol. Rebound*-Phänomen u. muskuläre Hypotonie (v. a. proximal) mit Überstreckbarkeit der Gelenke, verminderter Kraft* u. abgeschwächten Muskeleigenreflexen; **Urs.:** Kleinhirnatrophie*, ischäm. Kleinhirninfarkt, Kleinhirnblutung, Kleinhirntumoren, Kleinhirnbrückenwinkeltumoren, Intoxikationen (z. B. Alkohol, Hydantoine), Kleinhirnabszess u. a. Entz. im Bereich des Kleinhirns (Cerebellitis) u. seiner Bahnen (z. B. Multiple Sklerose), Phakomatosen (z. B. Ataxia teleangiectatica), paraneoplast. zerebellare Degeneration.

Sym|ptom|konstellation, gewichtete *f*: nach Dahmerz die Synthese aus Entstehungsbedingungen, Gewicht u. Stellenwert der Symptome* eines Pat., ihre Qualität, Stärke u. Beziehung zueinander; vgl. Symptomatik.

Sym|ptom|verschiebung (↑): (engl.) *shift of symptoms*; (psychoanalyt.) Bez. für die Annahme, wonach neue Probleme auftreten müssten, wenn bisherige Beschwerden infolge einer symptomreduzierenden Ther. ohne Lösung des zugrunde liegenden Konflikts gelindert werden.

Syn-: auch Sym-; Wortteil mit der Bedeutung mit, zusammen, zugleich; von gr. σύν.

Syn|ästhesie (↑; -ästhesie*) *f*: **1.** (engl.) *synesthesia*; (neurol.) Mitempfindung in einem Sinnesorgan bei Reizung eines anderen; z. B. Farbempfindung bei best. Hörempfindungen; **2.** (psychiatr.) trughafte Wahrnehmung mit mehreren Sinnen zugleich (bei Halluzination*).

Syn|algie (↑; -algie*) *f*: (engl.) *synalgia*; Mitempfindung von Schmerzen in einem nicht erkrankten Körperteil fern vom Krankheitsherd.

Syn|apse (gr. σύναψις Verbindung) *f*: (engl.) *synapse*; Umschaltstelle für die diskontinuierl. Erregungsübertragung von einem Neuron auf ein anderes. auf das Erfolgsorgan (z. B. Muskelzelle); **Physiol.:** Erregungsübertragung erfolgt beim Menschen v. a. biochemisch mit Hilfe von Neurotransmittern*, die durch den Erregungsimpuls aus den Endigungen des präsynapt. Axons freigesetzt werden u. die Permeabilität der postsynapt. Membran verändern. An einigen S. erfolgt sie elektrisch durch Depolarisation od. Stabilisation der postsynapt. Membran, die zur Modulation der neuronalen bzw. zellulären Aktivität führt. S. sind die Wirkorte vieler Pharmaka.

Syn|apse, neuro|muskuläre (↑) *f*: motorische Endplatte*.

Syn|arthrose (Syn-*; Arthr-*; -osis*) *f*: (engl.) *synarthrosis*; sog. Fuge, Haft; die ununterbrochene u. unbewegl. Verbindung zweier Knochen ohne Gelenkhöhle (Gegensatz Diarthrose, Articulatio, Gelenk); **Einteilung** nach der Art des die Verbindung herstellenden Gewebes: Synchondrose*, Symphyse*, Syndesmose* u. Synostose*.

Syn|chilia (gr. συγχειλία Verbindungspunkte der Lippen) *f*: (engl.) *synchilia;* angeb. Verwachsung von Ober- u. Unterlippe, Mundlosigkeit.

Syn|chisis albescens nivea (gr. συγχεῖν zusammengießen, mischen) *f*: (engl.) *synchysis albescens nivea;* im Alter auftretende, perlschnurartig aneinander gereihte, weißleuchtende, aus Kalkseifen bestehende Kügelchen u. Scheibchen im Glaskörper des Auges, die an Schneeflocken erinnern.

Syn|chisis corporis vitrei (↑) *f*: (engl.) *synchysis corporis vitrei;* Glaskörperverflüssigung bei Glaskörperdestruktion*.

Syn|chisis scintillans (↑) *f*: (engl.) *synchysis scintillans;* Glaskörperglitzern; meist kaum bemerktes (vorwiegend bilaterales) Auftreten zahlreicher glitzernder Cholesterolkristalle unklarer Ätiol. im Glaskörper.

Syn|chondrose (Syn-*; Chondr-*; -osis*) *f*: (engl.) *synchondrosis;* Verbindung zweier Knochen durch hyalinen Knorpel (z. B. Rippenknorpel od. Epiphysenknorpel); vgl. Synarthrose.

syn|chron (gr. σύγχρονος): (engl.) *synchronous;* gleichzeitig.

Syn|chronismus (↑) *m*: (engl.) *synchronism;* gleichzeitige, stundengenaue Entw. der Malariaplasmodien im menschl. Blut; Folge ist der charakterist. Wechselfiebertyp (s. Malaria), insbes. bei Malaria* tertiana u. Malaria* quartana.

Synchro|tron (↑) *n*: (engl.) *synchrotron;* Kreisbeschleuniger, der über sog. Injektoren (Partikelvorbeschleuniger) Partikelstrahlen wie z. B. Protonen, Helium, Lithium u. Kohlenstoffionen in Paketen mit hochenerget. magnet. Wechselfeldern auf ca. 70 % der Lichtgeschwindigkeit beschleunigen kann, die über sog. fixed beams bzw. gantries zur Ther. von krebskranken Pat. eingesetzt werden können; vgl. Teilchenbeschleuniger; Betatron; Zyklotron.

Syn|cretio (Syn-*; lat. crescere, cretus wachsen) *f*: (engl.) *syncretio;* syn. Concretio; Zusammenwachsen, z. B. Syncretio pericardii (Perikardverwachsung).

Syn|cytium (↑; Zyt-*) *n*: s. Synzytium.

Syn|daktylie (↑; Daktyl-*) *f*: (engl.) *syndactyly;* Flossenbildung; angeb. Entwicklungsstörung mit partieller od. totaler Nichttrennung von Finger- u. Zehenanlagen u. kutaner bzw. ossärer Verwachsung; meist mit Fehlen der entprechenden Beugeod. Streckfurche; **Formen: 1.** einfache S. von 2 normalen Fingern od. Zehen; **2.** komplexe S. von 2 od. mehr fehlgebildeten Fingern od. Zehen; **3.** Löffelhand bzw. Löffelfuß als schwerster Grad der Verwachsung: Fusion aller Finger bzw. Zehen; **Ther.:** op. Trennung (meist vor dem 3. Lj.).

Syn|desmo|phyten (↑; gr. δεσμός Band, Fessel; Phyt-*) *m pl*: (engl.) *syndesmophytes;* Verknöcherungen hauptsächl. im Bereich des Anulus fibrosus der Bandscheibe; **Vork.:** z. B. bei Spondylitis* ankylosans.

Syn|desmose (↑; ↑) *f*: (engl.) *syndesmosis;* bandhafte Verbindung zweier Knochen durch kollagenes od. elast. Bindegewebe; z. B. Syndesmosis tibiofibularis (zwischen den distalen Enden von Tibia u. Fibula), Ligg. flava, Suturae; vgl. Synarthrose.

Syn|drom (gr. σύνδρομος mitlaufend, begleitend) *n*: (engl.) *syndrome;* (genet.) Gruppe von Krankheitszeichen, die für ein best. Krankheitsbild (Phänotypus) mit meist einheitl. Ätiologie*, aber unbekannter Pathogenese charakterist. sind; klin. auch verwendet als Bez. für pathogenetisch verbundene Phänomene od. Symptomenkomplexe* (z. B. Malabsorptionssyndrom, Zervikobrachialsyndrom*, Burnout*-Syndrom). Vgl. Sequenz; Assoziation.

Syn|drom, ad|reno|genitales (↑) *n*: (engl.) *adrenogenital syndrome;* Abk. AGS; syn. kongenitale adrenale Hyperplasie; Debré-Fibiger-Syndrom; autosomalrezessive erbl. Erkr. inf. Enzymopathie* mit gestörter Synthese von Steroidhormonen*; **Urs.:** verschiedene Enzymdefekte; **1.** virilisierende AGS-Formen: **a)** 21β-Monooxygenasemangel: >90 % aller AGS; Häufigkeit ca. 1:10 000; Genlocus 6p21.3; **b)** 11β-Monooxygenasemangel; **c)** 3β-Steroiddehydrogenase-Defekt; **2.** nicht-virilisierende AGS-Form: 17α-Monooxygenasemangel; **Path.:** durch gestörte Cortisolbildung kompensat. vermehrte ACTH-Ausschüttung mit nachfolgender NNR-Hyperplasie u. vermehrter Bildung von Cortisolvorstufen sowie (bei virilisierenden Formen) Androgenen mit konsekutiv verminderter Gonadotropinbildung; je nach betroffenem Enzym z. T. zusätzl. Störung der Mineralokortikoidbiosynthese; **Klin.: 1.** AGS mit Salzverlust (bei gestörter Mineralokortikoidsynthese, sog. kompliziertes AGS): in der Neugeborenenperiode lebensbedrohliche Trinkstörung, Erbrechen, Exsikkose, Hyponatriämie u. Hyperkaliämie (Gefahr von Herzrhythmusstörung; vgl. Addison-Krankheit); **2.** virilisierendes AGS: bei Mädchen pränatale Virilisierung* des äußeren Genitale mit variablem Schweregrad u. primäre Amenorrhö, bei Jungen Pseudopubertas* praecox, später Hodenatrophie mit Azoospermie; schnelles Wachstum mit verminderter Körperendlänge inf. beschleunigter Knochenreifung; **3.** late-onset AGS (später Symptombeginn durch Enzymrestaktivität): bei Frauen unterschiedl. ausgeprägt Hirsutismus u. Zyklusstörung (Amenorrhö, anovulator. Zyklen), bei Männern Oligo- bis Azoospermie; **4.** bei Akkumulation blutdrucksteigernder Cortisol-Vorstufen arter. Hypertonie (11β- u. 17α-Monooxygenasemangel); **5.** kryptisches AGS (klin. asympt. Genträger mit nachweisbaren biochem. Veränderungen bei hoher Enzymrestaktivität); **Diagn.:** Steroid(metabolite) im Serum (durch ACTH-Erhöhung i. d. R. auf Normwerte kompensierter Cortisolmangel); bei 21β-Monooxygenasemangel erhöhte Konz. von 17α-Hydroxyprogesteron (Bestimmung auch i. R. des Neugeborenen*-Screening); ACTH*-Stimulationstest; molekulargenet. Mutationsnachweis (ggf. auch pränatal); **Ther.:** Dauersubstitution mit Hydrocortison, bei Erwachsenen Prednison od. Dexamethason (zur Normalisierung der ACTH-Ausschüttung u. somit Reduzierung der Androgenüberproduktion der NNR), bei Salzverlustsyndrom Mineralokortikoide; bei pränatal diagn. AGS Dexamethason-Substitution in der Frühschwangerschaft (6.-9. SSW) zur Verhinderung der Virilisierung; **DD:** androgenbildender NNR- od. Gonadentumor (vgl. Dexamethason-Hemmtest).

Syn|drom, a|gastrisches (↑) *n*: (engl.) *agastric syndrome;* syn. Postgastrektomiesyndrom; durch Gastrektomie* (selten auch Magenteilresektion*) bedingte klin. Sympt. unterschiedl. Ausprägung; **Urs.:** Maldigestion u. -absorption, v. a. inf. ungenügender Reservoirfunktion, ausgeschlossener Duodenalpassage u. zu rascher Dünndarmpassage; **Sympt.:** v. a. Hypoproteinämie, Anämie, Wasserretention, Steatorrhö, Neigung zu Hypoglykämie, alimentäre Glukosurie, Gewichtsverlust, Inappetenz; **Proph.:** postoperativ häufige kleine Mahlzeiten, eiweißreiche, kohlenhydratarme Diät, Pankreasenzyme, Substitutionstherapie zur Vermeidung eines Eisen- u. Cobalaminmangels inf. gestörter Resorption. Vgl. Magenoperationsfolgen.

Syn|drom, akro|kallosales (↑) *n*: (engl.) *acrocallosal syndrome*; autosomal-rezessiv erbl. Balkenagenesie*; **Ätiol.:** Mutationen im GLI3-Gen, Genlocus 7p13; allelisch mit Greig*-Zephalopolysyndaktylie-Syndrom; **Sympt.:** Retardierung sowie Polydaktylie, kraniofaziale Dysmorphie, Makrozephalie, Schädeldachdefekt u. Hypospadie.

Syn|drom, akutes cholin|erges (↑) *n*: s. Irinotecan.
Syn|drom, a|mentielles (↑) *n*: (engl.) *amentia*; syn. Amentia; Form der akuten org. Psychose* mit Bewusstseinstrübung, Desorientiertheit, Denkstörungen (Inkohärenz), Ratlosigkeit, Ängstlichkeit u. motor. Unruhe bis zu ausgeprägten Erregungszuständen; **Vork.:** b. z. B. bei vaskulären Hirnerkrankungen, Schädelhirntrauma. Vgl. Demenz.

Syn|drom, angio|dys|plastisches (↑) *n*: (engl.) *angiodysplasia*; Erweiterung u. Dehnung der Gefäße in Mukosa u. Submukosa insbes. des Colons, seltener des Dünndarms od. Magens, die zu massiven Blutungen od. chron. Blutverlust mit Eisenmangelanämie* führen können; **Formen: Typ I:** Lok. im proximalen Colon, nicht sicht- od. tastbare Angioplasien (∅ <5 mm), Altersgipfel jenseits des 55. Lj.; **Typ II:** Lok. im Dünndarm, teilweise sichtbare Angioplasien (∅ bis 10 mm), ohne Altersgipfel; **Typ III:** Osler*-Rendu-Weber-Krankheit; **Diagn.:** Ausschluss anderer Urs. der Blutungen durch Endoskopie* (s. Abb.) u. Kontrastmitteldarstellung; Erythrozytenszintigraphie* u. Angiographie* mit abnormen art. Gefäßformationen, früher venöser Gefäßfüllung, erweiterten zuführenden Gefäßen; **Ther.:** Resektion des betr. Organs. Vgl. Angiophakomatosen.

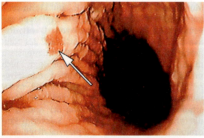

Syndrom, angiodysplastisches [25]

Syn|drom, angio-osteo|hyper|trophisches (↑) *n*: Klippel*-Trénaunay-Weber-Syndrom.
Syn|drom, anti|cholin|erges zentrales (↑) *n*: (engl.) *anticholinergic central syndrome*; Abk. ZAS; Bez. für (v. a. bei anticholinerg wirksamen Substanzen vorkommende) Demenz*-ähnl. Sympt.; **Klin.:** Bewusstseinsstörung*, kognitive Dysfunktion mit Desorientiertheit u. Halluzinationen bis Delir*; **Vork.: 1.** als postoperative kognitive Dysfunktion nach allgemeiner (mit verlängertem postnarkot. Nachschlaf) od. regionaler Anästhesie*; häufig bei Pat. in hohem Lebensalter, best. Op. (v. a. Herzchirurgie u. Implantation in Knochen) u. Vorerkrankungen sowie postoperativen Schmerzen; vermutl. Urs.: u. a. Mikroembolie u. UAW (s. 2.); **2.** als UAW: u. a. Anticholinergika*, tricycl. Antidepressiva*, Neuroleptika*, best. Histamin*-H₁-Rezeptoren-Blocker (Phenothiazinderivate, z. B. Promethazin; Cimetidin), Benzodiazepine*, Anästhetika*, Opioide*, Beta*-Rezeptoren-Blocker; **Ther.:** u. a. Physostigmin.

Syn|drom, apallisches (↑) *n*: (engl.) *apallic syndrome, persistent vegetative state*; sog. Coma vigile, Wachkoma; zu den Dezerebrationssyndromen* zählendes Krankheitsbild mit Funktionsausfall der Großhirnrinde u. Störung des aufsteigenden retikulären aktivierenden Systems bei erhaltener Hirnstammfunktion; im Anschluss an ein Koma* auftretendes Defektsyndrom mit Bewusstseinsstörung*; **Urs.:** entsteht bei Überleben schwerer Hirnschädigungen, meist inf. Anoxie des Gehirns (z. B. nach Schädelhirntrauma*, Intoxikation, Schock, Reanimation); **Klin.:** Pat. scheint wach zu sein, hat die Augen geöffnet, jedoch erfolgen keine Spontan- u. Reaktivbewegungen, keine Blickfixierung od. Spontanäußerungen u. keine andere Kontaktaufnahme zur Umwelt; vegetative Funktionen wie Spontanatmung u. Kreislaufregulation sind (im Kontrast zu verlorengegangenen kognitiven Fähigkeiten) intakt; klin. Untersuchung: pathol. Reflexe* (z. B. Greifreflexe, Stellreflexe), Pyramidenbahnzeichen*, Rigor u. Hypertonie der Muskulatur; **Progn.:** Je nach Ausdehnung der Schädigung (Beurteilung z. B. durch MRT, Elektrophysiologie) ist bei traumat. od. infektiöser Urs. eine funktionelle Besserung noch nach Monaten mögl., ansonsten bei mehr als 3 Mon. unwahrscheinlich. Bei ausbleibender Remission kommt es meist nach 2–5 Jahren zum Exitus letalis (inf. Kompl. wie Pneumonie, Harnweginfektion, Dekubitus), bei guter Pflege kann der Zustand aber auch Monate bis Jahre überlebt werden. **DD:** andere postkomatöse Defektzustände: Locked*-in-Syndrom, akinetischer Mutismus*, Hypersomnie*.

Syndrom, a|plastisches (↑) *f*: aplastische Anämie*.
Syn|drom, auriku|lo|temporales (↑) *n*: (engl.) *auriculotemporal syndrome*; syn. Frey-Syndrom; gustatorisches Schwitzen, Kauschwitzen, Hyperhidrosis parotidea masticatoria; inf. gustatorischer od. Kaureizung auftretende, evtl. von Hautrötung begleitete Schweißabsonderung über der hinteren Wange; **Urs.:** Fehlinnervation der sympath. innervierten Schweißdrüsen durch regenerierende sekretorische parasympath. Nervenfasern nach Verletzung od. Op. an der Glandula parotidea; **Ther.: 1.** konservativ: 3 %ige Scopolamin-Salbe, Antiperspiranzien, Injektion von Botulinumtoxin unter den betroffenen Hautbereich; **2.** chir.: **a)** Implantation eines Faszien- od. Muskeltransplantats unter die betroffene Hautregion; **b)** Resektion des Plexus tympanicus.

Syndrom der zuführenden Schlinge

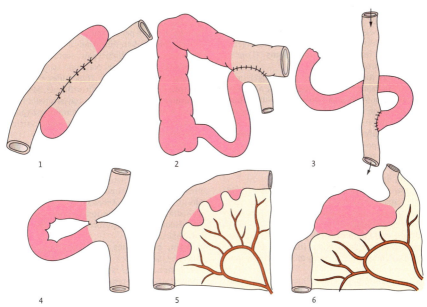

Syndrom der blinden Schlinge: Ursachen; 1: Seit-zu-Seit-Anastomose; 2: Umgehungsanastomose; 3: ausgeschaltete Schlinge; 4: enterale Fistel; 5: Dünndarmdivertikulose; 6: Dünndarmstenose

Syn|drom, de|pressives (↑) *n*: (engl.) *depressive syndrome*; Gesamtheit der Symptome einer Depression* mit Beeinträchtigung v. a. von Emotionalität, Kognition, Psychomotorik, Somatik u. Motivation; vgl. Syndrom, manisches.

Syn|drom der abführenden Schlinge (↑) *n*: (engl.) *efferent loop syndrome*; nach Magenteilresektion* u. Rekonstruktion der Magen-Darm-Passage durch Gastrojejunostomie u. terminolateraler Duodenojejunostomie auftretende Sympt. eines Ileus*; **Urs.:** Obstruktion der abführenden Schlinge durch entzündl. od. narbige Stenose der Anastomose, Verwachsungen od. Tumoren.

Syn|drom der blinden Schlinge (↑) *n*: (engl.) *blind-loop syndrome*; syn. Blindsacksyndrom; Malassimilation u. Malabsorption von Fetten, Kohlenhydraten, Vitaminen u. Mineralien bei ausgeschalteten od. ausgesackten Darmabschnitten (z. B. interenterische Fistel bei Enteritis* regionalis Crohn, Divertikel, prästenotische Dilatation, Seit-zu-Seit-Anastomose, s. Abb.); **Pathophysiol.:** Dekonjugation von Gallensäuren u. Konsumption von Cobalamin inf. stasebedingter Keimbesiedlung; **Klin.:** Bauchschmerzen, Übelkeit; (chologene) Diarrhö, Steatorrhö sowie Hypokalzämie u. perniziöse Anämie; **Ther.:** Blindsackabtragung, ggf. Umwandlung in End-zu-End-Anastomose od. Antibiotikatherapie.

Syn|drom der dünnen Basal|membranen (↑) *n*: benigne familiäre Hämaturie*.

Syn|drom der eingedickten Galle (↑) *n*: Gallepfropfsyndrom*.

Syn|drom der einseitig hellen Lunge (↑) *n*: Swyer*-James-Syndrom.

Syn|drom der ersten Rippe (↑) *n*: s. Thoracic-outlet-Syndrom (Tab. dort).

Syn|drom der in|adäquaten ADH-Se|kretion (↑) *n*: (engl.) *syndrome of inappropriate ADH secretion*; Abk. SIADH; syn. Schwartz-Bartter-Syndrom; vermehrte Sekretion von ADH* od. ADH-ähnl. Peptiden; **Urs.: 1.** zerebral: Tumor, Aneurysma, Meningitis, Enzephalitis, Schädelhirntrauma; **2.** paraneoplastisch: v. a. bei (kleinzelligem) Bronchialkarzinom, ferner Pankreas- u. Prostatakarzinom; **3.** pulmonal: Tuberkulose, Pneumonie, hohe Beatmungsdrücke bei Frühgeborenen; **4.** pharmak.: Vincristin, Cyclophosphamid, Morphin, Barbiturate, Indometacin; **5.** endokrin: Hypocortisolismus*; **Klin.:** hypotone Hyperhydratation*, Natriurese, inadäquat erhöhte Urinosmolalität (>300 mosmol/kg KG) trotz erniedrigter Serumosmolalität, Hyponatriämie; **Ther.:** Behandlung der Grunderkrankung, Wasserrestriktion; u. U. forcierte Diurese (Furosemid), NaCl-Infusionen. Vgl. Syndrom, paraneoplastisches; Salzverlustsyndrom, renales.

Syn|drom der kaudalen Re|gression (↑) *n*: s. Regression, kaudale.

Syn|drom der mammo|renalen Über|zahl (↑) *n*: s. Syndrom, mammorenales.

Syndrom der verbrühten Haut (↑) *n*: (engl.) *scalded skin syndrome*; Lyell*-Syndrom.

Syn|drom der zuführenden Schlinge (↑) *n*: (engl.) *afferent loop syndrome*; Krankheitsbild nach Magenteilresektion* nach Billroth II ohne Anlage einer Enteroanastomose nach Braun; **Formen: Typ I:** zu tief angelegte zuführende Schlinge; **Sympt.:** Völlegefühl, Bauchschmerzen u. Erbrechen durch Fehlleitung u. Aufstau des Speisebreis; **Typ II:** iatrogen od. durch Verwachsungen bedingte Stase von Duodenalsaft; **Sympt.:** akut mit Schmerzen, Erbrechen, ggf. Perforation, Schock;

chron. mit Bauchschmerzen, Ikterus, Zeichen des Syndroms* der blinden Schlinge; **Ther.:** Enteroanastomose zwischen gestautem Duodenum u. abführender Schlinge. Vgl. Magenoperationsfolgen.

Syn|drom des fragilen X-Chromo|soms (↑) *n*: s. Fragiles-X-Chromosom.

Syn|drom des kleinen Magens (↑) *n*: (engl.) *small stomach syndrome*; zu kleiner Restmagen nach Magenteilresektion*; **Sympt.:** Druck- u. Völlegefühl, ggf. Schmerzen nach den Mahlzeiten. Vgl. Magenoperationsfolgen.

Syn|drom des pfeifenden Gesichts (↑) *n*: s. Dysplasia cranio-carpo-tarsalis.

Syn|drom des toxischen Schocks (↑) *n*: s. Schocksyndrom, toxisches.

Syn|drom, dys|tones (↑) *n*: Dystonie*.

Syn|drom, ex|pansiv-kon|fabulatorisches (↑) *n*: (engl.) *expansion-confabulation disorder*; Form der org. Psychose* mit Neigung zu Selbstüberschätzung u. Konfabulation*.

Syn|drom, extra|pyramidales (↑) *n*: (engl.) *extrapyramidal syndrome*; Sammelbez. für Erkr. des extrapyramidalen Systems; s. Symptome, extrapyramidale.

Syn|drom, genito|patellares (↑) *n*: (engl.) *genitopatellar syndrome*; Symptomenkombination von fehlender Patella, Flexionsdeformitäten der Kniegelenke, Arthrogryposis u. Pes equinovarus; **Ätiol.:** unklar; **Sympt.:** Klitorishyper- od. hypotrophie, prominente od. fehlende Labia minora, skrotale Hypoplasie, Kryptorchismus; faziale Dysmorphie, prominente Nase u. hoher Nasenrücken, Mikrogenie; Mikrozephalie; renale Anomalien mit multizystischen Nieren, Hydronephrose; pulmonale Hypoplasie; kardiale Anomalien; Corpus-callosum-Agenesie, menatle Retardierung, keine Sprachentwicklung, kein freies Gehen; **Progn.:** meist Tod im Alter von 2–6 Monaten.

Syn|drom, hämo|lytisch-ur|ämisches (↑) *n*: s. Mikroangiopathie, thrombotische.

Syn|drom, hepato|genitales (↑) *n*: (engl.) *hepatogenital syndrome*; Pseudopubertas* praecox im Kindesalter bei primärem Leberzellkarzinom* inf. Bildung von Gonadotropinen od. ähnl. Peptiden; vgl. Syndrom, paraneoplastisches.

Syn|drom, hepato|ovarielles (↑) *n*: (engl.) *hepatoovarian syndrome*; Sammelbez. für Menstruationsstörungen inf. eines Hyperöstrogenismus bei Leberfunktionsstörungen; **Path.:** gestörter Metabolismus der Östrogene* in der Leber; **Sympt.:** Manifestation im Präklimakterium od. Klimakterium* mit Dysmenorrhö od. Hypermenorrhö, verspäteter Menopause*, Veränderung der Uterusschleimhaut, insbes. in Form einer glandulär-zystischen Hyperplasie*, manifesten od. latenten Leberfunktionsstörungen. Vgl. Silvestrini-Corda-Syndrom.

Syn|drom, hepato|renales (↑) *n*: (engl.) *hepatorenal syndrome*; funktionelle, prinzipiell voll rückbildungsfähige Niereninsuffizienz* als Folge einer Minderperfusion der Nieren bei schwerer Lebererkrankung (z. B. dekompensierte Leberzirrhose*, Hepatitis); **Einteilung: Typ 1:** rasch progrediente Niereninsuffizienz, meist durch spontan-bakterielle Peritonitis* ausgelöst; unbehandelt medianes Überleben unter 2 Wo.; **Typ 2:** langsam progrediente Niereninsuffizienz bei noch relativ gut erhaltener Leberfunktion; medianes Überleben 3 bis 6 Mon.; **Urs.:** Störung des Natrium- u. Wasserhaushalts inf. hyperdynamer Kreislaufverhältnisse mit peripherer Vasodilatation aber renaler Vasokonstriktion u. reduziertem zentralen Blutvolumen bei gleichzeitiger Natrium- u. Wasserüberladung (sekundärer Hyperaldosternismus*); **Sympt.:** Zeichen der Leberinsuffizienz, Mangelernährung, Ödeme* u./od. Aszites, arterielle Hypotonie, Azotämie, Oligurie, Verdünnungshyponatriämie (s. Hyponatriämie) u. mangelnde Natriumausscheidung (<10 mmol/d); **Ther.:** Typ 1: Behandlung der Infektion (Cephalosporine, Chinolone) u. passagere Volumenexpansion mit Humanalbumin 20 %; sonst wie bei Typ 2: Kochsalz- u. Wasserrestriktion, periphere Vasopressoren (Terlipressin), transjugulärer intrahepat. portosystem. Shunt* (Abk. TIPS), Lebertransplantation*; **cave:** Dehydratation, Arzneimittel (NSAR, Antibiotika, ACE-Hemmer, Kontrastmittel) als Urs. der Niereninsuffizienz.

Syn|drom, hirn|lokales (↑) *n*: (engl.) *organic brain syndrome*; Sammelbez. für versch. Kombinationen von Sympt., die aus einer umschriebenen Schädigung des Gehirns resultieren; **Urs.:** z. B. Hirntumoren, Hirnabszess, Hirnatrophie, intrazerebrale Blutung, zerebrale Durchblutungsstörung; **Formen: 1.** Frontalhirnsyndrom (Stirnhirnsyndrom): **a)** Schädigung der frontalen Konvexität: Antriebsminderung, die sich auf alle Lebensbereiche erstreckt, Perseveration, Echolalie, Echopraxie, Greifautomatismen, frontale Ataxie, Abasie, Astasie, motor. Aphasie (sofern die dominante Hemisphäre betroffen ist), epilept. Anfälle; **b)** Schädigung des orbitalen Frontalhirns: Anosmie, Affektlabilität, Witzelsucht, gelegentlich Steigerung (seltener Hemmung) des Antriebs; **2.** Temporalhirnsyndrom: Aphasie (sofern die dominante Hemisphäre betroffen ist), epilept. Anfälle (insbes. psychomotor. Anfälle), homonyme Hemianopsie zur kontralateralen Seite, evtl. diskrete kontralaterale Hemiparese, Gedächtnisstörungen, depressiv-hypochondrische Verstimmung (s. Störung, hypochondrische) evtl. mit Enthemmung; **3.** Parietallappensyndrom: sensible u. motor. kontralaterale Ausfälle, Apraxie, Störungen der räuml. Orientierung (bei Lok. in der nicht dominanten Hemisphäre), Neglect, homonyme Hemianopsie zur Gegenseite, epilept. Anfälle (Jackson-Anfälle); **4.** Okzipitallappensyndrom: kontralaterale homonyme Hemianopsie, z. T. mit Photopsien sowie visuellen Illusionen u. Halluzinationen; bei Läsion der dominanten Hemisphäre u. Beteiligung von Corpuscallosum-Fasern Farbbenennungsstörung u. Alexie ohne Agraphie (sog. hinteres Diskonnektionssyndrom), selten epilept. Anfälle. Vgl. Hirnstammsyndrom; Thalamussyndrom; Psychosyndrom, hirnlokales.

Syn|drom, hirn|organisches (↑) *n*: organisches Psychosyndrom*.

Syn|drom, hyper|aktives (↑) *n*: s. ADHS.

Syn|drom, hyper|eosinophiles (↑) *n*: (engl.) *idiopathic hypereosinophilic syndrome*; Abk. HES; Bez. für persistierende Eosinophilie* $\geq 1,5 \times 10^9$/l, für die keine Grunderkrankung gefunden wird u. die mit Zeichen einer Organbeteiligung u. -dysfunktion

(z. B. Herz, Lunge, Haut, Nervensystem) verbunden ist; Ausschlussdiagnose (ohne Hinweis auf klonale Eosinophilie).

Syn|drom, hyper|kinetisch-hypo|tonisches (↑) *n*: (engl.) *hyperkinetic-hypotonic syndrome*; Kombination von Hyperkinesen u. muskulärer Hypotonie; v. a. bei Chorea*.

Syn|drom, hypo|thalamisches (↑) *n*: Fröhlich*-Syndrom.

Syn|drom, kardio|auditives (↑) *n*: Jervell*-Lange-Nielsen-Syndrom.

Syn|drom, klimakterisches (↑) *n*: (engl.) *climacteric syndrome*; auch vegetativ-klimakterisches Syndrom; meist während des Klimakteriums* vorkommende typische **Trias** aus Hitzewallungen, Schwindel u. Schweißausbrüchen; daneben auch psychonervöse (Reizbarkeit, Lustlosigkeit, Leistungsabfall, Schlafstörungen) u. somatische (Atrophie des Genitales u. Mammae, Adipositas, Osteoporose*) Störungen; Auftreten evtl. bereits in der Prämenopause od. bei op. Kastration* jüngerer Frauen. Vgl. Hormontherapie im Klimakterium.

Syn|drom, kosto|zervikales (↑) *n*: s. Halsrippensyndrom.

Syn|drom, lympho|proliferatives (↑) *n*: s. Purtilo-Syndrom.

Syn|drom, malignes neuro|leptisches (↑) *n*: (engl.) *malignant neuroleptic syndrome*; als schwere UAW von Neuroleptika* vorkommender, u. U. lebensbedrohl. Symptomenkomplex mit Rigor* (u. mögl. Rhabdomyolyse* mit Gefahr des akuten Nierenversagens), Stupor*, Fieber, Kreislauf- u. Bewusstseinsstörungen sowie mäßiger Leukozytose* u. Erhöhung der Kreatinkinase; **Ther.**: sofortiges Absetzen der Neuroleptika; Dantrolen i. v.; internist. Therapie (z. B. Thromboembolieprophylaxe); **DD**: Katatonie*.

Syn|drom, mammo|renales (↑) *n*: (engl.) *mammorenal syndrome*; Sammelbez. für versch. kongenitale Syndrome mit Anomalien von Mamma, Brustwarze u. Niere (Nierendysplasie); die überzufällige Komb. deutet auf eine gemeinsame Entwicklungsstörung hin, deren Genese jedoch nicht näher bekannt ist; **Formen**: nach der Anzahl der Mamillen (medial od. im Bereich der Medioklavikularlinie lokalisiert) u. deren Abstand voneinander: **1.** ein- od. beidseitige Polythelie* od. akzessorische Mamma* mit homo- od. bilateralen Doppelnieren (Syndrom der mammorenalen Überzahl); **2.** Poland*-Symptomenkomplex; **3.** mammorenale Dysplasie bei versch. Chromosomenaberrationen (z. B. Komb. von überweitem Mamillenabstand u. Hufeisennieren bei Turner*-Syndrom). Vgl. Mammaanomalie.

Syn|drom, manisches (↑) *n*: (engl.) *maniac syndrome*; Gesamtheit der Symptome einer Manie* mit Beeinträchtigung v. a. von Stimmung, Antrieb, Wahrnehmungsintensität, Denken u. vegetativen Funktionen; vgl. Syndrom, depressives.

Syn|drom, meningeales (↑) *n*: s. Meningismus.

Syn|drom, meta|bolisches (↑) *n*: (engl.) *metabolic syndrome*; syn. Syndrom X; Koinzidenz kardiovaskulärer Risikofaktoren: **1.** abdominale Adipositas*; **2.** pathol. oraler Glukosetoleranztest* bzw. Diabetes* mellitus Typ 2; **3.** Dyslipidämie* i. e. S.; **4.** art. Hypertonie*; bes. hohes Risiko für Arteriosklerose*

Syndrom, metabolisches
Klinische Definition nach AHA/NHLBI (Abk. für American Heart Association/National Heart, Lung and Blood Institute)

Diagnosekriterium	
Taillenumfang	
Frauen	≥88 cm
Männer	≥102 cm
Triglyceridkonzentration im Blut	>150 mg/dl bzw. Pharmakotherapie[1]
HDL-Cholesterolkonzentration im Blut	
Frauen	<50 mg/dl bzw. Pharmakotherapie[2]
Männer	<40 mg/dl bzw. Pharmakotherapie[2]
Blutdruck	≥130 mmHg systolisch oder ≥85 mmHg diastolisch bzw. Pharmakotherapie[3]
Nüchternglukosekonzentration im Blut	≥100 mg/dl bzw. Pharmakotherapie[4]

Die Diagnose ist gesichert, wenn mindestens 3 der 5 Kriterien erfüllt sind.
[1] wegen Hypertriglyceridämie
[2] wegen erniedrigter HDL-Cholesterolkonzentration im Blut
[3] wegen arterieller Hypertonie
[4] wegen erhöhter Nüchternglukosekonzentration im Blut

(Atherogenität) bei Komb. aller 4 Hauptsymptome (sog. tödliches Quartett); **Diagn.**: s. Tab.; **Path.**: u. a. Insulinresistenz*; häufig zusätzl.: erhöhte Konz. labordiagn. Entzündungsparameter (v. a. CRP* im Blut), Gerinnungsstörung i. S. einer Thromboseneigung sowie Hyperurikämie*.

Syn|drom, myelo|dys|plastisches (↑) *n*: (engl.) *myelodysplastic syndrome*; Abk. MDS; veraltet Präleukämie; Gruppe von klonalen hämatopoet. Stammzellerkrankungen, die durch dysplast. Veränderungen u. ineffektive Hämatopoese* in einer od. mehreren myeloischen Zellreihen gekennzeichnet ist; **Diagn.**: Komb. von Knochenmarkzytologie u. -histologie; Blastenanteil u. Zytogenetik sind entscheidend für Progn. (s. Tab. 1) u. Ther.; **Klassifikation**: s. Tab. 2; **Klin.**: langsam progrediente Erkr.; Übergang in AML* (bei Blastenanteil >20 % nach WHO-Klassifikation bzw. >30 % nach FAB-Klassifikation) möglich.

Syn|drom, myo|tonisches (↑) *n*: s. Myotonia congenita; Paramyotonia congenita; Dystrophie, myotonische.

Syndrom, myelodysplastisches Tab. 1
Internationales Scoring-System zur Prognoseevaluation (Abk. IPSS)

prognostische Variable	Punkte				
	0	0,5	1	1,5	2
Blastenanteil im Knochenmark (%)	<5	5–10	—	11–20	21–30
Chromosomenanalyse[1]	gut	mittel	schlecht	—	—
Anzahl der Zellreihen mit peripherer Zytopenie[2]	0/1	2/3			

Summe der Punkte	Risikogruppe	mediane Überlebenszeit (Monate)
0	Niedrigrisikogruppe	68
0,5–1	Intermediärgruppe 1	42
1,5–2	Intermediärgruppe 2	14
>2	Hochrisikogruppe	5

[1] gut: normal, -Y, del(5q) oder del(20q); schlecht: >2 Klone verändert oder Chromosom 7; mittel: andere klonale Veränderung
[2] Anämie (Hämoglobin <10 g/dl), Neutropenie (Neutrophile <1500/µl); Thrombozytopenie (Thrombozyten <100 000/µl)

Syndrom, myelodysplastisches Tab. 2
FAB- und WHO-Klassifikation

Subtyp	Blastenanteil (%) Blut	Knochenmark	weitere Veränderungen
FAB			
refraktäre Anämie (RA)	≤1	<5	
refraktäre Anämie mit Ringsideroblasten (RARS)	≤1	<5	>15 % Ringsideroblasten im Knochenmark
refraktäre Anämie mit Exzess von Blasten (RAEB)	<5	5 – 20	
CMML	<5	5 – 20	Monozyten >1×10³/µl
refraktäre Anämie mit Exzess von Blasten in Transformation (RAEB-T)	≥5	21 – 30	fakultativ Auer-Stäbchen
WHO			
refraktäre Anämie (RA)	≤1	<5	unilineäre erythropoetische Dysplasie
refraktäre Anämie mit Ringsideroblasten (RARS)	≤1	<5	unilineäre erythropoetische Dysplasie mit >15 % Ringsideroblasten im Knochenmark
refraktäre Zytopenie mit multilineärer Dysplasie (RCMD)	≤1	<5	mindestens bilineäre Dysplasie
refraktäre Zytopenie mit multilineärer Dysplasie und Ringsideroblasten (RCMD-RS)	≤1	<5	mindestens bilineäre Dysplasie mit >15 % Ringsideroblasten im Knochenmark
refraktäre Anämie mit Exzess von Blasten-1 (RAEB-1)	<5	5 – 9	uni-, bi- oder trilineäre Dysplasie, keine Auer-Stäbchen
refraktäre Anämie mit Exzess von Blasten-2 (RAEB-2)	5 – 19	10 – 19	uni-, bi- oder trilineäre Dysplasie, fakultativ Auer-Stäbchen
5q-Syndrom	≤1	<5	isolierter 5q-Defekt
unklassifiziertes MDS (MDS-U)	≤1	<5	

Syn|drom, nephrotisches (↑) *n*: (engl.) *nephrotic syndrome*; Bez. für einen bei primären u. sekundären Nierenerkrankungen auftretenden Symptomenkomplex; dazu gehören **1.** große Proteinurie* (>3,5 g/24 Std.); **2.** Hypo-* u. Dysproteinämie* mit Abnahme der Plasmaalbumine (<2,5 g/dl) u. Anstieg der Alpha-2- u. Betaglobuline; **3.** Hyperlipoproteinämie* u. Hypercholesterolämie* mit Lipidurie (Fetttröpfchen od. -zylinder im Urin; Cholesterolester stellen sich im polarisierten Licht als sog. Malteserkreuze dar); **4.** ausgeprägte Ödeme* (Leitsymptom); bei Erwachsenen treten zuerst Unterschenkelödeme auf, bei schwerer Hypoproteinämie auch Aszites* u. Pleuraergüsse; bei Kindern anfangs meist Lidödeme; **5.** Hyperkoagulabilität* mit Neigung zu Thrombosen* durch Verlust von antikoagulatorischen Substanzen (AT III, Protein C) über die Nieren; **Path.:** erhöhte Durchlässigkeit der glomerulären Basalmembran für normale (od. auch pathol.) Proteine; **Urs.:** immunpathol. induzierte lokale Komplementaktivierung mit Bildung des sog. späten Komplementkomplexes C5–C9 (Membran-Attack-Komplex; vgl. Komplement), der Löcher in der glomerulären Basalmembran erzeugt; außerdem nichtentzündl. Degeneration der Basalmembran durch Ablagerungen, die die Ladungs- u. Porengrößenbarriere der Basalmembran für Plasmaeiweiß herabsetzen; **Vork.:** bei entzündl. u. nichtentzündl. Glomerulopathien*, Nierenvenenthrombose, Inf., Intoxikationen (z. B. mit Quecksilber); **Ther.:** entspr. der Grunderkrankung; Sequenzdiurese, Schleifendiuretika, Glukokortikoide, Ciclosporin A u. kurzfristig Albuminsubstitution.

Syn|drom, neur|asthenisches (↑) *n*: s. Neurasthenie.

Syn|drom, okulo-aurikulo-vertebrales (↑) *n*: s. Goldenhar-Symptomenkomplex.

Syn|drom, okulo|glanduläres (↑) *n*: s. Parinaud-Konjunktivitis.

Syn|drom, okulo-zerebro-renales (↑) *n*: Lowe*-Syndrom.

Syn|drom, olfakto|genitales (↑) *n*: Kallmann*-Syndrom.

Syn|drom, oro-fazio-digitales (↑) *n*: (engl.) *orofaciodigital syndrome*; Kurzbez. OFD-Syndrom; angeb. Fehlbildungskomplex mit Fehlbildungen des Mundes (Zungenlappung, verdicktes Frenulum, Spaltung der Alveolarkämme u. des Gaumens), der Zähne, des Gesichts (Oberlippenspalte, Hypoplasie der Nasenknorpel) sowie der Finger bzw. Zehen (Syn-, Brachy-, Klinodaktylie), Alopezie u. geistiger Behinderung; weitere Fehlbildungen möglich (polyzystische Fehlbildungen der Nieren u. a.); **Formen: Typ I** (syn. Papillon-Léage-Psaume-Syndrom): X-chromosomal-dominanter Erbgang mit stark variabler Expressivität bei Frauen u. Letalität bei Männern; Genlocus p22.2-p22.3, Mutationen im CXORF5-Gen; **Typ II** (syn. Mohr-Syndrom): autosomal-rezessiver Erbgang; zusätzlich Polydaktylie; **Typ III-VIII** mit weiteren Fehlbildungen des Skeletts, Genitaltrakts u. Zentralnervensystems.

Syn|drom, oto-palato-digitales (↑) *n*: (engl.) *otopalatodigital syndrome*; Kurzbez. OPD-Syndrom; X-chromosomal-dominant erbl., androtrope Erkr. mit variabler klin. Symptomatik; **Ätiol.:** Genlocus Xq28, Mutationen im FLNA-Gen; **Formen: Typ I:** Kleinwuchs, geistige Retardierung, Schallleitungsschwerhörigkeit, faziale Dysmorphien, Gaumenspalte, verbreiterte Endphalangen u. Sandalenfurche; **Typ II:** Mikrozephalie, Mikrostomie, antimongoloide Lidachse, Gaumenspalte, Flexionskontrakturen der Finger, postaxiale Polydaktylie u. hypoplastischer Daumen sowie gebogene untere Extremitäten.

Syn|drom, para|neo|plastisches (↑) *n*: (engl.) *paraneoplastic syndrome*; syn. Paraneoplasie; Sammelbez. für Funktionsstörungen u. Symptome als Epiphänomen maligner Neoplasien, die weder durch den Primärtumor selbst, noch durch dessen Metastasen durch eine Gewebeinteraktion od. mechanische u. infiltrative Prozesse zustande kommen; können parallel zur Tumorerkrankung od. davor (Wochen, Monate, in Einzelfällen auch länger) auftreten; **Path.:** Bildung von Signalstoffen durch den Tumor, z. B. ektop produzierte Hormone od. als Hormone wirkende Substanzen (paraendokrine Syndrome; z. B. ACTH*, parathyroid* hormone-related protein, Antigene (z. B. Alphafetoprotein*, CEA*), Autoantikörper; vgl. Tumormarker; **Formen:** z. B. **1.** paraneoplastische neurol. Syndrome (Abk. PNS): Lambert*-Eaton-Rooke-Syndrom, Myopathien, degenerative Erkr.; **2.** dermatologische p. S.: z. B. Dermatomyositis*, Acanthosis nigricans, Hypertrichosis* lanuginosa acquisita, Erythema* necrolyticum migrans, Erythema* gyratum repens; **3.** endokrinologisches p. S.: Syndrom* der inadäquaten ADH-Sekretion; **4.** hämatologisches p. S.: aplast. Anämie*, Betaglobulin-Synthesestörung; **5.** kardiovaskuläre p. S.: Thrombophlebitis, abakterielle Endokarditis.

Syn|drom, para|noides (↑) *n*: (engl.) *paranoid syndrome*; Syndrom, bei dem Wahnphänomene im Vordergrund stehen; nosol. nicht einer best. Erkr. zuzuordnen; vgl. Wahn, Störung, wahnhafte.

Syn|drom, post|en|zephalitisches (↑) *n*: (engl.) *postencephalitic syndrome*; nach Enzephalitis* auftretendes neurol.-psychiatr. Syndrom mit körperl. Funktionsstörungen (z. B. Bewegungsstörungen wie Rigor, Tremor, Gangstörung) u./od. org. Psychose* (z. B. mit Reizbarkeit, Gedächtnisstörung, Affektstörung, Wesensveränderung od. epilept. Anfällen); nach Encephalitis* lethargica auch als Parkinson*-Syndrom.

Syn|drom, post|kom|motionelles (↑) *n*: (engl.) *postconcussional syndrome*; Bez. für Allgemeinbeschwerden nach Commotio* cerebri, die einige Wochen anhalten können u. sich allmählich zurückbilden; **Sympt.:** Apathie, diffuser Kopfschmerz, Schwindel, Übelkeit, rasche Ermüdbarkeit, vermehrtes Schwitzen, Reizbarkeit; Persistenz der Sympt. möglicherweise durch neurot. Fehlverarbeitung (sog. Kommotionsneurose) od. bewusste Ausgestaltung.

Syn|drom, post|punktionelles (↑) *n*: s. Liquorunterdrucksyndrom.

Syn|drom, post|thrombotisches (↑) *n*: (engl.) *postthrombotic syndrome*; Stauungsyndrom als Spätfolge einer Thrombose* der Bein- bzw. Beckenvenen mit Schwellung, Schmerzen, Stauungsdermatitis,

Pigmentierung, Capillaritis alba, im Endstadium Ulcus* cruris; vgl. Insuffizienz, chronisch-venöse.

Syn|drom, post|traum<u>a</u>tisches (↑) *n*: s. Postaggressionssyndrom.

Syn|drom, prä|menstru<u>e</u>lles (↑) *n*: (engl.) *premenstrual syndrome*; Abk. PMS; charakterist., zykl. wiederkehrendes, komplexes Beschwerdebild, das 4–14 Tage vor der Menstruation* beginnt u. bis zum Einsetzen der Blutung andauert; **Häufigkeit:** 30–70% aller menstruierenden Frauen; **Urs.:** multifaktoriell bedingte psychoendoneurokrine Dysfunktion, evtl. Sensitivitätssteigerung auf normale Hormonspiegel; **Sympt.:** 1. (gyn.) u. a. schmerzhafte Spannungen u. Schwellungen der Brust, Völlegefühl, Kreuzschmerzen, Dyspareunie, Vulvaödem mit Pruritus; 2. (vegetativ bzw. allg.) u. a. Kopfschmerzen, vegetative Labilität, Gewichtszunahme durch Flüssigkeitseinlagerung, Ödembildung; 3. (psych.) u. a. Stimmungslabilität, Ruhelosigkeit, Antriebslosigkeit, Angst; **Ther.:** Entspannungs- u. Psychotherapie, drospirenonhaltige, orale hormonale Kontrazeptiva, Diuretika*, Pyridoxin*.

Syn|drom, prä|sui|zid<u>a</u>les (↑) *n*: (engl.) *presuicidal syndrome*; Bez. (E. Ringel) für Sympt., die einem Suizid* od. Suizidversuch* vorausgehen, z. B. Einengung des Denkens auf Todeswünsche, Aggressionshemmung u. spätere Aggressionsumkehr, Ankündigung des Suizids bzw. konkrete Suizidphantasien; direkt vor dem Suizid fehlen die Sympt. häufig. Vgl. Suizidprophylaxe.

Syn|drom, pseudo|my|asth<u>e</u>nisches (↑) *n*: Lambert*-Eaton-Rooke-Syndrom.

Syn|drom, pseudo|neur|asth<u>e</u>nisches (↑) *n*: (engl.) *pseudoneurasthenic syndrome*; Symptomenkomplex mit gesteigerter Erregbarkeit, leichter Erschöpfbarkeit, Konzentrationsschwäche u. Schlafstörungen bei org. Erkr.; **Vork.:** bei posttraumat. od. postenzephalit. Hirnschaden, vaskulärer Hirnerkrankung, auch i. R. schwerer Allgemeinerkrankungen; **DD:** die Abgrenzung zu neurot. Entwicklungen ist oft problematisch. Vgl. Somatisierungsstörung.

Syn|drom, stylo-ker<u>a</u>to-hyoid<u>a</u>les (↑) *n*: (engl.) *styloid syndrome*; angeborene, u. U. als derbe Resistenz oberh. des Kehlkopfs palpable, meist einseitige Verknöcherung des Lig. stylohyoideum; **Klin.:** Globusgefühl u. Schmerzen beim Schlucken, neuralgiforme Beschwerden sowie durch Kopfbewegungen auslösbare Sympt. wie Schweißausbrüche, Schwindel u. Bewusstseinsstörungen; **Diagn.:** Rö.; **Ther.:** op. Resektion.

Syn|drom, toxisch-em|bolisches (↑) *n*: Hoigné*-Syndrom.

Syn|drom, toxisch-epi|d<u>e</u>misches (↑) *n*: (engl.) *toxic-epidemic syndrome*; Abk. TES; Bez. für ein 1981 in Spanien anlässl. einer Massenerkrankung beschriebenes Syndrom mit mehr als 19 000 Erkrankten u. über 300 Todesfällen; ein Kausalzusammenhang mit der Ingestion von mit Anilinzusätzen denaturiertem Rapsöl wird als wahrscheinl. angenommen, die pathogenet. Rolle der Oleoanilide* (tox. Wirkung, allerg. Vaskulitis, immunsuppressive Wirkung u. Infektion mit Mycoplasma pneumoniae) ist jedoch nicht endgültig geklärt. **Klin.:** Unterscheidung in 2 Phasen der Erkr.:

1. wenige Tage dauernde Akuterkrankung mit pneumon. Sympt., Exanthem, gastrointestinalen Beschwerden, Myalgien usw.; 2. Späterkrankung nach 2–3 Mon. mit v. a. neuromuskulären Sympt., Muskelkrämpfen, Myalgien, Muskelatrophien u. Lähmungen. **Ther.:** ausschließl. symptomatisch.

Syn|drom, velo|kardio|fazi<u>a</u>les (↑) *n*: DiGeorge*-Syndrom.

Syn|drom|wechsel (↑): (engl.) *syndrome-shift*; Übergang von einer Erkr. in eine andere; z. B. Übergang von einer somat. in eine psych. Erkr. oder umgekehrt, von einer psych. oder psychosomat. in eine andere psych. oder psychosomat. Erkrankung.

Syn|drom X (↑) *n*: 1. (engl.) *syndrome X*; Bez. Sympt. einer Angina* pectoris bei unauffälligem Befund in der Koronarangiographie u. normaler Herzfunktion in Ruhe; vgl. small vessel disease; 2. (engl.) *metabolic syndrome*; metabolisches Syndrom*.

Syn|drom, zerebro-hep<u>a</u>to-ren<u>a</u>les (↑) *n*: Zellweger*-Syndrom.

Syn|ech<u>ie</u> (gr. συνέχεια das Zusammenhängen) *f*: (engl.) *synechia*; Verwachsung; **Formen:** 1. ophth.: Verwachsung der Iris mit der Hornhauthinterfläche (vordere S.), z. B. nach perforierender Verletzung od. perforiertem Hornhautulkus, bzw. mit der Linse (hintere S.) inf. Iritis*; führt bei Pupillenerweiterung zur Entrundung; pharmak. Sprengung meist nur kurzzeitig möglich; 2. gyn.: a) S. der Cavitas uteri: Verklebung der Uteruswände u. Verwachsung bis hin zum kompletten Verschluss; Vork. bei Genitaltuberkulose*, Asherman*-Fritsch-Syndrom, Verätzungen; b) S. der Labien mit Verlegung des Introitus vaginae bei Hormonmangelatrophie in Adoleszenz u. Senium od. bei Vulvitis*.

Syn|erg<u>ie</u> (Syn-*; Erg-*) *f*: (engl.) *synergy*; Zusammenwirken, z. B. von Muskeln od. innersekretorischen Drüsen; vgl. Asynergie; Antagonismus.

Syn|erg<u>i</u>smus (↑; ↑) *m*: 1. (engl.) *synergism*; (pharmak.) gegenseitige Beeinflussung mehrerer Arzneimittel i. S. einer additiven od. potenzierten, u. U. auch neuartigen Wirkung; 2. (bakteriol.) Bez. für die bei Antibiotika-Kombinationstherapie u. U. bereits bei 25% od. weniger der in der Einzeltestung benötigten Konz. eintretende Wirkung; Nachw. in der sog. Checkerboard-Technik der Kombinationstestung.

syn|g<u>e</u>n (↑; -gen-*): (engl.) *syngenetic*; früher isogen, isolog; s. Transplantation (Tab. 2 dort).

Syn|kanzero|gen<u>e</u>se (↑; Cancer-*; -genese*) *f*: (engl.) *syncancerogenesis*; Verstärkung der kanzerogenen Wirkung (im Gegensatz zur Kokanzerogenese*) durch gleichzeitige od. aufeinanderfolgende Gabe zweier od. mehrerer kanzerogener Stoffe; bei DNA-reaktiven (genotox.) Stoffen führt dies zu einer Summation (Addition) des genet. Effekts dieser Stoffe. I. d. R. erfolgt diese Verstärkung in einem Zielorgan, in dem beide kanzerogenen Stoffe einen Tumor hervorrufen (BK 4114). Vgl. Kanzerogenese.

Syn|kin<u>e</u>se (↑; Kin-*) *f*: s. Mitbewegung.

Syn|klit<u>i</u>smus (gr. συγκλίνεσθαι gleichermaßen beugen, sich neigen) *m*: (engl.) *synclitism*; (gebh.) achsengerechte Einstellung des kindl. Kopfs; bei dem im Beckeneingang stehenden od. schon mit einem kleinen Segment eingetretenen Kopf findet man die quer verlaufende Pfeilnaht in der Führungslinie des Beckens. Vgl. Asynklitismus.

Syn|kope (gr. συγκοπή plötzlicher Kräfteverlust) *f*: (engl.) *syncope*; sog. Ohnmacht; kurzzeitige Bewusstlosigkeit (Sek. bis Min.); **Einteilung: 1. kardial:** Herzrhythmusstörung*, Herzinsuffizienz*, Cor* pulmonale, Herzinfarkt*, hypertrophe obstruktive Kardiomyopathie*, Herzfehler*, Herztumor*; **2. reflektor.** (vegetatives Nervensystem): z. B. Karotissinus*-Syndrom, vasovagale (vasodepressor.) S. (s. Kreislaufstörungen, funktionelle), pressor.-postpressor. S. (Husten, Lachen, Niesen, Pressen bei der Defäkation u. Miktion, Heben schwerer Gewichte) insbes. bei Vorliegen eines Lungenemphysems; **3. hypoton.:** S. bei orthostat. u. konstitutioneller art. Hypotonie; **4. zerebrovaskulär:** TIA (s. Schlaganfall), arterio-arterielle Mikroembolien, Stenosen u. Aneurysmen von A. carotis, A. vertebralis, A. basilaris, Aortenbogensyndrom*, Subclavian*-steal-Syndrom, dissezierendes thorakales Aortenaneurysma; **5. zerebral:** Epilepsie, Narkolepsie, Hysterie, Eklampsie; **Diagn.:** u. a. Kipptisch*-Untersuchung; **DD:** metabol. od. tox. Bewusstseinsstörung*, Schock*, psychogene Anfälle. Vgl. Kollaps.

Syn|ophrys (Syn-*; gr. ὀφρύς Augenbraue) *f*: (engl.) *synophrys*; zusammengewachsene Augenbrauen als anlagebedingte Besonderheit ohne pathognomonische Bedeutung od. bei versch. Fehlbildungssyndromen (Chromosom*-9p⁻-Syndrom*, Cornelia*-de-Lange-Syndrom, Waardenburg*-Syndrom).

Syn|ophthalmus (↑; Ophthalm-*) *m*: s. Zyklopie.

Syn|opsis (gr. σύνοψις Übersicht, Betrachtung) *f*: zusammenfassende bzw. vergleichende Übersicht.

Syn|opto|phor (Syn-*; Op-*; -phor*) *m*: (engl.) *synoptophore*; haploskop. Gerät zur Bestimmung der subjektiven u. objektiven Schielwinkels, der Fusionsbreite, der Netzhautkorrespondenz u. des räuml. Sehens sowie zur Übungsbehandlung bei Strabismus*.

Syn|orchidie (↑; Orch-*) *f*: (engl.) *synorchism*; angeb. Verschmelzung beider Hoden.

Syn|ostose (↑; Ost-*; -osis*) *f*: (engl.) *synostosis*; knöcherne Verbindung zwischen 2 od. mehreren Knochen; **1. angeboren:** z. B. Kreuzwirbel, häufig Hand- u. Fußwurzelknochen, selten Radius u. Ulna im proximalen Drittel; **2. posttraumatisch od. -infektiös** inf. starker Kallusbildung; s. Brückenkallus; vgl. Synarthrose.

Syn|ov|ek|tomie (↑; Ov-*; Ektomie*) *f*: (engl.) *synovectomy*; syn. Synovialektomie; radikale Entfernung der erkrankten Synovialhaut eines Gelenks (Artikulosynovektomie), meist des Kniegelenks, od. der Sehnenscheiden (Tenosynovektomie); Durchführung arthroskop. (schonend, schmerzarm) od. offen chir.; **Ind.: 1.** rheumatoide Arthritis*; präventiv als Frühsynovektomie (Hinauszögern der arthrit. Gelenkdestruktion) vor radiol. Nachw. erosiver Veränderungen; symptomat. als Spätsynovektomie zur Schmerzminderung bei fortgeschrittener Erkr. mit hoher, durch sonstige Therapiemaßnahmen unbeeinflussbarer lokaler entzündl. Aktivität; **2.** bakterielle Arthritis, die nicht innerh. von 3–5 Tagen auf konservative Maßnahmen (Gelenkpunktion, system. Antibiotikatherapie) anspricht. Vgl. Synoviorthese.

Syn|ov|ek|tomie, chemische (↑; ↑; ↑) *f*: s. Synoviorthese.

Syn|ovia (↑; ↑) *f*: (engl.) *synovial fluid*; Gelenkschmiere; von der Membrana* synovialis der Gelenkkapsel gebildete fadenspinnende Flüssigkeit, die Fetttröpfchen, Eiweiß, Hyaluronsäure u. Zelltrümmer enthält.

Syn|ovial|hernie (↑; ↑; Hernie*) *f*: s. Baker-Zyste.

Syn|ovialis (↑; ↑) *f*: Kurzbez. für Stratum synoviale; (engl.) *synovial membrane*; syn. Membrana synovialis; aus lockerem, zellreichem Bindegewebe aufgebaute Innenschicht der Gelenkkapsel, die einen Belag epitheloider Synoviazellen aufweist; mit zottenartigen Erhebungen (Synovialzotten), die reich an Blutgefäßen, sensiblen Nerven u. freien Bindegewebezellen sind; produziert u. resorbiert die Gelenkschmiere (Synovia*). Vgl. Gelenk.

Syn|ovialitis (↑; ↑; -itis*) *f*: (engl.) *synovitis*; syn. Synoviitis, Synovitis; Entz. der Synovialmembran; **Formen: 1. akute S.:** vorwiegend granulozytäre Infiltration des Stratum synoviale u. subsynoviale, Hyperämie, gesteigerte Gefäßpermeabilität mit Ödem der Synovialmembran u. nachfolgendem Gelenkerguss, Exsudation von Fibrin; **2. chronische S.:** vorwiegend lymphomonozytäre u. plasmazelluläre Infiltration, „palisadenförmige", z. T. zottige (villöse) Proliferation der synovialen Deckzellen, Ausbildung von Pannusgewebe (v. a. bei rheumatoider Arthritis*); **Path.:** Freisetzung von Zytokinen (v. a. TNF-α) aus neutrophilen Leukozyten, die zu tumorartiger Proliferation der Synoviozyten führen. Vgl. Arthritis.

Syn|ovialom (↑; ↑; -om*) *n*: (engl.) *synovioma*; von der Synovialis ausgehender Tumor; **Lok.:** v. a. am Kniegelenk; **Formen: 1. benignes S.:** xanthomatöser Riesenzelltumor mit Xanthomzellen*, Riesenzellen* u. Spindelzellen. **2. malignes S.:** meist Entartung eines benignen S. mit frühzeitiger Metastasierung, z. B. als Synovialsarkom; **Diagn.:** Arthrographie*, ggf. Angiographie*, Szintigraphie*; **Ther.:** Synovektomie, bei Knochenbeteiligung Resektion, u. U. Amputation in Komb. mit Zytostatika- u. Strahlentherapie. Vgl. Weichteiltumoren.

Syn|ovial|sarkom (↑; ↑; Sark-*; -om*) *n*: s. Synovialom.

Syn|ovi|orthese (↑; ↑; Ortho-*) *f*: (engl.) *synoviorthesis*; intraartikuläre Injektion von Osmiumtetroxid (chemische S.) od. von Radionukliden (Radiosynoviorthese*) bei chron. Synovialitis* zur therap. Entfernung bzw. Zerstörung der entzündeten Synovialis; vgl. Synovektomie.

Syn|ovitis (↑; ↑; -itis*) *f*: Synovialitis*.

Syn|ovitis fungosa (↑; ↑; ↑) *f*: (engl.) *fungous synovitis*; synoviale Gelenktuberkulose; s. Arthritis tuberculosa.

Syn|these (gr. σύνθεσις) *f*: **1.** (engl.) *synthesis*; Zusammensetzung, Aufbau; (chem.) künstl. Darstellung einer Verbindung aus Elementen od. einfacheren Bausteinen; **2.** (traumatol.) s. Osteosynthese.

Syn|thetasen *fpl*: Ligasen*.

syn|thetisch (gr. σύνθεσις Zusammensetzung): (engl.) *synthetic*; vereinigt; bei Arzneimitteln: künstl. hergestellt.

Syn|thymie (Syn-*; gr. θυμός Gemüt) *f*: **1.** (engl.) *synthymia*; Ausgeglichenheit der Stimmung ohne Neigung zu Zyklothymie*; **2.** einer Grundstimmung entspr. Tönung eines Affekts; **3.** als synthymer Wahn* i. S. einer der affektiven Grundstimmung entspr. Wahnentwicklung; z. B. Auftreten eines ängstl. Beziehungswahns bei zugrunde liegender starker Angst, eines Schuldwahns bei Depression od. eines Größenwahns bei Manie. Vgl. Parathymie.

syn|ton (↑; Ton-*): (engl.) *syntonic*; Bez. für ruhige, gütige, offene Charakterstruktur mit tatkräftigem u. einheitl. Fühlen, Denken u. Handeln in gefühlsmäßiger Harmonie mit der mitmenschl. Umwelt bzw. der eigenen Wesensart (Ich-synton).

Syn|tropie (Syn-*; -trop*) *f*: (engl.) *syntropy*; überzufälliges gemeinsames Vork. von versch. Erkrankungen.

Syn|zytio|tropho|blast (↑; Zyt-*; Troph-*; Blast-*) *m*: s. Trophoblast.

Syn|zytium (↑; ↑) *n*: (engl.) *syncytium*; mehrkerniger Zellverband, der durch Verschmelzen von Einzelzellen od. durch Endomitose* entstanden ist u. keine Zellgrenzen aufweist; im menschl. Organismus z. B. in Form des Synzytiotrophoblasten der Plazenta.

Syphilid *n*: (engl.) *syphilid*; Bez. für flache, braunrote, gruppierte, plattenartige od. knotige Herde (s. Abb. 1 u. 2) mit Neigung zu Ulzerationen, Narbenbildungen u. Mutilationen an Haut- u. Schleimhäuten in der Frühsyphilis (s. Syphilis).

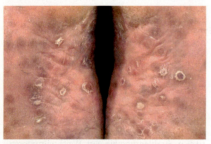

Syphilid Abb. 1: Plantarsyphilid [143]

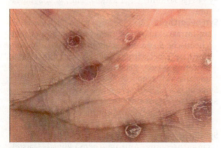

Syphilid Abb. 2: Palmarsyphilid [143]

Syphilis *f*: (engl.) *syphilis*; syn. Lues (venerea); sog. harter Schanker, veraltet Schaudinn-Krankheit; durch Treponema* pallidum hervorgerufene u. i. d. R. beim Geschlechtsverkehr (nur ausnahmsweise indirekt) übertragene meldepflichtige Ge-

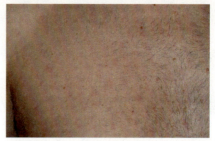

Syphilis Abb. 1: Roseola syphilitica [143]

schlechtskrankheit*; **Formen: 1. S. acquisita** (erworbene S.): Einteilung in Früh- u. Spätsyphilis (s. Tab.); **a) Frühsyphilis:** Schon wenige Std. nach Infektion finden sich Err. im Blut. Nach einer Inkub. von ca. 3 Wo. entwickelt sich an der Eintrittstelle aus einer schnell zerfallenden Papel das typischerweise etwa münzengroße, derb indurierte (harter Schanker), meist schmerzlose Primärulkus mit nichtunterminiertem Rand, der syphilit. Primäraffekt (Abk. PA); Ulzeration kann auch fehlen. Der PA (selten mehrere) kann an jeder Körperstelle ohne od. mit Begleitödem auftreten; ist jedoch meist (90 %) an den Genitalien, seltener im Mundbereich od. perianal lokalisiert; bei 40–60 % der Pat. in späteren Stadien anamnest. od. klinisch (Narbe) nicht detektier. DD: Traumen, Herpes genitalis, Aphthen, Ulcus molle, Lichen ruber, Karzinome. Innerhalb von 6 Wo. p. i. kommt es zum Anschwellen regionaler Lymphknoten (derb, schmerzlos, bewegl., deutl. voneinander abgrenzbar): syphilit. Primärkomplex. Ab der 8.–12. Wo. p. i. Allgemeinerscheinungen (Kopf- u. Gliederschmerzen, BSG-Beschleunigung, Fieber, allg. Krankheitsgefühl); generalisierte Lymphknotenschwellung (Polyskleradenitis); zart rosa erscheinendes, makulöses, nicht juckendes, stammbetontes Exanthem (Roseola syphilitica, s. Abb. 1); seltener Arteriitis, Meningoenzephalitis (dem Sekundärstadium zugehörige Form der Lues cerebrospinalis), Periostitis, Iritis u. a. Augenerscheinungen, Icterus syphiliticus praecox; Sympt. der späten Frühsyphilis (bis ca. 2 Jahre p. i.): anfangs generalisierte, später eher umschriebene, makulo-papulöse, seltener makulo-squamöse (Rupia syphilitica) od. makulo-vesikopustulöse (Varicella syphilitica) Hautausschläge; Palmoplantarsyphilid (fleckenförmiger psoriasiformer Ausschlag an Handtellern u. Fußsohlen); nässende, breitbasig aufsitzende, wuchernde, treponemenreiche Papeln perianal u. -genital, die hochinfektiösen Condylomata* lata (s. Abb. 2) u. Schleimhautefloreszenzen (Plaques* muqueuses, s. Abb. 3); Angina syphilitica, Alopecia specifica, syphilit. Leukoderm u. a. am Hals: sog. collier de Vénus); **spez. Formen der späten Frühsyphilis:** S. decapitata od. S. d'emblée, z. B. bei gleichzeitiger HIV-Infektion, bei durch Bluttransfusion übertragener S. ohne PA; S. latens (seropositiva): ca. 2 Jahre p. i. klingen die klin. Erscheinungen i. d. R. folgenlos ab, die S. ist nur noch serol. nachweisbar. Rezidive sind allerdings mögl. (meist spärl. Hauterscheinungen, dabei aber

Syphilis
Klassischer Verlauf der erworbenen Syphilis

Zeitraum	Klinik	Einteilung
1. Inkubationszeit		
Woche 0	Syphilisinfektion	seronegative } Frühsyphilis
1		
2	FTA-ABS-Test positiv	
2. Inkubationszeit		
Woche 3	Primäraffekt, TPHA-Test positiv	
4		
5	örtliche Lymphknotenschwellung	
6	VDRL-Test positiv	seropositive
7	Eruptionsstadium	
8	allgemeine Lymphknotenschwellung	
9	Generalisation	
Wochen bis Monate	Rezidive, Frühlatenz, späte Frühsyphilis	
Monate bis Jahre	frühe Spätsyphilis, Spätlatenz	Spätsyphilis
Jahre bis Jahrzehnte	Tabes dorsalis, progressive Paralyse	

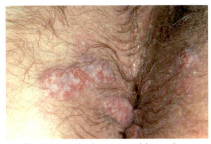

Syphilis Abb. 2: Analtrichter mit Condylomata lata [143]

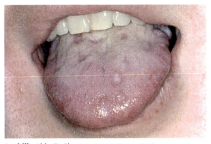

Syphilis Abb. 3: Plaques muqueuses [143]

große Einzelherde, Ringformen u. a.). Es muss wahrscheinl. nur bei einem Teil der Pat. mit S. latens (ca. 30 %) u. Spätmanifestationen gerechnet werden. **b) Spätsyphilis:** Beginn ca. 5 Jahre p. i.; sehr selten (Zufallsbefund); i. d. R. stark positive serol. Reaktionen (Hyperergie); obwohl Treponemen z. T. in den granulomatösen Veränderungen nachweisbar bleiben, sind die Pat. nicht kontagiös.

Haut-, Schleimhaut- u. Organsymptome: Knotensyphilide an Haut, seltener Schleimhäuten (kutane bzw. subkutane Syphilide) mit Tendenz zu Ulzeration u. narbiger Abheilung, können als sog. Gummen (zu Einschmelzung u. Defektbildung neigende Granulome) prinzipiell jedes innere Organ, v. a. Knochen (Periostitis gummosa), Nasenseptum, harten u. weichen Gaumen, befallen (DD: Tuberculosis* cutis); interstitielle fibröse Entz. (Glossitis, Orchitis u. a.); mannigfaltige Erscheinungsbilder der Lues* cerebrospinalis mit positiver Liquorserologie u. abnormen neuropsychiatrischen Befunden od. asymptomat. als sog. latente Neurosyphilis. Viele Jahre od. Jahrzehnte p. i. können insbes. andere Formen der Neurosyphilis* auftreten, die u. a. durch das Argyll*-Robertson-Phänomen der Pupille symptomat. werden: Tabes* dorsalis (syphilit. Befall des Rückenmarks) u. progressive Paralyse* (Untergang grauer Hirnsubstanz); als späte Manifestationen der Lues cerebrospinalis treten syphilit. Hirngefäßerkr. (zerebrospinale bzw. meningovaskuläre S.) u. gummöse Hirnsyphilis mit sehr unterschiedl. Sympt. auf. Eine Spätkomplikation ca. 30 Jahre p. i. ist die Mesaortitis luica (histol.: Wandnekrosen im Bereich von Adventitia u. Media mit Zerstörung der glatten Muskel- u. der elast. Fasern), die v. a. am aufsteigenden Ast der Aorta lokalisiert ist, mit sich allmähl. ausbildender Aortenektasie (Aneurysma*); tödliche Kompl.: Ruptur. **2. S. connata** (angeborene S.): intrauterin, ab dem 5. Schwangerschaftsmonat erworbene, d. h. diaplazentar auf den Fetus durch die erkrankte od. unzureichend behandelte Mutter übertragene S. (Fetopathia syphilitica); erfolgt die Inf. bei florider Frühsyphilis der Mutter früher (fetale S.), kommt es zur Frühtotgeburt im 6.–7. Monat (Frucht, Fruchtwasser u. Plazenta sehr treponemenreich). Aborte in den ersten

Schwangerschaftsmonaten beruhen nie auf einer S.; meist Frühgeburt u. vergrößerte Plazenta; **Sympt.** der Säuglingssyphilis: Hepatosplenomegalie, generalisierte Lymphadenitis; interstitielle Pneumonie, Iritis, Anämie, Thrombozytopenie; evtl. Neurosyphilis; ab 4. Mon. Osteochondritis, Periostitis, sehr selten Osteomyelitis; Haut: Parrot-Furchen durch narbige Abheilung krustöser Papeln u. radiärer Einrisse um den Mund; Coryza syphilitica (eitriger, blutiger, sog. schnarchender Schnupfen durch Nasenschleimhautbefall); seltener Pemphigus palmoplantaris syphiliticus (bullöse u. ulzeröse Exantheme bes. an Handflächen u. Fußsohlen); Leber- u. Milzvergrößerung, Anämie, syphilitische Osteochondritis*, Pneumonia alba. Sympt. der S. connata tarda (bei Manifestation der S. nach Latenzphase ab 4. Lj.): Hutchinson-Trias mit Innenohrschwerhörigkeit* (Folge einer syphilit. Neurolabyrinthitis), Keratitis* parenchymatosa (häufigstes Sympt., 30 %) u. Hutchinson*-Zähnen; Säbelscheidentibia, Sattelnase, sog. Quadratschädel u. Perforationen von Nasenseptum u. Gaumen durch Knochenbeteiligung, Igoumenakis*-Zeichen; selten Mesaortitis luica od. Spätmanifestationen einer Neurosyphilis. **Diagn.:** 1. mikroskop. Direktnachweis von Treponema pallidum im Reizserum des Primäraffekts bzw. im Lymphknotenpunktat mit Dunkelfelduntersuchung* (cave: falsch positive Resultate durch saprophytäre Spirochäten in Mund- u. Genitalbereich u. pathol. Treponemen in endem. Gebieten); 2. serol. (cave: falsch negative Resultate bei gleichzeitiger HIV-Infektion u. entsprechender Immunsuppression); **a)** TPHA-Test: ideal zum Screening; wird ca. 3 Wo. p. i. reaktiv; Prinzip: im positiven Fall makroskopisch sichtbare Agglutination der mit dem Patientenserum (bzw. -liquor) zusammengebrachten Testerythrozyten (angelagerte Treponemen); i. Allg. zur Routinediagn. ausreichend; **b)** FTA-ABS-Test: wird 2 Wo. p. i. reaktiv; Prinzip: abgetötete Treponemen werden auf einem Objektträger mit Patientenserum zusammengebracht, die Reaktion mit ggf. vorhandenen Antikörpern wird durch fluoreszenzmarkiertes Antihumanglobulin erkennbar. Im Vergleich zum früher gebräuchlichen FTA-Test wird zudem durch Absorption mit einem Extrakt aus Reiter-Treponemen (u. damit Elimination von Kreuzreaktivitäten mit diversen saprophytären Treponemen) die Spezifität erhöht. Beide Tests haben eine hohe Spezifität u. bleiben auch nach Ausheilung oft lebenslang reaktiv, so dass sie nur zum Nachweis von Treponematosen u. nicht zur Beurteilung des Therapieerfolgs geeignet sind. Cave: falsch positive Ergebnisse (ca. 0,1–0,2 %) u. a. bei Autoimmunkrankheiten (Lupus erythematodes, rheumatoide Arthritis), Mononucleosis infectiosa, Leberzirrhose, Diabetes mellitus u. in der Schwangerschaft. **Beurteilung der Aktivität** einer S. (Behandlungsbedürftigkeit) mit: **1.** VDRL-Test: wird etwa ab der 5. Woche reaktiv; Nachw. unspezif. Antikörper mit standardisiertem Kardiolipoidantigen; falsch positive Ergebnisse v. a. bei Erkr., die mit starken Veränderungen der Plasmaproteine einhergehen u. bei Schwangerschaft; **2.** IgM-FTA-Test modifiziert als 19S-IgM-FTA-ABS-Test zum Nachw. treponemenspezif. IgM-Antikörper (Frühdiagnose der S.) im Zweifelsfall u. grundsätzl. zur Abgrenzung einer S. connata; bei der eher atypisch verlaufenden Neurosyphilis u. bei Verdacht auf Neurosyphilis Luesserol. mit Liquor* cerebrospinalis, außerdem klin.-neurol., HNO-ärztliche u. ophth. Untersuchung; zusätzlich Nachw. u. Bewertung lokaler Antikörperproduktion im ZNS mit TPHA-Index (Verhältnis aus Liquor-Serum-Quotient der Treponema-pallidum-Hämagglutination u. Liquor-Serum-Quotient von Albumin) sowie ggf. MRT. Bei Verdacht auf S. connata serol. Untersuchung von Venenblut (nicht Nabelschnurblut) u. Liquor sowie Rö. zum Nachw. von Knochenveränderungen (bei 50–90 % der Kinder). **Ther.:** Antibiotikum der Wahl ist Penicillin. **1. Frühsyphilis:** tägl. i. m. Injektionen eines Mittelzeitdepotpräparats (z. B. Benzylpenicillin-Clemizol) über 14 Tage od. ausreichend hoch dosierte einzeitige i. m. Injektion eines Langzeitdepotpräparats (z. B. Benzylpenicillin-Benzathin); Kompl.: Jarisch*-Herxheimer-Reaktion od. Hoigné*-Syndrom; **2. S. latens u. Spätsyphilis:** Verlängerung der Behandlung auf 3 bis 4 Wo. (bzw. dreimalige i. m. Injektion eines Langzeitdepotpräparats in wöchentl. Abstand); **3. Neurosyphilis:** hochdosierte Penicillin-G-Infusionen über ca. 10 Tage, anschl. Injektionsbehandlung mit Benzathin-Penicillin über 3 Wochen; alternative Antibiotika (u. a. bei Penicillinallergie): Cephalosporine, Tetracycline (z. B. Doxycyclin i. v. über 30 Tage), Erythromycin (wegen geringerer Wirksamkeit Verlängerung der Behandlungsdauer auf 3–4 Mo.); Kontrolle des Therapieerfolgs: serol. (VDRL-Test). **4. S. connata:** Neugeborene: wässriges Penicillin G über 10–14 Tage (Benzylpenicillin-Benzathin ungeeignet aufgrund unzureichender Konz. im Liquor); Kleinkinder sowie Kinder mit (Verdacht auf) Neurosyphilis: wie bei Neugeborenen; Kinder u. Jugendl. nach Ausschluss einer Neurosyphilis: Einzeldosis Benzathin-Penicillin-G i. m.

Syphilis, en|de|mische *f*: (*engl.*) *endemic syphilis*; syn. Bejel; durch Treponema* pallidum ssp. endemicum verursachte, nichtvener. chron. Infektionskrankheit; **Vork.:** Trockengebiete des Vorderen Orients, Afrikas, Zentralasiens; häufig bei Kindern; **Sympt.:** meist keine Primärläsionen, Schleimhautläsionen am Mund, eines Effloreszenzen der Haut, später in der Anogenitalregion; Sekundär- u. Tertiärläsionen ähnl. wie bei Frambösie*; typ. Spätfolgen sind Sattelnase u. Säbelscheidentibia; **Ther.:** Penicillin. Vgl. Treponematosen, tropische.

Syphiloid (-id*) *n*: abgeschwächte Form der endemischen Syphilis*.

Syphilom (-om*) *n*: Gumma*.

Syring|ek|tomie (gr. σύριγξ Hirtenflöte; Ektomie*) *f*: (*engl.*) *syringectomy*; op. Entfernung einer Fistel*.

Syringitis (↑, -itis*) *f*: (*engl.*) *syringitis*; Entz. der Ohrtrompete; vgl. Tubenkatarrh.

Syringo|bulbie (↑, gr. βολβός Zwiebel) *f*: s. Syringomyelie.

Syringom (↑, -om*) *n*: (*engl.*) *syringoma*; syn. eruptives Hidradenom; häufig auftretender benigner Tumor der Schweißdrüsenausführungsgänge; gruppiert stehende, hautfarbene Papeln bes. an Unterlidern u. Hals, selten auch in den Axillen sowie im Brust- u. Genitalbereich; Entstehung im 2. Lebensjahrzehnt, bes. bei Frauen; **Diagn.:** Klinik, typisches histol. Bild; **Ther.:** Laser, Exzision. Vgl. Naevus syringo-cystadenomatosus papilliferus.

Syringo|myelie (↑; Myel-*) *f:* (engl.) *syringomyelia;* Höhlenbildung innerh. der grauen Substanz insbes. zervikaler u. thorakaler Abschnitte des Rückenmarks (z. B. Hydromyelie*), z. T. auch im Bereich von Medulla oblongata u. Pons (Syringobulbie), u. Störung der Liquorzirkulation; evtl. mit degen. Veränderungen der Neuroglia*: Überwiegen stiftförmiger Wucherungen (Gliosis spinalis, sog. Stiftgliose) im Bereich des Canalis centralis; **Formen:** 1. kommuniziert mit dem 4. Ventrikel (kommunizierende S.) bei spinalen od. zerebralen Fehlbildungen; 2. nichtkommunizierende S. bei spinalen Neoplasien; 3. extrakanalikuläre S. nach Entz., Trauma od. Ischämie des Myelon; 4. angeb. Malformation; **Vork.:** Männer u. Frauen sind altersunabhängig gleichermaßen betroffen; **Sympt.:** diffuser Schulter-Arm-Schmerz, dissoziierte Sensibilitätsstörungen* inf. Läsion des Tractus spinothalamicus, trophische u. autonome Störungen der Haut, gestörte Schweißsekretion, Schwellung der Hand (sog. Tatzenhand, main succulente), Entkalkung der Knochen, Arthropathie, Frakturen, Thoraxdeformität (Kahnthorax), Kyphoskoliose; Horner*-Syndrom, Anhidrose u. Morvan*-Syndrom inf. Läsion des Sympathikus im Seitenhorn des Rückenmarks, Lähmungen u. Inaktivitätsatrophie der Muskulatur inf. Läsion der Vorderhörner; bei **Syringobulbie** Nystagmus, dissoziierte Sensibilitätsstörungen des Gesichts u. Lähmungen der Hirnnerven; **Diagn.:** Rö. (Erweiterung des Spinalkanals der Wirbelsäule), CT u. MRT (Lok. u. Ausdehnung der Höhlenbildung); **Ther.:** bei langsam-progredientem Verlauf zunächst symptomat. Ther.; bei rascher Progression Laminektomie*, Dekompression zur physiol. Liquorblockadeentfernung, evtl. neurochir. Drainage (Shunt) von Hohlräumen bei Querschnittssymptomen; **DD:** basiläre Invagination u. Impression, Zervikobrachialsyndrom, Rückenmarktumoren, Systemerkrankungen des Rückenmarks, Wirbelsäulenaffektionen; Vork. morphol. ähnlicher Veränderungen auch in Verbindung mit intramedullären Rückenmarktumoren, von*-Hippel-Lindau-Syndrom, embryonalen Entwicklungsstörungen; Spina* bifida, tethered* cord, Klippel*-Feil-Syndrom, Meckel*-Gruber-Syndrom, Arnold*-Chiari-Syndrom, Dandy*-Walker-Fehlbildung u. Wirbelsäulenverletzungen (posttraumat. Syringomyelie).

Syringo|tomie (↑; -tom*) *f:* (engl.) *syringotomy;* op. Spaltung einer Fistel*.

Syringo|zyst|adenom (↑; Kyst-*; Aden-*; -om*) *n:* Naevus* syringo-cystadenomatosus papilliferus.

System, aufsteigendes retikuläres aktivierendes *n:* (engl.) *reticular activating system;* Abk. ARAS; in der Formatio* reticularis des Hirnstamms gelegenes System, das von versch. sensor. (afferenten) Erregungen unspezif. angeregt wird u. daraufhin über seine Impulse die Großhirnrinde aktiviert. Ausdruck hierfür ist u. a. das Verschwinden des Ruherhythmus (Alpharhythmus) bei Augenöffnen im EEG*.

System, dis|seminiertes neuro|endo|krines *n:* (engl.) *diffuse neuroendocrine system;* Abk. DNES; früher APUD-System, Helle-Zellen-System; Gesamtheit der Zellen, die sich vom Neuroektoderm ableiten lassen u. den peripheren endokrinen Anteil des Nervensystems bilden; etwa 40 Zellarten bekannt; gemeinsames Merkmal: Aufnahme u. Decarboxylierung von Aminvorstufen; können wegen ihres neuralen Ursprungs in versch. Richtungen sezernieren: **1.** direkt in eine Ganglienzelle (neurokrin); **2.** über Axone in den Blutstrom (neuroendokrin); **3.** direkt in die Blutbahn (endokrin); **4.** in die unmittelbare Nachbarschaft (parakrin); **Lok.:** Hypothalamus*, Hypophyse*, Epiphyse*, Nebenschilddrüse*, Plazenta, Magen-Darm-Schleimhaut, Lunge, Langerhans*-Inseln, Schilddrüse* (C*-Zellen), Nebennierenmark, Sympathikus*, Melanoblasten.

Système International d'Unités (franz.): internationales System der Einheiten*.

System|erkrankungen des Rücken|marks: (engl.) *system diseases of the spinal cord;* auf best. Fasersysteme od. einen Abschnitt der grauen Substanz des Rückenmarks beschränkt bleibende degen. Veränderungen des Nervengewebes; **Urs.:** unbekannt, evtl. hereditäre Erkr.; als Systemerkrankungen mit überwiegendem Befall: **1.** der Vorderhörner des Rückenmarks: amyotrophische Lateralsklerose*, spinale Muskelatrophie*; **2.** der Hinterstränge: Friedreich*-Ataxie; **3.** der Pyramidenbahn: spastische Spinalparalyse*. Vgl. Myelopathie.

System|erkrankungen, zerebell<u>a</u>re: (engl.) *cerebellar syndromes;* hereditäre, idiopath. od. symptomatische Degeneration insbes. zerebellarer Strukturen, evtl. unter Einbeziehung auch anderer Teile des Nervensystems von Anfang an od. im Verlauf hinzutretend (s. Multisystemdegeneration); **Pathol.:** unterschiedl. stark ausgeprägte Kleinhirnatrophie*; **Sympt.:** Ataxie*. Vgl. Ataxie, spinozerebellare.

System, extra|pyramidales *n:* (engl.) *extrapyramidal system;* Bez. für alle motorischen Kerngebiete in kortikalen u. subkortikalen Bereichen des ZNS mit den zugehörigen Leitungsbahnen*, die nicht der Pyramidenbahn* angehören; **anat. Kerngebiete:** Basalganglien*: Corpus striatum (Nucleus caudatus u. Putamen) u. Globus pallidus, Nucleus subthalamicus, Substantia nigra, Nucleus ruber, Nuclei tegmenti (Formatio reticularis), Nucleus vestibularis lat., Nucleus dentatus (Cerebellum), Nucleus olivaris principalis. Die efferenten Bahnen dieser Kerne sind u. a. mit dem Rückenmark u. den Colliculi superiores sowie indirekt über den Thalamus mit dem Cortex cerebri verbunden. Die absteigenden Bahnen (u. a. Tractus rubrospinalis, Tractus vestibulospinalis, Tractus reticulospinalis) verlaufen im Vorderseitenstrang des Rückenmarks* u. enden direkt od. indirekt an den motor. Vorderhornzellen. **Funktion:** Regulierung des Muskeltonus, der unwillkürl. u. Koordinationsbewegungen, der Körperhaltung, der Ausdrucks- u. Abwehrbewegungen, des Gleichgewichts; **klin. Bedeutung:** bei Erkr. des e. S. treten extrapyramidale Symptome* auf.

System, extrinsisches 2026

System, extrinsisches (engl. extrinsic äußerlich, von außen) *n*: (engl.) *extrinsic system*; exogener Weg der Blutgerinnung* (Abb. 1 dort); vgl. Thromboplastinzeit.

System, hämo|lytisches *n*: s. Komplementbindungsreaktion.

System, intrinsisches *n*: (engl.) *intrinsic system*; endogener Weg der Blutgerinnung* (Abb. 1 dort); vgl. aPTT; Kontaktaktivierungssystem.

systemisch: (engl.) *systemic*; ein ganzes Organsystem (z. B. Blut, Muskulatur, ZNS), i. w. S. den gesamten Organismus betreffend; auch i. S. von generalisiert.

System, limbisches *n*: (engl.) *limbic system*; phylogenetisch altes funkt. System des ZNS; umfasst kortikale (u. a. Hippocampus, Indusium griseum, Gyrus parahippocampalis u. Gyrus cinguli, Corpus amygdaloideum, septale Kerne) u. dienzephale Anteile (u. a. Corpus mammillare, Nucleus habenularis, Nuclei anteriores thalami), Hirnstammteile u. die verbindenden Bahnsysteme (u. a. Fornix); empfängt Erregungen u. a. vom Thalamus, von der Formatio reticularis, vom olfaktor. System u. von der Großhirnrinde, die efferenten Bahnen bilden größtenteils Rückmeldekreise mit den zuführenden Fasern (s. Abb.). **Funktion:** Das l. S. ist die dem Hypothalamus* direkt übergeordnete Zentrale des endokrinen u. vegetativ-nervösen Regulationssystems (sog. visceral brain). Vom limb. System können angeb. Trieb- u. Instinkthandlungen ausgelöst u. beeinflusst werden. Das gesamte l. S. ist wesentl. für die affektive Tönung des Gesamtverhaltens, für emotionale Reaktionen (Wut, Furcht, Zuneigung) u. spielt wahrscheinl. auch ei-

ne Rolle für die Gedächtnis- u. Lernfunktion des Gehirns.

System, lymphatisches *n*: (engl.) *lymphatic system*; Bez. für die am Immunsystem* beteiligten, in Gewebeverbänden (Anhäufungen von diffusem lymphat. Gewebe) u. Organen mit bindegewebiger Kapsel zusammengefassten Zellen (Lymphozyten, Epithel- u. Stromazellen); in den **primären** (zentralen) lymphoepithelialen Organen (Knochenmark, Thymus, Äquivalent der Bursa Fabricii) findet die Lymphozytopoese*, in den **sekundären** (peripheren) lymphat. Organen (Milz, Lymphknoten, Tonsillen u. Adenoide, MALT*, SALT*) die Reaktion der Lymphozyten* mit den Antigenen u. der Kontakt zw. versch. Lymphozytenpopulationen u. Phagozyten* statt.

System|mykosen (Myk-*; -osis*) *f pl*: (engl.) *systemic mycoses*; Mykosen*, die im Unterschied zu Dermatomykosen, Vaginalmykosen u. subkutanen Mykosen innere Organe befallen, i. d. R. nach Dissemination der Err. aus den Atemwegen (insbes. der Lunge) od. aus dem Verdauungstrakt; häufigste S.: Candidose*, verursacht durch opportunist. Hefen der Gattung Candida bei immunsupprimierten Pat., seltener Aspergillus-Mykose durch opportunist. Aspergillus-Arten od. Mucor*-Mykosen durch Mucorales.

> Viele Systemmykosen bleiben zu Lebzeiten der Patienten undiagnostiziert. Daher sind bei Verdacht intensive diagnostische Bemühungen erforderlich.

In Nord- u. Südamerika sowie in weiteren subtrop. u. trop. Gebieten sind dimorphe Err. von S. endem., die je nach (inhalierter) Infektionsdosis u. Funktion des Immunsystems asymptomat. Lungeninfiltrate bis lebensbedrohl. S. verursachen können: **1.** Histoplasmose*; **2.** Coccidioides*-Mykose; **3.** nord- u. südamerikan. Blastomykose*. Lebensbedrohl. S., verursacht durch dimorphe Pilze od. Cryptococcus neoformans, treten gehäuft bei Pat. mit HIV-Erkrankung auf (s. Kryptokokkose). Vgl. Pilzdiagnostik.

System, retikulo|endo|theliales *n*: Monozyten*-Makrophagen-System.

System, retikulo|histio|zytäres *n*: Monozyten*-Makrophagen-System.

System, stomato|gnathes *n*: (engl.) *orofunctional system*; funktionelles u. anat. Zusammenwirken von Zähnen, Kieferknochen, Kaumuskulatur, Zunge u. Kiefergelenken untereinander u. als regionale Teilfunktion des Körpers; Störungen können sich in spez. Fehlfunktionen der Einzelkomponenten u. allg. in Schmerzen auswirken.

System, striäres *n*: striopallidäres System*.

System, strio|pallidäres *n*: (engl.) *striatopallidal system*; syn. striäres System; zusammenfassende Bez. für Corpus* striatum u. Globus* pallidus des extrapyramidalen Systems*.

Sy|stole (gr. συστολή das Zusammenziehen) *f*: (engl.) *systole*; Kontraktion eines muskulären Hohlorgans; i. e. S. die nach der Diastole* erfolgende Kontraktion der Herzkammern (sog. hämodynamische S.); die Vorhofsystole fällt zeitl. in die Füllungsphase der Kammerdiastole. **Einteilung:**

System, limbisches: Schema wichtiger Bahnen des olfaktorischen u. limbischen Systems; a: Fasciculus mamillothalamicus; b: 3. Ventrikel; c: Corpus callosum; d: Crus fornicis; e: Stria longitudinalis; f: Stria medullaris thalami; g: Nucleus habenularis; h: Fasciculus mamillotegmentalis; i: Tractus habenulointerpeduncularis; k: Nucleus interpeduncularis; l: 4. Ventrikel; m: Fasciculus mediales telencephali; n: Pons; o: Medulla oblongata; p: Corpus mammillare; q: Uncus; r: Stria olfactoria lat.; s: Tractus olfactorius; t: Riechzellen; u: Bulbus olfactorius; v: Trigonum olfactorium; w: Commissura anterior; x: Gyrus paraterminalis; y: Septum pellucidum; z: Tractus olfactohaenularis [159]

s. Herzzyklus (Abb. dort); **1.** Anspannungsphase: isovolumetr. Kontraktion; Dauer vom Schluss der Segelklappen bis zur Öffnung der Taschenklappen (0,06–0,1 Sek.); entspricht im EKG dem QRS*-Komplex; **2.** Austreibungsphase: Auswurf des Schlagvolumens*; Dauer von der Öffnung der Taschenklappen bis zu deren Schluss (0,2–0,3 Sek.). Vgl. Herztöne.

S-Zacke: (engl.) *S wave*; negative, einer positiven Zacke des QRS*-Komplexes nachfolgende Zacke im QRS-Komplex; eine evtl. vorhandene zweite S-Z. wird als S'-Zacke bezeichnet.

Szent-Györgyi-Quotient (Albert S.-G. von Nagyrapolt, Biochem., Szeged, 1893–1986) *m*: empirischer Quotient, der die Wirkungen der wichtigsten Elektrolyte* auf die neuromuskuläre Erregbarkeit beschreibt:

$$\frac{K^+ \cdot HPO_4^{2-} \cdot HCO_3^-}{Ca^{2+} \cdot Mg^{2+} \cdot H^+}$$

Zunahme des S.-G.-Q. deutet auf Übererregbarkeit (u. U. Tetanie*), Abnahme auf Untererregbarkeit des Nervensystems (u. U. Lähmung*) hin.

Szinti-: Wortteil mit der Bedeutung funkeln, glimmen; von lat. *scintillare*.

Szinti|gramm (↑; -gramm*) *n*: (engl.) *scintiscan*; Bilddarstellung als Punkte (Pixel) in 256 Grau- od. Farbstufen i. d. R in einer Matrix* von 64×64, 128×128 od. 256×256 Bildpunkten von i. R. einer Szintigraphie* applizierten Radionukliden u. ihrer Verteilung im Körper.

Szinti|graphie (↑; -graphie*) *f*: (engl.) *scintigraphy*; nuklearmed. bildgebendes Verf. zur Funktionsdiagnostik (z. B. Transportfunktion, Stoffwechsel, Perfusion); **Prinzip:** nach Inkorporation (parenteral, oral, per inhalationem) von Radiopharmaka* Aufzeichnung der räuml. u./od. zeitl. Verteilung (z. B. vermehrte od. verminderte Anreicherung) im Körper od. in Organen (s. Abb.) durch zeitabhängige Registrierung der räuml. Aktivitätsverteilung der aus dem Körper emittierten Strahlung mittels Gammakamera* od. PET-Scanner (s. PET) rechnergestützt als 2- od. 3-dimensionales Szintigramm; **Einteilung: 1.** nach Bildsequenz; **a)** statisch: Einzelbild v. a. zur Lokalisationsdiagnostik sog. ein-

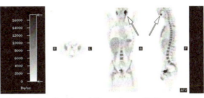

Szintigraphie: Speichererhöhung in zervikalen u. mandibulären Lymphknoten bei sonst physiologischer Anreicherung (Schnittebenen einer ^{18}F-FDG-PET) [121]

gefrorener Funktions- od. Stoffwechselzustände, z. B. Skelettszintigraphie*, Schilddrüsenszintigraphie*; **b)** dynamisch (sog. Sequenzszintigraphie): Bildserie zum Erfassen von Aktivitätsveränderungen innerh. einer funktionsspezif. Zeit mit der Möglichkeit zur Erstellung von Funktionskurven mit ROI-Technik (engl. für region of interest), z. B. Radioisotopennephrographie*, Lymphzintigraphie*; **2.** nach zu untersuchendem Organ od. Gewebe: z. B. Lungenszintigraphie*, Leberszintigraphie*, Nebennierenszintigraphie*, Leukozytenszintigraphie*, Knochenmarkszintigraphie*; **3.** nach räumlicher Darstellung: planar (zweidimensional) od. als Emissionscomputertomographie* (SPECT, PET; dreidimensional).

Szintillations|kamera (↑; lat. *camera* Raum) *f*: Gammakamera*.

Szintillations|zähler (↑): (engl.) *scintillation counter*; Nachweis- u. Messgerät für ionisierende Strahlung*; **Prinzip:** einfallende ionisierende Photonenstrahlung setzt durch Energieabgabe an einen luftdicht verschlossenen Szintillator (z. B. NaI-Kristall) Lichtquanten frei, die durch einen nachgeschalteten Photomultiplier* in elektr. Impulse umgewandelt u. auf das 10^6–10^8fache verstärkt werden; Weiterverarbeitung der verstärkten Signale mit Registrierelektronik; **Anw.:** v. a. in der Nuklearmedizin* (u. a. zur Szintigraphie*, Emissionscomputertomographie*). Vgl. Scanner; Gammakamera.

Szirrhus (gr. σκίρρος harte Schwellung, Tumor) *m*: s. Scirrhus.

SZT: Abk. für **S**tamm**z**ell**t**ransplantation*.

DE GRUYTER

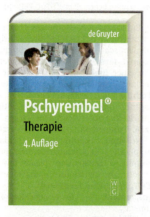

PSCHYREMBEL THERAPIE

4. überarb. und erg. Aufl. 2009.
XVIII, 1134 Seiten. 550 Abb. 330 Tab.
Gebunden.
ISBN 978-3-11-020568-8

Der *Pschyrembel Therapie* ist konkurrenzlos in seinem Konzept:

Er stellt sämtliche Therapiemöglichkeiten der wichtigsten Krankheiten aus allen medizinischen Fachgebieten aktuell, umfassend und in übersichtlich strukturierter Form dar. Abgerundet werden die enzyklopädisch geordneten Krankheitsartikel durch therapeutische Stufenpläne. Sie geben einen schnellen Überblick über die präzisen Handlungsempfehlungen und Therapieformen.

Eine speziell für den *Pschyrembel Therapie* entwickelte Struktur ermöglicht das schnelle zielgerichtete Auffinden der gesuchten Information.

Zusätzlich zu den wichtigsten Krankheiten umfasst der *Pschyrembel Therapie* klar strukturierte Artikel zu den häufigsten therapeutischen Verfahren mit Hinweisen zur praktischen Durchführung sowie zu Arzneimitteln mit Angaben von konkreten Dosierungsempfehlungen.

Die inhaltliche Qualität wird durch mehr als 130 renommierte Spezialisten gewährleistet.

- verlässliches und kompaktes Nachschlagewerk zu allen therapeutischen Fragestellungen
- ideale Ergänzung zu *Pschyrembel Klinisches Wörterbuch*
- praxisrelevant
- fachgebietsübergreifend
- schnelle Orientierung durch konsequente Strukturierung
- übersichtliche therapeutische Stufenpläne
- viele vierfarbige Abbildungen und Tabellen
- Kontaktadressen von Selbsthilfegruppen
- weiterführende Literaturhinweise

www.degruyter.com

T

t: 1. (physik.) Formelzeichen für Zeit*; 2. (physik.) Formelzeichen für die in °C gemessene Temperatur*.
T: 1. Abk. für **Thymin*** u. **Thymidin***; 2. Abk. für **Threonin***; 3. Abk. für Formelzeichen für die in Kelvin gemessene Temperatur*; 4. Abk. für Vorsatzzeichen für Tera- (Faktor 10^{12}).
T$_3$: Abk. für Triiodthyronin; s. Schilddrüsenhormone.
T$_4$: Abk. für Tetraiodthyronin; s. Schilddrüsenhormone.
2,4,5-T: (engl.) *2,4,5-trichlorphenoxyacetic acid*; Abk. für 2,4,5-Trichlorphenoxyessigsäure; Herbizid*; enthält geringe Mengen (max. 0,1 ppm) des 2,3,7,8-TCDD* (sog. Dioxin), das vorwiegend die schädigenden Wirkungen des 2,4,5-T ausmachen soll; wird in der EU u. der Schweiz nicht mehr als Herbizid verwendet. Die **akute Toxizität** des 2,4,5-T liegt bei einigen 100 mg/kg KG; es werden motor. Störungen wie Lethargie, Schluckstörungen, allg. Muskelschwäche, Inaktivität, Reizung des Verdauungstrakts mit Erbrechen sowie Nasen-, Augen- u. Rachenreizungen beobachtet; bei **chron. Exposition** kommt es zu Haut- u. Schleimhautreizungen, Konjunktivitis, Chlorakne, chron. Bronchitis, Leberzellfunktionsstörungen, Muskelschwächen u. Paresen, auch Herzmuskelschäden; ferner wurden Veränderungen der Psyche u. des vegetativen Nervensystems beobachtet. 2,4,5-T gilt als im Tierversuch nicht kanzerogen, jedoch als fetotox. u. teratogen.
Ta: (chem.) Symbol für Tantal*.
TA: Abk. für **Terminologia*** Anatomica.
Tabak: (engl.) *tobacco*; getrocknete Blätter der Tabakpflanze (Nicotiana tabacum); im Tabakrauch sind N-Nitrosoverbindungen, polycyclische u. aromat. Kohlenwasserstoffverbindungen wie Formaldehyd, Blausäure, Cadmium u. a. Schwermetalle, Nicotin* u. Kohlenmonoxid enthalten; **klin. Bedeutung:** quantitativ bedeutsamstes Umweltgift mit ausgeprägtem Abhängigkeitspotential; starker Risikofaktor für Folgekrankheiten; versch. Kanzerogene* im Tabakteer können mit Latenzzeit von 15–20 Jahren Karzinome in Mundhöhle, an Larynx u. Bronchien sowie in Lunge, Ösophagus, Magen, Darm u. Harnblase verursachen; **schleimhautreizende Substanzen** (Aldehyde, Phenole, Säuren u. Ammoniak) verursachen bei chron. Einwirkung u. a. Geschmacksstörungen, chron. Stomatitis u. Bronchitis (sog. Raucherhusten), COPD u. chron. Gastritis; erhöhter Grundumsatz mit Gewichtsverlust; Tabakamblyopie; erhöhtes Risiko für Herz-Kreislauf-Erkrankungen; **Kohlenmonoxid** (im Rauch von Zigaretten 1–3 %, Pfeife 2 % u. Zigarre bis 6 %, im Blut bei mäßigem Rauchen ca. 5 % CO-Hb, bei starkem Rauchen bis zu 15 %) führt zu einer Herabsetzung der körperl. Leistungsfähigkeit. Rauchen in der Schwangerschaft erhöht das Risiko für Frühgeburten u. ein vermindertes Geburtsgewicht bei Neugeborenen. Beim Mann ist eine Schädigung der Spermiogenese möglich. Gefährdung auch durch sog. Passivrauch*.
Tabak|beutel|gesäß: s. Dystrophie.
Tabak|beutel|naht: s. Nahtmethoden.
Tabak|mosaik-Virus (Virus*) *n*: (engl.) *tobacco mosaic virus*; Abk. TMV; RNA-haltiges pflanzenpathogenes Virus mit helikaler Struktur u. Größe von 15×300 nm; Err. der Blattfleckkrankheit des Tabaks u. a. Pflanzen. Beim Studium des TMV gewonnene Erkenntnisse erwiesen sich als wegbereitend für die virol. Forschung. 1892 bewies Iwanowski die Filtrierbarkeit des TMV. Aufgrund der am TMV untersuchten Eigenschaften u. Wirkungen schlug Beijerinck 1898 für diese „neuen" Err. die Bez. Virus vor. Ebenfalls am TMV erkannte Iwanowski 1902 die korpuskuläre Natur des Err. u. beschrieb erstmalig sog. Viruskristalle. Durch den Einsatz der Röntgenstrukturanalyse wurde schließl. die Struktur des TMV aufgeklärt (Watson, 1954; Franklin, 1957). Damit war das allg. Bauprinzip für helikal strukturierte Viren aufgeklärt worden. Vgl. Viren.
Tabanidae (lat. tab<u>a</u>nus Pferdebremse; Idio-*) *fpl*: Bremsen; s. Fliegen.
Tabardillo|fieber (span. tabardillo rotes Mäntelchen): (engl.) *tabardillo*; in Mittelamerika vorkommende Form des endemischen Fleckfiebers*; **Err.:** Rickettsia typhi.
Tabatière (franz. Schnupftabakdose) *f*: (engl.) *snuff box*; bei gestrecktem u. abduziertem Daumen distal des Processus styloideus des Radius auftretende dreieckige Vertiefung; begrenzt durch die Sehnen des M. abductor pollicis longus, M. extensor pollicis brevis u. die Sehne des M. extensor pollicis longus. Den Boden der Grube bilden Processus styloideus des Radius u. Os scaphoideum, wo auch der Puls der A. radialis tastbar ist.
Tabes (lat. Auszehrung, Schwinden, Schwindsucht) *f*: veraltete Bez. für Tuberkulose*.
Tabes dorsalis (↑) *f*: (engl.) *tabes dorsalis*; sog. Rückenmarkschwindsucht; parenchymatöse Form der Neurosyphilis* im Spätstadium der Syphilis mit Degeneration der Hinterstränge des Rückenmarks u. granulomatöser Entz. der Wurzeln der

Tabletten

Rückenmarknerven sowie Degeneration von Hirnnerven; Auftreten in ca. 2–3 % mit einer Latenzzeit von ca. 8–20 Jahren; **Sympt.**: Pupillenstörungen (z. B. Anisokorie, fehlende Pupillenreaktion, Miosis, in ca. 80 % positives Argyll-Robertson-Phänomen), Augenmuskellähmungen, Optikusatrophie, Sensibilitätsstörungen (v. a. Analgesie u. Hypästhesie) mit Bildung trophischer Ulzerationen bes. an den Fußsohlen (Malum perforans pedis), Parästhesien, anfallartig auftretende, plötzlich einschießende, sog. lanzinierende Schmerzen u. schmerzhafte tabische Organkrisen*, Areflexie, Hypotonie der Muskulatur mit pathol. überstreckbaren Gelenken (z. B. Genu recurvatum), tabische Arthropathie (Charcot-Gelenke), Hinterstrangsymptome* mit Ataxie u. Gangstörungen, Harnblasen- u. Rektumstörungen, Erektionsstörung; **Diagn.** u. **Ther.**: s. Syphilis; **DD**: Adie*-Syndrom, Polyneuropathie*.

Tabletten *f pl*: (engl.) *tablet*; Compressi; einzeldosierte feste runde, bikonvex gewölbte od. flache, facettierte Arzneiformen zur überwiegend peroralen Anwendung.

Tabo|para|lyse (gr. παραλύειν auf einer Seite lähmen, schwächen) *f*: (engl.) *taboparesis*; veraltete Bez. für gemeinsames Vork. von Tabes* dorsalis u. progressiver Paralyse*.

Tabula (lat.) *f*: (engl.) *table*; Tafel; T. externa u. T. interna: die beiden Platten des Schädeldachs; die innere wird wegen ihrer glasartig springenden Beschaffenheit auch als T. vitrea (gläserne Tafel) bezeichnet; vgl. Teevan-Fraktur.

Tabun *n*: (engl.) *tabun*; Dimethylaminocyan-Phosphorsäureethylester; s. Phosphorsäureester.

TAC: Abk. für (engl.) *transient aplastic crisis*; vorübergehende aplastische Anämie*; meist verursacht durch mit Parvovirus* B19 infiziertes Blutprodukt od. endogene Parvovirus-B-19-Reaktivierung bei immunkompetenten Patienten.

Tacalcitol (INN) *n*: (engl.) *tacalcitol*; Vitamin-D_3-Analogon (vgl. Calciferole) zur top. Anw.; **Wirkung**: hemmt die epidermale Hyperproliferation u. fördert die normale Keratinisierung; **Ind.**: Psoriasis* vom Plaque-Typ; **Kontraind.**: schwere Leber-, Nieren- od. Herzerkrankung; Veränderungen des Calciumstoffwechsels; keine Anw. bei Kindern u. auf >10 % der Gesamthautfläche; **UAW**: Juckreiz, Brennen.

Tacaribe-Viren (Viren*) *n pl*: (engl.) *tacaribe viruses*; Gruppe von RNA-Viren, die zu den „Neuweltviren" der Fam. Arenaviridae* klassifiziert wird; **Übertragung**: Exkremente infizierter Nager u. Fledermäuse (natürliche Wirte); **Vertreter**: (engl.: Tacaribe- (Jamaika), Machupo- (Bolivien), Junin- (Argentinien), Guanarito- (Venezuela), Ampari- u. Sabia- (Brasilien), Latino- (Bolivien), Parana- (Panama), Bichinde- (Kolumbien) u. Tamiani-Virus (Florida); Junin-, Machupo-, Sabia- u. Guanarito-Virus verursachen argentinisches bzw. bolivianisches bzw. venezolanisches bzw. brasilianisches hämorrhagisches Fieber.

Tache mère (franz. tache Fleck; mère Mutter): s. Pityriasis rosea.

Taches bleues (↑; franz. bleu blau): (engl.) *taches bleuâtres*; syn. Maculae caeruleae; blaue Flecken an den Stichstellen von Filzläusen; entstehen durch enzymat. Umwandlung des Hämoglobins in einen blaugrünen Farbstoff; s. Pedikulose.

Taches laiteuses (↑; franz. laiteux milchig): (engl.) *milky spots*; Milchflecken; makroskop. sichtbares, hauptsächl. aus Histiozyten- u. Lymphozytendepots bestehendes, spezialisiertes Fettgewebe* im Omentum majus, vermutl. mit wichtiger Funktion bei adipozytär vermittelten parakrinen Immunprozessen.

Taches vierges (↑; franz. vierge jungfräulich): (engl.) *taches vierges*; sterile Flecken auf festen Bakterienrasen bei Anwesenheit von Bakteriophagen*.

Tachisto|skopie (gr. τάχιστος sehr schnell; -skopie*) *f*: (engl.) *tachistoscopy*; Beurteilung von visuellem Gedächtnis, Perzeptions- u. Reaktionsfähigkeit durch kurze Darbietung visueller Reize mit einem Projektionsgerät (sog. Tachistoskop).

Tachy-: Wortteil mit der Bedeutung schnell, plötzlich; von gr. ταχύς.

Tachy|ar|rhythmie (↑; A-*; gr. ῥυθμός Gleichmaß, Takt) *f*: (engl.) *tachyarrhythmia*; Bez. für arrhythm. Tachykardie*, meist als Tachyarrhythmia absoluta (s. Arrhythmia absoluta) bei Vorhofflimmern*. Vgl. Bradyarrhythmie.

Tachy|kardie (↑; Kard-*) *f*: (engl.) *tachycardia*; tachykarde Herzrhythmusstörung* mit einem Anstieg der Herzfrequenz* auf über 100/min; führt zu verkürzter Diastolendauer mit erniedrigtem Schlagvolumen; **Einteilung**: **I.** nach **Entstehungsort**; **1. supraventrikuläre T.**: Abk. SVT; Erregungsbildungszentrum in atrialem Myokard od. Erregungsleitungssystem* oberhalb der His-Bündel-Bifurkation; Herzfrequenz meist 130–220/min; EKG-Veränderungen (s. Abb.) betreffen v. a. P*-Welle u. PQ*-Zeit. **a)** Sinustachykardie*; **b)** Vorhoftachykardie*; **c)** Vorhofflattern*; **d)** Vorhofflimmern* (mit tachykarder Überleitung); **e)** AV*-Knotentachykardie*; **f)** AV-Reentry-Tachykardie (s. WPW-Syndrom); **g)** tachykarder AV*-Rhythmus; **2. ventrikuläre T.**: Erregungsbildungszentrum in ventrikulärem Myokard od. subjunktionalem Erregungsleitungssystem; EKG-Veränderungen betreffen v. a. den QRS*-Komplex. **a)** Kammertachykardie* (Abk. VT für ventrikuläre Tachykardie i. e. S.); **b)** Kammerflattern*; **c)** Kammerflimmern*; **d)** akzelerierter idioventrikulärer Rhythmus*; **3.** s. Extrasystolen; **II. klin.**: paroxysmale Tachykardien*, chron.-persistierende (anhaltende; meist Vorhofflimmern) T.; vgl. warming up, cooling down; **Sympt.**: unterschiedlich je nach Form der T., Herzfrequenz u. Vorerkrankung (z. B. evtl. Auslösen einer Angina* pectoris); asymptomat. od. Palpitation*, bei hämodynam. Wirksamkeit Schwindel, Dyspnoe, Schwäche, Synkope, kardiogener Schock bis Herz*-Kreislauf-Stillstand; vgl. Herzrhythmusstörungen; **Diagn.**: Oberflächen-EKG; **1. T. mit schmalem QRS-Komplex** (engl. *narrow QRS-complex tachycardia*): QRS-Breite <0,12 Sek.; dd SVT-Formen u. a. unter Berücksichtigung der Frequenzen sowie von Form u. Lok. der P-Welle; z. B. **a)** nicht sichtbare P-Welle (versteckt im QRS-Komplex, evtl. sichtbar durch Karotissinus*-Druckversuch od. Adenosin*) meist bei typ. AVNRT (s. AV-Knotentachykardie); **b)** P-Flimmerwellen bei Vorhofflimmern; **c)** AV-Block II. od. III. Grades (Vorhoffrequenz > Kammerfrequenz) meist

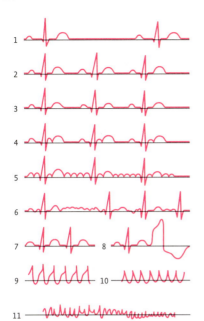

Tachykardie: Synopsis tachykarder Herzrhythmusstörungen; 1: normaler Sinusrhythmus; 2: Sinustachykardie; 3: Vorhoftachykardie; 4: Vorhoftachykardie mit AV-Block II. Grades (2:1-Überleitung); 5: Vorhofflattern; 6: Vorhofflimmern; 7: supraventrikuläre Extrasystole od. T.; 8: ventrikuläre Extrasystole; 9: ventrikuläre T.; 10: Kammerflattern; 11: Kammerflimmern

Tachy|kardie, fetale (↑; ↑) *f*: (engl.) *fetal tachycardia*; mit CTG* nachweisbarer Anstieg der fetalen Herzfrequenz >160/min von mehr als 10 Min. Dauer; Warnzeichen für fetale Hypoxie bes. bei Einschränkung der Bandbreite der Herzfrequenzvariation u. Akzelerationsverlust; **Urs.:** Amnioninfektionssyndrom*, mütterl. Fieber, langsam ansteigende intrauterine Hypoxie, fetale Hyperaktivität.

Tachy|kardie, paroxysmale (↑; ↑) *f*: (engl.) *paroxysmal tachycardia*; anfallartig auftretende, selbstlimitierende Tachykardie* mit abruptem Beginn u. spontaner Terminierung; **Formen:** häufig AVRT (s. AV-Knotentachykardie), auch z. B. Vorhoftachykardie*, Vorhofflattern*, Vorhofflimmern* od. ventrikulär; **Einteilung:** 1. Typ Bouveret-Hoffmann (essentielle p. T.) mit völlig überraschendem Beginn, vermutl. durch Reentry*-Mechanismus (häufig); 2. Typ Gallaverdin (extrasystol. p. T.) mit Einleitung durch einzelne Extrasystolen (selten); **Vork.:** z. B. Präexzitationssyndrom* (supraventrikuläre p. T.: AVRT; s. WPW-Syndrom), QT*-Syndrom (ventrikuläre p. T.); **Diagn.:** s. Tachykardie. Vgl. warming up; cooling down.

Tachy|kardie, supra|ventrikuläre (↑; ↑) *f*: Abk. SVT; s. Tachykardie.

Tachy|kardie, ventrikuläre (↑; ↑) *f*: (engl.) *ventricular tachycardia*; Kammertachykardie*; auch Tachykardie* mit ventrikulärem Entstehungsort (tachykarde ventrikuläre Herzrhythmusstörung*).

Tachy|kardio|myo|pathie (↑; ↑; My-*; -pathie*) *f*: Posttachykardiesyndrom*.

Tachy|myo|pathie (↑; My-*; -pathie*) *f*: Posttachykardiesyndrom*.

Tachy|phylaxie (↑; gr. φύλαξις Bewachen, Beobachtung) *f*: (engl.) *tachyphylaxis*; (pharmak.) rasch einsetzende Wirkungsminderung eines Arzneimittels i. S. einer Toleranz* bei mehrfacher Applikation in kurzen Zeitabständen; z. B. bei indirekt wirkenden Sympathomimetika*.

Tachy|pnoe (↑; -pnoe*) *f*: (engl.) *tachypnea*; beschleunigtes Atmen (erhöhte Atemfrequenz*); **Urs.:** erhöhter art. Kohlendioxidpartialdruck (Hyperkapnie*) bzw. verminderter Sauerstoffpartialdruck (Hypoxie*), z. B. bei Fieber; durch Mitinnervation bei körperl. Belastung; kompensatorisch bei nicht respirator. Azidose; emotional. Vgl. Atmungstypen.

Tachy|sterol (↑; Stear-*) *n*: (engl.) *tachysterol*; Nebenprodukt bei Ultraviolettbestrahlung von Ergosterol; wirkt partiell wie Calciferole*.

Tachy|zoiten: s. Toxoplasma gondii.

Tacrolimus (INN) *n*: (engl.) *tacrolimus*; früher FK 506; aus Streptomyces tsukubaenses gewonnenes Makrolid mit immunsuppressiver Wirkung (Immunsuppressivum*, Tab. dort); Calcineurin*-Inhibitor; **Wirkung:** hemmt Bildung von zytotox. T-Lymphozyten, Interleukin-2 u. -3 sowie Interferon-γ; Wirkungsmechanismus: Hemmung von Calcineurin über Bindung an zytosol. Bindungsprotein (Abk. FKBP für engl. FK 506 binding protein); **Ind.:** 1. (system.) Prophylaxe (u. ggf. Therapie) der Transplantatabstoßung bei Leber-, Nieren- od. Herztransplantation; 2. (top.) atopisches Ekzem; vgl. TIM; **Kontraind.:** Behandlung mit Ciclosporin, Schwangerschaft u. Stillzeit; **UAW:**

bei Vorhoftachykardie (Vorhoffrequenz <200/min) od. Vorhofflattern, -flimmern (Vorhoffrequenz >250/min); **d)** RP-Intervall > PR-Intervall meist bei Vorhoftachykardie, selten atyp. AVNRT, orthodrome AVRT od. AV-junktionale reziproke (ektope) Tachykardie; **e)** RP-Intervall < PR-Intervall: meist orthodrome AVRT; **2. T. mit breitem QRS-Komplex** (engl. wide complex tachycardia); QRS-Breite ≥0,12 Sek.; meist T. ventrikulären Ursprungs (Fusionsschläge, AV- u. VA-Diassoziation bei VT), aber auch aberrante (mit Erregungsleitungsstörung*) SVT (Frequenzsenkung durch Karotissinus-Druckversuch od. Adenosin); DD therap. relevant, ggf. intrakardiale EKG*; **Ther.:** Akuttherapie bei hämodynam. Instabilität: Kardioversion* bzw. Defibrillation*, bei hämodynam. stabiler T. (je nach Form) z. B.: **1.** bei T. mit regelmäßigen schmalen QRS-Komplexen primäre Vagusreizung u. ggf. Adenosin (s. WPW-Syndrom) bzw. bei T. mit unregelmäßigen QRS-Komplexen primäre Frequenzkontrolle durch negativ dromotrope Substanzen (Calcium*-Antagonist vom Nicht-Dihydropyridintyp, Beta*-Rezeptoren-Blocker, Herzglykoside) od. Kardioversion; **2.** bei VT (T. mit breiten regelmäßigen QRS-Komplexen) Antiarrhythmika* (s. Kammertachykardie, Kammerflattern). Vgl. Kardioversion; Posttachykardiesyndrom; Tachyarrhythmie; Bradykardie; Erregungsbildungsstörung.

häufig Tremor, Kopfschmerz, Insomnie, Parästhesien, depressive Verstimmung, Störung des Sehvermögens.

Tactus (lat. Berührung, Wirkung, Einfluss) *m*: Gefühl, Tastsinn.

Tadalafil (INN) *n*: (engl.) *tadalafil*; Phosphodiesterase*-Hemmer; selektiver Hemmer der cGMP-spezif. Phosphodiesterase Typ 5 (Abk. PDE5) mit längerer Halbwertzeit als Sildenafil* u. Vardenafil* (durchschnittl. 17,5 Std.) u. damit längerer Wirkungsdauer; **Ind.**: Erektionsstörung*; **Kontraind.**: gleichzeitige Einnahme org. Nitrate od. anderer NO-Donatoren, schwere Herz-Kreislauf-Erkrankung (z. B. instabile Angina pectoris, schwere Herzinsuffizienz, kürzl. erlittener Herzinfarkt od. Schlaganfall), art. Hypotonie, unkontrollierte Arrhythmien u. art. Hypertonie; **UAW**: Kopfschmerzen, Dyspepsie, Schwindel, verstopfte Nase, Rücken- od. Muskelschmerzen, selten Flush.

Taenia (gr. ταινία Band) *f*: (engl.) *Taenia*; Gattung der Cestodes* (Fam. Taeniidae); Darmparasiten von Säugetieren; 2 Arten ausschließl. im Menschen: Taenia* saginata (Rinderbandwurm) u. Taenia* solium (Schweinebandwurm); Err. der Taeniasis*; **Übertragung**: Inf. durch Verzehr von rohem, finnenhaltigem Fleisch; Finnen (Zystikerkus*) nur in Säugetieren (Zwischenwirte); **Entw.**: s. Cestodes; **Vork.**: kosmopolit.; v. a. T. solium in Deutschland doch gesetzt. Fleischbeschau u. Hygiene selten geworden; **Nachw.**: Proglottiden im Stuhl, Eier selten. Vgl. Zystizerkose.

Taenia choroidea (↑) *f*: (engl.) *choroid line of lateral ventricle*; Anheftungslinie des Plexus* choroideus des Seitenventrikels an den Thalamus.

Taeniae coli (↑) *f pl*: (engl.) *taenia coli*; die in 3 Streifen angeordnete Längsmuskelschicht des Colons; **1.** Taenia libera: an der freien Oberfläche; **2.** Taenia mesocolica: dem Ansatz des Mesokolons (am Colon transversum) entsprechend; **3.** Taenia omentalis: der Anheftung des Omentum majus (am Colon transversum) entsprechend.

Taenia fornicis (↑) *f*: (engl.) *taenia of fornix*; Anheftungslinie des Plexus* choroideus des Seitenventrikels am Rand des Fornix.

Taenia saginata (↑) *f*: (engl.) *Taenia saginata*; Rinderbandwurm (besser Rinderfinnenbandwurm); vgl. Cestodes; häufigster Bandwurm des Menschen in Deutschland; Err. der Taeniasis*; Länge 5–10 m, Skolex ⌀ 1–2 mm, 4 Saugnäpfe, kein Hakenkranz; gravide Proglottiden 5–10 mm × 15–20 mm, Uterus beidseitig mit 20 u. mehr Seitenästen; tägl. werden ca. 5 mit Eiern gefüllte Proglottiden abgestoßen. **Übertragung**: Inf. durch finnenhaltiges Rindfleisch; Finne (Cysticercus bovis) nur beim Rind (nicht im Menschen; vgl. Taenia solium) in der gesamten Skelettmuskulatur, bes. in den Kaumuskeln; **Vork.**: kosmopolitisch.

Taeniasis (↑; -iasis*) *f*: (engl.) *taeniasis*; syn. Bandwurmbefall, Tänienbefall; Befall des Menschen durch den Rinderbandwurm Taenia* saginata od. den Schweinebandwurm Taenia* solium; Mensch ist einziger Endwirt; **Übertragung**: Inf. durch Verzehr rohen, finnenhaltigen Fleischs; die Finne entwickelt sich im menschl. Darm zum adulten Wurm. **Sympt.**: fehlen meist; ggf. Bauchschmerz, Gewichtsverlust, Schwäche, Abgang aktiver Proglottiden, mäßige Eosinophilie; **Diagn.**: Proglottiden im Stuhl, bei mikroskop. Untersuchung meist keine Wurmeier; **Ther.**: Niclosamid, Praziquantel; **Proph.**: Fleischbeschau, Vermeidung rohen Fleischs. Die akzidentelle Aufnahme von Schweinebandwurmeiern führt zur Zystizerkose* des Menschen.

Taenia solium (↑) *f*: (engl.) *Taenia solium*; Schweinebandwurm (besser Schweinefinnenbandwurm); vgl. Cestodes; Err. der Taeniasis* u. Zystizerkose*; Länge 3–5 m, Skolex ⌀ ca. 1 mm, 4 Saugnäpfe u. doppelter Hakenkranz; gravide Proglottiden 5–8 mm × 10–15 mm, Uterus beidseitig mit 5–12 Seitenästen; Abstoßen der graviden Proglottiden einzeln od. zu mehreren (Kette), nur wenig bewegl.; **Übertragung**: Inf. des Menschen durch finnenhaltiges Schweinefleisch; Finnen (Cysticercus cellulosae) v. a. in Skelettmuskulatur, ferner in Gehirn, Leber u. Lunge; Mensch kann ebenfalls Träger von Finnen werden, also zugleich Zwischen- u. Endwirt für T. s. sein; **Vork.**: kosmopolit.; Hauptendemiegebiete in Osteuropa, China, Madagaskar, Südafrika, Mexiko bis Südamerika.

Taenia thalami (↑) *f*: (engl.) *taenia thalami*; Anheftungsstelle des Dachs des 3. Hirnventrikels am Thalamus*.

Taeni|fuga (↑; lat. fugare in die Flucht schlagen) *n pl*: (engl.) *taeniafuge*; Wurmmittel*, das die Austreibung eines Bandwurms (aus dem Darm) herbeiführt.

Taeni|zida (↑; -zid*) (*pl pl*) *n*: (engl.) *taenicids*; Wurmmittel*, das den Bandwurm abtötet.

Tätowierung: (engl.) *tattooing*; auch Tatauierung; Einbringen von Pigmenten* in die Haut; **Formen**: **1.** Schmucktätowierung; Einstichelung von Farbstoffen aus kosmet. Gründen; **2.** Schmutztätowierung; Verbleib von Schmutzpartikeln nach Verletzungen; **3.** Pulvertätowierung; Einsprengung von Rußteilchen durch Schussverletzungen od. explodierende Feuerwerkskörper; **Ther.**: Entfernen durch Farbstofflaser, Wasserdruckstrahl-Dissektion, Exzision, hochtouriges Abschleifen od. Hauttransplantation.

Tafeln, pseudo|iso|chromatische: s. Stilling-Tafeln, Ishihara-Tafeln.

TAFI: Abk. für **T**hrombin-**a**ktivierter **F**ibrinolyse-**I**nhibitor; vom vaskulären Endothel freigesetztes Plasmaprotein (M_r 60 kDa, Plasmakonzentration 60 μg/l); Proenzym der Carboxydase B, aktiviert durch den Thrombin-Thrombomodulin-Komplex in der 2. Phase (Verstärkungsphase) der Thrombinbildung; hemmt die Bindung von Plasminogen* u. t*-PA an Fibrin* u. dadurch die Fibrinolyse*; **Nachw.**: im ELISA*. Vgl. Blutgerinnung.

Tafluprost *n*: (engl.) *tafluprost*; fluoriertes Analogon von Prostaglandin* $F_{2\alpha}$ zur top. Anw. am Auge (Tropfen); wirksamer Metabolit Tafluprostsäure; **Wirkung**: Senkung des Augeninnendrucks* durch vermehrten uveoskleralen Abfluss von Kammerwasser*; **Ind.**: erhöhter Augeninnendruck bei Glaukom* mit offenem Kammerwinkel (zus. mit Beta*-Rezeptoren-Blocker; ggf. Monotherapie); **UAW** meist okuläre Hyperämie, Reizung, Tränenfluss od. verschwommenes Sehen.

Tag|blindheit: s. Hemeralopie.

Tage, fruchtbare: s. Konzeptionsoptimum.

Tages|druck|kurve: (engl.) *diurnal pressure curve*; (ophth.) graph. Darstellung des Augeninnendrucks* im Verlauf von 24 Std. zur Frühdiagnose u. Verlaufskontrolle des Glaukoms*; vgl. Tonometrie.

Tages|klinik *f*: (engl.) *day hospital*; teilstationäre Einrichtung zur Betreuung von Pat. mit neurol., orthop., psychiatr. u. geriatr. Krankheitsbildern (vgl. Memory-Klinik) sowie zur Nachsorge bei ambulant durchgeführten Operationen.

Tages|pflege: (engl.) *day care*; teilstationäre Pflege in Form professioneller Tagesbetreuung Pflegebedürftiger in einer Pflegeeinrichtung zur Entlastung von Angehörigen u. Vermeidung stationärer Pflege.

Tages|profil *n*: (engl.) *diurnal profile*; graph. Darstellung der Konz. von best. Substanzen in Blut od. Harn im Verlauf von 24 Std.; z. B. des Blutzuckers (wichtig zur Stoffwechseleinstellung bei Diabetes mellitus).

Tages|rhythmus (Rhythmus*) *m*: s. Rhythmus, zirkadianer.

T-Ag|glutinine (Agglutination*) *n pl*: s. T-Antigen.

Tag|larven|filarie (lat. l̯arva Hülle, Maske; Filarien*) *f*: s. Loa loa.

Tag|traum|technik *f*: s. Psychotherapie, katathymimaginative.

TAH: Abk. für **T**hrombozyten**a**ggregations**h**emmer*.

Tahyňa-Virus (Virus*) *n*: (engl.) *Tahyna virus*; von der Stechmückengattung Aedes* übertragenes Bunyavirus der Bunyaviridae*; **klin. Bedeutung:** Infektion verursacht Fieber, Kopfschmerz, Erbrechen, Pharyngitis, seltener interstitielle Pneumonie.

Taille-Hüft-Quotient *m*: (engl.) *waist hip ratio (Abk. WHR)*; Umfangsmessung in Taillenhöhe sowie in Höhe der seitl. Knochenhügel der Oberschenkel in cm; der Quotient aus Taillen- u. Hüftumfang ergibt ein Maß für die Art der Fettverteilung im Körper. Vgl. Taillenumfang.

Taillen|umfang: (engl.) *waist circumference*; mit flexiblem Maßband am stehenden Pat. horizontal in Höhe der natürl. Taille od. an der Mitte zwischen Unterrand des Rippenbogens u. Beckenkamm bei frontaler Ansicht gemessener Wert; anthropometr. Maß für intraabdominales Fettdepot (Beurteilung der Fettverteilung u. Schätzung der viszeralen Fettmasse; vgl. Adipositas). Vgl. Taille-Hüft-Quotient.

Takahara-Krankheit (Shigeo T., Otolaryngologe, Okayama): Akatalasämie*.

Takayasu-Arteriitis (Mikito T., japan. Arzt, 1860–1939; Arterie*; -itis*) *f*: (engl.) *Takayasu's arteritis*; granulomatöse Vaskulitis* mit Befall der Aorta u. ihrer abzweigenden Arterienstämme; **Vork.:** v. a. bei Frauen vor dem 40. Lj. (w : m = 9 : 1); **Urs.:** Autoimmunprozess unklarer Genese mit zellulären Infiltraten in der Aortenwand; **Klin.:** Beteiligung der Arm- u. ggf. Beinarterien führt zu reduzierter Kraft, Belastungs- u. Ruheschmerz (Claudicatio); abgeschwächte od. fehlende periphere Pulse, Blutdruckdifferenz zwischen beiden Armen, Stenosegeräusche, zerebral ischämische Sympt. (z. B. Kopfschmerz, Schwindel, Sehstörung), unspezif. Sympt. (Fieber, Nachtschweiß, verminderte Leistungsfähigkeit); **Kompl.:** Schlaganfall, Herzinfarkt, Nierenarterienstenose mit Hypertonie, Nierenversagen, Retinopathie, Blutung bei Gefäßruptur; **Diagn.:** Angiographie der Aorta u. abzweigender Gefäße; Angio-CT od. -MRT, PET; **Ther.:** Glukokortikoide, Immunsuppressiva (Methotrexat, Azathioprin, Cyclophosphamid); evtl. Revaskularisation mit PTCA, gefäßchir. Endoprothese od. Bypass. Vgl. Aortenbogensyndrom.

Tako-Tsubo-Kardio|myo|pathie (Kard-*; My-*; -pathie*) *f*: (engl.) *Tako-Tsubo cardiomyopathy, transient left ventricular apical ballooning*; syn. transitor. anteroapikale Dyskinesie, Stresskardiomyopathie; sog. Syndrom des gebrochenen Herzens (broken heart syndrome); erstmals in Japan beschriebene, nach der charakterist. Form des li. Ventrikels (ähnl. Tintenfischfalle, japan. Tako-Tsubo) benannte, vermutl. katecholamininduzierte reversible akute kardiale Erkr. (Form der dilatativen Kardiomyopathie*) mit Sympt. wie bei Akutem* Koronarsyndrom (Abk. ACS); **Vork.:** v. a. ältere Frauen (5–6 % aller Fälle mit Sympt. eines ACS), bes. nach körperl. od. emotionalem Stress; **Klin.:** akuter Thoraxschmerz mit EKG-Veränderungen (Dauer >40 Tage) wie bei Herzinfarkt* u. akuter linksventrikulärer Dysfunktion (apikale Akinesie*, basale Hyperkinesie; Dauer 5–40 Tage); **Kompl.:** akutes Lungenödem*, kardiogener Schock*, tachykarde Herzrhythmusstörungen* (cave: Kammerflimmern*), plötzlicher Herztod*, Herzthrombose* im li. Ventrikel mit Gefahr art. Embolien (v. a. Schlaganfall); **Diagn.:** typ. Herzform in der Echokardiographie* u. Ventrikulographie*, keine Koronarstenose* in der Koronarangiographie; **Ther.:** u. a. Beta*-Rezeptoren-Blocker (hochdosiert); **Progn.:** i. d. R. gut, letaler Ausgang mögl.; evtl. Rezidive; **DD:** ACS.

taktil (lat. t̯actus Berührung): (engl.) *tactile*; tactilis; das Tasten, die Berührung, den Tastsinn betreffend.

Tal|algie (lat. t̯alus Ferse, Knöchel; -algie*) *f*: (engl.) *talalgia*; Sprungbeinschmerz; Sympt., das zu funkt. Störungen führen kann; **Urs.:** stat. Störungen (Senkfuß, Varus- od. Valgusstellung des Fußes); arthrot. Veränderungen (s. Arthrose); entzündl. Erkrankungen des rheumatischen Formenkreises mit peripherem Gelenkbefall (s. Spondylarthritis), Lyme-Borreliose, Gicht. Vgl. Tarsalgie.

Talg|drüsen: (engl.) *sebaceous glands*; Glandulae sebaceae; holokrin sezernierende Drüsen, die in die Haarfollikel bzw. in die Haarbälge der Augenwimpern (Zeis*-Drüsen) od. frei auf Epitheloberflächen (Lippenrot, Glans penis, Labium minus u. a.) münden u. Talg (Gemisch aus Fetten, Zellen, freien Säuren u. a.) absondern; **Funktion:** Schutz der Haut gegen Austrocknung; vgl. Meibom-Drüsen.

Talg|drüsen|adenom (Aden-*; -om*) *n*: (engl.) *sebaceous adenoma*; gelbl. rote Papeln an Gesicht u behaarter Kopfhaut bei älteren Menschen; bestehen histol. aus Drüsenläppchen.

Talg|drüsen, hetero|tope: (engl.) *heterotopic sebaceous glands*; freie, nicht an Haare gebundene Talgdrüsen; s. Fordyce-Drüsen.

Talg|drüsen|hyper|plasie, senile (Hyper-*; -plasie*) *f*: (engl.) *senile sebaceous gland hyperplasia*; für die Altershaut* typ. Hautveränderung mit meist iso-

Talgdrüsennävus

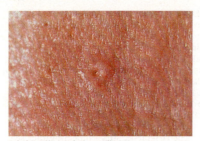

Talgdrüsenhyperplasie, senile [3]

lierten, gelbl., zentral gedellten Knötchen (s. Abb.), v. a. an Stirn u. Wangen, meist bei Männern mit starker Seborrhö*; **Ther.:** Exzision, Laserabtragung.

Talg|drüsen|nävus (Nävus*) *m*: Naevus* sebaceus.

Talg|re|tentions|zyste (Retentio*; Kyst-*) *f*: (engl.) *steatocystoma*; Follikelzyste, sog. falsches Atherom; in Hautmitte gelegener Knoten mit punktförmiger Follikelöffnung, v. a. im Gesicht, an Brustkorb, Rücken u. Skrotum auftretend; manchmal bakteriell infiziert; unterscheidet sich histol. von der Epidermalzyste* durch Fehlen der epidermalen Granularschicht. Vgl. Atherom.

Talinolol (INN) *n*: (relativer) beta-1-selektiver Beta*-Rezeptoren-Blocker.

Talkose (arab. talk Speckstein; -osis*) *f*: (engl.) *pulmonary talcosis*; syn. Talkumlunge; Form der progredienten Pneumokoniosen* inf. Staubinhalation von Talkum od. seinem Brennprodukt Steatit; Verunreinigungen des Staubs durch Quarz od. Asbestfasern führen zu unterschiedl. **Formen: 1.** knötchenförmige T. (Silikosetyp); **2.** diffus interstitielle T. mit Pleurabeteiligung (Asbestosetyp); ggf. BK Nr. 4101 od. 4103.

Talkum (↑) *n*: (engl.) *talc*; Magnesiumsilikat, Speckstein (Grundlage für Puder*).

Talkum|granulom (↑; Granulum*; -om*) *n*: (engl.) *talc granuloma*; (histol.) tuberkuloides Fremdkörpergranulom* um Talkumpartikel bei Talkose*; selten auch postop. im Wundbereich durch (unübliche) gepuderte Operationshandschuhe.

Talkum|lunge (↑): Talkose*.

Talus (lat. Ferse, Knöchel) *m*: Sprungbein; s. Ossa tarsi.

Tamarinden|mus: (engl.) *tamarind pulp*; Pulpa Tamarindorum cruda; Fruchtfleisch der Früchte von Tamarindus indica mit freien org. Säuren, Invertzucker* u. Pektin*; **Verw.:** als mildes Laxans* bei chron. Obstipation.

Tamm-Horsfall-Muko|protein (Igor T., amerikan. Virol., 1922–1971; Frank L. H., amerikan. Virol., 1906–1971; Muc-*; Prot-*) *n*: (engl.) *Tamm-Horsfall protein*; syn. Uromodulin; Glykoprotein, das im distalen Tubulus sezerniert wird u. gelbildend bei saurer Harnreaktion ist; mengenmäßig wichtigstes physiol. Urinprotein (Ausscheidung 20–200 mg/ 24 Std.); Bestandteil hyaliner Zylinder; **Funktion:** wirkt vermutl. immunmodulatorisch u. regulierend auf Zytokine (IL-1, IL-2, TNF); Komplexbildung mit freien Immunglobulin-Leichtketten u. Präzipitation im distalen Tubulus-Abschnitt. Vgl. Harnuntersuchung; Proteinurie; Nephropathie, hyperurämische.

Tamoxifen (INN) *n*: (engl.) *tamoxifen*; synthet., nichtsteroidales Antiöstrogen* mit östrogenen Partialwirkungen zur Anw. als Zytostatikum*; **Ind.:** Mammakarzinom*; **UAW:** Ödeme, Übelkeit, Erbrechen, Thrombozytopenie; **cave:** erhöhtes Risiko für Korpuskarzinom*.

Tampon (franz. Stöpsel) *m*: (engl.) *tampon*; Bausch aus Watte, Gaze u. ä. zur Menstruationshygiene der Frau, auch zur vaginalen od. analen Applikation von Arzneimitteln; vgl. Schocksyndrom, toxisches.

Tamponade (↑) *f*: **1.** (engl.) *tamponade*; (chir.) dichte Gaze- od. Verbandfüllung von Körperhohlräumen, Hohlorganen, Wundhöhlen od. Wundkanälen, z. B. zur Blutstillung od. offenen Wundbehandlung bei sekundärer Wundheilung*; **2.** (kardiol.) s. Perikardtamponade.

Tamsulosin (INN) *n*: (engl.) *tamsulosine*; selektiver α_1-Adrenozeptor-Antagonist; durch hohe Selektivität für den Rezeptor α_{1A} (vgl. Alpha-Rezeptoren) v. a. Relaxation der glatten Muskulatur von Blasenhals, Harnröhre u. Prostata; **Ind.:** Mittel der ersten Wahl funktioneller Sympt. (Harndrang, Blasenentleerungsstörung) bei benignem Prostatasyndrom; **Kontraind.:** orthostat. Dysregulation, schwere Leberinsuffizienz; **UAW:** u. a. Schwindel, retrograde Ejakulation, Hypotonie.

Tanacetum vulgare *n*: s. Rainfarn.

Tandem-Massen|spektro|metrie (Metr-*) *f*: (engl.) *tandem mass spectometry*; Abk. MS-MS; analyt. Technik, die 2 gekoppelte Massenspektrometer (s. Massenspektrometrie) nutzt u. ggf. in Komb. mit Gaschromatographie* auch für rel. große Biomoleküle (z. B. Prostaglandine) geeignet ist; **Verf.:** Nach Trennung im ersten Massenspektrometer kollidieren typ. Fragmentionen in einer sog. Stoßzelle mit Edelgasatomen u. zerfallen in charakterist. Fragmente (Abk. CID für engl. collision induced dissociation), die im zweiten Massenspektrometer analysiert werden. **Anw.:** quant. Analyse von Aminosäuren in Serum, Urin u. Liquor (z. B. bei Aminoazidopathien u. Störungen im Harnstoffzyklus) sowie von Carnitin u. Acylcarnitinen* (z. B. bei Fettstoffwechselstörungen) u. a. Markern angeborener Krankheiten i. R. des Neugeborenen*-Screenings; vgl. Screening.

Tangier-Krankheit (nach der Insel Tangier vor der amerikan. Ostküste): Analpha*-Lipoproteinämie.

Tanner-Stadien *n pl*: (engl.) *Tanner's stages*; Stadieneinteilung der Brustentwicklung u. Schambehaarung des heranwachsenden Mädchens (s. Tab.); vgl. Thelarche; Pubarche.

Tannin *n*: (engl.) *tannin*; Acidum tannicum; Gerbsäure; Gemisch aus Estern der D-Glukose mit Gallussäure, das aus Galläpfeln gewonnen wird; **Verw.:** s. Gerbstoffe.

Tannin|beize: (engl.) *tannin stain*; Gemisch aus Tannin* u. Chromsalzen zur Geißelfärbung od. aus Tannin u. Carbolsäure zur Spirochätenfärbung.

Tantal *n*: (engl.) *tantalum*; chem. Element, Symbol Ta, rel. Atommasse 180,95; OZ 73; zur Vanadiumgruppe gehörendes, gegen Säuren sehr widerstandsfähiges Schwermetall (Dichte 16,68 g/cm³, Schmelzpunkt 3030 °C); **Verw.:** in Legierungen

Tanner-Stadien
Stadien der Brustentwicklung und der Pubesbehaarung

Brustentwicklung

B1	keine palpable Drüse
B2	Brustknospe; Warzenhof vergrößert, Drüse im Bereich des Warzenhofs vorgewölbt
B3	Drüse größer als Warzenhof
B4	Knospenbrust; Drüse im Warzenbereich hebt sich gesondert von der übrigen Drüse ab
B5	reife Brust; Zurückweichen der Warzenhofvorwölbung in die allgemeine Brustkontur (wird nicht immer erreicht)

Pubesbehaarung

P1	keine Behaarung
P2	wenige Schamhaare an Labia majora
P3	kräftigere Behaarung von umschriebener Ausdehnung
P4	kräftige Haare wie beim Erwachsenen
P5	ausgedehnte kräftige Behaarung, nach oben horizontal begrenzt, seitlich auf Oberschenkel übergreifend
P6	dreieckige Ausweitung gegen den Nabel

zur Herstellung med. Instrumente, als alloplast. Material in der Chirurgie u. Zahnheilkunde; das Isotop Tantal-182 wird in der Strahlentherapie* verwendet.

T-Anti|gen (Antigen*) *n*: Kurzbez. für Thomsen-Friedenreich-Antigen; (engl.) *T antigen*; sog. T-Rezeptor; durch enzymat. Abspaltung endständiger Neuraminsäure (v. a. durch Neuraminidasen bakterieller od. viraler Neuraminidasen) auf der Oberfläche von Erythrozyten freigelegtes heterophiles Kryptantigen* (subterminale Betagalaktose od. N-Acetyl-D-galaktosamin); kann in vivo durch regelmäßig im Erwachsenenserum vorkommendes heterophiles Anti-T (agglutinierende IgM-Antikörper) zur Polyagglutinabilität*, in vitro zur Panagglutination* führen (Hübener-Thomsen-Friedenreich-Phänomen); die Agglutination der Erythrozyten mit best. Lektinen* ist möglich.

tapeto|retinal (lat. tapetum Decke, Wandbehang; Retina*): (engl.) *tapetoretinal*; die Pigmentschicht der Netzhaut des Auges betreffend; z. B. tapetoretinale Degeneration*.

Tapetum (↑) *n*: (engl.) *tapetum*; zusammenhängendes Blatt nach lateral u. unten ziehender Fasern des Corpus callosum, das Teile der Wandbegrenzung der Seitenventrikel bildet.

Tape-Verband (engl. tape Band): (engl.) *tape dressing*; sog. funktioneller Verband; Stützverband aus klebenden Binden u. Pflastern zur selektiven Teilruhigstellung von Extremitäten bei Erhalt anderer Bewegungsfunktionen; durch die Wickelrichtung des T.-V. kann die immobilisierende od. redressierende Wirkung variiert werden; **Ind.:** frühfunktionelle Ther. von Kontusion*, Distorsion* (z. B. im Hand-, Knie-, oberen Sprunggelenk) od. Muskelfaserriss*; bei Sportlern prophylakt. vor Belastungs-

exposition zur additiven Stabilisierung u. Optimierung der Propriozeption.

Tapezier|nagel|phänomen *n*: s. Lupus erythematodes, chronischer diskoider.

Tapia-Syn|drom (Antonio G. T., Otolaryngologe, Madrid, 1875–1950) *n*: (engl.) *Tapia's syndrome*; Form der Hirnstammsyndrome* bei Läsion der lateralen Medulla oblongata; **Sympt.:** ipsilaterale Parese von Gaumensegel, Rachenhinterwand, Stimmlippe u. Zunge, kontralateral motor. Hemiparese u. Hemihypästhesie.

Tapir|lippe: (engl.) *tapir mouth*; Bez. für die Vorstülpung der Lippen als Sympt. bei progressiven Muskeldystrophien*.

TAPP: Abk. für **t**rans**a**bdominale **p**rä**p**eritoneale Hernioplastik*.

Tarantel *f*: s. Spinnen.

Tardieu-Flecken (Auguste A. T., Gerichtsmed., Paris, 1818–1879): (engl.) *Tardieu spots*; (pathol.) petechiale Blutungen in der Serosa z. B. von Lunge (s. Abb.), Herz, im Bereich von Thymus u. Mediastinum bei Tod durch Ersticken.

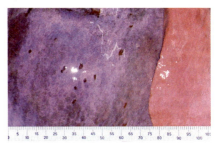

Tardieu-Flecken: scharf abgrenzbare, subpleurale Petechien bei typ. Erhängen [118]

tardus (lat. langsam): syn. tardivus; langsam od. später eintretend; z. B. Rachitis tarda.

Target (engl. target Ziel, Zielobjekt): (radiol.) Bez. für einen Bereich, der mit ionisierender Strahlung* bestrahlt wird, um dort best. (Kern-)Reaktionen auszulösen; **Anw.:** bei der Erzeugung ultraharter Röntgenstrahlung* im Linearbeschleuniger* od. bei der Erzeugung von Radionukliden mit einem Zyklotron* für die Nuklearmedizin; z. B. wird beim Beschuss eines [124]Xenon-T. mit Protonen über weitere Zwischenstufen das Radionuklid [123]Iod erzeugt; als Targetsystem im Zyklotron zur Herstellung von Positronenstrahlern für die PET*.

Target|zellen (↑; Zelle*): **1.** (engl.) *target cells*; (hämat.) dünne hypochrome Erythrozyten* mit erhöhter osmot. Resistenz u. abnormer Hämoglobinverteilung im Zentrum u. Randbereich mit dazwischenliegendem blassem Ring (sog. Schießscheibenzellen, Kokardenzellen); **Vork.:** v. a. bei Thalassämie, auch bei anderen Hämoglobinopathien, schwerer Eisenmangelanämie, best. Formen der hämolyt. Anämie. **2.** (immun.) Zellen versch. Gewebe (bes. virusinfizierte u. Tumorzellen), die durch aktivierte immunkompetente Zellen (v. a. zytotox. T-Lymphozyten, Makrophagen u. natürl. Killerzellen) zerstört werden.

tarsal (gr. ταρσός Fußsohle): (engl.) *tarsal*; zum Lidknorpel gehörend; zur Fußwurzel gehörend.

Tars|algie (↑; -algie*) *f*: (engl.) *tarsalgia*; Fersenschmerz; Symptom bei traumat. bedingten Veränderungen, Kalkaneussporn* im Bereich der Fußsohle od. Spondylitis* ankylosans am Achillessehnenansatz; vgl. Achillodynie.

Tarsal|tunnel|syn|drom (↑) *n*: (engl.) *tarsal tunnel syndrome*; Abk. TTS; Kompression (Nervenkompressionssyndrom*) des N. tibialis unter dem Retinaculum musculi flexorum; **Urs.**: Tenosynovitis, knöcherne Tumoren, Ganglion des unteren Sprunggelenks, Exostosen von Kalkaneus u. Talus od. Synostosen; **Sympt.**: in die Ferse ausstrahlende Schmerzen im Bereich des Malleolus medialis, nächtl. Dysästhesie im Fußsohlenbereich, Paresen der Fußmuskulatur, Druckschmerz im distalen Verlauf des N. tibialis; **Diagn.**: EMG; **Ther.**: Dekompression des N. tibialis durch Spaltung des Retinaculums.

tarseus (↑): **1.** (engl.) *tarsal*; syn. tarsalis, tarsal; zur Platte des Augenlids gehörend; **2.** i. e. S. zur Fußwurzel gehörend.

Tarsitis (↑; -itis*) *f*: (engl.) *tarsitis*; Entz. des Lidknorpels; **Vork.**: i. R. allerg. Reaktionen, bei Kollagenosen* u. viralen od. bakteriellen Infektionen.

Tarsor|rhaphie (↑; Rhaph-*) *f*: (engl.) *blepharorrhaphy*; syn. Blepharorrhaphie; teilweise od. völlige Vernähung von Ober- u. Unterlid zur Verkürzung bzw. zum Verschluss der Lidspalte (z. B. bei Fazialisparese*).

Tarsus (↑) *m*: **1.** (engl.) *ankle*; Bindegewebeplatte des Augenlids; **2.** Fußwurzel.

TAR-Syn|drom *n*: Abk. für (engl.) *thrombocytopenia-absent radius*; (engl.) *TAR syndrome*; syn. Radiusaplasie-Thrombozytopenie-Syndrom; autosomal-rezessiv erbl. Fehlbildungssyndrom (Genlocus 1q21.1); **Häufigkeit**: mehr als 100 Fälle bekannt; **Sympt.**: bilaterale Radiusaplasie* (Daumen vorhanden), Ulna- u. Humerusfehlbildungen, Thrombozytopenie* inf. verminderter Megakaryozytenproduktion mit starker Blutungsneigung in den ersten Lebensmonaten, leukämoide Reaktionen u. Eosinophilie, Kuhmilchunverträglichkeit im Kleinkindesalter; fakultativ Fehlbildungen der unteren Extremitäten (in über 50 %) u. angeb. Herzfehler (in ca. 30 %); **Progn.**: 40 % Letalität in der Neugeborenenperiode.

Tart-Zellen (Zelle*): (engl.) *tart cells*; syn. Pseudo-LE-Zellen; Monozyten* im Knochenmark mit phagozytiertem, meist von Lymphozyten stammendem Kernmaterial; **Vork.**: v. a. bei Lupus* erythematodes, aber auch bei anderen Erkr. (ohne diagn. Bedeutung).

Taschen|band: (engl.) *vestibular fold*; (anat.) Plica vestibularis; falsche Stimmlippe oberh. des eigentl. Stimmbands; Schleimhautfalte, die Fett, Drüsen u. Muskelfasern enthält.

Taschen|klappen: s. Semilunarklappen.

Taschen|messer|phänomen *n*: **1.** (engl.) *clasp-knife phenomenon*; (neurol.) im Verlauf der passiven Beugung einer Extremität nach anfängl. zunehmendem Widerstand plötzl. nachlassende spastische Tonusvermehrung; Vork.: bei spast. (zentraler) Lähmung* u. a. Pyramidenbahnzeichen*; **2.** (orthop.) abnorme Beugefähigkeit, z. B. des gestreckten Beins im Hüftgelenk beim liegenden Pat., so dass die Extremität an die Klinge eines geschlosse-

nen Taschenmessers erinnert; Vork.: u. a. bei Hypotonie* der Muskulatur, Distorsion*.

TASH: Abk. für (engl.) *transcoronary ablation of septal hypertrophy*; transkoronare Ablation der Septumhypertrophie; interventionelles Verf. zur therapeutischen Embolisation* von Septalarterienästen bei hypertropher obstruktiver Kardiomyopathie* mit sehr gutem Langzeitergebnis; Vorteil: keine Herz*-Lungen-Maschine erforderlich; **Prinzip**: Die selektive Embolisation durch Einbringen von Coils od. geeigneten Substanzen (u. a. Ethanol) in der jeweils das subaortale Septum versorgende Septalstarterie löst eine isolierte Myokardnekrose (iatrogener Herzinfarkt) aus u. führt konsekutiv zu einer verminderten Septumdicke. **Kompl.**: Herzrhythmusstörung* (v. a. AV-Block, Kammerflimmern), Koronarspasmus (Herzinfarkt), Ventrikelperforation, Inf. u. a. Komplikationen des Herzinfarkts. Vgl. PCI.

Tasi|kinesie (gr. τάσις Spannung, Schwungkraft; Kin-*) *f*: (engl.) *tasikinesia*; Bez. für unstillbaren Bewegungsdrang; **Vork.**: v. a. als UAW nach Langzeitbehandlung mit Neuroleptika*. Vgl. Akathisie, Hyperkinese.

Tasonermin (INN) *n*: (engl.) *tasonermine*; rekombinanter TNF*-α$_{1a}$; **Ind.**: nicht resezierbares Weichteilsarkom der Extremitäten in Komb. mit Melphalan (über isolierte Extremitätenperfusion; cave: nicht system.); **UAW**: Fieber, Übelkeit, Herzrhythmusstörungen, Lebertoxizität.

TA-stapler (engl.): Kurzbez. für (engl.) *tissue autosuture stapler*; s. Klammernahtgeräte.

Tast|blindheit: (engl.) *anaphia*; Unvermögen, Gegenstände nur durch Tasten zu erkennen; s. Agnosie, Stereoanästhesie.

Tast|körperchen: (engl.) *tactile corpuscles*; Tastsensoren der Haut; s. Meissner-Tastkörperchen.

Tast|lähmung: s. Agnosie.

Tast|leisten: s. Hautleisten.

Tast|sinn: (engl.) *tactile sense*; durch Mechanosensoren* vermittelte Fähigkeit der Haut zur Wahrnehmung von Berührungen; vgl. Sensibilität.

Tast|untersucherin, medizinische: (engl.) *medical tactile investigator*, Abk. MTU; speziell ausgebildetes, weibliches, blindes Fachpersonal für die i. R. der Früherkennung des Mammakarzinoms* durchgeführte Tastuntersuchung der Brust; Grundlage ist eine erhöhte Sensitivität der Untersuchung aufgrund des bei blinden Menschen bes. intensiv ausgebildeten Tastsinns; zu den Aufgaben der MTU gehören auch Anamneseerhebung u. elektronische Befunddokumentation.

TAT-Kom|plex *m*: Kurzbez. für Thrombin-Antithrombin-Komplex; (engl.) *TAT complex*; Komplex aus Thrombin* u. seinem physiol. Inhibitor Antithrombin III (s. Antithrombine); **klin. Bedeutung**: erhöhte Konz. bei gesteigerter Thrombinbildung (Thrombose, Thromboembolie, Verbrauchskoagulopathie, Herzinfarkt, Entz. mit Akute-Phase-Reaktion, Schwangerschaft, Op. u. a.); Bestimmung (ELISA) durch Bestimmung der D*-Dimere abgelöst. Vgl. Prothrombinfragmente.

Tatzen|hand: s. Syringomyelie.

Tauben|milben|krätze: s. Gamasidiose.

Tauben|zecken|dermatitis (Derm-*; -itis*) *f*: (engl.) *pigeon tick dermatitis*; erysipelartiges, schmerzhaf-

tes Erythem evtl. mit Lymphangitis u. Lymphadenitis nach Stich der Taubenzecke (Argas reflexus).
Tauben|züchter|krankheit: s. Vogelzüchterlunge.
Taubheit: 1. (engl.) *deafness*; (neurol.) Sensibilitätsstörung i. S. einer Hyp- od. Anästhesie; **2.** (otol.) Kophosis, Surditas, Anakusis: fehlendes Hörvermögen (absolute T.) od. Sprachverständnis bei Wahrnehmung einzelner Töne od. Geräusche (praktische T.); **Urs.:** Ausfall der Sinneszellen im Corti-Organ der Schnecke od. Teilen der aufsteigenden Hörbahn; **Formen: 1. erworbene T.:** pränatal (z. B. durch Rötelninfektion der Mutter, Arzneimittel mit Ototoxizität*, Syphilis connata, Toxoplasmose), perinatal (z. B. durch Hypoxie, mechan. Geburtsschaden, Kernikterus) od. postnatal (z. B. durch Meningitis, in das Innenohr übergehende Inf., Masern, Parotitis epidemica); bei Erwachsenen durch unsachgemäßen Gebrauch von Aminoglykosid-Antibiotika, Diuretika (Furosemid), Zytostatika (Bleomycin, Cisplatin), Schädelbasisfraktur od. vaskulärem Schaden; **2. erbl. T.:** sporadisch bei der Geburt od. dominant bei progredienter Schwerhörigkeit* (Manifestation nach dem Kindesalter; häufig in Komb. mit anderen Fehlbildungen); **Einteilung: 1. prälinguale T.:** vor der Sprachentwicklung*; **2. perilinguale T.:** zur Zeit der Sprachentwicklung, aber vor dem 7. Lj.; **3. postlinguale T.:** Sprache voll ausgebildet, durch Schriftsprache fixiert; **Ther.:** Hörgerät, Cochlear Implant. Vgl. Altersschwerhörigkeit; Cockayne-Syndrom; Cogan-Syndrom I; DIDMOAD-Syndrom; Dysostosis mandibulofacialis; Hörsturz; Hörzentrum; Hyperprolinämie; Labyrinthitis; LEOPARD-Syndrom; Otosklerose; Pendred-Syndrom.
Taub|stummheit: (engl.) *deaf-mutism*; Surdomutitas; Stummheit* bei intaktem Sprechapparat inf. prä- od. perilingualer Taubheit* (vor dem 7. Lj.); bei Früherkennung durch Neugeborenenhörscreening u. Versorgung mit einem Cochlear* Implant ist regelhafter Spracherwerb mögl.; bei Späterkennung kann auf der Grundlage der Gebärdensprache die Lautsprache (unter Einsatz visueller Hilfen: z. B. Mundbild) erworben werden. Vgl. Sprachstörung.
Taub-Training *n*: CI*-Therapie.
Taucher|krankheit: Caisson*-Krankheit.
Tauch|kropf: (engl.) *diving goiter*; bewegl. Struma*, die bei der Einatmung vorübergehend in den Brustkorb tritt.
Tauglichkeit: (engl.) *fitness*; Vorhandensein von phys. u. psych. Mindestvoraussetzungen, um eine konkrete Aufgabe, Anforderung od. Belastung mit akzeptablem qual. u. quant. Ergebnis ohne Gesundheitsrisiko zu bewältigen; vgl. Eignung.
Tauo|pathien (-pathie*) *f pl*: (engl.) *tauopathies*; durch die Ablagerung von Tau*-Protein in Nerven- u. Gliazellen gekennzeichnete heterogene Gruppe neurodegenerativer Erkrankungen*; z. B. Alzheimer*-Krankheit, Steele*-Richardson-Olszewski-Syndrom, kortikobasalganglionäre Degeneration*, Pick*-Krankheit, Silberkörnchen*-Erkrankung.
Tau-Protein *n*: (engl.) *tau protein*; niedermolekulares Mikrotubulus-assoziiertes Protein zur Stabilisierung des Zytoskeletts mit 6 physiol. Isoformen; codiert auf Chromosom 17q21; **klin. Bedeutung:** zerebrale, intrazelluläre Aggregation in Form von Neurofibrillen* bei Tauopathien*.
Taurin *n*: (engl.) *taurine*; Aminoethansulfonsäure, $H_2N-(CH_2)_2-SO_3H$; Abbauprodukt von Cystein; wird amidartig an primäre Gallensäuren* gebunden u. ausgeschieden.
Tauro|chol|säure: (engl.) *taurocholic acid*; s. Gallensäuren, Taurin.
Taurodontismus *m*: s. Amelogenesis imperfecta.
Taussig-Bing-Syn|drom (Helen B. T., Päd., Kardiol., Boston, Baltimore, 1898–1986; Richard J. B., amerikan. Chir., Physiol., geb. 1909): in Form des Double*-outlet-Ventrikels mit Transposition* der großen Arterien, Ursprung der Aorta aus dem re. Ventrikel u. unvollständige Verlagerung der über einem Ventrikelseptumdefekt* reitenden Pulmonalarterie.
Tauto|merie (gr. ταὐτά auf dieselbe Weise; μέρος Teil, Anteil) *f*: (engl.) *tautomerism*; Form der Isomerie*, die dadurch gekennzeichnet ist, dass eine Verbindung in mind. 2 im Gleichgewicht stehenden, reversibel ineinander umlagerbaren Formen vorliegen kann; meist betrifft es ein Wasserstoffatom, das zwischen 2 (benachbarten) Bindungen wechseln kann; z. B. Keto-Enol-T.:

$$-\overset{\text{O}}{\overset{\|}{\text{C}}}-\overset{\text{H}}{\underset{\text{H}}{\overset{|}{\text{C}}}}- \rightleftharpoons -\overset{\text{OH}}{\overset{|}{\text{C}}}=\overset{\text{H}}{\overset{|}{\text{C}}}-$$

od. Lactam-Lactim-T.:

$$\overset{\text{O}}{\overset{\|}{\diagup\text{C}}}\diagdown\underset{|}{\text{N}}-\text{H} \rightleftharpoons \overset{\text{OH}}{\diagup\text{C}}\diagdown\underset{|}{\text{N}}$$

bei Purinen u. Pyrimidinen im Ring.
tauto|morph (↑; -morph*): (engl.) *congruent*; kongruent, größenrichtig.
Tawara-Knoten (Sunao T., Pathol., Tokio, Marburg, 1873–1952): s. Erregungsleitungssystem.
Taxane *n pl*: (engl.) *taxanes*; Taxoide; Stoffgruppe aus Diterpenen der Eibe mit zytostatischer Wirkung; s. Paclitaxel; Docetaxel.
Taxis (gr. τάξις Aufstellung, Anordnung) *f*: **1.** (engl.) *taxis*; gezielte Bewegung auf einen Reiz hin (z. B. Chemotaxis*); vgl. Tropismus; **2.** s. Reposition.
Taxon (Taxis*) *n*: (engl.) *taxon*; Gruppe von Organismen im phylogenetischen System; zur Gruppierung wird ein hierarchisches System von künstl. Kategorien (z. B. Art, Gattung, Ordnung) verwendet, denen aufgrund ähnlicher Merkmale u. Gensequenzen in konservierten Regionen des Genoms (i. e. S. aufgrund ihres daraus abgeleiteten natürl. Verwandtschaftsgrads) zusammengefasste Organismen zugeordnet werden. Ein T. der Kategorie Art wird binomisch mit Gattung u. Artname benannt, z. B. Homo sapiens; ein T. höherer Kategorie uninomisch, z. B. Hominidae. Vgl. Species; Taxonomie.
Taxo|nomie (↑; gr. νόμος Gesetz) *f*: (engl.) *taxonomy*; Systematik der Biologie zur Beschreibung des phylogenetischen Systems u. der Verwandtschaftsbeziehungen innerhalb der lebenden Natur; davon begrifflich zu trennen ist die **Klassifikation** als

formale, subjektive u. auf Konventionen beruhende Zuweisung von Kategorien (Gattung, Überfamilie, Stamm u. a.), die für praktische Zwecke (in der Bakteriologie z. B. nach den Regeln des International Code of Nomenclature of Bacteria) nach phänotypischen, zunehmend auch genotypischen Merkmalen vorgenommen wird u. nicht notwendigerweise die phylogenetische Verwandtschaft widerspiegelt. Vgl. Bakterienklassifikation, Taxon, Virusklassifikation.

Taylor-Syn|drom *n*: s. Muskeldystrophie, okulopharyngeale.

Tay-Sachs-Syn|drom (Warren T., Ophth., London, 1843–1927; Bernard S., Neurol., New York, 1858–1944) *n*: s. Gangliosidosen (Tab. dort).

Tay-Syn|drom *n*: (engl.) *Tay disease;* syn. IBIDS-Syndrom; autosomal-rezessiv erbl. Ektodermaldysplasie*-Syndrom; Form der Trichothiodystrophie. **Ätiol.:** meist Mutationen im ERCC2-Gen (Genlocus 19q13.2-q13.3), auch Mutationen im ERCC3- (Genlocus 2q21) od. GTF2H5-Gen (Genlocus 6p25.3); **Klin.:** Ichthyose*, brüchiges Haar, verminderte Intelligenz, herabgesetzte Fertilität, Minderwuchs; niedriges Körpergewicht; Kleinwuchs, dysplast. Nägel, Schwund des subkutanen Fettgewebes, Hypogonadismus, Katarakte, Osteosklerose, Neigung zu Inf.; **Diagn.** u. **Ther.:** s. PIBIDS-Syndrom.

Tazaroten (INN) *n*: (engl.) *tazarotene;* Retinoid* zur top. Anw.; **Ind.:** Psoriasis vom Plaque-Typ; **Kontraind.:** Schwangerschaft u. Stillzeit; **UAW:** Pruritus, Hautbrennen, Erythem, gelegentl. Desquamation u. Kontaktdermatitis.

Tazo|bactam (INN) *n*: s. Betalaktamasen-Inhibitoren.

Tb: chem. Symbol für Terbium*.

Tbc: Abk. für Tuberkulose*.

TBG: Abk. für thyroxinbindendes Globulin; s. Schilddrüsenhormone.

TBPA: Abk. für thyroxinbindendes Präalbumin; Transthyretin (Präalbumin*).

Tc: chem. Symbol für Technetium*.

TC: Abk. für Transcobalamin*.

3TC: Abk. für 3′-Thiacytidin; s. Lamivudin.

TCD: Abk. für (engl.) *transcranial doppler;* s. Doppler-Sonographie.

TCDD: Abk. für tetrachlorierte Dibenzo-p-dioxine (eigentl. CDDs); tox. Stoffgruppe von 22 Isomeren; extrem tox. u. hoch persistent ist das 2,3,7,8-substituierte TCDD (2,3,7,8-TCDD; sog. Dioxin, Seveso-Gift); extrem hohe **akute Toxizität** (giftigste bisher synthetisierte Substanz); tox. Effekte treten bereits im ng/kg-Bereich auf; **Sympt./Klin.: 1.** bei **akuter Intoxikation:** zuerst Chlorakne*; ferner verzögert auftretende Intoxikationssymptome; selbst nach hohen Dosen tritt im Tierversuch der Tod erst nach 2–4 Wo. ein, meist mit unspezif. Sympt. (sog. Wasting-Syndrom) u. mit wesentl. Beeinträchtigungen der Allgemeinfunktion; **2.** bei **chron. Exposition:** Beeinträchtigung des AZ, Chlorakne, Leberschäden u. Erhöhung der Leberenzymwerte, Thymusatrophie, Veränderungen hämatol. Parameter, Störung des Fettstoffwechsels, Schädigung des Atemwegsystems, der Bauchspeicheldrüse, Herzkranzgefäße, Harnwege, sensor. Störungen, Depression u. a.; 2,3,7,8-TCDD ist im Tierversuch eindeutig kanzerogen u. embryotox., es gilt als schwach mutagen. Vgl. Dioxine.

TCM: Abk. für Traditionelle Chinesische Medizin; in philosophische Weltbilder eingebettetes, über Jahrtausende entwickeltes chinesisches Medizinsystem, das auf einem Gesundheits- u. Krankheitsverständnis beruht, in dem Wechselwirkungen zwischen Mensch u. Umwelt, Makro- u. Mikrokosmos sowie die Polarität zwischen Yin u. Yang eine zentrale Rolle spielen.

TCP: Abk. für Tricalciumphosphat; weitgehend resorbierbares Keramikgranulat als alloplast. Knochenersatzmaterial; **Anw.:** z. B. in der Kieferchirurgie zum Auffüllen von Defekten u. Hohlräumen.

TcTU: Abk. für (engl.) *Technetium-Thyroid-Uptake;* prozentualer Anteil der gemessenen Schilddrüsenaktivität in Bezug auf die i. R. der Schilddrüsenszintigraphie* injizierte ^{99m}Technetium*-Aktivität; **Referenzbereich:** 0,5–3 % (abhängig von regionaler Iodversorgung); **klin. Bedeutung:** erhöht bei Hyperthyreose* (z. B. bei disseminierter Schilddrüsenautonomie* od. Basedow-Krankheit) od. durch Iodmangel; vermindert bei Hypothyreose* (z. B. bei Thyroiditis* de Quervain, Hashimoto-Thyroiditis) od. bei Iodkontamination der Schilddrüse (z. B. durch Kontrastmittel, s. Schilddrüsenblockade). Vgl. Schilddrüsenknoten; Schilddrüsendiagnostik.

TDI: Abk. für (engl.) *tolerable daily intake*; s. ADI.

TDP: **1.** Abk. für Thymidindiphosphat; s. Thymidin; **2.** Abk. für Thiamindiphosphat*.

T-Drain (engl. *drain* Abfluss) *m*: T-förmiges Gummirohr; z. B. zur postoperativen Drainage des Ductus choledochus nach Gallengangrevision bei Choledocholithiasis.

Te: chem. Symbol für Tellur*.

TEA: **1.** (angiolog.) Abk. für Thrombendarteriektomie*; **2.** (pharmak.) Abk. für Tetraethylammonium*; **3.** (chem.) Abk. für Triethanolamin (Puffersubstanz); **4.** (anästh.) Abk. für thorakale epidurale Analgesie; s. Periduralanästhesie.

Technetium (gr. τεχνητός künstlich) *n*: (engl.) *technecium*; chem. Element, Symbol Tc, OZ 43, rel. Atommasse 98 (stabiles Isotop); zur Mangangruppe gehörendes 4-, 6- u. 7-wertiges, künstlich erzeugtes Metall; biol. Halbwertzeit* in einzelnen Organen (z. B. Leber) bis zu 30 Tage, bezogen auf den ganzen Körper ca. 1 Tag.

^{99m}Technetium (↑) *n*: (engl.) ^{99m}*technetium*; chem. Element, Symbol ^{99m}Tc, Tc-99m; metastabiles, unter Emission von Gammastrahlung* in den Grundzustand (^{99}Technetium) übergehendes Isotop des Technetiums*; Entstehung durch radioaktiven Zerfall des Mutternuklids ^{99}Molybdän (s. Radionuklidgenerator); physik. HWZ 6 Std.; Energiespektrum: 140 keV; **Verw.:** wegen der kurzen physik. HWZ u. des für den Nachw. mit verfügbarer Gammakamera* bes. geeigneten Energiespektrums vielfältige Verw. als Radionuklid* in der Nuklearmedizin* zur Markierung von Radiopharmaka*, z. B. als ^{99m}Tc-Diphosphonat in der Skelettszintigraphie*, ohne Trägersubstanz als freies ^{99m}Tc-Pertechnetat (Generatoreluat) in der Schilddrüsenszintigraphie* (Aufnahme analog zu Iodid über

Natrium-Iodidsymporter). Vgl. Gammastrahler; TcTU.

Tectum mes|en|cephali (lat. tectum Dach) *n*: (engl.) *tectum of midbrain*; dorsaler Teil des Mesencephalons*, u. a. dorsaler Anteil der Substantia grisea centralis u. Colliculus sup. u. Colliculus inf., welche Lamina tecti (syn. Lamina quadrigemina, Vierhügelplatte) bilden.

TEE: Abk. für (engl.) *transesophageal echocardiography*; s. Echokardiographie.

Teer: (engl.) *tar*; Pix; durch trockene Destillation von Holz od. Steinkohle gewonnenes Gemisch aus homo- u. heterozykl. Aromaten, die z. T. Kanzerogene* sind; **Wirkung:** juckreizstillend, wundepithelisierend, resorbierend, austrocknend; **Ind.:** Steinkohlenteer als Externum (max. 20 %ig) bes. bei chron. Ekzem, Psoriasis* u. Prurigo; **UAW:** Photosensibilisierung.

Teer|akne (Acne*) *f*: s. Acne venenata.

Teer|krebs: (engl.) *tar cancer*; syn. Teerkarzinom; Plattenepithelkarzinom* im Bereich von Skrotum, Lippen, Atemwegen u. evtl. Harnblase bei Teerarbeitern inf. chron. Hautreizung u. langjährigem Kontakt mit im Teer enthaltenen Kanzerogenen* (polycyclische aromatische Kohlenwasserstoffe* u. aromat. Amine, z. B. 2-Naphthylamin); BK Nr. 1301, 4110 u. 5102. Vgl. Schornsteinfegerkrebs; Paraffinkrebs; Aminokrebs.

Teer|stuhl: (engl.) *tarry stool*; schwärzlich gefärbter, evtl. teerartig-klebriger Stuhl bei Blutungen meist aus dem Magen od. aus oberen Darmabschnitten (ab ca. 100 ml); Verfärbung kommt v. a. durch Abbau des Hämoglobins zustande. Bei Blutung im Bereich unterer Abschnitte des Magen-Darm-Trakts ist das Blut dem Stuhl meist dunkel- od. hellrot beigemischt (sog. Blutstuhl*), kann aber auch bei langer Passagezeit teerstuhlartig aussehen. Vgl. Blutung, gastrointestinale.

Teer|zyste (Kyst-*) *f*: Schokoladenzyste*.

Teevan-Fraktur (William F. T., Chir., London, 1834–1887; Fraktur*) *f*: (engl.) *Teevan's fracture*; Splitterfraktur der Tabula interna des Schädeldachs bei intakter Tabula externa, oft mit Duraverletzung; meist Folge direkter Gewalteinwirkung; vgl. Schädelfrakturen.

TEF: Abk. für (engl.) *toxic equivalency factor*; syn. Toxizitätsäquivalentfaktor; Maßzahl zur Abschätzung der Giftigkeit von Substanzgemischen (mit vergleichbaren Wirkungen) im Verhältnis zu einer gut untersuchten Leitsubstanz (z. B. bei den Dioxinen* 2,3,7,8-TCDD mit TEF = 1); unterschiedliche tox. Endpunkte führen zu differierenden TEF.

TEG: Abk. für Thrombelastographie*.

Tegafur (INN) *n*: (engl.) *tegafur*, Zytostatikum* (Antimetabolit); **Ind.:** kolorektales Karzinom* in Komb. mit Uracil u. Calciumfolinat); **Kontraind.:** Schwangerschaft, Stillzeit, Jugendliche u. Kinder, eingeschränkte Leberfunktion; **UAW:** Diarrhö, Übelkeit, Erbrechen.

Tegmentum mes|en|cephali (lat. tegmentum Decke) *n*: (engl.) *tegmentum of midbrain*; Mittelhirnhaube; mittlerer Teil des Mesencephalons*, im Querschnitt zwischen Substantia nigra u. der Höhe des Aqueductus mesencephali; enthält u. a. Hirnnervenkerne (III, IV, z. T. V), Nucleus ruber, Nuclei raphes.

Tegmentum pontis (↑) *n*: s. Pons.

Tegmen tympani (↑) *n*: (engl.) *tegmen tympani*; knöchernes Dach der Paukenhöhle.

Tegmen ventriculi quarti (↑) *n*: (engl.) *roof of fourth ventricle*; Dach des 4. Hirnventrikels*.

Teichmann-Kristalle (Ludwig C. T.-Stawiarski, Anat., Histol., Krakau, Göttingen, 1823–1895) *m pl*: (engl.) *Teichmann's crystals*; aus Chlorhämin (s. Hämin) bestehende, rhombische, gelb-rote Kristalle unterschiedl. Größe, die beim Erwärmen von Hämoglobin mit Kochsalz u. Eisessig (Teichmann-Häminprobe) entstehen u. zum mikroskop. Blutnachweis* geeignet sind.

Teichon|säuren (gr. τεῖχος Wand): (engl.) *teichoic acids*; Bestandteile der Bakterienzellwand; über Phosphodiesterbindungen sind Ribitol* od. Glycerol* zu Polymeren verbunden, an den freien Hydroxygruppen dieser Alkohole sind N-Acetylglukosamin (glykosidisch) u. D-Alanin (esterartig) gebunden.

Teico|planin (INN) *n*: (engl.) *teicoplanine*; Glykopeptid-Antibiotikum, Fermentationsprodukt von Actinoplanes teichomyceticus; **Wirkungsmechanismus:** bindet an freie C-terminalen D-Alanyl-D-Alanin-Reste querverbindender Pentapeptide in der bakt. Zellwand; behindert dadurch Quervernetzung der Glykanketten durch Transpeptidasen, was zu einer Störung der Zellwandsynthese führt; **Ind.:** schwere Infektion durch anaerobe u. aerobe grampositive Err. einschl. MRSA* u. Enterococcus faecalis; **UAW:** gastrointestinale Störungen, Überempfindlichkeitsreaktionen, Leberfunktionsstörungen. Vgl. Vancomycin.

Teilchen|beschleuniger: (engl.) *particle accelerator*; Anlagen zur Beschleunigung von Elementarteilchen* (z. B. Elektronen) auf hohe Geschwindigkeiten u. damit hohe Energien; die Beschleunigung erfolgt im Vakuum auf geraden (Linearbeschleuniger*) od. kreisförmigen (Betatron*, Zyklotron*, Synchrotron*) Teilchenbahnen. **Anw.:** in der physik. sowie med.-biol. Forschung, in der Strahlentherapie* u. zur Erzeugung von Radionukliden für die Nuklearmedizin.

Teilchen|strahlung: (engl.) *particle radiation*; Oberbegriff für ionisierende Strahlung*, die aus Korpuskeln* od. Photonen* bestehen kann.

Teil|körper|dosis (Dosis*) *f*: s. Organdosis.

Teil|krone: s. Krone.

Teil|pro|these (Prothese*) *f*: (engl.) *partial denture*; herausnehmbare Prothese für das Lückengebiss*; vgl. Totalprothese.

Teil|re|mission (Remission*) *f*: s. Remission.

Tela (lat.; pl Telae) *f*: (engl.) *tela*; Gewebe, Bindegewebe.

Telae choroideae (↑) *f pl*: aus dem Dach des 3. u. 4. Hirnventrikels u. der Pia mater gebildete Grundlage der Plexus* choroidei.

Tela sub|mucosa (↑) *f*: (engl.) *submucosa*; Bindegewebeschicht zwischen Lamina* muscularis mucosae u. Tunica* muscularis, z. B. im Magen-Darm-Trakt; beinhaltet Gefäße u. Meissner*-Plexus.

Tela sub|serosa (↑) *f*: (engl.) *subserous layer*; Bindegewebeschicht unter der Tunica serosa des Peritonealüberzugs der Bauchorgane.

Telbivudin (INN) *n*: (engl.) *telbivudine*; Virostatikum* (Nukleosidanalogon*); **Ind.:** chron. Hepatitis-B; **UAW:** Übelkeit, Flatulenz, Diarrhö, Dyspepsie, Kopfschmerzen, Schwindel, Arthralgie, Myopathie, Anstieg der Kreatininkinase.

Tele-: auch Tel-; Wortteil mit der Bedeutung Ende, Ziel; von gr. τέλος.

Tele|angi|ek|tasia hereditaria haemor|rhagica (↑; Angio-*; -ektasie*) *f*: Osler*-Rendu-Weber-Krankheit.

Tele|angi|ek|tasien (↑; ↑; ↑) *f pl*: (engl.) *telangiectases*; selten angeb. (z. B. bei Bloom*-Syndrom, Osler*-Rendu-Weber-Krankheit), meist erworbene, z. B. im Gesicht (durch UV-Strahlung), in der Nase (Locus Kiesselbachii, Nasenbluten), irreversible Erweiterung kleiner, oberflächl. Hautgefäße; **Vork.:** u. a. bei Rosacea, Sklerodermie, nach mehrwöchiger Anw. von halogenierten Kortikoidexterna, entlang des Rippenbogens bei Lungen- u. Herzerkrankungen, an den Unterschenkeln bei chron.-venöser Insuffizienz. Vgl. Poikilodermie.

Tele|chirurgie (↑) *f*: (engl.) *telesurgery*; Anwendungskonzepte von Informations- u. Kommunikationstechnologien sowie robotergestützten Systemen in der op. Medizin; beinhaltet die intraoperative Telekommunikation, Telepräsenz, Telemanipulation, Telenavigation u. Telerobotik. Grundlage für Operationen auch über eine größere Distanz hinweg ist dabei die Entkoppelung des Operateurs vom direkten Patientenkontakt. Die intraoperative Telekommunikation setzt sich aus der audiovisuellen Kommunikation u. Konsultation u. der Übertragung von 3D-Datensätzen versch. Schnittbildverfahren sowie hochaufgelöster Videobilder zusammen. Vgl. Telemedizin, CAS.

Tele|cobalt|therapie (↑) *f*: s. Telegammatherapie.

Tele|consulting (↑) *n*: s. Telemedizin.

Tele|gamma|therapie (↑) *f*: (engl.) *telegammatherapy*; Sammelbez. für (nur noch selten angewendete) Verf. der Strahlentherapie*, bei denen der Abstand zw. Strahler u. Haut mind. 50–80 cm beträgt; verwendet wird v. a. Cobalt*-60 (sog. Telecobalttherapie); Vorteile liegen in der Möglichkeit zur Bewegungsbestrahlung (Schonung des gesunden Gewebes) u. (durch Verw. energiereicher Strahlen) einem geringen Energieverlust bei zunehmender Tiefe im Gewebe mit gleichzeitig geringerer Streustrahlung (dadurch niedrige Hautdosis).

Tele|gramm|stil (↑; -gramm*): s. Agrammatismus.

Tele|medizin (↑) *f*: (engl.) *telemedicine*; Teilbereich von E*-Health; Forschungs- u. Entwicklungsgebiet, das Informations- u. Kommunikationstechnologien einsetzt, um angewandte Medizin mit der Überwindung von räuml. od. zeitl. Distanz zu unterstützen; Bestandteile der Telemedizin sind verschiedene Teleservices, z. B. Teleconsulting, Teleradiologie zur Fernübertragung von radiol. Bildern, Telepathologie, Teledermatologie od. Telepsychiatrie. Digitale Speicherung u. Übertragung von med. Daten (Texte, digitalisierte Bilder, Töne) gewinnen zunehmend an Bedeutung, insbes. in der Versorgung von Krisengebieten od. Regionen mit niedriger Arztdichte u. bei internationalen Telekonsultationen. Vgl. Telechirurgie.

Tele|metrie (↑; Metr-*) *f*: (engl.) *telemetry*; Fernübertragung von Messgrößen; **Formen: 1.** (kardiol.) EKG-Überwachung (Langzeit*-EKG) v. a. während der Rehabilitation; **2.** (gebh.) T. der fetalen Herzfrequenzkurve od. der mütterl. Wehentätigkeit.

Tele|monitoring (↑; Monitoring*) *n*: Übertragung von Untersuchungsbefunden in Echtzeit von (z. B. diagn.) Parametern od. med. Interventionen über die Distanz mit Hilfe von Informations- u. Kommunikationstechnologien. Vgl. Telemedizin.

Tel|en|cephalon (↑; Enkephal-*) *n*: (engl.) *telencephalon*; syn. Cerebrum, Zerebrum; Endhirn; größter u. am weitesten differenzierter Teil des Gehirns*; **Anat.:** besteht aus den beiden **Hemisphären** (Großhirn), deren Oberfläche von der Großhirnrinde* (Isocortex u. Allocortex) bedeckt u. durch Furchen (Sulci) u. Windungen (Gyri) geprägt wird, die durch die Fissura longitudinalis cerebri getrennt werden u. jeweils aus dem Lobus frontalis, parietalis, occipitalis u. temporalis sowie der Insula (Insel) u. dem Gyrus* cinguli bestehen (s. Abb.

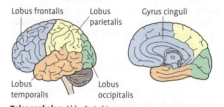

Telencephalon Abb. 1: Lobi

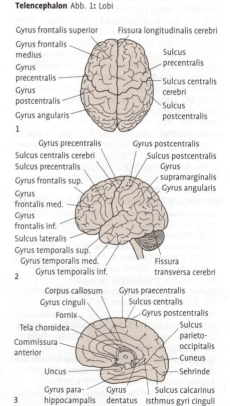

Telencephalon Abb. 2: anat. Aufbau; Sicht von 1: kranial, 2: lateral, 3: medial

1 u. 2). In der Tiefe liegen die beiden Seitenventrikel (s. Hirnventrikel) sowie **telenzephale Kerne:** Corpus* amygdaloideum, Claustrum*, Nucleus* caudatus u. Putamen* (Corpus* striatum); vgl. Basalganglien. **Telenzephale Bahnsysteme:** z. B. Corpus* callosum, z. T. Capsula* interna. **Klin. Bedeutung:** s. Schlaganfall; Blutung, intrazerebrale; Demenz; Alzheimer-Krankheit; Multiple Sklerose; Hirntumoren.

Tel|en|zephalisation (↑; Enkephal-*) *f*: (engl.) *telencephalization*; Ausbildung des Telencephalons beim Kind (Beginn der willkürl. Bewegungen).

Teleo|logie (↑; -log*) *f*: (engl.) *teleology*; Zwecklehre, Zweckbegriff, Zwecksinnigkeit.

Tele|radiologie (↑) *f*: (engl.) *teleradiology*; digitale Fernübertragung von Untersuchungsbefunden bildgebender Verfahren.

Tele|skop|krone (↑; -skopie*): s. Doppelkrone.

Tele|strahlen|therapie (↑) *f*: (engl.) *teleoentgen therapy*; Teletherapie; alle Formen der Strahlentherapie*, bei denen der Fokus-Haut-Abstand größer als 10 cm ist (z. B. bei der Tiefentherapie*); vgl. Telegammatherapie.

Tele|thermo|graphie (↑; Therm-*; -graphie*) *f*: s. Thermographie.

Teli|thromycin (INN) *n*: (engl.) *telithromycine*; Ketolid*-Antibiotikum; Derivat des Erythromycins* mit verbesserter Wirkung v. a. gegen Erythromycin- u. Penicillin-resistente Pneumokokken; **Wirkung:** hemmt die Proteinsynthese durch Wirkung auf die Ribosomen; T. interferiert mit der ribosomalen Translation auf der Ebene der ribosomalen 23S-RNA; dort Interaktion mit der Domäne V u. II; ferner blockiert T. die Bildung der ribosomalen 50S- u. 30S-Untereinheiten. T. zeigt im Vergleich zu Erythromycin A eine mehr als 10-fach stärkere Affinität zur bakteriellen 50S-Untereinheit bei Erythromycin-empfindlichen Stämmen u. eine 20-fach stärkere Affinität zur bakteriellen 50S-Untereinheit bei Erythromycin-unempfindlichen Stämmen. **Wirkungsspektrum:** im Vergleich zu den Makroliden zeigt T. insbes. gegen grampositive Erreger eine verbesserte Wirkung u. ist auch gegen Erythromycin- u. Penicillin-resistente Pneumokokken-Stämme gut wirksam; T. wirkt auch gegen Staphylokokken mit einer induzierbaren Resistenz gegen Makrolide, Lincosamide u. Streptogramin Typ B (MLSB-Resistenz), nicht jedoch gegen Staphylokokken mit konstitutiver MLSB-Resistenz; gegen Haemophilus influenzae entspricht die Wirkung der von Azithromycin u. ist damit deutlich wirksamer als Clarithromycin od. Erythromycin; Wirksamkeit auch gegen Chlamydien, Mykoplasmen u. Legionellen; **Ind.: 1.** (Lebensalter ≥12 Jahre) durch Streptococcus* der Gruppe A verursachte Tonsillitis od. Pharyngitis, alternativ zu Betalaktam*-Antibiotika; **2.** (Lebensalter ≥18 Jahre) **a)** ambulant erworbene Pneumonie; **b)** akute Sinusitis od. akute Exazerbation einer chron. Bronchitis, wenn Resistenz gegenüber Betalaktam-Antibiotika u. a. Makrolid*-Antibiotika (aufgrund regionaler Resistenzdaten wahrscheinlich) besteht; **Kontraind.:** Myasthenia* gravis pseudoparalytica, QT*-Syndrom u. a.; cave: Ikterus-, Hepatitis- od. kardiale Anamnese; gleichzeitige Anw. von Cisaprid, Mutterkornalkaloiden, Pimozid, Astemizol, Terfenadin, Simvastatin, Atorvastatin, Lovastatin; **UAW:** u. a. Diarrhö, Übelkeit, Erbrechen, Geschmacksstörungen, Parosmie, Urtikaria, abdominale Beschwerden, Sehstörungen, vorübergehender Bewusstseinsverlust, Konzentrationsanstieg der Leberenzyme; u. U. akute schwere Leberschädigung (z. T. letal).

Tellur (lat. tellus, telluris Erde) *n*: (engl.) tellurium; chem. Element, Symbol Te, OZ 52, rel. Atommasse 127,6; zur Gruppe der Chalkogene* gehörendes Halbmetall.

Tellur-Nähr|böden (↑): s. Clauberg-Nährböden.

Telmisartan (INN) *n*: (engl.) *telmisartan*; AT$_1$*-Rezeptor-Antagonist; **Ind.:** essentielle Hypertonie*; **Kontraind.:** schwere Leberschädigung u./od. Cholestase, stark eingeschränkte Nierenfunktion, Schwangerschaft, Stillzeit; **UAW:** gelegentl. schwache gastrointestinale Beschwerden.

Telo|dendron (Tele-*; gr. δένδρον Baum) *n*: (engl.) *telodendron*; myelinscheidenfreie Endverzweigung des Axons* einer Nervenzelle.

Telo|merase (↑) *f*: (engl.) *telomerase*; Ribonukleoprotein, das die De-novo-Addition von Nukleotiden (5'-TTAGG-3') an den Chromosomenenden (Telomeren*) katalysiert; in den meisten somat. Zellen ist die T. inaktiv u. in vivo nicht nachweisbar, in Keimbahn- u. Embryonalzellen ist sie dagegen aktiv. T. wurde auch in einer Vielzahl von malignen Tumorzellen nachgewiesen (ermöglicht unbegrenzte Proliferation), daher (experimentell) selektive Hemmung von T. durch Telomerase-Hemmer als pharmak. antineoplast. Therapieansatz (sog. Telomertherapie).

Telo|mere (↑) *n pl*: (engl.) *telomeres*; Endstücke der Chromosomen* mit repetitiven DNA-Sequenzen (bei Wirbeltieren 5'-TTAGG-3', bei höheren Pflanzen 5'-TTTAGGG-3'), die sich bei jeder Zellteilung verkürzen; vgl. Telomerase.

Telo|phase (↑; Phase*) *f*: s. Mitose.

TEM: Abk. für **t**ransanale **e**ndoskopische **M**ikrochirurgie*.

Tema|zepam (INN) *n*: (engl.) *temazepam*; Benzodiazepin* mit mittellanger Halbwertzeit; **Ind.:** als Schlafmittel*.

Temo|porfin (INN) *n*: (engl.) *temoporfine*; photosensibilisierendes Porphyrin* zur i. v. Anw.; **Ind.:** palliative photodynamische Therapie* bei Plattenepithelkarzinom im Kopf- u. Halsbereich nach Versagen vorangegangener Ther.; **UAW:** Schmerzen am Injektionsort, Blutungen, evtl. Narbenbildung.

Temozolomid (INN) *n*: (engl.) *temozolomide*; Zytostatikum (Alkylans*) zur p. o. Anw., das die Blut-Hirn-Schranke passiert; **Ind.:** rezidivierendes od. progredientes malignes Gliom; bei Glioblastom* auch zur Primärtherapie (initial in Komb. mit Strahlentherapie); **Kontraind.:** schwere Knochenmarkdepression; **UAW:** sehr häufig Übelkeit, Erbrechen (zusätzl. antiemetische Therapie erforderl.), immunsupprimierend (Hemmung der Hämatopoese).

Temperament (lat. temperamentum richtiges Maß, gute Mischung, Mäßigung) *n*: (engl.) *temperament*; individueller, an die Persönlichkeitsstruktur gebundener Ablauf seelischer Vorgänge; nach Hippokrates u. Galen wurden je nach Mischung der Körpersäfte (Säftelehre) 4 Temperamente unter-

Temperatur

schieden: der Choleriker (heftig, leicht aufbrausend, jähzornig), der Melancholiker (trübsinnige Gemütsverfassung, Grübelneigung, Verstimmung, Gehemmtheit), der Phlegmatiker (langsam, zäh) u. der Sanguiniker (gesteigerte Erregbarkeit, Heiterkeit, Gereiztheit, reaktionsschnell).
Temperatur (lat. temperatura Wärme, Wärmemischung) *f*: (engl.) *temperature*; Wärmezustand eines Körpers; SI-Basisgröße mit dem Formelzeichen t, wenn sie in Grad Celsius (°C) bzw. T, wenn sie in Kelvin (K) gemessen wird (t = T − 273; T = t + 273). Bei Normalluftdruck ist der Schmelzpunkt von Eis 0 °C, der Siedepunkt von Wasser 100 °C. 0 K entspr. dem absoluten Nullpunkt* (−273 °C). Die Angabe der T. kann ferner in Fahrenheit (°F) erfolgen; Umrechnung: n °F = 5/9 · (n − 32) °C bzw. n °C = (9/5 · n + 32) °F. Vgl. Körpertemperatur.
Temperatur|methode (↑) *f*: (engl.) *temperature method*; Meth. der natürl. Kontrazeption* durch Eigenbeobachtung der Basaltemperatur* der Frau zur Bestimmung der fruchtbaren u. unfruchtbaren Tage innerh. des Menstruationszyklus*; Zuverlässigkeit: s. Pearl-Index (Tab. dort).
Temperatur|sinn (↑): (engl.) *temperature sense*; durch Thermosensoren* vermittelte Fähigkeit der Haut zur Temperaturunterscheidung; vgl. Sensibilität.
Temperatur|zentrum (↑) *n*: s. Wärmezentren.
temperent (lat. temperare eine richtige Begrenzung vornehmen): (engl.) *temperate*; Bez. für Bakteriophagen*, die nicht allein einem virulenten Zyklus unterstehen, sondern sich auch für best. Zeit in das Chromosom der Wirtsbakterien eingliedern u. als dessen Teil vermehrt werden.
temporär (lat. temporarius den Umständen angepasst, kurzzeitig): (engl.) *temporary*; nur eine gewisse Zeit dauernd, vorübergehend, zeitweise.
temporal (lat. tempus, temporis Lebenszeit, Schläfe). **1.** (engl.) *temporal*; temporalis; Schläfen-, zur Schläfe gehörend; **2.** (zahnmed.) schläfenwärts.
Temporal|hirn|syn|drom (↑) *n*: s. Syndrom, hirnlokales.
Temporal|lappen|epi|lepsie (↑; Epilepsie*) *f*: (engl.) *temporal lobe epilepsy*; Epilepsie* mit epileptogenem Herd im Temporalhirn.
TEN: Abk. für **t**oxische **e**pidermale **N**ekrolyse; s. Lyell-Syndrom.
Ten|algia crepitans (Teno-*; -algie*) *f*: (engl.) *crepitant tenalgia*; schmerzhaftes Sehnenknarren; s. Tendovaginitis crepitans.
Tenazität (lat. tenacitas Festhalten) *f*: **1.** (engl.) *tenacity*; (mikrobiol.) Widerstandsfähigkeit bzw. Haftvermögen von Mikroorganismen; **2.** (psychiatr.) Fähigkeit, die Aufmerksamkeit kontinuierl. auf einen Gegenstand od. ein Ziel zu richten, bzw. Fähigkeit, eine durchgehende Sprechintention zu verfolgen; vgl. Konzentration; Vigilität.
Tenckhoff-Katheter (H. T., Nephrologe, USA; Katheter*) *m*: (engl.) *Tenckhoff's catheter*; spez. für die Peritonealdialyse* entwickelter Bauchhöhlen-Verweilkatheter aus gewebeverträglichem Kunststoff.
Tend-: auch Tendo-, Tens-; Wortteil mit der Bedeutung spannen, ausdehnen; von lat. tendere.
tender points: s. Fibromyalgiesyndrom.
tendineus (↑): sehnig, Sehnen-.
Tendinitis (↑; -itis*) *f*: Sehnenentzündung; s. Tendopathie.
Tendinose (↑; -osis*) *f*: s. Tendopathie.
tendinosus (↑): sehnenreich.
Tendo (lat.) *m*: Sehne, Tenon; s. a. Teno-.
Tendo calcaneus (↑) *m* : auch T. c. Achilles; s. Achillessehne
Tendo|myo|pathie (↑; My-*; -pathie*) *f*: s. Fibromyalgiesyndrom.
Tendo|pathie (↑; -pathie*) *f*: (engl.) *tendopathy*; Sammelbez. für abakterielle Entz. der Sehnen (Tendinitis) bzw. Sehnenscheiden (Tendovaginitis) in Ansatznähe (Enthesiopathie, syn. Insertionstendopathie) od. degen. Veränderungen an Sehnenursprüngen u. -ansätzen (Tendinose), oft kombiniert mit Epikondylitis*; **Urs.:** chron. Überlastung, Mikrotraumen, Stoffwechsel- od. Durchblutungsstörungen; **Ther.:** physik. (Wärme- od. Kälte-)Anwendungen, Antiphlogistika, ggf. Injektion (auch Glukokortikoid), evtl. Ruhigstellung im Gips, ggf. op. Desinsertion u. Denervation od. Spaltung des Sehnengleitgewebes.
Tendo|vaginitis (↑; Vagina*; -itis*) *f*: s. Tendopathie.
Tendo|vaginitis crepitans (↑; ↑; ↑) *f*: (engl.) *crepitant tendovaginitis*; akut od. chron. auftretende Tendovaginitis (s. Tendopathie) mit schmerzhaftem Knirschen od. Reiben der Sehne nach Überlastung od. stumpfem Trauma; histol. ödematöse Verquellung, Infiltration mit Leukozyten u. Plasmazellen sowie Kapillarsprossung u. Fibrinauflagerung; **Ther.:** Ruhigstellung, Wärme, NSAR, ggf. Injektion von Glukokortikoiden.
Tendo|vaginitis hyper|trophicans (↑; ↑; ↑) *f*: (engl.) *tenosynovitis hypertrophican*; knotige Anschwellungen der Strecksehnen am Unterarm bei Radialislähmung (sog. Klavierspielerkrampf).
Tendo|vaginitis purulenta (↑; ↑; ↑) *f*: (engl.) *tenosynovitis acuta purulenta*; infektiöse Sehnenscheidenentzündung, Panaritium* tendinosum.
Tendo|vaginitis stenosans (↑; ↑; ↑) *f*: (engl.) *tenosynovitis stenosans*; Bez. für versch. Veränderungen der Sehnen u. Sehnenscheiden; **Formen: 1. T. st. de Quervain:** schmerzhafter entzündl. Reizzustand des Sehnengleitgewebes im 1. Strecksehnenfach durch ungewohnt intensive Belastung des Daumens mit schmerzhafter Hemmung der Gleitfähigkeit der Sehnen des M. abductor pollicis longus u. M. extensor pollicis brevis; **Ther.:** im Anfangsstadium Ruhigstellung u. Antiphlogistika; im chron. Stadium op. Spaltung des 1. Strecksehnenfachs; **2. T. st. der Beugesehnen:** typ. Schnappen od. Schnellen (sog. schnellender Finger) inf. knötchenartiger Verdickung der Beugesehnen in Höhe des 1. Ringbands mit Behinderung der Sehnengleitfähigkeit; Ther.: op. Spaltung des Sehnenscheidenringbands.
Tenecteplase (INN): (engl.) *tenecteplase*; rekombinanter fibrinspezif. Plasminogenaktivator* zur i. v. Bolusinjektion; **Ind.:** koronare Thrombolyse* bei STEMI (s. Akutes Koronarsyndrom) innerhalb 6 Std.; **UAW:** Blutung, art. Hypotonie, Herzrhythmusstörung. Vgl. Fibrinolytika.
Tenesmus (gr. τεινεσμός gespannter, harter Leib) *m*: (engl.) *tenesmus*; anhaltender schmerzhafter Stuhl- (T. ani) od. Harndrang (T. vesicae) bei geringer od. fehlender Entleerung; **Urs.: 1.** T. ani: u. a. Krampf der Verschlussmuskeln bei entzündl. Rei-

zung, Blasenkatarrh, Proktitis, Shigellose, Amöbiasis; **2.** T. vesicae: Krampf der Blasenmuskulatur, z. B. bei Zystitis* od. intravesikalem Fremdkörper*.

Ten-Horn-Zeichen (C. ten H., Chir., Niederlande): (engl.) *ten Horn's sign*; Dehnungsschmerz im rechten Unterbauch beim Zug am rechten Funiculus spermaticus bei Appendizitis*; Form des Psoaszeichens*.

Teni|posid (INN) *n*: (engl.) *teniposide*; nicht mehr im Handel befindl. Zytostatikum* (Mitosehemmstoff); frühere Ind. u. a. maligne Gliome u. Lymphome.

Tennis|ellen|bogen: (engl.) *tennis elbow*; umgangssprachl. Bez. für Epicondylitis humeri radialis bei Tennisspielern; s. Epikondylitis.

Tennis|ferse: black* heel.

Teno-: Wortteil mit der Bedeutung Sehne; von gr. τένων; vgl. Tend-.

Teno|dese (↑; gr. δέσις Bindung, Fesselung) *f*: (engl.) *tenodesis*; Sehnenfesselung; op. Fixation von Sehnen am Knochen zur teilweisen od. völligen Aufhebung der Gelenkbeweglichkeit od. der Reduktion sek. Gelenkschäden durch geschädigte Sehnen (s. Abb.); **Anw.**: u. a. zur Funktionsverbesserung bei schlaffer Lähmung, v. a. an der oberen Extremität; arthroskopische Bizepssehnentenodese im Sulcus bicipitalis bei Schädigung des Bizepssehnenankers. Alternative: Arthrodese*, v. a. am Bein (Vorteil: größere Belastungsfähigkeit).

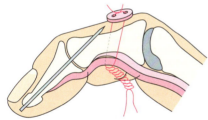

Tenodese: Fingerbeugesehne mit transossärer Naht an der Mittelphalanx u. ergänzende Arthrodese des distalen Interphalangealgelenks mit Kirschner-Draht

Tenofovir (INN) *n*: (engl.) *tenofovir*; Virostatikum* (nukleotidischer Reverse*-Transkriptase-Inhibitor); aktive Wirkform des Prodrugs Tenofovirdisoproxil zur p. o. Anw. i. R. einer antiviralen Kombinationstherapie* bei HIV*-Erkrankung durch HIV-1; **UAW**: Diarrhö, Übelkeit, Erbrechen; Nierentoxizität.

Teno|lyse (Teno-*; Lys-*) *f*: (engl.) *tenolysis*; op. Lösung von Verklebungen od. Verwachsungen zwischen einer Sehne u. dem sie umgebenden Gewebe zur Wiedererlangung der Gleitfähigkeit; **Anw.**: u. a. nach Operationen (z. B. Osteosynthesen mit nachfolgender Ruhigstellung).

Tenon (gr. τένων) *m*: Sehne, Tendo.

Tenonitis (Jacques R. Tenon, Ophth., Paris, 1724–1816; -itis*) *f*: **1.** (engl.) *tendinitis*; Entz. der Tenon-Kapsel, meist sekundär bei Skleritis*; **2.** (engl.) *tendonitis*; syn. Tendonitis; s. Tendopathie.

Tenon-Kapsel (↑): (engl.) *Tenon's capsule*; syn. Vagina bulbi; Bindegewebehülle des Augapfels.

Tenon-Raum (↑): (engl.) *Tenon's space*; Spatium episclerale; Gleitraum zwischen Vagina bulbi u. Sklera.

Teno|syn|ovitis (Tenon*; Syn-*; Ov-*; -itis*) *f*: syn. Tendovaginitis; s. Tendopathie.

Teno|tomie (↑, -tom*) *f*: (engl.) *tenotomy*; op. Sehnendurchtrennung bei angeb. od. erworbenen Sehnenverkürzungen; s. Achillotenotomie; Adduktorentenotomie.

TENS: Abk. für transkutane elektrische Nervenstimulation; s. Elektrostimulationsanalgesie.

Tenside *n pl*: Detergenzien*.

Tensilon-Test *m*: (engl.) *tensilon (edrophonium) test*; diagn. Verfahren bei Verdacht auf okulare Myasthenie*; **Meth.**: i. v. Applikation von 1–5 mg Edrophonium (Cholinesterase*-Hemmer) führt zu einer deutl. Besserung der Ptosis u. Augenmuskelparesen. Vgl. Simpson-Test.

Tensio (lat.) *f*: (engl.) *tension*; Spannung.

Tension (↑) *f*: Spannung, Druck; (ophth.) s. Augeninnendruck.

tension headache (engl. ↑; headache Kopfschmerz): s. Spannungskopfschmerz.

Tensor (↑) *m*: Spanner.

Tentamen (lat.) *n*: Versuch.

Tentamen sui|cidii (↑) *n*: Selbsttötungsversuch; s. Suizidversuch.

Tentorium cerebelli (lat. tentorium Zelt) *n*: (engl.) *tentorium cerebelli*; Kleinhirnzelt; zwischen oberer Kante der Felsenbeinpyramide u. Sinus transversus über dem Cerebellum* ausgespannte Duraduplikatur.

Tentorium|riss (↑): (engl.) *tentorial tear*; Einriss des Tentorium cerebelli od. der Falx cerebri durch Verschiebung der Schädelknochen unter der Geburt* als Geburtsschaden*; **Vork.**: v. a. Frühgeborene* (s. Blutung, intrakranielle geburtstraumatische).

Tentorium|schlitz (↑): (engl.) *tentorial notch*; rundl. Öffnung im Tentorium* cerebelli für den Hirnstamm*.

Tentorium|schlitz|einklemmung (↑): s. Einklemmung.

tenuis (lat.): dünn, zart.

TEP: **1.** Abk. für Totalendoprothese*; **2.** Abk. für totale extraperitoneale Hernioplastik*.

Terato|genese (gr. τέρας, τέρατος Ungeheuer; -genese*) *f*: (engl.) *teratogenesis*; Entstehungsvorgang für Fehlbildungen.

Terato|genität (↑; -gen*) *f*: (engl.) *teratogenicity*; Fähigkeit eines Agens bzw. einer Noxe, eine strukturelle (aber auch funkt.) Abnormität auszulösen, wobei der Schweregrad der induzierten Anomalie vom Zeitpunkt der Einwirkung auf das Entwicklungsfeld abhängt, nicht von der Dosis; s. Embryotoxizität; Fehlbildung.

Terato|karzinom (↑; Karz-*; -om*) *n*: (engl.) *teratocarcinoma*; syn. Carcinoma embryonale; malignes, entdifferenziertes Teratom v. a. des Hodens; vgl. Keimzelltumoren; Hodentumoren.

Teratom (↑, -om*) *n*: (engl.) *teratoma*; aus Derivaten eines (monodermales T.) od. mehrerer (bi- od. triphasischen T.) Keimblätter bestehender Tumor, der in der Blastogenese* entsteht; kann Bestandteil gemischter Keimzelltumoren* sein u. maligne Anteile (T. mit maligner Transformation) enthalten; das reife T. besteht aus ausdifferenzierten Geweben, das unreife T. aus wenig differenzierten embryonalen, häufig neuroektodermalen Strukturen; **Vork.:** v. a. im jugendl. Alter; **Lok.: 1. gonadales T.:** Hoden u. Ovar (s. Struma ovarii); **2. extragonadales T.:** z. B. Retroperitoneum, Mediastinum, Nasopharynx, Palatum durum, Orbita, sakrokokzygeal (s. Steißteratom), zerebral (Lok. v. a. Epiphyse u. 3. Ventrikel; z. T. invasives Wachstum u. leptomeningeale, spinale od. hämatogene Metastasierung mit schlechter Progn.; vgl. Hirntumoren).

Terato|zoo|spermie (↑; gr. ζῷον Lebewesen; Sperm-*) *f*: (engl.) *teratozoospermia*; Bez. für erhöhte Fehlformenrate der Spermien (≥70 %): <30 % Spermatozoen mit normaler Morphologie; s. Spermauntersuchung (Tab. dort).

Tera|zosin (INN) *n*: (engl.) *terazosin hydrochloride*; alpha-1-selektiver Alpha*-Rezeptoren-Blocker; Derivat des Prazosins*; **Ind.:** benignes Prostatasyndrom, art. Hypertonie. Vgl. Antihypertensiva.

Terbinafin (INN) *n*: (engl.) *terbinafine hydrochloride*; Antimykotikum* zur oralen Anw.; Allylaminderivat; Wechselwirkung mit Zytochrom*-P-450-Isoenzymen, v. a. bei der Biotransformation; **Ind.: 1.** top. Anw. bei Dermatophytosen* durch Trichophyten, Microsporum canis, Epidermophyton floccosum, Candida spec., Pityriasis versicolor; **2.** system. Anw. bei Onychomykosen*; **Kontraind.:** Schwangerschaft u. Stillzeit, Anw. bei Kindern; **UAW:** allerg. Hautreaktionen, Kopfschmerz, gastrointestinale Beschwerden.

Terbium *n*: (engl.) *terbium*; Symbol Tb, OZ 65, rel. Atommasse 158,93; zur Gruppe der Lanthanoide* gehörendes chem. Element.

Ter|butalin (INN) *n*: (engl.) *terbutaline*; beta-2-selektives Betasympathomimetikum*; Bronchospasmolytikum*; **Ind.:** obstruktive Atemwegerkrankung*; **Anw.:** p. o., inhalativ od. s. c.; **UAW:** s. Sympathomimetika.

teres (lat.): länglich rund.

Teres|plastik (↑, -plastik*) *f*: (engl.) *ligamentum teres cardiopexy*; op. Verf. bei Refluxösophagitis*; durch eine Fixierung des Magens mit Hilfe des Lig. teres hepatis wird ein Hochgleiten durch den Hiatus oesophageus verhindert.

Ter|fenadin (INN) *n*: (engl.) *terfenadine*; Histamin*-H₁-Rezeptoren-Blocker der 2. Generation (Piperidinderivat) zur p. o. Anw.; **Pharmakokinetik:** ausgeprägter First*-pass-Effekt; Biotransformation* über hepat. Zytochrom*-P-450-Isoenzym Typ 3A4 u. a. zu Fexofenadin*; **Ind.:** Rhinitis allergica, allerg. Konjunktivitis, allerg. Hautreaktion; **UAW:** cave Verlängerung der QT*-Zeit (erworbenes QT*-Syndrom mit Torsade* de pointes).

Teriparatid (INN) *n*: (engl.) *teriparatide*; Parathormonanalogon (rekombinantes N-terminales Fragment des humanen Parathormons*) zur s. c. Anw. als Osteoporose-Therapeutikum*; nachgewiesen ist die Reduktion der Inzidenz vertebraler Frakturen, nicht aber von Hüftfrakturen; **Ind.:** postmenopausale Osteoporose*; **Kontraind.:** Hyperkalzämie, schwere Niereninsuffizienz, metabol. Knochenerkrankung, Schwangerschaft u. Stillzeit; **UAW:** Übelkeit, Gliederschmerzen, Kopfschmerzen, Schwindel.

Terizidon (INN) *n*: (engl.) *terizidone*; Antituberkulotikum* der 2. Wahl (wegen neurotox. UAW) zur oralen Anw.; Derivat des Cycloserins.

Terli|pressin (INN) *n*: (engl.) *terlipressin*; ADH*-Analogon mit v. a. vasokonstriktor. Wirkung; **Ind.:** Ösophagusvarizenblutung.

terminal (lat. terminus Grenze, Ende, Schluss): (engl.) *terminal*; terminalis; das Ende bzw. eine Grenze betreffend, endgültig, final.

Terminal|haare (↑): s. Haare.

Terminal|schlaf (↑): (engl.) *terminal sleep*; Nachschlafphase nach großem Anfall bei Epilepsie*.

Termination (lat. terminare bestimmen, festsetzen) *f*: (engl.) *termination*; Kettenabbruch bei Transkription* od. Translation*.

Terminations|codon (↑; engl. code Chiffrierung, Verschlüsselung) *n*: s. Code, genetischer.

Terminologia Anatomica (Terminus*; -log*) *f*: (engl.) *International Anatomical Terminology*; Abk. TA; seit 1998 gültige Benennung jeder anat. Struktur des menschl. Körpers mit einem eigenen Namen; ersetzt die früheren anat. Nomenklaturen: Baseler Nomina Anatomica (Abk. BNA, 1895), Jenaer Nomina Anatomica (Abk. JNA, 1935), Pariser Nomina Anatomica (Abk. PNA, 1955).

Terminus (lat.) *m*: (engl.) *term*; Grenze, Bezeichnung; z. B. Terminus technicus.

Terni|dens de|minutus (lat. terni dreifach; dens Zahn) *m*: (engl.) *Ternidens deminutus*; syn. Ternidens diminutus; Fadenwurm (Nematodes*) im Dickdarm von Affen; in Afrika (bes. Simbabwe) Infektion des Menschen durch larvenhaltige Nahrungsmittel.

Terpene *n pl*: syn. Isoprenoide; s. Isopren.

Terpentin *n*: (engl.) *turpentine*; Terebinthina; Sammelbez. für die Harzbalsame der Koniferen; Gemisch aus Harzsäuren u. Terpenen; **Anw.:** lokal in Pflastern u. Salben als Hautreizmittel; früher häufiges berufl. Allergen bei Malern (Lösungsmittel für Lacke u. Farben).

Terrain-Kur (franz. terrain Gebiet, Gelände; Kur*) *f*: (engl.) *terrain cure*; kurmäßige Anw. der am Kurort herrschenden klimatischen Einflüsse zusammen mit systemat. Training der körperl. Leistungsfähigkeit v. a. durch Spaziergänge auf nach Belastungsstufen genormten Wegen; vgl. Klimatherapie; Thalassotherapie; Heilklima.

Terry-Linien: (engl.) *Terry's lines*; helle Linien auf den Fingernägeln; Form der Leukonychie*; unspezif. Hinweis auf Proteinmangel.

Terson-Syn|drom (Albert T., franz. Ophth., 1867–1935) *n*: intraokulare Blutung i. R. einer Subarachnoidalblutung*.

tertiär (lat. tertius der dritte): (engl.) *tertiary*; an dritter Stelle.

Tertiär|follikel (↑; Follicul-*) *m*: s. Follikelreifung.

Tertiär|struktur (↑) *f*: s. Peptide.

Tertiana (lat. tertianus am dritten Tag) *f*: Malaria* tertiana.

TES: Abk. für **t**oxisch-**e**pidemisches **S**yndrom*.

TESE: Abk. für **t**estikuläre **S**permienextraktion; (engl.) *testicular sperm extraction*; Samengewinnung durch Hodenbiopsie* i. R eines reproduktionsmedizinischen Verfahrens (z. B. ICSI*).

Test|bakterien (Bakt-*) *f pl*: s. Testkeime.

Test|erythro|zyten (Erythr-*; Zyt-*) *m pl*: (engl.) *test red blood cells*; gewaschene u. in geeigneten Stabilisatorlösungen (z. B. Rous*-Lösung) konservierte, evtl. spez. präparierte (mit best. Antigenen od. Antikörpern beladene, sensibilisierte od. enzymbehandelte) tierische od. menschl. Erythrozyten; **Verw.:** als Indikatorzellen bei immun.-serol. Tests; u. a. zur Suche nach irregulären Blutgruppenantikörpern* (T. mit möglichst allen transfusionsmed. relevanten, genotypisch am besten homozygoten Antigenen), bei der Blutgruppenbestimmung* (Nachw. von Alloagglutininen u. Hämolysinen im Serum), im Rosettentest* u. in der Komplementbindungsreaktion*.

Testes|a|genesie (lat. testes Hoden; A-*; -genese*) *f*: (engl.) *testicular agenesis*; angeborene Gonadendysgenesie* bei chromosomal männl. Geschlecht; Sonderform: Testesaplasie*. Vgl. Anorchie.

Testes|a|plasie (↑; ↑; -plasie*) *f*: (engl.) *vanishing testes syndrome*; Sonderform der Testesagenesie* mit normalem männl. Phänotyp durch normale Testosteronsekretion im ersten Schwangerschaftstrimenon bei zunächst funktionstüchtiger Gonadenanlage.

Testiculus (lat.) *m*: Testikel; Hoden*.

Testier|fähigkeit (lat. testari versichern, bekunden): (engl.) *capacity to make a will*; Fähigkeit, ein rechtsgültiges Testament zu errichten; Unterform der Geschäftsfähigkeit*, welche die freie, autonome Willensbestimmung des Erblassers voraussetzt; T. erfordert, dass der Erblasser **1.** weiß, dass er ein Testament errichtet; **2.** den Inhalt der letztwilligen Verfügung kennt; **3.** bei der Erstellung nicht dem Einfluss Dritter erliegt; **4.** seinen letzten Willen formulieren kann; **5.** die Tragweite seiner Bestimmungen in wirtschaftlicher u. persönlicher Hinsicht erfassen kann; **6.** die sittliche Berechtigung seiner Verfügung beurteilen kann. Geschäftsunfähigkeit bedingt auch Testierunfähigkeit. Eine Person ist i. d. R. testierfähig, wenn sie das 16. Lj. vollendet hat (§ 2229 BGB); Ausnahme: bei mangelnder Einsichtsfähigkeit* über die Bedeutung der Willenserklärung als Folge krankhafter Störung der Geistestätigkeit, wegen Geistesschwäche od. Bewusstseinsstörung. Ein Einwilligungsvorbehalt* eines Betreuten bedingt nicht automatisch Testierunfähigkeit. Die gleichen Störungen, die nach § 105 BGB zur Nichtigkeit einer Willenserklärung führen, bedingen auch Testierunfähigkeit. Diese kann weder partiell (nur einen Bereich betreffend), noch relativ (von der Schwierigkeit des Testaments abhängig) sein. Sie bezieht sich immer auf den Zeitpunkt der Testamentserstellung u. bewirkt, dass das errichtete Testament unwirksam ist u. dies auch bleibt, also durch einen späteren Eintritt der Testierfähigkeit nicht wirksam wird. War ein Kranker somit zum Zeitpunkt der Testamentserstellung testierunfähig u. hat er es unterlassen, nach seiner Genesung ein weiteres Testament zu errichten, so gilt jene Erbfolge, die vor Errichtung des Testaments bestand. An den Beweis der Testierunfähigkeit werden genauso strenge Maßstäbe gelegt wie an den Beweis der Geschäftsunfähigkeit. Vgl. Patientenverfügung.

Testis (lat.) *m*: syn. Orchis; Hoden*.

Testis mobilis (↑; lat. mobilis beweglich) *m*: s. Gleithoden.

Test|keime: (engl.) *test agents*; Bakt. zur Prüfung der Wirkung von antibakteriellen Substanzen (Antibiotika, Chemotherapeutika, Desinfektionsmittel) od. Maßnahmen (Desinfektion, Sterilisation); **Verw.:** zur Standardisierung der biol. Überprüfung von Sterilisatoren werden entspr. dem Verfahren z. B. Bacillus subtilis od. Bacillus stearothermophilus (DIN 58949), zur Empfindlichkeitsbestimmung Testkeime entsprechend DIN 58940 od. DIN 58944 u. zur Qualitätssicherung von mikrobiol. Medien u. Testkits Testkeime entspr. DIN 58959 empfohlen.

Test, klinisch-psycho|logischer *m*: (engl.) *clinical psychological test*; nach psychometr. Kriterien entwickeltes psychologisches Testverfahren* zur Erfassung therapierelevanter Information (z. B. interpersonelle Beziehungen) u. Evaluation von Therapieverläufen (z. B. Erfolgskontrolle); **Anw.:** bei fast allen psych. Störungen, v. a. affektive, schizophrene, somatoforme, Angst- u. Belastungsstörungen.

Test, neuro|psychologischer *m*: (engl.) *neuropsychological test*; standardisiertes psychologisches Testverfahren* zur Erfassung der kognitiven Leistungsfähigkeit in den Bereichen Aufmerksamkeit, Gedächtnis, Sprache, exekutive Funktionen u. a.; **Anw.:** i. R. der Leistungsdiagnostik; neben den beeinträchtigten Funktionen u./od. Strukturen des Gehirns werden auch unbeeinträchtigte erfasst, die ggf. für erforderl. Trainingsmaßnahmen (z. B. Gedächtnistraining) genutzt werden können.

Test, optischer *m*: (engl.) *optical test*; laborchem. Methode zur Bestimmung von Enzymaktivitäten u. Substratkonzentrationen; **Prinzip:** Bei enzymat. Reaktionen, bei denen NAD (bzw. NADP) zu NADH (bzw. NADPH) reduziert od. umgekehrt oxidiert wird, kann die Änderung der Extinktion* bei 340 nm (bzw. 365 nm) photometrisch bestimmt u. mit Hilfe des Lambert*-Beer-Gesetzes die Enzymaktivität, der Substratumsatz bzw. die Substratkonzentration berechnet werden. Enzymreaktionen können mit einer entspr. Indikatorreaktion gekoppelt werden (zusammengesetzter o. T.) u. die Farbe des jeweiligen Indikators gemessen werden. Mit dem o. T. können sehr geringe Enzymmengen od. Substratkonzentrationen bestimmt werden; Probenvolumina von wenigen μl genügen.

Testo|steron (INN) *n*: (engl.) *testosterone*; stärkstes der natürl. männl. Sexualhormone* (Androgene*); wird neben Erythropoetin u. a. Wachstumsfaktoren häufig zur Leistungssteigerung im Sport missbräuchlich eingesetzt (s. Doping, Blutdoping); therap. Applikation systemisch (p. o., i. m.) od. topisch; **Ind.:** Substitutionstherapie bei männl. Hypogonadismus* (primär od. sekundär); Oligozoospermie*, Pubertas* tarda.

Test|ovar (lat. testis Hoden; ovarium Eierstock) *n*: Ovotestis*.

Test, pro|jektiver *m*: (engl.) *projective test*; psychodiagn. Untersuchung mit möglichst wenig gestaltetem Reizmaterial zur Provokation von Gestaltungen des Probanden, die dessen unbewusste Projektionen, Stimmungen u. Konflikte deutl. werden

Test, sequentieller

lassen sollen; z. B. Rorschach-Test, Picture-frustration-Test (Rosenzweig), Baum-Zeichentest. Vgl. Testverfahren, psychologische.

Test, sequentieller *m*: (engl.) *sequential analysis*; Test, bei dem die Stichprobengröße nicht festgelegt ist; Datenerhebung kann beendet werden, sobald ein Ergebnis von ausreichend hoher statist. Signifikanz* vorliegt; sollte immer dann angewendet werden, wenn ein wichtiges Ziel die Minimierung des Umfangs der Testpopulation ist (z. B. Tierversuche, klin. Arzneimittelprüfung).

Test|serum (Sero-*) *n*: (engl.) *test serum*; monospezif. od. polyvalentes, homo- od. heterologes Antiserum* mit bekanntem Gehalt (Titer) an spezif. Antikörpern*; **Anw.:** serol. (Serodiagnostik, z. B. Blutgruppenbestimmung), immun. (z. B. Gewebetypisierung mit Antilymphozytenserum), bakterielle u. virol. Untersuchungen (z. B. Bakterienagglutination, Komplementbindungsreaktion, Neutralisationstest). Vgl. Alloantiserum; Heteroserum; Immunserum.

Test|streifen: s. Schnelltestverfahren.

Testudo (lat. Schildkröte) *f*: (engl.) *figure-of-eight bandage*; Schildkrötenverband; achtförmig angelegter, dachziegelartiger Rollbindenverband für winklig stehende Gelenke (T. cubiti am Ellenbogen u. T. genus am Kniegelenk); Formen in Abhängigkeit des Beginns der Bindentouren: s. Abb.

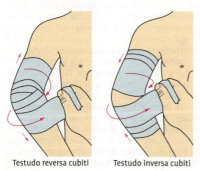

Testudo reversa cubiti   Testudo inversa cubiti

Testudo

Testut-Arterie (Arteria*) *f*: Arteria* pancreatica inferior.

Test|verfahren, psycho|logische: (engl.) *psychological tests*; Verf. zur wissenschaftl. Ermittlung von individuell variierenden Leistungen, Fähigkeiten od. Eigenschaften von Personen im Vergleich zu einer normierten Population mit bekannter Testleistung (sog. Eich- od. Normstichprobe). Die meisten p. T. erfassen eine komplexe Eigenschaft durch Messung mehrerer beitragender Einzelleistungen mit Aufgaben od. Fragen (sog. Items). Das Gesamttestergebnis (z. B. Intelligenz) ergibt sich aus der Gesamtheit der Ergebnisse der Einzelleistungen (z. B. Raumvorstellung, schlussfolgerndes Denken, Merkfähigkeit, Sprachflüssigkeit). Method. leistungsfähige p. T. sind vorwiegend standardisiert u. erfüllen die Gütekriterien Objektivität, Reliabilität u. Validität; z. B. versch. Intelligenztests (HAWIE, HAWIK, IST), Konzentrationstests (Test d2), Gedächtnistests (Wechsler-Memory-Test), Persönlichkeitstests (Freiburger Persön-

lichkeitsinventar, Gießen-Test). Auch klin. Untersuchungsverfahren (Selbst- u. Fremdbeurteilungsverfahren) berücksichtigen Gütekriterien bei der Testentwicklung. P. T., die eine umfangreiche Interpretation durch Experten erfordern u. nicht alle Gütekriterien erfüllen (z. B. sog. projektive p. T. wie Rorschach-Test, thematischer Apperzeptionstest od. Picture-frustation-Test), dienen heute eher der Hypothesenbildung u. sollten zurückhaltend angewendet werden. Vgl. Diagnostik, psychologische.

Test|verfahren, statistisches: (engl.) *statistical test*; Entscheidungsverfahren zwischen Beibehaltung der Nullhypothese (z. B. kein Unterschied zwischen 2 Therapiegruppen) od. Annahme einer Alternativhypothese (z. B. Unterschied vorhanden); erfolgt als Berechnung der Wahrscheinlichkeit* p der Gültigkeit einer Nullhypothese. Liegt p unter der zuvor festgelegten Irrtumswahrscheinlichkeit* α, so lautet die Testentscheidung: Annahme der Alternativhypothese mit der Irrtumswahrscheinlichkeit α; die Wahl des st. T. hängt von der zu prüfenden Fragestellung u. den vorhandenen Daten ab (Skalen, Verteilungsform); häufig verwendete st. T. sind t-Test, U-Test von Wilcoxon, Kontingenztafeltest, Varianzanalyse.

Tetanie (gr. τέτανος Spannung, Krampf) *f*: (engl.) *tetany*; anfallartige Störung der Motorik u. Sensibilität als Zeichen einer neuromuskulären Übererregbarkeit; **Einteilung:** pathogenetisch in normo- u. hypokalzämische T. nach der Gesamtcalciumkonzentration im Blut; **Urs.:** s. Tab.; **Formen: 1. manifeste T.:** schmerzhafte tonische Krämpfe der Muskulatur, evtl. Trousseau-Zeichen der Hand, Karpopedalspasmen od. Equinovarusstellung der Füße, Kontraktion der mimischen Muskulatur (sog. Tetaniegesicht mit gespitzten Lippen), idiomuskuläre Kontraktion*, Parästhesien insbes. im Bereich der Arme, evtl. Sensibilitätsstö-

Tetanie
Pathogenetische Einteilung
hypokalzämische Tetanie
Hypoparathyroidismus
Rachitis
Cystinose
chronische Niereninsuffizienz
Calciumresorptionsstörung
Malabsorptionssyndrom
Oxalatinjektion
Citratinjektion
Pankreatitis
normokalzämische Tetanie
Magnesium-Mangelsyndrom
Hyperventilationstetanie
idiopathische Tetanie
Hypochloridämie
Erbrechen
Schädelhirntrauma
Hirntumor

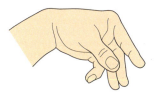

Tetanie: Geburtshelfer- od. Pfötchenstellung der Hand (Trousseau-Zeichen)

rungen (v. a. Anästhesie u. Hypalgesie); **2. latente T.:** uncharakterist. psych. Störungen, Antriebsstörung* (Minderung), evtl. Parästhesien u. Sensibilitätsstörungen; **3. chronische** T.: zusätzl. zu den Sympt. der manifesten T. Katarakt*, Migräne*, Konjunktivitis* u. Lichtscheu*, Candidose* der Haut, Onychomykose*, evtl. intrakranielle Verkalkungen; **Diagn.:** Chvostek*-Zeichen, Peroneusphänomen*, Pool-Schlesinger-Zeichen, Trousseau*-Zeichen (s. Abb.) u. Zungenphänomen* nachweisbar; Bestimmung des Szent*-Györgyi-Quotienten u. von Calcium, Magnesium, Kalium, Phosphat u. Chlorid im Serum, evtl. der Calcium- u. Phosphatausscheidung im Urin (Ellsworth*-Howard-Test), BGA*; im EKG bei hypokalzämischer T. evtl. Verlängerung der QT-Dauer; in der Elektromyographie evtl. repetitive Entladungen (Doubletten od. Tripletten); **Ther.:** im akuten Anfall bei Hypokalzämie* i. v. Injektion einer Calciumlösung (cave: bei digitalisierten Pat. kontraindiziert); **DD:** Epilepsie*, Krämpfe*, psych. Erkrankungen. Vgl. Neugeborenentetanie.

Tetanie, rachito|gene (↑) *f*: (engl.) *rickets-induced tetany*; syn. Spasmophilie; i. R. der Rachitis* auftretende hypokalzämische Tetanie* im Kindesalter, bes. in der spontanen Heilungsphase im Frühjahr (sog. Heilungskrise); **Urs.:** Durch die Frühjahrssonne od. auch durch kleine Dosen von Calciferolen* wird offenbar die Calciumaufnahme des wachsenden Skeletts stärker als die Calciumresorption im Darm stimuliert, wodurch es zu einer Hypokalzämie* kommt. Die r. T. kann aber auch im Anfangsstadium eines Calciferolmangels auftreten, wenn der gegenregulator. sekundäre Hyperparathyroidismus* noch nicht genügend wirksam ist (z. B. bei Säuglingen im 1. Trimenon). Außerdem führt ein schwerer Calciferolmangel durch Überwiegen des Parathormons gelegentl. zu einer Balancestörung des Calcium-Phosphat-Haushalts mit stärkerer Hypokalzämie.

tetani|form (↑; -formis*): tetanoid, tetanusähnlich.

Tetanus (gr. τέτανος Spannung, Krampf) *m*: (engl.) *tetanus*; Wundstarrkrampf; akute schwere Infektionskrankheit, die durch das Toxin von Clostridium* tetani verursacht wird, das meist mit verunreinigter Erde von Gärten u. Feldern in die Wunden u. damit in den Körper gelangt; **Inkub.:** 3–21 Tage, selten mehrere Monate; **Sympt.:** tonischer Krampf zunächst der Kiefer- u. Zungenmuskeln (Trismus, Risus sardonicus; s. Abb.) u. der Nacken-, dann auch der Rücken- (Opisthotonus) u. Bauchmuskeln; zwischendurch schmerzhafte klon. Muskelkrämpfe; seltener ist der Rumpf nach der Seite (Pleurothotonus), nach vorn (Emprosthotonus) od. gerade (Orthotonus) gestreckt. Die Extremitäten bleiben meist unbeteiligt (im Gegensatz zum Strychnintetanus nach Strychninintoxikation, bei dem zwischen den Anfällen auch Trismus u. Nackenstarre aufhören). **Ther.:** Impfprophylaxe

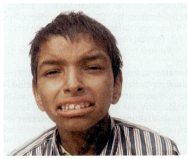

Tetanus: Risus sardonicus [148]

Tetanus

Prophylaxe bei Verletzung nach den Empfehlungen der Ständigen Impfkommission am Robert Koch-Institut (STIKO); Stand: Juli 2009

Anzahl der Vorimpfungen	saubere, geringfügige Wunden		alle anderen Wunden	
	DTaP/Tdap[1]	TIG[2]	DTaP/Tdap[1]	TIG[2]
unbekannt	ja	nein	ja	ja
0–1	ja	nein	ja	ja
2	ja	nein	ja	nein [3]
≥3	nein[4]	nein	nein[5]	nein

[1] Kinder <6 Jahre Kombinationsimpfstoff mit DtaP, ältere Kinder Tdap (d. h. Tetanus-Diphtherie-Impfstoff mit verringertem Diphtherietoxoidgehalt und verringerter azellulärer Pertussis-Komponente); Erwachsene Tdap falls bislang keine Tdap-Impfung im Erwachsenenalter oder falls aktuelle Indikation für Pertussis-Impfung besteht;
[2] Tetanus-Immunglobulin (im Allgemeinen 250 IE; kann auf 500 IE erhöht werden); wird simultan mit DTap/Tdap-Impfstoff angewendet;
[3] ja, wenn die Verletzung länger als 24 Stunden zurückliegt;
[4] ja (eine Dosis), wenn seit der letzten Impfung >10 Jahre vergangen sind;
[5] ja (eine Dosis), wenn seit der letzten Impfung >5 Jahre vergangen sind

bei Verletzung: s. Tab.; chir. Sanierung der Eintrittspforte; Antibiotika zur Bekämpfung von Sekundärinfektion; **Proph.**: aktive Immunisierung mit T.-Toxoid-Adsorbatimpfstoff schon im Kindesalter (Immunschutz für 5–10 Jahre; s. Impfkalender).

Tetanus|bazillus (↑; Bacill-*) *m*: s. Clostridium tetani.

Tetanus neo|natorum (↑) *m*: (engl.) *neonatal tetanus*; Wundstarrkrampf des Neugeborenen, Nabeltetanus; durch Inf. des Nabels mit Clostridium tetani verursachte Form des Tetanus*; **Klin.**: Beginn mit Allgemeinsymptomen wie Unruhe, Trinkunlust, gefolgt von typ. Sympt. des Tetanus; sehr hohe Letalität; ein ausreichender Impfstatus der Mutter schützt das Kind bis zur eigenen Immunisierung. Vgl. Impfkalender.

Tetanus uteri (↑) *m*: s. Wehen.

tethered cord (engl. *to tether* anbinden; *cord* Schnur, Band): tiefstehender Conus medullaris mit gestörter Rückenmarkaszension durch Adhäsion des Filum terminale an der Durawand; **Vork.**: primär bei 20 % aller Pat. mit Meningomyelozele*, z. T. assoziiert mit anderen spinalen Fehlbildungen (Lipom, erweiterter Spinalkanal); sekundär nach Op. einer Meningomyelozele, insbes. inf. Narbenbildung; **Sympt.**: Pes equinovarus, motor. u. sensible Störungen im Bereich der unteren Extremitäten, von Blase u. Rektum; Skoliose; **Diagn.**: Ultraschalldiagnostik, CT mit Myelographie, MRT; **Ther.**: op. Durchtrennung des Filum terminale. Vgl. Dysrhaphiesyndrome.

Tetra-: Wortteil mit der Bedeutung vier; von gr. τετράς.

Tetra|benazin *n*: (engl.) *tetrabenazine*; synthet. Benzylchinolizin-Derivat zur p. o. Anw. **Pharmakokinetik:** Hauptmetabolit Dihydrotetrabenazin (pharmak. aktiv wie T.); Elimination v. a. konjugiert renal; **Wirkungsmechanismus:** selektive reversible Hemmung von VMAT2* u. dadurch Entleerung der Monoaminspeicher (u. a. Dopamin) in präsynapt. neuronalen Vesikeln des ZNS; vgl. Antisympathotonika; **Ind.**: Chorea* Huntington mit Hyperkinese; therapierefraktäre Spätdyskinesie*; **Kontraind.**: u. a. Phäochromozytom, Prolaktinom, Stillzeit, Depression, Monoaminoxidase-Hemmer (einschließl. 2 Wochen nach Absetzen); **UAW:** (meist) Benommenheit, Depression, Sympt. wie bei Parkinson-Syndrom; cave: malignes neuroleptisches Syndrom*.

Tetra|cain (INN) *n*: s. Oberflächenanästhetika; Lokalanästhetika.

Tetra|chlor|ethylen *n*: Perchlorethylen*.

Tetra|chlor|kohlen|stoff: (engl.) *carbon tetrachloride*; Tetrachlormethan; CCl$_4$; farblose brennbare Flüssigkeit (Halogenkohlenwasserstoff) mit chloroformähnl. Geruch, Lösungsmittel mit leber- u. nierentox. Wirkung; LD 20–25 ml p. o.; u. U. kanzerogen (Kategorie 2, Kanzerogene*); MAK*: 0,5 ppm (3,2 mg/m³); BAT*: 70 μg/l Blut (am Ende einer Arbeitsschicht); ADI*: 0,714 μg/kg/d; T.-Intoxikation: ggf. BK Nr. 1302.

Tetra|cos|actid (INN) *n*: (engl.) *tetracosactid*; synthet. ACTH*, das die ersten 24 (von 39) Aminosäuren des physiol. ACTH enthält; **Ind.**: Funktionsdiagnostik der Nebennierenrinde (ACTH*-Stimulationstest), symptomat. Ther. kindlicher Epilepsien (z. B. West*-Syndrom).

Tetra|cyclin (INN) *n*: (engl.) *tetracycline*; Tetracyclin* der 1. Generation zur topischen u. oralen Anwendung.

Tetra|cycline (Tetra-*; Zykl-*) *n pl*: (engl.) *tetracyclines*; Sammelbez. für Breitband*-Antibiotika mit einem Naphthacen-Ringsystem; die Derivate Tetracyclin, Oxytetracyclin u. Chlortetracyclin (T. der 1. Generation), Demeclocyclin (T. der 2. Generation), Minocyclin u. Doxycyclin (T. der 3. Generation) unterscheiden sich in Bezug auf ihre pharmakokinet. Eigenschaften, haben jedoch ein nahezu gleiches Wirkungsspektrum. **Wirkung:** bakteriostat. Wirkung durch Hemmung der Translation in der Proteinbiosynthese*; **Wirkungsspektrum:** rel. breite Wirkung gegen grampositive u. gramnegative Bakt., ferner gegen Chlamydien, Rickettsien, Mykoplasmen, Brucellen, Propionibacterium acnes; **Ind.**: Inf. von Mund, Rachen, Intestinal- (Cholera, Shigellose, Amöbiasis u. a.) u. Urogenitaltrakt (Inf. durch Chlamydien u. a.), ferner der Haut (Acne vulgaris, Lyme-Borreliose) sowie u. a. bei Brucellosen, Leptospirosen, Pest, Rickettsiosen, Melioidose; **Kontraind.**: Schwangerschaft, Stillzeit, Alter <8 Jahre, Leberschaden, Niereninsuffizienz; **UAW:** gastrointestinale Störungen, Photodermatosen, sehr selten intrakranielle Drucksteigerung, allerg. Reaktionen; bei Kindern: selten Zahnverfärbung, Störungen der Zahnbildung, Knochenwachstumsverzögerung; **cave:** keine Komb. mit potentiell lebertox. Arzneimitteln.

Tetraden (gr. τετράς Vierzahl) *f pl*: (engl.) *tetrades*; die vor der 1. Reifeteilung der Meiose* in je 2 Schwesterchromatiden längs gespaltenen, nebeneinander liegenden homologen Chromosomen.

Tetra|ethyl|ammonium *n*: (engl.) *tetraethylammonium*; Abk. TEA; quartäre Ammoniumbase; ganglienblockierende Substanz (s. Ganglien-Blocker); **Wirkung:** führt (nur experimentell) u. a. zu Blutdrucksenkung, Verbesserung der peripheren Durchblutung, Atonie von Darm u. Harnblase, Mydriasis.

Tetra|hydro|bio|pterin *n*: (engl.) *tetrahydrobiopterin*; Abk. BH$_4$; 4-fach hydriertes Biopterin; Redoxcofaktor bei der Hydroxylierung aromatischer Aminosäuren*; s. Tetrahydrobiopterin-Mangel.

Tetra|hydro|bi|opterin-Mangel: (engl.) *tetrahydrobiopterin deficiency*; Sammelbez. für mehrere Störungen der Tetrahydrobiopterin*-Synthese mit Anstieg der Phenylalanin-Konzentration im Blut u. Mangel an Neurotransmittern (Dopamin, Noradrenalin, Serotonin); **Einteilung: 1.** T.-M. mit Phenylalaninvermehrung: **a)** arGTPCH-Mangel: autosomal-rezessiv erbl. Guanosintriphosphat-Cyclohydrolase-Mangel; **b)** PTPS-Mangel: 6-Pyruvoyl-Tetrahydropterin-Synthase (Phenylketonurie Typ III, Dihydrobiopterinsynthetase-Mangel); **c)** SR/CR/AR-Mangel: Sepiapterin-Reduktase/Carbonyl-Reduktase/Aldose-Reduktase; **d)** PCD-Mangel: Pterin-4α-Carbinolamine-Dehydratase; **e)** DHPR-Mangel: Dihydropteridin-Reduktase (sog. maligne Phenylketonurie, Phenylketonurie Typ II); **2.** T.-M. ohne Phenylalaninvermehrung: **a)** DRD-Mangel: Dopa-sensible Dystonie; **b)** adGTPCH-Mangel: autosomal-dominat erbl. Guanosintriphosphat-

Cyclohydrolase-Mangel; **c)** SR-Mangel: Sepiapterin-Reduktase-Mangel; **Sympt.:** entsprechen denen bei Phenylketonurie* mit zusätzl. neurol. Ausfällen (z. B. Schluckstörungen, Choreoathetose); **Diagn.:** erhöhte Konz. von Phenylalanin im Neugeborenen*-Screening erfassbar (Tandem*-Massenspektrometrie), dd Abgrenzung zur Phenylketonurie durch Bestimmung der Phenylalanin-Konzentration nach Tetrahydrobiopterin-Gabe u. Bestimmung der Pteridine im Urin; **Ther.:** Substitution von Tetrahydrobiopterin u. Neurotransmittern (DOPA), evtl. phenylalaninarme Diät.

Tetra|hydro|cannabinole *n pl*: (engl.) *tetrahydrocannabinols*; Abk. THC; $C_{21}H_{30}O_2$; farblose halluzinogene, zu den Cannabinoiden* gehörende Öle aus Indischem Hanf*; von Bedeutung ist v. a. das psychogen wirkende Δ^9-Tetrahydrocannabinol. Vgl. Haschisch.

Tetra|hydro|fol|säure *f*: (engl.) *tetrahydrofolic acid*; Abk. FH4; biol. aktive Form der Folsäure*.

Tetra|iod|thyronin *n*: s. Schilddrüsenhormone.

Tetra|logie (Tetra-*; -log*) *f*: s. Fallot-Tetralogie.

Tetra|methyl|thiuram|di|sulfid *n*: s. TMTD.

Tetra|odon|toxin *n*: Tetrodotoxin*.

Tetra|para|lyse (Tetra-*; par-*; Lys-*) *f*: Tetraplegie*.

Tetra|parese (↑; Parese*) *f*: (engl.) *tetraparesis*; inkomplette Lähmung* aller 4 Extremitäten, z. B. bei Querschnittläsion*.

Tetra|plegie (↑; -plegie*) *f*: (engl.) *tetraplegia*; Tetraparalyse; komplette Lähmung* aller 4 Extremitäten, z. B. bei Querschnittläsion*.

Tetra|ploidie (↑; -ploid*) *f*: s. Ploidiegrad.

Tetra|somie 12p (↑; Soma*) *f*: (engl.) *tetrasomy 12p*; syn. Pallister-Teschler-Nicola-Killian-Syndrom; Chromosomenaberration mit überzähligem Isochromosom* des kurzen Arms von Chromosom 12 als Mosaik; nur in Fibroblasten nachweisbar; **Sympt.:** schwere geistige Retardierung, Epilepsie, faziale Dysmorphie mit betonter Stirn, kutane Pigmentanomalien, urogenitale Fehlbildungen, Brachymelie.

Tetra|vakzine (↑; Vacci-*) *n pl*: (engl.) *tetravaccine*; Kombinationsimpfstoff gegen Cholera*, Typhus* abdominalis, Paratyphus* B u. C bzw. A u. B. Vgl. Schutzimpfung.

Tetra|zepam (INN) *n*: (engl.) *tetrazepam*; Muskelrelaxans; Benzodiazepin*; **Ind.:** v. a. als zentrales Muskelrelaxans.

Tetrele (Tetra-*) *n pl*: (engl.) *tetrels*; Gruppenbez. für die Elemente Kohlenstoff, Silicium, Germanium, Zinn u. Blei (Kohlenstoffgruppe, IV. Hauptgruppe des Periodensystems* der Elemente).

Tetr|odo|toxin *n*: (engl.) *tetrodotoxine*; syn. Tetraodontoxin; Toxin des japan. Puffer- od. Kugelfischs (Sphaeroides rubripes), Vork. auch in der Haut u. den Eiern kaliforn. Molche (Taricha torosa); **Wirkung:** blockiert selektiv die spannungsabhängigen Natriumtransport durch die Nervenzellmembran u. führt bei Intoxikation v. a. zu motor. u. sensiblen Lähmungen; LD ca. 10 μg/kg Körpergewicht; spezif. Ther. der Intoxikation nicht bekannt.

Tetrosen *f pl*: (engl.) *tetroses*; Monosaccharide* mit 4 C-Atomen; z. B. Threose, Erythrose (Aldose) u. Erythrulose (Ketose).

Tetry|zolin (INN) *n*: (engl.) *tetryzoline*; Alphasympathomimetikum*; **Ind.:** als lokaler Vasokonstriktor (Augen- u. Nasentropfen).

Teufels|kralle, süd|afrikanische: (engl.) *South African devil's claw*; Harpagophytum procumbens; Pflanze aus der Fam. der Sesamgewächse, deren Speicherwurzel (Harpagophyti radix) Harpagosid u. a. Bitterstoffe mit appetitanregender, choleretischer, antiphlogistischer u. schwach analgetischer Wirkung enthält; **Verw.:** bei Appetitlosigkeit u. dyspept. Beschwerden; als unterstützende Ther. degenerativer Erkr. des Bewegungsapparats; **Kontraind.:** gastroduodenales Ulkus*.

Teutschländer-Krankheit (Otto T., Pathol., Heidelberg, 1874–1950): Lipokalzinogranulomatose*.

TEWL: Abk. für (engl.) *transepidermal water loss*; s. Wasserverlust, transepidermaler.

Textus (lat.) *m*: Gewebe*.

Tf: Abk. für Transferrin*.

TF: 1. Abk. für Transkriptionsfaktoren*; 2. Abk. für engl. tissue factor; s. Gewebefaktor.

TFG: Abk. für Transfusionsgesetz*.

TFPI: Abk. für (engl.) *tissue factor pathway inhibitor*; in Endothelzellen synthetisiertes Plasmaprotein (M_r 40–60 kDa, 60–180 μg/l), an die Endotheloberfläche gebunden; wichtiger Inhibitor der Blutgerinnung; bildet mit den Gerinnungsfaktoren TF, VIIa u. Xa einen quarternären inaktiven Komplex; erhöhte TFPI-Plasmakonzentrationen nach Heparin-Injektion. **Nachw.:** ELISA*.

TfR-F-In|dex (Index*) *m*: Quotient aus der Serumkonzentration des löslichen Transferrin*-Rezeptor (Abk. TfR) u. dem Logarithmus der Konz. von Ferritin*; erhöht bei Eisenmangel.

Tf-System *n*: Kurzbez. für Transferrin-System; (engl.) *transferrin system*; autosomal-kodominant erbl. Serumgruppe des Serumproteins Transferrin* inf. eines genet. Polymorphismus* mit versch. phänotyp. Molekülvarianten, die sich durch jeweils eine einzelne Aminosäure unterscheiden (in Mitteleuropa Haupttyp Tf C mit mehreren Subtypen); als Merkmal v. a. für anthrop. Untersuchungen; für die Abstammungsbegutachtung nur bei Differenzierung von Subtypen geeignet. Vgl. Serumgruppen.

TGA: 1. (kardiol.) Abk. für Transposition* der großen Arterien; 2. (neurol.) Abk. für transiente globale Amnesie*.

TG-AK: Abk. für Thyreoglobulin-Antikörper; s. Schilddrüsenantikörper.

TGF: Abk. für (engl.) *transforming growth factor*; zu den Zytokinen zählender Wachstumsfaktor*; **Formen:** 1. **TGF-α:** Mitglied der EGF*-Superfamilie; wird v. a. von Makrophagen, Keratinozyten u. auch in Tumorzellen sezerniert; stimuliert Zellproliferation u. Neovaskularisierung; 2. **TGF-β-Superfamilie:** umfasst mehr als 23 Genotypen/Genprodukte, die sich auf 4 Unterfamilien aufteilen: **a)** TGF-β-Subfamilie (TGF-β1, TGF-β2 TGF-β3): TGFβ modulieren Zellwachstum u.- phänotyp sowie Immunantwort; verstärken Bindegewebeneubildung u. Wachstum neoplast. Zellen; **b)** Activin/Inhibin-Subfamilie; **c)** Decapentaplegic-Vg-related (DVR)Subfamilie; **d)** ca. sog. 20 bone morphogenic proteins (Abk. BMP): Faktoren für das Knochenwachstum, induzieren u. a. die Knochen-

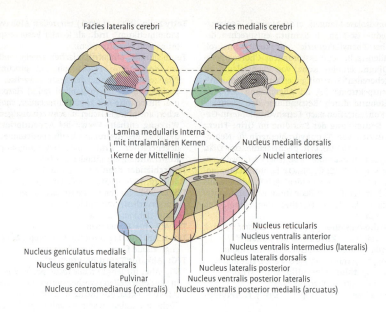

Thalamus: Schema der wichtigsten Kerne u. ihrer Projektion auf die Großhirnrinde; gestrichelte Linie: Anteile des Nucleus reticularis. Nicht dargestellt sind die Projektionen des Nucleus centromedianus, der intralaminären Kerne u. des Nucleus reticularis.

bildung (BMP3), Knorpelentwicklung (BMP5), Osteoblasten-Differenzierung (BMP2, BMP7) u. Neurogenese; Nachw. einer Überexpression z. B. bei Marfan-Syndrom, Hodgkin-Lymphom, Glioblastom, T-Zell-Leukämie, AIDS, chron. Polyarthritis, progressiver systemischer Sklerose. **Wirkung:** TGF-α bindet an den EGF-Rezeptor (Tyrosinkinase*-Rezeptor); TGF-β-Rezeptor ist ein Heterodimer aus 2 transmembranären Serin/Threonin-Kinasen, nach Ligandenbindung wird SMAD (mammalisches Homolog der Drosophila Mad u. C. elegans Sma-Proteine) phosphoryliert, nach Dimerisierung mit einem weiteren SMAD agiert der Komplex (SMAD/coSMAD) im Zellkern als Transkriptionsfaktor*.
Th: chem. Symbol für Thorium*.
Th n: Abk. für thorakales spinales Segment* (Th 1– Th 12).
Thalam|en|cephalon (gr. θάλαμος Kammer; Enkephal-*) *n:* (engl.) *thalamencephalon;* Teil des Diencephalons*, in dem Thalamus, Sub-, Epi- u. Metathalamus gemeinsam dem Hypothalamus gegenüberstehen.
Thalamo|tomie (↑; -tom*) *f:* (engl.) *thalamotomy;* selten durchgeführte stereotaktische Operation* mit Elektro- od. Thermokoagulation von Kerngebieten des Thalamus*; **Ind.:** anders nicht beeinflussbare Schmerzen, v. a. Anaesthesia dolorosa, Zoster-Neuralgie, Phantomschmerzen, komplexe regionale Schmerzsyndrome, Tumorschmerzen; **Kompl.:** Schädigung der Pyramidenbahn, Dysästhesie, Ataxie, Apathie; daher Thalamusausschaltung heute funkt. durch nichtdestruierende Verf. (s. Tiefenhirnstimulation).

Thalamus (↑) *m:* (engl.) *thalamus;* Sehhügel, früher Th. opticus; größte graue Kernmasse des Diencephalons*, durch Marklamellen in vordere, mediale u. laterale Kerngruppen unterteilbar; **Anat.:** ventral Hypothalamus, lateral Capsula interna; die mediale Thalamusfläche bildet den oberen Teil der Seitenwand des 3. Ventrikels, die dorsale Fläche (Pulvinar) liegt frei; hier schließt sich der Metathalamus mit den Corpora geniculata an. **Funktion:** steht durch entspr. Fasersysteme mit anderen Teilen des ZNS, v. a. Großhirnrinde (s. Abb.), extrapyramidalem System, Kleinhirn u. Rückenmark, in Verbindung, dient als Umschaltstation für Teile der Sehbahn* u. Hörbahn*; zentrale subkortikale Sammel- u. Umschaltstelle für fast alle der Großhirnrinde zufließenden sensibel-sensor. Erregungen aus Umwelt u. Innenwelt u. ein wichtiges selbständiges Koordinationszentrum, in dem die exterozeptiven (Berührungs-, Schmerz-, Temperatur-)Empfindungen eine somatotop. Gliederung in spezif. Kernen aufweisen. Die propriozeptiven (Geschmacks-, Eingeweide-, Gleichgewichts-)Empfindungen werden in nichtspezif. Thalamuskernen miteinander verknüpft u. können so affektbetont erscheinen (Lust, Unlust). In Verbindung mit dem extrapyramidalen System* ist der Th. außerdem am Zustandekommen von Ausdrucksbewegungen od. Psychoreflexen beteiligt, die als motorische Reaktionen (Abwehr-, Fluchtreflexe u. Schmerzäußerungen) bei schmerzhaften od. affektbetonten Impulsen auftreten. **Klin. Bedeutung:** s. Thalamussyndrom, Tiefenhirnstimulation, Thalamotomie.

Thalamus|hand (↑): (engl.) *thalamic hand*; Haltungsanomalie der Hand mit Pronation des Unterarms, Beugung der Hand u. der Finger im Grundgelenk, Streckung der Finger in den übrigen Gelenken bei unwillkürl. Bewegungsunruhe inf. Herabsetzung der Tiefensensibilität; **Urs.**: Thalamussyndrom*.

Thalamus|syn|drom (↑) *n*: (engl.) *thalamic syndrome*; Krankheitsbild bei Schädigung des Thalamus*; **Urs.**: v. a. ischämischer Schlaganfall* u. intrazerebrale Blutung*, seltener Hirntumoren* (Astrozytom, Oligodendrogliom); **Sympt.**: heftige, auf Analgetika nicht ansprechende Schmerzen in der kontralateralen Körperhälfte mit Sensibilitätsstörungen* (Hemianaesthesia dolorosa), Hyperkinesen, Hemiparese, evtl. Thalamushand* u. Hemianopsie.

Thalass|ämie (↑; ↑) *f*: (engl.) *thalassemia*; sog. Mittelmeeranämie; autosomal-rezessiv erbl. Störung der Hämoglobinsynthese mit resultierender hämolytischer Anämie*; **Vork.**: bes. verbreitet bei der Bevölkerung des Mittelmeerraums, in Vorder- u. Südostasien, auch in Komb. mit versch. Hämoglobinopathien* (HbS, HbC, HbE u. a.); **Path.**: quant. Störung der Globinsynthese, wobei Alpha- od. die Betakette in ungenügender Menge produziert wird; am häufigsten ist die Betakette betroffen (Betathalassämie), in der Hämoglobinelektrophorese tritt eine Verminderung von HbA ($\alpha_2\beta_2$), eine Vermehrung von HbF ($\alpha_2\gamma_2$) u. ein variabler Anteil von HbA$_2$ ($\alpha_2\delta_2$) auf; **Formen**: 1. Thalassaemia major (syn. Cooley-Anämie): schwerer Verlauf mit ineffektiver Erythrozytopoese u. gesteigertem Erythrozytenabbau bei homozygoten Merkmalträgern; **Klin.**: chron. hämolyt. Anämie, Hepatosplenomegalie, Bürstenschädel u. Wachstumsverzögerung; im Blutausstrich Anisozytose, Hypochromie u. basophile Punktierung der Erythrozyten, Retikulozytose, Targetzellen* u. Normoblasten; in der Hämoglobinelektrophorese nahezu ausschließl. HbF bei fast völligem Fehlen von HbA; 2. Thalassaemia minor (syn. Rietti-Greppi-Micheli-Syndrom): milder Verlauf bei heterozygoten Merkmalträgern; **Klin.**: gesteigerte Hämolyse mit meist asymptomat., leichter hypochrom-mikrozytärer Anämie mit Targetzellen*, geringe Splenomegalie; in der Hämoglobinelektrophorese gesteigerter HbA$_2$-Anteil (>3,5 %); **Ther.**: bei Thalassaemia minor meist nicht erforderl., bei Thalassaemia major möglichst frühzeitig allogene Stammzelltransplantation* von HLA-ident. Geschwistern od. Fremdspendern; Chelatbildner, z. B. Deferoxamin*, Deferasirox, Deferipron als Pharmakotherapie der Eisenüberladung (Hämosiderose); bei steigendem Transfusionsbedarf evtl. Splenektomie; **Progn.**: nach Knochenmarktransplantation deutl. Besserung bei ca. 90 %; bes. bei Betathalassämie multiple Insuffizienz endokriner Organe (verzögerte Pubertät, Diabetes mellitus) u. Tod inf. Organsiderose (Herz) im frühen Erwachsenenalter.

Thalasso|therapie (↑) *f*: (engl.) *thalossotherapy*; kurgemäße Nutzung der den Meeresküsten eigenen Reizfaktoren: Klima (Strahlung, Aerosol), Bäder (Sole, Brandung) u. Allergenfreiheit; vgl. Balneotherapie.

Thali|domid (INN) *n*: (engl.) *thalidomide*; Glutaminsäurederivat (Alpha-Phthalimidoglutarimid) zur Anw. p. o.; **Wirkung**: entzündungshemmend, immunmodulator., antiangiogenet. (s. Angiogenese-Hemmer), zentral dämpfend (hypnot.; frühere Anw. als Schlafmittel; s. Thalidomid-Embryopathie); bei multiplem Myelom Apoptose klonaler Plasmazellen; **Ind.**: (in Komb. mit Melphalan* u. Prednison*) unbehandeltes multiples Myelom* (sog. First-line-Therapie) bei Lebensalter ≥65 Jahre u. kontraindizierter hochdosierter Zytostatika-Therapie; therap. Anw. i. R. eines individuellen Heilversuchs* u. a. bei Lepra* (Leprareaktion Typ 2) od. (rezidiviertem) Glioblastom; in Einzelfällen bei myelodysplastischem Syndrom*; **Kontraind.**: Schwangerschaft, gebärfähige Frauen ohne Kontrazeption (einschließl. 4 Wochen vor u. nach Ther.), fehlende Einhaltung definierter Anforderungen zur Schwangerschaftsprävention (männl. u. weibl. Pat.); vorbestehende Neuropathie, Thrombose od. Embolie; **UAW**: hochgradig teratogen; u. a. Obstipation, periphere Ödeme, neurol. (Somnolenz, periphere Neuropathie, Tremor, Parästhesie u. a.), Blutbildveränderungen (z. B. Neutropenie, Leukopenie, Anämie), Thromboembolie, Hautreaktion, Bradykardie, Synkope, Sinusknotenstillstand*; **Hinweis**: In den EU-Staaten seit 2008 zugelassen; in Deutschland erfolgt die Abgabe seit 2009 durch das sog. T-Rezept zur Verschreibung teratogener Arzneimittel durch Ärzte mit ausreichender Sachkenntnis u. unter Beachtung der erforderl. Sicherheitsmaßnahmen u. ggf. erforderlichem Schwangerschafts-Präventionsprogramm.

Thali|domid-Embryo|pathie (Embryo-*; -pathie*) *f*: (engl.) *thalidomide embryopathy*; syn. Wiedemann-Dysmeliesyndrom, Wiedemann-Lenz-Syndrom, Contergan-Syndrom; embryopathisches Fehlbildungssyndrom mit schweren Extremitätenanomalien nach Einnahme von Thalidomid* in der Frühschwangerschaft; **Path.**: teratogene Wirkung von Thalidomid in der 4.–6. Embryonalwoche insbes. auf die Extremitätenknospen; führt durch Transkriptionsstörung der für die Angiogenese zuständigen Gene zur Embryopathie; Entdeckung des antiangiogenet. Wirkungsmechanismus führte zur klin. Prüfung von Thalidomid als Angiogenese-Hemmer in der Ther. maligner Erkr. (z. B. multiples Myelom). **Sympt.**: Dysmelie* insbes. im Bereich der oberen Extremitäten unterschiedl. Lokalisation u. Ausprägung (isolierte minimale Hypoplasie bis Amelie); Fehlbildungen im Kopfbereich: Dysotie bis Anotie* (häufig mit Taubheit), Mikrophthalmie*, Kolobom, multiple Hirnnervenstörungen (III., IV., VI., VII.); Naevus* flammeus im Mittelgesicht; Fehlbildungen innerer Organe; geistige Entwicklung i. d. R. unbeeinträchtigt. **Progn.**: hohe Letalität in der frühen Kindheit. Vgl. Roberts-Syndrom.

Thallium (gr. θάλλειν blühen) *n*: (engl.) *thallium*; chem. Element, Symbol Tl, OZ 81, rel. Atommasse 204,37; zur Borgruppe gehörendes 1- u. 3-wertiges Metall; **Verw.**: (nuklearmed.) ^{201}Thallium (HWZ 73 Std.; s. Radionuklide) als Thalliumchlorid u. a. in der Myokardszintigraphie* u. Nebenschilddrüsenszintigraphie*.

Thallium|in|toxikation (↑; Intoxikation*) *f*: (engl.) *thallium poisoning*; Intoxikation durch meist perorale Aufnahme von thalliumhaltigem Staub (selten gewerbl. Th. in der opt. u. pyrotechn. Industrie) od. früher Rattengift (mit Thalliumsulfat); Thallium* wirkt als Enzymgift durch Bindung an SH-Gruppen; **Sympt.: 1.** akut Diarrhö, Erbrechen, Nierenschädigung, Blutdruckanstieg, aufsteigende Polyneuropathie, Insomnie, Lähmungen, nach ca. 2 Wo. vollständiger Haarausfall, Mees-Streifen (Leukonychie*); **2.** bei **chron.** Exposition Inappetenz, Gewichtsabnahme, Stomatitis*, Gastritis, Sehstörungen; **Diagn.:** Nachw. von Thallium in Urin, Haaren u. Nägeln mit Atomabsorptionsspektrometrie; **Ther.:** bei akuter Th. Berliner* Blau; im Frühstadium forcierte Diurese; Hämodialyse* nach potentiell letalen Dosen. BK Nr. 1106.

THAM: Abk. für **T**ris-**h**ydroxymethyl-**a**mino**m**ethan; Tris*-Puffer.

Thanato|logie (gr. θάνατος Tod; -log*) *f*: (engl.) *thanatology*; Wissenschaft von den Ursachen u. Umständen des Todes.

Thayer-Martin-Medium (William S. Th., amerikan. Arzt, 1864–1932) *n*: Elektivnährboden; Schokoladenagar mit Zusatz von Antibiotika u. Antimykotika, die das Wachstum anderer Bakt. als Neisseria* gonorrhoeae u. Neisseria* meningitidis hemmen; bes. geeignet zur Anzucht von Gonokokken.

THC: Abk. für **T**etra**h**ydro**c**annabinole*.

Thebain *n*: (engl.) *thebaine*; Hauptalkaloid in Papaver bracteatum (Armenischer Mohn); Paramorphin; Opiumalkaloid ohne analget. Wirkung; Krampfgift*.

Thebesius-Klappe (Adam Ch. Th., Anat., Hirschberg, 1686–1732): (engl.) *Thebesian valve*; Valvula sinus coronarii.

Thebesius-Venen (↑) *f pl*: s. Venae cardiacae minimae.

Theca folliculi (gr. θήκη Behälter, Kiste; Follicul-*) *f*: (engl.) *follicular theca*; Bindegewebe, welches das Follikelepithel der Sekundärfollikel umgibt; beim reifen Follikel (s. Follikelreifung) unterteilt in innere, zellreiche, östrogenproduzierende Schicht (Theca interna) u. äußere, in das Ovarialstroma übergehende, fibröse Schicht (Theca externa).

Thein *n*: s. Coffein.

Theka|zellen (gr. θήκη Behälter, Kiste; Zelle*): (engl.) *theca cells*; Zellen der Theca* folliculi.

Theka|zell|tumor (↑; ↑; Tumor*) *m*: (engl.) *theca cell tumor*, syn. Thekom; seltener, östrogenbildender, häufig sehr großer Keimstrangtumor des Ovars; **Histol.:** Proliferation oft lipoidreicher Thekazellen u. Fibroblasten (bei Überwiegen der Fibroblasten Thekofibrom, bei Komb. mit proliferierten Granulosazellen Granulosa-T.); selten maligne Entartung; **Vork.:** überwiegend in der Postmenopause* (>80% der T.), nie vor der Pubertät; **Klin.:** inf. gesteigerter Östrogenstimulation häufig postmenopausalee Blutungsstörungen, in 20% der T. zu einem Korpuskarzinom*. **DD:** Hyperthecosis* ovarii. Vgl. Ovarialtumoren; Granulosazelltumor; Luteom.

Thek|odontie (↑; Odont-*) *f*: (engl.) *thecodontia*; Zahnbefestigung durch Verankerung der Zahnwurzeln in den Alveolen mit Sharpey*-Fasern; **Vork.:** bei Krokodilen u. Säugetieren (einschließl. des Menschen).

Theko|matose (↑; -om*; -osis*) *f*: Hyperthecosis* ovarii.

Thel|algie (gr. θηλή Brustwarze; -algie*) *f*: (engl.) *thelalgia*; Schmerzen in der Brustwarze.

Thel|arche (↑; gr. ἀρχή Beginn) *f*: (engl.) *thelarche*; Entwicklung der weibl. Brustknospen um das 11. Lj. in der Pubertät* unter zunehmender Östrogeneinwirkung; vgl. Pubarche; Menarche; Tanner-Stadien.

T-Helfer|zellen (Zelle*): (engl.) *helper cells*; Kurzbez. TH-Zellen, T-Helfer-Lymphozyten; CD4$^+$-T-Zellen; Subklasse der T*-Lymphozyten, die durch das spezif. Oberflächenantigen CD4 (59-kD-Glykoprotein, Rezeptor für HLA-Glykoproteine der Klasse II auf Antigen-präsentierenden Zellen*) charakterisiert sind u. als Vorläuferzellen (TH0-Zellen) entstehen (s. Abb.); **Einteilung: 1.** TH1-Zellen entstehen aus TH0-Zellen unter Einwirkung von IL-12 stimulierter Makrophagen*, führen zur zellvermittelten Immunität (Sekretion von IFN-γ u. IL-2); **2.** TH2-Zellen entstehen aus TH0-Zellen unter Einwirkung von IL-4, führen durch Stimulation von B*-Lymphozyten zur humoralen Immunität (Antikörperbildung) u. bilden IL-10, das die Entw. von TH1-Zellen hemmt. Für die Regulation bzw. Modulation der Immunantwort sind CD4$^+$ regulator. T*-Lymphozyten wichtig. **Referenzwert:** ca. 500–1200/μl; unterhalb von 250/μl gehäuftes Auftreten von Erkr. an opportunist. Err. (z. B. Pneumocystis-Pneumonie). Verringerungen der Anzahl von H. können i. R. von Immundefekten* (z. B. HIV*-Erkrankung) auftreten.

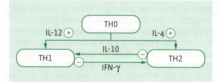

T-Helferzellen: TH1/TH2-Gleichgewicht

Thelor|rhagie (↑; gr. ῥαγάς Riss) *f*: s. Mamma, blutende.

Thenar (gr. θέναρ Handfläche) *n*: Daumenballen.

Thenar|a|trophie (↑; Atrophie*) *f*: (engl.) *thenar atrophy*; Daumenballenatrophie; s. Abductor-opponens-Atrophie, Affenhand, Karpaltunnelsyndrom.

Theo|bromin *n*: (engl.) *theobromine*; 3,7-Dimethylxanthin; Purinderivat; coffeinähnl. Alkaloid* der Kakaobohne (Theobroma cacao), wirkt diuretisch, positiv inotrop; vgl. Theophyllin.

Theo|drenalin (INN) *n*: (engl.) *theodrenaline*; direkt wirkendes Sympathomimetikum* zur therap. Anw. (parenteral) als Antihypotensivum (in fixer Komb. mit Cafedrin) mit schnellem Wirkungseintritt; **Wirkung:** Blutdruckanstieg v. a. durch Erhöhung des Schlagvolumens* (Beta-Rezeptoren); **Ind.:** art. Hypotonie*, z. B. bei neurogenem Schock* od. i. R. der Spinalanästhesie*.

Theo|phyllin *n*: (engl.) *theophylline*; Purinalkaloid* (1,3-Dimethylxanthin); nichtselektiver Phosphodiesterase*-Hemmer; Adenosin-Rezeptor-Antagonist; **Vork.:** im Tee in geringer Menge; **Wirkung:** positiv inotrop u. diuretisch, Relaxation der glatten Muskulatur (Vasodilatation, Bronchodilatation), Senkung des pulmonalen Gefäßwiderstands, Steigerung des Atemantriebs, Stimulation der mukoziliären Klärfunktion, Hemmung der Freisetzung von Mediatoren*; **Ind.:** chron. obstruktive Atemwegerkrankungen*.

Theo|phyllin-Ethyl̲e̲n|di|amin n: (engl.) *theophylline ethylendiamine*; syn. Aminophyllin; Additionsverbindung von Theophyllin* mit Ethylendiamin (2:1) zur kurzfristigen antiobstruktiven Therapie* bei obstruktiven Atemwegerkrankungen*.

Theo|phyllin|in|toxikation (Intoxikation*) f: (engl.) *theophylline poisoning*; Intoxikation mit Theophyllin*; **Sympt./Klin.:** 1. akute Th. (Plasmakonzentration >50 mg/l) mit Erbrechen, Zittern, Tachykardie, Unruhezuständen; vital bedrohl. bei Hypotonie, ventrikulärer Arrhythmie, Krämpfen; selten Rhabdomyolyse; 2. chron. Th. (Plasmakonzentration >40 mg/l) mit v. a. Tachykardie u. Krämpfen; **Ther.:** Intensivüberwachung; bei Tachykardie Beta-Rezeptoren-Blocker (z. B. Propranolol); bei Krämpfen Benzodiazepine od. Barbiturate; bei Therapieresistenz od. Plasmakonzentration >100 mg/l evtl. Hämoperfusion; bei Hypotonie Volumenersatz, ggf. Noradrenalin.

Theo|phyllin-Natrium|glycinat n: (engl.) *theophylline sodium glycinate*; Gemisch von Theophyllin-Natrium u. Glycin zur Akuttherapie (i. v.) bei obstruktiver Atemwegerkrankung*.

Therapeutic Intervention Scoring System: s. TISS.

therape̲u̲tisch (Therapie*): (engl.) *therapeutic*; die Behandlung betreffend, Behandlungs-.

Therapie (gr. θεραπεία Pflege, Heilung) f: (engl.) *therapy*; Behandlung von Krankheiten, Heilverfahren; umfasst alle med. Maßnahmen (z. B. allg. Th., Pharmakotherapie, chir. Th., Physiotherapie, Psychotherapie), die geeignet sind, Symptome zu lindern u./od. Krankheiten zu heilen.

Therapie, aktivi̲e̲rende (↑) f: (engl.) *activating therapy*; in der physik. Therapie* u. der Naturheilkunde* Bez. für eine anregende körperl. Behandlung (z. B. Bewegungstherapie) mit psych. u. sozialen Wirkungen, die Möglichkeit zur Eigenbehandlung u. Förderung der Persönlichkeit des Pat. bietet.

Therapie, anti|horm̲o̲nale (↑) f: (engl.) *contrahormonal therapy*; paradoxe Hormontherapie; Behandlung von Frauen mit Androgenen* od. Antiöstrogenen* bzw. von Männern mit Östrogenen*, Gestagenen* od. Antiandrogenen*; **Ind.:** 1. (meist) als zusätzl. od. palliative Ther. bei hormonsensiblen malignen Tumoren (Wachstumshemmung von Sexualhormon*-rezeptorpositiven Tumoren, z. B. Mamma- od. Prostatakarzinom einschließl. Metastasen, durch Antiöstrogene* bzw. Antiandrogene*; vgl. Zytostatika); 2. Transsexualität*; 3. sog. hormonale Kastration von Straftätern. Vgl. Hormon-Rezeptoren.

Therapie, anti|obstrukt̲i̲ve (↑) f: (engl.) *anti-obstructive therapy*; Behandlung einer reversiblen Bronchialobstruktion bei obstruktiver Atemwegerkrankung*, Glottisödem, Pseudokrupp; **Wirkstoffe:** beta-2-selektive Betasympathomimetika*, Parasympatholytika*, Leukotrien-Rezeptor-Antagonist (Montelukast*), Phosphodiesterase*-Hemmer (Theophyllin*), Glukokortikoide*, Cromoglicinsäure*, Adrenalin* (inhalativ).

Therapie, kognit̲i̲ve (↑) f: (engl.) *cognitive therapy*; syn. kognitive Psychotherapie; Sammelbez. für Verf., die den Einfluss der Wahrnehmung auf das emotionale Befinden u. Verhalten betonen; psych. Probleme begünstigende Gedanken, Erwartungen, Wahrnehmungsstile, Vor- u. Einstellungen, Überzeugungen sollen verändert u. neue, der Realität angemessene Gedanken, Einstellungen u. Selbstverbalisationen erarbeitet werden. **Formen:** u. a. kognitive Verhaltenstherapie nach Beck, rational-emotive Verhaltenstherapie nach Ellis, Selbstinstruktionstraining nach Meichenbaum; **Ind.:** Depression, Ess-, Persönlichkeits- u. Angststörung. Vgl. Verhaltenstherapie.

Therapi̲e̲, manipulat̲i̲ve f: Chirotherapie*.

Therapi̲e̲, manu̲e̲lle (↑) f: (engl.) *manual therapy*; Meth. zur Diagnostik u. Therapie funktioneller Störungen des Bewegungssystems mit Akzentuierung artikulärer Dysfunktionen u. sekundärer reflektorisch vermittelter Störungen an anderen Organen; **Ind.:** z. B. Hypo- u. Hypermobilität von Gelenken, Bewegung einschränkende Dysfunktion der gelenkumgebenden Strukturen (Kapsel, Bänder, Muskeln, neurale Strukturen) u. damit verbundene Schmerzen. Vgl. Physiotherapie.

Therapi̲e̲, palliat̲i̲ve (↑) f: (engl.) *palliative therapy*; Ther. insbes. einer Tumorkrankheit ohne den Anspruch, die Erkr. zu heilen; aus der Linderung u. Besserung tumorbedingter Sympt. kann ein erhebl. Zuwachs an Lebensqualität u. -dauer resultieren. Vgl. Palliativmedizin; Palliativoperation; Schmerztherapie.

Therapi̲e̲, peri|radiku̲l̲äre (↑) f: (engl.) *periradicular therapy*; Abk. PRT; früher Wurzelblockade; Verf. zur Schmerztherapie* an der Wirbelsäule*; **Prinzip:** CT*- od. röntgengesteuerte periradikuläre Infiltration um die Nervenwurzel im Nervenwurzelkanal (Foramen intervertebrale) mit Lokalanästhetika* u. evtl. Glukokortikoiden*; s. Wirbelsäule (Abb. 2 dort), s. Spinalnerven (Abb. dort); **Wirkung:** temporär partieller Nervenwurzelausfall (motor. Schwäche, Hypästhesie) für einige Std.; **Ind.:** radikuläre Schmerzen, bei Bandscheibenvorfall*, auch dazu zur präoperativen Lok. der betroffenen Höhe bzw. Bestätigung der Operationsindikation; **Kompl.:** Infektion od. Nervenwurzelschaden (z. B. bei direkter Injektion in die Wurzel).

Therapi̲e̲, photo|dyn̲a̲mische (↑) f: (engl.) *photodynamic therapy*; Abk. PDT; die Belichtung eines in ein Gewebe (meist Tumor) injizierten od. selektiv angereicherten Photosensibilisators (Porphyrine* od. deren Vorläuferprotein Deltaaminolävulinsäure) im sichtbaren Wellenlängenbereich von 500–800 nm führt zur Bildung von angeregtem Singulett-Sauerstoff u. damit selektiven Zellzerstörung (oxidativ) u. a. durch Induktion von Apoptose* u. Nekrose*; **Ind.:** meist onkolog. (solide Tumoren), auch ophth. (exsudative Form der altersabhängigen Makuladegeneration* u. ggf. bei Myopie u. Membranbildung bei postentzündl. Erkrankungen); s. Temoporfin, Verteporfin, Porfimer, MAOP. Vgl. PUVA.

Therapi̲e̲, physik̲a̲lische (↑) f: (engl.) *physical therapy*; Verf. der Physiotherapie* zur allg. Anregung od. gezielten Behandlung gestörter physiol. Funktionen (Reiz-Reaktions-, Regulations-Adaptations-therapie) mit physik. Mitteln; **Formen: 1.** Massagetherapie (s. Massage); **2.** Thermotherapie (Wärme-* u. Kryotherapie*); **3.** Wassertherapie (Hydro-* u. Balneotherapie*); **4.** Elektro-* u. Lichttherapie*; **5.** Inhalationstherapie (Aerosoltherapie*); **6.** Ultraschalltherapie (s. Ultraschall).

Therapie|studie (↑) *f*: (engl.) *treatment study*; Interventionsstudie*, die eine best. Behandlung auf ihre Wirksamkeit u./od. Effizienz überprüft; z. B. von Arzneimitteln i. R. der Arzneimittelprüfung*.

Therapie, supportive (↑) *f*: (engl.) *supportive therapy*; Sammelbez. für therap. Maßnahmen zur Unterstützung der Primärtherapie bei malignen Erkr., die entscheidend zum Therapieerfolg beitragen; z. B. Therapie von Infektionen durch Antibiotika*, Antimykotika*, hämatopoet. Wachstumsfaktoren, Blutprodukte; antiemet. Ther. u. Schmerztherapie*.

Therm-: auch Thermo-; Wortteil mit der Bedeutung Wärme, Hitze; von gr. θερμός.

Therm|an|ästhesie (↑; Anästhesie*) *f*: (engl.) *thermanesthesia*; Verlust der Temperaturempfindung; vgl. Sensibilitätsstörungen.

Therme (↑) *f*: (engl.) *thermal spring*; Heilquelle (zu Bädern u. Trinkkuren) mit einer konstanten Wassertemperatur von mind. 20 °C; vgl. Heilwasser.

Thermistor (↑) *m*: (engl.) *thermistor*; Temperaturfühler; z. B. im Pulmonaliskatheter* zur Thermodilution*.

Thermo|aktino|myzeten (↑; gr. ἀκτίς, ἀκτῖνος Strahl; Myk-*) *m pl*: (engl.) *thermoactinomyces*; thermophile, sporenbildende Untergruppe der Gattung Actinomyces*, deren Sporen eine exogen-allergische Alveolitis* verursachen können.

Thermo|di|lution (↑; lat. diluere, dilutus verdünnen, ausspülen) *f*: (engl.) *thermodilution*; sog. Kälteverdünnungsmethode; Form der Indikatorverdünnungsmethode* mit Kälte (gekühlte Infusionslösung) als Indikator; klin. am häufigsten verwendetes Verf. zur Bestimmung des HMV mit dem Pulmonaliskatheter* (pulmonalarterielle T.) od. durch transpulmonale T. (s. Herzminutenvolumen); **Prinzip:** nach Bolusinjektion des Indikators kontinuierl. Temperaturmessung mit Thermistor distal des Injektionsorts, Berechnung des HMV über das Integral der Temperaturänderung.

Thermo|genin *n*: (engl.) *thermogenin*; Entkopplerprotein (Homodimer; M_r 64 000) in der inneren Mitochondrienmembran des braunen Fettgewebes; **Wirkung:** erhöht die Membrandurchlässigkeit für Protonen u. verhindert damit in der Atmungskette* die Nutzung des Protonengradienten zur ATP-Synthese, so dass thermische Energie entsteht (Thermoregulation); Aktivierung durch Fettsäuren u. Purinnukleotide; Induktion der Th.-Biosynthese über Beta-3-Rezeptoren durch Noradrenalin unter permissiver Wirkung von Triiodthyronin.

Thermo|graphie (Therm-*; -graphie*) *f*: (engl.) *thermography*; Wärmebild; bildgebendes Verfahren, das die Wärmestrahlung von Körpern sichtbar macht. **Prinzip:** Absoluttemperatur u. Temperaturverteilung auf der Hautoberfläche werden bis zu geringsten Differenzen (von ca. 0,08 °C) erfasst u. registriert. Bei der **Telethermographie** wird

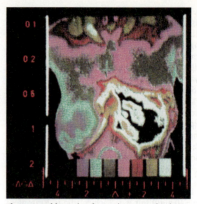

Thermographie: Farb-Infrarot-Thermographie bei Entzündung u. Abszessbildung der linken Mamma. Die Skalierung der Farben ist im Bild unten angegeben. Zwei benachbarte Farben bilden jeweils eine Temperaturdifferenz von ca. 1 °C ab. [168]

die von der Körperoberfläche emittierte Infrarotstrahlung* mit einer spez. Infrarotkamera aufgezeichnet, was insbes. die Erkennung von Temperaturdifferenzen u. sog. hot spots (heiße Flecken) im Rechts-Links-Vergleich ermöglicht (s. Abb.). Die **Plattenthermographie** (Kontaktthermographie) beruht darauf, dass best. Flüssigkristalle (z. B. Cholesterolkristalle) innerh. eines engen Bereichs bei versch. Temperaturen unterschiedl. Farben annehmen. Eine mit Flüssigkristallen gefüllte Platte bzw. Folie wird auf die betreffende Körperregion aufgelegt u. zur Dokumentation abphotographiert. Zur Darstellung kommen v. a. pathol. Gefäßmuster sowie hot spots. Die Temperaturunterschiede kommen durch unterschiedl. Gefäßdurchblutung, z. B. inf. arterieller Durchblutungsstörungen, entzündl. Knochenprozesse od. maligner Tumoren zustande.

Thermo|kauter (↑; gr. καυτήρ Brenner, Brenneisen) *m*: (engl.) *thermocauter*; Elektrokauter; Instrument für die Elektrochirurgie*, bei dem durch niederfrequenten Strom ein Widerstand erhitzt u. die Hitze auf den aktiven Teil des Instruments übertragen wird; **Anw.:** zur Durchtrennung von Gewebe mit gleichzeitiger Blutstillung.

Thermo|ko|agulation (↑; Koagul-*) *f*: (engl.) *thermocoagulation*; Zerstörung von Gewebe mit Thermosonde durch kontrollierte Temperaturerhöhung (75–85 °C); **Anw.:** v. a. zur Schmerztherapie*; z. B. selektive Th. von C-Fasern bei perkutaner Thermorhizolyse* (vgl. Förster-Operation), perkutan am Ganglion Gasseri bei Trigeminusneuralgie* sowie i. R. der perkutanen Chordotomie*, DREZ-Läsion (offen) u. Thalamotomie*. Vgl. Elektrokoagulation.

thermo|labil (↑; lat. labi ausgleiten, stürzen): (engl.) *thermolabile*; nicht wärmebeständig; Gegensatz thermostabil.

Thermo|lumineszenz (↑; Lumen*) *f*: (engl.) *thermoluminescence*; Fähigkeit best. Kristalle (z. B. Lithiumfluorid) zur Emission sichtbaren Lichts, wenn sie ionisierender Strahlung* aussetzt u. nachfolgend erhitzt werden; das emittierte Licht ist mit einem Photomultiplier* messbar, die emittierte Lichtmenge ein Maß für die von der ionisierenden Strahlung verursachte Dosis. **Anw.:** z. B. beim Thermolumineszenzdosimeter im Strahlenschutz. Vgl. Dosimeter; Lumineszenz.

Thermo|prä|zipitation (↑; lat. praecipitare herabstürzen) *f*: (engl.) *thermoprecipitation*; serol. Untersuchungsmethode zum Nachw. von Milzbrandantigenen.

Thermo|re|zeptoren (↑; Rezeptoren*) *m pl*: s. Thermosensoren.

Thermo|rhizo|lyse, per|kutane (↑; gr. ῥίζα Wurzel; Lys-*) *f*: (engl.) *thermorhizotomy*; syn. Thermorhizotomie, perkutane Rhizotomie; perkutane (atraumat. Teil-)Thermokoagulation* v. a. von C-Fasern der Hinterwurzel (Radix posterior) z. B. bei Meralgia* paraesthetica.

Thermo|rhizo|tomie (↑; gr. ῥίζα Wurzel; -tom*) *f*: perkutane Thermorhizolyse*.

Thermo|sensoren (↑; Sensoren*) *m pl*: (engl.) *thermosensors*; früher Thermorezeptoren; Sensoren*, welche die Temperatur bzw. Temperaturänderungen (Wärme, Kälte) registrieren; z. B. freie Nervenendigungen* in der Haut sowie Neuronen im Hypothalamus* zur Überwachung der Bluttemperatur.

thermo|stabil (↑; lat. stabilis feststehend): (engl.) *thermostabile*; wärmebeständig; Gegensatz thermolabil.

Thermo|taxis (↑; gr. τάξις Aufstellung, Anordnung) *f*: (engl.) *thermotaxis*; durch Wärme verursachte, gerichtete Bewegung.

Thermo|therapie (↑) *f*: **1.** (engl.) *thermotherapy*; Wärmetherapie*; **2.** (radiol./chir.) minimal-invasive lokale (i. d. R. palliative) Ther. von Tumoren od. Metastasen durch Anw. von Wärme; über eine (od. mehrere) perkutan minimal-invasiv od. intraoperativ eingebrachte spezielle Sonde wird unter sonographischer, CT- od. MRT-Kontrolle durch lokale Wärmeapplikation eine Nekrose der zu therapierenden Raumforderung erzeugt; **Formen: 1.** laserinduzierte Th. (Abk. LITT): Wärmeapplikation über Laser; **2.** hochfrequenzinduzierte Th. (Abk. HITT; syn. Radiofrequenzablation, Abk. RFA): Wärmeentwicklung durch hochfrequenten Wechselstrom.

Thesaurismosen (gr. θησαύρισμα Vorrat, Schatz; -osis*) *f pl*: s. Speicherkrankheiten.

Theta|wellen (gr. θῆτα Th): s. EEG.

Thia|mazol (INN) *n*: (engl.) *thiamazole*; Thyreostatikum* aus der Gruppe der Thioharnstoffderivate.

Thi|amin (INN) *n*: (engl.) *thiamine*; syn. Aneurin, Vitamin B$_1$; wasserlösl. Vitamin, das aus einem Pyrimidinring besteht, der über eine Methylengruppe mit einem Thiazolring verbunden ist; biol. aktiv als Coenzym od. prosthetische Gruppe ist Thiamindiphosphat (Abk. TDP; alte Bez. Thiaminpyrophosphat, Abk. TPP); Thiamintriphosphat (Abk. TTP) spielt evtl. im Nervensystem eine noch unbekannte Rolle. Biochem. **Funktion:** TDP reagiert mit den Substraten zu einem aktiven Aldehyd u. nimmt Elektronen in sein Ringsystem auf, z. B. bei oxidativer Decarboxylierung von Alphaketosäuren*. u. der Reaktion der Transketolase*. **Vork.:** in fast allen tierischen u. pflanzl. Lebensmitteln, bes. in Vollkorngetreide, Hefe, Hülsenfrüchten, Kartoffeln, Sonnenblumenkernen, Schweinefleisch, Innereien u. Fisch; **Bedarf:** Männer 1,2 mg/d, Frauen 1,0 mg/d; vgl. Nährstoffzufuhr, empfohlene (Tab. dort); **Mangelerscheinungen:** Th. zählt für alle Altersgruppen zu den krit. Nährstoffen; Gewichtsverlust, Appetitlosigkeit, Herabsetzung der Magensaftproduktion, Herz-Kreislauf-Versagen, Muskelschwäche, Muskellähmungen, Wadenkrämpfe, psych. Veränderungen (Müdigkeit, Depressionen, Angstzustände, Reizbarkeit) durch Mangel- u. Fehlernährung (z. B. Alkoholkranke), Malabsorption od. bei erhöhtem Bedarf (z. B. Schwangerschaft, Laktation, chron. Hämodialyse); Beriberi*, Wernicke*-Enzephalopathie; **Hypervitaminose:** alimentär nicht bekannt; bei lang andauernder oraler Ther. selten Magenbeschwerden, Kopfschmerz, Schweißausbrüche, Tachykardie, Hautreaktionen mit Juckreiz u. Urtikaria; **Ind.:** Substitution bei Mangel an Th., Stoffwechselanomalie (z. B. Pyruvatdehydrogenasedefekt*); **cave:** i. v. Injektion kann tödl. anaphylakt. Schock auslösen.

Thi|aminase|krankheit: (engl.) *Chastek paralysis*; Auftreten von Bacillus thiaminolyticus Matsukawa et Misawa im Darm, der das Enzym Thiaminase bildet u. Thiamin* vor dessen Resorption aufspaltet u. unwirksam macht; **Klin.:** Zeichen eines Thiaminmangels, der sich bis zu einer Avitaminose (s. Beriberi) steigern kann.

Thi|amin|di|phosphat *n*: (engl.) *thiamine diphosphate*; Abk. TDP, TPP; Cocarboxylase (INN); alte Bez. Thiaminpyrophosphat; biol. aktive Form von Thiamin*, die v. a. in der Leber entsteht.

Thi|amin|hydro|chlorid (INN) *n*: Thiaminderivat; s. Thiamin.

Thi|amin|nitrat (INN) *n*: Thiaminderivat; s. Thiamin.

Thi|azide *n pl*: (engl.) *thiazides*; syn. Benzothiadiazinderivate, Thiaziddiuretika; s. Diuretika.

Thiazin *n*: (engl.) *thiazin*; 6-Ringheterocyclus mit je einem S- u. N-Atom, von dem sich versch. Farbstoffe (z. B. Methylenblau*) ableiten; vgl. Phenothiazinderivate.

Thiazolidin|dione *n pl*: (engl.) *thiazolidinediones*; syn. Glitazone; orale Antidiabetika*, die als Insulinsensitizer* wirken; **Vertreter:** Pioglitazon* u. Rosiglitazon*; **Wirkung:** Erhöhung der insulinstimulierten Insulin-Rezeptor-Kinase-Aktivität (verbesserte insulinabhängige Glukoseaufnahme), Interaktion mit Transkriptionsfaktoren (Stimulation von Glukosetransporter GLUT-4 u. Lipoproteinlipase), Hemmung der Insulinresistenzfaktoren Leptin u. TNF-α; max. therap. Effekt ca. 8 Wochen nach Therapiebeginn.

Thibièrge-Weißenbach-Syn|drom (Georges Th., Dermat., Paris, 1856–1926; Raymond J. E. W., franz. Arzt, 1885–1963) *n*: CREST-Syndrom*.

Thiele-Kanal: Sinus* transversus pericardii.

Thiele-Muskel (Musculus*) *m*: Musculus* transversus perinei superficialis.

Thiemann-Krankheit (H. Th., deutscher Chir.): (engl.) *Thiemanns epiphyseal disease*; auch familiäre Osteoarthropathie der Finger; autosomal-dominant erbl. Erkr. mit Beginn im 2. Lebensjahrzehnt, gekennzeichnet durch aseptische Knochennekrosen* im Bereich der Phalangen von Finger u.

Zehen mit Deformierung der angrenzenden Gelenkflächen sowie Verbreiterung u. Abflachung der mittleren u. proximalen Phalangen, u. U. Früharthrose.

Thio- (gr. τεῖον Schwefel): Silbe im Namen von Verbindungen, in denen O- durch S-Atome substituiert sind, z. B. Thioharnstoff*.

Thio|barbiturate *n pl*: (engl.) *thiobarbiturates*; kurzwirksame Injektionsnarkotika*.

Thi|oct|säure: Liponsäure*.

Thio|cyanate (↑; Zyan-*) *n pl*: (engl.) *thiocyanates*; syn. Rhodanide; Salze u. Ester der Thiocyansäure H—S—C≡N; **Vork.:** beim Abbau von Blausäure* bzw. Cyandiden im Körper gebildet; in Tabakrauch; freigesetzt aus Nahrungsmitteln wie z. B. Kohl, Maniok, Soja, Bohnen; **klin. Bedeutung:** Hemmung der Jodaufnahme in die Schilddrüse kann bei häufigem Verzehr von sehr großen (kg-)Mengen dieser Nahrungsmittel zu Struma (sog. Kohlkropf, Kohlstruma) führen.

Thio|glykolat-Nähr|medium *n*: (engl.) *thioglycolate culture medium*; Nährmedium zur Züchtung fakultativer u. obligater Anaerobier*. Vgl. Nährböden.

Thio|guanin *n*: Tioguanin*.

Thio|harn|stoff: (engl.) *thiourea*; H$_2$N—CS—NH$_2$; Derivate von Th. werden als Thyreostatika* eingesetzt.

Thiole *m pl*: (engl.) *thiols*; syn. Thioalkohole; früher Mercaptane; allg. Formel R—SH; biol. aktive Th. sind z. B. Cystein*, Coenzym* A, Mercaptopurin, Glutathion*, SH*-Enzyme.

Thionin *n*: (engl.) *thionine*; basischer Farbstoff, Phenothiazinderivat (Redoxindikator).

Thio|pental-Natrium (INN) *n*: (engl.) *thiopental sodium*; Injektionsnarkotikum* mit sedativ-hypnot. Wirkung bei sehr schnellem Wirkungseintritt, kurzer Wirkungsdauer (Umverteilung aus ZNS in Fettgewebe) u. langsamer Elimination (cave: Kumulation); **Ind.:** insbes. Einleitung einer Narkose* bei Epilepsie*, Hirndrucksteigerung* od. Erhöhung des Augeninnendrucks; **UAW:** Abfall von HMV u. Reflextachykardie) u. Blutdruck; zentrale Atemdepression; Histaminfreisetzung, Bronchood. Laryngospasmus (Proph. durch Vorapplikation eines Opioids zur ausreichenden Reflexdämpfung). Vgl. Barbiturate.

Thio|ridazin (INN) *n*: (engl.) *thioridazine*; Phenothiazinderivat* für geringer antiemetischer Wirkung u. antimuscarinartigen Eigenschaften; **Ind.:** als Neuroleptikum*.

Thio|säuren: (engl.) *thioacids*; anorg. Säuren, die sich von den entspr. Sauerstoffsäuren durch Ersatz des Sauerstoffs durch Schwefel ableiten.

Thio|tepa (INN) *n*: (engl.) *thiotepa*; Zytostatikum* (Alkylans*); **Ind.:** 1. lokal (Instillation*) z. B. bei Blasenpapillom od. Blasenkarzinom; 2. system. (i. v.) z. B. bei Ovarialkarzinom od. chron. Leukämie.

Thiram *n*: TMTD*.

Third-line-Therapie *f*: (engl.) *third line therapy*; vorwiegend palliative Therapie* von metastasierten Krebserkrankungen, z. B. durch Bestrahlung u. Chemotherapie*. Vgl. Second-line-Therapie.

third space (engl. dritter Raum): pathol. transzelluläres Flüssigkeitskompartiment* nach Verbrennungen, bei Ödemen*, Ileus*, Aszites*, Peritonitis*

u. a.; Verdacht auf Flüssigkeitsansammlungen im th. sp. bei positiver Wasser- u. Natriumbilanz u. gleichzeitig auftretenden Zeichen des Volumenmangels (Hypovolämie*). Vgl. Wasserhaushalt.

Thiuram *n*: TMTD*.

Thixo|tropie (gr. θίξις Berührung; -trop*) *f*: (engl.) *thixotropy*; mechan. verursachte Verflüssigung von Gelen; entgegengesetzte Erscheinung: Rheopexie.

Thomas-Hand|griff (Hugh Owen Th., Orthop., Liverpool, 1834–1891): (engl.) *Thomas test*; orthop. Untersuchungsmethode zum Ausschluss von Beugekontrakturen im Hüftgelenk; am liegenden Pat. führt die max. passive Beugung eines Beins im Hüftgelenk zum Ausgleich der Lendenlordose; normalerweise kann das andere Bein in der Hüfte gestreckt werden.

Thomas|mehl|lunge: (engl.) *steel worker's lung*; akute Tracheobronchitis*, lobuläre Pneumonie* od. Lobärpneumonie bzw. chron. Bronchopneumonie durch Inhalation von Thomasschlackenmehl (Abfallprodukt bei Thomasstahlerzeugung, Verw. als Düngemittel; enthält Kalk, Eisenoxide, Mangan- u. Vanadiumoxide sowie Phosphate, Schwefel u. Magnesiumverbindungen); ggf. BK Nr. 4108; heute sehr seltene Berufskrankheit.

Thomas-Schiene: (engl.) *Thomas splint*; entlastende Orthese* für die gesamte untere Extremität distal des Trochanter major; Krafteinleitung über eine Schienenkonstruktion u. einen Sitzring auf das Tuber ossis ischii mit freischwebendem Fuß u. kontralateralem Längenausgleich durch Absatzerhöhung am anderen Schuh; **Anw.:** nach Frakturen, Osteomyelitis u. Osteonekrosen distal des proximalen Femurdrittels; früher auch bei Perthes-Calvé-Legg-Krankheit.

Thomayer-Zeichen (Josef Th., Int., Prag, 1853–1927): (engl.) *Thomayer's sign*; Schrumpfung des Mesenteriums mit Rechtsverlagerung des Dünndarms u. Tympanie inf. Peritonitis* tuberculosa.

Thoma-Zeiss-Zähl|kammer (Richard Th., Pathol., Heidelberg, Dorpat, Magdeburg, 1847–1923; Carl Z., Optiker, Jena, 1816–1888): s. Zählkammer.

Thompson-Test (Sir Henry T., Chir., Großbritannien, 1820–1904) *m*: (engl.) *Thompson's test*; Untersuchung zur Abklärung bei Verdacht auf Achillessehnenruptur*; **Prinzip:** Durch Zusammendrücken der Wadenmuskulatur des knieenden od. auf dem Bauch liegenden Pat. wird über eine intakte Achillessehne mechan. eine Plantarflexion des Fußes ausgelöst, die bei Kontinuitätsunterbrechung der Sehne nicht provoziert werden kann (Th.-T. positiv).

Thomsen-Phänomen (Oluf Th., Bakteriol., Kopenhagen, 1878–1940) *n*: s. T-Antigen.

Thomsen-Schiene (Wilhelm Th., Orthop., Bad Homburg, Frankfurt a. M., 1901–1974): s. Hallux-valgus-Nachtschiene.

Thomsen-Syn|drom (Asmus J. T. Th., Arzt, Kappeln, 1815–1896) *n*: s. Myotonia congenita.

Thomsen-Zeichen (Wilhelm Th., Orthop., Bad Homburg, Frankfurt a. M., 1901–1974): **1.** (engl.) *Thomsen's sign*; das Anzupfen des bei passiver Beugung des Beins (90° im Hüftgelenk u. stark im Kniegelenk) in der Kniekehle tastbaren N. ischiadicus verursacht bei Ischiassyndrom* starke Schmerzen mit typ. Ausstrahlung; **2.** die passive

Thorakotomie

Thoracic-outlet-Syndrom
Einteilung

Ort der Kompression	Syndrom	neurovaskulärer Provokationstest
hintere Skaleruslücke	Halsrippensyndrom, Syndrom der 1. Rippe, Scalenus-anterior-Syndrom	Adson-Test: Der sitzende Patient neigt den Kopf nach hinten und zur erkrankten Seite bei gleichzeitig tiefer Inspiration.
Kostoklavikularspalt	Kostoklavikularsyndrom	Am stehenden Patienten werden Schulter und gestreckter Arm passiv nach dorsal bewegt (military exercise).
Korakopektoralraum	Hyperabduktionssyndrom	Adduktion gegen Widerstand des über den Kopf gehobenen Arms; Faustschlussprobe bei über den Kopf gehobenem Arm

Dorsalextension der Hand bzw. Palmarflexion der geschlossenen Faust gegen den Widerstand des Patienten führt bei Epicondylitis humeri radialis (s. Epikondylitis) zur Schmerzverstärkung am ulnaren bzw. radialen Epicondylus humeri.

Thomson-Syn|drom (Matthew S. Th., Dermat., London, 1894–1969) *n*: s. Rothmund-Thomson-Syndrom.

Thoracic-outlet-Syn|drom (Thorax*; engl. outlet Auslass, Abfluss) *n*: (engl.) *thoracic outlet syndrome*; Oberbegriff für versch. neurovaskuläre Kompressionssyndrome im Bereich der oberen Thoraxapertur; Form des Nervenkompressionssyndroms*; Einteilung: s. Tab.; **Sympt.**: Schmerzen, Funktionseinschränkung, Thrombose, Gefäßveränderung; **Ther.**: op. durch transaxilläre Resektion der 1. Rippe, evtl. der 7. Halsrippe od. atyp. fibröser Bänder u. Muskeln; ggf. gefäßchir. Rekonstruktion (z. B. Veneninterposition, Bypass).

thoracicus (Thorax*): (engl.) *thoracic*; thorakal; zum Brustkorb gehörend.

Thorako|plastik (↑; -plastik*) *f*: (engl.) *thoracoplasty*; nur noch selten angewandtes, kosmetisch entstellendes op. Verf. zur Ther. einer Pleuraempyemresthöhle (s. Abb.); **Prinzip**: Rippen(teil)resektion u. teilweises Auffüllen des Defekts mit Weichteilen der Thoraxwand (Thorakomyoplastie) od. Omentum* majus; **Formen**: 1. extrapleurale Th. nach Alexander mit Resektion mehrerer Rippen paravertebral (Pfeilerresektion nach Estlander) u. Erhalt der Weichteile; 2. intrapleurale Th. nach Schede mit Entfernen von parietaler Pleuraschwarte, Rippen u. Interkostalmuskeln od. modifiziert nach Heller als Jalousieplastik mit Rippenresektion* unter Erhalt von Interkostalbündel u. parietaler Pleuraschwarte. Vgl. Dekortikation.

Thorako|schisis (↑; gr. σχίσις Spaltung) *f*: (engl.) *thoracoschisis*; angeb. Spaltbildung im medialen Bereich der vorderen Thoraxwand; vgl. Ektopia cordis.

Thorako|skopie (↑; -skopie*) *f*: (engl.) *thoracoscopy*; endoskop. Untersuchung der Pleurahöhle mit einem Spezialendoskop (Thorakoskop); Möglichkeit zur Entnahme von Gewebe (Biopsie) für histol., zytol. u. bakteriol. Untersuchungen (sog. medizinische Th. in Lokalanästhesie) u. zur Durchführung kleinerer Operationen an Lunge u. Pleura (sog. chir. videoassistierte Th. in Narkose); s. VATS. Vgl. Endoskopie; Laparoskopie; Mediastinoskopie.

Thorako|stoma (↑; Stoma*) *n*: (engl.) *open window thoracostomy* (Abk. OWT); syn. Thoraxfenster; durch Rippenteilresektion u. Einschwenken der Haut op. angelegte Öffnung einer Pleuraresthöhle (s. Abb.); **Ind.**: schwerst einschränkter AZ bei chron. Pleuraempyem* (i. d. R. im Stadium der Vernarbung, ggf. früher).

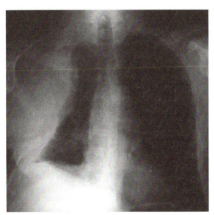

Thorakoplastik: (röntg.) Zustand nach Thorakoplastik rechts mit Resektion von Rippe 3–10 (Erhalt der oberen Rippen wirkt weniger deformierend) [151]

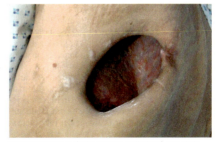

Thorakostoma: T. (linke hintere Axillarlinie) mit Blick auf Perikard, Mediastinum u. Wirbelsäule; Anlage bei Pleuraempyem nach Pneumonektomie [151]

Thorako|tomie (↑; -tom*) *f*: (engl.) *thoracotomy*; (chir.) diagn. od. therap. Eröffnung der Brusthöhle; **Formen**: 1. (Einteilung nach op. Zugang; vgl.

Thorakozentese

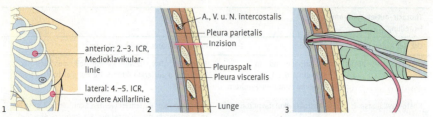

Thoraxdrainage: 1: Zugang lateral zur Minithorakotomie, u. U. anterior zur Notfallpunktion; 2 u. 3: Minithorakotomie; Inzision (lateraler Zugang) dicht oberhalb der Rippe (2) zur Schonung der im Sulcus costae verlaufenden Aa., Vv. et Nn. intercostales; Vordringen interkostal unter digitaler Palpation (evtl. mit Tunnelung; cave: Verletzungsgefahr) u. Einführen der Drainage in den Pleuraspalt durch die eröffnete Pleura parietalis (3)

Schnittführung) anteriore, laterale, posteriore posterolaterale, anterolaterale, bilaterale, axilläre Th.; mediane Sternotomie*; Thorakosternotomie; **2.** Minithorakotomie*.

Thorako|zentese (↑; Kent-*) *f*: (engl.) *thoracocentesis*; Bruststich; Punktion der Brusthöhle, z. B. als Pleurapunktion.

Thorax (gr. θώραξ Rumpf, Brustraum) *m*: (engl.) *thorax*; Brustkorb; **fassförmiger Th.** bei z. B. Lungenemphysem, inf. starrer Erweiterung durch Rippenknorpelveränderungen. Vgl. Pectus.

Thorax|drainage (↑; Drainage*) *f*: (engl.) *chest tube*; Pleuradrainage; Drainage* der Pleurahöhle, **Ind.: 1.** Pneumothorax* (bei Spannungspneumothorax notfallmäßig); **2.** Pleuraerguss*; **3.** i. R. einer Thorax-Operation; **Prinzip:** (meist in Infiltrationsanästhesie*) **1.** Eröffnen der Pleura parietalis durch Trokar* (cave: Verletzungsgefahr) od. Minithorakotomie* am Rippenoberrand (s. Abb.); Zugang: **a)** i. d. R. lateral: 4.–5. ICR der vorderen (bis mittleren) Axillarlinie, auch tiefer (bis maximal ca. Mamillenhöhe) bzw. der Pneumothorax-Lok. entspr.; ggf. sonographisch-kontrolliert (tiefster Punkt zur Ergussdrainage; **b)** u. U. anterior: 2.–3. ICR der Medioklavikularlinie zur präklin. Th. im Notfall (Nadeldekompression: initiale Entlastung eines Spannungspneumothorax durch Punktion mit großlumiger mind. 4,5 cm lang Punktionskanüle); s. Tiegel-Ventil (Abb. dort); **2.** Einführen des Drainageschlauchs (aus Kunststoff) in die Pleurahöhle; **3.** Konnektion des Drainageschlauchs mit dem Drainagesystem zur pleuralen Drainage (ggf. mit pleuraler Instillation* z. B. Pleurodese* od. Spülung mit physiol. Kochsalzlösung* bei Pleuraempyem*); **a)** aktives (Unterdruck-)System: Thorax-Saugdrainage-System (vgl. Saugdrainage) mit der Möglichkeit zur Erzeugung eines permanenten, regulierbaren Unterdrucks (meist 10–30 cm H$_2$O; Sogerzeugung z. B. durch Vakuumpumpe); häufig als Dreikammersystem (Einmalsystem) entspricht dem früheren Dreiflaschensystem (3 Flaschen in Reihe; 1. Flasche mit Drainageschlauch verbunden zur Drainage der intrapleuralen Luft bzw. Flüssigkeit; 2. Flasche: sog. Wasserschloss; 3. Flasche: an Unterdruck angeschlossene Saugkontrollflasche); **b)** passives System: Heberdrainage* (vgl. Bülau-Drainage), erfordert Mitarbeit (Husten) des Pat.; Heimlich*-Ventil; **4.** röntg. Kontrolle. Vgl. Monaldi-Drainage.

Thorax|hals-Gips|verband (↑): (engl.) *thorax-neck plaster*; syn. Minerva-Gips; zirkulärer Gipsverband* unter Einbeziehung des Unterkiefers, der Hinterhauptsschuppe u. des Thorax; **Anw.:** Anschlussbehandlung einer instabilen Wirbelkörperfraktur od. Spondylitis im Bereich der HWS, z. B. nach Crutchfield-Klammer, Haloextension od. Operation.

Thorax|in|stabilität (↑; In-*; lat. stabilis feststehend) *f*: (engl.) *flail chest*; abnorme Beweglichkeit des (knöchernen) Thorax, v. a. nach Rippenserienfraktur*.

Thorax|magen (↑): s. Hiatushernie.

Thorax|pumpe (↑): (engl.) *respiratory pump*; Bez. für Saug- bzw. Pumpwirkung der respirator. Druckschwankungen im Thorax auf die Venen im Mediastinum (Förderung des Blutrückflusses zum Herzen); die atemabhängigen Veränderungen der kardialen Blutfüllung bewirken reflektor. eine exspirator. Abnahme der Herzfrequenz bei inspirator. Anstieg (sog. Pooling von Blut in den Lungengefäßen). Vgl. Bainbridge-Reflex; Sinusarrhythmie.

Thorax|trauma (↑; Trauma*) *n*: (engl.) *chest trauma*; stumpfe od. offene Verletzung des Brustkorbs meist als (Verkehrs-)Unfallfolge (typ. Lenkrad- od. Gurtverletzung); häufig Polytrauma*, Brustkorbprellung od. -quetschung, Rippenserienfraktur*, Sternumfraktur, Verletzung des Tracheobronchialsystems (z. B. Bronchusriss), Lungenkontusion*, (Spannungs-)Pneumothorax*, Hämatothorax*, Herzkontusion*, Aortenruptur*, Perikardtamponade*, evtl. Zwerchfellruptur*; **Klin.:** atemabhängige Schmerzen im Bereich des verletzten Brustkorbs, Atemnot, Bluthusten; **Ther.:** konservativ bei Brustkorbprellung, Rippenfraktur u. Lungenkontusion, sonst meist operativ. Vgl. dashboard injury.

Thorium (nach dem altnord. Gott Thor) *n*: (engl.) *thorium*; chem. Element, Symbol Th, OZ 90, rel. Atommasse 232,04; zur Gruppe der Actinoide* gehörendes radioaktives Metall; **Vork.:** in der Natur als Isotop Thorium*-232, weitere 24 instabile Isotope sind bekannt.

Thorium-232 *n*: (engl.) *thorium 232*; ^{232}Th; instabiles, unter Bildung des Tochternuklids Radium-228 u. Emission von Alphastrahlung zerfallendes Isotop des Thoriums*; physik. Halbwertzeit 1,4 × 10^{10} Jahre. Vgl. Thorotrastose.

Thorotrastose (-osis*) *f*: (engl.) *Thorotrast disease*; Bez. für nach mehrjähriger Latenz auftretende Spätschäden durch Speicherung des (seit 1955) nicht mehr verwendeten Röntgenkontrastmittels ^{232}ThO$_2$ (Warenzeichen Thorotrast; vgl. Thorium-

232) vorwiegend in Leber u. Milz; **Klin.:** u. a. Gewebeindurationen, chron. Entz., Abszedierungen u. Fistelbildungen durch paravasale Ablagerungen, myeloproliferative Erkr., primäres Leberzellkarzinom*, aplastische Anämie*, Thrombozytopenie*.

Thr: Abk. für Threonin*.

Threonin *n*: (engl.) *threonine*; Abk. Thr, T; L-threo-α-Amino-β-hydroxybuttersäure, (2S, 3R)-2-Aminohydroxybutansäure; essentielle proteinogene Aminosäure mit 2 asymmetr. C-Atomen; Abbau zu CoA-aktivierter Propionsäure* od. zu Glycin u. Acetaldehyd; s. Aminosäuren.

Thromb-: auch Thrombo-; Wortteil mit der Bedeutung dicker Tropfen, Blutpfropf; von gr. θρόμβος.

Thromb|ag|glutination (↑; Agglutination*) *f*: Thrombozytenagglutination*.

Thromb|angi|itis ob|literans (↑; Angio-*; -itis*) *f*: (engl.) *thromboangiitis obliterans*; syn. Thrombendangiitis obliterans, Endangiitis obliterans, Buerger-Syndrom, Winiwarter-Buerger-Krankheit; akute Vaskulitis* in Komb. mit sekundärer okklusiver Thrombophlebitis* bes. peripherer Gefäße; **Vork.:** meist Männer (m:w = 10:1) zwischen 20. u. 40. Lj. u. starke Raucher; **Path.:** wahrscheinl. autoimmun, wird durch Nicotinkonsum initiiert u. aufrechterhalten; **Sympt.:** Schmerzen u. Zyanose bei schwerer akraler Minderdurchblutung; typ. ist eine Claudicatio intermittens der unteren u./od. oberen Extremitäten; bei Befall der Digitalarterien sekundäres Raynaud*-Syndrom; schubartiger Verlauf; **Kompl.:** Nekrose, Gangrän; **Diagn.:** Nachweis multipler distaler, fokal-segmentaler Gefäßstenosen (Angiographie od. Doppler-Sonographie); **Ther.:** Verzicht auf Tabakkonsum; Mittel der Wahl sind Prostaglandin-E$_1$-Analoga (i. v.), Acetylsalicylsäure, Clopidogrel; Amputationen bei pAVK Stadium IV; **DD:** Arteriosklerose, Embolie, Kollagenosen, Thrombophlebitis, Antiphospholipid-Syndrom, Ergotismus.

Thromb|arteri|itis (↑; Arteri-*; -itis*) *f*: (engl.) *thrombarteritis*; zu einer Thrombose* führende od. als deren Folge auftretende Entz. einer Arterie; vgl. Thrombangiitis obliterans, Aortenbogensyndrom.

Thromb|a|sthenie (↑; Asthenie*) *f*: (engl.) *thrombasthenia*; syn. Glanzmann-Naegeli-Syndrom, Purpura thrombasthenica Glanzmann; angeb. hämorrhagische Diathese* inf. gestörter Thrombozytenfunktion bei normaler Thrombozytenzahl; **Ätiol.:** i. d. R. autosomal-rezessiv erbl. Defekt der Glykoprotein-IIb/IIIa-Rezeptoren auf der Thrombozytenmembran inf. Mutation (Genlocus 17q21.32) im ITGA2B-Gen (codiert für Glykoprotein IIb, Alpha-Untereinheit des Glykoprotein*-IIb/IIIa-Rezeptor) od. ITGB3-Gen (codiert für Glykoprotein IIIa, Beta-Untereinheit der Integrine Glykoprotein-IIb/IIIa-, Fibronektin- u. Vitronektin-Rezeptor); dadurch verminderte Bindung von Fibrinogen, von-Willebrand-Faktor, Fibronektin u. Thrombospondin an die Thrombozytenoberfläche sowie Verminderung von Thrombasthenin*; **Klin.:** petechiale bis flächenhafte Haut- u. Schleimhautblutungen, spontane Hämatome; **Diagn.:** verlängerte Blutungszeit* u. in vitro Blutungszeit* (PFA); verminderte Blutgerinnselretraktion*; positiver Rumpel*-Leede-Test; mangelnde Auslösbarkeit der Thrombozytenaggregation durch ADP, Kollagen od. Epinephrin bei normaler Auslösung durch Ristocetin*; **Ther.:** symptomat., bei schwerer Blutung Gabe von Thrombozytenkonzentrat; prophylakt. vor Op. ggf. aktiviertes Eptacog* alfa. Vgl. Thrombozytopathie.

Thromb|a|sthenin (↑; ↑) *n*: (engl.) *thrombosthenin*; syn. Plättchenaktomyosin; Komplex kontraktiler Glykoproteine der Thrombozytenmembran, der für die Blutgerinnselretraktion* verantwortl. ist; vermindert bei Thrombasthenie*. Vgl. Blutgerinnung.

Thromb|ek|tomie (↑; Ektomie*) *f*: (engl.) *thrombectomy*; op. Entfernung eines art. od. venösen Thrombus; **Formen:** 1. Desobliteration mit intraluminalen Ballonkatheter; z. B. bei Bein- bzw. Beckenvenenthrombose: Freilegung der V. femoralis comm. in der Leiste, Entfernung der Thromben durch Auswicklung des Beins in zentripetaler Richtung sowie mit Hilfe des Fogarty*-Ballonkatheters, bei Beckenvenenthrombose evtl. Anlage eines Korbhenkelshunts (s. Palma-Operation); zur Proph. einer Lungenembolie* Anti-Trendelenburg-Lagerung (erhöhter Oberkörper), evtl. Blockade der V. cava inf.; postop. Bandagierung des Beins, Frühmobilisation, Antikoagulanzientherapie; 1. offene T., z. B. bei Thromben der Vorhöfe od. des linken Ventrikels. Vgl. Embolektomie; Thrombendarteriektomie.

Thromb|elasto|graphie (↑; gr. ἐλαστός biegsam; -graphie*) *f*: (engl.) *thrombelastography*; graph. Darstellung der gesamten Hämostase* zur Beurteilung des Ablaufs von Blutgerinnung* u. Fibrinolyse* (s. Abb.); **Prinzip:** Best. von Reaktionszeit bis zum Gerinnungseintritt (r; verlängert bei Hämophilie, von*-Willebrand-Jürgens-Syndrom, durch Heparin od. Fibrinspaltprodukte), Bildungszeit (Geschwindigkeit der Gerinnung, k; verlängert bei Mangel anderer Gerinnungsfaktoren od. durch Heparin) u. Elastizität des Thrombus* (Maximalamplitude, ma; vermindert bei Hyperfibrinolyse, Thrombozytopenie). Vgl. Rotationsthrombelastographie.

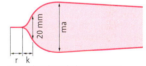

normales Thrombelastogramm:
r: Reaktionszeit; k: Thrombusbildungszeit;
ma: Maximalamplitude

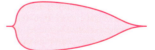

Thrombelastogramm bei leichter Hyperfibrinolyse

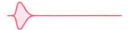

Thrombelastogramm bei schwerer Hyperfibrinolyse

Thrombelastographie

Thromb|end|arteri|ek|tomie (↑; End-*; Arteri-*; Ektomie*) *f*: (engl.) *thrombo-endarterectomy*; Abk.

Thrombin

TEA; syn. Endarteriektomie, Intimektomie, Arterektomie; sog. Ausschälplastik; intramurale Desobliteration* zur Ausschälung arteriosklerot. Plaques unter Mitnahme der anhaftenden Gefäßinnenwand; **Meth.: 1. direkte** (offene) TEA nach Arteriotomie mit Fixierung der entstandenen Intimastufe durch Naht u. Verschluss der eröffneten Arterie meist durch Patch*-Plastik; **2. indirekte** (halbgeschlossene) TEA unter Verw. von Spezialinstrumenten (z. B. Ringstripper*, Fogarty*-Ballonkatheter); zur Vermeidung einer Rethrombosierung anschl. Antikoagulanzientherapie; **Ind.:** chron. arterielle Verschlusskrankheit* (v. a. Arteriosklerose); Anw. v. a. an A. carotis, Leistenarterien u. Beckenarterien; chron. Lungenembolie; **Kompl.:** Arterienperforation u. Blutung; lokalisationsabhängige Kompl., z. B. Impotenz u. Ureterverletzung bei T. im Bereich der Beckenarterien. Vgl. Thrombektomie.

Thrombin (↑) *n*: (engl.) *thrombin*; Faktor IIa der Blutgerinnung*; M_r ca. 33 580; aus Prothrombin* im Blutplasma durch Prothrombinaktivator* entstehende Endopeptidase, die lösl. Fibrinogen in Fibrin überführt; löst Thrombozytenaggregation u. Freisetzung von Plättchenfaktoren aus; liegt im Blut fast ausschließlich in inhibierter Form als TAT*-Komplex vor.

Thrombin|ak|zelerator (↑; lat. *accelerare* beschleunigen) *m*: s. Plättchenfaktoren (Tab. dort).

Thrombin-Anti|thrombin-Kom|plex (↑) *m*: s. TAT-Komplex.

Thrombin|hämo|lyse|test (↑; Häm-*; Lys-*) *m*: (engl.) *thrombin hemolysis test*; syn. Crosby-Test; diagn. Test zum Nachweis paroxysmaler nächtlicher Hämoglobinurie*; **Prinzip:** zu angesäuerter Erythrozyten-Serum-Suspension wird Thrombin gegeben; Test ist positiv, wenn eine Hämolyse auftritt (wenig spezif. Reaktion).

Thrombin-In|hibitoren (↑; lat. *inhibere* verhindern) *m pl*: (engl.) *thrombin inhibitors*; Substanzen, die die Bildung bzw. Wirkung von Thrombin im Blutplasma hemmen; **Formen: 1.** (physiol.) s. Antithrombine; **2.** (pathol.) Proteoglykane bei Myelom od. akuter Monoblastenleukämie, IgG bei Leberzirrhose; **3.** (therap.) direkte (unabhängig von Antithrombin* III wirksame) Th.-I.; Vertreter: s. Hirudin, Argatroban, Dabigatranetexilat; Therapiekontrolle: s. Ecarinzeit; vgl. Antikoagulanzien.

Thrombin|ko|agulase|zeit (↑; Koagul-*): (engl.) *thrombin-coagulase time*; Parameter zur Differenzierung der Antithrombine* u. zum schnellen Nachw. gerinnungshemmender Fibrinopeptide*; **Bestimmung:** durch Umwandlung von Fibrinogen in Fibrin nach Zugabe einer thrombinähnl. Substanz (z. B. Staphylokokkenkoagulase), die sich mit Prothrombin zur sog. Thrombinkoagulase verbindet; **Referenzbereich:** 15–24 Sek.; **klin. Bedeutung:** verlängert bei Dys- od. Afibrinogenämie sowie bei Auftreten von Fibrinspaltprodukten bei Hyperfibrinolyse od. Ther. mit Fibrinolytika. Vgl. AT-Test; Protein C; D-Dimere; Reptilasezeit.

Thrombin|zeit (↑): (engl.) *thrombin time*; Abk. TZ; syn. Plasmathrombinzeit (Abk. PTZ); Bez. für die 2. Phase der Blutgerinnung*, deren Dauer von der Plasmakonzentration an Fibrinogen, Antithrombin u. Heparin abhängt; **Bestimmung:** Messung der Gerinnungszeit im Citratplasma nach Zugabe einer definierten Thrombinlösung; **Ind.:** zur Überwachung einer Heparin- od. Fibrinolytikatherapie od. Erfassung von Fibrinsynthese- u. Fibrinpolymerisationsstörungen; **Referenzbereich:** abhängig von eingesetzter Meth. u. Konz. der Thrombinlösung; s. Blutgerinnung (Tab. 2 dort). Vgl. Fibrinolyse; Thromboplastinzeit.

Thrombo|em|bolie (↑; Embolie*) *f*: (engl.) *thromboembolism*; akuter venöser od. arterieller Gefäßverschluss durch einen verschleppten Thrombus*; häufigste Form der Embolie*. Vgl. Thrombose, Lungenembolie.

Thrombo|globulin (↑; Globuline*) *n*: s. Betathromboglobulin.

Thrombo|kinase (↑) *f*: Prothrombinaktivator*.

Thrombo|lyse (↑; Lys-*) *f*: (engl.) *thrombolysis*; therap. Auflösung eines Thrombus* od. Embolus* durch kurzzeitige intravasale Applikation von Fibrinolytika* systemisch od. mit Gefäßkatheter (interventionell) direkt an der Verschlussstelle, evtl. in Komb. mit Angioplastie*; zur Prävention von Restenosierung Durchführung unter Heparinisierung u. (bei art. Verschluss) zusätzlicher Thrombozytenaggregationshemmung durch Acetylsalicylsäure; anschließend Therapie mit Antikoagulanzien*; **Ind.:** akute art. u. venöse Thromboembolien; Herzinfarkt* (koronare Thrombolyse*), Lungenembolie* u. a. arterielle Verschlusskrankheit* (pAVK; s. Abb.; zunehmend auch bei zerebraler AVK); **Kontraind.:** hämorrhag. Diathese, Schwangerschaft (bis 18. Woche), art. Hypertonie, Schlaganfall (postakut, intrakranielle Blutung), gastrointestinales Ulkus, Aortenaneurysma, intrakranielles Aneurysma, Tumor, große Wunde, aktuell vorausgegangene Op. od. i. m. Injektion.

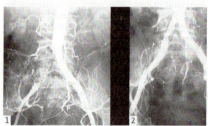

Thrombolyse: 1: kompletter Beckenarterienverschluss; 2: Zustand nach systemischer Thrombolysetherapie mit Streptokinase [24]

Thrombo|lyse, koronare (↑; ↑) *f*: (engl.) *coronary thrombolysis*; (kardiol.) Thrombolyse* in Koronararterien* durch systemische (i. v. Infusion von Fibrinolytika*) od. intrakoronar interventionelle (i. R. der PCI*; ohne Vorteil gegenüber der system. k. Th.) Thrombolyse zur therap. Revaskularisation* einer akut verschlossenen Koronararterie* bei nicht länger als 6 (möglichst ≤2) Std. zurückliegendem STEMI (s. Akutes Koronarsyndrom) u. fehlender Möglichkeit zur (frühzeitigen) PCI; zur Prävention von Restenosierung Durchführung unter Heparinisierung u. zusätzlicher Thrombozytenaggregationshemmung durch Acetylsalicylsäure; **Ziel:** Minimierung der myokardialen Nekroseausdehnung u. damit Besserung der Kurz- u.

Thrombose

Langzeitprognose bei Herzinfarkt*; **Wirkung:** durch koronare Reperfusion rasche subjektive Besserung, schnelle Rückbildung infarkttyp. EKG-Veränderungen (ST-Hebung) u. durch den sog. Ausschwemmeffekt vorzeitiges Erreichen des Maximalwerts der herzspezif. Kreatinkinase (CK-MB) bei der seriellen Aktivitätsbestimmung (vgl. Enzymdiagnostik); **Kontraind.:** s. Thrombolyse. Vgl. Bypass, aortokoronarer.

Thrombo|lysin (↑; ↑) n: Plasmin*.

Thrombo|modulin (↑; lat. modulari rhythmisch abmessen) n: (engl.) thrombomodulin; spezif. Thrombin-Rezeptor am Gefäßendothel; aktiviert als Cofaktor im Thrombin-Thrombomodulin-Komplex in Gegenwart von Ca^{2+} u. Phospholipiden Protein* C zu APC; gleichzeitig wird Thrombin inaktiviert. Vgl. Fibrinolyse-Inhibitoren.

Thrombo|pathie (↑; ↑; -pathie*) f: Thrombozytopathie*.

Thrombo|penie (↑; ↑; -penie*) f: Thrombozytopenie*.

Thrombo|penie-Häm|angiom-Syn|drom (↑; ↑; Häm-*; Angio-*; -om*) n: Kasabach-Merritt-Syndrom.

Thrombo|philie (↑; -phil*) f: (engl.) thrombophilia; syn. thrombophile Diathese; Neigung zur Thrombose*; **Ätiol.:** erworben od. angeboren; **Path.:** 1. plasmatisch: v. a. Hyperkoagulabilität*; 2. zellulär: z. B. Thrombozytose*, Polycythaemia* vera; 3. vaskulär: Veränderung von Gefäßwand (endothelial) bzw. Blutströmung (Hypozirkulation bis Stase z. B. bei Dehydratation, chronisch-venöser Insuffizienz*, Adipositas, Immobilisierung* z. B. bei Bettlägerigkeit od. auf längerer Reise, in hohem Lebensalter; Turbulenz z. B. bei Varikose*, Aneurysma*) mit verstärkter Thrombozytenadhäsion, z. B. bei Arteriosklerose*; vgl. Sludge-Phänomen; **Vork.:** u. a. APC*-Resistenz, Dysfibrinogenämie*, Protein*-C-Mangel, Protein*-S-Mangel, Antithrombin*-Mangel; Antiphospholipid*-Syndrom; Homocysteinämie*; Verbrauchskoagulopathie (paraneoplast.) bei Neoplasie; **Klin.:** Thrombose*, Embolie*, Aborte*;

> Kontraind. für östrogenhaltige hormonale Kontrazeptiva*

Ther.: Thromboseprophylaxe*. Vgl. Nygaard-Brown-Syndrom.

Thrombo|phlebitis (↑; Phleb-*; -itis*) f: (engl.) thrombophlebitis; akute Thrombose* oberfläch. Venen mit entzündl. Reaktion der Gefäßwand, häufig im Bereich variköser Veränderungen (Varikophlebitis).

Thrombo|phlebitis migrans (↑; ↑; ↑) f: (engl.) thrombophlebitis migrans; oberflächliche Thrombophlebitis, die sich langsam entlang von Venen ausbreitet; münzengroße, nicht varikös veränderte, lokale Rötungen.

Thrombo|phlebitis migrans sive saltans (↑; ↑; ↑) f: (engl.) thrombophlebitis migrans sive saltans; multifokale Thrombophlebitis ohne Varikose, über Monate u. Jahre rezidivierend; **Vork.:** v. a. bei jungen Männern; **Urs.:** idiopathisch, i. R. von Infektionen sowie als Frühsymptom einer Thrombangiitis* obliterans, Behçet-Krankheit.

Thrombo|phlebitis saltans (↑; ↑; ↑) f: (engl.) thrombophlebitis saltans; sog. springende Form der Thrombophlebitis, hervorgerufen v. a. durch allergisch-hyperergische Venenwandreaktionen; **Urs.:** paraneoplastisch, Thrombangiitis obliterans, Kollagenosen (Lupus erythematodes, Panarteriitis nodosa).

Thrombo|plastin (↑) n: (engl.) thromboplastin; Sammelbez. für versch. Intermediärprodukte während der Blutgerinnung*; 1. Gewebefaktor*; 2. Plasmathromboplastin: Komplex aus Faktor VIIIa, IXa, Ca^{2+} u. Plättchenfaktor 3; aktiviert im endogenen System Faktor X zu Xa; vgl. Thromboplastinzeit; 3. partielles Th.: prokoagulatorisch wirkendes Phospholipid aus Thrombozyten u. a. Zellen, die auf der Zellmembran große Komplexe bilden, an die sich Gerinnungsfaktoren anlagern können.

Thrombo|plastin|zeit (↑): (engl.) prothrombin time; Abk. TPZ; syn. Prothrombinzeit (Abk. PTZ); Parameter zum Nachw. von Störungen im exogenen Weg der Blutgerinnung* (Faktor II, V, VII, X); **Bestimmung:** Messung der Zeit bis zur Fibrinbildung (Gerinnungszeit) nach Inkubation von Citratplasma mit Gewebefaktor u. Calcium-Ionen (sog. Quick-Test); zur apparativen Selbstkontrolle mit chromogenem Substrat auf Teststreifen unter Verwendung von kapillärem Vollblut; 1. TPZ: Angabe in Sek.; 2. Quick-Wert: Angabe in Prozent der Norm (Verdünnungsreihe eines Normalplasmapools); entspricht der Gerinnungsaktivität der erfassten Gerinnungsfaktoren; 3. Prothrombintime-Ratio (Abk. PR): Angabe in Relation zur TPZ eines Normalplasmapools; 4. INR (Abk. für engl. International normalized ratio): PR korrigiert durch ISI (Abk. für engl. international sensitivity index), ein anhand WHO-Referenzthromboplastin ermittelter, gerätabhängiger, chargenspezif. Korrekturfaktor:

$$INR = \left(\frac{TPZ\ Patientenplasma}{TPZ\ Normalplasmapool}\right)^{ISI}$$

Ind.: Therapie mit Cumarinderivat, Leberparenchymschaden, Vit.-K-Mangel od. -Resorptionsstörung, Hypofibrinogenämie; **Referenzbereich:** s. Blutgerinnung (Tab. 2). Vgl. aPTT; Thrombinzeit.

Thrombo|plastin|zeit, aktivierte partielle (↑): s. aPTT.

Thrombo|poese (↑; -poese*) f: Thrombozytopoese*.

Thrombo|poetin (↑; ↑) n: (engl.) thrombopoietin; Abk. TPO; auch c-Mpl-Ligand od. thrombozytopoesestimulierender Faktor (Abk. TSF); im Blut zirkulierendes Glykoprotein, das überwiegend in der Leber synthetisiert wird u. gemeinsam mit anderen Wachstumsfaktoren (Interleukin-3 u. -6, GM-CSF) die Bildung u. Reifung von Megakaryozyten* u. frühen hämatopoet. Vorläuferzellen fördert. Vgl. Thrombozytopoese.

Thrombose (↑; -osis*) f: (engl.) thrombosis; vollständiger od. partieller Verschluss von Arterien, Venen od. Herzhöhlen durch intravasale Blutgerinnung* mit Bildung von Blutkoageln aus Thrombozytenaggregaten u. Fibrin; **Path.:** 3 wesentl. Faktoren (Virchow-Trias); 1. Gefäßwandschaden (durch Entz., Arteriosklerose, Trauma); 2. herabgesetzte Blutströmungsgeschwindigkeit (Stase u. vermin-

Thrombose, perianale

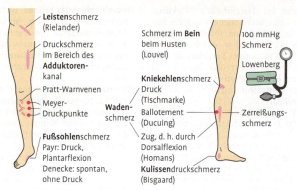

Thrombose: Schmerzpunkte u. Früherkennungszeichen bei Phlebothrombose der unteren Extremität

derte Zirkulation z. B. bei Varizen, Op., Herzinsuffizienz); **3.** veränderte Blutzusammensetzung (Hyperkoagulabilität*, verstärkte Thrombozytenaggregation); vgl. Pfropfthrombose, Atherothrombose; **Lok.: 1.** meist: im Bereich der unteren Extremitäten (Beinvenenthrombose; vgl. Beckenvenenthrombose, Phlegmasia coerulea dolens); **2.** Th. der Armvenen: s. Paget-von Schrötter-Syndrom; **3.** perianal: s. Analthrombose; **4.** zerebral: s. Arteria-basilaris-Thrombose, Sinusthrombose; **5.** kardial: s. Herzthrombose; **6.** viszeral: s. Mesenterialgefäßverschluss, Nierenvenenthrombose, Pfortaderthrombose; **7.** s. Vena-ovarica-Thrombose; **Formen: 1.** arterielle Th.: akuter Arterienverschluss* bei vorbestehender Arteriosklerose meist im Bereich der unteren Extremitäten; **Sympt.:** subakut einsetzende Schmerzen mit Blässe, Abkühlung u. Marmorierung distal der Stenose bzw. des Verschlusses; häufig inkomplettes Ischämiesyndrom; **Ther.:** Heparinisierung, evtl. Fibrinolyse*, elektive Thrombendarteriektomie* od. Bypass*-Operation; bei kompletter Ischämie sofortige Op.; **2.** venöse Th.: Thromboseentstehung im oberflächl. (Thrombophlebitis) bzw. tiefen (Phlebothrombose) Venensystem; **Risikofaktoren:** Thrombophilie*, Frauen >40. Lj., Immobilisierung* (z. B. als Economy*-class-Syndrom), bestehende Varikose*, Adipositas, hormonale Veränderung (Kontrazeptiva, Schwangerschaft, Cushing*-Syndrom), Diabetes mellitus, Vena-cava-inferior-Syndrom, Polytrauma, längerer Op. od. (paraneo-

plast.) bei Neoplasie; **Klin.:** Allgemeinsymptome wie Fieber, BSG-Anstieg, Leukozytose, Tachykardie; lokale **Sympt.:** bei Thrombophlebitis im Bereich des verhärtet tastbaren Venenstrangs Entzündungszeichen, kein Ödem; bei Phlebothrombose (Verlauf: s. Tab. 1) Überwärmung, Schwellung (bei Phlebothrombose des Beins: Umfangsdifferenz >1,5 cm), livide Verfärbung (des herabhängenden betroffenen Beins), oberflächl. Kollateralvenen (sog. Warnvenen), bei Husten zunehmende, lagerungsabhängige, u. U. spontane Schmerzen im Bereich des Venenverlaufs; **Kompl.:** Lungenembolie* (bzw. ggf. auch paradoxe Embolie), Defektheilung (chronisch-venöse Insuffizienz*); **Diagn.:** Untersuchung der Druckschmerzpunkte (s. Abb.), farbcodierte Duplexsonographie*, Phlebographie, Nachw. von D*-Dimeren, selten Radiofibrinogentest; Wells-Score zur Ermittlung der klin. Wahrscheinlichkeit für Phlebothrombose: s. Tab. 2; **Ther.:** bei Thrombophlebitis kühlende Umschläge mit Alkohol u. niedermolekulares Heparin, bei Th. der Extremität Kompressionsverband, bei Phlebothrombose Antikoagulation initial mit (hoch- od. niedermolekularem) Heparin*, dann Cumarinderivate*; u. U. Thrombolyse* od. Thrombektomie*, ggf. Cavafilter*; **Prävention:** s. Thromboseprophylaxe. Vgl. Thrombus.

Thrombose, peri|anale (↑; ↑) *f*: Analthrombose*.
Thrombose|pro|phylaxe (↑; ↑; Prophylaxe*) *f*: (engl.) *thrombosis prevention*; präventive Maßnahmen zur Verhinderung einer (im Allg. venösen) Thrombose*; **Ind.:** erhöhtes Thromboserisiko, häufig perioperativ, nach Geburt, Trauma, bei Immobilisierung* (z. B. bettlägerige Pat.), chronisch-venöser Insuffizienz*; **Formen: 1.** (physik.) u. a. Kompressionsbehandlung* (med. Thromboseprophylaxestrümpfe, Kompressionsstrümpfe), Hochlagerung der Beine, frühe Mobilisation*, aktive Atem- u. Beingymnastik; **2.** (pharmak.) Antikoagulanzien* (z. B. Heparinisierung), Thrombozytenaggregations*-Hemmer, Hämodilution*; **3.** (allgemein) Gewichtsreduktion u. a. Reduktion beeinflussbarer Thromboserisiko-erhöhender Faktoren (u. a. Hypovolämie, koagulator. Arzneimittel; vgl. Thrombophilie, Hyperkoagulabilität). Vgl. Embolieprophylaxe.

Thrombose	Tab. 1
Klinischer Verlauf bei Phlebothrombose	
Zeitraum	Klinik
1.–3. (5.) Tag	Thrombosebeginn; Stadium der größten Emboliegefahr, höchste Thrombusmobilität
3. (5.)–14. Tag	erste klinische Symptome; geringe Emboliegefahr, herabgesetzte Thrombusmobilität
ab 14. Tag	vollständige Thrombusorganisation; keine Emboliegefahr

Thrombose — Tab. 2
Wells-Score zur Ermittlung der klinischen Wahrscheinlichkeit für eine Phlebothrombose (tiefe Venenthrombose)

Kriterien	Bewertung (Punkte)
aktive maligne Erkrankung	1
Lähmung oder Immobilisierung (untere Extremität)	1
Bettruhe (>3 Tage) oder große Operation innerhalb der letzten 12 Wochen	1
Schmerz oder Verhärtung entlang tiefer Venen	1
Beinschwellung (auf ganzer Länge)	1
Unterschenkelschwellung (Umfangsdifferenz >3 cm)	1
Ödem (eindrückbar mit Dellenbildung)	1
Kollateralvenen	1
anamnestisch Phlebothrombose	1
Wahrscheinlichkeit für andere Diagnose mindestens so groß wie für Phlebothrombose	−2

Wells-Score (Punktsumme):
<2: keine hohe Wahrscheinlichkeit für Phlebothrombose;
≥2: hohe Wahrscheinlichkeit für Phlebothrombose;
ursprüngliche Einteilung:
0: niedrige Wahrscheinlichkeit für Phlebothrombose;
1–2: mittelhohe Wahrscheinlichkeit für Phlebothrombose;
≥3: hohe Wahrscheinlichkeit für Phlebothrombose

Thrombo|spondin (↑) *n*: (engl.) *thrombospondin*; Abk. TSP; zu den Zelladhäsionsmoleküle* zählendes Glykoprotein (M_r 45 000) insbes. in Thrombozyten, Endothel- u. Bindegewebezellen, das an Bestandteile der extrazellulären Matrix* (Kollagene, Integrine, Heparansulfat) sowie an Fibrinogen bindet u. die t-PA-katalysierte Plasminogenaktivierung in Abwesenheit von Fibrin beschleunigt.

Thromboxane (↑) *n pl*: (engl.) *thromboxanes*; TX; cyclische Derivate der Prostaglandine*, die v. a. in Thrombozyten*, aber auch in Mastzellen aus PGH_2 gebildet werden; **Formen:** 1. $TX A_2$: kurzlebig, hochwirksam; 2. $TX B_2$: entsteht aus (dem wirksameren) $TX A_2$; **Wirkung:** Thrombozytenaggregation; Kontraktion glatter Muskelzellen; $TX A_2$: Hemmung (als physiol. Antagonist von Prostacyclin*) des Anstiegs der cAMP-Konz. in Thrombozyten; **klin. Bedeutung:** (pharmak.) Hemmung der Synthese von $TX A_2$ durch nichtsteroidale Antiphlogistika* inf. Hemmung der thrombozytären Cyclooxygenase*. Vgl. Eikosanoide (Abb. dort).

Thrombozytenaggregation

Thrombo|zyten (↑; Zyt-*) *m pl*: (engl.) *thrombocytes*; auch Blutplättchen; von Megakaryozyten* im Knochenmark gebildete kernlose, scheibenförmige, korpuskuläre Blutbestandteile mit Durchmesser von 2–3,5 μm u. einer Dicke von 0,5–0,75 μm; **Aufbau:** Th. werden von einer Zellmembran umschlossen, die vom endoplasmat. Retikulum der Megakaryozyten abstammt; vom Hyalomer umgeben liegt zentral ein Granulomer, in dem Alpha- (Lysosomen), Beta- (Mitochondrien), Gamma- (Tubuli u. Mikrobläschen), Delta- (Siderosomen) u. Epsilongranula (Glykogen) unterschieden werden. Die Plättchenfaktoren* 1 u. 3 befinden sich membrangebunden in der Granulomerfraktion, 2 u. 4 im Hyalomer. Th. enthalten Enzyme der Glykolyse, des Pentosephosphatwegs, des Zitronensäurezyklus u. der Atmungskette sowie mehrere ATPasen, im Hyalomer biogene Amine (Serotonin). **Funktion:** Durch versch. Substanzen (Kollagen, Thrombin, ADP, Serotonin, Thromboxan A2, PAF, Immunkomplexe u. a.) werden Th. aktiviert, adhärieren, bilden Aggregate (Thrombozytenaggregation*), sezernieren in Granula gespeicherte Plättchenfaktoren* (Degranulation; s. Tab.), die u. a. die Aktivierung der Blutgerinnung* bewirken, u. bilden einen Thrombus*, der sich durch Aktivierung von Thrombasthenin* kontrahiert (vgl. Hämostase). Abbau der Th. in der Milz; Lebensdauer 7–12 Tage, Bestimmung der Lebensdauer durch Markierung mit Chrom-51 od. Indium-111; Verkürzung der Thrombozytenlebensdauer durch antithrombozytäre Antikörper, Vergrößerung des Milzpools (reversible Speicherung), beschleunigte Thrombozytolyse; **Referenzbereich:** s. Blutbild (Tab. dort); **klin. Bedeutung:** s. Thrombozytopenie, Thrombozytose. Vgl. Werlhof-Krankheit; Glykoprotein-IIb/IIIa-Rezeptor.

Thrombo|zyten|glutination (↑; ↑; Agglutination*) *f*: (engl.) *platelet agglutination*; syn. Thrombagglutination; Verklumpung von Thrombozyten durch agglutinierende, gegen Thrombozytenantigene gerichtete Antikörper; z. B. durch Immunisierung nach Thrombozytentransfusion od. i. R. von Allergie od. Anaphylaxie. Vgl. Thrombozytenaggregation.

Thrombo|zyten|ag|gregation (↑; ↑; Aggregation*) *f*: (engl.) *platelet aggregation*; intravasale Zusammenballung von Thrombozyten; **Einteilung:** 1. **physiol. Th.:** wichtiges Element der Hämostase*; Ablauf in 2 Phasen: a) reversible Phase: verstärkte Thrombozytenadhäsion durch Kontakt mit freien Kollagenfasern (verletzte Gefäßwand) od. ADP, Thrombin, Immunkomplexen; Aggregatbildung durch aktivierte Adhäsionsmoleküle (GP Ia/IIa, Glykoprotein*-IIb/IIIa-Rezeptor u. a.); Aggregatzerfall möglich; b) irreversible Phase (durch positive Rückkopplung): Beginn intrazellulärer Thromboxansynthese, Freisetzung vasoaktiver u. Thrombozyten-stimulierender Substanzen (Serotonin, Adrenalin, Thromboxane, Phospholipiden, Plättchenfaktoren, Gerinnungsfaktoren, Matrixproteinen, Regulatoren der Hämostase u. Wachstumsfaktoren; Membranverschmelzungen u. Bildung eines Thrombus*; 2. **pathol. Th.:** erhöht bei Thrombose*, vermindert bei Thrombozytopenie*, Thrombozytopathie*, von-*Willebrand-Jürgens-

Thrombozyten
Bei der Degranulation von Thrombozyten u. a. freigesetzte Substanzen

Lokalisation	Substanz	Funktion
Alphagranula	Thrombospondin von-Willebrand-Faktor	Matrixproteine für die Thrombozytenadhäsion
	Fibrinogen Gerinnungsfaktoren V, VII, VIII, XI Plättchenfaktor 4 (Antiheparinfaktor)	Blutgerinnung
	α2-Antiplasmin PAI-1	Hemmung der Fibrinolyse
	Protein S	Hemmung der Blutgerinnung
	Kallikrein	Entzündung
	PDGF FGF β-TGF	Wachstumsfaktoren
elektronendichte Granula	ATP ADP GTP GDP Serotonin	Aktivierung von Thrombozyten, Vasokonstriktion
Lysosomen	saure Hydrolasen	Abwehr, Entzündung
de-novo-Synthese	Faktor XIII	Fibrinstabilisierung
	Thromboxan A2 PAF	Aktivierung von Thrombozyten, Vasokonstriktion

Syndrom u. a.; **Bestimmung:** Turbidimetrie, Impedanzaggregometrie, in vitro Blutungszeit* mit PFA.
Thrombo|zyten|ag|gregations-Hemmer (↑; ↑; ↑): (engl.) *platelet aggregation inhibitor*; Abk. TAH; Thrombozytenfunktions-Hemmer; therap. Hemmstoffe der Thrombozytenaggregation*; **Ind.:** Proph. art. Thrombosen*; **Vertreter:** Acetylsalicylsäure*; Ticlopidin*, Clopidogrel*; Prasugrel*; Abciximab*, Eptifibatid*, Tirofiban*; Iloprost*; Dipyridamol*. Vgl. Plättchenaggregationstest; Antikoagulanzien.
Thrombo|zyten|anti|gene (↑; ↑; Antigen*) *n pl*: (engl.) *platelet antigens*; auf Thrombozyten sowie z. T. auch auf anderen Zellen vorkommende antigene Determinanten (z. B. HPA*, HLA*-System, Merkmale des ABNull-Systems), die autosomal-kodominant vererbt werden; **klin. Bedeutung: 1.** erheblich verkürzte Lebensdauer transfundierter Thrombozyten durch Antikörper gegen Th. (sog. Transfusionsrefraktärität); **2.** s. Purpura, posttransfusionelle; **3.** s. Alloimmunthrombozytopenie, neonatale. Vgl. Blutgruppenantigene; Leukozytenantigene.
Thrombo|zyten|faktoren (↑; ↑) *m pl*: Plättchenfaktoren*.
Thrombo|zyten|funktions-Hemmer (↑; ↑): s. Thrombozytenaggregations-Hemmer.

Thrombo|zyten|kon|zentrat (↑; ↑) *n*: (engl.) *platelet concentrate*; thrombozytenhaltige Blutkonserve*, die einer Leukozytendepletion* unterzogen wird; Lagerungsfähigkeit maximal 4–5 Tage (bei Raumtemperatur u. ständiger Agitation); Th. eines Spenders (mind. 50 ml durch Volumeneinengung thrombozytenreichen Plasmas aus Frischblut) enthält ca. $5–8 \times 10^{10}$ Thrombozyten*, durch die Zusammenführung von 4–5 Spender-Th. entsteht ein leukozytendepletiertes Pool-Thrombozytenkonzentrat mit $2–4 \times 10^{11}$ Thrombozyten. Zellseparation mit Rückführung nicht benötigter Blutbestandteile (Thrombozytapherese) ermöglicht Gewinnung von $2–4 \times 10^{11}$ Thrombozyten von nur einem Spender (sog. Leukozyten-depletiertes Thrombozyten-Apheresekonzentrat), wodurch die Gefahr einer Immunisierung des Empfängers (gegen Thrombozytenantigene* bzw. bzw. HLA-Antigene mehrerer Spender) vermindert wird; bei wiederholt erforderl. Transfusion müssen u. U. histokompatible Spender gesucht werden. Bestrahlung (25 Gy) vor Anw. bei immunsupprimierten Empfängern zur Vermeidung einer Graft*-versus-Host-Reaktion. **Ind.:** Thrombozytopenie* mit manifester Blutung od. zur Blutungsprophylaxe i. R. von Massivtransfusionen, Zytostatikatherapie od. bei präoperativ niedriger Thrombozytenkonzentration; Grenzwert je nach Indikation 50 000–80 000/

µl bzw. zur Blutungsprophylaxe ohne zusätzl. Risikofaktor 10 000–20 000/µl; vgl. Schock.

Thrombo|zyten-Release-Proteine (↑; ↑; engl. to release freilassen; Prot-*) *n pl*: (engl.) *platelet release proteins*; Bez. für Betathromboglobulin* u. Plättchenfaktor 4, deren Konz. im Serum inf. vermehrten Thrombozytenzerfalls i. R. thrombembolischer Erkrankungen erhöht ist.

Thrombo|zyten|zählung (↑; ↑): (engl.) *platelet count*; Bestimmung der Thrombozytenzahl mit dem Phasenkontrastmikroskop in der Zählkammer* od. mit einem Blutkörperchenzählgerät*; **Referenzbereich:** s. Blutbild (Tab. dort).

Thrombo|zyt|hämie (↑; ↑; -ämie*) *f*: Thrombozytose*.

Thrombo|zyt|hämie, essentielle (↑; ↑; ↑) *f*: (engl.) *essential thrombocythemia*; Abk. ET; klonale myeloproliferative Erkrankung* mit Thrombozytenkonzentration >600 000/µl im Blut u. Proliferation großer, reifer Megakaryozyten im Knochenmark; **Klin.:** in den ersten Monaten u. Jahren i. d. R. symptomfrei, im fortgeschrittenen Stadium thromboembolische od. hämorrhag. Kompl.; meist keine Splenomegalie (im Gegensatz zu anderen myeloproliferativen Erkr.); **Diagn.:** nach WHO-Diagnosekriterien: Thrombozyten >600 000/µl, Befund der Knochenmarkbiopsie vereinbar mit ET; positive Kriterien); Ausschluss von Polycythaemia* vera, chronisch idiopathischer Myelofibrose*, CML*, myelodysplastischem Syndrom od. einer reaktiven Thrombozytose* nach Infekt od. Entzündung (sog. negative Kriterien); **Ther.:** zytoreduktiv z. B. mit Hydroxycarbamid, Anagrelid, Interferon alfa-2 (Off-Label-Use); evtl. Acetylsalicylsäure zur art. u. niedermolekulares Heparin zur venösen Thromboseprophylaxe; **Progn.:** keine wesentl. Beeinträchtigung der Lebenserwartung, wenn thromboembol. Ereignisse verhindert werden; bei <2 % der Patienten Übergang in eine akute Leukämie*.

Thrombo|zyto|lyse (↑; ↑; Lys-*) *f*: (engl.) *thrombocytolysis*; Abbau von Thrombozyten*.

Thrombo|zyto|pathie (↑; -pathie*) *f*: (engl.) *thrombocytopathy*; syn. Thrombopathie; i. w. S. jede Veränderung der Thrombozyten*, i. e. S. Störung der Thrombozytenfunktion mit verlängerter Blutungszeit* in der Folge; **Ätiol.:** 1. hereditär: z. B. a) Thrombasthenie*; b) makrothrombozytäre Thrombozytopathie*; c) MYH9-assoziierte Makrothrombozytopenie*; 2. erworben: chron. Niereninsuffizienz, Leberinsuffizienz, Makroglobulinämie, Thrombozytenfunktion hemmende Arzneimittel (Thrombozytenaggregationshemmer*, nichtsteroidale Antiphlogistika*, Valproinsäure, Chinolone u. a.). Vgl. Diathese, hämorrhagische.

Thrombo|zyto|pathie, makro|thrombo|zytäre (↑; ↑) *f*: (engl.) *giant platelet syndrome*; syn. Bernard-Soulier-Syndrom; sehr seltene hereditäre Thrombozytopathie* mit großen Thrombozyten* (∅ >4,3 µm bei 80 % aller Thrombozyten) bei gleichzeitig bestehender Thrombozytopenie* sowie bei Homozygotie Neigung zu petechialen Blutungen; **Ätiol.:** autosomal-rezessiv inkl. Defekt des thrombozytären Glykoprotein-Ib-V-IX-Komplexes (bindet von-Willebrand-Faktor) inf. Mutationen in den Genen GP1BA (Genlocus 17pter-p12; codiert für Alpha-Untereinheit von Glykoprotein Ib), GP1BB (Genlocus 22q11.2; codiert für Beta-Untereinheit von Glykoprotein Ib) od. GP9 (Genlocus 3q21; codiert für Glykoprotein IX); **Path.:** Beeinträchtigung der Bindung des von*-Willebrand-Faktors an Thrombozytenoberfläche; **Ther.:** Thrombozytenkonzentrat; Desmopressin od. lokal Fibrinolyse-Inhibitoren. Vgl. von-Willebrand-Jürgens-Syndrom; Makrothrombozytopenie, MYH9-assoziierte.

Thrombozyto|penie (↑; -penie*) *f*: (engl.) *thrombocytopenia*; syn. Thrombopenie; verminderte Konz. der Thrombozyten* im Blut unter den Referenzbereich (s. Blutbild, Tab. dort); **Urs.:** 1. Bildungsstörung im Knochenmark: a) angeboren: z. B. Wiskott*-Aldrich-Syndrom, TAR*-Syndrom, Fanconi*-Anämie, MYH9-assoziierte Makrothrombozytopenie*; b) erworben: Panmyelopathie, proliferierende Knochenmarkerkrankung (z. B. Leukämie*, multiples Myelom*), pharmak.-toxische (z. B. durch Zytostatika) od. physik. Knochenmarkschädigung (durch ionisierende Strahlung), Reifungsstörung der Thrombozyten (mit ineffektiver Thrombozytopoese) bei Cobalamin- od. Folsäuremangel*, akute Alkoholintoxikation; 2. verkürzte Thrombozytenlebensdauer durch Antikörper (Immunthrombozytopenien): a) Alloantikörper (s. Purpura, posttransfusionelle; Alloimmunthrombozytopenie, neonatale); b) allergisch induzierte Antikörper (Arzneimittel, z. B. Diuretika, Goldpräparate, Streptomycin, Penicilline); c) Autoantikörper (bei Werlhof*-Krankheit, als Begleiterscheinung ggf. bei CLL, systemic Lupus erythematodes) gegen Thrombozytenmembran-Antigene mit Thrombozytolyse in der Folge; 3. verkürzte Thrombozytenlebensdauer durch verstärkte intravasale Blutgerinnung (Verbrauchskoagulopathie, Gefäßanomalie) od. mechan. Thrombozytenschädigung (künstl. Herzklappen); 4. Verteilungsstörung: vergrößerter Thrombozytenmilzpool bei Splenomegalie (s. Hypersplenismus); 5. autoimmun. bei HIV*-Erkrankung (häufig in frühen Stadien); **Sympt.:** bei Thrombozytenzahlen >30 000/µl³ im Blut. keine manifeste hämorrhagische Diathese*, bei niedrigeren Werten Petechien, Verletzungsblutung, kleine Hämatome u. Schleimhautblutungen, verlängerte Blutungszeit; bei Werten <10 000/µl gehäuft Spontanblutungen.

Thrombo|zyto|penie, essentielle (↑; ↑; ↑) *f*: Werlhof*-Krankheit.

Thrombo|zytopenie, Heparin in|duzierte (↑; ↑) *f*: (engl.) *Heparin-induced thrombocytopenia*; Abk. HIT; früher Heparin assoziierte Thrombozytopenie (Abk. HAT); Verminderung der Thrombozytenzahl unter Gabe von Heparin*; **Formen: Typ I:** 1–5 Tage nach Beginn der Gabe von Heparin* mäßige Thrombozytopenie (selten <100 000/µl), die sich innerh. weniger Tage nach Absetzen von Heparin wieder zurückbildet; Inzidenz: 5–30 %; **Urs.:** Hemmung der Adenylatcyclase der Thrombozyten mit nachfolgender Konzentrationssenkung des cyclischen Adenosinmonophosphats (Abk. cAMP) u. in der Folge leicht aktivierbare Thrombozyten (ohne Krankheitserscheinung); **Typ II:** 5–21 Tage nach Beginn der Heparingabe (bei Reexposition innerhalb der letzten 120 Tage auch sofort) Abfall

Thrombozytopoese

der Thrombozytenkonzentration im Blut um mehr als 50 % (auf häufig <100 000/µl); Inzidenz: 1% bei operativen Pat., <0,1 % bei Schwangeren u. internist. Pat.; bis 10-mal häufiger unter Standardheparin als unter niedermolekularem Heparin, cave: Heparin in PPSB; Urs.: Antikörper-vermittelte Thrombozytenaktivierung; Kompl.: thromboembol. Gefäßverschlüsse; Diagn.: Bestimmung der Thrombozytenkonzentration im Blut; Antikörpernachweis durch funkt. Tests (v. a. HIPA*-Test, Serotoninfreisetzungstest*; auch Plättchenaggregationstest*); Immunoassay (ELISA) zum Nachweis von Antikörpern im Patientenserum gegen Plättchenfaktor* 4 als Antigen; Ther.: Heparin absetzen, ggf. Ersatz durch Lepirudin*, Danaparoid* od. Argatroban*.

Thrombo|zyto|poese (↑; ↑; -poese*) *f*: (engl.) *thrombocytopoiesis*; syn. Thrombopoese; Bildung u. Entwicklung der Thrombozyten* i. R. der Hämatopoese* (Abb. 2 dort); **Einteilung**: nach zeitl. Ablauf; **1.** Differenzierung von Megakaryoblasten* aus pluripotenten Knochenmarkstammzellen; **2.** durch mitotische Teilung Bildung von Promegakaryozyten; **3.** Bildung von reifen Megakaryozyten, die in den Knochenmarksinus durch Abschnürung von Zytoplasmaausläufern Thrombozyten an das Blut abgeben; **Regulation**: Stimulation u. a. durch Thrombopoetin* u. megakaryocytic stimulating factor (Abk. M-CSF; vgl. CSF).

Thrombo|zytose (↑; ↑; -osis*) *f*: (engl.) *thrombocytosis*; über den Referenzbereich (s. Blutbild, Tab. dort) erhöhte Konz. der Thrombozyten* im Blut; **Formen**: **1.** reaktiv (in >95 % Werte unter 10^6/µl), z. B. bei Infektion, aktiver Tumorerkrankung, nach großem Blutverlust, bei Pleuraempyem, Osteomyelitis, schwerer Eisenmangelanämie, nach Splenektomie* auch nicht hämatolog. Ind.; auch als sog. Rebound-Thrombozytose nach durch Zytostatika, Alkohol oder andere knochenmarktoxische Einflüsse verursachter Thrombozytopenie; **2.** primär (auch: konstitiutive T., Thrombozythämie) als Teil der hyperplastisch gestörten Knochenmarksregulation bei myeloproliferativen Erkrankungen*; **3.** hereditär; **Ther.**: bei länger anhaltender Th. evtl. Thrombozytenaggregations*-Hemmer (Acetylsalicylsäure).

Thrombus (↑) *m*: (engl.) *thrombus*; durch Blutgerinnung in Gefäßen u. an der Herzwand (z. B. als Vorhofthrombus*) intravital entstandenes Blutgerinnsel; **Formen**: **1. Abscheidungsthrombus** (weißer Th.): entsteht durch Anlagerung von Thrombozyten an einen Endotheldefekt; besteht aus einem Gerüst von Thrombozytenbalken, die von Fibrin umgeben sind (durch den pulsierenden Blutstrom gerieftes Aussehen der Oberfläche), sitzt der Gefäßwand fest an, kommt selten isoliert vor; **2. Gerinnungsthrombus** (roter Th., Schwanzthrombus): entsteht durch Blutgerinnung bei zu langsam fließendem Blut bzw. Stase; zw. den dem Gefäß parallel verlaufenden Fibrinlamellen finden sich Erythrozyten u. Leukozyten in derselben Verteilung wie im Blut. Der Gerinnungsthrombus füllt das Gefäßvolumen vollständig aus (Gefäßverschluss, Gefäßobliteration), haftet aber der Gefäßwand nicht an, daher können sich Stücke von ihm leicht ablösen (Emboliegefahr). **3. gemischter Th.**: kombinierter Th., besteht aus einem Kopfteil (Abscheidungsthrombus) u. einem Schwanzteil (Gerinnungsthrombus). Vgl. Thrombose; Thrombolyse.

Thulium *n*: (engl.) *thulium*; Symbol Tm, OZ 69, rel. Atommasse 168,93; zur Gruppe der Lanthanoide* gehörendes chem. Element.

Thym|ek|tomie (Thymus*; Ektomie) *f*: (engl.) *thymectomy*; op. Entfernung des Thymus*; **Ind.**: u. a. Thymom*, Myasthenia* gravis pseudoparalytica.

Thymian: (engl.) *thyme*; Halbstrauch aus der Fam. der Lippenblütler, dessen Laubblätter mit Blüten, Kraut (Thymi herba) u. ätherisches Öl Thymol u. Carvacrol enthalten; **Verw.**: äußerlich u. innerlich bei Erkältungskrankheiten u. chron. Bronchitis.

Thymidilat|synthase *f*: (engl.) *thymidilate synthase*; Enzym der Biosynthese von dTMP (s. Thymidin), das Uracil methyliert; Suizidhemmung* durch Fluorouracil*.

Thymidin *n*: (engl.) *thymidine*; Abk. T; Nukleosid aus Thymin* u. Desoxyribose (Desoxythymidin); Phosphatester sind die Desoxynukleotide **dTMP** (Thymidinmonophosphat), **dTDP** (Thymidindiphosphat) u. **dTTP** (Thymidintriphosphat); **Biosynthese** von dTMP durch Methylierung des Desoxyribomononukleotids von Uracil* mit Tetrahydrofolsäure als Coenzym. 5′-dTTP (5′-Desoxythymidintriphosphat) ist Substrat bei der Synthese von DNA*.

Thymin *n*: (engl.) *thymine*; Abk. T; 2,4-Dioxo-5-methylpyrimidin, 5-Methyluracil; Pyrimidinbase, die mit Ribose das Nukleosid Thymidin* bildet; Bestandteil der DNA*; die sich bei UV-Bestrahlung bildenden T-Dimere beseitigt die Photoreparatur (s. Reparatursysteme). Vgl. Pyrimidinbasen.

Thymol *n*: (engl.) *thymol*; 3-Methyl-6-isopropylphenol; Hauptbestandteil des ätherischen Öls aus Thymian*; **Wirkung**: keimhemmend, krampflösend, hyperämisierend u. expektorierend.

thymo|leptisch (gr. θυμός Gemüt; ἀναλαμβάνειν wiederherstellen, sich erholen lassen): (engl.) *thymoleptic*; stimmungshebend.

Thymom (Thymus*; -om*) *n*: (engl.) *thymoma*; vom Thymus* ausgehender Tumor; **Vork.**: gynäkotrop, selten vor dem 20. Lj.; **Histol.**: meist Mischbild aus malignen epithelialen (Übergang zum Thymuskarzinom) u. benignen lymphozytären Zellen; **Klin.**: inspirator. Stridor, Dyspnoe u. Dysphagie durch Kompression; häufig paraneoplastisches Syndrom*, z. B. Myasthenia* gravis pseudoparalytica (ca. 20 %), Anämie*, Hypogammaglobulinämie; **Diagn.**: Röntgen, CT; **Ther.**: chir. Entfernung; **Progn.**: abhängig von Dignität u. Ausbreitung; **DD**: Thymushyperplasie*, Non*-Hodgkin-Lymphom des Thymus (bes. bei Jungen im Kindesalter). Vgl. Mediastinaltumoren.

Thymo|poietin (↑; gr. ποιητός gemacht, hergestellt) *n*: s. Thymusfaktoren.

Thymosin *n*: (engl.) *thymosine*; zu den Thymusfaktoren* gehörendes Gemisch niedermolekularer (synthet. herstellbarer) Polypeptide; **Wirkung**: Immunmodulator, der im Tierexperiment die Reifung des Immunsystems gesunder Mäuse in den ersten Lebenswochen beschleunigt, die Proliferation von lymphat. Gewebe bei keimfrei aufgezogenen Tieren, die Ausdifferenzierung der sonst undifferenzierten T-Lymphozyten nach Thymektomie u. die Aktivität der regulator. T-Lymphozyten fördert. Der Nachw. einer therap. nutzbaren Wirksamkeit von Th. ist noch nicht erbracht.

Thymo|stimulin (INN) *n*: (engl.) *thymostimuline*; Polypeptid (Immunstimulans*) aus dem Thymus* von Kälbern; **UAW**: allerg. Reaktionen.

Thymo|zyten (Thymus*; Zyt-*) *m pl*: (engl.) *thymocytes*; im Thymus vorkommende, von pluripotenten hämatopoetischen Stammzellen* abstammende, lymphoide Zellen (Prothymozyten, funktionell unreife Th.), die sich durch Thymusfaktoren* auf dem Weg von Thymusrinde zu Thymusmark zu immunkompetenten Subpopulationen der T*-Lymphozyten differenzieren.

Thymus (gr. θύμος Brustdrüse) *m*: (engl.) *thymus*; Bries; lymphoepitheliales Organ aus 2 versch. geformten Lappen; im vorderen Mediastinum hinter dem Sternum gelegen; entsteht am Ende des ersten Embryonalmonats aus dem Epithel der 2. u. 3. Kiemenspalte (Entoderm); Wachstum im Kindesalter u. der Pubertät bis zum Eintritt der Geschlechtsreife, dann Rückbildung (physiol. Involution) u. partielle Umwandlung in Fettgewebe. Lappen werden von einem zentralen Markstrang mit Rindenzone durchzogen. Das Grundgerüst bildet ein Netz aus sternförmig verzweigten u. über Zytoplasmafortsätze miteinander in Verbindung stehenden epitheliogenen Retikulumzellen, die in der Markzone kugelige, zwiebelschalenartig geschichtete Zellhaufen (Hassall*-Körperchen) bilden. In der Rindenzone befinden sich zahlreiche kleine, dicht gedrängt eingelagerte Lymphozyten (Thymozyten*), in der Markzone neben wenigen Lymphozyten auch eosinophile Granulozyten u. Mastzellen. **Funktion**: als ein primäres Organ des lymphatischen Systems* von grundlegender Bedeutung für immun. Prägung der für die zellvermittelte Immunität* verantwortl. (thymusabhängigen) T*-Lymphozyten (u. a. durch endokrin. Bildung von Thymusfaktoren*).

Thymus anularis (↑) *m*: (engl.) *annular thymus*; Fehlbildung des Thymus* mit ringförmiger Umklammerung der V. cava superior.

Thymus|a|plasie (↑; A-*; -plasie*) *f*: (engl.) *thymus aplasia*; angeb., trotz vorhandener Organanlage fehlende Thymusentwicklung; keine Bildung der Hassall*-Körperchen, Lymphozytenbildung unterbleibt; häufig mit Immundefekten verbunden; **Vork.**: z. B. beim DiGeorge*-Syndrom u. anderen Chromosomopathien, bei Retinoid*-Embryopathie, Ataxia* teleangiectatica, Wiskott*-Aldrich-Syndrom.

Thymus|faktoren (↑) *m pl*: (engl.) *thymic factors*; sog. Thymushormone; von retikulären od. epithelialen Zellen des Thymus gebildete Polypeptide (z. B. Thymopoetin I u. II, Thymosin*), die die Differenzierung von Thymozyten* zu T*-Lymphozyten stimulieren; **Nachw.**: z. B. Radio*-Immunoassay. Der Mangel od. das Fehlen von Th. führt zu Immundefizienz; bei Kindern mit schwerem kombiniertem Immundefekt* wird z. B. die Substitution mit synthet. Thymuspräparaten therap. erprobt.

Thymus|hyper|plasie (↑; Hyper-*; -plasie*) *f*: (engl.) *thymus hyperplasia*; bes. im frühen Säuglingsalter auftretende, meist spontan zurückgehende (partielle) hyperplast. Vergrößerung des Thymus; kann zu mechan. Verdrängungserscheinungen an benachbarten Organen (v. a. an Trachea u. Bronchien mit Atemnot, Stridor) führen. Ein früher vermuteter Zus. mit plötzlichem Kindstod* besteht nicht. Vgl. Thymussyndrom.

Thymus|karzinom (↑; Karz-*; -om*) *n*: s. Thymom.

Thymus|lympho|zyten (↑; Lymph-*; Zyt-*) *m pl*: T*-Lymphozyten.

Thymus|syn|drom (↑) *n*: (engl.) *thymoprivous syndrome*; Oberbegriff für das kombinierte Auftreten von (primären) pathol. Veränderungen des Thymus (Hyper-, Aplasie, Thymom) mit best. Begleiterkrankungen, z. B. Myasthenia* gravis pseudoparalytica, pure* red cell aplasia, DiGeorge*-Syndrom, Agammaglobulinämie*.

Thymus|trans|plantation (↑; Transplantation*) *f*: (engl.) *transplantation of a thymus gland*; Transplantation* von fetalem od. kindl. Thymus (nach Gewebetypisierung*); wird u. U. bei Kleinkindern ausgeführt, bei denen keine Thymusfaktoren* nachweisbar sind u. kein Defekt der Stammzellen des Knochenmarks vorliegt, sowie bei Kindern mit DiGeorge*-Syndrom. Vgl. Stammzelltransplantation.

Thymus|tumoren (↑; Tumor*) *m pl*: s. Thymom.

Thyreo-: Wortteil mit der Bedeutung Schild, Schilddrüse; von gr. θυρεός.

Thyreo|calci|tonin (↑; Calc-*) *n*: Calcitonin*.

Thyreo|chondro|tomie (↑; Chondr-*; -tom*) *f*: s. Thyreotomie.

Thyreo|globulin (↑; Globuline*) *n*: (engl.) *thyroglobulin*; Abk. Tg; von Epithelzellen der Schilddrüse* synthetisiertes u. sezerniertes dimeres Glykoprotein (M_r 660 000), aus dem die Schilddrüsenhormone* u. biol. inaktive Iodthyronine durch Proteolyse frei werden u. ins Blut gelangen; **klin. Bedeutung**: Tg-Serumkonzentration (Tg fehlt bei Athyreose) als Tumormarker* i. R. der Nachsorge des differenzierten Schilddrüsenkarzinoms*.

Thyreo|idea (↑; -id*) *f*: s. Thyroidea.

Thyreo|plastik (↑; -plastik*) *f*: s. Kehlkopfoperationen.

Thyreo|statika (↑; statisch*) *n pl*: (engl.) *antithyroid drugs*; Substanzen, die Biosynthese u. -sekretion von Schilddrüsenhormonen* bzw. Iodoxidation od. Iodeinbau in biosynthet. Zwischenprodukte hemmen; **Einteilung: 1. Thioharnstoffderivate** (syn. Thioamide: Carbimazol, Propylthiouracil, Thiamazol (syn. Methimazol); hemmen kompetitiv die Schilddrüsenperoxidase* (s. Peroxidasen); **Ind.**: Hyperthyreose* (z. B. Basedow-Krankheit, s. Thyroiditis), vor u. nach Radioiodtherapie*, präoperativ bei Hyperthyreose, thyreotoxischer Krise*; **UAW**: u. a. Überempfindlichkeitsreaktionen (Urtikaria, Fieber, selten Agranulozytose*), Struma, Hypothyreose; **2. Iodide** (Natrium- od. Kaliumiodid): hemmen in hohen Dosen vorübergehend die Hormonsekretion aufgrund kurzfristiger Hemmung der Proteasen, die aus Thyreoglobulin* Hormone freisetzen; **Ind.**: nur präoperativ in Komb. mit Thioharnstoffderivaten (Plummerung, s. Schilddrüsenblockade); Lithium gehört nicht zu Th., kann aber die Iodaufnahme hemmen u. wird daher bei thyreotox. Krise inf. Iodintoxikation eingesetzt; **3. Natriumperchlorat**: hemmt kom-

Thyreotomie

Thyroiditis Einteilung		
klinischer Verlauf (Dauer)	Pathogenese autoimmun	nicht-autoimmun
akut (Tage bis Wochen)		akute Thyroiditis
subakut (Wochen bis Monate)	Post-partum-Thyroiditis Silent-Thyroiditis pharmakologisch (immunologisch) induzierte Thyroiditis	Thyroiditis de Quervain
chronisch (Monate bis Jahre)	Struma lymphomatosa Hashimoto Basedow-Krankheit atrophische Thyroiditis	invasiv-sklerosierende Thyroiditis (Riedel) spezifische Thyroiditis (z. B. Schilddrüsentuberkulose)

petitiv den Iodidtransport in die Schilddrüse*; geringe therap. Breite; Ind.: Iodidblockade der Schilddrüse bei szintigraph. Untersuchungen anderer Organe.

Thyreo|tomie (↑; -tom*) *f*: (engl.) *thyrotomy*; auch Thyreochondrotomie; Spaltung des Schildknorpels zur Herstellung eines op. Zugangs zum Kehlkopfinneren; s. Kehlkopfoperationen.

Thyreo|toxikose (↑; Toxikose*) *f*: veraltete Bez. für Hyperthyreose*.

Thyreo|tropin (INN) *n*: s. TSH.

Thyreo|tropinom (Thyreo-*; -trop*; -om*) *n*: (engl.) *TSH secreting pituitary adenoma*; seltener Tumor des Hypophysenvorderlappens, der TSH* produziert u. Hyperthyreose* verursacht.

Thyroidea (↑; -id*) *f*: Kurzbez. für Glandula thyroidea; (engl.) *thyroid, thyroid gland*; auch Thyreoidea*; Schilddrüse*.

Thyroid|ek|tomie (↑; ↑; Ektomie*) *f*: (engl.) *thyroidectomy*; op. Entfernung der gesamten Schilddrüse, meist bei Schilddrüsenkarzinom*; **Kompl.:** Parese des N. laryngeus recurrens, Hypoparathyroidismus*; vgl. Strumektomie.

thyroideus (↑; ↑): schildförmig.

Thyroiditis (↑; ↑; -itis*) *f*: (engl.) *thyroiditis*; Entz. der Schilddrüse*; **Formen:** Einteilung (s. Tab.) entspr. klin. Verlauf (Dauer) u. Path. (Autoimmunthyroiditis, Th. nichtautoimmuner Genese); **I. akut** (Tage bis Wochen): nicht autoimmun bedingte eitrige od. nichteitrige Th.; Urs.: u. a. Infektion, Trauma, Strahlenexposition (auch iatrogen, z. B. nach Radioiodtherapie); **II. subakut** (Wochen bis Monate): **1.** (meist) **nicht autoimmun:** Th. de Quervain (syn. granulomatöse Th.); wahrscheinl. viral bedingte Th.; Sympt.: Fieber, Halsschmerzen, Abgeschlagenheit, initial Zeichen der Hyperthyreose* (inf. Apoptose); nach Abklingen der Entz. hypothyreote Phase, Spontanremission nach einigen Wo.; Diagn.: palpator. druckschmerzhafte Schilddrüse; beschleunigte BSG, passagere Erhöhung der Schilddrüsenhormone* mit erniedrigtem TSH, Schilddrüsenantikörper meist nicht nachweisbar; verminderte Nuklidspeicherung in der Schilddrüsenszintigraphie*, in der Punktionszytologie Riesenzellen; Ther.: rein symptomatisch, z. B. mit Acetylsalicylsäure, in schweren Fällen Glukokortikoide; Progn.: häufig Rezidive; **2. Autoimmunthyroiditis: a)** Post-partum-Th. (syn. postpartale Th.); organspezif. Autoimmunkrankheit mit lymphozytärer Infiltration der Schilddrüse (Autoimmunthyroiditis) bei Frauen im ersten Jahr nach Entbindung; Klin.: häufig passagere milde (subklin.) Hyper- u./od. Hypothyreose, meist Schilddrüsenantikörper* (TPO-AK) nachweisbar; DD: Basedow-Krankheit (TR-AK); **b)** Silent-Thyroiditis (syn. subakute lymphozytäre Th.); passagere autoimmune Schilddrüsenfunktionsstörung wie bei postpartaler Th. aber ohne Assoziation zu einer Schwangerschaft; **c)** (iatrogen) pharmak. induzierte autoimmune Th. (z. B. Amiodaron, Lithium, Interferon); **III. chronisch** (Monate bis Jahre); **1. Autoimmunthyroiditis: a)** Struma lymphomatosa Hashimoto (syn. hypertrophe Hashimoto-Th., Strumitis Hashimoto, chron. lymphozytäre Th.): häufigste Form der Autoimmunthyroiditis; Pathol.: mit den Jahren zunehmende fokale od. diffuse lymphozytäre u. plasmazelluläre Infiltration der Schilddrüse unter Ausbildung von Lymphfollikeln u. Keimzentren sowie zunehmende Fibrosierung u. Ausbildung einer derben Struma* ohne Knoten; terminal: Atrophie des Schilddrüsenparenchyms (atroph. Th.: s. u.); Vork.: häufig in Komb. mit anderen Autoimmunkrankheiten* (z. B. Myasthenie, perniziöse Anämie, atrophische Gastritis; vgl. Autoimmunsyndrom); Klin.: mehr od. minder ausgeprägte Hypothyreose* (s. Abb.), häufig nach (i. d. R. unerkannter) passagerer Hyperthyreose; evtl. Lymphozytose u. Immunglobulinvermehrung; Diagn.: serol. Schilddrüsenantikörper (TPO-AK, TG-AK initial); sonograph. diffuse Echoarmut; Nachweis durch Zytodiagnostik*; Ther.: Substitutionsbehandlung mit Schilddrüsenhormonen; DD: Struma anderer Urs. (insbes. Struma* maligna); **b)** Basedow-Krankheit (syn. Basedow-Hyperthyreose, Morbus Basedow, Immunhyperthyreose): Autoimmunthyroiditis mit klin. Zeichen der Hyperthyreose bei unterschiedl. ausgeprägter Struma* diffusa parenchymatosa, häufig in Komb. mit endokriner Ophthalmopathie* u. Tachykardie (sog. Merseburger Trias); neigt bei chron. Verlauf zu Spontanremissionen u. häufigen Rezidiven (Langzeitremissio-

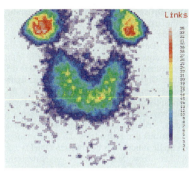

Thyroiditis: Schilddrüsenszintigramm bei Hashimoto-Thyroiditis; deutlich herabgesetzte Technetiumspeicherung in der Schilddrüse im Vergleich zu den Speicheldrüsen

nen bis zu 50%). Vork.: häufig Assoziation mit anderen Autoimmunkrankheiten (z. B. Vitiligo, rheumatoide Arthritis, Enteritis regionalis Crohn, Diabetes mellitus Typ 1); Diagn.: serol. Schilddrüsenantikörper (TR-AK bei ca. 60–80% der unbehandelten Pat., oft auch TPO-AK u. TG-AK); sonograph. diffuse Echoarmut bei verstärkter Perfusion; Ther.: Thyreostatika, bei Rezidivhyperthyreosen ggf. ablative Therapie (op., Radioiodtherapie). Gelegentl. Übergang in Struma lymphomatosa Hashimoto mit Hypothyreose (sog. Hashitoxikose); vgl. Marine-Lenhart-Syndrom; **c)** atrophische Th. (Verkleinerung der Schilddrüse); häufig terminale (sog. ausgebrannte) Hashimoto-Th. mit Hypothyreose (z. T. ohne Schilddrüsenantikörper), selten primär atroph.; Diagn.: serologisch, sonographisch; **2. nicht autoimmun: a)** invasiv-sklerosierende Th. (syn. chron.-fibrosierende Th., Riedel-Struma, eisenharte Struma): über die Schilddrüse hinausgehende (schmerzlose) destruierende Fibrosierung einschließl. umliegender Muskeln u. a. Gewebe (perithyroidale Th.) unklarer Ätiol.; Klin.: Euthyreose, progredient in Hypothyreose übergehend; u. U. Hypoparathyroidismus; Diagn.: histol. Nachweis; Ther.: op.; **b)** spezifische Th., z. B. bei Tuberkulose (Schilddrüsentuberkulose*) od. Sarkoidose.

Thyro|liberin *n*: s. TRH.
Thyro|tropin *n*: s. TSH.
Thyroxin *n*: (engl.) *thyroxine*; syn. Tetraiodthyronin (Abk. T_4); s. Schilddrüsenhormone.
Ti: chem. Symbol für Titan*.
TIA: Abk. für **t**ransitorische **i**schämische **A**ttacke; s. Schlaganfall.
Tia|gabin (INN) *n*: (engl.) *tiagabin*; Antiepileptikum*; erhöht die Konz. von GABA* im synapt. Spalt (GABA-Wiederaufnahme-Hemmer); **Ind.:** Zusatzbehandlung von partiellen epilept. Anfällen; **Kontraind.:** schwere Leberfunktionsstörung, Kinder (<12 Jahre); **UAW:** Schwindel, Asthenie, Somnolenz.
Tia|prid (INN) *n*: (engl.) *tiaprid*; atypisches Neuroleptikum* u. Antihyperkinetikum; Benzamidderivat; **Ind.:** Neuroleptika induzierte Spätdyskinesie*, Chorea* Huntington.

Tia|profen|säure (INN): s. Antiphlogistika, nichtsteroidale.
Tibia (lat.) *f*: (engl.) *tibia*; Schienbein; stärkerer Unterschenkelknochen; Teile: Condylus medialis et lateralis mit der nach proximal aufgelagerten Facies articularis superior (Kniegelenkfläche), Corpus tibiae (Tibiaschaft, dessen Facies medialis breitflächig direkt unter der Haut liegt), Malleolus medialis (innerer Knöchel) am distalen Ende. Vgl. Fibula.
Tibia|fraktur (↑; Fraktur*) *f*: (engl.) *tibial fracture*; Schienbeinbruch; Fraktur* der Tibia*; **Einteilung: 1.** nach Lokalisation: proximal epiphysär (Tibiakopffraktur), metaphysär, diaphysär, distal epiphysär; **2.** offen u. geschlossen; **3.** T. mit Gelenkbeteiligung: s. Knöchelfraktur, Pilon-tibiale-Fraktur. **Klin.:** Frakturzeichen (Fehlstellung, Instabilität, aufgehobene Funktion, Schwellung, Hämatom), ggf. offener Weichteilschaden; **Kompl.:** Inf. (geringe Weichteildeckung der gesamten ventromedialen Tibia, aufwendige Weichgeweberekonstruktion notwendig), ggf. Entw. von Pseudarthrose, posttraumat. Arthrose bei Gelenkfraktur; **Diagn.:** Rö., bei Gelenkfraktur CT (s. Abb.), bei Gefäßbeteiligung Angiographie (DSA); **Ther.: 1.** konservativ: bei nichtdislozierter T. od. einfacher Schaftfraktur, Immobilisierung nach Reposition durch Oberschenkelgips- od. -kunststoffverband; bei Fraktur in Schaftmitte bis distales Drittel: Sarmiento-Brace mögl.; **2.** op.: bei Gelenkfraktur mit relevanter Stufen- od. Spaltbildung, hoch instabiler od. grob dislozierter T., allen T. mit revisionspflichtigem Weichteilschaden; z. B. (arthroskopisch assistierte) perkutane Reposition von Gelenkfrakturen mit perkutaner Osteosynthese*, gedeckte Verfahren am Schaft (Verriegelungsnagel, biol. Platte), ORIF* mit (winkelstabilen) Platten, Fixateur* externe; **3.** bei hochgradigen Weichteildefekten plast. Deckung erforderl.; bei größeren Knochendefekten Einsatz des Segmenttransports möglich.

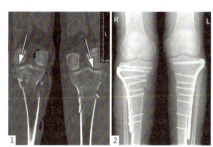

Tibiafraktur: Tibiakopffraktur mit Gelenkbeteiligung beidseitig; 1: präoperativ; 2: nach Versorgung mit winkelstabiler Plattenosteosynthese [88]

Tibialis-anterior-Syn|drom (lat. tibialis zum Schienbein gehörig) *n*: (engl.) *anterior tibial syndrome*; zu den Kompartmentsyndromen* gehörendes Muskelkompressionssyndrom mit Ischämie* der prätibialen Muskulatur (Extensorengruppe) durch Kompression der A. tibialis ant. innerh. der Faszienloge; **Urs.:** Kontusion od. Fraktur des Unterschenkels; auch Überanstrengung (dann als

Tibialislähmung

funktionelles T.-a.-S. bezeichnet); **Diagn.:** s. Kompartmentsyndrom; beim funktionellen T.-a.-S. typ. Schmerzprovokation durch körperl. Belastung (z. B. Treppensteigen); **Ther.:** frühzeitige Faszienspaltung; bei funktionellem T.-a.-S. elektive Faszienspaltung.

Tibialis|lähmung (↑): (engl.) *tibial nerve paralysis*; Lähmung der Waden- u. Fußmuskulatur sowie Sensibilitätsstörung an distaler Unterschenkelbeugeseite u. Fußsohle inf. Schädigung des Nervus* tibialis (L 4–S 3); **Urs.:** Trauma (v. a. dislozierte Tibiafraktur*).

Tibialis|phänomen (↑) *n*: (engl.) *tibialis sign*; syn. Strümpell-Zeichen; s. Pyramidenbahnzeichen.

Tibialis-posterior-Re|flex (↑; lat. posterior der Hintere; Reflekt-*) *m*: s. Reflexe (Tab. 1 dort).

Tibia|pseud|arthrose (Tibia*; Pseud-*; Arthr-*; -osis*) *f*: s. Crus curvatum.

Tibia vara infantum (↑) *f*: s. Blount-Krankheit.

Tibio|fibular|gelenk (↑; Fibula*): (engl.) *tibiofibular joint*; oberes T. proximal zwischen Schien- u. Wadenbein (Articulatio tibiofibularis), unteres T. distal zwischen Tibia u. Fibula (Syndesmosis tibiofibularis).

Tibolon (INN) *n*: (engl.) *tibolone*; 19-Nortestosteronderivat; synthet. Steroid mit schwach östrogener, gestagener u. androgener Partialwirkung; **Ind.:** postmenopausale Beschwerden, wenn die Menopause* länger als 1 Jahr zurückliegt; **UAW:** uterine Blutungen, Bauchschmerzen, Spannungsgefühl in der Brust; cave: erhöhtes Risiko für Mammakarzinom u. Korpuskarzinom.

Tic (franz. Gesichts-, Nervenzucken) *m*: (engl.) *tic*; Tick; unwillkürl., plötzliche, schnelle u. wiederholte, nicht rhythm., stereotype Bewegung od. Vokalisation mit weiter Spannbreite von Erscheinungsformen; bei Kindern auch als passagere Erscheinung; **Einteilung:** nach Qualität (motorisch od. vokal) u. Komplexität (einfach, z. B. Blinzeln od. komplex, z. B. Hüpfen); **Urs.:** angenommen wird eine Störung im Bereich kortikostriataler-thalamokortikaler Verbindungen; **DD:** plötzl. einschießende Bewegungen bei Chorea* (minor). Vgl. Symptome, extrapyramidale.

Tic convulsif (↑) *m*: (engl.) *convulsive tic*; syn. Tic facial; krampfartige Zuckungen der mimischen Muskulatur; **Vork.:** bei psychogenen Störungen, Läsionen des Corpus* striatum, Tourette*-Syndrom. Vgl. Blickkrampf, Chorea, Spasmus facialis.

Tic douloureux (↑) *m*: s. Trigeminusneuralgie.

Tic impulsif (↑) *m*: Tourette*-Syndrom.

Ticlo|pidin (INN) *n*: (engl.) *ticlopidine*; Thienopyridin; Thrombozytenaggregations*-Hemmer zur p. o. Anw.; **Wirkungsmechanismus:** Hemmung der ADP induzierten Thrombozytenaggregation*; **Ind.:** bei Unverträglichkeit gegenüber Acetylsalicylsäure* (Abk. ASS) sekundärprophylakt. bei ischämischem Schlaganfall* u. bei Dialysepatienten mit Shuntkomplikation; evtl. alternativ zu Clopidogrel* (erste Wahl wegen geringerer UAW) in Komb. mit ASS bei Akutem* Koronarsyndrom zur Sekundärprophylaxe (s. PCI); **UAW:** Hautausschlag, Diarrhö, Blutbildveränderungen, Leberfunktionsstörung, Hepatitis, Blutung.

Tidal|volumen (Volumen*) *n*: s. Lungenvolumina.

Tiedemann-Drüse: syn. Duverney-Drüse; Glandula* vestibularis major.

Tiefen|blende: s. Röntgenstrahler.

Tiefen|dosis (Dosis*) *f*: (engl.) *depth dose*; v. a. in der Strahlentherapie* verwendeter Dosisbegriff; gibt die Energiedosis* in einer anzugebenden Tiefe des bestrahlten Objekts auf der Achse des Nutzstrahlenbündels (Zentralstrahl) an u. wird für die Bestrahlungsplanung* benötigt; häufig wird die prozentuale bzw. relative Tiefendosis* angegeben.

Tiefen|dosis, re|lative (↑) *f*: (engl.) *relative depth dose*; Verhältnis der Tiefendosis* an einer anzugebenden Stelle innerh. des bestrahlten Objekts zur Oberflächen- bzw. Maximaldosis im Nutzstrahlenbündel (Zentralstrahl).

Tiefen|hirn|stimulation (Stimulation*) *f*: (engl.) *deep brain stimulation* (Abk. *DBS*); syn. tiefe Hirnstimulation; Abk. THST, THS; zerebrale Elektrostimulation tiefer Kerngebiete des Gehirns (Nucleus* subthalamicus, Thalamus*, Globus* pallidus) über stereotaktisch (s. Operation, stereotaktische) eingebrachte Elektroden (häufig beidseits), die mit einem unterhalb des Schlüsselbeins implantierten Stimulator (Schrittmacher) verbunden sind, als therap. (funktionelles neurochir.) Verf.; **Prinzip:** Hemmung (sog. blockierende Stimulation) durch niederfrequente Reizung; im Gegensatz zu destruierenden op. Verf. (z. B. Leukotomie*, Thalamotomie*) reversibel, variabel (Reizparameter) u. mit geringerer Rate an Kompl.; **Ind.:** v. a. Parkinson*-Syndrom mit pharmak. unzureichendem Therapieerfolg o. a. extrapyramidale Bewegungsstörungen (essentieller Tremor*, Dystonie*) zur symptomat. Ther. (kein Einfluss auf Progredienz der Grunderkrankung); evtl. bei Depression*, Zwangsstörung* od. zur Schmerztherapie* bei Phantomschmerz; vgl. Psychochirurgie.

Tiefen|psycho|logie (Psych-*; -log*) *f*: (engl.) *psychodynamic approaches, depth psychology*; Sammelbez. für auf die Psychoanalyse* zurückgehende psychotherap. Verfahren, die die Wirksamkeit des Unbewussten untersuchen u. therap. zu beeinflussen suchen; **Ziel:** das Verhältnis bewusster u. unbewusster Persönlichkeitsanteile so zu gestalten, dass eine Nachreifung der Gesamtpersönlichkeit mögl. wird. Vgl. Psychotherapie, tiefenpsychologisch fundierte; Psychologie, analytische.

Tiefen|rausch: (engl.) *rapture of the deep*; euphor., dem Alkoholrausch ähnl. Verstimmung beim Tauchen mit Presslufttauchgerät in Tiefen >30 m als zentralnervöse Stickstoffwirkung unter Überdruck (ab 400–500 kPa); mit Gefahr lebensgefährl. Fehlhandlungen verbunden; bei kontrolliertem Auftauchen vollkommen reversibel, ggf. in Stickstoffnarkose* übergehend.

Tiefen|sensibilität (lat. sensibilitas Fähigkeit zu empfinden) *f*: Propriozeption*.

Tiefen|therapie *f*: (engl.) *deep therapy*; (röntg.) Form der Strahlentherapie* mit Verw. von ionisierender Strahlung* mit einer Gewebe*-Halbwerttiefe von 7 cm u. mehr, bei der das Dosismaximum in die Körpertiefe verlagert wird; **Anw.:** z. B. zur Strahlentherapie intrakorporaler Tumoren. Vgl. Tiefendosis.

Tiegel-Ventil (Max T., Chir., Trier, geb. 1877) *n*: (engl.) *Tiegel's valve*; Ventil zur Entlastung eines

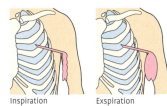

Inspiration　　Exspiration

Tiegel-Ventil: Entlastungspunktion (2.–3. Interkostalraum Medioklavikularlinie) bei Spannungspneumothorax mit initialer Druckentlastung über T.-V.

Spannungspneumothorax (s. Pneumothorax); ermöglicht freien Austritt von Luft aus dem Pleuraraum, ohne dass Luft von außen eindringen kann; modifiziertes T.-V.: eingeschnittener Fingerling an Punktionskanüle zur präklin. Notfalldekompression (s. Abb., s. Thoraxdrainage). Vgl. Heimlich-Ventil.

Tiemann-Katheter (Georg T., Instrumentenmacher, New York; Katheter*) *m*: s. Blasenkatheter.

Tier|fell|nävus (Nävus*) *m*: s. Naevus pigmentosus et pilosus.

Tier|kohle: (engl.) *animal carbon, animal charcoal*; Carbo animalis; vgl. Aktivkohle.

Tier|passage (franz. passage Übergang) *f*: (engl.) *animal passage*; künstl. Übertragung infektiösen Materials von einem Tier auf ein anderes zur Vermehrung, Isolierung, Virulenzsteigerung od. Attenuierung* von Mikroorganismen; ggf. im Tierversuch*, dafür zunehmend Zellkulturen* etabliert.

Tier|pocken: s. Poxviridae.

Tier|versuch: (engl.) *animal experiment*; experimenteller Einsatz von lebenden Tieren (z. B. Vivisektion: op. Eingriff am lebenden Tier) in Pharmak., Physiol. u. a. Disziplinen; **1.** zur Prüfung von Wirkungen u. Sicherheit neuer Arzneimittel; **2.** zur Diagn. best. Infektionskrankheiten (Anzucht von isolierten Bakt. od. Viren, Nachw. von Toxinen, DD nahe verwandter Err.); **3.** zur Produktion diagn. od. therap. Seren; **4.** zur Darstellung physiol. od. pathol. Vorgänge (Grundlagenforschung); **5.** für biochem. Zwecke (z. B. zur Analyse von Stoffwechselwegen). T. sind nur bei fehlender Alternative (Ersatzmethode; Problem: Übertragbarkeit der Ergebnisse) sowie unter Beachtung der Vorschriften des Tierschutzgesetzes zulässig. **Ersatz- u. Ergänzungsmethoden** bezeichnen Methoden zur Reduktion der Zahl bzw. zum vollständigen Ersatz von T., die von der Zentralstelle zur Erfassung u. Bewertung von Ersatz- u. Ergänzungsmethoden zum Tierversuch (Abk. ZEBET) dokumentiert, bewertet u. ggf. zur Anerkennung national u. international empfohlen werden. Z. B. können ZEBET-Datenbank-Recherche, Quantitative Struktur-Wirkungs-Beziehungen (Abk. QSAR für engl. *quantitative structure activity relationship*) auf Basis mathemat. Algorithmen sowie Zellkulturen T. ersetzen, 3T3-NRU-Phototoxizitätstest, Genomics* u. Proteomics* die Zahl der T. reduzieren.

Tietze-Syn|drom (Alexander T., Chir., Breslau, 1864–1927) *n*: (engl.) *Tietze's syndrome*; Chondropathia tuberosa; Kostochondritis; schmerzhafte Verdickung der Rippenknorpel am Sternalansatz (insbes. der 2. u. 3. Rippe) mit unklarer Urs.; **Ther.**: nichtsteroidale Antiphlogistika, ggf. Infiltrationen mit Lokalanästhetika.

Tiffeneau-In|dex (Robert T., Arzt, Paris, 1910–1961; Index*) *m*: (engl.) *Tiffeneau index*; syn. relative Sekundenkapazität; Quotient aus FEV_1 (s. Sekundenkapazität) u. Vitalkapazität; dient der DD von obstruktiver u. restriktiver Lungenkrankheit (s. Lungenfunktionsprüfung, Tab. dort).

Tiffeneau-Test (↑) *m*: (engl.) *Tiffeneau test*; syn. Atemstoßtest; Verfahren i. R. der Lungenfunktionsprüfung zur Bestimmung der Sekundenkapazität*.

Tige|cyclin (INN) *n*: (engl.) *tigecycline*; bakteriostat. wirkendes Antibiotikum* aus der Gruppe der Glycylcycline* zur i. v. Applikation; **Ind.:** komplizierte Haut- u. Weichgewebeinfektionen; komplizierte intraabdominale Infektionen; **UAW:** Übelkeit, Erbrechen, Diarrhö; **cave:** Dosisanpassung bei schwerer Leberfunktionsstörung (Child-Pugh C) nötig.

Tiger|herz: (engl.) *tiger heart*; (pathol.) Bez. für tigerfellartige Zeichnung des Myokards (bes. gut sichtbar an den Papillarmuskeln) mit quer zur Muskelfaserrichtung verlaufenden gelben (verfetteten) Streifen, die sich mit roten (nicht verfetteten) Streifen abwechseln; Folge eines postkapillären Sauerstoffmangels bei rezidiv. myokardialer Infarzierung. Vgl. Lipomatosis cordis.

Tiger|moskito *m*: s. Mücken.

tight junction (engl. enge Verbindung): Schlussleiste; syn. Zonula occludens; Bestandteil des Schlussleistenkomplexes* von Epithel- od. Endothelzellen; bildet die Grenze zwischen apikaler u. basolateraler Zellmembran*; **Funktion: 1.** rel. starke Abdichtung gegen Diffusion* durch den Zellverband; **2.** Verhinderung der Durchmischung von Membranproteinen der apikalen u. basolateralen Zellmembran; **Aufbau:** Zusammensetzung aus paarweise angeordneten Proteinen wie Occludin, Trizellulin u. 24 Arten von Claudinen; Claudin-1 bildet z. B. eine undurchlässige Abdichtung, Claudin-2 jedoch einen parazellulär verlaufenden Kanal für Kationen. Stärker abdichtende t. j. finden sich in dichten Epithelien (u. a. distale Nierentubuli, Harnblase, Dickdarm, Haut, Blut-Hirn-Schranke); durchlässige t. j. sind typ. für leckre Epithelien (u. a. proximale Nierentubuli, Dünndarm, Gallenblase). Bei zahlreichen Erkr. werden dichte t. j. durchlässig, so dass ein schädl. Leckflux auftritt. Vgl. adherens junction, Desmosom, gap junction.

Tikhoff-Lindberg-Schulter|re|sektion (Resektion*) *f*: op. Entfernung der Schulter bei malignen Knochen- u. Weichteiltumoren (möglichst in Komb. mit Zytostatika); reseziert werden die Scapula* u. das Schultergelenk mit proximalem Humerus* u. lateraler Clavicula* unter Erhalt des Arms; voll erhalten bleiben die Funktion der Hand u. des Unterarms, die des Ellenbogengelenks.

Tilia *f*: s. Linde.

Tilidin (INNv) *n*: (engl.) *tilidine*; Opioid* (Nortilidin: aktive Wirkform des Prodrugs T.; analget. Potenz geringer als von Morphin; therap. Anw. in fixer Komb. mit Naloxon*.

Tilt-Test (engl. tilt Neigung, Kippe) *m*: Kipptisch*-Untersuchung.

Tiludron|säure (INN) *f*: (engl.) *tiludronic acid*; Bisphosphonat*; **Ind.**: Ostitis* deformans Paget; **Kontraind.**: schwere Niereninsuffizienz, Schwangerschaft u. Stillzeit; **UAW**: gastrointestinale Störungen, Schwindel, Kopfschmerz, allerg. Hautreaktionen.

TIM: Abk. für topische Immunmodulatoren; Calcineurin*-Inhibitoren (Abk. TCI) zur top. Anw. (Makrolaktame: Pimecrolimus* u. Tacrolimus*) mit besserer Verträglichkeit (keine Hautatrophie) als top. Glukokortikoide; **Wirkung**: Inhibition der Synthese von Zytokinen aus T-Lymphozyten u. Mastzellen durch Binden an Macrophilin-12; der gebildete Komplex inhibiert selektiv Calcineurin, das zur Aktivierung des Transkriptionsfaktors* NF-AT (Abk. für engl. nuclear factor of activated T cells) benötigt wird (ähnlich wie Ciclosporin); **Ind.**: atopisches Ekzem; Off-Label-Use: Psoriasis*, chron. Ekzeme, Graft*-versus-Host-Reaktion, Rosacea*; **Kontraind.**: bakterielle (Impetigo* contagiosa) od. virale (Ekzema* herpeticatum) Infektion; **UAW**: häufig Brennen, Irritationen.

Time-motion-Verfahren (engl. Zeit-Bewegung): (engl.) *time-motion scan*; syn. TM-Scan, M-Scan; s. Ultraschalldiagnostik.

Timolol (INN) *n*: (engl.) *timolol*; nichtselektiver Beta*-Rezeptoren-Blocker zur top. Anw. am Auge; **Ind.**: Glaukom*.

TIN: Abk. für testikuläre intraepitheliale Neoplasie*.

Tinctura (lat. das Färben) *f*: (engl.) *tincture*; Tinktur; durch Mazeration* od. Perkolation* hergestellter Auszug aus getrockneten Arzneipflanzen mit Ethanol (meist 70%), sowie Zubereitungen, die durch Lösen od. Verdünnen von Extrakten* gewonnen werden.

Tinea (lat. Motte, Holzwurm) *f*: (engl.) *tinea*; i. e. S. durch Dermatophyten* verursachte oberflächl., d. h. auf die Epidermis beschränkte, Dermatomykose* u. Onychomykose*; Benennung unter zusätzl. Angabe der jeweiligen Körperregion: T. barbae, capitis (s. Abb. 1), corporis, faciei, inguinalis, manuum (s. Abb. 2), pedis, unguium; i. w. S. auch Bez. für Hefe- u. Schimmelpilz-Mykosen.

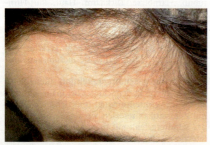

Tinea Abb. 1: T. capitis [161]

Tinea amiantacea (↑) *f*: Pityriasis* amiantacea.

Tinea cruris follicularis (↑) *f*: (engl.) *tinea cruris follicularis*; follikuläre Trichophytie* der Unterschenkel mit follikulären, roten, bis erbsengroßen, schuppenden, juckenden Knötchen; **Vork.**: meist bei Frauen mit Tinea pedis; **Err.**: v. a. Trichophyton rubrum u. mentagrophytes.

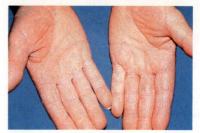

Tinea Abb. 2: T. manuum rechts mit feiner weißlicher Schuppung

Tinea favosa (↑) *f*: Favus*.

Tinea imbricata (↑) *f*: (engl.) *tinea imbricata*; durch Trichophyton* concentricum ausgelöste oberflächl. trop. Mykose; **Vork.**: hauptsächl. Brasilien, Guatemala, Mexiko, pazif. Raum; **Übertragung**: Mensch zu Mensch; **Sympt.**: juckende, bes. am Rumpf sich konzentr. ausbreitende Ringe ohne Entzündungsreaktion. Vgl. Trichophytie.

Tinea nigra (↑) *f*: (engl.) *tinea nigra*; trop. Mykose durch Exophilia* werneckii mit schwärzl. Verfärbung der Haut bes. an den Handinnenflächen; vgl. Chromomykose.

Tinel-Hoffmann-Zeichen (Jules T., Neurol., Paris, 1879-1952): s. Hoffmann-Tinel-Zeichen.

Tine-Test *m*: s. Tuberkulintest.

tingiert (lat. tingere färben): (engl.) *tinged*; gefärbt; z. B. blutig tingiert: mit geringer Blutbeimengung.

Tinktur (lat. tinctura das Färben) *f*: s. Tinctura.

Tinnitus aurium (lat. tinnitus Geklingel; aures Ohren) *m*: (engl.) *tinnitus*; (otol.) konstant, intermittierend, anfallsweise od. progredient auftretende Ohrgeräusche; **Einteilung**: 1. subjektiver (nur vom Pat. wahrgenommen) od. objektiver T. a. (auch messtechnisch nachweisbar); 2. entspr. dem Verlauf: akut (<3 Mon.), subakut (3 Mon. bis 1 Jahr) od. chronisch (>1 Jahr); bei chron. T. a.: chronisch-kompensiert (Pat. registriert das Ohrgeräusch, keine zusätzl. Symptome, geringer Leidensdruck) od. chronisch-dekompensiert (Sekundärsymptomatik mit Angstzuständen, Schlaf- u. Konzentrationsstörungen, Depression; hoher Leidensdruck); 3. entspr. dem Charakter der Ohrgeräusche: **a)** nonpulsatiler T. a.: als Sausen, Brummen, Rauschen, Zischen, Pfeifen od. Klingen, z. B. bei Erkr. des Innen- od. Mittelohrs, akuter Otitis* media, Otosklerose*, Tubenkatarrh, Vestibularisschwannom*, Hörsturz*, Menière*-Krankheit, Lermoyez-Syndrom, nach akustischem Trauma*, Intoxikation, als UAW ototox. Arzneimittel (z. B. Aminoglykoside, Platinderivate); **b)** pulsatiler T. a.: pulssynchrone Ohrgeräusche bei Durchblutungsstörungen (z. B. Stenosen supraaortaler Gefäße, Aneurysma, Angiom od. arteriovenöse Fistel intrakranieller Gefäße), Paragangliom, arterieller Hypertonie u. a.; **Ther.**: 1. akuter T. a.: rheologische Infusionstherapie; 2. chronischer T. a.: Beeinflussung der Wahrnehmung u. Verarbeitung (Counselling), bei Dekompensation Tinnitus*-Retraining-Therapie od. andere Formen der Verhaltenstherapie, ggf. unter stationären Bedingungen. Vgl. Autophonie.

Tinnitus-Retraining-Therapie *f*: (engl.) *tinnitus retraining therapy (Abk. TRT)*; Verf. zur Behandlung des chronisch-dekompensierten Tinnitus* aurium, bestehend aus einer verhaltenstherap. orientierten Psychotherapie* u. der Versorgung mit einem Tinnitus-Noiser (Tongerator); der Tongenerator dient der Beseitigung des singulären Charakters des Tinnitus u. bietet neben der selbst empfundenen Tinnitusfrequenz noch konkurrierende Töne an, so dass nicht mehr zwischen Fremdton u. Tinnitus unterschieden werden kann u. die Wahrnehmung des Tinnitus günstig beeinflusst wird.

Tinzaparin (INN) *n*: (engl.) *tinzaparin*; niedermolekulares Heparin* zur Thromboseprophylaxe sowie Thrombose- u. Embolietherapie.

Tio|guanin (INN) *n*: (engl.) *thioguanine*; syn. Thioguanin; Zytostatikum* (purinanaloger Antimetabolit*); **Ind.:** akute Leukämie.

Tio|pronin (INN) *n*: (engl.) *tiopronin*; Chelatbildner*; **Ind.:** Cystinurie*, Wilson*-Krankheit, Hämosiderose* sowie als Antidot bei Schwermetallintoxikation (v. a. Quecksilber, Kupfer, Eisen, Zink, Polonium, Cadmium).

Tio|tropium|bromid (INN) *n*: (engl.) *tiotropium bromide*; langwirksames Parasympatholytikum* zur inhalativen Anw. als Bronchospasmolytikum*; **Ind.:** COPD* (Dauertherapie).

Tipranavir (INN) *n*: (engl.) *tipranavir*; Abk. TPV; nichtpeptidischer HIV-1-Protease*-Hemmer; **Wirkung:** hemmt die Virusreplikation, indem es die Reifung der viralen Partikel verhindert; **Ind.:** HIV*-Erkrankung mehrfach vorbehandelter Erwachsener zur antiviralen Kombinationstherapie* mit niedrig dosiertem Ritonavir* (erhöht die Plasmakonzentration von Tipranavir), wenn gegen mehrere andere Protease-Hemmer Resistenzen aufgetreten sind; **Kontraind.:** mittelgradige od. schwere Leberfunktionsstörungen, Behandlung mit Substanzen, die eine geringe therap. Breite besitzen u. Substrate der Zytochrom-P-450-Isoenzyme Typ 3A4 od. 2D6 der Leber sind; cave: vielfältige Wechselwirkungen mit anderen Substanzen aufgrund der Beeinflussung des Leberstoffwechsels; **UAW:** Diarrhö, Übelkeit, Müdigkeit, Kopfschmerzen, z. T. schwerwiegende Leberfunktionsstörungen, erhöhtes Risiko für Blutungen, Hypertriglyceridämie, Umverteilung des Körperfetts, Kreatinkinase-Erhöhung, Myalgie, Myositis, Rhabdomyolyse (selten).

TIPS: Abk. für **t**ransjugulärer **i**ntrahepatischer **p**ortosystemischer **S**hunt*.

Tirofiban (INN) *n*: (engl.) *tirofiban*; nichtpeptidischer Thrombozytenaggregations*-Hemmer zur i. v. Anw.; **Wirkungsmechanismus:** spezif. Bindung u. damit Antagonismus am thrombozytären Glykoprotein*-IIb/IIIa-Rezeptor (reversibler Glykoprotein-IIb/IIIa-Rezeptor-Antagonist); **Ind.:** (zus. mit Acetylsalicylsäure u. unfraktioniertem Heparin) Prävention des Herzinfarkts (STEMI) bei instabiler Angina pectoris od. NSTEMI (s. Akutes Koronarsyndrom*; **Kontraind.:** anamnest. Thrombozytopenie unter Glykoprotein-IIb/IIIa-Rezeptor-Antagonisten, intrakranielle Erkr., hochgradige Hypertonie; **UAW:** Blutung, Übelkeit, Fieber, Kopfschmerz. Vgl. Abciximab; Eptifibatid.

TISS: Abk. für (engl.) *Therapeutic Intervention Scoring System*; progn. Bewertungssystem der Intensivmedizin* (Aufwand) anhand der erforderl. therap. Maßnahmen (28 TISS-definierte Verf.); vgl. APACHE.

Tissue Engineering: Verf. der In-vitro-Vermehrung autogener Zellen (z. B. Chondrozyten, mesenchymale Stammzellen) zum Gewebeersatz mit od. ohne (dreidimensionale) Matrix; anschl. Replantation der Zellen; ggf. Steuerung der Zellproliferation u. -differenzierung durch Zusatz von Wachstumsfaktoren* mögl.; **Anw.:** z. B. Knorpel*- u. Knochenersatz*.

Tissue Factor (engl. tissue Gewebe): s. Gewebefaktor.

tissue polypeptide antigen (↑; Antigen*): s. TPA.

Titan *n*: (engl.) *titanium*; Symbol Ti, OZ 22, rel. Atommasse 47,90; zur Titangruppe gehörendes 2-, 3- u. 4-wertiges Metall; **Verw.:** Reintitan als Werkstoff für Zahnersatz u. Dentalimplantate sowie für Titanlegierungen von Endoprothesen*.

Titer (franz. titre Feingehalt des Goldes) *m*: **1.** (engl.) *titer*; (chem.) Konz. einer zur Titration verwendeten Lösung an einem gelösten Reagenz (in mol/l); s. Maßanalyse; **2.** (serol.) Menge eines Antikörpers od. Antigens (meist bezogen auf die Verdünnungsstufe der zu untersuchenden Lösung), die noch eine deutl. positive Reaktion mit dem Reaktionspartner bewirkt (z. B. Agglutination, Präzipitation, Komplementbindung, Farbsignal beim Enzym*-Immunoassay).

Titin *n*: (engl.) *titin*; akzessorisches Muskelprotein* (M_r 2 993 000), das von der Z- bis zur M-Linie reicht u. bei der Muskelrelaxation mitwirkt.

Titration (Titer*) *f*: **1.** (engl.) *titration*; (chem.) s. Maßanalyse; **2.** (immun.) quant. Bestimmung des Titers* von Antikörpern (seltener Antigenen), z. B. durch stufenweise Komb. einer Verdünnungsreihe des einen mit einer konstanten Konz. des anderen Partners od. als Kreuztitration*.

TIVA: Abk. für (engl.) *total intravenous anesthesia*; rein intravenöse Narkose*; ausschließl. i. v. Applikation der Wirkstoffe zur Narkose* (z. B. Propofol u. Remifentanil kontinuierl. i. v.) bei Beatmung des Pat. mit einem Gasgemisch aus Raumluft u. Sauerstoff. Vgl. Inhalationsnarkose.

Ti|zanidin (INN) *n*: s. Muskelrelaxanzien, zentrale.

Tj[a]: mit den P*-Blutgruppen in Beziehung stehendes Blutgruppenantigen; Individuen mit Anti-Tj[a]-Antikörpern besitzen keine P-Antigene (Anti-Tj[a] entspricht Anti-P, Anti-P[1] u. Anti-P[k]). Anti-Tj[a] wird als mögl. Urs. für habituelle Aborte angesehen.

TK: 1. Abk. für **T**otal**k**apazität der Lungen; s. Lungenvolumina; **2.** Abk. für **T**hrombozyten**k**onzentrat*.

Tl: chem. Symbol für Thallium*.

TLC: Abk. für (engl.) *thin layer chromatography*; s. Dünnschichtchromatographie.

TLV: Abk. für (engl.) *threshold limit values*; s. MAK.

T-Lympho|zyten (Lymph-*; Zyt-*) *m pl*: Kurzbez. für thymusabhängige Lymphozyten; (engl.) *T lymphocytes*; auch T-Zellen; Population der Lymphozyten (ca. 35 % der Blutlymphozyten) mit dem

T-Lymphozyten, regulatorische

Leukozytenantigen CD3 auf der Zellmembran, deren Reifung u. immun. Differenzierung (u. a. die Fähigkeit zur Erkennung von körpereigenen Strukturen als sog. Selbst) unter dem Einfluss des Thymus* in der Perinatalperiode u. Kindheit geprägt (durch Thymusfaktoren gefördert) werden u. die sich nach ihrer Ausdifferenzierung während der sog. Thymuspassage als Träger der zellvermittelten Immunität* größtenteils in den sekundären Organen des lymphat. Systems (Milz u. Lymphknoten) ansiedeln. T-L. werden in vivo v. a. durch Interleukine* u. bei Kontakt mit Antigenen bzw. Antigen-präsentierenden Zellen*, in vitro durch Phythämagglutinine u. a. Mitogene unter Transformation zu Immunoblasten* aktiviert. **Einteilung:** in Subpopulationen; **1.** im Verlauf der Immunantwort: **a)** ruhende naive T.-L. ohne Kontakt zu spezif. Antigenen; **b)** aktivierte T.-L. als Effektorzellen* mit Effektorfunktion: ein CD8⁺ T.-L. wirkt zytotox., ein CD4⁺ T.-L. produziert Interleukine/Zytokine; **c)** nach klonaler Expansion u. erfolgter Immunantwort* bilden sich funkt. inaktive memory* cells, die für das immun. Gedächtnis verantwortl. sind. **2.** nach ihrer Funktion: **a)** Zytoxozität: CD8⁺ zytotox. T.-L. (s. Killerzellen) u. natürliche Killerzellen*; **b)** Zytokinproduktion u. Regulation der Immunantwort: zytokinproduzierende T*-Helferzellen (die v. a. aktivierende Zytokine* sezernieren) u. CD4⁺ regulatorische T-Lymphozyten* (die die Stärke der Immunantwort durch hemmende Zytokine kontrollieren); die Anzahl der CD4⁺ T.-L. spielt als immun. Verlaufsparameter bei HIV⁺-Erkrankung u. a. Immundefekten* eine Rolle.

T-Lympho|zyten, regulatorische (↑; ↑) *m pl*: (engl.) *T-regulator lymphocytes*; Abk. T_reg; Kurzbez. T_r-Zellen, T-Regulatorlymphozyten; natürl. vorkommende T-Lymphozyten der CD4⁺/CD25⁺-Subklasse, die den TH1- od. TH2-Zellen (s. T-Helferzellen) angehören u. Antworten zu Selbstantigenen regulieren u. Autoimmunität hemmen; exprimieren CD25⁺ (Alphakette von IL-2) u. produzieren unter Aktivierung des T*-Zell-Rezeptors u. a. HLA-Klasse-II-Molekülen IL-10 u. TGF-β, diese wirken immunosuppressiv auf TH1- (zellvermittelte Immunität) u. TH2-Zellen (Antikörperproduktion) sowie auf CD8⁺-T-Lymphozyten. Vork. defekter r. T.-L. bei Autoimmunerkrankungen.

Tm: chem. Symbol für Thulium*.

TMD: Abk. für **t**ägliche **M**aximal**d**osis; (engl.) *maximum tolerated dose*; maximale Arzneidosis pro Tag; vgl. Dosis.

TMP: Abk. für **T**hymidin**m**ono**p**hosphat; Thymidin*.

TMTD: Abk. für **T**etra**m**ethyl**t**hiuram**d**isulfid; (engl.) *thiram*; syn. Thiram, Thiuram; [(CH₃)₂N—CS]₂S₂; organische, antisept. u. fungizide Schwefelverbindung, die als Inhaltsstoffe in Gummiartikeln (Vulkanisationsbeschleuniger) u. Pflanzenschutzmitteln ein Kontaktekzem* auslösen kann; system. Aufnahme verursacht Alkoholunverträglichkeit (s. Karzinoidsyndrom, Antabus-Syndrom); MAK: 5 mg/m³.

TNF: Abk. für **T**umor-**N**ekrose-**F**aktor; körpereigenes od. gentechn. produziertes Zytokin*; **Formen: 1. TNF-α** (veraltet Kachektin): von Makrophagen/ Monozyten, Lymphozyten u. Mastzellen gebildetes proinflammator. Zytokin mit Einfluss auf Entz., Sepsis, Lipid-, Kohlenhydrat- u. Proteinstoffwechsel, Hämatopoese, Angiogenese, Wundheilung u. Immunabwehr sowie zytolyt. bzw. zytostat. Wirkung auf Tumorzellen; vgl. TNF-Blocker; **2. TNF-β** (syn. Lymphotoxin): zytolyt. antigenunabhängiges Lymphokin, M_r ca. 80 000; wichtig in der Lymphfollikelreaktion, wirkt zytotox. auf einige Tumorzelllinien. Vgl. Wachstumsfaktoren.

TNF-Blocker: Kurzbez. für **T**umor-**N**ekrose-**F**aktor-**B**locker; (engl.) *TNF-blocker*; Bez. für rekombinant hergestellte Eiweißmoleküle: **1.** lösl. Rezeptor von TNF*-α (Etanercept*); **2.** Anti-TNF-α-Antikörper: **a)** chimär monoklonal (Infliximab*); **b)** human monoklonal (Adalimumab*); **UAW:** erhöhte Infektneigung (Ausschluss einer latenten Tuberkulose vor Therapiebeginn), Induktion antinukleärer Antikörper, allerg. Reaktionen, Lupus-ähnl. Syndrom.

TNM-Klassifikation *f*: (engl.) *TNM staging*; weltweit anerkannte, von der Union Internationale Contre le Cancer (Abk. UICC) festgelegte Stadieneinteilung von malignen Tumoren; dabei beschreibt **T** (Tumor) die Ausdehnung des Primärtumors, **N** (Nodulus) das Fehlen bzw. Vorhandensein von (juxta-)regionären Lymphknotenmetastasen u. **M** (Metastase) das von Fernmetastasen; durch Hinzufügen von Zahlen (z. B. T1, T2..., N0, N1..., M0, M1) wird die anat. Ausdehnung des malignen Prozesses angegeben. **Formen: 1. prätherap. klin. TNM-K.** unter Zugrundelegung der Ergebnisse klinischer, radiol., endoskop. u. a. relevanter Untersuchungen, ggf. einer chir. Exploration. Der Grad der Befundsicherung kann zusätzl. durch die Kategorie C (für engl. certainty) angegeben werden (s. Tab. 1); **2. postoperative histopathol. TNM-K.** (pTNM-Klassifikation) unter Ergänzung od. Abänderung der prätherap. TNM-K. durch die bei einem definitiven chir. Eingriff u. bei der histopathol. Untersuchung des Resektionspräparats gewonnenen Erkenntnisse (s. Tab. 2); z. B. durch die Kategorie pT (histol. Stadieneinteilung am Operationspräparat) u. die Kategorie G (histol. Bestimmung des Malignitätsgrades); die Kategorie R gibt den Residualtumorstatus an (R0: kein Tumorrest, R1: mikroskopischer Tumorrest, R2: makroskopischer Tumorrest); **3. TNM-K. nach neoadjuvanter Therapie** (yTNM-Klassifikation) meist nach Chemo- od. Radiotherapie; **4. TNM-K. nach Autopsie** (aTNM-Klassifikation); **Beispiel** für die TNM-K. eines >2–5 cm großen Mammakarzinoms* mit beweg. ipsilateralen axillären Lymphknoten- u. Fernmetastasen: T2 N1 M1; die auf gyn. Tumoren anzuwendenden TNM-Kategorien wurden so definiert, dass sie mit den von der FIGO* anerkannten Stadien übereinstimmen. Vgl. Tumoreinteilung; Duke-Klassifikation.

Tobra|mycin (INN) *n*: (engl.) *tobramycin*; Aminoglykosid*-Antibiotikum zur top. u. parenteralen Anw.; **Wirkungsspektrum:** ähnl. Gentamicin*.

Tochter|geschwulst: s. Metastase.

Tocilizumab (INN) *n*: (engl.) *tocilizumab*; rekombinanter, humanisierter monoklonaler Antikörper* gegen den lösl. u. zellulären Interleukin-6-Rezep-

TNM-Klassifikation
Prätherapeutische klinische Klassifikation (TNM)[1]

Tab. 1

Kategorie	Bedeutung
T	**Primärtumor**
Tis	präinvasives Karzinom (Carcinoma in situ)
T0	keine Evidenz für einen Primärtumor
T1, T2, T3, T4	Evidenz zunehmender Größe und/oder lokaler Ausdehnung des Primärtumors
TX	Die Minimalerfordernisse zur Bestimmung des Sitzes oder Ausbreitungsgrades des Primärtumors liegen nicht vor.
N	**regionäre Lymphknoten**
N0	keine Evidenz für einen Befall regionärer Lymphknoten
N1, N2, N3	Evidenz zunehmenden Befalls regionärer Lymphknoten
N4	Evidenz des Befalls juxtaregionärer Lymphknoten (wo anwendbar)
NX	Die Minimalerfordernisse zur Beurteilung der regionären Lymphknoten liegen nicht vor.
M	**Fernmetastasen**
M0	keine Evidenz für Fernmetastasen
M1	Evidenz für Fernmetastasen[2]
MX	Die Minimalerfordernisse zur Beurteilung des Vorhandenseins von Fernmetastasen liegen nicht vor.
C	**Befundsicherung[3] (Certainty)**
C1	Evidenz aufgrund diagnostischer Standardmethoden
C2	Evidenz unter Zuhilfenahme spezieller diagnostischer Maßnahmen
C3	Evidenz allein aufgrund chirurgischer Exploration (einschließlich Biopsie)
C4	Evidenz der Krankheitsausdehnung nach definitiver chirurgischer Behandlung und pathologischer Untersuchung des Resektionspräparats
C5	Evidenz aufgrund der Autopsie
Präfix r	**Rezidive** (können auch nach dem pTNM-System erfasst werden)

[1] Die Kategorien T, N und M werden grundsätzlich, die übrigen optional angewendet.
[2] Die Kategorie M1 kann wie folgt spezifiziert werden:

Lunge:	PUL	Knochenmark:	MAR
Knochen:	OSS	Pleura:	PLE
Leber:	HEP	Haut:	SKI
Hirn:	BRA	Augen:	EYE
Lymphknoten:	LYM	Andere:	OTH

[3] Der Parameter C kann hinter die Kategorien T, N und M gesetzt werden. C4 entspricht der pTNM-Klassifikation.

tor; Immunsuppressivum*; **Wirkungsmechanismus:** spezif. Bindung an lösl. od. membrangebundene IL-6-Rezeptoren; dadurch Hemmung der entzündungsfördernden Wirkung von IL-6; **Ind.:** (als Monotherapie od. in Komb. mit Methotrexat*) bei mäßiger bis schwerer rheumatoider Arthritis* nach DMARD* od. TNF*-Blockern; **Kontraind.:** aktive Infektion (bei Beginn der Gabe); **UAW:** häufig Infektion des oberen Respirationstrakts, Nasopharyngitis, Kopfschmerz, Bluthochdruck; **cave:** bei Leber- u. Herz-Kreislauf-Erkr., Tuberkulose.

Toco-: s. a. Toko-.

Toco|pherol|acetat n: (engl.) tocopherol acetate; Tocopherolderivat; s. Tocopherole.

Toco|pherole n pl: (engl.) tocopherols; syn. Vitamin E; 8 natürl. fettlösliche Vitamine (α-, β-, γ-, δ-Tocopherol bzw. -Tocotrienol), die aus Chromanring u. Isoprenoidseitenkette bestehen; thermostabil u. leicht oxidierbar; biol. am wichtigsten ist wahrscheinl. RRR-α-Tocopherol, das durch ein α-Tocopherol-Transfer-Protein (α-TTP) im Organismus angereichert wird. **Funktion:** T. sind Antioxidanzien* u. haben Einfluss auf Proteinsynthese u. neuromuskuläres System. Nach neueren Daten dient γ-T. der Krebsprävention, wahrscheinl. als Transkriptionsfaktor-Ligand. **Vork.:** in pflanzl. u. tier. Lebensmitteln: Pflanzenöle, Nüsse, Ei, Haferflocken, Leber, grünes Gemüse u. Salate, Milch, Butter, Margarine (höherer Anteil in Diätmargarine aufgrund des höheren Gehalts an ungesättigten Fettsäuren); **Bedarf:** Erwachsene: 12 mg (Frauen) bis 14 mg (Männer) (R,R,R)-α-Tocopheroläquivalent pro Tag; 1 mg (R,R,R)-α-Tocopheroläquivalent ≙ 1 mg (R,R,R)-α-Tocopherol ≙ 1,49 IE; die Bedarfsdeckung ist bei durchschnittl. Ernährung gewährleistet; vgl. Nährstoffzufuhr, empfohlene (Tab. dort). **Mangelerscheinungen:** alimentär selten; Risikogruppen sind Säuglinge u. Kleinkin-

TNM-Klassifikation Tab. 2
Postoperative histopathologische Klassifikation (pTNM)[1]

Kategorie	Bedeutung
pT	Primärtumor (pTis, pT0–pT4, pTX)
G	histopathologisches Grading (G1–G4)
L	Einbruch in das Lymphsystem (L0, L1, LX)
V	Einbruch in die Venen (V0–V2, VX)
pN	regionäre Lymphknoten (pN0–pN3, pNX)
pM	Fernmetastasen (pM0[2], pM1[3])
Präfix m	multiple Primärtumoren
Präfix r	Rezidive nach krankheitsfreiem Intervall (können auch nach dem TNM-System klassifiziert werden)
Präfix y	Klassifikation nach initialer multimodaler Therapie

[1] Die Kategorien pT, pN und pM werden grundsätzlich, die übrigen optional angewendet.
[2] Angabe nur zulässig nach Autopsie;
[3] pM1 bei histologischer Sicherung einer Metastase (z. B. durch Biopsie), kann wie M1 des TNM-Systems spezifiziert werden.

der, die mehrere Monate mit Kuhmilchmischungen ernährt werden. Durch pathol. Veränderungen der Verdauungs- u. Absorptionsprozesse od. totale parenterale Ernährung kann es zu Störungen im Bereich der Reproduktion, der Muskulatur, des Nervensystems, des Gehirns, des kardiovaskulären Systems, der Erythrozyten u. der Leber kommen. **Hypervitaminosen:** nicht bekannt; **therap. Anw.:** als α-T. od. α-Tocopherolacetat, z. B. enthalten in Infusionslösungen zur parenteralen Ernährung. Vgl. Vitamin-E-Mangelataxie.

Toco|trienole *n pl:* (engl.) *tocotrienols;* Tocopherole* mit dreifach ungesättigter Isoprenoidseitenkette; biol. wirksam ist nur RRR-α-Tocotrienol.

Tod: (engl.) *death;* Ende des Lebens eines Individuums, medizinisch beschrieben als irreversibler Funktionsverlust des Atmungs-, Kreislauf- u. Zentralnervensystems; **Einteilung:** in Phasen: **1. klinischer** T.: völliger Kreislaufstillstand (Fehlen von Karotispuls u. Atmung, max. Pupillenerweiterung, zyanot. Verfärbung von Haut u. Schleimhäuten) mit potentiell reversibler (durch Reanimation*) Aufhebung jeder Großhirnaktivität (s. Wiederbelebungszeit); **2. Hirntod*; 3. biologischer** T.: Ende aller Organ- u. Zellfunktionen. Vgl. Scheintod; Sterben; Syndrom, apallisches; Todeszeichen.

Todd-Lähmung (Robert B. T., engl. Arzt, 1809–1860): s. Anfall, fokal-motorischer.

Todes|art: (engl.) *cause of death;* Angabe über die Todesumstände i. R. der Leichenschau*; **Einteilung: 1. natürlicher Tod** aus inneren Urs., d. h. krankheits- od. altersbedingt eingetretener Tod ohne Hinzutreten eines rechtsrelevanten Ereignisses; **2. nicht natürlicher Tod:** Tötungsdelikt, aber auch Selbsttötung, tödl. Unfall u. unerwarteter Tod nach med. Maßnahmen (z. B. tödl. Pneumonie nach Schenkelhalsfraktur als Folge eines Verkehrsunfalls); der Arzt muss für das Todesermittlungsverfahren unverzüglich die Polizei benachrichtigen (auch bei ungeklärter T.); Sektionsergebnisse zeigen, dass in Deutschland jährlich ca. 2000 Tötungsdelikte unerkannt bleiben u. die Todesursachenstatistik ca. 11 000 nicht natürliche Todesfälle als natürliche führt. **3. ungeklärte od. ungewisse T.** liegt vor, wenn unklar ist, ob der Todeseintritt auf ein natürliches od. nicht natürliches Ereignis zurückzuführen ist; Anhaltspunkte für nicht natürlichen Tod dürfen nicht vorliegen.

Todes|bescheinigung: (engl.) *certificate of death;* syn. Totenschein, Leichenschauschein; landesrechtlich, meist aufgrund der Bestattungsgesetze geregeltes Dokument, das nach ärztl. Leichenschau* ausgestellt wird u. Angaben zu Todeszeitpunkt*, Todesursache u. Todesart* enthält; besteht Im Allg. aus einem **offenen Teil** mit Daten für ordnungsbehördliche Verwaltungszwecke u. einem für das Gesundheitsamt bestimmten **vertraulichen Teil** mit med. Angaben zur Todesursache als Grundlage der amtl. Todesursachenstatistik*. In einigen Bundesländern ist die Leichenschau von der Todesfeststellung, z. B. durch den Notarzt (vorläufige Todesbescheinigung), abgekoppelt. Vgl. Leichenpass.

Todes|ursachen|statistik *f:* (engl.) *cause of death statistics;* in Deutschland auf der Basis der Todesbescheinigungen monokausal aufbereitete Statistik über Todesfälle u. ihre Ursachen; macht neben Aussagen über die Mortalität* auch Aussagen über das Krankheitsgeschehen bei letal verlaufenden Krankheiten; s. Tab. 1 u. 2. Vgl. Morbidität.

Todes|zeichen: (engl.) *signs of death;* Signa mortis; nach eingetretenem Hirntod typische Veränderungen des Körpers; **1. sichere** T.: kräftig ausgebildete konfluierende Totenflecke*, Totenstarre* u. Fäulnis; **2. unsichere** T.: Blässe der Haut, Abkühlung bes. der Extremitäten, Areflexie, keine erkennbare Atmung, Radialispuls nicht tastbar, Herztöne auskultator. nicht wahrnehmbar; vgl. Leichenerscheinungen; Todeszeitpunkt; Scheintod.

Todes|zeit|punkt: (engl.) *time of death;* med. definiert als Zeitpunkt des Hirntodes*, der u. U. vor dem Aufhören von Atmung u. Herzaktion (klinischer Tod) liegt; zeitl. Abfolge der Todeszeichen*: s. Tab.; bei Abschätzung des T. sind temperaturabhängige Leichenveränderungen bes. zu berücksichtigen (s. Casper-Regel). In der frühen Leichenzeit wird die Auskühlung u. a. von Strahlung, Leitung, Verdunstung u. Konvektion bestimmt. Anhand von Nomogrammen können Umgebungstemperatur u. rektal gemessene Körperkerntemperatur sowie Körpergewicht u. Bekleidung in die Berechnung einbezogen werden. Weitere Kriterien zur Todeszeitabschätzung: Prüfung supravitaler Reaktionen (s. Leben, intermediäres) sowie früher Leichenerscheinungen*.

Tod, plötzlicher im Kindesalter: s. Kindstod, plötzlicher.

Tötungs|hemmung: (engl.) *inhibition to kill;* (biol.) während der Phylogenese entstandenes instinkti-

Todesursachenstatistik   Tab. 1
Todesursachen in Deutschland (Statistisches Bundesamt)

Todesursachen	2006 Anzahl	2007	2008
insgesamt	821 627	827 155	844 439
Auswahl an Ursachen			
infektiöse und parasitäre Krankheiten	12 354	13 890	14 637
Neubildungen	217 095	217 298	221 920
Krankheiten des Blutes und der blutbildenden Organe, Störungen mit Beteiligung des Immunsystems	2044	2136	2454
endokrine, Ernährungs- und Stoffwechselkrankheiten	26 624	26 377	27 331
psychische und Verhaltensstörungen	14 145	15 461	18 850
Krankheiten des Nervensystems	19 394	18 283	19 830
Krankheiten des Kreislaufsystems	358 953	538 684	356 729
Krankheiten des Atmungssystems	54 888	57 956	59 049
Krankheiten des Verdauungssystems	42 973	42 163	43 686
Krankheiten der Haut und Unterhaut	677	820	967
Krankheiten des Muskel-Skelett-Systems und Bindegewebes	2282	2189	2303
Krankheiten des Urogenitalsystems	15 078	16 624	18 537
Schwangerschaft, Geburt und Wochenbett	41	28	36
angeborenen Fehlbildungen, Deformitäten und Chromosomenanomalien	1473	1451	1442
Symptome und abnorme klinische Laborbefunde	19 978	21 691	23 916
Verletzungen, Vergiftungen	32 212	30 650	31 511

Todesursachenstatistik   Tab. 2
Sterbefälle in Deutschland 2008 nach den 10 häufigsten Todesursachen der International Statistical Classification of Diseases and related Health Problems, ICD-10 (Statistisches Bundesamt)

ICD-10	Todesursachen	Gestorbene (ohne Totgeborene und ohne gerichtliche Todeserklärungen) Anzahl	in %
I25	chronische ischämische Herzkrankheit	72 683	8,4
I21	aktuer Myokardinfarkt	56 775	6,7
I50	Herzinsuffizienz	48 918	5,8
C34	bösartige Neubildungen der Bronchien und der Lunge	42 319	5,0
I64	Schlaganfall, nicht als Blutung oder Infarkt bezeichnet	26 503	3,1
J44	sonstige chronische obstruktive Lungenkrankheit	22 328	2,6
J18	Pneumonie, Erreger nicht näher bezeichnet	21 051	2,5
I11	hypertensive Herzkrankheit	19 235	2,3
C18	bösartige Neubildung des Dickdarms	17 920	2,1
C50	bösartige Neubildung der Brustdrüse (Mamma)	17 920	2,1

ves Verhalten, das bei Aggression* die Tötung der eigenen Species verhindert.
TOF: Abk. für (engl.) *train* of four.
Toga|viridae (lat. toga Mantel, Umhang; Virus*; -id*) *fpl*: (engl.) *Togaviridae*; Fam. kubischer RNA-Viren mit Hüllmembran (∅ 40–70 nm) u. einzelsträngiger RNA; **Einteilung:** in 2 Genera: Alphavirus* u. das nicht durch Arthropoden übertragene Genus Rubivirus (einziger Vertreter Röteln*-Virus); **klin. Bedeutung:** T. verursachen weltweit, vornehml. in trop., wasserreichen Gebieten, aber auch in Steppen, Savannen u. Vorgebirgsbiotopen, endem. u. epidem. fiebrige Infekte, z. T. mit Exanthem, Polyarthritis, Enzephalitis u. hämorrhag.

Todeszeitpunkt

Erscheinung	Eintritt nach		
unsichere Todeszeichen			
Trübung der Cornea			
bei offenem Auge	ca.	1	Std.
bei geschlossenem Auge	ca.	24	Std.
spürbare Abkühlung			
unbedeckte Körperteile	ca.	1 – 2	Std.
bedeckte Körperteile	ca.	4 – 5	Std.
sichere Todeszeichen			
Totenflecke			
an abhängigen Partien	ab ca.	30	Min.
am übrigen Körper	ca.	1	Std.
deutlich konfluierend	ca.	2	Std.
voll ausgeprägt und konfluiert	ca.	4	Std.
wegdrückbar (Fingerdruck)	bis	10	Std.
bei Umlagerung wandernd	bis	6	Std.
bei Umlagerung unvollständig wandernd		6 – 12	Std.
Totenstarre			
am Kiefergelenk	ca.	2 – 3	Std.
am ganzen Körper	ca.	8 – 10	Std.
nach gewaltsamer Lösung wieder auftretend	ca.	7 – 8	Std.
Beginn der spontanen Lösung	ca.	2	Tagen
vollständige Lösung	ca.	1 – 6	Tagen

Fieber. **Übertragung:** Rubivirus durch Tröpfcheninfektion; Alphavirus durch Arthropoden (Mücken, Zecken), aber auch nosokomial u. über Blutkontakt von Mensch zu Mensch. Vgl. Arboviren.

Token-Test *m*: s. Aphasie.

Toko-: auch Toco-; Wortteil mit der Bedeutung das Gebären, Geburt; von gr. τόκος.

Toko|graph<u>ie</u> (↑, -graphie*) *f*: (engl.) *tocometry;* Darstellung des Wehenablaufs durch Registrierung der Tonusänderungen des Uterus; **Formen: 1.** externe T.: von den mütterl. Bauchdecken (rel. Druckwertänderung); **2.** interne T.: aus dem Uterusinnenraum (absolute Druckwerte); beurteilt werden die Wehen* nach Wehenstärke, Wehendauer, Wehenpause u. Wehenfrequenz; man unterscheidet 3 physiol. **Wehentypen: Typ I** mit allmählichem Druckanstieg u. steilem Druckabfall (überwiegt bei den Eröffnungswehen); **Typ II** mit gleichförmigem Druckanstieg u. -abfall (kommt in der Eröffnungs- u. Austreibungsperiode vor); **Typ III** mit steilem Druckanstieg u. langsamem Druckabfall (überwiegt in der Austreibungsperiode). Vgl. CTG.

Toko|lyse (↑; Lys-*) *f*: (engl.) *tocolysis*; Wehenhemmung bei vorzeitiger od. übermäßiger Wehentätigkeit; **Formen: 1. Langzeitmedikation** mit Beta-2-Sympathomimetika (Fenoterol) od. Oxytocin-Antagonisten (Atosiban) i. v. als Bolustokolyse in Intervallen od. kontinuierlich od. mit Calcium-Antagonisten (z. B. Nifedipin) oral; Ind.: v. a. bei vorzeitigen Wehen u. drohender Frühgeburt zur Schwangerschaftsverlängerung um einige Tage; Op. am Uterus (z. B. Cerclage*, fetale Bluttransfusion*); **2. Kurzzeitmedikation** mit Beta-2-Sympathomimetika v. a. bei Geburtskomplikationen durch Wehendystokie* u. intrauteriner Reanimation*; **Kontraind.** (Beta-2-Sympathomimetika): Herzkrankheiten (EKG obligat), Hypertonie u. hypertensive Schwangerschaftserkrankungen*, schwerer Diabetes* mellitus, Hyperthyreose, Pneumonie*, Nierenerkrankung, nach der 38. SSW; keine langfristige T. bei Plazentainsuffizienz* u. fetaler Hypoxie; **Kompl.** (Beta-2-Sympathomimetika): Tachykardie, Arrhythmie, Blutdruckabfall, Hyperglykämie, Abfall des Serumkaliums, myokardiale Ischämie.

Toko|lytika (↑; gr. λυτικός fähig zu lösen) *n pl*: (engl.) *tocolytic agents;* Arzneimittel, die wehenhemmend wirken, z. B. Beta-2-Sympathomimetika, Oxytocin-Antagonisten; s. Tokolyse.

Tolbut|amid|test *m*: (engl.) *tolbutamide tolerance test;* obsoleter Provokationstest zur Diagn. eines Insulinoms*; **Prinzip:** dem nüchternen Pat. wird Tolbutamid (nicht mehr im Handel befindl. Sulfonylharnstoff) infundiert; bei Insulinom übernormale Insulinsekretion u. Hypoglykämie (Gefahr eines hypoglykämischen Schocks*, daher durch Hungerversuch* ersetzt).

Tol|capon (INN) *n*: (engl.) *tolcapone;* COMT*-Hemmer; **Ind.:** (in Komb. mit Levodopa u. Carbidopa bzw. Levodopa u. Benserazid) gegenüber allen anderen Pharmakotherapien refraktäres Parkinson*-Syndrom; **UAW:** Dyskinesien, Übelkeit, Schlafstörungen; cave: Hepatotoxizität.

Toler<u>a</u>nz (lat. tolerantia Duldung) *f*: **1.** (engl.) *tolerance*; (pharmak.) vermindertes Ansprechen auf die Wirkung eines Arzneimittels, das eine Dosissteigerung erforderl. macht, um die gleiche Wirkung zu erzielen od. unter Beibehaltung der Dosis eine abnehmende Wirkung zur Folge hat; **Urs.:** beschleunigter metabol. Abbau inf. Enzyminduktion* (pharmakokinet. T.); herabgesetzte Ansprechbarkeit des Erfolgsorgans, z. B. durch Down*-Regulation od. -konformation (pharmakodynam. T.), Entw. einer Resistenz*. Eine bestehende T. ist grundsätzl. reversibel, d. h. nach einem ausreichend langen einnahmefreien Intervall kehrt die ursprüngl. Empfindlichkeit zurück. Vgl. Tachyphylaxie, Kreuztoleranz. **2.** (immun.) s. Immuntoleranz; **3.** (psychiatr.) s. Abhängigkeit.

Toler<u>a</u>nz|dosis (↑; Dosis*) *f*: (engl.) *tolerance dose;* Begriff aus der Strahlentherapie* über die Wahrscheinlichkeit des Auftretens bestrahlungsbedingter Spätschäden; angegeben wird die Energiedosis, bei der bezw. 5 % (5/5) bzw. 50 % (5/50) der exponierten Personen nach 5 Jahren bei einer Standardfraktionierung geschädigt sein können;

so beträgt z. B. die T. (5/5) der Niere 23 Gy (5 Jahre nach Bestrahlung mit 23 Gy kann bei 5 % der Pat. eine Nierennekrose auftreten); die T. (5/50) ist 28 Gy. Die entspr. Werte für die Haut sind 55 bzw. 70 Gy. Vgl. Strahlenschäden.

Toll|kirsche: (engl.) *Atropa belladonna;* Atropa belladonna; Pflanze der Fam. der Nachtschattengewächse, deren Blätter u. Wurzeln Alkaloide* (L-Hyoscyamin, Atropin, Scopolamin) mit parasympatholyt. u. anticholinerger Wirkung über eine kompetitive Antagonisierung insbes. der muscarinähnl. Wirkungen von Acetylcholin* enthalten; **Verw.:** als Extrakt (Extractum* Belladonnae) bei Spasmen u. kolikartigen Schmerzen im Bereich des Magen-Darm-Trakts u. der Gallenwege; **Kontraind.:** tachykarde Arrhythmien, benignes Prostatasyndrom* mit Restharnbildung, Engwinkelglaukom, akutes Lungenödem, mechan. Stenosen im Bereich des Magen-Darm-Trakts, Megakolon; **NW:** Mundtrockenheit, Abnahme der Schweißsekretion, Akkommodationsstörungen, Tachykardie, Miktionsbeschwerden; Halluzinationen u. Krämpfe v. a. bei Überdosierung.

toll like receptor: Abk. TLR; überwiegend auf Makrophagen* exprimierte Rezeptoren für Bestandteile von Mikroorganismen, insbes. Lipopolysaccharide*, zur Aktivierung der angeb. Immunabwehr; **klin. Bedeutung:** (pharmakol.) TLR7-Agonist Imiquimod*.

Toll|wut: (engl.) *rabies;* syn. Hundswut, Lyssa, Rabies, Hydrophobie; durch Hundebiss (urbane T.), selten durch Biss von u. a. Fuchs (silvatische T.), Wolf od. Katze übertragene Infektionskrankheit; **Err.:** Tollwut*-Virus, gelangt von der Bisswunde auf dem Weg der endoneuralen Lymphbahnen in die graue Substanz des Zentralnervensystems; **Inkub.:** 3–8 Wo., selten bis zu 1 Jahr (abhängig von Inokulationsmenge u. -lokalisation); **Klin.:** Beginn mit Rötung der Bissnarbe (lokale Virusvermehrung), Kopfschmerz; dann ton. Krämpfe der Schlund-, Kehlkopf- u. Atemmuskulatur mit Erstickungsgefühl, Atemnot, starkem Speichelfluss bei qualvollem Durst, ohne schlucken zu können (Wasserscheu); Herzlähmung (im Gegensatz zu Tetanus Fehlen von Trismus u. Fazialisparese); **Diagn.:** 1. klin. Verdacht aufgrund Sympt. u. Anamnese; 2. Antikörpernachweis gegen das Virus im Serum u. zum Nachweis von Impftitern (rapid focus fluorescent inhibition test, Abk. RFFIT bzw. fluorescent antibody virus neutralisation test, Abk. FAVN); 3. Antigennachweis durch direkte Immunfluoreszenz u. Tollwut-Virus-RNA-Nachweis mittels RT-PCR in Epithelzellen der Cornea u. Nackenhautbiopsien sowie in Speichelproben, Rachensekret od. Liquor des Pat.; 4. Virusnachweis in Zellkulturen; 5. post mortem: Nachweis zytoplasmatischer Einschlüsse aus Viruspartikeln im Zytoplasma Virus-replizierender Neurone in Abklatschpräparaten von Gehirngewebe (Negri*-Körperchen) bzw. am schnellsten u. sichersten durch direkten Immunfluoreszenztest* an Hirngewebe; 6. Elektronenmikroskopie mit Nachweis typisch geformter Viruskapside. Meldepflichtige Krankheit bei Krankheitsverdacht, Erkrankung od. Tod. **Progn.:** infaust. Vgl. Schutzimpfung.

Toll|wut-Virus (Virus*) *n:* (engl.) *rabies virus;* syn. Rabies-Virus; zur Fam. der Rhabdoviridae* gehörendes RNA-Virus des Genus Lyssa-Virus (Größe 175 nm × 70 nm, Form eines einseitig abgerundeten Stabes, sog. Geschossform, etherempfindlich aufgrund der Lipidhülle des spiralig angeordneten Nukleokapsids), bei Warmblütern, insbes. Carnivoren (silvat. Tollwut) u. Haustieren (urbane Tollwut) vorkommend; Err. der Tollwut*; **Übertragung:** vorwiegend durch Biss; **klin. Bedeutung:** T.-V. hat hohe Affinität zum Nervensystem (Ausbreitung entlang der Nervenbahnen, Zielorgan ZNS), frühzeitige Ausscheidung mit dem Speichel. **Infektionsprophylaxe:** mit inaktiviertem T.-V., das auf Zellkulturen vermehrt wurde; postexpositionell zusätzlich Hyperimmunglobulin. Als Straßenvirus (virus des rues) werden die von natürl. infizierten Wirtstieren angezüchteten Virusstämme bezeichnet, als virus fixe ein nach fortgesetzter Passage im Kaninchengehirn erhaltenes Virus, das als Vakzinevirus verwendet wird. Zur Impfung von (Wild)-Tieren wird attenuiertes T.-V. od. gentechnisch verändertes Vacciniavirus* eingesetzt.

Tol|naftat (INN) *n:* (engl.) *tolnaftate;* Antimykotikum* zur top. Anw.; Thiocarbamat; **Ind.:** Fadenpilzinfektion der Haut; in Komb. mit einem system. anwendbaren Antimykotikum bei tiefen Inf. im Nagelbett od. Haarfollikeln; **UAW:** Hautreizung, Hautjucken.

Tolonium|chlorid (INN) *n:* (engl.) *tolonium chloride;* syn. Toluidinblau; Phenothiazinfarbstoff; **Ind.:** (therap.) als Antidot bei Intoxikationen durch Methämoglobinbildner*; (diagn.) zur intraoperativen Vitalfärbung, z. B. als Toluidinblau*-Probe.

Tolosa-Hunt-Syn|drom (Eduardo S. T., Neurochir., Barcelona, 1900–1981; William E. H., Neurol., Neurochir., Minneapolis, 1921–1999) *n:* (engl.) *Tolosa-Hunt syndrome;* entzündl. Prozess unklarer Genese in Sinus cavernosus od. Fissura orbitalis superior; **Klin.:** episodische, einseitige orbitale Schmerzen, Augenmuskellähmungen (Hirnnerven III, IV, VI), selten Ausfall des ersten Trigeminusasts u. des N. opticus; **Diagn.:** Ausschluss anderer Urs. (Metastase, Lymphom, arteriovenöse Fistel, Aneurysma, Sarkoidose, Kollagenose, Entz. anderer Urs.); **Ther.:** Glukokortikoide* (Schmerzen sistieren innerh. von 3 Tagen; in 20–40 % der Fälle kommt es zum Rezidiv).

Tolterodin (INN) *n:* (engl.) *tolterodine;* kompetitiver Muskarin-Rezeptor-Antagonist; **Ind.:** imperativer Harndrang, Pollakisurie*, Dranginkontinenz*. **UAW:** trockene Augen, Übelkeit. Vgl. Parasympatholytika.

Toluidin|blau: Toloniumchlorid*.

Toluidin|blau-Probe: (engl.) *toluidine blue test;* syn. Collins-Test; (gyn.) Nativfärbemethode zur klin. Lok. von Veränderungen der Vulvaoberfläche für die nachfolgende Probeexision u. histol. Untersuchung sowie zur Verlaufskontrolle; **Meth.:** Auftragen einer 2 %igen Toluidinblau-Lösung u. Abwaschen der Lösung nach 2–3 Min. Einwirkzeit mit verdünnter Essigsäure; positive Reaktion (Blaufärbung) als unspezif. Hinweis auf Dyskeratose* u. a. Atypien des Epithels.

Toluidin|methode *f:* s. Blutzucker-Bestimmungsmethoden.

Toluol *n*: (engl.) *toluene*; Methylbenzol; $C_6H_5CH_3$; Rohstoff in der chem. Industrie, Lösungsmittel für Farben, Lacke, Klebstoffe, Gummi u. Kunststoffe, Treibstoffzusatz; häufig mit Benzol* verunreinigt; MAK: 190 mg/m^3 (50 ppm); BAT: 1 mg/l Blut od. 3 mg o-Kresol/l Urin (am Ende einer Arbeitsschicht); gewerbl. Intoxikation mit T.: BK Nr. 1303.

Tolvaptan (INN) *n*: (engl.) *tolvaptane*; erste Vertreter der neuen Stoffklasse der Vaptane; selektiver V2-Vasopressin-Rezeptor-Antagonist zur p. o. Anw., der die Ausscheidung von Wasser induziert ohne Elektrolytausscheidung zu verstärken (im Unterschied zu Diuretika*); **Wirkung:** hemmt die durch ADH* gesteuerte Rückresorption von freiem Wasser über Aquaporine* aus dem Sammelrohr der Niere; **Ind.:** Hyponatriämie* beim Syndrom* der inadäquaten ADH-Sekretion; **Kontraind.:** Anurie, Volumenmangel, hypovolämischer Hyponatriämie, Hypernatriämie*, Pat. ohne Durstgefühl; Schwangerschaft u. Stillzeit; Jugendliche <18 Jahre; cave bei gleichzeitiger Einnahme von CYP3A4-Hemmern (z. B. Ketoconazol, Makrolid-Antibiotika, Diltiazem) u. gleichzeitiger Gabe von CYP3A4-Induktoren (z. B. Rifampicin, Barbiturate); **UAW:** Mundtrockenheit, Durst, Übelkeit.

-tom: auch -tomie, Tomo-; Wortteil mit der Bedeutung Schnitt, Abschnitt; von gr. τομή.

Tomes-Fasern (Sir John T., Kieferchir., London, 1815–1895): (engl.) *Tomes' fibres*; in die Tubuli* dentinales eingelagerte Fortsätze der Odontoblasten* im Dentin.

Tomes-Körner|schicht: (engl.) *Tomes' granular layer*; syn. Interglobulardentin; Stratum granulosum dentini radicis; Zone nichtmineralisierter Dentingrundsubstanz im Bereich der Zahnwurzel an der Dentin-Zement-Grenze.

Tomo|graphie (-tom*; -graphie*) *f*: (engl.) *tomography*; syn. Planigraphie; Schichtaufnahmeverfahren der Röntgendiagnostik; **Prinzip:** von 3 Teilen des Systems Röhre-Objekt-Film erfolgt eine gekoppelte Bewegung gegenläufig von Röhre u. Film bei unbewegtem Pat. od. gleichsinnig von Pat. u. Film bei stehender Röhre. Dadurch gelangt ein best. vorgewählter Tiefenbereich des Objekts auf derselben Stelle des Films zur Darstellung, während die höher u. tiefer gelegenen Objektteile auf ständig wechselnde Punkte projiziert, d. h. verwischt werden. Der Schichtwinkel ist das Ausmaß der Bewegung von Röhre u. Film u. bestimmt die Schichtdicke (großer Winkel = dünne Schicht, kleiner Winkel = dicke Schicht). Es ist möglich, mit einem einzigen Schichtablauf des Geräts mehrere Schichtbilder (Tomogramme) von Körperschichten verschiedener Tiefe herzustellen (Simultanschichtverfahren). Die T., heute durch die CT* weitgehend ersetzt, hat den Wert einer ergänzenden Untersuchung; im thorakalen Bereich Darstellung von Kavernen u. kleinen Tumoren; bei der Infusionscholegraphie überlagerungsfreie Darstellung aller Abschnitte der extrahepat. Gallengänge; i. R. der Ausscheidungsurographie eindeutige Beurteilbarkeit des Nierenhohlraumsystems; in der Skelettdiagnostik Darstellung destruierender Prozesse.

Ton-: auch Tono-; Wortteil mit der Bedeutung Spannung, von gr. τόνος.

Ton|audio|metrie (Audi-*; Metr-*) *f*: s. Audiometrie.

Ton|erde: (engl.) *alumina*; Aluminiumoxid; s. Adsorbenzien; Heilerde.

Tonika (gr. τονικός dehnbar, dehnend) *n pl*: (engl.) *tonics*; syn. Roborantien; stärkende Mittel zur Kräftigung des Pat. bei Erschöpfungszuständen od. in der Rekonvaleszenz, z. B. Amara, Glutaminsäure, Lecithin, Spurenelemente, Vitamine; therap. Wirksamkeit umstritten.

tonisch (Ton-*): **1.** (engl.) *tonic*; (pharmak.) stärkend; **2.** (physiol.) den Tonus betreffend.

Tonnen|karzinom (Karz-*; -om*) *n*: s. Zervixhöhlenkarzinom.

Tono|fibrillen (Ton-*; Metr-*) *f pl*: (engl.) *tonofibrils*; intrazelluläre, aus keratinösen Tonofilamenten aggregierte Bündel, v. a. in Zellen des Stratum spinosum der Epidermis, mit Verankerung in den Desmosomen*; vgl. Zytoskelett, Epithelgewebe.

Tono|meter (↑; Metr-*) *n*: **1.** (engl.) *tonometer*; Druckmesser: **a)** für den Augeninnendruck* (Ophthalmotonometer), z. B. zur Diagnostik des Glaukoms*; **b)** für den Blutdruck*; vgl. Riva-Rocci-Apparat. **2.** Gerät zur Äquilibrierung* bei der BGA*.

Tono|metrie (↑; ↑) *f*: **1.** (engl.) *tonometry*; Spannungs- od. Druckmessung; (ophth.) Messung bzw. fortlaufende Registrierung (Tonographie) des Augeninnendrucks* durch Aufsetzen eines Tonometers (z. B. Schiötz*-Tonometer, Applanationstonometer*); vgl. Tagesdruckkurve; **2.** i. w. S. auch Blutdruckmessung v. Messung des Spannungszustands von Muskeln; periphere art. T. zur Messung der peripheren Vasokonstriktion i. R. der Polysomnographie (z. B. bei Schlafapnoesyndrom); teilweise intensivmedizin. Einsatz der Magenmukosa-T. zur Abschätzung der gastralen Perfusion u. Oxygenierung durch Messung des p_iCO_2 u. anschl. Berechnung des intramukosalen pH.

Ton|schwellen|audio|metrie (Audi-*; Metr-*) *f*: s. Audiometrie.

Tonsilla (lat.) *f*: (engl.) *tonsil*; (anat.) Tonsille; Mandel; lymphoretikuläres Gewebe im Bereich des Übergangs der Mund- u. Nasenhöhle in den Pharynx; vgl. Rachenring, lymphatischer.

Tonsilla cerebelli (↑) *f*: Kleinhirntonsille*.

Tonsilla lingualis (↑) *f*: Zungenmandel*.

Tonsilla palatina (↑) *f*: Gaumenmandel*.

Tonsilla pharyngea (↑) *f*: Rachenmandel*.

Tonsilla tubaria (↑) *f*: (engl.) *tubal tonsil*; Ansammlung lymphat. Gewebes in der Umgebung der pharyngealen Öffnung der Tuba auditiva; Teil des lymphatischen Rachenrings*.

Tonsill|ek|tomie (↑; Ektomie*) *f*: (engl.) *tonsillectomy*; op. Entfernung der Gaumenmandeln; wegen der immun. Funktion der Tonsillen sollte eine T. i. d. R. erst nach dem 4. Lj. durchgeführt werden. **Ind.:** rezidiv. eitrige Tonsillitis*, bei lokalen Kompl. einer Tonsillitis (z. B. Peritonsillarabszess, tonsillogene Sepsis, erhebl. Hyperplasie mit Beeinträchtigung von Atmung u. Nahrungsaufnahme; **Kontraind.:** Agranulozytose, Immundefektzustände; als relative Kontraind. gelten eine offene Gaumenspalte u. Pharyngitis sicca. **Kompl.:** postop. Nachblutung (bis zu 14 Tagen), passagere

Schmeckstörungen (Dysgeusie); später evtl. Auftreten einer Seitenstrangangina*.

Tonsillitis (↑; -itis*) *f*: (engl.) *tonsillitis*; syn. Angina tonsillaris, Tonsillopharyngitis; sog. Mandelentzündung; Entz. der Gewebe des lymphatischen Rachenrings* (insbes. Tonsilla palatina); **Formen: 1. T. acuta:** wird meist durch Viren (ca. 80%; Adeno-, Parainfluenza-Viren) u. betahämolysierende Streptokokken der Gruppe A (s. Streptococcus), seltener durch Staphylo- u. Pneumokokken verursacht; auch als Begleittonsillitis bei Scharlach* od. Mononucleosis* infectiosa, als Angina* agranulocytotica u. Plaut*-Vincent-Angina; pathol.-anat. Infiltration der Tonsillen mit Leukozyten, Mikroabszesse in Parenchym u. Krypten, Austritt von fibrinösem Exsudat; **Klin.:** meist plötzl. Beginn mit hohem Fieber (evtl. Schüttelfrost), Halsschmerzen (bes. beim Schlucken), kloßige Sprache, Druckschmerzhaftigkeit u. Schwellung der submandibulären Lymphknoten, dabei Rötung u. Schwellung der Tonsillen (Angina catarrhalis), häufig einzelne Beläge (sog. Stippchen) an den Kryptenmündungen od. über Lymphfollikeln (Angina follicularis, s. Abb.), selten konfluierende Beläge, die u. U. über die Tonsillen hinausreichen (bei Pneumokokkenangina); **Ther.:** Bettruhe, Analgetika u. spezif. nach Urs. (ggf. Antibiotika u. a.; cave: rheumatisches Fieber*, Poststreptokokken-Glomerulonephritis); **DD:** Diphtherie, Syphilis, Tuberkulose; **2. T. chronica:** wird meist durch eine Mischinfektion mit anaeroben u. aeroben Err. unter Beteiligung betahämolysierender Streptokokken der Gruppe A (durch versch. Serotypen eigentlich Neuinfektionen) verursacht; pathol.-anat. Retention von Zelldetritus, Kryptenabszesse, Fibrosierung u. Nekrose des Parenchyms; Beteiligung des peritonsillären Gewebes; **Klin.:** anamnest. häufig rezidiv. Anginen; geringe Beschwerden (sog. Halskratzen), vergrößerte zervikale Lymphknoten, Foetor ex ore, dabei gerötete Tonsillen mit narbiger u. zerklüfteter Oberfläche, peritonsillärer Druckschmerz, aufgehobene Luxierbarkeit der Tonsillen bei Spateldruck auf den vorderen Gaumenbogen; **Ther.:** konservative Behandlung unwirksam; bei od. nach Kompl. u. Folgeerkrankungen Tonsillektomie*; **Kompl.: 1.** Begleiterkrankungen: Dyspnoe, Kehlkopfödem, Otitis media; **2.** lokale Kompl.: a) Peritonsillarabszess: Peritonsillitis mit fortgeleiteter Entz. u. Abszedierung im Bereich der Halsweichteile, die nach einem symptomfreien Intervall auftritt; Sympt.: hohes Fieber, starke Halsschmerzen u. Schluckbeschwerden, peritonsillärer Druckschmerz, Schwellung u. Vorwölbung des vorderen Gaumenbogens; Ther.: bei beginnender Abszedierung Antibiotika, bei fluktuierendem Abszess Abszessspaltung od. Tonsillektomie; b) Angina* Ludovici; **3.** Folgeerkrankungen: v. a. bei bakterieller T. Sepsis durch hämatogene, lymphogene od. kontinuierl. Fortleitung in die Halsweichteile mit Beteiligung der V. jugularis interna, rheumatisches Fieber, reaktive Arthritis, akute Glomerulonephritis, PANDAS.

Tonsillitis lingualis acuta (↑; ↑) *f*: (engl.) *lingual tonsillitis*; akute Entz. der Zungenmandel mit Schluckbeschwerden, Fieber u. allg. Krankheitsgefühl; **Vork.:** meist nach Tonsillektomie*; **Kompl.:** Abszessbildung u. sekundäres Kehlkopfödem.

Tonus (Ton-*) *m*: **1.** (engl.) *tone*; Grad der Anspannung eines Organs od. Organteils, z. B. von Muskeln, Gefäßen od. Nerven; s. Hypotonie; Hypertonie; Sympathikotonie; Vagotonie; **2.** (logopäd.) veraltete Bez. für Artikulations- od. Phonationsstopp od. die Lautverlängerung bei Stottern*.

Tonus|dif|ferenz, vestibuläre (↑) *f*: (engl.) *vestibular tonus difference*; Überwiegen des Nystagmus* zu einer Seite bei vergleichender therm. Gleichgewichtsprüfung u. bei Drehprüfung; **Urs.:** Störung des Vestibularapparats, des N. vestibulocochlearis od. zentraler vestibulärer Strukturen in Pons u. Kleinhirn.

Tonus|verlust, af|fektiver (↑): Kataplexie*.

Tonus|vermehrung, spastische (↑): s. Spastik.

Tophus (gr. τοφιών Tuffstein) *m*: (engl.) *tophus*; Knoten, z. B. Tophus arthriticus (Gichtknoten).

Topiramat (INN) *n*: (engl.) *topiramate*; Antiepileptikum*; **Wirkungsmechanismus:** u. a. Hemmung spannungsabhängiger Natriumkanäle u. Aktivierung der GABA-Hemmwirkung; **Ind.: 1.** Epilepsie*: Monotherapie, bei partiellen od. primär generalisierten tonisch-klonischen epilept. Anfällen od. Lennox-Gastaut-Syndrom i. R. einer Kombinationstherapie; **2.** zur Prophylaxe der Migräne* bei Refraktärität od. Kontraind. gegenüber Beta-Rezeptoren-Blockern; **UAW:** u. a. Müdigkeit, Schwindel, Ataxie, Nervosität.

topisch (gr. τόπος Ort): (engl.) *topical*; örtl., lokal; z. B. topische Anw. eines Heilmittels.

Topo|iso|merase-I-Hemmer: (engl.) *topoisomerase I inhibitor*; Derivate von Camptothecin, einem pflanzl. Alkaloid (aus Camptotheca acuminata Decne) mit zytostat. Wirkung; z. B. Irinotecan, Topotecan; vgl. Zytostatika.

Topo|isomerasen *f pl*: (engl.) *topoisomerases*; Enzyme, die die Tertiärstruktur der DNA bestimmen, indem sie in einem dreistufigen Prozess die Veränderung der DNA-Verwindungszahl (s. Superhelix) katalysieren: **1.** Spaltung eines od. beider DNA-Stränge; **2.** Durchtreten eines DNA-Abschnitts durch den entstandenen Strangbruch; **3.** Wiederverknüpfung der DNA-Bruchstelle; **Einteilung: Typ I:** katalysieren die Entwindung eines verdrillten DNA-Doppelstranges, ATP-unabhängig; **Typ II:** katalysieren neben Entwindung auch Verdrillung (Superhelix) eines Doppelstrangs, ATP-abhängig; Vork. nur in Prokaryoten*. Vgl. Gyrase.

Topo|tecan (INN) *n*: (engl.) *topotecan*; Zytostatikum* (Topoisomerase*-I-Hemmer); **Ind.: 1.** metastasie-

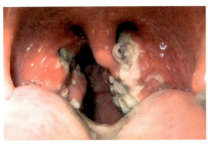

Tonsillitis: Angina follicularis [16]

rendes Ovarialkarzinom (s. Ovarialtumoren) nach Versagen einer Primär- od. Folgetherapie; **2.** rezidiviertes kleinzelliges Bronchialkarzinom* (wenn Behandlungsschema der Primärtherapie nicht wieder angewendet werden kann); **3.** in Komb. mit Cisplatin bei Zervixkarzinom* (im Rezidiv nach Strahlentherapie u. im Stadium IV b); **Kontraind.:** schwere Knochenmarkdepression, Leberod. Nierenfunktionsstörung, Übelkeit, Erbrechen.

TORCH-Komplex *m*: (engl.) *TORCH complex*; Kurzbez. für die wichtigsten pränatalen Inf. des Menschen: Toxoplasmose*, other (andere wie Syphilis*, Listeriose*), Röteln*, Cytomegalie (Zytomegalie*), Herpes* simplex; vgl. Pränatalinfektion, Perinatalinfektion.

Toremifen (INN) *n*: (engl.) *toremifenw*; Zytostatikum* (Antiöstrogen); **Ind.:** hormonabhängiges, metastasierendes Mammakarzinom; **UAW:** Hitzewallung, Schwitzen, Leukorrhö, Übelkeit, Schwindel, Hyperkalzämie.

Torin-Loch: (engl.) *Torin's hole*; Hiatus canalis n. petrosi majoris des Schläfenbeins.

torisch (lat. torus Wulst, Knoten): (engl.) *toric*; Bez. für zylindr. Brillengläser* mit 2 zueinander im Winkel stehenden Krümmungen von versch. Radius; **Anw.:** Ausgleichen eines Astigmatismus*.

Torkildsen-Drainage (Arne T., Neurochir., Oslo, 1899–1968; Drainage*) *f*: s. Ventrikeldrainage.

Tormentillae rhizoma *f*: (engl.) *Tormentillae rhizoma*; Wurzelstock von Potentilla erecta (Blutwurz) u. a. mit Triterpenen u. Gerbstoffen* vom Catechin- u. Ellagitannintyp; **Verw.:** als Adstringens* bei unspezifischer, akuter Diarrhö u. leichter Entz. der Mund- u. Rachenschleimhaut; **NW:** evtl. Magenbeschwerden.

Tornwaldt-Krankheit (Gustav L. T., Arzt, Danzig, 1843–1910): Bursitis* pharyngealis.

torpid (lat. torpidus erstarrt, betäubt): schlaff, träge, langsam.

Torr (E. Torricelli, italien. Naturforscher, 1608–1647): nicht mehr gebräuchliche Einheit des Drucks* (1 Torr = 133,322 Pa).

Torsade de pointes (franz. Zopf aus Spitzen): (engl.) *torsade de pointes*; oft spontan sistierende polymorphe Kammertachykardie* mit spindelförmigem EKG inf. phasenweise zu- u. abnehmender Amplitude (sog. Spindeltachykardie, s. Abb.) u. Gefahr des Degeneration in Kammerflimmern*; **Pathophysiol.:** Initiierung durch getriggerte Aktivität inf. früher Nachpotentiale (syn. Nachdepolarisation; engl. early afterdepolarization, Abk. EAD) u. Aufrechterhaltung durch Reentry*-Mechanismus; vgl. Erregungsleitungsstörung; **Urs.:**

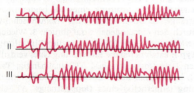

Torsade de pointes: EKG mit spindelförmig zu- u. abnehmender Amplitude u. interponierte polymorphe ventrikuläre Extrasystolen

u. a. Elektrolytstörung (Hypokaliämie, Hypomagnesiämie), UAW bzw. Intoxikation (z. B. Antiarrhythmika, Makrolid-Antibiotika, Komb. von Ketoconazol mit Terfenadin), QT*-Syndrom u. erworbenes LQTS, v. a. bei Bradykardie; **Sympt.:** unterschiedl.; Schwindelatacke, Synkope bis plötzlicher Herztod*; **Diagn.:** typ. spindelförmiges EKG (s. o.) mit wechselnden QRS-Achsen u. pathol. verlängerter QTc-Zeit; **Ther.:** i. v. Magnesiumsulfat, ggf. zusätzl. Frequenzanhebung u. Korrektur von Elektrolytstörungen. Vgl. Kammeranarchie.

Torsion (lat. torsio) *f*: (engl.) *torsion*; Drehung, Achsendrehung; z. B. Hodentorsion.

Torsions|dys|tonie (↑; Dys-*; Ton-*) *f*: (engl.) *torsion dystonia*; Form der Dystonie* mit rotierenden Bewegungen von Kopf u. Rumpf u. grotesker Verdrehung von einzelnen Gliedern (fokale T.) bzw. des ganzen Körpers (generalisierte T.); z. T. athetot. Fingerbewegungen mit Schreibkrampf, evtl. Torticollis spasmodicus u. Gangstörungen; oligosymptomat. bzw. fokale Verlaufsformen, bei denen nur Tremor, Tic, Blepharospasmus, oromandibuläre Dystonie o. Ä. auftreten, kommen relativ häufig vor; **Ätiol.: 1.** primäre (sog. idiopath.) T.: z. B. autosomal-dominant erbl. Mutation im DYT1-Gen (Genlocus 9q34) mit generalisierter T. (Typ 1; syn. Dystonia musculorum deformans) u. Beginn (im Kindesalter) meist als fokale T.; **2.** symptomat. T. in Zus. mit anderen Erkr. (z. B. hepatolentikuläre Degeneration, Chorea Huntington, Hallervorden-Spatz-Erkrankung, bei Hirntumoren od. postenzephalitischem Syndrom).

Torsions|fraktur (↑; Fraktur*) *f*: s. Fraktur.

Torti|collis (lat. tortus gedreht, gekrümmt; collum Hals) *m*: (engl.) *torticollis*; syn. muskulärer Schiefhals; veraltet Caput obstipum; fixierte Fehlstellung des Kopfs in Seitenneigung zur kranken Seite mit leichter Drehung zur Gegenseite, häufig mit Gesichtsskoliose; **Vork.:** bei 0,5 % der Neugeborenen, oft zus. mit Pes equinovarus od. Hüftdysplasie; **Urs.:** einseitig verkürzter M. sternocleidomastoideus inf. intrauteriner Fehlhaltung, Steißlage, Zangengeburt, Einblutung sub partu, evtl. genet. bedingte Anlagestörung des Muskels; **Ther.:** konservativ im 1. Lj.; später op. mit proximaler u. distaler Tenotomie, evtl. Totalexstirpation des M. sternocleidomastoideus; bei akutem T. nichtsteroidale Antiphlogistika, Muskelrelaxanzien, evtl. Infiltration von Lokalanästhetika. Vgl. Akzessoriuslähmung; Torticollis spasmodicus; Trochlearislähmung.

Torti|collis ocularis (↑; ↑) *m*: (engl.) *ocular torticollis*; Schiefhaltung des Kopfs zur Vermeidung von Doppelbildern v. a. bei Trochlearislähmung* (Ausfall des M. obliquus sup.); vgl. Kopfzwangshaltung, okulare.

Torti|collis spasmodicus (↑; ↑) *m*: (engl.) *spasmodic torticollis*; syn. zervikale Dystonie; auch Torticollis spasticus, spastischer Schiefhals; Form der fokalen Dystonie* i. S. eines extrapyramidalen Syndroms mit ton., klon., tremolierenden od. myokloniformen Innervationsstörungen der Hals- u. Nackenmuskulatur; typischerweise mit einem entspr. Hilfsgriff (sog. geste antagoniste) abzumildern; **Formen: 1.** rotatorischer T. sp.: Drehung des Kopfs zu einer Seite, Neigung zur Gegenseite sowie Hebung der gleichseitigen Schulter; **2.** Antecollis: Nackenbeugung; **3.** Retrocollis: Nackenstreckung; **4.** Laterocollis: Kopfneigung zu einer Seite; **Vork.: 1.** als hereditäre Erkr. (z. B. autosomal-dominant, Genlocus 9q34); **2.** idiopath.; **3.** assoziiert mit anderen Torsionsdystonien, hereditärem essentiellem Tremor od. Schilddrüsenerkrankungen; **4.** sympt. bei hepatolentikulärer Degeneration u. anderen Basalganglienläsionen od. bei postenzephalit. Syndrom; **Ther.:** lokale Injektion von Botulinumtoxin; Anticholinergika, Haloperidol; Diazepam, Baclofen; **DD:** hereditärer essentieller Kopftremor, Trochlearislähmung (mit kompensator. Kopfhaltung), Tic, Sandifer-Syndrom, Torticollis* anderer Genese.

Tortuositas vasorum (lat. *tortuosus* gewunden) *f*: (engl.) *tortuositas vasorum*; ophthalmoskop. auffallende Schlängelung der Netzhautgefäße; meist ohne Krankheitswert; **Vork.:** z. B. bei Hyperviskositätssyndromen*, Retinopathia* praematurorum, Hypertonie* u. beginnendem Zentralvenenverschluss*.

Torus (lat.) *m*: (engl.) *torus*; Wulst.

Torus levatorius (↑) *m*: (engl.) *torus levatorius*; durch den M. levator veli palatini bedingte Wulst unter der pharyngealen Tubenöffnung.

Torus mandibularis (↑) *m*: (engl.) *mandibular torus*; Knochenwulst oberhalb der Linea mylohyoidea; mögl. Prothesenhindernis.

Torus palatinus (↑) *m*: (engl.) *palatine torus*; inkonstanter Längswulst in der Mittellinie des harten Gaumens (s. Abb.).

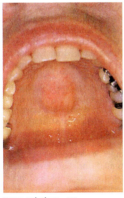

Torus palatinus [70]

Torus tubarius (↑) *m*: (engl.) *torus tubarius*; Tubenwulst; hervorgerufen durch die dorsomediale Lippe des Tubenknorpels.

Tossy-Einteilung: s. Akromioklavikularluxation.

Tosyl|chlor|amid-Natrium (INN) *n*: (engl.) *tosylchloramide sodium*; syn. Chloramin T; Antiseptikum, Desinfektionsmittel*; aufgrund des Wirkungsverlustes bei Blutkontakt nicht zur Wundantiseptik geeignet.

TOT: Abk. für (engl.) *trans-obturator tape*; transobturatorisches Verf. der Schlingenoperation*.

total (lat. *totus* ganz, Gesamt-): gänzlich.

Total|endo|pro|these (↑; End-*; gr. προτιθέναι davorsetzen) *f*: (engl.) *total endoprosthesis*; Abk. TEP;

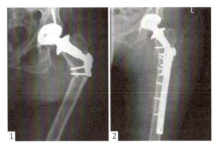

Totalendoprothese: 1: periprothetische Femurfraktur links bei Druckscheibenprothese; 2: Zustand nach Revision (gleiches Implantat mit längerer Platte) [88]

alloplast. Endoprothese* (Abb. dort) zum Ersatz eines Gelenks (v. a des Hüftgelenks), auch des Knie-, Fuß-, Finger- u. Schultergelenks; beide Gelenkteile werden im Knochen mit Knochenzement* fixiert od. zementfrei verankert (sog. Hybridprothese bei kombiniertem Vorgehen). **Kompl.:** bei T. des Hüftgelenks: tiefe Beinvenenthrombose, Lungenembolie, Läsion des N. femoralis od. N. ischiadicus, Hüftgelenkluxation, sept. Lockerung, Fraktur (s. Abb.), heterotope Ossifikation des Gelenks.

Total|ex|stirpation (↑; lat. *exstirpare* ausrotten) *f*: (engl.) *total extirpation*; op. Entfernung eines ganzen Organs od. Organsystems.

Total|kapazität (↑) *f*: (engl.) *total capacity*; Abk. TK; i. e. S. T. der Lungen; s. Lungenvolumina.

Total|pro|laps (↑; Prolaps*) *m*: s. Prolapsus uteri et vaginae.

Total|pro|these (↑; Prothese*) *f*: (engl.) *total denture*; herausnehmbare, der Schleimhaut nur aufliegende Prothese bei vollständiger Zahnlosigkeit; die Prothesenbasen erhalten ihre größtmögl. Ausdehnung durch die Funktionsabformung (s. Abformung). Der Biss der T. wird über eine Kieferrelationsbestimmung sowohl in der Horizontalen als auch in der Vertikalen ermittelt. Durch Einzelimplantate im unteren Frontzahnbereich kann die Funktion der T. erhebl. verbessert werden.

Toten|flecke: (engl.) *postmortem lividity*; Livores mortis; Leichenflecke; sicheres Todeszeichen*; inf. Absinken des Bluts in die tiefer gelegenen Teile (Hypostase) der Leiche (mit Ausnahme der Aufliegestellen) auftretende rötl.-zyanot. Flecke (s. Abb.); entstehen meist 0,5–1 Std. nach Todeseintritt u. sind häufig bereits während der Agonie* zu sehen; konfluieren innerh. der ersten 12 Std. nach Todeseintritt; wegdrückbar in den ersten 6 Std.; abweichende Farbe bei Intoxikationen (z. B.

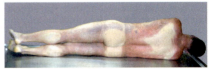

Totenflecke: Totenfleckenausbildung entsprechend einer Rückenlage der Leiche mit typischen symmetrischen blassen Aussparungen an den Aufliegeflächen. [118]

hellrot bei Kohlenmonoxid-Intoxikation), bei Tod mit erheblichem Blutverlust evtl. nur spärlich ausgeprägt.
Toten|kranz: s. Corona mortis.
Toten|lade: die bei Nekrose eines Knochenstücks im Periost entstehende Aussparung, die den Sequester* aufnimmt.
Toten|schein: Todesbescheinigung*.
Toten|starre: (engl.) *postmortem rigidity*; Rigor mortis; Leichenstarre; nach dem Tod einsetzendes allmähl. Starrwerden der quergestreiften u. glatten Muskulatur nach vorheriger völliger Erschlaffung; zeitl. Ablauf temperaturabhängig; **Urs.:** postmortaler Abbau von ATP; Beginn der T. an den Kiefergelenken 1,5–2 Std. nach Eintritt des Todes; Ausbreitung oft absteigend (Nysten-Regel); völlige T. nach 6–8 Std.; Lösung bei fäulnisbedingter Auflösung der Muskulatur, daher temperaturabhängig; bei Hypothermie (Kältestarre) u. extremem Wasserverlust kann T. vorgetäuscht sein. **Sonderform:** katalept. Totenstarre: Auftreten der T. im Moment des Todes (umstritten, physiol. nicht erklärbar); nach vorheriger extremer Erschöpfung (ATP-Mangel z.B. infolge Sport od. Krampfanfällen) od. nach Gehirn- u. Rückenmarkschädigungen (bes. bei Läsionen der Umgebung des Nucleus ruber) ist ein beschleunigter Eintritt der T. (u. U. bereits 20 Min. postmortal) jedoch möglich. Vgl. Todeszeichen.
Tot|geburt: (engl.) *stillbirth*; ein Kind gilt in Deutschland als tot geboren, wenn es nach der Trennung vom Mutterleib keines der für eine Lebendgeburt* maßgebl. Zeichen (Herzschlag, natürl. Lungenatmung, Pulsation der Nabelschnur) u. ein Gewicht von ≥500 g aufweist; für Totgeborene besteht standesamtl. Meldepflicht (Eintragung in die Personenstandsbücher).
Toti-Operation (Addeo T., Ophth., Florenz, 1861–1935) *f*: (engl.) *Toti's operation*; syn. Dakryocystorhinostomia externa; Form der Dakryorhinostomie* mit dem Zugang von außen; **Meth.:** Resektion eines Knochenstücks der lateralen Nasenwand u. teilweise Vernähung von Nasen- u. Tränensackschleimhaut.
Tot|raum: (engl.) *dead space*; (physiol.) Teil des Respirationstrakts, der belüftet wird, aber am Gasaustausch nicht teilnimmt; **Einteilung: 1. anatomischer T.** des oberen Respirationstrakts von Nase u. Mund bis zu den Terminalbronchiolen; beim sitzenden Probanden typ. das Doppelte des Körpergewichts (in kg), angegeben in ml; dient dem konvektiven Atemgastransport, der Reinigung, Erwärmung u. Anfeuchtung der Atemluft sowie der Sprachbildung; entspricht beim Gesunden i. d. R. dem **2. funktionellen T.** (auch totaler, physiologischer T.), der bei best. Erkrankungen (z. B. Lungenembolie, -ödem) den **3.** sog. **alveolären T.** mit umfasst: Alveolargebiete, die inf. Minderbelüftung, -durchblutung od. Diffusionsstörung belüftet werden, aber nicht am Gasaustausch teilnehmen. Berechnung nach der **Bohr-Enghoff-Formel:** anat. T. = exspirator. Atemzugvolumen × (endexspirator. CO_2-Fraktion – mittlere CO_2-Fraktion in der Ausatemluft)/endexspirator. CO_2-Fraktion; funkt. T. = exspirator. Atemzugvolumen ×

(art. pCO_2 – mittlerer pCO2 in der Ausatemluft)/ art. pCO_2. Vgl. Clearance, mukoziliäre.
Tot|raum|ventilation (lat. ventilare Luft zufächeln) *f*: (engl.) *dead space ventilation*; Differenz zwischen Atemminutenvolumen u. alveolärer Ventilation bzw. Produkt aus funktionellem Totraum × Atemfrequenz; bei Atemtherapie* vermehrte T. durch künstliche Totraumvergrößerung zur Stimulation der Atemantriebe*.
Tot|vakzine (Vacci-*) *f*: (engl.) *dead vaccine*; syn. Totimpfstoff; Impfstoff, der aus abgetöteten Krankheitserregern (Bakt., Viren) besteht; vgl. Schutzimpfung.
Touchieren (franz. toucher berühren): (engl.) 1. *digital examination*, 2. *to cauterize*; **1.** mit dem Finger untersuchen; **2.** mit dem Ätzstift untersuchen.
Touraine-Solente-Golé-Syn|drom (Albert T., Dermat., Paris, 1883–1961; Gabriel S., franz. Arzt, geb. 1890; Laurent G., franz. Arzt, geb. 1903) *n*: Pachydermoperiostose*.
Tourette-Syn|drom (Georges Gilles de la T., Neurol., Paris, 1857–1904) *n*: (engl.) *Tourette's disease*; syn. Brissaud-Syndrom, (franz.) *maladie des tics*, Tic impulsif; meist in der Kindheit od. Jugend sich manifestierende Erkr. mit unklarer Ätiol.; familiäre Häufung in 10% der Fälle (Genlocus 11q23), Androtropie (3:1); **Sympt.:** plötzliche tic-artige Zuckungen i. S. motor. Automatismen*, v. a. im Bereich von Gesicht (Augenwinkern, Mundverzerren, Zungenschnalzen), Hals (ruckartige Kopfdrehungen) u. Schultern, die kurzzeitig willkürl. unterdrückt werden können; ferner Zwangshandlungen wie Ausstoßen von Schreien, Echopraxie* od. Koprolalie*. Vgl. Chorea; Tic.
Tourniquet (franz. Drehkreuz): **1.** (engl.) *tourniquet*; (chir.) Gummizügel- od. Fadenumschlingung von Gefäßen zur temporären Kompression bei Gefäßoperation; **2.** (allg.) Abschnüren einer Extremität mit einer Druckmanschette zur provisor. Blutstillung* bei Gefäßverletzung od. zur Aufrechterhaltung einer Esmarch*-Blutleere bzw. Blutsperre* bei Operation.
Tourniquet-Syn|drom (↑) *n*: (engl.) *Tourniquet syndrome*; syn. Reperfusionssyndrom; Auftreten von Muskelödem, Hyperkaliämie, Azidose, u. U. Schock u. Verbrauchskoagulopathie nach rascher Aufhebung einer bestehenden Ischämie* (z. B. nach Embolektomie*) inf. Einschwemmung angestauter tox. Metaboliten nach Wiederfreigabe des Blutstroms.
Touton-Riesen|zelle (Karl T., Dermat., Breslau, Wiesbaden, 1858–1934; Zelle*): (engl.) *Touton giant cell*; (histol.) mehrkernige Xanthomzelle*; **Vork.:** bei Hand*-Schüller-Christian-Krankheit u. juvenilem Xanthogranulom*.
Towey-Krankheit: Ahornrindenschäler*-Krankheit.
Tox-: auch Toxo-, Toxiko-; Wortteil mit der Bedeutung Gift (eigentl. Pfeilgift); von gr. τοξικὸν φάρμακον.
Tox|ämie (↑, -ämie-) *f*: **1.** (engl.) *toxemia*; syn. Toxikämie, Toxinämie; Auftreten von bakteriellen Toxinen* im Blut (z. B. bei Diphtherie; s. Bakteriämie); **2.** tox. bedingte Blutbildveränderungen.
Tox|ascaris leonina (↑; gr. ἀσκαρὶς Eingeweidewurm) *f*: (engl.) *Toxascaris leonina*; im Dünndarm

von Hund, Katze u. a. Raubtieren parasitierender Spulwurm (s. Nematodes); Larven gehören zu den Err. der Larva* migrans (visceralis) des Menschen.
Toxic-shock-like-Syn|dro**m** (engl.) *n*: Abk. TSLS; s. Schocksyndrom, toxisches.
Toxik|ämie (↑; -ämie*) *f*: Toxämie*.
Toxiko|dyna**mik** (↑; gr. δύναμις Kraft) *f*: (engl.) *toxicodynamics*; Teilgebiet der Toxikologie*, das sich mit den durch Giftwirkung hervorgerufenen Veränderungen des Organismus beschäftigt; vgl. Toxikokinetik.
Toxiko|kine**tik** (↑; Kin-*) *f*: (engl.) *toxicokinetics*; Teilgebiet der Toxikologie*, das die Resorption, Verteilung, Metabolisation u. Elimination von Giftstoffen im Organismus untersucht; vgl. Toxikodynamik.
Toxiko|logie (↑; -log*) *f*: (engl.) *toxicology*; Lehre von den Giften, d. h. die Lehre von den schädl. Wirkungen chem. Substanzen auf lebende Organismen.
Toxikose (gr. τοξικόν φάρμακον Gift; -osis*) *f*: (engl.) *toxicosis*; durch exogene od. endogen gebildete tox. Substanzen verursachte Erkr. i. S. einer Intoxikation* bzw. Autointoxikation*, z. B. Schwangerschaftstoxikose (s. Schwangerschaftserkrankungen, hypertensive), Neurotoxikose*, Thyreotoxikose (s. Hyperthyreose).
Toxikum (↑) *n*: Gifte*.
Toxin|ämie (↑; -ämie*) *f*: s. Toxämie.
Toxi**ne** (↑) *n pl*: (engl.) *toxins*; Giftstoffe von Mikroorganismen, Pflanzen od. Tieren mit nach unterschiedl. Inkubationszeiten auftretender spezif. Wirkung; bei Bakt. gilt folgende **Einteilung: 1. Exotoxine**: meist komplex zusammengesetzte thermolabile (bis max. 60 °C stabile) Polypeptide od. Proteine, die von lebenden Bakt. sezerniert werden; Gene für diese Toxine können auf Plasmiden* od. dem Kernäquivalent lokalisiert sein u. werden i. d. R. durch das Genom eines temperenten Phagen codiert. Exotoxine sind immunogen, von ihnen ausgelöste Erkr. hinterlassen aber oft keine lang anhaltende Immunität; durch Wärmeod. Formalineinwirkung überführbar in Toxoide*; **2. Endotoxine**: stammen aus der äußeren Zellmembran gramnegativer Bakt., bestehen aus Lipopolysacchariden* u. sind thermostabil; tox. Komponente ist das Lipid A. Antikörper gegen Endotoxine reagieren spezif. mit der Polysaccharidseitenkette. Größere Mengen von Endotoxin werden beim Absterben von gramnegativen Bakt. frei (s. Schock, septischer; Jarisch-Herxheimer-Reaktion). Vgl. Antitoxine; Enterotoxine; Gifte; Superantigene.
Toxino|logie (↑; -log*) *f*: (engl.) *toxinology*; Teilgebiet der Toxikologie, das sich spez. mit den Toxinen* beschäftigt.
Toxin|schock|syn|drom (↑) *n*: s. Schocksyndrom, toxisches.
to**xisch** (↑): (engl.) *toxic*; giftig.
Toxizität (↑) *f*: (engl.) *toxicity*; giftige, u. U. gesundheitsschädigende, grundsätzl. von der Dosis abhängige Eigenschaft u. Wirkung von chem. Substanzen u. physik. Faktoren; angegeben wird die T. bezogen auf Körpergewicht od. Körperoberfläche; **Formen**: u. a. Organtoxizität*, Kanzerogenität (s. Kanzerogene), Mutagenität*, Embryotoxizi-

tät* u. Teratogenität*. Vgl. Risikoabschätzung, toxikologische.
Toxizitäts|test (↑) *m*: (engl.) *toxicity test*; Versuchsreihe, bei der versch. Dosen* eines Stoffes über jeweils einen definierten Zeitraum ca. 40–60 Versuchstieren (s. Tierversuch) verabreicht werden, um seine Giftigkeit zeit- u. dosisabhängig zu ermitteln; **Einteilung**: nach Versuchsdauer (u. Applikationshäufigkeit) in akuten (5–14 Tage, einmalige Gabe), subakuten (14–90 Tage, wiederholte Gabe) u. chron. (>3 Mon., wiederholte Gabe) Toxizitätstest.
Toxizitäts|äqui|vale**nt|faktor** (↑; Aequi-*; lat. val**e**re wert sein) *m*: TEF*.
Toxo|cara (↑; lat. c**a**rus lieb, wert) *f*: (engl.) *Toxocara*; Spulwurmgattung (Nematodes*); Larven des Hunde- (T. canis) u. Katzenspulwurms (T. cati) können beim Menschen als Larva* migrans (visceralis) auftreten od. eine Toxocariasis* auslösen.
Toxo|caria**sis** (↑; ↑; -iasis*) *f*: (engl.) *toxocariasis*; Invasion mit Larven von Toxocara* aus oral aufgenommenen Eiern, die sich bis zu einem gewissen Stadium auch im menschl. Organismus entwickeln u. Entz. bzw. Nekrosen im Peritoneum, in Leber, Pleura u. Lunge verursachen können; **Klin.**: meist symptomlos, gelegentl. Bauchschmerzen, Leukozytose mit Eosinophilie (Anteil bis 66 %), eosinophile Lungeninfiltrate, asthmaartige Beschwerden, granulomatöse Hepatitis, bei Beteiligung des Auges Chororetinitis* u. a. Augensymptome, u. U. zur Erblindung führend (Toxocara-Ophthalmie); **Diagn.**: Immunfluoreszenztest, ELISA*; **Ther.**: Tiabendazol. Vgl. Larva migrans.
Toxo**ide** (↑; -id*) *n pl*: (engl.) *toxoids*; veraltet Anatoxine; durch Formaldehyd u. Erwärmung entgiftete Exotoxine; behalten ihre immunisierenden Eigenschaften (erhalten gebliebene haptophore Gruppe, zerstörte toxophore Gruppe); **Anw.**: an ein Adjuvans* adsorbiert (z. B. Aluminiumhydroxid) bei der aktiven Schutzimpfung* gegen Diphtherie, Tetanus u. Keuchhusten.
Toxo|pla**sma g**o**ndii** (↑; -plasma*) *n*: (engl.) *Toxoplasma gondii*; längl. ovale, sichelförmige Sporozoen mit meist zentr. gelegenem Kern; Err. der Toxoplasmose*; Größe 3 × 5 μm; Vermehrung durch Endodyogenie od. Endopolygenie; **Vork.**: weltweit bei warmblütigen Vertebraten; **Entw.**: **1. zyklisch**: mit Schizogonie (Agamogonie) u. Gamogonie im Dünndarmepithel des Hauptwirts (nur Katzen); Ausscheidung von Oozysten mit dem Kot, Sporogonie (Reduktionsteilung) im Freien; **2. azyklisch**: mit proliferativer Phase (Tachyzoiten: Pseudozysten od. Gewebezysten) u. Zystenphase (Bradyzoiten) im Zwischenwirt (Mensch, Hund, omni- u. herbivore Säuger u. Vögel); **Übertragung**: Inf. des Menschen durch: **1.** Aufnahme von Gewebezysten mit Nahrungsmitteln (rohes od. ungenügend erhitztes Fleisch); **2.** Oozysteninfektion mit Katzenkot; **3.** pränatal (diaplazentar) bei Erstinfektion während der Schwangerschaft; **4.** Organtransplantation (Herzmuskel); selten; **Nachw.**: Antikörpernachweis mit indirektem Immunfluoreszenztest, ELISA; Nachw. von IgM od. IgG mit niedriger Avidität zur Feststellung einer akut erworbenen Inf.; Erregernachweis in Liquorsediment, Sternalpunktat od. Lymphknotenbiop-

sie selten mögl. (mikroskop. Ausstrichpräparat); sensitiver ist die PCR; Tierversuch (weiße Mäuse, Hamster) kaum noch gebräuchl.; histol. Nachw. in Sektionsmaterial (z. B. bei Totgeburt) von Gehirn, Augen, Leber, Milz, Lunge.

Toxo|plasmose (↑; ↑; -osis*) *f*: (engl.) *toxoplasmosis*; durch Infektion mit Toxoplasma* gondii verursachte Zoonose; eine hochgradige Durchseuchung der Bevölkerung mit starken regionalen Schwankungen ist serol. nachgewiesen; die angeb. Form ist meldepflichtig. **Pathol.:** Der Err. lebt intrazellulär. Neben Einzelparasiten gibt es Parasitenanhäufungen in parasitophoren Vakuolen (Pseudozysten), die umschriebene herdförmige Entz. u. Nekrosen verursachen. Es besteht eine Affinität zum ZNS (zerebrale Form), bes. in der Fetogenese* u. im Kindesalter. Gehirnläsionen des Fetus können mit röntg. nachweisbaren Verkalkungen ausheilen. **Klin.:** Die Mehrzahl der Infektionen verläuft asymptomat.; bei akutem u. subakutem Verlauf Lymphknotenschwellung u. Lymphadenitis, bes. am Hals; uncharakterist. Fieber, Tonsillitis*, grippeähnl. Symptome; bei schweren Fällen Kopfschmerz, Meningismus u. Meningoenzephalitis; bei chron. Verlauf (sehr selten) Fieber (schubweise), evtl. mit Gelenkbeschwerden u. Kopfschmerz; psych. Alteration, Organmanifestation in Lymphknoten, Leber, Milz, Auge (Iridozyklitis*, Chororetinitis*, s. Abb. 1), ZNS (s. Abb. 2). **Proph.:** Aufnahme von rohem od. ungenügend gekochtem Fleisch (Vorsicht auch bei der Zubereitung) u. Umgang mit Katzen, v. a. Katzenkot, vermeiden.

T. u. Schwangerschaft: Nur bei einer Erstinfektion während der Schwangerschaft können die Err. über Plazenta u. Nabelschnur in den kindl. Organismus gelangen. Mit einer erstmaligen Infektion der Schwangeren ist zu rechnen, wenn während der Schwangerschaft eine Serokonversion auftritt od. spezif. IgM- od. IgG-Antikörper mit niedriger Avidität nachgewiesen werden. Der Erregerübertritt, der vorwiegend im 2. u. 3. Trimenon stattfindet, kann zu Fetopathia toxoplasmotica (mit Früh- od. Totgeburt) führen; Sympt.: 1. konnatale T.: Hydrozephalus*, Chororetinitis*, Verkalkungen im Gehirn, Ikterus*, Vergrößerung der Leber u. Milz; 2. sog. latente konnatale T.: anhaltend hoher serol. Titer über längere Zeit ohne Sympt. bei der Geburt; erst nach Wochen u. Monaten können typ. Erscheinungen auftreten: Chororetinitis, leichter Hydrozephalus, Krampfneigung, Nystagmus*, Rigidität der Extremitäten, Athetosen*, Trinkfaulheit u. retardierte geistige Entwicklung. **Ther.:** zur Vermeidung der Infektion des Fetus bis Ende der 15. SSW Spiramycin, ab der 16. SSW Sulfadiazin, Pyrimethamin (zus. mit Calciumfolinat) über 4 Wochen; danach PCR-Test des Fruchtwassers auf Toxoplasma gondii.

T. u. Immunsuppression: Bei Immundefekten (z. B. HIV-Infektion, nach zytostat. Behandlung) kann es zur Reaktivierung einer latenten T. kommen, meist als Enzephalitis*, seltener als generalisierte T. mit Erregernachweis in Leber, Lunge, Nebenniere u. a. Organen; Diagn.: ringförmige Kontrastmittelanreicherungen in der CCT; DD: Lymphom*; Ther.: Pyrimethamin in Komb. mit Sulfadiazin od. Clindamycin, evtl. Atovaquon; zusätzl. Dexamethason beschleunigt die Symptomregression; nach Abheilung Dauerbehandlung mit Pyrimethamin (evtl. in Komb. mit Clindamycin), um ein erneutes Auftreten der Läsionen zu verhindern.

t-PA: Abk. für (engl.) *t*issue-type *p*lasminogen *a*ctivator; exogener Plasminogenaktivator* (Endopeptidase), der durch vasoaktive Substanzen u. Thrombin aus Blutgefäßendothelien freigesetzt wird; vgl. rt-PA; Fibrinolyse; Blutgerinnung.

TPA: Abk. für (engl.) *t*issue *p*olypeptide *a*ntigen; Keratinantigen, das auf der Zellmembran best. Tumorzellen u. als zirkulierendes Antigen im Serum nachweisbar ist; Marker für gesteigerte Zellproliferation; erhöhte TPA-Konz. findet sich bei vielen Karzinomen, aber auch bei entzündl. Erkr.; labordiagn. Bestimmung zur Verlaufsbeurteilung. Vgl. Tumorantigene.

TPE-Gruppe: (engl.) *TPE group*; Abk. für Typhus-Paratyphus-Enteritis-Gruppe; s. Salmonella.

TPG: Abk. für Transplantationsgesetz*.

TPHA-Test *m*: Kurzbez. für Treponema-pallidum-Hämagglutinationstest; s. Syphilis.

TPO: 1. Abk. für Thrombopoetin*; 2. Abk. für Thyroid-Peroxidase; s. Schilddrüsenperoxidase.

TPO-AK: Abk. für Thyroid-Peroxidase-Antikörper; s. Schilddrüsenantikörper.

TP-Phänomen *n*: (engl.) *TP phenomenon*; rel. Verlängerung der ST*-Strecke im EKG bei hochgradiger

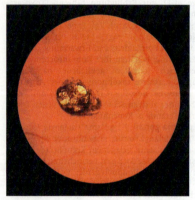

Toxoplasmose Abb. 1: parazentraler chororetinaler Narbenherd [98]

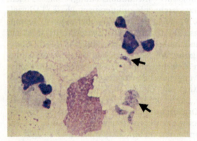

Toxoplasmose Abb. 2: Tachyzoiten von Toxoplasma gondii (Pfeile) in einem Sedimentpräparat des Liquor cerebrospinalis; May-Grünwald-Giemsa-Färbung [31]

Sinustachykardie* mit unmittelbar im Anschluss an die T*-Welle der vorhergehenden Herzaktion folgender P*-Welle, u. U. auch in den abfallenden T-Schenkel einfallend. Vgl. Vorhofpfropfung.

TPR: Abk. für (engl.) **t**otal **p**eripheral **r**esistance; s. Widerstand, peripherer.

TPZ: Abk. für **T**hrombo**p**lastin**z**eit*.

Trabectedin *n*: (engl.) *trabectedine*; Zytostatikum* zur zentralvenösen Infusion über 24 Std. (Beginn 30 Min. nach Dexamethason-Applikation); **Wirkung:** antiproliferativ durch Bindung an DNA mit Auslösung einer Signaltransduktionskaskade (resultierend in Störung des Zellzyklus); **Ind.:** fortgeschrittenes Weichteilsarkom* bei Therapierefraktärität gegenüber (bzw. Kontraind. für) Ifosfamid u. Anthrazykline; **Kontraind.:** Überempfindlichkeit gegen den Wirkstoff od. einen der sonstigen Bestandteile; begleitende schwere od. unkontrollierte Inf.; Stillzeit: gleichzeitige Anw. von Gelbfiebervakzin; cave: Neutropenie, Leber- u. Nierfunktionsstörung bei Einleitung der Ther., Schwangerschaft, Rhabdomyolyse unter Ther.; **UAW:** Übelkeit, Abgeschlagenheit, Erbrechen, Anorexie, Neutropenie, erhöhte AST- bzw. ALT-Werte.

Trabecula (lat.; pl Trabeculae) *f*: (engl.) *trabecula*; Bälkchen, Trabekel.

Trabeculae carneae (↑) *fpl*: (engl.) *trabeculae carneae*; in das Herzlumen vorspringende Muskelbälkchen; vgl. Musculi pectinati atrii.

Trabeculae corporum cavernosorum, corporis spongiosi (↑) *fpl*: (engl.) *trabeculae of corpora cavernosa*; von glatter Muskulatur durchsetztes Bindegewebegerüst der Penisschwellkörper.

Trabeculae splenicae (↑) *fpl*: (engl.) *splenic trabeculae*; von der Kapsel u. vom Hilum aus in die Milz einstrahlende Bindegewebebalken.

Trabecula septo|marginalis (↑) *f*: (engl.) *septomarginal trabecula*; von der Wurzel des vorderen Papillarmuskels der Trikuspidalklappe zum Kammerseptum des Herzens ziehende Muskelleiste; enthält den re. Schenkel des His-Bündels des Erregungsleitungssystems.

Trabeculum corneo|sclerale (↑) *n*: (engl.) *corneoscleral trabeculum*; Trabekelwerk; bindegewebiger Verdichtungsring im Bereich des Limbus corneae.

Trabekel|blase (↑): Balkenblase*.

Trabekul|ek|tomie (↑; Ektomie*) *f*: (engl.) *trabeculectomy*; fistulierendes Verf. zur op. Behandlung des Glaukoms*; **Meth.:** Präparation eines Skleradeckels (s. Abb.) u. Herausschneiden eines Teils des Trabekelwerks, um eine Verbindung zwischen Vorderkammer u. subkonjunktivalem Raum herzustellen. Vgl. Goniotomie; Viskokanalostomie.

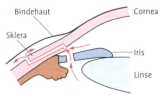

Trabekulektomie

Tracer (engl. trace Spur, Rest) *m*: syn. radioaktiver Indikator; radioaktive Substanz od. Substanz mit radioaktiver Markierung, die über die von dem Radionuklid* ausgehende Strahlung verfolgt werden kann; **Anw.: 1.** (in vitro) mit radioaktiv markierten Substanzen (Antigen od. Antikörper), die eine Detektion ermöglichen; z. B. Radio*-Immunoassay; **2.** (in vivo) Inkorporation eines T. im subphysiol. Konzentrationsbereich (so dass keine die natürl. Körperfunktionen beeinflussende pharmakodynam. Wirkung zu erwarten ist; sog. Tracer-Prinzip) u. Messung der Bioverteilung; vgl. Radiopharmaka. Vgl. Autoradiographie.

Trachea (gr. τραχύς, τραχεῖα rau, uneben, zottig) *f*: (engl.) *trachea*; Luftröhre; 10–12 cm langer Abschnitt der Atemwege, beginnt unterh. des Ringknorpels u. endet mit der Aufzweigung in die beiden Stammbronchien (Bifurcatio tracheae); **Aufbau:** aus 16–20 hufeisenförmigen, nach hinten offenen hyalinen Knorpelspangen (Cartilagines tracheales), deren Enden durch eine Bindegewebemembran (Paries membranaceus) mit vorwiegend querverlaufenden glatten Muskelzügen verbunden sind; zw. den einzelnen Knorpelspangen sind die Ligg. anularia ausgespannt.

Tracheal|kanüle (↑; Kanüle*) *f*: (engl.) *tracheostomy tube*; nach Tracheotomie* in die Trachea eingeführte Kanüle zum Offenhalten des Tracheostomas*; zur Beatmung* meist aus Kunststoff mit aufblasbarem Cuff*, vergleichbar dem Endotrachealtubus*; spezielle T. (Sprechkanüle) ermöglichen tracheotomierten Pat. das Sprechen.

Tracheal|rasseln (↑): (engl.) *tracheal rale*; aus der Entfernung hörbares, grobblasiges, durch retiniertes Trachealsekret bedingtes Atemgeräusch bei schwerstkranken od. sterbenden Menschen.

Tracheal|ruptur (↑; Ruptur*) *f*: (engl.) *tracheal rupture*; Einriss od. Abriss der Luftröhre, häufig zus. mit Rippenfrakturen; **Urs.:** stumpfes (bei Kindern u. Jugendlichen) od. penetrierendes Thoraxtrauma*, auch iatrogen bei Intubation*; **Klin.:** je nach Lok. Mediastinalemphysem*, Pneumothorax*, Atelektase*, Bronchusstenose; **Diagn.:** Bronchoskopie, CT; **Ther.:** bronchoskop. Intubation*, sofortige Operation.

Tracheal|stenose (↑; Steno-*; -osis*) *f*: (engl.) *tracheal stenosis*; Einengung der Luftröhre; **Urs.:** angeb. (Knorpelfehlbildungen, Schleimhautfalten) od. erworben durch Druck von außen (z. B. Säbelscheidentrachea bei Schilddrüsenvergrößerung, Tumor), selten intraluminales Tumorwachstum (Chondrom, Papillom, Adenom), Fremdkörper, endotracheale Membranbildung, nach Verletzung, als Intubationsfolge, häufig narbige T. nach Langzeitbeatmung, z. B. zirkuläre Cuff-Stenose (durch Dauerdruck der aufgeblasenen Manschette des Trachealtubus verursacht, s. Abb.) od. anteriore Stomastenose nach Tracheostomie; **Klin.:** inspirator. Stridor, Dyspnoe, Reizhusten; **Diagn.:** (Tracheo-)Bronchoskopie*, Lungenfunktionsprüfung*; **Ther.:** op. Beseitigung der Stenose (Tracheaquerresektion mit End-zu-Endanastomose) od. endoluminale Intervention (Stenteinlage).

Tracheal|tubus (↑; Tubus*) *m*: s. Endotrachealtubus; Trachealkanüle.

Tracheata

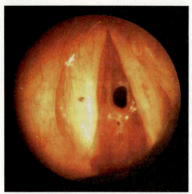

Trachealstenose: narbige, knopflochartige T. unterhalb der halb geöffneten Stimmlippen als Folge einer Langzeitbeatmung über einen Trachealtubus; Bronchoskopie [74]

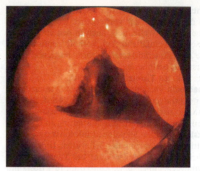

Tracheobronchopathia chondroosteoplastica: typische Gewebezapfen (knöcherne od. knorpelige Plaques); Bronchoskopie [74]

Tracheata (↑) *fpl*: (engl.) *Tracheata*; syn. Antennata; durch Tracheen atmende Arthropoden* (z. B. Insekten).

Tracheitis (↑, -itis*) *f*: (engl.) *tracheitis*; infektiös, allergisch od. chemisch-irritativ bedingte Entz. der Luftröhre; **Vork.:** selten isoliert, meist in Komb. mit Rhinitis*, Laryngitis*, Bronchitis*; **Formen: 1. akute T.:** häufig durch Virusinfektion verursacht; Sympt.: Heiserkeit, Husten, retrosternales Brennen; vgl. Grippe; **2. chronische T.:** länger als 3 Mon. bestehende T. mit Reizhusten; Urs.: chron. Inhalationsschäden (Raucher), mechan. Hindernisse, Stenosen, Tracheomalazie*, Tracheotomie*; **Ther.:** inhalativ beta-2-selektive Betasympathomimetika*, Parasympatholytika*, Glukokortikoide; bei bakterieller Infektion ggf. Antibiotika.

Trachel|ek|tomie (gr. τράχηλος Hals, Nacken; Ek-*; -tom*) *f*: (engl.) *trachelectomy*; Entfernung eines Teils der Cervix uteri mit Haltesystem über einen vaginalen Zugang; bei Zervixkarzinom* im Frühstadium mit laparoskop. Lymphadenektomie; durch Belassen von Corpus uteri u. Portio wird die Gebärfähigkeit erhalten. Vgl. Hysterektomie.

Tracheo|bronchitis (↑; Bronchi-*; -itis*) *f*: (engl.) *tracheobronchitis*; Entz. von Luftröhre u. großen Bronchien; vgl. Grippe; Tracheitis; Bronchitis.

Tracheo|broncho|megalie (↑; ↑; Mega-*) *f*: Mounier*-Kuhn-Syndrom.

Tracheo|broncho|pathia chondro|osteo|plastica (↑; ↑; -pathie*) *f*: (engl.) *Tracheobronchopathia chondroosteoplastica*; Bildung von knöchernen od. knorpeligen Plaques auf der Schleimhaut der Luftröhre u. der großen Bronchien; **Vork.:** bei Männern mittleren u. höheren Alters; kann zu Stridor* u. Dyspnoe* führen; **Ther.:** u. U. endoskop. Abtragung der Plaques (s. Abb.).

Tracheo|malazie (↑; -malazie*) *f*: (engl.) *tracheomalacia*; angeborener od. erworbener Stabilitätsverlust der Luftröhre durch Erweichung der Knorpelringe (Panchondritis), Druck von außen (Struma, Gefäße), od. Entz. der Trachealwand (z. B. als Beatmungsfolge); Sympt.: v. a. Stridor, bitonaler Husten, evtl. Synkopen; **Diagn.:** Rö., Bronchoskopie,

Lungenfunktionsprüfung (Fluss/Volumen-Kurve); **Ther.:** u. U. Trachealplastik.

Tracheo|öso|phageal|fistel (↑; Ösophagus*; Fistel*) *f*: s. Ösophagotrachealfistel.

Tracheo|skopie (↑; -skopie*) *f*: (engl.) *tracheoscopy*; Inspektion der Trachea*; **Formen: 1.** direkte T. i. R. einer Bronchoskopie*; **2.** indirekte T. der oberen Anteile der Luftröhre bei indirekter Laryngoskopie*.

Tracheo|stoma (↑; Stoma*) *n*: (engl.) *tracheostoma*; durch Tracheotomie* angelegte Öffnung der Luftröhre, i. d. R. zum Einlegen einer Trachealkanüle*; **Formen:** epithelisiertes u. nichtepithelisiertes Tracheostoma.

Tracheo|stomie (↑; ↑) *f*: Tracheotomie*.

Tracheo|tomie (↑; -tom*) *f*: (engl.) *tracheotomy*; syn. Tracheostomie; Luftröhrenschnitt; Eröffnung der Trachea u. ggf. Vernähen mit der Halshaut zum Einbringen einer Trachealkanüle* in das resultierende Tracheostoma*; **Formen: 1.** T. zur Anlage eines epithelisierten Tracheostomas (Standard): op. Eröffnung der Trachea durch die Halshaut mit Bildung von 1 od. 2 Vorderwandlappen, die mit dem oberen u. unteren Wundrand des horizontalen Zugangsschnitts vernäht werden; Vorteile: sicherer Eingang zur Trachea, kein Wandverlust, keine Stenose im Bereich des Stomas nach späterer Rücknähung der Wandteile; **2.** T. zur Anlage eines nichtepithelisierten Tracheostomas: direkter Schnitt durch alle Schichten, bis die Trachea eröffnet ist; Vorteil: Zeitersparnis; Nachteil: resultierende Verschiebeschichten im Weichgewebe können ggf. beim Kanülenwechsel zum Nichtauffin-

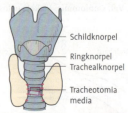

Tracheotomie: Nach Durchtrennung der Schilddrüse u. der darunterliegenden Trachealspangen kann eine Trachealkanüle in die Trachea eingeführt werden.

den der Trachealinzision führen; in beiden Fällen medialer Zugang (Tracheotomia media) durch die Schilddrüse u. die 2.–4. Trachealspange (s. Abb.); **Sonderform:** Punktions- od. Dilatationstracheotomie: Anlage eines nichtepithelisierten Tracheostomas über eine Punktion der Haut (keine Op.) über der Trachea u. nachfolgende Aufdehnung der Trachea (mit Hilfe kommerzieller Sets); **Ind.:** Langzeitbeatmung*, mechan. Behinderung der Atmung im Bereich des Kehlkopfs od. in der oberen Trachea. Vgl. Koniotomie.

Tracheo|zele (↑, -kele*) *f*: (engl.) *tracheocele*; Luftröhrenbruch; Vorwölbung der Trachea am Hals bei starkem Husten inf. Divertikel*.

Trachom (gr. τραχύς rau; -om*) *n*: (engl.) *trachoma*; Körnerkrankheit; Conjunctivitis (granulosa) trachomatosa, trachomatöse Einschlusskonjunktivitis; durch Chlamydia* trachomatis (Serotyp A–C) verursachte chron. Keratokonjunktivitis; **Vork.:** weltweit in Entwicklungsländern, insbes. in Afrika, Asien, Süd- u. Mittelamerika; ca. 84 Mio. Infizierte, davon ca. 8 Mio. mit Sehstörungen; mit 3 % an der globalen Erblindungsrate beteiligt; **Klin.:** sehr langsamer Verlauf; follikuläre, papilläre Hyperplasie, kornealer Pannus u. spätere Vernarbung; im Endstadium Erblindung durch Übergreifen auf die Hornhaut (s. Abb.); **Ther.:** Tetracycline*, Azithromycin u. Sulfonamid* topisch od. systemisch, ggf. chir. Therapie; **Progn.:** bei Frühbehandlung gut; **Proph.:** Verbesserung der hygienischen Verhältnisse.

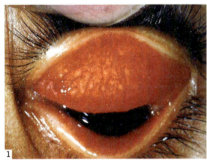

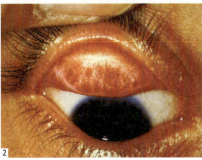

Trachom: Trachom im frühen (1) u. im fortgeschrittenen (2) Stadium [106]

Tractus (lat.) *m*: (engl.) *tract*; Zug, Strang, Bahn, bes. die Leitungsbahnen* des Gehirns u. Rückenmarks; vgl. Fasciculus.

Tractus bulbo|thalamicus (↑) *m*: s. Lemniscus medialis.

Tractus cortico|pontinus (↑) *m*: (engl.) *corticopontine fibres*; Großhirnbrückenkleinhirnbahn mit Fibrae frontopontinae, parietopontinae, temporopontinae (Türck-Bündel), occipitopontinae; enthält von der Rinde des Stirn-, Scheitel-, Schläfen- u. Hinterhauptlappens (v. a. über die Capsula* interna) kommende Fasern zu den Kerngebieten des Pons* u. Bahnen des Mesencephalons zum Pons. Das 2. Neuron kreuzt als Brückenfaserung (Fibrae pontis transversae) zur Gegenseite u. geht als Pedunculus cerebellaris medius zur Kleinhirnrinde (Tractus pontocerebellaris).

Tractus cortico|spinalis anterior, lateralis (↑) *m*: s. Pyramidenbahn.

Tractus habenulo|inter|peduncularis (↑) *m*: s. Meynert-Bündel.

Tractus ilio|tibialis (↑) *m*: (engl.) *iliotibial tract*; syn. Maissiat-Streifen; sehniger Verstärkungszug der Fascia lata an der Außenseite des Oberschenkels vom Darmbeinkamm bis zum Condylus lateralis des Schienbeins, in den der M. tensor fasciae latae u. M. gluteus maximus einstrahlen.

Tractus mes|encephalicus nervi tri|gemini (↑) *m*: (engl.) *mesencephalic tract of trigeminal nerve*; Fasern des Nervus* trigeminus zum Nucleus mesencephalicus nervi trigemini im Mesencephalon.

Tractus olfactorius (↑) *m*: (engl.) *olfactory tract*; vom Bulbus* olfactorius ausgehender Abschnitt der Riechbahn*.

Tractus olivo|cerebellaris (↑) *m*: (engl.) *olivocerebellar tract*; durch den Pedunculus cerebellaris inferior ziehende Bahn von der Oliva* zum Cerebellum*.

Tractus opticus (↑) *m*: (engl.) *optic tract*; Abschnitt der Sehbahn* zwischen Chiasma opticum u. Corpus geniculatum laterale.

Tractus postero|lateralis (↑) *m*: (engl.) *posterolateral tract*; Lissauer-Tractus, auch Lissauer-Randbündel; Fasergruppe zw. der Spitze des Hinterhorns u. der Oberfläche des Rückenmarks*; führt Neuriten von Hinterwurzelzellen u. den Zellen der Substantia gelatinosa u. vermittelt Oberflächensensibilität, Temperatur- u. Schmerzempfindung.

Tractus pyramidalis (↑) *m*: s. Pyramidenbahn.

Tractus reticulo|spinalis anterior (↑) *m*: (engl.) *anterior reticulospinal tract*; im Vorderstrang des Rückenmarks* verlaufende Fasern aus der Formatio* reticularis des Pons u. der Medulla* oblongata zu den Vorderhornzellen.

Tractus rubro|spinalis (↑) *m*: (engl.) *rubrospinal tract*; Monakow-Bündel; im Seitenstrang des Rückenmarks verlaufende Fasern vom Nucleus* ruber zu den Vorderhornzellen.

Tractus solitarius (↑) *m*: (engl.) *solitary tract*; Solitärbündel, Gierke-Bündel; Geschmacksfasern der Hirnnerven VII, IX u. X zum Nucleus solitarius im Rhombencephalon*.

Tractus spinalis nervi tri|gemini (↑) *m*: (engl.) *spinal tract of trigeminal nerve*; Fasern des Nervus* trigeminus zum Nucleus spinalis nervi trigemini in der Medulla oblongata u. im Halsmark.

Tractus spino|cerebellaris anterior (↑) *m*: (engl.) *tractus spinocerebellaris anterior*; Gowers-Bündel; vordere Kleinhirnseitenstrangbahn*; **Verlauf:**

Tractus spinocerebellaris posterior

Neuriten entspringen in großen Hinterhornzellen, kreuzen zum größten Teil in der vorderen Kommissur auf die Gegenseite, steigen im Vorderseitenstrang bis ins Mesencephalon, biegen um die Pedunculi cerebellares supp. um u. verlaufen über das Velum medullare sup. zum Kleinhirn.

Tractus spino|cerebellaris posterior: (engl.) *tractus spinocerebellaris posterior;* Flechsig-Bahn; hintere Kleinhirnseitenstrangbahn*; wird gebildet von den propriozeptiven Afferenzen aus dem Nucleus dorsalis spinalis (Neuriten der Clarke*-Säule), die im Vorderseitenstrang des Rückenmarks u. über die unteren Kleinhirnstiele zur Rinde des Vermis cerebelli gelangen.

Tractus spino|olivaris (↑) *m*: (engl.) *spino-olivary tract;* Helweg-Bahn; im Bereich des Halsmarks im Vorderseitenstrang zur Olive aufsteigende Bahn.

Tractus spino|tectalis (↑) *m*: (engl.) *spinotectal tract;* im Tractus spinothalamicus anterior zu den Colliculi superiores verlaufende Reflexbahn.

Tractus spino|thalamicus anterior, lateralis (↑) *m*: s. Vorderseitenstrangbahn.

Tractus supra|optico|hypo|physialis (↑) *m*: (engl.) *supra-opticohypophysial tract;* von den Nuclei supraopticus, paraventricularis u. tuberalis in den Hypophysenhinterlappen ziehende Nervenfasern; vgl. Neurosekretion.

Tractus tecto|spinalis (↑) *m*: (engl.) *tectospinal tract;* Held-Bahn; im Vorderseitenstrang des Rückenmarks* verlaufende Bahn aus dem Tectum mesencephali, die optisch u. akustisch ausgelöste Flucht- u. Abwehrreflexe leitet.

Tractus tegmentalis centralis (↑) *m*: (engl.) *central tegmental tract;* zentrale Haubenbahn; hauptsächl. im Nucleus ruber u. den Nuclei tegmenti entspringende Fasern; übertragen die efferenten Impulse der höheren extrapyramidalen Zentren auf die motorischen Wurzelzellen der Gehirn- u. Rückenmarknerven.

Tractus vestibulo|spinalis (↑) *m*: (engl.) *vestibulospinal tract;* Held-Bündel; im Nucleus* vestibularis lat. entspringende u. im Vorderstrang zu den Vorderwurzelzellen verlaufende Fasern.

Träger|elektro|phorese (Elektro-*; -phor*) *f*: s. Elektrophorese.

Träger|gas: (engl.) *carrier gas;* Gas als Vehikel für eine Substanz; z. B. Sauerstoff od. Luft als T. für Inhalationsanästhetika* bei der Inhalationsnarkose*.

Tränen|apparat: s. Apparatus lacrimalis.

Tränen|bein: s. Os lacrimale.

Tränen|drüse: (engl.) *lacrimal gland;* Glandula lacrimalis; azinöse, seröse Drüse in der Fossa* glandulae lacrimalis des Stirnbeins mit ca. 10 Ausführungsgängen; wird durch die Sehne des M. levator palpebrae superioris in 2 Anteile (Pars orbitalis u. Pars palpebralis) untergliedert; bildet die Tränenflüssigkeit für den präkornealen Tränenfilm; vgl. Epiphora.

Tränen|flüssigkeit: (engl.) *tear fluid;* klare, alkal., leicht salzig schmeckende Flüssigkeit mit geringem Proteingehalt; Produktion in den Tränendrüsen u. Ableitung über Tränenkanäle in die Nase; **Funktion:** dient der Befeuchtung u. Reinigung der Conjunctiva u. Cornea u. hält die physiol. Quellung des Corneaepithels aufrecht; bakterizide Wirkung durch Lysozym*.

Tränen|gas: s. Augenreizstoffe.

Tränen, par|oxysmale: s. Krokodilstränenphänomen.

Tränen|sekretions|test (Sekretion*) *m*: s. Schirmer-Test.

Tränen|se|kretion, verminderte (↑) *f*: s. Auge, trockenes.

Tränen|wege: (engl.) *tear passages;* Abflusswege der Tränenflüssigkeit; von den 6–12 Ausführungsgängen der Tränendrüse* in den Bindehautsack u. durch den Lidschlag zum medialen Lidwinkel in den Tränensee (Lacus lacrimalis); durch die beiden Tränenpunkte des Ober- u. Unterlids wird das Sekret von den Tränenkanälchen (Canaliculi lacrimales) angesaugt u. in den (durch Bindegewebezüge stets offen gehaltenen) Tränensack (Saccus lacrimalis) hinter dem Lig. palpebrale mediale geleitet; Abfluss durch den Tränen-Nasen-Gang (Ductus nasolacrimalis, Hasner-Falte) in den unteren Nasengang. Vgl. Dakryostenose.

Tränen|weg|entzündung: s. Dakryozystitis.

Tragi (gr. τράγος Ohrecke) *m pl*: Haare* im äußeren Gehörgang.

Tragus (↑) *m*: (engl.) *tragus;* knorpelige Erhebung vor dem Gehörgang; s. Ohr, äußeres (Abb. dort).

Tragus|druck|schmerz (↑): (engl.) *tragus pain;* Schmerz bei Druck auf den Tragus; **Vork.:** z. B. bei Ohrfurunkel* u. Otitis* externa diffusa.

Trainings|gruppe, ambulante: s. Sporttherapie.

train of four (engl. Viererfolge, Viererreihe): Abk. TOF; (anästh.) Serie von 4 Einzelreizen (Frequenz 0,2 Hz) i. R. der Relaxometrie* mit Beurteilung der (motor.) Efferenz (Reizantwort) auf den letzten Reiz der Serie (T 4) in Relation zu der auf den ersten (T 1; TOF-Quotient, TOF-Ratio); **Prinzip:** 1. Nichtdepolarisationsblock (s. Muskelrelaxation): TOF-Quotient <1 durch Fading* bei Besetzung von ≥50 % der Acetylcholin-Rezeptoren durch kompetitive Antagonisten (nichtdepolarisierende periphere Muskelrelaxanzien*); **semiquantitative Beurteilung** des intraoperativen Relaxationsgrads durch taktile Registration der motor. Reizantworten: **a)** Antwort auf alle 4 Reize: Relaxationsgrad <50 %; Fading nur bis TOF-Quotient <0,4 spürbar, Erhöhung der Sensitivität durch **double burst** (2 tetan. Reize von je 50 Hz Frequenz im Abstand von 750 ms) mit spürbarem Fading bis TOF-Quotient (entspr. burst ratio) <0,6; suffiziente Spontanatmung erst ab TOF >0,8–0,9 mögl.; cave: TOF bzw. Relaxometrie ist kein Extubationskriterium (vgl. Extubation, Überhang); **b)** Antwort nur auf Reiz 1–3: Relaxationsgrad ca. 70 %; **c)** Antwort nur auf Reiz 1–2: Relaxationsgrad ca. 80 % (für viele Op. ausreichend); **d)** Antwort nur auf den ersten Reiz: Relaxationsgrad ca. 90 %; 2. Depolarisationsblock: TOF-Quotient = 1 (bei Phase-II-Block <1).

Trajektorien (lat. traicere, traiectus über etwas hinziehen) *f pl*: (engl.) *trajectories;* graphisch darstellbare Linien den größten Drucks in Zugs; die Spongiosabälkchen des Knochens sind diesen Hauptspannungslinien entspr. angeordnet, die bei Belastung des Knochens entstehen.

TR-AK: Abk. für TSH-Rezeptor-Antikörper; s. Schilddrüsenantikörper.

Traktions|di|vertikel (lat. tractus Zug, Strang; Divertikel*) *n*: s. Ösophagusdivertikel.
Traktions|re|aktion (↑) *f*: (engl.) *traction response;* syn. Aufziehreaktion; Lagereaktion zur Prüfung der Koordination* bei Säuglingen; ab der 6. Lebenswoche hält der Säugling seinen Kopf (relativ) stabil, wenn er (in Rückenlage) an seinen Händen hochgezogen wird.
Traktions|zysto|zele (↑; Kyst-*; -kele*) *f*: s. Zystozele.
Trakto|tomie (↑; -tom*) *f*: (engl.) *tractotomy;* (neurochir.) Verf. zur palliativen Schmerztherapie bei sonst therapieresistenten Schmerzen im Versorgungsgebiet des N. trigeminus u. der ipsilateralen orofazialen Region, v. a. bei Karzinom im Gesicht od. Oropharynx; **Prinzip:** i. d. R. offene (mikrochir.) Durchtrennung des Tractus* spinalis nervi trigemini (DCNT mit Afferenzen aus den ipsilateralen Hirnnerven V, VII u. IX; Abk. für engl. descending cranial nociceptive tract) in Höhe des Unterrands des 4. Hirnventrikels* lateral an Medulla oblongata (ca. 1 cm oberhalb od. 2 mm unterhalb des Obex); **Wirkung:** unilaterale Aufhebung der Schmerz- u. Temperaturempfindung; **Kompl.:** in ca. 30 % der Fälle Rezidive inf. unvollständiger T., evtl. Ataxie (oft reversibel), Hemiparese. Vgl. Neurotomie.
TRALI: Abk. für (engl.) *transfusion related acute lung injury,* transfusionsassoziierte akute Lungeninsuffizienz; pulmonale Insuffizienz inf. Bluttransfusion*; **Path.:** mit gefrorenem Frischplasma* (GFP) od. Thrombozytenkonzentrat* übertragene HLA-Klasse I-Antikörper od. granulozytäre Antikörper (HNA) des Spenders; dadurch Aktivierung der Granulozyten des Empfängers mit Permeabilitätsstörung der Lungenkapillaren u. Ausbildung eines Lungenödems; **Klin.:** Beginn innerhalb 6 Std. nach Bluttransfusion mit akuter Dyspnoe*; **Diagn.:** typ. Klin.; Hypoxämie; röntg. bilaterale pulmonale Infiltration (Lungenödem, weder kardial noch hypervolämisch bedingt); fehlende Risikofaktoren für ALI* (s. ARDS); **Ther.:** Sauerstoff, ggf. Intubation u. Beatmung, ggf. Kortikoide, symptomatisch intensivmed. Ther.; **Prävention:** Spenderausschluss bei gesicherter TRALI; Testung von weiblichen GFP-Spendern mit Schwangerschaftsanamnese auf HLA/HNA-Antikörpern, da hier größtes Antikörper-Bildungsrisiko.
Tra|madol (INN) *n*: (engl.) *tramadole;* synthet. Morphinderivat (Opioidanalgetikum) mit schwächerer analget. Wirkung als Morphin*; s. Opioide.
Trama|zolin (INN) *n*: (engl.) *tramazoline;* Alphasympathomimetikum* (Imidazolinderivat) zur top. Anw. (symptomat. Ther.) bei Konjunktivitis od. Rhinitis.
TRAM-Lappen: Kurzbez. für **T**ransversus-**r**ectus-**a**bdominis-**M**uskellappen; s. Mammaplastik.
Trance (franz.): **1.** (engl.) *trance;* Bez. für einen durch Hypnose* od. ähnl. Methoden herbeigeführten Zustand; **2.** syn. Besessenheitszustand; Form der dissoziativen Störungen*, bei der ein zeitweiliger Verlust der persönl. Identität u. der vollständigen Umgebungswahrnehmung auftritt.
Tranexam|säure (INN): (engl.) *tranexamic acid;* synthet. Plasminogenaktivator*-Inhibitor (Fibrinolyse*-Inhibitor); **Ind.:** Hyperfibrinolyse* (i. v. od.

p. o.); als i. v. Antidot bei Thrombolyse*; lokal intraoperativ (s. Fibrinkleber).
Tranquilizer (engl. *to tranquilize* beruhigen) *m pl*: (engl.) *tranquillizer;* syn. Tranquillanzien, Anxiolytika; auch Ataraktika; chem. heterogene Gruppe von Substanzen, die je nach Wirkstoff od. Dosierung eine beruhigende, anxiolyt., schlaffördernde, zentral muskelrelaxierende od. antikonvulsive Wirkung haben; **Substanzen:** insbes. Benzodiazepine*, seltener Carbaminsäurederivate bzw. Diphenylmethanderivate (z. B. Hydroxyzin*), niedrigpotente bzw. niederdosierte Neuroleptika* (z. B. Chlorprothixen, Melperon, Promethazin u. Fluspirilen), Opipramol*, Buspiron*; **Ind.:** Angst- u. Spannungszustände (zeitl. begrenzt u. möglichst unter begleitender Bearbeitung der zugrunde liegenden psych. Störungen bzw. um die Grundlage für einen psychotherap. Zugang zum Pat. erst herzustellen); symptomat. Anxiolyse u. Sedierung in psychiatr. od. internist. Notfallsituationen (z. B. Herzinfarkt), Schlafstörung, Delir; **UAW:** Gefahr der Entw. von Toleranz* u. Abhängigkeit* sowie Verstärkung der Wirkung von Alkohol, Hypnotika, Psychostimulanzien, Analgetika u. a.; restriktiver Umgang mit T. ist daher zu empfehlen.
Tranquilli-Leali-Plastik (-plastik*) *f*: s. V-Y-Plastik.
Trans-: Wortteil mit der Bedeutung hinüber, hindurch; vgl. lat. *trans.*
Trans|aktions|ana|lyse (↑; lat. actio Handlung; Analyse*) *f*: (engl.) *transaction analysis;* Form der Psychotherapie*, bei der das Selbsterleben des Klienten u. sein Verhalten gegenüber Anderen analysiert wird; Ziel ist die Selbstakzeptanz.
Trans|aldolase *f*: (engl.) *transaldolase;* Transferase* im Pentosephosphatweg*, die reversibel eine Glyceron-Einheit von Seduheptulose-7-phosphat auf Glyceral-3-phosphat überträgt, so dass Erythrose-4-phosphat u. Fruktose-6-phosphat entstehen; vgl. Transketolase.
Trans|aminasen *f pl*: (engl.) *transaminases;* syn. Aminotransferasen; zu den Transferasen* gehörende Enzyme mit der prosthetischen Gruppe Pyridoxalphosphat, die Aminogruppen übertragen (Transaminierung*); z. B. Aspartataminotransferase* od. Alaninaminotransferase*; vgl. de-Ritis-Quotient, Enzymdiagnostik, Aminosäurestoffwechsel.
Trans|aminierung *f*: (engl.) *transamination;* reversible, von Transaminasen* katalysierte Übertragung der Aminogruppe einer Aminosäure auf eine Alphaketosäure; vgl. Aminosäurestoffwechsel, Desaminierung.
Trans|cobal|amin *n*: (engl.) *transcobalamine;* Abk. TC; Gruppe von Plasmaproteinen (Alpha-1- bis Beta-Fraktion), die Cobalamin* binden u. im Plasma transportieren; TC I u. TC III werden von Granulozyten, TC II von Gefäßendothelzellen gebildet. Der größte Teil des plasmat. Cobalamins liegt gebunden an TC I u. TC III vor; nur an TC II gebundenes Cobalamin wird vom Gewebe aufgenommen. Der seltene kongenitale TC-II-Mangel (Genlocus 22q11.2-qter) führt zu Cobalamin-Mangelanämie mit Panzytopenie, Agammaglobulinämie u. daraus folgender Infektionsanfälligkeit.
Trans|cortin *n*: (engl.) *transcortin;* syn. Corticosteroid-binding-Globulin (Abk. CBG); Alpha-1-Globulin mit hoher Affinität zu Cortisol* (unter physiol.

Bedingungen Bindung von 75 %); kongenitaler Transcortinmangel (Genlocus 14q32.1) ist beschrieben.

trans|dermal (Trans-*; Derm-*): (engl.) *transdermal*; durch die Haut hindurch; z. B. transdermale Arzneimittelapplikation durch wirkstoffabgebende Pflaster, z. B. Scopolamin*.

Trans|duktion (↑; lat. d<u>u</u>cere, d<u>u</u>ctus führen) *f*: (engl.) *transduction*; Übertragung eines Bruchstücks des genet. Materials des Bakterienwirts durch Bakteriophagen*; dieses DNA-Segment kann durch Rekombination* od. Transposition* in das Genom der neuen Bakterienzelle eingebaut werden u. zum Gewinn einer neuen Eigenschaft führen. T. spielt bei der Übertragung von Resistenzgenen (z. B. bei Staphylokokken) eine große Rolle u. wird zum Transfer von Bakterien- u. Eukaryotengenen in der Gentechnologie* genutzt.

Trans|fer (lat. transf<u>e</u>rre hinübertragen) *m*: **1.** Übertragung, z. B. Embryotransfer*; **2.** (genet.) s. Transformation; **3.** s. tRNA.

Trans|ferasen (↑) *f pl*: (engl.) *transferases*; zweite Hauptklasse der Enzyme*; katalysieren die Übertragung von Gruppen (z. B. Methyl-, Phosphat-, Aminogruppen).

Trans|fer|faktoren (↑) *m pl*: **1.** (engl.) *transfer factors*; (ökolog.) empirisch ermittelte Rechengrößen zur Beschreibung der Austauschvorgänge in Bezug auf chem. Substanzen zwischen Kompartimenten* der Umwelt; **2.** (radioökolog.) dimensionslose Wichtungsfaktoren zur Bewertung des Übergangs von Radionukliden* aus dem Boden in Pflanzen u. die nachfolgenden Glieder der Nahrungskette*; vgl. Dosisfaktoren.

Trans|fer|meta|tars|algie (↑; Met-*; gr. ταρσός Fußsohle; -algie*) *f*: (engl.) *transfer metatarsalgia*; Schmerzen u. Schwielenbildung im Mittelfußbereich, ggf. Ermüdungsfraktur der Metatarsalia II–IV nach Belastungsverlagerung inf. Insuffizienz des I. Strahls; **Vork.:** z. B. postoperativ nach Ther. eines Hallux* valgus durch die Op. nach Hueter-Mayo od. Keller-Brandes; **Ther.:** Einlagen mit retrokapitaler Abstützung, ggf. op. Wiederherstellung der Belastbarkeit des I. Strahls, z. B. durch Arthrodese.

Trans|ferrin *n*: (engl.) *transferrin*; Abk. Tf; in der Leber gebildetes Glykoprotein (M$_r$ ca. 90 000), das im Serum freies Eisen transportiert, bakteriostatisch wirkt u. elektrophoretisch mit der Betaglobulinfraktion wandert; **Funktion:** Transport von im Darm resorbiertem Eisen* im Blut (bindet 2 Fe^{3+}); über Transferrin*-Rezeptoren vermittelte Endozytose von Transferrin-gebundenem Eisen in die Zielzellen (v. a. Retikulozyten, Erythroblasten des Knochenmarks, Speicherkompartimente); in den Endosomen Abgabe der Eisenionen an Apoferritin; durch Exozytose wird das eisenfreie Tf (Apotransferrin) in die extrazelluläre Flüssigkeit befördert; **Referenzbereich:** s. Referenzbereiche (Tab. dort); unter physiol. Bedingungen ist nur ca. ein Drittel der Bindungskapazität des Gesamt-Tf ausgenutzt (s. Transferrinsättigung), der Rest wird als freie Eisenbindungskapazität* bezeichnet. **Klin. Bedeutung:** Erhöhung u. a. bei Eisenmangel, in der Schwangerschaft; vermindert u. a. bei Infekt (Negativ-Akute-Phase-Protein), neoplastischer u. Lebererkrankung. Vgl. Tf-System.

Trans|ferrin, kohlen|hydrat|de|fizientes *n*: Desialotransferrin*.

Trans|ferrin-Re|zeptor *m*: (engl.) *transferrin receptor*; Abk. TfR; Glykoprotein, das die Aufnahme von extrazellulärem Transferrin*-gebundenem Eisen in die Zelle reguliert; **Vork.:** auf der Oberfläche sämtl. Körperzellen, v. a. der Zellen der Erythrozytopoese* mit Ausnahme der Erythrozyten; im Plasma als löslicher T.-R. (Abk. sTfR für engl. soluble transferrin receptors); **klin. Bedeutung:** Bestimmung der sTfR- Konzentration im Serum als empfindl. quantitatives Verf. zum Nachw. eines funktionellen Eisenmangels*, da bei ungenügender Verfügbarkeit von Eisen für die Erythrozytopoese (z. B. bei zu geringer Aufnahme od. gesteigerte Erythrozytopoese jeder Genese, z. B. bei hämolytischer Anämie, Thalassämie u. Polyzythämie) die Zahl der Rezeptoren auf der Membran hochreguliert wird; Ergänzung zur Bestimmung von Ferritin*, v. a. bei Ferritinwerten <100 μg/l u. zur Berechnung des TfR*-F-Indexes; wird (im Gegensatz zu Ferritin od. Transferrin) nicht durch Entzündungsreaktionen beeinflusst; verminderte sTfR-Konzentration bei aplastischer Anämie u. a. Zuständen mit hypoproliferativer Erythropoese (z. B. renale Anämie); Referenzbereich stark methodenabhängig. Vgl. Hämochromatose.

Trans|ferrin|sättigung: (engl.) *transferrin saturation*; Abk. Tfs; durch gleichzeitige Bestimmung von Eisen u. Transferrin im Plasma/Serum berechenbare Messgröße, welche die prozentuale Sättigung des Transferrins angibt:

$$\text{TfS (\%)} = \frac{\text{Eisen (mmol/l)}}{\text{Transferrin (g/l)} \cdot 3{,}98} = \frac{\text{Eisen (μg/dl)}}{\text{Transferrin (mg/dl)} \cdot 70{,}9}$$

Referenzbereich: 15–45 % (0,15–0,45); **klin. Bedeutung:** T. <15 % bei mangelnder Eisenversorgung der Erythropoese (sofern keine Akute*-Phase-Reaktion vorliegt, bei der die Transferrinsynthese supprimiert ist).

Transfer-RNA: tRNA*.

Trans|formation (lat. transformatio Umbildung, Verwandlung) *f*: **1.** (engl.) *transformation*; (genet.) natürl. od. künstl. Übertragung von DNA auf Bakt.; vgl. Gentechnologie; **2.** (pathol.) maligne Entartung von eukaryot. Zellen (in vitro u. in vivo) mit unkontrolliertem Wachstum, Entdifferenzierung, Ablösen aus dem Zellverband bzw. Untergrund u. Eindringen in andere Gewebe durch Kanzerogene*; **3.** (gyn.) Umwandlung des durch Östrogene* proliferierten Endometriums in der Sekretionsphase (s. Menstruationszyklus) durch Gestagenwirkung; **4.** (psychoanalyt.) Abwehrmechanismus* mit Umsetzung sexueller Triebregung in andere seel. Erscheinungen, z. B. Angst; **5.** (immun.) s. Lymphozytentransformationstest.

Trans|formations|zone (↑; Zona*): s. Umwandlungszone.

Trans|fusion (lat. transfusio das Hinübergießen) *f*: s. Bluttransfusion.

Trans|fusion, auto|gene (↑) *f*: (engl.) *autogenous transfusion*; syn. Autotransfusion; Bluttransfusion* von Eigenblut bzw. (aufbereiteten) Eigenblutbestandteilen; z. B. intra- bzw. postoperative Retransfusion von Blut, das dem Pat. vor einem geplanten op. Eingriff (mit Transfusionswahrscheinlichkeit >10 %) abgenommen wurde, od. intraoperative Retransfusion von gewaschenen Erythrozyten, die aus dem während der Op. in einem Reservoir (unter Zusatz von Antikoagulanzien) gesammelten Patientenblut mit Hilfe eines Zellseparators (cell saver) gewonnen wurden (v. a. zur Kompensation größerer Blutverluste); auf parallele Gabe von gefrorenem Frischplasma muss geachtet werden; **Vorteile:** keine immun. bedingten Transfusionszwischenfälle*, keine Übertragung von Krankheitserregern. Bei entspr. Transfusionsindikation ist der Arzt zur Aufklärung über die Möglichkeit der a. T. verpflichtet. Vgl. Hämodilution.

Trans|fusion, feto|maternale (↑) *f*: (engl.) *fetomaternal transfusion*; auf einem Plazentadefekt beruhender Übertritt von kindl. Blut in den mütterl. Kreislauf während Schwangerschaft od. Geburt*; **Kompl.:** lebensgefährl. Anämie des Kindes; bei entspr. Konstellation (u. nicht durchgeführter Anti*-D-Prophylaxe) Sensibilisierung der Mutter gegen fetale Blutgruppenantigene (insbes. Rhesus-Antigen D; s. Rhesus-Blutgruppen). Vgl. Mikrotransfusion.

Trans|fusion, intra|uterine (↑) *f*: s. Bluttransfusion, fetale.

Trans|fusions|gesetz (↑): (engl.) *Transfusion Law*; Abk. TFG; „Gesetz zur Regelung des Transfusionswesens" vom 1.7.1998 (BGBl. I S. 1752), zuletzt geändert durch Art. 12 des Gesetzes vom 17.7.2009 (BGBl. I S. 1990); umfasst Vorschriften u. Bestimmungen im Interesse der gesicherten u. sicheren Versorgung der Bevölkerung zu: **1.** Gewinnung von Blut* u. Blutbestandteilen vom Menschen; **2.** Verfahren der Anw. von Blutprodukten*; **3.** Rückverfolgung (sog. Look-back-Verfahren) bei begründetem Verdacht auf Infektion mit HIV, Hepatitis-Viren o. a. Erregern, die zu schwerwiegenden Krankheitsverläufen führen können; Pflicht zur sofortigen Aussonderung von Blutspenden einer infektionsverdächtigen Person sowie zur Klärung des Verbleibs vorangegangener Spenden u. der tatsächl. Infektionsstatus der Spenders; Pflicht zur unverzügl. Ursachenklärung einer Inf. nach Transfusion; **4.** Anforderungen an die Spendeentnahme: schriftl. bestätigte Aufklärung u. Einwilligung der spendenden Person, die vor Freigabe der Spende auf Infektionsmarker (mind. HIV, HBV, HCV) zu untersuchen ist. Die Dokumentation über Spendeentnahme u. der damit verbundenen Maßnahmen ist mind. 15 Jahre, im Falle der Spenderimmunisierung od. der Vorbehandlung zur Blutstammzellenseparation mind. 20 Jahre, u. Angaben, die für die Rückverfolgung benötigt werden, mind. 30 Jahre lang aufzubewahren. **5.** Förderung der Selbstversorgung mit Blut u. Plasma.

Trans|fusions|hämo|lyse (↑; Häm-*; Lys-*) *f*: s. Transfusionszwischenfälle.

Trans|fusions|hämo|siderose (↑; ↑; gr. σίδηρος Eisen; -osis*) *f*: Transfusionssiderose*.

Trans|fusions|hepatitis (↑; Hepat-*; -itis*) *f*: (engl.) *transfusion hepatitis*; auch Posttransfusionhepatitis; durch Transfusion von mit Hepatitis-Viren infiziertem Blut verursachte akute Hepatitis* mit häufig chron. Verlauf; heute aufgrund der strikten Spenderauswahl u. der standartisierten Testung (Serologie u. Nukleinsäure-Amplifikationstechniken) in den industriellen Ländern auf Einzelfälle beschränkt.

Trans|fusions|medizin (↑) *f*: (engl.) *transfuion medicine*; Fachgebiet der Medizin, das sich mit allen med. Maßnahmen befasst, die direkt od. indirekt mit Bereitstellung, Lagerung, Konservierung u. Übertragung menschl. Bluts* u. seiner Bestandteile (einschließlich Vor- u. Nachuntersuchungen bei Spendern u. Empfängern) in Zusammenhang stehen

Trans|fusions|siderose (↑; gr. σίδηρος Eisen; -osis*) *f*: (engl.) *transfusion siderosis*; syn. Transfusionshämosiderose; Erhöhung des Eisenbestandes des Organismus (Hämosiderose*) als Folge zahlreicher Bluttransfusionen (>100 Erythrozytenkonzentrate*) bei Pat. mit gestörter Erythrozytenbildung; Eisenspeicherung (im Gegensatz zum Speicherungsmuster bei Hämochromatose*) v. a. im retikuloendothelialen System, bes. der Milz; **Ther.:** Deferoxamin*.

Trans|fusions|syn|drom, feto|fetales (↑) *n*: (engl.) *feto-fetal transfusion syndrome*; Abk. FFTS; syn. Zwillingstransfusionssyndrom; intrauteriner Blutaustausch bei monochorischen Zwillingen über arteriovenöse bzw. arterio-arterielle Gefäßanastomosen; **Formen: 1. chronisch:** a) frühembryonal mit der Ausbildung eines Acardius*; s. TRAP-Sequenz; b) spätembryonal od. frühfetal mit der Folge eines Fetus* papyraceus bzw. intrauteriner Wachstumsretardierung* beim sog. Donator u. Herzinsuffizienz* beim sog. Akzeptor; **2. subchronisch** mit Anämie u. Oligohydramnion* bzw. Anhydramnie beim Donator sowie Polyglobulie u. Hydramnion* beim Akzeptor; **3. akut** mit (u. U. letalem) Blutungsschock beim Donator u. art. Hypertonie beim Akzeptor; **Ther.:** Amniozentese* u. Fruchtwasserentlastung, Laserkoagulation der Gefäßanastomosen. Vgl. Zwillingsschwangerschaft.

Trans|fusions|zwischen|fälle (↑): (engl.) *transfusion reactions*; durch eine Bluttransfusion* beim Empfänger verursachte akute bis subakute pathophysiol. Reaktionen; **Einteilung: 1. immun. bedingte T.:** a) durch Blutgruppenantikörper* im Empfängerblut; bei ABNull-Inkompatibilität als sofort einsetzende Hämolyse* mit anaphylakt. Schock, Herz- u. Kreislaufstörungen inf. Hyperkaliämie, evtl. akutem Nierenversagen u. Verbrauchskoagulopathie; bei Vorliegen von inkompletten Antikörpern gegen Rhesus- u. a. Blutgruppenantigene verzögert (nach Std. bis Tagen) auftretende larvierte Hämolyse mit Fieber, Hämoglobinämie u. -urie, leichtem Ikterus, evtl. akutem Nierenversagen; b) durch Alloantikörper des Empfängers gegen Leukozyten (Fieber, evtl. Schüttelfrost), Thrombozyten (evtl. lebensbedrohl. hämorrhagische Diathese) od. Plasmabestandteile (als anaphylakt. Reaktion); c) Graft*-versus-Host-Reaktion bei immunsupprimierten od. immundefizienten Pat. durch Lymphozyten des Spenderbluts; **2. nicht immun. bedingte T.:** a) hohes Fieber u. ggf. Schock (Verbrauchskoagulopathie, akutes Nierenversagen) durch Pyrogene (v. a. bakterielle Lipopolysaccharide), bakterielle Endotoxine od. Bakt. im

Transfusion, transabdominale

Spenderblut; **b)** Übertragung von bakteriellen od. viralen Infektionen (insbes. HIV-, Hepatitis-C-, Hepatitis-B-Infektion); **c)** Hypervolämie durch zu rasche Transfusion zu großer Volumina mit Herzinsuffizienz, Lungenödem; **d)** Luftembolie*; **e)** physik. od. chem. bedingte Hämolyse von Spendererythrozyten vor der Transfusion mit Gefahr des Auftretens einer Verbrauchskoagulopathie*; **f)** Citrat- (u. Natrium-)Intoxikation mit Störungen des Säure-Basen-Haushalts (nicht respiratorische Azidose); **g)** Hypothermie (v. a. bei Massivtransfusionen); **h)** Hyperkaliämie (bei Massivtransfusionen, cave: Niereninsuffizienz).

Trans|fusion, trans|abdominale (↑) *f*: s. Bluttransfusion, fetale.

Trans|glutaminase *f*: (engl.) *transglutaminase (Abk. TGM);* syn. Protein-Glutamin-γ-Glutamyltransferase; posttranslationale, kovalente Verknüpfung von Glutaminyl- u. Lysyl-Resten von Proteinen (intra- u. intermolekular), Calcium-abhängige Transferase*; **Vork.:** ubiquitär; z. B. Blutplasma (aktivierter fibrinstabilisierender Faktor*), Gewebe (Gewebetransglutaminase*), Keratinozyten (TGM 1; vgl. Ichthyosis congenita); TGM 2 ist an der Pathogenese der Zöliakie* beteiligt.

Trans|glykosidase *f*: s. Branching-Enzym.

trans|ient (lat. *transire* hinübergehen, vorübergehen): (engl.) *transient;* kurzdauernd, vorübergehend, flüchtig.

Trans|illumination (Trans-*; lat. *illuminare* erleuchten) *f*: s. Diaphanoskopie.

Trans|ition (lat. *transitio* Übergang) *f*: s. Mutation.

Transitional|zonen|in|dex (↑; Zona*; Index*) *m*: Volumen der Transitionalzone der Prostata* (Abb. 1 dort) im Verhältnis zum gesamten Prostatavolumen; **Bestimmung:** transrektale Prostatasonographie*.

trans|itorisch (↑): (engl.) *transitory;* vorübergehend (auftretend).

Trans|ketolase *f*: (engl.) *transketolase;* Transferase mit TPP (s. Thiamin) als prosthetischer Gruppe, die im Pentosephosphatweg* reversibel aktivierten Acetaldehyd von Xylulose-5-phosphat auf Erythrose-4-phosphat überträgt u. somit die Synthese von Glyceral-3-phosphat u. Fruktose-6-phosphat katalysiert; vgl. Transaldolase.

trans-Kon|figuration (Trans-*; Konfiguration*) *f*: s. Isomerie.

trans|kortikal (↑; Cortex*): (engl.) *transcortical;* die Verbindung zwischen den einzelnen Feldern der Gehirnrinde betreffend.

Tran|skriptase (lat. *transcriptio* Übertragung, Überschreibung) *f*: s. RNA-Polymerase.

Tran|skriptase, Reverse (↑) *f*: (engl.) *reverse transcriptase;* syn. RNA-abhängige DNA-Polymerase; Enzym der Retroviren, das die Synthese komplementärer DNA (cDNA) an der (viralen) RNA-Matrize katalysiert; die entstandene einzelsträngige cDNA wird von der DNA-abhängigen DNA-Polymerase repliziert u. als Doppelstrang (Provirus) in die (von viralen Endonukleasen geschnittene) Wirts-DNA integriert (vgl. Retroviridae). Vgl. PCR.

Tran|skription (↑) *f*: (engl.) *transcription;* Übertragung der in der DNA gespeicherten genet. Information in RNA*, die von RNA*-Polymerasen katalysiert wird; bei Eukaryoten findet die T. im Zellkern statt u. das entstehende primäre Transkript ist der DNA-Matrize komplementär. Bei der **Reversen Transkription** wird mit Reverser Transkriptase* eine DNA-Kopie der RNA (cDNA*) synthetisiert. Vgl. mRNA-Reifung; Translation.

Trans|kriptions|faktoren (↑) *m pl:* (engl.) *transcription factors;* Abk. TF; Proteine (selten RNA), die durch Interaktion mit Regulatorsequenzen (z. B. Promotor*, Enhancer*) die Transkription* beeinflussen u. somit die differentielle Genaktivität steuern; **1.** allg. TF regulieren den Zellzyklus*; **2.** spezif. TF werden i. R. der Signalübertragung phosphoryliert u. damit in ihrer Aktivität verändert; z. B. reguliert SREBP* die intrazelluläre Cholesterolkonzentration.

Trans|kriptom *n*: Gesamtheit der in einem best. Zellzustand aktiven Gene; i. e. S. die Gesamtheit aller mRNA* in einer Zelle unter jeweils best. Bedingungen.

trans|kutan (Trans-*; Cut-*): (engl.) *transcutaneous;* perkutan, transdermal; durch die Haut hindurch.

Trans|lation (lat. *translatio* Übertragung, Versetzung, Verpflanzung) *f*: (engl.) *translation;* Übersetzung der genet. Information einer mRNA* in eine Polypeptidkette; findet i. R. der Proteinbiosynthese* an den Ribosomen* statt; jedes Codon (s. Code, genetischer) der reifen mRNA wird dabei mit Hilfe von tRNA* in eine der 20 proteinogenen Aminosäuren übersetzt.

Trans|lokation (Trans-*; lat. *locare* stellen, setzen, legen) *f*: **1.** (engl.) *translocation;* (genet.) Umlagerung eines Bruchstücks eines Chromosoms an ein anderes Chromosom (s. Abb.); vgl. Chromosomenaberrationen; **2.** (biochem.) s. Proteinbiosynthese; **3.** Wechsel der Lok., von Darmflora (cave: Sepsis*) z. B. bei Ileus* od. von GLUT-4 (s. Glukosetransporter) nach Aktivierung des Insulin*-Rezeptors.

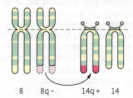

Translokation: schematische Darstellung der T. eines Stücks des langen Arms (q) eines Chromosoms 8 an das Ende des langen Arms eines Chromosoms 14 u. daraus resultierende Marker-Chromosomen 14q+ u. 8q-

Trans|lokations|tri|somie 21 (↑; ↑; Tri-*; Soma*) *f*: (engl.) *translocation trisomy 21;* pathogenetische Sonderform des Down*-Syndroms (wenige, fam. auftretende Fälle), bei der das überzählige Chromosom 21 od. ein wesentl. Stück davon mit einem anderen (meist Chromosom 14, aber auch 21 od. 22) verbunden ist; vgl. Translokation.

trans|luminal (↑; lat. *lumen* Licht, lichter Raum): durch das Lumen hindurch.

Trans|mamillar|schnitt (↑; Mamilla*): s. Schnittführung (Abb. dort).

Trans|migration (lat. *transmigrare* hinüber-, wegziehen) *f*: (engl.) *transmigration;* Auswandern von Blutzellen, bes. von Granulozyten*, aus den Gefäßen; vgl. Diapedese.

Transplantation   Tab. 1
Transplantierte Organe im Aktionsgebiet von Eurotransplant (Belgien, Deutschland, Luxemburg, Niederlande, Österreich, Slowenien)

Organ	Anzahl transplantierter Organe (davon Anzahl der Lebendspenden)								
	2001		2002		2006		2007		2008
Niere	3773	(619)	3765	(698)	4419	(901)	4735	(1032)	4550 (1088)
Herz	603	(2)	604	(0)	555		577		557
Herz-Lunge					32		21		24
Lunge	469		666		464		504		503
Leber	1238	(124)	1265	(129)	1552	(116)	1726	(101)	1688 (82)
Pankreas	311		344		226		209		214
Dünndarm					4		11		17
Gesamt	6394	(745)	6644	(827)	7252	(1017)	7783	(1133)	7553 (1170)

Trans|mineralisation (Trans-*; lat. aes minerale Grubenerz) *f*: (engl.) *transmineralization*; Austausch mineral. Stoffe im Organismus durch Aufnahme neuer u. gleichzeitiger Ausscheidung anderer Mineralien.

Trans|mission (lat. transmissio Übersendung) *f*: (engl.) *transmission*; Übertragung, z. B. von Krankheitserregern.

Trans|mission, neuro|muskuläre (↑) *f*: (engl.) *neuromuscular transmission*; Erregungsübertragung an der motorischen Endplatte*. Vgl. Acetylcholin.

Trans|mitter (lat. transmittere hinüberschicken) *m pl*: (engl.) *transmitter*; Überträgersubstanzen; i. e. S. Neurotransmitter*.

trans|mural (Trans-*; lat. murus Mauer): (engl.) *transmural*; durch die Wand hindurch, die ganze Wand erfassend; z. B. transmuraler Herzinfarkt*.

Trans|parenz (↑; lat. parere erscheinen) *f*: (engl.) *transparency*; (physik.) Verhältnis der durchgelassenen zur einfallenden Lichtmenge; reziproker Wert der Opazität*. Vgl. Dichte, optische.

Tran|spiration (↑; lat. spirare atmen) *f*: (engl.) *transpiration*; syn. Perspiratio; Abgabe von Wasserdampf über Körperoberflächen durch Perspiratio* sensibilis u. Perspiratio* insensibilis.

Trans|plantat (lat. transplantare verpflanzen) *n*: (engl.) *transplant, graft*; transplantiertes od. zu transplantierendes Organ od. Gewebe (Graft); z. B. Homograft bei homologer bzw. Xenograft bei xenogener Transplantation* (Tab. 2 dort). Vgl. Implantate, Plastik.

Trans|plantation (↑) *f*: (engl.) *transplantation, grafting*; Übertragung von Zellen, Geweben od. Organen (s. Transplantat) auf ein anderes Individuum od. an eine andere Körperstelle zu therap. Zwecken; z. B. Bluttransfusion*, T. von Cornea (s. Keratoplastik), Gefäßen, Haut, Niere, Leber, Knochenmark, Herz, Lunge, endokrinen Organen (z. B. Inselzell*- od. Pankreastransplantation*), Knochen, Thymus, Dünndarm. **Immun. Grundlagen:** Erfolg abhängig von Transplantatqualität u. Art u. Umfang der Immunreaktion des Empfängers, induziert durch (genet. determinierte) Histokompatibilitätsantigene (s. HLA-System) des Spendergewebes; Unterschiede im Antigenmuster bei

Transplantation   Tab. 2
Nomenklatorische Übersicht

Übereinstimmung zwischen Spender und Empfänger

autogen	Empfänger und Spender identisch
syngen	genetisch identische Individuen (z. B. eineiige Zwillinge oder Tiere eines Klons)
allogen, homolog	genetisch differente Individuen derselben Species
xenogen	Individuen verschiedener Species

Übereinstimmung zwischen Explantations- und Transplantationsort

isotop	örtliche und gewebliche Übereinstimmung
orthotop	örtliche Übereinstimmung
heterotop	keine örtliche Übereinstimmung

Funktion des Transplantats

allovital	volle Funktionstüchtigkeit und Vitalität sollen erhalten bleiben
allostatisch	mechanische oder zeitlich begrenzte Funktion wird angestrebt
auxiliär	Unterstützung eines funktionskranken Organs
substitutiv	Ersatz eines funktionsunfähigen Organs

Spender u. Empfänger rufen Immunantwort* gegen das Transplantat hervor, da im Spendergewebe Antigene vorhanden sind, die vom Empfänger als fremd erkannt werden. Spezif. sensibilisierte Lymphozyten* (zellvermittelte Immunität) wirken auf das Transplantat zytotox., Antikörper* (zytotox. Ak u. sog. enhancing antibodies; humorale Immunität) verlängern die Überlebenszeit des Transplantats (immunologisches Enhancement*). In welchem Ausmaß eine Abstoßungsreaktion* bei einer best. Spender-Empfänger-Kombination zu erwarten ist, kann durch entspr. Testverfahren

Transplantationsantigene

(Gewebetypisierung*, Lymphozytenmischkultur*, Cross*-match) nur teilweise geprüft werden; kann (postoperativ) durch (pharmak.) Immunsuppression* gehemmt werden. Mit dem Ausbleiben einer Abstoßungsreaktion ist nur bei genet. Identität von Spender u. Empfänger zu rechnen (bei Autotransplantation od. T. zwischen eineiigen Zwillingen; vgl. Lebendspende) od. auch, wenn eine T. in einem Bereich des Organismus erfolgt, in dem durch das Fehlen von Blutgefäßen der Kontakt zwischen Transplantat u. Immunsystem des Empfängers erschwert ist (z. B. in der vorderen Augenkammer). Werden immunkompetente Zellen von einem genet. nicht ident. Individuum übertragen (z. B. auf Pat., der eine hohe Dosis ionisierender Strahlung zur Tumorbehandlung erhalten hat, od. ein Kind mit angeb. Immundefekten*), so kommt es zur Immunreaktion der Spenderzellen gegen den Empfängerorganismus (Graft*-versus-Host-Reaktion); vgl. Retransplantation. **Durchführung:** Explantation* mit Konservierung u. Transport des Spenderorgans (kalte Ischämie) nach Zuweisung eines geeigneten Empfängers (durch supranationale Organaustauschorganisationen; Eurotransplant, Leiden, Niederlande: s. Tab. 1); op. Einbringen in den Empfängerorganismus (warme Ischämie), bei substitutiver orthotoper T. nach Explantation des zu ersetzenden Organs. **Nomenklatur:** s. Tab. 2.

Trans|plantations|anti|gene (↑; Antigen*) *n pl*: s. HLA-System.

Trans|plantations|gesetz (↑): (engl.) *Transplantation Law*; Abk. TPG; „Gesetz über die Spende, Entnahme u. Übertragung von Organen" vom 5.11.1997 (BGBl. I S. 2361), in der Fassung der Bekanntmachung vom 4.9.2007 (BGBl. I S. 2206), zuletzt geändert durch Artikel 3 des Gesetzes vom 17.7.2009 (BGBl. I S. 1990); unterschiedl. Vorstellungen existieren hinsichtl. der Todesfrage (Hirntod* nur als Entnahme- od. auch als Todeskriterium) u. der (am grundgesetzl. Persönlichkeitsschutz zu messenden) Anforderungen an die die Organentnahme von Toten gestattende Erklärung, für die im Wesentlichen 3 **Modelle** vertreten wurden: **1. Widerspruchslösung:** Eine Organentnahme ist zulässig, wenn kein ausdrücklicher, zu Lebzeiten formulierter Widerspruch des Spenders vorliegt; die Angehörigen haben kein Einwirkungsrecht. **2. Informationslösung:** Wenn keine Willensäußerung des Verstorbenen vorliegt, werden die Angehörigen über die beabsichtigte Organentnahme informiert u. können innerhalb einer angemessenen Frist widersprechen. **3. Zustimmungslösung:** Voraussetzung für eine Organentnahme ist die ausdrückl. Zustimmung des Verstorbenen (z. B. durch Organspendeausweis*; enge Zustimmungslösung) od. ersatzweise die Zustimmung der Angehörigen (erweiterte Zustimmungslösung). Erst nachdem (aufgrund des Streits um die Fortgeltung der einem Widerspruchsmodell folgenden DDR-„Verordnung über die Durchführung von Organtransplantationen" vom 4.7.1975 - DDR-GBl. I S. 597 - in den neuen Bundesländern gemäß Art. 9 Abs. 1 des Einigungsvertrages) durch eine Änderung des Grundgesetzes mit Kompetenz für eine bundesgesetzl. Regelung geschaffen worden ist, kam es zu 3 Entwürfen (Hirntodkonzept mit enger u. erweiterter Zustimmungslösung, enge Zustimmungslösung mit Hirntoddiagnose als lediglich formellem Entnahmekriterium) für ein T., von denen die erweiterte Zustimmungslösung Gesetz wurde. Das T. gilt für alle menschl. Organe, Organteile od. Gewebe, nicht aber für Blut, Knochenmark sowie embryonale u. fetale Organe u. Gewebe. Die Organentnahme beim Hirntoten ist nach dem T. zulässig mit dessen zu Lebzeiten erteilter schriftl. Einwilligung. Fehlt diese u. liegt auch kein schriftl. Widerspruch des Verstorbenen vor, bedarf eine Organentnahme der Zustimmung der Person, der der mögl. Spender die Entscheidung über die Entnahme übertragen hat, u. wenn eine solche fehlt, derjenigen der nächsten Angehörigen. Bei der Entscheidung über die Zustimmung ist der mutmaßl. Wille des Verstorbenen zu beachten. Dem Arzt, der eine Organentnahme beabsichtigt, ist von den zuvor behandelnden Ärzten auf Verlangen Auskunft zu erteilen, ob eine solche in Betracht kommt. Die Lebendspende* ist gegenüber der Organentnahme vom Toten subsidiär (s. Organspender). Die Übertragung von Herz, Niere, Leber, Lunge, Bauchspeicheldrüse u. Darm bedürfen bei der Entnahme vom toten Spender der Vermittlung durch eine Vermittlungsstelle (Eurotransplant; Leiden, Niederlande) u. bleiben dafür zugelassenen Transplantationszentren, an denen Wartelisten der zur Transplantation* angenommenen Pat. zu führen sind, vorbehalten. An der Übertragung hat weiter eine Koordinierungsstelle (Deutsche Stiftung Organtransplantation, Abk. DSO; Neu Isenburg) mitzuwirken, der von den Krankenhäusern der irreversible Ausfall der Hirnfunktionen von einem als Spender in Betracht kommenden Pat. mitzuteilen ist. Gegen den kommerziellen Organhandel enthält das T. Strafbestimmungen.

trans|plazentar (Trans-*; Plazenta*): (engl.) *transplacental*; durch die Plazenta* hindurch; vgl. Plazentaschranke.

Trans|port (lat. transportare hinüberschaffen) *m*: (engl.) *transport*; Stoffaustausch durch Zellmembranen*, trans- u. parazellulär durch Epithelien, interzellulär in Zellverbänden u. intrazellulär zw. Zellorganellen einer Zelle; **Formen: 1. passiver T.:** Wanderung einer Substanz durch eine Zellmembran durch Diffusion* in Richtung eines Konzentrations- u./od. Ladungsgradienten (sog. elektrochem. Gradient); lipophile Solute diffundieren direkt durch die Zellmembran (einfache Diffusion), hydrophile Solute u. Wasser diffundieren sehr viel besser durch transmembrane Kanäle od. Carrier* vom Uniporter-Typ (sog. erleichterte Diffusion); **2. aktiver T.:** T. gegen elektrochem. Gradienten; **a) primär aktiver T.:** unter direktem Verbrauch metabol. Energie (ATP) durch ATPasen*, z. B. durch die in allen Zellen vorhandene Na^+/K^+-ATPase; **b) sekundär aktiver T.:** durch Sym- u. Antiporter, die z. B. Na^+ zugleich (Symporter) od. im Austausch (Antiporter) mit einem anderen Solut transportieren, z. B. der Na^+-Glukose-Symporter im Dünndarm (SGLT2) u. prox. Nierentubulus (SGLT1), bei dem passiv diffundierendes Na^+ Glukose auch gegen ihren Gradienten in die Zelle hineintreibt. Einige sekundär aktive T.-prozesse beruhen auf Gradienten anderer Ionen als Na$^+$, z. B. Cl$^-$-HCO$_3$-Antiport. Vgl. Konvektion; Membranpotential; vgl. Zellmembran (Abb. dort).

Trans|port|maximum, tubuläres (↑; lat. m̲aximus der Größte) *n*: (engl.) *tubular transportation maximum*; größtmögliche Menge einer Substanz, die pro Zeiteinheit von den Nierentubuluszellen rückresorbiert bzw. sezerniert werden kann; wird beeinflusst von Glomerulusfiltration u. Nierendurchblutung; beträgt z. B. für Glukose 300 mg/min, für p-Aminohippursäure 77,5 mg/min. Vgl. Clearance.

Trans|port|stück (↑): s. Sekretkomponente.

Trans|port|wirt (↑): Zwischenwirt*.

Trans|position (lat. transp̲onere, transpo̲situs hinüberbringen, versetzen) *f*: (engl.) *transposition*; (genet.) Umstellung von genetischem Material* innerh. eines Chromosoms, Übertragung auf andere Chromosomen, von Plasmid zu Plasmid od. von Plasmid auf Chromosom; Bakt. besitzen transponierbare DNA-Elemente (sog. Transposons*), die das häufige Auftreten neuartiger Resistenzkombinationen gegen Antibiotika bewirken.

Trans|position der großen Arterien (↑) *f*: (engl.) *transposition of the great vessels*; Abk. TGA; auch Transposition der großen Gefäße; angeborener Herzfehler* inf. embryonaler Rotationsstörung mit ventrikulo-arterieller Diskordanz* (Ursprung der Aorta aus dem re. u. der Pulmonalarterie aus dem li. Ventrikel); **Formen: 1. komplette TGA** (auch dextro-TGA bzw. d-TGA; TGA i. e. S.): mit atrioventrikulärer Konkordanz* (s. Abb.); häufigster zyanot. Herzfehler im Säuglingsalter (ca. 5 % aller angeb. Herzfehler, m : w = 2–3 : 1); Parallelschaltung von Lungen- u. Körperkreislauf, wobei die aus dem re. Ventrikel entspringende Aorta vor der dorsal aus der li. Herzkammer abgehenden Pulmonalarterie liegt; **Klin.:** Zyanose*, Ausprägung abhängig von (lebensnotwendigen) Shuntverbindungen (Septumdefekt*, Ductus* arteriosus apertus) sowie einer u. U. zusätzl. Pulmonalstenose*; Tachykardie mit stark hebenden präkardialen Pulsationen, ggf. globale Herzinsuffizienz* mit Dyspnoe, Azidose u. Schock in den ersten Lebenstagen; **Diagn.:** Nachweis durch Echokardiographie* (auch bereits fetal), Herzkatheterisierung* (evtl. mit palliativer Ballonatrioseptostomie*); Röntgen-Thorax-Aufnahme: meist Kardiomegalie mit verstärkter Lungengefäßzeichnung; EKG: anfangs normal, später Zeichen der Rechtsherzhypertrophie; s. Herzhypertrophie (Tab. dort); **Ther.:** möglichst primäre op. Korrektur, v. a. durch Jatene*-Operation, alternativ durch Mustard*-Operation od. Senning*-Operation; ggf. zuvor palliativ (Ballonatrioseptostomie, Blalock-Hanlon-Operation, Anlage eines aortopulmonalen Shunts, Pulmonalis*-Banding); **Progn.:** Letalität ohne Op. 50 % im 1. Lebensmonat, 70 % innerh. des ersten Halbjahrs, 10 % überleben das 1. Lj.; nach Op. >90 % Überlebensrate. **2. anat. korrigierte TGA** (auch laevo-TGA bzw. l-TGA): mit atrioventrikulärer Diskordanz inf. zusätzl. Ventrikelinversion (mit Inversion der AV-Klappen u. des Erregungsleitungssystems); der re. Vorhof ist mit dem anat. li. Ventrikel u. der Pulmonalarterie, der li. Vorhof mit dem anat. re. Ventrikel u. der Aorta verbunden, wodurch es zu hämodynam. normalen Verhältnissen kommt. Komb. mit weiteren Herzfehlern (v. a. Ventrikelseptumdefekt, Pulmonalstenose) häufig; **Klin.:** häufig Herzrhythmusstörungen* (z. B. totaler AV*-Block), keine Zyanose; Sympt. abhängig von zusätzl. Anomalien; **Diagn.:** Nachweis durch Echokardiographie; EKG: Linkstyp (s. Lagetyp des Herzens, Tab. dort) mit tiefer Q*-Zacke in den Ableitungen III, V$_1$ u. V$_2$ bei fehlender Q-Zacke in V$_6$; Röntgen-Thorax-Aufnahme: typ. Herzform* durch die anstelle des Pulmonalbogens aszendierende Aorta; **Progn.:** variabel, abhängig von assoziierten Fehlbildungen u. Herzrhythmusstörungen (v. a. AV-Block), insgesamt ungünstiger als bei kompletter TGA; **3. inkomplette Formen** (immer in Komb. mit weiteren Herzfehlern): Double*-outlet-Ventrikel, Taussig*-Bing-Syndrom.

Trans|positions|lob|ek|tomie (Transposition*; gr. λοβός Lappen; Ektomie*) *f*: s. Bronchoplastik.

Trans|positio viscerum (↑) *f*: Situs* inversus viscerum.

Trans|poson (engl. to transpose umstellen, versetzen) *n*: (engl.) *transposon*; (genet.) DNA-Abschnitt eines Chromosoms, z. B. bei Bakt., der herausgelöst u. an anderer Stelle des Genoms eingefügt, auch z. B. auf Plasmide od. Phagengenome übertragen werden kann; vgl. Transposition.

Trans|rektal|schnitt (Trans-*; Rect-*): s. Schnittführung (Abb. dort).

Trans|sexualität (↑; Sexual-*) *f*: (engl.) *transsexuality*; auch Transidentität; ausgeprägte Geschlechtsidentitätsstörung*, bei der Menschen mit somat. eindeutig männlichem bzw. weiblichem Geschlecht (keine Intersexualität*) sich psych. in jeder Hinsicht dem anderen Geschlecht zugehörig fühlen u. ihr somat. Geschlecht ablehnen. T. kommt bei beiden Geschlechtern vor u. ist streng zu trennen von Homosexualität* u. Transvestismus*; Transsexuelle empfinden i. d. R. heterosexuell, häufig besteht ein erhebl. Leidensdruck. **Häufigkeit:** ca. 1 : 12 000 bei somat. männlichen, 1 : 30 000 bei somat. weiblichen Personen; **Diagn. u. Ther.:** interdisziplinär durch erfahrene Arbeitsgruppen; nach Sicherung der Diagn. können durch Hormonbe-

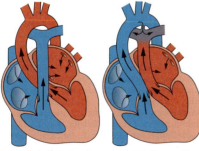

physiologische Systole   komplette Transposition der großen Arterien

Transposition der großen Arterien: Die Parallelschaltung von Lungen- u. Körperkreislauf ist ohne Shunt nicht mit dem Leben vereinbar.

Transsexuellengesetz

handlungen u. op. Geschlechtsangleichung* bei einem hohen Anteil der Pat. befriedigende Ergebnisse erwartet werden. Durch das Transsexuellengesetz* wird den personenstandsrechtl. Implikationen der T. Rechnung getragen.

Trans|sexuellen|gesetz (↑; ↑): (engl.) *Transsexual Law*; Abk. TSG; „Gesetz über die Änderung der Vornamen u. die Feststellung der Geschlechtszugehörigkeit in besonderen Fällen" vom 10.9.1980 (BGBl. I S. 1654), zuletzt geändert durch Gesetz vom 17.7.2009 (BGBl. I S. 1978); bei Vorliegen best. Voraussetzungen kann ein Transsexueller (s. Transsexualität), ohne dass bereits eine op. Geschlechtsangleichung* erfolgt ist u. trotz einer ggf. bestehenden Ehe, den Vornamen ändern (§ 1); nach einer Operation kann eine Personenstandsänderung u. damit eine Geschlechtsänderung im Geburtenbuch beantragt werden (§ 8).

Trans|sudat (↑; lat. *sudare* schwitzen) *n*: (engl.) *transsudate*; nicht entzündl. Erguss in Körperhöhlen u. Gewebe, der aufgrund allg. od. lokaler Stauungen inf. abnormer Durchlässigkeit der Kapillaren od. pathol. Zusammensetzung des Bluts u. der Körperkolloide entsteht; zeichnet sich aus durch Zellarmut u. geringen Eiweißgehalt (<3 %) u. ist meist serös, selten (z. B. bei hämorrhag. Diathese) bluthaltig. Das spezif. Gewicht, das vornehmlich vom Eiweißgehalt abhängt, liegt zwischen 1,005 u. 1,015; Gegensatz Exsudat*. Vgl. Aszites; Hydrops.

Trans|sudation (↑; ↑) *f*: **1.** (pathol.) s. Transsudat; **2.** (gyn.) s. Lubrikation.

Trans|thyretin *n*: Präalbumin*.

Trans|urane *n pl*: (engl.) *transuranes*; syn. Uranoide; Bez. für die im Periodensystem* der Elemente hinter dem Uran stehenden künstl., radioaktiven Elemente mit Kernladungszahlen größer als 92; vgl. Actinoide.

Trans|uretero|uretero|stomie (Trans-*; Ureter*; -stomie*) *f*: s. Ureterostomie.

Trans|versal|ebene (lat. *transversus* quer liegend): (engl.) *transverse plane*; horizontale Ebene durch den Körper; vgl. Ebenen des Körpers.

Trans|version (lat. *transvertere*, *transversus* umwandeln) *f*: s. Mutation.

Trans|verso|sigmoideo|stomie (lat. *transversus* quer verlaufend; sigmoideus*; -stomie*) *f*: (engl.) *transverso-sigmoidostomy*; End-zu-End-Anastomosierung von Colon transversum u. Colon sigmoideum nach Hemikolektomie links (Colon desc.); vgl. Kolonresektion.

Trans|verso|tomie (↑; ↑; -tom*) *f*: (engl.) *transversotomy*; Operation nach Jung; op. Eröffnung des Proc. transversus eines Wirbels mit Darstellung der A. vertebralis; **Ind.:** symptomat. Durchblutungsstörungen inf. zervikaler Kompression.

trans|versus (↑): transversarius, transversalis; quer verlaufend.

Trans|versus|lähmung (↑): s. Kehlkopflähmung (Abb. dort).

Trans|vestismus (↑; lat. *vestis* Kleidungsstück) *m*: (engl.) *transvestism*; Tragen von Kleidung des anderen Geschlechts; i. e. S. mit sexueller Erregung verbunden (Form des Fetischismus*); T. ist von Transsexualität* u. Homosexualität* zu unterscheiden, ist weitaus häufiger bei Männern als bei Frauen u. meist mit einer heterosexuellen Orientierung verbunden.

Trans|zytose (↑; Zyt-*; -osis*) *f*: (engl.) *transcytosis*; syn. Vesikulartransport; veraltet Zytopempsis; Transport von in Bläschen (Membranvesikel) eingeschlossenen extrazellulären, gelösten Stoffe durch die Zelle hindurch (z. B. durch Kapillarendothel, Schilddrüsenepithel); vgl. Endozytose; Exozytose.

Tranyl|cypromin (INN) *n*: (engl.) *tranylcypromine*; nichtselektiver Monoaminoxidase*-Hemmer; **Ind.:** als Antidepressivum*; **cave:** keine gleichzeitige Gabe von serotonergen Substanzen (SSRI, Clomipramin) u. tyraminhaltigen Lebensmitteln.

trapezius (gr. τραπέζιον schmale Fläche, Trapez): trapezförmig; z. B. Musculus trapezius, der sog. Kappenmuskel.

Trapezius|lähmung (↑): (engl.) *trapezius muscle paralysis*; Lähmung des M. trapezius inf. Akzessoriuslähmung*.

Trapping *n*: s. Aneurysma, intrakranielles.

TRAP-Sequenz (Sequenz*) *f*: Abk. für (engl.) *twin reversed arterial perfusion*; (engl.) *TRAP sequence*; seltene Kompl. bei monochorialen, monozygoten Mehrlingsschwangerschaften mit einem Mehrling (Akzeptor) mit fehlendem od. rudimentärem Herz (Acardius*) u. einem normalen Mehrling (Donator) mit Zeichen kardialer Dekompensation bis zum Hydrops* fetalis; **Häufigkeit:** 1 : 35 000 Geburten; **Pathophysiol.:** durch arterio-arterielle u. venovenöse plazentare Shunts fließt Blut mit erhöhtem Perfusionsdruck vom Donator zum Akzeptor, somit entsteht beim Akzeptor ein reverser Blutfluss, der v. a. die Iliakalgefäße erreicht u. v. a. die untere Körperhälfte versorgt, so dass eine rudimentäre Entwicklung der oberen Körperhälfte u. des Kopfes besteht (Akranius). **Ther.:** Unterbindung der kommunizierenden Gefäße; **Progn.:** ohne Ther. liegt die Mortalität des Donators bei 50–75 %. Vgl. Zwillingsschwangerschaft; Transfusionssyndrom, fetofetales.

trash foot (engl. unnützer Fuß): syn. distale Mikroembolie; Bez. für Embolie* im Bereich der unteren Extremität durch Cholesterolkristalle, die spontan od. traumatisch bedingt aus atheromatösen Plaques freigesetzt werden; **Vork.:** nach gefäßchir. Eingriff od. Angioplastie bzw. bei Beginn einer Ther. mit Antikoagulanzien; **Sympt.:** Cutis* marmorata, Blue*-toe-Phänomen, Ischämie.

Trastuzumab (INN) *n*: (engl.) *trastuzumab*; humanisierter monoklonaler Antikörper (IgG1) gegen menschl. HER2*; **Ind.:** HER2-überexprimierendes Mammakarzinom* im Frühstadium nach Op., Chemo- (neoadjuvant od. adjuvant) od. Strahlentherapie u. metastasiertes Mammakarzinom (als Monotherapie od. in Komb. mit Paclitaxel* od. mit Docetaxel*); **UAW:** kardiotox. Wirkung, Schüttelfrost, Fieber, lokale Reizungen; **Kontraind.:** manifeste Herzinsuffizienz.

Traube-Doppelton (Ludwig T., Int., Berlin, 1818–1876): (engl.) *Traube's murmur*; Auskultationsphänomen bei Aortenklappeninsuffizienz*, das durch die schnelle Querschnittverkleinerung der Aorta in der Diastole u. erneute Schwingungen der Aortenwand ausgelöst wird; vgl. Duroziez-Doppelgeräusch.

Trauben|an|eurysma (Aneurysma*) *n*: s. Aneurysma.
Trauben|kokken (Kokken*) *f pl*: s. Staphylococcus.
Trauben|zelle (Zelle*): (engl.) *grape cell*; Plasmazelle*, deren Zytoplasma angefüllt ist mit kugeligen Einschlüssen, die aus neutralen Mukoproteinen bestehen u. sich bei Giemsa*-Färbung tiefblau anfärben.
Trauben|zucker: Glukose*.
Trauer|re|aktion *f*: (engl.) *grief reaction*; Reaktion auf den Verlust einer Person od. eines Objekts; **Formen: 1.** normale T. mit Niedergeschlagenheit (Depression), unwillkürl. Erinnerungen (Intrusionen) u. körperl. Beschwerden (Atembeschwerden, Essstörung, Erschöpfung); **2.** komplizierte od. pathol. T.: u. U. nach Monaten od. Jahren mit psych. Fixierung auf Verlust u. Erinnerung, Fehlanpassung an die Realität od. scheinbar fehlender Betroffenheit; s. Anpassungsstörung; Belastungsstörung, posttraumatische; Persönlichkeitsänderung, andauernde nach Extrembelastung.
Traum: 1. (engl.) *dream*; (physiol.) Erlebnisse während des Schlafs*, an die evtl. Erinnerung besteht; im REM*-Schlaf eher bizarre, lebhafte Träume, im Non*-REM-Schlaf mehr geordnete, gedankenähnliche Inhalte. **2.** (psychoanalyt.) im Schlaf erlebter u. durch Traumarbeit umgeformter (symbol.) Ausdruck der unbewussten Phantasie od. (infantilen) Triebregung; Psychoanalyse* sucht durch Traumdeutung u. Interpretation von Träumen den Zugang zum Unbewussten. **3.** (analyt. Psychologie) Vorwegnahme einer zukünftigen Leistung u. kompensatorische psych. Funktion, durch die (unbewusste) Gegensätze zu bewussten Einstellungen zum Ausdruck kommen.
Trauma (gr. τραῦμα) *n*: **1.** (engl.) *trauma*; Verletzung; akut durch äußere Einflüsse (mechanisch, thermisch, chemisch, strahlenbedingt) entstandener körperl. Schaden mit Zerstörung von Gewebestrukturen od. Funktionsstörung; z. B. Wunde*, Polytrauma*; **2.** psychisches T. bei erhebl. seel. Belastung u./od. unzureichender Bewältigungsmöglichkeit; s. Belastungsstörung, posttraumatische; Persönlichkeitsänderung, andauernde nach Extrembelastung; Vulnerabilität.
Trauma, akustisches (↑) *n*: (engl.) *acoustic trauma*; syn. Schalltrauma; Schädigung der Sinneszellen des Corti-Organs, evtl. auch des Mittelohrs mit Hörminderung u./od. Tinnitus durch die Einwirkung hoher Schalldruckpegel; **Einteilung:** nach Schalldruckpegel u. Einwirkungszeit: **1. akutes a. T.:** Knalltrauma (Schalleinwirkung <2 ms mit hohem Schalldruck), Explosionstrauma (Schall- u. Druckeinwirkung >2 ms) u. akutes Lärmtrauma; Sympt.: kurzer stechender Ohrschmerz, kontinuierl., nur langsam abklingender Tinnitus* aurium, meist umschriebene (teils irreversible) Hochtonschwerhörigkeit mit Maximum bei 4000 Hz (C^5-Senke der Tonschwellenaudiometrie) u. positives audiometr. Recruitment im entspr. Frequenzbereich; bei Explosionstrauma zusätzl. Trommelfellruptur*, evtl. Blutung aus dem Ohr; Ther.: system. Glukokortikoide, evtl. rheolog. Infusionstherapie, ggf. Schienung der Trommelfellperforation; **2. chron.** a. T. (s. Lärmschwerhörigkeit) des Innenohrs durch länger dauernde Einwirkung von hohem Schalldruck (>85 dB); je nach Dauer der Einwirkung, Qualität des Lärms, Höhe der Schalldruckspitzen u. individueller Lärmempfindlichkeit kommt es zu irreversiblen Gehörschäden; Sympt.: subjektiv Druckgefühl in Kopf u. Ohren, Tinnitus* aurium, Hörminderung, Sprachverständnisstörung; audiometr. objektivierbar breitet sich der Hörverlust nach anfängl. Hochtonschwerhörigkeit im C^5-Bereich bei weiterer Lärmexposition auf höhere Frequenzen, erst später auch auf die tieferen, einschließl. der Hauptsprachfrequenzen (500–2000 Hz) aus; in längeren Lärmpausen besteht zunächst Rückbildungstendenz, die bei weiterer Exposition deutl. abnimmt; bei berufl. Exposition ggf. BK Nr. 2301; Proph. u. Ther.: technische Lärmverminderung, individueller Gehörschutz, zeitl. Begrenzung der Lärmexposition, regelmäßige ärztl. Gehöruntersuchungen; ggf. Versorgung mit Hörgeräten.
Trauma and Injury Severity Score (↑): Abk. TRISS; international gebräuchl. progn. (Trauma-)Score*, der die theoret. Überlebenswahrscheinlichkeit von Pat. mit Polytrauma* rechnerisch ermittelt unter Berücksichtigung von Injury* Severity Score, Revised Trauma Score (Abk. RTS; Berechnung anhand Glasgow* Coma Scale, systol. Blutdruck u. Atemfrequenz), Lebensalter sowie Verletzungsart (stumpf bzw. penetrierend).
Trauma, sexuelles (↑) *n*: (engl.) *sexual trauma*; Bez. für physische u. psychische Verletzungen, die auf die Wirkung erlittener od. beobachteter sexueller Gewalt zurückzuführen sind; **Formen: 1.** physische Verletzungen, die i. R. sexueller Aktivität entstehen (s. Vergewaltigung, Abb. dort); **2.** psychische Verletzungen, die durch physische u. psychische Einwirkungen i. R. sexueller Aktivität entstehen, häufig als Folge sexuellen Missbrauchs* od. von Vergewaltigungen*, auch inf. psych. Störungen wie z. B. Angststörungen; **Folgen:** u. a. fehlende Appetenz, Angst od. Ekel vor Sexualkontakten, Schuld- u. Schamgefühle, negatives Selbstbild, Partnerschaftskonflikte, depressive Störungen; Assoziation von s. T. mit Borderline-Persönlichkeitsstörungen, dissoziativen Störungen u. Abhängigkeitserkrankungen; vgl. Belastungsstörung, posttraumatische; **Ther.:** Milieuveränderung, Psychotherapie*.
Trauma|therapie (↑) *f*: (engl.) *traumatherapy*; Bez. für spez. Formen der Psychotherapie* zur Behandlung psych. Traumen (z. B. Gewalterleben, Vergewaltigung, schwerer Unfall, Naturkatastrophen) mit dem Ziel, unmittelbare (s. Belastungsreaktion, akute) u. langfristige (s. Belastungsstörung, posttraumatische) traumabedingte Sympt. zu lindern; **Meth.:** kognitiv-verhaltenstherap. Frühinterventionen zur Behandlung von unmittelbaren Sympt., psychotherap. traumafokussierte Interventionen (z. B. kognitiv-verhaltenstherap. Manuale, EMDR*) zur Behandlung von langfristigen Sympt. (Vorrang vor pharmak. Interventionen, z. B. SSRI). Debriefing* ist zur Behandlung der akuten Belastungsreaktion nicht wirksam.
Trauma|to|logie (↑, -log*) *f*: (engl.) *traumatology*; Unfallchirurgie, Unfallheilkunde; Schwerpunkt innerhalb der Chirurgie*, der sich mit Auswirkung, Behandlung (u. Verhütung) von Traumen* befasst;

seit 2005 schrittweise Einführung der neuen Fachgebietsbezeichnung Orthopädie* u. Unfallchirurgie, die Diagn., Ther. u. Prävention traumatisch u. degenerativ bedingter Erkr. des Stütz- u. Bewegungsapparats umfasst.

Travo|prost (INN) *n*: (engl.) *travoprost*; Prostaglandin* $F_{2\alpha}$-Analogon zur top. Anwendung; **Ind.:** Glaukom* mit offenem Kammerwinkel; **UAW:** okuläre Hyperämie, Augenjucken bzw. -schmerzen.

Trazodon (INN) *n*: (engl.) *trazodone*; nichttricyclisches Antidepressivum* mit sedierender Wirkkomponente.

Treacher-Collins-Syn|drom (Edward Treacher C., Chir., London, 1862–1932) *n*: Dysostosis* mandibulofacialis.

Treitz-Band (Wenzel T., Pathol., Krakau, Prag, 1819–1872): s. Plica duodenojejunalis.

Treitz-Hernie (↑; Hernie*) *f*: (engl.) *Treitz's hernia*; Hernia retroperitonealis; sog. innere Hernie; Hernie* mit Verlagerung von Darmschlingen od. Netz in eine vergrößerte Bauchfelltasche im Bereich der Flexura duodenojejunalis.

Trema (gr. τρῆμα Loch, Öffnung, Lücke) *n*: **1.** (engl.) *stage fright*; (psychiatr.) Bez. für die subjektive Erlebensweise des Kranken in der Initialphase der akuten Schizophrenie* mit Stimmung des Veränderseins, Angst, Unruhe, evtl. Depersonalisation od. Derealisation; vgl. Apophänie; **2.** (engl.) *diastema*; (zahnmed.) Zahnlücke zwischen den oberen mittleren Schneidezähnen; vgl. Diastema.

Trematoden|in|fektionen (gr. τρηματώδης eine Öffnung habend für einen Kanal zu den Eingeweiden; Infekt-*) *f pl*: (engl.) *trematodiases*; Befall durch Trematodes* (Saugwürmer, Egel); **Formen:** Schistosomiasis*, Opisthorchiasis*, Fasciolopsiasis*, Fascioliasis*, Echinostomiasis*, Heterophyiasis*, Paragonimiasis*; **Übertragung:** Inf. meist durch Verzehr roher tier. od. pflanzl. Nahrungsmittel, die Zwischenwirte od. Träger der Metazerkarien sind; Eier werden meist mit dem Stuhl ausgeschieden; Verbreitung der T. hängt daher vom Stand der allg. Hygiene u. Lebensmittelhygiene ab. **Diagn.:** Nachw. der Eier im Stuhl od. Sputum (Paragonimiasis*).

Trematodes (↑) *f pl*: (engl.) *Trematodes*; Saugwürmer; parasit. Plathelminthes* mit 2 Saugnäpfen (vgl. Helminthes*); med. wichtige **Gattungen: 1.** Pärchenegel: Schistosoma*; **2.** Leberegel: Fasciola*, Dicrocoelium*, Opisthorchis*, Clonorchis*; **3.** Darmegel: Fasciolopsis*, Gastrodiscoides*, Heterophyes*, Metagonimus*, Echinostoma*; **4.** Lungenegel: Paragonimus*; **Entw.:** Zwitter (Ausnahme: Schistosoma); Fortpflanzung über Generationswechsel (Heterogonie) u. Wirtswechsel*; **Adultwürmer** (Endwirt: Säugetiere einschließl. Menschen, Vögel) legen **Eier**, die ins Freie gelangen; im Wasser (od. nach oraler Aufnahme im Darm des Schnecken-Zwischenwirts) Ausschlüpfen von Wimpernlarven (Mirazidien*), Eindringen in den 1. Zwischenwirt (Schnecken) u. Umwandlung zum **Keimschlauch** (Sporozyste*, ohne Darm), Bildung weiterer Sporozystengenerationen od. von **Stablarven** (Redien* mit Darm), Bildung weiterer Rediengenerationen od. von **Schwanzlarven** (Zerkarien*, die auch direkt aus Sporozysten hervorgehen können); nach Verlassen des 1. Zwischenwirts aktives Einbohren durch die Haut des Endwirts (Gattung Schistosoma) od. Weiterentwicklung zur **Metazerkarie** im od. am 2. Zwischenwirt u. deren passive orale Aufnahme durch den Endwirt; 2. Zwischenwirte: Wasserpflanzen (bei den Gattungen Fasciola, Fasciolopsis, Gastrodiscoides), Schnecken u. Muscheln (Echinostoma), Krebse (Paragonimus), Fische (Opisthorchis, Heterophyes, Metagonimus). Vgl. Hirudinea; Trematodeninfektionen.

Tremor (lat.) *m*: (engl.) *tremor*; Zittern; unwillkürl. auftretende, weitgehend rhythmisch aufeinander folgende Kontraktionen antagonistisch wirkender Muskeln, bezogen auf die Amplitude des Ausschlags als grob-, mittel- od. feinschläger T.; **Formen: 1. physiol. T.:** normalerweise nicht sichtbarer u. nur in der Elektromyographie* nachweisbarer T., der jede Willkürbewegung begleitet (Frequenz altersabhängig abnehmend, 5–15/s); **2. pathol. T.: a) Ruhetremor:** häufigster extrapyramidaler T. mit einer Frequenz von 4–6/s, der kurzfristig willkürlich unterdrückt werden u. bei aktiver Innervation od. Intentionbewegungen abnehmen kann (s. Abb.); Beginn i. d. R. an den distalen Abschnitten der oberen Extremitäten, evtl. Ausdehnung auf Gesichts-, Hals-, Schluck-, Rumpf- u. Beinmuskulatur; typisch ist der sog. Pillendrehertremor u. Münzenzählertremor (T. der antagonistischen Beuge- u. Streckmuskeln von Daumen u. Zeigefinger); Vork. v. a. bei Parkinson*-Syndrom; **b)** seniler, im Alter auftretender T., meist als Ruhetremor, evtl. kombiniert mit Halteod. Intentionstremor, v. a. am Kopf- (sog. „Ja"- od. „Nein"-T.) u. Gesichtsmuskulatur; **c) Haltetremor** bei tonischer Innervation der betroffenen Muskeln (z. B. bei vorgehaltenen Händen), verschwindet bei völliger Entspannung der Muskulatur; als orthostatischer T. (Frequenz: 13–18/s) auf die unteren Extremitäten beschränkt u. nur im Stand auftretend mit der Folge ausgeprägter Standunsicherheit u. häufiger Stürze; Vork. als verstärkter physiol. T. (Angst- od. Ermüdungszittern), bei Intoxikationen, Hyperthyreose, Alkoholkrankheit, als UAW von Neuroleptika, bei zerebellaren Erkr., als seniler od. hereditärer essentieller T. u. a.; **d) Aktionstremor:** tritt bei allg., nicht gezielten Bewegungen auf; Vork. z. B. bei Parkinson-Syndrom, als hereditärer essentieller T. od. in Zus. mit zerebellaren Symptomen; **e) Intentionstremor:** tritt v. a. bei Zielbewegungen mit der größten Ampli-

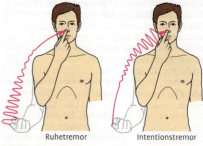

Ruhetremor Intentionstremor

Tremor

tude unmittelbar vor dem Ziel auf u. ist typisch für Erkr. des zerebellaren Systems (vgl. Symptome, zerebellare); **f)** hereditärer essentieller T.: meist autosomal-dominant erbl. Erkrankung mit Manifestation im Kindesalter bis ins Erwachsenenalter, gekennzeichnet durch eine Mischform aus Halte- u. (in geringerer Ausprägung) Aktions- sowie Ruhetremor; Besserung durch Alkohol in geringer Menge; **g)** sog. rubraler T.: (syn. Myorhythmie): langsamer Ruhe-, Halte- u. Aktionstremor (Frequenz: 1–5/s) bei Läsion von Nucleus ruber od. Thalamus; **h)** sog. Rabitt-Syndrom: Tremor der perioralen Muskulatur beim pharmak. induzierten akinetisch-rigiden Syndrom od. isoliert bei älteren Menschen; **i)** beschäftigungsabhängiger T., z. B. als Schreib- od. Stimmtremor; **j)** psychogener T.: Vork. in versch. Formen, z. B. als gesteigerter physiol. T. od. bei Simulation. Vgl. Asterixis.

Trénaunay-Weber-Syn|drom (Paul T., Neurol., Paris, geb. 1875; Frederick P. W., Arzt, London, 1863–1962) *n*: s. Klippel-Trénaunay-Weber-Syndrom.

Trendelenburg-Lagerung (Friedrich T., Chir., Rostock, Bonn, Leipzig, 1844–1924): (engl. *Trendelenburg's position*; syn. Kopftieflagerung, Schocklagerung; Schräglagerung des Pat. (ca. 20–30°), wobei Kopf u. Oberkörper nach unten, die Beine nach oben gelagert werden; **Anw.:** z. B. zur besseren Venenfüllung bei Vena-jugularis- od. Vena-subclavia-Punktion, zur Autotransfusion bei Hypotonie, Lagerung während der Laparoskopie (durch Verlagerung der Bauchorgane aus der Operationsregion Verbesserung der Sicht u. des op. Zugangswegs z. B. bei laparoskop. Appendektomie u. Hernioplastik). Vgl. Anti-Trendelenburg-Lagerung, Lagerung.

Trendelenburg-Operation (↑) *f*: (engl. *Trendelenburg's operation*; pulmonale Embolektomie* bei schwerer Lungenembolie*; wird heute i. d. R. unter Anw. der Herz*-Lungen-Maschine bei bestehender Kontraindikation für eine Thrombolyse*, Schockzustand od. Belastung des rechten Ventrikels durchgeführt.

Trendelenburg-Zeichen (↑): (engl. *Trendelenburg's sign*; Absinken des kontralateralen Beckens (mit konsekutiver Beugung des Beins in Hüfte u. Knie) beim Einbeinstand auf dem erkrankten Bein inf. Lähmung der Mm. gluteus medius u. minimus; positiv bei angeb. Hüftgelenkluxation*, Koxarthrose, Coxa vara congenita, gelegentl. bei Coxa valga, Perthes-Calvé-Legg-Krankheit.

Treo|sulfan (INN) *n*: (engl. *treosulfan*; Zytostatikum* (Alkylans*); **Ind.:** Ovarialtumoren*.

Trepan (franz. *trépan*) *m*: (engl. *trepan*; Bohrer; chir. Instrument zur Trepanation*; Zylinder mit Sägezähnen am unteren Ende, rotierender bei Durakontakt selbstauskuppelnder Bohrer od. Kugelfräse.

Trepanation (↑) *f*: **1.** (engl. *trepanation*; (neurochir.) Eröffnung des Schädels mit Trepan*; **Prinzip:** Erzeugen kleiner Bohrlöcher mit pneumat. Hochgeschwindigkeitsbohrer u. Aussägen mit Mikrofräse; **Formen: a)** osteoplast. T. mit Replantation des ausgesägten Knochendeckels; **b)** osteoklast. T. mit offen belassenem knöchernem Defekt (z. B. als dekompressive T., s. u.) od. plastische Deckung (Schädelplastik aus Kunststoff od. Titan); **c)** sellare T. mit Eröffnung des Bodens der Sella turcica von der Nase (Keilbeinhöhle) bzw. von der Augenhöhle (Siebbein) aus; **Ind.: 1.** i. R. der neurochir. Op. als Zugang für intrakranielle Eingriffe: v. a. osteoplast.; **2.** Hirndrucksteigerung*: osteoklast. als dekompressive T. (Entlastungstrepanation), zunächst offen belassen z. B. bei schwerem Hirnödem* durch Schädelhirntrauma*; (mangels Dehnbarkeit der Dura mater) i. d. R. zusammen mit Duraerweiterungsplastik*; **2.** (zahnmed.) Eröffnung der Cavitas dentis bei irreversibler Pulpitis* od. zur Wurzelbehandlung; **3.** (ophth.) s. Elliot-Trepanation.

Trepo|nema (gr. τρέπειν drehen; νῆμα Garn, Faden) *n*: (engl. *Treponema*; Gattung gramnegativer, spiralförmiger, anaerober (mikroaerophiler) Stäbchenbakterien der Fam. Spirochaetaceae* (vgl. Bakterienklassifikation); **Vork.:** im Oral-, Intestinal- u. Genitaltrakt von Mensch u. Tier; **humanpathogene** Species: T. pallidum mit den Subspecies T. pallidum pallidum (Err. der Syphilis*) u. T. pallidum pertenue (Err. der Frambösie*), T. carateum (Err. der Pinta*) u. T. vincentii (gemeinsam mit Species der Gattung Fusobacterium* Err. der Plaut*-Vincent-Angina); **nicht humanpathogen:** T. phagedenis (Reiter*-Spirochäte), T. denticola; **Übertragung:** direkter Kontakt von Mensch zu Mensch.

Trepo|nema carateum (↑; ↑) *n*: (engl. *Treponema carateum*; syn. Treponema pinta; Err. der heute seltenen tropischen Treponematose Pinta*; von Treponema* pallidum morphol. u. serol. nicht zu unterscheiden.

Trepo|nema macro|dentium (↑; ↑) *n*: (engl. *Treponema macrodentium*; morphol. Treponema* pallidum ähnliche, jedoch apathogene, bisher unklassifizierte Spirochäte der Mundhöhle.

Trepo|nema pallidum (↑; ↑) *n*: (engl. *Treponema pallidum*; sog. Syphilisspirochäte; T. p. subspec. pallidum; Err. der Syphilis*; sehr lange Generationszeit (ca. 30 Std.); nicht kultivierbar; toxisch wirken Sauerstoff, Eintrocknung, Hitze, Kälte, Desinfizienzien, Detergenzien, Seifen; **Morphol.:** 7–15 × 0,25 μm messender Keim mit 6–24 regelmäßigen, steilen Windungen (wie Zähne einer Säge), typ. um die Längsachse rotierende u. abknickende Bewegungen; **Nachw.:** im Reizserum* durch mikroskop. Dunkelfelduntersuchung; histol. mit Versilberungsmethoden; Nachw. treponemaler DNA aus klin. Proben mit der Polymerase-Kettenreaktion; direkte Immunfluoreszenz; serol.: s. Syphilis; **Epidemiol.:** Infektionsquelle ist der Mensch, Übertragung überwiegend durch Geschlechtsverkehr. Vgl. Treponema pertenue.

Trepo|nema per|tenue (↑; ↑) *n*: (engl. *Treponema pertenue*; syn. Treponema pallidum subspec. pertenue; Err. der Frambösie*; morphol. u. serol. Abgrenzung gegen Treponema* pallidum subspec. pallidum nicht möglich.

Trepo|nema phagedenis (↑; ↑) *n*: s. Reiter-Spirochäte.

Trepo|nematosen, tropische (↑; ↑; -osis*) *fpl*: (engl. *tropical treponematoses*; in feuchtwarmen Regionen häufige, nicht venerische Treponematosen: Fram-

Tretinoin

bösie*, Pinta*, endemische Syphilis*; alle Treponematosen sprechen gut auf Penicillin-Behandlung an; serol. sind sie nicht voneinander zu unterscheiden.

Tre|tinoin (INN) *n*: (engl.) *tretinoin, vitamin A acid*; syn. Vitamin-A(A$_1$)-säure; Dermatikum; **Ind.**: topisch bei Acne* vulgaris; **Wirkungsmechanismus:** Beeinflussung von Zellfunktion u. -differenzierung; **UAW:** u. a. Hautreizungen. Vgl. Retinoide.

Tret|versuch: s. Unterberger-Tretversuch.

Treves-Fleck: Plica* ileocaecalis.

Trevor-Syn|drom (David T., orthop. Chir., London, 1906–1988) *n*: Dysplasia* epiphysealis hemimelica.

TRH: Abk. für (engl.) *thyrotropin-releasing hormone*; syn. Thyroliberin; Protirelin (INN); Pyroglutamyl-L-histidyl-L-prolinamid; Releasing*-Hormon, das v. a. die Freisetzung von TSH* aus dem Hypophysenvorderlappen stimuliert; **Regulation:** negativer Feedback-Mechanismus durch Schilddrüsenhormone*; Noradrenalin stimuliert, Serotonin hemmt die TRH-Sekretion. **Ind.:** Schilddrüsen- u. Hypophysenfunktionsdiagnostik (s. TRH-Test).

TRH-Test *m*: Abk. für (engl.) *thyrotropin releasing hormone*; Bestimmung der TSH- u. ggf. Prolaktinkonzentration im Blut mit Immunoassay vor u. 30 Min. nach i. v. Applikation von TRH*; selten nach oraler od. nasaler Gabe; **Auswertung:** TRH-Test positiv (normal): Anstieg der TSH-Konz. um mind. 2,5 mU/l auf max. 25 mU/l; TRH-Test negativ (pathol.): TSH-Anstieg <2,5 mU/l, bei supprimierter Hypophyse i. R. einer klin. manifesten od. latenten Hyperthyreose* od. bei Hypophysenvorderlappen*-Insuffizienz. Bei Hypothyreose* ist der basale TSH-Wert erhöht u. die TRH-Antwort überschießend (>25 mU/l). Vgl. Schilddrüsendiagnostik.

Tri: Abk. für **Trichlorethylen*.**

Tri-: Wortteil mit der Bedeutung drei; von gr. τρεῖς, τρία.

Tri|acyl|glycerole (↑) *n pl*: Triglyceride*.

Tri|acyl|glycerol|lipasen *f pl*: (engl.) *triacylglycerol lipases*; syn. Triglyceridlipasen; Esterasen*, die Triglyceride in Glycerol* u. freie Fettsäuren spalten; **1.** Verdauungsenzyme: Magenlipase, Pankreaslipase; **2.** Enzyme des Fettgewebes: spezif. hormonsensitive Tri-, Di- u. Monoacylglycerollipasen; **3.** Lipoproteinlipase*. Vgl. Lipolyse, Verdauung.

Triaden|operation *f*: s. Sympathektomie.

Triage (franz. Auslese): (engl.) *triage*; Zuordnung zu Gruppen, Auswahl; i. e. S. Einteilen von Verletzten unter den Bedingungen der Katastrophenmedizin* bei Massenanfall von Verletzten u. nicht hinreichend gewährleisteter med. Versorgung nach Verletzungsmuster u. individuellem Behandlungsbedarf; **Ziel:** Die verfügbare Behandlungskapazität soll denjenigen Pat. bevorzugt zukommen, deren Überlebenschancen durch die Behandlung am wahrscheinlichsten verbessert werden. **Einteilung: Kategorie 1:** lebensbedrohl. Verletzungen, sofortiger Therapiebedarf; **Kategorie 2:** nichtlebensbedrohl. Verletzungen, verzögerter Therapiebedarf (1–2 Std. Wartezeit vertretbar); **Kategorie 3:** Leichtverletzte; **Kategorie 4:** präfinale, sterbende Verletzte ohne realist. Behandlungsoption.

Tri|am|cinolon (INN) *n*: (engl.) *triamcinolone*; fluoriertes Glukokortikoid*; s. Dexamethason; vgl. Kortikoide (Tab. dort).

Tri|amteren (INN) *n*: (engl.) *triamterene*; kaliumsparendes Diuretikum*.

Tri|angulum (lat.) *n*: Dreieck, Trigonum.

Trias (gr. τρίας Dreizahl, dreifache Erscheinung) *f*: (engl.) *triad*; drei Symptome, die eine Krankheit bzw. ein Syndrom kennzeichnen; z. B. Meseburger* Trias.

Triatominae (↑; -tom*) *f pl*: (engl.) *Triatominae*; Unterfamilie der Raubwanzen (Reduviidae) mit den Species Triatoma, Panstrongylus u. Rhodnius; vgl. Wanzen.

Tri|azolam (INN) *n*: (engl.) *triazolam*; Benzodiazepin* mit kurzer Halbwertzeit; **Ind.:** als Schlafmittel*.

Tri|basilar|syn|ostose (Tri-*; Bas-*; Syn-*; Ost-*; -osis*) *f*: (engl.) *tribasilar synostosis*; vorzeitige Verschmelzung der 3 Schädelbasisknochen mit Verkürzung der Basis; führt zu mangelhafter Gehirnentwicklung; vgl. Stenozephalie.

Tribo|lumineszenz (Lumen*) *f*: s. Lumineszenz.

Tribus (lat. Bezirk) *m*: (engl.) *tribe*; Hilfskategorie der Taxonomie*, die mehrere Gattungen (s. Genus) meist als Unterfamilie zusammenfasst.

Tri|calcium|phosphat *n*: TCP*.

Tri|carbon|säuren: (engl.) *tricarboxylic acids*; Carbonsäuren*, die 3 Carboxylgruppen besitzen; z. B. Aconitsäure*, Zitronensäure*.

Tri|carbon|säure|zyklus *m*: Citratzyklus*.

tri|ceps (lat.): dreiköpfig, z. B. Muskeln.

Tri|ceps-brachii-Re|flex (↑; Reflekt-*) *m*: s. Reflexe (Tab. 1 dort).

Tri|ceps-surae-Re|flex (↑; ↑) *m*: s. Reflexe (Tab. 1 dort).

TRIC-Erreger: (engl.) *TRIC agents*; Erreger der (engl.) *trachoma inclusion conjunctivitis*; s. Trachom.

Trich-: auch Tricho-, -thrix; Wortteil mit der Bedeutung Haar; von gr. θρίξ, θριχός.

Trichiasis (↑; -iasis*) *f*: (engl.) *trichiasis*; Einwärtskehrung der Wimpern u. Reiben auf der Cornea; meist durch Entropium* od. bei Distichiasis*.

Trichi|lemm|zyste (↑; gr. λέμμα Schale, Rinde; Kyst-*) *f*: (engl.) *trichilemmal cyst*; syn. Steatocystoma multiplex; vom infrasebogladulären Anteil des Haarfollikels ausgehende Zyste, fast ausschließl. an der behaarten Kopfhaut u. im Gesicht; histol. Aufbau der Zystenwand entspr. der äußeren od. inneren Haarwurzelscheide mit od. ohne Stratum granulosum; der Zysteninhalt besteht aus Keratinmassen. 75 % der Fälle multipler T. sind autosomal-dominant erbl. (Genlocus 17q12-q21, Mutationen im Keratin-17-Gen) mit Leukonychia totalis, Koilonychie u. maligner Transformation der T.; **Ther.:** Exzision. Vgl. Epidermalzyste.

Trichinella spiralis (dim ↑) *f*: (engl.) *Trichinella spiralis*; Trichine; parasitärer Fadenwurm (Nematodes*); ♂ 1,5 mm, ♀ 4 mm lang, ⌀ 0,04–0,06 mm; Befall des Menschen führt zur **Trichinose*** (in Deutschland jetzt selten wegen obligator. Trichinenschau); **Entw.:** über Wirts- u. Organwechsel; adulte **Darmtrichine** (Inkubationsstadium) im Dünndarm von Mensch u. Tier (Haus-, Wildschwein, Dachs, Fuchs, Ratte, Maus, Hund, Katze, Bär, Nerz); begattete ♀ bohren sich ab 7. Tag p. i. in die

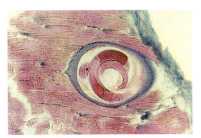

Trichinella spiralis: Muskeltrichine [61]

Darmschleimhaut u. gebären 1000–2000 Jungtrichinen (Larven); Letztere gelangen mit dem Lymphstrom od. hämatogen über Herz u. Lungenkreislauf in den Körperkreislauf; befallen quergestreifte Muskelfasern (Ausnahme Herzmuskel) u. rollen sich unter Längenzunahme u. Einkapselung (Gewebereaktion des Körpers) zu **Muskeltrichinen** zusammen (0,25 mm × 0,4 mm, s. Abb.). Verkalkung der Trichinenkapseln ab 6. Mon., Dauer 1–2 Jahre (Ruhestadium; Lebensdauer der Trichinen 10–30 Jahre, auch in verkalkten Kapseln); **Vork.:** bei Carnivoren kosmopolit.; **Nachw.: 1.** Trichinen: mikroskop. **a)** im Blut (ab 7. bis ca. 28. Krankheitstag), gelingt selten; **b)** in exzidierten Muskelstückchen; M. deltoideus, M. pectoralis in der vorderen Axillarlinie, M. biceps, frühestens ab 10. Krankheitstag; **c)** in entspr. Tieren bei der Fleischbeschau (Quetschpräparat, Trichinoskop); **d)** in der PCR zur Genotypisierung für epidemiol. Zwecke; **2.** Antikörper (Nachw. ab 3. Krankheitswoche mögl.): indirekter Immunfluoreszenztest*, ELISA*, Western*-Blotting-Methode.

Trichinose (↑, -osis*) *f*: (engl.) trichinosis; syn. Trichinellose, Trichiniasis; Trichinenbefall, Wurmerkrankung des Menschen; **Err.:** zu den Nematodes* zählende Trichinella* spiralis, die sich (als Larven oral aufgenommen) in der Dünndarmschleimhaut zu Adultwürmern entwickeln u. deren Larven in die Muskelgewebe wandern; Infektion durch Verzehr von nicht ausreichend erhitztem, Larven enthaltendem (Schweine-)Fleisch; **Inkub.:** (ggf. mit gastrointestinalen Sympt.) 5–10 Tage (bis 46 Tage); **Klin.:** anfangs allerg. Sympt. (die ggf. zu schweren Verläufen mit Herz-Kreislauf- u. Nebenniereninsuffizienz führen können, gefolgt von Lid- u. Gesichtsödem, später auch Hand- u. Fußrückenödem, hohem Fieber, extremer Eosinophilie, Muskelverhärtung, -schmerzen u. -schwellungen; hohe Letalität bei Befall der Interkostal- u. Zwerchfellmuskulatur, Myokarditis; **Diagn.:** Anamnese, Muskelbiopsie, serol. (IFT, ELISA); **Ther.:** Albendazol u. Mebendazol als Anthelminthika in den ersten Tagen nach Infektion schwächen weiteren Verlauf ab; **Proph.:** Kochen bzw. Durchbraten des Fleisches, Fleischbeschau.

Tri|chlor|essig|säure: (engl.) trichloroacetic acid; Acidum trichloraceticum; CCl₃COOH; Eiweißfällungsmittel, Ätzmittel*.

Tri|chlor|ethylen *n*: (engl.) trichloroethylene; Abk. Tri; Trichlorethen; Cl₂C=CHCl; nicht brennbare Flüssigkeit mit chloroformähnl. Geruch; durch Einwirkung von Hitze, Luft u. Licht Bildung von Phosgen*; **Verw.:** Lösungsmittel in der Industrie; früher auch als Inhalationsanästhetikum; wegen Auslösung rauschartiger Zustände als Suchtmittel missbraucht (sog. Tri-Sucht); bewirkt v. a. bleibende Hirn- (Enzephalopathien*) u. Hirnnervenschädigungen (Neuropathien*) sowie Nierenschäden; kanzerogen (verursacht in hoher Konz. Nierenzellkarzinom*); BAT: 5 mg/l Trichlorethanol im Blut bzw. 100 mg/l Trichloressigsäure im Harn (am Ende einer Arbeitsschicht). Vgl. Halogenkohlenwasserstoffe.

Tri|chlor|ethylen|in|toxikation (Intoxikation*) *f*: (engl.) trichloroethylene poisoning; Intoxikation durch Einatmen von Trichlorethylen*; **Sympt./Klin.: 1.** bei **akuter** T. (sog. Trisucht) Rausch, Narkose, Tod durch Atemlähmung; **2.** bei **chron.** T. Kopfschmerz, ggf. Lähmung des untersten Astes des Nervus* trigeminus, Benommenheit, Alkoholintoleranz, tox. Herz-, Leber-, Nierenschäden u. Enzephalopathie, kanzerogene Wirkung; **Ther.:** nach Inhalation Sauerstoffbeatmung; nach peroraler Aufnahme Magenspülung, Natriumsulfat, Aktivkohle; Hämodialyse, Austauschtransfusion, Hyperventilation; beruﬂ. T.: BK Nr. 1302.

Tri|chlor|methan *n*: Chloroform*.

Tri|chlo|nitro|methan *n*: s. Chlorpikrin.

Tri|chlor|phen|oxy|essig|säure: s. 2,4,5-T.

Tricho|adenom (Trich-*; Aden-*; -om*) *n*: (engl.) trichoadenoma; seltener solitärer, rot-gelbl., derber, benigner Tumor (∅ 3–15 mm), meist mit Gesichtslokalisation.

Tricho|bezoar (↑) *m*: s. Bezoar.

Tricho|bilharzia (↑) *f*: (engl.) Trichobilharzia; Gattung v. a. Wasservögel befallender Trematodes* (Schistosomatidae), die u. U. Menschen infizieren können (Fehlzwischenwirt); vgl. Zerkariendermatitis.

Tricho|epi|theliom (↑; Epithel*; -om*) *n*: (engl.) trichoepithelioma; hautfarbener, bis zu 5 mm großer, benigner intradermaler Tumor mit Hornzysten; multiple T. sind autosomal-dominant erbl. (s. Epithelioma adenoides cysticum Brooke, Abb. dort); **Lok.:** solitäres od. multiples Auftreten bes. im Gesicht od. lumbosakral; **Formen:** (histol.): **1. T.:** ausgereifter Tumor mit follikulärer u. infundibulärer Differenzierung; **2. desmoplast. T.:** oberﬂächl. gemischte, infundibuläre, duktale u. talgdrüsenartige Differenzierung mit fibrosiertem Stroma; oft im Gesichtsbereich lokalisiert; aggressiver Verlauf bei unvollständiger Exzision.

Tricho|epi|thelioma papulosum multi|plex Jarisch (↑; ↑; ↑; Adolf J., Physiol., Wien, Innsbruck, 1891–1965) *n*: Epithelioma* adenoides cysticum Brooke.

Tricho|gramm (↑, -gramm*) *n*: s. Haarwurzelstatus.

Tricho|klasie (↑; gr. κλάσις Zerbrechen, Bruch) *f*: s. Haarveränderungen.

Tricho|malazie (↑; -malazie*) *f*: s. Haarveränderungen.

Tricho|monas (↑; gr. μονάς einzeln) *f*: (engl.) Trichomonas; Gattung mehrgeißeliger birnenförmiger Flagellaten (vgl. Protozoen); in Körperhöhlen des Menschen vorkommende Arten: T. vaginalis, T. tenax, T. hominis.

Tricho|monas hominis (↑; ↑) *f*: (engl.) Trichomonas hominis; syn. Trichomonas intestinalis; apathogener Kommensale im Dickdarm von Mensch u. Haustieren; gelegentl. stark vermehrt bei Diarrhö

Trichomonas tenax

bzw. Achlorhydrie im Magensaft (z. B. bei Magenkarzinom); 2–5 × 15 µm mit Achsenstab u. 3–5 freien Geißeln; keine Zysten; **Nachw.:** mikroskop. im frischen Stuhl, im Hängenden* Tropfen od. Giemsa-Ausstrichpräparat.

Tricho|monas tenax (↑; ↑) *f*: (engl.) *Trichomonas tenax*; syn. Trichomonas buccalis, Trichomonas elongata; Kommensale der Mundhöhle; apathogener Parasit ähnl. Trichomonas* hominis; vermehrt z. B. in kariösen Zähnen u. bei Stomatitis ulcerosa.

Tricho|monas vaginalis (↑; ↑) *f*: (engl.) *Trichomonas vaginalis*; syn. Trichomonas urogenitalis; 8–12 × 15–30 µm großer Flagellat (s. Protozoen); Err. der Trichomoniasis*; **Übertragung:** v. a. beim Geschlechtsverkehr; **Nachw.: 1.** mikroskop. Untersuchung von Vaginal- u. Urethralabstrichen (nativ od. nach Giemsa-Färbung); **2.** serol.: KBR, IFT; **3.** kulturell.

Tricho|moniasis (↑; ↑; -iasis*) *f*: (engl.) *trichomoniasis*; urogenitale Erkr. durch Infektion v. a. von Harnblase u. Vagina mit Trichomonas* vaginalis; Übertragung v. a. durch Geschlechtsverkehr, auch durch Badewasser, Schwämme u. a.; **Inkub.:** 4 Tage bis 3 Wochen; **Sympt.:** beim Mann Zystitis*, Urethritis*, Prostatitis* (häufig blander Verlauf), bei der Frau v. a. Kolpitis* mit eitrigem, schaumigem, süßl. übelriechendem Fluor* genitalis u. quälendem Juckreiz od. Brennen der Scheide, Dyspareunie*; **Diagn.:** direkter Erregernachweis od. kulturell; **Ther.:** Imidazolderivate (v. a. Metronidazol*); Partnerbehandlung. Vgl. STD.

Tricho|mycosis nodosa (↑; Myk-*; -osis*) *f*: Piedra*.

Tricho|mycosis palmellina (↑; ↑) *f*: (engl.) *trichomycosis axillaris*; Trichomycosis axillaris; aus Corynebacterium* tenuis u. pigmentbildenden Mikrokokken bestehende, knotige gelbe, rote od. schwarze, die Haare umscheidende Auflagerungen; **Vork.:** bes. bei Blonden u. Rotblonden mit Hyperhidrose* sowie bei mangelnder Hygiene; **Lok.:** Axillen, selten Schamgegend; **DD:** Chromhidrose*, Nissen*, Trichorrhexis nodosa. Vgl. Piedra.

Tricho|nodose (↑; Nodus*; -osis*) *f*: s. Haarveränderungen.

Tricho|phytid (↑; Phyt-*; -id*) *n*: (engl.) *trichophytid*; hypererge Hautreaktion durch Resorption von Pilzantigenen bei Trichophytie*; s. Mykid; vgl. Id-Reaktion.

Tricho|phytie (↑; ↑) *f*: (engl.) *trichophytosis*; umgangssprachl. Rasierflechte; Infektionskrankheiten der Haut durch Pilze der Gattung Trichophyton*; **Formen: 1.** oberflächl. T.: kann überall am Körper, insbes. auf der vellusbehaarten Haut auftreten; es bilden sich ringförmige entzündl. Herde (engl. ringworm lesions, s. Abb. 1). Das Haar wird ekto-endotrich befallen (Lanugo-, Bart- u. Kopfhaar). **2.** tiefe T.: kommt vorwiegend auf dem behaarten Kopf (s. Abb. 1) u. im Bartbereich (Tinea barbae) vor u. führt zu Knoten u. Abszessen (s. Abb. 2). **Nachw.:** kulturell nur in Hautschuppen von den Rändern der Herde u. in Haarstümpfen. Vgl. Tinea; Mykosen; Onychomykose.

Tricho|phyton (↑; ↑) *n*: (engl.) *Trichophyton*; Gattung von Fungi* imperfecti, die mit den Askomyzeten verwandt ist; häufigste Err. der Dermatophytose*; verursacht Trichophytie*; bildet in der parasitären

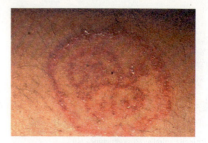

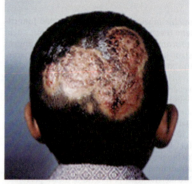

Trichophytie Abb. 1: Tinea mit typischer sog. Ringworm-Struktur (oben) u. tiefe Trichophytie der behaarten Kopfhaut (unten)

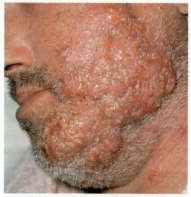

Trichophytie Abb. 2

Phase nur Hyphen* u. Arthrosporen*, in der saprophytären auch Luftmyzel, Mikro- u. Makrokonidien sowie Pigmente. Morphol. Merkmal der Gattung T. sind mehrkammerige, meist spindelförmige, glattwandige Makrokonidien u. rundl. od. birnenförmige Mikrokonidien. Wichtigste **Species:** T. mentagrophytes, T. rubrum, T. schoenleinii, T. tonsurans. Vgl. Dermatophyten.

Tricho|polio|dys|trophie (↑; gr. πολιός grau; Dys-*; Troph-*) *f*: Menkes*-Syndrom.

Tricho|ptilose (↑; gr. πτίλωσις eine Erkrankung der Augenlider) *f*: s. Haarveränderungen.

Trichor|rhexis in|vaginata (↑; gr. ῥῆξις Brechen, Platzen) f: s. Haarveränderungen.
Trichor|rhexis nodosa (↑; ↑) f: s. Haarveränderungen.
Tricho|schisis (↑; gr. σχίσις Spaltung, Trennung) f: s. Haarveränderungen.
Trichose (↑; -osis*) f: **1.** (engl.) trichiasis; (ophth.) Trichiasis*; **2.** (engl.) trichosis; (dermat.) Bez. für Veränderung der Haardichte (Hyper-, Hypotrichose, Atrichie); vgl. Haarveränderungen.
Tricho|sporon (↑; Spora*) n: (engl.) Trichosporon; Gattung ubiquitärer Sprosspilze aus der Gruppe der Fungi* imperfecti, verwandt mit den Basidiomycota (vgl. Fungi); bildet Pseudomyzel u. Myzel, das leicht in Arthrosporen zerfällt; **T. cutaneum:** Err. der weißen Piedra* am Barthaar; vgl. Mykosen.
Tricho|stasis spinulosa (↑; -stase*) f: s. Haarveränderungen.
Tricho|strongyliasis (↑; gr. στρογγύλος rund; -iasis*) f: (engl.) trichostrongylosis; durch Fadenwürmer der Gattung Trichostrongylus* verursachte Darminfektion; **Übertragung:** perkutan od. durch kontaminierte Nahrung; **Sympt.:** meist milder Verlauf, selten Anämie u. Abmagerung; **Diagn.:** Eiernachweis im Stuhl; **Ther.:** Albendazol.
Tricho|strongylus (↑; ↑) m: (engl.) Trichostrongylus; Gattung der Nematodes*; 5–10 mm lange Parasiten in Duodenum u. Jejunum von Wiederkäuern; mehrere Arten auch beim Menschen (T. colubriformis, T. orientalis); Err. der Trichostrongyliasis*.
Tricho|thio|dys|trophie (↑; Thio-*; Dys-*; Troph-*) f: s. PIBIDS-Syndrom; Tay-Syndrom.
Tricho|tillo|manie (↑; gr. τίλλειν Haare zupfen, ausreißen; -manie*): (engl.) hair pulling; sog. Haarrupf-Tic; Impulskontrollstörung* mit zwanghaftem Ausreißen von Haaren an umschriebenen Stellen (z. B. Kopf, Genitalien, Wimpern, Augenbrauen) od. am ganzen Körper; **Ther.:** Verhaltenstherapie*, Elternberatung.
Tri|chromasie (Tri-*; Chrom-*) f: s. Farbensehen.
Trichter: (anat.) Infundibulum.
Trichter|becken: (engl.) funnel pelvis; hohes Becken, querer Durchmesser des Beckenausgangs stark verkürzt (ähnlich dem männl. Becken); vgl. Beckenformen.
Trichter|brust: s. Pectus excavatum.
Trich|uriasis (Trich-*; gr. οὐρά Schwanz; -iasis*) f: (engl.) trichuriasis; Peitschenwurminfektion; Inf. des Darms mit Trichuris* trichiura nach oraler Aufnahme der an rohen, kontaminierten Nahrungsmittel haftenden Eier; Kinder erkranken häufiger als Erwachsene; **Sympt.:** häufig symptomlos, bei starkem Befall Diarrhö, Tenesmen, Rektokolitis, Analprolaps; **Ther.:** Tiabendazol, Mebendazol. Vgl. Nematodeninfektion.
Trich|uris trichi|ura (↑; ↑) f: (engl.) Trichuris trichiura; syn. Trichocephalus dispar, Peitschenwurm; Parasit (s. Nematodes) in Blinddarm u. Wurmfortsatz, Dickdarm, sehr selten auch Dünndarm des Menschen; Massenbefall führt zur Trichuriasis*; ♂ 35–45 mm lang, Hinterende eingerollt, ♀ 40–50 mm lang, ⌀ 1 mm; Körper im hinteren Drittel verdickt, vordere 2 Drittel dünn u. fadenförmig; **Entw.:** ähnlich Ascaris, jedoch ohne Organwechsel (Larvenwanderung); **Eier** gelangen mit dem Kot ins Freie, Entw. zu infektionsfähigen **Larven** bei Luftzutritt u. ausreichender Feuchtigkeit (bei 26 °C ca. 3–4 Wo.); **Inf.** des Menschen peroral durch larvenhaltige Eier; innerhalb 1–3 Mon. Heranwachsen zu Adultwürmern; **Nachw.:** Wurmeiernachweis*.
Tricula f: (engl.) Tricula; Wasserschneckenart, gehört zur Unterfamilie Triculinae der Hydrobiidae; Neotricula aperta (2–4 mm) ist Zwischenwirt für Schistosoma* mekongi.
tri|cuspidalis (lat. tricuspis drei Spitzen habend, dreizackig): dreizipflig; z. B. Valvula tricuspidalis (jetzt Valva atrioventricularis dextra): Segelklappe zw. der re. Herzkammer u. dem re. Vorhof.
Trieb: **1.** (engl.) drive; (psychol.) syn. primäres Motiv; Bez. für Strebung, die der Befriedigung vitaler Bedürfnisse u. der Erhaltung sowie dem Schutz des Individuums dient; z. B. Hunger, Durst, Brutpflege; z. T. auch Sexualität u. Bedürfnis nach Schlaf; **2.** (psychoanalyt.) energet. besetzte Strebung, die eine Triebspannung erzeugt u. ihren Ausdruck in einer körperl. Erregung findet; **Einteilung:** Lebenstrieb (Eros) mit Tendenz zur Selbsterhaltung; Todestrieb (Thanatos) mit Selbstzerstörungstendenz.
Triele (Tri-*) n pl: (engl.) triels; Gruppenbez. für die Elemente Bor, Aluminium, Gallium, Indium u. Thallium (Borgruppe, III. Hauptgruppe des Periodensystems* der Elemente).
Tri|fluor|thymidin n: Trifluridin*.
Tri|fluridin (INN) n: (engl.) trifluridine; syn. Trifluorthymidin; Virostatikum* (Nukleosidanalogon*) zur top. Behandlung von Herpes* corneae.
Tri|folii fibrini folium n: s. Bitterklee.
Tri|geminie (lat. trigeminus dreifach) f: (engl.) trigeminy; Herzrhythmusstörung*, bei der mehrmals hintereinander auf eine normale Herzaktion regelmäßig ein Couplet* (meist ventrikulär) folgt. Vgl. Bigeminie, Polygeminie.
Tri|geminus (↑) m: (engl.) trigeminal nerve; Kurzbez. für Nervus* trigeminus.
Tri|geminus|neur|algie (↑; Neur-*; -algie*) f: (engl.) trigeminal neuralgia; anfallartig, meist einseitig auftretende Schmerzen im Versorgungsgebiet des N. trigeminus, evtl. mit Kontraktionen der mimischen Muskulatur (sog. Tic douloureux), Rötung des Gesichts, Tränen- u. Schweißsekretion; **Formen: 1. klass. T.** (früher idiopath. T.): Auftreten meist nach 50. Lj., bes. bei Frauen; betroffen sind v. a. N. maxillaris u. N. mandibularis (2. u. 3. Ast des N. trigeminus); Sympt.: spontan auftretende sekundenlange Schmerzattacken; Auslösung durch versch. Reize (Kälte, Sprechen, Niesen, Berührung best. Hautareale, sog. Trigger-Zonen); schmerzfreie Intervalle zwischen den Anfällen; Hyperpathie u. evtl. Hyperästhesie, Druckschmerzhaftigkeit der Nervenaustrittpunkte (s. Abb. 1); Urs.: meist Kompression des N. trige-

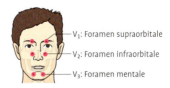

Trigeminusneuralgie Abb. 1: Nervenaustrittpunkte

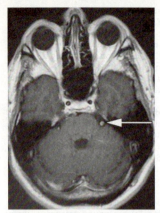

Trigeminusneuralgie Abb. 2: präoperative Darstellung vor mikrovaskulärer Dekompression: Kontakt der linken, im Vergleich zur Gegenseite großen A. cerebelli superior (Pfeil; durch Kontrastmittel hell dargestellt) mit der Nervenwurzeleintrittszone des N. trigeminus (Kontrast-MRT, T1-gewichtet) [42]

minus an der Wurzeleintrittszone, i. d. R. durch arterielles (am häufigsten A. cerebellli superior), selten venöses Gefäß (s. Abb. 2); **2. symptomat. T.:** Auftreten meist vor 40. Lj. bei Erkr. der Augen (z. B. Glaukom) od. Zähne, Sinusitis, Kollagenosen, Stoffwechselkrankheiten, Intoxikationen, bei mechan. Schädigung des Nervs durch Fraktur, Kompression, Hirntumoren, i. R. von Infektionen (z. B. Gradenigo*-Syndrom); möglicherweise in Zus. mit vaskulären Erkr. u. Multipler Sklerose; Sympt.: Schmerzanfälle u. U. beidseitig u. v. a. auch im Bereich des N. ophthalmicus; meist Dauerschmerz nach deren Abklingen; evtl. Sensibilitätsstörungen u. neurol. Ausfälle; **Ther.: 1.** konservativ: meist Antiepileptika*, v. a. Carbamazepin*, auch Oxcarbazepin*, Pregabalin*, Lamotrigin*, Gabapentin* od. Phenytoin* u. a. Pharmaka (Baclofen*, evtl. Analgetika od. Psychopharmaka, bei MS Misoprostol*); **2.** op. (bei Versagen der konservativen Ther.); 1. mikrovaskuläre Dekompression des N. trigeminus in der hinteren Schädelgrube (nach Janetta): nach kleiner infratentorieller Trepanation (im Winkel Sinus transversus/sigmoideus) Freilegen des N. trigeminus mit seiner Wurzeleintrittszone, Abschieben des Gefäßes u. Abpolsterung durch ein weiches Interponat, z. B. Teflon-Wolle; bei klassischer T. Therapie der ersten Wahl wegen geringstem Risiko von postoperativen Ausfällen des N. trigeminus od. des Auftretens einer Anästhesie dolorosa; 2. perkutane Verf. am Ganglion Gasseri (Thermokoagulation*, Glycerolinjektion* od. Ballonkompression mit Ballonkatheter), v. a. bei älteren Pat. mit hohem Risiko einer Operation mit Trepanation; 3. Radiochirurgie (Gamma* Knife, Linearbeschleuniger*); erst mit Latenz wirksam; **DD:** s. Gesichtsneuralgie; s. Kopfschmerz (Tab. dort).

Trigger (engl.): Auslöser.
Trigger-Faktoren (↑) *m pl:* (engl.) *trigger factors;* Faktoren, die eine Reaktion od. einen Anfall (z. B. bei Epilepsie, Migräne od. Trigeminusneuralgie) auslösen.
Trigger-Finger (↑): sog. schnellender Finger; s. Tendovaginitis stenosans.
Trigger-Punkt (↑): (engl.) *trigger point;* Reizpunkt, dessen Berührung od. Druckbelastung Schmerzen (auch vom T.-P. entfernt) auslöst od. zu Muskelverspannung führt; (klin.) druckdolenter Knoten in einem Hartspannstrang (im Gegensatz zu sog. tender points, s. Fibromyalgiesyndrom), der bei mechan. Stimulation eine typ. Schmerzausbreitung (referred pain) u. typ. Reaktionen, z. B. Grimassieren bzw. Abwehrbewegung (sog. jump sign) od. unwillkürliches Muskelzucken (sog. local twich response), auslöst; **Anw.: 1.** (diagn.) typ. T.-P. bei Gesichtsneuralgien, myofaszialem Schmerzsyndrom* u. a.; **2.** (therap.) i. R. der Elektrostimulationsanalgesie* u. Massage (Stimulationspunkte). Vgl. Head-Zonen.
Trigger-Zone (↑; Zona*): (engl.) *trigger area;* von einem sensiblen Nerv innerviertes Hautareal, dessen Berührung eine schmerzhafte Reaktion auslösen kann; z. B. bei Trigeminusneuralgie*.
Tri|glyceride *n pl:* (engl.) triglycerides; syn. Triacylglycerole, Neutralfette; mit 3 Fettsäuren* verestertes Glycerol*; T. werden mit der Nahrung aufgenommen u. im Darm in Monoacylglycerole u. freie Fettsäuren gespalten; nach Resorption u. anschl. Resynthese im Blut werden sie in Chylomikronen* transportiert. Endogene T. werden v. a. in Leber, Niere u. Herzmuskel aus Glycerol-3-phosphat über die Zwischenstufen Phosphatidsäuren* u. Diacylglycerole* synthetisiert u. im Blut in VLDL* transportiert. Physiol. Bedeutung v. a. als Energielieferant, Speicherung in Form von Depotfett*; pathol. **erhöhte** T.: s. Hypertriglyceridämie, Hyperlipoproteinämien (Typ IV), **verminderte** Konz. an T.: s. Hypotriglyceridämie. Vgl. Fette, Fettstoffwechsel, Lipolyse, Referenzbereiche, Verdauung.
Tri|glyceride, mittel|kettige *n pl:* (engl.) *middle chain triglycerides* (Abk. *MCT*); Sammelbez. für Triglyceride* vorwiegend aus Fettsäuren* mit einer Länge von 12–18 Kohlenstoffatomen; **Anw.:** i. R. der oralen od. parenteralen hochkalorischen Ernährungstherapie* aufgrund der leichten Resorption im Darm (z. T. ohne Wirkung von Gallensäure) u. schnellen Mobilisation innerh. des Fettstoffwechsels*. Vgl. Fibrose, zystische.
Tri|glycerid|lipasen *f pl:* Triacylglycerollipasen*.
Tri|glycerid-Trans|fer|protein *n:* (engl.) *triglyceride transfer protein;* heterodimeres Protein, das v. a. in Leber u. Darm vorkommt u. die im endoplasmatischen Retikulum synthetisierten Triglyceride, Cholesterolester u. Phospholipide zum Golgi*-Apparat transportiert; nach Zusammenlagerung mit Apolipoprotein B_{48} entstehen in den Mukosazellen Chylomikronen*. Vgl. Apolipoproteine.
Tri|gono|zephalus (gr. τρίγωνος dreieckig; Keph-*) *m:* s. Stenozephalie.
Tri|gonum auscultationis (↑) *n:* (engl.) *auscultatory triangle;* Feld zwischen lateralem Rand des M. trapezius, medialem Rand des M. rhomboideus major u. oberer Kante des M. latissimus dorsi; größte Fläche des Dreiecks bei auf den Kopf gelegten Armen; es können obere Segmente der unteren Lungenlappen sowie (li.) der Durchgang von Speisen

aus dem Ösophagus durch die Kardia in den Magen abgehört werden.

Tri|gonum caroticum (↑) *n*: (engl.) *carotid triangle*; Karotisdreieck; begrenzt von M. sternocleidomastoideus, hinterem Bauch des M. digastricus u. oberem Bauch des M. omohyoideus.

Tri|gonum cervicale laterale (↑) *n*: (engl.) *lateral cervical region*; syn. Trigonum colli laterale; seitl. Halsdreieck, begrenzt durch Clavicula, Hinterrand des M. sternocleidomastoideus u. Vorderrand des M. trapezius.

Tri|gonum delto|pectorale (↑) *n*: syn. Trigonum clavipectorale; s. Mohrenheim-Grube.

Tri|gonum femorale (↑) *n*: (engl.) *femoral triangle*; auch T. f. scarpae; von M. sartorius, M. adductor longus u. Ligamentum inguinale begrenzte Region am Oberschenkel*.

Tri|gonum fibrosum dextrum, sinistrum cordis (↑) *n*: (engl.) *right fibrous trigone*; 2 bindegewebige Zwickel des Herzskeletts zwischen den Faserringen der Aortenklappe u. den beiden Atrioventrikularklappen.

Tri|gonum habenulare (↑) *n*: (engl.) *habenular trigone*; dreieckiges Feld beidseits der Habenulae der Zirbeldrüse.

Tri|gonum inguinale (↑) *n*: (engl.) *inguinal triangle*; zwischen lateralem Rand des M. rectus abdominis, Ligamentum inguinale u. Plica umbilicalis lateralis.

Tri|gonum lumbale inferius (↑) *n*: (engl.) *inferior lumbar triangle*; syn. Trigonum lumbale Petiti, Petit-Dreieck; Lendendreieck; begrenzt von den Rändern des M. obliquus ext. abdominis u. des M. latissimus dorsi sowie dem Darmbeinkamm.

Tri|gonum lumbo|costale (↑) *n*: s. Bochdalek-Dreieck.

Tri|gonum musculare (↑) *n*: (engl.) *muscular triangle*; Dreieck zwischen Medianlinie, Zungenbeinkörper u. M. omohyoideus sowie Vorderrand des M. sternocleidomastoideus.

Tri|gonum olfactorium (↑) *n*: (engl.) *olfactory trigone*; Verbreiterung am Ende des Tractus* olfactorius.

Tri|gonum omo|claviculare (↑) *n*: (engl.) *omoclavicular triangle*; vom unteren Bauch des M. omohyoideus, Clavicula u. M. sternocleidomastoideus begrenzte Region.

Tri|gonum sub|mandibulare (↑) *n*: (engl.) *submandibular triangle*; von den beiden Bäuchen des M. digastricus u. dem Unterkieferrand begrenzte Region; enthält Gl. submandibularis, Nll. submandibulares, N. lingualis, N. hypoglossus, Ganglion submandibulare, A. facialis u. V. facialis.

Tri|gonum sub|mentale (↑) *n*: (engl.) *submental triangle*; Dreieck zwischen den vorderen Bäuchen des M. digastricus u. dem Os hyoideum.

Tri|gonum vesicae (↑) *n*: (engl.) *trigone of bladder*; syn. Lieutaud-Dreieck; dreieckiges Feld am Blasengrund zwischen den Einmündungen der Harnleiter u. dem Abgang der Harnröhre, in dem die Schleimhaut fest mit der Muskulatur verbunden ist u. daher keine Falten aufweist.

Tri|hexy|phenidyl (INN) *n*: Antiparkinsonmittel mit zentralen anticholinergen Eigenschaften; **Ind.:** Parkinson*-Syndrom; durch z. B. Neuroleptika induzierte extrapyramidale Sympt. wie Frühdyskinesien, Akathisie, Parkinsonoid. Vgl. Parasympatholytika.

Tri|hydroxy|propan *n*: s. Glycerol.

Tri|iod|thyronin *n*: (engl.) *triiodothyronine*; Abk. T_3; Liothyronin (INN), L-Triiodthyronin; s. Schilddrüsenhormone.

Tri|kresyl|phosphat *n*: s. Phosphorsäureester.

Tri|kresyl|phosphat|in|toxikation (Intoxikation*) *f*: (engl.) *tricresyl phosphate poisoning*; häufig durch Verw. von Trikresylphosphat (s. Phosphorsäureester) als Speiseöl, als Schmierölzusatz (sog. Torpedoölintoxikation) od. durch Gebrauch von Gegenständen (z. B. Schläuche) aus trikresylphosphathaltigem Kunststoff verursachte Intoxikation; **Sympt./Klin.:** anfangs gastrointestinale Störungen (Erbrechen, Diarrhö), nach 3–30 Tagen Polyneuritis mit vorwiegend motor. Ausfällen im weiteren Verlauf Rückenmarkssymptome (z. B. Spasmen, Babinski-Reflex); letaler Ausgang durch Bulbärparalyse möglich; evtl. verminderte Serumcholesterinase-Aktivität, Hyperglykämie, Leukozytose, Albuminurie, Glukosurie, Acetonurie; **Ther.:** symptomat.; kein Erbrechen herbeiführen, Frischluft, Haut- u. Augenspülung; auch die Apiolintoxikation* u. die sog. Ginger-Polyneuritis entstehen durch Verunreinigung mit Trikresylphosphat.

tri|krot (Tri-*; gr. κρότος Geräusch): (engl.) *tricrotic*; dreischlägig.

Tri|kuspidal|a|tresie (lat. tricuspis drei Spitzen habend; Atresie*) *f*: (engl.) *tricuspid valve atresia*; angeb. Agenesie der Trikuspidalklappe u. persistierendem Foramen* ovale od. (seltener) echtem Vorhofseptumdefekt*; **Häufigkeit:** ca. 2 % der angeborenen Herzfehler*; **Einteilung:** nach (immer vorhandenen) zusätzl. Herzfehlern in T. ohne u. mit Transposition* der großen Arterien (Abk. TGA); fast immer mit Ventrikelseptumdefekt* (Abk. VSD); bei etwa der Hälfte der Fälle mit einer Pulmonalhypoplasie (A. pulmonalis od. Pulmonalklappe) u. Infundibulumstenose, in einem Drittel der Fälle mit TGA (mit od. ohne Pulmonalstenose) kombiniert ist; **Pathophysiol.:** interatrialer Rechts-Links-Shunt u. damit arteriovenöses Mischblut im li. Vorhof, das über den li. Ventrikel in Aorta u. Pulmonalarterie gelangt; meist deutl. reduzierte Lungendurchblutung, nur bei T. mit TGA ohne Pulmonalstenose verstärkte Lungendurchblutung; **Klin.:** Zyanose* (i. d. R. sofort nach der Geburt) mit frühzeitiger Entw. von Trommelschlägelfingern u. Uhrglasnägeln sowie verminderter körperl. Leistungsfähigkeit inf. Hypoxämie; **Diagn.:** 1. Herzauskultation: häufig systol. Herzgeräusche*; 2. EKG: P-dextroatriale als Zeichen der rechtsatrialen Druckbelastung (s. P-Welle) sowie überdrehter Linkstyp u. a. Zeichen der Linksherzhypertrophie; s. Herzhypertrophie (Tab. dort), s. Lagetyp des Herzens (Tab. dort); 3. Röntgen-Thorax-Aufnahme: u. U. eingezogene Herztaille u. meist verminderte Lungendurchblutung; 4. Nachweis durch Echokardiographie*, Herzkatheterisierung*, Angiokardiographie*; **Ther.:** 1. (pharmak.) bei neonatal verminderter Lungendurchblutung Offenhalten des Ductus arteriosus* durch Prostaglandininfusion bis zur chir. Versorgung; 2. (chir.) ggf. interventionelle (Ballonatrioseptostomie*) od. op. (Blalock*-Hanlon-Operation)

Trikuspidalklappe

Herstellung eines Defekts im Vorhofseptumdefekt; palliative Verbesserung der aortalen Perfusion bei T. mit TGA u. kleinem VSD durch Damus*-Kaye-Stansel-Operation, bei schwerer Pulmonalstenose od. -atresie bzw. nach chir. Absetzen bzw. Pulmonalis*-Banding einer nicht stenot. Pulmonalarterie Blalock*-Taussig-Operation, später Glenn*-Operation u. danach endgültige Palliation durch Fontan*-Operation; 3. Endokarditisprophylaxe (s. Endokarditis).

Tri|kuspidal|klappe (↑): (engl.) *tricuspid valve*; Valva atrioventricularis dextra; 3-zipfelige Segelklappe zwischen re. Vorhof u. re. Herzkammer (s. Herz).

Tri|kuspidal|klappen|in|suf|fizienz (↑; Insuffizienz*) *f*: (engl.) *tricuspid valve insufficiency*; syn. Trikuspidalinsuffizienz; Herzklappenfehler* mit Schlussunfähigkeit der Trikuspidalklappe; **Ätiol.:** meist erworben (s. Endokarditis; häufig in Komb. mit anderen Herzklappenfehlern*), selten angeb. (s. Ebstein-Anomalie); rel. (funkt.) T. inf. Rechtsherzüberlastung mit rechtsventrikulärer Herzdilatation* u. Dilatation des AV-Klappenrings, z. B. bei schwerer Mitralklappenstenose* mit pulmonaler Hypertonie*; **Pathophysiol.:** rechtsatriale u. konsekutiv auch -ventrikuläre Volumenbelastung inf. systol. Regurgitation aus dem re. Ventrikel in den re. Vorhof mit kompensator. rechtsatrialer u. -ventrikulärer Hypertrophie; **Klin.:** venöse Einflussstauung* mit positivem Jugularvenenpuls (überhöhte v-Welle, tiefes y-Tal; s. Venenpuls, Abb. dort), Leberpuls* u. Hepatomegalie (Stauungsleber*); **Diagn.:** 1. Herzauskultation*: blasendes holosystol. Herzgeräusch* mit p. m. über dem 4. ICR re. parasternal; 2. Hinweise im EKG: P-pulmonale (s. P-Welle); positiver Sokolow-Index II; s. Herzhypertrophie (Tab. dort); 3. Röntgen-Thorax-Aufnahme: Dilatation des re. Vorhofs u. re Ventrikels; 4. Nachweis u. Quantifizierung: Echokardiographie (dopplersonograph. Regurgitation), Herzkatheterisierung* (Dextrokardiographie); **Ther.:** konservativ, evtl. klappenerhaltende op. Korrektur; Endokarditisprophylaxe (s. Endokarditis).

Tri|kuspidal|klappen|stenose (↑; Steno-*; -osis*) *f*: (engl.) *tricuspid valve stenosis*; Herzklappenfehler* mit Verengung der Trikuspidalklappenöffnungsfläche; **Ätiol.:** 1. angeb.; meist in Komb. mit Pulmonalatresie u. Hypoplasie des re. Ventrikels o. a. angeborenen Herzfehlern*, als isolierte T. extrem selten, häufig mit rascher Entw. der Klin.; bei offenem Foramen ovale u. U. dd Abgrenzung von der Trikuspidalatresie* schwierig (Diagn. u. Ther.: s. Trikuspidalatresie); 2. erworben v. a. nach rheumat. od. bakterieller Endokarditis*, meist in Komb. (v. a. mit Mitralstenose), sehr selten isoliert, mit i. d. R. langsamer Entw. der Klin.; 3. rel. T. durch Zunahme des Schlagvolumens bei Vorhofseptumdefekt* mit großem Links-Rechts-Shunt u. a.; **Pathophysiol.:** rechtsatriale Druckbelastung mit diastol. atrioventrikulärem (transtrikuspidalem) Druckgradienten; **Klin.:** Rechtsherzinsuffizienz mit Dyspnoe, Zyanose, venöser Einflussstauung, Ödemen, Aszites, Hepatomegalie (Stauungsleber) u. a.; **Diagn.:** 1. Herzauskultation*: protobis mesodiastol. niederfrequentes Herzgeräusch* u. präsystol. Crescendo-Decrescendo mit p. m.

4.–5. ICR li. parasternal u. zunehmender Intensität bei tiefer Inspiration sowie in Rechtsseitenlage; Trikuspidalöffnungston*; 2. EKG: P-pulmonale (s. P-Welle); 3. Röntgen-Thorax-Aufnahme: Dilatation des re. Vorhofs; 4. Nachw. u. Quantifizierung: Echokardiographie (dopplersonograph. Druckgradient) u. Herzkatheterisierung; **Ther.:** konservativ, evtl. klappenerhaltende op. Korrektur; relative T.: evtl. Verschluss des Vorhofseptumdefekts; T. bei Pulmonalatresie od. hypoplast. re. Ventrikel: evtl. Glenn*-Operation mit od. ohne nachfolgender Fontan*-Operation; Endokarditisprophylaxe (s. Endokarditis).

Tri|kuspidal|öffnungs|ton (↑): (engl.) *tricuspid opening snap*; frühdiastol. Extraton (s. Herztöne) bei Trikuspidalklappenstenose*, dessen Lautstärke inspirator. zunimmt.

Tri|menon (Tri-*; gr. μήν Monat) *n*: (engl.) *trimester*; Zeitraum von 3 Monaten; vgl. Schwangerschaftsdauer.

Tri|menon|koliken (↑; ↑; Kolik*) *fpl*: Dreimonatskoliken*.

Tri|metho|prim (INN) *n*: (engl.) *trimethoprim*; bakteriostat. wirkendes Chemotherapeutikum (Folsäure*-Antagonist) mit breitem Wirkungsspektrum; **Ind.:** Harnweginfektionen, meist in Komb. mit einem Sulfonamid (Cotrimoxazol*).

Tri|methyl|amin|urie (Ur-*) *f*: (engl.) *trimethylaminuria*; sog. Fischgeruch-Syndrom; vermehrte Ausscheidung von Trimethylamin (tertiäres Amin, farbloses Gas) über den Harn u. Schweiß aufgrund eines seltenen autosomal-rezessiv erbl. Mangels an Trimethylaminoxidase; die Stickstoffoxidation ist gestört u. über den Darm aufgenommenes Trimethylamin kann nicht abgebaut werden.

Tri|mipr|amin (INN) *n*: (engl.) *trimipramine*; tricycl. Antidepressivum* mit ausgeprägten sedierenden Eigenschaften.

Trink|wasser: (engl.) *potable water*; für den menschlichen Genuss u. Gebrauch geeignetes Wasser, das best., in Gesetzen u. anderen Rechtsnormen (s. Trinkwasserverordnung) festgelegte Güteeigenschaften erfüllen muss; Grundanforderungen an ein einwandfreies Trinkwasser sind (DIN 2000): frei von Krankheitserregern, keimarm, ohne gesundheitsschädigende Eigenschaften, appetitlich (klar, farblos, geruchlich, geschmacklich einwandfrei); T. soll in ausreichender Menge zur Verfügung stehen u. keine übermäßigen Korrosionsschäden in den Leitungen hervorrufen.

Trink|wasser|fluoridierung: s. Kariesprophylaxe.

Trink|wasser|verordnung: (engl.) *drinking water ordinance*; „Verordnung über die Qualität von Wasser für den menschlichen Gebrauch" vom 21.5.2001, geändert durch Verordnung vom 31.10.2006 (BGBl. I S. 2407), legt Grenz- u. Richtwerte für die zulässige Belastung des Trinkwassers* mit Mikroorganismen, Schwermetallen u. a. gesundheitsschädlichen Stoffen fest; regelt die physik. u. sensorische (Geruch, Trübung) Qualität des Trinkwassers u. enthält Vorschriften für die Überwachung durch das Gesundheitsamt. Vgl. Kolititer.

Triosen *fpl*: (engl.) *trioses*; mit 3 C-Atomen die einfachsten, vom Glycerol abgeleiteten Monosaccharide* Glyceral* u. Glyceron*; **Triosephosphate:** s. Glykolyse.

Triose|phosph̲a̲t|iso|merase *f*: (engl.) *triosephosphate isomerase*; Isomerase, die bei Glykolyse* u. Glukoneogenese reversibel Glyceral-3-phosphat in Glyceron-3-phosphat überführt (vgl. Isomerie); **Mangel:** s. Erythrozytenenzymopathien.

Tri|pelenn|amin (INN) *n*: (engl.) *tripelennamine*; Histamin*-H_1-Rezeptoren-Blocker zur top. Anw. an der Haut; **Ind.:** Juckreiz nach Insektenstichen od. -bissen, nach Kontakt mit Quallen od. Brennnesseln.

Tri|peptid̲a̲sen *f pl*: s. Proteasen.

Tri|phalangie (Tri-*; gr. φάλαγξ, φάλαγγος Reihe) *f*: (engl.) *triphalangia*; Dreigliedrigkeit des normalerweise zweigliedrigen Daumens od. Zehs; **Vork.:** als seltene isolierte autosomal-dominant erbl. Fehlbildung; auch i. R. versch. genetischer Syndrome.

Triple|arthro|dese (lat. tri̲plex dreifach; Arthr-*; gr. δεσις das Binden) *f*: (engl.) *triple arthrodesis*; op. Versteifung von unterem Sprunggelenk, Kalkaneokuboid- u. Talonavikulargelenk bei schmerzhaften arthrot. Veränderungen in diesem Bereich (z. B. bei angeb. Plattfuß od. Klumpfuß im Erwachsenenalter od. posttraumat. nach Fersenbeinfraktur) u. bei schlaffen Lähmungen (z. B. nach Poliomyelitis).

Triple-H-Therapie *f*: Kurzbez. für **h**ypertensive **h**ypervolämische **H**ämodilution*.

Triplet: (kardiol.) Bez. für 3 Extrasystolen* hintereinander.

Triple-Test (engl. triple dreifach) *m*: Verf. zur Bestimmung von Alphafetoprotein* zusammen mit HCG* u. Estriol* im Serum der Schwangeren zwischen 16. u. 20. SSW zur Risikoabschätzung in Bezug auf chromosomale Aberrationen beim Fetus.

Triple-Therapie (↑) *f*: s. Eradikationstherapie.

Tri̲plett (franz.-lat. tri̲plus dreifach) *n*: Basentriplett; s. Codon.

Tri|ploidie (Tri-*; -ploid*) *f*: (engl.) *triploidy*; Zustand von Zellen od. Individuen mit 3 haploiden Chromosomensätzen; vgl. Polyploidie, Ploidiegrad.

Tripper (niederdeutsch trippen tropfen) *n*: s. Gonorrhö.

Tri|prolidin (INN) *n*: (engl.) *triprolidine*; sedierender Histamin*-H_1-Rezeptoren-Blocker der 1. Generation (Alkylamin) zur p. o. Anw.; **Ind.:** (in fixer Komb. mit Pseudoephedrin*) akute, allerg. u. vasomotor. Rhinitis.

Tript̲a̲ne *n pl*: (engl.) *triptans*; Serotonin-5-$HT_{1B/1D/1F}$-Rezeptor-Agonisten; **Vertreter:** Almotriptan*, Eletriptan*, Frovatriptan*, Naratriptan*, Rizatriptan*, Sumatriptan*, Zolmitriptan*; **Wirkung:** T. hemmen wahrscheinl. (neben einer vasokonstriktor. Wirkung) die perivaskuläre Entz. der Hirnarterien. **Ind.:** Migräne* (Besserung von Kopfschmerz u. typ. Begleiterscheinungen, z. B. Übelkeit); **Kontraind.:** ischäm. Herzerkrankung, vorausgegangener Herzinfarkt, Hypertonie, Prinzmetal-Angina, koronare Vasospasmen, Raynaud-Syndrom, Schwangerschaft u. Stillzeit; **UAW:** Druck- u. Engegefühl im Hals u. Brustbereich, Parästhesien der Extremitäten, Müdigkeit, Muskelbeschwerden, selten pektanginöse Beschwerden, Übelkeit, Erbrechen.

Tripto|relin (INN) *n*: (engl.) *triptoreline*; GnRH*-Rezeptor-Agonist; **Ind.:** hormonabhängiges Prostatakarzinom.

Tri|pus Ha̲lleri (Albrecht v. Haller, schweiz. Physiol., 1709–1777; Tri-*; gr. πούς Fuß) *m*: (engl.) *Haller's tripus*; Aufteilungsstelle des Truncus coeliacus in seine 3 Äste: A. gastrica sinistra, A. hepatica communis, A. splenica.

tri|quetrus (lat.): dreieckig; z. B. Os triquetrum, das sog. Dreieckbein.

Tri̲smus (gr. τρίζειν knirschen) *m*: (engl.) *lockjaw*; tonischer Krampf der Kaumuskeln mit Kieferklemme*; **Vork.:** z. B. bei Kälte, als Sympt. bei Allgemeinerkrankungen (z. B. Tetanus, Tetanie) od. selten reflektor., z. B. bei Entz. im Bereich des Kiefergelenks (Periostitis, Parotitis u. a.). Vgl. Krämpfe, Bisssperre.

Tri|somie (Tri-*; Soma*) *f*: (engl.) *trisomy*; Genommutation, bei der im normalen diploiden Chromosomensatz ein (**einfache T.**) od. mehrere (**doppelte T.** usw.) Chromosomen dreifach vorhanden sind; **Ätiol.:** Durch fehlerhafte Reifeteilung der Eizelle od. des Spermiums (Non*-disjunction) resultieren neben Gameten mit hypohaploider Chromosomenzahl (22) Tochterzellen mit hyperhaploider (24), bei deren Vereinigung mit einer normalen haploiden Gamete (23) des anderen Geschlechts das betroffene Chromosom dreifach vertreten ist. Vgl. Trisomiesyndrome.

Tri|somie 3q (↑; ↑) *f*: (engl.) *trisomy 3q*; Chromosomenaberration* mit dreifachem Vorhandensein des distalen Abschnitts des langen Arms von Chromosom 3; **Sympt.:** pränatale Dystrophie, Kleinwuchs, geistige Retardierung, Trigonozephalie, Synophrys, mongoloider Lidachsenverlauf, Glaukom, Kolobom, Genitalanomalien, postaxiale Polydaktylie.

Tri|somie 9p (↑; ↑) *f*: (engl.) *trisomy 9p*; Chromosomenaberration* mit dreifachem Vorhandensein des kurzen Arms von Chromosom 9; **Sympt.:** Wachstums- u. psychomotor. Retardierung (verzögerte Sprachentwicklung), faziale Dysmorphien, Brachydaktylie u. assoziierte Fehlbildungen.

Tri|somie 10p (↑; ↑) *f*: (engl.) *trisomy 10p*; Chromosomenaberration* mit dreifachem Vorhandensein des kurzen Arms von Chromosom 10; **Sympt.:** intrauterine Wachstumsverzögerung, Kleinwuchs, Dolichozephalie, faziale Dysmorphien mit schmalem Gesicht u. hoher Stirn, verminderte Fingerbeweglichkeit, Hüftluxation, Klumpfüße, Lippen-Kiefer-Gaumenspalte, angeb. Herzfehler.

Tri|somie 12p (↑; ↑) *f*: (engl.) *trisomy 12p*; Chromosomenaberration* mit dreifachem Vorhandensein des distalen Anteils vom kurzen Arm von Chromosom 12; **Sympt.:** Mittelgesichtshypoplasie, Brachydaktylie u. -tarsie, Linksherzhypoplasie*-Syndrom, psychomotor. Retardierung.

Tri|somie 13 (↑; ↑) *f*: (engl.) *trisomy 13*; syn. Pätau-Syndrom; komplexes Fehlbildungssyndrom inf. einer numerischen Aberration des Chromosoms 13 durch Teilungsfehler in der Meiose; **Häufigkeit:** ca. 1 : 10 000 Lebendgeborene. **Sympt.:** multiple Hirnfehlbildungen (Arhinenzephalie), Zyklopie, Gesichtsdysmorphien, Lippen-Kiefer-Gaumenspalte, Mikrophthalmie, Iriskolobom, Ohrmuscheldeformitäten, postaxiale Hexadaktylie, Herzfehler, Zystenniere; **Progn.**: bis zum 5. Lj. sterben alle Jungen, Mädchen überleben zu 30 %, mit 10 Jahren leben noch 10 %.

Tri|somie 18 (↑; ↑) *f*: (engl.) *trisomy 18*; syn. Edwards-Syndrom; komplexes Fehlbildungssyndrom inf. autosomaler Trisomie* des Chromosoms 18 (Chromosomengruppe F; s. Denver-Klassifikation); **Häufigkeit:** ca. 1:5000 Lebendgeborene; **Sympt.**: außerordentl. große Variabilität u. Komplexität (daher keine konstanten diagn. Kriterien); häufig primordialer Kleinwuchs, typ. Gesichtsdysmorphie, charakterist. Fingerhaltung mit Beugekontrakturen der Fingergelenke, wobei Daumen u. Kleinfinger die anderen Finger kreuzen; schwere psychomotor. Retardierung; **Progn.**: infaust; Letalität im 1. Lj. ca. 90 % der Jungen u. ca. 45 % der Mädchen, mit 5 Jahren leben noch 15 % der Mädchen. Vgl. Syndrom, oto-palato-digitales.

Tri|somie 21 (↑; ↑) *f*: Down*-Syndrom.

Tri|somie|syn|drome (↑; ↑) *n pl*: (engl.) *trisomy syndromes*; Sammelbez. für Krankheitsbilder, denen eine chromosomale Trisomie* zugrunde liegt; eine autosomale Trisomie wirkt i. d. R. als Letalfaktor u. ist nur in Einzelfällen mit dem Leben vereinbar; zu den klin. wichtigsten **autosomalen T.** zählen das Pätau-Syndrom (Trisomie* 13), Edwards-Syndrom (Trisomie* 18) u. Down*-Syndrom (Trisomie 21). Klinisch wichtige **gonosomale T.** sind das Klinefelter*-Syndrom (Trisomie XXY), die Trisomie* X u. das XYY*-Syndrom. **Sympt.**: wenig charakterist., vielgestaltiges Bild, fakultativ sehr variable Begleitanomalien. Die gemeinsame Grundsymptomatik der T. umfasst (allerdings in variabler Ausprägung) Anomalien des Gehirns (geistige Behinderung, epilept. Anfälle u. Tonusstörungen der Muskulatur), des Herzens (mit od. ohne Zyanose), der Nieren, des Genitales, der Augen, des Skeletts, der Hände u. Füße (insbes. Hexadaktylie); u. U. Vierfingerfurche, kraniofaziale Dysplasie u. Ohrmuscheldysplasie.

Trisomie X (↑; ↑) *n*: (engl.) *triple-X syndrome*; syn. Triple-X-Syndrom, Triplo-X-Syndrom; zu den Trisomiesyndromen* gehörende Genommutation mit dreifachem X-Chromosom inf. mütterlicher meiotischer Non*-disjunction; **Sympt.**: Frauen mit weibl. Phänotyp (oft fertil, aber auch mit Hypogonadismus u. Hypogenitalismus) u. meist normaler bis grenzwertiger Intelligenz im Vergleich zu den Geschwistern; relativer Hochwuchs zur Familie; geringfügig erhöhtes Risiko für Kinder mit gonosomalen Aneuploidien (<1 %).

Tris-Puffer: (engl.) *TRIS buffer*; syn. Tris-hydroxymethyl-aminomethan (Abk. THAM), Trometamol (INN); therap. verwendete Pufferlösung; **Ind.**: Azidose*, Hirndrucksteigerung*; **UAW:** Hypoglykämie (daher gleichzeitige Zufuhr von Glukose erforderlich).

TRISS: Abk. für (engl.) *Trauma* and *Injury Severity Score*.

Trit|an|omalie (gr. τρίτος dritter; Anomalie*) *f*: s. Farbenfehlsichtigkeit.

Trit|an|opie (↑; An-*; Op-*) *f*: s. Farbenfehlsichtigkeit.

Tritium (↑) *n*: (engl.) *tritium*; überschwerer Wasserstoff; schwerstes, einziges radioaktives Isotop des chem. Elements Wasserstoff*, Symbol T od. ^3H, OZ 1, rel. Atommasse 3,016; der Atomkern enthält neben dem Proton 2 Neutronen; physik. HWZ 12,26 Jahre; effektive HWZ bei einmaliger Aufnahme ca. 10 Tage; T. kann bei allen Stoffwechselprozessen Wasserstoff ersetzen; keine Anreicherung über die Nahrungskette*; Entstehung durch Einwirkung kosmischer Strahlung u. in kerntechn. Anlagen; **Verw.**: insbes. zur radioaktiven Markierung* von Arzneimitteln u. Testsubstanzen in der biochem. Forschung, zur Zellmarkierung u. In-vitro-Diagnostik. Vgl. Deuterium.

Tri|zeps|sehnen|re|flex (lat. triceps dreiköpfig; Reflekt-*) *m*: (engl.) *triceps reflex*; Triceps-brachii-Reflex; s. Reflexe (Tab. 1 dort).

TRK: Abk. für **t**echnische **R**icht**k**onzentration; Grenzwert für die in der Luft am Arbeitsplatz nach dem aktuellen Stand der Technik erreichbare Konz. eines kanzerogenen Arbeitsstoffes (als Gas, Dampf od. Schwebstoff), der im Arbeitsprozess (noch) nicht durch einen weniger gesundheitsschädl. Stoff ersetzbar ist; vgl. MAK, BAT.

tRNA: Abk. für **T**ransfer-**RNA**; RNA-Species mit geringem M_r 23 000–30 000 (speciesabhängig 73–85 Nukleotide), hohem Anteil an seltenen Nukleinsäurebestandteilen* u. kleeblattförmiger Sekundärstruktur (s. Abb.); in der Proteinbiosynthese* gibt es für jede der 20 proteinogenen Aminosäuren 1–6 spezif. tRNAs. Die Aminosäure wird am freien 3'-OH-Ende der tRNA an Adenosin gebunden; diese Reaktion wird (unabhängig von der Proteinbiosynthese) von einer aminosäurespezif. Aminoacyl-tRNA-Synthetase (tRNA-Ligase) katalysiert. Die 3 Basen des Anticodons der tRNA sind bei der Translation die Leseeinheit für das Codon der mRNA*.

tRNA: „Kleeblatt"-Modell der Phenylalanin-spezifischen tRNA aus Hefe; seltene Nukleoside sind durch „leere" Symbole bezeichnet.

Trochanter (gr. τροχαντήρ Rollhügel, Knochenvorsprung) *m*: (engl.) *trochanter*; Rollhügel; am Oberschenkelknochen als T. major (außen) u. T. minor (einwärtsliegend); vgl. Roser-Nélaton-Linie.

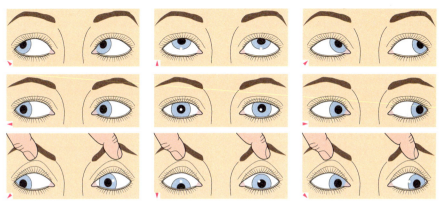

Trochlearislähmung: Untersuchung der 9 Blickrichtungen bei Trochlearislähmung links

Trochlea (gr. τροχιλεία Winde, Seilzug) *f*: (engl.) *trochlea*; Rolle; (anat.) rollenförmiges Gebilde; z. B. T. humeri: Gelenkwalze am distalen Humerusende für die Ulna; T. musculi obliqui superioris bulbi: rinnenförmiges Knorpelstückchen an der medialen Augenhöhlenwand zur Umlenkung der Sehne des Muskels; T. tali: Talusrolle, für die Artikulation mit dem Unterschenkel.

Trochlea musculi obliqui superioris bulbi (↑) *f*: (engl.) *trochlea of superior oblique*; faserknorpelige Röhre an der medialen Augenhöhlenwand, befestigt Sehne des M. obliquus sup., die innerhalb der Vagina tendinis m. obliqui sup. mechanisch geschützt liegt.

Trochlearis (↑) *m*: (engl.) *trochlear nerve*; Abk. für Nervus* trochlearis.

Trochlearis|lähmung (↑): (engl.) *trochlear nerve palsy*; Lähmung des vom N. trochlearis (IV. Hirnnerv) versorgten M. obliquus superior; **Formen: 1. einseitige T.:** Abweichung des paretischen Auges nach oben bei Adduktion, Verrollungsabweichung nach außen (Exzyklotropie; s. Abb.), V-Inkomitanz, vertikale Doppelbilder, kompensator. Kopfneigung zur Gegenseite (Torticollis* ocularis; Bielschowsky*-Zeichen positiv); **2. beidseitige T.:** alternierende Abweichung eines Auges nach oben (in Abhängigkeit von der horizontalen Blickposition), starke Exzyklotropie u. V-Inkomitanz, Bevorzugung des Aufblicks mit Neigung des Kopfes nach vorn; **Urs.:** bei isolierter T. v. a. Trauma, ischäm. Neuropathie (v. a. bei Diabetes mellitus, Hypertonie); T. in Komb. mit anderen Hirnnervenlähmungen bei Erkr. der Schädelbasis u. des Hirnstamms, z. B. Kavernosussyndrom*, Fissura*-orbitalis-superior-Syndrom, Tumor, Meningitis*, Meningeosis* carcinomatosa.

Trocken|eis: Kohlensäureschnee; s. Kohlendioxid.

Trocken|nähr|böden: (engl.) *dry culture media*; syn. Fertignährböden; industriell hergestellte bakteriol. Nährböden*, die nach Auflösen mit Wasser, anschl. Sterilisation u. evtl. Zusatz best. Stoffe (z. B. Blut) gebrauchsfertig sind.

Trocken|pinselung: (engl.) *treatment with shake lotion*; Auftragen einer Schüttelmixtur (s. Lotion) auf die Haut; nach Verdunsten der Flüssigkeit bleibt ein fein verteilter Puderbelag zurück, der nässende Hautläsionen austrocknet.

Trocken|prä|parate (lat. praeparare zubereiten) *n pl*: (engl.) *dry preparations*; auf dem Deckglas durch Erwärmen evtl. mit Alkohol aufgetrocknete Bakterien-, Blut- u. a. Präparate, werden anschließend gefärbt u. mit Kanadabalsam auf dem Objektträger befestigt.

Trocken|sub|stanz (lat. substantia Beschaffenheit, Wesen) *f*: (engl.) *dry substance*; Masse einer Substanz, die nach Entfernung des gesamten nicht chem. gebundenen Wassers zurückbleibt; Messung in Gewichtsteilen.

Trömner-Re|flex (Ernest L. O. T., deutscher Neurol., 1868–1949; Reflekt-*) *m*: s. Reflexe (Tab. 1 dort).

Tröpfchen|in|fektion (Infekt-*) *f*: (engl.) *aerosol infection*; durch erregerhaltige, von Infizierten beim Husten od. Niesen ausgestoßene kleinste Tropfen übertragene Infektion*.

Tro|fosf|amid (INN) *n*: (engl.) *trofosfamide*; Zytostatikum* (Alkylans*); **Ind.:** u. a. im Rahmen einer Erhaltungstherapie bei lymphoretikulären Tumoren u. Hämoblastosen.

Trokar (franz. trois quarts dreikantig) *m*: (engl.) *trocar*; auch Troicart, in einer Hülse steckender, runder, konisch zulaufender Dorn aus Stahl; **Anw.:** häufig als sog. Sicherheitstrokar, bei dem sich zur Vermeidung von Verletzungen nach Einstechen in eine Körperhöhle sofort eine stumpfe Hülse über die messerscharfe Spitze schiebt; die Trokarhülse dient als Kanal zum Vorschieben einer Kamera od. von Instrumenten. Vgl. Veres-Nadel; Laparoskopie; Thorakoskopie; Arthroskopie; Chirurgie, minimal-invasive.

Trokar|nadel (↑): (engl.) *trocar needle*; syn. Troicartnadel; Punktionskanüle*, die auf dem Prinzip des Trokars* beruht.

Trolard-Vene (Paulin T., Anat., Algier, Paris, 1842–1910; Vena*) *f*: s. Vena media superficialis cerebri.

Tro|mantadin (INN) *n*: (engl.) *tromantadine*; Virostatikum*; zyklisches Amin, das die Aufnahme der Viren in die Zellen blockiert; **Ind.:** lokal bei beginnendem Herpes simplex od. Zoster; **UAW:** Überempfindlichkeitsreaktion der Haut.

Trombiculidae

Trombiculidae *f*: s. Milben.

Trombidiose (-osis*) *f*: (engl.) *trombidiosis*; Erythema autumnale; auch Trombikulose, Ernte-, Heukrätze, Beiß; bes. an den Anliegeflächen enger Kleidung auftretende, heftig juckende Quaddeln u. Papeln, verursacht durch Milbenlarven mehrerer Arten der Gattung Neotrombicula; **Ther.**: Milbenquelle vermeiden; symptomatisch mit Antihistaminika u. Glukokortikoiden. Vgl. Milben.

Tro|metamol (INN) *n*: Tris*-Puffer.

Trommel|bauch: (engl.) *drum-belly*; umgangssprachl. Bez. für ein (z. B. infolge von Meteorismus*) geblähtes Abdomen mit erhöhter Bauchdeckenspannung u. tympan. Klopfschall; vgl. Malabsorption.

Trommel|fell: Membrana* tympanica.

Trommel|fell|entzündung: s. Myringitis.

Trommel|fell|per|foration (lat. perforare durchbohren) *f*: (engl.) *eardrum perforation*; Perforation der Membrana tympanica; **Urs.**: akute od. chron. Otitis* media (punkt- bis nierenförmiger, zentraler Trommelfelldefekt, s. Abb.), Cholesteatom* (randständiger Defekt), traumat.: Trommelfellruptur*; **Sympt.**: Schallleitungsschwerhörigkeit; evtl. (eitrige) Otorrhö, meist keine Schmerzen; **Ther.**: bei akuter reizloser T. Trommelfellschienung ggf. nach Auskrempelung der Perforationsränder; bei akuten Entz. Nasentropfen, ggf. Antibiotika; nach Abheilung der Entz. Tympanoplastik*, wenn kein spontaner Verschluss erfolgt. **Sonderform:** therap. T.: Parazentese*.

> Bei Verdacht auf Trommelfelldefekt ist Ohrspülung kontraindiziert.

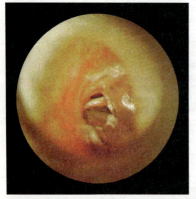

Trommelfellperforation: Durch die zentrale Perforation ist die Sehne des M. stapedius sichtbar.

Trommel|fell|re|flex (Reflekt-*) *m*: (engl.) *eardrum reflex*; bei der Otoskopie* (Abb. 2 dort) sichtbarer heller Lichtreflex im vorderen unteren Quadranten des normal differenzierten Trommelfells.

Trommel|fell|ruptur (Ruptur*) *f*: (engl.) *eardrum rupture*; traumat. Trommelfellperforation*; **Urs.**: **1.** Explosionstrauma (s. Trauma, akustisches), Tauchen, Kopfsprung ins Wasser, Ohrfeige; **2.** direktes mechan. Trauma: eingespießter Fremdkörper, Ohrspülung, Reinigungsversuch des Gehör-

gangs; Kompl.: Luxation der Gehörknöchelchen, Impression des Steigbügels in das Labyrinth; **3.** (selten) T. durch glühende Schleifpartikel, Schweißperlen, Verbrühung od. Verätzung; Kompl.: Schädigung des N. facialis; **Sympt.**: leichte Ohrblutung, Schmerzen, Schallleitungsschwerhörigkeit, gezackter Trommelfelldefekt mit Einblutung; **Ther.**: bei kleiner T. sterile Abdeckung (Ohrenklappe) bis zum Spontanverschluss, Schienung nach Auskrempelung der Perforationsränder, bei Mittelohrinfektion durch Badewasser prophylakt. Antibiotikum; bei Verdacht auf Luxation der Gehörknöchelchen Tympanoskopie zum Entfernen eines Fremdkörpers (z. B. Schweißperle); bei Inf., Verbrennung od. Verätzung: Antibiotika, evtl. Tympanoplastik*.

Trommel|schlägel|finger: (engl.) *clubbed finger, drumstick finger*; auch Kolbenfinger, Digiti hippocratici; Bez. für hyperostot. Auftreibung der Fingerendphalangen bei gleichzeitiger hochgradiger Weichteilverdickung (vgl. Osteoarthropathie, hypertrophe), häufig zus. mit Uhrglasnägeln* (s. Abb.); Path. unklar; **Vork.**: v. a. chron. Hypoxie inf. kardialer (z. B. zyanot. Herzfehler) u. pulmonaler (z. B. Bronchiektasen*, interstitielle Lungenkrankheit*, Lungentuberkulose*, Bronchialkarzinom) Erkr.; einseitig T. bei Aneurysma* der großen Armarterien od. arteriovenösen Aneurysmen an der betreffenden Extremität.

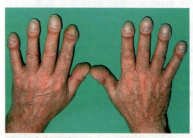

Trommelschlägelfinger: mit Uhrglasnägeln [74]

Trommel|schlägel|form: (engl.) *drumstick form*; durch Ausbildung endständiger Sporen* entstehende Form der Bakterienzelle; s. Clostridium tetani (Abb. dort); vgl. Plectridiumform.

Trommler|lähmung: (engl.) *drummer's palsy*; Ausfall der Daumenendglied-Extension nach Ruptur der Sehne des M. extensor pollicis longus (sog. Trommlersehne) inf. distaler Radiusfraktur* (durch Frakturfragmente od. dorsal auftragendes Osteosynthesematerial) od. degen. Veränderung; **Ther.**: Transposition der Sehne des M. extensor indicis auf die Sehne des M. extensor pollicis longus (Indicis- od. Extensor-indicis-Plastik). Vgl. Radialislähmung.

-trop: auch -tropie; Wortteil mit der Bedeutung auf etwas gerichtet, auf etwas wirkend, bevorzugt auftretend; von gr. τρέπειν.

Tropen|krankheiten: (engl.) *tropical diseases*; Krankheiten, deren Erreger od. Übertrager an best. tropischen od. subtropischen Klimabedingungen bzw. an Umwelt- od. sozioökonom. Bedingungen gebunden sind, die charakterist. für trop. Entwicklungsländer sind; z. B. afrikanische Trypanosomiasis*, Leishmaniasen*, Onchozerkose*, Filariosen*, Schistosomiasis*; einige der heute als T. bezeichneten Erkr. kamen früher auch in Europa bzw. weltweit vor (z. B. Pest*, Cholera*, Lepra*, Malaria*, Amöbiasis*). Für einen großen Teil der Morbidität* u. Frühmortalität in trop. Entwicklungsländern sind Lebensbedingungen u. Erkr. verantwortl., die in gemäßigten, entwickelten Zonen seltener sind (Mangelernährung, Kinderkrankheiten, Tuberkulose, best. Atemwegerkrankungen, Poliomyelitis, Virushepatitiden, HIV-Infektionen).

Tropen|medizin *f*: (engl.) *tropical medicine*; Fachgebiet der Medizin, das sich mit Tropenkrankheiten* u. mit in den Tropen gehäuft vorkommenden ubiquitären Krankheiten beschäftigt; beinhaltet versch. Spezialgebiete wie z. B. trop. Parasitologie, med. Entomologie, Reisemedizin, Tropenhygiene u. trop. Veterinärmedizin; in Deutschland umfasst die in der (Muster-)Weiterbildungsordnung für Ärzte verankerte Zusatz-Weiterbildung Tropenmedizin in Ergänzung zu einer Facharztkompetenz die Epidemiologie, Vorbeugung, Erkennung u. Behandlung von Gesundheitsstörungen u. Erkr., die mit den bes. Lebensumständen, Krankheitserregern u. Umweltbedingungen in trop., subtrop. u. Ländern mit bes. klimatischer od. gesundheitlicher Belastung verbunden sind.

Tropen|tauglichkeit: (engl.) *fitness for tropical climate*; Eignung eines Menschen aus gemäßigten Klimazonen, sich den zusätzl. Gesundheitsbelastungen in den Tropen ohne größeres Risiko auszusetzen; da es eine spezif. T. nicht gibt, müssen bei der Beurteilung sowohl die individuelle Verfassung des Reisenden (körperl. u. seel. Gesundheit, Grund der Ausreise) als auch die ihn erwartenden Lebensumstände in den Tropen berücksichtigt werden (Klima, ärztl. Versorgung, Art der Tätigkeit, Lebensstandard, u. U. Trennung von der Familie, Möglichkeit u. Fähigkeit zu sozialen Kontakten, Dauer des Aufenthalts). **Einteilung:** Je nach Schwierigkeit der Umweltbedingungen lassen sich die Anforderungen an die T. nach 4 Belastungsgruppen unterscheiden: **Gruppe I:** ungünstige klimat. Bedingungen, unzugängl. Gebiet, Isolierung (z. B. Entwicklungshelfer, Missionare); **Gruppe II:** ungünstige klimat. Bedingungen, aber gute Kommunikationsmöglichkeiten u. ärztl. Versorgung (reisende Experten, Angehörige internationaler Organisationen mit Aufenthalt in ländl. Regionen usw.); **Gruppe III:** trop. Klima mit vorhandenen Einrichtungen der Hygiene u. Zivilisation (Aufenthalt in Großstädten); **Gruppe IV:** kurzfristige Reisen unter komfortablen Bedingungen (Geschäftsreisen, Tourismus); **Gruppe V:** Personen, die aus den Tropen stammen u. vorübergehend ihr Heimatland besuchen (sog. VFR, Abk. für engl. visit to friends and relatives). In der Arbeitsmedizin wird die Tropentauglichkeit von Auslandstätigen verbindl. durch einen entsprechend qualifiziertern Arbeits-, Betriebsod. Tropenmediziner i. R. der Erstuntersuchung nach dem berufsgenossenschaftl. Grundsatz G 35 (BGG 904.35) gegenüber dem Unfallversicherungsträger festgestellt.

Tropfen, dicker: s. Dicker Tropfen.

Tropfen, hängender: s. Hängender Tropfen.

Tropfen|herz: (engl.) *suspended heart*; (röntg.) Bez. für eine tropfenförmige kleine Herzform*, wobei das Herz nicht wie normalerweise schräg, sondern senkrecht u. in der Mittellinie liegt u. leicht verschiebl. ist (sog. Cor pendulum); **Vork.:** z. B. asthen. Körperbau (sog. Cor asthenicum), Zwerchfelltiefstand* (z. B. bei Lungenemphysem*).

Tropf|glas: (engl.) *medicine glass*; Vitrum patentatum; Flasche mit Tropfstopfen.

Troph-: auch -troph, -trophie; Wortteil mit der Bedeutung das Ernähren, Nahrung; von gr. τροφή.

Tropheryma whippelii *f*: (engl.) *Tropheryma whippelii*; grampositives, filamentöses, aerobes Stäbchenbakterium der Fam. Cellulomonadaceae mit genet. Verwandtschaft (16 sRNA) zu Actinomycetaceae*; Err. der Whipple*-Krankheit; **Vork.:** vermutl. als meist apathogener oraler Kommensale; **Nachw.:** mikroskop. od. mit spezif. DNA-Nachw. (PCR) aus peripherem Blut, Gewebeprobe od. Liquor; nicht kultivierbar; T. w. ist sensitiv gegenüber Cotrimoxazol*.

Trophik (Troph-*) *f*: (engl.) *trophic state*; Ernährungszustand eines Gewebes od. Organs; Stoffwechselzustand.

Tropho|blast (↑; Blast-*) *m*: (engl.) *trophoblast*; Blastoderm; (embryol.) zellige Außenwand der Blastozyste*, die bei der Nidation* in das Uterusendometrium eindringt u. sich in 2 Schichten differenziert: Synzytiotrophoblast als äußere vielkernige Schicht u. Zytotrophoblast* als innere Schicht einkerniger Zellen; durch Umwandlung der Kapillargefäße des Endometriums entsteht im T. am 11.–12. Tag nach Befruchtung der uteroplazentare Kreislauf. Vgl. Langhans-Zellen.

Tropho|blast|tumoren (↑; ↑; Tumor*) *m pl*: (engl.) *trophoblast tumors*; Sammelbez. für aus Zellen des Synzytio- od. Zytotrophoblasten (s. Trophoblast) der Plazenta hervorgehende Tumoren u. Tumoren mit trophoblastärer Differenzierung; **Epidemiol.:** selten, gestationsbedingte T. häufiger als nicht gestationsbedingte; Häufigkeit regional stark unterschiedl. (in Asien z. B. deutl. häufiger als in den USA od. Europa, Inzidenz bei Frauen >40 Lj. erhöht; **Formen:** 1. gestationsbedingte T.: zytogenetisch u. klin. heterogene Erkr. mit Fehldifferenzierung u/od. Proliferation des Trophoblastepithels; **a)** villös: partielle, komplette od. destruierende (Chorioadenoma* destruens) Blasenmole*; **b)** nichtvillös: 1. Chorionkarzinom*; 2. Plazentabetttumor* (Abk. PSTT für engl. placental site trophoblastic tumor); 3. epitheloider Trophoblasttumor*; 4. Plazentabettknötchen (Abk. PSN für engl. placental site nodule: benigne, tumorähnliche Läsion des intermediären Trophoblasten (polymorphe Zellen ohne Mitosen), etwa zwei Drittel im unteren Uterinsegment; Klin.: in ca. 50 % dysfunktionelle Blutungen; meist Zufallsbefund bei Abrasio od. Hysterektomie, Folge retinierten Trophoblastepithels im Bereich der Implantationsstelle; Ther.: Abrasio; 5. hyperplastische Implantationsstelle des Plazentabettes (engl. exaggerated placental site; frühere Bez. synzytiale Endometritis): Hyperproliferation des intermediären Trophoblasten im Bereich der plazentaren Implantationsstelle mit mehrkernigen Riesenzellen, immunhistochemisch dem PSN u. PSTT identisches Reaktionsmuster; Zufallsbefund bei Abort, Abruptio od. Extrauteringravidität; häufig Komb. mit Blasenmole (Ther. nur dann erforderlich); **2.** nichtgestationsbedingte T. (gyn. Tumoren mit trophoblastärer Differenzierung): **1.** Chorionkarzinom des Ovars (seltene Variante reiner od. mischdifferenzierter Keimzelltumoren); **2.** Adenokarzinom u. maligner Müller*-Mischtumor des Endometriums mit trophoblastärer Differenzierung in Form eines Chorionkarzinoms od. PSTT (selten); **3.** primär trophoblastär differenzierte Tumoren anderer Lokalisation (extrem selten).

Tropho|blast|tumor, epitheloider (↑; ↑; ↑) *m*: (engl.) *pitheloid trophoblastic tumor (Abk. ETT)*; im Reproduktionsalter auftretender, vom intermediären Trophoblasten ausgehender epitheloider Trophoblasttumor*; **Pathol.**: solid-zystischer Tumor mit Kalzifizierungen u. Einblutungen; histol. am Rand scharf begrenzt, relativ uniforme intermediäre Trophoblastzellen mit breitem eosinophilem Zytoplasma; in 25 % maligne; **Klin.**: dysfunktionelle Blutung; **Diagn.**: i. d. R. Beta-HCG-Erhöhung im Serum (auch als Tumormarker zur Verlaufskontrolle); **Ther.**: Hysterektomie, bei Metastasen Polychemotherapie.

Tropho|dermato|neurose (↑; Derm-*; Neur-*; -osis*) *f*: s. Akrodynie.

tropho|trop (↑; -trop*): (engl.) *trophotropic*; auf die Ernährung (Nahrung) gerichtet, wirkend; vgl. ergotrop.

Tropho|zoit (↑; gr. ζῷον Lebewesen) *m*: (engl.) *trophozoite*; Bez. für die vegetative Form bei Protozoen*.

Tropic|amid (INN) *n*: (engl.) *tropicamid*; Parasympatholytikum*; **Ind.**: als Mydriatikum.

Tropisetron (INN) *n*: (engl.) *tropisetron*; Antiemetikum*; **Wirkungsmechanismus:** Antagonismus an Serotonin-5-HT$_3$-Rezeptoren; **Ind.**: (prophylaktisch od. therap.) Übelkeit u. Erbrechen durch Zytostatika.

Tropismus (-trop*) *m*: (engl.) *tropism*; Orientierungsbzw. Wachstumsbewegung auf einen äußeren Reiz (Licht, Schwerkraft) hin; vgl. Taxis.

Tropo|kolla|gen *n*: s. Kollagen.

Tropo|myosin *n*: (engl.) *tropomyosine*; dimeres alphahelikales Strukturprotein (M$_r$ 66 000), das im Muskel u. Zytoskelett mit Aktin* assoziiert ist; polymerisierte T.-Moleküle sind Bestandteil der dünnen Filamente der Myofibrillen* der quergestreiften Muskulatur u. liegen (neben Troponin*) zwischen den Ketten von F-Aktin. Vgl. Muskelproteine.

Troponin *n*: (engl.) *troponin*; Abk. Tn; regulator. Muskelprotein (M$_r$ 80 000) der quergestreiften Muskulatur; besteht aus 3 funktionell versch. Komponenten (Tn-C, Tn-I u. Tn-T) u. bindet an Tropomyosin*; Tn-C (M$_r$ 18 000) bindet Ca^{2+}-Ionen u. leitet die Muskelkontraktion ein, indem es durch Konfigurationsänderung die von Tropomyosin blockierte Bindungsstelle von Myosin an Aktin freigibt. **Klin. Bedeutung:** Tn-I u. Tn-T: laborchem. Frühdiagnose des Herzinfarkts*; vgl. Akutes Koronarsyndrom; cave (DD): Erhöhung der T.-Konz. im Blut auch bei Niereninsuffizienz*,

Lungenembolie* u. hypertensiver Krise*. Vgl. Referenzbereiche (Tab. dort).

Trospium|chlorid (INN) *n*: (engl.) *trospium chloride*; Tropanderivat, quarternäres Amin; synthetisches Parasympatholytikum* mit anticholinerger Wirkung auf die Muscarin-Rezeptoren M$_1$ u. M$_3$; **Ind.**: Detrusorhyperaktivität*, überaktive Blase; **UAW**: Mundtrockenheit, Obstipation, Akkomodationsstörung.

Trousseau-Zeichen (Armand T., Int., Paris, 1801–1867): (engl.) *Trousseau's sign*; sog. Pfötchen- od. Geburtshelferstellung der Hand bei Tetanie* (Abb. dort).

Troxe|rutin (INN) *n*: (engl.) *troxerutin*; Antihämorrhagikum; **Ind.**: Venenerkrankungen, Netzhautschädigungen. Vgl. Rutosid.

Trp: Abk. für Tryptophan*.

Trübungs|messung: s. Turbidimetrie; Photometrie.

Trübungs|re|aktionen *f pl*: s. Flockungsreaktionen.

Trübungs|test, kinetischer *m*: s. Fibrinogen, Turbidimetrie.

Trümmer|fraktur (Fraktur*) *f*: s. Fraktur.

Trug|wahrnehmung: s. Sinnestäuschung.

Trunci lymphatici intestinales (lat. *trunctus* Stamm, Rumpf) *m pl*: Lymphstämme, die die Lymphe der unpaaren Bauchorgane aufnehmen; münden in die Cisterna* chyli.

Truncus (↑) *m*: Stamm, Rumpf; gemeinsamer Gefäß-, Lymph- od. Nervenstamm.

Truncus anterior (↑) *m*: (engl.) *truncus anterior*; klin. Bez. für Arterie, die einen best. Teil des rechten Oberlappens der Lunge* versorgt; *Arteria pulmonalis dextra*; ---> ventral des Oberlappenbronchus (s. Bronchialbaum); --> A. segmentalis apicalis (superiorer Ast) u. A. segmentalis anterior (inferiorer Ast) zur art. Versorgung der Lungensegmente* I (Segmentum apicale) u. III (Segmentum anterius); häufig entspringt aus A. segmentalis apicalis zusätzl. ein Ast zum Lungensegment II (Segmentum posterius).

Truncus arteriosus com|munis (↑) *m*: angeborener Herzfehler*, bei dem aus den beiden Herzkammern nur ein gemeinsames Gefäß mit 4 od. mehr Taschenklappen über einem großen Ventrikelseptumdefekt* entspringt; **Häufigkeit:** selten (ca. 1,5 % der angeb. Herzfehler); **Formen:** Der Abgang der Pulmonalarterien erfolgt als Stamm von der Hinterwand des Truncus arteriosus communis (Typ I; s. Abb.) od. mit getrennten Ästen dorsal (Typ II) bzw. lateral (Typ III) vom Truncus, bei Typ IV sind nur aortopulmonale Kollateralen vorhanden (von Pulmonalatresie mit Ventrikelseptumdefekt dd kaum zu unterscheiden). **Ther.**: palliative od. korrektive op. Ther. (z. B. Rastelli*-Operation).

Truncus brachio|cephalicus (↑) *m*: gemeinsamer Arterienstamm für rechten Kopf, Hals u. obere Extremität, *Arcus aortae*; ---> Mediastinum sup.; -> re.: A. subclavia, A. carotis communis.

Truncus cerebri (↑) *m*: s. Hirnstamm.

Truncus coeliacus (↑) *m*: gemeinsamer Arterienstamm für die Oberbauchorgane in Höhe des 12. Brustwirbelkörpers; * Pars abdominalis aortae; --> A. gastrica sin., A. hepatica comm., A. splenica.

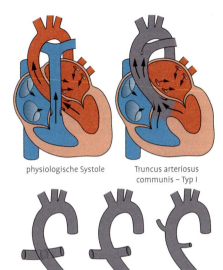

Truncus arteriosus communis: Formen

physiologische Systole — Truncus arteriosus communis – Typ I

Typ II — Typ III — Typ IV

Truncus-coeliacus-Kom|pressions|syn|drom (↑; Kompression*) *n*: (engl.) *celiac artery compression syndrome*; Angina* abdominalis, verursacht durch eine isolierte Stenose des Truncus coeliacus inf. Kompression des Lig. arcuatum od. von Anteilen des Zwerchfellschenkels; **Diagn.**: evtl. Strömungsgeräusch im Oberbauch, farbcodierte Duplexsonographie, Angiographie; **Ther.**: Durchtrennung der komprimierenden Strukturen; **DD**: Stenose durch Arteriosklerose*.

Truncus corporis callosi (↑) *m*: s. Corpus callosum.

Truncus costo|cervicalis (↑) *m*: gemeinsamer Stamm für Hals u. obere Interkostalarterien; *A. subclavia; ---→ hinter dem M. scalenus ant.; -→ A. cervicalis prof., A. intercostalis suprema; **V**: tiefe Halsmuskeln, obere 2 Interkostalräume.

Truncus inferior, medius, superior plexus brachialis (↑) *m*: Primärstränge des Plexus* brachialis, die von 1–3 Rami anteriores der Spinalnerven gebildet werden; 1. Truncus superior aus (C 4) C 5 u. C 6; 2. Truncus medius aus C 7; 3. Truncus inferior aus C 8 u. Th 1 (Th 2).

Truncus linguo|facialis (↑) *m*: kurzer, gemeinsamer Stamm von A. lingualis u. A. facialis (inkonstant); *A. carotis ext., ---→ im Trigonum caroticum.

Truncus lumbo|sacralis (↑) *m*: Nervenstamm aus L 5 u. (anteilig) L 4; verbindet Plexus lumbalis u. Plexus sacralis zum Plexus lumbosacralis.

Truncus lymphaticus broncho|mediastinalis (↑) *m*: Lymphstamm, der Lymphe aus der Lunge u. dem Mediastinum aufnimmt u. transportiert; mündet re. in den Ductus* lymphaticus dexter, li. in den Ductus* thoracicus.

Truncus lymphaticus jugularis (↑) *m*: Lymphstamm, der entlang der V. jugularis int. zum Venenwinkel verläuft u. die Lymphe aus dem Hals- u. Kopfbereich sammelt.

Truncus lymphaticus lumbalis (↑) *m*: paariger Lymphstamm, der die Lymphe der unteren Extremitäten, des Beckens, des Retroperitonealraums u. der unteren Rumpfwand zur Cisterna chyli bringt.

Truncus lymphaticus sub|clavius (↑) *m*: die Lymphe des Arms sammelnder Lymphstamm; mündet re. in den Ductus lymphaticus dexter, li. in den Venenwinkel.

Truncus pulmonalis (↑) *m*: gemeinsamer Stamm der Lungenarterien; *rechte Herzkammer, ---→ bis Bifurcatio trunci pulmonalis unterhalb des Arcus aortae, -→ A. pulmonalis dextra, sinistra.

Truncus sym|pathicus (↑) *m*: (engl.) *sympathetic trunk*; Grenzstrang; Bestandteil der Pars sympathica des peripheren Nervensystems (s. Sympathikus), Umschaltstelle für einen Teil der aus den Rückenmarksegmenten C 8–L 3 über Rr. communicantes albi (markhaltig) der Spinalnerven* zugeführten, sog. präganglionären auf postganglionäre Neuronen, diese können über Rr. communicantes grisei (marklos) wieder zu den Spinalnerven zurückgeführt werden, zu Gefäßen ziehen, in deren Wand sie Plexus vasculares bilden u. mit denen sie in die Gegend der Zielorgange gelangen od. eigenständige vegetative Nerven bilden; ---→ durch Ganglia trunci sympathici u. Rr. intergangliones gebildete Ganglienkette beidseits der Wirbelsäule zwischen Schädelbasis u. Steißbein, Ganglia intermedia sind zusätzliche, z. T. in Rr. communicantes eingestreute Nervenzellansammlungen; **Ganglien**: 1. Ganglion cervicale sup.: oberstes, 2 cm langes Ganglion unter der Schädelbasis im Spatium lateropharyngeum; -→ N. jugularis, N. caroticus internus (m. N. pinealis), Nn. caroticus externi, Rami laryngopharyngei, N. cardiacus cervicalis sup.; 2. Ganglion cervicale medium: klein, in Höhe des 6. Halswirbels in der tiefen Halsfaszie gelegen, häufig mit zusätzlichem Ganglion vertebrale auf der A. verebralis; -→ N. cardiacus cervicalis medius; 3. Ganglion cervicothoracicum (syn. Ganglion stellatum): durch Verschmelzung des inkonstanten Ganglion cervicale inf. mit dem 1. (2.) Ganglion thoracicum; -→ N. cardiacus cervicalis inf., N. vertebralis; 4. Ganglia thoracica: 11–12 Ganglien segmental neben der Brustwirbelsäule; -→ Rami cardiaci thoracici, Rami pulmonales thoracici, Rami oesophageales, Nn. splanchnicus major, minor, imus, R. renalis; 5. Ganglia lumbalia: meist 4 neben der Lendenwirbelsäule; -→ Nn. splanchnici lumbales; 6. Ganglia sacralia: meist 4, auf dem Kreuzbein; -→ Nn. splanchnici sacrales; 7. Ganglion impar: das letzte, unpaare Ganglion vor dem Steißbein.

Truncus thyro|cervicalis (↑) *m*: gemeinsamer Stamm für Hals- u. Schultergürtelarterien, *A. subclavia; ---→ am medialen Rand des M. scalenus ant., -→ A. thyroidea inf., A. cervicalis asc., A. suprascap., A. transversa colli (syn. A. transversa cervicis), A. dorsalis scapulae (inkonstant); **V**: Schilddrüse, Halsmuskeln, Schultergürtelmuskeln.

Truncus vagalis anterior (↑) *m*: *Plexus oesophageus; ---→ schwaches Nervengeflecht auf der Vorderseite des unteren Ösophagus, im Hiatus oesophageus des Zwerchfells, setzt sich auf die Magenvorderfläche fort; -→ Rr. gastrici antt. (mit N. curvaturae minoris ant.), Rr. hepatici (mit R. pyloricus); **V**: sensorisch, parasympathisch: Magenvorderwand, Leber, Gallenwege, Duodenum.

Truncus vagalis posterior (↑) *m*: *Plexus oesophageus; ⟶ stärkeres Nervengeflecht auf der Rückseite des unteren Ösophagus, im Hiatus oesophageus des Zwerchfells, strahlt in den Plexus nervosus coeliacus ein; → Rr. gastrici postt. (mit N. curvaturae minoris post.), Rr. coeliaci; **V**: sensorisch, parasympathisch: Magenhinterwand, Darm bis in die Gegend der li. Kolonflexur, Pankreas.

TRUS: Abk. für **t**rans**r**ektaler **U**ltra**s**chall; s. Prostatasonographie, transrektale.

Trypan|farb|stoffe (gr. τρύπανον Bohrer): (engl.) *trypan dyes*; Gruppe der Azofarbstoffe*, z. B. Trypanrot, Trypanblau.

Trypanid (-id*) *n*: s. Id-Reaktion.

Trypano|soma (gr. τρύπανον Bohrer; Soma*) *n*: (engl.) *Trypanosoma*; Gattung schlanker eingeißeliger Flagellaten (vgl. Protozoen); humanpathogen als Err. der Chagas*-Krankheit u. afrikanischen Trypanosomiasis*; Größe 2–3 × 15–30 μm mit Kinetoplast*; **Entw.**: liegen extrazellulär (im Blut u. Liquor cerebrospinalis) als **trypomastigote Form** (Trypanosomaform, s. Abb.) vor (Kinetoplast am Hinterende, Geißel mit langer undulierender Membran), nach Eindringen in Zellen Verlust der Geißel: **amastigote Form** (Leishmaniaform bei T. cruzi); im Übertrager (Insekt) Umwandlung in die **promastigote Form** (Leptomonasform), dann Verlagerung des Kinetoplasten unmittelbar vor den Kern: **epimastigote Form** (Crithidiaform); Entw. mit Wirtswechsel (Insekten - gleichwarme bzw. auch wechselwarme Lebewesen; Ausnahme: T. equiperdum); Vermehrung durch Längs- u. Mehrfachteilung. T. entzieht sich der Immunabwehr durch Wechsel der Oberflächenantigene, dadurch Tendenz zu rezidiv. Krankheitsverlauf.

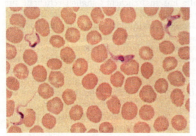

Trypanosoma: Blutausstrich (Pappenheim-Färbung); zwischen den Erythrozyten liegen Trypanosomen. [57]

Trypano|soma brucei gambiense (↑; ↑) *n*: (engl.) *Trypanosoma brucei gambiense*; Err. der westafrikan. Schlafkrankheit (s. Trypanosomiasis, afrikanische) des Menschen (vgl. Trypanosoma); **Übertragung**: durch waldbewohnende Fliegen der Gattung Glossinidae (Tsetsefliegen, bes. Glossina palpalis); Entwicklungsdauer in den Fliegen ca. 1 Mon.; Erregerreservoir ist der infizierte od. erkrankte Mensch; vermehrt sich beim Menschen v. a. im peripheren Blut u. entspr. des Stadiums auch in Lymphknoten u. Liquor; **Nachw.**: 1. mikroskop. Erregernachweis im Gewebesaft des Primäraffekts (Glossinidenstich) als Frühdiagnose; Dicker* Tropfen von Patientenblut nach Giemsa-Färbung, Nativ-Präparat, Blutausstrich; Lymphknotenpunktat, Sternalpunktat; Liquor (in Spätfällen mit Beteiligung des ZNS); Tierversuch mit Mäusen od. Ratten (experimentell); 2. Antikörper: indirekter Hämagglutination*-Hemmtest, IFT u. ELISA positiv, u. U. noch Mon. nach erfolgreicher Behandlung.

Trypano|soma brucei rhodesiense (↑; ↑) *n*: (engl.) *Trypanosoma brucei rhodesiense*; Err. der ostafrikan. Schlafkrankheit (s. Trypanosomiasis, afrikanische) des Menschen (vgl. Trypanosoma); **Übertragung**: durch Savanne-bewohnende Glossinida-Arten, z. B. Glossina morsitans (vgl. Fliegen); Erregerreservoir: Hausrind, Kuhantilope; **Nachw.**: s. Trypanosoma brucei gambiense.

Trypano|soma cruzi (↑; ↑; Osvaldo Cruz, Bakteriol., Rio de Janeiro, 1872–1917) *n*: (engl.) *Trypanosoma cruzi*; Err. der Chagas*-Krankheit in Mittel- u. Südamerika (s. Trypanosoma); **Übertragung**: durch Kot von geflügelten, Blut saugenden Raubwanzen (bes. Gattung Triatoma, Panstrongylus u. Rhodnius; s. Wanzen); Erregerreservoir: Gürteltier, Hund u. a. Säugetiere; **Nachw.**: 1. von Serumantikörpern u. zirkulierendem Antigen; 2. mikroskop. Erregernachweis im Blut, Dicker* Tropfen u. Fluoreszenz*-Mikrohämatokrit-Anreicherung; meist nur im akuten Frühstadium; 3. PCR aus Blut- u. Gewebeproben; 4. Xenodiagnose (kaum noch gebräuchl.): Aufnahme von Patientenblut durch flagellatenfreie Wanzen; Nachw. der Trypanosomen nach 3 Wo. im Wanzendarm; Liquor; Sektionsmaterial: Herzmuskel; Kultur aus Blutproben.

Trypano|somatidae (↑; ↑; -id*) *fpl*: (engl.) *Trypanosomatidae*; Familie der Flagellaten (s. Protozoen); charakterist. Merkmale: Besitz eines Kinetoplasten* sowie bei einigen Vertretern Formwechsel inf. Verlagerung von Kinetoplast u. Geißelansatz; wichtigste **Gattungen**: Leishmania*, Trypanosoma*.

Trypano|somiasis, afrikanische (↑; ↑; -iasis*) *f*: (engl.) *African trypanosomiasis*; syn. Schlafkrankheit; von Trypanosomen verursachte u. durch Tsetsefliegen übertragene Schlafkrankheit, deren Klinik u. Epidemiol. durch das Wirt-Erreger-Überträger-Verhältnis bestimmt wird; **Formen**: 1. **westafrikan. Form**: Err.: Trypanosoma* brucei gambiense; Überträger: Glossina-palpalis-Gruppe; **Klin.**: 1. Phase: 2–3 Wo. nach infizierendem Stich Primäraffekt an der Stichstelle (Trypanosomenschanker) mit Erregervermehrung; allmähl. Beginn eines uncharakterist., unregelmäßig rezidiv. Fiebers, Lymphknotenschwellung bes. nuchaler Lymphknoten (Winterbottom-Zeichen); geringe bis mäßige Parasitämie, Pruritus, Hepatosplenomegalie, Tachykardie (hämolymphat. Stadium); 2. Phase: Eindringen der Err. ins ZNS, selten vor dem 6. Mon.; meist 2 u. mehr Jahre nach Beginn der 1. Phase schleichend beginnende diffuse Meningoenzephalitis od. Meningomyelitis mit sehr variablen neurol. u. psychischen Sympt. wie Kopfschmerz, Schlafstörungen, Narkolepsie, Apathie, Anorexie, Kachexie (meningoenzephalit. Stadium); Progn.: unbehandelt infaust, Dauer 9 Mon. bis mehrere Jahre; 2. **ostafrikan. Form**: Err.: Trypanosoma* brucei rhodesiense; Überträger: Glossina-morsitans-Gruppe (klin. Verlauf beim Menschen rasch) od. Glossina-palpalis-Gruppe (klin. Verlauf beim Menschen protrahiert); unterschiedl. Überträger modifizieren die Virulenz des Erregers; **Klin.:** 1. Phase: Primäraffekt ausgeprägt u. häufiger als bei westafrikan. Form; Inkub. kürzer, Beginn plötzl. mit hohem Fieber, oft starke Parasitämie, akute Myokarditis, Polyserositis; 2. Phase: ZNS-Befall mit Nachw. der Erreger im Liquor cerebrospinalis schon nach Wo., doch stehen ZNS-Sympt. nicht im Vordergrund; kurzer Verlauf (3–9 Mon.), häufige Todesursache ist Herzversagen; **Diagn.:** Parasitennachweis im Primäraffekt u. Blut; Lymphknotenpunktat, Liquor u. Blut nach Anreicherung (Lanham-Säule) od. mit PCR; ELISA, im Serum IgM-Wert-Erhöhung; **Ther.:** möglichst stationär in einer tropenmed. Einrichtung; im hämolymphat. Stadium Suramin u./od. Pentamidin, im mengoenzephalit. Stadium Melarsoprol, bei Infektion mit Trypanosoma brucei gambiense auch Eflornithin (Arzneimittel können über die WHO bezogen werden); **Proph.:** individuell Stechfliegenschutz mit körperbedeckender Bekleidung u. Insect* Repellents; pharmak. Prophylaxe wird nicht mehr empfohlen.

Trypano|somi̱asis, süd|amerikani̱sche (↑; ↑; ↑) f: Chagas*-Krankheit.

Trypsi̱n (gr. θρύψις Erweichung) n: (engl.) trypsin; Endopeptidase (s. Proteasen) mit katalytisch aktivem Serinrest; T. wird als Proenzym (Trypsinogen; M_r 24 000) in den exokrinen Acinuszellen des Pankreas gebildet u. in den Dünndarm abgegeben; Enteropeptidase* u. T.-Spuren katalysieren hier während der Verdauung* in Gegenwart von Ca^{2+} die Aktivierung von Trypsinogen, durch Abspaltung eines Hexapeptids entsteht T (M_r 23 800). Es hydrolysiert Peptide substratspezif. nach Arginin- u. Lysinresten (pH-Optimum 7,5-8,5). Außerdem kann es bei der Freisetzung von Kininen* mitwirken.

Trypsi̱n-In|hibito̱ren (↑; lat. inhibere, inhibitus hemmen, hindern) m pl: (engl.) trypsin inhibitors; auch Antitrypsine; Hemmstoffe von Trypsin*; **1.** natürl. T.-I.: physiol. in Sekret bildenden Zellen des Pankreas, im Blutplasma u. a. Organen, z. B. Alpha*-1-Antitrypsin, Aprotinin*; pflanzl. T.-I.: z. B. in Sojabohnen enthalten (vgl. Protease-Hemmer); **2.** synthet. T.-I.: Diisopropylfluorphosphat, Tosyl-L-lysylchlormethylketon.

Trypt|ami̱n n: (engl.) tryptamine; β-Indolylethylamin; biogenes Amin, das durch Decarboxylierung aus Tryptophan* entsteht; stimuliert die Kontraktion der glatten Gefäß- u. Uterusmuskulatur; T. ist auch bakterielles Abbauprodukt u. kann zu Serotonin* hydroxyliert werden. **Verw.:** zur Aminosäuresubstitution, als Antidepressivum u. als Schlafmittel bei hypnotikaresistenten Schlafstörungen; nach Einnahme von verunreinigtem Trp (produktionstechn. bedingt) trat das Eosinophilie*-Myalgie-Syndrom* auf. Vgl. Aminosäuren, Indikan.

Trypto|pha̱n (INN) n: (engl.) tryptophan; Abk. Trp, W; essentielle, proteinogene, aromat. Aminosäure; Ausgangssubstanz für die Biosynthese von Serotonin*, Melatonin*, Nicotinsäure*; Abbau durch Kynureninase (abhängig von Pyridoxalphosphat); bakterieller Abbau (Darmflora) zu Tryptamin, Skatol u. Indol (s. Eiweißfäulnis); Resorptionsstörung bei Hartnup*-Krankheit u. Blue*-Diaper-Syndrom;

Trypto|pha̱n|belastungs|test m: (engl.) tryptophan tolerance test; Untersuchung zur Diagn. einer Ariboflavinose* bzw. eines Pyridoxinmangels (z. B. bei sideroachrestischer Anämie*); ersetzt durch Messung der Vitamine B_2, B_6 u. seiner Metaboliten (Pyridoxalphosphat); **Prinzip:** orale Gabe von 10 g Tryptophan* führt bei Riboflavinmangel zu erhöhter Ausscheidung von Kynurenin* u. Anthranilsäure, bei Pyridoxinmangel von Xanthurensäure*, Hydroxykynurenin u. B-Hydroxychinaldinsäure im Urin. Vgl. Pyridoxin; Riboflavin.

Tsai-A̱rea f: (engl.) tegmenmtal area of Tsai; Nucleus subbrachialis des Tegmentum* mesencephali.

T-Score: syn. T-Wert; Befund der Osteodensitometrie*, der als Zahl der Standardabweichungen des Messwertes vom Mittelwert gesunder junger Erwachsene angegeben wird; **Referenzbereich** (DXA): >−1; vermindert (Hinweis auf Frakturrisiko) bei Osteopenie* (zwischen −1 u. −2,5) u. Osteoporose* (<−2,5).

Tsetse|fliegen: Glossinidae; s. Fliegen.

TSH: Abk. für Thyroidea stimulierendes Hormon; (engl.) thyroid-stimulating hormone; syn. Thyr(e)otropin; von den basophilen Betazellen des Hypophysenvorderlappens sezerniertes Glykoproteinhormon; **Regulation:** negative Rückkopplung durch freie Schilddrüsenhormone*; vermehrte Sekretion durch TRH*; **Wirkung:** Stimulation der Biosynthese von Schilddrüsenhormonen* (mit Erhöhung von Iodaufnahme, Iodoxidation u. Iodeinbau in Thyreoglobulin sowie Hormonsekretion u. damit der Konz. von Schilddrüsenhormonen* im Blut) u. Follikelwachstum in der Schilddrüse* (thyreotroph); **Bestimmung:** Radio-, Enzym-, Fluoreszenz- od. Lumineszenz-Immunoassay i. R. der funkt. Schilddrüsendiagnostik* (auch i. R. des Neugeborenen*-Screenings); **Referenzbereich:** 0,3–3,5 mU/l; **klin. Bedeutung:** erhöhte Konz. im Blut bei primärer (thyreogener) Hypothyreose*, erniedrigte Konz. bei Hyperthyreose*, Hypophysenvorderlappen-Insuffizienz, Medikation (z. B. Dopamin, Kortikoide, Acetylsalicylsäure); vgl. TRH-Test; **Ind.:** rekombinantes humanes TSH (Abk. rhTSH) i. R. der Radioiodtherapie* (erhöht die Aufnahme von ^{131}I in Schilddrüsenkarzinomgewebe). Vgl. Schilddrüsenantikörper; Schilddrüsendiagnostik.

TSI-A̱gar m: Abk. für (engl.) triple sugar iron; Fertignährboden zur Differenzierung von Enterobacteriaceae* (Weiterentwicklung des Kligler*-Agar).

Ts-Muta̱nten (lat. mutare verändern, umwandeln) f pl: Kurzbez. für temperatursensitive Mutanten; (engl.) ts mutants; s. Mutante.

TSR: Abk. für Trizepssehnenreflex; Triceps-brachii-Reflex; s. Reflexe (Tab. 1 dort).

TSS: Abk. für (engl.) toxic shock syndrome; s. Schocksyndrom, toxisches.

Tsutsugamushi-Fieber: (engl.) tsutsugamushi disease; syn. Milbenfleckfieber, Scrub typhus (Buschfleckfieber); durch Orienta tsutsugamushi (früher: Rickettsia tsutsugamushi, Rickettsia orientalis) verursachte u. durch Milben (Leptotrombidium akamushi, Leptotrombidium deliensis) übertragene akute Infektionskrankheit; **Vork.:** Asien, Pazifik; **Sympt.:** hohes Fieber, Myalgie, Photophobie,

Husten, makulopapulöses Exanthem, Enzephalitis; **Ther.**: Tetracycline. Vgl. Rickettsiosen.
TT₃: Abk. für (engl.) *t*otal *t*riiodothyronine *3*; Gesamttriiodthyronin; s. Schilddrüsenhormone; Schilddrüsendiagnostik.
TT₄: Abk. für (engl.) *t*otal *t*hyroxine *4*; Gesamtthyroxin; s. Schilddrüsenhormone; Schilddrüsendiagnostik.
TTD: Abk. für (engl.) *t*hreshold *t*one *d*ecay; s. Hörermüdung.
TTP: 1. (biochem.) Abk. für *T*hymidin*tr*i*p*hosphat; s. Thymidin; 2. (häemat.) Abk. für thrombotisch-thrombozytopenische Purpura; s. Mikroangiopathie, thrombotische.
T₄/T₈-Quotient *m*: s. CD4/CD8-Quotient.
TTS: Abk. für *t*ransdermales *t*herapeutisches *S*ystem; selbstklebendes Pflaster, das ein (lipidlösl.) Arzneimittel (z. B. Nitroglycerol*, Nicotin*) in einer Speichermatrix enthält u. kontinuierl. (über 24 Std. od. länger) über die Haut in den Körper abgibt.
TTV: Abk. für TT*-Virus.
TT-Virus *n*: Abk. TTV; einziges bisher bekanntes Virus mit einem einzelsträngigen zirkulären DNA-Genom ohne Hüllmembran, benannt nach den Initialen des Indexpatienten (auch als „transfusion-transmitted" bezeichnet); erstmals 1997 bei einem Pat. mit Hepatitis unklarer Genese nachgewiesen; die TTV-Infektion, eine Virämie, ist sehr häufig, ohne dass bislang eine Krankheitsassoziation gesichert werden konnte. **Nachw.**: molekularbiologisch.
Tu.: Abk. für **T**umor*.
Tuamino|heptan (INN) *n*: (engl.) *tuaminoheptan*; Sympathomimetikum*; **Anw.**: als lokaler Vasokonstriktor bei Rhinitis, Sinusitis.
Tuba auditiva (lat. *t*uba Trompete) *f*: (engl.) *auditory tube*; auch T. a. Eustachii; Ohrtrompete.
Tubar|ab|ort (↑; Abort*) *m*: s. Tubargravidität.
Tubar|gravidität (↑; lat. graviditas Schwangerschaft) *f*: (engl.) *tubal pregnancy*; Eileiter- od. Tubenschwangerschaft aufgrund einer Funktionsod. Strukturstörung der Eileiter meist inf. Salpingitis*, Endometriose* od. chir. Eingriffs im Bauchraum; häufigste Form (ca. 97,5 %) der Extrauteringravidität* (Abb. dort); **Sympt.**: plötzl. Schmerzen (peritoneale Reizung), hämorrhag. Schock, Akutes* Abdomen; **Verlauf:** bei Nidation* des befruchteten Eis im ampullären Teil des Eileiters kommt es nach wenigen Wo. zum Tubarabort mit Ausstoßung der Frucht in die Bauchhöhle (Hämatozele peritubar u. im Douglas*-Raum, meist schwache Blutung nach außen); bei der selteneren Implantation im isthmischen od. intramuralen Teil (interstitielle Schwangerschaft) kommt es zur Tubarruptur mit Perforation des Eileiters u. starker (u. U. lebensbedrohlicher) Blutung in die Bauchhöhle inf. proteolyt. Andauung der Tubenwand mit Arrosion von Ästen der A. ovarica u. A. uterina; **Ther.**: möglichst tubenerhaltende laparoskop. Op.; systemisch od. lokal (i. R. von Hysteroskopie* bzw. Laparoskopie*) Gabe von Methotrexat; bei Schock Laparotomie, Salpingektomie; **Progn.:** 40 % der Frauen bleiben nach T. steril; 30 % haben erneut eine Extrauteringravidität od. einen Spontanabort, 30 % eine Lebendgeburt.

Tubar|ruptur (↑; Ruptur*) *f*: s. Tubargravidität.
Tuba uterina (↑) *f*: Eileiter*.
Tube (↑) *f*: Kurzform für 1. Tuba uterina, Eileiter*; 2. Ohrtrompete*.
Tuben|belüftungs|störung (↑): (engl.) *Eustachian tube malfunction*; Funktionsstörung der Ohrtrompete* mit der Folge einer Minderbelüftung des Mittelohrs; **Urs.**: entzündl. Schleimhautschwellung inf. Allergie od. fortgeleiteter Entz. (s. Tubenkatarrh), adenoide Vegetationen bei Klein- u. Schulkindern, auch Tumoren des Nasenrachenraums; mögl. **Folgen:** Paukensklerose*, Adhäsivprozess*.
Tuben|chirurgie (↑; Chirurgie*) *f*: (engl.) *tubal surgery*; mikrochir. Rekonstruktion der Tubendurchgängigkeit zur Behandlung tubarer Sterilität* od. Tubargravidität* od. zur Refertilisierung nach Tubensterilisation; **Formen:** 1. Adhäsiolyse (Ovariolyse, Salpingolyse): Durchtrennung bindegeweblicher Verwachsungen; 2. Salpingostomatoplastik (syn. Salpingostomie, Fimbrio-, Eileiter-, Tubenplastik): meist pelviskopisch durchführbare Entfernung des verschlossenen od. veränderten Tubenendes u. Rekonstruktion eines neuen durch auskrempelnde Nähte; 3. Tubenanastomose nach Resektion des verschlossenen Tubenabschnitts od. Tubenimplantation; 4. bei Tubargravidität laparoskop. Zugang zum Entfernen des Trophoblasten. Vgl. Tubenimplantation.
Tuben|durch|spülung (↑): s. Pertubation.
Tuben|entzündung (↑): s. Salpingitis.
Tuben|faktor (↑) *m*: (engl.) *tubal factor*; Sammelbez. für versch. Störungen der Tubenfunktion, z. B. proximaler od. distaler Tubenverschluss*, Mukosaschäden, Einziehung der Fimbrien, Hydro- u. Saktosalpinx (s. Salpingitis), Adhäsionen u. Fixierungen des Genitales (sog. frozen pelvis); vgl. Sterilität.
Tuben|im|plantation (↑; In-*; lat. plantare pflanzen) *f*: (engl.) *tubal implantation*; Wiedereinpflanzung des Eileiters in das Uteruskavum nach Resektion eines verschlossenen od. verengten Tubenanteils; vgl. Sterilitätsoperation; Tubenchirurgie.
Tuben|katarrh (↑; Katarrh*) *m*: (engl.) *inflammation of the auditory tube*; syn. Mittelohrkatarrh; entzündl. Form der Tubenbelüftungsstörung* mit Verlegung des pharyngealen Tubenostiums i.R. von Erkältungskrankheiten, z.B. bei Rhinitis, Sinusitis, Tonsillitis, Pharyngitis; **Formen:** 1. **akuter T.** (Serotympanon, syn. Paukenerguss): Druckgefühl im Ohr, evtl. Schwerhörigkeit, Schmerzen u. Tinnitus aurium; in der Otoskopie* Retraktion des Trommelfells, ggf. Flüssigkeitsspiegel durch das Trommelfell sichtbar, in der Tympanometrie* flache Impedanzkurve; **2. chron. T.** als Mukotympanon mit Eindicken des Sekrets u. Umwandlung der Mittelohrschleimhaut mit Vermehrung von Becherzellen od. als Seromukotympanon mit Füllung des Mittelohrs mit seromukösem Sekret bei chron. Otitis* media; **Ther.:** abschwellende Nasentropfen, Adenotomie, Parazentese, Paukenbelüftungsröhrchen über mehrere Monate.
Tuben|sterilisation (↑; lat. sterilis unfruchtbar) *f*: (engl.) *tubal sterilization*; Sterilisation* durch op. Unterbrechung der Eileiter; v. a. unter Laparoskopie* od. Pelviskopie* durch Ligatur, Anbringen

von Metall- (z. B. Filshie-Clip aus Titan) od. Plastikklemmen, Elektrokoagulation*, Teilexzision, Fimbriektomie* od. Totalexstirpation der Eileiter (Salpingektomie).

Tuben|verschluss (↑): **1.** (engl.) *uterine tube occlusion*; (gyn.) Verschluss des Eileiters*; **Urs.: I.** angeboren, s. Gynatresie; **II.** erworben: **a)** distal (den Fimbrientrichter betreffend) v. a. nach entzündl. Erkr. des Beckens, z. B. Adnexitis, Parametritis, Appendizitis, Colitis; **b)** proximal (uterusnah), v. a. postoperativ od. nach isthmischer Tubargravidität, bei Verwendung von Intrauterinpessaren, durch aszendierende Infektionen (v. a. Chlamydien, Staphylokokken, Gonokokken), Salpingitis isthmica nodosa; **c)** iatrogen: s. Tubensterilisation; **Diagn.:** Pertubation*; **Ther.:** s. Tubenchirurgie; **2.** (HNO) Verschluss der Tuba* auditiva; s. Aerootitis; vgl. Tubenkatarrh.

Tuber (lat.) *n*: **1.** (anat.) Höcker, (knöcherner) Vorsprung; **2.** (pharmaz.) Wurzelknolle.

Tuber calcanei (↑) *n*: Fersenbeinhöcker.

Tuber cinereum (↑) *n*: (engl.) *tuber cinereum*; hinter dem Infundibulum hypophysis am Boden des 3. Hirnventrikels gelegener grauer Höcker des Hypothalamus*; vgl. Diencephalon.

Tubercula Montgomery (lat. tuberculum kleiner Höcker; William Fetherstone M., Gebh., Irland, 1797–1859) *n pl*: s. Areola mammae.

Tuberculosis cutis (Tuberkel*; -osis*) *f*: (engl.) *tuberculosis cutis*; veraltet Verruca necrogenica; primär erworbene od. hämatogen, lymphogen bzw. per continuitatem (über Fistelgänge) hervorgerufene Tuberkulose* der Haut; **Vork.:** häufiger in Entwicklungsländern; **Err.:** Mycobacterium tuberculosis, seltener Mycobacterium bovis; klin. **Einteilung:** nach kutaner Lok. (oberflächlich, tief), immun. Abwehrlage od. Status der Sensibilisierung: **1. nicht sensibilisierte Personen** nach erstem Kontakt (negativer Tuberkulintest): **a)** T. c. primaria (tuberkulärer Primärkomplex): etwa 3 Wo. p. i. Entwicklung von Papeln, Ulzerationen u. regionärer Lymphadenitis; Vork. bes. bei Kleinkindern, die noch keinen Kontakt mit Tuberkelbakterien hatten; **b)** T. c. miliaris (akute Miliartuberkulose der Haut): stecknadelkopfgroße, z. T. hämorrhag. Papeln bei disseminierter Miliartuberkulose; **c)** T. c. ulcerosa: Ulzerationen an Lippen, Zunge, Vulva, Anus, Orificium urethrae durch tuberkelbakterienhaltige Ausscheidungen; **2. sensibilisierte Personen: a)** T. c. colliquativa (Skrofuloderm, Skrofulose): blaurote, von den Lymphknoten ausgehende, subkutane Knoten, die einschmelzen, nach außen aufbrechen u. unter Narben- u. Fistelbildung abheilen; Vork. bes. an Hals u. Extremitäten bei jungen u. alten abwehrgeschwächten Pat.; **b)** T. c. luposa (Lupus vulgaris): zunächst bräunlich rötliche, kaum erhabene u. zur Verhornung neigende Granulomknötchen, die im weiteren Verlauf meist konfluieren u. durch Zerfall umfangreiche ulzeröse Läsionen, später Narbenfelder u. schwere Mutilationen verursachen können (Lupus mutilans); Lok.: v. a. Gesicht (einschließl. Schleimhäute) u. Extremitäten; hier Entstehung von epithelialen Tumoren mögl. (Bowen*-Krankheit, Basalzellkarzinom*, Plattenepithelkarzinom*); DD: Sarkoidose*, tertiäre Syphilis*, chronischer diskoider Lupus* erythematodes; **c)** T. c. verrucosa: warzenartige Veränderungen, bes. an den Händen von Tierärzten u. Metzgern durch Infektion mit Mycobacterium bovis sowie von Sektionsgehilfen (Verruca necrogenica, Leichentuberkel) u. Pat. mit Lungentuberkulose durch Infektion mit eigenem Sputum; **3. bei hyperergischer Reaktionslage:** s. Tuberkulid; **Ther.:** Antituberkulotika* (Isoniazid, Rifampicin, Ethambutol), meist als Dreifachtherapie über 9–12 Monate.

Tuberculosis lupoides miliaris dis|seminata faciei (↑; ↑) *f*: (engl.) *lupus miliaris disseminatus faciei*; syn. Lupus miliaris disseminatus faciei; bis hanfkorngroße, blaurote, vorwiegend follikuläre Knötchen, Lok.: meist Gesicht; **Urs.:** Sarkoidose* od. granulomatöse Rosacea*; **Ther.:** Versuch mit Tetracyclinen od. Glukokortikoiden.

Tuberculosis uro|genitalis (↑; ↑) *f*: s. Genitaltuberkulose; Nierentuberkulose.

Tuberculum (lat.; pl Tubercula) *n*: (engl.) *tubercle*; kleiner Höcker, Knötchen, kleine Geschwulst.

Tuberculum a|nomale dentis (↑) *n*: (engl.) *anomalous tubercle of tooth*; syn. Carabelli-Formation, Carabelli-Höcker; zusätzl. Höcker der oberen 1. u. 2. (seltener) Molaren* u. Milchmolaren.

Tuberculum anterius atlantis (↑) *n*: (engl.) *anterior tubercle of atlas*; vorderer Atlashöcker.

Tuberculum anterius vertebrae cervicalis (↑) *n*: (engl.) *anterior tubercle of cervical vertebra*; vorderer Muskelansatzhöcker des 2.–7. Halswirbelquerfortsatzes.

Tuberculum articulare ossis temporalis (↑) *n*: (engl.) *articular tubercle of temporal bone*; vor der Fossa mandibularis gelegener Gelenkhöcker des Schläfenbeins für das Kiefergelenk.

Tuberculum caroticum (↑) *n*: (engl.) *carotid tubercle*; bes. ausgeprägtes Tuberculum anterius des 6. Halswirbels.

Tuberculum corniculatum (↑) *n*: (engl.) *corniculate tubercle*; Höckerchen in der Plica aryepiglottica über der Cartilago corniculata.

Tuberculum costae (↑) *n*: (engl.) *tubercle of rib*; Rippenhöcker an der Außenfläche zwischen Rippenhals u. -körper; trägt bei den oberen 10 Rippen eine Gelenkfläche für die Verbindung mit dem Brustwirbelquerfortsatz.

Tuberculum cuneatum, gracile (↑) *n*: (engl.) *cuneate tubercle*; durch den lateralen bzw. medialen Kern des Hinterstrangs* bedingte Vorwölbung an der dorsalen Fläche der Medulla* oblongata.

Tuberculum cunei|forme (↑) *n*: (engl.) *cuneiform tubercle*; Höckerchen in der Plica aryepiglottica über der Cartilago cuneiformis.

Tuberculum epi|glotticum (↑) *n*: (engl.) *epiglottic tubercle*; Vorwölbung der Schleimhaut des Vestibulum laryngis über den Petiolus der Epiglottis.

Tuberculum infra|glenoidale (↑) *n*: (engl.) *infraglenoid tubercle*; Höcker für den Ansatz des langen Kopfs des M. triceps unterh. der Cavitas glenoidalis.

Tuberculum majus, minus (↑) *n*: (engl.) *greater tubercle*; größerer bzw. kleinerer Muskelansatzhöcker seitl. bzw. vorn am proximalen Humerusende.

Tuberculum pharyngeum (↑) *n*: (engl.) *pharyngeal tubercle*; Höckerchen an der Unterseite der Pars basilaris des Hinterhauptbeins zur Anheftung der Raphe pharyngis.

Tubérculum postérius atlántis (↑) *n*: (engl.) *posterior tubercle of atlas*; hinterer Atlashöcker, Rudiment des Dornfortsatzes.

Tubérculum postérius vértebrae cervicális (↑) *n*: (engl.) *posterior tubercle of cervical vertebra*; hinterer Muskelansatzhöcker des 2.–7. Halswirbelquerfortsatzes.

Tubérculum púbicum (↑) *n*: (engl.) *pubic tubercle*; Schambeinhöcker seitl. der Symphyse.

Tubérculum supra|glenoidále (↑) *n*: (engl.) *supraglenoid tubercle*; Höcker für den Ansatz des langen Kopfs des M. biceps oberh. der Cavitas glenoidalis.

Túber frontále (lat. túber Höcker, Schwellung) *n*: (engl.) *frontal tuber*; Stirnhöcker.

Túber|gelenk|winkel (↑): (engl.) *tuber angle*; syn. Böhler-Winkel; Winkel zwischen Tuber calcanei u. der Gelenkfläche der hinteren Kammer des unteren Sprunggelenks im seitl. Röntgenbild; physiol. 30–40°; verkleinert bei Fersenbeinfraktur* vom joint depression type, Bestimmung v. a. zur radiol. Therapiekontrolle.

Túber ischiádicum (↑) *n*: (engl.) *ischial tuberosity*; Sitzbeinhöcker.

Tubérkel (lat. tubérculum kleiner Höcker, kleine Schwellung) *m*: **1.** (engl.) *tubercle*; (anat.): s. Tuberculum; **2.** (pathol.) s. Tuberkulom; Tuberkulose.

Tubérkel|baktérien (↑; Bakt-*) *f pl*: s. Mycobacterium tuberculosis.

Tuberkulíd (↑; -id*) *n*: (engl.) *tuberculid*; verzögerte Immunreaktion der Haut auf antigenes Material von Tuberkelbakterien bei guter Immunabwehrlage des Organismus ohne Erregernachweis in den Läsionen; **Formen: 1. Tuberculosis cutis indurativa** (syn. Erythema induratum Bazin): plattenartige, oft ulzerierende Indurationen an den Waden, bes. bei jungen Frauen; z. T. mit Tuberkulose innerer Organe assoziiert; **2. Tuberculosis cutis lichenoides** (syn. Lichen scrofulosorum, sog. Schwindknötchen): 1–2 mm große, gruppen- od. ringförmig angeordnete, blassgelbe bis blassrote, Schüppchen tragende, häufig follikuläre Knötchen bes. an Streckseiten der Beine; am Rumpf bei Kindern; meist narbenlose Abheilung; **3. Tuberculosis cutis papulonecrotica** (sog. Schwindpocken): blaurote, bis erbsengroße, mit einer Kruste bedeckte Knötchen, die zentral nekrotisch zerfallen u. mit runden, näpfchenförmigen Narben abheilen; Vork. bes. bei Jugendlichen an den Streckseiten der Extremitäten; **Ther.:** Versuch mit Isoniazid bzw. Glukokortikoiden. Vgl. Id-Reaktion.

Tuberkulíne (↑) *n pl*: (engl.) *tuberculins*; gelöste Proteine aus der Zellwand von Mycobacterium* tuberculosis; **Einteilung: Alttuberkuline** (Tuberkulin-Original-Alt, Abk. TOA): Stoffwechselprodukte u. lösl. Extrakte von Tuberkelbakterien; **Neutuberkuline:** in Kugelmühle pulverisierte Tuberkelbakterien, 3 mg Bakterienpulver in 1 ml Glycerol-Kochsalzlösung aufgeschwemmt; **gereinigte T.** (Abk. GT, engl. purified protein derivates, Abk. PPD): Proteinfraktion, die durch Ausfällung mit Trichloressigsäure od. Ammoniumsulfat aus einem synthet. Medium gewonnen wird, in dem Mycobacterium tuberculosis gezüchtet wurde; **Anw.:** s. Tuberkulintest.

Tuberkulín|re|aktion (↑) *f*: (engl.) *tuberculin reaction*; veraltet Calmette-Reaktion, Pirquet-Reaktion; Hautreaktion mit Schwellung u. Verhärtung durch starke Infiltration mit mononukleären Zellen als Form der zellvermittelten Überempfindlichkeitsreaktion vom verzögerten Typ (Typ IV der Allergie*), die bei spezif. sensibilisierten (BCG*-geimpften od. akut od. in der Vergangenheit an Tuberkulose* erkrankten bzw. subklin. infizierten) Menschen ca. 24 Std. nach (subkutaner) Injektion von Tuberkulinen* auftritt u. 48–72 Std. nach Tuberkulinapplikation max. ausgeprägt ist (s. Abb.); evtl. mit Allgemeinreaktion (Krankheitsgefühl u. Fieber), u. U. Herdreaktion (Reaktivierung bzw. Verstärkung einer lokalen tuberkulösen Infektion, z. B. eines Lungenherdes) einhergehend; **Histol.:** perivaskuläre, mononukleäre Zellinfiltration mit ca. 80 % Lymphozyten u. 20 % Makrophagen. Vgl. Tuberkulintest.

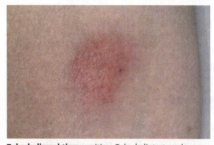

Tuberkulinreaktion: positiver Tuberkulintest nach 72 Std. (8 mm, gemessen senkrecht zur Längsachse des Arms) [161]

Tuberkulín|test (↑) *m*: (engl.) *tuberculin skin test*; syn. Tuberkulinhauttest; Hautreaktion nach Applikation von Tuberkulinen*; klass. Beispiel einer immun. Spätreaktion, beruht auf einer zellulären Immunität gegenüber Tuberkuloprotein; klin. **Anw.:** Diagn. einer Infektion mit Tuberkulosebakterien; **Formen:** (in Deutschland wird T. nach Mendel-Mantoux als Applikationsart empfohlen): **1.** streng intrakutane Injektion (Mendel-Mantoux) von 2 Tuberculin Units (TU) = 0,1 ml PPD RT_{23} SSI am Unterarm; Bestimmung des größten Querdurchmessers der Induration senkrecht zur Längsachse des Armes in Millimetern nach 48 Std. bis 7 Tagen, beste Aussagekraft bei gezielter Testung infektionsgefährdeter Personen; Beurteilung der Infektionswahrscheinlichkeit unter Berücksichtigung individueller Risikofaktoren u. des BCG-Impfstatus. Nach engem Kontakt zu offener Lungentuberkulose gilt bei nicht BCG-geimpften Personen eine Induration von >5 mm in Deutschland als positives Testergebnis i. S. einer wahrscheinlichen Infektion mit Tuberkulosebakterien (s. Tuberkulinreaktion). Falsch positive (z. B. nach BCG-Impfung od. Infektion mit ubiquitären Mykobakterien; s. Mykobakterien, atypische) sowie falsch negative Befunde (z. B. bei Immunschwäche, nach Lebendimpfungen) sind möglich. **2.** intrakutan mit Multipunkturstempel (Tine-Test); **3.** kutane Einbohrung (Pirquet-Reaktion); **4.** perkutane Einreibung (Moro-Reaktion); **5.** Auftragung mit Pflaster (Hamburger-Phänomen). Vgl. Interferon-Gamma-Test; Tuberkulose.

Tuberkulom (↑; -om*) *n*: **1.** (engl.) *tuberculoma*; (pathol.) Tuberkel; Bez. für tuberkulöses Granulom*; s. Tuberkulose; **2.** (röntg.) Rundherd* (∅ 1–5 cm) aus tuberkulösem Gewebe meist mit Verkalkung, selten Einschmelzung u. Vergrößerung mit käsigem Kern, bindegewebigem Mantel (s. Abb.).

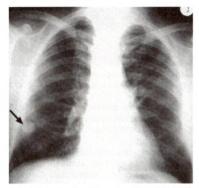

Tuberkulom: Rundherd im rechten Unterfeld (Pfeil) [74]

Tuberkulose (↑; -osis*) *f*: (engl.) *tuberculosis*; Abk. Tb, Tbc, Tbk; chron. verlaufende bakterielle Infektionskrankheit, die v. a. in den Atemorganen lokalisiert ist, jedoch grundsätzlich alle Organe befallen kann; **Epidemiol.:**

> weltweit eine der häufigsten bakteriellen Infektionskrankheiten

jährlich erkranken mehr als 9 Millionen Menschen neu an T. u. ca. 1,7 Millionen Menschen sterben jedes Jahr an den Folgen (WHO); in Europa beträgt die durchschnittliche Inzidenz 48/100 000 Einwohner im Jahr 2006; In Deutschland wurden 5020 Neuerkrankungen im Jahre 2007 gemeldet, was einer Inzidenz von 6,1 Neuerkrankungen pro 100 000 Einwohner entspricht (RKI, November 2009); Häufigkeit wesentl. von sozialen Faktoren abhängig; cave: **1.** weltweite Zunahme resistenter Mykobakterienstämme (s. u. unter Kompl.); **2.** Komorbidität von Tbc u. HIV*-Erkrankung (führende Todesursache bei HIV-Infizierten); **Err.:** Mycobacterium-tuberculosis-Komplex aus u. a. Mycobacterium* tuberculosis, Mycobacterium* bovis, Mycobacterium africanum, Mycobacterium microti, Mycobacterium canetti; **Infektionsquelle** ist v. a. der erkrankte Mensch; erkrankte Rinder (Milch) od. infizierte Haustiere (Hund, Katze, Geflügel) epidemiol. nicht von Bedeutung; **Übertragung:** meist aerogen (Tröpfcheninfektion, sog. offene T.), seltener oral (Milch), noch seltener über Haut u. Augen; **Pathol.:** (histol.) Tuberkulom: zentral nekrot. (sog. tuberkulöser Käse) infektiöses Granulom* mit peripher lokalisierten Epitheloidzellen* u. Riesenzellen (Langhans*-Zellen), das von lymphozytär durchsetztem Bindegewebe (ohne Plasmazellen u. Gefäße) umgeben ist; evtl. tuberkulöse Kaverne* bzw. nach ca. 8–9 Mon. (Abheilungsstadium) beginnende Verkalkung im Zentrum des Tuberkuloms (Tbc-Bakt. darin über Jahre

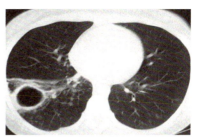

Tuberkulose Abb. 1: große Kaverne im apikalen Unterlappensegment der rechten Lunge; CT [74]

lebensfähig); bakt. Ausbreitung hämatogen, lymphogen od. kanalikulär (z. B. bronchogen); **Inkub.:** 4–12 Wo. (Infektion bis Tuberkulinreaktion*); **Klin.:** Manifestation u. Verlauf (regressiv, stationär, progredient) sehr unterschiedl., abhängig von Menge u. Virulenz der Err. sowie bes. von individueller Widerstandskraft (Resistenz, Immunität, Allergie), z. B. 10-fach erhöhtes Risiko bei HIV-Infektion (häufig atyp. Verlauf der T. mit extrapulmonaler Manifestation); **Formen:** pathogenetische Einteilung; **1. Primär-Tbc:** häufigste Form im Kindesalter; Lok. in ca. 90 % pulmonal (Lungentuberkulose*), seltener extrapulmonal in Halslymphknoten, Darm (Darmtuberkulose*) od. Haut (Tuberculosis* cutis); Beginn mit Primärkomplex (Primärherd, Lymphbahn u. regionärer Lymphknoten); Verlauf symptomarm mit über 3–4 Wo. bestehenden subfebrilen Temp., manchmal Erythema* nodosum, Ermüdbarkeit, Appetitlosigkeit, Gewichtsabnahme, Schwitzneigung; BSG mittelmäßig beschleunigt; **2. postprimäre Tbc:** durch Streuung von Tuberkelbakterien im Organismus aus frischem Primärkomplex od. älterem Herd (Tuberkulom; vgl. Simon-Herde); cave: bei reduzierter Immunität starke Streuung (Generalisation), bes. bei Erstinfektion; **a) Frühformen:** Miliartuberkulose*, tuberkulöse Meningitis*, tuberkulöse Pleuritis*, Peritonitis* (häufig Durchwanderungsperitonitis) u. a. tuberkulöse Serositiden; **b) Spätformen** (z. T. Jahre zwischen Erstinfektion u. Spätmanifestation): Knochentuberkulose*, Arthritis* tuberculosa, Genitaltuberkulose*, Nierentuberkulose* u. a. Organtuberkulosen; **Kompl.:** zunehmende Resistenzentwicklung der Err.; **1. MDR-T.** (Abk. für engl. multidrug resistant tuberculosis); Resistenz mind. gegenüber Isoniazid u. Rifampicin; Vork. in Deutschland ca. 2,7 % (2005), in Südost-Europa u. NUS-Staaten bis zu 10-mal häufiger; **2. XDR-T.** (Abk. für engl. extensively drug resistant tuberculosis); Resistenz gegenüber Isoniazid, Rifampicin u. mind. 3 der 6 Antituberkulotika der 2. Wahl; gehäuft in Gebieten mit hoher MDR-Rate; Ther. nur in Ausnahmefällen mögl.; **Diagn.: 1.** (immun.) s. Tuberkulintest, Tuberkulinreaktion; **2.** s. Interferon-Gamma-Test; **3.** (radiol.) z. B. Röntgen-Thorax-Aufnahme, CT (s. Abb. 1), Ausscheidungsurographie; **4.** histol. (u. mikrobiol.) Untersuchung von Biopsiematerial (z. B. Halslymphknoten), **5.** (mikrobiol.) **a)** direkter mikroskop. Erregernachweis (Ziehl-Neelsen-Färbung, Fluoreszenzmikroskopie; s. Abb. 2);

Tuberkulostatika

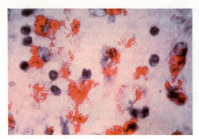

Tuberkulose Abb. 2: säurefeste Stäbchen im Sputumausstrich [74]

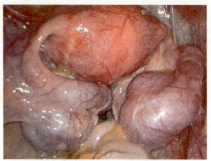

Tuboovarialabszess: typische posthornförmige Auftreibung der Eileiter (Laparoskopie) [30]

b) kultureller Erregernachweis (einschließl. Resistenzbestimmung) aus Sputum (mind. 3 Sputumproben an möglichst aufeinanderfolgenden Tagen), Bronchialsekret, Magensaft, Urin, Liquor u. a.; **c)** Nukleinsäurenachweis mit PCR; meldepflichtige Krankheit bei Erkr. od. Tod; **Ther.:** Komb. von Antituberkulotika*, Dauer: i. d. R. 6 Mon., bei Unverträglichkeit, Kompl., Begleiterkrankung od. Resistenz 8, 12 od. ggf. 24 Mon.; cave: UAW u. WW bei simultaner antiviraler Kombinationstherapie HIV-positiver Pat.; **Prävention:** Expositionsprophylaxe durch Vermeidung von Kontakt mögl. Infektionsquellen; Dispositionsprophylaxe durch hygienische Lebensbedingungen u. Förderung der allg. Abwehrlage (Ernährung); Chemoprophylaxe mit Isoniazid über mind. 3 Mon. bei Kindern, die noch nicht infiziert, jedoch einer Infektion ausgesetzt sind, od. bei Personen mit Tuberkulinkonversion ohne eigentl. Erkr.; cave: Schutzimpfung* mit BCG wegen begrenzter Wirksamkeit u. Häufigkeit von Impfkomplikationen nicht mehr empfohlen.

Tuberkulo|statika (↑; statisch*) *n pl*: s. Antituberkulotika.

Tuber maxillae (lat. tuber Höcker, Schwellung) *n*: (engl.) *maxillary tuberosity*; Vorwölbung an der hinteren Fläche des Oberkieferknochens.

Tuber omentale hepatis (↑) *n*: (engl.) *omental tuberosity of liver*; Vorwölbung am li. Leberlappen.

Tuber omentale pan|creatis (↑) *n*: (engl.) *omental eminence of pancreas*; auf der Höhe der Wirbelsäule vorspringender Teil des Pankreaskörpers.

Tuberositas (↑) *f*: (engl.) *tuberosity*; Rauigkeit, (knöcherner) Vorsprung mit rauer Fläche, häufig Muskelansatz.

Tuber parietale (↑) *n*: (engl.) *parietal tuber*; Scheitelhöcker.

Tuber vermis (↑) *n*: (engl.) *tuber of vermis*; Teil des Vermis cerebelli; s. Cerebellum.

Tubo|ovarial|ab|szess (Tube*; lat. ovarium Eierstock; Abszess*) *m*: (engl.) *tubo-ovarian abscess*; (gyn.) kombinierter Abszess von Ovar u. Eileiter (s. Abb.); **Ätiol.:** entsteht inf. Einbeziehung der trennenden Wandschichten in den Abszess bzw. deren Zerstörung bei umfassendem od. chron. Ovarialabszess* u. bei unzureichender Therapie einer Infektion des unteren weibl. Genitaltrakts.

Tubo|ovarial|zyste (↑; ↑; Kyst-*) *f*: (engl.) *tubo-ovarian cyst*; Verschmelzung einer Ovarialzyste* mit dem entzündeten u. meist verschlossenen Eileiter unter Bildung eines gemeinsamen zyst. Hohlraums; **Urs.:** meist chron. Adnexitis*.

tubulär (dim ↑): (engl.) *tubular*; tubulös; schlauch- bzw. röhrenförmig.

Tubuli dentinales (lat. tubulus Röhrchen) *m pl*: (engl.) *dentinal tubules*; Dentinkanälchen; annähernd parallel zueinander verlaufende, das Dentin* radiär zur Schmelz-Dentin-Grenze hin durchziehende Kanälchen; enthalten die Tomes*-Fasern u. vereinzelt Nervenfasern.

Tubuli mitochondriales (↑) *m pl*: s. Mitochondrien.

Tubuline (dim ↑) *n pl*: (engl.) *tubulins*; globuläre, meist dimere Proteine mit GTPase-Aktivität; Bestandteile der Mikrotubuli*; Colchicinum, Vinca-Alkaloide u. Paclitaxel binden spezif. an T. u. hemmen so die Mitose.

Tubuli renales contorti, recti (↑) *m pl*: gewundene bzw. gerade Nierenkanälchen; s. Niere.

Tubuli semini|feri (↑) *m pl*: (engl.) *seminiferous tubules*; Samenkanälchen, Hodenkanälchen; gewundene bzw. gerade Hodenkanälchen; vgl. Hodenatrophie.

Tubulo|pathie (Dim. ↑; -pathie*) *f*: (engl.) *tubulopathy*; angeb. od. erworbene Störung einzelner od. mehrerer tubulärer Partialfunktionen der Nieren, die ohne primäre Störung der glomerulären Filtration einhergeht; **Klin.:** harmlose Verläufe bis schwere Veränderungen der Homöostase, z. B. Diabetes* insipidus renalis, Debré*-Toni-Fanconi-Syndrom, isolierte Aminazidurie, renale tubuläre Azidose*.

Tubulus (lat.) *m*: Röhrchen.

Tubulus attenuatus (↑) *m*: Überleitungsstück*.

Tubus (lat. Röhre) *m*: **1.** (engl.) *tube*; (anästh.) anat. angepasstes, flexibles (Beatmungs-)Rohr unterschiedl. Größe (z. B. Charrière* od. mm Länge bzw. Innendurchmesser, Abk. ID) zur Atemsicherung (Einführen über Mund, Nase od. Tracheostoma*); **Einteilung: I.** Freihalten pharyngealer Atemwege: Pharyngealtubus*; **II.** Atemwegsicherung ohne sicheren Schutz vor Aspiration*: Larynxmaske*; **III.** Atemwegsicherung mit Aspirationsschutz (vgl. Cuff): **a)** Endotrachealtubus*; **b)** Doppellumentubus* bzw. Endobronchialtubus*; **c)** Trachealkanüle*; **IV.** Sonderformen (alternative Atemwegsicherung im Notfall; vgl. Atemwege, schwierige): z. B. ösophagotrachealer Kombinationstubus*; **2.** (chir.) bes. im Ösophagus verwendete, endoskop. platzierte Kunststoffprothese zur Überbrückung von Tumoren, Fisteln u. a.; vgl. Stent; **3.** (radiol.) feste, nicht verstellbare Blende* zur Erzeugung einer vorgegebenen Feldgröße in einem best. Abstand von der Strahlenquelle.

Tüpfel|nägel: (engl.) *pitted nails*; syn. Grübchennägel; Finger- u. Zehennägel mit 1–2 mm großen Substanzdefekten durch Verhornungsstörungen in der Nagelmatrix; **Vork.:** v. a. bei Psoriasis* u. Alopecia* areata.

Tüpfelung der Erythro|zyten, baso|phile (Erythr-*; Zyt-*): (engl.) *basophilic stippling of erythrocytes*; in Erythrozyten punktförmig angeordnete, basophil anfärbbare Substanz; wahrscheinl. Ansammlung von Ribosomen; normale Anzahl basophil punktierter Erythrozyten: 0–4/10 000; vermehrt bei gesteigerter Erythrozytenbildung, auch bei chron. Nephritis, toxisch bedingten Anämien (z. B. bei Gold-Therapie), Leukämien u. a.; häufig rel. ausgeprägt bei chron. Blei*-Intoxikation.

Türck-Bündel (Ludwig T., Neurol., Laryngologe, Wien, 1810–1868): s. Tractus corticopontinus.

Türck-Säule (↑): s. Pyramidenbahn.

Türken|sattel: (anat.) Sella* turcica.

Tuftsin *n*: (engl.) *tuftsine*; ein von der Milz produziertes u. im Serum zirkulierendes Tetrapeptid (Thr-Lys-Pro-Arg), das die Phagozytosetätigkeit von Leukozyten* u. Makrophagen* fördert.

TUIP: Abk. für **t**rans**u**rethrale **I**nzision der **P**rostata; Inzision der Prostata als therap. Verf. bei benignem Prostatasyndrom*; **Prinzip:** beidseitige (bei 5 u. 7 Uhr) Inzision der Prostata von der Blase beginnend durch den Blasenhals bis zum Samenhügel; Vorteil gegenüber TUR-P (s. Resektion, transurethrale): seltener retrograde Ejakulation; **Nachteil:** nur für bestimmte Indikationen geeignet (milde BPE, Blasenhalsenge u. mediane Barre), schlechtere Langzeitergebnisse.

Tular|ämie (-ämie*) *f*: (engl.) *tularemia*; Hasenpest, Ohara-Krankheit, Lemming-Fieber, Nagetierseuche; meldepflichtige Erkrankung, die auch beim Menschen auftreten kann; **Vork.:** bes. bei Kaninchenjägern in Russland u. Nordamerika; kann auch von infizierten Hauskatzen durch Beißen od. Kratzen übertragen werden; endem. Herde in Deutschland; **Err.:** Francisella* tularensis; **Inkub.:** 2–14 Tage; **Klin.:** nach Eintrittsort der Err. wird unterschieden: **1.** äußere Formen nach Eintritt der Err. durch Haut- u. Schleimhautläsionen mit anschl. Lymphknotenschwellung od. -vereiterung: **a)** kutan-glanduläre Form (ausgestanzte Geschwüre od. blaurote Knoten bes. an den Händen, Lymphangitis, schmerzhafte Lymphadenitis; evtl. Fieber; **b)** okulo-glanduläre Form mit Konjunktivitis; **c)** oral-glanduläre Form mit aphthenähnlichem Primäraffekt; **2.** innere Formen durch hämatogene Streuung od. Inhalation der Err.: **a)** abdominale, typhusähnl. Form; **b)** thorakale bzw. pulmonale Form; **Diagn.:** mikroskop. u. kultureller Erregernachweis, serol. mit Mikroagglutination od. ELISA; **Ther.:** Streptomycin, Gentamicin, Tetracycline.

Tullio-Phänomen (Pietro T., Physiol., Sardinien, 1881–1941) *n*: (engl.) *Tullio's phenomenon, noise induced vertigo*; durch Lärm ausgelöste Gleichgewichtsstörungen* mit Schwindel u. Erbrechen;

Urs.: knöcherne Bogengangsfistel bei intakter Schallleitungskette.

Tulo|buterol (INN) *n*: (engl.) *tulobuterol*; Beta-2-Sympathomimetikum; **Anw.:** als Bronchospasmolytikum*.

Tumarkin-Anfall: (engl.) *Tumarkin's otolithic crisis*; Otolithenkrise; Sonderform eines Anfalls i. R. der Menière*-Krankheit mit plötzl. Verlust des Strecktonus u. resultierendem Sturz (ohne Drehschwindel, ohne Bewusstseinsstörung), ausgelöst durch eine plötzl. Funktionsstörung der Otolithenorgane, speziell des Sacculus.

Tumbu|fliege: (engl.) *tumbu fly*; Cordylobia anthropophaga; Err. einer furunkulären Myiasis*; s. Fliegen.

Tumeszenz (lat. tumescere anschwellen) *f*: (engl.) *tumescence*; diffuse Anschwellung.

Tumeszenz|messung, nächtliche (↑): (engl.) *nocturnal tumescence monitoring*; nichtinvasives Verf. zum Nachw. nächtl. Erektionen* mit einer um den Penis angelegten Manschette; **Anw.:** zur DD zwischen organisch u. psychisch bedingten Erektionsstörungen*; wegen niedriger Sensitivität u. Spezifität selten (v. a. bei wissenschaftlichen od. gutachterlichen Fragestellungen) angewendet.

Tumor (lat.) *m*: (engl.) *tumor*; Geschwulst; örtlich umschriebene Zunahme des Gewebevolumens; i. w. S. jede lokalisierte Raumforderung, z. B. Schwellung durch Ödem bzw. Entz. (auch eines gesamten Organs, z. B. als sog. Milztumor palpable Splenitis) od. aneurysmat. Erweiterung (pulsierender T.); i. e. S. gewebl. Neubildung (Gewächs, Blastom*, Neoplasma) in Form eines spontanen, verschiedengradig enthemmten, autonomen u. irreversiblen Überschusswachstums von körpereigenem Gewebe, das i. d. R. mit unterschiedl. ausgeprägtem Verlust spezif. Zell- u. Gewebefunktionen verbunden ist. Vgl. Tumoreinteilung.

Tumor albus (↑) *m*: Fungus* articuli.

Tumor|an|ämie (↑; Anämie*) *f*: (engl.) *tumor associated anemia*; veraltete Bez. für i. R. einer Tumorerkrankung od. inf. der Tumortherapie auftretende Anämie*; s. Anämie bei chronischer Erkrankung.

Tumor|anti|gene (↑; Antigen*) *n pl*: (engl.) *tumor antigens*; tumorassoziierte od. tumorspezifische Antigene; Antigene*, die im Zellkern, Zytoplasma od. auf der Oberfläche von Tumorzellen* neu auftreten u. häufig auch im Serum von Tumorpatienten nachweisbar sind; können von Tumorviren (z. B. Epstein-Barr-Virus bei Burkitt-Lymphom u. Nasopharynxkarzinom) induziert od. vom Zellgenom codiert werden (als sog. onkofetale Antigene, die während der Embryonal- u. Fetalperiode, normalerweise jedoch nicht im Erwachsenenorganismus exprimiert werden, z. B. CEA, CALLA bei akuter lymphoblast. Leukämie), z. T. ist ihre genet. Entstehung unklar (sog. individuell distinkte T., u. a. auf chem. od. physik. induzierten Tumoren). **Nachw.:** v. a. mit Immunoassays, z. T. mit monoklonalen Antikörpern. Das Auftreten von T. an der Oberfläche von Tumorzellen kann immun. Reaktionen hervorrufen, deren Steuerung u. Verstärkung Ziel der Immuntherapie von Tumoren ist. Antikörper u. immunkompetente Zellen können nur mit zellmembranständigen T. reagieren; im

Serum auftretende T. können als Tumormarker* diagn. genutzt werden.

Tumorbestrahlung, präoperative (↑): (engl.) *preoperative tumor radiation*; Vorbestrahlung, adjuvante Strahlentherapie*, die einer geplanten Op. von malignen Tumoren vorausgeht; **Ind.:** 1. Verkleinerung des Tumors, u. U. dadurch erst Erreichen einer Operationsindikation (Down-Staging); auch notfallmäßige Bestrahlung eines Bronchialkarzinoms bei Vena*-cava-superior-Syndrom; 2. Devitalisierung der Tumorzellen zur Minderung des Risikos intraoperativer Zellverschleppung. Vgl. Pancoast-Tumor.

Tumor, brauner (↑) *m*: s. Osteoklastom.

Tumorchirurgie, fluoreszenzgestützte (↑; Chirurgie*) *n*: (engl.) *fluorescence tumor surgery*; Tumorresektion unter intraoperativer Tumormarkierung mit fluoreszierenden Porphyrinen, z. B. 5-Aminolävulinsäure, die im Tumorgewebe metabolisiert werden u. akkumulieren; ermöglicht gezieltere u. radikalere Resektion; **Anw.:** z. B. bei der mikrochirurgischen Resektion von Astrozytomen. Vgl. Therapie, photodynamische.

Tumor, dysembryoplastischer neuroepithelialer (↑): (engl.) *dysembryoplastic neuroepithelial tumor*; Abk. DNT; seltener benigner Tumor des ZNS mit glialer u. neuronaler Komponente (WHO-Grad I; s. Hirntumoren, Tab. dort); typ. Erkrankungsalter bis zum 20. Lj.; oft assoziiert mit fokaler kortikaler Dysplasie (Abk. FCD) **Lok.:** meist oberflächlich kortikal in den Hemisphären, v. a. temporal, oft über den gesamten Cortex-Durchmesser; daher klin. häufig therapieresistente Epilepsie; **Diagn.:** v. a. MRT; **Ther.:** op. Resektion; **Progn.:** auch bei inkompletter Resektion i. d. R. keine Progredienz, evtl. fortbestehende Epilepsie.

Tumoreinteilung (↑): (engl.) *tumor classification*; Klassifikation von Tumoren; **I. nach biol. Verhalten: 1.** benigne Tumoren mit differenzierten Zellen u. langsamem, lokal verdrängendem Wachstum; **2.** maligne Tumoren mit Zellkernpolymorphie, Zelldysplasie u. infiltrierendem, meist raschem, destruierendem Wachstum u. Metastasierung; **3.** semimaligne Tumoren mit den Kennzeichen maligner Tumoren u. lokal infiltrierendem Wachstum, jedoch i. d. R. keine Metastasierung (z. B. Basalzellkarzinom*); **II. histogenet. Systematik** mit Bez. der Tumoren nach dem Gewebe, aus dem sie entwicklungsgeschichtl. hervorgegangen sind: **1.** epitheliale Tumoren aus Ektoderm* u. Entoderm*; **a)** benigne Tumoren: z. B. Adenom*, Papillom*, Polypen*; **b)** maligne Tumoren: Karzinome*; **2.** mesenchymale Tumoren aus dem Mesoderm*; **a)** benigne Tumoren: z. B. Lipom, Fibrom, Osteom, Myom*, Leiomyom, Rhabdomyom, Chondrom*; **b)** maligne Tumoren: Sarkome*; **3.** embryonale Tumoren aus undifferenziertem Gewebe: z. B. Wilms*-Tumor, Neuroblastom*, Medulloblastom*, Retinoblastom*, embryonales Rhabdomyosarkom*, Teratom*; **4.** neurogene Tumoren; **a)** benigner Tumor: Astrozytom* Grad I; **b)** maligner Tumor: Glioblastom*; **5.** melanozytäre Tumoren; **a)** benigner Tumor: melanozytärer Nävus*; **b)** maligner Tumor: Melanom; **III. nach klin. u. pathol. Befund:** u. a. TNM*-Klassifikation, Grading*, Laurén-Klassifikation (s. Magenkarzinom), Dukes*-Klassifikation, REAL*-Klassifikation. Vgl. Malignitätsgrad, Neoplasie, Zytohistologie.

Tumoren, HCG-bildende (↑) *m pl*: (engl.) *HCG producing tumors*; endokrin aktive Tumoren, die HCG* bilden, z. B. Trophoblasttumoren* u. germinative Hodentumoren*; diagn. u. zur Therapiekontrolle dient HCG als Tumormarker*; szintigraph. Darstellung HCG-bildenden Tumorgewebes ist mit markierten monoklonalen Antikörpern* möglich.

Tumorimmunologie (↑; immun*, -log*) *f*: (engl.) *tumor immunology*; Teilgebiet der Immunologie*, das sich mit den immun. Vorgängen befasst, die an Entstehung (z. B. primäre od. sekundäre Immundefekte), Verlauf (z. B. paraneoplast. Syndrome) u. Abwehr bzw. Bekämpfung von malignen Erkr. (Tumoren) beteiligt sind; klin. als Immundiagnostik (Erfassung des sog. Immunstatus von Tumorpatienten), Immunprophylaxe u. Immuntherapie (v. a. unter Anw. spezif. Antikörper gegen Tumorantigene* sowie Immunstimulanzien*).

Tumor, intrakranieller (↑) *m*: s. Hirntumoren.

Tumorklassifikation, internationale (↑) *f*: s. TNM-Klassifikation.

Tumorlyse-Syndrom (↑; Lys-*) *n*: (engl.) *tumor lysis syndrome*; durch raschen Zerfall großer Mengen von Tumorzellen (>10^8) nach zytostatischer Ther. ausgelöstes, potentiell lebensbedrohliches klin. Syndrom; **Klin.:** aus Zellzerfall resultierende Hyperurikämie, Hyperkaliämie, Hyperkalzämie u. Hyperphosphatämie mit Gefahr von Azidose, akutem Nierenversagen u. a. Mikrozirkulationsschäden in vitalen Endorganen; **Diagn.:** laborchem. Veränderungen im zeitl. Zusammenhang mit Tumortherapie. **Ther.:** bei bedrohlicher akuter Hyperurikämie evtl. Rasburicase*; **Prophylaxe:** langsamer Chemotherapiebeginn, intravenöse Flüssigkeitszufuhr, Harnalkalisierung, Gabe von Allopurinol.

Tumormarker (↑; engl. *to mark* kennzeichnen) *m pl*: (engl.) *tumor markers*; Bez. für Substanzen u. zelluläre Veränderungen, deren qualitative od. quantitative Analyse eine Aussage über Vorliegen, Verlauf od. Prognose von malignen Erkr. ermöglichen kann; **Einteilung: 1.** zelluläre T.: u. a. zellmembranständige Tumorantigene*, Rezeptoren (z. B. Hormon*-Rezeptoren, Rezeptoren für wachstumsfördernde Substanzen bei Leukämien) u. Zellmarker, die auf eine vermehrte Expression von Onkogenen* u. ein monoklonales Zellwachstum hindeuten, sowie molekulargenet. zelluläre Veränderungen, v. a. Genmutationen u. Chromosomenaberrationen (z. B. Philadelphia*-Chromosom bei CML); **2. humorale** T.: gegenüber physiol. Bedingungen in Blut, Urin u. a. Körperflüssigkeiten in erhöhten Konz. nachweisbare (meist physiol. vorkommende) Substanzen, die vom Tumorgewebe synthetisiert u. sezerniert, durch Tumorzerfall freigesetzt od. als Reaktion des Organismus auf einen Tumor gebildet werden; **Übersicht:** s. Tab. 1, 2 u. 3; **Bedeutung: 1.** Die physiol. Bedeutung von T. ist nur z. T. bekannt; im menschl. Organismus wirken sie i. d. R. nicht immunogen. **2.** Die klin. (diagn.) Bedeutung ist abhängig von ihrer Spezifität u. Sensitivität; der Nachw. von T. ist als Scree-

Tumormarker
Tumormarker i. e. S. (Auswahl)

Tab. 1

Tumormarker	Vorkommen	Referenzbereich	Hinweis
Alphafetoprotein	primäres Leberzellkarzinom	<7 µg/l	bei chronischer Hepatitis/Leberzirrhose 2-mal jährlich kontrollieren
	Keimzelltumoren		AFP + Beta-HCG bei Verdacht auf Hodentumor diagnostisch einsetzen
CA 15-3	Mammakarzinom	<30 kE/l	in Kombination mit CEA
CA 19-9	Pankreas-, Gallengang- und kolorektale Karzinome	<37 kE/l	auch bei Ösophagus- und Magentumoren
CA 72-4	Magenkarzinom	<6 kE/l	in Kombination mit CEA
	Ovarialkarzinom		in Kombination mit CA 125
CA 125	Ovarialkarzinom, gastrointestinale Tumoren, Bronchial- und Mammakarzinom	<35 kE/l	auch bei benignen gynäkologischen Tumoren z. T. erhöhte Werte
CA 549	Mammakarzinom	<12 kE/l	kombinatorischer Einsatz mit CA 15-3 und MCA wegen fehlender Komplementarität sinnlos
CASA	Ovarialkarzinom		in Kombination mit CA 125
CEA	kolorektale Karzinome, Magen-, Mamma-, Bronchial-, Blasen- und Schilddrüsenkarzinome	1,5–5 µg/l	erhöhte Werte auch bei Rauchern, Leberzirrhose, entzündlichen Erkrankungen des Gastrointestinaltrakts und der Lunge
CYFRA 21-1	Bronchialkarzinome (Plattenepithel- und Adenokarzinom), Blasenkarzinom	<2 µg/l	
5-S-Cysteinyl-DOPA	Melanom		
MCA	Mammakarzinom	<15 kE/l	in Kombination mit CEA
M2-PK (Tumor-M2-Pyruvatkinase)	Nierenzellkarzinom		
	Seminom		in Kombination mit NSE
	Pankreaskarzinom		in Kombination mit CA 19-9
NMP 22 im Urin	Blasenkarzinom		
NSE	kleinzelliges Bronchialkarzinom, neuroendokrine Tumoren	<10–20 µg/l	in Kombination mit CEA
PLAP	Seminome		
p53-Autoantikörper	malignes Wachstum		
PSA (gesamt und freies)	Prostatakarzinom	<4 µg/l	erhöhte Werte auch bei benigner Prostataerkrankung; tumorspezifischer als Quotient aus freiem und gesamtem PSA (<0,15)
S 100	Melanom	<0,12 µg/l	
SCC	Plattenepithelkarzinom des Uterus, der Lunge und im HNO-Bereich	<2–3 µg/l	
Sialinsäure	Melanom		

Fortsetzung nächste Seite

Tumor-Nekrose-Faktor

Tumormarker
Tumormarker i. e. S. (Auswahl)

Tumormarker	Vorkommen	Referenzbereich	Hinweis
Thymidinkinase	lymphatische und myeloische Leukämien		
Thyreoglobin	Schilddrüsenkarzinom	<50 µg/l	
TPA, TPS	Blasen- und Bronchialkarzinom	<80 E/l	geringe Spezifität, allgemeine Proliferationsmarker

CA: cancer antigen; CASA: cancer associated serum antigen; CEA: carcinoembryonales Antigen; CYFRA: Cytokeratinfragment; MCA: mucin-like carcinoma associated antigen; NMP: nuclear matrix protein; NSE: neuronenspezifische Enolase; PLAP: Plazenta-Isoenzym der alkalischen Phosphatase; PSA: prostataspezifisches Antigen; SCC: squamous cell carcinoma antigen; TPA: tissue-polypeptide antigen; TPS: tissue-polypeptide specific antigen

Tumormarker Tab. 2
Allgemeine Marker bei malignem Wachstum

Tumormarker	Vorkommen	Hinweis
Ferritin	Hodgkin-Lymphom, Leukämie, Lymphom, Pankreas-, Mamma-, Nierenzellkarzinom	erhöht auch bei Eisenüberladung, Hepatopathie, ggf. bei Infektion, Still-Syndrom
Fibronektin	Differenzierung benigner/maligner Aszites	
leichte Ketten der Immunglobuline	multiples Myelom mit Bence-Jones-Proteinurie	
Beta-2-Mikroglobulin	Lymphom, multiples Myelom, lymphatische Leukämien	erhöht auch bei HIV-Infektion, viraler Erkrankung
Neopterin	Lymphom, Leukämie, Ovarial-, Nierenzellkarzinom	erhöht auch bei HIV-Infektion, viraler Erkrankung
alkalische Phosphatase	Osteosarkom, Knochenmetastasen	

ning zur Erfassung maligner Erkr. nicht geeignet (Ausnahme: Alphafetoprotein* bei primärem Leberzellkarzinom, Beta*-HCG bei Hodentumoren, Bence-Jones-Proteine bei multiplem Myelom), die sequentielle Bestimmung i. R. der Verlaufskontrolle versch. Tumoren jedoch therap. u. progn. relevant (z. B. zur postop. Rezidivkontrolle, Kontrolle unter zytostat. Therapie).

Tumor-Nekrose-Faktor (↑) *m*: (engl.) *tumor necrosis factor*; s. TNF.

Tumor, neuro|endokriner (↑) *m*: (engl.) *neuroendocrine tumor*; Abk. NET; veraltet Karzinoid, früher Apudom; Sammelbez. für von Zellen des disseminierten neuroendokrinen Systems* ausgehende Tumoren; produzieren, speichern u. sezernieren z. T. Hormone, Neurotransmitter od. parakrine Regulatoren (z. B. Serotonin, Histamin, Kallikrein; >40 verschiedene Substanzen beschrieben), was klinisch mit od. ohne Symptomatik einhergehen kann; **Epidemiol.:** Inzidenz 0,5–1 pro 100 000 Einwohner; Durchschnittsalter bei Erkrankungsbeginn ca. 55 Jahre; **Einteilung: 1.** nach biol. Verhalten (abhängig vom histol. Proliferationsindex Ki67 od. MIB1, Metastasierung, Invasivität, histologischer Differenzierung, Tumorgröße, Angioinvasion, hormoneller Symptome) in hoch differenzierter NET (benigne od. von fragl. Dignität), hoch differenziertes neuroendokrines Karzinom (niedrig maligne) u. niedrig differenziertes neuroendokrines Karzinom (hohe Malignität); **2.** in funktionell aktive (Hypersekretion von Hormonen o. a. Substanzen mit entspr. klin. Symptomatik; ektope u. heterotope Hormonprod. mögl.) u. funktionell inaktive NET; **Lok.:** v. a. gastroenteropankreatisch (sog. GEP-NET); bei gastrointestinaler Lok. v. a. Jejunum u. Ileum (von oral nach aboral zunehmend mit Maximum im terminalen Ileum) u. Appendix, sehr selten Magen od. Duodenum; selten andere Lok., v. a. Lunge, seltener Bronchialsystem, Thymus, Haut, Urogenitaltrakt; **Klin.:** häufig klin. inapparent (z. B. Zufallsbefund bei Appendektomie); bei funktionell aktiven NET abhängig von sezernierter Substanz (s. Tab.), z. B. Karzinoidsyndrom* (vasoaktive Substanzen, z. B. Serotonin, Histamin, Neurokinine*, Kallikrein, Bradykinin u. a.), Zollinger*-Ellison-Syndrom (Gastrin), Verner*-Morrison-Syndrom (VIP), Cushing*-Syndrom (ACTH, z. B. kleinzelliges Bronchialkarzinom*); **Diagn.:** radiol. u. endoskop. Lokalisation des Primärtumors, Ultraschalldiagnostik (Endosonographie); laborchem. Nachweis von Chromogranin* A im Serum sowie ggf. der sezernierten Substanzen od. ihrer Metaboliten, PET-CT; histolog. Untersuchung; **Ther.:** wenn mögl. chir. Resektion; evtl. Chemotherapie,

Tumormarker Tab. 3
Überproduktion von Hormonen bei Tumoren des endokrinen Systems (Tumormarker i. w. S.)

Hormon[1]	Vorkommen	Referenzbereich	Hinweis
ACTH (Corticotropin)	Tumoren in Hypophysenvorderlappen, Lunge		erhöht auch bei Addison-Krankheit, adrenogenitalem Syndrom
Calcitonin (hCT)	medulläres Schilddrüsenkarzinom	Frauen: <2–10 µg/l Männer: <2–48 µg/l	
Cortisol	Tumoren in Hypophyse, Nebennierenrinde		
C-Peptid	Insulinom		aufgrund längerer HWZ besser geeignet als Insulin
DHEA-S (Dehydroepiandrosteronsulfat)	Tumoren in Hypophyse, Nebennierenrinde	Frauen: 30–400 µg/dl Männer: 50–500 µg/dl >55 Jahre <300 µg/dl	
Gastrin	Gastrinom (Zollinger-Ellison-Syndrom)		
Beta-HCG	Keimzelltumoren, Blasenmole, Chorionepitheliom	<5 IE/l vor Menopause <10 IE/l nach Menopause	erhöht bei normaler Schwangerschaft, DD nach Geburt für Blasenmole
5-HIES (5-Hydroxyindolessigsäure)[2]	Karzinoidsyndrom	<41 µmol/24 Std. (<8 mg/24 Std.)	erhöht auch nach Genuss von Bananen und Walnüssen
Insulin	Insulinom		Diagnostik i. R. des Hungerversuchs
Katecholamine	Phäochromozytom		
Adrenalin[2]		<109 nmol/24 Std. (20 µg/24 Std.)	
Noradrenalin[2]		<620 nmol/24 Std. (<105 µg/24 Std.)	
Prolaktin	Prolaktinom	Frauen: <700 mE/l Männer: <500 mE/l	mäßige Erhöhungen auch bei Hypothyreose
Serotonin	Karzinoidsyndrom	<200 µg/l	erhöht auch nach Genuss von Bananen und Walnüssen
Vanillinmandelsäure (VMS)	Tumoren in Nebennierenmark	17–35 µmol/l	
STH (Somatotropin)	Akromegalie	<5 µg/l	

[1] Bestimmung im Serum/Plasma, wenn nicht anders angemerkt; [2] Bestimmung im Urin

Chemoembolisation (bei Lebermetastasen); ggf. symptomatisch Pharmakotherapie. Vgl. Syndrom, paraneoplastisches; MEN-Syndrome.
Tumor, primitiver neuro|ekto|dermaler (↑) *m pl*: (engl.) *primitive neuroectodermal tumor;* Abk. PNET; Bez. für eine Gruppe v. a. bei Kleinkindern auftretender, maligner, aus undifferenzierten neuroblastären Zellen aufgebauter embryonaler Tumoren; **Formen:** 1. im ZNS (vgl. Hirntumoren, Tab. dort): a) ZNS-PNET (früher: supratentorieller PNET), WHO-Grad IV, Lok. v. a. in der ventrikelnahen weißen Substanz der Großhirnhemisphären; z. B. Ependymoblastom*, ZNS-Neuroblastom*, ZNS-Ganglioneuroblastom, Medulloepitheliom; b) Medulloblastom*; c) Pineoblastom*; 2. außerhalb des ZNS: a) Neuroblastom; b) Ewing*-Sarkom. **Ther.:** möglichst komplette Resektion; posoperativ i. d. R. kombinierte Radiochemotherapie, bei Kleinkindern nur Chemotherapie; **Progn.:** Drei-Jahres-Überlebensrate bei ZNS-PNET unter Maximaltherapie ca. 50%, bei infratentoriellem Medulloblastom ca. 80%.
Tumor, spinaler (↑) *m*: s. Rückenmarktumoren.
Tumor|sup|pressor|gene (↑) *n pl*: (engl.) *tumor suppressor genes;* Gene, die mit ihren Genprodukten eine Hemmung des Zellzyklus* in der G₁-Phase bewirken u. damit die Entstehung unkontrolliert wachsender Tumorzellen verhindern; z. B. p53-Gen, Retinoblastom-Gen Rb; Verlust, Mutation od. Beeinträchtigung der Expression der T. führt

Tumor, vaskulärer

Tumor, neuroendokriner
Klinik, Diagnostik u. Therapie wichtiger funktionell aktiver Tumoren

produziertes Hormon (Tumor)	klinisches Syndrom/ Leitsymptome	Diagnostik	Therapie
Gastrin (Gastrinom)	Zollinger-Ellison-Syndrom: peptische Ulzera, Diarrhö	Gastrin-RIA, ggf. mit Sekretin- und Calcium-Infusionstest	Protonenpumpen-Hemmer, Histamin-H_2-Rezeptoren-Blocker, ggf. Gastrektomie
Glucagon (Glucagonom)	Diabetes mellitus, Hautsymptome	Glucagon-RIA	subtotale Pankreasresektion
Insulin (Insulinom)	neurovegetative Beschwerden, Hypoglykämie	Insulin-RIA, Hungertest, Tolbutamidtest	chirurgische Resektion des Primärtumors
Serotonin	Karzinoidsyndrom: Diarrhö, Flush-Syndrom	Bestimmung von Serotonin im Serum od. 5-Hydroxy-Indolessigsäure im Urin, Somatostatin-Rezeptor-Szintigraphie, Serotonin-RIA	Somatostatinanaloga, Serotonin-Antagonisten, palliativ Resektion von Lebermetastasen
VIP (Vipom)	Verner-Morrison-Syndrom: Diarrhö, Achlorhydrie, Hypokaliämie	VIP-RIA, Bestimmung von GIP, Kalium und Chlorid im Serum	subtotale Pankreasresektion

RIA: Radio-Immunoassay, VIP: vasoaktives intestinales Polypeptid

zu maligner Transformation* der betroffenen Zellen, wobei i. d. R. beide Allele involviert sind; der ererbte Gendefekt eines Allels stellt oft eine starke Disposition für Tumoren dar. Vgl. Onkogene.

Tumor, vaskulärer (↑) *m*: (engl.) *vascular tumor*; Tumor der Blut- od. Lymphgefäße; **Formen:** z. B. Hämangioendotheliom*, Granuloma* pyogenicum, Hämangioperizytom, Angiosarkom. Vgl. Gefäßfehlbildung.

Tumor|viren (↑; Viren*) *n pl*: s. Viren, onkogene.

Tumor|volumen-Verdoppelungs|zeit (↑; Volumen*): (engl.) *tumor volume doubling time*; Zeitraum, in dem sich das Tumorvolumen verdoppelt; ein Tumor, der klin. nachweisbar ist, hat i. d. R. bereits zwei Drittel seiner Gesamtwachstumszeit erreicht; für das Mammakarzinom* wird z. B. eine durchschnittl. T.-V. von 200 Tagen angenommen, ein tastbarer Knoten (sog. Frühdiagnose) benötigt für seine Entw. daher u. U. >10 Jahre.

Tumor|zell|assay, klonaler (↑; Zelle*; engl. to assay prüfen, analysieren) *m*: (engl.) *cloned tumor-cell assay*; syn. Antionkogramm; Anzüchtung von Tumoreinzelzellen in der Gewebekultur mit Bildung von Zellkolonien zur prätherap. Sensibilitätstestung von Zytostatika*; **Anw.:** v. a. Voraussage eines zytostatikaresistenten Mamma- od. Mundhöhlenkarzinoms.

Tumor|zellen (↑; ↑): (engl.) *tumor cells*; durch maligne Entartung körpereigener, normaler Zellen entstehende Zellen maligner Tumoren; allg. zytodiagn. **Merkmale** sind: 1. Zellpolymorphie* u. Anisozytose*; 2. Kernpolymorphie* od. Kernatypie*; 3. Polychromasie* od. Hyperchromasie*; 4. gestörte Kern*-Plasma-Relation; 5. Aneuploidie*. Vgl. Atypie; Entdifferenzierung; Kanzerogenese; Zytodiagnostik.

Tumor|zentrum (↑) *n*: (engl.) *oncologic center*; regionaler Zusammenschluss klin. u. forschender Einrichtungen des universitären u. nichtuniversitären Bereichs zur Koordinierung von Krebsforschung u. -bekämpfung; vgl. Krebsregister.

Tumor|zerfall|syn|drom (↑) *n*: (engl.) *oncolysis syndrome*; Stoffwechselveränderung inf. Zerfalls von Tumoren mit meist großer Masse od. Zellzahl nach Chemotherapie; **Vork.:** v. a. bei Pat. mit akuter u. chron. Leukämie, Lymphomen u. myeloproliferativen Erkr.; **Sympt.:** erhöhte Harnsäure-, Kalium-, Phosphatkonzentration, Abfall der Calciumkonzentration im Serum, Laktatazidose; als Folge akute Niereninsuffizienz, Arrhythmie, Muskelkrämpfe u. Tetanie; **Ther.:** Hydratation, Allopurinol, Natriumbicarbonat.

TUMT: Abk. für **t**rans**u**rethrale **M**ikrowellen**t**hermotherapie; s. Prostatasyndrom, benignes.

TUNA: Abk. für **t**rans**u**rethrale **N**adel**a**blation; s. Prostatasyndrom, benignes.

Tunga penetrans *f*: Sandfloh; s. Flöhe.

Tunica (lat.) *f*: (engl.) *tunica*; Hülle, Haut, Gewebeschicht.

Tunica adventitia (↑) *f*: s. Adventitia.

Tunica albuginea (↑) *f*: (engl.) *tunica albuginea*; Albuginea; derbe, weißl., kaum dehnbare Hülle aus straffem kollagenem Bindegewebe; **Vork.:** Hoden*, Corpora cavernosa, schwach ausgebildet bei Ovarium* u. Corpus spongiosum.

Tunica con|junctiva (↑) *f*: (engl.) *conjunctiva*; Bindehaut des Auges; s. Conjunctiva.

Tunica dartos (↑) *f*: (engl.) *dartos fascia*; Muskelhaut des Skrotums.

Tunica fibrosa bulbi (↑) *f*: (engl.) *fibrous layer of eyeball*; äußere Augenhaut: 1. Sklera*; 2. Cornea*.

Tunica interna bulbi (↑) *f*: innere Augenhaut; Retina*.
Tunica intima (↑) *f*: s. Intima.
Tunica media (↑) *f*: s. Media.
Tunica mucosa (↑) *f*: s. Schleimhaut.
Tunica muscularis (↑) *f*: (engl.) *muscular layer*; Muskelschicht der Hohlorgane; z. B. Ring- u. Längsmuskulatur des Magen-Darm-Trakts.
Tunica serosa (↑) *f*: s. Haut, seröse.
Tunica vaginalis testis (↑) *f*: (engl.) *tunica vaginalis testis*; seröse Hülle des Hodens u. Nebenhodens; Rest des Processus vaginalis peritonei; besteht aus Lamina visceralis (Epiorchium) u. Lamina parietalis (Periorchium).
Tunica vasculosa bulbi (↑) *f*: (engl.) *vascular layer of eyeball*; mittlere Augenhaut: **1.** Choroidea*; **2.** Corpus ciliare; **3.** Iris*.
Tuohy-Kanüle (Kanüle*) *f*: (engl.) *Tuohy's needle*; spez. Periduralkanüle mit leicht gebogener Spitze; durch die Kanüle lässt sich ein dünner Kunststoffkatheter zur kontinuierl. Periduralanästhesie* einführen, Anw. auch zur lumboperitonealen Liquordrainage (s. Ventrikeldrainage).
Tupf|prä|parat (lat. praeparare zubereiten) *n*: (engl.) *swab specimen*; durch Abtupfen von Geweben gewonnenes, auf einen Objektträger übertragenes Zellmaterial mit nachfolgendem dünnem Ausstrich; schnelle Beurteilung möglich.
TUR: Abk. für **t**ransurethrale **R**esektion*.
Turban|tumor (Tumor*) *m*: s. Zylindrom.
Turbidi|metrie (lat. turbidus trübe; Metr-*) *f*: (engl.) *turbidimetry*; Trübungsmessung; Form der Photometrie* zur quant. Bestimmung kolloidal gelöster Teilchen in Flüssigkeiten; vgl. Nephelometrie.
Turbino|plastik (lat. turbo, turbinis Wirbel, Kreisel; -plastik*) *f*: (engl.) *turbinoplastic*; partielle op. Abtragung bzw. Formplastik des Os turbinale; s. Konchotomie.
Turcot-Syn|drom (Jacques T., Chir., Quebec, geb. 1914) *n*: (engl.) *Turcot's syndrome*; seltene, autosomal-rezessiv erbl. Erkr. mit Mutation im APC-Gen (Genlocus 7p22) od. in den Mismatch-Reparatur-Genen MLH1 (Genlocus 5q21-q22) bzw. PMS2 (Genlocus 3p21.3); **Sympt.:** Adenome im Magen-Darm-Trakt, Hirntumoren (Medulloblastom*, Glioblastom*). Vgl. FAP.
Turgeszenz (lat. turgescere anschwellen) *f*: (engl.) *turgescence*; Schwellung, Blutreichtum.
Turgor (lat. turgere geschwollen sein, anschwellen) *m*: (engl.) *turgor*; vom Flüssigkeitsgehalt abhängiger Spannungszustand des Gewebes, z. B. der Haut; vgl. Tonus.
Turm|schädel: s. Stenozephalie.
Turnbull-Operation *f*: s. No-touch-isolation-Technik.
Turnbull-Re|aktion *f*: s. Berliner-Blau-Reaktion.
Turner-Kieser-Syn|drom (John W. T., Arzt, Oklahoma; Willibald K., deutscher Arzt) *n*: Nagel*-Patella-Syndrom.
Turner-Syn|drom (Henry H. T., Endokrin., Oklahoma City, 1892–1970) *n*: (engl.) *Turner syndrome*; syn. Ullrich-Turner-Syndrom; Gonadendysgenesie* mit hypergonadotropem Hypogonadismus*; **Formen: 1.** typ. T.-S. mit weibl. Phänotyp; Urs.: meist gonosomale Monosomie* (45,X0), Chromosomenmosaik (45,X0/46,XX) od. andere Chromosomenaberration; **2.** T.-S. mit männl. Phänotyp; sehr selten bei entspr. Chromosomenmosaiken (45,X0/46,XY od. 45,X0/47,XYY), da das Y-Chromosom für männl. Geschlechtsmerkmale prägend ist (weitgehend normale Penisentwicklung bei „leerem" Skrotum), 95 % der 45,X0-Feten sterben intrauterin; **Häufigkeit:** 1 : 2500–2700 Geburten; **Sympt.:** frühzeitig auftretende Lymphödeme (Hand- u. Fußrücken), Kleinwuchs mit primärer Amenorrhö, Pterygium colli, Schildthorax mit weit auseinander liegenden Mamillen u. a. fakultative Fehlbildungen (z. B. Herzfehler, bes. Aortenisthmusstenose); bei Vorhandensein von Ovarien fortschreitende Involution, meist jedoch nur als bindegewebige Stränge ausgebildet (engl. gonadal streaks); **Diagn.:** Chromosomenanalyse (Karyogramm*); das Geschlechtschromatin* ist nur bei X0-Pat. negativ; **Ther.:** Substitution der Sexualhormone, symptomat. Behandlung von Kleinwuchs mit STH; ggf. op. Korrektur des Pterygium colli. Vgl. Noonan-Syndrom.
Turri|zephalus (lat. turris Turm; Keph-*) *m*: s. Stenozephalie.
Tusche|verfahren: (engl.) *India ink stain, Burri-Verfahren*; Methode zur Negativdarstellung von Bakt., die in Tuscheverdünnung als Ausstrich auf Objektträger gebracht u. zusätzlich gefärbt werden.
Tussis (lat.) *f*: Husten.
Tussis con|vulsiva (↑) *f*: Keuchhusten*.
Tussis hepatica (↑) *f*: (engl.) *hepatic tussis*; Hustenattacken bei Chilaiditi*-Syndrom.
Tutor (lat. Beschützer) *m*: (engl.) *plaster cast*; Hülsenverband aus Gips od. Kunststoff zur Ruhigstellung z. B. des Kniegelenks in Funktionsstellung; vgl. Gipsverband.
TUVP: Abk. für **t**rans**u**rethrale Elektro**v**aporisation der **P**rostata; s. Prostatasyndrom, benignes.
TVP: Abk. für **t**rans**v**esikale Elektrovaporisation der **P**rostata; s. Prostatasyndrom, benignes.
TVT: Abk. für (engl.) **t**ensionfree **v**aginal **t**ape; retropubisches Verf. der Schlingenoperation*.
T-Welle: (engl.) *T wave*; finale od. terminale Welle im EKG*; entspricht der Erregungsrückbildung in den Herzkammern; **Formen: I.** Normbefund: konkordant* mit QRS*-Komplex, asymmetr. (flacher Anstieg, steiler Abfall), Amplitude: 1/8–2/3 der R*-Zacke (bzw. S*-Zacke bei S als Hauptachse); **II.** Veränderungen der T-Welle weisen zus. mit Veränderungen ST*-Strecke (Endstrecke) auf eine primäre (spezif. od. unspezif.) od. sekundäre (inf. intraventikulärer Leitungsstörung) Erregungsrückbildungsstörung (Abk. ERBS; syn Repolarisationsstörung, Abk. RPS) hin. **1.** überhöhte T-Welle (Amplitude vergrößert): Stadium 0 des Herzinfarkts*, Vagotonie*, Hyperkaliämie*, Bradykardie* u. a. Zustände vermehrter linksventrikulärer Füllung (z. B. Aortenklappeninsuffizienz*); unspezif. ERBS; **2.** abgeflachte T-Welle (Amplitude vermindert): Tachykardie*, Hypokaliämie*, KHK, Arzneimittel; unspezif. ERBS; **3.** negative T-Welle: **a)** präterminal negative T-Welle: biphas. (präterminal unterhalb u. terminal oberhalb der isoelektr. Linie), Winkelhalbierende in Richtung zugehöriger QRS-Komplex; häufig zus. mit deszendierender ST-Streckensenkung als unspezif. ERBS bei Hypokaliämie*, KHK, Herzhypertrophie,

durch Herzglykoside od. als sekundäre ERBS bei Schenkelblock*; **b)** terminal negative T-Welle: terminal (od. vollständig) unterhalb der isoelektr. Linie, Winkelhalbierende senkrecht nach oben (od. weg vom zugehörigen QRS-Komplex); Stadium II u. III des Herzinfarkts (koronares T), Perimyokarditis; spezif. ERBS. Vgl. Phase, vulnerable.

Tyl|ek|tomie (gr. τύλος Wulst, Schwiele, Knoten; Ektomie*) *f*: Lumpektomie*.

Tylosis palmaris et plantaris (↑; -osis*) *f*: s. Palmoplantarkeratosen, hereditäre.

Tyloxa|pol (INN) *n*: pharmaz. Hilfsstoff, oberflächenaktive Substanz; **Verw.:** als Expektorans*.

Tympano|metrie (gr. τύμπανον Pauke; Metr-*) *f*: (engl.) *tympanometry*; Untersuchungsmethode der Impedanzaudiometrie*; Messung der akustischen Impedanz* des Trommelfells während einer Druckänderung im äußeren Gehörgang; **Anw.:** zur Beurteilung der Trommelfellbeweglichkeit (z. B. bei Adhäsivprozessen u. Trommelfellnarben), Tubenfunktion (z. B. bei Tubenkatarrh), des Mittelohrdrucks (z. B. bei Paukenerguss) u. der Funktion der Gehörknöchelchen (z. B. bei Otosklerose). Die T. ist unabhängig von der Kooperation des Pat. u. wird deshalb auch in der Pädaudiologie* eingesetzt.

Tympano|plastik (↑; -plastik*) *f*: (engl.) *tympanoplasty*; op. Verfahren zur Beseitigung von Defekten des Trommelfells (Trommelfellperforation, -ruptur) od. der Gehörknöchelchenkette od. zur Wiederherstellung der Schallleitung zum Innenohr; Voraussetzungen: funktionstüchtiges Innenohr, durchgängige Tube; Durchführung in Lokalanästhesie od. Intubationsnarkose; Zugang zum Mittelohr über den äußeren Gehörgang od. von retroaurikulär; **Einteilung** (nach Wullstein): **1. Typ I:** Myringoplastik: Verschluss einer isolierten Trommelfelldefekts durch ein Transplantat aus Fascia temporalis od. Perichondrium; **2. Typ II:** Schaffung einer direkten Verbindung vom Trommelfell zum langen Amboßschenkel bei Hammergriffverlust; **3. Typ III:** Herstellung der Voraussetzung für die direkte Übertragung der Schallwellen vom Trommelfell auf den Steigbügel; evtl. Erhöhung des Steigbügels durch Interposition eines allogenen od. autogenen Transplantats (Typ IIIc: Columellaeffekt); **4. Typ IV:** direkte Schallübertragung zum ovalen Fenster bei defekten Gehörknöchelchen mit Schallprotektion des runden Fensters unter Ausbildung einer sog. kleinen Pauke; **5. Typ V:** Fensterung des horizontalen Bogengangs bei Verschluss des ovalen Fensters, ersetzt durch Stapesplastik*.

Tympano|sklerose (↑; Skler-*; -osis*) *f*: Paukensklerose*.

Tympanum (↑) *n*: Paukenhöhle*.

Tyndall-Effekt (John T., Phys., London, 1820–1893; lat. efficere, effectus hervorbringen) *m*: **1.** (engl.) *Tyndall effect*; (ophth.) syn. Tyndall-Phänomen; positiver T.-E. (sichtbarer Lichtweg in der Spaltlampenuntersuchung) durch im Kammerwasser vorhandene Proteine, z. B. bei Iritis*; **2.** (physik.) Lichtstreuung beim Lichtdurchtritt durch kolloidale Lösungen (s. Kolloid).

Tyndallisation (↑) *f*: (engl.) *tyndallization*; schonendes Verf. zur Keimfreimachung; fraktioniertes Erhitzen auf 70–100 °C an 3 aufeinander folgenden Tagen tötet zwischenzeitl. ausgekeimte vegetative Stadien der hitzeresistenten Dauerformen von Bakterien.

Tyndallo|metrie (↑; Metr-*) *f*: Nephelometrie*.

Typ-C-Viren (↑; Viren*) *n pl*: s. Oncovirinae.

Typhlitis (gr. τυφλόν ἔντερον Blinddarm; -itis*) *f*: (engl.) *typhlitis*; Entz. des Caecums* mit Druckgefühl u. Schmerz in der re. Ileozäkalgegend; häufig in Komb. mit Appendizitis*; diagn. meist nicht zu unterscheiden.

Typhlon (↑) *n*: Blinddarm; s. Caecum.

Typho|bazillose Landouzy (Typhus*; Bacill-*; Louis Th. J. L., Arzt, Paris, 1845–1917) *f*: Sepsis* tuberculosa acutissima.

typhoid (↑; -id*): typhusähnlich.

Typhom (↑; -om*) *n*: (engl.) *typhoid nodule*; syn. Typhusgranulom; für Typhus* abdominalis charakterist. Granulom*, v. a. im Leberparenchym, in Milz, Lymphknoten, Gefäßwänden u. Roseolen; enthält die sog. Typhuszellen (histiozytäre u. vakuolisierte Makrophagen*, sog. Rindfleischzellen) als typ., aber unspezif. Reaktionsformen von Zellen des Monozyten-Makrophagen-Systems.

Typhus (gr. τῦφος Bez. versch. Fiebererkrankungen) *m*: s. Typhus abdominalis.

Typhus abdominalis (↑) *m*: (engl.) *abdominal typhus*; syn. Unterleibtyphus, Febris typhoides; zykl. Infektionskrankheit mit Generalisationsstadium (Bakteriämie) u. Organmanifestationen (insbes. charakterist. Veränderungen am lymphat. Apparat des Dünndarms); **Err.:** Salmonella* enterica Serovar Typhi; **Übertragung:** orale Aufnahme der Err. mit Nahrungsmitteln, Wasser, Milch usw., v. a. in Ländern der Dritten Welt; **Inkub.:** 3–60 (durchschnittl. 10) Tage, u. a. abhängig von der Infektionsdosis; **Klin.:** Beginn mit Mattigkeit, Kopfschmerz; langsamer treppenförmiger Fieberanstieg, nach ca. 8 Tagen Continua (Febris continua), die bis zu 3 Wo. anhalten kann (40–41 °C), dabei starke Beeinträchtigung des Sensoriums; sog. Typhuszunge (grau-gelb belegt), relative Bradykardie, Leukopenie (2000–4000/mm^3), Linksverschiebung, Aneosinophilie, Roseolen (hellrote, nichtjuckende, 2–4 mm große Hauteffloreszenzen, sog. Roseola* typhosa) auf der Bauchhaut, Milzschwellung, anfangs evtl. Obstipation, später häufig erbsenbreiartige Durchfälle; nach morgendl. Fieberremissionen (sog. amphiboles Stadium) stufenweise Entfieberung, lang dauernde Rekonvaleszenz; das Krankheitsbild verläuft seit der Einführung des Chloramphenicols in der Typhustherapie oft atyp. (z. B. Fehlen der Roseolen, der Splenomegalie, der relativen Bradykardie od. der Febris continua); außerdem kommen bei Pat. mit Impfschutz sehr leichte Verlaufsformen (Typhus* levissimus) vor. **Kompl.:** Darmblutung, Darmgeschwüre evtl. mit Perforation (sog. Typhusperforation durch Invasion der Peyer*-Plaques, Peritonitis, Myokarditis, Bronchopneumonie, Milzruptur, Thrombosen, Meningitis, Cholangitis, Cholezystitis, Myositis typhosa; 1–3 Wo. nach Beendigung der antibakt. Ther. kommt es bei ca. 15–20 % der Pat. zu einem Rezidiv mit milderer Symptomatik u. i. d. R. gutem Ansprechen auf erneute Chemotherapie; als seltene Spätkomplikation Osteomyelitis typhosa.

Diagn.: klin. Bild u. bakteriol. Erregernachweis, während der 1.–2. Krankheitswoche im Blut, ab der 2. Krankheitswoche aus Stuhl sowie evtl. Urin u. Duodenalgalle; serol. Antikörpernachweis (u. a. Widal*-Reaktion), Persistieren der Err. (trotz Chemotherapie) während mehrerer Wo. im Blut, Konversion bereits negativ gewordener Blutkulturen anlässl. Rezidivs od. Salmonella-typhi-Nachw. im Sputum (selten); meldepflichtige Krankheit bei Krankheitsverdacht, Erkrankung od. Tod; **Ther.:** 1. symptomat., u. a. Herz- u. Kreislaufstützung, Flüssigkeits- u. Elektrolytersatz, Kortikosteroide bei tox. Verlaufsformen, Diät, gute Lagerung, Hautpflege; 2. Chemotherapie: Chinolone gelten aktuell als wirksamste Substanzen; alternativ evtl. Cephalosporine (z. B. Ceftriaxon); Kontrolle der Chemotherapie (Resistenzentwicklung während Behandlung, UAW) erforderl.; **Progn.:** Letalität ca. 1 %, 2–5 % der Erkrankten werden Dauerausscheider*; Immunität nach überstandener Krankheit meist lebenslang; **Proph.:** s. Schutzimpfung; Erkrankungsverdächtige u. Erkrankte müssen im Krankenhaus isoliert werden, Quarantäne ist jedoch nicht erforderlich. Bei Dauerausscheidern ist eine pharmak. Sanierung häufig mögl., bei gleichzeitiger Cholelithiasis ist wegen Erregerpersistenz in Gallenkonkrementen u. U. eine Cholezystektomie zu erwägen; **DD:** Paratyphus*, Miliartuberkulose*, Sepsis*, Pneumonie*, Brucellosen*, Malaria*, Appendizitis*, Meningitis*, Enzephalitis*.

Typhus|bakterien (↑; Bakt-*) *f pl:* (engl.) *typhoid bacteria;* Salmonella* enterica Serovare Typhi u. Paratyphi A–C.

Typhus ex|anthem<u>a</u>ticus (↑) *m:* epidemisches Fleckfieber*.

Typhus lev<u>i</u>ssimus (↑) *m:* (engl.) *typhus levissimus;* syn. Typhus ambulatorius; sehr milde Verlaufsform des Typhus* abdominalis bei Pat. mit Impfschutz; meist nur leichte Diarrhö; Pat. können unerkannte Dauerausscheider* werden.

Typus in|versus (gr. τύπος Gepräge) *m:* umgekehrter Verlauf des Fiebers: morgens höher als abends.

Tyr: Abk. für **Tyrosin***.

Tyr|amin *n:* (engl.) *tyramine;* p-Hydroxyphenylethylamin; biogenes Amin von Tyrosin*, das die glatte Muskulatur von Blutgefäßen u. Uterus kontrahiert; **Vork.:** als bakterielles Abbauprodukt (s. Eiweißfäulnis*) im Darm, in Secale cornutum, Viscum album u. als Gewebehormon.

Tyr|amin|test *m:* (engl.) *tyramine test;* Provokationstest bei Verdacht auf Phäochromozytom*, ähnl. dem Glucagontest*.

Tyro|cidin *n:* s. Tyrothricin.

Tyrode-Lösung (Maurice V. T., Pharmak., Cambridge, Massachusetts, 1878–1930): (engl.) *Tyrode's solution;* Elektrolytlösung zur Gewebezüchtung u. -konservierung.

Tyro|phagus c<u>a</u>sei (gr. τυρός Käse; Phag-*; lat. caseus Käse) *m:* Käsemilbe; s. Milben.

Tyrosin *n:* (engl.) *tyrosine;* Abk. Tyr, Y; aromat., ketogene u. proteinogene Aminosäure; entsteht durch Hydroxylierung von Phenylalanin* u. ist Vorstufe der Biosynthese von DOPA, Dopamin*, Adrenalin*, Thyroxin (s. Schilddrüsenhormone) u. der Melanine*; Abbau durch Tyrosintransaminase zu 4-Hydroxyphenylbrenztraubensäure u. über Homogentisinsäure zu Maleylacetoacetat; Abbau i. R. der Eiweißfäulnis* zu Kresol u. Phenol; **Anw.:** (therap.) bei Schilddrüsenerkrankungen. Vgl. Tyramin; Alkaptonurie; Aminosäuren.

Tyrosin|ämie (-ämie*) *f:* (engl.) *tyrosinemia;* autosomal-rezessiv vererbte Abbaustörung von Tyrosin auf der Stufe der Fumarylacetoacetase mit Erhöhung der Konz. an Tyrosin* in Blut, Plasma od. Serum (Hypertyrosinämie); **Formen:** 1. transitorische T. des Neugeborenen, bedingt durch allg. Leberunreife, rel. Ascorbinsäuremangel od. durch Komb. beider Urs. in Abhängigkeit vom Proteingehalt der Nahrung; Klin.: evtl. Trinkunlust, Apathie; 2. T. im Erwachsenenalter mit erworbener Leberstoffwechselstörung (z. B. Leberzirrhose*) od. inf. Ascorbinsäuremangels; 3. Tyrosinose*.

Tyrosin<u>a</u>se *f:* (engl.) *tyrosinase;* Phenoloxidase mit Cu^{2+}-Cofaktor, die Tyrosin zu DOPA* oxidiert; erbl. Fehlen führt zu okulokutanem Albinismus*; vgl. Melanine.

Tyrosin|hydr|oxylase *f:* (engl.) *tyrosine hydroxylase;* syn. Tyrosin-3-monooxygenase; Fe^{2+}-abhängige Monooxygenase, die mit Tetrahydrobiopterin u. Sauerstoff Tyrosin zu DOPA* hydroxyliert; Schlüsselenzym der Biosynthese der Katecholamine*.

Tyrosin|kinase-In|hibitoren *m pl:* (engl.) *tyrosinkinase inhibitors;* Abk. TKI; Substanzklasse von Chinazolinderivaten, die mit Adenosintriphosphat (Abk. ATP) an den intrazellulären ATP-Bindungsstellen von Protein- bzw. Rezeptor-Tyrosinkinasen (s. Tyrosinkinase-Rezeptor) konkurrieren u. damit antiproliferativ (Zytostatika* i. w. S.) wirken; **Vertreter:** z. B. Imatinib*, Erlotinib*, Dasatinib*, Sorafenib*, Sunitinib*, Lapatinib*, Gefitinib*.

Tyrosin|kinase-Re|zeptoren (Rezeptoren*) *m pl:* (engl.) *tyrosin kinase receptors;* Sammelbez. für integrale Membranproteine mit zytosol. Tyrosinkinase-Domäne (Rezeptor-Tyrosinkinase), die ligandenaktiviert die Autophosphorylierung rezeptorspezif. Tyrosinreste des T.-R. katalysiert u. damit Bestandteil der Signaltransduktionskaskade der Zellproliferation u. -differenzierung ist; zu den T.-R. gehören v. a. Wachstumsfaktoren* (z. B. PDGF*, EGF*, EGFR*, TGF*-β, FGF*, IGF*-I) u. der Insulin*-Rezeptor. **Klin. Bedeutung:** maligne Erkr. **1. Path.:** Aktivierung von T.-R. durch Mutation* des T.-R. (eine Vielzahl von Onkogenen* codieren für mutierte T.-R., z. B. BCR-ABL-Onkogen; s. Philadelphia-Chromosom) bzw. Überexpression des spezif. T.-R.-aktivierenden Liganden; **2. Ther.:** Anw. von Tyrosinkinase*-Inhibitoren als Zytostatika* (i. w. S.).

Tyrosin<u>o</u>se (-osis*) *f:* (engl.) *tyrosinosis;* vererbte Stoffwechselanomalie im Abbau des Tyrosins*; **Formen: 1. Typ I:** autosomal-rezessiv erbl. Störung der Fumarylacetoacetase (Genlocus 15q23-q25); Klin.: bei akuter Form Leberversagen (Gerinnungsstörungen) u. tubuläre Nierenschädigung (ähnlich der Cystinose*) innerh. der frühen Säuglingszeit; bei chron. Form Leberzirrhose (nahezu obligat Entw. primärer Leberzellkarzinome*), Aszites, Hämorrhagien, Vitamin-D-resistente Rachitis*; sekundäre Störungen im Porphyrinstoffwechsel mit porphyrieähnlichen Krisen; Diagn.: Enzymnachweis aus Fibroblasten, Messung der Ausscheidung von Succinylacetoacetat, Succinylaceton

Tyrosis

u. Deltaaminolävulinsäure* im Harn, Tyrosinämie, Hyperphenylalaninämie*; Pränataldiagnostik* ist möglich. Ther.: phenylalanin-, tyrosin-, evtl. auch methioninarme Diät; Gabe von Nitisinon* zusätzl. zur Diät erhöht die Überlebensrate u. verringt das Risiko für ein Leberzellkarzinom; ggf. Lebertransplantation wegen Karzinomrisiko; **2. Typ II:** syn. Richner*-Hanhart-Syndrom; **3. Typ III:** 4-Hydroxyphenylpyruvatoxidase-Mangel (Genlocus 12q24-qter); Klin.: Ataxie u. Tyrosinämie; Ther.: Ascorbinsäure u. Eiweißreduktion.

Tyrosis (gr. τυρός Käse; -osis*) *f*: Verkäsung.

Tyro|thricin (INN) *n*: (engl.) *tyrothricine*; aus Gramicidin* u. Tyrocidin zusammengesetztes Polypeptid-Antibiotikum aus Bacillus brevis zur lokalen Anw.; **Wirkungsmechanismus:** beeinträchtigt die Integrität der Zellmembran; bildet in der Membran ein helikales Dimer, bei dem die hydrophoben Aminosäurereste nach außen zu den Membranlipiden hin orientiert sind, während in der Achse ein hydrophiler Kanal gebildet wird, der für kleine monovalente Kationen u. wasserlösl. Zellbestandteile durchlässig ist; dadurch ist die Aufrechterhaltung von Ionengradienten gestört, der unregulierte Ionenflux aus der Zelle führt zum Zelltod; **cave:** T. wirkt unspezifisch bei Prokaryoten u. Eukaryoten; darf wegen Gefahr der Hämolyse nicht systemisch angewendet werden; **Wirkungsspektrum:** grampositive Bakterien; **Ind.:** lokal bei Halsschmerzen, Zahnfleischentzündung u. Heiserkeit; umstritten in Komb. mit Lokalanästhetika u. Desinfektionsmitteln als Hals-Rachen-Antiseptikum; **UAW:** allerg. Reaktion, Gleichgewichtsstörungen u. nephrotoxische Wirkung.

TZ: Abk. für **Thrombinzeit***.

Tzanck-Test (Arnault T., Dermat., Hämat., Paris, 1886–1954) *m*: (engl.) *Tzanck test*; mikroskopischer Nachw. einer Akantholyse* bei Pemphigus* vulgaris im Blasengrundausstrich nach May*-Grünwald-Färbung; inf. des Haftverlusts der Desmosomen* zw. den Keratinozyten sind zahlreiche voneinander getrennt liegende Epithelzellen mit runden, hyperchromat. Kernen, perinukleärer Aufhellungszone u. Verdichtung des Zytoplasmas im Bereich der Zellmembran sichtbar; bei Dermatitis herpetiformis u. bullösem Pemphigoid negativer T.-T. mit nur wenigen Epithelzellen u. vielen Leukozyten.

T-Zellen (Zelle*): s. T-Lymphozyten.

T-Zell-Lymphom, angio|immuno|blastisches (↑; Lymph-*; -om*) *f*: (engl.) *angioimmunoblastic T-cell lymphoma* (Abk. *AITL*); früher Lymphogranulomatosis X; peripheres T-Zell-Lymphom (s. Non-Hodgkin-Lymphom, Tab. dort) mit generalisierten Lymphknotenschwellungen u. schweren Allgemeinsymptomen (v. a. Fieber, Gewichtsverlust, Nachtschweiß), **Klin.:** Hepato- u. Splenomegalie, Exanthem, Pruritus, Ödeme, Pleuraerguss, Aszites u. Arteritis; **Diagn.:** polyklonale Hypergammaglobulinämie, Eosinophilie, zirkulierende Immunkomplexe, Kälteagglutinine, hämolyt. Anämie, positiver Rheumafaktor, Antikörper gegen glatte Muskulatur; **Ther.:** Chemotherapie; kurativ nur Rituximab-basierte Chemotherapie als Induktion u. konsolidierende Hochdosis-Chemotherapie mit peripherer autogener Stammzelltransplantation; **Progn.:** ohne Stammzelltransplantation aggressiver klin. Verlauf mit mittlerer Überlebenszeit <3 Jahre.

T-Zell-Lymphome, kutane (↑; ↑; ↑) *n pl*: (engl.) *cutaneous T-cell lymphomas* (Abk. *CTCL*); sich v. a. an der Haut manifestierende Non*-Hodgkin-Lymphome mit Proliferation von Zellen mit T-Lymphozyteneigenschaften; **Formen:** (nach WHO-EORTC Klassifikation); **1.** Mycosis* fungoides (Abk. MF), mit Varianten u. Subtypen, z. B. follikulotrope MF, pagetoide Retikulose, granulomatous slack skin, Sèzary-Syndrom; **2.** primär kutane CD30$^+$ lymphoproliferative Erkr.: primär kutanes anaplastisch großzelliges Lymphom, lymphomatoide Papulose*; **3.** subkutanes Pannikulitis-artiges T-Zell-Lymphom; **4.** extranodales NK/T-Zell-Lymphom, nasaler Typ.

T-Zell-Lymphom, un|spezifiziertes peripheres (↑; ↑; ↑) *n*: (engl.) *unspecified peripheral T-cell lymphoma*; gemäß aktueller WHO-Klassifikation für maligne Lymphome von reifen (peripheren) T-Zellen ausgehendes Non*-Hodgkin-Lymphom; **Lok.:** Manifestation überwiegend nodal u. gelegentl. extranodal; **Klin.:** Lymphknotenschwellung, B*-Symptomatik u. Knochenmarkinfiltration mögl.; **Progn.:** keine kurative Therapie mögl.; z. T. lange indolente Verläufe, im Endstadium aber regelhaft Therapieresistenz.

T-Zell-Re|zeptor (Rezeptoren*) *m*: (engl.) *T cell receptor* (Abk. *TCR*); Abk. TZR; Rezeptor* auf der Oberfläche von T*-Lymphozyten mit hoher genet. Variabilität durch Rekombination der Teile von α- u. β-Kette analog der Variabilität der Immunglobuline; erkennt spezifisch Antigene*, die auf HLA-Molekülen (Peptidantigene, in Abhängigkeit von einem Co-Rezeptor auf HLA-I-Molekülen, CD8$^+$ T-Lymphozyten, od. auf HLA-II-Molekülen, CD4$^+$ T-Lymphozyten) od. CD1-Molekülen (Lipidantigene) präsentiert werden; nach Bindung von TZR u. Co-Rezeptor an HLA- od. CD1-Molekül u. präsentiertes Antigen u. einer weiteren Interaktion mit der Antigen-präsentierenden Zelle* wird der T-Lymphozyt aktiviert u. nimmt Effektorfunktionen wahr (z. B. zytolyt. Aktivität od. Zytokinproduktion, s. Effektorzellen). In geringer Zahl existieren auch T-Lymphozyten, die einen TZR mit γ- u. δ-Kette aufweisen, nur über einen eingeschränkten Polymorphismus verfügen u. für den Übergang von unspezif. zu spezif. Immunantwort* von Bedeutung sind.

T-Zonen|lymphom (Zona*; Lymph-*; -om*) *n*: (engl.) *T-zone variant*; in der REAL- u. WHO-Klassifikation dem unspezif. peripheren T*-Zell-Lymphom zugeordnetes Non*-Hodgkin-Lymphom.

U

U: 1. (chem.) Symbol für Uran*; **2.** (physik.) Formelzeichen für elektrische Spannung*; **3.** (biochem.) Abk. für **U**nit (s. IU), **U**racil*, **U**ridin*; **4.** (gyn.) Abk. für **U**mwandlungszone*; **5.** (päd.) Abk. für Kinderfrüherkennungs**u**ntersuchungen*.

UAW: Abk. für **u**nerwünschte **A**rzneimittel**w**irkung*.

Ub: 1. Abk. für **U**ro**b**ilin*; 2. Abk. für **Ub**iquitin*.

Ubg: Abk. für **U**ro**b**ilino**g**en*.

Ubi|chinon *n*: (engl.) *ubiquinone*; syn. Coenzym Q; Sammelbez. für ubiquitär verbreitete 2,3-Dimethoxy-5-methylbenzochinone mit variablen Seitenketten von 6–10 Isopreneinheiten an C-6; übertragen als Coenzyme* der Atmungskette* Protonen u. Elektronen.

ubiquitär (lat. *ubique* überall): (engl.) *ubiquitous*; überall verbreitet, allgegenwärtig.

Ubi|quitin *n*: (engl.) *ubiqitine*; syn. ATP-abhängiger Proteolysefaktor 1 (Abk. APF-1); Abk. Ub; in allen eukaryot. Zellen vorkommendes hochkonserviertes Polypeptid aus 76 Aminosäuren (M_r 8500); nach kovalenter Bindung an Lysinreste von Proteinen (Isopeptidbindung) werden diese gezielt durch intrazelluläre Proteasen* ATP-abhängig im Proteasom* abgebaut.

UCTD: Abk. für (engl.) **u**ndifferentiated **c**onnective **t**issue **d**isease; undifferenzierte entzündl. Bindegewebeerkrankungen, die symptomat. an system. Lupus erythematodes, Poly- u. Dermatomyositis, Sklerodermie, Sjörgen-Syndrom od. rheumatoide Arthritis erinnern, aber deren diagn. Kriterien (noch) nicht erfüllen; **Klin.:** Raynaud-Syndrom, Polyarthritis, interstitielle Lungenkrankheit, Pleuritis, Perikarditis, Vaskulitis; serol. hohe Titer von ANA u. Anti-U1-RNP-Antikörper; **Ther.:** symptomat., im Einzelfall immunsuppressiv; **Progn.:** spontane Rückbildung od. Entwicklung einer Kollagenose*.

UDP: Abk. für **U**ridin**d**i**p**hosphat; s. Uridin.

UDP-Galaktose (Galakt-*) *f*: (engl.) *UDP-galactose*; sog. aktive Galaktose; die Aktivierung von Galaktose-1-phosphat mit Uridindiphosphat in der Leber ist Voraussetzung für die Epimerisierung an C-4 zu UDP-Glukose, die als Glukose-1-phosphat der Glykolyse* unterliegt. Die Reaktion ist i. R. der Biosynthese von Galaktose* umkehrbar. Vgl. Kohlenhydratstoffwechsel.

UDP-Glukose (Glyk-*) *f*: (engl.) *UDP-glucose*; sog. aktive Glukose; s. Glykogenese, Glukuronsäure.

UDP-Glukuronyl|trans|ferase *f*: (engl.) *UDP-glucuronyl transferase*; Enzym, das durch Konjugation mit aktivierter Glukuronsäure* die Glykosilierung von Phenolen, Alkoholen, Aminen, Carbonsäuren, Bilirubin* u. Xenobiotika (z. B. Sulfonamiden) in der Leber i. R. der Biotransformation* katalysiert; fehlende od. verminderte Aktivität bei Crigler*-Najjar-Syndrom, Lucey*-Driscoll-Syndrom u. Gilbert*-Syndrom; vgl. Glukuronide.

UDS-Test *m*: Abk. für (engl.) **u**nscheduled **D**NA **s**ynthesis; In-vitro-Verf. zum Nachw. der DNA-Reparatur (im Allg. an Hepatozytenkulturen); **Anw.:** zur Prüfung der Genotoxizität von Substanzen nach dem Chemikalien- u. Arzneimittelgesetz.

Über|befruchtung: s. Superfetatio.

Über|bein: s. Ganglion.

Über|biss: (engl.) *overbite*; vertikales Überlappen der Schneidekanten der Frontzähne des Oberkiefers über die Schneidekanten der Frontzähne des Unterkiefers (s. Abb. 1 u. 2); normales Ausmaß 2–3 mm.

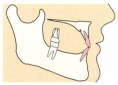

Überbiss Abb. 1

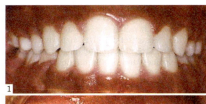

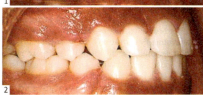

Überbiss Abb. 2: physiol. Ü.: 1: Norma frontalis; 2: Norma lateralis [109]

Über|brückungs|trans|plantation (Transplantation*) *f*: s. Gefäßtransplantation, Bypass-Operation.

Über|druck|beatmung: (engl.) *positive pressure ventilation*; s. Beatmung.

Überdruckkammer

Über|druck|kammer: (engl.) *hyperbaric chamber*; gasdichte Druckkammer zur Anw. der Sauerstoff*-Überdrucktherapie.

Über|empfindlichkeits|re|aktion *f*: s. Allergie; Pseudoallergie; Autoimmunkrankheiten.

Über|fütterungs|dys|pepsie (Dys-*; -pepsie*) *f*: (engl.) *overfeeding gastroenteritis*; Brechdurchfall* des Säuglings durch zu reichl. od. konzentrierte Nahrung.

Über|gang, ok|zipito|zervik<u>a</u>ler: (engl.) *occipitocervical junction*; (röntg.) Bez. für den Übergang von Atlas, Axis u. benachbarter Schädelbasis zum dritten Halswirbel.

Über|gangs|epi|thel (Epithel*) *n*: s. Epithelgewebe.

Übergangs|fraktur (Fraktur*) *f*: s. Epiphysenfraktur.

Über|gangs|wirbel: (engl.) *transitional vertebra*; Wirbelkörper, die an den Grenzen der einzelnen Wirbelsäulenabschnitte (HWS-BWS-LWS-Sakrum) Übergangscharakter zeigen; am häufigsten im Bereich des lumbosakralen Übergangs: Isolierung des ersten Sakralwirbelsaus dem Kreuzbeinmassiv (Lumbalisation) od. Verschmelzung des fünften Lendenwirbelkörpers mit dem Kreuzbein (Sakralisation).

Über|gewicht: (engl.) *overweight*; Körpergewicht mit Body*-mass-Index ≥25 kg/m² (WHO, Erwachsene) bzw. >90. alters- u. geschlechtsspezif. Perzentil (Kinder u. Jugendliche); evtl. Übergang in Adipositas* u. Entw. von Begleitkrankungen (Hypercholesterolämie*, Hypertonie*, Diabetes* mellitus Typ 2) bei entspr. Disposition (s. Syndrom, metabolisches).

Über|hang: 1. (engl.) *hangover*; (anästh.) Bez. für noch andauernde (zentral bzw. peripher atemlähmende) Wirksamkeit von Opioiden* (Opioidüberhang) bzw. neuromuskulär blockierenden peripheren Muskelrelaxanzien* (Relaxanzienüberhang) bei Ausleitung der Narkose* u. danach; Form einer Narkosekomplikation; Gefahr durch Hypoxie u. Asphyxie inf. pharmak. Atemlähmung* mit insuffizienter Spontanatmung (Bradypnoe bei Ü. durch Opioide bzw. Tachypnoe durch Muskelrelaxanzien) bis Apnoe sowie Aspiration* durch insuffiziente Schutzreflexe (v. a. Schluck- u. Hustenreflex); cave: vorzeitige Extubation*; **Ther.:** 1. Nachbeatmung (u. ggf. Sedierung) bis zur Spontanatmung (Extubation); 2. in Ausnahmefällen (cave: Kontraind.): **a)** Opioid*-Antagonist (Naloxon) i. v.; cave: Schmerzen, ggf. Entzugssyndrom, bei nachlassender Wirkung evtl. erneute Atemdepression (Rebound); **b)** Antagonisierung der Muskelrelaxation durch i. v. Cholinesterase*-Hemmer (Neostigmin od. Pyridostigmin; ggf. Decurarisierung*) nach Atropin* i. v.; cave: Rebound (sog. Recurarisierung, vgl. Präcurarisierung); 2. (allg.) s. Hangover.

Über-Ich: (engl.) *superego*; (psychoanalyt.) psych. Instanz, die die Gesamtheit der erworbenen Wertvorstellungen, Gebote u. Verbote u. das Ich-Ideal umfasst; als Vertreter moral. Vorschriften (sog. Zensor) veranlasst das Ü.-I. das Ich* zur Abwehr der inkompatiblen Impulse aus dem Es*.

Über|lang|ketten-Acyl-CoA-De|hydro|gen<u>a</u>se-Defekt *m*: (engl.) *very-long-chain acyl-CoA dehydrogenase deficiency* (Abk. VLCAD); autosomal-rezessiv erbl. Stoffwechselstörung der mitochondrialen Betaoxidation der sehr langkettigen Fettsäuren (Genlocus 17p11.2-p11.1); **Sympt.:** schwere Kardiomyopathie, Muskelschwäche, Hepatopathie; **Diagn.:** Vermehrung von Adipin- u. Suberinsäure im Urin, gelegentl. Hyperammonämie, Vermehrung von 14:1-Fettsäure u. Tetradecenoylcarnitin im Blut (Erfassung von C14, C14:1, C14:2, C16 mit Tandem*-Massenspektrometrie-Screening; s. Acylcarnitin, Tab. dort); Pränataldiagnostik* (Chorionbiopsie od. Amniozentese) möglich; **Ther.:** kohlenhydratreiche u. fettreduzierte Diät mit Bevorzugung mittelkettiger Triglyceride; kein Carnitin.

Über|lappungs|syn|drom *n*: 1. (engl.) *overlap syndrome*; syn. Mischkollagenose; Erkr. mit Symptomen versch. Kollagenosen* (z. B. systemischer Lupus erythematodes, systemische Sklerose, Sjögren-Syndrom, autoimmune Myositis) u. z. T. der rheumatoiden Arthritis*; ergibt ein Mischbild, das nicht der klassischen Definition der einzelnen Erkr. entspricht; z. B. Sharp*-Syndrom, Anti*-Jo1-Syndrom; 2. i. w. S. Begriff, der auch fachübergreifend Verwendung findet u. nicht ausschließlich an Kollagenosen gebunden ist (s. Zirrhose, biliäre).

Über|lauf|in|kontinenz (Inkontinenz*) *f*: 1. (engl.) *overflow incontinence*; Harnverlust, bei dem der Blasendruck den Harnröhrenverschlussdruck (ohne Kontraktion des M. detrusor vesicae) übersteigt; **Vork.:** bei A- od. Hypokontraktilität des M. detrusor vesicae./od. Verlegung der Harnröhre (Ischuria* paradoxa); 2. unwillkürl. Kotentleerung bei hartnäckiger Obstipation*; vgl. Stuhlinkontinenz.

Über|lebens|rate: (engl.) *survival rate*; (statist.) prozentualer Anteil von Pat. mit einer definierten Erkr., der in einem best. Zeitintervall (z. B. 5 od. 10 Jahre) z. B. nach einer Ther. überlebt; kann als Maß für die Wirksamkeit therap. Strategien verwendet werden; zur Berechnung der krankheitsspezif. Verringerung der Überlebenszeit wird die allgemeine Sterbetafel* verwendet u. die Überlebenszeit eines Jahres berechnet als Quotient aus beobachteter u. erwarteter Ü. Vgl. Lebenserwartung.

Über|lebens|zeit: 1. (engl.) *survival time*; s. Überlebensrate; 2. Zeitspanne vom Beginn einer Ischämie bis zum völligen Erlöschen der Organfunktion; vgl. Wiederbelebungszeit.

Über|leitungs|störung: s. AV-Block.

Über|leitungs|stück: (engl.) *descending limb*; syn. Tubulus attenuatus; dünner Teil der Henle-Schleife der Nierenkanälchen; s. Niere (Abb. dort).

Über|leitungs|zeit, atrio|ventrikul<u>ä</u>re: AV*-Überleitungszeit.

Über|pelger: s. Pelger-Huët-Kernanomalie.

Übersichtigkeit: Hypermetropie*.

Über|sprungs|handlung: (engl.) *displacement activity*; (psychol.) unter Konfliktspannung vollzogene Handlung, die der Situation inadäquat ist; vgl. Leerlaufhandlung.

Über|stimulations|syn|drom (Stimulus*) *n*: (engl.) *ovarian hyperstimulation syndrome*; i. R. assistierter Reproduktion* durch HCG* induzierte Kompl. einer ovariellen Stimulation mit Pleuraerguss*, Thromboembolie* u. Ausbildung zyst. Ovarialtumoren*.

Übertragung: 1. (engl.) *postmaturity*; (gebh.) Überschreitung des Geburtstermins; **Einteilung:**

a) echte Ü. (selten): tatsächl. Verlängerung der Schwangerschaftsdauer*; Urs.: mangelhafte Erregbarkeit der Uterusmuskulatur; b) relative Ü.: eine in Bezug auf eine vorzeitig eingeschränkte Plazentafunktion zu lange Schwangerschaftsdauer; bei echter u. relativer Ü. sind die Kinder inf. Plazentainsuffizienz* mit Entw. eines latenten kindl. Sauerstoffmangels ernsthaft gefährdet (Anstieg der perinatalen Mortalität mit zunehmender Überschreitung des Geburtstermins); Proph.: pränatale Überwachung v. a. mit CTG* u. Doppler*-Sonographie; bei Gefährdungshinweisen evtl. Geburtseinleitung*; ein übertragenes Neugeborenes* gilt als Risikoneugeborenes*. Vgl. Runge-Zeichen, Clifford-Syndrom. 2. (engl.) *transference*; (psychoanalyt./psychol.) i. R. einer Psychoanalyse* od. Psychotherapie* vom Pat. ausgehende Ü. unbewusster, positiver od. negativer Wünsche, die ursprüngl. an andere Objekte gebunden sind, auf den Analytiker bzw. Therapeuten; als **Gegenübertragung** werden (komplementäre) emotionale Reaktion* u. Einfluss unbewusster Konflikte u. Wünsche des Analytikers bzw. Therapeuten auf den Pat. bezeichnet.

Über|tragungs|zeichen: s. Runge-Zeichen.

Über|training: (engl.) *overtraining*; Rückgang der Leistungsfähigkeit trotz unvermindert hoher Trainingsbelastung; **Urs.:** Störung der zentralen Neurotransmitter- bzw. Hormonsteuerung im Gehirn; bei Auftreten von Ü. Überprüfung der Lebensumstände u. Absenkung des Belastungsniveaus.

Über|wanderungs|elektro|phorese (Elektro-*; -phor*) *f*: s. Elektroimmundiffusion.

Übung: (engl.) *practice*; planmäßig wiederholte Tätigkeit mit dem Ziel der Verbesserung der funkt. Leistungsvoraussetzungen; vgl. Beanspruchungsformen, motorische.

Ufer|zellen (Zelle*): (engl.) *reticular cells*; zum Monozyten*-Makrophagen-System gehörende Zellen, die den Lymphsinus auskleiden u. sich durch ihre Phagozytose- u. Speicherungsfähigkeit von gewöhnl. Gefäßendothelien unterscheiden.

Uhr|glas|nägel: (engl.) *hippocratic nails*; sog. hippokratische Nägel; Bez. für große, gewölbte Nägel, häufig in Komb. mit Trommelschlägelfingern* (Abb. dort).

Uhr|glas|verband: (engl.) *protective glass*; luftdicht abschließender Augenverband mit einer durchsichtigen Kunststoffscheibe (s. Abb.) zur Verhinderung einer Austrocknung der Hornhaut (Prinzip der Feuchten Kammer); **Anw.:** z. B. bei inkomplettem Lidschluss i. R. einer Fazialisparese*.

Uhr|macher|krampf: (engl.) *watchmaker's cramp*; Krampf des M. orbicularis oculi durch Einklemmen der Lupe als Beschäftigungskrampf bei Uhrmachern.

Uhthoff-Phänomen: (engl.) *Uhthoff sign*; durch Körpererwärmung induzierte Verschlechterung des Sehvermögens bei Neuritis* nervi optici.

UICC: Abk. für **U**nion **I**nternationale **C**ontre le **C**ancer, internationale Union gegen den Krebs; s. TNM-Klassifikation.

UK: Abk. für **u**nterstützte **K**ommunikation*.

UKW: Abk. für **U**ltra**k**urz**w**ellen*.

Ulc-: auch Ulz-, Ulk-; Wortteil mit der Bedeutung Geschwür; von lat. ulcus.

Ulcus (lat.) *n*: Geschwür; s. Ulkus.

Ulcus callosum (↑) *n*: (engl.) *callous ulcer*; derbes, bindegewebig organisiertes, chron. Ulcus* ventriculi od. Ulcus* duodeni mit narbiger Degeneration des Ulkuswalls u. ggf. Störung der Motilität.

Ulcus corneae (↑) *n*: (engl.) *corneal ulcer*; Hornhautgeschwür (s. Abb.); **Formen:** 1. Hornhautrandgeschwür: evtl. Hypersensibilitätsreaktion auf Staphylokokkenexotoxine, die bei Lidrandentzündung vermehrt auftreten; 2. Ulcus rodens corneae (Mooren*-Hornhautulkus) 3. U. c. in der Hornhautmitte: Vork. bei Keratitis neuroparalytica nach Durchtrennung des N. trigeminus, bei unvollständigem Lidschluss (Keratitis e lagophthalmo) z. B. durch Fazialisparese*; 4. Hornhautgeschwür inf. Infektion mit Bakt., Viren, Pilzen od. Protozoen ohne typ. Lok. auf der Hornhaut; vgl. Keratitis; Hypopyon.

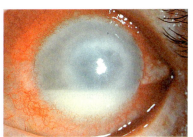

Ulcus corneae: U. c. mit Hypopyon [106]

Ulcus cruris (↑) *n*: (engl.) *varicose ulcer*; Unterschenkelgeschwür; Substanzdefekt der Haut, meist am distalen Unterschenkel; **Urs.:** v. a. chronisch-venöse Insuffizienz* (U. c. venosum; s. Abb.), seltener pAVK* (U. c. arteriosum, s. Tab.), exulzerierende Tumoren (U. c. neoplasticum, z. B. Basalzellkarzinom, Plattenepithelkarzinom), Pyodermien* (U. c. infectiosum) u. a.; **Ther.:** Sanierung der Grunderkrankung; lokale Stimulierung der Granulation, mechanisch durch Wundexzision*, lokale stadiengerechte Wundversorgung, Vakuumversiegelung, ggf. Faszienspaltung zur Stauungsentlastung, plast. Deckung; biologisch (Fliegenmaden, Myiasis*). Vgl. Meshgraft.

Ulcus cruris hyper|tonicum Martorell (↑; Fernando M., Angiologe, Barcelona, 1906–1984) *n*: (engl.) *Martorell's syndrome*; Martorell-Syndrom; seltene, meist bei 40–60-jährigen Frauen mit systol. u.

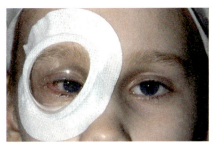

Uhrglasverband [135]

Ulcus Dieulafoy

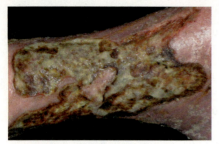

Ulcus cruris: schmierig belegtes Ulkus mit Pseudomonas-Besiedlung [143]

Ulcus cruris
Ursachen des Ulcus cruris arteriosum
chronische periphere arterielle Verschlusskrankheit (Thrombangiitis obliterans oder Arteriosclerosis obliterans)
Panarteriitis nodosa
diabetische Makroangiopathie
diabetische Mikroangiopathie
Vaskulitiden
Necrobiosis lipoidica (diabeticorum)
Perniones
Hypertonie (Martorell-Syndrom)
arteriovenöse Anastomosen
Aneurysmen

diastol. Hypertonie auftretende, sehr schmerzhafte u. therapieresistente Form des Ulcus* cruris.
Ulcus Dieulafoy (↑; Georges D., Arzt, Paris, 1839–1911) *n*: Exulceratio* simplex.
Ulcus duo|deni (↑) *n*: (engl.) *duodenal ulcer*; Dünndarmulkus, Zwölffingerdarmgeschwür; im Duodenum* (meist Bulbus duodeni, Vorder- u. Hinterwand) lokalisiertes Geschwür; s. Ulkus, gastroduodenales.
Ulcus durum (↑) *n*: (engl.) *chancre*; sog. harter Schanker; Primäraffekt der Syphilis*.
Ulcus mixtum (↑) *n*: (engl.) *mixed chancre*; Ulcus* molle bei gleichzeitig bestehendem Primäraffekt der Syphilis*.
Ulcus molle (↑) *n*: (engl.) *chancroid, soft chancre*; sog. weicher Schanker; fast ausschließl. durch Geschlechtsverkehr übertragene Erkr.; Frauen meist nur symptomlose Träger; **Vork.:** v. a. in Afrika, Südostasien u. Lateinamerika; **Err.:** Haemophilus* ducreyi; gramnegative Stäbchen, schwer kultivierbar; **Inkub.:** 1–5 (selten bis 30) Tage; **Klin.:** nach Inkub. entstehen an der Eintrittstelle (bes. große u. kleine Labien bzw. Glans, Frenulum, Preputium clitoridis, penis; s. Abb.) mehrere (selten einzelne) rundl.-ovale, schmerzhafte, weiche bis 2 cm große Geschwüre mit gezackten, unterminierten Rändern, die spontan, manchmal inkomplett abheilen; bei ca. 50 % kommt es Tage bis Wochen p. i. zu schmerzhaften Schwellungen mit Abszedie-

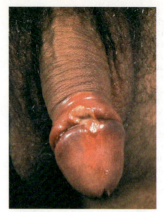

Ulcus molle [143]

rung der Leistenlymphknoten, die durch die gerötete Haut brechen (Bubo); cave: Reinfektion od. Schmierinfektion, da keine Immunität ensteht; **Kompl.:** Phimose, Paraphimose, Urethralfisteln; **Diagn.:** Abstrich aus dem unterminierten Geschwürrand, Färbung nach Gram od. Giemsa, im mikroskop. Präparat fischzugartige Anordnung der Erreger; Kultur (selten verlässlich); **Ther.:** Einmalgabe von Ceftriaxon i. m. od. Azithromycin p. o.; alternativ z. B. Erythromycin p. o. über 7 Tage; Resistenzen bestehen gegen Sulfonamide, Penicilline, Tetracycline; **DD:** Syphilis*, Herpes genitalis, bei Frauen Ulcus* vulvae acutum Lipschütz.
Ulcus pepticum (↑) *n*: (engl.) *peptic ulcer*; benignes, durch Einwirkung von Salzsäure u. Pepsin entstandenes unspezif. Geschwür in Abschnitten des Verdauungstrakts, die mit Magensaft* in Berührung kommen; häufig als pylorusnahes Ulcus* ventriculi od. Ulcus* duodeni; auch als pept. Erosionen bei Refluxösophagitis* od. als Anastomosenulkus*. Vgl. Zollinger-Ellison-Syndrom.
Ulcus pepticum jejuni (↑) *n*: s. Anastomosenulkus.
Ulcus per|forans (↑) *n*: s. Ulkusperforation.
Ulcus rodens (↑) *n*: s. Basalzellkarzinom.
Ulcus simplex vesicae (↑) *n*: (engl.) *simple vesical ulcer*; kleines, bis in die Blasenmuskulatur reichendes Geschwür in der sonst unveränderten Harnblase; **Vork.:** v. a. bei Frauen; **Ätiol.:** unklar; **Klin.:** Pollakisurie, Strangurie; Übergang in interstitielle Zystitis* möglich; **Ther.:** Elektrokoagulation; bei Rezidiven u. heftigen Beschwerden Versuch mit Glukokortikoiden; evtl. Blasenteilresektion.
Ulcus terebrans (↑) *n*: s. Basalzellkarzinom.
Ulcus tropicum (↑) *n*: (engl.) *tropical ulcer*; veraltet tropischer Phagedänismus; syn. phagedänisches Geschwür, tropisches Ulcus; in den Tropen vorkommende, schlecht heilende chron. Hautgeschwüre; **Err.:** Besiedelung durch Bacillus fusiformis u. Treponema vincentii, häufig Mischinfektion mit grampositiven u. gramnegativen Keimen; **Lok.:** meist unterhalb der Knie; **Vork.:** v. a. bei im Freien arbeitenden mangelernährten Personen mit Verletzungen u. Insektenstichen an Unterschenkeln; auch bei Reisenden; Muskel- u. Knochengewebe können mitbefallen werden; **Ther.:** Ruhig-

stellung, Wundreinigung, Antibiotika, Verbesserung der Durchblutung, Hauttransplantation. Bez. U. t. wird fälschlicherweise oft auch für andere in den Tropen erworbene Geschwüre verwendet.

Ulcus varicosum (↑) *n*: (engl.) *varicose ulcer*; Ulcus* cruris inf. einer chronisch-venösen Insuffizienz*.

Ulcus ventriculi (↑) *n*: (engl.) *gastric ulcer*; Magengeschwür; Läsion der Magenschleimhaut, bei der im Gegensatz zur Magenschleimhauterosion* die Muscularis mucosae durchbrochen ist; **Lok.:** meist im distalen Corpus u. Antrum an der kleinen Kurvatur; s. Ulkus, gastroduodenales; Verner-Morrison-Syndrom; Exulceratio simplex.

Ulcus vesicae (↑) *n*: (engl.) *vesical ulcer*; Harnblasengeschwür i. R. einer Tuberkulose od. als Ulcus* simplex vesicae.

Ulcus vulvae acutum Lipschütz (↑; Benjamin L., Dermat., Wien, 1878–1931) *n*: (engl.) *Lipschütz's disease*; solitär od. multipel, meist vor dem 25. Lj. auftretendes, sehr schmerzhaftes Geschwür v. a. an der Innenseite der kleinen Labien, oft mit Schüttelfrost u. Fieber; rezidiv. Verlauf; **Ätiol.:** ungeklärt, evtl. Form einer Aphthenkrankheit od. Herpesinfektion.

Ule|gyrie (↑; gr. γυρός rund) *f*: (engl.) *ulegyria*; sekundärer Gewebeuntergang (Narbenbildung) bei primär regelrecht angelegter Großhirnrinde; **Vork.:** z. B. nach prä-, peri- od. postnataler Hypoxie (s. Hirnschaden, frühkindlicher). Vgl. Mikrogyrie.

Ul|erythema ophryo|genes (↑; gr. ἐρύθημα Rötung) *n*: s. Keratosis pilaris rubra atrophicans faciei.

Ul|erythema sycosi|forme (↑; ↑) *n*: Folliculitis* sycosiformis atrophicans.

Ulipristal|acetat *n*: (engl.) *ulipristalacetate*; Notfallkontrazeptivum; synthet. selektiver Progesteron-Rezeptor-Modulator mit antagonist. u. partiell agonist. Eigenschaften; **Wirkung:** Hemmung od. Verzögerung der Ovulation, Beeinflussung des Endometriums; **Ind.:** Notfallkontrazeption innerhalb von 120 Std. (5 Tage) nach ungeschütztem Geschlechtsverkehr bzw. Versagen der Kontrazeption*; **UAW:** Bauchschmerzen, Menstruationsstörungen, Übelkeit, Kopfschmerz.

Ulkus (Ulc-*) *n*: (engl.) *ulcer*; Geschwür; Substanzdefekt der Haut od. Schleimhaut (u. darüberhinausgehender Schichten); meist schlecht heilend u. mit intensiver Entzündungsreaktion verbunden; **Kompl.:** chron. U. mit phlegmonöser Infiltration; Ulkusperforation*, z. B. durch die Magenwand; Ulkuskarzinom*; **klin. Bedeutung:** **1.** (gastroenterol.) s. Ulcus ventriculi, gastroduodenales Ulkus, Anastomosenulkus, Colitis ulcerosa; **2.** (dermat.) s. Ulcus cruris; Fuß, diabetischer; **3.** (ophthalm.) s. Ulcus corneae; **4.** (angiochirurg.) s. Aortenulkus, penetrierendes. Vgl. Erosion; vgl. Effloreszenzen (Abb. 2 dort).

Ulkus, gastro|duo|denales (↑) *n*: (engl.) *gastroduodenal ulcer*; Magen- u. Zwölffingerdarmgeschwür; zusammenfassende Bez. für Ulcus* ventriculi u. Ulcus* duodeni; **Epidemiol.:** Inzidenz bei Ulcus ventriculi 50 : 100 000, bei Ulcus duodeni 150 : 100 000 Personen u. Jahr; Verhältnis Männer zu Frauen 1 : 1 bzw. 3 : 1; **Path.:** **1.** Helicobacter* pylori (Abk. HP) assoziiert: Besiedlung bei Ulcus duodeni in 95–99 %, bei Ulcus ventriculi in 75 % der Fälle; Folge der chron. HP-Gastritis mit Ungleichgewicht zwischen aggressiven u. defensiven Schleimhautfaktoren (oft erhöhte Säure-, Pepsin- u. verminderte duodenale Bicarbonatsekretion mit verminderter Säureneutralisation); gehäuftes Vork. bei Personen mit Blutgruppe 0 u. HLA-B5, evtl. mit beschleunigter Magenentleerung; **2.** HP-neg.: meist Einnahme von nichtsteroidalen Antiphlogistika* (Prostaglandinsynthese-Hemmung; Risiko bei gleichzeitiger Einnahme von Steroiden um das 15-fache erhöht), Nicotinkonsum; selten Zollinger*-Ellison-Syndrom, Hyperparathyroidismus; **3.** akutes Stressulkus; Kompl. nach Polytrauma, Verbrennung od. Op. mit langer intensivmed. Betreuung; vgl. Stressläsion; **Klin.:** **1.** Ulcus ventriculi: epigastr. Schmerzen, sowohl nüchtern als auch postprandial; **2.** Ulcus duodeni: oft epigastr. (Nüchternschmerz) od. periumbilikale Schmerzen; **Kompl.:** Blutung (s. Blutung, gastrointestinale), Penetration*, Perforation (s. Ulkusperforation), Striktur* (Magenausgangsstenose); **Diagn.:** Endoskopie (Gastroduodenoskopie) mit Biopsie aus Antrum u. Corpus zum Nachw. von HP (Urease*-Schnelltest, Histol., Kultur) u. Gastritis*; Gastrinbestimmung bei Verdacht auf Zollinger-Ellison-Syndrom; **Ther.:** Protonenpumpen-Hemmer; Eradikationstherapie* bei HP-Nachw.; bei HP-negativem g. U. zusätzl. Noxen meiden; chir. Ther. nur bei unklarer Dignität bzw. Vorliegen von Kompl. durch Ulkusübernähung od. Resektion; **DD:** Refluxkrankheit*, funktionelle Dyspepsie*, Magentumoren*, Cholelithiasis*, Pankreatitis*, Pankreaskarzinom* u. a. Erkr., die mit Oberbauchschmerzen einhergehen können. Vgl. Ulcus pepticum.

Ulkus|karzinom (↑; Karz-*; -om*) *n*: (engl.) *ulcer carcinoma*; auf dem Boden eines Geschwürs entstandenes Karzinom*, z. B. Magenkarzinom*.

Ulkus|krankheit (↑): (engl.) *peptic ulcer disease*; Bez. für rezidiv., zykl. Auftreten eines gastroduodenalen Ulkus*; vgl. Dyspepsie, funktionelle.

Ulkus|nische (↑): s. En-face-Nische, Ulcus ventriculi.

Ulkus|per|foration (↑; lat. *perforare* durchbohren) *f*: (engl.) *ulcer perforation*; Durchbruch eines die gesamten Wandschichten durchsetzenden Ulcus* pepticum mit Eröffnung des Lumens (sog. Ulcus perforans) als Kompl. der Ulkuskrankheit*; **Formen:** **1.** gedeckte U.: durch entzündl. Reaktion mit dem umliegenden Gewebe (Leber, Netz) od. umgebenden Hohlorganen (Colon, Gallenblase) bewirkte Abdeckelung mit häufig geringer Sympt.; **2.** freie U. mit Austritt von Intestinalinhalt in die freie Bauchhöhle; **Sympt.:** Akutes* Abdomen, plötzl. einsetzender heftiger Schmerz mit Ausstrahlung in die li. Schulter, ggf. auch re. Unterbauch, evtl. schmerzfreies Intervall; Schock; **Diagn.:** sonograph. u. radiologischer Nachw. von freier Luft im Oberbauch; **Ther.:** absolute Operationsindikation; je nach Schweregrad Ulkusexzision u. Übernähung, u. U. Magenteilresektion*; **DD:** akute Form der Pankreatitis*, Cholezystitis*, Appendizitis*, Boerhaave*-Syndrom, Herzinfarkt* der Hinterwand.

Ulkus, präpylorisches (↑) *n*: (engl.) *prepyloric ulcer*; Form des Ulcus* pepticum im Bereich des Pyloruskanals; klin. nicht dem Ulcus* duodeni gleichzusetzen.

Ulkus|schmerz (↑): s. Ulkus, gastroduodenales.

Ullrich-Scheie-Syn|drom (Otto U., Päd., Bonn, 1894–1957; Harold Sch., Ophth., Pittsburgh, 1909–1990) *n*: syn. Mukopolysaccharid-Speicherkrankheit Typ I-S; auch Scheie-Syndrom; s. Mukopolysaccharid-Speicherkrankheiten (Tab. dort).

Ullrich-Turner-Syn|drom (Otto U., Päd., Bonn, 1894–1957; Henry H. T., Endokrin., Oklahoma City, 1892–1970) *n*: Turner*-Syndrom.

Ulmer-Kreis|system: halbgeschlossenes Narkosesystem für Kinder; s. Narkoseapparat.

Ulna (lat.) *f*: (engl.) *ulna*; Elle; kleinfingerseitiger Unterarmknochen; Teile: Olecranon (Ellenbogen), Corpus ulnae (Ulnaschaft), Caput ulnae (distaler Ulnakopf). Vgl. Radius.

Ulna|fraktur (↑; Fraktur*) *f*: (engl.) *ulnar fracture*; Ellenbruch; Fraktur* der Ulna*, meist inf. direkter Gewalteinwirkung od. Aufschlagen des Arms gegen eine scharfe Kante; **Formen: 1.** Schaftfraktur: isoliert als Parierfraktur durch Schlag auf den zum Schutz des Kopfs erhobenen Arm od. als Kombinationsverletzung bei der Monteggia*-Luxationsfraktur; **2.** proximale gelenkbeteiligende U.: Olekranonfraktur*; **3.** knöcherner Abriss der Trizepssehne; **4.** Abriss des Processus styloideus ulnae als häufige Begleitverletzung bei der distalen Radiusfraktur*; **Kompl.:** Pseudarthrose, posttraumat. Sulcus-nervi-ulnaris-Syndrom, Arthrose bei Gelenkfraktur; **Ther.: 1.** konservativ bei nichtdislozierter U.: Immobilisierung im Gips- od. Kunststoffverband (Oberarm bis einschließl. Handgelenk), der nach Abschwellen zirkuliert wird; **2.** op. bei instabiler, dislozierter, gelenkbeteiligender od. offener U. u. bei Beteiligung von Leitstrukturen (z. B. N. ulnaris): geschlossene Reposition u. Plattenosteosynthese (s. Abb.) od. dynam. Markraumschienung bei Schaftfraktur, ORIF mit Zuggurtung am Olekranon, Fixateur externe bei komplexem Weichteilschaden. Vgl. Unterarmfraktur.

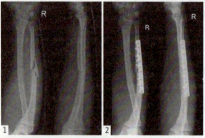

Ulnafraktur: 1: präoperativ; 2: nach Versorgung mit Plattenosteosynthese; Röntgenaufnahmen in 2 Ebenen [88]

ulnar (↑): (engl.) *ulnar*; ulnaris; zur Elle gehörend; Gegensatz radial*.

Ulnar|de|viation (↑; lat. *devius* vom Weg abweichend) *f*: (engl.) *ulnar deviation*; Abweichung der Finger zur Ellenseite mit Streck- u. Greifinsuffizienz der Hand bei fortgeschrittener rheumatoider Arthritis*.

Ulnaris|kom|pressions|syn|drom (↑; Kompression*) *n*: (engl.) *ulnar nerve compression syndrome*; Druckschädigung des N. ulnaris; **Formen: 1.** proximales U.: Sulcus*-nervi-ulnaris-Syndrom; **2.** distales U.: Guyon*-Logensyndrom.

Ulnaris|lähmung (↑): (engl.) *paralysis of the ulnar nerve*; Ulnarisparese; Lähmung inf. Schädigung des N. ulnaris (C 8–Th 1); häufigste Parese eines peripheren Nervs; **Urs.:** Trauma (offene Verletzung an Handgelenk od. distalem Unterarm, geschlossene Verletzung durch Humerus- od. Ellenbogenfraktur), posttraumat. od. arthrot. Veränderung des Ellenbogengelenks, Kompressionssyndrom (Sulcus*-nervi-ulnaris-Syndrom, Guyon*-Logensyndrom); **Klin.:** Lähmung u. Atrophie von Kleinfingerballenmuskeln, Mm. interossei u. lumbricales IV u. V; An- u. Abspreizen der Finger, Streckung in Mittel- u. Endgelenken von Ring- u. Kleinfinger sowie Daumenadduktion nicht möglich; bei hoher U. auch keine Endgliedbeugung des IV. u. V. Fingers; positives Froment*-Zeichen; Sensibilitätsstörungen (Kleinfinger, ulnare Seite des IV. Fingers, Hohlhand, bei hoher Läsion am ulnaren Handrücken); typ. Krallenhand* (Abb. dort) nur bei gleichzeitiger Schädigung N. ulnaris u. N. medianus; **Ther.:** mikrochir. Nervennaht od. -transplantation, op. Dekompression, evtl. Volarverlagerung des Nervs aus dem Sulcus nervi ulnaris od. motorische Ersatzoperation*; **DD:** untere Armplexuslähmung, Syringomyelie, Wurzelschädigung C 8–Th 1, spinale Muskelatrophie, amyotrophische Lateralsklerose.

Ulnar|tunnel|syndrom (↑) *n*: Guyon*-Logensyndrom.

Ultra-: Wortteil mit der Bedeutung **1.** jenseits, das Normale überschreitend **2.** länger, weiterhin, dahinterliegend; von lat. *ultra*.

Ultra|filter (↑) *n*: feinporiges Filter*, das ultramikroskop. Teilchen (Viren, grobdisperse Proteinmoleküle) zurückhält.

Ultra|filtration (↑) *f*: (engl.) *ultrafiltration*; durch die hydrostatische, osmotische bzw. onkot. Druckdifferenz zweier, durch eine semipermeable Membran* voneinander getrennter Flüssigkeiten bedingter Wassertransport; Lösungsmitteltransport erfolgt in Richtung des Flüssigkeitskompartiments mit dem niedrigeren hydrostat. Druck (z. B. bei der renalen Bildung des Glomerulusfiltrats*, bei versch. Blutreinigungsverfahren, insbes. bei Hämofiltration*); in Abhängigkeit vom Grad der Membrandurchlässigkeit können neben dem Lösungsmittel auch gelöste Substanzen (konvektiv) transportiert werden; bei Zunahme der treibenden Kräfte kommt es zur Plateaubildung der Filtrationsrate. Vgl. Dialyse.

Ultra|kurz|wellen (↑): (engl.) *ultrashort waves*; elektromagnetische Wellen* mit Wellenlängen zwischen ca. 1 u. 10 m (300 bis 30 MHz); s. Hochfrequenztherapie.

Ultra|rot|ab|sorptions|schreiber (↑; Absorption*): syn. Infrarotspektrometer; URAS*.

Ultra|schall (↑): (engl.) *ultrasound*; Abk. US; Schwingungen mit einer Frequenz von 20 kHz bis 10 GHz (oberh. der menschl. Hörgrenze); **Anw.:**

Ultraschalldiagnostik

1. diagn. zur Sichtbarmachung von Körperstrukturen unterschiedl. Dichte mit Hilfe des umgekehrten piezoelektrischen Effekts* (s. Ultraschalldiagnostik); **2. therap.** bei Erkr. des Bewegungsapparats, insbes. posttraumat. Veränderung (Fraktur, Luxation) u. Erkrankungen des rheumatischen Formenkreises; analget., hyperämisierende u. muskelrelaxierende Wirkung; **cave:** bei zu hoher Dosierung Gewebeschäden inf. Wärmeentwicklung. Vgl. Schall.

Ultra|schall|dia|gnostik (↑) *f*: (engl.) *ultrasound diagnostics*; diagn. Verfahren mit Anw. von Ultraschall*, als Impulsecho- od. Dauerschallverfahren; **Prinzip: 1. Impulsechoverfahren** (Sonographie): Ein piezoelektr. Quarzkristall (Schallkopf, Transducer) wird mit elektr. Hochfrequenzspannungen zum Aussenden mechan. gleichfrequenter Schwingungen angeregt (Sendefunktion) bzw. erzeugt selbst elektr. Wechselspannungen, wenn er von einer (reflektierten) Schallwelle getroffen wird (Aufnahmefunktion). Die Zeitdifferenz zwischen ausgesandtem Impuls u. den empfangenen reflektierten Schallwellen (Echos) ist proportional der Tiefenlage einer reflektierenden Schicht. Die Echoimpulse werden verstärkt u. auf einem Bildschirm dargestellt. **a) A-Bild-Methode** (A-Scan, Amplituden-Scan, A-Mode): Anhand der oszillograph. Darstellung (eindimensional) kann aus dem Abstand der Amplituden auf die Tiefe der reflektierenden Flächen geschlossen werden; Anw.: z. B. Orbitadiagnostik. **b) B-Bild-Methode** (B-Scan, Brightness-Scan, Helligkeits-Scan, B-Mode, Ultraschalltomographie, s. Abb. 1): Der ausgesandte Schallstrahl wird entlang einer Linie hin u. her bewegt, d. h., es wird eine Schnittfläche abgetastet (**Schnittbildmethode**) u. auf dem Bildschirm wiedergegeben (zweidimensional), wobei die Echos an der entspr. Stelle als Lichtpunkte dargestellt werden. Dabei ist der erzeugte Lichtpunkt um so heller, je stärker das Echo ist (**Grauwert-Skala**). Bei period. Abtasten mit einer Frequenz oberh. der Flimmergrenze des Auges (schnelles B-Bild) können Bewegungsabläufe sichtbar gemacht werden. **c) Time-Motion-Verfahren** (M-Scan, M-Mode): eindimensionale Form der B-Bild-Methode; dabei registriert ein ortsfester Schallkopf die Echos von sich bewegenden Grenzflächen im Körper u. bildet diese Echos über eine Grenzwert-Skala als Bildpunkte auf einem Monitor ab. Somit

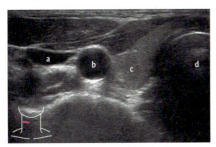

Ultraschalldiagnostik Abb. 1: B-Bild-Methode, Querschnitt rechts zervikal, V. jugularis (a), A. carotis communis (b), Schilddrüse (c), Trachea (d) [54]

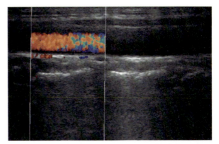

Ultraschalldiagnostik Abb. 2: Dauerschallverfahren der A. carotis communis [54]

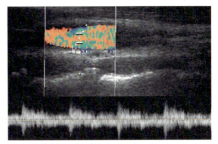

Ultraschalldiagnostik Abb. 3: gepulste Doppler-Sonographie der A. carotis communis [54]

wird die Abstandsänderung pulsierender Grenzflächen durch zeitl. Verschiebung in der x-Achse als Wellenlinie aufgezeichnet; Anw.: v. a. zur Darstellung der Beweglichkeit von Herzwandabschnitten u. Herzklappen i. R. der Echokardiographie*. **2. Dauerschallverfahren** (CW-Doppler-Verfahren; Abk. CW für engl. *continuous wave*, s. Abb. 2): Ein piezoelektr. Kristall sendet kontinuierl. Ultraschallwellen von konstanter Frequenz (Dauerschall, *continuous wave*) aus. Trifft das Schallwellenbündel auf eine sich bewegende Grenzfläche, so wird ein Teil der Wellen mit geänderter Frequenz (Doppler-Effekt) reflektiert; die gemessene Interferenz der Frequenzen des einfallenden u. des reflektierten Strahls kann als niederfrequenter Ton hörbar gemacht werden bzw. erlaubt die Berechnung von Geschwindigkeit u. Richtung (bezogen auf die Schallkopfposition) des bewegten Objekts, die im B-Bild durch Farbcodierung dargestellt werden können (Abk. FKDS für farbk(c)odierte Duplexsonographie*, sog. Farb-Doppler; Power-Doppler für die Erfassung langsamer Strömungen). Anw.: z. B. in der Geburtshilfe zum Nachw. der kindl. Herztöne in der Frühschwangerschaft (ab der 10.–12. SSW), Überwachung der Herzaktionen in der Schwangerschaft u. während der Geburt, zur Nabelschnur- u. Plazentalokalisation; in der Angiologie u. Gefäßchirurgie zur Diagn. venöser u. art. Gefäßerkrankungen (Beurteilung der Strömungsverhältnisse); bei der Tumordiagnostik zur Beurteilung der Tumordurchblutung, Gefäßarchitektur u. Tumorausbreitung sowie intraoperativ zum Nachweis der Durchblutung; **3. Gepulste Doppler-Sonogra-**

phie (PW-Doppler-, Puls-Doppler-Verfahren; Abk. PW für engl. pulsed wave, s. Abb. 3): Im Gegensatz zum Dauerschallverfahren werden bei gepulster Schallemission einzelne Impulspakete ausgesandt, wobei ein Piezokristall gleichzeitig als Sender u. Empfänger wirkt. Nach Vorgabe einer Empfangszeit werden nur die Signale ausgewertet, die einer best. Entfernung im Gewebe entsprechen. Dies ermöglicht eine Tiefenzuordnung des empfangenen Echosignals. Die gepulste Schallemission wird auch bei der B-Bild-Methode, Duplex- u. Farbduplexsonographie eingesetzt. Vgl. Endosonographie; Echoophthalmographie; Hüftgelenksonographie.

Ultra|schall|echo|verfahren (↑): Impulsechoverfahren der Ultraschalldiagnostik*.

Ultra|schall, endo|bronchi̱aler: (engl.) *endobronchial ultrasound*; Abk. EBUS; Endosonographie* zur Darstellung der Bronchuswand u. angrenzender Strukturen i. R. einer Bronchoskopie*; Anw. z. B. zur Ultraschall gesteuerten perbronchialen Punktion von Lymphknoten od. Tumor.

Ultra|schall|kontrast|mittel: s. Mikrospären; Perflutren.

Ultra|schall|vernebler (↑): s. Aerosoltherapie.

Ultra|violett|licht (↑): s. Ultraviolettstrahlung.

Ultra|violett|mikro|skop (↑; Mikr-*; Skop-*) *n*: (engl.) *ultraviolet microscope*; mit ultraviolettem Licht arbeitendes Mikroskop*, das mit Wellenlängen von ca. 200 nm noch eine Auflösung von 0,1 μm (100 nm) großen Partikeln erlaubt; **Anw.:** z. B. zur lichtopt. Darstellung (über Quarzlinsen u. photograph. System) von Paramyxo- od. Herpes-Viren u. kleineren Err.; in der Histol. hauptsächl. in der Fluoreszenzmikroskopie*.

Ultra|violett|pho̱to|therapie, selekti̱ve (↑; Phot-*) *f*: (engl.) *selective ultraviolet phototherapy*; Form der Lichttherapie* mit Ultraviolettstrahlung* im UV-A- u. UV-B-Bereich; **Anw.:** bei der Behandlung der Psoriasis, polymorphen Lichtdermatose u. Acne vulgaris; s. UV-A1-Therapie, UV-B-Therapie, PUVA.

Ultra|violett|strahlung (↑): (engl.) *ultraviolet radiation*; Kurzbez. UV-Strahlung, auch Ultraviolettlicht (UV-Licht); Spektralbereich der elektromagnetischen Wellen*, der sich in Richtung kleinerer Wellenlängen (höherer Frequenzen) an den blauvioletten Bereich des sichtbaren Lichts anschließt; **Einteilung: 1. UV-A-Strahlung:** 315–400 nm, sog. Bräunungsstrahlung; **2. UV-B-Strahlung** (sog. Dorno-Strahlung): 280–315 nm; erythemerzeugend, bewirkt Photosynthese von Vitamin D; **3. UV-C-Strahlung:** 100–280 nm, wird in der Atmosphäre absorbiert; UV-Strahlung wird nicht mehr als Licht wahrgenommen. Sie hat biol. u. med. eine große Bedeutung, da die Energie der UV-Quanten (einige eV) bereits imstande ist, biochem. Veränderungen u. damit biol. Wirkungen, insbes. UV*-Schäden (einschließl. einer Immunsuppression in der Haut u. im Blut), hervorzurufen. Vgl. Rachitis; Xeroderma pigmentosum; PUVA.

Ultra|zentri|fu̱ge (↑; Centr-*; lat. *fugare* zum Fliehen bringen) *f*: (engl.) *ultracentrifuge*; Abk. UZ; Zentrifuge*, in der durch extrem hohe Rotordrehzahlen (ca. 70 000–100 000/min) die Auftrennung von Teilchen einer Dispersion (z. B. Lipoproteine)

bzw. eines Homogenisats (z. B. Zellbestandteile, sog. Differentialzentrifugation) bei wesentl. Verkürzung der Sedimentationszeit möglich ist. Die Sedimentationsgeschwindigkeit ist der Masse der Teilchen proportional u. kann bei der analytischen Ultrazentrifugation optisch registriert werden. Mit einem **Dichtegradienten** aus Saccharose od. Cäsiumchlorid (mit größerer Dichte am Boden des Zentrifugenröhrchens) können Partikel gemäß ihrer Dichte fraktioniert werden.

Ultzmann-Kathe̱ter (Robert U., Urol., Wien, 1842–1889; Katheter*) *m*: (engl.) *Ultzmann's catheter*; bes. für Spülungen geeigneter Blasenkatheter* mit mehreren Öffnungen.

Ulzerati̱on (Ulc-*) *f*: (engl.) *ulceration*; Geschwürbildung; s. Ulkus.

Umbau|zonen (Zona*): s. Looser-Umbauzonen.

Umbili̱cus (lat. Nabel) *m*: Nabel*.

U̱mbo membra̱nae tympa̱nicae (lat. *umbo* Nabel) *m*: (engl.) *umbo of tympanic membrane*; Trommelfellnabel; durch die Spitze des Hammerstiels bewirkte Einziehung des Trommelfells.

Umckaloabo: (engl.) *South African Geranium*; Umckaloabo radicis cortex; Sträucher aus der Fam. der Storchschnabelgewächse (Geraniaceae), deren Wurzel u. a. Catechingerbstoffe, Proanthocyanidine u. Cumarine enthalten; **Wirkung:** antibakteriell, schleimlösend u. immunstimulierend; **Verw.:** als äthanol. Auszug bei akuten u. chron. Infektion der Atemwege u. des HNO-Bereichs.

Umgehungs|plastik (-plastik*) *f*: s. Bypass-Operation.

Umkehr|extra|sy̱|stole (Extra-*; Systole*) *f*: (engl.) *return extrasystole*; sog. Echophänomen; Extrasystole* inf. kreisender Erregung durch Reentry*-Mechanismus entlang einer anat. Kreisbahn bei sehr langsamem Grundrhythmus; **Pathophysiol.:** ventrikuläre Erregung durch atrioventrikuläres Erregungsbildungszentrum mit anschl. ventrikuloatrialer (retrograder) Erregungsleitung zu den Vorhöfen u. erneuter (atrioventrikulärer) Erregung der Kammern; entspricht im EKG i. d. R. einem unteren AV*-Rhythmus, wobei der negativen P-Welle kurz hinter dem QRS-Komplex) nach normaler PQ-Zeit (AV-Überleitung) ein QRS-Komplex folgt.

Umklammerungs|re|flex (Reflekt-*) *m*: s. Reflexe, frühkindliche.

Umlauf: s. Bulla rodens; Paronychie.

UMP: Abk. für **U**ridin**m**ono**p**hosphat; s. Uridin.

Umsatz|rate: (engl.) *turnover rate*; (nuklearmed.) Parameter zur quant. Erfassung der Dynamik biol. Vorgänge mit Hilfe von Radiopharmaka*; Masse dividiert durch Zeit, z. B. die Masse eines Radiopharmakons, die pro Zeiteinheit von einem Kompartiment* zum anderen transportiert od. in einem Verteilungsraum metabolisiert, abgesondert od. ausgeschieden wird; da Verteilungsräume meist nicht streng u. exakt definiert werden können, wird in der Nuklearmedizin häufig nur der Relativwert der U. benutzt, d. h. der Prozentsatz der umgesetzten Nuklidmenge pro Zeit, angegeben als Zeit/Aktivitätskurve*.

Umschlag: s. Wickel.

Umschlag|punkt, oberer (engl.) *intrinsicoid deflection*; Abk. OUP; Beginn der endgültigen Negativitätsbewegung (letzte Abwärtsbewegung) des QRS*-Komplexes (R- od. R'-Zacke) im EKG*; wird erfasst durch die Zeit vom Beginn der Q*-Zacke bis zum OUP: Normalwerte rechtspräkordial (Brustwandableitung* V_1) ≤0,03 Sek., linkspräkordial (V_6) ≤0,055 Sek.; verlängert (verspätet) bei intraventrikulären Erregungsleitungsstörung*.

Umstellungs|osteo|tomie (Ost-*; -tom*) *f*: Korrekturosteotomie*.

Umwandlungs|zone (Zona*) *f*: (engl.) *transformation zone*; Abk. U; Transformationszone; Bereich der Portio, in dem eine ständige Umwandlung von Zylinderepithel der ektropionierten Zervixschleimhaut in nicht verhorntes Plattenepithel stattfindet; als offene od. bei Überwachsen mit Plattenepithel u. Verschluss der Ausführungsgänge der Zervixdrüsen geschlossene U. mit Ausbildung von Retentionszysten (Ovula* Nabothi*) **klin. Bedeutung:** bei atypischer U. mit iodnegativen Arealen, Epithelverdickung, verschlossenen Drüsenausführungsgängen u. unregelmäßigen Kapillarsprossen in der Kolposkopie* V. a. Plattenepithelkarzinom. Vgl. Epithelgrenze; Ektopia cervicis.

Umwelt|medizin *f*: (engl.) *environmental medicine*; interdisziplinäres Fachgebiet der Medizin, das sich mit der Erforschung, Behandlung u. Prävention umweltbedingter Gesundheitsrisiken u. Gesundheitsstörungen befasst; **Einteilung: 1. präventive** U. mit umwelthygienischen, epidemiol. u. präventivmedizinischen Schwerpunkten; **2. klinische** U. mit individualmedizinischer Ausrichtung. Vgl. Medizin, ökologische.

Umwelt|schutz: (engl.) *environmental protection*; Verhinderung bzw. Beseitigung von Störungen der Ökosysteme (s. Ökologie; Umwelttoxikologie) durch gesellschaftl. u. individuelle ökolog. Maßnahmen u. Lebensgestaltung; z. B. durch Schaffung eines Umweltbewusstseins durch Aufklärung, Kennzeichnung umweltfreundl. Produkte, Festlegung u. Einhaltung von Schadstoff- u. Lärmgrenzwerten im Produktionsbereich bzw. von Verboten für bes. schädl. Stoffe (z. B. Asbest*, DDT*, polychlorierte Biphenyle*, Pentachlorphenol*), Kennzeichnungspflicht (z. B. Formaldehyd*), Recycling, Verbot bzw. Einschränkung von Einwegverpackungen, Verminderung des Energie- u. Wasserverbrauchs, umweltschonende Abwasser- u. Abfallbeseitigung, Einschränkung des motorisierten Individualverkehrs u. Geschwindigkeitsbeschränkungen.

Umwelt|toxiko|logie (Tox-*; -log*) *f*: (engl.) *environmental toxicology*; auch Ökotoxikologie; Wissenschaftszweig zur Beschreibung u. Erforschung der Wirkungen schädl. Stoffe (Schadstoffe) in Luft, Gewässer u. Erde, die das ökolog. Gleichgewicht stören u. Menschen, Tiere od. Pflanzen bedrohen; Schadstoffe in der Außenluft stammen v. a. aus Rauch, Auspuffgasen u. von Industrieanlagen (s. Smog), in der Innenluft u. a. aus Zigarettenrauch, Ausdünstungen schadstoffbelasteter Baustoffe od. Einrichtungsgegenstände (s. Sick-building-Syndrom). In die Gewässer gelangen Schadstoffe durch Anw. von Pestiziden* in der Landwirtschaft, aus Industrieabwässern, aus Mülldeponien, inf. Grundwasserverschmutzung durch Heizöl od. der Meere durch Rohöl u. Hochseeverklappung gifti-

ger Abfälle. Von Bedeutung ist die Anreicherung der Schadstoffe in der Nahrungskette*. Die Abgabe von Schadstoffen z. B. aus dem Schornstein wird als Emission*, die Verunreinigung außerhalb des Emittenten als Immission* bezeichnet (s. MIK). Vgl. Umweltmedizin; Umweltschutz.

Unbewusstes: 1. (engl.) *unconscious*; (psychoanalyt.) Bez. (S. Freud) für den nicht erkennbaren, im Vergleich zum Bewusstsein überwiegenden Persönlichkeitsteil; **2.** (lerntheoret./neurobiol.) mentale Inhalte, die als Bilder, Sinneseindrücke u. nicht gewusste Handlungsintentionen gespeichert u. wirksam sind (z. B. in Tagtraum, Traum, Spiel). Vgl. Psychologie, analytische.

Uncinariasis (lat. uncinus Widerhaken; -iasis*) *f*: (engl.) *uncinariasis*; Hakenwurmkrankheit* in Amerika, deren Err., Uncinaria americana, mit Ancylostoma duodenale nahe verwandt ist.

Uncus (lat. Haken) *m*: s. Gyrus parahippocampalis.

Undecylen|säure: 1. (engl.) *undecylenic acid*; Antihidrotikum*; **2.** Substanz in Desinfektionsmitteln*.

Under|cutting: (neurochir.) s. Laminotomie.

Undine-Syn|drom (Undine, Nymphe, die sich an ihrem untreuen Liebhaber rächt, indem sie seine Atmung lähmt) *n*: (engl.) *Ondine's syndrome*; Undinen-Fluch-Syndrom; alveoläre Hypoventilation im Schlaf inf. zentraler Schlafapnoe; **Klin.:** durch Ausfall der zentralen Atemregulation, periodische Atmung*, Zyanose, Hypoxämie u. Somnolenz charakterisiertes Syndrom; **Urs.:** unbekannt; evtl. Ausfall der Chemosensoren im Atemzentrum. Vgl. Schlafapnoesyndrom.

undulierend (lat. unda Welle; (engl.) *undulating*; wogend; z. B. undulierendes Fieber bei Maltafieber.

Unfall: (engl.) *accident*; nach § 8 Abs.1 S.2 SGB VII zeitlich begrenztes, von außen auf den Körper einwirkendes Ereignis, das zu einem Gesundheitsschaden od. zum Tod führt; häufigste Todesursache im Kindesalter; am häufigsten ist der Verkehrsunfall, gefolgt von Sturzverletzungen, Verbrennungen*, Verbrühungen, Ertrinken usw. Vgl. Trauma; Elektrounfall; Arbeitsunfall; Arbeitsschutz.

Unfall|chirurgie (Chirurgie*) *f*: s. Traumatologie.

Unfall|verhütung: (engl.) *accident prevention*; alle informationellen, techn., rechtlichen, psychol. u. med. Maßnahmen zur Verhütung von Unfällen in allen Lebensbereichen, insbes. am Arbeitsplatz; vgl. Arbeitssicherheitsgesetz; Arbeitsschutzgesetz.

Unfall|verhütungs|vorschriften: (engl.) *safety rules*; Abk. UVV; Arbeitsschutzvorschriften der Unfallversicherungsträger (z. B. Berufsgenossenschaften; s. Unfallversicherung); beinhalten u. a. Regelungen zu arbeitsmed. Vorsorgeuntersuchungen, Erster Hilfe am Arbeitsplatz, Einsatzzeiten von Betriebsärzten; die wichtigsten Regelungen sind unter Arbeitsmedizinische Vorsorge Berufsgenossenschaftliche Vorschrift u. der Gefahrstoffverordnung* aufgeführt.

Unfall|versicherung: 1. (engl.) *accident insurance*; Versicherung auf gesetzlicher od. freiwilliger (privater) Basis zur Minderung der Folgen von Schadensereignissen; **1. Gesetzliche U.:** Zweig der Gesetzlichen Sozialversicherung* mit den Aufgaben

Unfruchtbarkeit

der Verhütung sowie (nach deren Eintritt) der Rehabilitation* u. der Entschädigung von Arbeitsunfällen*, Wegeunfällen u. Berufskrankheiten*; zu den Rehabilitationsleistungen zählen insbes. Heilbehandlung, berufsfördernde u. soziale Hilfen, Pflegegeld sowie Verletzten- od. Übergangsgeld; die Entschädigungsleistungen aufgrund Minderung* der Erwerbsfähigkeit* umfassen neben Renten (auch an Hinterbliebene) Sterbegeld, Beihilfen u. Abfindungen. Träger der Gesetzlichen U. sind gewerbl. u. landwirtschaftl. Berufsgenossenschaften sowie Unfallkassen von Gemeinden, Städten, Ländern u. Bund, Eisenbahn, Feuerwehr, Post u. Telekom. I. S. des Verursacherprinzips werden Beiträge nur von Arbeitgebern bezahlt. Im Gegensatz zur Gesetzlichen Krankenversicherung ist die freie Arztwahl des Versicherten bei berufsgenossenschaftlichen Heilbehandlungen stark eingeschränkt; behandeln darf i. d. R. nur ein zugelassener D*-Arzt. Vgl. Solidarprinzip. **2. Private U.:** freiwillige Individualversicherung auf Basis eines privatrechtlichen Vertrags zwischen Versicherungsnehmer u. Versicherer zur Abwendung von wirtschaftlichen Folgen eines Unfalls, das versicherte Risiko umfasst auch Freizeit-, Sport- od. Haushaltsunfälle; Einstufung der Verletzungsfolgen richtet sich in den meisten Fällen nach der sog. Gliedertaxe*.

Unfruchtbarkeit: s. Sterilität; Infertilität.

Ungeziefer|bekämpfung: syn. Desinsektion, Desinfestation; s. Entwesung.

Unguentum (lat.) *n*: s. Salbe.

Unguis (lat. Fingernagel) *m*: Nagel*.

Unguis hippo|craticus (↑) *m*: hippokratischer Nagel; s. Uhrglasnägel.

Unguis in|carnatus (↑) *m*: s. Nagel, eingewachsener.

unhappy triad (engl.): s. Kniegelenkbandruptur.

Uni|cuspidatus (lat. unus ein; cuspidatus mit einer Spitze versehen) *m*: (engl.) *unicuspid*; Zahn mit nur einem Höcker (Eckzahn); vgl. Cuspis.

uni|di|rektional (↑; lat. dirigere, directus richten, ausrichten): (engl.) *unidirectional*; in einer Richtung.

U-Niere: s. Nierenfehlbildungen.

uni|lateral (↑; Lateral-*): unilateralis; einseitig.

uni|polar (↑; gr. πόλος Drehpunkt, Achsenende): mit einem Pol, einpolig.

Uni|port (↑) *m*: s. Transport.

Unit (engl. Einheit): Abk. U; s. IU.

Universal|empfänger (lat. universalis das Ganze umfassend): (engl.) *universal recipient*; Individuen mit der Blutgruppe AB, denen in akuten lebensbedrohlichen Notfällen Spenderblut der Blutgruppen A, B od. 0 transfundiert werden kann, da in ihrem Serum keine „natürlichen" Alloagglutinine* vorkommen; ihre Erythrozyten, die die Blutgruppenantigene A u. B tragen, können jedoch durch im Spenderserum vorhandene Blutgruppenantikörper* agglutiniert od. hämolysiert werden (daher i. d. R. Transfusion von plasmaarmem Erythrozytensediment bzw. gewaschenen Erythrozyten). Vgl. Universalspender.

Universal|spender (↑): (engl.) *universal donor*; Blutspender mit der Blutgruppe 0 cde/cde, deren Blut nur niedrige Titer an Alloagglutininen* u. keine hämolysierenden irregulären Blutgruppenantikör-

per enthält; ihr Blut kann in akuten lebensbedrohl. Notfällen zur Bluttransfusion* für Empfänger aller ABNull*-Blutgruppen verwendet werden, insbes. als plasmaarmes Erythrozytensediment (Erythrozytenkonzentrat) od. nach Zusatz von Plasma der Blutgruppe AB od. dem des Empfängers zu den (gewaschenen) Erythrozyten. Vgl. Universalempfänger.

Unk|arthrose (lat. uncus Haken; Arthr-*; -osis*) *f*: Spondylosis* uncovertebralis.

Unko|vertebral|gelenke (↑; Vertebra*): (engl.) *uncovertebral joints*; (röntg.) sog. Halbgelenke zwischen der unteren Abschlussplatte des einen u. dem Processus uncinatus der Deckplatte des kaudal angrenzenden Halswirbelkörpers.

Unktion (lat. unguere, unctus salben) *f*: (engl.) *unction*; Einreibung, Einsalbung.

Unkus|druck|furche (lat. uncus Haken): (engl.) *uncal impression*; oberflächl. Druckfurche am Uncus gyri parahippocampalis durch Verlagerung von Hirnrinde durch den Tentoriumschlitz inf. raumfordernder, supratentorieller Prozesse; vgl. Herniation, zerebrale; Einklemmung.

Un|präzision *f*: (engl.) *nondifferential error*; syn. zufällige Messabweichung; (statist.) wird durch die Abweichung des Messergebnisses vom Mittelwert geschätzt, der nach einem Kontrollzyklus (15 Messungen in versch. Serien) berechnet wurde u. wird als absolute od. relative Standardabweichung* (Variationskoeffizient) angegeben; vgl. Messgröße.

Un|richtigkeit: (engl.) *systematic error*; syn. systematische Messabweichung; (statist.) beim Vorliegen mehrerer Messergebnisse ist die Differenz zwischen Erwartungswert (Mittelwert der Messergebnisse) u. Zielwert* ein Schätzwert für die systemat. Messabweichung (Unrichtigkeit); vgl. Ringversuch.

un|spezifisch (lat. specialis eigentümlich, besonders): (engl.) *unspecific*; uncharakteristisch, untypisch, nicht spezifisch; z. B. unspezifische Entzündung: nicht für einen bestimmten Erreger typ. Entzündung.

Unter|arm: (engl.) *forearm*; (anat.) Antebrachium.

Unter|arm|fraktur (Fraktur*) *f*: (engl.) *forearm fracture*; kombinierte Fraktur* von Ulna u. Radius; **Diagn.:** Rö.; **Ther.:** meist op. (Plattenosteosynthese, s. Abb.), da i. d. R. eine hoch instabile Situation vorliegt; beim Kind dynam. Markraumschienung od. konservativ; **DD:** isolierte Ulnafraktur*, iso-

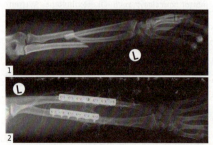

Unterarmfraktur: 1: präoperativ; 2: nach Versorgung mit Plattenosteosynthese [88]

lierte distale Radiusfraktur*, Monteggia*-Luxationsfraktur od. Galeazzi*-Luxationsfraktur.
Unter|arm|knochen: s. Radius, Ulna.
Unter|arm|lappen, radiaer: (engl.) *forearm flap*; Arteria-radialis-Transplantat; fasziokutanes Gewebetransplantat aus der radialen, distalen Unterarmhaut mit definierter Gefäßversorgung über die A. radialis u. der mit ihr verlaufenden Venen; **Verw.:** zur Lappenplastik* in der plast. Gesichtschirurgie.
Unterberger-Tret|versuch (Siegfried U., Otol., Graz, Wien, 1893–1978): (engl.) *Unterberger's test*; (neurol.) Prüfung der Koordination* u. des Gleichgewichts; der Pat. tritt mit geschlossenen Augen ca. 1 Min. lang auf der Stelle; pathol. bei Richtungsabweichung (Drehung) >45°.
Unter|bindung: (chir.) s. Ligatur.
Unterbringung: (engl.) *institutionalisation*; Einweisung eines Menschen gegen od. ohne seinen Willen in eine geschlossene psychiatr. od. therap. Einrichtung aufgrund richterlicher Anordnung od. Genehmigung nach ärztl. Begutachtung zur Vermeidung einer Gefährdung anderer od. einer Selbstgefährdung (z. B. zur Beobachtung bzw. für die forensisch-psychiatrische Begutachtung bei dringendem Tatverdacht od. zur Beurteilung der strafrechtl. Verantwortlichkeit von Jugendlichen); Rechtsgrundlagen für eine U. können sein: Strafrecht (Maßregeln der Besserung u. Sicherung nach §§ 61 ff. StGB), Strafprozessordnung (§§ 81, 126 a, 246 a StPO, 73 JGG), Zivilrecht (U. von Minderjährigen nach §§ 1631 b, 1800, 1915 BGB, von (volljährigen) Betreuten nach § 1906 BGB; das Verfahren bestimmt sich nach §§ 70–70 n FGG) sowie Infektionsschutzgesetz (§ 30) u. landesrechtl. Unterbringungsgesetze für psychisch Kranke u. Suchtkranke. Vgl. Selbstbestimmungsrecht.
Unter|ernährung: s. Malnutrition; Dystrophie.
Unter|gewicht: (engl.) *underweight*; Körpergewicht* mit Body*-mass-Index <18,5 kg/m^2 (WHO, Erwachsene); **Risiken:** Leistungsschwäche, metabolische Dekompensation, Entwicklungsstörungen, Hypogonadismus, Osteoporose.
Unter|haut: Subkutis*.
Unter|kiefer: Mandibula*.
Unter|kiefer|drüse: s. Glandula submandibularis.
Unter|kiefer|osteo|tomie (Ost-*; -tom*) *f*: (engl.) *mandibular osteotomy*; Korrekturosteotomie* mit Vor- od. Rückverlagerung (auch Seitenverlagerung) des zahntragenden Unterkiefers im Verhältnis zum Oberkiefer; Durchführung oft zus. mit Oberkieferosteotomie* (bimaxilläre Osteotomie); Schnittführung meist als retromolare, sagittale Osteotomie.
Unter|kühlung: s. Hypothermie.
Unter|schenkel: (engl.) *lower leg*; (anat.) Crus.
Unter|schenkel|fraktur (Fraktur*) *f*: (engl.) *fracture of the calf*; kombinierte Fraktur* von Tibia u. Fibula; häufigste Fraktur langer Röhrenknochen. Vgl. Tibiafraktur; Knöchelfraktur.
Unter|schenkel|geschwür: s. Ulcus cruris.
Unter|schenkel|knochen: s. Fibula, Tibia.
Untersuchung, bi|manuelle: (engl.) *bimanual examination*; kombinierte manuelle Untersuchung zur Beurteilung des weibl. Genitales bzw. des Urogenitalbereichs; **Prinzip:** Palpation gleichzeitig mit innerer (erst vaginal, anschl. rektal) u. äußerer

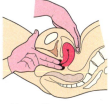

Untersuchung, bimanuelle [159]

Hand (auf der Bauchdecke); s. Abb.; vgl. Untersuchung, rektale.
Untersuchung, elektro|physio|logische: (engl.) *electrophysiological study*; Abk. EPU; (kardiol.) invasives diagn. Verf. zur Beurteilung der elektr. Herzaktivität, bei der i. R. einer Herzkatheterisierung* über den intrakardial platzierten Elektrodenkatheter in unterschiedl. Lok. (s. Abb.) EKG-Ableitungen erfolgen (s. EKG, intrakardiale), durch Elektrostimulation (s. Vorhofstimulation, Ventrikelstimulation) u. a. Sinusknotenfunktion, Refraktärzeiten u. Erregungsleitungen bestimmt werden sowie ggf. eine Katheterablation* erfolgt; **Ind.:** differenzierte Diagn. von Herzrhythmusstörungen* (Fokuslokalisation u. Untersuchung der Erregungsleitung kardialer Arrhythmien; Mapping*). Vgl. Elektrophysiologie; Erregungsbildungsstörung; Erregungsleitungsstörung.

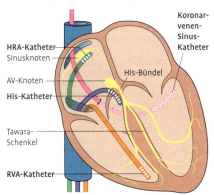

Untersuchung, elektrophysiologische: Platzierung der Elektrodenkatheter durch Rechtsherzkatheterisierung hoch-rechtsatrial (Abk. HRA), im His-Bündel-Bereich, rechtsventrikulär-apikal (Abk. RVA) sowie im Sinus coronarius

Untersuchung, psych|iatrische: (engl.) *psychiatric examination*; psychopathol. Befunderhebung mit Untersuchung der psychischen u. kognitiven Funktionen, Beurteilung von Antrieb, Stimmung, Affekt, Bewusstseinszustand, Gedächtnisfunktion, Wahrnehmung, Aufmerksamkeit, Orientierung, Persönlichkeitsstruktur, Intelligenz u. Denken (unter Berücksichtigung der Subjektivität von Pat. u. Untersucher). Vgl. Testverfahren, psychologische.
Untersuchung, rektale: (engl.) *rectal examination*; syn. digitale rektale Untersuchung (Abk. DRU);

Untersuchungsmethoden, bakteriologische

palpator. Untersuchung des Rektums u. angrenzender Organe durch Einführen des Fingers; durchgeführt am liegenden (Seiten- od. Steinschnittlage), stehenden od. in Knie-Ellenbogen-Lage befindl. Pat. unter Verw. von Gleitmittel; **Prinzip:** äußerl. Veränderungen im Analbereich (z. B. Analekzem*, Hämorrhoiden*) prüfen; Beurteilung von Sphinktertonus, Wandbeschaffenheit u. Lumen des Rektums (vgl. Karzinom, kolorektales); bei der Frau Palpation von Douglas-Raum u. (bimanuelle Untersuchung*) Ovarien u. Uterus, beim Mann Palpation der Prostata (Größe, Oberfläche, Konsistenz, evtl. Dolenz u. lokale pathol. Veränderung einschließl. Verschieblichkeit u. Abgrenzbarkeit zur Umgebung); **Ind.:** u. a. Früherkennungsuntersuchung des Prostatakarzinoms*.

Untersuchungs|methoden, bakterio|logische *f pl:* (engl.) *bacteriological examination methods;* Verfahren zur Erregerbestimmung; **Einteilung: 1.** Mikroskopie: **a)** Lichtmikroskopie: Hellfelduntersuchung, ungefärbtes (natives) Präparat, Hängender* Tropfen, gefärbtes Präparat (Ausstrichpräparat, Klatschpräparat), Dunkelfelduntersuchung*, Phasenkontrastverfahren*, Fluoreszenzmikroskopie*; **b)** Elektronenmikroskopie; **2.** Kulturverfahren: **a)** übliche Nährböden: Nähragar, Blutagar, Laktose-Indikator-Nährboden, Gelatine, Bouillon, Leberbouillon; **b)** Spezialnährböden: z. B. Nährmedien zur Antibiotika-Resistenzmessung, Sondernährboden für obligate Anaerobier, Campylobacter; Clauberg*-Nährboden für Diphtherie-Diagn., Eiernährboden* für Tbc-Diagn.; chromogene Medien zum Nachw. von Erregern mit best. Eigenschaften (z. B. Antibiotika-Resistenzen); **c)** Zellkultur (Chlamydia, Bartonella); **d)** embryoniertes Hühnerei (Rickettsia); **3.** Antigen- u. Toxinnachweis (Agglutination, Präzipitation, ELISA*, Western*-Blotting-Methode); **4.** Nachweis erregerspezif. Nukleinsäuren (Gensonden, PCR*, LCR, Klonierung mikrobieller DNA, DNA-/RNA-Sequenzierung); **5.** Serologie: Antikörpernachweis, z. B. durch **a)** Präzipitations-, Flockungs- u. Agglutinationsreaktionen; **b)** Komplementbindungsreaktion* u. Lysinreaktion; **c)** ELISA*; **d)** Neutralisationstest* (z. B. Hämagglutination*-Hemmtest); **e)** enzymverstärkte Innunreaktionen, z. B. ELISA, Western-Blotting-Methode; **6.** Tierversuch, z. B. Toxinnachweis bei Tetanus, Botulismus; Xenodiagnose*; **7.** Nachw. der Klonalität von Bakterienstämmen durch Lysotypie* (kaum noch gebräuchl.) od. molekularbiol. Methoden; **8.** andere b. U.: z. B. spezielle Methoden zum Nachw. best. Parasiten.

Untersuchungs|methoden, myko|logische *f pl:* s. Pilzdiagnostik.

Unter|temperatur (Temperatur*) *f:* s. Hypothermie.

Unter|wasser|massage *f:* (engl.) *underwater massage;* Massage im Vollbad zur Ausnutzung der Reflektor. Muskelentspannung durch den Auftrieb u. die Wärme des Wassers; wird mit der Hand des Masseurs (Unterwasserhandmassage) od. apparativ mit einem von ihm geführten Wasserstrahl einstellbaren Drucks (Unterwasser-Druckstrahlmassage) ausgeführt.

Unter|zungen|drüse: (anat.) Glandula* sublingualis.

Unverricht-Lundborg-Syn|drom (Heinrich U., Int., Jena, 1853–1912; Hermann L., Psychiater, Uppsala, 1868–1943) *n:* (engl.) *Unverricht-Lundborg disease;* autosomal-rezessiv erbl. Stoffwechselerkrankung mit Myoklonusepilepsie, zerebellaren Symptomen u. Entw. einer Demenz (Genlocus 21q22.3); Beginn zwischen 10. u. 15. Lj.; vgl. Dyssynergia cerebellaris myoclonica; Myoklonusepilepsiesyndrome, progressive.

Unverträglichkeiten, idio|pathische umwelt|bezogene: multiple chemische Sensibilität*.

Unzin|atus|anfall (lat. *uncinus* Widerhaken): (engl.) *uncinate epilepsy;* fokaler Anfall bei Temporallappenepilepsie mit Geschmacks-bzw. Geruchshalluzinationen; s. Epilepsie.

u-PA: Abk. für (engl.) *urokinase-like plasminogen activator;* s. Urokinase.

UPDRS: Abk. für (engl.) *Unified Parkinson's Disease Rating Scale;* Skala zur Verlaufsbeobachtung des Parkinson*-Syndroms; **Prinzip:** Punkteskala von 0 (keine Beeinträchtigung) bis 199 (schwerste Beeinträchtigung); basierend auf Fragebogen u. klin. Untersuchung; unterteilt in die Abschnitte kognitive Funktionen, Stimmung, Verhalten (UPDRS I), Aktivitäten des tägl. Lebens (UPDRS II) u. motorische Untersuchung (UPDRS III).

Up-Re|gulation (engl. *up* auf, hinauf; lat. *regula* Richtschnur, Norm) *f:* Erhöhung der Anzahl von Rezeptoren einer Zelle durch gesteigerte Genexpression* od. verminderten Abbau nach anhaltender fehlender Rezeptor-Stimulation; z. B. von Beta*-Rezeptoren nach langdauernder Anw. von Beta*-Rezeptoren-Blocker. Vgl. Down-Regulation.

upside-down stomach (engl. upside-down verkehrt herum; stomach Magen): s. Hiatushernie.

Upstream-PCI: Kurzbez. für (engl.) *upstream percutaneous coronary intervention;* PCI*, die unter Glykoprotein-IIb/IIIa-Rezeptor-Antagonisten (vor diagn. Koronarangiographie) durchgeführt wird.

Uptake (engl. uptake Aufnahme): (nuklearmed.) Inkorporation* eines Radionuklids* u. dessen Anreicherung in best. Organen od. Kompartimenten; Messgröße der nuklearmed. Funktionsdiagnostik, welche die rel. Aktivitätsanreicherung in einem Organ(abschnitt) im Vergleich zu einer Referenzregion od. zur applizierten Aktivität anzeigt (z. B. Technetium-U. der Schilddrüse; s. TcTU). Im PET* ist bei dynam. Akquisition der Daten u. Messung des zeitl. Verlaufs der Blutaktivität über Kinetikmodellierung der U. eines Tracers* absolut quantifizierbar, z. B. in μmol pro Gramm Gewebe pro Zeiteinheit.

Ur-: auch Uro-, -urie; Wortteil mit der Bedeutung Harn, Harnausscheidung; von lat. *urina* bzw. gr. οὖρον.

Ur|achus (gr. οὐραχός) *m:* (engl.) *urachus;* Harngang; leitet sich vom embryonalen Allantoisgang ab, der die Allantois* mit der Kloake verbindet; reicht vom Scheitel der späteren Harnblase bis zum Nabel; verödet ab der 8. Embryonalwoche zum Ligamentum* umbilicale medianum.

Ur|achus|fistel (↑; Fistel*) *f:* s. Vesikoumbilikalfistel.

Uracil *n*: (engl.) *uracil*; Abk. Ura, U; 2,4-Dioxopyrimidin; Pyrimidinbase, die mit D-Ribose u. D-Desoxyribose die Nukleoside Uridin* bzw. Desoxyuridin bildet.

Ur|ämie (Ur-*; -ämie*) *f*: (engl.) *uremia*; syn. terminale Niereninsuffizienz, Harnvergiftung; klin. Syndrom, das sämtliche Sympt. der fortgeschrittenen Niereninsuffizienz* umfasst; **Formen:** 1. akute U.: entsteht 5–10 Tage nach akutem Nierenversagen*; 2. chron. U.: Endzustand (terminale Niereninsuffizienz*, Tab. dort) nach u. U. jahrelangen präurämischen Phasen bei chron. progredienter Nierenerkrankung; **Path.:** v. a. 1. Retention von Natrium, Wasser u. a. harnpflichtigen Substanzen* (z. T. tox. Auswirkungen); 2. Störung der renalen endokrin. Funktionen (s. Erythropoetin, Calcitriol); **Klin.: 1.** Serum: hochgradige Azotämie*, starke Erhöhung von Harnstoff, Kreatinin, Harnsäure, org. Säuren, K$^+$, Mg^{2+}, Phosphat, Urämiegiften wie Guanidinderivaten, Phenolen, Indolen u. sog. Mittelmolekülen; nicht respirator. Azidose*; Verminderung von Na$^+$, HCO$_3^-$, Ca^{2+}; **2.** Haut: Pruritus*, typisch uräm. Kolorit (bräunl. gelb); **3.** Magen-Darm-Trakt: Anorexie, Nausea, Erbrechen, Diarrhö; Foetor uraemicus, Kachexie, urämische Peritonitis*; **4.** hämat.: renale Anämie*, Thrombozytopenie*, komplexe Koagulopathie* (Tab. 2 dort); **5.** kardiovaskulär: Hyperhydratation*, Hypertonie*, renale Ödeme*, fluid* lung, urämische Perikarditis*; **6.** Skelettsystem: renale Osteopathie*; **7.** Nervensystem: Polyneuropathie*, Restless*-Legs-Syndrom, Konzentrationsschwäche, Wesensveränderung, Verwirrtheitszustände, Krampfneigung, Bewusstlosigkeit (uräm. Enzephalopathie*) bis urämisches Koma); **8.** andere Organsysteme: Störung des intermediären Stoffwechsels, sek. Gicht, Polyendokrinopathie u. a.; **Ther.:** Dialyse*-Behandlung, Diät mit strenger Bilanzierung von Wasser, Na$^+$, K$^+$, Cl$^-$, Phosphat u. Gabe von Ketoanaloga einiger Aminosäuren, Calcitriol* u. Erythropoetin*; evtl. Nierentransplantation*. Vgl. Glomerulopathie.

Uran (gr. οὐρανός Himmelsgewölbe) *n*: (engl.) *uranium*; chem. Element, Symbol U, OZ 92, rel. Atommasse 238,029; 4- u. 6-, selten 2-, 3- u. 5-wertiges, zur Gruppe der Actinoide* gehörendes radioaktives Schwermetall; natürl. Vork. in der Pechblende (darin zu 0,7 % das spaltbare Isotop ^{235}U); biol. Halbwertzeit* bezogen auf Knochen 300, auf versch. andere krit. Organe 15 u. auf den ganzen Körper durchschnittl. 100 Tage; durch Neutronenbeschuss von ^{235}U kann eine Kettenreaktion* ausgelöst werden; ferner kann aus nicht spaltbarem ^{238}U durch Neutronenbeschuss Plutonium* erzeugt werden.

Uranitis glandularis (↑, -itis*) *f*: Entz. der Gaumenschleimhaut u. der Mündungen der Speicheldrüsen; bis linsengroße, weißl. Papeln mit einem zentralen roten Pünktchen, aus dem bei Druck ein Tropfen klarer Flüssigkeit hervorquillt; **Urs.:** Tabakmissbrauch zus. mit mangelhafter Mundhygiene. Vgl. Leukokeratosis nicotina palati.

Uranitis granulomatosa (↑, ↑) *f*: Gaumenschwellung bei Melkersson*-Rosenthal-Syndrom.

Urano|plastik (↑, -plastik*) *f*: (engl.) *uranoplasty*; plast. Deckung eines Defekts des harten Gaumens; vgl. Gaumenspalte.

Urano|schisis (↑, gr. σχίσις Spaltung) *f*: s. Gaumenspalte.

Ura|pidil (INN) *n*: (engl.) *urapidil*; Alpha-1-Rezeptoren-Blocker mit agonist. Wirkung auf medulläre Serotonin-Typ-1A-Rezeptoren; **Anw.:** als Antihypertensivum*.

URAS: Abk. für Ultrarotabsorptionsschreiber bzw. -spektrometer; Gerät zur Bestimmung der CO$_2$-Fraktion in Gasgemischen.

Urat|ablagerungen: (engl.) *urate deposition*; Tophi; s. Gicht.

Urate *n pl*: (engl.) *urates*; Salze der Harnsäure*; Endprodukt des Purinstoffwechsels; Vork. im Harn als Mono- u. Heminatriumurat neben freier Harnsäure; Fällung bei Vögeln, Menschen u. Primaten); diagn. Anw.: bei der Harnsäurebestimmung.

Urbach-Wiethe-Syn|drom (Erich U., Dermat., Wien, Philadelphia, 1893–1946; Camillo W., Otol., Wien, 1888–1949) *n*: Hyalinosis* cutis et mucosae.

Urea *f*: Harnstoff*.

Urea|plasma (-plasma*) *n*: s. Mycoplasma.

Urease *f*: (engl.) *urease*; Enzym (Hydrolase), das die Spaltung von Harnstoff* in Ammoniak u. Kohlendioxid katalysiert; **Vork.:** in Pflanzen u. Bakt. stellt z. B. bei Helicobacter* pylori, Proteus* ssp. u. Staphylococcus* saprophyticus einen wichtigen Virulenzfaktor dar; vgl. Urease-Schnelltest; Harnstoffbestimmung; Harnstoffspaltung.

Urease-Schnell|test *m*: (engl.) *urease rapid test*; Abk. HUT (Helicobacter-Urease-Test); Verf. zum Nachw. von Helicobacter* pylori in Biopsiematerial der Magenschleimhaut; **Prinzip:** Verfärbung eines Indikators bei Anwesenheit von Urease*.

Ureide *n pl*: (engl.) *ureides*; veraltete Bez. für N-Acylharnstoffe; Kondensationsprodukte von Harnstoff mit Carbonsäuren; z. B. Malonylharnstoff (Barbitursäure*).

Urese (gr. οὔρησις Wasserlassen) *f*: (engl.) *uresis*; Ausscheidung von Harn*.

Ureter (gr. οὐρητήρ Uringang) *m*: (engl.) *ureter*; Harnleiter; ca. 4 mm dicker u. ca. 30 cm langer muskulöser Schlauch zwischen Nierenbecken u. Harnblase; **Anat.:** geht unter konischer Verjüngung aus dem Nierenbecken hervor (erste physiol. Enge; s. Abb. 1); **Einteilung: 1.** Pars abdominalis: retroperitoneal im Relief der hinteren Bauchwand auf dem M. psoas gelegen; der re. U. liegt weiter lateral, überkreuzt die A. iliaca externa u. unterläuft die Radix mesenterii, der li. U. läuft unter dem Ursprung des Mesocolon sigmoideum u. über die A. iliaca communis hinweg (diese bzw. die A. iliaca externa verursachen die zweite Enge);

Ureterabgangsplastik

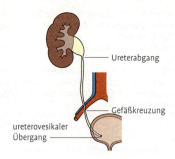

Ureter Abb. 1: physiol. Engen

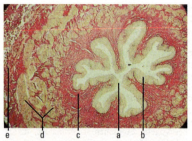

Ureter Abb. 2: histologischer Schnitt durch den Ureter (Gieson-Färbung); a: Lumen; b: gefaltetes Übergangsepithel; c: Propriabindegewebe; d: spiralig verlaufende glatte Muskulatur; e: kollagene Adventitia mit vegetativen Nerven u. Gefäßen [47]

2. Pars pelvica: von der Linea terminalis (s. Becken) an entlang der seitl. Beckenwand, beim Mann den Ductus deferens, bei der Frau in ca. 2 cm Entfernung vom Uterus die Arteria* uterina unterkreuzend; mündet in die Blase mit dem Ostium* ureteris (dritte physiol. Enge); **Histol.:** s. Abb. 2; **klin. Bedeutung:** weist häufig Varianten u. Fehlbildungen auf (s. Ureterfehlbildungen); Uretersteine* (können an den physiol. Engstellen hängen bleiben; vgl. Nephrolithiasis).

Ureter|abgangs|plastik (↑; -plastik*) f: (engl.) ureteropyelostomy; syn. Ureteropyelostomie; op. Reanastomierung von Harnleiter u. Nierenbecken nach Ureterteilresektion; **Formen:** Seit-zu-Seit- od. End-zu-End-Anastomose mit dem tiefsten Punkt des Nierenbeckens (Anderson-Hynes-Plastik, Pokalplastik); **Ind.:** Harnleiterabgangsstenose* mit Hydronephrose*, Ureter duplex, pelviureterale Obstruktion mit Harnstauungsniere*.

Ureter|a|tonie (↑; A-*; Ton-*) f: (engl.) atony of the ureter; nachlassende Ureterperistaltik u. Weitstellung eines Teils od. des gesamten Harnleiters; **Urs.:** 1. infektiös: meist beidseitig mit Beteiligung des Nierenbeckenkelchsystems; 2. neurogen bzw. myogen: z. B. Megaureter* bei kongenitalem Defekt der Ureterwand; vgl. Prune-belly-Syndrom; 3. hormonal: s. Stoeckel-Syndrom; 4. mechanisch: Überdehnung bei chron. Ureterobstruktion.

Ureter bi|fidus (↑; lat. bifidus gespalten) m: s. Ureterfehlbildungen.

Ureter|bürsten|bi|opsie (↑; Bio-*; Op-*) f: (engl.) brush biopsy of the ureter; Verf. zur Gewinnung von Zellmaterial für histol. u. zytol. Diagnostik aus röntg. tumorverdächtigen Arealen im Harnleiter mit einer (durch einen Ureterkatheter vorgeschobenen) kleinen Kunststoff- od. Stahlbürste. Vgl. Uretertumor.

Ureter|dauer|katheter (↑; Katheter*) m: s. Ureterschiene.

Ureter duplex (↑; lat. duplex doppelt) m: s. Ureterfehlbildungen.

Ureter|ek|tasie (↑; -ektasie*) f: (engl.) ureterectasia; Erweiterung des Harnleiters inf. distaler Harnabflussbehinderung*.

Ureter|ek|tomie (↑; Ektomie*) f: (engl.) ureterectomy; op. Entfernung des Harnleiters einschließl. seines Einmündungsgebiets in die Blase (sog. Blasenwandmanschette); meist i. R. einer Ureteronephrektomie* bei Nierenbeckenkarzinom; bei der seltenen isolierten U. Harnableitung z. B. mit Ileum-Interponat zwischen Niere u. Blase.

Ureteren|katheterisierung (↑; Katheter*): (engl.) catheterisation of the ureter; Einführen eines Ureterkatheters in einen od. beide Harnleiter i. R. einer retrograden Pyelographie od. zur temporären künstlichen Harnableitung*; vgl. Ureterschiene.

Ureter|fehl|bildungen (↑): (engl.) malformations of the ureter; angeb. Fehlbildungen der Harnleiter; **Formen:** 1. Agenesie od. inkompletter (blinder) Ureter; 2. Doppelung; komplett (Ureter duplex) mit 2 Ureterostien auf der betroffenen Seite od. (häufiger) inkomplett, auf den oberen Teil des Ureters beschränkt (Ureter fissus, syn. Ureter bifidus) mit nur einem Ostium; 3. Ektopie der Mündung mit zahlreichen Varianten; beim Mann Mündung in Blasenhals (s. Abb.), hintere Urethra, Bläschendrüse, Vas deferens, Ductus ejaculatorius, bei der Frau in Vestibulum, Urethra, Vagina, Uterus mit mögl. Obliteration od. Stenose; zugehörige Niere meist pathol. verändert; 4. Ureterzyste (auch Ureterphimose) inf. Persistenz der fetalen Verschlussmembran (s. Ureterozele); erworben durch Entz.; 5. Megaureter*; 6. retrokavaler Ureter*; **Ther.:** op. Vorgehen bei Harnabflussbehinde-

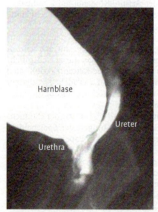

Ureterfehlbildungen: ektop in den Blasenhals mündender Ureter mit Reflux; Miktionszystourethrographie [36]

rung* mit Folgen für die oberen Harnwege od. extravesikaler Mündung mit Harninkontinenz*. Vgl. Megazystis-Megaureter-Syndrom.
Ureter fissus (↑) *m*: s. Ureterfehlbildungen.
Ureter|fistel (↑; Fistel*) *f*: s. Urogenitalfistel.
Ureter|im|plantation (↑; In-*; lat. plantare verpflanzen) *f*: (engl.) *ureter implantation*; Einpflanzung des Harnleiters in Blase, Darm od. Haut. Vgl. Harnableitung, künstliche.
Ureteritis (↑; -itis*) *f*: (engl.) *ureteritis*; infektiöse (z. B. bei Zystitis* od. Pyelonephritis*) od. reaktive Harnleiterentzündung; umschriebene U. nach Manipulation im Harnleiter (z. B. Steinextraktion) klingt meist spontan wieder ab.
Ureteritis cystica (↑; ↑) *f*: (engl.) *cystic ureteritis*; seltene Form der Harnleiterentzündung mit multiplen kleinen Schleimhautzysten, die sich bei Urographie als perlschnurartige Kontrastmittelaussparungen darstellen; **Vork.:** bei chron. Pyelonephritis*.
Ureter|katheter (↑; Katheter*) *m*: (engl.) *ureteral catheter*; dünner Kunststoffkatheter (Länge ca. 80 cm, ∅ 3–10 Charr) mit gerader od. gebogener Spitze u. meist metall. Mandrin zur Ureterenkatheterisierung; z. B. Chevassu*-Katheter. Vgl. Ureterschiene.
Ureter|mündungs|de|fekt (↑) *m*: (engl.) *ureteral orifice defect*; angeb. ein- od. beidseitige terminale Ureterdysplasie mit Fehlbildung des Ureterostiums (Dysmorphie u./od. Dystopie mit Ostiuminsuffizienz od. endständiger Ureterstenose; u. U. auch komb. Defekt); **Klin.:** Ureterektasie od. Megaureter* mit Obstruktion u./od. vesikoureterorenalen Reflux*, evtl. Harnstauungsniere bzw. Hydronephrose; erhöhtes Risiko für Pyelonephritis u. konsekutiven Nierenschaden. Vgl. Ureterfehlbildungen.
Ureter|mündungs|di|vertikel (↑; Divertikel*) *n*: (engl.) *parureteral diverticulum*; syn. parureterales Divertikel, Hutch-Divertikel; Sonderform des Blasendivertikels*, bei dem sich die Blasenschleimhaut neben dem Ureterostium entlang der Waldey-

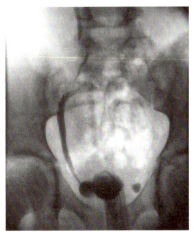

Uretermündungsdivertikel: Divertikel u. vesikoureterorenaler Reflux re. (Miktionszystourethrographie) [131]

er-Faszie nach extravesikal ausstülpt (Pseudodivertikel); i. d. R. mit vesikoureterorenalem Reflux* vergesellschaftet (s. Abb.), dann meist keine Spontanmaturation des Refluxes möglich.
Uretero|entero|ana|stomose (↑; Enter-*; Anastomose*) *f*: (engl.) *ureteroenteroanastomosis*; Anastomose zwischen Ureter u. Darm; s. Harnableitung, künstliche.
Uretero|kutaneo|stomie (↑; Cut-*; -stomie*) *f*: s. Ureterostomie.
Uretero|litho|tomie (↑; Lith-*; -tom*) *f*: s. Ureterotomie.
Uretero|lyse (↑; Lys-*) *f*: (engl.) *ureterolysis*; op. Lösen des Harnleiters aus umgebendem pathol. Gewebe; ggf. mit intraperitonealer Verlagerung des Harnleiterverlaufs; **Ind.:** Behebung von Harnabflussbehinderungen, z. B. bei Retroperitonealfibrose* od. Strahlenfibrose*.
Uretero|nephr|ek|tomie (↑; Nephr-*; Ektomie*) *f*: (engl.) *ureteronephrectomy*; Nephroureterektomie; gleichzeitiges Entfernen von Ureter mit seinem intramuralen Blasenanteil (Blasenmanschette) u. Niere, **Ind.:** z. B. Nierenbeckenkarzinom, Ureterkarzinom.
Uretero|pyelo|stomie (↑; -plastik*) *f*: Ureterabgangsplastik*.
Uretero|reno|skopie (↑; Ren-*; Skop-*) *f*: (engl.) *ureterorenoscopy*; Spiegelung des Harnleiters u. des Nierenbeckens mit einem dünnen Endoskop (Länge 70–80 cm, ∅ 6–11 Charr); **Ind.:** diagn. (DD: Stein, Tumor); therap. (Steinentfernung, Endopyelotomie).
Uretero|stomie (↑; -stomie*) *f*: (engl.) *ureterostomy*; (urol.) Verf. zur künstlichen Harnableitung* aus dem Ureter; **Formen: 1.** Ureterokutaneostomie (Ureterhautfistel): op. Implantation des Harnleiters in die Haut nach Mobilisation u. Einlegen eines Ureterkatheters; **2.** Transureteroureterostomie: Verbindung des mobilisierten Harnleiters mit dem der Gegenseite, z. B. bei einseitiger, distaler Harnleiterverletzungen; **3.** Ureteroureterostomie: Reanastomisierung der beiden Enden eines Harnleiters z. B. nach Trauma.
Uretero|tomie (↑; -tom*) *f*: (engl.) *ureterotomy*; op. Eröffnung des Ureters; **Formen: 1.** endoskop., z. B. Schlitzung einer Ureterstenose*; **2.** offene chir. Inzision, z. B. zur Entfernung eines Uretersteins* (Ureterolithotomie, nur noch selten angewendet); vgl. Endopyelotomie, Fenger-Plastik.
Uretero|zele (↑; -kele*) *f*: (engl.) *ureterocele*; ballonförmige intravesikale Auftreibung der Schleimhaut des Ostiumdachs bei Ostiumstenose; oft in Komb. mit Doppelniere* u. Harnstauungsniere*; **Diagn.:** in der Ausscheidungsurographie als sog. Schlangenkopfphänomen darstellbar (s. Abb.).
Uretero|zysto|neo|stomie (↑; Kyst-*; Neo-*; -stomie*) *f*: (engl.) *ureterocystoneostomy*; (Neu-)Implantation des Ureters in die Harnblase; **Ind.:** Verletzung u. Stenose des Ureters, Harnleiterfistel, Mündungsektopie, Blasenresektion mit Entfernen der Uretermündung, Exstirpation von Uretermündungsdivertikeln, Insuffizienz des Ureterostiums (s. Reflux, vesikoureterorenaler), Nierentransplantation*. Vgl. Boari-Plastik.
Ureter, retro|kavaler (↑) *m*: (engl.) *circumcaval ureter*; atyp. Harnleiterverlauf mit unterschiedl. stark

Ureterschiene

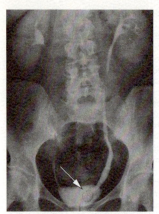

Ureterozele: Schlangenkopfphänomen bei U. links; Ausscheidungsurographie [37]

ausgeprägter Harnabflussbehinderung* inf. Druck der V. cava inf. auf den dorsal kreuzenden Ureter.
Ureter|schiene (↑): (engl.) *ureteral splint*; gekrümmter Harnleiterverweilkatheter; **Formen:** doppelseitig gekrümmter Pigtail*-Katheter (syn. Doppel-J-Katheter, s. Abb.); Monopigtail-Katheter mit einem geraden Ende; **Ind.:** a) temporäre künstl. Harnableitung* i. R. einer Steintherapie od. nach op. Eingriffen am Ureter; Monopigtail-Katheter zur transkutanen od. transurethralen Herausleitung u. Sicherstellung des Harntransports z. B. nach Ureteranastomosen (Ureterozystoneostomie*); b) permanente künstl. Harnableitung bei irreparablen Ureterläsionen (z. B. langstreckige Stenosen) u. bei Kompression durch Tumoren (sog. Jahresschienen); **Kompl.:** Hämaturie, Harndrangsymptomatik, Obturation der U. durch Fibrin- od. Salzablagerung.

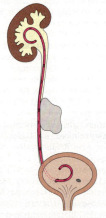

Ureterschiene: gekrümmter Harnleiterverweilkatheter

Ureter|stein (↑): (engl.) *ureteral calculus*; meist aus der Niere stammendes Konkrement im Harnleiter, zu 80 % im pelvinen Anteil; **Klin.:** s. Nephrolithiasis; **Ther.:** extrakorporale Stoßwellenlithotripsie, Schlingenextraktion, Zangenextraktion od. endo-

skop. Lithotripsie, selten Ureterotomie; **Kompl.:** Nierenschädigung inf. intermittierender od. konstanter Harnstauung, Fremdkörperreaktion nach lang dauernder Fixation im Ureter; Fornixruptur*.

Ureter|stenose (↑; Steno-*; -osis*) *f*: (engl.) *ureteral stenosis*; Verengung eines Harnleiters, **Urs.:** v. a. Entz., Tumor, Strahlentherapie, Retroperitonealfibrose, instrumentelle Manipulation od. Op. im kleinen Becken; **Ther.:** endoskop. od. offene Ureteotomie*, Ureterschiene*, Ballondilatation*. Vgl. Harnleiterabgangstenose; Harnabflussbehinderung.

Ureter|tumor (↑; Tumor*) *m*: (engl.) *ureteral tumor*; Tumor im Bereich der Harnleiter; **Formen:** v. a. Urothelkarzinom (ca. 1 % aller urogenitalen Malignome), selten benignes Papillom; **Sympt.:** Hämaturie, Harnabflussbehinderung, evtl. kolikartige Schmerzen; **Diagn.:** Urinzytologie, Urographie, Ureterorenoskopie, CT, MRT; **DD:** Ureterstein*; **Ther.:** Ureteronephrektomie mit Lymphadenektomie.

Ureter|zyste (↑; Kyst-*) *f*: s. Ureterozele; Ureteritis cystica.

Urethra (gr. οὐρήθρα Harnröhre) *f*: (engl.) *urethra*; Harnröhre; Ausscheidungsweg bei der Blasenentleerung; **Anat.:** beginnt in beiden Geschlechtern mit dem Ostium urethrae int., das in gefülltem Zustand in der Blasenwandebene liegt (Ostium urethrae int. accipiens), bei der Entleerung jedoch trichterförmig aufgeweitet wird, so dass der Harnröhrenbeginn (Ostium urethrae int. evacuans) in dieser Funktionsphase bei der Frau ca. 20 % näher der äußeren Öffnung, beim Mann an der Basis der Prostata zu liegen kommt. **1. U. masculina:** die ca. 24 cm lange männl. Harnröhre dient ab der Einmündung der Ductus ejaculatorii gleichzeitig als Samenweg; Abschnitte: Pars intramuralis in der Blasenwand, Pars prostatica in der Vorsteherdrüse, Pars intermedia (auch: Pars membranacea) beim Durchtritt durch die Ebene des M. transversus perinei prof., Pars spongiosa im gleichnamigen Penisschwellkörper mit dem Ostium urethrae externum an der Glans penis; **2. U. feminina:** die 2,5–5 cm lange weibl. Harnröhre verläuft vor der Scheidenvorderwand, wird von den M. compressor urethrae u. M. sphincter urethrovaginalis umgeben u. mündet 2–3 cm hinter der Glans clitoridis u. vor dem Ostium vaginae in das Vestibulum vaginae. **klin. Bedeutung:** z. B. Urethritis*, Harnröhrenfehlbildungen*, Urethralklappe*, Harnröhrenstriktur*, Urethralkarzinom*.

Urethra|druck|profil (↑) *n*: (engl.) *urethral pressure profile*; Bestimmung des Urethraverschlussdrucks (Differenz aus Urethra- u. Blasendruck) unter Ruhe- u. Stressbedingungen (Ruheprofil u. Stressprofil) durch simultane Messung von Blasen- u. Harnröhrendruck mit Mehrkanalkathetern, die mit Flüssigkeit perfundiert, langsam durch die Urethra gezogen werden; **Anw.:** v. a. bei Belastungsinkontinenz* der Frau.

Urethra|fehl|bildungen (↑): s. Harnröhrenfehlbildungen.

Urethral|karzinom (↑; Karz-*; -om*) *n*: (engl.) *urethral carcinoma*; Karzinom* der Harnröhre; oft Entw. in Divertikeln; **Vork.:** selten, meist nach dem 50. Lj., v. a. bei Frauen; **Pathol.:** v. a. Plattenepithelkarzinom; **Sympt.:** Harnröhrenstriktur, Urethritis, Hämaturie; im fortgeschrittenen Stadium u. U. Prolaps des Tumors durch das Ostium urethrae externum; **Diagn.:** Urethroskopie, Urin- u. Lavagezytologie; **Ther.:** bei Männern Penisteilamputation, bei Frauen partielle od. komplette Urethektomie, evtl. zusammen mit Strahlen- u. Chemotherapie.

Urethral|klappe (↑): (engl.) *urethral valve*; Harnröhrenklappe; angeb. Fehlbildung der Urethra masculina; **Epidemiol.:** 1:6000 bis 1:10 000 männl. Neugeborene; **Formen: 1. hintere** U.: klappenähnl. gefenstertes Diaphragma in der prostatischen Urethra mit Megazystis, Megaureter u. oft Nierendysplasie; bereits im Säuglingsalter klin. Sympt. (Urosepsis, Gedeihstörung, Niereninsuffizienz); vgl. Potter-Sequenz; **2. vordere** U.: angeb. Schleimhautfalte in der penilen Urethra (Miktionshindernis; vgl. Harnabflussbehinderung); **Diagn.:** Miktionszystourethrographie* (s. Abb.), Urethrozystoskopie; Pränataldiagnostik* durch Sonographie: konstant gefüllte Blase, Dilatation des oberen Harntrakts, Oligohydramnion (vor der 24. SSW prognostisch ungünstiger Faktor); **Ther.:** primäre endoskop. Klappenresektion (transurethral); ggf. zweizeitig: zunächst Harnableitung über Zystostomie, im Alter von 6 Monaten Klappenschlitzung; u. U. sek. Entlastung der Nieren (je nach Höhe des Anstiegs der Kreatininkonzentration im Serum u. Stauungsgrad des oberen Harntrakts); **Kompl.:** Blasenentleerungsstörungen (sog. Klappenblase). Vgl. Harnröhrenfehlbildungen.

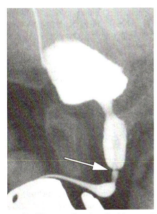

Urethralklappe: Dilatation der hinteren Harnröhre proximal der Klappe (Pfeil); Miktionszystourethrographie [36]

Urethral|polyp (↑; Polyp*) *m*: Harnröhrenpolyp*.
Urethral|syn|drom (↑) *n*: (engl.) *urethral syndrome*; auch Urethrasyndrom; Krankheitsbild unklarer Ätiol. mit Harndrang, Pollakisurie, Dysurie u. retropubischen Schmerzen ohne Erregernachweis; **Vork.:** v. a. bei Frauen; **DD:** Urethritis, Zystitis, interstitielle Zystitis.
Urethritis (↑; -itis*) *f*: (engl.) *urethritis*; Entz. der Harnröhrenschleimhaut, ggf. auch der tieferen Schichten (Periurethritis, Kavernitis); **Einteilung: 1.** nach Erreger; **a)** nichtgonorrhoische Urethritis* (sog. unspezif. U.); **b)** gonorrhoische (sog. spezif.) U.: s. Gonorrhö; **2.** nach betroffenem Harnröhrenabschnitt; **a)** U. anterior (auf die vorderen Abschnitte begrenzt) mit Dysurie u. meist unkompliziertem Verlauf; **b)** U. posterior (v. a. die hinteren Abschnitte betreffend) mit urethraler Blutung (v. a. bei Kindern u. Jugendlichen) u. evtl. Harnverhalt, Vork. z. B. bei Prostatitis*, Gonorrhö*.
Urethritis gonor|rho̱ica (↑; ↑) *f*: s. Gonorrhö.
Urethritis, nichtgonorrhoische (↑; ↑) *f*: (engl.) *nongonococcal urethritis* (*Abk. NGU*); Urethritis non gonorrhoica; sog. unspez. Urethritis; nicht durch Gonokokken verursachte Entz. der Harnröhre;

häufigste sexuell übertragbare Erkr. in Industrieländern

Err.: überwiegend Chlamydien (Chlamydia* trachomatis), Chlamydia hominis u. Ureaplasma urealyticum (s. Mycoplasma), auch Trichomonas, Pilze (z. B. Candidose*), Viren, Streptokokken (Serogruppe A u. B) u. gramnegative Bakt. (Pseudogonokokken, Enterobacteriaceae, Mimeae); auch i. R. von Allgemeinerkrankungen (Diabetes mellitus, Reiter-Krankheit, Typhus abdominalis u. a.) u. bei Allergie gegen best. Nahrungs- od. Genussmittel auftretend; **Sympt.:** Dysurie, Pollakisurie, gesteigerte Urethralsekretion; **Diagn.:** Erregernachweis, Antigennachweis od. PCR; **Ther.:** Chemotherapeutika entspr. der Erregerbestimmung.
Urethritis, post|gonor|rho̱ische (↑; ↑) *f*: (engl.) *postgonococcal urethritis* (*Abk. PGU*); inf. einer Mischinfektion mit Chlamydia* trachomatis u. Neisseria* gonorrhoeae bei bis zu 30 % der Pat. mit Chlamydienurethritis nach Behandlung einer Gonorrhö* auftretende Entz. der Harnröhrenschleimhaut mit meist schwächerer od. rezidiv. Symptomatik.
Urethro|graphi̱e (↑; -graphie*) *f*: (engl.) *urethrography*; Röntgenkontrastuntersuchung der Harnröhre; **Prinzip:** retrograde od. antegrade (meist über suprapubischen Katheter) Injektion eines wasserlösl. Röntgenkontrastmittels in die Harnröhre (cave: leichter Übertritt in die Venen od. das Corpus spongiosum penis) u. anschließende Miktion

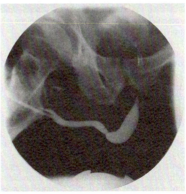

Urethrographie: retrograde U. bei einem Mann mit Harnröhrenstriktur [131]

Urethroplastik

unter Röntgendurchleuchtung; vorher Röntgen-Leeraufnahme in 2 Ebenen zur Darstellung von Steinen u. Fremdkörpern; **Ind.:** Abklärung von Harnröhrenstriktur (s. Abb.), -verletzungen, -fehlbildungen, -tumoren, Blasenentleerungsstörungen, bei der Frau bei Verdacht auf Descensus uteri et vaginae bei Harninkontinenz als Doppelballonurethrographie. Vgl. Urographie; Miktionszystourethrographie; Zystographie.

Urethro|plastik (↑; -plastik*) *f*: (engl.) *urethroplasty*; chir.-plast. Wiederherstellung od. Verbesserung der Harnröhrenform od. -funktion; **Ind.:** z. B. Harnröhrenfehlbildung*, -striktur, -fistel, -divertikel; **Methode:** u. a. verschiedene Lappenplastiken* u. Verw. von Spalthaut- od. Mundschleimhauttransplantaten.

Urethro|skopie (↑; -skopie*) *f*: (engl.) *urethroscopy*; Endoskopie* der Harnröhre; **Ind.:** v. a. zur Diagnosesicherung bei Entz., mechan. Obstruktion u. Biopsie bei Harnröhrentumor; vgl. Zystoskopie.

Urethro|stomie (↑; -stomie*) *f*: (engl.) *urethrostomy*; meist an der Pars perinealis urethrae op. angelegte Harnröhrenfistel zur temporären od. dauernden künstlichen Harnableitung*; **Ind.:** Harnröhrenfehlbildungen, Harnröhrenstriktur, plast. Eingriffe.

Urethro|tomia in|terna (↑; -tom*) *f*: (engl.) *internal urethrotomy*; transurethrale Urethrotomie; endourethrale Harnröhrenschlitzung; Durchf. mit Skapell unter opt. Kontrolle (Sachse-Urethrotomie, s. Abb.) od. ohne Sicht (Otis-Urethrotomie; nur bei Meatus- od. vorderer Harnröhrenstrikur geeignet) od. Ho:YAG-Laser; **Ind.:** Harnröhrenstriktur*; **Kompl.:** Blutung, Harninfiltration*, Rezidiv inf. Narbenbildung.

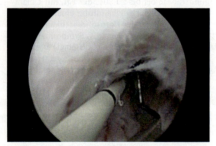

Urethrotomia interna: Katheter als Führungsschiene und ausgefahrenes Messer des Urethrotoms (Urethroskopie) [91]

Urethro|zysto|graphie (↑; Kyst-*; -graphie*) *f*: (engl.) *urethrocystography*; Röntgenkontrastuntersuchung von Harnblase u. Harnröhre; s. Miktionszystourethrographie; Urethrographie; Zystographie.

Urethro|zysto|skopie (↑; ↑; -skopie*) *f*: s. Zystoskopie.

Urge-In|kontinenz (engl. urge Drang; Inkontinenz*) *f*: Dranginkontinenz*.

Ur|hidrosis (Ur-*; gr. ἱδρώς Schweiß; -osis*) *f*: (engl.) *uridrosis*; Ausscheidung von harnpflichtigen Substanzen* durch den Schweiß bei Urämie*; ausgeschiedene Menge an harnpflichtigen Substanzen physiol. nicht von Bedeutung.

Uricase *f*: Uratoxidase*.

Uridin *n*: (engl.) *uridine*; Abk. U, Urd; Nukleosid aus Uracil* u. D-Ribose, das Baustein der RNA ist; DNA enthält statt Desoxyuridin sein methyliertes Derivat Desoxythymidin (s. Thymidin); die von U abgeleiteten Nukleotide* sind Uridinmonophosphat (Abk. UMP), Uridindiphosphat (Abk. UDP) u. Uridintriphosphat (Abk. UTP); die analogen Desoxynukleotide sind dUMP, dUDP u. dUTP. UTP aktiviert Hexosen im intermediären Stoffwechsel zu UDP-Hexose (sog. aktive Hexose). Vgl. Galaktosämie; UDP-Galaktose.

Uriko|statika (Ur-*; statisch*) *n pl*: (engl.) *uricostatic agents*; die Harnsäurebildung im Körper hemmende Arzneimittel; **Vertreter:** Allopurinol*; **Ind.:** Hyperurikämie*, manifeste Gicht*, Gichtnephropathie*, Auflösung u. Proph. von Harnsäuresteinen u. Verhinderung der Bildung von Calciumoxalatsteinen. **Kontraind.:** Überempfindlichkeit, schwere Nierenfunktionsstörung; **UAW:** Blutbildveränderungen, Hautreaktionen, Vaskulitis, Gewebereaktionen, Nephritis, Hepatits, Krampfanfälle, Überempfindlichkeitsreaktionen, Brechreiz, Diarrhö.

Urikos|urika (↑) *n pl*: (engl.) *uricosuric agents*; die renale Harnsäureausscheidung durch Hemmung der tubulären Reabsorption steigernde Arzneimittel; **Vertreter:** Benzbromaron*, Probenecid*; **UAW:** u. a. tubuläre Harnsäureausfällung, daher einschleichende Dosierung, ausreichende Flüssigkeitszufuhr u. (insbes. initial) ausreichende Zufuhr alkalisierender Salze (bis zur Harnneutralisierung).

Urin-: s. a. Harn-.

Urina (lat.) *f*: Urin; s. Harn.

Urinal|kondom (↑) *n*: (engl.) *urinal condom*; externer Urinableiter bestehend aus Präservativ mit Schlauch u. Auffangbehälter, der am Bein getragen od. am Bett befestigt wird; **Verw.:** v. a. bei Harninkontinenz* des Mannes.

Urina spastica (Ur-*) *f*: (engl.) *spastic urine*; massenhaft entleerter, wasserheller Harn* nach einer vorangegangenen Harnsperre (z. B. inf. einer Nierenkolik*).

Urin|ex|kretions|test (lat. excernere, excretum ausscheiden, aussondern) *m*: Schilling*-Test.

Urin|in|filtration (↑; Infiltration*) *f*: s. Harninfiltration.

Urinom (↑; -om*) *n*: Harninfiltration*.

Urin|phlegmone (↑; Phlegmone*) *f*: s. Harnphlegmone.

Urin|status (↑; Status*) *m*: s. Harnuntersuchung.

Ur|keim|zellen (Zelle*): s. Gametogenese.

Ur|niere: (engl.) *middle kidney*; Mesonephros; während der Embryogenese* (4.–5. Wo.) gebildete Nierenanlage, die gegen Ende des 2. Mon. mit Ausnahme des Urnierengangs (Wolff*-Gang) durch die Nachniere ersetzt wird.

Ur|nieren|gang: s. Wolff-Gang.

Uro|bilin (Ur-*; Bili-*) *n*: (engl.) *urobilin*; Abk. Ub; Abbauprodukt von Bilirubin*, das aus Urobilinogen im Darm od. nach längerem Stehenlassen des Urins durch Oxidation entsteht; **Vork.:** erhöhte Ausscheidung bei Lebererkrankung, z. B. bei Hepatitis, Leberzirrhose, Stauungsleber, primärem Leberzellkarzinom, tox. od. infektiöser Leberparenchymschädigung; **Nachw.**: Schlesinger-Probe mit Zinkacetat, das zur Bildung eines grün fluoreszierenden Zinksalzes führt (nicht mehr angewendet).

Uro|bilinogen (↑; ↑; -gen*) *n*: (engl.) *urobilinogen*; Abk. Ubg; Abbauprodukt von Bilirubin*, das im Darm durch bakterielle Reduktion aus Mesobilirubin entsteht, zu ca. 70 % dem enterohepatischen Kreislauf* unterliegt u. im Urin ausgeschieden wird (ca. 2–4 mg/d). **Nachw.**: 1. **Schnelltestverfahren** mit Teststreifen durch Diazoreaktion; Urinteststreifen wird zunehmend weniger zur Diagn. verwendet; 2. **Ehrlich-Probe** (sog. Aldehydprobe) mit Rotfärbung des frischen Urins durch Zugabe von Ehrlich*-Reagenz; kaum noch angewendet. Vgl. Gallenfarbstoffe.

Uro|bilino|gen|urie (↑; ↑; ↑; Ur-*) *f*: (engl.) *urobilinogenuria*; Ausscheidung von Urobilinogen mit dem Harn; vgl. Urobilin.

Uro|bilin|urie (↑; ↑; Ur-*) *f*: (engl.) *urobilinuria*; Ausscheidung von Urobilin* mit dem Harn.

Uro|chrome (↑; Chrom-*) *n pl*: (engl.) *urochromes*; natürl. N-haltige gelbe Harnfarbstoffe, u. a. das mit Ammoniumsulfat nicht fällbare Urochrom A u. das fällbare Urochrom B (vermehrt bei erhöhtem Hämoglobinabbau).

Uro|dilatin (↑) *n*: s. Peptide, kardiale natriuretische.

Uro|dynamik (↑; gr. δύναμις Kraft, Macht) *f*: (engl.) *urodynamics*; Lehre von der normalen u. gestörten Funktion des Harntrakts, speziell des Harntransports in Nierenbecken u. Harnleiter, der Harnspeicherung in der Blase u. der Harnentleerung über die Harnröhre einschließlich der dafür entwickelten urodynam. Messverfahren (Uroflowmetrie*, Zystomanometrie*, Urethradruckprofil*, Videourodynamik* mit u. ohne Beckenboden-EMG).

Uro|flow|metrie (↑; engl. flow Fluss; Metr-*) *f*: (engl.) *uroflowmetry*; Screening zur Objektivierung u. DD von Blasenentleerungsstörungen; **Prinzip**: Erfassung des Harnflusses (Q in ml/s) mit einem Uroflowmeter während der Miktion (Miktionsvolumen >150 ml) u. graphische Darstellung der Flusskurve (s. Abb.) einschl. mittlerer u. max. Harnflussrate, Harnfluss- u. Miktionszeit; Referenzbereich für max. Harnfluss (Q_{max}) des Erwachsenen: 15–50 ml/s.

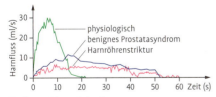

Uroflowmetrie: typische Kurven

Uro|folli|tropin (INN) *n*: (engl.) *urofollitropine*; syn. humanes Menopausengonadotropin (Abk. HMG); aus dem Urin postmenopausaler Frauen extrahiertes FSH-ähnl. wirkendes Gemisch aus FSH* u. LH*; **Ind.**: Oligomenorrhö od. Amenorrhö zur Stimulation der Follikelentwicklung; Infertilität inf. Follikelreifungsstörung; Männer mit hypogonadotropem Hypogonadismus zur Stimulation der Spermatogenese.

uro|genital (Ur-*; Genitale*): (engl.) *urogenital*; Harnorgane u. Genitale betreffend.

Uro|genital|fistel (↑; ↑; Fistel*) *f*: (engl.) *urogenital fistula*; meist erworbene Verbindung zwischen Harn- u. Genitaltrakt bei Frauen; **Formen**: 1. vesikovaginale Fistel (s. Abb.): Urs.: traumatisch (z. B. Beckenfrakturen*, Pfählungsverletzung*), op. (typische Kompl. der Hysterektomie*), infektiös bzw. entzündl. (Tuberkulose*, Schistosomiasis*, Abszessperforation), intrakavitäre Strahlentherapie, Tumornekrose, Drucknekrose durch Scheidendiaphragma*; 2. urethrovaginale Fistel mit (transsphinkter) od. ohne Harninkontinenz* (Fistel distal des Sphincter externus urethrae); Urs.: chron. Entzündung (Perforation eines Harnröhrendivertikels), Verletzung (z. B. Harnröhrenabriss bei Beckenfraktur) sowie transurethrale u. plast. Eingriffe an der Vagina; 3. ureterovaginale Fistel; Urs.: überwiegend op. Eingriffe im kleinen Becken, selten Tumoreinbruch od. nach Einrissen bei der Geburt; 4. vesikozervikale od. -uterine Fistel; s. Youssef-Syndrom. Vgl. Darmfistel; Blasenfistel.

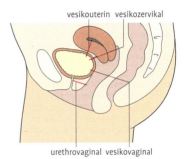

Urogenitalfistel: Formen

Uro|genital|tuberkulose (↑; ↑; Tuberkel*; -osis*) *f*: s. Genitaltuberkulose; Nierentuberkulose.

Uro|gonado|tropin *n*: s. HMG.

Uro|graphie (Ur-*; -graphie*) *f*: (engl.) *urography*; Röntgenkontrastuntersuchung der Nierenkelche*, des Nierenbeckens*, der Ureteren* u. der Harnblase* nach Abdomenübersichtsaufnahme (Leeraufnahme); **Formen**: 1. **Ausscheidungsurographie** (intravenöse U.): röntg. Darstellung der Harnwege nach i. v. Injektion von (wasserlöslichem, nichtionischem) jodhaltigem Röntgenkontrastmittel, das von Nieren ausgeschieden wird u. Harnwege füllt; bei genügend konzentrierter Ausscheidung des Kontrastmittels kann Aussage über Konfiguration des Nierenhohlraumsystems, Abflussverhältnisse über Ureteren in Harnblase u. über in Harnblase zurückbleibenden Restharn erfolgen; Steine od. Tumoren als Kontrastmittelaussparung sichtbar. Erste sichtbare Ausscheidung des Kontrastharns ca. 3 Min. nach Injektion; anschließend werden mehrere Aufnahmen in versch. Zeitabständen angefertigt (i. d. R. 5, 10 u. 20 Min. nach Injektionsbeginn). Die Untersuchung mit Kompression der Ureteren (Kompressionsurographie) in Höhe der Sakroiliakalgelenke bewirkt eine Rückstauung des Kontrastharns zur besseren Beurteilung der anat. Details des Nierenbeckenkelchsystems. Spätkontrollen (Späturographie, Aufnahmen bis 24 Std.

Urokinase

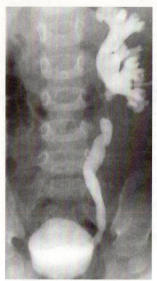

Urographie: anterograde U. über die Nephrostomie nach Nierenbeckenplastik; postop. Ödem bedingt subpelvine Harnleiterengstellung [131]

nach Injektion) sind bei verzögerter Kontrastmittelausscheidung u. bei einem Abflusshindernis erforderlich. Eine seitengetrennte Beurteilung der Ausscheidung erfolgt durch Radioisotopennephrographie*. **2. retrograde U.:** röntg. Darstellung der Harnleiter u. des Nierenbeckenkelchsystems von der Blase aus; Auffüllung des Ureters über ein Endoskop mit wasserlöslichem Kontrastmittel unter Durchleuchtungskontrolle; Gefahr der iatrogenen Infektion, Ausführung stets unter asept. Bedingungen; retrograde U. ist nur indiziert, wenn mit der Ausscheidungsurographie od. deren Modifikation keine diagn. verwertbaren Ergebnisse zu erhalten sind. **3. anterograde U.:** röntg. Darstellung von Nierenbeckenkelchsystem, Harnleiter u. Blase über eine Nephrostomie, meist nach rekonstruktiven Eingriffen angewendet (s. Abb.). **4. MR-Urographie:** Darstellung der Harnwege in koronarer Orientierung nach Kontrastmittelgabe (Gadolinium*) mit MRT: **a)** T2-gewichtete statische MR-Urographie (ohne i. v. Kontrastmittel); **b)** T1-gewichtete MR-Ausscheidungsurographie (mit i. v. Kontrastmittel).

Uro|kinase (INN) *f*: (engl.) *urokinase*; renaler Plasminogenaktivator* (Serinprotease); gewonnen aus menschl. Urin od. Zellkulturüberstand (humane Nierenzellen) bzw. gentechnolog. (rekombinant) hergestellt zur therap. Anw. (Thrombolyse*) als Fibrinolytikum*; **Ind.:** Thrombose (peripher art. od. tief venös), Lungenembolie, thrombosierter arteriovenöser Shunt.

Uro|lith (Ur-*; Lith-*) *m*: Harnstein; s. Blasenstein; Ureterstein; Nephrolithiasis.

Uro|lithi̱asis (↑; ↑; -iasis*) *f*: s. Nephrolithiasis.

Uro|litho|lyse (↑; ↑; Lys-*) *f*: (engl.) *urolitholysis*; Auflösung von Harnsteinen; **Formen: 1. orale** U.: durch Einnahme von Arzneimitteln (z. B. Alkalicitrate), die Harnalkalisierung bewirken u. in 5–12 Wo. v. a. Harnsäuresteine auflösen können; **Ind.:** kleine, gut umflossene Steine; **2. perkutane U.:** durch Dauerspülung nach perkutaner Nephrostomie* können Calciumphosphat-, Magnesiumammoniumphosphat- od. Cystinsteine chem. gelöst werden (selten angewendet). Vgl. Steinmetaphylaxe; Lithotripsie; Nephrolithiasis.

Uro|logi̱e (↑; -log*) *f*: (engl.) *urology*; med. Fachgebiet, das sich mit Erforschung, Diagn. u. Ther. von Fehl- u. Steinbildungen, Harntransportstörungen, Tumoren, Verletzungen u. Entz. von Nieren u. ableitenden Harnwegen sowie mit Anomalien u. Erkr. des männl. Genitale befasst; Spezialgebiete: Andrologie*, Kinder- u. Neurourologie, Nierentransplantationsmedizin.

Uro|me̱ter (↑; Metr-*) *n*: (engl.) *urometer*; Harnwaage; Spindelaräometer (s. Aräometer) zur Bestimmung der Harndichte.

Uro|modulin *n*: Tamm*-Horsfall-Mukoprotein.

Uron|säuren: (engl.) *uronic acids*; Aldehydcarbonsäuren, entstehen aus Aldosen durch Oxidation der primären Alkoholgruppe (—CH$_2$OH) an C-6; z. B. Glukuronsäure* (aus Glukose) u. Galakturonsäure* (aus Galaktose), Iduronsäure* (aus L-Idose). Vgl. Glukuronide.

Uro|pathi̱e, ob|strukti̱ve (Ur-*; -pathie*) *f*: (engl.) *obstructive uropathy*; Sammelbez. für Veränderungen an ableitenden Harnwegen inf. Harnabflussbehinderung*; vgl. Harnstauungsniere; Hydronephrose; Megaureter; Nephropathie, obstruktive.

Uro|poe̱se (↑; -poese*) *f*: (engl.) *uropoiesis*; Harnbildung.

Uro|porphyrine (↑; gr. πορφύρεος purpurn) *n pl*: s. Porphyrie; Porphyrine; Porphyrinurie.

Uro|sepsis (↑; Sepsis*) *f*: (engl.) *urosepsis*; veraltet septisches Harnfieber; von den Harnwegen ausgehende Sepsis*; **Err.:** häufig E. coli; **Urs.:** Harnabflussbehinderung* mit sekundärer Harnweginfektion* u. urogener od. hämatogener bakterieller Infektion des Nierenparenchyms (z. B. abszedierende Pyelonephritis*, Pyonephrose*); Vork. auch bei Harnwegverletzung, z. B. bei Nephrolithiasis od. nach instrumentellem Eingriff, u. bei intrarenalem Reflux mit akuter Harnweginfektion; **Klin.:** s. Sepsis. Vgl. Harnphlegmone.

Uro|stomi̱e (↑; -stomie*) *f*: s. Harnableitung, künstliche.

Uro|thel (↑; gr. θηλεῖν wachsen, blühen lassen) *n*: (engl.) *urothelium*; Bez. für das Übergangsepithel, das den gesamten ableitenden Harnweg zwischen Nierenbecken u. der äußeren Harnröhrenmündung innen auskleidet.

Uro|thel|karzinom (↑; Karz-*; -om*) *n*: (engl.) *urothel carcinoma*; vom Urothel ausgehender maligner Tumor; **Epidemiol.:** Inzidenz 18–20/100 000 pro Jahr; w:m = 1:3; **Urs.:** u. a. Nicotinmissbrauch, aromatische Amine*; **Lok.:** entspr. der Oberflächenverteilung mit Urothel ausgekleideter Harnwegabschnitte v. a. Blasenkarzinom* (ca. 92 %), seltener in Nierenbecken (ca. 5 %, s. Nierenbeckentumor) od. Ureter (ca. 3 %, s. Uretertumor).

Uro|tuberkulo̱se (↑; Tuberkel*; -osis*) *f*: (engl.) *urotuberculosis*; Nieren-*, Harnleiter- u. Blasentuberkulose; vgl. Genitaltuberkulose.

Urtikaria, akute

Ur|segmęnte (lat. segmęntum Abschnitt, Schnitt) *n pl*: (engl.) *somites*; syn. Somiten; Gliederungen des embryonalen paraxialen Mesoderms, die sich ab dem 20. Tag der Embryonalentwicklung paarig um das Neuralrohr lagern (42–44 Paare); differenzieren sich in Sklerotome (Weiterentwicklung zu Wirbeln), Dermatome (Anlagen von Dermis u. Subkutis) u. Myotome (Anlagen der segmentalen Rumpfmuskulatur) sowie in embryonales pluripotentes Bindegewebe (s. Mesenchym).

Ur|segmęnt|stiele (↑): (engl.) *gononephrotomes*; Gononephrotome; verbinden die Ursegmente* des paraxialen Mesoderms mit dem lateralen unsegmentierten Mesoderm (Seitenplatten) u. sind an der Bildung von Harnapparat u. Keimdrüsen beteiligt.

Urso|des|oxy|chol|säure (INN): (engl.) *ursodeoxycholic acid*; Abk. UDCA; Analogon der Chenodesoxycholsäure*; **Ind.:** Auflösung cholesterolhaltiger Gallensteine bei funktionsfähiger Gallenblase, symptomat. Behandlung primärer biliärer Zirrhose im Frühstadium; **Kontraind.:** Leber- u. Gallenerkrankung, Schwangerschaft u. Stillzeit; **UAW:** Verkalkung von Gallensteinen, Diarrhö, Erhöhung der Transaminasen. Vgl. Gallensäuren.

Ursǫll|asthma (Asthma*) *n*: (engl.) *p-phenylenediamine asthma*; allerg. Asthma der Pelzfärber durch Arbeiten mit aromat. Diaminen, z. B. p-Phenylendiamin (Ursol D; Zusammenhang nicht vollständig gesichert); BK Nr. 4301. Vgl. Anilinintoxikation.

Urtǐca (lat. Brennnessel) *f*: (engl.) *wheal*; Quaddel; zu den primären Effloreszenzen* gehörendes akutes, meist flüchtiges Ödem im Bereich der Dermis inf. Änderung der Kapillarpermeabilität mit umgebendem Reflexerythem (durch Axonreflex u. Substanz P vermittelt); (histol.) dermales Ödem, Weitstellung kleiner Gefäße, Leukozyteninfiltrat, Endothelaktivierung; **Klin.:** morphol. juckende zentrale Schwellung der Haut mit umgebendem Erythem von unterschiedl. Größe, selten blasig (U. bullosa; nur Säuglinge u. Kleinkinder). Die typ. Quaddel verschwindet innerhalb von Min. bis wenigen Std. (Ausnahme: z. B. verzögerte Druckurtikaria*, Urtikariavaskulitis*).

Urticaria e calore (↑) *f*: Wärmeurtikaria*.
Urticaria e frigore (↑) *f*: Kälteurtikaria*.
Urticaria factitia (↑) *f*: (engl.) *urticarial dermographism*; dermographische Urtikaria; symptomat. urtikarieller Dermographismus* mit Bildung von Quaddeln u. Erythemen zus. mit Juckreiz inf. mechan. ausgelöster Freisetzung von Histamin; häufigste Form der physik. Urtikaria (s. Abb.); Prävalenz 2–4 %; **Vork.:** insbes. bei Mastozytose*, Penicillinallergie, Hypereosinophilie-Syndrom, parasitären Erkr. u. bereits bestehenden anderen physik. Urtikarien; **DD:** physiol. Dermographismus (50 % der Bevölkerung) mit fehlender urtikarieller Komponente, Druckurtikaria*.

Urticaria papulǫsa chrǫnica (↑) *f*: Prurigo* simplex subacuta.

Urticaria pigmentǫsa (↑) *f*: (engl.) *urticaria pigmentosa*; Bez. für die kutaneMastozytose*; bei mehr als 50 % der Pat. ist ein Befall des Knochenmarks nachweisbar.

Urticaria solǎris (↑) *f*: s. Lichturtikaria.

Ur|tierchen: s. Protozoen.

Urtikaria (lat. urtica Brennnessel) *f*: (engl.) *urticaria*; sog. Nesselsucht, Quaddelsucht; flüchtige, stark juckende, schubweise aufschießende (exanthematische) Quaddeleruption, die sich ringförmig, blasig, großflächig, flächenhaft teigig darstellen kann (s. Abb.); häufig in Komb. mit einem Angioödem*; **Ätiol./Path.:** durch Freisetzung von Histamin* u. ähnl. Substanzen kommt es zu Erweiterung der postkapillären Venolen u. erhöhter Durchlässigkeit der Kapillaren mit daraus resultierendem Ödem. Die Histaminfreisetzung aus den Mastzellen wird durch physik. Einflüsse (sog. physikalische U.), allerg. Mechanismen (IgE-vermittelter anaphylakt. Reaktionstyp der Allergie*) sowie durch andere nichtallerg. Einflüsse (sog. Intoleranzphänomene, z. B. gegenüber Acetylsalicylsäure u. a. Arzneimitteln, Farbstoffen, Konservierungstoffen) ausgelöst; stark assoziiert mit viralen, weniger bakteriellen Infekten. Cave: Bei massiver U. besteht Schockgefahr. **Ther.:** Beseitigung der Ursachen; symptomat. Histamin*-H₁-Rezeptoren-Blocker, evtl. kurzfristig Glukokortikoide. Vgl. Urtikaria, akute; Urtikaria, chronische; Druckurtikaria; Kälteurtikaria; Lichturtikaria; Muckle-Wells-Syndrom; Wärmeurtikaria.

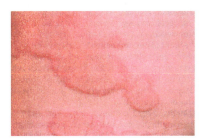

Urtikaria: typische, unterschiedlich figurierte Quaddeln mit Rötung [59]

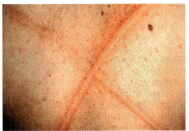

Urticaria factitia: Ödem mit umgebender Rötung nach scherendem kräftigem Druck auf die Haut [55]

Urtikǎria, akute (↑) *f*: (engl.) *acute urticaria*; nicht länger als ca. 6 Wo. anhaltende Urtikaria*; **Urs.:** 1. IgE-vermittelte Allergie auf u. a. Arzneimittel, Nahrungs- u. Genussmittel, Inhalationsantigene, Insektenstiche; 2. Intoleranzreaktion auf Arzneimittel od. andere Substanzen; 3. häufige Assoziation mit akuten viralen Infekten der oberen Atemwege.

Urtikaria, aqua|gene (↑) *f*: (engl.) *aquagenic urticaria*; durch Einwirkung von Wasser (unabhängig von Temp. od. sonstiger Beschaffenheit) ausgelöste seltene Form der Urtikaria mit typ. kleinen, flüchtigen Quaddeln (bes. am Oberkörper) wie bei cholinergischer Urtikaria*; gehäuft bei jungen Frauen; **Urs.:** wahrscheinlich Sensibilisierung gegen ein epidermales, wasserlösliches Antigen; **Ther.:** Desensibilisierung gegen Wasser, symptomatisch Antihistaminika.

Urtikaria, cholin|ergische (↑) *f*: (engl.) *cholinergic urticaria*; sog. Anstrengungsurtikaria; bei Stress*, Steigerung der Körpertemperatur od. Schwitzen nach körperl. Anstrengung auftretende stecknadelkopfgroße Quaddeln an Oberkörper, Oberarmen u. Hals, die bisweilen konfluieren; Vork. bes. zwischen 20. u. 30. Lj.; **Urs.:** unbekannt; **Diagn.:** Provokationstest mit körperl. Übung in warmer Umgebung; **Ther.:** Toleranzinduktion; bei schwerer Sympt. prophylakt. Antihistaminika (Histamin-H$_1$-Rezeptoren-Blocker) in hoher Dosierung.

Urtikaria, chronische (↑) *f*: (engl.) *chronic urticaria*; länger als 6 Wo. anhaltende Urtikaria mit rezidiv. od. kontinuierl. Verlauf u. häufig assoziiertem Angioödem*; **Urs.:** 1. in bis zu 70 % Intoleranzreaktion auf Arzneimittel (z. B. Acetylsalicylsäure) od. Nahrungsmittelzusatzstoffe (z. B. Tartrazin, Benzoesäure, Aromastoffe); 2. IgE-vermittelte Allergie (z. B. auf mikrobielle Antigene, Nahrungs- u. Arzneimittel, körpereigene Hormone); 3. primäre od. sekundäre (noch unklar) Antikörperbildung gegen hochaffinen IgE-Rezeptor od. IgE (sog. Autoimmunurtikaria) od. i. R. von Autoimmunkrankheiten (z. B. Thyroiditis); 4. idiopathisch; **DD:** physikalische Urtikaria*, Urtikariavaskulitis*.

Urtikaria, physikalische (↑) *f*: (engl.) *physical urticaria*; durch physik. Einflüsse (Druck, Licht, Kälte, Wärme, i. w. S. auch Vibration) ausgelöste, meist chronisch-rezidivierende Form der Urtikaria mit unbekannter Ätiologie.

Urtikaria|vaskulitis (↑; lat. vasculum kleines Gefäß; -itis*) *f*: (engl.) *urticarial vasculitis*; Variante der Vasculitis* allergica mit über Tage bestehen bleibenden Quaddeln, Fieber, Arthralgien, beschleunigter BSG u. Leukozytose; **Vork.:** idiopathisch od. symptomatisch, z. B. bei Lupus erythematodes u. a. Autoimmunkrankheiten*; **Diagn.:** histol. Nachweis einer leukozytoklastischen Vaskulitis mit Erythrozytenextravasaten; **Ther.:** Versuch mit Chloroquin, Interferon-α, Azathioprin, Methotrexat, Dapson, evtl. kombiniert mit Pentoxifyllin od. Glukokortikoiden.

Ur|vertrauen: (engl.) *primordial trust*; Bez. für das sich im Säuglingsalter entwickelnde Vertrauen gegenüber dem sozialen Umfeld. Vgl. Entwicklungsphasen.

US: (radiol.) Abk. für Ultraschall*.

Usher-Syn|drom (Charles H. U., Ophth., London, 1865–1942) *n*: (engl.) *Usher's syndrome*; autosomalrezessiv erbl. Erkr. mit Retinopathia* pigmentosa, progredienter Schwerhörigkeit, Labyrinthausfall u. evtl. epilept. Anfällen; je nach Manifestationsalter u. Ausprägung der Sympt. werden 3 Typen, genet. 12 Subtypen mit verschiedenen Genloci unterschieden.

Ustekinumab (INN) *n*: (engl.) *ustekinumab*; rekombinanter, humaner monoklonaler Antikörper* mit hoher Affinität u. Spezifität für die p40-Protein-Untereinheit von IL-12 u. IL-23; selektives Immunsuppressivum*; **Wirkungsmechanismus:** bindet an freies IL-12 u. IL-23, verhindert deren Bindung an den Ziel-Rezeptor auf T-Zellen; dadurch Reduktion der Überproliferation u. Differenzierung zu TH1 u. TH17-Zellen auf Normalmaß; **Ind.:** mittelschwere bis schwere Plaque-Psoriasis*, wenn andere systemische Ther. (z. B. Ciclosporin, Methotrexat, PUVA) nicht ansprechen; **Kontraind.:** gleichzeitige Gabe von Lebendimpfstoffen; **UAW:** Infektion der oberen Atemwege, Entz. von Nase u. Rachen; Depression, Schwindel, Kopfschmerz, Durchfall, Juckreiz, Rücken- u. Muskelschmerz, Müdigkeit; Reaktionen an der Injektionsstelle; **cave:** erhöhtes Risiko maligner Tumorerkrankungen.

Usur (lat. usura Benutzung, Gebrauch, Genuss) *f*: (engl.) *usure*; Abnutzung, Schwund; z. B. geringer Konturdefekt an artikulierenden Knochen; röntg. Direktzeichen der Arthritis*.

Usus (lat. Gebrauch) *m*: (engl.) *use*; ad usum proprium, zu eigenem Gebrauch des Arztes.

Uta: s. Leishmaniasen.

ut aliquid fiat (lat.): Abk. u. a. f.; auch ut aliquid fieri videatur; damit etwas geschehe; therap. Maßnahme zur Beruhigung des Patienten.

Uter-: auch Utero-; Wortteil mit der Bedeutung Gebärmutter, Unterleib; von lat. uterus.

Uterin|segment, unteres (↑; lat. segmentum Abschnitt, Schnitt) *n*: Isthmus uteri; s. Uterus.

Utero|ferrin *n*: (engl.) *uteroferrin*; purpurrote eisenhaltige saure Phosphatase* (Abk. PAP für engl. purple acid phosphatase), die von der Uterusschleimhaut sezerniert wird; Biosynthese wird von Progesteron* induziert; **Funktion:** vermutl. Eisentransport vom Uterus zum Fetus; Stimulation von Teilung u. Differenzierung hämatopoetischer Knochenmarkzellen.

Utero|vesikal|fistel (Uter-*; lat. vesica Harnblase; Fistel*) *f*: (engl.) *uterovesical fistula*; Fistel zwischen Uterus u. Harnblase; vgl. Youssef-Syndrom; Urogenitalfistel.

Uterus (lat. Leib, Unterleib) *m*: (engl.) *uterus*; Gebärmutter; zum inneren weibl. Genitale gehörendes, muskelstarkes, birnenförmiges Organ zwischen Blase u. Rektum; **Anat.:** Länge in nicht gravidem Zustand max. 7–9 cm; Aufbau aus Corpus uteri (mit die beidseitigen Eileiterabgänge überragendem Fundus uteri u. Cervix* uteri (ragt mit Portio vaginalis zapfenartig in die Vagina* hinein); Isthmus uteri (0,6–1 cm lang) scheint anat. der Cervix zuzugehören, trägt jedoch Korpusschleimhaut u. wird ab 3. Schwangerschaftsmonat in das sog. untere Uterinsegment einbezogen; i. d. R. ventrales Abknicken des Corpus uteri gegenüber der Cervix uteri (Anteflexio; s. Flexio uteri) u. ebenfalls ventrale Neigung der Cervix uteri gegen die Achse der Vagina (Anteversio; s. Versio uteri); flaches, dreieckiges Lumen (Cavitas uteri), über die Eileiter mit der Bauchhöhle kommunizierend, geht unter Verengung mit dem inneren Muttermund (Ostium histologicum uteri internum) in den Canalis isthmi über u. mündet in sich anschl. Canalis cervicis mit dem bei Nullipara* grübchenförmigen äußeren Muttermund (Ostium uteri) auf der Portio vaginalis; Bauchfellüberzug (Perimetrium) an der auf der Harnblase ruhenden Facies vesicalis abwärts bis zum Isthmus uteri u. von diesem unter Bildung der Excavatio vesico-uterina auf die Harnblase umschlagend sowie auf der Facies intestinalis uteri zur Zervix hinabziehend u. von dieser auf das hintere Scheidengewölbe reichend (s. Douglas-Raum); **Histol.: 1.** Uterusschleimhaut (Endometrium*): einschichtiges säulenförmiges, stellen- u. zeitweise flimmerbesetztes Epithel; faserarmes, zell- u. gefäßreiches Schleimhautbindegewebe mit Stratum functionale (hauptsächl. am Menstruationszyklus* beteiligt, wechselnd hoch) u. Stratum basale (1 mm hoch, der Regeneration dienend); das Stratum basale sitzt ohne zwischengeschaltete Submukosa der Muskelschicht auf; **2.** Tunica muscularis (Myometrium): Anordnung der Bündel glatter Muskelzellen in 3 unscharf abgrenzbaren Schichten, ermöglicht die außerordentl. Vergrößerung des Organs während der Schwangerschaft (Fruchthalter), die Austreibung der Frucht (Gebärmutter) u. die postnatale Retrahierung (Involutio* uteri). **Klin. Bedeutung:** Uterusaplasie, Uterusfehlbildung* (z. B. U. arcuatus, U. bicornis, U. septus), Senkungszustände (z. B. Descensus* uteri et vaginae), benigne (z. B. Myoma* uteri) u. maligne Uterustumoren*.

Uterus|apo|plexie (↑; Apo-*; -plexie*) *f*: s. Couvelaire-Syndrom.

Uterus|fehl|bildung (↑): (engl.) *malformation of the uterus*; durch mangelhafte Aneinanderlagerung der Müller*-Gänge entstandene Doppelbildungen u. Septierung des Uterus; gelegentl. mit vaginaler Fehlbildung* u. a. Anomalien (z. B. von Harnorga-

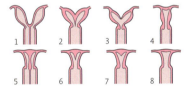

Uterusfehlbildung Abb. 1: 1: U. didelphys (duplex) separatus et vagina duplex; 2: U. bicornis duplex (auch mit Vagina duplex); 3: U. bicornis unicollis; 4: U. arcuatus, schwache Andeutung von Bikornität; 5: U. septus duplex cum vagina septa; 6: U. septus duplex; 7: U. subseptus; 8: U. biforis

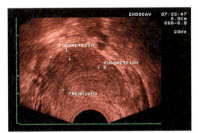

Uterusfehlbildung Abb. 2: Uterus duplex (Vaginalsonographie) [147]

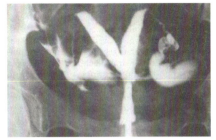

Uterusfehlbildung Abb. 3: Uterus bicornis unicollis (röntg. Hysterosalpingographie)

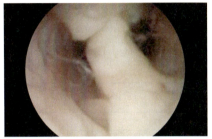

Uterusfehlbildung Abb. 4: Uterus septus mit bis zum inneren Muttermund reichendem schmalem Septum von 5 cm Länge (Hysteroskopie)

nen) kombiniert; **Formen:** s. Abb. 1; **Diagn.:** Sonographie (s. Abb. 2), Hysterosalpingographie (s. Abb. 3), Hysteroskopie (s. Abb. 4).

Uterus|hypo|plasie (↑; Hyp-*; -plasie*) *f*: (engl.) *uterus hypoplasia*; unterentwickelter kleiner, derber, hyperanteflektierter Uterus mit langer Zervix; auffälligster Tastbefund bei kongenitaler Ovarialinsuffizienz* u. Hypogenitalismus*. Vgl. Chiari-Frommel-Syndrom.

Uterus|karzinom (↑; Karz-*; -om*) *n*: (engl.) *uterus carcinoma*; Carcinoma uteri; Gebärmutterkrebs epithelialer Herkunft; **Einteilung:** nach der Lok. in Zervixkarzinom* u. Korpuskarzinom*. Vgl. Uterussarkom.

Uterus|lagen (↑): (engl.) *positions of the uterus*; (gyn.) Lagebeschreibung des Uterus nach: **1.** Stellung des Uterus im Becken (Positio* uteri); **2.** Kippung des Uterus (Versio* uteri); **3.** Abknickung des Korpus gegenüber der Zervix (Flexio* uteri); physiol. besteht eine Anteversio u. Anteflexio, als Normvariante bei 10–20 % aller Frauen jedoch eine Retroflexio od. Retroversio uteri.

Uterus|myom (↑; My-*; -om*) *n*: s. Myoma uteri.

Uterus myomatosus (↑) *m*: s. Myoma uteri.

Uterus|polyp (↑; Polyp*) *m*: s. Korpuspolyp; Zervixpolyp.

Uterus|ruptur (↑; Ruptur*) *f*: (engl.) *uterus rupture*; Gebärmutterriss, -zerreissung; **Formen: 1.** komplette U.: Zerreißung von Uterus u. Peritoneum; **2.** inkomplette U.: U. mit intakt bleibendem Peritoneum; **3.** stille U.: schleichender Verlauf ohne typ. Sympt.; **Urs.: 1.** spontane U. während der Geburt ohne äußere Gewaltanwendung durch enges

Uterussarkom

Becken, geburtsunmögliche Kindslage, abnorme Größe des vorangehenden Teils (z. B. Hydrozephalus*), Uterusfehlbildungen u. a.; **2.** violente U. durch gebh. od. gyn. Op. verursacht, z. B. Narbenrupturen nach vorausgegangener Schnittentbindung*; **Sympt.** der drohenden U.: Emporsteigen des Bandl*-Kontraktionsrings, Spannung u. Druckschmerz am unteren Uterinsegment, Krampfwehen, Hypoxie des Fetus; starke Blutung/Schock bei manifester U.; **Proph.:** Tokolyse* u. Schnittentbindung*. Vgl. Zervixriss.

Uterus|sarkom (↑; Sark-*; -om*) *n pl:* (engl.) *uterus sarcoma*; v. a. von mesenchymalem Gewebe ausgehender maligner Uterustumor* (Tab. dort); **Epidemiol.:** selten (<1 % aller gyn. Malignome); 8 % aller malignen Uterustumoren; **Einteilung: 1.** nach Pathol. in reine Sarkome (enthalten nur Sarkomanteile) u. Mischtumoren (benigne od. maligne epitheliale sowie sarkomatöse Anteile), sowie in homologe (aus physiol. im Uterus vorkommendem Gewebe) u. heterologe (aus uterusfremden Gewebe) U., s. Tab. 1; **2.** in klin. Stadien, s. Tab. 2; **Lok.:** hauptsächl. Corpus uteri (80 %), sehr selten Zervixsarkom (Variante im Kindesalter: Sarcoma* botryoides); **Sympt.:** in 95 % abnorme vaginale Blutungen; **Diagn.:** bes. Bedeutung hat Bestimmung der Zahl der Mitosen; **Ther.:** i. d. R. operativ, da meist Chemotherapie resistent (keine Leitlinienempfehlung, da nicht ausreichend randomisierte Studien vorliegen); **Progn.:** sehr unterschiedlich, allg. aber ungünstig; mediane Zeit bis zum Auftreten von Rezidiven 14 Monate, Ein-Jahres-Gesamtüberleben 61 %, Fünf-Jahres-Gesamtüberleben 17,5 %; sehr frühzeitige Fernmetastasierung. Vgl. Korpuskarzinom.

Uterus|tumoren (↑; Tumor*) *m pl:* Neoplasien der Gebärmutter; **Formen:** mesenchymale (s. Tab.) u. epitheliale U.; maligne z. B. Uteruskarzinom (nach Lok. eingeteilt in Zervixkarzinom* u. Korpuskarzinom*) u. Uterussarkom*, benigne v. a. Myoma* uteri.

Uterus|vorfall (↑): s. Prolapsus uteri et vaginae.

UTP: Abk. für Uridintriphosphat; s. Uridin.

Uterussarkom — Tab. 1
Einteilung nach Ursprungsgewebe

Typ	homolog	heterolog
rein (Sarkomgewebe)	endometriales Stromasarkom (syn. Endometriumsarkom), Leiomyosarkom, Hämangiosarkom, Fibrosarkom	Rhabdomyosarkom, Chondrosarkom, Osteosarkom, Liposarkom
gemischt (Sarkom- und Karzinomgewebe)	Adenosarkom, Karzinosarkom (MMMT)	Adenosarkom, gemischtes mesodermales Sarkom (MMMT)

MMMT: maligner Müller-Mischtumor

Uterussarkom — Tab. 2
Stadieneinteilung (FIGO 2009)

FIGO-Stadium	Klassifikation (2009)	bisherige Klassifikation
I	Tumor auf Uterus begrenzt	auf Corpus uteri beschränkt
IA	auf Endometrium/Endozervix begrenzt, ohne Myometriuminvasion	
IB	auf innere Hälfte des Myometriums begrenzt	
IC	invadiert äußere Myometriumhälfte	
II	Tumor auf Becken begrenzt	Corpus und Cervix befallen
IIA	Befall der Adnexe	
IIB	Befall extrauteriner Organe des Beckens	
III	Intraabdominale Metastasen	Grenzen des Uterus, aber nicht des kleinen Beckens überschritten
IIIA	ein befallenes Organ	
IIIB	mehr als ein befallenes Organ	
IIIC	positive pelvine und/oder paraaortale Lymphknoten	
IV	Tumorbefall Harnblase und/oder Rektum und/oder Fernmetastasen	Grenzen des kleinen Beckens überschritten oder Harnblasen- bzw. Rektumschleimhaut erfasst
IVA	Tumorbefall Harnblase und/oder Rektum	
IVB	Fernmetastasen	

Uterustumoren
WHO-Klassifikation mesenchymaler Tumoren

reine mesenchymale Tumoren
endometriale Stromatumoren und verwandte Tumoren
  endometriales Stromasarkom (low grade)
  endometrialer Stromaknoten
  undifferenziertes endometriales Sarkom (high grade)

Tumoren der glatten Muskulatur
  Leiomyosarkom (epitheloide und myxoide Variante)
  glattmuskulärer Tumor mit unklarem malignem Potential (Abk. STUMP für (engl.) smooth muscle tumor of uncertain malignant potential)
  Leiomyom
    histologische Varianten: mitotisch aktive Variante, zellreiche Variante, hämorrhagische zellreiche Variante, epitheloide Variante, myxoide Variante, atypische Variante, Lipoleiomyomvariante
    Varianten im Wachstumsmuster: diffuse Leiomyomatose, intravenöse Leiomyomatose, metastasierendes Leiomyom

Mischtumoren
  gemischter endometrialer stromaler und glattmuskulärer Tumor
  perivaskulärer epitheloidzelliger Tumor
  Adenomatoidtumor
  andere maligne mesenchymale Tumoren
  andere benigne mesenchymale Tumoren

gemischte epithelial-mesenchymale Tumoren
maligner Müller-Mischtumor (Karzinosarkom, metaplastisches Karzinom)
Adenosarkom
Karzinofibrom
Adenofibrom
Adenomyom
atypische polypoide Varianten

Utriculus (lat. kleiner Beutel, Schlauch) *m*: (engl.) *utricle*; kleiner Schlauch; Teil des Innenohrs*; Ansatz- u. Endpunkt der Bogengänge.
Utriculus pro|staticus (↑) *m*: (engl.) *prostatic utricle*; im Colliculus seminalis zwischen den Einmündungen der Ductus ejaculatorii in die männl. Harnröhre gelegener Blindsack; Rudiment des Müller*-Gangs, Homolog der weibl. Scheide.
Utrikulus|zyste (↑; Kyst-*) *f*: (engl.) *prostatic utricle cyst*; syn. Müller-Gang-Zyste; Zyste des Utriculus prostaticus; **Vork.:** evtl. zus. mit Hypospadie* u. Maldescensus* testis bei männl. Pseudohermaphroditismus (s. Hermaphroditismus*); **Ther.:** op. Entfernung bei rezidiv. Harnweginfektion*.
UV: Abk. für Ultraviolett; s. Ultraviolettstrahlung.
UV/Vis-Spektro|skopie *f*: Abk. für (engl.) *ultraviolett/visible*; (engl.) *UV/Vis spectroscopy*; Elektronenspektroskopie im Wellenlängenbereich von 180–800 nm zur qual. u. quant. Bestimmung von Substanzen, die in diesem Wellenlängenbereich absorbieren; vgl. Photometrie.
Uvae ursi folium *n pl*: s. Bärentraube.
UV-A1-Therapie *f*: (engl.) *UV-A1 irradiation*; hochsierte Lichttherapie* mit UV-Strahlen im Wellenlängenbereich von 340–400 nm (geringere Wärmeproduktion); **Anw.:** bei atopischem Ekzem* u. Urticaria* pigmentosa.
UV-B-Therapie *f*: (engl.) *UV-B irradiation*; Lichttherapie* mit Ultraviolettstrahlung* im Wellenlängenbereich von 290–320 nm; **Anw.:** über 4–5 Wo. zur Behandlung von atopischen Ekzemen* u. a. juckenden u. entzündl. Hauterkrankungen, oft in Komb. mit UV-A, Dithranol, Vitamin D-Derivaten u. Solebädern; auch zur Toleranzinduktion bei in diesem Wellenbereich ausgelöster Lichturtikaria*; **cave:** bei Langzeittherapie erhöhtes Risiko bzgl. der Entw. von Basalzell- u. Plattenepithelkarzinomen; Augenschutz erforderlich.
Uvea (lat. uva Traube, traubenförmiges Gebilde) *f*: (engl.) *uveal part of sclera*; mittlere Augenhaut, umfasst Choroidea*, Ziliarkörper* u. Iris*.
Uveal|staphylom (↑; gr. σταφύλωμα Augenfehler hinter der Hornhaut) *n*: (engl.) *uveal staphyloma*; Vorwölbung der Uvea inf. Verdünnung der darüber liegenden Sklera; vgl. Staphyloma.
Uveitis (↑; -itis*) *f*: (engl.) *uveitis*; Entz. der Uvea*; klin. **Einteilung** nach Lok.: 1. anteriore U. (Iritis*, Iridozyklitis*); 2. intermediäre U. mit Beteiligung der Pars plana corporis ciliaris, der peripheren Retina u. der Glaskörperbasis (Pars*-planitis); 3. posteriore U. (Choroiditis*, Chororetinitis*); 4. Panuveitis.
Uveitis, phako|gene (↑; ↑) *f*: s. Endophthalmitis.
Uvo|morulin *n*: (engl.) *uvomorulin*; zu den Cadherinen* gehörendes Zelladhäsionsmolekül.
UV-Schäden: (engl.) *UV damages*; durch Einwirkung von Ultraviolettstrahlung* induzierte Veränderungen zellulärer Moleküle (Proteine u. Nukleinsäuren) inf. Absorption* der Energie der UV-Quanten (einige eV) in best. Chromophoren; UV-A-Strahlung führt über Sauerstoffradikale u. Lipidperoxidation zu Mutationen der DNA*. Hinsichtl. der Auslösung biol. Effekte am wichtigsten ist die UV-B induzierte Bildung von stabilen Dimeren der Pyrimidinbasen* durch Verschmelzung benachbarter Pyrimidinreste (am häufigsten Thymin-Thymin-Dimere), wodurch es zur Behinderung der Transkription*, später auch der Reduplikation*, kommen kann. Zur Behebung dieser UV-Schäden verfügen Zellen über besondere enzymat. Reparatursysteme*. Bei Xeroderma* pigmentosum ist wahrscheinl. die sog. Ausschnittreparatur durch Funktionsstörung der Endonuklease beeinträchtigt; bei okulokutanem Albinismus* kann sich der DNA-Reparaturmechanismus nicht der durch fehlende Pigmentierung erhöhten Strahlenexposition* anpassen. In beiden Fällen kommt es zu vermehrtem Auftreten von Plattenepithelkarzinomen, Basalzellkarzinomen u. malignen Melanomen. Vgl. Lichtdermatosen.
Uvula (dim von lat. uva Traube) *f*: (engl.) *uvula*; syn. Staphyle; kegelförmiger Weichteilfortsatz; 1. U. palatina (sog. Gaumenzäpfchen): beweglicher (s.

Uvula bifida

Musculus uvulae) Fortsatz des weichen Gaumens; **2. U. vermis:** Teil des Vermis cerebelli, s. Cerebellum; **3. U. vesicae:** Schleimhautwulst in der Harnblase* hinter dem Harnröhrenabgang u. über dem Prostatamittellappen.

Uvula bifida (↑) *f*: (engl.) *bifid uvula*; gespaltene Uvula palatina; Teil einer Gaumenspalte*.

Uvula|ödem (↑; Ödem*) *n*: (engl.) *uvular edema*; Ödem* der Uvula, z. B. bei Pharyngitis od. Allergie.

UVV: Abk. für **U**nfall**v**erhütungs**v**orschriften*.

U-Welle: s. EKG (Tab. 1 dort); s. Hypokaliämie (Abb. dort).

UZ: Abk. für **U**ltra**z**entrifuge*.

V: 1. (ophth.) Abk. für **V**isus (Sehschärfe*); 2. (physik.) Einheitenzeichen für **V**olt*; 3. Formelzeichen für **V**olumen*; 4. (chem.) Symbol für **V**anadium*.
V.: (anat.) Abk. für **V**ena; Vene.
V_CF: Formelzeichen für zirkumferentielle Faserverkürzungsgeschwindigkeit; s. Herzkatheterisierung.
Vaal-Seynhaeve-Syn|drom (O. M. de V., Päd., Amsterdam) *n*: retikuläre Dysgenesie*.
Vacci-: auch Vakzi-, Vakzin-; Wortteil mit der Bedeutung Kuh; von lat. v̱acca bzw. vaccịnus (von der Kuh).
Vaccịnia|virus (↑; Virus*) *n*: (engl.) *vaccinia virus*; syn. Vakzinevirus, Poxvirus officinale, Orthopoxvirus vaccinia; in Deutschland bis 1979 zur Pockenschutzimpfung verwendetes Virus; die verfügbaren Stämme gehen vermutl. auf ein Kuhpockenvirus (Orthopoxvirus bovis) des 19. Jahrhunderts zurück, unterscheiden sich aber deutl. von diesem sowie anderen Vertretern des Genus Orthopoxvirus*. Heute wird V. als Vektor zur Expression von Fremdgenen eingesetzt. Zudem gibt es Ansätze, mit rekombinanten Vacciniaviren einen Impfschutz vor best. infektiösen Err. zu erzeugen (z. B. durch Transfer von Genen, die für eine neutralisierende Immunantwort auslösende HIV-Membranproteine codieren). Vgl. Impfschaden, Poxviridae, Schutzimpfung, Variolation.
VACTERL-Assoziation *f*: Abk. für (engl.) ***v**ertebral defects, **a**nal atresia, **c**ardiac anomalies, **t**racheoesophageal fistula and atresia, **r**enal anomalies and upper **l**imb anomalies*; s. Vater-Assoziation.
VA-Dis|soziation (Dissoziation*) *f*: Kurzbez. für ventrikuloatriale Dissoziation; (engl.) *VA dissociation*; Pararhythmie* bei best. Formen der Tachykardie* (i. d. R. Kammertachykardie*), bei der die Vorhoffrequenz unabhängig von der Tachykardiefrequenz (Kammerfrequenz) ist; Oberflächen-EKG: mehr QRS-Komplexe als P-Wellen. Vgl. AV-Dissoziation.
vagal (Vagus*): den Nervus* vagus betreffend.
Vagịna (lat. vagịna Scheide, Hülle) *f*: (engl.) *vagina*; syn. Scheide; i. e. S. Teil des inneren weibl. Genitales; 8–10 cm langer, ventrodorsal abgeplatteter, dehnbarer muskulös-bindegewebiger Schlauch; **Anat.:** beginnt mit dem nach außen in das Vestibulum* vaginae mündenden Ostium* vaginae; das obere Ende umfasst die Portio vaginalis cervicis des Uterus*, so dass ein größeres hinteres, kleineres seitl. u. ein vorderes Scheidengewölbe (Fornix vaginae) entstehen. Die Vorderwand der V. ist fest mit Harnblase u. Urethra*, die Hinterwand durch das Septum rectovaginale mit dem Rektum verbunden. Das hintere Scheidengewölbe reicht an den Douglas*-Raum heran. **Funktion:** Schutzorgan für die höher gelegenen Genitalorgane, Begattungsorgan, Geburtskanal; **klin. Bedeutung:** Infektionen (Kolpitis*), Senkungszustände (s. Descensus uteri et vaginae), Vaginalkarzinom*, vaginale Fehlbildung*. Vgl. Vaginalepithel; Paracolpium; Müller-Epithelzyste.
Vagịna bulbi (↑) *f*: Tenon*-Kapsel.
Vagịna carotica (↑) *f*: s. Fascia cervicalis.
Vagịnae fibrosae digitorum manus, pedis (↑) *fpl*: (engl.) *fibrous sheaths of digits of hand*; bindegewebige Verstärkung der Sehnenscheiden der Beugersehnen der Finger bzw. Zehen.
Vagịnae synoviales digitorum manus, pedis (↑) *fpl*: (engl.) *synovial sheaths of toes*; Sehnenscheiden der Beugersehnen der Finger bzw. Zehen.
Vagịna, künstliche (↑) *f*: s. Kolpopoese.
vaginal (↑): (engl.) *vaginal*; die Scheide (Vagina) betreffend, im Bereich der Scheide gelegen.
Vaginal|abstrich (↑) *f*: s. Vaginalsmear.
Vaginal|epi|thel (↑; Epithel*) *n*: (engl.) *vaginal epithelium*; Scheidenschleimhaut; Teil der Tunica mucosa vaginae; mehrschichtiges, unverhorntes, glykogenreiches Plattenepithel, unterlagert von einer aus elast. Fasern u. venösen Blutgefäßen bestehenden Lamina propria; Reifung des V. erfolgt unter Einfluss von Sexualhormonen. Vgl. Vagina; Kolpozytologie.
Vaginal|karzinom (↑; Karz-*; -om*) *n*: (engl.) *vaginal carcinoma*; Scheidenkarzinom; meist vom Vaginalepithel od. den darunterliegenden Gewebeschichten ausgehendes Karzinom; ca. 1–2 % aller weibl. Genitalkarzinome; Altersgipfel zwischen 70. u. 80. Lj.; Präkanzerose ist vaginale intraepitheliale Neoplasie (Abk. VaIN); **Lok.:** meist im oberen Vaginadrittel; **Einteilung: 1.** primäre V. (1–2 % aller gyn. Malignome): **a)** Plattenepithelkarzinom* (90 %); **b)** Adenokarzinom*, malignes Melanom*, Rhabdomyosarkom* (zus. 10 %); **2. sekundäre** V. (mehr als doppelt so häufig wie primäre V.): ausgehend von Karzinomen der Zervix, der Vulva, des Ovars, des Rektums, der Harnblase u. des Urethers; **TNM-Klassifikation** u. **FIGO-Stadien:** s. Tab.; **Ther.:** op. u. Strahlentherapie; **Progn.:** Fünf-Jahres-Heilungsrate im Stadium I ca. 63–90 %. Vgl. Vaginaltumoren.
Vaginal|polyp (↑; Polyp*) *m*: (engl.) *vaginal polyp*; von geschichtetem Vaginalepithel überzogener benigner Polyp* mit ödematös aufgelockertem od.

Vaginalkarzinom
TNM-Klassifikation und FIGO-Stadien

Kategorie (TNM)[1]	FIGO-Stadium	Bedeutung
Tis	0	Carcinoma in situ
T1	I	Begrenzung auf die Vagina
T2	II	Infiltration paravaginalen Gewebes (nicht bis zur Beckenwand)
	II a	Parametrien frei
	II b	Parametrien befallen
T3	III	Infiltration paravaginalen Gewebes bis zur Beckenwand
T4	IV a	Infiltration der Mukosa der Blase und/oder des Rektums und/oder Überschreitung der Grenze des kleinen Beckens
M1	IV b	Fernmetastasen
N1		unilateral befallene Lymphknoten (bei Tumor in oberen zwei Dritteln der Vagina: Becken-Lymphknoten; bei Tumor im unteren Drittel: inguinale Lymphknoten)
N2		bilateral befallene Lymphknoten (Becken- bzw. inguinale Lymphknoten)

T: Primärtumor; N: regionäre Lymphknoten; M: Fernmetastasen
[1] für alle Tumoren einheitlich definierte Kategorien (z. B. N0: keine Evidenz für Befall regionärer Lymphknoten; NX: regionäre Lymphknoten nicht beurteilbar): s. TNM-Klassifikation

faserreichem Stroma; **Vork.:** z. B. am Vaginalstumpf nach Hysterektomie.
Vaginal|smear (↑; engl. to smear auftragen, beschmieren): (engl.) *vaginal smear*; Abstrich von der Seitenwand des hinteren Drittels der Scheide zur Beurteilung der Form u. Färbbarkeit der Epithelzellen u. zur Bestimmung von Zyklusphase u. hormonaler Aktivität; s. Kolpozytologie.
Vaginal|sono|graphie (↑; lat. sonare tönen; -graphie*) *f*: (engl.) *vaginal sonography*; Ultraschalluntersuchung des kleinen Beckens der Frau mit spez. Transvaginalsonden. **Ind.:** u. a. unklare Unterbauchbeschwerden, unklare Palpationsbefunde, Lagekontrolle des Intrauterinpessars*, Zyklusstörungen (z. B. bei polyzystischem Ovarialsyndrom*, Abb. dort), Schwangerschaftsdiagnostik (z. B. Extrauteringravidität*, Abb. dort), Tumordiagnostik (z. B. Myoma* uteri, Abb. 1 dort), Fehlbildungsdiagnostik (s. Uterusfehlbildung, Abb. 2 dort); Zyklusmonitoring (s. Ovulationstests, Abb. dort), z. B. bei Sterilitätsbehandlung.
Vaginal|tumoren (↑; Tumor*) *m pl*: (engl.) *vaginal tumors*; von der Vagina* ausgehende Tumoren;

Vork.: selten; **Formen: 1. benigne** V.: meist viral bedingt; **a)** epitheliale Tumoren: Condylomata acuminata, seltener Papillome; **b)** bindegewebige Tumoren: Fibrome, Fibromyome; **2. maligne** V.: **a)** Vaginalkarzinom* als wichtigster V. (90 % Plattenepithelkarzinome); **b)** maligne mesenchymale V. als Sarcoma* botryoides (Rhabdomyosarkom); meist im Kindesalter; **c)** malignes Melanom* der Scheidenhaut (vorwiegend im unteren Drittel lokalisiert); selten; äußerst schlechte Prognose aufgrund frühzeitiger lymphogener u. hämatogener Metastasierung.
Vaginal|zyto|logie (↑; Zyt-*; -log*) *f*: s. Kolpozytologie.
Vagina musculi recti abdominis (↑) *f*: s. Rektusscheide.
Vagina syn|ovialis tendinis (↑) *f*: Sehnenscheide*.
Vagina tendinis (↑) *f*: Sehnenscheide*.
Vagina tendinis inter|tubercularis (↑) *f*: röhrenförmige Aussackung der Synovialschicht der Schultergelenkkapsel um die Ursprungssehne des langen Bizepskopfs.
Vaginismus (↑) *m*: (engl.) *vaginism*; Scheidenkrampf; starke Empfindlichkeit des Scheideneingangs gegenüber Berührung od. Einführen des Fingers, des Penis beim Koitus od. des Spekulums; reflektorisch-muskulärer Abwehrvorgang mit Kontraktion des M. bulbocavernosus u. des M. levator ani sowie Innenrotation der Oberschenkel; **Urs.:** i. d. R. psychogen; **Ther.:** Sexualtherapie* mit (Paar-)Beratung u. körperl. Übungen (z. B. Einführen von Dilatatoren), u. U. Psychotherapie.
Vaginitis (↑; -itis*) *f*: Kolpitis*.
Vaginose, bakterielle (↑; -osis*) *f*: (engl.) *bacterial vaginosis*; mikrobiol. Störung des Scheidenmilieus bei Frauen während der Geschlechtsreife durch einen dem Vaginalepithel anhaftenden Biofilm bestehend v. a. aus Gardnerella* vaginalis u. Atopobium* vaginae; **Epidemiol.:** Prävalenz ca. 5%; **Urs.:** v. a. Geschlechtsverkehr; **Sympt.:** grauweißl. Fluor* genitalis; fischig, süßl., übelriechend aufgrund Aminfreisetzung, insbes. nach Zusatz von 10 %iger Kalilauge (sog. Aminkolpitis); **Diagn.:** pH des Sekrets >4,5; fluoreszenzmikroskop. Nachweis von Schlüsselzellen*; **Ther.:** Metronidazol u. Clindamycin (Partnerbehandlung nicht notwendig); hohe Rezidivquote, da der adhärente bakterielle Biofilm nicht beseitigt wird. Vgl. Kolpitis.
Vagitus uterinus (lat. vagitus Kindergeschrei) *m*: (engl.) *vagitus uterinus*; „Schreien" des Kindes innerh. der Geburtswege inf. Eindringens von Luft (lang dauernde Geburten*), das i. d. R. auf eine hörbare Blut- u. Fruchtwasseraspiration* zurückzuführen ist.
Vago|lytika (Vagus*; gr. λυτικός fähig zu lösen) *n pl*: Parasympatholytika*.
Vago|tomie (↑; -tom*) *f*: (engl.) *vagotomy*; nur noch selten indiziertes, nicht reseziertes op. Verf. zur Behandlung eines gastroduodenalen Ulkus* mit teilweiser od. vollständiger Durchtrennung der den Magen versorgenden Äste des Nervus* vagus, wodurch die Stimulation der Magensekretion gehemmt u. damit die HCl-Produktion vermindert wird; **Formen: 1. selektive proximale** V. (Abk. SPV): Denervierung der säurebildenden Fundus-

u. Korpusabschnitte (sog. Parietalzellvagotomie) unter Belassung der zum Antrum ziehenden Vagusäste; bei verzögerter Nahrungspassage inf. verengten Magenausgangs Pyloroplastik*, evtl. in Komb. mit segmentärer Resektion des Ulkus (Antrektomie); **2. selektive totale** V. (Abk. STV, auch gastrale V.): Unterbrechung der zum Magen ziehenden Vagusfasern einschließl. der Antrumäste mit zusätzl. Drainageoperation bzw. Antrumresektion; **3. trunkuläre** V.: Durchtrennung des dorsalen u. ventralen Vagushauptasts; wegen des häufigen Auftretens eines Postvagotomiesyndroms* nur Notfalleingriff bei Blutung od. Perforation; ggf. thorakale trunkuläre V. bei Rezidivulkus nach Magenteilresektion* (sog. Dragstedt-Operation).

Vago|tonie (↑; Ton-*) *f*: (engl.) *vagotonia*; Parasympathikotonie; klin. Bez. für das Überwiegen od. eine erhöhte Erregbarkeit des Parasympathikus*, führt u. a. zu Bradykardie, Hypotonie mit kleiner Blutdruckamplitude, Bronchokonstriktion, Zunahme der Darmperistaltik. Vgl. Sympathikotonie.

vago|trop (↑; -trop*): (engl.) *vagotropic*; auf den Vagus wirkend, den Vagus steuernd.

Vagus (lat. nervus vagus umherschweifender Nerv) *m*: Kurzbez. für Nervus* vagus.

Vagus|druck|versuch (↑): s. Karotissinus-Druckversuch.

Vagus|lähmung (↑): (engl.) *paralysis of the vagal nerve*; Ausfall des Nervus* vagus inf. Schädigung durch Neuritis (insbes. bei Diphtherie), Polyneuropathie, Frakturen u. Tumoren im Bereich der Schädelbasis, basale Impression u. a.; **Klin.:** Gaumensegelschiefstand mit nasaler Sprache, leichtgradige Schluckstörung, selten Tachykardie; Heiserkeit u. evtl. Luftnot bei beidseitiger V.; **DD:** Myasthenia* gravis pseudoparalytica, Botulismus*. Vgl. Hirnstammsyndrome.

Vagus|puls (↑; Puls*) *m*: (engl.) *vagal pulse*; Bez. für Puls* mit niedriger Pulsfrequenz* bei Bradykardie* inf. Vagotonie* (negative Chronotropie), z. B. bei Hirndrucksteigerung*.

Vagus|stimulation (↑) *f*: **1.** (engl.) *vagal stimulation, vagal nerve stimulation (Abk. VNS)*; (neurochir.) elektr. Stimulation des li. N. vagus durch einen über dem M. pectoralis subkutan implantierten Schrittmacher; **Ind.:** therapieresistente Epilepsie* (bes. Frequenzsenkung generalisierter motor. Anfälle ohne resezierbaren Fokus; Wirkung vermutl. Suppression der Anfallspropagation) od. Depression*; vgl. Epilepsiechirurgie, Psychochirurgie; **2.** (kardiol.) vagale Manöver zur Stimulation des N. vagus, z. B. Karotissinus*-Druckversuch, Valsalva*-Versuch.

VaIN: Abk. für **v**aginale **i**ntraepitheliale **N**eoplasie*.

Vakat|wucherung (lat. vacare, vacatus entleeren): (engl.) *fatty atrophy*; Adipositas ex vacuo; syn. Fettatrophie; Fettgewebedurchsetzung u. -wucherung als Ersatz für atrophiertes Parenchym, z. B. in einem atrophierten Muskel (sog. Pseudohypertrophie*).

Vakuole (lat. vacuus leer) *f*: (engl.) *vacuole*; von Zellmembran umschlossener Hohlraum in Zellen mit flüssigem Inhalt (Eiweiß, Fett, Partikel u. a.) zu Sekretions-, Exkretions-, Transport-, Speicherzwecken u./od. Nahrungsaufnahme; entsteht im Verlauf von Exo*-, Endo*- u. Phagozytose*.

Vakuum (↑) *n*: (engl.) *vacuum*; luftleerer od. luftverdünnter Raum.

Vakuum|ex|traktion (↑; lat. extrahere, extractus entziehen, herausziehen) *f*: (engl.) *vacuum extraction*; Form der op. Entbindung* zur Entw. des kindl. Kopfs mit einer Saugglocke, die auf die Kopfschwarte des kindl. Schädels gesetzt wird u. durch Erzeugung eines Unterdrucks fest haftet; **Anw.:** alternativ zur Geburtszange*; beim Kind findet sich i. d. R. eine entsprechend geformte Geburtsgeschwulst*; **Kompl.:** intrakranielle u. Retinablutungen.

Vakuum|kürettage (↑; Kürettage*) *f*: Saugküretage*.

Vakuum|phänomen (↑) *n*: (engl.) *vacuum phenomenon*; syn. Fick-Zeichen; (röntg.) Aufhellung im Bandscheibenfach posttraumatisch nach Wirbelkörperfraktur od. degenerativ bei Chondrosis* intervertebralis u. in Gelenkbereichen bei Stellungen mit inkongruenten Gelenkflächen; **Urs.:** Gasansammlung (Stickstoff) inf. Unterdruck in der Bandscheibe.

Vakuum|versiegelung (↑): (engl.) *vacuum assisted closure (Abk. VAC)*; spezielles Verf. des Wundmanagements* zur temporären Deckung von Weichteildefekten; **Prinzip:** aus Polyurethan- od. Polyvinylalkoholschwamm bestehendes Wundabdeckungssystem wird im Bereich des Defekts platziert u. mit steriler transparenter OP-Folie luft- u. wasserdicht abgedeckt (Versiegelung), nachfolgend wird mit Drainagen* ein Sog angelegt; nach Induktion der Granulation (s. Granulationsgewebe) weiterführende Ther. (plast. Deckung, z. B. Meshgraft, Lappenplastik; **Anw.:** in der Infekt- u. Komplikationschirurgie des Abdomens, bei großem traumat. Weichteildefekt, Weichteil- u. Knocheninfektionen (z. B. bei Dekubitus*, Osteomyelitis*), Ulcus* cruris.

Vakzi-: s. a. Vacci-.

Vakzination (Vacci-*) *f*: (engl.) *vaccination*; ursprünglich Bez. für Kuhpockenimpfung (Edward Jenner, 1796); seit Pasteur (1881) Bez. für Impfung mit lebenden od. inaktivierten Erregern bzw. Toxoiden od. Teilstücken der Oberflächenstruktur von Erregern (sog. Subunit-Impfstoffe); vgl. Schutzimpfung.

Vakzine (↑) *f*: (engl.) *vaccine*; Impfstoff aus lebenden, attenuierten (d. h. in ihrer Virulenz abgeschwächten) bzw. inaktivierten Krankheitserregern od. aus inaktivierten (entgifteten) Toxinen bzw. Toxoiden von Erregern od. Teilstücken der Oberflächenstruktur von Erregern.

Vakzine|knoten (↑): Melkerknoten*.

Vakzine|therapie (↑) *f*: (engl.) *vaccine therapy*; wiederholte Einspritzung abgetöteter od. abgeschwächter Err. in den erkrankten Organismus zur Anregung der natürl. Immunkörperbildung (vgl. Schutzimpfung); bei Verw. krankheitseigener gezüchteter Err. spricht man von **Autovakzinen**, bei Verw. von Err. aus anderen Kranken von **Heterovakzinen** (Fremdimpfstoff); alle Handelsvakzine sind Heterovakzine.

Val: Abk. für Valin*.

Val|aciclo|vir (INN) *n*: (engl.) *valaciclovir*; Virostatikum* (Vorstufe von Aciclovir*); **Ind.:** Infektion mit Herpes*-simplex-Virus od. Varicella*-Zoster-Virus; **UAW:** Kopfschmerz, Hautausschlag, Magen-Darm-Störungen.
Val̲e̲nz (lat. val̲e̲re wert sein, gelten) *f*: s. Wertigkeit.
Val̲e̲nz|elektronen (↑; Elektro-*) *n pl*: (engl.) *valence electrons*; Elektronen, deren Zahl die Wertigkeit* (u. damit die Anzahl der Bindungen) eines Atoms bestimmt; im Allg. die sog. Außenelektronen.
Val̲e̲nz|wechsel (↑): (engl.) *valence change*; durch Elektronenabgabe (Oxidation*) bzw. -aufnahme (Reduktion*) verursachter Wertigkeitswechsel eines Elements (Wechsel der Oxidationsstufe).
Valeri̲a̲nae ra̲d̲ix (↑) *f*: s. Baldrian.
Valganciclovi̲r̲ (INN) *n*: (engl.) *valganciclovir*; Prodrug des Nukleosidanalogons Ganciclovir*; **Anw.:** Virostatikum* zur Ther. der Zytomegalie-Retinitis bei immunsupprimierten Pat. (z. B. durch HIV); **UAW:** Neutropenie, Diarrhö, Anämie, Dermatitis, Leberfunktionsstörungen.
Valgisi̲e̲rung (valgus*): (engl.) *valgus osteotomy*; op. Herstellung einer Valgusstellung* des Schenkelhalses.
va̲l̲gus (lat.): krumm, nach innen gewölbt.
Va̲l̲gus|stellung (↑): (engl.) *valgus deformity*; X-Stellung; (orthop.) nach lateral konkave Stellung von Knochen u. Gelenken; V. der Hüfte (Coxa* valga) bei einem CCD*-Winkel >130°.
Validit̲ä̲t (lat. val̲i̲ditas körperliche Gesundheit, Kraft) *f*: (engl.) *validity*; Gültigkeit; Gütekriterium für Testverfahren, das beschreibt, wie geeignet ein Verf. zur Abbildung eines zu messenden Sachverhalts ist; zur Prüfung der V. dienen u. a. Vergleiche mit Messungen anderer Merkmale am gleichen Individuum (kriteriumsbezogene V.) od. die Prüfung der Vereinbarkeit der Messergebnisse mit dem zugrunde liegenden theoretischen Konstrukt (Konstruktvalidität); die V. wird anhand von Sensitivität* u. Spezifität* des Tests beurteilt. Vgl. Reliabilität.
Vali̲n̲ *n*: (engl.) *valine*; Abk. Val, V; essentielle Aminosäure*; **Vork.:** in fast allen Proteinen; Abbau über CoA-aktivierte Methylmalonsäure* zu Succinyl-CoA; vgl. Ahornsirupkrankheit.
Vall̲e̲cula cereb̲e̲lli (dim. vall̲e̲cula von lat. va̲l̲lis Tal) *f*: (engl.) *vallecula of cerebellum*; mediane Furche an der Unterfläche des Cerebellums* zwischen rechter u. linker Kleinhirnhemisphäre.
Vall̲e̲cula epi|glo̲t̲tica (↑) *f*: (engl.) *epiglottic vallecula*; durch die vom Zungengrund zum Kehldeckel ziehenden Plicae glossoepiglotticae laterales u. die Plica glossoepiglottica mediana begrenzte Gruben.
Valleix-Punkte (François L. V., Päd., Paris, 1807–1855): (engl.) *Valleix's points*; Nervendruckpunkte zur Prüfung der Druckschmerzhaftigkeit des N. ischiadicus bei Ischiassyndrom* (s. Abb.).
Vallen-Zeichen: (engl.) *Vallen's sign*; Entz. u. Perforation im Bereich des Nabels bei tuberkulöser Peritonitis*.
Valproat-Embryo|pathie (Embryo-*; -pathie*) *f*: s. Antiepileptika-Embryofetopathie.
Valproi̲n̲|säure (INN): (engl.) *valproic acid*; syn. Dipropylessigsäure; Antiepileptikum*; **Wirkung:** blockiert spannungsabhängige Na⁺-Kanäle u. steigert die Hemmwirkung von GABA*; **Ind.:** auch als

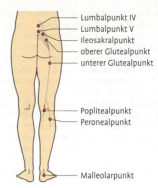

Valleix-Punkte

Phasenprophylaktikum*. Vgl. Antiepileptika-Embryofetopathie.
Valsalva-Knötchen (Antonio M. V., Anat., Chir., Bologna, 1666–1723): (engl.) *nodules of Valsalva*; syn. Arantius-Knötchen; Noduli valvularum semilunarium der Valva* aortae.
Valsalva-Si̲n̲us (↑) *m*: Sinus* aortae.
Valsalva-Versuch (↑): **1.** (engl.) *Valsalva's maneuver*; syn. Pressdruckversuch; (kardiol.) einfaches diagn. Verf. (vagales Manöver) zur Prüfung der Herz-Kreislauf-Funktion (vgl. Kreislauffunktionsprüfungen), insbes. der Blutdruckregulation* (z. B. bei der Diagn. des Karotissinus*-Syndroms); auch diagn. u. therap. bei best. paroxysmalen supraventrikulären tachykarden Herzrhythmusstörungen* (s. AV-Knotentachykardie, WPW-Syndrom); **Durchführung:** max. Bauchpresse u. Anspannung der Exspirationsmuskulatur für ca. 10 Sek. bei geschlossener Glottis nach tiefer Inspiration; Blutdruckmessungen zu Beginn, am Ende u. danach; **Prinzip:** Durch die intraabdominale u. -thorakale Druckerhöhung kommt es nahezu zu einer Aufhebung des venösen Rückflusses zum re. Herz, wodurch das Schlagvolumen reduziert wird u. der Blutdruck etwas absinkt, mit nach Beendigung des V.-V. durch vermehrten Zustrom vergrößertem Schlagvolumen u. Blutdruckanstieg. Während bei normaler Blutdruckregulierung der Blutdruck nur unwesentl. absinkt (5–10 mmHg) u. danach über den Ausgangswert ansteigt, kommt es bei latenter Herzinsuffizienz zu einer. Störung des am Reflexbogen beteiligten Teils des vegetativen Nervensystems zu einem stärkeren Druckabfall während des Pressens u. danach zum Ausbleiben des reaktiven Druckanstiegs. Zusätzl. vagal vermittelte negative Dromotropie u. damit Terminierung von Tachykardien mit Beteiligung des AV-Knotens; **2.** (otol.) Tubenfunktionsprüfung; **Durchführung:** Erzeugung eines Überdruck im Nasen-Rachen-Raum nach tiefer Inspiration bei geschlossenem Mund u. zugehaltener Nase; **Prinzip:** Bei normaler Tubendurchgängigkeit entweicht i. d. R. Luft über die Ohrtrompete in die Paukenhöhle, was bei gleichzeitiger Otoskopie als Verwölbung des Trommelfells zu sehen ist. Ein negativer V.-V. ist ohne pathol. Bedeutung u. erfordert weitere Funktionspüfungen (z. B. Politzer*-Verfahren).

Valsartan (INN) *n*: (engl.) *valsartan*; AT$_1$*-Rezeptor-Antagonist; **Ind.:** essentielle Hypertonie*.

Valva aortae (lat. Türflügel, Klappe) *f*: (engl.) *aortic valve*; Aortenklappe.

Valva atrio|ven|tricularis dextra, sinistra (↑) *f*: (engl.) *tricuspid valve*; re. bzw. li. Atrioventrikularklappe; Segelklappen zwischen Herzkammer u. Vorhof; re.: Valva tricuspidalis, li.: Valva mitralis (bicuspidalis).

Valva bi|cuspidalis (↑) *f*: Valva* mitralis.

Valva ileo|caecalis (↑) *f*: Bauhin*-Klappe.

Valva mitralis (↑) *f*: (engl.) *mitral valve*; Mitralklappe; zweizipfelige Segelklappe zwischen li. Vorhof u. li. Herzkammer.

Valva tri|cuspidalis (↑) *f*: (engl.) *tricuspid valve*; Trikuspidalklappe; dreizipfelige Segelklappe zwischen re. Vorhof u. re. Herzkammer.

Valva trunci pulmonalis (↑) *f*: s. Herz.

Valvula (lat.) *f*: (engl.) *valvula*; kleine Klappe.

Valvulae anales (↑) *f pl*: (engl.) *rectal valves*; syn. Ball-Falten; Querfalten, die die Sinus anales im Canalis analis (s. Rektum) nach unten begrenzen.

valvulär (↑): (engl.) *valvular*; die Klappe betreffend, auch valvär.

Valvulae venosae (↑) *f pl*: Venenklappen*.

Valvula lym|phatica (↑) *f*: (engl.) *lymphatic valvule*; Lymphgefäßklappe.

Valvula sinus coronarii (↑) *f*: (engl.) *valve of coronary sinus*; auch Valvula Thebesii; halbmondförmige Falte an der Einmündung des Sinus coronarius in den re. Vorhof des Herzens.

Valvula spiralis (↑) *f*: (engl.) *Eustachian valve*; auch Plica spiralis, Valva Eustachii; leitet das Blut im fetalen Blutkreislauf* von der V. cava inf. über das offene Foramen ovale in den li. Vorhof.

Valvulo|plastik (↑; ↑) *f*: (engl.) *valvuloplasty*; syn. Valvuloplastie; Rekonstruktion einer Herzklappe mit org. Gewebe od. Kunststoff bei Herzklappeninsuffizienz; z. B. Anuloplastik*. Vgl. Herzklappe, künstliche; Ballonvalvuloplastie.

Valvulo|tomie (↑; -tom*) *f*: **1.** (engl.) *valvulotomy*; (kardiol.) op. Spaltung einer Herzklappe meist mit einem Spezialinstrument (Valvulotom); vgl. Kommissurotomie; **2.** (angiolog.) Zerschneiden von Venenklappen mit einem Spezialkatheter bei Anlage eines In*-situ Bypass.

VAM: Abk. für **V**ideo-**a**ssistierte **M**ediastinoskopie*; minimal-invasives Verf. unter Verwendung eines Video-Mediastinoskops mit Visualisation des Situs am Bildschirm; vgl. VAMLA.

VAMLA: Abk. für **v**ideo**a**ssistierte **m**ediastinale **L**ymphadenektomie*; minimal-invasive, radikale Lymphadenektomie des oberen Mediastinums über einen kollaren Hautschnitt; vgl. Mediastinoskopie.

Vanadium (nach Vanadis, Beiname der altnord. Göttin Freya) *n*: (engl.) *vanadium*; chem. Element, Symbol V, OZ 23, rel. Atommasse 50,94; zur Vanadiumgruppe gehörendes Metall; essentielles Spurenelement; **Vork.:** als Beimengung in Eisen-, Kupfer- u. Titanerzen sowie in Erdöl; **Verw.:** in der Stahlindustrie, in Katalysatoren; Vanadiumverbindungen (bes. Vanadiumpentoxid) sind starke Reizgifte; s. Vanadiumintoxikation.

Vanadium|in|toxikation (↑; Intoxikation*) *f*: (engl.) *vanadium poisoning*; Intoxikation durch Einatmen od. perorale Aufnahme von Vanadium* bzw. Vanadiumverbindungen; Gefährdung bei Gewinnung u. Verarbeitung von Vanadium sowie Reinigung von mit Erdöl betriebenen Heizanlagen; **Sympt.: 1.** akute V.: Augenbrennen, Rhinitis, Laryngitis; **2.** chron. V.: Bronchitis, Bronchopneumonien, Nierenschädigung; nach peroraler Aufnahme: Epistaxis, Krämpfe, Erbrechen; **Ther.:** nach Inhalation: Sauerstoffbeatmung; nach peroraler Aufnahme: EDTA, Natriumsulfat; BAT: 70 µg/g Kreatinin (am Ende einer Arbeitswoche); seltene Berufskrankheit (BK Nr. 1107).

van-Bogaert-Bertrand-Krankheit (Ludo van Bo., Neuropathol., Antwerpen, 1897–1989; Ivan G. Be., franz. Neurol., 1863–1965): Canavan*-Krankheit.

van-Buchem-Syn|drom (Francis S. P. van B., Int., Groningen, 1898–1979) *n*: Hyperostosis* corticalis generalisata.

Vanco|mycin (INN) *n*: (engl.) *vancomycin*; amphoteres Glykopeptid-Antibiotikum, das von Streptomyces orientalis produziert wird; **Wirkung:** Hemmung des Zellwandaufbaus grampositiver Bakt.; keine Resorption nach oraler Gabe; **Ind.:** als Reserveantibiotikum zur i. v. Kurzinfusion bei schweren Inf. bzw. Sepsis, z. B. Staphylokokkeninfektionen bei Penicillin- od. Cephalosporinallergie, sowie p. o. bei durch Clostridium perfringens verursachten Enterokolitiden; **UAW:** Nephro- u. Ototoxizität, Blutdruckabfall nach zu rascher Infusion, selten anaphylaktoide Reaktionen. Vgl. Teicoplanin.

van-Creveld-Syn|drom (Simon van C., Päd., Amsterdam, 1894–1971) *n*: s. Ellis-van-Creveld-Syndrom.

van-der-Hoeve-Syn|drom (Jan van der H., Ophth., Groningen, Leiden, 1878–1952) *n*: s. Osteogenesis imperfecta.

Van-der-Waals-Kräfte (Johannes D. van der W., Phys., Amsterdam, 1837–1923): s. Bindung, chemische.

Vanillin|mandel|säure: (engl.) *vanillylmandelic acid*; Abk. VMS; 3-Methoxy-4-hydroxy-mandelsäure; Hauptabbauprodukt der Katecholamine* Adrenalin u. Noradrenalin, das im Urin ausgeschieden wird; die VMS-Bestimmung ist als Suchtest in der Hypertoniediagnostik eingeführt worden; heute weitgehend ersetzt durch Bestimmung der Katecholamine; **Referenzbereiche:** Konz. im Urin 17–35 µmol/l, Ausscheidung 3,3–7,0 mg/24 h; erhöhte Ausscheidung v. a. bei hormonal aktivem Phäochromozytom*, u. U. bei Neuroblastom, schwerer Herzinsuffizienz, Stress; cave: falsch positive Resultate durch Arzneimittel, die Katecholamine freisetzen (z. B. Theophyllin, Alphamethyldopa, Monoaminoxidase-Hemmer, Phenothiazine) od. Eigenfluoreszenz zeigen (Tetracyclin, Ampicillin, Erythromycin). Vgl. Homovanillinsäure; Tumormarker.

vanishing lung (engl. dahinschwindende Lunge): **1.** Bez. für sehr schnell fortschreitenden zyst.-blasigen Gewebeumbau der Lunge aufgrund unterschiedl. inhalativer Noxen; vgl. Lungenemphysem; **2.** s. Lungendystrophie, progressive.

Van't-Hoff-Gesetz (Jacobus H. Van't H., Chem., Amsterdam, Berlin, 1852–1911): s. Osmose.

Van't-Hoff-Regel (↑): (engl.) *van't Hoff's rule*; Reaktion-Geschwindigkeit-Temperatur-Regel (Abk. RGT-Regel); Beobachtung, dass die Reaktionsgeschwindigkeit chem. Prozesse um das 2–3-fache zunimmt, wenn die Temp. um 10 °C gesteigert wird.
Vanzetti-Zeichen (Tito V., Chir., Charkow, Padua, 1809–1888): (engl.) *Vanzetti's sign*; Bez. für die reflektor. Skoliose u. das typ. nach vorn gerichtete Gangbild eines Pat. mit Ischiassyndrom*.
VAP: Abk. für ventilatorassoziierte Pneumonie*; s. Langzeitbeatmung.
Vapor (lat.) *m*: Dampf.
Vaporizer (engl. to vaporize verdampfen): Verdampfer*.
Vaquez-Osler-Krankheit (Louis-Henri V., Int., Paris, 1860–1936; Sir William O., Int., Oxford, Baltimore, 1849–1919): Polycythaemia* vera.
Var.: (bakteriol.) Abk. für Varietas*.
Vardenafil (INN) *n*: (engl.) *vardenafil*; Phosphodiesterase*-Hemmer; selektiver Hemmer der cGMP-spezif. Phosphodiesterase Typ 5 (Abk. PDE5); **Ind.:** Erektionsstörung*; **Kontraind.:** s. Sildenafil; zusätzl. terminale dialysepflichtige Niereninsuffizienz; **UAW:** Kopfschmerzen, Dyspepsie, Schwindel, Flush, verstopfte Nase, Farbsehstörungen (selten u. reversibel). Vgl. Tadalafil.
Vareniclin *n*: (engl.) *varenicline*; synth. Derivat des Cytisins (s. Zytisismus) zur p. o. Anw.; **Wirkungsmechanismus:** selektiver partieller Agonist* (vgl. Aktivität, intrinsische) an nicotinergen Acetylcholin-Rezeptoren vom α₄β₂-Subtyp mit höherer Affinität als Nicotin*; **Ind.:** pharmak. Unterstützung der Nicotinentwöhnung von Erwachsenen, z. B. bei fehlendem Erfolg einer Nicotinersatztherapie (s. Nicotin) u. von Bupropion*; **Kontraind.:** u. a. (anamnest.) psychiatrische Erkr., Epilepsie; **UAW:** meist Übelkeit, Kopfschmerz, Schlafstörung; geringe therap. Breite, v. a. bei Komb. mit Nicotin.
Variabilität (lat. variabilis veränderbar, auswechselbar) *f*: Variation*.
Variabilitäts|ko|ef|fizient (↑; Co-*; lat. efficere bewirken, vollenden) *m* : (engl.) *coefficient of variability*; Abk. VK; syn. Variationskoeffizient; Quotient aus Standardabweichung* u. Mittelwert* als vom Mittelwert unabhängiges Maß für die Streuung* von Verteilungen
Variante (lat. variare verändern, wechseln) *f*: s. Varietas.
Varianz (lat. variantia Verschiedenheit, Unterschied) *f*: (engl.) *variance*; (statist.) rechnerisch ermittelte Größe zur Charakterisierung der Streuung* der Einzelwerte einer Messreihe um ihren Mittelwert; sie ist definiert als:

$$s^2 = \frac{\sum_{i=1}^{n}(X_2-X)^2}{n-1}$$

Der positive Wert ihrer Wurzel wird als Standardabweichung* bezeichnet.
Variation (lat. variatio Abwechslung, Verschiedenheit) *f*: (engl.) *variation*; syn. Variabilität; durch Umwelteinflüsse bedingte (dann u. U. reversible) od. durch Mutation* u. a. (dann meist konstante) Veränderung von Organismen; die entstandene Variante heißt auch Modifikation, Dissoziation, Standortvarietät (s. Varietas). Vgl. Antigenwechsel.
Variations|ko|ef|fizient (↑; Co-*; lat. efficere bewirken, vollenden) *m*: Variabilitätskoeffizient*.
Varicella (dim von lat. varus Gesichtsausschlag) *f*: s. Varizellen.
Varicella-Zoster-Virus (↑; gr. ζωστήρ Gürtel, Streifen; Virus*) *n*: (engl.) *varicella-zoster virus*; veraltet Zoster-Virus; DNA-Virus aus der Alphasubfamilie der Herpesviridae*; Err. der Varizellen* (Erstinfektion nicht immuner Personen) u. des Zosters* (endogene Reaktivierung des in Ganglienzellen persistierenden Virus bei Resistenzminderung); **Übertragung:** Tröpfchen- u. Schmierinfektion; **Nachw.:** elektronenmikroskop. im Negativkontrast aus Gewebe der Basis frischer Bläschen; serol.; **Infektionsprophylaxe:** Lebendimpfstoff aus attenuierten Viren, v. a. für an Leukämie erkrankte Kinder; passive Schutzimpfung in der Perinatalperiode.
Varietas (lat. Verschiedenheit) *f*: (engl.) *variety*; Abk. var.; syn. Typ; Varietät, Variante, Abart; taxonom. Begriff unterh. der Art (Species*) zur Zuordnung von Organismen, die sich von einer Species durch geringe, aber weitgehend konstante Merkmale (z. B. Mycobacterium tuberculosis var. hominis) unterscheiden.
Varik|ek|tomie (lat. varix Krampfader; Ektomie*) *f*: (engl.) *varicectomy*; chir. Exstirpation von Varizen*; vgl. Varizenstripping.
varikös (↑); (engl.) *varicose*; in Zusammenhang mit Krampfadern stehend.
Variko|phlebitis (↑; Phleb-*; -itis*) *f*: (engl.) *varicophlebitis*; Entzündung einer Krampfader; s. Thrombophlebitis, Thrombose.
Varikose (↑, -osis*) *f*: (engl.) *varicosis*; sog. Krampfaderleiden; ausgedehnte Bildung von Varizen*, i. e. S. die V. der Beine; **Formen: 1.** **primäre** (idiopath.) V.: meist konstitutionell bedingt als Folge einer allg. angeb. (familiären) Bindegewebeschwäche (Manifestation mit zunehmendem Alter häufiger); prädisponierende Faktoren: stehende Tätigkeit, Adipositas, weibl. Geschlecht; Schwangerschaft (Schwangerschaftsvarizen*); im Kindes- u. Jugendalter häufig durch angeb. Venenklappeninsuffizienz bzw. -agenesie od. Gefäßfehlbildungen (z. B. bei Klippel-Trénaunay-Syndrom, inf. arteriovenöser Fisteln); **2.** **sekundäre** V.: a) als Folge anderer Venenerkrankungen, die zu einer Obliteration bzw. zur lokalen Insuffizienz von Venenklappen der betroffenen Vene (meist Phlebothrombose, Insuffizienz der Vv. perforantes) führen; bei Klappeninsuffizienz tiefer Beinvenen erfolgt der hauptsächl. durch die sog. Muskelpumpe* bewirkte venöse Rückstrom (der physiol. Strömungsrichtung) vermehrt über die durch Crossen u. Vv. perforantes (perforieren die Muskelfaszie) mit den tiefen Beinvenen in Verbindung stehenden oberflächl. Venen (Kollateralkreislauf über die Vv. saphenae). b) posttraumatisch nach direktem Trauma od. bei ausgedehnten Narbenfeldern; **Lok.: 1.** Venenhauptstämme, v. a. V. saphena magna (s. Abb. 1) u. V. saphena parva (Stammvarikose). **2.** Nebenäste (Seitenastvarikose); **3.** intrakutane (retikuläre V.) u. subkutane Venengeflechte (Besenreiservarizen*); **Klin.:** oberflächl. u. tiefe Vari-

Varikozele

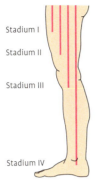

Varikose Abb. 1: schematische Darstellung der Stadien einer Stammvarikose der V. saphena magna [24]

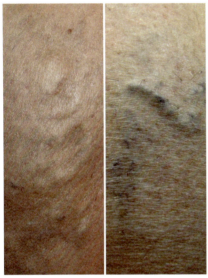

Varikose Abb. 2 [56]

zen u. durch die Abnahme des venösen Blutrückstroms u. den dadurch erhöhten peripheren Venendruck Stauungserscheinungen (s. Insuffizienz, chronisch-venöse), Dermatofasziosklerose u. Ulcus* cruris; **Kompl.:** Varikophlebitis*, tiefe Beinvenenthrombose (s. Thrombose); **Diagn.:** bis daumenkuppengroße Vorwölbung einer oberflächl. Vene (s. Abb. 2) mit darunterliegender palpator. rundl.-ovaler Faszienlücke als klin. Zeichen einer Insuffizienz der Vv. perforantes (blow out; s. Varizen, Abb. dort); apparativ: Ultraschalldiagnostik (Doppler- u. farbcodierte Duplexsonographie*) u. Phlebographie, Venenverschlussplethysmographie*, ggf. CT od. MRT; **Ther.: 1.** (konservativ) konsequente Kompressionsbehandlung (Kompressions- od. Stützstrümpfe); Hochlagerung, Bewegungstherapie, Physiotherapie, Hydrotherapie; **2.** minimal-invasiv: Obliteration der varikösen Vene (Ablation) durch Entzündungsreiz nach intraluminaler Applikation (pharmakolog. od. durch Elektro-, Laser- od. Lichtkoagulation), s. Sklerotherapie; **3.** op.: Varizenstripping* (Abb. dort), z. B. Babcock-Methode; zusätzl. Perforansligatur od. endoskopische subfasziale Perforansdissektion*; ggf. Rekonstruktion der Venenklappen.

Varikose, spinale (↑; ↑) f: s. Foix-Alajouanine-Syndrom.

Varikosität (↑; ↑) f: **1.** (engl.) varicosity; Anhäufung zahlreicher Varizen*; **2.** (neurol.) Bez. für Auftreibungen in den Telodendronen* einer postganglionären Nervenzelle des vegetativen Nervensystems*, die Anhäufungen Neurotransmitter* (z. B. Noradrenalin*) speichernder synaptischer Vesikel enthalten. Auf einen Reiz hin werden aus den Vesikeln Neurotransmitter freigesetzt. Diese diffundieren über den synapt. Spalt (20 nm–2 μm) zu den Rezeptoren der Effektorzellen u. lösen damit die Reaktion des Erfolgsorgans (Effektors*) aus.

Variko|zele (↑; -kele*) f: (engl.) varicocele; Krampfaderbruch; variköse Veränderungen (s. Varizen) der den Plexus pampiniformis bildenden Vv. testiculares; **Vork.:** häufigstes Auftreten zwischen 15. u. 25. Lj., meist links (s. Abb.) wegen rechtwickliger Einmündung der V. testicularis in die V. renalis (rechte V. testicularis mündet spitzwinklig in die V. cava inf.); **Ätiol.:** hypothet. Faktoren: langer, freier Verlauf im retroperitonealen Raum ohne Muskelpumpe, ungünstige Einstrombahn in die linke V. renalis, erhöhter hydrostatischer Druck (besonders links), angeborene Gefäßwandschwäche, Insuffizienz od. Fehlen von Venenklappen, Kremasterschwäche, Atonie des Skrotums, Kompression der V. testicularis; bei Kindern vor der Pubertät u. älteren Männern muss an eine **symptomatische V.** inf. einer Einflussstauung durch einen retroperitonealen Tumor (Wilms-Tumor bzw. Nierenzellkarzinom) gedacht werden. **Ther.:** operativ; Ind. zur Op.: Oligozoospermie od. OAT*-Syndrom bei Infertilität (Kinderwunsch), Reduktion des Hodenvolumens, Schmerzen; Meth.: Unterbindung der V. testicularis nach Pararektal-, Inguinal- od. Lumbalschnitt od. retrograde bzw. anterograde Sondierung der V. testicularis u. anschl. Sklerosierung; mikrochir. Resektion des Plexus pampiniformis od. laparoskop. Klip-

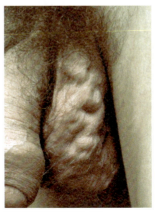

Varikozele: linksseitig [85]

Variola

pung der Hodengefäße; antegrade Sklerosierung (Verfahren nach Tauber) bei V. testis.

Variola (lat. varius scheckig, bunt, verschieden) *f*: (engl.) *smallpox, variola*; syn. Pocken, Blattern; hochkontagiöse Infektionskrankheit; **Formen: 1. V. major** (Letalität 20–50 %, Err.: Orthopoxvirus variola; s. Variolavirus); **2. V. minor** (syn. Alastrim; Letalität 1–5 %, Err.: Orthopoxvirus alastrim); **Verbreitung:** ursprüngl. kosmopolitisch; die weltweite Pockenimpfkampagne der WHO bewirkte, dass seit 1977 V. als ausgerottet betrachtet werden kann; weltweit besteht keine Impfpflicht mehr. **Übertragung:** Tröpfchen-, Schmier- u. Staubinfektion; **Inkub.:** 7–11 Tage; **Klin.:** Initialstadium (2–4 Tage) mit hohem Fieber, Kopf-, Rücken- u. Lendenschmerzen; im Eruptionsstadium (6–10 Tage) treppenförmiger Temperaturabfall, zentrifugales Exanthem (Macula-Papel-Pustel-Schorf; Pusteln mehrkammerig, trüber Inhalt); Abfall der noch infektiösen Krusten nach 1–3 Wo.; Narben v. a. im Gesicht. Bei Geimpften kam es zur Blockierung der weiteren Entw. der Effloreszenzen (Variolois*, DD Varizellen). **Diagn.:** Klinik, Anamnese, Erregernachweis; **Proph.:** Vacciniavirus*.

Variolation (↑) *f*: (engl.) *variolation*; künstl. erzeugte, milde Erkr. an Pocken nach Einimpfung von Pockenvirus-haltigem Krankheitsmaterial (Borken, Pustelinhalt) in die Haut des Oberarms (Indien vor 2000 Jahren) od. durch Einbringen in die Nase (China, seit ca. 1500 Jahren); 1721 durch den schottischen Arzt Maitland über Konstantinopel nach Westeuropa eingeführt; abgelöst durch die Pockenimpfung mit Vacciniavirus* (Vakzination*). Vgl. Schutzimpfung.

Variola|virus (↑; Virus*) *n*: (engl.) *variola virus*; syn. Borreliota variolae, Strongyloplasma variolae, Pocken-Virus, Blattern-Virus, Paschen-Körperchen; Orthopoxvirus variola (Ø 230–300 nm) aus der Fam. der Poxviridae*; Err. der Pocken (Variola*); **Übertragung:** v. a. Tröpfcheninfektion, seltener Schmier- u. Staubinfektion; Fliegen; Virusausscheidung schon vor dem Exanthem, u. U. auch durch gesunde Virus-Träger mit ausreichendem Impfschutz; **Nachw.:** Elektronenmikroskopie; Anzucht in embryonierten Hühnereiern, Zellkultur; serol. Hämagglutination*-Hemmtest (positiv 4 Tage nach Infektion), ELISA, Neutralisationstest* (positiv nach 2 Wo.); Tierversuch: Intrakutantest bei Kaninchen, Erregerinokulation an Mäusepfoten. Vgl. Schutzimpfung.

Variolois (↑) *f*: (engl.) *varioloid*; Variola mitigata; (histor.) Pockeninfektion der Schutzgeimpften; progn. wesentl. günstiger als Pocken, war aber Infektionsquelle für echte Pocken (s. Variola); Abheilung begann schon am 5.–7. Krankheitstag, vielfach ohne Hinterlassen von Narben.

Varisierung (lat. varus gestreckt, nach innen gekrümmt): (engl.) *varus osteotomy*; op. Herstellung einer Varusstellung* des Schenkelhalses (sog. Varisierungsosteotomie).

Varix (lat. Krampfader) *f*: s. Varizen.

Varizella-Zoster-|Im|mun|globulin (↑; immun*; Globuline*) *n*: (engl.) *zoster immune globulin*; hochspezif. Immunglobulin; **Anw.: 1.** (prophylakt.) kann bei Immungeschwächten, Frühgeborenen unter 1000 g Geburtsgewicht u. Schwangeren (bis zur 22. SSW u. um den Geburtstermin) den Ausbruch der Varizellen* verhindern, wenn es innerh. von 72 Std. nach Exposition i. m. injiziert wird; **2.** (therap.) bei akuter, lebensbedrohl. Infektion; vgl. Serumtherapie.

Varizellen (Dim. von lat. varus Gesichtsausschlag) *f pl*: (engl.) *varicella*; syn. Windpocken; exanthemat. Infektionskrankheit durch Erstinfektion nichtimmuner Personen mit Varicella*-Zoster-Virus; Kinderkrankheit, selten auch Erstinfektion im Erwachsenenalter (Varicellae adultorum); **Infektionsquelle:** Nasen- u. Rachensekret Varizellenod. (seltener) Zoster-Erkrankter; **Übertragung:** Tröpfchen- u. Schmierinfektion; hohe Kontagiosität 2 Tage vor bis 5 Tage nach Auftreten des Exanthems; Erkr. hinterlässt i. d. R. lebenslange Immunität; vgl. Zoster. **Inkub.:** 14–16 Tage; **Klin.:** Prodromi fehlen meist; mäßiges Fieber u. schubweise auftretendes, juckendes Exanthem mit zentripetaler Verbreitung im Gesicht (s. Abb.), an Kopfhaut u. Rumpf; Schleimhäute regelmäßig beteiligt, Hände u. Füße nicht betroffen; polymorphes Bild (sog. Heubner-Sternenkarte): stecknadelkopfgroße Flecken werden innerh. von Std. zu Papeln u. Bläschen, später zu Pusteln mit gelb-bräunl., fest an der Haut haftenden u. nach 2–3 Wo. abfallenden Krusten. **Kompl.:** Narbenbildung bei Impetiginisierung; Otitis media, nekrotisierende Fasziitis, tox. Schock-Syndrom, atypische Pneumonie, Meningoenzephalitis, akute Myelitis, Myositis, Nephritis. Bei Erkr. v. a. zwischen 8. u. 21. SSW kommt es selten (ca. 1 %) zu Fehlbildungen des ungeborenen Kindes (z. B. Hautnarben, Gliedmaßenhypoplasie, Muskelatrophie, Katarakt, Chororetinitis), bei mütterl. Erkr. 5 Tage vor bis 2 Tage nach der Geburt zu schweren Verläufen bei den Neugeborenen; **Diagn.:** klin., Virus- u. Antikörpernachweis; **Ther.:** symptomat., Juckreizlinderung; bei Impetiginisierung lokal Antibiotika; bei Immunsupprimierten Aciclovir, Valaciclovir, Famciclovir; **Progn.:** im Allg. günstig; narbenfreie Abheilung; **Proph.:** bei Schwangeren u. abwehrgeschwächten Pat. mit Exposition zu Varizellen-Erkrankten Varizella*-Zoster-Immunglobulin, bei

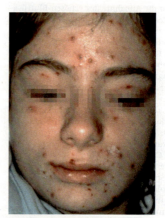

Varizellen: Exanthem [148]

gefährdeten Neugeborenen zusätzl. Aciclovir; aktive Immunisierung: s. Impfkalender (Tab. dort); s. Schutzimpfung (Tab. dort); **DD:** Prurigo* simplex acuta, Herpangina*, Zoster* generalisatus, pustulöses Syphilid*.

Varizen (lat. varix Krampfader) *f pl*: (engl.) *varices, varicose veins*; sog. Krampfadern; unregelmäßig schlauchförmig od. ampullär-knotenförmig erweiterte u. geschlängelte (oberflächl.) Venen; **Urs.:** Venenwandschwäche bzw. intravasale Druckerhöhung od. Venenklappeninsuffizienz (s. Abb.); angeboren (primär) od. sekundär z. B. nach Thrombose od. bei Volumenüberlastung inf. Beteiligung an einem Kollateralkreislauf; **Lok.: 1.** untere Extremität (v. a. multipel; s. Varikose, Abb. 2 dort); **2.** Verdauungstrakt: Ösophagusvarizen*, Downhill*-Varizen, Fundusvarizen*, Duodenal-, Choledochus- u. Rektumvarizen; **3.** Bauchdecke (Caput* medusae); **4.** Zunge (Zungenvarizen*). Vgl. Hämorrhoiden.

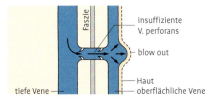

Varizen: Klappeninsuffizienz mit blow out

Varizen|stripping (↑; engl. to strip abstreifen) *n*: (engl.) *varicose vein stripping*; Venenstripping, Stripping; op. Extraktion einer variköz veränderten Vene mit einer flexiblen Spezialsonde (sog. Venenstripper); Meth.: z. B. **1.** extraluminal mit Ringstripper*; **2.** intraluminal; **a)** Babcock-Methode: s. Abb.; **b)** Invaginations-Stripping: Vorschieben eines Drahtes von der Leiste durch die Stammvene bis zum distalen Insuffizienzpunkt; Verknoten des Drahtendes in der Leiste mit dem Venenstumpf, so dass die Vene wie ein eingestülpter Strumpf mittels Invagination nach distal herausgezogen werden kann; abgehende Seitenäste werden durch Miniphlebektomie selektiv abgetrennt; ggf. Verwendung sog. PIN-Stripper (Perforanten-Invaginations-Stripping); gewebeschonendes Verf. mit geringem Blutverlust u. postoperativer Schmerzlosigkeit; **c)** Kryo-Stripping (bei Stammvarikose geringer Ausprägung): Leistenschnitt, nach Krossektomie Einführen einer starren Kryosonde bis zum distalen Insuffizienzpunkt der Stammvene; durch lokale Kälteapplikation (–85 °C) friert die Venenwand an der Sondenspitze an u. kann retrograd durch Invagintion entfernt werden. **Ind.:** vollständige Entfernung von varikösen Subkutanvenen unter gleichzeitiger Ausschaltung von insuffizienten Venae perforantes bei primären Varizen*, insbes. bei Stammvarikose; bei sekundären Varizen strenge Ind. (ein ausreichender venöser Rückstrom über das tiefe Venensystem muss gewährleistet sein). Vgl. Varikose.

Varizen|verödung (↑): s. Sklerotherapie.

Varus|stellung (lat. varus gestreckt, nach innen gekrümmt): (engl.) *varus deformity*; O-Stellung; (orthop.) nach lateral konvexe Stellung von Knochen u. Gelenken; V. der Hüfte (Coxa* vara) bei einem CCD*-Winkel <120°.

VAS: Abk. für visuelle **A**nalogskala*.

Vas (lat.; pl Vasa) *n*: Gefäß.

Vasa ab|errantia (↑) *n pl*: s. Gefäße, aberrierende.

Vas af|ferens (↑) *n*: **1.** syn. Arteriola* glomerularis afferens renis; **2.** zuführendes Lymphgefäß an der Konvexität eines Lymphknotens.

Vasa lymphatica (↑) *n pl*: Lymphgefäße.

Vasa nervorum (↑) *n pl*: im Epineurium verlaufende, der Stoffwechselversorgung der Nerven* dienende kleine Blutgefäße.

Vasa vasorum (↑) *n pl*: sog. Gefäße der Gefäße; in der Adventitia größerer Blutgefäße verlaufende Arterien.

Vasculitis al|lergica (dim ↑; -itis*) *f*: (engl.) *allergic vasculitis, (cutaneous) leukocytoclastic vasculitis*; syn. Immunvaskulitis, Immunkomplexvaskulitis, Hypersensitivitätsvaskulitis, kutane leukozytoklastische Angiitis; isolierte entzündl. Erkr. kleinerer Arterien u. Venen auf allerg.-hypererg. Basis meist ohne system. Beteiligung; z. B. Thrombangiitis* obliterans, Arteriitis* temporalis, Periarteriitis nodosa, Arteriopathia pulmonalis (Bredt-Krankheit), Purpura* Schoenlein-Henoch; **Urs.:** exogen zugeführte Substanzen (Arzneimittel), oft vorausgegangene Virusinfektion; **Klin.:** Manifestationsalter >16 Jahre; distal betonte palpable Purpura, makulopapulöses Exanthem, Arthralgien, Myalgien, selten Glomerulonephritis; **Ther.:** Allergens vermeiden, bei system. Manifestation Glukokortikoide*; **Progn.:** selten Chronifizierung. Vgl. Smallvessel-Vaskulitis.

Vas de|ferens (lat. vas Gefäß) *n*: Ductus* deferens.

Vas ef|ferens (↑) *n*: **1.** Arteriola* glomerularis efferens renis; **2.** am Lymphknotenhilum austretendes, abführendes Lymphgefäß.

Vas|ek|tomie (↑; Ektomie*) *f*: Vasoresektion*.

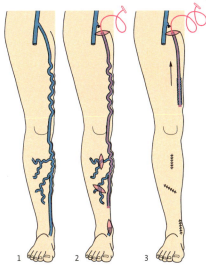

Varizenstripping: Babock-Methode; 1: Varizenbildung der V. saphena magna; 2: Einführung eines Katheters; 3: Zug am Katheter mit Entfernung der Vene

Vaseline

Vaseline (aus: Wasser; gr. ἔλαιον Öl) *f*: (engl.) *vaseline*; Vaselinum, Axungia mineralis; Auszug aus Mineralöl; Salbengrundlage.

Vaselino|derm (↑; ↑; Derm-*) *n*: (engl.) *petrolatum dermatosis*; Hautveränderungen inf. längerer Anw. von Vaseline; Akanthose u. Hyperkeratose (planen Warzen ähnliche, konfluierende Knötchen) sowie Erscheinungen, die einem Chloasma*, einer Teerakne u. bei Sonnenexposition einer Teersonnendermatitis mit nachfolgender Melanose entsprechen (Photodermatitis vaselinogenica).

VA-Shunt *m*: Kurzbez. für ventrikuloatrialer Shunt; s. Ventrikeldrainage.

Vaskularisation (lat. vasculum kleines Gefäß) *f*: (engl.) *vascularization*; Angiogenese, Gefäßbildung; (physiol.) Gefäßversorgung, Neubildung von Gefäßen; proangiogene Faktoren sind VEGF*, Angiopoietin, der basische u. saure Fibroblasten-Wachstumsfaktor FGF* (bFGF u. sFGF). Vgl. Revaskularisation; Neovaskularisation.

Vaskulitis (↑, -itis*) *f*: (engl.) *vasculitis*; auch Angiitis; Bez. für entzündl. Reaktionen, die die Wand der Blutgefäße involvieren (Arteriitis, Phlebitis) u. zu Nekrosen der versorgten Areale führen können; **Sympt.:** variabel entspr. Ausmaß u. Lok. der betroffenen Gefäße; evtl. Ischämie u. system. Entzündungszeichen mit Fieber u. Gewichtsverlust; **Einteilung: 1.** nach Path.: **a)** sekundär systemische V.: typ. Immunkomplexbildung, z. B. bei Infektion (häufig Streptokokken, Salmonella, Spirochäten, Mykobakterien, HBV, HIV, EBV), Malignomen (z. B. Hodgkin-Lymphom, Haarzellen-Leukämie), Kollagenosen, rheumatoider Arthritis od. Arzneimittel induziert (v. a. Antibiotika, Gold, Penicillamin); **b)** pauciimmune V.: ohne Nachweis von Immunkomplexen in den befallenen Gefäßwänden (mikroskop. Angiitis); **c)** granulomatöse V.: s. Wegener-Granulomatose, Churg-Strauss-Syndrom; **2.** nach Histol.: entspr. Muster der befallenen Gefäßregionen; vgl. Arteriitis temporalis; Behçet-Krankheit; Kawasaki-Syndrom; Kryoglobulinämie; Panarteriitis nodosa; Polymyalgia rheumatica; Purpura Schoenlein-Henoch; Takayasu-Arteriitis; Thrombangiitis obliterans; Vasculitis allergica; Polyangiitis, mikroskopische.

vaso|aktiv (lat. vas Gefäß; activus tätig): (engl.) *vasoactive*; auf Gefäße (z. B. kontrahierend) od. auf rheolog. Parameter (z. B. Viskosität) einwirkend.

Vaso|di|latation (↑; Dilatation*) *f*: (engl.) *vasodilation*; auch Vasodilation; Erweiterung der Blutgefäße, aktiv z. B. bei Erschlaffung der Gefäßmuskulatur, passiv durch vermehrtes Blutvolumen; vgl. Vasomotoren.

Vaso|dilatatoren (↑; lat. dilatator Erweiterer, Ausdehner) *m pl*: (engl.) *vasodilative agents*; auch Vasodilatanzien; Sammelbez. für gefäßerweiternde Arzneimittel, die über versch. Mechanismen eine Erschlaffung der glatten Gefäßmuskulatur mit nachfolgender Abnahme des peripheren (Gefäß-)Widerstands u. eine Senkung des art. Blutdrucks bewirken; z. B. Alpha*-Rezeptoren-Blocker, ACE*-Hemmer, Calcium*-Antagonisten, Kaliumkanalöffner*. Vgl. Antihypertensiva (Tab. dort).

vaso|gen (↑; -gen*): (engl.) *vasogenic*; im Gefäß(system) entstanden.

Vaso|graphie (↑; -graphie*) *f*: **1.** s. Angiographie; **2.** s. Vasovesikulographie.

Vaso|kon|striktion (↑; lat. constrictio das Zusammenziehen, -binden) *f*: (engl.) *vasoconstriction*; Engstellung der Gefäße; vgl. Hypertonie; Bayliss-Effekt.

Vaso|kon|stringenzien (↑; lat. constringere zusammenziehen, -binden) *n pl*: (engl.) *vasoconstrictors*; syn. Vasokonstriktoren; gefäßverengende (blutdrucksteigernde) Arzneimittel; vgl. Vasomotoren.

Vaso|ligatur (↑; lat. ligatura Band, Verbindung) *f*: **1.** (engl.) *vasoligature*; (angiolog.) Ligatur* eines Gefäßes; **2.** (urol.) Unterbinden des Ductus deferens; s. Vasoresektion.

Vaso|motoren (↑; lat. motor Beweger) *m pl*: (engl.) *vasomotor nerves*; Gefäßnerven; Nerven des vegetativen Nervensystems, die eine Verengung (Vasokonstriktoren) bzw. Erweiterung (Vasodilatatoren) der Gefäße vermitteln; vgl. Kreislaufzentren.

Vaso|motoren|kol|laps (↑; ↑; Kollaps*) *m*: (engl.) *vasomotor collapse*; peripheres Kreislaufversagen durch Gefäßerweiterung mit plötzl. Blutdruckabfall; **Vork.:** u. a. Infektionskrankheit, Intoxikation, Sepsis, Schock, Allergie.

Vaso|pathie (↑; -pathie*) *f*: (engl.) *vasopathy*; umschriebene (z. B. bei Osler-Rendu-Weber-Krankheit) od. diffuse (z. B. bei Purpura Schoenlein-Henoch) Gefäßwandschädigung mit hämorrhagischer Diathese* in der Folge; **Sympt.:** Petechien an Haut u. Schleimhäuten; **Diagn.:** Rumpel*-Leede-Test positiv.

Vaso|pressin *n*: s. ADH.

Vaso|re|sektion (lat. vas Gefäß; Resektion*) *f*: (engl.) *vasoresection*; syn. Vasektomie; Resektion eines 2–3 cm langen Stücks des Ductus deferens zur Sterilisation* (s. Abb.); **cave:** völlige Abwesenheit von Spermien im Ejakulat nach bis zu 9 Mon.; Spermiennachweis nach längerer Zeit bei Spermagranulom mit spontaner Rekanalisierung.

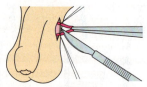

Vasoresektion: Ligatur u. Resektion des Ductus deferens

Vaso|spasmus (↑; Spas-*) *m*: (engl.) *vasospasm*; Gefäßkrampf, Angiospasmus; funkt.-reflektorisch od. durch lokale Einflüsse ausgelöste, anfallartig auftretende (max.) Vasokonstriktion (v. a. der Arteriolen); **Vork.:** z. B. Prinzmetal-Angina (s. Koronarspasmus), Raynaud*-Syndrom, Subarachnoidalblutung*, Migräne* u. iatrogen (Katheter, Arzneimittel, Kontrastmittel).

Vaso|tomie (↑; -tom*) *f*: (engl.) *vasotomy*; op. Eröffnung od. Durchtrennung eines Blutgefäßes (z. B. Venae* sectio, Arteriotomie) od. des Samenleiters (s. Vasoresektion).

Vaso|vagal|syn|drom (↑; Vagus*) *n*: (engl.) *vagal attack*; Bez. für gehäuftes Auftreten vasovagaler Synkopen*; s. Kreislaufstörungen, funktionelle.

Vaso|vaso|stomie (↑; -stomie*) *f*: (engl.) *vasovasostomy*; op. Refertilisierung nach Vasoresektion* durch Zusammennähen beider Ductus-deferens-Stümpfe, meist in mikrochir. Technik (s. Abb.); die Chance zur Rekanalisation ist rel. gut, u. U. wirken gegen Spermien gerichtete Autoantikörper fertilitätseinschränkend. Vgl. Epididymovasostomie.

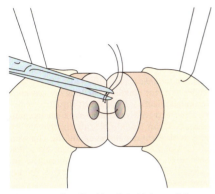

Vasovasostomie: mikrochirurgische V., innere Naht

Vaso|vesikulo|graphie (↑; lat. vesicula Bläschen; -graphie*) *f*: (engl.) *vasovesiculography*; röntg. Darstellung der ableitenden Samenwege (Ductus deferens, Ampulla ductus deferentis, Vesicula seminalis, Ductus ejaculatorius), meist i. R. von Fertilitätsuntersuchungen zum Nachw. eines Samenwegverschlusses; heute nicht mehr gebräuchl. Verf., da die Kontrastmittelgabe oft eine Reizung des Samenleiters mit späterem Verschluss bewirkt.

Vas prominens ductus cochlearis (↑) *n*: das in der Prominentia spiralis des Schneckengangs verlaufende Blutgefäß.

Vas spirale (↑) *n*: Blutgefäß in der tympanalen Belegschicht der Lamina basilaris des Corti-Organs; vgl. Innenohr.

vastus (lat.): sehr groß; z. B. Musculus vastus (Schenkelmuskel).

Vater-Ampulle (Abraham V., Anat., Wittenberg, 1684–1751) *f*: (anat.) Ampulla* hepatopancreatica.

VATER-Assoziation *f*: Abk. für (engl.) *vertebral defects, anal atresia, tracheoesophageal fistula and atresia, renal and radial defects*; komplexe schwere Fehlbildungsassoziation mit Wirbelsäulendefekten, Analatresie, Ösophagotrachealfistel u. Ösophagusatresie, Fehlbildungen der Niere; Assoziation mit zusätzl. Fehlbildungen des Herzens, der Gefäße u. Extremitäten möglich, normale Intelligenz; **Ätiol.:** bislang keine Hinweise auf Heredität des Gesamtkomplexes, obwohl für Einzelanomalien dominante Erbmodi bekannt; **Diagn.:** Für die diagn. Zuordnung wird das Vorliegen von mind. 3 Symptomgruppen gefordert. Bei Vorliegen von (engl.) vertebral defects, anal atresia, cardiac anomalies, tracheoesophageal fistula and atresia, renal anomalies and upper limb anomalies spricht man von **VACTERL-Assoziation. DD:** VACTERL-Assoziation mit Hydrozephalus (Ätiol.: Mutationen im PTEN-Gen, Genlocus 10q23.31).

Vater-Pacini-Lamellen|körperchen (↑; Filippo P., Anat., Florenz, 1812–1883): (engl.) *Vater-Pacini corpuscles*; Corpuscula lamellosa; große lamellöse Endkörperchen von Nervenfasern* in der Unterhaut für die Wahrnehmung von Vibrationen; **Lok.:** Handteller, Fußsohle, Faszien, Periost, Endsehnen, Blutgefäße, Mesenterium, äußeres Genitale.

Vater-Papille (↑) *f*: s. Papilla duodeni major.

Vaterschafts|bestimmung: (engl.) *filiation*; Bestimmung des Vaters eines Kindes nach § 1592 BGB; **Kriterien: 1.** Zum Zeitpunkt der Geburt ist der Mann mit der Mutter des Kindes verheiratet. **2.** Die Vaterschaft wird anerkannt. Wenn nach 1. u. 2. keine Vaterschaft besteht, wird sie nach § 1600d BGB gerichtl. festgestellt (s. Vaterschaftsfeststellung).

Vaterschafts|feststellung: (engl.) *determination of paternity, paternity testing*; Feststellung bzw. Ausschluss der biol. Vaterschaft durch Abstammungsbegutachtung* mit Ermittlung der Vaterschaftswahrscheinlichkeit; bei Nichtanerkennung nichtehelicher Kinder durch den vermuteten Vater kann das Kind bzw. sein Vormund nach § 1600 BGB auf V. klagen.

VATS: Abk. für video-assisted thoracic surgery; Video-assistierte thorakoskopische Chirurgie; minimal-invasives Verf. zur Diagn. pleuraler (z. B. Pleurakarzinose*) u. pulmonaler (z. B. Lungenfibrose, unklare Rundherde) Prozesse sowie zur Ther. (z. B. Pneumothorax*, Pleurodese*, Pleuraempyem*); **Prinzip:** Einführung des Endoskops u. der Instrumente über 3 kleine Inzisionen an der Brustwand; Vorteil: geringere intraoperative Blutung, verminderte postoperative Schmerzen, frühere Mobilisierung u. verkürzte postoperative Verweildauer; Nachteil: verringerte Übersichtlichkeit des Operationsfelds.

vCJD: Abk. für (engl.) *variant Creutzfeldt-Jakob disease*; s. Creutzfeldt-Jakob-Krankheit.

VDBP: Abk. für **V**itamin-**D**-**b**indendes **P**rotein; s. Gc-System.

VDRL-Test *m*: Abk. für (engl.) *Venereal Diseases Research Laboratories*; unspezif. Syphilis-Test zum Nachw. von Antikörpern gegen Kardiolipin; Mikroflockungsreaktion gegen aus Rinderherz gewonnenen Antigenen (Phospholipide der Mitochondrienmembran), das sog. Reagine, unspezif. Antikörper, erfasst; **Anw.:** in Diagn. u. Beurteilung der Ther. von Syphilis*.

Veau-Plastik (Victor V., franz. Chir., 1871–1949; -plastik*) *f*: (engl.) *Veau's operation*; Lippenplastik* zum Lippenverschluss bei doppelseitiger Lippenspalte*; das Lippenweiß-Lippenrot im Philtrum bleibt erhalten. Das Prolabium wird durch das Lippenrot der seitl. Lippenstümpfe gebildet, der M. orbicularis wird rekonstruiert.

Vecuronium|bromid (INN) *n*: nichtdepolarisierendes peripheres Muskelrelaxans*.

VEE-Virus (Virus*) *n*: Abk. für (engl.) **v**enezuelan **e**quine **e**ncephalitis; Abk. VEEV; s. Pferdeenzephalitis.

Vegetationen, adenoide (lat. vegetatio Belebung) *f pl*: (engl.) *adenoids*; auch Adenoide, falsch Polypen; meist im Kindesalter auftretende Hyperplasie der Rachenmandel*; **Ätiol.:** multifaktoriell; hereditäre Disposition, evtl. Beteiligung weiterer Faktoren (endokrine u. konstitutionelle, Ernährung, rezidiv. Infektion); **Sympt.:** Behinderung der Nasenatmung u. in deren Folge chron. Rhinitis, Laryngitis, Tracheitis, evtl. Bronchitis u. Tubenkatarrh mit Seromukotympanon; Rhinolalia clausa u. Schnarchen, Facies* adenoidea; **Diagn.:** hintere Rhinoskopie*; Tympanometrie*; **Ther.:** chir. Adenotomie*.

vegetativ (lat. vegetare beleben, anreizen): (engl.) *vegetative*; die Funktion des vegetativen Nervensystems* betreffend.

Vegetativum (↑) *n*: s. Nervensystem, vegetatives.

VEGF: Abk. für (engl.) *vascular endothelial growth factor*; vaskulärer endothelialer Wachstumsfaktor*; zu den Zytokinen* zählende Familie von Faktoren (VEGF-A, -B, -C, -D, -E, Plazenta-Wachstumsfaktor PLGF), die über 3 strukturell-ähnliche VEGF-Rezeptoren (VEGFR-1, -2, -3, Tyrosinkinase*-Rezeptor) Gefäßbildung bewirken; **klin. Bedeutung: 1.** (pathol.) neoplast. Neovaskularisation, exsudative altersabhängige Makuladegeneration*, diabetische Retinopathie*, Höhenreaktion*, hereditäres Lymphödem* u. a.; **2.** (pharmak.) Wirkungsmechanismus best. Angiogenese*-Hemmer; **a)** onkolog.: Bevacizumab*, Sorafenib*, Sunitinib*; **b)** ophth.: Ranibizumab*, Pegaptanib*.

Vehiculum (lat. Fahrzeug) *n*: (engl.) *vehicle*; Vehikel; (pharmaz.) Trägersubstanz.

Veillonella *f*: (engl.) *Veillonella*; Gattung gramnegativer, unbewegl., anaerober Kugelbakterien der Fam. Acidaminococcaceae (s. Bakterienklassifikation); Lagerung in Haufen, Ketten od. als Diplokokken; Oxidase-negativ, Katalase-negativ; 13 Species u. Subspecies; **Vork.:** Oral- u. Intestinaltrakt von Mensch u. Tier; med. relevant: V. parvula u. V. dispar; Bestandteil der Zahnplaque, auch beteiligt an typ. Anaerobierinfektionen der Mundhöhle u. des oberen Respirationstrakts; sensitiv gegenüber Penicillin, Clindamycin, Metronidazol.

Veit-Smellie-Hand|griff (Gustav von V., Gyn., Bonn, 1824–1903; William S., Gyn., London, 1697–1763): (engl.) *Veit-Smellie-Mauriceau maneuver*; gebh. Handgriff zur Entw. des nachfolgenden Kopfs bei Beckenendlage*; eine Hand greift über die Schultern des Kindes (cave: Armplexuslähmung*); den Zeigefinger der anderen Hand führt man in den Mund des Kindes ein u. senkt das Kinn auf die Brust, wobei der Rumpf bäuchlings auf dem Unterarm liegt (s. Abb.). Vgl. Manualhilfe.

Veits|tanz: s. Chorea.

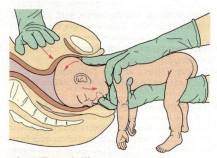

Veit-Smellie-Handgriff

Vektion (lat. vectio das Fahren, Reiten) *f*: (engl.) *vection*; Eigenbewegungsillusion, die durch großflächige bewegte visuelle Reize (z. B. in Flugsimulatoren) ausgelöst wird; physiol. Reizschwindel mit elektrophysiol. nachweisbarer neuronaler Erregung im Vestibulariskerngebiet; vgl. Schwindel.

Vektor (lat. vector einer, der zieht, trägt, befördert) *m*: **1.** (engl.) *vector*; (physik.) gerichtete Größe; z. B. Kraft od. Geschwindigkeit; symbol. Darstellung durch einen Pfeil; (kardiol.) elektrischer V.; Herzvektor, s. Vektorkardiographie; **2.** (mikrobiol.) aktiver Krankheitsüberträger*; **3.** (genet.) Vehikel für den Gentransfer; z. B. Viren, Cosmide, Plasmide.

Vektor|kardio|graphie (↑; Kard-*; -graphie*) *f*: (engl.) *vectorcardiography*; Abk. VKG; EKG* ergänzendes Verf. zur räuml. Darstellung des kardialen Erregungsablaufs, wobei aus den einzelnen Vektoren der elektr. Aktivität in den Herzen ein Integralvektor (z. B. aus Frank*-Ableitungen) errechnet u. seine zeitl. Richtungsänderung auf die Transversal- (s. Abb.), Frontal- u. Sagittalebene als schleifenförmige Erregungsbewegung projiziert u. meist auf einem Monitor dargestellt wird. Vgl. Lagetyp des Herzens.

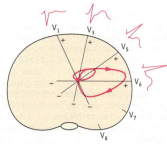

Vektorkardiographie

Velamentum (lat.) *n*: Hülle.

Vel-Blut|gruppe: (engl.) *Vel blood group*; Symbol Vel; ubiquitär vorkommende Blutgruppe mit den Phänotypen Vel 1,-2 (Häufigkeit 0,05 %), Vel -1,2 (0,025 %) u. Vel 1,2 (99,925 %);s. Antigene, ubiquitäre.

Vellus|haar (lat. vellus Fließ, geschorene Wolle): (engl.) *vellus*; Wollhaar; s. Lanugo.

Velo|tractio (lat. velum Segel; trahere, tractum ziehen) *f*: Vorziehen des Gaumensegels mit nasal eingeführten Gummischläuchen i. R. der hinteren Rhinoskopie*.

Velpeau-Verband (Alfred A. V., Chir., Paris, 1795–1867): (engl.) *Velpeau bandage*; Binden- u. Schlauchverband zur Ruhigstellung des Schulter-Arm-Bereichs mit starker Beugung im Ellenbogengelenk u. Lage der Hand auf der kontralateralen Clavicula (Velpeau-Stellung), s. Abb.; **Ind.:** Schultergelenkluxation*, Skapulafraktur* wegen Gefahr der Schultergelenkversteifung Anw. max. 3 Wochen. Vgl. Desault-Verband; Gilchrist-Verband.

Velum medullare inferius, superius (lat. velum Segel) *n*: unteres bzw. oberes Marksegel des Cerebellums*.

Velum palatinum (↑) *n*: Gaumensegel.

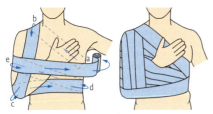

Velpeau-Verband: Buchstaben zeigen den Verlauf der Bindentouren

Velum|spalte (↑): (engl.) *cleft of the soft palate*; s. Gaumenspalte.
Vena (lat. v̱ena Röhrchen, Kanal) *f*: Abk. V.; Vene.
Vena ana|stomotica inferior (↑) *f*: Vena* media superficialis cerebri. **V. ana|stomotica superior** (↑) *f*: Vena* media superficialis cerebri. **V. angularis** (↑) *f*: ---→ medialer Augenwinkel; ⊣ V. facialis, V. ophthalmica sup.; **S:** Stirn, Oberlid, Nasenrücken, Sinus cavernosus. **Vv. anteriores cerebri** (↑) *fpl*: ---→ auf den Corpora callosi zw. den Stirnlappen zur Basis des Sulcus lat. cerebri; ↔ V. basalis; **S:** Corpus callosum, mediale Teile von Scheitel- u. Stirnlappen. **V. anterior, posterior septi pellucidi** (↑) *f*: Vena* thalamostriata superior. **V. ap|pendicularis** (↑) *f*: ---→ im Mesoappendix; ⊣ V. ileocolica; **S:** Wurmfortsatz. **V. aque|ductus cochleae** (↑) *f*: ---→ im Canaliculus cochleae; ⊣ V. jugularis int., Sinus petrosus inf.; **S:** Cochlea. **V. aque|ductus vestibuli** (↑) *f*: ---→ im Canaliculus cochleae; ⊣ Bulbus sup. venae jugularis, Sinus petrosus inf.; **S:** basale Schneckenwindung. **Vv. arcuatae renis** (↑) *fpl*: ---→ bogenförmig an der Mark-Rinden-Grenze der Niere; → Vv. interlobulares, rectae; ⊣ Vv. interlobares; **S:** Nierenrinde u. -mark. **Vv. articulares** (↑) *fpl*: ⊣ Plexus pterygoideus; **S:** Kiefergelenk. **Vv. atriales** (↑) *fpl*: Vorhofvenen; kleine Venen aus den Vorhofwänden; ⊣ Venen des Sulcus coronarius. **Vv. atriales dextrae, sinistrae** (↑) *f*: s. Venae cardiacae minimae. **Vv. atrio|ventriculares** (↑) *fpl*: kleine Venenäste aus den Vorhof-Kammergrenzen; ⊣ Sinus coronarius, V. cordis magna bzw. V. cordis parva. **Vv. auriculares anteriores** (↑) *fpl*: ⊣ Plexus venosus pterygoideus; **S:** Gehörgang, Ohrmuschel. **V. auricularis posterior** (↑) *f*: ---→ oberflächlich hinter dem Ohr; ⊣ V. jugularis ext.; **S:** Ohrmuschel, Kopfschwarte. **V. axillaris** (↑) *f*: ---→ aus den Vv. brachiales; vom Unterrand des M. pectoralis major bis zur 1. Rippe; → V. subscapularis, V. circumflexa scapulae, V. thoracica lat., Vv. thoracoepigastricae, V. cephalica; ⊣ V. jugularis; **S:** Arm, seitl. Brustwand, Schulter. **V. a|zygos** (↑) *f*: *geht aus V. lumbalis asc. dext. nach Einmündung der V. subcostalis dext. hervor; ---→ im Mediastinum re. vor den Wirbelkörpern nach oben; → V. intercostalis sup. dext., V. hemiazygos, V. hemiazygos accessoria, (alle folgenden Venen von re.), Vv. oesophageae, Vv. bronchiales, Vv. pericardiacae, Vv. mediastinales, Vv. phrenicae supp., V. lumbalis asc., V. subcostalis, Vv. intercostales postt., Vv. columnae vertebralis; ⊣ V. cava sup.; **S:** Mediastinum, Brustorgane, Wirbelsäule, Wirbelkanal u. Inhalt, hintere Rumpfwand, Kollateralkreislauf zwischen oberer u. unterer Hohlvene. **V. basalis** (↑) *f*: ---→ von der Hirnbasis um die Crura cerebri; → Vv. antt. cerebri, V. media prof. cerebri, Vv. thalamostriatae inff., V. gyri olfactorii, V. ventricularis inf., V. choroidea inf., Vv. pedunculares; ⊣ evtl. V. magna cerebri; **S:** basale Teile von Mes- u. Diencephalon, Unterfläche von Stirnlappen, Insel, Gyrus parahippocampalis, Temporallappen, Plexus choroideus, Seitenventrikel. **V. basalis com|munis** (↑) *f*: gemeinsamer Stamm der Venen aus den basalen Lungensegmenten; ⊣ V. pulmonalis inferior (dextra bzw. sinistra). **V. basalis inferior** (↑) *f*: Vene aus dem Segmentum basale posterius der Lunge; ⊣ V. basalis communis. **V. basalis superior** (↑) *f*: führt Blut aus dem vorderen, lateralen u. (links-)medialen basalen Lungensegment; ⊣ V. basalis communis. **V. basilica** (↑) *f*: *Rete venosum dorsale manus, Arcus venosus palmaris superf.; ---→ als V. basilica antebrachii an der Ulnarseite im Sulcus bicipitalis med. subfaszial; → über Vv. mediana antebrachii, cubiti Anastomosen mit V. cephalica; ⊣ Vv. brachiales; **S:** Oberfläche der Ulnarseite von Hand u. Arm. **Vv. basivertebrales** (↑) *fpl*: s. Venae columnae vertebralis. **Vv. brachiales** (↑) *fpl*: ---→ 2 Begleitvenen der A. brachialis; → Vv. ulnares, Vv. radiales ↔ V. axillaris; **S:** Arm. **V. brachio|cephalica** (↑) *f*: *V. jugularis int., V. subclavia; ---→ im Mediastinum sup., vor den drei Ästen des Aortenbogens, hinter dem Thymus; → V. thyroidea inf., V. laryngea inf., Vv. bronchiales, Vv. tracheales, Vv. oesophageales, V. vertebralis, V. cervicalis prof., Vv. thoracicae int., V. intercostalis suprema, V. intercostalis sup. sin.; ⊣ V. brachiocephalica dext. u. sin. vereinigen sich hinter dem ersten re. Rippenknorpel zur V. cava sup.; **S.:** Kopf, Hals, Arme, Brustorgane, vordere Brust- u. vordere obere Bauchwand. **Vv. Breschet** (↑; Gilbert B., franz. Anat., 1783–1845) *fpl*: Venae* diploicae. **Vv. bronchiales** (↑) *fpl*: ⊣ Vv. azygos, hemiazygos, brachiocephalica, Plexus venosus thyroideus impar; **S:** Luftröhre. **V. bulbi penis** (↑) *f*: *Bulbus penis; ⊣ V. pudenda int.; **S:** Corpus spongiosum penis. **V. bulbi vestibuli** (↑) *f*: *Bulbus vestibuli; ⊣ V. pudenda int. **V. canalis pterygoidei** (↑) *f*: ---→ im Canalis pterygoideus; ⊣ Plexus venosus pterygoideus; **S:** Tuba auditiva, obere Gaumen- u. Rachenmuskeln. **Vv. capsulares** (↑) *fpl*: *Venennetz der Nierenfettkapsel; ⊣ V. renalis. **Vv. cardiacae anteriores** (↑) *fpl*: ---→ in der Vorderwand der vorderen re. Herzkammer; ⊣ rechter Vorhof; **S:** Vorderwand der rechten Kammer. **V. cardiaca magna** (↑) *f*: syn. V. cordis magna, *V. interventricularis ant., V. marginalis sin.; ---→ in der li. Kranzfurche; ⊣ Sinus coronarius; **S:** Vorderfläche der Herzkammern, vorderer Teil der Herzscheidewand, li. Herzvorhof. **V. cardiaca media** (↑) *f*: syn. V. cordis media, V. interventricularis post.; ---→ im Sulcus interventricularis post.; ⊣ Sinus coronarius; **S:** Hinterfläche der Herzkammern. **Vv. cardiacae minimae** (↑) *fpl*: syn. Vv. cordis minimae; ---→ Wand vornehmlich der re. Herzhälfte, nach Lok.: Vv. atriales et ventriculares dextt., Vv. atriales et ventriculares sinn. (inkonstant); ⊣ meist re. Vorhof, auch in die anderen Herzräume. **V. cardiaca parva** (↑) *f*: ---→ im rechten Sulcus coronarius; ⊣ Sinus coronarius; **S:** Hinterwand der rechten Herzhälfte.

Vena-cava-Blockade (↑; lat. c̱a̱vus hohl, gewölbt) *f*: (engl.) *vena cava block*; auch Kavasperroperation; Blockade der infrarenalen V. cava als mechan. Schutz bei rezidiv. Lungenembolie* inf. Bein- od. Beckenvenenthrombose*; **Meth.:** Verschluss mit einem gezahnten Teflon-Clip od. intraluminales Einbringen eines Schirmfilters (Cavafilter*). Vgl. Embolieprophylaxe.

Ve̱na cava infe̱rior (↑) *f*: untere Hohlvene; *Vv. iliacae comm.; ---→ vor der Wirbelsäule re. neben der Aorta, durch das Foramen v. cavae des Zwerchfells; --→ Vv. phrenicae inff., Vv. lumbales, Vv. hepaticae, V. renalis, V. ovarica bzw. V. testicularis dext.; ⊣ Herzvorhof; **S:** untere Extremitäten, Eingeweide des Beckens u. Retroperitonealraums, Leber, Bauchhöhlenwand, untere Wirbelsäule einschließlich Inhalt.

Vena-cava-infe̱rior-Syn|drom (↑) *n*: **1.** (engl.) *inferior vena cava syndrome, supine position syndrome*; (gebh.) Rückenlage-Schock-Syndrom, aortokavales Kompressionssyndrom; Schocksymptome (Blässe, Schwitzen, Atemnot, reduziertes Herzminutenvolumen) in der Schwangerschaft inf. Kompression der V. cava inferior durch den Uterus (bes. in Rückenlage) mit Reduzierung des venösen Blutrückstroms zum Herzen u. Verminderung des Herzminutenvolumens; dabei nimmt u. a. die Uterusdurchblutung, bei Unterschreiten krit. Grenzwerte auch die Sauerstoffversorgung des Fetus ab (Abnahme der fetalen Herzfrequenz); leichte Formen des V.-c.-i.-S. treten bei 30–40 % der Schwangeren im letzten Trimenon in Rückenlage auf; **Ther.:** linke Seitenlage; **2.** (angiolog.) Thrombose* der V. cava inferior als Kompl. bei beidseitiger Becken- u. Beinvenenthrombose; **Sympt.:** in Abhängigkeit von der Ausdehnung u. a. Schmerzen in der Lendengegend, Ödem* der unteren Körperhälfte, Anurie*, Ausbildung von Umgehungskreisläufen (s. Abb.).

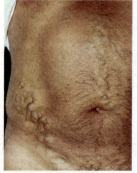

Vena-cava-inferior-Syndrom: Kollateralvenen der vorderen Bauchwand [24]

Vena-cava-Kathe̱ter (↑) *m*: s. Venenkatheter, zentraler.

Vena-cava-Kom|pressions|syn|drom (↑; Kompression*) *n*: s. Vena-cava-inferior-Syndrom.

Vena cava supe̱rior (↑) *f*: obere Hohlvene; *Vv. brachiocephalicae; ---→ im Mediastinum sup. am re. Sternalrand in Höhe des 1. Rippenknorpels, re. neben der Pars asc. aortae; --→ V. azygos; ⊣ re. Herz-

hof; **S:** Kopf, Hals, Arme, obere Teile von Rumpfwand u. Rückenmark.

Vena-cava-supe̱rior-Syn|drom (↑) *n*: (engl.) *superior vena cava syndrome*; starke venöse Stauung im Bereich des Kopfs, Halses u. der oberen Extremitäten (obere Einflussstauung) mit prall gefüllten Venen, Ödem u. Zyanose; **Urs.:** mechan. Kompression der V. cava sup. od. deren Äste durch intrathorakale Tumoren (v. a. Bronchialkarzinom) bzw. Lymphknotenmetastasen, Mediastinaltumoren od. Aortenaneurysma, evtl. Thrombose; **Diagn.:** Kavographie, farbcodierte Duplexsonographie; **Ther.:** Angioplastie, Stentimplantation.

Vena centralis gla̱ndulae supra|rena̱lis (↑) *f*: ---→ im Nebennierenmark; --→ Blutkapillaren der Nebennierenrinde; ⊣ V. suprarenalis; **S:** Nebennierenrinde u. -mark. **Vv. centrales he̱patis** (↑) *fpl*: im Zentrum der Leberläppchen gelegene Zentralvenen; --→ Leberblutkapillaren; ⊣ Vv. sublobulares; **S:** Leberläppchen. **V. centra̱lis reti̱nae** (↑) *f*: ---→ im Sehnerv; Teile: Pars intraocularis, Pars extraocularis; ⊣ V. ophthalmica sup.; **S:** Netzhaut. **V. cepha̱lica** (↑) *f*: Rete venosum dorsale manus, Arcus venosus palmaris superf.; ---→ als V. cephalica antebrachii am radialen Rand der Unterarmbeugeseite im Sulcus bicipitalis lat., zw. M. deltoideus u. M. pectoralis major, durch die Fascia clavipectoralis; --→ über Vv. mediana antebrachii, cubiti Anastomosen mit V. basilica; ⊣ V. axillaris; **S:** Oberfläche der Radialseite von Hand u. Arm. **V. cepha̱lica ac|cesso̱ria** (↑) *f*: inkonstant; ---→ von der Unterarmstreckseite; ⊣ V. cephalica od. V. axillaris. **Vv. cerebe̱lli** (↑) *fpl*: Kleinhirnvenen; ---→, ⊣: **1.** V. sup. vermis: aus dem oberen Wurm; V. magna od. interna cerebri; **2.** V. inf. vermis: aus dem unteren Wurm; Sinus rectus; **3.** Vv. supp. cerebelli: medianwärts an der oberen Kleinhirnfläche; V. magna cerebri; Sinus rectus od. transversus; **4.** Vv. inff. cerebelli: Kleinhirnunterseite; Sinus transversus, petrosus sup., inf.; **5.** V. precentralis cerebelli: von Lingula u. Lobulus centralis; V. magna cerebri; **6.** V. petrosa: von Flocculus; Sinus petrosus sup., inf. **Vv. ce̱rebri** (↑) *fpl*: syn. Venae* encephali. **V. cervica̱lis pro|fu̱nda** (↑) *f*: *Plexus venosus suboccipitalis; ---→ unter dem M. semispinalis capitis u. cervicis, begleitet gleichnamige Arterie; ⊣ V. vertebralis, V. brachiocephalica; **S:** tiefe Nacken- u. Halsmuskeln. **V. choroi̱dea infe̱rior** (↑) *f*: ---→ aus dem Plexus choroideus ventriculi lat.; ⊣ V. basalis; **S:** Hippocampus, Gyrus dentatus, Plexus choroideus. **V. choroi̱dea supe̱rior** (↑) *f*: ---→ Plexus choroideus des Seitenventrikels zum Foramen interventriculare; ⊣ Vv. internae cerebri; **S:** Plexus choroideus, Hippocampus, Fornix, Corpus callosum. **Vv. cilares** (↑) *fpl*: ---→ aus dem Corpus ciliare in der mittleren u. an der äußeren Augenhaut; ⊣ Vv. vorticosae, Augenmuskelvenen, V. ophthalmica sup.; **S:** Corpus ciliare, Bindehaut. **Vv. cilia̱res anterio̱res** (↑) *fpl*: ---→ begleiten gleichnamige Arterien; --→ Sinus venosus sclerae, Vv. sclerales; ⊣ V. ophthalmica sup.; **S:** Corpus ciliare. **Vv. circum|fle̱xae fe̱moris latera̱les** (↑) *fpl*: begleiten A. circumflexa femoris lat.; ⊣ V. profunda femoris; **S:** Strecker des Oberschenkels. **Vv. circum|fle̱xae fe̱moris media̱les** (↑) *fpl*: ---→ begleiten A. circumflexa femoris med.; ⊣ V. prof. femoris; **S:** Strecker

u. Adduktoren des Oberschenkels, Hüftgelenk. **V. circum|flexa humeri anterior** (↑) *f*: ---→ begleitet A. circumflexa humeri ant.; ⊣ V. circumflexa scapulae. **V. circum|flexa humeri posterior** (↑) *f*: ---→ begleitet A. circumflexa humeri post.; ⊣ V. circumflexa scapulae. **V. circum|flexa ilium profunda** (↑) *f*: ---→ begleitet A. circumflexa ilium prof.; ⊣ V. iliaca ext.; **S**: seitl. Bauchwand. **V. circumflexa ilium super|ficialis** (↑) *f*: ⊣ V. saphena magna; **S**: Haut der Leistengegend. **V. circum|flexa scapulae** (↑) *f*: ---→ begleitet A. circumflexa scapulae; -→ V. thoracodorsalis, V. circumflexa humeri ant., post.; ⊣ V. axillaris. **V. cisternae cerebellomedullaris** (↑) *f*: ⊣ Sinus marginalis; **S**: verlängertes Mark. **V. colica dextra** (↑) *f*: ⊣ V. mesenterica sup.; **S**: Colon ascendens. **V. colica media** (↑) *f*: ⊣ V. mesenterica sup.; **S**: Colon transversum. **V. colica sinistra** (↑) *f*: ⊣ V. mesenterica inf.; **S**: Colon descendens. **Vv. columnae vertebralis** (↑) *f pl*: Wirbelsäulenvenen; **1**. Plexus venosus vertebralis ext. ant., Venengeflecht vor den Wirbelkörpern; **2**. Plexus venosus vertebralis ext. post., hinter den Wirbelbögen; **3**. Plexus venosus vertebralis int. ant., hinter den Wirbelkörpern zw. Dura mater spinalis u. Periost; -→ Vv. basisvertebrales: aus dem Wirbelkörper nach hinten, Vv. medullae spinalis: aus dem Subarachnoidalraum, Vv. spinales antt., postt.: Längsvenen vor bzw. hinter dem Rückenmark; **4**. Plexus venosus vertebralis int. post., vor den Wirbelbögen zw. Dura u. Periost; ⊣ Vv. intercostales postt.; **S**: Rückenmark, -häute, Wirbelkanal. **V. com|itans** (↑) *f*: Begleitvene, bei größeren Arterien eine, bei kleineren meist zwei. **V. comitans nervi hypo|glossi** (↑) *f*: ---→ begleitet N. hypoglossus; ⊣ V. lingualis. **Vv. communicantes** (↑) *f pl*: Verbindungsäste oberflächl. Venen, die die Faszien des Ober- bzw. Unterschenkels nicht durchbohren; vgl. Venae perforantes. **Vv. conjunctivales** (↑) *f pl*: ⊣ Vv. episclerales; **S**: Augenbindehaut. **Vv. cordis** (↑) *f pl*: Herzvenen. **V. cordis magna** (↑) *f*: Vena* cardiaca magna. **V. cordis media** (↑) *f*: Vena* cardiaca media. **V. cordis parva** (↑) *f*: Vena* cardiaca parva. **V. cutanea** (↑) *f*: Hautvene. **V. cystica** (↑) *f*: ---→ Ramus dexter der V. portae hepatis; **S**: Gallenblase. **Vv. digitales dorsales pedis** (↑) *f pl*: ---→ Venen der Zehenrücken; ⊣ Vv. metatarsales dorsales; **S**: Zehen. **Vv. digitales palmares** (↑) *f pl*: ---→ Palmarflächen der Finger; ⊣ Arcus venosus palmaris superf., Rete venosum dors. manus. **Vv. digitales plantares** (↑) *f pl*: ---→ Venen an der Zehenbeugeseite; ⊣ Vv. metatarsales plant.; **S**: Plantarfläche der Zehen. **Vv. diploicae** (↑) *f pl*: Breschet-Venen; Venen in der Diploe des Schädeldachs mit Verbindungen über Vv. emissariae zu Sinus durae matris u. zu oberflächl. Kopfvenen; **1**. V. diploica frontalis zwischen V. supraorbitalis u. Sinus sagittalis sup.; **2**. V. diploica temporalis ant. zwischen V. temporalis profunda u. Sinus sphenoparietalis; **3**. V. diploica temporalis post. zwischen V. auricularis post. u. Sinus transversus; **4**. V. diploica occipitalis zwischen V. occipitalis u. Sinus transversus. **V. diploica frontalis** (↑) *f*: ---→ im Stirnbein; ⊣ Sinus sagittalis sup.; **S**: Stirnbein. **V. diploica oc|cipitalis** (↑) *f*: ---→ im Hinterhaupt- u. Scheitelbein; ⊣ V. occipitalis; Sinus transversus; **S**: hinterer Bereich der Schädelbasis. **V. diploica temporalis anterior, posterior** (↑) *f*: ---→ im Schläfen- u. Scheitelbein; ⊣ Vv. temporales profundae dex. V. auricularis posterior, Sinus sphenoparietalis bzw. transversus; **S**: seitl. Bereich der Schädelbasis. **Vv. directae laterales** (↑) *f pl*: ⊣ Vv. internae cerebri od. V. thalamostriata sup.; **S**: mediale Wand des Seitenventrikels. **Vv. dorsales super|ficiales penis** (↑) *f pl*: ---→ auf dem Penisrücken; ⊣ Vv. saphena magna, V. femoralis od. V. dors. prof. penis; **S**: Penishaut. **V. dorsalis** (↑) *f*: syn. Ramus dorsalis; ---→ segmental von Rückenmuskeln u. -haut kommend; ⊣ Vv. intercostales postt. **Vv. dorsales linguae** (↑) *f pl*: ---→ vom Zungenrückenrand kommend; ⊣ V. lingualis. **V. dorsalis, posterior corporis callosi** (↑) *f*: 2 unter u. um das Splenium corporis callosi ziehende Äste zur V. magna cerebri. **V. dorsalis profunda clitoridis** (↑) *f*: ---→ Klitorisrücken; ⊣ Plexus venosus vesicalis; **S**: Klitoris. **V. dorsalis pro|funda penis** (↑) *f*: ---→ subfaszial auf dem Penisrücken zw. Lig. transversum perinei u. Symphyse; ⊣ Plexus venosus prostaticus; **S**: Penisschwellkörper. **V. dorsalis scapulae** (↑) *f*: Vena* scapularis dorsalis. **Vv. dorsales super|ficiales clitoridis** (↑) *f pl*: ---→ auf dem Klitorisrücken; ⊣ Vv. saphena magna, V. femoralis od. V. dors. prof. clitoridis; **S**: Klitorishaut.

Venae e|missariae (↑) *f pl*: Venen zw. einem Sinus durae matris über eine V. diploica mit einer oberflächlichen Kopfvene; **1**. V. emissaria parietalis; ---→ Foramen parietale ossis parietalis zw. Sinus sagittalis sup. u. Vv. temporales superf.; **2**. V. emissaria mastoidea; ---→ Foramen mastoideum ossis temporalis, zw. Sinus tranversus u. V. occipitalis; **3**. V. emissaria condylaris; ---→ Canalis condylaris, zw. Sinus sigmoideus u. Plexus venosus vertebralis ext. post.; **4**. V. emissaria occipitalis; ---→ unbenannte Öffnung neben der Protuberantia occipitalis ext., zw. Confluens sinuum u. V. occipitalis; **5**. Plexus venosus canalis n. hypoglossi; ---→ Canalis n. hypoglossi, zw. Sinus marginalis u. V. jugularis int.; **6**. Plexus venosus foraminis ovalis; ---→ Foramen ovale, zw. Sinus cavernosus u. Plexus venosus pterygoideus; **7**. Plexus venosus caroticus internus; ---→ Canalis caroticus, zw. Sinus cavernosus u. Plexus venosus pterygoideus; **8**. Vv. portales hypophysiales, Venenverbindung zw. Kapillarnetzen der Adenohypophyse u. dem Sinus cavernosus über 6., 7. in den Plexus venosus pterygoideus.

Vena e|missaria condylaris (↑) *f*: ---→ durch den Canalis condylaris des Hinterhauptbeins; verbindet den Sinus sigmoideus mit dem Plexus venosus vertebralis externus post.; inkonstant. **V. e|missaria mastoidea** (↑) *f*: ---→ durch das Foramen mastoideum des Warzenfortsatzes; verbindet den Sinus transversus mit der V. occipitalis. **V. e|missaria oc|cipitalis** (↑) *f*: ---→ durch ein Emissarium neben der Protuberantia occipitalis externa; verbindet Confluens sinuum mit der V. occipitalis; inkonstant. **V. e|missaria parietalis** (↑) *f*: ---→ durch das Foramen parietale des Scheitelbeins; verbindet den Sinus sagittalis sup. mit den Vv. temporales superficiales. **Vv. encephali** (↑) *f pl*: Hirnvenen; **1**. Vv. superff. cerebri; **2**. Vv. proff. cerebri; **3**. Vv. trunci encephali; **4**. Vv. cerebelli; ---→ vorwiegend im Subarachnoidealraum, klappenlos; ⊣ Sinus durae matris. **V. epi|gạstrica infẹrior** (↑) *f*: --→ begleitet A. epigastrica inf. in der Rektusscheide hinter dem M. tectus abdominis; -→ V. pubica; ⊣ V. iliaca ext.; **S**: M. rectus abdominis, Funiculus spermaticus u. Skrotum bzw. rundes Mutterband u. große Schamlippen. **V. epi|gạstrica super|ficiạlis** (↑) *f*: ⊣ V. saphena magna; **S**: Haut der vorderen Bauchwand. **Vv. epi|gạstricae superiọres** (↑) *fpl*: --→ in der Rektusscheide hinter dem M. rectus abdominis; ⊣ Vv. thoracicae intt.; **S**: M. rectus abdominis, Bauchwand, Zwerchfell. **Vv. epi|sclerạles** (↑) *fpl*: --→ äußere Skleraoberfläche; -→ palpebrales, Vv. conjunctivales; ⊣ Vv. ophthalmicae sup. (inf.); **S**: Lederhaut. **Vv. ethmoidạles** (↑) *fpl*: --→ durch Foramen ethmoidalia ant. bzw. post.; ⊣ V. ophthalmica sup.; **S**: Dura mater, Siebbeinzellen, Stirnhöhle, Nasenscheide- u. -seitenwand. **V. faciạlis** (↑) *f*: Gesichtsvene; *V. angularis; --→ medialer Augenwinkel, dorsal der A. facialis zum Vorderrand des M. masseter, Trigonum submandibulare; -→ V. angularis, Vv. supratrochleares, V. supraorbitalis, Vv. palpebrales supp., Vv. nasales extt., Vv. palpebrales inff., V. labialis sup., Vv. labiales inff., V. prof. faciei, Vv. parotideae, V. palatina ext., V. submentalis; ⊣ V. jugularis int.; **S**: Gesicht, Gaumenbögen, Kiefergelenk, Ohrspeicheldrüse, Orbita, Mundboden. **V. femorạlis** (↑) *f*: *V. poplitea; --→ begleitet A. femoralis vom Hiatus adductorius durch den Canalis adductorius u. das Trig. femorale bis zum Ligamentum inguinale; -→ V. profunda femoris, V. saphena magna; ⊣ V. iliaca ext.; **S**: Bein. **Vv. fibulạres** (↑) *fpl*: Venae* peroneae. **Vv. frontạles** (↑) *fpl*: s. Venae superiores cerebri. **V. Galeni** (↑; Claudius Galen, gr. Med., Wissenschaftler, Rom, 130–201 A. D.) *f*: s. Vena magna cerebri. **Vv. gạstricae brẹves** (↑) *fpl*: --→ im Lig. gastrosplenicum; ⊣ V. splenica; **S**: Magenfundus. **V. gạstrica dẹxtra** (↑) *f*: --→ begleitet A. gastrica dextra; ⊣ V. portae hepatis; **S**: kleine Magenkurvatur. **V. gạstrica sinịstra** (↑) *f*: --→ begleitet A. gastrica sinistra; ⊣ V. portae hepatis; **S**: kleine Magenkurvatur. **V. gastro|epiploịca dẹxtra** (↑) *f*: s. Vena gastroomentalis dextra. **V. gastro|epi|ploịca sinịstra** (↑) *f*: s. Vena gastroomentalis sinistra. **V. gastro|omentạlis dẹxtra** (↑) *f*: --→ an der großen Magenkurvatur; ⊣ V. mesenterica sup.; **S**: große Magenkurvatur, großes Netz. **V. gastroomentạlis sinịstra** (↑) *f*: syn. V. gastroepiploica sinistra; --→ an der großen Magenkurvatur; ⊣ V. splenica; **S**: große Magenkurvatur, großes Netz. **Vv. geniculạres** (↑) *fpl*: --→ meist 5, vom Knie kommend; ⊣ V. poplitea. **Vv. gẹnus** (↑) *fpl*: syn. Venae* geniculares. **Vv. gluteae inferiọres** (↑) *fpl*: --→ unter dem M. piriformis durch das Foramen ischiadicum majus ins kleine Becken; ⊣ V. iliaca int.; **S**: M. gluteus maximus, unterer Teil der Gesäßgegend. **Vv. gluteae superiọres** (↑) *fpl*: --→ über dem M. piriformis durch das Foramen ischiadicum majus ins kleine Becken; ⊣ V. iliaca int.; **S**: oberer Teil der Gesäßgegend. **V. gyri olfactọrii** (↑) *f*: ⊣ V. basalis; **S**: Gyrus olfactorius. **Vv. haemorrhoidạles** (↑) *fpl*: s. Venae rectales inferiore, Venae rectales mediae , Vena rectalis superior. **V. hemi|ạzygos** (↑) *f*: *geht aus V. lumbalis asc. sin. nach Einmündung der V. subcostalis sin. hervor; --→ im Mediastinum post. li. neben den Brustwirbelkör-

pern, in Höhe des 7.–10. Brustwirbels hinter der Aorta u. Ductus thoracicus nach re.; -→ V. hemiazygos accessoria, (alle folgenden Venen von li.), Vv. oesophageales, Vv. bronchiales, Vv. perciardiacae, Vv. mediastinales, Vv. phrenicae supp., V. lumbalis asc., V. subcostalis, Vv. intercostales postt., Vv. columnae vertebralis; ⊣ V. azygos; **S**: Mediastinum post., Brustorgane, Wirbelkanal u. Inhalt, hintere Rumpfwand. **V. hemi|ạzygos ac|cessọria** (↑) *f*: --→ links neben den Brustwirbelkörpern als Fortsetzung der V. hemiazygos nach oben; -→ Vv. intercostales sin. der 4.–9. Interkostalräume, obere Vv. mediastinales; ⊣ V. hemiazygos, V. brachiocephalica sin.; **S**: obere Interkostalräume, li. Teil des Mediastinum sup. **Vv. hepạticae** (↑) *fpl*: --→ zwischen Lebergewebe u. V. cava inf. im Sulcus cavae: Vv. hepatica dext., intermedia, sin.; ⊣ V. cava inf.; **S**: Leber. **Vv. ileạles** (↑) *fpl*: --→ Venen des Krummdarms; ⊣ V. mesenterica sup.; **S**: Ileum. **V. ileo|cọlica** (↑) *f*: ⊣ V. mesenterica sup.; -→ V. appendicularis; **S**: terminales Ileum, Blinddarm, Wurmfortsatz, unterster Teil des Colon ascendens. **V. iliaca com|mụnis** (↑) *f*: *Vereinigung von V. iliaca ext. u. int.; --→ von der Articulatio sacroiliaca bis zum 4. Lendenwirbel, re. hinter, links medial der Arterie; -→ V. sacralis mediana, V. iliolumbalis; ⊣ V. cava inf.; **S**: Bein, Becken, Gesäß- u. Lendengegend. **V. ilịaca ex|tẹrna** (↑) *f*: *V. femoralis; --→ vom Lig. inguinale bis zur Articulatio sacroiliaca; -→ V. epigastrica inf., V. circumflexa iliaca prof.; ⊣ V. iliaca comm.; **S**: Bein, Bauchdecke, Lendengegend. **V. ilịaca in|tẹrna** (↑) *f*: --→ kurzer Stamm vor der Art. sacroiliaca; -→ Vv. gluteae supp., inff., Vv. obturatoriae, Vv. sacrales lat., Vv. vesicales, Vv. uterinae, Vv. rectales mediae, V. pudeda interna; ⊣ V. iliaca int.; **S**: Beckeneingeweide, Gesäß- u. Lendengegend. **V. ilio|lumbạlis** (↑) *f*: --→ begleitet A. iliolumbalis; ⊣ V. iliaca comm.; **S**: Fossa iliaca, Lendengegend. **Vv. inferiọres cerebẹlli** (↑) *fpl*: s. Venae cerebelli. **Vv. inferiọres cẹrebri** (↑) *fpl*: --→ Unterfläche von Schläfen- u. Hinterhauptlappen des Endhirns; -→ V. unci, Vv. orbitae, Vv. temporales; ⊣ Sinus transversus, cavernosus, petrosus sup., inf.; **S**: untere u. seitl. Teile der Endhirnlappen. **V. infẹrior vẹrmis** (↑) *f*: s. Venae cerebelli. **Vv. insulạres** (↑) *fpl*: --→ Tiefe des Sulcus lat. cerebri; ⊣ V. media prof. cerebri; **S**: Insel. **Vv. inter|capitulạres mạnus** (↑) *fpl*: --→ zwischen den Köpfen der Mittelhandknochen, verbinden dorsale u. palmare Handvenen. **Vv. inter|capitulạres pẹdis** (↑) *fpl*: --→ zwischen den Köpfen der Mittelfußknochen, verbinden Arcus venosus plantaris mit Arcus venosus dors. pedis; ⊣ V. saphena magna, parva. **V. inter|collicularis** (↑) *f*: --→ an der Dorsalseite des Mesencephalons; ⊣ V. basalis, Vv. internae cerebri; **S**: Colliculi supp. inf. **Vv. inter|costạles anteriọres** (↑) *fpl*: --→ vorderer Abfluss der Interkostalnerven; ⊣ Vv. thoracicae intt.; **S**: vordere Brustwand, Interkostalräume. **Vv. inter|costạles posteriọres** (↑) *fpl*: --→ oberh. der gleichnamigen Arterien im Sulcus costae, hinterer Abfluss der Interkostalvenen; -→ V. dorsalis, V. intervertebralis, V. spinalis; ⊣ Vv. azygos (re.), hemiazygos, hemiazygos acc. (li.); **S**: hintere u. seitl. Brustwand, Rücken, Brustteil vom Wirbelkanal einschließlich Inhalt. **V. inter|costạlis supẹrior** dextra (↑) ƒ: ---→ Vereinigung der re. 2., 3. (4.) Interkostalvene; ⊣ V. azygos; **S:** Zwischenrippenräume. **V. inter|costalis superior sinistra** (↑) ƒ: *2., 3. (4.) Interkostalvene; ⊣ V. brachiocephalica sinistra; **S:** obere Interkostalräume. **V. inter|costalis suprema** (↑) ƒ: ---→ im obersten Interkostalraum; ⊣ V. brachiocephalica od. V. vertebralis; **S:** oberster Interkostalraum. **Vv. inter|lobares renis** (↑) ƒpl: *Vv. arcuatae; ---→ zw. den Nierenpyramiden; ⊣ Vv. renales; **S:** Nierenrinde u. -mark. **Vv. inter-lobulares hepatis** (↑) ƒpl: *V. portae; ---→ im Bindegewebe zw. den Leberläppchen; ⊣ Nierenblutkapillaren, V. centralis; **S:** Leber. **Vv. inter|lobulares renis** (↑) ƒpl: *Vas efferens, Venulae stellatae; ---→ mit den entspr. Arterien in der Nierenrinde; ⊣ Vv. arcuatae; **S:** Nierenrinde. **Vv. internae cerebri** (↑) ƒpl: ---→ zw. Fornix u. Thalamus unter dem Dach des 3. Ventrikels, beginnen am Foramen interventriculare; -→ V. choroidea sup.; ⊣ Vereinigung zur unpaaren V. magna cerebri; **S:** Stirn- u. Scheitellappen, Basalganglien, Plexus choroideus des Seitenventrikels. **Vv. inter|osseae anteriores** (↑) ƒpl: ---→ begleiten A. interossea ant.; ⊣ Vv. ulnares; **S:** Handwurzel, tiefe Schicht der Unterarmbeugeseite. **Vv. inter|osseae posteriores** (↑) ƒpl: ---→ begleiten A. interossea post.; ⊣ Vv. ulnares; **S:** Handwurzel, tiefe Schicht der Unterarmstreckseite. **Vv. inter|pedunculares** (↑) ƒpl: ---→ V. basalis; **S:** Pedunculus cerebri, Tegmentum mesencephali. **V. interventricularis anterior** (↑) ƒ: ---→ im Sulcus interventricularis ant.; ⊣ V. cardiaca magna; **S:** Vorderfläche der Herzkammern, vorderer Teil der Herzscheidewand. **V. inter|ventricularis posterior** (↑) ƒ: s. Vena cardiaca media. **V. inter|vertebralis** (↑) ƒ: ---→ aus dem Plexus venosus vertebralis int.; durch das Foramen intervertebrale; ⊣ Vv. intercostales post.; **S:** Rückenmark, -häute, Wirbelkanal. **Vv. jejunales** (↑) ƒpl: ---→ im Mesenterium; ⊣ V. mesenterica sup.; **S:** Jejunum. **V. jugularis anterior** (↑) ƒ: vordere Drosselvene; ---→ unter dem Platysma, vor dem Vorderrand des M. sternocleidomastoideus; ⊣ Arcus venosus jugularis; -→ V. jugularis ext.; **S:** Haut vom Kinn u. vorderer Halsbereich. **V. jugularis ex|terna** (↑) ƒ: äußere Drosselvene; ---→ zw. Platysma u. oberflächlicher Halsfaszie; -→ V. auricularis post., V. jugularis ant., V. suprascapularis, Vv. transversae cervicis; ⊣ V. subclavia od. V. jugularis int.; **S:** Sinus transversus durae matris (inkonstant), Hinterkopf, seitl. Hals, Schultergegend. **V. jugularis in|terna** (↑) ƒ: innere Drosselvene; *Sinus sigmoideus, Sinus petrosus inf.; ---→ vom Beginn in der hinteren Abteilung des Foramen jugulare bis zum Venenwinkel, im Spatium lateropharyngeum, in der Vagina carotica; -→ V. aqueductus cochleae, Vv. pharyngeae, Vv. meningeae, V. lingualis, V. thyroidea sup., Vv. thyroideae mediae, V. sternocleidomastoidea, V. laryngea sup.; ⊣ V. brachiocephalica; **S:** Schädelhöhle, Gehirn, Gesicht, Pharynx, Zunge, Kehlkopf, Schilddrüse. **Vv. labiales anteriores** (↑) ƒpl: ⊣ V. saphena magna od. V. pudendae extt.; **S:** große Schamlippen. **Vv. labiales inferiores** (↑) ƒpl: ⊣ V. facialis; **S:** Unterlippe. **Vv. labiales posteriores** (↑) ƒpl: ⊣ V. pudenda int.; **S:** Schamlippen. **V. labialis superior** (↑) ƒ: ⊣ V. facialis; **S:** Oberlippe. **Vv. labyrinthi** (↑) ƒpl: ---→ Meatus acusticus int.;

⊣ Sinus petrosus inf. od. V. jugularis int.; **S:** Innenohr. **V. lacrimalis** (↑) ƒ: ---→ am oberen Rand des M. rectus lateralis; ⊣ V. ophthalmica sup.; **S:** Tränendrüse, M. rectus lat. **V. laryngea inferior** (↑) ƒ: ⊣ Plexus thyroideus impar; **S:** Kehlkopf. **V. laryngea superior** (↑) ƒ: ---→ durch die Membrana thyrohyoidea; ⊣ V. jugularis int. od. V. thyroidea sup.; **S:** Kehlkopf. **V. lateralis ventriculi lateralis** (↑) ƒ: Vene aus dem Mark des Parietal- u. Okzipitallappens des Gehirns; verläuft in der lateralen Wand des Seitenventrikels; ⊣ V. interna cerebri; vgl. Vena thalamostriata superior. **V. lienalis** (↑) ƒ: s. Vena splenica. **V. lingualis** (↑) ƒ: ---→ mit der gleichnamigen Arterie; -→ Vv. dorss. linguae, V. comitans n. hypoglossi, V. sublingualis, V. prof. linguae; ⊣ V. jugularis int.; **S:** Zunge. **Vv. lumbales** (↑) ƒpl: ---→ segmental zw. M. psoas u. Wirbelsäule, li. hinter der Aorta; ⊣ 1, 2; V. lumbalis asc., 3, 4: V. cava inf.; **S:** Rückenmuskeln, seitl. Bauchwand, Wirbelkanal einschließlich Inhalt. **V. lumbalis ascendens** (↑) ƒ: ---→ vor den Proc. costiformes der Lendenwirbel; -→ Vv. lumbales 1, 2; ⊣ re. V. azygos, li. V. hemiazygos; **S:** hintere Bauchwand; vgl. Anastomosen, interkavale. **V. magna cerebri** (↑) ƒ: Galen-Vene; unpaarer Venenabschnitt zw. Vereinigung der beiden Vv. internae cerebri u. Einmündung in den Sinus rectus; -→ Vv. internae cerebri, V. thalamostriata sup., Vv. directae latt., V. post. corporis callosi; ---→ unter dem Splenium corporis callosi; **S:** Basalganglien, Frontal-, Parietal-, Temporallappen, Plexus choroideus. **V. marginalis dextra** (↑) ƒ: ---→ Außenrand des re. Ventrikels; ⊣ V. cardiaca parva; **S:** re. Kammerwand. **V. marginalis lateralis** (↑) ƒ: ---→ Anastomose zwischen Arcus venosus plantaris u. Arcus venosus dors. pedis, lateral des 5. Mittelfußknochenköpfchens; ⊣ V. saphena magna, parva. **V. marginalis medialis** (↑) ƒ: ---→ Anastomose zw. Arcus venosus plantaris u. Arcus venosus dors. pedis, med. des 1. Mittelfußknochenköpfchens; ⊣ V. saphena magna, parva. **V. marginalis sinistra** (↑) ƒ: ---→ am Außenrand des li. Ventrikels; ⊣ V. cardiaca magna; **S:** Seitenfläche des li. Ventrikels. **Vv. maxillares** (↑) ƒpl: *Plexus venosus pterygoideus; ⊣ V. retromandibularis; **S:** Schädel, Dura mater, Ober- u. Unterkiefer, Zähne, Kiefer- u. Nasenhöhle, Kaumuskeln, Gaumen, Tonsillen. **V. medialis ventriculi lateralis** (↑) ƒ: Vene aus dem Mark des Parietal- u. Okzipitallappens des Gehirns; verläuft in der medialen Wand des Seitenventrikels; ⊣ V. interna cerebri; vgl. Vena thalamostriata superior. **V. mediana ante|brachii** (↑) ƒ: Anastomosen zwischen V. basilica u. V. cephalica auf der Palmarseite des Unterarms. **V. mediana basilica** (↑) ƒ: Verbindung zwischen V. mediana cubiti u. V. basilica in der Ellenbeuge. **V. mediana cephalica** (↑) ƒ: Verbindung zwischen V. mediana cubiti u. V. cephalica. **V. mediana cubiti** (↑) ƒ: Anastomosen zw. V. basilica u. V. cephalica in der Ellenbeuge. **V. media pro|funda cerebri** (↑) ƒ: ---→ in der Tiefe des Sulcus lat. cerebri; -→ Vv. insulares; ⊣ V. basalis; **S:** Insel, Opercula anliegender Hirnlappen. **Vv. mediastinales** (↑) ƒpl: ⊣ Vv. azygos, hemiazygos, brachiocephalicae, cava sup.; **S:** Mediastinum. **V. media super|ficialis cerebri** (↑) ƒ: ---→ im Ramus posterior des Sulcus lat. cerebri; ⊣ Sinus cavernosus, Sinus sphenopa-

Venae medullae oblongatae

rietalis, über V. anastomotica inf. in den Sinus transversus, über V. anastomotica sup. in den Sinus sagittalis sup.; **S:** Inselrinde. **Vv. medullae oblongatae** (↑) *fpl*: ---→ untere Fortsetzung der V. pontomesencephalica; -→ Vv. medullaris anteromediana, anterolateralis, transversae, dorsales, posteromediana; ⊣ Plexus basilaris; **S:** verlängertes Mark. **Vv. medullae spinalis** (↑) *f*: s. Venae columnae vertebralis. **Vv. membri inferioris** (↑) *fpl*: Venenstämme des Beins: Vv. superf. membri inf. (epifasziale Hautvenen) sind V. saphena magna u. V. saphena parva mit jeweiligen Zuflüssen; Vv. prof. membri inf. (subfasziale Begleitvenen der Arterienstämme) sind V. femoralis, V. profunda femoris, V. poplitea m. jeweiligen Zuflüssen. **Vv. membri superioris** (↑) *fpl*: Venen des Arms: V. subclavia, V. axillaris, Vv. superficiales membri sup. (epifasziale Hautvenen), Vv. profundae membri sup. (subfasziale Begleitvenen der Arterienstämme). **Vv. meningeae** (↑) *fpl*: Venen der Dura mater; ---→ über Venengeflechte aller Schädelbasisöffnungen; ⊣ V. jugularis int; **S:** harte Hirnhaut. **Vv. meningeae mediae** (↑) *fpl*: ---→ begleiten A. meningea med. durch das Foramen spinosum; ⊣ Plexus venosus pterygoideus; **S:** Dura mater. **V. mesencephalica lateralis** (↑) *f*: ⊣ V. basalis; **S:** Mesencephalon. **V. mes|enterica inferior** (↑) *f*: ⊣ V. splenica; -→ V. colica sinistra, Vv. sigmoideae, V. rectalis sup.; **S:** Colon descendens u. sigmoideum, oberes Rektum; s. Anastomosen, portokavale. **V. mes|enterica superior** (↑) *f*: ---→ zw. Pars ascendens duodeni u. Pankreas; -→ Vv. jejunales, Vv. ileales, V. gastroomentalis dext., Vv. pancreaticae, Vv. pancreaticoduodenales, V. ileocolica, V. colica dext., V. colica media; ⊣ V. portae hepatis; **S:** Dünndarm, Dickdarm bis zur rechten Kolonflexur, Pankreas, rechter Teil der großen Magenkurvatur. **Vv. meta|carpales dorsales** (↑) *fpl*: ---→ auf den Handrücken; ⊣ Rete venosum dorsale manus; **S:** Dorsalflächen der Finger. **Vv. meta|carpales palmares** (↑) *fpl*: ---→ begleiten Aa. metacarpales palmares; ⊣ Arcus venosus palmaris prof., Rete venosum dorsale manus; **S:** Handwurzel. **Vv. meta|tarsales dorsales** (↑) *fpl*: ---→ begleiten Aa. metatarsales dorss.; -→ Vv. digitales dorss prdis; ⊣ Arcus venosus dors. pedis; **S:** Zehen. **Vv. meta|tarsales plantares** (↑) *fpl*: ---→ begleiten Aa. metatarsales plant.; -→ Vv. digitales plantt.; ⊣ Arcus venosus plantaris; **S:** Plantarflächen der Zehen. **Vv. musculo|phrenicae** (↑) *fpl*: Begleitvenen der geichnamigen Arterien; ⊣ Vv. thoracicae intt.; **S:** Zwerchfell, Herzbeutel. **Vv. nasales ex|ternae** (↑) *fpl*: ---→ Nasenrücken; ⊣ V. facialis; **S:** äußere Nase. **V. naso|frontalis** (↑) *f*: Verbindung zwischen V. ophthalmica sup. u. V. angularis; ---→ Incisura frontalis, Foramen frontale ossis frontalis; **S:** med. Augenwinkel. **Vv. nuclei caudati** (↑) *fpl*: s. Vena thalamostriata superior. **V. obliqua atrii sinistri** (↑) *f*: Rest des li. Sinushorns; ---→ Rückwand des li. Vorhofs; ⊣ Sinus coronarius; **S:** Hinterwand des li. Vorhofs. **V. obturatoria ac|cessoria** (↑) *f*: s. Vena pubica. **Vv. ob|turatoriae** (↑) *fpl*: ---→ durch den Canalis obturatorius ins kleine Becken; ⊣ V. iliaca int.; **S:** Adduktoren des Oberschenkels, Hüftgelenk. **Vv. oc|cipitales** (↑) *fpl*: s. Venae superiores cerebri. **V. oc|cipitalis** (↑) *f*: *Venennetz der Kopf-

schwarte; ⊣ V. vertebralis, V. jugularis int. od. ext.; **S:** Haut u. Muskeln von Hinterhaupt u. Nacken, Dura mater der hinteren Schädelgrube. **Vv. oeso|phageales** (↑) *fpl*: ⊣ Vv. azygos, hemiazygos, brachiocephalicae, Plexus venosus thyroideus impar; **S:** Speiseröhre. **V. ophthalmica inferior** (↑) *f*: * evtl. V. lacrimalis, Vv. palpebrales inff.; ---→ lateral am Boden der Augenhöhle zw. Mm. rectus inf. u. lat.; -→ evtl. Vv. ciliares, Rr. musculares; Verbindungen zum Plexus pterygoideus; ⊣ V. ophthalmica sup. od. Sinus cavernosus; **S:** unteres Augenlid, Tränendrüse, Augenmuskeln. **V. ophthalmica superior** (↑) *f*: *V. nasofrontalis; ---→ Hauptgefäß an der medialen Wand der Augenhöhle, über den N. opticus nach lateral, Fissura orbitalis inf., -→ Vv. ethmoidales, palpebrales, V. lacrimalis, Vv. conjunctivales, vorticosae, ciliares, V. centralis retinae (V. ophthalmica inf.); ⊣ Sinus cavernosus; **S:** Auge, Lider, Tränendrüse, Muskeln u. Fettkörper der Augenhöhle, Schleimhaut der Siebbeinzellen, Nasenhöhle. **Vv. orbitae** (↑) *fpl*: Augenhöhlenvenen. **V. ovarica** (↑) *f*: ⊣ re. V. cava inf., li. V. renalis; **S:** Eierstock.

Vena-ovarica-Thrombose (↑; Thromb-*; -osis*) *f*: (engl.) *ovarian vein thrombosis*; v. a. im Puerperium ein- od. beidseitig auftretende Thrombose* der V. ovarica; **Urs.:** wahrscheinl. hämatogen fortgeleitete Infektion in Komb. mit erhöhter Thromboseneigung im Puerperium; **Klin.:** subakutes bis Akutes* Abdomen; **Kompl.:** Fortschreiten der Thrombose in die V. cava inferior möglich, Emboliegefahr; **Ther.:** chir. Intervention.

Vena palatina ex|terna (↑) *f*: ---→ Pharynxwand; ⊣ V. facialis; **S:** Rachen, Gaumenmandel, weicher Gaumen. **Vv. palpebrales** (↑) *fpl*: ---→ im oberen Augenlid; ⊣ Vv. episclerales. **Vv. palpebrales inferiores** (↑) *fpl*: ---→ im unteren Augenlid; ⊣ V. facialis. **Vv. palpebrales superiores** (↑) *fpl*: ---→ im oberen Augenwinkel; ⊣ V. facialis. **Vv. pan|creaticae** (↑) *fpl*: ⊣ V. mesenterica sup., V. splenica; **S:** Pankreaskörper u. -schwanz. **Vv. pancreaticoduodenales** (↑) *fpl*: ⊣ V. mesenterica sup., V. portae hepatis; **S:** Pankreaskopf, Duodenum. **V. pancreatico|duodenalis superior posterior** (↑) *f*: ⊣ V. portae hepatis; **S:** Hinterfläche des oberen Teils des Pankreaskopfs, Duodenum. **Vv. para|umbilicales** (↑) *fpl*: ---→ im Lig. falciforme hepatis; ⊣ Anastomosen zwischen V. Portae hepatis u. subkutanen Bauchvenen um den Nabel; **S:** s. Caput medusae, Anastomosen, portokavale. **Vv. parietales** (↑) *fpl*: s. Venae superficiales cerebri. **Vv. parotideae** (↑) *fpl*: ⊣ V. facialis, Plexus venosus pterygoideus; **S:** Ohrspeicheldrüse. **Vv. pectorales** (↑) *fpl*: ⊣ V. subclavia; **S:** M. pectoralis major, minor. **Vv. pedunculares** (↑) *fpl*: ⊣ V. basalis; **S:** Hirnstiel. **Venae per|forantes** (↑) *fpl*: syn. transfasziale Venen, Perforansvenen; Bez. für die Venen, die das oberflächliche mit dem tiefen Venensystem der Beine verbinden (s. Abb.); ---→ von den ischiokruralen Muskeln, die Adduktoren durchbohrend; ⊣ V. profunda femoris; **S:** ischiokrurale Muskeln. Vgl. Venae communicantes.

Venae peri|cardiacae (↑) *fpl*: ⊣ Vv. azygos, brachiocephalicae; **S:** Herzbeutel. **Vv. peri|cardiaco|phrenicae** (↑) *fpl*: ⊣ V. brachiocephalica; **S:** obere Zwerchfellfläche, Herzbeutel. **Vv. peroneae** (↑)

Venae radiales

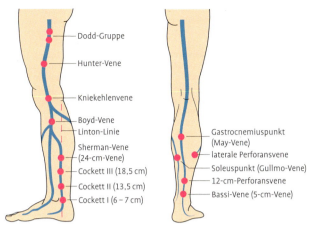

Venae perforantes: Lokalisation klinisch besonders wichtiger Venae perforantes

fpl: syn. Vv. fibulares; ---→ begleiten A. peroneae; ⊣ Vv. tibiales postt.; **S:** tiefe Beugemuskeln des Unterschenkels, laterale Knöchel, Fersenbein. **V. petrosa** (↑) *f*: s. Venae cerebelli. **Vv. pharyngeae** (↑) *fpl*: ---→ dorsale u. laterale Seite des Rachens; ⊣ V. jugularis int.; **S:** Pharynx, Tuba auditiva, Gaumenbögen. **Vv. phrenicae inferiores** (↑) *fpl*: ⊣ V. cava inf.; **S:** untere Zwerchfellfläche. **Vv. phrenicae superiores** (↑) *fpl*: ⊣ Vv. azygos, hemiazygos, brachiocephalicae, **S:** obere Zwerchfellfläche. **Vv. pontis** (↑) *fpl*: ---→ auf der basalen Fläche des Pons; →Vv. pontis anteromediana, anterolat., transversae lat.; ⊣ V. pontomesencephalica, V. basalis; **S:** Pons. **V. ponto|mesencephalica** (↑) *f*: ---→ basal an dem Pons zur Fossa interpeduncularis; ⊣ V. basalis; **S:** Pons, Medulla oblongata. **V. poplitea** (↑) *f*: ---→ von der Vereinigung der Vv. tibiales ant. u. post. bis zum Hiatus adductorius, zw. A. poplitea u. N. ischiadicus; →Vv. surales, Vv. geniculares, Vv. tibiales ant., post.; ⊣ V. femoralis; **S:** Fuß, Unterschenkel, Kniegelenk. **V. portae hepatis** (↑) *f*: syn. Vena portae, Pfortader; *Vereinigung von V. mesenterica sup. u. V. splenica; ---→ hinter dem Pankreaskopf, im Lig. hepatoduodenale zur Leberpforte, teilt sich an der Leberpforte in Ramus dexter (mit R. ant., post.) u. Ramus sinister (mit Pars traversa: Rr. lobi caudatici; Pars umbilicalis: Rr. med., lat., Lig. venosum, Lig. teres hepatis); →V. cystica, Vv. paraumbilicales, V. pancreaticoduodenalis sup. post., V. gastrica sin. u. dext., V. prepylorica; **S:** Magen, Darm (Ausnahme Analkanal), Bauchspeicheldrüse, Milz; vgl. Anastomosen, portokavale; Hypertension, portale. **V. portalis** (↑) *f*: syn. Vena* portae hepatis. **Vv. portales hypo|physiales** (↑) *fpl*: s. Venae emissariae. **V. posterior corporis callosi** (↑) *f*: syn. V. dorsalis corporis callosi; ---→ unter das Splenium corporis callosi; →Vv. thalamostriata sup. od. Vv. intt. cerebri; **S:** Corpus callosum. **V. pre|centralis cerebelli** (↑) *f*: s. Venae cerebelli. **Vv. pre|frontales** (↑) *fpl*: s. Venae superiores cerebri. **V. pre|pylorica** (↑) *f*: ---→ auf der Pylorusseite; ⊣ V. portae hepatis od. V. gastrica dexter; **S:** Magenpförtner. **Vv. pro|fundae** (↑) *fpl*: tiefe, unter der Faszie liegende Venen. **Vv. pro-**

fundae cerebri (↑) *fpl*: tiefe, verdeckt liegende Hirnvenen; ⊣ V. basalis, V. magna cerebri. **Vv. pro|fundae clitoridis** (↑) *fpl*: ⊣ V. pudenda int.; **S:** Klitoris. **Vv. pro|fundae membri inferioris** (↑) *fpl*: s. Venae membri inferioris. **Vv. pro|fundae membri superioris** (↑) *fpl*: subfasziale Begleitvenen von Armarterien: Vv. brachiales, Vv. ulnares, Vv. radiales, Vv. interosseae ant. u. post., Arcus venosus palmaris profundus. **Vv. pro|fundae penis** (↑) *fpl*: ---→ aus den Corpora cavernosa u. dem Corpus spongiosum; ⊣ V. pudenda int., Plexus v. prostaticus; **S:** Schwellkörper. **V. pro|funda faciei** (↑) *f*: *Plexus venosus pterygoideus; ---→ auf der Maxilla; ⊣ V. facialis. **V. pro|funda femoris** (↑) *f*: ---→ begleitet A. prof. femoris; →Vv. circumflexae femoris med., lat., Vv. perforantes; ⊣ V. femoralis; **S:** Oberschenkelmuskeln, Hüftgelenk. **V. pro|funda linguae** (↑) *f*: Venengeflecht um die gleichnamige Arterie; ⊣ V. lingualis; **S:** Zungenmuskulatur. **V. pubica** (↑) *f*: syn. Ramus pubicus, V. obturatoria accessoria; Anastomosen zw. V. iliaca ext. u. Vv. obturatoriae an der Innenfläche des Schambeins. **Vv. pudendae ex|ternae** (↑) *fpl*: ⊣ V. saphena magna; **S:** Haut des äußeren Genitales. **V. pudenda in|terna** (↑) *f*: ---→ im Canalis pudendalis, in der Wand der Fossa ischiorectalis, durch das Foramen ischiadicum minus u. unter dem M. piriformis durch das Foramen ischiadicum majus ins kleine Becken; →Vv. proff. clitoridis bzw. penis, Vv. rectales inff., Vv. labiales bzw. scrotales postt., V. bulbi vestibuli bzw. penis; ⊣ V. pudenda int.; **S:** Damm, äußere Genitalien, Analregion. **Vv. pulmonales** (↑) *fpl*: 4 Lungenvenen; ---→ vom Lungenhilum in den li. Herzhof; aus den Lungensegmenten entstehen V. pulmonalis dext. sup. aus V. apicalis, V. ant., V. post., V. lobi medii; V. pulmonalis dext. inf. aus V. sup., V. ant., V. basalis comm., V. basalis inf.; V. pulmonalis sin. sup. aus V. apicopost., V. ant., V. lingualis; V. pulmonalis sin. inf. aus V. sup., V. basalis comm., V. basalis sup., V. basalis inferior. **Vv. pulmonales dextrae, sinistrae** (↑) *fpl*: Lungenvenen; ---→ vom Lungenhilum zum li. Herzvorhof; **S:** führen das in der Lunge arterialisierte Blut dem li. Vorhof zu. **Vv. radiales**

Vena recessus lateralis ventriculi quarti

(↑) *fpl*: *Arcus venosus palmaris prof.; ---→ begleiten A. radialis; ⊣ Vv. brachiales; **S**: Hand, radiale Unterarmseite. **V. recessus lateralis ventriculi quarti** (↑) *f*: ---→ aus dem Recessus lat. des 4. Ventrikel; ⊣ Sinus petrosus inf. **Vv. rectales inferiores** (↑) *fpl*: *Plexus venosus rectalis, ⊣ V. pudenda int.; **S**: Analkanal. **Vv. rectales mediae** (↑) *fpl*: (engl.) *middle rectal veins*; *Plexus venosus rectalis; ⊣ V. iliaca int.; **S**: Rektum; s. Anastomosen, portokavale. **V. rectalis superior** (↑) *f*: ⊣ V. mesenterica inf.; **S**: oberer Teil des Rektums; s. Anastomosen, portokavale. **Vv. renales** (↑) *fpl*: *Vv. interlobares; ---→ meist kaudal u. etwas cranial der Arterie, li. vor der Aorta; -→ li.: V. suprarenalis sin., testicularis bzw. ovarica sin.; ⊣ V. cava inf.; **S**: Niere, li. Nebennieren, li. Hoden bzw. Eierstock. **V. retro|mandibularis** (↑) *f*: ---→ in der Ohrspeicheldrüse (Fossa retromandibularis); -→ Vv. temporales superf., V. temporalis media, V. transversa faciei, Vv. maxillares; ⊣ V. jugularis int.; **S**: laterale Kopf- u. Gesichtsgegend, Ober- u. Unterkiefer, Dura mater, Ohrspreicheldrüse. **Vv. sacrales laterales** (↑) *fpl*: *Plexus venosus sacralis; ⊣ V. iliaca int.; **S**: Vorderfläche des Kreuzbeins. **V. sacralis mediana** (↑) *f*: unpaar; ⊣ V. iliaca comm. sin.; **S**: Vorderfläche des Kreuzbeins. **V. saphena ac|cessoria** (↑) *f*: syn. Giacomini-Vene; ---→ medial am Oberschenkel, teils parallel zur V. saphena magna, teils anastomosierend zwischen V. saphena magna u. parva; ⊣ V. saphena magna; **S**: Haut der med. Oberschenkelseite; bei Insuffizienz der V. s. a. u. ihrer Anastomose entsteht eine inkomplette Stammvarikose der V. saphena magna. **V. saphena magna** (↑) *f*: *Arcus venosus dors. u. Rete venosum dors. pedis; ---→ mediale Fußrückenseite vor dem medialen Knöchel, an der Innenseite von Unter- u. Oberschenkel; -→ Vv. pudendae extt., V. circumflexa ilium superf., V. epigastrica superf., V. saphena accessoria, V. dorsalis superf. clitoridis bzw. V. dorsalis superf. penis, Vv. labiales bzw. scrotales antt.; ⊣ V. femoralis; **S**: medialer Fußrand, Innenseite von Unter- u. Oberschenkel. **V. saphena parva** (↑) *f*: *Arcus venosus dors. u. Rete venosum dors. pedis; ---→ lateraler Fußrand, Unterschenkelrückseite; ⊣ V. poplitea; **S**: Haut von lateraler u. dorsaler Unterschenkelseite. **V. scapularis dorsalis** (↑) *f*: ---→ begleitet A. dorsalis scapulae; -→ V. subclavia od. V. jugularis ext.; **S**: Schulterblattmuskeln. **Vv. sclerales** (↑) *fpl*: ---→ in der vorderen Sklera; ⊣ Vv. ciliares antt. **Vv. scrotales anteriores** (↑) *fpl*: ⊣ V. saphena magna od. Vv. pudendae extt.; **S**: Haut des Skrotums. **Vv. scrotales posteriores** (↑) *fpl*: ⊣ V. pudenda int.; **S**: Skrotum. **V. sectio** (↑) *fpl*: chir. Freilegung u. Eröffnung einer subkutanen Vene mit Einlegen eines Katheters als venösem Gefäßzugang (z. B. zur Infusion, Transfusion); weitestgehend durch Jugularispunktion od. Subklaviapunktion* ersetzt. **Vv. sigmoideae** (↑) *fpl*: ⊣ V. mesenterica inf.; **S**: Colon sigmoideum. **V. spinalis** (↑) *f*: syn. Ramus spinalis; ---→ segmental aus dem Rückenmark u. -häuten; ⊣ Vv. intercostales post. **Vv. spinales anteriores** (↑) *fpl*: s. Venae columnae vertebralis. **Vv. spinales posteriores** (↑) *fpl*: s. Venae columnae vertebralis. **V. spiralis modioli** (↑) *f*: ---→ in der Schneckenachse; ⊣ V. labyrinthi; **S**: Schnecke. **V. splenica** (↑) *f*: syn. V. lienalis; ---→ im Lig. phrenicosplenicum, an der Dorsalfläche des Pankreas; -→ Vv. pancreaticae, Vv. gastricae breves, V. gastromentalis sinistra; V. mesenterica inf.; ⊣ V. portae hepatis; **S**: Milz, Teile des Magens u. des Pankreas, großes Netz, Dickdarm zw. li. Kolonflexur u. Analkanal. **Vv. stellatae renis** (↑) *fpl*: ---→ in der äußersten Schicht der Nierenrinde; ⊣ Vv. interlobulares; **S**: Nierenkapsel u. angrenzender Rindenbereich. **V. sterno|cleido|mastoidea** (↑) *f*: ⊣ V. jugularis int.; **S**: M. sternocleidomastoideus. **V. striata** (↑) *f*: ⊣ V. basalis od. V. media prof. cerebri; **S**: Substantia perforata ant. **V. stylo|mastoidea** (↑) *f*: ---→ im Canalis facialis; ⊣ Plexus venosus pterygoideus od. V. retromandibularis; **S**: Paukenhöhle, Cellulae mastoideae, M. stapedius, Dura mater. **V. sub|clavia** (↑) *f*: *Fortsetzung der V. axillaris vom Seitenrand der 1. Rippe bis zum Venenwinkel in der vorderen Skalenuslücke; -→ Vv. pectorales, V. scapularis dors.; ⊣ V. brachiocephalica; **S**: Arm, Schulter, seitl. Brustwand; **klin. Bedeutung**: Subklaviapunktion* zum Einführen eines zentralen Venenkatheters möglich. **V. sub|costalis** (↑) *f*: ---→ unterh. der 12. Rippe; ⊣ Vv. azygos (re.), hemiazygos (li.); **S**: hintere u. seitl. Rumpfwand, Wirbelkanal einschließlich Inhalt. **Vv. sub|cutaneae abdominis** (↑) *fpl*: Hautvenen der Bauchwand; ⊣ V. thoracicae int. **V. sub|lingualis** (↑) *f*: ---→ zw. Glandula sublingualis u. M. mylohyoideus; ⊣ V. lingualis; **S**: Glandula sublingualis, Schleimhaut des Mundhöhlenbodens. **V. sub|mentalis** (↑) *f*: ---→ begleitet A. submentalis; ⊣ V. facialis; **S**: Mundboden, Glandula submandibularis. **V. sub|scapularis** (↑) *f*: ---→ begleitet A. subscapularis; ⊣ V. axillaris. **Vv. super|ficiales cerebri** (↑) *fpl*: oberflächliche Hirnvenen; ⊣ Vv. superiores cerebri, V. media superficiales cerebri, Vv. inferiores cerebri. **Vv. superficiales membri inferioris** (↑) *f*: s. Venae membri inferioris. **Vv. superficiales membri superioris** (↑) *fpl*: epifasziale Venenstämme des Arms: V. cephalica, V. basilica, V. mediana cubiti, V. mediana antebrachii, Rete vonosum dorsale manus, Arcus venosus palmaris superficialis. **Vv. superiores cerebelli** (↑) *fpl*: s. Venae cerebelli. **Vv. superiores cerebri** (↑) *fpl*: ---→ konvexe Endhirnhemisphärenflächen, medianwärts; -→ Vv. prefrontales, Vv. frontales, Vv. parietales, Vv. temporales, Vv. occipitales; ⊣ Sinus sagittalis sup.; **S**: Außenfläche der Endhirnhemisphären. **V. superior vermis** (↑) *f*: s. Venae cerebelli. **V. supra|orbitalis** (↑) *f*: ⊣ V. facialis; **S**: Stirn. **Vv. supra|renales** (↑) *fpl*: *V. centralis; ⊣ re.: V. cava inf., li.: V. renalis; **S**: Nebenniere. **V. supra|scapularis** (↑) *f*: ---→ begleitet A. suprascapularis; ⊣ V. jugularis ext.; **S**: Schulterblattgegend. **Vv. supra|trochleares** (↑) *fpl*: ⊣ V. facialis; **S**: medialer Augenwinkel. **Vv. surales** (↑): ---→ begleiten Aa. surales; ⊣ A. poplitea; **S**: Wadenmuskeln. **Vv. temporales**: s. Venae superiores cerebri, Venae inferiores cerebri. **Vv. temporales pro|fundae** (↑) *fpl*: ---→ im M. temporalis; ⊣ Plexus venosus pterygoideus; **S**: M. temporalis, laterale Orbitawand. **Vv. temporales super|ficiales** (↑) *fpl*: ---→ auf der Fascia temporalis; ⊣ V. retromandibularis; **S**: Schläfe. **V. temporalis media** (↑) *f*: ---→ im M. temporalis; ⊣ V. retromandibularis; **S**: M. temporalis. **V. terminalis** (↑) *f*: s. Vena thalamostriata superior. **V. testicularis** (↑) *f*: ⊣ rechts V. cava inf., links V. renalis; **S:** Hoden. **Vv. thalamo|striatae inferiores** (↑) *fpl*: ---→ durch die Substantia perforata ant.; ⊣ V. basalis; **S:** Nucleus caudatus, Nucleus lentiformis, Thalamus. **V. thalamo|striata superior** (↑) *f*: syn. V. terminalis; ---→ zw. Thalamus u. Nucleus caudatus; ⇾ V. ant. u. post. septi pellucidi, V. med. u. lat. ventriculi lat., Vv. nuclei caudati; ⊣ Vv. intt. cerebri, V. magna cerebri; **S:** Stirn-, Scheitellappen, Nucleus caudatus, Septum pellucidum. **Vv. Thebesii** (↑; Adam C. Thebesius, deutscher Arzt, 1686–1732) *fpl*: s. Venae cardiacae minimae. **Vv. thoracicae in|ternae** (↑) *fpl*: ---→ begleiten gleichnamige Arterien; ⇾ Vv. epigastricae supp., Vv. subcutaneae abdominis, Vv. musculophrenicae, Vv. intercostales antt.; ⊣ V. brachiocephalica; **S:** vordere Bauch- u. Brustwand. **V. thoracica lateralis** (↑) *f*: ---→ begleitet A. thoracica lat.; ⊣ V. axillaris. **V. thoraco|acromialis** (↑) *f*: ---→ begleitet A. thoracoacromialis; ⊣ V. cephalica od. V. axillaris. **V. thoraco|dorsalis** (↑) *f*: ---→ begleitet A. thoracodorsalis; ⊣ V. circumflexa scapulae. **Vv. thoraco|epi|gastricae** (↑) *fpl*: ---→ Hautvenen der seitl. Brustwand; ⇾ Plexus venosus areolaris; ⊣ V. axillaris; vgl. Anastomosen, interkavale, Anastomosen, portokavale. **Vv. thymicae** (↑) *fpl*: ⊣ Vv. brachiocephalicae; **S:** Thymus. **V. thyroidea inferior** (↑) *f*: *Plexus thyroideus impar; ---→ vor der Luftröhre; ⇾ V. brachiocephalica sin.; **S:** Schilddrüse, Trachea, Kehlkopf. **Vv. thyroideae mediae** (↑) *fpl*: ⊣ V. jugularis int.; **S:** Schilddrüse. **V. thyroidea superior** (↑) *f*: ---→ vom oberen Schilddrüsenpol mit der gleichnamigen Arterie; ⇾ V. jugularis int.; **S:** Schilddrüse. **Vv. tibiales anteriores** (↑) *fpl*: ---→ begleiten A. tibialis ant.; ⊣ V. poplitea; **S:** Fußrücken, Vorderseite des Unterschenkels. **Vv. tibiales posteriores** (↑) *fpl*: ---→ begleiten A. tibiales post.; ⇾ Vv. peroneae; ⊣ V. poplitea; **S:** Fußsohle, Wadenseite des Unterschenkels. **Vv. tracheales** (↑) *fpl*: ⊣ V. brachiocephalica; **S:** Trachea. **Vv. transversae cervicis** (↑) *fpl*: syn. Vv. transversae colli; ---→ begleiten A. transversa cervicis; ⊣ V. jugularis ext.; **S:** Rücken- u. Nackenmuskeln. **Vv. trans|versae colli** (↑) *fpl*: s. Venae transversae cervicis. **V. trans|versa faciei** (↑) *f*: ---→ unterh. des Jochbogens; ⊣ V. retromandibularis; **S:** laterale Gesichtsgegend. **Vv. trunci encephali** (↑) *fpl*: Hirnstammvenen. **Vv. tympanicae** (↑) *fpl*: ---→ begleiten A. tympanica ant. durch die Fissura sphenopetrosa; ⊣ Plexus venosus pterygoideus; **S:** Paukenhöhle, Trommelfell. **Vv. ulnares** (↑) *fpl*: *Arcus venosus palmaris superf.; ---→ begleiten A. ulnaris; ⇾ V. interosseae ant., post.; ⊣ V. brachiales; **S:** Hand, ulnare Unterarmseite. **V. umbilicalis** (↑) *f*: Nabelvene; verödet nach der Geburt zum Lig. teres hepatis; ---→ im freien Rand des Lig. falciforme hepatis vom Nabel zur Leberpforte; ⊣ verbindet Ramus sin. der V. portae hepatis mit der V. cava inf.; **S:** das in der Plazenta arterialisierte Blut zum Fetus unter teilweiser Umgehung der Leber. **V. uncialis** (↑) *f*: vom Uncus kommende Vene; s. Venae inferiores cerebri. **Vv. uterinae** (↑) *fpl*: *Plexus venosus uterinus; ⊣ V. iliaca int.; **S:** Uterus, Scheide. **Vv. ventriculares dextrae, sinistrae** (↑) *fpl*: s. Venae cardiacae minimae. **V. ventriculi**

inferior (↑) *f*: ---→ in der Höhe der Crura cerebri durch die Fissura choroidea ventriculi lat.; ⊣ V. basalis; **S:** weiße Substanz des Schläfenlappens. **V. ventriculi dextri anterior** (↑) *f*: syn. V. cardiaca ant., V. cordis ant.; ---→ eine od. mehrere Venen an der Vorderwand des re. Ventrikels; ⊣ V. cardiaca parva; **S:** Vorderwand des re. Ventrikels. **V. ventriculi sinistri posterior** (↑) *f*: ---→ Hinterseite des li. Ventrikels; ⊣ Sinus coronarius od. V. cardiaca magna; **S:** Hinterwand des li. Ventrikels. **V. vertebralis** (↑) *f*: ---→ meist als Geflecht die A. vertebralis begleitend; ⇾ V. occipitalis, V. vertebralis ant., V. vertebralis accessoria (inkonstant), Plexus venosus suboccipitalis; ⊣ V. brachiocephalica; **S:** Rückenmark, -kanal, -häute, tiefe Halsmuskeln. **V. vertebralis ac|cessoria** (↑) *f*: inkonstant; ---→ Fortsetzung der V. vertebralis durch Foramen transversarium des 7. Halswirbels; **S:** s. Vena vertebralis. **V. vertebralis anterior** (↑) *f*: ---→ Begleitvene der A. cervicalis asc.; ⊣ V. vertebralis; **S:** tiefe Halsmuskeln, Halswirbel. **Vv. vesicales** (↑) *fpl*: *Plexus venosus vesicalis, prostataticus; ⊣ V. iliaca int.; **S:** Harnblase, Prostata. **V. vestibularis anterior, posterior** (↑) *f*: ---→ V. labyrinthi; **S:** Bogengänge. **Vv. vorticosae** (↑) *fpl*: Wirbelvenen; ---→ aus der Choroidea, 4 Stämme durchbohren schräg die Sklera; ⊣ V. ophthalmica sup.; **S:** Choroidea, Corpus ciliare, Iris.

Ven|ek|tasie (↑; -ektasie*) *f*: Phlebektasie*.

Venen (↑) *fpl*: (engl.) veins; Venae, Blutadern; Blutgefäße mit zum Herzen führender Strömungsrichtung des Bluts; Wandaufbau: Tunica interna (Intima) mit reichl. elast. Fasern (jedoch keine Elastica interna), Tunica media (Media) mit locker gefügten Bündeln glatter Muskulatur, Tunica externa (Adventitia). Im Gegensatz zu den Arterien ist die Begrenzung der Schichten unscharf (s. Abb.).

Anatomische Bezeichnung der Venen siehe unter Vena.

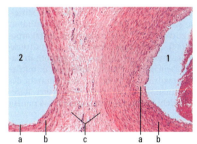

Venen: histologischer Schnitt durch die dickwandige Arteria radialis (1) mit deutlichem Dreischichtenbau u. die dünnwandige Vena radialis (2) mit undeutlichem Dreischichtenbau; a: Tunica interna; b: Tunica media; c: Tunica externa (Tunica adventitia) [47]

Venen-Bypass (↑; Bypass*) *m*: s. Gefäßtransplantation; Bypass, aortokoronarer.

Venen|druck, peri|pherer (↑): (engl.) *peripheral venous pressure*; Druck (s. Blutdruck) in peripheren (herzfernen) Venen, z. B. Arm- u. Beinvenen (s. Abb.); Druckkurve: s. Venenpuls (Abb. dort);

Venendruck, zentraler

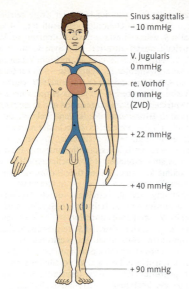

Venendruck, peripherer: peripherer u. zentraler Venendruck im Stehen

Referenzbereich: in Ruhe beim Liegenden ca. 2–5 mmHg (3–7 cm H₂O) über dem zentralen Venendruck*, stark abhängig von z. B. hydrostat. Einflüssen (), Muskelarbeit u. Temperaturänderungen.

Ven|en|druck, zentraler (↑): (engl.) *central venous pressure*; syn. zentralvenöser Druck; Abk. ZVD; Druck im intrathorakal gelegenen (zentralen) Hohlvenensystem (V. cava sup., V. cava inf.); entspricht dem rechtsatrialen u. damit in etwa dem rechtsventrikulären Füllungsdruck (rechtsventrikulärer enddiastol. Druck, Abk. RVEDP); Druckkurve: s. Venenpuls (Abb. dort), s. Blutdruck (Abb. 2 dort); **Bestimmung:** über zentralen Venenkatheter* (Abk. ZVK) durch Flüssigkeits- (Mitteldruck; s. Abb.) od. Elektromanometrie (pulsator. Druckkurve; an ZVK angeschlossener, extrakorporal befindl. Membrandruckwandler; s. Blutdruckmessung, invasive); Nullpunkt (re. Vorhof): in flacher Rückenlage des Pat. zw. vorderem u. mittlerem Thoraxdrittel in Höhe von drei Fünfteln des Thoraxdurchmessers über der Unterlage; **Referenzbereich:** in Ruhe beim Liegenden 3–9 mmHg

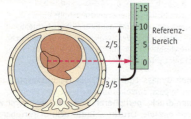

Venendruck, zentraler: Schema zur Ermittlung der Höhe des rechten Vorhofs bei liegendem Patienten

(4–12 cm H₂O); Beinflussung des ZVD u. a. durch intrathorakalen Druck (physiol. respirator. ZVD-Schwankung, vgl. Druck, intrapleuraler; hoher ZVD z. B. bei Spannungspneumothorax), rechtsventrikuläre Funktion (hoher ZVD z. B. bei Rechtsherzinsuffizienz) u. zirkulierendes Blutvolumen (niedriger ZVD z. B. bei Hypovolämie), daher kein sicherer klin. Verlaufsparameter für den Volumenstatus (z. B. während Volumenersatztherapie). Vgl. Venendruck, peripherer.

Ven|en|entzündung (↑): syn. Phlebitis; s. Thrombophlebitis.

Ven|en|funktions|prüfungen (↑): (engl.) *examinations of venous competence*; Verf. zur Untersuchung der Venen-, insbes. der Venenklappenfunktion; z. B. Mahorner*-Ochsner-Test, Perkussionsversuch*, Perthes*-Test, Pratt*-Test sowie mit Doppler- u. Duplexsonographie*, Phlebographie, Phlebodynamometrie u. Venenverschlussplethysmographie*.

Ven|en|in|suf|fizienz, chronische (↑; Insuffizienz*) *f*: s. Insuffizienz, chronisch-venöse.

Ven|en|katheter, peripherer (↑) *m*: s. Punktionskanüle (Abb.).

Ven|en|katheter, zentraler (↑; Katheter*) *m*: (engl.) *central venous catheter*; Abk. ZVK; auch Cavakatheter, Vena-cava-Katheter; flexibler Kunststoffkatheter, der nach der Seldinger-Methode über Venenpunktion* i. d. R. im Bereich der oberen Körperhälfte (V. jugularis interna, V. jugularis externa, V. subclavia, V. basilica od. V. mediana cubiti) eingeführt u. in die V. cava superior herznah vorgeschoben wird; selten über Punktion im Bereich der unteren Körperhälfte (V. femoralis, V. saphena) mit Vorschieben in die V. cava inferior; **Kontrolle** der Lok. der Katheterspitze röntg. (zus. mit Ausschluss eines Pneumothorax, s. Kompl.) u. während der Katheterisierung durch EKG-Ableitung (Monitor) an der ZVK-Spitze (bei der Seldinger-Methode eingeführten Führungsdraht (im ZVK): hohe P-Welle bei intraatrialer ZVK-Spitze, normal hohe P-Welle nach Zurückziehen der ZVK-Spitze in V. cava sup.; **Formen:** Einlumenkatheter, Mehrlumenkatheter (z. B. zur getrennten Infusion nicht kompatibler Lösungen bei gleichzeitigem ZVD-Monitoring über das Lumen mit der proximalsten Öffnung an der Katheterspitze); **Ind.:** v. a. parenterale Ernährung (s. Ernährung, künstliche), Messung des zentralen Venendrucks*, i. v. Applikation venenwandreizender Arzneimittel (z. B. Katecholamine) bzw. Lösungen (z. B. hyperosmolar od. mit unphysiol. pH); **Kompl.:** u. a. Thrombose, Thrombophlebitis, Inf., Sepsis (sog. Kathetersepsis; bei Verdacht auf Inf. Katheterwechsel; cave: nicht über Führungsdraht, u. mikrobiol. Untersuchung der Katheterspitze), selten Pneumothorax (v. a. bei Subklaviapunktion), Blutung (nach Fehlpunktion od. Gefäßperforation), Herzrhythmusstörung (bei intrakardialer Katheterspitze; cave: intraventrikuläre Fehllage), Luftembolie. Vgl. Pulmonaliskatheter; Shaldon-Katheter; Venae sectio.

Ven|en|klappen (↑): (engl.) *valves of veins*; Valvulae venosae; taschenförmige Klappen der Tunica interna (Intima) v. a. in den Venen der unteren u. oberen Extremitäten, bes. distal der Einmündung anderer Venen; dienen der Rückflusshemmung; vgl. Muskelpumpe; Koppelung, arteriovenöse.

Venen|patch (↑; engl. patch Flicken, Pflaster): s. Patch-Plastik.

Venen|puls (↑; Puls*) *m*: (engl.) *venous pulse*; venöser Puls* mit insbes. im re. Vorhof entstehenden herzschlagsynchronen Druck- u. Volumenschwankungen (Pulswelle) u. Fortleitung der Herzaktionen in die intra- u. extrathorakalen Venen; sichtbar an der V. jugularis externa als (physiol.) negativer Jugularvenenpuls (im Gegensatz zum pathol. pos. Jugularvenenpuls, z. B. bei Trikuspidalklappeninsuffizienz*, Shuntumkehr u. arteriovenöser Fistel); **Venenpulskurve** (venöse Pulsdruckkurve, venöse Blutdruckkurve) mit 3 positiven Wellen u. 2 negativen (Tal), s. Abb.: **1.** diastol.: **a)** v-Welle: rechtsatriale Füllung (linksventrikuläres Schlagvolumen) bei noch geschlossener Trikuspidalklappe; überhöht z. B. bei Trikuspidalklappeninsuffizienz*; **b)** y-Tal (sog. diastol. Kollaps): rechtsatriale Entleerung nach Öffnung der Trikuspidalklappe; s. Friedreich-Zeichen; **c)** a-Welle: rechtsatriale Kontraktion; fehlt bei Vorhofflimmern*, überhöht z. B. bei Trikuspidalklappenstenose*; **2.** systol.: **a)** c-Welle: atriale Segelvorwölbung nach Trikuspidalklappenschluss während ventrikulärer Anspannungsphase (s. Systole); **b)** x-Tal (sog. systol. Kollaps): inferiore Verlagerung der AV-Ebene während ventrikulärer Austreibungsphase; physiol. größer als das y-Tal; vgl. Blutdruck (Abb. 2 dort); vgl. Venendruck, zentraler; Venendruck, peripherer; vgl. Herzzyklus (Abb. dort).

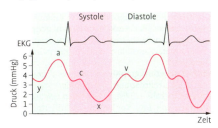

Venenpuls: typ. Verlauf einer venösen Druckkurve

Venen|puls, penetrierender (↑; ↑) *m*: s. Pulsus penetrans.

Venen|punktion (↑; Punktion*) *f*: (engl.) *venepuncture*; Punktion* einer Vene; **Ind.:** v. a. Blutentnahme*, i. v. Injektion* bzw. Infusion* sowie prophylakt. (Venenkatheter); auch i. R. diagn. u. therap. Verfahren (z. B. Phlebographie); **Lok.:** peripher-venös möglichst an nichtdominanter oberer Extremität (bei mehreren Punktionen zuerst distal), V. jugularis externa bei zentralisiertem Kreislauf (Hypovolämie, Schock, Reanimation); cave: vorgeschädigte od. verletzte Extremität sowie Venenverweilkanüle in Gelenknähe. Vgl. Venenkatheter, zentraler.

Venen|sperre (↑): (engl.) *venous obstruction*; anat. bedingte venöse Abflussbehinderung; z. B. der V. subclavia bei Halsrippe; vgl. Thoracic-outlet-Syndrom.

Venen|stein (↑): Phlebolith*.

Venen|stripping (↑; engl. to strip abstreifen) *n*: s. Varizenstripping.

Venen|thrombose (↑; Thromb-*; -osis*) *f*: s. Thrombose.

Venenum (lat.) *n*: Gifte*.

Venen|verödung (Vena*): s. Sklerotherapie.

Venen|verschluss|plethysmo|graphie (↑; Plethysmographie*) *f*: (engl.) *vein-occlusion plethysmography*; nicht invasives, quant. Verf. (Aufzeichnung der Volumenzunahme) zur Diagnostik u. Beurteilung von Durchblutungsstörungen an den Beinen sowie zur Qualitätskontrolle gefäßchir. Eingriffe; **Prinzip:** Anlage eines Dehnungstreifen am Unterschenkel u. Staumanschette am Oberschenkel; schnelles Aufpumpen der Staumanschette auf 80 mmHg, so dass das arterielle Blut einfließen, das venöse aber nicht mehr abfließen kann; Messung des durch venösen Blutstau zunehmenden Wadenumfangs mit dem quecksilbergefüllten Dehnungsstreifen durch Änderung der elektrischen Leitfähigkeit (venöse Kapazität; Referenzbereich: 3–6 ml/100 ml Gewebe); bei Aufhebung der Stauung durch plötzlichen Blutabfluss Durchgängigkeit der Abflusswege beurteilbar (venöse Drainage; Referenzbereich: 40–85 ml/100 ml Gewebe/Min); cave: Messwerte abhängig vom Beinumfang (je dünner desto höher); verminderte Werte bei postthrombotischem Syndrom mit schlechter Rekanalisation.

Venen|winkel (↑): Angulus* venosus.

Venero|logie (lat. Venus röm. Liebesgöttin; -log*) *f*: (engl.) *venerology*; Lehre von den venerischen, d. h. sexuell übertragbaren Krankheiten; vgl. STD, Geschlechtskrankheiten.

Venlafaxin (INN) *n*: (engl.) *venlafaxine*; Antidepressivum*; hemmt die Wiederaufnahme von Serotonin, Noradrenalin u. in geringem Maße auch von Dopamin; **Ind.:** Depression, Angststörung; **Kontraind.:** gleichzeitige Gabe von Monoaminoxidase-Hemmern, Schwangerschaft u. Stillzeit; **UAW:** u. a. Magen-Darm-Beschwerden, Agitiertheit, Blutdruckanstieg.

Veno|graphie (Vena*; -graphie*) *f*: syn. Phlebographie; s. Angiographie.

venosus (lat.): venenreich, Venen-.

Venter (lat.) *m*: (engl.) *belly*; Bauch, auch für Muskelbauch; V. propendens, V. pendulus: Hängebauch.

Ventilation (lat. ventilatio Lüftung, Belüftung) *f*: s. Atmung, Beatmung

Ventilation/Per|fusions|verhältnis (↑; lat. perfundere, perfusus über-, durchströmen): (engl.) *ventilation-perfusion ratio*; (physiol.) die Arterialisation* des Blutes beeinflussende Beziehung zw. (regionaler) alveolärer Ventilation* u. Lungendurchblutung; regional inhomogen, nimmt von der Spitze i. d. R. von der Lungenspitze zur Lungenbasis hin ab; beträgt in Ruhe beim Gesunden 0,8–1; regionale Optimierung durch den Euler*-Liljestrand-Reflex; Störung z. B. bei ARDS* od. Atelektasen mit funkt. Shunt*. Vgl. Verteilungsstörungen, pulmonale.

Ventilation, alveoläre (↑) *f*: (engl.) *alveolar ventilation*; effektive Ventilation des Alveolarraums, normal ca. 4000 ml/min; entspricht bei homogener Belüftung der Lungen dem Atemzugvolumen (s. Lungenvolumina, Abb. dort) minus dem (anat.) Totraum* multipliziert mit der Atemfrequenz*.

Ventilationsäquivalent

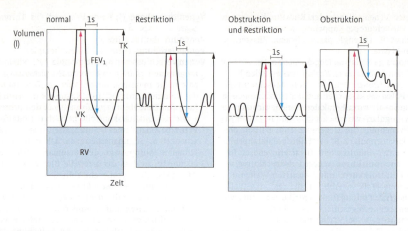

Ventilationsstörungen: verschiedene Formen im Spirogramm; VK: Vitalkapazität; FEV₁: Sekundenkapazität; TK: totale Lungenkapazität; RV: Residualvolumen

Ventilations|äqui|valent (↑; lat. aequivalere ebenso stark sein, ebensoviel Gewicht haben) *n*: Atemäquivalent*.

Ventilations|größen (↑): s. Lungenfunktionsprüfung.

Ventilations|ko|ef|fizient (↑; Co-*; lat. efficere bewirken, vollenden) *m*: (engl.) *ventilation coefficient*; Abk. VK; Anteil des Alveolarvolumens, der pro Atemzug durch Frischluft ersetzt wird; Maß für den Gaswechsel zw. Alveolarraum u. Außenluft; **Berechnung:** Differenz von Atemzugvolumen u. (anat.) Totraum, geteilt durch die Summe aus Atemzugvolumen u. Alveolarvolumen in Exspirationsstellung; letzteres entspricht in Ruheatmung der funktionellen Residualkapazität (s. Lungenvolumina); in Ruhe ca. 0,1–0,12; vergrößert sich mit zunehmender Atemtiefe.

Ventilation, spezifische (↑) *f*: (engl.) *specific ventilation*; quantitatives Maß der Atemökonomie; Verhältnis des exspirator. Atemminutenvolumens (in ml/min) zur Sauerstoffaufnahme (in ml/min); die s. V., die zur Aufnahme von 1 ml O₂ pro Min. notwendig ist, beträgt in Ruhe normal 23–33 ml/min. Vgl. Atemäquivalent.

Ventilations|störungen (↑): (engl.) *ventilation disorders*; Störungen der Lungenbelüftung; darstellbar mit Hilfe der Spirometrie (s. Abb.); **1. obstruktive V.:** Folge von obstruktiven Atemwegerkrankungen* mit Erhöhung des Strömungswiderstands in den Atemwegen; kennzeichnend sind inhomogene Belüftung der Alveolen, zunehmende Lungenüberblähung, Bronchialkollaps u. verstärkte Atemarbeit gegen erhöhte viskose Widerstände; in fortgeschrittenen Stadien Gasaustauschstörungen; **Funktionsdiagnose:** erhöhter Atemwegwiderstand*, erniedrigte absolute u. rel. Sekundenkapazität (<70 %), erniedrigter Peak*-Flow (durch Obstruktion), Zunahme der funkt. Residualkapazität u. des Residualvolumens (s. Lungenvolumina, Abb. dort), normale pulmonale Compliance*; Vergrößerung des Quotienten aus Residualvolumen u. Totalkapazität; Verminderung der Vitalkapazität bei zunehmender mechan. Schädigung des bronchopulmonalen Systems; klin. Bedeutung: s. COPD, Asthma bronchiale; **2. restriktive V.:** Behinderung der Lungenausdehnung durch Thoraxdeformitäten (Kyphoskoliose, nach Op. u. a.) od. verminderte Dehnbarkeit des Lungengewebes (Lungenfibrose*); verminderte Alveolenbelüftung (evtl. mit Verteilungsstörungen) u. Beeinträchtigung des Gasaustauschs, verstärkte Atemarbeit gegen erhöhte elast. Widerstände; **Funktionsdiagnose:** Abnahme der Vitalkapazität, teilweise auch der funkt. Residualkapazität u. des Residualvolumens, erniedrigter Peak-Flow (durch geringeres Lungenvolumen), normale rel. Sekundenkapazität, normale Resistance, erniedrigte pulmonale Compliance.

Ventilations|szinti|graphie (↑; Szinti-*; -graphie*) *f*: s. Lungenventilationsszintigraphie.

Ventilations|zahl (↑): (engl.) *ventilation number*; zum Abatmen von 1 ml Kohlensäure ventiliertes Luftvolumen (normal 30–45 ml).

Ventil|implantation, endo|bronchiale (↑; Implantate*) *f*: (engl.) *endobronchial valvular implantation*; bronchoskopisches Verf. zur Lungenvolumenreduktion* durch Einsetzen von Ventilen in die Ostien von Lappen- od. Segmentbronchien (s. Abb.); **Prinzip:** Entleerung von Luft aus behandeltem

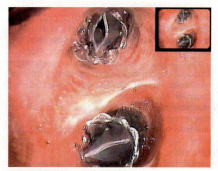

Ventilimplantation, endobronchiale [167]

Lungenbereich, Ausschluss von der Ventilation u. möglichst vollständige Atelektase des entsprechenden Lungenlappens; Vorteil: mit Lungenlappenresektion vergleichbarer Effekt ohne operationsbedingte Risiken od. Komplikationen.

Ventil|pneumo|thorax (↑; Pneum-*; Thorax*) *m*: (engl.) *valvular pneumothorax*; Pneumothorax* mit Ventilmechanismus des pleuralen Lecks: in Pleurahöhle inspiratorisch eindringende Luft kann exspiratorisch nicht entweichen.

Ventil|stenose (↑; Steno-*; -osis*) *f*: (engl.) *ventilatory stenosis*; bes. bei Exspiration auftretende Verlegung des Tracheobronchiallumens durch Tumoren, Lymphknoten od. Fremdkörper.

ventral (lat. venter Bauch, Leib): **1.** (engl.) *ventral*; bauchwärts, nach vorn gelegen, zum Bauch gehörend; Gegensatz: dorsal* **2.** an der Bauchwand auftretend.

ventricularis (lat.): den Ventrikel betreffend, ventrikulär.

Ventriculus (lat.) *m*: **1.** kleiner Magen; **2.** Kammer; s. Hirnventrikel.

Ventriculus cerebri (↑) *m*: s. Hirnventrikel.

Ventriculus cordis (↑) *m*: Herzkammer.

Ventriculus laryngis (↑) *m*: syn. Morgagni-Ventrikel; seitl. Ausbuchtung des Kehlkopfraums zw. Taschenband u. Stimmlippe; vgl. Laryngozele.

Ventriculus lateralis (↑) *m*: s. Hirnventrikel.

Ventriculus quartus (↑) *m*: s. Hirnventrikel.

Ventriculus tertius (↑) *m*: s. Hirnventrikel.

Ventrikel (↑) *m*: Ventriculus*.

Ventrikel|blutung (↑): (engl.) *intraventricular hemorrhage* (Abk. IVH); syn. Blutung, intraventrikuläre; intraventrikuläres Hämatom; Blutung in die Hirnventrikel*; vgl. Hämatom, intrakranielles; **Vork.:** meist spontan (z. B. bei art. Hypertonie* od. hämorrhagischer Diathese*), auch traumat. (Schädelhirntrauma*); oft als Massenblutung* mit Einbruch in die Hirnventrikel; seltener bei vaskulärer Fehlbildung (intrakranielles Aneurysma* od. Angiom, auch kavernöses Hämangiom*); evtl. zus. mit Subarachnoidalblutung*; als Geburtstrauma: s. Blutung, intrakranielle geburtstraumatische; **Klin.:** je nach Ausmaß; Kopfschmerz, bei massiver V. Verschlusshydrozephalus (s. Hydrozephalus) mit entspr. Sympt. der Hirndrucksteigerung* (cave: Koma, Einklemmung*); **Kompl.:** Ventrikeltamponade (vollständige blockierende Blutfüllung des Hirnventrikelsystems) bei massiver V.; **Diagn.:** CCT; ggf. angiograph. Nachweis vaskulärer Fehlbildungen mit CT*-Angiographie, MRT/MR-Angiographie bzw. DSA; **Ther.:** je nach Ausmaß; ohne Liquorzirkulationsstörung evtl. Verlaufskontrolle; bei Liquoraufstau (Liquorstopp*) primär offene Ventrikeldrainage*, bei Persistenz ≥5 Tage (wegen Zunahme der Infektionsgefahr durch Drainage) Op. mit endoskop. Koagelentfernung aus Seitenventrikeln u. 3. Ventrikel sowie endoskop. Ventrikulostomie* (alternativ: interne Ventrikeldrainage über VP- od. VA-Shunt); bei Ventrikeltamponade prognoseabhängig evtl. op. Ausräumung (mikrochir., ggf. zusätzl. endoskopisch).

Ventrikel|drainage (↑; Drainage*) *f*: (engl.) *ventricular drainage*; Liquordrainage; therap. Ableitung des Liquor* cerebrospinalis aus den Hirnventrikeln*; **Ind.:** v. a. Hydrozephalus*; **Formen: I. offene** V.:

temporäre externe Ableitung über ein meist frontales Bohrloch in ein äußeres Reservoir, mit Rückschlagventil, Druckregelung durch Abflusshöhe od. Ventil; Ind.: Blutung, Meningitis, Verschlusshydrozephalus, im Notfall akut; **II.** permanente **geschlossene** (interne) Ableitung: **1.** extrakranielle Ableitung über op. implantierten Liquorshunt mit versch. Ventilsystemen (extern regulierbare, programmierbare Druckregulierung, unterschiedl. Druck-Fluss-Charakteristik); **a) ventrikuloperitoneal** (Abk. VP) über VP-Shunt in den Bauchraum (intraperitoneal); Ind.: kommunizierender Hydrozephalus, chron. Verschlusshydrozephalus ohne ausreichende Liquorresorption; günstiger bei Größenzunahme des Kindes (Wachstumsreserve durch primäre Überlänge des Peritonealkatheters); Vorteil: im Vergleich zum VA-Shunt (s. u.) weniger aufwendige Op. (Revision, z. B. bei Katheterdysfunktion, rel. einfach durchführbar) u. geringere Rate an Kompl. (Liquoraszites, abdominale Zyste, Blutung); **b) ventrikuloatrial** (Abk. VA) über VA-Shunt in den re. Vorhof des Herzens; aufwendiger als VP-Shunt (s. o.) u. mit schwerwiegenden Kompl. (Sepsis, Thrombose, Embolie, Blutung u. a.) verbunden; **c) lumboperitoneal** (Abk. LP) über LP-Shunt bei kommunizierendem Hydrozephalus zur lumbalen Liquordrainage (keine Ventrikeldrainage i. e. S.) in intraperitonealen Bauchraum; Katheterimplantation mit Tuohy*-Kanüle u. subkutane Verbindung des Katheters mit ableitendem Peritonealkatheter; im Vergleich zu ventrikulärer Liquordrainage (VP- u. VA-Shunt) weniger invasiv (keine Hirnpunktion), aber niedrigere Erfolgsrate wegen geringerer Liquorfördermenge (dünner Katheter); keine manuelle Funktionsprüfung des Ventils mögl.; Kompl.: wie VP-Shunt, zusätzl. Wurzelreizung (Spinalnerven); **2.** V. nach **Torkildsen** (Ventrikulozisternostomie, ohne Ventil): aus der (ggf. beiden) Seitenventrikeln (Hinterhorn) in die Cisterna cerebromedullaris posterior od. aus dem 3. Ventrikel in die Cisterna interpeduncularis; Ind.: Verschlusshydrozephalus, heute meist durch endoskop. Ventrikulostomie* ersetzt; **Kompl.:** u. a. Blutung, Infektion (zur Senkung des Infektionsrisikos evtl. Einsatz von mit Silber od. Antibiotika antibakteriell imprägnierten Kathetern), bei Shuntableitung Katheterdysfunktion, -aszension.

Ventrikel|druck (↑): (engl.) *ventricular pressure* (Abk. VP); Druck in den Herzkammern; der enddiastol. V. (Abk. EDP) wird auch als Füllungsdruck bezeichnet; **Referenzbereich:** Messung i. R. der Herzkatheterisierung* (Abb. dort); vgl. Blutdruck (Abb. 2 dort), vgl. Herzzyklus (Abb. dort); **1.** rechtsventrikulär: **a)** enddiastol. (Abk. RVEDP für engl. *right ventricular enddiastolic pressure*): 0–8 mmHg; **b)** systol.: 15–30 mmHg; **2.** linksventrikulär: **a)** enddiastol. (Abk. LVEDP für engl. *left ventricular enddiastolic pressure*): 4–12 mmHg; vgl. Wedge-Druck; **b)** systol.: 90–140 mmHg.

Ventrikel|punktion (↑; Punktion*) *f*: (engl.) *ventricular puncture*; Punktion der Hirnventrikel zur Druckentlastung bei Hirndrucksteigerung*; vgl. Ventrikeldrainage.

Ventrikel|septum|defekt (↑; Septum*) *m*: (engl.) *ventricular septal defect*; Abk. VSD; auch Kammer-

Ventrikel, singulärer

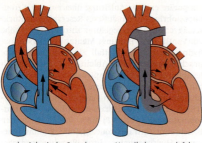

physiologische Systole — Ventrikelseptumdefekt

Ventrikelseptumdefekt: ventrikulärer Links-Rechts-Shunt; pulmonale Hyperperfusion in der Folge

scheidewand- od. Kammerseptumdefekt; angeborener Herzfehler* mit Defekt im Septum* interventriculare; **Häufigkeit:**

häufigster angeborener Herzfehler

isoliert ca. 30% aller angeb. Herzfehler; in 50% mit zusätzl. Herzfehler kombiniert; **Einteilung:** 1. nach **Lok.:** s. Septumdefekt (Abb. dort); **a)** (in 70–80%) hoher VSD im bindegewebigen Anteil (Pars membranacea) des Ventrikelseptums; auch als infrakristaler Typ bezeichnet wegen der Lok. unterh. der Crista* supraventricularis; **b)** (in ca. 10%) VSD im ventrikulären Einflusstrakt, meist Teil des atrioventrikulären Septumdefekts*; auch als VSD vom AVSD-Typ bezeichnet; **c)** (in ca. 10%) tiefer VSD im muskulären Anteil des Ventrikelseptums (oft multiple Defekte); auch als muskulärer Typ bezeichnet; **d)** (in 5–8%) VSD oberh. der Crista supraventricularis; auch als suprakristaler Typ od. infundibulärer (bulbärer) VSD bezeichnet; 2. nach **Pathophysiol.: a)** VSD mit kleinem Links-Rechts-Shunt u. normalem pulmonalarteriellen Druck (s. PAP); vgl. Roger-Syndrom; **b)** mittelgroßer VSD (s. Abb.) mit Volumenbelastung des Lungenkreislaufs u. mäßiger pulmonaler Hypertonie* (Tab. dort); **c)** großer VSD mit interventrikulärem Druckausgleich (ab Defektgröße ≥75% des Aortendurchmessers) bei reinem Links-Rechts-Shunt in Abhängigkeit des pulmonalvaskulären Widerstands; **d)** großer VSD mit zunehmender pulmonaler Widerstandserhöhung u. Eisenmenger*-Reaktion; **Klin.:** je nach pathophysiol. Schweregrad; bei großem Shuntvolumen (großer VSD) im Säuglingsalter Gedeihstörungen mit rezidiv. Bronchitis u. Pneumonie sowie frühzeitig Sympt. der Herzinsuffizienz* durch Abnahme des hohen Lungengefäßwiderstands in den ersten Lebenswochen bei paralleler Zunahme eines Links-Rechts-Shunts; mit zunehmendem pulmonalvaskulärem Widerstand* zunächst abnehmende klin. Sympt., dann Zyanose*; häufig Entw. eines Herzbuckels*; **Kompl.:** frühzeitige Eisenmenger-Reaktion bereits im 2. Lj. bei großem VSD u. damit Inoperabilität des VSD (s. Herz-Lungen-Transplantation); **Diagn.: 1.** Herzauskultation*: pansystol. Herzgeräusch* (Shuntgeräusch), bei kleinem VSD als lautes Pressstrahlgeräusch (Grad 4/6–5/6, häufig mit Schwirren) am linken unteren Sternalrand bzw. bei VSD im muskulären Septum über der Herzspitze (kann vor dem 2. Herzton enden, wenn sich der Defekt in der späten Systole schließt), bei großem VSD leiser mit lautem Pulmonalklappenschlusston (s. Herztöne) u. zusätzl. proto-mesodiastol. Herzgeräusch über der Herzspitze inf. rel. Mitralklappenstenose*; **2.** EKG: bei kleinem VSD normal, bei größerem Links-Rechts-Shunt zunächst Zeichen der Linksherzhypertrophie u. (mit zunehmender pulmonalarterieller Druckerhöhung) auch der Rechtsherzhypertrophie (v. a. nach Shuntumkehr); s. Herzhypertrophie (Tab. dort); **3.** Nachweis u. Graduierung durch Echokardiographie* (dopplersonograph.) u. ggf. Herzkatheterisierung* mit Angiokardiographie; s. Hypertonie, pulmonale; **Ther.:** möglichst frühzeitiger op. Verschluss (durch Einzelnähte od. Einnähen eines Patchs aus Kunststoff bzw. Perikard) hämodynamisch wirksamer VSD, auch interventionell mögl.; ggf. pharmak. Behandlung der Herzinsuffizienz*; Endokarditisprophylaxe (s. Endokarditis); **Progn.:** Spontanverschluss innerh. der ersten 2 Lj. bei kleinem VSD in über 70% der Fälle, bei größeren Defekten in 5–10%.

Ventrikel, singulärer (↑) *m*: (engl.) *single ventricle*; syn. Cor triloculare biatriatum, univentrikuläres Herz, gemeinsamer Ventrikel; seltene Herzfehlbildung (1,5% der angeborenen Herzfehler*) mit fehlender od. rudimentärer Anlage des Ventrikelseptums (Septum* interventriculare); fast immer in Komb. mit Transposition* der großen Arterien u. häufig Pulmonalstenose* u. a. kardialen Anomalien (z. B. Vorhofseptumdefekt*, Aortenisthmusstenose*, Ductus* arteriosus apertus); vgl. Cor biloculare; **Pathophysiol.:** Pendel*-Shunt; **Klin.:** bei s. V. mit pulmonaler Mehrperfusion relativ gering ausgeprägte Zyanose*, dagegen von deutl. Ausprägung z. B. bei s. V. mit Pulmonalstenose u. pulmonaler Minderperfusion; **Diagn.:** Nachweis durch Echokardiographie, Herzkatheterisierung u. Angiokardiographie; **Ther.:** bei stark verminderter Lungendurchblutung evtl. palliative Anastomosenoperation; op. Korrektur kaum mögl.; bei niedrigem pulmonalarteriellem Druck (PAP*) bzw. pulmonalvaskulärem Widerstand* evtl. Fontan*-Operation (oft vorher Pulmonalis*-Banding bzw. Absetzen der Pulmonalarterie mit Anlage einer Blalock-Taussig-Anastomose u. anschl. Glenn*-Operation); **Progn.:** eingeschränkte Lebenserwartung.

Ventrikel|stimulation (↑; Stimulation*) *f*: (engl.) *ventricular stimulation*; syn. Kammerstimulation; programmierte Ventrikelstimulation; diagn. Elektrostimulation der Herzkammer (meist rechtsventrikuläre Herzspitze) i. R. der elektrophysiologischen Untersuchung* zur Beurteilung der ventrikulären Refraktärzeiten, retrograden Erregungsleitung (ventrikuloatrial) u. Auslösbarkeit kardialer Arrhythmien; **Ind.:** Untersuchung der Reproduzierbarkeit einer klin. aufgetretenen ventrikulären Tachykardie* unter kontrollierten Bedingungen bzw. zur dd Abklärung tachykarder Herzrhythmusstörungen*. Vgl. Vorhofstimulation.

Ventrikel|tamponade (↑; Tampon*) *f*: (neurochir.) s. Ventrikelblutung.

Verbrauchskoagulopathie

Ventrikel|wand|an|eurysma (↑; Aneurysma*) *n*: s. Herzwandaneurysma.

Ventrikulitis (↑; -itis*) *f*: (engl.) *ventriculitis*; meist bakteriell bedingte Entz. der Hirnventrikel bzw. des sie auskleidenden Ependyms (vgl. Ependymitis); **Vork.:** v. a. bei Pat. mit Ventrikelkatheter zur Ableitung des Liquor cerebrospinalis.

Ventrikulo|graphie (↑; -graphie*) *f*: (engl.) *ventriculography*; Darstellung der Herzventrikel i. R. der Herzkatheterisierung* (Koronarangiographie*) od. szintigraph. (s. Radionuklidventrikulographie).

Ventrikulo|stomie (↑; -stomie*) *f*: (engl.) *(endoscopic) third ventriculostomy (Abk. ETV)*; (neurochir.) therap. Eröffnung eines Hirnventrikels: meist Öffnung der Lamina* terminalis (vor Corpus mammillare*) zur Schaffung eines Umgehungskreislaufs des Liquor* cerebrospinalis vom 3. Hirnventrikel* zur basalen Zisterne, i. d. R. endoskop. über frontales Bohrloch u. Foramen Monroi; offen mikrochir. nach Trepanation*; z. B. bei Tumorexstirpation aus 3. Ventrikel als zusätzl. Öffnung bzw. bei Op. eines intrakraniellen Aneurysmas* mit Subarachnoidalblutung* u. intraventrikulärem Liquorstau durch Ventrikeleinbruch der Blutung u. Aquäduktstenose zur besseren Liquorzirkulation (Liquor cerbrospinalis wirkt fibrinolyt.) mit prächiasmaler Eröffnung der Lamina terminalis; Ventrikulozisternostomie (nach Torkildsen): s. Ventrikeldrainage; **Ind.:** Verschlusshydrozephalus mit erhaltener Liquorresorption (häufig Methode der Wahl; Vorteile gegenüber Ventrikeldrainage*: normale Liquordynamik mit geringer Unterdruckgefahr; keine implantatbedingten Kompl., z. B. Inf.); **Kompl.:** Blutung (A. basilaris), Inf. (seltener als bei Ventrikeldrainage, s. o.), Okulomotoriuslähmung, Diabetes insipidus, Verschluss

Ventrikulo|tomie (↑; -tom*) *f*: s. EEV.

Ventrikulo|zisterno|stomie (↑; lat. cisterna Behälter; -stomie*) *f*: Ventrikeldrainage* nach Torkildsen; vgl. Ventrikulostomie.

Venüle (lat.-frz. venula kleines Röhrchen) *f*: (engl.) *venule*; Röhrchen mit eingeschmolzener Kanüle, in dem Unterdruck besteht u. Rindergalle, Nährbouillon, Natriumcitrat o. a. enthalten ist; zur sterilen Blutentnahme (Blutkultur*).

Venulae rectae renis (↑) *f pl*: Venen in der Marksubstanz der Niere, die in die Vv. arcuatae einmünden.

Venulae stellatae (↑) *f pl*: sternförmig zu den Vv. interlobulares zusammenlaufende Venen unter der Nierenkapsel.

Venulen (↑) *f pl*: (engl.) *venules*; Venulae; kleinste venöse Gefäße.

Venus|hügel (lat. Venus röm. Liebesgöttin): Mons* pubis.

VEP: Abk. für **v**isuell **e**vozierte **P**otentiale*.

Verätzung: (engl.) *chemical burn*; Gewebezerstörung von Haut od. Schleimhaut, v. a. durch Säuren (Koagulationsnekrose, s. Nekrose), Laugen (Kolliquationsnekrose) o. a. ätzende Chemikalien (z. B. in Haushaltsreinigern); häufige **Formen:** Ösophagusverätzung*, Magenverätzung*, Hornhautverätzung*.

Vera|pamil (INN) *n*: Phenylalkylamin; **Ind.:** s. Calcium-Antagonisten.

Verbände: 1. (engl.) *bandages, dressings*; textile od. synthetische äußerl. prophylakt. od. therap. eingesetzte Faserstoffe zum Schutz, zur Ruhigstellung od. zur Unterstützung der Heilung verletzter od. erkrankter Körperteile, z. B. Wundauflage, Pflaster, Roll- od. Gipsbinden, Hartschaum; **2.** Anw. der unter 1. genannten Materialien, z. B. als Wundverband, Kompressionsverband*, Okklusivverband*, V. zur Ruhigstellung (z. B. Gipsverband*, Hartschaumverband*, Schienenverband, Desault*-Verband, Cuff*-and-collar-Verband), funktioneller od. Stützverband (z. B. Tape*-Verband) od. Streckverband (s. Extensionsmethoden).

Verband|linse: (engl.) *occlusive lens*; therap. Kontaktlinse zur Abdeckung der Hornhaut; **Anw.:** z. B. bei best. epithelialen Hornhauterkrankungen od. kleinen perforierenden Verletzungen. Vgl. Kontaktlinsen; Uhrglasverband.

Verband|watte: (engl.) *purified cotton*; Gossypium depuratum; gereinigte Baumwolle zu Verbandzwecken.

Verbascum thapsiforme *m*: s. Königskerze.

Verbi|geration (lat. verbigerare reden, sprechen) *f*: (engl.) *verbigeration, cataphasia*; Sprachstereotypie (s. Stereotypie) mit mechan. Wiederholung von Wörtern, Satzbruchstücken, Sätzen u. unverständl. sprachl. Lautgebilden ohne Bindung an eine Stimmung od. kommunikative Bedeutung; dient oft zur Selbstversicherung eines innerl. isolierten Menschen; **Vork.:** z. B. bei Schizophrenie, Verhaltensstörung, geistiger Behinderung. Vgl. Iteration.

Verbindung: (engl.) *compound*; (chem.) einheitlicher, aus mind. 2 chem. Elementen in best. gesetzmäßigen Mengenverhältnissen bestehender Stoff; vgl. Stöchiometrie.

Verbindungen, aliphatische: (engl.) *aliphatic compounds*; Kohlenwasserstoffverbindungen mit offener od. geschlossener (Cycloaliphate) Kette; leiten sich von Methan (CH_4) ab.

Verbindungen, alkylierende: Alkylanzien*.

Verbindungen, aromatische: (engl.) *aromatic compounds*; neben Benzol* u. seinen Derivaten alle cyclischen Verbindungen mit konjugierten Doppelbindungen.

Verbindungen, cyclische: (engl.) *cyclic compounds*; ringförmige chem. Verbindungen; Einteilung nach der Ringzahl in mono-, bi-, tri-, polycyclische, nach den beteiligten Atomen in **carbocyclische** (nur C-Atome; z. B. Cycloalkane, Aromaten) u. **heterocyclische** (auch mit N-, O-, S-Atomen) Verbindungen.

Verblend|krone: s. Krone; Facettenkrone; Facette.

Verblitzung: s. Keratoconjunctivitis photoelectrica.

Verblutung: (engl.) *fatal hemorrhage*; Exsanguinatio; hämorrhagischer Schock mit letalem Ausgang inf. massiver äußerer od. innerer Blutung*.

Verbrauchs|ko|agulo|pathie (Koagul-*; -pathie*) *f*: (engl.) *disseminated intravascular coagulation (Abk. DIC)*; syn. disseminierte intravasale Gerinnung (Abk. DIG); ätiol. heterogene erworbene dynam. (zunehmende) vital bedrohl. Gerinnungsstörung*;

klinischer Notfall

Verbrauchskoagulopathie
Modifizierter DIC-Score der International Society for Thrombosis and Haemostasis

Kriterien	Punkte[1]		
	0	1	2
Thrombozyten (/μl Blut)	>100 000	50 000–100 000	<50 000
Fibrinspaltprodukte (v. a. D-Dimere; mg/l Blut)	normal (D-Dimere: <0,5)	leicht erhöht (D-Dimere: 0,5–2)	sehr erhöht (D-Dimere: >2)
Thromboplastinzeit (INR)	<1,25	1,25–1,7	>1,7
Fibrinogen (g/l)	>1	<1	

[1] Punktsumme (DIC-Score): <5: kompensierte Verbrauchskoagulopathie; ≥5: fulminante Verbrauchskoagulopathie

Ätiol.: pathol. Aktivierung der Hämostase*, z. B. bei thrombot. Mikroangiopathie*, vaskulärer Anomalie, Fruchtwasserembolie*, Dead*-fetus-Syndrom, starker Blutung (gebh. z. B. bei vorzeitiger Plazentalösung* od. retroplazentarem Hämatom*), Sepsis (v. a. gramnegative Erreger) o. a. Urs. für Schock* (Tab. 1 dort); auch i. R. best. Grunderkrankungen: z. B. bei Infektionskrankheiten (fulminante Purpura* anaphylactoides, Waterhouse*-Friderichsen-Syndrom), Kasabach*-Merritt-Syndrom, Malignom (Lunge, Prostata, akute Leukämie), akuter Pankreatitis, dekompensierter Leberzirrhose, iatrogen (hämolyt. Transfusionszwischenfall*, Kompl. einer Thrombolyse*); **Path.:** (Reihenfolge entspr. zeitl. Abfolge) 1. gesteigerte Aktivierung der Blutgerinnung* (Abb. 1 dort); s. Hyperkoagulabilität; 2. disseminierte intravasale Bildung von Mikrothromben* (Mikrozirkulationsstörung*); 3. Umsatzsteigerung u. Missverhältnis zwischen Verbrauch u. Produktion von Thrombozyten* u. Faktoren der Blutgerinnung* (Tab. 1 dort); 4. Hypokoagulabilität*: plasmatisch-thrombozytär bedingte hämorrhagische Diathese* u. sekundäre Hyperfibrinolyse* mit Freisetzung von Fibrinspaltprodukten* (Perpetuierung der V.); **Klin.:** progrediente Blutungsneigung u. (hypoxämisch bedingte) multiple org. Dysfunktionen (vgl. Multiorganversagen); **Diagn.:** typische dynam. labordiagn. Befunde (Quantifizierung der manifesten V. bei entspr. Grunderkrankung bzw. Ätiol. durch DIC-Score: s. Tab.); 1. vermehrte Konz. u. a. von D*-Dimeren, Thrombin, Faktor XIII der Blutgerinnung im Blut; 2. verminderte Konz. u. a. von Fibrinogen u. Thrombozyten im Blut (rasch auftretende schwere Thrombozytopenie*); 3. funkt. Tests: a) verlängerte Thromboplastinzeit* (INR erhöht), aPTT*, bei sekundärer Hyperfibrinolyse Verlängerung der Thrombinzeit* u. Reptilasezeit*; b) Spindelform bei Thrombelastographie*; **Ther.:** 1. (kausal) Beseitigung der auslösenden Urs.; 2. (symptomat.) intensivmed. a) Sicherung der Vitalfunktionen; b) stadienabhängige Pharmakotherapie (Antithrombin III, Heparin, Protein C) u. ggf. Bluttransfusionen* mit Substitution von Thrombozyten (Thrombozytenkonzentrat*) u. Gerinnungsfaktoren* (insbes. gefrorenes Frischplasma*, PPSB*).
Verbrennung: (engl.) *combustio*; syn. Brandverletzung, Combustio; therm. Gewebeschädigung;

Urs.: Hitzeeinwirkung durch Flüssigkeit bzw. Dampf (Verbrühung*; meist <100 °C), direkte Flamme (ca. 900 °C), Explosion, Elektrounfall*, Strahlung* (z. B. akute Lichtdermatose* od. als therm. Strahlenwirkung*), Wärmeleitung über Metall od. Chemikalie (vgl. Verätzung) u. a.; **Pathophysiol.:** lokale Hyperämie* u. (abhängig von Temperaturhöhe u. Einwirkzeit) Koagulationsnekrose inf. therm. Proteindenaturierung; vasale Permeabilitätserhöhung (capillary leakage) durch direkte therm. Schädigung sowie mediatorenvermittelt; Plasmaverlust (Proteinverlust) über Wundfläche u. ins Interstitium; Mikrozirkulationsstörung* u. ischämiebedingte Koagulationsnekrose (sog. Nachbrennen, engl. afterburning: Ischämie bedingte Ausdehnung des nekrot. Bereichs im Verlauf); je nach Ausmaß der betroffenen Körperoberfläche* (Abk. KOF) auch generalisiertes Ödem* (inf. Hypoproteinämie) mit Elektrolytstörung u. Dehydratation bis hypovoläm. Schock* (Verbrennungsschock) u. Verbrennungskrankheit* in der Folge; **Häufigkeit:** Inzidenz in Deutschland insgesamt ca. 20 000 pro Jahr, meist leichtgradig (jährl. ca. 0,6 %), selten hochgradig (jährl. ca. 0,2 %); zweithäufigste Verletzung des Kleinkindes (häufig Verbrühung); **Einteilung:** 1. entspr. Tiefenausdehnung in der Haut: s. Tab. 1; 2. entspr. Ausdehnung der betroffenen KOF; Schätzung meist durch: a) Neunerregel nach Wallace: Kopf (einschließl. Hals, Arm, Unterschenkel, Oberschenkel, Thoraxvorderseite, -rückseite, Unterkörpervorderseite (Abdomen), -rückseite entsprechen der ca. 9 % KOF bei Erwachsenen; modifiziert für Kinder (rel. größerer Anteil von Kopf u. Hals an KOF u. größere KOF in Relation zum Körpergewicht): s. Abb. 1; b) Handflächenregel: Handfläche entspricht (auch bei Kindern) ca. 1 % KOF; c) später in Klinik genauere Einschätzung durch spez. Tabellen (z. B. nach Lund u. Browder); 3. in Schweregrade: s. Tab. 2; **Klin.:** 1. lokal (s. Abb. 2) je nach Temperaturhöhe u. Einwirkzeit, z. B. V. Grad 3 durch 50 °C (Wasser) nach ca. 30 Sek. bzw. 10 Sek. bei Kleinkindern (niedrigere Hautdicke); 2. system. häufig bei V. >10 % KOF (Erwachsene) bzw. >5 % KOF (Kinder): hypovolämischer Schock*, nachfolgend Verbrennungskrankheit*; **Diagn.:** Beurteilung von Ausdehnung (Tiefe, betroffene KOF) u. Schweregrad der V. (mit Reevaluation nach ≥24 Std. zur Begutachtung des

Verbrennung

Verbrennung Tab. 1
Einteilung nach Verbrennungstiefe

Grad	Lokalisation der Schädigung (Verbrennungstiefe)	Klinik
1	Epidermis	Rötung (Glasspatelprobe positiv), Schwellung, Schmerz, Wundgrund trocken
		narbenlose Heilung (meist innerhalb 1 Woche)
2	zusätzlich Dermis	
2a	oberflächlich	zusätzlich Epidermolysis und subepidermale Bulla, Wundgrund feucht
		narbenlose Heilung (meist innerhalb 2 Wochen)
2b	tief	wie 2a, aber Glasspatelprobe negativ und Wundgrund blass (Koagulation, Thrombose)
		Narbenheilung (meist nach ≥3 Wochen)
3	Haut vollständig (einschließlich Hautanhangsgebilde)	wie 2b, aber schmerzlos (Nadelstichprobe) und Wundgrund weiß-braun (Koagulationsnekrose, Schorf)
		Narbenheilung, häufig Keloidbildung und Kontraktur
4	zusätzlich Tela subcutanea, Knochen, Sehnen, Muskeln, Gelenke	Karbonisation (Verkohlung)

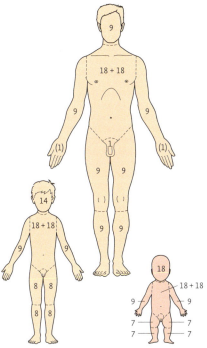

Verbrennung Abb. 1: Abschätzung der betroffenen Körperoberfläche in Prozent bei Erwachsenen, Kindern (5 Jahre) u. Säuglingen; Neunerregel u. Handflächenregel

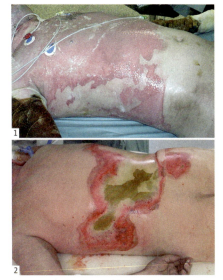

Verbrennung Abb. 2: 1: großflächige Verbrennung von Oberkörpervorderseite u. Armen, Grad 2a u. 2b; 2: großflächige Verbrennung des Rückens, zentral Grad 3 [58]

sog. Nachbrennens) einschließl. Prüfung der Vitalfunktionen*, Bronchoskopie zum Ausschluss eines Inhalationstraumas sowie Beurteilung evtl. vorhandener zusätzl. Verletzungen (vgl. Polytrauma, mit thermomechan. Kombinationsverletzung) u. Begleiterkrankungen; **Ther.:** neben Beseitigen der Urs. u. primärer Sicherung der Vitalfunktionen (cave: Wärmeverlust vermeiden) bzw. ggf. Reanimation*; **I.** lokale Erstmaßnahmen: Entfernen von Kleidung, schnellstmögl. Kühlen mit fließendem Wasser (18 °C) für max. 10 Min (cave: akzidentelle Hypothermie*, v. a. bei V. ≥20 % KOF), Abdecken offener Wundflächen steril u. trocken (evtl. mit metallbeschichteter Folie; cave: Wärmeverlust; keine Salben); **II.** system.: **1.** Analgetika bzw. Analgosedierung*; **2.** Volumenersatz* zur Proph.

Verbrennung Tab. 2
Einteilung in Schweregrade bei Kindern und Erwachsenen (Deutsche Gesellschaft für Verbrennungsmedizin)

Schweregrad	Kriterien Verbrennung	begleitende Erkrankung oder Verletzung[1]
leicht	Grad 1 (außer sehr großflächig), Grad 2 (<5 % KOF) oder Grad 3 (<1 % KOF)	keine vorhanden
	Lokalisation: weder im Bereich von Gesicht, Hand, Fuß noch genital	
mittelschwer	Grad 1 (sehr großflächig), Grad 2 (≥5 und <15 % KOF) oder Grad 3 (≥1 und <10 % KOF)	keine vorhanden
	Lokalisation: weder im Bereich von Gesicht, Hand, Fuß noch genital	
schwer	Grad 3 (≥10 % KOF)	vorhanden
	Lokalisation (Grad ≥2): im Bereich von Gesicht, Hand, Fuß oder genital	

KOF: Körperoberfläche;
[1] Inhalationstrauma, Polytrauma, Elektrounfall

Verbrennung Tab. 3
Indikationen zur stationären Therapie in einem Zentrum für Brandverletzte

Verbrennung
 Lokalisation (Grad ≥2) im Bereich von Gesicht/ Hals, Händen, Füßen, Ano-Genital-Region, Axilla, Perineum oder großen Gelenken
 Grad 2 (≥20 % KOF bzw. ≥10 % KOF bei Kindern)
 Grad 3 (≥10 % KOF bzw. ≥5 % KOF bei Kindern)

zusätzliches (mechanisches) Trauma

Inhalationstrauma

präexistente Erkrankungen oder Patientenalter <8 bzw. >60 Jahre

Elektrounfall

signifikante Begleiterkrankung

Verätzung

KOF: Körperoberfläche

u. Ther. eines Schocks bei großflächiger V.; Ermittlung des Bedarfs initial z. B. durch Parkland*-Formel (restriktiver: modifizierte Brooke*-Formel, od. diverse weitere Formeln), dann klin. adaptiert (v. a. an mittleren Blutdruck* u. Diurese* sowie Herzindex*); **a)** anfangs v. a. Ringer-Laktat-Lösung bzw. balancierte kristalloide Infusionslösung (Vollelektrolytlösung*) mit Acetat- u. ggf. zusätzl. Malat als Zusatz zur Proph. einer Dilutionsazidose (s. Azidose); bei hochgradiger system. Klin. (art. Hypotonie*) evtl. auch kolloidal (Gelatine; s. Plasmaersatzstoffe); u. U. hyperosmolare NaCl-Lösung wie bei Polytrauma (s. small volume resuscitation); **b)** später (nach ca. 24 Std.) Humanalbumin* (20 %ig); **III.** Wundversorgung* bei Grad ≥2b durch sukzessive Nekrosektomie* u. Hauttransplantation (z. B. Meshgraftplastik) od. Transplant von kultivierten Dermisäquivalenten (z. B. in vitro gezüchtete Hautzellen), ggf. Escharatomie*; u. U. Amputation (ca. 20 %); **IV.** Tetanusprophylaxe: s. Tetanus (Tab. dort); **V.** interdisziplinäre Rehabilitation* je nach Barthel*-Index; Ind.: v. a. mittelschwere bis schwere V. (z. B. funkt. Defizit großer Gelenke inf. Narbenheilung. Ind. zur stationären Ther. in einem Zentrum für Brandverletzte: s. Tab. 3; **Progn.:** abhängig v. a. von Lebensalter u. Größe der betroffenen KOF, zusätzl. von Verbrennungstiefe, Vorhandensein von Inhalationstrauma (wesentlich) u. Komorbidität sowie (Zeitintervall bis) therap. Erstversorgung; Einschätzung initial meist durch ABSI* (Tab. dort); durchschnittl. Letalität in Deutschland insgesamt ca. 20 %. Vgl. Rauchgasintoxikation.

Verbrennungs|krankheit: (engl.) *burn disease*; Summe der system. Reaktionen auf ein therm. Trauma (Verbrennung*) mit vitaler Bedrohung des Pat.; i. e. S. die i. R. der Verbrennung auftretende Immunsuppression, Hypermetabolismus, Anämie, Elektrolyt- u. Flüssigkeitsverschiebung durch Kapillarleckbildung u. Störung der Organfunktionen, z. B. von Niere, Leber, Darm; Auftreten ca. 48–72 Std. nach therm. Trauma; **Klin.:** anfangs akutes Nierenversagen*, reflektor. Ileus*, ARDS* od. Bronchopneumonie inf. Inhalationstrauma; später Katabolismus* durch Reparationsvorgänge, Gefahr der Wundinfektion bei fehlender Schutzfunktion der Haut mit SIRS* bzw. Sepsis* u. sept. Multiorganversagen*; **Ther.:** oft langwierige intensivmed. Ther., u. U. Nierenersatztherapie, lungenprotektive Beatmungstherapie, (Früh-)Nekrektomie, Antibiotikagabe nach Antibiogramm, Ernährungstherapie, Darmdekontamination; **Progn.:** abhängig vom Anteil der verbrannten Körperoberfläche, Existenz eines Inhalationstraumas, Alter u. Risikofaktoren des Patienten.

Verbrennungs|schock: (engl.) *burn shock*; hypovolämischer Schock* bei Verbrennung*.
Verbrühung: (engl.) *scald*; therm. Gewebeschädigung durch heiße Flüssigkeit od. heißen Dampf; ca. 80 % der kindl. Verbrennungen sind V.; **Klin. u. Ther.:** s. Verbrennung.
Verdampfer: (engl.) *vaporizer*; auch Verdunster; Apparat zur Überführung von Flüssigkeiten in gasförmigen Zustand durch Energiezufuhr; **Vork.:** 1. Narkoseapparat*: Verdunstung volatiler Inhalationsanästhetika* (durch Wärmezufuhr) u. dosierbare Zufuhr in die Inspirationsluft des Pat. (z. B. als sog. Draw-over-Verdampfer) unter Ausgleich von Druck- u. Temperaturschwankungen; 2. Atemluftbefeuchter* (Sprudler): Verdunsten von Wasser durch Oberflächenvergrößerung inf. vorbeistreichender Luft. Vgl. Vernebler.
Verdauung: (engl.) *digestion*; syn. Digestion; Abbau der Nahrungsbestandteile im Verdauungstrakt in resorptionsfähige Verbindungen zur Aufnahme in Blut bzw. Lymphe; nach mechan. Zerkleinerung (Zähne), Verflüssigung (Speichel*), Ansäuerung (Magensaft*), Fettemulgierung (Galle*) u. hydrolyt. Spaltung durch Verdauungsenzyme erfolgt die Resorption durch die Dünndarmschleimhaut durch aktiven Transport* od. passive Diffusion. Unverdaute Reste werden im Dickdarm bakteriell weiter abgebaut od. unverändert mit dem Kot ausgeschieden (Ballaststoffe*). Die Peristaltik* der glatten Muskulatur befördert den Speisebrei (Chymus) durch den Verdauungstrakt. Nach Abbau der Nahrungsbestandteile findet deren Resorption* durch das Darmepithel statt: **1. Kohlenhydrate*:** Resorption nur als Monosaccharide*; der Abbau von Polysacchariden* (Stärke*, Glykogen*) beginnt durch Alphaamylasen (s. Amylasen) des Speichels, die im sauren Magenmilieu inaktiviert werden. Das entstandene Gemisch wasserlösl. Dextrine* wird durch die Alphaamylasen des Pankreas in Disaccharide* zerlegt. Diese werden im Dünndarm durch wandständige Disaccharidasen* zu Monosacchariden hydrolysiert u. hauptsächl. durch sekundären aktiven Na$^+$-Cotransport (Symport) resorbiert. Steigerung der Resorption durch Schilddrüsenhormone*, Hemmung durch Biguanide* (orale Antidiabetika); Störungen des Kohlenhydratabbaus: s. Kohlenhydratmalabsorption; vgl. Acarbose. **2. Proteine*:** Bei Erwachsenen werden v. a. freie Aminosäuren* sowie s. T. Di-, Tri- u. evtl. Tetrapeptide resorbiert. In der frühen postnatalen Phase werden in sehr geringem Maß durch Pinozytose* auch ganze Proteine aufgenommen. Deshalb kann sich in diesem Alter eine Nahrungsmittelallergie* (z. B. Milchschorf) entwickeln, später i. d. R. nur bei pathol. erhöhter Permeabilität der Darmschranke (z. B. bei Zöliakie*). Die Resorption von Antikörpern*, die mit der Muttermilch aufgenommen wurden, ist beim Menschen jedoch fragl. (erfolgt z. B. beim Kalb). Die Proteinspaltung beginnt im Magen nach Denaturierung durch Salzsäure durch Pepsin* u. wird im Dünndarm von den Proteasen* des Pankreassekrets (Trypsin*, Chymotrypsin*, Carboxypeptidasen*, Elastase*) fortgesetzt. Di-, Tri- u. Tetrapeptide werden entweder im Darmlumen durch wandständige Peptidasen zu Aminosäuren gespalten od. direkt resorbiert u. in den Epithelzellen gespalten. Die Resorption der Aminosäuren erfolgt durch versch. Carriersysteme, meist im aktiven Na$^+$-Cotransport. Genet. Defekte im Aminosäuretransportsystem z. B. bei Hartnup*-Krankheit, Cystinurie*. **3. Neutralfette:** Der Abbau beginnt durch die Triacylglycerollipase* des Magensafts, die bis zu 15 % der Esterbindungen spaltet; nach Emulgierung durch Gallensäuren* u. Phospholipide* erfolgt die weitere Hydrolyse durch Pankreaslipasen (s. Lipasen). Die freien Fettsäuren* u. β-Monoacylglycerole diffundieren als lipophile Substanzen passiv in die Mukosazellen u. werden hier wieder zu Triglyceriden* verestert. An Apolipoproteine* nichtkovalent gebunden gelangen sie als Chylomikronen* in die Lymphe (s. Lipoproteine) u. über den Ductus* thoracicus ins Blut. Nach sehr fettreicher Mahlzeit können sie eine Trübung des Serums bzw. Hyperlipoproteinämie* bewirken. Störung: Abeta*-Lipoproteinämie; **4. Fettlösl. Vitamine*** u. **Cholesterol*** werden im Darm zus. mit Fettsäuren u. Monoacylglycerolen unter Vermittlung der Gallensäuren u. Bildung von Mizellen* aufgenommen. **5. Wasser** aus Sekreten u. Nahrung (ca. 9 l/d) wird überwiegend im Jejunum passiv, z. T. gekoppelt mit Elektrolyten, resorbiert. Bei oraler Aufnahme von Wasser wird Na$^+$ im Magen abgegeben, bis eine isotone Lösung entsteht; Resorption der Elektrolyte (z. B. Na$^+$, K$^+$, Ca^{2+}) durch aktiven u. passiven Transport*. Bei Pflanzenfressern wird Zellulose* (z. B. im Pansen) bakteriell abgebaut. Beim Menschen spielt die Darmflora eine Rolle für die Versorgung mit Vitaminen* (z. B. K, B$_{12}$). Die **Regulation** der V. erfolgt durch nervöse Steuerung (Auerbach*-Plexus u. Meissner*-Plexus) u. gastrointestinale Hormone*.
Verdauungs|en|zyme (Enzyme*) *n pl*: s. Verdauung.
Verdauungs|in|suf|fizienz (Insuffizienz*) *f*: s. Maldigestion, Malabsorption.
Verdauungs|leuko|zytose (Leuk-*; Zyt-*; -osis*) *f*: (engl.) *digestive leucocytosis*; (physiol.) vorübergehende Vermehrung der Leukozyten* kurz nach der Nahrungsaufnahme.
Verdauungs|störung: s. Brechdurchfall des Säuglings.
Verdo|globin (↑; Globus*) *n*: (engl.) *verdoglobin*; syn. Choleglobin; Abbauprodukt von Häm*, Vorstufe von Biliverdin; vgl. Bilirubin; Gallenfarbstoffe.
Verdoppelungs|dosis (Dosis*) *f*: (engl.) *doubling dose*; diejenige Dosis ionisierender Strahlung*, die (z. B. im Tierexperiment) zu einer Verdoppelung der beobachteten Gesamt- od. Einzelmutationsrate gegenüber der Spontanrate*) führt.
Verdoppelungs|zeit: s. Tumorvolumen-Verdoppelungszeit.
Verdrängung: **1.** (engl.) *repression*; (psychoanalyt.) Abwehrmechanismus* (auf meist höherem Strukturniveau*), durch den unlustbetonte Erinnerungen u. verpönte Wunschregungen an der Bewusstwerdung gehindert werden. Bei unvollständiger V. kann es nach Freud zur Entw. einer Neurose* kommen. Vgl. Verleugnung. **2.** (biochem.) V. eines Substrats von einem Enzym od. Rezeptor; s. Antagonismus.
Verdünnungs|ana|lyse (Analyse*) *f*: (engl.) *dilution analysis*; Verf. der Nuklearmedizin, insbes. zur Volumenbestimmung (z. B. Blutvolumen); nach In-

Verdünnungstest

jektion einer radioaktiven Substanzmenge bekannter Aktivität* u. völliger Durchmischung ist die Aktivität einer entnommenen Probe umgekehrt proportional dem Verhältnis der Volumina (ggf. mit Korrektur des Aktivitätsabfalls während der Mischungszeit).

Verdünnungs|test *m*: s. Antibiogramm.

Verdunster: s. Verdampfer.

Verdursten: (engl.) *dying with thirst*; Tod durch Dehydratation* nach unzureichender Flüssigkeitszufuhr od. erhöhtem Wasserverlust; unter normalen Bedingungen (z. B. Temperatur, körperl. Aktivität) benötigt eine Erwachsene 1–2 l; der Tod tritt ohne Flüssigkeitszufuhr nach ca. 3–4 Tagen ein. Diese Zeitspanne kann bei erhöhter Temperatur, niedriger Luftfeuchte u. körperl. Aktivität stark bis auf ca. 1 Tag verkürzt u. bei kühler Temperatur, hoher Luftfeuchte ohne körperl. Aktivität auf bis zu etwa 10 Tage verlängert sein.

Vereisung: s. Kälteanästhesie; Kryochirurgie.

Vererbung: (engl.) *heredity*; die bei allen Lebewesen ablaufenden genet. Vorgänge, die eine Weitergabe der besonderen Merkmalsanlagen ihrer Art (Species*) u. ihres Typus (s. Varietas) ungeschlechtl. durch Zellteilung bzw. Knospung (somatogene vegetative V.) od. durch geschlechtl. Fortpflanzung (generative V.) an alle od. einen Teil der Nachkommen ermögliche (Chromosomentheorie der Vererbung); bei der sexuellen Fortpflanzung bilden die Keimzellen (Gameten*) das Bindeglied zwischen den Generationen. Die Gesamtheit aller (homozygoten bzw. heterozygoten) Erbanlagen (Genom*) bezeichnet man als Genotypus*. Neben erbl. (idiopath.) besitzt jedes Individuum nichterbl. (paratyp.) Merkmale; ihre Gesamtheit wird als Phänotypus* bezeichnet. Extrachromosomale V.: s. Plasmide. Vgl. Mendel-Gesetze; Krankheitsanlage; Krankheiten, genetische.

Vererbung, geschlechts|gebundene: (engl.) *sex-linked heredity*; rezessiver bzw. dominanter Erbgang eines Merkmals, dessen bestimmende Gene auf den Geschlechtschromosomen lokalisiert sind; als X-chromosomaler Erbgang* (weibl. Individuen homozygot bzw. heterozygot; männl. Individuen hemizygot, s. Abb.) od. Y-chromosomaler Erbgang*.

Vererbung, geschlechtsgebundene: X-chromosomal-rezessiver Erbgang; Stammbaum einer Familie mit Rotgrünblindheit

Veres-Nadel (János V., Int., Budapest, 1903–1979): (engl.) *Veres' needle*; Spezialkanüle zur Insufflation von Gas od. Flüssigkeit in die Bauchhöhle (z. B. bei Laparoskopie*); nach Durchstoßen der Bauchdecken schiebt sich automatisch ein stumpfer Mandrin aus der spitzen Kanüle vor, um Verletzungen der Bauchorgane zu vermeiden. Vgl. Trokar.

Veresterung: (engl.) *esterification*; Bildung eines Esters* aus Alkohol u. Säure unter Wasserabspaltung.

Verfahren, bild|gebende: (engl.) *imaging methods*; syn. Diagnostik, bildgebende; apparative Untersuchungsverfahren, mit deren Hilfe Strukturen des menschl. Organismus dargestellt werden können u. die v. a. in der Diagn. krankheitsbedingter morphol. Veränderungen angewendet werden; z. B. Ultraschall- u. Röntgendiagnostik, Thermographie, Xerographie, Szintigraphie*, PET*, MRT*, CT*.

Verfahren, im|muno|logische: s. Immunoassay.

Verfolgungs|wahn: (engl.) *persecution complex*; häufigste Form von Wahn* mit der Überzeugung, verfolgt zu werden; u. U. mit der Folge einer Klaustrophilie*; **Vork.:** z. B. bei Schizophrenie, wahnhafter Störung, bei Persönlichkeitsstörungen od. bei Intoxikationen (z. B. Alkoholpsychose).

Vergällen: s. Denaturieren.

Vergenz (lat. *vergere* sich erstrecken, sich nähern) *f*: (engl.) *vergence*; (ophth.) gegensinnige Bewegung beider Augen nach nasal (Konvergenz, vgl. Konvergenzreaktion) od. temporal (Divergenz); vgl. Version.

Vergewaltigung: (engl.) *rape*; erzwungene Durchführung von Geschlechtsverkehr bzw. sexuellen Handlungen, die mit Eindringen in den Körper verbunden sind; ca. 14 500 angezeigte Fälle pro Jahr (einschließl. sexueller Nötigung*) mit hoher Dunkelziffer; selten Genitalverletzungen; bei Untersuchung der Geschädigten auf Begleitverletzungen achten (Bissverletzungen, Griffspuren, Hautverletzungen durch gewaltsames Entkleiden, Widerlagerverletzungen; s. Abb.); in jedem Fall Durchführung einer Ganzkörperuntersuchung mit ausführlicher Verletzungsdokumentation; evtl. psychotherap. Behandlung einleiten; Spurensicherung (Abstriche) getrocknet lagerbar; ggf. Asservierung von Blut u. Urin bei Verdacht auf Gabe sog. k. o.-Tropfen; keine Meldepflicht; rechtliche Situation: s. Sexualstraftat.

Vergiftung: s. Intoxikation; Toxikose.

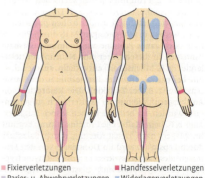

Vergewaltigung: typische Lokalisationen äußerl. sichtbarer phys. Verletzungen

Verhalten: (engl.) *behavior*; der äußeren Beobachtung zugängl. Aktionen u. Reaktionen eines Organismus, die im Allg. durch Reize ausgelöst u. durch Erfahrungen bzw. Umfeldbedingungen in komplexer Weise modifiziert sind. Vgl. Lernen; Konditionierung.

Verhalten, ab|weichendes: s. Devianz; Verhaltensstörung.

Verhaltens|änderung: (engl.) *change in behavior*; Veränderung des Verhaltens, z. B. durch Lernen, Prägung, Reifung od. auch nach körperl. (z. B. Hirnläsionen) oder psych. Erkr. (z. B. chron. Schizophrenie).

Verhaltens|biologie: s. Ethologie.

Verhaltens|medizin *f*: (engl.) *behavioral medicine*; interdisziplinäres Forschungsgebiet, das Verhaltenspsychologie u. Medizin zur Erklärung u. Ther. von Krankheiten u. Krankheitsverhalten verbindet.

Verhaltens|störung: **1.** (engl.) *behavior disorder*; Bez. für eine auffällige, von Normen, Erwartungen u. Maßstäben abweichende Handlungsweise, die in ihrem Entstehungszusammenhang meist als psych. Reaktion auf schwierige Situationen u. Konflikte od. als Notsignal interpretiert werden kann; Vork.: z. B. als Verstoß gegen Lern- u. Leistungsanforderungen od. gegen Regeln im Umgang mit anderen Personen u. gesetzl. Vorschriften; Urs.: i. d. R. multifaktoriell, z. B. inf. von psychosozialen Milieuschäden, geistiger Behinderung*, psychosomat. Erkr. mit u. ohne hirnorg. od. körperl. Benachteiligungen; **2.** krankhafte Beeinträchtigung von Handlungsvollzügen; Vork.: z. B. Essstörungen, Sucht, Autoaggression.

Verhaltens|therapie *f*: (engl.) *behavior therapy*; Abk. VT; auf empir. Psychologie (Verhaltensforschung u. Lerntheorien) basierendes Verf. der Psychotherapie*, bei dem Verhalten u. Erleben durch störungsspezif. u. -übergreifende Verf. konkret u. operationalisiert modifiziert werden. Nach Störungsdiagnostik u. individueller Verhaltens- bzw. Problemanalyse setzt V. an prädisponierenden, auslösenden u./od. aufrechterhaltenden Störungsbedingungen an. V. ist stark handlungsorientiert, interveniert häufig auch außerhalb von Praxis od. Klinik, bemüht sich um Transparenz gegenüber Pat. u. ein Selbstverständnis als Hilfe zur Selbsthilfe. **Techniken:** z. B. systematische Desensibilisierung*, Expositionsbehandlung (s. Reizüberflutung, Konfrontation*), Konditionierung*, Reattribution (s. Attribution), kognitive Therapie*; **Anw.:** **1.** spezifische V. z. B. bei Angst- u. Essstörungen, affektiven u. somat. Störungen, Sucht, Schizophrenie, Partnerproblemen, psych. Störungen im Kindes- u. Jugendalter; **2.** allg. V. in der Ehe- u. Familientherapie sowie Verhaltensmedizin.

Verhandlungs|fähigkeit: (engl.) *fitness to undergo trial*; im Strafprozess die Fähigkeit des Angeklagten, im Strafverfahren an der Hauptverhandlung teilzunehmen; schwere Erkrankungen, ausgeprägte Psychosyndrome od. durch die Hauptverhandlung verursachte erhebliche Gesundheitsrisiken können die V. beschränken bzw. aufheben. Bei vorsätzlich herbeigeführter **Verhandlungsunfähigkeit** kann die Verhandlung u. U. auch ohne den Angeklagten stattfinden (§ 231a StPO). Vgl. Prozessfähigkeit; Vernehmungsfähigkeit.

Verhornungs|störungen: (engl.) *cornification disorders*; angeb. od. erworbene Veränderungen der Keratinisation der Epidermis* mit ihren Anhangsgebilden; s. Hyperkeratose; Parakeratose; Ichthyose.

Verifikation *f*: (engl.) *verification*; wissenschaftsmethodisches Vorgehen zur Überprüfung einer Hypothese od. einer Gegebenheit der Realität mit logischem u. empirischem Beleg- u. Beweischarakter; mit einer einzigen V. kann nicht auf alle vergleichbaren Situationen geschlossen werden. Vgl. Falsifikation.

Verkäsung: (engl.) *caseation*; Tyrosis; käsige Umwandlung nekrot. Gewebes, bes. bei Tuberkulose*; vgl. Nekrose.

Verkalkung: s. Kalkinfiltration; Arteriosklerose; Mikroverkalkungen.

Verkehrs|medizin *f*: (engl.) *traffic medicine*; Teilgebiet der Medizin (vertreten durch die Deutsche Gesellschaft für Verkehrsmedizin); beschäftigt sich mit Krankheiten u. Körperschäden (z. B. Hypertonie, Sehstörungen), mit durch Arzneimittel, Alkohol o. ä. Drogen verursachten Veränderungen des Bewusstseins u. a. körperl. Funktionen, die die Verkehrstüchtigkeit beeinträchtigen od. aufheben können sowie mit Unfallrekonstruktion u. -ursachenforschung. Die vom Bundesministerium für Verkehr, Bau- u. Stadtentwicklung herausgegebenen Leitlinien zur Kraftfahrereignung sind zur Begutachtung wichtig. Vgl. Schuldfähigkeit.

Verkehrs|tüchtigkeit: s. Verkehrsmedizin.

Verknöcherung: s. Ossifikation.

Verkohlung: s. Verbrennung.

Verlauf, abwendbar gefährlicher: (allgemeinmed.) Bez. für einen gesundheitsgefährdenden, evtl. lebensbedrohenden Verlauf von Erkr., der bei sachgemäßem Eingreifen des Arztes abwendbar ist; allgemeinmed. Vorgehen zum Auffinden eines dringend behandlungsbedürftigen Zustands aus einer Gruppe primär gleichartig u. ungefährl. erscheinender Befindensstörungen; bei den häufigen, leicht erscheinenden Gesundheitsstörungen müssen insbes. atypisch beginnende Krankheiten (z. B. maligner Tumor, Appendizitis, Glaukom, Depression) in die diagn. Überlegungen einbezogen werden. Vgl. Behandlung, exspektative.

Verletzung: s. Trauma; Wunde.

Verleugnung: (engl.) *denial*; (psychoanalyt.) Abwehrmechanismus* (meist auf mittlerem od. niederem Strukturniveau*), der dadurch gekennzeichnet ist, dass der Betroffene best. Aspekte der Wirklichkeit zwar wahrnimmt, aber nicht wahrhaben will u. daher als unwahr hinstellt; z. B. als 1. Reaktion auf die Mitteilung einer Diagnose. Vgl. Verdrängung.

Vermännlichung: s. Virilisierung.

Vermi|fuga (lat. vermis Wurm; fugare vertreiben) *n pl*: (engl.) *vermifuge*; wurmabtreibend; s. Wurmmittel.

Vermis (lat.) *m*: Wurm.

Vermis cerebelli (↑) *m*: Kleinhirnwurm; unpaarer Mittelteil des Cerebellums* (Palaeocerebellum); **klin. Bedeutung:** bei Schädigung: Dysarthrie*, lokomotor. Ataxie*, Hypotonus der Muskulatur, Hypermetrie*.

Verm|zida (↑;) (pl pl) n: (engl.) vermicides; wurmtötend; s. Wurmmittel.

Vernebler: (engl.) atomizer, nebulizer; Gerät zur Erzeugung von Aerosolen durch elektr. Kompression, Druckluft od. Ultraschall; vgl. Aerosoltherapie, Nebel.

Vernehmungs|fähigkeit: (engl.) fitness to undergo interrogation; Fähigkeit, bei der Anhörung durch Ermittlungsbehörden od. Gericht den Sinn von Fragen zu verstehen u. sinnvoll zu antworten; bezieht sich im Strafverfahren auf Zeugen, Sachverständige u. im Vor- u. Zwischenverfahren auch auf Beschuldigte. Vgl. Verhandlungsfähigkeit.

Verner-Morrison-Syn|drom (John V. V., Arzt, Durham, North Carolina, geb. 1927; Ashton B. M., Pathol., Philadelphia, geb. 1922) n: (engl.) watery diarrhea hypokalemia achlorhydria syndrome (Abk. WDHA syndrome); wässrige Diarrhö, Hypokaliämie, Hypobzw. Achlorhydrie-Syndrom (Abk. WDHH-Syndrom, WDHA-Syndrom), sog. pankreatische Cholera; durch hormonbildenden, meist malignen neuroendokrinen Pankreastumor (Vipom) verursachte Erkr. mit choleraähnl., wässrigen Diarrhöen, schwerer Hypokaliämie, Hypo- bzw. Achlorhydrie u. Azidose; das wirksame Hormon ist das vasoaktive intestinale Polypeptid (Abk. VIP), das die intestinale u. pankreatische Adenylzyklase stimuliert. **Diagn.:** erhöhte VIP-Konz. im Plasma; **Ther.:** Octreotid (Somatostatinanalogon). Vgl. Tumor, neuroendokriner (Tab. dort).

Vernet-Syn|drom (Maurice V., Neurol., Paris, geb. 1887) n: s. Hirnstammsyndrome (Tab. dort).

Vernichtungs|strahlung: (engl.) annihilation radiation; syn. Annihilationsstrahlung; elektromagnet. Wellenstrahlung (Gammastrahlung*), die bei der Paarvernichtung* entsteht; dabei wandelt sich die gesamte Ruhemasse m der beiden Korpuskeln gemäß der Einstein-Gleichung $E = m \times c^2$ in Energie um. Bei der Paarvernichtung eines positiven u. negativen Elektrons beträgt die Energie der entstehenden γ-Quanten insgesamt 1,022 MeV.

Vernix caseosa (franz. vernis Lack, Glasur; lat. caseus Käse) f: (engl.) vernix caseosa; sog. Fruchtschmiere, Käseschmiere; Schmiere auf der Haut des Neugeborenen* aus Talgdrüsensekret, Epithelzellen, Vellushaaren u. Cholesterol, die das Gleiten unter der Geburt* erleichtert u. vor Wärmeverlust schützt; Fehlen der V. c. spricht für Übertragung*.

Verödung: s. Obliteration; Sklerotherapie.

Verrenkung: s. Luxation.

Verriegelungs|nagelung: s. Marknagelung.

Verruca (lat.) f: (engl.) wart; syn. Warze; benigne infektiöse Epithelhyperplasie mit Akanthose, Hyperkeratose u. Papillomatose; Err. sind versch. Typen des humanen Papillomavirus*.

Verrucae fili|formes (↑) fpl: (engl.) filiform warts; Pinselwarzen; Sonderform der Verrucae* vulgares mit fadenförmigen Hyperkeratosen, bes. im Gesicht u. am Hals (s. Abb.).

Verrucae planae juveniles (↑) fpl: (engl.) verruca plana juvenilis; flache, epidermale, kaum palpable, durch Papillomavirus* ausgelöste Papeln (Ø 3–4 mm, s. Abb.), oft eruptiv u. in großer Anzahl v. a. bei Jugendlichen, bes. im Gesicht u. an den Handrücken (evtl. strichförmige Verteilung durch Autoinokulation); bei Erwachsenen sehr selten, nur

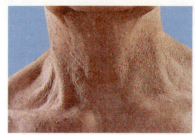

Verrucae filiformes: winzige Erhebungen im Halsbereich [3]

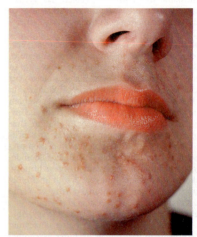

Verrucae planae juveniles: flache hellbräunliche Papeln im Kinnbereich

i. R. von Immundefekten; **Ther.:** bei Kindern spontane Rückbildung abwarten; Tretinoin, Kryotherapie, Elektrokoagulation.

Verrucae plantares (↑) fpl: (engl.) verruca plantaris; Verrucae* vulgares an den Fußsohlen; **Formen:** **1. Dornwarzen** (Myremezien): v. a. an Druckstellen; wachsen dornartig in die Tiefe u. sind oft von einer Schwiele bedeckt; druckschmerzhaft u. aus einer weißl. hyperkerat. Masse bestehend, die durch punktförmige Einblutungen charakterisiert wird; **2. Mosaikwarzen:** oberflächl., meist im Hautniveau liegende, multipel vorkommende symptomlose Warzen; **Ther.:** Fußbäder (Tannin) u. anschl. Abhobeln der aufgeweichten keratot. Massen; Keratolyse mit Salicylsäure, auch anderen Säuren; top. Fluoruracil; CO$_2$-Laser od. Farbstofflaser.

Verrucae sebor|rhoicae (↑) fpl: (engl.) verruca seborrhoica; syn. seborrhoische Keratose, Verrucae seniles (Alterswarzen); meist erst ab 5. Lebensjahrzehnt entstehende hellbraune bis braunschwarze, papilläre, fettige, wie auf die Haut aufgesteckte, rundl. bis ovale, meist in großer Zahl auftretende Neubildungen, linsen- bis bohnengroß, gelegentl. auch größer, evtl. leichter Juckreiz; am Stamm

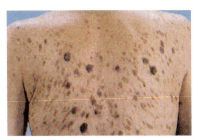

Verrucae seborrhoicae: zahlreiche warzenartige Herde mit unterschiedlich stark ausgeprägter Pigmentierung am Rücken [3]

liegt ihr größter Durchmesser i.d.R. parallel zu den Hautspaltlinien (s. Abb.). **Ther.:** Abtragung mit dem scharfen Löffel.

Verrucae seniles (↑) *f pl*: Verrucae* seborrhoicae.

Verrucae vulgares (↑) *f pl*: (engl.) *wart*; gewöhnliche Warzen, sog. Stachelwarzen; v. a. an den Händen vorkommende bis erbsengroße, halbkugelige, harte Knötchen mit rauer Oberfläche (s. Abb. 1 u. 2); **Vork.:** insbes. bei Kindern u. Jugendlichen; Akrozyanose, kleine Verletzungen u. Ekzeme fördern Entstehung; **Err.:** humanes Papillomavirus*; **Inkub.:** 6 Wo. bis 20 Mon.; **Ther.:** Salicylsäurepflaster, Immuntherapie mit Imiquimod, Abtragung mit scharfem Löffel, Elektrokoagulation, Kryo- u. Laserchirurgie; bes. therapieresistent bei immunsupprimierten Patienten.

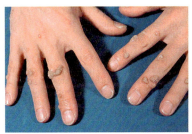

Verrucae vulgares Abb. 1: an den Händen

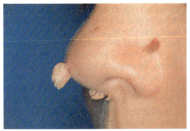

Verrucae vulgares Abb. 2: an der Nase

Verruca necro|genica (↑) *f*: s. Tuberculosis cutis.
Verrucosis generalisata (↑, -osis*) *f*: Epidermodysplasia* verruciformis.
verrucosus (lat.): warzenförmig, verrukös.
Verruga peruana (span. Verruca*) *f*: (engl.) *verruga peruana*; Peru-Warze; Krankheitsbild, das dem Oroyafieber* Monate später folgen kann; **Sympt.:** noduloverruköse, teleangiektatischen Granulome an Gesicht, Extremitäten u. Schleimhaut; spontane Abheilung in Wo. bis Mon.; **Diagn.** u. **Ther.:** s. Bartonellosen.

Verschiebung, par|allaktische: (engl.) *parallax shift*; scheinbare Änderung der Lage u. des optischen Winkels von 2 in unterschiedl. Entfernung befindl. Beobachtungspunkten bei abwechselnder Betrachtung mit dem rechten u. linken Auge, aber auch bei ständiger ein- od. beidäugiger Betrachtung mit zusätzl. Bewegung des Kopfes; vgl. Sehen, stereoskopisches.

Verschluss|a|zoo|spermie (A-*; gr. ζῷον Lebewesen; Sperm-*) *f*: (engl.) *occlusive azoospermia*; vollständiges Fehlen reifer Spermien u. Zellen der Spermatogenese im Ejakulat bei angeb. Samenwegverschlüssen od. entzündl. Vernarbungen der Nebenhodengänge od. Samenleiter; **Diagn.:** Spermauntersuchung*, Hodenbiopsie* (Nachweis einer normalen Spermatogenese); **Ther.:** Vasovasostomie* bzw. bei zentralem Samenwegverschluss evtl. transurethrale Elektroresektion des Ductus ejaculatorius (Abk. TUR-ED), alloplastische Spermatozele*.

Verschluss|druck: s. Wedge-Druck, Pulmonaliskatheter.

Verschluss|ikterus (Ikterus*) *m*: s. Ikterus.

Verschluss|krankheiten: (engl.) *occlusive diseases*; klin. Oberbegriff für Erkr., die durch obliterierende Gefäßprozesse verursacht werden u. sich klin. durch die funkt. Auswirkungen bzw. org. Folgezustände der resultierenden art. Durchblutungsstörungen od. venösen Rückflussstauungen manifestieren; im **arteriellen** Gefäßsystem arterielle Verschlusskrankheiten*, im **venösen** System Thrombophlebitis* u. Phlebothrombose (s. Thrombose).

Verschluss|krankheiten, arterielle: (engl.) *occlusive arterial diseases*; Abk. AVK; Erkr. inf. stenosierender bzw. obliterierender art. Veränderungen, die zu Durchblutungsstörungen mit Ischämie* in versorgungsabhängigen Geweben od. Organen führen; Stenosen zentraler Arterien meist singulär u. auf ein Segment begrenzt, Stenosen peripherer Arterien dagegen oft multipel u. langstreckig; Ausmaß u. Folgen abhängig v. a. von Lok. u. zeitl. Verlauf der Stenosierung u. damit der (Möglichkeit zur) Ausbildung eines ausreichenden Kollateralkreislaufs* über anastomosierende Gefäße sowie von allg. Kreislaufsituation. **Urs.: 1.** akut: s. Arterienverschluss, akuter; **2.** chron.: Arteriosklerose*, Angiopathie bzw. Angioneuropathie (z. B. bei Diabetes mellitus, Raynaud*-Syndrom), Kollagenosen*, Thrombangiitis* obliterans u. a. Formen der Vaskulitis*; **Lok.: 1.** peripher: s. pAVK; **2.** Gehirn: s. Schlaganfall; **3.** innere Organe: s. Nierenarterienstenose, Mesenterialgefäßverschluss; **4.** Herz: s. Herzkrankheit, koronare.

Verschmelzungs|niere: (engl.) *fused kidney*; syn. Fusionsniere; s. Nierenfehlbildungen.

Verschwartung: (engl.) *callosity*; Abheilung eines Pleuraergusses* od. Pleuraempyems* unter Bildung einer Schwarte*.

Verseifung: (engl.) *saponification*; (chem.) Esterspaltung; **1.** i. e. S. alkal. Hydrolyse von Fetten mit

Verseifungszahl

starken Basen, wobei Alkalisalze höherer Carbonsäuren* (Seifen*) u. freies Glycerol* entstehen: R—COOR' + NaOH ⇄ R—COONa + R'OH 2. i. w. S. Bez. für jede Hydrolyse org. Moleküle; biol. katalysiert durch Enzyme, z. B. im Fettstoffwechsel*.

Verseifungs|zahl: (engl.) *saponification number*; Menge einer Base in mg, die zur Verseifung* von 1 g Fett erforderl. ist; je höhermolekular die Fettsäuren, desto niedriger die V.; vgl. Säurezahl, Iodzahl.

Versiegelung: s. Fissurenversiegelung.

Version (lat. vertere, versus drehen) *f*: (engl.) *version*; (ophth.) gleichsinnige Bewegung beider Augen nach rechts (Dextroversion) bzw. links (Lävoversion) od. nach oben (Supraversion) bzw. unten (Infraversion); vgl. Vergenz.

Versio uteri (↑) *f*: (engl.) *uterine version*; Neigung des Uterus, definiert durch den Winkel zwischen Uterus- u. Scheidenachse od. (bei flektiertem Uterus) zwischen Zervix- u. Scheidenachse; physiol. Neigung nach vorn (Anteversio), selten nach hinten (Retroversio) od. zur Seite (Lateroversio, Dextrobzw. Sinistroversio). Vgl. Uteruslagen.

Versiv|anfall (lat. versus gegen, nach): (engl.) *versive epilepsy*; einfach-partieller epilept. Anfall mit Wendebewegung von Kopf bzw. Augen (evtl. auch Rumpfdrehung) bei erhaltenem Bewusstsein; Entstehungsort meist im kontralateralen Frontalhirn; s. Epilepsie.

Versorgung, integrierte: (engl.) *integrated care*; Abk. IV; med. Versorgungsform, die nach § 140 a–d SGB V (zuletzt geändert durch Gesetz vom 17.3.2009) auf freiwilliger Basis eine vertragl. Sektoren übergreifende, geregelte Zusammenarbeit verschiedener ambulanter u. stationärer Leistungserbringer in einer einheitl. Leistungserbringung vorsieht (§ 140 a–d SGB V); dient der Optimierung der Behandlung u. Steigerung der Effizienz z. B. durch Vermeidung von Doppeluntersuchungen. **Erweiterte IV:** Krankenhäuser können hochspezialisierte Leistungen i. S. des § 116b SGB V i. R. der IV auch ambulant erbringen. Vgl. Disease Management; Managed Care.

Versorgungs|forschung: (engl.) *health care research*; interdisziplinäres Forschungsgebiet, das Rahmenbedingungen der Gesundheitsversorgung beschreibt, Versorgungskonzepte entwickelt, deren Umsetzung erforscht u. unter Alltagsbedingungen evaluiert; in Abgrenzung zur klin. Forschung stehen die Alltagsbedingungen der Versorgung im Vordergrund. Die Methoden sind vorrangig sozialwissenschaftlich.

Versorgungs|zentrum, medizinisches: (engl.) *health center*; Abk. MVZ; fachübergreifende ärztlich geleitete Einrichtung (§ 95 SGB V), in der im Arztregister eingetragene Ärzte als Angestellte od. Vertragsärzte* tätig sind; **Formen: 1.** Gemeinschaftspraxis aus Vertrags- u. angestellten Ärzten unterschiedl. Fachrichtungen. **2.** Kapitalgesellschaft mit angestellten Ärzten. **3.** Kombination von 1. u. 2.

Verstärker: (engl.) *reinforcer, amplifier*; (psychol.) Reiz* als Grundlage der operanten Konditionierung*; **Einteilung: 1.** positive V. erhöhen die Wahrscheinlichkeit des Auftretens einer best. Handlung od. Verhaltensweise; negative V. wirken durch Fortfall eines aversiven Reizes od. Zustands; **2.** verbale u. nonverbale V.; **3.** primäre V. dienen der Befriedigung eines primären Motivs; sekundäre V. befriedigen ein sekundäres Bedürfnis (z. B. nach sozialer Anerkennung).

Verstärker|folien (lat. folium Blatt) *f pl*: (engl.) *intensifying screens*; einseitig mit einer fluoreszierenden Substanz beschichtete Folien aus Kunststoff od. Pappe; anstelle der früher CaWO₄-beschichteten werden heute Seltene*-Erden-Folien verwendet; auftreffende Röntgenstrahlung* wird in Fluoreszenzlicht umgewandelt, durch das 95 % zur Schwärzung (optische Dichte*) des Röntgenfilms führt. Der Röntgenfilm (beidseitig beschichtet) befindet sich bei der Röntgenaufnahme zwischen Hinter- u. Vorderfolie in der Röntgenfilmkassette. Durch die Ausnutzung des Fluoreszenzlichts zur Belichtung des Röntgenfilms wird die erforderliche Strahlendosis im Vergleich zum folienlosen Film stark reduziert; gleichzeitig sinkt jedoch die Zeichenschärfe.

Verstärkung: (engl.) *reinforcement*; (psychol.) Mechanismus auf Grundlage der operanten Konditionierung*, der durch Verstärker* Verhaltensweisen beeinflusst u. zu Aufbau u. Stabilisierung des individuellen Verhaltensrepertoires beiträgt; negative V. durch Angstreduktion ist bei Vermeidungsverhalten (z. B. Phobie, Zwangsstörung) eine wesentl. aufrechterhaltende Störungsbedingung. Therap. Anw.: i. R. der Verhaltenstherapie* als kontinuierl. od. intermittierende (besser u. nachhaltiger) V. zum Abbau von Fehlverhalten u. Aufbau erwünschten Verhaltens.

Verstauchung: s. Distorsion.

Verstopfung: s. Obstipation.

Verstümmelung, genitale: (engl.) *genital mutilation*; syn. Genitalverstümmelung; Sammelbez. für Eingriffe an dem Genitale, die deren Unversehrtheit beeinträchtigen u. nicht zur Abwehr gesundheitl. Risiken od. zur Korrektur von Fehlbildungen dienen; **1.** bei **Männern:** Zirkumzision*, Einschneiden des Preputium penis, Infibulation*, Frenulotomie*, Verbrennen od. teilweises Abschnüren des Preputium penis, selten auch Entfernen eines od. beider Hoden od. (sehr selten) der Brustwarzen; **2.** bei **Frauen:** Entfernen des Preputium clitoridis, Klitoridektomie*, Infibulation*, Beschädigung von Klitoris, Labien u. Scheidenwand durch oberflächl. Schnitte, Stiche, Verbrennungen u. a.; selten Erweiterungen der Scheidenöffnung, sehr selten Entfernen der Brüste bzw. Brustwarzen; **Häufigkeit:** bei Jungen Zirkumzision* aus rituellen Gründen (23 % der männl. Weltbevölkerung); bei Mädchen u. Frauen in zahlreichen Ländern Afrikas u. Asiens; 130–150 Mio. Frauen sind genital verstümmelt, jährlich kommen 2 Mio. Mädchen hinzu; in Deutschland vermutl. 20 000 Frauen (überwiegend Migrantinnen). **Folgen:** schwerste Schmerzzustände, Frakturen inf. Gegenwehr des Opfers, Wundinfektionen u. Sepsis, Infektionen (insbes. HIV, Hepatitis C); Schwierigkeiten beim Urinieren od. Harninkontinenz, Keloidbildung, Dysmenorrhö, Hämatokolpos, Neurinombildung, Urethritis, Zystitis, Ureteritis, Nephritis, Kolpitis, Myometritis, Salpingitis, Oophoritis, Peritonitis.

Ärzte, die von einer drohenden genitalen Verstümmelung Kenntnis erhalten, sind nach dem Grundsatz des rechtfertigenden Notstands ggf. zur Erstattung einer Anzeige bei der Polizei berechtigt.

International gelten heute alle Formen der g. V. als Maßnahmen zur Unterdrückung von Sexualität, sie werden daher (auch von ärztl. Standesorganisationen) bei Jungen nur unter bes. individuellen Voraussetzungen befürwortet u. bei Mädchen insgesamt als schwere Körperverletzung abgelehnt. In Europa bestehen entspr. Verbote, in Großbritannien seit 1985, in Norwegen seit 1995 u. in Schweden seit 1998, in allen übrigen europäischen Ländern wären g. V. als Körperverletzung strafbar. In Deutschland ist drohende g. V. als Asylgrund anerkannt, staatl. Stellen (Jugendämter, Polizei u. a.) sind gegenüber entspr. gefährdeten Mädchen (z. B. aus Migrantenfamilien) zur Hilfe verpflichtet.

Versündigungs|wahn: (engl.) *delusion of guilt*; syn. Schuldwahn; Wahn* mit schweren Schuldgefühlen u. der Überzeugung, wegen der eigenen Verhaltensweise bestraft werden zu müssen; **Vork.:** z. B. bei wahnhafter Depression*.

Vertebra (lat.) *f*: (engl.) *vertebra*; Wirbel; knöcherner Grundbaustein der Wirbelsäule*; allg. **Aufbau:** Corpus vertebrae (Wirbelkörper), Arcus vertebrae (Wirbelbogen), Foramen vertebrale (Wirbelloch, durch Corpus u. Arcus begrenzt), Processus spinosus (nach hinten weisender Dornfortsatz), Processus transversus (zur Seite weisender, paariger Querfortsatz), Processus articularis sup. u. inf. mit Flächen für den gelenkigen Kontakt zu den Nachbarwirbeln; die Incisurae vertebrales sup. u. inf. zweier übereinander liegender Wirbel begrenzen das Foramen intervertebrale (Zwischenwirbelloch) für den Durchtritt eines Spinalnervs.

Vertebrae cervicales (↑) *f pl*: (engl.) *cervical vertebrae*; Halswirbel (C I–VII); Besonderheiten: Uncus corporis: prominenter, nach oben gezogener Seitenrand des Wirbelkörpers; Foramen tranversarium: Loch im Querfortsatz für den Durchtritt der A. u. V. vertebralis; s. Vertebra, Atlas; Axis; Vertebra prominens. Vgl. Wirbelsäule.

Vertebrae lumbales (↑) *f pl*: 5 Lendenwirbel (L I–V); Besonderheiten: Processus accessorius (rudimentärer ursprünglicher Querfortsatz), Processus costiformis (Querfortssatz, der einer rudimentären Rippe entspricht), Processus mammillaris (Fortsatz an der Außenfläche des oberen Gelenkfortsatzes); s. Vertebra. Vgl. Wirbelsäule.

Vertebrae thoracicae (↑) *f pl*: 12 Brustwirbel (Th I–XII), hintere Bestandteile des Brustkorbs; Besonderheiten: Gelenkflächen für den Kontakt mit den Rippen (Fovea costalis sup., inf., processus transversi); s. Vertebra. Vgl. Wirbelsäule.

vertebralis (↑): Wirbel-; z. B. Columna vertebralis: Wirbelsäule*.

Vertebral|syn|drom, lumbales (↑) *n*: (engl.) *lumbal vertebral syndrome*; syn. Putti-Syndrom; wenig gebräuchl. Bez. für Ischiassyndrom* bei Spondylarthrosis* deformans der Lendenwirbelsäule.

Vertebral|syn|drom, zervikales (↑) *n*: Zervikobrachialsyndrom*.

Vertebra plana (↑) *f*: (engl.) *vertebra plana*; (radiol.) auffällige Verdichtung eines hochgradig zusammengesunkenen, abgeplatteten Wirbelkörpers bei erhaltener Bandscheibe, meist im BWS-LWS-Übergang lokalisiert (s. Abb.); **Vork.:** selten; im Kindesalter (4.–7. Lj.); **DD:** Langerhans*-Zell-Histiozytose, spez. eosinophiles Granulom*. Vgl. Knochennekrosen, aseptische.

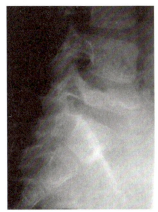

Vertebra plana [144]

Vertebra pro|minens (↑) *f*: (engl.) *vertebra prominens*; unterster Halswirbel (C VII) mit häufig (70 %) am weitesten nach hinten weisendem Dornfortsatz; s. Vertebra.

Vertebraten (↑) *m pl*: (engl.) *Vertebrata*; Wirbeltiere; Unterstamm der Chordata* mit ca. 54 000 Arten (Fische, Amphibien, Reptilien, Vögel, Säugetiere).

Verteilung: (engl.) *distribution*; (pharmakokinet.) Übergang von Arzneistoff aus einem Kompartiment* (z. B. Blut, extrazelluläre Flüssigkeit) in ein anderes (z. B. Fettgewebe) i. R. der Gleichgewichtseinstellung.

Verteilungs|azidose (Azid-*; -osis*) *f*: s. Azidose.

Verteilungs|ko|ef|fizient *m*: (engl.) *partition coefficient*; Abk. VK; auch Partitionskoeffizient; pharmakokinet. charakteristisches Maß bei Diffusion eines Stoffs zwischen 2 nicht mischbaren Phasen (z. B. Öl/Wasser); erlaubt Rückschlüsse auf (lipophile) Eigenschaften des Stoffs u. damit sein Verhalten im Körper (z. B. Passieren der Blut-Hirn-Schranke); **klin. Bedeutung:** v. a. bei Anw. von Inhalationsanästhetika* (auch als Blut/Gas-Verteilungskoeffizient).

Verteilungs|raum: (engl.) *distribution space*; Kompartiment*, in dem ein Arzneistoff sich verteilen kann.

Verteilungs|störungen, pulmonale: (engl.) *ventilation perfusion mismatches*; inadäquates Verhältnis zwischen alveolärer Ventilation* bzw. pulmonaler Diffusionskapazität* u. der Lungendurchblutung; führt zur Abnahme des arteriellen pO_2, bei ausgeprägten p. V. zum Anstieg des arteriellen pCO_2.

Verteilungsvolumen

Verteilungs|volumen (Volumen*) *n*: (engl.) *volume of distribution*; (pharmak.) (Körper-)Volumen, in dem z. B. ein Arzneistoff sich verteilen kann; wird ausgedrückt durch eine Verhältniszahl, die eine Arzneistoffmenge (M) zur ermittelten Plasmakonzentration (c) im V. (V) in Beziehung setzt: M = c × V.

Verte|porfin (INN) *n*: (engl.) *verteporfin*; Photosensibilisator zur i. v. Anw., der inf. spezif. Lichtaktivierung die Bildung von zellschädigendem Singulett-Sauerstoff auslöst, der Gefäßwucherungen zerstört; **Ind.**: photodynamische Therapie* der subretinalen Neovaskularisation* bei altersabhängiger Makuladegeneration* od. Myopie*; **Kontraind.**: Porphyrie*, schwere Leberfunktionsstörung; **UAW**: Sehstörungen, lokale Reaktionen, Nausea, Photosensibilität*, Rückenschmerz, Pruritus, Hypercholesterolämie.

Vertex (lat.) *m*: Scheitel.

verticalis (↑): vertikal, senkrecht.

Vertical-shear-Verletzung (engl. vertical längs; shear Abscherung): s. Beckenfrakturen.

vertiginös (lat. vertiginosus an Schwindel leidend): (engl.) *vertiginous*; schwindlig, vertiginosus.

Vertigo (lat.) *f*: Schwindel*.

Vertigo auralis (↑) *f*: (engl.) *aural vertigo*; syn. Vertigo ab aure laesa; otogener Schwindel i. R. einer akuten Otitis* media od. einer Menière*-Krankheit.

Vertigo epi|leptica (↑) *f*: (engl.) *epileptic vertigo*; syn. vestibulärer epileptischer Anfall; Gefühl des Fallens od. Sich-Drehens zur Gegenseite ohne Übelkeit, Brechreiz od. Nystagmus; **Urs.**: epileptische Entladungen in den hinteren Anteilen des Gyrus temporalis sup. (als einer zentralen vestibulären Struktur) i. R. von einfach- od. komplex-partiellen Anfällen; s. Epilepsie.

Vertigo ocularis (↑) *f*: (engl.) *ocular vertigo*; sog. Augen- od. Sehschwindel; okularer Schwindel* bei Augenmuskellähmung*.

Vertikal|stativ *n*: Rasterwandgerät*.

Verträglichkeit: s. Breite, therapeutische.

Verträglichkeits|probe, sero|logische: s. Kreuzprobe.

Vertrags|arzt: (engl.) *panel doctor*; früher Kassenarzt; zur vertragsärztl. Versorgung in der GKV zugelassener, freiberufl. in eigener Praxis, ggf. auch in einem medizinischen Versorgungszentrum* an der haus- od. fachärztl. Versorgung teilnehmender Arzt*; Zulassungsvoraussetzungen (gemäß Zulassungsverordnung-Ärzte, Abk. Ärzte-ZV, zuletzt geändert durch Art. 13 des Gesetzes vom 28.5.2008, BGBl. I S. 874) sind **1.** Eintragung in das von der Kassenärztlichen* Vereinigung (Abk. KV) für jeden Zulassungsbezirk geführte Arztregister; **2.** persönl. Eignung; **3.** Antrag beim durch paritätisch mit Vertretern der KV u. der Krankenkassen besetzten Zulassungsausschuss; **4.** keine Zulassungsbeschränkungen im jeweiligen Planungsbereich. Die vertragsärztl. Zulassung berechtigt u. verpflichtet zur vollzeitigen Behandlung von Pat. der GKV, kann aber auch auf einen hälftigen Versorgungsauftrag beschränkt werden. Die Rechte des V. gegenüber den Krankenkassen werden von der KV wahrgenommen. Seit 1.1.1999 können auch Psychotherapeuten* zur vertragsärztl. Versorgung in der GKV zugelassen werden.

Vertrauens|arzt: 1. (engl.) *expert physician*; Bez. für ärztlichen Gutachter des früheren Vertrauensärztlichen Dienstes mit der Hauptaufgabe der Untersuchung arbeitsunfähiger Versicherter i. R. der Gewährung von Krankengeld; s. MDK. **2.** veraltete Bez. für die Funktion des Amtsarztes* eines kommunalen Gesundheitsamtes bezogen auf bestimmte staatlich Bedienstete, z. B. Beamte.

Veru|montanum *n*: Colliculus* seminalis.

verus (lat.): echt, wahr.

Verwachsungs|bauch: (engl.) *abdominal adhesions*; durch weit ausgedehnte, narbige, bindegewebige bzw. fibrinöse Adhäsionen* charakterisierte Erkr., welche die Gleitfähigkeit der intraabdominalen Organe untereinander aufhebt; **Urs.**: Peritonitis, Voroperationen, Bauchtrauma; **Sympt.**: (kolikartige) Schmerzen, Obstipation, Meteorismus, Ileus; **Ther.**: Adhäsiolyse*.

Verwandten|trans|plantation *f*: s. Lebendspende.

Verweil|katheter (Katheter*) *m*: syn. Dauerkatheter; s. Blasenkatheter.

Verweil|sonde *f*: (engl.) *indwelling tube*; in den Magen-Darm-Trakt eingeführte u. längere Zeit liegende Sonde*; **Verw.**: z. B. zur Sondenernährung od. Magenaushebung bei Magensaftuntersuchung*, auch als nasobiliäre V. zur Cholelitholyse*.

Verwesung: (engl.) *putrefaction*; nach dem Tod* eintretender Zerfall der komplex gebauten Stoffe des Tier- u. Pflanzenkörpers (zum größten Teil bakteriell bedingt) in einfachste chem. Verbindungen (v. a. durch Oxidation u. Nitrifikation). Vgl. Fäulnis, Leiche.

Verwirrtheit: (engl.) *confusion*; qual. Bewusstseinsstörung* i. S. einer Bewusstseinstrübung mit Denkstörung*, Erinnerungsverfälschung* u. Desorientiertheit; u. a. Sympt. der akuten org. Psychose*. Vgl. Syndrom, amentielles.

Verwirrtheits|psychose (Psych-*; -osis*) *f*: s. Psychose, zykloide.

very low density lipoproteins (engl. sehr niedrige Dichte; Lip-*; Prot-*): s. VLDL.

Verzweigungs|block: (engl.) *arborisation block*; syn. Arborisationsblock; Form der intraventrikulären Erregungsleitungsstörung* bei vollständiger Blockierung in der Peripherie der Faszikel (s. Erregungsleitungssystem); EKG: periphere Niedervoltage* u. breit gesplitterte QRS*-Komplexe in Brustwandableitungen* meist wie kompletter Schenkelblock*); **Vork.**: z. B. Herzinfarkt*.

VES: Abk. für ventrikuläre Extrasystole*.

Vesalius-Band (Andreas V., flämischer Anat., 1514–1564): (anat.) Ligamentum* inguinale.

Vesalius-Loch (↑): (engl.) *foramen of Vesalius*; Foramen venosum der Ala major ossis sphenoidalis; inkonstant.

Vesica biliaris (lat. vesica Blase) *f*: s. Gallenblase.

Vesica urinaria (↑) *f*: Harnblase*.

Vesicula (lat. Bläschen) *f*: (engl.) *vesicle*; mit Flüssigkeit gefülltes Bläschen; im Hautniveau liegende od. erhabene Primäreffloreszenz; s. Effloreszenzen (Abb. 2 dort).

Vesicula optica (↑) *f*: (engl.) *optic vesicle*; syn. Vesicula ophthalmica; Augenbläschen; embryonale

Ausstülpung des Tel-/Diencephalons, Anlage des Sehorgans.

Vesicula seminalis (↑) f: s. Bläschendrüse.

Vesiko|rektal|fistel (lat. vesica Blase; Rect-*; Fistel*) f: Harnblasenmastdarmfistel; s. Darmfistel.

Vesiko|umbilikal|fistel (↑; lat. umbilicus Nabel; Fistel*) f: (engl.) *vesicoumbilical fistula*; Blasennabelfistel, Urachusfistel; angeb. Offenbleiben des Urachus bei gestörtem Descensus der Blase; evtl. Urs. einer hartnäckigen Nabelentzündung* im Säuglingsalter.

Vesiko|vaginal|fistel (↑; Vagina*; Fistel*) f: Blasenscheidenfistel; s. Urogenitalfistel.

Vesikulär|atmen (lat. vesicula Bläschen): (engl.) *vesicular breathing*; vesikuläres Atemgeräusch*, Bläschenatmen.

Vesikular|trans|port (↑): Transzytose*.

Vesikul|ek|tomie (↑; Ektomie*) f: (engl.) *vesiculectomy*; op. Entfernung der Bläschendrüse*; meist i. R. einer radikalen Prostatektomie*.

Vesikulitis (↑, -itis*) f: (engl.) *vesiculitis*; syn. Spermatozystitis; Entz. der Bläschendrüsen*; Urs.: hämatogene bzw. urogene Infektion inf. Gonorrhö*, chron. Prostatitis*, Urethritis posterior, Orchitis*, Epididymitis*; **Klin.**: Schmerzen im kleinen Becken, Fieber, Ejakulatveränderungen (Farbe, Geruch), Hämospermie; **Diagn.**: mikrobiol. Untersuchung des Ejakulats, Dreigläser-Probe, TRUS, MRT des Beckens; **Ther.**: Antibiotika (mind. 4 Wochen), ggf. Punktion mit Antibiotika-Instillation.

Vesikulo|graphie (↑, -graphie*) f: s. Vasovesikulographie.

vestibulär (lat. vestibulum Vorhof): **1.** (engl.) *vestibular*; (otol.) zum Vestibularapparat* gehörig; **2.** (zahnmed.) dem Mundvorhof zugewandt.

Vestibular|ap|parat (↑) m: (engl.) *vestibular apparatus*; Gleichgewichtsorgan (3 Bogengänge, Sacculus u. Utriculus), Teil des Innenohrs*. Vgl. Labyrinthausfall, akuter.

vestibularis (↑): zum Vorhof gehörend.

Vestibularis|schädigung (↑): **1.** (engl.) *vestibular damage*; **periphere V.**: Störung des Vestibularapparats* (akuter Labyrinthausfall*) od. des Nervus* vestibulocochlearis; **Urs.**: Labyrinthitis*, Meningitis, Schädelbasisfraktur, Kleinhirnbrückenwinkeltumor, toxische Schädigung (Aminoglykoside, Cisplatin), Sarkoidose, Cogan-Syndrom I, Vaskulitis, bei bilateraler V. auch idiopathisch; **2. zentrale V.**: Störung zentraler vestibulärer Strukturen in Pons (Vestibulariskerne) u. Kleinhirn (v. a. Flocculus u. Nodulus); **Sympt.**: Nystagmus, Schwindel, Gangstörungen, Übelkeit u. Erbrechen.

Vestibularis|schwannom (lat. vestibulum Vorhof, -om*) n: (engl.) *vestibular schwannoma*; syn. Vestibularisneurilemmom, Akustikusneurinom (Abk. AKN); früher Oktavusneurinom; Neurinom* des Nervus* vestibulocochlearis (VIII. Hirnnerv*, Abb. dort), da v. N. vestibularis ausgehend; wegen der Tumorursprungszellen (Schwann-Zellen) als Schwannom bzw. Neurilemmom bezeichnet; klin. verbreitete Bez. AKN berücksichtigt nicht die Terminologia* Anatomica. **Lok.**: initial Meatus* acusticus internus (intrakanalikuläres V.; s. Tab.), später Kleinhirnbrückenwinkel*; **Vork.**: z. B. Neurofibromatose* (bilaterales V. pathognomonisch für Neurofibromatose Typ II); **Klin.**: Hörsturz* (auch rezidiv.) mit Tinnitus* aurium, progrediente Hörminderung, Schwindel, Gleichgewichtsstörung; Ausfälle der Hirnnerven VIII, später VII, selten V, VI u. IX; homolaterale Kleinhirnhemisphärenzeichen (s. Symptome, zerebellare) nur bei extremer Ausdehnung; **Diagn.**: **1.** elektrophysiol. Hinweis durch BERA (s. ERA): Latenzverzögerung (Interpeaklatenz Welle I–V >4,6 ms) der frühen akustisch evozierten Potentiale* (Abk. AEP) bei V. mit retrocochleärer Störung; **2.** Nachweis durch MRT* (s. Abb.); cave: kleines V. im CCT evtl. nicht direkt nachweisbar (Knochennähe), aber ggf. indirekter Hinweis: erweiterter innerer Gehörgang im Seitenvergleich; **Ther.**: je nach Größe u. Hörvermö-

Vestibularisschwannom
Stadieneinteilung und Therapie

Stadium	Größe (mm)	Lokalisation	Operation (Exstirpation)	Erhalt des Hörvermögens (%)	Erhalt des Nervus facialis (%)	Wirksamkeit einer stereotaktischen Strahlentherapie
1	≤10	intrakanalikulär	transtemporal retromastoidal-subokzipital	ca. >50	ca. ≥90	ja
2	≤20	intra- bis extrakanalikulär	retromastoidal-subokzipital	ca. ≤50	ca. >80	ja
3	≤30	Kleinhirnbrückenwinkel bis Hirnstamm (Kontakt)	retromastoidal-subokzipital	selten (meist präoperative Hörstörung)	ca. >50	eingeschränkt
4	>30	Kleinhirnbrückenwinkel mit Hirnstammkompression	retromastoidal-subokzipital translabyrinthär	(primär gehörlos)	ca. ≤50	nach Teilresektion

Vestibularisschwindel

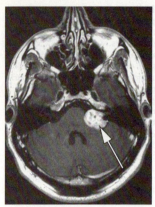

Vestibularisschwannom: Kontrastmittel anreichernder Tumor mit typ. Lokalisation u. Form (MRT) [42]

gen; s. Tab.; **1.** op.: v. a. bei Schwindel u. Gleichgewichtstörung; Exstirpation: **a)** transtemporal (Vorteil: Chance auf Erhalt des Hörvermögens u. des N. facialis) bei rein intrakanalikulärem V.; **b)** retromastoidal-subokzipital (Erhalt noch vorhandenen Hörvermögens in ca. 50 % der Fälle) bei jedem V. mögl.; **c)** translabyrinthär (Nachteil: Verlust der Hörfähigkeit) bei großem V.; **2.** stereotakt. Strahlentherapie (z. B. Gamma* Knife) als Alternative zur mikrochir. Exstirpation bei kleinem V. (<2 cm Durchmesser), z. B. bei multimorbidem Pat.; **Progn.:** bei frühzeitiger Erkennung u. Ther. mit regelmäßigen MRT-Kontrollen gut; **DD:** Meningeome* u. a. Tumoren des Kleinhirnbrückenwinkels. Vgl. Kleinhirnbrückenwinkel-Syndrom; Hirntumoren.

Vestibularis|schwindel (↑): s. Schwindel.
Vestibulo|cochlearis (↑; Cochlea*) *m*: Kurzbez. für Nervus* vestibulocochlearis.
Vestibulo|pathie, akute periphere (↑; -pathie*) *f*: s. Labyrinthausfall, akuter.
Vestibulo|rektal|fistel (↑; Rect-*; Fistel*) *f*: (engl.) *vestibulorectal fistula*; durch unvollständige Ausbildung des Kloakenseptums angeborene Verbindung zwischen Vestibulum vaginae u. Rektum; vgl. Urogenitalfistel.
Vestibulum (↑) *n*: (engl.) *vestibule*; Vorhof, Eingang.
Vestibulum bursae omentalis (↑) *n*: (engl.) *vestibule of omental bursa*; Vorraum der Bursa* omentalis hinter dem Foramen omentale (epiploicum); durch die Plica gastropancreatica (mit der A. gastrica sinistra) vom übrigen Netzbeutel getrennt.
Vestibulum labyrinthi (↑) *n*: (engl.) *vestibule of bony labyrinth*; Teil des knöchernen Labyrinths, der den Utriculus u. Sacculus enthält.
Vestibulum laryngis (↑) *n*: (engl.) *laryngeal vestibule*; Vorhof des Kehlkopfs, vom Aditus laryngis bis zu den Taschenfalten.
Vestibulum nasi (↑) *n*: (engl.) *nasal vestibule*; Nasenvorhof; von äußerer Haut ausgekleideter vorderster Abschnitt der Nasenhöhle.
Vestibulum oris (↑) *n*: (engl.) *oral vestibule*; Raum zwischen Zahnreihen u. Lippen bzw. Wangen.
Vestibulum|plastik (↑; -plastik*) *f*: (engl.) *vestibulum extension*; chir. Eingriff zur Erweiterung des Vestibulum oris u. Verbesserung der Kiefermorphologie vor zahnprothet. Versorgung.
Vestibulum vaginae (↑) *n*: (engl.) *vestibule of vagina*; Scheidenvorhof; von den kleinen Schamlippen umfasster Raum.
Veteranen|krankheit (lat. *veteranus* ausgedienter Soldat): Legionärskrankheit*.
Veterinär (lat. *veterinarius* zu Lasttieren gehörig) *m*: (engl.) *veterinarian*; Tierarzt.
VF: Abk. für (engl.) *ventricular fibrillation*; s. Kammerflimmern, Reanimation.
VHF: Abk. für virales hämorrhagisches Fieber*.
Via falsa (lat. falscher Weg, Irrweg) *f*: (engl.) *false passage*; z. B. Perforation der hinteren Harnröhre durch Katheterismus; (zahnmed.) Wurzelperforation.
Via naturalis (lat.) *f*: der natürl. Weg; per vias naturales: auf natürlichen Wegen, z. B. Abgehen eines verschluckten Fremdkörpers mit dem Stuhl.
Vibices (lat. *vibex, vibicis* Striemen) *fpl*: (engl.) *vibices*; streifenförmig angeordnete Purpura*; Auftreten bei massivem Juckreiz, typischerweise nach Bleomyzin-Chemotherapie od. bei disponierten Personen nach Verzehr von Shiitake-Pilzen.
Vibrations|empfindung (lat. *vibratio* Schwingung, Schwingen): (engl.) *vibratory sensibility*; Pallästhesie; durch Geschwindigkeitsänderungen von rhythm. mechan. Reizen hervorgerufener Sinneseindruck, vermittelt durch spez. Mechanosensoren v. a. der Haut; Prüfung mit Stimmgabel (Schwingungsfrequenz 128 Hz). Vgl. Sensibilität.
Vibrations|schaden (↑): **1.** (engl.) *vibration damage*; degen. Gelenk- u. Knochenschäden durch Erschütterung bei Arbeit mit niederfrequenten Druckluft- od. gleichartig wirkenden Werkzeugen od. Maschinen (BK Nr. 2103; s. Lunatummalazie, Presslufterkrankung); **2.** durch höherfrequente (20–1000 Hz) Vibrationen bedingte Durchblutungsstörungen (vibrationsbedingtes vasoplast. Syndrom, Abk. VVS) an den Händen (BK 2104); s. Weißfingerkrankheit; **3.** Gesundheitsschaden durch Ganzkörpervibration (z. B. Bandscheiben der LWS bei langjähriger überwiegend vertikaler Einwirkung von Ganzkörperschwingungen im Sitzen, ggf. BK Nr. 2110).
Vibrio *m*: (engl.) *Vibrio*; Gattung gramnegativer, beweglicher, gerader od. gekrümmter Stäbchenbakterien der Fam. Vibrionaceae (vgl. Bakterienklassifikation); überwiegend polar monotrich begeißelt; mehr als 20 Species; **Vork.:** Saprophyten in Küstengewässern od. im Oberflächenwasser des Binnenlands; nur fakultativ pathogen; med. wichtigster pathogener Vertreter: Vibrio* cholerae.
Vibrio cholerae *m*: (engl.) *Vibrio cholerae*; gramnegatives, kommaförmig gebogenes, monotrich begeißeltes Stäbchen, wird anhand unterschiedl. O-Antigene in über 100 Serovarianten unterteilt; das klin. Vollbild der Cholera* wird durch das Choleratoxin verursacht, das von **V. ch. cholerae** (klassischer Koch-Kommabazillus, sehr virulent) u. **V. ch. Biovar eltor** (weniger virulent) gebildet wird. Ihnen gemeinsam sind das somatische Lipopolysaccharid-Antigen O1, sowie 3 somatische Partialantigene (a, b, c): **Inaba-Variante** (Verlust des Partialantigens a), **Ogawa-Variante** (wenig Antigen c) u. **Hikojima-Variante** (besitzt alle 3 Parti-

alantigene). Daneben können Stämme aus dem Serovar O139 auch Choleratoxin bilden. Die übrigen Serovarianten lassen sich i. d. R. nicht mit Antiserum gegen O1- od. O139-Gruppenantigene agglutinieren u. werden als NAG (Abk. für engl. non agglutinable germs) bzw. NC-(non-cholera-)Vibrionen bezeichnet. Sie rufen nur selten choleraartige Durchfallerkrankungen hervor. **Epidemiol.:** V. ch. (endemisch im Ganges-Delta) tritt seit 1817 pandemisch auf; natürliches Erregerreservoir ist der Mensch. **Übertragung:** fäkal-oral durch verunreinigtes Trinkwasser od. kontaminierte Lebensmittel; nach Magenpassage Vermehrung im alkal. Dünndarm-Milieu u. Exotoxinbildung; wichtigster Virulenzfaktor ist das Choleratoxin. **Nachw.:** aus Stuhlprobe od. Erbrochenem nach selektiver Anzucht im Medium mit pH 9 (alkal. Peptonwasser od. Taurocholat-Gelatine-Agar). Vgl. Schutzimpfung.

Vibrio para|haemo|lyticus *m*: (engl.) *Vibrio parahaemolyticus*; halophile, weltweit in flachen, warmen Küstengewässern der Ozeane verbreitete, bedingt pathogene Vibrionenart; verursacht bes. in Japan (Meerestiere) Enteritiden u. Lebensmittelvergiftung. Die Abgrenzung gegen andere Vibrionen erfolgt biochem. u. serologisch.

Vibrio vulni|ficus *m*: (engl.) *Vibrio vulnificus*; in rohen Muscheln (bes. Austern) vorkommendes Bakt.; kann schwere Wundinfektionen auslösen u. für Pat. mit geschwächtem Immunsystem lebensgefährl. werden.

Vibrissae (lat.) *fpl*: (engl.) *hairs of vestibule of nose*; die Haare im Naseneingang.

Vicq-d'Azyr-Bündel (Félix V.-d'A., Anat., Paris, 1748–1794): (engl.) *tract of Vicq d'Azyr*; (anat.) Fasciculus mammillothalamicus.

Vicq-d'Azyr-Loch (↑): (engl.) *Vicq d'Azyr's foramen*; (anat.) Foramen caecum medullae oblongatae; oberes Ende der Fissura mediana ant. der Medulla* oblongata.

Vicq-d'Azyr-Streifen (↑): (engl.) *Vicq d'Azyr's band*; syn. Gennari-Streifen; Stria occipitalis der Lamina granularis interna; in das Grau der Sehrinde* eingelagerter weißer Streifen markhaltiger Nervenfasern, der diesem Rindenbezirk die Bez. Area* striata gegeben hat.

Video|densito|metrie (lat. vidēre sehen; dēnsitas Dichte; Metr-*) *f*: (engl.) *video-densitometry*; syn. Fernsehkymographie; Verfahren zur Bestimmung der Röntgenstrahlentransparenz best. abgegrenzter Körperbereiche bei Röntgendurchleuchtung* mit fernsehtechn. Mitteln; **Anw.:** zur Bestimmung von Durchflussmenge u. -geschwindigkeit in kontrastmittelgefüllten Gefäßen u. dynam. Größen der Herzaktion, z. B. zur Untersuchung des Hirnkreislaufs, der Koronardurchblutung u. des Lungenkreislaufs.

Video|uro|dynamik (↑; Ur-*) *f*: (engl.) *video-urodynamics*; simultane Ausführung von Zystomanometrie* u. Miktionszystourethrographie*.

Vidianus-Arterie (Guido V., Anat., Arzt, Paris, Florenz, 1500–1569; Arteria*) *f*: Arteria* canalis pterygoidei.

Vidianus-Kanal (↑; Canalis*): Canalis* pterygoideus.

Vidianus-Nerv (↑; Nervus*): Nervus* canalis pterygoidei.

Vidianus-Venen (↑; Vena*) *fpl*: Vena* canalis pterygoidei.

Vieh|bremse: Tabanus; s. Fliegen.

Viel|eck|bein, großes: Os trapezium; s. Ossa carpi.

Viel|eck|bein, kleines: Os trapezoideum; s. Ossa carpi.

Vier|felder|tafel: (engl.) *fourfold table, two-by-two table*; Kontingenztafel mit 4 mögl. Faktor-Stufen-Kombinationen, die die zweidimensionalen Häufigkeiten qualitativer Merkmale enthält (s. Abb.); Auswertung z. B. für Odds*-Ratio $(a \cdot d):(c \cdot b)$, Sensitivität* $a:(a+c)$, Spezifität* $d:(b+d)$.

	Person ist krank (a+c)	Person ist gesund (b+d)
Test od. Risikofaktor positiv (a+b)	richtig positiv (a)	falsch positiv (b)
Test od. Risikofaktor negativ (c+d)	falsch negativ (c)	richtig negativ (d)

Vierfeldertafel: a, b, c, d: Fallzahlen

Vier|finger|furche: (engl.) *four-finger crease, simian crease*; durchgehende Querfurche der Handinnenfläche, gebildet aus der distalen (Linea mensalis) u. mittleren (Linea cephalica) Querfalte der Palma manus (s. Abb.); **Vork.:** einseitig bei ca. 4 %, beidseitig bei ca. 1 % der gesunden (weißen) Bevölkerung (in den USA bei 3–9 %, in China bei bis zu 13 %) ohne pathol. Bedeutung; bei Down*-Syndrom findet sich die V. in 40–75 % der Fälle; eine Komb. der V. mit einer Einzelfurche des 5. Fingers (sog. single crease) deutet in hohem Maß auf eine Chromosomenaberration* hin.

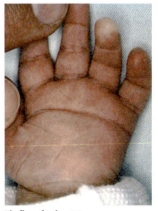

Vierfingerfurche [82]

Vier|gläser|probe: (engl.) *four-glass test*; fraktionierte Harngewinnung* (Fraktionen: erster Spontanurin, Mittelstrahlurin, Prostataexprimat u. exprimathaltiger Urin); **Anw.:** zur DD von Urethritis u. Prostatitis; bei rel. geringer Keimzahl im Spontan- u. Mittelstrahlurin u. rel. hoher im Prostataexprimat u. Exprimaturin V. a. Prostatitis*; vgl. Dreigläserprobe.

Vier|hügel|platte: s. Tectum mesencephali.

Vierlinge: s. Mehrlinge.

Vieussens-Schlinge: (engl.) *anulus of Vieussens*; Ansa* subclavia des Truncus sympathicus.

Viga|batrin (INN) *n*: (engl.) *vigabatrin*; Antiepileptikum*; führt zu erhöhter Konz. an GABA* durch Hemmung der GABA-Aminotransferase; **Ind.:** zur Kombinationstherapie mit anderen Antiepileptika* bei epilept. Anfällen, die mit der konventionellen Ther. nicht ausreichend behandelbar sind; **UAW:** Gesichtsfeldeinengung.

Vigilanz (lat. *vigilantia* Wachsamkeit) *f*: (engl.) *vigilance*; Wachheit, Aufmerksamkeit; vgl. Bewusstsein.

Vigilität (lat. *vigilare* wachsam sein) *f*: (engl.) *vigility of attention*; Fähigkeit, die Aufmerksamkeit auf etwas Neues zu richten; vgl. Tenazität.

vikariierend (lat. *vicarius* Stellvertreter): (engl.) *vicarious*; vicarius, stellvertretend.

Vildagliptin *n*: (engl.) *vildagliptin*; orales Antidiabetikum* (DPP*-4-Inhibitor); **Ind.:** Diabetes* mellitus Typ 2 in Komb. mit Metformin (s. Biguanide) bzw. (bei Metformin-Unverträglichkeit bzw. Kontraind. für Metformin) als Monotherapie od. in Komb. mit Sulfonylharnstoff*-Präparaten bei unzureichendem Therapieerfolg unter max. Metforminbzw. Sulfonylharnstoff-Monotherapie od. in Komb. mit Thiazolidindion*; **UAW:** Übelkeit, selten Erbrechen.

Villi intestinales intestini tenuis (lat. *villus* zottiges Haar) *m pl*: (engl.) *intestinal villi*; Dünndarmzotten; finger- od. blattförmige Fortsätze der Tunica mucosa, wodurch die Resorptionsfläche des Dünndarms um das Fünffache vergrößert wird (s. Abb.). Zusätzlich besteht das Oberflächenepithel überwiegend aus Saumzellen mit dicht stehenden Microvilli zur Resorption.

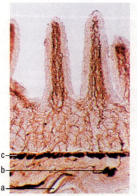

Villi intestinales intestini tenuis: starke Vaskularisation und zahlreiche Nervenfasern, die aus dem Meissner-Plexus aufsteigen; a: Gefäße; b: Meissner-Ganglion; c: Lamina muscularis mucosae (Acetylcholinesterase-Reaktion) [115]

villös (lat. *villosus* zottenreich, mit zottigem Haar): (engl.) *villous*; villosus, zottenreich.

Villus (lat. zottiges Haar) *m*: Zotte.

Vimentin (lat. *vimentum* Flechtwerk) *n*: (engl.) *vimentin*; filamentartiges Protein (M_r 53 000) des Zytoskeletts* von Bindegewebe- u. Muskelzellen.

VIN: Abk. für vulväre intraepitheliale Neoplasie; epitheliale Dysplasie* u. Präkanzerose* des Vulvakarzinoms*.

Vin|blastin (INN) *n*: (engl.) *vinblastine*; syn. Vincaleukoblastin; Zytostatikum* (Vinca*-Alkaloid, Mitosehemmstoff*); **Ind.:** Hodgkin-Lymphom, fortgeschrittenes Hodenkarzinom, Kaposi-Sarkom, Chorionkarzinom u. a.; **Kontraind.:** nicht tumorbedingte Leukopenie, bakterielle Infektion; **UAW:** Neurotoxizität, Lungentoxizität u. a.; **cave:** intrathekale Anw. hat letale Folgen.

Vinca-Alkaloide *n pl*: (engl.) *vinca alkaloids*; Gruppe von ca. 60 Indolalkaloiden aus dem Madagaskar-Immergrün (Catharanthus roseus, syn. Vinca rosea); z. T. Kernspindelgifte, die zur Mitosehemmung in der Metaphase führen; therap. **Verw.:** aus den Blättern gewonnenes Vinblastin* u. Vincristin* (offizinell -sulfat) als Zytostatika*.

Vinc|amin (INN) *n*: (engl.) *vincamin*; Vinca-Alkaloid; **Ind.:** als zerebraler Vasodilatator*.

Vincent-Angina (Henri V., Bakteriol., Epidemiol., Paris, 1862–1950; Angina*) *f*: s. Plaut-Vincent-Angina.

Vincent-Sym|ptom (B. V., Arzt, Algier) *n*: (engl.) *Vicent's symptom*; Anästhesie im Unterlippenbereich durch Lähmung des N. alveolaris inferior bei Unterkieferosteomyelitis.

Vin|cristin (INN) *n*: (engl.) *vincristine*; Zytostatikum* (Vinca*-Alkaloid, Mitosehemmstoff*); **Ind.:** Leukämie, Hodgkin-Lymphom, Bronchialkarzinom u. therapierefraktäre idiopathische Thrombopenie; **Kontraind.:** neuromuskuläre Erkr., ausgeprägte Knochenmarkdepression; **UAW:** Neurotoxizität, Lungentoxizität, Dysurie u. a.; **cave:** intrathekale Anw. hat letale Folgen.

Vinculum (lat.) *n*: Band, Fessel.

Vin|desin (INN) *n*: (engl.) *vindesine*; Zytostatikum* (Vinca*-Alkaloid, Mitosehemmstoff*); **Ind.:** CLL, malignes Lymphom u. Melanom; **Kontraind.:** neuromuskuläre Erk., ausgeprägte Granulozytopenie od. Thrombozytopenie, bakterielle Inf.; **UAW:** Neurotoxizität, Dysurie u. a.; **cave:** intrathekale Anw. hat letale Folgen.

Vinflunin (INN) *n*: (engl.) *vinflunine*; Zytostatikum*, Mitosehemmstoff* (Spindelgift); **Wirkung:** bindet an das Zellprotein Tubulin, verhindert somit dessen Polymerisation zu Mikrotubuli* u. damit den Aufbau des Spindelapparats u. der Zellteilung u. führt so zur Apoptose* der Zelle; **Ind.:** fortgeschrittenes od. metastasierendes Übergangszellkarzinom des Urothels nach Versagen einer Ther. mit Cisplatin*; **UAW:** Neutro- u. Leukopenie, Anämie, Thrombozytopenie, gastrointestinale Störungen wie Obstipation, Übelkeit u. Erbrechen, Asthenie.

Vinorelbin (INN) *n*: (engl.) *vinorelbine*; Zytostatikum* (halbsynthet. Vinca*-Alkaloid, Mitosehemmstoff*); **Ind.:** fortgeschrittenes Bronchial- u. Mammakarzinom; **Kontraind.:** Leberinsuffizienz, Neutropenie, Thrombozytopenie, akute Infektion; **UAW:** u. a. Neurotoxizität, Lungentoxizität, Obstipation, Phlebitis.

Vinyl|chlorid *n*: (engl.) *vinyl chloride*; Abk. VC; Chlorethylen; $CH_2=CHCl$; tox. u. kanzerogenes Gas mit Siedepunkt bei −13 °C, das v. a. zur Herstellung des polymeren (nichttox.) Kunststoffs Polyvi-

nylchlorid (Abk. PVC) verwendet wird; VC verursacht bei Langzeiteinwirkung (Chemiearbeiter) die sog. **Vinylchlorid-Krankheit** mit Akroosteolysen* der Fingerendphalangen, sklerodermieartige Hautinfiltrate, sekundäres Raynaud*-Syndrom, zyst. Knochenveränderungen, Osteoporose*, Thrombopenien, fibrot. Leberschäden, Angiosarkom der Leber; Kanzerogen* Kategorie 1; TRK: 8 mg/m^3 (3 ppm) für Altanlagen, sonst 5 mg (2 ppm); BK Nr. 1302.
VIP: 1. Abk. für vasoaktives intestinales Polypeptid; gastrointestinales Neuropeptid, das in Dünndarm u. exokrinem Pankreas von den Zellen des disseminierten neuroendokrinen Systems* gebildet wird; **Wirkung:** Relaxation der glatten Gefäßmuskulatur, Hemmung der Magensaft- u. HCl-Sekretion sowie der Magen-Darm-Motilität, Steigerung des Gallenflusses u. der Hydrogencarbonatsekretion des exokrinen Pankreas. Vgl. Hormone, gastrointestinale; Verner-Morrison-Syndrom. 2. Abk. für vertikale infraklavikuläre Plexusblockade; s. Armplexusanästhesie.
Vipom (aus VIP*; -om*) *n*: s. Verner-Morrison-Syndrom; s. Tumor, neuroendokriner (Tab. dort).
Viqui|dil (INN) *n*: (engl.) *viquidil*; zerebraler Vasodilatator*.
Vir|ämie (Virus*; -ämie*) *f*: (engl.) *viremia*; Vorhandensein von Viren im Blut; vgl. Sepsis.
viral (↑): durch Viren* bedingt, in Bezug auf Viren.
Virchow-Drüse (Rudolf L. V., Pathol., Berlin, Würzburg, 1821–1902): (engl.) *Virchow's node*; Lymphknoten hinter dem Schlüsselbeinansatz des li. M. sternocleidomastoideus; vergrößert bei Malignomen der Bauchhöhle, insbes. bei weit fortgeschrittenem Magenkarzinom*.
Virchow-Hassall-Körperchen (↑; Arthur H. H., Arzt, Chem., London, 1817–1894): (engl.) *Hassall's corpuscles*; konzentrisch geschichtete Körper des Thymus*.
Virchow-Robin-Raum (↑; Charles P. R., Anat., Histol., Paris, 1821–1885): (engl.) *Virchow-Robin space*; Perivaskulärraum; perivaskulärer Lymphraum zw. den Blutgefäßen des ZNS u. der Membrana gliae limitans perivascularis; steht mit dem Subarachnoidalraum* in Verbindung.
Virchow-Trias (↑; Trias*) *f*: s. Thrombose.
Viren (lat. virus Schleim, Gift) (*Sing. Virus*) *n pl*: (engl.) *viruses*; Sammelbez. für biol. Strukturen (in den bekannten Fällen meist Krankheitserreger) mit folgenden gemeinsamen Merkmalen: **1.** enthalten als genetische Information nur entw. DNA od. RNA; **2.** verfügen nicht über die für Wachstum u. Teilung erforderl. Enzyme, sondern benötigen dazu Wirtszellen (von Pflanze, Mensch od. Tier; oft organ- od. zelltypspezifisch), auf die sie häufig pathogen wirken. Bakterienspezifische V. werden als Bakteriophagen* bezeichnet. **Morphol.:** extrazelluläre (infektiöse) Viren (sog. Virions*) messen 20–300 nm in Länge od. Durchmesser (passieren also Bakterienfilter) u. bestehen aus: **1.** Nukleinsäuresequenz (einzel- od. doppelsträngig; DNA od. RNA; linear, ringförmig od. segmentiert; einzelsträngig in unterschiedl. Polarität; M_r 1,5–200 · 10^6); **2.** Proteinmantel (Core, Kapsid; Kapsid u. Nukleinsäure werden zusammen auch als Nukleokapsid bez.); **3.** komplexe Virions sind von einer Hülle aus einer Lipiddoppelschicht umgeben (Envelope). Kapside haben meist einfache geometrische Formen (ikosaedrisch od. helikal), die Virushülle stammt z. T. aus der Zellmembran der Wirtszelle, wobei viruseigene u./od. zelluläre Glykoproteine aus ihr herausragen (sog. spikes), die für die Infektiosität des Virions (u. für immun. Reaktionen des Wirtsorganismus) eine wichtige Rolle spielen. Zw. der Hüllmembran u. dem Kapsid kann sich eine Tegumentschicht mit viralen Proteinen befinden (z. B. bei Herpesviridae). Die **Klassifikation** von V. erfolgte historisch v. a. nach klin. Kriterien, heute v. a. nach ihrer Struktur u. dem Aufbau der Nukleinsäuresequenz (genet. Ähnlichkeit, s. Abb.) u. nur ausnahmsweise nach klin. od. epidemiol. Merkmalen (z. B. Arboviren*, Hepatitis*-Viren); vgl. Virusklassifikation. **Untersuchungsverfahren:** kulturell in lebenden Zellen (Zellkultur, embryoniertes Hühnerei, Tierversuch); morphol. meist mit Elektronenmikroskopie; Erregernachweis u. Genomanalyse durch gentechn. Verfahren; **Vermehrungszyklus: 1. Adsorption:** V. sind obligate Zellparasiten, das Virion wird daher zunächst auf der Zellmembran der Wirtszelle an best. Rezeptorstrukturen auf der Zelloberfläche angeheftet. **2. Penetration:** Entweder verschmilzt die Virushülle mit der Membran der Wirtszelle od. das Virion wird durch rezeptorvermittelte Endozytose (Viropexis) aufgenommen, d. h. von der Zellmembran umschlossen u. als sog. coated vesicle ins Zellinnere geschleust, das dann durch lysosomale Enzyme aufgelöst wird, so dass das Nukleokapsid freigesetzt wird (sog. uncoating). Bakteriophagen verfügen für Adsorption u. Penetration über spezialisierte Strukturen; **3. Replikation:** Entsprechend der Art u. Struktur der Nukleinsäure erfolgt deren Replikation nach unterschiedl. Mechanismen. DNA-Viren replizieren i. d. R. intranukleär, RNA-Viren zytoplasmatisch. **4. Maturation** u. **Liberation:** Die in der Wirtszelle synthetisierten Nukleinsäuren u. Polypeptide werden in der Virusmorphogenese zu infektiösen Virions zusammengesetzt (bei V. ohne Hüllmembran), od. die Nukleokapside verlassen die Wirtszelle durch Ausstülpung der Zellmembran (bei V. mit Hüllmembran, sog. Knospung od. budding) u. Transformation der Membran in eine Virushülle mit spikes. **Folgen der Virusinfektion:** versch. Formen der zytopathol. Wirkung werden unterschieden: **1.** Die Virusreplikation blockiert die übrigen Synthesevorgänge der Zelle, es tritt der Zelltod ein (zytozide Infektion, u. U. mit Bildung von Synzytien od. Einschlusskörperchen*). **2.** Die Zelle überlebt, ist chron. infiziert u. produziert kontinuierl. geringe Virusmengen. **3.** Das Virusgenom führt zu ungehemmter Teilung der Wirtszelle (Expression von Onkogenen*, sog. Transformation). **4.** Das Virusgenom wird in das Genom der Wirtszelle eingebaut, ohne dass dies zunächst eine pathol. Wirkung hat, u. wird auf Tochterzellen weitervererbt (temperente Infektion). Die der sog. Slow*-virus-Infektionen zugrunde liegenden Mechanismen sind bisher nur z. T. geklärt (evtl. Replikation defekter Virions). Neben den V. werden sog. **unkonventionelle V.** beschrieben, die meist erhebl. kleiner sind u. über deren Biozyklus wenig

Viren, kardiotrope

Viren mit Hülle
DNA-Viren, Doppelstrang:

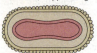

Poxviridae (z. B. Pocken-Virus) — Herpesviridae (z. B. Herpes-simplex-Virus) — Hepadnaviridae (z. B. Hepatitis-B-Virus)

RNA-Viren, Einzelstrang:

Paramyxoviridae (z. B. Masern-Virus) — Orthomyxoviridae (z. B. Influenza-Virus) — Rhabdoviridae (z. B. Tollwut-Virus)

Retroviridae (z. B. HIV) — Arenaviridae (z. B. LCM-Virus) — Coronaviridae (z. B. Coronavirus)

Bunyaviridae (z. B. Bunyavirus) — Togaviridae (z. B. Alphavirus)

Viren ohne Hülle
DNA-Viren Doppelstrang:

Papovaviridae (z. B. Papillomavirus) — Adenoviridae (z. B. humanes Adenovirus)

Einzelstrang:

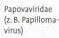

Parvoviridae (z. B. adeno-assoziiertes Virus)

RNA-Viren Doppelstrang:

Reoviridae (z. B. Rotavirus)

Einzelstrang:

Caliciviridae (z. B. Norwalk-Agens?) — Picornaviridae (z. B. Poliomyelitis-Virus)

Viren: schematische Darstellung einiger tier- u. humanpathogener Viren

bekannt ist (vgl. Viroid). Historisch bedingt werden auch Prionen* in das Fachgebiet der Virologie eingeschlossen.

Viren, kardio|trope (↑) *f pl*: s. Virusmyokarditis, Virusklassifikation.

Viren, onko|gene (↑) *n pl*: (engl.) *oncogenic viruses*; Viren mit der Fähigkeit, in vivo od. in vitro menschl. u. tier. Zellen neoplast. zu transformieren; onkogene Eigenschaften der Viren wurden erstmals 1911 beim Rous-Sarkom des Huhns nachgewiesen. Bisher sind über 100 versch. Viren mit onkogenem Potential bekannt; sie sind alle Mitglieder der Virusfamilien mit doppelsträngiger DNA od. der Retroviridae* (s. Virusklassifikation). Neoplasien durch Viren entstehen oft bei immuninkompetenten Organismen; die Transformation erfolgt möglicherweise durch Dysregulation zellulärer Onkogene* od. durch Einschleusung fremder Onkogene in die Zelle. Mit der menschl. Tumorpathogenese werden u. a. folgende Viren in Verbindung gebracht: humane Papillomaviren* (Zervixkarzinom), Hepatitis-B- u. Hepatitis-C-Virus (primäres Leberzellkarzinom; s. Hepatitis-Viren), Retroviren (HTLV 1 u. 2; humane T-Zell-Lymphome), Epstein*-Barr-Virus (Burkitt-Lymphom, Nasopharyngealkarzinom), Adenoviren (s. Adenoviridae); eine onkogene Wirkung von Herpes*-simplex-Virus u. Zytomegalie*-Virus ist nicht sicher erwiesen.

Virginität (lat. virginitas) *f*: (engl.) *virginity*; Jungfräulichkeit; koitale Unerfahrenheit bei Frauen (sog. anatomische V.), i. w. S. auch Zustand nach nichtkoitaler Defloration* (sog. technische V.).

Virgo (lat.) *f*: Jungfrau.

Viridans-Strepto|kokken (lat. viridare grün machen; Strept-*; Kokken*) *f pl*: s. Streptococcus.

virilis (lat.): männlich.

Virilisierung (↑): (engl.) *virilisation*; syn. Maskulinisierung; Bez. für das nicht physiol. Auftreten männl. sekundärer Geschlechtsmerkmale inf. von Androgenisierung*; Vork.: z. B. bei adrenogenitalem Syndrom*, Arzneimittelwirkung, Gonadendysgenesie*, Androblastom*, polyzystischem Ovarialsyndrom*; **Klin.**: bei weibl. Neugeborenen Störung der Geschlechtsentwicklung (z. B. Klitorishypertrophie*), später Hirsutismus*, Seborrhö*, Akne, androgenbedingte Alopezie*, Muskelhypertrophie, männl. Klangfarbe in der Sprech- u. Singstimme, männl. Gesichtszüge, männl. Habitus; bei Männern als prämature V. bei Pubertas* praecox.

Virion (Virus*; gr. ἰών gehend, laufend) *n*: (engl.) *virion*; vollständiges, aus Nukleokapsid u. ggf. Envelope (Virushülle) bestehendes, für die jeweilige Wirtszelle infektiöses Virus*.

Viroid (↑; -id*) *n*: (engl.) *viroid*; syn. nacktes Mini-Virus; infektiöses Agens, bisher nur bei Pflanzen beobachtet; V. sind um den Faktor 10^3-10^6 kleiner als bisher bekannte Viren; sie sind stäbchenförmig, ihr Genom besteht aus einer zirkulären einzelsträngigen RNA mit einem von M_r 70 000–120 000 u. codiert nicht für Proteine; es fehlen Kapsid u. Hülle; mehrere Pflanzenkrankheiten werden auf V. zurückgeführt. Vgl. Prionen; Plasmide.

Viro|logie (↑; -log*) *f*: (engl.) *virology*; Lehre von den Viren*; vgl. Mikrobiologie.

Viro|pexis (↑; -pexie*) *f*: s. Viren.

Virosen (↑; -osis*) *f pl*: Viruskrankheiten.

Viro|statika (↑; statisch*) *n pl*: (engl.) *virostatic agents*; auch Virustatika; chem. Verbindungen zur Ther. virusbedingter Infektionen; **Wirkungsmechanismus: 1.** Penetration u. Freisetzung der Nukleinsäure verhindern, z. B. durch Amantadin od. Enfuvirtid; **2.** Virusreplikation (Genom bzw. Hüllproteine), z. B. durch Hemmung von erforderl. viruscodierten Enzymen (DNA-Polymerase, Reverse Transkriptase, Protease, Integrase) verhindern; **3.** Virusreifung u. Ausschleusung verhindern; **Substanzgruppen: 1.** Nukleosidanaloga*, z. B. Aciclovir, Ganciclovir, Didanosin, Ribavirin, Entecavir, Zidovudin, Idoxuridin, Trifluridin, Zidovudin; **2.** Nukleotidanaloga*, z. B. Adefovirdipivoxil, Cidovir; **3.** Protease*-Hemmer, z. B. Darunavir, Indinavir, Nelfinavir, Ritonavir, Saquinavir, Tripranavir; **4.** nukleosidische Reverse*-Transkriptase-Inhibitoren, z. B. Abacavir; **5.** nukleotidische Reverse*-Transkriptase-Inhibitoren, z. B. Tenovofir; **6.** nichtnukleosidische Reverse*-Transkriptase-Inhibitoren, z. B. Nevirapin, Efavirenz; **7.** Entry*-Inhibitoren: Fusions-Inhibitoren (z. B. Enfuvirtid) u. CCR5-Antagonisten (z. B. Maraviroc); **8.** Integrase-Inhibitoren, z. B. Raltegravir; **9.** Neuraminidase*-Hemmer, z. B. Oseltamivir, Zanamivir; **10.** Penetrations-Inhibitoren, z. B. Amantadin, Tromantadin; **11.** Pyrophosphatanaloga, z. B. Foscarnet-Natrium; **12.** Zytokine*, z. B. Interferone* (IFN-α) od. TNF*; **13.** diverse, z. B. Benzimidazole, Amidine; **Anw.:** wegen der UAW (entsprechen z. T. denen der Zytostatika*) u. der Heterogenität der Viren bisher auf ausgewählte Virusgruppen beschränkt, z. B. Varicella-Zoster- u. Herpes-simplex-Virus (Aciclovir u. a.), Influenza-Virus (Amantadin, Zanamivir u. a.), Zytomegalie-Virus (Foscarnet-Natrium, Ganciclovir u. a.), HIV (Zidovudin, Didanosin u. a.), Hepatitis-Viren (Interferone, Ribavirin u. a.); aus Risikoerwägungen nur topisch anwendbare V.: Edoxudin, Idoxuridin, Trifluridin, Tromantadin; **UAW:** je nach Substanz z. B. Nephro-, Hämato-, Neurotoxizität, gastrointestinale Störungen, lokale Reaktion an der Infusionsstelle (Thrombophlebitis), Überempfindlichkeitsreaktionen; **Kontraind.:** u. a. Schwangerschaft, Stillzeit, Niereninsuffizienz, Allergien.

Viro|zyten (↑; Zyt-*) *m pl*: Lymphoidzellen*.

Virulenz (lat. virulentus voller Gift) *f*: (engl.) *virulence*; sog. Giftigkeit; Grad der Aggressivität von Mikroorganismen im Makroorganismus als quantitative Eigenschaft im Gegensatz zu Pathogenität*.

Virulenz|faktor (↑) *m*: (engl.) *virulence factor*; ein von Mikroorganismen gebildeter Faktor, der die Infektiosität (Virulenz*) sichert od. steigert, z. B. Adhäsine* zur Adhärenz der Mikroorganismen an Gewebe od. Zellen, Invasine zum Eindringen der Mikroorganismen in die Wirtszellen, Kapselantigen zur Hemmung der Phagozytose* od. Toxine.

Virus (lat. Gift, Schleim) *n*: s. Viren.

Virus|enteritis (↑; Enter-*; -itis*) *f*: (engl.) *viral enteritis*; Entz. des Magen-Darm-Trakts v. a. durch Viren des Genus Rotavirus* sowie Caliciviridae* (z. B. Norovirus*), seltener durch Adenoviridae* od. Coronaviridae*. Vgl. Enteritis.

Virus fixe (franz. ↑): s. Tollwut-Virus.

Virus|grippe (↑): s. Grippe.

Virus|hepatitis (↑; Hepat-*; -itis*) *f*: s. Hepatitis, akute.

Virusid (↑; -id*) *n*: (engl.) *virusid*; s. Id-Reaktion.

Virus|in|fektion (↑; Infekt-*) *f*: (engl.) *viral infection*; durch Viren* verursachte Infektion.

Virus|inter|ferenz (↑; Inter-*; lat. ferre tragen) *f*: (engl.) *virus interference*; Phänomen der Abschwächung od. Verhinderung der Inf. od. Immunisierung durch ein Virus bei nachfolgender od. vorheriger Infektion od. Schutzimpfung mit einem anderen (interferierenden) Virus. Für die V. werden Interferone* verantwortlich gemacht.

Virus|keratitis (↑; Kerat-*; -itis*) *f*: s. Keratoconjunctivitis epidemica.

Virus|klassi|fikation (↑) *f*: (engl.) *virus classification*; Einteilung von Viren* nach versch. Gesichtspunkten, z. B. nach dem Typ der Nukleinsäure (DNA, RNA), nach der Größe, nach dem Bauprinzip, nach dem Wirtsorganismus, in dem sie pathogen wirken können (Mensch, Tier, Pflanze, Bakterium), od. auf der Grundlage des Tropismus gegenüber Geweben od. Organsystemen (kardiotrop, neurotrop, pneumotrop, enterotrop, hepatotrop u. a.); die heutige Klassifikation nach einheitl. Regeln (internationale Bez., Virus-Familie mit Endung -idae als Gruppierung von Genera mit ähnl. Aufbau, Genus mit Endung -virus usw.) gelang mit Hilfe exakter chem.-physik. u. genet. Analysen; s. Tab.

Virus|last (↑): (engl.) *viral load*; Bez. für die Konz. von Viren im Serum od. Blutplasma (Genom-Kopien/ml od. Genom-Äquivalente/ml); bei HIV*-Erkrankung mit wesentl. prognostischer Bedeutung u. zur Überwachung der antiviralen Ther.; darüber hinaus Verw. zur Abschätzung des Übertragungsrisikos, z. B. von der Mutter auf das Kind; Bestimmung der viralen Nukleinsäuren: s. Nukleinsäurenachweis, viraler.

Virus|meningitis (↑; Mening-*; -itis*) *f*: s. Meningitis.

Virus|myo|karditis (↑; My-*; Kard-*; -itis*) *f*: (engl.) *viral myocarditis*; Myokarditis* durch Infektion mit Coxsackie-B- o. a. kardiotropen Viren; **Urs.:** Coxsackie-, ECHO-, Poliomyelitis-, Influenza-, Parainfluenza-Virus, Adenoviren, Herpesviren (v. a. Epstein-Barr-Virus, Zytomegalie-Virus) od. HIV; **Häufigkeit:** kardiale Mitbeteiligung bei ca. 1 % aller system. Virusinfektionen (bei Coxsackie-B-Virus bis zu 4 %); **Sympt.:** im Kindesalter fulminanter, fiebriger Verlauf mit Atemnot, Bronchospasmus, Zyanose, (extreme) Tachykardie od. Kreislaufschock u. hoher Letalität; im Erwachsenenalter i. d. R. weniger dramat. mit Pleuraschmerzen, kardialen Arrhythmien, Herzinsuffizienz, auch Pericarditis exsudativa (s. Perikarditis); **Diagn., Ther. u. Progn.:** s. Myokarditis; evtl. serol. Erregernachweis im Rachenspülwasser, Stuhl, ggf. auch im Liquor; Nachweis durch Endomyokardbiopsie.

Virusoid (↑; -id*) *n*: (engl.) *virusoid*; kleines RNA- od. DNA-Molekül, das für ein Protein codiert, mit dem es einen Komplex bildet u. dessen Replikation von der Präsenz eines Virus (meist eines Pflanzenvirus) abhängig ist; **Vork.:** beim Menschen z. B. als Hepatitis-D-Virus; s. Hepatitis-Viren.

Virus|pneumonie (↑; Pneum-*) *f*: s. Pneumonie, atypische.

Viru|statika (↑; statisch*) *n pl*: s. Virostatika.

viru|zid (↑; -zid*): (engl.) *virucidal*; Viren abtötend.

Vis (lat.) *f*: Kraft.

Virusklassifikation
Auswahl human- und tierpathogener Viren

Familie (-viridae) Unterfamilie (-virinae)	Hülle[1]	medizinisch wichtige Gattungen	medizinisch wichtige Arten
Doppelstrang-DNA-Viren			
Poxviridae	+	Orthopoxvirus	Vacciniavirus, Variolavirus
		Parapoxvirus	Orf-Virus
		Molluscipoxvirus	Molluscum-contagiosum-Virus
		Yatapoxvirus	Tanapockenvirus
Herpesviridae	+		
Alphaherpesvirinae		Simplexvirus	Herpes-simplex-Virus (HHV-1, HHV-2)
		Varicellovirus	Varicella-Zoster-Virus (HHV-3)
Betaherpesvirinae		Cytomegalovirus	Zytomegalie-Virus (HHV-5)
		Roseolovirus	humanes Herpesvirus 6 (HHV-6), humanes Herpesvirus 7 (HHV-7)
Gammaherpesvirinae		Lymphocryptovirus	Epstein-Barr-Virus (HHV-4)
		Rhadinovirus	Kaposi-Sarkom-assoziiertes Herpesvirus, humanes Herpesvirus 8 (HHV-8)
Adenoviridae	–	Mastadenovirus	humane Adenoviren
Polyomaviridae	–	Polyomavirus	JC-Virus, BK-Virus, SV40-Virus
Papillomaviridae	–	Papillomavirus	humane Papillomaviren (HPV)
Einzelstrang-DNA-Viren			
Parvoviridae	–		
Parvovirinae		Parvovirus	Kilham rat virus
		Erythrovirus	humanes Parvovirus B19
		Dependovirus	Adeno-assoziiertes Virus
Doppelstrang-DNA-Viren mit Reverser Transkription			
Hepadnaviridae	+	Orthohepadnavirus	Hepatitis-B-Virus (HBV)
Einzelstrang-RNA-Viren mit Reverser Transkription			
Retroviridae	+	Gammaretrovirus	FLV
		Deltaretrovirus	HTLV-I, HTLV-II
		Lentivirus	HIV-1, HIV-2
		Spumaretrovirus	Schimpansen-„foamy virus", humanes Isolat
Doppelstrang-RNA-Viren			
Reoviridae	–	Orthoreovirus	verschiedene Reoviren
		Rotavirus	verschiedene Rotaviren
		Orbivirus	Kemerovo-Virus
		Coltivirus	Colorado-tick-fever-Virus
Negativ-Einzelstrang-RNA-Viren			
Bunyaviridae	+	Orthobunyavirus	
		Phlebovirus	s. Arbovirosen (Tab.)
		Nairovirus	
		Hantavirus	
Orthomyxoviridae	+	Influenza-Virus A	Influenza-A-Virus
		Influenza-Virus B	Influenza-B-Virus
		Influenza-Virus C	Influenza-C-Virus
Paramyxoviridae	+		
Paramyxovirinae		Respirovirus	Parainfluenza-Virus Typ 1 und 3
		Henipavirus	Hendravirus, Nipah-Virus
		Rubulavirus	Mumps-Virus, Parainfluenza-Virus Typ 2 und 4, Newcastle-Disease-Virus
		Morbillivirus	Masern-Virus
Pneumovirinae		Pneumovirus	Respiratory-syncytial-Virus
		Metapneumovirus	humanes Metapneumovirus

Virusklassifikation
Auswahl human- und tierpathogener Viren

Familie (-viridae) Unterfamilie (-virinae)	Hülle[1]	medizinisch wichtige Gattungen	medizinisch wichtige Arten
Rhabdoviridae	+	Lyssavirus	Tollwut-Virus
Filoviridae	+	Marburg-like viruses	Marburg-Virus
		Ebola-like viruses	Ebola-Virus (Ebola-Zaire, Ebola-Sudan, Ebola-Côte d'Ivoire, Ebola-Reston)
Bornaviridae	+	Bornavirus	Borna-Virus
Arenaviridae	+	Arenavirus	LCM-Virus, Lassa-Virus, Junin-Virus, Machupo-Virus, Guanarito-Virus, Sabia-Virus, Mobala- und Mopeia-Virus
Deltavirus			Hepatitis-D-Virus
Positiv-Einzelstrang-RNA-Viren			
Caliciviridae	–	Norovirus	humane Caliciviren: Norwalk-, Hawaii-, Snow Mountain-, Southampton-Virus
		Sapovirus	humane Caliciviren: Sapporo-, London-, Houston-Virus
Astroviridae	–	Mamastrivirus	humane Astroviren 1-5
Hepeviridae	–	Hepevirus	Hepatitis-E-Virus
Picornaviridae	–	Enterovirus	Poliomyelitis-Viren Typen I-III, humane ECHO-Viren, humane Coxsackie-Viren, humane Enteroviren
		Rhinovirus	humane Rhinoviren
		Cardiovirus	EMC-Virus der Maus
		Aphthovirus	Maul- und Klauenseuche-Virus
		Hepatovirus	Hepatitis-A-Virus
		Parechovirus	humanes ECHO-Virus 22 und 23 (humanes Parechovirus 1 und 2)
Coronaviridae	+	Coronavirus	humanes Corona-Virus
Flaviviridae	+	Flavivirus	Gelbfieber-Virus, Dengue-Virus, FSME-Virus
		Pestivirus	Schweinepest-Virus
		Hepacivirus	Hepatitis-C-Virus
Togaviridae	+	Alphavirus	s. Arboviroesen (Tab.)
		Rubivirus	Röteln-Virus

[1] –: Hülle fehlt; +: Hülle vorhanden

VISA: Abk. für **V**ancomycin-**i**ntermediär **s**ensibler **S**taphylococcus* aureus; bakterieller Err. mit intermediärer Empfindlichkeit gegen Glykopeptid-Antibiotikum Vancomycin*; *Verbreitung:* seit einigen Jahren in Japan, USA, Frankreich, Hongkong u. Thailand; weitere Ausbreitung wahrscheinlich; *Bestimmung:* auf Basis mikrobiol. Resistenztestung; Bestimmung der minimalen Hemmkonzentration* für Vancomycin; MHK von 4–8 µg/ml ist als VISA klassifiziert. Der Mechanismus der verminderten Vancomycin-Empfindlichkeit ist nicht hinreichend verstanden. Er ist nicht auf Vancomycin-empfindliche Stämme übertragbar u. im Allg. mit einer Vancomycin-Exposition assoziiert. Deshalb ist die Wahrscheinlichkeit einer Kontaktübertragung bei fehlender Vancomycin-Exposition gering.

Viscera (lat.) *n pl:* Eingeweide.

visceral brain (engl. ↑; brain Gehirn): s. System, limbisches.

Viscero|cranium (↑; gr. κρανίον Schädel) *n:* Gesichtsschädel; s. Cranium.

Viscum album (lat.) *n:* s. Mistel.

Viscus (lat.) *n pl:* Eingeweide.

Visfatin *n:* (engl.) visfatin; früher pre-B cell colony-enhancing factor (Abk. PBEF); zu den Adipokinen* gehörendes Proteinhormon, das wahrscheinlich v. a. im viszeralen Fettgewebe synthetisiert wird.

Visier|lappen|plastik (-plastik*) *f:* (engl.) *visor flap plasty;* op. Verf. der Nahlappen-Hautplastik mit Hilfe eines doppelt gestielten Brückenhautlappens; *Ind.:* Lippenplastik (nach Morgan), Stumpfplastik (nach Samter-Klapp). Vgl. Hautlappen.

Vision (lat. visio Sehen, Sicht) *f:* (engl.) *visual hallucination;* optische Halluzination* mit vorwiegend religiösen Inhalten (z. B. als Marien- od. Christuserscheinung); *Vork.:* u. a. beim Delir*. Vgl. Sinnestäuschung.

Visko|kanalo|stomie (lat. viscosus klebrig; Canalis*; -stomie*) *f:* (engl.) *viscocanalostomy;* nicht fistulierendes Verf. zur op. Behandlung des Glaukoms*; *Meth.:* von dem Skleradeckel wird eine tiefe Lamelle entfernt, der Schlemm*-Kanal entdacht u. durch ein Viskoelastikum (hochviskose Flüssigkeit) aufgeweitet; unter dem Skleradeckel entsteht ein Kammerwasserreservoir, das Anschluss an die Kammervenen hat, den Kammerwasserabfluss erleichtert u. den Augeninnendruck senkt. Vgl. Trabekulektomie.

Viskosität (↑) *f*: (engl.) *viscosity*; Zähigkeit; temperaturabhängige Materialkonstante; Maß für die innere Reibung einer homogenen Flüssigkeit bei laminarer Strömung*; **Formen: 1. dynamische (od. absolute) V.**; abgeleitete SI-Einheit: Pa · s; für Blut bei 37 °C 2,30–2,72 · 10^{-3} Pa · s; **2. kinematische V.**: Quotient aus dynamischer V. u. Dichte*; abgeleitete SI-Einheit: m^2/s; **3. relative V.**: dimensionslose Zahl, die angibt, um welchen Faktor die V. einer best. Flüssigkeit größer ist als die V. von Wasser; die relative V. für Blut ist abhängig von Erythrozytenzahl u. -volumen, Proteinkonzentration des Serums, Durchmesser des Blutgefäßes (Fåhraeus*-Lindqvist-Effekt), Strömungsgeschwindigkeit sowie der Schubspannung; sie beträgt bei 18 °C 4,75, ist erhöht z. B. bei Polycythaemia* vera, Makroglobulinämie*, multiplem Myelom* u. erniedrigt bei Anämie.

visuell (lat. visualis mit den Augen wahrgenommen, wahrnehmbar): (engl.) *visual*; das Sehen betreffend, für das Auge sichtbar.

Visus (lat.) *m*: (engl.) *visual sense*; Abk. V; das Sehen, der Gesichtssinn; s. Sehschärfe; Sehleistung.

viszeral (lat. viscera Eingeweide): (engl.) *visceral*; visceralis, die Eingeweide betreffend, Eingeweide-.

Viszeral|bögen (↑): Kiemenbögen*.

Viszeral|chirurgie (↑) *f*: (engl.) *visceral surgery*; Spezialgebiet der Chir., das die Prävention, Diagn., operative Ther. u. Nachbehandlung von Erkr., Verletzungen u. Fehlbildungen der inneren Organe umfasst; spez. Berücksichtigung findet die Chir. der Bauchorgane einschließlich Ösophagus, der endokrinen Drüsen (Schilddrüse, Nebenschilddrüsen, Nebenniere, Pankreas) u. der Weichteile einschließlich Krebs- u. Transplantationschirurgie mit Anw. operativ-instrumenteller (z. T. mikrochir.) Verfahren zur Wiederherstellung erkrankter od. verletzter Organe

Viszeral|gicht (↑): (engl.) *visceral gout*; Kompl. bei Gicht*.

Viszeral|knochen (↑): **1.** (engl.) *visceral bones*; die aus den Kiemenbögen* hervorgehenden Knochen (v. a. Gehörknöchelchen, Zungenbein); **2.** knöcherner od. knorpeliger Körper über angeb. Halsfisteln; vgl. Halszyste.

Viszeral|spalten (↑): Kiemenspalten*.

Viszero|megalie (↑; Mega-*) *f*: (engl.) *visceromegaly*; syn. Splanchnomegalie; abnorme Vergrößerung der inneren Organe (bes. von Herz u. Leber); **Urs.**: erhöhte Sekretion des Wachstumshormons STH* (z. B. bei Akromegalie*).

Viszero|ptose (↑; gr. πτῶσις Fall) *f*: (engl.) *visceroptosis*; Senkung der Baucheingeweide; vgl. Enteroptose.

Vita (lat.) *f*: Leben.

vital (lat. vitalis Lebens-): (engl.) *vital*; das Leben betreffend, lebenstüchtig.

Vital|färbung (↑): (engl.) *vital staining*; Anfärbung von lebenden Zellen (z. B. Zellkulturen) od. Gewebe (tierexperimentell) mit Farbstoffen, die die Vitalprozesse nicht schädigen; z. B. mit Evans*-Blau.

Vital|funktionen (↑) *f pl*: (engl.) *vital functions*; Körperfunktionen zur Sicherung der Lebensvorgänge des Organismus; i. e. S. Atmung u. Herz-Kreislauf-Funktion; i. w. S. auch die Hirnfunktion (Bewusstsein) u. als sog. V. zweiter Ordnung u. a. Wärme-, Wasser-Elektrolyt- u. Säure-Basen-Haushalt, Nierenfunktion.

Vital|in|dikation (↑; lat. indicare anzeigen) *f*: s. Indikation.

Vitalität (lat. vitalitas Lebenskraft) *f*: (engl.) *vitality*; Lebenstüchtigkeit, Vermehrungsvermögen.

Vital|kapazität (lat. vitalis Lebens-) *f*: (engl.) *vital capacity*; Abk. VK; s. Lungenvolumina.

Vital|mikro|skopie (↑; Mikr-*; -skopie*) *f*: Kapillarmikroskopie*.

Vit|amin A *n*: (engl.) *vitamin A*; Sammelbez. für natürl. u. synthet. Verbindungen mit Retinoid-Struktur; aus biol., pharmak. u. ernährungsphysiol. Sicht nur Substanzen mit voller V.-A-Aktivität, d. h. Retinol (Vitamin A_1), Retinal u. Retinsäure; fettlösl. Vitamin, das auch als Provitamin (s. Carotinoide, z. B. als Alpha-, Beta-, Gammacarotin) aufgenommen wird; biochem. **Funktion:** insbes. beteiligt am Sehvorgang (11-cis- od. all-trans-Retinal bildet zus. mit dem Protein Opsin das Sehpigment Rhodopsin*), an Wachstum, Entwicklung u. Differenzierung von Epithelgewebe, Reproduktion (Spermatogenese, Entwicklung der Plazenta, Fetalentwicklung) sowie Testosteronproduktion; Retinsäure unterdrückt in Zellkulturen durch Aktivierung eines nukleären Transkriptionsfaktors (retinoic acid receptor) die Überexpression von Genen (z. B. in malignen Zellen). Retinylphosphat besitzt Coenzymfunktion bei der Übertragung von Monosacchariden zur Bildung von Glykoproteinen. **Vork.:** in Nahrungsmitteln: als Retinol in tier. Produkten (z. B. Fischleberöl, Leber, Eier, Milch u. Milchprodukte), als 3,4-Didehydroretinol (V. A_2) in Salzwasserfischen sowie als Carotinoide in Gemüse u. Obst; **Bedarf:** Erwachsene: 0,8 mg (Frauen) bis 1,0 mg (Männer) Retinoläquivalente (Abk. RE) pro Tag; 1 mg RE entspricht 1 mg (od. 3300 IE) Retinol, 6 mg all-trans-β-Carotin od. 12 mg Provitamin-A-Carotinoide; vgl. Nährstoffzufuhr, empfohlene (Tab. dort); **Mangelerscheinungen:** V.-A-Mangel ist weltweit der häufigste Vitaminmangelzustand, in Industriestaaten eher selten; Risikogruppen sind Früh- u. Neugeborene, Kinder mit häufigen Infekten, junge Frauen u. Personen >65 Jahre. Folgen langer Mangel- u. Fehlernährung, Maldigestion od. Malabsorption (z. B. Enteritis regionalis Crohn u. Sprue), totaler parenteraler Ernährung, Pankreaserkrankung od. Alkoholkrankheit sind Störung der Dunkeladaptation bis Nyktalopie* als Frühsymptom, Wachstumsstörungen, Differenzierung epithelialer Gewebe (Keratomalazie), Xerophthalmie*, Talgdrüsenverhornung, Schleimhautatrophie, Störungen der Knochenbildung, der Fortpflanzung (Atrophie der Testes u. Ovarien) u. Fehlbildungen beim Fetus. **Hypervitaminose:** Erbrechen, Kopfschmerz, trockene, raue Haut u. Schleimhäute, später auch Schwellungen des Periosts, Hämorrhagien, Haarausfall, Reizbarkeit, Spontanfrakturen; teratogene Wirkung; erhöhtes Lungenkrebsrisiko bei Rauchern durch Betacarotin. Vgl. Retinoide.

Vit|amin A₁ *n*: syn. all-trans-Retinol; s. Vitamin A.
Vit|amin A₂ *n*: syn. 3, 4-Didehydroretinol; s. Vitamin A.
Vit|amin-Ant|agonisten (Antagonismus*) *m pl*: (engl.) *antivitamins*; syn. Antivitamine; natürl. od. synthetische chem. Verbindungen, die meist aufgrund ihrer strukturellen Ähnlichkeit mit Vitaminen diese aus ihrer Funktion im Stoffwechsel verdrängen können; z. B. Vitamin-K-Antagonisten als Antikoagulanzien*.
Vit|amin-A-Säure: Tretinoin*.
Vit|amin B₁₂ *n*: Cobalamin*.
Vit|amin B₁ *n*: Thiamin*.
Vit|amin B₂ *n*: Riboflavin*.
Vit|amin B₆ *n*: Pyridoxin*.
Vit|amin-B-Kom|plex *m*: (engl.) *vitamin B complex*; Bez. für die wasserlöslichen Vitamine Thiamin*, Riboflavin*, Pyridoxin*, Cobalamin*, Biotin*, Folsäure*, Pantothensäure* u. Niacin*.
Vit|amin C *n*: Ascorbinsäure*.
Vit|amin D *n*: Calciferole*.
Vit|amine *n pl*: (engl.) *vitamins*; org. Verbindungen, die der Organismus für lebenswichtige Funktionen benötigt, die aber von ihm selbst nicht nicht ausreichend biosynthetisiert werden können u. regelmäßig mit der Nahrung zugeführt werden müssen; neben spezif. Funktionen (z. B. Vitamin* A für den Sehvorgang) sind viele V. Bestandteile von Coenzymen. Es gibt fett- u. wasserlösliche V. (s. Tab.). Nur fettlösliche V. können überdosiert werden (Hypervitaminose), da sie im Gegensatz zu den wasserlöslichen gespeichert werden. Synthetisiert werden V. von Pflanzen u. Mikroorganismen. In tier. Organismen gelangen sie über die Nahrung od. durch Darmbakterien. Z. T. kann der Organismus Vitaminvorstufen (Provitamine) in die Wirkform umsetzen (z. B. Vitamin A u. Calciferole*). Beim Menschen entstehen Mangelerscheinungen (Hypovitaminose, Avitaminose*). Vitaminmangel kann mit Leberschaden (Störung des Stoffwechsels, Depotverlust), Alkoholkrankheit (Leberschaden u. Mangelernährung), Schwangerschaft u. Stillperiode (erhöhter Bedarf) assoziiert sein. Ernährungsbedingter Mangel ist bei ausreichender Nahrungsmittelaufnahme sehr selten. Der tägl. Bedarf nimmt allg. bei Krankheit, Stress, Schwangerschaft u. Stillperiode zu. Therap. wirksam sind V. nur bei Mangelzustand (Ausnahmen: s. Folsäure, Calciferole). **Nomenklatur:** Seit Aufklärung der chem. Struktur sollte statt der Bez. mit Buchstaben der Name der Wirksubstanz verwendet werden. Ausnahmen sind Vitamin A u. K, da unter diesen Bez. mehrere Substanzen zusammengefasst sind.
Vit|amin E *n*: Tocopherole*.
Vit|amin-E-Mangel|a|taxie (Ataxie*) *f*: (engl.) *ataxia due to vitamin E deficiency*; syn. Ataxie mit isoliertem Vitamin-E-Defizit (Abk. AVED); seltene, autosomal-rezessiv erbl. degenerative Ataxie* aufgrund einer Mutation im Gen, das für das α-Tocopherol-Transferprotein TTPA codiert (Genlocus 8q13.1-q13.3); **Sympt.:** spinozerebellare Ataxie*, Areflexie, Xanthelasmen; Serumkonzentration der Tocopherole* stark erniedrigt, von Cholesterol, Triglyceriden u. Betalipoprotein erhöht; **Ther.:** Tocopherolsubstitution in hoher Dosierung.
Vita minima (lat. vita Leben; minimus der Kleinste, Geringste, Wenigste) *f*: **1.** Aufrechterhalten der Körperfunktionen auf niedrigster Stufe bei schwerer Dystrophie*; **2.** Scheintod*.
Vit|amin K *n*: (engl.) *vitamin K*; Bez. für fettlösl. Vitamine mit 2-Methyl-1,4-naphthochinon-Grundgerüst; Vitamin K₁ (Phyllochinon) besitzt in Position 3 eine Phytyl-, Vitamin K₂ (Farnochinon) eine Farnesylseitenkette. Pflanzen produzieren Vitamin K₁ u. K₂ v. a. in grünen Blättern, Bakterien bilden Vitamin K₂. Synthet. 2-Methyl-1,4-naphthochinon (Vitamin K₃) ohne Seitenkette wirkt wie natürl. Vitamin K; die Seitenkette wird vom menschl. Organismus komplettiert. V. K ist lichtempfindlich, hitzestabil, aber instabil im alkal. Milieu. **Wirkung: 1.** Beteiligung an Aktivierung versch. Blutgerinnungsfaktoren (Prothrombin*, Faktor VII, IX u. X) in der Leber (Wirkung als Coenzym bei der γ-Carboxylierung von Glutamylresten in Proteinen, die dann Ca^{2+} komplexieren können); Antagonisierung von Cumarinderivaten*; **2.** evtl. in der Atmungskette*; **Vork.:** in Nahrungsmitteln bes. in Gemüse (weniger in Obst), Getreide, Milch u. Fleisch; **Bedarf:** Erwachsene: ca. 60 µg/d (Frauen) bis 70 µg/d (Männer); für Säuglinge wird eine V.-K-Prophylaxe empfohlen; vgl. Nährstoffzufuhr, empfohlene (Tab.). Als Antidot von Cumarinderivaten (bei Blutungskomplikationen) einmalig 5–10 mg (Wirkung mit einer Latenz von 2–3 Tagen, daher ggf. Kombination mit PPSB*). **Mangelerscheinungen:** verlängerte Blutgerinnungszeit, verlängerte Thromboplastinzeit*

Vitamine
Einteilung in fettlösliche und wasserlösliche Vitamine

Name	Abk.	biologisch aktive Form
fettlösliche Vitamine		
Retinol, Retinal, Retinsäure	A	Retinol, Retinal, Retinsäure z. T.
Calciferole	D	1,25-Dihydroxycholecalciferol
Tocopherole	E	α-, β-, γ-, δ-Tocopherol
Phyllochinon	K₁	Difarnesylnaphthochinon
Menachinon, Farnochinon	K₂	Difarnesylnaphthochinon
wasserlösliche Vitamine		
Ascorbinsäure	C	Ascorbinsäure
Thiamin	B₁	Thiaminpyrophosphat
Riboflavin	B₂	FMN, FAD
Niacin	—	NAD, NADP
Pyridoxin	B₆	Pyridoxalphosphat
Pantothensäure	—	Coenzym A
Biotin	—	Carboxybiotin
Folsäure	—	Tetrahydrofolsäure
Cobalamin	B₁₂	5-Desoxy-adenosylcobalamin

Vitamin-K-Antagonisten

(INR), spontane Blutungen in Gewebe u. Organen (Hirnblutungen insbes. bei Säuglingen); Vork.: alimentär selten, meist bei geschädigter Darmflora (z. B. durch Antibiotika, Sulfonamide), Malabsorption*, cholestatische Lebererkrankung, Ther. mit Cumarinderivat; vgl. Prothrombinkomplexmangel; **Hypervitaminose:** sehr selten; evtl. Überempfindlichkeitsreaktion; **Ind.:** s. Phytomenadion.

Vit|amin-K-Ant|agon|isten (gr. ἀνταγωνιστής Gegner) *m pl:* s. Cumarinderivate.

Vit|amin-K-Pro|phyl|axe (Prophylaxe*) *f:* s. Morbus haemorrhagicus neonatorum.

Vit|amin-K-Test *m:* (engl.) *vitamin K test;* syn. Koller-Test; Leberfunktionsprüfung (historisch) bei Verlängerung der Thromboplastinzeit*; **Prinzip:** Ausbleiben eines Anstiegs von Prothrombin* im Serum nach parenteraler Verabreichung von Vitamin* K als Hinweis auf eine Leberparenchymschädigung bzw. bei Anstieg Hinweis auf eine Fettmalabsorption (Vitamin-K als fettlösl. Vitamin).

Vit|amin-K-Zyklus (Zykl-*) *m:* (engl.) *vitamin K cycle;* Redoxreaktionen zur Regeneration von Vitamin* K zu seinem Hydrochinonderivat; Reduktion des bei γ-Carboxylierung von Glutamylresten entstandenen Epoxids zum Chinon bzw. Hydrochinon; **klin. Bedeutung:** Hemmung der Epoxidreduktion durch Cumarinderivate*.

Vit|amin|oide *n pl:* (engl.) *vitaminoids;* vitaminähnliche Wirkstoffe, die essentiell für Zellstruktur u. -funktion sind, jedoch keine Coenzymfunktion besitzen: Carnitin*, essentielle Fettsäuren*, myo-Inositol (s. Inositol), Flavonoide* u. p-Aminobenzoesäure*

Vita re|ducta (lat. vita Leben; reductus zurückgezogen, eingeschränkt) *f:* s. Scheintod.

Vit|ellus (lat.) *m:* Eidotter.

Vitex agnus castus *m:* s. Mönchspfeffer.

Vit|iligo (lat. Hautkrankheit) *f:* (engl.) *vitiligo;* syn. Leucopathia acquisita; weiße, pigmentfreie Flecke der Haut in typ. Verteilung; (histol.) fehlende Melanozyten, lymphozytäre Infiltrate im Randbereich sich ausbreitender Herde; **Einteilung:** fokale V. (solitäre Herde), regionale V. (entspr. Dermatomen), generalisierte V.: häufigster Typ; **Vork.:** familär gehäuft in ca. 30%; Prävalenz 0,4–5%; bei Autoimmunkrankheiten (z. B. Diabetes mellitus, Lupus erythematodes, Hyperthyreose, Hypothyreose, Hypoparathyroidismus); Beginn meist 1. Lebenshälfte; **Urs.:** Untergang der Melanozyten i. R. einer Autoimmunreaktion; **Klin.:** depigmentierte, symmetr. verteilte Flecke unterschiedl. Größe, bes. um Körperöffnungen u. an häufig traumatisierten Körperstellen (z. B. Fingerspitzen); früher Befall der perianalen Region (Diagn.), evtl. bei 30% zusätzl. der Haare (Poliosis circumscripta), Augen, Schleimhäute, Innenohr; variabler, schleichender Verlauf mit langsamer peripherer Ausbreitung, Konfluenz der Herde, zwischenzeitl. Repigmentierung u. mögl. völlige Depigmentierung (Endstadium; s. Abb.); beschleunigter Verlauf durch provozierende Faktoren wie z. B. UV-Licht, Stress; **Ther.:** lokal Glukokortikoide; PUVA-Ther., UV-B-Licht, bes. Schmalband-UV-Ther. (311 nm); evtl. autogene Epidermis- od. Melanozytentransplantation; kosmet. Abdeckung depigmentierer

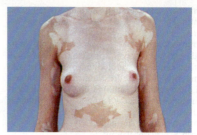

Vitiligo: weitgehende Depigmentierung [3]

Herde od. Depigmentation pigmentierter Stellen; depigmentierte Haut schützen (Sonnenbrand); **DD:** Leukoderm*, Pityriasis* versicolor.

Vitium (lat.) *n:* Fehler.

Vitium cordis (↑) *n:* Herzfehler*.

Vitr|ek|tomie (lat. vitrum Glas; Ektomie*) *f:* (engl.) *vitrectomy;* Glaskörperentfernung; (ophth.) mikrochir. teilweise bis fast vollständige Entfernung des Corpus* vitreum; **Formen: 1. vordere V.** bei Glaskörpervorfall in die Vorderkammer i. R. einer Staroperation* od. nach Trauma; **2. Pars-plana-V.** bei starker, sich nicht resorbierender Glaskörpertrübung* (Blutung, Uveitis), Riesenrissen der Netzhaut, proliferativer Vitreoretinopathie* od. zur Entfernung zentraler epiretinaler bzw. subfovealer Membranen; Ersatz des Glaskörpers durch modifizierte Ringer-Lösung bzw. vorübergehend durch inerte Gase od. Silikonöl zur Tamponade.

Vitreo|retino|pathie (↑; Retina*; -pathie*) *f:* (engl.) *vitreoretinopathy;* Erkr. des Glaskörpers u. der Retina; **Formen: 1. proliferative V.** (Abk. PVR): sog. Narbenreaktion des Glaskörpers bei komplizierter Ablatio* retinae mit periretinaler Membranbildung; **2.** selten vorkommende **hereditäre V.** (z. B. bei juveniler Retinoschisis*, Stickler*-Syndrom, Wagner*-Syndrom); **Ther.:** ggf. Vitrektomie*.

vitreus (lat.): gläsern, glasig.

Vitro|nektin *n:* (engl.) *vitronectin;* früher Somatomedin B; adhäsives 75-kD-Glykoprotein; **Lok.:** Blutplasma, extrazelluläre Matrix*; **Grundstruktur:** 459 Aminosäuren; enthält RGD-Domäne zur Bindung an membranständige Integrine*; **Funktion:** Zelladhäsion, Hämostase (Thrombozytenadhäsion, Plasminogenaktivator-Inhibitor-1-Bindung u. damit -Stabilisierung). Vgl. Abciximab; Faktor, fibrinstabilisierender.

Vivi|sektion (lat. vivus lebend; sectio Schneiden, Schnitt) *f:* s. Tierversuch.

VK: 1. Abk. für Vitalkapazität der Lunge; s. Lungenvolumina; **2.** Abk. für Variabilitätskoeffizient*; **3.** Abk. für Ventilationskoeffizient*.

VKB: Abk. für vorderes Kreuzband*.

VKB-Ruptur (Ruptur*) *f:* Kurzbez. für die Ruptur des vorderen Kreuzbandes; s. Kniegelenkbandruptur.

VKG: Abk. für Vektorkardiographie*.

VLDL: Abk. für (engl.) *very low density lipoproteins;* Lipoproteine* sehr niedriger Dichte (0,950–1,006 g/ml), die in der Leber gebildet werden u. zu 85–90% aus Lipiden, zu 10–15% aus Apolipoproteinen* bestehen; entspr. den Präbetalipoproteinen*; **Funktion:** Transport der endogenen Triglyceride*; nach Abgabe von Fettsäuren Übergang in IDL* u. LDL*. Vgl. Hyperlipoproteinämien, Hypolipoproteinämie.

VMAT2: Abk. für **v**esikulärer **M**onoamin**t**ranspor**t**er-**2**; Protein in der Vesikelmembran von Neuronen, Insulinzellen u. im Uterus zum Transport von Dopamin, Serotonin, Histamin, Noradrenalin u. Insulin aus dem Zytosol über Protonen-Antiport in die Vesikel; spezifische Hemmer sind Reserpin* u. Tetrabenazin*.

VMS: Abk. für **V**anillin**m**andel**s**äure*.

VNS: Abk. für **v**egetatives **N**erven**s**ystem*.

VOC: Abk. für (engl.) **v**olatile **o**rganic **c**ompounds; Summe der flüchtigen organischen Verbindungen als Hinweis auf chem. Belastungen der Raumluft. Vgl. EKA.

Vogel|grippe: (engl.) *avian influenza*; aviäre Influenza, Influenza A/H5N1; schwere, oftmals tödl. Tierseuche durch Infektion von Vögeln mit versch. Subtypen des Influenza*-Virus Typ A; Viren aller Hämagglutinin- u. Neuraminidase-Subtypen können Vögel infizieren, nur einige auch versch. Säugetiere. Die meisten dieser Virusvarianten haben eine eher geringe Pathogenität u. lösen nur Erkr. mit mildem Verlauf aus. Infektionen des Menschen mit aviären Subtypen wie A/H5N1, A/H7N7 u. A/H7N3 waren bislang selten, Todesfälle fast ausschließl. mit dem hochvirulenten Subtyp A/H5N1 assoziiert (schwerste Form der V., der klassischen Geflügelpest*). **Epidemiol.:** V. wurde erstmals 1878 in Italien diagnostiziert u. wird als highly pathogenic avian influenza (Abk. HPAI) unter den Tierseuchen der Liste A des Internationalen Tierseuchenamtes OIE (Abk. für Organisation mondiale de la santé animale) geführt. Eine wichtige Rolle spielt die V. als mögl. Quelle für Pandemien humanpathogener Influenzaviren. Bislang wird angenommen, hierzu müsse das Hausschwein als Zwischenwirt fungieren, da es bei einer Doppelinfektion einer Zelle durch einen aviären u. einen humanen Virusstamm zu einem sog. Reassortment* kommen kann. Antigenshift* hätte das Entstehen eines neuartigen Virusstammes zur Folge, welcher im schlimmsten Falle eine hohe Virulenz* mit einer hohen Kontagiosität* vereinen u. so eine Influenza-Pandemie auslösen könnte. Seit einigen Jahren sind direkt durch aviäre Influenzavirusstämme der Typen H5N1, H7N7 u. H9N2 ausgelöste Infektion beim Menschen bekannt; enger Kontakt zu erkranktem Geflügel ist Voraussetzung. In Hongkong kam es 1997 i. R. eines H5N1-Infektionsausbruchs bei Geflügel zu insgesamt 18 nachgewiesenen menschl. Infektions- mit 6 Todesfällen. 2003 brach in den Niederlanden die Geflügelpest aus, verursacht durch ein Virus des Subtyps H7N7. Von Ende 2003 bis Mitte Februar 2010 sind in Südostasien (u. in geringem Umfang in der Türkei, in China, Pakistan, Ägypten u. Nigeria) 478 von der WHO bestätigte menschliche Erkrankungsfälle aviärer Influenza durch A/H5N1 aufgetreten, 286 Todesfälle. Auch in Deutschland ist die V. des Tieres bisher bei mehreren Hundert Wildvögeln u. auch Hauskatzen u. einem Steinmarder sowie in mehreren Hausgeflügelbeständen aufgetreten, z. B. im Oktober 2008 Befall eines Geflügelbestands in Sachsen und Anfang März 2009 39 infizierten Wildenten am Starnberger See. **Übertragung:** Natürl. Reservoir aviärer Influenzaviren sind versch. Species von Wild-, insbesondere Wasservögeln; oft erkranken diese selbst nicht, sind aber Infektionsquelle. Infizierte Tiere scheiden das Virus in großer Menge aus u. sind daher infektiös. Bereits der Kontakt mit kotverschmierten Materialien kann die Infektion in weitere Geflügelbestände übertragen. Bis auf wenige Ausnahmen konnte in allen untersuchten Fällen ein enger Kontakt der später erkrankten Person zu infiziertem Geflügel bzw. dessen Ausscheidungen festgestellt werden. Eine Mensch-zu-Mensch-Übertragbarkeit des aktuell aufgetretenen H5N1-Stammes ist im Einzelfall zwar möglich (u. trat auch bereits 1997 in Hongkong auf, 2006 in Indonesien), doch setzt dies einen sehr engen Kontakt zu einem Infizierten voraus; anhaltende Infektketten konnten ausgeschlossen werden. **Inkub.:** zwischen 2 u. 8 Tage, i. d. R. ca. 4–7 Tage (d. h. länger als bei der saisonalen Influenza; s. Grippe); **Klin.:** erstes Symptom meist hohes Fieber, begleitet od. gefolgt von respirator. Sympt. wie Husten u. Atemnot; häufig auch gastrointestinale Sympt. wie Übelkeit, Erbrechen u. insbes. Diarrhö; Hals-, Kopf- u. Muskelschmerzen sind nicht regelmäßig ausgeprägt; im weiteren Verlauf oft Pneumonie, Magen- u. Darmbeschwerden, Erhöhung der Leberwerte, im Blutbild häufig Leuko-, Lympho- u. Thrombozytopenie; **Maßnahmen: 1.** (veterinärhygienisch) Keulen befallener Bestände unter Einhaltung der von der WHO empfohlenen Schutzmaßnahmen (u. a. Maske, Handschuhe, anschließende Desinfektion). **2.** strenge Überwachung u. Meldepflicht durch § 1 der Verordnung über die Meldepflicht bei Aviärer Influenza beim Menschen (Aviäre-Influenza-Meldepflichtverordnung, Abk. AIMPV) vom 11. Mai 2007 bei Krankheitsverdacht, Erkrankung sowie Tod eines Menschen an aviärer Influenza; **3.** ggf. prophylakt. od. rechtzeitige therap. Anw. von Neuraminidase*-Hemmern; **Proph.: 1.** Geflügelhaltungen u. -märkte in von V. betroffenen Ländern u. Gebieten meiden; **2.** Impfung: Für Tiere gibt es seit 2005 mehrere Lebendimpfstoffe, deren Anw. in Deutschland allerdings nur in Ausnahmefällen erlaubt ist. Seit 2007 gibt es einen humanen Impfstoff auf Basis des Virusstamms A/Vietnam/1194/2004 (H5N1), der im Pandemiefall (Phase 6) angewendet werden darf; ein präpandemischer Impfstoff ist seit Mai 2008 erhältlich; **3.** zusätzlich Impfung mit dem aktuellen Grippe-Impfstoff für die Saison (schützt nicht vor Infektion mit H5N1-Virus, verringert aber Chance einer gleichzeitigen Infektion mit aviärem u. aktuell zirkulierendem humanem Virus); **4.** keine Chemoprophylaxe mit antiviralen Mitteln. **Hinweis:** Von gekochtem od. gebratenem Geflügelfleisch geht keine Infektionsgefahr aus. Für Auslandsreisen in Gebiete, in denen A/H5N1 verbreitet ist, empfiehlt das deutsche Auswärtige Amt, Geflügelfleisch u. Eier stets vor dem Verzehr bis in den Kern über 70 °C zu erhitzen (Eier 10 Min. kochen, Geflügelfleisch im Inneren eindeutig durchgaren). Die WHO weist darauf hin, dass es bislang keine Hinweise gibt, dass Hauskatzen eine Rolle in der Verbreitung von

H5N1 spielen. Vgl. Grippe; Neue Grippe (Influenza A/H1N1).
Vogel|milben|krätze: Gamasidiose*.
Vogel|züchter|lunge: (engl.) *bird-breeder's lung, birdfancier's lung*; auch Taubenzüchterkrankheit, Wellensittichhalterlunge; Form der exogen-allergischen Alveolitis* durch Sensibilisierung gegen Kot- u. Federstaub von Vögeln (v. a. Tauben u. Wellensittiche); ggf. berufsbedingt BK 4201.
Voges-Proskauer-Re|aktion (Otto V., Arzt, Berlin, geb. 1867; Bernhard P., Hygieniker, Berlin, 1851–1915) *f*: (engl.) *Voges-Proskauer test*; Abk. VPR; biochem. Test zum Nachweis der Acetoinbildung der Enterobacteriaceae*; Bestandteil der Bunten* Reihe.
Vogt-Koyanagi-Harada-Syn|drom (Alfred V., Ophth., Zürich, 1879–1943; Yoshizo K., Ophth., Kyoto, 1880–1954; Einosuke H., japan. Chir., 1892–1947) *n*: (engl.) *Vogt-Koyanagi-Harada syndrome*; Koyanagi-Krankheit; seltener Symptomenkomplex bei Vitiligo* mit Beteiligung der Augen (Uveitis* ant. u. post.), der Haut u. des ZNS; **Ätiol.:** unbekannt, möglicherweise Autoimmunreaktion auf Melanozytenantigen od. virusbedingt; **Klin.:** Beginn meist zwischen 30. u. 50. Lj. mit unspezif. Allgemeinsymptomen (Fieber, Gewichtsabnahme); symmetr., ausgedehnte Vitiligo, Poliose, Alopecia areata, Uveitis, Glaskörpertrübung, Chororetinitis, bilaterale Dysakusis, Lähmung der Hirnnerven, Meningoenzephalitis, später Paresen, Persönlichkeitsveränderungen. u. a.; nach 1–4 Jahren Ausheilung mit Defekten; **Ther.:** s. Vitiligo; system. Glukokortikoide bei Augenveränderungen.
Vogt-Syn|drom (Cécile V., Neuropathol., Neustadt, Berlin 1875–1962; Oskar V., Neurol., Berlin, 1870–1959) *n*: Status* marmoratus.
Vojta-Methode (Václav V., Kinderneurol., Prag, München, 1917–2000) *f*: (engl.) *Vojta's method*; Form der Diagnostik u. Therapie frühkindlicher Bewegungsstörungen, bei der durch Aktivieren ontogenetisch angelegter Reflexe spezif. Fortbewegungsmuster hervorgerufen u. motorisch gebahnt werden; **Anw.:** bei Kindern mit infantiler Zerebralparese*, Hüftdysplasie*, Plexusparese u. auch bei Erwachsenen mit z. B. Querschnittsläsion od. Parese eingesetzt. Vgl. Physiotherapie.
Vokal|sprache (lat. vocalis tönend): (engl.) *vocal speech*; schwerste Form der Dyslalie*, bei der die gesprochene Sprache weitestgehend aus Vokalen besteht.
Voll|ämie (aus **Volumen**; -ämie*) *f*: (engl.) *volemia*; Verhältnis des Gesamtblutvolumens zum Körpergewicht; normal ca. 75 ml/kg KG. Vgl. Isovolämie.
Vola manus (lat.) *f*: Hohlhand, Handfläche.
volar (lat. vola Handfläche): zur Hohlhand gehörend; auf der Hohlhandseite liegend, volaris.
Volar|flexion (↑; lat. flexio Beugung, Krümmung) *f*: (engl.) *volar flexion*; auch Palmarflexion; Beugung der Hand.
volatil (lat. volatilis flüchtig, fliegend): (engl.) *volatile*; verdunstend.
Volkmann-Drei|eck (Richard von V., Chir., Halle, Greifswald, 1830–1889): s. Knöchelfraktur (Abb. 1 dort).

Volkmann-Kanäle (Alfred W. V., Physiol., Halle, 1800–1877; Kanal*): (engl.) *Volkmann's canals*; das Knochengewebe* in querer od. schräger Richtung durchsetzende Gefäßkanälchen, münden in die Havers*-Kanäle u. verbinden diese untereinander; vgl. Hahn-Spalten.
Volkmann-Kon|traktur (↑; Kontrakt-*) *f*: s. Kontraktur, ischämische.
Volkmann-Schiene (↑): (engl.) *Volkmann's splint*; Lagerungsschiene für das Bein mit aufrechtem Blatt für den Fuß; Lagerung bei gestrecktem Kniegelenk; **Anw.:** prä- u. postoperative Lagerung. Vgl. Braun-Schiene.
Voll|bild: (engl.) *complete picture*; Bez. für eine lehrbuchmäßige (klassische) Ausprägung von Sympt. einer Krankheit.
Voll|elektro|lyt|lösung (Elektro-*; gr. λυτικός fähig zu lösen): (engl.) *isotonic electrolyte solution*; syn. balancierte Lösung; Infusionslösung (kristalloides Volumenersatzmittel), deren osmotischer Druck allein durch Elektrolyte eingestellt ist, i. d. R. mit annähernd gleicher Elektrolytkonzentration wie die des Extrazellulärraums (isotone Lösung); Hauptelektrolyt ist Natrium: Na$^+$ >120 mmol/l); vgl. Ringer-Lösung; Kochsalzlösung, physiologische; Elektrolyttherapie.
Voll|haut|transplantat (Transplantat*) *n*: s. Hauttransplantat.
Voll|heparinisierung: s. Heparinisierung.
Voll|krone: s. Krone.
Voll|narkose (Nark-*) *f*: s. Narkose.
Voll|pipette (dim von franz. pipe Pfeife) *f*: s. Pipette.
Voll|re|mission (Remission*) *f*: s. Remission.
Voll|wirk|dosis (Dosis*) *f*: (engl.) *effective pharmacologic dose*; (pharmak.) Tagesdosis zur Erreichung optimaler therap. Effekte; z. B. Menge eines herzwirksamen Glykosids, die bei mittelschwerer Herzinsuffizienz innerh. eines Tages die volle Glykosidwirkung erreicht.
Vollzugs|tauglichkeit: Haftfähigkeit*.
Volt (Alessandro Volta, Phys., Como, Pavia, 1745–1827) *n*: Einheitenzeichen V; abgeleitete SI-Einheit der elektr. Spannung*; 1 V besteht der elektr. Spannung zwischen 2 Punkten eines Leiters, in dem bei kontinuierlich fließendem Strom der Stärke 1 Ampere* (A) eine Leistung von 1 Watt* (W) umgesetzt wird: 1 V = 1 W/1 A. Vgl. Einheiten.
Volumen (lat. Rolle, Buchrolle, Buchband) *n*: (engl.) *volume*; Rauminhalt; Formelzeichen V; SI-Einheit m³; weitere Einheit: Liter (l); 1 l = 1 dm³. Vgl. Dichte.
Volumen|dosis (↑; Dosis*) *f*: Integraldosis*.
Volumen|elastizitäts|ko|ef|fizient (↑; gr. ἐλαστός dehnbar, nachgiebig; Co-*; lat. efficere bewirken, vollenden) *m*: (engl.) *volume-elasticity coefficient*; Abk. E′; Größe zur Bestimmung der elast. Dehnbarkeit der Blutgefäße; abhängig von Druckdifferenz (Δ P) u. Volumenänderung (Δ V): E′ = Δ P/Δ V; vgl. Druck-Volumen-Diagramm.
Volumen|ersatz (↑): (engl.) *volume replacement*; Flüssigkeitszufuhr als therap. Maßnahme bei Hypovolämie* bzw. Schock*; **Formen:** Zufuhr von Blut od. Blutderivaten (s. Hämotherapie), Plasmaersatzstoffen* bzw. Elektrolyttherapie*; vgl. small volume resuscitation; Hämodilution.

Volumen|leitung (↑): (engl.) *volume conduction*; passive Fortleitung der elektr. Aktivität erregbarer Gewebe (Nerven, Muskeln) in umgebenden, elektr. leitenden Geweben u. Körperflüssigkeiten; ermöglicht z. B. die extrazelluläre Ableitung von Aktionspotentialen in der Elektroneurographie* u. Elektromyographie*.

Volumen|mangel (↑): s. Hypovolämie.

Volumen pulmonum auctum (↑) *n*: akute (reversible) Lungenüberblähung* mit Zwerchfelltiefstand u. Atemmittellage in Inspirationsstellung; **Vork.:** v. a. bei Asthma* bronchiale. Durch die stärkere inspirator. Vordehnung des Lungengewebes mit Erhöhung der elast. Rückstellkräfte werden dabei die erhöhten exspirator. Strömungswiderstände vermindert.

Volumen-Re|zeptoren (↑; Rezeptoren*) *m pl*: s. Volumen-Sensoren.

Volumen-Sensoren (↑; Sensoren*) *m pl*: (engl.) *volume sensors*; früher Volumen-Rezeptoren; Dehnungsfühler in zentralen Bereichen des Niederdrucksystems, v. a. in den Vorhöfen (A-Sensoren für aktive Spannung, B-Sensoren für passive Dehnung); sprechen auf vermehrte Füllung des Blutgefäßsystems an u. dämpfen u. a. die Freisetzung von ADH* aus dem Hypothalamus. Vgl. Wasserhaushalt.

Volutin *n*: (engl.) *metachromatic granule*; syn. Babes-Ernst-Körperchen, metachromatische Körperchen, Polkörnchen; mit essigsaurem Methylenblau* od. Neisser*-Polkörnchenfärbung darstellbare Nukleoproteide in Bakt., die nach der erstmaligen Beschreibung in Spirillum volutans benannt sind.

Volvulus (lat. *volvere* drehen) *m*: (engl.) *volvulus*; Stiel- od. Achsendrehung eines Organs; i. e. S. V. ventriculi (Magenvolvulus*) u. V. intestini (sog. Darmverschlingung mit Gefahr der Entw. eines Strangulationsileus); **Vork.:** meist als Dünndarmvolvulus (s. Abb.) bei Säuglingen (häufig in Komb. mit Darmlageanomalien, z. B. Malrotation*), selten bei Kleinkindern inf. Dickdarmtorsion.

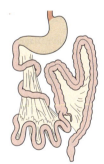

Volvulus: Dünndarmvolvulus beim Neugeborenen

Vomer (lat. Pflugschar) *m*: Pflugscharbein; Schädelknochen, Teil des Nasenseptums.

Vomitiva (lat. *vomitus* Erbrechen) *n pl*: Emetika*.

Vomitus (↑) *m*: (engl.) *vomiting*; syn. Emesis; Erbrechen*; **Einteilung:** nach Art des Erbrochenen: V. faeculentus: Koterbrechen, V. biliosus: Galleerbrechen, V. cruentus: Bluterbrechen; vgl. Hämatemesis.

Vomitus marinus (↑) *m*: Seekrankheit*.

von-Hippel-Lindau-Syn|drom (Eugen von H., Ophth., Göttingen, 1867–1939; Arvid L., Pathol., Lund, 1892–1958) *n*: (engl.) *von Hippel-Lindau disease*; Abk. VHL-Syndrom; syn. Angiomatosis cerebelli et retinae, Netzhautangiomatose; zu den Phakomatosen* zählende, autosomal-dominant erbl. Erkr. (Genlocus 3p25-26, Mutationen im VHL-Tumorsuppressorgen) mit multiplen kapillären Angiomen der Netzhaut (s. Abb.) u. des Kleinhirns, evtl. des Rückenmarks sowie Zystenbildung in Pankreas, Nieren u. Leber (Leberkavernome), Phäochromozytomen* u. Nierenzellkarzinomen (als häufigste Todesursache); **Häufigkeit:** 1 : 35 000; **Sympt.:** je nach Lok. der Angiome z. B. Sehstörungen, Hinterkopfschmerz, Schwindel, Erbrechen, Gangstörungen; **Kompl.:** Blutungen, Erblindung durch Netzhautablösung; **Diagn.:** sorgfältige präventive Untersuchung des Augenhintergrunds; MRT des ZNS mit Kontrastmittel, abdominal Ultraschalldiagnostik; Bestimmung der Katecholamine; **Ther.:** op. Entfernung, lokale Bestrahlung. Vgl. Polyadenomatose-Syndrom.

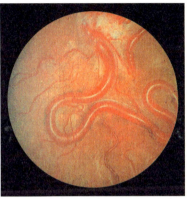

von-Hippel-Lindau-Syndrom: zystischer Gefäßtumor der Netzhaut bei 12–1 Uhr am Bildrand mit extrem erweiterten Gefäßen, daneben normale Gefäßkaliber [98]

von Schrötter-Syn|drom (Leopold Sch. Ritter von Kristelli, Int., Laryngologe, Wien, 1837–1908) *n*: s. Paget-von Schrötter-Syndrom.

von-Willebrand-Faktor (Erik A. von W., Int., Helsinki, 1870–1949) *m*: (engl.) *Willebrand factor*; syn. Faktor-VIII-assoziiertes Antigen, Ristocetin-Cofaktor; Abk. vWF; aus Endothelzellen u. Thrombozyten* freigesetztes Glykoprotein; größtes Plasmaprotein (M_r 306 kDa), bildet im Plasma Multimere bis 20 000 kDa); **Funktion:** 1. primäre Hämostase*: bindet spezif. an Kollagen u. Thrombozyten (Gykoprotein-1b-Rezeptorkomplex) u. vermittelt so deren Adhäsion; 2. sekundäre Hämostase: bindet nichtkovalent als Cofaktor an Faktor VIII der Blutgerinnung* u. schützt ihn vor Abbau durch Protein* C; **Bestimmung:** Thrombozytenaggregationstests mit Ristocetin* (vWF:RCof; vWF:RIPA); Immunoassays zum Nachweis von vWF-Antigen (vWF:Ag), Kollagenbindungsaktivität (vWF:CBA) u. Faktor-VIII-Bindungskapazität (vWF:F8BA); Multimeranalyse*; **Referenzbereich:** Plasmakonzentration ca. 10 mg/l; **klin. Bedeutung:** s. von-

von-Willebrand-Jürgens-Syndrom

Willebrand-Jürgens-Syndrom. Vgl. Thrombozytopathie, makrothrombozytäre.

von-Willebrand-Jürgens-Syn|drom (↑; Rudolf J., Hämat., Berlin, Basel, 1898–1961) *n*: (engl.) *von Willebrand-disease* (Abk. *vWD*); syn. von-Willebrand-Syndrom, Angiohämophilie; Abk. vWS; autosomal-dominant od. -rezessiv erbl. hämorrhagische Diathese* mit stark variierender Penetranz u. Expressivität (Typen 1–3); **Häufigkeit:**

häufigste angeb. hämorrhagische Diathese

Prävalenz ca. 1%; **Urs.:** Verminderung od. Strukturdefekt des Faktor-VIII-Trägerproteins (von*-Willebrand-Faktor, Abk. vWF; Genlocus 12p13.3), dadurch mangelnde Thrombozytenadhäsion am Subendothel; **Einteilung:** 1. Typ 1: häufigste Form; Aktivität u. Konz. von vWF sowie Faktor-VIII-Konz. vermindert; klin. mild; 2. Typ 2: Funktionsstörung des vWF (Konz. normal od. leicht vermindert); versch. Subtypen, z. B. Typ 2 A (meist; gestörte Bildung großer bis mittelgroßer Multimere), Typ 2 B (vermehrte Bindungsfähigkeit des vWF an thrombozytären Glykoprotein-1b-Rezeptorkomplex); 3. Typ 3: vWF fehlend; Klin. schwer; **Diagn.:** verlängerte Blutungszeit u. aPTT, verminderte F-VIII-Aktivität, verminderter von*-Willebrand-Faktor (vWF:Rcof; vWF:Ag), gestörte Thrombozytenfunktion (z. B. PFA); **Sympt.:** verstärkte Haut- u. Schleimhautblutung, kleine subkutane Hämatome, Petechien, Nachblutung bei kleinen Verletzungen, Hämaturie, Menorrhagie; **Ther.:** Desmopressin* (Typ 1 u. einzelne Subtypen des Typ 2; cave: bei Typ 2 B wegen Gefahr der Thrombozytopenie kontraindiziert); Faktor-VIII-Konzentrat mit von-Willebrand-Faktor bei lebensbedrohl. Blutung, präoperativ u. bei vWD ohne Desmopressin-Wirksamkeit bzw. -Ind. (z. B. Typ 3).

Vorder|arm|zeichen: (engl.) *Léri's sign*; Léri-Vorderarmzeichen; s. Pyramidenbahnzeichen.

Vorder|haupt|lage: (engl.) *brow presentation*; (gebh.) Deflexionslage* mit geringstem Grad der Streckhaltung des Kopfs, bei der das Vorderhaupt die Führung übernimmt (Leitstelle: große Fontanelle); verläuft fast immer als dorsoposteriore Geburt (Rücken nach hinten gerichtet); **Kompl.:** verzögerter Geburtsverlauf, starke Gefährdung des Damms (s. Dammriss); evtl. Hinterhauptlage* erreichbar durch Seitenlagerung. Vgl. Kindslage (Abb. 2).

Vorder|hörner des Rücken|marks: (engl.) *anterior horn of spinal cord*; Cornu anterius medullae spinalis; die ventralen Anteile der Substantia* grisea im Querschnitt des Rückenmarks* (Columna anterior), aus denen die vorderen Wurzeln der Spinalnerven* hervorgehen; Sitz des 2. motorischen Neurons (Alpha- u. Gammamotoneurone, sog. Vorderhornzellen).

Vorder|horn|syn|drom *n*: (engl.) *anterior horn syndrome*; durch Störungen der Vorderhörner* des Rückenmarks verursachte Sympt.; z. B. bei amyotrophischer Lateralsklerose*, Friedreich*-Ataxie, Poliomyelitis*, spinaler Muskelatrophie*; **Sympt.:** schlaffe Lähmung der Muskulatur, Areflexie, faszikuläre Zuckungen u. Muskelatrophie.

Vorder|kammer|blutung: s. Hyphaema.

Vorder|kammer|linse: s. Linsenimplantation.
Vorder|scheitel|bein|einstellung: s. Asynklitismus.
Vorder|seiten|strang: (engl.) *anterolateral column*; Funiculus anterior u. Funiculus lateralis des Rückenmarks*.
Vorder|seiten|strang|bahn: (engl.) *anterior spinothalamic tract, lateral spinothalamic tract*; (lat.) Tractus spinothalamicus anterior, lateralis; Edinger-Bahn; zusammenfassende Bez. für mehrere Leitungsbahnen des Rückenmarks*, deren Fasern aus Hinterhornzellen entspringen, zum größten Teil in der Commissura alba zur Gegenseite kreuzen, dort im Vorderseitenstrang aufsteigen u. in der grauen Substanz des Rückenmarks, der Formatio reticularis des Rhomb- u. Mesencephalons, im Tectum mesencephali u. im Thalamus enden; **Funktion:** leitet elementare Schmerz-, Temperatur-, Druck- u. Berührungsempfindungen (protopathische Sensibilität*); **klin. Bedeutung:** dissoziierte Sensibilitätsstörung* bei isolierter Unterbrechung; therap.: s. Chordotomie.

Vorder|wand|in|farkt (Infarkt*) *m*: (engl.) *anterior myocardial infarction*; Herzinfarkt* der kardialen Vorderwand mit typ. EKG-Veränderungen in den entspr. Ableitungen; vgl. EKG (Tab. 2).

Vor|haut: (anat.) Preputium* clitoridis, penis.
Vor|hof: (anat.) Atrium, Vestibulum.
Vor|hof|flattern: (engl.) *atrial flutter*; im rechtsatrialen Myokard entstehende Form der supraventrikulären Tachykardie* (Reentry*-Mechanismus) mit regelmäßigen Vorhofkontraktionen wie bei Vorhoftachykardie*, aber höherer Frequenz (≥250/min, u. ä.); häufig Übergangsstadium von Sinusrhythmus* zum Vorhofflimmern*; **Vork.:** v. a. org. Herzerkrankung (meist mit rechtsatrialer Dilatation), nach op. Korrektur eines Herzfehlers, Hyperthyreose; **Klin.:** paroxysmale Tachykardie (Min. bis wenige Tage); Sympt. je nach Kammerfrequenz (AV-Überleitung): Palpitation (belastungsabhängig), evtl. hämodynam. Wirksamkeit (v. a. bei kardialer Grunderkrankung) mit z. B. Angina* pectoris od. (selten) bei 1:1-Überleitung mit hoher Kammerfrequenz um 250/min (vgl. Kammertachykardie); **Kompl.:** Adams*-Stokes-Syndrom, Posttachykardiesyndrom*; **Diagn.:** 1. EKG (Ruhe-EKG, Langzeit-EKG): s. Tachykardie (Abb. dort); **a)** regelmäßige P*-Wellen: bei typ. V. (common type) als charakterist. sägezahnförmige Flatterwellen (steiler Anstieg u. flacher Abfall) mit Frequenz meist 250–350/min u. negativ in den inferioren Ableitungen (s. EKG, Tab. 2 dort), bei atyp. V. (uncommon type) nicht sägezahnförmig, höherfrequent (≤450/min) u. positiv in inferioren Ableitungen; **b)** AV-Überleitung: i. d. R. AV*-Block mit 2:1-, 3:1- od. 4:1-Überleitung (v. a. bei Digitalisintoxikation); im Gegensatz zur AV-Reentry-Tachykardie (s. WPW-Syndrom) u. AVNRT (s. AV-Knotentachykardie) keine Terminierung durch vagale Manöver (z. B. Karotissinus*-Druckversuch) od. Adenosin*; bei wechselnder AV-Überleitung Tachyarrhythmie* od. (seltener) Bradyarrhythmie*; **c)** QRS*-Komplexe: meist nicht verbreitert, bei schneller AV-Überleitung evtl. schenkelblockartige Deformierung beim aberranten V. (s. Tachykardie); 2. ggf. elektrophysiologische Untersuchung*; **Ther.:** 1. akut: **a)** elektr.: Kardioversion*

mit sehr niedriger Energie bei hämodynam. wirksamem V. (z. B. bei 1:1-Überleitung), alternativ therap. Vorhofstimulation* (Überstimulation); **b)** pharmak.: Kammerfrequenzsenkung durch Verapamil od. Beta-Rezeptoren-Blocker (ggf. mit Herzglykosid); danach evtl. Antiarrhythmika; **2.** Thromboembolieprophylaxe u. Kardioversion: s. Vorhofflimmern.

Vor|hof|flimmern: (engl.) *atrial fibrillation* (Abk. *AF*); im atrialen Myokard entstehende Herzrhythmusstörung* durch atrialen Reentry*-Mechanismus (selten abnorme Automatie mit Fokus im Bereich der atrialen Mündung der Lungenvenen; s. Erregungsbildungsstörung) mit ungeordneten elektr. Vorhoferregungen sehr hoher Frequenz (350–600/min; vgl. Vorhofflattern, Vorhoftachykardie) ohne hämodynam. wirksame Vorhofkontraktion u. absoluter Arrhythmie der Kammererregungen (Arrhythmia* absoluta); **Häufigkeit:** häufigste Form der chron.-persistierenden (anhaltenden) Herzrhythmusstörung; Inzidenz: jährl. 0,1–2 % (altersabhängig); **Einteilung: 1.** nach Kammerfrequenz (AV-Überleitung): vgl. Arrhythmia absoluta; **a)** (meist) tachykardes V.: V. mit tachykarder Überleitung, Form der supraventrikulären Tachykardie*; **b)** normfrequentes V.: V. mit normfrequenter Überleitung; **c)** bradykardes V.: V. mit bradykarder Überleitung, Form der Bradykardie*; **2. klin. Klassifikation: a)** (meist) persistierendes V.: nicht selbstlimitierend, therap. induzierte Konversion mögl.; **b)** paroxysmales V.: selbstlimitierend mit spontaner Konversion innerhalb Min. bis Wochen, meist als akutes V. (Dauer ≤24 Std.) od. als (intermittierendes) chron. V. (Dauer häufig ≤7 Tage); **c)** permanentes V.: keine Konversion mögl.; **Vork.:** bes. Männer in höherem Lebensalter, v. a. bei kardialer Erkr. (Herzinsuffizienz*, hypertensive Herzkrankheit*, Cor* pulmonale, Mitralklappenstenose*, Mitralklappeninsuffizienz*, Koronarinsuffizienz*, Herzinfarkt*, Kardiomyopathie*, Myokarditis*, Sick*-Sinus-Syndrom, WPW*-Syndrom u. a.), pharmak. (v. a. Digitalisintoxikation*), Hyperthyreose*; **Sympt.:** in Abhängigkeit von Vorerkrankung u. Kammerfrequenz häufig bei persistierendem V. wenig, bei intermittierendem (paroxysmal) V. v. a. bei Herzrhythmuswechsel deutl. ausgeprägt (belastungsabhängig); Palpitation, Unruhe, Angst, Dyspnoe, Schwindel, Beklemmungsgefühl, evtl. Synkope, Angina* pectoris; **Diagn.: 1.** EKG (Ruhe-, Langzeit-EKG); s. Tachykardie (Abb. dort); anstelle regelrechter P*-Wellen feine od. grobe Flimmerwellen (flimmerförmige Oszillationen der isoelektr. Linie) v. a. in Ableitung V$_1$ sowie absolut unregelmäßige RR-Abstände (meist Tachyarrhythmie*); evtl. Belastungs-EKG zur Bestimmung der max. Kammerfrequenz; **2.** Pulsdefizit* bei Pulsus* irregularis; fehlende a-Welle in der Venenpulskurve (s. Venenpuls) mit entspr. Kurvenverlauf des zentralen Venendrucks* u. Wedge*-Drucks; **3.** Echokardiographie* (u. a. Detektion intrakavitärer Thromben); **Kompl.:** v. a. Vorhofthrombus* (Abb. dort), bes. bei chron. V. mit vergrößertem Vorhof, mit hohem art. Embolierisiko; Linksherzinsuffizienz inf. Tachyarrhythmie; Posttachykardiesyndrom*; **Ther.:** bei hämodynam. Intoleranz (akut) elektr. Kardioversion*;

Thromboembolieprophylaxe (Acetylsalicylsäure bzw. ggf. Antikoagulanzien) u. pharmak. Frequenzkontrolle (Normalisierung der Kammerfrequenz; Senkung durch Herzglykoside, Verapamil od. Beta-Rezeptoren-Blocker); ggf. danach unter ausreichender Antikoagulation (z. B. 3–4 Wochen vor u. nach Kardioversion) bei V. mit Dauer ≥48 Std.) pharmak. (Antiarrhythmika: Sotalol od. Flecainid bzw. Amiodaron bei kardialer Grundkrankung) od. elektive elektr. Kardioversion (mit pharmak. Rezidivprophylaxe durch Antiarrhythmika); evtl. Katheterablation* od. Maze*-Operation; **Progn.:** V. mit Dauer über 2 Jahren, hochgradiger atrialer Dilatation, chron. Herzinsuffizienz od. Mitralvitium ist häufig refraktär gegenüber Konversionsversuche (permanentes V., s. o.); bei akutem V. häufig spontane Konversion*. Die Progn. des V. wird v. a. best. durch art. Thromboembolien u. die kardiale Grundkrankung.

Vor|hof|pfropfung: 1. (engl.) *atrioventricular fusion*; hämodynamische V.: gänzl. od. teilweises Zusammenfallen der Vorhof- u. Kammersystole bei sehr kurzer Diastole; **Vork.:** Tachykardie mit Überschreitung der krit. Frequenz von 180/min (bei Verlängerung der Überleitungszeit schon bei langsamerem Rhythmus, mittlerer AV-Rhythmus u. totaler AV-Block (vereinzelt); **Klin.:** sog. Froschzeichen (s. AV-Knotentachykardie), Kanonenschlag* mit positivem Jugularvenenpuls, Pfropfungswelle anstelle a-Welle (s. Venenpuls, Abb. dort) durch atriale Kontraktion gegen geschlossene AV-Klappen u. Einflussstauung; **2.** elektrische V.: Verschmelzung von P- u. T-Welle inf. erheblicher Verlängerung der Überleitungszeit od. der QT-Zeit bei gleichzeitiger Tachykardie; vgl. TP-Phänomen.

Vorhof|septum|an|eurysma (Septum*; Aneurysma*) *n*: (engl.) *atrial septal aneurysm*; Aussackung des Septum* interatriale, das sich während der Herzkontraktion bewegt u. in die Vorhöfe vorwölbt; **klin. Bedeutung:** i. d. R. asymptomatisch; in Komb. mit offenem Foramen* ovale Risikofaktor für Embolien*.

Vor|hof|septum|de|fekt (Septum*) *m*: (engl.) *atrial septal defect*; syn. Atriumseptumdefekt (Abk. ASD), Vorhofscheidewanddefekt; angeb. Defekt des Septum* interatriale; **Häufigkeit:** ca. 8 % der angeborenen Herzfehler*; **Einteilung:** nach Lok.: s. Septumdefekt (Abb. dort); **1.** (meist) **ASD II** (Ostium-secundum-Defekt): 80 % der ASD; Defekt im zentralen Bereich des Vorhofseptums (Fossa ovalis) inf. Entwicklungshemmung des Septum secundum; in ca. 10–20 % in Komb. mit partieller Lungenvenenfehlmündung*; **2. ASD I** (Ostium-primum-Defekt): 10–15 % der ASD; Defekt im untersten Anteil des Vorhofseptums (inkompletter atrioventrikulärer Septumdefekt*, häufig mit Mitralklappenspalt; bei direktem Übergang in einen Ventrikelseptumdefekt* kompletter atrioventrikulärer Septumdefekt; **3. Sinus-venosus-Defekt:** <10 % ASD; im obersten Teil des Vorhofseptums an der Einmündung der V. cava sup. (bzw. inf.); i. d. R. in Komb. mit partieller Lungenvenenfehlmündung; **Pathophysiol.:** atrialer Links-Rechts-Shunt durch unterschiedl. diastol. Dehnbarkeit (Compliance) der Ventrikel (re. > li.) beim diastol. Bluteinstrom

Vorhofstimulation

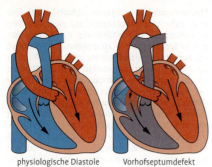

physiologische Diastole — Vorhofseptumdefekt

Vorhofseptumdefekt Abb. 1: atrialer Links-Rechts-Shunt; pulmonale Hyperperfusion in der Folge

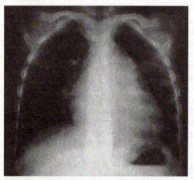

Vorhofseptumdefekt Abb. 2: Röntgen-Thorax-Aufnahme [28]

aus den Vorhöfen (s. Abb. 1); Shuntvolumen v. a. von Defektgröße abhängig; Volumenbelastung des re. Ventrikels u. des Lungenkreislaufs; sekundäre Gefäßveränderungen i. S. einer Eisenmenger*-Reaktion mit Shuntumkehr i. d. R. nur bei großen Shuntvolumina u. erst im Erwachsenenalter; **Sympt.:** rezidiv. pulmonale Infektion (Bronchitis, Pneumonie) inf. Lungenstauung u. Belastungsdyspnoe, u. U. Zeichen der rechtsventrikulären Herzinsuffizienz*, häufig sog. Herzbuckel* mit hebenden rechtsventrikulären Pulsationen; selbst große ASD können im Kindesalter völlig asymptomat. sein. **Diagn.: 1.** Herzauskultation: raues, holosystol. Herzgeräusch* im 2.–3. ICR li. parasternal (rel. Pulmonalstenose*), 2. Herzton* breit u. fixiert gespalten mit lautem Pulmonalklappenschlusston, ggf. Steel*-Geräusch (funkt. Pulmonalklappeninsuffizienz*) u. bei rel. Trikuspidalklappenstenose* (sehr großer Links-Rechts-Shunt) proto-mesodiastol. u. präsystol. Herzgeräusche; **2.** EKG: atrioventrikuläre Erregungsleitungsstörung*; bei ASD II Zeichen der atrialen (s. P-Welle) u. ventrikulären (Steiltyp, inkompletter Rechtsschenkelblock*) Volumenbelastung; bei ASD I zusätzl. mit linksanteriorem Hemiblock* u. daher überdrehtem Linkstyp als Lagetyp* des Herzens; **3.** Röntgen-Thorax-Aufnahme (s. Abb. 2): Kardiomegalie mit vorgewölbtem Pulmonalisbogen u. verstärkter Lungengefäßzeichnung; **4.** Nachweis u. Quantifizierung durch Echokardiographie* (rechtsventrikuläre Belastung, paradoxe Septumbewegung u. a.) u. ggf. Herzkatheterisierung* (Angiokardiographie*); **Ther.:** bei Shuntvolumina über 30 % op. Defektverschluss (durch direkte Naht od. Patch-Plastik) im Kleinkindesalter, bei ASD II auch interventionell. Vgl. Foramen ovale; Vorhofseptumaneurysma; Lutembacher-Syndrom.

Vor|hof|stimulation (lat. stimulatio Anstachelung) *f*: (engl.) *atrial stimulation*; programmierte Vorhofstimulation; diagn. atriale Elektrostimulation i. R. der elektrophysiologischen Untersuchung*; selten therap. (s. Vorhofflattern); **Prinzip: 1.** schnelle Stimulation mit supraphysiol. Frequenz (ca. 200/min, Überstimulation, overdrive pacing) u. damit Unterdrückung der physiol. Schrittmacheraktionen im Sinusknoten zur Sinusknotenfunktionsprüfung: Messung der Sinusknotenerholungszeit nach Ende der hochfrequenten Stimulierung (Zeit bis zum Beginn der nächsten normalen Sinuserregung, pathol. verlängert beim Sick*-sinus-Syndrom); **2.** Stimulation mit vorzeitigem Einzelimpuls zur Bestimmung der Leitungszeiten (AV*-Überleitungszeit, starrfrequente Stimulation) u. Refraktärzeiten (re. Vorhof) sowie Untersuchung der Induzierbarkeit einer supraventrikulären Tachykardie*. Vgl. Ventrikelstimulation.

Vor|hof|tachy|kardie (Tachy-*; Kard-*) *f*: (engl.) *atrial tachycardia*; syn. atriale Tachykardie; im atrialen Myokard entstehende Form der supraventrikulären Tachykardie* mit atrialer Ektopie (abnorme Automatie u. getriggerte Aktivität; s. Erregungsbildungsstörung, Erregungsleitungsstörung) u. Reentry*-Mechanismus; **Formen:** unifokale (selten, v. a. bei hochgradigem Cor pulmonale in hohem Lebensalter vorkommende, multifokale) ektope V.; atriale Reentry-Tachykardie bei pathol. (narbig) verändertem Myokard (z. B. nach op. Vorhofseptumdefekt-Korrektur); **Vork.:** Herzgesunde, kardiale Erkr. (Herzinsuffizienz, Cor pulmonale), pharmak. (v. a. Digitalisintoxikation*, Intoxikation mit Theophyllin); **Klin.:** meist rezidiv. paroxysmale Tachykardie (mehrmals am Tag für jeweils wenige Min.), bei ektoper V. im Gegensatz zur atrialen Reentry-Tachykardie mit warming* up u. cooling* down; selten chron. anhaltend; **Kompl.:** Posttachykardiesyndrom*; **Diagn.: 1.** EKG (v. a. Langzeit-EKG): Frequenz meist 150–200/min (immer <250/min), Veränderung der P*-Welle je nach Lok. des atrialen Fokus, oft (v. a. bei hochfrequenter V. u. Digitalisintoxikation) Komb. mit AV*-Block II. Grades Typ Mobitz mit 2 : 1- od. 3 : 1-Überleitung; s. Tachykardie (Abb. dort); **2.** ggf. elektrophysiologische Untersuchung*; ektope V. im Gegensatz zur atrialen Reentry-Tachykardie durch Vorhofstimulation* mit vorzeitigem Einzelimpuls nicht auslösbar; **Ther.:** bei symptomat. V., zur Proph. eines Posttachykardiesyndroms auch bei asymptomat. häufig rezidiv. od. chron.-permanenter V.; pharmak. (v. a. akut): Verapamil od. Beta-Rezeptoren-Blocker zur Kammerfrequenzsenkung sowie danach Antiarrhythmika* (Klasse I od. III); Katheterablation* (Dauertherapie zur Proph.). Vgl. Vorhofflattern.

Vor|hof|thrombus (Thromb-*) *m*: (engl.) *atrial thrombus*; im (meist li.) Vorhof gebildeter wandständiger Thrombus*, der häufig vom Herzohr* ausgeht; **Urs.:** v. a. Mitralklappenstenose* mit Erweiterung des li. Vorhofs u. Vorhofflimmern* mit lokaler Strömungsverlangsamung bis Stase bzw. -turbulenz; **Diagn.:** Echokardiographie (s. Abb.); **Kompl.:** Kugelthrombus*, art. Embolie* (z. B. ischämischer Schlaganfall*). Vgl. Herzthrombose.

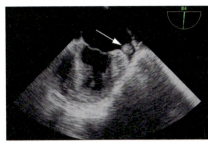

Vorhofthrombus: lokalisiert im linken Herzohr (Pfeil); transösophageale Echokardiographie [81]

Vorhof|umkehr-Operation *f*: s. Mustard-Operation; Senning-Operation.
Voriconazol (INN) *n*: (engl.) *voriconazole*; Antimykotikum* zur oralen u. parenteralen Anw.; Triazolderivat; **Wirkungsmechanismus:** hemmt die Ergosterolbiosynthese; **Ind.:** Fluconazol-resistente, schwere invasive Candidose* u. Aspergillose*, schwere Infektion durch Scedosporium- od. Fusarium-Species u. a. Schimmelpilze; **Kontraind.:** Schwangerschaft, Stillzeit, Kinder <1 Jahr, schwere Leberfunktionsstörung, Überempfindlichkeit; **UAW:** passagere gastrointestinale Störungen, Exanthem, Fieber, Sehstörungen, Anstieg der alkal. Phosphatase.
Vor|last: (engl.) *preload*; mechan. Vorbelastung des Herzens, d. h. Dehnungszustand bzw. Länge der Herzmuskelfasern des li. Ventrikels unmittelbar vor Beginn der Ventrikelkontraktion (Systole); entspricht ventrikulärem enddiastol. Volumen (Abk. EDV) u. Ventrikeldruck*; klin. gute Korrelation zum intrathorakalen pulmonalen Blutvolumen (Abk. ITBV; direkt messbar durch transpulmonale Thermodilution, s. Herzminutenvolumen) u. rechtsventrikulärem enddiastol. Volumenindex (Abk. RVEDVI; bestimmbar durch Pulmonaliskatheter*). Ausmaß der Muskelfaserverkürzung in der nachfolgenden Systole wird von V. u. Nachlast* des Ventrikels bestimmt. Vgl. Frank-Starling-Mechanismus; Wedge-Druck.
Vor|milch: s. Kolostrum.
Vormundschaft: s. Entmündigung; Betreuung; Betreuungsgesetz.
Vor|niere: (engl.) *forekidney*; Pronephros; vgl. Urniere.
Vorrats|milben: s. Milben.
Vorschalt|dia|gnostik (Diagnostik*) *f*: s. Diagnostik.
Vor|sorge: (engl.) *prevention*; Maßnahmen zur Verhütung von Erkrankungen u. Unfällen; s. Prävention; Präventivmedizin; Prophylaxe.
Vor|sorge|medizin *f*: s. Präventivmedizin.

Vor|sorge|untersuchungen: (engl.) *preventive examinations*; der Verhütung u. Früherkennung von Krankheiten dienende Untersuchungen, die Maßnahmen gegen Krankheitserreger u. -ursachen, Erkr. u. Krankheitsverschlimmerungen einleiten. Zu den V. der GKV gehören die Schwangerenvorsorge* nach § 196 RVO (s. Mutterschafts-Richtlinien) sowie die Leistungen nach §§ 25, 26 SGB V (s. Früherkennungsuntersuchungen, Kinderfrüherkennungsuntersuchungen, Jugendgesundheitsuntersuchung). Nach § 11 des Arbeitsschutzgesetzes* sind Arbeitgeber grundsätzl. zur Ermöglichung arbeitsmed. V. verpflichtet; daneben sind für best. berufliche Risikogruppen (Gefahrstoffverordnung, Druckluftverordnung, Strahlenschutzverordnung, Arbeitszeitgesetz u. a.) arbeitsmed. u. für jugendl. Arbeitnehmer (Jugendarbeitsschutzgesetz) ärztl. V. gesetzlich vorgeschrieben. Vgl. Arbeitssicherheitsgesetz; Pränataldiagnostik; Screening.
Vorsorge|vollmacht: (engl.) *living will*; bevollmächtigt eine Person des eigenen Vertrauens zur Regelung der Angelegenheiten des Vollmachtgebers bei dessen Unfähigkeit hierzu; z. B. Gesundheitssorge bzw. Pflegebedürftigkeit, Aufenthaltsbestimmung u. Wohnungsangelegenheiten od. Vermögenssorge; notarielle Beurkundung ist nicht vorgeschrieben; Bundesnotarkammer führt zentrales Vorsorgeregister, in das Angaben zu notariellen u. sonstigen Vollmachten eingetragen werden können. Vgl. Patientenverfügung.
Vor|steher|drüse: Prostata*.
Vortex (lat.) *m*: Wirbel.
Vor|wasser: (engl.) *forewaters*; Teil des Fruchtwassers*, das während der Wehen* in den unteren Eipol gedrückt wird u. bei Blasensprung* getrennt abfließt, während dem größten Teil des Fruchtwassers durch den engen Kontakt des kindl. Kopfs mit der Uteruswand der Abfluss versperrt ist.
Vor|wehen: (engl.) *false pains*; s. Wehen.
Vorzugs|haltungs|syn|drom, kon|natales *n*: konnatales Prädilektionssyndrom*.
Vossius-Ring|trübung (Adolf V., Ophth., Gießen, 1855–1925): (engl.) *Vossius lenticular ring*; pigmentierte Ringtrübung auf der Linsenvorderfläche nach Prellung des Augapfels inf. Abklatsches der Pupillarsaumrückfläche.
Voussure cardiaque (franz. Bogenrundung): Herzbuckel*.
Vox (lat.) *f*: Stimme.
Voyeurismus (lat. videre sehen) *m*: (engl.) *voyeurism*; das mit sexueller Erregung verbundene, oft zwanghafte heiml. Betrachten von Nacktheit u. sexuellen Handlungen bei fremden Menschen; Motiv u. Quelle der erreichten sexuellen Erregung ist die Komb. von Anonymität u. Fremdheit des sexuellen Objekts sowie der Gefahr einer Entdeckung u. Bestrafung; vgl. Exhibitionismus.
V-Phlegmone (Phlegmone*) *f*: s. Hohlhandphlegmone.
VP-Shunt *m*: Kurzbez. für **v**entrikulo**p**eritonealer Shunt; s. Ventrikeldrainage.
VRE: Abk. für **V**ancomycin-**r**esistenter **E**nterococcus; Enterokokken* mit Resistenz gegen Glykopeptid-Antibiotikum Vancomycin*; **Verbreitung:** erstmaliger Nachw. 1986 zeitgleich in Kliniken in

Vrolik-Krankheit

Frankreich u. Großbritannien, seit 1995/1996 vermehrter Nachw. in deutschen Kliniken; Übertragung durch Schmierinfektion; **Formen: 1.** intrinsische Resistenz geringen Umfangs gegen Vancomycin mit minimaler Hemmkonzentration* (MHK) von 2–16 µg/ml durch vanC-Gene: Isolate von Enterococcus gallinarum u. E. casseliflavus bzw. E. flavescens; **2.** erworbene Resistenz durch plasmidvermittelten Transfer versch. Gene von anderen Bakterien: z. B. E. faecium, E. faecalis; E. faecium (häufigste VRE Species im Krankenhaus) kann vanA-Gene besitzen u. weist dann hohe Vancomycin-MHK von >128 µg/ml in Verbindung mit Teicoplanin*-MHK von >16 µg/ml auf. Isolate, die vanB-Gene enthalten, weisen hingegen niedrigere Vancomycin-MHK auf (16–64 µg/ml) auf u. sind Teicoplanin sensibel (MHK <1 µg/ml). Andere Isolate von E. faecium besitzen vanD- u. vanE-Resistenzgene. **Prävention:** Zahl VRE-kolonisierter Pat. in einer Institution maßgeblich; geeignete präventive Maßnahmen im Krankenhaus umfassen Basishygiene, Isolierung*, Schutzkleidung, hygienische Händedesinfektion* u. Flächendesinfektion.

Vrolik-Krankheit (William V., Anat., Groningen, 1801–1863): s. Osteogenesis imperfecta.

VRSA: Abk. für **V**ancomycin-**r**esistenter **S**taphylococcus* **a**ureus; bakterieller Err. mit Resistenz gegen Glykopeptid-Antibiotikum Vancomycin*; **Verbreitung:** bislang in den USA; **Bestimmung:** auf Basis mikrobiol. Resistenztestung; Bestimmung der minimalen Hemmkonzentration* (Abk. MHK) für Vancomycin; klassifiziert bei MHK >16 µg/ml. VRSA-Isolate besitzen das vanA-Vancomycin-Resistenzgen, das für die Glykopeptid-Resistenz codiert. Dieses Gen wird auch in Enterococcus spp. gefunden, die eine hochgradige Vancomycin-Resistenz aufweisen (VRE*). Vancomycin-resistente Enterokokken, die das vanA-Gen besitzen, werden oft bei Pat. mit MRSA* isoliert. Wahrscheinlich wird die vanA-Determinante dieser Enterokokken über Plasmide auf residente MRSA-Stämme übertragen, wodurch VRSA-Stämme entstehen.

VSD: Abk. für **V**entrikel**s**eptum**d**efekt*.

VT: 1. Abk. für **v**entrikuläre **T**achykardie*; s. Tachykardie, Kammertachykardie; **2.** Abk. für Verhaltenstherapie*.

Vulnerabilität (lat. vulnus, vulneris Wunde, Verletzung) *f*: (engl.) *vulnerability*; Anfälligkeit, Verletzbarkeit; (psychol.) durch genet., organisch-biologische, psych. u. soziale Faktoren bedingte individuelle Disposition*, auf Belastung überdurchschnittl. stark mit Spannung, Angst, Verwirrung bis hin zu psychot. Dekompensation zu reagieren; wesentl. für die V. für Schizophrenie* scheint z. B. eine reduzierte affektiv-kognitive Belastbarkeit i. S. einer Störung der Fähigkeit zu adäquater Informationsverarbeitung zu sein. Psych. Störungen werden durch das Zusammenwirken von V. u. Stress* (Vulnerabilität-Stress-Modell) u. aufrechterhaltenden Störungsbedingungen (Drei-Faktoren-Modell) erklärt.

Vulnus (lat.) *n*: s. Wunde.

Vulva (lat. volva Scheide, Gebärmutter) *f*: die äußeren weibl. Geschlechtsteile; s. Genitale.

Vulva|dys|trophie (↑; Dys-*; Troph-*) *f*: (engl.) *vulvar dystrophy*; Dystrophie der Übergangsschleimhaut der Vulva; **Einteilung: 1.** nichtneoplast. Veränderungen: Plattenepithelmetaplasie (squamöse Zellhyperplasie), Lichen* sclerosus od. andere Dermatosen; **2.** Dysplasien: leichte bis schwere Dysplasien sowie Carcinoma* in situ (vgl. VIN), Paget*-Krankheit, Bowen*-Krankheit, Erythroplasie* Queyrat; **Ther.:** Pharmakotherapie, z. B. mit androgen-, östrogen- od. glukokortikoidhaltigen Salben; Laser- u. op. Ther. bei konservativ nicht beherrschbaren nichtneoplast. Veränderungen sowie bei Dysplasien.

Vulva|karzinom (↑; Karz-*; -om*) *n*: (engl.) *vulvar carcinoma*; Karzinom* (meist verhornendes Plattenepithelkarzinom*) der Vulva*; als Präkanzerose* gelten die Formen der Vulvadystrophie*, die Zellatypien aufweisen; **Epidemiol.:** ca. 4 % aller weibl. Genitalkarzinome; vorwiegend zwischen 60. u. 80. Lj. auftretend; **Lok.:** meist an den großen Schamlippen (s. Abb.); aufgrund der außerordentl. reichen Versorgung der Vulva mit Lymphgefäßen frühzeitig lymphogene Metastasierung, bes. in inguinale Lymphknoten; **Einteilung:** s. Tab.; **Ther.:** Op. (individuell stadienadaptiert), ggf. mit plast. Rekonstruktion; bei ausgedehnten Befunden ggf. primäre (neoadjuvante) Radio-, Chemo- od. Radiochemotherapie zur Erzielung einer Operabilität; bei Inoperabilität primäre Strahlentherapie.

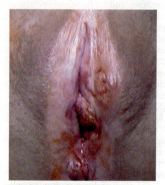

Vulvakarzinom [147]

Vulv|ek|tomie (↑; Ektomie*) *f*: (engl.) *vulvectomy*; op. Entfernung der großen u. kleinen Schamlippen; **Anw.:** v. a. bei Vulvakarzinom*, meist als sog. radikale V. mit Entfernung der inguinalen Lymphknoten; evtl. auch bei älteren Pat. mit höhergradiger Vulvadystrophie*.

Vulvitis (↑; -itis*) *f*: (engl.) *vulvitis*; entzündl. Veränderungen der Vulva* unterschiedl. Ätiol.; **Formen: 1. primäre** (exogene) V.: allergisch (Seifen u. Waschmittel, synthet. Fasern, Arzneimittel u. a.) od. infektiös (Herpes genitalis, Condylomata* acuminata u. a.) bedingt; selten; **2.** häufiger **sekundäre** (fortgeleitete od. endogene) V.: entweder als Folge anderer, mit Fluor* genitalis einhergehender genitaler Erkr. (v. a. Kolpitis*) od. als Teilmanifestation hormonaler Veränderungen (z. B. auf-

Vulvakarzinom
TNM-Klassifikation und FIGO-Stadien (Kurzfassung)

Kategorie (TNM)[1]	FIGO-Stadium	Bedeutung
T1	I	≤2 cm
T2	II	>2 cm
T3	III	Urethra, Vagina, Perineum, Anus
T4	IV	Blasenschleimhaut, Schleimhaut der oberen Urethra, Rektumschleimhaut, Beckenknochen
N1	I oder II	palpabel, klinisch kein Tumorverdacht
N2	III	palpabel, klinisch Tumorverdacht
N3	IV	fixiert oder ulzeriert
M1a	IV	palpable tiefe Beckenlymphknoten
M1b	IV	andere Fernmetastasen

T: Primärtumor; N: regionäre Lymphknoten; M: Fernmetastasen
[1] für alle Tumoren einheitlich definierte Kategorien (z. B. N0: keine Evidenz für Befall regionärer Lymphknoten; NX: regionäre Lymphknoten nicht beurteilbar); s. TNM-Klassifikation

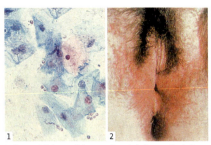

Vulvovaginitis candidomycetica: 1: kolpozytologischer Befund mit kleinen, rundlichen, scharf berandeten Sprosszellen; 2: klinischer Befund einer Candida-Vulvitis, die auf Leistenbeugen u. Perianalregion übergreift [133, 7]

grund eines Östrogenmangels in der Postmenopause) sowie dermat. (z. B. Psoriasis*), infektiöser (Syphilis*, bei Mädchen evtl. Enterobiasis*) od. stoffwechselbedingter Allgemeinerkrankungen (z. B. Diabetes mellitus*); **Sympt.:** Rötung, Schwellung, Pruritus vulvae, brennende Schmerzen; u. U. Schwellung der inguinalen Lymphknoten. Vgl. Vulvovaginitis; Bartholinitis; Ulcus vulvae acutum Lipschütz.

Vulvo|vaginitis (↑; Vagina*, -itis*) *f*: (engl.) *vulvovaginitis*; akute od. chronische Entz. von Vulva (s. Vulvitis) u. Vagina (s. Kolpitis).

Vulvo|vaginitis candido|mycetica (↑; ↑; ↑) *f*: (engl.) *candidal vulvovaginitis*; Candidose* (v. a. Candida* albicans) von Vulva u. Vagina; **Vork.:** gehäuft im Säuglingsalter, bei Schwangeren u. bei Pat. mit Diabetes* mellitus, Immunsuppression, Leukämie* u. a. konsumierenden Erkr. sowie nach therap. Anw. von Antibiotika*, Glukokortikoiden*, Hormonpräparaten (hormonale Kontrazeption*) u. Zytostatika*; **Klin.:** starke entzündl. Rötung u. typischerweise (jedoch nicht immer) rasenartige grauweißl. Beläge im Bereich von Vulva u. Vaginalwand einschließlich Portio, bei deren Entfernung Blutungen auftreten können (s. Abb.); **Diagn.:** Nativpräparat, selten kultureller Nachweis; **Ther.:** Antimykotika (ggf. systemisch Fluconazol (Einmalgabe) od. lokal Imidazolderivate (z. B. Clotrimazol, Econazol, Miconazol); alternative Methoden, z. B. Anw. von Teebaumöl, sind bisher nicht evaluiert; bei Schwangeren frühzeitige Behandlung, um eine Infektion des Neugeborenen i. R. der Geburt zu vermeiden.

Vulvo|vaginitis gonor|rhoica (↑; ↑; ↑) *f*: (engl.) *gonorrheal vulvovaginitis*; Infektion der Vaginalschleimhaut mit Neisseria* gonorrhoeae u. sekundärer Beteiligung der Vulva; begünstigt durch die noch fehlende Östrogenstimulierung des Vaginalepithels bei Mädchen vor der Pubertät (V. g. infantum) od. durch die altersbedingte Atrophie mit Verlust des Säureschutzes der Scheide (V. g. senilis). Vgl. Gonorrhö.

Vulvo|vaginitis herpetica (↑; ↑; ↑) *f*: (engl.) *herpetic vulvovaginitis*; durch Infektion mit Herpes genitalis (s. Herpes simplex) hervorgerufene Vulvovaginitis* mit gruppenförmig angeordneten Bläschen, Erosionen u. Ulzerationen an Vulva, Vagina u. Portio; häufig rezidivierend; bei Schwangeren mit V. h. besteht die Gefahr der Infektion des Kindes bei der Geburt, daher Schnittentbindung* angezeigt. Vgl. Herpessepsis des Neugeborenen.

Vulvo|vaginitis infantum (↑; ↑; ↑) *f*: (engl.) *vulvovaginitis of childhood*; Vulvovaginitis* bei Mädchen vor der Pubertät; **Urs.:** meist bakteriell, aber auch durch Candida, Enterobius, evtl. eingebracht über Fremdkörper; wird begünstigt durch die noch fehlende Östrogenstimulierung des Vaginalepithels bei gleichzeitig neutralem od. alkal. Scheidenmilieu.

Vulvo|vaginitis neo|natorum (↑; ↑; ↑) *f*: (engl.) *neonatal vulvovaginitis*; auf dem Boden des Fluor* neonatalis durch Bakt., seltener durch Trichomonaden od. Hefen der Candidagruppe verursachte Vulvovaginitis* bei weibl. Neugeborenen; Infektion erfolgt wahrscheinl. unter der Geburt bzw. durch Verschleppung von Keimen aus der Analregion.

Vv.: Abk. für Venae (Venen).

VVS: Abk. für vibrationsbedingtes vasospastisches Syndrom; s. Vibrationsschaden.

vWS: Abk. für von-Willebrand-Syndrom; s. von-Willebrand-Jürgens-Syndrom.

V-Y-Plastik

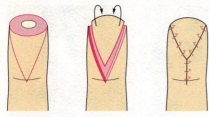

V-Y-Plastik: Verfahren bei Fingerkuppenverlust

V-Y-Plastik (-plastik*) *f*: (engl.) *V-Y advancement flap*; Meth. zur plast. Deckung kleiner Hautdefekte; Anw. auch bei älteren Achillessehnenrupturen; **Prinzip:** V-förmige Lappenbildung, Defektdeckung durch Vorschieben u. Y-förmiges Einnähen, bei Fingerspitzenverletzung (Tranquilli-Leali-Plastik) unter Erhalt von Gefäß- u. Nervenanteil (s. Abb.). Vgl. Lappenplastik; Y-V-Plastik; Hautlappen.

V-Zellen (Zelle*): s. Pankreas.

VZV: Abk. für Varicella*-Zoster-Virus; vgl. Herpesviridae.

W: 1. (physik.) Formelzeichen für Arbeit*; Einheitenzeichen für Watt*; 2. (chem.) Symbol für Wolfram*.

Waage|balken|phänomen *n*: (engl.) *paradoxical diaphragm sign*; Absenkung der gesunden u. Aufwärtsbewegung der gelähmten Zwerchfellhälfte bei Inspiration als (röntg.) Zeichen für Phrenikuslähmung*.

Waardenburg-Syn|drom (Petrus J. von W., Ophth., Arnheim, 1886–1979) *n*: (engl.) *Waardenburg's syndrome*; meist autosomal-dominant erbl. Erkr. mit variabler Expressivität; **Häufigkeit:** 1:30 000; 3 % der tauben Kinder; **Einteilung: 1.** Typ I: Genlocus 2q35, Mutationen im PAX3-Gen; Sympt.: Innenohrschwerhörigkeit, knollenförmig verdickte Nase, Piebaldismus*, okulare Anomalien (Lateralverlagerung der inneren Augenwinkel u. Tränenpünktchen bei normalem Pupillenabstand, Heterochromie der Iris) u. weitere Dysplasien; **2.** Typ II: entspricht Typ I mit geringerer Sympt. u. ohne Verlagerung der Augenwinkel; bei Typ IIA Mutation im MITF-Gen, das für den Mikrophthalmie-assoziierten Transkriptionsfaktor codiert (Genlocus 3p14.1-p12.3) u. ggf. Mutation im WS2B-Gen (Genlocus 1p) u. WS2C-Gen (Genlocus 8p23); bei Typ IIB Mutation eines unbekannten Gens am Genlocus 1p21-p13.3; **3.** Typ III (syn. Klein-W.-S.): Contiguous*-gene-Syndrom mit Genlocus 2q35, Mutationen im PAX3-Gen; Sympt.: Mikrozephalie, Flexionskontrakturen der Gelenke, spastische Paraplegie, partieller Albinismus, weiße Stirnlocke, kongenitales Megakolon*, Schwerhörigkeit, geistige Retardierung; **4.** Typ IV (syn. Shah-W.-S.): autosomal-rezessiv erbl.; Genloci 22q13 u. 20q13.2-q13.3, Mutationen im Endothelin-B-Rezeptor-Gen EDNRB, im Endothelin 3-Gen EDN3 od. SOX10-Gen; Sympt.: weiße Stirnlocke sowie Augenbrauen u. Wimpern, neonatale intestinale Obstruktion (kongenitales Megakolon); **DD:** ABCD*-Syndrom.

Waben|lunge: (engl.) *honeycomb lung*; syn. Zystenlunge; Ersatz normalen Lungengewebes durch dünnwandige Hohlräume (einkammerige u. multiple Zysten); **Urs.:** kongenitale Anomalie, häufiger auch Folgezustand versch. interstitieller Lungenkrankheiten (vgl. Lungenfibrose, Lymphangioleiomyomatose). Sekundärinfektionen führen zu narbiger Schrumpfung des Lungengewebes mit Überlastung des re. Herzens u. den entspr. Folgezuständen (Cor* pulmonale). Einzelzysten ohne klin. Sympt. (oft röntg. Zufallsbefund). **Diagn.:** charakterist. Ringschatten in CT od. Schichtaufnahmeverfahren. Vgl. Lungenzysten.

Wach|anfälle: (engl.) *sleep paralyses*; Tonusverlust während des Erwachens od. Einschlafens bei Narkolepsie*.

Wach|koma (Koma*) *n*: s. Syndrom, apallisches.

Wacholder: (engl.) *common juniper*; Juniperus communis; Strauch aus der Fam. der Zypressengewächse, dessen Beerenzapfen (Juniperi fructus) ätherisches Öl (Alpha- u. Betapinen, Myrcen, Sabinen, Thujen, Limonen, Caryophyllen, Cadinen, Elemen, Terpinen-4-ol), Flavonglykoside, Gerbstoffe, Zucker, harz- u. wachsartige Bestandteile enthalten; **Verw.:** als Karminativum bei dyspept. Beschwerden; **Kontraind.:** Schwangerschaft, entzündl. Nierenerkrankungen; **NW:** Nierenschäden bei lang dauernder Anw. od. Überdosierung.

Wachse: (engl.) *waxes*; Cera; zu den Lipiden* gehörende fettartige, leicht schmelzbare Verbindungen; (chem.) Ester langkettiger, einwertiger Alkohole mit höheren Fettsäuren; neben chem. synthetisierten u. teilsynthetisierten W. gibt es mineralische (Ceresin), pflanzliche (Carnauba) u. tierische Wachse, z. B. Bienenwachs (Cera flava) u. Wollwachs (Adeps lanae); letztere werden zur Salbenherstellung verwendet.

Wach|station *f*: (engl.) *recovery rooom*; syn. Intensivüberwachungseinheit; Bettenstation zur intensiven Überwachung u. Behandlung von schwerkranken Pat. (präoperativ) u. Frischoperierten nach ausgedehntem Eingriff. Vgl. Aufwachraum; Intensivstation.

Wachstum: (engl.) *growth*; **1.** jede Vermehrung u. Vergrößerung der Körperzellen, z. B. mit Zunahme der Knorpel- u. Knochensubstanz in Kindes- u. Jugendalter, verbunden mit einer Zunahme des Körpergewichts* u. der Körperlänge*; vgl. Lebensabschnitte; Wachstumsperioden; **2.** (pathol.) W. von Tumoren: s. Tumorvolumen-Verdoppelungszeit.

Wachstum, destruktives: (engl.) *destructive growth*; Wachstum maligner Zellen unter Zerstörung benachbarten Gewebes; vgl. Metastasierung; Wachstum, infiltrierendes.

Wachstum, expansives: (engl.) *expansive growth*; in sich geschlossenes, allseitig gut abgrenzbares Wachstum als Wachstumsform benigner Tumoren im Gegensatz zum infiltrierenden Wachstum*.

Wachstum, infiltrierendes: (engl.) *infiltrative growth*; auch invasives Wachstum; Wachstum eines Neoplasmas (meist eines malignen Tumors*) über Gewebe- u. Organgrenzen hinaus in Interzellulär-

Wachstum, invasives

räume u. Gewebespalten, i. e. S. Durchtritt von Tumorzellen* in Blut- u. Lymphgefäße; führt häufig zur Destruktion lokalen Gewebes. Vgl. Metastasierung.

Wachstum, in|vasi**ves:** s. Wachstum, infiltrierendes.

Wachstums|beschleunigung: (engl.) *growth acceleration*; individuell verstärktes Wachstum während best. Wachstumsperioden* (z. B. in der Pubertät) od. als Folge therap. Maßnahmen; kollektive W.: s. Akzeleration.

Wachstums|faktoren *m pl*: (engl.) *growth factors*; körpereigene Peptide od. Proteine, welche die Zellproliferation stimulieren; z. T. missbräuchlich zur Leistungssteigerung im Sport eingesetzt (s. Doping); **Formen:** z. B. Hormone (STH*), mitogene Polypeptide (z. B. EGF*, IGF*, PDGF*, VEGF*) u. a. best. Proteine (z. B. CSF*, Lymphokine*, TGF*, TNF*); **Wirkung:** nach Bindung an spezif. Zellmembran-Rezeptoren, die Liganden-aktivierte Kinasen (s. Tyrosinkinase-Rezeptor) besitzen od. Kinasen aktivieren u. verschiedene Signalkaskaden auslösen, Regulation physiol. Zellvorgänge wie Proliferation, Differenzierung od. Motilität, z. B. Transkription u. Zellproliferation über MAP*-Kinasen; **klin. Bedeutung:** (pharmak.) Unterbrechen der Signaltransduktion u. damit Hemmung der Wirkung durch best. Zytostatika* i. w. S. (z. B. Cetuximab*) bzw. Angiogenese*-Hemmer. Vgl. Chalone; Sekretion.

Wachstums|hormon (Horm-*) *n*: STH*.

Wachstums|hormon**|mangel** (Horm-*): (engl.) *growth hormone deficiency*; ungenügende Bildung von STH* (<10 ng/ml Serum), die bei Kindern zu proportioniertem Kleinwuchs* führt.

Wachstums|perioden *f pl*: (engl.) *growth periods*; Lebensabschnitte des Kindes mit im Vordergrund stehender Zunahme des Körpergewichts* od. der Körperlänge* i. R. des Wachstums; **Einteilung:** 1.–4. Jahr Massenwachstum (sog. 1. Fülle), 5.–7. Jahr Längenwachstum (1. Streckung), 8.–10. Jahr 2. Fülle, 11.–15. Jahr 2. Streckung, 15.–20. Jahr Reifung (Längen- u. Massenwachstum gleichzeitig, bei Mädchen früher als bei Jungen); Entw. des Verhältnisses von Kopf- zur Körperlänge: s. Abb.

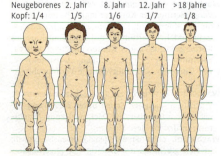

Wachstumsperioden

Wachstums|prog**nose** (gr. πρόγνωσις Vorherwissen, Voraussage) *f*: (engl.) *height prediction*; syn. Endgrößenprognose; annähernd zutreffende Voraussage der Erwachsenengröße aus Knochenalter* u. Körperlänge* nach dem 6. Lj. anhand von Prognosetabellen.

Wachstums|retardierung, intra|uterine: (engl.) *intrauterine growth retardation* (Abk. IUGR); Abk. IUWR; syn. intrauterine Wachstumsrestriktion, pränatale Dystrophie, fetale Hypotrophie; verzögerte pränatale Entw., die Früh- u. Reifgeborene betreffen kann; wegen der erhöhten Spätmorbidität (neurol. Störungen) kommt der Erkennung von Risikofaktoren bes. Bedeutung zu; **Formen: 1. symmetr. Hypotrophie:** Gewicht u. Länge unter dem 10. Perzentil; **2. asymmetr. Hypotrophie:** Gewicht unter dem 10. Perzentil, Länge normal; Auftreten meist erst in den letzten SSW; **Urs.: 1.** intrauterine Ernährungsstörungen od. Sauerstoffmangel, z. B. bei Plazentainsuffizienz*, hypertensiven Schwangerschaftserkrankungen*, Mehrlingen, Drogenmissbrauch, Raucherinnen; **2.** pränatale Erkrankungen*, z. B. Inf.; **3.** genet. od. konstitutionell bedingt.

Wachstums|schmerzen: (engl.) *growing pains*; ziehende (nächtl.) Schmerzen unklarer Genese v. a. an den unteren Extremitäten (sog. Syndrom der nächtlichen Beinschmerzen) bei Kindern u. Jugendlichen; cave: Da Wachstum im Allg. schmerzlos ist, muss immer nach anderen Urs. gesucht werden, z. B. Chondropathia* patellae, aseptische Knochennekrosen*, Erkrankungen des rheumatischen Formenkreises, benigne Tumoren u. maligne Erkr. (Leukämie*, multiples Myelom*, Osteoidosteom*).

Wachstums|störungen: (engl.) *growth disturbances*; auffällige Abweichungen von der Normalverteilung der altersgemäßen Körperlänge* bei Kindern u. Jugendlichen; im Allg. werden Abweichungen von 2–3 Standardabweichungen (d. h. Körperlänge über dem 97. bzw. unter dem 3. Perzentil) als weiter beobachtungsbedürftig u. Abweichungen von >3 Standardabweichungen als diagn. abklärungsbedürftig erachtet. Vgl. Hochwuchs; Gigantismus; Kleinwuchs.

Wachs|zylinder *m*: s. Harnuntersuchung.

Wach|therapie *f*: therapeutischer Schlafentzug*.

Wach|träume: (engl.) *day dreams*; sog. Tagträume; traumhaftes Spielen der Einbildungskraft in wachem, in sich versenktem Zustand; vgl. Psychotherapie, katathym-imaginative.

Wackel|gelenk: 1. (engl.) *amphiarthrodial joint*; Amphiarthrosis (s. Gelenkformen); **2.** s. Schlottergelenk.

WAD: Abk. für (engl.) *whiplash-associated disorders*; s. Beschleunigungstrauma der Halswirbelsäule.

Wada-Test (Juhn Atsushi W., Neurochir., geb. 1924) *m*: intrakarotidaler Amobarbital-Test; diagn. Verfahren zur Lok. zentraler Funktionszentren (Sprache, Gedächtnis) durch funkt. Testung nach selektiver Katheterisierung einer Zerebralarterie u. pharmak. (Barbiturat) Induktion eines kurzzeitigen (3–5 Min.) selektiven Funktionsausfalls in der durch die katheterisierte Zerebralarterie versorgten Region; **Ind.:** z. B. vor geplanter temporaler Resektion zur präoperativen Beurteilung des Ausfallrisikos; vgl. Epilepsiechirurgie.

Waden|bein: Fibula*.

Waden|krampf: s. Krampussyndrom.

Waden|schmerz: (engl.) *calf pain*; häufig krampfartiger Schmerz im Bereich der Wadenmuskulatur; **Vork.:** z. B. bei Wadenkrampf (s. Krampussyndrom),Thrombose der tiefen Beinvenen, Thrombophlebitis, arterieller Verschlusskrankheit, Polyneuropathie, Thrombangiitis obliterans, Natriumverlustsyndrom, Hypokalzämie, epidemischer Pleurodynie, McArdle-Krankheit, Weil-Krankheit, Cholera. Vgl. Myalgie.

Wächter|lymph|knoten: s. Sentinel-Lymphknoten.

Wärme: (engl.) *warmth, thermal quantity*; auch Wärmemenge; Formelzeichen Q; SI-Einheit Joule* (J).

Wärme|äqui|valent (lat. aequivalere ebenso groß, stark sein) *n*: energetisches Äquivalent*.

Wärme|ag|glutination (Agglutination*) *f*: (engl.) *warm agglutination*; Agglutination* von Partikeln bei Körpertemperatur; z. B. von Erythrozyten durch sog. Wärmeantikörper* (Wärmehämagglutination).

Wärme|anti|körper (Anti-*): (engl.) *warm antibodies*; Antikörper*, deren Wirkungsoptimum oberh. von +10 °C liegt; z. B. die meisten durch Immunisierung gebildeten Antikörper u. Wärmeautoantikörper als Urs. für autoimmunhämolyt. Anämie. Vgl. Kältehämagglutinine, Kältehämolysine.

Wärme|bildung: s. Wärmeregulation.

Wärme|empfindung: s. Thermosensoren.

Wärme|häm|ag|glutination (Häm-*; Agglutination*) *f*; s. Wärmeagglutination.

Wärme|haushalt: s. Wärmeregulation.

Wärme|in|toleranz (lat. intolerantia Nichtduldung) *f*: (engl.) *heat intolerance*; Überempfindlichkeit gegen warme Umgebungstemperaturen; **Vork.:** z. B. bei Hyperthyreose*.

Wärme|regulation (lat. regula Richtschnur, Norm) *f*: (engl.) *thermoregulation*; Thermoregulation; durch zentrale Wärmezentren* vermittelte Steuerung des Wärmehaushalts zur Erhaltung der normalen Körpertemperatur (Isothermie). **Wärmebildung** durch biochem. Reaktionen (z. B. kalorigener Effekt der Schilddrüsenhormone), mechan. durch Muskelaktivität (Kältezittern); **Wärmeabgabe** physik. durch Strahlung, Leitung u. Konvektion sowie Verdunstung von Schweiß über die Haut.

Wärme|stauung: (engl.) *heat accumulation*; Dekompensation der Wärmeregulation* (im Gegensatz zu Fieber*) im normalen, aber angespannten Regelkreis; **Urs.:** hohe Umgebungstemperatur, behinderte Wärmeabgabe des Körpers aus äußeren Gründen (Kleidung, Überwärmungsbad) od. endogen bei fehlender Schweißsekretion (z. B. bei Christ*-Siemens-Touraine-Syndrom od. nach pharmak. Hemmung durch Parasympatholytika als sog. Atropin-Fieber), auch bei überschießender Wärmebildung inf. exzessiver Muskelarbeit (Schwerarbeit, Leistungssport); **Klin.:** bei unkompensierten W. Hitzschlag*; vgl. Hitzschäden*; Hyperthermie.

Wärme|therapie *f*: (engl.) *thermotherapy*; syn. Thermotherapie; Anw. von Wärme i. R. der physikalischen Therapie* als Sauna, Überwärmungsbad, Packung*, Wickel, Infrarotlicht, Hochfrequenztherapie* u. a.; **Wirkung:** verbesserte Durchblutung, Muskelrelaxierung u. analget., vermutl. auch Stimulation des Immunsystems (v. a. in Verbindung mit Kaltanwendungen). Vgl. Hyperthermie, künstliche.

Wärme|urtikaria (Urtica*) *f*: (engl.) *heat urticaria*; syn. Urticaria e calore; seltene, durch direkte Wärmeeinwirkung auf die Haut ausgelöste physik. Urtikaria*; Assoziation mit anderen physik. Urtikariaformen (auch Kälteurtikaria*) mögl.; **Ther.:** Histamin-H$_1$-Rezeptoren-Blocker (bei 50 % der Pat. Therapieresistenz auf Grund von Komplementaktivierung); Versuch mit Dapson; regelmäßige Wärmebäder (Toleranzinduktion).

Wärme|wert: s. Äquivalent, energetisches; Brennwert, physiologisches.

Wärme|zentren *n pl*: (engl.) *heat centers*; Temperaturzentrum; insbes. im vorderen Hypothalamus* lokalisierte Areale, deren Aufgabe die Koordination der Wärmeregulation* ist; beeinflussen nicht nur Wärmebildung u. -abgabe, sondern auch alle Verhaltensweisen, die für den Energiehaushalt relevant sein können (z. B. Nahrungsaufnahme, Körperhaltung). Vgl. Fieber.

Wagner-Armstrong-Klassifikation *f*: s. Fuß, diabetischer (Tab. dort).

Wagner-Syn|drom (Hans W. W., Ophth., Zürich, 1905–1989) *n*: (engl.) *Wagner's disease*; syn. hyaloideoretinale Degeneration; autosomal-dominant erbl. Glaskörperdegeneration durch Verflüssigung mit Entw. filamentärer, avaskulärer Membranen; **Ätiol.:** Mutationen im WGN1- (Genlocus 5q13-q14) u. COL2A1-Gen (codiert für Alpha-2-Kette von Kollagen II, Genlocus 12q13.11-q13.2); **Sympt.:** chororetinale Pigmentverschiebungen, Myopie*, sekundäre Katarakt*, Ablatio retinae, Glaukom*, Mikrogenie, Gaumenspalte*, verbreiterte mittlere u. proximale Phalangen der Hand, Genu* valgum; **DD:** Stickler*-Syndrom, Norrie*-Warburg-Syndrom.

Wagner-Unverricht-Syn|drom (Ernst L. W., Pathol., Leipzig, 1829–1888; Heinrich U., Int., Jena, Dorpat, 1853–1912) *n*: s. Dermatomyositis.

WAGR-Syn|drom *n*: (engl.) *WAGR syndrome*; syn. Chromosom-11p⁻-Syndrom; Kurzbez. für einen Symptomenkomplex mit **W**ilms*-Tumor, **A**niridie*, **G**onadoblastom* u. **R**etardierung durch Stückverlust am kurzen Arm von Chromosom 11 (Deletion von 11p13.2); Contiguous*-gene-Syndrom mit somat. Mutationen im Wilms-Tumor-1-Gen (Kurzbez. WT1-Gen); Manifestation zwischen 1. u. 3. Lebensjahr.

Wahl-Zeichen (↑): (engl.) *Wahl's sign*; Meteorismus u. sichtbare Darmsteifung als Zeichen eines mechan. bedingten Ileus*.

Wahn: (engl.) *delusion*; syn. Wahngedanke, Wahnidee; inhaltliche Denkstörung i. S. einer eigenen Überzeugung von der Lebenswirklichkeit, die im Gegensatz zur allgemein akzeptierten Realität steht u. aufgrund subjektiver Gewissheit unkorrigierbar ist; W. kann von anderen nicht geteilt werden (Ausnahme: induzierter Wahn*); der Wahninhalt (sog. Wahnthema) ist i. d. R. kulturell u. sozial bedingt u. kann durch sog. Wahnarbeit (subjektive Beweisführung) u. U. bis zu einem in sich selbst logischen systematisierten Wahn* ausgestaltet werden. Quellen des W. können Wahnwahrnehmungen* od. plötzl. Einfälle sein. **Formen:** z. B. Beziehungswahn*, Eifersuchtswahn*, Größen-

Wahn, depressiver

wahn*, Verfolgungswahn*, Versündigungswahn*; **Vork.**: bei Schizophrenie, wahnhafter Depression, org. Psychose, wahnhafter Störung, progressiver Paralyse sowie in Zus. mit Angst u. Isolation; **Ther.**: Neuroleptika, Psychotherapie (in Abhängigkeit von der Grunderkrankung).

Wahn, de|pressiver: (engl.) *depressive delusion*; Wahn* mit depressiven Inhalten, v. a. als Idee u. Gefühl von Schuld, Versündigung, Verarmung, Insuffizienz u. Hypochondrie; **Vork.**: z. B. bei wahnhafter Depression*. Vgl. Syndrom, depressives.

Wahn, hypo|chondrischer: (engl.) *hypochondric delusion*; sog. Krankheitswahn; wahnhafte Überzeugung, an einer (schweren, unheilbaren) Erkr. zu leiden; u. U. als Steigerung einer hypochondrischen Störung*.

Wahn, in|duzierter: (engl.) *induced insanity*; (franz.) folie à deux; Übertragung u. kritiklose Übernahme von psychot. Sympt. eines Pat. mit psych. Erkr. (z. B. Wahn*, Halluzinationen*) durch eine nahestehende Person.

Wahn, nihilistischer: s. Cotard-Syndrom.

Wahn, systematisierter: (engl.) *systematized delusion*; Wahn*, bei dem die Betroffenen einzelne Wahnphänomene, Sinnestäuschungen, Ich-Erlebensstörungen u. nicht krankhaft veränderte Beobachtungen u. Erlebnisse zu einem **Wahnsystem** verknüpfen, in welchem die Wahninhalte für die Betroffenen ihren Beweis- od. Bestätigungsgrund finden (z. B. Versuch, Verfolgungsideen zu begründen u. auf Ursachen zurückzuführen).

Wahn|wahrnehmung: (engl.) *delusional perception*; Bez. für eine reale Sinneswahrnehmung, die wahnhaft fehlinterpretiert wird u. eine abnorme Bedeutung erhält; **Vork.**: z. B. bei Schizophrenie*. Vgl. Wahn.

Wahrnehmung: (engl.) *perception*; allg. Bez. für den komplexen Vorgang von Sinneswahrnehmung, Sensibilität* u. integrativer Verarbeitung von Umwelt- u. Körperreizen zu Informationen; Störungen der W. können durch eine Beeinträchtigung der Funktion von Sinnesorganen, durch Sensibilitätsstörungen* od. Veränderungen im Wahrnehmungsfeld sowie eine Störung der Wahrnehmungsverarbeitung (z. B. bei Halluzination od. Illusion) verursacht werden. Vgl. Sinnestäuschung.

Wahrnehmung, ent|optische: (engl.) *entoptic phenomenon*; Wahrnehmung von opt. Phänomenen, die sich im eigenen Auge befinden u. als Schatten nach außen lokalisiert werden können (Gesichtstäuschungen, opt. Täuschungen); **Vork.**: z. B. bei Trübungen der brechenden Medien (Hornhaut, Linse, Glaskörper; s. Mouches volantes); e. W. der Netzhautgefäße als Schattenfigur (Aderfigur) bei seitl. Beleuchtung.

Wahrnehmungs|feld: 1. (engl.) *perceptual field*; (neurophysiol.) kortikales Areal mit der Funktion der Integration von Sinneswahrnehmungen, z. B. Sehrinde*, Hörzentrum*; 2. (psychol.) Umfeld eines wahrgenommenen Objekts, von dem u. a. dessen Beurteilung abhängig ist. Vgl. Gesichtsfeld.

Wahrscheinlichkeit: (engl.) *probability* (Abk. p); (statist.) ein für ein best. zufallsabhängiges Ereignis (sog. Zufallsvariable) charakteristischer, im Allg. unbekannter, d. h. theoretischer Wert für die Häufigkeit, mit der bei Beobachtung gleichartiger Elemente einer Gesamtheit od. bei wiederholter Beobachtung eines Elements dieses Ereignis auftritt; je mehr Elemente beobachtet werden bzw. je mehr Beobachtungen stattfinden, desto geringer wird die Abweichung der tatsächl. beobachteten Häufigkeit von diesem theoret. Wert. Die Wahrscheinlichkeitstheorie befasst sich mit der Berechnung von W. für Ereignisse. Vgl. Statistik.

Wahrscheinlichkeits|verteilung: (engl.) *probability distribution*; (statist.) formelhafte od. graph. Darstellung der Wahrscheinlichkeiten, mit denen eine Zufallsvariable best. Werte annimmt; vgl. Statistik.

waist hip ratio (engl.): s. Taille-Hüft-Quotient.

Waldenström-Krankheit (Jan G. W., Int., Lund, 1906–1996): **1.** (hämat.) Makroglobulinämie*; **2.** (dermat.) Purpura* hyperglobulinaemica.

Walden-Umkehr (Paul W., Chem., Riga, Tübingen, 1863–1957): (engl.) *Walden inversion*; Inversion der Konfiguration* an einem asymmetr. C-Atom (s. Isomerie), durch die sich die opt. Drehrichtung ändert.

Waldeyer-Faszie (Heinrich W. G. v. W.-Hartz, Anat., Breslau, Berlin, 1836–1921; Fasc-*) *f*: (anat.) Fascia inf. diaphragmatis pelvis.

Waldeyer-Organ (↑) *n*: (anat.) Paradidymis*.

Waldeyer-Rachen|ring (↑): (anat.) Anulus lymphoideus pharyngis; s. Rachenring, lymphatischer.

Waldhausen-Operation (John A. W., amerikan. Herzchirurg) *f*: (engl.) *subclavian flap operation*; syn. Waldhausen-Plastik; op. Verfahren mit plast. Erweiterung der Aortenisthmusstenose* durch den proximalen Abschnitt der nach distal hin abgesetzten längs aufgeschnittenen heruntergeklappten A. subclavia sinistra.

Wald- und Wiesen|mücke: s. Aedes.

Walker-Warburg-Syn|drom *n*: s. Muskeldystrophien, kongenitale.

Walk-through-Phänomen *n*: (engl.) *walk through phenomenon*; Durchgeh-Phänomen; typische belastungsabhängige Erscheinung bei Pat. mit Claudicatio* intermittens; im Stadium II (nach Fontaine) der pAVK* der unteren Extremität kommt es unter Belastung zu Schmerzen, die beim Weitergehen wieder verschwinden; die betroffenen Pat. können „durch den Schmerz hindurchgehen".

Wallenberg-Syn|drom (Adolf W., Int., Danzig, 1862–1949) *n*: s. Hirnstammsyndrome.

Waller-De|generation (Augustus V. W., Physiol., Birmingham, 1816–1870; Degeneratio*): (engl.) *wallerian degeneration*; Degeneration des distal gelegenen Anteils eines Nervs nach Durchtrennung (Neurotmesis) mit Verlust von Erregbarkeit u. Leitfähigkeit. Vgl. Hanken-Büngner-Bänder.

Wallerström-Test *m*: Verf. zur Differenzierung der A-Streptokokken von anderen Gruppen der Gattung Streptococcus*; Blutplatte mit 3 Plättchen: Bacitracin (A-Streptokokken-empfindlich), Dextrose (hebt die Hämolysefähigkeit der A-Streptokokken auf), Natriumnukleinat (verstärkt die Hämolyse).

Wallungen: Kongestionen; aufsteigende Hitze; s. Syndrom, klimakterisches.

Walnuss, Echte: Juglans regia; Baum aus der Fam. der Walnussgewächse, dessen Laubblätter (Juglandis folium) Gerbstoffe mit adstringierender Wir-

kung enthalten; **Verw.:** äußerlich bei leichten Entz. der Haut u. Hyperhidrose*.
Wal|rat *m*: (engl.) *cetaceum*; s. Cetaceum.
Walthard-Zell|inseln (Max W., Gyn., Frankfurt, Zürich, 1867–1933; Zelle*): (engl.) *Walthard's islets*; versprengte Epithelnester im Bereich des Mesovars, der Mesosalpinx od. unter der Tubenserosa, die aus Resten des Wolff*- od. Müller*-Gangs entstehen; meist klin. bedeutungsloser Nebenbefund, evtl. Ausgangspunkt des Brenner*-Tumors.
Wand|bewegungs|störungen: (kardiol.) s. Dyskinesie; Hypokinesie; Akinesie.
Wander|drang: Poriomanie*.
Wander|filarie (Filarien*) *f*: s. Loa loa.
Wander|hoden: Pendelhoden*.
Wander|milz: (engl.) *ectopic spleen*; syn. Lien mobilis; angeb. od. erworbene Abwärtsverlagerung der Milz inf. Dehnung der Aufhängebänder, z. B. bei Enteroptose, Splenomegalie, Aszites, selten inf. Trauma; **Kompl.:** Stieldrehung, Thrombose, Nekrose; **Ther.:** evtl. Splenopexie.
Wander|niere: Nephroptose*.
Wander|röte: s. Erythema migrans.
Wander|zellen (Zelle*): (engl.) *wandering cells*; amöboid bewegliche Zellen, v. a. Leukozyten*, Monozyten* u. Zellen des Monozyten*-Makrophagen-Systems.
Wander|zellen, ruhende (↑): s. Histiozyten.
Wange: Bucca*.
Wangen|bändchen: s. Lippenbändchen.
Wangen|brand: Noma*.
Wangen|fett|pfropf: syn. Bichat-Fettpfropf; s. Corpus adiposum buccae.
Wangen|plastik (-plastik*) *f*: (engl.) *meloplasty*; Meloplastik; Ersatz der Wangenhaut durch gestielten Lappen aus Hals- od. Stirnhaut; zur Deckung gleichzeitiger Schleimhautdefekte wird die Zungenschleimhaut, der harte Gaumen od. die noch erhaltene Wangenschleimhaut herangezogen. Vgl. Hautlappen.
Wangen|spalte: s. Gesichtsspalten.
Wantz-Operation (G. E. W., amerikan. Chir.) *f*: (engl.) *Wantz operation*; Verf. zur Versorgung einer Leistenhernie*; ein 15 cm großes Kunststoffnetz wird durch eine quere Hautinzision oberh. der Leistenregion so auf dem Peritoneum u. hinter dem vorderen Schambeinast platziert, dass alle Bruchlücken abgedeckt sind; sicherste konventionelle Meth. beim Rezidiv einer Hernia femoralis. Vgl. Stoppa-Operation; Hernioplastik.
Wanzen: (engl.) *bugs*; Heteroptera; Insekten (vgl. Arthropoden) mit stechend-saugenden Mundwerkzeugen; Parasiten* des Menschen u. z. T. Krankheitsüberträger; **Entw.:** meist 5 Larvenstadien; Larven der Imago ähnl. (hemimetabole Entw.) u. ebenfalls Blutsauger; ektoparasit. W. müssen vor jeder Häutung Blut aufnehmen; Lebensdauer der Imago je nach Klima Wo. bis Mon.; **Einteilung: 1. Bettwanzen** (Cimicidae): bis 5 mm lange, braunrote, dorsoventral abgeplattete, flügellose Insekten; evtl. Überträger des Hepatitis-B-Virus; gemeine Bettwanze (Cimex lectularius), Vork. kosmopolit., v. a. gemäßigte Zonen, kann Cimicosis verursachen; trop. Bettwanze (Cimex hemipterus) v. a. in den feuchten Tropen; **2. Raubwanzen** (Reduviidae): 2–4 cm lange, geflügelte, verschiedenfarbige dorsoventral abgeplattete Insekten; Blutsauger bei Mensch u. Tier in Amerika; Unterfamilie Triatominae: Überträger (infektiöser Kot) von Trypanosoma* cruzi (Err. der Chagas*-Krankheit) u. dem apathogenen Trypanosoma rangeli; brasilian. Raubwanze (Panstrongylus megistus): ca. 4 cm lange, rot gezeichnete Wanze; venezolan. Raubwanze (Rhodnius prolixus): ca. 2 cm lange, gräulich gezeichnete W.; weitere wichtige Arten: Triatoma dimidiata, Triatoma infestans, Triatoma sordida u. Triatoma brasiliensis.
Wanzen|zecken: syn. Lederzecken; s. Zecken.
Warburg-Dickens-Horecker-Abbau|weg (Otto H. W., Physiol., Chem., Berlin, 1883-1970): s. Pentosephosphatweg.
Ward-Dreieck: (engl.) *Ward's triangle*; densitometrisch sensibler Bereich für die DXA-Knochendichtemessung (Osteodensitometrie*) im distalen Schenkelhals, durch 3 Spongiosa-Trabekelzüge begrenzt; anat. Ort frühester Knochendichteveränderungen.
Warfarin (INN) *n*: (engl.) *warfarin*; s. Cumarinderivate.
Warfarin-Em|bryo|pathie (Embryo-*; -pathie*) *f*: (engl.) *warfarin embryopathy*; Vork. von Skelettdeformitäten u. evtl. geistiger Retardierung bei Kindern, deren Mütter in der Frühschwangerschaft (6.–9. SSW) Cumarinderivate* eingenommen haben; mind. 4 versch. Gene werden beeinflusst: CYP2A6, CYP2C9, CYP4F2 u. VKORC1. Bei Schwangeren mit mechan. Herzklappen erhöhtes Risiko bei oraler Antikoagulation.
Waring-Blendor-Syn|drom *n*: (engl.) *Waring-Blendor syndrome*; mechan. Schädigung der Erythrozyten an mit Kunststoffen op. korrigierten Herzseptumdefekten; dadurch verkürzte Lebensdauer der Erythrozyten, die im Blutausstrich als Fragmentozyten* erscheinen.
warming up (engl. Aufwärmen): (kardiol.) Bez. für die zunehmende Tachykardiefrequenz zu Beginn einer (i. d. R. ektopen) Tachykardie*, z. B. bei Vorhoftachykardie*; vgl. Erregungsbildungsstörung; cooling down; Tachykardie, paroxysmale.
Warren-Shunt (Dean W., amerikan. Chir., 1924–1989; engl. shunt Nebenschluss, Weiche) *m*: peripherer splenorenaler Shunt; s. Shunt, portosystemischer (Tab. dort).
Wartenberg-Syn|drom *n*: Radialiskompressionssyndrom.
Wartenberg-Zeichen (Robert W., Neurol., Freiburg i. Br., San Francisco, 1887–1956): s. Pyramidenbahnzeichen (Tab. dort).
Warthin-Tumor (Alfred Scott W., Pathol., Ann Arbor, 1866–1931; Tumor*) *m*: s. Speicheldrüsentumoren.
Warton-Starr-Färbung: (engl.) *Warton-Starr staining*; Bakterienfärbung durch Silberimprägnierung zur Darstellung von Helicobacter* pylori in Biopsaten.
Warze: Verruca*.
Warzen|fort|satz: Processus* mastoideus.
Warzen|hof: s. Areola mammae.
Warzen|virus (Virus*) *n*: Papillomavirus*.
Wasch|frauen|hände: s. Waschhaut.
Wasch|haut: 1. (dermat.) inf. Entfettung od. Alkalisierung (z. B. durch übermäßiges Waschen) aufgequollene, weiße, gewellte Epidermis an Händen

Waschung

u. Füßen; **2.** (gebh.) trockene u. faltige Haut als Zeichen für Übertragung* bei Neugeborenen; s. Runge-Zeichen; **3.** (forens.) faltige u. gequollene Haut bei einer Wasserleiche*.

Waschung: (engl.) *ablution*; hydrotherap. Maßnahme mit einem in kaltes (10–15 °C) Wasser getauchten Tuch; mildeste Form großflächiger Kaltanwendung zur Fiebersenkung u. Kreislaufanregung durch reaktive Hyperämie* insbes. bei bettlägerigen Pat. bzw. in der Kneipp*-Therapie.

Wasch|zwang: (engl.) *compulsion to wash*; Zwangshandlung* mit unüberwindl. Reinigungstrieb, der aus Furcht vor Verunreinigung od. Ansteckung dazu zwingt, sich sofort nach jeder Berührung eines Menschen od. Gegenstands (z. B. Türklinken) gründl. zu waschen.

Wasser|bedarf: (engl.) *water requirement*; Wassermenge, die tägl. zur Erhaltung von Volumen u. Elektrolytkonzentration der einzelnen Flüssigkeitskompartimente* des Körpers aufgenommen werden muss; ergibt sich aus Wasserverlusten durch Perspiratio, Harn u. Fäzes; vgl. Wasserhaushalt; Durst; Bilanzierung.

Wasser|blau-Dextrose|agar m: (engl.) *water-blue dextrose agar*; Nährmedium zur quant. Bakteriophagendiagnostik.

Wasser|bruch: s. Hydrozele.

Wasser, de|stilliertes: (engl.) *distilled water*; durch einfache (Aqua destillata) od. mehrfache (Aqua bidestillata, tridestillata) Destillation* gereinigtes Wasser; nicht steril.

Wasser|di|urese (Dia-*; Ur-*) f: (engl.) *water diuresis*; Ausscheidung von in Bezug auf Plasma hypoosmolarem Urin durch die Niere* (Urinosmolalität 30–100 mosmol/kg) bei Fehlen von ADH*; vgl. Antidiurese.

Wasser|epi|demie (gr. ἐπίδημος im Volk verbreitet) f: (engl.) *water-borne epidemic*; durch Aufnahme kontaminierten Trinkwassers* (z. B. mit Salmonellen, Shigellen, Choleravibrionen, Leptospiren, Poliomyelitis- u. Hepatitis-Viren) entstehende Infektionskrankheit; explosionsartiges Ansteigen der Erkrankungszahl durch etwa gleichzeitige Infektion eines Kollektivs, dann schnelles Absinken mit vereinzelten Kontaktinfektionen (je nach Erreger); **Proph.:** sorgfältige Aufbereitung des Trinkwassers (Reinigung, Desinfektion) u. hygienisch einwandfreie Verteilung bis zum Verbrauch.

Wasser|fieber: s. Feldfieber.

Wasser|floh|all|ergie (Allergie*) f: (engl.) *water flea allergy*; syn. Daphnienallergie; IgE-vermittelte Allergie* vom Soforttyp gegenüber Blattfußkrebsen bei Zierfischhaltern, Fischzüchtern u. Arbeitern in Fischfutterfabriken; Kreuzallergie* gegenüber Milbenallergenen möglich.

Wasser, freies: (engl.) *free water*; (biochem.) osmotisch nicht gebundenes Wasser.

Wasser|geburt: (engl.) *water birth*; Geburt* unter Wasser in spez. Gebärwanne; erleichtert Entspannung u. Beweglichkeit der Gebärenden; Ziel ist die schmerzarme, rasche Geburt ohne Dammverletzung; Überwachung des Fetus mit CTG* sollte gewährleistet sein.

Wasser|hammer|puls (Puls*) m: (engl.) *water-hammer pulse*; (lat.) Pulsus celer et altus; Bez. für Puls* mit raschem Druckanstieg (Pulsus* celer) u. hoher Druckamplitude (Pulsus* magnus) bei Aortenklappeninsuffizienz*.

Wasser|haushalt: (engl.) *water balance*; Bez. für die Vorgänge der Wasseraufnahme, Wasserverteilung u. Wasserabgabe des Organismus; der W. ist mit dem Elektrolythaushalt* funkt. eng verknüpft, da im chem. nichtgebundenen Körperwasser* eine annähernd konstante Konz. von Elektrolyten aufrechterhalten wird (Isotonie*). **Wasseraufnahme:** Unter normalen Bedingungen setzt sich die aufgenommene Flüssigkeitsmenge (gesamt ca. 2000 ml/d) aus dem Wassergehalt der flüssigen (1000 ml/d) u. festen Nahrungsmittel (700 ml/d) sowie dem im intermediären Stoffwechsel gebildeten sog. Oxidationswasser* (300 ml/d) zusammen; das Durstgefühl reguliert die Wasseraufnahme entsprechend dem Wasserbedarf u. wird durch „Austrocknung" von Zellen im Hypothalamus (s. Osmosensoren) u. Abnahme des Blutvolumens (s. Volumen-Sensoren) hervorgerufen. **Wasserverteilung:** Ca. 60–65 % des Körperwassers* befinden sich im Intrazellulärraum u. ca. 35–40 % im Extrazellulärraum; Aufteilung des Extrazellulärwassers in interstitielles Wasser (ca. 27 %), Plasmawasser (ca. 7 %) u. transzelluläres Wasser (ca. 3 %); für die Wasserverteilung zwischen den versch. Räumen sind die Konzentrationsverhältnisse von Ionen (s. Osmose) u. Makromolekülen (bes. Proteine; s. Druck, kolloidosmot.) in Plasma, Interstitium u. Zellen von Bedeutung. Messung über Indikatorverdünnungsverfahren (s. Körperwasser), Abschätzung von Wasser- u. Fettgehalt mit bioelektrischer Impedanzanalyse*. Klin. Beurteilung u. a. anhand des Natriumgehalts des Serums, der Osmolarität bzw. Osmolalität*, des Blutdrucks, des spezif. Gewichts des Harns, des Hämatokrits*, der Erythrozytenzahl u. Elastizität der Haut u. des subkutanen Gewebes. **Wasserabgabe:** Gesamtwasserabgabe ca. 2000 ml/d (s. Abb.); besteht aus der Wasserabgabe im Harn (1000 ml/d), im Stuhl (100 ml/d) u. durch sog. unmerkliche Verluste (Perspiratio* insensibilis: Haut 500 ml/d, Atmung 400 ml/d); der Wasserverlust über die Haut kann bei schwerer körperl. Betätigung bei hohen Temperaturen bis auf das 20–25-fache ansteigen (s. Perspiratio sensibilis). Hormonale **Regulation:** v. a. durch **1.** antidiuret. Hormon (ADH*); **2.** atriales natriuret. Peptid (ANP), Renin*-Angiotensin-Aldoste-

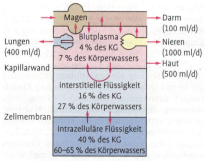

Wasserhaushalt: Flüssigkeitsräume u. Wasseraustausch im Organismus; KG: Körpergewicht

ron-System, Mineralokortikoide der Nebenniere*; **3.** somatotropes Hormon (STH*), durch dessen Einfluss der Wassergehalt der Gewebe ansteigt. **Störungen: 1.** Wasserüberschuss durch eine primär renale Insuffizienz (akutes Nierenversagen*, Harnwegverschluss) od. durch eine pathol. erhöhte Aktivität des ADH (u. a. bei Herzinsuffizienz*, Leberinsuffizienz*, best. Karzinomen, Hirnerkrankungen); **2.** Wassermangel durch ungenügende Zufuhr (Entzug, Unmöglichkeit der Aufnahme), bes. bei gleichzeitig erhöhtem Wasserverlust (u. a. inf. von Fieber, Hitze, Hyperventilation*, Diabetes* insipidus, Diabetes* mellitus, Diarrhö*, Hypokaliämie*). Vgl. Bilanzierung; Dehydratation, Schock; Hyperhydratation; Hydrämie; Ödem; Wasserintoxikation; Flüssigkeitskompartimente.

Wasser|haut: s. Amnion.

Wasser|in|toxikation (Intoxikation*) *f*: (engl.) *water intoxication*; syn. Wasservergiftung; umgangssprachl. Überwässerung; Bez. für lebensgefährl. hypotone Hyperhydratation*; **Sympt.:** Übelkeit, Erbrechen, Lungenödem mit Dyspnoe, akute Herzinsuffizienz (Volumenüberlastung), Oligobis Anurie, Koma. Vgl. Hyponatriämie.

Wasser|kopf: veraltete Bez. für Hydrozephalus*.

Wasser|krebs: Noma*.

Wasser|leiche: (engl.) *waterlogged corpse*; im Wasser (meist in Bauchlage) gefundene Leiche nach Tod durch Ertrinken*, Badetod* od. Tötung außerhalb des Wassers; postmortale Treibverletzungen (s. Abb. 1) u. Verletzungen durch Schiffsschrauben

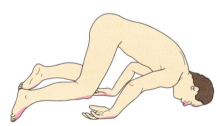

Wasserleiche Abb. 1: typ. Lokalisationen von Treibverletzungen

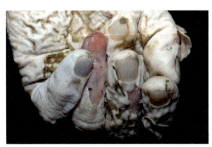

Wasserleiche Abb. 2: ausgeprägte Waschhautbildung an der linken Hand mit mehrtägiger Wasserliegezeit im Sommer; weißliche Verquellung der Oberhaut mit Lockerung der Fingernägel u. teilweiser Ablösung von darunterliegenden Gewebeschichten; Ausprägung ist temperaturabhängig [118]

sind gegenüber defensiver Leichenzerstückelung, Verletzung durch Wassertiere u. Bergungverletzung abzugrenzen. Kriterien zur Abschätzung der **Wasserliegezeit:** Adipocire*, Waschhautbildung an Händen (s. Abb. 2) u. Füßen, Ablösung der Oberhaut einschließlich Hautanhangsgebilde, Mazerationserscheinungen u. Fäulnis (s. Casper-Regel).

Wasser|re|sorption (lat. resorbere wiederaufsaugen) *f*: (engl.) *water absorption*; Aufnahme von Wasser aus den Lumina von Epithelien ins Blut, dabei folgt das Wasser den resorbierten Soluten bis zum osmot. Ausgleich; der Transport* durch Zellmembranen erfolgt durch Aquaporine*; entscheidend für den Salz-Wasserhaushalt ist die Resorption* aus dem Magen-Darm-Trakt, insbes. dem Dünndarm (max. ca. 15 ml/min) u. die Resorption in den Nierentubuli zur Harnkonzentrierung (ca. 120 ml/min in Antidiurese*).

Wasser|sack|niere: s. Hydronephrose.

Wasser|speier|gesicht: s. Gargoylismus.

Wasser|stoff: (engl.) *hydrogen*; Hydrogenium; Symbol H, OZ 1, rel. Atommasse 1,0081, 1-wertig, das leichteste chem. Element; (H$_2$) das leichteste Gas, in der Luft zu $5 \cdot 10^{-5}$ Vol.% enthalten; farb-, geruch- u. geschmacklos, verbrennt an der Luft zu Wasser; Knallgas ist ein ca. 2:1-Gemisch von W. u. Sauerstoff. Beim katabolen Abbau von Nährstoffen (v. a. Monosacchariden*, Triglyceriden*, Aminosäuren*) entstehen bei Enzymreaktionen (z. B. Glykolyse*) Reduktionsäquivalente, die durch Enzyme (Dehydrogenasen, Oxidasen; Coenzyme* NAD, NADP, FMN, FAD) übertragen u. in der Atmungskette* unter ATP-Gewinn zu Wasser oxidiert werden. **Schwerer W.:** Deuterium*. Vgl. Tritium.

Wasser|stoff|bindung: s. Bindung, chemische.

Wasser|stoff-Ex|halations|test (Exhalatio*) *m*: (engl.) *hydrogen breath test*; auch H$_2$-Atemtest; gaschromatograph. Messung der Wasserstoffkonzentration in der Ausatmungsluft bei Laktosemalabsorption; **Prinzip:** Laktose wird im Dünndarm in Galaktose u. Glukose gespalten u. resorbiert. Bei Laktasemangel gelangt sie in den Dickdarm u. wird bakteriell vergoren, wobei Wasserstoff entsteht, der über das Blut in die Ausatmungsluft gelangt u. als Anteil der Atemgase analysiert werden kann. Die H$_2$-Konz. ist ein Maß für die Schwere des Laktasemangels. Nach dem gleichen Prinzip kann durch Gabe von nicht resorbierbarer Laktulose die orozökale Passagezeit gemessen bzw. durch Gabe von z. B. Glukose eine bakterielle Fehlbesiedlung des Dünndarms erfasst werden.

Wasser|stoff|ionen|kon|zentration (gr. ἰών gehend; Co-*; Centr-*) *f*: (engl.) *hydrogen ion concentration*; Symbol [H$^+$], korrekter [H$_3$O$^+$]; Stoffmengenkonzentration der Wasserstoffkationen; Messungen der elektr. Leitfähigkeit von reinem Wasser ergaben, dass bei 22 °C in 10 Mio. (10^7) Liter Wasser 1 Mol* Wasser als Ionen* enthalten ist, d. h. in reinem H$_2$O beträgt die Konz. der Wasserstoffkationen bei **neutraler Reaktion** 10^{-7} u. die der Hydroxidionen (OH$^-$) ebenfalls. Das Ionenprodukt des Wassers ([H$^+$] · [OH$^-$]) ist bei 22 °C konstant 10^{-14}. Bei **saurer Reaktion** ist die W. erhöht (u. die Hydroxidionenkonzentration entspr. dem

Wasserstoffperoxid

Ionenprodukt des Wassers erniedrigt); bei **alkalischer Reaktion** ist die W. erniedrigt (u. die Konz der OH⁻ entspr. erhöht). Aus prakt. Gründen führte Sörensen den **Wasserstoffexponenten** pH* ein (vgl. Henderson-Hasselbalch-Gleichung), der die **aktuelle W.**, d. h. die tatsächl. in der Lösung vorhandenen H⁺-Ionenkonzentration angibt. Die **potentielle W.** ist die H⁺-Ionenkonzentration, die unter geeigneten Bedingungen zusätzl. gebildet werden kann. Die ungefähre **Bestimmung** der W. erfolgt kolorimetr. mit Hilfe von pH-Indikatoren, die genaue durch Messung mit einem pH-Meter. H⁺-Ionen reagieren mit einem Wassermolekül zu (H₂OH)⁺, also H₃O⁺ (Hydroniumion od. Hydroxoniumion), z. B. Salzsäure: HCl + H₂O → H₃O⁺ + Cl⁻. Vgl. Pufferung.

Wasser|stoff|per|oxid *n*: (engl.) *hydrogen peroxide*; Wasserstoffsuperoxid; H₂O₂; starkes Oxidationsmittel; **Anw.:** Bleichmittel (meist in 3 %iger wässriger Lösung) u. Komponente in Desinfektionsmitteln, Haut- u. Schleimhautantiseptika.

Wasser|stoff, schwerer: Deuterium*.
Wasser|sucht: Hydrops*; Ödem*.
Wasser|verlust: s. Dehydratation.
Wasser|verlust, trans|epi|dermaler: (engl.) *transepidermal water loss* (Abk. TEWL); mit Evaporimetrie* bestimmbarer Indikator für Funktionseinbußen der Hornschichtbarriere der Haut, z. B. bei atopischem Ekzem*, Kontaktekzem*; vgl. Hautfeuchtigkeit, relative.
Wasting-Syn|drom (engl. *to waste* abnehmen, schwinden) *n*: s. HIV-Kachexiesyndrom, TCDD.
Waterhouse-Friderichsen-Syn|drom (Rupert W., Arzt, Bath, 1873–1958; Carl F., Päd., Kopenhagen, 1886–1961) *n*: (engl.) *Waterhouse-Friderichsen syndrome*; Schockzustand bei Kleinkindern (weniger häufig bei älteren Kindern u. selten bei Erwachsenen) mit hämorrhagischer Nekrose beider Nebennieren inf. einer Sepsis* (meist durch Meningokokken, seltener durch andere Err. wie Haemophilus influenzae bedingt); **Klin.:** schlagartiger Beginn unter raschem Fieberanstieg mit Kollapszeichen (Blässe, Erbrechen, Durchfall), foudroyanter Verlauf; bei Meningokokkensepsis zahlreiche Hautblutungen (Petechien, Sugillationen; s. Abb.) inf. Verbrauchskoagulopathie*; hohe Letalität.

Watschel|gang: s. Gangstörungen.
Watson-Crick-Form: (engl.) *Watson-Crick helix*; Konfiguration doppelsträngiger DNA*.
Watson-Jones-Krankheit (Sir Reginald W.-J., Orthop., Liverpool, 1902–1972): Grisel*-Syndrom.
Watson-Kapsel: (engl.) *Watson capsule*; spez. Kapsel, die in Verbindung mit einer orogastralen Sonde zur Saugbiopsie* von Schleimhaut aus dem Dünndarm dient; zunehmend wird die Gastroduodenoskopie zur Dünndarmschleimhautbiopsie eingesetzt; vgl. Zöliakie.
Watson-Schwartz-Test (Cecil J. W., Arzt, Minneapolis, geb. 1901; Samuel Sch., amerikan. Arzt, 1916–1983) *m*: (engl.) *Watson-Schwartz test*; Test zum Nachw. von Porphobilinogen* im Harn mit Ehrlich*-Reagenz durch Rotfärbung der Harnprobe, die auch nach Ausschütteln mit Chloroform in der wässrigen Phase bestehen bleibt; positiv bei akuter intermittierender (hepatischer) Porphyrie*.
Watt (James W., Ingenieur, Birmingham, Glasgow, 1736–1819) *n*: (engl.) *watt*; Einheitenzeichen W; abgeleitete SI-Einheit der (elektr. u. mechan.) Leistung*; 1 W = 1 J/s = 1 V · A = 1 N · m/s; vgl. Einheiten.
WDHA-Syn|drom *n*: Abk. für **w**ässrige **D**iarrhö, **H**ypokaliämie, **A**chlorhydrie-Syndrom; s. Verner-Morrison-Syndrom.
WDHH-Syn|drom *n*: Abk. für **w**ässrige **D**iarrhö, **H**ypokaliämie, **H**ypochlorhydrie-Syndrom; s. Verner-Morrison-Syndrom.
weak D: s. Rhesus-Blutgruppen.
Weaning (engl. *to wean* entwöhnen) *n*: **1.** (intensivmed.) Entwöhnung vom Respirator*; kontinuierl. W. mit schrittweiser Reduktion der FiO₂ u. Überführung der kontrollierten Beatmung* über SIMV, BIPAP, ASB u. CPAP (ggf. in Komb., z. B. BIPAP-ASB) zur reinen Spontanatmung; erfolgt unter Mobilisation* des Pat.; schwierig v. a. nach Langzeitbeatmung*; **2.** (päd.) Beenden der Stillphase beim Säugling; s. Abstillen.
Weber-Christian-Krankheit (Frederick P. W., Arzt, London, 1863–1962; Henry A. C., Arzt, Boston, 1876–1951): Panniculitis nodularis non suppurativa febrilis et recidivans.
Weber-Deen-Probe (Hermann W., Int., Berlin, geb. 1865; Izaak A. van D., Physiol., Groningen, 1804–1869): Guajakprobe*.
Weber-Einteilung (Wilhelm W., Chir., 1872–1928): s. Knöchelfraktur (Abb. 2 dort).
Weber-Gesetz (Ernst H. W., Anat., Physiol., Leipzig, 1795–1878): s. Reizschwelle.
Weber|husten: s. Byssinose.
Weber-Krankheit (Frederick P. W., Arzt, London, 1863–1962): s. Osler-Rendu-Weber-Krankheit.
Weber-Ramstedt-Operation (Wilhelm W., Chir., 1872–1928; Conrad R., Chir., Münster, 1867–1963) *f*: Pyloromyotomie*.
Weber-Syn|drom I (Sir Hermann D. W., Arzt, London, 1823–1918) *n*: s. Hirnstammsyndrome.
Weber-Syn|drom II (Frederick P. W., Arzt, London, 1863–1962) *n*: s. Klippel-Trénaunay-Weber-Syndrom.
Weber-Versuch (Ernst H. W., Anat., Physiol., Leipzig, 1795–1878): s. Hörprüfungen.

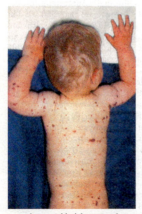

Waterhouse-Friderichsen-Syndrom: Hautblutungen bei Meningokokkensepsis [66]

Wechsel|belichtungs|test *m*: s. Pupillen-Wechselbelichtungstest.
Wechsel|fieber: s. Malaria.
Wechsel|gebiss: (engl.) *mixed dentition*; Gebiss im Übergang von den Milchzähnen* zum bleibenden Gebiss.
Wechsel|jahre: s. Klimakterium.
Wechsel|schnitt: (engl.) *gridiron incision*; auch Sprengel-Schnitt; (chir.) Durchtrennung von Gewebeschichten mit schichtweise wechselnder Schnittführung; **Anw.:** v. a. bei Appendektomie* als schräger od. querer Bauchschnitt mit Durchtrennung der Haut entlang der Langer*-Linien u. der schrägen Bauchmuskeln u. Aponeurosen entspr. ihres Faserverlaufs.
Wechsel|strom: (engl.) *alternating current*; elektr. Strom, bei dem die Ladungsträger (Elektronen od. Ionen) ihre Bewegungsrichtung periodisch ändern; Gegensatz: Gleichstrom*.
Wechsel|wirkungen: 1. (engl.) *interactions*; (pharmaz.) physik.-chem. Reaktionen zwischen Arzneistoffen untereinander od. diesen u. pharmaz. Grund- u. Hilfsstoffen u. a. Chemikalien; z. B. Fällungen, Bindung von Arzneistoffen an Polymere (können gezielt in der Arzneiformung eingesetzt werden); 2. (pharmak.) gegenseitige pharmakodynam. Beeinflussung von Arzneistoffen; vgl. Interaktion.
Wechsel|zahl: (engl.) *turnover number*; (biochem.) Messgröße für die Umsatzgeschwindigkeit von Enzymen*.
Weck|amine *n pl*: s. Psychostimulanzien.
Wedge-Druck: (engl.) *pulmonary capillary wedge pressure (Abk. PCWP)*; syn. Lungenkapillaren-Verschlussdruck; den pulmonalen Kapillardruck (Abk. PCAP für engl. *pulmonary capillary pressure*) repräsentierender, bei Verschluss eines peripheren Pulmonalarterienasts durch den eingeschwemmten aufgeblasenen Ballon des Pulmonaliskatheters* endexspirator. gemessener intravasaler Druck; entspricht unter best. Voraussetzungen annähernd dem linksatrialen u. damit dem linksventrikulären enddiastol. Druck (Abk. LVEDP; linksventrikulärer Füllungsdruck), Maß für die linksventrikuläre Vorlast*; **Referenzbereich:** 5–12 mmHg; PCWP-Beeinflussung durch mehrere Parameter: erhöht z. B. bei (kardialer) Stauungslunge*, erniedrigt bei Hypovolämie*; vgl. Venendruck, zentraler. Vgl. PAP; vgl. Blutdruck (Abb. 2 dort).
Wedge-Re|sektion *f*: s. Keilresektion.
Weeks-Bazillus (John E. W., Ophth., New York, 1853–1949; Bacill-*) *m*: s. Haemophilus aegypticus.
WEE-Virus (Virus*) *n*: Abk. für (engl.) *western equine encephalitis*; Abk. WEEV; s. Pferdeenzephalitis.
Wegener-Granulomatose (Friedrich W., Pathol., Berlin, Lübeck, 1907–1990; Granulum*, -om*; -osis*) *f*: (engl.) *Wegener's granulomatosis*; auch Wegener-Klinger-Granulomatose, ANCA*-positive Vaskulitis* kleiner bis mittelgroßer Gefäße mit Befall von Lunge, Niere u. Nasopharynx; **Epidemiol.:** Vork. v. a. bei Männern zwischen 30. u. 50. Lj.; **Path.:** Autoimmunkrankheit* mit Autoantikörpern gegen Proteinase 3; **Sympt.:** 1. Initialstadium mit Beschwerden im Nasen-Rachen-Raum (sog. lokalisierte W.-G. mit Rhinitis, granulomatös-ulze-

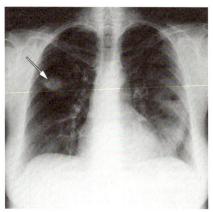

Wegener-Granulomatose: beidseits teilweise einschmelzende, rundliche Granulome [74]

röse Prozesse, Pansinusitis, Otitis media, Laryngotracheitis); Nasendeformation (Sattelnase*, Septumdeviation); 2. Übergang in Generalisationsstadium, insbes. mit Beteiligung von Lungen u. Nieren, z. B. (meist nekrotisierende) Glomerulonephritis, renale Vaskulitis; 3. lebensbedrohlicher Verlauf mit Blutungen, Kachexie, Pneumonie, Nierenversagen; **Diagn.:** Biopsie, serol. Nachw. von cANCA (s. ANCA), Urinsediment, Rö., typisch sind multiple Raumforderungen (pulmonale Veränderungen mit Infiltrationen u. Granulomen; s. Abb.); **Ther.:** Glukokortikoide, Cyclophosphamid; Methotrexat bei ausreichender Nierenfunktion; Anti-TNF-Therapie mit monoklonalen Antikörpern gegen TNF-α; Anti-CD20-Immuntherapie; Trimethoprim-Sulfonamid bei milder Manifestation im HNO-Bereich.
Wege|unfall: s. Arbeitsunfall.
Wegner-Krankheit (Friedrich Rudolf G. W., Pathol., Berlin, 1843–1917): s. Osteochondritis, syphilitische.
Wegner-Zeichen (↑): (engl.) *Wegner's sign*; im Röntgenbild welliger od. gezackter Verlauf der sonst geraden, weißen Grenzlinie zwischen Epi- u. Diaphyse des Femurs bei syphilitischer Osteochondritis*.
Wehen: (engl.) *labour, contractions*; schmerzhafte Kontraktionen der Gebärmuttermuskulatur während der Schwangerschaft u. unter der Geburt* von 20 bis 60 Sek. Dauer (s. Abb. 1); **Einteilung** nach dem zeitl. Auftreten: 1. Schwangerschaftswehen*; 2. Vorwehen: unregelmäßige W. in den letzten Wochen u. Tagen der Schwangerschaft bis kurz vor Beginn der Geburt; nach ihrer Funktion unterteilt in Senkwehen* bzw. Stellwehen*; 3. Eröffnungswehen: rhythmische W. (Verlauf s. Abb. 2) in der Eröffnungsperiode; 4. Austreibungswehen: W. in der Austreibungsperiode mit Presswehen*; 5. Nachgeburtswehen: zur Austreibung der Plazenta*; 6. Nachwehen*: W. im Wochenbett; 7. Stillwehen: durch Saugreiz bedingt, fördern die Uterusrückbildung. Als Krampfwehen (Gefahr für das Kind!) werden einheitl. Dauerkontraktionen (Tetanus uteri) bzw. sehr rasch aufei-

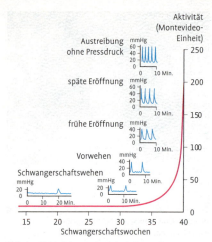

Wehen Abb. 1: Schema physiologischer Wehen

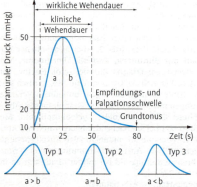

Wehen Abb. 2: Verlauf einer Eröffnungswehe

nander folgende Einzelkontraktionen (Clonus uteri) bezeichnet. W. werden palpator. u. mit externer od. interner Tokographie* beurteilt.

Wehen|dys|tokie (Dys-*; Toko-*) *f*: (engl.) *contraction anomalies*; sog. Wehenanomalien; verschiedenartige Abweichungen von der normalen Wehentätigkeit (pathol. Wehenformen); **Formen: 1. Wehenschwäche:** zu schwache, zu kurze od. zu seltene Wehen*; **a)** primär: von der Eröffnungsperiode an z. B. inf. Hypoplasia uteri, Adipositas, Diabetes* mellitus, Überdehnung des Uterus; **b)** sekundär (sog. Ermüdungswehen): z. B. bei engem Becken*, Zervixdystokie*; **2. hyperaktive Wehenformen** (zu stark, zu häufig), wobei der intraamniale Druck 80–90 mmHg überschreitet bzw. mehr als 4 Wehen pro Min. registriert werden (Tachysystolie), z. B. bei Zervixdystokie*; **3. hypertone Wehenform**, wobei der Ruhetonus der Uterusmuskulatur bzw. der intrauterine Druck in der Wehenpause größer als 12 mmHg ist, z. B. bei passiver Überdehnung, bei muskulärem uterinem Hypertonus sowie bei sekundärem Hypertonus inf. Tachysystolie; **4. unkoordinierte Wehentätigkeit** (inf. dystoper Erregungsbildung), die u. U.

in einen Tetanus uteri übergehen kann. Vgl. Wehenmittel, Tokolyse.

Wehen|hemmung: s. Tokolyse.

Wehen|mittel: 1. (engl.) *oxytocics, uterotonics*; Arzneimittel, die die rhythm. Kontraktionen der Uterusmuskulatur fördern u. die Frequenz der Kontraktionen steigern (z. B. Oxytocin*); **2.** Arzneimittel, die eine Dauerkontraktion der Uterusmuskulatur bewirken (z. B. Ergotalkaloide*). Vgl. Prostaglandine.

Wehen|schwäche: (engl.) *inertia*; Inertia uteri; s. Wehendystokie.

Weiber|knoten: s. Knotentechnik (Abb. dort).

Weich|teile: (engl.) *soft tissues*; alle nichtepithelialen, extraskelettären Gewebe mit Ausnahme des Monozyten-Makrophagen-Systems, der Glia u. der Stützgewebe spezif. Organe u. Eingeweide; vgl. Bindegewebe.

Weich|teil|em|physem (Emphysem*) *n*: (engl.) *soft tissues emphysema*; Luft- od. Gasansammlung in Weichteilen* (s. Abb.), einschließl. Hautemphysem*.

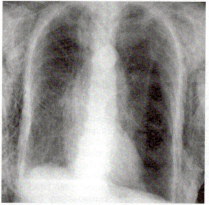

Weichteilemphysem: thorakales W. (röntg. streifige Darstellung des M. pectoralis major) mit linksseitigem Pneumothorax [151]

Weich|teil|rheumatismus (Rheumatismus*) *m*: (engl.) *soft tissue rheumatism*; Sammelbegriff für nichtentzündl., schmerzhafte u. die Funktion beeinträchtigende Erkr. in den Weichteilen des Bewegungsapparats, oft einhergehend mit Schlafstörungen u. depressiver Verstimmung; **Vork.:** bei primärem Fibromyalgiesyndrom*, Burnout*-Syndrom od. sekundär i. R. chron. Erkrankungen; **Ther.:** intensivierte Physiotherapie, Psychotherapie, Analgetika u. komb. Schmerztherapie. Vgl. Erkrankungen des rheumatischen Formenkreises.

Weich|teil|sarkom (Sark-*; -om*) *n*: (engl.) *soft tissue sarcoma*; von Weichteilen* ausgehender maligner Tumor mit großer Vielfalt u. histol. Heterogenität u. frühzeitiger hämatogener Metastasierung; **Lok.:** zu 50 % an den Extremitäten; **Pathol.:** inkonstante Korrelation zwischen Differenzierungsgrad u. biol. Verhalten; histol. unterschiedl. Gewebe in einem Tumor; trotz makroskop. Abkapselung infiltrierendes Wachstum; häufigste Tumoren: Liposarkom* (19 %), Fibrosarkom* (18 %), malignes fibröses Histiozytom (Abk. MFH; 11 %), Synovialsarkom (7 %), Leiomyosarkom* (7%); entsteht meist als gastrointestinaler Stromatumor); **Sympt.:** häufig asymptomat, Schmerzen durch Druck auf Nerven; **Diagn.:** CT, MRT, selektive Angiographie, chir. Inzisionsbiopsie (falls mögl., Entfernen des gesamten W. mit Sicherheitsabstand); **Ther.:** radikale Resektion; adjuvante od. palliative periop. Zusatztherapie: Bestrahlung, system. bzw. regionale Chemotherapie (ggf. in Form der hyperthermen Extremitätenperfusion*); **Progn.:** hohe Rezidivrate (20–30 %); bei regelmäßiger Nachsorge Fünf-Jahres-Überlebensrate 70–75 %, bei Tumorlokalrezidiv 35–50 %, bei Fernmetastasen <5 %.

Weich|teil|tumoren (Tumor*) *m pl*: (engl.) *soft tissue tumors*; Bez. für alle Tumoren, die von nichtepithelialen, extraskelettären Geweben mit Ausnahme von Monozyten*-Makrophagen-System, Glia u. Stützgewebe der Organe ausgehen (WHO-Klassifikation); **Formen:** 1. benigne W.: z. B. Fibrom, Leiomyom, Rhabdomyom, Neurofibrom, Mesenchymom; **2.** maligne W.: s. Weichteilsarkom.

Weiden|rinde: (engl.) *willow bark*; Salicis cortex; Rinde der Zweige von Salix alba, Salix purpurea, Salix fragilis u. a. Salix-Arten, die antipyretisch, antiphlogistisch u. analgetisch wirkendes Salicin enthalten; **Verw.:** bei Fieber, Kopfschmerz, rheumat. Beschwerden.

Weigert-Färbung (Carl W., Pathol., Histol., Leipzig, Frankfurt a. M., 1845–1904): (engl.) *Weigert's fibrin stain*; bes. Färbung von Schnitten (Lithiokarmin u. Anilinwassergentianaviolett mit Iodiodkalilösung): Fibrin blau, Bakt. violettblau, Bindegewebe rot.

Weil-Felix-Re|aktion (Edmund W., Arzt, Prag, 1880–1922; Arthur F., Bakteriol., Prag, 1887–1956) *f*: (engl.) *Weil-Felix reaction*; Agglutination* von Proteus-X-Stämmen (vgl. X-Bakterien) mit Antikörpern im Serum Fleckfieberkranker; **Urs.:** partielle Antigengemeinschaft der für Fleckfieber ursächl. Rickettsien mit Proteusbakterien, z. B. des Stamms OX 19. Die W.-F.-R. entspricht im Aufbau der Widal*-Reaktion, sie ist weniger spezif. als die Agglutination mit homologen Rickettsienantigenen (s. Rickettsien-Agglutinationsreaktion).

Weil-Krankheit (Adolf W., Int., Dorpat, Wiesbaden, 1848–1916): (engl.) *Weil's disease*; meldepflichtige, akute Infektionskrankheit; schwere Form der Leptospirose* mit Menigitis, Nieren- u. Leberversagen; **Err.:** Leptospira* interrogans, Serovar icterohaemorrhagiae; **Übertragung:** in feuchter Umgebung durch Kontakt mit Wasser, Nahrung od. Erdreich, die mit Urin infizierter Tiere (Hund, Ratte, Maus, Kaninchen, Kuh, Schaf u. a.) kontaminiert sind; insbes. Wassersportler, Tierärzte, Schlachter u. Landwirte betroffen; **Inkub.:** 2–20 Tage; **Klin.:** plötzlich, heftiger Beginn; 2 Krankheitsphasen: septikämische Phase mit Grippe-ähnlichen Sympt. (Schüttelfrost, Fieber, Gelenkschmerzen, Myalgien bes. in den Waden) u. Phase der Organschädigung (Leberversagen mit Ikterus, Nierenversagen mit interstitieller Nephritis, seröse Meningitis); **Diagn.:** Erregernachweis in den ersten 7–10 Tagen in Blut, nachfolgend im Urin: serol. Nachweis; ELISA, PCR, Mikroagglutinationstest; **Ther.:** intensivmed. Überwachung mit supportiver Ther.; umgehend Antibiotikatherapie mit Penicillin G od. Erythromycin bei Krankheitsbeginn i. v., nach eingetretener Besserung p. o.; **Progn.:** im Gegensatz zu anderen Leptospirosen hohe Letalität; **Epidemiol.** u. **Proph.:** s. Leptospira.

Weill-Marchesani-Syn|drom (Georges W., Ophth., Straßburg, 1866–1952) *n*: Marchesani*-Syndrom.

Wein|säure: (engl.) *tartaric acid*; Acidum tartaricum; Dihydroxybernsteinsäure (HOOC—CHOH—CHOH—COOH); **Anw.:** in der Lebensmittelindustrie; Salze: Tartrate, z. B. Kalium-Natrium-Tartrat (sog. Seignettesalz).

Weir-Mitchell-Krankheit (Silas Weir M., Neurol., Philadelphia, 1829–1914): Erythromelalgie*.

Weisheits|zähne: (engl.) *wisdom teeth*; syn. Dentes serotini; die 3. Molaren*, die letzten (hintersten) Zähne der menschl. Gebisses; erst nach dem 16. Lj. durchbrechend, oft jedoch um Jahrzehnte später; im Unterkiefer häufig mit starken Durchbruchsbeschwerden verbunden (Dentitio difficilis); die W. sind inkonstant u. zeigen von allen Zähnen die meisten Unregelmäßigkeiten in den Kronen- u. Wurzelform u. in ihrer Lage im Kiefer.

Weiß|dorn, Gemeiner: (engl.) *quickthorn*; Crataegus oxyacantha; Strauch aus der Fam. der Rosengewächse, dessen Blätter, Blüten u. Früchte Flavonoide (Hyperosid, Rutin) u. oligomere Procyanidine (Epicatechin) enthalten; **Wirkung:** positiv inotrop, chronotrop u. dromotrop sowie negativ bathmotrop; Zunahme der Koronar- u. Myokarddurchblutung; **Verw.:** als Extrakt bei Herzinsuffizienz Grad I-II (NYHA).

Weissenbacher-Zweymüller-Syndrom (G. W., Päd., Wien; Ernst Z., Päd., Wien; **Phän***; gr. τύπος Gepräge, Bild) *m*: (engl.) *Weissenbacher-Zweymüller syndrome*; syn. oto-spondylo-megaepiphysäre Dysplasie (Abk. OSMED); Bez. für bei mehreren erbl. Skeletterkrankungen vorkommenden Symptomenkomplex aus intrauteriner Wachstumsretardierung, Robin-Syndrom u. (röntg.) kurzen, plumpen Röhrenknochen (v. a. im proximalen Femurbereich); **Ätiol.:** Mutation im Gen für die Kollagenuntereinheit COL11A2 (Genlocus 6p21.3); diese Mutation ist ebenfalls für den nichtokulären Stickler-Phänotyp (s. Stickler-Syndrom) verantwortlich. Vgl. Kniest-Dysplasie.

Weiß|finger|krankheit: (engl.) *white finger disease*; Form des sekundären Raynaud*-Syndroms; **Urs.:** Schädigung der nervalen Versorgung von Blutgefäßen der Hand nach jahrelanger Arbeit mit Vibrationswerkzeugen (Motorsäge); BK Nr. 2104. Vgl. Vibrationskrankheit.

Weiß|flecken|krankheit: (engl.) *white-spot disease*; i. e. S. Bez. für Vitiligo* od. Piebaldismus*, i. w. S. auch für Sclerodermia* circumscripta; vgl. Depigmentierung, Hypomelanosen.

Weiß|nägel: s. Leukonychie.

Weiß|schwielen|krankheit: s. Leukoplakie.

Weit|sichtigkeit: 1. (engl.) *far-sightedness*; Übersichtigkeit (s. Hypermetropie); 2. altersbedingte W. (s. Presbyopie).

Weit|winkel|glaukom (Glaukom*) *n*: s. Glaukom.

Weizen|knorpel: Cartilago* triticea.

Welch-Bazillus

Wellen, elektromagnetische
Wellenlängen- und Frequenzbereiche (Auswahl)

Wellenlängen-bereich	Frequenzbereich	Bezeichnung	Verwendung
18 000 km	16 2/3 Hz	technischer Wechselstrom	Bahn
6000 km	50 Hz	technischer Wechselstrom	elektrische Energieversorgung
18,75–15 km	16 000–20 000 Hz	Tonfrequenz	Sprache und Musik
$15-3 \cdot 10^{-5}$ km	20 kHz–10 GHz	Ultraschall	Ultraschalldiagnostik
∞–30 km	0–10 kHz	Niederfrequenz	Niederfrequenztherapie (Reizstrom)
100–10 m	3–30 MHz	Kurzwellen	Kurzwellentherapie
10–1 m	30–300 MHz	Ultrakurzwellen	Hochfrequenztherapie
300–0,3 mm	10^9–10^{12} Hz	Mikrowellen	Hochfrequenztherapie
1 mm–780 nm	$3 \cdot 10^{11}$–$3,8 \cdot 10^{14}$ Hz	Infrarotstrahlung	Wärmetherapie, Thermographie
780–380 nm	$3,8 \cdot 10^{14}$–$7,9 \cdot 10^{14}$ Hz	sichtbares Licht	Optik, Laserlicht
380–100 nm	$7,9 \cdot 10^{14}$–$30 \cdot 10^{15}$ Hz	Ultraviolettstrahlung	UV-Strahlung

Welch-Bazillus (William H. W., Pathol., Baltimore, 1850–1934; Eugen F., Pathol., Hamburg, 1853–1925; Bacill-*) *m*: s. Clostridium perfringens.

Wellen: (engl.) *waves*; (physik.) zeitlich u. räumlich period. Ausbreitungsform von Energie*; es gibt u. a. mechanische (z. B. Schall* u. Ultraschall*) u. elektromagnetische Wellen; eine Welle wird charakterisiert durch ihre Amplitude, Frequenz (v), Wellenlänge (λ) sowie ihre Ausbreitungsgeschwindigkeit (c). Es gilt: c = λ · v.

Wellen, elektro|magnetische: (engl.) *electromagnetic waves*; syn. elektromagnetische Strahlung; Quanten- bzw. Photonenstrahlung; bei den e. W. breitet sich Energie über miteinander gekoppelte elektr. u. magnet. Felder im Raum aus. Hierzu ist kein materieller Träger erforderlich (im Gegensatz zu mechanischen Wellen). Alle e. W. besitzen im Vakuum die gleiche Ausbreitungsgeschwindigkeit von ca. 300 000 km/s (Lichtgeschwindigkeit). Die e. W. umfassen einen großen Bereich mit sehr unterschiedl. Eigenschaften; sie lassen sich nach ihrer Wellenlänge bzw. Frequenz einteilen u. umfassen so unterschiedl. Bereiche wie Rundfunkwellen, Wärmestrahlen, Licht, Röntgen*- u. Gammastrahlung* (s. Tab.). Vgl. Spektrum.

Wellen|länge: (engl.) *wavelength*; Symbol λ; räumliche Periodizität (Abstand zwischen 2 benachbarten gleichphasischen Schwingungszuständen) von Wellen*.

Wells-Score: s. Lungenembolie (Tab. 3 dort); s. Thrombose (Tab. 2 dort).

Welt|gesundheits|organisation: s. WHO.

Wenckebach-Peri|odik (Karel F. W., Int., Groningen, Wien, 1864–1940) *f*: (engl.) *Wenckebach's heart block*; (kardiol.) sich zykl. wiederholende bis zum Ausfall eines QRS-Komplexes progrediente Zunahme der AV*-Überleitungszeit bei AV*-Block II. Grades Typ Wenckebach. Vgl. SA-Block.

Wendl-Tubus (Tubus*) *m*: s. Pharyngealtubus.

Wendung: (engl.) *version*; (gebh.) künstl. Veränderung der Kindslage* (v. a. Querlage* u. Beckenendlage*), um die vaginale Geburt* zu ermöglichen od. zu erleichtern; **Formen:** 1. äußere W. durch Handgriffe von den Bauchdecken aus, optimaler Zeitpunkt: 37. SSW bei fehlender Wehenbereitschaft des Uterus; Durchführung in Sectiobereitschaft u. unter i. v. Tokolyse; 2. innere W. mit in die Gebärmutter eingeführter Hand unter der Geburt bei geöffnetem Muttermund, insbes. beim 2. Zwilling u. nur bei lebensbedrohl. Zustand des Feten; 3. kombinierte W.; 4. alternative Meth.: z. B. **a)** Moxibustion: Versuch der Wendung des Kindes aus Beckenendlage od. Querlage in Schädellage durch Manipulation mit Moxibustionszigarren am Fußrand; **b)** Indische Brücke: Versuch der Wendung des Kindes in Schädellage durch überstreckende Rückenlagerung der Schwangeren. Vgl. Extraktion, ganze.

Werbe|verbot: (engl.) *advertising ban*; dem Arzt* standesrechtl. (s. Ärztekammer) auferlegtes, in jüngster Zeit zunehmend zurückgenommenes Verbot, für sich od. andere Ärzte auf berufswidrige Weise zu werben od. eine ihm untersagte Werbung durch andere zu veranlassen od. zu dulden (vgl. §§ 27 ff. MBO-Ä); Zweck des W. ist die Gewährleistung des Patientenschutzes durch sachgerechte u. angemessene Information u. die Vermeidung einer dem Selbstverständnis der Ärzte zuwiderlaufenden Kommerzialisierung des Arztberufs; ausdrückl. erlaubt sind insbes. sachliche berufsbezogene Informationen. Die Berufsordnungsgremien der Bundesärztekammer haben 2002 Auslegungsgrundsätze beschlossen, die 2003 überarbeitet u. ergänzt wurden. Sie erläutern dem Arzt die ihm zur Verfügung stehenden Möglichkeiten der Information, sie sollen aber auch diejenigen, die darüber hinaus mit der Anwendung der Vorschriften befasst sind, bei ihrer Arbeit unterstützen.

Verstöße gegen das W. gelten grundsätzl. zugleich als unlauter i. S. des allg. Wettbewerbsrechts (vgl. §§ 3, 5 Gesetz gegen den unlauteren Wettbewerb, Abk. UWG); W. für Arznei- u. Heilmittel enthält das „Gesetz über die Werbung auf dem Gebiet des Heilwesens" (Heilmittelwerbegesetz, Abk. HWG) in der Fassung vom 19.10.1994 (BGBl. I S. 3068), zuletzt geändert durch Gesetz vom 26.4.2006 (BGBl. I S. 984).

Werdnig-Hoffmann-Krankheit (Guido W., Neurol., Graz, 1844–1919; Johann H., Neurol., Heidelberg, 1857–1919): s. Muskelatrophie, spinale (Tab. dort); s. Arthrogryposis-multiplex-congenita.

Werfer|ellen|bogen: (engl.) *baseball pitcher's elbow*; Bez. für eine Epicondylitis humeri ulnaris z. B. bei Speerwerfern; s. Epikondylitis.

Werk|zeug|störung: (engl.) *impairment of higher cortical functions*; Bez. für die Störung der auch als höhere Hirnleistungen bezeichneten neuropsychol. Funktionen; s. Apraxie, Agnosie, Neglect, Sprachstörung.

Werlhof-Krankheit (Paul G. W., Arzt, Hannover, 1699–1767): (engl.) *Werlhof's disease*; syn. idiopathische thrombozytopenische Purpura (Abk. ITP), Autoimmunthrombozytopenie (Abk. AITP), essentielle Thrombozytopenie; isolierte Thrombozytopenie* inf. verkürzter Thrombozytenlebensdauer durch antithrombozytäre Autoantikörper; **Formen: 1. akute passagere** W.-K.: plötzlicher Beginn, meist nach Virusinfekt (bes. bei Kindern), seltener nach Einnahme von Arzneimitteln (z. B. Antibiotika, Chinin, Chinidin, Digitoxin, Barbiturate); kurzer Verlauf, spontane Besserung; **2. chronische** W.-K.: Autoimmunkrankheit ohne erkennbare Urs.; verläuft schubweise über Mon. bis Jahre; Frauen sind häufiger betroffen; **Klin.:** bei Thrombozytenzahlen <30 000/μl Blutungsneigung (Petechien, Hämaturie, gastrointestinale Blutungen), keine Anämie od. Leukopenie; im Knochenmark gesteigerte Megakaryozytopoese, fehlende, allenfalls geringe Splenomegalie; **Ther.:** ggf. Absetzten ursächl. Arzneimittel; Glukokortikoide, Immunglobuline, Anti-D Immunglobulin, Zytostatika, Immunsuppressiva, Rituximab, evtl. Splenektomie; bei akuter lebensbedrohl. Blutung zusätzl. Thrombozytenkonzentrat od. aktiviertes Eptacog* alfa (Off-Label-Use); **Progn.:** tödl. Blutungen in <1 %; bei 70% dauerhafte Remissionen, bei 30 % Rezidive, von denen >50 % in chron. Verlauf übergehen; auch bei chron. Form statistisch keine Einschränkung der Lebenserwartung.

Wermer-Syn|drom (Paul W., Humangenet., Int., New York, 1898–1975) *n*: (engl.) *Wermer's syndrome*; syn. multiple endokrine Neoplasie (Abk. MEN) Typ I; autosomal-dominant erbl. Endokrinopathie (Genlocus 11q13, Mutation im Menin-Gen MEN1) mit multiplen (z. T. endokrin aktiven) Adenomen v. a. in Nebenniere, Pankreas, Hypophyse, Nebenschilddrüse u. Schilddrüse in Komb. mit multiplen Lipomen, Thyroiditis; **Klin.:** Manifestation meist im Erwachsenenalter mit vielfältigen Sympt., v. a. Hyperkalzämie (primärer Hyperparathyroidismus), Magen-Darm-Ulzera (Hypergastrinämie, Zollinger-Ellison-Syndrom), Hypoglykämie (Insulinom), häufig zusätzlich Entw. eines sekundären Hypogonadismus* u. Sympt. wie bei Ménétrier*-Syndrom; **Kompl.:** rezidiv. Magen-Darm-Blutungen, hypoglykäm. Schock, Nephrolithiasis od. Nephrokalzinose u. Entw. einer Niereninsuffizienz; maligne Entartung der Adenome ist möglich. Vgl. MEN-Syndrome.

Wermut: (engl.) *wormwood*; Artemisia absinthium; Pflanze der Fam. Asteraceae, deren Kraut ätherische Öle (insbes. Thujon), Bitterstoffe, Flavonoide, Ascorbinsäure u. Gerbstoffe enthält; **Verw.:** Bittermittel; aromat. Karminativum u. Choleretikum bei Appetitlosigkeit, dyspeptischen Beschwerden, Dyskinesie der Gallenwege; **cave:** Thujon führt in tox. Dosierung zu Krampfen bzw. Lähmungen u. Verwirrtheitszuständen, bei chron. Zufuhr zu degen. Prozessen am ZNS (Absinthismus). Zur Herstellung wermuthaltiger Spirituosen werden heute thujonfreie Wermutarten verwendet.

Wernekinck-Kreuzung (Friedrich C. G. W., Anat. u. Arzt, Münster, 1798–1835): s. Decussatio pedunculorum cerebellarium superiorum.

Werner-His-Krankheit (Heinrich W., Int., Berlin, 1874–1947; Wilhelm H. jr., Int., Anat., Berlin, 1863–1934): Fünftagefieber; s. Fieber, wolhynisches; s. Rickettsiosen (Tab. dort).

Werner-Syn|drom (C. W. Otto W., Arzt, Kiel, Eddelak, 1879–1936) *n*: (engl.) *Werner's syndrome*; syn. Progeria adultorum; nach der Pubertät einsetzende, autosomal-rezessiv erbl. (Genlocus 8p12-p11.2, Mutationen im RECQL2-Gen) Vergreisung mit Schwund des Fettpolsters, Atrophie u. Sklerosierung der Haut (sog. Vogelgesicht), Alopezie, Poliose, Hypogonadismus, frühzeitiger Arteriosklerose (Herzinfarkt), Katarakt u. 10 % erhöhtem Risiko einer Tumorentwicklung (Sarkome, Meningeome); keine Veränderungen des ZNS; verminderte Lebenserwartung (ca. 50 Jahre); vgl. Hutchinson-Gilford-Syndrom.

Wernicke-A|phasie (Carl W., Neurol., Psychiater, Berlin, Halle, 1848–1905; A* gr. φάσις Sprechen) *f*: s. Aphasie.

Wernicke-En|zephalo|pathie (↑; Enkephal-*; -pathie*) *f*: (engl.) *Wernicke's encephalopathy*; syn. Wernicke-Korsakow-Syndrom, Polioencephalopathia haemorrhagica superior; Enzephalopathie* im Erwachsenenalter; **Ätiol.:** Thiaminmangel durch verminderte Zufuhr od. Malabsorption bei Alkoholkrankheit, Magenkarzinom, nach Magenteilresektion; **Pathol.:** Schädigung paraventrikulärer Hirnareale mit punktförmigen Blutungen u. Wucherung der Gefäßwandzellen ohne entzündl. Infiltrationen (Pseudoenzephalitis), bes. im Bereich des Aqueductus* mesencephali, des 3. u. 4. Ventrikels u. im Augenmuskelkerngebiet; **Klin.:** zunächst häufig gastrointestinale Symptome, Tachykardie sowie evtl. Hyperthermie; zentrale Augenbewegungsstörungen (Diplopie*), Areflexie, Bewusstseinsstörungen, zerebellare Ataxie*, vegetative Störungen, org. Psychose* u. a.; **Ther.:** parenterale Gabe von Thiamin*; **Progn.:** schlecht; **DD:** Hirnstamminfarkt, Basilaristhrombose. Vgl. Beriberi; Korsakow-Syndrom; Leigh-Syndrom.

Wernicke-Mann-Prä|di|lektions|typ (↑; Ludwig M., Neuropathol., Breslau, 1866–1936; Prä-*; lat. diligere, dilectus schätzen, lieben): (engl.) *Wernicke-Mann hemiplegia*; durch Kontrakturen fixierte Haltungsanomalie der gelähmten Extremitäten bei

Wernicke-Reaktion

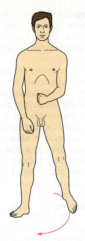

Wernicke-Mann-Prädilektionstyp

schwerer spast. Hemiplegie*; der Arm wird bei Beugestellung des Unterarms, der Hand u. der Finger adduziert gehalten, das im Kniegelenk gestreckte Bein mit plantarflektiertem Fuß wird beim Gehen seitl. zirkumduziert (s. Abb.).

Wernicke-Re|aktion (↑) *f*: s. Pupillenreaktion, hemianopische.

Wernicke-Zentrum (↑) *n*: (engl.) *Wernicke's area*; sensorische Sprachregion* im hinteren Bereich des Gyrus temporalis superior der dominanten Hemisphäre des Gehirns (s. Abb.); Areale 22, 39, 40 der Brodmann*-Areale (Abb. dort).

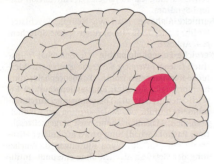

Wernicke-Zentrum

Wertheim-Meigs-Operation (Ernst W., Gyn., Wien, 1864–1920; Joe V. M., Gyn., Boston, 1892–1963) *f*: (engl.) *Wertheim's operation*; abdominale Radikaloperation des Zervixkarzinoms*; **Meth.:** nach Freilegung der Ureteren Exstirpation des Uterus sowie Entfernung des parametranen u. paravaginalen Gewebes, der Ligg. sacrouterina u. einer größeren Scheidenmanschette; zusätzl. Ausräumung des regionären Lymphknotenfettgewebes im kleinen Becken u. ggf. paraaortal. Vgl. Schauta-Stoeckel-Operation.

Wertigkeit: (engl.) *valency*; syn. Valenz; positive ganze Zahl, die die Bindungsfähigkeit von Atomen charakterisiert, d. h. angibt, wieviel 1-wertige Atome od. Gruppen das betreffende Atom binden kann.

Wertigkeit, bio|logische: (engl.) *biological value*; Maß für die Qualität proteinhaltiger Lebensmittel, abhängig vom Gehalt an essentiellen Aminosäuren*; **1.** Verhältnis von retiniertem zu resorbiertem Stickstoff; ein Wert von 100 (z. B. Hühnerei) bedeutet die vollständige Umsetzung der Proteine; **2.** Menge an Körperprotein, die im Vergleich zu Hühnerei (Referenz mit b. W. = 100) aus einem Lebensmittel gebildet wird; durch den sog. Aufwertungseffekt von Lebensmittelkombinationen sind Werte >100 möglich (z. B. Kartoffel-Vollei-Diät: b. W. = 136).

Wespen|gift: (engl.) *wasp venom*; Gift der Fam. der Vespidae (Hautflügler; Gattungen Vespa, Paravespula u. Polistes), das Proteine (Phospholipasen, Hyaluronidasen, Antigen 5, Proteasen u. a.), Peptide (Mastoparan, Kinine) u. a. Mediatoren (Histamin, Serotonin, Leukotriene B_4 u. C_4, Dopamin, Acetylcholin, Noradrenalin) enthält u. eine IgE-vermittelte Allergie* vom Soforttyp (Typ I) auslösen kann (sog. Hymenopterengiftallergie*); tox. Reaktionen bei nicht allerg. reagierenden Personen erst ab 50 (Kinder) od. 100 (Erwachsene) Stichen. Vgl. Bienengift.

Westergren-Methode (Alf W., Int., Stockholm, 1891–1968) *f*: s. BSG.

Westermark-Zeichen (Neil W., deutscher Radiologe, geb. 1904): (engl.) *Westermark's sign*; (röntg.) diagn. Zeichen einer Lungenembolie*.

Western-Blotting-Methode (engl. blot Fleck) *f*: (engl.) *western blot technique*; syn. Westernblot, Immunoblot; Verf. zum differentiellen Nachw. best. Proteine od. Antikörper, z. B. Serumantikörper, mit Antigen-Antikörper-Reaktion; **Prinzip:** Trennung von (hier bekannten) Proteinmolekülen durch Polyacrylamidgel*-Elektrophorese, anschl. Transfer auf Membranen (z. B. Nitrozellulosemembranen) u. Reaktion mit den Serumantikörpern, dann Reaktion mit spezif. Sekundär-Antikörpern i. R. eines Immunoassays*; **Anw.:** v. a. zur Diagn. von HIV-Erkrankung (Bestätigungstest), anderen Infektionen (z. B. durch Borrelia burgdorferi, Helicobacter pylori, Yersinia, Epstein-Barr-Virus) u. Autoimmunkrankheiten. Vgl. Southern-Blotting-Methode.

West-Nil-Virusinfektion: (engl.) *West Nile virus infection*; auch West-Nil-Fieber; häufig inapparente Viruserkrankung; **Vork.:** endem. in Afrika, dem Nahen Osten u. Südeuropa, seit 1999 auf dem amerikan. Kontinent; **Err.:** West-Nil-Virus, ein Flavivirus*; Übertragung durch Mücken (u. a. Culex*), aber auch hämatogen (z. B. Bluttransfusion), intrauterin od. über die Muttermilch; natürl. Reservoir: u. a. Vögel, Pferde; **Inkub.:** 3–6 Tage; **Klin.:** dem Dengue*-Fieber ähnl. Sympt., ggf. makulopapulöses Exanthem u. Lymphadenitis, selten ZNS-Beteiligung; **Diagn.:** serol., Virusnachweis durch Anzucht, PCR, Antigentest; **Progn.:** meist günstig.

West-Operation (John M. W., amerikan. Otolaryngologe, geb. 1876) *f*: syn. Dakryocystorhinostomia interna; s. Dakryorhinostomie.

Westphal-Bernhard-Syn|drom (Alexander K. O. W., Neurol., Psychiater, Bonn, Greifswald, 1863–

1941) *n*: (engl.) *Westphal-Bernhard syndrome*; primäre Entz. der Papilla duodeni major; vgl. Papillitis.
Westphal-Pilcz-Zeichen (↑; Jan P., polnischer Neurol., 1870–1931): Lidschlussreaktion*.
Westphal-Strümpell-Pseudo|sklerose (Carl F. O. W., Neurol., Psychiater, Berlin, 1833–1890; Ernst Adolf G. G. v. S., Int., Wien, Leipzig, 1853–1925; Pseud-*; Skler-*; -osis*) *f*: s. Wilson-Krankheit.
Westphal-Syn|drom (Karl W., Int., Hannover) *n*: periodische hypokaliämische Lähmung*.
Westphal-Zeichen (Carl F. O. W., Neurol., Psychiater, Berlin, 1833–1890): s. Erb-Westphal-Zeichen.
West-Syn|drom (W. J. W., Päd., Turnbridge, 1816–1898) *n*: (engl.) *infantile spasms, spasms*; syn. Blitz-Nick-Salaam-Krämpfe, Propulsiv-petit-mal; Form der Epilepsie* im Säuglings- u. Kleinkindesalter (Erstmanifestation meist im 2.–8. Lebensmonat), die durch generalisierte kleine Anfälle fokaler u. multifokaler Genese gekennzeichnet ist; **Urs.**: exogene Hirnschädigung in der Schwangerschaft, während der Geburt od. der frühen Säuglingszeit; Hirnfehlbildung, metabol. od. degenerative Erkr., tuberöse Sklerose; **Klin.**: Komb. von blitzartigen, Bruchteile von Sek. andauernden Krämpfen mit heftigen Myoklonien der Extremitäten, Nickkrämpfen mit Beugebewegungen des Kopfes sowie ton. Beugungen des Rumpfes u. der Extremitäten nach Art eines oriental. Grußes (sog. Blitz-Nick-Salaam-Anfall); psychomotor. Entwicklungsstörungen in ca. 90 % der Fälle; **Diagn.**: unregelmäßiges Kurvenbild mit hochgespannten Paroxysmen (Hypsarrhythmie) im EEG; **Progn.**: in Abhängigkeit von der zugrunde liegenden Hirnschädigung meist ungünstig; häufig Übergang in eine andere Form der Epilepsie (z. B. Lennox*-Gastaut-Syndrom); normale geistige Entw. in ca. 10 % (v. a. bei fehlender Risikoanamnese).
Wet-lung-Syn|drom (engl. wet lung feuchte Lunge) *n*: **1.** (päd.) durch intralveoläre Flüssigkeitsretention verursachte Atemnotsyndrom* des Neugeborenen; die fetale Lunge enthält in ihren Hohlräumen ca. 30 ml/kg KG einer plasmaähnl. Flüssigkeit; ein großer Teil wird bei vaginaler Spontangeburt am Schädellage ausgepresst u. passiv durch Luft ersetzt; die verbleibende Flüssigkeit wird rasch resorbiert, wenn der kolloidosmot. Druck* in den Kapillaren den hydrostat. Druck* übersteigt; dieser Abtransport ist v. a. bei Frühgeborenen* u. knienden nach Schnittentbindung* verzögert; **2.** (intensivmed.) s. fluid lung.
Wetz|stein|kristalle *m pl*: (engl.) *whetstone crystals*; Harnsäurekristalle im Harnsediment* von saurem u. auf Zimmertemperatur abgekühltem Harn; vgl. Harnuntersuchung; Sargdeckelkristalle.
Weyers-Syn|drom I (Helmut W., Päd., Stade, 1920–1986) *n*: s. Dysostosis acrofacialis.
Weyers-Syn|drom II (↑) *n*: Oligodaktyliesyndrom*.
Wharton-Gang (Thomas W., Anat., London, 1614–1673): (anat.) Ductus* submandibularis.
Wharton-Sulze (↑): (engl.) *Wharton's jelly*; gallertiges, aus wenigen mesenchymalen Zellen u. vielen Glykosaminoglykanen bestehendes Grundgewebe der Nabelschnur*; umgibt die Nabelgefäße als prall-elast. Schutzschicht.

Whiplash-Syn|drom (engl. whiplash Peitschenschnur) *n*: s. Beschleunigungstrauma der Halswirbelsäule.
Whipple-Krankheit (George H. W., Pathol., Rochester, 1878–1976): (engl.) *Whipple's disease*; Lipodystrophia intestinalis; syn. intestinale Lipodystrophie; seltene, ausschließl. bei Erwachsenen (>30 Jahre, Männer 70 %, Frauen 30 %) auftretende Multisystemerkrankung; **Ätiol./Path.:** bakterielle Infektion mit Tropheryma* whippelii, die nach oraler Aufnahme, wahrscheinl. inf. defekter zellulärer Immunität, in oberen Dünndarm gelangen, von den ortständigen Makrophagen phagozytiert werden u. in der Darmschleimhaut bleibend zu einem Lymphstau mit nachfolgendem Malasorptionssyndrom führen; **Sympt.:** Fieber, Malabsorption mit Durchfall, Steatorrhö u. Gewichtsverlust, Gelenkschmerzen, Hautpigmentierung, Lymphknotenschwellung (vergrößerte Mesenteriallymphknoten), morphol. Veränderungen ähnl. der Zöliakie*, polyartikuläre Arthritis (selten chron. Verlauf), Lymphangiopathie, Uveitis, Serositis, Leukozytose, Thrombozytose, Endo- u. Perikarditis, selten neurol. Störungen (Augenmuskellähmung, Ataxie); **Diagn.:** Erregernachweis in Darmschleimhaut u. Makrophagen (PAS-Reaktion positiv), Nachw. erregerspezif. Nukleinsäure im Blut; **Ther.:** Ceftriaxon i. v. oder Meropenem i. v. für 2 Wo., anschließend p. o. Trimethoprim-Sulfamethoxazol für 12 Mon. (Dauerremissionen); **Progn.:** ohne Ther. letaler Verlauf.
Whipple-Operation (Allen O. W., Chir., New York, 1881–1963) *f*: s. Duodenopankreatektomie.
Whipple-Trias (↑; Trias*) *f*: s. Insulinom.
whistling face syndrome (engl. Syndrom des pfeifenden Gesichts): s. Dysplasia cranio-carpo-tarsalis.
White-Graft-Re|aktion (engl. white weiß; graft Transplantat) *f*: sog. weiße Transplantatabstoßung; s. Abstoßungsreaktion.
White-Schema *n*: (engl.) *White's classification*; Schema zur Klassifikation diabet. Stoffwechselstörungen bei Schwangeren u. Einschätzung der fetalen Überlebenserwartung; s. Gestationsdiabetes.
white sponge nevus (engl.): Naevus* spongiosus albus mucosae.
White-Tubus (Tubus*) *m*: s. Doppellumentubus.
Whitmore-Krankheit (Major Alfred W., Militärpathol., Burma, 1876–1946): Melioidose*.
Whitnall-Höckerchen: Tuberculum marginale am Processus frontalis ossis zygomatici (inkonstant).
WHO: Abk. für (engl.) *World Health Organization*; 1948 gegründete Sonderbehörde der Vereinten Nationen mit Sitz in Genf zur Zusammenarbeit auf dem Gebiet des Gesundheitswesens, insbes. bei Prävention u. Bekämpfung von Volkskrankheiten u. Seuchen sowie bei der Impfstoffherstellung.
Wiberg-Klassifikation (Gunnar W., Orthop., Schweden) *f*: s. Patelladysplasie.
Wiberg-Winkel (↑): s. CE-Winkel.
Wiberg-Zeichen (↑): (röntg.) periostale Knochenapposition am unteren Rand des Femurhalses als sekundäres Röntgenzeichen bei dezentriertem Hüftgelenk, z. B. bei Koxarthrose*.
Wickel: (engl.) *pack*; auch Umschlag; hydrotherap. Maßnahme in Form von Ganz- od. Teilwickeln

mit einem heißen, warmen od. kalten nass-feuchten Tuch (sog. Wickeltuch), das mit einem Zwischen- u. ggf. mit einem Außentuch umwickelt wird; auch mit Zusatz von Kräutern (z. B. Heublume, Kamille), Essig, Senfmehl* (cave: max. 1–2 Min. wegen Hautreizung), Peloiden* od. Alkohol; **Wirkung:** je nach Anwendungsdauer u. Zusatz wärmeentziehend (10 Min), wärmestauend (30 Min) od. schweißtreibend (1 Std.); **Anw.:** u. a. bei Erkr. der Atemwege, funktioneller Dyspepsie*, entzündl.-degen. Gelenkveränderungen, zur Fiebersenkung, bei Myogelosen. Vgl. Packung.

Wickham-Streifen (Louis-Frédéric W., Dermat., Paris, 1861–1913): s. Lichen ruber planus.

Widal-Re|aktion (Georges F. I. W., Int., Pathol., Paris, 1862–1929) *f*: (engl.) *Widal's reaction*; syn. Gruber-Widal-Reaktion; Agglutination mit bekannten Bakterienstämmen (Antigenen*) zum Nachw. von Antikörpern (Agglutininen*) im Patientenserum, hauptsächl. bei Salmonellosen* (v. a. Typhus abdominalis, Paratyphus) u. Brucellosen*, aber auch zur Diagnostik anderer Inf., z. B. Rickettsiosen*, Shigellose*, Yersiniosen u. Tularämie*.

Wider|stand: (engl.) *resistance*; (psychol.) Bez. für Verhaltensweisen u. Einstellungen des Pat., die sich bewusst od. unbewusst gegen das Fortschreiten der Psychotherapie* richten; in der Psychoanalyse* ist mit W. die Abwehr des Bewusstwerdens verdrängter Wünsche gemeint. Vgl. Reaktanz.

Widerstand, elektrischer: (engl.) *electrical resistance*; Formelzeichen R; Quotient aus elektr. Spannung u. Stromstärke (R = U/I); abgeleitete SI-Einheit Ohm (Ω); 1 Ω = 1 V/A; vgl. Ohm-Gesetz.

Widerstand, peri|pherer: (engl.) *total peripheral resistance (Abk. TPR)*; syn. sytem. Gefäßwiderstand, system. (vaskulärer) Widerstand; Kreislaufwiderstand* im system. (großen) Kreislauf (Körperkreislauf); abhängig v. a. vom Zustand der präkapillaren Widerstandsgefäße; Maß für die linksventrikuläre Nachlast*; **Bestimmung:** i. R. der Herzkatheterisierung* (Pulmonaliskatheter*); Quotient aus arteriovenöser Blutdruckdifferenz (Differenz zwischen mittlerem Blutdruck* u. rechtsatrialem Druck bzw. zentralem Venendruck*) u. Herzminutenvolumen*; Normwert: 700–1600 dyn·s·cm^{-5}.

Widerstand, pulmonal|vaskulärer: (engl.) *pulmonary vascular resistance (Abk. PVR)*; syn. pulmonaler Gefäßwiderstand; Kreislaufwiderstand* im kleinen Kreislauf (Lungenkreislauf); Maß für die rechtsventrikuläre Nachlast*; **Bestimmung:** i. R. der Herzkatheterisierung* (Pulmonaliskatheter*); Differenz zwischen pulmonalarteriellem Mitteldruck (Abk. mPAP; s. PAP) u. Wedge*-Druck dividiert durch das Herzminutenvolumen*; Normwert: 20–130 dyn·s·cm^{-5}.

Widerstands|hoch|druck: s. Hypertonie.

Widerstands|stadium *n*: s. Anpassungssyndrom, allgemeines.

Widerstand, vaskulärer: Kreislaufwiderstand*.

Widmark-Formel (Erik M. P. W., Chem., Lund, 1889–1945): (engl.) *Widmark's formula*; Formel zur Berechnung der Alkoholmenge (A) im Körper: A = c·p·r; c: Konzentration im Blut in ‰; p: Körpergewicht in kg; r: Verteilungsfaktor (Männer: r = 0,7; Frauen: r = 0,6).

Wiedemann-Beckwith-Syn|drom (Hans-Rudolf W., Päd., Kiel, geb. 1915; J. Bruce B., Päd., Pathol., Seattle, geb. 1933) *n*: (engl.) *Beckwith-Wiedemann syndrome*; syn. Exomphalos-Makroglossie-Gigantismus-Syndrom (Abk. EMG-Syndrom); metabolisches Dysplasiesyndrom aufgrund versch. genet. Anomalien am Genlocus 11p15.5 od. 5q35; in 15 % der Fälle autosomal-dominant erbl.; **Häufigkeit:** ca. 1 : 15 000; **Ätiol.:** z. T. Chromosomenaberrationen mit Bruchpunkt in 11p15.5 (Translokationen, maternale Inversionen od. paternale Duplikationen): Mutationen in den Genen CDKN1C (syn. p57; Genlocus 11p15.5) od. NSD1 (Genlocus 5q35) sowie Mikrodeletionen in den Genen H19 (Genlocus 11p15.5) mit IGF2-Verlust od. LIT1 (Genlocus 11p15.5); uniparentale Disomien mit erhöhtem Tumorrisiko; **Sympt.:** konnatale od. postnatale Makrosomie bei ausgeprägter Wachstums-, Knochenreifungs- u. Dentitionsbeschleunigung sowie Splanchnomegalie (Nieren, Leber, Pankreas), die sich im weiteren Verlauf zurückbilden (normale Körperendlänge); Omphalozele*, ggf. mit Herniation der Baucheingeweide; Makroglossie; Ohrmuscheldysplasie mit auffälliger Y-förmiger Kerbung der Ohrmuscheln (s. Abb.); Störungen des Kohlenhydratstoffwechsels mit Hypoglykämie im Neugeborenen- u. Säuglingsalter u. später prädiabetischer Stoffwechsellage; erhöhte Malignomdisposition (insbes. Wilms-Tumor, Nebennierenrindenkarzinom); häufige sonographische Verlaufsuntersuchungen im Kindesalter wegen des erhöhten Malignomrisikos erforderlich; **DD:** diabetische Fetopathie*, konnatale Hypothyreose*, Sotos*-Syndrom.

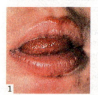 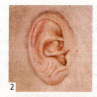

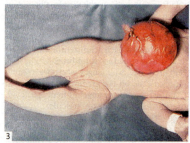

Wiedemann-Beckwith-Syndrom: 1: Makroglossie; 2: typische Furchenbildung an der Ohrmuschel; 3: Exomphalos [82]

Wiedemann-Dys|melie|syn|drom (↑; Dys-*; -melie*) *n*: Thalidomid*-Embryopathie.

Wiedemann-Lenz-Syn|drom (↑; Widukind D. L., Humangenet., Münster, 1919–1996) *n*: Thalidomid*-Embryopathie.

Wiedemann-Spranger-Syn|drom (↑; Jürgen Sp., Päd., Kiel, Mainz, geb. 1931) *n*: Dysplasia* spondyloepiphysaria congenita.
Wieder|belebung: s. Reanimation.
Wieder|belebungs|zeit: (engl.) *resuscitation time*; Zeitintervall zwischen Herz*-Kreislauf-Stillstand u. Eintritt irreversibler Organschädigung inf. Sauerstoffmangels; Organschädigung während W. initial reversibel (bei sofortiger, erfolgreicher Reanimation* vollständige Restitution mögl.), dann zunehmend (nur partielle Restitution mögl.) u. schließl. irreversibel; krit. Organ ist das Gehirn (vgl. Hirntod) mit der geringsten Ischämietoleranz*, gefolgt vom Herzen (Ischämiezeit 15–30 Min.); bei Kindern, Säuglingen u. Hypothermie* verlängert. Vgl. Scheintod.
Wieder|holungs|zwang: 1. (engl.) *perseveration, repetition compulsion*; Bez. für den Zwang zur Wiederholung best. Handlungen; s. Zwangshandlung; **2.** (psychoanalyt.) Bez. für das zwanghafte u. wiederholte, unbewusste Aufsuchen u. Wiederherstellen (sog. Reinszenierung) einer kritischen od. traumatischen, psych. unverarbeiteten Situation; Vork. z. B. bei Neurose.
Wiesen|gräser|dermatitis (Derm-*; -itis*) *f*: s. Lichtdermatosen.
Wigand-Martin-Winckel-Hand|griff (J. H. W., Gebh., Mannheim, 1769–1817; August E. M., Gyn., Berlin, 1847–1933; Franz v. W., Gyn., München, 1837–1911): (engl.) *Wigand's maneuver*; gebh. Handgriff bei Beckenendlage* u. halb geborenem Kind zur Verlagerung des nachfolgenden (großen) Kopfs in das (enge) Becken; nach seitl. Einführen der Hand des Geburtshelfers an der Bauch-Brustseite des Kindes in die Vagina wird der über dem Beckeneingang stehende kindl. Kopf mit Hilfe des in den Mund eingeführten Mittelfingers in den queren Durchmesser gedreht (s. Abb.). Bei allgemein verengtem Becken wird der kindl. Kopf (unter Druck des 2. u. 4. Fingers auf die Jochbeine) max. gebeugt, bei geradverengtem Becken (od. normalem Becken u. großem Kopf) soweit gestreckt, dass er im bitemporalen Durchmesser die Beckenenge überwinden kann. Steht der Kopf auf dem Beckenboden, wird er durch die Anwendung des Veit*-Smellie-Handgriffs entwickelt.

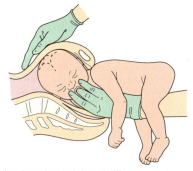

Wigand-Martin-Winckel-Handgriff [112]

Wild|typ *m*: (engl.) *wild type*; Bez. für die als normal klassifizierte Ausprägung eines Gens, die in der Mehrzahl der Individuen einer Species* vorkommt; Abweichungen von der Norm (sog. Mutanten) entstehen durch Mutation*. Vgl. Allelie, multiple.
Wilkie-Arterie (Arteria*) *f*: (anat.) Arteria* supraduodenalis.
Williams-Beuren-Syn|drom (J. C. P. W., Kardiol., Neuseeland; Alois J. B., Kardiol., Göttingen, 1919–1984) *n*: (engl.) *Williams-Beuren syndrome*; syn. idiopathische infantile Hyperkalzämie; kongenitales Fehlbildungssyndrom mit versch. Anomalien des Herzens u. multiplen dysmorphen Stigmata; infantile Form der idiopathischen Hyperkalzämie*; **Häufigkeit:** 1 : 10 000 Neugeborene, **Ätiol.:** sporad. auftretend inf. Mikrodeletion des Elastin-Gens auf Chromosom 7q11.23 (Nachweis mit Fluoreszenz-in-situ-Hybridisierung); führt bereits intrauterin zu Störungen im Calcium- u. Calciferolstoffwechsel; **Sympt.:** supravalvuläre Aortenstenose* (Leitsymptom), periphere Pulmonalstenosen u. a. angeborene Herzfehler*; kraniofaziale Dysmorphie (sog. Gnomen- od. Faunsgesicht), evertierte Unterlippe, tiefer Ohransatz, Mandelaugen, Iris stellata, Epikanthus, langes Philtrum mit nach vorn gerichteten Nasenöffnungen, breiter Mund mit vollen Lippen; Dentitionsanomalien, Kleinwuchs, Maldescensus testis, psychomotor. Retardierung; **Ther.:** Herzchirurgie*.
Williams-Campbell-Syn|drom (Howard W., Päd., Melbourne; Peter E. C., Päd., Melbourne) *n*: kongenitale Bronchiektasen* inf. Knorpeldysplasie des Bronchialsystems; **Sympt.:** chron. Husten, Dyspnoe nach (Virus-)Infektionen des Atemtrakts, Pectus carinatum bzw. excavatum, Trommelschlägelfinger; evtl. Entw. einer Lungenfibrose mit Cor pulmonale; **Ther.:** Lagerungsdrainage, Antibiotika; **DD:** zystische Fibrose, Kartagener-Syndrom.
Willis-Nerv (Thomas W., engl. Arzt, 1621–1675; Nervus*): s. Nervus accessorius.
Willis-Ring (↑): (anat.) Circulus* arteriosus cerebri.
Wilms-Kopf|höcker (Max W., Chir., Leipzig, Heidelberg, 1867–1918): (engl.) *Wilms' villi, Wilms' cones*; Zapfen bzw. Höcker an der Innenwand von Dermoidzysten u. Teratomen*, in denen versch. Organgewebe liegen.
Wilms-Tumor (↑; Tumor*) *m*: (engl.) *Wilms' tumor*; syn. Nephroblastom, embryonales Adenomyosarkom; maligner, meist einseitig auftretender, zunächst verdrängend wachsender, embryonaler Mischtumor (epitheloide u. mesenchymale Anteile) der kindl. Niere; **Vork.:** gehäuft zwischen 3. u. 5. Lj. (7,5 % aller Tumoren im Kindesalter); meist sporad.; auch als familiäres Krebssyndrom*, z. B. Mutationen im WT1-Gen (Genlocus 11p13); **Sympt.:** s. Tab.; Metastasierung häufig hämatogen in Lunge, Leber, Gehirn, regionale Lymphknoten; **Diagn.:** Palpation, Ultraschall (Sonographie), CT, MRT, ggf. Angiographie; **Ther.:** präoperative Chemotherapie (Vincristin, Dactinomycin, Doxorubicin), En-bloc-Resektion von Tumor u. Niere sowie regionäre Lymphknotendissektion; Strahlentherapie selten erforderl., evtl. präoperativ bei Riesentumor, postoperativ bei eingeschränkter Radikalität; **Progn.:** abhängig vom histol. Subtyp; Heilung bis zu 90 % bei frühzeitiger Diagnose.

Wilms-Tumor
Erstsymptom bei Kindern (nach Gutjahr et al., 1990)

Erstsymptom	Häufigkeit (%)
asymptomatische tumoröse Raumforderung	61,6
Hämaturie	15,1
Vorsorgeuntersuchung	9,2
Obstipation	4,3
Gewichtsverlust	10–15
Harnweginfekt	3,8
Diarrhö	3,2
Diagnose bei Trauma	2,7
Nausea, Erbrechen, Schmerz, Hernie, Pleuraerguss, hoher Blutdruck	selten

Wilson-Ableitungen (Frank N. W., Kardiol., New York, 1890–1952): s. Brustwandableitungen (Abb. 1 dort).
Wilson-Block (↑): Bez. für einen kompletten Rechtsschenkelblock*, der im Gegensatz zum sog. klass. Rechtsschenkelblock (plumpe Verbreiterung der QRS-Komplexe), die typ. M-förmige rSR'-konfigurierten QRS-Komplexe aufweist.
Wilson-Brocq-Krankheit (Sir William J. W., Dermat., London, 1809–1884; Louis A. B., Dermat., Paris, 1856–1928): s. Dermatitis exfoliativa generalisata.
Wilson-Krankheit (Samuel A. K. W., Neurol., London, 1878–1937) *f*: (engl.) *Wilson's disease*; syn. hepatolentikuläre Degeneration, Morbus Wilson; autosomal-rezessiv erbl. Erkr. mit Kupferüberladung durch verminderte biliäre Kupferausscheidung inf. einer Reduktion der ATPase 7B-Funktion; die Kupferakkumulation kann auch durch vermehrte renale Elimination nicht ausgeglichen werden u. führt zur Zellschädigung in Leber, ZNS, Niere, Erythrozyten u. Knochen; die Schwere der Erkr. wird durch die Art der Mutation bestimmt. **Ätiol.:** Genlocus 13q14.3-q21.1, Mutation im Gen ATP7B; **Pathol.:** chron. Hepatitis mit Übergang in Leberzirrhose, Degeneration von Ganglienzellen, reaktive Vermehrung abnormer Gliazellen in den Basalganglien (v. a. Corpus striatum) u. im Cortex (v. a. Frontal- u. Okzipitallappen), Nephritis, Nephrokalzinose; **Formen: 1.** juvenile Form: rasch progredient mit Manifestation im 7.–15. Lj.; **2.** Westphal-Strümpell-Pseudosklerose; meist relativ langsam progredient mit Manifestation im 20.–30. Lj.; **Klin.:** Hauptmanifestationen an Leber (Leberzirrhose* mit portaler u. parenchymatöser Dekompensation), zentralem Nervensystem (extrapyramidale Störung der Motorik, Dysarthrie, Rigor, Tremor, Störung des Verhaltens u. später des Intellekts) u. Augen (Kayser*-Fleischer-Kornealring, Sonnenblumenkatarakt); weitere Sympt. durch Beteiligung der Nieren (Glukosurie, Aminoazidurie, Phosphatdiabetes, renale tubuläre Azidose), des Blutes (Hämolyse, Thrombozytopenie), des Herzens (Kardiomyopathie*), des Skeletts (Osteomalazie*, Osteochondrose*) u. der Gelenke (Arthropathie); **Kompl.:** Folgen der Leberzirrhose (Dekompensation, Ösophagusvarizenblutung*), Psychose u. dementielle Entwicklung, Wilson-Krise (akutes Leberversagen* u. hämolytische Krise*; Ind. für dringliche Lebertransplantation*); **Diagn.:** Kupfer im Serum <60 µg/dl, freies Kupfer im Serum >25 µg/dl, Kupferausscheidung mit dem Urin >100 µg/d, Caeruloplasmin im Serum <15 mg/dl, Kupfergehalt der Leber >250 µg/g Trockengewicht, Radiokupfertest; **Ther.:** D-Penicillamin, Zinkacetat, Trientine (fördern Kupferausscheidung) zur Verhinderung der Progredienz; elektive Lebertransplantation.
Wilson-Mikity-Syndrom (Miriam Geisendorfer W., Päd., Los Angeles, geb. 1922; Viktor G. M., Radiol., Los Angeles, geb. 1919) *n*: (engl.) *Wilson-Mikity syndrome*; syn. Mikity-Wilson-Syndrom, Blasenlungensyndrom, interstitielle mononukleäre herdförmig fibrosierende Pneumonie; sehr selten v. a. bei Frühgeborenen, gelegentl. aber auch bei reifen Neugeborenen in den 1. Lebenswochen auftretendes Atemnotsyndrom unklarer Ätiol.; **Pathol./Anat.:** Septenfibrose durch Vermehrung des interstitiellen Bindegewebes, Schrumpfung, Verdickung u. Aufsplitterung elast. Fasern, manchmal monozytäre Infiltration; keine hyalinen Membranen; **Sympt.:** progrediente Dyspnoe, Zyanose, häufig apnoische Anfälle, selten Husten; kein Fieber; **Diagn.:** negativer od. nur geringfügiger Auskultationsbefund (leichte Rasselgeräusche), (röntg.) hilifugale, netzförmig verstärkte Lungenzeichnung, Lungenemphysem v. a. basal u. retrosternal; (hämat.) passagere Eosinophilie; **Ther.:** oft Sauerstoffbeatmung notwendig; **Progn.:** unsicher; bei Überleben der Neugeborenenperiode entwickelt sich häufig eine zunächst progrediente Ateminsuffizienz mit schwerer Tachypnoe (60–100/min); ca. 60 % der Kinder sterben inf. Atem- u. Rechtsherzinsuffizienz od. pulmonaler Infektionen.
Wilson-Syndrom (Clifford W., Int., London, 1906–1997) *n*: s. Nephropathie, diabetische.
Wimpern: (engl.) *eyelashes*; Ciliae.
Wimpern|larve: s. Korazidium; Mirazidien.
Wimpern|tierchen: Ciliata; s. Protozoen.
Wimpern|verlust: s. Madarosis.
Wind|dorn: s. Spina ventosa.
Wind|ei: s. Abortiv-Ei.
Windel|dermatitis (Derm-*; -itis*) *f*: (engl.) *diaper dermatitis*; syn. Dermatitis ammoniacalis, Dermatitis glutaealis, Erythema glutaeale; Rötung der Haut mit erythematösen Papeln im Anogenitalbereich u. an konvexen Oberflächen von Gesäß, Oberschenkeln, Hüften von Säuglingen u. Kleinkindern; **Urs.:** Mazeration durch Stuhl u. Urin, Hautirritation durch Ammoniakbildung inf. alkal. Zersetzung des Urins, hoher pH-Wert u. Aktivierung von Lipasen, Proteasen mit Zerstörung der epidermalen Barriere; sekundäre Besiedlung mit Candida* albicans (s. Abb.) u. a. Erregern; **Ther.** u. **Proph.:** ABCDE: Beseitigung der Okklusion (**a**ir), Regeneration der Hautbarriere (**b**arriers), häufiges Windelwechseln (**c**leansing), Windeln mit Gelkis-

Wirbelfraktur

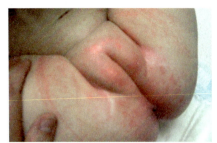

Windeldermatitis: Mazeration, Rötung u. periphere Papeln u. Pusteln bzw. Satelliten; typisch für Besiedlung mit Candida albicans [97]

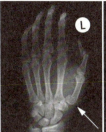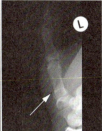

Winterstein-Fraktur [88]

sen (**d**iapers), Aufklärung der Eltern über Pathogenese (**e**ducation"), Pasta* Zinci, ggf. lokale Antimykotika (Nystatin p. o.); **DD:** allergisches Kontaktekzem*, Psoriasis*, Zinkmangeldermatitis*, Langerhans*-Zellh-Hstiozytose.
Windel|test *m*: **1.** (engl.) *pad test, nappy test*; Verf. zur Objektivierung u. Quantifizierung der Harninkontinenz*; **Formen:** a) Kurzzeittest (20–60 Min.) mit definierter Blasenfüllung; b) Langzeittest (24–48 Std.) mit Wiegen der Windeln in Verbindung mit Miktionstagebuch; **2.** Screening*-Verfahren bei Leukozyturie*; aus dem aromat. Amin 2,7-Diaminofluoren entsteht in Anwesenheit von H_2O_2 durch Leukozytenperoxidase ein blauer Farbkomplex.
Wind|kessel|funktion *f*: (engl.) *windkessel function*; Zurückhalten eines Teils des vom li. Ventrikel ausgeworfenen Blutvolumens während der Systole* in den elastischen zentralen Arterien (v. a. Aorta) u. dessen kontinuierl. Abgabe während der Diastole*; bewirkt kontinuierl. arteriellen Blutfluss in der Kreislaufperipherie; Abnahme der W. im Alter, bei Aortensklerose* u. allg. Arteriosklerose*.
Wind|pocken: Varizellen*.
Winiwarter-Buerger-Krankheit (Felix v. W., Chir., Wien, Lüttich, 1848–1917; Leo B., Int., New York, 1879–1943) *f*: s. Thrombangiitis obliterans.
Winkel|block: (engl.) *angle-closure glaucoma*; Glaukomanfall bei verschlossenem Kammerwinkel; vgl. Pupillarblock, Glaukom.
Winkelmann-Operation (Karl W., Chir., Barmen, 1863–1925) *f*: s. Jaboulay-Winkelmann-Operation.
Winkler-Schulze-Re|aktion (Ferdinand W., Dermat., Hämat., Wien, 1870–1936; Walter H. Sch., Pathol., Göttingen, 1880–1964) *f*: s. Peroxidasereaktion.
Winslow-Band (Jacob B. W., Anat., Paris, 1669–1760): syn. Bourgery-Band; (anat.) Ligamentum* popliteum obliquum.
Winslow-Foramen (Jacob B. W., Anat., Paris, 1669–1760; ↑) *n*: Foramen* omentale.
Winslow-Loch (↑): Foramen* omentale.
Winslow-Pan|kreas (↑) *n*: Processus uncinatus des Pankreaskopfs.
Winter|füße: s. Dermatitis plantaris sicca.
Winterstein-Fraktur (Fraktur*) *f*: (engl.) *Winterstein's fracture*; Form der Mittelhandfraktur* mit basisnaher Querfraktur des Metacarpale I ohne Gelenkbeteiligung (s. Abb.).

Wirbel: Vertebra*.
Wirbel|ankylose (Anky-*; -osis*) *f*: (engl.) *ankylosing spondylitis*; knöcherne Versteifung der Wirbelsäule aufgrund entzündl. od. degenerativer Prozesse; s. Spondylosis hyperostotica, Spondylitis ankylosans.
Wirbel|bi|opsie (Bio-*; Op-*) *f*: (engl.) *vertebral biopsy*; Biopsie* eines Wirbels in paravertebraler Anästhesie für diagn. od. therap. Zwecke.
Wirbel|bogen|gelenke: s. Articulationes zygapophysiales.
Wirbel|bogen|re|sektion (Resektion*) *f*: s. Laminektomie.
Wirbel|entzündung: Spondylitis*.
Wirbel|fraktur (Fraktur*) *f*: (engl.) *vertebral fracture*; Fraktur* eines Wirbels; **Lok.:** im Bereich von Wirbelkörper, -bogen od. -fortsätzen (s. Vertebra) od. spez. anat. Strukturen einzelner Wirbel (z. B. Atlas* u. Axis*); **Formen: I.** traumat.: Vork. meist im thorakolumbalen Übergang u. HWS, seltener kraniozervikal (Dens*-axis-Fraktur, Jefferson*-Fraktur, Hanged*-man-Fraktur); Magerl-Klassifikation (gültig für C III bis L V, entspr. den Kriterien der AO): nach Frakturmechanismus; **1.** Typ A: durch Kompressionsverletzung (Kompressionsfraktur, engl. *crush fracture*; durch Kompression u. Flexion) bedingte: a) Impaktionsfraktur (Typ A 1): Deckplattenimpression, Keilfraktur, Wirbelkörperimpaktion; b) Spaltfraktur (Typ A 2): sagittal, frontal, sog. Kneifzangenfraktur; c) Berstungsfraktur (Typ A 3): inkomplett, Berstungsspaltfraktur od. komplett; **2.** Typ B: Distraktionsverletzung, vordere u. hintere Wirbelelemente (z. B. sog. Chance-Fraktur mit horizontalem Frakturspalt durch den Wirbel; durch Flexionsdistraktion); a) Typ B 1: dorsale, überwiegend ligamentäre Zerreißung mit querer Zerreißung der Bandscheibe bzw. mit W. Typ A; b) Typ B 2: dorsale, überwiegend ossäre Zerreißung; horizontale Zerreißung, mit querer Zerreißung der Bandscheibe bzw. mit Fraktur Typ A; **3.** Typ C: Torsionsverletzung (Verletzung vorderer u. hinterer Wirbelelemente mit Rotation), Instabilität aller 3 Säulen; a) Typ C 1: Typ-A-Verletzung mit Rotation (Rotationsberstfraktur, Rotationsspaltfraktur, Rotationsstungsfraktur); b) Typ C 2: Typ-B-Verletzung (Typ B 1, B 2 od. B 3) mit Rotation; c) Typ C 3: Rotationsscherfraktur (Slice-Fraktur, Rotationsschrägfraktur); **II.** pathologische Fraktur* u. a. bei multiplem Myelom*, Knochenmetastasen, Osteoporose*; **Kompl.:** bei Beteiligung der Wirbelkörperhin-

Wirbelgelenke

terkante (instabile Wirbelsäulenverletzung*) Gefahr der Rückenmarkverletzung, ggf. bis zur Querschnittläsion*; **Ther.:** 1. traumat. W.: bei stabiler W. ggf. konservativ u. früh funkt.; instabile W. op. mit möglichst sofortiger Bewegungsstabilität (Mobilisation); Op. insbes. bei inkompletter u. kompletter Berstungsfraktur, W. Typ B u. C mit (instrumentierter) Spondylodese* (z. B. Fixateur* interne dorsale, Cage*, kortikospongiöser Span, ventrale Verplattung); 2. pathol. W.: zusätzl. zu therap. Verf. der traumat. W. weniger invasive Verf.: Kyphoplastie (Aufrichtung) u. Vertebroplastie, auch in mehreren unterschiedl. Höhen, gleichzeitig Knochen- bzw. Tumorbiopsie; ggf. Diskektomie (Stabilisierung mit Knochenspan, Cage* od. Titanimplantat); ggf. op. Dekompression des Spinalkanals (bei Verengung um mehr als ein Drittel) bzw. Wurzelkanäle (s. Laminektomie) evtl. mit nachfolgender Stabilisierung. Vgl. Osteosynthese.
Wirbel|gelenke: s. Articulationes zygapophysiales.
Wirbel|gleiten: s. Spondylolisthesis; Pseudospondylolisthesis.
Wirbel|häm|angiom (Häm-*; Angio-*; -om*) *n*: (engl.) *vertebral hemangioma*; angeb. Hämangiom des Wirbelkörpers; häufigste **Lok.:** mittlere BWS u. obere LWS, multiples Vork. möglich; **Sympt.:** evtl. lokale od. radikuläre Schmerzen, Rückenmarkkompression; **Diagn.:** röntg. grobmaschige Auflockerung der Spongiosa des Wirbelkörpers; **Ther.:** Strahlentherapie, ggf. Korsett od. op. Stabilisierung der WS; **Kompl.:** Hämatomyelie*.
Wirbel|kanal *m*: s. Wirbelsäule (Abb. 2 dort).
Wirbel|karies (Karies*) *f*: s. Knochentuberkulose.
Wirbel|körper|fraktur (Fraktur*) *f*: s. Wirbelfraktur.
Wirbel|säule: (engl.) *spinal column, vertebral column*; Columna vertebralis; physiol. gekrümmtes (Hals- u. Lendenlordose, Brustkyphose; s. Abb. 1), be-

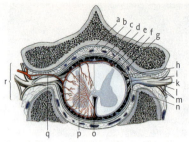

Wirbelsäule Abb. 2: Querschnitt durch den Wirbelkanal in Höhe des 2. Brustwirbels; a: Periost; b: Spatium epidurale; c: Dura mater; d: Spatium subdurale; e: Arachnoidea mater; f: Spatium subarachnoideum; g: Pia mater; h: Radix posterior; i: Lig. denticulatum; k: Ganglion sensorium n. spinalis; l: N. spinalis; m: Rami communicantes; n: Radix anterior; o: A. spinalis ant.; p: A. spinalis post.; q: Ramus spinalis arteriae intercostalis; r: Foramen intervertebrale [159]

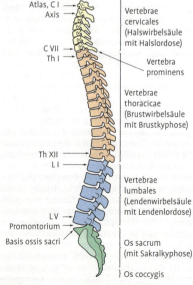

Wirbelsäule Abb. 1: Anatomie des Skeletts

wegl. Achsenskelett des Körpers, das aus den Wirbeln (Vertebrae*), den Bandscheiben* sowie den Bändern (Ligamentum* longitudinale anterius, posterius u. a.) besteht; **Einteilung:** 1. zervikal: Halswirbelsäule (Abk. HWS) mit 7 Halswirbeln (Vertebrae* cervicales); 2. thorakal: Brustwirbelsäule (Abk. BWS) mit 12 Brustwirbeln (Vertebrae* thoracicae); 3. lumbal: Lendenwirbelsäule (Abk. LWS) mit 5 Lendenwirbeln (Vertebrae* lumbales); 4. sakral: Os* sacrum mit 5 verschmolzenen (20.–25. Lj.) Kreuzwirbeln (Vertebrae sacrales); 5. Os* coccygis mit 3–6 verschmolzenen Steißwirbeln (Vertebrae coccygeae); **Funktion:** Die W. trägt den Kopf, den Rumpf u. die oberen Gliedmaßen. Ihre umfangreiche Beweglichkeit erfolgt um die Frontal-, Sagittal- u. Longitudinalachse. Sie bildet den Wirbelkanal (syn. Spinalkanal) für das Rückenmark* (s. Abb. 2).
Wirbel|säulen|af|fektionen (lat. *afficere, affectus* antun, zufügen) *f pl*: (engl.) *spondylopathies*; Sammelbez. für Wirbelsäulenveränderungen u. -erkrankungen; **Urs.:** am häufigsten altersbedingte Degeneration (in der 5. Dekade bei ca. 60 % der Frauen u. 80 % der Männer), selten Differenzierungsstörungen der Bandscheiben- u. Wirbelanlagen (Wirbelanomalien) sowie lokale od. allgemeine Erkr. unterschiedlicher Ätiol. u. Pathogenese.
Wirbel|säulen|spalt|bildungen: 1. (engl.) *rachischises*; fehlender Zusammenschluss der Wirbelkörperanlage als Hemmungsfehlbildung, z. B. Halbwirbel, Schaltwirbel, Blockwirbel, Schmetterlingswirbel; bei Beteiligung mehrerer Wirbelkörper evtl. funkt. Störungen; s. Klippel-Feil-Syndrom; 2. fehlender Zusammenschluss von Wirbelbogenabschnitten: s. Spina bifida; bei Mitbeteiligung des Myelons: Meningozele*, Meningomyelozele*; bei seitl. Bogenschlussstörungen, bes. im Zwischengelenk: Spondylolyse*.
Wirbel|säulen|verkrümmung: s. Skoliose.
Wirbel|säulen|verletzungen: (engl.) *spinal column injuries*; Verletzungen der Wirbelsäule*; **Formen:** 1. Bänder- u. Bandscheibenverletzung: s. Beschleunigungstrauma der Halswirbelsäule, Band-

scheibenschaden; **2. Wirbelfrakturen***: Wirbelkörper-, Wirbelbogen- u. Gelenkfortsatzfrakturen sowie Quer- u. Dornfortsatzfraktur; **3. Wirbelluxation**: meist HWS, i.d.R. als Luxationsfraktur mit Bandscheibenzerreißung ventral u. Gelenkfrakturen dorsal; Instabilität (Operationsindikation); **4. kombinierte Verletzung, Luxationsfraktur**; **Einteilung: 1. stabile W. inf.** Bandscheibenverletzung, Wirbelkörperfraktur, einseitiger Wirbelbogen- od. Gelenkfortsatzfraktur; **2. instabile W.** bei Verletzung der Wirbelkörperhinterkante, Diskuswand, Gelenkfortsätze, des Wirbelbogens u. hinteren Bandkomplexes; Magerl-Klassifikation von Wirbelverletzungen: s. Wirbelfraktur; **Diagn.**: neurol. Status, Rö., CT, MRT (bes. Bandscheiben-, Rückenmark- u. Nervenwurzelbeteiligung sowie Frakturalter); **Ther.**: s. Wirbelfraktur; bei Vorliegen neurol. Defizite i.S. einer inkompletten od. kompletten Querschnittläsion* Behandlung mit Methylprednisolon nach NASCIS-II-Schema.
Wirbel|säulen|versteifung: s. Spondylitis ankylosans; Spondylosis hyperostotica; Spondylodese.
Wirbel|spalt: s. Wirbelsäulenspaltbildungen.
Wirbel|syn|chondrose (Syn-*; Chondr-*; -osis*) *f*: s. Bandscheibe.
Wirbel|tumoren (Tumor*) *m pl*: (engl.) *vertebral tumors*; im Bereich der Wirbelsäule vorkommende Tumoren; **Formen: 1. benigne W.**: z.B. Chondrom, Osteochondrom, Chordom, Osteom, Osteoklastom, Osteoblastom, i.w.S. auch Wirbelhämangiom*; **2. maligne W.**: z.B. Metastasen extravertebraler maligner Tumoren, multiples Myelom*, Sarkom*, i.w.S. auch tumorartige Absiedelungen in der Wirbelsäule bei Hodgkin-*Lymphom od. Leukämie*. Vgl. Knochentumoren; Rückenmarktumoren.
Wirk|dosis (Dosis*) *f*: s. Dosis.
Wirksamkeit, re|lative bio|logische: Abk. RBW; (engl.) *relative biological effectiveness (Abk. RBE)*; experimentell ermittelte Größe zur Beschreibung der Wirkung ionisierender Strahlung* in biol. Systemen; die RBW hängt ab von der Art u. Energie der absorbierten Strahlung, von allen weiteren Bedingungen der jeweils beobachteten Bestrahlung (äußere od. innere Bestrahlung, bestrahlte Organe u. Gewebe, Zeitdauer der Bestrahlung usw.) u. gilt nur für den jeweils untersuchten biol. Effekt. Sie ist definiert als Quotient aus den Energiedosen* einer Vergleichsstrahlung (D_0) u. der zu charakterisierenden ionisierenden Strahlung (D), bei denen es unter sonst gleichen Versuchsbedingungen zu den gleichen biol. Wirkungen kommt. Als Vergleichsstrahlung dient meist Cobalt-60-Gammastrahlung, gelegentl. auch 200 kV-Röntgenstrahlung. Dicht ionisierende Strahlung (Alphastrahlung, Neutronenstrahlung) besitzt eine höhere RBW als locker ionisierende Strahlung (Photonenstrahlung, Betastrahlung).
Wirksamkeits|nachweis, klinischer: positiver Nachw. der Wirksamkeit einer med. Maßnahme bzw. eines Arzneimittels nach wissenschaftl. Kriterien; **Formen: 1.** Fallbericht*; **2.** Anwendungsbeobachtung*; **3.** einarmige prospektive Studie*; **4.** kontrollierte Studie*; **5.** randomisierte klinische Studie*; **6.** Doppelblindversuch; s. Blindversuch.

Wirk|stoff: (engl.) *active agent, active substance*; syn. Arzneistoff; nach Arzneimittelgesetz ein Stoff, der dazu bestimmt ist, bei der Herstellung von Arzneimitteln* als arzneilich wirksame Bestandteile verwendet zu werden.
Wirkung, ad|ditive: (engl.) *additive effect*; (pharmak.) gegenseitige Verstärkung der Wirkung zweier Arzneimittel i.S. einer einfachen, algebraischen Summation; vgl. Wirkung, potenzierte.
Wirkung, potenzierte: (engl.) *potentiated activity*; (pharmak.) Wirkung zweier verabreichter Arzneimittel, die über die Addition ihrer Einzeleffekte hinausgeht.
Wirkung, spezifisch-dynamische: (engl.) *specific dynamic effect*; die zur Assimilation eines Nährstoffs notwendige Stoffwechselsteigerung, angegeben als Teil des physiologischen Brennwerts*; bei Proteinen bes. hoch (30% des Brennwerts), bei Kohlenhydraten 6%, bei Fetten 4%.
Wirkungs|quantum *n*: s. Planck-Wirkungsquantum.
Wirkungs|verlängerung: (engl.) *extension of effect*; (pharmak.) Verlängerung der Wirkung eines Arzneimittels bei Depotpräparaten.
Wirsung-Gang (Johann G. W., Anat., Augsburg, Padua, 1600–1643): Ductus* pancreaticus.
Wirt, para|tenischer: (engl.) *paratenic host*; Tierspecies, in der Helminthenlarven überleben u. infektiös bleiben, ohne sich weiterzuentwickeln; z.B. Raubfische, die sich mit Plerozerkoiden (Finne von Diphyllobothrium* latum) durch Verzehr von anderen Fischen infiziert haben.
Wirts|wechsel: (engl.) *host change*; Entw. bzw. Fortpflanzung von Parasiten* durch Wechsel zwischen **Endwirt***, der die geschlechtsreife Form beherbergt, u. **Zwischenwirt*** (1., 2. usw. Zwischenwirt), in dem jüngere Entwicklungsstufen bzw. asexuelle Fortpflanzungsformen leben.
Wiskott-Aldrich-Syn|drom (Alfred W., Päd., Marburg, München, 1898–1978; Robert A. A., Päd., Portland, 1917–1998) *n*: (engl.) *Wiskott-Aldrich syndrome*; syn. Aldrich-Syndrom; X-chromosomal-rezessiv erbl. Erkr. mit Gerinnungsstörung u. Immundefekt (Genlocus Xp11.23–p11.22, Mutationen im WAS-Gen); **Häufigkeit**: 1:250 000 männl. Lebendgeborene; **Path.**: möglicherweise Entwicklungsstörung der hämatopoet. Stammzellen; **Sympt.**: Manifestation nur bei Männern bereits im Säuglingsalter; vermehrt Hautblutungen (Thrombozytopenie, Größen- u. Strukturveränderungen der Megakaryozyten u. Thrombozyten), Infektionsanfälligkeit bes. des Mittelohrs u. der Lunge (erniedrigtes IgM, erhöhtes IgA u. IgE, Alloagglutinine fehlen), ekzematöse Hautveränderungen u. Neigung zu allerg. Reaktionen, später Auftreten von überwiegend lymphoretikulären Neoplasien; **Diagn.**: molekulargenet., auch pränatal; **Ther.**: Antibiotika, evtl. Splenektomie, Knochenmarktransplantation; **Progn.**: Lebenserwartung im Allg. nicht über 10 Jahre; Todesursache meist Infektion, seltener Blutungen od. Tumoren.
Wismut *n*: Bismut*.
Wismut|in|toxikation (Intoxikation*) *f*: Bismutintoxikation*.
Wismut|saum: s. Stomatitis.

Wissler-Fanconi-Syn|drom (Hans W., Päd., Zürich, 1906–1983; Guido F., Päd., Zürich, 1892–1979) *n*: Subsepsis* allergica Wissler.

Witebsky-Substanzen (Ernst W., Serol., Heidelberg, 1901–1969) *fpl*: (engl.) *Witebsky's substances*; aus Pferde- od. Schweinemagen gewonnene (extrahierte) AB0-blutgruppenspezif. Substanzen (handelsübl. ABH-Substanzen); **Anw.:** zur künstl. Immunisierung (z. B. Gewinnung heterologen Immunserums*), evtl. als Zusatz zu Blut von sog. Universalspendern der Blutgruppe 0 zur Bindung von Anti-A, Anti-B u. Anti-H u. bei Austauschtransfusion*.

Witzel-Fistel (Friedrich O. W., Chir., Düsseldorf, 1856–1925; Fistel*) *f*: (engl.) *Witzel's gastrostomy*; nur noch selten indizierte op. angelegte äußere Magenfistel unter Einnähen eines Katheters in 2 kardiawärts aufgestellte Falten der Magenvorderwand u. Ableitung durch die Bauchwand nach außen; Palliativoperation zur Ernährung z. B. bei Ösophaguskarzinom. Vgl. Gastrostomie.

Witzel|sucht: s. Moria.

WK: Abk. für Wirbelkörper.

WLM: Abk. für (engl.) *Working* Level Month*.

Woakes-Syn|drom *n*: (engl.) *Woakes syndrome*; Polyposis nasi deformans; im Kindesalter bestehende Polyposis* nasi et sinuum, die inf. Beeinflussung des Schädelwachstums zu Hypertelorismus* führt.

Wochen|bett: s. Puerperium.

Wochen|bett|de|pression (Depression*) *f*: (engl.) *postpartum depression*; Niedergeschlagenheit, traurige Stimmung während des Wochenbetts (Puerperium*); **Formen: 1.** nichtpsychotische **depressive Verstimmung** vom den 3. Tag nach der Geburt* (sog. Heultag): bei ca. 40 % der Wöchnerinnen p. p. auftretende Dysphorie, die einige Std. bis wenige Tage anhält; Sympt.: Energielosigkeit, Konzentrationsschwäche, Überempfindlichkeit sowie depressive Stimmungslage mit Weinerlichkeit; Urs.: Umstellung des Hormonhaushalts, insbes. rapider Abfall der Östrogene* u. des Progesterons*; Ther.: stützende Psychotherapie; **2. psychotische Depression:** Prodrome bereits während der sog. Heultage mögl., häufiger aber erst innerh. der ersten Monate p. p. als postpartale Depression* (Abk. PPD) bei ca. 10–15 % der Wöchnerinnen od. als sich in den ersten Wo. direkt od. aus der PPD entwickelnde Psychose* bei ca. 0,1–0,2 % der Wöchnerinnen; Sympt.: ausgeprägtes depressives Syndrom mit schweren Schlafstörungen, Angstgefühlen, Zwangsgedanken, Unruhe od. Apathie bis hin zu manischen od. schizophreniformen Zuständen; Urs.: unklar, evtl. Disposition sowie hormonale Umstellung. Vgl. Wochenbettpsychose.

Wochen|bett|fieber: s. Puerperalfieber.

Wochen|bett|psychose (Psych-*; -osis*) *f*: (engl.) *postpartum psychosis*; syn. Puerperalpsychose, Postpartum-Psychose; nicht einheitl. verwendete Bez. für psychot. Störungen, die im Puerperium* auftreten; meist den akuten organischen Psychose* zugeordnet, angenommen wird eine östrogenvermittelte Modulation dopaminerger u. serotonerger Transmission; **Häufigkeit:** ca. 1–2 Fälle auf 1000 Geburten; Wiederholungsrisiko bei künftigen Schwangerschaften bis zu 20–30 %. **Urs.:** wahrscheinl. Komb. aus Disposition, hormonaler Umstellung u. psychodynam. Aspekten; **Klin.:** Beginn i. d. R. bis 6 Wo. (meist innerh. der ersten 2 Wo.) nach der Geburt; oft rascher Wechsel der Symptomatik, z. B. abrupter Beginn mit manischen od. depressiven Sympt., starke Unruhe, Verwirrtheit, Schlafstörungen, Angst, Halluzinationen u. Wahn; **Ther.:** s. Psychose; **Progn.:** kurzfristig gut; evtl. unabhängig vom Wochenbett auftretende Rezidive.

Wochen|fluss: s. Lochien.

Wohlfahrtia: Schmeißfliegen; s. Fliegen.

Wolf: s. Intertrigo.

Wolff-Chaikoff-Ef|fekt (lat. efficere, effectus hervorbringen) *m*: (engl.) *Wolff-Chaikoff effect*; durch Aufnahme hoher Ioddosen verursachte Hypothyreose*; autoregulatorische Hemmung der Synthese von Schilddrüsenhormonen* für ca. 7–14 Tage; danach Wiederaufnahme der Hormonsynthese trotz erhöhten Iodangebots (Escape*-Phänomen); **Prinzip:** hohe intrazelluläre Iodkonzentration bewirkt Verhinderung der Iod-Organifikation (wahrscheinl. über Transkriptionshemmung der Schilddrüsenperoxidase*). Vgl. Schilddrüsenblockade.

Wolff-Gang (Caspar F. W., Anat., Embryol., Physiol., Berlin, St. Petersburg, 1733–1794): (engl.) *wolffian duct*; Ductus mesonephricus; Urnierengang; entsteht aus der Vereinigung der Vornierenkanälchen (Vornierengang, primitiver Harnleiter) u. wächst dann selbständig bis zur Kloake vor; nach Verschwinden der Vorniere wird er zum Urnierengang. Beim männl. Geschlecht entwickelt sich der W.-G. zu Nebenhodengang, Samenleiter u. Bläschendrüse; beim weibl. Geschlecht bleibt der Anfangsteil als Längsgang des Epoophoron erhalten, der Rest wird zum rudimentären Gartner*-Gang zurückgebildet.

Wolff-Gesetz (Julius D.W., Orthop., Berlin, 1836–1902): (engl.) *Wolff's law*; Gesetz der Transformation der Knochen, wonach Knochenmasse dort aufgebaut wird, wo sie gebraucht wird, u. dort resorbiert wird, wo sie nicht in Anspruch genommen wird; vgl. Knochengeweberemodellierung; Ossifikation.

Wolff-Parkinson-White-Syn|drom (Louis Wo., Kardiol., Boston, 1898–1972; Sir John P., Kardiol., London, 1885–1976; Paul D. W., Kardiol., Boston, 1886–1973) *n*: WPW*-Syndrom.

Wolf-Hirschhorn-Syn|drom (Ulrich W., Humangenet., Freiburg i. B., geb. 1933; Kurt H., Arzt, Hamburg, New York, geb. 1926) *n*: (engl.) *Wolf-Hirschhorn syndrome*; syn. Chromosom-4p⁻-Syndrom; Fehlbildungskomplex aufgrund einer partiellen Deletion des kurzen Arms eines Chromosoms 4 (hemizygote 4p16.3-Deletion); **Klin.:** multiple Dysmorphien im Bereich des Gesichts (Hypertelorismus, Exophthalmus, Epikanthus, Lippen- u. Gaumenspalte) u. der Ohren; Fehlbildungen der Augen, Genitalien, Nieren; Herzfehler, Mikrozephalie u. a.; ein Drittel der Betroffenen sterben im 1. Lj., zwei Drittel der Überlebenden sind Mädchen; **Diagn.:** Fluoreszenz*-in-situ-Hybridisierung.

Wolfram *n*: (engl.) *tungsten*; chem. Element, Symbol W, OZ 74, rel. Atommasse 183,85; Metall aus der Chromgruppe (Dichte 19,26 g/cm³, Schmelzpunkt 3370 °C); techn. **Verw.:** Legierungswerkstoff (Wolframstahl), Glühdraht in Lampen, Anodenmaterial in Röntgenröhren.

Wolfram-Syn|drom (D. J. W., amerikan. Arzt) *n*: DIDMOAD*-Syndrom.

Wolfring-Drüsen: (anat.) Glandulae* lacrimales accessoriae.

Wolfs|rachen: s. Gaumenspalte.

Wolken|schädel: (engl.) *cloudy skull, beaten-copper skull*; (röntg.) Bez. für Schädelveränderungen mit verstärkter Vertiefung der Impressiones* digitatae inf. Kraniosynostosis od. Hirndrucksteigerung; s. Dystostosis craniofacialis (Abb. dort).

Woll|haar: s. Lanugo.

Woll|wachs: Adeps* lanae anhydricus.

Wolman-Krankheit (Moshe W., Pathol., Tel Aviv, geb. 1914): (engl.) *Wolman's disease*; autosomal-rezessiv erbl. Mangel an lysosomaler saurer Lipase mit Speicherung von Cholesterol u. Cholesterolestern in den meisten Organen (Genlocus 10q24-q25); **Sympt.:** bereits im Säuglingsalter Diarrhö, Erbrechen, Gedeihstörung, Hepatosplenomegalie, papulovesikuläres Exanthem (Gesicht u. obere Körperhälfte); röntg. Nebennierenverkalkungen, generalisierte Osteoporose; im Blutbild Schaumzellen mit Cholesterolspeicherung; **Progn.:** Tod meist im 1. Lebensjahr; vgl. Lipidosen.

Woodbridge-Tubus (Philipp D. W., Anästh., Boston, 1895–1978; Tubus*) *m*: s. Endotrachealtubus (Abb. 2 dort).

Wood-Licht (Robert W. W., Phys., Baltimore, 1868–1955): (engl.) *Wood's light*; durch Nickeloxid-Filter gefiltertes ultraviolettes Licht (Wellenlängenbereich um 365 nm) aus einer Quecksilberhochdrucklampe; führt bei best. oberflächlichen Infektionskrankheiten der Haut (Erythrasma*, Mikrosporie*, Pityriasis* versicolor) zu fluoreszierendem Aufleuchten.

Wood-Manöver: (engl.) *Wood's manoeuvre*; (gebh.) Maßnahme zur Behandlung der Schulterdystokie* durch innere Rotation der Schultern des Kindes; **Meth.:** mit 2 Fingern wird Druck auf das vorn stehende Schulterblatt des Kindes ausgeübt. Vgl. McRobert-Manöver.

Wood-Muskel (Musculus*) *m*: (engl.) *Wood's muscle*; Musculus abductor metatarsi quinti; inkonstante Abspaltung des Musculus* abductor digiti minimi pedis.

Woringer-Krankheit (Frédéric W., Dermat., Straßburg, 1903–1964): **1.** (engl.) *Woringer's syndrome*; Pautrier-Woringer-Krankheit; s. Lymphadenitis, dermopathische; **2.** Woringer-Kolopp-Krankheit; s. Retikulose, pagetoide.

Working Level Month: Abk. WLM; im Arbeitsschutz* verwendete Maßeinheit für die Strahlenexposition* in Uranbergwerken durch Radon* u. seine Zerfallsprodukte in der Atemluft; ein WLM entspricht einer beruflichen Exposition von 170 Std. pro Monat gegenüber einer mittleren Strahlenbelastung von $1,30 \cdot 10^5$ MeV/l od. $2,08 \cdot 10^{-5}$ J/m³. Eine kumulative berufliche Strahlenbelastung von 200 WLM ist die Voraussetzung für die Anerkennung von Bronchialkarzinom* als Berufskrankheit* von Uranbergleuten (BK Nr. 2402). Vgl. Schneeberger Lungenkrebs.

Wormius-Knochen: (anat.) Os* suturale.

Wort|blindheit: s. Alexie.

Wort|findungs|störung: (engl.) *anomia*; Störung der Fähigkeit, ein best. Wort abzurufen, bei der es zu sog. Nullreaktionen, zu zeitl. Verzögerungen od. fehlerhaftem Abruf (Paraphasie*) kommt; eine W. kann durch sog. Umwegstrategien kompensiert werden, wobei anstelle des spez. Begriffs Umschreibungen, allg. Floskeln, Gestik u. a. verwendet werden. **Vork.:** bei Sprachentwicklungsstörung*, Aphasie*; **Diagn.:** logopäd. Prüfung der rezeptiven u. produktiven semantisch-lexikal. Fähigkeiten; **Ther.:** logopäd. Übungsbehandlung.

Wort|neu|bildung: s. Neologismus.

Wort|schatz|de|fizit *n*: (engl.) *limited vocabulary*; Bez. für einen im Verhältnis zum Lebensalter geringen Wortschatz; **Vork.:** bei zentraler Sprachstörung* (z. B. Aphasie), Sprachentwicklungsstörung*; **Diagn.:** logopäd. Prüfung der semantisch-lexikal. Fähigkeiten; **Ther.:** logopäd. Übungsbehandlung.

W-Plastik (-plastik*) *f*: (engl.) *W plasty*; Bez. für mehrfache V*-Y-Plastik; vgl. Hautlappen.

WPW-Syn|drom *n*: Kurzbez. für **Wolff-P**arkinson-**W**hite-Syndrom; (engl.) *Wolff-Parkinson-White syndrome*; Präexzitationssyndrom* mit verkürzter PQ*-Zeit (<0,12 Sek.) u. verbreitertem QRS*-Komplex (Präexzitation: Delta-Welle; s. Abb. 1) im Ruhe-EKG bei Sinusrhythmus sowie paroxysmale Tachykardie-Episoden; **Ätiol.:** anterograde (orthodrome) Leitung der akzessor. Leitungsbahn (meist Kent*-Bündel, links-posterior; s. Abb. 2), seltene akzessor. Leitungsbahnen: dekrementelle, ausschließl. retrograd (antidrom) leitende, akzessor. Leitungsbahn mit AV-Knoten-ähnl. Leitungsei-

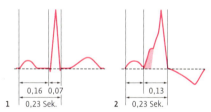

WPW-Syndrom Abb. 1: Ruhe-EKG (Sinusrhythmus); 1: Normalbefund, 2: WPW-Syndrom (Delta-Welle als Zeichen der Präexzitation)

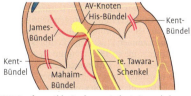

WPW-Syndrom Abb. 2: akzessorische Leitungsbahnen bei WPW-Syndrom: meist Verbindung zwischen li. Vorhof u. li. Kammer (linksseitiges Kent-Bündel; Typ A: Delta-Welle positiv in V1), auch zwischen re. Vorhof u. re. Kammer (rechtsseitiges Kent-Bündel; Typ B: Delta-Welle negativ in V1) od. Mahaim-Bündel; im Gegensatz zum WPW-Syndrom fehlt beim LGL-Syndrom (AV-Knoten-Umgehung z. B. durch James-Bündel) immer die Delta-Welle.

Wr

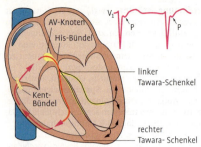

orthodrome AV-Reentry-Tachykardie

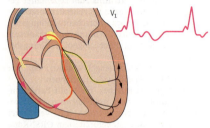

antidrome AV-Reentry-Tachykardie

WPW-Syndrom Abb. 3: Reentry-Mechanismus bei paroxysmaler Tachykardie (AVRT); 1: orthodrome Kammererregung über physiologisches Erregungsleitungssystem u. retrograde Vorhoferregung (EKG: PR>RP) über akzessor. Erregungsleitungsbahn (rechtsseitiges Kent-Bündel); 2: rechtsventrikuläre Erregung über orthodrome Leitung im rechtsseitigen Kent-Bündel (maximale Präexzitation; EKG: QRS-Komplex verbreitert) u. antidrome Erregungsleitung im AV-Knoten

genschaft (meist rechts-inferoparaseptal) sowie Mahaim*-Bündel mit nur geringer Präexzitation; cave: 20–30% der Pat. mit akzessor. Leitungsbahnen leiten auschl. retrograd u. weisen daher keine Delta-Welle auf (verborgene Leitung); nur 10% der Pat. mit Delta-Welle neigen zur Tachykardie. **Vork.:** ohne od. mit organ. Herzfehler (z. B. akzessor. Leitungsbahn rechts-inferior od. -inferior-anterior bei Ebstein*-Anomalie) bzw. hypertrophe Kardiomyopathie*; **Klin.:** paroxysmale supraventrikulläre Tachykardie* mit retrograder Vorhoferregung (s. Abb. 3): **1.** orthodrome AV-Reentry-Tachykardie (Abk. AVRT): häufigste Form; Reentry*-Mechanismus mit orthodromer Leitung über das physiol. Erregungsleitungssystem und antidromer über die akzessor. Leitungsbahn (meist) zwischen Vorhof u. Kammer; EKG: QRS-Komplex schmal, Herzfrequenz meist 150–220/min; **2.** antidrome AVRT: Reentry mit antidromer Leitung im AV-Knoten u. orthodromer in der akzessor. Leitungsbahn; EKG: QRS-Komplex verbreitert wie bei Schenkelblock (max. Präexzitation); Vork.: Mahaim-Bündel (QRS-Komplex wie bei Linksschenkelblock*) od. mehrere akzessor. Bahnen; **Kompl.:** Kammerflimmern* bei Vorhofflimmern u. kurzer Refraktärzeit der akzessor. Bahn; cave: Calcium-Antagonisten vom Nicht-Dihydropyridintyp (z. B. Verapamil) u. Herzglykoside senken die Refraktärzeit der akzessor. Bahn u. sind daher bei Vorhofflimmern kontraindiziert. **Ther.:** akut bei Tachykardie: Vagusreizung (z. B. Valsalva-Versuch, Karotissinus-Druckversuch), pharmak. (v. a. Adenosin od. Ajmalin), ggf. elektr. Kardioversion; Dauertherapie zur Tachykardieprophylaxe: Katheterablation* des akzessor. Bündels (kurativ; Ther. der Wahl), alternativ pharmakologisch. Vgl. LGL-Syndrom; AV-Knotentachykardie.

Wr: (serol.) Symbol für Wright*-Blutgruppen.
Wrapping: s. Aneurysma, intrakranielles.
Wright-Blut|gruppen: (engl.) *Wright blood groups*; Symbol Wr; seit 1953 bekanntes Blutgruppensystem; die Vererbung der Allele Wr^a u. Wr^b erfolgt autosomal-kodominant; das Wr^a-Antigen ist selten (0,03–0,1 %), Wr^b-Ag ein hochfrequentes Antigen; Anti-Wr^b kann häufig während Schwangerschaften passager nachgewiesen werden; **klin. Bedeutung:** Wr-Antikörper können Transfusionszwischenfälle* u. Morbus* haemolyticus neonatorum verursachen, Wr^b-Autoantikörper wurden bei erworbenen hämolytischen Anämien beschrieben. Vgl. Blutgruppen.
Wrisberg-Band (Heinrich A. W., Anat., Göttingen, 1739–1808): syn. Robert-Band; (anat.) Ligamentum* meniscofemorale posterius Roberti.
Wrisberg-Ganglion (↑; Gangl-*) *n*: s. Plexus cardiacus.
Wrisberg-Knorpel (↑): syn. Morgagni-Knorpel; (anat.) Cartilago* cuneiformis.
Wrisberg-Nerv (↑; Nervus*): **1.** s. Nervus facialis; **2.** s. Nervus cutaneus brachii medialis.
WS: 1. (anat.) Abk. für Wirbelsäule; **2.** (physik.) Abk. für Wassersäule; vgl. Druck.
Wuchereria bancrofti (Otto Wucherer, Arzt, Brasilien, 1820–1873; Joseph Bancroft, Arzt, Brisbane, 1836–1894) *f*: (engl.) *Wuchereria bancrofti, Filaria sanguinis-hominis*; syn. Filaria bancrofti; parasitärer Fadenwurm (Nematodes*) im Lymphsystem des Menschen; Err. der lymphatischen Filariose*; ♂ bis 40 mm lang, ♀ 50–100 mm lang, ⌀ 0,2–0,3 mm (s. Abb.); **Entw.:** s. Filarien; **Übertragung:** Überträger (Zwischenwirt): Mücken der Gattung Culex, Aedes, Anopheles; Inf. durch Stich u. aktives Eindringen der Larven in die Haut durch den Stichkanal; Lebensdauer der Adultwürmer mehrere Jahre; **Nachw.: 1.** gescheidete Mikrofilarien* nachts im peripheren Blut (Microfilaria nocturna): **a)** Kapillarblut (max. bei Entnahme zwischen 22 u. 2 Uhr), Nativpräparat; bei spärl. Befund Dicker* Tropfen, gefärbt nach Giemsa od. mit Hämatoxylin; Hydrozelenflüssigkeit, chylöser Urin; **b)** Venenblut (zwecks Anreicherung zentrifugieren);

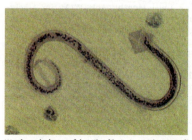

Wuchereria bancrofti: Mikrofilarie im Dicken Tropfen; Hämatoxylin-Färbung [138]

2. verkalkte Filarien röntg. als einige mm große Schatten darstellbar; **3.** bei klin. Verdacht u. negativem Befund: **a)** Probeexzision tastbarer Lymphknoten der Inguinalgegend u. histol. Untersuchung; **b)** IFT, ELISA, PHA; **c)** Intrakutantest.

Wuchereria malayi (↑) *f*: Brugia* malayi.

Würfel|bein: Os cuboideum; s. Ossa tarsi.

Würge|mal: s. Strangulation.

Würg|re|flex (Reflekt-*) *m*: s. Reflexe (Tab. 2 dort).

Würmer: (engl.) *worms*; Vermes; Sammelbez. für Metazoen mit wurmförmigem Habitus; i. e. S. Helminthes* (parasit. Würmer wie Trematodes*, Cestodes*, Nematodes*, Acanthocephala*).

Wullstein-Apparat (August L. W., Chir., Bochum, Essen, 1864–1930) *m*: (engl.) *Wullstein's apparatus*; Gerät zur Extensionsbehandlung bei Skoliose* mit Glisson*-Schlinge.

Wund|diphtherie (gr. διφθέρα Haut, Leder) *f*: (engl.) *wound diphtheria*; seltene, durch Corynebacterium* diphtheriae bedingte Gangrän* an Wunden.

Wunde: (engl.) *wound*; Vulnus; Unterbrechung des Zusammenhangs von Körpergeweben mit od. ohne Substanzverlust; **Formen: 1. akute** W.: **a)** mechan. W. durch äußere Gewalt, v. a. als Schnitt- u. Stichwunde (V. incisivum; scharf schneidend bzw. spitz; s. Stichverletzung, Pfählungsverletzung), Quetschwunde (V. contusum), Platz-, Riss- u. Schürfwunde (stumpf), Kratz- u. Bisswunde (V. morsum; kombiniert scharf-stumpf; s. Bissverletzung) u. als Schusswunde*; **b)** therm. W. durch Hitze (Verbrennung*) od. Kälte (Erfrierung*); **c)** strahlenbedingte W. durch Ultraviolettstrahlung od. ionisierende Strahlung; **d)** chem. W., v. a. durch Verätzung*; **2. chron.** W.: **a)** pAVK* im Stadium IV: durch Ischämie bedingte W. u. a. mit Gangrän, Ulcus cruris arteriosum; **b)** Dekubitus*; **c)** Ulcus* cruris; **d)** Malum* perforans pedis; **Ther.:** s. Wundversorgung, Wundmanagement.

Wunder|netz: Rete* mirabile.

Wund|ex|zision (lat. excisio das Ausschneiden) *f*: (engl.) *wound excision*; syn. Wundausschneidung nach Friedrich; (chir.) Wundanfrischung i. R. der primären Wundversorgung durch keilförmiges Ausschneiden der Wundränder u. des Wundgrunds im gesunden, gut durchbluteten Gewebe mit Skalpell, Schere, Pinzette od. Ringkürette (s. Abb.); reduziert Gefahr einer Wundinfektion* (Reduktion der Kontamination mit Fremdkörpern u. Bakt.), schafft die Grundlage für Wundheilung durch Bildung durchbluteter Gewebeoberflächen u. dient bei primärer Wundnaht der optimalen Adaptation der Wundränder. Vgl. Wundmanagement.

Wund|haken: (engl.) *retractor, surgical hook*; chir. Instrument zur Wundspreizung.

Wund|heilung: (engl.) *wound healing*; physiol. Vorgänge zur Regeneration zerstörten Gewebes, die insbes. durch Neubildung von Bindegewebe u. Kapillaren den Verschluss einer Wunde* bewirken; **Phasen: 1.** Latenzphase: **a)** exsudative Phase mit Schorfbildung (in den ersten Stunden); **b)** resorptive Phase mit kataboler Autolyse (1.–3. Tag); **2.** Proliferationsphase: anabole Reparation mit Bildung von Kollagen (4.–7. Tag); **3.** Reparationsphase: Umwandlung des Granulationsgewebes in eine Narbe (ab 8. Tag); **Einteilung: 1. primäre** W. (Sanatio per primam intentionem, Abk. p. p.): rascher u. komplikationsloser Verschluss u. weitgehende Restitutio ad integrum inf. minimaler Bindegewebeneubildung zwischen gut durchbluteten u. ggf. adaptierten Wundrändern einer sauberen Wunde; **2. sekundäre** W. (Sanatio per secundam intentionem, Abk. p. s.): verzögerte W. inf. (a)bakterieller Entz. bei Wunden mit weit auseinander liegenden (gequetschten od. nekrot.) Wundrändern od. Wundinfektion* mit Auffüllung des Gewebedefekts mit Granulationsgewebe* u. ausgedehnter Narbenbildung; die Epithelisierung* vom Rand her beendet die Wundheilung. Vgl. Wundversorgung; Wundmanagement.

Wund|in|fektion (Infekt-*) *f*: (engl.) *wound infection*; bakt. Infektion* einer Wunde* mit klassischen Zeichen einer lokalen Entzündung*; bei phlegmonöser Ausbreitung evtl. Allgemeininfektion (Sepsis*) mit hohem Fieber u. Schüttelfrost; **Diagn.:** Abstrich zur mikrobiol. Untersuchung; **Ther.:** Wundrevision, Wundreinigung mit Entfernung von Nekrosen, Fremdkörpern usw., Spülung u. Wunddrainage (Abfluss von Eiter u. Wundsekret), tägl. Wechsel antisept. Verbände (s. Wundmanagement); bei phlegmonöser W. Antibiotika (systemisch); Ruhigstellung; **Sonderformen:** Puerperalfieber*, Gangrän*.

Wund|liegen: s. Dekubitus.

Wund|management *n*: (engl.) *wound management*; kombinierte, interdisziplinär (Arzt, Pflegekraft, Orthopädietechniker, Apotheker u. a.) durchgeführte Wundbehandlung, deren ambulante u. stationäre Maßnahmen (Wunddiagnostik, -reinigung, -exzision u. -verband) eine schnellere u. effektivere Wundheilung* insbes. bei chron. Wunden* begünstigen u. herbeiführen sollen; **Wunddiagnostik:** lokal: visuell u. ggf. apparativ (Rö., MRT: Osteolyse, Osteitis, Weichteilbeurteilung), Wundabstrich (pathogene Keime u. Resistenz), Umgebungsdiagnostik: Anamnese (art. Verschlusskrankheiten, Diabetes mellitus), Arzneimittel, Ernährungsstatus, Mobilität, Scherkräfte, Alter; Immunstatus, psych. Verfassung; **Wundreinigung: 1.** Wundtoilette bzw. Débridement, radikale Abtragung von nekrot. Gewebe u. Schmutzpartikeln; je nach Wundsituation auch als serielles Débridement (second look) mit temporärer Wundabdeckung; **Formen: a)** mechan.: z. B. mit Kompressen, Mulltupfern, Pinzetten, Skalpell, schar-

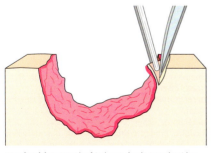

Wundexzision: Wundanfrischung durch Ausschneiden der Wundränder [104]

Wundrevision

fem Löffel, ggf. steriler Bürste od. durch Hochdruckreinigung (Jet-Lavage) mit steriler Kochsalzlösung; **b)** autolyt. (Selbstandauung): Zellenzyme bauen Proteine ab; unterstützt durch Verbandmaterialien; **c)** enzymat.: enzymhaltige Salben (z. B. mit Kollagenase, Fibrinolysin, Proteasen, Streptokinase, Desoxyribonukleasen) spalten körpereigene Substanzen auf u. verflüssigen Nekrosen; **d)** biochir.: durch Fliegenmaden, die z. B. in sog. Biobags aus Gaze od. Kunststoff verpackt auf die Wunde gelegt werden u. deren Speichel Nekrosen lysiert (s. Myiasis); **2.** Desinfektion, z. B. durch geschlossene Desinfektion mit asept. Wundauflagen; **3.** Spülung, z. B. mit steriler Kochsalz- od. Ringerlösung. **Wundverband: 1.** klassisch (trocken, steril); **2.** Aktivkohleverband; **3.** Salbenverband mit od. ohne spezif. Wirkstoff; **4.** imprägnierte Kompressen aus Baumwolle mit od. ohne Salbengrundlage; **5.** hydroaktiver/feuchter Wundverband; **6.** Alginatverband; **7.** Hydrofaserverband; **8.** Hydrokolloidverband; **9.** Hydrogelverband; **10.** Hydropolymerverband; **11.** Polyurethanverband; **12.** zweischichtiges Membransystem; **13.** proteasemodulierte Matrix; **14.** Hyaluronsäure; **15.** Vakuumversiegelung*; ggf. Wundrandschutz. Vgl. Wundversorgung.
Wund|re|vision *f*: **1.** (engl.) *wound examination*; (primäre) Durchführung der erforderl. Wundversorgung*; **2.** erneute chir. Behandlung einer bereits op. versorgten Wunde* bei Infektion (z. B. Eröffnung od. Débridement) od. Nachdébridement (Second-look-Operation) von Nekrosen einer verunreinigten offenen Wunde.
Wund|rose: Erysipel*.
Wund|starr|krampf: s. Tetanus.
Wund|versorgung: (engl.) *wound care*; chir. Wundbehandlung mit dem Ziel, eine Wundinfektion* zu verhindern u. rasche u. funktionsgerechte Wundheilung* zu gewährleisten; **Formen: 1. primäre W.:** primärer Wundverschluss (sog. Primärnaht) meist nach Wundexzision* bei unkomplizierter Wunde* (max. 6–8 Std. alt u. keine Biss-, tiefe Stich- od. Schusswunde); vgl. Nahtmethoden; **2. aufgeschobene Primärversorgung** bei Wunde mit schwerer Weichteilverletzung: nach sorgfältiger Wundexzision offene W. mit desinfizierendem Verband bzw. Vakuumversiegelung* u. anschl. Wundverschluss zwischen 4. u. 7. Tag (verzögerte Primärnaht); **3. sekundäre W.:** bei stark verschmutzter bzw. infizierter od. >8 Std. alter Wunde; Wundreinigung u. offene W. bzw. Vakuumverband, Wundverschluss der granulierten Wunde ab dem 8. Tag in der Reparationsphase (sog. Sekundärnaht); wegen reduzierter Gewebeverschieblichkeit inf. Retraktion der Wundränder ist meist eine Mobilisation der Haut od. Hautlappen* erforderlich. **cave:** Tetanus (Prophylaxe). Vgl. Wundmanagement.
Wurm|eier|nachweis: (engl.) *worm egg determination*; Verf. zur Diagn. von Wurmerkrankungen* durch Nachw. der Wurmeier in den Faeces; **Formen: 1.** Nativpräparat: mikroskop. Nachw., bei starkem Helminthenbefall mögl.; **2.** Anreicherungsverfahren nach versch. Techniken, meist mit mikroskop. Nachw. im Sediment (vgl. MIFC) od. durch Flotationsverfahren (vgl. Fülleborn-Anreicherung); **3.** quant. Nachw.: Wurmeierzählung mit Zählkammer*.
Wurm|erkrankung: (engl.) *worm disease*; syn. Helminthiasis; durch parasitäre Würmer (Helminthes*) verursachte Erkr.; **Formen:** z. B. Askariasis*, Echinokokkose*, Enterobiasis*, Filariosen*, Onchozerkose*, Taeniasis*, Trichinose*; vgl. Wurmnachweis; Wurmeiernachweis; Wurmmittel.
Wurm|fort|satz: (anat.) Appendix* vermiformis.
Wurm|mittel: (engl.) *anthelmintics*; Anthelminthika; antiparasitäre Chemotherapeutika* mit vermifuger od. vermizider Wirkung zur Behandlung von intestinalen Infestationen od. system. Infektion durch Helminthes*; **Einteilung: 1.** Mittel gegen Plathelminthes (Plattwürmer): **a)** gegen Cestodes* (Bandwürmer): Niclosamid*, Praziquantel*, Albendazol*, Mebendazol* (Echinococcus); **b)** gegen Trematodes* (Saugwürmer): Praziquantel, Oxamniquin*, Metrifonat*; **2.** Mittel gegen Nematodes* (Fadenwürmer/Rundwürmer): Albendazol, Mebendazol, Pyrantel* (v. a. Ascaris lumbricoides, Enterobius vermicularis), Diethylcarbamazin* (Filarien).
Wurm|nachweis: (engl.) *examination for worms*; Nachweis parasit. Würmer (Helminthes*); **Formen: 1.** makroskop. mit Boas-Stuhlsieb: bei größeren Arten 1 mm Porenweite, ⌀ 34 mm, bei kleineren Arten 0,5 mm Porenweite, ⌀ 20,5 mm; mit starkem Wasserstrahl feinere Kotbestandteile im Sieb fortspülen, so dass Würmer u. gröbere Nahrungsmittelreste leichter erkennbar werden; od. Kot in größerem Glasgefäß mit viel Wasser verdünnen, 5 Min. absetzen lassen, abgießen, erneut verdünnen usw., bis Abgusswasser klar ist; Parasiten über schwarzer Glas- od. Porzellanplatte differenzieren; **2.** mikroskop.: s. Wurmeiernachweis; **3.** Kultur: s. Koprokultur; **4.** serol.: indirekte Nachweismethoden mit begrenzter Spezifität (Immunfluoreszenztest, ELISA).
Wurzel|blockade *f*: s. Therapie, periradikuläre.
Wurzel|füllung: (engl.) *root filling*; syn. endodontische Behandlung; besteht aus mehreren Behandlungsabschnitten, die zeitgleich, aber auch getrennt durchgeführt werden können; **1.** Entfernung der vitalen, entzündeten od. gangränösen Pulpa; **2.** instrumentelle Aufbereitung u. Reinigung des Wurzelkanals, um Keimfreiheit zu erzielen; **3.** Füllung des aufbereiteten Wurzelkanals mit spez. Füllungsmaterialien, um den Wurzelkanal hermet. zu verschließen u. eine Reinfektion zu vermeiden; das Wurzelfüllmaterial darf keine tox. Wirkung auf das periradikuläre Gewebe ausüben. Am häufigsten werden Guttaperchastifte zusammen mit versch. Wurzelzementen verwendet. Füllmittel mit desinfizierender Dauerwirkung sind grundsätzl. abzulehnen. Die Wurzelfüllung sollte idealerweise bis zum Foramen physiologicum reichen, das ca. 1 mm vom anat. Apex entfernt ist.
Wurzel|füßer: Rhizopoda; s. Protozoen.
Wurzel|granulom (Granulum*; -om*) *n*: Zahngranulom*.
Wurzel|haut: (engl.) *periodontal ligament*; syn. Desmodont; bindegewebiges Geflecht, das zwischen Zahnwurzeloberfläche u. Alveolarknochen gelagert ist u. eine Pufferfunktion ausübt; Kaudruck wird in Zug umgewandelt. W. besteht aus Shar-

pey*-Fasern, deren Anordnung durch die Funktion bestimmt wird, sowie Zellen, Nerven, Gefäßen u. Grundsubstanz.

Wurzel|irritations|syn|drom (lat. irritatio Verwirrung, Erregung) *n*: (engl.) *root irritation syndrome*; auch irritative Radikulopathie; Reizung der Wurzeln der Spinalnerven; als zervikales od. lumbales W. (Abk. LWS-Syndrom) v. a. durch Bandscheibenvorfall*, als thorakales W. v. a. durch Rückenmarktumoren* verursacht; **Sympt.:** Schmerzen, Parästhesien, Sensibilitätsstörungen in einem od. mehreren Dermatomen. Vgl. Ischiassyndrom; Zervikobrachialsyndrom.

Wurzel|kanal|behandlung (Canalis*): (engl.) *root canal treatment*; Meth. der Zahnerhaltung mit mechan. Aufbereitung der Wurzelkanäle, Desinfektion, bakteriendichter Füllung des Wurzelkanalsystems u. koronalem Verschluss; **Ind.:** irreversible Schädigung der Pulpa dentis inf. Zahnkaries* od. traumat. Einwirkung.

Wurzel|kom|pressions|syn|drom (Kompression*) *n*: (engl.) *radicular compression syndrome*; auch kompressive Radikulopathie; durch Kompression bedingte Schädigung von Spinalnervenwurzeln mit neurol. Ausfallserscheinungen. Vgl. Wurzelirritationssyndrom; Bandscheibenvorfall.

Wurzeln der Spinal|nerven: (engl.) *roots of the spinal nerves*; Radix anterior u. Radix posterior der paarigen Spinalnerven* des Rückenmarks.

Wurzel|neuritis (Neur-*; -itis*) *f*: Radikulitis*.

Wurzeln, motorische: (engl.) *motor roots*; vordere Wurzeln der Spinalnerven*, mit denen die peripheren motorischen Nervenfasern aus dem Rückenmark austreten; vgl. Vorderhörner des Rückenmarks.

Wurzel|spitzen|re|sektion (Resektion*) *f*: (engl.) *apicectomy*; Abtragung der Zahnwurzelspitze bei periapikalen Prozessen (z. B. Zahngranulom*, Parodontitis* apicalis, radikuläre Kieferzyste*); **Meth.:** prä- u. intraoperative Reinigung, Desinfektion u. randdichte Füllung des Zahnwurzelkanals; nach Inzidierung wird das Mukoperiost vom Knochen über der Wurzelspitze abgeklappt u. der Apex mit der pathol. periapikalen Veränderung entfernt. Nach Rückverlagerung des deckenden Mukoperiostlappens kommt es zu einer knöchernen Konsolidierung innerh. von Monaten.

Wurzel|zyste (Kyst-*) *f*: radikuläre Kieferzyste*.

DE GRUYTER

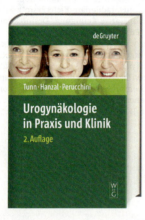

UROGYNÄKOLOGIE IN PRAXIS UND KLINIK

Hrsg. v. Ralf Tunn, Engelbert Hanzal, Daniele Perucchini

2. völlig überarb. und erw. Aufl. 2009.
XV, 445 Seiten. 74 Tab. Gebunden.
ISBN 978-3-11-020688-3
Auch als eBook erhältlich.
ISBN 978-3-11-021206-8

Die Urogynäkologie ist eine Teildisziplin der Gynäkologie und Urologie, die sich speziell mit Diagnostik und Therapie gynäkologisch- oder schwangerschaftsbedingter Erkrankungen der unteren Harnwege und des Beckenbodens befasst und Spezialwissen erfordert.

In Deutschland leiden im Durchschnitt 35 % der Frauen an Harninkontinenz. Kenntnisse zur Diagnose und Therapie urogynäkologischer Beschwerden sind für jeden Frauenarzt unerlässlich.

Die reich bebilderte Neuauflage wurde komplett neu verfasst und stellt mit etwa 300 Abbildungen und fast 500 Seiten eines der umfangreichsten deutschsprachigen Bücher zum Thema dar. Ganz neu hinzu kommen Abschnitte zur bildgebenden Diagnostik, zu Operationsmethoden und zur evidenzbasierten Praxis. Die bewährte Didaktik mit hervorgehobenen Merksätzen, übersichtlichen Abbildungen und Tabellen bleibt erhalten.

www.degruyter.com

X

Xanth-: auch Xantho-; Wortteil mit der Bedeutung gelb; von gr. ξανθός.

Xanth|elasma (↑; gr. ἔλασμα Platte) *n*: (engl.) *xanthelasma*; hellgelbe Platten im Bereich der Augenlider (s. Abb.), durch Cholesterolablagerungen in Speicherzellen bedingt; bis ca. 30. Lj. immer Folge einer Hyperlipoproteinämie* vom Typ II, in höherem Alter häufig unabhängig von einer Fettstoffwechselstörung (harmlos); **Ther.:** nur geringe Rückbildung bei Ther. der Fettstoffwechselstörung; zeitweise Besserung durch Kryo- od. Laserchirurgie.

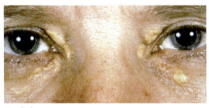

Xanthelasma [106]

Xanthin *n*: (engl.) *xanthine*; 2,6-Dihydroxypurin; physiol. Abbauprodukt der Purinbasen*, das durch Xanthinoxidase* zu Harnsäure* oxidiert wird; erhöhte Serumkonzentration u. a. bei Nierenerkrankungen, akutem Leberversagen* u. Leukämie* (Zellzerfall).

Xanthin|de|hydro|genase *f*: (engl.) *xanthine dehydrogenase*; syn. Xanthinoxidoreduktase; Molybdän(VI)-, Schwefel- u. FAD-haltiges Enzym (Oxidoreduktase), katalysiert mit NAD⁺ als Elektronenakzeptor die Hydroxylierung von Xanthin* od. Hypoxanthin zu Urat*; wird unter bestimmten Bedingungen zu Xanthinoxidase* konvertiert; ein Defekt der X. u. dadurch mangelnde X.-Aktivität od. Molybdän-Cofaktormangel führen zu Xanthinurie*, u. U. auch zu Xanthinsteinen*.

Xanthin|oxidase *f*: (engl.) *xanthine oxidase*; Abk. XOD; Molybdän(VI)-, Eisen- u. FAD-haltiges Enzym (Oxidoreduktase), das Hypoxanthin zu Xanthin* u. Xanthin zu Harnsäure* oxidiert u. wichtig für die Superoxidbildung ist; in vivo vermehrte Bildung von X. durch Oxidation von SH-Gruppen aus Xanthindehydrogenase*; v. a. Endothelzellen besitzen eine hohe X.-Aktivität (insbes. nach Ischämie*); in der Leber v. a. am Abbau von Purinbasen* beteiligt; erhöhte Enzymaktivität führt zu Gicht* u. Hyperurikämie*; zu Alloxanthin umgesetztes Allopurinol* ist das sog. suizidale Substrat der X., da es sich nicht mehr vom Enzym löst. X. kommt auch in Milch vor (sog. Schardinger-Enzym).

Xanthin|oxidase|mangel: (engl.) *xanthinoxidase deficiency*; Sammelbez. für 2 autosomal-rezessiv erbl. Stoffwechselstörungen; **Einteilung:** 1. **Xanthinurie:** a) **Typ I:** isolierter X. (Genlocus 2p23-p22); Klin.: häufig asymptomat., z. T. Xanthinsteine (röntg. nicht schattengebend) in den ableitenden Harnwegen, bei einigen Pat. Myopathie bzw. Polyarthritis inf. kristalliner Ablagerungen von Hypoxanthin u. Xanthin; vgl. Myopathien, hereditäre metabolische; b) **Typ II:** Komb. von X. mit Defekt der Aldehydoxidase (Genlocus unbekannt); 2. **Molybdän-Cofaktormangel:** Komb. von X. mit Defekt der Sulfitoxidase* u. Aldehydoxidase* (Genloci 14q24, 6p21.3, 5q11); Klin.: in den ersten Lebenstagen meist Erbrechen mit Krämpfen, später spast. Tetraplegie u. ausgeprägte psychomotor. Retardierung, oft Hirnatrophie durch MRT nachweisbar, im Kindesalter häufig Linsenektopie. Vgl. Sulfitoxidasemangel.

Xanthin|stein (Xanth-*): (engl.) *xanthic calculus*; harter, bräunl., nicht röntgendichter Nierenstein aus Xanthin*; vgl. Nephrolithiasis; Steinmetaphylaxe.

Xanthin|urie (↑; Ur-*) *f*: (engl.) *xanthinuria*; vermehrte Ausscheidung von Xanthin* u. Hypoxanthin* im Urin; **Urs.:** 1. angeb. Xanthinoxidasemangel*; 2. Hemmung der Xanthinoxidase* durch Allopurinol*.

Xantho|chromie (↑; Chrom-*) *f*: **1.** (engl.) *xanthochromia*; (neurol.) Gelbfärbung des (zentrifugierten) Liquor* cerebrospinalis, z. B. nach intrakranieller Blutung, bei exzessiver Erhöhung des Liquoreiweißes od. Störung der Blut*-Liquor-Schranke mit Übertritt von Gallenfarbstoffen in den Liquor; **2.** (dermat.) syn. Xanthosis, Xanthodermie; Gelbfärbung der Haut, z. B. bei Ikterus* u. Carotinikterus*.

Xantho|granulom, juveniles (↑; Granulom*; -om*) *n*: (engl.) *juvenile xanthogranuloma*; Abk. JXG; syn. Neavoxanthom, juveniles Riesenzellgranulom; bei Säuglingen u. Kleinkindern symptomlose, isoliert od. multipel auftretende gelbe Knötchen (Dermatofibrom* ähnlich); **Histol.:** fettspeichernde Makrophagen u. Touton-Riesenzellen; Assoziation mit Café*-au-lait-Flecken als erste Zeichen einer Neurofibromatose* möglich; Assoziation mit akuter myelomonozytärer Leukämie (Blutbildkontrolle); **Lok.:** Haut u. Schleimhäute, bevorzugt behaarter Kopf, Gesicht, proximale Extremitäten; selten auch an inneren Organen (Lunge, Leber, Milz), ZNS, Hoden; **Progn.:** meist spontane, narbenlose

Xanthom

Rückbildung nach 6 Mon. bis 3 Jahren; **DD:** u. a. Mastozytom*, Spitz*-Tumor.

Xanthom (↑; -om*) *n*: (engl.) *xanthoma*; gelber Knoten an der Haut, durch lokale Lipideinlagerungen bedingt; spezif. Sympt. von Hyperlipoproteinämien*; z. T. spontane Rückbildung (Rezidive mögl.) mit der Normalisierung der Serumlipide; **Histol.:** bei Hypertriglyceridämien* interstitielle Lipidablagerung mit entzündl. Reaktionen (wahrscheinl. durch Di- u. Monoacylglycerole bedingt), bei Hypercholesterolämien* intrazelluläre Lipidablagerung in Speicherzellen (z. T. Schaumzellen), keine entzündl. Reaktion; **Formen: 1. eruptives** X.: rasches Aufschießen kleiner, gelbl., konfluierender Papeln, Prädilektionsstellen am Stamm, Nates, Streckseiten der Extremitäten; mögl. tuberöse Ausbreitung; **2. tuberöses** X. (s. Abb.): bes. an Knie, Ellenbogen, Gesäß, i. d. R. symmetrisch auftretend; **3. planes** X.: bes. an der Handinnenfläche u. Streckseiten der Extremitäten (gehäuft bei Pat. mit Leukämien*, Lymphomen*, monoklonalen Gammopathien*); Sonderform: Xanthelasmen* (Augenlider); **4. Sehnenxanthom** (tendinöses X.): bes. an Achilles- u. dorsalen Fingersehnen (Funktionseinschränkung); **5. subperiostales** X.; **6.** gelbe Handlinien, spezif. bei der primären Hyperlipoproteinämie* vom Typ III; **7. intertriginöses** X.: bes. an Rima ani u. Interdigitalräumen; **8. Schleimhautxanthom:** rötlich gelbe, flach erhabene, scharf begrenzte Plaques an Schleimhaut von Mund, Larynx u. Nasopharynx; **9. disseminiertes** X.: sehr selten; an Beugeseiten der Extremitäten (auch Befall von Augen, Leber, Nieren, Knochenmark, Herz, Lymphknoten mögl.); bei normolipämischen Xanthomatosen; bei 40 % Diabetes* insipidus; **Diagn.:** Biopsie, Labordiagnose; **DD:** juveniles Xanthogranulom*, Hand*-Schüller-Christian-Krankheit, Urticaria* pigmentosa xanthelasmoidea, Hyalinose*, Amyloidose*, Gicht*.

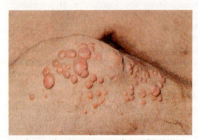

Xanthom: tuberöse X. am Knie bei Diabetes mellitus [12]

Xanthomatosen (↑; ↑; -osis*) *f pl*: (engl.) *xanthomatoses*; Ausbildung multipler Xanthome* durch Einlagerung von Lipiden in den Bindegewebezellen der Haut u. der Sehnen, aber auch in den Gefäßen (frühzeitige Arteriosklerose*), insbes. den Herzkranzgefäßen (Infarkt schon bei Jugendl.) u. in der Cornea (Arcus* lipoides corneae); **Urs.:** Lipidstoffwechselstörungen (s. Hyperlipoproteinämien).

Xanthomatose, zerebro|tendinöse (↑; ↑; ↑) *f*: (engl.) *cerebrotendinous xanthomatosis*; syn. Bogaert-Scherer-Epstein-Krankheit; autosomal-rezessiv erbl. Fettstoffwechselstörung inf. eines Defekts der Steroid-27-Monooxygenase (CYP27A1-Gen, Genlocus 2q33-qter); **Pathol.:** xanthogranulomatöse Ansammlungen von Makrophagen, Riesenzellen sowie kristallinem Material; Speicherung von Cholestanol u. Cholesterol in Sehnen, Lungen u. Gehirn; Entmarkung in Großhirn, Kleinhirn u. Rückenmark; **Klin.:** Xanthome* in den Sehnen u. neurol. Symptome (spast. Lähmungen, zerebellare Ataxie, axonale Polyneuropathie, progressive Demenz) meist schon im Kindesalter; jugendl. Katarakt u. Osteoporose; **Diagn.:** im Liquor cerebrospinalis erhöhte Konz. von Cholestanol u. Apolipoproteinen bei erniedrigtem Cholestanol/Cholesterol-Quotient; im kranialen MRT bilaterale Hyperintensität in periventrikulärer u. zerebellarer Substantia alba.

Xantho|monas (↑; gr. μονάς allein, Einheit) *f*: (engl.) *Xanthomonas*; Gattung gramnegativer, aerober, monotrich begeißelter, pflanzenpathogener Stäbchenbakterien der Fam. Xanthomonadaceae (vgl. Bakterienklassifikation); **klin. Bedeutung:** Err. von Nosokomialinfektionen*, bes. bei Pat. mit malignen Neubildungen.

Xanthom|zellen (↑; -om*; Zelle*): (engl.) *xanthoma cells*; Schaumzellen; in Xanthomen*, Xanthelasmen*, bei Lipoidspeicherkrankheiten u. chron. Gewebeuntergang vorkommende Zellform (Makrophagen*) mit wabigem Plasma u. fein verteilten Fetten bzw. Lipiden.

Xantho|phyll (↑; gr. φύλλον Pflanze) *n*: s. Carotinoide.

Xanth|opsie (↑; Op-*) *f*: (engl.) *xanthopsia*; Gelbsehen; Form der Chromopsie*; **Vork.:** bei Ikterus, Digitalisüberdosierung, Intoxikation mit Phenacetin, Santonin, Chromsäure u. Schlangengiften.

Xanth|uren|azid|urie (↑; Ur-*; Azid-*) *f*: (engl.) *xanthurenic aciduria*; pyridoxinabhängige Stoffwechselstörung* mit vermehrter Ausscheidung von Kynuren- u. Xanthurensäure inf. eines autosomal-rezessiv erbl. Mangels an Kynureninase.

Xanth|uren|säure (↑; ↑): (engl.) *xanthurenic acid*; Metabolit beim Abbau von Tryptophan*, der nach Transaminierung u. spontanem Ringschluss aus 3-Hydroxykynurenin entsteht; vgl. Xanthurenazidurie.

X-Bakterien (Bakt.-*) *f pl*: (engl.) *OX strains*; best. geißellose Stämme (OX-2, OX-19 u. OX-K) der Gattung Proteus* mit einer O-Antigenstruktur, die partiell gemeinsam ist mit der von Rickettsiaspecies. Vgl. Rickettsiosen, Weil-Felix-Reaktion.

X-Bein: s. Genu valgum.

X-Chromatin (Chrom-*) *n*: s. Geschlechtschromatin, Kerngeschlecht.

X-Chromo|som (↑; Soma*) *n*: s. Gonosomen.

XDR-Tuberkulose *f*: Abk. für (engl.) *extensively drug resistant tuberculosis*; s. Tuberkulose.

Xe: chem. Symbol für Xenon*.

Xeno-: Wortteil mit der Bedeutung fremd; von gr. ξένος.

Xeno|anti|körper (↑; Anti-*): s. Antikörper, heterologe.

Xeno|biotika (↑; gr. βιωτικός lebendig, lebensfähig) *n pl*: **1.** (engl.) *xenobiotics*; Substanzen, die den Körper zu Abwehrreaktionen veranlassen (Antigene*, Toxine* u. a.); **2.** für ein ökolog. System od. Einzelorganismus fremde Substanzen, z. B. die Umwelt verunreinigende Stoffe wie u. a. Schädlingsbekämpfungsmittel (Pestizide), synthet. hergestellte Farbstoffe u. chlorierte Lösungsmittel; vgl. Ökologie; Umwelttoxikologie.

Xeno|dia|gnose (↑) *f*: (engl.) *xenodiagnosis*; kaum noch angewandter mikrobiol. Nachw. von Rickettsien (insbes. Rickettsia quintana) aus dem menschl. Blut mit Läusen (sog. Läusetest); in ähnl. Form auch Nachw. von Trypanosomen (Vermehrung in Raubwanzen) u. Borrelia recurrentis (in Läusen); Läusetest: rickettsienfreie Kleiderläuse werden während mehrerer Fiebertage dem Pat. angesetzt; mikroskop. Untersuchung nach Vermehrung der Err. in den Magenzellen der Läuse.

xeno|gen (↑; -gen*): früher heterolog; s. Transplantation (Tab. 2 dort).

Xeno|graft (↑; engl. graft Transplantat) *n*: s. Transplantat.

Xenon (↑) *n*: (engl.) *xenon*; chem. Element, Symbol Xe, OZ 54, rel. Atommasse 131,30; Edelgas; HWZ 5,2 Tage; **Verw.: 1.** (anästh.) farbloses, geruchloses, inexplosibles, nicht brennbares, nichttox. Inhalationsanästhetikum* mit guter hypnot. u. analget. Wirkung, geringen UAW (keine Metabolisierung; zerebrale Vasodilatation, hämodynam. Stabilität) u. sehr guter Steuerbarkeit (geringe Blutlöslichkeit, schnelles An- u. Abfluten, rasche pulmonale Elimination; niedrigster Blut/Gas-Verteilungskoeffizient unter den Inhalationsanästhetika); Anw. (in geschlossenem Narkosesystem mit spez. Narkoseapparat*) auch bei Schwangeren u. Kleinkindern; cave: Viskosität (höher als von Lachgas); **2.** (nuklearmed.) ^{133}Xe (Radionuklid) früher v. a. in der Lungenventilationsszintigraphie*; **3.** (kernphysik.) inertes Schutzgas in kerntechn. Geräten u. Anlagen; **4.** (techn.) v. a. als Füllgas von Leuchtstoffröhren.

Xeno|plastik (↑) *f*: syn. Heteroplastik; s. Plastik.

Xeno|psylla cheopis (↑; gr. ψύλλα Floh) *f*: (engl.) *Asiatic rat flea*; tropischer (oriental.) Rattenfloh; s. Flöhe.

Xeno|trans|plantation (↑; Transplantation*) *f*: Heterotransplantation*.

Xerasie (gr. ξηρασία Austrocknung) *f*: (engl.) *xerasia*; einfache trockene od. atroph. Rhinitis bei Tuberkulose* neben echten tuberkulösen Veränderungen.

Xero|derma pigmentosum (gr. ξηρός trocken, dürr; Derm-*) *n*: (engl.) *xeroderma pigmentosum*; syn. Melanosis lenticularis progressiva, Mondscheinkrankheit; autosomal-rezessiv erbl. Lichtüberempfindlichkeit aufgrund von DNA-Reparaturdefekten; **Einteilung:** in 7 versch. Typen (A–G bzw. I–VII); **Häufigkeit:** 1:40 000 in Japan, 1:250 000 in den USA; **Ätiol.:** fehlerhafte Reparatur von UV*-Schäden inf. angeb. Mangels an DNA-Endonuklease; mutierte Gene u. Genloci: XPA (9q22.3, XPA-Gen), XPB (2q21, ERCC3-Gen), XPC (3p25, XPC-Gen), XPD (19q13.2-q13.3, ERCC2-Gen), XPE (11p12-p11, DDB2-Gen), XPF (16p13.3-p13.13, ERCC4-Gen), XPG (13q33, ERCC5-Gen); **Sympt.:** in den ersten Lj. auf belichteten Hautstellen entstehende Entz. durch Sonnenbestrahlung; sommersprossenähnl. Pigmentflecken u. Teleangiektasien*, maligne Hauttumoren (Basalzellkarzinom, Keratoakanthom, malignes Melanom, Sarkom); neurol. Störungen bei Typ A, B, D u. G; **Ther.:** strenger Lichtschutz, Vermeiden anderer Kanzerogene, evtl. Retinoide; **Progn.:** 70 % der Pat. erreichen das 40. Lj.; Lebensdauer abhängig von Genmutation; 20 % mit neurol. u. mentalen Störungen; in 11 % rezidivierende Infekte.

Xero|dermie (↑; ↑) *f*: (engl.) *xerodermia*; trockene Haut; **Vork.:** z. B. im Alter, bei atop. Ekzem u. als schwächste Form der Ichthyosis* vulgaris.

Xer|ophthalmie (↑; Ophthalm-*) *f*: (engl.) *xerophthalmia*; durch Vitamin-A-Mangel verursachte Augenveränderungen; **Urs.:** Störung der Regeneration von Rhodopsin* u. Untergang von Photosensoren, Epithelstörungen an Bindehaut u. Hornhaut; **Vork.:** v. a. bei Kindern bis zum 6. Lj. mit Protein*-Energie-Mangelsyndromen, in allen Altersstufen bei Resorptionsstörungen (z. B. Zöliakie*, zystische Fibrose*, alkohol. Leberzirrhose*); **Klin.:** Nyktalopie*, verdickte u. trockene Bindehaut, Bitot*-Flecke, später oberfläch. Epithelläsionen, Hornhautgeschwüre, u. U. mit Einschmelzung bei fast reaktionslosem Auge (Keratomalazie); **Ther.:** Vitamin-A-Zufuhr, auch lokal als Augensalbe. Vgl. Avitaminosen, tropische.

Xerose|bakterien (↑; -osis*; Bakt-*) *fpl*: s. Corynebacterium xerosis.

Xerosis (↑; ↑) *f*: (engl.) *xerosis*; Austrocknung oberflächl. Gewebe; **1.** X. conjunctivae; s. Xerophthalmie; **2.** Trockenheit von Haut od. Schleimhaut; s. Xerodermie; Xerostomie.

Xero|stomie (↑; -stomie*) *f*: (engl.) *xerostomia*; Trockenheit der Mundschleimhaut; **Urs.:** z. B. Oligo- od. Asialie bei Parasympatholytika-, Diuretika- u. Psychopharmakamedikation, Sicca*-Syndrom, Heerfordt*-Syndrom, nach Strahlentherapie (s. Strahlenkaries), i. R. fieberhafter Allgemeinerkrankungen, bei Diabetes* mellitus u. Diabetes* insipidus.

X-Fuß: s. Pes valgus.

Xg-Blut|gruppe: (engl.) *Xg blood group*; Blutgruppe, die im Gegensatz zu den anderen bekannten Blutgruppen* X-chromosomal vererbt wird (Genlocus Xpter-p22.32); **Bedeutung:** v. a. in der Abstammungsbegutachtung*, für genet. Untersuchungen (u. a. zur Klärung gonosomaler Chromosomenaberrationen) sowie als sog. Chromosomenmarker (Koppelung bzw. enge Nachbarschaft des Gens Xg^a mit den Genen für die X-chromosomal bedingte Ichthyose* u. den okularen Albinismus*).

X-Hüfte: s. Coxa valga.

Xip|amid (INN) *n*: (engl.) *xipamide*; mit Benzothiadiazinderivaten wirkungsverwandtes Diuretikum*.

x-rays: s. Röntgenstrahlung.

X-Strahlen: s. Röntgenstrahlung.

XX-Männer: (engl.) *double-X men*; Personen mit 46,XX-Karyotyp aber männl. Phänotyp, psychosexuell männl.; **Ätiol.:** Translokation eines Y-chromosomalen Segments in den kurzen Arm des X-Chromosoms; damit Vorhandensein des Testes-determinierenden Faktors; **Sympt.:** hypergonadotroper Hypogonadismus* (kleine Testes, Aspermie, Gynäkomastie), normale Intelligenz.

XXY-Syn|drom *n*: s. Klinefelter-Syndrom.

XY-Gonaden|dys|genesie (Gonaden*; Dys-*; -genese*) *f*: Swyer*-Syndrom.

Xylane *n pl*: (engl.) *xylans*; aus D-Xylose* aufgebaute hochmolekulare Polysaccharide aus der Gruppe der Pentosane; gehören neben Zellulose zu den am weitesten verbreiteten Pflanzenstoffen u. sind Hauptbestandteile der Hemizellulosen*; Xylosereste liegen in Pyranoseform vor; Verknüpfung erfolgt im Allg. β-1,4-glykosidisch.

Xylitol (gr. ξύλον Holz) *n*: (engl.) *xylitol*; syn. Xylit; durch Hydrierung von Xylose* abgeleiteter Zuckeralkohol; **Anw.**: als Zuckeraustauschstoff, nicht kariogenes Süßungsmittel; nur geringe Erhöhung des Blutzuckerspiegels durch verlangsamte Absorption u. eine nur teilweise erfolgende, insulinunabhängige Metabolisierung; osmotische Diarrhö bei Aufnahme größerer Mengen (20–30 g).

Xylol (↑) *n*: (engl.) *xylol*; Dimethylbenzol, $C_6H_4(CH_3)_2$; 3 Isomere (o-, m- u. p-Xylol); Lösungsmittel, chem. Syntheserohstoff.

Xylo|meta|zolin (INN) *n*: (engl.) *xylometazoline*; Alphasympathomimetikum*; **Anw.**: als lokaler Vasokonstriktor (in Augen- u. Nasentropfen).

Xylose (gr. ξύλον Holz) *f*: (engl.) *xylose*; D-Xylose; Holzzucker; Aldopentose (s. Monosaccharide); Baustein von Polysacchariden (Xylanen) in pflanzl. Zellwänden, der vom Menschen nicht verwertbar ist.

Xylose|belastungs|test (↑): (engl.) *xylose tolerance test*; Test zur Beurteilung der intestinalen Absorption von Kohlenhydraten; **Anw.**: Orientierungsprobe bei Verdacht auf enterale Resorptionsstörungen, z. B. bei Zöliakie u. a. Malabsorptionssyndromen; **Prinzip**: orale Verabreichung von 25 g D-Xylose mit nachfolgender Messung der 5-Stunden-Urinausscheidung u. ergänzender Blutanalyse innerh. der ersten 2 Stunden.

Xylulos|urie (↑; Ur-*) *f*: s. Pentosurie.

XYY-Syn|drom *n*: (engl.) *XYY syndrome*; häufige (1:1000 männl. Neugeborene) Chromosomenaberration* mit Hochwuchs, grenzwertig verminderter bis normaler Intelligenz, psycholabiler Persönlichkeit; Neigung zu Varikose* u. Ulcera crurum; **Ätiol.**: Non*-disjunction der Chromatiden des Y-Chromosoms in der Meiose (2. Reifeteilung).

X-Zone (Zona*): s. Zone X.

Y: chem. Symbol für Yttrium*.
YAG-Laser: Kurzbez. für **Y**ttrium-**A**luminium-**G**ranat-Laser; s. Laser.
Yaşargil-Clip (Mahmut Gazi Y., Neurochir., Zürich, Arkansas, geb. 1925) *m*: (engl.) *Yaşargil aneurysm clip*; Gefäßclip aus Titanlegierung (vgl. Sugita-Clip) zum mikrochir. Verschluss intrakranieller Aneurysmen* durch Clipping.
Yaws: (engl.) *yaws*; Frambösie*.
Yb: chem. Symbol für Ytterbium*.
Y-Bypass (Bypass*) *m*: s. Bypass-Operation (Abb. dort).
Y-Chromatin (Chrom-*) *n*: in den Ruhekernen (s. Zellzyklus) von Individuen mit einem Y-Chromosom (s. Gonosomen) nach Fluoreszenzmarkierung hell aufleuchtender Fleck, der das morphol. Substrat des Y-Chromosoms darstellt; vgl. Geschlechtschromatin, Kerngeschlecht.
Y-Chromo|som (↑; Soma*) *n*: s. Gonosomen.
yellow nail syndrome (engl. yellow gelb; nail Fingernagel): s. Skleronychiesyndrom.
Yergason-Test (Robert M. Y., Chir., Hartford, geb. 1885) *m*: (engl.) *Yergason's test*; s. Schultergelenkuntersuchungen, funktionelle.
Yersinia (Alexander E. J. Yersin, Schweizer Bakteriol., Tropenarzt, Paris, Vietnam, 1863–1943) *f*: (engl.) *Yersinia*; Gattung gramnegativer Stäbchenbakterien der Fam. Enterobacteriaceae* (vgl. Bakterienklassifikation); 11 Species; **Err. von Yersiniosen: 1.** Y. pestis (syn. Pasteurella pestis), Err. der Pest*; unbegeißeltes, bekapseltes, sporenloses, pleomorphes Stäbchen; monatelanges Überleben in Sputum, Kot u. Eiter, in Ektoparasiten eingetrocknet bzw. im Mikroklima von Nagerhöhlen; empfindl. gegenüber Schimmelpilzen; Abtötung durch Sonnenlicht in wenigen Stunden; Virulenz durch Exotoxin, Endotoxin- u. Kapselbildung; **2.** Y. pseudotuberculosis: peritrich begeißeltes, pleomorphes, fakultativ anaerobes Kurzstäbchen; mesophiles Bakt. mit Psychrotoleranz; Err. enteraler Infektion mit Beteiligung mediastinaler Lymphknoten (s. Pseudotuberkulose); **3.** Y. enterocolitica: Err. akuter fieberhafter Enteritiden od. Enterokolitiden; u. U. mit Folgeerscheinungen wie Arthritis, Erythema nodosum od. Reiter-Krankheit; **wirksame Antibiotika:** ist sensitiv gegenüber Tetracyclinen*, Cotrimoxazol*, Chinolonen*, Cephalosporinen* der 3. Generation.
Yersinia-Arthritis (↑; Arthr-*; -itis*) *f*: akute Mono- od. Oligoarthritis, die sich entweder direkt als infektiöse Arthritis* od. als reaktive Arthritis* nach fieberhafter enteraler Yersiniose* entwickelt; **Klin.:** Auftreten häufig zus. mit Pharyngitis, Konjunktivitis u. leicht verändertem EKG; **Diagn.:** Nachweis des Err. im Gelenkpunktat od. serol. in Blut bzw. Gelenkflüssigkeit; **Ther.:** Antibiotika* bei Erregernachweis; bei reaktiver Arthritis auf Yersinien Ther. mit NSAR u. ggf. Basistherapeutika; **Progn.:** günstig; **DD:** rheumatisches Fieber*; der häufig mögl. Nachw. von HLA-B27 weist auf eine genet. Disposition hin.
Yersiniosen (↑, -osis*) *fpl*: (engl.) *yersinioses*; Sammelbez. für durch Yersinia*-Species verursachte Krankheiten.
Yersiniosen, enterale (↑; ↑) *fpl*: (engl.) *enteral yersinioses*; bakterielle Darminfektion mit Yersinia enterocolitica (bes. Serotyp 03 u. 09) bzw. Yersinia pseudotuberculosis (s. Yersinia); Bakt. gelangen auch in intestinale Lymphknoten; Infektionsquellen sind Nahrung, Trinkwasser u. Haustiere; **Sympt.:** Diarrhö, krampfartige Bauchbeschwerden, bes. im rechten Unterbauch (Pseudoappendizitis), Arthritis, Erythema nodosum, Fieber; **Diagn.:** Stuhluntersuchung, Serologie, evtl. Immunhistologie; **Ther.:** Chinolone, Tetracycline. Vgl. Enteritis.
Y-Manschette: s. Bronchoplastik.
Yohimbin *n*: (engl.) *yohimbine*; Yohimbinsäure (INN); Alkaloid aus der Rinde von Pausinystalia Yohimbe (Yohimbe cortex); **Wirkung:** Gefäßerweiterung u. Blutdrucksenkung; Sympatholytikum*, Alpha*-Rezeptoren-Blocker; **Ind.:** Klimakterium virile, Erektionsstörung, Harninkontinenz; Anw. auch als Aphrodisiakum (Erweiterung der Blutgefäße des Penis sowie Erregbarkeitssteigerung der spinalen Zentren des Genitales); **Kontraind.:** Hypotonie, schwere Nieren- u. Leberinsuffizienz; **UAW:** bei höheren Dosen Erregungszustände u. Krämpfe.
Young-Helmholtz-Drei|farben|theorie (Thomas Y., Arzt, Phys., London, 1773–1829; Hermann L. F. von H., Physiol., Phys., Königsberg, Berlin, 1821–1894) *f*: s. Farbensehen.
Youssef-Syn|drom (Abdel Fattah Y., Gyn., Kairo) *n*: (engl.) *Youssef's syndrome*; vesikouterine Fistel inf. Schädigung der supraisthmischen Uteruswand bei Schnittentbindung*; **Sympt.:** Manifestation nach einigen Wo. mit periodisch-zyklischer Hämaturie* ohne sonstige Beschwerden (Scheinamenorrhö); i. d. R. keine Harninkontinenz; **Diagn.:** (röntg.) Darstellung der Fistel durch Kontrastmittelinstillation in das Cavum uteri.
Y-Schlinge: s. Roux-Operation.
Yt: (serol.) s. Cartwright-Blutgruppen.

Ytterbium

Ytterbium *n*: Symbol Yb, OZ 70, rel. Atommasse 173,04; zur Gruppe der Lanthanoide* gehörendes chem. Element.

Yttrium *n*: chem. Element, Symbol Y, OZ 39, rel. Atommasse 88,91; zur Scandiumgruppe gehörendes 3-wertiges Leichtmetall; **Verw.:** Radionuklid zur Ther. von Skelettmetastasen.

Yusho-Krankheit: (engl.) *Yusho disease*; 1968 in Japan vorgekommene Intoxikation mit polychlorierten Biphenylen* inf. Aufnahme von kontaminiertem Reisöl; **Klin.:** abhängig von der Schwere der Erkr. Hautveränderungen, Chlorakne*, Dunkelfärbung der Haut, Leber-, Milz- u. Nierenschäden od. Ausbildung maligner Tumoren; ca. 90% der Kinder von vergifteten Müttern wurden mit starken Hautveränderungen als sog. black babies geboren. Vgl. Dioxine.

Yvin-Syn|drom *n*: Komb. von Platyspondylie* u. Buschke*-Ollendorff-Syndrom als isolierte, auf den Femur beschränkte Fehlbildung.

Y-V-Plastik (-plastik*) *f*: (engl.) *YV plasty*; op. Meth. zur Narbenkorrektur (s. Abb.). Vgl. Z-Plastik (Abb. dort).

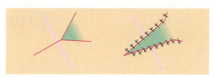

Y-V-Plastik: Verlängerung des V-förmigen Schnittes führt zur Bildung eines Lappens (Längengewinn auf Kosten der Breite)

Z

Z: (physik.) Formelzeichen für Kernladungszahl*.
Zähigkeit: (engl.) *viscosity*; s. Viskosität.
Zähl|kammer: (engl.) *counting chamber*; Laborgerät zur mikroskop. Zählung zellulärer Elemente in Flüssigkeiten (Blut, Liquor); besteht aus einer starken Glasplatte von Objektträgergröße, in deren Mitte sich zwischen 2 tiefen Querrillen ein Zählnetz befindet, das 0,1 mm tiefer als die beiden Seitenstege liegt. Durch ein fest auf die Seitenstege angepresstes, planparallel geschliffenes Deckglas entsteht über dem mittleren Streifen ein Raum von 0,1 mm Höhe (s. Abb. 1). **Netzteilung:** Die heute gebräuchlichste Netzteilung des Zählnetzes ist die nach Neubauer (s. Abb. 2; weitere Netzteilungen: u. a. nach Schilling, Thoma, Bürker, Türk); die Seitenlänge beträgt 3 mm, es entsteht also eine Fläche von 9 mm^2, wobei jedes der 9 großen Quadrate eine Größe von 1 mm^2 hat. Das mittlere Quadrat ist unterteilt in 16 Gruppenquadrate zu je 0,04 (1/25) mm^2 u. diese wieder in 16 Kleinstquadrate zu je 0,0025 (1/400) mm^2. Die Zählung von Erythrozyten u. Leukozyten in Blutproben erfolgt heute im klin.-chem. Labor meist elektron. u. mechanisiert; Verwendung bei der Auszählung von Zellen im Liquor cerebrospinalis u. Urin (s. Durchflusszytometrie).
Zähl|rohr: (engl.) *counter tube*; Detektor für Nachw. u. Analyse von ionisierender Strahlung*; **Anw.:** v. a. in der Strahlenschutz-Messtechnik; in der nuklearmed. Messtechnik ersetzt durch den Szintillationszähler*; **Prinzip:** In einem gasgefüllten Behälter mit einem elektr. Feld zwischen 2 Elektroden werden die durch primäre od. sekundäre Ionisation beim Teilchen- od. Gammastrahleneinfall entstehenden Elektron-Ion-Paare gesammelt u. ergeben Ladungsimpulse, die elektron. registriert werden. Vgl. Ionisationskammer, Geiger-Müller-Zählrohr.
Zähl|zwang: (engl.) *counting compulsion*; zwanghaftes Zählen od. Rechnen i. S. einer Zwangshandlung*.
Zähne|knirschen: Bruxismus*.
Zäkum (Caec-*) *n*: s. Caecum.
Zärulo|plasmin (lat. caeruleus dunkelblau; -plasma*) *n*: s. Caeruloplasmin.
Zahn: (engl.) *tooth*; (anat.) Dens; knochenartiges Gebilde, das symmetr. in einem Zahnfach (Alveole*) der Alveolarfortsätze des Ober- u. Unterkiefers befestigt ist; beim Menschen kommen die Z. in 2 Generationen (Diphyodontie; 20 Milchzähne, 32 bleibende Zähne) u. in verschiedenartiger Form (Heterodontie) vor. Im bleibenden Gebiss finden sich pro Kieferhälfte von mesial nach distal folgend 2 Schneidezähne*, 1 Eckzahn, 2 Prämolaren* u. 3 Molaren*. Der 3. Molar wird aufgrund seiner späten Durchbruchzeit als Weisheitszahn bezeichnet. Der einzelne Z. besteht morphol. aus Zahnhartgeweben bzw. kristallinen Gefügen, welche die Pulpa* dentis enthaltende Zahnhöhle (Cavitas dentis) umgeben. Zahnhartgewebe sind das Den-

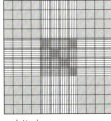

Zählkammer Abb. 1: schematische Darstellung in seitlicher Ansicht u. in Aufsicht mit aufgesetztem Deckglas

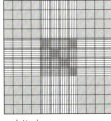
nach Neubauer

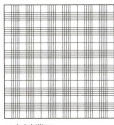
nach Schilling

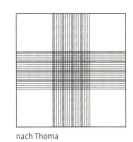
nach Thoma

Zählkammer Abb. 2: Netzteilung der Zählnetze

Zahnbeinbildner

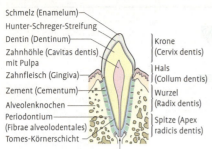

Schmelz (Enamelum)
Hunter-Schreger-Streifung
Dentin (Dentinum)
Zahnhöhle (Cavitas dentis) mit Pulpa
Zahnfleisch (Gingiva)
Zement (Cementum)
Alveolenknochen
Periodontium (Fibrae alveolodentales)
Tomes-Körnerschicht
Foramen apicis dentis
Krone (Cervix dentis)
Hals (Collum dentis)
Wurzel (Radix dentis)
Spitze (Apex radicis dentis)

Zahn: schematisierter Längsschnitt durch einen Schneidezahn mit Halteapparat [159]

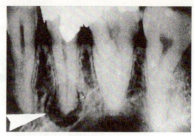

Zahngranulom [163]

tin*, das im Kronenbereich vom Zahnschmelz* u. im Wurzelbereich vom Zahnzement* überzogen wird. Der Übergangsbereich zwischen Krone u. Wurzel wird als Zahnhals bezeichnet. Die Wurzel endet an der Wurzelspitze, die eine Öffnung für die Gefäße u. Nerven der Pulpa enthält (s. Abb.). Die Summe der Z. bildet das Gebiss, dessen individuelle Anordnung u. Status im Gebissschema* fixiert werden.

Zahn|bein|bildner: Odontoblasten*.
Zahn|belag: s. Plaque; Zahnstein.
Zahnen: Dentition*.
Zahn|fieber: (engl.) *dentition fever*; mit Unruhe, Essunlust u. Speichelfluss einhergehende Erhöhung der Körpertemperatur (subfebril, febril), die während des Zahndurchbruchs beim Kleinkind auftreten kann; **Ätiol.:** unklar; **DD:** andere Fieberursachen (v. a. Erkr. der Atemwege). Vgl. Dentitio difficilis.
Zahn|fleisch: Gingiva*.
Zahn|fleisch|entzündung: s. Gingivitis.
Zahn|fleisch|tasche: (engl.) *gingival pocket*; entzündl. bedingte Vertiefung des anat. Sulcus durch Tiefenproliferation u. Umwandlung des Saumepithels (gingivale Tasche); bei der echten parodontalen Tasche kommt es gleichzeitig zum Kieferknochenabbau mit Attachmentverlust u. z. T. Gingivarezession; Pseudotaschen ohne Attachmentverlust entstehen bei Gingivahyperplasie.
Zahn|formel: Gebissformel*.
Zahn|granulom (Granulum*; -om*) *n*: (engl.) *dental granuloma*; syn. apikales Granulom, Wurzelgranulom; reaktive Bildung von Granulationsgewebe an der Wurzelspitze von Zähnen, deren gangränös zerfallene Pulpa durch das Foramen apicale eine chron. Entzündung des Kieferknochens unterhält u. zu einer radikulären Kieferzyste* führen kann; im Röntgenbild als eine meist linsen- bis erbsengroße Aufhellung zu erkennen (s. Abb.); **Ther.:** pharmak. Wurzelbehandlung od. chir. durch Extraktion des Zahns bzw. Wurzelspitzenresektion*. Vgl. Parodontitis apicalis.
Zahn|hals: (engl.) *dental neck*; syn. Collum dentis, Cervix dentis; Übergangsstelle vom Schmelz der Zahnkrone zum Zement der Zahnwurzel; normalerweise vom Zahnfleisch bedeckt; s. Zahn.
Zahn|halte|apparat *m*: (engl.) *periodontium*; syn. Parodontium, Periodontium, Zahnbett; funkt. Einheit, die Gingiva*, Zahnzement*, Alveole* u. Wur-

zelhaut* umfasst u. für die feste Verankerung des Zahns im Gebiss sorgt.
Zahn|im|plantat (In-*; lat. *plantatus* gepflanzt) *n*: (engl.) *dental implant*; meist zylinder- od. schraubenförmiger Zahnwurzelersatz vorwiegend aus Titan (s. Abb.); **Ind.:** Ersatz einzelner od. mehrerer Zähne; Haltepfosten für herausnehmbaren od. festsitzenden Zahnersatz bes. bei fortgeschrittener Atrophie des Alveolarfortsatzes u. nach Kieferknochenresektion; Voraussetzung für einen Langzeiterfolg ist die Osseointegration* des Implantats.

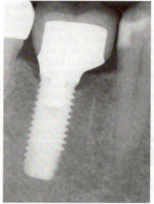

Zahnimplantat [120]

Zahn-In|farkt (Friedrich W. Z., Pathol., Genf, 1845–1904; Infarkt*) *m*: (engl.) *Zahn's infarct*; nicht korrekte Bez. für die dunkelbraune, scharf vom normalen Lebergewebe abgegrenzte Zone bei intrahepatischer Pfortaderthrombose* (Hyperämie des Lebergewebes).
Zahn|karies (Karies*) *f*: (engl.) *dental caries, tooth decay, caries*; Caries dentium; häufigste Zahnerkrankung inf. Störung des lokalen Gleichgewichts zwischen entkalkenden, sauren u. neutralisierenden, (re-)mineralisierenden Komponenten im Speichel; als reversibles Frühstadium teilweise (poröse) Entkalkung des kristallinen Zahnschmelzes (Initialkaries*) durch Säuren, die aus Zuckern in bakteriellen Zahnbelag (Plaque*) gebildet werden. Eine Einschränkung der Zuckerzufuhr vermindert das Entkalkungsrisiko, regelmäßige Fluoridanwendung, z. B. mit Zahnpasten, kann zur Wiederverkalkung (Remineralisation) führen; bei anhaltend schlechter Mundhygiene u. häufiger Zuckerauf-

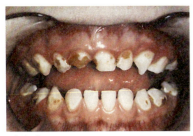
Zahnkaries [139]

nahme bei fehlendem Fluoridangebot Fortschreiten der anfangs reversiblen Entkalkung bis zum Einbruch der Zahnhartsubstanzen u. damit Bildung kariöser Defekte (Kavitäten, sog. Löcher; s. Abb.); Vork. auch bei Speichelsekretionsstörungen u. bereits im Kleinkindesalter durch Dauernuckeln an Saugerflaschen mit zuckerhaltigen Getränken; **Ther.:** Verbesserung des lokalen Mineralgleichgewichts durch verstärkte Kariesprophylaxe*, Remineralisation von Initialläsionen sowie Ausbohren von entkalktem Schmelz u. Dentin mit anschl. Füllung (Amalgam, Silikate, Gold, Kunststoffkomposite); bei nicht rechtzeitiger zahnärztl. Versorgung ist eine Inf. der Zahnpulpa (Pulpitis) mit dem Risiko chron. Spätfolgen bzw. die Wurzelbehandlung od. Entfernung des Zahns (Extraktion) unvermeidlich.

Zahn|leiste: (engl.) *dental ridge*; im 2. Embryonalmonat entstehende leistenförmige Verdickung des ektodermalen Mundepithels, die in das Mesenchym der Ober- u. Unterkieferanlage einwächst; es wachsen je 10 klöppelförmige Zapfen (Schmelzorgane) für die Anlage der Milchzähne, später je 16 Anlagen für das bleibende Gebiss; ihnen wächst die mesenchymale Zahnpapille entgegen, aus der sich Odontoblasten u. Zahnpulpa entwickeln.

Zahn-Linien (Friedrich W. Z., Pathol., Genf, 1845–1904): (engl.) *Zahn's lines*; Bez. für die geriffelte Oberfläche der intravital in den Gefäßen entstandenen Thromben; wichtig zur DD von Leichengerinnseln*.

Zahn|luxation (Luxation*) *f*: (engl.) *dental luxation*; traumat. Lageveränderung eines Zahns im Bereich der Alveole; **Ther.:** Reposition u. Schienung (s. Abb.).

Zahn|ober|häutchen: s. Schmelzoberhäutchen.

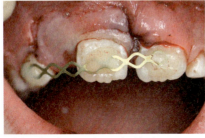
Zahnluxation: luxierter oberer Schneidezahn, geschient [32]

Zahn|pan|orama|aufnahme (Pan-*; gr. ὁρᾶν sehen): s. Orthopantomographie.

Zahn|pro|these (Prothese*) *f*: s. Teilprothese; Totalprothese.

Zahn|pulpa (lat. pulpa Fleisch, fleischiger Teil) *f*: Pulpa* dentis.

Zahn|rad|phänomen *n*: s. Rigor.

Zahn|re|plantation (Re-*; lat. plantare pflanzen) *f*: (engl.) *dental replantation*; Einsetzen eines traumat. vollständig luxierten Zahns in seine Alveole; **Meth.:** sofortige posttraumat. Reposition des von intakter Wurzelhaut umgebenen Zahns, ggf. nach vorangegangener extrakorporaler Wurzelfüllung; kurzfristiges Aufbewahren des Zahns in physiol. Kochsalzlösung od. ersatzweise im Mund des Pat. vor der Z. ist möglich.

Zahn|re|tention (Retentio*) *f*: (engl.) *dental retention*; Persistieren eines Zahns im Kiefer in annähernd normaler Position über den übl. Zahndurchbruchtermin hinaus; **Urs.:** Zahnfehlbildung, Platzmangel, Osteopathie; **Ther.:** Zahnfreilegung durch Osteotomie u. kieferorthop. Einordnung od. op. Zahnentfernung.

Zahn|säckchen: (engl.) *dental sac*; verdichtetes Bindegewebe um die Zahnanlage, differenziert sich zum Parodontium; vgl. Zahnleiste.

Zahn|schäden, berufliche: (engl.) *occupational tooth damages*; in Ausübung des Berufs durch mechan. od. chem. Einwirkung verursacht Zahnschäden. **Einteilung: 1. mechan.:** a) als Abrasion od. Usur inf. Benutzung der Zähne als Arbeitshilfe; b) als Abrasion durch mehrjährige quarzstaubbelastete Tätigkeit (BK Nr. 2111); c) durch Arbeitsunfall; **2. chem.:** a) durch Mineralsäuren (z. B. Salzsäure od. Schwefelsäure) in Form von Aerosolen (BK Nr. 1312); b) als Karies durch in der Mundhöhle aus Arbeitsstoffstäuben gebildete org. Säuren (BK Nr. 1312); vgl. Bäckerkaries; c) i. R. einer Stomatitis inf. Quecksilberintoxikation* (BK Nr. 1102) od. Thalliumintoxikation* (BK Nr. 1106); d) als Dentalfluorose* bei chron. Fluorintoxikation (BK Nr. 1308).

Zahn|schema *n*: Gebissschema*.

Zahn|schmelz: (engl.) *dental enamel*; Enamelum; syn. Schmelz; der glasurartige Überzug der Zahnkrone; härteste Substanz des menschl. Organismus, besteht v. a. aus phosphorsaurem Kalk in Form von Hydroxylapatit* u. wird von epithelialen Enameloblasten* des Schmelzorgans gebildet.

Zahn|spange: s. Bionator; Brackets.

Zahn|status (Status*) *m*: (engl.) *dental chart*; Feststellung des Zustands von Zähnen u. Gebiss mit Angaben über u. a. Zahnbestand, Füllungen, Kronen, Stiftzähne, Brücken, Zahnstein, Karies; Dokumentation des Z. im Gebissschema*.

Zahn|status|aufnahme (↑): s. Zahnstatus, Gebissschema.

Zahn|stein: (engl.) *dental calculus, tartar*; Ablagerung mineral. Substanzen, v. a. von Calciumphosphat aus dem Speichel, vermischt mit org. Geweberesten u. Mikroorganismen an Zähnen; Prädilektionsstellen von supragingivalem Z. sind die lingualen Flächen der unteren Frontzähne u. die bukkalen Flächen der oberen Molaren wegen ihrer Nachbarschaft zu den Ausführungsgängen der großen Kopfspeicheldrüsen. Z. wirkt selbst nicht

Zahn-Tasche

entzündl., führt jedoch wegen seiner rauen Oberfläche zur Ablagerung bakteriellen Zahnbelags (Plaque*). Subgingivaler Z. (Konkremente) lagert sich an allen Zähnen auf der Wurzeloberfläche an u. ist durch Einlagerung von Blutbestandteilen bräunl. gefärbt. **Ther.:** Scaling*.

Zahn-Tasche (Friedrich W. Z., Pathol., Genf, 1845–1904): (engl.) *Zahn's pocket*; mechan. bedingte, taschenartige Vertiefung des parietalen Endokards mit verdicktem Band (fibrös-hyaline Endokardverdickung) auf der Wand des li. Ventrikels unterh. der Aortenklappe; **Vork.:** Aortenklappeninsuffizienz* (durch das in der Diastole unter hohem Druck auf die Wand des li. Ventrikels zurückströmende Blut).

Zahn|trans|plantation (Transplantation*) f: (engl.) *dental transplantation*; Verpflanzung eines Zahns in eine vorbereitete Alveole; **Meth.:** Nach schonender Entfernung eines Zahns mit möglichst noch nicht abgeschlossenem Wurzelwachstum erfolgt die Umsetzung in ein optimal passendes neues Zahnfach zus. mit dem Zahnsäckchen.

Zahnungs|störung: s. Dentitio difficilis, Dentitio tarda.

Zahn|zement n: (engl.) *dental cement*; Cementum; Zahnhartgewebe, das das Dentin* im Wurzelbereich der Zähne* überzieht u. gleichzeitig Bestandteil des Zahnhalteapparats* ist; besteht aus einer mineralisierten, kollagene Fasern enthaltenden, in der chem. Zusammensetzung dem Knochen ähnelnden Grundsubstanz u. Zementozyten. Kollagene Fasern verlaufen in Längsrichtung der Zahnwurzel od. strahlen als Sharpey-Fasern radiär aus dem Periodontalligament ein.

Zahorsky-Krankheit (John Z., amerikan. Päd., 1871–1963): (engl.) *Zahorsky's disease*; Herpangina*.

Zalci|tabin (INN) n: (engl.) *zalcitabine*; syn. Dideoxycytidin (Abk. DDC, ddC); Virostatikum* (Nukleosidanalogon*); hemmt kompetitiv die für die Replikation von Retroviren erforderl. Reverse Transkriptase*; **Anw.:** bei Infektion mit HIV* als Teil einer antiviralen Kombinationstherapie*; gegenwärtig geringe Bedeutung für die HIV-Therapie; **UAW:** u. a. periphere Polyneuropathie, Stomatitis, selten Pankreatitis, Exanthem, Laktatazidose, Magen-Darm-Störung.

Zaleplon (INN) n: (engl.) *zaleplon*; Schlafmittel; Benzodiazepin-Rezeptor-Agonist mit sehr kurzer HWZ (1 Std.); **Ind.:** Einschlafstörungen; **UAW:** Kopfschmerz.

Zanami|vir (INN) n: (engl.) *zanamivir*; Virostatikum* (Neuraminidase*-Hemmer); **UAW:** u. a. selten Bronchospasmus, oropharyngeales Ödem, Exanthem.

Zanca-Syn|drom (Peter Z., Arzt, San Francisco) n: (engl.) *Zanca's syndrome*; Form der adenomatösen Polyposis* des Colons mit Komb. von im Verdauungstrakt auftretenden Adenomen u. knorpeligen Exostosen.

Zange: (engl.) *forceps*; s. Geburtszange.

Zangemeister-Hand|griff (Wilhelm Z., Gyn., Königsberg, Marburg, 1871–1930): (engl.) *Zangemeister's maneuver*; gebh. Handgriff als Ergänzung der Leopold*-Handgriffe (sog. 5. Leopold-Handgriff); eine Hand wird auf die Symphyse gelegt, die ande-

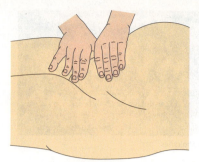

Zangemeister-Handgriff: beide Hände liegen gleich hoch, Hinweis für ein evtl. Missverhältnis zwischen Kopf u. Becken

re auf den Bereich des oberh. der Symphyse stehenden kindl. Kopfs (s. Abb.); liegt letztere mit der ersteren gleich hoch od. überragt sie diese, besteht Verdacht auf Missverhältnis* zwischen Kopf u. Becken; sichere Aussage erst nach Beginn regelmäßiger Wehentätigkeit möglich.

Zangen|bi|opsie, trans|bronchi|ale (Bio-*, Op-*) f: (engl.) *transbronchial forceps biopsy*; Biopsie* der Lunge i. R. einer Bronchoskopie* mit Entnahme von Lungengewebe durch die Bronchuswand unter Verw. einer speziellen Zange, meist unter Röntgenkontrolle u. in Lokal-, seltener in Allgemeinanästhesie; **Ind.:** zur histol. Diagnostik insbes. bei diffusen Lungenkrankheiten (z. B. Sarkoidose, interstitielle Pneumonie, Lymphangiosis carcinomatosa); **Kontraind.:** pulmonale Hypertonie, schwere Lungenfunktionsstörungen, Blutgerinnungsstörungen; **Kompl.:** Blutungen, Pneumothorax (t. Z. deshalb nicht während einer Sitzung in beiden Lungenflügeln). Vgl. Lungenbiopsie.

Zangen|biss: (engl.) *edge-to-edge bite*; Kopfbiss*.

Zangen|ex|traktion (lat. extrahere, extractus herausziehen) f: (engl.) *forceps extraction*; op. Entbindung*, wobei das Kind mit einer an den Kopf gelegten Geburtszange* extrahiert wird; **Einteilung:** 1. Z. aus Beckenmitte; häufig ersetzt durch Vakuumextraktion*; 2. Z. aus Beckenboden; 3. Z. aus Beckenausgang; 4. Z. aus Beckeneingang (hohe Z.): gefährl. für Mutter u. Kind u. heute durch Schnittentbindung* ersetzt.

Zapfen: (engl.) *retinal cones*; (anat.) flaschenförmige Fortsätze der Zapfenzellen der Netzhaut (Neuroepithelschicht), die das Farbensehen* u. Tagessehen vermitteln; stehen bes. dicht in der Macula* lutea u. nehmen an Zahl zur Peripherie der Netzhaut hin ab. Vgl. Retina.

Zapfen|dys|trophie (Dys-*, Troph-*) f: (engl.) *cone cell dystrophy*; seltene, meist autosomal-rezessiv erbl. Störung des Farbensehens (s. Farbenblindheit) u. der Sehschärfe* mit selektivem Untergang der Zapfen; **Sympt.:** Hemeralopie*, Sehschärfenminderung.

Zapfen|zahn: s. Dens emboliformis.

ZEBS-Richt|linien: Kurzbez. für Richtlinien der Zentralen Erfassungs- u. Bewertungsstelle für Umweltchemikalien des Bundesinstituts* für Risikobewertung; nicht mehr aktuelle Richtwerte zur Bewertung von Schadstoffgehalten in Nahrungsmitteln, z. B. für Blei* u. Quecksilber* in Fisch u. Fischwaren; orientieren sich v. a. an der durchschnittl. Belastung der Lebensmittel; keine toxikol. abgeleiteten Grenzwerte*. ZEBS-R. wurden durch die am 16.3.2001 veröffentlichte Verordnung (EG) 466/2001 zur Festsetzung der Höchstgehalte für bestimmte Kontaminanten in Lebensmitteln am 5.4.2002 rechtsverbindlich ersetzt, allerdings weniger umfassend, sodass ZEBS-R. als Vergleichswerte weiterhin genutzt werden.

Zecken: (engl.) *ticks*; Spinnentiere der Ordnung Acari (Milben*) mit Chitinskelett, Stechapparat u. Saugrüssel (Hypostom); Blut saugende Parasiten* u. wichtige Krankheitsüberträger bei Warmblüter u. Mensch (meist aktive Übertragung beim Stich, selten passiv durch Zeckenkot u. Koxaldrüsensekret); **Einteilung: 1. Schildzecken** (Ixodidae, Haftzecken, Holzböcke): schildförmiger Chitinrücken; Überträger von Franciscella tularensis (1), versch. Rickettsien (2), Borreliaarten (3), Enzephalitis- u. hämorrhag. Fieber-Viren (4), Babesia (5) u. Theileria (6); Gattungen: **a)** Ixodes (wichtigste Gattung in Mitteleuropa, Überträger von 1–5); häufigste Art Ixodes ricinus (Holzbock), lauert an Grashalmen u. Gebüsch, um sich an Säuger zu klammern, sich mit dem Hypostom an dünnhäutigen Körperstellen fest zu verankern u. tagelang Blut zu saugen; dabei werden u. U. auch Viren (z. B. das FSME*-Virus) od. Bakt. (z. B. Borrelia* burgdorferi, Err. der Lyme*-Borreliose) übertragen; daher schnellstmögliche Entfernung der Zecke, z. B. Extraktion mit tief angesetzter Pinzette (od. Zeckenzange). **b)** Rhipicephalus (Überträger von 1, 2, 5 u. 6); **c)** Dermacentor (Überträger von 1, 2, 4–6); **d)** Haemaphysalis (Überträger von 1, 2, 4–6); **e)** Amblyomma (Überträger von 2); **2. Lederzecken** (Argasidae, Laufzecken, Wanzenzecken): kein Rückenschild; med. wichtige Gattungen: **a)** Argas (Geflügelzecken bei Tauben, Hühnern u. a. Vögeln); Stich kann zu lokaler Entz. u. allg. Intoxikation mit Pulsbeschleunigung, Atemnot, Erbrechen führen. **b)** Ornithodorus: Überträger von Borrelien durch Stich u. herausträufelnde Koxalflüssigkeit (vgl. Borrelia). **Entw.:** in Mon. bis Jahren, häufig mit Wirtswechsel: Eier - sechsbeinige Larve - achtbeinige Nymphe - geschlechtsreife männl. u. weibl. Zecken. Vgl. Arthropoden.

Zecken|biss|fieber: (engl.) *tick-borne fever*; syn. Zeckenfleckfieber; von Bakt. der Gattung Rickettsia* verursachte u. durch Zecken* übertragene akute Infektionskrankheit mit z. T. schwerem Verlauf; vgl. Rickettsiosen.

Zecken|borreliosen (-osis*) *f pl*: (engl.) *tick borrelioses*; Sammelbez. für durch Zecken* übertragene Borreliosen; s. Lyme-Borreliose, Rückfallfieber.

Zecken|en|zephalitis (Enkephal-*; -itis*) *f*: (engl.) *tick-borne encephalitis*; durch Zecken (Ixodes, Dermacentor) übertragene Enzephalitis* mit saisonal gehäuftem Auftreten; **Err.:** Flavivirus*; **Beispiele:** in Europa bekannteste Form ist Frühsommer-Meningoenzephalitis (Abk. FSME*); Louping-ill-Enzephalitis (Springseuche in Nordengland, Schottland, Wales, Irland), Powassan-Enzephalitis (Kanada, USA), RSSE (Abk. für Russian-spring-summer-Enzephalitis).

Zecken|en|zephalitis, russische (↑; ↑) *f*: s. RSSE-Virus.

Zecken|fleck|fieber: Zeckenbissfieber*.

Zecken|rück|fall|fieber: s. Rückfallfieber.

Zedern|holz|öl: (engl.) *cedar oil*; das ätherische Öl aus dem Holz von Juniperus virginiana (Rote Zeder); **Verw.:** zur Ölimmersion* u. als Bestandteil in Kosmetika.

Zehen|beuger|re|flex (Reflekt-*) *m*: s. Reflexe (Tab. 1 dort).

Zehen|fraktur (Fraktur*) *f*: (engl.) *toe fracture*; Fraktur* der Groß- od. Kleinzehenknochen durch direkte Gewalt- od. Stoßeinwirkung (Anpralltrauma); **Klin.:** Schwellung, Hämatom, Druckschmerz, Funktionseinschränkung; **Diagn.:** Rö.; **Ther.:** i. d. R. konservativ mit nichtsteroidalen Antiphlogistika*, Kühlung, Dachziegelverband*, bei nichtdislozierter Großzehenfraktur Unterschenkelgehgips; op. bei dislozierter Fraktur od. Gelenkbeteiligung: Osteosynthese* (geschlossene Reposition, Bohrdrahtosteosynthese) od. ORIF* mit Miniimplantaten (s. Abb.).

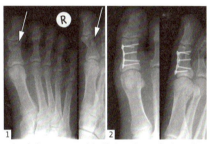

Zehenfraktur: 1: Grundgliedfraktur der Großzehe rechts; 2: nach operativer Versorgung mit Plattenosteosynthese; jeweils Röntgenaufnahme in 2 Ebenen [88]

Zehen|knochen: (engl.) *phalanges of foot*; Ossa* digitorum pedis.

Zeis-Drüsen (Eduard Z., Chir., Ophth., Dresden, Marburg, 1807–1868): (engl.) *glands of Zeis*; Glandulae sebaceae palpebrarum der Lider; vgl. Moll-Drüsen, Meibom-Drüsen.

Z-E-Iso|merie *f*: s. Isomerie.

Zeiss-Schlinge (Ludwig Z., Urol., Bad Wildungen, 1900–1958): (engl.) *Zeiss' loop*; Harnleiterkatheter mit Kunststofffaden, der nach Zug die Katheterspitze zur Schlinge formt, die sich dann um einen Stein schließen lässt; **Anw.:** früher zur Schlingenextraktion* von Ureter- u. Nierenbeckensteinen; durch Ureterorenoskopie* ersetzt. Vgl. Dormia-Körbchen.

Zeit: (engl.) *time*; (physik.) Formelzeichen t; SI-Basisgröße mit der SI-Einheit Sekunde (s); weitere Einheiten: Minute (min), Stunde (h), Tag (d); 1 min = 60 s; 1 h = 3600 s; 1 d = 24 h.

Zeit/Aktivitäts|kurve (lat. activus tätig): (engl.) *time-activity curve*; (nuklearmed.) graph. Darstellung der in einem Organ od. Verteilungsraum gemessenen zeitl. Änderung der Konz. (Aktivität*) von Radiopharmaka*; **Anw.:** u. a. bei kardiol. Untersuchungen der Hämodynamik* (Kreislaufzeiten, Herzminutenvolumen), in der Nierendiagnostik (Radioisotopennephrographie*).

Zele (-kele*) f: (engl.) cele; Kele, Bruch.

Zell|ad|häsions|moleküle n pl: (engl.) cell adhesion molecules (Abk. CAMs); syn. Adhäsionsproteine; Rezeptoren* (meist Glykoproteine) der Zellmembran, die Zell-Zell- u. Zell-Matrix-Kontakte (s. Matrix, extrazelluläre) vermitteln; in Kontakt mit dem Zytoskelett; wesentl. für die Ausbildung organisierter Gewebe; **Einteilung:** in 5 Hauptklassen: Cadherine*, Integrine*, CAMs der Immunglobulin*-Superfamilie, Selektine*, Mucine (Proteoglykane*); **Funktion:** mechan. Verankerung (Cadherine, Integrine), Zellmigration (Embryonalentwicklung, Wundheilung, Eintritt von Leukozyten aus Blut in Gewebe), Signaltransduktion. Vgl. Strukturproteine.

Zell|atmung (Zelle*): innere Atmung*.

Zell|a|typie (↑; gr. ἄτυπος mit einem bestimmten Muster nicht übereinstimmend) f: s. Atypie; Kernatypie.

Zelle (lat. cella Kammer, Raum, Speisekammer): (engl.) cell; kleinste Bau- u. (isoliert noch lebensfähige) Funktionseinheit von Organismen mit Fähigkeit zu Stoffwechselleistungen, Reizbeantwortung, Motilität u. Reduplikation; die meisten menschl. u. tierischen Z. haben eine Größe von 20–30 μm; extreme Größen erreichen Bakterien u. a. Prokaryoten (1 μm), Erythrozyten (7,4 μm) sowie Eizellen von Menschen (200 μm) u. Vögeln (mehrere cm); **Aufbau:** Die Z. von Eukaryoten enthält immer einen Zellkern* u. den Zellkörper (Zytoplasma*) mit einer unterschiedl. Menge an Zellorganellen* (s. Tab.); äußere Begrenzung der Z. ist die Zellmembran* (s. Abb.).

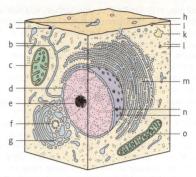

Zelle: Feinstruktur: a: Einstülpungen der Zellmembran in das Zellinnere; b: Kanalsystem des glatten endoplasmatischen Retikulums; c: Mitochondrium vom Tubulus-Typ; d: die beiden Membranen der Kernhülle; e: Nucleolus; f: Zentralkörperchen; g: Golgi-Komplex; h: Zelloberfläche; i: Pinozytose-Bläschen; k: Liposomen; l: Ribosomen; m: granuläres (= raues) endoplasmatisches Retikulum; n: Poren der Kernhülle; o: Mitochondrium vom Crista-Typ

Zelle	
Struktur	Elemente
Protoplasma	gesamte Zellsubstanz innerhalb der Zellmembran
Karyoplasma	Zellkernsubstanz innerhalb der Zellkernmembran mit Karyolymphe, Chromosomen, Nucleolus
Zytoplasma	sog. Zellleib; kolloidales Medium außerhalb des Zellkerns
Zellorganellen	membranöse: endoplasmatisches Retikulum, Golgi-Apparat, Lysosomen, Peroxisomen, Mitochondrien
	nichtmembranöse: Filamente, Mikrotubuli, Ribosomen, Zentriol
Paraplasma	zytoplasmatische Ablagerung von Proteinen, Kohlenhydraten (v. a. Glykogen), Lipiden u. a.
Metaplasma	Myofibrillen, Tonofibrillen, Neurofibrillen

Zellen, a|makr|ine (↑): (engl.) amacrine cells; Assoziationszellen im Bereich der inneren Körnerschicht der Retina*.

Zellen, Anti|gen-präsentierende (↑): (engl.) antigen presenting cells (Abk. APC); Abk. APZ; spezialisierte Zellen mit der Funktion, T*-Lymphozyten Antige-

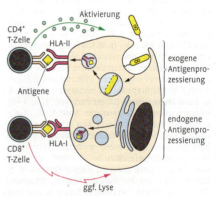

Zellen, Antigen-präsentierende [152]

ne zu präsentieren, wodurch diese aktiviert werden; die Aktivierung erfolgt hauptsächl. durch Präsentation von Peptidfragmenten phagozytierter u. prozessierter Antigene auf HLA-Klasse-I-(endogene) od. HLA-Klasse-II-Molekülen (exogene Antigenprozessierung*) an den T*-Zell-Rezeptor CD4+ od. CD8+ T-Lymphozyten. Nach Aktivierung produzieren CD4+ T*-Helferzellen aktivierende Zytokine u. CD8+ Killerzellen* lytische Substanzen, die zur Lyse der APZ führen (s. Abb.). Zu den APZ gehören v. a. Monozyten*, Makrophagen*, B*-Lymphozyten, sog. interdigitierende follikuläre Zellen im Thymusmark, nicht phagozytierende, sog. follikuläre dendrit. Zellen in Sekundärfollikeln von Lymphknoten u. Milz u. sog. dendrit. Zellen in Blut, Lymphe u. versch. Geweben, phagozytoseaktive Zellen des Gefäßendothels u. Langerhans-Zellen in der Haut. Vgl. HLA-System.

Zellen, argent|af|fine (↑): enterochromaffine Zellen*.

Zellen|bad (↑): (engl.) cell bath; syn. Zwei- u. Vierzellenbad; hydrogalvan. Teilbad für Arme u. Beine in getrennten Wannen, bei dem Gleichstrom durch den Körper von einer Extremität zur anderen fließt; **Wirkung:** Analgesie, Hyperämie, Tonusänderung der durchflossenen Muskulatur; **Anw.:** bei pathol. Spannungsänderung der Muskeln, Erkrankungen des rheumatischen Formenkreises (Polyarthrose, rheumatoider Arthritis), Polyneuropathie (cave: bei Störungen der Temperaturempfindung Verbrennungsgefahr); **Kontraind.:** Herzschrittmacher. Vgl. Galvanisation.

Zellen, basal|gekörnte (↑): s. Zellen, enterochromaffine.

Zellen, chrom|affine (↑): (engl.) *chromaffin cells*; Gesamtheit der wegen ihrer Färbbarkeit mit Chromsalzen so benannten Zellen, die sich von der Neuralleiste (s. Neuralplatte) ableiten u. Katecholamine* (v. a. Adrenalin) bilden; umfasst Nebennierenmark (modifiziertes sympath. Ganglion; s. Nebenniere), Glomus* coccygeum, chromaffine Paraganglien*. Vgl. Sympathikus.

Zellen, dendritische (↑): (engl.) *dendritic cells*; Antigen-präsentierende Zellen*, die Antigene über HLA-Klasse-I- u. -II-Moleküle sowie CD1-Moleküle an spezif. naive T-Lymphozyten präsentieren u. Bedeutung für die Initiierung der adaptiven Immunantwort durch T- u. B-Lymphozyten gegenüber Protein- u. Lipidantigenen haben; aus Knochenmarkzellen abgeleitet; finden sich in epithelialen (z. B. Darm) u. lymphoiden (z. B. Lymphknoten) Geweben; morphol. durch dendritenartige, lange Zellausläufer gekennzeichnet. Vgl. HLA-System.

Zellen, entero|chrom|af|fine (↑): (engl.) *enterochromaffin cells*; syn. argentaffine Zellen, gelbe Zellen; basalgekörnte Zellen des Magen-Darm-Trakts, enthalten u. a. Serotonin*.

Zellen, helle (↑): (engl.) *clear cells*; Zellen des disseminierten neuroendokrinen Systems*.

Zellen, im|mun|kompetente (↑): (engl.) *immunocompetent cells*; auch Immunzellen, Immunozyten; allg. Bez. für Zellen, die die spezif. Funktionen des Immunsystems* wahrnehmen (v. a. Lymphozyten*); vgl. Killerzellen, Monozyten-Makrophagen-System.

Zellen, parietale (↑): (engl.) *parietal cells*; syn. Parietalzellen, Belegzellen; Protonen (als Vorstufen der Salzsäure) sezernierende Zellen des Magens* mit dreieckigem, azidophilem Plasma.

Zellen, pluri|potente (↑): (engl.) *pluripotential cells*; Zellen, die fähig sind, sich in vivo unter dem gleichzeitigen Einfluss äußerer Wachstumsfaktoren* aufgrund versch. innerer Faktoren in unterschiedl. Richtungen zu differenzieren; vgl. Stammzellen.

Zellen, pyronino|phile (↑): (engl.) *pyroninophilic cells*; Zellen, die sich mit Methylgrün-Pyronin anfärben; typ. Kennzeichen von Immunoblasten*.

Zellen, wasser|helle (↑): (engl.) *water-clear cells*; einer von 3 Zelltypen der Nebenschilddrüsen*, hormonaktiv; wahrscheinl. Vorstufen der dunkleren Hauptzellen.

Zellen, zentro|azinäre (↑): s. Pankreas.

Zell|hybriden (↑; lat. hybrida Bastard, Mischling) *f pl*: (engl.) *cell hybrids*; syn. Hybridzellen; Zellen, die durch Membranfusion zweier od. mehrerer somat. (od. auch geschlechtl.) Parentalzellen mit unterschiedl. Genotyp entstehen; können in spez. Nährmedien selektiert werden, wenn als Parentalzellen Mangelmutanten* verwendet wurden. Der anfängl. doppelte Chromosomensatz wird durch spontanen Chromosomenverlust reduziert. **Anw.:** nach Klonierung zur Produktion monoklonaler Antikörper* (s. Hybridom), früher zur Lok. von Genen auf best. Chromosomen.

Zell|kern (↑): (engl.) *cell nucleus*; syn. Karyon; Nucleus; größte lichtmikroskop. wahrnehmbare Zellorganelle, die von einer Doppelmembran (Kernmembran*) umgeben ist u. im Karyoplasma Chromatin* u. Nucleoli* enthält; in eukaryoten Zellen i. d. R. einmal vorhanden. Normale Erythrozyten haben keinen Z., in Hepatozyten, Osteoklasten, Fremdkörper-Riesenzellen u. Tumorzellen können 2 od. mehrere Z. enthalten sein. Vgl. Polykaryozyten.

Zell|klon (↑; gr. κλών Zweig, Schößling) *m*: s. Klon.

Zell|kultur (↑; lat. cultura Züchtung) *f*: (engl.) *cell culture*; Verf. zur Vermehrung von Zellen in Nährmedien; **Formen: 1.** primäre Z.: Kultur von direkt aus dem Organismus präparierten, nicht transformierten Zellen; **2.** permanente Z.: Kultur von transformierten Zellen (Tumorzellen, Zelllinien*); **Verw.: 1.** zur kulturellen Vermehrung von Viren u. einigen Bakt. (z. B. Chlamydien); **2.** zur Herstellung von Transplantaten, z. B. hämatopoet. Stammzellen zur Ther. der Leukämie od. myokardiale Stammzellen zur Therapie des Herzinfarkts; **3.** zu Forschungszwecken. Im Gegensatz dazu wird bei der Gewebekultur* Gewebe, also ein Zellverband, in künstl. Medien weitergezüchtet. Vgl. Deckglaskultur.

Zell|linie (↑): (engl.) *cell line*; Bez. für Zellen, die spontan od. induziert unbegrenzte Lebensfähigkeit (Immortalität) erlangt haben u. kloniert wurden (z. B. HeLa*-Zellen); vgl. Klon, Zellkultur.

Zell|marker (↑; engl. to mark kennzeichnen) *m pl*: (engl.) *cell markers*; für best. Zellen u. versch. Subtypen einer Zellart spezif. antigene Oberflächenstrukturen; z. B. membranständige Immunglobuline, Rezeptoren u. a. antigene Determinanten (v. a. Glykoproteine) auf der Zellmembran von Lymphozyten, die mit Hilfe von monoklonalen Antikörpern (vgl. Flowzytometrie) nachgewiesen werden können u. eine Differenzierung von Lymphoblasten, B- u. T-Lymphozyten sowie deren Subpopulationen ermöglichen (u. a. in der Diagn. von Immundefekten u. Leukämien sowie für die Therapieplanung best. immun. Erkrankungen). Vgl. CD-Nomenklatur.

Zell|membran (↑; lat. membrana dünnes Häutchen) *f*: (engl.) *cell membrane*; syn. Plasmalemm; in sich geschlossene, selektiv permeable äußere Begrenzung aller Zellen; dient der Gewährleistung des Kontakts zu anderen Zellen (Stoffaustausch, Reizbeantwortung), der Oberflächenspannung u. von Zellbewegungen; **Aufbau:** ca. 8 nm dicke Struktur, die (nach dem sog. Flüssigkeitsmosaikmodell) aus 2 Lipidmolekülschichten besteht, der Proteine mit unterschiedl. Struktur eingefügt od. aufgelagert sind (s. Abb.); **Funktion: 1.** Stofftransport durch aktiven Transmembrantransport (Ionen, kleine Moleküle) unter Verbrauch von ATP*, Bläschentransport (große Moleküle, Partikel) sowie

Zellmigration

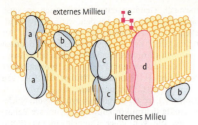

Zellmembran: Modellvorstellung über die Plasmamembran im Querschnitt; a: intrinsische Membranproteine; b: extrinsische Membranproteine; c: die Membran durchdringende Proteine mit hydrophoben Wechselwirkungen im Inneren der Membran; d: die Membran durchspannendes Glykoprotein; e: Oligosaccharid

kontrollierten (in gesteuerten Membrankanälen) od. unkontrollierten (Osmose, Diffusion) passiven Austausch; **2.** Struktur zur Gewährleistung der Spezifität von Zellen; gleichartig differenzierte Zellen erkennen sich durch Glykoproteine u. -lipide auf der Außenschicht der Z. (sog. Glykokalyx); Voraussetzung zur Entstehung von Geweben u. zur Hemmung unkontrollierten Zellwachstums. **3.** Träger der Antigeneigenschaften der Zelle; **4.** Träger von Rezeptoren*; **5.** Struktur für Zellkontakte u. Zellkommunikation, z. B. in Form von Desmosomen* als Verbindung v. a. von Epithelzellen, adherens* junctions als mechan. Verbindung zwischen benachbarten Zellen, tight* junctions als selektive Barrierebildner u. gap* junctions als interzelluläre Transport- u. Informationsvermittler.

Zell|migration (↑; lat. migratio Aus-, Wanderung) *f*: (engl.) *migration of cells*; Wanderung von Zellen, z. B. bedingt durch Chemotaxis*.

Zell|mosaik (↑) *n*: s. Mosaik.

Zello|biose *f*: (engl.) *cellobiose*; Disaccharid aus β-1,4-glykosidisch verknüpfter D-Glukose; Baustein der Zellulose*.

Zell|organellen (Zelle*; dim von ὄργανον Werkzeug, Hilfsmittel) *fpl*: (engl.) *organelles*; i. e. S. aus Membranen aufgebaute intrazytoplasmatische Strukturen der Zelle* als Kompartimente* für spezif. Stoffwechselleistungen, die nach ihrem spezif. Gewicht mit Ultrazentrifuge isoliert u. chemisch u. funktionell analysiert werden können; **Formen:** Zellkern*, endoplasmatisches Retikulum*, Golgi*-Apparat, Lysosomen*, Peroxisomen*, Mitochondrien*, i. w. S. auch die Zellmembran*. Daneben können auch nichtmembranöse Zellpartikel zu den Z. gezählt werden (Ribosomen*, Zentriol*, Mikrotubuli*, Zilien*, Filamente*).

Zell|plasma (↑; -plasma*) *n*: s. Protoplasma; Zytoplasma.

Zell|poly|morphie (↑, Poly-*; -morph*) *f*: (engl.) *polymorphism of cells*; (histol.) ausgeprägte Variation von Zellgröße u. Zellform in einem Gewebe; **Vork.:** insbes. bei Tumorzellen*.

Zell|re|aktion (↑) *f*: (engl.) *cell reaction*; (forens.) zelluläre Veränderungen im Gewebe als Zeichen innerh. des Lebens abgelaufener Vorgänge, z. B. bei Leukozyten intravasale Randstellung, Durch- u. Auswanderung sowie demarkierende Entzündung; vgl. Reaktion, vitale.

Zell|stoff (↑): (engl.) *cellulose*; Faserprodukt aus Zellulose*; **Anw.:** v. a. zur Produktion von Papier, Textilien, Kunstseide, Verbandzellstoff.

Zell|stoff|wechsel (↑): s. Primärstoffwechsel.

Zell|teilung (↑): s. Mitose; Zellzyklus.

Zell|teilung, in|direkte (↑): s. Mitose.

Zell|teilungs|in|dex (↑) *m*: Mitoseindex*.

Zell|tod (↑): s. Nekrose.

Zell|tod, pro|grammierter (↑): s. Apoptose.

Zellulär|patho|logie (Dim. ↑; Patho-*; -log*) *f*: (engl.) *cellular pathology*; die Auffassung der Krankheiten als Störungen der physiol. Lebensvorgänge der Zelle (Virchow).

Zellulasen *fpl*: (engl.) *cellulases*; Glykosidasen*, die Zellulose bis zu Zellobiose abbauen; **Vork.:** in Bakterien (z. B. im Darm, bei Wiederkäuern im Pansen) u. Pilzen.

Zellulitis (dim von Zelle*; -itis*) *f*: (engl.) *cellulitis*; akute bakterielle (meist Haemophilus influenzae, hämolysierende Streptokokken der Gruppe B od. Pneumokokken), nicht eitrige Entz. des Unterhautzellgewebes, bes. im Gesicht; **Ther.:** Antibiotika. Vgl. Cellulite.

Zellulose *f*: (engl.) *cellulose*; lineares Homoglykan (s. Polysaccharide) aus 2000 bis >15 000 β-1,4-glykosidisch verknüpften Glukoseeinheiten; die durch Verknüpfung von Zellobiose entstehenden Zellulosemoleküle lagern sich unter Ausbildung von Wasserstoffbrücken zu Fibrillen zusammen, die durch Hemizellulosen* u. Pektine* verfestigt werden; **Vork.:** v. a. als Strukturpolysaccharid mit hoher mechan. Stabilität in pflanzl. Zellwänden; der bakterielle Abbau zu Glukose erfolgt beim Menschen (im Gegensatz zu Wiederkäuern) erst im Dickdarm, so dass es zu sehr geringer Resorption kommt. Vgl. Ballaststoffe.

Zell|wand (Zelle*): (engl.) *cell wall*; zellulosehaltige Hülle der Pflanzenzellen bzw. mureinhaltige Hülle der Bakterien; vgl. Zellmembran.

Zellweger-Syn|drom (Hans-Ulrich Z., Päd., Zürich, Beirut, Iowa City, 1909–1990) *n*: (engl.) *Zellweger syndrome*; syn. zerebro-hepato-renales Syndrom; autosomal-rezessiv erbl. Stoffwechselstörung in der Biogenese der Peroxisomen* (Genloci 2p15, Chromosom 1, 22q11.21, 1q22, 12p13.3, 1p36.2, 7q21-q22, 6q23-q24); **Klin.:** extreme allg. Muskelhypotonie im Neugeborenenalter mit Fehlen der Muskeleigenreflexe, Krampfanfälle, schwere psychomotor. Retardierung, Gesichtsanomalien mit rechteckigem Gesicht, Hypoplasie der Orbitabögen, breiter Nasenwurzel, Epikanthus*, Mikrognathie, hohem Gaumen, tief stehenden Ohren, Ohrknorpeldysplasie, Hepatomegalie, Hydronephrose; **Diagn.:** erhöhte Konz. sehr langkettiger Fettsäuren (C_{24}–C_{30}) im Blut, vermehrte Ausscheidung von Phytan-, Pipecol- u. Pipecolinsäure im Urin, fehlende Peroxisomen in der Leber; Pränataldiagnostik ist möglich. **Progn.:** infaust; das Säuglingsalter wird selten überlebt.

Zell|zählung (Zelle*): s. Durchflusszytometrie; Zählkammer.

Zell|zyklus (↑; Zykl-*) *m*: (engl.) *cell cycle*; genetischer Zyklus; Abfolge von Phasen der Zellreifung u. -teilung; **Einteilung: 1. G_1-Phase:** postmitot. Wachstumsphase, Präsynthesephase; Zeitraum nach der Mitose* mit kontinuierl. Erhöhung der

Zenker-Divertikel

Zellzyklus: Nach der Mitose (M-Phase) treten die Zellen entweder in eine neue G$_1$-Phase ein od. bleiben in der G$_0$-Phase.

RNA- u. Proteinsynthese u. Teilung der Zentriolen*; eine G$_1$-Phase ohne nachfolgende S-Phase wird als G$_0$- od. **Ruhephase** bez. (der in der Ruhephase befindl. Zellkern als **Ruhekern**), die Zellen nehmen am Z. nicht mehr teil, bleiben aber unter best. Voraussetzungen zu erneuter Proliferation fähig. **2. S-Phase:** Synthesephase; Reduplikation* der DNA; aus einem Chromatiden werden wieder 2 (sog. Schwesterchromatiden od. Zweichromatidchromosomen), die am Zentromer* verbunden sind. **3. G$_2$-Phase:** prämitot. Vorbereitungsphase, Postsynthesephase; rel. kurze Periode vor der nachfolgenden Teilung; **4. M-Phase:** In der Mitose halbiert die Zelle ihren Chromatingehalt, es entstehen wieder 2 diploide Tochterzellen mit Einchromatidchromosomen. Der Zeitraum zwischen 2 Mitosen (G$_1$-, S- u. G$_2$-Phase), in der sich die Zelle in der stoffwechselaktiven Arbeitsform befindet, wird **Interphase** genannt (s. Abb.). Die Dauer eines Z. wird als **Generationszeit** bezeichnet. Für best. Formen der Tumortherapie ist die Synchronisation der Zellzyklen (insbes. der Tumorzellen) von Bedeutung.

Zement|krätze: (engl.) *cement eczema*; Zementekzem, Maurerkrätze; im Baugewerbe häufig auftretendes tox.-degeneratives u. kontaktallergisches Ekzem v. a. der Hände u. Unterarme; **Urs.: 1.** Beeinträchtigung des Säureschutzmantels der Haut durch alkal. Eigenschaft; **2.** allergisches Kontaktekzem* auf Chromate (Chrom-VI-Verbindungen) in Zementprodukten; ggf. BK Nr. 5101.

Zenker-Di|vertikel (Friedrich A. Ritter von Z., Pathol., Erlangen, Dresden, 1825–1898; Divertikel*) *n*: (engl.) *Zenker's diverticulum*; syn. Hypopharynxdivertikel; Grenzdivertikel, falsch zervikales Ösophagusdivertikel; falsches Divertikel* (Pulsionsdivertikel) des Hypopharynx ventral im Bereich des M. constrictor pharyngis inferior, i. e. S. im Bereich des Killian*-Dreiecks (s. Abb. 1); **Klin.:** anfangs Dysphagie* u. Fremdkörpergefühl, Foetor ex ore, bei zunehmender Vergrößerung des Divertikelsacks Regurgitation von unverdauter Nahrung u. Aspiration des angestauten Inhalts, oft bronchopulmonale Kompl.; **Diagn.:** Ösophagoskopie, Röntgen-Breischluckuntersuchung (s. Abb. 2); **Ther.:** op. Abtragung von außen mit Myotomie der Divertikelschwelle od. endoskop. durch Bildung einer Verbindung zwischen Divertikel u. Ösophagus (Divertikuloösophagostomie) z. B. mit

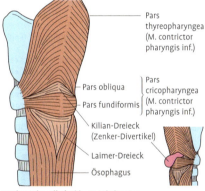

Zenker-Divertikel Abb. 1: Lokalisation

Zenker-Muskeldegeneration

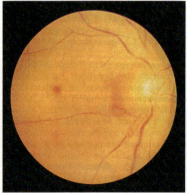

Zenker-Divertikel Abb. 2: Lok., Häufigkeit u. röntg. Aspekt von Divertikeln des Hypopharynx u. Ösophagus; 1: Zenker-Divertikel (62 %); 2: parabronchiales Ösophagusdivertikel (17 %); 3: epiphren. Ösophagusdivertikel (21 %); 4: (röntg.) funktionelle Divertikel

sog. Endo-GIA (s. Klammernahtgeräte). Vgl. Ösophagusdivertikel.
Zenker-Muskel|de|generation (↑; Musculus*; lat. *degenerare* entarten) *f*: (engl.) *Zenker's degeneration*; wachsige Degeneration der kontraktilen Anteile einer Muskelfaser (die selbst erhalten bleibt); **Vork.:** bei Infektionskrankheiten, z. B. bei Weil-Krankheit, Tetanus, Grippe, Typhus.
Zenti-: Abk. c; Dezimalvorsatz zur Kennzeichnung des Faktors 10^{-2} einer Einheit; vgl. Einheiten (Tab. 3 dort).
Zentr- s. a. Centr-.
zentral (gr. κέντρον Punkt, Mittelpunkt): (engl.) *central*; den Mittelpunkt bildend.
Zentral|arterien|verschluss (↑; Arteri-*): (engl.) *central retinal artery occlusion*; plötzl. auftretende, einseitige, schmerzlose Sehverschlechterung bis Erblindung durch Verschluss der A. centralis retinae; **Urs.:** meist Embolie bei arteriosklerot. Karotis; **Sympt.:** amaurot. Pupillenstarre*, ophthalmoskop. grauweiße Netzhaut durch ischäm. Ödem mit kirschrotem Fleck in der Macula (s. Abb.); **Ther.:** notfallmäßige Augendrucksenkung durch Bulbusmassage u. Beta-Rezeptoren-Blocker; wenn mögl. lokale Fibrinolyse*, evtl. isovolämische Hämodilution*.
Zentral|fibrillen|myo|pathie (↑; ↑; My-*; -pathie*) *f*: central* core disease.
Zentral|furche (↑): s. Sulcus centralis cerebri.
Zentral|grübchen (↑): s. Fovea centralis.
Zentralisation (↑) *f*: s. Kreislaufzentralisation.
Zentral|kanal (↑; Canalis*): s. Canalis centralis medullae spinalis.
Zentral|körperchen (↑): Zentriol*.
Zentral|nerven|system (↑; Nervus*) *n*: (engl.) *central nervous system*; Abk. ZNS; Systema nervosum centrale; Gehirn* u. Rückenmark*.
Zentral|skotom (↑; Skotom*) *n*: s. Skotom.
Zentral|star (↑; mittelhochdeutsch *starblint* blind): s. Katarakt.
Zentral|strahl (↑): (engl.) *central ray*; (röntg.) vom Fokus der Röntgenröhre ausgehender, durch die Mitte des Strahlenaustrittfensters verlaufender Strahl; mit zunehmendem Abstand vom Z. tritt eine leichte Verzeichnung in der Abb. eines Objektes auf. Vgl. Senkrechtstrahl.
Zentral|tubuli (↑; Tubulus*) *m pl*: (engl.) *microtubular cores*; Mikrotubuluspaar im Achsenfaden der Spermien*; vgl. Mikrotubuli.
Zentral|venen (↑; Vena*) *f pl*: (engl.) *central veins*; Vv. centrales hepatis u. V. centralis retinae.
Zentral|venen|verschluss (↑; ↑): (engl.) *central vein occlusion*; Sehverschlechterung aufgrund einer Abflussstörung der V. centralis retinae, z. B. inf. einer Thrombose; **Urs.:** unbekannt; Vork. z. B. bei Hyperviskositätssyndrom*; **Sympt.:** schmerzlose Visusverschlechterung, Schleiersehen, streifige intraretinale Blutungen (s. Abb.), Makulaödem; **Kompl.:** bei Ischämie Ausbildung eines neovaskulären Glaukoms* mit Gefahr der Erblindung; **Ther.:** panretinale Photokoagulation*, evtl. isovolämische Hämodilution*.

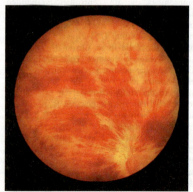

Zentralvenenverschluss: streifige intraretinale Blutungen [106]

Zentralarterienverschluss: inkompletter Verschluss der A. centralis retinae, ischämisches Netzhautödem mit kirschrotem Fleck in der Macula [98]

Zentral|wert (↑): (statist.) s. Mittelwert.
Zentral|windungen (↑): (engl.) *central gyri*; Gyrus precentralis u. Gyrus postcentralis des Gehirns*.
zentri|fugal (↑; lat. *fugere* fliehen): (engl.) *centrifugal*; vom Zentrum, Mittelpunkt fortgehend.

Zentri|fuge (↑; ↑) *f*: (engl.) *centrifuge*; sog. Trennschleuder; Gerät zur Auftrennung von Partikelflüssigkeitsgemischen durch Sedimentation inf. zentrifugal wirkender Kräfte, die in einem Rotor (mit Behältnis zur Aufnahme des Gemisches) durch Drehbeschleunigung erzeugt werden. Die Sedimentationsgeschwindigkeit der Partikel hängt v. a. von der Teilchenform, -masse u. -konzentration sowie von der Flüssigkeitsdichte u. -viskosität ab. Je nach Drehzahl des Rotors beträgt die Zentrifugalkraft bis zu einem Vielfachen der Erdbeschleunigung. Vgl. Ultrazentrifuge.
Zentrik (↑) *f*: s. Okklusion.
Zentriol (↑) *n*: (engl.) *centriole*; syn. Zentrosom, Zentralkörperchen; sog. Diplosom; in Zellen meist doppelt vorhandene Zellorganelle mit steuernder Funktion für die Zellteilung u. die Ausbildung von Kinozilien*; Hohlzylinder aus 9 Bündeln von je 3 schräg gestellten Mikrotubuli, der sich in der Interphase des Zellzyklus* verdoppelt; in der anschl. Mitose* wandern die beiden Z. (bzw. Zentriolenpaare) zu den 2 entgegengesetzten Zellpolen u. sind dort an der Bildung des MTOC (Abk. für engl. microtubuli organising center) beteiligt, das während der Zellteilung (Mitose u. Meiose) die polaren Miktotubuli des Spindelapparats* (Spindelfasern) ausbildet.
zentri|petal (↑; lat. *petere* erstreben): (engl.) *centripetal*; zum Zentrum hinführend.
Zentro|blasten (↑; Blast-*) *m pl*: (engl.) *centroblasts*; unreife Vorstufe der B-Zellreihe; große Zellen (∅ 10–12 μm) mit 1–3 Nucleoli in einem hellen runden Kern u. schmalem, basophilem Zytoplasmasaum; **Vork.:** in den Keimzentren der Lymphknoten u. bei den meisten großzelligen B-Zell-Lymphomen.
Zentro|blastom (↑; ↑; -om*) *n*: (engl.) *centroblastoma*; in der WHO-Klassifikation als diffuses großzelliges B-Zell-Lymphom bezeichnete Erkr.; s. Non-Hodgkin-Lymphom (Tab. dort).
Zentro|mer (↑; gr. μέρος Teil) *n*: (engl.) *centromere*; syn. Kinetochor; zentrale primäre Einschnürung u. Ansatzstelle des Spindelapparats* am Chromosom* während der Mitose* od. Meiose*, an der die Fasern des Spindelapparates ansetzen, um die zuvor durch Reduplikation* entstandenen Tochterchromosomen (bzw. homologen Ch. bei der Meiose) auseinander zu ziehen; dieser Vorgang dient der gleichmäßigen Verteilung des genet. Materials auf die beiden durch Mitose entstehenden Tochterzellen. Vgl. Chromatiden; Isochromosomen; Satelliten.
Zentro|plasma (↑; -plasma*) *n*: (engl.) *centrosphere*; syn. Zytozentrum; Plasmazone, in deren Mittelpunkt das Zentriol* liegt.
Zentro|som (↑; Soma*) *n*: Zentriol*.
Zentro|sphäre (↑; sphaericus*) *f*: (engl.) *centrosphere*; veraltet Archoplasma; obligater, bes. färbbarer Zellraum, der Zentriol* u. Golgi*-Apparat enthält u. in dem die Stoffwechselarbeit stattfindet; z. B. bei Normoblasten.
Zentro|zyten (↑; Zyt-*) *m pl*: (engl.) *centrocytes*; die aus Zentroblasten* hervorgehenden mittelgroßen B-Lymphozyten mit eingekerbtem Zellkern u. schmalem Zytoplasmasaum in den Keimzentren der Lymphknoten.

Zeph|algie (Keph-*; -algie*) *f*: Kopfschmerz*.
Zephalo-: s. a. Cephalo-, Kephalo-.
Zephalo|poly|syn|daktylie (Keph-*; Poly-*; Syn-*; Daktyl-*) *f*: s. Greig-Zephalopolysyndaktylie-Syndrom.
Zeramide *n pl*: Ceramide*.
Zerealien (lat. Ceres röm. Göttin des Ackerbaus) *f pl*: (engl.) *cereals*; Getreidefrüchte; enthalten hauptsächl. Kohlenhydrate (als Zellulose*, Hemizellulosen*, Stärke*), daneben auch Lignin, Proteine (Gliadin u. Glutelin in Weizen u. Roggen, Zein im Mais, Hordenin in Gerste); eine vermehrte Einnahme von Ballaststoffen aus Z. ist in epidemiol. Studien mit einem verminderten Risiko für Diabetes* mellitus Typ 2 u. kardiovaskuläre Erkr. assoziiert. Vgl. Prolamine.
Zerebellitis (Cerebellum*; -itis*) *f*: (engl.) *cerebellitis*; Entz. des Cerebellums*.
Zerebellum (↑) *n*: Cerebellum*.
Zerebr-: Wortteil mit der Bedeutung Gehirn, von lat. cerebrum; s. a. Cerebr-.
Zerebral|parese, infantile (↑; Parese*) *f*: (engl.) *infantile cerebral palsy*; syn. zerebrale Kinderlähmung; allg. Bez. für Folgen eines frühkindlichen Hirnschadens*; **Pathol./Anat.:** in Abhängigkeit von der Schädigung Narbenbildung durch Gliawucherung, Porenzephalie, Hypoplasie od. Aplasie, evtl. Mikrozephalie; **Klin.:** nicht progrediente spast. Lähmungen als Hemi-, Di- od. Paraplegie, pathol. Mitbewegungen, Synergien, Athetose (nach Kernikterus evtl. Athétose double), Ataxie, evtl. Intelligenzstörung, Sprachentwicklungsverzögerung, Seh- u. Sensibilitätsstörungen, Erethismus, Epilepsie (sog. Residualepilepsie) u. a.; **Diagn.:** pathol. frühkindliche Reflexe*, Nachw. der zerebralen Schäden durch MRT; **Ther.:** Physiotherapie (z. B. nach Bobath od. Vojta), Ergotherapie, Logopädie; evtl. antispast. Arzneimittel (z. B. Baclofen), ggf. lokale Injektion von Botulinumtoxin; Anpassung orthop. Hilfen.
zerebro|spinal (↑; Spina*): (engl.) *cerebrospinal*; cerebrospinalis; Gehirn* u. Rückenmark* betreffend.
Zerebrum (↑) *n*: Telencephalon*.
Zerfahrenheit: (engl.) *disordered consciousness*; Inkohärenz*.
Zerfalls|gesetz: (engl.) *decay law*; Gesetz der radioaktiven Umwandlung; die Abnahme der Aktivität* einer radioaktiven Substanz wird durch eine e-Funktion (e = Eulerzahl = 2,718...) beschrieben. Mit der nuklidspezif. Halbwertzeit T gilt für den zeitl. Zusammenhang:

$$A(t) = A(0) \cdot e^{-\frac{\ln 2}{T} \cdot t}$$

A(0) bzw. A(t): Aktivitäten zum Anfangszeitpunkt 0 bzw. zu einem späteren Zeitpunkt t.
Zerfalls|konstante (lat. constare feststehen) *f*: (engl.) *decay constant*; Formelzeichen λ; (physik.) reziproker Wert der mittleren Lebensdauer eines radioaktiven Elements; die mittlere Lebensdauer entspricht der Zeit, in der die Anzahl der ursprünglich vorhandenen Atome inf. der radioaktiven Umwandlung der Kerne auf den Bruchteil 1 : e ≈ 1 : 2,718... ≈ 0,37 abgenommen hat. Die Formel zeigt den Zusammenhang mit der physik. Halbwertzeit* T_{phys}.

$$\lambda = \frac{\ln 2}{T_{phys}}$$

Zerfalls|reihe: (engl.) *decay sequence*; die sich ergebende Folge von Radionukliden*, die durch radioaktiven Zerfall einer langlebigen Muttersubstanz (Mutternuklid) schrittweise nacheinander entstehen (radioaktive Familie). Alle natürl. Z. enden bei einem stabilen Blei- bzw. Wismut-Isotop. Die einzelnen Radionuklide der Z. können unterschiedl. Zerfallsarten u. Halbwertzeiten besitzen. Es gibt 3 große **natürliche Z.**: **1.** die Uran-Radium-Z.; **2.** die Uran-Actinium-Z.; **3.** die Thorium-Z. Daneben ist die **künstliche** Plutonium-Neptunium-Z. von Bedeutung. Vgl. Radionuklidgenerator.

Zerkarien (gr. κέρκος Schwanz) *f pl*: (engl.) *cercaria*; Ruderschwanzlarven; aus Sporozysten* od. Redien* im 1. Zwischenwirt (Schnecke) entstehendes Larvenstadium der Trematodes*; dringt perkutan in den Endwirt ein (Schistosoma*) u. entwickelt sich dort zum Adultwurm od. enzystiert sich an od. im 2. Zwischenwirt zur Metazerkarie*.

Zerkarien|dermatitis (↑; Derm-*; -itis*) *f*: (engl.) *swimmer's itch*; syn. Badedermatitis; akute Dermatitis durch Infektion mit freischwimmenden Zerkarien versch. human- u. tierpathogener Trematodenarten (z.B. Trichobilharzia*), für die Wasserschnecken Zwischenwirte sind u. der Mensch Haupt- od. Fehlwirt* ist; **Vork.:** weltweit in warmem Klima, in heißen Perioden auch in Mitteleuropa; **Sympt.:** Zerkarien dringen durch die feuchte Haut ein u. verursachen innerh. 1 Std. eine heftige Lokalreaktion (stark juckende urtikarielle od. papulöse Effloreszenzen), evtl. mit Allgemeinreaktionen (Erbrechen); wiederholte Exposition führt zu Sensibilisierung, so dass erneuter Kontakt u. U. generalisierte Exantheme auslöst. **Ther.:** symptomat. (Antihistaminika lokal, ggf. systemisch); die Zerkarien sterben in kurzer Zeit intrakutan ab. Vgl. Schistosomiasis.

Zerklage (franz. cerclage Umreifung, Fassbinden) *f*: s. Cerclage.

Zeroid (gr. κηρός Wachs; -id*) *n*: Hämofuszin*.

Zeroid|lipo|fuszinose, neuronale (↑; ↑; Lip-*; Fuszin*; -osis*) *f*: (engl.) *neuronal ceroid lipofuscinosis* (Abk. NCL), *Batten disease*; hereditäre Lipidspeicherkrankheit mit elektronenmikroskop. sichtbaren Zeroidlipofuszin-Pigmenteinschlüssen in den Lysosomen aller Organe u. Neurodegeneration; **Einteilung:** mind. 10 NCL-Formen mit meist autosomal-rezessivem Erbgang, verursacht durch bisher 151 bekannte Mutationen, die zu unterschiedl. Phänotypen führen (s. Tab.); früher wurden je nach Beginn der Sympt. u. den klin.-morphol. Befunden eine infantile (INCL, Typ Santavuori), eine spätinfantile (LINCL, Typ Jansky-Bielschowsky), eine juvenile (JNCL, Typ Spielmeyer-Vogt) u. eine adulte (ANCL, Typ Kufs) Form unterschieden. **Klin.:** Form der progressiven Myoklonusepilepsiesyndrome* mit zentraler Bewegungsstörung, Demenz u. (meist) Erblindung; **Diagn.:** Biopsie von Haut, Rektumschleimhaut u.a., histol. Nachweis morphol. definierten Speichermaterials; Elektroretinographie*; bei Formen mit bekanntem Gendefekt molekulargenet. Nachweis (auch pränatal).

Zerrung: s. Distorsion.

Zerstreuungs|linse: s. Linse.

Zertation (lat. certatio Wettkampf) *f*: (engl.) *certation*; sog. Spermienwettbewerb nach erfolgter Ejakulation; die kleineren Y-Spermien erreichen aufgrund ihrer besseren Beweglichkeit das Ei leichter.

Zertifizierung: (engl.) *accreditation*; Verf. der Anerkennung der Erfüllung festgelegter Normierungen bzw. Qualitätsanforderungen u. Erteilung eines Zertifikats nach einer Prüfung bzw. einem Audit; Zertifizierungssysteme können sich beziehen auf Organisationen, Produkte od. Personen; z.B. Krankenhäuser nach Verf. wie der KTQ* od. der

Zeroidlipofuszinose, neuronale
Klassifizierung nach Gendefekt

Form/Gen	Genlocus	Genprodukt	Manifestationsalter (Jahre)
CLN1/ PPT	1p32	Palmitoylproteinthioesterase 1 (lysosomales Enzym)	0 – 38
CLN2/ TPP1	11p15.5	Tripeptidylpeptidase 1 (lysosomales Enzym)	2 – 8
CLN3	16p12.1	CLN3-Protein (lysosomales Membranprotein)	4 – 10
CLN4	?	?	11 – 55
CLN5	13q21.1-q32	CLN5-Protein (lysosomales Membranprotein)	4 – 7
CLN6	15q21-23	CLN6-Protein (Membranprotein des endoplasmatischen Retikulums)	1,5 – 8
CLN7/ MFS8	4q28.1-2	CLN7-Protein (lysosomales Transportprotein)	1 – 6
CLN8	8pter-p22	CLN8-Protein (Membranprotein des endoplasmatischen Retikulums)	5 – 10
CLN9	?	?	4 – 6
CLN10/ CTSD	11.p16	Cathepsin D (lysosomales Enzym)	0 – 6

Joint Commission on Accreditation of Healthcare Organizations bzw. durch branchenübergreifende Verf. wie die DIN EN ISO 9000 ff. Praxen von Vertragsärzten od. -psychologen u. medizinische Versorgungszentren* können sich zertifizieren lassen nach QEP*. Zertifizierung i. R. der ärztlichen Fortbildung erfolgt durch Vergabe von sog. Fortbildungspunkten für Fortbildungsmaßnahmen.

Zerumen (lat. c̱era Wachs) *n*: (engl.) *earwax;* Cerumen; sog. Ohrenschmalz; gelblich bräunliches Sekret der Talg- u. Schweißdrüsen (Glandulae ceruminosae) des äußeren Gehörgangs mit der Aufgabe, abgeschilferte Epithelien, Haare u. Schmutzpartikel einzuhüllen u. nach außen zu transportieren; kann als Zeruminalpropf (Cerumen obturans) den Gehörgang völlig verlegen; **Sympt.:** dumpfes Gefühl im Ohr, Schwerhörigkeit*; **Ther.:** instrumentelle Reinigung unter Sicht, ggf. Zerumenlöser.

zerviḵal (lat. c̱ervix Hals, Nacken): **1.** (engl.) *cervical;* cervicalis; den Nacken, den Hals betreffend; **2.** den Gebärmutterhals betreffend.

Zerviḵal|ganglien (↑; Gangl-*) *n pl*: (engl.) *cervical ganglia;* Ganglien des Truncus* sympathicus im Halsbereich: Ganglion cervicale superius, medium u. cervicothoracicum (stellatum).

Zerviḵal|kanal (↑; Canalis*): (engl.) *cervical canal (of uterus);* (anat.) Canalis cervicis uteri; Gebärmutterhalskanal.

Zerviḵal|syn|drom (↑) *n*: s. Zervikobrachialsyndrom.

Zerviko|brachial|syn|drom (↑; Brachi-*) *n*: (engl.) *cervicobrachial syndrome;* syn. Schulter-Arm-Syndrom, Zervikobrachialgie, zervikales Nervenwurzelkompressionssyndrom, zervikales Vertebralsyndrom, Halswirbelsäulensyndrom; Bez. für Schmerzen im Bereich des Halses, des Schultergürtels u. der oberen Extremitäten (evtl. mit sensiblen u. motor. Ausfällen u. vegetativ-troph. Störungen) inf. Irritation od. Kompression von Wurzeln zervikaler Spinalnerven (s. Brachialgie); **Urs.:** zervikaler Bandscheibenvorfall* (sog. weicher Vorfall, engl. soft disc) u./od. knöcherne degenerative Veränderungen der HWS (Foramenstenose durch Spondylophyten* bei Spondylarthrose, osteochondrot. Randkanten, sog. harter Vorfall, engl. hard disc), häufig in Komb.; posttraumat. (z. B. nach Beschleunigungstrauma* der Halswirbelsäule); **Diagn.:** v. a. MRT; CT mit Knochenfenster, Röntgen (4 Ebenen, ggf. mit Funktionsaufnahmen), neurophysiol. Diagn. (SEP, EMG); bei reiner Schmerzsymptomatik (häufig passager) oft ohne eindeutigen morphol. Befund; **Ther.:** konservativ: funkt. (Physiotherapie: initial isometr.-distrahierende Übungen u. Rückenschule*), Antiphlogistika, ggf. Infiltrationen, Akupunktur; bei Instabilität, persistierenden od. progredienten neurol. Ausfällen op. durch Nukleotomie* mit Spondylodese*, Cage* od. künstl. Bandscheibe (vgl. Cloward-Operation), ggf. in Komb. mit Plattenosteosynthese, Foraminoplastie (Foraminotomie, Facettektomie*) bei Foramenstenose.

Zervix (lat. c̱ervix Hals, Nacken) *f*: (engl.) *cervix;* (anat.) Hals(teil), i. e. S. der Gebärmutterhals (Cervix* uteri).

Zervix|dys|tokie (↑; Dys-*; Toko-*) *f*: (engl.) *cervical dystocia;* (gebh.) ungenügende u. verzögerte Dilatation der Zervix mit entspr. Geburtsverzögerung; **Urs.: 1.** funktionell (z. B. Spasmus des unteren Uterinsegments, hyperaktive Wehentätigkeit); **2.** organisch (z. B. narbige Veränderungen des Muttermunds nach Konisation*).

Zervix|faktor (↑) *m*: (engl.) *cervical factor;* Bez. für die Gesamtheit der funkt. zykl. Veränderungen an Zervix u. Zervixschleim*; **pathol.** Z.: **1.** endokrine bzw. immun. Störungen (z. B. fehlende Kapazitation*, Bildung von Sperma-Antikörpern), welche die Konzeption bei Sterilität* erschweren; **2.** morphol.-pathol. Veränderungen, welche die Austragung (der Schwangerschaft) bei Infertilität* erschweren. Vgl. Cervix-Score.

Zervix|höhlen|karzinom (↑; Karz-*; -om*) *n*: (engl.) *endocervical carcinoma;* Sonderform des Zervixkarzinoms*, das inf. der intrazervikalen Entw. im Frühstadium häufig nicht diagnostiziert werden kann (Portio makroskop. unauffällig, kein pathol. Portioabstrich); in fortgeschrittenem Stadium evtl. tonnenförmige Auftreibung der Cervix (sog. Tonnenkarzinom); histol. häufig Adenokarzinom*; **Vork.:** meist in höherem Lebensalter.

Zervix|in|suf|fizienz (↑; Insuffizienz*) *f*: (engl.) *incompetent cervix;* auch isthmozervikale Insuffizienz; Verkürzung (<3 cm), Verbreiterung (>3 cm) u. Erweichung der Cervix uteri, oft mit Vorwölbung der Fruchtblase in den inneren Muttermund u. klaffendem äußerem Muttermund; kann bes. zwischen 15. u. 37. SSW zu Spätaborten bzw. Frühgeburten* führen; **Urs.:** v. a. lokale Inf., Uterusüberdehnung od. -operation; **Ther.:** Sanierung der Inf., Cerclage* bzw. Muttermundverschluss*, körperl. Schonung der Schwangeren.

Zervix|karzinom (↑; Karz-*; -om*) *n*: (engl.) *cervical carcinoma;* syn. Kollumkarzinom; auch Gebärmutterhalskrebs; Karzinom* der Cervix* uteri; **Ätiol.:** v. a. Infektion mit best. Typen des Papillomavirus* (Tab. dort), Übertragung durch Geschlechtsverkehr; **Epidemiol.:** Inzidenz in Deutschland ca. 6500 pro Jahr, Mortalität ca. 30 %; zweigipflige Altersverteilung (35.–54. Lj. u. >65. Lj.); **Einteilung:** klin. in Portiokarzinom u. Zervixhöhlenkarzinom*; TNM-Klassifikation u. FIGO-Stadien: s. Tab.; **Histopathol.:** meist Plattenepithelkarzinom* (ca. 90 %), selten Adenokarzinom* (ca. 5 %), Mischformen u. vom Gartner*-Gang ausgehende Karzinome (ca. 5 %); Tumorwachstum v. a. entlang der Gewebestrukturen, aus denen er embryonal hervorgegangen ist; **Klin.:** nach asymptomat. Vorstadium (zervikale intraepitheliale Neoplasie*) ab gewisser Größe u. v. a. bei Ulzeration des Primärtumors: unregelmäßige Blutabgänge, fleischwasserfarben-blutiger Fluor* genitalis, Kontaktblutung; Schmerzen i. d. R. erst bei Überschreiten der Organgrenzen u. Einbruch in Nachbarorgane (Blase, Rektum, Ureteren, Beckengefäße u. -nerven); rel. frühzeitige lymphogene **Metastasierung** (Parametrium, Beckenlymphknoten) oft mit Ummauerung u. Stenosierung der Ureteren, Hydronephrose*, chron. Niereninsuffizienz* u. Urämie* (häufige Todesursache); hämatogene Metastasen (Leber, Lungen, Becken, Wirbelsäule) rel. spät u. selten; **Diagn.: 1.** bei asymptomat. Pat. jährliche Krebsfrüherkennungsuntersuchung* ab 20. Lj. mit Inspektion von Vagina u. Portio uteri durch Spie-

Zervixkonisation

Zervixkarzinom
TNM-Klassifikation und FIGO-Stadien (Kurzfassung)

Kategorie (TNM)[1]	FIGO-Stadium	Bedeutung
Tis	0	Carcinoma in situ
T1	I	begrenzt auf Cervix uteri (ohne Berücksichtigung der Ausdehnung auf Corpus uteri)
T1a	Ia	Diagnose nur durch Mikroskopie
T1a1	Ia1	minimale Stromainvasion (Tiefe ≤3 mm, horizontale Ausbreitung ≤7mm
T1a2	Ia2	Tiefe >3–<5 mm, horizontale Ausbreitung ≤7mm
T1b	Ib	Läsionen größer als T1a2
T1b1	Ib1	horizontale Ausbreitung ≤4 cm
T1b2	Ib2	horizontale Ausbreitung >4 cm
T2	II	Ausdehnung jenseits Uterus, aber nicht zur Beckenwand und nicht zur Vagina (unteres Drittel)
T2a	IIa	Parametrium frei
T2b	IIb	Parametrium befallen
T3	III	Ausdehnung zur Vagina (unteres Drittel) od. Beckenwand, Hydronephrose, stumme Niere
T3a	IIIa	Vagina (unteres Drittel), keine Ausdehnung zur Beckenwand
T3b	IIIb	Beckenwand, Hydronephrose, stumme Niere
T4	IVa	Schleimhaut von Harnblase, Rektum, jenseits kleines Becken
M1	IVb	Fernmetastasen

T: Primärtumor; N: regionäre Lymphknoten; M: Fernmetastasen
[1] für alle Tumoren einheitlich definierte Kategorien (z. B. N0: keine Evidenz für Befall regionärer Lymphknoten; NX: regionäre Lymphknoten nicht beurteilbar): s. TNM-Klassifikation

geleinstellung u. möglichst Kolposkopie*, bimanuelle vaginale u. rektovaginale Untersuchung, zytol. Abstrichentnahme (vgl. Zytodiagnostik) getrennt von Portiooberfläche u. Zervikalkanal, möglichst unter kolposkopischer Kontrolle; **2.** bei symptomat. Pat. zusätzlich ggf. fraktionierte Kürettage* des Uterus (bei endozervikalem Prozess), bei pathol. verändertem Gewebe kolposkopisch gezielte Biopsie u. histol. Beurteilung; ab FIGO-Stadium Ib2 MRT zur Beurteilung von Tumorgröße, Beziehung zu Nachbarorganen u. Infiltrationstiefe; **Ther.:** **1.** operativ: bei Stadium Ia1 Hysterektomie od. fertilitätserhaltend Konisation (cave: anschl. keine Sturmdorf*-Bonney-Plastik), bei Einbruch in die Lympfgefäße (L1; s. TNM-Klassifikation) zusätzlich pelvine Lymphonodektomie; radikale Hysterektomie Stadium Ia2 bis IIb1 u. systematische pelvine Lymphonodektomie, bei Stadium Ib2 bis IIb zusätzl. paraaortale Lymphonodektomie bis zum Nierenstiel (Wertheim*-Meigs- od. Schauta*-Stoeckel-Operation mit laparoskop. pelviner u. ggf. paraaortaler Lymphadenektomie, zum Erhalt der Fertilität evtl. Trachelektomie*; alternativ bei Stadien Ib bis IIb evtl. totale mesometriale Resektion (Abk. TMMR; En-bloc-Resektion von Uterus, oberem Vaginaanteil u. Mesometrium, die entwicklungsgeschichtlich eine Einheit bilden u. entlang derer sich der Tumor lokal ausbreitet, mit Entfernung des subperitonealen rektouterinen Bindegewebes u. ausgedehnter pelviner paraaortaler Lymphonodektomie unter Schonung des Plexus hypogastricus superior; Vorteil: niedrigere Rate postoperativer Kompl. wie Nervenläsionen u. Inkontinenz); Stadium IV bei freier Beckenwand ggf. Exenteration*; **2.** Radio-Chemotherapie (mit Cisplatin-Gabe): Stadium IIIa/b, IV; neoadjuvant zur Verbesserung bzw. Herstellung der Operabilität; **3.** bei Diagnosestellung in der Schwangerschaft bei Stadium Ia1 Konisation (vaginale Entbindung mögl., danach Kontrollen), bei Stadium Ib bis IIa in der Frühschwangerschaft Schwangerschaftsabbruch u. op. Therapie wie oben, bei fortgeschrittener Schwangerschaft baldige Schnittentbindung u. Radikaloperation; **Progn.:** Fünf-Jahres-Überlebensrate von fast 100 % (Stadium I) bis 8 % (Stadium IV); **Proph.:** Vermeidung der HPV-Infektion durch Schutzimpfung* gegen HPV-Typen 6, 11, 16 u. 18 (kann mind. 70 % aller Z. verhindern; Krebsfrüherkennungsuntersuchung auch nach Impfung erforderl., da nicht alle HPV-Typen erfasst werden; empfohlen für Mädchen zwischen 12.–17. Lj.), Zirkumzision des Partners u. Verw. von Kondomen.

Zervix|konisation (↑; gr. κῶνος Kegel) *f*: Konisation*.

Zervix|plazenta (↑; Plazenta*) *f*: (engl.) *cervical placenta*; Placenta praevia cervicalis; seltene Form der Placenta* praevia, wobei die Plazenta im Halskanal der Gebärmutter inseriert.

Zervix|polyp (↑; Polyp*) *m*: (engl.) *cervical polyp*; meist benigne Hyperplasie der Zervixschleimhaut, die in Aufbau u. Entstehung dem Korpuspolyp* entspricht; bei Lok. im unteren Zervikalkanal od. im Bereich ektropionierter Zervixschleimhaut gelangt der Z. teilweise od. ganz auf die Portiooberfläche, wird sekundär von geschichtetem Plattenepithel überhäutet u. dann als **Portiopolyp** bezeichnet; **Sympt.:** schleimiger, evtl. eitriger Fluor* genitalis, Schmierblutungen; **Ther.:** Abtragung u. histol. Untersuchung, ab der Postmenopause (oft Koinzidenz mit Korpuspolyp) zusätzl. Hysteroskopie* u. ggf. fraktionierte Kürettage*. Vgl. Polyp.

Zervix|riss (↑): (engl.) *cervical laceration*; Einreißen der Zervix meist unter der Geburt*, z. B. durch aktives Mitpressen bei noch nicht vollständig eröffnetem Muttermund od. bei zu schneller Erweiterung des Zervikalkanals durch Dilatatoren; vgl. Emmet-Riss.

Zervix|sarkom (↑; Sark-*; -om*) *n*: s. Uterussarkom.

Zervix|schleim (↑): (engl.) *cervical mucus*; von den Zervixdrüsen abgesondertes, leicht alkal. Sekret, dessen Konsistenz u. Menge sich entsprechend der hormonalen Veränderungen während des Menstruationszyklus* verändert; enthält u. a. das Glykoproteid Muzin*, Aminosäuren, Zucker, Enzyme u. Elektrolyte; hoher Wassergehalt (bis zu 90 %). Der überwiegend hochviskose Z. wirkt als Barriere gegen das Eindringen von Keimen u. Spermien in den Uterus. Unter Östrogeneinfluss wird der Z. dünnflüssig, lässt sich zu einem Faden ausziehen u. wird spinnbar. Kurz vor der Ovulation ist die Spinnbarkeit am größten (6–15 cm Fadenlänge), der Z. ist für die Spermien maximal durchgängig, das Farnkrautphänomen* ist positiv. Unter Gestageneinfluss in der zweiten Zyklusphase erfolgt eine verminderte Bildung von nicht fadenziehendem Sekret (Farnkrautphänomen negativ), die Penetrationsfähigkeit der Spermien ist stark herabgesetzt bzw. aufgehoben; **funkt. Diagnostik:** s. Cervix-Score. Vgl. Konzeptionsoptimum.

Zervix|schleim|methode (↑) *f*: Billings*-Ovulationsmethode.

Zervix|sekret (↑; Sekret*) *n*: s. Zervixschleim.

Zervix|umschlingung (↑): s. Cerclage.

Zervizitis (↑; -itis*) *f*: (engl.) *cervicitis*; Endometritis cervicis uteri; mit zervikalem Fluor* genitalis einhergehende Entz. der Schleimhaut des Zervikalkanals; **Vork.:** bei Gonorrhö*, Chlamydieninfektion, als aszendierende Kolpitis*, nach Entbindung, Abort* od. durch Intrauterinpessare* verursacht; häufig Ausgangspunkt aszendierender Infektion u. Keimreservoir für rezidiv. Infektionen, mögliche Ursache für Zervixinsuffizienz* u. vorzeitige Wehentätigkeit in der Schwangerschaft. Vgl. Endometritis.

Zestoden (gr. κεστός Band; -id*) *f pl*: Bandwürmer; s. Cestodes.

Zestoden|in|fektion (↑; ↑; Infekt-*) *f pl*: (engl.) *cestodiasis*; Befall des Magen-Darm-Trakts mit meist einem adulten Bandwurm (s. Cestodes) od. von Larven in Leber, Muskeln, Lungen, Gehirn u. Augen mit Larven; **Formen:** Diphyllobothriose*, Echinokokkose*, Hymenolepiasis*, Sparganose*, Taeniasis*, Zystizerkose*.

Zeugungs|fähigkeit: s. Potentia generandi.

Zeugungs|unfähigkeit: s. Impotentia generandi.

Ziconotid (INN): (engl.) *ziconotide*; N-Typ-Calcium-Kanal-Blocker (Abk. NCCB), Nichtopioid-Analgetikum (s. Analgetika) zur intrathekalen Applikation; **Ind.:** starke, chron. Schmerzen* bei Pat., die eine intrathekale Analgesie benötigen; **UAW:** häufig, v. a. Verwirrung, Schwindel, Nystagmus, Kopfschmerz, Gedächtnis-, Seh- u. Gangstörungen, Übelkeit, Erbrechen, Asthenie; **cave:** keine Komb. mit intrathekaler Chemotherapie, Vorsicht bei Komb. mit system. Chemotherapie.

-zid: Wortteil mit der Bedeutung tötend; von lat. caedere.

Zido|vudin (INN) *n*: (engl.) *zidovudine*; syn. Azidothymidin (Abk. AZT); Virostatikum* (Nukleosidanalogon*); hemmt kompetitiv die für die Replikation von Retroviren erforderl. Reverse Transkriptase*; **Anw.:** bei Infektion mit HIV* als Teil einer antiviralen Kombinationstherapie*; bei HIV-Enzephalopathie als Monotherapie zugelassen; **Kontraind.:** schwere Neutropenie, schwere Anämie; **UAW:** gastrointestinale Störungen, Anämie, Neutropenie, Kopfschmerz, Laktatazidose; **cave:** Wechselwirkungen mit u. a. Acetylsalicylsäure, Morphin, Oxazepam.

Ziegel|mehl|sediment (lat. sedimentum Bodensatz) *n*: (engl.) *latericeous sediment*; Sedimentum lateritium; im Harnsediment* bei saurem Harn vorkommende gelbrote amorphe Körnchen aus Heminatriumurat, meist in Drusen zusammengebacken; vgl. Urate.

Ziegen|milch|an|ämie (Anämie*) *f*: (engl.) *goat's milk anemia*; syn. Jaksch-Hayem-Syndrom; bei ausschließl. mit Ziegenmilch ernährten Säuglingen auftretende megaloblastäre Anämie* (wahrscheinl. durch Mangel an Cobalamin* u. Folsäure*); häufig in Komb. mit Splenomegalie; **Ther.:** Umstellung auf Kuhmilchernährung, orale Zufuhr von Cobalamin, Folsäure u. evtl. Ascorbinsäure.

Ziegen|peter: s. Parotitis epidemica.

Ziehen-Schwalbe-Oppenheim-Syn|drom (Georg Th. Z., Neurol., Psychiater, Halle, 1862–1950; Gustav A. S., Anat., Leipzig, Jena, Königsberg, Straßburg, 1844–1916; Hermann O., Neurol., Berlin, 1858–1919) *n*: s. Dystonie.

Ziehl-Neelsen-Färbung (Franz H. Z., Neurol., Lübeck, 1857–1926; Friedrich K. N., Pathol., Rostock, Dresden, 1854–1894): (engl.) *Ziehl-Neelsen staining*; Kontrastfärbung für säurefeste Bakterien, z. B. Mycobacterium tuberculosis; **Prinzip:** Präparat lufttrocknen u. hitzefixieren, anschl. mit Karbolfuchsinlösung* bedecken, erhitzen u. mit HCl-Alkohol entfärben; mit Methylenblau nachfärben; **Ergebnis:** sog. säurefeste Bakt. erscheinen rot auf zartblauem Untergrund, Begleitbakterien blau.

Zielke-Operation (K. Z., orthop. Chir.) *f*: s. Spondylodese.

Ziel|volumen (Volumen*) *n*: (engl.) *planning volume*; früher Herdgebiet; Bez. für das zu bestrahlende Gewebevolumen im Pat., das eine möglichst homogene Dosis erhalten soll; vgl. Strahlentherapie.

Ziel|wert (engl.) *target value*; syn. Sollwert; (labormed.) Sammelbegriff für mit einer Referenzmethode ermittelte Referenzmethodenwerte u. verfahrensabhängige mit dem jeweiligen Analyseverfahren ermittelte Sollwerte zur Ermittlung der Unrichtigkeit* eines med. Messverfahrens.

Zieve-Syn|drom (Leslie Z., Int., Minnesota, 1915–2000) *n*: (engl.) *Zieve syndrome*; Trias aus Fettleberhepatitis*, akuter hämolyt. Anämie u. Hyperlipoproteinämie (Typ V) bei Alkoholkrankheit*, evtl. mit Leberzirrhose u. akuter Pankreatitis; **Klin.:** akute Oberbauchsymptome mit Schmerzen, Übelkeit, Erbrechen, Diarrhö; **Diagn.:** (labordiagn.) erhöhte Transaminasen u. Triglyceride, erhöhte alkal. Phosphatase (Cholestase), Hämolyse, Bilirubin (indirekt); bei Pankreatitis evtl. erhöhte Alphaamylase; Schaumzellen im Sternalpunktat.

Ziffer: (engl.) *figure*; syn. Rate; (statist.) Kenngröße; Verhältnis zweier Mengen, die nicht zu derselben Gesamtheit gehören; z. B. Geburtenziffer: Anzahl der Geburten/Einwohnerzahl; vgl. Quote, Inzidenz.

ZIFT: Abk. für (engl.) *zygote intrafallopian (tube) transfer;* Verf. der Reproduktionsmedizin* zum Einbringen der Zygote in den Eileiter; vgl. GIFT, In-vitro-Fertilisation.

Ziliar|drüse (lat. cilium Oberlid, Wimpern): (engl.) *ciliary body epithelium;* Epithelschicht des Ziliarkörpers; Funktion: Kammerwasserbildung.

Ziliaris|neur|algie (↑; Neur-*; -algie*) *f:* s. Nasoziliarisneuralgie.

Ziliar|körper (↑): (engl.) *ciliary body;* Corpus ciliare; Strahlenkörper; mittlerer Abschnitt der Tunica* vasculosa bulbi; enthält u. a. den Musculus* ciliaris, dessen Kontraktions-/Dilatationszustand über die Zonula ciliaris die Krümmung der Linse variiert u. somit Nah- u. Fernakkomodation ermöglicht.

Ziliar|körper|entzündung (↑): s. Zyklitis.

Ziliar|muskel (↑; Musculus*): s. Musculus ciliaris.

Ziliar|nerven (↑; Nervus*): (engl.) *ciliary nerves;* Nn. ciliares breves, longae; Nerven des Ziliarkörpers; versorgen auch Regenbogenhaut u. Hornhaut.

Ziliaten (↑) *n pl:* Ciliata; Wimperntierchen; s. Protozoen.

Zilien (↑) *f pl:* (engl.) *cilia;* Wimpern, Wimperhärchen; **1.** Flimmerhaare: Zellorganellen des Flimmerepithels*; vgl. Kinozilien, Stereozilien; **2.** der Fortbewegung dienende Zellfortsätze best. Protozoen*; vgl. Geißeln.

Zilien|dys|kinesie (↑) *f:* (engl.) *cilia dyskinesia;* Funktionsstörung der am Aufbau eines Flimmerepithels* beteiligten Kinozilien*; führt zu ineffektivem Zilienschlag u. Behinderung des Sekrettransports mit gehäuftem Auftreten von Polyposis* nasi et sinuum an Nase u. Nasennebenhöhlen; **Nachw.:** Saccharin-Test, Vitalmikroskopie, Elektronenmikroskopie.

Zimmer|pflege: Gruppenpflege*.

Zimt|öl: (engl.) *cinnamomi aetheroleum;* ätherisches Öl aus der Rinde von Ceylon-Zimt (Cinnamomum verum) mit Zimtaldehyd als Hauptkomponente; **Verw.:** bei Appetitlosigkeit, dyspept. Beschwerden, Völlegefühl, Blähungen; **Kontraind.:** Überempfindlichkeit gegen Zimt od. Balsamum* peruvianum, Schwangerschaft, gastroduodenales Ulkus*; **NW:** allerg. Reaktionen.

Zingiber officinale *n:* s. Ingwer.

Zink *n:* (engl.) *zinc;* chem. Element, Symbol Zn, OZ 30, rel. Atommasse 65,38; zur Zinkgruppe gehörendes, meist 2-wertiges Metall, essentielles Spurenelement*; Bestandteil vieler Enzyme (z. B. Insulin*, Carboanhydrase*); Zinkbestand beim Menschen ca. 2 g, davon ca. 70 % in Skelett, Haut u. Haaren; kontinuierl. Zufuhr über die Nahrung notwendig; **Bedarf:** ca. 7 mg/d (Frauen) bis ca. 10 mg/d (Männer); Mehrbedarf in Schwangerschaft u. Stillzeit; vgl. Nährstoffzufuhr, empfohlene (Tab. dort); **Referenzbereich:** im Blutplasma: 11–17 μmol/l (70–110 μg/dl) bei normalem Albuminspiegel; **Verw.: 1.** in der Metallurgie als Rostschutz; **2.** in der Zahnmedizin als Bestandteil von Edelmetall-Dentallegierungen u. Befestigungszementen; **3.** Zinksulfid (ZnS) zeigt Phosphoreszenz u. wird zum Sichtbarmachen von Röntgenstrahlung verwendet; **4.** top. Anw. von Zinksalzen in der Ophthalmologie (als Adstringens bei unspezif. Konjunktivitis*) u. von Zinkoxid enthaltenden Substanzen in der Dermatologie (v. a. aufgrund adstringierender, austrocknender, abdeckender Eigenschaften); **5.** system. Anw. von Zinksulfat bei klin. gesichertem Zinkmangelzustand; **UAW** bei system. Anw.: Metallgeschmack, Kopfschmerz, Erbrechen (bei Überdosierung).

Zink|leim|verband: (engl.) *Unna's boot;* Verband aus mit Zinkleim (Zinci gelatina) bestrichenen, gut haftenden u. stabilisierenden Mullbinden; **Anw.:** z. B. als Kompressionsverband*.

Zink|mangel|dermatitis (Derm-*; -itis*) *f:* (engl.) *zinc deficiency dermatitis;* nässende Entz. der Haut inf. ungenügender Zufuhr (parenterale Ernährung, Fehlernährung) od. verminderter Resorption (Darmresektion, Colitis* ulcerosa, Enteritis* regionalis Crohn) von Zink; **Sympt.:** Krustenbildung in Gesicht u. Genitoanalbereich, Blasenbildung, Paronychie* an Fingern u. Zehen, diffuse Alopezie*. Vgl. Akrodermatitis enteropathica.

Zinn *n:* (engl.) *tin;* chem. Element, Symbol Sn (Stannum), OZ 50, rel. Atommasse 118,70; zur Kohlenstoffgruppe gehörendes 2- u. 4-wertiges, silberweiß glänzendes, bei 232 °C schmelzendes, dehnbares (Zinnfolie, Stanniol) Schwermetall; Dichte 7,29 g/cm³ (β-Sn), 5,77 g/cm³ (halbmetall. α-Sn); **Verw.:** in der Zahnmedizin als Bestandteil von Edelmetall-Dentallegierungen.

Zinn-Arterie (Johann G. Z., Anat., Botaniker, Göttingen, 1727–1759; Arteria*) *f:* Arteria* centralis retinae.

Zinn-Ring (↑): (anat.) Anulus* tendineus communis.

Zinn-Zonula (↑; Zona*): **1.** Haller*-Gefäßring; **2.** s. Fibrae zonulares.

Zinsser-Cole-Engman-Syn|drom (Ferdinand Z., Dermat., Leipzig, Köln, Bern, 1865–1952; H. N. C., Dermat., Cleveland; Martin F. E., Dermat., St. Louis, 1869–1953) *n:* Dyskeratosis* congenita.

Ziprasidon (INN) *n:* (engl.) *ziprasidone;* atypisches Neuroleptikum*; **Ind.:** Schizophrenie*; **Kontraind.:** Herzrhythmusstörungen, QT-Verlängerung; **UAW:** QT-Verlängerung, Benommenheit, Asthenie, Agitiertheit.

Zirbel|drüse: s. Epiphyse.

zirka|dian (lat. circa ringsum, umher; dies Tag): (engl.) *circadian;* tagesrhythmisch, über den ganzen Tag verteilt; vgl. Rhythmus, zirkadianer.

Zirkel|schnitt: (engl.) *circular cut;* (chir.) kreisförmige Schnittführung* um den gesamten Umfang der Extremität bei Amputation* als Quer- od. Schrägschnitt; wegen ungünstiger Narbenverhältnisse Durchführung nur bei Notfalleingriffen (z. B. Guillotine-Amputation bei Kriegsverletzungen).

zirkulär (lat. circularis rund, rund um): **1.** (engl.) *circular;* (allg.) kreisförmig; **2.** (psychiatr.) i. R. einer Psychose* zwischen manischer u. depressiver Phase ohne symptomfreies Intervall wechselnd; vgl. Störung, bipolare affektive; **3.** (psychol.) spezif. systemtherapeutische Fragetechnik (zirkuläre Fragen), welche zum Wechsel in eine Drittperspektive motiviert, indem eine Person A befragt wird über Gefühle, Gedanken od. Reaktionen einer Person C, die diese inf. eines Verhaltens einer Person B entwickelt.

Zirkulation, extra|korporale (lat. circulare umrunden, eine kreisförmige Bewegung machen) *f:* extrakorporaler Kreislauf*.

Zirkulations|störungen (↑): (engl.) *circulation disorders*; s. Durchblutungsstörung; Kreislaufstörungen, funktionelle; Mikrozirkulationsstörungen; Störungen, rheologische.

Zirkum-: s. a. Circum-.

Zirkum|zision (lat. circumcidere beschneiden) *f*: **1.** (engl.) *circumcision*; auch Beschneidung; (chir.) Abtrennung der Penisvorhaut durch einen zirkulären Schnitt; als komplette (Entfernung der gesamten Vorhaut) od. inkomplette Z. (s. Abb. 1 u. 2); **Ind.:** (med.) Phimose* mit Miktionsbehinderung; schwere u. chron.-rezidiv. Entzündung des Preputium penis (Balanoposthitis), nach Paraphimose*; präputiale Tumoren (Peniskarzinom); auch aus kulturellen od. hygienischen Gründen durchgeführt; **Prinzip:** s. Abb. 3; **Kompl.:** (selten) Nachblutung bzw. Hämatom, Wundinfektion, Meatusstriktur, Harnröhrenfistel, kosmet. Beeinträchtigung, Rezidivphimose (bei inkompletter Z.). Vgl. Plastibell-Technik. **2.** i. w. S. nicht korrekte Bez. für die genitale Verstümmelung* von Frauen; vgl. Klitoridektomie.

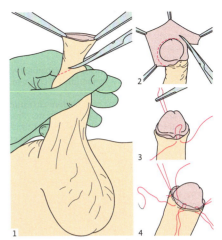

Zirkumzision Abb. 3: 1: zirkuläre Umschneidung des äußeren Vorhautblatts; 2: semizirkuläre Durchtrennung des inneren Vorhautblatts; 3: primäre Readaptation der Haut bei 12 u. 6 Uhr, jeweils mit U-Naht (damit keine Verschiebungen auftreten können u. die Raphe auf der Unterseite im Bereich des ehemaligen Frenulum zu liegen kommt); 4: Readaptation der Penisschafthaut im Bereich des Sulcus coronarius

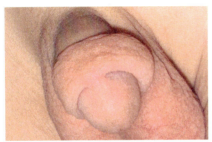

Zirkumzision Abb. 1: postoperativer Befund nach inkompletter Z. mit wulstiger Auftreibung der Restvorhaut [37]

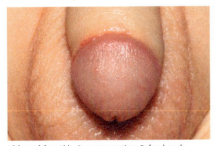

Zirkumzision Abb. 2: postoperativer Befund nach kompletter Z. [37]

Zirrhose (gr. σκίρρος harte Schwellung, Tumor; -osis*) *f*: (engl.) *cirrhosis*; Umwandlung von Gewebe mit Verhärtung u. Aufhebung der normalen Struktur des Organs; kann zur Atrophie* führen; pathol.-anat. 3 Teilvorgänge: **1.** chron. interstitielle Entzündung od. Nekrose*; **2.** Bindegewebewucherung; **3.** nachfolgende narbige Schrumpfung. Vgl. Leberzirrhose.

Zirrhose, biliäre (↑; ↑) *f*: (engl.) *biliary cirrhosis*; von den Gallengängen* ausgehende Leberzirrhose*, die nur selten u. erst spät zur Dekompensation des Pfortaderkreislaufs mit Ausbildung einer portalen Hypertension* führt; **Formen: 1. primäre b. Z.** (syn. Hanot-Krankheit): wahrscheinl. autoimmun. bedingte, fast ausschließl. bei Frauen im mittleren Alter (35.–70. Lj.) auftretende nicht eitrige, chron.-destruierende Entz. im Bereich der kleinen Gallengänge mit intrahepat. Cholestase*; die großen Gallengänge bleiben (im Gegensatz zur sekundären b. Z.) unbeteiligt; oft Assoziation mit anderen Autoimmunerkrankungen (z. B. Thyroiditis, Sjögren-Syndrom, Sarkoidose); Spektrum von langfristig asymptomat. bis zu rasch progredienten Formen reichend; auch Überlappungssyndrome mit autoimmuner Hepatitis mögl.; **Klin.:** frühzeitig hartnäckiger Pruritus, Melanose der lichtexponierten Haut, Arthralgien, Xanthelasmen, Ikterus; labordiagn. Erhöhung der alkalischen Phosphatase, γ-GT, Bilirubin u. Blutlipiden (insbes. Cholesterol) u. IgM; diagn. beweisend ist der Nachw. antimitochondrialer Antikörper* (Subtyp AMA-M2 in ca. 95 %); **Ther.:** Ursodeoxycholsäure, im fortgeschrittenen Stadium Lebertransplantation; **2. sekundäre b. Z.:** a) durch extrahepat. Cholestase mit Übertritt von Galle ins Leberparenchym bedingte cholestat. Leberzirrhose bei Verschluss der großen Gallenwege; **Klin.:** Ikterus* (Verschlussikterus); labordiagn. alkalische Phosphatase im Serum stark erhöht, laparoskop. große, grüne, meist glatte Leber; **b)** cholangit. Leberzirrhose: Entw. einer b. Z. auf dem Boden einer chron.-rezidivierenden Cholangitis*; **Klin.:** Ikterus, Fieberschübe, Schüttelfrost, Hautjucken; labordiagn. alkal. Phosphatase* im Serum erhöht, beschleunigte BSG.

Zisternen|punktion (lat. cistęrna Wasserbehälter; Punktion*) *f*: (engl.) *cisternal puncture*; s. Subokzipitalpunktion.
Zjstron *n*: s. Cistron.
Zitr-: s. a. Citr-.
Zitronen|öl: (engl.) *lemon oil*; Citri aetheroleum; ätherisches Öl aus Citrus lemon mit (+)-Limonen; Geschmackskorrigens.
Zitronen|säure: (engl.) *citric acid*; Acidum citricum; Monohydroxytricarbonsäure; Salze: Citrate; Produkt des Intermediärstoffwechsels, das die Citratsynthase aus Oxalessigsäure u. Acetyl-CoA bildet (s. Citratzyklus); Konz. im Blutserum 1,7–2,7 mg/dl; erhöht bei Leberkrankheiten, erniedrigt postoperativ u. bei endokrinen Störungen.
Zitronen|säure|zyklus (Zykl-*) *m*: Citratzyklus*.
Zittern: s. Tremor.
Zittern, fibrilläres: s. Fibrillation.
Zn: chem. Symbol für Zink*.
ZNS: Abk. für Zentralnervensystem*.
Zökum (Caec-*) *n*: Caecum*.
Zöliakie (gr. κοιλιακός an der Verdauung leidend) *f*: (engl.) *celiac disease*; syn. Heubner-Herter-Krankheit; Gluten induzierte bzw. Gluten sensitive Enteropathie (chron. immun. Erkr. der Dünndarmschleimhaut); **Vork.**: Säuglings- u. Kindesalter (meist frühes Kleinkindalter; selten Manifestation im Erwachsenenalter, dann ursprüngl. als einheimische Sprue* bezeichnet) mit genet. u. autoimmuner Disposition (Assoziation mit HLA-B8, -DQ2, -DQ8, IgA*-Mangel, Dermatitis* herpetiformis, Diabetes* mellitus Typ 1, IgA-Nephropathie, Down-Syndrom, rheumatoider Arthritis*, primärer biliärer Zirrhose* u. a.); **Häufigkeit**: Prävalenz in Europa mind. 0,5–1 % (zunehmende Erfassung nichtklass. Formen; s. unter Klin.); in Deutschland geschätzt 1 : 200; **Path.**: Prolamine* (Gliadin*, Hordein, Secalin) des Glutens* induzieren T-Zell-vermittelte autoimmune (Autoantikörperbildung; Gewebetransglutaminase* als Autoantigen; s. u. unter Diagn.) Schädigung der Dünndarmschleimhaut (u. U. vollständige Zottenatrophie u. Schädigung der Zytoarchitektur) mit Malabsorption* in der Folge. **Klin.**: 1. klass. Z.: Manifestation mit Beginn der Zufütterung von Beikost aus Getreide (2. Lebenshalbjahr); chron.-rezidiv. Diarrhö mit Steatorrhö, Dystrophie*, Vitamin- u. Eisenmangel (vgl. Eisenmangelanämie, Rachitis); Trommelbauch* aufgrund massiv gefüllter Darmschlingen (sog. Pseudoaszites); psychomotor. Entwicklungs- u. Wachstumsrückstand mit Verlust bereits erworbener Fähigkeiten (Infantilismus*) u. psych. Labilität; 2. (häufig) nichtklass. Z.: mono- od. oligosymptomat. Z. mit milder Sympt. (z. B. durch langfristige Stillperioden u. späte Einführung Gluten haltiger Beikost) bzw. atyp. Z. (v. a. nicht gastrointestinale Sympt. der Z.); klin. asymptomat. Formen mit (stumme Z.) bzw. ohne (latente Z.) histol. Veränderung der Dünndarmzotten; **Kompl.**: sog. Zöliakiekrisen mit massiven wässrigen Durchfällen u. nachfolgender Exsikkose u. Azidose bei unbehandelter Z. bzw. Diätfehler; erhöhtes Risiko (unbehandelt höher als unter Diät) für Enteropathie-assoziiertes T-Zell-Lymphom (Abk. EATCL) bzw. gastrointestinales Karzinom; **Diagn.**: 1. anamnest./klin.; 2. serol.: Nachweis von Autoantikörpern im Blut (Screening, Verlaufskontrolle) gegen: **a)** Strukturen der Dünndarmschleimhaut: v. a. Endomysium (Abk. EMA), Transglutaminase (Abk. tTG), evtl. Retikulin; initial (wegen höchster Spezifität) Best. von tTG-IgA (cave: IgA-Mangel) sowie EMA-IgA, bei IgA-Mangel Best. von tTG- u. EMA-IgG; Antikörper gegen diaminiertes Gliadin; **b)** Gliadin (IgA, IgG): zusätzl. bestimmen v. a. bei Kindern unter 2 Jahren (wegen niedrigerer Spezifität des tTG- u. EMA-IgA-Nachweises); 3. histol.: Diagn. ab Marsh-Stadium II (s. Tab. 1) nach Dünndarmschleimhautbiopsie (duodenojejunal) durch Gastroduodenoskopie od. Watson*-Kapsel; **4.** Remission unter Gluten freier Kost; **5.** bei Diagn. im 1. Lj. selten transiente Glutenunverträglichkeit; **Ther.**: Ernährungsberatung u. lebenslange Gluten freie Diät (s.

Zöliakie Tab. 1
Marsh-Klassifikation

Stadium	Histologie des Dünndarms
0	keine Veränderung (sog. präinfiltrative Mukosa)
I	Anstieg der intraepithelialen Lymphozyten auf >30/100 Enterozyten
II	Kryptenhyperplasie und Anstieg der intraepithelialen Lymphozyten auf >30/100 Enterozyten
III	Zottenatrophie
III A	partiell
III B	subtotal
III C	total; klassische Sprue-Läsion, aber nicht pathognomonisch
IV	komplette Zottenatrophie und Degeneration der Zottenarchitektur

Zöliakie Tab. 2
Einteilung der Nahrungsmittel nach Glutengehalt (Auswahl)

glutenfrei	glutenhaltig[1]
Kartoffel	Weizen
Reis	Dinkel
Mais	Roggen
Hirse	Hafer (glutenkontaminiert)
Buchweizen	Gerste
Amaranth	Grünkern
Quinoa	
Soja	

[1] Alle daraus hergestellten Lebensmittel sind zu meiden.

Tab. 2); **DD:** nicht Gluten induzierte Formen der Zöliakiesyndrome*.

Zöliakie|syn|drome (↑) *n pl:* (engl.) *celiac diseases;* veraltete zusammenfassende Bez. für versch. chron. Enteropathien im Kindesalter mit Malabsorptionssyndrom; **Einteilung: 1.** Gluten induzierte Enteropathie: Zöliakie*, einheimische Sprue*; **2.** nicht Gluten induzierte Enteropathien: **a)** exsudative Enteropathien mit enteralem Eiweißverlust u. Steatorrhö; **b)** Abeta*-Lipoproteinämie; **c)** infektiöse Enteropathien (Enteritis*, Giardiasis* u. a.). Vgl. Malabsorption.

Zöliako|graphie (↑; -graphie*) *f:* (engl.) *celiacography, coeliac angiography;* Röntgenkontrastuntersuchung des Truncus coeliacus u. der von dort ausgehenden Gefäße (mit A. mesenterica sup. als Zöliakomesenterikographie bezeichnet); **Ind.:** v. a. zum Nachweis von Verschlüssen der Mesenterialgefäße od. i. R. einer (präoperativen) Angiographie der Lebergefäße.

Zölom (gr. κοίλωμα Höhle, Vertiefung) *n:* (engl.) *coelom;* Coeloma; sekundäre embryonale Leibeshöhle, aus der später Pleura-, Perikardial- u. Peritonealhöhle hervorgehen.

Zön|ästhesie (gr. ζωή Leben; -ästhesie*) *f:* **1.** (engl.) *cenesthesia;* Coenästhesie; vitales Leibempfinden als Gefühl für den eigenen Leib, das durch unbewusst registrierte Propriozeption* entsteht; **2.** qualitativ abnorme, diffuse Leibempfindung i. S. einer Sinnestäuschung*, bei der der Körper als fremd u. anders wahrgenommen wird; vgl. Schizophrenie, zönästhetische.

Zönurus *m:* (engl.) *cenurus;* Coenurus; Finne der Bandwurmgattung Multiceps*; modifizierter Zystizerkus* mit zahlreichen Skolexanlagen.

Zörulo|plasmin (lat. caeruleus dunkelblau; -plasma*) *n:* s. Caeruloplasmin.

Zofenopril *n:* s. ACE-Hemmer.

Zohlen-Zeichen: (engl.) *Zohlen's sign;* Auslösung eines Druckschmerzes bei Anspannung des M. quadriceps im Bereich der kaudal fixierten Patella; hinweisend auf eine Chondropathia* patellae.

Zoledron|säure (INN): (engl.) *zoledronic acid;* Bisphosphonat*; **Ind.:** tumorinduzierte Hyperkalzämie*, Knochentumoren*, multiples Myelom*, Osteoporose*; **Kontraind.:** Schwangerschaft, Stillzeit; **UAW:** grippeähnl. Sympt. mit erhöhter Körpertemperatur.

Zollinger-Ellison-Syn|drom (Robert M. Z., Chir., Ohio, 1903–1992; Edwin H. E., Chir., Ohio, 1918–1970) *n:* (engl.) *Zollinger-Ellison syndrome;* Ellison-Syndrom; endokrine Erkr. des Magen-Darm-Trakts, verursacht durch benigne od. maligne gastrinbildende Tumoren (Gastrinom); **Lok.:** ca. 75 % der Tumoren liegen solitär in Pankreas od. Duodenum, 25 % treten multipel i. R. des Wermer*-Syndroms auf (meist in der Duodenalwand); sehr selten in Magen u. Leber; bei mehr als 60 % der Fälle bestehen bei Diagnosestellung bereits Metastasen; **Path.:** durch eine unkontrolliert gesteigerte Gastrinbildung u. -freisetzung wird die Magensäuresekretion inf. Dauerstimulation der Magenschleimhaut den Belegzellenhyperplasie stark angeregt (Hypersekretion bis zu 10 l/d, Hyperazidität); Folge sind im oberen Verdauungstrakt auftretende multiple peptische Ulzera, evtl. mit Kompl. (Blutung, Perforation); **Sympt.:** Diarrhö, Steatorrhö u. Bauchschmerzen; **Diagn.:** Messung der Gastrinkonzentration basal u. nach Stimulation mit Secretin*, Gastroskopie; zur Lok. Ultraschalldiagnostik, Endosonoghaphie (höchste Sensitivität), dynam. CT od. MRT, Somatostatin-Rezeptor-Szintigraphie, selektive Arteriographie, ggf. Operation mit Tumorsuche u. selektiver Blutentnahme aus den Pankreasvenen; **Ther.:** kurative Tumorentfernung bei 30–40 % der Pat.; symptomatisch mit Protonenpumpen*-Hemmern, antiproliferativ mit Somatostatinanaloga (Octreotid), Interferon-α, Chemotherapie. Vgl. Polak-Syndrom; Polyadenomatose-Syndrome; Tumor, neuroendokriner.

Zolmi|triptan (INN) *n:* (engl.) *zolmitriptan;* Serotonin-5-HT₁-Rezeptor-Agonist (s. Triptane); **Ind.:** akuter Migräneanfall; **UAW:** gelegentl. Übelkeit, Mundtrockenheit, Asthenie.

Zolpi|dem (INN) *n:* (engl.) *zolpidem;* Imidazopyridinderivat, Benzodiazepin-Rezeptor-Agonist; **Anw.:** als Schlafmittel*. Vgl. Benzodiazepine.

Zona (gr. ζώνη Gürtel, Streifen) *f:* (engl.) *zona;* Gürtel, Bezirk.

Zon|ästhesie (↑; -ästhesie*) *f:* (engl.) *zonesthesia;* Gürtelgefühl*.

Zona fasciculata (↑) *f:* s. Nebenniere.

Zona glomerulosa (↑) *f:* s. Nebenniere.

Zona haemor|rhoidalis (↑) *f:* (engl.) *hemorrhoidal zone;* den Plexus venosus rectalis enthaltender Bereich des Analkanals (s. Rektum, Abb. dort); Füllung des venösen Plexus verstärkt den muskulären Verschlussapparat des Anus.

Zona in|certa (↑) *f:* (engl.) *zona incerta;* Bezirk grauer u. weißer Substanz ventral des Thalamus, zum Hypothalamus* gehörend.

Zona orbicularis articulationis coxae (↑) *f:* (engl.) *zona orbicularis of hip joint;* den Femurhals ringförmig umgreifendes Verstärkungsband der Hüftgelenkkapsel.

Zona pellucida (↑) *f:* syn. Oolemma; auch Membrana pellucida, Eihülle; Membran aus extrazellulären Glykoproteinen, die von Follikelzellen des Ovars gebildet wird u. die Eizelle* umgibt; kleine fingerartige Fortsätze der Follikelepithelzellen ziehen durch die Z. o. u. schieben sich in das Zytoplasma der Eizelle vor; erhält bis zur Nidation der Blastozyste. Vgl. Follikelreifung.

Zona reticularis (↑) *f:* s. Nebenniere.

Zona terminalis (↑) *f:* s. Lissauer-Zone.

Zonen, ero|gene (↑): (engl.) *erogenous zones;* lokalisierte Bereiche des Körpers, deren Reizung zu sexueller Erregung führen kann u. deren Ansprechbarkeit individuell unterschiedl. ausgeprägt ist; insbes. Genital- u. Analregion, Brust u. Brustwarzen, Gesäß, Oberschenkelinnenseiten, Rücken, Hals, Mund, Lippen, Ohren, Zunge.

Zonen, hyper|algetische (↑): s. Head-Zonen.

Zone X (↑): (engl.) *androgenic zone;* Gewebebereich der Nebennierenrinde, in dem die Androgene als 17-Ketosteroide* gebildet werden.

Zonis|amid (INN) *n:* (engl.) *zonisamide;* Benzisoxazol-Derivat; Antiepileptikum*; **Ind.:** Zusatztherapie partieller epilept. Anfälle mit u. ohne sekundäre Generalisierung; **UAW:** Müdigkeit, Schwindel, Diplopie, Anorexie, Depression, Agitiertheit.

Zonula ad|haerens (lat. Dim. ↑) *f*: adherens* junction.
Zonula ciliaris (↑) *f*: s. Fibrae zonulares.
Zonula oc|cludens (↑) *f*: tight* junction; s. Schlussleistenkomplex.
Zonulo|lyse (↑; Lys-*) *f*: (engl.) *zonulolysis*; partielle Lösung des Linsenaufhängeapparates, die zur Linsenluxation führen kann; **Vork.:** i. R. von Systemerkrankungen, traumat., selten kongenital; operativ induziert (früher enzymat. bei einer intrakapsulären Kataraktextraktion; s. Staroperation).
Zoo|anthropo|nosen (gr. ζῷον Lebewesen; ἄνθρωπος Mensch; Noso-*) *fpl*: s. Zoonosen.
Zoon-Krankheit (Johannes J. Z., Dermat., Holland, 1902–1958): s. Balanitis plasmacellularis Zoon.
Zoo|nosen (gr. ζῷον Lebewesen; Noso-*) *fpl*: (engl.) *zoonoses*; Krankheiten u. Infektionen, die natürlicherweise bei Wirbeltieren vorkommen, aber auf den Menschen übertragen werden können; in Mitteleuropa wichtigste Z.: Brucellosen*, Enteritis-Salmonellosen*, Leptospirosen*, Milzbrand*, Q*-Fieber, Tollwut*, Toxoplasmose* u. Yersiniosen (s. Yersinia).
Zoo|philie (↑; -phil*) *f*: (engl.) *zoophilia*; syn. Sodomie; auch Zooerastie; sexuelle Neigung zu u. sexuelle Handlungen an Tieren; vgl. Sexualverhalten, abweichendes.
Zoo|sterole (↑; Stear-*) *n pl*: (engl.) *zoosterols*; tierische u. menschl. Sterole*, zu denen u. a. Cholesterol*, Gallensäuren*, Sexualhormone* u. Nebennierenrindensteroide (Kortikoide*) gehören. Vgl. Steroide.
Zoo|toxine (↑; Tox-*) *n pl*: tier. Gifte*.
Zopi|clon (INN) *n*: (engl.) *zopiclone*; Cyclopyrrolon*, Benzodiazepin*-Rezeptor-Agonist; **Ind.:** Kurzzeitbehandlung (i. d. R. <10 Tage) von Schlafstörungen*, v. a. Durchschlafstörungen; **Kontraind.:** schwere Leber- u. respiratorische Insuffizienz, Myasthenia gravis, schweres Schlafapnoesyndrom; **UAW:** Schwindel, Kopfschmerzen, Müdigkeit beim Erwachen; selten Benommenheit, Verwirrtheit, anterograde Amnesie, Agitation, Halluzinationen, Delir, depressive Verstimmung, Muskelhypotonie, Koordinationsstörungen.
Zoster (gr. ζωστήρ Gürtel, Band) *m*: (engl.) *shingles*; veraltet Herpes zoster, umgangssprachl. Gürtelrose; neurotrope Viruskrankheit durch endogene Reaktivierung des in den Gliazellen der Spinalganglien persistierenden Varicella*-Zoster-Virus (i. d. R. nach Infektion in der Kindheit mit Krankheitsbild der Windpocken) bei Resistenzminderung des Organismus, z. B. durch örtl. Provokation (Z. traumaticus), Röntgen- u. UV-Strahlung, tox. Substanzen (Kohlenoxid, Arsen u. a.), Infektion od. Abwehrschwäche (z. B. HIV-Erkrankung, immunsuppressive Ther.); Altersgipfel zwischen 60. u. 70. Lj.; **Klin.:** nach Prodromalstadium mit Abgeschlagenheit u. leichtem Fieber akutes Auftreten eines i. d. R. halbseitig, selten bilateral lokalisierten, bandförmigen, zunächst makulo-papulösen, später vesikulär-pustulösen Exanthems (s. Abb. 1) im Innervationsgebiet eines (Z. segmentalis) od. mehrerer (Z. multiplex unilateralis bzw. Z. multiplex bilateralis; s. Abb. 2) sensor. Spinalganglien bzw. deren Homologen im Kopfbereich (Zoster* oticus, Zoster* ophthalmicus; s. Abb. 3). Die z. T. sehr hef-

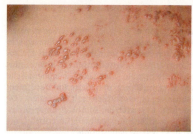

Zoster Abb. 1: gruppiert u. disseminiert angeordnete Bläschen

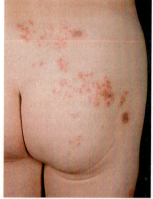

Zoster Abb. 2: auf erythematöser Haut gruppierte Bläschen mit Befall der Segmente L 5/S 1 rechts

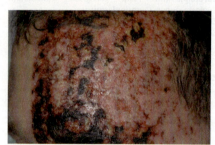

Zoster Abb. 3: Befall im Versorgungsgebiet des N. ophthalmicus; Nekrosenbildung [143]

tigen, brennenden Schmerzen können den Hautveränderungen vorausgehen, sie begleiten od. längere Zeit überdauern (postzosterische Neuralgie). Die regionalen Lymphknoten sind regelmäßig beteiligt. In etwa der Hälfte der Fälle sind thorakale Segmente betroffen (Z. intercostalis). Treten keine Hämorrhagien, Ulzerationen od. Nekrosen auf, heilt der Z. innerh. 2–3 Wo. ab. I. d. R. lebenslange Immunität; Rezidive kommen jedoch vor. **Kompl.:** Hyperästhesien, Neuralgien u. Lähmungserscheinungen bei Beteiligung des N. oculomotorius u. des N. facialis; Nekrosen; Eruptionen im Bereich der Mundschleimhaut beim Z. des 2. u. 3. Trigeminusasts; Organschädigung bei Z.

ophthalmicus u. Z. oticus; Meningitis (Z. meningealis); Zosterenzephalitis; Zoster* generalisatus; **Diagn.:** klin., Virusnachweis (immunhistol.); **Ther.:** austrocknende, desinfizierende Lokalbehandlung; Analgetika; ggf. system. zu Beginn Virostatika (z. B. Aciclovir, Valaciclovir, Famciclovir); **Proph.:** Varizella*-Zoster-Immunglobulin; **DD:** Erysipel*, Herpes* simplex, Impetigo*, epidemische Pleurodynie*, Otalgie*. Vgl. Varizellen.

Zoster generalisatus (↑) *m*: (engl.) *generalized herpes zoster*; schwere Form des Zosters* mit Bläschen unterschiedl. Ausprägung am ganzen Körper, varizellenähnliches Bild; **Vork.:** bes. bei Immunsuppression u. Immundefizienz (z. B. bei Immundefekten*, HIV*-Erkrankung, atopischem Ekzem*), Schwangeren u. Neugeborenen; **Ther.:** Aciclovir, Famciclovir, Valaciclovir.

Zoster ophthalmicus (↑) *m*: (engl.) *ophthalmic zoster*; Zoster* im Bereich des 1. Trigeminusastes; bei Augenbeteiligung: Konjunktivitis*, Keratitis* mit Ulkusbildung, Iritis*, Sekundärglaukom, selten Augenmuskellähmung.

Zoster oticus (↑) *m*: (engl.) *herpes zoster oticus*; Zoster* im sensiblen Versorgungsgebiet des N. facialis mit Beteiligung der Ohrmuschel u. des äußeren Gehörgangs sowie Funktionsstörung der im inneren Gehörgang verlaufenden Nerven (N. vestibulocochlearis, N. facialis); **Klin.:** Ohrenschmerzen, Rötung u. Bläschenbildung, Schwerhörigkeit* bis Ertaubung sowie Schwindel*, Labyrinthausfall mit Nystagmus* zur Gegenseite in 40 % der Fälle, Fazialisparese* (oft mit inkompletter Rückbildung) in 60–90 %; **Ther.:** rheolog. Infusionstherapie, Glukokortikoide, Virostatika.

Zoster-Virus (↑; Virus*) *n*: s. Varicella-Zoster-Virus.
Zotepin (INN) *n*: s. Neuroleptika.
Zotten: (engl.) *villi*; Ausstülpungen; (anat.) Villi* intestinales intestini tenuis.
Zotten|a|trophie (Atrophie*) *f*: (engl.) *villous atrophy*; Atrophie der Dünndarmzotten bei Zöliakie*.
Zotten|gelenk: (engl.) *villonodular joint*; Verlängerung u. Ausziehung der Gelenkzotten bei chron. Entzündung od. Arthrosis deformans.
Zotten|haut: s. Chorion.
Zotten|herz: (engl.) *villous heart*; Cor villosum; s. Perikarditis.
Zotten|polyp (Polyp*) *m*: (engl.) *villous polyp*; villöser Darmpolyp; s. Polyp.
Zotten|tumor (Tumor*) *m*: (engl.) *villous tumor*; Bez. für villösen Darmpolyp u. Papillom*; s. Polyp.
Z-Plastik (-plastik*) *f*: (engl.) *Z plasty*; durch Z-förmige Schnittführung gebildete Hautlappen* werden so umgelagert, dass dies eine Verlängerung auf Kosten der Breite od. das Aufbrechen einer eine Kontraktur verursachenden Längsschnitts bewirkt (s. Abb.). Vgl. Y-V-Plastik (Abb. dort).

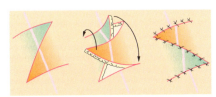

Z-Plastik

Z-Streifen: s. Myofibrillen.
Zucker: 1. (engl.) *sugar*; Saccharum; Kurzbez. für Rohr- od. Rübenzucker (Saccharose*); 2. allg. Bez. für Kohlenhydrate*. Vgl. Blutzucker.
Zucker|alkohole *m pl*: (engl.) *sugar alcohols*; durch Reduktion von Monosacchariden* entstehende mehrwertige Alkohole; Bez. durch Anhängen der Endung -itol an den Wortstamm des Monosaccharids; z. B. die Hexitole (6-wertige Z.) Mannitol* u. Sorbitol*, das cycl. Hexitol Inositol* sowie die Pentitole (5-wertige Z.) Ribitol* u. Xylitol*.
Zucker|guss|darm: (engl.) *iced intestine*; zuckergussartige flächenhafte weißl. Verdickungen der Darmserosa u. des Peritoneums inf. chron. Entzündung*.
Zucker|guss|leber: (engl.) *frosted liver*; zuckergussartige Verdickung der Leberkapsel als Form der chron. Perihepatitis*; vgl. Polyserositis.
Zucker|guss|milz: (engl.) *iced spleen*; weißl. Verdickung der Milzkapsel bei chron. Entzündung* (s. Abb.).

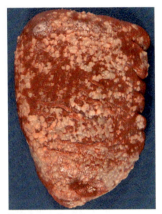

Zuckergussmilz [26]

Zucker|guss|wirbel|säule: (engl.) *sugar-icing spine*; Bez. für den Röntgenbefund der Wirbelsäule (HWS, BWS) bei Spondylosis* hyperostotica mit Knochenbrücken, die von den Vorder- u. Seitenflächen der Wirbelkörper über die unveränderten Zwischenwirbelscheiben nach kaudal reichen.
Zucker-In|dikator-Nähr|böden (lat. indicator jemand, der etwas anzeigt): (engl.) *sugar-indicator-culture media*; Nährmedien zur biochem. Differenzierung von Bakterien u. Pilzen, die Mono- u. Oligosaccharide unter Säurebildung abbauen.
Zuckerkandl-Faszie (Otto Z., Anat., Chir., Wien, Graz, 1849–1910; Fasc-*) *f*: (anat.) Fascia* renalis.
Zuckerkandl-Körper (↑) *n*: Corpora* paraaortica.
Zuckerkandl-Operation (↑) *f*: s. Prostatektomie, radikale.
Zucker|krankheit: s. Diabetes mellitus.
Zucker|nähr|böden: (engl.) *sugar culture media*; Nährmedien zum Nachw. der Vergärung best. Kohlenhydrate (Säuerung bzw. Säure- u. Gasbildung) durch Bakterien.
Zucker|proben: s. Blutzucker-Bestimmungsmethoden.

Zucker|rohr|fieber: (engl.) *cane-field fever*; durch Leptospira interrogans Serovariante pyrogenes u. Leptospira interrogans Serovariante australis verursachte Leptospirose*; vgl. Feldfieber.
Zucker|rohr|lunge: Bagassose*.
Zucker|vergärung: s. Gärung; Bunte Reihe; Zucker-Indikator-Nährböden; Zuckernährböden.
Zucker|wasser|test *m*: (engl.) *sugarwater test*; hämat. Untersuchung bei Verdacht auf paroxysmale nächtliche Hämoglobinurie*; Messung der Hämolyse nach Inkubation der Erythrozyten mit 10 %iger Rohrzuckerlösung; vgl. Säurehämolysetest.
Zuckungen, faszikuläre: s. Faszikulation.
Zuckungs|gesetz: s. Pflüger-Gesetz.
Zuclo|penthixol (INN) *n*: (engl.) *zuclopenthixol*; Neuroleptikum*; Thioxanthenderivat.
Zuelzer-Wilson-Syn|drom (Wolf Z., Päd., Detroit, 1909–1987) *n*: (engl.) *Zuelzer-Wilson syndrome*; auch Jirásek-Zuelzer-Wilson-Syndrom; Sonderform des kongenitalen Megakolons* mit Aganglionose* des gesamten Colons, u. U. mit Beteiligung des Dünndarms.
Züngel|krampf: (engl.) *glossospasm*; rhythmisches Herausstrecken u. Zurücknehmen der Zunge bei extrapyramidalen Störungen, v. a. bei postenzephalitischem Parkinson*-Syndrom; vgl. Glossospasmus.
Zug|gurtungs|osteo|synthese (Ost-*; gr. σύνθεσις Zusammensetzung) *f*: (engl.) *tension banding*; Form der Osteosynthese*; Anw.: z. B. bei Olekranonfraktur* u. Patellafraktur* (Abb. 2 dort); **Prinzip:** Über 8-förmige Drahtschlinge um 2 parallele Kirschner-Drähte üben die Zugkräfte der Trizeps- bzw. Quadrizepssehne bei aktiver Beugung Druck auf den Frakturspalt aus.
Zunge: (engl.) *tongue*; (anat.) Lingua, (anat.) Glossa; von Schleimhaut überzogener Muskelkörper; gegliedert in die frei bewegl. Zungenspitze (Apex linguae), den Zungenkörper (Corpus linguae) u. den vom Sulcus terminalis bis zur Epiglottis reichenden Zungengrund (Radix linguae). Die Schleimhaut des Zungenrückens ist durch die Zungenpapillen (Papillae vallatae, Papillae foliatae

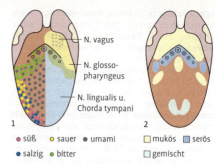

Zunge Abb. 2: 1: Darstellung der Areale mit hoher Rezeptorkonzentration für die versch. Geschmacksempfindungen u. sensible Versorgung; 2: Verteilung der Drüsenarten [159]

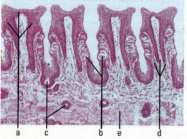

Zunge Abb. 1: histologischer Schnitt durch den Zungenrücken (Hämatoxylin-Eosin-Färbung) mit Papillae foliatae; a: mehrschichtiges unverhorntes Plattenepithel der Papillae foliatae; b: Geschmacksknospen; c: Querschnitte von Epitheleinsenkungen; d: primäre u. sekundäre Bindegewebepapillen; e: angeschnittene, quer gestreifte Zungenmuskulatur [47]

u. Papillae fungiformes, enthalten Geschmacksknospen*, s. Abb. 1 u. 2), die am Zungengrunds durch die Zungenbälge gekennzeichnet. **Pathol. Veränderungen: 1.** atroph. od. Lackzunge: Abflachung der Papillen u. Verlust der Sekundärpapillen z. B. bei perniziöser Anämie, Achylia gastrica u. Sprue; **2.** hypertroph. Erdbeer- od. Himbeerzunge: erst weiße, später stark gerötete Zunge mit hervortretenden Papillen bei Scharlach, Kawasaki-Syndrom u. a. akut-fieberhaften Erkr.; **3.** schwarze Haarzunge: s. Lingua villosa nigra. Vgl. Lingua geographica.
Zungen|bälge: (engl.) *lingual follicles*; allseitig von Lymphknötchen umgebene grubenförmige Epitheleinsenkungen am Zungengrund; die Gesamtheit der Z. wird als Zungenmandel* bezeichnet.
Zungen|bändchen: (engl.) *frenulum of the tongue*; Frenulum linguae; mediane Schleimhautfalte unterh. der Zungenspitze in Richtung auf den Mundboden; vgl. Ankyloglosson.
Zungen|bein: Os* hyoideum.
Zungen|bein|muskeln: (engl.) *muscles of the hyoid bone*; s. Musculi suprahyoidei, Musculi infrahyoidei.
Zungen|belag: (engl.) *coating of the tongue*; Belag aus verhornten Plattenepithelien, Papillenspitzen, Speiseresten, Mikroorganismen, Schleim u. a. auf der Zunge*; für die Entstehung spielen v. a. mechan. Faktoren eine Rolle.

> Eine belegte Zunge ist für keine spezielle Erkrankung pathognomonisch.

Reinigung erfolgt insbes. durch die Reibung beim Kauen fester Nahrung, daher stärkerer Belag bei flüssiger Ernährung u. hastigem Schlingen. Vgl. Candidose der Mundschleimhaut; Lingua villosa nigra.
Zungen|biss: (engl.) *tongue bite*; als meist seitlicher Z. bei Grand mal; s. Epilepsie.
Zungen|brennen: (engl.) *mouth syndrome*; brennendes Gefühl auf der Zunge; **Urs.:** multifaktorielle Genese, z. B. neurodegenerativ, bei gastroösophagealer Refluxkrankheit*, nur in Ausnahmefällen Reaktion auf dentale Werkstoffe.
Zungen|fliegen: Glossinidae; s. Fliegen.

Zungen|grund|struma (Struma*) *f*: (engl.) *lingual goiter*; Schilddrüsendystopie* mit ektopem Schilddrüsengewebe an der Zungenbasis im Bereich des Foramen caecum linguae; **Vork.**: häufig in Komb. mit partieller od. totaler Schilddrüsenaplasie; **klin. Bedeutung**: jede Schilddrüsenerkrankung (s. Schilddrüse) mögl., v. a. neonatale Hypothyreose* inf. ungenügender Hormonproduktion.

Zungen|karzinom (Karz-*; -om*) *n*: (engl.) *tongue carcinoma*; Plattenepithelkarzinom* der Zunge, meist exulzerierend mit wallartigem Rand; **Vork.**: überwiegend bei Männern (m : w = 7 : 3) mit Altersgipfel in der 6.–7. Lebensdekade; **Ätiol.**: Alkohol- u. Tabakmissbrauch; mangelnde Mundpflege u. chron. mechan. Läsionen (durch Gebissschäden) als nachrangige synkanzerogene Faktoren; **Klin.**: anfangs keine Schmerzen, später Schluckbeschwerden, Zungen- u. Mundbrennen, Otalgie (bei Läsion des N. lingualis); **Ther.**: chir. Resektion (bei regionären Lymphknotenmetastasen zusätzl. neck* dissection), meist kombiniert mit Strahlentherapie; bei Mittellinienüberschreitung primäre simultane Chemoradiotherapie.

Zungen|krampf: s. Glossospasmus; Züngelkrampf.
Zungen|lähmung: s. Hypoglossuslähmung.
Zungen|mandel: (engl.) *lingual tonsil*; Tonsilla lingualis; am Zungengrund gelegen; Teil des lymphatischen Rachenrings*.
Zungen|phänomen *n*: (engl.) *tongue phenomenon*; myotonische Reaktion* der Zungenmuskulatur mit umschriebener Dellenbildung nach Perkussion der Zunge; **Vork.**: bei Tetanie* u. Myotonia* congenita.
Zungen|spalte: s. Spaltzunge.
Zungen|varizen (Varix*) *f pl*: (engl.) *tongue varices*; gewundene, erweiterte Venen auf der Zungenunterseite; **Vork.**: hohes Lebensalter, art. Hypertonie, obere Einflussstauung; **Sympt.**: evtl. Zungenbrennen u. Schweregefühl, die beim Kauen inf. Entleerung der Varizen aufhören; ohne Krankheitswert. Vgl. Varizen.
Zungen|würmer: s. Pentastomida.
Zusatz|blutungen: (engl.) *intermenstrual bleedings*; Bez. für alle Blutungen, die im Verlauf eines Zyklus außerhalb der Menstruation* auftreten; s. Zyklusstörungen.

> Zusatzblutungen sind oft das erste klinische Zeichen eines Karzinoms.

Zusatz|stoff-Zulassungs|verordnung: Abk. ZZulV; „Verordnung über die Zulassung von Zusatzstoffen zu Lebensmitteln zu technologischen Zwecken" vom 29.1.1998 (BGBl. I S. 230, 231), zuletzt geändert durch Artikel 3 der Verordnung vom 30.9.2008 (BGBl. I S. 1911), regelt z. B. die Verw. von chem. Konservierungsstoffen in Lebensmitteln; vgl. Konservierung.
Zustands|dia|gnostik des Neu|geborenen: (engl.) *neonatal assessment*; Erfassung des Zustands des Neugeborenen* unmittelbar nach der Geburt* v. a. mit APGAR*-Schema, Saling*-Schema u. Beurteilung der Reifezeichen* des Neugeborenen.
ZVD: Abk. für zentraler Venendruck*.
ZVK: Abk. für Venenkatheter*.

Zwangs|af|fekte (lat. *afficere, affectus* zufügen, antun) *m pl*: (engl.) *compulsive affections*; Störung der Mimik u. des Ausdrucks, bei der scheinbar affektive Äußerungen unfreiwillig u. ohne zugrunde liegenden Affekt auftreten; **Formen**: 1. Zwangslachen: vom Betroffenen selbst als unpassend u. wesensfremd empfundenes pathol. Lachen; 2. Zwangsweinen: ohne Anlass auftretendes pathol. Weinen; **Vork.**: bei org. Hirnerkrankungen, z. B. postenzephalitischem Syndrom* u. Pseudobulbärparalyse*.

Zwangs|behandlung: (engl.) *compulsory treatment*; ärztliche Maßnahmen, die aufgrund bes. gesetzl. Bestimmungen ausnahmsweise entgegen dem individuellen Selbstbestimmungsrecht* u. somit gegen den Willen od. ohne Einwilligung des Betroffenen im Interesse der Allgemeinheit zulässig sind, z. B. diagn. Maßnahmen zur Bekämpfung übertragbarer Krankheiten (nach § 26 Infektionsschutzgesetz), Entnahme einer Blutprobe (nach §§ 81 a ff. StPO od. § 372 a ZPO), Untersuchung od. Behandlung Untergebrachter entspr. den landesrechtl. Unterbringungsvorschriften (s. Unterbringung), diagn. u. therap. Eingriffe sowie Zwangsernährung* nach dem Strafvollzugsgesetz. Voraussetzung einer Z. ist stets, dass die ärztl. Maßnahmen erforderlich, zumutbar u. weder mit unmittelbar erhebl. Gesundheits- noch Lebensgefahr verbunden sind. Vgl. Duldungspflicht; Behandlungspflicht.

Zwangs|ernährung: (engl.) *force-feeding*; ohne od. gegen den Willen des Betroffenen durchgeführte künstliche Ernährung* mit Sonde od. parenteral, z. B. bei hungerstreikenden Häftlingen od. Suizidpatienten, die nicht mehr selbst verantwortlich sind, d. h. die Herrschaft über das Geschehen durch ihre eigene Handlungsweise verloren haben. Seit In-Kraft-Treten des Gesetzes zur Änderung des Strafvollzugsgesetzes vom 27.2.1985 (BGBl. I S. 461) besteht keine Verpflichtung der Strafvollzugsbehörden mehr, hungerstreikende Häftlinge zwangsweise zu ernähren, solange von einer freien Willensbestimmung des Gefangenen ausgegangen werden kann (§ 101 StVollzG). Das gilt selbst dann, wenn bei dem Häftling akute Lebensgefahr besteht. Die Z. von Widerstand leistenden Pat. wird von den ärztl. Organisationen aus ethischen Gründen heute mehrheitlich abgelehnt. Vgl. Suizid; Zwangsbehandlung.

Zwangs|gedanken: (engl.) *compulsive ideas*; Obsessionen; zwanghaft sich aufdrängende Gedanken od. Impulse, die fast immer als quälend u. sinnlos erlebt werden; Widerstandsversuche gegen die Z. durch Unterdrücken od. Ignorieren bleiben meist erfolglos, im Gegensatz zur Gedankeneingebung* werden Z. stets als eigene Gedanken empfunden. **Vork.**: z. B. bei Zwangsstörung*, Schizophrenie*, Depression*.

Zwangs|handlung: (engl.) *compulsive act*; Kompulsion; wiederholte, zweckgerichtete, absichtliche u. nach festen Regeln od. stereotyp ausgeführte Verhaltensweise, die ihre ursprüngliche Funktion verloren hat u. als unsinnig u. Ich-fremd erlebt wird; meist in der Absicht ausgeführt, Unannehmlichkeiten od. Katastrophen zu verhindern, bei versuchter Unterlassung treten starke Anspannung u. Angst auf; **Formen**: z. B. Waschzwang, Zähl-

Zwangslachen

zwang od. Poriomanie*; **Vork.:** u. a. bei Zwangsstörung*, wahnhafter Depression* u. Schizophrenie*. Vgl. Stereotypie.

Zwangs|lachen: s. Zwangsaffekte.

Zwangs|poly|urie (Poly-*; Ur-*) *f*: (engl.) *forced polyuria*; zwanghafte, vermehrte Diurese bei Isosthenurie*, z. B. bei dekompensierter Niereninsuffizienz*; vgl. Polyurie.

Zwangs|störung: (engl.) *obsessive-compulsive disorder*; psych. Störung, die durch wiederkehrende, meist gleichzeitig vorhandene Zwangsgedanken*, Zwangsimpulse u. Zwangshandlungen* gekennzeichnet ist; **Epidemiol.:** Lebenszeitprävalenz ca. 2–3 %, keine Geschlechtspräferenz; **Urs.:** diskutiert werden psychol. (psychoanalyt., lerntheoret. u. kognitive Modelle) sowie biol. (neuroanat. u. Neurotransmitterhypothese) Urs.; **Klin. u. Verlauf:** Beginn meist in der Adoleszenz, über 90 % vor dem 40. Lj.; häufige Inhalte: Säubern, Kontrollieren, Aggression; das Zwangsverhalten ist sehr zeitraubend (mind. 2 Std. pro Tag); Versuche, das Zwangsverhalten zu unterbinden, führen i. d. R. zu Angst* od. Ekel; häufig besteht ausgeprägtes Vermeidungsverhalten; **Ther.:** kognitive Verhaltenstherapie, v. a. mit Verf. der Konfrontation* mit Reaktionsverhinderung; Komb. mit Pharmakotherapie (Serotonin-Wiederaufnahme-Hemmer); Angehörigenarbeit; bei schwerer therapieresistenter Z. ggf. Versuch mit Tiefenhirnstimulation (zurzeit in Erprobungsphase); **Progn.:** kaum Spontanremissionen, Ther. prognostisch entscheidend; **DD:** Obwohl adäquater Realitätskontakt u. mangelnde Einsicht in die Irrationalität der Zwangserscheinungen kontinuierl. ineinander übergehen, ist die dd Abgrenzung zur Psychose* bes. wichtig.

Zwangs|weinen: s. Zwangsaffekte.

Zweifel-Hand|griff (Paul Z., Gyn., Gebh., Leipzig, Erlangen, 1848–1927): (engl.) *Zweifel's maneuver*; (gebh.) beidhändiges Zusammen- u. Gegeneinanderdrücken des Corpus u. der Cervix uteri (durch die Bauchdecken von oben) zur Stillung einer atonischen Nachblutung*.

Zwei|gläser|probe: (engl.) *two-glass test*; fraktionierte Harngewinnung* zur orientierenden Lok. einer Gonorrhö o. a. Harnweginfektion; Trübung der im 1. Glas aufgefangenen Harnportion (10 ml) weist auf Urethritis anterior hin, Trübung im 2. Glas (ca. 200 ml Harn) auf Zystitis*. Vgl. Dreigläserprobe.

Zwei|kom|partiment|modell (Kompartiment*) *n*: (engl.) *two-compartment model*; für pharmakokinet. Berechnungen verwendetes hypothet. offenes Modell, das aufgrund von Perfusionsunterschieden einen zentralen u. einen peripheren Verteilungsraum für das zugeführte Arzneimittel annimmt; die Elimination erfolgt aus dem zentralen Kompartiment*. Vgl. Einkompartimentmodell.

Zwei|phasen|präparate (Phase*; lat. praeparare zubereiten) *n pl*: s. Kontrazeption, hormonale.

Zwei|stufen|test *m*: (engl.) *two-step test*; methodische Variante des blutgruppenserol. Enzymtests*, bei der die enzymat. Behandlung der Erythrozyten u. die Inkubation mit dem Probanden- od. Testserum in 2 getrennten Arbeitsgängen nacheinander erfolgt; **Anw.:** v. a. zum Nachw. irregulärer Antikörper* gegen best. Blutgruppenantigene (z. B. Rh-Antikörper).

Zweit|abstoßungs|re|aktion *f*: s. Abstoßungsreaktion.

Zwerch|fell: (engl.) *diaphragm*; (anat.) Diaphragma; muskulöse Scheidewand zwischen Brust- u. Bauchraum mit 2 kuppelförmigen Vorwölbungen in den Brustraum (s. Abb.); **Muskelansätze: 1. Pars lumbalis** (Crus dexter rechts, Crus sinister links der Wirbelsäule): von den Lendenwirbelkörpern, Zwischenwirbelscheiben u. Sehnenbögen; **a)** Lig. arcuatum med. od. Psoasarkade: zwischen Körper u. Querfortsatz des 1. od. 2. Lendenwirbels, Durchtritt des M. psoas major; **b)** Lig. arcuatum lat. od. Quadratusarkade: zwischen 1. od. 2. Lendenwirbelquerfortsatz u. 12. Rippe, Durchtritt des M. quadratus lumborum; **c)** Lig. arcuatum medianum od. Aortenarkade: Sehnenbogen über der Aorta; **2. Pars costalis:** von den jeweils untersten Rippen (7.–12.); **3. Pars sternalis:** vom Brustbein ←--→ Centrum tendineum (Zentralsehne); Lücken: Trigonum sternocostale (s. Larrey-Spalte; Morgagni-Spalte), Trigonum lumbocostale (s. Bochdalek-Dreieck); Öffnungen: Hiatus aorticus, Hiatus oesophageus, Foramen venae cavae sowie kleinere Lücken; **I:** N. phrenicus; **F:** Atmung.

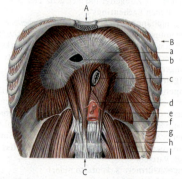

Zwerchfell: A: Pars sternalis; B: Pars costalis; C: Pars lumbalis; a: Centrum tendineum; b: Foramen venae cavae; c: Ösophagus (Hiatus oesophageus); d: Aorta (Hiatus aorticus); e: Lig. arcuatum mediale; f: Lig. arcuatum laterale; g: Costa XII; h: M. psoas major; i: M. quadratus lumborum [159]

Zwerch|fell|atmung: (engl.) *diaphragmatic breathing*; syn. Abdominalatmung (Bauchatmung); s. Atmungstypen.

Zwerch|fell|bewegung, para|doxe: (engl.) *Kienböck's phenomenon*; syn. Kienböck-Zeichen; Emporsteigen des Zwerchfells bei Inspiration, Senkung bei Exspiration; **Vork.:** u. a. bei einseitigen Lungen- u. Pleuraerkrankungen, Pyo- u. Seropneumothorax, Tumorinfiltration des N. phrenicus, geburtstraumatisch (Kofferath*-Syndrom) od. op. bedingte Phrenikuslähmung*, auch bei Enteroptose u. Thorax piriformis; vgl. Atmung, paradoxe; Waagebalkenphänomen.

Zwerch|fell|furchen: (engl.) *diaphragmatic impressions*; sagittale Furchen der Leberoberfläche, entstehen durch Druck des hypertrophierten Zwerchfells.

Zwerch|fell|hernie (Hernie*) *f*: (engl.) *diaphragmatic hernia*; Hernia diaphragmatica; angeb. od. erworbene Hernie* mit Verlagerung von Baucheingeweiden in den Thorax;

> häufigste Erkr. des Zwerchfells*

als sog. falsche Z. (Hernia* spuria) im Gegensatz zur Z. i. e. S. ohne Ausstülpung des Peritoneums; **Urs.:** echter diaphragmaler Defekt od. muskuläre bzw. bindegewebige Schwachstelle des Zwerchfells als Bruchpforte (s. Abb.); **Vork.: 1.** bei Erwachsenen v. a. als Hiatushernie*, auch als traumat. Z. (meist inf. linksseitiger Zwerchfellruptur* i. R. eines Polytraumas*); **2.** bei Kindern meist durch pleuroperitonealen Defekt (Aplasie des Zwerchfells, 65 %), als Bochdalek*-Hernie (25 %), Larrey*-Hernie od. Morgagni*-Hernie (zus. 5 %); Klin., Diagn. u. Ther.: s. Bochdalek-Hernie.

Zwerchfellhernie: mögliche Bruchpforten; Ansicht von kaudal

Zwerch|fell|hoch|stand: (engl.) *diaphragmatic elevation*; ein- od. beidseitige Anhebung des Zwerchfells; **Vork.:** einseitig bei Erkr. der Lunge (Pneumonie, Infarkt, Atelektase) od. der Pleura (Pleuritis, Zwerchfellrelaxation, -parese, -paralyse); rechtsseitig bei Lebervergrößerung (Zirrhose, Abszess, Metastasen), Chilaiditi*-Syndrom; linksseitig bei Gasblähung des Magens bzw. der linken Kolonflexur, Milzvergrößerung (Leukämie, Zyste); beidseitig bei intraabdominaler Raumforderung (Aszites, große Tumoren, Schwangerschaft), Meteorismus, Zöliakie*.
Zwerch|fell|krampf, klonischer: s. Singultus.
Zwerch|fell|parese (Parese*) *f*: (engl.) *diaphragmatic paralysis*; syn. Zwerchfelllähmung; ein- od. beidseitige, meist durch eine Phrenikuslähmung*, aber auch durch Ausfall höher gelegener Nervenzentren verursachte komplette od. partielle Lähmung des Zwerchfells; **Klin.:** einseitige Z.: belastungsabhängige Atemnot (Zwerchfellhochstand der betroffenen Seite); beidseitige Z.: Atemversagen (beidseitiger Zwerchfellhochstand); **Ther.:** bei beidseitiger Z. u. drohendem Atemversagen vorübergehend nicht invasive Beatmung, dauerhaft evtl. Implantation eines Zwerchfellschrittmachers.

Zwerch|fell|ruptur (Ruptur*) *f*: (engl.) *diaphragmatic rupture*; meist durch stumpfes Abdominaltrauma* bedingter Riss des Zwerchfells (in ca. 90 % linksseitig; s. Abb.); wird häufig bei initial intubierten u. konsekutiv mit Überdruck beatmeten Pat. übersehen u. erst nach der Extubation klin. apparent; **cave:** bei nicht rechtzeitiger op. Versorgung hohe Letalität; unauffälliger Röntgenbefund sofort nach einem Trauma schließt Z. nicht aus.

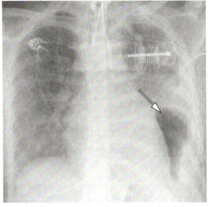

Zwerchfellruptur: Magen mit Magenblase (Pfeil) in der linken Thoraxhälfte [88]

Zwerch|fell|spalten: s. Zwerchfell, Larrey-Spalte.
Zwerch|fell|tief|stand: (engl.) *phrenoptosis*; pathol. Verlagerung des Zwerchfells nach unten; **Vork.:** einseitig bei Spannungspneumothorax (s. Pneumothorax), inf. funktionell exspirator. Ventilstenose im Bereich eines großen Bronchialasts (z. B. nach Fremdkörperaspiration, bei Bronchialkarzinom*); beidseitig bei Enteroptose, Asthma* bronchiale, Lungenemphysem*.
Zwerch|sack|hygrom (Hygr-*, -om*) *n*: (engl.) *bilocular hygroma*; Hygrom* der Sehnenscheiden an Hand u. Vorderarm, wird durch das Retinaculum flexorum taillenartig eingeschnürt; **Vork.:** meist bei Tuberkulose*.
Zwerg|band|wurm: s. Hymenolepis nana.
Zwerg|darm|egel: s. Heterophyes heterophyes; Metagonimus yokogawai.
Zwerg|faden|wurm: s. Strongyloides stercoralis.
Zwiebel: (engl.) *onion*; Allium cepa; Pflanze, deren frische od. getrocknete Blattscheiden u. -ansätze Alliin u. a. schwefelhaltige Verbindungen, ätherisches Öl, Peptide u. Flavonoide* enthalten; antibakterielle, lipid- u. blutdrucksenkende sowie die Thrombozytenaggregation hemmende Wirkung; **Verw.:** bei Appetitlosigkeit u. zur Proph. altersbedingter Gefäßveränderungen.
Zwie|milch|ernährung: (engl.) *supplemental feeding*; Säuglingsernährung* mit Muttermilch* unter Zufütterung künstl. Säuglingsnahrung (Anfangs- od. Folgemilch).
Zwillinge: (engl.) *twins*; Gemini, Gemelli; 2 gleichzeitig entwickelte u. kurz nacheinander geborene Kinder (ca. 1 : 80–90 Geburten); **Einteilung:** eineiige (Abk. EZ) erbgleiche (monozygote) u. zweieiige (Abk. ZZ, häufiger) erbungleiche, d. h. aus der Be-

Zwillinge, monozygote

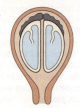 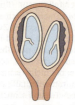

diamniotisch-dichoriatisch   diplazentär (dikapsulär)

ein- und zweieiige Zwillinge

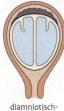 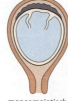

diamniotisch-monochoriatisch   monoamniotisch-monochoriatisch

eineiige Zwillinge

Zwillinge [112]

fruchtung zweier Eizellen hervorgegangene Zwillinge; EZ entstehen, indem sich ein befruchtetes Ei in 2 gleiche Embryonalanlagen teilt, sie können demnach nur gleichgeschlechtl., ZZ dagegen auch verschiedengeschlechtl. sein. Gebh. **Unterscheidung: 1.** Z. mit einem gemeinsamen Chorion* (Monochoriate) u. Gefäßverbindungen der Plazenta sind stets eineiig; **2.** Z. mit 2 Chorien u. ungleichem Geschlecht sind zweieiig; **3.** Z. mit 2 Chorien u. gleichem Geschlecht können ein- od. zweieiig sein (s. Abb.). Differenzierung durch Untersuchung der Blutgruppen (-antigene), Ähnlichkeitsdiagn. u. biostatist. Berechnung der Monozygotiewahrscheinlichkeit; eindeutige Identifizierung molekulargenet. möglich (DNA*-Fingerprint-Methode).

Zwillinge, monozygote: (engl.) *enzygotic twins*; identische od. eineiige Zwillinge*.

Zwillinge, siamesische: s. Doppelfehlbildung.

Zwillings|dis|ruptions|sequenz (lat. *disrumpere* zerreißen; Sequenz*) *f*: (engl.) *twin disruption sequence*; i. R. einer eineiigen Zwillingsschwangerschaft* mit gemeinsamer Plazenta auftretende Embolien in das Kreislaufsystem eines Fetus nach intrauterinem Fruchttod* des Zwillingpartners; **Klin.:** Verschluss einzelner Arterien mit Nekrose abhängiger Körperteile, Mikrozephalie (ggf. Porenzephalie*) mit Tetraplegien u. meist schwerer geistiger Behinderung, Dünndarmatresie, Nieren-, Leber- u. Milzzysten.

Zwillings|methode *f*: (engl.) *twin research*; (humangenet.) Arbeitsmethode zur Klärung der Frage, ob u. in welchem Grad ein Merkmal durch die Erbanlagen festgelegt bzw. durch Umweltfaktoren modifiziert ist; beruht auf dem Vergleich der Ähnlichkeit bzw. Konkordanz- u. Diskordanzhäufigkeit des Merkmals bei (erbgleichen) eineiigen Zwillingen, gegenüber (z. T. erbverschiedenen) zweieiigen Zwillingen. Hohe Konkordanz u. große Ähnlichkeit eines Merkmals bei eineiigen Zwil-

lingen gegenüber großer Variationsbreite bei zweieiigen Zwillingen u. in der Gesamtbevölkerung spricht für genet. Determinierung dieses Merkmals. Vgl. Anlage/Umwelt-Problem.

Zwillings|schwangerschaft: (engl.) *twin pregnancy*; Risikoschwangerschaft* mit charakterist. Risiken wie fetaler Hypotrophie ab 28. SSW inf. intrauteriner Wachstumsretardierung*, Frühgeburt* (Häufigkeit 40–65 %), hypertensiven Schwangerschaftserkrankungen* in ca. 30 % der Fälle, fetofetalem Transfusionssyndrom* bei monochorialer Plazentaanlage (ca. 20 %) v. a. mit Blutvolumenverschiebungen unter der Geburt sowie der Gefahr einer vorzeitigen Plazentalösung des zweiten Zwillings (bei dichorialer Plazentaanlage); perinatale Mortalität (s. Säuglingssterblichkeit) ist insgesamt auf 10–15 % erhöht; in der Nachgeburtsperiode oft atonische Nachblutung* inf. starker Uterusüberdehnung; **Hinweise** auf eine Z.: Ultraschalldiagnostik*. Vgl. Zwillinge.

Zwillings|trans|fusions|syn|drom (Transfusion*) *n*: fetofetales Transfusionssyndrom*.

Zwillings|zellen (Zelle*): s. Riesenzellen.

Zwischen|blutung: (engl.) *intermenstrual bleeding*; azyklische Blutung inf. relativen Östrogenmangels (meist in der Follikelphase); Sonderform: Ovulationsblutung*. Vgl. Zyklusstörungen.

Zwischen|hirn: s. Diencephalon.

Zwischen|kiefer: s. Os incisivum.

Zwischen|wirbel|scheibe: Discus intervertebralis; s. Bandscheibe.

Zwischen|wirt: (engl.) *intermediate host*; syn. Transportwirt; Species (Tiere, Menschen), die best. Jugendstadien von Parasiten* beherbergen u. ohne die der Entwicklungszyklus der Parasiten nicht ablaufen kann; **Einteilung: 1.** aktiver Z.: syn. Krankheitsüberträger; blutsaugende Arthropoden*, auf den Endwirt* übertragende Parasiten; **2.** passiver Z.: Säugetiere, Fische, Schnecken, Krebse; infizieren den Endwirt, wenn dieser den Z. od. Teile dessen verzehrt. Vgl. Hauptwirt; Reservewirt; Wirtswechsel.

Zwitter: s. Hermaphroditismus.

Zwölf|finger|darm: (anat.) Duodenum*.

Zwölf|finger|darm|geschwür: s. Ulcus duodeni.

Zyan-: auch Cyan-; Wortteil mit der Bedeutung schwarzblau, schwärzlich; von gr. κυάνεος.

Zyan|kali (↑) *n*: Cyankalium*.

Zyan|opsie (↑; Op-*) *f*: (engl.) *cyanopsia*; Blausehen; Form der Chromopsie*; oft nach Staroperation*.

Zyanose (↑; -osis*) *f*: (engl.) *cyanosis*; Cyanosis; sog. Blausucht; Bez. für blau-rote Färbung von Haut (bes. gut sichtbar an Lippen) u. Schleimhäuten, i. e. S. inf. Zunahme der Konz. von desoxygeniertem Hämoglobin* (Abk. Hb) im Blut (auf >30–50 g/l Kapillarblut; s. Sauerstoffsättigung); cave: daher keine Z. bei Hypoxämie* mit schwerer Anämie* u. deutl. Z. bei Hypoxämie mit Polyglobulie*; **Einteilung: I. nach der Lok.: 1.** generalisierte Z.; z. B. hochgradig (Morbus caeruleus; sog. blue baby) bei angeborenem Herzfehler*; **2.** Akrozyanose* (beschränkt auf Hände, Füße, Nase u. Ohren); **II. nach der Ätiol.: 1. periphere** Z. durch Vergrößerung der peripheren Sauerstoffausschöpfung (O_2-Utilisation) mit konsekutiv erhöhter arteriovenöser Sauerstoffdifferenz* (bei normaler art. Sauerstoffsättigung u. Zunahme der Konz. von desoxygeniertem Hb in kapillärem u. venösem Blut) bei erhöhtem peripheren O_2-Verbrauch od. verlangsamter Zirkulation, z. B. bei Herzklappenstenose mit verringertem Schlagvolumen, Herzinsuffizienz, Schock, Kälte; **2.** zentrale Z.: mit Zunahme der Konz. von desoxygeniertem Hb auch in art. Blut (auf >15 g/l) u. sichtbarer Z. auch an Wangenschleimhaut u. Zunge; **a)** kardiovaskulär: (zyanot.) angeborene Herzfehler* mit primärem od. sekundärem Rechts-Links-Shunt, persistierende fetale Kreislaufverhältnisse bei Neugeborenen; vgl. Mischungszyanose; **b)** pulmonal: inf. Behinderung des alveolären Gasaustauschs durch Lungenkrankheiten od. Hypoventilation* (bei zentralnervöser Schädigung); bei Veränderungen des Hb, die zu einem Verlust der O_2-Übertragungsfähigkeit führen (z. B. Methämoglobinämie*, Sulfhämoglobinämie*), kommt es zur Z. unabhängig von der Konz. des desoxygenierten Hb im Blut (Zyanose i. w. S.). Vgl. Trommelschlägelfinger.

Zyg-: auch Zygo-; Wortteil mit der Bedeutung Joch, Paar, Glied; von gr. ζυγόν.

Zygoma (gr. ζύγωμα) *n*: s. Arcus zygomaticus.

Zygo|matizi̱tis (↑; -itis*) *f*: (engl.) *zygomaticitis*; Entz. des Jochbogens, meist als Kompl. bei Mastoiditis* od. Otitis* media; **Sympt.:** schmerzhafte Schwellung im Bereich des Ohrs u. der Schläfengegend, Lidödem; evtl. mit Einschmelzungen als eitrig-abszedierende Z. (Jochbogenabszess).

Zygo|mykosen (↑; ↑; -osis*) *f pl*: (engl.) *zygomycoses*; Gruppe von system. Pilzinfektionen, die durch Mucorales- u. Entomophthorales-Arten verursacht werden; s. Mucor-Mykosen, Entomophthoro-Mykosen.

Zygo|myze̱ten (Zyg-*; Myk-*) *m pl*: (engl.) *Zygomycetes*; syn. Zygomycetes; sog. Jochpilze; Klasse der Zygomycota (s. Fungi); bezeichnet nach der jochförmigen Sporangienbildung; in der Ordnung Mucorales innerh. der Z. sind 4 fakultativ humanpathogene Gattungen von Schimmelpilzen zu finden: Mucor, Rhizopus, Rhizomucor, Absidia. Die Ordnung Entomophthorales beinhaltet u. a. die Gattungen Basidiobolus u. Entomophthora. Vgl. Zygomykosen.

Zygotän (↑) *n*: (engl.) *zygotene*; Stadium in der Prophase der ersten meiot. Teilung (s. Meiose); die homologen Chromosomen beginnen, sich in Paaren anzuordnen.

Zygote (gr. ζυγωτός zweispännig) *f*: Keim; befruchtete Eizelle* mit diploidem Chromosomensatz, die sich durch Furchung* weiterentwickelt; s. Blastogenese, Embryogenese.

Zygotie (↑) *f*: **1.** (engl.) *zygosity*; Verwandtschaftsgrad von Mehrlingen* auf Grundlage der Zahl der ursprüngl. befruchteten Eizellen (Zygoten), z. B. monozygot (eineiig) od. dizygot (zweieiig); **2.** Besetzung eines Genortes durch gleichartige (homozygot, reinerbig) od. versch. Allele* (heterozygot, mischerbig).

Zykl-: auch Cycl-; Wortteil mit der Bedeutung Kreis, Ring, Zeit; von gr. κύκλος.

zyklisch (↑): **1.** kreisförmig, in Perioden auftretend; **2.** (chem.) s. cyclisch.

Zykli̱tis (↑; -itis*) *f*: (engl.) *cyclitis*; Entz. des Ziliarkörpers, meist als Iridozyklitis*.

Zyklo|dia|ly̱se (↑; gr. διάλυσις Trennung) *f*: **1.** (engl.) *cyclodialysis*; selten durchgeführtes Verf. zur op. Behandlung des Glaukoms*; **Meth.:** Ablösung des Ziliarkörpers u. der Iriswurzel zur Herstellung einer Verbindung zwischen der vorderen Augenkammer u. dem Perichoroidalraum; vgl. Iridektomie; **2.** traumat. Ablösung des Ziliarkörpers von der Sklera mit evtl. erheblicher Erniedrigung des Augeninnendrucks* u. Ophthalmophthisis*.

Zyklo|dia|thermi̱e (↑; Dia-*; Therm-*) *f*: (engl.) *cyclodiathermy*; selten angewendetes Verf. zur Behandlung schwerer Glaukome* mit dem Ziel, die Kammerwasserproduktion zu vermindern; **Meth.:** Schädigung des Ziliarkörpers durch Diathermiekoagulation; vgl. Elektrokoagulation.

Zyklo|phori̱e (↑; -phor*) *f*: s. Heterophorie.

Zyklo|photo|ko|agulation (↑; Phot-*; Koagul-*) *f*: (engl.) *cyclophoto therapy*; zyklodestruktiver op. Eingriff zur Behandlung des Glaukoms*, bei dem durch die Anw. von Laserlicht Teile des Ziliarkörpers koaguliert, dadurch die Kammerwasserproduktion reduziert u. der Augeninnendruck gesenkt wird.

Zykl|opi̱e (gr. Κύκλωψ Rundäugiger) *f*: (engl.) *cyclopia*; Zyklozephalie; Gesichtsfehlbildung, gekennzeichnet durch eine gemeinsame Orbita mit 2 nahe beieinanderliegenden, verwachsenen Augäpfeln (Synophthalmus), verbunden mit Fehlbildung des Siebbeins u. Fehlen des Rhinencephalons, Proboskis (rüsselartigem Fortsatz) bzw. Arhinie od. Nase mit nur einer Öffnung; vgl. Holoprosenzephalie.

Zyklo|plegi̱e (Zykl-*; -plegie*) *f*: (engl.) *cycloplegia*; zu Akkommodationslähmung* u. Mydriasis* führende Lähmung des Ziliarmuskels.

Zyklo|thymi̱e (↑; gr. θυμός Gemüt) *f*: (engl.) *cyclothymia*; syn. affektive od. zyklothyme Persönlichkeitsstörung; anhaltende affektive Störung*) mit andauernder instabiler Stimmung u. häufigem Wechsel zwischen leichter Depression* u. Hypomanie*; vgl. Dysthymie.

Zyklotron (aus Zykl-* u. Elektron) *n*: (engl.) *cyclotron*; Anlage zur Beschleunigung von Ionen* auf sehr hohe Energie; die aus einer Ionenquelle stammenden Ionen werden durch ein homogenes Magnetfeld innerh. von 2 halbkreisförmigen hochevakuierten flachen Metallkästen auf spiralförmiger Bahn geführt u. durch ein hochfrequentes elektr. Feld zwischen den Kästen bei jedem Umlauf beschleunigt. Die so erzielbare Energie kann die angelegte Spannung um ein Vielfaches übersteigen. Sog. **Kompaktzyklotrone** mit niedrigerer Teilchenenergie werden in der Medizin u. a. angewendet zur Erzeugung kurzlebiger Radionuklide*, bei Durchführung der inaktiven Tracertechnik mit anschl. Aktivierung (metabolische, toxikol. u. pharmak. Untersuchungen), In-vivo-Aktivierungsanalysen (induzierte Gammaaktivität lässt Aussagen über Organfunktionen zu) sowie zur Strahlentherapie* (Nutzung der hohen Dosisleistung von 30–50 Gy/min). Vgl. Teilchenbeschleuniger.

Zyklus, an|ovulato̱rischer (Zykl-*) *m*: (engl.) *anovulatory cycle*; syn. monophasischer Zyklus; Menstruationszyklus* ohne Ovulation u. Gelbkörperbildung mit Ausbleiben der zweiten Zyklusphase u.

Zyklus, biphasischer

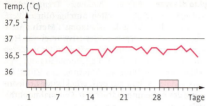

Zyklus, anovulatorischer: Basaltemperaturkurve [112]

Auftreten period. Abbruchblutung* bei kurz dauernder Follikelpersistenz (Pseudoregelblutung); **Vork.:** bei Sterilität*, in den ersten Jahren nach der Menarche*, beim ersten Zyklus post partum u. den letzten Regelblutungen im Klimakterium*; **Diagn.:** monophasisch verlaufende Basaltemperaturkurve (s. Abb.), Progesteronspiegel im Plasma <15 nmol/l, keine Progesteronwirkung im Vaginalabstrich nachweisbar.

Zyklus, biphasischer (↑) *m*: (engl.) *biphasic cycle*; normaler, ovulatorischer Menstruationszyklus*.

Zyklus, genetischer (↑) *m*: s. Zellzyklus.

Zyklus, monophasischer (↑) *m*: anovulatorischer Zyklus*.

Zyklusstörungen (↑): (engl.) *menstruation disorders*; Anomalien des Menstruationszyklus*; **Formen:** 1. Rhythmusstörungen (Anomalien der Blutungshäufigkeit, sog. Tempoanomalien): Oligomenorrhö*, Polymenorrhö*; meist hormonal bedingt; 2. Typusstörungen (Anomalien der Blutungsstärke): Hypomenorrhö*, Hypermenorrhö*; meist org. bedingt; 3. Veränderungen der Blutungsdauer: Menorrhagie*, Brachymenorrhö*; 4. Zusatzblutungen im biphas. Zyklus: prämenstruelle Blutung*, postmenstruelle Blutung*, Zwischenblutung* (Sonderform: Ovulationsblutung*); hormonal od. organisch bedingt; 5. Aufhebung des zyklischen Auftretens, evtl. mit Dauerblutung, z. B. bei Follikelpersistenz*; 6. Amenorrhö*; graph. Darstellung im Kaltenbach-Schema (s. Abb.).

Zylinder (gr. κύλινδρος Rolle, Walze) *m*: (engl.) *cast*; Harnzylinder; Tubulusausgüsse, die aus präzipitierten Proteinen (Tamm*-Horsfall-Mukoprotein, hyaline Z.) u. darauf aufgelagerten Zellaggregaten (Erythrozyten-Z., Leukozyten-Z.) u./od. abgestoßenen Tubulusepithelzellen (Epithel-Z.) bestehen; s. Harnuntersuchung.

Zylindergläser (↑): (engl.) *cylindrical lenses*; bes. geschliffene Linsen, die die Lichtstrahlen nur in einer Achse brechen, während die darauf senkrechte Achse die Strahlen ungebrochen durchlässt; **Anw.:** zur Korrektur des regelmäßigen Astigmatismus*. Vgl. Brillengläser.

Zylindroide (↑; -id*) *n pl*: (engl.) *cylindroids*; auch Pseudozylinder; Schleimzylinder u. zylinderähnl. Zusammenballungen von Leukozyten im Harnsediment*; vgl. Harnuntersuchung.

Zylindrom (↑; -om*) *n*: (engl.) *cylindroma*; syn. Spiegler-Tumor; benigner, vermutl. apokriner Tumor aus netzförmig verzweigten Epithelsträngen, basaloiden Zellnestern u. Ablagerungen von PAS-reaktivem Hyalin mit infiltrierendem Wachstum; kann selten maligne entarten; **Vork.:** als Z. der Haut, insbes. am behaarten Kopf (sog. Turbantumor); bes. bei Frauen (w : m = 4 : 1) in der 2. Lebenshälfte; multiple Z. bei Epithelioma* adenoides cysticum Brooke; **Klin.:** fleischig roter, halbkugeliger Tumor; gelegentl. assoziiert mit Trichoepitheliomen*; **Ther.:** chir. Exstirpation; **DD:** Neurofibrom*, Atherom*.

Zylindrurie (↑; Ur-*) *f*: (engl.) *cylindruria*; Auftreten von Zylindern im Harn; s. Harnuntersuchung.

Zymogene (gr. ζύμη Hefe; -gen*) *n pl*: Proenzyme*.

Zymogenkörnchen (↑; ↑): (engl.) *zymogen granules*; Granula in exkretor. Drüsenzellen des Pankreas, enthalten Proenzyme*.

Zymogramm (↑; -gramm*) *n*: (engl.) *zymogram*; Sammelbefund der Enzymaktivitäten einer biol. Probe, z. B. das durch Färbung dargestellte Enzymmuster einer durch Elektrophorese* aufgetrennten Serumprobe.

Zymonema dermatitidis (↑; gr. νέμειν weiden, ernähren) *f*: s. Blastomyces dermatitidis.

Zymosan (↑) *n*: Hefe-Polysaccharid, das die Komplementbindungsreaktion* auslösen kann.

Zyst-: s. a. Cyst-, Kyst-.

Zystadenolymphoma papilliferum (Kyst-*; Aden-*; Lymph-*; -om*) *n*: (engl.) *papillary cystadenoma lymphomatosum*; s. Speicheldrüsentumoren.

Zyste (↑) *f*: (engl.) *cyst*; Cyste, Kyste, Kystom; ein- od. mehrkammeriger, durch eine Kapsel abgeschlossener sackartiger Tumor mit dünn- od. dickflüssigem Inhalt; **Einteilung:** 1. echte Z. (mit Epithel ausgekleidet): a) Exsudations- u. Extravasationszyste (Hydro-, Hämatozele, Hygrom, Blutu. Lymphzyste); b) Retentionszyste (Zystenbildung inf. Abflussbehinderung von flüssigkeitserzeugenden od. -enthaltenden Hohlräumen: Atherom*, Follikelzyste, Mukozele, Ranula, Bohn-Knötchen, Spermatozele u. a.); 2. **Pseudozyste** (nur von Bindegewebe umgeben): a) Erweichungszyste (Zystenbildung nach ischäm. Gehirnerweichung, Ganglion u. a.); b) parasitäre Z. im Entwicklungszyklus von Amöben*, Echinococcus*, Zystizerkus*; 3. **Hautzyste:** Atherom, Epithelzyste, Follikel- od. Talgzyste, Hidrozystom, Milien. Vgl. Halszyste, Knochenzyste, Ependymzyste, Nierenzyste, Kieferzyste.

Zystektasie (↑; -ektasie*) *f*: (engl.) *cystectasia*; Erweiterung einer Blase, z. B. der Harnblase od. Gallenblase.

Zystektomie (↑; Ektomie*) *f*: 1. (engl.) *cystectomy*; op. Entfernung der Harnblase; **Formen:** 1. totale Z.: op. Entfernung der ganzen Harnblase mit Umpflanzung der Ureteren in den Darm (Conduit*, Pouch*, Dünndarmersatzblase*) od. die Haut bei malignen Tumoren der Blase; 2. **erweiterte Z.:** zusätzl. Entfernung von Prostata u. Bläschendrüsen beim Mann u. von Uterus u. zwei Dritteln der Urethra mit anliegendem Abschnitt der vorderen Vaginalwand bei der Frau; 2. op. Entfernung einer Zyste*, z. B. Kieferzyste*.

Zyste, nasopalatinale (↑) *f*: Oberkieferzyste; s. Kieferzyste.

Zystenhygrom (↑; Hygr-*; -om*) *n*: (engl.) *cystic hygroma*; angeborenes zyst. Hygrom* des Halses; vgl. Halszyste.

Zystenleber (↑): (engl.) *cystic liver*; Hepar cysticum congenitum; angeb. polyzyst. Fehlbildung der Le-

Zystitis

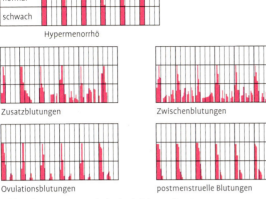

Zyklusstörungen: Formen (Kaltenbach-Schemata) [29]

ber, oft zus. mit kongenitalen Zysten in anderen Organen; vgl. Leberzysten.

Zysten|lunge (↑): Wabenlunge*.

Zysten|mamma (↑; Mamma*) *f*: **1.** (engl.) *cystic breast*; seltene kongenitale Fehlbildung; **2.** Bez. für eine zyst. Mastopathie*.

Zysten|nieren (↑): (engl.) *cystic kidney disease*; angeb. od. erworbene Nierenerkrankung mit zyst. Erweiterung der Nierentubuli u. Sammelrohre, seltener auch der Glomeruli; **Einteilung: I. genet. Erkr.: 1.** autosomal-dominant: **a)** ADPKD (Abk. für engl. autosomal dominant polycystic kidney disease): Typ I: Genlocus 16p13.3-p13.12; 85 % der ADPKD-Fälle; Fehlfunktion von Polycystin 1; Typ II: Genlocus 4q21-q23; Fehlfunktion von Polycystin 2; Typ III: Genlocus unbekannt; bisher nur in wenigen Familien beschrieben; **b)** MCKD (Abk. für engl. medullary cystic kidney disease): Typ I: Genlocus 1q21; Manifestation erst im Erwachsenenalter in Form einer Niereninsuffizienz, keine extrarenalen Manifestationen; Typ II: Genlocus 16p12; Fehlfunktion des Tamm*-Horsfall-Mukoproteins; Gichtanfälle; **c)** tuberöse Sklerose*; **d)** von*-Hippel-Lindau-Syndrom; **e)** glomerulozyst. Nierenerkrankung; **2.** autosomal-rezessiv: **a)** ARPKD (Abk. für engl. autosomal recessive polycystic kidney disease): Genlocus 6p21.1-p12; Häufigkeit 1 : 40 000; in 75 % perinataler Tod; bei Überleben den Erstdiagnose im 3.-4. Lj.; **b)** hereditäre Nephronophthise*; **II. nichtgenet. Erkr.: 1.** erworben: **a)** einfache Nierenzysten (einzeln od. multipel); **b)** Zysten des renalen Sinus mit peripeliner Lymphangiektasie; **c)** multizyst. Transformation der Nieren bei chron. Niereninsuffizienz unterschiedl. Genese (ACKD, Abk. für engl. acquired cystic kidney disease); **d)** asymmetr. kortikale Zysten inf. tubulärer Divertikel; **e)** Tubulusobstruktionen od. Mikroinfarkte (im Allg. nach dem 40. Lj. u. nach Dialyse*-Behandlung); **2.** Entwicklungsanomalie: Markschwammniere*; **Klin.:** s. Tab.; **Diagn.:** Ultraschall (s. Abb.), MRT, gele-

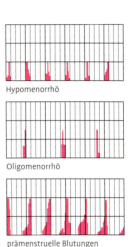

Zystennieren: typ. ultraschalldiagnostische Darstellung (Längsschnitt) [36]

gentl. palpable Bauchtumoren mit Verdrängung anderer Strukturen; **Ther.:** nur bei symptomat. Fällen (z. B. Harnstauung, Harnweginfektion*, Tumorverdacht, Verdrängungserscheinungen) erforderl.; Nierenersatztherapie* bei Niereninsuffizienz*. **DD:** multizyst. Nierendysplasie. Vgl. Nierenzellkarzinom; Nierenzyste; Potter-Sequenz.

Zystikus|stein (↑): (engl.) *calculus in the cystic duct*; Gallenstein im Ductus cysticus, meist mit Ektasie (Hydrops, Empyem) der Gallenblase; vgl. Cholelithiasis.

Zystitis (↑; -itis*) *f*: (engl.) *cystitis*; Harnblasenentzündung, Cystitis; Entz. der Blasenschleimhaut od. der ganzen Blasenwand; **Urs.: 1.** infektiös; **a)** unspezif. Z.: prädisponierende Faktoren: weibl. Geschlecht (Keimaszension durch kurze Harnröhre; bei älteren Pat. postmenopausal sinkende Östrogenkonzentration u. Urethraostiuminsuffizienz), Schwangerschaft (vgl. Pyelonephritis gravidarum), Diabetes mellitus, Katheterisierung, Geschlechtsverkehr (sog. Honeymoon-Zystitis); meist aszendierende Infektion, v. a. gramnegative Stäbchen (E. coli in 80 % der Fälle), auch grampositive Kokken, Mykoplasmen, Ureaplasmen, Hefen, Chlamydien, Viren (meist i. R. systemischer Infek-

Zystennieren
Charakteristika der zystischen Nierenerkrankungen

Erkrankung	Größe der Niere	Größe der Zysten	Zystenlokalisation	Klinik und Verlauf
ADPKD	vergrößert	variabel (mm–10 cm)	überall	rezidivierende Hämaturie, Urolithiasis, Pyelonephritis, renale Hypertonie, Niereninsuffizienz (40.–60. Lebensjahr); evtl. Leber-, Pankreas- und/oder Milzzysten
ARPKD	vergrößert	mm, aber auch variabel bis zu 10 cm	überall	variabel mit rezidivierender Hämaturie, Urolithiasis, Pyelonephritis, renalem Hypertonus, Niereninsuffizienz, kongenitale Leberfibrose; Tod häufig im Kindesalter
Nephronophthise und MCKD	klein	variabel, wenn vorhanden (mm–2 cm)	medullär	Niereninsuffizienz (meist schon im Kindesalter)
einfache Zystenniere	normal	variabel (mm–10 cm)	überall	symptomlos und benigne
multizystische Transformation bei Niereninsuffizienz	klein (selten vergrößert)	0,5–2 cm	überall	Blutungen, Erythrozytose, Neoplasien möglich
Markschwammnieren	normal oder gering vergrößert	mm	vor den Kelchen	symptomlos und benigne

ADPKD: Abk. für engl. autosomal dominant polycystic kidney disease; ARPKD: Abk. für engl. autosomal recessive polycystic kidney disease; MCKD: Abk. für engl. medullary cystic kidney disease

---

tion), seltener deszendierend von Nieren u. oberen ableitenden Harnwegen (z. B. bei Pyelonephritis*); **b)** spezif. Z.: bei Tuberkulose (i. R. einer Nierentuberkulose*), Bilharziose, Lues, Gonorrhö u. Mykosen; **2.** radioaktive Strahlung (sog. Strahlenzystitis); **3.** Zytostatika (z. B. Endoxan); **4.** chron. Fremdkörperreiz (Katheter); **5.** unklare Genese bei interstitieller Zystitis* (wahrscheinlich Autoimmunerkrankung); **Path.: 1.** unspezif. Z.; **a)** akut; nach Zusammensetzung des Exsudats als eitrige, fibrinöse u. hämorrhagische Form; **b)** chronisch; z. B. mit Bildung kleiner Schleimhautknötchen aus hyperplastischem Epithel u. neugebildeten Kapillaren (Cystitis polyposa; z. B. bei chron. Fremdkörperreiz) sowie bei überwiegender Kollagenfaserneubildung narbige Retraktion mit Atrophie (Extremform Schrumpfblase*); **2.** spezif. Z.; z. B. tuberkulöse Z. (weißl. Knötchen an der Schleimhaut, Reduzierung der Blasenkapazität); Sonderformen: Cystitis cystica mit bläschenförmigen intraepithelialen Zysten, Cystitis follicularis mit Lymphfollikeln in der Schleimhaut, Cystitis glandularis mit Becherzellmetaplasie, Cystitis emphysematosa mit Gasblasen in der Blasenwand (durch Infektion mit gasbildenden Bakterien), interstitielle Z., Malakoplakie*; **Sympt.:** Pollakisurie, Dysurie, Nykturie, Strangurie, Harninkontinenz, retropub. Druckschmerz; evtl. Fieber, Makrohämaturie (hämorrhagische Z.); klin. Einteilung in komplizierte u. unkomplizierte Z. (s. Harnweginfektion); **Diagn.:** klin. Bild, Leukozyturie, signifikante Bakteriurie; bei rezidiv. Z. bildgebende Verf. (Ausscheidungsurographie, Miktionszystourethrographie), Harnstrahlmessung, Restharnbestimmung, ggf. Zystoskopie; **Ther.:** vermehrte Flüssigkeitszufuhr, bei bakterieller Z. Antibiotika (Cotrimoxazol, Amoxicillin, Chinolone); bei rezidiv. Z. (≥4 pro Jahr) pharmak. Langzeitprophylaxe (z. B. mit Nitrofurantoin) od. Immunkonditionierung mit abgetöteten, standardisierten E.-coli-Fragmenten; **DD:** Vulvovaginitis*, Urethralsyndrom*; bei chron. Verlauf überaktive Blase, Blasenkarzinom (Zystoskopie). Vgl. Harnweginfektion.

Zystitis, inter|stitielle (↑; ↑) *f*: (engl.) *interstitial cystitis*; syn. Hunner-Zystitis; Sonderform der abakteriellen Zystitis mit unklarer Ätiol., evtl. Autoimmunreaktion; **Vork.:** bes. bei Frauen zwischen 30. u. 50. Lj.; **Sympt.:** suprapubische Schmerzen, Algurie, Pollakisurie, imperativer Harndrang, depressive Verstimmung; **Diagn.:** Miktionsprotokoll, Urinkultur (Ausschluss Harnweginfektion), Videozystomanometrie (reduzierte Blasenkapazität, früher imperativer Harndrang), Urethrozystoskopie (ggf. Nachweis von sog. Hunner-Ulzera in der Blasenschleimhaut, Schleimhautrupturen u. Blutungen bei der Blasenfüllung); ggf. Biopsie der Blasenwand; **Ther.:** Analgetika, Antidepressiva, Natriumpentosanpolysulfat, lokal Dimethylsulfoxid u. Heparin, Blasendehnung, transurethrale Resektion von blutenden Ulzera, Laserchirurgie, Blasenerweiterungsplastik od. orthotoper Blasenersatz. Vgl. Ulcus simplex vesicae.

Zysti|zerkoid (↑; gr. κέϱκος Schwanz; -id*) *n*: (engl.) *cysticercoid*; dem Zystizerkus* entspr. Entwicklungsstadium bei Bandwürmern (Cestodes*) der Gattungen Hymenolepis, Dipylidium, Raillietina; Skolex nicht eingestülpt, von einer Blase ohne Flüssigkeit umgeben, mit Schwanzanhang; **Vork.**: in Evertebraten. Vgl. Finne.

Zysti|zerkose (↑; ↑; -osis*) *f*: (engl.) *cysticercosis*; auch Cysticercose; Befall des Menschen mit Larven (Zystizerken) des Schweinebandwurms (Taenia* solium) nach oraler Aufnahme von Eiern (Schmutzinfektion durch infizierten Kot des Endwirts); bei Bandwurmträgern Exo-Autoinfektion möglich (Endo-Autoinfektion nicht nachgewiesen); **Kompl.**: gelegentl. Befall des Auges (okulare Z.) od. des ZNS (Neurozystizerkose, vgl. Enzephalitis); **Diagn.**: klin. Bild, serol. indirekte Hämagglutination, Immunfluoreszenztest, Western-Blotting-Methode; **Ther.**: Praziquantel in Komb. mit Glukokortikoiden od. Albendazol.

Zysti|zerkus (↑; ↑) *m*: (engl.) *cysticercus*; Jugendstadium von Bandwürmern (Cestodes*) der Gattung Taenia*, bestehend aus einer mit Flüssigkeit gefüllten Blase u. einem eingestülpten, entwicklungsfähigen Skolex; **Vork.**: nur in Wirbeltieren. Vgl. Finne; Zystizerkoid.

Zysto|graphie (↑; -graphie*) *f*: (engl.) *cystography*; Röntgenkontrastuntersuchung der zuvor entleerten Harnblase; **Ind.**: Tumoren, Divertikel, Schrumpfblase* u. a.; vgl. Miktionszystourethrographie; Urethrographie; Urographie.

Zysto|jejuno|stomie (↑; jejunalis*; -stomie*) *f*: s. Pankreatojejunostomie; Pankreaszyste.

Zystom (↑; -om*) *n*: s. Kystadenom.

Zysto|mano|metrie (↑; gr. μανός gasförmig; Metr-*) *f*: (engl.) *cystomanometry*; auch Zystometrie, Zystotonometrie; simultane Messung von Blasendruck* u. Abdominaldruck während der Blasenfüllung (Füllungszystometrie) u. beim Urinieren (Miktiometrie, Druck-Fluss-Messung) zur Beurteilung der Reservoir- u. Entleerungsfunktion der Harnblase; Differenz zwischen Blasen- u. Abdominaldruck entspricht der Detrusordruck; Anw. auch in Komb. mit Beckenboden-EMG u. Miktionszystourethrographie* (Videourodynamik); **Ind.**: Klassifizierung u. Verlaufskontrolle neurogener Blasenfunktionsstörungen, Differenzierung verst. Inkontinenzformen, Unterscheidung obstruktiver u. funktioneller Blasenentleerungsstörungen (s. Detrusor-Sphinkter-Dyssynergie; Belastungsinkontinenz; Dranginkontinenz; Detrusorhyperaktivität; Detrusorhypokontraktilität).

Zysto|pyelo|nephritis (↑; ↑; Nephr-*; -itis*) *f*: (engl.) *cystopyelonephritis*; Entz. der Blase, des Nierenbeckens u. der Niere; vgl. Zystitis; Pyelonephritis.

Zysto|skopie (↑; -skopie*) *f*: (engl.) *cystoscopy*; sog. Blasenspiegelung; endoskop. Untersuchung der mit starrer Flüssigkeit gefüllten Harnblase mit einem starren od. flexiblen Endoskop (Zystoskop); Anw. meist als Urethrozystoskopie (unterschiedl. Optik mit versch. Blickwinkeln); **Ind.**: 1. (diagn.) bei Erkr. der Harnblase (z. B. DD entzündl. Veränderung, Blasentumor), ggf. mit Biopsie*; Katheterisierung der Ureteren unter Sichtkontrolle (z. B. zur Gewinnung von Nierenbeckenurin, zum Einbringen von Röntgenkontrastmittel); 2. (therap.) unter Verw. von sog. Operationszystoskopen größeren Durchmessers endovesikale Koagulation von Tumoren, Lithotripsie von Blasensteinen, transurethrale Resektion* von Blasen- u. Prostatatumoren. Vgl. Endoskopie.

Zysto|stomie (↑; -stomie*) *f*: 1. (engl.) *cystostomy*; (urol.) op. Anlage einer suprapub. Blasenfistel zur künstlichen Harnableitung*; 2. (zahnmed.) Eröffnung einer Kieferzyste* zur Mundhöhle; Eingang zum Zystenhohlraum wird mit Obturator* offengehalten bis durch Knochenregeneration eine Verkleinerung u. Abflachung der Zyste eingetreten ist.

Zysto|tomie (↑; -tom*) *f*: (engl.) *cystotomy*; op. Eröffnung einer Zyste od. der Harnblase (s. Sectio alta).

Zysto|tono|metrie (↑; Ton-*; Metr-*) *f*: s. Zystomanometrie.

Zysto|urethro|graphie (↑; Urethra*; -graphie*) *f*: s. Miktionszystourethrographie.

Zysto|zele (↑; -kele*) *f*: (engl.) *cystocele*; Senkung des durch perivesikales Gewebe mit dem Scheidengewölbe verbundenen Blasenbodens bei Descensus vaginae; Zeichen allg. Bindegewebeschwäche; **Formen:** 1. **Pulsionszystozele:** Tiefertreten der vorderen Scheidenwand durch zentrale Ruptur der Fascia endopelvina; Aufhängung am Arcus tendineus intakt, Rugae vaginales verstrichen; 2. **Traktionszystozele** (sog. Lateraldefekt): Tiefertreten der vorderen Scheidenwand durch Ruptur der Fascia endopelvina am Arcus tendineus; Rugae vaginales sind erhalten; **Ätiol.**: meist kombinierte Insuffizienz des Beckenbodens u. des Haltesystems, verursacht durch Schwangerschaft u. Geburt, körperl. Arbeit, Adipositas, Hormonmangel sowie Prädisposition; **Ther.**: s. Descensus uteri et vaginae.

Zyt-: auch Cyt-; Wortteil mit der Bedeutung Zelle, Höhlung; von gr. κύτος.

Zytisismus (gr. κύτισος Bez. einer Pflanze mit gelben Blüten) *m*: (engl.) *cytisism*; Intoxikation durch Goldregen (Laburnum anagyroides, alte Bez. Cytisus laburnum); Cytisin, eines der Hauptalkaloide, wirkt ganglionär nicotinartig, hohe Dosen verursachen zentrale Atemlähmung (tritt jedoch selten auf, da meist frühzeitig nach oraler Aufnahme Erbrechen erfolgt); LD für Kinder ist in 3–20 Samen enthalten. **Ther.**: Erbrechen induzieren (Emetika), Magenspülung, Analeptika, Beatmung.

Zyto|blastom (Zyt-*; Blast-*; -om*) *n*: (engl.) *cytoblastoma*; syn. Meristom; maligner Tumor aus unreifen Zellen, der histol. weder den Sarkomen* noch den Karzinomen* zugeordnet werden kann; vgl. Tumoreinteilung.

Zyto|chrome (↑; Chrom-*) *n pl*: (engl.) *cytochromes*; Hämoproteine* der inneren Mitochondrienmembran, die in der Atmungskette* Elektronen transportieren; prosthetische Gruppe ist Häm*; **Einteilung** nach der langwelligsten Absorptionsbande (α-Bande) im Bereich des sichtbaren Lichts: 1. **Zytochrom a** (600 nm): zus. mit Zytochrom a_3 Bestandteil der Zytochromoxidase*; 2. **Zytochrom b** (560 nm): in der Ubichinon-Zytochrom-c-Reduktase u. Zytochrom*-P-450-Isoenzymen (mit CO bildet Zytochrom P 450 einen Komplex mit charakte-

Zytochromoxidase

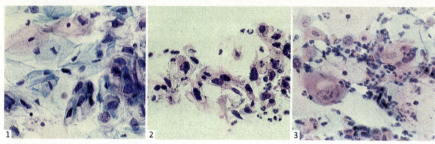

Zytodiagnostik: Zervixabstrich mit Papanicolaou-Färbung; 1: Pap III D; 2: Pap IV a; 3: Pap V [133]

rist. Absorptionsspektrum, Maximum bei 450 nm); **3. Zytochrom c** (550 nm): überträgt in der Zytochrom-c-Reduktase Elektronen von Ubichinon auf molekularen Sauerstoff.
Zyto|chrom|oxidase (↑; ↑) *f*: (engl.) *cytochrome oxidase*; syn. Zytochrom-c-Oxidase, Zytochrom-c-O_2-Oxidoreduktase, Indophenoloxidase, Endoxidase der Atmungskette; veraltet Warburg-Atmungsferment; Hämoprotein aus 8–13 Untereinheiten, M_r ca. 200 000; Enzym (Komplex IV) der Atmungskette*, das als Redoxzentren neben den Zytochromen* a u. a_3 2 Kupferionen enthält u. Elektronen von Zytochrom c auf molekularen Sauerstoff überträgt. Atemgifte wie Blausäure* od. Kohlenmonoxid* binden an Häm* u. blockieren damit Z. u. innere Atmung.
Zyto|chrom-P-450-Iso|en|zyme (↑; ↑) *n pl*: (engl.) *cytochrome P_{450} isoenzymes*; ca. 20 versch. Hämoproteine* mit Zytochrom P 450 (vgl. Zytochrome); konstitutionelle od. induzierbare Monooxygenasen*, die mit NADPH + H^+ aliphatische u. aromatische Substrate sowie Amine hydroxylieren, Doppelbindungen epoxidieren, N-, O- u. S-Alkyle oxidativ desalkylieren, Amine oxidativ desaminieren u. Thioether zu Sulfoxiden oxidieren; **Bedeutung:** v. a. Biotransformationen*, Interaktionen*, Wechselwirkungen* von Arzneimitteln u. a. Xenobiotika.
Zyto|dia|gnostik (↑) *f*: (engl.) *cytodiagnosis*; Verf. zur Herstellung gefärbter Ausstriche u. mikroskop. Untersuchung von aus dem Geweberband gelösten Einzelzellen zur Früherkennung von Krankheiten, insbes. Tumoren u. Entzündungen; mit Hilfe der Z. ist es u. a. möglich, schon im Vorstadium bzw. Frühstadium der Karzinomentstehung auftretende Zelldysplasien zu erfassen; **Meth.:** Materialgewinnung: 1. mit Feinnadelbiopsie (Punktionszytologie*) bei Raumforderungen in Speicheldrüse, Schilddrüse, Lunge, Mediastinum; 2. durch Sammlung von Oberflächen abgelöster (Exfoliativzytologie*), in spontan entleerten Sekreten (Sputumzytologie*, Harnzytologie* u. a.), Körperhöhlenflüssigkeiten (z. B. Liquor cerebrospinalis, Synovialflüssigkeit) u. Spülflüssigkeiten (Lavagezytologie*) vorhandener Zellen, evtl. nach Zellanreicherung (Zentrifugation, Mikrofiltrierung); 3. durch direkte Abstrichentnahme von Schleimhautoberflächen, z. B. Zervix, Portio, Vagina (Kolpozytologie*), oberer Respirationstrakt u. a., auch durch Bürstenbiopsie (sog. Abrasionszytologie); **Beurteilung:** gyn. Abstriche des weibl. Genitaltrakts (Papanicolaou*-Abstrich) anhand einer von Papanicolaou angegebenen Skala von Pap I (regelrechtes Zellbild) bis Pap V (eindeutig maligne Tumorzellen; s. Abb.), gemäß den Empfehlungen der Deutschen Gesellschaft für Zytologie (Münchener Nomenklatur) od. international nach der Bethesda-Klassifikation (s. Tab.). Vgl. Methoden, zytochemische.
Zyto|fluoro|metrie (↑; lat. *fluor* das Fließen; Metr-*) *f*: (engl.) *cytofluorometry*; Methode zur Zellzählung u. -differenzierung bzw. Bestimmung intrazellulärer Substanzen mit Fluoreszenzphotometrie*; vgl. Flowzytometrie.
Zyto|genetik (↑; Genetik*) *f*: (engl.) *cytogenetics*; Teilgebiet der Genetik* u. genet. Analytik, das die Erkennung u. Analyse von mikroskop. sichtbaren Veränderungen des genet. Materials beinhaltet; bei zytogenet. Untersuchungen werden sich teilende Zellen in der Metaphase durch ein Spindelgift (z. B. Colchizin) arretiert, die Chromosomen* auf unterschiedl. Weise angefärbt u. nach ihrer Größe, Anfärbbarkeit (Bandenmuster) u. Lage des Zentromers entspr. der Denver*-Klassifikation u. der Nomenklatur von Paris (1971) geordnet u. analysiert. Vgl. Karyogramm.
Zyto|histo|logie (↑; Hist-*; -log*) *f*: (engl.) *cytohistology*; mikroskop. Untersuchung von Zellen nach den Methoden der Histologie; nach Entnahme des Untersuchungsmaterials wird das zentrifugierte Zellsediment mit Formalin fixiert, eingebettet u. wie bei Geweben geschnitten u. gefärbt.
Zyto|kine (↑; Kin-*) *n pl*: (engl.) *cytokines*; i. R. der natürl. u. spezif. Immunantwort* gebildete u. sezernierte Signalmoleküle; die Verhalten od. Eigenschaften anderer Zellen para- u. autokrin beeinflussen u. als interzelluläre Mediatoren* wirken; beeinflussen u. a. Wachstum sowie proinflammatorische, immunregulatorische u. hämatopoetische Eigenschaften von Entzündungszellen od. induzieren Proliferation bzw. Apoptose nach spezif. Bindung an Zytokin-Rezeptor; **Formen:** u. a. Interferone*, Interleukine* (IL-1-36), TNF*, Chemokine*, Monokine* u. Wachstumsfaktoren* (z. B. VEGF*, GM-CSF u. G-CSF; s. CSF).
Zyto|kinese (↑; ↑) *f*: s. Mitose.
Zyto|kinetik (↑; ↑) *f*: (engl.) *cytokinetics*; Wachstumsverhalten einer Zellpopulation, die sich aus proliferierenden u. ruhenden, sog. G_0-Zellen, zusammensetzt (s. Zellzyklus); die Verdopplungszeit einer best. Zellzahl resultiert aus der Generationszeit u. dem Prozentsatz der proliferierenden

Zytodiagnostik
Einteilung und Bewertung zytologisch-gynäkologischer Befunde nach Münchner Nomenklatur II und Bethesda-Klassifikation

Münchner Nomenklatur II (Pap)	Münchner Nomenklatur II (zytologischer Befund)	Empfehlung	Bethesda-Klassifikation
0	Zellabstrich unbrauchbar (z. B. zu wenig Material oder unzureichende Fixierung)	sofortige Abstrichkontrolle	kein Äquivalent
I	normales Epithel	Routinekontrolle (jährlich)	kein Anhalt für intraepitheliale Läsion oder Malignität
II	deutliche entzündliche oder degenerative Veränderungen, unreife Metaplasie, Zeichen einer HPV-Infektion ohne wesentliche Zellkernveränderungen	Kontrolle in 3–12 Monaten	kein Anhalt für intraepitheliale Läsion oder Malignität; geringgradige intraepitheliale Läsion (Abk. LSIL für engl. low grade squamous intraepithelial lesion) bei Zeichen einer HPV-Infektion
(II kontrollieren/ wiederholen)[1]	unzureichende, für eine Beurteilung nicht ausreichende Abstriche; nicht normale aber auch nicht eindeutig pathologische Zellveränderungen	erneuter Abstrich	atypische Plattenepithelzellen mit unklarer Bedeutung (Abk. ASCUS für engl. atypical squamous cells of undetermined significance), LSIL bei Zeichen einer HPV-Infektion, atypische Drüsenzellen (Abk. AGC für engl. atypical glandular cells)
III	schwere entzündliche/degenerative Veränderung od. auffällige Drüsenzellen; Unterscheidung von gut- und bösartig nicht möglich, ein Karzinom ist nicht sicher auszuschließen	je nach klinischem Befund kurzfristige zytologische Kontrolle oder histologische Abklärung	ASCUS, atypische Plattenepithelzellen und höhergradige intraepitheliale Läsionen (Abk. HSIL für engl. high grade squamous intraepithelial lesion) nicht auszuschließen, atypische Drüsenzellen
III D	leichte (CIN I) oder mäßige (CIN II) Dysplasie	erneuter Abstrich und Kolposkopie in 3 Monaten; bei mehrfach auffälligen Befunden (persistent >1 Jahr): histologische Klärung	LSIL: milde Dysplasie; HSIL: mäßige Dysplasie
IV a	hochgradig veränderte Zellen, schwere Dysplasie (CIN III)	erneuter Abstrich und Kolposkopie sowie histologische Klärung	HSIL: schwere Dysplasie
IV b	schwere Dysplasie (CIN III) oder Carcinoma in situ, invasives Karzinom nicht auszuschließen	erneuter Abstrich und Kolposkopie sowie histologische Klärung	HSIL: schwere Dysplasie oder invasives Karzinom
V	invasives Zervixkarzinom oder anderer invasiver Tumor	histologische Sicherung	Plattenepithelkarzinom, Adenokarzinom, andere bösartige Neubildung; kein HSIL, da invasives Karzinom

HPV: Humanpapillomaviren; CIN: (c)zervikale intraepitheliale Neoplasie
[1] kein offizieller Bestandteil der Münchner Nomenklatur II, jedoch klinisch häufig angewandt

Zytomegalie
Symptomatik in Abhängigkeit von Infektionszeitpunkt und Immunstatus des Infizierten

pränatale Infektion	peri- und postnatale Infektion	Infektion bei Abwehrschwäche	Infektion bei Immunkompetenz
Mangelgeburt, Unreife, Muskelhypotonie	mononukleoseähnliche Symptome, Fieber	Fieber, Myalgie, Arthralgie, Allgemeinsymptome	mononukleoseähnliche Symptome
Pneumonie	Pneumonie	Pneumonie, Ösophagitis	selten Pneumonie
Hepatitis, Ikterus, Splenomegalie	Hepatitis	Hepatitis, selten Pankreatitis, Enterokolitis	selten Hepatitis
(Chorio-)Retinitis	Retinitis	Retinitis	
Mikrozephalie, Hydrozephalus, Enzephalitis mit zerebralen Verkalkungen, Labyrinthitis (Taubheit), permanente ZNS-Schädigung ohne strukturelle Defekte, geistige Retardierung	Guillain-Barré-Syndrom	Enzephalitis, neurologische Symptome	
		Immunkomplex-Glomerulonephritis	
Prädisposition für Infekte, Diabetes mellitus Typ 1 (?)	Prädisposition für Infekte, Alzheimer-Krankheit (?), Chorea Huntington?	Prädisposition für Infekte, Transplantatabstoßung	

Zellen sowie der Zellverlustrate. Der Mitoseindex* u. bes. der ³H-Thymidin-Markierungsindex geben Hinweise auf das zytokinet. Verhalten.
Zyto|logie (↑; -log*) *f*: (engl.) *cytology*; Lehre vom Bau u. den Funktionen der Zellen; häufig auch gleichbedeutend verwendet mit Zytodiagnostik*.
Zyto|lysin (↑; Lys-*) *n*: Perforin*.
Zyto|megalie (↑; Mega-*) *f*: (engl.) *cytomegaly*; syn. CMV-Infektion, Speicheldrüsen-Viruskrankheit, Einschlusskörperchenkrankheit; Infektion mit dem Zytomegalie*-Virus; häufigste prä- u. perinatale Virusinfektion; **Inkub.:** 20–60 Tage (Primärinfektion); **Klin.:** Verlauf bei Immunkompetenten i. d. R. inapparent, selten mit lokalisierter Sympt.; bei Neugeborenen u. abwehrgeschwächten Personen können schwere (z. T. letale) generalisierte Krankheitsverläufe auftreten (v. a. Pneumonie, Hepatitis, Enterokolitis, Retinitis, Beteiligung des ZNS); s. Tab. Die Primärinfektion verläuft klin. eher schwerer als eine reaktivierte Infektion. 0,1–0,5 % aller Neugeborenen werden **pränatal** infiziert. Von diesen zeigen ca. 10 % bei der Geburt od. Jahre danach Manifestationen eines **Zytomegalie-Virus-Syndroms:** Innenohrschwerhörigkeit, Sprachstörungen, neurol. Zeichen eines frühkindlichen Hirnschadens* u. a. mit geistiger Retardierung. IgM-Antikörper sind auch bei schwerer Sympt. nur in 50 % der Fälle nachweisbar. Bei ca. 10 % aller Neugeborenen kommt es zu einer **postnatalen** Inf., v. a. durch Muttermilch u. Speichel. Von diesen entwickeln wiederum 10 % das charakterist. Krankheitsbild der postnatalen Zytomegalie u. a. mit interstitieller Pneumonie u. Blutbildveränderungen. Sehr selten führen peri- od. postnatale Inf. zu dann meist lokalisierter Sympt.; die Abgrenzung zur pränatalen Inf. ist schwierig, wenn die Erstuntersuchung nach der 4. Lebenswoche erfolgt. Inapparente, leichte, aber auch schwere Verläufe (v. a. mit Beteiligung von Leber, Lunge u. ZNS) können bei **abwehrgeschwächten** Personen auftreten; dies betrifft v. a. Patienten mit malignen Tumoren, Immundefizienz (z. B. HIV*-Erkrankung), Pat. unter immunsuppressiver Ther. sowie Transfusions- u. Transplantatempfänger. Bei infizierten Organempfängern kann sich nach 1–2 Mon. eine generalisierte, häufig letale Sympt. (Transplantatabstoßung, Pneumonie) entwickeln. **Diagn.:** ophth. Beurteilung der Retina (s. Zytomegalie-Retinitis, Abb. dort); Virusanzucht in Gewebekulturen; Zytologie (Urin, bei Säuglingen auch Speichel: Einschlusskörperchen in Epithelzellen, sog. Eulenaugenzellen); Nachweis viraler Antigene (pp65) mit monoklonalen Antikörpern; Nachweis viraler Nukleinsäure mit PCR; serol. Antikörpernachweis; **Proph. u. Ther.:** Seronegative Pat. sollen nur Blut u. Organe seronegativer Spender erhalten, ggf. Abschwächung des klin. Verlaufs u. Reduzierung der Mortalität durch hochdosierte spezif. Immunglobuline*; bei Knochenmarktransplantation prophylakt. Gabe von Ganciclovir, bei Retinitis od. gastrointestinaler Manifestation Ganciclovir, Cidofovir od. Foscarnet-Natrium; Resistenztestung bei Langzeitther. mit Virostatika. Sehr unreife Frühgeborene CMV-seropositiver Mütter sollten nur pasteurisierte Muttermilch erhalten. **DD:** bei Embryopathie: Toxoplasmose, Röteln, Listeriose, Morbus haemolyticus neonatorum, Syphilis; peri- u. postnatal: Mononucleosis infectiosa; Posttransfusionssyndrom, akute Hepatitis.
Zyto|megalie-Retinitis (↑; ↑; Retina*; -itis*) *f*: (engl.) *cytomegalovirus retinitis*; unbehandelt zur Er-

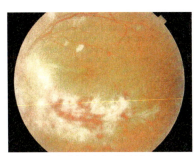

Zytomegalie-Retinitis: Befund bei AIDS [166]

blindung führende, schwere progressive Entz. der Netzhaut durch Zytomegalie*-Virus; **Vork.:** bei immunsupprimierten Pat. sowie häufig bei HIV*-Erkrankung u. AIDS (s. Abb.); **Ther.:** Ganciclovir*, Foscarnet*-Natrium. Vgl. Retinanekrose, akute.

Zyto|megalie-Virus (↑; ↑; Virus*) *n*: (engl.) *cytomegalovirus*; Abk. CMV; syn. Cytomegalovirus; human- u. tierpathogenes DNA-Virus aus der Betasubfamilie der Herpesviridae*; **Vork.:** weltweit verbreitet, sehr wirtsspez.; in den Industrieländern ist Antikörpernachweis bei ca. 60 %, in Ländern der Dritten Welt bei fast 100 % aller Erwachsenen positiv; **Übertragung:** meist durch Speichel, seltener durch Muttermilch od. Schmierkontamination (v. a. peri- u. postnatal); diaplazentar; durch Geschlechtsverkehr; iatrogen (Transplantation, Bluttransfusion); **klin. Bedeutung:** Virusvermehrung verursacht in fast allen Organen lymphozytäre-plasmazelluläre interstitielle Entz. mit Riesenzellbildung in Kern u. Zytoplasma; Aktivierung der humoralen Immunität mit Antikörperbildung bei gleichzeitiger Depression der zellulären Immunität, die sich in der Rekonvaleszenz zurückbildet. Virus persistiert lebenslang in den Zellen des Monozyten-Makrophagen-Systems u. kann bei Resistenzminderung reaktiviert werden. **Nachw.:** Virusnachweis in Körpersekreten durch Zellkultur, Zytologie, viraler Nukleinsäurenachweis*, serol. Antikörpernachweis; **Infektionsprophylaxe:** Immunglobuline bei Verdacht auf perinatale Infektion; zurzeit verfügbare Lebendimpfstoffe konnten sich bisher nicht für den klin. Gebrauch durchsetzen.

Zyto|metrie (↑; Metr-*) *f*: **1.** (engl.) *cytometry*; Messung der Zellgröße mit einem Messokular, das mit einer Skaleneinteilung versehen ist; **2.** Messung von Zellbestandteilen od. -inhaltsstoffen; vgl. Durchflusszytometrie, Zytophotometrie.

Zyto|pempsis (↑; gr. πέμψις Aussendung, Schicken) *f*: (engl.) *cytopempsis*; veraltet für Transzytose*.

Zyto|penie (↑; -penie*) *f*: (engl.) *cytopenia*; Verminderung der Zellzahl; im Blut z. B. als Erythro-, Leuko-, Thrombozytopenie; vgl. Panzytopenie.

Zyto|penie, refraktäre mit multi|lineärer Dys|plasie (↑; ↑) *f*: (engl.) *refractory cytopenia with multilineage dysplasia (Abk. RCMD)*; Abk. RZMD; in der WHO-Klassifikation definierte Entität des myelodysplastischen Syndroms* (Tab. dort), bei der 2 od. 3 myeloische Zellreihen dysplast. Veränderungen aufweisen u. die mit <15 % od. mit >15 % Ringsideroblasten* (Abk. RCMD-RS) auftritt; **Progn.:**

Übergang in AML* bei ca. 10 % der Pat.; mittlere Lebenserwartung bei Diagnosestellung ca. 33 Monate.

Zyto|photo|metrie (↑; Phot-*; Metr-*) *f*: (engl.) *cytophotometry*; Analyse von Zellen u. Zellinhaltsstoffen mit Hilfe der Mikrospektrophotometrie*; vgl. DNA-Zytophotometrie, Zytofluorometrie, Durchflusszytometrie.

Zyto|plasma (↑; -plasma*) *n*: (engl.) *cytoplasm*; syn. Zellplasma; von einer Zellmembran* umschlossenes Plasma der Zelle*; enthält in Wasser (75–95 %) gelöste Proteine, Lipide, Kohlenhydrate, Mineralsalze u. Spurenelemente sowie eine Vielzahl kleinerer (Granula, Vesikel) u. größerer (Zellorganellen*) Einschlüsse; vgl. Karyoplasma, Protoplasma.

Zyto|skelett (↑; Skelett*) *n*: (engl.) *cytoskeleton*; dreidimensionales Gerüst von Filamenten (s. Filamentum) im Zytoplasma eukaryot. Zellen; **Bestandteile: 1.** Mikrofilamente aus Aktin*; **2.** Intermediärfilamente (Tonofibrillen, Neurofibrillen, Gliafilamente) aus Bausteinen versch. Proteinfamilien (z. B. Zytokeratine, Desmin, Vimentin); **3.** Mikrotubuli*.

Zyto|sol (↑; lat. solvere, solutus auflösen) *n*: (engl.) *cytosol*; syn. Hyaloplasma; Grundplasma der Zelle mit lösl. Bestandteilen ohne Zytoskelett u. Zellorganellen; vgl. Zytoplasma.

Zyto|somen (↑; Soma*) *n pl*: (engl.) *cytosomes*; zytoplasmatische, membranumgrenzte Einschlüsse, die versch. Enzyme enthalten können; z. B. Lysosomen, Mikrosomen; vgl. Zellorganellen.

Zyto|statika (↑; statisch*) *n pl*: (engl.) *cytostatic agents*; chem. heterogene Gruppe zytotox. Substanzen, die das Zellwachstum, insbes. die Zellteilung verhindern od. verzögern; Z. wirken nur auf proliferierende Zellen, d. h. in den Phasen des Zellzyklus* u. nicht in der G₀-Phase (Ruhephase). Z. werden in der **Tumortherapie** eingesetzt, da Tumorzellen nicht der physiol. Wachstumsregulation unterliegen u. eine höhere Zellteilungsrate aufweisen als normale Körperzellen. Die unspezifisch wirkenden Z. sollen in kombinierter bzw. sequentieller Anw. (Polychemotherapie) den Zellzyklus in versch. Phasen stoppen u. dabei bessere Ergebnisse erzielen u. weniger UAW haben als bei Monotherapie. **Einteilung:** nach dem Wirkungsmechanismus: **1.** Alkylanzien*: Cisplatin, Cyclophosphamid, Dacarbazin, Mitomycin, Procarbazin u. a.; **2.** Antimetaboliten*: z. B. Folsäure-Antagonisten (Methotrexat u. a.), Pyrimidinanaloga (Fluoruracil u. a.), Purinanaloga (Azathioprin, Mercaptopurin u. a.); **3.** Mitosehemmstoffe*: Taxoide, Vinca-Alkaloide; **4.** Antibiotika mit hemmender Wirkung auf die DNA-abhängige RNA-Polymerase: Anthrazykline* (Bleomycin, Daunorubicin, Doxorubicin, Mitomycin u. a.); **5.** Enzyme: z. B. Asparaginase; **6.** Topoisomerase*-I-Hemmer: Irinotecan, Topotecan; **7.** Aromatase*-Hemmer; **8.** andere Z.: u. a. Hydroxycarbamid; Hormone zur Tumortherapie, z. B. Antiöstrogene* (Tamoxifen u. a.), Androgene*; GnRH*-Rezeptor-Agonisten (Leuprorelin u. a.); Inhibitoren von Wachstumsfaktoren (z. B. Tyrosinkinase-Inhibitoren) bzw. Angiogenese-Hemmer; nach dem emetogenen Potential: s. Emetogenität; **Ind.: 1.** zur primären Behandlung insbes. generalisierter maligner Erkr. (Hämoblas-

zytotoxisch

tosen); **2.** zur adjuvanten Ther. bei radikal operierten soliden Malignomen ohne Metastasen; **3.** zur palliativen Ther. bei Metastasen, inoperablem Tumor, Tumorrezidiv; **4.** zur Immunsuppression* bei chronischen, nicht malignen Krankheiten (z. B. rheumatoide Arthritis; strenge Indikation); **5.** zur Unterdrückung von Abstoßungsreaktionen nach Transplantation* von Organen; **Kontraind.:** u. a. Schwangerschaft u. Stillzeit; **UAW:** Schäden an rasch proliferierenden Geweben, so dass insbes. die Gewebe der Erythro-, Leuko- u. Thrombopoese, die Epithelien der Schleimhäute (v. a. gastrointestinale Störungen mit schwerer Übelkeit u. Erbrechen; Proph. u. Ther. durch hochwirksame Antiemetika*, z. B. Serotonin-5-HT$_3$-Antagonisten od. Neurokinin-NK$_1$-Rezeptor-Antagonist), Gonaden (u. U. irreversible Störung der Spermatogenese bzw. Anovulation, teratogene Wirkung) sowie Haut u. Hautanhangsgebilde (Haarausfall) betroffen sind; häufig Hyperurikämie (u. U. akutes Nierenversagen) u. toxische, rel. substanzspezifische Wirkung v. a. auf Herz, Lungen, Leber, Nervensystem; selten Überempfindlichkeitsreaktionen; inf. immunsuppressiver Wirkung häufig Infekte. Z. sind mutagen u. damit potentiell kanzerogen u. teratogen. Engmaschige Therapiekontrolle (körperl. Untersuchung, Organfunktionen, Blutbild) ist unerlässlich. Vgl. Instillationszytostatikatherapie; Hormon-Rezeptoren; Tumorzellassay, klonaler; Antikörper, monoklonale; Tumorlyse-Syndrom.

zyto|toxisch (↑; Tox-*): zellschädigend.

Zyto|tropho|blast (↑; Troph-*; Blast-*) *m*: (engl.) *cytotrophoblast*; teilungsaktive Zellschicht des Trophoblasten*, die am 9. Tag nach Befruchtung eine innere Schicht flacher Zellen (Heuser-Membran) bildet, die sich mit dem Ektoderm der zweiblättrigen Keimscheibe* verbindet; bildet die Auskleidung des primären Dottersacks*.

Zyto|tropismus (↑; -trop*) *m*: (engl.) *cytotropism*; Eigenschaft von Bakterien der Ordnungen Rickettsiales u. Chlamydiales, Treponema pallidum, Mycobacterium leprae, Spirillum minus u. a. sowie Viren, sich nicht in künstl. Nährmedien, sondern nur in bestimmten lebenden Zellen bzw. Zellkulturen zu vermehren.

Zyto|zentrum (↑) *n*: Zentroplasma*.

zyto|zid (↑; -zid*): (engl.) *cytocide*; zelltötend; z. B. versch. Antibiotika u. Chemotherapeutika (bakterizide, fungizide, viruzide Verbindungen) od. allg. Zellgifte (z. B. Schwermetalle); vgl. Zytostatika.

Anhang

Anhang

Intoxikationen

Häufigkeit von Intoxikationen

Laut Krankenhausstatistik werden im Jahr rund 480 000 Patienten mit einer toxikologischen oder einer sog. stoffbezogenen psychiatrischen Diagnose stationär behandelt. In zwei Drittel aller Fälle ist der Konsum von Alkohol (Ethanol) die Ursache.

Ca. 200 000 Anfragen pro Jahr erreichen die Giftinformationszentren in Deutschland aufgrund eines Vergiftungsverdachtes.

Ca. 3000 Todesfälle werden pro Jahr in Deutschland durch akute Intoxikationen verursacht, davon ca. 50 % durch Konsum illegaler Suchtstoffe und ca. 20 % durch Inhalation von Brandgasen.

Ca. 200 000 Todesfälle werden pro Jahr in Deutschland durch chronische Wirkungen von Giftstoffen hervorgerufen, davon 70 % durch Folgen des Nicotinkonsums (Bronchialkarzinom, Herz-Kreislauf-Erkrankungen), ca. 15 % als Folge chronischen Alkoholkonsums und ca. 5 % durch Inhalation von Feinstaub (u. a. Dieselruß).

Spezifische Intoxikationstherapie

Erstmaßnahmen
- Ruhe bewahren, Vitalfunktionen prüfen und ggf. sichern
- kein Erbrechen auslösen, keine Milch verabreichen
- bei oraler Aufnahme eines toxischen Agens und voll erhaltenem Bewusstsein ein Glas (Kinder: eine Tasse) Wasser oder Tee trinken lassen
- Giftinformationszentrum kontaktieren

Vergiftung
Giftinformationszentren

Berliner Betrieb für Zentrale Gesundheitliche Aufgaben (BBGes)
Institut für Toxikologie – Giftnotruf Berlin
Oranienburger Str. 285
13437 Berlin
Tel.: 030 19240
Fax: 030 30686721
E-Mail: mail@giftnotruf.de
Homepage: http://www.giftnotruf.de

Informationszentrale gegen Vergiftungen des Landes Nordrhein-Westfalen
Zentrum für Kinderheilkunde der Universität Bonn
Adenauerallee 119
53113 Bonn
Tel.: 0228 19240
Fax: 0228 2873214
E-Mail: gizbn@mailer.meb.uni-bonn.de
Homepage: http://www.meb.uni-bonn.de/giftzentrale

Giftinformationszentrum der Länder Mecklenburg-Vorpommern, Sachsen, Sachsen-Anhalt und Thüringen
Nordhäuser Str. 74
99089 Erfurt
Tel.: 0361 730730
Fax: 0361 7307317
E-Mail: info@ggiz-erfurt.de
Homepage: www.ggiz-erfurt.de

Vergiftungs-Informations-Zentrale Freiburg
Mathildenstr. 1
79106 Freiburg
Tel.: 0761 19240
Fax: 0761 2704457
E-Mail: giftinfo@uniklinik-freiburg.de
Homepage: http://www.giftberatung.de

GIZ-Nord
Giftinformationszentrum-Nord der Länder Bremen, Hamburg, Niedersachsen und Schleswig-Holstein
Pharmakologisch-toxikologisches Servicezentrum (PTS)
Universitätsmedizin Göttingen
Robert-Koch-Str. 40
37075 Göttingen
Tel.: 0551 19240, 0551 383180
  (für medizinisches Fachpersonal)
Fax: 0551 3831881
E-Mail: anfragen@giz-nord.de
Homepage: http://www.giz-nord.de

Informations- und Behandlungszentrum für Vergiftungen des Saarlandes
Klinik für Allgemeine Pädiatrie und Neonatologie
Universitätsklinikum des Saarlandes
Kirrberger Straße
Gebäude 9
66421 Homburg/Saar
Tel.: 06841 19240
Fax: 06841 1628438
E-Mail: giftberatung@uniklinikum-saarland.de
Homepage: http://www.uniklinikum-saarland.de/de/einrichtungen/andere/giftzentrale

Giftnotruf Mainz
Giftinformationszentrum der Länder Rheinland-Pfalz und Hessen
Klinische Toxikologie der II. Medizinischen Klinik der Johannes Gutenberg Universität Mainz
Langenbeckstr. 1
55131 Mainz
Tel.: 06131 19240
E-Mail: mail@giftinfo.uni-mainz.de
Homepage: http://www.giftinfo.uni-mainz.de

Fortsetzung nächste Seite

Intoxikationen

Vergiftung
Giftinformationszentren

Giftnotruf München
Toxikologische Abteilung
II. Med. Klinik der Technischen Universität München
Ismaninger Str. 22
81675 München
Tel.: 089 19240, 089 41402466
Fax: 089 41402467
E-Mail: tox@lrz.tum.de
Homepage: http://www.toxinfo.org/about/giz.html

Giftinformationszentrale Nürnberg
Medizinische Klinik 2 des Klinikums Nürnberg Nord
Prof.-Ernst-Nathan-Str. 1
90340 Nürnberg
Tel.: 0911 3982451, 0911 3982665
Fax: 0911 3982192
E-Mail: muehlberg@klinikum-nuernberg.de
Homepage: http://www.giftinformation.de

Vergiftungsinformationszentrale Wien
Allgemeines Krankenhaus Wien
Währinger Gürtel 18–20
A-1090 Wien
Tel.: +43 1 4064243 (Notruf),
+43 1 404002222 (allg. Beratung)
E-Mail: viz@meduniwien.ac.at
Homepage: http://www.meduniwien.ac.at/viz/

Schweizerisches Toxikologisches Informationszentrum
Freiestrasse 16
CH-8032 Zürich
Tel.: +41 44 2515151 (Notruf),
+41 44 2516666 (allg. Beratung),
145 (24 h-Notfallnummer für die Schweiz)
Fax: +41 44 2528833
E-Mail: info@toxi.ch
Homepage: http://www.toxi.ch

Diagnostik
Viele Intoxikationen entwickeln sich mit mehrstündiger Latenz, oft besteht zu Beginn nur ein unbestimmter Vergiftungsverdacht. Der genauen Identifizierung der toxischen Noxe und der aufgenommenen Dosis kommt bei der Risikobewertung eines Vergiftungsverdachtsfalls der Entscheidung für die Therapie eine wichtige Bedeutung zu. Verdächtige Noxe und Dosis sollten daher sehr genau dokumentiert werden.

Spezifische Therapie
Früher galt die Giftentfernung als bedeutendstes Maßnahme bei der Behandlung fast jeder Intoxikation. In den vergangenen 20 Jahren wurde deutlich, dass alle Methoden der Giftentfernung nur wenig wirksam und z. T. stark risikobehaftet sind. Daher hat die Giftentfernung heute nur noch in wenigen Ausnahmefällen eine Bedeutung. Die Indikation ist grundsätzlich streng zu stellen.

1. Resorptionsverminderung nach oraler Aufnahme (Primäre Giftentfernung)

Gabe von Aktivkohle (unspezifische Adsorbens)
Indikation:
- orale Aufnahme toxischer Dosen von Giften, die ausreichend gut an Kohle binden, innerhalb der letzten 60 Minuten. In der Regel nicht bei ätzenden Agenzien, um eine Beurteilung der Schleimhaut bei endoskopischer Untersuchung zu ermöglichen.

absolute Kontraindikationen:
- nicht intubierte Patienten mit Bewusstseinseinschränkungen oder gestörten Schutzreflexen

Durchführung:
- wässrige Suspension, 0,5–1,0 g/kg KG bei Kindern, 25–100 g bei Erwachsenen

Induziertes Erbrechen
Indikation:
- orale Aufnahme toxischer Dosen von Giften innerhalb der letzten 60 Minuten
- Patient wach und kooperativ

absolute Kontraindikationen:
- Bewusstsein oder Schutzreflexe bereits eingeschränkt oder Einschränkung zu erwarten
- Ingestion von ätzenden oder stark reizenden Agenzien (z.B. Säuren oder Laugen), schaumbildenden Noxen, Petroleum oder Lampenöl

Durchführung:
Gabe von Ipecacuanha-Sirup:
- Säuglinge ab 6 Monate: 5–10 ml Sirup plus 120–240 ml Wasser
- Kinder 1–12 Jahre: 15 ml plus 120–240 ml Wasser
- über 12 Jahre: 15–30 ml, plus 240 ml Wasser
- Wiederholung bei fehlendem Therapieerfolg innerhalb von 30 Minuten empfohlen
- 60 Minuten später: ggf. Instillation von Aktivkohle

Magenspülung
Indikation:
- orale Giftaufnahme letaler Dosen von Giften innerhalb der letzten 60 Minuten

Kontraindikationen:
- nicht intubierte Patienten mit Bewusstseinseinschränkungen oder gestörten Schutzreflexen
- Ingestion von Säuren oder Laugen, Schaumbildnern, organischen Lösungsmitteln
- erhöhtes Risiko für gastrointestinale Blutung oder Perforation

Durchführung:
- Spülsonde in stabiler Seitenlage und leichter Kopftieflage bis ca. 35–50 cm vorschieben
- Lagekontrolle (50 ml Luft injizieren, Magengegend auskultieren, bei korrekter Lage „Blubbern")
- Asservierung des ablaufenden Mageninhalts und der ersten Spülportion bei Tieflage des Sondenendes (für toxikologische Analytik)
- in Portionen von ca. 300–500 ml mit insgesamt mindestens 10 l körperwarmen Wassers (bei Kindern isotone Lösung in Portionen von 4 ml/kg KG) spülen

Intoxikationen

- nach Abschluss der Spülmaßnahme ggf. Instillation medizinischer Kohle

Forcierte Diarrhö
Indikation:
Begleittherapie bei wiederholter Applikation von Aktivkohle zur Giftadsorption nach oraler Ingestion weniger definierter Substanzen z. B. Carbamazepin, Dapson, Phenobarbital, Chinin oder Theophyllin
Durchführung:
0,5 g/kg KG Natriumsulfat (Glaubersalz) in Wasser auflösen und (einmalig) trinken lassen

2. Eliminationsbeschleunigung (Sekundäre Giftentfernung)

Die Methoden der Eliminationsbeschleunigung sind z. T. hoch risikobehaftet und haben nur Bedeutung für die Behandlung weniger definierter Vergiftungen.

Urinalkalisierung
Indikation:
Barbiturate, Salicylate, Fluoride, Methotrexat oder Chlorphenoxycarbonsäuren in toxischer Dosis
Durchführung:
- i. v. Infusion von 3 mmol Natriumhydrogencarbonatlösung pro kg KG
- Zieleinstellung: Urin-pH-Wert 7,5–8,5

Hämodialyse*
Indikation:
Methanol, Ethylenglykol, Diethylenglykol, Valproat, Barbiturate und Salicylate in hochtoxischer Dosis.

Hämoperfusion*
Indikation:
Carbamazepin, Barbiturate und Salicylate in hochtoxischer Dosis

Zur Anwendung von Hämofiltration* oder anderen Blutreinigungsverfahren bei Intoxikationen besteht bisher nur wenig dokumentierte Erfahrung.

3. Verminderung der Giftwirkung durch Antidottherapie

Indikation:
Aufnahme einer toxischen Dosis eines Giftes, für das ein spezifisch wirkendes Antidot (s. Tabelle) zur Verfügung steht

cave:
- Einsatz i. d. R. nur bei gesicherter Gifteinnahme, da manche Antidote beim nicht vergifteten Patienten schwere Vergiftungen verursachen können (z. B. 4-DMAP, Atropin)
- die Wirkdauer mancher Antidote kürzer als Wirkdauer des Gifts
- es besteht die Gefahr der Auslösung einer Entzugssymptomatik (bei Opioid- oder Benzodiazepinantidoten)

Weitergehende Informationen bei spezifischen Vergiftungen durch die 24 Stunden täglich erreichbaren Giftinformationszentren (s. Tabelle Giftinformationszentren)

Antidote

Substanz	Indikation bzw. Vergiftung mit	Dosierung (Erwachsene)
Acetylcystein	Paracetamol, Acrylamid	150 mg/kg KG in 15 Min. i. v., dann 50 mg/kg KG/4 h und 100 mg/kg KG/16 h
Atropin	cholinerges Syndrom, Alkylphosphate	2–10(–50) mg i. v. ED, dann 2–10 mg/h
Biperiden	Neuroleptika, Metoclopramid	2,5–5 mg i. v.
Botulismus-Serum	Botulinumtoxin	initial 500 ml Immunserum, ggf. nach 4–6 Std. weitere 250 ml
Calciumglukonat (dermal, intravasal)	Flusssäure, Calcium-Antagonisten, Fluorid	intraarteriell (sehr langsam): 20 ml 10 %ige Lösung; lokal: 10 ml Calciumgluconat 10 %
Colestyramin	Digitalisglykoside	3–6-mal täglich 4 g p. o.
Deferoxamin	Eisenverbindungen	15 mg/kg/h (max. 80 mg/kg KG)
Digitalis-Antitoxin (Fab-Fragmente)	Digitalisglykoside	80 mg FAB binden ca. 1 mg Digoxin
Dihydrofolsäure	Methotrexat	individuelle Dosis nach Methotrexat-Blutspiegel (10–100 mg/m^2)
Dimercaptobernsteinsäure, Dinatriumsalz (DMSA)	Blei, Quecksilber, Arsen	3-mal täglich 10 mg/kg KG p. o.
Dimercaptopropansulfonsäure, Natriumsalz (DMPS)	Quecksilber, Arsen, Kobalt, Kupfer, Nickel, Blei, Antimon, Chrom	initial 1 g/d, dann alle 2 Tage Dosis um 250 mg reduzieren

Fortsetzung nächste Seite

Intoxikationen

Substanz	Indikation bzw. Vergiftung mit	Dosierung (Erwachsene)
Dimethylaminophenol (DMAP)	Blausäure, Cyanide, Schwefelwasserstoff	3–4 mg/kg KG i. v.
Dimeticon	schaumbildende Stoffe (Tenside)	5 ml Tropfen p. o.
Eisen(III)hexacyanoferrat(II)	Thallium-, Cäsiumverbindungen	3–20 g p. o. (über den Tag verteilt)
Ethanol	Methanol, Ethylenglykol, Diethylenglykol	0,5 g/kg KG i. v. als Bolus, dann 0,1 g/kg KG/h (bis zur Konzentration im Blut von 1 g/l)
Flumazenil	Benzodiazepinrezeptoragonisten	0,5–1 mg i. v.
Folsäure	Methanol	1 mg/kg alle 4 Std.
Fomepizol	Methanol, Ethylenglykol, Diethylenglykol	initial 15 mg/kg KG, dann 10 mg/kg KG alle 12 Std.
Glucagon	β-Adrenozeptor-Antagonisten, Antidiabetika	50–150 μg/kg KG i. v. oder i. m., dann 70 μg/kg/h
Glukose	Insulin	nach Glukoseplasmaspiegel
Hydroxocobalamin	Cyanid, Blausäure	4–8 g in 30 Minuten i. v.
Levocarnitin	Valproinsäure	100–500 mg/kg/d
Methylenblau	Methämoglobinbildner (z. B. Anilinderivate), Überdosierung von DMAP	1–2 mg/kg KG i. v.
4-Methylpyrazol	Ethylenglykol, Methanol	30 mg/kg KG/d, p. o. in 2 Dosen
Naloxon	Opioide	0,4–1,2 mg i. v. oder i. m.
Naltrexon	Opioide	50 mg/d
Natrium-Calcium-EDTA	Blei, Cadmium, Kobalt, Kupfer, Nickel, Chrom, Mangan, Quecksilber, Vanadium, Zink, Uran	10–20 mg/kg KG/3 d in 4–6 Einzeldosen, 3 Tage Pause, Zyklus wiederholen
Natriumhydrogencarbonat	tricylische Antidepressiva	1–2 mmol/kg KG
Natriumthiosulfat	Cyanid, Blausäure	50–100 mg/kg KG i. v.
Obidoxim	einige Alkylphosphate	250 mg i. v. ED, dann 750 mg/24 h
Penicillamin	Kupfer	1000–1500 mg/d in 2–4 Einzeldosen
Physostigmin	Atropin, Scopolamin (auch als Pflanzeninhaltsstoffe)	2 mg langsam i. v., dann evtl. 1–2 mg/h
Phytomenadion (Vitamin K$_1$)	Cumarinderivate (Phenprocoumon, Warfarin, Superwarfarine)	25 mg/d p. o.
Protamin	Heparine	1 IE Protamin pro 1 IE unfraktioniertes Heparin
Pyridoxin	Isoniazid, Hydrazin	1 g je g Isoniazid i. v., einmal 25 mg/kg KG bei Hydrazinvergiftung
Sauerstoff	Kohlenmonoxid	Inhalation von 100 % O$_2$
Silibinin	Amanitin (Knollenblätterpilz)	initial 5 mg/kg KG i. v., dann 20 mg/kg KG/d über 4–5 Tage
Simeticon	schaumbildende Stoffe (Tenside)	1 Teelöffel
spezifische Antiseren	Schlangen- und Spinnengifte	
Toloniumchlorid (Toluidinblau)	Methämoglobinbildner, nach Überdosierung von DMAP	2–4 mg/kg KG i. v.
Tosylchloramid-Natrium (dermal)	Schwefellost und Stickstofflost	dermal als Puder oder als Lösung

ED: Einzeldosis; KG: Körpergewicht

Quellen der Abbildungen

[1] Aikele, P.; Dresden
[2] Aksu, F.; Lübeck
[3] Albrecht, G.; Berlin
[4] Baier, M.; Institut für Medzinische Mikrobiologie, FSU-Jena
[5] Banzer, D.; Berlin
[6] Bauer, H. W.; München
[7] Bayer HealthCare AG, Institut für Antiinfektiva Forschung
[8] Beck, A.; Freiburg
[9] Becker, H.; Hamburg
[10] Bialojan, A.-G.; Berlin
[11] Bitterlich, R.; Berlin
[12] Bloom, A.; Ireland, J.: Farbatlas Diabetes. Berlin: de Gruyter, 1984
[13] Blume-Peytavi, U.; Berlin
[14] Breter, H.; Berlin
[15] Brokmeier, U.; Sankt Augustin
[16] Brunnengräber, T.; Mainz
[17] Buck-Gramcko, D.; Hamburg
[18] Buddecke, E.: Grundriß der Biochemie. 9. Aufl. Berlin: de Gruyter, 1994
[19] Buettner, H.; Rochester, Minnesota
[20] Cervós-Navarro, J.; Berlin
[21] Christen, H.-J.; Göttingen
[22] Dallenbach-Hellweg, G.; Mannheim
[23] Dancygier, H.; Offenbach
[24] Diehm, C.; Karlsbad
[25] Diermann, J.; Bodö, Norwegen
[26] Dietel, M.; Berlin
[27] Dörner, Th.; Berlin
[28] Dressler, F.; Berlin
[29] Dudenhausen, J. W.; Schneider, H. P. G.; Bastert, G. (Hrsg.): Frauenheilkunde und Geburtshilfe. 2. Aufl. Berlin, New York: de Gruyter, 2003
[30] Ebert, A.D.; Berlin
[31] Engelhardt, A.; Oldenburg
[32] Fanghänel, J.; Regensburg
[33] Feist, E.; Berlin
[34] Feldkamp, J.; Düsseldorf
[35] Felix, R.; Berlin
[36] Fisch, M.; Hamburg
[37] Frankenschmidt, A.; Freiburg
[38] Freesmeyer, M.; Jena
[39] Friedmann, G.; Köln
[40] Fitzsche, J.; Freiburg
[41] Frost, H.; München
[42] Gaab, M.; Hannover
[43] Gerhardt, H. J.; Berlin
[44] Goerz, G.; Düsseldorf
[45] Golan, I.; Müßig, D; Regensburg
[46] Golan, I.; Regensburg
[47] Gossrau, R. und Merker, J.; Berlin
[48] Groß, H.; Berlin
[49] Grüters, A.; Berlin
[50] Guski, H.; Berlin
[51] Hahn, H.; Berlin
[52] Hanefeld, F.; Göttingen
[53] Häring, R.
[54] Haupt, St.; Dresden
[55] Hautklinik der Medizinischen Universität; Lübeck
[56] Heise, M.; Jena
[57] Hellriegel, K.-P.; Berlin
[58] Hentsch, S.; Koblenz
[59] Henz, B. M.; Berlin
[60] Heppner, F.; Berlin
[61] Höfler, W.; Tübingen
[62] Hoppe-Wolfram, E.; Berlin, und Hoppe, D.
[63] Horneff, G.; Sankt Augustin
[64] Kayser, Th.; Klinik für Innere Medizin I (Ärztl. Dir.: Prof. Dr. K. Caca), Klinikum Ludwigsburg; Ludwigsburg
[65] Kessel, L.; Boundy, U.: Farbatlas Klinische Orthopädie. Berlin: de Gruyter, 1984
[66] Kinderklinik und Poliklinik Kaiserin-Auguste-Victoria-Haus; Berlin
[67] Kinderkrankenhaus auf der Bult; Hannover
[68] Klingmüller, G.; Bonn
[69] Klöppel, G.; Universitätsklinikum Schleswig-Holstein; Kiel
[70] Knöbber, D.; Homburg
[71] Knobloch, J.; Tübingen
[72] Kocher, Th.; Greifswald
[73] Kollig, E.; Koblenz
[74] Konietzko, N.; Essen
[75] Konietzko, N.; Essen
[76] Krause, B.; Grabow, D.: Vaginalsonographie in der Gynäkologie. Berlin: de Gruyter, 1999
[77] Krause, B.; Münster
[78] Kress, H.; Berlin
[79] Kühbacher, T.; Kiel
[80] Kühnel, W.: Taschenatlas der Zytologie und mikroskopischen Anatomie. 11. Aufl. Stuttgart: Thieme, 2002
[81] Kukucka, M.; Berlin
[82] Kunze, J.; Berlin
[83] Terrier, G.: L'endoscopie rhinosinusale moderne. Cadempino, Inpharzam Medical Publications, 1978 (mit freundl. Genehmigung der Fa. Inpharzam)
[84] Lehmann, W.; Pidoux, J.-M.; Widmann, J.-J.: Larynx. Cadempino, Inpharzam Medical Publications, 1981 (mit freundl. Genehmigung der Fa. Inpharzam)
[85] Leiber, Ch.; Freiburg
[86] Lieske, H.; Hamburg
[87] Loriot: Möpse und Menschen. Eine Art Biographie. Zürich: Diogenes, 1983
[88] Lülsdorf, P.; Koblenz
[89] Maier, W.; Bonn
[90] Merkle, F.; DHZ Berlin
[91] Miernik, A.; Freiburg
[92] Moecke, H.; Hamburg
[93] Mönch, E.; Berlin

Quellen der Abbildungen

[94] Morgenroth, K.; Bochum
[95] Müller, K.-M.; Bochum
[96] Museum Unterlinden, Colmar (Frankreich), Bildrechte bei Verlag am Eschbach (Eschbach)/Photographie von Lücking, W.; Berlin
[97] Niemann, S.; Hamburg
[98] Oppel, O.; Wuppertal
[99] Orthopädische Klinik und Poliklinik der Freien Universität; Berlin
[100] Pabst, G.; Luzern
[101] Paetsch, I.; Berlin
[102] Pesch, H.-J.; Erlangen
[103] PET-Zentrum, Forschungszentrum Dresden-Rossendorf, Klinik für Nuklearmedizin, Technische Universität Dresden
[104] Pfitzmann, R., Berlin
[105] Plauth, M.; Dessau
[106] Pleyer, U.; Berlin
[107] Prager, M.; Berlin
[108] Price et al.: Ann. N. Y. Ac. Sci. 121: 460 (1964) und Canalco, 1966
[109] Proff, P.; Regensburg
[110] Pschyrembel Handbuch Therapie. 3. Aufl. Berlin: de Gruyter, 2005
[111] nach Pschyrembel, W.; Dudenhausen, J. W.: Praktische Geburtshilfe mit geburtshilflichen Operationen. 19. Aufl. Berlin: de Gruyter, 2001
[112] nach Pschyrembel, W.; Dudenhausen, J. W.: Praktische Geburtshilfe mit geburtshilflichen Operationen. 19. Aufl. Berlin: de Gruyter, 2001
[113] Pschyrembel, W.; Strauß, G.: Praktische Gynäkologie. 5. Aufl. Berlin: de Gruyter, 1990
[114] Radke, M.; Potsdam
[115] Radke, R.; Berlin, z. T. auch Stach, W.; Rostock
[116] Radlanski, R. J.; Berlin
[117] Rahmanzadeh, R.; Berlin
[118] Rechtsmedizin Universitätsklinikum Köln
[119] Reicheneder, C.; Regensburg
[120] Reichert, T., Regensburg
[121] Reisinger, I.; Berlin
[122] Ringe, J. D.; Leverkusen
[123] Römer, Th.; Mallmann, P.; Straube, W.: Pschyrembel Wörterbuch Therapie in Gynäkologie und Geburtshilfe. Berlin: de Gruyter, 2001
[124] Römer, Th.; Straube, W. (Hrsg.): Pschyrembel Wörterbuch Gynäkologie und Geburtshilfe. 2. Aufl. Berlin: de Gruyter, 1999
[125] Römer, Th.; Köln
[126] Rüther, K.; Berlin
[127] Sackmann, M.; Bamberg
[128] Scherbaum, W. A.; Düsseldorf
[129] Schmidt, R.; Sankt Augustin
[131] Schönberger, B.; Berlin
[132] School of Tropical Medicine, Bangkok, Thailand (mit freundl. Unterstützung durch P. Schelp, Berlin)
[133] Schrage, R.; Tübingen
[134] Schwardt, M.; Freiburg
[135] Schwarz, E.; Berlin
[136] Schwenzer, N.; Tübingen
[137] Seeger, M.; Universitätsklinikum Schleswig-Holstein; Kiel
[138] Seitz, H. M.; Bonn
[139] Splieth, Ch.; Greifswald
[140] Spona, J.; Wien
[141] Stegmann, J.; Kinderkrankenhaus Wilhelmsstift; Hamburg
[142] Stein, F.; Berlin
[143] Sterry, W.; Berlin
[144] Stöver, B.; Berlin
[145] Straube, E.; Greifswald
[146] Straube, E.; Jena
[147] Straube, W.; Greifswald
[148] Stück, B.; Berlin
[149] Tholen, P.; Kinderkrankenhaus Wilhelmsstift; Hamburg
[150] Tolnay, M.; Basel
[151] Tönnies, M.; Berlin
[152] Ulrichs, T.; Berlin
[153] Voit, C.; Voit
[154] vom Dahl, S.; Köln
[155] von Baeyer, H.; Berlin
[156] von Manitius, A.; Zürich
[157] Wagener, P.; Hannover
[158] Wagner, J.; Berlin
[159] nach Waldeyer, A.; Mayet, A.: Anatomie des Menschen. 17. Aufl. Berlin: de Gruyter, 2003
[160] Waldfahrer, F.; Erlangen
[161] Wedi, B.; Klinik für Dermatologie, Venerologie und Allergologie der Medizinischen Hochschule Hannover
[162] Wessel, K.; Lübeck
[163] Weyers, H.
[164] Willburger, R.; Bochum
[165] Winkler, H.; Photographie Albus, J.; Tübingen
[166] Witschel, H.; Freiburg
[167] Witt, CH.; Pneumologie, Charité-Universitätsmedizin Berlin
[168] Witt, H. und Mitarbeiter, Berlin
[169] Zach, A.; Greifswald
[170] Zipfel, B.; Berlin

**Uns interessiert
Ihre Meinung!**

Dieses Blatt passt – abgetrennt – in einen Fensterbriefumschlag.

Anmerkungen an die Redaktion nehmen wir gerne auch als E-Mail entgegen: Pschyrembel@degruyter.com

Vielen Dank!
Die Pschyrembel-Redaktion

```
Walter de Gruyter GmbH & Co. KG
Wörterbuch-Redaktion
Postfach 30 34 21
10728 Berlin
```

Absender: ....
....
....

Wir möchten Sie um einige Angaben bitten. Vielen Dank!

- Arzt/Ärztin (in Klinik, niedergelassen, in anderer Tätigkeit)
- Medizinstudent/in
- Medizinischer Fachberuf (in Ausbildung)
- Gesundheitswesen/Versicherung
- interessierter Laie
- ....
 (bitte angeben)

Ich nutze Pschyrembel Klinisches Wörterbuch zusätzlich
- in der online-Version
- in der iphone-Version

Ich besitze auch eine Vorauflage von Pschyrembel Klinisches Wörterbuch
- ja, die ...... Auflage

Ich besitze auch andere Pschyrembel-Wörterbücher
- Handbuch Therapie
- Pschyrembel Pflege
- Pschyrembel Naturheilkunde
- Pschyrembel Psychiatrie, Klin. Psychologie, Psychotherapie
- ....
 (bitte angeben)

Pschyrembel
Klinisches Wörterbuch 262. Auflage 2011

Pschyrembel
Klinisches Wörterbuch 262. Auflage 2011

Wir sind an Ihrer Meinung interessiert!

....
....
....
....
....
....
....
....
....
....
....
....
....
....
....
....
....
....
....
....
....
....

Pschyrembel
Klinisches Wörterbuch 262. Auflage 2011

DE GRUYTER

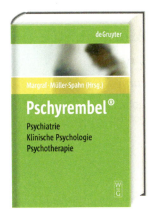

PSCHYREMBEL PSYCHIATRIE, KLINISCHE PSYCHOLOGIE, PSYCHOTHERAPIE

Hrsg. v. Jürgen Margraf, Franz Müller-Spahn

2009. XIX, 914 Seiten. 90 Tab. Gebunden.
ISBN 978-3-11-018888-2

Die Fachgebiete *Psychiatrie, Klinische Psychologie* und *Psychotherapie* haben sich in den letzten Jahrzehnten rasant entwickelt. Dies zeigt sich durch eine Ausdifferenzierung in neue Teilgebiete und die immer deutlicher werdenden Berührungspunkte der unterschiedlichen Fachrichtungen in Bezug auf psychische Gesundheit und psychische Erkrankungen.

Das neue Pschyrembel-Nachschlagewerk reflektiert diese Entwicklung und ermöglicht einen interdisziplinären und umfassenden Überblick über das gesamte Themengebiet. Mehr als 9000 Begriffe wurden in der bewährten, die Pschyrembel-Reihe kennzeichnenden Zusammenarbeit von spezialisierten Fachautoren und der Pschyrembel-Redaktion erarbeitet. Zudem wurde jedes Stichwort von jeweils einem Herausgeber sowohl aus der Psychiatrie als auch der Psychologie betreut. So ist sichergestellt, dass klassische psychiatrische und psychotherapeutische Themen gleichwertig berücksichtigt und integrative Behandlungsansätze transparent dargestellt werden.

Das Werk behandelt das gesamte Gebiet von den Grundlagen, historischer Entwicklung, Klassifikation, Epidemiologie und Diagnostik über Störungsbilder, Psychopathologie und Ätiologie bis hin zu Interventionen, Forschung, Methoden und Rahmenbedingungen.

- völlig neu konzipiertes Nachschlagewerk
- umfassender und aktueller Wissensstand
- interdisziplinäre und verständliche Erläuterungen
- mehr als 100 renommierte Experten sichern die Qualität
- englische Übersetzungen aller Fachbegriffe

www.degruyter.com

DE GRUYTER

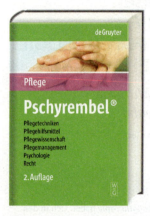

PSCHYREMBEL PFLEGE

Bearb. v. Susanne Wied, Angelika Warmbrunn

2. überarb. und erw. Aufl. 2007.
XII, 844 Seiten. 300 Abb. 100 Tab.
Gebunden.
ISBN 978-3-11-019021-2

Auch die 2. Auflage des *Pschyrembel Pflege* erläutert in gewohnter Pschyrembel-Qualität alle Aspekte der Profession Pflege vor dem Hintergrund ihrer aktuellen Entwicklung. Einzigartig ist die Orientierung an den Anforderungen der Pflege im deutschsprachigen Raum. Das Nachschlagewerk liefert die Antworten auf alle praktischen und organisatorischen Fragen von Pflegefachkräften, Auszubildenden und Studierenden der Pflegeberufe, Pflegewissenschaftlern, Managern und Lehrenden in den Krankenpflegeschulen sowie pflegenden Angehörigen.

NEU IN DER 2. AUFLAGE

- Neuer Themenbereich Funktionelle Anatomie umfasst z. B. alters- oder krankheitsbedingte Veränderungen der Anatomie (z. B. Landkartenzunge) und anatomische pflegerelevante Besonderheiten (z. B. besonders dekubitusgefährdete Areale)
- Neue Begriffe zu E-Health, Entbindungspflege, Zahnheilkunde
- Neue und verbesserte Abbildungen
- Erläuterungen zur medizinischen Terminologie
- Englische Übersetzungen der Stichwörter
- Erweiterter Anhang mit den aktuellen Expertenstandards (Sturzprophylaxe, Dekubitusprophylaxe, Schmerzmanagement, Entlassungsmanagement und Förderung der Harnkontinenz)
- Alle Themenbereiche sowie sämtliche Stichwörter zu gesetzlichen Regelungen sind aktualisiert.

www.degruyter.com